“十三五”国家重点出版物出版规划项目

U0276063

中国临床药物大辞典

化学药卷

（上 卷）

总主编　余传隆　黄正明　修成娟
　　　　吴少祯　彭　成　熊方武
　　　　孙尚传
主　编　熊方武　余传隆　白秋江
　　　　修成娟

中国健康传媒集团
中国医药科技出版社

内容提要

中国临床药物大辞典(简称大辞典)是一部超大型医药类工具书,由中药成方制剂卷(中成药)、中药饮片卷和化学药卷组成。大辞典以近年来国内外医药发展信息为主线,结合我国新医改后临床用药和我国医药科技创新的要求,配合国家颁布的《国家基本药物目录》和《中华人民共和国药典》(2015 年版)的实施,为临床医务工作人员以及从事药物研发、生产、经营、监管的人员提供全面、安全的药物应用可靠支持。

化学药卷,收载品种 4400 个,包括国外新药 750 种,制剂品种 6048 种,覆盖所有病种用药范围,满足临床用药的需要。每一品种栏目设计 CAS、ATC、理化性状、用药警戒、药理作用、体内过程、适应证、不良反应、妊娠期安全等级、禁忌与慎用、药物相互作用、剂量与用法、用药须知、临床新用途、制剂、贮藏等内容,适合临床、科研、教学、企业等方面人员参阅。

图书在版编目(CIP)数据

中国临床药物大辞典/余传隆,黄正明,修成娟等总主编

中国临床药物大辞典. 化学药卷:全 2 卷 / 熊方武,余传隆,白秋江,修成娟主编. —北京:中国医药科技出版社,2018. 8

ISBN 978 - 7 - 5067 - 9779 - 5

Ⅰ. ①中… Ⅱ. ①熊… ②余… ③白… ④修… Ⅲ. ①药物-中国-词典②化学药剂-中国-词典 Ⅳ. ①R98-61②R94-61

中国版本图书馆 CIP 数据核字(2017)第 289939 号

美术编辑 陈君杞

版式设计 易维鑫

出版 **中国健康传媒集团**|中国医药科技出版社

地址 北京市海淀区文慧园北路甲 22 号

邮编 100082

电话 发行:010 - 62227427 邮购:010 - 62236938

网址 www. cmstp. com

规格 880×1230mm 1/16

印张 231¼

字数 6729 千字

版次 2018 年 8 月第 1 版

印次 2018 年 8 月第 1 次印刷

印刷 三河市万龙印装有限公司

经销 全国各地新华书店

书号 ISBN 978 - 7 - 5067 - 9779 - 5

定价(上、下卷) 1295. 00 元

中国临床药物大辞典

编　委　会

中国临床药物大辞典

化学药卷

编委会

序

中华人民共和国成立60多年来,我国医药事业得到了迅速发展,已成为世界制药大国,正在向世界制药强国迈进。进入21世纪以来,随着医药科技的发展和高新技术的提升,国内外新药研发明显加快,新型创新药物,如靶向药物、生物药物层出不穷,上市新品种明显增多。在新时代、新形势下,面对我国医药发展成就和国内外研发上市医药新产品日益繁多的状况,为适应这一发展和深化改革的需要,编写一部新的医药类工具书,实在很有必要。

党和政府发出《"健康中国2030"规划纲要》,明确指出:"共建共享、全民健康"是建设健康中国的战略主题。习近平总书记又着重指出:要把人民健康放在优先发展的战略地位,以普及健康生活、优化健康服务、完善健康保障、建设健康环境、发展健康产业为重点,加快推进健康中国建设,努力全方位、全周期保障人民健康,为实现"两个一百年"奋斗目标、实现中华民族伟大复兴的中国梦打下坚实健康基础。编纂《中国临床药物大辞典》(简称《大辞典》),正是为了响应党和政府关于建设"健康中国"的号召和贯彻落实习近平总书记关于建设"健康中国"的重要指示精神,朝着习近平新时代开辟的道路阔步前进。

《大辞典》总的编写思路是:在党和国家大政方针和有关法律、法规的指引下,以"临床"为核心,以"质量"为生命线,着力于"创新",使《大辞典》准确、全面、深刻地反映我国医药发展成就和近年来国内外医药发展动态与发展前景,保证《大辞典》内容具有先进性、科学性、全面性、权威性、新颖性和实用性。在具体指导思想上:按照"全、新、实、准、精"的要求;收载的品种要有法律和科学依据;要突破现有医药类工具书的"老框框",不能照搬硬套,参考现有医药类工具书的优点,取其精华,弥补不足;丛书体例统一规范,浑然一体。

《大辞典》收载品种遵循的原则:首先,要有法律根据,要有国家批准文号,即有国药"准"字号的药品,才能收载;第二,《中华人民共和国药典》(简称《药典》)收载的品种,一律可以收载;第三,国外新药品种,必须是国外正式出版物(书刊)刊载和政府网络信息媒体公布并经政府部门正式批准生产和临床使用上市的品种,还要符合安全用药的要求,方可收载;第四,中药成方制剂中的针剂,收录范围为原国家食品药品监督管理总局批准生产并被相关标准收录的品种;第五,中药成方制剂和中药饮片组成成分如有有毒成分时,根据临床合理用药实际，确实对疾病治疗疗效显著的一些有毒成分制剂和饮片，在收载时加以“警示”，提醒医生注意安全合理用药。

《大辞典》从2009年9月开始酝酿策划，在充分探讨与制定出编写大纲、编写要求和样稿的基础上，2013年3月和2014年4月，先后由中国医药教育协会和成都中医药大学分别开始组织编写和参与编写工作，到2017年9月，历时8年时间，经过280多位编写人员的共同努力，按照总的目标和要求，圆满地完成了全书的编写任务。八年磨一剑，传世应无愧。

全书规模大、品种多、结构完整、层次分明、体例规范统一、内容完整，中西药编写方式自成体系、突出“临床”实用，并具有以下鲜明的特点。

1.“全”(即品种与栏目齐全)。表现在：①收载品种全。涵盖中华人民共和国成立60多年来研制生产的符合现行标准的所有品种；②涵盖所有用药类别，包括临床用药的中药成方制剂(中成药)、中药饮片和化学药；③品种栏目设置全，覆盖了临床用药须知的尽可能全的内容。中药饮片还特意介绍了部分饮片的产地、性状特征、优质饮片特征、化学成分等内容，力求全面实用。

2.“新”(即新内容多)。表现在：①总体结构新。由中药成方制剂、中药饮片和化学药形成三位一体的结构；②收载品种新。收载国内品种截止到2015年，收载的国外新药截止到2017年9月；③品种栏目设置新。化学药设有[CAS][ATC][用药警戒][孕期安全等级][临床新用]，中药设有[药物警戒]和[临床应用]等项目；④内容新。增加国家颁布的新品种和中药材GAP生产基地，并对国家公布的有关中成药不良反应等内容进行了修订和更新，参考文献收集到2016年。化学药增加许多药物的“新用途”，并根据近年来国家发布更改药品说明书的几十种函件，对涉及的药品，一一进行了相应更正。

3.“实”(即实用)。表现在：①内容全面、翔实、精准，并突出结合临床用药实践，可满足临床用药的需要；②品种齐全，覆盖病种面广；③新品种多(特别是化学药新品种多)，为一些疑难病症对症寻找新药进行有效治疗，提供了方便；④栏目设置实用。例如，化学药在附录中介绍了临床用药基本知识，中药饮片、中药成方制剂设置的[临床应用]栏目，突出了中医辨证论治和配伍特点等，对临床合理用药均起到指导作用。

4.“准”字(即准确)。编写人员对编写内容的准确性、科学性进行反复查对核实，力求为临床应用提供准确参考。

中药修正内容：①对中药成方制剂临床辨证应用和证候特点、西医病名进行了反复订正，力求体现中医理法方药一一对应的特点；②对药物的剂量、用药方式、用药指标等进行了核对，力求准确、全面；③对参考文献的题目、作者名、书刊名、起止页码进行了核对、修订；④对部分名词术语进行了规范；⑤收载品种均有国药“准字号”，并符合现行标准；⑥对容易出错的拉丁名进行了反复核对。

化学药修正内容：①在化学结构式、抗HIV干扰药物相互作用、某些译注所附的表格、药动学描述、药物治疗用途等方面都做了一一更正；②根据国家有关文件的规定，更正了一些药品名称和分类，如核糖核酸，过去不管来源如何，都统称核糖核酸，现在在书中根据来源写成核糖核酸Ⅰ(来源肝脏)、核糖核酸Ⅱ(来源胰脏)、核糖核酸Ⅲ(来源脾脏)。将胸腺肽α_1改为胸腺法辛；③将一些“医学用语”和“语句”统一了“准确”写法，例如，将峰浓度改为峰值，谷浓度改为谷值，老年人、高龄、年老统改为老年人，联用、同用、并用统改为合用，心脏停搏、心脏骤停统改为心搏骤停等；④引用的内容和数据都有公开正式出版物的出处，具有真实性、准确性和可靠性；⑤收载的所有品种都有国药“准字号”，具有法律依据。

5.“精”(即精炼)。文字表达简洁明了，标题精炼，有概括性，主题突出，逻辑性较强。

《大辞典》是一部综合性的大型临床药物类工具书，经典实用，可供广大医务工作者，以及从事医药科研、生产、经营、教学、信息和监管人员使用和借鉴。

《大辞典》由中国医药教育协会组织，并会同成都中医药大学、开滦总医院、解放军302医院、湖北省中西医结合医院、北京中医药大学、包头医学院等单位联合编写而成。丛书在编写过程中，得到国家有关部门领导的关心和支持，特别是得到全国人民代表大会常务委员会原副委员长桑国卫院士的关心和支持，得到许多院士、专家和教授的关心和支持，得到中国医药科技出版社的大力支持和紧密配合，得到深圳信立泰药业股份有限公司和深圳得道健康有限公司的大力资助。在此，对以上领导、专家、单位以及所有参加编写、翻译和审稿的人员，一并表示崇高的敬意和衷心的感谢。

鉴于药学知识不断更新，药物品种不断增加，《大辞典》在编写过程中还存在一些疏漏或不足之处，敬请广大读者提出宝贵意见，以便在重印或再版时补充和修正。

《大辞典》已被列为“十三五”国家重点出版物出版规划项目，我们感到万分高兴，深受鼓舞。让我们不忘初心，牢记使命，不辜负党和国家的重托，以科学的态度和创新的精神，高质量地完成一部高水平的经典之作，为我国的医药保健卫生事业、为人类健康做出贡献。

余传隆

2017年12月10日

前　言

《中国临床药物大辞典·化学药卷》是在国家的大政方针和有关法律、法规的指引下，以“创新”的精神，以“临床”为核心，以“质量”为生命线，全面、准确地反映了中华人民共和国成立以来化学药所取得的发展成就和近10年来国外新药发展的最新进展，体现了“全、新、实、准、精”的特点。

(1) 全：①收载品种全。共计4400个品种，包括国外新药750种，制剂品种6048种；②覆盖所有病种用药范围，完全满足临床用药的需要；③品种栏目设置项目全。包括[CAS][ATC][理化性状][用药警戒][药理作用][体内过程][适应证][不良反应][妊娠期安全等级][禁忌与慎用][药物相互作用][剂量与用法][用药须知][临床新用途][制剂][贮藏]等，覆盖了每个品种临床用药全部内容。

(2) 新：①收载国外新上市新品种，截止到2017年9月；②将近些年来发现的259种化学类临床新用途的老药(即“老药新用”西药)全都收载到本书中。因此，不仅体现了老品种的更新，而且发挥了老药在治疗中的重要作用。

(3) 实：①内容全面、翔实、突出；②品种齐全，覆盖病种面广，临床各科用药都能查到；③按药理作用分类方法编写，并使其分类尽量合理，方便用药查找。

(4) 准：①将一些“医学用语”和“语句”统一了“准确”写法。②引用的内容和数据都有公开正式出版物的出处，具有真实性、准确性和可靠性；③收载的所有品种都有国药“准”字或国外已批准上市，具有法律依据。

(5) 精：整个文字内容表述较为简洁明了，标题鲜明、有概括性，主题突出，逻辑性较强。

本书除了重点撰写主体部分品种外，还结合了临床用药的需要在附录中介绍了药物基本知识、药物相互作用等内容，增强了对临床医生安全合理用药的指导性。另外，需要说明以下几个问题。

1. 关于“用药警戒”问题

基于药物的两重性及其产生的不良反应造成安全用药事故的危害和药物警戒在防范安全用药事故中的作用、意义及发展形势和趋势，我们在品种栏目中设立了“用药警戒”，就是为了实施“药物警戒”这项安全用药监控措施，提醒临床医师和药师及患者在使用药物时，警戒药物不良反应，避免或减少药物不良反应给人体带来的危害，做到安全合理用药。

2. 关于"妊娠期安全等级"问题

美国FDA对孕妇用药很重视，尽量将众多的药物都纳入他们命名的"Pregnancy Categories"（翻译成中文叫"孕期危险等级"）中，而将妊娠期妇女安全用药分为5级（分级方法见《凡例》）。其目的一方面是为了保证母婴的安全；另一方面则是为了在权衡利弊的情况下，使妊娠期妇女不至于失去任何用药治疗的机会。本书在品种栏目中设立了"妊娠期安全等级"，提醒临床医师和药师及妊娠妇女在用药时予以重视，权衡利弊，安全合理用药。

3. 关于"临床新用途"

近些年来，在临床用药实践过程中，发现不少老药具有新的治疗作用。为了开发、挖掘药物新用途，力求药尽其用，借助循证医学理论与临床观察的方法，将"临床新用途"设置在本书品种栏目中，并将临床新用途的259种西药列入本书中，不仅体现了药尽其用，充实了内容，而且反映了老品种临床治疗作用也在不断更新，使用周期仍在延长。以此，提供临床医师和药师及患者在使用一些老药时借鉴。

但应该说的是，收载的这些临床新用途的药物尚未见到经过药物流行病学的临床药理对照试验资料，因此，在使用这些老药治疗疾病时必须审慎，这一点在本书《凡例》中也做了说明。

4. 收载的国外新药主要外文参考资料来源出处

美国药物网：http:/www.drugs.com/

加拿大药物银行：http:///www.drugbank.ca/

美国处方药网：http://www.rxlistscom/

欧洲医管局网：http:/www.ema.europe.eu

美国FDA药品数据库（Us. FDA Drugs Database）：http://www.drugfuture.com/fda/

美国国家医学图书馆：http://www.ncbi.nlm.nih.gov/pubmed/

美国药物信息网：http://www.druginformation.com/

日本药品与医疗器械管理局：http://ss.www.pmda.go.jp/

中国新特药网：http://www.oneyao.net/

世卫组织合作中心药物统计网：http:/www.whocc.no/

5. 重要提示

麻醉药品和精神药品中部分品种尚未在临床使用，但因其收录于"2013年版麻醉药品和精神药品品种目录"中，故予以收载。

本书在编写中，可能还存在一些不足疏漏之处，敬希广大读者提出宝贵意见，以便在重印或再版时补充和修正。

余传隆

2017年12月11日

凡　例

1. 本卷所收录的药品除了历年来中、外上市的药品外，还收录了前些年已经撤市的药品以及从未上市的我国麻醉药品目录中的麻醉药品，以起到对临床警示的作用。

2. 中、外文药名均采用通用名(也属于国际上通称的主题词，如奎宁，quinine)，括号里的外文字母按常规一律小写(专有名词和商品名除外)。

3. 药品的盐基(奎宁，盐酸，quinine hydrochloride，都按顺序排列为盐酸奎宁)列于上述通用名【理化性状】的下面，首行缩进1个汉字符，其CAS、ATC及理化性状用〖〗以示区别。

药品的碱基名称不论用于何处，均按顺序排列，如青霉素钠。

4. 本卷中收载的每一药品均按顺序分别列有以下项目

(1)【CAS】登记号

(2)【ATC】编码

(3)【理化性状】包括外观、溶解度、分子式、分子量、结构式等

(4)【用药警戒】包括国家食品药品监督管理总局(CFDA)、美国FDA及欧盟医管局(EMA)提出警示的内容；本卷还根据一些药品(特别是老药)的实际情况增加了一些用药警戒。

(5)【药理作用】

(6)【体内过程】

(7)【适应证】

(8)【不良反应】

(9)【妊娠期安全等级】

(10)【禁忌与慎用】

(11)【药物相互作用】

(12)【剂量与用法】

(13)【用药须知】

(14)【临床新用途】

(15)【制剂】

(16)【贮藏】

有些药品，或由于尚未收集到较为齐全的资料，或已对类似品种做了较为详细的描述，或其本身就只有很简单的内容，本卷就采用“简介”的方式叙述之。

5. 正文品种收载的中文药品名称系按照《中国药品通用名称》推荐的名称及其命名原则命名；药品英文名采用国际非专利药名(INN)。

有机药物化学名称系根据中国化学会编撰的《有机化学命名原则》命名，母体的选定与国际纯粹与应用化学联合会(IUPAC)的命名系统一致。

6. 药品化学结构式采用世界卫生组织(WHO)推荐的“药品化学结构式书写指南”书写。

7. 正文品种首先按药品药理作用分类，继后按笔画顺序排列。

8. 理化性状项下记载药品的外观、嗅、味，溶解度、物理常数、化学名，分子式，分子量、结构式、稳定性及配伍禁忌。

(1)外观性状是对药品的色泽和外表感观的规定。

(2)溶解度是药品的一种物理性质。药品的近似溶解度以下列名词表示：

极易溶解　系指溶质1g(ml)能在溶剂不到1ml中溶解；

易溶　系指溶质1g(ml)能在溶剂1～不到10ml中溶解；

溶解　系指溶质1g(ml)能在溶剂10～不到30ml中溶解；

略溶　系指溶质1g(ml)能在溶剂30～不到100ml中溶解；

微溶　系指溶质1g(ml)能在溶剂100～不到1000ml中溶解；

极微溶解　系指溶质1g(ml)能在溶剂1000～不到10000ml中溶解；

几乎不溶或不溶　系指溶质1g(ml)在溶剂10000ml中不能完全溶解。

9. 药理作用项下尽量收集了一种药品的多种药理作用，除眼科用药和杀虫药与前面章节的药物有重复外，其他章节的药物有多种药理作用的，尽量合并叙述，并将其放置在主要药理作用的药理分类中。

10. 体内过程项下收录了药物的药动学资料，除眼科用药单列外，多种药理作用的药物尽可能合并叙述。

11. 不良反应项下主要收录该品种的主要不良反应，一些因果关系尚未明确的不良反应尚未收录。

12. 妊娠期安全等级系采用美国FDA的分级方法。

A类：妊娠期患者可安全使用。在设对照组的药物研究中，在妊娠期头3个月的妇女中未见到药物对胎儿产生危害的迹象，并且在其后的6个月也没有危害性的证据。该类药物对胎儿的影响甚微。

B类：有明确指征时慎用。在动物繁殖研究中(未进行妊娠期妇女的对照研究)，未见到药物对胎儿的不良影响；或在动物繁殖性研究中发现药物有副作用，但这些副作用并未在设对照组的、妊娠头3个月的妇女中得到证实，在其后的6个月也没有危害性的证据。

C类：在确有应用指征时，充分权衡利弊决定是否选用。动物研究证明药物对胎儿有危害性(致畸或胎儿死亡等),或尚无设对照的妊娠期妇女研究,或尚无对妊娠期妇女及动物进行研究。只有在权衡对妊娠期妇女的益处大于对胎儿的危害之后,方可使用。

D类:避免应用,但在确有应用指征、且患者受益大于可能的风险时严密观察下慎用。已有明确证据显示,药物对人类胎儿有危害性,但尽管如此,妊娠期妇女用药后绝对有益(如该类药物用于挽救妊娠期妇女的生命,或治疗用其他较安全的药物无效的严重疾病)。

X类:禁用。对动物和人类的药物研究或人类的用药经验表明,药物对胎儿有危害,而且妊娠期妇女应用这类药物无益,因此禁用于妊娠和可能怀孕的妇女。

13. 禁忌与慎用项下除列出该药的常规禁用项目外,还收录儿童、哺乳期妇女的安全性资料。

14. 药物相互作用项下列出该药的重要的相互作用,详细的相互作用可参见附录。

15. 剂量与用法项下列出该药的常用用法,包括口服、肌内注射、皮下注射、静脉注射、静脉输注等,用药频次以"几次/日"标示。每周、每月的用药频次用文字叙述。

16. 用药须知项下,收录该药在临床使用中应注意的事项。

17. 临床新用途的资料来自于国内外医药书刊的散在报道,我国一些医药刊物对这些适应证以外的新用法也曾做过一些肯定的报道,否定的意见也有,但极少。尽管这样,但这些新用法都尚未经过药物流行病学的临床双盲对照试验,因此,用药者必须审慎。本卷仅将有关资料转载供参考,无权兼负任何法律责任,敬请广大读者鉴察。

18. 制剂项下,注射液的含量以 mg/ml 标示,注射用粉针以注射剂(粉)标示,大容量注射剂,不但标出主要含量,同时标示出所含氯化钠及葡萄糖的含量。

19. 贮藏项下系为避免污染和降解而对药品贮存与保管的基本要求,以下列名词术语表示:

遮光　系指用不透光的容器包装,例如棕色容器或黑纸包裹的无色透明、半透明容器;

密闭　系指将容器密闭,以防止尘土及异物进入;

密封　系指将容器密封以防止风化、吸潮、挥发或异物进入;

熔封或严封　系指将容器熔封或用适宜的材料严封,以防止空气与水分的侵入并防止污染;

阴凉处　系指不超过 20℃;

凉暗处　系指避光并不超过 20℃;

冷处　系指 2~10℃;

常温　系指 10~30℃。

20. 本卷采用的计量单位

(1) 法定计量单位名称和符号如下:

长度　米(m)、分米(dm)、厘米(cm)、毫米(mm)、微米(μm)、纳米(nm);

体积　升(L)、毫升(ml)、分升(dl)、微升(μl);

质(重)量　千克(kg)、克(g)、毫克(mg)、微克(μg)、纳克(ng)、皮克(pg);

物质的量　摩尔(mol)、毫摩尔(mmol)、微摩尔(μmol);

压力　兆帕(MPa)、千帕(kPa)、帕(Pa)、毫米汞柱(mmHg);

温度　摄氏度(℃)；

放射性活度　吉贝可(GBq)、兆贝可(MBq)、千贝可(kBq)、贝可(Bq)、毫居(mCi)；

面积　平方米(m^2)、平方厘米(cm^2)；

时间　年、月、日(d)、分钟(min)、秒(s)、毫秒(ms)。

(2) 液体的滴(gtt)，系指在20℃时，以1.0ml水为20滴进行换算。

21. 本卷书末附药名通用名索引。

(1) 中文药名按汉语拼音排序。

(2) 外文药名按字母排序。

22. 本卷收录了常用的复方制剂，置于各章节之中，供临床参考。

致　谢

《中国临床药物大辞典》得以顺利出版，得到了深圳信立泰药业股份有限公司和深圳得道健康有限公司的大力资助。在此，表示最诚挚的感谢。

深圳信立泰药业股份有限公司是一家集医药和医疗器械研发、生产、销售于一体的综合性医药上市集团，在国内上市公司中位列前10名。近年来，公司被评为国家火炬计划重点高新技术国家级创新型试点企业，公司技术中心被认定为国家级企业技术中心，是国内医药企业中自主创新能力最强的企业之一。公司先后荣获“福布斯亚洲中小上市企业200强”“中国化学制剂类上市企业核心竞争力排行榜10强”“中国最具竞争力医药上市公司20强”“中国医药工业百强(2015年排行榜57位)”等多项殊荣。《中国临床药物大辞典》的出版符合“健康中国2030”规划纲要的精神要求，是临床用药方面的重要文献和参考资料，具有重要的实用性和借鉴性。深圳信立泰药业股份有限公司在发展壮大的同时，也致力于社会福利事业和文化出版事业的发展，特别对列入“十三五”国家重点出版物出版规划项目的《中国临床药物大辞典》的编纂出版给予了高度的重视和大力支持与资助，该公司将继续秉承为人民健康服务的理念，发挥现有产品和研发的竞争优势，完善具有自主知识产权产品为主的心脑血管类药物产业链，建立以医疗产品为主的生物医疗产业链，并积极发展创新生物医药产品，进一步加强在生物医药技术、人才和科研的投入，为中国医药事业的发展做出自己的贡献。

深圳得道健康有限公司孙尚传总经理心系中医药事业，把大部分精力投入到中医中药产业当中，相继投入大量资金建立中药种植基地，创办中药厂，开设中医堂，资助《中国临床药物大辞典》的编纂出版，成立哲理与中医药现代化研究会等，为发展我国医药事业做出了重要的贡献。

中国临床药物大辞典编委会

2017年12月27日

全书概览

上　　卷

下　　卷

目 录

上 卷

第1章　抗感染药物
Anti-Infective Drugs

在有记录的人类历史长河中，我们从来就没有停止过与侵入人体内的病原体进行顽强的斗争。感染性疾病在人类所患疾病的总发病率中占据着最大的比例。综观每年上市的新药中，抗感染药物的品种数目常居于前列，而全球每年消费在抗感染药物的数量和金额总是位居榜首。由于众多病原体对这一大类药物在不停地产生并逐渐增强的耐药性，这不仅使得药物的用量日益增大，且终将失去其抗病原体的潜力而难免被新药所替代。因此，及时掌握这一大类新药的知识就显得格外必要。

抗感染药物包括抗微生物药和抗寄生虫病药，是临床上使用频率最高的一类药物。在这一大类药物中，有多种药物还可供一些相关临床科室（如皮肤科、眼科等）作为外用药以发挥直接的或较为直接的抗感染作用，这些药物纳入本章相关的药物资料中一并叙述。

1.1　抗微生物药

抗微生物药物按其来源分为抗生素和化学合成的抗菌药物两类，而有别于西方不少国家常将两者统称为抗生素的提法。

本书与我国国家基本药物的分类规范保持一致，将抗微生物药物采取层次更细的分类方法。这里必须要加以说明的是，巴龙霉素本属氨基糖苷类抗生素，虽也有一定的抗细菌作用，但因主要用其治疗阿米巴病和绦虫病，故将其列入抗寄生虫病药物一节中讨论。

1.1.1　抗生素

抗生素是微生物的代谢产物，是由某些真菌、细菌或其他微生物在繁殖过程中所产生的一类具有杀灭或抑制微生物生长的物质。自1943年青霉素应用于临床以来，抗生素的种类已达几千种之多。迄今，在临床上常用的抗生素已达数百种。其中大多数都是从微生物的培养液中提取的，或者采用合成或半合成的方法生产的。

1.1.1.1　β-内酰胺类

β-内酰胺类系指化学结构中具有β-内酰胺环的一大类抗生素，是在现有的抗生素中使用最广泛的一类，其中包括临床最常用的青霉素与头孢菌素，以及新开发的头霉素类、头孢烯类、单环β-内酰胺类、碳青霉烯类等。此类抗生素具有杀菌活性强、毒性低、适应证广及临床疗效好的优点。本类药物的化学结构，特别是对侧链的修饰改变形成了许多不同的抗菌谱和抗菌作用以及各种临床药理学特性的抗生素。

1.1.1.1.1　青霉素类

20世纪40年代初，世界上第一种抗生素——青霉素的问世，使人类开始有了抵抗微生物侵犯机体的有力武器。但随着抗生素使用范围的不断扩展和滥用，致使一些原来本属敏感的致病微生物产生了不同程度的耐药性，且耐药的严重程度正在与日俱增，已成为当今临床抗微生物治疗中最为棘手的问题。

青霉素属于β-内酰胺类抗生素，系由主核6-氨基青霉烷酸（6-APA）与侧链（$C_6H_5 \cdot CH_2CO$—）两部分结合而成。尽管已经由特异青霉菌（*Penicillium notatum*）的培养液中分离出多种天然青霉素（如青霉素F,G,N,O,V,X），但半个多世纪以来供临床使用的天然青霉素则仅仅只有青霉素G和青霉素V。

苯唑西林、氯唑西林、双氯西林、氟氯西林和甲氧西林均属耐青霉素酶青霉素，系青霉素的半合成衍生物，它们可对抗大多数葡萄球菌所产青霉素酶的水解作用。在这类青霉素的6-APA核上有庞大的侧链围绕着酰脲基基团的α-碳原子形成空间屏障，有助于阻止青霉素酶与β-内酰胺环贴附在一起。合成的青霉素较多，从实际应用出发，本章根据其结构和抗菌谱来分类。

阿莫西林、巴氨西林和氨苄西林同属半合成的6-APA衍生物。由于它们在青霉素主核的α-位上都存在着一个氨基基团，故将其归于氨基青霉素类。与天然青霉素和耐青霉素酶青霉素相比，这类青霉素所具有的优点是抗革兰阴性菌的活性明显增强。

哌拉西林、羧苄西林、替卡西林和美洛西林也是6-APA的半合成衍生物，因较以上几类青霉素的抗菌谱更广，特别是具有抗铜绿假单胞菌的活性，故将其称为抗假单胞菌青霉素。抗假单胞菌青霉素又可分为α-羧基青霉素（包括羧苄西林和替卡西林）和酰脲基青霉素（包括美洛西林和哌拉西林）。α-羧基青霉素在青霉素主核侧链的α-位上有1个羧基基团，酰脲基青霉素则在青霉素主核的侧链上有1个碱基。抗假单胞菌青霉素之所以比氨基青霉素更具有抗革兰阴性需氧菌和革兰阴性厌氧菌的活性，部分原因是它们都具有这类极性基。

美洛西林、匹美西林、替莫西林属于抗革兰阴性菌青霉素，对革兰阴性菌，包括大肠埃希菌、克雷伯菌属、肠杆菌属、枸橼酸杆菌、志贺菌、沙门菌和部分沙雷杆菌等均有良好的抗菌作用；但对革兰阳性菌作用较弱；对铜绿假单胞菌则无效或活性差。

1.1.1.1.1.1　天然青霉素及其盐

【稳定性】 天然青霉素遇湿、遇热、偏酸、偏碱、氧化剂、乙二醇类以及金属元素如铜、汞、锌均会失活。分裂青霉素核（包括β-内酰胺环）上的任何一点都会使之完全失去抗菌活性。青霉素失活的主要原因是β-内酰胺环被水解。在干燥的室温环境中，天然青霉素及其盐类可保持稳定三、四年；较高的室温，很快就会变质。青霉素类的水溶液很不稳定，pH 在 5.5～8.0 的条件下，天然青霉素及其盐类的水溶液可保持相对稳定，pH 在 6.0～7.2 时最为稳定，＜5 或＞8 则迅速失活。溶液放置时间越长，被分解的就越多。这不只是涉及失活问题，随之所产生的致敏物质也会随之增多。

【作用机制】 青霉素具有杀菌作用。和其他β-内酰胺类抗生素一样，其抗菌活性是基于能抑制细菌细胞壁的黏肽合成，造成细胞壁缺损，从而导致细菌细胞破裂直至死亡，而大多数革兰阳性菌和阴性菌表面的青霉素结合蛋白(PBPs)对青霉素所具有的高度亲和力则是决定细菌死亡的首要条件。此过程正处于细菌细胞的繁殖期，因而就将这类药物称之为细菌繁殖期杀菌药。

【抗菌谱】 1. 敏感的革兰阳性需氧球菌，如肺炎链球菌，A、B、C、G 族链球菌，非肠球菌性 D 族链球菌，草绿色链球菌和不产青霉素酶的金黄色葡萄球菌(金黄色葡萄球菌)和表皮葡萄球菌。本类青霉素与氨基糖苷类抗生素合用，疗效更佳。

2. 敏感的革兰阳性需氧杆菌如炭疽杆菌、白喉杆菌、单核细胞增多性李斯特杆菌和猪丹毒杆菌。

3. 由肠球菌、草绿色链球菌或非肠球菌性 D 族链球菌所引起的心内膜炎可合用青霉素和氨基糖苷类。

4. 敏感的革兰阴性需氧球菌，如淋病奈瑟球菌、脑膜炎奈瑟球菌和巴斯德菌属。但必须指出的是，由于近代淋病在全球各地广泛蔓延，导致产青霉素酶的淋病奈瑟球菌所占的比例已经达到了极其严重的程度。十余年来治疗淋病的药物已倾向于使用头孢曲松。

5. 厌氧菌，如放线菌属、消化球菌属、消化链球菌属和某些类杆菌属、破伤风杆菌、真细菌属、梭形杆菌属的菌株。

6. 密螺旋体属，主要指密梅毒螺旋体(*Treponema pallidum*)，即一般所称作的梅毒螺旋体。此属中还包括：①雅司病密螺旋体(*T. pertenue*)，又名弱密螺旋体，是引起雅司病(Yaws)的病原体；②品他密螺旋体(*T. carateum*，引起美洲螺旋性皮肤病，品他病，pinta)；③苍白螺旋体(*T. pallidum*，引起非性病性梅毒，或地方性梅毒以及见于某些地区儿童的非性病性梅毒)。

7. 引起回归热和莱姆病(Lyme)的包柔体属，引起鼠咬热的念珠状链杆菌。

【耐药性】 1. 对β-内酰胺抗生素(包括青霉素类)耐药的主要机制是β-内酰胺酶的产生和(或)细菌固有的耐药性。β-内酰胺酶通过水解β-内酰胺环使这类药物失活。固有的耐药性是由于微生物外膜通透性屏障的存在或靶酶(PBPs)特性的改变所产生的。

2. 一般认为，细菌耐β-内酰胺抗生素的主要原因是β-内酰胺酶的生成。然而，这种酶的存在与否(尤其是革兰阴性菌)，并不能完全支配细菌对青霉素类的敏感或耐药。不同的菌种生成的β-内酰胺酶，在物理、化学和功能的特性上是各不相同的。葡萄球菌生成的β-内酰胺酶是可诱导、质粒介导的细胞外的青霉素酶。革兰阴性菌可生成各种各样的β-内酰胺酶，这些β-内酰胺酶一般都隐藏在微生物内外膜间的胞质空隙中。

3. 研究结果表明，现在已有 60%～95%金黄色葡萄球菌(金黄色葡萄球菌)和 10%～70%表皮葡萄球菌的临床分离菌株产生青霉素酶。随着使用日益增长，完全耐青霉素类的肺炎链球菌菌株已经出现。因此，对耐药菌株应必须相对升高抗生素的血药浓度方可产生临床疗效。

4. 完全耐青霉素 G 的肺炎链球菌菌株也会耐青霉素 V、耐青霉素酶青霉素类、氨基青霉素类和头孢菌素类。某些菌株还可能耐四环素类、氯霉素、红霉素、克林霉素和复方磺胺甲噁唑(SMZC)，但可能对利福平或万古霉素敏感。某些对青霉素 G 相对耐药的肺炎链球菌菌株可能对氨苄西林敏感。长时间接受青霉素治疗的患者，可能从口腔菌丛中分离到耐药的甲型溶血性链球菌菌株。虽然体外试验可诱导出耐青霉素 G 的乙型溶血性链球菌菌株，但这种耐药菌株一般并不在体内出现。

5. 产青霉素酶的淋病奈瑟球菌菌株(PPNG)完全耐青霉素 G，这些菌株也会耐氨基青霉素类，但可能被大观霉素、头孢西丁或第三代头孢菌素(如头孢哌酮、头孢噻肟、头孢曲松)抑制。许多革兰阴性需氧菌对天然青霉素固有的耐药性是因为这类药物不能穿透这些细菌细胞的外膜。某些革兰阴性杆菌(如大肠埃希菌、铜绿假单胞菌)耐药也与产β-内酰胺酶有关，产β-内酰胺酶也是许多厌氧菌(如类杆菌属)耐青霉素的主要机制。

【过敏反应】 1. 过敏反应属于青霉素类抗生素的一个共性，一般分为 4 个基本类型。

(1) Ⅰ型反应　通常由 IgE 抗体介导并可能立即产生反应(一般在用药后 1 h 内发生)或加速反应(一般在用药后 1～72 h 内发生)。立即过敏反应包括全身性过敏症(此即临床常说的过敏性休克)、变应性支气管哮喘和血管神经性水肿，加速反应包括荨麻疹、发热、喉痉挛和低血压。

(2) Ⅱ型反应　一般是由细胞毒性 IgE 或 IgG 抗体介导的，包括血液系统的反应，如溶血性贫血、粒细胞缺乏和白细胞减少。

(3) Ⅲ型反应　涉及免疫复合物的形成，而免疫复合物是由青霉素和 IgG 或 IgM 抗体结合组成的；这类反应包括血清病样反应、药物热、急性间质性肾炎、变应性血管炎和阿蒂斯现象(Arthus phenomenon，一种局部的一过性过敏)。

(4) Ⅳ型反应　由 T 细胞介导，是一种延迟的或迟发的反应，一般在用药后 48 h(或更久)发生，通常为皮肤反应(如皮疹、荨麻疹和接触性皮炎)。

2. 过敏性休克是一种危及生命的全身性过敏反应，有时在皮试中或使用滴眼液时也会发生，故应随时准备好急救措施和必需的药品。这种严重的过敏反应表现为呼吸困难、发绀、血压极度下降、昏迷、肢体强直，以至惊厥，如抢救不及，措施不力，短时间内即可导致患者死亡。应尽早发现此种反应的早期迹象，立即肌内注射或皮下注射 0.1%肾上腺素注射液 0.5～1 ml(儿童酌减)；必要时可在数分钟后再行注射，或进行静脉或心内注射。根据需要进行输液、给氧，静脉滴注地塞米松等肾上腺皮质激素以及升压药物。

3. 过去认为，既往曾使用过一次青霉素，如第二次使用就有可能发生过敏反应；然而新经验告诉我们，即使是首次注射青霉素也会发生即刻过敏反应。因此，对任何准备使用青霉素的患者均应进行过敏试验，皮试液用 0.9%氯化钠注射液配制，使每毫升溶液中含青霉素 500 U。4 ℃条件下可保存 1 周，室温下应在 12 h 内使用，夏季应置于冰箱里保存，但不可冰冻。

4. 在使用青霉素之前，必须详细询问患者是否使用过这类药物，有无青霉素过敏史，有无其他药物过敏史，患者是否属于特异体质。近几年曾发生过青霉素过敏者，不仅不可使用青霉素，皮试亦属禁忌之列。对 10 年前曾发生过青霉素过敏或属于过敏体质者，由于病情需要(如患有细菌性心内膜炎)而又必须使用青霉素时，可施行青霉素脱敏法。开始皮内注射，继而皮下，然后才给予肌内注射；剂量从最小开始，以后可加倍或更多一些，使单剂量的青霉素分 8～10 次用完；开始的间隔时间可为 60 min，最短为 25 min。佐以抗过敏药物，可加速或提高脱敏效果。在脱敏过程中，随时关注可能发生的紧急情况，切切不可掉以轻心。有青霉素过敏史或皮试强阳性的患者，10 年内不宜再做皮试，10 年后如做皮试亦应特别小心。鉴于口服青霉素 V 已有不少过敏休克乃至导致死亡的报道。凡青霉素 V 产品，不管国内生产的或来自国外的，如无我国国家食品药品监督管理总局批准免做皮试的正式文件，应一律在使用前进行皮试。

5. 青霉素类的各种品种之间均有可能存在交叉过敏现象。青霉素类与头孢菌素类同属 β-内酰胺类抗生素，故有交叉过敏的可能性；青霉素与青霉胺之间也存在交叉过敏性。更应注意的是，青霉素和头孢菌素的皮试液只能各自专用，不可交换替代使用；当青霉素皮试为阴性时而大胆使用头孢菌素类已有发生极严重后果的例子，不可不慎。

【不良反应】 1. 口服青霉素 G 或青霉素 V 引起的最常见不良反应是恶心、呕吐、上腹不适和腹泻。口、舌痛和舌苔发黑也偶见报道。一般认为这些不良反应均为青霉素的局部刺激所致。

2. 青霉素的钾盐或钠盐在长时间大剂量静脉给药时可引起致死性电解质失调，在肾功能不全的患者中更易发生。大剂量青霉素钠盐可引起或加重充心性心力衰竭。一日静脉给予 1000 万 U 青霉素钠盐可引起低钾血症、高钠血症和代谢性碱中毒。大剂量持续静脉给予青霉素钾盐可导致高钾血症，表现为反射亢进、癫痫发作、昏迷，甚至出现心律失常和心搏骤停。偶见肝毒性反应，短暂性 AST 和 LDH 升高。

3. 每天静脉给予 2000 万 U(或高于 2000 万 U)青霉素钾盐或钠盐可能引起中枢和周围神经系统的神经毒性反应，肾功能不全的患者更易发生，施行心肺分流术的患者也有发生此类反应者。表现为幻觉、精神错乱、昏睡、言语困难、抽搐、反射亢进、肌阵挛、共济失调、局部或全身性癫痫、昏迷和致死性脑病。文献报道，肾功能正常的患者也有可能发生上述反应。

4. 给肾功能不全的患者静脉滴注 1000 万 U 青霉素或给肾功能正常者使用 4000 万 U 青霉素，均有可能引起凝血功能障碍、出血表现和凝血时间明显延长。停药后很快恢复。

5. 梅毒患者在接受青霉素治疗后 2～12 h 常常会发生 Jarisch-Herxheimer 反应(赫氏反应)，一期梅毒的发生率为 50%，二期为 75%。表现为头痛、发热、寒战、出汗、咽喉痛、关节痛、乏力、脉速、血压先低后高。此种反应一般 12～24 h 消退。同时使用皮质激素可减少发作，减轻发作的严重程度。

【药物相互作用】 1. 首先要弄清楚的是，涉及天然青霉素的药物相互作用应当考虑到青霉素 G 和青霉素 V。另外，与其他青霉素类抗生素发生的药物相互作用也可能在天然青霉素中发生。

2. 从理论上讲,抑菌性抗生素(如氯霉素、红霉素和四环素)不能与青霉素类合用,因前者会降低后者的杀菌活性。然而体外试验又否定了这种说法。有研究表明,如必须使用,建议在使用抑菌性抗生素前几小时先应用青霉素类,可避免拮抗。这里应补充说明的是,磺胺类药物亦属抑菌药,在某些情况下,可以和青霉素合并使用。

3. 青霉素类与氨基糖苷类合用可起到协同的或相加的杀菌作用;但不可混合在一个注射器内应用。因为两者配伍不相容,前者可使后者失活。消除这一问题的办法是,两者分别使用各自的注射器,同时但不在同一部位(通道)注射;或者分开先后注射。

4. 由于克拉维酸属于β-内酰胺酶抑制剂,与青霉素类合用自然会起到协同作用。丙磺舒可延缓青霉素类的排泄,致使后者血药浓度上升。

5. 使用本品期间,可能干扰硫酸铜法测定尿糖而出现假阳性。

6. 由于水杨酸盐或非甾体抗炎药(NSAIDs)可与血浆蛋白高度结合,从理论上讲,可能从结合位点上把青霉素类药物替换出来,使血药浓度上升,$t_{1/2}$延长,应注意观察有无不良反应发生。

7. 青霉素钾盐与保钾利尿药合用可导致血钾水平明显升高,原则上是禁忌的。

【用药须知】 1. 口服或注射所有青霉素类药物之前,必须先做皮试,切勿疏忽。

2. 青霉素类药物可分泌进入乳汁,导致接受哺乳的婴儿发生过敏。

3. 停药 48 h 后如再用本品,应再次做皮试;如停药 24 h 后再用不同批号或不同厂家的青霉素类也应再做皮试。

4. 皮试结果阴性,也有可能发生超敏反应或过敏反应,不可不慎。

5. 应备好针对严重过敏反应的急救药品,以便于紧急抢救。

6. 青霉素不可进行鞘内注射,因对中枢神经有一定毒性。

7. 青霉素钾盐不可进行静脉注射,谨防出现高钾血症。

8. 神经系统的一般反应,没有必要进行处理,停药之后可见自行恢复;如发生严重反应,可试用三聚乙醛缓解。据报道,苯二氮䓬类、苯巴比妥、苯妥英的效果并不明显。

9. 对头孢菌素类过敏者,应慎用本品。

10. 如出现过敏性休克的早期征象,应立即停药,准备抢救措施。

11. 使用本类药物时,应减少肝素用量。

青霉素

(benzylpenicillin)

别名:配尼西林、盘尼西林、苄青霉素、青霉素 G、PenicillinG、Crystallinepenicillin

本品是由产黄青霉菌(*Penicillium chrysogenum*)在含有苯乙酸的培养基里经过发酵产生的。常用其钠盐和钾盐。

【CAS】 61-33-6

【ATC】 J01CE01;S01AA14

【理化性状】 1. 本品钠盐、钾盐均为白色结晶性粉末,无味、无臭或微有特异性臭。酸、碱或氧化剂均可使其失活。水极易使之溶解,在乙醇中溶解,在脂肪油或液状石蜡中不溶解。

2. 钠盐 0.6 μg 相当于 1 U,1 mg 相当于 1670 U,钾盐 0.625 μg 相当于 1 U,1 mg 相当于 1598 U。

3. 化学名:(2*S*,5*R*,6*R*)-3,3-Dimethyl-7-oxo-6-(2-phenylacetamido)-4-thia-1-azabicyclo [3.2.0] heptane-2-carboxylic acid

4. 分子式:$C_{16}H_{18}N_2O_4S$

5. 分子量:372.5

6. 结构式

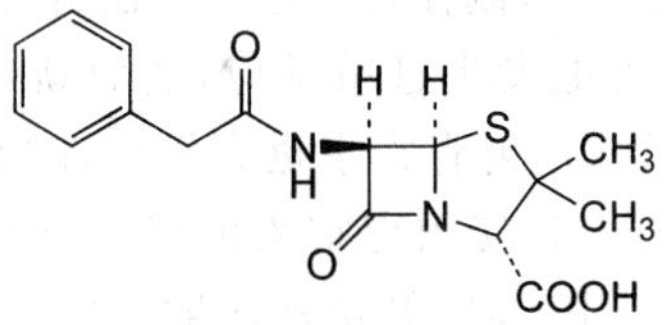

【用药警戒】 为确保安全用药,防范过敏性休克发生,不论医师、药师或护士,平时都应熟悉对过敏性休克所有的抢救措施,准备好抢救器材和急救药品,认真做到万无一失。

青霉素钾

(benzylpenicillin potassium)

〖CAS〗 113-98-4

〖理化性状〗 1. 本品为无色或白色晶体,或者是白色结晶性粉末。无臭,有中度吸湿性。易溶于水、0.9%氯化钠和葡萄糖溶液。微溶于乙醇。其溶液可在 15 ℃以下数天内保持全部活性。但可被酸、氢氧碱、甘油和氧化剂作用而迅速失活。6%水溶液的 pH 值为 5.0~7.5。

2. 分子式:$C_{16}H_{17}KN_2O_4S$

3. 分子量:334.4

4. 配伍禁忌和稳定性　同青霉素钠。

青霉素钠
(benzylpenicillin sodium)

〖CAS〗 69-57-8

〖理化性状〗 1. 本品为无色或白色晶体，或者是白色或微黄结晶性粉末。无味，有中度吸湿性。其溶液可在 15 ℃以下数天内保持全部活性，但在室温下迅速失活。6%水溶液的 pH 值为 5.0～7.5。

2. 分子式：$C_{16}H_{17}N_2NaO_4S$

3. 分子量：356.4

4. 配伍禁忌：文献报道，青霉素与金属离子和一些橡胶产品不相容。离子型及非离子型表面活性剂、氧化剂、还原剂、乙醇、乙二醇、甘油、聚乙二醇、其他一些氢氧化合物、一些石蜡和碱、一些防腐剂(如氯化甲酚或硫柳汞)、pH 呈碱性的碳水化合物、脂肪乳、血液和血液制品，还有渗透压调节剂都可以影响青霉素的稳定性。青霉素与很多酸性或碱性药物、多种其他抗菌药(如两性霉素 B)以及一些头孢菌素和万古霉素都不相容。青霉素和氨基糖苷类不相容，使用时应在不同的路径下给药。

5. 稳定性：青霉素在溶液中由于 β-内酰胺环的降解而发生水解。加热或在碱性条件可加速其水解作用。青霉素酸性条件下也会失活。其降解产物包括青霉酸、青霉烯酸和青霉菌酸，这些产物都可以降低其 pH 值，从而加快青霉素的降解。降解产物还可以检测到 *N*-甲酰青霉胺和少量的青霉胺。pH 约在 6.8 时被降解的青霉素最少。枸橼酸盐缓冲液可以延缓青霉素的降解。其稀释液比浓缩液较为稳定。

【药理作用】 参见天然青霉素及其盐“作用机制”“抗菌谱”“耐药性”中的有关叙述。

【体内过程】 1. 青霉素钾盐和钠盐均不耐酸，又易遭到肠道细菌所产青霉素酶破坏，不宜口服。

2. 肌内注射吸收快，15～30 min 可达血药峰值。本品离解度大，脂溶性低，大部分以原药迅速经肾排出，$t_{1/2}$为 0.5～1 h。

3. 1 次给药后最低有效抑菌浓度可维持 4～6 h。

4. 体内分布甚广，易渗入胸腔、腹腔、心包和关节腔，炎症区域的药物浓度高于血药浓度，维持时间较长。脑膜无炎症时，脑脊液中的药物浓度最低；当脑膜有炎症或同时口服丙磺舒时，脑脊液中的药物浓度则较高。然而，脓肿和坏死区血管较少部位的药物浓度较低。

【适应证】 1. 用于治疗敏感菌引起的急性感染，如菌血症、败血症、猩红热、丹毒、蜂窝织炎、疖、痈、皮肤及软组织感染、咽炎、扁桃体炎、心内膜炎、大叶性肺炎、肺脓肿或脓胸、乳腺炎、产褥热、流行性脑膜炎或化脓性脑膜炎、脑脓肿、中耳炎或副鼻窦炎、炭疽、气性坏疽(多由产气荚膜杆菌所致)、放线菌病以及各种创伤感染。

2. 用于梅毒、雅司病、回归热、莱姆病和鼠咬热。

3. 用于破伤风和白喉，应配合相应的抗毒素。

【不良反应】 参见天然青霉素及其盐有关“过敏反应”“不良反应”的叙述。

【妊娠期安全等级】 B。

【禁忌与慎用】 1. 对青霉素类过敏者禁用。

2. 正患有过敏性疾病者禁用。

3. 对头孢菌素类过敏者应慎用本品。

4. 有任何食物或药物过敏者，肾功能不全患者特别谨慎使用。

【药物相互作用】 参见天然青霉素及其盐“药物相互作用”的有关叙述。

【剂量与用法】 1. 钠盐多用作肌内注射或静脉滴注，钾盐多用作肌内注射。

2. 肌内注射，成人 80 万～160 万 U/d；儿童 3 万～5 万 U/(kg · d)，2～4 次分用。

3. 成人静脉滴注常用 360 万～2000 万 U/d，现今用量已达 4000 万 U/d；儿童 20 万～40 万 U/(kg · d)。分 4～6 次加入输液中静脉滴注(输液中的青霉素浓度一般为 1 万～4 万 U/ml，滴注时间 30～60 min)。

4. 本品加入 0.9%氯化钠注射液使之成为 20 万～40 万 U/2～4 ml 的溶液，可供气雾吸入。

5. 据国外报道，对一些敏感细菌所致的感染，成人的适宜剂量是 0.6～4.8 g/d，对感染严重者，用量甚至可高达 14.4 g/d(每 4 h 给予 2.4 g)，可供参考。

【用药须知】 1. 用药前必须先做皮试。

2. 如出现过敏性休克，应立即停药，尽快皮下或肌内注射肾上腺素 0.5～1 mg，心搏停止者可心内注射；同时给氧，合用抗组胺药和皮质激素；半小时后如有必要可再次给药。

3. 参见天然青霉素及其盐“用药须知”的有关叙述。

4. 静脉滴注大量青霉素，必须将 1 日用量分 2～4 次(必要时应每 4 h 一次)给予，如仅作 1 次给药，不仅疗效减弱，且易导致耐药性。据对许多医疗机构实际调查得知，几乎很少将青霉素的 1 d 用量分为 2～4 次注射的，较多的是将 1 d 用量作为 1 次滴注，这种现象在偏远地区几乎是常见的。

5. 肌内注射钾盐时，注射部位较为疼痛，可用 0.25%利多卡因注射液作为溶剂以减轻疼痛；钾盐也可用于静脉滴注，但必须注意监测血钾水平，并适当控制滴速，避免导致高钾血症。

6. 青霉素也可引起二重感染，主要由耐药金黄色葡萄球菌、假单胞菌或白色念珠菌感染所致。

7. 切勿使用本品进行鞘内注射。

8. 同时使用丙磺舒可提高本品的疗效。

9. 100 万 U 青霉素钾盐(相当于 600 mg)中含有 1.7 mmol 的钾和 0.3 mmol 的钠，100 万 U 青霉素钠盐(相当于 600 mg)中含有 2 mmol 的钠，长时间大剂量静脉给药时应特别注意电解质失衡。

【制剂】 ①注射剂(钾盐，粉)：0.125 g(20 万 U)，0.25 g(40 万 U)，0.5 g(80 万 U)，0.625 g(100 万 U)。②注射剂(钠盐，粉)：0.12 g(20 万 U)，0.24 g(40 万 U)，0.48 g(80 万 U)，0.6 g(100 万 U)，0.96 g(160 万 U)，2.4 g(400 万 U)，4.8 g(800 万 U)。

【贮藏】 置于凉暗干燥处(20 ℃以下)，不可放入冰箱。

苄明青霉素

(benethamine penicillin)

别名：Atralmicina、Biclinocilline

本品为青霉素的难溶性衍生物，950 mg 相当于青霉素 600 mg。

【CAS】 751-84-8

【理化性状】 1. 化学名：Benzyl(phenethyl) ammonium(6*R*)-6-(2-phenylacetamido)penicillanate

2. 分子式：$C_{15}H_{17}N \cdot C_{16}H_{18}N_2O_4S$

3. 分子量：545.7

4. 结构式

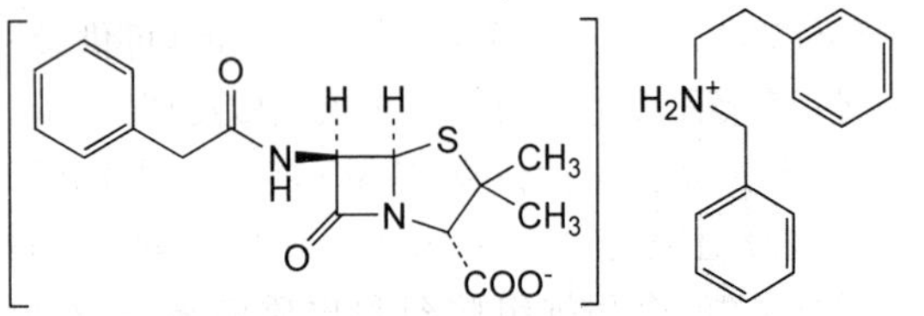

【简介】 由于本品的难溶性，肌内注射后可形成一个贮药库，使注入体内的药物缓慢吸收和水解。因此，可利用这一特点，将本品与青霉素合用，既可使药物的抗菌活性快速产生，又可使药效得以延续维持，总的说来，联合用药可使药效延长 2～3 d。据《英国药典》(1997)，已将苄明青霉素 475 份、青霉素 300 份、普鲁卡因青霉素 250 份混合成干燥粉针剂，称为“Fortified benethamine penicillin injection”，使每支分别含 50 万 U、50 万 U、25 万 U，可以将其理解为“强效苄明青霉素注射剂”，更可达到迅速而持久的效果。本品仅供肌内注射，贮存温度不超过 30 ℃。

青霉素 V

(phenoxymethylpenicillin)

别名：penicillin V

本品来自含有适当前体的培养基中的点青霉菌或相关霉菌在生长过程中所产生的物质。其抗菌谱与作用机制同青霉素，其抗菌活性较弱，临床用其钾盐、钙盐。以重量表示用量，每毫克本品等于 1525～1780 青霉素 V 单位(USP)。

【CAS】 87-08-1

【ATC】 J01CE02

【理化性状】 1. 为白色或微带白色、微有吸湿性的结晶性粉末，易溶于水，溶于乙醇，3%水溶液的 pH 为 2.5～4.0。

2. 化学名：(6*R*)-6-(2-Phenoxyacetamido) penicillanic acid

3. 分子式：$C_{16}H_{18}N_2O_5S$

4. 分子量：350.4

5. 结构式

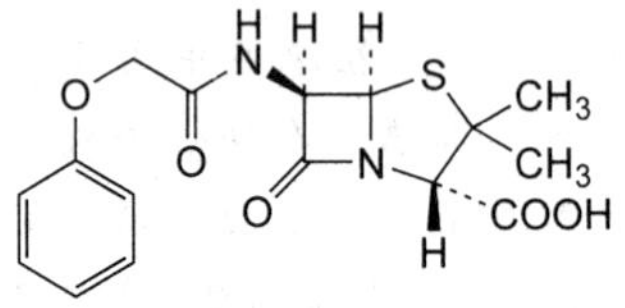

青霉素 V 钙

(phenoxymethylpenicillin calcium)

〖CAS〗 147-48-8 (anhydrous phenoxymethyl penicillin calcium)；73368-74-8 (phenoxymethyl penicillin calcium dihydrate)

〖理化性状〗 1. 分子式：$(C_{16}H_{17}N_2O_5S)_2Ca \cdot 2H_2O$

2. 分子量：774.9

青霉素 V 钾

(phenoxymethylpenicillin potassium)

〖CAS〗 132-98-9

〖理化性状〗 1. 本品为白色无臭结晶状粉末。极易溶于水，溶于乙醇(1∶150)，不溶于丙酮。3%水溶液的 pH 为 4.0～7.5。

2. 分子式：$C_{16}H_{17}KN_2O_5S$

3. 分子量：388.5

【药理作用】 参见青霉素。

【体内过程】 1. 吸收　与青霉素相比，本品较能对抗酸催化的灭活作用，用药后比青霉素吸收更为迅速。1 次口服剂量，空腹健康成人可吸收 60%～73%。30～60 min 可达血药峰值。食物可影响吸收速度和达峰时间。

2. 分布　本品可迅速分布于腹水、滑膜液、胸腔积液和心包积液中。广泛分布于体内各种组织，达到最高浓度的是肾脏，其次为肝脏、皮肤和肠；分布浓度最低的是脑脊液。蛋白结合率为 75％～89％。本品可迅速透过胎盘，并可被分泌进入乳汁。

3. 消除　肾功能正常成人的本品 $t_{1/2}$ 为 0.5 h。约有 35％～70％的本品被青霉素裂解酸代谢。肾功能正常的成人使用单剂量后，约有 26％～65％的原药及其代谢物于 6～8 h 随尿液排出，约有 32％随粪便排出。肾功能不全患者、新生儿和婴儿对本品的肾清除延迟。血液透析或腹膜透析是否会排出本品尚不清楚。

【适应证】 1. 主要用于溶血性链球菌、肺炎球菌等敏感细菌引起的扁桃体炎、咽炎、中耳炎、支气管炎、猩红热和丹毒、蜂窝织炎等软组织感染。

2. 也可用于风湿热的二级预防以及高危手术或特殊检查前预防感染性心内膜炎。

【不良反应】 参见青霉素。

【妊娠期安全等级】 B。

【禁忌与慎用】 1. 青霉素皮试阳性反应者、对本品及其他青霉素类药物过敏者及传染性单核细胞增多症患者禁用。

2. 本品可分泌入母乳中，可能使婴儿致敏并引起腹泻、皮疹、白色念珠菌属感染等，故哺乳期妇女用药期间应暂停哺乳。

【剂量与用法】 1. 应空腹、餐前 1 h 或餐后 2 h 口服本品。

2. 250 mg 本品相当于 40 万 U。

3. 成人口服一次 250～500 mg，3～4 次/日；儿童：＜5 岁一次 125 mg；6～12 岁一次 250 mg；＞12 岁同成人。

【用药须知】 1. 用药前应询问过敏史，对青霉素过敏者禁用。

2. 凡未经国家药品监督管理部门批准免做皮试的产品，服用前必须先做皮试。

3. 长期使用本品者，应定期进行肾功能和血常规检查。

4. 已有恶心、呕吐、胃扩张、食管失弛缓症、肠蠕动亢进或严重感染的起始治疗均不应使用本品。

5. 本品尚有钙盐，2.2 g 钙盐相当于 1 g 本品。

【制　剂】 ①片剂：125 mg；250 mg；500 mg。②胶囊：125 mg；250 mg。③颗粒剂：50 mg；125 mg；200 mg；250 mg。④口服液：125 mg/5 ml；250 mg/5 ml。

【贮藏】 密闭保存。口服液贮于 25 ℃以下，一旦溶解，在 2～8 ℃下可保存 7 d。

阿度西林
(azidocillin)

别名：叠氮西林

【CAS】 17243-38-8(azidocillin)

【ATC】 J01CE04

【理化性状】 1. 化学名：(6*R*)-6-(D-2-Azido-2-phenylacetamido)penicillanate

2. 分子式：$C_{16}H_{16}N_5O_4S$

3. 分子量：375.4

4. 结构式

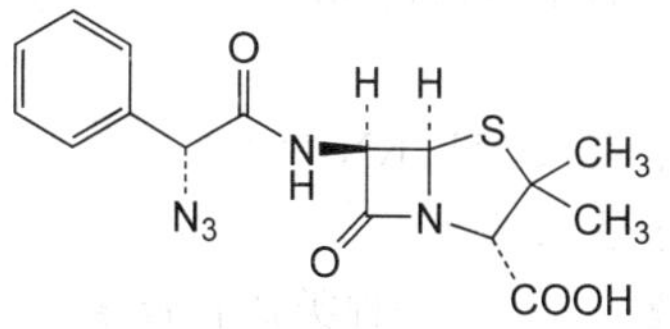

阿度西林钠
(azidocillin sodium)

〖CAS〗 35334-12-4

〖理化性状〗 1. 化学名：Sodium(6*R*)-6-(D-2-azido-2-phenylacetamido)penicillanate

2. 分子式：$C_{16}H_{15}N_5NaO_4S$

3. 分子量：397.4

【简介】 本品为半合成的青霉素，其作用类似青霉素 V，而具有较强的活性。餐后服药，吸收迅速，较青霉素 V 的血药浓度高。口服后 0.5～1 h 可达血药峰值。血浆蛋白结合率约为 80％。主要经肾排出。$t_{1/2}$ 为 0.5～1 h。对本品过敏者禁用。常见的不良反应有恶心、呕吐、腹痛和腹泻。适应证同青霉素 V。成人每天可服 1.5 g，2 次分用。用前应做皮试。

非奈西林
(pheneticillin)

别名：苯氧基青霉素、Pheneticillin

【CAS】 147-55-7

【理化性状】 1. 化学名：(2*S*,5*R*,6*R*)-3,3-Dimethyl-7-oxo-6-[(2-phenoxypropanoyl) amino]-4-thia-1-azabicyclo[3.2.0]heptane-2-carboxylate

2. 分子式：$C_{17}H_{19}N_2O_5S$

3. 分子量：364.42

4. 结构式

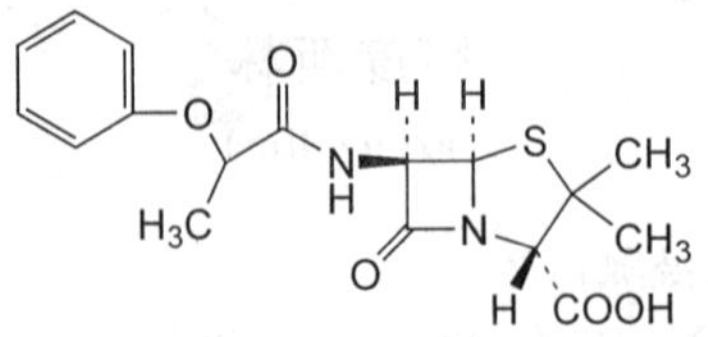

非奈西林钾

(pheneticillin potassium)

〖CAS〗 132-93-4

〖理化性状〗 1. 化学名：Potassium(2*S*,5*R*,6*R*)-3,3-dimethyl-7-oxo-6-[(2-phenoxypropanoyl)amino]-4-thia-1-azabicyclo[3.2.0]heptane-2-carboxylate。

2. 分子式：$C_{17}H_{18}KN_2O_5S$

3. 分子量：402.5

【简介】 本品是一种类似青霉素V活性和作用的苯氧青霉素。用其钾盐和钠盐。口服常用量250～500 mg，每6 h一次，用于治疗敏感菌所致轻、中度感染。用前须做皮试。

丙匹西林

(propicillin)

别名：苯氧丙基青霉素、Baycillin

【CAS】 551-27-9

【ATC】 J01CE03

【理化性状】 1. 化学名：(2*S*,5*R*,6*R*)-3,3-Dimethyl-7-oxo-6-[(2-phenoxybutanoyl)amino]-4-thia-1-azabicyclo[3.2.0]heptane-2-carboxylate。

2. 分子式：$C_{18}H_{21}N_2O_5S$

3. 分子量：378.44

4. 结构式

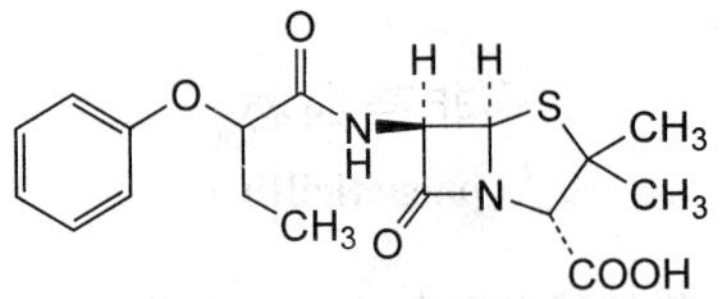

丙匹西林钾

(propicillin potassium)

〖CAS〗 1245-44-9

〖理化性状〗 1. 化学名：Potassium(2*S*,5*R*,6*R*)-3,3-dimethyl-7-oxo-6-[(2-phenoxybutanoyl)amino]-4-thia-1-azabicyclo[3.2.0]heptane-2-carboxylate

2. 分子式：$C_{18}H_{20}KN_2O_5S$

3. 分子量：416.5

【简介】 本品也是一种类似青霉素V的苯氧青霉素。口服治疗敏感菌所致轻、中度感染。常用量：一次700 mg，3次/日。用前须做皮试。

苄星青霉素

(benzathine benzylpenicillin)

别名：长效西林、比西林、长效青霉素、Bicillin、Tardocillin

本品为青霉素的苄星四水合物，每毫克本品相当于1090～1272青霉素单位(USP)。

【CAS】 1538-09-6(anhydrous benzathine benzylpenicillin)；5928-83-6(benzathine benzylpenicillin monohydrate)；41372-02-5(benzathine benzylpenicillin tetrahydrate)

【ATC】 J01CE08

【理化性状】 1. 化学名：*N*,*N'*-Dibenzylethylenediammonium bis[(6*R*)-6-(2-phenylacetamido)penicillanate]

2. 分子式：$C_{16}H_{20}N_2(C_{16}H_{18}N_2O_4S)_2$

3. 分子量：909.1

4. 结构式

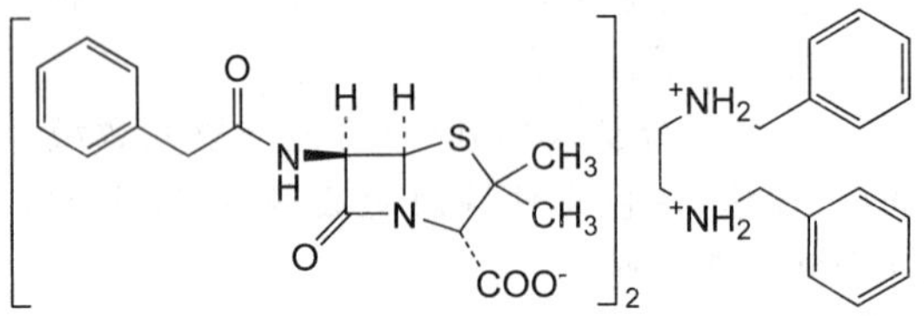

【药理作用】 同青霉素，但活性较弱。主要用于A族乙型溶血性链球菌所致咽炎，也用于预防反复发作的风湿热。对急性感染应先用青霉素，后用本品。

【体内过程】 1. 吸收　注射部位的组织好比一个贮药库，吸收后缓慢释放出青霉素。血药峰值可于13～24 h达到。1次肌内注射后，有效浓度可维持0.5～1个月。

2. 分布　参见青霉素。

3. 消除　由于吸收缓慢，消除也随之缓慢，故能达到长效的治疗作用。肾功能不全患者、新生儿和婴儿的肾清除延迟。

【适应证】 1. 主要对风湿热、风湿性心脏病患者作为长期预防用药。

2. 也可用于治疗敏感菌引起的轻中度感染，如肺炎、扁桃体炎和淋病等。

【妊娠期安全等级】 B。

【禁忌与慎用】 1. 有青霉素类药物过敏史者或青霉素皮肤试验阳性患者禁用。

2. 有哮喘、湿疹、花粉症、荨麻疹等过敏性疾病患者应慎用本品。

3. 妊娠期妇女应仅在确有必要时使用本品。

4. 少量本品随乳汁分泌，哺乳期妇女用药时宜暂停哺乳。

【不良反应】【药物相互作用】 参见天然青霉素及其盐。

【剂量与用法】 1. 用前以适量灭菌注射用水配制成混悬液。

2. 成人 1 次肌内注射 60 万～120 万 U，儿童减半，2～4 周重复给药。

【用药须知】 1. 用前必须先做皮试。

2. 注射局部有刺激作用。不宜用于幼婴儿。本品切不可进行静脉注射。

3. 长期应用本品，可影响肠内 B 族维生素的合成，应适量补充复合维生素 B。

4. 其他参见天然青霉素及其盐"用药须知"的有关叙述。

【制剂】 注射剂（粉）：30 万 U；60 万 U；120 万 U。

【贮藏】 密闭，贮于 25 ℃左右。

苄星青霉素 V

(benzathine phenoxymethylpenicillin)

别名：苄星苯氧甲基青霉素、Penicillin V Benzathine（美国用名）

【CAS】 5928-84-7 (anhydrous benzathine phenoxymethyl penicillin); 63690-57-3 (benzathine phenoxymethyl penicillin tetrahydrate)

【ATC】 J01CE10

【理化性状】 1. 本品为白色粉末，有特异性臭。水中溶解度 1/3200，乙醇中溶解度 1/330，三氯甲烷中溶解度 1/42，乙醚中溶解度 1/910。本品 3%水悬浮液的 pH 为 4.0～6.5。

2. 化学名：*N*,*N'*-Dibenzylethylenediammonium bis[(6*R*)-6-(2-phenoxyacetamido) penicillanate]

3. 分子式：$(C_{16}H_{18}N_2O_5S)_2 \cdot C_{16}H_{20}N_2$

4. 分子量：941.1

5. 结构式

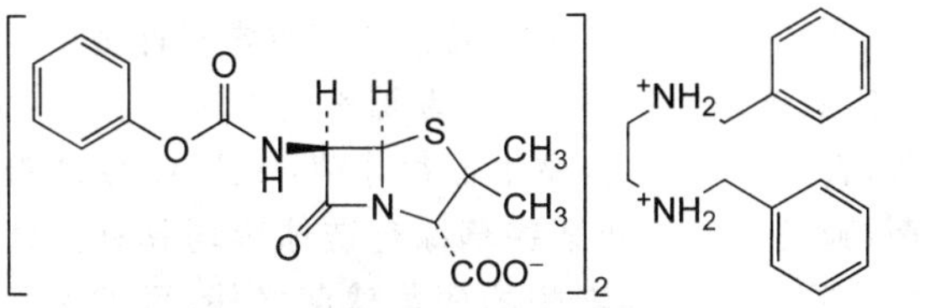

【简介】 本品具有和青霉素 V 相同的活性和作用，制成混悬液供口服，用于治疗敏感菌引起的轻、中度感染。1.3 g 本品相当于 1 g 青霉素 V。用前须做皮试。密闭保存。

普鲁卡因青霉素

(procaine benzylpenicillin)

别名：普鲁卡因青霉素 G、Procainepenicillin G

本品是通过等物质的量的苄青霉素钠盐或钾盐和普鲁卡因起化学反应制备的青霉素一水合物。

【CAS】 54-35-3(anhydrous procaine benzylpenicillin); 6130-64-9(procaine benzylpenicillin monohydrate)

【ATC】 J01CE09

【理化性状】 1. 化学名：2-(4-Aminobenzoyloxy) ethyldiethylammonium (6*R*)-6-(2-phenylacetamido) penicillanate monohydrate。

2. 分子式：$C_{13}H_{20}N_2O_2 \cdot C_{16}H_{18}N_2O_4S \cdot H_2O$

3. 分子量：588.7

4. 结构式

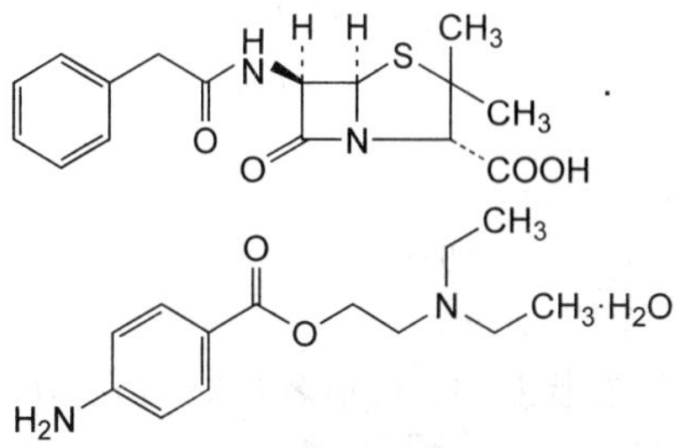

【药理作用】 参见青霉素。对急性感染应先用青霉素，后用本品。

【体内过程】 1. 本品吸收缓慢，1～4 h 始可达到血药峰值。因此，肾清除也随之延缓。

2. 其体内分布情况参见青霉素。

【适应证】 用于由敏感的链球菌引起的轻中度上呼吸道感染，某些性传播疾病（梅毒、雅司病、品他病、非性病性梅毒），还可用于预防风湿热和（或）舞蹈病。

【不良反应】 其过敏反应（或超敏反应）和不良反应除与青霉素相同外，还可能发生对普鲁卡因的过敏反应，甚至引起过敏性休克。国外资料认为，此种过敏反应实际上是由于有些产品中含有甲醛化次硫酸钠所致。

【妊娠期安全等级】 B。

【禁忌与慎用】 除与青霉素相同外，对普鲁卡因过敏者亦应禁用。

【药物相互作用】 1. 参见青霉素。

2. 普鲁卡因的代谢物氨基苯甲酸可能拮抗氨基水杨酸和磺胺类药物的活性，应予避免。

【剂量与用法】 1. 临用前以灭菌注射用水配制成混悬液。

2. 成人一次 40 万 U，1～2 次/日，日最大剂量为 100 万 U，儿童酌减。

3. 本品只供肌内注射，不可静脉注射，切勿误入血管。

【用药须知】 1. 应分别做青霉素和普鲁卡因的皮试。两者中任何一种皮试阳性，均禁用本品。

2. 偶有在注射时或注射后出现心悸、头晕、意识模糊、幻觉和濒死感等严重的即刻反应。据报道，这是因为混悬液中的细小颗粒形成广泛微血栓引起肺、脑栓塞所致。

3. 还有某些用药患者出现精神紊乱且持续数月，原有精神异常者更常见，可能与其中的普鲁卡因很快游离，达到接近中毒浓度有关。

【制剂】 注射剂(粉)：40 万 U(普鲁卡因青霉素 30 万 U，青霉素钠或钾 10 万 U)；80 万 U(普鲁卡因青霉素 60 万 U，青霉素钠或钾 20 万 U)。

【贮藏】 密闭，保存于干燥处。

氯甲西林

(clometocillin)

别名：Rixapen

【CAS】 1926-49-4

【ATC】 J01CE07

【理化性状】 1. 化学名：(2*S*，5*R*，6*R*)-6-([2-(3，4-Dichlorophenyl)-2-methoxyacetyl]amino)-3，3-dimethyl-7-oxo-4-thia-1-azabicyclo[3. 2. 0]heptane-2-carboxylic acid

2. 分子式：$C_{17}H_{18}Cl_2N_2O_5S$

3. 分子量：433.3

4. 结构式

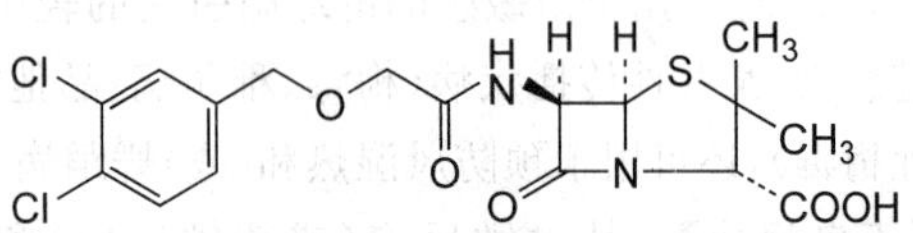

【简介】 本品为青霉素类药，临床用其钾盐，用于治疗敏感菌所致的感染，在卢森堡和比利时上市销售。

培那西林

(penamecillin)

别名：Maripen、Penclen

【CAS】 983-85-7

【ATC】 J01CE06

【理化性状】 1. 化学名：Acetyloxy methyl(2*S*，5*R*，6*R*)-3，3-dimethyl-7-oxo-6-[(phenylacetyl amino]-4-thia-1-azabicyclo[3. 2. 0]heptane-2-carboxylate

2. 分子式：$C_{19}H_{22}N_2O_6S$

3. 分子量：406.45

4. 结构式

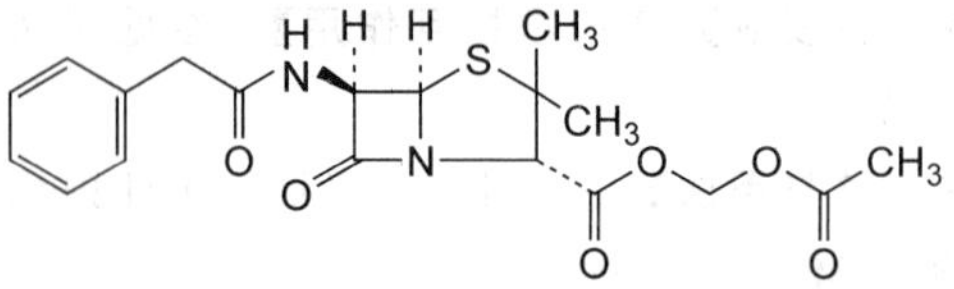

【简介】 本品为青霉素的前药，是青霉素的乙酰羟甲基酯，在体内释放出青霉素而起作用。在匈牙利、立陶宛和捷克上市销售。

1.1.1.1.1.2 耐青霉素酶青霉素

耐青霉素酶青霉素是通过 6-APA 的酰化作用生成的半合成青霉素衍生物。甲氧西林在青霉素核上含有一个二甲氧苯基，萘夫西林含有一个乙氧萘基，前者对酸不稳定，后者对酸稳定，抗菌活性均较甲氧西林稍强。氯唑西林、双氯西林、氟氯西林和苯唑西林属于异噁唑青霉素，它们都具有杂环侧链，比甲氧西林和萘夫西林具有稍高的酸稳定性。苯唑西林、氯唑西林和双氯西林仅仅在结构上分别存在着 0，1 和 2 个氯原子而有所差异。一般说来，增加氯可增强抗菌活性，从胃肠道的吸收量、$t_{1/2}$ 以及蛋白结合率也见增加。这类青霉素均用其钠盐。甲氧西林目前临床虽已少用，但却是耐青霉素酶青霉素中的代表药物。

【稳定性】 一般说来，本组青霉素在干燥室温下可保持稳定性数年之久；不过，除非冷藏，其溶液仅在短时间内保持稳定。其稳定性与 pH 和温度有关。甲氧西林、萘夫西林和苯唑西林 pH 在 5～8 时是稳定的。甲氧西林在酸性溶液中不稳定，溶液 pH 为 2 时，其 $t_{1/2}$ 只有 5 min。本组中的其他药物则较甲氧西林耐酸催化的水解。口服给药时，在胃酸分泌的情况下，一般是稳定的。甲氧西林、萘夫西林和苯唑西林与某些药物具有潜在的物理和(或)化学的不相容性，包括氨基糖苷类，不过，这种相容性是根据具体的药物和几种其他因素(如药物浓度、所用的具体稀释剂、pH 和温度)所决定的。甲氧西林和苯唑西林在含有葡萄糖的溶液中特别易于失活，说明葡萄糖对两药的水解起着催化作用。

【作用机制】 参见天然青霉素及其盐。

【抗菌谱】 1. 耐青霉素酶青霉素对许多革兰阳性需氧球菌，如产和不产青霉素酶的金黄色葡萄球菌，表皮葡萄球菌，腐生葡萄球菌，A、B、C、G 族链球菌，肺炎链球菌和某些草绿色链球菌均具有抗菌活性。除了产青霉素酶的葡萄球菌之外，耐青霉素酶青霉素对抗其他敏感的革兰阳性球菌的活性低于天然青霉素。

2. 包括粪肠球菌在内的肠球菌均耐这类青霉素。

3. 几种革兰阳性需氧杆菌，如白喉杆菌、某些炭疽杆菌菌株和猪丹毒杆菌，对本组青霉素均敏感。

4. 本组青霉素对抗革兰阴性需氧菌的活性较低，但对淋病奈瑟球菌和脑膜炎奈瑟球菌却具有活性。

5. 浓度为 1～1.25 μg/ml 的甲氧西林、萘夫西林或氯唑西林对某些流感嗜血杆菌菌株虽具有活性，但对大多数流感嗜血杆菌菌株却无活性。

6. 浓度为 16 μg/ml 的甲氧西林对百日咳杆菌具有活性。多杀性巴氏杆菌（需氧或兼性厌氧）对浓度为 1.6～6.3 μg/ml 甲氧西林或浓度为 3.1～12.5 μg/ml 的双氯西林、萘夫西林或苯唑西林敏感。

7. 本组青霉素对其他革兰阴性需氧杆菌（如肠杆菌、假单胞菌属）无活性。

8. 某些革兰阳性厌氧菌（包括放线菌属、梭状芽孢杆菌属、消化球菌属和消化链球菌属的某些菌株）对本组青霉素敏感，但对其他青霉素的敏感程度较低。革兰阴性厌氧菌（包括类杆菌）一般对本组青霉素不敏感。

9. 本组青霉素对多种螺旋体具有某种程度的活性，但比天然青霉素的活性要低。

【耐药性】 1. 目前，葡萄球菌对耐青霉素酶青霉素不敏感的现象日渐增多，其程度也随时间的推移而日益严重。一般都将这种对耐青霉素酶青霉素耐药的葡萄球菌称作耐甲氧西林的金黄色葡萄球菌（MRSA），这种提法实际上是一种误导，因为葡萄球菌并非只是对抗甲氧西林，而是指向所有的耐青霉素酶青霉素，仅在对抗的程度上存在差异而已。之所以有这种提法，或许是因为甲氧西林是本组中的代表药物。

2. 1993 年前的美国，金黄色葡萄球菌和表皮葡萄球菌的临床分离菌已分别有 5%～50%和 10%～40%对耐青霉素酶青霉素不敏感，目前的境况是可以想见的。更有甚者，耐甲氧西林的葡萄球菌不仅交叉对抗现今使用的所有青霉素，而且对一、二、三代头孢菌素类也不敏感。这些耐甲氧西林的葡萄球菌也可能耐四环素、氯霉素、红霉素、克林霉素和氨基糖苷类。所幸的是，现在大多数耐甲氧西林的葡萄球菌菌株对万古霉素或 SMZ Co 敏感，对利福平也可能敏感。

3. 一般说来，革兰阴性菌具有固有的对抗耐青霉素酶青霉素的能力。耐青霉素酶青霉素的粗大侧链虽可使本组青霉素免受青霉素酶的水解，却又阻止药物渗入革兰阴性菌的外膜。

【过敏反应】 大致与天然青霉素相似，其严重性反应较少发生。

【不良反应】 1. 除引起嗜酸性粒细胞和溶血性贫血外，还罕见发生白细胞减少、中性粒细胞减少、血小板减少。静脉注射甲氧西林、萘夫西林、苯唑西林和口服氯唑西林可发生粒细胞缺乏，但罕见。极少的患者在静脉给予萘夫西林引起出血时间延长，此种不良反应似乎是由于血小板功能不良所致。甲氧西林可抑制血小板聚集。

2. 胃肠系统的不良反应大致与天然青霉素相似。口服苯唑西林或双氯西林引起假膜性小肠结肠炎的可能性极小；双氯西林可致极少数患者发生急性出血性肠炎，伴有严重的腹痛。

3. 使用甲氧西林偶可发生急性间质性肾炎，表现为发热、皮疹、嗜酸性粒细胞增多、镜下血尿、氮质血症、排尿困难、尿少、蛋白尿、脓尿、管型尿和嗜酸性细胞尿。此种间质性肾炎虽迅速恶化，但不会导致进展性肾功能衰竭和死亡。其氮质血症可能持续几个月，罕见持久的肾功能受损，停用甲氧西林后症状一般可以逆转。以往曾因使用甲氧西林而罹患间质性肾炎的患者，如再次使用本品，其肾炎又会复发。此外，因使用氨苄西林、苯唑西林或萘夫西林而罹患过此种肾炎的患者，如接受甲氧西林也可能使肾炎复发。在某些患者中，由于使用皮质激素可能使患者加速恢复。资料证实，甲氧西林引起急性间质性肾炎的频率较其他青霉素要高，使用疗程长或给予>200 mg/(kg·d)的用量时，发生的频率最高。接受静脉给予甲氧西林的患者，有 17%患此种肾炎。这种肾炎似乎是一种过敏反应，可能是经由对青霉烯酰半抗原基团具有特异性的 IgG 和 IgM 抗体所介导的。甲氧西林的这种青霉烯酰会结合到肾小管基底膜的结构性蛋白上，从而激发对抗原蛋白复合的免疫反应。在罕见的情况下，甲氧西林还会引起并无肾损害的出血性膀胱炎。少尿且又给予大剂量甲氧西林时，发生出血性膀胱炎的频率最高。在接受 200～300 mg/(kg·d)的患者中，有极少数患者会因尿钾排出过多而发生低钾血症。

4. 在静脉给予萘夫西林，特别在使用大剂量（≥12 g/d）时，偶见类似肝炎的肝功能不全或胆汁淤积，停药后可逆转。口服氯唑西林、双氯西林或苯唑西林和胃肠外使用甲氧西林或萘夫西林偶可引起无症状的和持久的血清 AKP、AST 和 ALT 浓度升高，其临床意义尚不清楚。

5. 甲氧西林或苯唑西林偶可引起神经系统的不

良反应，特别是在对肾功能不全的患者接受大剂量静脉给药时。

6. 甲氧西林、萘夫西林偶可引起静脉炎或血栓性静脉炎。萘夫西林渗漏于血管外，对周围组织可产生严重的化学性刺激，导致组织溃疡和坏死。

【药物相互作用】 参见天然青霉素及其盐。

【用药须知】 1. 参见天然青霉素及其盐。

2. 本组各药均不应以口服方式用于治疗严重感染的起始阶级，只有在注射给药使病情减轻后再转换口服方法巩固疗效。

3. 在给已患有恶心、呕吐、胃扩张、食管失弛缓症或肠蠕动亢进的患者口服本组药物时，应特别注意，而以胃肠外给药为好。

甲氧西林
(meticillin)

别名：甲氧青霉素、新青Ⅰ、甲氧苯青霉素、Dimethoxyphenylpenicillin

【CAS】 61-32-5

【ATC】 J01CF03

【理化性状】 1. 化学名：(6*R*)-6-(2,6-Dimethoxybenzamido) penicillanate

2. 分子式：$C_{17}H_{20}N_2O_6S$

3. 分子量：380.41

4. 结构式

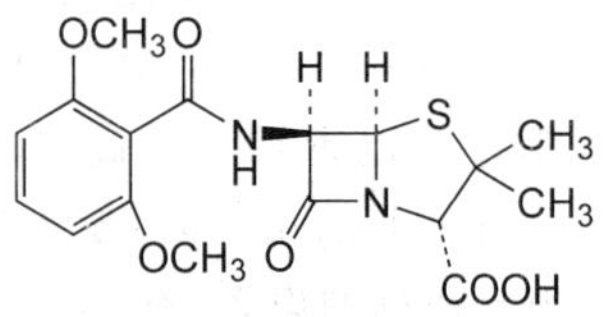

甲氧西林钠
(meticillin sodium)

〖CAS〗 132-92-3(anhydrous meticillin sodium)；7246-14-2(meticillin sodium monohydrate)

〖理化性状〗 1. 本品与氨基糖苷类药物或其他抗微生物药物不可合用，本品与酸性或碱性药物也不相容。每毫克甲氧西林钠约含 900 μg 且不少于 815 μg 的无水甲氧西林。

2. 化学名：Sodium (6*R*)-6-(2,6-dimethoxybenzamido) penicillanate monohydrate

3. 分子式：$C_{17}H_{19}N_2NaO_6S \cdot H_2O$

4. 分子量：420.4

5. 配伍禁忌：据报道，甲氧西林钠与氨基糖苷类和其他一些抗菌药不相容。与酸性和碱性药物也不相容。

【药理作用】 参见天然青霉素及其盐的“作用机制”和耐青霉素酶青霉素的“抗菌谱”和“耐药性”。

【体内过程】 1. 因不耐酸，必须胃肠外给药。

2. 肌内注射单剂量 1 g 后，迅速从注射部位吸收，30～60 min 可达血药峰值。在 5 min 内静脉注射单剂量 0.5、1.0 或 2.0 g 后，平均血药浓度分别为 26.2、59.8 和 109.2 μg/ml。

3. 其分布参见青霉素。

4. 肾功能正常成人的 $t_{1/2}$ 为 0.4～0.5 h。于 12 h 经肾排出 32%～80%原药。

【适应证】 仅限用于治疗由产青霉素酶的葡萄球菌所引起的感染性疾病。但由于本品屡有引起急性间质性肾炎以及其他较严重的不良反应，国内早已停止使用，但作为本组中的代表药物，有必要将其资料保留。有关其他相关资讯，可参见对耐青霉素酶青霉素。

氯唑西林
(cloxacillin)

别名：邻氯西林、氯唑青霉素、氯唑青、邻氯苯甲异噁唑青霉素、Chorophenylmethyl Isoxazolyl Penicillin

本品为半合成的异噁唑青霉素。

【CAS】 23736-58-5；32222-55-2

【ATC】 JO1CFO2

【理化性状】 1. 本品为白色粉末或结晶性粉末，有微臭，味苦，具有引湿性。水中易溶，乙醇中溶解，乙酸乙酯中几乎不溶。10%本品水溶液的 pH 为 5.0～7.0，每毫克氯唑西林钠含不少于 825 μg 的无水氯唑西林。其游离酸的 pK_a 为 2.7。

2. 化学名：(6*R*)-6-[3-(2-Chlorophenyl)-5-methylisoxazole-4-carboxamido]penicillanic acid

3. 分子式：$C_{19}H_{18}ClN_3O_5S$

4. 分子量：435.9

5. 结构式

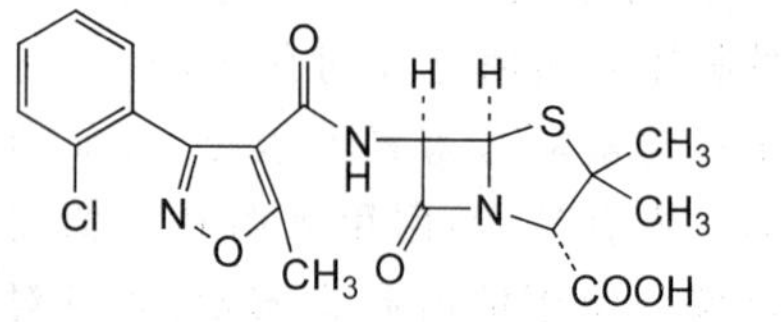

氯唑西林钠
(cloxacillin sodium)

别名：欧苯宁、Orbenin

〖CAS〗 642-78-4(anhydrous cloxacillin sodium)；7081-44-9(cloxacillin sodium monohydrate)

〖理化性状〗 1. 本品为白色或近白色、有吸湿性的结晶性粉末。易溶于水和甲醇；可溶于乙醇。10％水溶液的 pH 值为 4.5～7.5。

2. 分子式：$C_{19}H_{17}ClN_3NaO_5S \cdot H_2O$

3. 分子量：475.9

4. 配伍禁忌：有报道本品与氨基糖苷类药及其他许多抗菌药有配伍禁忌。

苄星氯唑西林
(cloxacillin benzathine)

〖CAS〗 23736-58-5

〖理化性状〗 1. 本品为白色粉末，微溶于水、乙醇、异丙醇，可溶于三氯甲烷，易溶于甲醇。

2. 化学名：4-Thia-1-azabicyclo[3.2.0]heptane-2-carboxylic acid, 6-[[[3-(2-chlorophenyl)-5-methyl-4-isoxazolyl] carbonyl] amino]-3, 3-dimethyl-7-oxo-, [2S-(2α, 5α, 6β)]-, compd. with *N*, *N′*-bis(phenylmethyl)-1,2-ethanediamine(2∶1)

3. 分子式：$C_{54}H_{56}Cl_2N_8O_{10}S_2$

4. 分子量：1112.1

【药理作用】 本品具有耐抗葡萄球菌青霉素酶的活性，类似苯唑西林对产酶的金黄色葡萄球菌具有抗菌活性。

【体内过程】 1. 本品耐酸，故可供口服。口服后迅速被吸收但仅及 1 次给药的 37％～60％。肌内注射 500 mg 后 0.5～2 h 可达血药峰值约 18 μg/ml。

2. 其分布与青霉素相似。90％～96％与蛋白结合。

3. 肾功能正常成人的 $t_{1/2}$ 为 0.4～0.8 h。部分原药代谢为具有活性的和失活的代谢物，迅速随尿液排出的原药占 10％～21％。

【适应证】 与其他本组药物相同，主要用于治疗敏感的产青霉素酶的葡萄球菌所引起的感染，如脓毒症、败血症、肺炎、心内膜炎、皮肤和软组织感染等。一般不用于中枢神经系统（中枢神经系统）感染。

【不良反应】 1. 参见耐青霉素酶青霉素有关“过敏反应”和“不良反应”的叙述。

2. 长期用药有可能引起口腔或肠道的白色念珠菌二重感染，必要时可用制霉菌素防治。

3. 静脉滴注本品可能引起静脉炎。

【妊娠期安全等级】 B。

【禁忌与慎用】 1. 有青霉素类药物过敏史者或青霉素皮肤试验阳性患者禁用。

2. 妊娠期妇女应仅在确有必要时使用本品。

3. 本品有少量在乳汁中分泌，因此哺乳期妇女使用时，宜暂停哺乳。

4. 有哮喘、湿疹、花粉症、荨麻疹等过敏性疾病患者应慎用本品。

5. 本品降低患者胆红素与血清蛋白结合能力，新生儿尤其是有黄疸者慎用本品。

【药物相互作用】 1. 参见青霉素。

2. 与维生素 C 配伍静脉注射，可降低疗效。

3. 本品不宜与盐酸氯丙嗪或四环素混合于 0.9％氯化钠注射液中滴注，因易出现浑浊。

4. 阿司匹林或多数磺胺类药物与本品合用，会竞争本品与血浆蛋白结合，从而使本品的血药浓度升高；如必须合用，本品应适当减量。

5. 和氨苄西林一样，本品可降低含有雌激素的口服避孕药的作用。

【剂量与用法】 1. 口服

（1）成人　一次 250 mg，每 6 h 一次，严重感染用量可加倍，甚至更多。

（2）体重≥20 kg 的儿童　可用成人剂量。

（3）年龄＞1 个月，体重＜20 kg 的儿童　可用 50 mg/(kg · d)，4 次分服，每 6 h 一次；严重感染用量可加倍，甚至更多。儿童每天的最大剂量为 4 g。

为了巩固疗效，在使用本品以注射方式治疗急性或慢性骨髓炎（敏感的葡萄球菌所致）获得一定疗效后，如继续口服本品以巩固效果，可用 100 mg/(kg · d)，4 次分服，每 6 h 一次。

根据感染的类型、严重程度和患者的临床和细菌学效应决定疗程，一般至少 14 d；针对骨髓炎、心内膜炎或其他转移性感染延长疗程是必要的，上述口服本品巩固疗效时，急性骨髓炎至少 3～6 周，慢性者至少 1～2 月，甚至有给药 1～2 年的报道。

针对 A 族乙型溶血性链球菌引起的感染，一般临床都倾向使用天然青霉素；如果使用本品，至少持续 10 d，始可降低继发风湿热和肾小球性肾炎的危险性。

2. 注射给药

（1）肌内注射　0.5～1.0 g，3～4 次/日。

（2）静脉滴注　0.1～1.0 g，溶于 100 ml 输液中于 0.5～1 h 滴完，3～4 次/日。

（3）儿童　5 mg/(kg · d)，同以上方法，分次给药。

【用药须知】 应用本品前需详细询问药物过敏史并进行青霉素皮试。

【制剂】 ①注射剂（粉）：0.25g；0.5 g；1 g。②颗粒剂：50 mg；125 mg；250 mg。③胶囊剂：0.25 g；0.5 g。

【贮藏】 密闭，干燥处保存。

苯唑西林

(oxacillin)

别名:苯唑青霉素、苯甲异噁唑青霉素

本品亦为异噁唑青霉素。

【CAS】 66-79-5

【ATC】 J01CF04

【理化性状】 1. 化学名:(6*R*)-6-(5-Methyl-3-phenylisoxazole-4-carboxamido) penicillanate

2. 分子式:$C_{19}H_{18}N_3O_5S$

3. 分子量:401.44

4. 结构式

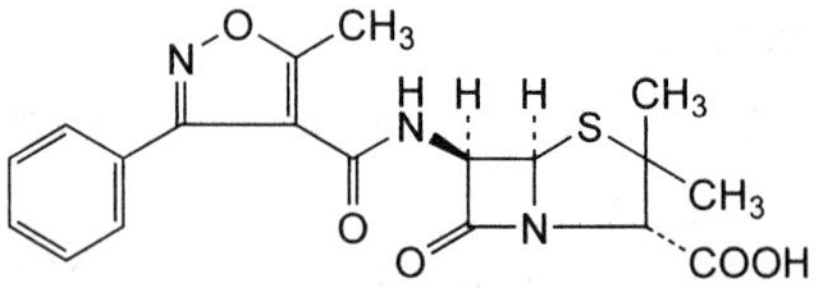

苯唑西林钠

(oxacillin sodium)

别名:Bristopen、Cryptocillin、Bactocill、Prostaphlin

〖CAS〗 1173-88-2(anhydrous oxacillin sodium);7240-38-2(oxacillin sodium monohydrate)

〖理化性状〗 1. 本品为白色或结晶性粉末,无臭或微臭。易溶于水,溶于甲醇,不溶于乙酸乙酯或乙醚。本品在水溶液中的 pH 为 5.0～7.0,游离酸的 pK_a 为 2.8。

2. 化学名:Sodium(6*R*)-6-(5-methyl-3-phenylisoxazole-4-carboxamido) penicillanate monohydrate

3. 分子式:$C_{19}H_{17}N_3NaO_5S \cdot H_2O$

4. 分子量:441.4

5. 配伍禁忌:据报道,本品与氨基糖苷类抗生素和替卡西林存在配伍禁忌。

【药理作用】 参见氯唑西林。

【体内过程】 口服单剂量可吸收 30%～50%,给予 250 mg 或 500 mg 后 0.5～2 h 可达血药峰值(1.65 μg/ml 或 2.6～3.9 μg/ml)。其体内分布类似氯唑西林,蛋白结合率为 89%～94%。$t_{1/2}$ 为 0.3～0.8 h。原药及其活性代谢物 6 h 内随尿液排出约 40%～70%。

【适应证】 参见氯唑西林。

【不良反应】 见耐青霉素酶青霉素有关"过敏反应"和"不良反应"的叙述。

【妊娠期安全等级】 B。

【禁忌与慎用】 有青霉素类药物过敏史者或青霉素皮肤试验阳性患者禁用。余参见青霉素项下。

【药物相互作用】 1. 参见氯唑西林。

2. 本品与苯妥英钠同时口服,可影响后者的吸收,导致癫痫发作。可将两药采用不同的给药途径克服之。

3. 本品与庆大霉素或氨苄西林合用可增强其对金黄色葡萄球菌的抗菌作用。

【剂量与用法】 1. 成人

(1) 肌内注射 1 g,3～4 次/日,每 6～8 h 一次。

(2) 静脉滴注 1～2 g,溶于 100 ml 注射用水中滴注 1 h,3～4 次/日,每 6～8 h 一次。

(3) 口服 一次 0.5～2 g,4～5 次/日服用。

2. 儿童

(1) 静脉滴注 小儿体重 40 kg 以下者,每 6 h 按体重给予 12.5～25 mg/kg,体重超过 40 kg 者予以成人剂量。新生儿体重低于 2 kg 者,日龄 1～14 d 者每 12 h 按体重给予 25 mg/kg,日龄 15～30 d 者每 8 h 按体重给予 25 mg/kg;体重超过 2 kg 者,日龄 1～14 d 者每 8 h 按体重给予 25 mg/kg,日龄 15～30 d 者每 6 h 按体重给予 25 mg/kg。

(2) 口服 50～100 mg/kg,分 3～4 服用。

【用药须知】 应用本品前需详细询问药物过敏史并进行青霉素皮试。

【制剂】 ① 注射剂(粉):0.5 g;1 g。② 片剂:0.25 g。

【贮藏】 密闭,干燥处保存。

双氯西林

(dicloxacillin)

别名:双氯苯唑青霉素、双氯苯甲异噁唑青霉素、Diclex、Dynapen、Pathocil

本品亦为异噁唑青霉素。临床用其一水合物钠盐。

【CAS】 3116-76-5

【ATC】 J01CF01

【理化性状】 1. 本品为白色或近白色、有吸湿性结晶性粉末,溶于甲醇和乙醇,易溶于水。10%水溶液的 pH 为 5.0～7.0。

2. 化学名:(6*R*)-6-[3-(2,6-Dichlorophenyl)-5-methylisoxazole-4-carboxamido] penicillanic acid

3. 分子式:$C_{19}H_{17}Cl_2N_3O_5S$

4. 分子量:470.3

5. 结构式

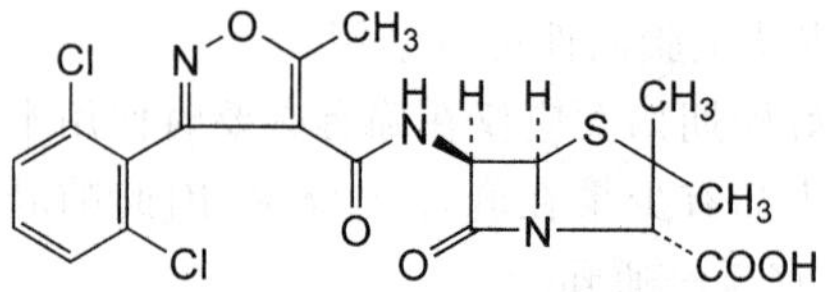

双氯西林钠
(dicloxacillin sodium)

〖CAS〗 343-55-5(anhydrous dicloxacillin sodium); 13412-64-1(dicloxacillin sodium monohydrate)

〖理化性状〗 1. 本品为一种白色或米色的晶体粉末。极易溶于水。1%本品水溶液的 pH 范围为 4.5～7.5。

2. 分子式:$C_{19}H_{16}Cl_2N_3NaO_5S \cdot H_2O$

3. 分子量:510.3

【药理作用】 参见氯唑西林,其活性较之更强。

【体内过程】 口服单剂量可吸收 35%～76%,1 次口服 500 mg 后迅即达到血药峰值(10～18 μg/ml)。$t_{1/2}$为 0.6～0.8 h。口服单剂量 250 mg,500 mg 或 1 g 后,31%～65%的原药和活性代谢物于 6～8 h 随尿液排出。

【适应证】 主要用于对青霉素耐药的葡萄球菌感染,包括败血症、心内膜炎、骨髓炎、呼吸道感染及创面感染等。

【不良反应】 参见耐青霉素酶青霉素有关"过敏反应"和"不良反应"的叙述。

【妊娠期安全等级】 B。

【禁忌与慎用】 对青霉素过敏者及青霉素皮试阳性者禁用,参见青霉素的有关叙述。

【药物相互作用】 参见氯唑西林。

【剂量与用法】 1. 本品可供口服,也可缓慢静脉注射、滴注或肌内注射,但尚无注射剂上市销售。

2. 食物可干扰本品从胃肠道吸收,宜于餐前 2 h 服用。

3. 口服　成人,一次 125 mg,每 6 h 一次;严重感染者用量可加倍。儿童:体重≥40 kg 的儿童可用成人用量;年龄>1 个月、体重<40 kg 的儿童可用 12.5 mg/(kg・d),等分 4 次,每 6 h 一次。

4. 疗程参见氯唑西林。

【用药须知】 应用本品前需详细询问药物过敏史并进行青霉素皮试。

【制剂】 ①胶囊剂:125 mg;250 mg;500 mg。②混悬剂:62.5 mg/5 ml。

【贮藏】 密闭,室温≤25 ℃保存。

氟氯西林
(flucloxacillin)

别名:氟氯苯唑青霉素、氟氯青霉素、Floxacillin、Floxapen、Staphylex

本品亦为异噁唑青霉素。

【CAS】 5250-39-5

【ATC】 J01CF05

【理化性状】 1. 化学名:(6*R*)-6-[3-(2-Chloro-6-fluorophenyl)-5-methylisoxazole-4-carboxamido] penicillanic acid

2. 分子式:$C_{19}H_{17}ClFN_3O_5S$

3. 分子量:453.9

4. 结构式

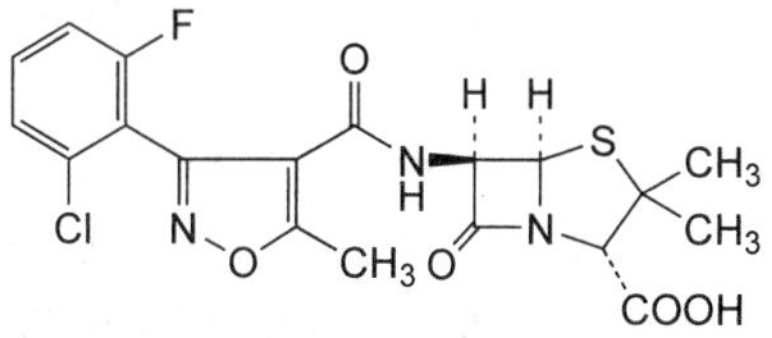

氟氯西林镁
(flucloxacillin magnesium)

〖CAS〗 58486-36-5

〖理化性状〗 1. 本品为白色或近白色、结晶性粉末,微溶于水,易溶于甲醇。0.5%水溶液的 pH 为 4.5～6.0。镁盐 1.18 g 相当于氟氯西林 1 g。

2. 分子式:$(C_{19}H_{16}ClFN_3O_5S)_2Mg \cdot 8H_2O$

3. 分子量:1074.2

氟氯西林钠
(flucloxacillin sodium)

〖CAS〗 1847-24-1

〖理化性状〗 1. 本品为白色或近白色、有吸湿性的结晶性粉末,易溶于水和甲醇,溶于乙醇。10%水溶液的 pH 为 5.0～7.0。钠盐 1.09 g 相当于氟氯西林 1 g。

2. 分子式:$C_{19}H_{16}ClFN_3NaO_5S \cdot H_2O$

3. 分子量:493.9

4. 配伍禁忌:与其他青霉素类药物一样,氟氯西林钠与氨基糖苷类药物存在配伍禁忌。

【药理作用】 参见氯唑西林。而等量本品的血药浓度明显高于前者,血中有效浓度维持时间较长。

【体内过程】 本品口服后易于吸收,其吸收率约两倍于氯唑西林,口服 0.25～1 g 后 1 h 可达血药峰值(5～15 μg/ml),肌内注射单剂量后可于半小时达到相似的血药峰值。其体内分布参见氯唑西林。95%本品可与蛋白结合。$t_{1/2}$约 1 h。本品在体内代谢极少,口服剂量的 50%和肌内注射剂量的 90%以原药随尿液排出。

【适应证】 适用于治疗敏感的革兰阳性菌引起的下述感染,包括产 β-内酰胺酶的葡萄球菌和链球菌。

1. 皮肤及软组织感染，如疖、痈、脓肿、蜂窝织炎、脓疱病、感染性烧伤、植皮保护、皮肤感染，如溃疡、湿疹、痤疮和伤口感染。

2. 呼吸道感染，如肺炎、肺部脓肿、鼻窦炎、咽炎、扁桃体炎、扁桃体周脓肿及中、外耳炎积脓。

3. 其他感染　骨髓炎、尿道感染、肠炎、脑膜炎、心内膜炎、败血病。

4. 用于较大外科手术（例如心胸和矫形外科手术）预防感染。

【不良反应】 1. 过敏反应　与其他 β-内酰胺类抗生素一样有过敏反应的报道。较常见的过敏反应有皮疹。如有任何过敏反应发生，应中断治疗。

2. 少数患者用药后可出现氨基转移酶暂时性升高，但当中断治疗后可逆转。也有致急性胆汁淤积性黄疸的报道。

3. 肾脏　偶有致急性间质性肾炎的报道。

4. 胃肠道　少数患者可出现恶心、呕吐、腹胀、腹泻、食欲缺乏等胃肠道症状，偶见假膜性小肠结肠炎。

5. 中枢神经系统　神经紊乱，如惊厥，可能与肾功能衰竭患者的大剂量静脉给药有关。

6. 可发生中性白细胞减少症和血小板减少症，但治疗中断可逆转。

【妊娠期安全等级】 B。

【禁忌与慎用】 1. 对青霉素过敏者及青霉素皮试阳性者禁用。

2. 新生儿慎用，因为有发生高胆红素血症的危险。

3. 哮喘、湿疹、花粉症、荨麻疹等过敏性疾病史者慎用。

4. 肝、肾功能不全的患者应慎用。

5. 在乳汁中可检测到痕量的本品。必须考虑哺乳期婴儿发生过敏反应的可能性。因此只有当潜在的益处大于潜在的危险时，哺乳期妇女方可使用。

【药物相互作用】 参见青霉素。

【剂量与用法】 1. 口服　成人 250 mg，4 次/日，于餐前 1 h 服用。2 岁儿童用成人剂量的 1/4，2～10 岁的儿童可用成人剂量的 1/2；≥2 岁儿童也可按体重给予 25～50 mg/(kg·d)，分次给予。

2. 肌内注射　成人一次 250 mg，3 次/日，重症用量加倍。儿童递减。

3. 静脉注射或滴注　0.25～1 g，4 次/日，静脉注射时用注射用水 20 ml 稀释，于 3～4 min 内缓慢推注；滴注时用 0.9%氯化钠注射液 100 ml 稀释；重症剂量可高达 8 g/d。儿童递减。

4. 胸腔内或关节腔内注射　可配制成溶液进行喷雾疗法。

【用药须知】 1. 用前必须先进行青霉素皮试。

2. 在长期的治疗过程中（如骨髓炎、心内膜炎），推荐定期监测肝肾功能。

3. 勿与血液、血浆、氨基酸或脂肪乳剂配伍注射。

4. 本品可与其他抗生素合用（如氨苄西林），以扩展抗菌谱；如与氨基糖苷类同时使用，应分别用不同的途径给药。以避免两者的不相容性。

【制剂】 ①注射剂（钠盐，粉）：500 mg；1000 mg。②片剂（游离酸）：125 mg。

【贮藏】 密闭，室温≤25 ℃保存。

萘夫西林
(nafcillin)

别名：乙氧萘青霉素、新青霉素Ⅲ

本品属于耐 β-内酰胺酶青霉素。

【CAS】 985-16-0

【ATC】 J01CF06

1. 化学名：(2*S*，5*R*，6*R*)-6-[(2-Ethoxy-1-naphthoyl) amino]-3，3-dimethyl-7-oxo-4-thia-1-azabicyclo[3.2.0]heptane-2-carboxylic acid

2. 分子式：$C_{21}H_{22}N_2O_5S$

3. 分子量：414.48

4. 结构式

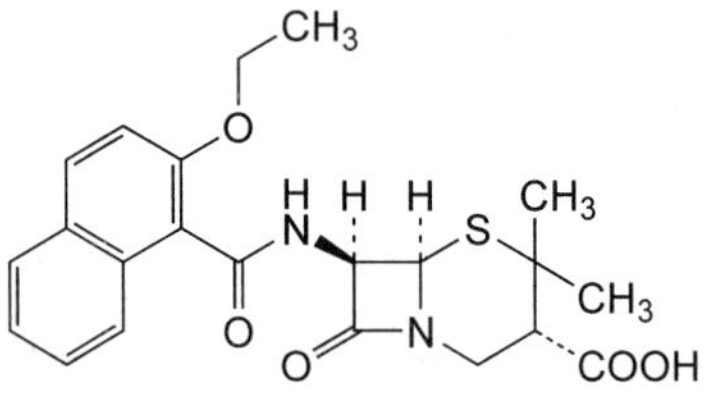

萘夫西林钠
(nafcillin sodium)

〖CAS〗 985-16-0

〖理化性状〗 1. 本品为白色或微黄白色粉末，微臭。易溶于水、三氯甲烷、乙醇。有引湿性。对酸和青霉素酶稳定。

2. 化学名：Monosodium (2*S*，5*R*，6*R*)-6-(2ethoxy-1-naphthamido)-3，3-dimethyl-7-oxo-4-thia-1-azabicyclo[3.2.0]heptane-2-carboxylate monohydrate

3. 分子式：$C_{21}H_{21}N_2NaO_5S \cdot H_2O$

4. 分子量：454.48

【药理作用】 本品系耐酸耐酶的半合成青霉素，对酸稳定，可口服，亦可胃肠外给药；且对青霉素酶稳定，本品对产生青霉素酶或因其他原因对青霉素耐药的葡萄球菌有特效，对溶血性链球菌、草绿色链球菌有特效，对肺炎双球菌等革兰阳性菌亦具有显著的抑菌和杀菌作用。本品对青霉素敏感及耐药的金黄色葡萄球菌的最低抑菌浓度分别为 0.4 和 0.48 μg/ml，对肺炎双球菌、草绿色链球菌、脑膜炎球菌、淋球菌的最低抑菌浓度分别为 0.02、0.4、0.8 和 3.1 μg/ml。

【体内过程】 1. 肌内注射本品 0.5 g，经半小时即可达血药峰值(93 μg/ml)，正常人口服本品 1 g 经 1 h 可达血药峰值(约为 14.34 μg/ml)，口服丙磺舒可使血药浓度提高一倍。本品血清 $t_{1/2}$ 为 1.5 h 以上。

2. 本品向组织分布广泛，有效药物浓度集中在胆、肾、肺、心、肠和肝中；以小肠、肝、肾中浓度最高；肌内注射本品 1.5 g 后，在存在炎症的膝关节滑液中可到达治疗浓度；胆汁中维持高浓度，静脉注射后 4 h 内，剂量的 93% 出现在胆汁中；本品在肠道中有很好的重吸收。

3. 本品主要随胆汁和尿液排泄，肌内注射和口服本品 6 h 后，胆汁和尿液中分别排出给药量的 14% 和 7%，第 3 d 有 18%～19% 由尿液中排出，第 8 d 尿液中排出的总量分别为给药量的 21% 和 19.4%；不论口服和肌内注射，在 12 h 内，给药量的 10% 随粪便中排出，到第 8 d，随粪便中排出的总量约达 50%，缓慢的尿排泄和长时间的胆汁排泄可能是本品维持持久有效杀菌浓度的主要原因。本品血清蛋白结合率较高，但对其抗菌作用影响不大。

【适应证】 适用于治疗对青霉素耐药的葡萄球菌感染及其他对青霉素敏感的细菌感染，如：败血症、心内膜炎、脓胸、肝脓肿、肺炎、骨髓炎等。

【妊娠期安全等级】 B。

【不良反应】【禁忌与慎用】 参见青霉素的有关叙述。

【药物相互作用】 1. 本品与氨基糖苷类、去甲肾上腺素、间羟胺、苯巴比妥、维生素 B 族、维生素 C 等药物存在配伍禁忌，不宜同瓶滴注。

2. 丙磺舒可减少本品从肾小管分泌，延长本品的 $t_{1/2}$。

3. 阿司匹林、磺胺类药会减少本品在胃肠道中的吸收，并可抑制本品与血清蛋白的结合，提高本品的游离血药浓度。

【剂量与用法】 1. 口服　一次 0.25～1 g，4～6 次/日，空腹时服。

2. 肌内注射或静脉注射　肌内注射或静脉注射。成人，一般感染，2～4 g/d，重度感染，4～6 g/d，儿童一日按体重 50～100 mg/kg，3～4 次给药。

【用药须知】 1. 使用前必须先进行青霉素皮试。

2. 其余参见青霉素。

【制剂】 ①注射剂(粉)：1 g。②胶囊剂：0.25 g。

【贮藏】 密闭保存。

1.1.1.1.1.3　氨基青霉素

本组青霉素也是通过 6-APA 的酰化作用生成的半合成青霉素。氨苄西林是这组氨基青霉素的原型药，其与天然青霉素的不同处仅在于苯环 α 位上有一个氨基基团。基于此，与天然青霉素和耐青霉素酶青霉素相比，氨苄西林则增强了抗革兰阴性菌的活性。巴氨西林是氨苄西林的乙氧羟氧乙酯，也是氨苄西林的前药，在体内水解成氨苄西林后才具有抗菌活性。

【稳定性】 1. 在干燥的情况下，氨基青霉素稳定；而一经制成溶液，其稳定性仅能保持很短时间。和其他青霉素一样，其稳定性与 pH 和室温相关。由于氨基青霉素比天然青霉素更耐酸，口服后虽在胃酸的环境下也能保持稳定。氨苄西林和阿莫西林溶液在 pH 2 和 35 ℃的条件下，$t_{1/2}$ 为 15～20 h。

2. 氨苄西林钠溶液的稳定性与其浓度呈反相关，浓度越高，稳定性越低。氨苄西林在含有葡萄糖的溶液中特别易于失活，因为葡萄糖对药物的水解起着催化作用。

【作用机制】 苯环上存在的氨基基团可使氨基青霉素能更迅速地穿透革兰阴性菌的外膜。因此，对某些天然青霉素或耐青霉素酶青霉素耐药的革兰阴性菌具有活性。

【抗菌谱】 1. 体外试验证实，氨基青霉素对大多数革兰阳性和革兰阴性需氧球菌(产青霉素酶的菌株除外)，对某些革兰阳性需氧和厌氧杆菌以及某些螺旋体均有抗菌活性。还对某些革兰阴性需氧和厌氧杆菌具有活性。

2. 尽管阿莫西林和氨苄西林具有相同的活性谱，对敏感菌的活性水平也相同，但对肠球菌和沙门菌，前者较后者的活性强，对肠杆菌和志贺菌，前者的活性则弱于后者。由于巴氨西林要在体内水解成氨苄西林后才具有活性，故活性谱与后者完全一致。

3. 按固定比例配制的阿莫西林和克拉维酸钾复合剂，对单用阿莫西林的敏感细菌不仅具有相同的活性。而且还由于后者具有抑制某些 β-内酰胺酶(可使阿莫西林失活的酶)的作用，因此，复合剂对产青霉素酶的细菌是具有活性的。

【耐药性】 参见天然青霉素及其盐。

【过敏反应】 1. 过敏反应与其他青霉素类似。最常见的过敏反应是嗜酸性粒细胞增多和皮疹(荨麻疹、红斑、剥脱性皮炎和多形性红斑,罕见的有斯-约综合征)、血清病样反应(伴有关节炎、关节痛、肌痛,常有发热)。2%接受巴氨西林的患者和47%接受氨苄西林的患者出现嗜酸性粒细胞增多。

2. 发生皮疹的患者,接受阿莫西林或氨苄西林者均占1.4%~10%,接受巴氨西林者占2.4%。本组药物发生的皮疹有两种类型。一种类型类似其他青霉素引起的过敏性皮疹,这种皮疹常表现为荨麻疹,使用本组药物在治疗开始几天内出现,并可能伴有其他过敏现象。另一类型主要由氨苄西林和阿莫西林引起,是一种具有红斑和斑丘疹样特征的皮疹,在多数情况下,这种皮疹似乎是非免疫性的。

3. 斑丘疹样皮疹是氨苄西林和阿莫西林引起的具有特征的皮疹。这种皮疹多发生于开始用药后的3~14 d,开始出现在躯干,然后扩展到四肢,使大部分身体受累;以受压部位和肘、膝部位最为严重,黏膜也可能受累。在多数患者中,尽管持续用这些药物治疗6~14 d后,皮疹依然属于轻度,且有消退迹象者,但由于病损融合成片,瘙痒也会随之严重。一般停药后皮疹可于1~7 d后消退。

4. 使用氨苄西林引起的皮疹有65%属于斑丘疹型。儿童的发生率为5%~10%。皮疹的发生频度与药物的用量似乎不相关。发生皮疹者,女性多于男性(各占13.4%和3.7%)。患有病毒性疾病的患者在使用氨基青霉素后皮疹的发生率高。在接受氨苄西林的淋巴性白血病患者中,有90%发生了斑丘疹。本组药物多发斑丘疹的机制尚不明确。

【不良反应】 在血液系统、胃肠系统、肾脏、肝脏和神经系统方面引起的不良反应与青霉素相似。静脉注射罕见引起静脉炎,肌内注射部位常常出现疼痛。

【药物相互作用】 1. 与氯霉素、氨基糖苷类、克拉维酸、丙磺舒的相互作用可参见青霉素的有关叙述。

2. 与含有雌激素的口服避孕药合用,可降低避孕功效,增加突然出血的发生率。

3. 与拉氧头孢合用,可起到协同对抗流感嗜血杆菌的作用。

4. 由于巴氨西林在体内会水解成氨苄西林、乙醛、二氧化碳和乙醇,如同时服用巴氨西林和双硫仑可能引起双硫仑样反应。

【用药须知】 1. 参见天然青霉素及其盐。

2. 当天然青霉素有效时,不应使用本组药物。

3. 用前必须先进行青霉素皮试。

氨苄西林
(ampicillin)

别名:氨苄青霉素、安苄青、安必仙、Principen

本品为氨基青霉素之一。常用其钠盐,商品名安比西林,Anbicillin,Ampssina;还用其三水合物,商品名安比先,Ampicyn。由于其对革兰阴性杆菌作用超过青霉素,故有人将其称为广谱青霉素。

【CAS】 69-53-4

【ATC】 J01CA01;S01AA19

【理化性状】 1. 本品为白色结晶性粉末,微苦。在水中微溶,在稀酸性溶液或稀碱性溶液中溶解,在乙醚或脂肪油中不溶解。在0.25%水溶液中的pH为3.5~5.5。其钠盐为白色或类白色粉末或结晶,无臭或微臭,微苦,有引湿性。水中易溶,乙醇中微溶,乙醚中不溶。10%水溶液的pH为8~10。其pK_a为2.5和7.3。在干燥状态下较为稳定,吸湿或入水后除会降解外,还会发生聚合反应,生成致敏聚合物。

2. 化学名:(6*R*)-6-(α-D-Phenylglycylamino) penicillanic acid

3. 分子式:$C_{16}H_{19}N_3O_4S$

4. 分子量:349.4

5. 结构式

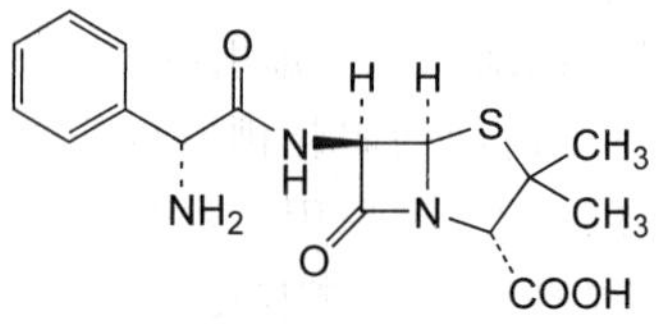

氨苄西林钠
(ampicillin sodium)

〖CAS〗 69-52-3

〖理化性状〗 1. 本品为一种白色或略微发黄、无味、吸湿性结晶性粉末。易溶于水、等渗氯化钠和葡萄糖溶液。1%水溶液pH值为8.0~10.0。

2. 分子式:$C_{16}H_{18}N_3NaO_4S$

3. 分子量:371.4

4. 配伍禁忌:本品和氨基糖苷之间是不相容的。也有文献报道氨苄西林钠与多种药物包括其他抗菌药也不相容。这种情况在药物浓度较高时或其他溶液含葡萄糖时更为明显。

5. 稳定性:本品的稳定性取决于多种因素如浓度、pH值、温度和赋形剂特性。溶液含葡萄糖、果糖、转化糖、右旋糖酐、羟乙基淀粉、碳酸氢钠和乳糖时稳定性下降。推荐在氨苄西林钠注射液配好后24 h内使用,并贮存于2~8 ℃,但不能被冷冻贮存。

氨苄西林三水合物
(ampicillin trihydrate)

〖CAS〗 7177-48-2

〖理化性状〗 1. 本品为一种白色或略微发黄、无味、吸湿性结晶性粉末。易溶于水、等渗氯化钠和葡萄糖溶液。1%水溶液 pH 值为 8.0～10.0。

2. 分子式：$C_{16}H_{19}N_3O_4S \cdot 3H_2O$

3. 分子量：403.5

【药理作用】 1. 对革兰阳性球菌的作用与青霉素相同。

2. 对革兰阴性球菌(如草绿色链球菌和肠球菌)的作用较优。

3. 对革兰阴性菌(如淋球菌、脑膜炎球菌、部分流感嗜血杆菌、百日咳杆菌、大肠埃希菌、伤寒杆菌、副伤寒杆菌、痢疾杆菌、奇异变形杆菌、布氏杆菌和沙门菌属)的作用超过青霉素，但易产生耐药性。肺炎杆菌、铜绿假单胞菌和吲哚阳性变形杆菌对本品不敏感。

4. 对耐青霉素和耐甲氧西林的金黄色葡萄球菌无活性。

【体内过程】 1. 正常健康人口服 0.5 g 或 1 g 后，可从胃肠道吸收 30%～50%。口服 250 mg 后 2 h 可达血药峰值 1.8～2.9 μg/ml；口服 0.5 g 可达 3～6 μg/ml，6 h 后则降至 1 μg/ml。肌内注射本品后约 1 h 达峰，血药峰值比口服高。

2. 本品进入体内后，分布甚广，以肝、肾浓度最高。在炎症关节腔渗出液，腹水，肺和支气管分泌物以及脑膜炎患者的脑脊液中均能达到有效抗菌浓度。胆汁中的药物浓度平均为血药浓度的 9 倍，泌尿系统的浓度为血药浓度的 8 倍。

3. $t_{1/2} \leqslant 1$ h。80%以原药随尿液排出，小部分经胆汁排出后，形成肠肝循环。

【适应证】 用于治疗敏感细菌引起的呼吸系统、泌尿系统、胆道、肠道感染以及脑膜炎和心内膜炎。

【不良反应】 1. 本品不良反应与青霉素相仿，以过敏反应较为常见。

2. 皮疹是最常见的反应，多发生于用药后 5 d，呈荨麻疹或斑丘疹。

3. 亦可发生间质性肾炎。

4. 过敏性休克偶见，一旦发生，必须就地抢救，予以保持气道畅通、吸氧及给用肾上腺素、糖皮质激素等治疗措施。

5. 偶见粒细胞和血小板减少。

6. 抗生素相关性肠炎少见，少数患者出现血清转氨酶升高。大剂量静脉给药可发生抽搐等神经系统毒性症状。

7. 婴儿应用本品后可出现颅内压增高，表现为前囟隆起。

【妊娠期安全等级】 B。

【禁忌与慎用】 1. 对青霉素过敏者及青霉素皮试阳性者禁用。

2. 传染性单核细胞增多症、巨细胞病毒感染、淋巴细胞白血病、淋巴瘤患者应用本品时易发生皮疹，宜避免使用。

3. 尚无本品在妊娠期妇女应用的严格对照试验，所以妊娠期妇女应仅在确有必要时使用本品。

4. 少量本品从乳汁中分泌，哺乳期妇女用药时宜暂停哺乳。

【药物相互作用】 1. 与丙磺舒合用会延长本品的 $t_{1/2}$。

2. 本品与卡那霉素对大肠埃希菌、变形杆菌具有协同抗菌作用。

3. 本品宜单独滴注，不可与下列药物同瓶滴注：氨基糖苷类药物、磷酸克林霉素、盐酸林可霉素、多黏菌素 B、琥珀氯霉素、红霉素、肾上腺素、间羟胺、多巴胺、阿托品、葡萄糖酸钙、维生素 B 族、维生素 C、含有氨基酸的营养注射剂和琥珀酸氢化可的松等。

4. 别嘌醇可使本品皮疹反应发生率增加，尤其多见于高尿酸血症患者。

5. 本品能加速雌激素代谢或减少其肝肠循环，因而可降低口服避孕药的效果。

【剂量与用法】 1. 除肠道感染和其他系统的轻度感染时采用口服方式外，多用肌内注射和静脉给药方式。

2. 成人

(1) 轻、中度感染者常用 250～500 mg，每 6 h 一次，严重者用量可增加。

(2) 治疗败血症、脑膜炎、心内膜炎等，可用 150～200 mg/(kg · d)，均分，每 3～4 h 一次；开始治疗这些重症时，至少应采用静脉滴注方式 3 d，然后改为肌内注射。

3. 儿童

(1) 体重＞20 kg 的儿童，可用成人的口服剂量；如果用注射方式，为慎重计，＞40 kg 的儿童始可使用成人剂量，但不应超过成人用量。

(2) 体重≤40 kg 儿童，一般呼吸道或皮肤感染，可用 25～50 mg/(kg · d)，等分，每 6 h 一次；胃肠道或泌尿道感染的用量为 50～100 mg/(kg · d)，等分，每 6h 一次；败血症或脑膜炎可用 100～200 mg/(kg · d)，用法同成人；更严重的感染可用 200～400 mg/(kg · d)，等分，每 4～6 h 一次。

(3) ≤1 周的新生儿，一次可给予 25 mg/kg，体重≤2 kg 者，每 12 h 注射 1 次，体重>2 kg 者，每 8 h 一次。

4. 对肾功能不全患者的用量和用法应根据肌酐清除率(Ccr)确定，如 Ccr ＝ 10～50 ml/min，可使用常用量，每 6～12 h 一次：如 Ccr<10 ml/min 仍可用常用量，但必须每 12～16 h 一次。

【用药须知】 1. 不论口服或注射，给药前均须做皮试。

2. 儿童一日最大用量不应>12 g。

3. 使用注射用水或 0.9%氯化钠注射液配制注射溶液，忌用葡萄糖注射液配制，以免快速分解。

【临床新用途】 1. 慢性表浅性胃炎　使用本品 5 g，加入 10% 葡萄糖注射液 500 ml，静脉滴注，1 次/日，共 5 次。

2. 类风湿关节炎　本品 1 g，3 次/日，口服，连服 3 月。

【制剂】 ①注射剂(粉)：0.5 g；1 g。②胶囊剂：0.25 g；0.5 g。

【贮藏】 应贮存干燥环境中，以免发生降解，产生致敏的聚合物。

氨苄西林钠-舒巴坦钠
(ampicillin sodium and sulbactam sodium)

本品为氨苄西林钠与舒巴坦钠的复方制剂。

本品与下列药物呈配伍禁忌：硫酸阿米卡星、卡那霉素、庆大霉素、链霉素、克林霉素磷酸酯、盐酸林可霉素、多黏菌素 E 甲磺酸钠、多黏菌素 B、琥珀氯霉素、红霉素琥珀酸盐和乳糖酸盐、四环素类注射剂、新生霉素、肾上腺素、间羟胺、多巴胺、阿托品、盐酸肼屈嗪、水解蛋白、氯化钙、葡萄糖酸钙、维生素 B 族、维生素 C、含有氨基酸的营养注射剂、多糖(如右旋糖酐 40)和氢化可的松琥珀酸钠等。

【药理作用】 氨苄西林钠为青霉素类抗生素。舒巴坦钠为半合成 β-内酰胺酶抑制药，对淋病奈瑟菌、脑膜炎奈瑟菌和乙酸钙不动杆菌有较强抗菌活性，对其他细菌的作用均甚差，但对金黄色葡萄球菌和多数革兰阴性菌所产生的 β-内酰胺酶有很强的不可逆的竞争性抑制作用。两药联合后，不仅保护氨苄西林免受酶的水解破坏，而且还扩大其抗菌谱，对葡萄球菌产酶株、不动杆菌属和脆弱拟杆菌等细菌也具良好的抗菌活性。

【体内过程】 参见氨苄西林和舒巴坦。

【适应证】 本品适用于产 β-内酰胺酶的流感嗜血杆菌、卡他莫拉菌、淋病奈瑟菌、葡萄球菌属、大肠埃希菌、克雷伯菌属、奇异变形杆菌、脆弱拟杆菌、不动杆菌属、肠球菌属等所致的呼吸道、肝胆系统、泌尿系统、皮肤软组织感染，对需氧菌与厌氧菌混合感染，特别是腹腔感染和盆腔感染尤为适用。对于氨苄西林敏感菌所致的上述感染也同样有效。本品不宜用于铜绿假单胞菌、枸橼酸杆菌、普罗威登菌、肠杆菌属、莫根菌属和沙雷菌属所致的感染。

【不良反应】 1. 血液系统　有报道少于 1%的患者用药后可出现鼻和黏膜出血、血液学实验室检查异常(血红蛋白、血细胞比容、白细胞和血小板减少)。

2. 中枢神经系统　有报道少于 1%的患者用药后可出现头痛、抑郁等中枢神经系统症状。虽然没有使用本品导致癫痫发作的报道，但有研究表明氨苄西林和癫痫活跃有关系。

3. 内分泌系统　动物研究已证明使用舒巴坦会导致肝细胞中的蛋白结合糖原减少。但在对糖尿病患者的对照研究中，没有发现明显的葡萄糖利用度改变。

4. 消化系统　最常见的胃肠道症状是腹泻，其他尚有恶心、呕吐、胃肠胀气等症状。偶有发生假膜性小肠结肠炎、味觉障碍的报道。

5. 泌尿/生殖系统　有报道少于 1%的患者用药后可出现尿潴留、排尿困难、血尿素氮(BUN)和血清肌酐增加。也偶有引起间质性肾炎的报道。

6. 过敏反应　包括面部水肿、红斑、皮疹、胸痛和喉部紧张感。

7. 二重感染　有报道，长期用药可出现菌群失调，发生二重感染。

8. 其他　胃肠道外给药速度太快或浓度过大可出现血栓性静脉炎或注射部位疼痛。

【禁忌与慎用】 1. 对青霉素类抗生素过敏者禁用。

2. 传染性单核细胞增多症、巨细胞病毒感染、淋巴细胞白血病、淋巴瘤等患者应用本品易发生皮疹，故不宜应用。

3. 有哮喘、湿疹、花粉症、荨麻疹等过敏性疾病史者慎用。

4. 妊娠期妇女、早产儿、新生儿慎用。

5. 哺乳期妇女使用须权衡利弊，因其应用后可使婴儿致敏和引起腹泻、皮疹、白色念珠菌属感染等。

6. 老年患者肾功能减退，须调整剂量。

【药物相互作用】 1. 卡那霉素可加强本品对大肠埃希菌、变形杆菌和肠杆菌属的体外抗菌作用。

2. 庆大霉素可加强本品对 B 组链球菌的体外杀菌作用。

3. 丙磺舒可使氨苄西林在肾中清除变缓，升高其血药浓度。

4. 与华法林合用可加强华法林的抗凝血作用。

5. 与氯霉素合用，在体外对流感杆菌的抗菌作用影响不一。氯霉素在高浓度(5～10 μg/ml)时对本品无拮抗现象，在低浓度(1～2 μg/ml)时可使氨苄西林的杀菌作用减弱，但对氯霉素的抗菌作用无影响。且两药合用于治疗细菌性脑膜炎时，远期后遗症的发生率比两药单用时高。

6. 林可霉素可抑制本品在体外对金黄色葡萄球菌的抗菌作用。

7. 别嘌醇可使本品皮肤黏膜反应发生率增加，尤其多见于高尿酸血症患者。

8. 与避孕药合用，可加速雌激素代谢或减少其肠肝循环，降低口服避孕药的药效。

9. 与伤寒活疫苗合用，可减弱伤寒活疫苗的免疫效应，可能的机制是本品对伤寒沙门菌有抗菌活性。

10. 丙磺舒、阿司匹林、吲哚美辛、保泰松、磺胺药可减少本品自肾脏排泄，因此与本品合用时使其血药浓度增高，排泄时间延长，毒性也可能增加。

11. 本品不宜与双硫仑(乙醛脱氢酶抑制药)合用。

【剂量与用法】 1. 深部肌内注射、静脉注射，用注射用水或相容的其他注射液溶解后注射，静脉注射时间应超过 3 min。肌内注射一日剂量不超过 6 g。

2. 静脉滴注时将一次药量溶于 50～100 ml 的适当稀释液中于 15～30 min 内静脉滴注。成人一次 1.5～3 g，每 6 h 一次。静脉用药一日剂量不超过 12 g。

3. 儿童按体重一日 100～200 mg/kg，分次给予。

【用药须知】 1. 用药前须做青霉素皮肤试验，阳性者禁用。

2. 长期用药时应常规监测肝、肾功能及血常规。

3. 肌内注射时可用 0.5%利多卡因作溶剂以缓解注射部位疼痛。

4. 药物过量的处理：

(1) 对严重的过敏反应症状需注射肾上腺素或静脉滴注肾上腺皮质激素，必要时可进行气管插管，以维持呼吸通畅。

(2) 必要时可采用血液透析清除部分药物。

5. 本药在弱酸性葡萄糖液中分解较快，宜用中性液体作溶剂；药物溶解后应立即使用，溶液久置后致敏物质可增多。

【制剂】 注射剂(粉)：0.75 g；1.5 g；2.25 g；3 g。

【贮藏】 密闭，30 ℃以下保存。

舒他西林
(sultamicillin)

别名：优立新、Unasyn

本品为舒巴坦和氨苄西林通过甲醛缩合的酯类药物。

【CAS】 76497-13-7

【ATC】 J01CR04

【理化性状】 1. 本品为白色或近乎白色、微能吸湿的结晶性粉末。不溶于水或乙醇，极微溶于甲醇。

2. 化学名：Penicillanoyloxymethyl(6*R*)-6-(D-2-phenylglycylamino)penicillanate S′,S′-dioxide

3. 分子式：$C_{25}H_{30}N_4O_9S_2$

4. 分子量：594.7

5. 结构式

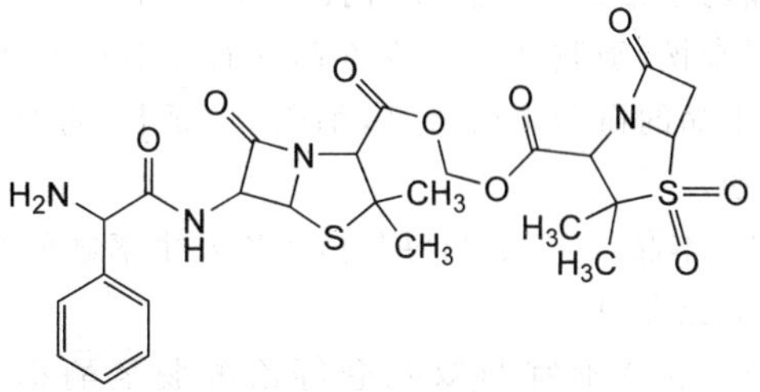

【药理作用】 由于舒巴坦为不可逆 β-内酰胺酶抑制剂，与氨苄西林组成复方制剂后，前者就可保护后者，使其不被酶水解，维持原有的抗菌活性。

【体内过程】 本品口服后，在肠壁经肠内酯酶水解成舒巴坦及氨苄西林，生物利用度相当于等量的舒巴坦、氨苄西林静脉注射的 80%，饭后服用不影响其吸收。

【适应证】 用于治疗敏感菌引起的呼吸系统、泌尿生殖系统、皮肤和软组织、消化系统、中枢神经系统(中枢神经系统)、骨和关节感染，脓毒症、菌血症或败血症。

【不良反应】 1. 过敏反应　斑丘疹、荨麻疹、皮肤瘙痒，偶可发生剥脱性皮炎及严重过敏反应(过敏性休克)等。

2. 消化道反应　腹泻、稀便、恶心、腹痛、痉挛、上腹痛及呕吐等。

3. 神经系统　思睡、镇静、疲劳及头痛等。

4. 血液系统　贫血、血小板减少、嗜酸性粒细胞增多等。

5. 肝脏　血清氨基转移酶和血清胆红素增高。

6. 肾脏　偶见间质性肾炎。

7. 二重感染　长期或大量应用本品可致耐青霉素金黄色葡萄球菌、革兰阴性杆菌或白色念珠菌感染。

【妊娠期安全等级】 B。

【禁忌与慎用】 1. 青霉素皮试阳性反应者、对本品及其他青霉素类药物过敏者禁用。

2. 传染性单核细胞增多症、巨细胞病毒感染、淋巴细胞白血病、淋巴瘤患者禁用。

3. 本品可透过胎盘进入胎儿体内。但在人类尚缺乏足够的对照研究，因此妊娠期妇女尽量避免使用，仅在必要时使用。

4. 本品可分泌入母乳中，可能使婴儿致敏并引起腹泻、皮疹、白色念珠菌属感染等，故哺乳期妇女用药期间宜暂停哺乳。

5. 老年患者应根据肾功能情况调整用药剂量或用药间隔。

6. 对头孢菌素类药物过敏者及有哮喘、湿疹、花粉症、荨麻疹等过敏性疾病史者慎用。

【药物相互作用】 1. 丙磺舒、阿司匹林、吲哚美辛、保泰松、磺胺药可减少本品在肾小管的排泄，因而使本品的血药浓度升高，消除 $t_{1/2}$ 延长，毒性也可能增加。

2. 本品与别嘌醇合用时，皮疹发生率显著增高，故应避免合用。

3. 本品不宜与双硫仑等乙醛脱氢酶抑制药合用。

4. 本品与氯霉素合用于细菌性脑膜炎时，远期后遗症的发生率较两者单用时高。

5. 本品可加速雌激素代谢或减少其肠肝循环，因此可降低口服避孕药的效果。

6. 氯霉素、红霉素、四环素类等抗生素和磺胺药等抑菌药可干扰本品的杀菌活性，因此，不宜与本品合用，尤其在治疗脑膜炎或急需杀菌药的严重感染时。

7. 本品可加强华法林的作用。

【剂量与用法】 口服，成人可用一次 375～750 mg，2 次/日。体重＜30 kg 儿童可用 50 mg/(kg·d)，2 次分服；体重≥30 kg 儿童给予成人用量。疗程 5～14 d。

【用药须知】 1. 使用本品前，必须先进行青霉素皮试。

2. Ccr＜30 ml/min 者，应减少用量或延长给药的间隔时间。

3. 口服给药应在饭前 1 h 或饭后 2 h。

4. 对怀疑为伴梅毒损害之淋病患者，在使用本品前应进行暗视野检查，并至少在 4 个月内，每月接受血清试验一次。

5. 长期或大剂量服用本品者，应定期检查肝、肾、造血系统功能和检测血钾或钠。

6. 可使血清 ALT、AST 测定值升高。

【制剂】 ①片剂：125 mg；250 mg；375 mg。②颗粒剂：125 mg；375 mg。③胶囊剂：125 mg；375 mg。④干混悬剂：250 mg。

【贮藏】 密闭保存。

巴氨西林
(bacampicillin)

别名：巴坎西林、氨苄青霉素碳酯

本品为氨苄西林的乙氧羟氧乙酯，属于氨苄西林的前药。

【CAS】 50972-17-3

【ATC】 J01CA06

【理化性状】 1. 化学名：1-(Ethoxycarbonyloxy) ethyl (6*R*)-6-(α-D-phenylglycylamino) penicillanate hydrochloride

2. 分子式：$C_{21}H_{27}N_3O_7S$

3. 分子量：465.5

4. 结构式

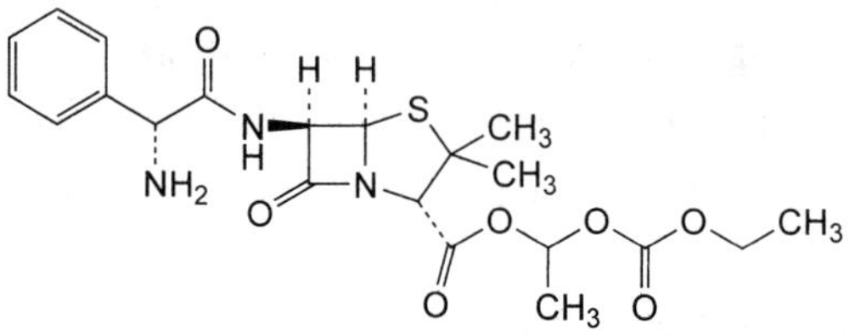

盐酸巴氨西林
(bacampicillin hydrochloride)

别名：Penglobe、Ambacamp、Bacattiv、Campixen、Rebacil、Winnipeg、Penbak

〖CAS〗 37661-08-8

〖理化性状〗 1. 本品为白色或类白色吸湿性粉末，溶于水或二氯甲烷，易溶于乙醇或三氯甲烷，难溶于乙醚。2%水溶液的 pH 为 3.0～4.5。1.44 g 本品盐酸盐相当于 1 g 氨苄西林。

2. 化学名：1-(Ethoxycarbonyloxy) ethyl (6*R*)-6-(α-D-phenylglycylamino) penicillanate hydrochloride。

3. 分子式：$C_{21}H_{27}N_3O_7S \cdot HCl$

4. 分子量：502.0

【药理作用】 本品的抗菌谱及其作用均与氨苄西林相同，通过水解成为氨苄西林后才会起到抗菌作用。

【体内过程】　本品在胃肠道内吸收的速度和程度均高于氨苄西林，而在小肠壁及血浆里分解为氨苄西林。口服单剂 800 mg 后约可吸收 80%～98%，口服后约 0.5～1 h 可达血药峰值(12～15.9 μg/ml)，是使用同等剂量氨苄西林后血药浓度的 2～3 倍。本品在胃肠道内的吸收似乎并未受到食物的影响。口服本品后大约有 75%的药物在 8 h 内以氨苄西林的形式随尿液排出。

【适应证】　用于治疗敏感细菌引起的呼吸系统、泌尿系统、胆道、肠道感染以及脑膜炎和心内膜炎。

【妊娠期安全等级】　B。

【不良反应】【禁忌与慎用】【药物相互作用】【用药须知】　参见氨苄西林。

【剂量与用法】　1. 成人每天 0.8～2.4 g，分 2～3 次口服。

2. ＞5 岁儿童每天 25～50 mg/kg，分 2～3 次口服。

【制剂】　片剂：0.4 g。

【贮藏】　密闭贮存。

美坦西林
(metampicillin)

【CAS】　6489-97-0

【ATC】　J01CA14

【理化性状】　1. 化学名：(6*R*)-6-(D-2-Methyleneamino-2-phenylacetamido) penicillanate

2. 分子式：$C_{17}H_{18}N_3O_4S$

3. 分子量：361.42

4. 结构式

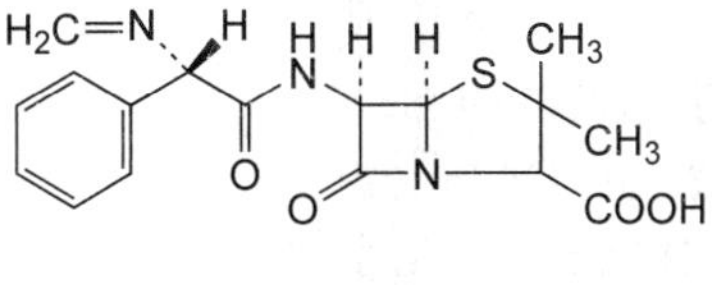

美坦西林钠
(metampicillin sodium)

别名：Bonopen

〖CAS〗　6489-61-8

〖理化性状〗　1. 化学名：Sodium(6*R*)-6-(D-2-methyleneamino-2-phenylacetamido) penicillanate

2. 分子式：$C_{17}H_{17}N_3NaO_4S$

3. 分子量：383.4

【简介】　本品的作用和用途均类似氨苄西林。口服后几乎全部被水解成氨苄西林。不过，在胃肠外给药时，有部分给予的用量以原药形式(美坦西林)存在于血液循环中，具有其自己的抗菌活性。本品可通过口服、肌内注射或静脉滴注给药。常用量 1～2 g，2～4 次分用。用前须做皮试。

海他西林
(hetacillin)

别名：缩酮氨苄青霉素、缩酮青霉素、Phenazacillin、Versapen

【CAS】　3511-16-8

【ATC】　J01CA18

【理化性状】　1. 化学名：(2*S*, 5*R*, 6*R*)-6-[(4*R*)-2, 2-Dimethyl-5-oxo-4-phenylimidazolidin-1-yl]-3, 3-dimethyl-7-oxo-4-thia-1-azabicyclo [3.2.0] heptane-2-carboxylic acid

2. 分子式：$C_{19}H_{23}N_3O_4S$

3. 分子量：389.47

4. 结构式

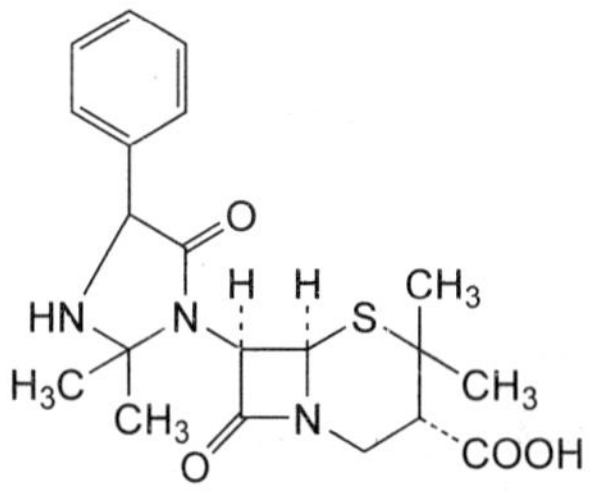

海他西林钾
(hetacillin potassium)

别名：Versapen、Penplenum、Versatrex

〖CAS〗　5321-32-4

〖理化性状〗　1. 本品为白色结晶粉末，微臭，味微苦，微溶于水，不溶于多种有机溶剂。

2. 化学名：(2*S*, 5*R*, 6*R*)-6-[(4*R*)-2, 2-Dimethyl-5-oxo-4-phenylimidazolidin-1-yl]-3, 3-dimethyl-7-oxo-4-thia-1-azabicyclo [3.2.0] heptane-2-carboxylic acid monopotassium salt

3. 分子式：$C_{19}H_{22}KN_3O_4S$

4. 分子量：427.56

【药理作用】　本品为氨苄西林的衍生物，耐酸，可口服，体内水解释放出氨苄西林而产生抗菌作用，抗菌作用与氨苄西林完全相同。

【体内过程】　口服吸收完全，口服后血药峰值约 2 h 达到，血药峰值较口服同量氨苄西林高，而肌内注射血药峰值则较同量氨苄西林低。

【适应证】　适用范围与氨苄西林相同，适用于治疗敏感菌所致呼吸系统感染、泌尿系统感染以及肠道感染等。

【不良反应】【禁忌与慎用】【药物相互作用】　参见氨苄西林。

【剂量与用法】　口服、肌内注射或静脉注射，0.5～1 g/次，4次/日。小儿一日40～100 mg/kg，分4次。肌内注射或静脉滴注用0.9%氯化钠注射液溶解。

【用药须知】　1. 本品可致过敏性休克，皮疹发生率较其他青霉素为高，可达10%或更多。

2. 本品针剂溶解后应立即使用，溶解放置后致敏物质可增多。

3. 本品在弱酸性葡萄糖注射液中分解较快，宜用中性液体作溶剂。

【制剂】　①胶囊剂：0.25 g。②注射剂（粉）：0.5 g，1 g。

【贮藏】　密闭贮存。

匹氨西林

(pivampicillin)

别名：匹呋青霉素、匹氨青霉素、匹呋西林、匹呋氨苄青霉素、吡呋氨卡西林

【CAS】　33817-20-8

【ATC】　J01CA02

【理化性状】　1. 本品为白色或几乎白色结晶性粉末，几乎不溶于水，溶于无水乙醇或稀酸，易溶于甲醇。

2. 化学名：Pivaloyloxymethyl (6*R*)-6-(α-D-phenylglycylamino)penicillanate

3. 分子式：$C_{22}H_{29}N_3O_6S$

4. 分子量：463.5

5. 结构式

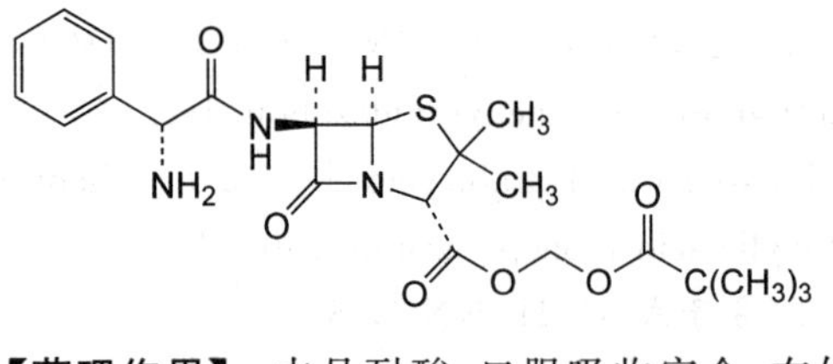

【药理作用】　本品耐酸，口服吸收完全，在体内为酯酶水解，释放出氨苄西林而发挥作用。口服时血浓度较相同剂量的氨苄西林为高，抗菌作用也相应较强。

【体内过程】　口服或注射后，迅速被组织和血浆中各种酯酶水解成氨苄西林而被吸收，比氨苄西林吸收完全（氨苄西林29%～46%，本品为56%～73%）。相同剂量血药浓度比氨苄西林高2～3倍，而且持久，$t_{1/2}$为1.46 h。对酸稳定，食物不影响其吸收，尿中浓度高。

【适应证】　应用范围与氨苄西林相同。较适用于尿路感染、呼吸道感染、皮肤和软组织感染、伤寒等。用于重症感染时应加大剂量。

【不良反应】　1. 不良反应主要有食欲缺乏、恶心、呕吐、腹泻和皮疹，且多在给药过程中发生，大多程度较轻，不影响继续用药，重者停药后上述症状迅速减轻或消失。

2. 少数病例可出现血清氨基转移酶、碱性磷酸酶（ALP）升高及嗜酸性粒细胞一过性增多。

3. 中性粒细胞减少、低钾血症等极为罕见。

【禁忌与慎用】　1. 青霉素皮试阳性反应者、对本品及其他青霉素类药物过敏者禁用。

2. 传染性单核细胞增多症、巨细胞病毒感染、淋巴细胞白血病、淋巴瘤患者禁用。

3. 有哮喘、湿疹、花粉症、荨麻疹等过敏性疾病史者慎用。

4. 妊娠期妇女及哺乳期妇女应用须权衡利弊，因其应用后可使婴儿致敏和引起腹泻、皮疹、白色念珠菌属感染等。

【药物相互作用】　参见氨苄西林。

【剂量与用法】　口服　成人：轻症感染1.5～2 g/d，分2～3次服，重症感染可按一日3～4 g，分为3～4次服；儿童1日量为40～80 mg/kg，分为4次给予。

【用药须知】　1. 用药前须做青霉素皮肤试验，阳性者禁用。

2. 肾功能减退患者应适当降低用量。

【制剂】　①片剂：0.25 g。②胶囊剂：0.25 g。

【贮藏】　密闭保存。

酞氨西林

(talampicillin)

【CAS】　47747-56-8

【ATC】　J01CA15

【理化性状】　1. 化学名：3-Oxo-1,3-dihydro-2-benzofuran-1-yl (2*S*,5*R*,6*R*)-6-{[(2*R*)-2-amino-2-phenylacetyl]amino}-3,3-dimethyl-7-oxo-4-thia-1-azabicyclo[3.2.0]heptane-2-carboxylate

2. 分子式：$C_{24}H_{23}N_3O_6S$

3. 分子量：481.52

4. 结构式

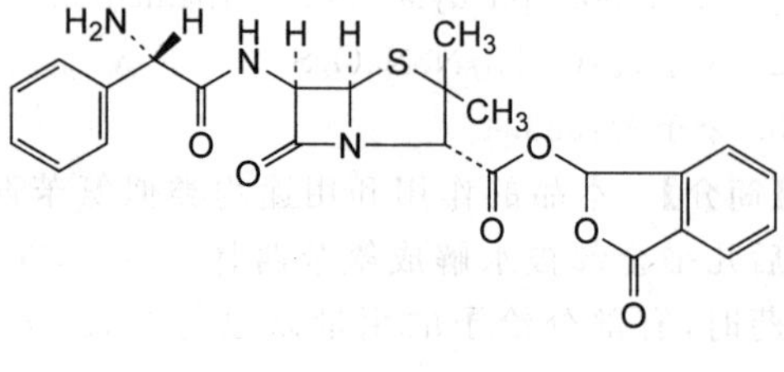

【简介】 本品为氨苄西林酞酯，其制剂常用萘磺酸盐，商品名为 Fisiopen、Talpen。本品吸收后在体内迅速水解为氨苄西林而发挥抗菌功效。口服制剂除萘磺酸盐外，尚有盐酸盐。酞氨西林萘磺酸盐 1.33 g 相当于酞氨西林盐酸盐 1 g，亦相当于氨苄西林 0.674 g。剂量，国外以酞氨西林盐酸盐标示及计算，常用量为口服一次 0.25～0.5 g，3 次/日。酞氨西林盐酸盐 0.37 g 相当于氨苄西林 0.25 g。用于呼吸和泌尿系统感染。口服，一次 250 mg，3～4 次/日；小儿一日按体重 15～40 mg/kg 计算。偶有不适、喘鸣、眩晕、耳鸣、发热、皮疹、荨麻疹、恶心、食欲不振、白细胞减少、血小板减少等。对青霉素过敏者禁用；支气管哮喘、过敏体质及肾功能不全患者慎用。

仑氨西林
(lenampicillin)

别名：利南西林、Takacillin、Varacillin

本品属于氨苄西林酯，为半合成的青霉素类广谱抗生素，是氨苄西林的前体药物。

【CAS】 86273-18-9

【理化性状】 1. 化学名：(5-Methyl-2-oxo-1,3-dioxol-4-yl) methyl(2*S*,5*R*,6*R*)-6-{[(2*R*)-2-amino-2-phenylcetyl] amino}-3, 3-dimethyl-7-oxo-4-thia-1-azabicyclo[3.2.0]heptane-2-carboxylate。

2. 分子式：$C_{21}H_{23}N_3O_7S$

3. 分子量：461.5

4. 结构式

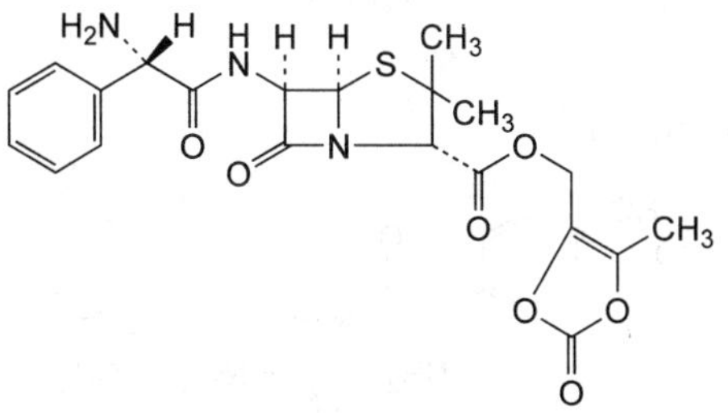

盐酸仑氨西林
(lenampicillin hydrochloride)

别名：珍欣、Takacillin、Varacillin

〖CAS〗 80734-02-7

〖理化性状〗 1. 化学名：(5-Methyl-2-oxo-1,3-dioxol-4-yl) methyl(2*S*,5*R*,6*R*)-6-{[(2*R*)-2-amino-2-phenylcetyl] amino}-3, 3-dimethyl-7-oxo-4-thia-1-azabicyclo[3.2.0]heptane-2-carboxylate hydroch-loride

2. 分子式：$C_{21}H_{23}N_3O_7S \cdot HCl$

3. 分子量：497.95

【药理作用】 1. 本品在肠壁中水解成氨苄西林而发挥其抗菌活性。其作用机制与青霉素相同，主要与 PBPs 结合，干扰细菌细胞壁的合成，从而起到抗菌作用。

2. 本品对金黄色葡萄球菌(除外耐青霉素菌株)、表皮葡萄球菌、化脓性链球菌、肠球菌和肺炎链球菌等革兰阳性菌以及消化球菌属具有良好的抗菌活性。

【体内过程】 口服后迅速被吸收，食物对药物吸收影响较小。口服 0.25 g 后 45 min 可达 C_{max} 6.6 μg/ml，约为口服氨苄西林的 2.2 倍。本品在体内广泛分布，在痰液、扁桃体、黏膜、皮肤及软组织中有较高的药物浓度。本品不能透过胎盘，也不进入乳汁中。大部分本品以氨苄西林形式随尿液排出，于口服后 6 h 内排出给药量的 50.4%。

【适应证】 用于治疗敏感菌所致呼吸系统感染、泌尿系统感染、五官科感染、妇科感染、皮肤及软组织感染，亦可用于眼科、口腔科及手术创口等的浅表性继发感染。

【不良反应】 1. 偶见发热、皮疹、荨麻疹等超敏反应和哮喘等过敏反应，极少发生过敏性休克。

2. 偶然发生口内异味感、食欲缺乏、恶心和腹泻，极少见到假膜性小肠结肠炎。

3. 少见血转氨酶水平升高或其他肝功能试验异常。间质性肾炎也很少见到。

4. 血液系统罕见粒细胞减少、嗜酸性粒细胞增多、血小板减少或溶血性贫血。

5. 偶发耳鸣、眩晕。

【禁忌与慎用】 1. 对本品或其他青霉素类过敏者均应禁用。

2. 对头孢菌素类过敏者慎用。

3. 传染性单核细胞增多症、淋巴细胞白血病、淋巴瘤以及巨细胞病毒感染患者禁用。

4. 重度肾功能不全患者，有哮喘、湿疹、花粉症和荨麻疹过敏性病史者应慎用。

5. 口服给药困难或不能经口进食及全身健康状况差的患者，可能存在维生素 K 缺乏症患者，应慎用。

6. 儿童、妊娠期妇女和哺乳期妇女用药的安全性尚未确立，有必要使用本品时，应权衡利弊。

【药物相互作用】 1. 本品合用雌激素，因氨苄西林能加速后者的代谢或减少其肠肝循环，故可降低后者的临床作用和避孕效果。

2. 本品合用别嘌醇，可使前者引起皮疹的发生率上升，尤以高尿酸血症患者为甚。

3. 和所有青霉素类药物一样，丙磺舒可延长本

品的 $t_{1/2}$。

4. 与卡那霉素合用，对大肠埃希菌和变形杆菌有协同抗菌作用。

【剂量与用法】 1. 成人，口服一次 500 mg，3～4 次/日，严重感染剂量可加倍。

2. 儿童，常用 25 mg/kg，分 3～4 次服。

【用药须知】 1. 使用本品前必须先做青霉素皮试。

2. 用药后如出现过敏反应或口内异味感、眩晕、耳鸣等症状时，应及时停药。

3. 老年人常有维生素 K 缺乏，用本品时易致出血倾向。

4. 本品与其他青霉素类或头孢菌素类以及青霉胺可能存在交叉过敏。

【制剂】 片剂：250 mg(以氨苄西林计算)。

【贮藏】 密闭，室温≤25 ℃保存。

依匹西林
(epicillin)

别名：环烯氨苄西林、氨苄青霉素、环己二烯青霉素、氢氨苄西林、Dexacilline、Dexacillin、Omnisan

本品为半合成广谱氨基青霉素。

【CAS】 26774-90-3

【ATC】 J01CA07

【理化性状】 1. 化学名：(2*S*，5*R*，6*R*)-6-[[(2*R*)-2-Amino-2-(1-cyclohexa-1，4-dienyl) acetyl] amino]-3，3-dimethyl-7-oxo-4-thia-1-azabicyclo [3.2.0] heptane-2-carboxylic acid

2. 分子式：$C_{16}H_{21}N_3O_4S$

3. 分子量：351.42

4. 结构式

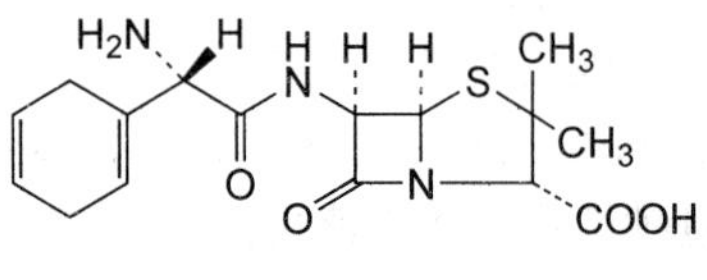

【药理作用】 本品的抗菌作用与氨苄西林相似。体外对链球菌、铜绿假单胞菌较有效，对大肠埃希菌作用较氨苄西林强，对其余一般菌的作用较氨苄西林弱。

【体内过程】 口服吸收完全，口服后约 2～3 h 达到血药峰值，血药峰值较口服同量氨苄西林略低。肌内注射或静脉给药的血药峰值与氨苄西林相似。

【适应证】 临床适用范围与氨苄西林相同，适用于治疗敏感菌所致呼吸系统感染、尿路感染、皮肤和软组织感染等。治疗急性化脓性脑膜炎须加大给药量。

【不良反应】 参见天然青霉素及其盐"过敏反应"和"不良反应"的有关叙述。

【妊娠期安全等级】 B。

【禁忌与慎用】【药物相互作用】 参见氨苄西林。

【剂量与用法】 口服，成人，1～4 g/d，分 2～4 次给予；儿童，每天 50 mg/kg，分 2～4 次给予。

【用药须知】 参见氨苄西林，使用前先做青霉素皮试。

【制剂】 胶囊剂：0.25 g。

【贮藏】 密封，贮于室温下。

阿莫西林
(amoxicillin)

别名：羟氨苄青霉素、阿摩青霉素、阿莫仙、弗莱莫星、特力士、Amoxa

本品为半合成氨基青霉素，结构上与氨苄西林不同的是，在苯环上加有一个羟基，临床用其钠盐及三水合物。

【CAS】 26787-78-0

【ATC】 J01CA04

【理化性状】 1. 本品为白色或类白色结晶性粉末，易溶于水，微溶于无水乙醇，难溶于丙酮。其 10%水溶液的 pH 为 8.0～10.0。

2. 化学名：(6*R*)-6-[α-D-(4-Hydroxyphenyl) glycylamino]penicillanic acid

3. 分子式：$C_{16}H_{19}N_3O_5S$

4. 分子量：365.4

5. 结构式

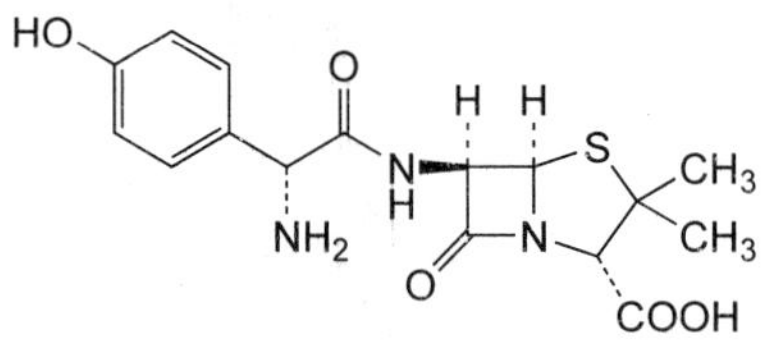

阿莫西林钠
(amoxicillin sodium)

别名：Amonex

〖CAS〗 34642-77-8

〖理化性状〗 1. 本品为白色或类白色吸湿性粉末。易溶于水，略溶于无水乙醇，难溶于丙酮。10%水溶液的 pH 为 8.0～10。

2. 分子 $C_{16}H_{18}N_3NaO_5S$

3. 分子量：387.4

阿莫西林三水合物
(amoxicillin trihydrate)

别名：Flemoxin、Penamox

〖CAS〗 61336-70-7

〖理化性状〗 1. 本品为白色，结晶性粉末，无臭。略溶于水和甲醇，不溶于四氯化碳、三氯甲烷或苯酚。0.2%水溶液的 pH 为 3.5～6.0。

2. 分子式：$C_{16}H_{19}N_3O_5S \cdot 3H_2O$

3. 分子量：419.4

【药理作用】 1. 本品与氨苄西林的抗菌谱相同，对敏感菌的活性水平也相似；不过，对肠球菌和沙门菌活性较强于氨苄西林，而对志贺菌和肠杆菌的活性则较弱。

2. 本品对幽门螺杆菌具有抑制作用。

【体内过程】 口服本品后可吸收 74%～92%，口服 0.25 g，0.5 g，1 g 后 1～2 h 可分别达血药峰值 5.1 μg/ml，10.8 μg/ml 和 20.6 μg/ml。其体内分布与氨苄西林相似，而以肝肾中浓度最高。$t_{1/2}$ 为 1～1.2 h。蛋白结合率为 20%。70%以原药随尿液排出，小部分经胆汁排出后进入肠肝循环。

【适应证】 与氨苄西林相同。主要用于治疗敏感的革兰阴性菌（如淋球菌、流感嗜血杆菌、大肠埃希菌、奇异变形杆菌和沙门菌属）引起的感染，还用于治疗敏感的革兰阳性菌（如肺炎链球菌、肠球菌、李斯特菌属和不产青霉素酶的葡萄球菌）引起的感染。

【妊娠期安全等级】 B。

【不良反应】【禁忌与慎用】【药物相互作用】 参见氨苄西林。

【剂量与用法】 1. 口服　成人每天 1～4 g，等分 3～4 次口服；儿童 50～100 mg/(kg·d)，亦分 3～4 次口服；>1 个月体重<20 kg 儿童用量为 20 mg/(kg·d)，每 8 h 一次。

2. 肌内注射或稀释后静脉滴注　成人一次 0.5～1 g，每 6～8 h 一次。小儿一日剂量按体重 50～100 mg/kg，分 3～4 次给药。肾功能严重损害患者需调整给药剂量，其中 Ccr 为 10～30 ml/min 的患者每 12 h 给予 0.25～0.5 g；Ccr<10 ml/min 的患者每 24 h 给予 0.25～0.5 g。血液透析可清除本品，一次血液透析后应给予本品 1 g。

【用药须知】 1. 用前须做青霉素皮试。

2. 一般急性感染，疗程至少应持续到临床症状消失或确证感染已被肃清后 48～72 h。

3. 如用于 A 族乙型溶血性链球菌感染，疗程至少应持续 10 d，以减少继发风湿热或肾小球性肾炎的危险性。

4. 本品与 H_2 受体拮抗剂合用治疗消化性溃疡。

5. 当天然青霉素有效时，不应使用本品。

【临床新用途】 消化性溃疡：0.5 g/次，3 次/日，口服。

【制剂】 ①注射剂(粉)：0.5 g。②胶囊剂：0.125 g；0.25 g。③片剂：0.125 g；0.25 g；0.5 g。④颗粒剂：0.125 g；0.25 g。⑤干糖浆：0.25 g。

【贮藏】 密闭，室温≤25 ℃保存。

阿莫西林钠-克拉维酸钾
(amoxicillin sodium and potassium clavulanate)

别名：安美汀、安灭菌、奥格门汀、阿莫克拉、Amoksiklav、Augmentin

本品为阿莫西林与克拉维酸钾的复合制剂。

【药理作用】 1. 由于本复方加入了克拉维酸钾，使阿莫西林可避免 β-内酰胺酶的破坏，从而扩大抗菌谱，增强了抗菌活力。

2. 除了阿莫西林单用时所具有的抗菌活性外，还扩大了抗菌谱，对产青霉素酶的大多数革兰阳性需氧菌（包括粪肠球菌和草绿色链球菌）、产酶的革兰阴性需氧菌（包括副流感嗜血杆菌和杜克嗜血杆菌、卡他布兰汉球菌）、某些肠杆菌（如产酶的肺炎克雷伯菌、普通变形杆菌和某些枸橼酸杆菌）和其他革兰阴性需氧菌（如包括肺炎军团菌在内的 3 种军团菌）有活性。

3. 本品还对革兰阳性厌氧菌（如梭状芽孢杆菌属、消化球菌属、消化链球菌属）、类杆菌属和分枝杆菌属（如结核分枝杆菌和偶遇分枝杆菌的某些菌株）具有活性。

4. 本品对产 Richmond-Sykes Ⅰ型细胞色素介导的 β-内酰胺酶的革兰阴性需氧杆菌（如弗劳地枸橼酸杆菌、阴沟肠杆菌、黏质沙雷菌、铜绿假单胞菌和大肠埃希菌）无抗菌活性。雷极普罗非登菌对本品具有耐药性。

【适应证】 敏感细菌引起的下呼吸道、泌尿道、皮肤和软组织感染，中耳炎，鼻窦炎。现今不主张用于治疗淋病和软下疳。

【不良反应】 1. 参见阿莫西林和克拉维酸钾。

2. 偶见腹部不适、胃肠胀气和头痛。

3. 罕见血清转氨酶和 BUN 短暂性升高，Coombs 试验假阳性的溶血性贫血。

【妊娠期安全等级】 B。

【禁忌与慎用】 参见阿莫西林。

【药物相互作用】 1. 参见阿莫西林。

2. 正在服用双硫仑的患者不应使用本品。

3. 不应同时使用促尿酸排泄的药物(如丙磺舒、吲哚美辛、磺吡酮、大剂量的阿司匹林)。

【剂量与用法】 1. 成人和≥40 kg 儿童一次口服 250～500 mg(以阿莫西林计),每 8 h 一次。

2. ≤40 kg 儿童口服 20～40 mg/(kg·d),每 8 h 一次。

【用药须知】 1. 参见阿莫西林有关叙述,用前须做皮试。

2. 最好与牛乳或食物同服。

3. 本品所致腹泻的发生率高于单用阿莫西林。

4. 本品 250 mg 和 500 mg 片剂中含有等量的克拉维酸钾(125 mg),因此,使用两片 250 mg 的片剂不等于 500 mg 的 1 片。

【制剂】 ①注射剂(粉):阿莫西林 250 mg 或 500 mg,克拉维酸钾 125 mg。②片剂:阿莫西林 250 mg,克拉维酸钾 125 mg。③混悬剂:阿莫西林 125 mg 或 250 mg,克拉维酸钾 31.25 mg 或 62.5 mg/5 ml。④滴剂:阿莫西林 50 mg,克拉维酸钾 12.5 mg/1 ml。⑤咀嚼片:阿莫西林 125 mg,克拉维酸钾 62.5 mg。⑥糖浆剂:阿莫西林 125 mg,克拉维酸钾 31.25 mg。

【贮藏】 密闭,室温≤25 ℃保存。

阿莫西林-舒巴坦
(amoxicillin and sulbactam)

别名:特福猛、悉林

本品为复方制剂,其组分为阿莫西林与舒巴坦。

【药理作用】 本品是由阿莫西林和舒巴坦组成的复方制剂。阿莫西林系杀菌性广谱抗生素,舒巴坦是竞争性不可逆的广谱β-内酰胺酶抑制剂,通过有效抑制细菌产生的β-内酰胺酶而保护阿莫西林免受该酶的破坏,因此,使两种药物组分产生良好的协同作用。可用于治疗耐细菌产生的感染。

【体内过程】 1. 口服剂型　阿莫西林-舒巴坦匹酯　据文献资料,舒巴坦匹伏酯为舒巴坦前体药,在肠壁经酯酶水解转变为舒巴坦吸收进入血液循环,以舒巴坦计,口服舒巴坦匹酯后,舒巴坦的有效吸收量超过 85%。口服本品 500 mg 的片剂(阿莫西林 250 mg+舒巴坦匹酯 250 mg)后。阿莫西林和舒巴坦的 C_{max} 分别为 6.2 μg/ml 和 4.5 μg/ml。

2. 注射剂型阿莫西林钠-舒巴坦钠的药动学参见阿莫西林和舒巴坦。

【适应证】 本品适用对阿莫西林耐药但对本品敏感的产β-内酰胺酶致病菌引起的下列感染性疾病。

1. 上呼吸道感染　如耳、鼻、喉部感染,即中耳炎、鼻窦炎、扁桃体炎和咽炎等。

2. 下呼吸道感染　如肺炎、急性支气管炎和慢性支气管炎急性发作、支气管扩张等。

3. 泌尿生殖系统感染　如膀胱炎和尿道炎、肾盂肾炎、妇科感染、产后感染等。

4. 皮肤及软组织感染　如蜂窝织炎、伤口感染、疖病、脓性皮炎和脓疱疮、性病、淋病等。

5. 口腔感染　如口腔脓肿、手术用药等。

6. 其他感染　如细菌性心内膜炎、腹膜炎、骨髓炎、伤寒和副伤寒等。

【不良反应】 1. 胃肠道反应　如腹泻、恶心、呕吐等。

2. 皮肤反应　红斑性斑丘疹损伤、荨麻疹等。

3. 超敏反应　如皮疹等。

4. 对青霉素过敏者,有可能发生严重过敏反应。

【妊娠期安全等级】 C。

【禁忌与慎用】 1. 对青霉素类或头孢菌类药物过敏者禁用。

2. 对于妊娠期妇女,至今尚无良好对照研究,只有评估利大于弊时可使用。

【剂量与用法】 1. 口服　应根据医生的判断标准和患者的个体需要调整剂量。

(1) 成人和 12 岁以上儿童,口服,500～1000 mg,每 8 h 一次。

(2) 6～12 岁儿童,一次 500 mg,每 8 h 一次;2～6 岁儿童,一次 250 mg,每 8 h 一次;9 个月～2 岁儿童,一次 125 mg,每 8 h 一次。

2. 静脉滴注　用前用适量注射用水或 0.9%氯化钠注射液溶解后,再加入 0.9%氯化钠注射液 100 ml 中静脉滴注,一次滴注时间不少于 30～40 min。成人剂量一次 0.75～1.5 g,3～4 次/日。根据病情可增加剂量,但舒巴坦一日最大剂量不能超过 4.0 g。

【用药须知】 1. 本品含阿莫西林,其为青霉素类药品,首次使用青霉素类药物的患者,用前需做青霉素钠的皮试,阳性反应者禁用。

2. 本品与其他青霉素类药物和头孢菌素类药物之间存在交叉过敏性。

3. 延长疗程时,应不定期检查肝肾功能和血常规。淋病患者初诊及治疗 3 个月后应进行梅毒检查。

4. 服用本品后,使用 Clinitest,Benedict 溶液或 Fehling 溶液检查尿中葡萄糖的实验结果会出现假阳性。建议服用本品后,采用葡萄糖氧化酶反应法(如 Clinistix 或 Tes-Tape 法)进行此项检查。

5. 妊娠期妇女服用时,血浆中的结合雌三醇、雌三醇-葡萄糖苷酸、结合雌酮、雌三醇会出现一过性升高。

【制剂】 ①片剂及胶囊剂：250 mg（舒巴坦匹酯 125 mg；阿莫西林 125 mg）；5000 mg（舒巴坦匹酯 250 mg；阿莫西林 250 mg）。②注射剂：375 mg（阿莫西林钠 250 mg，舒巴坦钠 125 mg），0.75 g（阿莫西林钠 500 mg，舒巴坦钠 250 mg），1.5 g（阿莫西林钠 1000 mg，舒巴坦钠 500 mg），3.0 g（阿莫西林钠 2000 mg，舒巴坦钠 1000 mg）。

【贮藏】 遮光、密闭，在阴凉干燥处保存。

1.1.1.1.1.4　抗假单胞菌青霉素

这一组青霉素主要有 4 种，可分为两个亚组。第 1 个亚组称为 α-羧基青霉素，其结构特点是，在青霉素主核的 α-位上有一个羧基团，对某些假单胞菌株具有活性，且对变形杆菌产生的 β-内酰胺酶具有稳定性；第 2 个亚组称为酰氨基青霉素，由于在青霉素主核的侧链上有一个碱基，使其对假单胞菌属和肠杆菌属具有比前一组更强的抗菌活性。美国医药界习惯上把本组药物称为广谱青霉素。

【稳定性】 1. 在室温干燥情况下，本组药物可保持数年的稳定状况。其稳定性与温度和 pH 有关，pH 为 5.5～8.0 时有利于保持稳定。

2. 阿洛西林钠、美洛西林钠、哌拉西林钠和替卡西林二钠在酸中不稳定，以替卡西林为例，在 pH 为 2、温度为 37 ℃时，其 $t_{1/2}$ 只有 45 min。体外证实，卡茚西林（羧茚西林）似比羧苄西林更具有抗敏感的革兰阳性菌的活性。然而，体内研究结果并非如此，卡茚西林进入人体后很快就被水解成羧苄西林，因此，这种羧茚酯（indanyl ester）的所谓抗菌活性并无实际的临床价值。

3. 本组药物均有吸湿性，其干燥粉末必须避免潮湿，防止水解。美洛西林钠和哌拉西林钠及其溶液应避免阳光直接照射；不过，变色并非意味着药物减效。替卡西林二钠溶液，尤其在高浓度状态置于室温下，可形成少量的多聚物结合的产物。因此，应予冷藏或即配即用；否则，形成的多聚物可能导致过敏反应。

4. 本组药物也和其他青霉素一样，与氨基糖苷类有配伍不相容性。

【作用机制】 1. 其机制类似其他青霉素类药物。

2. 这一组药物对革兰阴性菌比天然青霉素、耐青霉素酶青霉素和氨基青霉素之所以具有更强的抗菌活性，是因为本组药物更能使革兰阴性菌产生的 β-内酰胺酶失活。

3. 此外，本组药物更易进入靶酶（PBP）可能部分与青霉素主核侧链上存在着的极性基团相关。

【抗菌谱】 1. 敏感的革兰阳性需氧菌，如不产青霉素酶的金黄色葡萄球菌和表皮葡萄球菌，A、B、C、G 族链球菌，肺炎链球菌，草绿色链球菌和某些肠球菌菌株。

2. 革兰阴性需氧菌，如淋球菌、脑膜炎球菌、肠杆菌科（包括大肠埃希菌、摩根菌、沙门菌属、志贺菌、奇异变形杆菌、普通变形杆菌和雷极普鲁非登菌）和假单胞菌属。

3. 一般来说，羧苄西林和替卡西林对敏感菌的活性谱和活性水平相同；而体外却证实，在对抗假单胞菌的活性上，替卡西林优于羧苄西林。

4. 酰氨基青霉素较 α-羧基青霉素的活性谱更广，而且对后者耐药的某些革兰阴性杆菌也具有活性。在对抗肠杆菌科的活性上，前者优于后者。

5. 除美洛西林外，这组药物对不动杆菌属的抗菌活性较强于其他青霉素。

6. 在对抗铜绿假单胞菌的活性上，哌拉西林优于本组中的其他药物。

7. 本组药物还可抑制莫拉菌属。

8. 美洛西林和哌拉西林可抑制某种黄杆菌属，但这类细菌却耐替卡西林和羧苄西林。

9. 羧苄西林、美洛西林和替卡西林可抑制多杀性巴氏杆菌。

10. 本组药物对军团菌均有抗菌活性。

11. 羧苄西林对胎儿弯曲菌及其空肠亚种、百日咳杆菌、布鲁杆菌属和阴道加德纳菌（*Gardnerella vaginalis*，以前将其称作阴道嗜血杆菌）均具有活性。

12. 革兰阴性厌氧菌，包括类杆菌属、梭杆菌属、费氏球菌属。

【耐药性】 1. 产青霉素酶的金黄色葡萄球菌和表皮葡萄球菌对本组抗生素均有耐药性。

2. 大多数产酶淋球菌对本组广谱青霉素耐药，而对天然青霉素则是完全耐药的。

3. 产 Richmond SykesⅢ型或 TEM 型 β-内酰胺酶的大肠埃希菌，沙门菌属和志贺菌对本组药物均有耐药性。

4. 产 β-内酰胺酶的克雷伯杆菌属对本组药物均有耐药性。

5. 值得警惕的是，铜绿假单胞菌对本组药物的耐药程度正在上升。

【过敏反应】【不良反应】 参见天然青霉素及其盐。

【药物相互作用】 1. 本组药物与氨基糖苷类之间的配伍不相容性和临床合用的协同作用参见天然青霉素及其盐的有关叙述。

2. 与克拉维酸合用，可增强对产酶细菌的杀菌作用。

3. 在使用本组药物之前或同时口服丙磺舒，可升高前者的血药浓度，延长 $t_{1/2}$。

4. 手术期中，使用哌拉西林或美洛西林可延长维库溴铵的神经肌肉阻滞时间，使骨骼肌松弛的持续时间平均延长 40%～55%。

【用药须知】 1. 参见天然青霉素及其盐。

2. 静脉注射本组药物时，至少用注射用水 5 ml 稀释药物；静脉滴注时至少用 50 ml 输液稀释，肌内注射则至少用 2 ml 稀释。

羧苄西林
(carbenicillin)

别名：羧苄青霉素、卡比西林、羧比西林、Anabactyl

本品为半合成的 α-羧基青霉素，临床用其二钠盐和单钾盐。

【CAS】 4697-36-3

【理化性状】 1. 化学名：(6*R*)-6-(2-carboxy-2-phenylacetamido) penicillanic acid

2. 分子式：$C_{17}H_{16}N_2O_6S$

3. 分子量：378.4

4. 结构式

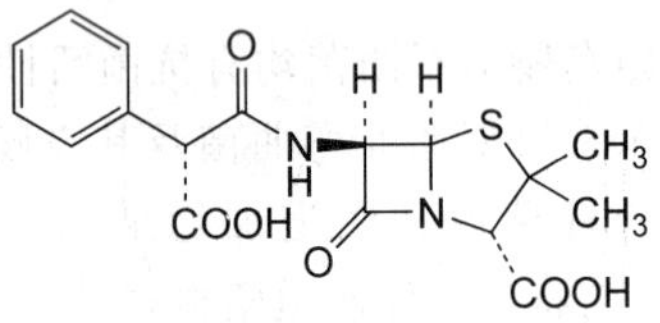

羧苄西林钠
(carbenicillin sodium)

别名：羧苄青霉素钠、卡比西林钠、羧比西林钠、Anabactyl

〖CAS〗 4800-94-6

〖理化性状〗 1. 本品微白色或微黄色结晶性粉末，易溶于水，可溶于乙醇，不溶于三氯甲烷或乙醚。本品 1% 水溶液的 pH 为 6.5～8.0。

2. 化学名：Disodium salt of (6*R*)-6-(2-carboxy-2-phenylacetamido) penicillanic acid

3. 分子式：$C_{17}H_{14}N_2Na_2O_6S$

4. 分子量：422.4

5. 结构式

羧苄西林钾
(carbenicillin potassium)

〖CAS〗 17230-86-3

〖理化性状〗 1. 本品白色或微黄色结晶性粉末，易溶于水，可溶于乙醇，不溶于三氯甲烷或乙醚。本品 1% 水溶液的 pH 为 6.5～8.0。

2. 化学名：Monopotassium salt of (6*R*)-6-(2-carboxy-2-phenylacetamido) penicillanic acid

3. 分子式：$C_{17}H_{15}KN_2O_6S$

4. 分子量：416.49

5. 配伍禁忌：文献报道本品与氨基糖苷类药物、四环素或其他一些抗微生物药物都不相容，因此这些药物与本品要分开给药。

【药理作用】 1. 参见本组药物引言中的抗菌谱。

2. 主要用于抗铜绿假单胞菌。

【体内过程】 1. 本品口服不易吸收。肌内注射 1 g 或 2 g 后 1 h 可达血药峰值（分别为 20～30 μg/ml，47 μg/ml）。肌内注射 1 g 后 15 min 血药浓度为 70～140 μg/ml，4 h 后下降至 3～4 μg/ml；静脉注射 5 g 后 15 min 血药浓度≥300 μg/ml；24 h 内间断滴注 24～30 g，可维持血药浓度为 100 μg/ml 或更高。

2. $t_{1/2}$ 为 1～1.5 h；肝、肾功能不全患者和新生儿可见延长；严重肾功能衰竭者可延长至 10～20 h。体内分布同其他青霉素，胆汁中的药物浓度较高于血中的浓度。蛋白结合率为 50%。

3. 肌内注射 1 g 后，于 6 h 内随尿排出原药约 80%；静脉注射 1 g 后，尿中药物浓度可达 5～10 μg/ml，因此，可用于治疗尿路感染。小量药物可分泌进入乳汁。

【适应证】 用于由敏感菌引起的泌尿道、呼吸道、胆道感染，烧伤继发感染、脑膜炎、骨髓炎、心内膜炎、腹膜炎和败血症，尤其适用于呼吸道感染铜绿假单胞菌的囊性纤维化患者。

【不良反应】 1. 过敏反应　较常见，包括荨麻疹等各类皮疹、白细胞减少、间质性肾炎、哮喘发作和血清病型反应（Ⅲ型变态反应）。严重者偶可发生过敏性休克，过敏性休克一旦发生，必须就地抢救，予以保持气道畅通、吸氧及肾上腺素、糖皮质激素等治疗措施。

2. 消化道反应可见恶心、呕吐和肝大等，ALT、AST、肌酐升高。

3. 大剂量静脉注射本品时可出现抽搐等神经系统反应、高钠和低钾血症。

4. 本品为弱酸，故血药浓度过高时可发生急性代谢性酸中毒，此反应尤多见于肾病患者且已有酸中毒者。

5. 少见白色念珠菌二重感染，出血等。

【妊娠期安全等级】 B。

【禁忌与慎用】 1. 有青霉素类药物过敏史或青

霉素皮肤试验阳性患者禁用。

2. 本品含钠量较高，故限制钠盐摄入的患者应慎用本品。

3. 本品可通过乳汁分泌，哺乳期妇女使用时应暂停哺乳。

【药物相互作用】 1. 本品与琥珀氯霉素、琥乙红霉素、盐酸土霉素、盐酸四环素、卡那霉素、链霉素、庆大霉素、妥布霉素、两性霉素 B、维生素 B 族、维生素 C、苯妥英钠、拟交感类药物、异丙嗪等有配伍禁忌。

2. 本品在体外与氨基糖苷类药物（阿米卡星、庆大霉素或妥布霉素）对铜绿假单胞菌、部分肠杆菌科细菌具有协同抗菌作用，但不能同瓶滴注。

3. 大剂量本品与肝素等抗凝药、溶栓药、水杨酸制剂、抗血小板聚集药合用可增加出血危险。

4. 与磺胺类合用可使本品的血药浓度增高，故须适当减少本品的剂量。

【剂量与用法】 1. 严重感染

(1) 成人　一日常用量为 20～30 g，均分，每 4～6 h 一次；静脉注射宜缓，应在 3～4 min 注完，滴注应于 30～40 min 滴完，延长滴注时间，可能达不到有效治疗浓度。可以配合口服丙磺舒（1 g/次，3 次/日），由于可提高血药浓度，延长 $t_{1/2}$，应注意肾功能受损。

(2) 儿童　250～400 mg/(kg · d)，分次静脉注射或静脉滴注。

2. 尿路感染

(1) 成人　1～2 g/次，每 6 h 一次，静脉注射或肌内注射；感染严重时可用 200 mg/(kg · d)，分次滴注。

(2) 儿童　50～100 mg/(kg · d)，分次肌内注射。

【用药须知】 1. 参见青霉素，使用前先做皮试。

2. 当前，临床更常使用替卡西林和哌拉西林。

3. 肾功能不全患者应用本品可导致出血，应注意随访凝血时间、凝血酶原时间，发生出血时应及时停药并予适当治疗。

4. 由于浓度较高的本品的溶液可形成多聚体（为致敏源），因此注射液皆须现配现用。

5. 临床更常用其二钠盐，由于每 1g 本品中含钠 108 mg，相当于 4.7 mmol，大量滴注时，应考虑同时进入体内的钠量，防止过量而产生不良反应。限钠的患者更应慎用。

6. 与氢化可的松或右旋糖酐混合滴注，可使本品稳定性降低。

7. 本品和其他本组药物之间可能存在交叉耐药性。

8. 本品可用于关节腔、胸腔、腹腔内或结膜下注射，也可用于喷雾或局部冲洗。

【制剂】 注射剂(粉)：0.5 g(5 万 U)，1 g(10 万 U)。

【贮藏】 密封，贮于室温下。

磺苄西林
(sulbenicillin)

别名：磺苄青霉素

本品为抗假单胞菌的 α-羧基青霉素。

【CAS】 41744-40-5

【ATC】 J01CA16

【理化性状】 1. 化学名：(6*R*)-6-(2-Phenyl-2-sulphoacetamido)penicillanic acid

2. 分子式：$C_{16}H_{16}N_2O_7S_2$

3. 分子量：414.45

4. 结构式如下：

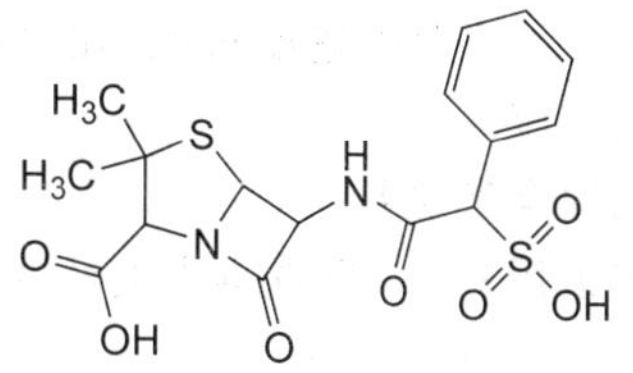

磺苄西林钠
(sulbenicillin sodium)

别名：Kedacillin、Kedacillina、Lilacillin、Subenil

本品含钠量 4.37 mmol(mEq)/g。本品 1 mg 相当 1000U。

〖CAS〗 28002-18-8

〖理化性状〗 1. 本品为白色或类白色粉末，吸湿性强，对热稳定，可室温贮存。

2. 化学名：Disodium salt of(6*R*)-6-(2-phenyl-2-sulphoacetamido)penicillanic acid

3. 分子式：$C_{16}H_{14}N_2Na_2O_7S_2$

4. 分子量：458.4

【药理作用】 与羧苄西林相似，抗菌作用较强；金黄色葡萄球菌对本品比较敏感。

【体内过程】 注射等量本品后，较羧苄西林的血药浓度高。肌内注射 1 g 后 2 h 可达血药峰值。6 h 内，随尿液排出 50% 原药，余经胆道排出。

【适应证】 用于铜绿假单胞菌、肠杆菌属、变形杆菌和其他敏感菌所致的系统感染。

【不良反应】 1. 常见过敏反应，包括过敏性休克、血清病型反应。其他过敏反应尚有溶血性贫血（Ⅱ型变态反应）、药疹、接触性皮炎、哮喘发作等。

2. 肌内注射可发生周围神经炎。静脉大剂量注射可引起口周、面部和四肢皮肤发麻，严重时有肌颤、抽搐等神经毒性反应，此反应尤易见于婴儿、老年人和肾功能减退患者。

3. 本品用于治疗梅毒或其他感染时可有症状加剧现象，称赫氏反应。治疗矛盾常见于梅毒患者，系由于治疗后梅毒病灶消失过快，但组织修补过迟，或纤维组织收缩，妨碍器官功能所致。

4. 静脉注射偶可发生中性粒细胞、白细胞减少。

5. 改变少数患者使用本品后可出现肝酶升高，肝活检显示非特异性肝炎，停药后症状消失。

6. 可出现恶心、呕吐、腹胀、腹泻、食欲不振、上腹部灼热感等胃肠道症状。

7. 治疗期间可出现革兰阴性杆菌或白色念珠菌感染，白色念珠菌过度繁殖可使舌苔呈棕色甚至黑色。

8. 滴注浓度过大或速度过快，在注射部位可能引起疼痛、硬结等。

【妊娠期安全等级】 B。

【禁忌与慎用】 1. 有青霉素类药物过敏史或青霉素皮肤试验阳性患者禁用。

2. 有哮喘、湿疹、花粉症、荨麻疹等过敏性疾病史者，严重肝、肾功能不全患者，老年、体弱者慎用。

3. 本品可经乳汁分泌，哺乳期妇女使用时应暂停哺乳。

【药物相互作用】 参见羧苄西林。

【剂量与用法】 静脉滴注，也可静脉注射，中度感染者 8 g/d，重症感染或铜绿假单胞菌感染时剂量须需增至 20 g/d，分 4 次静脉给药；儿童根据病情一日剂量按体重 80～300 mg/kg，分 4 次给药。

【用药须知】 1. 用本品前需详细询问药物过敏史并进行青霉素皮肤试验，呈阳性反应者禁用。

2. 与其他青霉素类药有交叉过敏。

3. 大剂量本品易致出血倾向。

【制剂】 注射剂(粉)：1 g；2 g；4 g(钠盐)。

【贮藏】 密封、避光贮于室温下。

卡非西林

(carfecillin)

【CAS】 27025-49-6

【ATC】 G01AA08

【理化性状】 1. 化学名：(6*R*)-6-(2-Phenoxycarbonyl-2-phenylacetamido)penicillanate

2. 分子式：$C_{23}H_{22}N_2O_6S$

3. 分子量：454.5

4. 结构式

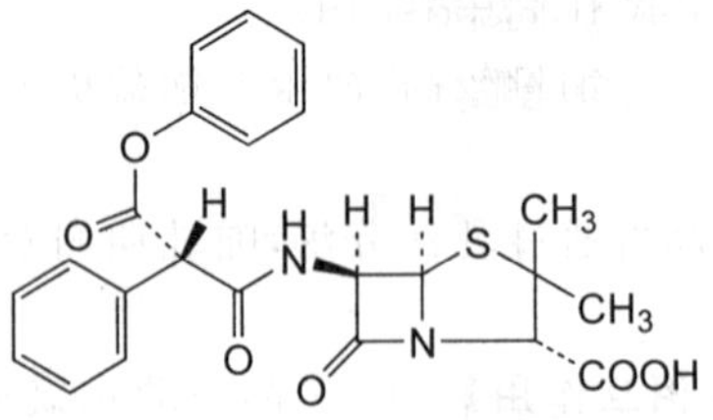

卡非西林钠

(carfecillin sodium)

别名：Urocarf

【CAS】 21649-57-0

【理化性状】 1. 化学名：Sodium(6*R*)-6-(2-phenoxycarbonyl-2-phenylacetamido)penicillanate

2. 分子式：$C_{23}H_{21}N_2NaO_6S$

3. 分子量：476.5

【简介】 本品是羟苄西林的苯酯，口服吸收水解。仅限于治疗几种假单胞菌和几种变形杆菌引起的泌尿道感染。口服用其钠盐，成人常用量一次 0.5～1 g，3 次/日。2～10 岁儿童减半，或 30～60 mg/(kg·d)，3 次分服。避光贮于室温下。用前须做皮试。

卡茚西林

(carindacillin)

【CAS】 35531-88-5

【ATC】 J01CA05

【理化性状】 1. 化学名：(6*R*)-6-[2-(Indan-5-yloxycarbonyl)-2-phenylacetamido]penicillanate

2. 分子式：$C_{26}H_{26}N_2O_6S$

3. 分子量：494.56

4. 结构式

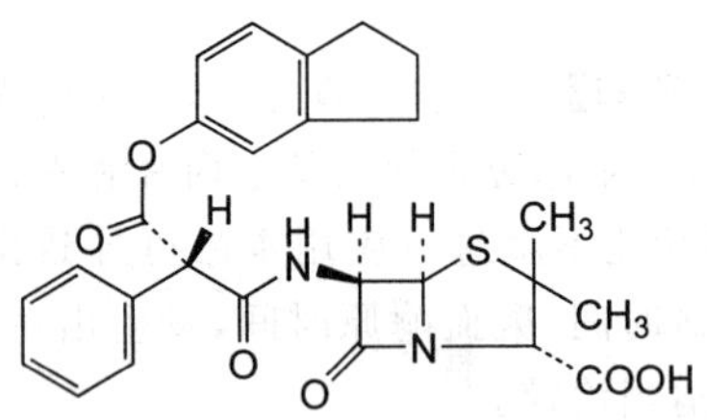

卡茚西林钠

(carindacillin sodium)

别名：羟茚青霉素钠、治平霉素钠、Geocillin、Geopen

【CAS】 26605-69-6

【理化性状】 1. 化学名：Sodium(6*R*)-6-[2-(indan-5-yloxycarbonyl)-2-phenylacetamido] penicillanate

2. 分子式：$C_{26}H_{25}N_2NaO_6S$

3. 分子量：516.5

【简介】 本品为羧苄西林的茚满酯，口服吸收后水解。适应证同卡非西林。成人用量500 mg，4次/日。密封、避光贮于室温下。用前须做皮试。

替卡西林
(ticarcillin)

别名：羧噻吩青霉素

本品属半合成的α-羧基青霉素。

【CAS】 34787-01-4

【ATC】 J01CA13；J01CR03

【理化性状】 1. 化学名：(2*S*，5*R*，6*R*)-6-{[(2*R*)-2-Carboxy-2-(3-thienyl)acetyl]amino}-3，3-dimethyl-7-oxo-4-thia-1-azabicyclo[3.2.0]heptane-2-carboxylic acid

3. 分子式：$C_{15}H_{16}N_2O_6S_2$

4. 分子量：384.43

5. 结构式

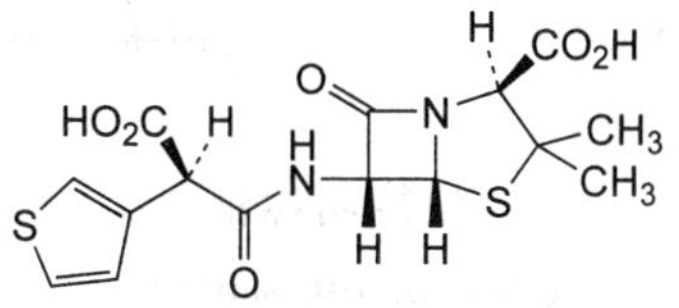

替卡西林单钠
(ticarcillin monosodium)

〖CAS〗 74682-62-5

〖理化性状〗 1. 本品钠盐为白色或微黄色、吸湿性粉末。易溶于水，溶于甲醇。5%水溶液的pH为5.5～7.5。

2. 化学名：Monosodium(6*R*)-6-[2-carboxy-2-(3-thienyl)acetamido]penicillanate monohydrate；Disodium(6*R*)-6-[2-carboxy-2-(3-thienyl)acetamido]penicillanate

3. 分子式：$C_{15}H_{15}N_2NaO_6S_2 \cdot H_2O$

4. 分子量：424.4

替卡西林钠
(ticarcillin sodium)

〖CAS〗 4697-14-7；29457-07-6

〖理化性状〗 1. 本品为白色或淡黄色吸湿性粉末。1%水溶液的pH为6.0～8.0。

2. 分子式：$C_{15}H_{14}N_2Na_2O_6S_2$

3. 分子量：428.4

4. 配伍禁忌：本品不能和氨基糖苷类配伍使用。

【药理作用】 抗菌谱与羧苄西林近似，对革兰阳性菌的抑菌作用低于青霉素。对革兰阴性菌的抑菌作用较羧苄西林强数倍。铜绿假单胞菌、变形杆菌、肠杆菌属、大肠埃希菌对本品较敏感，沙雷杆菌对本品耐药。铜绿假单胞菌对本品易出现耐药。

【体内过程】 1. 口服不易吸收。肌内注射1 g后0.5～1 h可达血药峰值(20～30 μg/ml)。

2. 体内分布类似羧苄西林，以胆汁浓度较高。蛋白结合率为50%。

3. 肾功能不全患者、新生儿，尤其肝功能不全患者，$t_{1/2}$会延长。严重肾功能衰竭者长达15 h。囊性纤维化患者的$t_{1/2}$短(50 min)，有助于肾清除和非肾清除。

4. $t_{1/2}$为70 min。给药后6 h内约有90%以上原药随尿排出。

5. 血液透析或腹膜透析均可消除某种程度的药物。

【适应证】 用于细菌性败血症以及皮肤和软组织、呼吸道、生殖泌尿道和腹腔感染等。

【不良反应】 1. 本品的不良反应与羧苄西林相似，但影响血小板功能较为少见。当用药时间长及药量大时，可使出血时间延长和电解质紊乱、血钾降低。

2. 对肾功能不全的患者，使用本品的双钠盐，可使钠负荷增加。

3. 肌内注射后偶有局部疼痛和静脉注射后发生静脉炎等。

4. 亦有血清转氨酶增高出现，但停药后会恢复。

【妊娠期安全等级】 B。

【禁忌与慎用】 1. 对青霉素类过敏者及青霉素皮试阳性者禁用。

2. 肝功能严重受损的患者慎用。

3. 凝血功能异常者慎用。

4. 本品可通过乳汁分泌，哺乳期妇女使用时应暂停哺乳。

【药物相互作用】 1. 本品与克拉维酸钾合用时，对多种产β-内酰胺酶的细菌有协同抗菌作用。

2. 丙磺舒能抑制本品从肾小管分泌，从而导致本品血药浓度升高以及$t_{1/2}$延长。

3. 有报道，本品可升高环孢素的血药浓度。

4. 有报道，本品与氨基糖苷类合用可导致氨基糖苷类药物在体内和体外都失去活性。

5. 本品与伤寒活疫苗合用，可减弱伤寒活疫苗的免疫反应。

【剂量与用法】 1. 成人　常用15～20 g/d，均分，每4～8 h一次，静脉注射宜缓，应在3～4 min注完，滴注应于30～40 min滴完；严重患者可用3 g/次，每3 h一次。对具有呼吸道感染的囊性纤维化患者可配合喷雾法，以增强疗效。

2. 儿童　每天 200～300 mg/kg，均分，用法同成人。

3. 无并发症淋球菌尿道感染

(1) 成人　3～4 g/d，分 3～4 次，静脉注射或肌内注射。

(2) 儿童　50～100 mg/(kg·d)，分 3～4 次，肌内注射(一个部位不应超过 2 g)。

【用药须知】 1. 肾功能减退患者接受大剂量本品时，应随访出血时间、凝血时间、凝血酶原时间等。

2. 长期大剂量使用本品应常规检查肝、肾功能和血常规。

3. 本品水溶液不稳定，应现配现用。

【制剂】 注射剂(粉)，1 g；3 g；6 g(钠盐)。

【贮藏】 密封，避光贮于 2～8 ℃。

替卡西林钠-克拉维酸钾

(ticarcillin sodium and clavulante potassium)

别名：特美汀、Timentin

本品为两药的组合注射剂。

【药理作用】 替卡西林的抗菌谱与羧苄西林相似，对革兰阳性球菌的抗菌活性较青霉素差，但对革兰阴性菌的抗菌作用较羧苄西林强，对铜绿假单胞菌的作用是羧苄西林的 2～4 倍。克拉维酸可抑制肾小管内的脱氢肽酶，增强替卡西林对产酶细菌的抗菌活性。本品对耐替卡西林的假单胞菌属和肠杆菌科细菌无效。

【适应证】 主要用于铜绿假单胞菌感染，如败血症等严重的全身感染。

【剂量与用法】 静脉注射或滴注，成人一次 3.2 g，3～4 次/日。

【用药须知】 1. 用药前必须先做皮试。

2. 其他有关资料可参见替卡西林和克拉维酸的。

【制剂】 注射剂(粉)：1.6 g(含替卡西林钠 1.5 g，克拉维酸钾 0.1 g)；3.2 g(含量加倍)。

【贮藏】 密封，避光贮于 2～8 ℃。

哌拉西林

(piperacillin)

别名：氧哌嗪青霉素、哔哌西林、哌氨苄青霉素、Pipracil、Pipril、Zobactam、Zoracilin、Pipracin、Cilpier、Diperil、Pipraks

本品系半合成的酰脲基青霉素，为氨苄西林的哌嗪衍生物。临床用其钠盐，1.04 g 本品钠盐相当于 1 g 哌拉西林。

【CAS】 61477-96-1(anhydrous piperacillin)；66258-76-2(piperacillin monohydrate)

【ATC】 J01CA12

【理化性状】 1. 白色或近白色吸湿性粉末(或固体)，易溶于水或甲醇，几乎不溶于乙醇或乙酸乙酯。40%水溶液的 pH 为 5.5～7.5。

2. 化学名：(6*R*)-6-[*R*-2-(4-Ethyl-2,3-dioxopiperazine-1-carboxamido)-2-phenylacetamido] penicillanic acid monohydrate；3-Dimethyl-7-oxo-4-thia-1-azabicyclo[3.2.0] heptane-2-carboxylic acid monohydrate。

3. 分子式：$C_{23}H_{27}N_5O_7S \cdot H_2O$

4. 分子量：535.6

5. 结构式

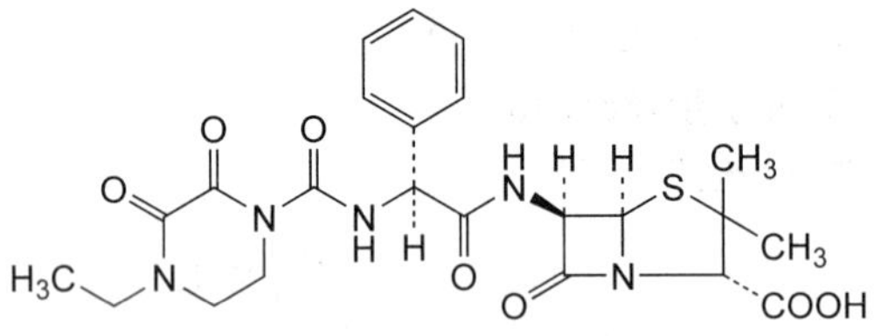

哌拉西林钠

(piperacillin sodium)

〖CAS〗 59703-84-3

〖理化性状〗 1. 本品为白色或米色固体。易溶于水或乙醇。40%水溶液的 pH 为 5.0～7.0。

2. 分子式：$C_{23}H_{26}N_5NaO_7S$

3. 分子量：539.5

4. 配伍禁忌：哌拉西林钠与氨基糖苷类和碳酸氢钠具有不相容性。

【药理作用】 本品为半合成青霉素类抗生素，具广谱抗菌作用。哌拉西林对大肠埃希菌、变形杆菌属、沙雷菌属、克雷伯菌属、肠杆菌属、枸橼酸菌属、沙门菌属和志贺菌属等肠杆菌科细菌，以及铜绿假单胞菌、不动杆菌属、流感嗜血杆菌、奈瑟菌属等其他革兰阴性菌均具有良好抗菌作用。本品对肠球菌属，A 族、B 族溶血性链球菌，肺炎链球菌以及不产青霉素酶的葡萄球菌亦具有一定抗菌活性。包括脆弱拟杆菌、梭状芽孢杆菌等许多厌氧菌也对本品敏感。

【体内过程】 本品口服不易吸收。肌内注射 2 g 后 30～50 min 可达血药峰值(30～40 μg/ml)。其药动学呈现非线性剂量依赖性。其分布同羧苄西林。约有 20%药物与蛋白结合。$t_{1/2}$ 约为 1 h(终末期肾病者为 4～6 h)。给药后 24 h 内有 60%～80%以原药随尿排出，约 20%经胆道排出。血液透析时可排出部分药物。

【适应证】 用于治疗敏感肠杆菌科细菌、铜绿假单胞菌、不动杆菌属所致的败血症、上尿路及复杂性尿路感染、呼吸道感染、胆道感染、腹腔感染、盆腔感染以及皮肤、软组织感染等。本品与氨基糖苷类合用亦可用于有粒细胞减少症免疫缺陷患者的感染。

【不良反应】 1. 过敏反应　过敏反应较常见，包括荨麻疹等各类皮疹、白细胞减少、间质性肾炎、哮喘发作和血清病型反应，严重者偶见过敏性休克；过敏性休克一旦发生，必须就地抢救，予以保持气道畅通、吸氧及给予肾上腺素、糖皮质激素等治疗措施。

2. 局部症状　局部注射部位疼痛、血栓性静脉炎等。

3. 消化道症状　常见腹泻、稀便、恶心、呕吐等；罕见假膜性小肠结肠炎。

4. 肝脏　个别患者可出现胆汁淤积性黄疸。

5. 中枢神经系统症状　头痛、头晕和疲倦等。

6. 神经系统　肾功能减退者应用大剂量时，因脑脊液浓度增高，出现青霉素脑病，故此时应按肾功能进行剂量调整。

7. 其他　罕见白色念珠菌二重感染、出血等。

【妊娠期安全等级】 B。

【禁忌与慎用】 1. 对青霉素过敏者及青霉素皮试阳性者禁用。

2. 少量本品可自母乳中排泄，使婴儿致敏，出现腹泻、白色念珠菌感染和皮疹，故哺乳期妇女应用本品应暂停哺乳。

【药物相互作用】 1. 体外实验显示，本品与氨基糖苷类药物（阿米卡星、庆大霉素或妥布霉素）合用对铜绿假单胞菌、部分肠杆菌科细菌具有协同抗菌作用。

2. 本品与头孢西丁合用，因后者可诱导细菌产生β-内酰胺酶而对铜绿假单胞菌、沙雷菌属、变形杆菌属和肠杆菌属出现拮抗作用。

3. 与肝素、香豆素、茚满二酮等抗凝血药及NSAIDs合用时可增加出血危险，与栓溶剂合用可发生严重出血。

4. 本品与氨基糖苷类抗生素不能同瓶滴注，否则两者的抗菌活性均减弱。

【剂量与用法】 1. 成人常用量为6～8 g/d，对复杂的感染常用8～16 g/d，分2次静脉滴注；对严重感染12～18 g/d，分3～4次。静脉滴注，一日最高量为24 g。

2. 婴幼儿和12岁以下儿童的剂量为一日按体重给予100～200 mg/kg，分2～3次静脉滴注。新生儿体重低于2 kg者，出生后第1周每12 h 50 mg/kg，静脉滴注；第2周起50 mg/kg，每8 h一次。新生儿体重2 kg以上者出生后第1周每8 h给予50 mg/kg，静脉滴注；1周以上者每6 h给予50 mg/kg。

【用药须知】 1. 使用前应做青霉素皮试，阳性者禁用。

2. 长期大剂量使用本品应常规检查肝、肾功能和血常规。

3. 本品水溶液不稳定，应现配现用。

4. 囊性纤维化患者使用本品所致不良反应的发生率较高，可能是这类患者易于产生过敏反应，特别表现在发热上，其他表现类似羧苄西林和阿洛西林。

【制剂】 注射剂(粉)：2 g；3 g；4 g。

【贮藏】 密封、避光贮存。

哌拉西林钠-舒巴坦钠

(piperacillin sodium and sulbactam sodium)

本品为哌拉西林和舒巴坦以4∶1的比例组合（哌拉西林钠的组合制剂之一）。

【药理作用】 哌拉西林是半合成的青霉素，主要通过与细菌的青霉素结合蛋白(PBPs)结合，抑制细菌细胞壁的合成而起到杀菌作用，主要用于铜绿假单胞菌和各种敏感革兰阴性杆菌所致的感染，但易被细菌产生的β-内酰胺酶水解而产生耐药性；舒巴坦除对奈瑟菌科和不动杆菌外，对其他细菌无抗菌活性，但是舒巴坦对由β-内酰胺类抗生素耐药菌株产生的β-内酰胺酶具有不可逆的抑制作用。舒巴坦可防止耐药菌对青霉素类和头孢菌素类抗生素的破坏，舒巴坦与青霉素类和头孢菌素类抗生素具有明显的协同作用。

【体内过程】 健康志愿者静脉滴注本品2.5 g后，哌拉西林的血药峰值为(138.70±25.53)mg/L，AUC为(155.81±58.52)(mg·h/L)；消除 $t_{1/2}$ 为(0.88±0.39)h。舒巴坦的血药峰值为(35.10±4.68)mg/L；AUC为(42.63±5.65)(mg·h/L)；消除 $t_{1/2}$ 为(1.02±0.15)h。哌拉西林与舒巴坦广泛分布于各组织及体液中，包括肺、胃肠道黏膜、胆囊、阑尾、子宫、卵巢、输卵管、皮肤、脑脊液和其他组织及体液中。使用本品后，12 h内49%～68%的哌拉西林以原药随尿排出，24 h约85%的舒巴坦随尿排出，两种成分在体内的分布、代谢、排泄基本保持同步。

【适应证】 本品适用于治疗对哌拉西林耐药，但对本品敏感的产β-内酰胺酶的细菌引起的中、重度感染。

1. 呼吸道感染　如肺炎、急性支气管炎、慢性支气管炎急性发作、支气管扩张伴感染、急性肺脓肿、支气管哮喘并感染、肺囊肿并感染等。

2. 泌尿系统感染　包括单纯型泌尿系感染和复杂型泌尿系感染。

【药物相互作用】【不良反应】　参见哌拉西林和舒巴坦。

【妊娠期安全等级】　B。

【禁忌与慎用】　儿童用药的安全性及有效性尚未确定。余参见哌拉西林和舒巴坦项下。

【剂量与用法】　1. 本品仅供静脉滴注。使用前先将本品溶于适量5%葡萄糖注射液、0.9%氯化钠注射液，然后再用同一溶媒稀释至50～100 ml后静脉滴注，滴注时间为30～60 min。

2. 成人一次2.5～5 g，每12 h一次。严重或难治性感染，每8 h一次。肾功能不全患者酌情调整剂量。

【用药须知】　分别参见哌拉西林和舒巴坦项下。

【制剂】　注射剂(粉)：0.75 g(含哌拉西林0.6 g与舒巴坦0.15 g)；1.25 g(含哌拉西林1 g与舒巴坦0.25 g)；1.5 g(含哌拉西林1.2与舒巴坦0.3 g)；2.5 g(含哌拉西林2 g与舒巴坦0.5 g)；3 g(含哌拉西林2.4与舒巴坦0.6 g)。

【贮藏】　密封，避光贮于干燥阴凉处。

哌拉西林钠-他唑巴坦钠(8∶1)
(piperacillin sodium and tazobactam sodium)

别名：特治新、Tazocin

本品为哌拉西林和他唑巴坦的组合制剂，两者以8∶1或4∶1的比例组合。体外研究证明，4∶1的组合抗菌活性强于8∶1的组合。

【药理作用】　本品对哌拉西林敏感的细菌和产β-内酰胺酶耐哌拉西林的下列细菌有抗菌作用。

1. 革兰阴性菌包括大多数质粒介导的产和不产β-内酰胺酶的下列细菌：大肠埃希菌、克雷伯菌属(催产克雷伯菌、肺炎克雷伯菌)、变形杆菌属(奇异变形杆菌、普通变形杆菌)、沙门菌属、志贺菌属、淋病奈瑟菌、脑膜炎奈瑟菌、莫根杆菌属、嗜血杆菌属(流感和副流感嗜血杆菌)、多杀巴杆菌、耶尔森菌属、弯曲菌属、阴道加特纳菌。染色体介导的产和不产β-内酰胺酶的下列细菌：弗劳地枸橼酸菌、产异枸橼酸菌、普鲁威登斯菌属、莫根杆菌、沙雷菌属(黏质沙雷菌、液压沙雷菌)、铜绿假单胞菌和其他假单胞菌属(洋葱假单胞菌、荧光假单胞菌、嗜麦芽假单胞菌)、不动杆菌属。

2. 革兰阳性菌包括产和不产β-内酰胺酶的下列细菌：链球菌属(肺炎链球菌、生脓链球菌、牛链球菌、无乳链球菌、绿色链球菌、C族和G族链球菌)、肠球菌属(粪肠球菌、屎肠球菌)、金黄色葡萄球菌(不包括MRSA)、腐生葡萄球菌、表皮葡萄球菌(凝固酶阴性葡萄球菌)、棒状杆菌属、单核细胞增多性李斯德杆菌、奴卡菌属。

3. 厌氧菌包括产和不产β-内酰胺酶的下列细菌：拟杆菌属(二路拟杆菌、二向拟杆菌、多毛拟杆菌、产黑色素拟杆菌、口腔拟杆菌)、脆弱拟杆菌属(脆弱拟杆菌、普通拟杆菌、卵圆拟杆菌、多形拟杆菌、单形拟杆菌、不解糖拟杆菌)、消化链球菌属、梭状芽孢杆菌属(难辨梭状芽孢杆菌、产气荚膜杆菌)、韦荣球菌属、放线菌属。

【体内过程】　1. 本品静脉滴注后，血浆中哌拉西林和他唑巴坦浓度很快达到峰值。滴注30 min后，血浆哌拉西林浓度与给予同剂量哌拉西林的血浆浓度相等，静脉滴注2.25 g、3.375 g及4.5 g哌拉西林钠他唑巴坦钠30 min时，哌拉西林峰的血药峰值(C_{max})分别为134、242和298 mg/L，他唑巴坦的血药峰值(C_{max})分别为15、24、24 mg/L。

2. 健康受试者接受单剂量或多剂量哌拉西林钠他唑巴坦钠后，哌拉西林和他唑巴坦的血消除$t_{1/2}$范围为0.7～1.2 h，不受剂量和给药时间的影响。哌拉西林在体内被代谢成具有生物活性的去乙基代谢物，他唑巴坦则被代谢成无药理及抗菌活性的产物，哌拉西林与他唑巴坦均由肾脏排泄。68%哌拉西林迅速以原药自尿中排出；他唑巴坦及其代谢物主要经由肾脏排泄，其中80%为原药。哌拉西林、他唑巴坦、去乙基哌拉西林也可通过胆汁分泌。约30%哌拉西林和他唑巴坦与血浆蛋白结合，其结合率不受其他化合物的影响；血浆蛋白与他唑巴坦代谢物的结合可忽略不计。

3. 哌拉西林与他唑巴坦广泛分布于组织及体液中，包括胃肠道黏膜、胆囊、肺、女性生殖器官(子宫、卵巢、输卵管)、体液、胆汁。组织中药物浓度约为血浆浓度的50%～100%。与其他青霉素类药物一样，脑膜非炎性病变时，脑脊液中哌拉西林、他唑巴坦浓度很低。

肾功能不全患者的哌拉西林和他唑巴坦血浆消除$t_{1/2}$随着肌酐清除率的下降而延长。当Ccr＜20 ml/min时，哌拉西林的血浆消除$t_{1/2}$为正常人的2倍，而他唑巴坦的消除$t_{1/2}$为正常人的4倍。

4. 血液透析可去除30%～40%的哌拉西林他唑巴坦，另外5%的他唑巴坦以代谢物被透析去除。腹膜透析可去除6%哌拉西林和21%的他唑巴坦，高达16%的他唑巴坦以代谢物形式去除。

5. 与正常人相比，肝硬化患者的哌拉西林和他唑巴坦的消除$t_{1/2}$分别延长25%和18%，但不必调整剂量。

【适应证】 本品适用于治疗对哌拉西林耐药，但对本品敏感的产 β-内酰胺酶的细菌引起的中、重度感染。

1. 由耐哌拉西林、产 β-内酰胺酶的大肠埃希菌和拟杆菌属（脆弱拟杆菌、卵形拟杆菌、多形拟杆菌或普通拟杆菌）所致的阑尾炎（伴发穿孔或脓肿）和腹膜炎。

2. 由耐哌拉西林、产 β-内酰胺酶的金黄色葡萄球菌所致的非复杂性和复杂性皮肤及软组织感染，包括蜂窝织炎、皮肤脓肿、缺血性或糖尿病性足部感染。

3. 由耐哌拉西林、产 β-内酰胺酶的大肠埃希菌所致的产后子宫内膜炎或盆腔炎性疾病。

4. 由耐哌拉西林、产 β-内酰胺酶的流感嗜血杆菌所致的社区获得性肺炎（仅限中度）。

5. 由耐哌拉西林、产 β-内酰胺酶的金黄色葡萄球菌所致的中、重度医院获得性肺炎（医院内肺炎）。治疗敏感细菌所致的全身和（或）局部细菌感染。

【妊娠期安全等级】 B。

【不良反应】【禁忌与慎用】【用药须知】 参见哌拉西林和他唑巴坦。

【药物相互作用】 1. 本品与庆大霉素联合对粪肠球菌无协同作用，但和某些头孢菌素联合却可对大肠埃希菌、铜绿假单胞菌、克雷伯菌和变形杆菌属的某些敏感菌株发生协同作用。

2. 体外试验中，本品与氨基糖苷类药物合用，可以使氨基糖苷类药物失活。当本品与妥布霉素合用时，可使妥布霉素的药时曲线下面积、肾脏清除率及尿中排泄将分别下降 11%、32%和 38%。重度肾功能不全患者如血液透析患者，合用妥布霉素与哌拉西林时，前者的药动学将发生变化。

3. 本品与丙磺舒合用，可以使哌拉西林 $t_{1/2}$ 延长 21%，他唑巴坦 $t_{1/2}$ 延长 71%。

4. 哌拉西林也和羧苄西林、阿洛西林、美洛西林、替卡西林一样，可能出现低凝血酶原症、血小板减少症、胃肠道溃疡症。本品和可能引起出血的药物合用时，可能会增加凝血机制障碍和出血的危险。这些药物包括抗凝血药，肝素，香豆素，茚满二酮，NSAIDs，尤其是阿司匹林、二氟尼柳以及其他水杨酸制剂，其他血小板聚集抑制剂或磺吡酮。

5. 本品不能与其他药物在注射器或输液瓶中混合。与其他抗生素合用时，必须分开给药。不得与含碳酸氢钠的溶液混合，不得加入血液制品及水解蛋白液。

【剂量与用法】 1. 将本品用 20 ml 稀释液（0.9%氯化钠注射液或灭菌注射用水）充分溶解后，立即加入 250 ml 液体（5%葡萄糖注射液或 0.9%氯化钠注射液）中，静脉滴注，一次至少 30 min，疗程为 7～10 d。

2. 医院获得性肺炎疗程为 7～14 d。并可根据病情及细菌学检查结果进行调整。

3. 对于正常肾功能（Ccr＞90 ml/min）的成人及 12 岁以上儿童，一次 3.375 g（含哌拉西林 3 g 和他唑巴坦 0.375 g）静脉滴注，每 6 h 一次。治疗医院获得性肺炎时，起始剂量为一次 3.375 g，每 4 h 一次，同时合并使用氨基糖苷类药物；如果未分离出铜绿假单胞菌，可根据感染程度及病情考虑停用氨基糖苷类药物。

4. 对于肾功能不全患者，推荐的用量见下表。

对肾功能不全患者的推荐用量表

Ccr（ml/min）	推荐用量
40～90	一次 3.375 g，每 6 h 一次，一日总量 12 g/1.5 g
20～40	一次 2.25 g，每 6 h 一次，一日总量 8 g/1.0 g
＜20	一次 2.25 g，每 8 h 一次，一日总量 6 g/0.75 g

5. 对于血液透析患者，一次最大剂量为 2.25 g，每 8 h 一次，并在一次血液透析后可追加 0.75 g。

【制剂】 注射剂（粉）：2.25 g（含哌拉西林 2 g 与他唑巴坦 0.25 g）；3.375 g（含哌拉西林 3 g 与他唑巴坦 0.375 g）；4.5 g（含哌拉西林 4 g 与他唑巴坦 0.5 g）。

【贮藏】 密封，避光贮于干燥阴凉处。

哌拉西林钠-他唑巴坦钠（4∶1）
（piperacillin sodium and tazobactam sodium）

【药理作用】 体外研究显示，本品较 8∶1 的组合制剂抗菌活性强。

【体内过程】 本品经 1 h 静脉滴注 1.25、2.5 或 5 g 后，哌拉西林的血药峰值（C_{max}）分别为 42.7、80.3 和 192.5 mg/L，他唑巴坦的血药峰值（C_{max}）分别为 8.8、18.6、41.3 mg/L。余同 8∶1 的组合制剂。

【适应证】 适用于对本品敏感的葡萄球菌属、大肠菌属、枸橼酸菌属、克雷伯菌属、肠杆菌属、普罗威登斯菌属、假单胞菌属引起的败血症、复杂性膀胱炎、肾盂肾炎。

【不良反应】 本品不良反应包括过敏反应、中毒性表皮坏死松解症、皮肤黏膜炎症状群、急性肝炎、肝坏死、黄疸、急性肾功能不全、间质性肾炎、全血细胞减少、无颗粒细胞症、血小板减少、溶血性贫血、假膜性小肠结肠炎、间质性肺炎、横纹肌溶解症、维生素 K 缺乏、维生素 B 缺乏。

【妊娠期安全等级】 B。

【禁忌与慎用】 1. 低体重出生儿、新生儿用药的安全性尚不清楚。

2. 婴幼儿(特别是不足 7 d 者)易发生下痢、软便,需慎用。

3. 余参见哌拉西林和他唑巴坦。

【药物相互作用】 同 8∶1 组合制剂。

【剂量与用法】 1. 成人一次 2.5 g 或 5 g(即哌拉西林 2 g 或 4 g,舒巴坦 0.5 g 或 1 g),每 12 h 一次,静脉注射或静脉滴注。每天最大剂量不能超过 5 g。

2. 儿童每天 60～100 mg/kg,分 3～4 次静脉注射或静脉滴注。

3. 肾功能不全患者酌情调整剂量可从 1.25 g 开始。

【用药须知】 参见哌拉西林和他唑巴坦。

【制剂】 注射剂(粉):0.625 g(含哌拉西林 0.5 g 与他唑巴坦 0.125 g);1.25 g(含哌拉西林 1 g 与他唑巴坦 0.25 g);2.5 g(含哌拉西林 2 g 与他唑巴坦 0.5 g)。

【贮藏】 密封,避光贮于干燥阴凉处。

美洛西林
(mezlocillin)

别名:磺唑氨苄青霉素、Baypen、Mezlin、Mezlocillinum

本品系半合成的酰脲基青霉素,为氨苄西林的衍生物。临床用其钠盐,1.07 g 本品钠盐相当于 1 g 美洛西林。

【CAS】 51481-65-3

【ATC】 J01CA10

【理化性状】 1. 本品为结晶性粉末,极易溶于水,其溶液透明、无色或微带灰黄色。在 0.9%氯化钠溶液或 5%葡萄糖溶液中尚属稳定,但最好是即配即用。

2. 化学式 6-[*N*-(3-Methylsulfonyl-2-oxoimidazolidin-1-ylcarbonyl)-D-phenylglycylamino] penicillanic acid。

3. 分子式:$C_{21}H_{25}N_5O_8S_2$

4. 分子量:539.6

5. 结构式

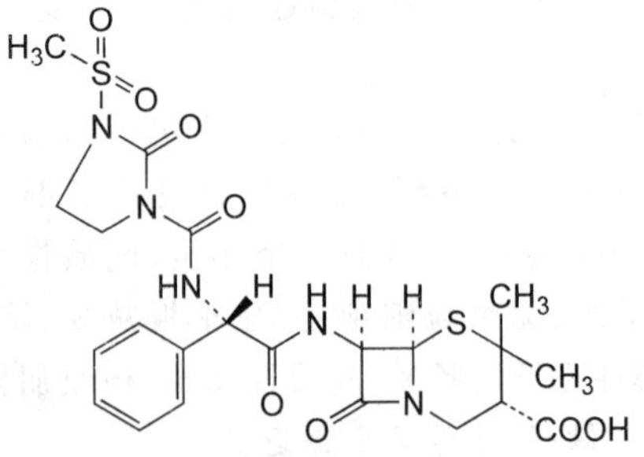

美洛西林钠
(mezlocillin sodium)

〖CAS〗 42057-22-7(anhydrous mezlocillin sodium);80495-46-1(mezlocillin sodium monohydrate)。

〖理化性状〗 1. 本品为白色至浅黄色的结晶性粉末。易溶于水。10%水溶液的 pH 为 4.5～8.0。

2. 化学名:Sodium(6*R*)-6-[D-2-(3-mesyl-2-oxoimidazolidine-1-carboxamido)-2-phenylacetamido] penicillanate monohydrate

3. 分子式:$C_{21}H_{24}N_5NaO_8S_2 \cdot H_2O$

4. 分子量:579.6

5. 配伍禁忌:据报道,美洛西林钠与氨基糖苷类、环丙沙星、甲硝唑或四环素类抗微生物药物不相容。

【药理作用】 本品抗菌谱与哌拉西林相似,对肠杆菌属细菌的抗菌活性较好,对铜绿假单胞菌的作用较阿洛西林弱。

【体内过程】 1. 本品口服不易吸收。肌内注射 1 g 后 45～90 min 可达血药峰值(15～25 μg/ml),其药动学呈现非线性的剂量依赖性。

2. 同羧苄西林分布情况相似。16%～42%的药物与蛋白结合。

3. $t_{1/2}$ 为 1.2 h。55%原药于 6 h 内随尿排出,30%原药经胆道排出。

【适应证】 用于治疗大肠埃希菌、肠杆菌属、变形杆菌等革兰阴性杆菌中敏感菌株所致的呼吸系统、泌尿系统、消化系统、妇科和生殖器官等感染,如败血症、化脓性脑膜炎、腹膜炎、骨髓炎、皮肤及软组织感染及眼、耳、鼻、喉科感染。

【不良反应】 1. 不良反应主要有食欲缺乏、恶心、呕吐、腹泻、肌内注射局部疼痛和皮疹,且多在给药过程中发生,大多程度较轻,不影响继续用药,重者停药后上述症状迅速减轻或消失。

2. 少数病例可出现血清氨基转移酶、ALP 升高及嗜酸性粒细胞一过性增多。中性粒细胞减少、低钾血症等极为罕见。未见肾功能改变以及血液电解质紊乱等严重反应。

【妊娠期安全等级】 B。

【禁忌与慎用】 1. 对青霉素类抗生素过敏者禁用。

2. 肾功能减退患者应适当降低用量。

3. 有哮喘、湿疹、花粉症、荨麻疹等过敏性疾病史者慎用。

4. 本品可通过乳汁分泌,哺乳期妇女使用时应暂停哺乳。

【药物相互作用】 1. 氯霉素、红霉素、四环素类等抗生素和磺胺药等抑菌剂可干扰本品的杀菌活性，不宜与本品合用，尤其是在治疗脑膜炎或急需杀菌剂的严重感染时。

2. 丙磺舒、阿司匹林、吲哚美辛、保泰松、磺胺药可减少本品自肾脏排泄，因此与本品合用时使其血药浓度增高，排泄时间延长，毒性也可能增加。

3. 本品与重金属，特别是铜、锌和汞呈配伍禁忌，因后者可破坏其氧化噻唑环。由锌化合物制造的橡皮管或瓶塞也可影响其活力。也可为氧化剂、还原剂或羟基化合物灭活。

4. 本品静脉输液加入头孢噻吩、林可霉素、四环素、万古霉素、琥乙红霉素、两性霉素 B、去甲肾上腺素、间羟胺、苯妥英钠、盐酸羟嗪、丙氯拉嗪、异丙嗪、维生素 B 族、维生素 C 等后将出现浑浊。

5. 避免与酸碱性较强的药物配伍，pH4.5 以下会有沉淀发生，pH4.0 以下及 pH8.0 以上效价下降较快。

6. 本品可加强华法林的作用。

7. 与氨基糖苷类抗生素合用有协同作用，但混合后，两者的抗菌活性明显减弱，因此两药不能置同一容器内给药。

8. 本品与环丙沙星、甲硝唑存在配伍禁忌。

【剂量与用法】 1. 成人常用量为 100～125 mg/(kg·d)，严重感染可用 200～300 mg/(kg·d)，用法同羧苄西林。治疗急性无并发症的淋球菌性尿道炎，可肌内注射或静脉注射 1 次 1～2 g，在注射同时或注射本品前 30 min 口服 1 g 丙磺舒。每天总用量不可超过 24 g。

2. >1 个月～12 岁儿童一次可用 50 mg，个别情况一次可用 50～75 mg，每 4 h 一次；7 d 或更小的新生儿一次可用 75 mg，每 8 h 一次，体重≥2 kg 者一次可用 75 mg，每 6 h 一次。

3. 一次肌内注射量不应超过 2 g。

【用药须知】 1. 使用本品前应进行青霉素皮试试验，阳性者禁用。

2. 用药期间，以硫酸铜法进行尿糖测定时可出现假阳性，用葡萄糖酶法者则不受影响；可使 ALT、AST 升高。

3. 大剂量注射给药可出现高钠血症。

4. 应用大剂量时应定期检测血清钠。

5. 本品可降低头孢噻肟的清除率。

【制剂】 注射剂(粉)：1 g；2 g；3 g；4 g。

【贮藏】 密闭，干燥处保存。

美洛西林钠-舒巴坦钠

(mealocillin sodium and sulbactam sodium)

别名：佳洛坦、开林、凯韦可、美洛巴坦、萨洛

本品为美洛西林钠和舒巴坦钠按 4∶1 的比例组成的复方制剂。

【药理作用】 1. 美洛西林为青霉素类广谱抗生素，主要通过干扰细菌细胞壁的合成而起抗菌作用。舒巴坦对奈瑟菌科和不动杆菌有抗菌活性，且对多种耐药菌株产生的 β-内酰胺酶有不可逆的抑制作用，可保护美洛西林不被 β-内酰胺酶水解，从而增强后者的抗菌活性。

2. 本品对多种革兰阳性菌和革兰阴性菌(包括有氧和厌氧株)均有杀菌作用，且体外对多数细菌产生的 β-内酰胺酶稳定。体外试验表明，本品可增强对多种产酶菌株(如金黄色葡萄球菌、大肠埃希菌)及不动杆菌属、粪产碱杆菌、黏质沙雷菌、产气杆菌、阴沟杆菌、枸橼酸杆菌、痢疾杆菌、铜绿假单胞菌等的抗菌作用。此外，体外试验表明本品还对下列细菌有体外抗菌活性：奇异变形杆菌、普通变形杆菌、摩根菌、克雷伯菌属、流感嗜血杆菌、副流感嗜血杆菌、奈瑟菌属、肺炎链球菌、消化球菌属、消化链球菌属、梭菌属、梭杆菌属、多形杆菌属等。

【体内过程】 1. 健康成人静脉注射美洛西林钠 1 g，15 min 后平均血药浓度为 53.4 μg/ml，1 h 后达 12 μg/ml。1 h 内静脉滴注 2 g，滴注结束时血药浓度为 86.5 μg/ml，1 h 后达 28.3 μg/ml。美洛西林吸收后在多数组织、体液中分布良好，尤其在胆汁中浓度最高，到达脑脊液的渗透率为 17%～25%，也可透过胎盘屏障。药物主要以原形经肾脏随尿液排泄，少量经胆汁、乳汁分泌，连续给药无蓄积作用。静脉给药 $t_{1/2}$ 约为 1 h，肌内注射 $t_{1/2}$ 约为 1.5 h。

健康成人静脉注射舒巴坦钠 1 g，5 min 后血药浓度达峰值，约为 104 μg/ml，6 h 后浓度降至 0.56 μg/ml，24 h 内约 98.8% 的舒巴坦随尿液排出。

【适应证】 适用于产酶耐药菌引起的下列感染。

1. 呼吸系统感染(如中耳炎、鼻窦炎、扁桃体炎、咽炎、肺炎、急性支气管炎、慢性支气管炎急性发作、支气管扩张、脓胸、肺脓肿等)。

2. 泌尿生殖系统感染(如肾盂肾炎、膀胱炎和尿道炎等)。

3. 腹内感染(如胆道感染、腹膜炎等)。

4. 皮肤及软组织感染(如蜂窝织炎、伤口感染、疖、脓性皮炎、脓疱病等)。

5. 其他严重感染(如脑膜炎、细菌性心内膜炎、

败血症等)。

【不良反应】 1. 过敏反应　偶见过敏反应,通常表现为皮疹、瘙痒。其他罕见的过敏反应表现有嗜酸性粒细胞增多、药物热、急性间质性肾炎及脉管炎等。如出现青霉素过敏、即发性荨麻疹反应须立即停用本品。

2. 胃肠道　通常表现为腹泻、恶心、呕吐等。腹泻通常在治疗期间或停药后消失。

3. 肝脏　少数患者用药后可出现肝功能异常(ALT 和 AST 一过性升高、胆红素升高等)。

4. 血液系统　个别患者可出现白细胞减少或粒细胞缺乏症、贫血或血小板减少症。高剂量用药时罕见血小板功能紊乱(如出血时间延长)、紫癜或黏膜出血,但通常仅见于重度肾功能不全的患者。

5. 中枢神经系统　高剂量用药时,因脑脊液中药物浓度过高,可能出现焦虑、肌肉痉挛及惊厥等。

6. 肾脏　少数患者用药后可出现肌酐升高、非蛋白氮升高等。

7. 代谢/内分泌系统　罕见低钾血症。

8. 其他　注射部位罕见血栓性静脉炎或疼痛。

【禁忌与慎用】 1. 本品与青霉素类、头孢菌素类药物存在交叉过敏性,对青霉素、头孢菌素类抗生素过敏者、对舒巴坦过敏者禁用。

2. 肝功能不全患者、过敏性体质患者(如支气管哮喘、花粉症或荨麻疹)慎用。

3. 美洛西林能通过胎盘,并在脐带血和羊水中有较低的浓度。动物实验未发现美洛西林及舒巴坦有生育力损伤和对胎儿的毒性,但对妊娠期妇女尚无充分和严格的临床研究资料,妊娠期使用本品应权衡利弊。

4. 美洛西林可少量经乳汁分泌,哺乳期妇女用药应谨慎。

【药物相互作用】 参见美洛西林的“药物相互作用”。

【剂量与用法】 1. 成人　静脉滴注 2.5～3.75 g/次,每 8 h 或 12 h 一次,疗程 7～14 d。一日最高剂量不宜超过 15 g(美洛西林钠 12 g、舒巴坦 3 g)。用适量注射用水或 0.9%氯化钠注射液溶解后,再加入 0.9%氯化钠注射液或 5%葡萄糖氯化钠注射液或 5%～10%葡萄糖注射液 100 ml 中,一次滴注时间为 30～50 min。

2. 1～14 岁儿童或体重超过 3 kg 的婴儿　一次 75 mg/kg,2～3 次/日。

3. 体质量不足 3 kg 的婴儿　一次 75 mg/kg,2 次/日。

【用药须知】 1. 使用本品前应进行青霉素皮试,阳性反应者禁用。治疗中,若发生过敏反应,应立即停药,并给予适当处理,包括吸氧、静脉应用糖皮质激素等。

2. 本品与酸、碱性较强(pH≤4 或 pH≥8)的药物有配伍禁忌。

3. 用于治疗致命的全身性细菌感染、未知微生物或不敏感微生物所致感染、重度感染及混合感染等,应与其他杀菌药合用。

4. 用药中如出现严重和持续腹泻时,应考虑到出现假膜性小肠肠炎的可能性。须立即停用本品并采取相应的治疗(如口服万古霉素,并禁用减少肠蠕动药物)。

5. 使用本品的患者 Coombs 试验可出现假阳性反应,非酶尿糖反应、尿胆素检测及尿蛋白测定可出现假阳性。

6. 长期用药应监测血常规、肝肾功能。与高剂量肝素、抗凝血药合用时,应监测凝血参数。淋病患者初诊及梅毒治疗三个月后应进行复查。

【制剂】 注射剂(粉):1.25 g;2.5 g。

【贮藏】 密闭,凉暗干燥处保存。

阿洛西林
(azlocillin)

本品亦属酰脲基青霉素,系半合成的氨苄西林衍生物。

【CAS】 37091-66-0

【ATC】 J01CA09

【理化性状】 1. 化学名:(6*R*)-6-[D-2-(2-Oxoimidazolidine-1-carboxamido)-2-phenylacetamido] penicillanate

2. 分子式:$C_{20}H_{23}N_5O_6S$

3. 分子量:461.5

4. 结构式

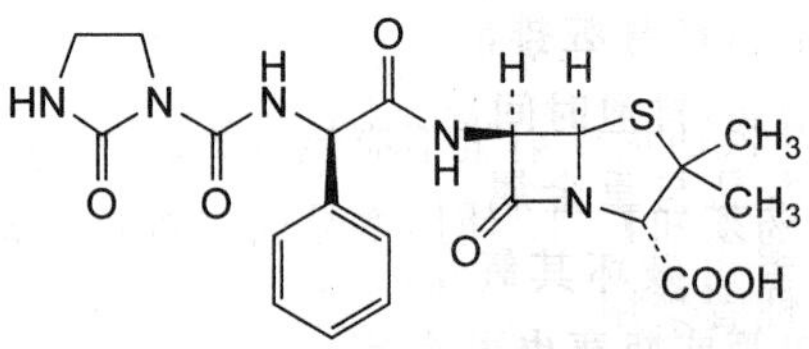

阿洛西林钠
(azlocillin sodium)

〖CAS〗 37091-65-9

〖理化性状〗 1. 本品为白色或类白色粉末或疏松块状物;无臭,味微苦,有引湿性。

2. 化学名:Sodium (6*R*)-6-[D-2-(2-oxoimidazolidine-1-carboxamido)-2-phenylacetamido]

penicillanate

3. 分子式：$C_{20}H_{22}N_5NaO_6S$

4. 分子量：483.5

5. 配伍禁忌：文献报道阿洛西林钠与氨基糖苷类药物、环丙沙星、甲硝唑和四环素不相容。

【药理作用】　本品的抗菌谱类似美洛西林钠。本品不耐金葡菌的青霉素酶和肠杆菌科细菌所产生的β-内酰胺酶。铜绿假单胞菌对本品的耐药性有时发展较快。氨基糖苷类与本品合用可加强对铜绿假单胞菌和其他一些革兰阴性菌的作用。

【体内过程】　本品不易从胃肠道吸收。静脉给药后的药动学呈现非线性的剂量依赖性。其分布同本组各药，20%～46%药物与蛋白结合。$t_{1/2}$约 1 h。50%～70%以原药随尿排出，其余经胆道排出。

【适应证】　用于治疗敏感的革兰阴性菌及阳性菌所致的各种感染，以及铜绿假单胞菌感染，包括败血症、脑膜炎、心内膜炎、化脓性胸膜炎、腹膜炎，以及下呼吸道、胃肠道、胆道、肾及输尿管、骨及软组织和生殖器官感染，妇科、产科感染，外耳炎，烧伤，皮肤及手术感染。

【不良反应】　1. 类似青霉素的不良反应，主要为过敏反应（如瘙痒、荨麻疹等），其他反应有腹泻、恶心、呕吐、发热，个别病例可见出血时间延长、白细胞减少等，电解质紊乱（高钠血症）较少见。

2. 其出血时间延长和严重程度均较羧苄西林轻。

【妊娠期安全等级】　B。

【禁忌与慎用】　参见哌拉西林。

【药物相互作用】　1. 氯霉素、红霉素、四环素类等抗生素和磺胺药等抑菌剂可干扰本品的杀菌活性，不宜与本品合用，尤其是在治疗脑膜炎或急需杀菌的严重感染时。

2. 丙磺舒、阿司匹林、吲哚美辛、保泰松、磺胺药可减少本品自肾脏排泄，因此与本品合用时使其血药浓度增高，排泄时间延长，毒性也可能增加。

3. 本品与重金属，特别是铜、锌和汞呈配伍禁忌，因后者可破坏其氧化噻唑环。由含锌化合物制造的橡皮管或瓶塞也可影响其活力。呈酸性的葡萄糖注射液或四环素注射液皆可破坏其活性。也可为氧化剂、还原剂或羟基化合物灭活。

4. 本品静脉输液加入头孢噻吩、林可霉素、四环素、万古霉素、琥乙红霉素、两性霉素 B、去甲肾上腺素、间羟胺、苯妥英钠、盐酸羟嗪、丙氯拉嗪、异丙嗪、维生素 B 族、维生素 C 等后将出现浑浊。

5. 本品可加强华法林的作用。

6. 本品与氨基糖苷类抗生素混合后，两者的抗菌活性明显减弱，因此两药不能置同一容器内给药。

7. 本品可减慢头孢噻肟及环丙沙星自体内清除，故合用时应降低后两者的剂量。

【剂量与用法】　1. 静脉滴注。成人 6～10 g/d，严重病例可增至 10～16 g/d，一般分 2～4 次滴注。儿童按体重一次 75 mg/kg，婴儿及新生儿按体重一次 100 mg/kg，2～4 次/日。

2. 肾功能不全患者用量　Ccr＞30 ml/min 者按正常用量；Ccr 为 10～30 ml/min 者，轻度感染按 1.5 g/次，每 12 h 一次；中度感染按一次 1.5 g，每 8 h 一次；重度感染按一次 2 g，每 8 h 一次；Ccr＜10 ml/min 者，轻度感染按一次 1.5 g，每 12 h 一次；中度感染按一次 2 g，每 12 h 一次；重度感染按一次 3 g，每 12 h 一次。

【用药须知】　参见美洛西林。

【制剂】　注射剂（粉）：1 g；2 g；3 g；4 g。

【贮藏】　密封，干燥处保存。

呋布西林

(furbencillin)

别名：呋苄西林、呋苄青霉素、呋脲苄青霉素、Furbucillin

本品亦属酰脲基青霉素，系半合成的氨苄西林衍生物。

【CAS】　26552-51-2

【理化性状】　1. 化学名：(2*S*，5*R*，6*R*)-3，3-Dimethyl-6-[[(2R)-[[[(2-furanylcarbonyl) amino] carbonyl]amino]phenylacetyl]amino]-7-oxo-4-thia-1-azabicyclo[3.2.0]heptane-2-carboxylic acid

2. 分子式：$C_{22}H_{22}N_4O_7S$

3. 分子量：486.5

4. 结构式

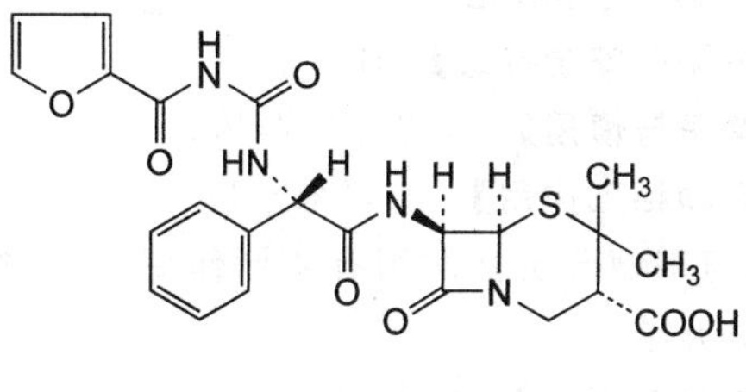

呋布西林钠

(furbencillin sodium)

〖CAS〗　37091-65-9

〖理化性状〗　1. 本品为白色或类白色结晶性粉末，微有特异臭，味苦，溶于水，有引湿性。

2. 分子式：$C_{22}H_{21}NaN_4O_7S$

3. 分子量：508.48

呋布西林钾
(furbencillin potassium)

〖CAS〗 25673-17-0

〖理化性状〗 1. 本品为白色或类白色结晶性粉末,微有特异臭,味苦,可溶于水。

2. 分子式:$C_{22}H_{21}KN_4O_7S$

3. 分子量:522.5

【药理作用】 本品为广谱半合成青霉素,对流感嗜血杆菌、奇异变形杆菌、伤寒沙门菌、部分大肠埃希菌和铜绿假单胞菌等革兰阴性杆菌都具有良好的抗菌作用。对铜绿假单胞菌的作用比羧苄西林强8～16倍,对高度耐羧苄西林的耐药铜绿假单胞菌的作用比羧苄西林强100倍以上。对链球菌属、肺炎链球菌、部分肠球菌属和不产青霉素酶金葡菌等革兰阳性菌也有较好的抗菌作用。本品对革兰阳性厌氧菌具有抗菌作用,但对脆弱拟杆菌和其他拟杆菌属细菌作用较差。

【体内过程】 静脉注射1 g后,其血药峰值高于羧苄西林,为178.3 mg/L,分布容积为17.69L,消除$t_{1/2}$为1.08 h,清除率为11.37L/h。尿中药物排出量为29%。本品在胆汁和尿液中浓度较高,在各脏器中浓度较低。蛋白结合率为90%。

【适应证】 主要用于铜绿假单胞菌、大肠埃希菌、奇异变形杆菌及其他敏感菌所致的各种感染。

【不良反应】 1. 过敏反应较常见,包括皮疹、药物热等;过敏性休克偶见,一旦发生,必须就地抢救,予以保持气道畅通、吸氧及使用肾上腺素、糖皮质激素等治疗措施。

2. 少数患者出现恶心、呕吐、食欲缺乏、上腹部不适等胃肠道反应和血清氨基转移酶升高,口周、面部和四肢皮肤麻木感、严重时有肌颤等。

3. 静脉炎亦可见到。

【妊娠期安全等级】 B。

【禁忌与慎用】 参见哌拉西林。

【药物相互作用】 与阿米卡星、庆大霉素、奈替米星等氨基糖苷类药联用有协同作用,但有配伍禁忌,要分开给药。

【剂量与用法】 成人,4～8 g/d,儿童一日按体重50～150 mg/kg,分4次静脉滴注。本品不宜静脉注射或肌内注射。

【用药须知】 参见美洛西林。

【制剂】 注射剂(粉):0.5 g;1 g。

【贮藏】 密闭,在干燥凉暗处保存。

1.1.1.1.1.5 抗革兰阴性杆菌青霉素

本组虽归属于青霉素类,但根据其结构特点,应当视作青霉素烷类类似物。其抗菌谱窄。

美西林
(mecillinam)

别名:氮草脒青霉素、Coactin

本品为新型半合成青霉素。

【CAS】 32887-01-7

【ATC】 J01CA1

【理化性状】 1. 本品为结晶性粉末,极易溶于水,其溶液透明,无色或微灰黄色。在0.9%氯化钠溶液或5%葡萄糖溶液中尚属稳定,但最好是即配即用。

2. 化学名:(6*R*)-6-(Perhydroazepin-1-yl-methyleneamino)penicillanic acid

3. 分子式:$C_{15}H_{23}N_3O_3S$

4. 分子量:325.4

5. 结构式

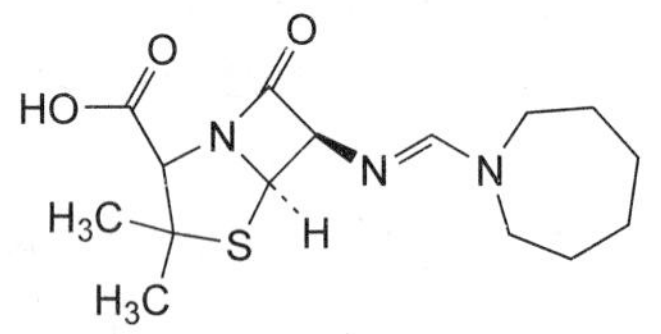

【药理作用】 1. 本品对革兰阳性菌的作用很弱,β-内酰胺酶可使其失活,但较氨苄西林稳定。本品也抑制细菌细胞壁的合成,但作用方式与青霉素不同,故与青霉素类或头孢菌素合用,对革兰阴性菌有协同作用。但与氨基糖苷类抗生素无协同作用。

2. 对革兰阴性菌,如大肠埃希菌、数种志贺菌、克雷伯菌属、肠杆菌属、沙门菌属均具有抗菌活性;对铜绿假单胞菌、吲哚阳性变形杆菌、黏质沙雷杆菌、数种类杆菌属无抗菌活性;对数种奈瑟菌属和流感嗜血杆菌仅有较弱的抗菌活性。

3. 与某些药物(如氨苄西林、哌拉西林、头孢唑林、头孢孟多、头孢西丁等)合用,除可使以上耐药菌变得敏感外,还可对抗某些普罗威登斯菌。

【体内过程】 口服不易吸收。在分别肌内注射200 mg和400 mg后,1.5 h可分别达血药峰值6和12 μg/ml。广泛分布到体内各种组织和体液中,蛋白结合率为5%～10%。$t_{1/2}$为51～52 min。给药后6 h内有50%～70%原药随尿排出,余经胆道排出。

【适应证】 1. 主要用于治疗大肠埃希菌(包括耐氨苄西林株)以及某些敏感肠杆菌科细菌所致的尿路感染。

2. 治疗败血症、脑膜炎、肺炎、心内膜炎等严重感染时常与氨苄西林、替卡西林、头孢西丁等其他β-内酰胺类药合用。

【不良反应】 1. 可有恶心，腹泻，眩晕，贫血，粒细胞减少。

2. 也可致转氨酶升高、ALP 升高。

3. 肌内注射本品后局部刺激不显著。

4. 本品偶可致过敏性休克和其他过敏反应，用前应做青霉素皮试。

5. 可有皮疹，嗜酸性粒细胞增多、血小板增多以及注射局部刺激症状等。其他参见青霉素。

【妊娠期安全等级】 B。

【禁忌与慎用】 1. 对青霉素、青霉胺、头孢菌素类药过敏者禁用。

2. 尚未明确本品是否可经乳汁分泌，哺乳期妇女使用时宜暂停哺乳。

3. 严重肝、肾功能不全患者慎用。

4. 高度过敏体质患者慎用。

【药物相互作用】 1. 本品与头孢孟多或磷霉素联合对鼠伤寒杆菌的作用增强，显示协同或相加现象。

2. 本品与吡哌酸联合呈无关或拮抗，与氨基糖苷类合用亦无协同作用出现。

3. 丙磺舒可抑制本品经肾排泄，升高血药浓度。

【剂量与用法】 1. 成人一次 400～600 mg，重症一次 800 mg。一般疗程 7～10 d，必要时可延长。

2. 肌内注射时，每 0.5 g 本品用注射用水或 0.9%氯化钠注射液 2.2 ml 稀释，使成 200 mg/ml，深部肌内注射，肌内注射宜缓，约 3～4 min；滴注时，使成 10～20 mg/ml，总量在 200～250 ml 左右，约 15～30 min 滴完。

3. 儿童每天 30～60 mg/kg，分 3～4 次给药。

4. 与其他 β-内酰胺类合用时，应分别做皮试。

【用药须知】 1. 使用本品应注意询问患者青霉素过敏史并注意患者有无过敏疾患或过敏状态。用药前必须做皮肤敏感性试验，皮试阳性者不能使用。如发生过敏休克反应，抢救原则和方法与青霉素 G 相同。

2. 本品不宜用大量输液溶解后作长时间静脉滴注，以免降低血药浓度。

3. 本品与氨基糖苷类药属配伍禁忌，合用时不能置于同一容器中。

4. 长期应用本品应定期检查肝、肾功能。

5. 本品仅供注射用，供口服者为美西林酯，即匹美西林。

【制剂】 注射剂(粉)：0.5 g；1 g。

【贮藏】 室温下贮存，避免受热。

匹美西林
(pivmecillinam)

别名：氮苄脒青霉素双酯、Amdinocillinpivoxil(美国用名)、Selexid

本品为美西林的新戊酸甲酯，可供口服。临床用其盐酸盐。

【CAS】 32886-97-8

【ATC】 J01CA08

【理化性状】 1. 本品为白色或近白色结晶性粉末，极易溶于水、无水乙醇或甲醇，微溶于丙酮。其 10%水溶液的 pH 为 2.8～3.8。本品 1.35 g 相当于美西林 1 g。

2. 化学式：Pivaloyloxymethyl (6*R*)-6-(perhydroazepin-1-ylmethylene-amino) penicillanate。

3. 分子式：$C_{21}H_{33}N_3O_5S$

4. 分子量：439.6

5. 结构式

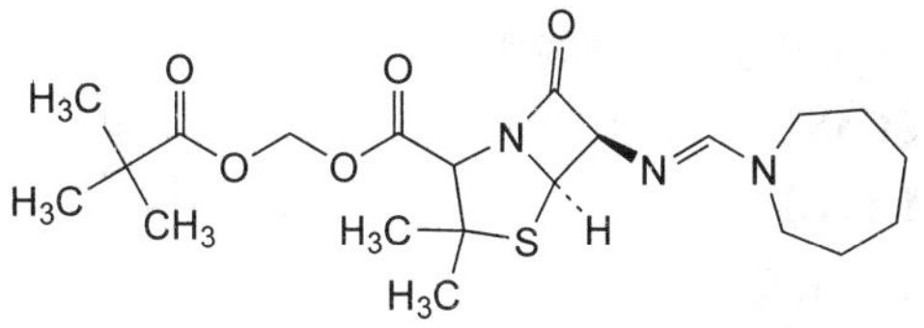

盐酸匹美西林
(pivmecillinam hydrochloride)

〖CAS〗 32887-03-9

〖理化性状〗 1. 本品盐酸盐 1.46 g 相当于美西林 1 g。

2. 分子式：$C_{21}H_{33}N_3O_5S \cdot HCl$

3. 分子量：476.0

【药理作用】 参见美西林。

【体内过程】 口服易于吸收，并迅速水解成美西林。食物对吸收无影响。口服 400 mg 后 1～2 h 可达美西林的血药峰值(5 μg/ml)。仅有 45%原药随尿排出。

【适应证】 主要用于治疗沙门菌属感染，包括伤寒、副伤寒及其带菌者，也用于尿路感染。

【不良反应】 参见美西林。

1. 由于新戊酸甲酯的存在，本品可诱发肉毒碱缺乏。

2. 可能损伤食道，故提倡与食物同服。坐或立位，至少用一杯水送服。

【妊娠期安全等级】 B。

【禁忌与慎用】 参见青霉素。

【药物相互作用】 参见美西林。

【剂量与用法】 1. 成人常用量一次 200～400 mg，3～4 次/日。用于包括伤寒在内的沙门菌属感染 1.2～2.4 g/d，3 次分服，疗程一般 14 d。

2. 儿童常用量为 20～40 mg/(kg·d)，治疗沙门菌属感染可用 30～60 mg/(kg·d)。

【用药须知】 1. 使用本品应注意询问患者青霉素过敏史并注意患者有无过敏疾患或过敏状态。用药前必须做青霉素皮试，皮试阳性者不能使用。如发生过敏休克反应，抢救原则和方法与青霉素相同。

2. 长期应用应定期检查肝、肾功能。

【制剂】 片剂和胶囊剂：0.25 g。

【贮藏】 密闭，贮存于 2～8 ℃。

替莫西林

(temocillin)

别名：Temopen、Negaban

本品属于耐 β-内酰胺酶青霉素。

【CAS】 66148-78-5

【ATC】 J01CA17

1. 化学名：(6S)-6-[2-Carboxy-2-(3-thienyl)acetamido]-6-methoxypenicillanic acid

2. 分子式：$C_{16}H_{18}N_2O_7S_2$

3. 分子量：414.5

4. 结构式

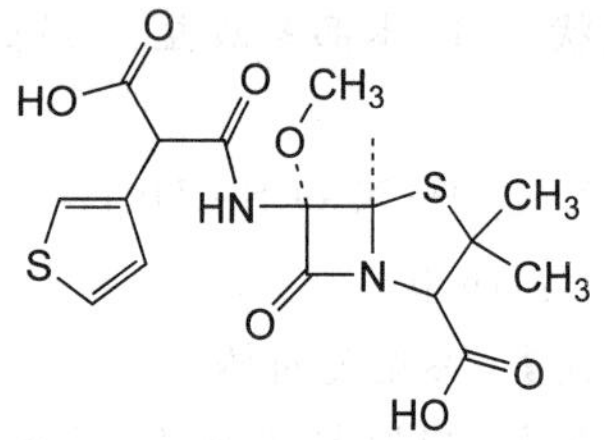

替莫西林钠

(temocillin sodium)

〖CAS〗 61545-06-0(二钠)

〖理化性状〗 1. 本品为无定形粉末。

2. 分子式：$C_{16}H_{16}N_2Na_2O_7S_2$

3. 分子量：458.4

【药理作用】 1. 对广泛产 β-内酰胺酶的细菌包括耐第三代头孢菌素在内的革兰阴性菌(如许多肠杆菌、流感嗜血杆菌、莫拉卡他菌和淋病奈瑟球菌)具有很强的杀菌活性。

2. 对抗铜绿假单胞菌的作用不明显。

3. 对革兰阳性菌和脆弱类杆菌无活性。

【体内过程】 本品口服不易吸收。肌内注射或静脉注射后血药浓度较高，且持续时间较长。$t_{1/2}$ 约 4.5 h，比大多数青霉素要长，严重肾功能衰竭者的 $t_{1/2}$ 可达 18 h。约 85%药物与蛋白结合，体内分布与其他青霉素相似。约 70%～80%原药于 24 h 内随尿排出，小部分经胆道排出，体内代谢很少。本品在血液透析中可被清除。

【适应证】 由产 β-内酰胺酶的革兰阴性需氧菌引起的各种感染。

【不良反应】【药物相互作用】 参见青霉素的有关的叙述。

【妊娠期安全等级】 B。

【禁忌与慎用】 1. 参见青霉素。

2. 儿童用药的安全性及有效性尚未确定。

【剂量与用法】 成人一次常用量 1～2 g，每 12 h 一次；治疗无并发症的尿路感染可给予 1 g/d。静脉注射宜缓，在 3～4 min 注完；滴注宜速，在 30～40 min 滴完。

【用药须知】 1. 使用前必须先做皮试。

2. 参见青霉素的“用药须知”。

3. 肾功能不全的患者如必须使用本品，应延长给药的间隔时间。

【制剂】 注射剂(粉)：1 g；2 g。

【贮藏】 密闭，室温≤25 ℃保存。

1.1.1.1.1.6 氨基青霉素与耐酶青霉素的复方制剂

氨基青霉素对革兰阴性和阳性菌均有杀菌作用，其特点是广谱，但不耐青霉素酶；而耐青霉素酶的青霉素之特点是不易被青霉素酶灭活，对产青霉素酶的耐药金黄色葡萄球菌有杀菌作用，两者合用后，可起到优势互补、对抗葡萄球菌产酶菌株和某些革兰阴性菌敏感菌株的抗菌作用。

氟氯西林钠-阿莫西林钠

(flucloxacillin sodium and amoxicillin sodium)

别名：新灭菌、Biflocin

本品为氟氯西林钠和阿莫西林钠的组合制剂，组成比例为 1∶1。

【药理作用】 氟氯西林主要杀灭产青霉素酶的革兰阳性菌，阿莫西林则对革兰阳性和革兰阴性菌均有杀菌作用。两者合用不仅扩大了抗菌谱，也加强了杀菌的作用。

【体内过程】 参见两药的相应叙述。

【适应证】 由敏感细菌引起的呼吸道、泌尿道、消化道、口腔、耳鼻喉、皮肤和软组织、骨、关节等感染。

【妊娠期安全等级】 B。

【不良反应】【禁忌与慎用】【药物相互作用】 参见两药的相应资料。

【剂量与用法】 1. 成人　200 mg，2 次/日。肌内注射或滴注；或口服 500 mg，3 次/日，空腹服用。

2. 2～12 岁儿童　20 mg/(kg·d)，等分 2 次用；或口服 250 mg，3 次/日，空腹服用。

【用药须知】 1. 参见两药的相应资料。

2. 用前应先做青霉素皮试。

【制剂】 ①注射剂(粉)：0.5 g；1 g。②胶囊剂：0.25 g；0.5 g。

【贮藏】 密闭，室温≤25 ℃保存。

阿莫西林钠-双氯西林钠
(amoxicillin sodium and dicloxocillin sodium)

别名：凯力达

本品为复方制剂，其组分为阿莫西林钠和双氯西林钠。

【药理作用】 阿莫西林是一种广谱抗生素，对许多革兰阳性和革兰阴性细菌具有抗菌作用，双氯西林对繁殖期的青霉素敏感细菌具有杀菌作用。阿莫西林不能抵御青霉素酶的破坏，因此对产生青霉素酶的微生物，特别是对葡萄球菌没有作用。双氯西林则能抵御葡萄球菌对青霉素酶的破坏，对产青霉素酶和不产青霉素酶的菌株均有作用。阿莫西林和双氯西林合用，双氯西林可抑制青霉素酶对阿莫西林的破坏，因此可产生协同的抑菌和杀菌功效，可扩大抗菌谱，提高细菌对药物的敏感性。本品对许多细菌都具有抗菌作用，如金黄色葡萄球菌，肺炎链球菌，化脓链球菌，草绿色链球菌，流感嗜血杆菌，大肠埃希菌，奇异变形杆菌，沙门菌属，百日咳杆菌，淋病双球菌，脑膜炎双球菌等。

【体内过程】 阿莫西林和双氯西林在胃酸条件下稳定，口服吸收良好。食物对阿莫西林吸收无任何影响，但能减少双氯西林的吸收。口服后 1～2 h 内血药浓度均可达到峰值，$t_{1/2}$ 为 0.5～1.5 h。阿莫西林的蛋白结合率较低，约为 20%；而双氯西林的蛋白结合率可达 97%以上。两者可广泛分布于组织和体液中，但极少进入脑脊液。两者体内代谢有限，原药和代谢物均通过肾小球过滤和肾小管分泌方式随尿排泄，尿中排泄约占口服剂量的 60%，少量随粪便和胆汁排泄。

【适应证】 用于治疗对本品敏感的多种细菌引起的感染。

1. 上呼吸道感染　扁桃体炎、鼻窦炎、中耳炎等。

2. 下呼吸道感染　急性与慢性支气管炎、大叶性肺炎与支气管炎、脓胸等。

3. 生殖泌尿道感染　膀胱炎、尿道炎、肾盂肾炎、盆腔感染、淋病等。

4. 皮肤及软组织感染　疖、脓肿、蜂窝织炎、伤口感染等。

5. 骨和关节感染　骨髓炎。

6. 其他感染　牙周脓肿、脓毒性流产、产后脓毒症、腹腔脓毒症等。

【不良反应】 1. 本品偶有胃肠道反应，如腹泻、消化不良、恶心、呕吐等。

2. 其他少见的不良反应有腹部不适、头痛、皮疹、荨麻疹、瘙痒和红斑等。

3. 与抗生素有关的假膜性小肠结肠炎也曾有报道。

【禁忌与慎用】 1. 对青霉素类药物过敏者禁用。

2. <3 岁儿童用药的安全性尚未确定。

3. 尚未明确本品的成分是否可经乳汁，哺乳期妇女使用时应暂停哺乳。

4. 传染性单核细胞增多症患者使用本品，斑丘疹发生率增加，因而不能使用本品。

【药物相互作用】 1. 四环素、氯霉素类药物可减弱本品的杀菌作用，应避免合用。

2. 丙磺舒或其他胃酸分泌抑制剂能降低本品的肾小管分泌，合用时会增加本品的血药浓度，$t_{1/2}$ 延长。

3. 别嘌醇与本品合用会增加皮疹的发生率，没有数据支持两者合用。

4. 本品可能会降低抗凝药如华法林的作用，正在用抗凝药治疗的患者慎用本品。

5. 本品对口服避孕药的影响尚无定论，宜慎用。

【剂量与用法】 口服，建议在饭前 1 h 或饭后 2 h 服用。

1. 成人及 40 kg 以上儿童　一次 0.375～0.75 g，3～4 次/日。

2. 严重感染的患者　一次 1.5 g，3～4 次/日。

3. 40 kg 以下儿童　按体重一次 5 mg/kg，每 6 h 一次，或遵医嘱。

【用药须知】 1. 本品为青霉素类药物，使用本品治疗可能会出现过敏反应。治疗前需详细询问患者的过敏史。治疗时若出现过敏反应，应停止用药，并采取适当治疗措施。严重过敏反应需紧急处理，如使用肾上腺素、吸氧、静脉注射皮质激素等。

2. 治疗期间应注意可能发生的霉菌或细菌病原体的二重感染。若出现二重感染(通常为肠杆菌、白色念珠菌或假单胞菌感染)，应停止用药并适当治疗。

3. 尽管青霉素类毒性很低，但长期治疗时建议进行肾、肝和造血功能评价。若肾功能降低，应根据降低程度减少剂量。肝功能异常患者慎用本品。

【制剂】 ①胶囊剂：0.375 g（阿莫西林 0.25 g、双氯西林 0.125 g）。②片剂：0.375 g（阿莫西林 0.25 g、双氯西林 0.125 g）

【贮藏】 常温干燥处，避光、密闭贮存。

1.1.1.1.2　头孢菌素类

头孢菌素类是由真菌——尖头孢菌（*Cephalosporium acremonium*）通过培养产生的天然头孢菌素C为原料，经半合成改造其侧链而衍生出来的系列抗生素。本类抗生素的共同特点是，都以7氨基头孢烷酸(7-ACA)作为主核。7-ACA由一个6元二氢噻嗪环，替代青霉素的5元噻唑烷环，再加上一个β-内酰胺环和一个乙酰氧甲基团融合组成。

在β-内酰胺环系统任何一点上的分裂都会导致抗菌活性的完全丧失。如在头孢菌素主核的R^1（第7位）和R^2（第3位）上增加各种不同的基团，就会产生出不同抗菌谱的衍生物，使其对β-内酰胺酶的水解、蛋白结合、胃肠道吸收或去乙酰化的易感性均具有稳定性。本类抗生素始用于20世纪60年代，其发展之快大大超过了青霉素类。其抗菌谱也较之更广，超敏反应较少发生，也较少引起过敏性休克，使用较为安全，为其突显的优点之一。

按一般习惯，依本类中各个品种的开发时间和抗菌活性的特点将其分为五代。这里必须要说明的是，第三代头孢菌素虽比第一、二代的抗革兰阴性菌的作用要强些，但其对抗革兰阳性菌的作用却低于第一代。临床选用本类抗生素时，必须依其实际的抗菌谱及其活性水平进行选用，而不能以"后来居上"定优劣。第四代头孢菌素是从第三代头孢菌素发展而来，但与第三代头孢菌素又有明显区别的新一代头孢菌素。从结构上来说，它在第三代头孢菌素分子结构的基础上，在7-氨基头孢稀酸(7-ACA)母核C-3位引入C-3′季铵取代基；从作用机制来说，上述结构的改变使它可以更快地透过革兰阴性杆菌的外膜，对PBPs有更高的亲合力，对细菌的β-内酰胺酶更稳定；从抗菌谱来说，它对革兰阳性球菌有更强的抗菌活性。

第五代头孢菌素是近年来才开发上市的，其对包括MRSA（耐甲氧西林金黄色葡萄球菌）在内的革兰阳性菌和革兰阴性菌均具有强大的抗菌活性。据国外文献报道此类药物对万古霉素敏感性中介的金黄色葡萄球菌也全部有效，是值得期待的广谱高效抗生素之一。

【稳定性】 1. 溶液状态下的头孢菌素类仅在短时间内可保持稳定，因此必须即配即用。

2. 头孢菌素类和某些其他类药物（如氨基糖苷类）之间存在物理的和（或）化学的不相容性；但对具体药物来说，如能控制住几种有关的制剂学因素（如药物浓度、所用的具体溶剂、pH、温度）也可使之稳定。不过，未切实掌握此项技术者，切不可任意配伍，万勿大意。

【作用机制】 1. 和青霉素类一样，头孢菌素类也具有杀菌作用，与青霉素类、头霉素类和头孢烯类相同，其抗菌活性也是通过抑制细菌细胞壁合成黏肽而产生的。虽然头孢菌素类的实际作用机制尚未得到完全阐明，但与细菌胞质膜里几种酶（羧肽酶、内肽酶和转肽酶）结合的β-内酰胺抗生素类能干扰细菌细胞壁的合成和细胞分裂是可以肯定的，从而形成去膜细菌细胞。这种无膜菌体一经接触到β-内酰胺类抗生素就会被溶解直至死亡。而这种细菌菌体的溶解似乎又是通过细菌自身的溶素（如肽聚糖水解酶）介导而完成的。

2. 近代发现β-内酰胺类抗生素的靶酶正是细菌细胞膜上各种不同的青霉素结合蛋白(PBPs)。由于菌种的不同，都各自具有种类不同和数量各异的PBPs。各种不同的β-内酰胺抗生素对不同的PBPs的亲和力似乎可以说明，在使用不同的β-内酰胺抗生素后在敏感细菌中所出现的形态上的差异，还可表明各种β-内酰胺抗生素的活性谱的不同是其本身所固有的，而不是由于有无β-内酰胺酶的存在所决定的。

【抗菌谱】 总的说来，体外证明头孢菌素类对许多革兰阳性需氧菌，某些革兰阴性需氧菌和某些厌氧菌均具有活性；不过，各个品种的活性谱及其对敏感菌的活性水平存在着很大的差异。这些将在本类分代中分述之。

【耐药性】 细菌对头孢菌素类的耐药性可以是生来的或获得的，也可以由一种或多种因素结合而产生。某一头孢菌素对某些细菌虽无杀菌或抑菌活性，却可使其他细菌致死；这是因为药物不能渗透细菌细胞的表面，或者由于药物不能阻断其代谢途径。细菌耐头孢菌素类的主要机制是细菌产生的β-内酰胺酶可水解β-内酰胺环，从而导致药物失活。然而，β-内酰胺酶的有或无并不能硬性地确定细菌对某种头孢菌素的敏感性或耐药性。细菌耐药一般是由β-内酰胺酶的产生和对药物存在的永久性屏障所形成的。由不同菌种产生的β-内酰胺酶，在物理、化学和功能性上均有所不同。葡萄球菌所产生的β-内酰胺酶一般是可诱导的、细胞外的青霉素酶。革兰阴性菌可产生多种不同的β-内酰胺酶，有些是染色体介导的、可诱导的头孢菌素酶。

【过敏反应】 使用本类药物的超敏反应和过敏

反应发生率约≤5%，包括荨麻疹、瘙痒、皮疹（斑丘疹、红疹、麻疹样疹）、发热和寒战。血清病样反应、嗜酸性粒细胞增多、关节痛、水肿、生殖器和肛门瘙痒、血管神经性水肿、斯-约综合征、多型性红斑、中毒性表皮坏死松解症和剥脱性皮炎。因过敏而致死者，较少发生。发生过敏反应的患者大多数均有过敏史，尤其是有青霉素过敏史。

【不良反应】 1. 血液系统　接受头孢菌素类的患者中，约有≥8%出现直接和间接 Coombs 试验假阳性结果。其他不良反应包括轻而短暂的中性粒细胞减少、血小板增多或减少、白细胞减少、淋巴细胞增多、各类血细胞减少，贫血、再生障碍性贫血、溶血性贫血和出血也会发生。使用含有 *N*-甲硫四唑侧链的头孢菌素（包括头孢噻吩、头孢孟多、头孢甲肟、头孢尼西、头孢哌酮、头孢雷特、头孢匹胺）可能发生凝血酶原时间延长、活化的部分凝血活酶时间（aPTT）延长和（或）低凝血酶原血症（出血或不出血），这种不良反应常在老年、体弱患者，维生素 K 缺乏者，严重肾功能衰竭或胃肠道根治手术后的患者中发生。近代研究表明，这种 *N*-甲硫四唑侧链可以干扰维生素 K 的代谢和再生，并抑制谷氨酸的 γ-羧化作用，而这些现象正是肝脏合成凝血酶原过程中有赖于维生素 K 的参与步骤。因此，临床上在使用含有这种侧链的头孢菌素类时，应当同时使用维生素 K 预防出血。

2. 肾损害　偶见 BUN 和血肌酐浓度一过性升高。可逆性间质性肾炎偶有报道。肾毒性多在老年、体弱、肾功能已有受损的患者中发生。

3. 肝损害　血清 AST、ALT 和 AKP 水平一过性升高。胆红素和（或）LDH 水平也可能升高。肝功能受损包括胆汁淤积也有报道，停药后，以上不良反应可见逆转。

4. 胃肠道不良反应　口服本类药物最常见的不良反应有恶心、呕吐、腹泻和维生素 B 族缺乏，这些不良反应一般较轻，且为一过性。不过，也有极少患者的这类不良反应的严重程度可能达到必须停药的地步。某些本类药物还可能引起腹痛、里急后重、消化不良、舌炎、胃内灼热感（烧心）和二重感染，这些不良反应在肌内注射或静脉注射时也可能发生。罕见的情况是，在使用（甚至单次使用）中或停用某些本类药物后，会由于耐药产毒的难辨梭状芽孢杆菌属引起与头孢菌素（尤其第二、三代）有关的假膜性小肠结肠炎，文献已报道过因此而致死者。

5. 局部不良反应　某些本类药物在肌内注射或静脉注射后的局部反应是常见的。肌内注射后则更常发生局部疼痛、触痛、硬结，有时会产生无菌性脓肿或组织坏死。

6. 其他不良反应　口服、肌内注射或静脉注射本类药物后，可引起神经系统的不良反应，如头晕、头痛、乏力、不适和眩晕。几例儿童因使用头孢呋辛钠治疗脑膜炎而导致癫痫发作、脑病、扑翼样震颤和神经肌肉兴奋性增强。肾功能不全患者口服或静脉注射头孢噻吩曾有引起中毒性妄想狂样反应，可能与血药浓度上升有关。既往有光敏性皮肤炎史者，使用本类药物后，可在日光曝晒的部位再发此种皮炎。

【药物相互作用】 1. 在给予含有 *N*-甲硫四唑侧链的 β-内酰胺类（如头孢孟多、头孢哌酮、头孢替坦、拉氧头孢）后 48～72 h 如饮用乙醇会发生双硫仑（戒酒硫）样反应。这种反应似乎是由于乙醛的积累引起的；如果在给予首剂的这类抗生素之前摄取乙醇就不会发生。头孢尼西也含有 *N*-甲硫四唑侧链，近期报道，用此药后饮酒并未发生该项反应，值得审慎观察。

一些药物制剂中含有乙醇，如尼莫地平注射液、地西泮注射液、硝酸甘油注射液、氢化可的松注射液、一些中药注射剂、酊剂等，与本类药物合用时在个别敏感的患者也可能发生双硫仑样反应。

2. 同时口服丙磺舒可竞争性抑制肾小管分泌，导致头孢菌素类的血药浓度上升，$t_{1/2}$ 延长。

3. 同时使用肾毒性药物（如氨基糖苷类、多黏菌素 E、多黏菌素 B 或万古霉素）会加重某些头孢菌素类的肾毒性，应避免合用。

4. 既往曾认为头孢菌素类和氯霉素之间存在着抗菌活性增强或协同的作用，但近期报道证实，合用头孢菌素类（如头孢哌酮、头孢他啶、头孢曲松）和氯霉素对抗多种革兰阴性和阳性菌中，两者存在着拮抗作用，特别是在氯霉素先于头孢菌素类加入溶剂中时。此外，据报道至少有 1 例患肠炎（沙门）杆菌性脑膜炎的婴儿体内也出现了此种拮抗作用。因此，有人建议，应避免氯霉素与任一头孢菌素合用，特别是在杀菌作用被认为是重要的时候。

【用药须知】 1. 高敏体质者在使用本类药物之前，必须先做皮试，而且不可用青霉素皮试液代用。

2. 在使用本类药物之前，必须详细询问患者的过敏史，特别是对任何 β-内酰胺类药物的过敏史均须一一询问。

3. 本类药物与其他 β-内酰胺类抗生素之间有可能存在交叉过敏反应。凡对其他任一 β-内酰胺类有即刻型过敏史者，应禁用本类药物；凡对其他任一 β-内酰胺类有迟发型过敏史者，仍应小心使用本类药物，并严密观察患者。

4. 在使用本类药物中如出现任何过敏反应，均应停药，并予适当的处理。

5. 准备好针对严重过敏反应的抢救药品和相应措施。

6. 延长使用本类药物，可能引起的一些非预期性的微生物（特别是肠杆菌、铜绿假单胞菌、肠球菌或白色念珠菌属等）过度生长。如已发生二重感染，应换用其他替代疗法。

7. 有胃肠病史（尤其是结肠炎）者应慎重使用本类药物，因可引起假膜性小肠结肠炎。

8. 孕期中使用本类药物的安全性尚未肯定确立，妊娠期妇女仅在非常需要时才可使用本类药物。

9. 本类药物可被分泌进入乳汁中，哺乳期妇女应审慎使用或不用。

10. 使用本类药物期中或使用后 48～72 h 不应饮酒，以免发生双硫仑样反应。

11. 在接受头孢菌素类的患者中，约有 3%会出现直接和间接 Coombs 试验假阳性反应，这可能干扰血液学检查或输血交配试验。此外，分娩前曾接受过头孢菌素类的妊娠期妇女所生下的新生儿有可能出现 Coombs 试验假阳性反应。

12. 在使用硫酸高铜溶液（Benedict 试剂）检测尿糖时，本类药物（头孢噻肟除外）可使之出现假阳性。葡萄糖氧化酶试验则不受其影响。

13. 本类药物（除外头孢噻肟和头孢他啶）处于高血药浓度的情况下，在使用雅费试验（Jaffe's test）检测血、尿中的肌酐时，可能引起假性升高。

1.1.1.1.2.1　第一代头孢菌素类

本类药物于 20 世纪 60 年代和 70 年代初开发。所有本类药物均有类同的抗菌谱，其特点为：①对革兰阳性菌很有效，但除外耐甲氧西林金黄色葡萄球菌（MRSA），且其作用较第二、第三代强；②对革兰阴性菌所产 β-内酰胺酶的稳定性较差，但对大肠埃希菌、肺炎克雷伯菌和奇异变形杆菌有一定的作用；③总的说，对各种 β-内酰胺酶的稳定性远比第二、第三代差；④具有一定的肾毒性，禁与氨基糖苷类或强效利尿剂合用，避免加剧其肾毒性。

本类药物中，由于头孢噻啶和头孢来星均具有较严重的肾毒性，国内外临床上已不再使用。目前国内使用较频的有头孢氨苄、头孢羟氨苄、头孢唑林、头孢拉定和头孢曲松。

头孢噻吩
(cefalotin)

别名：头孢菌素Ⅰ、先锋霉素Ⅰ、先锋Ⅰ、噻孢霉素、头孢金素、头孢娄新、Cephalothin、Cephalotin

本品为半合成的头孢菌素类抗生素，是临床上最早使用的第一代头孢菌素类之一。

【CAS】 153-61-7

【ATC】 J01DB03

【理化性状】 1. 化学名：(7*R*)-3-Acetoxymethyl-7-[2-(2-thienyl) acetamido]-3-cephem-4-carboxylic acid

2. 分子式：$C_{16}H_{16}N_2O_6S_2$

3. 分子量：396.43

4. 结构式

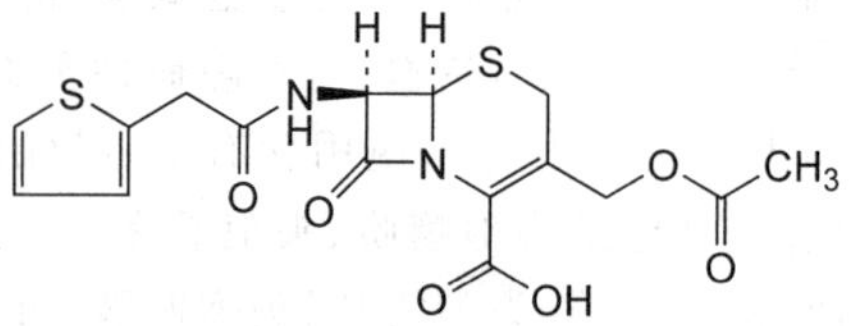

头孢噻吩钠
(cefalotin sodium)

别名：Arecamin、Cepovenin、Dasuglor、Cefalin、Cephation、Cefelen、Ceftina、Falot、Keflin

〖CAS〗 58-71-9

〖理化性状〗 1. 本品为白色或近白色粉末。极易溶于水，微溶于无水乙醇。10%水溶液的 pH 为 4.5～7.0。

2. 化学名：Sodium (7*R*)-3-acetoxymethyl-7-[2-(2-thienyl) acetamido]-3-cephem-4-carboxylate

3. 分子式：$C_{16}H_{15}N_2NaO_6S_2$

4. 分子量：418.4

5. 配伍禁忌和稳定性：文献报道本品与氨基糖苷类药物或其他多种药物不相容。在 pH 值<5 的溶液中可能发生沉淀。

【药理作用】 1. 对革兰阳性菌的作用强，对革兰阴性菌的作用弱。

2. 对葡萄球菌所产 β-内酰胺酶较稳定。

3. 革兰阳性杆菌如炭疽杆菌、破伤风杆菌、白喉杆菌对本品高度敏感。

4. 体外证实，对革兰阴性菌如脑膜炎球菌、沙门菌、痢疾杆菌、流感嗜血杆菌、百日咳杆菌、肺炎克雷伯菌和奇异变形杆菌均有较高的抗菌活性。

【体内过程】 1. 本品在胃肠道中不易被吸收，因而必须胃肠外给药。

2. 给肾功能正常的健康人肌内注射本品 30 min 后可达血药峰值。1 次肌内注射本品 0.5 g 的平均血药峰值为 6～12 μg/ml，肌内注射 1 g 则为 15～21 μg/ml。1 次静脉注射 1 g 后 15 min，其平均血药浓度为 30 μg/ml；4 h 则为 1 μg/ml。约有 70%本品与血浆蛋白结合。本品全身分布虽广，但即使在有炎症存在的情况下，脑脊液中的浓度也达不到治疗水平。

3. 肌内注射或静脉注射本品 1 次，约有 10%～40%在肝和肾中被代谢成去乙酰头孢噻吩，此代谢物尚保留有 20%～25%原药的抗菌活性。本品的 $t_{1/2}$ 为 30～60 min，而代谢物仅有 12 min，肾功能中度损害的成年患者，其 $t_{1/2}$ 为 1～3 h，肾功能严重损害者则可延长至 19 h。

4. 健康成人经 1 次注射本品后 6 h 内，约有 60%～95%以原药和代谢物随尿排出。丙磺舒可抑制本品的肾分泌。

【适应证】 1. 用于耐青霉素酶的金黄色葡萄球菌和其他葡萄球菌所引起的各种感染。

2. 用于治疗敏感的革兰阴性菌所引起的心内膜炎、下呼吸道感染、尿路感染、腹膜炎、败血症或其他部位的感染。

【不良反应】 1. 本品和其他头孢菌素类的不良反应大致类似青霉素。

2. 最常见的超敏反应和过敏反应有皮疹、荨麻疹、嗜酸性粒细胞增多、发热、血清病样反应，已有发生过敏性休克的报道。

3. 虽然极少发生溶血性贫血，但有可能出现直接 Coombs 试验假阳性反应。偶见中性粒细胞减少和血小板减少的病例报道。与低凝血酶原症和血小板功能不全有关的出血已有报道。

4. 本品的肾毒性虽比头孢噻啶（先锋Ⅱ号）轻；但在过量时，与具有肾毒性的药物（如氨基糖苷类）合用时，或患者已经存在肾功能不全时，均可能引起肾小管坏死，还可能引起急性间质性肾炎，这实际上是过敏反应的一种表现。

5. 肝转氨酶可能短暂性升高。与其他头孢菌素类合用时可能引起胆汁淤积性黄疸和肝炎。

6. 本品极少引起胃肠道反应如恶心、呕吐和腹泻，长时间使用本品可能引起二重感染，与其他抗生素合用可能引起假膜性小肠结肠炎。

7. 肌内注射部位常有痛感。静脉滴注后常有血栓性静脉炎发生，尤其在每天给药>6 g 超过 3 d 时。

【妊娠期安全等级】 B。

【禁忌与慎用】 1. 对任一头孢菌素类药物过敏或肾功能严重受损者禁用。

2. 对青霉素类过敏而又必须使用本品时应特别谨慎。

3. 本品可经乳汁分泌，哺乳期妇女应用时虽尚无发生问题的报告，但应用本品时宜暂停哺乳。

4. 妊娠期妇女只有明确需要时方可使用。

5. 肾功能不全患者应在减少剂量情况下谨慎使用，肝功能损害患者应慎用。胃肠道疾病史者慎用。

【药物相互作用】 1. 丙磺舒可抑制本品在肾小管的分泌，使本品的血药浓度上升。因此，在治疗尿路以外的感染时，合用丙磺舒可提高本品疗效。

2. 合用青霉素类，可产生协同作用。

3. 红霉素、卡那霉素、多黏菌素 B、盐酸四环素、维生素 C、氨茶碱和抗组胺药均会降低本品的效价或发生沉淀，忌混合静脉给药。

4. 镁、钙离子与本品可产生沉淀，因此，本品不可与硫酸镁、各种钙注射剂配伍。

5. 在对血肌酐进行测定时，由于本品在血中可起到肌酐样反应，干扰测定，使肌酐的血清浓度出现假性升高，导致肾功能评估不确切。

6. 本品合用氨基糖苷类、呋塞米或依他尼酸时会增加肾毒性；本品如必须与呋塞米或依他尼酸合用，则应降低后两者的剂量。

【剂量与用法】 1. 肌内注射、缓慢静脉注射（3～5 min）或静脉滴注均可，也可采用向腹腔内给药。

2. 肌内注射时，可用注射用水或 0.9%氯化钠注射液溶解本品，但因肌内注射常致硬块疼痛，目前已少用此法。静脉注射或滴注用 0.9%氯化钠注射液或 5%葡萄糖注射液稀释。

3. 成人一次 0.5～1.0 g，每 4～6 h 一次，重症一日用量可达 12 g，儿童 50～100 mg/(kg·d)，分 2～4 次给予。

4. 轻、中度肾功能不全患者如使用本品，可参考下表作剂量调整。

肾功能不全患者的剂量调整

Ccr(ml/min)	最大用量
50～80	2 g，每 6 h 一次
25～50	1.5 g，每 6 h 一次
10～25	1 g，每 6 h 一次
2～10	0.5 g，每 6 h 一次
<2	0.5 g，每 6 h 一次

【用药须知】 1. 高敏体质者用药前必须先做皮试。

2. 对青霉素过敏者必须小心使用本品，两药间出现交叉反应者约占 10%。

3. 有哮喘或其他过敏病史者如必须使用本品，应倍加注意。

4. 在给予大剂量本品后，使用磺基水杨酸检验尿蛋白时可出现假阳性反应；由于本品可干扰齐默尔曼(Zimmerman)颜色反应，因而使尿17-酮类固醇出现假性升高。

5. 长时间或高剂量使用本品，必须定期监测肝、肾功能和血常规(包括凝血功能)，条件许可时应进行Coombs试验。

6. 下列情况易发生肾毒性。

(1) 一日剂量超过12 g。

(2) 肾功能不全或疑有肾功能不全应用本品时未适当减量。

(3) 50岁以上的老年患者。

(4) 感染性心内膜炎、败血症、肺部感染等严重感染患者。

(5) 创伤所致的肾清除功能降低。

【制剂】 注射剂(粉)：0.5 g；1.0 g；2.0 g(钠盐)。

【贮藏】 避光贮于室温下。

头孢硫脒

(cephathiamidine)

别名：仙力素、达力芬、Cephathiamidinum

根据其抗菌谱，本品属于第一代头孢菌素类，为我国研制出品。

【CAS】 51627-14-6

【理化性状】 1. 本品为白色或类白色结晶性粉末，几乎无臭，具有引湿性。

2. 化学名：5-Thia-1-azabicyclo(4.2.0)oct-2-ene-2-carboxylic acid

3. 分子式：$C_{19}H_{28}N_4O_6S_2$

4. 分子量：472.59

5. 结构式

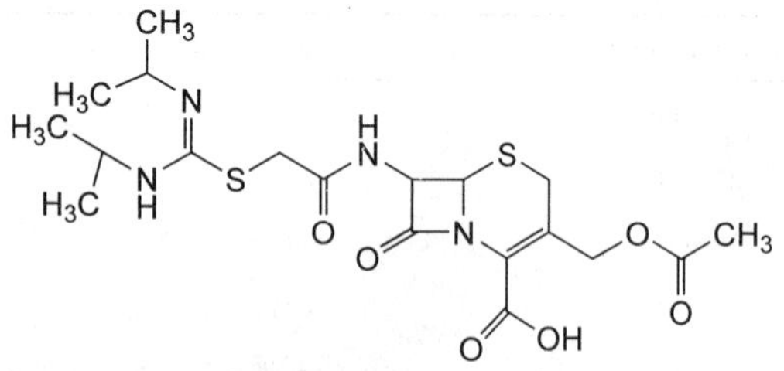

【药理作用】 1. 本品对革兰阳性球菌尤其金黄色葡萄球菌具有较强的抗菌活性，对部分阴性杆菌亦有良好的抗菌活性。

2. 对肠球菌的抗菌作用较好是其特点，为其他同类药物所不及。

3. 对表皮葡萄球菌、草绿色链球菌、溶血性链球菌、非溶血性链球菌、肺炎链球菌、流感嗜血杆菌、伤寒杆菌和卡他布兰汉菌均具有抗菌活性。

4. 对肺炎链球菌的MIC_{90}达0.25 μg/ml，对化脓性链球菌的MIC_{90}为0.5 μg/ml，对流感嗜血杆菌的MIC_{90}和肠球菌的MIC_{90}均为2 μg/ml，对金黄色葡萄球菌、表皮葡萄球菌和卡他布兰汉菌的MIC_{90}均<8 μg/ml；对耐甲氧西林的金黄色葡萄球菌和表皮葡萄球菌的抗菌作用则不及万古霉素和替考拉宁。

【体内过程】 1. 本品口服不吸收。肌内注射本品0.5 g和1.0 g后0.5～1 h可获C_{max}26.2 mg/L和35.12 mg/L，$t_{1/2}$为1.38 h，同时口服丙磺舒1 g可使血药浓度升高50%。其血浆蛋白结合率为23%，绝对生物利用度>90%。静脉滴注本品0.5 g和1.0 g后，血药浓度即刻达到38.8 mg/L和68.93 mg/L，$t_{1/2}$为1.19 h，有效血药浓度可维持6 h左右。

2. 给药后，本品广泛分布，以胆汁、肝、肾含量最高，次为脾、肺、胃肠等。本品不能透过血-脑屏障，但在脑膜存在炎症时，进入脑内的药量可见增多。本品在体内几乎不被代谢，主要随尿液排出，12 h内排出用量的90%以上。加用丙磺舒1 g后，12 h内尿液中排出量仅为给药量的65.7%。肾功能减退的患者，肌内注射后$t_{1/2}$可延长至13.2 h，24 h尿液中仅排出用量的3.2%。血液透析可清除用量的20%～30%。

【适应证】 用于治疗敏感菌引起的呼吸系统、肝胆系统、泌尿系统和五官感染，心内膜炎和败血症。

【不良反应】 1. 过敏反应可能有皮肤瘙痒、荨麻疹、寒战、高热和血管神经性水肿。

2. 偶见血非蛋白氮(NPN)、ALP和ALT升高。

3. 偶然发生白色念珠菌、葡萄球菌等二重感染。

【禁忌与慎用】 1. 对本品过敏者禁用。

2. 对任一头孢菌素类药物(包括头霉素)或任一青霉素类抗生素过敏者，使用本品可能出现交叉反应，故应慎用。

3. 有胃肠病史，特别是有溃疡性结肠炎、局限性回肠炎或假膜性小肠结肠炎史者慎用。

4. 本品缺少妊娠期妇女和接受哺乳婴儿妇女的安全性评估资料，故妊娠期妇女和哺乳期妇女暂不使用。

【药物相互作用】 丙磺舒可降低本品的排泄。

【剂量与用法】 1. 成人肌内注射一次0.5～1.0 g，4次/日；静脉滴注一次2 g，2～4次/日。临用前以灭菌注射用水或0.9%氯化钠注射液适量溶解，再用0.9%氯化钠注射液或5%葡萄糖注射液250 ml稀释。药液宜现用现配，配制后不宜久置。

2. 儿童可肌内注射50～100 mg/(kg·d)，分2～4次，用前以上述方法稀释本品。

【用药须知】 1. 用药前必须先做皮试。

2. 肾功能不全患者,应根据其轻重程度予以减量。

3. 本品可使接受 Coombs 试验的患者出现假阳性反应,还可干扰尿糖反应,使 Benedict、Fehling 和 Clintest 试验出现假阳性反应。

4. 妊娠期妇女于产前应用本品,其所生下的婴儿也可出现类似的阳性反应。

【制剂】 注射剂(冻干粉):0.5 g。

【贮藏】 密封,贮于冷暗干燥处。

头孢氨苄
(cefalexin)

别名:头孢菌素Ⅳ、先锋霉素Ⅳ、头孢力新、Cephalexin(BP)、Ceporex;苯甘头孢氨苄、Keflex、Keftab、Sporidex

本品为第一代口服头孢菌素,临床用其盐酸盐,且更常用其一水合物。

【CAS】 15686-71-2(anhydrous cefalexin);23325-78-2(cefalexin monohydrate)

【ATC】 J01DB01

【理化性状】 1. 本品为白色或乳黄色结晶性粉末,微臭。在水中微溶,在乙醚、乙醇或三氯甲烷中不溶。在水中的 pH 为 3.5～5.5。pK_a 为 2.5、5.2、7.3。

2. 化学名:(7*R*)-3-Methyl-7-(α-D-phenylglycylamino)-3-cephem-4-carboxylic acid monohydrate

3. 分子式:$C_{16}H_{17}N_3O_4S \cdot H_2O$

4. 分子量:365.4

5. 结构式

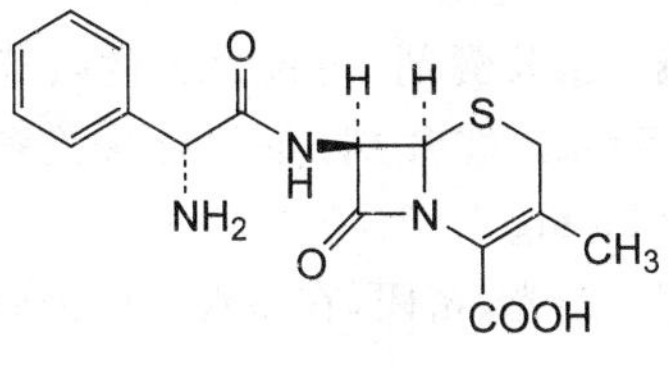

盐酸头孢氨苄
(cefalexin hydrochloride)

〖CAS〗 105879-42-3

〖理化性状〗 1. 本品为白色或微黄的结晶性粉末。与水、丙酮、乙腈、乙醇、二甲基甲酰胺和甲醇 1∶100相溶,不溶于三氯甲烷、乙醚、乙酸乙酯和异丙醇。1%的水溶液的 pH 值为 1.5～3.0。

2. 分子式:$C_{16}H_{17}N_3O_4S \cdot HCl \cdot H_2O$

3. 分子量:401.9

【药理作用】 本品属第一代头孢菌素,抗菌谱与头孢噻吩相仿,但其抗菌活性较后者为差。除肠球菌属、甲氧西林耐药葡萄球菌外,肺炎链球菌、溶血性链球菌、产或不产青霉素酶葡萄球菌的大部分菌株对本品敏感。本品对奈瑟菌属有较好抗菌作用,但流感嗜血杆菌对本品的敏感性较差;本品对部分大肠埃希菌、奇异变形杆菌、沙门菌和志贺菌有一定抗菌作用。其余肠杆菌科细菌、不动杆菌、铜绿假单胞菌、脆弱拟杆菌均对本品呈现耐药。梭杆菌属和韦容球菌一般对本品敏感,厌氧革兰阳性球菌对本品中度敏感。

【体内过程】 1. 本品的盐酸一水合物对酸稳定,口服后可从胃肠道迅速而完全地被吸收。约 1 h 可达血药峰值。蛋白结合率为 10%～15%。分布容积为 0.26L/kg。

2. 肾功能正常的成人,其 $t_{1/2}$ 为 0.5～1.2 h,新生儿为 5 h,3～12 个月儿童为 2.5 h,Ccr 为 13.5 ml/kg 的成人,其 $t_{1/2}$ 为 7.7 h;清除率为 9.2 ml/kg 时的 $t_{1/2}$ 为 10.8 h;为 4 ml/kg 时的 $t_{1/2}$ 为 13.9 h。

3. 本品不在体内被代谢,而以原药形式随尿排出。1 次服用 0.25～0.5 g 后,8 h 内排出本品>90%。极少量的本品随胆汁排出。

【适应证】 用于治疗敏感菌引起的下呼吸道感染(包括肺炎)、中耳炎、鼻窦炎、扁桃体炎、咽炎、肾盂肾炎、膀胱炎、妇产科感染、皮肤和软组织感染。

【不良反应】 1. 恶心、呕吐、腹泻和腹部不适较为多见。

2. 可见皮疹、药物热等过敏反应,偶可发生过敏性休克。

3. 可见头晕、复视、耳鸣、抽搐等神经系统反应。

4. 应用本品期间偶可出现一过性肾损害。

5. 偶有患者出现血清氨基转移酶升高。溶血性贫血罕见,中性粒细胞减少和假膜性小肠结肠炎也有报告。

【妊娠期安全等级】 B。

【禁忌与慎用】 1. 对头孢菌素过敏者及有青霉素过敏性休克或即刻反应史者禁用。

2. 本品亦可经乳汁排出,虽至今尚无哺乳期妇女应用头孢菌素类发生问题的报告,但仍须权衡利弊后应用。

【药物相互作用】 1. 口服避孕药中的雌激素,可能降低本品的疗效。

2. 食物会影响本品的吸收。

3. 丙磺舒可使本品在肾小管的分泌受到抑制,从而增加本品的胆汁浓度,有利于治疗胆道感染。

4. 考来烯胺可影响本品的吸收。

【剂量与用法】 1. 成人口服一次 0.25～0.5 g，每 6 h 一次；或服用缓释制剂 1～2 g，每 12 h 一次。

2. 儿童口服 25～50 mg/(kg·d)，3～4 次分服。体重 20 kg 以上的儿童剂量与成人相同。

【用药须知】 1. 高敏体质者慎用。

2. 肾功能不全患者，应根据其轻重程度予以减量。

3. 本品可使接受 Coombs 试验的患者出现假阳性反应，还可干扰尿糖反应，使 Benedict、Fehling 和 Clintest 试验出现假阳性反应。

4. 肾功能不全患者应调整剂量。

5. 当每天口服剂量超过 4 g 时，应考虑改用注射用头孢菌素类药物。

【制剂】 ①胶囊剂：0.125 g；0.25 g。②片剂：0.125 g；0.25 g。③颗粒剂：0.05 g；0.125 g；0.25 g。④缓释胶囊：0.25 g。⑤泡腾片：0.125 g。⑥混悬剂：200 mg/100 ml。⑦缓释片：0.25 g。

【贮藏】 本品的片剂和胶囊应贮于 40 ℃以下，最好在 15～30 ℃；混悬剂应贮于 2～8 ℃，两周内如不使用，应弃之。

头孢氨苄-甲氧苄啶
(cefalexin and trimethoprim)

别名：新达宝、Compound Cefalexin-Xincat

本品为头孢氨苄和甲氧苄啶的组合制剂。

【药理作用】 两药组合，除具有头孢氨苄的药理作用外，尚可提高头孢氨苄的抗菌活性，并延缓其耐药性的产生，使其口服剂量得以降低。

【体内过程】 分别与头孢氨苄和甲氧苄啶相同。

【适应证】 用于治疗耐青霉素的葡萄球菌、链球菌、肺炎球菌、大肠埃希菌等的感染。

【不良反应】 1. 恶心、呕吐、腹泻和腹部不适较为多见。

2. 可见皮疹、药物热等过敏反应。少见偶可发生过敏性休克。

3. 可见头晕、复视、耳鸣、抽搐等神经系统反应。

4. 应用本品期间偶有出现肾损害。

5. 偶有患者出现血清氨基转移酶升高、Coombs 试验假阳性。溶血性贫血罕见，中性粒细胞减少和假膜性小肠结肠炎也有报告。

6. 甲氧苄啶对叶酸代谢的干扰可产生血液系统不良反应，可出现白细胞减少，血小板减少或高铁血红蛋白性贫血。一般白细胞及血小板减少系轻度，及时停药可恢复，也可加用叶酸制剂。

【禁忌与慎用】 1. 对头孢菌素或使用青霉素发生过敏性休克者禁用。

2. 对甲氧苄啶过敏者禁用。

3. 新生儿、早产儿禁用。

4. 严重肝肾疾病患者禁用。

5. 血液病患者禁用。

6. 氨苄西林可通过乳汁分泌，哺乳期妇女使用时应停止哺乳。

7. 妊娠期妇女慎用。

【药物相互作用】 1. 口服避孕药中的雌激素，可能降低本品的疗效。

2. 食物会影响本品的吸收。

3. 与考来烯胺（消胆胺）合用时，可使头孢氨苄的平均血药浓度降低。

4. 丙磺舒可延迟头孢氨苄的肾排泄，也有报告认为丙磺舒可增加头孢氨苄在胆汁中的排泄。

5. 骨髓抑制药与本品合用时发生白细胞、血小板减少的机会增多。

6. 本品不宜与抗肿瘤药 2,4-二氨基嘧啶类药物同时应用，也不宜在应用其他叶酸拮抗药治疗的疗程之间应用本品，因为有产生骨髓再生不良或巨幼红细胞贫血的可能。

7. 与环孢素合用可增加肾毒性。

【剂量与用法】 1. 宜空腹口服，成人 1～2 片(粒)，4 次/日。

2. 儿童以头孢氨苄的剂量作为参考，25～50 mg/(kg·d)，分 3～4 次服用。

【用药须知】 1. 高敏体质者慎用。

2. 对青霉素过敏者必须小心使用本品。

3. 有哮喘或其他过敏病史者如必须使用本品，应倍加注意。

4. 肾功能不全患者应调整剂量。

【制剂】 ①胶囊剂：每粒含头孢氨苄 125 mg 和甲氧苄啶 25 mg。②片剂：每片含头孢氨苄 125 mg 和甲氧苄啶 25 mg。

【贮藏】 避光、密闭，在室温下阴凉暗处保存。

头孢唑林
(cefazolin)

别名：头孢菌素Ⅴ、先锋霉素Ⅴ、唑啉头孢菌素、先锋啉、凯复、西华乐林、Cephazolin、Cefalin、Ancef、Baktozil、Cefamezin、Kefzol

本品属第一代半合成的头孢菌素，临床用其钠盐。

【CAS】 25953-19-9

【ATC】 J01DB04

【理化性状】 1. 本品为白色或类白色结晶性粉

末，无臭，味苦，极易溶于水，微溶于甲醇，溶于乙醇，极易溶于水，不溶于丙酮、乙醚或三氯甲烷。水溶液的 pH 为 4.5～5.5。其游离酸的 pK_a 为 2.5。本品含有 *N*-甲硫四唑侧链。

2. 化学名：3-[(5-Methyl-1,3,4-thiadiazol-2-yl) thiomethyl]-7-(tetrazol-1-ylacetamido)-3-cephem-4-carboxylic acid

3. 分子式：$C_{14}H_{14}N_8O_4S_3$

4. 分子量：454.5

5. 结构式

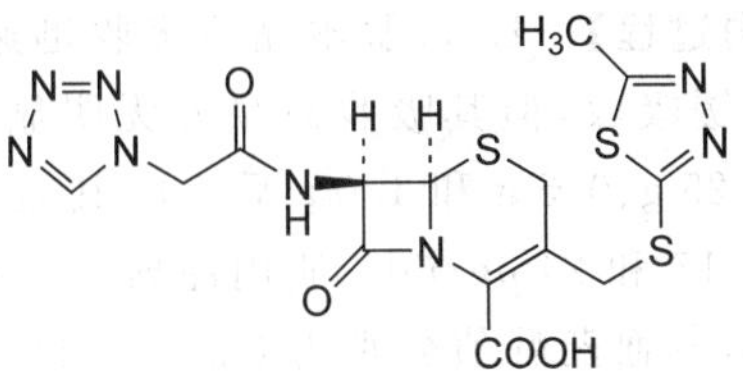

头孢唑林钠
(cefazolin sodium)

〖CAS〗 27164-46-1

〖理化性状〗 1. 本品为白色至米色，几乎无臭，结晶性粉末或白色至米色固体。易溶于水、0.9%氯化钠溶液、葡萄糖溶液，极微溶于乙醇，几乎不溶于三氯甲烷和乙醚。10%水溶液的 pH 为 4.0～6.0。

2. 分子式：$C_{14}H_{13}N_8NaO_4S_3$

3. 分子量：476.5

4. 配伍禁忌和稳定性　据报道，本品与下列药物有配伍禁忌，不可同瓶滴注：硫酸阿米卡星、硫酸卡那霉素、盐酸金霉素、盐酸土霉素、盐酸四环素、葡萄糖酸红霉素、硫酸多黏菌素 B、黏菌素甲磺酸钠，戊巴比妥、葡庚糖酸钙、葡萄糖酸钙。当溶液 pH 超过 8.5 时会发生水解，低于 4.5 时则产生不溶性沉淀。

五水头孢唑林钠
(cefazolin sodium pentahydrate)

〖理化性状〗 1. 本品为白色或类白色的结晶性粉末，无臭。

2. 分子式：$C_{14}H_{13}N_8NaO_4S_3 \cdot 5H_2O$

3. 分子量：566.57

【药理作用】 与头孢噻吩类似，且对产酶葡萄球菌(包括 MRSA)的抗菌活性更强。

【体内过程】 1. 胃肠道吸收不佳，必须肠外给药。1 次肌内注射 0.5 g 后 1～2 h 可达血药峰值(30 μg/ml)，血液中蛋白结合率为 85%。

2. 其正常成人的 $t_{1/2}$ 为 1.8 h；Ccr 为 26 ml/min 时的 $t_{1/2}$ 为 6.8 h；Ccr 为 12～17 ml/min 时的 $t_{1/2}$ 为 12 h；Ccr≤5 ml/min 时的 $t_{1/2}$ 为 57 h。

3. 本品以原药形式随尿排出。1 次给药 24 h 后至少可排出 80%，大部分集中于头 2 h 内排出，通过胆汁排出的总量虽小，但胆汁中的药物浓度较高。

【适应证】 用于治疗敏感菌引起的败血症、细菌性心内膜炎、支气管炎、肺炎、肺脓肿、腹膜炎，泌尿生殖系感染，妇产科感染，皮肤、软组织感染，骨、关节感染，创伤及术后感染，胆道感染，以及围手术期预防用药。

【不良反应】 1. 本品所致不良反应大致与头孢噻吩相同。

2. 静脉注射可能引起静脉炎，肌内注射可致注射部位疼痛，但较头孢噻吩少见。

3. 本品含有 *N*-甲硫四唑侧链，可致低凝血酶原血症。

4. 合用乙醇可引起类似含有甲硫四唑侧链的头孢菌素类药物所致的双硫仑样反应。

【妊娠期安全等级】 B。

【禁忌与慎用】 1. 对头孢菌素过敏者及有青霉素过敏性休克或即刻反应史者禁用本品。

2. 本品乳汁中含量低，但哺乳期妇女用药时仍宜暂停哺乳。

3. 早产儿及 1 个月以下的新生儿不推荐应用本品。

4. 过敏体质者慎用。

5. 肾功能不全患者应谨慎使用本品，且必须减量。

【药物相互作用】 1. 本品与庆大霉素或阿米卡星合用，体外实验显示，能增强抗菌作用。

2. 本品与强利尿药合用有增加肾毒性的可能，与氨基苷抗生素合用可能增加后者的肾毒性。

3. 丙磺舒可使本品血药浓度提高，血浆 $t_{1/2}$ 延长。

【剂量与用法】 1. 深部肌内注射，缓慢静脉注射(3～5 min)或滴注均可，还可进行腹腔内或眼内给药。

2. 成人一次 0.5～1.0 g，6～12 h 一次；日最高剂量可达 6 g；国外报道，对危及生命的严重感染，日用量可高达 12 g。

3. >1 个月的儿童可用 25～50 mg/(kg·d)，分次给予；严重感染可用 100 mg/(kg·d)。

4. 体重<2000 g 的新生儿给予 40 mg/(kg·d)，分 2 次给予；>2000 g 者(0～7 d)，40 mg/(kg·d)，>7 d 者，60 mg/(kg·d)，分 2～3 次给予。

5. 围手术期用药应于术前半小时给予 1 g，手术时间如果延长时，术中可再用 0.5～1.0 g；术后 24 h 内每 6～8 h 给予 0.5～1.0 g，必要时，术后用药可达

3～5 d。

6. Ccr≥55 ml/min时，在给予1次负荷剂量后，可继续使用常用量，Ccr为35～54 ml/min时，给予常用量，但至少应间隔8 h；Ccr为11～34 ml/min时，用量减半，间隔时间为12 h；Ccr≤10 ml/min时，用量减半，间隔18～24 h。

【用药须知】 1. 高敏体质者用药前应先做皮试。

2. 有哮喘或其他过敏史者而又必须使用本品时，应予严密观察，做好应急的准备工作。

3. 含有利多卡因的注射剂只可用于肌内注射，不用于静脉注射或滴注。

4. 约1%的用药患者可出现直接和间接Coombs试验假阳性及尿糖假阳性反应（硫酸铜法）。

5. 如发生过敏反应，需立即停药。发生过敏性休克时，需予以肾上腺素、保持呼吸道通畅、吸氧、糖皮质激素及抗组胺药等紧急措施。

6. 长期应用可导致对本品耐药细菌过度生长，治疗期间一旦发生二重感染，应及时采取适当措施。

7. 有胃肠道疾患者，尤其是结肠炎患者，应用本品需谨慎。

8. 肾功能不全患者应用大剂量本品可发生惊厥，因此宜减量应用。

【制剂】 注射剂（粉）：0.5 g；1 g；1.5 g；2 g。

【贮藏】 密闭，在凉暗（避光并不超过20 ℃）干燥处保存。

头孢拉定

(cefradine)

别名：头孢雷定、环己烯胺头孢菌素、头孢菌素Ⅵ、先锋霉素Ⅵ、环己烯头孢菌素、头孢环己烯、先锋瑞丁、克必力、泛捷复、新达德雷、瑞恩克、己环胺菌素、Cephradine(USP)、Velosef、Sefril

本品为第一代半合成的肾毒性较轻的头孢菌素。其不同的制剂有头孢拉定精氨酸盐，头孢拉定/L-精氨酸，头孢拉定碳酸盐。

【CAS】 25953-19-9

【ATC】 J01DB04

【理化性状】 1. 本品为白色或类白色结晶性粉末，微臭。水中略溶，几乎不溶于乙醇、乙醚、三氯甲烷。1%水溶液的pH为3.5～6.0。其游离酸的pK_a为2.5、7.3。

2. 化学名：(7*R*)-7-(α-D-Cyclohexa-1,4-dienylglycylamino)-3-methyl-3-cephem-4-carboxylic acid

3. 分子式：$C_{16}H_{19}N_3O_4S$

4. 分子量：349.4

5. 结构式

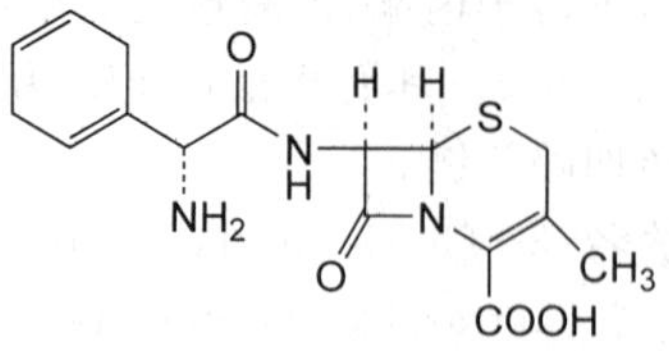

6. 配伍禁忌和稳定性：市面上出售的本品注射剂含有作为中和剂的碳酸钠或精氨酸。含有碳酸钠的注射剂与含钙盐的复方乳酸钠注射剂不相容。

【药理作用】 本品的抗菌谱类似头孢氨苄。

【体内过程】 1. 口服本品后吸收迅速而完全。食物可延缓吸收，但其吸收总量并无明显改变。口服本品0.25 g、0.5 g和1.0 g后1 h，其血药峰值分别达到9、17和24 μg/ml。肌内注射0.5 g和1.0 g后1～2 h，其血药峰值分别为6 μg/ml和14 μg/ml。蛋白结合率仅达6%～20%。

2. $t_{1/2}$约为1 h，肾功能衰竭者可见延长。本品分布虽广，但进入脑脊液中的药物达不到有效治疗浓度。本品可透过胎盘进入胎儿循环中，仅小量分泌进入乳汁。本品以原药形式随尿排出，6 h内可排出口服剂量的90%，肌内注射剂量的60%～80%。

【适应证】 用于治疗敏感菌引起的下呼吸道、胃肠道、泌尿道、皮肤和软组织等轻、中度感染。

【不良反应】 1. 本品不良反应较轻，发生率也较低，约6%。

2. 恶心、呕吐、腹泻、上腹部不适等胃肠道反应较为常见。

3. 药疹发生率约1%～3%，

4. 个别患者可见假膜性小肠结肠炎、嗜酸性粒细胞增多、直接Coombs试验假阳性反应、周围血常规白细胞及中性粒细胞减少等。

5. 少数患者可出现暂时性血BUN升高，血清氨基转移酶、血清ALP一过性升高。

6. 本品肌内注射疼痛明显，静脉注射后有发生静脉炎的报道。

7. 国内上市后不良反应报道，使用本品可能导致血尿，另曾有极少病例使用本品出现精神异常、听力减退、迟发性变态反应、过敏性休克、排尿困难、药物性溶血、心律失常等罕见不良反应。

【妊娠期安全等级】 B。

【禁忌与慎用】 1. 对头孢菌素过敏者及有青霉素过敏性休克或即刻反应史者禁用。

2. 本品可能导致血尿，儿童是发病的易感人群，儿童慎用。

3. 因本品可透过血-胎盘屏障进入胎儿血循环，妊娠期妇女只有明确需要时方可使用。

4. 本品可少量进入乳汁，虽至今尚无哺乳期妇女应用本品发生问题的报告，但应用时仍须权衡利弊。

5. 肾功能减退者须减少剂量或延长给药间期。

【药物相互作用】 1. 呋塞米、依他尼酸、布美他尼等强利尿药，卡氮芥、链佐星等抗肿瘤药，保泰松以及糖肽类抗生素和氨基糖苷类抗生素等与本品合用有增加肾毒性的可能。

2. 本品可延缓苯妥英钠在肾小管的排泄。

3. 丙磺舒可延迟本品肾排泄。

4. 与美西林合用，对大肠埃希菌、沙门菌属等革兰阴性杆菌具协同作用。

【剂量与用法】 1. 国内以口服为主，对严重感染和围手术期预防用药国外多用静脉注射，也可深部肌内注射。

2. 成人一般口服 1～2 g/d，3～4 次分服，必要时，日剂量可加至 4 g。

3. 儿童可给予 25～50 mg/(kg・d)，3～4 次分服。

4. 深部肌内注射，缓慢静脉注射(3～5 min)，静脉滴注时，可给予 2～4 g/d，4 次分用。最高可加至 8 g/d。

5. 围手术期给药一般于术前半小时肌内注射或静脉注射 1～2 g，术中必要时可适当加用 1 次。

【用药须知】 1. 高敏体质者用药前应先做皮试。

2. 用药期间用硫酸铜法测定尿糖可能出现尿糖假阳性。

3. 注射液应临时配用，不可保存。

4. 对青霉素类过敏者使用本品，必须特别谨慎。

【制剂】 ①片剂：0.25 g；0.5 g。②胶囊剂：0.25 g；0.5 g。③注射剂(粉)：0.5 g；1.0 g。④混悬剂：0.125 g。

【贮藏】 避光，贮于阴凉干燥处。

头孢羟氨苄
(cefadroxil)

别名：羟氨苄头孢菌素、仙逢久、Cefamox、Cefadril、Cefroxil、Kefroxil、Cefadroxil-Xincat

为第一代半合成的头孢菌素抗生素，其抗菌谱类似头孢氨苄。临床使用的为其一水合物，商品名 Adroxef。

【CAS】 50370-12-2 (anhydrous cefadroxil)；119922-85-9 (cefadroxil hemihydrate)；66592-87-8 (cefadroxil monohy-drate)

【ATC】 J01DB05

【理化性状】 1. 本品为白色或类白色结晶性粉末，有特异性臭。水中微溶，几乎不溶于乙醇、乙醚、三氯甲烷。5%水溶液的 pH 为 4.0～6.0。弱酸性条件下稳定。口服混悬液在 2～8 ℃下可稳定 14 d。

2. 化学名：(7*R*)-7-(α-D-4-Hydroxyphenylglycylamino)-3-methyl-3-cephem-4-carboxylic acid monohydrate

3. 分子式：$C_{16}H_{17}N_3O_5S \cdot H_2O$

4. 分子量：381.4

5. 结构式

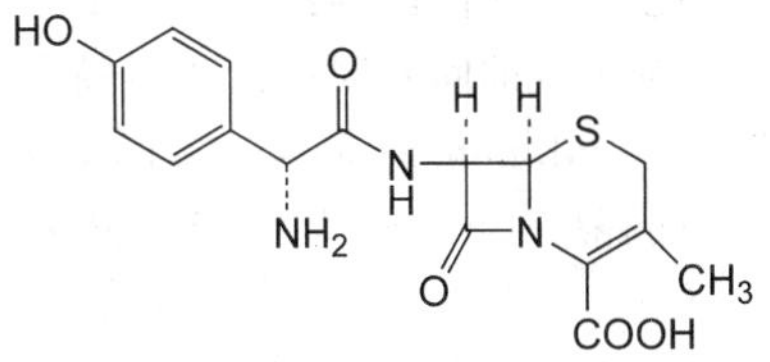

【药理作用】 1. 与头孢氨苄相似，对产酶和不产青霉素酶金黄色葡萄球菌的 MIC 分别为 1～32 μg/ml 和 1～16 μg/ml。

2. 对乙型溶血性链球菌和草绿色链球菌的抗菌活性比头孢氨苄强 3～4 倍。

3. 对表皮葡萄球菌、肺炎球菌、大肠埃希菌和肺炎克雷伯菌的作用与头孢氨苄相同；对沙门菌属和志贺菌属的 MIC 为 2～8 μg/ml；对流感杆菌和淋球菌的抗菌活性为头孢氨苄的一半。

【体内过程】 1. 本品对酸稳定。口服后，迅速而完全地被吸收。口服本品 0.5 g 和 1.0 g 后 1～2 h 分别达到血药峰值 10～18 μg/ml 和 24～35 μg/ml。与食物同服，不影响吸收速度和血药浓度。一组年龄为 13 个月至 12 岁的儿童，在口服 15 mg/kg 后 1 h 可达平均血药峰值 13.7 μg/ml，服药后 6 h 的血药浓度 0.6～1.8 μg/ml，约 20%与血浆蛋白结合。

2. 肾功能正常成人的 $t_{1/2}$ 为 1.1～2 h；在肾功能不全的患者中，Ccr 为 20～50 ml/min 时，其 $t_{1/2}$ 为 2.5～8.5 h；Ccr＜20 ml/min 时，$t_{1/2}$ 为 13.3～25.5 h，本品可通过血液透析消除。

【适应证】 用于敏感菌引起的尿路感染，下呼吸道感染，皮肤和软组织感染及骨、关节感染。

【不良反应】 本品所致不良反应主要发生于胃肠道，可见 BUN、ALT、AST 短暂性升高，其不良反应的总发生率为 4%。偶可发生过敏性休克。

【妊娠期安全等级】 B。

【禁忌与慎用】 1. 对头孢菌素过敏者及有青霉素过敏性休克或即刻反应史者禁用本品。

2. 妊娠期妇女只有明确需要时方可使用。

3. 本品可进入乳汁，哺乳期妇女应用时须权衡利弊。

4. 有胃肠道疾病史的患者，尤其有溃疡性结肠炎、局限性肠炎或抗菌药物相关性结肠炎(头孢菌素很少产生假膜性小肠结肠炎)者慎用。

5. 肾功能减退者须减量慎用。

【药物相互作用】 丙磺舒可升高本品血药浓度,延缓肾排泄。

【剂量与用法】 1. 成人常用量一次 0.5～1.0 g,2 次/日。

2. 儿童一次 15～20 mg/kg,每 12 h 一次。

3. 肾功能不全患者首剂给予 1.0 g 而根据肌酐清除率(Ccr)在一定的间隔时间给予维持剂量 0.5 g。Ccr 为 25～50 ml/min 时间隔 12 h,Ccr 为 10～24 ml/min 时间隔 24 h,Ccr 为 0～10 ml/min 时间隔 36 h。

【用药须知】 1. 使用本品时,可使 Coombs 试验出现假阳性。

2. 用硫酸法测定尿糖时出现假阳性。

3. 在应用本品前须详细询问患者对头孢菌素类、青霉素类及其他药物过敏史,有青霉素类药物过敏性休克史者不可应用本品。

4. 一旦发生过敏反应,立即停用药物。如发生过敏性休克,须立即就地抢救,包括保持气道通畅、吸氧和肾上腺素、糖皮质激素的应用等措施。

5. 一日口服剂量超过 4 g 时,应考虑改注射用头孢菌素类药物。

【制剂】 ①胶囊剂:0.125 g;0.5 g。②颗粒剂:0.125 g。③分散片:0.25 g。

【贮藏】 密闭,避光,贮于 15～30 ℃;已配制的口服混悬剂贮于 2～8 ℃条件下可保持稳定 14 d。

头孢乙腈

(cephacetrile)

别名:头孢氰甲,头孢赛曲,头孢菌素Ⅶ、Celospor、Celtol、Cristacef

为第一代半合成的头孢菌素抗生素。

【CAS】 10206-21-0

【ATC】 J01DB10;QJ51DB10

【理化性状】 1. 化学名:(6*R*,7*R*)-3-(Acetyloxymethyl)-7-[(2-cyanoacetyl) amino]-8-oxo-5-thia-1-azabicyclo[4.2.0]oct-2-ene-2-carboxylic acid

2. 分子式:$C_{13}H_{13}N_3O_6S$

3. 分子量:339.32

4. 结构式

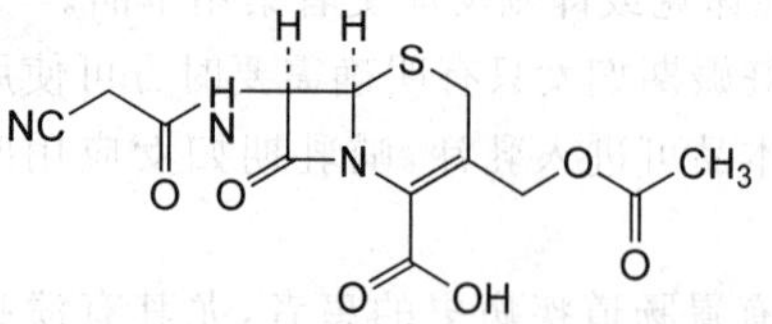

【简介】 本品抗菌谱和头孢噻吩及头孢噻啶相似,但对大肠埃希菌的抗菌作用比头孢噻吩强 5～10 倍。对大肠埃希菌和产气杆菌等产生的β-内酰胺酶特别稳定。主要由肾排出。临床主要用于治疗敏感菌引起的肾盂肾炎、尿路感染及呼吸道感染等。不良反应为少数病例有荨麻疹、胃肠道反应,静脉注射有血栓性静脉炎等。肌内注射疼痛较剧。严重肝、肾功能不全的患者、妊娠期妇女、新生儿及早产儿应慎用。剂量:静脉注射,成人,轻症 2～6 g/d,重症 6～12 g/d,分 2～4 次。以本品 1 g 溶于 10 ml 0.9%氯化钠注射液中缓慢静脉注射(至少 3 min)。儿童一日 40～80 mg/kg,分 2～4 次,用法同成人。长期用药时应定期检查肝、肾功能及血、尿常规。

头孢匹林

(cefapirin)

【CAS】 21593-23-7

【ATC】 J01DB08

【理化性状】 1. 化学名:(7*R*)-7-[2-(4-Pyridylthio)acetamido]cephalosporanate

2. 分子式:$C_{17}H_{17}N_3O_6S_2$

3. 分子量:423.46

4. 结构式

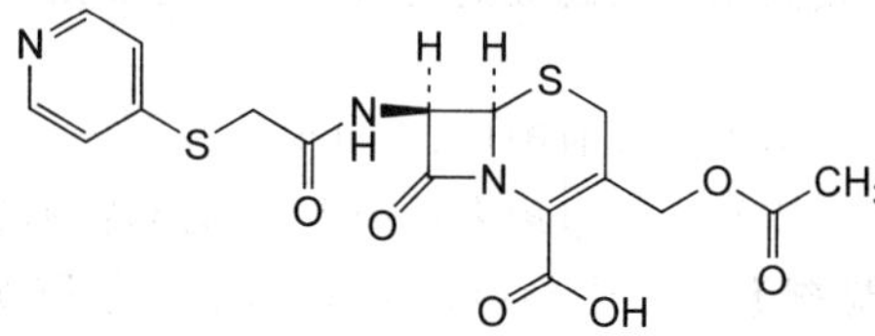

头孢匹林钠

(cefapirin sodium)

别名:头孢菌素Ⅷ、先锋霉素Ⅷ、头孢吡硫钠、吡硫头孢菌素钠、Cephapirin(USP)、Cefatrexyl

〖CAS〗 24356-60-3

〖理化性状〗 1. 本品为白色或灰黄色粉末,每 1 g 头孢匹林钠含钠 2.2 mmol 钠。溶于水,不溶于甲烷。1%水溶液的 pH 为 6.5～8.5。

2. 化学名:Sodium(7*R*)-7-[2-(4-pyri-dylthio)acetamido]cephalosporanate

3. 分子式:$C_{17}H_{16}N_3NaO_6S_2$

4. 分子量:445.4

【简介】 本品的抗菌谱与头孢噻吩类似,对肺炎链球菌和肠球菌有较高的抗菌活性,对β-内酰胺酶较稳定。临床用于治疗下呼吸道、泌尿道、皮肤和软组织感染。肌内注射时甚痛,多采用静脉注射。

分布虽广，但脑脊液中药物浓度仍达不到治疗水平。本品与血浆蛋白的结合率约为 50%，部分在体内代谢，原药及代谢物均经肾排出。$t_{1/2}$ 为 30～50 min，肾功能不全患者应适当调整剂量，Ccr 为 5～20 ml/min 时，每 12 h 给予 1 g；<5 ml/min 时，每 24 h 给予 1 g。接受血液透析的患者在血液透析后可给予 7.5～15 mg/kg。丙磺舒可抑制其肾小管分泌。成人，2～6 g/d，分 3～4 次给予，重症可加至 12 g/d；儿童，50～80 mg/(kg·d)，亦分次给予。高敏体质者用药前应先做皮试，市售品为钠盐注射剂（粉）：0.5 g，1.0 g。

头孢替唑
(ceftezole)

本品为第一代头孢菌素类，其性质类似头孢噻吩。

【CAS】 26973-24-0

【ATC】 J01DB12

【理化性状】 1. 化学名：(7*R*)-7-[2-(1*H*-Tetrazol-1-yl) acetamido]-3-(1, 3, 4-thiadiazol-2-yl-thiomethyl)-3-cephem-4-carboxylate

3. 分子式：$C_{13}H_{12}N_8O_4S_3$

4. 分子量：440.48

5. 结构式

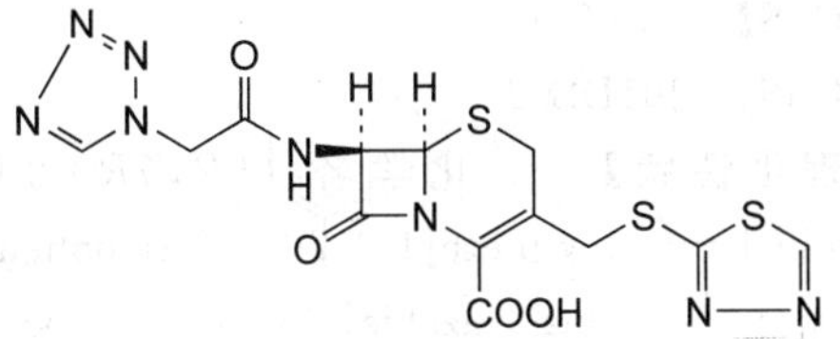

头孢替唑钠
(ceftezole sodium)

别名：特子社复、Tezacef

〖CAS〗 41136-22-5

〖理化性状〗 1. 每 1g 头孢替唑钠盐含有 16 mmol 的钠。1.05 g 头孢替唑钠盐相当于 1 g 头孢替唑。

2. 化学名：Sodium(7*R*)-7-[2-(1*H*-tetrazol-1-yl) acetamido]-3-(1, 3, 4-thiadiazol-2-yl-thiomethyl)-3-cephem-4-carboxylate

3. 分子式：$C_{13}H_{11}N_8NaO_4S_3$

4. 分子量：462.5

【药理作用】 本品通过与构成细胞壁的肽糖中的五肽结合，使丙氨酸转肽酶灭活，从而引起细菌细胞壁合成的终止。细胞壁变薄、破裂，由此引起细菌的形态变异及溶菌现象。本品对多种革兰阴性及革兰阳性菌均有广泛而强大的杀菌力。尤其对大肠埃希菌、变形杆菌的抗菌作用更强。对本品敏感的革兰阳性菌有金色葡萄球菌、肺炎球菌、白喉杆菌、枯草杆菌、链球菌、难辨梭状芽孢杆菌、表皮葡萄球菌，革兰阴性菌有肺炎克雷伯菌、脑膜炎球菌、淋球菌、志贺菌、沙门菌、大肠埃希菌、奇异变形杆菌等。本品 MIC 和蛋白结合率低于同类产品，对葡萄球菌和变形杆菌的 MIC 分别为 0.19～3.13 μg/ml 和 3.31～50 μg/ml；而头孢唑啉钠对这 2 种菌的 MIC 分别为 0.39～6.25 μg/ml 和 6.25～10.0 μg/ml。对耐药金黄色葡萄球菌、革兰阴性菌生成的 β-内酰胺酶具有很高的稳定性，肾毒性低，对肾功能不全患者也可酌情使用。

【体内过程】 肌内注射本品 1 g 后 2 h 可获血药峰值(22.5 μg/ml)，终末 $t_{1/2}$ 为 1.5 h，另一报道平均 $t_{1/2}$ 为 0.64 h，重度肾功能不全患者延长至 10.7 h。24 h 内可随尿液排出给药量的 80%，主要在前 3 h 内排出。

【适应证】 1. 呼吸系统感染（急慢性支气管炎、肺炎、支气管扩张、慢性呼吸道疾病的继发感染等）。

2. 泌尿系统感染（肾盂肾炎、输尿管炎、膀胱炎、尿道炎等）。

3. 胆囊炎、胆管炎、腹膜炎。

4. 创伤性感染、败血症、烧伤、烫伤。

5. 浅表化脓性感染（毛囊炎、甲沟炎、疖、痈、脓肿、蜂窝织炎、丹毒、溃疡等）。

6. 深部化脓性感染（淋巴管炎、乳腺炎等）。

7. 妇科感染（子宫颈炎、子宫内膜炎、附件炎、盆腔炎、产褥热等）。

8. 耳鼻喉感染（中耳炎、窦炎、咽炎、扁桃体炎）。

9. 术前、术后预防感染。

【不良反应】 1. 偶有皮疹、荨麻疹、红斑、瘙痒、发热等过敏症状，出现时应停止用药，并适当处理。

2. 偶有恶心、呕吐、食欲不振，罕见假膜性小肠结肠炎。

3. 偶有粒细胞减少、嗜酸粒细胞增多、血小板减少，出现时应停药。

4. 肝脏　偶有 ALT、AST、ALP 上升，停药后可恢复正常。

5. 罕见肾功能损害。

6. 罕见休克。当出现任何与本品使用有关的症状如不适感、口内异常感、哮喘、眩晕、突然排便异常、耳鸣、出汗等症状时，应立即停止用药。

7. 偶发白色念珠菌病。

8. 偶有维生素 K 缺乏症、维生素 B 缺乏症。

9. 偶有头重感、情绪不好、发热、浅表性舌炎。

【禁忌与慎用】 1. 对头孢菌素类过敏者禁用,对利多卡因、酰基苯胺类局麻药有过敏史者禁用于肌内注射。

2. 对青霉素有过敏史者慎用。

3. 对妊娠期妇女或有可能怀孕的妇女,要综合考虑,一般不推荐使用本品。

4. 对青霉素类有过敏史者、本人或直系亲属中有易发生支气管哮喘、皮疹、荨麻疹等体质者、重度肾功能不全患者慎用。

5. 尚未明确本品是否可经乳汁分泌,哺乳期妇女使用时应暂停哺乳。

【药物相互作用】 1. 丙磺舒可升高本品的血药浓度。

2. 合用氨基糖苷类或强利尿药可加重肾毒性。

【剂量与用法】 1. 成人　剂量为 0.5～4 g/d,分 1～2 次静脉给药或肌内注射。

2. 儿童　日剂量为 20～80 mg/kg,分 1～2 次静脉给药或肌内注射。

3. 注射液的配制

(1) 静脉注射　溶于注射用水、0.9%氯化钠注射液或 5%葡萄糖注射液,缓慢注射。

(2) 静脉滴注:溶于 0.9%氯化钠注射液或 5%葡萄糖注射液,静脉滴注。

(3) 肌内注射　溶于 0.5%盐酸利多卡因注射液。此注射剂切不可用于静脉注射和滴注。

【用药须知】 1. 尿糖结果有时出现假阳性。

2. 肌内注射时,注射量应尽量小。

3. 肾功能不全患者,应视肾功能不全的程度,相应调整剂量及用药的间隔时间。

4. 为预防休克过敏反应的发生,用药前要详细询问患者过敏史并建议进行皮肤敏感性试验。

5. 静脉内大量注射,偶尔可引起血管注射部位疼痛、血栓性静脉炎,故要注意调整注射部位和注射方法。注射速度要尽量缓慢。

6. 肌内注射时可发生注射部位疼痛、硬结,故不可在同一部位反复注射。

【制剂】 注射剂(粉):1 g。

【贮藏】 避光,置于阴暗处。

头孢来星

(cephaloglycin)

别名:先锋霉素Ⅲ、头孢甘酸、头孢菌素Ⅲ

本品是第一代头孢菌素。

【CAS】 3577-01-3

【理化性状】 1. 本品为灰白色至微黄色结晶性粉末。

2. 化学名:(6*R*,7*R*)-3-[(Acetyloxy)methyl]-7-{[(2*R*)-2-amino-2-phenylacetyl] amino}-8-oxo-5-thia-1-azabicyclo[4.2.0]oct-2-ene-2-carboxylic acid

3. 分子式:$C_{18}H_{19}N_3O_6S$

4. 分子量:405.43

5. 结构式

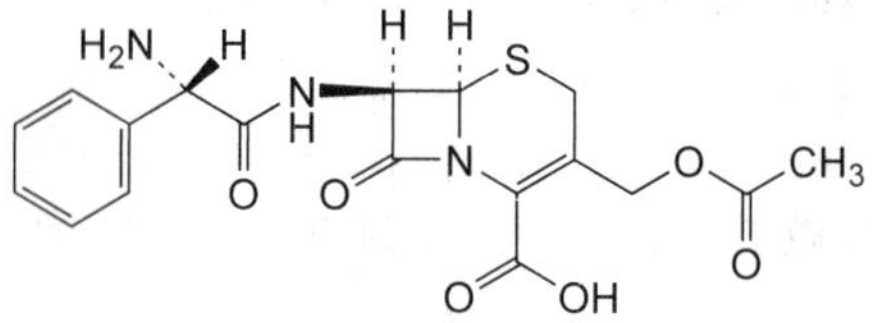

【简介】 本品的抗菌谱和适应证与头孢噻吩相似,可供口服,经肾脏排泄较多,故比较适用于尿路感染。临床上用于治疗敏感菌所致的尿路感染,目前已很少应用。口服一次 250～500 mg,4 次/日。不良反应及用药须知与头孢氨苄相似。部分患者出现腹泻,停药后即见恢复。

头孢噻啶

(cefaloridine)

别名:吡噻孢霉素、头孢菌素-2、头孢菌素Ⅱ、头孢立定、头孢利素、头孢利索、先锋霉素Ⅱ、cephaloridine、Keflodin、Kefloridin、Loridine

本品是第一代头孢菌素。

【CAS】 50-59-9

【CAS】 J01DB02

【理化性状】 1. 化学名:(6*R*,7*R*)-8-Oxo-3-(pyridin-1-ium-1-ylmethyl)-7-[(2-thiophen-2-ylacetyl)amino]-5-thia-1-azabicyclo[4.2.0]oct-2-ene-2-carboxylate

2. 分子式:$C_{19}H_{17}N_3O_4S_2$

3. 分子量:415.49

4. 结构式

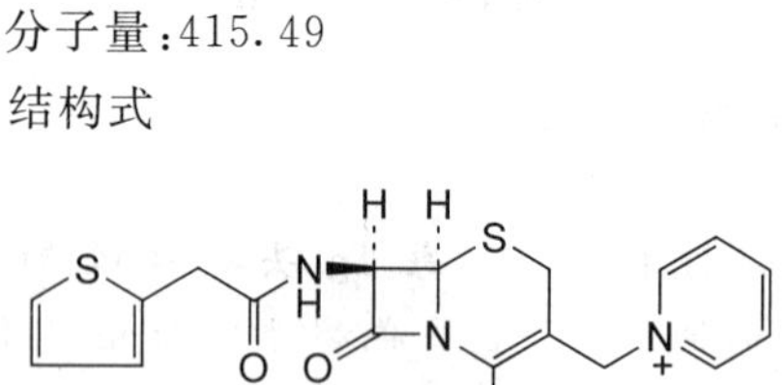

【药理作用】 本品对革兰阳性菌如金黄色葡萄球菌、产酶金黄色葡萄球菌、溶血性链球菌、肺炎链球菌及革兰阴性菌如大肠埃希菌、流感嗜血杆菌、克雷伯杆菌属、奇异变形杆菌属、沙门菌属、志贺菌属等有抗菌作用;对假单胞菌属、吲哚阳性变形杆菌、肠球菌等无效。革兰阴性菌可产生β-内酰胺酶分解而对其耐药。

【体内过程】 本品应注射给药,应用同量药物,血药浓度比头孢噻吩明显为高。达峰时间为 30 min,消除 $t_{1/2}$为 1.2～1.5 h。本品在体内分布良好,但不易透过正常的血-脑屏障;患脑膜炎时,脑脊液中药物浓度可为血清浓度的 25%～50%,故对中枢性感染有效。胆汁浓度仅为血浆浓度的 34%～50%。主要以原药随尿液中排出,给药后 12 h 可见给药剂量的 80%随尿液排出。

【适应证】 用于治疗敏感菌所致的呼吸道、皮肤和软组织、胆道、泌尿生殖系感染和急性化脓性脑膜炎、胸膜炎、败血症等的治疗。

【不良反应】 1. 本品有明显的肾毒性,6 g/d,连续 2 周后尿中有透明管型出现,停药后消失。

2. 大剂量使用时,对神经系统可产生毒性作用,也影响凝血机制,出现凝血酶原时间延长或 ALT、AST 升高。

【禁忌与慎用】 1. 对头孢菌素类过敏者禁用。

2. 肾功能不全患者禁用。

3. 对青霉素过敏及过敏体质者慎用。

4. 尚无妊娠期妇女使用的资料,妊娠期妇女尽量避免使用。

5. 尚未明确本品是否可经乳汁分泌,哺乳期妇女使用时应暂停哺乳。

【药物相互作用】 1. 禁与乙醇合用,可导致双硫仑反应。

2. 与丙磺舒合用可减少本品的排泄,提高体内血药浓度。

3. 不可与氨基糖苷类抗生素合用。

【剂量与用法】 肌内或静脉注射给药,成人一次 0.5～1 g,3～4 次/日,每天剂量不得超过 4 g;儿童每天 25～50 mg/kg,3～4 次/日。

【用药须知】 1. 本品有明显的肾毒性、剂量不可加大,疗程不宜过长,用药期间应监视肾功能变化。

2. 本品可导致二重感染,但较少见。

3. 在应用本品期间禁止饮酒,即使用酒精作皮肤消毒或酒精擦浴,都可能产生双硫仑样反应。对心脏病或脑血管病患者来说,更应提高警惕。

【制剂】 注射剂(粉):0.5 g。

【贮藏】 避光贮于凉暗处。

头孢西酮
(cefazedone)

本品是第一代头孢菌素。

【CAS】 56187-47-4

【ATC】 J01DB06

【理化性状】 1. 化学名:(6*R*,7*R*)-7-{[2-(3,5-Dichloro-4-oxopyridin-1-yl) acetyl] amino}-3-[(5-methyl-1,3,4-thiadiazol-2-yl) sulfanylmethyl]-8-oxo-5-thia-1-azabicyclo[4.2.0] oct-2-ene-2-carboxylic acid

2. 分子式:$C_{18}H_{15}Cl_2N_5O_5S_3$

3. 分子量:548.45

4. 结构式

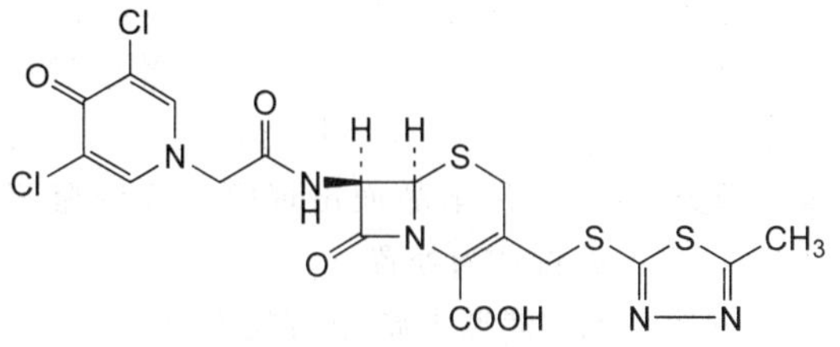

头孢西酮钠
(cefazedone sodium)

〖**CAS**〗 63521-15-3

〖**理化性状**〗 1. 化学名:Sodium(6*R*,7*R*)-7-{[2-(3,5-dichloro-4-oxopyridin-1-yl) acetyl] amino}-3-[(5-methyl-1,3,4-thiadiazol-2-yl) sulfanylmethyl]-8-oxo-5-thia-1-azabicyclo [4.2.0] oct-2-ene-2-carboxylic acid

2. 分子式:$C_{18}H_{15}Cl_2N_5NaO_5S_3$

3. 分子量:570.42

【药理作用】 本品对金黄色葡萄球菌、凝固酶阴性葡萄球菌、肺炎链球菌、β-溶血链球菌等革兰阳性菌具有良好的抗菌活性。对革兰阴性菌的作用与头孢唑林相似。

【体内过程】 1. 吸收 本品口服吸收不良,仅供注射。单剂量 1.0 g 静脉注射,5 min 后血药峰值为 144.4 μg/ml,30 min 后为 78.4 μg/ml,8 h 后为 1.6 μg/ml。单剂量 2.0 g 静脉注射,血药峰值是单剂量静脉注射 1.0 g 本品的两倍,8 h 后大约为 5.57 μg/ml。单剂量 2.0 g 静脉滴注超过 30 min,滴注结束后最大血药浓度为 184 μg/ml,8 h 后为 5.4 μg/ml。

2. 分布 本品在体内分布良好,在肾、心肌、前列腺、胆囊、皮肤、肺组织、支气管分泌腺以及骨骼组织均有较高的浓度,但不能穿透血-脑屏障。血清中蛋白结合率为 93%。

3. 代谢和排泄 主要从肾脏代谢排出,肾功能正常的 20 岁至 40 岁成人的血浆 $t_{1/2}$为 1.6 h,血清肌酐功能正常的 60～80 岁患者血浆 $t_{1/2}$明显延长至 3.2 h,24 h 内大约 80%的用药剂量以原药随尿排出。

【适应证】 用于治疗敏感菌所致的呼吸系统、消化系统(胆道感染、腹膜炎)、泌尿系统、生殖系统、皮肤与软组织、骨与关节感染;本品也可作为外科手术前的预防用药。

【不良反应】 1. 过敏反应　主要表现为发热、皮疹、红斑等过敏反应,如出现应立刻停药,并注意观察,罕见休克发生,应于给药后注意观察,若发生舌头、喉咙肿胀,支气管痉挛,呼吸困难,低血压等症状,应立即停药,必要时进行抢救。

2. 消化系统　偶见恶心、呕吐、食欲不振等症状。注射速度过快可引起恶心,通过减慢注射速度可以避免。罕见发生假膜性小肠结肠炎等伴有血便的重症肠炎,若因应用本品而出现腹痛或频繁腹泻时,应立即停药并做适当处置。

3. 神经系统　偶见头痛,头晕等症状。

4. 血液循环系统　偶见凝血功能障碍,有致出血的报道。极少数情况下可出现白细胞、血小板和中性粒细胞减少,贫血。

5. 泌尿生殖系统　偶见血清肌酐和血 BUN 一过性升高,罕见间质性肾炎。

6. 肝和胆管　偶见 ALP、ALT、AST 升高,罕见胆汁淤积性黄疸型肝炎。

7. 局部反应　偶可引起注射部位瘀血红肿。极个别情况下,可以引起血栓。

8. 其他　长期用药可致菌群失调,发生二重感染;也有引起维生素缺乏的报道。

【禁忌与慎用】 1. 对本品或对头孢类抗生素有过敏史者禁用。

2. 早产儿及新生儿禁用。

3. 肠梗阻患者禁用本品。

4. 对青霉素类抗生素有过敏既往史者慎用。

5. 本人或父母易引起变态反应性疾病体质者慎用。

6. 肾、肝功能损害者、血友病及血小板减少者、胃肠道溃疡者慎用。

7. 经口摄取不良的患者或采取非经口营养的患者、老年人、全身状态不佳者因可能出现维生素 K 缺乏症,要充分进行观察。

8. 妊娠前 3 月需慎用。

9. 虽母乳中本品含量极低,但哺乳期妇女亦应慎用。

【药物相互作用】 1. 与氨基糖苷类抗生素合用有增加肾毒性的可能,故应慎用。另外本品与氨基糖苷类抗生素有配伍禁忌,两者不能混合于同一注射器中给药或同瓶滴注。

2. 与多黏菌素 B、多黏菌素 E、大剂量利尿药合用有增加肾毒性的可能,故应慎用。

3. 与大剂量口服抗凝血药合用,可干扰凝血功能,应注意观察。

【剂量与用法】 1. 成人通常 1～4 g/d,分 2～3 次,静脉注射或静脉滴注。可随年龄和症状的不同适当增减用量,严重感染时可增加至 6 g/d。4 周龄以上儿童一日 50 mg/kg,分 2～3 次,静脉注射或静脉滴注。

2. 肾功能不全者,根据肾功能程度适当调整用药量及用药间隔。如同时伴有肝功能损伤者更应加以注意,适当调整剂量。

3. 溶液配制方法

(1) 静脉注射　将 1 g 本品溶解于 5 ml 注射用水中,在 2～3 min 内缓慢注射。

(2) 静脉滴注　用适量注射用水、0.9%氯化钠注射液或 5%葡萄糖溶液溶解本品后静脉滴注,滴注时间最少持续 30 min。

4. 本品对光不稳定,溶解后的药液宜立即使用,并注意在使用前观察溶液外观。

【用药须知】 1. 由于有发生过敏休克的可能,给药前应详细问诊,最好在用药前进行皮肤敏感性试验。

2. 应事先做好发生休克的急救处置准备,应让用药患者保持安静状态,充分观察。

3. 为防止耐药菌的产生,建议进行细菌敏感性试验。

4. 本品可使直接 Coombs 试验呈阳性反应,以非酶法测定尿糖可呈假阳性。

【制剂】 注射剂(粉):0.5;1 g。

【贮藏】 密闭,在凉暗干燥处保存。

头孢曲秦

(cefatrizine)

别名:头孢羟氨唑、羟氨唑头孢菌素

【CAS】 64217-62-5

【ATC】 J01DB07

【理化性状】 1. 化学名:(6*R*,7*R*)-7-{[(2*R*)-2-Amino-2-(4-hydroxyphenyl) acetyl] amino}-8-oxo-3-[(1*H*-1, 2, 3-triazol-4-ylsulfanyl) methyl]-5-thia-1-azabicyclo[4. 2. 0]oct-2-ene-2-carboxylic acid

2. 分子式:$C_{18}H_{18}N_6O_5S_2$

3. 分子量:462.5

4. 结构式

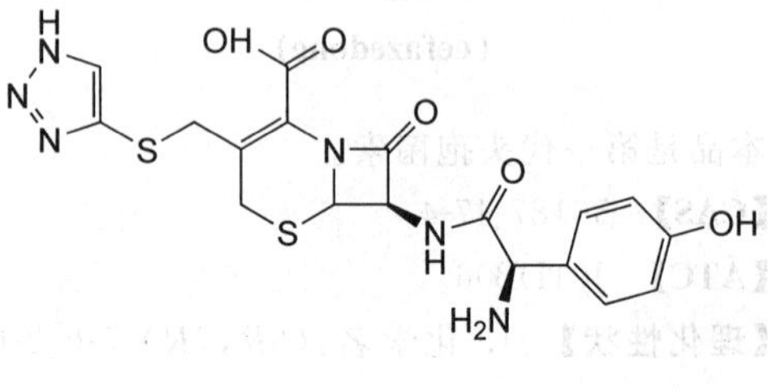

【药理作用】 抗菌谱与头孢氨苄相同。抗菌活性略强于后者。对不产青霉素酶和产酶金黄色葡萄球菌、表皮葡萄球菌以及流感杆菌、奇异变形杆菌、大肠埃希菌和肺炎克雷伯菌的活性均强于头孢氨苄。对头孢氨苄完全耐药的吲哚阳性变形杆菌、大肠埃希菌和肺炎克雷伯菌中某些菌株对本品仍敏感。

【体内过程】 口服后血药峰值低于头孢氨苄，血清 $t_{1/2}$ 为 2 h。肌内注射血药浓度达峰时间约为 0.5 h，血清 $t_{1/2}$ 为 1.43 h。体内分布与头孢氨苄相似。口服和肌内注射后尿中排出量分别为给药剂量的 35%和 45%，部分在体内代谢。

【适应证】 用于治疗敏感菌所致的敏感引起的各种感染。

【不良反应】 发生率约为 5%，以胃肠道反应和皮疹较多见，一般属轻症。可参见头孢氨苄。

【禁忌与慎用】【药物相互作用】【用药须知】 参见头孢氨苄。

【剂量与用法】 口服　成人 1～2 g/d，分 2～4 次；儿童 20～40 mg/(kg・d)。

【制 剂】 ① 颗粒剂：0.1 g；0.2 g。② 胶囊剂：0.25 g。

【贮藏】 密闭，在凉暗干燥处保存。

头孢沙定

(cefroxadine)

别名：甲氧环烯氨头孢菌素、头孢环烯氨、头孢甲氧环烯胺、氧甲环烯氨头孢菌素、氧甲环烯头孢菌素、Cefroxadinum、Oraspor。

本品为第一代头孢菌素。

【CAS】 51762-05-1

【ATC】 J01DB11

【理化性状】 1. 化学名：(6*R*,7*R*)-7-{[(2*R*)-2-Amino-2-cyclohexa-1，4-dien-1-ylacetyl] amino}-3-methoxy-8-oxo-5-thia-1-azabicyclo[4.2.0]octane-2-carboxylic acid

2. 分子式：$C_{16}H_{19}N_3O_5S$

3. 分子量：365.40

4. 结构式

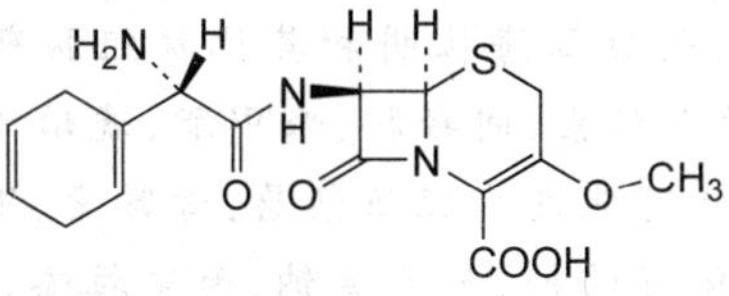

【药理作用】 1. 本品为口服有效的第一代头孢菌素，抗菌作用较头孢氨苄稍优(因其对 PBPs1a 及 1b 的亲和性很强)。本品抗菌作用特点如下。

(1) 对革兰阳性菌，包括对青霉素敏感和耐药的金黄色葡萄球菌(耐甲氧西林金黄色葡萄球菌除外)的抗菌作用优于第二代和第三代头孢菌素，但对革兰阴性菌的作用不及第二代，更不及第三代头孢菌素。

(2) 对革兰阴性杆菌产生的β-内酰胺酶不稳定。

2. 与其他头孢菌素类药相似，本品主要通过抑制细菌细胞壁的生物合成而起杀菌作用。

3. 本品对葡萄球菌属、溶血性链球菌、肺炎球菌有较强的抗菌活性，对大肠埃希菌、流感嗜血杆菌、克雷伯菌属、奇异变形杆菌等有一定的抗菌活性。但对耐药肠杆菌、铜绿假单胞菌和厌氧菌无抗菌活性。

【体内过程】 本品口服后经消化道迅速吸收，空腹口服 1 g 后，45 min 可达血药峰值，约为 26.5 μg/ml。药物吸收后可向痰液、扁桃体组织等分布，乳汁中浓度较低。本品主要经肾以原药随尿液排泄，$t_{1/2}$ 为 2～3 h。肾功能不全患者 $t_{1/2}$ 延长。

【适应证】 本品临床应用与头孢氨苄近似，可用于治疗敏感菌所致的支气管炎、咽喉炎、扁桃体炎、膀胱炎、疖、痈、毛囊炎、蜂窝织炎、脓疱疹、猩红热等。

【不良反应】 1. 过敏反应　主要表现为皮疹(如荨麻疹)、红斑、瘙痒、发热、淋巴管肿胀、关节痛等，罕见过敏性休克。

2. 胃肠道　可见恶心、呕吐、食欲缺乏等胃肠道症状，罕见假膜性小肠结肠炎(伴有发热、腹痛、白细胞增多和黏液血便的剧烈腹泻)。

3. 肾脏　大剂量用药时可致肾毒性。

4. 肝脏　可见 ALT、AST、ALP 升高。

5. 血液　可见粒细胞减少、嗜酸性粒细胞增多、红细胞和血红蛋白减少。

6. 中枢神经系统　罕见头痛、头晕等。

7. 其他　有报道长期用药后可发生菌群失调，引起口炎、白色念珠菌病及维生素 K、维生素 B 缺乏。

【禁忌与慎用】 1. 对本品或其他头孢菌素过敏者禁用。

2. 对青霉素类过敏者、重度肾功能不全患者、年老体弱者、全身状况差者、过敏性体质或家族有过敏史者慎用。

3. 本品可分泌入乳汁中，虽浓度较低，妊娠期妇女亦应慎用。

【药物相互作用】 与强利尿药(如呋塞米等)、氨基糖苷类药或其他头孢菌素类药合用，可增加肾毒性。

【剂量与用法】 1. 皮肤感染　口服，一次250 mg，2次/日。

2. 其他感染　口服，一次250 mg，3次/日。

3. 儿童　给予干糖浆，一日30 mg/kg，分3次服用。

【用药须知】 1. 本品仅供口服给药，且宜餐后服用。

2. 用药过程中如发生严重腹痛、腹泻，出现过敏反应或眩晕、耳鸣、出汗等休克前症状，应停药。

【制剂】 ①胶囊剂：50 mg。②干糖浆：100 mg。

【贮藏】 密闭、避光，室温下贮存。

1.1.1.1.2.2　第二代头孢菌素类

本类药物于20世纪70年代中期开发。其特点为：①一般来说，对第一代头孢菌素类敏感的细菌，体外试验证实，对第二代药物也敏感；②体外证实，第二代药物对大多数流感嗜血杆菌菌株（包括耐氨苄西林的菌株）具有活性；③体外证实，尽管抗菌谱各异，但在一般情况下，第二代比第一代药物对革兰阴性菌更具活性，但头孢克罗则较其他第二代头孢菌素类的活性弱；④体外证实，耐第一代药物的不动杆菌属、枸橼酸杆菌属、肠杆菌属、大肠埃希菌、克雷伯杆菌属、奈瑟菌属、变形杆菌属、沙雷菌属和普罗威登斯菌的某些菌株，第二代药物可能具有活性；⑤头孢孟多对脆弱类杆菌具有某种程度的活性；⑥第二代药物对肠球菌（如粪肠球菌）、MRSA、单核细胞增多性李斯特杆菌和铜绿假单胞菌无活性。国内比较常用的第二代头孢菌素类有头孢呋辛、头孢克洛、头孢孟多等。

头孢呋辛
(cefuroxime)

别名：头孢呋肟、西力欣、头孢呋新、信立欣（深圳信立泰）、Zinacef、Cefurox、Kefurox、Curoxim、Axetine、Lifurox

本品属第二代半合成的头孢菌素类抗生素，本品口服用其前药头孢呋辛醋氧乙酯（cefuroxime axefil），其商品名主要有Ceftin，Zinnat，Novocef。注射用其钠盐，商品名Ketocef，Cefurin，Curoxima。本品与其他头孢菌素之间主要结构的不同是，在β-内酰胺环的第7位上，头孢呋辛有一个甲氧亚氨基基团，在第3位上有一个氨甲酰酯基团。

【CAS】 55268-75-2

【ATC】 J01DC02

【理化性状】 1. 本品为白色或微黄色结晶性粉末，易溶于水。新制备溶液的pH为6.0～8.5。pK_a为2.5。

2. 化学名：(*Z*)-3-Carbamoyloxymethyl-7-[2-(2-fu-ryl)-2-methoxyiminoacetamido]-3-cephem-4-carboxylic acid

3. 分子式：$C_{16}H_{16}N_4O_8S$

4. 分子量：424.4

5. 结构式

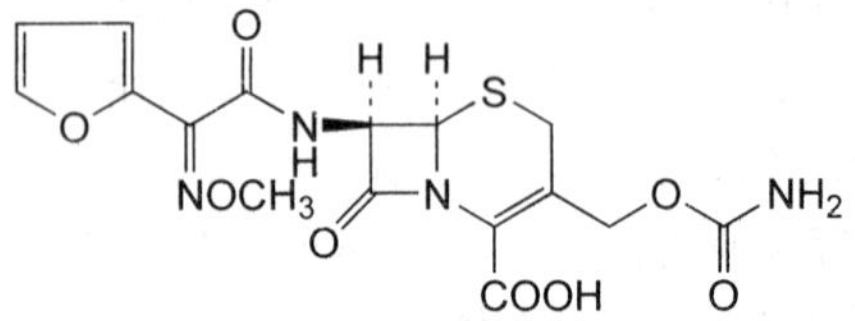

头孢呋辛酯
(cefuroxime axefil)

〖CAS〗 64544-07-6

〖理化性状〗 1. 本品为白色或类白色粉末。略溶于水和乙醇，溶于丙酮、乙酸乙酯和甲醇。

2. 分子式：$C_{20}H_{22}N_4O_{10}S$

3. 分子量：510.5

头孢呋辛匹替酯
(cefuroxime pivoxetil)

〖CAS〗 100680-33-9

〖理化性状〗 1. 分子式：$C_{23}H_{28}N_4O_{11}S$

2. 分子量：586.55

头孢呋辛钠
(cefuroxime sodium)

〖CAS〗 56238-63-2

〖理化性状〗 1. 本品为白色至微黄色粉末或结晶性粉末；无臭，味苦；有引湿性。本品在水中易溶，在甲醇中略溶，在乙醇或二氯甲烷中不溶。

2. 分子式：$C_{16}H_{15}N_4NaO_8S$

3. 分子量：446.37

4. 本品与下列药物存在配伍禁忌：硫酸阿米卡星、庆大霉素、卡那霉素、妥布霉素、新霉素、盐酸金霉素、盐酸四环素、盐酸土霉素、黏菌素甲磺酸钠、硫酸多黏菌素、葡萄糖酸红霉素、乳酸红霉素、林可霉素、磺胺异噁唑、氨茶碱、可溶性巴比妥类、氯化钙、葡萄糖酸钙、盐酸苯海拉明和其他抗组胺药、利多卡因、去甲肾上腺素、间羟胺、哌甲酯、琥珀酸胆碱等。与下列药物可能发生配伍禁忌：青霉素、甲氧西林、琥珀酸氢化可的松、苯妥英钠、丙氯拉嗪、维生素B族和维生素C、水解蛋白。

【药理作用】 1. 具有杀菌作用。其抗菌谱和耐药性均类似头孢孟多。

2. 对抗革兰阳性菌的活性类似或低于第一代头孢菌素类。

3. 本品与头孢孟多相比，较头孢孟多具有更强的对抗β-内酰胺酶的水解作用，因此，本品对某些耐头孢孟多的革兰阴性菌(如大肠埃希菌、流感嗜血杆菌、肠杆菌属、克雷伯杆菌、奈瑟菌属)均具有较好的活性，而某些耐本品的微生物如黏质沙雷菌、普通变形杆菌和脆弱类杆菌，却对头孢西丁敏感。

4. 个别报道指出，本品对流感嗜血杆菌所致脑膜炎无治疗作用，可能与脑脊液中的药物达不到有效杀菌浓度有关。又据报道，青霉素结合蛋白对本品的亲和力降低有可能导致非产酶流感嗜血杆菌对本品产生耐药性。

【体内过程】 1. 本品醋氧乙酯可经胃肠道吸收，并迅速在肠道黏膜和血液中水解成头孢呋辛。与食物同服，利于增强吸收，单剂量口服后2～3 h可达血药峰值。

2. 本品钠盐可供肌内注射或静脉注射，肌内注射单剂量750 mg后45 min可达血药峰值27 μg/ml，8 h后仍有可测知的药量存在。约有50%本品与血循中的蛋白结合，$t_{1/2}$约为70 min，肾功能不全患者和新生儿的$t_{1/2}$会延长。

3. 本品可广泛分布于全身，包括胸腔积液、痰、骨骼、滑膜液和房水，但只有在脑膜有炎症存在时脑脊液才可达到有效治疗浓度。药物可以透过胎盘，并分泌进入乳汁中。1次注射本品钠盐后，大部分在24 h内以原药形式随尿排出，6 h内可排出半数以上。仅有少量药物进入胆汁随粪便排出。

【适应证】 1. 敏感菌引起的下呼吸道、泌尿系统、女性生殖系统、皮肤和软组织、骨和关节等感染和败血症。

2. 也可用于治疗敏感菌引起的脑膜炎、中耳炎、腹膜炎、咽炎和鼻窦炎，如疑为脑膜炎系耐药流感嗜血杆菌所致，可使用头孢曲松或头孢噻肟。

3. 还可用于手术期预防感染。

【不良反应】 1. 局部反应　如肌内注射部位疼痛、血栓性静脉炎等。

2. 胃肠道反应　如腹泻、恶心、假膜性小肠结肠炎等。

3. 过敏反应　常见为皮疹、瘙痒、荨麻疹等。偶见过敏症、药物热、多形红斑、间质性肾炎、中毒性表皮坏死、剥脱性皮炎、斯-约综合征。

4. 血液　可见血红蛋白和红细胞压积减少、短暂性嗜酸性粒细胞增多症，短暂性的中性粒细胞减少症及白细胞减少症等，偶见血小板减少症。

5. 肝功能　可见ALT、AST、碱性磷酸酶、乳酸脱氢酶及血清胆红素一过性升高。

6. 其他　尚见呕吐、腹痛、结膜炎、阴道炎(包括阴道念珠球菌病)、肝功能异常(包括胆汁淤积)、再生障碍性贫血、溶血性贫血、出血、诱发癫痫、凝血酶原时间延长、各类血细胞减少、粒细胞缺乏症等。

【妊娠期安全等级】 B。

【禁忌与慎用】 1. 对任一头孢菌素类药物过敏或肾功能严重受损者禁用。

2. 对青霉素类过敏、凡有过敏史特别是药物过敏史者，均应慎用本品。

3. 3个月以下儿童的安全有效性尚未确定，因而，不推荐使用。

4. 本品可经乳汁分泌，哺乳期妇女使用时宜暂停哺乳。

5. 老年人肾功能减退，应调整剂量。

【药物相互作用】 1. 和头孢噻吩一样，本品合用丙磺舒，亦可使本品在肾小管的分泌受到抑制，使血药浓度上升。因此，在使用本品治疗泌尿系以外的感染时，合用丙磺舒可提高本品的疗效。

2. 合用氨基糖苷类药物，可增加本品的肾毒性，合用利尿药也会增加肾毒性。

【剂量与用法】 1. 应在餐后口服头孢呋辛，本品钠盐可供肌内注射或在3～5 min缓慢静脉注射或静脉滴注。每0.25 g用1.0 ml无菌注射用水溶解后肌内注射。静脉滴注可用常见的输液稀释。

2. 剂量应以1.2 g头孢呋辛酯＝1 g头孢呋辛，1.05 g头孢呋辛钠＝1 g头孢呋辛为用量依据。

3. 成人口服常用量125 mg，2次/日，以治疗无合并症的尿路感染，或250～500 mg，2次/日，以治疗呼吸道感染。＞3个月儿童建议给予125 mg，2次/日或10 mg/kg，2次/日，日最高用量为250 mg；＞2岁患中耳炎的儿童可给予250 mg，2次/日或15 mg/kg，2次/日，日最高用量可达500 mg。

4. 成人注射常用750 mg，每8 h一次；严重感染者可静脉注射1.5 g，每8或6 h一次。婴儿和儿童可给予30～60 mg/(kg·d)，分次注射，必要时，用量可增至100 mg/(kg·d)。新生儿可使用儿童的日剂量，必须分2～3次给予。

5. 肾功能不全又必须使用本品者，应予减量，肌酐清除率Ccr为10～20 ml/min时，一次注射750 mg，2次/日；Ccr＜10 ml/min时，一日仅给药1次。对正在接受血液透析的患者，在一次透析后加用750 mg。

【用药须知】 1. 高敏体质者用本品注射剂前必须先做皮试。

2. 本品对肠球菌、MRSA、沙雷菌属、不动杆菌属、铜绿假单胞菌和脆弱类杆菌无活性，不可滥用本品。

3. 长时间使用本品，有可能导致二重感染，应予特别关注。

4. 有胃肠病史尤其有结肠炎病史的患者长时间使用本品，有导致假膜性小肠结肠炎之虞。

5. 新生儿脑膜炎常由单核细胞增多性李斯特杆菌所致，该杆菌对本品不敏感，因此，不可使用本品对新生儿脑膜炎进行经验性治疗。

【制 剂】 ①片剂：125 mg；250 mg；500 mg。②注射剂(粉)：0.25 g；0.5 g；0.75 g；1.25 g；1.5 g。③胶囊剂：0.25 g。④干混悬剂：0.125 g。

【贮藏】 避光，密封，贮于 15～30 ℃。

头孢孟多
(cefamandole)

别名：头孢羟唑、羟苄四唑头孢菌素

本品属第二代半合成的头孢菌素，临床用其甲酰酯和钠盐。

【CAS】 34444-01-4

【ATC】 J01DC03

【理化性状】 1. 本品为白色或类白色结晶性粉末，无臭，味微苦，有吸湿性。本品含有 *N*-甲硫四唑侧链。

2. 化学名(7*R*)-7-D-Mandelamido-3-(1-methyl-1*H*-tetrazol-5-ylthiomethyl)-3-cephem-4-carboxylic acid；{6*R*-[6α，7β(*R* *)]}-7-[(hydroxyphenylacetyl) amino]-3-{[(1-methyl-1*H*-tetrazol-5-yl) thio] methyl}-8-oxo-5-thia-1-azabicyc-lo[4.2.0]oct-2-ene-2-carboxylic acid

3. 分子式：$C_{18}H_{18}N_6O_5S_2$

4. 分子量：462.5

5. 结构式

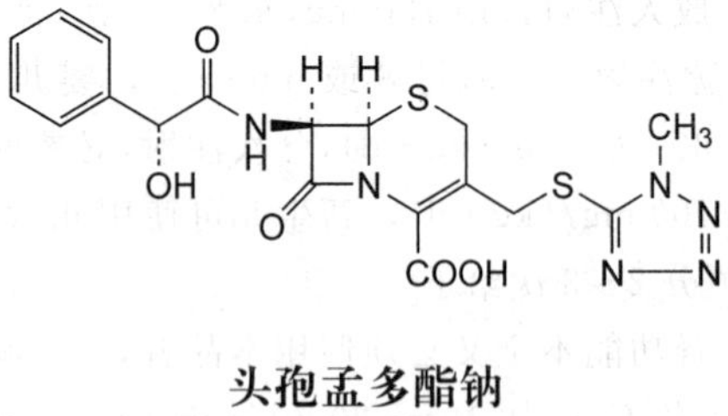

头孢孟多酯钠
(cefamandole nafate)

别名：Kefadol、Mandokef、Mandol

〖CAS〗 42540-40-9

〖理化性状〗 1. 本品为白色无味结晶固体。可溶于水和甲醇，不溶于三氯甲烷、环己烷、乙醚和苯酚。10%的水溶液的 pH 值为 3.5～7.0。

2. 化学名：Sodium(7*R*)-7-[(2*R*)-2-formyloxy-2-phenylacetamido]-3-(1-methyl-1*H*-tetrazol-5-ylthiomethyl)-3-cephem-4-carboxylate

3. 分子式：$C_{19}H_{17}N_6NaO_6S_2$

4. 分子量：512.5

5. 配伍禁忌和稳定性：文献报道，本品与氨基糖苷类药物和甲硝唑不相容。本品注射剂成分中含有碳酸钠，故与含钙或镁盐的溶液不相容。当碳酸钠用水溶解时，可迅速将大约 30%的酯水解为头孢孟多钠。配制的溶液在室温下贮存时，可产生二氧化碳。

头孢孟多钠
(cefamandole sodium)

〖CAS〗 30034-03-8

〖理化性状〗 1. 本品每 1 g 约含有 3.3 mmol (mEg)钠。

2. 分子式：$C_{18}H_{17}N_6NaO_5S_2$

3. 分子量：484.5

【药理作用】 1. 头孢孟多钠及其被水解后的头孢孟多均可杀菌，其作用类似头孢噻吩，且具有广谱活性。

2. 一般来说，本品对抗革兰阳性的葡萄球菌和链球菌的作用类似或低于头孢噻吩，但却具有对抗产酶革兰阴性菌的作用，与头孢噻吩相比，本品对许多肠杆菌科中的肠杆菌、大肠埃希菌、克雷伯杆菌、沙门菌以及多种吲哚阳性变形杆菌属的某些菌株具有较强的活性。不过，在使用本品中，某些菌株特别是肠杆菌，已经对本品产生了耐药性。

3. 体外研究证实，本品对流感嗜血杆菌的活性很强，但对铜绿假单胞菌和脆弱类杆菌的大多数菌株无抗菌活性。

【体内过程】 1. 口服很难吸收。经肌内注射或静脉注射后迅速由其甲酰酯被水解成头孢孟多。肌内注射本品 0.5 g 和 1 g 后 0.5～2 h，血药峰值分别达到 13 和 25 μg/ml。6 h 后浓度很快下降。约有 70%与血浆蛋白结合。$t_{1/2}$ 为 0.5～1.2 h，静脉注射较短，肌内注射较长，肾功能不全患者可见延长。

2. 本品进入体内分布各组织中，各种体液如骨滑膜液和胸腔积液中均可进入；在脑膜有炎症时，本品虽可进入脑脊液中，但其浓度很难预知。血浆蛋白结合率为 70%～80%。分布容积为(0.16±0.15)L/kg。给药后 6 h 内约有 80%以原药形式随尿排出。胆汁中的药物浓度可达到有效治疗水平。

【适应证】 1. 用于治疗敏感菌引起的下呼吸道（包括肺炎）、泌尿道、女性生殖系、皮肤和软组织、骨和关节等感染和腹膜炎、败血症。

2. 预防手术感染。

【不良反应】 1. 胃肠道　治疗期间或治疗后可能产生假膜性小肠结肠炎的症状。此外偶有恶心及呕吐的报告。与一些青霉素及其他头孢菌素相同，偶有一过性肝炎及胆汁淤积性黄疸的报告。

2. 超敏反应　斑丘疹状红疹、荨麻疹、嗜酸性粒细胞增多和药物热均有报告。患者原有过敏性病史，尤其是对青霉素过敏者，更易发生过敏反应。

3. 血液　血小板减少，中性粒细胞减少比较罕见。有些患者，在本品治疗期间，会发生直接 Coombs 反应阳性。

4. 肝脏　可见暂时性 ALT、AST 及碱性磷酸酶升高。

5. 肾脏　可见肌酐清除率降低，特别是肾功能差的患者。50 岁以上的患者发生频率会随着年龄增加，可同时伴有轻微血清肌酐的升高。

6. 与其他广谱抗生素相同　罕见出血性或无出血性凝血酶原过少症，但经注射维生素 K 后很快复原。此种偶发病症常发生在老年，虚弱或维生素 K 缺乏的患者中。可预防注射维生素 K，尤其在施行肠内清洁及进行外科手术时。

7. 局部反应　可见注射部位疼痛，罕见静脉炎。

【妊娠期安全等级】 B。

【禁忌与慎用】 1. 对头孢菌素类过敏者禁用。

2. 妊娠期妇女只有明确需要时方可使用。

3. 乳汁中本品含量甚少，哺乳期妇女应用时应权衡利弊。

4. 1 个月内的新生儿和早产儿不推荐使用。

5. 老年患者肾功能减退，须调整剂量。

6. 溃疡性结肠炎、局限性肠炎或抗生素相关性结肠炎者应慎用。

【药物相互作用】 1. 使用本品的患者不可饮酒，因本品含有 *N*-甲硫四唑侧链，可引起双硫仑样反应。

2. 本品如合用能导致低凝血酶原血症、血小板减少症或胃肠道溃疡的药物，将干扰凝血功能和增加出血危险。

3. 丙磺舒可减少本品的肾排泄。

4. 本品与氨基糖苷类、多黏菌素类、呋塞米、依他尼酸合用，有增加肾毒性的可能。

5. 红霉素可增加本品对脆弱拟杆菌的体外抗菌活性 100 倍以上。与庆大霉素或阿米卡星合用，体外实验显示，对某些革兰阴性杆菌有协同作用。

【剂量与用法】 1. 本品酯钠盐可供肌内注射，3～5 min 缓慢静脉注射，或者持续或间断静脉滴注。

2. 根据病情，成人一次 0.5～2 g，每 4～8 h 一次，>1 个月的儿童可用 50～100 mg/(kg・d)，分 2～3 次注射；严重感染可增至 150 mg/(kg・d)，但不应超过此量。

3. 预防手术感染，可在术前 0.5～1 h 肌内注射或静脉注射 1～2 g，每 6 h 再用 1 次，持续用药 24～48 h。

4. 对接受关节弥补造形术的患者，其预防用药的时间不应少于 72 h。

5. 对肾功能不全患者按下表调整用量。

Ccr(ml/min)	严重感染	非严重的感染
50～80	1.5 g，每 4 h 一次或 2 g，每 6 h 一次	0.75～1.5 g，每 6 h 一次
25～50	1.5 g，每 6 h 一次或 2 g，每 8 h 一次	0.75～1.5 g，每 8 h 一次
10～25	1 g，每 6 h 一次或 1.25 g，每 8 h 一次	0.5～1 g，每 8 h 一次
2～10	0.75 g，每 8 h 一次或 1 g，每 12 h 一次	0.5～0.75 g，每 12 h 一次
<2	0.5 g，每 8 h 一次或 0.75 g，每 12 h 一次	0.25～0.5 g，每 12 h 一次

【用药须知】 1. 对青霉素过敏的患者应用本品时应根据患者情况充分权衡利弊后决定。有青霉素过敏性休克或即刻反应者，不宜再选用头孢菌素类。出现严重过敏反应时立即注射肾上腺素或采取其他急救措施。

2. 本品含有 *N*-甲硫四唑侧链，应警惕发生出血，并使用维生素 K 预防。

3. 血液透析中使用本品可被消除部分药物，应适时补充用量，维持有效治疗浓度。

4. 1.11 g 头孢孟多酯钠=1 g 头孢孟多，用量应以后者计算。临床上使用的是前者，其中含有钠离子约 3.3 mmol，应注意平衡电解质。

5. 在给予大剂量本品后，使用磺基水杨酸检验尿蛋白时可出现假阳性反应。

6. 应用本品时可出现直接 Coombs 试验假阳性；以硫酸铜法测定尿糖时发生假阳性反应。

【制剂】 注射剂（粉）：0.5 g；1 g；2 g。

【贮藏】 密闭，贮于凉暗（避光并不超过 20 ℃）干燥处。

头孢克洛
(cefaclor)

别名：头孢克罗、头孢氯氨苄、Ceclor、Distaclor

本品属半合成的第二代头孢菌素抗生素，临床常用其一水合物，商品名可福乐、Cefa、Keflor。

【CAS】 53994-73-3(anhydrous cefaclor)；70356-03-5(cefaclor monohydrate)

【ATC】 J01DC04

【理化性状】 1. 本品为白色或类白色结晶性粉末，略溶于水(11000)，极微溶于三氯甲烷、乙醚或甲醇。2.5%水混悬液的 pH 为 4.5。遇胃酸稳定，遇碱则逐渐分解。

2. 化学名：(7*R*)-3-Chloro-7-(α-D-phenylglycylamino)-3-cephem-4-carboxylic acid monohydrate

3. 分子式：$C_{15}H_{14}ClN_3O_4S \cdot H_2O$

4. 分子量：385.8

5. 结构式

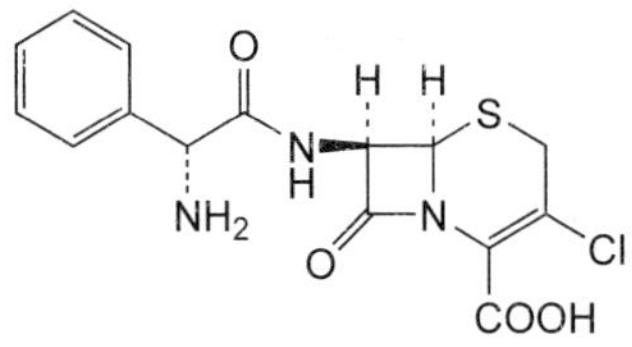

【药理作用】 1. 本品具有杀菌作用。抗菌活性类似头孢氨苄，抗革兰阴性菌(如大肠埃希菌、肺炎克雷伯菌、奈瑟淋球菌、奇异变形杆菌，特别是流感嗜血杆菌)的活性较之更强。

2. 对抗产酶葡萄球菌的作用比头孢氨苄和头孢拉定弱。

【体内过程】 1. 本品易于从胃肠道吸收，但其血药浓度稍低于头孢氨苄和头孢拉定。口服 0.25 g、0.5 g 和 1 g 后 0.5～1 h，血药峰值分别达 6、13 和 23 μg/ml。食物虽可延迟本品的吸收，但总吸收量并未受到影响。$t_{1/2}$ 为 0.5～1 h，肾功能不全患者稍见延长。本品约有 25%与血浆蛋白结合。

2. 本品在体内分布很广，可透过胎盘，并以低浓度分泌进入乳汁中。用药后 8 h 内以原药形式随尿排出 85%，较大部分是在 2 h 内排出的，单次给药 0.25 g、0.5 g 和 1 g 后 8 h 内，尿中出现的峰浓度分别为 600 μg、900 μg 和 1900 μg/ml。

【适应证】 用于治疗敏感细菌引起的下呼吸道、泌尿道、皮肤和软组织感染以及中耳炎、扁桃体炎。

【不良反应】 1. 超敏反应　根据报道，发生率约占患者的 1.5%，包括荨麻疹样皮疹(1/100)。瘙痒、荨麻疹和 Coobms 试验假阳性，发生率均在1/200以下。

曾有报道，使用本品会发生血清病样反应。这种反应的特点是出现多形性红斑、皮疹及其他伴有关节炎/关节痛的皮肤表现，发热或无发热。与典型的血清病不同之处在于很少与淋巴结病和蛋白尿有关，没有进入循环的免疫复合物，并且无反应后遗症的迹象。人们正在进行深入的研究，血清病样反应似乎是由于过敏，常常发生于头孢克洛第二疗程期间或正在进入第二疗程时。儿童比成年人更常发生此类反应，罕见严重的过敏反应(包括斯-约综合征、中毒性表皮坏死松解症)报道，有青霉素过敏史的患者，可能更常发生过敏反应。

2. 胃肠道　可见腹泻、恶心、呕吐。

3. 中枢神经系统　罕见功能亢进、神经过敏、失眠、精神错乱、高血压、头晕、幻觉和嗜睡。

4. 肝脏　AST 及 ALT 升高或 ALP 值稍微升高，罕见一过性肝炎、胆汁淤积性黄疸。

5. 血液系统　本品可引起短暂性淋巴细胞增多、白细胞减少。罕见引起溶血性贫血、再生障碍性贫血、粒细胞缺乏症、中性粒细胞减少、嗜酸粒细胞增多、血管神经性水肿。

6. 肾脏　BUN 或血清肌酐水平稍微升高或尿常规检查异常。

【妊娠期安全等级】 B。

【禁忌与慎用】 1. 对头孢菌素类过敏者禁用。

2. 妊娠期妇女只有明确需要时方可使用。

3. 本品可通过乳汁分泌，哺乳期妇女应用时应权衡利弊。

4. 新生儿的用药安全尚未确定。

5. 老年患者肾功能减退，须调整剂量。

6. 溃疡性结肠炎、局限性肠炎或抗生素相关性结肠炎者应慎用。

【药物相互作用】 1. 在使用氢氧化铝或氢氧化镁 1 h 内服用本品，则本品的吸收程度会降低。H_2 受体拮抗剂不会改变本品的吸收程度和速率。

2. 丙磺舒可降低本品的肾排泄率。

3. 本品与华法林合用时，临床上很少有报道凝血酶原时间会延长。

4. 呋塞米、依他尼酸、布美他尼等强利尿药，卡氮芥、链佐星等抗肿瘤药及氨基糖苷类抗生素等肾毒性药物与本品合用有增加肾毒性的可能。

5. 克拉维酸可增强本品对某些因产生 β-内酰胺酶而对本品耐药的革兰阴性杆菌的活性。

【剂量与用法】 1. 成人，一次口服 0.25～

0.5 g，每8 h一次，最高日剂量为4 g。或使用缓释制剂，0.375 g，2次/日。

2. >1个月的儿童，20～40 mg/(kg·d)，3次分服，每8 h一次，日最高剂量为1 g。缓释制剂不适合儿童服用。

【用药须知】 1. 高敏体质者慎用。如发生过敏反应，应立即停药。如果有必要，应采用急救措施，包括吸氧、静脉注射抗组胺剂及肾上腺素、气管插管等。

2. 本品治疗中耳炎的疗效优于头孢氨苄。

3. 有资料表明，为安全计，≥50岁者使用本品应予限制，必须使用时应加强监护。

4. 肾功能不全患者应予减量。

5. 使用本品的患者，应注意发生假膜性小肠结肠炎的可能。假膜性小肠结肠炎的严重程度可自轻度至威胁生命不等。轻度肠炎患者仅停用本品即可奏效，中、重度患者需采取适当处理措施。

6. 本品过量后的毒性症状包括恶心、呕吐、上腹部不适及腹泻。上腹部不适与腹泻的严重程度与给药剂量有关。如果存在其他症状，可能是继发于基础疾患、过敏反应或其他中毒作用。

处理用药过量时，需考虑多种药物过量的可能性、药物之间的相互作用及患者的异常药动学。保持患者呼吸道通畅并维持通气和血液灌注。在可能的前提下，仔细监测和维持患者的生命体征、血气和血清电解质等。给予活性炭可以减少胃肠道药物的吸收，在许多病例应用活性炭比洗胃和灌肠更为有效；故可以考虑应用活性炭替代洗胃或两者合用。进行洗胃或给予活性炭时，需保护患者呼吸道通畅。强制性利尿、腹膜透析、血液透析或活性炭血液灌注对本品用药过量的益处尚未确立。

【制剂】 ①片剂：0.125 g；0.25 g。②胶囊剂：0.25 g。③颗粒剂(干糖浆)：0.125 g；0.25 g。④缓释片：0.375 g。

【贮藏】 避光，密闭，贮于干燥处。

头孢尼西

(cefonicid)

别名：头孢羟苄磺唑

【CAS】 61270-58-4

【ATC】 J01DC06

【理化性状】 1. 化学名：7-[(*R*)-Mandelamido]-3-(1-sulphomethyl-1*H*-tetrazol-5-yl-thiomethyl)-3-cephem-4-carboxylic acid

2. 分子式：$C_{18}H_{16}N_6O_8S_3$

3. 分子量：542.57

4. 结构式

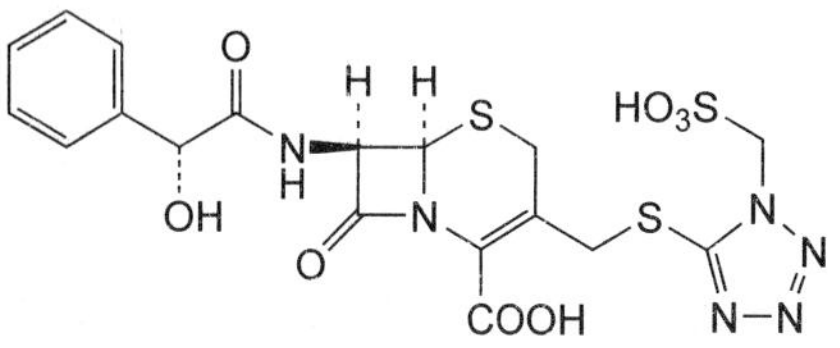

头孢尼西钠

(cefonicid sodium)

别名：爱博西、优可新、Monocid、Cefodie、Monocef

〖CAS〗 61270-78-8(cefonicid disodium)；71420-79-6 (cefonicid monosodium)

〖理化性状〗 1. 本品为白色或类白色结晶性粉末，无臭，水中溶解，微溶于乙醇，几乎不溶于乙醚或三氯甲烷。本品含有*N*-甲硫四唑侧链。

2. 化学名：7-[(*R*)-Mandelamido]-3-(1-sulphomethyl-1*H*-tetrazol-5-yl-thiomethyl)-3-cephem-4-carboxylic acid, disodium salt

3. 分子式：$C_{18}H_{14}N_6Na_2O_8S_3$

4. 分子量：586.5

【药理作用】 1. 本品对肠杆菌科各种菌株的抗菌活性几乎同等于头孢孟多，但对抗革兰阳性菌的活性则较弱。

2. 本品对抗革兰阴性菌的活性谱较其他第二代头孢菌素类窄，但体外证实，对产酶和不产酶的流感嗜血杆菌均具有活性。

3. 对脑膜炎球菌、产酶和不产酶淋球菌体外证实均具有活性。

4. 体外证实，本品对某些厌氧菌(如梭状芽孢杆菌属、梭杆菌属、消化链球菌属和费氏球菌属)均具有活性。

【体内过程】 本品钠盐仅供肌内注射和静脉注射。单次肌内注射1 g后1～2 h可达血药峰值67～126 μg/ml。蛋白结合率>90%。$t_{1/2}$约为4.5 h，肾功能不全患者可见延长。广泛分布于全身各组织和体液中，并能达到治疗浓度。>99%以原药形式于24 h内随尿排出。

【适应证】 用于治疗敏感细菌引起的下呼吸道、泌尿道、皮肤和软组织、骨和关节等感染，败血症，还可用于预防手术感染。

【不良反应】 1. 注射部位反应 疼痛不适，静脉注射部位烧灼感、静脉炎。

2. 血液系统 血小板增加、嗜酸性粒细胞增多、白细胞减少、中性粒细胞减少、血小板减少、溶血性贫血、Coombs试验假阳性。

3. 实验室检查　碱性磷酸酶增加、血清转氨酶(ALT、AST)增加、乳酸脱氢酶(LDH)增加、γ-GT升高。

4. 超敏反应　发热、皮疹、荨麻疹、瘙痒、红斑、肌痛、变态反应、斯-约综合征等。

5. 胃肠道　恶心、呕吐、腹泻、假膜性小肠结肠炎。

6. 肾脏　偶见血BUN、肌酐值升高,间质性肾炎,少有急性肾功能衰竭的报道。

7. 中枢神经　抽搐(大剂量或肾功能不全时)、头痛、精神紧张。

8. 肌肉与骨骼　关节疼痛。

9. 其他　白色念珠菌病。

【妊娠期安全等级】 B。

【禁忌与慎用】 1. 对头孢菌素类药物过敏者禁用。

2. 有青霉素过敏史或其他过敏史者应慎用。

3. 对局麻药过敏者禁止使用利多卡因作为溶剂作肌内注射。

4. 儿童使用本品的安全性和有效性尚未确定。

5. 妊娠期妇女只有明确需要时才可使用。

6. 本品可分泌至乳汁,哺乳期妇女使用时,应暂停哺乳。

【药物相互作用】 1. 与其他头孢菌素及氨基糖苷类抗生素合用时曾报道有中毒性肾脏损害。不能与氨基糖苷类药物于同一注射容器中给药。

2. 与丙磺舒合用时,可减慢肾排泄,升高血药浓度水平,并导致毒性。

3. 与强效利尿药合用时,可能导致肾毒性增加。

4. 四环素、红霉素及氯霉素可降低本品的作用。

5. 使用本品时饮酒可引发代谢紊乱。

6. 本品可降低口服避孕药的作用,应采用其他有效避孕方法。

【剂量与用法】 1. 本品仅供成人肌内注射、静脉注射和静脉滴注。一般1次/日给予1 g,严重感染可用2 g。

2. 无并发症的尿路感染　0.5 g/d,每24 h一次。

3. 预防手术感染　手术前1 h单剂量给药1 g,术中和术后没有必要再用。必要时如关节成型手术或开胸手术可重复给药2 d;剖宫产手术中,应在脐结扎后才给予本品。

4. 肾功能不全患者可按下表调整用量。

Ccr(ml/min)	轻中度感染	重度感染
60～79	10 mg/kg,每24 h一次	25 mg/kg,每24 h一次
40～59	8 mg/kg,每24 h一次	20 mg/kg,每24 h一次
20～39	4 mg/kg,每24 h一次	15 mg/kg,每24 h一次
5～9	4 mg/kg,每3～5 d一次	15 mg/kg,每3～5 d一次
<5	3 mg/kg,每3～5 d一次	4 mg/kg,每3～5 d一次

【用药须知】 1. 高敏体质者用药前必须先做皮试。

2. 本品含有*N*-甲硫四唑侧链,应做好防止出血的措施。

3. 肌内注射时应更换注射部位,>1 g的1次用量应分别注入两个不同的部位,避免导致局部疼痛。

4. 1.08 g本品钠盐约相当于1 g头孢尼西,每1 g钠盐含有钠离子约3.4 mmol。

5. 溶液变成浅黄色并不影响效价。

6. 本品治疗开始和治疗中可引起肠道紊乱,严重的导致假膜性小肠结肠炎,出现腹泻时应引起警惕。一旦出现,轻度停药即可,中、重度患者应给予补充电解质、蛋白质以及适当的抗生素(如万古霉素)治疗。

7. 重症患者在大剂量给药或合用氨基糖苷类抗生素治疗时,必须经常注意肾功能情况。肾脏或肝脏损害患者在使用本品时,应加倍小心。

8. 长期使用任何广谱抗生素都可能导致其他非敏感菌过度生长,应注意观察二重感染的发生。

9. 过量用药或频繁用药可导致恶心、呕吐、腹泻、癫痫发作,需对症治疗。当发生因药物过量引起的毒性反应时,尤其是有重度肾功能不全的患者,可通过腹膜或血液透析帮助药物清除。如发生药物过敏反应,应立即停药并根据过敏情况进行适当的治疗(如抗组胺药、糖皮质激素、肾上腺素治疗)。

【制剂】 注射剂(粉):0.5 g;1 g。

【贮藏】 密闭,在凉暗(避光并不超过20 ℃)干燥处保存。

头孢雷特

(ceforanide)

别名:头孢苄胺四唑、头孢氨甲苯唑、头孢拉尼、Cefanide、Precef

本品属半合成的第二代头孢菌素抗生素,其结构类似头孢孟多。

【CAS】 60925-61-3

【ATC】 J01DC11

【理化性状】 1. 本品为白色或灰白色粉末，不溶于水、三氯甲烷、乙醚或甲醇易溶于 1 mol/L 的氢氧化钠。5%水混悬液的 pH 为 2.5～4.5。本品含有 *N*-甲硫四唑侧链。

2. 化学名：7-[2-(α-Amino-o-tolyl)acetamido]-3-(1-carboxymethyl-1*H*-tetrazol-5-ylthiome-thyl)-3-cephem-4-carboxylic acid

3. 分子式：$C_{20}H_{21}N_7O_6S_2$

4. 分子量：519.6

5. 结构式

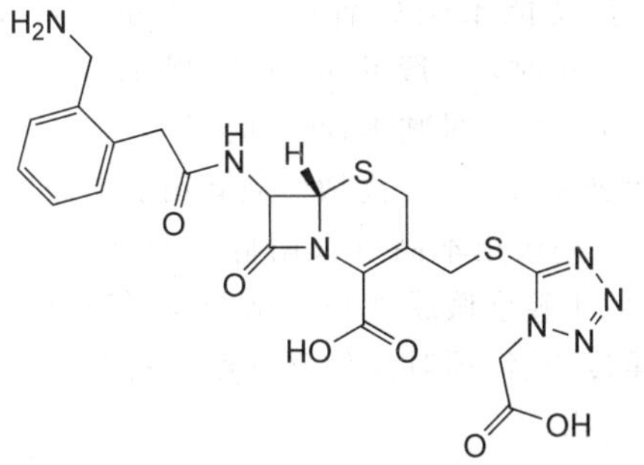

【药理作用】 1. 与第三代相比，本品对抗革兰阴性菌的活性谱较窄，其抗革兰阴性菌的活性却比第一代强，而与头孢孟多相似，其对革兰阳性菌的活性则较头孢孟多弱。

2. 能对抗淋球菌、流感嗜血杆菌和葡萄球菌所产 β-内酰胺酶的水解，并比头孢噻吩和头孢唑林的作用强。

3. 本品对乙型溶血性链球菌、金黄色葡萄球菌和草绿色链球菌的杀菌作用是稳定的。

【体内过程】 1. 本品不能从胃肠道吸收，必须肠外给药。单次肌内注射 0.5 g 和 1 g 后约 1 h 所达血药峰值分别为 38～40 μg/ml 和 69～76 μg/ml。快速单次静脉注射 1 g 后 0.5，1，3，6 和 12 h，分别获得血药浓度 122.3，83.6，47.5，18.3 和 4.2 μg/ml。本品能广泛地分布于全身各种组织和各种体液中。蛋白结合率约为 80%～83%。

2. 其血浆 $t_{1/2}$ 约为 2.6～3.3 h，肌内注射或静脉注射 0.5～2 g 后 12 h 内随尿排出原药 78%～95%。正常成人用药后，其清除率为 25～56 ml/min。

【适应证】 1. 用于治疗敏感细菌引起的下呼吸道、泌尿道、皮肤和软组织、骨和关节等感染，还可用于败血症和心内膜炎。

2. 本品不宜用于中枢神经系统感染。

【不良反应】 与头孢孟多相同。

【妊娠期安全等级】 B。

【禁忌与慎用】【药物相互作用】 与头孢孟多相同。

【剂量与用法】 1. 本品仅供肌内注射，或在 3～5 min 内缓慢静脉注射，亦可静脉滴注。

2. 成人，0.5～1 g，每 12 h 一次，严重感染可加量至 2～4 g，每 12 h 一次。

3. ≥1 岁儿童，可用 20～40 mg/(kg · d)，均分 2 次，每 12 h 一次。

4. 预防手术感染，剂量、用法同上。

【用药须知】 1. 高敏体质者用药前必须先做皮试。

2. 本品注射剂系由头孢雷特和赖氨酸混合而成，每 1 g 头孢雷特约含有 315 mg 赖氨酸；1.28 g 赖氨酸头孢雷特相当于头孢雷特 1 g。

3. 本品含有 *N*-甲硫四唑侧链，使用中应防止出血。

4. 对肾功能不全患者使用本品只须延长间隔时间，剂量不必调整。Ccr 为 20～59 ml/min 时，每 24 h 一次，Ccr 为 5～19 ml/min 时，间隔 48 h，<5 ml/min 时应间隔 48～72 h。

【制剂】 注射剂(粉)：0.5 g；1 g。

【贮藏】 注射剂(粉)可在室温下贮存，配制成 250 mg/ml 的药液，在室温 25 ℃下可保持稳定性 48 h。在 4 ℃冷藏可稳定 14 d。

头孢丙烯
(cefprozil)

别名：施复捷、Cefzil、Procef

本品属于半合成的口服第二代头孢菌素类抗生素。临床亦用其一水合物。

【CAS】 92665-29-7 (anhydrous cefprozil)；121123-17-9(cefprozil monohydrate)

【ATC】 J01DC10

【理化性状】 1. 本品为白色或浅黄色粉末，由顺、反异构体按 90∶10 的比例组成。

2. 化学名：(6*R*，7*R*)-7-[(*R*)-2-Amino-2-(*p*-hydroxyphenyl)acetamido]-8-oxo-3-(1-propenyl)-5-thia-1-azabicyclo[4.2.0]oct-2-ene-2-carboxylic acid monohydrate

3. 分子式：$C_{18}H_{19}N_3O_5S \cdot H_2O$

4. 分子量：407.4

5. 结构式

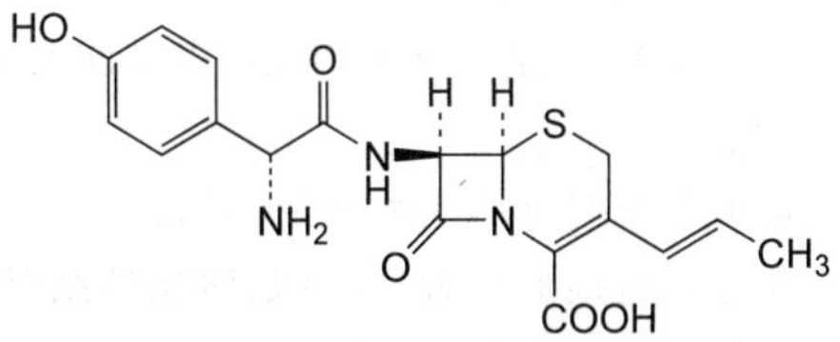

【药理作用】 本品具有杀菌作用，其抗菌活性谱和抗菌特点类似头孢克洛，本品对 MRSA 无抗菌活性。

【体内过程】 1. 本品易于从胃肠道吸收，其生物利用度为90%～95%，单次口服本品0.25 g、0.5 g和1 g后1～2 h，血药峰值分别可达6、10和18 μg/ml。食物几乎不影响其吸收，但达峰时间可能延长0.25～0.75 h。蛋白结合率为36%。$t_{1/2}$约为1.3 h，肾功能减退者可能延长至5.2 h，肝功能不全患者的$t_{1/2}$可延长至2 h，不必调整用量。

2. 稳态分布容积为0.23L/kg，扁桃体和腺样组织中的药物浓度为血药浓度的40%～50%，单次服药1 g后24 h内进入乳汁的药物不到0.3%。给药后头8 h内以原药形式随尿排出60%，服用0.25、0.5和1 g本品后4 h内，尿中的药物浓度可分别达700、1000和2900 μg/ml，血液透析可消除部分药物。

【适应证】 用于治疗敏感细菌引起的咽炎、扁桃体炎、中耳炎、鼻窦炎以及下呼吸道、皮肤及软组织的轻中度感染。

【不良反应】 1. 胃肠道反应　软便、腹泻、胃部不适、食欲不振、恶心、呕吐、嗳气等。

2. 血清病样反应　典型症状包括皮肤反应和关节痛。

3. 过敏反应　皮疹、荨麻疹、嗜酸性粒细胞增多、药物热等。小儿发生过敏反应较成人多见，多在开始治疗后几天内出现，停药后几天内消失。

4. 其他　血胆红素、血清氨基转移酶、BUN及肌酐轻度升高、血红蛋白降低、假膜性小肠结肠炎、蛋白尿、管型尿、尿布疹和二重感染、生殖器瘙痒和阴道炎。

5. 中枢神经系统　眩晕、活动增多、头痛、精神紧张、失眠。偶见神志混乱和嗜睡。

【妊娠期安全等级】 B。

【禁忌与慎用】 1. 对本品及其他头孢菌素类过敏者禁用。

2. 本品可通过乳汁分泌，哺乳期妇女服用本品时应暂停哺乳。

3. 6个月以下幼儿的安全性及有效性尚未明确。

4. 肝肾功能不全患者慎用。

5. 对青霉素类、青霉素衍生物、青霉胺及头霉素过敏者慎用。

6. 老年人根据肾功能须减量慎用。

7. 有胃肠道疾病史者，特别是溃疡性结肠炎、局限性肠炎或抗生素相关性结肠炎者慎用。

【药物相互作用】 1. 呋塞米、依他尼酸、布美他尼等强利尿药，卡莫司汀、链佐星等抗肿瘤药及氨基糖苷类抗生素等肾毒性药物与本品合用有增加肾毒性的可能。

2. 克拉维酸可增强本品对某些因产生β-内酰胺酶而对本品耐药的革兰阴性杆菌的抗菌活性。

3. 本品与丙磺舒合用可使本品的 AUC 增加1倍。

【剂量与用法】 1. 成人口服一次0.5 g，1～2次/日，疗程7～14 d。

2. ≥6个月儿童，7.5 mg/kg，1～2次/日。

3. 肾功能不全患者应调整用量，Ccr 为 30～120 ml/min 时，一般仍可用常规剂量，当 Ccr＜29 ml/min时，剂量减半，间隔时间不变。

【用药须知】 1. 高敏体质者用前需做皮试。

2. 长期服用本品可致菌群失调，引发继发性感染。如发生轻度假膜性小肠结肠炎，停药即可，但对于中、重度患者，须对症处理并给予抗难辨梭状芽孢杆菌的药物。

3. 使用本品期间 Coombs 试验可出现阳性。尿糖还原试验 Benedict 或 Feling 试剂或硫酸铜片状试剂 Clinitest 片可呈假阳性，但尿糖酶学试验如 Tes, Tape 尿糖试纸不产生假阳性，铁氰化物血糖试验可呈假阴性。

【制剂】 ①片剂：0.25 g；0.5 g。②胶囊剂：0.1 g；0.2 g。③口服混悬剂：0.25 g/5 ml。

【贮藏】 避光，密闭，在凉暗干燥处保存。

头孢唑喃

(cefuzonam)

本品为第二代头孢菌素。

【CAS】 82219-78-1

【理化性状】 1. 化学名：(6*R*,7*R*)-7-([(2*Z*)-2-(2-Amino-1,3-thiazol-4-yl)-2-methoxyiminoacetyl]amino)-8-oxo-3-(thiadiazol-5-ylsulfanylmethyl)-5-thia-1-azabicyclo[4.2.0]oct-2-ene-2-carboxylic acid

2. 分子式：$C_{16}H_{15}N_7O_5S_4$

3. 分子量：513.59

4. 结构式

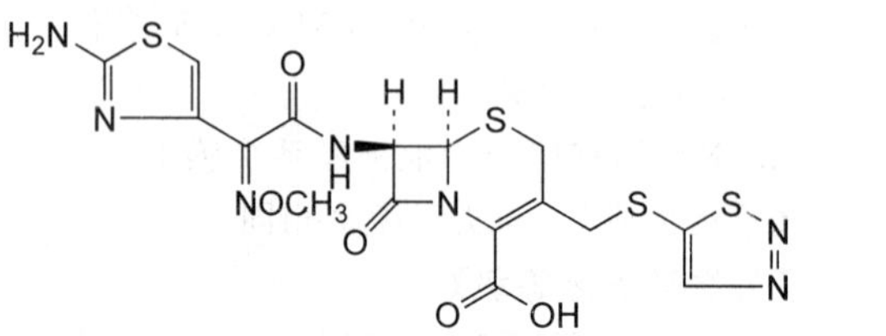

头孢唑喃钠
(cefuzonam sodium)

别名:Cosmosin

〖CAS〗　82219-81-6

〖理化性状〗 1. 本品为白色或浅黄色结晶或结晶性粉末。易溶于水、甲醇和二甲基亚砜,微溶于无水乙醇,几乎不溶于乙腈、丙酮、乙酸乙酯和己烷。

2. 化学名:(6*R*,7*R*)-7-([(2*Z*)-2-(2-Amino-1,3-thiazol-4-yl)-2-methoxyiminoacetyl]amino)-8-oxo-3-(thiadiazol-5-ylsulfanylmethyl)-5-thia-1-azabicyclo[4.2.0]oct-2-ene-2-carboxylic acid sodium salt

3. 分子式:$C_{16}H_{14}N_7NaO_5S_4$

4. 分子量:535.64

【药理作用】 本品对细菌细胞 PBP1a、1b、3 有高度亲和力,通过抑制肽聚糖形成交联,抑制细菌细胞壁的合成而达杀菌作用。

1. 对革兰阴性杆菌产生的广谱 β-内酰胺酶高度稳定;对革兰阴性杆菌抗菌作用强,明显超过第一代。

2. 因其对具有特异性的 PBP2 也具有亲和力,故本品对耐甲氧西林的金黄色葡萄球菌,也显示出一定的抗菌活性。对葡萄球菌属、链球菌属以及对甲氧西林耐药的金黄色葡萄球菌等革兰阳性菌,大肠埃希菌、克雷伯菌属、变形杆菌属、流感杆菌等革兰阴性菌均有较强的抗菌活性;对大肠埃希菌属、沙雷菌属、拟杆菌属等革兰阴性需氧和厌氧菌也有良好的抗菌作用。

【体内过程】 静脉给药后,吸收良好,组织穿透力强,体内分布广泛,可在各组织、体腔液、体液中达到有效抗菌浓度。药物吸收后可在胆汁及胆囊组织中聚集,也广泛分布于痰液、子宫、卵巢、盆腔渗出液、骨髓及脑脊液中,少量进入乳汁中。静脉注射本品 1 g 后,胆汁中峰值浓度约为 207～2550 μg/ml,胆囊组织中药物浓度约为 192.7 μg/ml。本品主要经肾随尿液排泄,$t_{1/2}$约为 1.08 h;给药 6 h 后尿中排泄率约为 47.5%～67.7%。

【适应证】 适用于治疗敏感菌引起的呼吸道感染、肝胆系统感染、腹膜炎、子宫旁结缔组织炎、骨髓炎、关节炎、败血症、急性化脓性脑膜炎以及外伤、手术创口的继发感染等。

【不良反应】 1. 过敏反应　以皮疹、荨麻疹、红斑、药物热等较为多见,偶见过敏性休克。

2. 消化系统　主要表现为恶心、呕吐、食欲缺乏、腹痛、腹泻、便秘等胃肠道症状,长期用药偶致假膜性小肠结肠炎。

3. 肝脏　少数患者用药后可出现碱性磷酸酶、ALT、AST 暂时性升高。

4. 肾脏　少数患者用药后可出现血清肌酐和血尿素氮暂时性升高。

5. 血液系统　有报道,大剂量、长时间用药可致凝血功能障碍(血小板减少、凝血酶原时间延长、凝血酶原活力降低等)以及嗜酸性粒细胞增多,中性粒细胞减少等。

6. 二重感染　少数患者长期用药后可导致耐药菌大量繁殖,引起菌群失调,还可能引起维生素 K、维生素 B 缺乏。

7. 其他　静脉给药时,如剂量过大或速度过快可出现注射部位灼热感、血管疼痛,严重者可出现血栓性静脉炎。

【禁忌与慎用】 1. 对本品或对头孢类抗生素有过敏史者禁用。

2. 对青霉素类药过敏者慎用。

3. 因本品对妊娠期妇女、哺乳期妇女及婴儿的用药安全性未确定,故妊娠期妇女、哺乳期妇女及早产儿、新生儿慎用。

4. 肝、肾功能严重障碍者慎用。

5. 高度过敏性体质者慎用。

6. 年老体弱者以及全身状况差者慎用。

【药物相互作用】 1. 与氨基糖苷类药合用可增加肾毒性。

2. 与呋塞米等强利尿剂合用可增加肾毒性。

【剂量与用法】 1. 成人　1～2 g/d,分 2 次给药,重症可增至 4 g,分 2～4 次给药,缓慢静脉注射或一次加入 100 ml 输液中滴注 0.5～2.0 h。

2. 儿童　每天 40～80 mg/kg,重症可增至每天 200 mg/kg,分 3～4 次给药,缓慢静脉注射或一次加入 100 ml 输液中滴注 0.5～2.0 h。

【用药须知】 1. 与其他头孢菌素间有交叉过敏反应。

2. 应事先做好发生休克的急救处置准备,应让用药患者保持安静状态,充分观察。

3. 为防止耐药菌的产生,建议进行细菌敏感性试验。

4. 本品可使 Coombs 试验呈阳性反应,以非酶法测定尿糖可呈假阳性。

【制剂】 注射剂(粉):0.5 g;1 g。

【贮藏】 密闭,在凉暗干燥处保存。

头孢替安
(cefotiam)

本品为第二代头孢菌素，临床用盐酸盐。

【CAS】 61622-34-2

【CAS】 J01DC07

【理化性状】 1. 化学名：(6*R*，7*R*)-7-{[2-(2-Amino-1，3-thiazol-4-yl) acetyl] amino}-3-{[1-(2-dimethylaminoethyl) tetrazol-5-yl] sulfanylmethyl}-8-oxo-5-thia-1-azabicyclo [4.2.0] oct-2-ene-2-carboxylic acid

2. 分子式：$C_{18}H_{23}N_9O_4S_3$

3. 分子量：525.63

4. 结构式

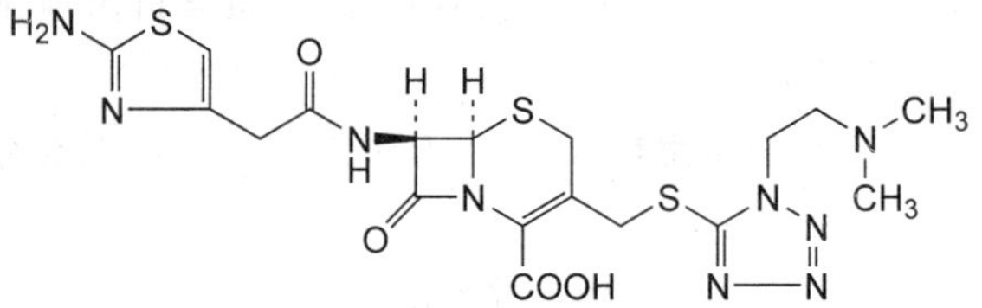

盐酸头孢替安
(cefotiam hydrochloride)

别名：泛司颇灵、Pansporin

〖CAS〗 66309-69-1

〖理化性状〗 1. 化学名：(6*R*，7*R*)-7-{[2-(2-Amino-1，3-thiazol-4-yl) acetyl] amino}-3-{[1-(2-dimethylaminoethyl) tetrazol-5-yl] sulfanylmethyl}-8-oxo-5-thia-1-azabicyclo[4.2.0]oct-2-ene-2-carboxylic acid dihydrochloride

2. 分子式：$C_{18}H_{23}N_9O_4S_3 \cdot 2HCl$

3. 分子量：598.55

盐酸头孢替安海替酯
(cefotiam hexetil dihydrochloride)

别名：PasporinT

〖CAS〗 95789-30-3

〖理化性状〗 1. 化学名：(6*R*，7*R*)-7-{[2-(2-Amino-1，3-thiazol-4-yl) acetyl] amino}-3-{[1-(2-dimethylaminoethyl) tetrazol-5-yl] sulfanylmethyl}-8-oxo-5-thia-1-azabicyclo [4.2.0] oct-2-ene-2-carboxylate ethyl ester，dihydrochloride

2. 分子式：$C_{27}H_{37}N_9O_7S_3 \cdot 2HCl$

3. 分子量：768.77

【药理作用】 本品的抗菌作用机制是阻碍细菌细胞壁的合成。本品对革兰阴性菌有较强的抗菌活性是因为它对细菌细胞外膜有良好的通透性和对β-内酰胺酶比较稳定以及对 PBP1b 和 3 亲和性高，从而增强了对细胞壁黏肽交叉联结的抑制作用所致。

【体内过程】 1. 经 30 min 静脉滴注本品 1 g 和 2 g，血药峰值分别为 75 和 148 mg/L；静脉注射本品 0.5 g 后，5 min 的血药浓度为 51 mg/L，本品的血浆 $t_{1/2}$ 为 0.6～1.1 h。

2. 静脉注射给药后，本品可广泛分布于体内各组织，血液、肾组织及胆汁中浓度较高。静脉滴注 2 g 后 2 h，胆汁中平均药物浓度为 702 mg/L，静脉注射 0.5 g 后，肾组织中浓度超过 100 mg/kg。药物在体内可分布至扁桃体、痰液、肺组织、胸水、胆囊壁、腹水、肾组织、膀胱壁、前列腺、盆腔渗出液、羊水等，乳汁中有微量分布，但本品难以透过血-脑屏障。

3. 本品在体内无积蓄作用，主要以原药经肾排泄，其次为胆汁排泄，血清蛋白结合率约为 8%。1 次静脉滴注或静脉注射 0.5 g、1 g 和 2 g 后，6 h 后，尿中排出给药量的 60%～75%。静脉注射 0.5 g 后，尿药浓度在给药后 0～2 h、2～4 h 和 4～6 h，分别达到 2000 mg/L、350 mg/L 和 66 mg/L。小儿 1 次静脉给药 10、20 或 40 mg/kg 后，6 h 内尿中排泄情况与成人大致相仿。

4. 本品的海替酯自身并无抗菌作用，口服后在肠道黏膜迅速水解为头孢替安而被吸收。饭后单次口服 0.1、0.2 及 0.4 g 时的 C_{max} 分别为 1.54 μg/ml，2.73 μg/ml 及 4.55 μg/ml。各种给药量的头孢替安均于给药 10 h 后由血中消失。头孢替安随尿排泄较快，大部分于给药后 5 h 内随尿排泄。给药后禁食时及餐后口服海替酯 0.2 g 时，餐后给药时虽 C_{max} 降低，t_{max} 迟延，但 AUC 几乎无差异，表明食物对本品海替酯吸收的影响不大。

【适应证】 主要用于对本品敏感的葡萄球菌属、链球菌属(肠球菌除外)、肺炎球菌、流感杆菌、大肠埃希菌、克雷伯杆菌属、肠道菌属、枸橼酸杆菌属、奇异变形杆菌、普通变形杆菌、雷特格变形杆菌、摩根氏变形杆菌等所致下列感染：败血症、术后感染、烧伤感染、皮下脓肿、痈、疖、骨髓炎、化脓性关节炎、扁桃体炎(扁桃体周围炎、扁桃体周围脓肿)、支气管炎、支气管扩张合并感染、肺炎、肺化脓性疾病、脓胸、胆管炎、胆囊炎、腹膜炎、肾盂肾炎、膀胱炎、尿道炎、前列腺炎、脑脊膜炎、子宫内膜炎、盆腔炎、子宫旁组织炎、附件炎、前庭大腺炎、中耳炎、副鼻窦炎。

【不良反应】 1. 偶有发生休克症状，因而给药后应注意观察，若发生感觉不适，口内感觉异常、喘鸣、眩晕、排便感、耳鸣、出汗等症状，应停止给药。

2. 若出现皮疹、荨麻疹、红斑、瘙痒、发热、淋巴肿大、关节痛等过敏性反应时应停止给药并做适当处置。

3. 偶尔出现急性肾功能衰竭等严重肾病，应定期实行检查，充分观察，出现异常情况时，应中止给药，并做适当处置。

4. 有时出现红细胞减少，粒细胞减少，嗜酸性粒细胞增高，血小板减少，偶尔出现溶血性贫血。

5. 有时出现 ALT、AST、碱性磷酸酶增高，偶尔出现胆红素、乳酸脱氢酶、γ-谷氨酰转肽酶增高。

6. 偶尔出现假膜性小肠结肠炎等伴随带血便症状的严重结肠炎，若因应用本品而出现腹痛或多次腹泻时应立即停药并做适当处置。本品有时可引起恶心、腹泻，偶也出现呕吐、食欲不振、腹痛等症状。

7. 偶尔发生伴随发热、咳嗽、呼吸困难、胸部 X 线异常、嗜酸性粒细胞增高等症状的间质性肺炎，若出现上述症状，应停药并采取注射肾上腺皮质激素等适当处置。

8. 对肾功能衰竭患者大剂量给药时有时可出现痉挛等神经症状。

9. 偶有口腔炎、白色念珠菌症。

10. 偶有出现维生素 K 缺乏症（低凝血酶原血症、出血倾向等），维生素 B 族缺乏症（舌炎、口腔炎、食欲不振、神经炎等）。

11. 偶有引起头晕、头痛、倦怠感、麻木感等。

【禁忌与慎用】 1. 对本品或对头孢类抗生素有过敏史者禁用。

2. 对青霉素类药过敏者慎用。

3. 本人或父母兄弟有易引起支气管哮喘、皮疹、荨麻疹等变态反应性疾病体质者慎用。

4. 重度肾功能不全患者慎用。

5. 经口摄取不良的患者或采取非经口营养的患者，老年人，全身状态不佳者因可能出现维生素 K 缺乏症，要充分进行观察。

6. 妊娠期妇女只有潜在的益处大于对胎儿伤害的风险时才可使用。

7. 早产儿和新生儿的安全性和有效性尚未确定。

8. 尚未明确本品是否可经乳汁分泌，哺乳期妇女使用时，应暂停哺乳。

【药物相互作用】 1. 与氨基糖苷类药合用可增加肾毒性。

2. 与呋塞米等强利尿剂合用可增加肾毒性。

【剂量与用法】 1. 静脉注射　通常，成年人 0.5～2 g/d，分 2～4 次给予；小儿一日 40～80 mg/kg，分 3～4 次给予。本品可随年龄和症状的不同适当增减，对成年人败血症一日量可增至 4 g，对小儿败血症、脑脊膜炎等重症和难治性感染，一日量可增至 160 mg/kg。静脉注射时，可用 0.9% 氯化钠注射液或葡萄糖注射液溶解后使用。

2. 静脉滴注　此外也可将本品的一次用量 0.25～2 g 添加到葡萄糖注射液、电解质液或氨基酸等输液中于 0.5～2 h 内静脉滴注，对小儿则可参看前面所述给药量，添加到补液中后于 0.5～1 h 内静脉滴注。

3. 本品注射剂含有缓冲剂无水碳酸钠，溶解时因产生 CO_2，故将瓶内制成了负压。溶解 1 g 时，可向瓶内注入约 5 ml 溶解液使其溶解。静脉注射时，一般是将 1 g 稀释至 20 ml 后注射。静脉滴注时，不可用注射用水稀释，因不能形成等渗溶液。

4. 口服用其海替酯，一次 0.1～0.2 g，3 次/日，重症可增加至一次 0.3 g，3 次/日。

【用药须知】 1. 与其他头孢菌素有交叉过敏反应。

2. 由于有发生休克的可能性，给药前应详细问诊，最好在注射前做皮肤敏感试验。

3. 应事先做好发生休克时急救处置的准备。

4. 本品只可用于静脉内使用。

5. 为了避免大剂量静脉给药时偶尔引起的血管痛、血栓性静脉炎，应充分注意注射液的配制、注射部位、注射方法等，并尽量减慢注射速度。

6. 溶解后的药液应迅速使用，若必须贮存亦应在 8 h 内用完，此时微黄色的药液可能随着时间的延长而加深。

7. 本品给药期间，最好定期进行肝、肾功能，血常规等检查。

8. 本品可使 Coombs 试验、Feling 试验检查尿糖有时出现假阳性反应。

【制剂】 ①注射剂（粉）：0.5 g；1 g。②片剂（海替酯）：0.1 g。

【贮藏】 密闭，在凉暗干燥处保存。

1.1.1.1.2.3　第三代头孢菌素类

大多数第三代头孢菌素类抗生素是在 20 世纪 70 年代中期和 80 年代初期开发的。

1. 和第一代、第二代相比，其对革兰阴性菌的活性谱更广，活性更强。

2. 第三代头孢菌素类不仅能对抗对第一代和第二代敏感的革兰阴性菌，而且大多数第三代药物还对耐第一代和第二代的枸橼酸菌属、肠杆菌属、克雷伯杆菌属、奈瑟菌属、变形杆菌属、莫拉菌属、沙雷菌属、大肠埃希菌和普罗威登斯菌具有活性。

3. 第三代药物对产酶或不产酶的流感嗜血杆菌和淋球菌具有高度的活性。

4. 体外证实，第三代中的大多数药物对脆弱类杆菌和假单胞菌属均有某种程度的活性。

5. 对厌氧菌来说，第三代头孢菌素类远不如其他对之具有活性的抗微生物药物；对革兰阳性菌（尤其葡萄球菌），远不如第一代头孢菌素类的活性强。

6. 更具特点的是，当脑膜有炎症存在时，第三代药物渗入脑脊液中的药量可达到治疗浓度。

头孢噻肟
(cefotaxime)

本品属于半合成的第三代头孢菌素类抗生素，是一种氨基噻唑基头孢菌素，在其主核第7位上含有一个具有α-syn-甲氧亚氨基基团的氨基噻唑乙烯侧链。实验证实，该侧链可增强本品的抗菌活性。

【CAS】 63527-52-6

【ATC】 J01DD01

【理化性状】 1. 化学名：(7*R*)-7-[(*Z*)-2-(2-Aminothiazol-4-yl)-2-(methoxyimino)acetamido]cephalosporanate

2. 分子式：$C_{16}H_{16}N_5O_7S_2$

3. 分子量：455.46

4. 结构式

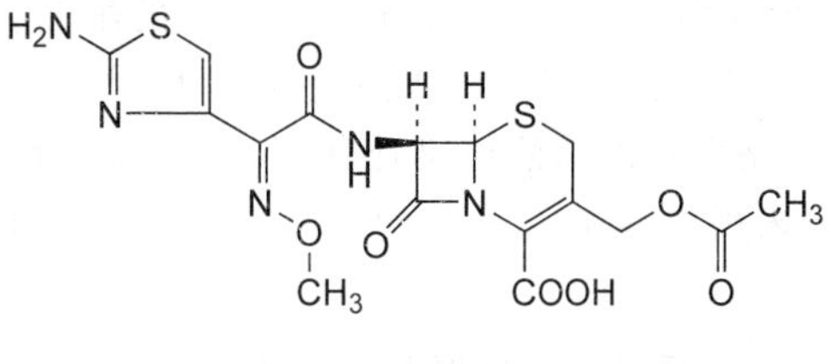

头孢噻肟钠
(cefotaxime sodium)

别名：头孢泰克松、泰可欣、凯帝龙、凯福隆、Claforan、Cefotax、Taxim、Tolycar

〖CAS〗 64485-93-4

〖理化性状〗 1. 本品为白色、类白色或淡黄色结晶，无臭或微有异臭。易溶于水，微溶于乙醇，不溶于三氯甲烷。10%水溶液的pH为4.5～6.5。

2. 化学名：Sodium (7*R*)-7-[(*Z*)-2-(2-aminothiazol-4-yl)-2-(methoxyimino) acetamido]cephalosporanate

3. 分子式：$C_{16}H_{16}N_5NaO_7S_2$

4. 分子量：477.4

5. 配伍禁忌：本品与碱性溶液（如碳酸氢钠）不相容。还应与氨基糖苷类药物分开使用。

【药理作用】 1. 本品具有类似头孢孟多的杀菌活性；其活性谱则较之更广。对大多数β-内酰胺酶的水解作用高度稳定，比第一代和第二代头孢菌素类对抗革兰阴性菌的作用更强。虽然一般认为本品对抗革兰阳性菌的活性稍弱于第一代头孢菌素类，但许多链球菌对本品却很敏感。去乙酰头孢噻肟为本品的活性代谢物。

2. 本品对许多肠杆菌科细菌均具有活性，其中包括枸橼酸杆菌属、多种肠杆菌、大肠埃希菌、多种克雷伯杆菌、吲哚阳性和吲哚阴性变形杆菌属、普罗威登斯菌属、沙门菌属、沙雷菌属、志贺菌属和多种耶尔森菌属。其他对其敏感的革兰阴性菌有多种耐青霉素的菌株如：流感嗜血杆菌、卡他布兰汉球菌、淋球菌和脑膜炎球菌，马耳他布鲁菌也对其敏感。

3. 尽管某些假单胞菌属的菌株对其具有中度敏感性，但大多数却是耐药的。

4. 本品对链球菌包括金黄色葡萄球菌及其产酶菌株在内的葡萄球菌虽具有活性，但却逊于第一代头孢菌素类。

【体内过程】 1. 在肌内注射本品钠盐0.5 g和1 g达30 min时，可分别获得血药峰值12 μg/ml和20 μg/ml。静脉注射本品0.5 g，1 g和2 g后立即分别达到血药峰值38，102和215 μg/ml；4 h后，血药浓度均保持在1～3 μg/ml的水平。本品的$t_{1/2}$约为1 h，其活性代谢物约为1.5 h；新生儿和肾功能不全患者可见延长，应调整其用量。其蛋白结合率约为40%。

2. 本品及其活性代谢物广泛分布于全身各种组织和体液中，当脑膜发炎时，进入脑脊液中的药物可达到治疗浓度，药物可透过胎盘，进入乳汁中的药物浓度低。本品主要以原药形式经肾排泄，24 h内约排出40%～60%，约有20%经胆道随粪便排出。

【适应证】 1. 敏感细菌引起的中枢神经系统、呼吸道、皮肤及软组织、骨和关节、泌尿生殖系以及腹腔内感染，包括脑膜炎、脑脓肿、莱姆病(Lyme disease)、腹膜炎、肺炎、败血症。

2. 预防手术感染，还有资料表明，本品可治疗伤寒。

【不良反应】 1. 可有皮疹和药物热、静脉炎、腹泻、恶心、呕吐、食欲不振等。

2. 碱性磷酸酶或血清氨基转移酶轻度升高，暂时性血BUN和肌酐升高等。

3. 白细胞减少、酸性粒细胞增多或血小板减少少见。

4. 偶见头痛、麻木、呼吸困难和面部潮红。

5. 极少数患者可发生黏膜白色念珠菌病。

6. 所有第三代广谱头孢菌素类均有可能由于耐药微生物（如铜绿假单胞菌、多种肠杆菌、白色念珠菌属和肠球菌）在体内各个不同部分引起移生和二重感染，一般来说，本品引起这种不良反应的发生率较低。

7. 所有第三代头孢菌素类均有可能由于难辨梭状芽孢杆菌感染而偶发假膜性小肠结肠炎。

【妊娠期安全等级】 B。

【禁忌与慎用】 1. 对头孢菌素过敏者及有青霉素过敏性休克或即刻反应史者禁用本品。

本品可经乳汁排出，哺乳期妇女应用本品时虽无发生问题的报告，但应用本品时宜暂停哺乳。

2. 本品可透过血胎盘屏障进入胎儿血循环，妊娠期妇女应限用于有确切适应证的患者。

3. 婴幼儿不宜作肌内注射。

4. 老年患者用药根据肾功能适当减量。

【药物相互作用】 1. 本品与氨基糖苷类药物合用可起到协同作用，但也有可能加重肾毒性。

2. 本品与阿洛西林或美洛西林合用，可见机体对本品的总清除率降低。必须合用时，应减少本品用量。

【剂量与用法】 1. 本品可供深部肌内注射，3～5 min 内缓慢静脉注射，或 20～60 min 内静脉滴注。

2. 成人一日常用量 2～6 g，2～3 次分用；严重感染者一日可增至 12 g，分 3～4 次静脉给药。

3. 儿童可给予 100～150 mg/(kg · d)，2～4 次分用，必要时可增至 200 mg/(kg · d)，新生儿可用 50 mg/(kg · d)，必要时可增至 150～200 mg/(kg · d)。

4. 严重肾功能衰竭患者，Ccr＜20 ml/min，开始可给予负荷剂量 1 g，并将常用量减半予以维持，用药频率不变；血清肌酐超过 751 μmol/L 者剂量减至常规剂量的 1/4，用药频率不变；需血液透析者 0.5～2 g/d。但在透析后应加用 1 次剂量。

5. 治疗淋病，可单次给药 1 g。

6. 预防手术感染，可手术前 30～90 min 给药 1 g，剖宫产时可于钳夹脐带后立即给母体静脉注射 1 g，6 和 12 h 后各补注 1 次。

7. 配制肌内注射液时，0.5 g、1.0 g 或 2.0 g 的本品分别加入 2 ml、3 ml 或 5 ml 灭菌注射用水。供静脉注射的溶液，加至少 10～20 ml 灭菌注射用水，于 5～10 分钟内徐缓注入。静脉滴注时，将静脉注射液再用适当溶剂稀释至 100～500 ml。肌内注射剂量超过 2 g 时，应分不同部位注射。

【用药须知】 1. 高敏体质者用药前必须先做皮试。

2. 本品必须与一种氨基糖苷类合用时，应分别使用各自的静脉通道。

3. 应用本品发生过敏性休克时，予以肾上腺素、保持呼吸道通畅、吸氧、糖皮质激素及抗组胺药等紧急措施。

4. 本品快速静脉注射(＜60s)可能引起致命性心律失常。

5. 在应用过程中如发生腹泻且怀疑为假膜性小肠结肠炎时。应立即停药并予以甲硝唑口服，无效时考虑口服万古霉素或去甲万古霉素。

6. 长期应用本品可能导致不敏感或耐药菌的过度繁殖，需要严密观察。一旦发生二重感染，需予以相应处理。

7. 应用本品治疗可能发生中性粒细胞减少及罕见的粒细胞缺乏症，尤其是长期治疗。因此，疗程超过 10 d 者应监测血常规。

8. 本品对局部组织有刺激作用。在绝大多数病例中，改变注射部位即可解决血管周围外渗。极个别情况下可能发生广泛血管周围外渗，并导致组织坏死，可能需要外科治疗。

9. 应用本品的患者 Coombs 试验可出现阳性；妊娠期妇女产前应用本品，此反应可出现于新生儿。用硫酸铜法测定尿糖可呈假阳性。

【制剂】 注射剂(粉)：0.5 g；1.0 g；2.0 g。

【贮藏】 密封、避光，贮于 30 ℃以下。

头孢噻肟钠-舒巴坦钠

(cefotaxime sodium and sulbactam sodium)

【药理作用】 1. 本品为头孢噻肟与舒巴坦按 2∶1 的比例组成的复方制剂。头孢噻肟为第三代半合成头孢菌素，通过干扰细菌细胞壁合成而产生抗菌作用，对细菌所含的青霉素结合蛋白酶有溶解作用，结果使细菌迅速被破坏。对大肠埃希菌、奇异变形杆菌、克雷伯菌属和沙门菌属等肠杆菌科细菌等革兰阴性菌有较强活性。对流感杆菌、淋病奈瑟菌(包括产 β-内酰胺酶株)、脑膜炎奈瑟菌和卡他莫拉菌等均有较强作用。对普通变形杆菌和枸橼酸杆菌属亦有良好作用。阴沟肠杆菌、产气肠杆菌对头孢噻肟耐药。对铜绿假单胞菌和产碱杆菌无抗菌活性。对金黄色葡萄球菌的抗菌活性较差，对溶血性链球菌、肺炎链球菌等革兰阳性球菌的活性强，肠球菌属对头孢噻肟耐药。

2. 舒巴坦为半合成 β-内酰胺酶抑制剂。除奈瑟菌科和不动杆菌外，舒巴坦对其他细菌无抗菌活性，但是舒巴坦对由 β-内酰胺类抗生素耐药菌株产生的多数重要的 β-内酰胺酶具有不可逆性的抑制作用，因而可保护 β-内酰胺类抗生素免受耐药菌 β-内酰胺酶的水解破坏。

头孢噻肟和舒巴坦合用时，因舒巴坦有效抑制了细菌产生的 β-内酰胺酶，抑制了酶对头孢噻肟的降解，使因产酶而对头孢噻肟耐药的感染菌的 MIC 降到敏感范围之内。

【体内过程】 参见头孢噻肟钠与舒巴坦。

【适应证】 用于治疗由对头孢噻肟单药耐药、对本复方敏感的产 β-内酰胺酶细菌引起的中、重度感染。

1. 下呼吸道感染　由产 β-内酰胺酶的肺炎链球菌、化脓性链球菌和其他链球菌、金黄色葡萄球菌、大肠埃希菌、克雷伯菌属、流感嗜血杆菌等敏感菌所致的肺炎、慢性支气管炎急性发作、急性支气管炎、肺脓肿和其他肺部感染。

2. 泌尿生殖系统感染　由产 β-内酰胺酶的肠球菌属、表皮链球菌、金黄色葡萄球菌、肠杆菌属、大肠埃希菌、克雷伯菌属等敏感菌所致的急性肾盂肾炎、慢性肾盂肾炎急性发作、复杂性尿路感染、子宫内膜炎、淋病和其他生殖道感染。

3. 菌血症/败血症　由产 β-内酰胺酶的大肠埃希菌、克雷伯菌属、金黄色葡萄球菌、链球菌属等敏感菌导致的菌血症和败血症。

4. 皮肤和皮肤软组织感染　由产 β-内酰胺酶的金黄色葡萄球菌、表皮链球菌、化脓性链球菌和其他链球菌、肠球菌属、大肠埃希菌、肠杆菌属、克雷伯菌属、铜绿假单胞菌属、厌氧球菌等敏感菌导致的感染。

5. 腹腔内感染　由产 β-内酰胺酶的链球菌属、大肠埃希菌、克雷伯菌属、拟杆菌属、厌氧球菌、奇异变形杆菌等敏感菌导致的感染。

6. 骨和(或)关节感染　由产 β-内酰胺酶的金黄色葡萄球菌、链球菌属、铜绿假单胞菌和奇异变形杆菌等敏感菌导致的骨和(或)关节感染。

7. 其他　由产 β-内酰胺酶的奈瑟菌属、流感嗜血杆菌等敏感菌导致的脑膜炎，以及外科手术预防感染等。

【不良反应】 1. 可有皮疹、荨麻疹、瘙痒、药物热、注射部位疼痛、静脉炎、腹泻、恶心、呕吐、食欲不振等。

2. 可见碱性磷酸酶或血清氨基转移酶轻度升高、暂时性血 BUN 和肌酐升高等。

3. 偶有白细胞减少、嗜酸性粒细胞增多或血小板减少等。

4. 偶见头痛、麻木、呼吸困难和面部潮红。

5. 极少数患者可发生黏膜白色念珠菌病。

【禁忌与慎用】 1. 对头孢菌素类、青霉素过敏者禁用。

2. 妊娠期妇女(尤其 3 个月以内的妊娠期妇女)应慎用。

3. 重度肾功能不全患者，剂量应相应减小，不能合用强利尿剂。

4. 本品可经乳汁分泌，哺乳期妇女应用本品时虽无发生问题的报告，但妇女应用本品时宜暂停哺乳。

【药物相互作用】 参见头孢噻肟钠和舒巴坦。

【用药须知】 1. 对一种头孢菌素或头霉素过敏者对其他头孢菌素类或头霉素也可能过敏，对青霉素或青霉胺过敏者也可能对本品过敏。用药前应详细询问过敏史。本品需进行过敏试验。

2. 应用本品的患者 Coombs 试验可出现阳性；妊娠期妇女产前应用本品，此反应可出现于新生儿。用硫酸铜法测定尿糖可呈假阳性。

3. 肾功能减弱者应在减少剂量情况下慎用；有胃肠道疾病者慎用。

4. 本品与氨基糖苷类药物不可同瓶滴注。

5. 应用本品可能引起假膜性小肠结肠炎。在应用过程中如发生腹泻且怀疑为假膜性小肠结肠炎时，应立即停药并予以适当的治疗(如口服甲硝唑或口服万古霉素)，禁用抑制肠蠕动的药物。

6. 应用本品治疗可能发生中性粒细胞较少及罕见的粒细胞缺乏症，尤其是长期治疗。因此，疗程超过 10 d 者应监测血常规。

7. 长期使用可能会出现耐药菌株，引起二重感染，如果出现这种情况，应当采取相应的措施。

【制剂】 注射剂(粉)：0.5 g；1.5 g；3.0 g。

【贮藏】 密闭、在凉暗(遮光并不超过 20 ℃)干燥处保存。

头孢他啶

(ceftazidime)

别名：头孢羧甲噻肟、复达欣、Ftazidime、Ceftim、Ceptaz、Fortaz、Tazicef、Tazidine

本品属于半合成的第三代头孢菌素类，和头孢噻肟一样，本品也是一种氨基噻唑基头孢菌素，其结构类似头孢噻肟、头孢唑肟和头孢曲松。临床用其五水合物的碳酸钠盐。

【CAS】 72558-82-8 (anhydrous ceftazidime)；78439-06-2(ceftazidime pentahydrate)

【ATC】 J01DD02

【理化性状】 1. 本品为无色或微黄色粉末，加水即泡腾溶解成为澄明液体。随其浓度不同，其药液可显浅黄色至琥珀色。5% 水溶液的 pH 为 3.0～4.0。

2. 化学名：(*Z*)-(7*R*)-7-[2-(2-Aminothiazol-4-yl)-2-(1-carboxy-1-) methyl-ethoxyimino) acetamido]-3-

(1-pyridiniomethyl)-3-cephem-4-carboxylate pentahydrate

3. 分子式：$C_{22}H_{22}N_6O_7S_2 \cdot 5H_2O$

4. 分子量：636.7

5. 结构式

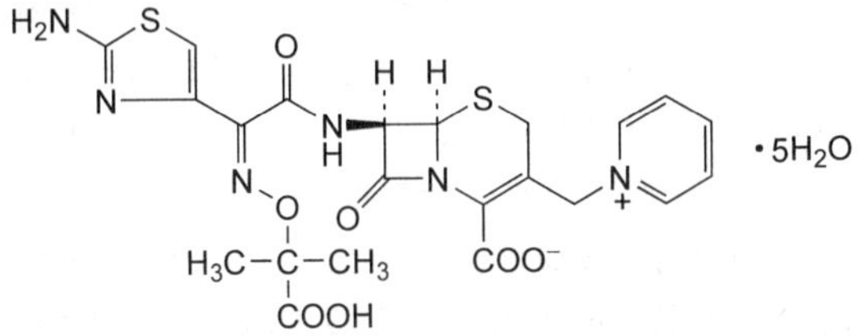

6. 配伍禁忌：文献报道，本品在和含有庆大霉素或妥布霉素的溶液在 37 ℃条件下保存时或在血清中与妥布霉素混合时并不会失活。本品和妥布霉素在含有葡萄糖的透析液中混合后可在室温下保持 16 h 内而各自的活性不变，在 37 ℃条件下则仅可在 24 h 内保持活性不变。但是，注册药品信息中建议，与其他大多数 β-内酰胺类药物一样，本品也不应与氨基糖苷类混在同一注射器或同一输液泵中使用，以免影响它们各自的活性。

通常认为，本品与甲硝唑是相容的，但也有文献报道称合用会使本品发生分解。本品与万古霉素混合时可产生沉淀，这两种药物肌内注射或静脉给药时尽量不可混合给药。然而，在一项研究中，将本品和(或)万古霉素加入含葡萄糖的腹膜透析液中，继后在冰箱中存放 6 d 能保持各自的活性，室温下活性则可维持 48～72 h 不变。而另一项更深入的研究结果表明，当这两种药物在相似的溶液(含 1.5%或 4.25%葡萄糖)中混合后，在 37 ℃条件下可保持 24 h 内活性稳定，在 4 ℃和 24 ℃时可保持 24 h 内活性稳定。本品和替考拉宁在腹膜透析液中混合后先在 4 ℃而非 25 ℃下保存，则在 37 ℃下可在 8 h 内维持活性不变。头孢他啶在含氨茶碱的溶液中性质不稳定。目前有相关证据表明本品与喷他脒不相容。

【药理作用】 1. 其抗菌谱类似头孢噻肟，所不同的是本品没有活性代谢物。

2. 本品对大多数 β-内酰胺酶的水解作用高度稳定，因而对耐氨苄西林和耐其他头孢菌素的菌株仍有抗菌活性。本品是抗铜绿假单胞菌活性最强的第三代头孢菌素。

3. 对许多革兰阴性菌如包括类鼻疽假单胞菌在内的多种假单胞菌，包括枸橼酸杆菌属、多种肠杆菌、大肠埃希菌、多种克雷伯杆菌、吲哚阳性和吲哚阴性的变形杆菌属、普罗威登斯菌、沙门菌、沙雷菌属、多种志贺菌和结肠炎杆菌在内的肠杆菌科均具有活性。其他对其敏感的革兰阴性菌还有流感嗜血杆菌、卡他莫拉菌和包括脑膜炎球菌、淋球菌在内的多种奈瑟菌。

4. 对某些链球菌、葡萄球菌在内的革兰阳性菌虽有抗菌活性，但其作用远低于第一代头孢菌素类。其耐药菌有 MRSA、肠球菌和单核细胞增多性李斯特菌，本品虽对某些厌氧菌具有活性，但大多数脆弱类杆菌和难辨梭状芽孢杆菌菌株是耐药的。

5. MIC≤8 μg/ml 提示细菌对本品敏感，当 MIC ≥32 μg/ml 出现耐药，抗铜绿假单胞菌的 MIC 约为 4 μg/ml。

6. 和头孢噻肟一样，在治疗期间，由染色体介导的 β-内酰胺酶脱抑制作用，使菌株可能对本品产生耐药性，特别值得注意的是多种假单胞菌包括肠杆菌和多种克雷伯杆菌在内的肠杆菌科。

【体内过程】 1. 肌内注射本品钠盐 0.5 g 和 1 g 后约 1 h，分别可达平均血药峰值 17 μg/ml 和 39 μg/ml。静脉注射本品 0.5 g，1 g 和 2 g 后 5 min，平均血药浓度分别可达 45，90 和 170 μg/ml；本品的 $t_{1/2}$ 约为 2 h，肾功能衰竭患者和新生儿可见延长，本品的蛋白结合率约为 10%～17%。

2. 本品可广泛分布于全身各种组织和体液中，在有炎症的情况下，脑脊液中可以达到治疗浓度。本品可透过胎盘，并可分泌进入乳汁。

3. 本品可主动分泌进入胆汁，但通过此途径仅能排出一小部分，而主要经肾排出体外。丙磺舒对其影响极小。24 h 内约有 80%～90%的用量以原药形式随尿排出。血液透析和腹膜透析均可消除体内的部分药物。

【适应证】 由许多革兰阴性菌尤其是包括铜绿假单胞菌在内的多种假单胞菌引起的感染性疾病，如胆道感染、囊性纤维化(呼吸道感染)、免疫受损者的感染(表现为白细胞总数减少)。类鼻疽、脑膜炎、腹膜炎、肺炎、败血症、皮肤感染(包括烧伤、坏疽性深脓疱病和溃疡)以及预防手术感染。

【不良反应】 1. 感染和侵袭性疾病　少见白色念珠菌病(包括阴道炎和鹅口疮)。

2. 血液和淋巴系统　常见嗜酸性粒细胞增多和血小板增多；少见白细胞减少、中性粒细胞减少和血小板减少；非常罕见淋巴细胞增多，溶血性贫血和粒细胞缺乏。

3. 免疫系统　常见过敏反应(包括支气管痉挛或低血压)。

4. 神经系统　少见头痛、眩晕，非常罕见皮肤感觉异常。肾功能不全患者使用本品没有适当减量时，曾有神经后遗症的报告，包括震颤、肌阵挛、惊厥、脑病和昏迷。

5. 血管系统　常见因静脉给药引起的静脉炎或血栓性静脉炎。

6. 胃肠道　常见腹泻；少见恶心、呕吐、腹痛和结肠炎，非常罕见味觉变差。

7. 与其他头孢菌素一样，可能发生与难辨梭状芽孢杆菌有关的肠炎，并可能会表现为假膜性小肠结肠炎。

8. 肝胆　常见肝酶短暂升高，包括 ALT、AST、乳酸脱氢酶(LDH)、γ-GT 和 ALP；非常罕见黄疸。

9. 皮肤及皮下组织　常见斑丘疹或荨麻疹，少见瘙痒，非常罕见血管神经性水肿，多形性红斑、斯-约综合征和中毒性表皮坏死松解症的报告。

10. 全身性紊乱和注射部位反应　常见在肌内注射后注射部位疼痛和发炎，少见发热。

11. 实验室检查　常见 Coombs 试验阳性；少见血尿素、BUN 和(或)血清肌酐的短暂升高。

12. 由于耐药菌株的存在，有可能发生移生和二重感染。

13. 基于本品对葡萄球菌的活性较低，故金黄色葡萄球菌所致二重感染的风险性较高于头孢噻吩。

【妊娠期安全等级】 B。

【禁忌与慎用】 1. 禁用于对头孢菌素过敏的患者。

2. 有青霉素过敏性休克史患者则应避免使用本品。

3. 有胃肠道疾病史者，特别是溃疡性结肠炎、局限性肠炎或抗生素相关性结肠炎者应慎用。

4. 妊娠期妇女和哺乳期妇女应用头孢菌素类虽尚未见发生问题的报告，其应用仍须权衡利弊。

5. 65 岁以上老年患者剂量可减至正常剂量的 2/3～1/2，一日最高剂量不超过 3 g。

【药物相互作用】 1. 合用氨基糖苷类抗生素可增强本品的抗菌活性，但应严密关注肾功能受损。必须合用时，应分别使用各自的给药途径。

2. 合用萘夫西林或万古霉素可增强本品抗金黄色葡萄球菌所致二重感染的活性。

3. 合用袢利尿剂，应减少本品用量，以防加重肾功能损害。

【剂量与用法】 1. 本品可供深部肌内注射，3～5 min 内缓慢静脉注射或在 30 min 内静脉滴注，>1 g的单剂量必须经静脉给药。

2. 成人 1～6 g/d，每 8～12 h 一次，重症可用较高剂量，尤其是免疫受损者。具有假单胞菌肺部感染的囊性纤维化成年人可用 100～150 mg/(kg・d)，3 次分用。最大日用量为 9 g。老年人日剂量一般不超过 3 g。

3. 儿童常用 30～100 mg/(kg・d)，2～3 次分用，重症可给予 150 mg/(kg・d)，最大日剂量可达 6 g，新生儿和满 2 个月的婴儿可用 25～60 mg/(kg・d)，2 次分用。

4. 接受腹膜透析的患者在给予 1 g 的负荷剂量后，每 24 h 应再给予 0.5 g，本品也可加入透析液中使用，每 2L 透析液中加入 125～250 mg，在一次血液透析后，应给予适当的维持剂量。

5. 预防手术(如前列腺手术)感染，可于麻醉诱导时给予本品 1 g，如有必要在拔管时可重用 1 次。

6. 对肾功能不全患者按下表调整用量。

Ccr(ml/min)	用量
31～50	1 g，每 12 h 一次
16～30	1 g，每 24 h 一次
6～15	0.5 g，每 24 h 一次
<5	0.5 g，每 48 h 一次

【用药须知】 1. 高敏体质者用药前必须先做皮试。

2. 与其他的β-内酰胺类抗生素一样，在治疗前应仔细询问对本品、头孢菌素类、青霉素类或其他药物的过敏反应史。对青霉素或β-内酰胺类抗生素曾有过敏反应的患者应给予特别关注。只在备有特别谨慎措施时才可在对青霉素有Ⅰ型或即发过敏反应的患者应用本品，如果对本品发生过敏反应，应停止用药。严重的过敏反应可能需要采用肾上腺素、氢化可的松、抗组胺药治疗或其他紧急措施。

3. 正在接受肾毒性药物(例如氨基糖苷类抗生素，或强效的利尿剂如呋塞米)的患者，同时使用高剂量头孢菌素类抗生素时应谨慎。

4. 与其他广谱的抗生素一样，长期使用本品可能会引起非敏感菌的过度生长(例如白色念珠菌属、肠球菌)，可能需要终止治疗或采取适当的措施。

5. 和其他广谱头孢菌素一样，在使用本品治疗的过程中，一些原本对本品敏感的菌属如大肠埃希菌属和沙雷氏菌属可能会产生耐药。因此使用本品对上述菌属感染治疗的过程中，应定期进行敏感性测试。

6. 本品不可与碳酸氢钠配伍，因可使本品不稳定。

【制剂】 注射剂(粉)：0.25 g；0.5 g；1.0 g。

【贮藏】 在 15～30 ℃之间避光贮存。

头孢他啶-他唑巴坦钠

(ceftazidime and tazobactam sodium)

【简介】 本品是由头孢他啶和舒巴坦钠(3∶1或5∶1)组成的新复方制剂,用于治疗由头孢他啶单药耐药,对本复方敏感的产β-内酰胺酶细菌引起的中、重度感染。临用前用0.9%氯化钠注射液或灭菌注射用水溶解,然后再加入0.9%氯化钠注射液100～250 ml中静脉滴注,成人通常剂量为:2.4 g/次,2次/日。可根据感染严重程度和肾功能情况进行适当调整。肾功能不全时需调整给药剂量与间隔时间。

【制剂】 注射剂(粉):1.2 g(3∶1);2.4 g(5∶1)。

头孢哌酮

(cefoperazone)

别名:头孢氧哌唑、先锋必、Cefobid

本品属于半合成的第三代头孢菌素类抗生素,其主要结构与其他头孢菌素类不同,区别在于本品含有一个哌嗪侧链,此侧链具有抗假单胞菌的活性。

【CAS】 62893-19-0

【ATC】 J01DD12

【理化性状】 1. 化学名:(7*R*)-7-[(*R*)-2-(4-Ethyl-2, 3-dioxopiperazin-1-ylcarboxamido)-2-(4-hydroxyphenyl) acetamido]-3-[(1-methyl-1*H*-tetrazol-5-yl)thiomethyl]-3-cephem-4-carboxylate

2. 分子式:$C_{25}H_{26}N_9O_8S_2$

3. 分子量:645.67

4. 结构式

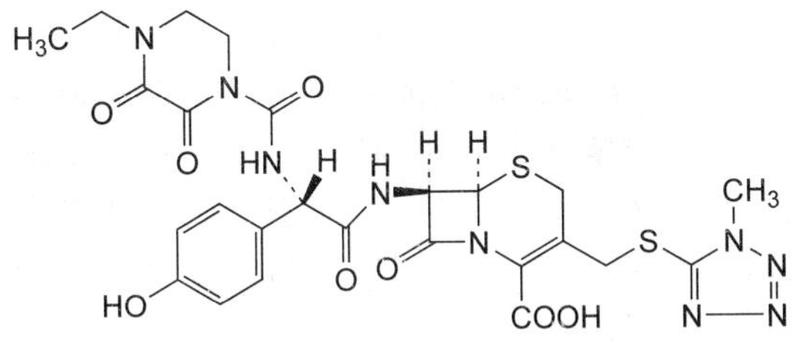

头孢哌酮钠

(cefoperazone sodium)

〖**CAS**〗 62893-20-3

〖**理化性状**〗 1. 本品为白色或类白色结晶性粉末,无臭,有吸湿性。水中易溶,甲醇中略溶,乙醇中极微溶解,丙酮或乙酸乙酯中不溶解。25%水溶液的pH为4.5～65。本品含有*N*-甲硫四唑侧链。

2. 化学名:Sodium(7*R*)-7-[(*R*)-2-(4-ethyl-2,3-dioxopiperazin-1-ylcarboxamido)-2-(4-hydroxyphenyl) acetamido]-3-[(1-methyl-1*H*-tetrazol-5-yl) thiomethyl]-3-cephem-4-carboxylate

3. 分子式:$C_{25}H_{26}N_9NaO_8S_2$

4. 分子量:667.6

5. 配伍禁忌:像多数β-内酰胺类药一样,不推荐头孢哌酮钠与氨基糖苷类药混合使用,因可能使其中任何一种药物失活。

有报道称,本品还与其他药物存在配伍禁忌,包括地尔硫䓬、多柔比星、喷他脒、羟哌氯丙嗪、哌替啶、异丙嗪、瑞芬太尼。

【药理作用】 1. 本品有类似头孢他啶的抗菌活性;但对铜绿假单胞菌和某些肠杆菌科细菌的活性稍逊于头孢他啶。

2. 本品对某些β-内酰胺酶的水解作用较头孢他啶更为敏感。

3. 在有β-内酰胺酶抑制剂舒巴坦的配合下,其活性尤其对肠杆菌科和多种类杆菌的活性可见增强;但耐药铜绿假单胞菌对这种组合制剂并不敏感。

【体内过程】 1. 在肌内注射本品1 g和2 g后1～2 h,其血药峰值分别可达65 μg/ml或97 μg/ml。$t_{1/2}$约为2 h,新生儿和肝胆疾病患者可见延长。其蛋白结合率约为82%～93%。

2. 本品可广泛分布于全身各种组织和体液中,但渗入脑脊液中的药量极微,可透过胎盘,分泌进入乳汁的药物浓度很低。

3. 本品主要分泌进入胆汁,并迅速达到高浓度。约有30%的用量在用药后12～24 h内以原药形式随尿排出,肝胆疾病患者经肾排泄的药量可见增加。

【适应证】 由敏感细菌引起的呼吸道感染、腹膜炎和腹腔内感染、菌血症、女性生殖系统感染以及皮肤和软组织感染。

【不良反应】 1. 皮疹较为多见,达2.3%或以上。

2. 少数患者尚可发生腹泻、腹痛、嗜酸性粒细胞增多,轻度中性粒细胞减少。

3. 暂时性血清氨基转移酶、碱性磷酸酶、BUN或血肌酐升高。

4. 个别病例可见血小板减少、凝血酶原时间延长、凝血酶原活力降低等。偶有出血者,可用维生素K预防或控制。

5. 少数患者可见菌群失调。

【妊娠期安全等级】 B。

【禁忌与慎用】 1. 对头孢菌素类过敏及有青霉素过敏休克和即刻反应史者禁用本品。

2. 对早产儿和新生儿的研究尚缺乏资料,应慎用。

3. 本品可少量通过乳汁分泌，哺乳期妇女应用本品时宜暂停哺乳。

【药物相互作用】 1. 本品与氨基糖苷类抗生素（庆大霉素和妥布霉素）合用时对肠杆菌科细菌和铜绿假单胞菌的某些敏感菌株有协同作用。

2. 抗凝血药和抗血小板药均可增加本品的出血倾向。

3. 舒巴坦可增强本品的抗菌活性。

【剂量与用法】 1. 深部肌内注射、静脉注射及间断或持续滴注，其使用方法同头孢他啶。

2. 成人可给予 2～4 g/d，2 次分用；严重感染者一日可增至 12 g，2～4 次分用。肝胆疾病患者日剂量不可高于 4 g，同时患有肝、肾疾病者，日剂量不可超过 2 g。接受血液透析者，透析后应补给 1 次剂量。

3. 儿童可给予 30～100 mg/(kg・d)，2～3 次分用。

4. 制备肌内注射液，每 1 g 药物加灭菌注射用水 2.8 ml 及 2% 利多卡因注射液 1 ml，其浓度为 250 mg/ml。静脉徐缓注射者，每 1 g 药物加葡萄糖氯化钠注射液 40 ml 溶解；供静脉滴注者，取 1～2 g 溶解于 100～200 ml 葡萄糖氯化钠注射液或其他稀释液中，最后药物浓度为 5～25 mg/ml。

【用药须知】 1. 高敏体质者用药前必须先做皮试。

2. 用药期间不可饮酒，以免发生双硫仑样反应。

3. 本品含有 *N*-甲硫四唑侧链，应注意防范出血。

4. 本品主要经胆汁排泄，肾功能不全患者使用不必减量。但肝病、胆道梗阻严重或同时有肾功能减退者，给药剂量须予适当调整。

【制剂】 注射剂(粉)：0.5 g；1.0 g；2.0 g。

【贮藏】 25 ℃以下避光贮存。

头孢哌酮钠-舒巴坦钠

(cefoperazone sodium and sulbactan sodium)

本品为头孢哌酮钠和舒巴坦钠的复合制剂，按 1∶1 组成，两者均用其钠盐。商品名舒普深。

【药理作用】 分别参见两者的作用，两者合用可比单用头孢哌酮的抗菌活性增强 3 倍。

【体内过程】 分别参见头孢哌酮钠与舒巴坦钠。

【适应证】 用于治疗由敏感菌所引起的下列感染：呼吸道感染，泌尿道感染，腹膜炎，胆囊炎，胆管炎和其他腹腔内感染，败血症，脑膜炎，皮肤和软组织感染，骨骼和关节感染，盆腔炎、子宫内膜炎、淋病和其他生殖道感染。

【不良反应】 1. 胃肠道反应　最常见的不良反应为胃肠道反应。有报道，腹泻/稀便最为常见（3.9%），其次为恶心和呕吐（0.6%）。

2. 皮肤反应　过敏反应表现为斑丘疹（0.6%）和荨麻疹（0.08%）。这些过敏反应易发生在有过敏史，特别是对青霉素过敏的患者中。

3. 血液系统　曾报道有患者出现中性粒细胞轻微减少，长期使用本品可发生可逆性中性粒细胞减少症。本品可降低血红蛋白和血细胞容积、一过性嗜酸细胞增多、血小板减少。有发生过低凝血酶原血症的报道。

4. 其他　头痛、发热、注射部位疼痛和寒战。

5. 实验室检查异常　ALT、AST、ALP、胆红素升高。

6. 局部反应　偶有注射后注射部位出现一过性疼痛，静脉滴注时可导致静脉炎。

7. 上市后报道的不良反包括过敏反应（包括休克）、低血压、假膜性小肠结肠炎、淋巴细胞减少、瘙痒，斯-约综合征、血尿、血管炎。

【禁忌与慎用】 1. 已知对舒巴坦、头孢哌酮及其他头孢菌素类抗生素过敏者禁用。

2. 本品在哺乳期妇女的乳汁中浓度很低，但妊娠期、哺乳期仍应慎用。

3. 本品可用于儿童，但对于出生不足 6 个月的婴儿及早产儿所产生的不良反应未作深入研究。

4. 肝功能严重减退的患者，使用本品时需调整给药方案。

【剂量与用法】 1. 成人一日用量按头孢哌酮量计算为 1～2 g，分为等量，每 12 h 注射一次。严重或难治性感染，一日剂量可增至 8 g，分为等量，每 12 h 注射一次。但舒巴坦的总量一日不宜超过 4 g。

2. 重度肾功能不全患者，由于舒巴坦清除率降低，应适当调整给药方案。Ccr 为 16～30 ml/min 之间的患者，本品每 12 h 最大用量所含舒巴坦不可超过 1 g；如 Ccr＜15 ml/min，本品每 12 h 用量所含舒巴坦不可超过 0.5 g。

3. 肌内注射液的配制　本品每 1.5 g 用 4 ml（0.75 g 规格用 3 ml）灭菌注射用水直接溶解后，深部肌内注射。如需添加利多卡因，应在灭菌注射用水溶解后加入，不可直接用利多卡因注射液溶解本品，否则会发生浑浊或沉淀。

4. 静脉用注射液的配制　先将本品 0.75 g、1.5 g 用 5 ml 或 2.25 g、3.0 g 用 10 ml 灭菌注射用水或 0.9%氯化钠注射液溶解，然后将此溶液加入至适宜的输液中，供静脉注射或滴注。可用于稀释本品的常用溶液有：0.9%氯化钠注射液、5%葡萄糖注射液、葡萄糖氯化钠注射液、10％葡萄糖注射液。

如用林格液稀释，必须先用灭菌注射用水将本品溶解后再缓缓加入至林格液中，否则将产生乳白色沉淀。

【用药须知】 1. 高敏体质者用药前应使用头孢哌酮钠先做皮试。

2. 舒巴坦也有可能引起过敏反应。

3. 参见头孢哌酮钠。

4. 本品不宜用含钙的注射液如林格液直接溶解，否则会生成乳白色沉淀；也不可用偏酸性液体溶解，因 pH 低于 4.5 时，头孢哌酮酸可能会析出。

【制剂】 注射剂(钠盐)：1.0 g(含头孢哌酮和舒巴坦各 0.5 g)。

【贮藏】 密闭，在凉暗干燥处(避光并不超过 20 ℃)保存。

头孢曲松
(ceftriaxone)

别名：头孢三嗪、头孢三嗪噻肟、Ceftriazone

本品属于半合成的第三代头孢菌素类，和头孢噻肟一样，在其主核第 7 位上含有氨基噻唑基侧链。

【CAS】 73384-59-5

【ATC】 J01DD04

【理化性状】 1. 化学名：(*Z*)-7-[2-(2-Aminothiazol-4-yl)-2-methoxyiminoacetamido]-3-[(2, 5-dihydro-6-hydroxy-2-methyl-5-oxo-1, 2, 4-triazin-3-yl)thiomethyl]-3-cephem-4-carboxylic acid

2. 分子式：$C_{18}H_{18}N_8O_7S_3$

3. 分子量：554.57

4. 结构式

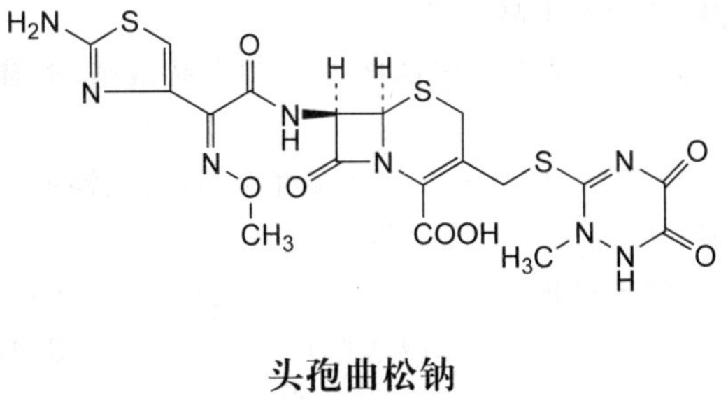

头孢曲松钠
(ceftriaxone sodium)

别名：菌必治、菌得治、罗氏芬、果复每、Rocefin、Rocefalin、Rocephin

【CAS】 74578-69-1(anhydrous ceftriaxone sodium)；104376-79-6(ceftriaxone sodium sesquaterhydrate)

【理化性状】 1. 本品为白色或黄橙色结晶性粉末，易溶于水，微溶于甲醇，难溶于乙醇。10％水溶液的 pH 为 6.0～80。

2. 化学名：(*Z*)-7-[2-(2-Aminothiazol-4-yl)-2-methoxyiminoacetamido]-3-[(2, 5-dihydro-6-hydroxy-2-methyl-5-oxo-1, 2, 4-triazin-3-yl)thiomethyl]-3-cephem-4-carboxylic acid, disodium salt, sesquaterhydrate

3. 分子式：$C_{18}H_{16}N_8Na_2O_7S_3 \cdot 3.5H_2O$

4. 分子量：661.6

【用药警戒】 1. 本品不能加入复方乳酸钠溶液以及林格等含有钙的溶液中使用。

2. 本品与含钙剂或含钙产品合并用药有可能导致致死性结局的不良事件。

【药理作用】 1. 本品结构及抗菌活性均类似头孢噻肟，对β-内酰胺酶稳定，无活性代谢产物。

2. 对淋球菌的作用很强，其中包括产青霉素酶的菌株(PPNG)、耐四环素淋球菌(TRNG)及染色体介导的耐药淋球菌(MRNG)，对引起婴幼儿脑膜炎的 B 型流感嗜血杆菌、脑膜炎球菌及肺炎球菌均有高度活性。

3. 本品对李斯特菌、肠球菌及铜绿假单胞菌的作用较差。

【体内过程】 1. 由于本品的血浆蛋白结合率高达 85％～95％，其药动学显示为非线性剂量依赖性。

2. 肌内注射本品 0.5 g 和 1 g 后 2 h，其平均血药峰值可达 43 和 80 μg/ml。其 $t_{1/2}$ 6～9 h，并非由剂量所决定；新生儿可见延长；肾功能中度受损者的 $t_{1/2}$ 无明显改变；严重肾功能衰竭尤其伴有肝功能衰竭者可见延长。

3. 本品广泛分布于体内各种组织和体液中，在脑膜有炎症存在时，脑脊液中的药物可达到治疗浓度。本品可透过胎盘，以低浓度分泌进入乳汁，进入胆汁中的药物浓度较高。

4. 40％～65％的用量以原药形式随尿排出，余经胆汁排出。

【适应证】 用于治疗敏感细菌引起的呼吸道、皮肤及软组织、骨和关节、泌尿道和腹腔内感染、脑膜炎、无并发症淋病、淋球菌所致骨盆炎性疾病和败血症。

【不良反应】 1. 由于本品在胆汁的浓度高于头孢噻肟，较之更易引起菌群失调，导致腹泻。不过，二重感染的发生率并不比其他第三代头孢菌素类为高。

2. 由于本品的钙盐可沉积于胆囊中形成假结石，偶发胆囊炎症状。

3. 局部反应有静脉炎(1.86％)，此外可有皮疹、皮炎、瘙痒、荨麻疹。

4. 可见水肿、发热、支气管痉挛和血清病等过敏反应。

5. 神经系统可见头痛或头晕

6. 消化系统可见软便、腹泻、恶心、呕吐、口炎、腹痛、结肠炎、黄疸、胀气、味觉障碍和消化不良等。

7. 实验室检查包括嗜酸性粒细胞增多，出血，血小板增多或减少和白细胞减少，肝、肾功能异常。

8. 其他罕见不良反应可见尿少。

【妊娠期安全等级】 B。

【禁忌与慎用】 1. 对头孢菌素类抗生素过敏者禁用。

2. 有胃肠道疾病史者，特别是溃疡性结肠炎、局限性肠炎或抗生素相关性结肠炎（头孢菌素类很少产生假膜性结肠炎）者应慎用。

3. 妊娠期妇女和哺乳期妇女应用头孢菌素类虽尚未见发生问题的报告，其应用仍须权衡利弊。

4. 新生儿（出生体重<2 kg者）的用药安全尚未确定。有黄疸的新生儿或有黄疸严重倾向的新生儿应慎用或避免使用本品。

5. 除非老年患者虚弱、营养不良或有重度肾功能不全时，老年人应用一般不必调整剂量。

【药物相互作用】 参见头孢哌酮和舒巴坦。

【剂量与用法】 1. 本品可供深部肌内注射，单次剂量如>1 g，应分在两个不同的部位肌内注射；也可于2～4 min内缓慢静脉注射，或于30 min内进行间断滴注。

2. 成人常用1～2 g/d，1次或2次分用；重症可增至4 g/d。针对无合并症的成人淋病，推荐1次肌内注射125 mg或250 mg。预防手术感染可于术前0.5～2 h一次给予1 g，结肠直肠手术则在术前给予2 g。

3. >6周的儿童可给予20～50 mg/(kg·d)，重症可增至80 mg/(kg·d)，用量>50 mg/(kg·d)时，必须静脉滴注，以上均为1次/日给药。

4. 预防脑膜炎球菌性脑膜炎的继发情况，成人可单次肌内注射250 mg，儿童给予125 mg。

5. 严重肾功能衰竭或肾功能衰竭并肝功能衰竭患者，应监测血药浓度以确定剂量和给药间隔时间。

【用药须知】 1. 高敏体质者用药前必须先做皮试。

2. 本品含有*N*-甲硫三嗪环，其作用类似*N*-甲硫四唑侧链，故亦应防范出血。

3. 用药期间不可饮酒，以免发生双硫仑样反应。

4. 由于本品抗菌谱广，常被用作经验性治疗，但应防止滥用。

【制剂】 注射剂（钠盐）：0.25 g；0.5 g；1.0 g。

【贮藏】 在低于25 ℃避光贮存。

头孢克肟

(cefixime)

别名：世福素、达力芬、Cefspan、Supracef

属于半合成供口服的第三代头孢菌素类抗生素，其结构类似头孢噻肟，在第7位上含有紧贴甲氧亚氨基的羧基。临床还用其三水合物，商品名Necopen，Fixim，但剂量应以无水物计算。

【CAS】 79350-37-1

【ATC】 J01DD08

【理化性状】 1. 本品为白色或黄色结晶性粉末，无味，微有特异性臭。易溶于甲醇、二甲亚砜，略溶于丙酮，难溶于乙醇，几乎不溶于水、乙酸乙酯、乙醚或己烷。

2. 化学名：(*Z*)-7-[2-(2-Aminothiazol-4-yl)-2-(carboxymethoxyimino)acetamido]-3-vinyl-3-cephem-4-carboxylic acid trihydrate

3. 分子式：$C_{16}H_{15}N_5O_7S_2 \cdot 3H_2O$

4. 分子量：507.5

5. 结构式

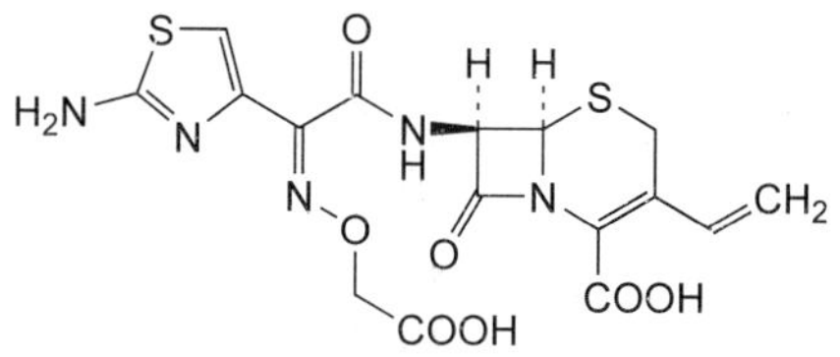

【药理作用】 1. 其抗菌谱和活性类似头孢噻肟，但某些肠杆菌科细菌对本品的敏感性较低。

2. 流感嗜血杆菌，卡他莫拉菌和淋球菌（包括产酶淋球菌）对本品敏感。

3. 革兰阳性菌中的链球菌对本品敏感，但葡萄球菌则否。

4. 肠球菌、单核细胞增多性李斯特菌、铜绿假单胞菌和多种类杆菌均耐药。

【体内过程】 1. 口服本品后，仅40%～50%经胃肠道吸收。食物可减缓吸收的速度，但不影响总吸收量。混悬剂比片剂更易吸收。口服200 mg和400 mg后2～6 h可分别达到血药峰值2～3 μg/ml和3.7～4.6 μg/ml。$t_{1/2}$约为3～4 h，肾功能不全患者可见延长。

2. 本品的体内分布状况尚不大清楚，胆汁和尿中的药物浓度成倍高于血药浓度，可透过胎盘，约有20%的用量（或50%的吸收量）于24 h内随尿以原药形式排出。约有60%可能属于非肾消除。

【适应证】 用于治疗敏感细菌引起的下呼吸

道、泌尿道、耳鼻喉、胆道感染和猩红热。

【不良反应】 1. 严重不良反应

(1) 休克　由于引起休克的可能性，应密切观察，如有出现不适感，口内异常感、哮喘、眩晕、便意、耳鸣、出汗等现象，应停止给药，采取适当处置。

(2) 过敏样症状　有出现过敏样症状(包括呼吸困难、全身潮红、血管神经性水肿、荨麻疹等)的可能性，应密切观察，如有异常发生时停止给药，采取适当处置。

(3) 皮肤病变　有发生斯-约综合征、中毒性表皮坏死的可能性，应密切观察，如有发热、头痛、关节痛、皮肤或黏膜红斑、水泡、皮肤紧张感、灼热感、疼痛等症状，应停止给药，采取适当处置。

(4) 血液障碍　有发生粒细胞缺乏症(早期症状：发热、咽喉疼、头疼、倦怠感等)，溶血性贫血(早期症状包括发热、血红蛋白尿、贫血等症状)，血小板减少(早期症状包括点状出血、紫斑等)的可能性，且有其他头孢类抗生素造成全血细胞减少的报告，因此应密切观察，例如进行定期检查等，有异常发生时应停止给药，采取适当处置。

(5) 肾功能不全　有引起急性肾功能不全等重度肾功能不全的可能性，因此应密切观察，例如定期进行检查等，如有异常发生时，应停止给药，采取适当处置。

(6) 结肠炎　可能引起伴有血便的严重大肠炎例如假膜性小肠结肠炎等。如有腹痛、反复腹泻出现时，应立即停止给药，采取适当处置。

(7) 间质性肺炎，PIE 症候群　有出现伴有发热、咳嗽、呼吸困难、胸部 X 线异常，嗜酸性粒细胞增多等症状的间质性肺炎，PIE 症候群等的可能性，如有上述症状发生应停止给药，采取给予糖皮质激素等适当处置。

2. 其他不良反应

(1) 过敏反应　常见皮疹、荨麻疹、红斑，少见瘙痒、发热、水肿。

(2) 血液　常见(0.1%～5%)嗜酸性粒细胞增多，少见中性粒细胞减少。

(3) 肝脏　常见 ALP 升高、AST 升高，少见黄疸。

(4) 肾脏　少见 BUN 升高。

(5) 消化系统　常见有腹泻、胃部不适，少见恶心、呕吐、腹痛、胸部烧灼感、食欲不振、腹部饱满感、便秘。

(6) 菌群失调　少见口腔炎、口腔白色念珠菌症。

(7) 维生素缺乏　少见维生素 K 缺乏症(低凝血酶原血症、出血倾向等)、维生素 B 缺乏症(舌炎、口腔炎、食欲不振、神经炎等)。

(8) 其他　少见头痛、头晕。

【妊娠期安全等级】 B。

【禁忌与慎用】 1. 对本品或其他头孢类抗生素过敏者禁用。

2. 对青霉素类有过敏史的患者慎用。

3. 本人或父母、兄弟中，具有易引起支气管哮喘、皮疹、荨麻疹等过敏症状体质的患者慎用。

4. 重度肾功能不全患者慎用。

5. 经口服给药困难或非经口营养患者，全身恶液质状态患者慎用。

6. 妊娠期妇女使用本品的安全性和有效性尚未确立，仅在确实需要使用时使用本品。

7. 尚不清楚本品是否从乳汁中分泌，必需使用时应暂停哺乳。

8. 对于早产儿、新生儿用药的安全性尚未确立。

9. 老年患者用药酌减。

【药物相互作用】 1. 丙磺舒可提高本品的血药峰值和 AUC，降低本品的肾清除率和分布容积。

2. 本品可引起卡马西平血药浓度升高，必须合用时应监测血浆中卡马西平浓度。

3. 本品与华法林或抗凝药物可增加凝血酶原时间。

【剂量与用法】 1. 成人和体重＞30 kg 的儿童，一次 50～100 mg，2 次/日，可根据年龄、体重和病情调整用量；重症可增至 200 mg，2 次/日。

2. 体重＜30 kg 的儿童，一次可用干糖浆 1.5～3 mg/kg，2 次/日；重症可用 8 mg/(kg · d)，2 次分用。

【用药须知】 1. 为安全计，高敏体质者慎用。

2. 由于有可能出现过敏性休克，给药前应充分询问病史。

3. 为防止耐药菌株的出现，在使用本品前原则上应确认敏感性，将剂量控制在控制疾病所需最小剂量。

4. 对于重度肾功能不全患者，由于药物在血液中可维持较高浓度，因此应根据肾功能状况适当减量，给药间隔应适当增大。

5. 用 Benedict 试剂、Fehling 试剂、尿糖试纸(Clinitest)进行尿糖检查，有假阳性出现的可能性，应予以注意。

6. 有出现直接 Coobms 试验假阳性的可能性，应予以注意。

【制剂】 ①胶囊剂：50 mg；100 mg；200 mg。②颗粒剂：每 1 g 中含本品 50 mg(效价)。③片剂：

50 mg；100 mg。④分散片：50 mg；100 mg。⑤干混悬剂：50 mg；100 mg。

【贮藏】 15～30 ℃密封贮存。

头孢唑肟
(ceftizoxime)

别名：头孢去甲噻肟

本品属于半合成的第三代头孢菌素类抗生素，为头孢噻肟的脱乙酰氧甲基衍生物。

【CAS】 68401-81-0

【ATC】 J01DD07

【理化性状】 1. 化学名：(*Z*)-7-[2-(2-Aminothiazol-4-yl)-2-methoxyiminoacetamido]-3-cephem-4-carboxylate

2. 分子式：$C_{13}H_{12}N_5O_5S_2$

3. 分子量：383.4

4. 结构式

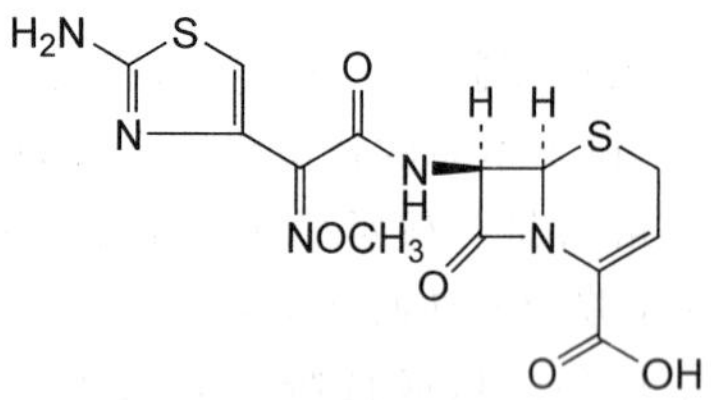

头孢唑肟钠
(ceftizoxime sodium)

别名：施福泽、益保世灵、Epocelin、Cefizox

〖CAS〗 68401-82-1

〖理化性状〗 1. 本品为白色或浅黄色结晶性粉末。

2. 化学名：Sodium(*Z*)-7-[2-(2-aminothiazol-4-yl)-2-methoxyiminoacetamido]-3-ephem-4-carboxylate

3. 分子式：$C_{13}H_{11}N_5NaO_5S_2$

4. 分子量：405.4

【药理作用】 本品属第三代头孢菌素，具广谱抗菌作用，对多种革兰阳性菌和革兰阴性菌产生的广谱β-内酰胺酶稳定。本品对大肠埃希菌、肺炎克雷伯菌、奇异变形杆菌等肠杆菌科细菌有强大抗菌作用，铜绿假单胞菌等假单胞菌属和不动杆菌属对本品敏感性差。本品对流感嗜血杆菌和淋病奈瑟球菌有良好抗菌作用。本品对金黄色葡萄球菌和表皮葡萄球菌的作用较第一、第二代头孢菌素为差，耐甲氧西林金黄色葡萄球菌和肠球菌属对本品耐药，各种链球菌对本品均高度敏感。消化球菌、消化链球菌和部分拟杆菌属等厌氧菌对本品多敏感，难辨梭状芽孢杆菌对本品耐药。

【体内过程】 1. 肌内注射本品 0.5 g 和 1 g 后 1 h 可分别达到血药峰值 14、39 μg/ml。$t_{1/2}$ 约为 1.7 h，新生儿和肾功能不全患者可见延长，蛋白结合率约为 30%。

2. 本品可广泛分布于体内各种组织和体液中，当脑膜有炎症存在时，脑脊液中的药物可达到治疗浓度。本品可透过胎盘，以低浓度进入乳汁。

3. 全部用药量以原药形式于 24 h 内随尿排出，因此，尿中的药物浓度特别高，本品可以通过透析消除。

【适应证】 用于治疗敏感菌所致的下呼吸道感染、尿路感染、腹腔感染、盆腔感染、败血症、皮肤软组织感染、骨和关节感染、肺炎链球菌或流感嗜血杆菌所致脑膜炎和单纯性淋病。

【不良反应】 1. 皮疹、瘙痒和药物热等过敏反应。

2. 消化系统可见腹泻、恶心、呕吐、食欲不振等。

3. 实验室检查可见 ALP、血清氨基转移酶轻度升高、暂时性血胆红素、BUN 和肌酐升高等。

4. 血液系统可见贫血(包括溶血性贫血)、白细胞减少、嗜酸性粒细胞增多或血小板减少少见。

5. 偶见头痛、麻木、眩晕、维生素 K 和维生素 B 缺乏症、过敏性休克。

6. 极少数患者可发生黏膜白色念珠菌病。

7. 注射部位烧灼感、蜂窝织炎、静脉炎(静脉注射者)、疼痛、硬化和感觉异常等。

【妊娠期安全等级】 B。

【禁忌与慎用】 1. 对本品及其他头孢菌素过敏者禁用。

2. 对青霉素过敏者慎用。

3. 本人或父母、兄弟中有易发生支气管哮喘、皮疹、荨麻疹等过敏体质慎用。

4. 重度肾功能不全的患者、进食困难或非经口营养患者、全身状态低下的患者、老年患者均须慎用。

5. 本品可少量分泌至乳汁，哺乳期妇女应慎用。

6. 6 个月以下婴儿的安全性和有效性尚未确定。

【药物相互作用】 1. 丙磺舒可延长本品的 $t_{1/2}$。

2. 氨基糖苷类抗生素可增加本品的肾毒性，宜避免两者合用。

【剂量与用法】 1. 本品可供深部肌内注射，3～5 min 缓慢静脉注射和间断或持续滴注。

2. 成人一次 1～2 g，每 8～12 h 一次；重症可用 2～3 g，每 8 h 一次。

3. ＞3 个月的儿童，30～60 mg/(kg · d)，2～4

次分用,严重感染可增至100～150 mg/(kg·d)。

4. 成人尿路感染可肌内注射0.5～1 g,每12 h一次;无合并症的淋病可单次肌内注射1 g。

5. 对肾功能不全患者按下列方案调整用量。先给予1次负荷剂量0.5～1 g,严重感染肾功能不全(Ccr=50～79 ml/min)给予0.5～1.5 g,每8 h一次;中、重度肾功能不全(Ccr=5～49 ml/min)给予0.25～1 g,每12 h一次;Ccr<5 ml/min者,可于透析后给予0.25～0.5 g,每24 h一次,或0.5～1 g,每48 h一次。

【用药须知】 1. 高敏体质者用药前必须先做皮试。

2. 本品一经溶解后应迅速使用,为防止药物沉淀,室温下贮存不可超过7 h,冰箱中贮存不可超过48 h。

3. 拟用本品前必须详细询问患者先前有否对本品、其他头孢菌素类、青霉素类或其他药物的过敏史。有青霉素类过敏史患者,有指征应用本品时,必须充分权衡利弊后在严密观察下慎用。如以往发生过青霉素过敏性休克的患者,则不宜再选用本品。如应用本品时,一旦发生过敏反应,需立即停药。如发生过敏性休克,需立即就地抢救,给予肾上腺素、保持呼吸道通畅、吸氧、给予糖皮质激素及抗组胺药等紧急措施。

4. Coombs试验可出现阳性。用Benedict、Fehling及Clinitest试剂检查尿糖可出现假阳性。

5. 几乎所有的抗生素都可引起假膜性小肠结肠炎,包括本品。如在应用过程中发生抗生素相关性肠炎,必须立即停药,采取相应措施。

6. 虽然本品未显示出对肾功能的影响,应用本品时仍应注意肾功能,特别是在那些接受大剂量治疗的重症患者中。

7. 与其他抗生素相仿,过长时间应用本品可能导致不敏感微生物的过度繁殖,需要严密观察,一旦发生二重感染,需采取相应措施。

8. 间歇使用本制剂时,发生过溶血性贫血及休克,故用药时要十分注意药物的作用、效果、用法、用量,不要间歇给药。

9. 一次大剂量静脉注射时可引起血管痛、血栓性静脉炎,应尽量减慢注射速度以防其发生。

【制剂】 注射剂(粉):1 g;2 g。

【贮藏】 室温下避光贮存。

头孢特仑

(cefteram)

【CAS】 82547-58-8

【理化性状】 1. 化学名:(6*R*,7*R*)-7-([(2*Z*)-2-(2-Amino-1,3-thiazol-4-yl)-2-methoxyiminoacetyl]amino)-3-[(5-methyltetrazol-2-yl)methyl]-8-oxo-5-thia-1-azabicyclo[4.2.0]oct-2-ene-2-carboxylic acid

2. 分子式:$C_{16}H_{17}N_9O_5S_2$

3. 分子量:479.49

4. 结构式

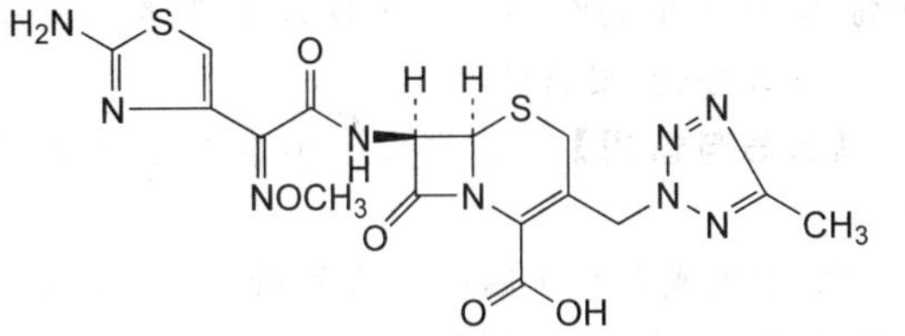

头孢特仑新戊酯

(cefteram pivoxil)

别名:头孢特仑匹伏酯、富山龙、Tominon

本品属第三代供口服的头孢菌素类。186 mg头孢特仑新戊酯约相当于150 mg头孢特仑。

〖CAS〗 82547-81-7

〖理化性状〗 1. 化学名:Pivaloyloxymethyl(*Z*)-7-[2-(2-aminothiazol-4-yl)-2-meth-oxyimin-oacetamido]-3-(5-methyl-2*H*-tetrazol-2-ylmethyl)-3-cephem-4-carboxylic acid。

2. 分子式:$C_{22}H_{27}N_9O_7S_2$

3. 分子量:593.6

4. 结构式

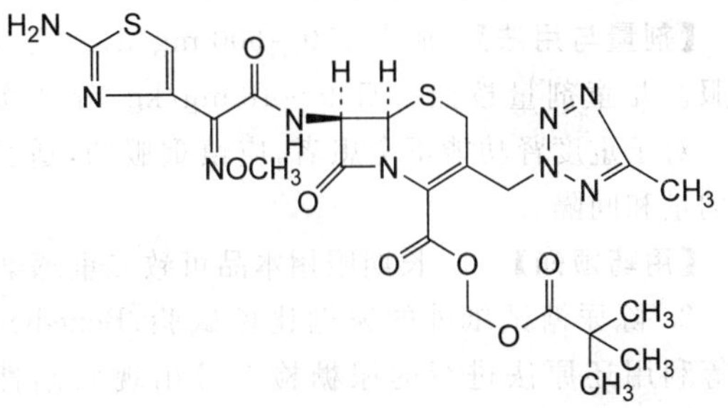

【药理作用】 其抗菌谱类似头孢噻肟,其活性代谢物主要对葡萄球菌、化脓性链球菌、肺炎链球菌、大肠埃希菌、克雷伯杆菌、流感嗜血杆菌、奇异变形杆菌和淋球菌等具有活性;对沙雷杆菌、吲哚阳性变形杆菌、肠杆菌属、枸橼酸杆菌等也具有一定的活性。但粪便链球菌、铜绿假单胞菌、MRSA、难辨梭状芽孢杆菌等对本品不敏感。

【体内过程】 本品的活性代谢产物主要分布于血液中,主要经肾排除。因此,肾功能不全患者的血药浓度明显升高,$t_{1/2}$延长。对已在接受血液透析的患者,应特别注意减量给药。

【适应证】 用于治疗敏感菌所致咽炎、扁桃体炎、肺炎、急性支气管炎、尿路感染、淋病、妇科感染、中耳炎、副鼻窦炎以及皮肤、软组织感染。

【不良反应】 1. 通常少见且轻微。一般不良反应主要为腹泻、皮疹、食欲不振、胃部不适、ALT 升高、AST 升高、嗜酸性粒细胞增多。

2. 严重不良反应　可见休克、速发性过敏反应(呼吸困难等),中毒性表皮坏死综合征、急性肾功能衰竭、假膜性小肠结肠炎。出现以上严重不良反应时,应立即停药,妥善处置。

【禁忌与慎用】 1. 对头孢菌素类过敏的患者禁用。

2. 本人或直系亲属中有支气管哮喘、皮肤荨麻疹等过敏体质的患者慎用。

3. 对青霉素过敏者慎用。

4. 重度肾功能不全的患者慎用。

5. 口服吞咽困难或非经口摄取营养、全身状态恶化的患者慎用。

6. 老年患者慎用。

7. 早产儿、新生儿、乳儿、幼儿给药的安全性尚未确定。

8. 妊娠期妇女用药的安全性尚未明确。

9. 本品几乎不通过乳汁分泌,但哺乳期妇女亦应慎用。

【药物相互作用】 本品可抑制肠道菌落,导致维生素 K 合成下降,建议营养不良或病情严重的患者长期使用抗凝剂、香豆素、13-茚满二酮衍生物、肝素、溶栓剂等药物时同时服用维生素 K。

【剂量与用法】 成人 150～600 mg/d,饭后 3 次分服。儿童剂量按照一日 9～18 mg/kg,分 3 次口服。对于重度肾功能不全患者,应慎重服药,适当调整剂量和间隔。

【用药须知】 1. 长期服用本品可致二重感染。

2. 除尿糖试纸外的尿糖比色试验、Benedict 试验等利用还原法进行的尿糖检查可出现假阳性反应。服药期间,直接 Coombs 试验可显示假阳性结果。

【制剂】 ①片剂:50 mg;100 mg。②胶囊剂:50 mg;100 mg。③干混悬剂:50 mg。

【贮藏】 密闭,置于干凉处。

头孢泊肟

(cefpodoxime)

【CAS】 80210-62-4

【ATC】 J01DD13

【理化性状】 1. 化学名:(6*R*,7*R*)-7-{[(2*Z*)-2-(2-Amino-1,3-thiazol-4-yl)-2-methoxyimino-acetyl]amino}-3-(methoxymethyl)-8-oxo-5-thia-1-azabicyclo[4.2.0]oct-2-ene-2-carboxylic acid

2. 分子式:$C_{15}H_{17}N_5O_6S_2$

3. 分子量:427.46

4. 结构式

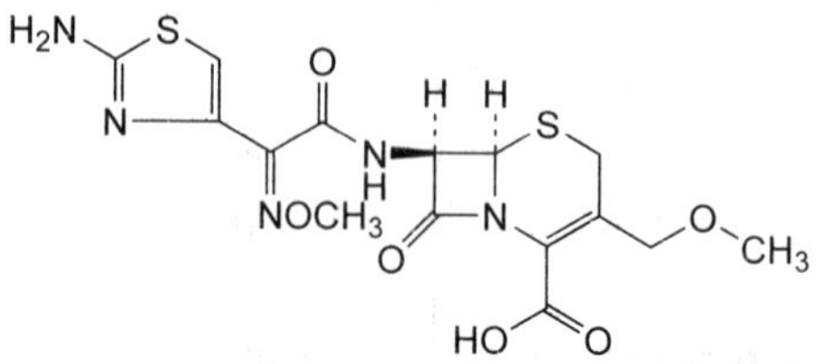

头孢泊肟酯

(cefpodoxime proxetil)

别名:头孢美特酯、搏拿、Banan、Cefodox

本品属于第三代口服头孢菌素类抗生素。

〖CAS〗 87239-81-4

〖理化性状〗 1. 本品为白色或淡褐白色粉末,无臭或稍有异臭,味苦。极易溶于甲醇或乙腈,易溶于乙醇,微溶于乙醚,极微溶于水。

2. 化学名:The 1-[(isopropoxycarbonyl)oxy]ethyl ester of(*Z*)-7-[2-(2-amino-1,3-thiazol-4-yl)-2-methoxyiminoacetamido]-3-methoxymethyl-3-cephem-4-carboxylic acid

3. 分子式:$C_{21}H_{27}N_5O_9S_2$

4. 分子量:557.6

5. 结构式

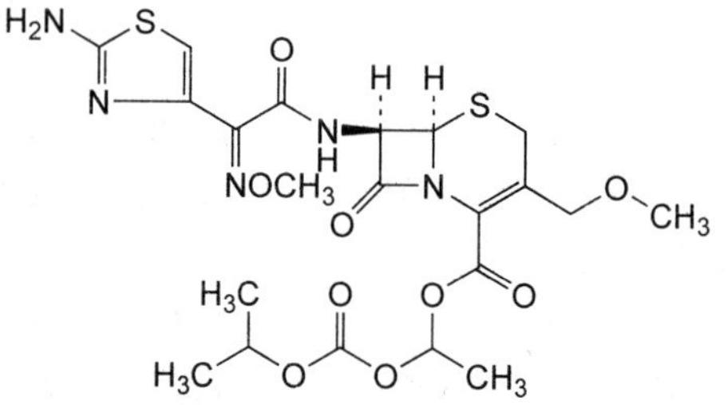

【药理作用】 1. 其抗菌活性类似头孢克肟,对链球菌、肺炎球菌、大肠埃希菌、流感嗜血杆菌和变形杆菌等均有较好的抗菌活性。

2. 铜绿假单胞菌、肠球菌对本品耐药。

【体内过程】 1. 口服本品后在肠上皮脱酯,于血流中释放出具有活性的头孢泊肟,空服约可吸收 50%,与食物同服可增加其吸收量,在胃内酸度较低时,吸收量可见降低。口服 100 mg,200 mg 和 400 mg 后 2～3 h 可分别达到血药浓度 1.5,2.5 和 4 μg/ml。

2. 约有 20%～30%头孢泊肟与蛋白结合,$t_{1/2}$ 约为 2～3 h,本品在呼吸道、泌尿道和胆道中均可达到治疗浓度,本品以原药形式随尿排出,以低浓度分泌进入乳汁。

【适应证】 用于治疗敏感细菌引起的呼吸道、泌尿道、皮肤及软组织感染。

【不良反应】 1. 胃肠道反应 有时出现恶心、呕吐、腹泻、软便、胃痛、腹痛、食欲不振或胃部不适感,偶见便秘等。

2. 过敏反应 如出现皮疹、荨麻疹、红斑、瘙痒、发热、淋巴结肿胀或关节痛时应停药并适当处理。

3. 血液 有时出现嗜酸性粒细胞增多、血小板减少,偶见粒细胞减少。

4. 肝脏 有时出现 AST、ALT、ALP、LDH 等上升。

5. 肾脏 有时出现 BUN、肌酐上升。

6. 菌群失调 偶见口腔炎、白色念珠菌症。

7. 维生素缺乏 偶见维生素 K 缺乏症状(低凝血酶原血症、出血倾向等)、维生素 B 群缺乏症状(舌炎、口腔炎、食欲不振、神经炎等)。

8. 其他 偶见眩晕、头痛、水肿。

【妊娠期安全等级】 B。

【禁忌与慎用】 1. 对本品或头孢菌素有既往过敏史患者禁用。

2. 对青霉素类有过敏既往史患者慎用。

3. 本人或双亲、弟兄有易引起支气管哮喘、皮疹、荨麻疹等过敏症状体质患者慎用。

4. 重度肾功能不全的患者(本品系肾排泄,会引起排泄延迟)慎用。

5. 经口摄食不足患者或非经口维持营养患者、全身状态不良患者慎用。

6. 尚未确立妊娠期用药的安全性,因此妊娠期妇女或可能妊娠的妇女,仅在治疗的有益性超过危险性时方可用药。

7. 本品可通过乳汁分泌,哺乳期妇女应权衡利弊选择停药或暂停哺乳。

8. 2 个月以下幼儿的安全性及有效性尚未明确。

9. 老年人应注意用量和给药间隔并观察患者状态,慎重给药。

【药物相互作用】 1. 同时服用抗酸剂和 H_2 受体拮抗剂会降低本品的吸收量。

2. 丙磺舒可升高本品的血药浓度。

3. 与其他影响肾功能的药物合用,可能会增加肾毒性。

【剂量与用法】 1. 成人,呼吸道和泌尿道感染可用 100～200 mg,每 12 h 一次;皮肤及软组织感染可用 400 mg,每 12 h 一次。

2. 儿童,呼吸道感染给予 8 mg/(kg · d),2 次分服。

3. 重度肾功能不全(Ccr＜40 ml/min)者,给药间隔时间必须适当延长。

【用药须知】 1. 为安全计,高敏体质者慎用。

2. 进餐时或餐后均可提高吸收量。

3. 用 Benedict 试剂、Fehling 试剂及 Clinitest 进行的尿糖检查,有时呈假阳性,故应注意。

4. 使用本品期间直接 Coobms 试验,有时呈假阳性,故应注意。

【制剂】 ①片剂:50 mg;100 mg;200 mg。②胶囊剂:50 mg;100 mg;200 mg。③干混悬剂:36.0g:1.2g(100 mg/5ml)。④颗粒剂:40 mg;50 mg。

【贮藏】 室温密闭贮存。

头孢磺啶
(cefsulodin)

别名:头孢磺吡酮

本品属于第三代头孢菌素类抗生素。

【CAS】 62587-73-9

【ATC】 J01DD03

【理化性状】 1. 化学名:3-(4-Carbamoylpyridiniomethyl)-7-[(2*R*)-2-phenyl-2-sulphoacetamido]3-cephem-4-carboxylate

2. 分子式:$C_{22}H_{19}N_4O_8S_2$

3. 分子量:532.55

4. 结构式

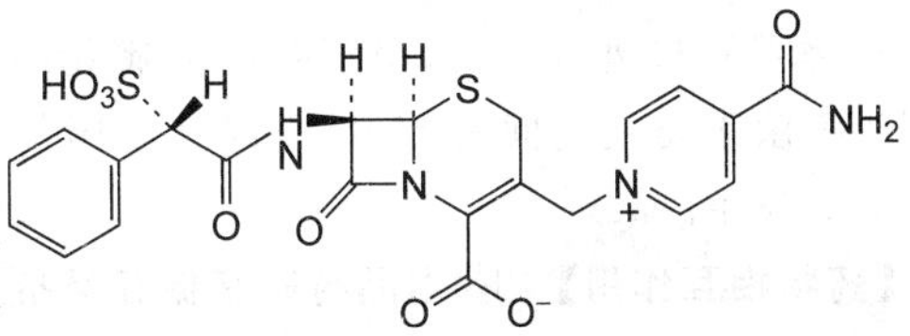

头孢磺啶钠
(cefsulodin sodium)

别名:Monaspor、Pseudomonil

〖CAS〗 52152-93-9

〖理化性状〗 1. 每 1g 头孢磺啶钠约含有 1.8 mmol 钠。

2. 化学名:Sodium 3-(4-carbamoylpyridiniomethyl)-7-[(2*R*)-2-phenyl-2-sulphoacetamido]-3-cephem-4-carboxylate

3. 分子式:$C_{22}H_{18}N_4NaO_8S_2$

4. 分子量:554.5

【药理作用】 在第三代头孢菌素类中,本品的抗菌谱狭窄。主要对抗铜绿假单胞菌(其活性与头孢他啶相当)，对其他革兰阴性菌无明显活性，革兰阳性菌和厌氧菌对本品也不太敏感。本品对多种β-内酰胺酶稳定，但已有耐本品的铜绿假单胞菌菌株出现。本品合用氨基糖苷类可加强对铜绿假单胞菌的活性。

【体内过程】 本品以钠盐形式注射给药，其 $t_{1/2}$ 约为 1.6 h，肾功能不全患者可能延长。蛋白结合率为 30%，本品的治疗浓度可广泛分布于体内各种组织和体液中，主要通过肾小球滤过后随尿排出。囊性纤维化患者对本品的清除率可能增强。

【适应证】 用于铜绿假单胞菌所致的感染。

【不良反应】 1. 恶心、呕吐、腹泻和腹部不适较为多见。

2. 皮疹、药物热等过敏反应。偶可发生过敏性休克。

3. 头晕、复视、耳鸣、抽搐等神经系统反应。

4. 应用本品期间偶有出现肾损害。

5. 偶有患者出现血清氨基转移酶升高、Coombs 试验假阳性。罕见溶血性贫血，中性粒细胞减少和假膜性小肠结肠炎也有报告。

【妊娠期安全等级】 B。

【禁忌与慎用】 1. 对头孢菌素过敏者及有青霉素过敏性休克或即刻反应史者禁用。

2. 有胃肠道疾病史的患者，尤其有溃疡性结肠炎、局限性肠炎或抗菌药物相关性结肠炎者以及肾功能减退者应慎用。

3. 本品可透过胎盘，故妊娠期妇女应慎用。

4. 本品可经乳汁分泌，虽至今尚无哺乳期妇女应用头孢菌素类发生问题的报告，但其应用仍须权衡利弊后应用。

【药物相互作用】 1. 本品与氨基糖苷类抗生素合用可增强抗菌活性，但必须从不同的途径给药。

2. 与考来烯胺(消胆胺)合用时，可使本品的血药浓度降低。

3. 丙磺舒可延迟本品的肾排泄，也有报告认为丙磺舒可增加本品在胆汁中的排泄。

【剂量与用法】 1. 本品供深部肌内注射、缓慢静脉注射和静脉滴注。

2. 成人常用量为 1～4 g/d，2～4 次分用；重症可增至 6 g/d 或更大剂量。

3. 儿童可予 20～50 mg/(kg·d)，分次给药。

【用药须知】 1. 高敏体质者用药前必须先做皮试。

2. 肾功能不全患者必须调整用量。

【制剂】 注射剂(粉)：1 g；2 g。

【贮藏】 密闭冷暗处贮存。

头孢托仑
(cefditoren)

本品属于半合成的头孢菌素类抗生素，是一种口服的氨基噻唑头孢菌素。

【CAS】 104145-95-1

【ATC】 J01DD16

【理化性状】 1. 化学名：(7*R*)-7-((*Z*)-2-(2-Aminothiazol-4-yl)-2-(methoxyimino) acetamido)-3-((*Z*)-2-(4-methylthiazol-5-yl) vinyl)-8-oxo-5-thia-1-azabicyclo[4.2.0]oct-2-ene-2-carboxylic acid

2. 分子式：$C_{19}H_{18}N_6O_5S_3$

3. 分子量：506.58

4. 结构式

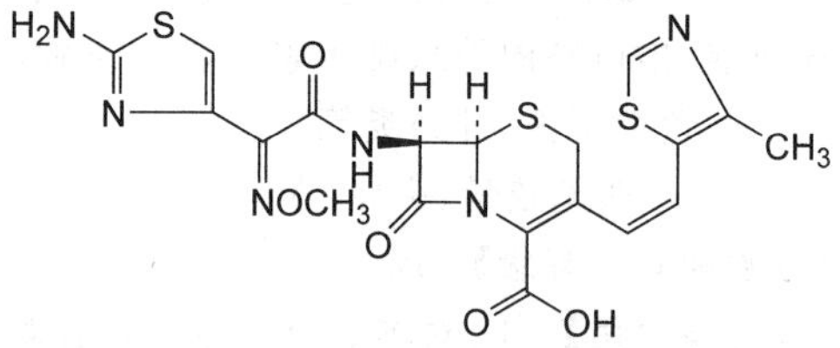

头孢托仑匹酯
(cefditoren pivoxil)

别名：美爱克、Meiact、Spectracef

〖CAS〗 117467-28-4

〖理化性状〗 1. 本品为淡黄色粉末。

2. 化学名：2,2-Dimethylpropanoyloxymethyl (6*R*,7*R*)-7-[[(2*Z*)-2-(2-amino-1,3-thiazol-4-yl)-2-methoxyiminoacetyl]amino]-3-[(*Z*)-2-(4-methyl-1,3-thiazol-5-yl) ethenyl]-8-oxo-5-thia-1-azabicyclo[4.2.0] oct-2-ene-2-carboxylate

3. 分子式：$C_{25}H_{28}N_6O_7S_3$

4. 分子量：620.7

5. 结构式

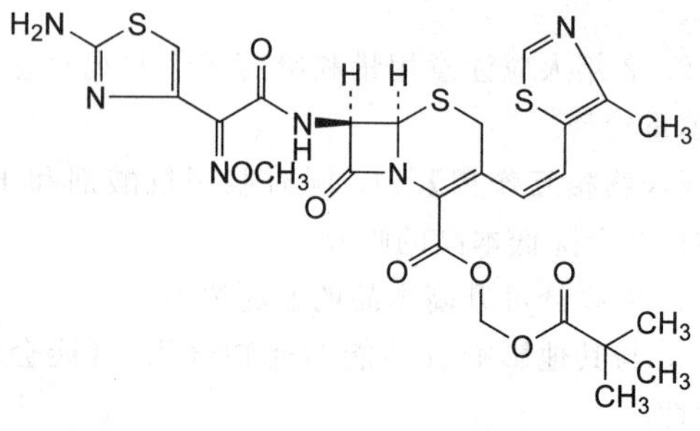

【药理作用】 1. 根据本品的抗菌谱，被列为第三代头孢菌素类。本品属于前药，口服后经肠管壁代谢成头孢托仑后才具有活性。

2. 本品对革兰阳性菌和阴性菌所产生的各种 β-内酰胺酶(包括青霉素酶和头孢菌素酶)都稳定。对革兰阴性菌的广谱抗菌活性可与第一代和第二代相比拟，而在其结构中的甲基噻唑基团(是当前第三代所没有的)和在第一代中所见到的一样，可增加对革兰阳性菌的抗菌活性。

3. 临床实践证实，本品对大多数金色葡萄球菌菌株(对甲氧西林敏感，包括产酶菌株)、肺炎链球菌(仅对青霉素敏感)、β-溶血性链球菌、流感嗜血杆菌(包括产酶菌)和卡他莫西菌(包括产酶菌)均具有活性。

4. 体外试验还表明，本品对 B、C、G 族链球菌和草绿色链球菌(对青霉素敏感和居间的菌株)也具有活性。不过，临床疗效尚待证实。

5. 本品通过抑制细胞壁的合成，与各种细菌 PBPs 的亲和力强，具有杀菌作用。

【体内过程】 1. 健康人分别单剂量口服 100 mg，200 mg 和 300 mg 时，本品的血药浓度存在剂量依赖性。单次口服 200 mg 和 400 mg 后 1.5～3 h 可获血药峰值分别为 2.6～3.1 mg/L 和 3.8～4.6 mg/L。饭后给药比空腹吸收好。广泛迅速分布于痰液、扁桃体、上颌、支气管、肺部、窦黏膜、皮膜、乳腺、胆囊、子宫、宫颈、阴道、睑板腺组织和拔牙后的创面，但不进入乳汁。其平均稳态分布容积为(9.3±1.6)L。

2. 本品吸收时在肠腔代谢为具有活性的头孢托仑，此基质几乎不被代谢而随尿、粪便排出，单次口服后 24 h 可随尿排出约 20% 用量。连续给予 200 mg，每 12 h 一次，连用 7 d，未见药物蓄积。本品的蛋白结合率为 88%。几乎不能渗进红细胞。肾清除率为 4～5L/h。消除 $t_{1/2}$ 1.4～1.7 h(健康人)，肾功能不全患者可见延长，其 AUC 可上升 5～10 倍，血药浓度上升 1～2.5 倍。

【适应证】 用于治疗敏感菌引起的以下疾病。

1. 毛囊炎、疖、疖肿症、痈、传染性脓疱疮、丹毒、蜂窝织炎、淋巴管(结)炎、化脓性甲沟炎、皮下脓肿、汗腺炎、感染性粉瘤、慢性脓皮病。

2. 乳腺炎、肛门周围脓肿、外伤及手术创面等浅在性继发性感染。

3. 咽喉炎(咽喉脓肿)、急性支气管炎、扁桃体炎(扁桃体周围炎、扁桃体周围脓肿)、慢性支气管炎、支气管扩张症(感染时)、慢性呼吸道疾患继发感染、肺炎、肺化脓症。

4. 肾盂肾炎、膀胱炎。

5. 胆囊炎、胆管炎。

6. 子宫附件炎、子宫内感染、前庭大腺炎。

7. 中耳炎、副鼻窦炎。

8. 眼睑炎、麦粒肿、眼睑脓肿、泪囊和泪管炎、睑板腺炎。

9. 牙周炎、牙冠周炎、颌炎。

【不良反应】 1. 超敏反应可见皮疹，瘙痒，荨麻疹和发热等。

2. 临床和实验室证实，本品和头孢菌素类及其他 β-内酰胺类之间存在部分交叉过敏反应。

3. 可见嗜酸性粒细胞增多、白细胞减少，偶见 BUN 及血清肌酐水平上升，有时出现血清转氨酶上升。

4. 有可能发生速发型过敏反应。

5. 可能发生由难辨梭状芽孢杆菌引起的假膜性结肠炎。

6. 长期使用本品可出现肉碱缺乏。

7. 用药期间，可导致不敏感细菌和真菌过度生长，引起二重感染。

8. 可能出现凝血酶原下降，肝肾功能不全或营养不良者更易发生。

9. 常见腹泻、恶心、头痛、腹痛、阴道白色念珠菌病、消化不良和呕吐。

【妊娠期安全等级】 B。

【禁忌与慎用】 1. 对本品或其他头孢菌素过敏者、肉碱缺乏者禁用。

2. 有药物过敏史者(尤其对青霉素过敏)或对乳蛋白过敏者不宜使用本品。

3. 动物实验显示本品可经乳汁分泌，尚未明确本品是否可经人乳汁分泌，哺乳期妇女慎用。

4. 12 岁以下儿童用药的安全性及有效性尚未明确。

【药物相互作用】 1. 抗酸药或 H_2 受体拮抗药可使本品吸收减少。

2. 丙磺舒可升高本品血药浓度。

3. 口服避孕药不影响本品的药动学。

【剂量与用法】 1. 成人和＞12 岁儿童治疗急性感染，口服 400 mg，2 次/日，连用 10 d。

2. 治疗鼻咽炎、舌炎或皮肤感染给予 200 mg，2 次/日。

3. 肾功能不全患者(Ccr 为 30～49 ml/min)给予 200 mg，2 次/日；Ccr＜30 ml/min 者给予 200 mg，1 次/日，终末期肾病不宜使用。

4. 轻中度肝功能不全患者不必调整用量，重度者不宜使用本品。

【用药须知】 1. 用药前应详询过敏史并做皮试。

2. 定期检查凝血酶时间，如明显降低或有出血迹象，应停药，并补充维生素 K。

3. 患者如果出现严重腹泻反应，应注意是否发生了假膜性小肠结肠炎。

4. 注意发生二重感染或肉碱缺乏的临床表现。

5. 进食时服药，有利于药物吸收。

【制剂】 片剂：100 mg；200 mg。

【贮藏】 密封、避光贮于室温下。

头孢布烯
(ceftibuten)

别名：头孢布坦、先力腾、Cedax

本品为的第三代非酯化头孢菌素。

【CAS】 97519-39-6

【ATC】 J01DD14

【理化性状】 1. 化学名：7-[2-(2-Amino-1，3-thiazol-4-yl)-4-carboxyisocrotonamide]-3-cephem-4-carboxylic acid

2. $C_{15}H_{14}N_4O_6S_2$

3. 分子量：410.4

4. 结构式

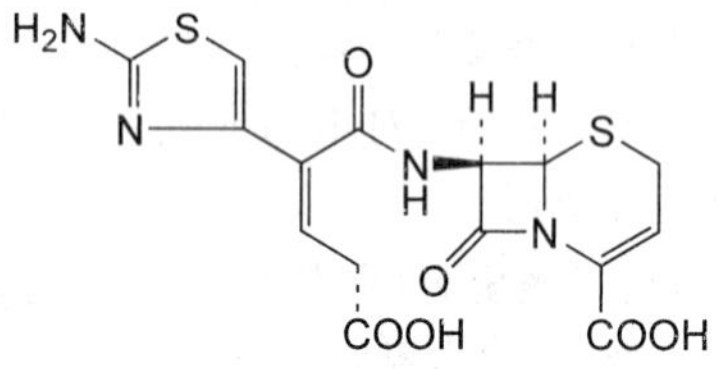

【药理作用】 其作用机制及抗菌谱类似头孢克肟，但对肺炎链球菌的活性较弱。

【体内过程】 本品口服吸取后吸收迅速，食物可延缓吸收速度并减少吸收量。单次给予 400 mg 后 2 h 可获 C_{max} 17 μg/ml。本品的血浆 $t_{1/2}$ 为 2～2.3 h，蛋白结合率为 60%～77%。本品可分布进入中耳液和支气管分泌物中。约有 10% 的本品转化为反式异构体，仅相当于 1/8 顺式异构体的活性。约 39% 的给药量可被清除，其肌酐消除率约为 76.9 ml/min。本品主要随尿液排出，其余随粪便排出。血液透析时可较大量地被清除。

【适应证】 用于治疗由敏感菌引起的感染：慢性支气管炎急性发作、急性支气管炎、支气管扩张合并感染、肺炎、肾盂肾炎、膀胱炎、淋球菌性尿道炎、胆囊炎、胆管炎、中耳炎、鼻窦炎、猩红热等。

【不良反应】 1. 最常见的过敏反应有皮疹、荨麻疹、嗜酸性粒细胞增多、发热、血清病样反应，已有发生过敏性休克的报道。

2. 极少发生溶血性贫血，有时出现 Coombs 试验假阳性反应，偶见中性粒细胞减少、血小板减少、低凝血酶原症以及与血小板功能不全有关的出血。肝转氨酶可能一过性升高，还可能引起胆汁淤积性黄疸和肝炎。

3. 本品的肾毒性虽轻，但在合用具有肾毒性的药物或患者已存在肾功能不全时，可能引起肾小管坏死或急性间质性肾炎。这也是过敏反应的一种表现。

4. 极少出现恶心、呕吐和腹泻。长时间使用本品，可能引起重复感染或假膜性小肠结肠炎。

【妊娠期安全等级】 B。

【禁忌与慎用】 1. 对本品或其他头孢菌素过敏者禁用。

2. 严重肾功能不全患者禁用。

3. 对任一头孢菌素类或青霉素类过敏者而又必须使用本品时应特别谨慎。

4. 尚未明确本品是否可经乳汁，哺乳期妇女慎用。

5. 6 个月以下幼儿的安全性及有效性尚未明确。

【药物相互作用】 1. 与丙磺舒合用，可使本品的 AUC 增高一倍。

2. 与抗酸药或 H_2 受体拮抗药合用，可提高本品的生物利用度，同时也可能增加肾毒性。

3. 与氨基糖苷类抗生素合用，对多种革兰阴性需氧菌和链球菌可产生协同作用，但也会增加肾毒性。

4. 与万古霉素、黏菌素、多黏菌素 B 或强利尿药合用，会加重肾毒性。

5. 与袢利尿剂、万古霉素或多黏菌素等合用，可加重肾毒性。

【剂量与用法】 1. 成人口服一次 400 mg，1 次/日，也可一次 200 mg，2 次/日。5～10 d 为一疗程；如系化脓性链球菌引起的感染，至少应用药 10 d。

2. ＞45 kg 儿童的剂量和用法同成人；＜45 kg 者，给予 9 mg/(kg · d)，2 次分用。一般连用 5～10 d，如系化脓性链球菌引起的感染，至少应用药 10 d。

3. 国外的疗程最多可达 14 d。

4. 肾功能不全患者：

(1) Ccr≥50 ml/min，使用正常剂量。

(2) Ccr 为 30～49 ml/min，使用正常剂量的 1/2。

(3) Ccr＜30 ml/min，使用正常剂量的 1/4。

【用药须知】 1. 食物可影响本品的吸收速度和吸收程度，成人服用胶囊和儿童使用混悬剂均应在饭前 1 h 或饭后 2 h 给予，利于吸收。

2. 国外报道，大剂量使用本品，偶然可引起大脑兴奋，甚至发生惊厥。

3. 使用酒石酸铜试液测定尿糖时可呈现假阳性，进行 Coombs 试验时可呈阳性。

4. 本品与其他头孢菌素类之间存在交叉过敏。

5. 本品混悬剂须在饭前 1 h 或饭后 2 h 服用。

【制剂】 ①胶囊剂：200 mg；400 mg。②混悬剂：90 mg/5 ml；180 mg/5 ml。

【贮藏】 密封、避光贮于室温下。

头孢甲肟
(cefmenoxime)

别名：噻肟唑头孢、头孢氨噻肟、头孢塞肟四唑

本品为第三代头孢菌素类抗生素。

【CAS】 65085-01-0

【ATC】 J01DD05

【理化性状】 1. 化学名：(6*R*,7*R*)-7-{[(2*E*)-2-(2-Amino-1,3-thiazol-4-yl)-2-methoxyimino-acetyl]amino}-3-[(1-methyltetrazol-5-yl)sulfanylmethyl]-8-oxo-5-thia-1-azabicyclo [4.2.0] oct-2-ene-2-carboxylic acid

2. 分子式：$C_{16}H_{17}N_9O_5S_3$

3. 分子量：511.56

4. 结构式

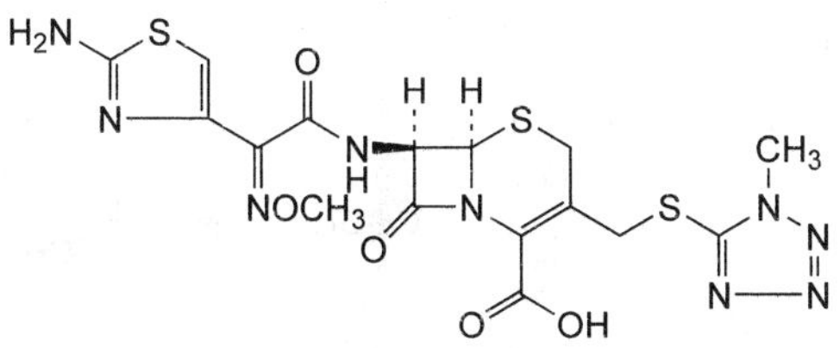

盐酸头孢甲肟
(cefmenoxime hemihydrochloride)

别名：倍司特克，Bestcall、Cemix

〖CAS〗 75738-58-8

〖理化性状〗 1. 本品为白色或浅橙黄色结晶或结晶性粉末，无臭或稍有特殊气味。易溶于二甲亚砜、二甲基甲酰胺，不易溶于甲醇，极难溶于水，几乎不溶于乙醇和丙酮。

2. 化学名：(6*R*,7*R*)-7-{[(2*E*)-2-(2-Amino-1,3-thiazol-4-yl)-2-methoxyimino-acetyl]amino}-3-[(1-methyltetrazol-5-yl) sulfanylmethyl]-8-oxo-5-thia-1-azabicyclo[4.2.0]oct-2-ene-2-carboxylic acid hemihydrochloride

3. 分子式：$C_{16}H_{17}N_9O_5S_3 \cdot 1/2HCl$

4. 分子量：529.80

【药理作用】 本品为第三代半合成的头孢菌素类广谱抗生素，通过抑制细菌细胞壁的生物合成而达到杀菌作用。体外试验表明，本品对革兰阳性菌和阴性菌均有作用。本品对革兰阴性菌具有强抗菌作用是由于其对细胞外膜的通透性良好和对 β-内酰胺酶稳定，且对 PBP1a、1b 和 3 的亲和力强，从而对细胞壁黏肽交联形成具有较强的阻碍作用。

【体内过程】 肾功能正常成人单次静脉滴注本品 0.5 g 和 1 g 后，血药峰值分别可达 50.9 mg/L 和 135.7 mg/L，单次静脉注射本品 0.5 和 1 g 后，血药峰值分别可为 75 mg/L 和 125 mg/L。本品的血清消除 $t_{1/2}$ 约为 1 h。给药后在多种组织和体液中分布良好。也可透过血-脑屏障。本品主要经肾脏排泄，成年人(肾功能正常者)一次静脉注射或静脉滴注本品 0.5 g、1 g、2 g 后，6 h 内尿中排泄率为 60%～82%。此外，静脉滴注 1 g 后 0～2 h 的尿药浓度约为 4400 μg/L，2～4 h 约 750 μg/L，4～6 h 约 120 μg/L。小儿(肾功能正常者)一次静脉注射或静脉滴注 10、20、40 mg/kg 后，6 h 的尿排泄率与成年人相同。

【适应证】 用于对本品敏感的链球菌属(肠球菌除外)、肺炎链球菌、消化球菌属、消化链球菌属、大肠埃希菌、枸橼酸杆菌属、克雷伯菌属、肠杆菌属、沙雷菌属、变形菌属、流感嗜血杆菌、拟杆菌属等引起的下述感染症：①肺炎、支气管炎、支气管扩张合并感染、慢性呼吸系统疾病的继发感染；②肺脓肿、脓胸；③肾盂肾炎、膀胱炎；前庭大腺炎、子宫内膜炎、子宫附件炎、盆腔炎、子宫旁组织炎；④胆管炎、胆囊炎、肝脓肿；⑤腹膜炎；⑥烧伤、手术创伤的继发感染；⑦败血症；⑧脑脊膜炎。

【不良反应】 1. 严重的不良反应

(1) 有时引起休克(<0.1%)，故要仔细观察，若出现感觉不适、口内异常感、喘鸣、眩晕、排便感、耳鸣、出汗等异常症状时，应停止给药，并进行适当处理。

(2) 偶有急性肾功能不全(<0.1%)，故要定期检查肾功能，仔细观察，如异常时，要停止给药，并进行适当的处理。

(3) 有时出现粒细胞减少(<0.1%)或无粒细胞症(<0.1%)，另外，其他头孢类抗生素相似有引起溶血性贫血的报告，出现异常时，应停止给药，并进行适当处理。

(4) 有时出现假膜性小肠结肠炎等伴随血便的严重性结肠炎(<0.1%)，如出现腹痛、多次腹泻时，应立即停止给药，并进行适当处理。

(5) 伴有发热、咳嗽、呼吸困难、胸部 X 射线异常、嗜酸性粒细胞增多等的间质性肺炎和 PIE 综合征(<0.1%)，如出现这种症状时，应停止给药，并进

行适当处理。

(6) 对肾功能不全的患者，大量用药时，有时引起痉挛等。

2. 其他不良反应

(1) 过敏　皮疹、荨麻疹、红斑、瘙痒、发热、淋巴结肿大、关节痛。

(2) 血液　贫血、嗜酸性粒细胞增多、血小板减少。

(3) 肝脏　ALT、AST、ALP、LDH 升高，黄疸，γ-GT 升高。

(4) 消化道　腹泻、恶心、呕吐、食欲不振、腹痛。

(5) 菌群失调　口腔炎、白色念珠菌症。

(6) 维生素缺乏　维生素 K 缺乏症状（低凝酶原血症、出血倾向等）、维生素 B 缺乏症状（舌炎、口腔炎、食欲不振、神经炎等）。

(7) 其他　倦怠感、蹒跚、头痛。

【禁忌与慎用】 1. 对本品及头孢菌素类有过敏反应史者禁用。

2. 对青霉素类抗生素有过敏史的患者慎用。

3. 本人或父母兄弟中有易引起支气管哮喘、皮疹、荨麻疹等变态反应性症状体质的患者慎用。

4. 有重度肾功能不全的患者（有可能出现血药浓度持续升高）慎用。

5. 老年患者（生理功能下降，易出现不良反应；有时出现维生素 K 缺乏而出血倾向）慎用。

6. 经口摄食不良者或静脉内营养者、全身状态不良者慎用（有时可引起维生素 K 缺乏症，故应仔细观察）。

7. 妊娠期妇女用药的安全性尚未确立，妊娠期妇女及哺乳期妇女使用本品需权衡利弊。

8. 早产儿、新生儿用药的安全性尚未确定。

【药物相互作用】 1. 利尿剂与头孢类抗生素合用可使肾功能不全加重，故合用时应注意肾功能。

2. 由饮酒而摄取乙醇，有时出现潮红恶心、心动过速、多汗、头痛等，故在用药期间及用药后至少一周内应避免饮酒或通过其他方式摄取乙醇。

【剂量与用法】 1. 成人　轻度感染，1～2 g/d，分 2 次静脉滴注；中、重度感染，可增至 4 g/d，分 2～4 次静脉滴注。也可根据临床情况进行剂量调整。

2. 小儿　轻度感染，一日 40～80 mg/kg，分 3～4 次静脉滴注；中、重度感染，可增至 160 mg/kg，分 3～4 次静脉滴注。脑脊膜炎，可增量至一日 200 mg/kg，分 3～4 次静脉滴注。

【用药须知】 1. 因有可能发生休克反应，所以要详细问诊。建议在注射前做皮试。要事先做好一旦发生休克时的急救处理工作。

2. 使用本品时，最好定期进行肝功能、肾功能、血液等检查。

3. 使用本品时，除检尿糖试纸（TES-tape）反应外，用 Benedict 试剂、Fehling 试剂、Clinitest（含硫酸铜的片状试剂）进行尿糖测定时可出现假阳性反应，Coombs 试验呈阳性反应，请注意。

【制剂】 注射剂（粉）：0.25 g；0.5 g；1 g。

【贮藏】 遮光、密闭，在阴凉干燥处保存（不超过 20 ℃）。

头孢地秦
(cefodizime)

本品为第三代头孢菌素类抗生素，其结构类似头孢曲松和头孢噻肟。

【CAS】 61270-58-4

【ATC】 J01DC06

【理化性状】 1. 化学名：7-[(*R*)-Mandelamido]-3-(1-sulphomethyl-1*H*-tetrazol-5-ylthiomethyl)-3-cephem-4-carboxylic acid

2. 分子式：$C_{20}H_{20}N_6O_7S_4$

3. 分子量：584.67

4. 结构式

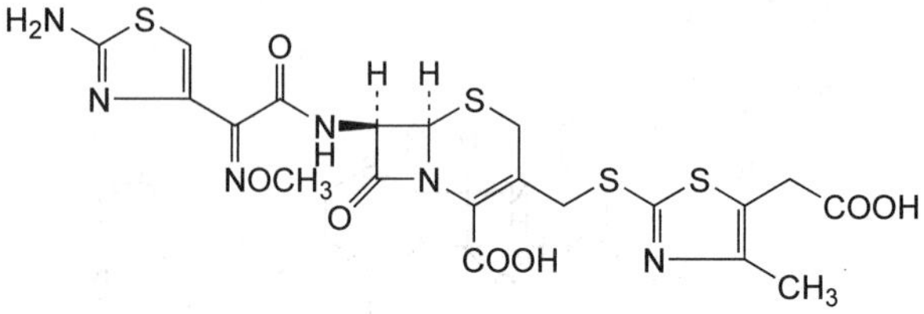

头孢地秦钠
(cefodizime sodium)

别名：高德、莫敌、信均福（深圳信立泰）、Timecef、Modivid、Diezime、Modivid、Timecef、Kenicef、Modivid、Timecef、Modivid、Modivid。

〖CAS〗 61270-78-8(cefonicid disodium)；71420-79-6(cefonicid monosodium)

〖理化性状〗 1. 本品为白色或淡黄色结晶性粉末，无臭或微臭，味苦。极易溶于水，几乎不溶于乙醇或乙醚。

2. 化学名：7-[(*R*)-Mandelamido]-3-(1-sulphomethyl-1*H*-tetrazol-5-ylthiomethyl)-3-cephem-4-carboxylic acid，disodium salt

3. 分子式：$C_{20}H_{18}N_6Na_2O_7S_4$

4. 分子量：628.61

【药理作用】 1. 本品的抗菌谱和作用机制也与头孢噻肟和头孢曲松相似，对β-内酰胺酶较为稳定，对诸多革兰阴性杆菌具有很强的抗菌活性，其 MIC_{90} 为 0.118～2.62 mg/L。

2. 对本品的敏感菌有金黄色葡萄球菌（不包括耐甲氧西林菌株）、链球菌属、肺炎链球菌、淋病奈瑟菌（包括产 β-内酰胺酶的菌株）、脑膜炎奈瑟菌、卡他布兰汉菌、大肠埃希菌、志贺菌属、沙门菌属、枸橼酸杆菌属、克雷伯菌属、普通变形杆菌、普鲁威登菌属、摩根菌属、流感嗜血杆菌、棒状杆菌属。

3. 本品对大多数细菌产生的 β-内酰胺酶稳定，而对类杆菌属、不动杆菌、粪肠球菌、李斯特菌属、支原体和衣原体无抗菌活性

【体内过程】 1. 单剂量肌内注射本品 1 g 后，1～1.5 h 可达血药浓度峰值，为 60～75 μg/ml。口服本品不被吸收。静脉注射 1 g 或 2 g 后即可分别达到血药浓度峰值 215 μg/ml 或 394 μg/ml。静脉滴注本品 0.5 g 或 2 g 后可分别达到血药浓度峰值 133、394 μg/ml。肌内注射本品后生物利用度为 90%～100%。

2. 其平均消除 $t_{1/2}$ 约为 2.5 h，小儿为 1.4～2.3 h，老年患者和肾功能减退者的 $t_{1/2}$ 可见延长。

3. 其蛋白结合率为 81%～88%，向全身体液和组织广泛分布，但却随浓度的升高而降低。本品可分布进入腹水、胆汁、脑脊液、肺、肾、子宫内膜及其他盆腔组织，并可进入胎盘中，且在乳汁中检测到少量。本品在体内不被代谢，给药剂量的 51%～94% 于 48 h 内以原药形式经肾小球滤过和肾小管分泌随尿液排出。

4. 本品的血浆消除为三相，其终末消除 $t_{1/2}$ 为 4 h。多次给药后，随粪便排出给药剂量的 11%～30%，胆汁中的浓度甚高。

【适应证】 用于治疗敏感菌引起的感染，如泌尿系统感染，下呼吸道感染和淋病等。

【不良反应】 1. 可引起荨麻疹、药物热和可能危及生命的超敏反应，注射局部可能出现炎症反应和疼痛。

2. 治疗的最初几周内，可见消化道反应如恶心、呕吐和腹泻。

3. 可见 ALT、AST、γ-GT、LDH、胆红素和 BUN 升高。

4. 血液系统可见血小板减少、嗜酸性粒细胞增加，极少见溶血性贫血。

【禁忌与慎用】 1. 对本品和其他头孢菌素过敏者禁用。

2. 对青霉素过敏者慎用。

3. 妊娠期妇女只有明确需要时方可使用。

4. 尚未明确本品是否可通过乳汁分泌，哺乳期妇女慎用。

5. 严重肾功能衰竭的患者慎用。

6. 口服用药有困难的患者、非经口营养者、老年患者以及体弱者、对青霉素类有过敏史的患者、有家庭聚集性过敏反应（支气管哮喘、皮疹、荨麻疹等）的患者慎用。

7. 儿童用药的安全性及有效性尚未确定。

【药物相互作用】 1. 丙磺舒可延迟本品的排泄。

2. 本品可增加具有潜在肾毒性药物的毒性，应避免与氨基糖苷类、两性霉素 B、环孢素、顺铂、万古霉素、多黏菌素 B、黏菌素等合用，先后使用也应避免。

【剂量与用法】 1. 静脉注射　1 g 本品钠盐溶于 4 ml 注射用水，或 2 g 本品钠盐溶于 10 ml 注射用水中，于 3～5 min 注射完毕。

2. 静脉滴注　本品钠盐 1 g 或 2 g 溶于注射用水、0.9%氯化钠注射液或林格液 40 ml 中，于 20～30 min 内滴注。

3. 肌内注射　1 g 本品钠盐溶于 4 ml 注射用水，或 2 g 本品钠盐溶于 10 ml 注射用水，于臀部深部注射。为了减轻疼痛，可将本品溶于 1%利多卡因注射液中施行肌内注射，但要避免注入血管中。

【用药须知】 1. 本品溶解后应尽早使用，室温下保存不可超过 6 h，2～8 ℃中不可超过 24 h。

2. 不可与其他抗生素混合使用。

3. 发生过敏性休克时应立即停药，进行常规的抢救措施。

【制剂】 注射剂（冻干粉）：0.25 g；0.5 g；1.0 g；2.0 g。

【贮藏】 避光，密封，贮于阴凉处。

头孢他美
(cefetamet)

本品属于第三代口服头孢菌素类抗生素。

【CAS】 65052-63-3

【ATC】 J01DD10

【理化性状】 1. 化学名：(Z)-7-[2-(2-Amino-thiazol-4-yl)-2-methoxyiminoacetamido]-3-methyl-3-ce-phem-4-carboxylic acid

2. 分子式：$C_{14}H_{15}N_5O_5S_2$

3. 分子量：397.4

4. 结构式

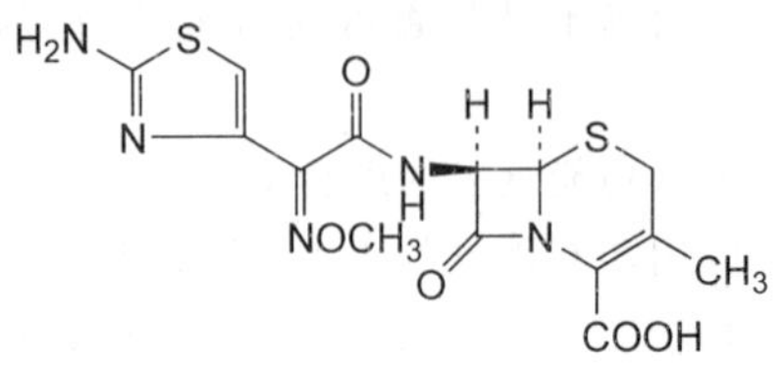

盐酸头孢他美酯
(cefetamet pivoxil hydrochloride)

别名：Cefyl、Globocef

〖CAS〗 65243-33-6(cefetamet pivoxil)；111696-23-2(cefetamet pivoxil hydrochloride)

〖ATC〗 J01DD10

〖理化性状〗 1. 化学名：7-[[(2-Amino-4-thiazolyl)(methoxyimino)acetyl]amino]-3-methyl-8-oxo-,(2,2-dimethyl-1-oxopropoxy)methyl ester, mono-hydrochloride

2. 分子式：$C_{20}H_{25}N_5O_7S_2 \cdot HCl$

3. 分子量：548.03

4. 结构式

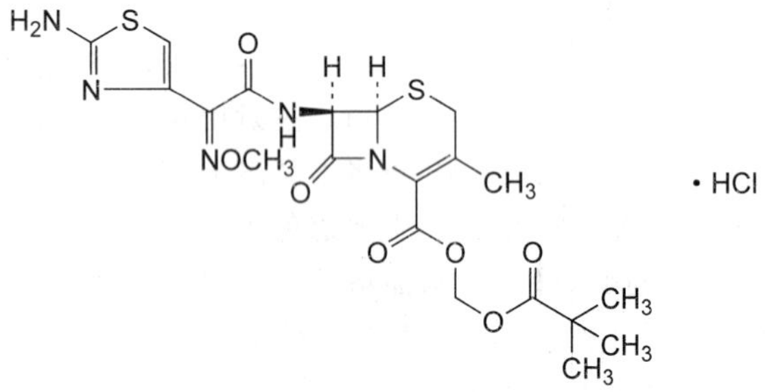

【药理作用】 本品为口服的第三代广谱头孢菌素类抗生素。口服后在体内迅速被水解为有抗菌活性的头孢他美发挥杀菌作用。本品对链球菌属(粪链球菌除外)、肺炎链球菌等革兰阳性菌；对大肠埃希菌、流感嗜血杆菌、克雷伯菌属、沙门菌属、志贺菌属、淋病奈瑟球菌等革兰阴性菌都有很强的抗菌活性，尤其对头孢菌素敏感性低的沙雷菌属、吲哚阳性变形杆菌、肠杆菌属及枸橼酸菌属的抗菌活性明显。对细菌产生的β-内酰胺酶稳定。但本品对假单胞菌、支原体、衣原体、肠球菌等耐药性微生物无效。

【体内过程】 本品口服后，经过肠黏膜或首次经过肝脏时被迅速代谢，在体内转变为头孢他美而发挥作用。本品随食物口服后，平均约55%的剂量转变为头孢他美。口服本品500 mg后3～4 h，血药浓度达峰值(4.1±0.7)mg/L，分布容积为0.29L/kg，与细胞外水平一致。约22%头孢他美与清蛋白结合。本品90%以头孢他美形式经尿液排出，清除 $t_{1/2}$ 为2～3 h。年龄、肾脏及肝脏疾病对盐酸头孢他美酯的生物利用度无影响。抗酸剂(镁、铝、氢氧化物等)或雷尼替丁不改变本品生物利用度。肾功能衰竭患者，头孢他美的清除率同肾功能成正比。

【适应证】 本品适用于治疗敏感菌引起的下列感染。

1. 耳、鼻、喉部感染，如中耳炎、鼻窦炎、咽炎、扁桃体炎等。

2. 下呼吸道感染，如慢性支气管炎急性发作、急性气管炎、急性支气管炎等。

3. 泌尿系统感染，如非复杂性尿路感染、复杂性尿路感染(包括肾盂肾炎)、男性急性淋球菌性尿道炎等。

【不良反应】 1. 消化系统　主要是腹泻、恶心、呕吐。偶有假膜性小肠结肠炎、腹胀、胃灼热、腹部不适、血中胆红素升高、ALT一过性升高等。

2. 皮肤　偶有出现瘙痒、局部水肿、紫癜、皮疹等。

3. 中枢神经系统　偶有出现头痛、眩晕、衰弱、疲劳感等。

4. 血液系统　偶有白细胞减少、嗜酸性粒细胞增多、血小板增多等，均为一过性反应。

5. 其他罕见的反应　龈炎、直肠炎、结膜炎、药物热等。

【禁忌与慎用】 1. 对头孢菌素类药物过敏者禁用。

2. 对青霉素类药物过敏者慎用。若发生严重过敏反应，应立即停药，并紧急治疗。

3. 肾功能不全患者必须使用时需酌情调整剂量。

4. 胃肠道疾病，尤其是溃疡性结肠炎患者慎用。

5. 妊娠期妇女用药的安全性尚未确立，不推荐使用本品。

6. 虽未发现本品可通过乳汁分泌，哺乳期妇女亦应慎用。

7. 新生儿的有效性和安全性尚未确定。

【药物相互作用】 1. 氨基糖苷类抗生素与本品合用肾毒性增加。

2. 雷尼替丁等不改变本品生物利用度。

3. 伤寒活菌疫菌如与本品合用，降低其免疫原性，疫苗至少在抗生素停用24 h以后使用。

【剂量与用法】 1. 饭前或饭后1 h内口服。复杂性尿路感染的成人，一日全部剂量在晚饭前后1 h内一次服用，男性淋球菌性尿道炎和女性非复杂性膀胱炎的患者，在就餐前后1 h内一次服用(膀胱炎患者在傍晚)。

2. 常用量　成人和12岁以上的儿童，一次500 mg，2次/日；12岁以下儿童，一次10 mg/kg，

2 次/日;复杂性尿路感染的成年人,男性淋球菌性尿道炎和女性非复杂性膀胱炎的患者,单一剂量 1500～2000 mg 可充分根除病原体。

3. Ccr＞40 ml/min 者 500 mg,每 12 h 一次;Ccr 为 10～40 ml/min 者 125 mg,每 12 h 一次;Ccr＜10 ml/min 者,首次 500 mg,此后一次 24 h 给予 125 mg。

【用药须知】 1. 对青霉素类药物过敏者慎用。若发生严重过敏反应,应立即停药,并紧急治疗。

2. 肾功能不全患者必须使用时需酌情调整剂量。

3. 胃肠道疾病,尤其是溃疡性结肠炎患者慎用。使用本品可能导致假膜性小肠结肠炎。若发生,应积极治疗(推荐使用万古霉素)。

【制剂】 片剂:500 mg。

【贮藏】 密封,在凉暗(不超过 20 ℃)干燥处保存。

头孢地尼
(cefdinir)

别名:全泽福、世扶尼、Cefzon、Sefdin、Cefzon、Omnicef、Omnicef、Omnicef

本品属于超广谱第三代的口服头孢菌素。

【CAS】 91832-40-5

【ATC】 J01DD15

【理化性状】 1. 化学名:7-{(2-Amino-1,3-thiazol-4-yl)-2-[(*Z*)-hydroxyimino] acetamido}-3-vinyl-cephem-4-carboxylic acid

2. 分子式:$C_{14}H_{13}N_5O_5S_2$

3. 分子量:395.4

4. 结构式

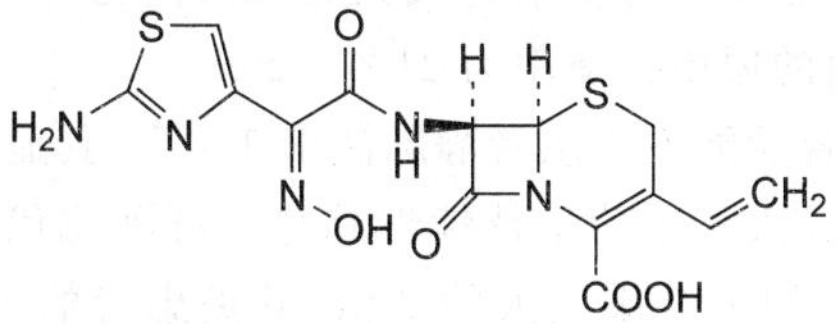

【药理作用】 本品的抗菌活性类似头孢克肟,其抗金黄色葡萄球菌和粪肠球菌的活性则胜过头孢克肟。与其他超广谱口服头孢菌素类不同,本品对非甲氧西林耐药的葡萄球菌属和链球菌 A、B、C 和 G 族保留了相当有效的活性,而对耐甲氧西林的葡萄球菌属则无活性。体外试验表明,革兰阳性需氧菌中的无乳链球菌和革兰阴性需氧菌中的异型枸橼酸杆菌、大肠埃希菌、肺炎克雷伯菌、奇异变形杆菌对本品也敏感。

【体内过程】 1. 本品口服后较快地由胃肠道吸收,3 h 左右可达 C_{max},食物不影响生物利用度。其不同剂的生物利用度如下:胶囊为 20%,混悬液为 25%。广泛分布于全身各组织中。血浆蛋白结合率为 61%～73%。V_d 为 1.6～2.1L/kg。肾功能正常者的 $t_{1/2}$ 为 1.5 h。和其他 β-内酰胺类药物一样,本品不进入肺泡吞噬细胞。

2. 本品的药动学特点呈线性关系,但当剂量＞400 mg 时,则呈非线性关系,说明药物的吸收已达到饱和。肾功能正常的成年人每天 1 次或 2 次给药不会造成药物蓄积。Ccr 为(30～60)ml/min 的患者,其 C_{max},终末 $t_{1/2}$ 和 AUC 分别增加 1 倍、2 倍和 3 倍。Ccr＜30 ml/min 的患者,其 C_{max},终末 $t_{1/2}$ 和 AUC 分别增加 2 倍、5 倍和 6 倍。其代谢不显著,消除 $t_{1/2}$ 为 1.7 h。血液透析可清除药物。本品主要经肾排出,肾功能不全患者的 CL 降低,血浆 $t_{1/2}$ 可见延长。对肝功能不全患者的药物代谢情况尚未进行评估。

3. 65 岁以上的老年人,其 C_{max} 和 AUC 分别增加 44%～86%,V_d 下降 39%,而 $t_{1/2}$ 变化不大。

【适应证】 敏感菌引起的咽炎、扁桃体炎、呼吸道感染(如肺炎和支气管炎)、鼻窦炎、皮肤和软组织感染。

【不良反应】 1. 与头孢噻吩钠相似,最常见的不良反应有皮疹和阴道白色念珠菌感染。

2. 常见腹泻,有可能由难辨梭状芽孢杆菌导致的假膜性小肠结肠炎引起。

3. 还可引起头痛、恶心、腹痛和消化不良。

4. 服药后可见实验室检查值呈现一过性异常。

【妊娠期安全等级】 B。

【禁忌与慎用】 1. 对本品或其他头孢菌素类过敏者、新生儿和＜6 个月的婴儿禁用。

2. 对其他 β-内酰胺类药物过敏者、本人或其亲属有过敏性疾病史者、严重肾病患者、口服吸收差的患者、接受胃肠外营养的患者、身体状况差者、溃疡性结肠炎或假膜性小肠结肠炎患者、出血性疾病患者慎用。

3. 本品不经乳汁分泌。

【药物相互作用】 1. 抗酸药或 H_2 受体拮抗药可使本品吸收减少。

2. 丙磺舒可升高本品的血药浓度。

3. 使用本品时如同时服用补铁剂,会使大便呈现红色。

【剂量与用法】 1. 成人使用胶囊剂,口服一次 0.1～0.2 g,3 次/日,连用 5～10 d,每天最高剂量为 0.6 g。

2. 国外报道,儿童可服用混悬剂,一日剂量为 14 mg/kg,一日最大剂量为 600 mg,10 d 一疗程。体质和体重有别，建议我国儿童服药量应根据体重细作安排。

【用药须知】 1. 本品与其他β-内酰胺酶类抗生素存在交叉过敏。

2. 给药前，应详细询问患者对本品或其他头孢菌素类以及青霉素类药物是否过敏。

3. 本品能否防止化脓性链球菌所致风湿热尚不清楚，应选用青霉素类为宜。

4. 使用本品时，应特别防范假膜性小肠结肠炎的发生。

5. 对过量用药患者，采取血液透析清除药物。

6. 食物可使本品的血药浓度和 AUC 分别降低 16%和 10%，但给予高脂肪食物时却不明显。

7. 服用本品者有可能出现红色粪便，系其分解产物与胃肠道中的铁形成不能吸收的复合物所致，但无碍。

8. 本品含有 *N*-甲硫四唑侧链，应防范发生出血；如已发生出血，应停药，补充维生素 K 等。

9. 本品对人正常的粪便菌群影响极小，或几乎不产生影响。

10. 体内试验未发现本品对人体的免疫功能产生任何不良影响。

【制剂】 胶囊剂：0.1 g；0.2 g。

【贮藏】 密封、避光，贮于室温下。

头孢匹胺

(cefpiramide)

本品属于第三代头孢菌素类抗生素。临床用其钠盐。

【CAS】 70797-11-4

【ATC】 J01DD1

【理化性状】 1. 化学名：(7*R*)-7-[(*R*)-2-(4-Hydroxy-6-methylnicotinamido)-2-(4-hydroxyphenyl) acetamido]-3-(1-methyl-1*H*-tetrazol-5-ylthiomethyl)-3-cephem-4-carboxylic acid

2. 分子式：$C_{25}H_{24}N_8O_7S_2$

3. 分子量：612.6

4. 结构式

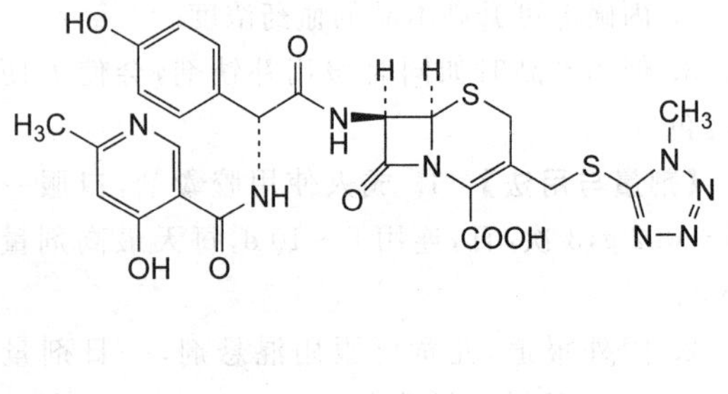

头孢匹胺钠

(cefpiramide sodium)

别名：先福吡兰、Cefpiran、Sepatren

〖CAS〗 74849-93-7

〖理化性状〗 1. 分子式：$C_{25}H_{23}N_8NaO_7S_2$

2. 分子量：634.6

【药理作用】 本品与 PBP 的 1a、1b 及 3 有很强的亲和性，抑制细菌细胞壁的合成，从而发挥杀菌作用。本品对革兰阳性菌有很强的抗菌活性，对包括革兰阴性菌在内的细菌亦有广谱抗菌活性。同时，对铜绿假单胞菌等非葡萄糖发酵革兰阴性杆菌有很强的抗菌活性。本品的作用为杀菌，并对各种细菌产生的β-内酰酶稳定。

【体内过程】 1. 健康成人静脉注射本品 0.5 g 和 1 g 时，血中浓度于 5 min 后分别达到 163 μg/ml 和 264 μg/ml，于 12 h 后分别降到 10.7 μg/ml 和 17.7 μg/ml，$t_{1/2}$ 均为 4.5 h。经 1 h 静脉滴注 1 g 和 2 g 时，滴注结束时的血中浓度达到峰值，分别为 215 μg/ml 和 306 μg/ml，滴注开始 12 h 后分别降到 14.7 μg/ml 和 30.6 μg/ml。血中浓度高且呈持续性。连续给药无蓄积。

2. 健康成人静脉给药后 24 h 以内的尿中排泄率约为 23%，给药 12～24 h 后尿中仍保持约 50 μg/ml 的高浓度。本品大部分由胆汁排泄，胆汁中本品的浓度大于血浆中的 10 倍，丙磺舒不影响头孢匹胺的消除。本品在肝胆组织的分布浓度很高，在女性生殖系统、腹腔内渗液、口腔组织、扁桃体组织、皮肤和烧伤组织及痰液中分布良好。

3. 在机体内几乎不代谢，尿中及粪便中未发现抗菌活性代谢物。

4. 儿童的药动学与成人相同，$t_{1/2}$ 为 3.6～4 h，8 h 以内的尿中排泄率为 21%～25%。

肝肾功能不全患者静脉注射 1 g 后，其血中浓度与健康成人相比稍呈持续性趋势。肝硬化代偿期患者的 $t_{1/2}$ 约为健康成人的 2 倍，肝炎患者的 $t_{1/2}$ 约为健康成人的 1.2～1.9 倍。给肾功能不全的患者静脉注射 0.5 g 后，其血中浓度与健康成人相比稍呈持续性趋势，然而即使是 Ccr≤10 ml/min 的病例，其 $t_{1/2}$ 也只延长约 1.3 倍。

【适应证】 用于由金黄色葡萄球菌属、链球菌属(除肠球菌外)、厌氧球菌属、大肠埃希菌、枸橼酸杆菌属、克雷伯杆菌属、肠杆菌属、变形杆菌属、摩根变形杆菌属、假单孢菌属、流感嗜血杆菌、不动杆菌、拟杆菌属中对本品敏感的细菌所致的下列感染。

(1) 败血症。

(2) 烧伤、手术切口等继发性感染。

(3) 咽喉炎(咽喉脓肿)、急性支气管炎、扁桃体炎(扁桃体周围炎、扁桃体周围脓肿)、慢性支气管炎、支气管扩张(感染时)、慢性呼吸道疾病的继发性感染、肺炎、肺脓肿、脓胸。

(4) 肾盂肾炎、胆管炎。

(5) 腹膜炎(包括盆腔腹膜炎、膀胱直肠陷凹脓肿)。

(6) 子宫附件炎、子宫内感染、盆腔炎、子宫旁结缔组织炎、前庭大腺炎。

(7) 脑膜炎。

(8) 颌关节炎、颌骨周围蜂窝织炎。

【不良反应】 1. 主要为少见的腹泻、恶心等消化道症状以及皮疹等皮肤症状,白细胞减少、嗜酸粒细胞增多等血常规异常,BUN、肌酐升高等肾功能异常,ALT、AST 升高等肝功能异常。

2. 严重不良反应如下。

(1) 过敏性休克(<0.1%),密切观察,出现症状时应停药,并进行适当处理。

(2) 急性肾功能衰竭(<0.1%),定期检查肾功能,密切观察,发现异常时,应停药并进行适当处理。

(3) 假膜性小肠结肠炎等伴有血便的严重结肠炎(<0.1%),出现腹痛、频繁腹泻等症状时,就立即停药,并进行适当处理。

(4) 间质性肺炎(PIE)(0.1%),出现发热、咳嗽、呼吸困难、胸部 X 光片异常、嗜酸性粒细胞增多等病状时,应停药,并给予皮质激素,进行适当处理。

【禁忌与慎用】 1. 对本品或头孢菌素类抗生素有过敏史的患者禁用。

2. 对青霉素类抗生素有过敏史的患者,本人或双亲、兄弟姐妹中支气管哮喘、皮疹荨麻疹等过敏体质的患者,严重肝肾功能不全的患者,进食不良的患者或非经口摄取营养的患者、全身状态欠佳的患者应慎用。

3. 本品尚未确立围产期给药的安全性,因此,当判断治疗的有益性超过危险性时,才可用于围产期妇女或有可能妊娠的妇女。

4. 尚未明确本品是否可经乳汁分泌,哺乳期妇女慎用。如确需使用,应选择停药或暂停哺乳。

5. 早产儿或新生儿的安全性尚未确立。

6. 老年人生理功能下降,易于出现不良反应,有时出现维生素 K 缺乏所致的出血倾向,故应控制剂量及给药间隔,密切观察患者状态,慎重给药。

【药物相互作用】 1. 禁止饮酒或含酒精性饮料,同时服用可出现颜面潮红、恶心、心动过速、多汗、头痛等症状。

2. 同服抗凝药可能会产生协同作用,导致出血。

【剂量与用法】 本品只能静脉给药。

1. 成人　常用量为 1～2 g/d,分 2 次静脉注射或静脉滴注。难治性或严重感染时,根据不同症状可增至 4 g/d,分 2～3 次静脉滴注。

2. 儿童　常用量为按体重每天 30～80 mg/kg,分 2～3 静脉滴注。难治性或严重感染时,根据不同症状可增至每天 150 mg/kg,分 2～3 次静脉滴注。

【用药须知】 1. 大剂量静脉给药时,有时引起血管痛和血栓性静脉炎,为了预防出现这类症状,应注意注射液的溶解、注射部位的选择、注射方法等,注射速度应尽量缓慢。

2. 重度肝肾功能不全患者,应适应调节用药量及用药时间,慎重给药。

3. 应用本品时,为防止出现耐药菌,原则上应确定敏感性后用药,给药疗程应控制在治疗疾病所需的最短时间内。

4. 有可能发生过敏性休克,需充分问诊。须做好抢救过敏性休克的准备,用药后须使患者保持安静状态,密切观察。

5. 在用药期间和用药后一周不宜饮酒、否则可出现颜面潮红、恶心、心动过速、多汗、头痛等症状。

6. 长期使用本品可导致产生耐药菌,结肠中耐药梭状芽孢杆菌的增生可能导致假膜性结肠炎、引起严重腹泻。

7. 使用尿糖试纸以外的 Benedict 试剂、Fehling 试剂进行尿糖检查时,有时出现假阳性反应,应予以注意。

8. Coobms 试验有时出现阳性反应,应予以注意。

9. 据报道,在幼小大鼠皮下注射实验中,发现有促睾丸萎缩、抑制精子形成的作用。

【制剂】 注射剂(粉):0.25 g;0.5 g;1 g;2 g。

【贮藏】 避光,密闭,置阴凉干燥处保存。

头孢卡品

(cefcapene)

本品为第三代头孢菌素。

【CAS】 135889-00-8

【ATC】 J01DD17

【理化性状】 1. 化学名:(6*R*,7*R*)-3-{[(Aminocarbonyl)oxy]methyl}-7-{(*Z*)-[2-(2-amino-4-thiazolyl)-1-oxo-2-pentenyl]amino}-8-oxo-5-thia-1-azabicyclo(4.2.0)oct-2-ene-2-carboxylic acid

2. 分子式:$C_{17}H_{19}N_5O_6S_2$

3. 分子量:453.49

4. 结构式

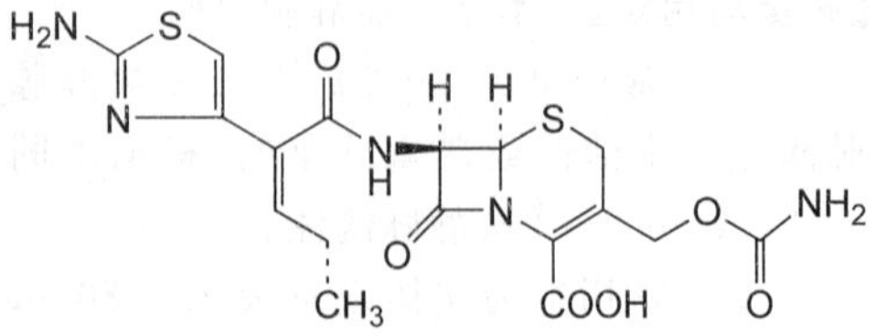

盐酸头孢卡品酯

(cefcapene pivoxil hydrochloride)

别名:Flomox

〖CAS〗 105889-45-0

〖理化性状〗 1. 化学名:(6*R*,7*R*)-3-[[(Aminocarbonyl) oxy] methyl]-7-[[(2*Z*)-2-(2-amino-4-thiazolyl)-1-oxo-2-pentenyl] amino]-8-oxo-5-thia-1-azabicyclo[4.2.0]oct-2-ene-2-carboxylic acid,(2,2-dimethyl-1-oxopropoxy)methyl ester monohydrochloride

2. 分子式:$C_{23}H_{29}N_5O_8S_2 \cdot HCl$

3. 分子量:622.11

4. 结构式

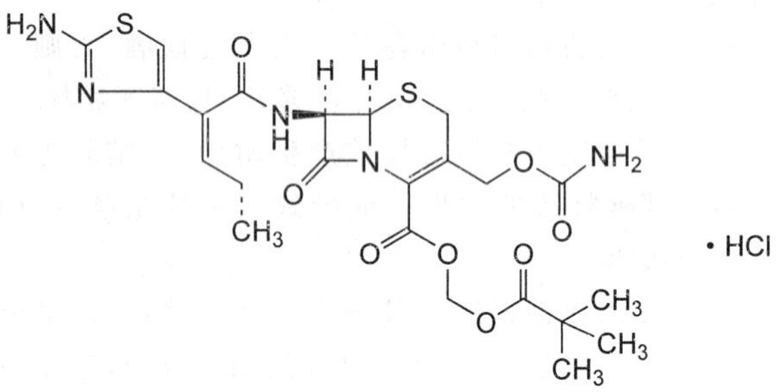

【药理作用】 1. 药理研究表明,本品对需氧革兰阳性菌的MSSA的MIC为3.13 μg/ml,与头孢替安、头孢克洛相同、对肺炎链球菌的MIC≤0.1 μg/ml,优于头孢克洛,与头孢特仑相当,对耐青霉素(含中等程度耐药)的肺炎链球菌的活性很强,MIC为0.78 μg/ml。对革兰阴性菌中的弗氏柠檬酸杆菌、阴沟肠杆菌、雷氏普罗威登斯菌、黏膜炎布兰汉球菌、黏质沙雷菌比头孢特仑、头孢替安强。对变形杆菌属、流感嗜血杆菌、摩氏摩根氏菌、淋球菌的活性比头孢克洛、头孢替安强,与头孢特仑相当。对耐氨苄西林的流感嗜血杆菌有很强的活性,MIC_{80}为0.05 μg/ml。对厌氧菌的活性是对比药中最强的。

2. 本品是头孢类抗生素的前药,口服后在肠道中经酯酶水解,生成活性的头孢菌素化合物S-1006,新戊酸和甲醛。S-1006具有广泛的抗菌作用,对分离得到的金黄色葡萄球菌IC_{90}为2 μg/ml,对链球菌A、链球菌B、链球菌C、链球菌F、链球菌G以及肺炎链球菌的IC_{90}≤0.12 μg/ml,对所有分离得到的流感嗜血杆菌的IC_{90}≤0.06 μg/ml,对肠杆菌科细菌的IC_{50}≤2 μg/ml。本品对β-内酰胺酶TEM-1亚型稳定,但会被TEM-3,TEM-5,PSE-1及PSE-4亚型的β-内酰胺酶水解,也可被肠杆菌,摩根菌等细菌染色体的β-内酰胺酶所水解。在动物研究中表明,本品可保护小鼠免遭肺炎链球菌和大肠埃希菌的感染,其作用比头孢克洛和头孢地尼强。但抗金黄色葡萄球菌系统感染的作用比二者低。

3. 在对临床分离的呼吸道感染细菌的抗菌试验中,本品对青霉素敏感的肺炎链球菌的活性和青霉素、氨苄西林、头孢托仑酯的活性相同;比头孢克洛、头孢地尼和红霉素弱。但对产生β-内酰酶或不产生β-内酰胺酶的流感嗜血杆菌有较好的抗菌作用。

【体内过程】 1. 健康男性成人,口服本品75,150及一次200 mg,T_{max}约1.3~1.5 h,C_{max}分别为2.0,5.7和7.3 μg/ml;$t_{1/2}$为0.8~1.3 h,进食可减少吸收。本品首剂量和终剂量时,$t_{1/2}$分别为(1.11±0.17)h和(0.87±0.18)h,AUC分别为(7.30±1.10)(μg·h)/ml和(5.20±0.85)(μg·h)/ml,但血药峰值没有差异。

2. 在健康志愿者中进行的药动学研究,本品的主要代谢产物为S-1006和新戊酸,而90%新戊酸是以新戊酸肉碱的形式随尿排泄。口服一次200 mg后,尿中回收本品、新戊酸和新戊酸肉碱的量分别为33%~41%,93%和89%~94%。而血药峰值分别为2、1和2 μg/ml。

3. 食物、雷尼替丁对本品的药动学参数C_{max},T_{max}、$t_{1/2}$和AUC及尿中药物浓度无显著影响。

【适应证】 适用于治疗敏感菌引起的呼吸道感染、肝胆系统感染、腹膜炎、子宫旁结缔组织炎、骨髓炎、关节炎、败血症、急性化脓性脑膜炎以及外伤、手术创口的继发感染等。

【不良反应】 有报道本品会产生重度肝功能不全(包括黄疸)、白细胞和血小板水平异常及贫血。

【禁忌与慎用】 1. 对本品过敏者禁用。

2. 对青霉素过敏者、肝肾功能不全患者、有贫血及血细胞异常者慎用。

3. 尚无妊娠期妇女用药的安全性资料,妊娠期妇女慎用。

4. 尚未明确本品是否可经乳汁分泌,哺乳期妇女使用时应暂停哺乳。

5. 儿童用药的安全性及有效性尚未确定。

【药物相互作用】【用药须知】 参见头孢他美。

【剂量与用法】 口服,成人200~600 mg/d。

【制剂】 ①片剂:75 mg;100 mg。②颗粒剂:100 mg。

【贮藏】 密闭,在凉暗干燥处保存。

1.1.1.1.2.4　第四代头孢菌素类

几种抗菌活性已经超过了以上第三代的头孢菌素类抗生素，有将其列入第四代范畴的建议。

头孢吡肟
(cefepime)

由于本品的抗菌谱较第三代头孢菌素类(如头孢噻肟)更广，有将其归属于第四代的提法。

【CAS】 88040-23-7

【ATC】 J01DE01

【理化性状】 1. 化学名：(6*R*, 7*R*, *Z*)-7-(2-(2-Aminothiazol-4-yl)-2-(methoxyimino) acetamido) 3-((1-methylpyrrolidinium-1-yl) methyl)-8-oxo-5-thia-1-aza-bicyclo[4.2.0]oct-2-ene-2-carboxylate

2. 分子式：$C_{19}H_{24}N_6O_5S_2$

3. 分子量：480.56

4. 结构式

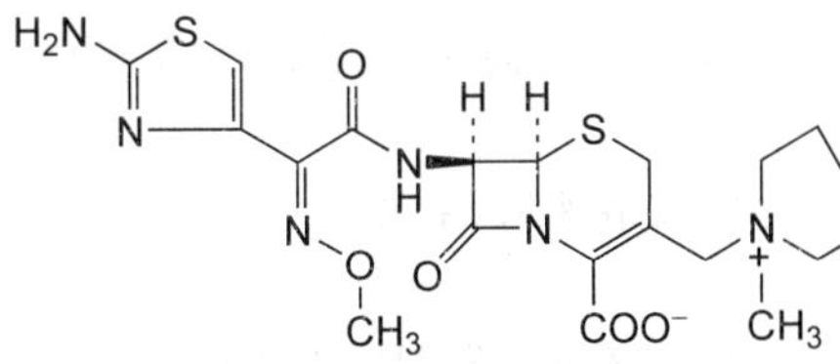

盐酸头孢吡肟
(cefepime hydrochloride)

别名：马斯平、Axepim、Maxipime、信力威(深圳信立泰)

〖CAS〗 123171-59-5

〖理化性状〗 1. 本品为白色或近白色结晶性粉末，无吸湿性，易溶于水。

2. 化学名：{6*R*-[6α, 7β(*Z*)]}-1-[(7-{[(2-Amino-4-thiazolyl)-(methoxyimi-no) acetyl] amino}-2-carboxy-8-oxo-5-thia-1-azabicyclo[4.2.0] oct-2-en-3-yl) methyl]-1-methylpyrrolidinium chloride monohydrochloride monohydrate

3. 分子式：$C_{19}H_{25}ClN_6O_5S_2 \cdot HCl \cdot H_2O$

4. 分子量：571.5

【药理作用】 1. 敏感菌包括肠杆菌科、铜绿假单胞菌、流感嗜血杆菌、卡他莫拉菌、淋球菌、葡萄球菌(除外 MRSA)和链球菌。

2. 本品对革兰阴性细菌所产 β-内酰胺酶是稳定的，且对耐头孢噻啶和头孢他啶的某些肠杆菌科和铜绿假单胞菌具有活性；不过，本品的活性相当于头孢他啶甚至稍低。

【体内过程】 1. 肌内注射 0.5 g，1 g 和 2 g 后 2 h 可达血药峰值 12，26.3 和 51.3 μg/ml。静脉注射本品 0.5 g，1 g 和 2 g 后 0.5 h 可分别达到血药峰值 38.2，78.7 和 163.1 μg/ml；$t_{1/2}$ 平均为 2 h，肾功能不全患者可见延长，蛋白结合率<19%。

2. 体内各种组织和体液中(除脑脊液外)均可达到治疗浓度，本品可透过胎盘，以低浓度分泌进入乳汁。约 85%的用量以原药随尿排出，透析可消除部分体内药物，血液透析比腹膜透析更甚。

【适应证】 用于治疗敏感菌引起的下呼吸道、泌尿道、皮肤及软组织、胆道、腹腔和盆腔、妇产科感染、败血症。也用于中、重度细菌性肺炎的经验性治疗。

【不良反应】 1. 参见头孢菌素类引言中的“不良反应”和“用药须知”。

2. 超敏反应有皮疹、瘙痒。

3. 胃肠道反应有恶心、呕吐、腹痛、腹泻、便秘和消化不良。

4. 呼吸系统有咳嗽、呼吸困难和咽喉痛。

5. 中枢神经系统有头痛、眩晕、失眠、感觉异常、焦虑和神经紊乱。

6. 心血管系统有胸痛、心动过速。

7. 其他还可能发生乏力、盗汗、阴道炎、外周水肿、腰背痛和癫痫。

【妊娠期安全等级】 B。

【禁忌与慎用】 1. 本品禁用于对本品或 L-精氨酸、其他头孢菌素类药物、青霉素或其他 β-内酰胺类抗生素有即刻过敏反应的患者。

2. 尚无本品用于妊娠期妇女和分娩时妇女的足够和有良好对照的临床资料。因此，本品用于妊娠期妇女应谨慎。

3. 本品少量分泌至乳汁，哺乳期妇女慎用。

4. 2 个月以下婴儿的安全性及有效性尚未确定。

【药物相互作用】 本品不可与甲硝唑、万古霉素或任一氨基糖苷类药物混合在同一容器中使用，必须合用时，可使用不同途径给药。

【剂量与用法】 1. 成人和 16 岁以上儿童或体重为 40 kg 或 40 kg 以上儿童，可根据病情，一次 1～2 g，每 12 h 一次，静脉滴注，疗程 7～10 d；轻中度尿路感染，一次 0.5～1 g，静脉滴注或深部肌内注射，疗程 7～10 d；重度尿路感染，一次 2 g，每 12 h 一次，静脉滴注，疗程 10 d；对于严重感染并危及生命时，可以 2 g/8 h 静脉滴注；用于中性粒细胞减少伴发热的经验治疗，一次 2 g，每 8 h 一次静脉滴注，疗程 7～10 d 或至中性粒细胞减少缓解。如发热缓解但中性粒细胞仍处于异常低水平，应重新评价有无继续使用抗生素治疗的必要。

2. 2月龄至12岁儿童，最大剂量不可超过成人剂量。体重超过40 kg的儿童剂量，可使用成人剂量。一般可给予40 mg/kg，每12 h一次静脉滴注，疗程7～14 d；对细菌性脑脊髓膜炎儿童，可为50 mg/kg，每8 h一次，静脉滴注。对儿童中性粒细胞减少伴发热经验治疗的常用剂量为50 mg/kg，每12 h一次（中性粒细胞减少伴发热的治疗为每8 h一次），疗程与成人相同。

3. 2月龄以下儿童经验有限。可使用30 mg/kg。对2月龄以下儿童使用本品应谨慎。

4. 儿童深部肌内注射的经验有限。对肝功能不全患者，无调节本品剂量的必要。

5. 对肾功能不全患者，如Ccr≤60 ml/min，则应调节本品用量。这些患者使用本品的初始剂量与肾功能正常的患者相同，维持剂量和给药间隙时间如下表。

肾功能不全成人患者的推荐维持给药方案

Ccr(ml/min)	推荐维持给药方案
＞60，原给药方案	一次0.5 g，每12 h一次 一次1 g，每12 h一次 一次2 g，每12 h一次 一次2 g，每8 h一次
30～60	一次0.5 g，每24 h一次 一次1 g，每24 h一次 一次2 g，每24 h一次 一次2 g，每24 h一次
11～29	一次0.5 g，每24 h一次 一次0.5 g，每24 h一次 一次1 g，每24 h一次 一次2 g，每24 h一次
＜11	一次0.25 g，每24 h一次 一次0.25 g，每24 h一次 一次0.5 g，每24 h一次 一次1 g，每24 h一次
血液透析*	一次0.5 g，每24 h一次 一次0.5 g，每24 h一次 一次0.5 g，每24 h一次 一次0.5 g，每24 h一次

*血液透析患者在治疗第一天可给予负荷剂量1 g，以后每天0.5 g。透析日，头孢吡肟应在透析结束后使用。每天给药时间尽可能相同。

6. 术前预防性给药(成人)　进行腹腔手术的患者在术前给予本品，预防术后感染发生。在手术前开始前60 min开始单次静脉滴注2 g(经30 min滴注完毕)。在滴注完后，应立即单次静脉滴注500 mg甲硝唑。由于存在配伍禁忌，本品和甲硝唑不能在同一输液容器中混合，建议在滴注甲硝唑前，先用可以与之配伍的液体冲洗输液管。

如果距离预防性给药的时间已经超过12 h，但手术仍在继续，则应该在首次预防性给药12 h后第2次给予本品，继后再次给予甲硝唑。

7. 配制方法

(1) 静脉注射给药时，应先使用灭菌注射用水、5%的葡萄糖注射液或0.9%的氯化钠注射液将本品溶解，配好的溶液可直接注射到静脉中，在3～5 min内注射完毕，如果患者正在滴注和本品可以配伍的液体，也可以配好的溶液注射到输液装置的导管中。

(2) 静脉滴注时，可将本品1～2 g溶于50～100 ml 0.9%氯化钠注射液，5%或10%葡萄糖注射液，乳酸钠注射液，5%葡萄糖和0.9%氯化钠混合注射液，乳酸林格和5%葡萄糖混合注射液中，药物浓度不应超过40/min，经约30 min滴注完毕。

(3) 肌内注射　肌内注射时，本品0.5 g应加1.5 ml注射用溶液，或1 g加3.0 ml溶解后，经深部肌群(如臀肌群或外侧股四头肌)注射。

【用药须知】 1. 高敏体质者用药前必须先做皮试。

2. 本品配成溶液后，室温下可稳定24 h，冰箱中冷藏可稳定7 d。

3. 广谱抗菌药可诱发假膜性小肠结肠炎。在用本品治疗期间患者出现腹泻时应考虑假膜性小肠结肠炎发生的可能性。对轻度肠炎病例，仅停用药物即可；中、重度病例需进行特殊治疗。有胃肠道疾患，尤其是肠炎患者应慎用。

4. 与其他头孢菌素类抗生素类似，本品可能会引起凝血酶原活性下降。对于存在引起凝血酶原活性下降危险因素的患者，如肝、肾功能不全，营养不良以及延长抗菌治疗的患者应监测凝血酶原时间，必要时给予外源性维生素K。

5. 本品所含精氨酸在所用剂量为最大推荐剂量的33倍时会引起葡萄糖代谢紊乱和一过性血钾升高。较低剂量时精氨酸的影响尚不明确。

6. 对肾功能不全(Ccr＜60 ml/min)的患者，应根据肾功能调整本品剂量或给药间隔时间。

7. 本品与氨基糖苷类药物或强效利尿剂合用时，应加强临床观察，并监测肾功能，避免引发的肾毒性或耳毒性。

8. 与其他的抗微生物一样，长期使用本品可能会导致不敏感微生物的过度生长。因此，必须对患者的状况进行反复的评价。一旦在治疗期间发生二重感染，应该采取适当的措施。

【制剂】 注射剂(粉)：0.5 g；1.0 g。

【贮藏】 避光密封，干燥凉暗处贮存。

头孢匹罗
(cefpirome)

由于本品的抗菌谱较第三代头孢菌素类（如头孢噻肟）更广，其与头孢噻肟结构不同的是，以其 3′-吡啶替代头孢噻肟的乙酰氧基，对 β-内酰胺具有更强的稳定性，故有将其归属于第四代的提法。

【CAS】 84957-29-9

【ATC】 J01DE02

【理化性状】 1. 化学名：(*Z*)-7-[2-(2-Aminothia-zol-4-yl)-2-methoxyiminoacetamido]-3-(1-pyrindiniomethyl)-3-cephem-4-carboxylate

2. 分子式：$C_{22}H_{22}N_6O_5S_2$

3. 分子量：514.58

4. 结构式

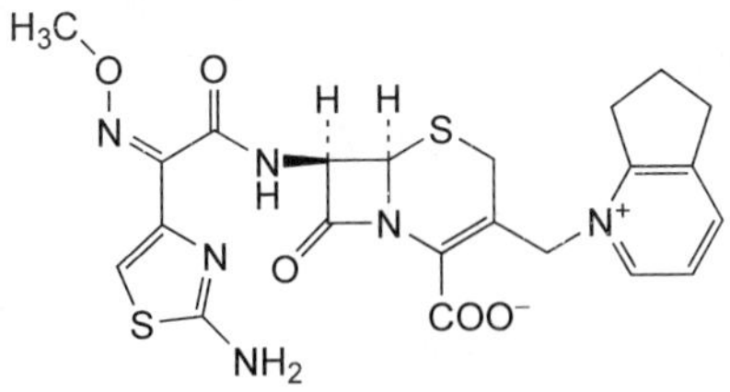

硫酸头孢匹罗
(cefpirome sulfate)

别名：派新、头孢比隆、Cefrom、Cedixen、Tafrom、Cefir、Cefnos、Cefrin、Lanpirome、Nufirom、Romicef、Sopirom、Xenoprom、Cipiram、Farmocefe

〖CAS〗 98753-19-6

〖理化性状〗 1. 化学名：(*Z*)-7-[2-(2-Aminothia-zol-4-yl)-2-methoxyiminoacetamido]-3-(1-pyrindiniomethyl)-3-cephem-4-carboxylate sulphate

2. 分子式：$C_{22}H_{22}N_6O_5S_2 \cdot H_2SO_4$

3. 分子量：612.7

4. 配伍禁忌：本品与硫喷妥钠配合使用时，溶液往往很快变浑浊，故应避免混合使用；与盐酸苯海拉明、碘化钙和盐酸罂粟碱合用时，有时会有沉淀析出，故配伍后要迅速使用；与氨茶碱合用，药物效价往往会慢慢显著降低，故配制后要迅速使用。

【药理作用】 1. 本品的抗菌活性类似头孢噻肟，而对葡萄球菌、肠球菌、铜绿假单胞菌和某些肠杆菌科细菌的活性则较头孢噻肟更强。

2. 本品对铜绿假单胞菌的活性低于头孢他啶。

【体内过程】 1. 肌内注射后的生物利用度＞90%。蛋白结合率约＜10%，且为非剂量依赖性。分布容积类似细胞内液体容积（约 14～19L），多次给药无积蓄。药动学具有剂量线性相关性。广泛分布于各种组织和体液（包括脑脊液）中，并达到治疗浓度。

2. 单次静脉注射本品 1 g 后 5 min 内可达血药峰值 80～90 μg/L，$t_{1/2}$ 约为 2 h。约有 80%～90% 以原药形式随尿排出。未检出任何活性代谢物。在每 12 h 接受本品 2 g 的患者未发生肾功能不全（Ccr＝70 ml/min），血液透析时有一定数量的本品被消除。

【适应证】 用于治疗敏感菌引起的下呼吸道、泌尿道、皮肤及软组织等感染以及菌血症、败血症。

【不良反应】 1. 可引起皮疹、荨麻疹、瘙痒、药物热、血管神经性水肿和支气管痉挛。

2. 胃肠道反应有恶心、呕吐、腹泻，罕见假膜性小肠结肠炎。

3. ALT、AST、ALP、γ-GT、乳酸脱氢酶和（或）胆红素可能升高，但也应考虑由于感染所致。血清肌酐和尿素可能轻度升高。

4. 注射后可能发生味觉和（或）嗅觉异常、头痛。

5. 其他可参见头孢菌素类引言中的不良反应。

【妊娠期安全等级】 B。

【禁忌与慎用】 1. 本品禁用于对头孢菌素过敏者。

2. 对青霉素类抗生素过敏者应慎用。

3. 本品可经乳汁分泌，哺乳期妇女应权衡利弊选择停药或暂停哺乳。

4. 尚未确定 12 岁以下儿童的合适剂量。因此，不推荐在该年龄组使用本品。

【药物相互作用】 1. 丙磺舒可延长本品的 $t_{1/2}$。

2. 不宜合用氨基糖苷类抗生素，以免增加肾毒性。

【剂量与用法】 1. 采用缓慢静脉注射或静脉滴注。

2. 成人一次 1～2 g，每 12 h 一次。

3. 肾功能不全患者按下表调整剂量。

Ccr(ml/min)	非严重的感染	重度感染
20～50	1 g 负荷量，然后 0.5 g，2 次/日	2 g 负荷量，然后 1 g，2 次/日
5～19	1 g 负荷量，然后 0.5 g，1 次/日	2 g 负荷量，然后 1 g，1 次/日
＜5	1 g 负荷量，然后每天 0.5 g，	2 g 负荷量，然后每天 1 g
透析患者	透析后立即给予 0.25 g	透析后立即给予 0.5 g

5. 静脉滴注时可用 0.9% 氯化钠溶液、林格液、标准电解质滴注液、5% 及 10% 葡萄糖溶液、5% 果糖溶液、5% 葡萄糖＋0.9% 氯化钠溶液 100 ml 稀释。静脉注射时可用 10 ml 注射用水溶解本品 1 g，经 3～

5 min 静脉注射。

【用药须知】 1. 高敏体质者用药前必须先做皮试。

2. 在对极少数接受本品的患者进行 Coombs 试验时,可出现假阳性反应。

3. 用药期间,特别是在较长时间使用后,如出现严重腹泻,应考虑二重感染。

4. 疗程超过 10 d 者,应检查血常规,如出现中性粒细胞减少,应停药。

5. 尚无资料支持本品可与其他药品配伍使用。

【制剂】 注射剂(粉):1 g;2 g。

【贮藏】 贮存于 25 ℃以下阴暗处,用注射用水稀释后,在 2～8 ℃下冷藏可贮存 24 h。

头孢克定
(cefclidin)

别名:头孢立定、Cefaclidine、cefcidin、CFCL

根据其抗菌谱,本品属于第四代头孢菌素类药物。

【CAS】 105239-91-6

【理化性状】 1. 本品为白色结晶性粉末;无臭,味微苦,有引湿性。极易溶于水,不溶于乙醇、乙醚。

2. 化学名:1-Azoniabicyclo[2,2,2]octane,4-(aminocarbonyl)-1-[[(6*R*,7*R*)-7-[[(2*Z*)-(5-amino-1,2,4-thiadiazol-3-yl)(methoxyimino)acetyl]amino]-2-carbonyl-8-oxo-5-thia-1-azabicyclo[4,2,0]oct-2-ene-3-yl]methyl]-,inner salt

3. 分子式:$C_{21}H_{26}N_8O_6S_2$

4. 分子量:550.6

5. 结构式

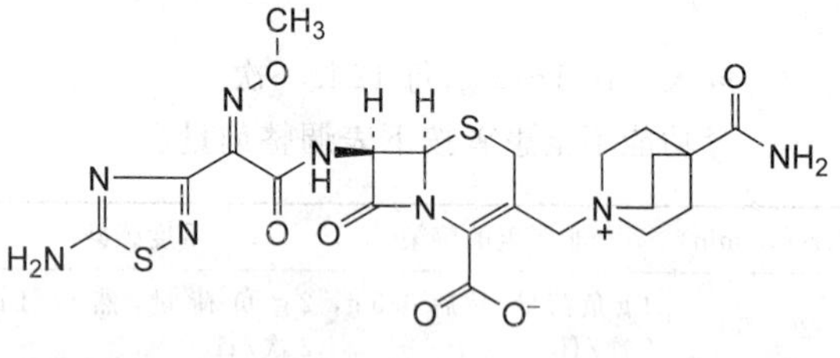

【药理作用】 1. 本品的作用机制与同类药物相同。其抗菌活性的特点如下。

(1) 对细菌细胞壁有很强的穿透力,对多种细菌的 PBPs 亲和力强。

(2) 对多种细菌的 β-内酰胺酶亲和力低,故显示对Ⅰ型 β-内酰胺酶高度稳定,对产该酶的细菌具有较强的活性。

(3) 对肠杆菌属的抗菌活性超过头孢他啶等第三代头孢菌素,而对铜绿假单胞菌的抗菌活性与头孢他啶相似或稍逊。

2. 本品对肠杆菌属、沙雷菌属、摩根杆菌、铜绿假单胞菌等革兰阴性菌具有较强的抗菌活性,对肺炎球链菌、化脓性链球菌、甲氧西林敏感的金黄色葡萄球菌、表皮葡萄球菌,还有除脆弱类杆菌和难辨梭状芽孢杆菌以外的厌氧菌也有较好的抗菌活性。

【体内过程】 本品经静脉给药后,吸收完全,全身广泛分布。可透过胎盘,也可分泌进入乳汁。其蛋白结合率仅为 4%。$t_{1/2}$ 约为 1.92 h,老年人或肾功能不全患者可见延长,且清除减缓。主要以原药形式随尿液排出,给药后在 24 h 内约排出给药量的 82%～86%。

【适应证】 用于治疗敏感菌所致的呼吸系统感染(包括囊性纤维变性合并感染)、泌尿生殖系统感染、胆道感染、肝脓肿、腹膜炎、骨及关节感染、皮肤及软组织感染、五官科感染以及脑膜炎和败血症等。

【不良反应】 1. 常见皮疹和药物热,极少发生过敏性休克。

2. 胃肠道反应常见恶心、呕吐和腹泻。

3. 偶见 AST、ALT、血 BUN(BUN)及肌酐水平升高。

4. 偶有嗜酸性粒细胞增多,极少发生凝血酶原活性下降。

5. 长期使用可致菌群失调,导致二重感染、维生素 K 和 B 缺乏。

【禁忌与慎用】 1. 对本品过敏者、妊娠期妇女、哺乳期妇女及曾发生过青霉素过敏性休克者禁用。

2. 对青霉素及其衍生物以及青霉胺过敏者,也可能对本品过敏,必须使用本品时应特别慎重,严密观察,并做好抢救的准备措施。

3. 肾功能不全患者、老年或体弱者、有胃肠病史尤其患有溃疡性结肠炎、局限性回肠炎或假膜性小肠结肠炎者慎用。

4. 儿童用药的安全性尚未确定。

5. 对其他头孢菌素类药物过敏者禁用。

6. 哺乳期妇女应权衡本品对其的重要性,选择停药或暂停哺乳。

【药物相互作用】 本品与强利尿药(如呋塞米)或氨基糖苷类抗生素合用可增加肾毒性。

【剂量与用法】 用 5%或 10%葡萄糖注射液稀释本品供静脉滴注,1～2 g/d,分 2 次用。重症可增至 4 g/d。

【用药须知】 1. 老年人、肾功能不全者需降低剂量。

2. 给药后可使 Coombs 试验呈阳性(妊娠期妇女于产前使用本品,其新生儿的 Coombs 试验也可出现阳性)。

【制剂】 注射剂(冻干粉):0.5 g;1.0 g。

【贮藏】 密闭,避光保存。

头孢唑兰

(cefozopran)

别名:Firstcin

本品是由日本武田公司最先研究开发的第四代头孢菌素。1995 年以 Firstcin 的商品名首次在日本上市。

【CAS】 113359-04-9;113981-44-5(Cefozopran monohydrochloride)

【ATC】 J01DE03

【理化性状】 1. 本品为白色结晶性粉末;无臭,味微苦,有引湿性。极易溶于水,不溶于乙醇、乙醚。

2. 化学名:(6*R*,7*R*)-7-[[(2*Z*)-2-(5-Amino-1,2,4-thiadiazol-3-yl)-2-methoxyiminoacetyl] amino]-3-(imidazo[2,3-*f*] pyridazin-4-ium-1-ylmethyl)-8-oxo-5-thia-1-azabicyclo[4.2.0]oct-2-ene-2-carboxylate

3. 分子式:$C_{19}H_{17}N_9O_5S_2$

4. 分子量:515.52

5. 结构式

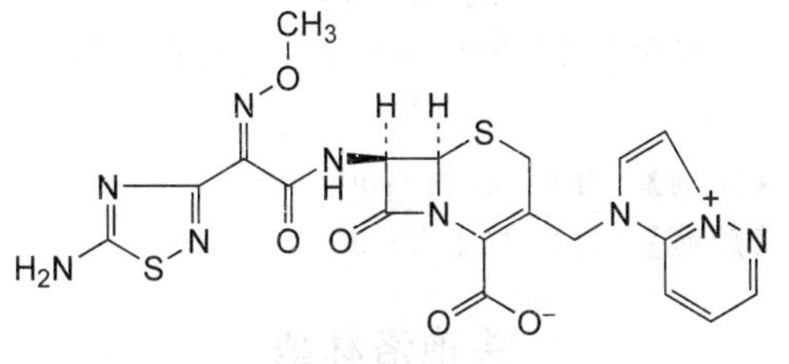

【药理作用】 本品的作用机制与同类药物相同。其抗菌活性的特点如下。

1. 对 PBPs 有高度亲和力。

2. 可通过革兰阴性菌外膜孔道迅速扩散到细菌胞质并维持高浓度。

3. 具较低的β-内酰胺酶亲和性与诱导性,对染色体介导的和部分质粒介导的β-内酰胺酶稳定。因而本品对革兰阳性菌、革兰阴性菌、厌氧菌显示广谱抗菌活性,与第三代头孢菌素相比,增强了抗革兰阳性菌活性,特别对链球菌、肺炎球菌等有很强活性。本品对一般头孢菌素不敏感的粪链球菌、弗劳地枸橼酸杆菌、阴沟肠杆菌、铜绿假单胞菌亦有较强作用。

【体内过程】 成人经 1 h 静脉滴注本品 1 g,即刻血中峰浓度为 70 μg/ml。10 h 后降至 2 μg/ml,$t_{1/2}$约 1.6 h;24 h 尿中排泄率为 77%～94%,几乎全是未变化的原形药物。

【适应证】 用于治疗敏感菌引起的败血症、外伤感染,呼吸系统、泌尿系统、腹腔、盆腔内化脓性炎症,眼科和耳鼻喉科炎症等。

【不良反应】 1. 常见药疹、发热和腹泻。

2. 少见过敏性休克、关节痛、荨麻疹、淋巴结肿大等。

3. 罕见肾功衰竭、临床检验值异常,如肌酐和尿素氮升高、贫血、粒细胞和血小板减少,转氨酶、碱性磷酸酯酶、胆红素升高。

4. 极罕见假膜性小肠结肠炎,肾功能不全患者大量用药可能发生惊厥、弥散性血管内凝血(DIC)及二重感染、维生素 B 缺乏症、高钾血症、血清淀粉酶升高。

【禁忌与慎用】 1. 本人及家族对青霉素类过敏者,肝、肾功能严重损害者,老年患者及恶病质、缺钾倾向者,糖尿病患者、心功不全患者均应慎用。

2. 妊娠期妇女、小儿对本品的安全性尚未确立。

3. 对其他头孢菌素类药物过敏者慎用。

4. 尚未明确本品是否可经乳汁分泌,哺乳期妇女慎用。如确需使用,应选择停药或暂停哺乳。

【药物相互作用】 本品与其他药物配合使用时,若 pH>8,可使本品效价降低。余参见头孢匹罗。

【剂量与用法】 1. 成人　一般情况为 1～2 g/d 静脉注射或静脉滴注;重症患者每天最高可达 4 g,2～4 次/日。

2. 儿童(包括婴儿)　通常情况下每天 20～80 mg/kg,分 3～4 次给药;重症患者每天最高可达 160 mg/kg,分 3～4 次给药。

【用药须知】 1. 老年人及肾功能不全患者需减量使用。

2. 连续使用本品不宜超过 2 周。

【制剂】 注射剂(冻干粉):0.5 g;1.0 g。

【贮藏】 密闭,避光保存。

1.1.1.1.2.5　第五代头孢菌素类

第五代头孢菌素头孢吡普 2008 年在加拿大上市,头孢洛林 2012 年 10 月在美国上市,具有超广谱,对 MRSA、VRSA 等革兰阳性菌耐药菌也有很强的作用,对超广谱β-内酰胺酶(ESBLs)稳定性增强,$t_{1/2}$长,对肾脏基本无毒性。

头孢吡普

(ceftobiprole)

别名:头孢托罗

本品为首个批准上市的第五代头孢菌素。

【CAS】 209467-52-7

【ATC】 J01DI01

【理化性状】 1. 化学名:(6*R*,7*R*)-7-[[(2*Z*)-2-(5-Amino-1,2,4-thiadiazol-3-ylidene)-2-nitroso-1-

oxoethyl] amino]-8-oxo-3-[(*E*)-[2-oxo-1-[(3*R*)-3-pyrrolidinyl]-3-pyrrolidinylidene] methyl]-5-thia1-azabicyclo[4.2.0]oct-2-ene-2-carboxylic acid

2. 分子式：$C_{20}H_{22}N_8O_6S_2$

3. 分子量：534.56

4. 结构式

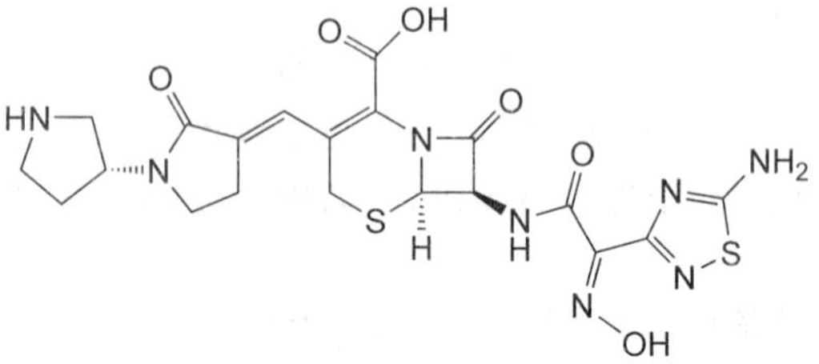

头孢吡普酯

(ceftobiprole medocaril)

〖**CAS**〗 376653-43-9

〖**理化性状**〗 1. 分子式：$C_{26}H_{26}N_8O_{11}S_2$。

2. 分子量：690.66

【**药理作用**】 本品与 PBPs 结合，干扰细菌细胞壁合成导致菌体破裂死亡。本品对大多数革兰阳性菌和阴性菌表面的 PBPs 均有高度亲和力，如肺炎链球菌 PBP2x，大肠埃希菌的 PBP2、PBP3，以及铜绿假单胞菌的 PBP1a、PBP1b、PBP2、PBP3、PBP4 等，从而具有广谱抗菌活性，还能特异性与 MRSA 表面的 PBP2a 结合，发挥抗菌活性，前四代头孢菌素均不具备其结合能力。

【**体内过程**】 1. 本品在血浆中能快速分解形成头孢吡普、二乙酰及二氧化碳。这个转化过程由血浆酯酶 A 介导。

2. 静脉注射后，头孢吡普能够迅速分布到组织。肾中的浓度最高(组织和血浆比＝1.3)，其次是牙髓、肝脏、皮肤和肺部。在黏膜上皮中，头孢吡普的浓度上升速度与药物的剂量上升速度相当，且药物在上皮细胞衬液浓度高于在肺部组织的浓度。动物实验研究发现，起抗菌作用的是头孢吡普而不是其代谢产物。在 MRSA 导致的兔骨髓炎模型中给予头孢吡普，结果显示无论在骨基质还是在骨髓中，本品浓度均超过 MRSA 的 MIC。

2. 本品注射 30 min 后血浆中的药物浓度达到峰值，消除 $t_{1/2}$ 约为 3 h。750 mg，每 12 h 一次为适合的给药剂量，给药后 7～9 h，本品血浆浓度仍高于 MRSA 的 MIC。本品极少通过肝脏代谢，主要随尿液排泄，按剂量给药，24 h 内 82%～88%消除，主要的消除方式是经过肾小球过滤，尿中前药头孢吡普酯的浓度只占注射量的 0.7%～2.2%。

【**适应证**】 用于耐药金黄色葡萄球菌引起的皮肤及软组织感染，社区获得性肺炎，医院获得性肺炎。

【**不良反应**】 本品有很好的耐受性，只有轻度或中度的不良反应。健康志愿受试者中最常见的不良反应是味觉障碍，且主要发生在输液时。可能是由前药头孢吡普酯快速转换为头孢吡普时产生的二乙酰所致(二乙酰具有焦糖的味道)。其停药后最常见的不良反应是呕吐和恶心。多剂量滴注 750 mg 本品时，有 3 例出现头痛和轻中度的 ALT 升高等不良反应，没有心电图异常现象报道，严重的与治疗相关反应如过敏反应或梭状芽孢杆菌导致的假膜性结肠炎发生的概率很低(＜1%)。

【**妊娠期安全等级**】 B。

【**禁忌与慎用**】 1. 对 β-内酰胺类抗菌药物过敏或对头孢菌素类药物敏感者禁用。

2. 尚未明确本品是否可经乳汁分泌，哺乳期妇女慎用。如确需使用，应选择停药或暂停哺乳。

3. 儿童用药的安全性和有效性尚未建立。

【**药物相互作用**】 本品不抑制 CYP 酶也不被其代谢，与阿米卡星、左氧氟沙星合用，未出现拮抗。

【**剂量与用法**】 静脉滴注，500 mg，每 12 h 一次，肾功能不全患者适当减量，疗程 7～14 d。

【**用药须知**】 为减少耐药，只有在指征明确时才可使用。

【**制剂**】 注射剂(粉)：500 mg。

【**贮藏**】 冷藏贮于 2～8 ℃。

头孢洛林酯

(ceftaroline fosamil)

别名：头孢罗膦酯

【**CAS**】 400827-46-5

【**ATC**】 J01DI02

【**理化性状**】 1. 化学名：(6*R*，7*R*)-7-{(2Z)-2-(Ethoxyimino)-2-[5-(phosphonoamino)-1，2，4-thiadiazol-3-yl]acetamido}-3-{[4-(1-methylpyridin-1-ium-4-yl)-1，3-thiazol-2-yl] sulfanyl}-8-oxo-5-thia-1-azabicyclo[4.2.0]oct-2-ene-2-carboxylate

3. 分子式：$C_{22}H_{21}N_8O_8PS_4$

4. 分子量：744.74

醋酸头孢洛林酯

(ceftaroline fosamil monoacetate monohydrate)

别名：Teflaro、Zinforo

本品属于半合成的、可溶于水的第五代广谱头孢菌素类抗生素的前体药，为单醋酸一水化合物，进入体内脱酯后始具有活性。

【理化性状】 1. 本品为淡黄白色至浅黄色粉末。

2. 化学名：(6*R*,7*R*)-7-{(2Z)-2-(Ethoxyimino)-2-[5-(phosphonoamino)-1, 2, 4-thiadiazol-3-yl]acetamido}-3-{[4-(1-methylpyridin-1-ium-4-yl)-1,3-thiazol-2-yl] sulfanyl}-8-oxo-5-thia-1-azabicyclo[4.2.0]oct-2-ene-2-carboxylate monoacetate monohydrate

3. 分子式：$C_{22}H_{21}N_8O_8PS_4 \cdot C_2H_4O_2 \cdot H_2O$

4. 分子量：762.75

【用药警戒】 1. 在接受过β-内酰胺类药物的患者中使用本品曾偶发严重的超敏反应和严重的皮肤反应。在使用本品之前，注意询问患者既往是否使用过头孢菌素类、青霉素类或碳青霉烯类药物。

2. 已有报道，本品可引起难辨梭状芽孢杆菌相关性腹泻(CDAD)，临床几乎动用了所有的抗生素来控制病情，而病情可从轻症直至致死性结肠炎。

【药理作用】 本品在体内转化为头孢洛林，后者通过与 PBPs 结合，与金黄色葡萄球菌和肺炎链球菌竞争 PBP2a 和 PBP2x 而具有杀菌作用。

【体内过程】 1. 肾功能正常的健康成年人单剂静脉注射 600 mg 后的平均药动学参数为：C_{max} 19.0 mg/ml，T_{max}为 1 h，AUC 为 56.8(mg·h)/ml，$t_{1/2}$为 21.6 h，CL 为 9.58L/h；多剂静脉注射 600 mg，每 12 h 一次，获得的药动学参数平均 C_{max} 为 21.3 mg/ml，T_{max} 为 0.92 h，AUC 为 56.3(mg·h)/ml，$t_{1/2}$为 2.66 h，CL 为 9.60L/h。单次静脉注射本品在 50～1000 mg 范围内，C_{max}、AUC 随剂量的增加而成比例升高。给予健康受试者 600 mg，每 12 h 一次，连续给药 14 d，未观察到体内蓄积。

2. 本品的血浆蛋白结合率约 20%(14.5%～28.0%)，当血药浓度超过 1～50 μg/ml 时，蛋白结合率可略微降低。健康男性志愿者单次给予放射性标记本品 600 mg($n=6$)，其平均分布容积为 20.3L(18.3～21.6L)。

3. 本品在血浆中被磷酸酶转化成头孢洛林，滴注期间能自血浆中检测到本品。头孢洛林结构中的β-内酰胺环水解开环成为无活性代谢物头孢洛林 M-1，单剂给予健康成年人($n=6$)600 mg 本品，血浆中 M-1 与头孢洛林比约为 28%±3.1%。

4. 本品及其代谢物均经肾排泄。在为 6 名健康男性静脉注射 600 mg 放射性标记本品后，48 h 有 88%随小便排泄，6%随粪便排泄。有 64%以头孢洛林形式排泄，约 2%以头孢洛林 M-1 形式排泄。本品每 12 h 给药 1 次，静脉滴注时间不少于 1 h，肾清除率平均为(5.56±0.20)L/h，大部分药物通过肾小球滤过排出体外。

【适应证】 1. 治疗革兰阳性菌和革兰阴性敏感菌株[金黄色葡萄球菌(包括甲氧西林敏感和耐药菌株)、溶血性链球菌、无乳链球菌、大肠埃希菌、肺炎克雷伯菌和奥克西托克雷伯菌]引起的急性细菌性皮肤和皮肤结构感染。

2. 治疗革兰阳性菌和革兰阴性敏感菌株[肺炎链球菌(包括并发菌血症)、金黄色葡萄球菌(只对甲氧西林敏感菌株)、流感嗜血杆菌、肺炎克雷伯菌、奥克西托克雷伯杆菌和大肠埃希菌]引起的社区获得性细菌性肺炎。

【不良反应】 1. 常见不良反应(发生率≥2%)为腹泻、恶心、呕吐、便秘、转氨酶升高、低钾血症、皮疹、静脉炎。

2. 其他不良反应(发生率<2%)包括贫血、嗜酸性粒细胞增多、中性粒细胞减少、血小板减少、心动过缓、心悸、腹痛、发热、肝炎、超敏反应、过敏反应、难辨梭状芽孢杆菌性结肠炎、高血糖症、高钾血症、眩晕、惊厥、肾功能衰竭、荨麻疹。

【妊娠期安全等级】 B。

【禁忌与慎用】 1. 已知对头孢洛林或其他头孢菌素类抗生素有严重超敏反应的患者禁用本品。

2. 使用本品前，应详细询问患者是否有其他头孢菌素类、青霉素类或碳青霉烯类抗生素过敏史。对青霉素或其他β-内酰胺类过敏的患者应慎用。

3. 尚未明确本品是否分泌至乳汁，哺乳期妇女应慎用本品。

4. 儿童使用本品的安全性和有效性尚未确定。

【药物相互作用】 1. 体外研究显示，本品不是 CYP1A1、1A2、2A6、2B6、2C8、2C9、2C19、2D6、2E1 及 3A4 的抑制剂，本品及其无活性开环代谢物也不是 CYP1A2、2B6、2C8、2C9、2C19 及 3A4/5 的诱导剂。

2. 与其他抗菌药物，包括头孢唑林、万古霉素、利奈唑胺、达托霉素、左氧氟沙星、阿奇霉素、阿米卡星、氨曲南、泰利霉素及美罗培南合用无拮抗作用。

【剂量与用法】 1. 推荐剂量　18 岁及以上患者，静脉滴注 600 mg，每 12 h 一次，滴注时间应≥1 h。疗程应根据患者感染的严重程度、感染部位、临床症状和细菌学检查情况而定。急性细菌性皮肤和皮肤结构感染(ABSSSI)推荐疗程 5～14 d，社区获得性细菌性肺炎(CABP)推荐疗程 5～7 d。

2. 肾损伤者　①Ccr≥50 ml/min 者，不必调整剂量；②Ccr 为 30～49 ml/min 者，静脉滴注 400 mg，每 12 h 一次；③Ccr 为 15～29 ml/min 者，300 mg，每 12 h 一次；④终末期肾病包括血液透析患者(Ccr<15 ml/min)，200 mg，每 12 h 一次。逢血液透析时，

应在血液透析结束后给药。滴注时间均应≥1 h。

3. 药液配制　①本品应使用无菌注射用水、0.9%氯化钠注射液、5%葡萄糖注射液或乳酸林格注射液溶解，体积为 20 ml。②给药前用相同溶媒再稀释至 250 ml。如溶解时使用的是注射用水，进一步稀释亦可选择 0.9%氯化钠注射液、5%葡萄糖注射液、2.5%葡萄糖和 0.45%氯化钠注射液或乳酸钠林格注射液。③配制时间不应超过 2 min，抽取、注入和振摇动作应轻柔，用前应检查有无微粒杂质。配制后的溶液应澄明，颜色根据药量呈淡黄至深黄色。稀释后，室温下须在 6 h 内完成滴注，2～8 ℃可延长至 24 h。④不能与其他药物混合滴注。

【用药须知】 1. 老年人应用本品时应根据肾功能调整剂量。

2. 对不慎超量用药者，应立即停用本品并采取全身支持疗法。本品可通过血液透析排出，但利用血液透析治疗超量反应的有效性尚未明确。

3. 本品可引起直接 Coobms 试验假阳性。

4. 如果发生本品引起的过敏反应，应立即停药，并予以急救措施，如使用肾上腺素、抗组胺药和升压药物以及气管插管、给氧、输液等。

5. 几乎所有广谱抗生素（包括本品）都可能导致难辨梭状芽孢杆菌相关性腹泻（CDAD）。本品可能影响肠道内正常菌群失调，对治疗后发生腹泻的所有患者均须警惕 CDAD，必须仔细询问病史。如确诊或疑似 CDAD，应立即停药，并适当补充电解质和蛋白质，予抗生素治疗 CDAD，必要时请外科医生进行诊断和评估。

6. 缺乏病原学证据支持而使用本品，可能对患者无益，且可能诱导细菌耐药。

【制剂】 注射剂（粉）：400 mg；600 mg。

【贮藏】 冷藏贮于 2～8 ℃下。

1.1.1.1.3　头霉素类

头霉素类与头孢菌素性质相似，对革兰阳性菌的作用显著低于第一代头孢菌素，对革兰阴性菌的作用优异。本类药物耐革兰阴性菌产生的β-内酰胺酶的性能强。头孢西丁的抗菌谱类似第二代头孢菌素，其他几种则与第三代头孢菌素相近。本类药物对厌氧菌如脆弱拟杆菌有较强的作用。本类药物的结构特点是在 7-ACA 母环上有 7-甲氧基，该结构具有酶稳定性，能显著增强大肠埃希菌、肺炎克雷伯菌等革兰阴性菌的抗菌活性，对 ESBLs 稳定性显著增强，对脆弱拟杆菌等厌氧菌有较强抗菌活性，可用于产 ESBLs 细菌感染的经验治疗。

头孢西丁
(cefoxitin)

别名：头孢甲氧霉素、头霉甲氧噻吩、Cefoxin

本品属半合成的头霉素类，是由一种链霉菌（*Streptomyces*）产生的一种物质——头霉素 C 衍生出来的一种抗生素。

【CAS】 35607-66-0

【ATC】 J01DC01

【理化性状】 1. 化学名：(6*S*，7*R*)-3-(Carbamoyloxymethyl)-7-methoxy-8-oxo-7-[(2-thiophen-2-ylacetyl) amino]-5-thia-l-azabicyclo [4.2.0] oct-2-ene-2-carboxylic acid

2. 分子式：$C_{16}H_{17}N_3O_7S_2$

3. 分子量：427.4

4. 结构式

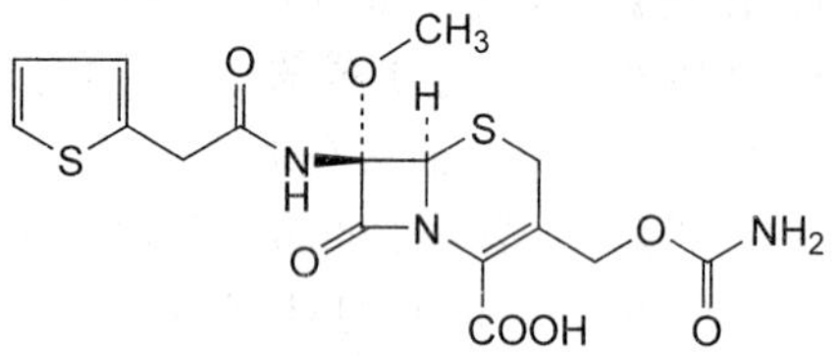

头孢西丁钠
(cefoxitin sodium)

别名：美福仙、Mefoxin、Mefoxitin

【CAS】 33564-30-6

【理化性状】 1. 化学名：(6*S*，7*R*)-3-(Carbamoyloxymethyl)-7-methoxy-8-oxo-7-[(2-thiophen-2-ylacetyl) amino]-5-thia-l-azabicyclo [4.2.0] oct-2-ene-2-carboxylic acid sodium satl

2. 分子式：$C_{16}H_{16}N_3NaO_7S_2$

3. 分子量：449.4

【药理作用】 1. 和其他头孢菌素类抗生素一样，本品也具有杀菌作用，是通过抑制细菌细胞壁的合成而发挥作用的。

2. 其抗菌谱类似头孢孟多，且对厌氧菌特别是脆弱类杆菌具有更高的抗菌活性。

3. 本品能诱导细菌产生β-内酰胺酶，体外证实，合用本品和其他β-内酰胺抗生素有拮抗作用。

4. 一般认为，本品能广泛对抗多种β-内酰胺酶。但据报道，已有耐本品的脆弱类杆菌出现，并已被归因于β-内酰胺酶、PBPs 的改变和外侧膜蛋白对其他抗生素可能会产生交叉耐药。

【体内过程】 1. 本品不能从胃肠道吸收，其钠盐可供肠外给药。单次肌内注射本品 1 g 后约 20～30 min 可达血药峰值 30 μg/ml，静脉注射 1 g 后 3、30 和

120 min 获得的血药峰值分别为 125、72 和 25 μg/ml。蛋白结合率为 70%。$t_{1/2}$ 为 45～60 min，肾功能不全患者可见延长。在正常情况下甚至在脑膜处于炎症状态下，本品几乎不能渗入脑脊液。2. 85%以原药形式随尿排出，2% 被代谢为失活的去氨甲酰头孢丙丁(descarbamyl cefoxitin)，因而，进入胆汁中的原药浓度是比较高的。单次肌内注射本品后，尿中药物峰值可达 3 mg/ml，血液透析时，部分药物可被清除。

【适应证】 用于治疗敏感细菌引起的下呼吸道、泌尿道、皮肤和软组织、骨和关节、腹腔内、女性生殖系等感染，败血症，预防手术感染。

【不良反应】 1. 最常见的不良反应为静脉滴注或肌内注射后局部反应，静脉滴注后可发生血栓性静脉炎，肌内注射局部疼痛、硬结。

2. 偶可出现过敏反应如皮疹、荨麻疹、瘙痒、嗜酸性粒细胞增多、药物热、呼吸困难、间质性肾炎、血管神经性水肿等。

3. 也可有腹泻、肠炎、恶心、呕吐等消化道反应，高血压、重症肌无力患者症状加重等。

4. 实验室异常可有血细胞减少、贫血、骨髓抑制，直接 Coombs 试验假阳性，一过性 ALT、AST、ALP、LDH、胆红素，偶有 BUN 和肌酐升高。

【妊娠期安全等级】 B。

【禁忌与慎用】 1. 对本品及头孢菌素类抗生素过敏者禁用。

2. 避免用于有青霉素过敏性休克病史者。

3. 青霉素过敏者慎用。肾功能不全患者及有胃肠疾病史(特别是结肠炎)者慎用。

4. 2 岁以下幼儿的有效性尚未确定。

5. 尚未明确本品是否可经乳汁分泌，哺乳期妇女使用时应暂停哺乳。

【药物相互作用】 1. 本品与氨基糖苷类抗生素合用时，有协同抗菌作用，但合用时会增加肾毒性。

2. 本品与呋塞米等强利尿剂合用时，可增加肾毒性。

3. 本品与丙磺舒合用时可延迟本品的排泄，升高本品的血药浓度及延长 $t_{1/2}$。

4. 本品可影响乙醇代谢，使血中乙醛浓度上升，导致双硫仑样反应(面部潮红、头痛、眩晕、腹痛、胃痛、恶心、呕吐、气促、心率加快、血压降低，以及嗜睡、幻觉等)。

【剂量与用法】 1. 肌内注射　轻至中度感染：一日剂量 3 g，分 3 次溶于 1%利多卡因溶剂 3.5 ml 中作深部肌内注射。

2. 静脉注射　轻至中度感染，一次 1～2 g 溶于 0.9%氯化钠或 5%葡萄糖注射液 10～20 ml 中于 4～6 min 内缓慢静脉注射。

3. 静脉滴注　重度感染，一日剂量可递增至 6～8 g，分 3～4 次溶于 0.9%氯化钠注射液、5%或 10%葡萄糖注射液、右旋糖酐注射液、复方氨基酸液及乳酸钠液中作静脉滴注，于半小时内输完。

4. 肾功能不全患者按其肌酐清除率(Ccr)制订给药方案：Ccr 为 30～50 ml/min 者每 8～12 h 用 1～2 g；Ccr 为 10～29 ml/min 者每 12～24 h 用 1～2 g；Ccr 为 5～9 ml/min 者每 12～24 h 用 0.5～1 g；Ccr <5 ml/min 者每 24～48 h 用 0.5～1 g。

5. 2～12 岁儿童，一日 100～150 mg/kg。危重病例可增至一日 200 mg/kg，分 3～4 次静脉给药。配制方法同成人。

【用药须知】 1. 高敏体质者用药前必须先做皮试。

2. 肾功能不全的患者使用本品，必须进行剂量调整和(或)延长给药的间隔时间。

3. 本品有可能使 Jaffe 法测定肌酐时出现假性高值，应注意避免。

4. 如遇休克反应，可按青霉素过敏性休克处理方法处理。

5. 对 6 岁以下小儿及对利多卡因或酰胺类局部麻醉药过敏者，不宜采用肌内注射。

6. 用药期间及用药后一周内应避免饮酒、口服或静脉输入含乙醇的药物。

7. 本品不宜用大量输液稀释，药液宜现配现用，不宜配制后久置。

8. 药物过量的处理：主要是对症和支持治疗。

(1) 对于急性过敏，给予常用药物(抗组胺药、皮质激素、肾上腺素或其他升压的胺类物质)，吸氧和保持气道通畅，包括气管插管。

(2) 对于抗生素相关的假膜性小肠结肠炎，中到重度者，可能需要补充液体、电解质和蛋白；必要时还可能需要口服甲硝唑或万古霉素。但对于严重的水样腹泻，不宜使用减少蠕动的止泻药。

(3) 如有临床指征可使用抗惊厥药。

(4) 血液透析有助于清除血清中药物。

【制剂】 注射剂(粉)：1 g；2 g。

【贮藏】 贮于室温下。

头孢替坦

(cefotetan)

别名：头孢双硫唑甲氧

本品属于半合成的头霉素，是由链霉菌(*Streptomyces*)产生的物质——奥更霉素 G 衍生出来的一种抗生素。临床用其二钠盐。

【CAS】 69712-56-7

【ATC】 J01DC05

【理化性状】 1. 本品我白色或浅黄色粉末，无臭，易溶于甲醇，难溶于乙醇、无水乙醇或丙酮。几乎不溶于乙醚、三氯甲烷或己烷。本品含有 *N*-甲硫四唑侧链。

2. 化学名：(7*S*)-7-[(4-Carbamoylcarboxymethylene-1,3-dithietan-2-yl) carboxamido]-7-methoxy-3-[(1-methyl-1*H*-tetrazol-5-yl) thiomethyl]-3-cephem-4-car-boxylic cid

3. 分子式：$C_{17}H_{17}N_7O_8S_4$

4. 分子量：575.6

5. 结构式

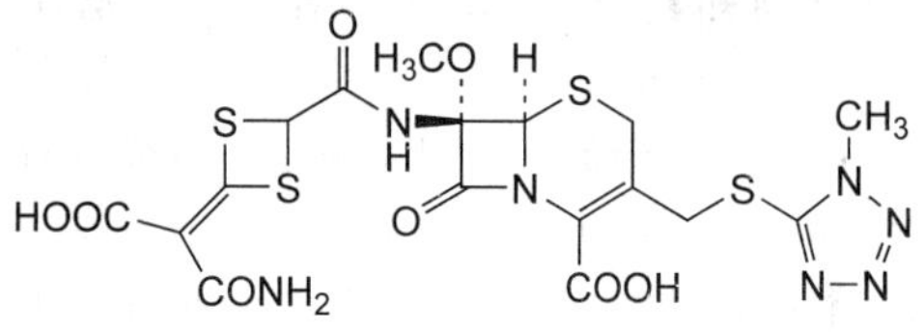

头孢替坦二钠
(cefotetan disodium)

别名：Cefotan、Apacef

〖CAS〗 74356-00-6

〖理化性状〗 1. 本品10%的水溶液pH在4.0和6.0之间。

2. 化学名：(7*S*)-7-[(4-Carbamoylcar-boxymethy-lene-1,3-dithietan-2-yl) carboxamido]-7-methoxy-3-[(1-methyl-1*H*-tetrazol-5-yl) thiomethyl]-3-cephem-4-car-boxylicacid, disodium salt

3. 分子式：$C_{17}H_{15}N_7Na_2O_8S_4$

4. 分子量：619.6

5. 配伍禁忌和稳定性：与氨基糖苷类药、红霉素、四环素、两性霉素B、血管活性药(间羟胺、去甲肾上腺素等)、苯妥英钠、氯丙嗪、异丙嗪、维生素B族、维生素C等均有配伍禁忌。由于本药的配伍禁忌药物甚多，故应单独给药。

【药理作用】 本品作用与第二代头孢菌素类相似。其活性谱类似头孢西丁，对革兰阴性的肠杆菌科的活性比头孢西丁高得多，对脆弱类杆菌的活性类似头孢西丁，对其他多种类杆菌的活性则比头孢西丁弱。

【体内过程】 1. 单次肌内注射本品1 g和2 g后约1 h和3 h，血药峰值分别达到70 μg/ml和90 μg/ml。$t_{1/2}$约为3～4.6 h，肾功能不全患者可见延长。蛋白结合率约为88%。

2. 广泛分布于全身各种组织和各种体液中。可透过胎盘，进入乳汁的药物浓度低。胆汁中的药物浓度很高。1次用药后24 h内可随尿排出原药50%～80%，小量互变异构型头孢替坦可从血和尿中检测到。血液透析中可以清除部分药物。

【适应证】 用于治疗敏感菌所致腹内、皮肤软组织感染和尿路、下呼吸道及妇产科等感染。

【不良反应】 1. 过敏反应，以皮疹、荨麻疹、红斑、药物热、支气管痉挛和血清病等多见，少见过敏性休克。

2. 少数患者有恶心、呕吐、纳差、腹痛、腹泻、胀气、味觉障碍等胃肠道症状，偶见假膜性小肠结肠炎。

3. 少数患者用药后可出现血红蛋白降低，血小板、中性粒细胞减少，嗜酸性粒细胞增多。

4. 少数患者用药后可出现血清转氨酶、乳酸脱氢酶和碱性磷酸酯酶值升高，BUN、肌酸、肌酐升高。

5. 少数患者长期应用本品可导致耐药菌的大量繁殖，引起菌群失调，发生二重感染。

6. 少数患者长期应用本品可能引起维生素K、维生素B缺乏。

7. 应用本品期间饮酒或接受含酒精药物者可出现双硫仑样反应(患者面部潮红、头痛、眩晕、腹痛、胃痛、恶心、呕吐、气促、心率加快、血压降低、嗜睡、幻觉等)。

8. 肌内注射时，注射部位可能引起硬结、疼痛；静脉给药时，如剂量过大或速度过快可产生灼热感、血管疼痛，严重者可致血栓性静脉炎。

【妊娠期安全等级】 B。

【禁忌与慎用】 与头孢噻吩相同。

【剂量与用法】 1. 深部肌内注射、静脉注射或静脉滴注均可。

2. 成人，1～2 g/次，每12 h一次，病情严重者应静脉注射3 g/次，每12 h一次，重度肾功能不全患者必须按常用量减量，一般肾功能不全患者仍可给予常用量1～2 g(Ccr＞30 ml/min时)，Ccr为10～30时，应每24 h给一次常用量，Ccr＜10时，每48 h一次。

3. 预防手术感染应静脉注射给药，一般在术前30～60 min注入，剖宫产时则在脐带钳夹后立即静脉注射。

4. 儿童剂量为一日40～60 mg/kg，病情严重者可增至一日100 mg/kg，分2～3次给药。

5. 配制方法

(1) 肌内注射用药的配制　用0.9 ml灭菌注射用水、0.9%氯化钠注射液、5%葡萄糖注射液或1%盐酸利多卡因溶解0.25 g本品，或以3.6 ml前述溶剂溶解本品 1 g，使每毫升溶液中含有约 250 mg 的本品。肌内注射液在室温（25 ℃）可保存（90% 活性）1～3 d，在 4 ℃可保存 3～10 d，保存期随浓度而异。

（2）静脉注射溶液的配制　用 9.6 ml 的灭菌注射用水、0.9% 氯化钠注射液、5% 葡萄糖注射液溶解 1 g 本品，制成每毫升含 100 mg 本品的溶液。此溶液在室温下可保存（90% 活性）3 d，在 4 ℃时可保存 10 d。用 0.9% 氯化钠注射液、5% 葡萄糖注射液进一步稀释后静脉滴注。

【用药须知】 1. 高敏体质者用药前必须先做皮试。

2. 本品含有 *N*-甲硫四唑侧链，注意防止出血。

3. 使用本品时如遇过敏性休克反应，可按青霉素过敏性休克处理方法处理。

4. 本品用药时应作快速静脉滴注或徐缓静脉注射，不宜作快速静脉注射。

5. 肌内注射不宜用于早产儿、新生儿、6 岁以下幼儿及对利多卡因或酰胺类局部麻醉药过敏者。

6. 治疗期间及停药后一周内应避免饮酒，也应避免口服或静脉输入含乙醇的药物。

7. 药物过量时可采取对症和支持治疗。

（1）对急性过敏反应可给一些常规药物（抗组胺药、皮质激素、肾上腺素或其他升压药）、吸氧和保持气道通畅（包括插管术）。

（2）对抗生素相关性的假膜性小肠结肠炎，中度到重度病例需要补充体液、电解质和蛋白质。可口服甲硝唑、杆菌肽、考来烯胺、万古霉素；必要时可反复给药。但对严重的水样腹泻，不宜使用抗肠蠕动的止泻药。

（3）如有临床指征可给予抗惊厥药。

【制剂】 注射剂（粉）：1 g；2 g。

【贮藏】 本品二钠盐应避光贮于 22 ℃以下。

头孢美唑
(cefmetazole)

别名：头孢氰唑、氰唑甲氧头孢菌素

本品属于半合成的头霉素类抗生素，临床用其钠盐，商品名先锋美他醇、Cefmetazone、Metazol。

【CAS】 56796-20-4

【ATC】 J01DC09

【理化性状】 1. 本品为白色或微黄色粉末，几乎无臭，极易溶于水，易溶于甲醇，略溶于丙酮，微溶于乙醇，有吸湿性。本品含有 *N*-甲硫四唑侧链。

2. 化学名：(6*R*,7*S*)-7-{2-[(Cyanomethyl)thio]acetamido}-7-methoxy-3-{[(1-methyl-1*H*-tetrazol-5-yl)thio]methyl}-8-oxo-5-thia-1-azabicyclo-[4.2.0]oct-2-ene-2-carboxylic acid

3. 分子式：$C_{15}H_{17}N_7O_5S_3$

4. 分子量：471.5

5. 结构式

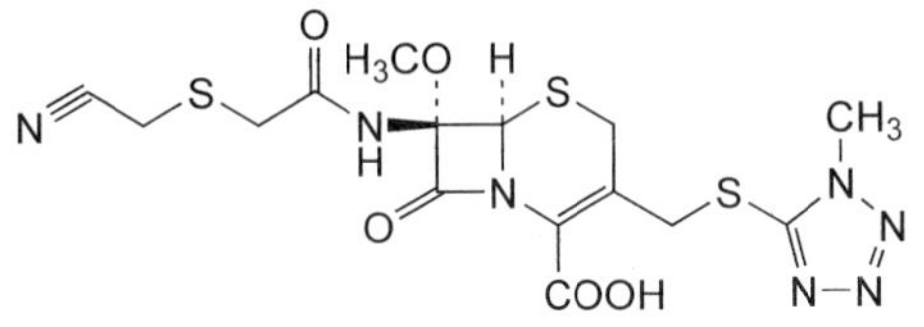

头孢美唑钠
(cefmetazole sodium)

〖**CAS**〗 56796-39-5

〖**理化性状**〗 1. 本品为白色固体。极易溶于水和甲醇。可溶于丙酮，几乎不溶于三氯甲烷。10% 水溶液的 pH 为 4.2～6.2。

2. 分子式：$C_{15}H_{16}N_7NaO_5S_3$

3. 分子量：493.5

【药理作用】 1. 本品对 β-内酰胺酶的抵抗性高，因此对 β-内酰胺酶产生菌也有同于非产生 β-内酰胺酶的敏感菌的很强抗菌力。

2. 本品对金黄色葡萄球菌、大肠埃希菌、肺炎杆菌、吲哚阴性变形杆菌有卓越抗菌力，而且通常对其他头孢菌素类及青霉素类抗生素不敏感的吲哚阳性变形杆菌也有很强抗菌力。另外，对类杆菌、消化球菌及消化链球菌等厌氧菌也显示卓越抗菌作用。

3. 本品可强力抑制增殖期细菌的细胞壁合成，而发挥杀菌性作用。

【体内过程】 1. 单次静脉注射 1 g 和 2 g 后 1 h 可分别达到峰值 73 μg/ml 或 143 μg/ml，单次肌内注射 1 g 后 1 h 可达峰值 30 μg/ml。静脉注射 2 g 每 6 h 一次获得的峰值和谷值分别为 138 和 6 μg/ml。约有 65%～85% 与血浆蛋白相结合。$t_{1/2}$ 为 1.1～1.5 h，肾功能不全患者可见延长。

2. 本品高浓度分布于痰液、腹水、腹腔渗出液、胆囊壁、胆汁、子宫、卵巢、输卵管、盆腔死腔液、颌骨、上颌窦黏膜、牙龈等。另外，也分布于羊水、脐带血、肾（皮质及髓质），但几乎不分布于母乳中。

3. 本品在体内几乎不被代谢。

4. 在给药后 12 h 内可随尿排出原药 85%，血液透析中可消除部分药物。

【适应证】 用于治疗由敏感的金黄色葡萄球菌、大肠埃希菌、肺炎杆菌、变形杆菌、摩氏摩根菌、普罗维登斯菌属、拟杆菌属、消化链球菌属及普罗沃菌属（双路普雷沃菌除外）所引起的下述感染：败血症、急性支气管炎、肺炎、慢性呼吸道疾病继发感染、肺脓肿、脓胸、胆管炎、胆囊炎、腹膜炎、肾盂肾炎、膀胱炎、前庭大腺炎、子宫内感染、子宫附件炎、子宫旁组织炎、下颌骨周围蜂窝织炎、下颌炎。

【不良反应】 1. 恶心、呕吐和腹泻等胃肠道反应多见。

2. 肌内注射或静脉给药时可致注射部位局部红肿、疼痛、硬结，严重者可致血栓性静脉炎。

3. 长期用药时可致菌群失调，发生二重感染。

4. 罕见过敏性休克（0.01%以下）、过敏反应症状（不适感、口腔异常感、喘鸣、眩晕、便意、耳鸣、出汗等）。故应注意观察，若出现异常，应立即停药并作适当处理。

5. 有可能出现斯-约综合征、中毒性表皮坏死（Lyell综合征）。一旦发现类似症状，应立即停药并作适当处理。

6. 有可能出现急性肾功能衰竭等严重肾功能损害，故应仔细观察，定期检查肾功能，若出现BUN及血肌酐升高等，应立即停药并作适当处理。

7. 可有AST、ALT显著升高等肝炎、肝功能不全表现，故应注意观察，若出现异常，应立即停药并作适当处理。

8. 有可能出现粒细胞缺乏症、溶血性贫血、血小板减少。故应注意观察，若出现异常，应立即停药并作适当处理。

9. 罕见出现伴有便血的假膜性小肠结肠炎（初期症状有腹痛、腹泻频繁）。故应注意观察，若出现异常，应立即停药并作适当处理。

10. 有可能出现伴有发热、咳嗽、呼吸困难、胸部X射线检查异常、嗜酸细胞增多等症状的间质性肺炎、伴有嗜酸细胞增多肺浸润（PIE）综合征。一旦出现类似症状，应立即停药并作适当处理，如使用肾上腺皮质激素。

【妊娠期安全等级】 B。

【禁忌与慎用】 1. 对其他头孢菌素类药过敏者禁用。

2. 有青霉素过敏性休克史者禁用。

3. 本品几乎不分泌到乳汁中，但哺乳期妇女亦应慎用。

4. 有胃肠道疾病病史者，特别是溃疡性结肠炎、局限性肠炎或抗生素相关性结肠炎者应慎用。

5. 严重肝、肾功能不全患者慎用。

6. 高度过敏性体质、老年、体弱患者慎用。

7. 儿童用药的安全性及有效性尚未确定。

【药物相互作用】 1. 本品与氨基糖苷类抗生素合用时，有协同抗菌作用；但合用时可能增加肾毒性。

2. 本品与呋塞米等强利尿剂合用时，可增加肾毒性。

3. 丙磺舒可延长本品的血浆 $t_{1/2}$，升高本品的血药浓度。

4. 本品可影响酒精代谢，使血中乙醛浓度上升，显示双硫仑样反应（面部潮红、头痛、眩晕、腹痛、胃痛、恶心、呕吐、气促、心率加快、血压降低以及嗜睡、幻觉等）。

【剂量与用法】 1. 本品可在3～5 min内缓慢静脉注射，也可在10～60 min内静脉滴注。

2. 成人可静脉注射一次2 g，每6～12 h一次，轻度肾功能不全患者剂量可以不改变，应每12 h一次，中度者16 h一次，重度者24 h一次。对毫无肾功能者，于血液透析后给予2 g，每48 h一次。

3. 预防手术感染，可在术前30～60 min静脉注射1～2 g，必要时，8或16 h重复给药，在剖宫术时，应在脐带钳夹后立即给药，必要时，8 h和16 h后重复给药。

【用药须知】 1. 高敏体质者用药前必须先做皮试。

2. 使用时，必须准备好休克的急救措施。

3. 供静脉注射的本品不可用于肌内注射，必须肌内注射时，应使用厂家提供的专门用于肌内注射的注射剂。这正是一般情况下不采用肌内注射途径的原因。

4. 本品含有*N*-甲硫四唑侧链，注意防止出血。

5. 使用本品时饮酒会出现双硫仑样作用（颜面潮红、心悸、眩晕、头痛、欲吐等），给药期间及给药后至少1周避免饮酒。

6. 除了用检尿糖用试纸反应以外，用Benedict试剂、Fehling试剂及Clinitest进行的尿糖检查有时呈假阳性，应注意。

7. 用雅费反应进行肌酐检查时，肌酐值有可能假性增高，应注意。

8. 直接Coobms试验，有时可呈假阳性。

【制剂】 注射剂（粉）：1 g；2 g。

【贮藏】 本品钠盐须在室温下避光保存，经配制成溶液后，在室温下可保持稳定12 h，冷藏在8 ℃条件下可稳定7 d。

头孢米诺

(cefminox)

本品为头霉素衍生物，其作用与第三代头孢菌素相近。

【CAS】 75481-73-1

【理化性状】 1. 化学名：7-{2-[(S)-2-Amino-2-carboxyethyl] thioacetamido}-7-methoxy-3-(1-methyl-1*H*-tetrazol-5-ylthiomethyl)-3-cephem-4-carboxylate

2. 分子式：$C_{16}H_{19}N_7O_7S_3$

3. 分子量：519.57

4. 结构式

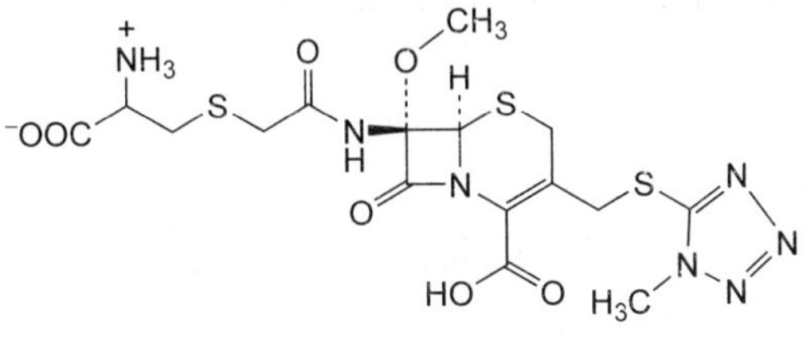

头孢米诺钠
(cefminox sodium)

别名：美士灵、Meicelin

本品为头霉素衍生物，其作用与第三代头孢菌素相近。

〖CAS〗 75498-96-3（无水物）；92636-39-0（七水合物）

〖理化性状〗 1. 本品为白色或微黄白色结晶性粉末，溶于水，5%水溶液的pH为4.5～6.0。每1g头孢米诺钠盐约含有钠1.84 mmol。

2. 化学名：Sodium 7-{2-[(*S*)-2-amino-2-carboxyethyl] thioacetamido}-7-methoxy-3-(1-methyl-1*H*-tetrazol-5-ylthiomethyl)-3-cephem-4-carboxylate

3. 分子式：$C_{16}H_{18}N_7NaO_7S_3$

4. 分子量：541.6

【药理作用】 本品对链球菌(肠球菌除外)、大肠埃希菌、克雷伯杆菌、变形杆菌、流感嗜血杆菌、拟杆菌等有抗菌作用。本品尚对细菌细胞壁中肽聚糖生成脂蛋白起妨碍作用。脂蛋白结构为革兰阴性菌所特有，因此，本品对革兰阴性菌的作用较其他同类药物为强。

【体内过程】 静脉注射0.5g或1g，注毕时血药浓度分别为50 μg/ml和100 μg/ml。体内分布以腹水、子宫内膜、胆汁中浓度较高，痰液中浓度低。由肾脏排泄，在尿液中有甚高浓度，肾功能不全患者本品的排泄延迟。$t_{1/2}$约2.5 h。

【适应证】 用于治疗敏感菌所致的扁桃体、呼吸道、泌尿道、胆道、腹腔、子宫等部位感染，也可用于败血症。

【不良反应】 1. 偶可致过敏、皮疹、发热，也可致过敏性休克。

2. 可致肾损害，如血肌酐和BUN上升，少尿，蛋白尿等。

3. 血液系统毒性，可致血液有形成分的减少。偶见粒细胞减少、嗜酸性粒细胞增多，偶出现红细胞减少、红细胞压积值降低、血红蛋白减少、血小板减少、凝血酶原时间延长。

4. 肝酶升高，血胆红素升高及黄疸等可能发生。

5. 可能发生食欲不振、恶心、呕吐、腹泻等，菌群失常而致维生素缺乏和二重感染等也可能发生。

【禁忌与慎用】【药物相互作用】【用药须知】 参见头孢美唑。

【剂量与用法】 静脉注射或滴注，成人1g，2次/日；儿童20 mg/kg，3～4次/日。败血症时，成人一日可用到6g，分3～4次给予。本品静脉注射，每1g药物用20 ml注射用水、5%～10%葡萄糖液或0.9%氯化钠液溶解。滴注时，每1g药物溶于输液100～200 ml中，1～2 h输完。

【制剂】 注射剂(粉)：0.5g；1g。

【贮藏】 避光，密闭，贮于室温下。

头孢拉宗
(cefbuperazone)

别名：头孢布宗、乙氧哌甲氧头孢菌素、Cefbuperazone、Cefobutazine

本品是头霉素的衍生物，类似头孢西丁。临床用其钠盐，商品名Tomiporan、Keiperazon。本品具有*N*-甲硫四唑侧链。

【CAS】 76610-84-9

【理化性状】 1. 化学名：7-[(2*R*,3*S*)-2-(4-Ethyl-2,3-dioxopiperazin-1-ylcarboxamido)-3-hydroxybutyr-amido]-7 methoxy-3-(1-methyl-1*H*-tetrazol-5-ylthiomethyl)-3-cephem-4-carboxylic acid。

2. 分子式：$C_{22}H_{29}N_9O_9S_2$

3. 分子量：627.7

4. 分子量：649.6

5. 结构式

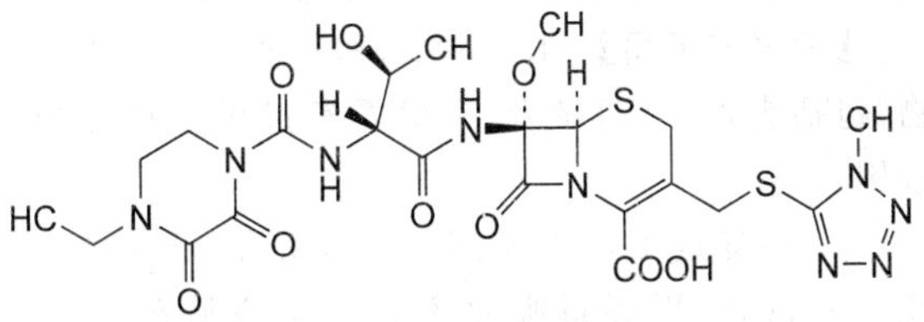

头孢拉宗钠
(cefbuperazone sodium)

〖CAS〗 76648-01-6

〖理化性状〗 1. 本品为白色或淡黄白色粉末，无臭，微苦。极易溶于水，易溶于甲醇，难溶于乙醇，极难溶于丙酮，几乎不溶于乙酸乙酯、乙醚、正己烷。

2. 化学名：7-[(2*R*, 3*S*)-2-(4-Ethyl-2, 3-dioxopiperazin-1-ylcarboxamido)-3-hydroxybutyr-amido]-7 methoxy-3-(1-methyl-1*H*-tetrazol-5-ylthiomethyl)-3-cephem-4-carboxylic acid monosodium salt

3. 分子式：$C_{22}H_{28}N_9NaO_9S_2$

4. 分子量：649.6

【药理作用】 本品的作用机制与头孢菌素类相似，抗菌作用接近头孢美唑，其特点是对革兰阴性菌和厌氧菌有良好的抗菌活性，对细菌产生的β-内酰胺酶较稳定。本品对大肠埃希菌、克雷伯菌属、枸橼酸菌属、肠杆菌属、沙雷菌属和吲哚阳性变形杆菌均有较强的抗菌活性，对铜绿假单胞菌无抗菌活性。

【体内过程】 本品经静脉给药后广泛分布，但进入乳汁的量很少。其 $t_{1/2}$ 约为 90 min，肾功能不全患者可见延长。大部分药物随尿液排出，少部分经胆汁随粪便排出。

【适应证】 用于治疗敏感菌引起的呼吸系统感染、泌尿系统感染、肝胆系统感染、妇产科感染、心内膜炎、腹膜炎、前列腺炎和败血症。

【不良反应】 1. 过敏反应可见皮疹、瘙痒、药物热，偶见过敏性休克。

2. 胃肠道反应有恶心、呕吐、食欲缺乏和腹泻，偶见假膜性小肠结肠炎。

3. 少数患者可能出现一过性肝功能异常(AST 和 ALT 升高)和肾功能异常[少尿、蛋白尿，肌酐和(或)BUN 升高]。

4. 可能出现嗜酸性粒细胞增多，红细胞减少或血小板减少。

5. 长期用药可致菌群失调，出现二重感染，少数患者还可能出现维生素 K 和维生素 B 缺乏。

6. 由于本品存在一个 *N*-甲硫四唑侧链，可能引起出血，这可能与低凝血酶原血症和(或)血小板失调有关，使用维生素 K 可以逆转这种现象。

【禁忌与慎用】 1. 对本品和其他β-内酰胺类药物(包括头霉素)过敏者、有青霉素过敏性休克史者禁用。

2. 高度过敏体质者、老年、体弱者、重度肝肾功能不全患者、胃肠道吸收不良或依靠肠外营养者慎用。

3. 妊娠期妇女应用本品的安全性尚未确定，使用时应特别注意权衡利弊。

4. 哺乳期妇女、早产儿和新生儿用药的安全性尚未确定。

【药物相互作用】 1. 本品与氨基糖苷类抗生素或强利尿药(如呋塞米)合用可增加肾毒性。

2. 本品可影响乙醇的代谢，导致血中的乙醛浓度上升，出现双硫仑样反应，表现面红、头痛、眩晕、恶心、呕吐、胃痛、气促、心率加快、血压降低、幻觉和嗜睡。

【剂量与用法】 1. 成人静脉注射 1～2 g/d，严重者可增至 4 g/d，分 2 次用。

2. 儿童可给予 40～80 mg/(kg·d)，严重者可增至 120 mg/(kg·d)，分 2～4 次用。

【用药须知】 1. 长期用药时应定期检查肝、肾功能及血、尿常规。

2. 本品用药前应进行皮试，以免发生过敏性休克。

3. 本品仅供静脉给药，且静脉给药时速度宜缓慢。

4. 给药期间与给药后至少 1 周内应避免饮酒。

5. 用药中如出现皮疹、发热、红斑、瘙痒等症时应立即停药。

6. 本品可干扰尿糖反应，使 Benedict、Fehling 及 Clintest 试验出现假阳性反应。

7. 本品可以干扰血液检查，使 Coombs 试验出现假阳性。

【制剂】 注射剂(冻干粉)：0.5 g；1.0 g。

【贮藏】 密闭、干燥，贮于阴凉处。

1.1.1.1.4　头孢烯类

本类药物与头孢菌素类的化学结构稍异，而其抗菌谱及活性类似头霉素类(如头孢替坦)。包括氧头孢烯类(oxacephems，1-oxa-β-lactams，如拉氧头孢)和碳头孢烯类(如氯碳头孢)都将并入本类中叙述。

氯碳头孢

(loracarbef)

别名：Loribid、Lorabid

本品属于第一个碳头孢烯类药物，和头霉素类一样，其化学结构与头孢菌素类稍异。临床使用的为其碳酸盐一水合物。

【CAS】 76470-66-1 (anhydrous loracarbef)；121961-22-6(loracarbef monohydrate)

【ATC】 J01DC08

【理化性状】 1. 10%水溶液的 pH 为 3.0～5.5。

2. 化学名：(6*R*, 7*S*)-3-Chloro-8-oxo-7-D-phenylglycylamino-1-azabicyc-lo[4.2.0]oct-2-ene-2-carboxylic acid monohydrate

3. 分子式：$C_{16}H_{16}ClN_3O_4 \cdot H_2O$

4. 分子量：367.8

5. 结构式

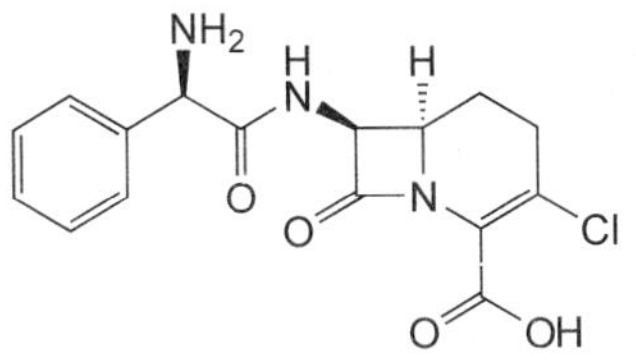

【药理作用】 1. 本品在二氢噻嗪环上以甲烯取代硫原子形成四氢吡啶环。和许多 β-内酰胺抗生素一样，本品也有几种水合的结晶型。其溶液比任一头孢菌素类稳定得多。

2. 可抑制肺炎链球菌、化脓性链球菌、β-溶血性链球菌、奇异变形杆菌、卡他莫拉菌以及产酶菌株(除外 MRSA)。

3. 本品可替代其他口服 β-内酰胺类药物治疗敏感菌引起的感染。

4. 本品在中耳炎和渗出液中浓度可超过对常见病原菌的最低抑菌浓度。

5. 体外证实，本品对抗流感嗜血杆菌、卡他莫拉菌和肺炎链球菌的 MIC 分别为 4 mg/L、1 mg/L 和 2 mg/L，对抗大肠埃希菌、奇异变形杆菌和肺炎克雷伯菌的 MIC 均为≤2 mg/L。

【体内过程】 本品口服后易于吸收。成人口服 400 mg 后 1.2 h，其平均血药浓度为 17.8 μg/ml。$t_{1/2}$约为 1.3 h。儿童接受本品混悬剂 15 mg/kg 后，血药峰值可达 20.3 μg/ml。成人服用混悬剂获得血药峰值要比服用胶囊所获得的高，服用胶囊的达峰时间则较长。食物可推迟达峰时间，但不影响生物利用度。本品主要以原药随尿排出。

【适应证】 根据以上药动学和体外试验，本品对上述常见敏感菌所致社区获得性呼吸道和泌尿道感染的患者均可获得有效的治疗。临床已用于治疗呼吸道感染、无合并症的泌尿道感染、皮肤及软组织感染，也可用于儿童咽炎伴中耳炎。

【不良反应】 1. 胃肠道　胃肠道反应为本品最常见的不良反应，包括腹泻、恶心、呕吐、腹痛、食欲缺乏。

2. 中枢神经系统　头痛、嗜睡、神经质、失眠、头晕。

3. 血液和淋巴系统　一过性血小板减少、白细胞减少、嗜酸性粒细胞增多。

4. 肝脏　一过性 ALT、AST 及碱性磷酸酶升高。

5. 肾脏　BUN 及肌酐升高。

6. 心血管　血管扩张。

7. 生殖系统　阴道炎、阴道白色念珠菌病。

8. 过敏反应　包括皮疹、荨麻疹、瘙痒、多形性红斑。

【妊娠期安全等级】 B。

【禁忌与慎用】 1. 对头孢菌素类过敏者禁用。

2. 尚未明确本品是否可经乳汁分泌，哺乳期妇女慎用。

3. 对青霉素类过敏者应特别慎用本品。

4. 肾功能不全患者慎用。

【药物相互作用】 丙磺舒可减少对本品的排出，因此可升高本品的血药浓度 80%。

【剂量与用法】 1. 空腹口服利于吸收。

2. 成人给予 200～400 mg/d，1～2 次分服，7 d 一疗程。

3. 儿童患链球菌咽炎一般给予 7.5 mg/kg，患中耳炎给予 15 mg/kg，每 12 h 一次。

【用药须知】 1. 长期使用本品可导致二重感染。

2. 使用前应详细问诊，对其他头孢菌素过敏者禁用。

3. 使用本品可导致假膜性小肠结肠炎，中度到重度病例需要补充体液、电解质和蛋白质。可口服针对难辨梭状芽孢杆菌的抗菌药物。

【制剂】 ① 胶囊剂：200 mg。② 混悬剂：100 mg/5 ml；200 mg/5 ml。

【贮藏】 密闭，避光，贮于 15～30 ℃。

氟氧头孢
(flomoxef)

别名：氟莫克西、莫头孢

本品为半合成的氧头孢烯类抗生素。

【CAS】 99665-00-6

【理化性状】 2. 化学名：7*R*-7-[2-(Difluoromethylthio) acetamido]-3-[1-(2-hydroxyethyl)-1*H*-tetrazol-5-ylthiomethyl]-7-methoxy-1-oxa-3-cephem-4-carboxylic acid

2. 分子式：$C_{15}H_{17}F_2N_6O_7S_2$

3. 分子量：496.47

4. 结构式

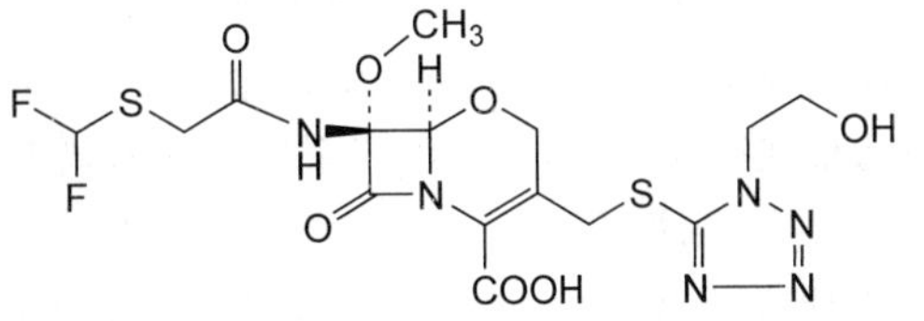

氟氧头孢钠
(flomoxef sodium)

别名：氟吗宁、Flumarin

〖CAS〗 92823-03-5

〖理化性状〗 1. 本品为白色或淡黄色粉末，无臭。极易溶于水和甲醇，稍难溶于乙醇或无水乙醇，几乎不溶于乙醚。

2. 化学名：7*R*-7-[2-(Difluoromethylthio)acetamido]-3-[1-(2-hydroxyethyl)-1*H*-tetrazol-5-ylthiomethyl]-7-methoxy-1-oxa-3-cephem-4-carboxylic acid sodiummonohydrate

3. 分子式：$C_{15}H_{16}F_2N_6NaO_7S_2 \cdot H_2O$

4. 分子量：536.46

【用药警戒】 1. 本品可能引起全身的过敏反应，如周身发红、水肿、呼吸困难，甚至出现血压下降、休克、不省人事。

2. 用药后还可能出现肾功能减退、急性肾功能衰竭，PIE(间质性肺气肿)综合征和间质性肺炎。

3. 给药期间应予严密观察，要有抢救的思想准备。

【药理作用】 1. 本品属于半合成的氧头孢烯类广谱抗生素，其特点是对β-内酰胺酶较为稳定。其抗菌活性与其他第3代头孢菌素类药物相似。且由于其对β-内酰胺酶没有诱导作用，故对MRSA也具有抗菌活性。据悉，本品对金黄色葡萄球菌的抗菌活性与头孢唑林或头孢噻吩相似或更强，抗厌氧菌的活性与拉氧头孢或头孢西丁相似或更强。对革兰阳性菌的抗菌活性与头孢他啶几乎相同。但本品对铜绿假单胞菌的活性则不及头孢他啶。对厌氧菌、尤其是脆弱类杆菌的抗菌活性则明显超过了第一代或第二代头孢菌素类药物。

2. 本品的抗菌谱主要针对葡萄球菌(含MRSA)、链球菌(除外肠球菌)、肺炎链球菌、消化链球菌、大肠埃希菌、克雷伯菌属、卡他莫拉菌、奈瑟淋球菌、变形杆菌、流感嗜血杆菌以及拟杆菌等。

3. 本品与其他β-内酰胺类相同，也是通过与一种或多种PBPs相结合，阻碍细菌细胞壁进行生物合成，从而起到抗菌作用。

【体内过程】 1. 本品经静脉滴注吸收后就在体内广泛分布，可以进入痰液、胆汁、腹水、骨盆死腔渗出液和子宫及其附件、中耳黏膜以及肺组织中。本品在体内仅有极少量被代谢，其大部分(约占85%)以原药形式随尿排出，肾功能不全患者排出减少。

2. 本品经滴注0.5 g、1 g或2 g后经1 h可分别达到血药峰值20 μg/ml、45 μg/ml和90 μg/ml。其消除$t_{1/2}$分别为73.4、49.2和40 min。

【适应证】 本品用于治疗各种敏感菌引起的各种感染。

1. 呼吸系统　中耳炎、咽炎、扁桃体炎、支气管炎、肺炎及脓胸。

2. 腹腔及盆腔感染　腹膜炎、盆腔炎以及子宫及其附件炎。

3. 胆道感染　胆囊炎及胆管炎。

4. 泌尿、生殖系统感染　尿道炎(包括淋菌性)、膀胱炎、肾盂肾炎、前列腺炎。

5. 皮肤及软组织感染　蜂窝织炎、外伤感染及手术伤口感染。

6. 其他严重感染　感染性心内膜炎、菌血症及败血症。

【不良反应】 1. 过敏反应　以皮肤反应为主，如皮疹、瘙痒、药物疹等。

2. 超敏反应　表现为全身的过敏反应如全身发红、水肿、呼吸困难，甚至血压下降、休克、不省人事。

3. 胃肠道　常见恶心、呕吐、腹胀、腹泻、食欲缺乏等。罕见假膜性小肠结肠炎。

4. 肝脏　给药后可能出现一过性肝功能异常，如血清AST、ALT、淀粉酶和ALP升高。

5. 肾脏　有少数患者在用药后出现肾功能减退，甚至发生急性肾功能衰竭。

6. 呼吸系统　可能发生PIE(间质性肺气肿)综合征和间质性肺炎。

7. 造血系统　少数患者在用药后出现造血系统异常，表现在红细胞、白细胞、粒细胞、血小板计数减少，血红蛋白、血细胞比容降低等。

8. 皮肤　可能引起斯-约综合征和Lyell综合征。

9. 局部表现　静脉注射可能引起局部红肿、硬结、重者可导致血栓性静脉炎。

10. 偶见口腔炎、维生素K及B族维生素缺乏，乏力和困倦。

【禁忌与慎用】 1. 对本品或其他头孢菌素类抗生素过敏者禁用。

2. 对青霉素类抗生素过敏者、重度肾功能不全患者、过敏体质者、老年人、早产儿、哺乳期妇女以及体质衰弱者均须慎用。

3. 对妊娠期妇女和新生儿的用药安全性尚未确定，不可使用。

4. 尚未明确本品是否可经乳汁分泌，哺乳期妇女慎用。如确需使用，应选择停药或暂停哺乳。

5. 对老年人用药应注意调整剂量和给药间隔慎重用药，并留意观察患者状况。

【药物相互作用】 1. 本品合用庆大霉素对铜绿假单胞菌和金黄色葡萄球菌可产生协同作用，但应使用不同的注射器，并通过不同的部位给药，还应注意肾毒性。

2. 凡有抗凝作用或抗血小板作用的药物不可与本品合用，以免加重出血。

3. 本品合用氨基糖苷类药物或强效利尿剂会加重肾毒性。

【剂量与用法】 1. 轻症　成人 1～2 g/d，分 2 次静脉注射；儿童 60～80 mg/(kg・d)，分 2 次静脉注射或静脉滴注。

2. 重症　成人 4 g/d，分 2～4 次静脉注射或滴注；儿童 150 mg/(kg・d)，分 2～4 次静脉注射或静脉滴注。

【用药须知】 用药期间必须定期检查肝肾功能及血液学常规。

【制剂】 注射剂(粉)：0.5 g；1 g；2 g。

【贮藏】 密闭，避光保存。

拉氧头孢

(latamoxef)

别名：氧杂头霉唑、羟羧氧酰胺菌素、Moxalactam

本品属于全人工合成的氧头孢烯类抗生素。其结构虽类似头孢菌素类，但其主核中的 S 为 O 所替代。

【CAS】 64952-97-2

【ATC】 J01DD06

【理化性状】 1. 化学名：(7*R*)-7-[2-Carboxy-2-(4-hydroxyphenyl) acetamido]-7-methoxy-3-(1-methyl-1*H*-tetrazol-5-ylthiomethyl)-1-oxa-3-cephem-4-carboxylic acid

2. 分子式：$C_{20}H_{20}N_6O_9S$

3. 分子量：564.4

4. 结构式

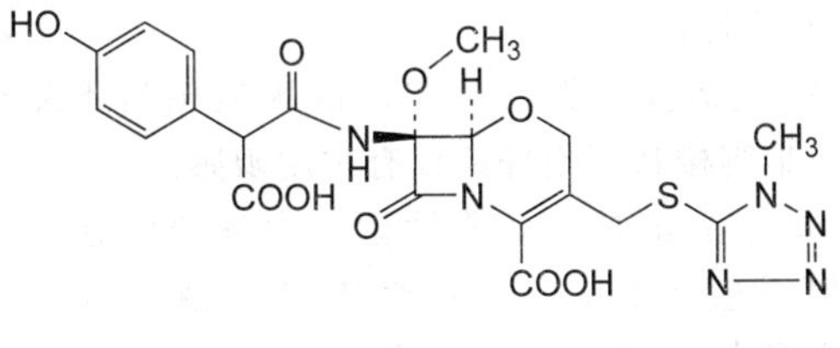

拉氧头孢二钠

(latamoxef disodium)

别名：Shiomarin、噻吗灵、Moxam

〖CAS〗 664953-12-4

〖理化性状〗 1. 本品为白色或淡黄色粉末，无臭。易溶于水或甲醇，微溶于乙醇，几乎不溶于丙酮、乙醚、三氯甲烷、乙酸乙酯或己烷。水溶液的 pH 为 5.0～7.0。和头孢孟多一样，本品也含有一个 *N*-甲硫四唑侧链。

2. 化学名：(7*R*)-7-[2-Carboxy-2-(4-hydroxyphenyl) acetamido]-7-methoxy-3-(1-methyl-1*H*-tetrazol-5-ylthiomethyl)-1-oxa-3-cephem-4-carboxylic acid, disodium salt

3. 分子式：$C_{20}H_{18}N_6Na_2O_9S$

4. 分子量：520.47

【药理作用】 1. 本品的抗菌谱与第三代头孢菌素类相似。

2. 本品对脑膜炎球菌、淋球菌、流感嗜血杆菌和大部分肠杆菌科细菌，包括对第一、第二代头孢菌素、青霉素类及氨基糖苷类耐药菌株均有活性；对脆弱类杆菌更具活性，对厌氧菌的作用与头孢西丁相当。

3. 除肠球菌外，本品对产或不产酶葡萄球菌及大多数链球菌均有活性，但比不上第三代头孢菌素类，更不如第一代头孢菌素类。

4. 铜绿假单胞菌和不动杆菌对本品耐药。

【体内过程】 1. 肌内注射单剂量本品 1 g 后 30～60 min 可达血药峰值 48～52 μg/ml，给药后 8 h 平均血药峰值为 4.6～4.8 μg/ml。于 3～5 min 内静脉注射 1 g 后 15 min 平均血药浓度为 101 μg/ml，注射后 1 h 为 51 μg/ml，注射后 8 h 为 6 μg/ml。$t_{1/2\beta}$ 为 2～3.5 h，肾功能不全患者可见延长。蛋白结合率为 45%～60%。

2. 本品广泛分布于体内各种组织和体液中，在脑膜有炎症存在时，脑脊液中的药物可达到治疗浓度。本品使用后，可迅速透过胎盘，在羊水中的药物浓度等于或高于母体血药浓度。尚不清楚药物是否分泌进入乳汁。

3. 本品使用后 24 h 内，以原药形式随尿排出 60%～97%，大部分是在用药后 2～4 h 内排出的，血液透析时可消除部分药物，腹膜透析则否。40%～65%的用量以原药形式随尿排出，余经胆汁排出。

【适应证】 敏感细菌引起的脑膜炎、菌血症和呼吸道、泌尿道、皮肤和软组织、腹内和子宫内膜感染以及其他妇科感染；淋球菌对之虽然敏感，但不主张使用本品治疗无合并症淋病。

【不良反应】 1. 本品不良反应轻微，很少发生过敏性休克，主要有发疹、荨麻疹、瘙痒、恶心、呕吐、腹泻、腹痛等，偶有转氨酶升高，停药后均可自行消失。

2. 由于本品可引起凝血酶原和血小板减少，常致严重出血。

【妊娠期安全等级】 B。

【禁忌与慎用】 1. 对本品及头孢菌素类有过敏反应史者禁用。

2. 对青霉素过敏者、肾功能不全患者慎用。

3. 妊娠期妇女、哺乳期妇女慎用。

4. 6个月以下幼儿的安全性尚未明确。

5. 老年患者宜酌减给药剂量和延长给药间隔。老年患者生理功能减退，使用本品不良反应的发生率可能增加。老年患者缺乏维生素K，使用本品增加出血倾向。

【药物相互作用】 1. 合用庆大霉素对铜绿假单胞菌和金黄色葡萄球菌有协同作用，但应使用不同注射器通过不同途径给药。

2. 凡有抗凝作用或抗血小板作用的药物不可与本品合用，以免加重出血。

3. 强利尿剂与本品合用会增加肾毒性。

【剂量与用法】 1. 深部肌内注射、静脉注射、静脉滴注均可。

2. 成人2～6 g/d，3～4次分用。

3. ＞6个月儿童，150～200 mg/(kg·d)，3～4次分用。

【用药须知】 1. 高敏体质者用药前必须先做皮试。

2. 为了防止出血，除应用维生素K外，同时应予输血或输血小板浓缩液；正是由于本品出血倾向性较强，防范措施又较复杂，替代药物又较多，故临床已很少使用。

3. 用药期间不可饮酒，以免发生双硫仑样反应。

4. 由于本品抗菌谱广，常被用作经验性治疗，但应防止滥用。

【制剂】 注射剂(粉)：0.5 g；1.0 g；2.0 g。

【贮藏】 阴凉干燥处贮存。

1.1.1.1.5　碳青霉烯类

天然的碳青霉烯类属于由链霉菌属的 *Streptomyces cattleya* 所产生的硫霉素经半合成的β-内酰胺类抗生素。和青霉素类一样，本类抗生素也具有一个β-内酰胺环和一个五元环；所不同的是该五元环是不饱和的。含有一个碳原子而非硫原子。其抗菌机制与其他β-内酰胺类抗生素相同，具有广谱特点。

亚胺培南
(imipenem)

别名：依米配能、Tienam

亚胺培南属于第一个上市的、半合成的碳青霉烯类抗生素，是由 *Streptomyces cattleya* 产生的硫霉素再派生出来的 *N*-formimidoyl 衍生物。

【CAS】 64221-86-9 (anhydrous imipenem)；74431-23-5(imipenem monohydrate)

【理化性状】 1. 本品为白色、类白色或淡黄色粉末。略溶于水，微溶于甲醇。5%水溶液的pH为4.5～7.0。

2. 化学名：(5*R*，6*S*)-6-[(*R*)-1-Hydroxyethyl]-3-(2-iminomethylaminoethylthio)-7-oxo-1-azabicyclo[3.2.0]hept-2-ene-2-carboxylic acid monohydrate

3. 分子式：$C_{12}H_{17}N_3O_4S \cdot H_2O$

4. 分子量：317.4

5. 结构式

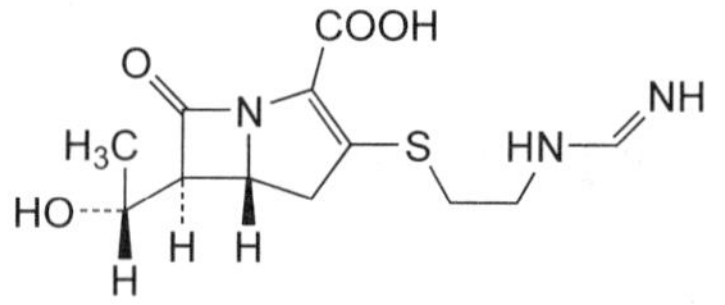

6. 配伍禁忌和稳定性：本品在碱性或酸性环境中不稳定，市场上静脉用亚胺培南-西司他丁钠缓冲溶液的pH为6.5～7.5。建议不要与其他抗菌药物混合。

【药理作用】 1. 本品为一种杀菌剂，其作用类似青霉素类，可抑制细胞壁合成。体外实验证实，其抗菌谱甚广，包括革兰阴性菌、革兰阳性菌(包括产酶和不产酶的葡萄球菌)和大多数链球菌和厌氧菌，并对大多数细菌产生的β-内酰胺酶保持稳定。

2. 奴卡菌属、红球菌属和多种李斯特菌对本品也敏感，但多数MRSA和D族链球菌对本品均耐药。

3. 在革兰阴性菌中，许多肠杆菌科如枸橼酸杆菌和多种肠杆菌、大肠埃希菌、克雷伯杆菌属、变形杆菌属、普罗威登斯、沙门菌属、沙雷菌属、志贺菌属和耶尔森菌属对本品均敏感；本品对抗铜绿假单胞菌的活性类似头孢他啶；本品还对不动杆菌属、空肠弯曲杆菌、流感嗜血杆菌和包括产酶的多种奈瑟菌也具有活性。

4. 包括多种类杆菌在内的厌氧菌对本品均敏感，而难辨梭状芽孢杆菌仅有中度敏感。

5. 本品虽是革兰阴性菌β-内酰酶的强力诱导剂，但一般来说，其对此酶依然是稳定的。据报道，本品与其他β-内酰胺类之间有拮抗作用。本品对沙眼衣原体、多种支原体、真菌和病毒均无活性。

6. 在用药期间，铜绿假单胞菌可能产生耐药。

【体内过程】 1. 亚胺培南不易从胃肠道吸收，仅供胃肠外给药。本品主要随尿排出，值得关注的是，在其经肾的过程中可被脱氢肽酶Ⅰ水解，使部分原药成为无活性的代谢物。约有5%～45%以原药形式随尿排出。值得庆幸的是，为了减少亚胺培南在肾内被水解，可以合并使用西司他丁(这是一种脱氢肽酶Ⅰ抑制剂)以解除本品被水解之虑。

2. 本品的 $t_{1/2}$ 约为 1 h，新生儿和肾功能衰竭者可见延长。

3. 肌内注射本品后约 2 h 可以达到血药峰值 10～12 μg/ml，延长吸收可维持血药浓度 2 μg/ml 达 6～8 h。肌内注射后的生物利用度约为 75%。蛋白结合率为 20%，本品广泛分布于各种组织和体液中，可透过胎盘，但进入脑脊液中的药物浓度较低。

【适应证】 用于治疗敏感菌引起的各系统感染、菌血症和败血症，尤适用于混合感染和感染原因不明的经验性治疗。

【不良反应】 1. 本品一般均与酶抑制剂西司他丁混合给药，故临床上出现的不良反应难以分清是哪一成分引起的。其不良反应大致类似其他 β-内酰胺类如青霉素和头孢噻吩。

2. 静脉注射部位可能发生疼痛和血栓性静脉炎。

3. 可出现皮疹、荨麻疹、瘙痒、嗜酸性粒细胞增多和药物热，罕见剥脱性皮炎或超敏反应。

4. 胃肠道反应如恶心、呕吐、腹泻、味觉改变、二重感染和假膜性小肠结肠炎。

5. 血液学参数(包括 Coombs 试验假阳性)可能出现异常，肌酐和 BUN 升高。尿色变红，但非血尿，儿童多见。

6. 可诱发癫痫或精神错乱，使中枢神经系统受到损害，既往有癫痫史和肾功能不全患者更易发生。应减量或停药，必要时给予苯妥英钠等缓解之。

【妊娠期安全等级】 D。

【禁忌与慎用】 1. 对本品过敏或已经存在严重休克或心脏传导阻滞的患者禁用。

2. 对其他 β-内酰胺抗生素过敏者，应慎用本品。

3. 尚未明确本品是否可经乳汁分泌，哺乳期妇女慎用。如确需使用，应选择停药或暂停哺乳。

【药物相互作用】 1. 本品与西司他丁复合制剂与更昔洛韦合用可引发癫痫。

2. 与氨基糖苷类合用具有协同作用，但应从不同途径分别给药。

3. 与西司他丁合用，可提高亚胺培南的血药浓度，又可减轻亚胺培南的肾毒性。

4. 与环孢素合用可引发急性中枢神经系统中毒，合用时应严密监测本品的血药浓度。

5. 本品可降低丙戊酸盐的血药浓度，增加癫痫发作的风险。

【剂量与用法】 1. 可供深部肌内注射和静脉滴注。

2. 对成人的轻中度感染可予肌内注射 500～750 mg，每 12 h 一次，对无合并症的淋病可单次肌内注射 500 mg。

3. 一般成人滴注 1～2 g/d，3～4 次分用，重症可增量至 4 g/d，3～4 次分用。

4. ≥3 个月体重＜40 kg 的儿童可滴注 15 mg/(kg·d)，分次用。每天最大剂量不可＞2 g。

5. 预防手术感染，可于诱导麻醉时滴注 1 g，3 h 后再给予 1 g；必要时，在 8 h 和 16 h 再加用 500 mg。

6. 对肾功能不全患者的用量调整应按：

(1) Ccr 为 31～70，0.5 g/次，每 6～8 h 一次。

(2) Ccr 为 21～30，0.5 g/次，每 8～12 h 一次。

(3) Ccr 为 6～20，0.25 g/次(偶尔 0.5 g/次)，每 12 h 一次。

(4) Ccr≤5 时，表明肾功能已严重受损，如在 48 h 内患者已开始接受血液透析始可使用本品，并在一次透析后给予 1 次用量。对肾功能不全患者不用肌内注射给药。

【用药须知】 1. 本品与其他 β-内酰胺类抗生素有部分交叉过敏反应，因此，有 β-内酰胺类过敏史者应慎用本品。虽尚无因使用本品引起过敏性休克的报道，为慎重计，应做好必要的安全措施准备。

2. 静脉滴注液的配制方法是，每 0.25 g 加入 50 ml 稀释液中，本品与乳酸盐不相容，故不能使用含有乳酸盐的溶液稀释本品，但可在不同的静脉途径分别给药。

3. 本品经稀释后，室温(25 ℃)下可稳定 4 h，冷藏(4 ℃)时可稳定 24 h，如以等渗氯化钠作为稀释液时，其稳定时间分别加倍。

4. 本品作肌内注射时，每 0.25 g 应加入 1 ml 稀释液，混悬液配制后应于 1 h 内使用。

5. 本品不可与其他抗生素配伍用。

6. 如发生病灶性震颤，肌阵挛或癫痫时，应作神经病学检查评价，如原来未进行抗惊厥治疗，应给予治疗。如中枢神经系统症状持续存在，应减少本品的剂量或停药。

7. 几乎所有抗生素都可引起假膜性小肠结肠炎，其严重程度由轻度至危及生命不等。因此，对曾患过胃肠道疾病尤其是结肠炎的患者，均需小心使用抗生素。对在使用抗生素过程中出现腹泻的患者，应考虑假膜性小肠结肠炎的可能。

【制剂】 ①注射剂(供静脉滴注用粉剂)：250 mg；500 mg(均混有等量的西司他丁)。②注射剂(供肌内注射用粉剂)：500 mg(除混有等量的西司他丁外，还含有 1%盐酸利多卡因和注射用水或 0.9%氯化钠溶液配成混悬液，呈白色至淡棕黄色)。

【贮藏】 在室温下保存。

亚胺培南-西司他丁钠

(imipenem and cilastatin sodium)

别名：依米配能-西司他丁、泰能

亚胺培南属于首先上市的半合成碳青霉烯类抗生素。为硫霉素的脒基衍生物。因可被肾脱氢肽酶Ⅰ水解，故常与该酶的抑制剂——西司他丁钠合用。

美罗培南

(meropenem)

别名：Merrem、Meronem、Optinem

本品属半合成的碳青霉烯类抗生素，对脱氢肽酶Ⅰ较之亚胺培南较为稳定，故不需要西司他丁组合而单独用于临床。

【CAS】 96036-03-2（meropenem）；119478-56-7（meropenem trihydrate）

【ATC】 J01DH02

【理化性状】 1. 本品为无色或白色结晶性粉末。少量溶于水，很少量溶于乙醇，几乎不溶于丙酮或乙醚，溶于二甲基甲酰胺或5%的磷酸钾溶液。1%水溶液的pH为4.0～6.0。

2. 化学名：(4*R*，5*S*，6*S*)-3-[(3*S*，5*S*)-5-Dimethylcarbamoylpyrrolidin-3-ylthio]-6-[(*R*)-1-hydroxyethyl]-4-methyl-7-oxo-1-azabicyclo[3.2.0]hept-2-ene-2-carboxylic acid trihydrate

3. 分子式：$C_{17}H_{25}N_3O_5S \cdot 3H_2O$

4. 分子量：437.5

5. 结构式

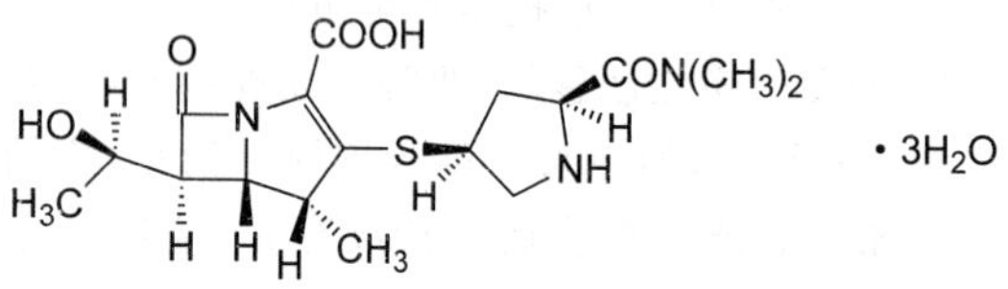

【药理作用】 1. 其抗菌活性类似亚胺培南。

2. 对肠杆菌科的活性较亚胺培南强。

3. 对革兰阳性菌的活性较亚胺培南稍弱。

【体内过程】 1. 静脉注射本品0.5 g和1 g后5 min内血药峰值分别约为50和112 μg/ml；30 min后则分别达到23和49 μg/ml。$t_{1/2}$约1 h，肾功能不全患者可见延长，儿童也稍延长。

2. 本品广泛分布于全身各种组织和体液（包括脑脊液和胆汁）。主要经肾排泄，12 h内随尿排出原药约70%，在用药0.5 g后，尿药浓度>10 μg/ml可维持5 h。尿中可检出一种失活的代谢物。本品在血液透析中部分被消除。

【适应证】 用于治疗敏感菌引起的腹部感染、呼吸道感染（包括囊性纤维化患者）、泌尿道感染、皮肤和软组织感染、败血症以及免疫受损患者所遭受的感染。

【不良反应】 1. 主要不良反应　皮疹、腹泻、软便、恶心、呕吐。另外实验室检查值主要异常有ALT升高、AST升高、ALP升高、嗜酸性粒细胞增多。

2. 严重不良反应　过敏性休克、急性肾功能衰竭等重度肾功能不全、伴有血便的重症结肠炎（如假膜性结肠炎等）、间质性肺炎、PIE综合征、痉挛、意识障碍等中枢神经系统症状、中毒性表皮坏死症（LYELL综合征）、斯-约综合征、全血细胞减少，无粒细胞症，白细胞减少，肝功能不全，黄疸，在同类药品中还有溶血性和血栓静脉炎的报道。

3. 超敏反应　荨麻疹、发热感、红斑、瘙痒、发热、发红。

4. 血液系统　粒细胞减少，血小板增多或减少，淋巴细胞增多，嗜酸性粒细胞增多，红细胞、红细胞压和降低等。

5. 神经系统　头痛、倦怠感。

6. 肝　LDH、γ-GT、胆红素、尿胆素原升高以及黄疸。

7. 肾　β_2-微球蛋白升高，BUN、肌酐上升。

8. 消化系统　腹痛，食欲不振，口腔炎，白色念珠菌感染，维生素K缺乏症状，维生素B族缺乏症状。

【妊娠期安全等级】 C。

【禁忌与慎用】 1. 对本品成分及其他碳青霉烯类抗生素过敏者禁用。

2. 妊娠期妇女不宜应用本品，除非可证实使用本品时对胎儿的影响利大于弊。

3. 哺乳期妇女不推荐使用本品，除非证实使用本品对乳儿的影响利大于弊。

4. 对腹膜透析的患者，目前尚无本品的使用经验。

5. 3个月以下婴儿的安全性及有效性尚未确定。

6. 对青霉素类或其他β-内酰胺类抗生素过敏患者也可对本品呈现过敏，应慎用。

7. 对严重肝、肾功能不全的患者慎用。

8. 对进食不良或非经口营养的患者，全身状况不良的患者以及老年人慎用。

9. 有癫痫史或中枢神经系统功能障碍的患者慎用。

【药物相互作用】 1. 丙磺舒可竞争性激活肾小管分泌，抑制肾脏排泄，导致本品清除$t_{1/2}$延长，血药浓度升高，因此，不推荐本品与丙磺舒合用。

2. 本品与丙戊酸盐同时应用时，会使丙戊酸的血药浓度降低，而导致癫痫发作。

【剂量与用法】 1. 本品静脉注射的时间应大于 5 min，静脉滴注时间大于 15～30 min。静脉注射时，应使用无菌注射用水配制成浓度约 50 mg/ml。可使用下列输液溶解：0.9%氯化钠注射液、5%或者 10%葡萄糖注射液、葡萄糖氯化钠注射液。

2. 成人　给药剂量和时间间隔应根据感染类型、严重程度及患者的具体情况而定。推荐日剂量如下。

(1) 肺炎、尿路感染、妇科感染（如子宫内膜炎）、皮肤或软组织感染，每 8 h 一次，一次 500 mg，静脉滴注。

(2) 院内获得性肺炎、腹膜炎、中性粒细胞减少患者的合并感染、败血症的治疗，每 8 h 一次，一次 1 g，静脉滴注。

(3) 脑膜炎患者，推荐每 8 h 一次，一次 2 g，静脉滴注或静脉注射。

(4) 肾功能不全成人的剂量调整：Ccr 为 26～50 ml/min 的患者，剂量不变，给药间隔延长至 12 h；Ccr 为 10～25 ml/min 的患者，剂量减半，同时给药间隔延长至 12 h；Ccr＜10 ml/min 的患者，剂量减半，同时给药间隔延长至 24 h。

3. 年龄＞3 个月而体重＜50 kg 的儿童，一次 10～20 mg/kg，每 8 h 一次，脑膜炎患儿可加量至 40 mg/(kg·d)，每 8 h 一次，囊性纤维化可给予 25～40 mg/kg，每 8 h 一次。目前尚无儿童肾功能不全的使用经验。

【用药须知】 1. 肝病患者使用本品应密切监测患者的肝功能。

2. 使用本品时同其他抗生素一样，可能引起不敏感菌过度生长，因此有必要对每个患者进行定期检查。

3. 本品不推荐用于耐甲氧西林葡萄球菌引起的感染。

4. 在抗生素的使用过程中，可能导致轻微至危及生命的假膜性小肠结肠炎，对使用本品后引起腹泻或腹痛加剧的患者，应评价其是否为难辨梭状芽孢杆菌引起的假膜性小肠结肠炎，同时也应认真考虑其他因素。

5. 治疗铜绿假单胞菌感染时，应常规进行药物敏感性试验。

6. 本品可通过血液透析清除，若病情需要持续使用本品，建议在血透后根据病情再给予全量，以达到有效的血药浓度。

7. 因本品抗菌谱广，常在经验性治疗中使用，因此，应防止滥用。

【制剂】 注射剂(粉)：0.5 g；1 g。

【贮藏】 密闭，室温下保存。

比阿培南

(biapenem)

本品为类似美罗培南的碳青霉烯类抗生素。由于其对脱氢肽酶Ⅰ较为稳定，不至于被肾脱氢肽酶Ⅰ水解，故可单独用于临床。

【CAS】 120410-24-4

【ATC】 J01DH05

【理化性状】 1. 本品为白色或微黄色粉末，微臭。

2. 化学名：6-{[(4*R*，5*S*，6*S*)-2-Carboxy-6-[(1*R*)-1-hydroxyethyl]-4-methyl-7-oxo-1-azabicyclo[3.2.0] hept-2-en-3-yl] thio}-6，7-dihydro-5*H*-pyrazolo[1，2-*a*]-s-triazol-4-ium hydroxide，inner salt

3. 分子式：$C_{15}H_{18}N_4O_4S$

4. 分子量：350.4

5. 结构式

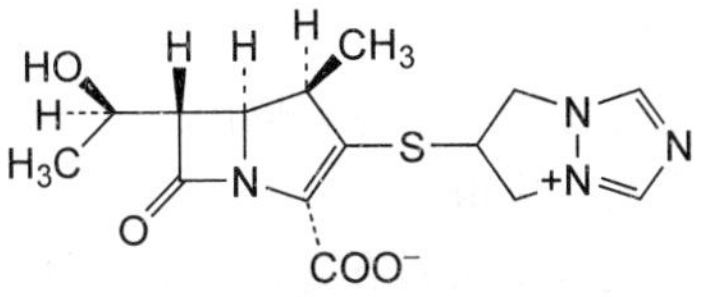

【药理作用】 本品对革兰阳性菌、革兰阴性菌（包括耐药的铜绿假单胞菌）和厌氧菌等均具有较强的抗菌活性；对革兰阴性菌、铜绿假单胞菌的作用优于亚胺培南，对厌氧菌的作用与之相当；对革兰阳性菌的活性略低于亚胺培南。本品对β-内酰胺酶稳定，对肾脱氢肽酶(DHP-1)的稳定性优于伊米培南。与其他同类品种相比，本品几乎没有肾毒性，故能单独使用。无中枢毒性，不会诱发癫痫发作，可用于细菌性脑膜炎的治疗。对不动杆菌、厌氧菌的活性高于头孢他啶。此外，在抗菌治疗中具有良好的后效应。

【体内过程】 按 10 mg/kg 给犬和猴静脉注射或静脉滴注后，立即测血药浓度，两者分别为 43.7 μg/ml 和 48.3 μg/ml，两者的 $t_{1/2\beta}$ 分别为 26.2 h 和 9.9 h，其 AUC 分别为 58.8(μg·h)/ml 和 62.2(μg·h)/ml。多次或单次静脉注射本品，药动学参数无明显差异，但静脉滴注的血药浓度明显低于静脉注射。本品在体内很稳定，在血和尿中均以原药为主。肾功能不全的动物，可见其 $t_{1/2\beta}$ 延长。本品主要随尿液排出，24 h 内可排出给药量的 99.3%，其中

77%为原药。本品在全身各器官和组织中均有广泛分布，其中以肾和膀胱中的药物浓度最高，其次为皮肤、肺和肝，脑和脊髓中仅有微量。健康志愿者静脉滴注本品 0.3 g，C_{max}可达 18.9 μg/ml，AUC 为 27.2 (μg·h)/ml，$t_{1/2β}$为 1.1 h，12 h 内随尿液排出给药量的 61.5%。

【适应证】 用于治疗敏感菌引起的各个系统的感染，包括慢性呼吸道感染、肺炎，肺脓肿、肾盂肾炎，具有合并证的膀胱炎、腹膜炎和子宫附件结缔组织炎。

【不良反应】 1. 最为常见的不良反应为皮疹/皮肤瘙痒、恶心、呕吐以及腹泻等。

2. 实验室检查异常，主要表现为 ALT 及 AST 升高、嗜酸性粒细胞增多等。

3. 本品严重不良反应包括休克(<0.1%)、过敏反应、间质性肺炎、PIE 综合征、假膜性小肠结肠炎等严重肠炎、肌痉挛、精神障碍、肝功能损伤、黄疸、急性肾功能不全。

【禁忌与慎用】 1. 对本品过敏者禁用。

2. 妊娠期妇女和哺乳期妇女不推荐使用。

3. 儿童用药的安全性和有效性尚未确定。

4. 有药物过敏史者、对 β-内酰胺类抗生素过敏者慎用。

5. 重度肾功能不全患者慎用。

6. 癫痫患者慎用。

7. 本人或直系亲属有易诱发支气管哮喘、皮疹、荨麻疹等症状的过敏性体质者慎用。

8. 老年患者慎用。

【药物相互作用】 本品与丙戊酸合用时，可导致丙戊酸血药浓度降低，有可能使癫痫复发，因此本品不宜与丙戊酸盐合用。

【剂量与用法】 1. 将本品溶于 0.9%氯化钠注射液或 5%葡萄糖注射液中，成人静脉滴注 2 次/日，一次 0.3 g，30～60 min 滴完。

2. 也可根据年龄和病情轻重适当调整剂量，日最高剂量不得超过 1.2 g。

【用药须知】 1. 进食困难及全身状况恶化者，可能会出现维生素 K 缺乏症状，应注意观察，可补充维生素 K。

2. 如已发生明显的过敏反应，应考虑停药。

3. 采用 Benedict 试剂、Fehling 试剂以及试纸法检测尿糖可能出现假阳性结果。

4. 直接 Coobms 试验可能呈现假阳性结果。

【制剂】 注射剂(粉)：150 mg；300 mg。

【贮藏】 室温下贮存。

帕尼培南

(panipenem)

【理化性状】 参见帕尼培南-倍他米隆。

【简介】 本品为类似亚胺培南的碳青霉烯类抗生素。其抗菌谱类似亚胺培南，对金黄色葡萄球菌和 MRSA 的活性较亚胺培南强，对铜绿假单胞菌的活性稍低于亚胺培南。本品广泛分布于体内各种组织和液体中，主要经肾排泄。$t_{1/2}$约为 70 min，肾功能不全患者可见延长。常见的不良反应有超敏反应和胃肠道障碍。本品与倍他米隆按 1∶1 的组合制剂用于临床。后者属于一种氨基酸，它并无抑制脱氢肽酯Ⅰ的作用，仅能抑制有机离子转运以减轻经肾排出药物的肾毒性。成人常用 0.5～1 g，2 次/日；儿童 30～60 mg/(kg·d)，分次给药。对 β-内酰胺酶类过敏者禁用，老年、妊娠期妇女、幼儿和肝肾功能不全患者慎用。余参见以下二药组合制剂的叙述。

帕尼培南-倍他米隆

(panipenem and betamipron)

本品为帕尼培南与倍他米隆按 1∶1 的组合制剂。组合制剂的商品名为康彼灵、Carbenin。

【CAS】 87726-17-8(帕尼培南)；3440-28-6(倍他米隆)

【理化性状】 1. 化学名：(+)-(5*R*，6*S*)-3{[(S)-1-Acetimidoyl-3-pyrrolidinyl] thio}-6-[(*R*)-1-hydroxyethyl]-7-oxo-1-azabicyclo[3.2.0]hept-2-ene-2-carboxylic acid(帕尼培南)；3-Benzamidopropionic acid(倍他米隆)

2. 分子式：$C_{15}H_{21}N_3O_4S$(帕尼培南)；$C_{10}H_{11}NO_3$(倍他米隆)

3. 分子量：339.4(帕尼培南)；193.2(倍他米隆)

4. 结构式

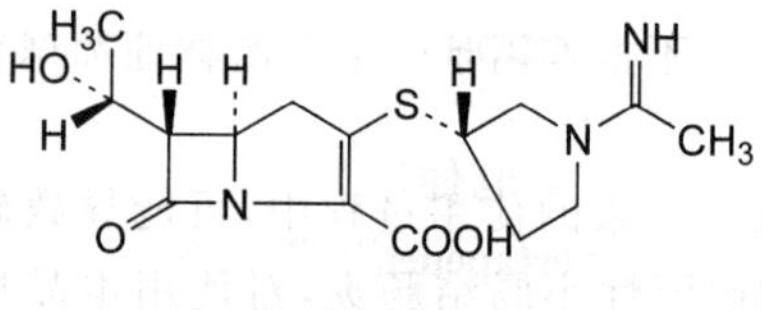

帕尼培南

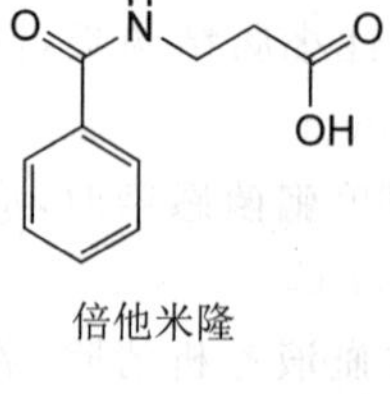

倍他米隆

【简介】 帕尼培南是类似亚胺培南的碳青霉烯类抗生素。其抗菌谱类似亚胺培南，对金黄色葡萄球菌和 MRSA 的活性较亚胺培南强，对铜绿假单胞菌的活性稍低于亚胺培南，对军团菌、衣原体无活性。倍他米隆属于一种肾保护剂，它并无抑制脱氢肽酯Ⅰ的作用，仅能抑制有机离子向肾转运，以减轻帕尼培南的肾毒性。帕尼培南广泛分布于体内各种组织和液体中，主要经肾排泄，$t_{1/2}$约为 70 min，肾功能不全患者可见延长。适应证可参见亚胺培南。常见的不良反应有超敏反应和胃肠道障碍，偶见假膜性小肠结肠炎。成人常用 0.5～1 g，2 次/日；儿童 30～60 mg/(kg·d)，分次给药。对 β-内酰胺类或碳青霉烯类过敏者禁用，老年、妊娠期妇女、哺乳期妇女、幼儿和肝肾功能不全患者慎用。注射剂(粉)：含帕尼培南和倍他米隆各 0.25 g，0.5 g。

厄他培南
(ertapenem)

别名：艾他培南

本品为人工合成的 1-β-甲基-卡巴培南，其结构与 β-内酰胺类抗生素相关。

【CAS】 153832-46-3

【ATC】 J01DH03

【理化性状】 1. 化学名：(4*R*，5*S*，6*S*)-3-({(3*S*，5*S*)-5-[(*m*-Carboxyphenyl) carbamoyl]-3-pyrrolidinyl} thio)-6-[(1*R*)-1-hydroxyethyl]-4-methyl-7-oxo-1-azabicyclo [3.2.0] hept-2-ene-2-carboxylic acid

2. 分子式：$C_{22}H_{25}N_3O_7S$

3. 分子量：475.52

4. 结构式

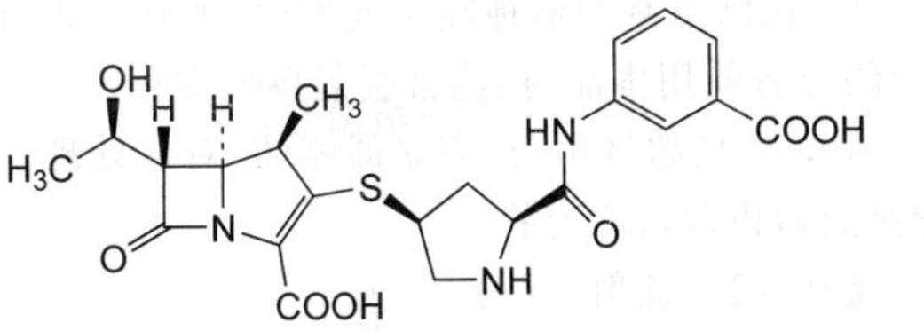

厄他培南钠
(ertapenem sodium)

别名：艾他培南、Invanz

〖CAS〗 153832-38-3 (ertapenem disodium)；153773-82-1(ertapenem sodium)

〖理化性状〗 1. 化学名：Sodium(4*R*，5*S*，6*S*)-3-({(3*S*，5*S*)-5-[(*m*-Carboxyphenyl) carbamoyl]-3-pyrrolidinyl} thio)-6-[(1*R*)-1-hydroxyethyl]-4-methyl-7-oxo-1-azabicyclo[3.2.0]hept-2-ene-2-carboxylate

2. 分子式：$C_{22}H_{24}N_3NaO_7S$

3. 分子量：497.5

4. 稳定性：配制好的药液在冷藏条件下(5 ℃左右)可稳定 25 h。

【药理作用】 1. 需氧革兰阳性菌，包括金黄色葡萄球菌、无乳链球菌、化脓性链球菌[但对耐甲氧西林金黄色葡萄球菌(MRSA)和肠球菌属无活性]所致的感染。

2. 需氧革兰阴性菌，包括大肠埃希菌、流感嗜血杆菌(仅对 β-内酰胺酶阴性的菌株具有活性)、肺炎克雷伯菌、脆弱类杆菌、吉氏类杆菌、梭状芽孢杆菌、延迟真杆菌、消化链球菌属、不解糖卟啉单胞菌(*Porphyromonas asaccharolytica*)和二路普雷沃尔菌(*Prevotella bivia*)所致感染。

【体内过程】 1. 经 30 min 静脉滴注本品单剂量 1 g 和肌内注射本品单剂量 1 g 后，分别于 0.5、1、2、4、6、8、12、18 和 24 h，前者分别达到血药浓度 155、115、83、48、31、20、9、3 和 1 μg/ml；后者分别达到 33、53、67、57、40、27、13、4 和 2 μg/ml。根据在 0.5～2 g 的剂量范围内的本品总浓度，本品 AUC 的增加低于剂量比，而根据反跳的本品浓度，其 AUC 就会增加到高于剂量比。本品的药动学显示为非线性。每天静脉或肌内注射 1 g，连用多次未见药物蓄积。由 1%盐酸利多卡因注射液配制的本品肌内注射后几乎可完全吸收。平均生物利用度接近 90%。在每天肌内注射 1 g 后，平均 C_{max}可于 2.3 h 达到。

2. 本品的蛋白结合率为 85%～95%，V_{ss}为 8.2 L。从 5 例产后妇女的乳汁中测定本品，仅 1 例显示低于定量的下限(<0.13 μg/ml)。在人的体外研究中，本品不抑制通过任何一种 P_{450}同工酶(如 1A2、2C9、2C19、2D6、2E1 和 3A4 等)介导的代谢，本品也不抑制 P-糖蛋白介导的地高辛或长春花碱的转移。本品主要通过肾脏清除，其 CL 为 1.8L/h，平均血浆 $t_{1/2}$约为 4 h。静脉给予本品 1 g 后，随尿液排出约 80%，随粪便排出约 10%；而在随尿液排出的药物中，约有 38%属于原药，作为开环代谢物约占 37%。

【适应证】 用于治疗由敏感菌引起的成年人中、重度感染。

【不良反应】 1. 可见恶心、呕吐、腹泻和头痛。

2. 注射部位有静脉炎和血栓性静脉炎。

3. 可见腹胀、腹痛、寒战、败血症、脓毒性休克、脱水、痛风、乏力、坏死、白色念珠菌病、体重减轻、面部水肿、注射部位结硬块、注射部位疼痛、胁痛、眩晕。

4. 可能发生心力衰竭、心搏骤停、心动过缓、房颤、心脏杂音、窦性心动过速和硬膜下出血。

5. 消化系统可见食欲缺乏、胃肠道出血、难辨梭状菌引起的假膜性小肠结肠炎、口炎、胀气、痔、肠梗阻、胆汁淤积、胃炎、十二指肠炎、食管炎、黄疸、味觉异常、口腔溃疡、胰腺炎和幽门狭窄。

6. 神经系统可见头晕、神经衰弱、癫痫发作、震颤、抑郁、感觉减退、痉挛和攻击性行为。

7. 呼吸系统可见胸水、低氧血症、支气管狭窄、咽部不适、胸膜炎、疼痛、鼻出血、哮喘、发音障碍、咯血和呃逆。

8. 皮肤系统可见出汗、皮炎、潮红、荨麻疹、脱皮。

9. 生殖泌尿系统可见肾功能不全、无尿或少尿、阴道瘙痒、血尿、尿路梗阻、膀胱无力、阴道白色念珠菌病、外阴阴道炎和阴道炎。

10. 肝脏可见 ALT、AST 和 ALP 升高，血小板和嗜酸性粒细胞增多。

11. 上市后，还有发生过敏反应、过敏样反应和幻觉的报告。

【妊娠期安全等级】 B。

【禁忌与慎用】 1. 对本品和其他培南类药物过敏者、18 岁以下儿童、已感染白色念珠菌病者、心血管病患者和有严重药物过敏史者禁用。

2. 胃肠道疾病患者、对其他 β-内酶胺类抗生素过敏者、有癫痫病史者和痛风患者慎用。

3. 本品可分泌至乳汁，哺乳期妇女应权衡对其的重要性，选择停药或暂停哺乳。

【药物相互作用】 1. 本品合用丙磺舒（口服一次 500 mg，4 次/日）时，由于后者竞争肾小管分泌途径，使本品的 CL 下降。

2. 有文献表明，患者接受丙戊酸或双丙戊酸钠时，如合并碳青霉烯类（包括本品）用药，会导致丙戊酸血药浓度降低，低于治疗范围，使癫痫发作的风险增加。

【剂量与用法】 1. 本品可静脉滴注或肌内注射，成人 1 g/次，1 次/日，连用 7 d。静脉滴注应持续 30 min。对于适合肌内注射治疗的感染，肌内注射完全可以替代静脉滴注。

2. 静脉滴注不可使用葡萄糖注射液稀释药物。可将本品 1 g 加入注射用水或 0.9% 氯化钠注射液 10 ml 中，轻轻摇匀，使之溶解，然后将此配制好的药液加入盛有 0.9% 氯化钠注射液 50 ml 的容器中。药液在室温下保存不得超过 6 h，最好及时滴注。

【用药须知】 1. 本品不可和其他药物混合静脉滴注。

2. 以下用药指南供给药时参考。

（1）合并腹内感染，1 g/d，疗程 5～14 d。

（2）合并皮肤和皮肤结构感染，1 g/d，连用 7～14 d。

（3）社区获得性肺炎，1 g/d，连用 10～14 d（在静脉滴注至少 3 d 后，如病情有改善迹象，可以转换为口服疗法）。

（4）合并尿路感染（包括肾盂肾炎），1 g/d，连用 10～14 d（在静脉滴注至少 3 d 后，如病情有改善迹象，可以转换为口服疗法）。

（5）急性骨盆感染（包括产后、子宫内膜炎、感染性流产、妇科感染），1 g/d，连用 3～10 d。

3. 肾功能不全患者的给药法：

（1）Ccr＞30 ml/min 时，不必调整剂量。

（2）重度肾功能衰竭（Ccr≤30 ml/min）和晚期肾病（Ccr≤10 ml/min），每天只给 500 mg。

（3）正在接受血液透析的患者，建议血液透析前 6 h 内给予 500 mg/d，血液透析完毕补给 150 mg；接受腹膜透析或血液滤过的患者如何处理，目前尚缺可靠资料。

（4）当只有血清肌酐值可用时，可利用下面的方法计算肌酐清除率（Ccr）：

男性 Ccr＝体重（kg）×（140－年龄）/72×血清肌酐（mg/100 ml）；

女性 Ccr＝男性 Ccr×0.85。

4. 肝功能不全患者不必调整剂量。

5. 老年人肾功能有不同程度的减退，应适当调整剂量并监测肾功能。

6. 肌内注射本品时，应避免将药液注入血管内。

7. 在无确切的细菌感染证据，或对某种适应证预防性使用本品，不仅不可能给患者带来益处，反而可能增加耐药菌的产生。

8. 肌内注射本品时，可加入 1% 盐酸利多卡因 3.2 ml，以缓解疼痛。

9. 在已患有中枢神经系统疾病（如脑损害、癫痫等）的患者使用本品时，经常引起癫痫发作。

10. 一旦超量用药，应立即停药，对症处理，并进行血液透析以清除药物。

【制剂】 注射剂（粉）：1 g。

【贮藏】 密封，贮于 25 ℃以下。

法罗培南

(faropenem)

别名：氟罗培南

本品属于人工合成、可供口服的碳青霉烯类，其结构与 β-内酰胺类抗生素相关。

【CAS】 106560-14-9

【理化性状】 1. 化学名：（＋）-（5*R*，6*S*）-6-［（1*R*）-1-Hydroxyethyl］-7-oxo-3-［（2*R*）-tetrahydro-2-furyl］-4-thia-1-azabicyclo［3.2.0］hept-2-ene-2-

carboxylic acid

2. 分子式：$C_{12}H_{15}NO_5S$

3. 分子量：285.3

4. 结构式

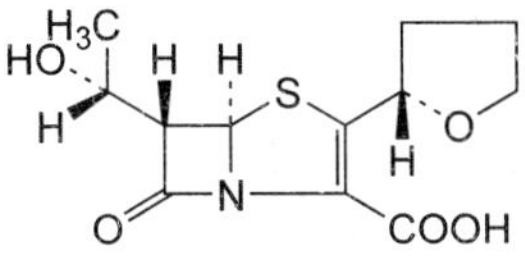

法罗培南钠
(faropenem sodium)

别名：法罗、Farom

〖CAS〗 122547-49-3

〖理化性状〗 1. 化学名：Sodium(＋)-(5*R*,6*S*)-6-[(1*R*)-1-hydroxyethyl]-7-oxo-3-[(2*R*)-tetrahydro-2-furyl]-4-thia-1-azabicyclo[3.2.0]hept-2-ene-2-carboxylate

2. 分子式：$C_{12}H_{14}NaNO_5S$

3. 分子量：307.3

【药理作用】 本品的作用机制类似厄他培南，除了不抑制铜绿假单胞菌之外，可抑制链球菌、葡萄球菌和包括淋病奈瑟菌、流感杆菌、卡他布汉菌等在内的革兰阴性菌，其作用优于其他同类药物，且对厌氧菌更为有效。

【体内过程】 1. 吸收　本品口服后易于吸收，不受食物影响。单次口服 300 mg 后可达 C_{max} 6.24 μg/ml，AUC 为 11.72(μg·h)/ml，$t_{1/2}$ 约 1 h。给药后 12 h 内排泄给药量的 5%；进入消化道的药物几乎全部被分解。

2. 分布　本品能分布进入患者咳痰、拔牙创伤流出液、皮肤组织、扁桃体组织、上颌窦黏膜组织、女性生殖组织、眼睑皮下组织和前列腺等组织中。本品亦可少量分布进入母乳中。

3. 代谢　本品以原形吸收，部分以原形自尿排泄，其余经肾中的脱氢肽酶-1(DHP-1)代谢后随尿消除。人血浆及尿中没有发现具有抗菌活性的代谢物。

4. 消除　本品主要经肾排泄，正常健康成人空腹口服本品 150、300 或 600 mg 后，尿中排泄率(0～24 h)在 3.1%～6.8%间，最高尿中浓度达到时间为 0～2 h，最高尿中浓度值分别是 21.7、57.6 或 151.5 μg/ml，但 12 h 后几乎已经不能再被检出。

老年患者服用本品的 $t_{1/2}$ 会延长。肝功能不全患者的 $t_{1/2}$ 与正常患者无明显区别。肾功能不全患者的血药浓度有所上升，且 $t_{1/2}$ 有所延长。

【适应证】 用于治疗敏感菌引起的各个系统感染，包括皮肤和牙科感染。

【不良反应】 1. 主要不良反应为腹泻、腹痛、稀便、皮疹、恶心等。

2. 实验室检查可见 ALT、AST 升高，嗜酸性粒细胞增多。

【妊娠期安全等级】 B。

【禁忌与慎用】 1. 对本品过敏者禁用。

2. 儿童用药的安全性和有效性尚未确定。

3. 有药物过敏史者、对 β-内酰胺类抗生素过敏者慎用。

4. 本品可经乳汁分泌，哺乳期妇女应权衡对其的重要性，选择停药或暂停哺乳。

5. 本人或双亲为易于发生支气管哮喘、发疹、荨麻疹等变态反应症状体质的患者慎用。

6. 经口摄取不良的患者或正接受非口服营养疗法患者、全身状态不良的患者(有时会出现维生素 K 缺乏症，故需予以充分观察)慎用。

【药物相互作用】 参见美罗培南。

【剂量与用法】 根据病情的轻重，成人口服一次 150～300 mg，3 次/日。老年患者宜从 150 mg 的剂量开始。

【用药须知】 1. 老年患者应适当减少剂量，并注意可能发生腹泻。

2. 消化不良或常有腹泻的患者，更应注意观察，如已开始腹泻，应考虑停药并给予适当处理。

3. 服药患者可能因缺乏维生素 K 而出现出血的倾向。

【制剂】 片剂：150 mg；200 mg。

【贮藏】 防潮，贮于常温下。

多利培南
(doripenen)

别名：多尼培南、Finibax

本品是人工合成的广谱碳青霉烯类抗生素，其结构与 β-内酰胺类抗生素类似。临床用其一水合物。

【CAS】 148016-81-3

【ATC】 J01DH04

【理化性状】 1. 本品为灰白色至微黄色结晶性粉末。

2. 化学名：(4*R*，5*S*，6*S*)-3-[((3*S*，5*S*)-5-[[(Aminosulfonyl)amino]methyl]-3pyrrolidinyl)thio]-6-[(1*R*)-1-hydroxyethyl]-4-methyl-7-oxo-1-azabicyclo[3.2.0]hept-2-ene2-carboxylic acid monohydrate

3. 分子式：$C_{15}H_{24}N_4O_6S \cdot H_2O$

4. 分子量：438.52

5. 结构式

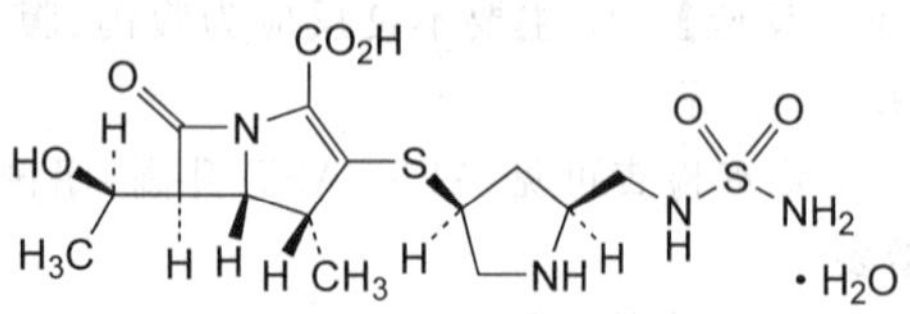

【用药警戒】 1. 如出现诸如过敏症状和体征（荨麻疹、呼吸困难、面部、嘴唇、舌头或咽喉肿胀）应立即呼叫紧急救护。

2. 如出现多种严重不良反应（腹泻、水样便或血便、呼吸困难、皮肤苍白、易出现瘀伤或出血、癫痫发作或发热、喉咙剧烈疼痛、头痛伴有严重的皮肤起泡、剥脱或红疹），应立即就医。

【药理作用】 1. 本品属于碳青霉烯类抗菌药物，主要与细菌的 PBPs 结合，抑制细菌细胞壁的生物合成。本品可使多种 PBPs 失去活性，造成细胞壁合成受阻，导致细菌细胞死亡。针对大肠埃希菌和铜绿假单胞菌，本品不但与 PBP3 和 4 结合，还与维持细胞形态的 PBP2 结合。

2. 本品在体外及临床感染中对下列微生物有抗菌活性：

(1) 革兰阴性菌　包括鲍曼不动杆菌、大肠埃希菌、肺炎克雷伯菌、奇异变形杆菌、铜绿假单胞菌。

(2) 革兰阳性菌　包括星群链球菌、中间链球菌。

(3) 其他细菌　包括厌氧菌包括粪拟杆菌、脆弱拟杆菌、多形拟杆菌、单形拟杆菌、平凡拟杆菌、微小链球菌。

3. 至少 90%的、下列微生物的体外最小抑制浓度低于或等于本品的组织浓度。本品治疗下列微生物感染的、安全性和有效性的临床对照试验不足：

(1) 革兰阳性菌　包括金黄色葡萄球菌（仅对甲氧西林敏感者）、无乳链球菌、酿脓链球菌。

(2) 革兰阴性菌　包括弗氏枸橼酸杆菌属、阴沟肠杆菌、产气肠杆菌、产酸克雷伯菌、摩氏摩根菌、黏质沙雷菌。

4. 影响药效的耐药机制主要包括药物被碳青霉烯水解酶水解失活、PBPs 发生突变、细菌外膜的通透性降低及主动外排。除外碳青霉烯水解酶，对于多数 β-内酰胺水解酶（包括革兰阳性菌和阴性菌所产的青霉素酶和头孢菌素酶）来说，本品是相对稳定的。尽管可能发生交叉耐药，但仍然可能有个别产碳青霉烯水解酶的菌株对本品敏感。

【体内过程】 1. 24 名健康受试者静脉滴注本品 500 mg，得到的药动学参数有 C_{max} 为（23.0±6.6）μg/ml，$AUC_{0-\infty}$ 为（36.3±8.8）（μg·h）/ml。在静脉（滴注时间超过 1 h）给予 500 mg 至 1 g 的剂量范围内，本品的药动学呈线性关系。每 8 h 静脉给予 500 mg 或 1 g 本品，重复给药 7～10 d 后未发现药物蓄积。

2. 本品平均血浆蛋白结合率为 8.1%，且与血浆中的药物浓度无关。稳态分布容积为 16.8L（8.09～55.5L），与细胞外液量相近似（18.2L）。本品分布于多种组织和体液中，包括感染部位。在腹腔内及腹膜后体液中的浓度可达到或超过抑制敏感菌的浓度，其具体数据见下表（只是这一发现的临床意义尚未确定）。

本品在各组织和体液中的浓度

组织或体液	剂量(mg)	滴注时间(h)	采样数量*	采样时间†	浓度范围(μg/ml 或 μg/g)	组织或体液中浓度与血药浓度的比值(平均值%)(范围)
腹膜后体液	250	0.5	9‡	30～90 min§	3.15～52.4	0.25 h 范围 4.1(0.5～9.7) 2.5 h 范围 990(173～2609)
	500	0.5	4‡	90 min§	9.53～13.9	0.25 h 范围 3.3(0.0～8.1)，6.5 h 范围 516(311～842)
腹膜渗出物	250	0.5	5‡	30～150 min§	2.36～5.17	0.5 h 范围 19.7(0.00～47.3)，4.5 h 范围 160(32.2～322)
胆囊	250	0.5	10	20～215 min	BQL～1.87¶	8.02(0.00～44.4)
胆汁	250	0.5	10	20～215 min	BQL～15.4#	117(0.00～611)
尿液	500	1	110	0～4 h	601(BQL#～3360)♭	—
	500	1	110	4～8 h	49.7(BQL#～635)♭	—

注：* 除非特别说明，每名受试者仅采一份样本；† 从开始滴注算起。‡ 收集一系列的标本，为最大浓度。§ T_{max} 范围。¶ BQL（低于定量检测限）6 名患者。# BQL 1 名患者。♭ 中位数（范围）

3. 本品主要经去氢肽酶代谢为无活性的开环代谢产物——多利培南 M1，此代谢物的 AUC 为原药 AUC 的 18%±7.2%。在肝微粒体酶体外实验中，未检测到本品的代谢物，表明本品不是 CYP 酶系的底物。

4. 本品主要以原药经肾排出，终末 $t_{1/2}$ 为 1 h，血浆清除率为(15.9±5.3)L/h，肾清除率为(10.8±3.5)L/h。本品在代谢过程中要经过肾小球滤过和肾小管的主动排泌。给予健康成人单剂量 500 mg，48 h 内从尿中回收原药和开环代谢物的比例分别为 70%和 15%。给予健康成人放射性标记的本品，1 周后在粪便中回收的总放射性物质<1%。

5. 轻度(Ccr 为 50～79 ml/min)、中度(Ccr 为 31～50 ml/min)和重度(Ccr≤30 ml/min)肾功能不全患者的 AUC 分别为健康受试者(Ccr≥80 ml/min)的 1.6、2.8 和 5.1 倍。中、重度肾功能不全患者需调整剂量。

终末期肾病患者透析后使用本品，其 AUC 为健康者的 7.8 倍。给予本品 500 mg 后，本品及多利培南 M1 经透析 4 h 后的透析液中分别回收 231 mg 和 28 mg。对透析患者调整剂量的建议尚无充足的数据提示。

6. 在肝功能不全患者中的药动学尚未确定，因其不经肝脏代谢，其药动学可能不受肝功能不全的影响。

7. 本品在年龄≥66 岁的 6 名男性健康老人和 6 名女性健康老人中进行研究，其平均 $AUC_{0-\infty}$ 比年轻健康者高 49%。差异可能与年龄相关的内生肌酐清除率的变化相关。

8. 性别和种族对本品药动学没有影响。

【适应证】 1. 本品仅用于治疗已被证实或者强烈怀疑由敏感菌引起的感染，从而减少耐药细菌的增加、维持本品以及其他抗菌药物的有效性。原则上应根据细菌培养所得到的敏感性信息选择或调整抗菌药物及治疗方案，但在缺乏此类数据的情况下，也可根据当地的流行病学和细菌敏感性模式凭借经验选定治疗方案。

2. 用于大肠埃希菌、肺炎克雷伯菌、铜绿假单胞菌、脆弱拟杆菌、粪拟杆菌、多形拟杆菌、单形拟杆菌、普通拟杆菌、中间链球菌、星群链球菌、微小消化链球菌引起的复杂性腹腔内感染。

3. 用于复杂性泌尿道感染，包括大肠埃希菌引起的肾盂肾炎、同时伴有肺炎克雷伯菌、奇异变形杆菌、铜绿假单胞菌及鲍曼不动杆菌等引起的菌血症病例。

【不良反应】 1. 可发生超敏反应及严重的过敏反应、难辨梭状芽孢杆菌相关性腹泻、吸入使用时可发生的肺炎。

2. ≥5%的不良反应为头痛、恶心、腹泻、皮疹和静脉炎。

3. 导致停药的不良反应为恶心、外阴真菌感染及皮疹。

4. ≥1%的不良反应为头痛、静脉炎、腹泻、失眠、肾损害、肾功能衰竭、瘙痒、皮炎、肝酶升高、口腔白色念珠菌病、外阴真菌感染。

5. 上市后报告的不良反应有超敏反应、中性粒细胞减少、白细胞减少、血小板减少、中毒性表皮坏死松解症、斯-约综合征、间质性肺炎、癫痫发作。

【妊娠期安全等级】 B。

【禁忌与慎用】 1. 对本品或者同类的其他药物有严重超敏反应或者对β-内酰胺类过敏的患者禁用。

2. 妊娠期妇女用药尚无充分、良好的对照研究资料，妊娠期妇女仅在有必要时才可使用。

3. 尚不明确本品是否可经乳汁分泌，哺乳期妇女慎用。

4. 本品在老年人中的暴露量增加，且老年人易出现肾功能减退或者肾前性氮血症，不良反应的发生风险高于其他人群，对于老年患者应调整剂量。

5. 儿童用药的安全性和有效性尚未确定。

6. 用药前后及用药时应当检查或监测老年患者或中、重度肾功能不全患者的肾功能，对于中、重度肾功能不全的患者，用药需要调整剂量。

【药物相互作用】 1. 本品主要经肾小管主动分泌和肾小球滤过随尿液排出，因此，本品如与通过相同途径排泄的其他药物合用，由于竞争性作用，可能改变本品或其他药物的血药浓度。

2. 本品与丙戊酸合用导致丙戊酸血药浓度低于治疗范围，从而增加癫痫发作的风险。基于合用中本品的药动学不受影响，在必须合用本品时，应给予足够的抗惊厥治疗。

3. 与丙磺舒合用，会导致本品血药浓度升高，不推荐同时使用。

4. 体外协同实验发现，本品拮抗其他抗生素(如左氧氟沙星、阿米卡星、复方新诺明、达托霉素、利奈唑胺及万古霉素)的作用或被上述抗菌药物拮抗的作用很小。

【剂量与用法】 1. 成人常规剂量：

(1) 对于≥18 岁的成年人，本品的推荐剂量为每 8 h 静脉滴注 500 mg，滴注时间超过 1 h。

(2) 复杂性腹腔内膜感染，一次 500 mg，每 8 h 一次，1 h 滴注完，5～14 d 为一疗程。用药期间，经过至少 3 d 的滴注治疗，若临床症状明显改善，可以选择适当的口服治疗药物。

(3) 复杂性泌尿道感染(包括肾盂肾炎)，一次

500 mg，每 8 h 一次，1 h 滴注完，10 d 为一疗程。对伴有菌血症的患者，疗程应持续至 14 d。用药期间，经过至少 3 d 的滴注治疗，若临床症状明显改善，可以选择适当的口服治疗药物。

2. 肾功能不全患者根据肌酐清除率(Ccr)调整剂量：

(1) Ccr＞50 ml/min，无必要调整剂量。

(2) 30 ml/min≤Ccr≤50 ml/min，一次 250 mg，每 8 h 一次，静脉滴注的时间＞1 h。

(3) 10 ml/min＜Ccr＜30 ml/min，一次 250 mg，每 12 h 一次，静脉滴注的时间＞1 h。

(4) Ccr 可根据下列公式估算(公式中使用的血清肌酐应在肾功能稳定的状态下测定)：

Ccr＝体重×(140－年龄)/72×血清肌酐(mg/100 ml)

女性的肌酐清除率为男性的 85%。

3. 肾功能不全的老年人应适当调整剂量，肾功能正常的老年患者，不推荐进行剂量调整。

4. 配制方法及注意事项：

(1) 因本品注射剂中不含抑菌剂，配制过程必须在无菌条件下进行，输液亦必须遵循无菌技术操作。本品用作静脉滴注的液体呈澄清、无色或微黄色，使用前必须观察溶液中有无颗粒物质及变色。液体发生变色在上述正常颜色范围内不会影响其药效变化。

(2) 配制时，首先用 10 ml 灭菌的注射用水或 0.9%氯化钠注射液溶解，轻轻震荡，形成混悬液(注意：该混悬液不能用于直接注射！)。然后用带有 21 号针头的注射器抽取混悬液，将其添加到含有 0.9%氯化钠注射液或 5%葡萄糖的输液袋中，轻轻摇晃，直到液体澄清，注意控制滴注速度。

(3) 本品与其他药物的相容性未知，本品不能与其他药物混合或加入含有其他药物的液体中。

(4) 使用无菌注射用水或者 0.9%氯化钠注射液配制的本品混悬液在转移至输液袋之前可以保存 1 h。使用 5%葡萄糖注射液稀释后，常温下可保存 4 h，2～8 ℃下可保存 24 h；使用 0.9%氯化钠注射液稀释后常温下可保存 12 h，2～8 ℃可保存 72 h。配制的混悬液及稀释液均不能冷冻保存。

【用药须知】 1. 如果出现超剂量使用的情况，应采取停药或给予一般支持性疗法等措施。虽然本品可以通过血液透析除去，但也不能在血液透析时使用超剂量药物。

2. β-内酰胺类抗生素可发生致命的过敏反应和皮肤反应，对多种变应原过敏的患者个体更易发生。本品治疗前详细询问患者是否对碳青霉烯类、头孢菌素类、青霉素类或其他变应原过敏。对青霉素或其他 β-内酰胺类过敏的患者慎用，因 β-内酰胺类抗生素与本品存在交叉过敏。

如发生过敏反应，应停药，严重的急性过敏反应需急救，给予肾上腺素及其他抢救措施，包括吸氧、静脉补液，静脉给予抗组胺药、皮质激素、升压胺类，如临床需要，可开放气道。

3. 本品可致难辨梭状芽孢杆菌相关性腹泻(CDAD)，如怀疑或确诊 CDAD，停止正在使用的无直接对抗难辨梭状芽孢杆菌作用的抗菌药物，给予适当的补液、电解质、蛋白质、抗难辨梭状芽孢杆菌药物，如临床需要，进行外科评估。

4. 缺乏证据或不是高度怀疑细菌感染使用本品对患者无益，并会导致细菌耐药。

5. 与丙戊酸或丙戊酸钠合用时，导致癫痫发作概率增加。本品可降低丙戊酸钠的血药浓度，在一些病例中，即使增加丙戊酸的剂量，血药浓度并不见升高。可考虑选择其他抗菌药物，如必须合用，需加强抗惊厥治疗。

6. 使用本品可能导致耐药菌生长的风险增大。

7. 有研究表明，当本品吸入给药时，会导致肺炎的发生，禁止通过该途径给予本品。

【制剂】 注射剂(粉)：250 mg；500 mg。

【贮藏】 贮于 25 ℃，短程携带允许 15～30 ℃。

替比培南匹酯

(tebipenem pivoxil)

本品是人工合成的口服广谱碳青霉烯类抗生素。2009 年在日本上市。

【CAS】 161715-21-5(tebipenem)；161715-24-8(tebipenem pivoxil)

【理化性状】 1. 化学名：(1*R*，5*S*，6*S*)-6-[1(R)-Hydroxyethyl]-1-methyl-2-[1-(2-thiazolin-2-yl)azetidin-3-ylsulfanyl]-1-carba-2-penem-3-carboxylic acid pivaloyloxymethyl ester

2. 分子式：$C_{22}H_{31}N_3O_6S_2$

3. 分子量：497.63

4. 结构式

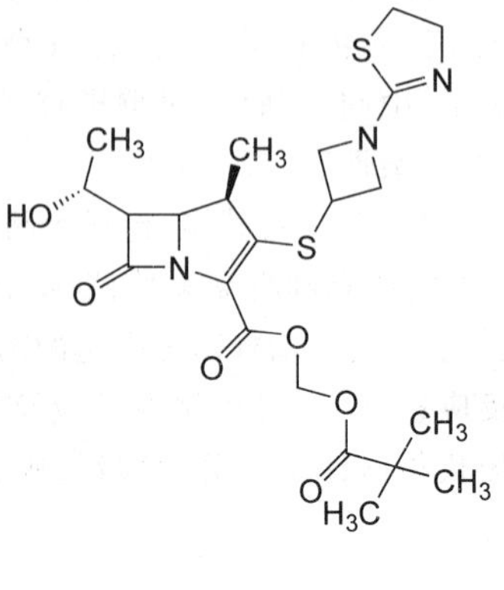

【简介】 本品是首个可供口服的碳青霉烯类抗菌药。用于儿童耳鼻喉和上呼吸道感染的治疗。口服，4 mg/kg，2 次/日，饭后服用。主要不良反应为腹泻。颗粒剂：10%。

1.1.1.1.6 单菌霉素类

这类药物又称作单环 β-内酰胺类抗生素。天然的单菌霉素来自泥土中的醋酸杆菌属、土壤杆菌属、色素杆菌属和葡萄糖杆菌等。这种天然的单菌霉素仅有微弱的抗菌活性，其化学特点为 β-内酰胺单环，有别于其他 β-内酰胺类的双环结构。其主核为 3-氨基单菌霉酸，如果在其主核上增加各种不同的取代基就可合成出不同的单菌霉素，从而使其抗菌活性大大加强，对 β-内酰胺酶趋于稳定。

氨曲南
(aztreonam)

别名：菌克单、君克单、氨噻酸单胺菌素、Azthreonam、Azactam

本品为首先上市的单菌霉素类抗生素。

【CAS】 78110-38-0

【ATC】 J01DF0

【理化性状】 1. 本品为白色或类白色粉末。加水强烈振摇，其溶液呈无色或浅灰黄色，放置后可显出浅品红色，其 pH 为 4.5～7.5。

2. 化学名：(*Z*)-2-{2-Aminothiazol-4-yl-[(2*S*,3*S*)-2-methyl-4-oxo-1-sulphoazetidin-3-ylcarbamoyl]methyleneamino-oxy}-2-methyl-propionic acid

3. 分子式：$C_{13}H_{17}N_5O_8S_2$

4. 分子量：435.4

5. 结构式

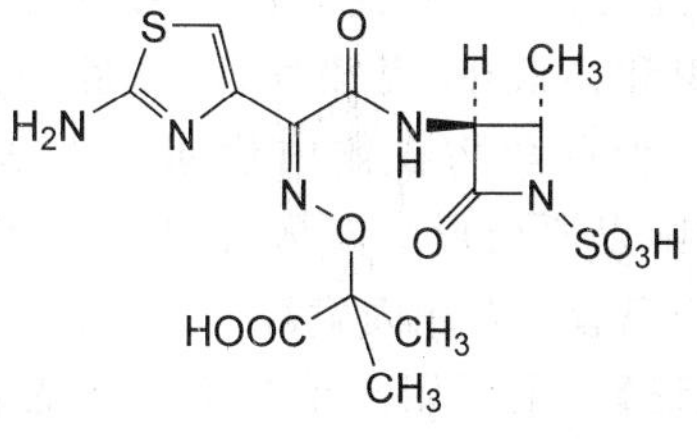

6. 配伍禁忌：据报道，氨曲南与头孢拉定、甲硝唑、萘夫西林和万古霉素不相容。

【药理作用】 1. 人工合成的本品含有主核 3-氨基单菌霉酸(3-AMA)。在主核 1 位的氮上含有一个磺酸基团，具有激活 β-内酰胺的作用；在 3 位上含有一个氨基噻唑肟侧链，使本品对抗革兰阴性菌的活性增强；侧链上的羟基和甲基既能增强对抗铜绿假单胞菌的活性，也会削弱对抗革兰阳性菌的活性。此外，4 位上含有一个 α-甲基，使本品产生对 β-内酰胺酶的稳定性，加强对革兰阴性菌的活性，但却也削弱了对革兰阳性菌的活性。

2. 本品的药理作用与青霉素类相同，通过抑制细菌细胞壁的合成达到杀菌作用。本品与革兰阴性菌的 PBP3 具有高度的亲和力。本品对许多 β-内酰胺酶的稳定，似乎极少诱导产生 β-内酰胺酶，使用中偶有耐药发生。

3. 本品抗菌谱窄，其活性主要针对革兰阴性需氧菌(包括产酶菌株)，对革兰阳性需氧或厌氧菌活性极弱甚或全无活性。

4. 对大多数肠杆菌科包括大肠埃希菌、克雷伯杆菌属、变形杆菌属、普罗威登斯、志贺菌属和多种耶尔森菌均具有活性。体外证实，本品浓度≤4 μg/ml 就可抑制大多数上述细菌。某些肠杆菌菌株和多种枸橼酸杆菌耐药。

5. 对流感嗜血杆菌和多种奈瑟菌具有良好的抗菌活性。对铜绿假单胞菌亦具有活性，但较逊于头孢他啶，大多数其他假单胞菌均耐药。

【体内过程】 1. 口服本品极少从胃肠道吸收，肌内注射后吸收良好。肌内注射 1 g 后的 1 h 内可达血药峰值约 46 μg/ml。$t_{1/2}$ 约为 1.7 h，新生儿和肾功能不全患者可见延长，肝功能不全患者也有某种程度的延长。蛋白结合率约为 56%。广泛分布于体内各种组织和体液(包括胆汁)中；除非脑膜有炎症时，本品渗入脑脊液中的量极少，本品可透过胎盘，进入胎儿循环，小量可进入乳汁中。

2. 本品仅有小量被代谢成为无活性的代谢物，在单次用药后 8 h 内约有 60%～70% 的原药随尿排出。其余少量经胆汁排泄。血液透析可明显消除本品，腹膜透析仅消除较少部分。

【适应证】 本品主要用于替代第三代头孢菌素类或氨基糖苷类抗生素治疗，由敏感的革兰阴性菌引起的下呼吸道(包括囊性纤维化患者)、泌尿道、骨和关节、腹腔和盆腔内、皮肤和软组织感染、淋病、脑膜炎和败血症。

【不良反应】 1. 类似青霉素和头孢噻吩。

2. 常见皮疹、荨麻疹、嗜酸性粒细胞增多，罕见过敏反应，多见于有过敏患者。

3. 恶心、呕吐、腹泻和味觉异常。

4. 静脉注射可能引起静脉炎和血栓性静脉炎，肌内注射常有局部疼痛和肿胀发生。

5. 有可能出现二重感染和假膜性小肠结肠炎。

6. 黄疸、肝炎、肝酶升高，凝血酶原时间和部分凝血活酶时间延长也有报道。

【妊娠期安全等级】 B。

【禁忌与慎用】 1. 对本品过敏者禁用。

2. 对 β-内酰胺类抗生素过敏者慎用，肝、肾功能不全患者亦应慎用。

3. 本品可经乳汁分泌，浓度不及母体血药浓度的1%。哺乳期妇女使用时应暂停哺乳。

4. 婴幼儿的安全性尚未确立，应慎用。

5. 老年人用药剂量应按其肾功能减退情况酌情减量。

【药物相互作用】 1. 与口服抗凝药合用可能延长凝血酶原时间。

2. 与氨基糖苷类合用，对铜绿假单胞菌和某些肠杆菌科会产生协同作用，但应从不同的途径分别给药。

【剂量与用法】 1. 本品供深层肌内注射或在3～5 min内缓慢静脉注射，或在20～60 min内静脉滴注。

2. 成人可给予1～8 g/d，每6～12 h一次。单次肌内注射或静脉注射1 g治疗淋病或膀胱炎。

3. >1周龄的婴儿和儿童可给予30 mg/kg，每6～8 h一次。≥2岁儿童如有严重感染可给予50 mg/kg，每6或8 h一次。一日最大剂量不应超过8 g。

4. 对中至重度肾功能不全患者应减量使用本品，在给予1次起始剂量后，如Ccr为10～30 ml/min，维持量仅用起始量的一半；如Ccr<10 ml/min，维持量为起始量的1/4，在一次血液透析后应补充起始量的1/8。

5. 配制方法

(1) 静脉滴注　每1 g本品至少用注射用水3 ml溶解，再用适当输液(0.9%氯化钠注射液、5%或10%葡萄糖注射液或林格注射液)稀释，本品的浓度不得超过2%，滴注时间20～60 min。

(2) 静脉注射　用注射用水6～10 ml溶解，于3～5 min内缓慢注入静脉。

(3) 肌内注射　每1 g本品至少用注射用水或0.9%氯化钠注射液3 ml溶解，深部肌内注射。

【用药须知】 1. 如想使用本品进行经验性治疗，就有必要扩宽抗菌谱和加强抗菌活性，唯一的办法是合用其他抗微生物药物。

2. 几乎所有广谱抗生素均有不同程度的假膜性小肠结肠炎的报道，包括本品在内，因此，在治疗过程中应注意腹泻症状，并明确诊断。

【制剂】 注射剂(粉)：0.5 g；1 g；2 g。

【贮藏】 室温下保存，避免过热。

卡芦莫南
(carumonam)

为人工合成的单菌霉素类抗生素。

【CAS】 87638-04-8

【理化性状】 1. 化学名：(*Z*)-(2-Aminothiazol-4-yl){[(2*S*, 3*S*)-2-carbamoyloxymethyl-4-oxo-1-sulphoazetidin-3-yl] carbamoyl} methyleneamino-oxyacetic acid

2. 分子式：$C_{12}H_{14}N_6O_{10}S_2$

3. 分子量：466.4

4. 结构式

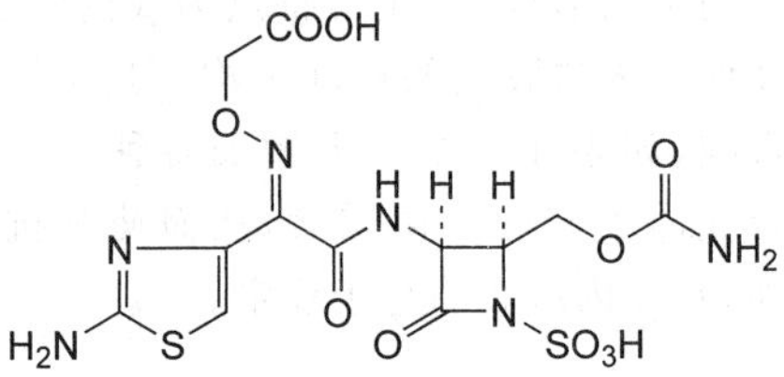

卡芦莫南钠
(carumonam sodium)

别名：Amasulin

〖CAS〗 86832-68-0

〖理化性状〗 1. 本品为白色或浅黄色粉末，微溶于水，不溶于二氯甲烷或甲醇。2.5%水混悬液的pH为3.0～4.5。

2. 化学名：(*Z*)-(2-Aminothiazol-4-yl){[(2*S*, 3*S*)-2-carbamoyloxymethyl-4-oxo-1-sulphoazetidin-3-yl] carbamoyl} methyleneamino-oxyacetic acid, disodium salt

3. 分子式：$C_{12}H_{12}N_6Na_2O_{10}S_2$

4. 分子量：510.4

【药理作用】 本品的抗菌活性和抗菌谱类似氨曲南。

【体内过程】 本品供肌内注射，广泛分布于体内各种组织和体液中，尤以胆汁、胸腔积液、腹水和尿液为甚。少量药物在体内代谢为无活性的代谢物，大部分则以原药形式随尿排出。$t_{1/2}$约为2.2 h，肾功能不全患者或合用丙磺舒可见延长。

【适应证】 主要用于治疗大肠埃希菌、枸橼酸杆菌属、克雷伯菌属、肠杆菌属、沙雷菌属、变形杆菌属、铜绿假单胞菌及嗜血流感杆菌等引起的感染，呼吸道感染、泌尿系统感染、胆管炎、胆囊炎、腹膜炎及败血症等。

【不良反应】 1. 如发现皮疹、荨麻疹、药物热等过敏反应发生，应即时停药，但罕见过敏性休克发生。

2. 恶心、腹泻偶有发生。

3. 可出现嗜酸性粒细胞增多，中性粒细胞减少，红细胞减少。少见AST、ALT和BUN升高。还有可能出现蛋白尿。

【妊娠期安全等级】 B。

【禁忌与慎用】 1. 对本品过敏者应禁用。

2. 对其他 β-内酰胺类抗生素过敏者应慎用。

3. 重度肾功能不全患者及老年人慎用。

4. 儿童用药的安全性及有效性尚未确定。

5. 尚未明确本品是否可经乳汁分泌，哺乳期妇女慎用。如确需使用，应选择停药或暂停哺乳。

【药物相互作用】 丙磺舒可使本品血药浓度升高，$t_{1/2}$ 延长。

【剂量与用法】 1. 可供深层肌内注射、缓慢静脉注射或滴注。

2. 成人 1～2 g/d，分 2 次用，重症可增至4～6 g/d。

【用药须知】 1. 本品尚未广泛用于临床，所获用药经验极有限，为防止意外，使用前应备好急救措施。

2. 中、重度肾功能不全患者，必须调整用量。

3. 用药期间，可能出现白色念珠菌感染。

【制剂】 注射剂(粉)：0.5 g；1 g。

【贮藏】 室温(25 ℃)条件下贮存。

1.1.1.2　氨基糖苷类

氨基糖苷类是从链霉菌属和单孢丝菌属培养获得的半合成抗生素衍生物。这类药物含有 1 或 2 个以糖苷配基形式连接到氨基环醇核上的氨基糖，更精确地说，这类药物可称作氨基苷的氨基环醇类。除链霉素外，庆大霉素、阿米卡星等的氨基环醇核都是 2-脱氧链霉胺。本类中的链霉素根据其主要的抗菌活性将被列入抗结核病药系列中讨论，巴龙霉素则归于抗寄生虫病药系列中论述。

【稳定性】 一般说来，在 pH 为 2～11 时本类药物是稳定的。2-脱氧链霉胺的衍生物对热稳定。氨基糖苷类的水溶液见光变色，在空气中氧化会变黑，但变色似乎并不影响效力。本类药物与许多药物(包括青霉素类和头孢菌素类在内的 β-内酰胺类)在物理上和化学上均可能不相容，但也要根据具体药物和几种其他因素(如药物浓度、所用的具体稀释液、产生的 pH 值和温度)而定。

【作用机制】 本类药物均具有杀菌作用。尽管确切的作用机制尚未得到充分的阐明，但这些药物似乎是通过不可逆地与 30S 核糖体相结合，从而抑制了敏感菌的蛋白质合成。

【抗菌谱】 1. 本类药物对不动杆菌属、枸橼酸杆菌属、肠杆菌、大肠埃希菌属、吲哚阳性和阴性变形杆菌属、普罗威登斯菌、假单胞菌属、沙门菌属、沙雷菌属和志贺菌属均具有活性。这些细菌中的大部分对阿米卡星、庆大霉素、奈替米星和妥布霉素均敏感，对卡那霉素耐药较为常见，这些细菌中的大部分对新霉素、巴龙霉素耐药。阿米卡星、庆大霉素、奈替米星和妥布霉素对大多数铜绿假单胞菌菌株具有活性；但这些微生物一般都耐卡那霉素、新霉素、巴龙霉素。阿米卡星对某些细菌菌株特别是变形杆菌属、假单胞菌属和沙雷菌属具有活性。然而，某些对庆大霉素和(或)妥布霉素敏感的细菌菌株却对阿米卡星耐药。对奈替米星敏感的某些革兰阴性细菌的菌株却对庆大霉素和(或)其他当前使用的氨基糖苷类产生了耐药；然而，阿米卡星对一些耐庆大霉素的菌株比奈替米星更具有活性。

2. 本类药物对大多数金黄色葡萄球菌和表皮葡萄球菌菌株具有活性，但对链球菌则仅有极低的活性。

3. 除链霉素外，其他本类药物对结核分枝杆菌，偶遇分枝杆菌也具有某种程度的活性；卡那霉素还对堪萨斯分枝杆菌、海水分枝杆菌和细胞内分枝杆菌的某些菌株具有活性。

4. 巴龙霉素对原虫特别是痢疾阿米巴具有活性，还对牛肉绦虫、猪肉绦虫、短膜壳绦虫、阔节裂头绦虫具有驱虫作用。新霉素和巴龙霉素对棘阿米巴属具有活性。新霉素浓度为 12.5 μg/ml 和巴龙霉素浓度为 5 μg/ml 对这些微生物具有杀灭作用。

【耐药性】 1. 对一种或更多的本类药物自然存在的和获得的耐药现象已在革兰阳性和革兰阴性菌中出现。对某一具体的氨基糖苷类耐药可能是由于细菌细胞壁渗透性降低，核糖体结合部位的改变，通过结合获得质粒介导的耐药因子的存在所产生的。质粒介导的耐药使耐药细菌通过乙酰化、磷酸化或腺苷酰化能够在酶的作用下改变细菌，并能在相同的或不同的菌种之间进行传递。耐其他氨基糖苷类和几种其他抗感染药(如氯霉素、磺胺类、四环素)就会在相同的质粒上被传递。阿米卡星对于大多数常见的改变氨基糖苷的酶来说，不是合适的底物。

2. 在本类药物中有部分交叉耐药，交叉耐药常在卡那霉素、新霉素和巴龙霉素之间出现。在抗分枝杆菌中，卡那霉素和链霉素之间没有交叉耐药，但在卡那霉素与卷曲霉素之间则存在部分耐药现象。

【过敏反应】 偶然引起超敏反应，包括皮疹、荨麻疹、口炎、瘙痒、全身灼热、发热和嗜酸性粒细胞增多，罕见短暂性粒细胞缺乏和过敏反应。在本类药品中存在的交叉过敏原已得到证实。

【不良反应】 1. 耳毒性表现在前庭和听觉两方面的损害。前庭症状包括头晕、眼球震颤、眩晕和共济失调，听觉症状包括耳鸣和喘鸣，以及不同程度的听力减退都是第 8 对脑神经损害的表现。在临床听力丧失之前，往往先出现在听力测试时可测知到的高频感觉丧失。如损害广泛，听力丧失就可能是永久性的。罕见的情况是，在停用本类药物后，第8对脑神经的损害还在进展，可能出现全部或部分不可逆的双侧耳聋。尽管区别不是绝对的，而且任一本类药物都可能发生两种耳毒形式中的一种，但庆大霉素、妥布霉素引起的前庭症状更频繁，而阿米卡星、卡那霉素、新霉素或巴龙霉素所致听觉症状则比较多见。因使用本类药物导致双侧永久性耳聋多有报道，儿童遭此不幸更多见。我国每年仍有新发聋儿4万人左右。据临床资料显示，有的患儿虽仅1次给予少量即可出现耳聋，常因此而引发医疗纠纷。近有研究显示，药物中毒性耳聋具有遗传性。证据表明，药物中毒性耳聋存在基因突变。因此，临床在使用这类药物之前，必须反复询问患者（特别是患儿）的家庭史，并向患者说明以上信息，在征得患者（或患儿家长）同意后用药较妥。有条件的地方可先进行线粒体检测，筛出高危情况，尽可能减少耳毒性的发生。

2. 肾毒性是本类药物最主要的不良反应。可见BUN、NPN和血肌酐浓度升高，尿比重和肌酐清除率降低，尿中出现蛋白、细胞和管型。大多数由于使用氨基糖苷类引起的肾毒性会出现非尿少的氮质血症，罕见发生少尿。接受本类药物（如庆大霉素和奈替米星）可导致范康尼（Fanconi）样综合征（近端肾小管功能不全），出现氨基酸尿和代谢性酸中毒。罕见的异常还有肾的电解质消耗，表现有低钙血症、低镁血症、低钾血症，临床可见感觉异常、四肢抽搐、精神错乱、Chvostek 和 Trousseau 征阳性，当婴儿发生此种肾电解质消耗时，手足搐搦和肌无力可能是突出的表现。如接受本类药物的患者发生了这种肾电解质异常，必须适当纠正电解质失衡。

一般说来，本类药物所致的肾毒性在停药后可见逆转；但罕见因尿毒症引起的死亡病例确有报道。妥布霉素的肾毒性似乎低于庆大霉素，阿米卡星、庆大霉素和奈替米星的肾毒性几乎接近相等。

3. 在当前使用的本类药物中，均有不同程度的神经肌肉阻断作用，而作用最强者，很可能是新霉素和奈替米星。导致这种阻滞作用常与用量有关，具有自限性，且极少引起呼吸麻痹。当某一这类药物被用于浆膜表面（如胸腔内注射或腹腔内滴注）时，或用于患有神经肌肉疾病（如重症肌无力）或低钙血症的患者，或用于正在接受全麻、神经肌肉阻断药或含有枸橼酸盐的大量输血的患者最有可能发生这种神经肌肉阻断作用。药源性神经肌肉阻断不易逆转，其可逆性似乎要根据阻断的严重程度来确定；静脉用钙盐已成功地用于某些过量病例的抢救，而机械辅助呼吸是有必要的，据报道，新斯的明逆转本类药物所致神经肌肉阻滞的效果极易改变。在使用本类药物（如庆大霉素和奈替米星）期间，可能导致周围神经病和脑病，包括麻木、皮肤麻刺感、肌肉颤搐、癫痫发作和重症肌无力样综合征。其他神经毒性作用包括头痛、震颤、嗜睡、感觉异常、周围神经炎、蛛网膜炎和急性器质性脑综合征则罕见发生。本类药物还会引起视神经炎，表现为视物模糊、视力减退、盲点和盲点扩大。

4. 其他较少见的不良反应有恶心、呕吐、贫血、白细胞减少、粒细胞减少、血小板减少、心动过速、关节痛、一过性肝大、脾肿大、肝坏死、心肌炎、低血压、网织红细胞增多或减少，血清 AST、ALT、LDH、ALP 或胆红素水平一过性上升，使用庆大霉素还极少引起食欲缺乏、体重减轻、精神抑郁、口涎增多、高血压、脱发、紫癜、肺纤维化和喉头水肿。注射部位刺激、疼痛、无菌性脓肿、皮下萎缩、脂肪坏死和血栓性静脉炎在肌内注射或静脉注射本类药物时也会发生。

5. 口服本类药物最常发生恶心、呕吐和腹泻。极少发生的还有脂肪、蛋白质、钠、钙、糖、铁、维生素 B_{12} 的吸收障碍；血清胆固醇、胡萝卜素和维生素 K 浓度降低。口服相当小量的庆大霉素或新霉素一般都会被吸收，这些药在肾功能不全患者体内会积累起来，以致产生全身性中毒。

【药物相互作用】 1. 凡可能引起神经毒性、耳毒性（如强利尿药）或肾毒性的药物与本类药物合用会使毒性加重。

2. 在使用本类药物的同时使用全麻或神经肌肉阻滞药可使神经肌肉阻滞作用增强，并引起呼吸麻痹。

3. 合用β-内酰胺类抗生素或万古霉素对抗肠球菌和铜绿假单胞菌可起到协同作用。

4. 已经证明，本类药物合用氯霉素、克林霉素或四环素并未在体内产生拮抗作用，抗菌活性未见降低。

5. 体外证实，多种青霉素制剂对氨基糖苷类药物均有灭活作用，表明有配伍禁忌。如必须同时使用此二类药物（如合用广谱青霉素对某些肠杆菌科细菌确可起到协同作用），应分别采用不同途径给药。

6. 前列腺素合成抑制剂（如阿司匹林）可能加重本类药物的肾毒性。

7. 吲哚美辛可升高早产新生儿血中本类药物的峰值，合用时应调整后者剂量。

8. 不可同时使用两种不同的本类药物，以免加重神经、耳、肾毒性反应。

【给药方法】 从本质上讲，PK-PD(药动学-药效学)模型是用来研究药量与效应之间的转换过程的，模型对评价药物的有效性，推算出最佳的治疗剂量和给药的间隔时间，并使毒性和不良反应减少到最小，以及使耐药性减到最小甚至得以避免上具有重要的指导作用。

浓度依赖性抗菌药物的特点是，大多数的抗菌浓度都有一个最高限度，当药物浓度超过了这个最高限，其抗菌活性就不会提高。氨基糖苷类的毒性重轻与血药浓度的高低并无直接的或相应的关系。因此，对于氨基糖苷类药物来说，将一天分为多次的给药量作为每天定时单次给药，单次的毒性不会加重，能使药效更长时间保持在最低抑菌浓度以上，消除了多次注射的繁琐。因此，采用单次注射的趋势已经势不可挡。

不过，对于老年或小儿患者、肝肾功能不全患者仍应采用一日多次注射方法。在对这类药物的用法上保留着多次给药方法正是适应这些患者的需要。此外，妊娠期妇女和哺乳期妇女更应权衡利弊地使用这类药物。

【用药须知】 1. 本类药物用药前不必做皮试，因而使某些给药者和接受药物的患者认为这类药物可以安全使用，却没有注意到他们的毒性作用(特别是耳、肾毒性)，以致造成永久性耳聋和严重肾功能受损。

2. 使用本类药物前有必要先熟悉这些药物的不良反应，当开始出现毒性反应时，切勿有侥幸心理，应及时停药，并进行必要的治疗措施。条件许可，应进行血药浓度监测，以防止用量不当。

3. 毒性反应有时是由于合用其他具有耳、肾毒性的药物造成的。因此，凡具有耳、肾毒性的其他药物不可与本类药物合用。

4. 有些本类药物的制剂中含有亚硫酸盐，此盐可能引起过敏反应，严重的或不太严重的哮喘发作，多见于既往有哮喘病史者。

5. 已有听力减退或肾功能不全的患者尽可能避免使用本类药物；必须使用时，应给予小剂量，并严密关注毒性反应的出现。

6. 患有神经肌肉疾病(如重症肌无力、帕金森病)的患者禁用本类药物。

7. 使用本类药物有可能导致真菌过度生长，应给予患者适当的治疗。

8. 本类药物相互间存在交叉过敏反应，因此，对任一本类药物过敏时，应禁用其他本类药物。

9. 患肠梗阻的患者禁用口服新霉素和卡那霉素。

10. 由于耐药菌株不断出现，阿米卡星和奈替米星应留作耐庆大霉素和其他本类药物的严重感染的治疗药物。

11. 胎儿、婴儿的肾和耳蜗未完全成熟，对本类的敏感性高、老年人肾细胞进行性萎缩，肾小球滤过率下降，药物的排泄减慢，所以，妊娠期妇女、婴幼儿应避免使用，老年人慎用。

庆大霉素
(gentamicin)

本品为最常使用的一种氨基糖苷类抗生素，获自紫红小单孢菌(*Micromonospora purpurea*)的培养物。

【ATC】 1403-66-3

【ATC】 D06AX07；J01GB03；S01AA11；S02AA14；S03AA06；QA07AA91；QG01AA91；QG51AA04；QJ51GB03

【理化性状】 1. 其主要组分是庆大霉素 C_1、C_{1a}、C_2、C_{2a}和 C_{2b}，含有 20%～40%庆大霉素 C_1，10%～30%庆大霉素 C_{1a}、C_2、C_{2a}和 C_{2b}的总量是 40%～60%，其强度不低于 590U/mg(以无水物质计算)。

2. 结构式

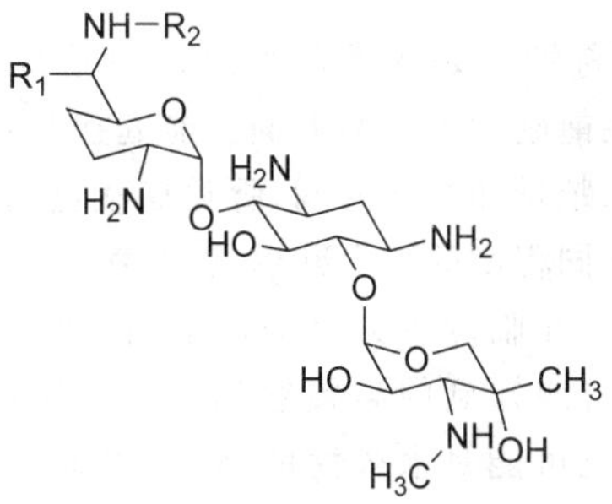

Gentamicin C_1　R_1=R_2=CH_3
Gentamicin C_2　R_1=CH_3, R_2=H
Gentamicin C_{1a}　R_1=R_2=H

硫酸庆大霉素
(gentamicin sulfate)

别名：Alcomicin、Garamycin、Genta

〖CAS〗 1405-41-0

〖理化性状〗 1. 本品为白色结晶性粉末，无臭，味苦，溶于水(50 mg/ml)，不溶于乙醇、丙酮、三氯甲烷、醚等。

2. 配伍禁忌　氨基糖苷类在体外实验中通过与β-内酰胺环相互作用而被青霉素类和头孢菌素类部分失活。失活程度取决于温度、浓度和接触时间。

不同的氨基糖苷类药物有差异，阿米卡星似乎最为稳定，妥布霉素最易失活，而庆大霉素和奈替米星则居中。β-内酰胺类在失活作用上也有差异，环境、氨苄西林、青霉素和抗假单胞菌属青霉素(羧苄西林、替卡西林)有显著的失活作用。克拉维酸钾也可使其失活。庆大霉素还与呋塞米、肝素、碳酸氢钠(酸性庆大霉素溶液可产生二氧化碳)和一些胃肠外营养溶液有配伍禁忌。可能与pH碱性制剂(磺胺嘧啶钠)或在酸性环境中不稳定的药物(如红霉素盐)有相互作用。

由于潜在的不相容性，庆大霉素和其他氨基糖苷类通常不能与其他药物在注射器或输液器中混合，也不能由同一通道滴注。氨基糖苷类与β-内酰胺类合用时，必须分开滴注。

3. 稳定性　10 mg/ml和40 mg/ml浓度的硫酸庆大霉素在4 ℃或25 ℃下于塑料密闭容器中保存30 d，其效价下降16%，个别出现褐色沉淀。在玻璃容器中保存30 d，效价下降7%，尚可使用。如果更长时间地保存会产生更多沉淀物，不推荐使用。

【用药警戒】 1. 肾毒性是本品及本类药物最常见的不良反应。可见BUN，NPN和血肌酐水平升高，尿比重和肌酐清除率降低，出现尿蛋白、细胞和管型。大多数由于使用氨基糖苷类引起的肾毒性会出现非尿少的氮质血症，罕见发生少尿，因而易被疏忽。

2. 耳毒性也是本类药物最值得重视的毒性反应，表现在前庭和听觉两方面。前庭症状包括头昏、眼球震颤、眩晕和共济失调，听觉症状包括耳鸣和喘鸣，以及不同程度的听力减退，都是第8对脑神经损害的表现。在临床听力丧失之前，往往先出现在听力测试时可测知到的高频感觉丧失。如损害广泛，听力丧失就可能是永久性的，致使患者尤其是儿童痛楚一生。

3. 对于氨基糖苷类药物来说，大剂量低频率给药疗效固然较好。但切切关注肾功能不全患者不应采用此种给药方法。

4. 本品禁与强效利尿剂合用。

5. 本品禁与其他有肾毒性的药物合用。

【药理作用】 1. 革兰阴性菌如布氏杆菌、鞘杆菌、弯曲菌属、枸橼酸菌属、艾氏菌属、肠杆菌属、克雷伯杆菌属、变形杆菌属、普罗威登斯菌、假单胞菌属、沙雷菌属弧菌属和耶尔森菌属都对本品敏感。

2. 许多金黄色葡萄球菌菌株对本品高度敏感，单核细胞增多性李斯特菌和某些表皮葡萄球菌对本品也敏感。但本品对链球菌和肠球菌则无活性。

3. 本品对大多数敏感菌的MIC为0.03～2 μg/ml。一般说来，本类药物的浓度不必比MIC高出很多，就能起到杀菌作用。

【体内过程】 1. 本品极少从胃肠道吸收。在肾功能正常人群中，肌内注射本品1 mg/kg后30～60 min，可达平均血药峰值的4 μg/ml，与静脉滴注时所获得的情况相似。个体差异是存在的。在血药浓度未达到均衡状态之前，多次给药是需要的。这说明体内各种组织(如肾脏)的结合部位要达到饱和状态。本品的蛋白结合率很低。肠外给药后，本品主要弥散进入细胞外液。几乎不渗入脑脊液中，即使脑膜有炎症时也一样不能渗入。极少进入眼内，但可迅速分布于内耳外淋巴，可透过胎盘，仅少量分泌进入乳汁。

2. 本品的$t_{1/2}$为2～3 h，新生儿和肾功能不全患者可能延长。本品不在体内代谢。在稳态时，于24 h以原药形式随尿排出，尿中的药物浓度可达到100 μg/ml。少量进入胆汁。本品可在体内各种组织中累积，因而在停药20 d后，仍可从尿液中检测到本品。

【适应证】 用于由敏感菌引起的下呼吸道、泌尿道、皮肤和软组织、骨和关节、腹腔和盆腔感染、布氏杆菌病、猫抓病，囊性纤维化、心内膜炎、胃肠炎、性病肉芽肿、李斯特菌病、外耳炎、中耳炎、鼠疫，由假单胞菌或其他革兰阴性菌感染的全身性烧伤或溃疡，菌血症和败血症。滴眼液可用于眼部敏感菌感染。

【不良反应】 1. 耳毒性是本品多发而且最值得重视的不良反应之一。前庭的损害有头昏、眩晕、眼球震颤和共济失调表现；听觉损害有耳鸣、喘鸣以及不同程度的听力减退，甚至听力全部丧失，极少的情况是，在停用本品后，第8对脑神经受损的程度还在进展，追踪观察是有必要的。余参见本类药物引言中“不良反应”第1项。

2. 本品的肾毒性表现包括BUN、NPN和血肌酐浓度升高，尿比重和肌酐清除率降低，尿量减少，尿中出现蛋白、细胞和管型，还会出现不易察知的非尿少的氮质血症。与本品耳毒性不同的是，一般来说，一经停药，此不良反应即可逆转。余参见本类药物引言中“不良反应”第2项。

3. 本品还具有神经肌肉阻断作用，患有脑神经受损、重症肌无力和帕金森病的患者更易导致此种不良反应。其表现为无力、麻木、针刺感和颜面烧灼感。余参见本类药物引言中“不良反应”第3项。

4. 偶见超敏反应，轻者皮疹、严重者可发生剥脱性皮炎。

5. 参见本类药物引言中“不良反应”第4项。

【妊娠期安全等级】 D。

【禁忌与慎用】 1. 对任何一种本类药物过敏者禁用本品。

2. 有听力明显减退或重度肾功能不全患者禁用本品。

3. 脑神经受损、重症肌无力和帕金森病患者应慎用。

4. 轻度肾功能不全患者应慎用本品，严重者禁用。

5. 本品在乳汁中分泌量很少，但通常哺乳期妇女在用药期仍宜暂停哺乳。

【药物相互作用】 1. 本品与青霉素类或头孢菌素类合用可起到协同作用，具体说，与抗假单胞菌青霉素合用可增强抗铜绿假单胞菌的作用。但两者存在配伍禁忌，应使用不同的途径分别给药。

2. 本品合用青霉素对肠球菌产生协同作用，有利于治疗肠球菌所致心内膜炎。

3. 本品与两性霉素 B、肝素或头孢菌素类之间亦存在配伍禁忌。

4. 本品与强利尿剂、顺铂、两性霉素 B、环孢素或万古霉素合用，可加重其肾毒性。

5. 1 例报道，本品合用磷酸盐导致严重低钙血症，应予警惕。

【剂量与用法】 1. 本品可供肌内注射、静脉注射和滴注，但由于静脉注射常易导致神经肌肉阻滞，滴注又易出现无治疗效力的低血药浓度，目前皆倾向于肌内注射。疗程一般为 7～10 d。

2. 成人，口服 80～160 mg，3～4 次/日，用于治疗肠道感染，用于全身感染不可采用此种给药方式。肌内注射或稀释后静脉滴注，一次 80 mg(8 万单位)，或按体重一次 1～1.7 mg/kg，每 8 h 一次；或一次 5 mg/kg，每 24 h 一次，疗程为 7～14 d。静脉滴注时将一次剂量加入 50～200 ml 的 0.9%氯化钠注射液或 5%葡萄糖注射液中，1 次/日静脉滴注时加入的液体量应不少于 300 ml，使药液浓度不超过 0.1%，该溶液应在 30～60 min 内缓慢滴入，以免发生神经肌肉阻滞作用。

3. 儿童可口服 10～15 mg/(kg・d)，3 次分服，用于治疗肠道感染，用于全身感染不可采用此种给药方式。肌内注射或稀释后静脉滴注，一次 2.5 mg/kg，每 12 h 一次；或一次 1.7 mg/kg，每 8 h 一次。疗程为 7～14 d，期间应尽可能监测血药浓度，尤其新生儿或婴儿。

4. 鞘内及脑室内给药　剂量为成人一次 4～8 mg，小儿(3 个月以上)一次 1～2 mg，每 2～3 d 一次。注射时将药液稀释至不超过 0.2%的浓度，抽入 5 ml 或 10 ml 的无菌针筒内，进行腰椎穿刺后先使相当量的脑脊液流入针筒内，边抽边推，将全部药液于 3～5 min 内缓缓注入。

5. 滴眼液　滴于眼睑内，1～2 滴/次，3～5 次/日。

6. 在无条件进行治疗药物浓度监测的情况下，可按下表调整用量。

肾功能不全患者剂量调整

Ccr(ml/min)	肾功能不全程度	按日剂量调整的比例
50～80	轻度	2/3～1/2
10～25	中度	1/2～1/5
<10	重度	1/5～1/10

【用药须知】 1. 较普遍认为，本品的有效治疗血药浓度为 4～10 μg/ml，峰值高于 12 μg/ml，谷值高于 2 μg/ml，均可能产生毒性反应。因此，对较长期使用本品或肾功能不全患者应进行治疗药物浓度监测，并定期进行听力和前庭功能检查。对肥胖者或囊性纤维化患者也应列为接受监测的对象。

2. 测定血药浓度谷值应在下次给药前 0.5～1 h 取血液标本，峰值则在给药后 0.5～1 h 取血。

3. 国内已有多例因用本品出现过敏性休克，应予关注。本品不要求做皮试，可能是医患均愿意使用本品的原因之一，由此产生了过度的安全感，对早期出现的毒性表现未予高度重视，以致使相关器官遭到严重的毒性损害，最甚者竟使听力终生丧失。这是医、药、护三方面人员都应特别关注的严重问题。

4. 本品对胎儿第 8 对脑神经有损害作用，为安全计，妊娠期妇女不用本品为好。

5. 本品滴眼液对链球菌感染无效，故由链球菌引起的感染，不宜用此药。

【临床新用途】 特发性复发性气胸　成人用本品 4 万～8 万 U 加入 2%普鲁卡因 2～8 ml 注入胸腔，1～2 d 注射 1 次，约 3～10 次可愈。

【制剂】 ①注射液：20 mg/1 ml；40 mg/1 ml；80 mg/2 ml。②片剂：20 mg；40 mg。③颗粒剂：10 mg，庆大霉素珠链：系塑料制成的小珠，串成链，小珠中含有本品，置于脓腔中缓释药物，其持续杀菌作用较全身用药佳。④滴眼液：40 mg/ml。

【贮藏】 <40 ℃保存，15～30 ℃保存更宜。

卡那霉素

(kanamycin)

别名：Kanamycine

本品属氨基糖苷类抗生素，获自卡那霉素链霉菌(*Streptomyces kanamyceticus*)的培养物，由3种具有活性的物质——卡那霉素A、B、C组成。然而，目前市售的几乎全部是由卡那霉素A组成的(余二种含量极少)。

【CAS】 59-01-8

【ATC】 A07AA08;J01GB04;S01AA24

【理化性状】 1. 化学名：6-*O*-(3-Amino-3-deoxy-α-D-glucopyranosyl)-4-*O*-(6-amino-6-deoxy-α-D-glucopyranosyl)-2-deoxystreptamine

2. 分子式：$C_{18}H_{36}N_4O_{11}$

3. 分子量：484.5

4. 结构式

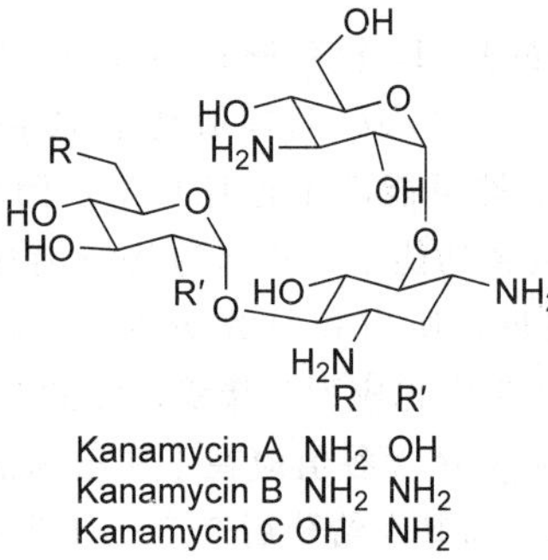

硫酸卡那霉素
(kanamycin sulfate)

别名：Kantrex

〖CAS〗 25389-94-0(anhydrous kanamycin sulfate)

〖理化性状〗 1. 本品为白色结晶性粉末，无臭，有吸湿性。以干品计算，每1 g效价不低于750 μg卡那霉素。易溶于水，不溶于丙酮、乙酸乙酯或苯酚。1%水溶液的pH为6.5～8.5。

2. 化学名：6-*O*-(3-Amino-3-deoxy-α-D-glucopyranosyl)-4-*O*-(6-amino-6-deoxy-α-D-glucopyranosyl)-2-deoxystreptamine sulphate monohydrate

3. 分子式：$C_{18}H_{36}N_4O_{11} \cdot H_2SO_4 \cdot H_2O$

4. 分子量：600.6

5. 配伍禁忌：关于氨基糖苷类药物如卡那霉素与β-内酰胺类药物的配伍禁忌见硫酸庆大霉素。也曾报道本品与其他一些药物包括抗菌药和电解质有配伍禁忌。

【用药警戒】 1. 肾毒性是本品及本类药物最常见的不良反应。可见BUN、NPN和血肌酐水平升高，尿比重和肌酐清除率降低，出现尿蛋白、细胞和管型。老年患者及脱水者风险高。

2. 耳毒性也是本类药物最值得重视的毒性反应，表现在前庭和听觉两方面。前庭症状包括头昏、眼球震颤、眩晕和共济失调，听觉症状包括耳鸣和喘鸣，以及不同程度的听力减退，都是第8对脑神经损害的表现。在临床听力丧失之前，往往先出现在听力测试时可测知到的高频感觉丧失。

3. 本品禁与强效利尿剂合用。

4. 禁与其他有肾毒性的药物合用。

【药理作用】 1. 类似庆大霉素的抗菌谱。

2. 某些结核杆菌菌株对本品敏感。

3. 铜绿假单胞菌耐药。

4. 大多数敏感菌的MICs为0.5～4.0 μg/ml。

5. 许多对本品曾经敏感的细菌已逐渐形成耐药，临床使用率明显下降。

【体内过程】 1. 口服本品仅可吸收用量不到1%，如胃肠道黏膜有炎症或溃疡时，吸收量会增加。在肌内注射0.5 g和1 g后约1 h可分别达到血药峰值20和30 μg/ml，$t_{1/2}$约3 h，腹腔滴注后的吸收情况类似肌内注射。

2. 进入体内的大部分药物迅速经肾于24 h内随尿排出。已从脐带血和乳汁中检出本品。

【适应证】 1. 目前主要口服以抑制肠道菌丛生长，防治肝昏迷。

2. 滴眼液用于治疗敏感菌所致结膜炎、角膜炎、泪囊炎、眼睑炎、睑板腺炎等感染。

【不良反应】 1. 类似庆大霉素。

2. 肌内注射部位疼痛、发炎、青肿和血肿时有发生。

3. 口服本品可致胃肠障碍，吸收不良。

【妊娠期安全等级】 D。

【禁忌与慎用】 1. 对任一本类药物过敏者禁用本品。

2. 胃肠溃疡病患者禁口服本品。

3. 本品可通过乳汁分泌，哺乳期妇女使用时应暂停哺乳。

【药物相互作用】 1. 常与甲硝唑同服，以增强在肠道中的抗菌作用。

2. 本品与青霉素类或头孢菌素类均存在配伍禁忌，必须合用时应分开从不同途径给药。

【剂量与用法】 1. 口服时，成人4 g/d，分3～4次给药(防治肝昏迷)。肠道手术前准备一次1 g，1次/小时，连用4次。

2. 肌内注射时，成人0.5 g，2次/日，儿童15～25 mg/(kg·d)，2次分用。

3. 疗程为7～10 d，累积总用量不可超过10 g。

4. 滴眼液，滴入眼结膜囊内，一次1～2滴，3～5次/日。

5. 肾功能不全时用量，Ccr为50～90 mg/min

时用正常剂量的 60%～90%，每 12 h 一次（正常剂量为一次 7.5 mg/kg，每 12 h 一次）；Ccr 为 10～50 ml/min 时用正常剂量的 30%～70%，每 12～18 h 一次；Ccr＜10 mg/min 时用正常剂量的 20%～30%，每 24～48 h 一次。

【用药须知】 1. 尽管本品曾作为抗结核病的二线药物，但由于耐药问题，已被更安全的药物所取代。

2. 有报道本品可用于淋球菌感染，但临床早已有更有效、更安全的药物在使用。

3. 必要时，应进行药物浓度监测，峰值以不超过 30 μg/ml，谷值以不超过 10 μg/ml 为限，否则易招致毒性反应或无效。

【制剂】 ①注射液：500 mg/2 ml。②滴眼液：40 mg/8 ml。③片剂：125 mg。④注射剂（粉）：0.5 g；1 g。

【贮藏】 贮存于 15～30 ℃条件下。

卡那霉素 B
（bekanamycin）

【CAS】 4696-76-8

【理化性状】 1. 化学名：6-*O*-(3-Amino-3-deoxy-α-D-glucopyranosyl)-2-deoxy-4-*O*-(2,6-diamino-2,6-dide-oxy-α-D-glucopyranosyl)-D-streptamine

2. 分子式：$C_{18}H_{37}N_5O_{10}$

3. 分子量：483.36

4. 结构式

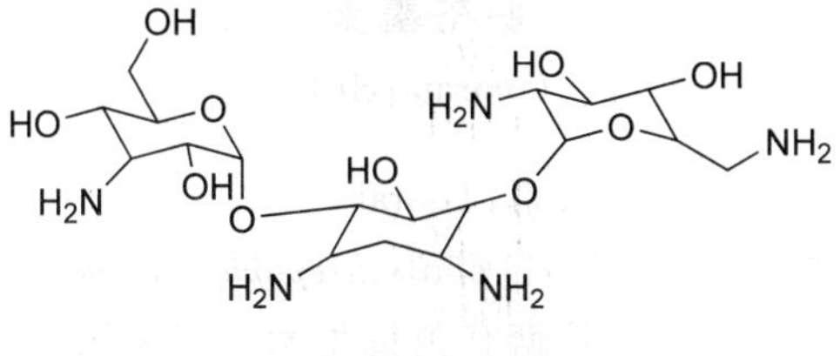

硫酸卡那霉素 B
（bekanamycin sulfate）

别名：Kanacyl

〖CAS〗 70550-99-1；29701-07-3

〖理化性状〗 1. 化学名：6-*O*-(3-Amino-3-deoxy-α-D-glucopyranosyl)-2-deoxy-4-*O*-(2,6-diamino-2,6-dideoxy-α-D-glucopyranosyl)-D-strep-tamine(1∶1)

2. 分子式：$C_{18}H_{37}N_5O_{10} \cdot H_2SO_4$

3. 分子量：581.59

【简介】 本品是一种氨基糖苷类抗生素，也是卡那霉素的同源化合物。其性质类似于庆大霉素。局部用药可治疗眼部感染，也可供口服或肌内注射。其毒性较卡那霉素强。

阿米卡星
（amikacin）

别名：丁胺卡那霉素、Amikin、Kaminax

本品为半合成的卡那霉素 A 衍生物，临床用其硫酸盐。

【CAS】 37517-28-5

【ATC】 D06AX12；J01GB06；S01AA2

【理化性状】 1. 本品为白色或类白色粉末。微溶于水，不溶于丙酮或乙醇，略溶于甲醇。1%水溶液的 pH 为 9.5～11.5。

2. 化学名：6-*O*-(3-Amino-3-deoxy-α-D-glucopyran-osyl)-4-*O*-(6-amino-6-deoxy-α-D-glucopyranosyl)-*N*1-[(2*S*)-4-amino-2-hydroxybutyryl]-2-deoxy-streptamine

3. 分子式：$C_{22}H_{43}N_5O_{13}$

4. 分子量：585.6

5. 结构式

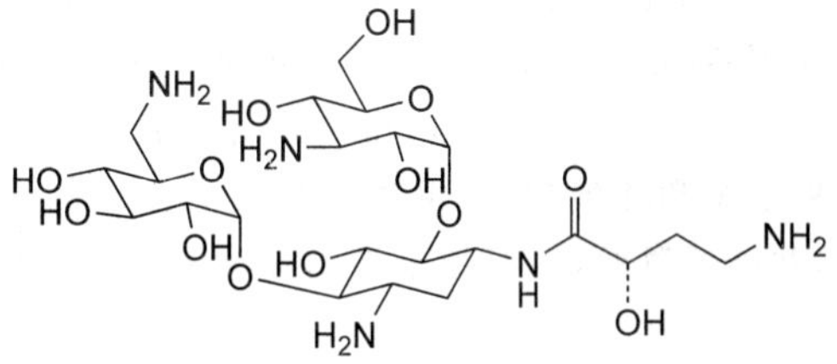

硫酸阿米卡星
（amikacin sulfate）

〖CAS〗 39831-55-5

〖理化性状〗 1. 本品为白色或类白色粉末。其重量在干燥后之多可减少 13%。易溶于水，不溶于乙醇或丙酮。1%水溶液的 pH 为 2.0～4.0。

2. 分子式：$C_{22}H_{43}N_5O_{13} \cdot 2H_2SO_4$

3. 分子量：781.8

4. 配伍禁忌：文献报道，阿米卡星与其他多种药物不相容。然而，在多种情况下，报道是相对立的，此外，一些外因，如药物强度和所用赋形剂的成分等因素都可能会影响其相容性。

5. 稳定性：溶液可能会从无色变为浅黄，但不会降低药效。

【用药警戒】 1. 肾毒性是本品及本类药物最常见的不良反应。可见 BUN、NPN 和血肌酐水平升高，尿比重和肌酐清除率降低，出现尿蛋白、细胞和管型。老年患者及脱水者风险高。

2. 耳毒性也是本类药物最值得重视的毒性反应，表现在前庭和听觉两方面。前庭症状包括头昏、眼球震颤、眩晕和共济失调，听觉症状包括耳鸣和喘鸣，以及不同程度的听力减退，都是第8对脑神经损害的表现。在听力丧失之前，往往先在听力测试时出现高频听力丧失。

3. 本品禁与强效利尿剂合用。

4. 禁与其他有肾毒性的药物合用。

【药理作用】 1. 参见庆大霉素。

2. MIC为0.1～8 μg/ml或更高，高于庆大霉素。

3. 许多常见的酶可使敏感菌对氨基糖苷类产生耐药，但本品却不被这些酶降解。因此，本品与庆大霉素和其他本类药物之间的交叉耐药不常见。这意味着耐庆大霉素和其他本类药物的细菌，有可能被阿米卡星杀灭。这正是本品受到临床重视的最大特点。

4. 值得注意的是，耐本品的革兰阴性菌和葡萄球菌菌株正在不断出现。因此有人提出，本品应专用于耐其他本类药物的细菌。

【体内过程】 1. 在一次肌内注射本品500 mg后1 h血药峰值可达20 μg/ml，10 h后降至2 μg/ml。1次静脉注射500 mg后30 min血药峰值可达38 μg/ml，1 h后降至18 μg/ml。本品广泛分布于体内各种组织和体液中，也可透过脑膜炎儿童的血-脑屏障，并能透过胎盘，但却不能迅速渗入正常的脑脊液中。

2. 与蛋白的结合率仅约4%。$t_{1/2}$约为2～3 h。24 h内以原药形式随尿排出本品94%～98%。

【适应证】 1. 敏感菌所致下呼吸道、泌尿道、腹腔、皮肤和软组织、骨和关节感染、烧伤、脑膜炎。

2. 对可疑铜绿假单胞菌感染、囊性纤维化和免疫功能受损者进行经验性治疗。

3. 外用洗剂用于治疗敏感菌引起严重外伤感染。

4. 滴眼液用于治疗敏感菌所致结膜炎、角膜炎等。

【不良反应】 本品滴眼液有轻微的刺激性，偶见过敏反应，出现充血、眼痒、水肿等情况。余参见庆大霉素。

【妊娠期安全等级】 D。

【禁忌与慎用】 参见庆大霉素。

【药物相互作用】 参见庆大霉素“药物相互作用”第1～4项。

【剂量与用法】 1. 参见本类药物引言的“用药须知”第11项。

2. 不论成人或儿童，均用15 mg/(kg·d)，分次肌内注射，每8或12 h一次，严重感染，成人可增至一次500 mg，每8 h一次，成人无并发症的尿路感染，可用7.5 mg/(kg·d)肌内注射，2次分用。与上相同的剂量也可在2～3 min供静脉注射或滴注。

3. 滴注时，成人500 mg，应以100～200 ml输液稀释，于30～60 min内滴注；儿童可按比例减少输液量。滴入体腔内可用0.25%本品溶液。疗程一般为7～10 d。

4. 外用洗剂，喷涂于患处，2～3次/日或遵医嘱。

5. 滴眼剂滴于眼睑内，1～2滴/次，3～5次/日。

【用药须知】 1. 耐本品的细菌一定也对其他本类药物耐药，显示存在交叉耐药性。

2. 本品有效治疗浓度为15～30 μg/ml。峰值超过30～35 μg/ml，谷值超过5～10 μg/ml，均有可能产生毒性反应，长期用药或肾功能不全患者应进行治疗药物浓度监测，听力和前庭功能也应定期检查，以便尽早发现问题。

3. 本品影响听力的作用程度高于庆大霉素，应密切注意。

4. 无条件监测治疗药物浓度时，应仿庆大霉素的有关方法对肾功能不全患者调整剂量。

【制剂】 ①注射液：0.1 g/1 ml；0.2 g/2 ml。②注射剂(粉)：0.2 g(硫酸盐)。③大容量注射液：100 ml含阿米卡星0.2 g(20万单位)与氯化钠0.9 g；200 ml含阿米卡星0.4 g(40万单位)与氯化钠1.8 g。④洗液：25 mg/10 ml。⑤滴眼液：0.25%。

【贮藏】 15～30 ℃贮存。

妥布霉素
(tobramycin)

别名：妥布拉霉素、Tobral

本品为获自黑暗链霉菌(*Streptomyces tenebrarius*)培养物的一种氨基糖苷类抗生素。临床用其硫酸盐，商品名Gernebcin、Nebcin、Tobrex。

【CAS】 32986-56-4

【ATC】 J01GB01；S01AA12

【理化性状】 1. 本品为白色或灰白色、吸湿性粉末。易溶于水，极微溶于乙醇，几乎不溶于三氯甲烷或乙醚。包含不超过8%的水(重量比)。10%水溶液的pH为9.0～11。

2. 化学名：6-*O*-(3-Amino-3-deoxy-α-D-glucopyranosyl)-2-deoxy-4-*O*-(2,6-diamino-2,3,6-trideoxy-α-D-ribo-hexopyranosyl)streptamine

3. 分子式：$C_{18}H_{37}N_5O_9$

4. 分子量：467.5

5. 结构式

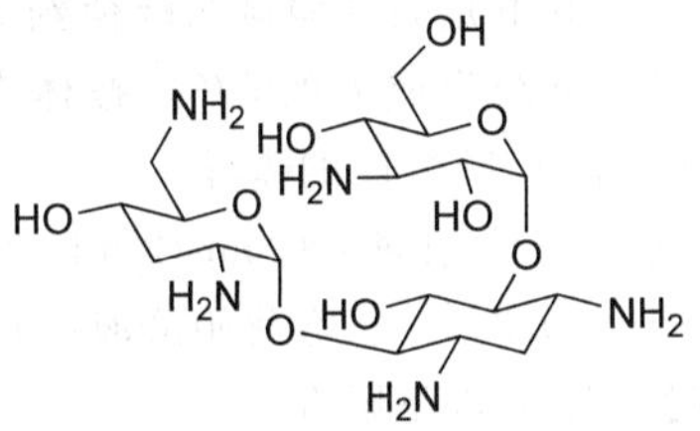

硫酸妥布霉素
(tobramycin sulfate)

【CAS】 49842-07-1（$C_{18}H_{37}N_5O_9$，XH_2SO_4）；79645-27-5[($C_{18}H_{37}N_5O_9$)$_2$，$5H_2SO_4$]

【理化性状】 1. 本品 4%水溶液 pH6.0～8.0。

2. 分子式：$(C_{18}H_{37}N_5O_9)_2 \cdot 5H_2SO_4$

3. 分子量：1425.4

【药理作用】 1. 类似庆大霉素。

2. 体外证实，本品对抗铜绿假单胞菌的活性比庆大霉素稍强。

3. 体外证实，对抗沙雷菌属、葡萄球菌和肠球菌的活性低于庆大霉素，但临床疗效并无差异。

4. MIC 一般类似庆大霉素。

5. 本品与庆大霉素之间存在交叉耐药，但约有 10%菌株耐庆大霉素，却对妥布霉素敏感。

【体内过程】 在肌内注射本品 1 mg/kg 后 30～90 min 可达血药峰值 4～6 μg/ml，注射后 8 h 可降至 1 μg/ml 或更低。缓慢静脉注射同量本品，短时间内可见到血药峰值超过 12 μg/ml。滴注同量本品可获得与肌内注射相同的血药峰值。$t_{1/2}$ 一般为 2～3 h，肾功能不全患者明显延长。1 次肌内注射本品后 24 h 内可随尿排出原药 93%。

【适应证】 1. 用于治疗铜绿假单胞菌、变形杆菌（吲哚阳性和阴性）、大肠埃希菌、克雷伯菌属、肠杆菌属、沙雷菌属及葡萄球菌（包括耐青霉素 G 与耐甲氧西林菌株）所致的新生儿脓毒症、败血症、中枢神经系统感染（包括脑膜炎）、泌尿生殖系统感染、肺部感染、胆道感染、腹腔感染（及腹膜炎）、骨骼感染、皮肤及软组织感染（包括烧伤）、急性与慢性中耳炎、鼻窦炎等。

2. 本品用于铜绿假单胞菌脑膜炎或脑室炎时可同时鞘内注射给药；用于支气管及肺部感染时可同时气溶吸入本品作为辅助治疗。本品对多数 D 组链球菌感染无效。

3. 用于结膜炎、角膜炎等眼部细菌感染，特别是对庆大霉素耐药的革兰阴性杆菌感染，如严重的铜绿假单胞菌感染有效。

【不良反应】 1. 全身给药合并鞘内注射可能引起腿部抽搐、皮疹、发热和全身痉挛等。

2. 常见听力减退、耳鸣或耳部饱满感（耳毒性）、血尿、排尿次数显著减少或尿量减少、食欲缺乏、极度口渴（肾毒性）、步履不稳、眩晕（耳毒性、影响前庭、肾毒性）。

3. 少见呼吸困难、嗜睡、极度软弱无力（神经肌肉阻滞或肾毒性）。本品引起肾功能减退的发生率较庆大霉素低。

4. 停药后如发生听力减退、耳鸣或耳部饱满感，须注意耳毒性。

【妊娠期安全等级】 D。

【禁忌与慎用】 1. 对本品或其他氨基糖苷类过敏者、本人或家族中有人因使用链霉素引起耳聋或其他耳聋者禁用。

2. 肾功能衰竭者禁用。

3. 本品可分泌至乳汁，哺乳期妇女用药期间应暂停哺乳。

4. 由于本品具有潜在的肾毒性和耳毒性，故小儿慎用。

5. 肾功能不全、肝功能异常、前庭功能或听力减退者、失水、重症肌无力或帕金森病及老年患者慎用。

【药物相互作用】 1. 本品与其他氨基糖苷类合用或先后连续局部或全身应用，可增加耳毒性、肾毒性以及神经肌肉阻滞作用。可能发生听力减退，停药后仍可能进展至耳聋；听力损害可能恢复或呈永久性。神经肌肉阻滞作用可导致骨骼肌软弱无力、呼吸抑制或呼吸麻痹（呼吸暂停），用抗胆碱酯酶药或钙盐有助于阻滞作用恢复。

2. 与神经肌肉阻滞药合用，可加重神经肌肉阻滞作用，导致肌肉软弱、呼吸抑制或呼吸麻痹（呼吸暂停）。与代血浆类药如右旋糖酐、海藻酸钠，利尿药如依他尼酸、呋塞米及卷曲霉素、顺铂、万古霉素等合用，或先后连续局部或全身应用可增加耳毒性与肾毒性，可能发生听力损害，且停药后仍可能发展至耳聋，听力损害可能恢复或呈永久性。

3. 与头孢噻吩局部或全身合用可能增加肾毒性。

4. 与多黏菌素类合用，或先后连续局部或全身应用，因可增加肾毒性和神经肌肉阻滞作用，后者可导致骨骼肌软弱无力，呼吸抑制或呼吸麻痹（呼吸暂停）。

5. 本品不宜与其他肾毒性或耳毒性合用或先后应用，以免加重肾毒性或耳毒性。

6. 本品与β-内酰胺类（头孢菌素类或青霉素类）合用常可获得协同作用。

7. 本品与β-内酰胺类（头孢菌素类或青霉素类）

混合可导致相互失活，需合用时必须分瓶滴注。本品亦不宜与其他药物同瓶滴注。

【剂量与用法】 1. 成人常用量肌内注射或静脉滴注，一次按体重 1～1.7 mg/kg，每 8 h 一次，疗程 7～10 d。危重感染患者可增加至一日 8 mg/kg，分次静脉滴注，但病情好转后应尽早减量。

2. 小儿常用量肌内注射或静脉滴注，按体重，出生 0～7 d 者 2 mg/kg，每 12 h 一次；婴儿及儿童 2 mg/kg，每 8 h 一次。

3. Ccr＜70 ml/min 以下者其维持剂量应根据测得的肌酐清除率进行调整。

4. 本品注射液必须经充分稀释后静脉滴注，可将一次用量加入 5%葡萄糖注射液或 0.9%氯化钠注射液 50～200 ml 中稀释成浓度为 1 mg/ml(0.1%) 的溶液，在 30～60 min 内输完(滴注时间不可少于 20 min)，小儿用药时稀释的液量应相应减少。

5. 本品滴眼液可滴于眼睑内，1～2 滴/次，3 次/日。

6. 轻度及中度的眼部感染患者可用眼膏，2～3 次/日，一次取长约 1.5cm 的药膏涂入患眼，病情缓解后减量；滴眼液可与眼膏合用，即白天滴用滴眼液，晚上使用眼膏。

7. 国外资料报道，本品可供囊性纤维化和铜绿假单胞菌感染进行雾化治疗。方法是将本品 600 mg 溶入 0.45%氯化钠溶液 30 ml 中，一日吸入 3 次，共用 4～8 周，资料认为这种高剂量的超声雾化吸收似乎是有效而安全的，此外，还可合用替卡西林或多黏菌素 E。

【用药须知】 1. 本品不宜皮下注射，因可引起疼痛。一般认为，本品的血药峰浓度超过 12 μg/ml，血药浓度谷值超过 2 μg/ml 时易出现毒性反应。1 个疗程不超过 7～10 d。

2. 对一种氨基糖苷类抗生素如链霉素、庆大霉素过敏的患者，可能对本品过敏。

3. 对患者(尤其对肾功能减退者、早产儿、新生儿、婴幼儿或老年患者、休克、心力衰竭、腹水或严重失水等患者)应注意监测听力和肾功能。

4. 本品不能静脉注射，以免产生神经肌肉阻滞和呼吸抑制作用。

5. 长期应用本品可能导致耐药菌过度生长。

6. 应给患者补充足够的水分，以减少肾小管损害。

7. 本品可使 ALT、AST、血清胆红素浓度及血清乳酸脱氢酶浓度的测定值增高；血钙、镁、钾、钠浓度的测定值可能降低。

8. 年龄对于本品的血药浓度有显著影响。剂量相同时，5 岁以下小儿的平均血药峰值约为成人的一半，5～10 岁儿童约为成人的 2/3。按体表面积计算给药剂量可消除年龄造成的差异。

【制剂】 ①注射液：80 mg/2 ml。②滴眼液：0.3%。③眼膏：0.3%。④雾化用溶液：300 mg/5 ml。

【贮藏】 25 ℃以下贮存。

奈替米星

(netilmicin)

别名：乙基紫苏霉素、乙基西梭霉素、Nettacin、Netillin、Netilyn、Netromycin

本品为半合成的西索米星衍生的氨基糖苷类抗生素。

【CAS】 56391-56-1

【ATC】 J01GB07；S01AA23

【理化性状】 1. 化学名：4-*O*-[(2*R*,3*R*)-*cis*-3-Amino-6-aminomethyl-3，4-dihydro-2*H*-pyran-2-yl]-2-deoxy-6-*O*-(3-deoxy-4-*C*-methyl-3-methylamino-L-arabinopyranosyl)-1-*N*-ethylstreptamine

2. 分子式：$C_{21}H_{41}N_5O_7$

3. 分子量：475.58

4. 结构式

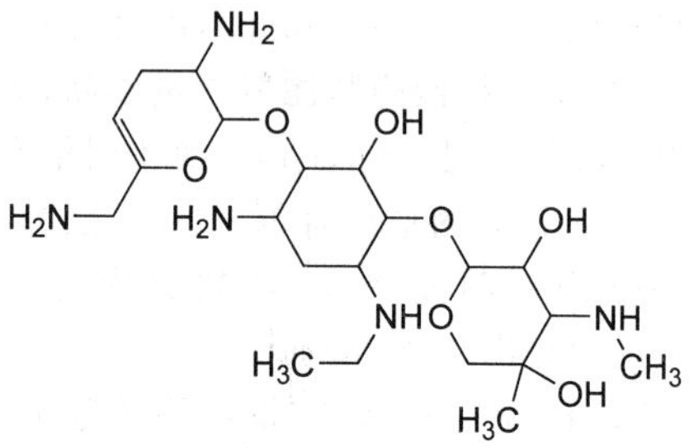

硫酸奈替米星

(netilmicin sulfate)

〖CAS〗 56391-57-2

〖理化性状〗 1. 本品为白色或微黄色粉末。极易溶于水，几乎不溶于无水乙醇或乙醚。4%水溶液的 pH 为 3.5～5.5。

2. 化学名：4-*O*-[(2*R*，3*R*)-*cis*-3-Amino-6-aminomethyl-3，4-dihydro-2*H*-pyran-2-yl]-2-deoxy-6-*O*-(3-deoxy-4-*C*-methyl-3-methylamino-L-arabinopyranosyl)-1-*N*-ethylstreptamine sulphate(2∶5)

3. 分子式：$C_{21}H_{41}N_5O_7 \cdot 2.5H_2SO_4$

4. 分子量：720.78

【药理作用】 1. 抗菌谱类似庆大霉素。

2. 所有可使其他氨基糖苷类药物降解的酶不能

使本品降解，某些耐庆大霉素和妥布霉素的细菌却对本品敏感，但其此种作用不如阿米卡星明显；例如，耐庆大霉素的变形杆菌属、普罗威登斯菌属、假单胞菌属和沙雷菌属通常也耐本品。

【体内过程】 肌内注射本品 2 mg/kg 后 0.5～1 h 可达血药峰值 7 μg/ml，滴注相同剂量后 1 h 也可获得类似的峰值。快速静脉注射后可暂时获得较高峰值(滴注时获得的峰值 2～3 倍)。1 次给予一日剂量可获得 20～30 μg/ml 短暂的峰值。多剂量研究显示，每 12 h 予 1 次常用量，在第 2 d 产生的稳态浓度比首次剂量后获得的血药浓度升高不到 20%。$t_{1/2}$ 为 2～2.5 h，24 h 内以原药形式随尿排出 1 次剂量的 80%。

【适应证】 替代阿米卡星治疗耐庆大霉素和妥布霉素却对本品敏感的菌株所引起的感染。

【不良反应】 1. 本品肾毒性轻微且较少见。常发生于原有肾功能不全患者，或应用剂量超过一般常用剂量的感染患者。

2. 可发生第 8 对脑神经的毒性反应，但与其他常用氨基糖苷类抗生素相比，本品的毒性发生率较低，程度亦较轻，易发生在原有肾功能不全患者，或治疗剂量过高、疗程过长的感染患者，表现为前庭及听力受损的症状，如出现头晕、眩晕、听觉异常等。

3. 偶可出现头痛、全身不适、视觉障碍、心悸、皮疹、发热、呕吐及腹泻等。

4. 局部反应一般少见，偶有注射区疼痛。

【妊娠期安全等级】 D。

【禁忌与慎用】 1. 对本品或任何一种氨基糖苷类抗生素过敏或有严重毒性反应者禁用。

2. 尚不知晓本品是否可经乳汁分泌，哺乳期妇女若使用本品宜暂停哺乳。

3. 新生儿应禁用本品。若确有应用指征，给药方案必须在血药浓度监测下进行调整。

4. 老年患者宜按轻度肾功能不全者减量用药。

5. 失水、第 8 对脑神经损害、重症肌无力或帕金森病及肾功能不全患者慎用。

【药物相互作用】 1. 本品避免与其他氨基糖苷类抗生素、万古霉素、多黏菌素、强利尿药和神经肌肉阻断药等肾毒性和神经毒性药物合用。

2. 本品与β-内酰胺类(头孢菌素类或青霉素类)混合可导致相互失活，需合用时必须分瓶滴注；本品亦不宜与其他药物同瓶滴注。

【剂量与用法】 1. 肌内注射或 3～5 min 内缓慢静脉注射或滴注，用量相同。

2. 成人一般感染可 1 次/日给予 4～6 mg/kg，或分次给予，每 8 或 12 h 一次。严重感染可短期增量至 7.5 mg/(kg·d)，分次给药，每 8 h 一次。治疗泌尿道感染的方案有二：①150 mg/d，1 次给予；②3～4 mg/(kg·d)，分 2 次，每 12 h 一次。

3. 儿童一般用量较大：

(1) 婴儿和大于 1 周的新生儿，7.5～9 mg/(kg·d)；较大儿童：6.0～7.5 mg/(kg·d)，均分 3 次，每 8 h 一次。

(2) 早产儿和<1 周的新生儿，6 mg/(kg·d)，均分，每 12 h 一次。

(3) <6 周的新生儿，4～6.5 mg/(kg·d)，均分，每 12 h 一次。

(4) 较大婴儿和儿童：5.5～8 mg/(kg·d)，分 2～3 次，每 8 或 12 h 一次。

【用药须知】 1. 无条件进行治疗药物浓度监测时，应参见庆大霉素的有关方法，对肾功能不全患者调整用量。

2. 近年主张一日用量 1 次给药者日益增多，认为效果更好，毒性更小。

3. 本品不是单纯性尿路感染、上呼吸道感染及轻度皮肤软组织感染的首选药，败血症治疗中须合用具有协同作用的药物。对腹腔感染治疗，宜加用甲硝唑等抗厌氧菌药物。

4. 为避免或减少耳、肾毒性反应的发生，治疗期间应定期监测尿常规、BUN、血肌酐等，并密切观察前庭功能及听力改变。有条件时应进行血药浓度监测，调整剂量使血药峰值在 16 mg/L 以下，且不宜持续较长时间(如 2～3h 以上)，谷浓度避免超过 4 mg/L。

5. 严重烧伤患者使用本品时的血药浓度可能较低，应根据血药浓度测定结果调整剂量。

6. 本品剂量相同时，发热患者的血药浓度较不发热者低，消除 $t_{1/2}$ 亦较短，但退热后血药浓度可能升高，通常不须调整剂量。贫血患者使用本品时的 $t_{1/2}$ 也可能较短。

7. 本品疗程一般不宜超过 14 d，以减少耳、肾毒性的发生。

8. 本品可使血糖、血碱性磷酸酶、血清氨基转移酶和嗜酸性粒细胞等的测定值升高，使白细胞、血小板等的测定值降低，多呈一过性。

【制剂】 ①注射液：50 mg/1 ml；100 mg/2 ml；150 mg/2 ml。②大容量注射液：50 ml 含硫酸奈替米星 0.1 g 与葡萄糖 2.5 g；100 ml 含硫酸奈替米星 0.1 g 与葡萄糖 5 g；250 ml 含硫酸奈替米星 0.3 g(30 万单位)与葡萄糖 12.5 g；100 ml 含奈替米星 0.1 g 与氯化钠 0.85 g；250 ml 含硫酸奈替米星 0.3 g 与氯化钠 2.25 g；100 ml 含硫酸奈替米星 0.12 g 与氯化

钠 0.9 g。

【贮藏】 避光贮于 30 ℃以下。

西索米星
(sisomicin)

别名：紫苏霉素、西梭霉素、Sissomicin、Siseptin、Pathomycin

本品系由伊尼奥小单孢菌产生的一种抗生素，与庆大霉素 C_{1a} 密切相关。

【CAS】 32385-11-8

【ATC】 J01GB08

【理化性状】 1. 化学名：4-*O*-[(2*R*,3*R*)-*cis*-3-Amino-6-3，4-dihydro-2*H*-pyran-2-yl]-2-deoxy-6-*O*-(3-deoxy-4-*C*-methyl-3-methylamino-β-L-arab-aminomethyl-inopyranosyl) streptamine sulphate; 2-Deoxy-6-*O*-(3-deoxy-4-*C*-methyl-3-methylamino-β-L-arabinopyranosyl)-4-*O*-(2，6-diamino-2，3，4，6-tetradeoxy-D-glycero-hex-4-enopyranosyl) streptamine

3. 分子式：$C_{19}H_{37}N_5O_7$

4. 分子量：545.6

5. 结构式

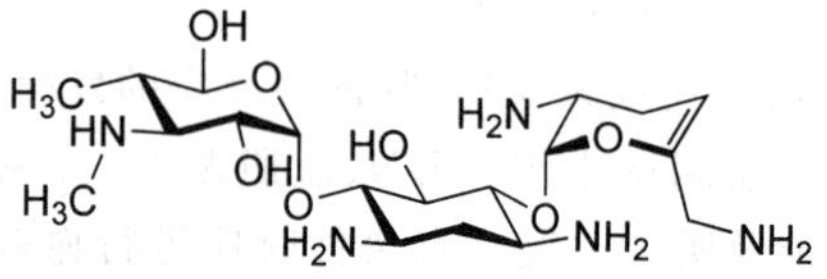

硫酸西索米星
(sisomicin sulfate)

〖CAS〗 53179-09-2

〖理化性状〗 1. 1.5 g 硫酸西索米星相当于 1 g 西索米星。

2. 化学名：4-*O*-[(2*R*,3*R*)-*cis*-3-Amino-6-3，4-dihydro-2*H*-pyran-2-yl]-2-deoxy-6-*O*-(3-deoxy-4-*C*-methyl-3-methylamino-β-L-arab-aminomethyl-inopyranosyl) streptamine sulphate; 2-Deoxy-6-*O*-(3-deoxy-4-*C*-methyl-3-methylamino-β-L-arabinopyranosyl)-4-*O*-(2，6-diamino-2，3，4，6-tetradeoxy-D-glycero-hex-4-enopyranosyl) streptamine sulphate(2∶5)

3. 分子式：$C_{19}H_{37}N_5O_7 \cdot 2.5H_2SO_4$

4. 分子量：692.72

【药理作用】 抗菌谱与庆大霉素相似。对金黄色葡萄球菌和大肠埃希菌、克雷伯杆菌、变形杆菌、肠杆菌属、铜绿假单胞菌、痢疾杆菌等革兰阴性菌有效。对铜绿假单胞菌的抗菌作用较庆大霉素强，与妥布霉素相近。对沙雷杆菌的作用低于庆大霉素，但高于妥布霉素。

【体内过程】 本品的体内过程与庆大霉素相近。正常人单次静脉给药 1 mg/kg 后，C_{max} 约为 7.4 mg/L，$t_{1/2\beta}$ 约为 2 h，肾功能不全者 $t_{1/2\beta}$ 相应延长。24 h 内自尿排出给药量的 75%左右。与其他氨基糖苷类抗生素相仿，本品可在肾中积聚，肾皮质中浓度较髓质高，尿毒症患者经 8 h 血液透析后血药浓度可降低约 50%。

【适应证】 用于治疗革兰阴性菌(包括铜绿假单胞菌)、葡萄球菌和其他敏感菌所致的呼吸系统感染、泌尿生殖系统感染、胆道感染、皮肤和软组织感染、感染性腹泻及败血症等。本品用于上述严重感染时宜与青霉素或头孢菌素等合用。

【不良反应】 1. 常见听力减退、耳鸣或耳部饱满感(耳毒性)、血尿、蛋白尿、管型尿、排尿次数显著减少或尿量减少、食欲缺乏、极度口渴(肾毒性)、步履不稳、眩晕(耳毒性，影响前庭功能)、恶心或呕吐(耳毒性，影响前庭，肾毒性)。

2. 少见视力减退(视神经炎)、呼吸困难、嗜睡、极度软弱无力(神经肌肉阻滞)、皮疹等过敏反应、血常规变化、肝功能改变、消化道反应和注射部位疼痛、硬结、静脉炎等。

3. 极少见过敏性休克。

【禁忌与慎用】 1. 对本品或其他氨基糖苷类及杆菌肽过敏者禁用。

2. 肾功能衰竭者禁用。

3. 肾功能不全、肝功能异常、前庭功能或听力减退、失水、重症肌无力或帕金森病者及老年患者慎用。

4. 本品可透过胎盘屏障，在羊水中达到一定浓度，可能对胎儿的第 8 对脑神经造成损害，故妊娠期妇女禁用。

5. 哺乳期妇女使用时，应暂停哺乳。

6. 早产儿、新生儿、婴幼儿禁用本品。

【药物相互作用】 1. 本品与其他氨基糖苷类合用或先后连续局部或全身应用，可增加耳毒性、肾毒性以及神经肌肉阻滞作用。可能发生听力减退，停药后仍可能进展至耳聋；听力损害可能恢复或呈永久性。神经肌肉阻滞作用可导致骨骼肌软弱无力、呼吸抑制或呼吸麻痹(呼吸暂停)，用抗胆碱酯酶药或钙盐有助于阻滞作用恢复。

2. 本品与神经肌肉阻滞药合用，可加重神经肌肉阻滞作用，导致肌肉软弱、呼吸抑制或呼吸麻痹(呼吸暂停)。与代血浆类药如右旋糖酐、海藻酸钠，利尿药如依他尼酸、呋塞米及卷曲霉素、顺铂、万古霉素等合用，或先后连续局部或全身应用，可增加耳毒性与肾毒性，可能发生听力损害，且停药后仍可能发展至耳聋，听力损害可能恢复或呈永久性。

3. 本品与头孢噻吩局部或全身合用可能增加肾毒性。

4. 本品与多黏菌素类合用，或先后连续局部或全身应用，因可增加肾毒性和神经肌肉阻滞作用，后者可导致骨骼肌软弱无力、呼吸抑制或呼吸麻痹（呼吸暂停）。

5. 本品不宜与其他肾毒性或耳毒性药物合用或先后应用，以免加重肾毒性或耳毒性。

6. 本品不宜与两性霉素 B、磺胺嘧啶钠和四环素等（以上均为注射液）合用，因可发生配伍禁忌。

7. 本品与 β-内酰胺类（头孢菌素类或青霉素类）合用常可获得协同作用。

8. 本品与 β-内酰胺类（头孢菌素类或青霉素类）混合可导致相互失活，需合用时必须分瓶滴注。

【剂量与用法】 肌内注射或静脉滴注。

1. 肾功能正常者：

(1) 成人　轻度感染 100 mg（10 万单位）/d；重度感染，150 mg（15 万单位）/d。均分 2～3 次给药。

(2) 小儿按体重一日 2～3 mg（2000～3000 单位）/kg，分 2～3 次给药。疗程均不超过 7～10 d，有条件时应进行血药浓度检测。

2. 肾功能不全者：肾功能不全患者应用本品时，应根据肾功能调整剂量。有条件者应同时监测血药浓度，以调整剂量。

【用药须知】 1. 用药时间一般不宜超过 10 d，若必须继续用药时，应对听觉器官和肾功能进行严密监护。

2. 对一种氨基糖苷类抗生素如链霉素、庆大霉素过敏的患者，可能会对本品过敏。

3. 有条件时在疗程中应监测血药浓度（本品血药浓度峰值超过 10 mg/L，血药浓度谷值超过 2 mg/L 时易出现毒性反应），并据此调整剂量，不能测定血药浓度时，应根据测得的肌酐清除率调整剂量，尤其对肾功能不全者、早产儿、新生儿、婴幼儿或老年人、休克、心力衰竭、腹水或严重失水等患者。

4. 本品严禁静脉注射，以免产生神经肌肉阻滞和呼吸抑制作用。

5. 长期应用本品可能导致耐药菌过度生长。

6. 应给患者补充足够的水分，以减少肾小管损害。

【制剂】 注射液：75 mg/1.5 ml；100 mg/2 ml。

【贮藏】 密闭，在凉暗处保存。

小诺米星
(micronomicin)

别名：小诺霉素、沙加霉素、相模霉素、Sagamicin、Sagacin、Santemycin。

本品是由沙加小单孢菌（*Micromonospora sagamiensis*）及其变异株产生的一种氨基糖苷类抗生素。

【CAS】 52093-21-7（micronomicin）

【ATC】 S01AA22

【理化性状】 1. 化学名：*O*-2-Amino-2，3，4，6-Tetradeoxy-6-（methyl-amino）-a-D-erythro-hexopyranosyl-（1→4）-*O*-[3-deoxy-4-*C*-methyl-3-（methylamino）-β-L-arabinopyranosyl-（1→6）]-2-deoxy-D-streptamine

2. 分子式：$C_{20}H_{41}N_5O_7$

3. 分子量：463.57

4. 结构式

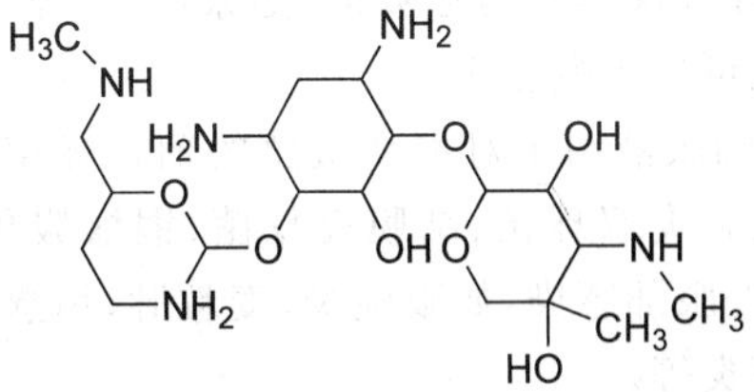

硫酸小诺米星
(micronomicin sulfate)

〖CAS〗 66803-19-8

〖理化性状〗 1. 183 mg 的硫酸小诺米星相当于小诺米星 130 mg。

2. 化学名：*O*-2-Amino-2，3，4，6-tetradeoxy-6-（methyl-amino）-a-D-erythro-hexopyranosyl-（1→4）-*O*-[3-deoxy-4-*C*-methyl-3-（methylamino）-β-L-arabinopyranosyl-（1→6）]-2-deoxy-D-streptamine hemipentasulphate

3. 分子式：$C_{20}H_{41}N_5O_7 \cdot 2.5H_2SO_4$

4. 分子量：708.77

【药理作用】 本品的抗菌谱与庆大霉素相似，对大肠埃希菌、产气杆菌、克雷伯杆菌、奇异变形杆菌、某些吲哚阳性变形杆菌、铜绿假单胞菌、某些奈瑟菌、某些无色素沙雷杆菌和志贺菌等革兰阴性菌有抗菌作用。革兰阳性菌中，金黄色葡萄球菌（包括产 β-内酰胺酶株）对本品敏感；链球菌（包括化脓性链球菌、肺炎球菌、粪链球菌等）均对本品耐药。厌氧菌（拟杆菌属）、结核杆菌、立克次体、病毒和真菌亦对本品耐药。本品对细菌产生的氨基糖苷乙酰转移酶 AAC(6′)稳定，故对因产生该酶而对卡那霉素、庆大霉素、阿米卡星、核糖霉素等耐药的细菌仍有抗菌活性。

【体内过程】 1. 本品肌内注射吸收良好。肌内注射本品 60 mg 和 120 mg，C_{max}分别为(4.67±1.00) mg/L 和(9.60±3.86) mg/L，T_{max}分别为 0.67 h 和 0.75 h，血消除 $t_{1/2}$ 分别为 2.34 h 和 2.63 h。以 60 mg/h 恒速滴注本品，半小时后血药浓度平均值约为 2.54 mg/L，C_{max}(滴注完毕时)为(4.75±0.65) mg/L，消除 $t_{1/2}$约为 2.5 h。

2. 本品吸收后广泛分布于各种体液和组织中，但在胆汁中浓度低。本品主要随尿排泄，给药后 6～8 h，给药量的 60%～70%被排泄，肾功能减退时，尿中排泄量减低。本品可进入胎儿脐带和羊水中，但浓度仅为母体浓度的二分之一；乳汁中的浓度约为母体浓度的 15%。尿中未发现有活性的代谢物。

【适应证】 1. 主要用于大肠埃希菌、克雷伯杆菌、变形杆菌、肠杆菌属、沙雷杆菌、铜绿假单胞菌等革兰阴性杆菌引起的呼吸道、泌尿道、腹腔以及外伤感染，也可用于败血症。

2. 滴眼液用于对本品敏感的葡萄球菌、溶血性链球菌、肺炎双球菌、结膜炎杆菌、铜绿假单胞菌所引起的外眼部感染，如眼睑炎、麦粒肿、泪囊炎、结膜炎、角膜炎等。

3. 口服用于治疗敏感菌引起的痢疾、肠炎等肠道感染性疾病，也可用于肠道手术前清洁肠道。

【不良反应】 1. 长期或大剂量应用可能引起听力障碍、耳鸣、眩晕、耳痛、耳闭塞感等听神经损害，口唇和四肢麻木，罕见头重感。

2. 偶见血 BUN 上升、暂时性的轻微蛋白尿。

3. 偶见氨基转移酶、碱性磷酸酯酶及血清胆红素上升。

4. 消化系统可见腹泻、恶心、呕吐、食欲不振、口炎等。

5. 其他可见血常规变化、注射部位疼痛，个别患者出现皮疹、瘙痒、红斑、发热等过敏反应，罕见休克。

6. 使用滴眼剂时少数患者可能出现皮疹等过敏反应，瘙痒、眼痛等刺激症状，偶见表层角膜炎、雾视及分泌物增加。

【禁忌与慎用】 1. 对本品或其他氨基糖苷类及杆菌肽过敏者、本人或家族中有人因使用链霉素引起耳聋或其他耳聋者禁用。

2. 肾功能衰竭者禁用。

3. 肾功能不全、肝功能异常、前庭功能或听力减退者、失水、重症肌无力或帕金森病及老年患者慎用。

4. 本品可进入胎儿脐带和羊水中，浓度约为母体浓度的二分之一，故妊娠期妇女禁用。

5. 本品在乳汁中的浓度约为母体浓度的 15%，故哺乳期妇女使用本品时暂停哺乳。

6. 早产儿、新生儿、婴幼儿慎用本品。若使用本品，应根据血药浓度或肌酐清除率调整剂量。

【药物相互作用】 参见西索米星。

【剂量与用法】 肌内注射或稀释后静脉滴注。

1. 成人肌内注射　一次 60～80 mg，必要时可用至 120 mg，2～3 次/日；静脉滴注：一次 60 mg，加入氯化钠注射液 100 ml 中恒速滴注，于 1 h 滴完。

2. 小儿按体重 3～4 mg/kg，分 2～3 次给药。

3. 滴眼液　滴于眼睑内，1～2 滴/次，3～4 次/日。

4. 口服　一次 80 mg，3 次/日。

【用药须知】 1. 用药时间一般不宜超过 14 d，若必须继续用药时，应对听觉器官和肾功能进行严密监护。

2. 对一种氨基糖苷类抗生素如链霉素、庆大霉素过敏的患者，可能对本品过敏。

3. 有条件时疗程中应监测血药浓度，并据此调整剂量，不能测定血药浓度时，应根据测得的肌酐清除率调整剂量，尤其对肾功能不全者、早产儿、新生儿、婴幼儿或老年患者及休克、心力衰竭、腹水或严重失水等患者。

4. 本品一般只供肌内注射；稀释后可静脉滴注；但不能静脉注射，以免产生神经肌肉阻滞和呼吸抑制作用。

5. 长期应用本品可能导致耐药菌过度生长。

6. 应给患者补充足够的水分，以减少肾小管损害。

【制剂】 ①注射液：30 mg/1 ml；60 mg/2 ml。②滴眼剂：24 mg/8 ml。③片剂：40 mg。

【贮藏】 密闭，在凉暗处保存。

阿司米星

(astromicin)

别名：阿司霉素、武夷霉素、福提霉素、Fortimicin

【CAS】 55779-06-1

【理化性状】 1. 化学名：4-Amino-1-(2-amino-*N*-methylacetamido)-1，4-dide-oxy-3-*O*-(2，6-diamino-2，3，4，6，7-pentadeoxy-L-lyxo-hepto-pyranosyl)-6-*O*-methyl-L-chiroinositol

2. 分子式：$C_{17}H_{35}N_5O_6$

3. 分子量：405.48

4. 结构式

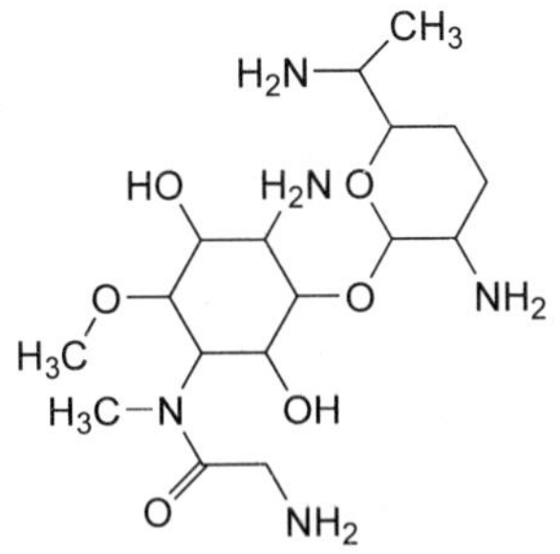

硫酸阿司米星
(astromicin sulfate)

〖CAS〗 72275-67-3

〖理化性状〗 1. 本品为白色无定形粉末，熔点200 ℃，溶于水，不溶于有机溶剂。

2. 化学名：4-Amino-1-(2-amino-*N*-methy-lacetamido)-1,4-dide-oxy-3-*O*-(2,6-diamino-2,3,4,6,7-pentadeoxy-L-lyxo-hepto-pyranosyl)-6-*O*-methyl-L-βch-iroinositol sulfate (1∶2) salt

3. 分子式：$C_{17}H_{35}N_5O_6 \cdot 2H_2SO_4$

4. 分子量：601.65

【药理作用】 本品系由多种小单孢菌(*Micromonospora* spp.)产生的一种氨基糖苷类抗生素。其抗菌谱类似庆大霉素，对沙雷菌属的作用较强，对铜绿假单胞菌的作用较弱。由于本品含有二糖，结构特别，由于与其他本类药物之间无交叉耐药性，因此，耐其他本类药物的细菌对本品依然敏感。

【体内过程】 肌内注射本品200 mg后30～60 min可达血药峰值14 μg/ml，2 h降为9 μg/ml，4 h降至5 μg/ml。8 h降至1 μg/ml。广泛分布，痰液中浓度可达1.7 μg/ml，阑尾中达1.4～4.8 μg/ml，腹水中达4.5～9.1 μg/ml。本品可透过胎盘，渗入羊水。胆汁和乳汁中的药物浓度很低。$t_{1/2}$为1.8 h。8 h内以原药形式随尿排出用量的64%～73%。

【适应证】 用于治疗大肠埃希菌、肺炎杆菌、变形杆菌属、枸橼酸杆菌属、沙雷菌属等所致的尿路感染、呼吸道感染、腹腔感染、外科手术后感染，以及眼、耳、鼻、喉及皮肤感染等。

【不良反应】 1. 本品的耳、肾毒性较其他氨基糖苷类抗生素为轻。

2. 常见皮疹、发热、头痛、血小板减少、嗜酸性粒细胞增多、肌内注射局部疼痛等。

3. 偶见轻度血清转氨酶和血尿素氮及肌酐增高。不良反应总发生率为5.6%。

4. 偶可致过敏反应，表现为皮疹、荨麻疹、瘙痒、红斑、发热等，也偶见休克。

5. 少见消化道症状，如恶心、呕吐、腹泻、口炎等，也有维生素B、K缺乏的报告。

6. 偶见白细胞减少。

7. 注射部位局部疼痛和硬结。

【禁忌与慎用】 1. 对氨基糖苷类过敏者禁用。

2. 老年患者和严重虚弱者慎用。

3. 有肝肾功能不全患者应根据损害程度调整给药剂量。

4. 本品可透过胎盘屏障，妊娠期妇女禁用。

5. 本品可分泌至乳汁，哺乳期妇女应权衡对其的重要性，选择停药或暂停哺乳。

【药物相互作用】 参见西索米星。

【剂量与用法】 本品可供肌内注射或静脉滴注(0.5～1 h)，成人400 mg/d，分2次用。肾功能不全患者应慎用，并按监测到的血药浓度情况进行剂量调整。

【用药须知】 参见小诺米星。

【制剂】 注射剂(粉)：200 mg。

【贮藏】 密闭，在凉暗处保存。

异帕米星
(isepamicin)

别名：异帕霉素、依克沙、Exacin

本品系半合成的氨基糖苷类抗生素，为庆大霉素B的1位C原子NH_2上的异丝氨酰取代物。临床常用其硫酸盐。

【CAS】 58152-03-7；67479-40-7

【ATC】 J01GB11

【理化性状】 1. 化学名：4-*O*-(6-Amino-6-deoxy-α-D-glucopyranosyl)-1-*N*-(3-amino-L-lactoyl) 2-deoxy-6-*O*-(3-deoxy-4-*C*-methyl-3-methylamino-β-L-arabinopyranosyl) streptamine

2. 分子式：$C_{22}H_{43}N_5O_{12}$

3. 分子量：569.6

4. 结构式

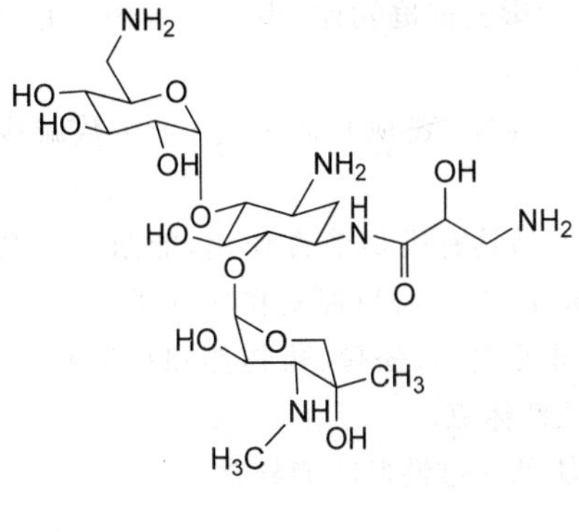

硫酸异帕米星

(isepamicin sulfate)

〖CAS〗 68000-78-2

〖理化性状〗 1. 本品为白色或微黄色粉末，无臭，易吸湿。极易溶于水，几乎不溶于甲醇、乙醇或乙醚。

2. 化学名：4-*O*-(6-Amino-6-deoxy-α-D-glucopyranosyl)-1-*N*-(3-amino-L-lactoyl)-2-deoxy-6-*O*-(3-deoxy-4-*C*-methyl-3-methylamino-β-L-arabinopyranosyl)streptamine sulfate(1∶2)

3. 分子式：$C_{22}H_{43}N_5O_{12}\cdot 2H_2SO_4$

4. 分子量：765.8

【药理作用】 1. 和其他氨基糖苷类抗生素一样，本品通过作用于细菌体内的核糖体，抑制细菌蛋白质合成，并破坏细菌细胞膜的完整性，导致细菌细胞膜破裂而引起细菌死亡。本品由于有异丝氨酰基的存在，增强了对各种氨基糖苷类抗生素钝化酶的稳定性，因此，对一些耐庆大霉素的菌株仍具有抗菌活性。

2. 本品对大肠埃希菌、枸橼酸杆菌、克雷伯杆菌、肠杆菌、沙雷杆菌、变形杆菌和铜绿假单胞菌均有较强的抗菌活性。

【体内过程】 肌内注射本品 200 mg 后，45 min 时血药浓度可达 11.13 μg/ml，约 1 h 后可达峰值。静脉滴注 200 mg，滴注结束时的血药浓度为 10.91 μg/ml，12 h 后降至 0.3 μg/ml。本品进入体内后分布较广，其稳态 V_d 为 0.25L/kg。本品可渗入腹水、痰液、创口渗液、脐带血及羊水中，进入乳汁中的药物浓度为 0.156 μg/ml。本品的蛋白结合率仅约 5%，$t_{1/2}$ 为 2～2.5 h。本品在体内不被代谢，主要以原药形式随尿液排出，肾功能不全患者排出减慢。

【适应证】 用于治疗敏感菌引起的肺炎、支气管炎、肾盂肾炎、膀胱炎、腹膜炎、外伤或烧伤创口感染以及败血症。

【不良反应】 1. 耳毒性，表现有听力减退、耳鸣，还可能影响前庭功能，表现为步态不稳、眩晕、恶心和呕吐。

2. 肾毒性，表现有血尿、排尿次数减少或尿量减少。

3. 本品具有类似箭毒作用，能阻滞乙酰胆碱和络合钙离子，导致心肌抑制和呼吸衰竭。

4. 可见皮疹、瘙痒、药物热和粒细胞减少，极少发生过敏性休克。

5. 偶见一过性肝功能异常。

6. 长期用药可导致二重感染。

7. 偶见视神经炎，使视力减退，还可能出现嗜睡。

【禁忌与慎用】 1. 对本品或其他氨基糖苷类抗生素过敏者禁用。

2. 本人或家族中有人因使用其他氨基糖苷类抗生素引起听觉障碍者禁用。

3. 肾功能衰竭者禁用。

4. 妊娠期妇女慎用。

5. 本品可经乳汁分泌，哺乳期妇女使用时应暂停哺乳。

6. 儿童，尤其是早产儿和新生儿应慎用。

7. 重度肝肾功能不全患者、高度过敏体质者、重症肌无力或震颤麻痹患者、前庭功能减退（听力下降）患者以及老年和体弱患者慎用。

【药物相互作用】 1. 本品与第三代头孢菌素类、哌拉西林、美洛西林、环丙沙星和亚胺培南合用，可起到协同作用。但须注意，与头孢菌素合用时有可能加重肾毒性。

2. 与右旋糖酐、藻酸钠等血浆代用品合用可增加肾毒性。

3. 与呋塞米等强利尿药合用可增加肾毒性和耳毒性。

4. 与肌松药合用可增加神经肌肉阻滞作用，严重者可导致呼吸肌麻痹。

5. 本品可减弱伤寒活疫苗的免疫效应，因本品对伤寒沙门菌具有抗菌活性。

【剂量与用法】 1. 成人静脉滴注 400 mg/d，分 2 次用，应在 0.5～1 h 内输完；也可肌内注射 400 mg/d，分 2 次用。国外采用的静脉滴注和肌内注射，均为每天给药 1 次，轻症 8 mg/kg，重症 15 mg/kg，4～16 d 一疗程。

2. 国外用于＜16 日龄的婴儿，推荐 7.5 mg/kg，1 次/日；用于大于 16 日的婴儿，推荐 7.5 mg/kg，2 次/日。静脉滴注的用量与肌内注射相同。

【用药须知】 1. 肌内注射应避免在同一部位多次注射，避开神经走形部位。注射部位容易出现硬结，注射后应对注射局部进行充分按摩。

2. 本品静脉滴注时，速度不能太快。静脉滴注前须稀释本品，一般用 0.9%氯化钠注射液、5%葡萄糖注射液、复方氯化钠注射液、复方氨基酸注射液、木糖醇注射剂(5%)、复方乳酸钠注射液。

3. 本品不能静脉注射，以免产生神经肌肉阻滞和呼吸抑制作用。

4. 长期应用本品可能导致耐药菌过度生长。

5. 应给患者补充足够的水分，以减少肾小管损害。

6. 对于使用过麻醉剂、肌肉松弛剂的患者，大量输入枸橼酸进行抗凝处理的患者使用氨基糖苷类抗生素，尽管给药途径、方式不同，也可能会出现神经肌肉阻断症状、呼吸麻痹等。

【制剂】 ①注射剂(粉)：75 mg；100 mg。②注射液：50 mg/1 ml；100 mg/2 ml。③大容量注射液：100 ml 含西索米星 0.1 g(相当于西索米星 10 万单位)与氯化钠 0.9 g。

【贮藏】 密闭，凉暗处保存。

地贝卡星
(dibekacin)

别名：Panimycin、Dibekan

本品是由卡那霉素衍生出的一种氨基糖苷类抗生素。

【CAS】 34493-98-6 (dibekacin)；58580-55-5 (dibekacin sulfate)

【ATC】 J01GB09

【理化性状】 1. 化学名：6-*O*-(3-Amino-3-deoxy-α-D-glucopyranosyl)-2-deoxy-4-*O*-(2,6-diami-no-2,3,4,6-tetradeoxy-α-D-erythro-hexopyranosyl)-streptamine sulphate

2. 分子式：$C_{18}H_{37}N_5O_8$

3. 分子量：451.4

4. 结构式

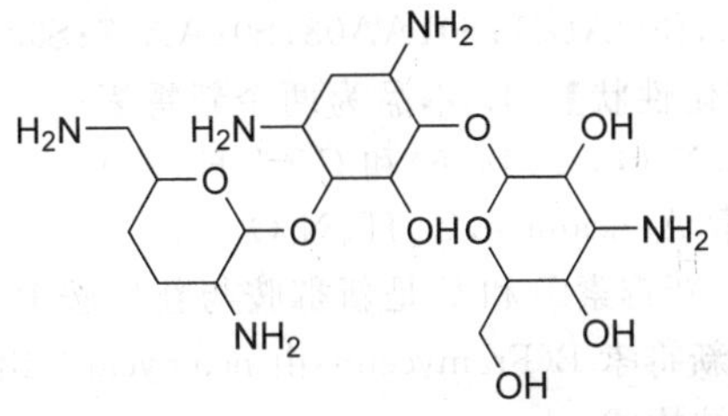

【简介】 本品的活性谱、适应证和其他用药须知均类似庆大霉素。可供肌内注射或静脉滴注。成人可给予本品 1～3 mg/(kg·d)，分次用，在欧洲，大多采用较高于 2 mg/(kg·d)的用量，远东则低于此用量。必要时，应根据监测血药浓度情况调整用量。本品也可用于眼部感染。制剂有 1 ml 中含有 50 mg 的注射液，还有注射剂(粉)：50 mg；100 mg。

阿贝卡星
(arbekacin)

本品是地贝卡星的衍生物。

【CAS】 51025-85-5

【ATC】 J01GB12

【理化性状】 1. 化学名：*O*-3-Amino-3-deoxy-α-D-glucopyranosyl-(1→4)-*O*-[2,6-diamino-2,3,4,6-tetradeoxy-α-D-erythro-hexopyranosyl-(1→6)]-*N*′-[(2*S*)-4-amino-2-hydroxybutyryl]-2-deoxy-L-streptamine sulphate

2. 分子式：$C_{22}H_{44}N_6O_{10}$

3. 分子量：552.6

4. 结构式

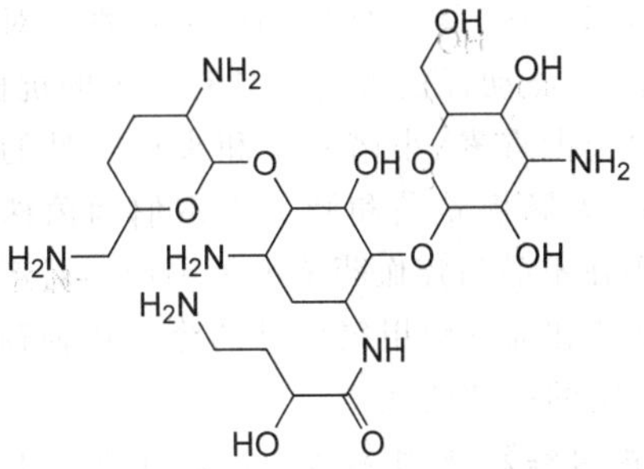

【简介】 由于在地贝卡星 1 位氨基引入了 4-氨基-2-羟丁酰基，增强了对多种氨基苷钝化酶的稳定性，使耐庆大霉素、阿米卡星和卡那霉素的细菌对本品依然敏感。临床上主要用于治疗 MRSA 引起的严重感染，其他可参见庆大霉素的相关资料。本品可供肌内注射或在 0.5～2 h 内静脉滴注，成人 150～200 mg/d，分 2 次给予。必要时，应根据治疗药物浓度监测情况调整用量。

依替米星
(etimicin)

本品为我国自行研制成功的新一代氨基糖苷类抗生素，已于 1999 年批准正式生产。

【CAS】 59711-96-5

【理化性状】 1. 化学名：1-*N*-Ethyl gentamicin C_{1a}

2. 分子式：$C_{21}H_{43}N_5O_7$

3. 分子量：477.6

4. 结构式

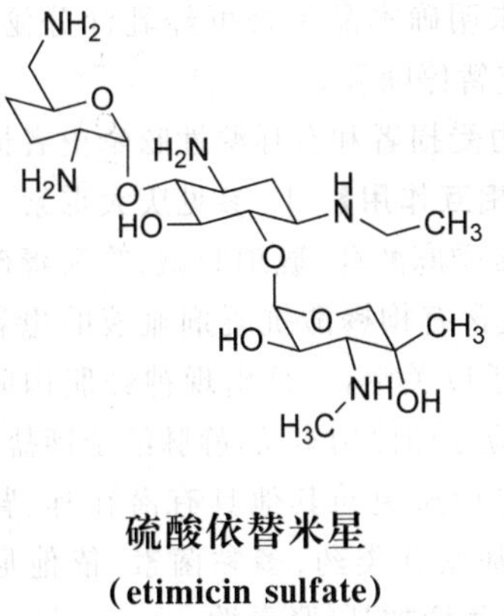

硫酸依替米星
(etimicin sulfate)

别名：爱大、博达可、悉能、Eta

〖CAS〗 362045-44-1

〖理化性状〗 1. 化学名：1-*N*-Ethyl gentamicin C_{1a} sulfate

2. 分子式：$C_{21}H_{43}N_5O_7 \cdot 2.5H_2SO_4$

3. 分子量：722.8

【药理作用】 本品为广谱抗生素，对大部分革兰阳性和革兰阴性菌（如大肠埃希菌、肺炎克雷伯菌、沙雷菌属、奇异变形杆菌、沙门菌属、流感嗜血杆菌及葡萄球菌属）均有良好的抗菌活性。对部分铜绿假单胞菌、不动杆菌素属等具有一定的抗菌活性。对部分耐庆大霉素、小诺米星和头孢唑啉的金黄色葡萄球菌、大肠埃希菌和肺炎克雷伯菌菌株的体外MIC值仍在本品治疗血药浓度范围内。对产酶的部分葡萄球菌和部分耐甲氧西林的金黄色葡萄球菌菌株亦有一定的抗菌活性。

【体内过程】 健康成人1次滴注本品100、140、200、300 mg后，其血药浓度分别可达11.30、14.6、17.79和22.64 mg/L。消除$t_{1/2}$约为1.5 h。24 h内随尿排出的原药约占80%。每天给药2次，间隔12 h，未见药物蓄积现象。其蛋白结合率约为25%。

【适应证】 用于治疗敏感菌所致呼吸道感染如急性支气管炎、慢性支气管炎急性发作、社区肺炎等；泌尿生殖系感染如急性肾盂肾炎、急性膀胱炎或慢性膀胱炎急性发作；皮肤及软组织感染如疖、痈和急性蜂窝织炎以及创伤、手术后感染的治疗和预防。

【不良反应】 1. 个别患者出现BUN、肌酐、ALT、AST和ALP等肝肾功能指标轻度升高，停药后即可恢复正常。

2. 本品的耳毒性和前庭毒性均较轻，主要发生于肾功能不全患者、剂量过大或超量的患者，主要表现有眩晕、耳鸣等，反应程度较轻。

【禁忌与慎用】 1. 对本品或任一氨基糖苷类药过敏者禁用。

2. 妊娠期妇女使用前应充分权衡利弊。

3. 尚未明确本品是否可经乳汁分泌，哺乳期妇女使用时应暂停哺乳。

4. 听力受损者和有耳源性眩晕史者慎用。

【药物相互作用】 1. 参见庆大霉素。

2. 对接受麻醉药、琥珀胆碱、筒箭毒碱等肌松药或大量滴注含有枸橼酸抗凝剂血液的患者如使用本品，应特别予以关注，一旦出现神经肌肉阻断作用明显加重时，应立即停用本品，静脉给予钙盐予以缓解。

3. 本品应避免与其他具有潜在耳、肾毒性药物（如其他氨基糖苷类药、多黏菌素、依他尼酸或呋塞米）合用，以免增加耳、肾毒性。

【剂量与用法】 1. 成人每24 h给予200～300 mg，1次或2次分用，以0.9%氯化钠注射液或5%葡萄糖注射液100 ml稀释后于1 h内滴注，疗程一般为5～10 d。

2. 肾功能不全患者应减量。

【用药须知】 1. 用药期间，应定期检查听力和肾功能，提防本品对第8对颅神经的损害。

2. 老年人、脱水者和大面积烧伤者更易出现毒性反应。

3. 参见庆大霉素。

【制剂】 ①注射剂（粉）：50 mg；100 mg。②注射液：50 mg/1 ml；100 mg/2 ml；200 mg/4 ml。③大容量注射液：50 ml含依替米星50 mg与氯化钠0.45 g；250 ml含依替米星100 mg与氯化钠2.25 g；100 ml含依替米星50 mg与氯化钠0.9 g；100 ml含依替米星0.3 g与氯化钠0.9 g；100 ml含依替米星100 mg与氯化钠0.9 g；100 ml含依替米星0.15 g与氯化钠0.9 g；100 ml含依替米星0.2 g与氯化钠0.9 g。

【贮藏】 避光贮于室温下。

新霉素
(neomycin)

本品获自新霉素链霉菌（*Streptomyces fradiae*）的培养物，属氨基糖苷类抗生素。临床用其硫酸盐。

【CAS】 1404-04-2（neomycin）；3947-65-7（neomycin A）；119-04-0(neomycin B)；66-86-4(neomycin C)

【ATC】 A01AB08；A07AA01；B05CA09；D06AX04；J01GB05；R02AB01；S01AA03；S02AA07；S03AA01

【理化性状】 1. 本品为两个新霉素——新霉素B（$C_{23}H_{46}N_6O_{13}$=614.6）和C（$C_{23}H_{46}N_6O_{13}$=614.6）与新霉素A（neamine，$C_{12}H_{26}N_4O_6$=322.4）的异构体混合物。新霉素B和C是新霉胺与新生胺B和C的糖苷酯，新霉素B(Framycetin)由neomycin B组成。

2. 结构式

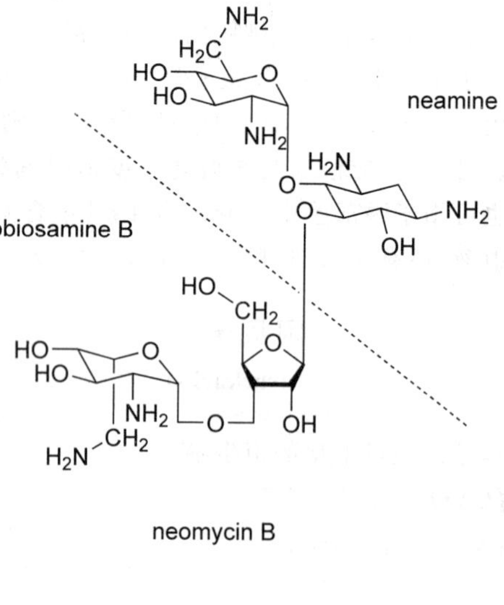

硫酸新霉素
(neomycin sulfate)

别名：Mycifradin、Myciguent、Neocin

〖CAS〗　1405-10-3

〖**理化性状**〗　本品为白色或淡黄色粉末，或冷冻后的干燥固体，无臭，易吸湿。可1∶1的溶于水，微溶于乙醇，不溶于丙酮、三氯甲烷或乙醚。3.3%水溶液的pH为5.0～7.5。效价以干重计算，相当于每毫克含以上新霉素600 μg。

【**药理作用**】　1. 其抗菌谱类似庆大霉素，但对铜绿假单胞菌无活性；对结核杆菌具有活性，但其实用价值未见报道。由于其严重的耳、肾毒性，临床一般仅慎用于肠道消毒和局部用药。

2. 随着局部广泛使用，耐药情况已相对扩展，最突显的有沙门菌属、志贺菌属和大肠埃希菌。

3. 与卡那霉素、新霉素B和巴龙霉素之间存在交叉耐药。

【**体内过程**】　口服极少被吸收，97%以原药形式随粪便排出，已吸收的极少量则随尿排出。1次口服3 g可产生血药峰值4 μg/ml，与灌肠给药情况相同。当胃肠黏膜受损或有炎症时，吸收可能增加，也可从腹腔、呼吸道、膀胱、创伤和炎性皮肤处吸收。$t_{1/2}$为2～3 h。

【**适应证**】　1. 口服作为结直肠手术前消毒预防感染(常与红霉素合用)。

2. 口服可限制肠内产氨菌繁殖，有利于肝昏迷的防治。

3. 局部用于眼、耳和小范围皮肤感染(多与其他药物配合)。

【**不良反应**】　1. 肠外给药可引起极严重的耳、肾毒性反应，故已放弃此种给药途径。

2. 胃肠黏膜存在炎症时口服给药，体腔内存在炎症时向腔内滴注药物，开放性创伤和损伤皮肤局部用药等也可充分吸收药物，致使听力部分丧失或全部丧失。所有这些都可能随着肾功能不全而加重，同时也可能产生肾毒性或神经毒性。临床用药时勿疏忽。

3. 口服本品可能引起恶心、呕吐、腹泻、吸收不良和脂肪泻；延长用药可能导致二重感染，还可能出现过敏反应。

【**妊娠期安全等级**】　C。

【**禁忌与慎用**】　1. 禁肠外途径给药，创伤性炎症或体腔内炎症(如腹膜炎)亦应禁用本品。

2. 肠道有梗阻情况存在或已知对任一本类药物过敏者禁用本品。

3. 大面积皮肤受损或鼓膜穿孔的患者禁用本品，免导致耳聋。

4. 患有肝、肾、神经肌肉疾病或听力受损者如必须使用本品，应特别小心慎用。

【**药物相互作用**】　1. 口服或局部使用本品后吸收的药物均足以和全身使用的其他药物产生相互作用。

2. 本品可限制地高辛吸收，合用时，必须监测后者的血药浓度。

3. 本品还可限制青霉素V，甲氨蝶呤和某些维生素的吸收。

4. 可降低口服避孕药的效力。增强阿卡波糖的作用。

5. 参见庆大霉素。

【**剂量与用法**】　1. 防治肝昏迷　成人给予4～12 g/d，分3～4次口服，连用5～7 d。儿童，50～100 mg/(kg·d)，分次口服。

2. 术前用药　成人术前19、18和9 h各口服1 g，继而每4 h 1 g；儿童可用90 mg/(kg·d)，分6次，每4 h一次。

3. 滴眼液　滴入眼内，一次2～3滴，4～8次/日。

【**用药须知**】　1. 本品毒性虽大，但由于口服后吸收量极少，故利用此特点发挥其在肠道内的预防感染作用。

2. 不论口服或皮肤用药，亦应注意其适应证，遇肾功能不全患者，必须调整用量。

3. 小儿使用外用洗剂也会引起中毒，须注意。

【**制剂**】　①片剂：0.1 g(10万U)；0.25 g(25万U)。②滴眼液：40 mg/8 ml。

【**贮藏**】　密封、避光，贮于15～30 ℃条件下。

1.1.1.3　四环素类

四环素类是从链霉菌属(*Streptomyces*)培养物中获得的抗生素和半合成的抗生素。所有本类药物都含苯并菲主核。在5,6,7位引入不同的基因就可获得抗菌活性、胃肠吸收、对二价和三价阳离子的亲和力以及蛋白结合率各不相同的衍生物。四环素基质属酸碱兼性，略溶于水，其各种盐则从少量到大量溶于水。

本类药物在酸性溶液中稳定，在中性或碱性溶液中则迅速失活。可迅速与二价和三价阳离子(如铝、钙、铁、镁和锌)螯合形成不可溶解的复合物。在现有的本类药物中，地美环素与钙离子的亲和力最强，多西环素最弱。本品虽与某些药物和静脉输液在理化上可能不相容，但其相容性是根据某一具体药物和几种其他因素(如药物浓度、所用的具体稀释液、pH值和温度)所决定的,也可能相容。如按本类药物抗菌活性的强弱排序,应该是米诺环素＞多西环素＞美他环素＞地美环素＞四环素＞土霉素。如根据药动学特征来分,四环素和土霉素属于短效,美他环素和地美环素属于中效,多西环素和米诺环素属于长效。

【作用机制】 通常情况下,本类药物具有抑菌作用,但也可能发挥杀菌作用。本类药物主要通过与30S核糖体亚单位的可逆性结合,抑制敏感微生物的蛋白合成,从而抑制tRNA和核糖体的结合。早已证明,本类药物还能改变敏感微生物的胞质膜,导致核苷酸和其他细胞内成分从细胞中泄漏出去。在高浓度情况下,还可抑制哺乳动物的蛋白合成。

然而,本类药物减轻寻常痤疮病损的实际机制,迄今尚未获得阐明。

【抗菌谱】 本类药物应归属于广谱抗生素,对大多数立克次体属、衣原体属、支原体属、螺旋体属和革兰阴性和阳性菌均有活性。本类药物之间存在着密切的交叉耐药性。由于本类药物的耐药性日趋严重,目前,主要限用于立克次体、衣原体、支原体、回归热螺旋体所引起的感染及布鲁杆菌病。

【过敏反应】 有关本类药物引起过敏反应的报道极少,主要有斑疹、麻疹样疹、红斑疹、剥脱性皮炎;多形性红斑、瘙痒、荨麻疹、血管神经性水肿、肺浸润和(或)嗜酸性粒细胞增多、哮喘、过敏样紫癜、生殖器和其他部位固定性药疹、系统性红斑狼疮、血清病样发热反应、头痛,关节痛和斯-约综合征。还可能发生光敏反应。

【不良反应】 1. 在使用四环素类期间,NPN的排泄量和BUN的浓度均可能上升。这种不良反应在使用多西环素和米诺环素时,不论患者的肾功能是否正常一般都没有临床意义。然而,肾功能不全的患者如果接受四环素、地美环素、美他环素或土霉素的常用量,就可能引起进展性氮质血症、高磷酸血症和酸中毒。过期或变质的本类药物会引起可逆性范可尼样综合征,出现恶心、呕吐、嗜睡、烦渴、多尿、氨基酸尿、磷酸尿、蛋白尿、酸中毒和低钾血症。

2. 本类药物具有肝毒性,组织学上可见到脂肪变性而无坏死或炎症,有时伴有胰腺炎。由于胰、肝和肾功能的不可逆恶化可能导致死亡。肝毒性多见于静脉给予盐酸四环素大剂量(＞2 g/d)的肾盂肾炎妊娠期妇女,但是,非妊娠期妇女口服大剂量也会发生。

3. 长期使用四环素可致白细胞增多或减少、中性粒细胞减少、非典型淋巴细胞、粒细胞中毒性颗粒、溶血性贫血、血小板减少和血小板减少性紫癜等。

4. 米诺环素可致恶心、呕吐、疲劳、嗜睡、头昏、晕眩、共济失调。30%～90%使用常用量米诺环素者会发生前庭症状,女性多于男性。停药后可望消失。

5. 静脉使用本类药物常致血栓性静脉炎,经常使用一条途径更易发生。肌内注射本类药物每易产生局部疼痛,深部注射有可能避免。

6. 使用本类药物治疗布鲁杆菌或螺旋体感染时偶然发生赫氏反应(Jarisch-Herxheimer reaction)。据报道,使用本类药物或其他抗生素(如青霉素类和头孢菌素类)治疗莱姆(Lyme)病时也会发生此种反应。表现有头痛、发热、寒战、肌肉痛、白细胞增多和皮肤病损加重,一般在治疗开始后12～24 h发生。

【药物相互作用】 1. 凡是含有二价和三价阳离子(如铝、钙、铁、镁、锌)的药物与本类药物合用都会影响后者口服制剂的吸收。

2. 口服、肌内注射或静脉注射本类药物可降低血浆凝血酶原活力,因而相应增强口服抗凝血药的作用。合用时,应减少抗凝血药用量,并严密监测药物浓度。

3. 体外证实,本类药物可拮抗氨基糖苷类和青霉素类的杀菌活性。体内证实,静脉注射本类药物同时肌内注射青霉素亦有拮抗作用。口服本类药物同时注射青霉素或链霉素尚未发现明显减效作用。在使用两性霉素B治疗真菌病时加用本类药物可能产生协同作用。

4. 白陶土和果胶均可影响本类药物从胃肠道吸收。

5. 四环素可使地高辛的血药浓度升高。

6. 巴比妥类、苯妥英和卡马西平均可缩短多西环素的$t_{1/2}$。

7. 正在接受甲氧氟烷麻醉的患者,如在术前或术后使用了本类药物可导致致死性肾毒性。

8. 本类药物合用碳酸锂时,可使已达稳态血药浓度的碳酸锂升高浓度,甚至导致锂中毒。

9. 本类药物可抑制肠道菌群,使甾体避孕药的肠肝循环受阻,影响避孕效果。据1例报道,因合用二药导致怀孕。

10. 有些本类药物的注射剂中加有抗坏血酸或枸橼酸作为稳定剂,因溶液偏酸,不宜与红霉素、氯霉素琥珀酸钠、卡那霉素、多黏菌素B、两性霉素B等配伍,也不可与氢化可的松、氯化钙、葡萄糖酸钙等含金属阳离子的药物配伍。

【用药须知】 1. 本类药物的使用可导致包括真菌在内的二重感染。此时必须停用本类药物。

2. 应采取直立位以充分的水送服本类药的片剂或胶囊，睡前或患有食管梗塞或缩窄的患者不应给予本类药物。

3. 告知使用本类药物的患者不要暴露在阳光下，以免导致光敏反应。当发现红斑初起时即应停药。

4. 妊娠期妇女或婴儿使用本类药物可导致胎儿或儿童的骨生长和骨骼发育受到阻碍。由于本类药物多集中沉积于处在发育中牙齿的牙质和珐琅质里，导致牙齿的珐琅质发育不全和持久性的黄灰或黄褐色变色。根据国内外近年的报道，8 周岁以下的儿童不应使用本类药物。

5. 妊娠期妇女使用本类药物可导致胎儿中毒，原则上是禁用的。

6. 本类药物可进入乳汁，哺乳期妇女使用时，应暂停哺乳。

7. 体外证实四环素和土霉素对哺乳动物细胞有诱变的可能性。动物实验证实，四环素、米诺环素和土霉素可引起甲状腺、肾上腺和垂体肿瘤。

8. 肾功能不全的患者使用本类药物应调整用量；明显肝、肾功能不全患者必须慎用。

9. 虚弱、糖尿病患者或正在使用皮质激素的患者使用本类药物最易发生二重感染（如白色念珠菌病）。

10. 为防止本类药物与食物发生相互作用（因乳品中含钙，蔬菜中含铁、钾、锌等），应在餐前 1 h 或餐后 2～3 h 给药。

11. 本类药物在使用葡萄糖氧化酶测定尿糖时可能出现假阴性。在使用荧光法测定尿儿茶酚时会出现假性升高。

12. 过期的本类药品切勿使用，免致严重肾毒性。

四环素
(tetracycline)

别名：Ambramicina、Ambramycin

本品系获自金霉素链霉菌（*Streptomyces aureofaciens*）的一种抗生素，也可由土霉素半合成制得。临床用其盐酸盐和磷酸复合物。

【CAS】 60-54-8（anhydrous tetracycline）；6416-04-2（tetracycline trihydrate）

【ATC】 A01AB13；D06AA04；J01AA07；S01AA09；S02AA08；S03AA02

【理化性状】 1. 本品为黄色结晶性粉末，无臭，味苦，有吸湿性。遇光可使颜色变深。在碱性溶液中易被破坏而失效。在水中溶解，略溶于乙醇，不溶于乙醚或三氯甲烷。1%水溶液的 pH 为 1.8～2.8。其水溶液有较强的刺激性，搁置后就不断降解，变得浑浊。

2. 化学名：A variably hydrated form of（4*S*，4a*S*，5a*S*，6*S*，12a*S*）-4-Dimethylamino-1，4，4a，5，5a，6，11，12a-octahydro-3，6，10，12，12a-pentahydroxy-6-methyl-1，11-dioxonaphthacene-2-carboxamide

3. 分子式：$C_{22}H_{24}N_2O_8$

4. 分子量：444.4

5. 结构式

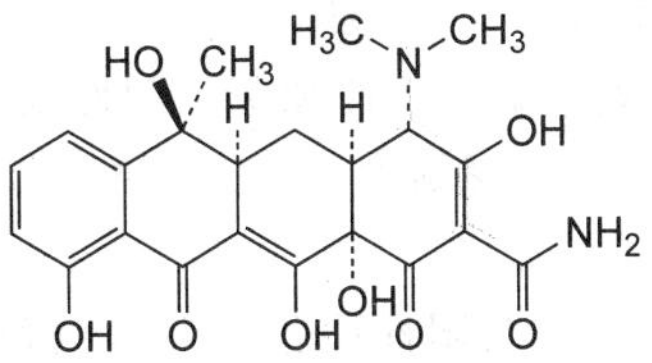

盐酸四环素
(tetracycline hydrochloride)

〖CAS〗 64-75-5

〖理化性状〗 1. 本品为黄色结晶性粉末。极微溶于水，溶于乙醇、甲醇，略溶于丙酮。溶于弱酸和碱性溶液。1%的混悬水溶液 pH 3.5～6.0。

2. 分子式：$C_{22}H_{24}N_2O_8 \cdot HCl$

3. 分子量：480.9

四环素磷酸复合物
(tetracycline phosphate complex)

〖CAS〗 1336-20-5

〖理化性状〗 1. 配伍禁忌：四环素注射剂为酸性 pH，与碱性制剂或低 pH 中不稳定药物不相容。四环素类可螯合金属阳离子，产生不溶性复合物，有报道金属盐溶液与之存在不相容性。配伍禁忌的报道并不总是一致的，其他因素如浓度、载体组分都有影响。

2. 稳定性：四环素在溶液中通过可逆性差向异构作用转化为较低活性的四环素；差向异构作用的程度取决于 pH 值，在 pH 值为 3 时作用最大，达到平衡时，有 55%的转化率。差向异构作用率受多种因素的影响，包括温度和磷酸盐或枸橼酸盐。pH 3～5 时，盐酸四环素静脉注射液 6 h 内稳定，室温下 24 h 活性大约丧失 8%～12%。尽管差向异构作用在 pH 2.5～5 时降解反应占优势，但在此 pH 值以外时，其他反应如非常低的 pH 下，依赖于 pH 的无水四环素的生成和碱性异丙四环素的氧化作用则变得更重要。

同溶液中相反，盐酸四环素混悬液在 pH 4～7

时，稳定性至少持续3个月。这是由于四环素与差向异构体之间总会达到平衡，差向异构作用仅仅取决溶液中的四环素，而四环素在此pH范围内的溶解度低。

固体剂型和粉末在不同温度和湿度下的稳定性也有研究。盐酸四环素贮藏在37℃和66%湿度下2个月活性丧失10%，相当稳定。但四环素磷酸盐很不稳定，活性可丧失25%～40%，并生成有潜在毒性降解产物。同其他四环素类比较显示，四环素不如地美环素稳定，但比罗利环素更稳定。

【药理作用】 1. 四环素类为一广谱抗生素，凡是需氧或厌氧的革兰阳性和革兰阴性菌、衣原体、支原体、立克次体、螺旋体和某些原生动物对之均敏感。

2. 敏感的革兰阳性菌包括金黄色葡萄球菌、凝固酶阴性葡萄球菌的某些菌株，包括肺炎链球菌、化脓链球菌、无乳链球菌和某些绿色链球菌在内的链球菌。肠球菌基本耐药。

3. 敏感的革兰阳性菌包括衣氏放线菌、炭疽杆菌、猪丹毒杆菌、单核细胞增多性李斯特菌。厌氧菌中包括多种梭状芽孢杆菌、多种奴卡菌。痤疮丙酸杆菌即使在低于抑菌浓度时也仍然是敏感的。

4. 敏感的革兰阴性菌包括多种布鲁杆菌、百日咳杆菌、肉芽肿鞘杆菌（*Calymmatobacterium granulomatis*）、多种弯曲菌、埃肯菌（*Eikenella*）、土拉弗朗西斯菌（*Francisella tularensis*）、流感嗜血杆菌和杜克嗜血杆菌、军团菌、多杀巴斯德杆菌、链珠状链杆菌的某些菌以及包括嗜水气单胞菌（*Aeromonas hydrophila*）、类志贺邻单胞菌（*Plesiomonas shigelloides*）、霍乱弧菌和副溶血弧菌在内的弧菌科的各种肢体。虽然许多肠杆菌科，包括沙门菌属、志贺菌属和多种耶尔森菌也敏感，但耐药却常见。多种不动杆菌和卡他球菌敏感，包括脑膜炎球菌、淋球菌在内的革兰阴性球菌也敏感。脆弱类杆菌有时敏感。

5. 对四环素类敏感的其他细菌还有幽门螺杆菌、多种科克斯体（*Coxiella*）、苍白密螺旋体（*Treponemapallidum*）、非典型分枝杆菌如海分枝杆菌和解脲脲原体。原生动物中如恶性疟原虫和痢疾阿米巴也敏感。

【体内过程】 1. 大多数四环素类抗生素口服吸收不完全，一般吸收用量的60%～80%。吸收可受到食物中二价和三价阳离子的影响。但较亲脂性的同类物多西环素和米诺环素则可吸收90%以上，且极少受到食物的影响。四环素的磷酸盐可加强吸收作用。

2. 口服本品500 mg，每6 h一次，一般可产生稳态血药浓度4～5 μg/ml，而给1次多西环素200 mg后1～3 h就足以达到血药峰值3 μg/ml。静脉给药可以获得更高的血药浓度，一般说，女性高于男性。报道的蛋白结合率存在较大差异，约为20%～65%，土霉素为20%～40%，金霉素为45%，地美环素为35%～90%，米诺环素为75%，美他环素和多西环素为80%～95%。四环素类广泛分布于体内各种组织和体液中，仅脑脊液中比较低，当脑膜有炎症时可能升高。小量药物可进入唾液、泪液和肺中；比较脂溶性的同类物米诺环素和多西环素可达到较高的浓度。这类药物进入乳汁的浓度是血药浓度的60%；可透过胎盘，进入胎儿血循中的浓度为母体的25%～75%。这类药物被保留在新骨形成、近期钙化和发育中的牙齿中。

3. 按照本类药物在体内作用持续时间来分，属于短效者，金霉素的$t_{1/2}$为6 h，土霉素为9 h，四环素为8 h。属于中效者，地美环素的$t_{1/2}$为12 h，美他环素为14 h。属于长效者，米诺环素和多西环素的$t_{1/2}$为16～18 h。

4. 四环素主要经肾排泄。1次口服剂量后可随尿排出原药55%，静脉给药后排出60%；口服后2 h尿中浓度可达到300 μg/ml。大多数本类药物随尿排出量约为摄入的40%～70%；不过，金霉素、多西环素和米诺环素经肾排泄的药量相当低，因金霉素和米诺环素在体内代谢了一部分，而多西环素大量随粪便排出。碱化尿液可增加随尿排出量。胆汁中的四环素浓度是血药浓度的5～25倍。

【适应证】 1. 当前主要用于　①立克次体感染：包括埃利希体病（ehrlichiosis）、斑疹伤寒、斑疹热、战壕热、Q热。②衣原体感染：包括鹦鹉热、性病性淋巴肉芽肿、沙眼、非淋球菌性尿道炎、衣原体结膜炎、咽炎、鼻窦炎、肺炎。③支原体感染：尤指肺炎支原体引起的肺炎。广泛用于骨盆炎性疾病治疗方案中配合用药。

2. 在水和电解质的配合下也用于治疗霍乱，处于复发热和早期莱姆病也常选用四环素。

3. 口服四环素类可治疗痤疮和酒糟鼻（特别是破损型牙周病），口疮性溃疡或口疮性口炎，消化性溃疡（根除幽门螺杆菌）。

4. 常合用链霉素或利福平治疗布鲁杆菌病，也常合用链霉素治疗鼠疫，可替代链霉素治疗土拉菌病。还可合用奎宁治疗恶性疟疾。

5. 可替代其他药物治疗放线菌病、已有感染的动物咬伤、炭疽、支气管炎、由弯曲菌属或小结肠炎耶尔森菌引起的胃肠炎、性病肉芽肿、钩端螺旋体病和梅毒。

6. 在预防和治疗新生儿淋球菌性结膜炎上，四环素类仍然保留着一定的价值。

7. 在某些地域，四环素类药物仍可用于革兰阳性和革兰阴性菌所引起的轻度感染。

8. 眼膏用于急慢性结膜炎、沙眼、病毒性角膜炎等以及眼化学烧伤和热灼伤。

9. 软膏用于皮肤表面感染。

【不良反应】 见本类药物引言中的不良反应。

【妊娠期安全等级】 D。

【禁忌与慎用】 1. 对任一本类药物过敏者禁用，因有交叉过敏发生的可能。

2. 肾功能不全患者，除多西环素和米诺环素慎用外，其他四环素类均属禁忌。

3. 妊娠期妇女和不足 8 周岁的儿童绝对禁用本类药物。

4. 肝功能不全患者应慎用本类药物，并应降低用量。

5. 重症肌无力患者应特别慎用四环素类药物，因处在神经肌肉阻断的高度风险中。

6. 哺乳期妇女使用本品时应暂停哺乳。

【药物相互作用】 见本类药物引言中的相应资料。

【剂量与用法】 1. 一般口服，严重的急性感染可采用缓慢滴注；不过，在感染基本被控制的时候，应尽快以口服方式替代滴注。口服应安排在进餐前 1 h 或进餐后 2～3 h 进行。

2. 成人常用 1～2 g/d，4 次分服；滴注量为 1～1.5 g/d，分 2 次用。

3. ＞8 岁儿童，口服 25～50 mg/(kg・d)，4 次分服，每 6 h 一次；静脉滴注，15～30 mg/(kg・d)，2 次分用，每 12 h 一次。

4. 眼膏，涂于眼内，3 次/日。

5. 软膏，先将患处用温开水洗净后，再将软膏涂于患处，1～3 次/日。

【用药须知】 1. 见本类药物引言中的用药须知。

2. 静脉给药时应监测四环素的血药浓度，以不超过 15 μg/ml 为宜，以免中毒。

【临床新用途】 1. 恶性胸腔积液　抽尽积液，将本品注射剂 0.5 g 溶于 0.9%氯化钠注射液中注入胸腔，变换体位，3～7 d 注入一次，3～7 次可基本吸收。

2. 鞘膜积液　抽吸积液后，将本品 0.5 g 溶于 0.5%利多卡因 2 ml 和 0.9%氯化钠注射液 6～8 ml 中注入，保留 20 min 后抽出药液，无菌包扎，必要时 2 周后再给药 1 次。红霉素亦有同效。

3. 良性肝、肾囊肿　在 B 超的引导下抽液，将本品 0.5 g 溶于 50%葡萄糖注射液 20 ml 中注入，冲洗后再抽出药液，留置少量(5～10 ml)于囊肿中，适当变更体位，保留 12～24 h，并口服抗生素 3 d。

4. 牙周疾病　口服 250 mg，每天 4 次，连服 2 周。

5. 口周皮炎　口服 250 mg，2 次/日，共 4～8 周，以后逐渐减量，并在 2～3 个月后停药。

6. 用作硬化剂　通常用本品 0.5 g 溶于适量 0.9%氯化钠注射液中，局部腔内注射。

7. 类风湿关节炎　250 mg，4 次/日。

8. 消化性溃疡　与次水杨酸酸铋和甲硝唑合用，本品 500 mg，4 次/日，14 d 一个疗程，在进餐时和睡前服用。

9. 大疱类天疱疮　常用剂量为 1000～1500 mg/d，半年至 1 年内停药。

10. 急性痘疮样苔藓样糠疹，2 g/d，共 1 个月。

11. 痤疮　本品 0.5 g，2 次/日，连用 4 周，然后改为 0.5 g/d，晨服，连用 8 周。也可采用本品 4 次/日，一次 0.25 g，1 周后逐渐减至维持量，即一日服 0.25 g 或隔日服 0.25 g。

12. 酒糟鼻　本品 250 mg，4 次/日，待症状好转后剂量可减少或停用。

13. 儿童包茎　从包皮孔挤入四环素泼尼松软膏，共 6 周。

14. 用于胃癌的诊断　250 mg，3 次/日，共 5 d，末次服药后 36 h 洗胃，收集胃冲洗液，离心后沉渣平铺滤纸上，室温干燥，在暗室中用荧光灯观察，有黄色荧光者为阳性，阳性诊断率为 79.5%。

15. 与雌激素形成新的化学实体(四环素哌嗪雌酚酮)治疗骨质疏松。

【制剂】 ①片剂：50 mg；0.125 g；0.25 g。②胶囊剂：0.25 g。③注射剂(粉)：0.2 g(25 万 U)；0.5 g(50 万 U)。④眼膏：0.5%～1%。⑤软膏剂：3%。

【贮藏】 密封、避光，15～30 ℃保存。

土霉素

(oxytetracycline)

别名：地霉素、氧四环素、Terramycin

本品为获自土霉素链霉菌培养物的一种抗生素，也可通过其他方法制得。临床常用其钙盐或盐酸盐。

【CAS】 79-57-2 (anhydrous oxytetracycline)；6153-64-6 (oxytetracycline dihydrate)

【ATC】 D06AA03；G01AA07；J01AA06；S01AA04

【理化性状】 1. 本品为黄色结晶性粉末，无臭，味微苦，微有吸湿性。遇光可使颜色变深。在碱性溶液中易被破坏而失效。在水中溶解，略溶于乙醇，不溶于乙醚或三氯甲烷。10%水溶液的 pH 为 2.3～2.9。

2. 化学名：4*S*，4a*R*，5*S*，5a*R*，6*S*，12a*S*-4-Dimethyl-amino-1，4，4a，5，5a，6，11，12a-octahydro-3，5，6，10，12，12a-hexahydroxy-6-methylene-1，11-dioxonaphthacene-2-carboxamide

3. 分子式：$C_{22}H_{24}N_2O_9$

4. 分子量：460.4

5. 结构式

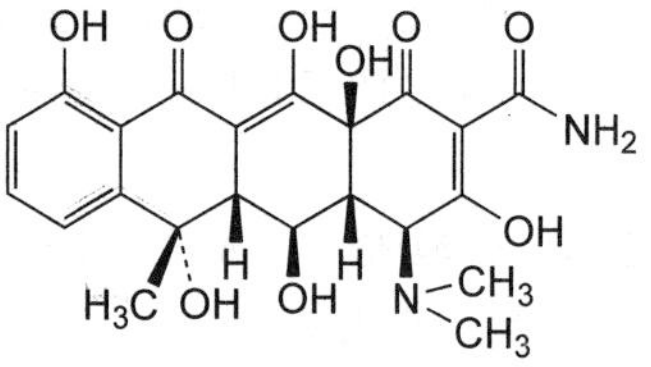

土霉素钙

(oxytetracycline calcium)

〖CAS〗 15251-48-6

〖理化性状〗 1. 分子式：$C_{44}H_{46}CaN_4O_{18}$

2. 分子量：958.9

盐酸土霉素

(oxytetracycline hydrochloride)

别名：Oxitetracyclin

〖CAS〗 2058-46-0

〖理化性状〗 1. 本品为黄色，引湿性结晶性粉末。易溶于水；略溶于乙醇。1%的水溶液 pH 值为 2.3～2.9。

2. 分子式：$C_{22}H_{24}N_2O_9 \cdot HCl$

3. 分子量：496.9

4. 配伍禁忌：土霉素注射液具有酸性，可以预料与碱性制剂或在低 pH 不稳定的药物会出现不相容性。四环素类可与金属离子发生螯合而产生不溶性混合物，故禁与含金属盐成分的溶液混合。关于配伍禁忌的报道不甚一致，这可能与另一些因素如赋形剂的浓度和组分有关。

【药理作用】 类似四环素，其活性较低。

【体内过程】 类似四环素。一次口服 0.5 g，每 6 h 一次，可产生稳态血药浓度 3～4 μg/ml。

【适应证】 类似四环素。软膏用于脓疱疮（黄水疮）、毛囊性脓疱疮、慢性溃疡性皮炎、须疮及其他细菌性皮肤感染。

【不良反应】 1. 类似四环素。

2. 使牙齿变色的作用不及其他本类药物，但胃肠不适较重。

【妊娠期安全等级】 D。

【禁忌与慎用】 同四环素。

【药物相互作用】 类似四环素。

【剂量与用法】 1. 成人口服 0.25～0.5 g，4 次/日，应在饭前 1 h，饭后 2～3 h 服。

2. >8 岁儿童，25～50 mg/(kg·d)，4 次分服。

3. 软膏剂，涂患处，1～3 次/日。

【用药须知】 见本类药物引言中的用药须知。

【制剂】 ①片剂：0.125 g；0.25 g。②胶囊剂：0.25 g。③软膏剂：0.3 g/10 g。

【贮藏】 密封、避光保存。

多西环素

(doxycycline)

别名：强力霉素、脱氧土霉素、Doxy

本品属于半合成而由土霉素衍生的四环素类抗生素。临床用其钙盐、盐酸半醇半水合物（hyclate）和一水合物。

【CAS】 564-25-0(anhydrous doxycycline)；17086-28-1(doxycycline monohydrate)

【ATC】 A01AB22；J01AA02

【理化性状】 1. 本品为微黄色或黄色结晶性粉末，臭，味苦，吸湿性。遇光可使颜色变深。在水或甲醇中易溶解，略溶于乙醇或丙酮，不溶于三氯甲烷。1%水溶液的 pH 为 2～3。pK_a 为 3.5、7.7 和 9.5。

2. 化学名：(4*S*，4a*R*，5*S*，5a*R*，-6*S*，12a*S*)-4-Dimethylamino-1，4，4a，5，5a，6，11，12a-octahydro-3，5，10，12，pentahydroxy-6-methyl-1，11-dioxonaphthacene-2-carboxamide monohydrate

3. 分子式：$C_{22}H_{24}N_2O_8 \cdot H_2O$

4. 分子量：462.4

5. 结构式

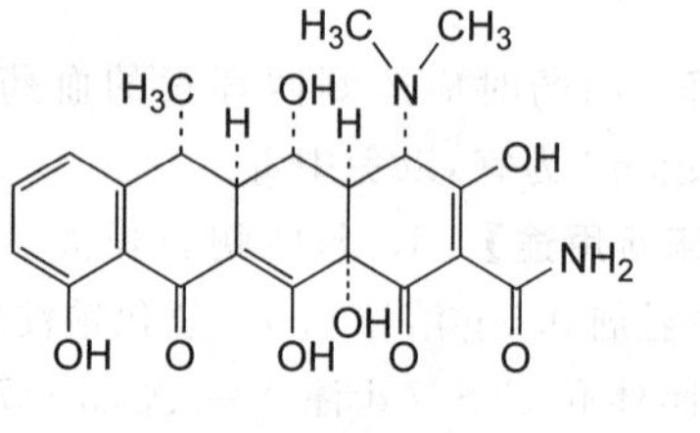

多西环素钙

(doxycycline calcium)

〖ATC〗 A01AB22；J01AA02

多西环素磷酸复合物
(doxycycline fusfatex)

〖CAS〗 B3038-87-3

多西环素半乙醇半水合物
(doxycycline hyclate)

别名:多西环素海克酸酯

〖CAS〗 10592-13-9(doxycycline hydrochloride);24390-14-5(doxycycline hyclate)

〖理化性状〗 1. 本品为黄色晶体粉末,溶于水,可溶于乙醇、三氯甲烷、醚、强碱和碳酸盐溶液中。1%水溶液的 pH 为 2.0~3.0。

2. 化学名:Doxycycline hydrochloride hemiethanolate hemihydrate

3. 分子式:$C_{22}H_{24}N_2O_8 \cdot HCl \cdot C_2H_5OH \cdot H_2O$

4. 分子量:512.9

5. 配伍禁忌:本品可在酸性溶液中配制,在碱性溶液中不相容。体外实验发现,维生素 B_2 会降低本品的药效。

【药理作用】 1. 类似四环素,对肠球菌和各种厌氧菌具有较强的活性。

2. 尽管某些耐四环素的金黄色葡萄球菌对本品仍敏感,但交叉耐药是常见的。

3. 本品对抗寄生虫如疟原虫的活性较强。

【体内过程】 1. 类似四环素。

2. 本品几乎完全从胃肠道吸收,胃和十二指肠中的食物对本品的吸收丝毫没有影响。口服 200 mg 后,2 h 可达血药峰值 2.6 μg/ml,24 h 后降至 1.45 μg/ml。静脉滴注与口服同一样的剂量可获同样的血药峰值或更高。蛋白结合率为 80%~95%。$t_{1/2}$ 为 12~24 h。本品的脂溶性比四环素高,广泛分布于体内各种组织和体液中。

3. 肾功能正常者在1次用药后缓慢随尿排出约 40%,碱化尿液可见排出增加。本品主要经胆道,在肠道中螯合后随粪便排出。值得注意的是,可诱导肝代谢的药物会改变本品的动力学。肾功能衰竭时,本品在体内有某种程度的蓄积。血液透析时未被明显消除。

【适应证】 1. 本品作为选用药物之一可用于下列疾病。

(1) 立克次体病,如流行性斑疹伤寒、地方性斑疹伤寒、洛矶山热、恙虫病和 Q 热。

(2) 支原体属感染。

(3) 衣原体属感染,包括鹦鹉热、性病、淋巴肉芽肿、非特异性尿道炎、输卵管炎、宫颈炎及沙眼。

(4) 回归热。

(5) 布鲁菌病。

(6) 霍乱。

(7) 兔热病。

(8) 鼠疫。

(9) 软下疳。

2. 治疗布鲁菌病和鼠疫时需与氨基糖苷类合用。

3. 本品可用于对青霉素类过敏患者的破伤风、气性坏疽、雅司、梅毒、淋病和钩端螺旋体病以及放线菌属、李斯特菌感染。

4. 可用于中、重度痤疮患者作为辅助治疗。

【不良反应】 1. 消化系统 本品口服可引起恶心、呕吐、腹痛、腹泻等胃肠道反应。偶有食管炎和食管溃疡的报道,多发生于服药后立即卧床的患者。

2. 肝毒性 脂肪肝变性患者和妊娠期妇女容易发生,亦可发生于并无上述情况的患者。偶可发生胰腺炎,本品所致胰腺炎也可与肝毒性同时发生,患者并不伴有原发肝病。

3. 过敏反应 多表现为斑丘疹和红斑,少数患者可有荨麻疹、血管神经性水肿、过敏性紫癜、心包炎以及系统性红斑狼疮皮损加重,剥脱性皮炎并不常见。偶有过敏性休克和哮喘发生。某些用本品的患者日晒可有光敏现象。所以,建议患者服用本品期间不要直接暴露于阳光或紫外线下,一旦皮肤有红斑应立即停药。

4. 血液系统 偶可引起溶血性贫血、血小板减少、中性粒细胞减少和嗜酸粒细胞增多。

5. 中枢神经系统 偶可致良性颅内压增高,可表现为头痛、呕吐、视神经乳头水肿等,停药后可缓解。

6. 二重感染 长期应用本品可发生耐药金黄色葡萄球菌、革兰阴性菌和真菌等引起的消化道、呼吸道和尿路感染,严重者可致败血症。

7. 四环素类的应用可使人体内正常菌群减少,并致维生素缺乏、真菌繁殖,出现口干、咽炎、口角炎和舌炎等。

【妊娠期安全等级】 D。

【禁忌与慎用】 1. 有四环素类药物过敏史者禁用。

2. 本品可透过胎盘屏障进入胎儿体内,沉积在牙齿和骨的钙质区内,引起胎儿牙齿变色、牙釉质再生不良及抑制胎儿骨骼生长,该类药物在动物实验中有致畸胎作用,因此妊娠期妇女不宜应用。

3. 本品可自乳汁分泌,乳汁中浓度较高,哺乳期妇女应用时应暂停哺乳。

【药物相互作用】 1. 见本类药物引言中的相应资料。

2. 本品与钙的亲和力低于其他本类药物，因此，其吸收可能较少受到乳品和食物的影响。不过，抗酸药和铁制剂仍有影响。

3. 肝酶诱导剂（如乙醇、卡马西平、苯巴比妥、苯妥英和利福平）可加速本品的代谢。

【剂量与用法】 1. 成人第一日口服 200 mg，12 h 后再服 100 mg，以后每天服 1 次，一次 100 mg。

2. 儿童（>8 岁）首日 4 mg/(kg · d)，1 次或分 2 次服，以后减半。

【用药须知】 1. 见本类药物引言中的用药须知。

2. 老年人更适合服用分散片或液体制剂。服药时如有刺激感，可同时进食。

3. 不耐口服的成年患者也可缓慢滴注给药，用量同口服，输液含本品盐酸盐 0.1～1 μg/ml，应在 1～4 h 内输完。

4. 本品溶液也可用于恶性渗出液。

【制剂】 ①片剂：50 mg；100 mg。②胶囊剂：50 mg；100 mg。②注射剂（粉）：0.1 g；0.2 g。

【贮藏】 密封、避光，30 ℃以下保存。

米诺环素
(minocycline)

别名：二甲胺四环素、Minocin

本品为半合成的环素类抗生素。临床用其盐酸盐。

【CAS】 10118-90-8

【ATC】 A01AB23；J01AA08

【理化性状】 1. 本品为黄色结晶性粉末，无臭，味苦。遇光可使其变质。溶于水，略溶于乙醇，易溶于碱金属的氢氧化物或碳酸盐溶液中。1%水溶液的 pH 为 3.5～4.5。

2. 化学名：(4*S*，4a*S*，5a*R*，12a*S*) 4，7-Bis(dimethylamino)-1，4，4a，5，5a，6，11，12a-octahydro-3，10，12，12a-tetrahydroxy-1，11-dioxonaphthacene-2-carboxamide

3. 分子式：$C_{23}H_{27}N_3O_7$

4. 分子量：457.5

5. 结构式

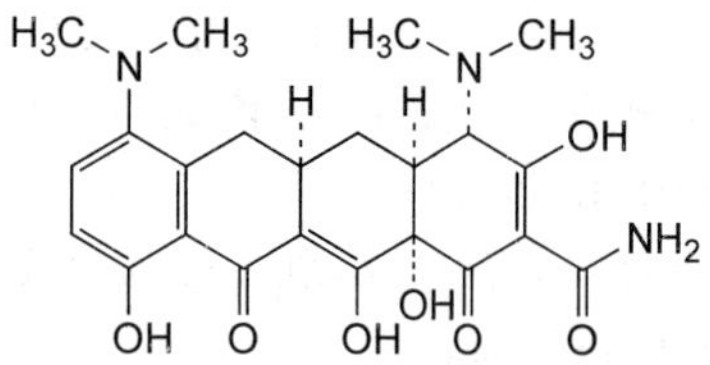

盐酸米诺环素
(minocycline hydrochloride)

别名：Minomycin

〖CAS〗 13614-98-7

〖理化性状〗 1. 本品为黄色结晶性粉末。略溶于水，微溶于乙醇，不溶于三氯甲烷和乙醚，可溶于碱性的氢氧化物溶液和碳酸盐溶液。1%水溶液的 pH 为 3.5～4.5。

2. 分子式：$C_{23}H_{27}N_3O_7 \cdot HCl$

3. 分子量：493.9

4. 配伍禁忌：盐酸米诺环素制剂呈酸性，因而与碱性制剂或者与处于低 pH 值条件下不稳定的药物不相容。

【药理作用】 1. 抗菌谱和作用方式类似四环素。

2. 对金黄色葡萄球菌、链球菌、脑膜炎球菌、多种肠杆菌、不动杆菌属、类杆菌属、嗜血杆菌属、奴卡菌属以及包括麻风杆菌在内的分枝杆菌属更具有活性。

3. 本品和其他本类药物存在部分交叉耐药，但某些耐其他本类药物的细菌对本品仍敏感。

【体内过程】 1. 一般与四环素类似。本品可从胃肠道迅速吸收，食物和乳品对其影响不明显。口服 200 mg 后，每 12 h 服 100 mg，血药浓度就可以达到 2～4 μg/ml。比多西环素和其他同类药物的脂溶性强，广泛分布于体内各种组织和体液中，在肝胆系统、肺、窦、扁桃体、泪液、唾液和痰中浓度较高。虽比多西环素渗进脑脊液中的浓度高，但仍然是比较低的。

2. 本品能透过胎盘并进入乳汁。蛋白结合率约为 75%。仅有 5%～10%的用量随尿排出，随粪便排出者约达 34%。与大多数本类药物相比，本品似乎在肝内进行着某种程度的代谢，主要代谢成 9-羟米诺环素。$t_{1/2}$ 约为 11～26 h，肾功能严重受损者可能延长，肝功能不全患者无影响。透析仅消除极少的本品。

【适应证】 本品适用于因葡萄球菌、链球菌、肺炎球菌、淋病奈瑟菌、痢疾杆菌、大肠埃希菌、克雷伯杆菌、变形杆菌、铜绿假单胞菌、梅毒螺旋体及衣原体等对本品敏感的病原体引起的下列感染。

1. 尿道炎、男性非淋菌性尿道炎（NGU）、前列腺炎、淋病、膀胱炎、附睾丸炎、宫内感染、肾盂肾炎、肾盂炎、肾盂膀胱炎等。

2. 浅表性化脓性感染包括痤疮、扁桃体炎、肩周炎、毛囊炎、脓皮症、疖、痈、蜂窝织炎、汗腺炎、皮脂囊肿粉瘤、乳头状皮肤炎、甲沟炎、脓肿、鸡眼继发性感染、咽炎、泪囊炎、眼睑缘炎、麦粒肿、牙龈炎、牙冠周围炎、牙科性上腭窦炎、感染性上腭囊肿、牙周炎、外耳炎、外阴炎、阴道炎、创伤感染、手术后感染。

3. 深部化脓性疾病：乳腺炎、淋巴管(结)炎、颌下腺炎、骨髓炎、骨炎。

4. 急慢性支气管炎、喘息型支气管炎、支气管扩张、支气管肺炎、细菌性肺炎、异型肺炎、肺部化脓症。

5. 梅毒。

6. 中耳炎、副鼻窦炎、颌下腺炎。

7. 痢疾、肠炎、感染性食物中毒、胆管炎、胆囊炎。

8. 腹膜炎。

9. 败血症、菌血症。

【不良反应】 1. 见本类药物引言中的不良反应。

2. 前庭受损，出现头晕，女性多于男性。

3. 严重的不良反应有结节性红斑、肝炎和系统性红斑狼疮，多见于长期服用本品的痤疮患者。

4. 过敏反应可能包括关节炎、肌痛、肺浸润和过敏。

5. 还可能引起脱发、心肌炎和血管炎。

6. 本品可引起皮肤和其他组织色素沉着，3 种表现是：

(1) 由于在炎性和瘢痕范围内与铁在巨噬细胞里螯合而出现蓝黑色斑。

(2) 损及正常皮肤的蓝灰色斑或高度色素沉着，可能由于本品降解所产生。

(3) 发生在暴露于日光的皮肤，呈灰棕色，很明显是由于黑色素沉着之故。停药后可望消退，但有时并不完全。

【妊娠期安全等级】 D。

【禁忌与慎用】【药物相互作用】 同四环素。

【剂量与用法】 1. 成人首剂 200 mg，继而每 12 h 100 mg。根据脑膜炎球菌带菌情况，每 12 h 给予 100 mg，连用 5 d，注意前庭反应。

2. >8 岁儿童可给予 4 mg/(kg·d)，最高可达 200 mg/24 h，分 2 次，每 12 h 一次。

3. WHO 建议，本品可替代氯法齐明，作为多药方案中的一种药物治疗麻风，100 mg/d。

【用药须知】 1. 见本类药物引言中的用药须知。

2. 服本品者不能驾车、骑车或进行高空作业，以免发生安全事故。

【临床新用途】 1. 麻风病　①少菌型，本品 100 mg＋利福平 600 mg＋氧氟沙星 400 mg 单次口服；多菌型，利福平 600 mg＋本品 400 mg＋氧氟沙星一次 400 mg，1 次/月，氨苯砜一次 100 mg，1 次/日，12 月一疗程。②本品 100 mg，1 次/日，连用 6 d 休息 1 d，疗程 3 个月。

2. 痤疮　炎症期口服本品一次 50 mg，2 次/日，连用 6～8 周；静止期口服本品一次 50 mg，1 次/日，连用 4 周。

3. 缺血性脑卒中　在卒中发作 6～24 h 的治疗窗口期开始口服本品 200 mg，用 5 d。

4. 亨廷顿舞蹈症　本品一次 100 mg，2 次/日，口服。

5. 预防表皮生长因子受体抑制剂相关皮肤不良反应　一次 100 mg，2 次/日，口服。

6. 酒糟鼻　本品一次 100 mg，2 次/日，联合维生素 C 0.2 g，维生素 B_6 20 mg，维生素 K_4 8 mg，3 次/日，口服，8 周一疗程。

7. 类风湿关节炎　空腹口服本品一次 100 mg，2 次/日，共服 48 周。

8. 牙周炎　本品牙周条放入牙周袋内，1 次/周，共 3 次。

9. 融合性网状乳头瘤　本品一次 100 mg，1 次/日，3 周。

10. 掌跖脓疱病　本品一次 100 mg，隔天 1 次，4 周一疗程。

11. 连续性肢端皮炎　口服本品一次 50 mg，2 次/日，同时配合局部涂以皮康霜，4 周一疗程。

【制剂】 ①片剂：50 mg；100 mg。②胶囊剂：50 mg；100 mg。

【贮藏】 密封、避光，贮于 30 ℃以下。

美他环素
(methacycline)

别名：甲烯土霉素、Metacycline

为结构类似土霉素的半合成四环素类抗生素。临床用其盐酸盐，商品名 Rondomycin。

【CAS】 914-00-1

【ATC】 J01AA05

【理化性状】 1. 本品为黄色或深黄色结晶性粉末。溶于水(1∶100)，溶于乙醇(1∶300)，溶于 0.1 mol/L 氢氧化钠(1∶25)，难溶于三氯甲烷或乙醚。1%水溶液的 pH 为 2.0～3.0。

2. 化学名：(4*S*，4a*R*，5*S*，5a*R*，6*S*，12a*S*)-4-Dimeth ylamino-1，4，4a，5，5a，6，11，12a-octahydro-3，5，10，12，12a-pentahydroxy-6-methylene-1，11-

dioxonaphthacene-2-carbo-xamide

3. 分子式：$C_{22}H_{22}N_2O_8$

4. 分子量：442.4

5. 结构式

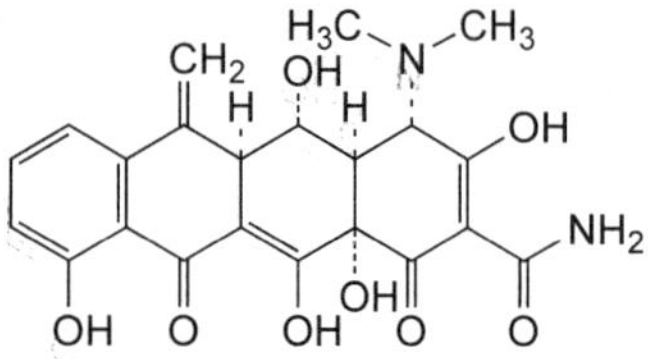

盐酸美他环素
(methacycline hydrochloride)

〖CAS〗 3963-95-9

〖理化性状〗 1. 本品为黄色至暗黄色结晶性粉末。溶于水（1∶100），溶于乙醇（1∶300），溶于0.1 mol/L的氢氧化钠（1∶25）；在三氯甲烷和乙醚中难溶。相当于1%美他环素水溶液的pH为2.0～3.0。

2. 分子式：$C_{22}H_{22}N_2O_8 \cdot HCl$

3. 分子量：478.9

【药理作用】 参见四环素，但活性较强。

【体内过程】 口服吸收约占用量的60%。蛋白结合率为80%～90%。口服本品300 mg后4 h血药浓度为2.6 μg/ml。$t_{1/2}$为14～15 h。60%以原药形式缓慢随尿排出。

【适应证】【禁忌与慎用】【药物相互作用】 参见四环素。

【不良反应】 1. 参见四环素。

2. 眼和皮肤可能出现色素沉着。

【妊娠期安全等级】 D。

【剂量与用法】 1. 成人首日200 mg/d，2次分服，每12 h一次，以后100 mg/d。

2. >8岁或体重为45 kg左右的儿童，首日给予4 mg/kg，以后2 mg/d。

3. 以上成人或儿童的严重感染，可持续使用首日剂量。

4. 敏感的淋球菌感染，给予单剂量300 mg，或在1 h后，再给予1次。

5. 治疗梅毒，200～300 mg/d，连用10～15 d。

6. 治疗回归热或流行性斑疹伤寒，可使用单剂量100～200 mg。

7. 预防恙虫病，单剂量200 mg。

【用药须知】 见本类药物引言中的用药须知。

【制剂】 ①片剂：0.1 g(10万U)；0.2 g(20万U)。②胶囊剂：0.1 g(10万U)；0.2 g(20万U)。

【贮藏】 密封、避光，贮于30 ℃以下。

地美环素
(demeclocycline)

别名：去甲金霉素、Demethylchlortetracycline

本品是从金霉素链霉菌变异菌株衍生的一种四环素类抗生素。临床用其盐酸盐。商品名Declomycin。

【CAS】 127-33-3 demeclocycline)；13215-10-6 (demeclocycline sesquihydrate)

【ATC】 D06AA01；J01AA01

【理化性状】 1. 本品为黄色无臭结晶性粉末。略溶于水，溶于乙醇(1∶200)或甲醇(1∶20)。易溶于3 mol/L盐酸溶液或碱溶液。1%水溶液的pH为4.0～5.5。

2. 化学名：(4*S*，4a*S*，-5a*S*，6*S*，12a*S*)-7-Chloro-4-dimethylamino-1，4，4a，5，5a，6，11，12a-octa-hydro-3，6，10，12，12a-pentahydroxy-1，11-dioxonaphthacene-2-carboxamide

3. 分子式：$C_{21}H_{21}ClN_2O_8$

4. 分子量：464.9

5. 结构式

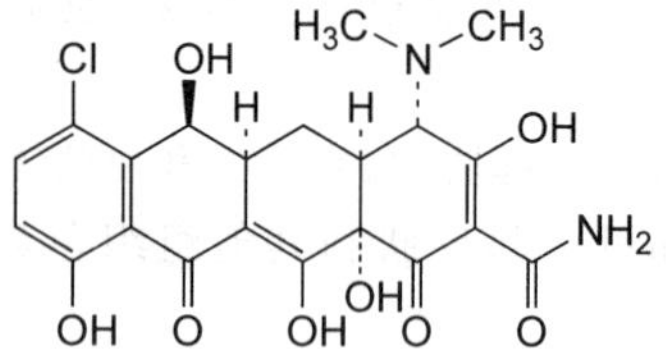

盐酸地美环素
(demeclocycline hydrochloride)

〖CAS〗 64-73-3

〖理化性状〗 1. 本品为黄色、无味的晶体粉末。略溶于水，溶于乙醇(1∶200)和甲醇(1∶40)。易溶于3 mol/L的盐酸溶液和碱溶液中。1%水溶液的pH为4.0～5.5。

2. 分子式：$C_{21}H_{21}ClN_2O_8 \cdot HCl$

3. 分子量：501.3

【药理作用】 与四环素相比，对淋球菌、流感嗜血杆菌和布氏杆菌具有更高的活性。

【体内过程】 与四环素类似。1次口服本品300 mg后3～4 h可达血药峰值1.5～1.7 μg/ml，重复给药后血药浓度可能更高。$t_{1/2}$约12 h。肾清除率约为四环素的一半。

【适应证】 参见四环素。

【不良反应】 1. 参见本类药物引言中的不良反应。

2. 其光敏反应较其他本类药物更常见。

3. 可能发生可逆性肾源性糖尿病，表现有多尿，烦渴和无力。

4. 由于本品引起肾功能受损的临床症状不明显，对长期服用本品者应监测血清肌酐。

【妊娠期安全等级】 D。

【禁忌与慎用】 1. 参见本类药物引言中的用药须知。

2. <9 岁的儿童禁用本品。

3. 由于可能发生的肾毒性，患有心或肝疾病的患者禁用。

【药物相互作用】 参见四环素。

【剂量与用法】 1. 成人 300 mg，2 次/日；或一次 150 mg，4 次/日。治疗淋病，首剂 600 mg，继后每 12 h 300 mg，连用 4 d(共 3 g)。

2. >9 岁儿童 6～12 mg/(kg·d)，2～4 次分服。

【制剂】 片剂、胶囊剂：150 mg；300 mg。

【贮藏】 密封、避光，贮于 30 ℃以下。

替加环素

(tigecycline)

别名：Tygacil、替格环素、老虎霉素

本品属于甘氨酰环素类抗菌药，结构类似四环素族，又是唯一的甘氨酰环素类抗菌药，故将其排列在该族的最后。

【CAS】 220620-09-7

【ATC】 J01AA12

【理化性状】 1. 化学名：(4*S*，4a*S*，5a*R*，12a*S*)-9-[2-(*tert*-Butylamino) aceta-mido]-4，7-bis (dimethylamino)-1，4，4a，5，5a，6，11，12a-octahydro-3，10，12，12a-tetrahydroxy-1，11-dioxo-2-naphthacenecarboxamide

2. 分子式：$C_{29}H_{39}N_5O_8$

3. 分子量：585.6

4. 结构式

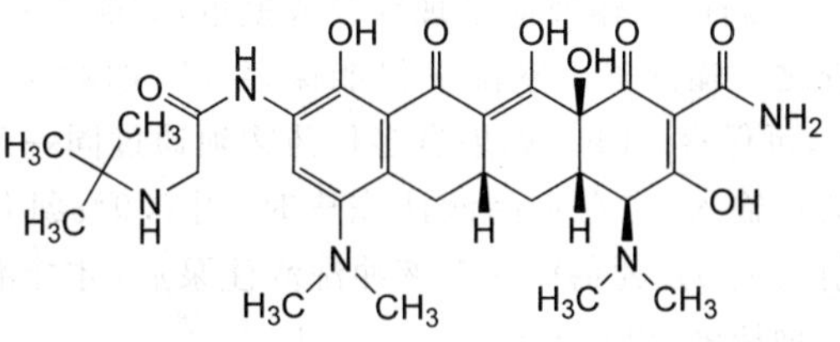

【用药警戒】 3 期及 4 期临床试验的 Meta 分析显示，本品较对照药总体死亡率升高。如确无其他可选择方案，才能使用本品。

【药理作用】 1. 本品通过与细菌的 30S 核糖体亚单位结合，阻断氨酰基 tRNA 分子进入核糖体 A 位，这会阻止氨基酸残基结合到延长的肽链里。这种替换形式在天然的或半合成的四环素中是不存在的，因此，本品具有某些独特的抗微生物学特性。本品可减少耐药菌的产生，维持本品和其他抗菌药的有效性，但仅用于被确诊或被强烈怀疑的细菌所引起感染的治疗。本品对多种耐药菌均具有活性。

2. 本品抗菌谱广，具体如下。

(1) 需氧和兼性革兰阳性菌，有粪肠球菌(用于对万古霉素敏感或耐药的分离株)、鸟肠球菌、屎肠球菌(用于对万古霉素敏感或耐药的分离株)、铅黄肠球菌、鹑鸡肠球菌、单核细胞增多性利斯特菌、表皮葡萄球菌(对甲氧西林敏感或耐药的菌株)、溶血性链球菌、金黄色葡萄球菌(对甲氧西林敏感的或耐药的分离株)、无乳链球菌、咽峡炎链球菌、化脓性链球菌。

(2) 需氧和兼性革兰阴性菌，有弗劳地枸橼酸杆菌、阴沟肠杆菌、大肠埃希菌、奥克希托克雷伯杆菌、鲍曼不动杆菌、嗜水气单胞菌、克氏枸橼酸杆菌、产气肠球菌、多杀巴斯德杆菌、黏质沙雷菌、嗜麦芽窄食单胞菌。

(3) 厌氧菌，有脆弱类杆菌、吉氏类杆菌、卵形类杆菌、多形类杆菌、单形类杆菌、普通类杆菌、产气荚膜梭状芽孢杆菌和微小消化链球菌、卟啉菌属和普雷沃菌属。

(4) 其他细菌，有脓肿分枝杆菌、龟分枝杆菌和偶发分枝杆菌。

【体内过程】 1. 在 30～60 min 内静脉滴注单剂量本品 100 mg 及多剂量(开始 100 mg，以后每 12 h 给予 50 mg)后，其主要药动学参数下表。

本品药动学参数

参数	单剂量 (*n*=224)100 mg	多剂量 (*n*=103)50 mg
C_{max}(μg/ml)[a]	1.45(22%)	0.87(27%)
C_{max}(μg/ml)[b]	0.90(30%)	0.63(15%)
AUC[(μg·h)/ml]	5.19(36%)	—
$AUC_{0\sim24}$[(μg·h)/ml]	—	4.70(36%)
C_{min}(μg/ml)	—	0.13(59%)
$t_{1/2}$(h)	27.1(53%)	42.4(83%)
CL(L/h)	21.8(40%)	23.8(33%)
CL(ml/min)	38.0(82%)	51.0(58%)
V_d(L)	568(43%)	639(45%)

注：a 指在 30 min 内静脉滴注完毕。b 指在 60 min 内静脉滴注完毕。

2. 本品的蛋白结合率为 71%～89%，稳态 V_d 较大(500～700L，相当 7～9L/kg)，显示本品可分布到

全身各种组织中。33 名健康志愿者接受本品 100 mg 后，接着每 12 h 给予 50 mg，可见到肺泡细胞里的 $AUC_{0\sim12h}$134(μg·h)/ml 约高于血清 $AUC_{0\sim12h}$ 的 78 倍，上皮细胞衬液的 $AUC_{0\sim12h}$2.28(μg·h)/ml 约比血清 $AUC_{0\sim12h}$ 高 32%，在皮肤水泡液中的本品 $AUC_{0\sim12h}$ 为 1.61(μg·h)/ml，低于健康者血清 $AUC_{0\sim12h}$26%。单剂量研究中，在针对摘除组织接受择期手术或医学处置之前给予志愿者静脉注射本品 100 mg 4 h 后，胆囊、肺部、结肠中的药物浓度分别是血药浓度的 3.8 倍、8.6 倍和 2.1 倍，而滑囊液和骨组织中的药物浓度分别较低于血药浓度的 0.58 倍和 0.35 倍。

3. 本品代谢较少，在肝内仅有痕量的代谢物形成，以葡糖醛酸化物、*N*-乙酰代谢物和本品差向异构体形式随粪便和尿液排出者，均不超过 10%，肝功能不全患者排泄减慢。本品主要通过粪便排出原药和代谢物，占总用量的 59%，其次随尿液排出原药和葡糖醛酸化物。中度肝功能不全患者的全身清除减少 25%，$t_{1/2}$ 约延长 23%。重度肝功能不全患者的全身清除减少 55%，$t_{1/2}$ 约延长 43%。据上所述，轻中度肝功能不全患者不必调整剂量，重度肝功能不全患者开始可给予 100 mg，但以后每隔 12 h 只能续用 25 mg，并应严密观察。肾功能不全患者和老年人不必调整剂量。

【适应证】 本品主要用于 18 岁以上成年患者由敏感菌引起的多种感染。

【不良反应】 1. 头痛、腰痛、发热、寒战、感染、疼痛、乏力和休克。

2. 高血压、低血压、心动过缓和心动过速。

3. 恶心、呕吐、食欲缺乏、腹痛、消化不良、便秘、腹泻、口干和黄疸。

4. 贫血、白细胞增多、血小板增多、血小板减少、活化部分凝血激酶时间延长、凝血酶原时间延长、嗜酸细胞增多、国际标准化比值(INR)增加。

5. 碱性磷酸酶、淀粉酶、胆红素、血 BUN、肌酐、乳酸脱氢酶、ALT 和 AST 等升高，外周水肿、低血糖、高血糖、低钾血症、低蛋白血症、低钙血症和低钠血症。

6. 头晕、失眠、嗜睡、味觉颠倒、呼吸困难和咳嗽加剧。

7. 皮肤瘙痒、药疹、出汗和变态反应。

8. 阴道白色念珠菌病、阴道炎和白带异常。

9. 注射部位水肿、炎症、脓肿、疼痛和注射部位静脉炎及血栓性静脉炎。

10. 在动物实验中，可见红细胞、网织红细胞、白细胞和血小板减少，与骨髓细胞过少有关。这些改变在给药两周后可以逆转。

11. 尚无本品发生光敏的报道。

【妊娠期安全等级】 D。

【禁忌与慎用】 1. 对本品过敏者禁用。

2. 18 岁以下儿童不推荐使用。

3. 牙齿发育期使用本品可使牙齿永久性变色，怀孕后期妇女、哺乳期妇女、婴儿及 8 岁以下儿童应避免使用。

4. 对四环素类药物过敏者、重度肝功能不全患者慎用。

【药物相互作用】 1. 本品不影响 CYP1A2、2C8、2C9、2C19、2D6 和 3A4，因此，不影响经这些酶代谢药物的代谢。

2. 本品的清除也不受 CYP 抑制剂或诱导剂的影响。

3. 本品合用华法林，并未明显改变后者的 INR，但仍应监测凝血酶原时间。

4. 与口服避孕药合用可导致避孕药失效。

5. 本品可与多巴酚丁胺、多巴胺、乳酸林格、利多卡因、氯化钾、雷尼替丁或茶碱通过“Y”形输液器配伍使用。

6. 本品不可与两性霉素 B、氯丙嗪、甲泼尼龙或伏立康唑同时使用。

【剂量与用法】 1. 一般先用 0.9%氯化钠注射液或 5%葡萄糖注射液 5.3 ml 溶解本品 50 mg，使药物浓度不超过 10 mg/ml，轻轻旋转安瓿，然后再加入 100 ml 输液中备用。

2. 推荐起始的静脉滴注剂量为 100 mg，以后一次 50 mg，每 12 h 给药一次，一般在 30～60 min 输完。疗程根据感染部位和轻重程度而定，一般为 5～14 d。

3. 对重度肝功能不全患者需调整本品的用量，开始可给予 100 mg，以后每隔 12 h 减量至 25 mg。对肾功能不全患者不必调整剂量。

4. 新配的输液应呈现绿色或橙色，如颜色不符，应弃之。输液置于室温下仅能保存 6 h，如贮于 2～8 ℃，可保存 24 h。如果有多种药物须通过同一条静脉通道输入，应在本品滴注完毕时，用 0.9%氯化钠注射液或 5%葡萄糖注射液冲洗滴注泵后，才能灌入另一种药液，以策安全。

【用药须知】 1. 本品的结构类似四环素，因此可能发生类似四环素的不良反应。

2. 用药前，必须进行细菌培养，准确抗菌，如无根据地、经验性用药，不仅无益，还会导致耐药性。

3. 和四环素一样，本品用于牙齿发育期(怀孕的后半期、婴儿和 8 岁以下的儿童时期)可引起牙齿永久性变色，应绝对避免。

4. 本品可扰乱肠道正常菌群，引起难辨梭状芽孢杆菌的过度繁殖，诱发不同程度的假膜性小肠结肠炎，甚至危及生命。因此，对用药后出现腹泻的患者应谨防此症的出现。轻者停用本品，中、重度者应考虑补充液体、电解质及蛋白质的支持治疗。

5. 本品大剂量使用可致恶心、呕吐，应避免过量。

6. 对于患有合并症的腹腔内感染时，单用本品治疗可能继发肠穿孔和脓毒症休克。此时应找出合并感染的病原体，对准病原体用药。

7. 本品不易通过透析清除。

8. 配制好的输液在室温下保存不可超过 6 h，在 2～8 ℃下可保存 24 h。

【制剂】 注射液：50 mg/5ml。

【贮藏】 贮于 20～25 ℃。

赖氨四环素
(lymecycline)

本品为四环素类药。

别名：赖甲环素、四环素亚甲赖氨酸

【CAS】 992-21-2

【ATC】 J01AA04

【理化性状】 1. 化学名：(2*S*)-6-[[[(*Z*)-[(4*S*, 4a*S*, 5a*S*, 6*S*, 12a*S*)-4-(Dimethylamino)-6, 10, 11, 12a-tetrahydroxy-6-methyl-1, 3, 12-trioxo-4, 4a, 5, 5a-tetrahydrotetracen-2-ylidene]-hydroxymethyl] amino]methylamino]-2-aminohexanoic acid

2. 分子式：$C_{29}H_{38}N_4O_{10}$

3. 分子量：602.6

4. 结构式

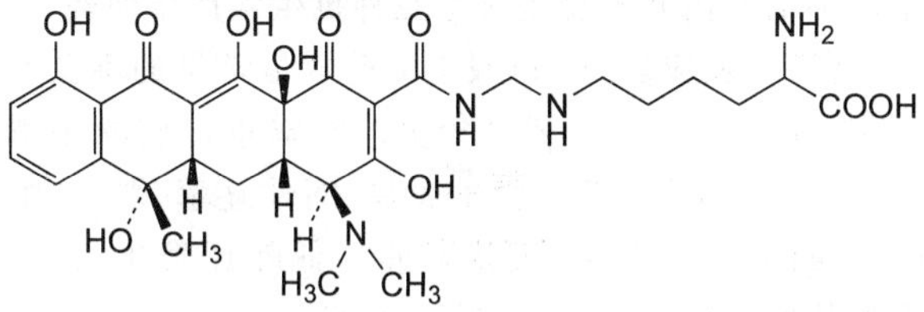

【简介】 本品抗菌谱同四环素，其特点是口服易吸收，用量少。适应证同四环素。口服，一次 200～400 mg，4 次/日；肌内注射，一次 135 mg，2～3 次/日。

金霉素
(chlortetracycline)

本品为四环素类药物。

别名：氯四环素、Aureocine、Chlortetracyclinum、Aureomycin

【CAS】 57-62-5

【ATC】 A01AB21；D06AA02；J01AA03；S01AA02；QG51AA08；QJ51AA03

【理化性状】 1. 化学名：(4*S*, 4a*S*, 5a*S*, 6*S*, 12a*S*, *Z*)-2-[Amino(hydroxy)methylene]-7-chloro-4-(dimethylamino)-6, 10, 11, 12a-tetrahydroxy-6-methyl-4a, 5, 5a, 6-tetrahydrotetracene-1, 3, 12(2*H*, 4*H*, 12a*H*)-trione

2. 分子式：$C_{22}H_{23}ClN_2O_8$

3. 分子量：478.88

4. 结构式

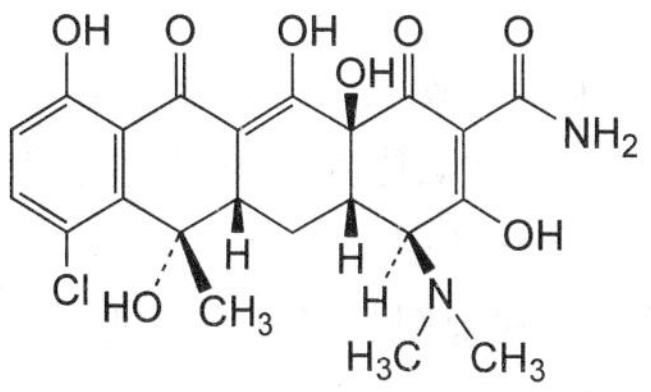

【药理作用】 1. 本品抗菌作用机制与其他四环素类抗生素相似，主要通过特异性地与核糖体 30S 亚基的 A 位结合，阻止氨基酰-tRNA 在该位置上的联结，抑制肽链的增长，从而影响细菌或其他微生物的蛋白质合成。有研究证明，金霉素还可抑制前列腺素合成，抑制白细胞趋化运动，降低哺乳动物胶原酶和其他一些金属蛋白酶的活性。

2. 细菌对本品的耐药性较明显，尤其是革兰阳性菌；但本品对耐青霉素金黄色葡萄球菌的抗菌活性比四环素、土霉素稍强。

3. 本品抗菌谱与四环素相同，对金黄色葡萄球菌、化脓性链球菌、肺炎链球菌、布鲁菌、淋球菌、土拉热巴朗德菌、类鼻疽假单胞菌、志贺菌属、霍乱弧菌等具有良好抗菌活性。此外，本品对立克次体、沙眼衣原体和肺炎支原体也有较好作用。

【体内过程】 经胃肠道吸收很少(约 30%)。药物吸收后广泛分布于体内组织和体液中。本品蛋白结合率约为 47%，平均 $t_{1/2}$ 为 5.5 h。药物主要(70% 以上)经胆汁排泄，另有约 15%～20% 经肾随尿液排泄。

【适应证】 主要局部外用用于治疗敏感菌所致的浅表眼部感染、用于沙眼衣原体所致沙眼的治疗，还可用于治疗反复发作的口疮性溃疡。

【不良反应】 1. 口服后常可引起胃肠道反应，如恶心、呕吐、腹泻等。

2. 用药后可影响胎儿骨骼的生长及乳齿的发育。

3. 用药后可引起药物热、荨麻疹、多形性红斑、湿疹样红斑等过敏反应，也可诱致光敏性皮炎。

4. 偶有报道，用药后可引起过敏性休克、哮喘、紫癜等症状。

【禁忌与慎用】 1. 对四环类药物过敏者禁用。

2. 原有肝、肾功能不全患者慎用。

【药物相互作用】 含钙、镁、铁离子的药物与金霉素同时口服给药会显著降低本品的吸收和血清浓度。可能是本品被金属离子螯合，形成溶解度更低的络合物，不易于穿透小肠黏膜。

【剂量与用法】 1. 眼膏剂，一次适量涂于眼睑内，3 次/日。

2. 软膏剂，一次适量涂于患处，1～3 次/日。

【用药须知】 不良反应最大（金霉素＞土霉素＞四环素）。由于其水溶液不稳定，在中性或碱性溶液中更易被破坏，故已于 1982 年将片剂、糖粉剂、颗粒剂、注射剂淘汰，现多用作外用制剂的原料，如制成眼膏供眼部感染用。

【制剂】 ①软膏剂：0.5%。②眼膏剂：0.5%。

【贮藏】 密闭，遮光保存。

甲氯环素

(meclocycline)

【CAS】 2013-58-3

【ATC】 D10AF04

【理化性状】 1. 化学名：(2*E*, 4*S*, 4a*R*, 5*S*, 5a*R*, 12a*S*)-2-[Amino(hydroxy)methylene]-7-chloro-4-(dimethylamino)-5, 10, 11, 12a-tetrahydroxy-6-methylene-4a, 5a, 6, 12a-tetrahydrotetracene-1, 3, 12(2*H*, 4*H*, 5*H*)-trione

2. 分子式：$C_{22}H_{21}ClN_2O_8$

3. 分子量：476.86

4. 结构式

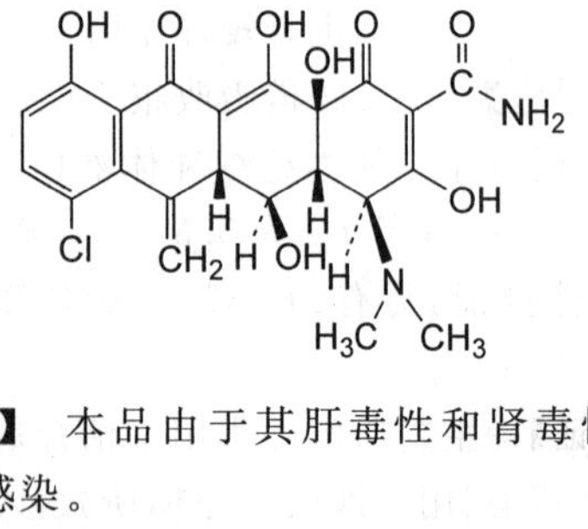

【简介】 本品由于其肝毒性和肾毒性，仅外用用于皮肤感染。

1.1.1.4　大环内酯类

大环内酯类是由多种链霉菌（*Streptomyces*）产生的一组结构类似的抗生素。总的说，本类药物都各自含有一个 14～16 个原子的大内酯环，一个或多个糖分子与之连接。由于大环张力较小，故性质比较稳定。其共同特点是：①均为弱碱性，难溶于水，易被酸破坏，在碱性环境中活性较强；②主要对革兰阳性菌有较强活性，仅部分革兰阴性菌对之敏感；③耐青霉素和头孢菌素的细菌对本类药物仍敏感；④本类药物与林可酰胺类之间存在部分交叉耐药；⑤不良反应小，可安全地用于对青霉素和头孢菌素类过敏的患者。

本类药物的抗菌谱基本相似，但活性的强度和体内过程则各有不同。近几年来，又有几种新品种上市，疗效好，不良反应少，值得关注。

【作用机制】 通常情况下，本类抗生素起抑菌作用；但在高浓度或细菌高度敏感的情况下，也可能发挥杀菌作用。以红霉素为例，其通过与细菌 50S 核糖体亚单位的结合而抑制敏感细菌的蛋白合成，从而抑制氨酰基 t-RNA 的转运，还抑制了多肽的合成。红霉素与竹桃霉素、醋竹桃霉素、克林霉素、林可霉素和氯霉素有着相同的作用位点。由于这些药物都与核糖体亚单位上的受体竞争结合，故不能同时使用。

【抗菌谱】 红霉素对革兰阳性的葡萄球菌、链球菌和炭疽杆菌、棒状杆菌属、梭状芽孢杆菌属、丹毒丝菌属以及单核细胞增多性李斯特菌均具有活性。对革兰阴性的奈瑟菌、某些流感嗜血杆菌菌株、肺炎军团菌、巴斯德菌属和布鲁菌属也具有活性。对衣原体的某些菌株、放线菌属、肺炎支原体、解脲脲原体、立克次体属、密螺旋体属和痢疾阿米巴具有活性。此外，还对堪萨斯分枝杆菌和瘰疬分枝杆菌具有活性。肠杆菌科、假单胞菌属以及病毒和真菌对红霉素均不敏感。

【耐药性】 流感嗜血杆菌、白喉杆菌、葡萄球菌（尤其金黄色葡萄球菌）、肺炎链球菌及其他链球菌均有耐药现象出现，和竹桃霉素、醋竹桃霉素、克林霉素、林可霉素之间可能有交叉耐药存在，但耐红霉素的葡萄球菌并不总是对这几种抗生素产生耐药。

【不良反应】 1. 口服本类药物最常见的不良反应是胃肠反应，且与剂量相关。红霉素可刺激平滑肌和胃肠能动性，常常发生腹痛、痛性痉挛、恶心、呕吐和腹泻，剂量越大，反应越重。偶然还发生口炎、胃灼热感、食欲缺乏、黑粪便和瘙痒。

2. 口服或注射红霉素都可引起有或无黄疸的肝功能受损。依托红霉素很少有可能以可逆性胆汁淤积性肝炎的形式产生肝毒性，这类肝毒性主要是给药超过 10 d 或重复疗程所引起的，且多见于成人。一般认为这种肝毒性可能属于过敏反应，是因为键合在 2 位的丙酸酯造成的。据报道，琥乙红霉素也会引起此种肝毒性，但罕见。

3. 静脉注射红霉素可引起局部疼痛和血栓性静

脉炎。改为滴注方式可能避免。

4. 轻度的超敏反应荨麻疹、皮疹等也可在使用红霉素时发生，严重的过敏反应如药物热也有报道。

5. 乳糖酸红霉素、琥乙红霉素、硬酯酸红霉素都很少引起双侧可逆性听力减退。耳毒性一般发生在使用红霉素日剂量超过 4 g 且已有肾功能不全的患者中。听力减退一般在几天内出现，可持续 3 周；在减少剂量或停药后 8 d 内可望听力恢复。

6. 静脉使用红霉素会引起 Q-T 间期延长、室性心律失常(包括尖端扭转型室速)，但较罕见。监测血药浓度可能有助于避免。

【药物相互作用】 1. 红霉素为酶抑制剂，可使卡马西平的血药浓度升高，成人或儿童都可能出现后者的中毒症状，表现为头昏、嗜睡、恶心和共济失调。

2. 红霉素可明显提升环孢素的血药浓度，产生肾毒性。

3. 红霉素可升高茶碱的血药浓度，使 $t_{1/2}$ 延长。还可使甲泼尼龙的清除减慢，血药浓度升高。

4. 红霉素可升高三唑仑的血药浓度，约使 $t_{1/2}$ 和 AUC 增加 50%。

5. 在某些使用华法林已达到稳定的患者中开始使用红霉素就会引起凝血酶原时间延长和出血。目前仅知红霉素可能抑制华法林的肝代谢。

6. 红霉素合用酒石酸麦角胺可使后者产生急性中毒，表现为末梢血管痉挛。其机制尚不明确。

7. 红霉素可使肠道菌群失调，减少细菌对地高辛等的灭活，提高地高辛的血药浓度。

8. 本类药物为抑菌药，不可合用杀菌药，以免减效。如有必要，应适当间隔时间使用。

9. 本类注射剂不宜与酸性药物、肝素、间羟胺、苯妥英等配伍，以免沉淀或减效。

10. 红霉素合用口服避孕药可使减效，避孕失败。

11. 本品不可合用氯霉素、克林霉素、林可霉素、竹桃霉素和醋竹桃霉素。

【用药须知】 1. 延长疗程或重复疗程可导致非敏感细菌或真菌过度生长，一旦二重感染出现，应立即给予治疗。

2. 假膜性小肠结肠炎往往是广谱抗生素较长疗程导致的严重后果。当使用本类药物出现不明原因且较严重的腹泻时，应提高对这种伴发疾病的警惕。必须用药克服时首选万古霉素。

3. 对任一本类药物过敏者，不可使用全部的本类药物。

4. 肝功能不全或既往有肝病史者不可使用硬脂酸红霉素，琥乙红霉素或依托红霉素。肝功能不全或胆汁分泌不畅者也应慎用其他本类药物。

5. 鉴于依托红霉素对母体和胎儿的潜在不良反应，妊娠期妇女应禁用。

6. 由于红霉素可被分泌进入乳汁中，哺乳期妇女使用时应暂停哺乳。

7. 儿童应服用对酸稳定的酯化红霉素。

红霉素

(erythromycin)

别名：Ery、Erythocin、ERYC

本品是由红霉素链霉菌(*Streptomyces erythreus*)产生的一种大环内酯类抗生素。性属弱碱，与有机酸结合迅速形成盐或酯。为避免胃酸对本品的破坏，可制成肠溶片或胶囊。

【CAS】 114-07-8

【ATC】 D10AF02；J01FA01；S01AA17

【理化性状】 1. 本品为白色或浅黄色粉末，较易吸潮。微溶于水，随水温上升溶解度下降；易溶于乙醇，溶于甲醇。

2. 化学名：Erythromycin A is(2*R*，3*S*，4*S*，5*R*，6*R*，8*R*，10*R*，11*R*，12*S*，13*R*)-5-(3-amino-3，4，6-trideoxy-*N*，*N*-dimethyl-β-D-xylo-hexopyranosy-loxy)-3-(2，6-dideoxy-3-*C*，3-*O*-dimethyl-α-L-ribo-hexopyranosyloxy)-13-ethyl-6，11，12-trihydroxy-2，4，6，8，10，12-hexamethyl-9-oxotridecan-13-olide

3. 分子式：$C_{37}H_{67}NO_{13}$

4. 分子量：733.9

5. 结构式

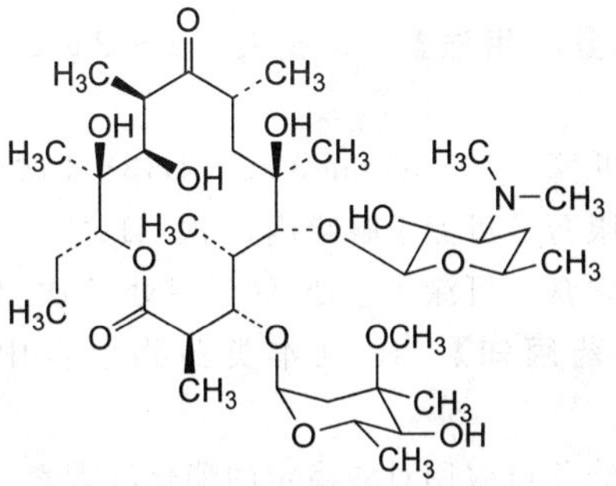

【药理作用】 见本类药物引言中的作用机制。

【体内过程】 1. 由于红霉素属弱碱，易被胃酸破坏，故制成肠溶片或胶囊，使之在小肠中崩解，或制成在酸性条件下更为稳定的盐或酯供临床使用。口服本品 250 mg 后 1～4 h 可达血药峰值 0.3～0.5 μg/ml，口服 500 mg 后则达 0.3～1.9 μg/ml。本品广泛迅速分布于体内各种组织和体液中，但即使在脑膜有炎症的情况下，脑脊液中的药物浓度也仅及血药浓度的25%，远远达不到有效治疗浓度。蛋白结合率为73%～81%。

2. 本品可透过胎盘进入乳汁，进入胎儿血中的药物浓度为母体的5%～20%。本品以高浓度随胆汁排泄，随尿排出仅占口服剂量的2%～5%。有时本品在肝内经受到脱甲基作用，但最终的药理结局尚未能确定。本品的 $t_{1/2}$ 为1.5～2.5 h。

【适应证】 1. 由敏感细菌引起的各种感染，如扁桃体炎、链球菌性肺炎、猩红热、丹毒、白喉及带菌者、淋病、回归热、亚急性细菌性心内膜炎、军团病、梅毒、破伤风、百日咳、炭疽、气性坏疽、阿米巴痢疾、放线菌病、Q热、鹦鹉热以及流感嗜血杆菌所致上呼吸道感染和弯曲杆菌所致肠炎。

2. 衣原体所致沙眼、肺炎和非淋菌性尿道炎，支原体肺炎。还可替代四环素治疗痤疮和酒糟鼻。

3. 眼膏主要用于治疗结膜炎、眼睑炎、眼的外部感染。

4. 软膏剂用于脓疱疮等化脓性皮肤病、小面积烧伤、溃疡面的感染和寻常痤疮。

【不良反应】 见本类药物引言中的不良反应。

【妊娠期安全等级】 C。

【禁忌与慎用】 1. 对本药或其他大环内酯类药过敏者禁用。

2. 慢性肝病及肝功能损害者禁用。

3. 妊娠期妇女只有潜在的益处大于对胎儿伤害的风险时才可使用。

4. 本品可经乳汁分泌，哺乳期妇女使用时应暂停哺乳。

【药物相互作用】 参见本类药物引言中的相应资料。

【剂量与用法】 1. 成人　1～2 g/d，3～4次分服。

2. 儿童　30～50 mg/(kg·d)，3～4次分服。

3. 眼膏　可涂于眼睑内，3次/日。

4. 软膏　可涂于患处，涂于患处，2次/日。

【用药须知】 1. 见本类药物引言中的用药须知。

2. 幼儿可服用对酸稳定的酯化红霉素。

3. 内服碳酸氢钠适量，使尿呈碱性，可提高对革兰阴性菌所致泌尿道感染的疗效。

4. 老年人用高剂量特别易致耳聋。

5. 本品为一种碱性抗生素，其大环内酯结构在酸性条件下不稳定，容易被水解而失去抗菌活性，在中性或弱碱性溶液中则较为稳定。红霉素在水中的溶解度很小，与乳糖酸成盐后可见其溶解度大为提高，常用于静脉滴注给药。乳糖酸红霉素在0.9%氯化钠注射液中受盐析作用而出现浑浊成沉淀，属配伍禁忌，故常以5%或10%葡萄糖注射液作为稀释液使用。然而，葡萄糖注射液属于酸性溶液，多数产品的pH稳定在3.8～4.2左右。此pH范围正是红霉素较易被水解降效的酸碱度范围，当pH<4时，水解更迅速，因而对疗效造成很大影响。

我国《健康报》2000年6月28日第8版曾刊出“把红霉素效价提高十倍”一文，提出了克服这一问题的方法，该报特加了“编后”，肯定并支持文中所提出的方法。

如先将葡萄糖注射液碱化至pH为6，然后再加入乳糖酸红霉素即可保证药物的稳定性和有效性。其方法是，在500 ml葡萄糖注射液中加入5%碳酸氢钠注射液0.5～1.0 ml即可达到这一目的。实验证实，调节后的pH可达到6～7之间。有人担心，葡萄糖液的pH超过5.5时易产生聚合反应而发黄，实际上这是对葡萄糖大输液生产时需要加温加压条件而言，这种变化不会在室温下滴注的短时间内出现。红霉素的抗菌活性是与所接触环境的酸碱度直接相关的。当输液的pH为5.6～8.5时，每增加一个pH值，红霉素的抗菌活性就可被提高10倍，在碱性条件下，红霉素的吸收度和组织穿透能力也都得到提高。此外，尿液碱化后，红霉素的抗菌活性可被增加500倍，并能在具有酸性环境下的前列腺中达到治疗浓度。

【临床新用途】 1. 慢性支气管哮喘　取本品0.4 g/d，3次/日，疗程3～7 d，重症1 g/d，静脉滴注。对非特应性哮喘更有效。

2. 弥漫性细支气管炎　用小剂量600 mg/d，3次分服，疗程超过6个月，有良好疗效。

3. 胆结石　口服本品0.5 g 2 h后胆囊即见缩小。也可采用本品100 mg/h滴注。

4. 假性肠梗阻　缓慢滴注本品3.5 mg/(kg·d)，即可见效。

5. 胃轻瘫(糖尿病所致)　餐后半小时口服本品250 mg，3次/日，1周一疗程。

6. 腹部术后肠动力　给予本品1 mg/(kg·d)中速滴注，可使肠蠕动提前11 h，肛门排气提前20 h。

7. 反流性食管炎　本品可促进食管端运动。通常用本品3.5 mg/kg小剂量静脉滴注，可提高食管下段蠕动，维持时间达150 min。

8. 莱姆病　口服本品0.5 mg/d，缓解后半量再服4 d，阿奇霉素可以代用。可参见本章末所载“抗菌药的合理选用”莱姆病项下。

9. 老年人慢性便秘　口服本品0.25 g，4次/日，疗程6～8 d，可使大便时间缩短至44.8 h。

【制剂】 ①片剂：0.125 g；0.25 g。②软膏剂：

1%。③眼膏:0.5%,5 g。

【贮藏】 密封、避光,贮于 30 ℃以下。

乳糖酸红霉素
(erythromycin lactobionate)

本品为红霉素与乳糖醛酸结合的大环内酯类抗生素。

【CAS】 3847-29-8

【ATC】 D10AF02;J01FA01;S01AA17

【理化性状】 1. 本品为白色或淡黄色粉末,易吸潮。溶于水,易溶于乙醇或甲醇,略溶于丙酮或二氯乙烷。2%水溶液的 pH 为 6.5～7.5。

2. 化学名:Erythromycin mono(4-*O*-β-D-galactopyranosyl-D-gluconate)

3. 分子式:$C_{37}H_{67}NO_{13} \cdot C_{12}H_{22}O_{12}$

4. 分子量:1092.2

【简介】 本品的抗菌谱、适应证等均与上述红霉素相同。由于本品系通过静脉滴注给药,故血药浓度较高,适用于较为严重的感染性疾病。在用药后,病情一旦明显减轻,就应立即改为口服红霉素。因为本品在注射过程中会产生注射部位的局部刺激作用,所以本品切切不可用于静脉注射或肌内注射。成人和儿童的常用量均为 15～20 mg/(kg·d),分 3～4 次滴注。一日最大剂量为 4 g。配制输液时,应先以注射用水 10 ml 溶解本品,然后再加入 500 ml 输液中。

由于红霉素在酸性环境中易遭破坏,故本品不应与低 pH 的葡萄糖输液配伍。在碱性条件下,红霉素的组织穿透能力会得到增强,能在酸性环境的前列腺中达到治疗浓度。在碱化的尿液中,其抗菌活性也会大大加强。注射剂(粉):0.25 g;0.3 g。

葡庚糖酸红霉素
(erythromycin gluceptate)

本品是另一种可供注射用的红霉素制剂。

【CAS】 304-63-2;23067-13-2

【ATC】 D10AF02;J01FA01;S01AA17

【理化性状】 1. 本品以无水成分计算,每毫克本品相当于 600 μg 以上的红霉素。2.5%水溶液的 pH 为 6.0～8.0。

2. 分子式:$C_{37}H_{67}NO_{13} \cdot C_{7}H_{14}O_{8}$

3. 分子量:960.1

【简介】 其抗菌谱、适应证、不良反应等均与红霉素相同。其使用方法及用药须知与乳糖酸红霉素类似。剂量:成人或儿童,15～20 mg/(kg·d),分 3～4 次滴注。日剂量不超过 4 g。其配制输液方法同乳糖酸红霉素。注射剂(粉):0.5 g。

依托红霉素
(erythromycin estolate)

别名:无味红霉素、Eromycin

本品为红霉素丙酸酯十二烷基硫酸盐。因其无味,故特别适用于儿童。

【CAS】 3521-62-8

【ATC】 D10AF02;J01FA01;S01AA17

【理化性状】 1. 本品为白色,无味或近似无味的积极性粉末。溶于水和稀盐酸,易溶于乙醇,溶于丙酮。

2. 化学名:Erythromycin 2′-propionate dodecyl sulphate

3. 分子式:$C_{40}H_{71}NO_{14} \cdot C_{12}H_{26}O_{4}S$

4. 分子量:1056.4

【简介】 能耐酸,不被胃酸破坏,口服吸收良好。血药浓度高于红霉素碱。其适应证、不良反应、孕期安全等级,禁忌与慎用,药物相互作用以及用药须知类似红霉素。成人可用 1～2 g/d,3～4 次分服;儿童 30～50 mg/(kg·d),3～4 次分服,饭前、饭后均可。疗程应限制在 10 d 以内。避光避光保存。制剂:①片剂:0.125 mg。②胶囊剂:0.05 mg;0.125 mg。③颗粒剂:75 mg/包。

琥乙红霉素
(erythromycin ethyl succinate)

别名:乙琥红霉素、琥珀酸红霉素、红霉素琥乙酸酯、Eryped

本品为红霉素琥珀酸乙酯,以酯的形式被吸收。

【CAS】 41342-53-4

【ATC】 D10AF02;J01FA01;S01AA17

【理化性状】 1. 化学名:Erythromycin 2′-(ethyl succinate)

2. 分子式:$C_{43}H_{75}NO_{16}$

3. 分子量:862.1

【简介】 本品在体内水解为游离的红霉素而发挥抗菌作用。其吸收的总量较依托红霉素低,但在胃内稳定。因其无味而适用于儿童。其抗菌谱、适应证等均已详述于本类药物引言中。剂量:成人,1～2 g/d,3～4 次分服;儿童,30～50 mg/(kg·d),3～4 次分服。制剂:①片剂:0.1 g;0.125 g。②颗粒剂:0.1 g/包;0.125 g/包。

硬脂酸红霉素
(erythromycin stearate)

别名:红霉素硬脂酸酯、Abboticine

本品由红霉素和硬脂酸混合而成。

【CAS】 643-22-1

【ATC】 D10AF02;J01FA01;S01AA17

【理化性状】 1. 本品为白色或微黄色结晶性粉末。无臭或有土腥味。几乎不溶于水,溶于乙醇、三氯甲烷或甲醇。

2. 化学名:Erythromycin octadecanoate

3. 分子式:$C_{37}H_{67}NO_{13} \cdot C_{18}H_{36}O_2$

4. 分子量:1018.4

【简介】 因在酸性环境中不稳定,也常制成肠溶片供口服。其抗菌谱,适应证等均已详述于本类药物引言中。剂量:成人,1～2 g/d,3～4 次分服;儿童,30～50 mg/(kg·d),3～4 次分服。制剂:①片剂:0.05 g;0.125 g。②胶囊剂:0.1 g;0.125 g。③颗粒剂:50 mg/包。

红霉素环酯

(erythromycin cyclocarbonate)

别名:红霉素 11、12-碳酸酯、冠沙、Davercin

本品属于半合成的红霉素 A 衍生物。

【CAS】 55224-05-0

【理化性状】 1. 化学名:(1*R*,2*R*,5*R*,6*S*,7*S*,9*R*,11*R*,13*R*,14*R*)-8-[(2*S*,3*R*,4*S*,6*R*)-4-Dimethylamino-3-hydroxy-6-methyloxan-2-yl]oxy-2-ethyl-9-hydroxy-6-[(2*R*,4*R*,5*S*,6*S*)-5-hydroxy-4-methoxy-4,6-dimethyloxan-2-yl]oxy-1,5,7,9,11,13-hexamethyl-3,15,17-trioxabicyclo[12.3.0]heptadecane-4,12,16-trione

2. 分子式:$C_{38}H_{65}NO_{14}$

3. 分子量:759.9

4. 结构式

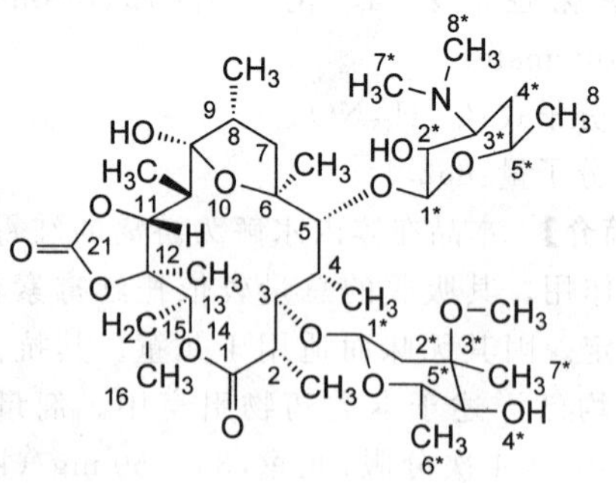

【药理作用】 本品的作用机制与红霉素相同,对葡萄球菌类、链球菌类(包括 A、B、C 和 G 族)、肺炎链球菌、棒状杆菌类、炭疽杆菌等革兰阳性菌具有抗菌活性,对淋病奈瑟菌、卡他莫拉菌、幽门螺杆菌、空肠弯曲杆菌(耐药菌除外)、肺炎支原体、衣原体类、军团菌类、密螺旋体类、脲原体类、百日咳杆菌、厌氧球菌和革兰阴性杆菌(除外类脆弱杆菌和梭状杆菌)也具有抗菌活性。

【体内过程】 1. 本品进入体内后广泛分布于各种组织和体液,在咽、扁桃体和中耳的浓度与血药浓度接近,在腹水和胸水中的药浓度较高,在肺组织和支气管分泌物中的药浓度相当于红霉素的 4 倍。本品可透过胎盘,胎盘中的药物浓度为母体血药浓度的 20%。本品能被分泌进入乳汁,其浓度为血药浓度的 50%。本品还可渗入巨噬细胞内,可增强其吞噬作用。本品不易透过血-脑屏障。药物主要以原药形式经胆汁随粪便排出,血液透析或腹膜透析都不能清除药物。

2. 口服单剂量 250 mg 和 500 mg,分别于 7.27 h 和 6.0 h 达到 C_{max} 0.35 μg/ml 和 0.62 μg/ml,其 $t_{1/2}$ 分别为 9.92 h 和 9.67 h,AUC 分别为 6.94(μg·h)/ml 和 11.33(μg·h)/ml,V_d 分别为 649.19L 和 776.17L,48 h 分别随尿液排出给药量的 8.77% 和 7.89%。多剂量口服一次 500 mg,2 次/日,连服 7 d,C_{max} 为 2.09 μg/ml,T_{max} 为 4.33 h,$t_{1/2}$ 约为 10.14 h,V_d 为 391.56L,72 h 随尿液排出用药量的 35.7%。

【适应证】 1. 由肺炎支原体、肺炎衣原体和军团菌引起的肺炎。

2. 耐青霉素的葡萄球菌或对青霉素过敏而由葡萄球菌引起的皮肤及软组织感染(包括疖、痈、痤疮、脓疱疮、蜂窝织炎和湿疹等)。

3. 衣原体、支原体和淋病奈瑟菌引起的非淋病性尿道炎及淋病。

4. 弯曲杆菌属引起的肠炎。

5. 幽门螺杆菌引起的胃炎。

【不良反应】 1. 可见腹部不适、恶心、呕吐和腹泻,极少发生假膜性小肠结肠炎。

2. 较少发生皮肤潮红。

3. 极少出现肝功能受损。

4. 极少数患者可能出现一过性听力减退。

5. 少数患者发生嗜酸性粒细胞增多。

6. 长期大量使用本品可能导致非敏感细菌过度生长,可能会引起二重感染。

【禁忌与慎用】 1. 对本品或其他大环内酯类药物过敏者禁用。

2. 妊娠期妇女用药安全性尚未确定。

3. 尚未明确本品是否可经乳汁分泌,哺乳期妇女慎用。如确需使用,应暂停哺乳。

4. 肝功能不全患者慎用。

【药物相互作用】 1. 本品可使茶碱的血药浓度升高,合用两药时,茶碱必须减量,有条件者应做血药浓度监测。

2. 本品可使地高辛的吸收量增加，应监测后者的血药浓度。

3. 本品可使环孢素的吸收量增加，应监测后者的血药浓度。

4. 本品可使香豆素类的抗凝作用增强。

5. 本品与林可霉素或克林霉素有相互拮抗的作用。

【剂量与用法】 1. 成人可口服一次 250～500 mg，每 12 h 一次，5～10 d 一疗程。

2. 儿童可一次给予 15 mg/kg，每 12 h 一次。

【用药须知】 1. 本品最好空腹服用，以利于吸收。

2. 用药期间，应定期检查肝功能，如发生明显异常，应予停药。

【制剂】 片剂：125 mg；250 mg。

【贮藏】 密闭，贮于干燥阴凉处。

罗红霉素
(roxithromycin)

别名：肟西红霉素、罗力得、Rulid

本品为半合成的红霉素的醚肟衍生物。

【CAS】 80214-83-1

【ATC】 J01FA06

【理化性状】 1. 本品为白色结晶粉末，具有多态性。极微溶于水，易溶于乙醇，乙酮或二氯乙烷，微溶于稀盐酸。

2. 化学名：Erythromycin 9-{*O*-[(2-methoxyethoxy)-methyl]oxime}

3. 分子式：$C_{41}H_{76}N_2O_{15}$

4. 分子量：837.0

5. 结构式

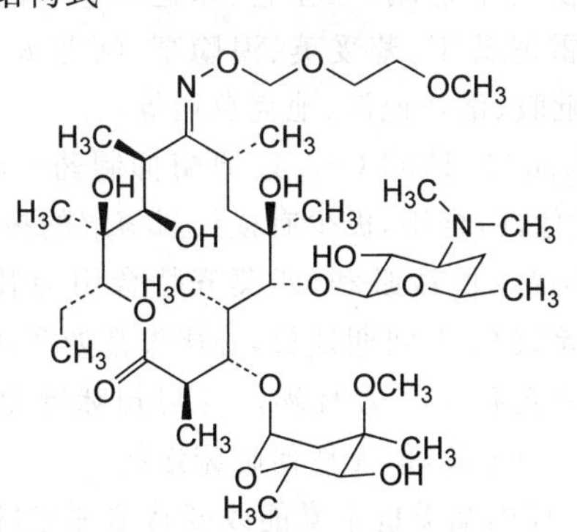

【药理作用】 类似红霉素，活性较弱，但作用持续时间较长。

【体内过程】 一次口服本品 150 mg 后约 2 h 可达血药峰值 6～8 μg/ml。每天给予两次 150 mg 可达稳态血药浓度 9.3 μg/ml。饭后服药，吸收会受到影响，饭前则否。广泛分布于体内各种组织和体液中。处于血药谷值时，其蛋白结合率为 96%（达到饱合，主要是 α-酸糖蛋白）；而在峰值时则仅结合 86%。少量在肝内被代谢，代谢物和大量未被代谢的原药随粪便排出，随尿排出者仅占 7%～12%，经肺排出者达到 15%。生物利用度为 50%，优于红霉素。$t_{1/2}$ 约为 8～13 h，肝、肾功能不全和儿童可见延长。

【适应证】 用于治疗化脓性链球菌引起的咽炎及扁桃体炎，敏感菌所致的鼻窦炎、中耳炎、急性支气管炎、慢性支气管炎急性发作，肺炎支原体或肺炎衣原体所致的肺炎；沙眼衣原体引起的尿道炎和宫颈炎；敏感细菌引起的皮肤软组织感染。

【不良反应】 类似红霉素。胃肠反应是最常见的不良反应，但比红霉素较少发生。肝酶可能升高，肝炎已见报道。皮疹和其他过敏反应已有报道。头痛、头昏，乏力和血细胞数量的改变也有报道。

【妊娠期安全等级】 C。

【禁忌与慎用】【药物相互作用】【用药须知】 参见红霉素。

【剂量与用法】 1. 成人饭前口服 150 mg，2 次/日。

2. 儿童 5～10 mg/(kg·d)，2 次分服。

【制剂】 ①片剂：50 mg；100 mg；150 mg；300 mg。②胶囊剂：50 mg；75 mg；150 mg。③颗粒剂：50 mg；75 mg。④干混悬剂：25 mg；50 mg。

【贮藏】 密闭、避光，室温保存。

克拉霉素
(clarithromycin)

别名：甲红霉素、克红霉素、Klaricid

本品系在红霉素结构中 6 位上由甲氧基取代羟基而得，为 20 世纪 90 年代里上市的新红霉素之一。结构的改变使其在酸性环境中稳定。

【CAS】 81103-11-9

【ATC】 J01FA09

【理化性状】 1. 本品为白色或接近白色的结晶性粉末。难溶于水，溶于丙酮或二氯甲烷，微溶于甲醇。

2. 化学名：(2*R*,3*S*,4*S*,5*R*,6*R*,8*R*,10*R*,11*R*,12*S*,13*R*)-3-(2,6-Dideoxy-3-*C*,3*O*-dimethyl-α-L-ribo-hexopyranosyloxy)-11,12-dihydroxy-6-methoxy-2,4,6,8,10,12-hexamethyl-9-oxo-5-(3,4,6-trideoxy-3-dimethylamino-β-D-xylo-hexopyranosyloxy) pentadecan-13-olide；6-*O*-methylerythromycin

3. 分子式：$C_{38}H_{69}NO_{13}$

4. 分子量：748.0

5. 结构式

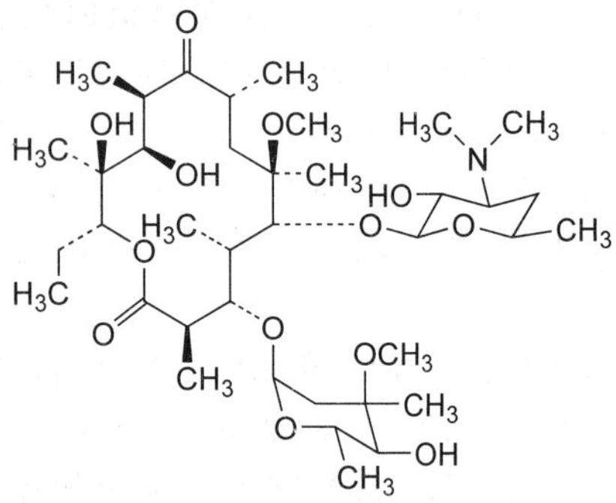

【药理作用】 1. 类似红霉素。

2. 对葡萄球菌、链球菌、卡他莫他菌、多种军团菌、沙眼衣原体、解脲脲原体的活性比红霉素更强。

3. 本品的 MIC 一般是红霉素 1/2～1/4。

4. 本品对某些分枝杆菌包括复杂的鸟分枝杆菌和麻风杆菌的活性强于红霉素和阿奇霉素。

5. 对鼠弓形体具有活性，对稳孢子虫属也有某种程度的活性。

【体内过程】 1. 口服本品后吸收迅速并进行首过代谢，原药的生物利用度约为 55%。相对来说，食物不影响吸收的程度。口服本品 250 mg 后，原药及其具有活性的代谢产物的血药峰值分别为 0.6 和 0.7 μg/ml；以同样剂量的片剂每 12 h 一次，可获原药的稳态峰值 1 μg/ml。以同样剂量的混悬剂可获稳态峰值 2 μg/ml。本品的药动学属非线性和剂量依赖性。由于代谢路径的饱和，高剂量会使原药的峰值出现不成比例的上升。

2. 本品广泛分布于体内各种组织中，组织浓度高于血药浓度，这是由于细胞内摄入所造成的。大量在肝内代谢，并经胆排泄。给予本品 250 mg 或 500 mg 后，以原药分别随尿排出 20%和 30%。一次 250 mg，2 次/日的 $t_{1/2}$ 为 3～4 h，一次 500 mg，2 次/日的 $t_{1/2}$ 为 5～7 h，肾功能不全患者可能延长。在乳汁中可检出本品。

【适应证】 用于治疗敏感菌所引起的下列感染。

1. 鼻咽感染 包括扁桃体炎、咽炎、鼻窦炎。

2. 下呼吸道感染 急性支气管炎、慢性支气管炎急性发作和肺炎。

3. 皮肤软组织感染 脓疱病、丹毒、毛囊炎、疖和伤口感染。

4. 急性中耳炎、肺炎支原体肺炎、沙眼衣原体引起的尿道炎及宫颈炎等。

5. 也用于治疗军团菌感染，或与其他药物联合用于治疗鸟分枝杆菌感染、幽门螺杆菌感染的治疗。

6. 可适用于弓形体病。

【不良反应】 1. 主要有口腔异味（3%），腹痛、腹泻、恶心、呕吐等胃肠道反应（2%～3%），头痛（2%），血清氨基转移酶短暂升高。

2. 可能发生过敏反应，轻者为药疹、荨麻疹，重者为过敏及斯-约综合征。

3. 偶见肝毒性、难辨梭状芽孢杆菌引起的假膜性小肠结肠炎。

4. 曾有发生短暂性中枢神经系统不良反应的报告，包括焦虑、头昏、失眠、幻觉、恶梦或意识模糊，然而其原因和本品的关系尚不清楚。

【妊娠期安全等级】 C。

【禁忌与慎用】 1. 对本品或大环内酯类药物过敏者禁用。

2. 妊娠期妇女只有潜在的益处大于对胎儿伤害的风险时方可使用。

3. 本品可经乳汁分泌，哺乳期妇女使用本品时应暂停哺乳。

4. 重度肝功能不全患者、水电解质紊乱患者、服用特非那丁治疗者禁用。

5. 某些心脏病（包括心律失常、心动过缓、Q-T 间期延长、缺血性心脏病、充血性心力衰竭等）患者禁用。

6. 6 个月以下幼儿的安全性及有效性尚未确定。

【药物相互作用】 1. 本品可轻度升高卡马西平的血药浓度，两者合用时需对后者作血药浓度监测。

2. 本品对氨茶碱、茶碱的体内代谢略有影响，一般不需要调整后者的剂量，但氨茶碱、茶碱应用剂量偏大时需监测血浓度。

3. 与其他大环内酯类抗生素相似，本品会升高需要经过 CYP 代谢的药物的血清浓度（如阿司咪唑、华法林、麦角生物碱、三唑仑、咪达唑仑、环孢素、奥美拉唑、雷尼替丁、苯妥英、溴隐亭、阿芬太尼、海索比妥、丙吡胺、洛伐他汀、他克莫司等）。

4. 本品与 HMG-CoA 还原酶抑制药（如洛伐他汀和辛伐他汀）合用，极少有横纹肌溶解的报道。

5. 本品与西沙必利、匹莫齐特合用会升高后者血浓度，导致 Q-T 间期延长，心律失常如室性心动过速、室颤和充血性心力衰竭。与阿司咪唑合用会导致 Q-T 间期延长，但无任何临床症状。

6. 大环内酯类抗生素能改变特非那定的代谢而升高其血浓度，导致心律失常如室性心动过速、室颤和充血性心力衰竭。

7. 本品与地高辛合用会引起地高辛血浓度升高，应进行血药浓度监测。

8. HIV 感染的成年人同时口服本品和齐多夫定时，本品会干扰后者的吸收使其稳态血浓度下降，应错开服用时间。

9. 与利托那韦合用本品代谢会明显被抑制，故本品每天剂量大于 1 g 时，不应与利托那韦合用。

10. 与氟康唑合用会升高本品血浓度。

【剂量与用法】 1. 成人一般口服 250 mg，2 次/日；严重感染用量可加倍，疗程 7～14 d。用于 6 个月以上儿童可给予一次 7.5 mg/kg，2 次/日，疗程 5～10 d。缓解片可每日一次给药，0.5g/次。

2. 重度肾功能不全患者(Ccr＜30 ml/min)应将用量减半。

3. 针对复杂的鸟分枝杆菌播散性感染，除使用其他抗分枝杆菌药物外，并口服本品 500 mg，2 次/日。

4. 针对麻风可口服 500 mg/d，加入抗麻风的多种药物治疗方案中。

5. 与奥美拉唑、甲硝唑(或阿莫西林)组合为三联疗法根除幽门螺杆菌，本品用量为 250 mg 或 500 mg，2 次/日，疗程 7 d。

【用药须知】 同本类药物引言中的用药须知。

【临床新用途】 1. 消化性溃疡　口服，奥美拉唑 20 mg，2 次/日，本品 0.5 g，2 次/日，阿莫西林 1 g，2 次/日，连用 1 周，然后继续服用奥美拉唑 20 mg，1 次/日，连用 4 周。

2. 小儿幽门螺杆菌相关性胃炎　本品 15 mg/(kg·d)及替硝唑 10 mg/(kg·d)，2 次/日，1 周一疗程。

3. 慢性咳嗽并反流性食管炎　本品＋莫沙必利＋法莫替丁口服治疗 15 d 一疗程。

4. 胃多发性炎症性息肉　奥美拉唑＋本品＋替硝唑＋果胶铋＋胃炎胶囊＋胃复春口服，7～10 d 一疗程。

5. 生物被膜病　口服本品＋加替沙星静脉滴注，10 d 一疗程。

6. 耐药肺结核　本品＋左氧沙星＋其他化疗药物治疗，3 月及 6 月痰菌阴转、病变吸收、症状改善率分别为 42.9%、62.0%、57.1%、71.4%、65.7%、74.3%。

7. 急性膀胱炎　本品加八正散加减，3 d 一疗程。

8. 非细菌性前列腺炎　本品缓释片 50 mg，1 次/日，口服，取黄金散 3 g 熏洗会阴部，总有效率 92.5%。

9. 非淋菌性尿道炎　本品口服 500 mg，于晚餐后顿服，14 d 一疗程。

10. 鼻窦炎　本品 50～200 mg/d，2～3 个月为一疗程。

11. 支气管哮喘及慢阻肺　本品 250 mg，1 次/日，口服，持续 12 周。

12. 抗肿瘤　在化疗基础上给予本品 500 mg，早、晚餐前 1 h 口服，连用 7 d。

13. 血小板减少症　本品 250 mg，3 次/日，联合阿莫西林 1000 mg，2 次/日，泮托拉唑 40 mg，2 次/日，口服 7 d。

14. 酒糟鼻　本品口服 0.25 g/次，2 次/日，用 4 周，改为 0.1 g/次，1 次/日，用 4 周，共 8 周为一疗程。

15. 佐治寻常型银屑病　口服雷公藤片 2 片/次，3 次/日，儿童用量酌减；本品一次 250 mg，2 次/日，儿童 10～15 mg/(kg·d)，分 2 次口服。2 周一疗程，共 2 个疗程，每疗程间隔 1 周。

16. 过敏性紫癜　在常规治疗基础上加用本品与西咪替丁治疗，总有效率 88.5%。

17. 中度寻常痤疮　口服本品，2 次/日，4 周一疗程。

18. 慢性荨麻疹　本品＋氯雷他定＋阿莫西林口服，有效率 85.9%。

19. 其他皮肤病　如分枝杆菌感染引起的慢性肉芽肿性炎症(腱鞘炎、滑膜炎、化脓性关节炎等)；幽门螺杆菌感染引起的特应性皮炎，采用本品＋奥美拉唑＋阿莫西林，1 周为一疗程，停用各种抗组胺和外用激素类药；手部分枝杆菌感染，用本品治疗 24 月。

20. 肝病　本品 0.25 g＋阿莫西林 0.5 g，3 次/日，奥美拉唑 20 mg，1 次/日，口服 10 d。

21. 复发性口腔溃疡　本品 250 mg＋甲硝唑 400 mg，口服，3 次/日，用药 10 d。

22. 病态甲状腺综合征　本品成人 200～400 mg。

23. 不稳定型心绞痛　本品连续口服 2 月。

24. 功能性消化不良　本品 500 mg＋阿莫西林 1 g，2 次/日，奥美拉唑 200 mg，1 次/日，口服 1 周。

【制剂】 ①片剂：0.05 g；0.25 g。②胶囊剂：0.125 g；0.15 g；0.25 g。③干混悬剂：0.125 g。④颗粒剂：0.125 g。⑤缓释片：0.5g。

【贮藏】 密封、避光贮存。

阿奇霉素

(azithromycin)

别名：阿齐红霉素、阿齐霉素、信达康(深圳信立泰)、Azitrocin、Zithromax、AzaSite

本品系在罗红霉素的结构基础上形成的一种 azalide 类新的大环内酯类抗生素。虽对酸稳定，但酸却会削弱本品对某些细菌的抗菌活性。临床常用其二水合物(azithromycin dihydrate)。

【CAS】 83905-01-5(anhydrous azithromycin); 117772-70-0(azithromycin dihydrate)

【ATC】 J01FA10;S01AA26

【理化性状】 1. 本品为白色或类白色粉末。不溶于水,易溶于无水乙醇或二氯甲烷。0.2%甲醇和水(1∶1)溶液的 pH 为 9.0～11.0。

2. 化学名:(2*R*,3*S*,4*R*,5*R*,8*R*,10*R*,11*R*,12*S*,13*S*,14*R*)-13-(2,6-Dideoxy-3-*C*-3-*O*-dimethyl-α-L-ribo-hexopyranosyloxy)-2-ethyl-3, 4, 10-trihydroxy-3,5,6,8,10,12,14-heptamethyl-11-(3,4,6-trideoxy-3-dimethylamino-β-D-xylo-hexopyranosyloxy)-1-oxa-6-aza-cyclopentadecan-15-one dihydrate

3. 分子式:$C_{38}H_{72}N_2O_{12}\cdot 2H_2O$

4. 分子量:785.0

5. 结构式

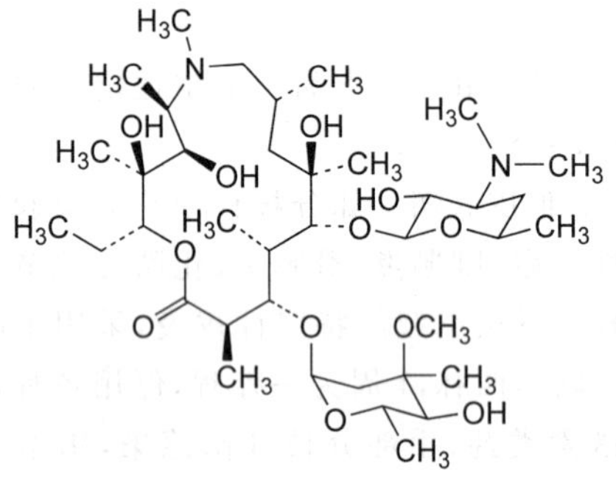

【药理作用】 1. 类似红霉素。

2. 对链球菌和葡萄球菌的活性比红霉素低。

3. 对流感嗜血杆菌和卡他莫拉菌的活性较红霉素高。

4. 对大肠埃希菌、沙门菌属和多种志贺菌属也具有活性。

5. 对沙眼衣原体和某些分枝杆菌属较红霉素的活性更高。

6. 本品还对鼠弓形体和恶性疟原虫具有活性。

【体内过程】 口服后生物利用度为40%。食物可降低胶囊剂的吸收,片剂则否。口服后 2～3 h 达血药峰值。广泛分布于体内各种组织中,且维持的浓度远远高于血药浓度。脑膜无炎症时,渗入脑脊液中的药量极少。少量本品在肝内脱甲基。原药及其代谢物大量经胆汁排出,随尿排出者仅占 6%。$t_{1/2}$超过 40 h。

【适应证】 1. 化脓性链球菌引起的急性咽炎、急性扁桃体炎。

2. 敏感细菌引起的鼻窦炎、中耳炎、急性支气管炎、慢性支气管炎急性发作。

3. 肺炎链球菌、流感嗜血杆菌以及肺炎支原体所致的肺炎。

4. 沙眼衣原体及非多种耐药淋病奈瑟菌所致的尿道炎和宫颈炎。

5. 敏感细菌引起的皮肤软组织感染。

6. 在治疗复杂的鸟分枝杆菌感染的多药方案中可加入本品,也可作为利福布汀的替代品用于预防。

7. 可适用于弓形体病。

【不良反应】 1. 常见不良反应有

(1) 胃肠道反应　腹泻、恶心、腹痛、稀便、呕吐等。

(2) 皮肤反应　皮疹、瘙痒等。

(3) 其他反应　食欲缺乏、阴道炎、头晕或呼吸困难等。

2. 少见的不良反应有

(1) 消化系统　消化不良、胃肠胀气、黏膜炎、口腔白色念珠菌病、胃炎等。

(2) 神经系统　头痛、嗜睡等。

(3) 过敏反应　支气管痉挛等。

(4) 其他　味觉异常等。

3. 上市后口服制剂还观察到以下不良反应,其与本品相关性尚不清楚。

(1) 过敏反应　关节痛、血管神经性水肿、荨麻疹、光过敏。

(2) 心血管系统　心律不齐、室性心动过速。

(3) 胃肠道　极少见的假膜性小肠肠炎、舌染色。

(4) 泌尿生殖系统　间质性肾炎、急性肾功能衰竭。

(5) 造血系统　血小板减少。

(6) 肝胆系统　曾有报道本品引起肝炎和胆汁淤积性黄疸等,偶尔引起肝坏死和肝功能衰竭,但罕有致死者,因果关系尚未确定。

(7) 精神神经系统　攻击性反应、神经质、焦虑不安、忧虑、头痛、嗜睡、头晕、眩晕、惊厥、多动。

(8) 皮肤/附属组织　罕见的严重皮肤反应如多形性红斑,斯-约综合征及中毒性表皮溶解坏死等曾有报道。

(9) 感觉器官　有报道大环内酯类抗生素能损害患者的听力。有些患者服用本品后曾出现听力损害包括听力丧失、耳鸣和(或)耳聋。据调查研究表明这种现象与患者持续大剂量使用本品有关,通过对这些患者的随诊,发现大多数患者的听力可恢复。罕有本品引起味觉变化的报道。

4. 实验室检查异常　血清 ALT、AST、肌酐、LDH、胆红素及碱性磷酸酶升高,白细胞、中性粒细胞及血小板计数减少。

【妊娠期安全等级】 C。

【禁忌与慎用】 1. 对本品、红霉素或其他任何一种大环内酯类药物过敏者禁用。

2. 重度肝功能不全患者不应使用本品。

3. 妊娠期妇女只有潜在的益处大于对胎儿伤害的风险时才可使用。

4. 尚未明确本品是否可经乳汁分泌，哺乳期妇女应权衡利弊，选择停药或暂停哺乳。

【药物相互作用】 同红霉素。

【剂量与用法】 1. 成人无并发症的淋病，可 1 次性给予 2 g。

2. 由敏感细菌引起的感染，包括中耳炎、呼吸道、皮肤和软组织等感染，成人 1 次/日，一次 500 mg，连用 3 d 以上，或首剂 500 mg，继后 1 次/日，一次 250 mg，连用 4 d。

3. 预防播散性复杂的鸟分枝杆菌感染，可给予 1.2 g，每周 1 次。

4. 儿童：可用于 6 个月以上儿童，国外推荐 10 mg/(kg·d)，连用 3 d。针对儿童中耳炎和肺炎，首日给予 10 mg/(kg·d)，继后 5 mg/(kg·d)，连用 4 d；咽喉炎或扁桃体炎给予 12 mg/(kg·d)，连用 5 d。

5. 严重感染(如社会获得性肺炎、盆腔炎)，首剂也可静脉滴注 500 mg。

6. 滴眼液用于治疗敏感菌所致的结膜炎，一次 1 滴点患眼，2 次/日，2 d 后改为 1 次/日，共 7 d。

【用药须知】 1. 进食可影响本品的吸收，故需在饭前 1 h 或饭后 2 h 口服。

2. 轻度肾功能不全患者(Ccr＞40 ml/min)不必调整剂量，但较重度肾功能不全患者中的使用尚无资料，这些患者应慎用。

3. 由于肝胆系统是本品排泄的主要途径，肝功能不全患者慎用，严重肝病患者不应使用。用药期间定期随访肝功能。

4. 用药期间如果发生过敏反应(如血管神经性水肿、皮肤反应、斯-约综合征及中毒性表皮坏死等)，应立即停药，并采取适当措施。有些因本品引起的反应可反复发作，需较长期观察和治疗。

5. 同其他抗生素一样，应注意观察包括真菌在内的非敏感菌所致的二重感染症状。

6. 治疗期间，若患者出现腹泻症状，应考虑假膜性小肠结肠炎发生。如果诊断确立，应采取相应治疗措施，包括维持水电解质平衡、补充蛋白质等。

【制剂】 ①胶囊剂：0.25 g；0.5 g。②片剂：0.25；0.5 g。③注射剂(粉)：0.2 g；0.25 g。④注射液：0.1 g/2 ml；0.5 g/5 ml；0.2 g/2 ml；0.25 g/2 ml。⑤大容量注射液：250 ml 含阿奇霉素 0.25 g 与葡萄糖 12.5 g；250 ml 含阿奇霉素 0.50 g 与葡萄糖 12.5 g；200 ml 含阿奇霉素 0.25 g 与葡萄糖 10 g；100 ml 含阿奇霉素 0.125 g 与葡萄糖 5 g；100 ml 含阿奇霉素 0.2 g 与葡萄糖 5 g；250 ml 含阿奇霉素 0.5 g 与氯化钠 2.125 g；100 ml 含阿奇霉素 0.2 g 与氯化钠 0.85 g。⑥颗粒剂：0.1 g；0.25 g。⑦糖浆剂：1.5 g/60 ml；1.0 g/50 ml；0.5 g/25 ml；0.25 g/25 ml。⑧散剂：0.25 g。⑨软胶囊：0.125 g；0.25 g。⑩干混悬剂：0.1 g；0.25 g。⑪滴眼液：1%；2.5 ml。

【贮藏】 片剂、胶囊剂及注射剂密封、避光保存；滴眼液贮于 2～8 ℃，开封后贮于 2～25 ℃，可保存 14 d，14 d 后弃去不可再用。

麦迪霉素
(midecamycin)

别名：美地霉素、Merced、Mosil、Miocacin、Miocamen、Medemycin、Macroral、Midecin、Miocamen、Miokacin、Medemycin、Miocamycin、Macropen、Momicine、Myoxam

本品为 16 元大环内酯类抗生素，获自 *Strepomyces mycarofaciens* 的培养物。

【CAS】 35457-80-8；55881-07-7

【ATC】 J01FA03；J01FA11

【理化性状】 1. 化学名：7-(Formylmethyl)-4, 10-dihydroxy-5-methoxy-9, 16,-dimethyl-2-oxo-oxa-cyclo-hexadeca-11, 13-dien-6-yl3, 6-dideoxy-4-*O*-(2, 6-dideoxy-3-*C*-methyl-α-L-ribo-hexopyranosyl)-3-(dimethylamino)-β-D-glucopyranoside 4′,4″-dipropionate

3. 分子式：$C_{41}H_{67}NO_{15}$

4. 分子量：814.0

5. 结构式

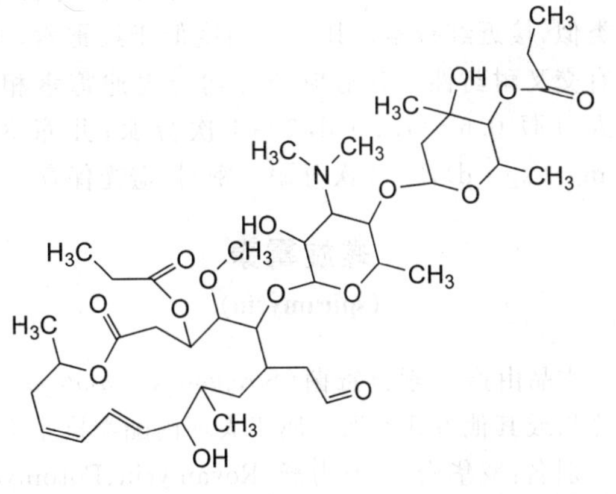

【简介】 本品的抗菌谱、适应证、耐药性等均类似红霉素，但其活性较低。虽不易诱导细菌产生耐药性，但与红霉素存在交叉耐药。口服吸收好，约 1 h 可达血药峰值。广泛分布于体内各种组织和体液中，其浓度高于血药浓度。用量的大部分随胆汁排出，仅小量随尿排出。$t_{1/2}$ 为 2.5 h。饭前口服，成人 0.8～1.2 g/d,3～4 次分服;儿童 20～30 mg/(kg·d),3～4 次分服。片剂、胶囊剂:0.1 g;0.2 g。密封,避光保存。

醋酸麦迪霉素
(midecamycin acetate)

别名:乙酰麦迪霉素、美欧卡霉素、Miocamycin

〖CAS〗 55881-07-7

〖ATC〗 J01FA11

〖理化性状〗 1. 化学名:9,3″-Diacetylmidecamycin;Leucomycin V 3B,9-diacetate 3,4B-dipropanoate

2. 分子式:$C_{45}H_{71}NO_{17}$

3. 分子量:898.0

【简介】 本品为麦迪霉素的二醋酸酯,其抗菌谱、适应证等均与麦迪霉素相同。口服吸收好,食物可降低血药峰值,但不影响达峰时间(约 0.5 h)。其生物利用度较麦迪霉素高。成人和儿童的 $t_{1/2}$ 均为 1.3 h。本品的不良反应较轻,常见者有恶心、呕吐、腹痛、腹泻,偶见转氨酶一过性升高,还会引起皮疹、嗜酸性粒细胞增多、药物热等。过敏者应禁用。还有口角炎和步态不稳的报道。新生儿的安全用药尚未确定。成人饭前口服,0.6～0.9 g/d,3～4 次分服;儿童 20～40 mg/(kg·d),3～4 次分服。片剂:0.1 g;0.2 g。密封,避光保存。

麦白霉素
(meleumycin)

【简介】 本品由国内菌种制得,是一种由麦迪霉素 A1 与吉他霉素 A6 以及多种组分所组成的一种混合物,有别于麦迪霉素。本品的抗菌谱与吉他霉素类似,接近红霉素。其活性强度低于红霉素,并与之有交叉耐药性。其适应证等均与麦迪霉素相同。成人口服 0.6～1.2 g/d,3～4 次分服;儿童 30～40 mg/(kg·d),3～4 次分服。密封,避光保存。

螺旋霉素
(spiramycin)

本品由产二素链霉菌(*Streptomyces ambofaciens*)培养物或其他方式获取。属于大环内酯类抗生素。

别名:罗华密斯、罗力舒、Rovamycin、Foromycin

【CAS】 8025-81-8

【ATC】 J01FA02

【理化性状】 1. 本品为白色或淡黄色粉末,有轻度吸湿性。微溶于水,溶于乙醇、甲醇或乙酮。0.5%甲醇和水的溶液,其 pH 为 8.5～10.5。以干粉计算,效价至少应达到 4100U/mg。

2. 化学名:A mixture comprised principally of (4*R*,5*S*,6*S*,7*R*,9*R*,10*R*,16*R*)-(11*E*,13*E*)-α-L-ribo-hexopyranosyl)-6-[(*O*-2,6-dideoxy-3-*C*-methyl-(1 → 4)-(3,6-didoxy-3-dimethylamino-β-D-glucopyranosyl) oxy]-7-formylmethyl-4-hydroxy-5-methoxy-9, 16-dimethyl-10-[(2, 3, 4, 6-tetradeoxy-4-dimethylamino-D-erythro-hexopyranosyl) oxy] oxacyclohexade-ca-11,13-dien-2-one(Spiramycin I)

3. 分子式:$C_{43}H_{74}N_2O_{14}$

4. 分子量:843.1

5. 结构式

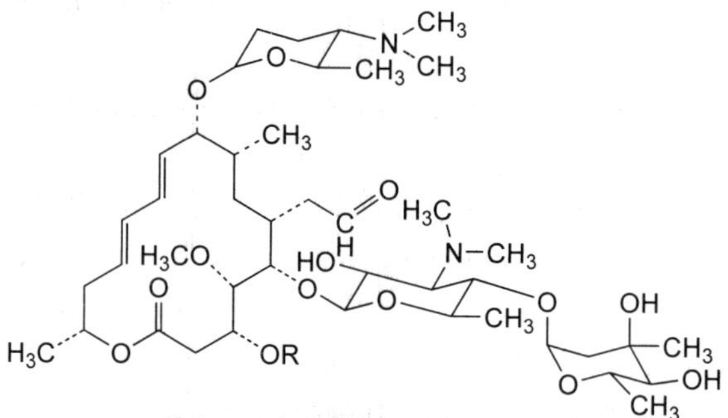

Spiramycin I　R=H
Spiramycin II　R=$COCH_3$
Spiramycin III　R=$COCH_2CH_3$

【药理作用】 其抗菌谱、适应证等均类似红霉素,对许多病原菌的活性低于红霉素,而对鼠弓形体具有活性。

【体内过程】 1. 本品口服吸收完全,对酸稳定。

2. 口服 2 g 后 3 h 可达血药峰值 3 μg/ml。$t_{1/2}$ 约为 8 h。当血药浓度下降到低水平时,体内组织中的药物浓度仍处于高水平并可持续较长的时间。脑脊液中难以达到可以察知的程度。本品在肝内代谢为具有活性的代谢物,其中大量随胆汁排泄,随尿排出者仅占 10%。本品可分布进入乳汁。

【适应证】 1. 类似红霉素,治疗敏感细菌引起的感染。

2. 本品还可治疗弓形体病及隐孢子虫所致腹泻。

【不良反应】 类似红霉素,而最常见的是胃肠紊乱和皮肤超敏反应。

【妊娠期安全等级】 C。

【禁忌与慎用】 1. 肝功能异常者应慎用本品。

2. 哺乳期妇女应权衡本品对其的重要性,选择停药或暂停哺乳。

【药物相互作用】 1. 参见本类药物引言中的相应资料。

2. 据报道,本品仅轻微依赖 CYP 酶进行代谢,因此,与红霉素不一样,极少与依赖该酶进行代谢的药物发生相互作用。

3. 本品与环孢素或茶碱之间不存在相互作用。

【剂量与用法】 1. 本品常以碱基形式给药，或以己二酸盐形式直肠或静脉给药。

2. 成人常用量为 2～3 g(或 6 百万～9 百万单位)/d，2～3 次分服；儿童每天给药 15 万～30 万单位/kg，分 2～3 次。

3. 用于弓形体病，可口服本品 3～4 g/d，可防止胎儿先天性弓形体病，并缓解脉络膜和视网膜炎的发生；与乙胺嘧啶合用可提高弓形体转阴率。

4. 用于隐孢子虫腹泻，可口服本品 3 g/d，可达到大便培养阴转。

【用药须知】 欧美药典收载了本品，我国药典则收载乙酰螺旋霉素。

【临床新用途】 慢性牙龈出血　口服本品 200 mg，4 次/日，3～4 d 一疗程。

【制剂】 片剂、胶囊剂：0.1 g；0.2 g。

【贮藏】 密闭保存。

乙酰螺旋霉素

(acetylspiramycin)

别名：法罗、欧亿罗。

我国药典收载了乙酰螺旋霉素，临床药用品为乙酰螺旋霉素碱。螺旋霉素乙酰化后即得乙酰螺旋霉素，即螺旋霉素醋酸酯。

【ATC】 JO1FA02

【理化性状】 1. 本品为白色或微黄色粉末，无臭，味苦。微溶于水，冷却后可使溶解度提高；微溶于甲醇、乙醇、丙酮、三氯甲烷或乙醚。

2. 结构式

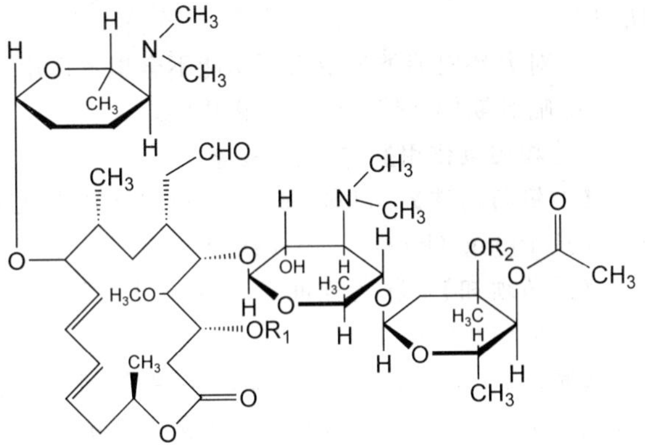

【药理作用】 本品的抗菌谱与红霉素近似，对葡萄球菌、化脓性链球菌、白喉杆菌、肺炎链球菌脑膜炎球菌、淋球菌、炭疽杆菌和梭状菌属均有较强的抗菌活性。对衣原体、支原体、梅毒螺旋体、胎儿弯曲菌、流感杆菌、百日咳杆菌及类杆菌属亦具有抗菌活性。

【体内过程】 1. 口服本品 100 mg 或 200 mg 后 2 h 可分别达血药峰值 0.8 μg/ml 和 1 μg/ml。分布到肺和肝内较多，胆汁内的药物浓度较血药浓度高 7～10 倍，因而随尿排出的药量很少。本品不能透过正常人的血-脑屏障，但可渗透到巨噬细胞内，还能透过胎盘屏障和存在炎症的血-脑屏障，进入后者的药物浓度可达到血药浓度的 65%。

2. 药物被吸收后，必须在体内脱乙酰后才可发挥抗菌活性，也可以说首先在肝内被代谢为螺旋霉素。本品的 $t_{1/2}$ 较红霉素或螺旋霉素长，平均消除 $t_{1/2}$ 为 4～8 h。

【适应证】 适用于治疗敏感菌引起的咽炎、扁桃体炎、支气管炎、肺炎、中耳炎、皮肤及软组织感染、乳腺炎、猩红热、眼科及牙科感染等。

【不良反应】【药物相互作用】 参见螺旋霉素。

【妊娠期安全等级】 C。

【禁忌与慎用】 1. 凡对红霉素、螺旋霉素或其他大环内酯类过敏者均应禁用。

2. 本品可透过胎盘，故妊娠期妇女需充分权衡利弊后决定是否应用。

3. 尚无资料显示本品是否经乳汁排泄，但由于许多大环内酯类药物可经乳汁排泄，故哺乳期妇女宜慎用本品，如必须应用时应暂停哺乳。

4. 6 个月以内小儿患者的安全性及有效性尚未确定。

【剂量与用法】 1. 成人口服一次 0.2 g，4～6 次/日，重症日剂量可高达 1.6～2.0 g。

2. 儿童每天给药量为 30 mg/kg，分 4 次给药。

【用药须知】 1. 本品与其他大环内酯类具有很密切的交叉耐药性，值得关注。

2. 本品对酸较为稳定，可以饭后服药。

3. 余参见红霉素。

【制剂】 片剂：0.1 g；0.2 g(效价)。

【贮藏】 密闭，晾干处保存。

吉他霉素

(kitasamycin)

别名：柱晶白霉素、白霉素、麦白霉素、Leucomycin、Stereomycin

由链霉菌所产生的一种多组分的大环内酯类抗生素，临床常用其酒石酸盐。

【CAS】 1392-21-8 (kitasamycin)；37280-56-1 (kitasamycin tartrate)

【理化性状】 1. 本品为白色或淡黄色结晶性粉末，无臭、味苦、微有引湿性；易溶于水、甲醇或乙醇；

几不溶于乙醚、三氯甲烷。

2. 化学名：[(4*R*,5*S*,6*S*,7*R*,9*R*,10*R*,11*E*,13*E*,16*R*)-6-{[(2*S*,3*R*,4*R*,5*S*,6*R*)-5-{[(2*S*,4*R*,5*S*,6*S*)-4,5-dihydroxy-4,6-dimethyltetrahydro-2*H*-pyran-2-yl] oxy}-4-(dimethylamino)-3-hydroxy-6-methyltetrahydro-2*H*-pyran-2-yl] oxy}-4, 10-dihydroxy-5-methoxy-9,16-dimethyl-2-oxooxacyclohexadeca-11,13-dien-7-yl]acetaldehyde

3. 分子式：$C_{41}H_{69}NO_{13}$

4. 分子量：783.99

5. 结构式

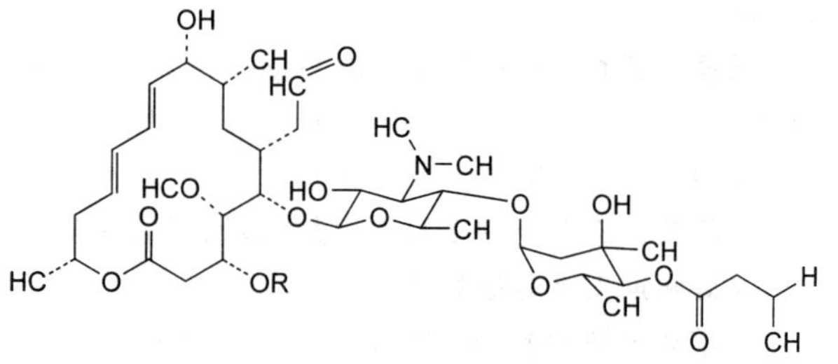

kitasamycin A: R・H
kitasamycin A: R・COCH

【药理作用】 本品的抗菌活性与红霉素近似，对革兰阳性菌，如葡萄球菌、化脓性链球菌、绿色链球菌、肺炎链球菌、破伤风杆菌、白喉杆菌等有较强的抑制作用。对革兰阴性菌，如淋球菌、百日咳杆菌等革兰阴性菌也有相当的抑制作用。此外，对支原体、钩端螺旋体、立克次体有抑制作用。对大多数耐青霉素和红霉素的金葡菌有效是本品的特点。

【体内过程】 口服的药动学与红霉素类似，进入肝、肾、肺组织中的药物浓度高于血中水平。主要在肝中代谢，随胆汁排出体外。

【适应证】 用于治疗敏感的革兰阳性菌所致的皮肤软组织感染、呼吸道感染、链球菌咽峡炎、猩红热、白喉、军团菌病、百日咳等，还有淋病、非淋病性尿道炎、痤疮等。

【不良反应】 胃肠道反应发生率较红霉素低，偶见皮疹和瘙痒。

【禁忌与慎用】 1. 对本品及大环内酯类抗生素过敏者禁用。

2. 肝功能不全患者及有荨麻疹病史或过敏反应体质者慎用。

3. 本品可通过胎盘而进入胎儿循环，浓度一般不高，但妊娠期妇女应用时宜权衡利弊。

4. 本品有相当量进入母乳中，哺乳期妇女使用期间应暂停哺乳。

【药物相互作用】 参见红霉素。

【剂量与用法】 1. 口服，成人 0.8～1.2 g/d，4 次分服；儿童 20～40 mg/(kg・d)，4 次分服。

2. 静脉注射，成人 0.2～0.4 g，2～3 次/日。将本品溶于 0.9%氯化钠注射液中缓慢推注。也可溶于 0.9%氯化钠注射液或 5%葡萄糖注射液中静脉滴注。

【用药须知】 1. 用药期间定期监测肝功能。

2. 静脉注射时，浓度不得大于 2%，缓慢推注(快速静脉注射，有时出现恶心、腹痛、血压下降、休克等症状)，注射时间应不少于 5 min，以免产生的反应。

【制剂】 ①片剂、胶囊剂：0.1 g；0.2 g。②酒石酸盐注射剂(粉)：0.2 g；0.4 g。

【贮藏】 避光保存。

乙酰吉他霉素

(acetylkitasamycin)

【CAS】 178234-32-7

【理化性状】 1. 分子式：$C_{39}H_{65}NO_{14}$

2. 分子量：771.93

【药理作用】 作用机制、抗菌谱、抗菌作用与吉他霉素完全相同。

【体内过程】 本品口服后被迅速吸收，在脏器内分布广泛，在肝和胆汁中浓度尤高，在肺、肾、肌肉等组织中也较血药浓为高。主要经胆排泄。据文献资料报道，小儿口服 0.1～0.2 g 后，血药浓度为：30 min 后 4.3～6.8 μg/ml，3 h 后 2.7～5.8 μg/ml，4 h 后 0.4～2.8 μg/ml。

【不良反应】 不良反应轻微，有胃肠道反应，如食欲缺乏、恶心、呕吐、腹痛、腹泻等。偶可引起转氨酶短暂升高、嗜酸粒细胞增多及过敏反应，如皮疹、药物热等。

【禁忌与慎用】 1. 禁用于对本品过敏者及妊娠期妇女。

2. 对大环内酯类过敏或肝功能不全患者慎用。

3. 哺乳期妇女使用时应停止哺乳。

【药物相互作用】 参见红霉素。

【剂量与用法】 口服，成人 1～1.4 g/d，4 次分服；儿童 10 mg/(kg・d)，3～4 次/日。

【用药须知】 服药期间若出现皮肤发红，皮疹等症状，应中止服用。

【制剂】 ①片剂：0.1 g；0.2 g。②颗粒剂：0.1 g；0.2 g。③干混悬剂：0.1 g；0.2 g。④含片：4 mg。

【贮藏】 密封，贮于阴凉干燥处。

交沙霉素

(josamycin)

别名：角沙霉素

本品由一种链霉菌 *Streptomyces narbonensis* var. *josamyceticus var. nova* 产生或者由其他方法生成的一种大环内酯类抗生素。

【CAS】 16846-24-5;56689-45-3

【ATC】 J01FA07

【理化性状】 1. 本品为白色或微黄色粉末，微具吸湿性。以干重计算，每毫克本品含有 900U 有效成分。几乎不溶于水，溶于丙酮，易溶于二氯甲烷或甲醇。

2. 化学名：A stereoisomer of 7-(formylmethyl)-4, 10-dihydroxy-5-methoxy-9, 16-dimethyl-2-oxo-oxa-cyclohexadeca-11, 13-dien-6-yl 3, 6-dideoxy-4-*O*-(2, 6-dideoxy-3-*C*-methyl-α-L-ribo-hexopyranosyl)-3-(dimethylami-no)-β-D-glucopyranoside 4′-acetate 4″-isovalerate

3. 分子式：$C_{42}H_{69}NO_{15}$

4. 分子量：828.0

5. 结构式

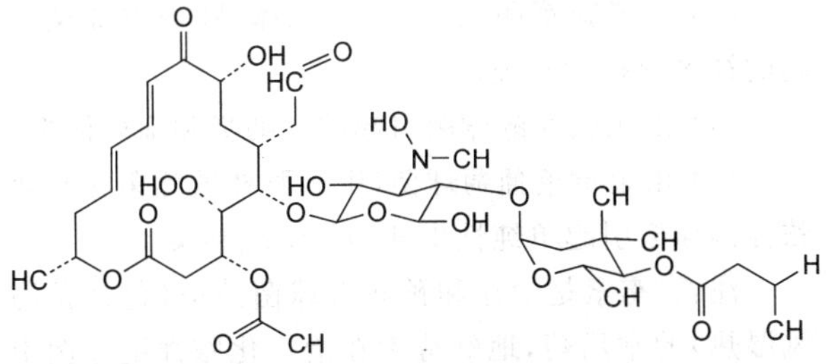

丙酸交沙霉素

(josamycin propionate)

本品是大环内酯类抗菌药的衍生物，有纳氏链霉菌交沙变种产生，或通过其他方法获得。

〖CAS〗 56111-35-4;40922-77-8

〖理化性状〗 1. 本品为白色或微黄色，为轻度吸湿性结晶性粉末。与标准干品比较，其最低效价为每毫克 843U。不溶于水，溶于丙酮，易溶于二氯甲烷或甲醇。

2. 分子式：$C_{45}H_{73}NO_{16}$

3. 分子量：884.1

【简介】 其游离碱和丙酸盐均可供口服。其抗菌谱、适应证、不良反应等均类似其他大环内酯类。本品不诱导细菌产生耐药性。口服吸收迅速，分布广，多种脏器组织、痰液和胆汁中的药物浓度高，但药物难以透过血-脑屏障。成人口服 0.8～1.2 g/d，3～4 次分服；儿童 30 mg/(kg・d)，3～4 次分服，饭前服更利于吸收。交沙霉素碱片剂每片含 0.1 g，不耐酸，服时不应将片剂咬碎；其丙酸盐耐酸，故可制成颗粒，颗粒剂每包亦含 0.1 g。避光保存。

罗他霉素

(rokitamycin)

本品为半合成的 16 元大环内酯类抗生素，而较其他 16 元大环内酯类抗生素（如麦迪霉素和交沙霉素等）的抗菌作用强。

【CAS】 74014-51-0

【ATC】 JO1FA12

【理化性状】 1. 本品为白色或微黄色粉末，无臭，味苦。极易溶于乙醇、甲醇或乙醚，几乎不溶于水。

2. 化学名：[(4*R*, 5*S*, 6*S*, 7*R*, 9*R*, -10*R*, 11*E*, 13*E*, 16*R*)-7-(Formylmethyl)-4, 10-dihydroxy-5-methoxy-9, 16-dimethyl-2-oxooxacyclohexadeca-11, 13-dien-6-yl]-3, 6-dideoxy-4-*O*-(2, 6-dideoxy-3-*C*-methyl-α-L-ribo-hexopyranosyl)-3-(dimethylamino)-β-D-glucopyranoside-4″-butyrate-3″-propionate

3. 分子式：$C_{42}H_{69}NO_{15}$

4. 分子量：828.0

5. 结构式

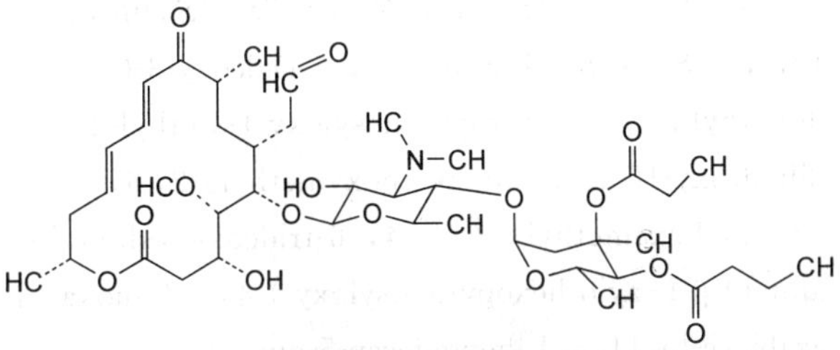

【药理作用】 抗菌谱与红霉素相近，主要包括葡萄球菌属、链球菌属（肠球菌除外）、消化链球菌、部分拟杆菌、支原体、衣原体等。

【体内过程】 口服本品 200 mg，30 min 血药浓度达峰，平均 C_{max} 为 0.49 μg/ml，$t_{1/2}$ 约为 2 h。体内分布，痰液为血清药物浓度的 1/2，唾液则为 1/4，可进入扁桃体、牙龈、唾液及皮肤组织中。本品极少进入羊水和脐带血中，但可进入乳汁。体内部分代谢为有活性的吉他霉素类化合物，仍具有抗菌力。肝功能不全患者，本品可在体内蓄积。

【适应证】 临床应用于治疗上述敏感菌所致的咽、扁桃体、支气管、肺、中耳、鼻旁窦、牙周、皮肤及软组织等部位的感染。

【不良反应】 1. 皮肤过敏症状（应停药）。

2. 消化道症状如恶心、呕吐、食欲不振、腹胀、腹痛腹泻，罕见便秘等。

3. ALT、AST 升高。

4. 视物模糊，口腔炎等。

【禁忌与慎用】 1. 对本品过敏者禁用。

2. 妊娠期妇女慎用。

3. 新生儿、早产儿一般不可使用本品。

4. 尚未明确本品是否可经乳汁分泌，哺乳期妇女慎用。如确需使用，应暂停哺乳。

【剂量与用法】 1. 成人一次口服 200 mg，3 次/日。

2. 儿童一日量 20～30 mg/kg，分 3 次服。

【用药须知】 1. 肝功能不全患者应减量。

2. 本品对茶碱血药浓度的影响不大，但在使用时注意不良反应的出现。

【制剂】 片剂：100 mg。

【贮藏】 密闭避光、干燥处保存。

地红霉素
(dirithromycin)

别名：Dinabac、Nortron

【CAS】 62013-04-1

【ATC】 J01FA13

【理化性状】 1. 本品为白色或近乎白色的粉末，多形性。极难溶于水，易溶于二氯甲烷或甲醇。

2. 化学名：(1*R*，2*R*，3*R*，6*R*，7*S*，8*S*，9*R*，10*R*，12*R*，13*S*，15*R*，17*S*)-7-(2，6-Dideoxy-3-*C*，3-*O*-dimethyl-α-L-ribo-hexopyranosyloxy)-3-ethyl-2，10-dihydroxy-15-(2-methoxyethoxymethyl)-2，6，8，10，12，17-hexamethyl-9-(3，4，6-trideoxy-3-dimethyl-aminO-β-L-xylo-hexopyranosyloxy)-4，16-dioxa-14-azabicyc-lo[11.3.1]heptadecan-5-one

3. 分子式：$C_{42}H_{78}N_2O_{14}$

4. 分子量：835.1

5. 结构式

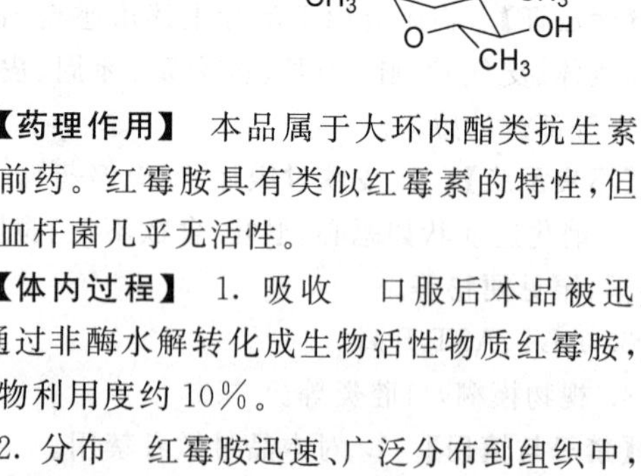

【药理作用】 本品属于大环内酯类抗生素红霉胺的前药。红霉胺具有类似红霉素的特性，但对流感嗜血杆菌几乎无活性。

【体内过程】 1. 吸收 口服后本品被迅速吸收，通过非酶水解转化成生物活性物质红霉胺，其绝对生物利用度约 10%。

2. 分布 红霉胺迅速、广泛分布到组织中，其细胞内浓度高于组织浓度，而组织浓度又明显高于血浆浓度。其蛋白结合率为 15%～30%，平均表观分布体积为 800L(540～1041L)。

3. 代谢和排泄 红霉胺几乎不经肝脏代谢，只从胆汁中消除，81%～97%的药物由此途经消除，约 2%的药物由肾脏消除。肾功能正常的患者，其平均血浆 $t_{1/2}$ 约 8 h(2～36 h)，平均消除半衰其约 44 h(16～65 h)，平均表观消除率约 23L/h(20～32L/h)。

4. 食物的影响 本品可与食物同服或饭后 1 h 内服用。研究表明饭后服用本品其吸收略有下降，而饭前 1 h 服用，其 C_{max} 下降 33%，AUC 下降 31%。食物中脂肪的高低对生物利用度几乎没有影响。

【适应证】 适用于治疗 12 岁以上的患者，用于治疗下列敏感菌引起的轻、中度感染。

(1) 由流感嗜血杆菌、卡他莫拉菌、肺炎链球菌引起的慢性支气管炎急性发作。

(2) 由卡他莫拉菌、肺炎链球菌引起的急性支气管炎。

(3) 由嗜肺军团菌、肺炎支原体、肺炎链球菌引起的社区获得性肺炎。

(4) 由化脓性链球菌引起的鼻咽炎和扁桃体炎。

(5) 由金黄色葡萄球菌(甲氧西林敏感菌株)、化脓性链球菌引起单纯性皮肤和软组织感染。

注：青霉素是治疗和预防链球菌感染(包括预防风湿热)的常用药，地红霉素在治疗化脓性链球菌引起的鼻咽炎时有效，并能根除；对预防风湿热的疗效尚无报道。

【不良反应】 1. 常见头痛、腹痛、腹泻、恶心、消化不良、眩晕和或头昏、皮疹、呕吐等。

2. 实验室检查可见血小板计数增加、血钾升高、碳酸氢盐降低、CPK 增加、嗜酸性粒细胞升高、中性粒细胞升高、白细胞升高等。

【禁忌与慎用】 1. 禁用于对本品、红霉素和其他大环内酯抗生素严重过敏的患者。

2. 不应用于可疑或潜在菌血症患者(因其不能提供有效的药物浓度达到治疗部位)。

3. 对妊娠期妇女尚无充分的对照临床研究。因此，妊娠期妇女使用本品应权衡利弊。

4. 尚未明确本品是否经乳汁分泌，哺乳期妇女慎用。如确需使用，应暂停哺乳。

5. 12 岁以下儿童用药的安全性和有效性尚未确定。

【剂量与用法】 成人常用量为 500 mg/d，顿服。

【用药须知】 1. 轻度肝功能不全患者，其暴露量随服药次数的增多而略有增加，但不必调整剂量。

2. 本品的暴露量随肌酐清除率的降低而趋于升

高，但肾脏损伤(包括透析)患者不必调整剂量。

3. 已有报道，实际上使用所有的广谱抗生素药(包括本品)，都可能会产生假膜性小肠结肠炎。因此，若使用抗生素的患者发生腹泻，应考虑到这种诊断。这种结肠炎的程度从轻度至危及生命，程度不同。对于轻度假膜性小肠结肠炎病例，通常停药就能奏效，对于中度至严重病例，就应采取适当的治疗措施。

【制剂】 肠溶胶囊：0.125 g；0.25 g；0.5 g。

【贮藏】 遮光，密封，阴凉干燥处(不超过 20 ℃)保存。

氟红霉素

(flurithromycin)

别名：Flurizic、Mizar、Ritro

本品是对红霉素氟化后衍生的大环内酯类抗生素。

【CAS】 82664-20-8(flurithromycin)；82730-23-2(flurithromycin ethyl succinate)

【ATC】 J01FA14

【理化性状】 1. 化学名：(8S)-8-Fluoroerythromycin mono(ethyl butanedioate)ester

2. 分子式：$C_{43}H_{74}FNO_{16}$

3. 分子量：880.0

4. 结构式

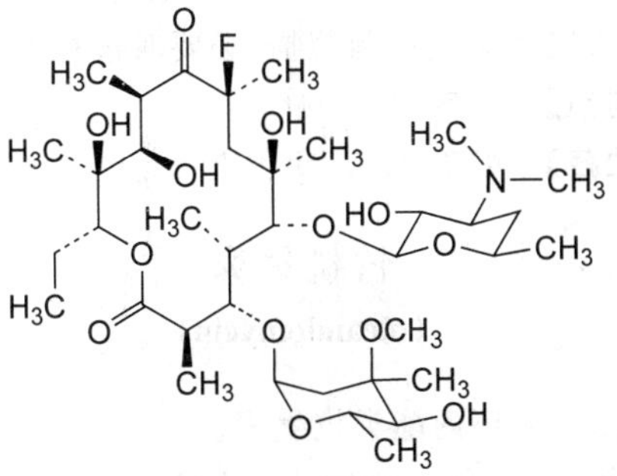

【简介】 本品在酸性条件下稳定。抗菌谱、适应证、不良反应均类似红霉素。本品对肝代谢酶活性的抑制作用较低，因而对某些药物如苯巴比妥的影响较轻。饭后服，常用一次 375 mg，2 次/日。密封、避光保存。

泰利霉素

(telithromycin)

别名：Ketek

本品属于大环内酯类抗生素衍生的酮内酯类中较新的一种，属于具有杀菌作用的酮酯类抗生素，于 2001 年 10 月在德国首次上市。

【CAS】 173838-31-8；191114-48-4

【ATC】 J01FA15

【理化性状】 1. 化学名：(3a*S*，4*R*，7*R*，9*R*，10*R*，11*R*，13*R*，15*R*，15a*R*)-4-Ethyloctahydro-11-methoxy-3a，7，9，11，13，15-hexamethyl-1-{4-[4-(3-pyridyl)imidazol-1-yl]butyl}-10-{[3，4，6-trideoxy-3-(dimeth-ylamino)-β-D-xylo-hexopyranosyl]oxy}-2*H*-oxacyclotetradecino[4，3-d][1，3]oxazole-2，6，8，14(1*H*，7*H*，9*H*)-tetrone

2. 分子式：$C_{43}H_{65}N_5O_{10}$

3. 分子量：812.0

4. 结构式

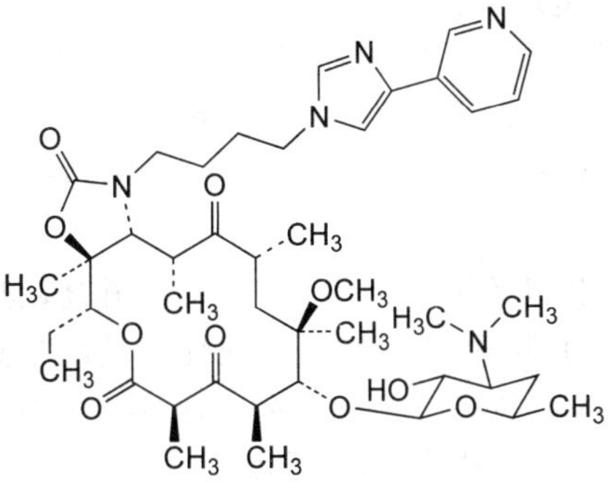

【用药警戒】 1. 本品禁用于重症肌无力患者，可导致该类患者呼吸衰竭甚至死亡。

2. 为减少耐药，本品只能用于治疗已被证实或高度怀疑的细菌感染。

【药理作用】 1. 本品可与 50S 核糖体亚单位结合，阻止肽链延伸，抑制细菌的蛋白合成。其 C_3-红霉支糖位置的酮官能团可避免耐 MLSb 的菌株产生耐药性，并可能增强对耐红霉素菌株的抗菌活性。6 位上的甲氧基可使本品的酸稳定性优于其他大环内酯类药。

2. 本品对革兰阳性球菌具有突出的活性。在浓度＜15 μg/ml 时就能有效地对抗依氏放线菌、溶齿放线菌、解脲类杆菌、梭杆菌和大多数消化链球菌。对常见的呼吸道病原体(如肺炎链球菌、化脓链球菌、金黄色葡萄球菌、流感嗜血杆菌、肺炎衣原体、肺炎支原体、军团菌)均有很强的抗菌活性。

【体内过程】 1. 口服本品后可迅速被吸收，在口服 800 mg 后平均 1.25(1～3 h)h 左右即可获得血药峰值(2 μg/ml)。食物不会影响本品在胃肠道的吸收，当剂量为每天 600 或 800 mg 时，约 5 d，扁桃体、肺及支气管组织内和体液中的药物即可达到最高浓度。

2. 本品口服后可广泛分布全身体液和组织中，并在组织中维持较高的浓度，同时还迅速进入呼吸系统。给药后 2～24 h，支气管肺组织的浓度仍高于常见呼吸道病原体的 MIC。其血浆蛋白结合率为 60%～70%。本品在目标组织中的浓度高于血药浓度，这足以表明当本品的血药浓度低于 MIC 后仍然保持一定的药物活性。

3. 本品的药动学属于二室消除的三相模型，其消除 $t_{1/2}$ 为 2～3 h，终末 $t_{1/2}$ 约为 9.7 h。肾清除率为 14.38L/h。服药 2～3 d 可达到稳态血药谷值。CYP3A4 和非 CYP 酶均参与了本品的体内代谢，代谢物中的 93%随粪便排出，少量出现在尿中。

【适应证】 用于治疗敏感微生物引起的肺炎、咽炎、扁桃体炎、慢性支气管炎急性发作和急性鼻窦炎

【不良反应】 1. 消化道　恶心、呕吐、腹痛、腹泻、消化不良、食欲下降、舌炎、口干、口腔炎及口腔白色念珠菌感染、假膜性小肠结肠炎。

2. 神经系统　嗜睡、失眠、头痛、眩晕、多汗、焦虑。

3. 肝胆系统　ALT 升高、AST 升高，胆汁淤积型肝炎、血胆固醇、胆红素或碱性磷酸酶升高，嗜酸性粒细胞增多，一般不出现症状，而且是可逆的。

4. 全身　周身酸软、乏力。

5. 眼　视物模糊、聚焦困难、复视、多为轻中度；再度用药时可逆性加重，但较为少见。

6. 循环系统　低血压、心动过缓。

7. 生殖系统　有可能发生真菌性阴道炎。

8. 皮肤　感觉异常、瘙痒、荨麻疹、血管神经性水肿、多形性红斑。

9. 其他　嗜酸性粒细胞增多。

【妊娠期安全等级】 C。

【禁忌与慎用】 1. 对本品或大环内酯类抗生素过敏者禁用。

2. 患有先天性 Q-T 间期延长的患者禁用。

3. 正在腹泻的患者慎用。

4. 妊娠期妇女只有潜在的益处大于对胎儿伤害的风险时才可使用。

5. 尚不明确本品是否经乳汁分泌，哺乳期妇女应权衡利弊，选择停药或停止哺乳。

6. <12 岁儿童用药的安全性尚未确定。

【药物相互作用】 1. CYP3A4 参与了本品的代谢，因此，合用 CYP3A4 抑制剂伊曲康唑等均会使本品的血药浓度和 AUC 升高。

2. 本品是 CYP2D6 和 CYP3A4 的抑制剂，尽管临床报道不多，但与本品的相互作用和与红霉素相似。

3. 本品不可合用能使 Q-T 间期延长的药物。

4. 本品可升高西沙必利、匹莫齐特、阿司咪唑以及特非那定的血药浓度，增加发生心律失常的风险，不可合用。

5. 本品不能与可以诱导 CYP3A4 的药物（如利福平）合用。

6. 本品不可合用经 CYP3A4 代谢的他汀类（如阿伐他汀、洛伐他汀、辛伐他汀等），因可升高后者的血药浓度。

7. 本品可升高秋水仙碱的血药浓度，合用时应注意。

8. 本品可升高地高辛的血药浓度，合用时应监测地高辛的血药浓度。

9. 本品与经 CYP3A4、CYP2D6 代谢的钙通道阻滞剂合用，可导致低血压和心律失常，应谨慎合用。

10. 本品可升高麦角生物碱衍生物的血药浓度，导致麦角中毒。

【剂量与用法】 成人，口服 800 mg，1 次/日，疗程 5～10 d。

【用药须知】 1. 本品可导致肝毒性，甚至需要进行肝移植，密切监测患者肝炎的症状和体征，使用本品或其他大环内酯类发生过肝毒性的患者，不能再次使用本品。

2. 对 Ccr≥30 ml/min 的肾功能不全或接受肾透析的患者，药量应减半，或给予 500 mg/d。

3. 本品可导致难辨梭状芽孢杆菌相关性腹泻，如怀疑，应立即停药，补充液体、电解质、蛋白质，服用抗难辨梭状芽孢杆菌药物，必要时进行外科评价。

【制剂】 片剂：400 mg。

【贮藏】 贮于 25 ℃，短程携带允许 15～30 ℃。

竹桃霉素

(oleandomycin)

本品为大环内酯类抗生素。

别名：Matromyein、Romicil、Amimycin、Landomycin

【CAS】 3922-90-5

【ATC】 J01FA05

【理化性状】 1. 化学名：(3*R*，5*R*，6*S*，7*R*，8*R*，11*R*，12*S*，13*R*，14*S*，15*S*)-14-((2*S*，3*R*，4*S*，6*R*)-4-(dimethylamino)-3-hydroxy-6-methyltetrahydro-2*H*-pyran-2-yloxy)-6-hydroxy-12-((2*R*，4*S*，5*S*，6*S*)-5-hydroxy-4-methoxy-6-methyltetrahydro-2*H*-pyran-2-yloxy)-5，7，8，11，13，15-hexa-methyl-1，9-dioxaspiro[2.13]hexadecane-4，10-dione

2. 分子式：$C_{35}H_{61}NO_{12}$

3. 分子量：687.86

4. 结构式

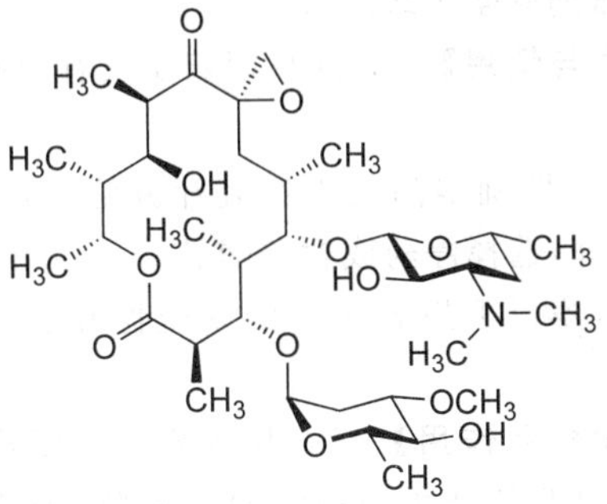

【药理作用】 本品的抗菌谱与红霉素相同，但抗菌活力较低。与红霉素有不完全的交叉耐药性，但有时却可对耐红霉素的菌株有效。

【体内过程】 本品对胃酸稳定，口服吸收好。单剂顿服 100 mg 后 2 h 达峰浓度，为 0.35 μg/ml；而顿服 1200 mg 后的峰浓度可达 3.97 μg/ml。本品能迅速分布至各种组织中，肺组织中的药物浓度达 17.5 μg/g；在扁桃体、鼻黏膜、皮肤中的浓度约为同期血药浓度的 2～6 倍。药物在细胞内与细胞外的浓度之比为 16∶4。蛋白结合率为 42%～70%。主要经粪及尿排泄。消除 $t_{1/2}$ 为 2.6～4.4 h。轻度肾功能不全患者、老年人、轻度至中度肝功能不全患者不必调整用药剂量。

【适应证】 主要用于敏感细菌所致的上、下呼吸道，包括扁桃体炎、咽喉炎、副鼻窦炎、支气管炎、肺炎等、皮肤、软组织感染、脓疖、丹毒、毛囊炎、伤口感染等，疗效与其他大环内酯类相仿。本品也可用于沙眼衣原体或解脲脲原体所致生殖泌尿系感染、艾滋病患者的非典型分枝杆菌感染等。

【不良反应】【禁忌与慎用】【药物相互作用】 参见红霉素。

【剂量与用法】 肌内注射一次 0.2 g，4 次/日。加入输液中静脉滴注，一次 0.4 g，2 次/日。

【用药须知】 偶有休克(静脉注射)、胃肠道反应及过敏症状，必要时应停止用药。注射时偶有血管痛、血栓或静脉炎出现，因此，要注意注射液的配制、注射部位和注射方法，要尽量缓慢注入。

【制剂】 ①片剂：100 mg；250 mg。②注射剂(粉)：500 mg。

【贮藏】 密闭保存。

醋竹桃霉素

(troleandomycin)

本品为大环内酯类抗生素。

别名：三乙酰竹桃霉素、Triacetyloleandomycin、Cyclamin

【CAS】 3922-90-5

【ATC】 J01FA05

【理化性状】 1. 化学名：(3*R*，5*R*，6*R*，7*S*，8*R*，11*R*，12*S*，13*R*，14*S*，15*S*)-12-[(4-*O*-acetyl-2，6-dideoxy-3-*O*-methyl-α-L-arabino-hexopyranosyl)oxy]-14-{[2-*O*-acetyl-3，4，6-trideoxy-3-(dimethylamino)-β-D-xylo-hexopyranosyl] oxy}-5，7，8，11，13，15-hexamethyl-4，10-dioxo-1，9-dioxaspiro[2.13] hexadec-6-yl acetate

2. 分子式：2751-09-9

3. 分子量：J01FA08

4. 结构式

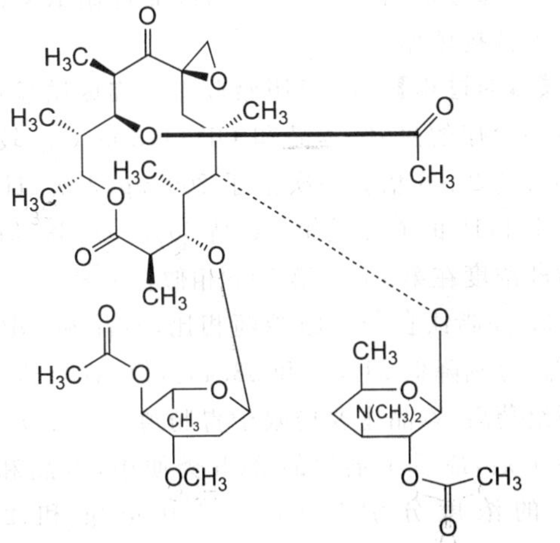

【简介】 本品为竹桃霉素乙酰化衍生物，体外抗菌活性较竹桃霉素弱，为 CYP3A4 抑制剂。对肝脏有一定毒性，用药超过 10 d 可出现黄疸和肝功能异常。成人 1～2 g/d；儿童每天 30～50 mg/kg，均分 4 次服用。临床已少用。

非达米星

(fidaxomicin)

别名：非达霉素、Dificid、Lipiarmycin

本品为口服有效的大环内酯类抗生素。

【CAS】 873857-62-6

【理化性状】 1. 本品为白色粉末，溶于乙醇、甲醇、二甲基甲酰胺、二甲基亚砜，水中溶解度有限。

2. 化学名：Oxacyclooctadeca-3，5，9，13，15-pentaen-2-one，3-[[[6-deoxy-4-*O*-(3，5-dichloro-2-ethyl-4，6-dihydroxybenzoyl)-2-*O*-methyl-β-D-mannopyranosyl] oxy] methyl]-12-[[6-deoxy-5-*C*-methyl-4-*O*-(2-methyl-1-oxopropyl)-β-D-lyxo-hexopyranosyl] oxy]-11-ethyl-8-hydroxy-18-[(1*R*)-1-hydroxyethyl]-9，13，15-trimethyl-，(3*E*，5*E*，8*S*，9*E*，11*S*，12*R*，13*E*，15*E*，18*S*)

3. 分子式：$C_{52}H_{74}Cl_2O_{18}$

4. 分子量:1058.04

5. 结构式

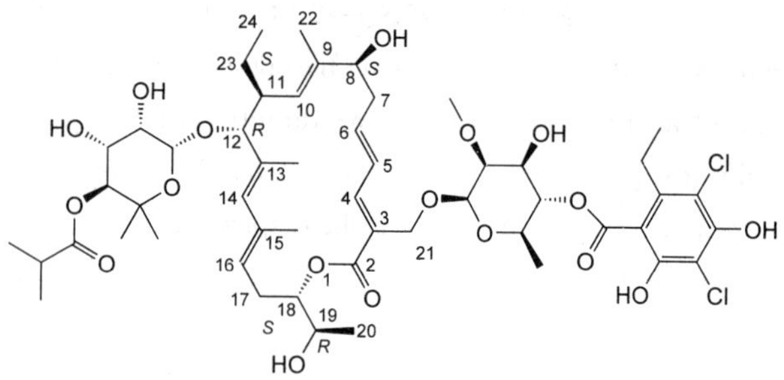

【药理作用】 本品对难辨梭状芽孢杆菌具有杀灭作用，通过抑制 RNA 聚合酶继而抑制 RNA 的合成而发挥抗菌作用。

【体内过程】 1. 口服吸收差。临床试验中，接受本品治疗的患者，本品和 OP-1118 的 C_{max} 较健康志愿者高 2～6 倍。一次给予 200 mg，2 次/日，10 d 后，OP-1118 的 C_{max} 较第 1 d 高 50%～80%，但本品的血药浓度在第 1 d 与第 10 d 相似。

2. 高脂饮食与空腹给药相比，本品和 OP-1118 的 C_{max} 分别降低 21.5% 和 33.4%，但 AUC 未改变。口服给药后，本品主要局限于胃肠道。在 2 次/日用药 10 d 后，最后 1 剂后的 24 h 粪便中，本品和 OP-1118 的浓度分别为 639～2710 μg/g 和 213～1210 μg/g。本品和 OP-1118 的血药浓度分别为(1～5 h)2～179ng/ml 和 10～829ng/ml。本品主要在异丁酰基部位水解，转化为主要活性代谢产物 OP-1118。这种水解不需 CYP 参与，在治疗剂量下 OP-1118 在循环中占主导地位。

3. 本品主要随粪便排泄，单剂量给予 200 mg 或 300 mg，约 92% 的剂量随粪便排除，0.59% 的剂量以 OP-1118 随尿排除。

4. 老年患者(≥65 岁)服用本品后，本品和 OP-1118 的 C_{max} 约为非老年患者(<65 岁)的 2～4 倍。性别对本品和 OP-1118 的 T_{max} 无影响。肾功能不全患者不必调节剂量，肾功能对本品和 OP-1118 的 C_{max} 无影响。

5. 未对肝功能不全患者进行安全性评价。因为本品和 OP-1118 在肝内代谢极少，肝功能不全对本品和 OP-1118 的代谢影响并不明显。

【适应证】 用于 18 岁以上成年患者难辨梭状芽孢杆菌相关性腹泻(CDAD)的治疗。

【不良反应】 1. 血液和淋巴系统症状　贫血、嗜中性粒细胞减少。

2. 胃肠道症状　恶心、呕吐、腹痛、消化道出血、腹胀、消化不良、胃肠胀气、肠梗阻、吞咽困难。

3. 其他　高血糖、代谢性酸中毒、皮疹、瘙痒。

【妊娠期安全等级】 B。

【禁忌与慎用】 1. 妊娠期妇女只有明确需要时方可使用。

2. 尚不明确本品是否经乳汁分泌，哺乳期妇女应权衡利弊，选择停药或暂停哺乳。

3. 18 岁以下患者用药的安全性和有效性尚未确定。

【药物相互作用】 1. 本品及其主要代谢产物 OP-1118 均为 P-糖蛋白(P-gp)的底物，但临床合用 P-gp 的抑制剂和本品后，在安全性和疗效上并无显著影响。因此，合用 P-gp 的抑制剂时，无须调整本品剂量。

2. 与环孢素合用时，本品与 OP-1118 的血药浓度可显著增加。

3. 与地高辛、咪达唑仑、奥美拉唑和华法林合用时，本品的药动学参数无明显变化，因此，不必调整本品剂量。

【剂量与用法】 对 18 岁以上成年患者的推荐治疗剂量为口服一次 200 mg，2 次/日，疗程 10 d，与或不与食物同服均可。

【用药须知】 1. 本品的全身吸收较差，故不可用于全身感染的治疗。

2. 本品不受年龄、性别、肾功能不全或肝功能不全的影响，无须调整给药剂量。

3. 无确凿证据诊断的难辨梭状芽孢杆菌感染者使用本品无益，且可诱导细菌耐药。

【制剂】 片剂:200 mg。

【贮藏】 贮于 20～25 ℃，短程携带允许 15～30 ℃。

1.1.1.5　酰胺醇类

本类药物以氯霉素为代表。开始是从委内瑞拉链霉菌(*Strepfomyces venezuelae*)培养物中分离而得，现可由人工合成方法生产。本类药物的最大特点是其脂溶性强，易于渗入脑脊液和脑组织中且对革兰阳性菌和革兰阴性菌均有抑菌作用。但本类药物易于诱发再生障碍性贫血，大大地限制了本类药物的使用。不过，当某种感染严重且使用其他抗生素难以奏效时，仍不得不使用本类药物。据称，世界上正在致力于研究含氟的此类化合物，以获得疗效高、毒性低的替代药物。

氯霉素

(chloramphenicol)

别名:Chloromycetin

本品在弱酸性和中性溶液中较稳定，遇碱极易失效。

【CAS】 56-75-7

【ATC】 D06AX02；D10AF03；G01AA05；J01BA01；S01AA01；S02AA01；S03AA08

【理化性状】 1. 本品为一种细的、白至灰白或黄白色针状结晶或长条形结晶。溶于水(1∶400)，易溶于乙醇、丙酮、乙酸乙酯或丙二醇。2.5%水溶液的 pH 为 4.5～7.5。

2. 化学名：2，2-Dichloro-*N*-[(α*R*，β*R*)-β-hydroxy-α-hydroxymethyl-4-nitrophenethyl]acetamide

3. 分子式：$C_{11}H_{12}C_{12}N_2O_5$

4. 分子量：323.1

5. 结构式

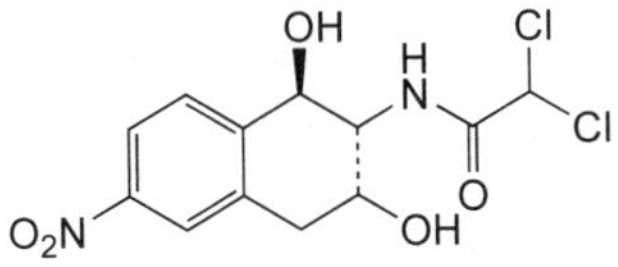

6. 配伍禁忌：本品与其他许多物质都不相容，或者混合后使其浓度降低，活性减弱。

【药理作用】 1. 本品一般为抑菌剂，在血药浓度升高或病原体特别敏感时，也可能具有杀菌作用。

2. 本品通过与细菌核糖体 50S 结合，以阻止细菌的蛋白合成。

3. 对许多革兰阳性需氧菌(包括肺炎链球菌和其他链球菌)和许多革兰阴性菌(包括流感嗜血杆菌、脑膜炎球菌、沙门菌属和志贺菌属)均有活性。

4. 对许多厌氧菌(包括产黑素类杆菌、脆弱类杆菌、梭状芽孢杆菌属、梭杆菌属和费氏球菌属)、立克次体、衣原体和支原体也均有活性。

【体内过程】 1. 口服吸收迅速，单次口服 1 g 后 1～2 h 血药浓度可达 10 μg/ml，多次口服 1 g 后浓度可达 18.5 μg/ml。广泛分布于全身各种组织和体液中，即使在脑膜无炎症时，脑脊液中的药物浓度也能达到血药浓度的 50%。可透过胎盘，分泌进入乳汁中。局部应用可进入房水中。蛋白结合率约为 60%。$t_{1/2}$为 1.5～4 h。新生儿和重度肝功能不全患者可见延长。肾功能不全患者对活性药物的 $t_{1/2}$ 几乎没有影响，但可能导致失活代谢物产生积蓄。

2. 以原药形式随尿排出者约为 5%～10%。其余的则在肝内与葡糖醛酸结合而失活。约有 3%的原药随胆汁排出，其中大部分又被重吸收，能在粪便中出现的约为 1%。大部分无活性的代谢产物随尿排出。

【适应证】 敏感菌引起的各种感染，但主要用于伤寒、副伤寒和沙门菌属感染。仅在其他低毒药物无效时才选用本品。本品易渗入房水中，故常供眼用。滴耳液用于外耳炎及中耳炎。

【不良反应】 1. 本品可能引起严重的甚至致死性不良反应。一般认为其毒性是由于线粒体的蛋白合成受到影响所致。其最严重的不良反应莫过于骨髓抑制，可分为两种类型。第 1 种相当常见，与剂量有关的可逆性抑制，通常于血药浓度超过 25 μg/ml 时发生，其特征有骨髓中形态学改变，铁利用减少(血清铁水平上升)，网状细胞减少，贫血，细胞减少和血小板减少。第 2 种则相当罕见，与骨髓毒性的类型明显无关，严重而不可逆的再生障碍性贫血，也与剂量无关。全球各个区域的发生率不同，约为 1/20000～1/50000。这种再生障碍性贫血通常潜伏几周，甚至几个月才发生。其原因有 3 种揣测：①患者存在特异性基因缺损，有孪生兄弟均发生了此种反应；②体内产生了硝化苯基的结果；③氯霉素在肠内被某种“特异”细菌作用后产出了某一代谢产物，经吸收后导致对骨髓的毒性。虽然这种严重的不良反应多半发生在口服本品后，但静脉给药甚至在使用几次本品滴眼液后也会发生。在患有早期开始的再生障碍性贫血的患者中，生存下来的可能性较大，但有可能继发急性非淋巴细胞白血病。

2. 灰婴综合征是一种中毒反应，见于用量过大的新生儿和早产儿。多发生于开始治疗的第 2～9 d。表现有恶心、呕吐、腹泻、气促、发绀、腹胀、绿便、嗜睡、代谢性酸中毒、体温过低、肤色变灰，继而出现呼吸和循环衰竭，少则几小时，多则几天死亡。病死率达 40%。妊娠晚期的妊娠期妇女服用本品可使出生的婴儿染上此综合征。在症状一出现就尽早撤药可望获得完全恢复。此综合征的起因是患儿的肝脏解毒功能和肾脏排泄功能不全；因此，成人或较大儿童如使用过量的本品也会发生此综合征。

3. 长期口服本品可能引起出血，这是因为骨髓抑制或者由于肠内菌丛减少，继而抑制了维生素 K 的合成。某些 G6PD 缺失的患者会发生溶血性贫血；不过，该酶缺失较轻者罕见发生。

4. 据报道，周围和眼神经炎在接受本品的患者中已有发生，通常是疗程过长所致。尽管早期撤药可使眼的症状逆转，但持久性视力受损甚或致盲仍有发生。

5. 具有头痛、幻听、幻视、失眠、精神抑郁、精神错乱和谵妄等精神症状的脑病也有发生。耳毒性也可能发生，尤其在使用本品滴耳剂之后。

6. 包括皮疹、发热、血管神经性水肿在内的过敏反应也会发生，尤其在局部用药后。过敏反应可能发生，但罕见。约-赫样反应也可能发生。口腔和肠道的菌群失调会引起口炎、舌炎和结肠炎。

7. 有报道长期大量使用本品眼用制剂也可能导

致再生障碍性贫血。

【妊娠期安全等级】 C。

【禁忌与慎用】 1. 有过敏史或毒性反应史的患者禁用。

2. 全身给药不宜用于预防或治疗较轻的感染。

3. 应避免过量、延长疗程或重复疗程。

4. 患有骨髓抑制、血液病的患者禁用。

5. 由于灰婴综合征危险性极大，除非病情危急必须使用本品抢救且又无其他有效的替代治疗时，才给婴儿使用本品。

6. 妊娠期妇女最好不使用本品。尤其在孕期的后 3 个月中。

7. 本品可通过乳汁分泌，哺乳期妇女不应使用本品。

8. 本品可干扰免疫产生，在主动免疫期中不应使用本品。

【药物相互作用】 1. 本品为抑菌剂，不可与杀菌剂合用；如必须合用，两者应相隔数小时。

2. 本品会升高双香豆素、华法林、对乙酰氨基酚、苯妥英、甲苯磺丁脲、氯磺丙脲的血药浓度。

3. 苯巴比妥、苯妥英、利福平、对乙酰氨基酚可降低本品的血药浓度。

4. 本品可降低铁剂、叶酸和维生素 B_{12} 的治疗作用。损害口服避孕药的活性。

5. 本品不可与具有肝毒性药物合用，以免增强肝毒性。

【剂量与用法】 1. 成人　口服 1～2 g/d，可 4 次分服；静脉滴注 1～2 g/d，2 次分用。

2. 儿童　25～50 mg/(kg·d)，4 次分服。

3. 滴眼液　滴入眼睑内，一次 1～2 滴，3～5 次/日。

4. 眼膏　涂于眼睑内，3 次/日。

5. 滴耳液　滴于耳道内，一次 2～3 滴，3 次/日。

【制剂】 ①片剂：0.25 g。②胶囊剂：0.25 g。③滴眼剂：20 mg/8 ml；12.5 mg/5 ml。④眼膏：1%；3%。⑤滴耳液：0.25 g/10 ml。⑥注射液：0.125 g/1 ml；0.25 g/2 ml。

【贮藏】 密封、避光保存。

氯霉素琥珀酸酯
(chloramphenicol succinate)

别名：Chloromycetinsuccinate、Gatimycin

〖理化性状〗 1. 本品为白色或类白色结晶性粉末，无臭，味苦。易溶于乙醇或丙酮，微溶于水，易溶于碱性溶液中。

2. 化学名：D-苏式-(-)-*N*-[α-(羟基甲基)-β-羟基-对硝基苯乙基]-2,2-二氯乙酰胺-α-琥珀酸酯

3. 分子式：$C_{15}H_{16}C_{12}N_2O_8$

4. 分子量：423.21

【简介】 本品为我国药典收载的氯霉素琥珀酸酯。因其水溶性强，可供静脉滴注。肌内注射对局部的刺激太强，故不可作肌内注射用。婴儿和新生儿接受滴注的本品主要在肝、肺、肾中水解，此种水解是不完全的，且各年龄组存在着差异。即使是成人，滴注本品后的水解也不完全，其所获得的血药浓度常低于口服所获得的。有 30%未经水解的原药随尿排出。本品的用量与氯霉素相同。注射剂（粉）：0.125 g；0.25 g；0.5 g。密封、避光保存。

氯霉素琥珀酸钠
(chloramphenicol sodium succinate)

〖CAS〗 982-57-0

〖理化性状〗 1. 本品为白色或黄白色吸湿性粉末。极易溶于水，易溶于乙醇，25%水溶液的 pH 为 6.4～7.0。

2. 分子式：$C_{15}H_{15}C_{12}N_2NaO_8$

3. 分子量：445.2

【简介】 本品主要用于配制注射剂。密封、避光保存。

氯霉素棕榈酸酯
(chloramphenicol palmitate)

别名：无味氯霉素、Chloromiso、Chloromycetin-palmitate

【简介】 本品为氯霉素的棕榈酸酯，一种细的、白色、结晶性粉末。不溶于水，微溶于乙醇，易溶于丙酮或三氯甲烷，可溶于乙醚，难溶于己烷。口服后，先在胃肠道中被胰酶水解后才被吸收。其生物利用度约为 80%。口服后约 2～3 h 可达血药峰值。儿童吸收较成人迟缓，且不完全。用量与氯霉素碱相同，制剂有片剂、混悬剂、颗粒剂。密封、避光保存。

甲砜霉素
(thiamphenicol)

别名：甲砜氯霉素、Thiamcol、Thiophenicol

本品结构类似氯霉素，不同处是在氯霉素苯环上的硝基被甲砜基所取代。

【CAS】 15318-45-3 (thiamphenicol)；847-25-6 (racephenicol)

【ATC】 J01BA02

【理化性状】 1. 本品为白色或微黄色结晶性粉

末或结晶体。微溶于水或乙酸乙酯，略溶于无水或乙酮，易溶于乙腈或N,N-二甲基-酰胺，极易溶于二甲乙酰胺，可溶于甲基乙醇。

2. 化学名：(αR, βR)-2, 2-Dichloro-N-(β-hydroxy-α-hydroxymethyl-4-methylsulphonylphenethyl) acetamide

3. 分子式：$C_{12}H_{15}C_{12}NO_5S$

4. 分子量：356.2

5. 结构式

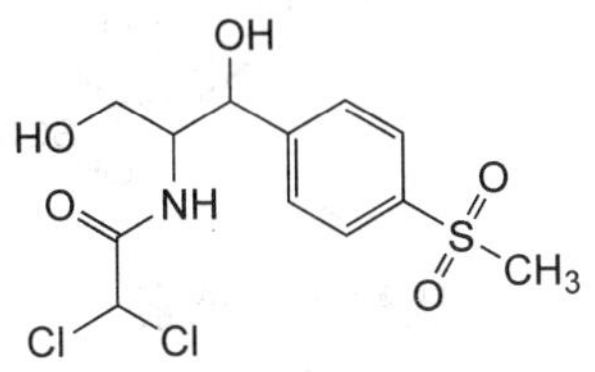

盐酸甲砜霉素甘氨酸酯
(thiamphenicol glycinate hydrochloride)

〖CAS〗 2611-61-2

〖理化性状〗 1. 本品为白色或淡黄色结晶性粉末，能溶于水和乙醇等有机溶剂。

2. 化学名：Glycine, alpha-ester with D-threo-(+)-2, 2-dichloro-N-(β-hydroxy-α-(hydroxymethyl)-p-(methylsulfonyl) phenethyl) acetamide, hydrochloride

3. 分子式：$C_{14}H_{19}Cl_3N_2O_6S$

4. 分子量：449.73

5. 结构式

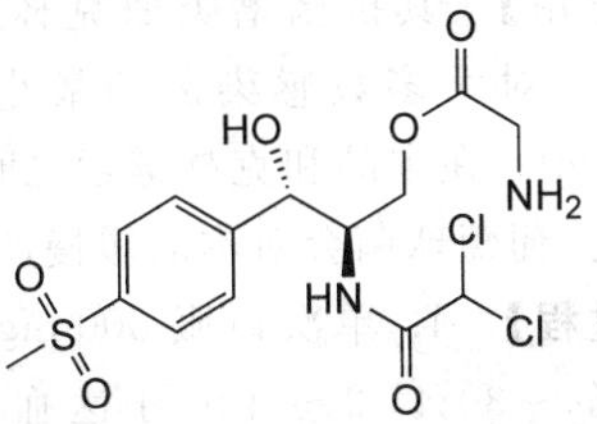

【药理作用】 本品是氯霉素的同类物，抗菌谱和抗菌作用与氯霉素相仿，具广谱抗微生物作用，包括需氧革兰阴性菌及革兰阳性菌、厌氧菌、立克次体属、螺旋体和衣原体属。甲砜霉素对下列细菌具杀菌作用：流感嗜血杆菌、肺炎链球菌和脑膜炎奈瑟菌。对以下细菌仅具抑菌作用：金黄色葡萄球菌、化脓性链球菌、草绿色链球菌、B族溶血性链球菌、大肠埃希菌、肺炎克雷伯菌、奇异变形杆菌、伤寒沙门菌、副伤寒沙门菌、志贺菌属、脆弱拟杆菌等厌氧菌。下列细菌通常对氯霉素耐药：铜绿假单胞菌、不动杆菌属、肠杆菌属、黏质沙雷菌、吲哚阳性变形杆菌属、甲氧西林耐药葡萄球菌和肠球菌属。本品属抑菌剂，可逆性地与细菌核糖体的50S亚基结合，使肽链增长受阻(可能由于抑制了转肽酶的作用)，因此抑制了肽链的形成，从而阻止蛋白质的合成，与氯霉素间呈完全交叉耐药。由于甲砜霉素在肝内不与葡糖醛酸结合，因此体内抗菌活性较高。

【体内过程】 本品口服后吸收迅速而完全，正常人口服400 mg后2 h血药浓度达峰值，为4 mg/L。剂量增加时，血药浓度也相应增高。连续用药在体内无蓄积现象。甲砜霉素吸收后在体内广泛分布，以肾、脾、肝、肺等含量较多，比同剂量的氯霉素约高3～4倍。$t_{1/2}$约1.5 h，肾功能正常者24 h内自尿中排出给药量的70%～90%，部分自胆汁中排泄，胆汁中浓度可为血药浓度的几十倍。本品在体内不代谢，故肝功能不全时血药浓度不受影响。

【适应证】 用于治疗敏感菌如流感嗜血杆菌、大肠埃希菌、沙门菌属等所致的呼吸道、尿路、肠道等感染。

【不良反应】 1. 可发生腹痛，腹泻、恶心、呕吐等消化道反应，其发生率在10%以下。

2. 偶见皮疹等过敏反应。

3. 早产儿及新生儿中尚未发现有"灰婴综合征"者。仅有个例报道有出现短暂性皮肤和面色苍白。

4. 本品亦可引起造血系统的毒性反应，主要表现为可逆性红细胞生成抑制，白细胞减低和血小板减低；发生再生障碍性贫血者罕见。

5. 中枢神经系统反应主要表现为头痛、嗜睡、头晕和周围神经炎，视觉减退、痛觉过敏等，脚部反应较手更严重，停药后可恢复。

【禁忌与慎用】 1. 对本品过敏者禁用。

2. 妊娠期，尤其妊娠后期妇女应尽量避免应用。

3. 哺乳期妇女用药时应暂停哺乳。

4. 新生儿避免使用。

5. 造血功能低下的患者禁用。

6. 使用有可能引起骨髓抑制药物的患者禁用。

【药物相互作用】 参见氯霉素。

【剂量与用法】 1. 口服 成人1.5～3 g/d，分3～4次，儿童按体重一日25～50 mg/kg，分4次服。

2. 肌内、静脉注射或静脉滴注 1 g/d，分1～2次注射。肌内注射时一次500 mg，用0.9%氯化钠注射液35 ml溶解后使用；静脉注射时1 g/次，用0.9%氯化钠注射液20 ml溶解后使用；静脉滴注时1 g/次，用0.9%氯化钠注射液或5%葡萄糖注射液50～100 ml溶解后使用。

【用药须知】 1. 有时会出现严重的血液障碍，患者在应用过程中应经常定期检查周围血常规，长期治疗者尚须查网织细胞计数，以及时发现血液系统不良反应。

2. 肾功能不全患者应慎重给药，并适当减量应用。

3. 本品应尽量短期使用。

【制剂】 ①片剂：0.25 g。②注射剂(粉)：0.5 g；1.0 g(甘氨酸酯盐酸盐)。

【贮藏】 避光，密封，在干燥处保存。

叠氮氯霉素

(azidamfenicol)

【CAS】 13838-08-9

【ATC】 S01AA25

【理化性状】 1. 化学名：2-Azido-N-((1*R*,2*R*)-1,3-dihydroxy-1-(4-nitrophenyl)propan-2-yl) acetamide

2. 分子式：$C_{11}H_{13}N_5O_5$

3. 分子量：295.25

4. 结构式

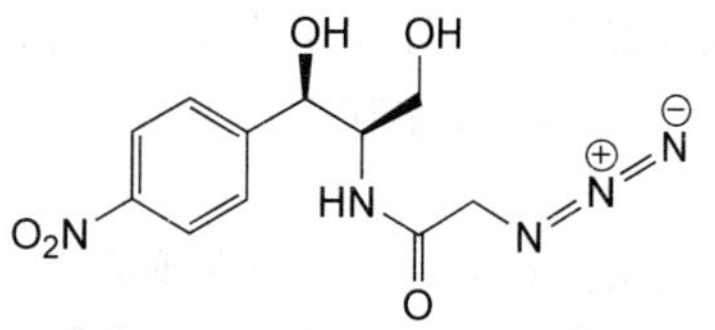

【简介】 本品结构与氯霉素相似。只能外用，其制品(如滴眼液、软膏等)用于治疗敏感细菌感染。

1.1.1.6　林可酰胺类

本类抗生素的结构都有一个氨基酸和一个氨基糖相连结的特点。本类药物以抑菌为主，对某些细菌也具有杀菌作用。对多数革兰阳性菌和厌氧性革兰阴性菌均有活性，其作用机制与红霉素相同，与细菌核糖体 50S 亚单位结合，抑制细菌的蛋白合成，并可能通过干扰肽酰基的转移而阻止肽链延长。尽管本类药物和红霉素都与细菌核糖体 50S 亚单位结合，但却并不在同一个位置上。

林可霉素

(lincomycin)

别名：林肯霉素、洁霉素、Albiotic、Licomec

本品是从林可链霉菌(*Streptomyces lincolnensis*)的培养物中获得的一种抗生素。临床常用其盐酸盐和盐酸一水合物(商品名 Cillimycin、Lincocin)。

【CAS】 154-21-2

【ATC】 J01FF02

【理化性状】 1. 本品为纯白色或白色结晶性粉末，无臭或有轻微气味。易溶于水，可溶于二甲基酰胺，微溶于丙酮。10%水溶液的 pH 为 3.5～5.5。

2. 化学名：Methyl 6-amino-6,8-dideoxy-*N*-[(2*S*, 4*R*)-1-methyl-4-propylprolyl]-1-thio-α-D-erythro-D-galacto-octopyranoside

3. 分子式：$C_{18}H_{34}N_2O_6S$

4. 分子量：406.5

5. 结构式

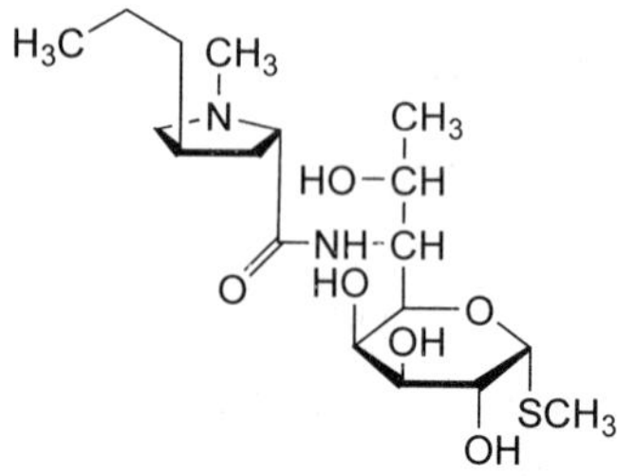

盐酸林可霉素

(lincomycin hydrochloride)

别名：Lizpion

〖CAS〗 859-18-7(anhydrous lincomycin hydrochloride)；7179-49-9(lincomycin hydrochloride, monohydrate)

〖理化性状〗 1. 本品为白色或纯白色的结晶性粉末，无臭或有轻微气味。水中易溶，二甲基酰胺中可溶，丙酮中微溶。10%水溶液的 pH 为 3.5～5.5。

2. 分子式：$C_{18}H_{34}N_2O_6S \cdot HCl \cdot H_2O$

3. 分子量：461.0

4. 配伍禁忌：本品 pH 呈酸性，与碱性制剂或者处于低 pH 值情况下不稳定的药物不相容。

【药理作用】 其抗菌谱类似克林霉素，但其活性强度较弱。对大多数感染菌的最小抑菌浓度为 0.05～2 μg/ml。在本品和克林霉素之间有完全的交叉耐药存在。葡萄球菌会对本品缓慢产生耐药。

【体内过程】 1. 单次口服 500 mg 后可从胃肠道吸收 20%～30%，2～4 h 可达血药峰值 2～7 μg/ml。肌内注射 600 mg 后 30 min 内的血药峰值为 8～18 μg/ml。$t_{1/2}$约为 5 h。

2. 本品广泛分布于体内各种组织和体液中，渗入脑脊液中的药物极少，脑膜有炎症时上升的程度也有限。可透过胎盘，进入乳汁。部分本品在肝内灭活，原药及其代谢产物随尿、粪便排出。本品不会在血液透析中被排出。

【适应证】 敏感菌所引起的呼吸道、胆道感染，关节、皮肤和软组织感染，骨髓炎，菌血症。滴眼液用于治疗敏感菌感染所致结膜炎，角膜炎；滴耳液用于由革兰阳性细菌及厌氧菌引起的急、慢性化脓性中耳炎。

【不良反应】 1. 常见胃肠道反应，如恶心、呕吐、食欲缺乏和腹泻。偶见眩晕和耳鸣。

2. 如出现水样腹泻、腹痛、发热和白细胞增多，应考虑有发生假膜性小肠结肠炎的可能。如获肠镜证实，应进一步明确二重感染的病原菌，临床多见者为难辨梭状芽孢杆菌感染。

3. 偶可引起皮疹、荨麻疹、多发性红斑、瘙痒、药物热等不良反应。

4. 一过性转氨酶升高，嗜酸性粒细胞增多、白细胞和全血细胞减少也有报道。

5. 本品有轻度的神经肌肉阻断作用。大剂量静脉滴注过快可致血压下降、心肌电生理改变；静脉注射可导致心跳、呼吸停止。

【妊娠期安全等级】 C。

【禁忌与慎用】 1. 妊娠期妇女注射用药安全性尚未确定，不宜使用。

2. 本品可通过乳汁分泌，哺乳期妇使用时应暂停哺乳。

3. 口服禁用于<1 个月婴儿。本品注射液中含苯甲醇，禁用于儿童。

4. 对本品或克林霉素过敏者禁用。

【药物相互作用】 1. 本品常与庆大霉素合用以增强对革兰阴性需氧菌抗菌作用，但两者均有神经肌肉阻断作用，应严密观察不良反应的发生。又因两者存在配伍禁忌，合用时应以不同途径分别给药。

2. 与阿片类药物合用可能加重呼吸麻痹。

3. 可降低治疗肌无力药物的作用。

4. 黏附性止泻药可减少本品的吸收。

【剂量与用法】 1. 本品可供口服、肌内注射和在 1 h 内缓慢滴注。

2. 成人　口服 1～2 g/d，3～4 次分服；肌内注射或静脉滴注 1.2～1.8 g/d，2～3 次分用，不可加大剂量。

3. 儿童　口服 30～50 mg/(kg・d)，3～4 次分服；或滴注 10～20 mg/(kg・d)，2～3 次分用。

4. 滴耳液　滴耳，1～2 滴/次，3～5 次/日。

5. 滴眼液　滴于眼内，1～2 滴/次，3～5 次/日。

6. 栓剂　直肠给药，一次 0.4 g，3～4 次/日。

【用药须知】 1. 滴注过快可能引起低血压、心肌电生理改变和偶发心跳骤停。

2. 本品可致再生障碍性贫血和全血细胞减少的报道虽罕见，但用药期间仍应定期查血常规。

【制剂】 ①片剂：0.25 g；0.5 g。②胶囊剂：0.25 g；0.5 g。③注射液：0.6 g/2 ml；0.2 g/1 ml。④注射剂(粉)：0.3 g；0.6 g。⑤大容量注射液：250 ml 含林可霉素(以林可霉素计)0.6 g 与葡萄糖 12.5 g。⑥栓剂：0.4 g。⑦滴眼液：200 mg/8 ml。⑧滴耳液：0.18 g/6 ml。

【贮藏】 密封，防潮置于 15～30 ℃条件下。

克林霉素
(clindamycin)

别名：氯林可霉素、氯洁霉素、Dalacin C

本品为半合成的林可霉素衍生物。临床常用其盐酸盐、棕榈酸酯和磷酸盐。

【CAS】 18323-44-9

【ATC】 D10AF01；G01AA10；J01FF01

【理化性状】 1. 化学名：Methyl 6-amino-7-chloro-6，7，8-trideoxy-*N*-[(2*S*，4*R*)-1-methyl-4-propylprolyl]-1-thio-L-threo-D-galacto-octopyranoside

2. 分子式：$C_{18}H_{33}ClN_2O_5S$

3. 分子量：425.0

4. 结构式

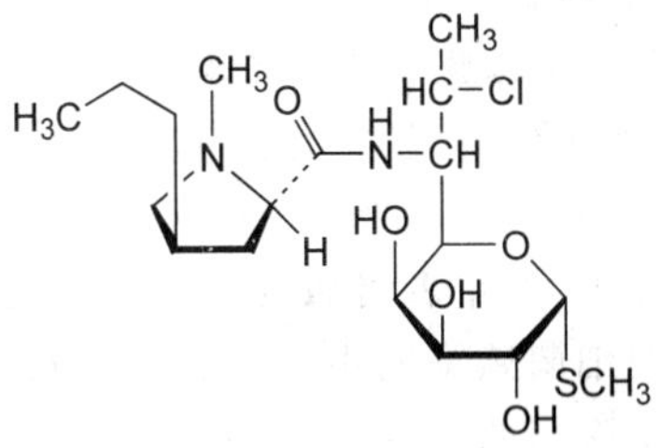

盐酸克林霉素棕榈酸酯
(clindamycin palmitate hydrochloride)

别名：Dalacinpalmitate

〖CAS〗 36688-78-5(clindamycin palmitate)；25507-04-4(clindamycin palmitate hydrochloride)

〖理化性状〗 1. 本品为有特殊气味、白色或米色无定形粉末。易溶于水、三氯甲烷、乙醚或苯；溶于乙醇、乙酸乙酯。极易溶于二甲基酰胺。1%水溶液的 pH 为 2.8～3.8。

2. 分子式：$C_{34}H_{63}ClN_2O_6S \cdot HCl$

3. 分子量：699.9

盐酸克林霉素
(clindamycin hydrochloride)

别名：Dalacin，Dalacina，Cleocin

〖CAS〗 21462-39-5(anhydrous clindamycin hydrochloride)；58207-19-5(clindamycin hydrochloride monohydrate)

〖理化性状〗 1. 本品为白色或近白色结晶性粉末，含有不定量的水，故极易溶于水，微溶于乙醇。10%水溶液的 pH 为 3.0～5.0。

2. 分子式：$C_{18}H_{33}ClN_2O_5S \cdot HCl$

3. 分子量：461.4

磷酸克林霉素
(clindamycin phosphate)

别名：Cleocinphosphate

〖CAS〗 24729-96-2

〖理化性状〗 1. 本品为白色或近白色吸湿性、多晶形粉末。易溶于水，极微溶于乙醇，难溶于二氯甲烷。1%水溶液的 pH 为 3.5～4.5。

2. 分子式：$C_{18}H_{34}ClN_2O_8PS$

3. 分子量：505.0

4. 配伍禁忌：本品溶液呈酸性，预期与碱性制剂或低 pH 水平下性质不稳定的药物存在一定的不相容性。英国关于克林霉素注射用液的许可申明中指出，其与下列药物存在不相容性：氨苄青霉素、氨茶碱、巴比妥类、葡萄糖酸钙、头孢曲松、伊达比星、硫酸镁、苯妥英和雷尼替丁。

本品与天然橡胶存在不相容性。

【用药警戒】 所有抗生素，包括本品，有导致难辨梭状芽孢杆菌相关性腹泻的可能。本品可导致严重的结肠炎，严重者可致死。本品不可用于无明确证据表明细菌感染的患者，如上呼吸道感染。使用本品发生腹泻的患者，均应考虑到难辨梭状芽孢杆菌相关性腹泻。如怀疑或确诊难辨梭状芽孢杆菌相关性腹泻，应停药，给予补液、补充电解质、蛋白质，给予抗难辨梭状芽孢杆菌药物，必要时行外科评价。

【药理作用】 1. 其作用机制与林可霉素相同，但其活性较强，有取代林可霉素之势。

2. 对大多数革兰阳性需氧菌(包括链球菌、葡萄球菌、炭疽杆菌、白喉杆菌、肠球菌)均有活性，但均有可能耐药。

3. 对本品敏感的革兰阳性厌氧菌有真杆菌属、多种丙酸杆菌科细菌、消化球菌属、多种消化链球菌科细菌，许多产气荚膜杆菌和破伤风杆菌菌株均有很好的活性。

4. 对本品敏感的革兰阴性厌氧菌有多种梭杆菌属细菌(仅变形松杆菌常耐药)、费氏球菌属和包括脆弱类杆菌在内的多种类杆菌属细菌。

5. 除外人型支原体，本品对多种支原体的活性较红霉素低。

6. 本品对几种放线菌和星形奴卡菌具有活性。

7. 对红霉素敏感的大多数革兰阴性需氧菌(包括肠杆菌科)对本品耐药。淋球菌、脑膜炎球菌和流感嗜血杆菌也耐本品。

8. 本品对鼠弓形体和多种疟原虫有某种程度的活性。

【体内过程】 1. 本品可从胃肠道吸收用量的90%；1次口服本品 150 mg 后 1 h 血药浓度可达 2～3 μg/ml；6 h 的平均血药浓度约为 0.7 μg/ml。在口服本品 300 mg 和 600 mg 后可分别达到血药峰值 4 μg/ml 和 8 μg/ml。食物不影响本品在胃内的吸收，但吸收的速度会减慢。肌内注射本品 300 mg 后 3 h 可达平均血药浓度 6 μg/ml，600 mg 可获血药峰值 9 μg/ml。儿童的血药峰值可在 1 h 内达到。当同样剂量经静脉滴注后可达到血药峰值 7～10 μg/ml。局部用于皮肤，小量本品可被吸收；盐酸和磷酸的局部应用制剂可分别获得生物利用度 7.5%和 2%。阴道局部用药的全身吸收为用量的 5%。

2. 本品可广泛分布于全身各种组织和各种体液中，只是进入脑脊液的药量甚微。本品在高浓度时可进入胆汁，可透过胎盘，进入乳汁。在白细胞和巨噬细胞中聚集。其蛋白结合率＞90%。$t_{1/2}$ 为 2～3 h，早产儿和重度肾功能不全患者可见延长。本品在肝内代谢成具有活性的 *N*-去甲和硫氧代谢物以及失活的代谢物。10%用量的活性原药和代谢物随尿排出，4%随粪便排出。余则以失活形式被排出。血液透析不能排除本品。

3. 本品可引起休克，呼吸、心跳骤停，甚至死亡等严重不良反应。根据调研结果，认为其原因与大剂量用药有关。本品具有神经肌肉阻断作用，大剂量快速滴注可致血压降低，呼吸和心跳停止。因此，应避免使用大剂量，滴注速度不可过快。

【适应证】 外用制剂，用于治疗敏感菌所致的皮肤及组织感染、寻常痤疮，阴道用制剂用于细菌性阴道炎，余参见林可霉素。

【不良反应】 参见林可霉素，外用制剂可致局部皮肤干燥、接触性皮炎、皮肤刺激反应；阴道用制剂可致阴道疼痛。

【妊娠期安全等级】 B。

【禁忌与慎用】 1. 对本品或林可霉素过敏者禁用。

2. 妊娠期妇女只有明确需要时方可使用。

3. 本品可通过乳汁分泌，哺乳期妇女使用时应暂停哺乳。

4. ＜4 周岁儿童慎用。

【药物相互作用】 1. 参见林可霉素。

2. 与奎宁合用可治疗巴贝虫病。与乙胺嘧啶合用试行治疗弓形体病。

3. 与头孢他啶或甲硝唑合用可发挥协同作用。

4. 与环丙沙星合用对抗某些厌氧菌。

5. 抑制氨基糖苷类的杀菌活性。

6. 由于本品在细菌核糖体上的结合位置邻近大环内酯类和氯霉素的结合位置，前者对后者可能产生竞争性抑制作用。

7. 本品可降低氨苄西林对金黄色葡萄球菌的活性。

8. 可增强伯氨喹对抗卡氏肺囊虫的活性。

【剂量与用法】 1. 成人　口服 0.15～0.3 g，3～4次/日；肌内注射或静脉滴注 0.6～1.2 g/d，2～3次分用。

2. 儿童　口服 10～30 mg/(kg・d)，2～3次分服；肌内注射或滴注 20～30 mg/(kg・d)，2～3次分用。

3. 外用溶液、凝胶　洗净患病部位，早晚各涂1次。

4. 阴道用凝胶、栓剂、泡腾片　阴道给药，1次/日，于晚上临睡前清洗外阴后，送入阴道后穹窿处，连用3 d。或遵医嘱。

【用药须知】 1. 与林可霉素有交叉过敏。

2. 大剂量静脉注射或快速滴注可引起血压下降、心肌电生理变化。

3. 偶可导致呼吸、心跳停止，用药期间应严密观察，并作好急救准备。

4. 静脉给药还可能引起血栓性静脉炎。

5. 儿童使用本品期间，更应严密监护，定时检查有关的器官功能。

【临床新用途】 1. 恶性疟疾　口服本品 5 mg/(kg・d)，2次分服，连用4 d，可全除疟原虫。

2. 福-福病(Fox-Fordyce病)　又称为汗腺毛囊角化病、顶泌腺炎，由此而引起的瘙痒性丘疹，多发于大汗腺部位。外用本品丙二醇溶液(含10 mg/ml)，2次/日，连用1个月。有杀菌和角质剥脱作用。

3. 痤疮　1%本品溶液1～2 ml，早晚洗脸后各涂药1次。

【制剂】 ①片剂：0.15 g。②胶囊剂：0.075 g，0.15 g，0.3 g，0.6 g。③注射剂(粉)：0.15 g，0.3 g，0.45 g，0.5 g，0.6 g，0.75 g，0.9 g，1.2 g。④注射液：0.15 g/2 ml，0.3 g/4 ml，0.4 g/5 ml，0.45 g/2 ml，0.6 g/2 ml，0.6 g/2 ml，0.6 g/5 ml，0.6 g/8 ml。⑤大容量注射液：200 ml含克林霉素0.9 g与葡萄糖10.0 g，100 ml含克林霉素0.3 g与葡萄糖5.0 g；100 ml含克林霉素0.6 g与氯化钠0.9 g，100 ml含克林霉素0.3 g与氯化钠0.85 g；100 ml含克林霉素0.9 g与5.0 g葡萄糖。⑥颗粒剂：37.5 mg，75 mg。⑦干混悬剂：75 mg。⑧口服溶液剂：0.3 g/30 ml。⑨阴道凝胶剂：5 g：0.1 g。⑩外用溶液：20 ml：0.2 g。⑪乳膏剂：1%。⑫凝胶剂：0.1 g/10 g；0.2 g/20 g。⑬栓剂：0.1 g。⑭阴道泡腾片：0.1 g；0.2 g。

【贮藏】 密封、避光贮于15～30 ℃条件下。

1.1.1.7　糖肽类

本类抗生素是由链霉菌(*streptomycetes*)或放线菌(*actinomycetes*)培养物中产生的，其结构属于线性多肽。现今临床所使用的有万古霉素和替考拉宁，抗菌谱限于革兰阳性菌，主要用于治疗MRSA所致的系统性感染，难辨梭状芽孢杆菌所致的肠道感染或耐氨苄西林的肠球菌感染。替考拉宁对金黄色葡萄球菌的活性与万古霉素相似对肠球菌的活性优于万古霉素，对耐万古霉素的Van B基因型肠球菌具有较强的抗菌活性，且较万古霉素的不良反应少且轻。

本类抗生素的作用机制是通过细菌的细胞壁，与胞壁的黏肽合成中的D-丙氨酰形成复合物，从而抑制细胞壁的合成。其作用机制与β-内酰胺类抗生素不同，故不与β-内酰胺类竞争结合部位。随着本类药物广泛被使用，尤其被滥用，使得耐药的金黄色葡萄球菌和肠球菌日益增多，以致不得不选用利奈唑胺。

万古霉素
(vancomycin)

本品获自东方诺卡菌(*Nocardia orientalis*，旧称*Streptomyces orientalis*)的培养物，属于糖肽类抗生素。临床用其盐酸盐。

【CAS】 1404-90-6

【ATC】 A07AA09；J01XA01

【理化性状】 1. 化学名：(S_a)-(3*S*，6*R*，7*R*，22*R*，23*S*，26*S*，36*R*，38a*R*)-44-{[2-*O*-(3-Amino-2，3，6-trideoxy-3-*C*-methyl-α-L-lyxo-hexopyranosyl)-β-D-glucopyranosyl]oxy}-3-(carbamoylmethyl)-10，19-dichloro-2，3，4，5，6，7，23，24，25，26，36，37，38，38a-tetradecahydro-7，22，28，30，32-pentahydroxy-6-[(2*R*)-4-methyl-2-(methylamino) valeramido]-2，5，24，38，39-pentaoxo-22*H*-8，11：18，21-dietheno-23，36-(iminomethano)-13，16：31，35-dimetheno-1*H*，16*H*-[1，6，9]oxadiazacyclo-hexadecino[4，5-*m*][10，2，16]-benzoxadiaza-cyclotetracosine-26-carboxylic acid

2. 分子式：$C_{66}H_{75}Cl_2N_9O_{24}$

3. 分子量：1449.3

4. 结构式

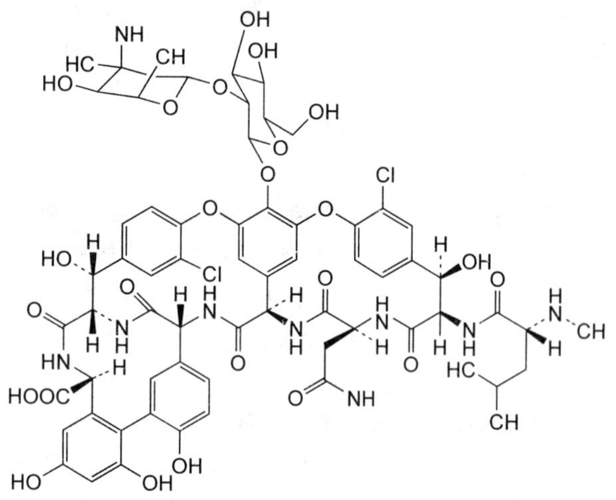

盐酸万古霉素

(vancomycin hydrochloride)

别名：Vancocin、Vancolid

〖CAS〗　1404-93-9

〖理化性状〗　1. 本品为黄褐色至褐色、无味、流动性好的粉末。易溶于水，不溶于三氯甲烷和乙醚。5%水溶液的 pH 为 2.5～4.5。

2. 分子式：$C_{66}H_{75}Cl_2N_9O_{24} \cdot HCl$

3. 分子量：1485.7

4. 配伍禁忌：本品的水溶液呈酸性，与碱性制剂或处于低 pH 中不稳定的药物不相容。报道不相容性并非一成不变，溶液浓度、使用载体成分等因素均起一部分作用。

5. 稳定性：尽管注册药品信息推荐贮藏在 2～8 ℃，但采用不同的溶液(如 0.9%氯化钠、5%葡萄糖溶液和腹膜透析液)稀释本品在室温下至少保持稳定 14 d。万古霉素在滴眼液中的稳定性在研究中。

【药理作用】　1. 通过抑制细菌细胞壁形成肽聚糖聚合物而发挥作用。本品还可通过损伤原生质体的胞质膜和通过抑制细菌的 RNA 合成而发挥作用。本品主要对繁殖期细菌产生杀菌作用。

2. 葡萄球菌中的金黄色葡萄球菌和表皮葡萄球菌(包括耐甲氧西林的菌株)、肺炎链球菌、化脓链球菌和 B 族链球菌的某些菌株对本品均敏感。本品对草绿色链球菌和肠球菌(如粪肠球菌)仅有抑菌作用，而无杀菌作用。

3. 难辨梭状芽孢杆菌对本品通常高度敏感，而其他梭状芽孢杆菌的敏感程度则稍逊。多种放线菌属、炭疽杆菌、多种棒状杆菌属、某些乳酸杆菌和李斯特菌通常敏感。

4. 所有革兰阴性菌以及分枝杆菌均固有地耐药。

【体内过程】　1. 本品在胃肠道内吸收极少，但在肠道有炎症(如假膜性小肠结肠炎)或肾功能严重不全时有可能达到治疗血药浓度。本品在 1 h 内滴注完毕 1 g 后立即就可达到血药峰值 60 μg/ml，11 h 后就会下降到<10 μg/ml。不过，本品的药动学存在很大的个体差异，$t_{1/2}$ 为 3～13 h，平均为 6 h，无尿患者的 $t_{1/2}$ 可长达 7 d。蛋白结合率约为 55%。

2. 本品可弥散到细胞外液(如胸水、腹水、心包积液和滑膜液)中，胆汁中仅有少量。即使在脑膜发炎时，渗入脑脊液中药物也达不到有效治疗浓度。本品可透过腹膜腔，进入腹腔的药物 6 h 内可吸收 60%。本品可透过胎盘，进入乳汁中。本品不被代谢或极少被代谢，80%～90%以原药形式于 24 h 内随尿排出。少量为非肾清除，但途径尚未被确定。

3. 和氨基糖苷类药物一样，本品的药动学也随影响肾清除的情况而改变，烧伤患者中本品的清除会增强，而肾功能不全患者、新生儿和老年人则减弱，必须监测血药浓度，调整用量。单纯的肝功能不全不必调整用量。腹膜透析或血液透析时排出的药量不明显，但如以活性炭和树脂进行血液透析，则可快速排出本品。

【适应证】　1. 主要用于对青霉素类药物过敏的严重的革兰阳性菌(如葡萄球菌、链球菌)引起的肺炎、肺脓肿、骨髓炎、心内膜炎、皮肤及软组织炎、菌血症等。

2. 假膜性小肠结肠炎。

【不良反应】　1. 滴注过快可致“红颈”(或称“红人”综合征)，有皮肤潮红、瘙痒和麻刺感、心动过速和面、颈、胸部出现皮疹，血压下降，甚者心跳停搏。大量液体稀释或缓慢滴注可以避免，停药后反应可消失，给予抗组胺药消失更快。

2. 本品具有耳毒性，可致听神经和听觉损害。耳鸣和高音性耳聋为早期症状。与剂量过大和(或)使用时间过长有关。必要时，应常监测听力。

3. 本品具有肾毒性，有蛋白尿、管形尿、血尿表现，肾功能不全患者、小儿或老年人应监测血药浓度或肾功能，随时调整用量。

4. 偶发皮疹、中性粒细胞缺乏、酸性粒细胞增多等不良反应。

【妊娠期安全等级】　C。

【禁忌与慎用】　1. 对本品过敏或重度肾功能不全患者禁用。

2. 肝、肾功能不全的患者慎用。

3. 低出生体重儿、新生儿慎用。

4. 妊娠期妇女只有潜在的益处大于对胎儿伤害的风险时才可使用。

5. 本品可分泌至乳汁，哺乳期妇女使用时应暂停哺乳。

6. 老年人由于肾功能减弱，给药前和给药中应检查肾功能，根据肾功能减弱的程度调节用药量和用药间隔，检测血药浓度，慎重给药。

【药物相互作用】 1. 不宜合用其他具有耳毒性、肾毒性药物（如氨基糖苷类药物、强力利尿药）。

2. 不可与全身麻醉药同时合用，如必须使用两者，应在本品滴注完毕后再行诱导麻醉。

3. 抗组胺药、吩噻嗪类药会掩盖本品的耳毒性表现，应避免合用。

4. 本品与考来烯胺等阴离子交换树脂药合用，可使本品被吸附而失活。

5. 肝素、氯霉素、甲氧西林、肾上腺皮质激素、氨茶碱、巴比妥类、氯噻嗪、碳酸氢钠、磺胺异噁唑、苯妥英和华法林均与本品存在配伍禁忌。

【剂量与用法】 1. 口服仅用于难辨梭状芽孢杆菌所致假膜性小肠结肠炎。成人口服 125 mg，每 6 h 一次，日最高量 4 g。儿童 40 mg/(kg・d)，2～4 次分服，日最高用量 2 g。

2. 可供缓慢滴注。成人 1～2 g/d，2～4 次分用；儿童 20～40 mg/(kg・d)，2～4 次分用。

【用药须知】 1. 本品一般不作一线药物应用，常在其他抗菌药物治疗无效或不适合使用时（如假膜性小肠结肠炎）作为二线药应用。

2. 滴注时，可先用注射用水 10 ml 溶解药物，然后加入输液（0.9%氯化钠注射液或 5%葡萄糖注射液）中缓慢滴注。药液浓度过高或滴注过快，易导致静脉炎。

3. 本品可局部用于眼部，或供结膜下或玻璃体内注射。

【临床新用途】 假膜性小肠结肠炎：成人一次 500 mg，6 h 一次，共 7～10 d，可给一二个疗程，根据毒素滴度而定。采用小剂量 125 mg，6 h 一次，7 d 为一疗程同样有效。儿童 5 mg/kg，每 6 h 一次。为了防止假膜性小肠结肠炎治愈后复发，采用延长用药时间，通常以 4 次/日，一次 125 mg，连用 7 d 后，再 2 次/日连用 7 d，以后隔天 1 次，连用 7 d，再每 3 d 一次，用药 14 d。

【制剂】 ①注射剂（粉）：0.5 g；1 g。②胶囊剂：0.125 g；0.25 g。

【贮藏】 密封、避光保存。溶液在 pH 3～5 时最稳定；应贮于冰箱中。

【附注】 美国进口万古霉素粉针剂，先用 10 ml 注射用水将 0.5 g 溶液，再加入 100～200 ml 0.9%氯化钠注射液或 5%葡萄糖注射液中进一步稀释后于 20～30 min 左右缓慢静脉注射。成年人 2 g/d，1 g/12 h 或 0.5 g/6 h，儿童 45 mg/(kg・d)。口服（治疗假膜性小肠结肠炎），成年人一次 0.5 g，6 h 一次，不可超过 4 g/d。儿童酌减。

去甲万古霉素

(norvancomycin)

别名：*N*-Demethylvancomycin、56-Demethylvancomycin

本品系国内产品，由放线菌万古-23 号的培养物中获得。主要含有 *N*-去甲万古霉素，还含有少量的万古霉素。本品的效价高于万古霉素，每 0.4 g 本品的活性相当于万古霉素 0.5 g。

【CAS】 91700-98-0

【理化性状】 1. 化学名：(*S*a)-(3*S*, 6*R*, 7*R*, 22*R*, 23*S*, 26*S*, 36*R*, 38a*R*)-44-{[2-*O*-(3-Amino-2,3,6-trideoxy-3-*C*-methyl-α-L-lyxo-hexopyranosyl)-β-D-glucopyranosyl]oxy}-3-(carbamoylmethyl)-10,19-dichloro-2,3,4,5,6,7,23,24,25,26,36,37,38,38a-tetradecahydro-7, 22, 28, 30, 32-pentahydroxy-6-[(2*R*)-4-methyl-2-(amino) valera-mido]-2,5,24,38,39-pentaoxo-22 *H*-8, 11：18, 21-dietheno-23, 36-(iminomethano)-13,16：31,35-dimetheno-1*H*,16*H*-[1,6,9] oxadi-azacyclohexadecino[4,5-*m*][10,2,16]-benzoxadiazacyclotetraco-sine-26-carboxylic acid

2. 分子式：$C_{65}H_{73}C_{12}N_9O_{24}$

3. 分子量：1449.26

4. 结构式

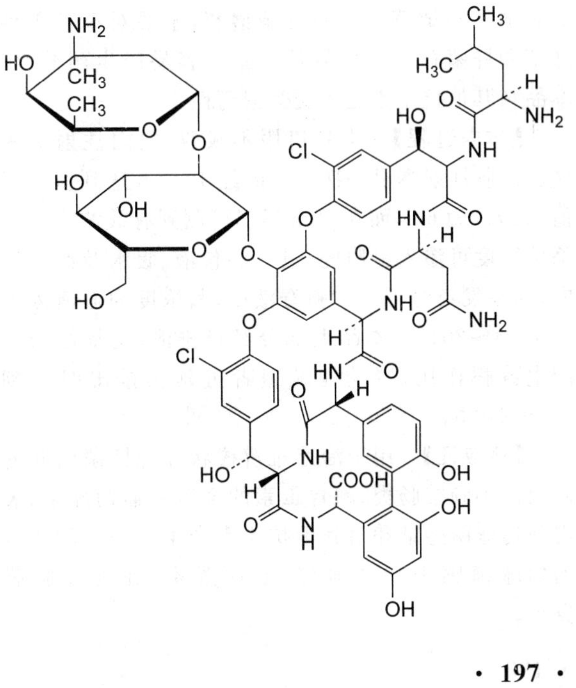

盐酸去甲万古霉素

(norvancomycin hydrochloride)

〖CAS〗 1404-93-9

〖理化性状〗 1. 化学名:(Sa)-(3*S*,6*R*,7*R*,22*R*,23*S*,26*S*,36*R*,38a*R*)-44-{[2-*O*-(3-Amino-2,3,6-trideoxy-3-*C*-methyl-α-L-lyxo-hexopyranosyl)-β-D-glucopyranosyl]oxy}-3-(carbamoylmethyl)-10,19-dichloro-2,3,4,5,6,7,23,24,25,26,36,37,38,38a-tetradecahydro-7, 22, 28, 30, 32-pentahydroxy-6-[(2*R*)-4-methyl-2-(amino) valera-mido]-2,5,24,38,39-pentaoxo-22 *H*-8, 11: 18, 21-dietheno-23, 36-(iminomethano)-13,16:31,35-dimetheno-1*H*,16*H*-[1,6,9] oxadi-azacyclohexadecino[4,5-*m*][10,2,16]-benzoxadiazacyclotetraco-sine-26-carboxylic acid, monohydrochloride

2. 分子式:$C_{65}H_{73}C_{12}N_9O_{24}$ · HCl

3. 分子量:1471.7

【药理作用】 1. 本品可抑制细菌细胞壁糖肽聚合物的合成,从而阻扰细胞壁的形成。它对化脓性链球菌、肺炎链球菌、金黄色葡萄球菌、表皮葡萄球菌等都有强力的抗菌作用。厌氧菌、难辨梭状芽孢杆菌、炭疽杆菌、放线菌、白喉杆菌及淋球菌对本品亦甚为敏感。绿色链球菌、牛链球菌、粪链球菌等也有一定的敏感性。

2. 在目前许多致病菌对抗菌药物均已存在一定耐药性的情况下,本品已成为难辨梭状芽孢杆菌所致的假膜性小肠结肠炎的特效药,耐甲氧西林金黄色葡萄球菌感染和表皮葡萄糖球菌感染的首选治疗药。不过,革兰阴性杆菌、分枝杆菌、拟杆菌及真菌等对本品不敏感。本品抗菌谱窄,主要对革兰阳性球菌和杆菌有效。细菌对本品不容易产生耐药性,本品与其他抗生素也无交叉耐药性。

【体内过程】 本品口服不吸收,肌内注射又极痛。静脉注射本品一次 0.5 g,经 1～2 h 达到血药峰值,其 $t_{1/2}$ 为 6 h,而在 12 h 后仍可测到有效浓度。其杀菌浓度可渗入胸膜腔,进入心包液、腹水及滑膜液内;脑膜发炎时可进入脑脊液中,其浓度为血清浓度的 10%～20%。本品大部分经肾排泄,反复给药会产生蓄积作用,肾功能减退者可延长排出时间到 150～240 h。

【适应证】 用于治疗难辨梭状芽孢杆菌引起的假膜性小肠结肠炎、耐青霉素的金黄色葡萄球菌、表皮葡萄球菌感染和对其他抗生素产生耐药性的严重葡萄球菌感染如败血症、心内膜炎、肺炎及脑膜炎等。

【不良反应】 1. 可出现皮疹、恶心、静脉炎等。

2. 本品也可引致耳鸣、听力减退,肾功能损害。

3. 个别患者尚可发生一过性白细胞降低、血清氨基转移酶升高等。

4. 快速注射可出现类过敏反应血压降低,甚至心跳骤停,以及喘鸣、呼吸困难、皮疹、上部躯体发红(红颈综合征)、胸背部肌肉痉挛等。

【妊娠期安全等级】 C。

【禁忌与慎用】 1. 重度肝功能不全,对本品过敏者禁用。

2. 肾功能不全患者及新生儿慎用。

3. 妊娠期妇女只有潜在的益处大于对胎儿伤害的风险时才可使用。

4. 尚未明确本品是否可经乳汁分泌,哺乳期妇女慎用。如确需使用,应选择停药或暂停哺乳。

【药物相互作用】 参见万古霉素。

【剂量与用法】 1. 静脉滴注 成人 0.8～1.6 g/d,2 次分用;小儿 15～30 mg/(kg · d),2 或 3 次分用。

2. 口服 成人一次 0.2～0.4 g,4 次/日;小儿 15～30 mg/(kg · d),分 4 次服,疗程 7～10 d。用于治疗假膜性小肠结肠炎和抗生素相关性腹泻,一日剂量不超过 4 g。

【用药须知】 1. 治疗期间应经常检查肝肾功能、听力和尿、血常规。

2. 本品不推荐作为常规用药或用于轻度感染。

3. 与许多药物如氯霉素、甾体激素及甲氧西林等可产生沉淀反应。含本品的输液中不得添加其他药物。

【临床新用途】 1. 抗菌药物引起的假膜性小肠结肠炎 本品一次 125～500 mg,4 次/日,口服。

2. 细菌性眼内炎 用本品注射液球内注射,显效率 50%。

【制剂】 ①注射剂(粉):400 mg。②盐酸盐粉针剂:0.5 g;1.0 g。③盐酸片剂:0.125 g;0.25 g

【贮藏】 密闭,在凉暗处保存。

替考拉宁

(teicoplanin)

别名:肽可霉素、壁霉素、Targocid、他格适

本品为糖肽类抗生素,获自游动放线菌(*Actinoplanes teichomyceticus*)产生的一种糖肽类抗生素。其结构和抗菌谱类似万古霉素,其活性可能强于万古霉素,不易产生耐药性。本品是多种化合物的混合物,主要成分有 5 种,另有 4 中含量很低。

【CAS】 61036-62-(teichomycin);61036-64-4

(teichomycin A2)

【ATC】 J01XA02

【理化性状】 1. 本品为白色至淡黄色的粉末；无臭，味苦；有引湿性。本品在水中易溶，在二甲基甲酰胺中溶解，在乙腈、甲醇、乙醇和丙酮中几乎不溶。

2. 分子式：$C_{72-89}H_{68-99}Cl_2N_{8-9}O_{28-33}$

3. 分子量：TA_{2-1}：1877.66；TA_{2-2}：1879.68；TA_{2-3}：1879.68；TA_{2-4}：1893.70；TA_{2-5}：1893.70

【药理作用】 1. 抑制糖肽酶聚合而阻断细菌细胞壁的合成，从而产生杀菌作用。

2. 本品对金黄色葡萄球菌、链球菌、肠球菌、李斯特菌和某些厌氧菌（包括梭状芽孢杆菌菌株）的活性高于万古霉素，但某些凝固酶阴性的葡萄球菌对本品的敏感性则较低。

3. 使用本品治疗由葡萄球菌所致感染期中，可能产生获得性耐药。

4. 针对葡萄球菌和肠球菌，本品与万古霉素之间存在交叉耐药。

【体内过程】 1. 本品口服不易吸收。静脉给予本品 400 mg 后 1 h 血药峰值可达 20～50 μg/ml。肌内注射本品 3 mg/kg 2 h 后，其血药峰值可达 7 μg/ml。本品药动学属于三相，具有双相分布和一延长的消除期。

2. 本品可被吸收进入白细胞，渗入脑脊液中者极少。其蛋白结合率约为 90%～95%。本品几乎完全以原药形式随尿排出。其终末 $t_{1/2}$ 约为 30～160 h，有效临床 $t_{1/2}$ 为 60 h，肾功能不全患者可见延长。血液透析时不会消除本品。

【适应证】 与万古霉素相似。主要用于耐青霉素类和头孢菌素类的革兰阳性细菌（如 RMSA、表皮葡萄球菌等）所致的感染；对 β-内酰胺类抗生素过敏的患者也多以本品作为替代品。

【不良反应】 1. 局部反应　红斑、局部疼痛、血栓性静脉炎，可能会引起肌内注射部位脓肿。

2. 变态反应　皮疹、瘙痒、发热、僵直、支气管痉挛、过敏反应、过敏性休克、荨麻疹、血管神经性水肿，极少报告发生剥脱性皮炎、中毒性表皮坏死、多形性红斑、包括斯-约综合征。

另外，罕有报道在先前无本品暴露史者滴注时可发生输液相关事件，如红斑或上身潮红。这类事件在降低输液速率和（或）降低药物浓度后，重新与药物接触时未再出现。

3. 胃肠道症状　恶心、呕吐、腹泻。

4. 血液　罕见可逆的粒细胞缺乏、白细胞减少、中性粒细胞减少、血小板减少、嗜酸性粒细胞增多。

5. 肝功能　血清转氨酶和或血清碱性磷酸酶增高。

6. 肾功能　血清肌酐升高，肾功能衰竭。

7. 中枢神经系统　头晕，头痛，心室内注射时癫痫发作。

8. 听觉及前庭功能　听力丧失，耳鸣和前庭功能紊乱。

9. 其他　二重感染（不敏感菌生长过度）。

【妊娠期安全等级】 C。

【禁忌与慎用】 1. 对本品过敏者禁用。

2. 妊娠期妇女只有潜在的益处大于对胎儿伤害的风险时才可使用。

3. 尚未明确本品是否可经乳汁分泌，哺乳期妇女慎用。如确需使用，应选择停药或暂停哺乳。

【药物相互作用】 1. 参见万古霉素。2. 可被考来烯胺吸附而失活。

【剂量与用法】 1. 成人　静脉注射或滴注，第 1 d 给予 400 mg，以后 200 mg/d；严重感染一次 400 mg，每 12 h 一次，共 3 次，继而以 400 mg/d 维持。

2. 肾功能不全的成人和老年人　肾功能不全的患者，前 3 d 仍然按常规剂量，第 4 d 开始根据血药浓度的测定结果调节治疗用量。疗程第 4 d 的推荐剂量如下。

(1) 轻度肾功能不全患者　Ccr 在 40～60 ml/min 之间者，本品剂量减半，或按常规剂量，隔日 1 次；或剂量减半，1 次/日。

(2) 重度肾功能不全　Ccr＜40 ml/min，或血液透析者，本品剂量应为常规剂量的三分之一，或按常规剂量给药，每 3 d 一次；或按常规剂量三分之一给药，1 次/日。本品不能被血液透析清除。

3. 持续不卧床腹膜透析引起的腹膜炎　第一次 400 mg 负荷剂量静脉给药，然后推荐在第一周中每袋透析液内按 20 mg/L 的剂量加入本品，在第二周中在相隔的透析液袋内加入本品，按 20 mg/L 的剂量给药，在第三周中仅在夜间的透析液袋内按 20 mg/L 的剂量给药。

4. 儿童　一次 10 mg/kg，每 12 h 一次，共 3 次，继而一日给予 6～10 mg/(kg·d)；新生儿第 1 d 给予 16 mg/kg，以后 8 mg/(kg·d) 维持。

【用药须知】 本品不可肌内注射用，因局部疼痛甚剧。

【制剂】 注射剂（粉）：0.2 g；0.4 g。

【贮藏】 避光，贮于 30 ℃以下。

奥利万星

(oritavancin)

本品为糖肽类抗生素，2014 年 8 月 6 日美国

FDA 批准上市。临床用其磷酸盐。

【CAS】 171099-57-3

【ATC】 J01XA05

【理化性状】 1. 化学名：(4*R*)-22-*O*-(3-Amino-2,3,6-trideoxy-3-*C*-methyl-α-L-arabinohexopyranosyl)-*N*3-(*p*-(*p*-chlorophenyl)benzyl)vancomycin

2. 分子式：$C_{86}H_{97}Cl_3N_{10}O_{26}$

3. 分子量：1793.1

磷酸奥利万星

(oritavancin phosphate)

别名：Orbactiv

〖CAS〗 192564-14-0

〖理化性状〗 1. 化学名：(4*R*)-22-*O*-(3-Amino-2,3,6-trideoxy-3-*C*-methyl-α-L-arabinohexopyranosyl)-*N*3-(*p*-(*p*-chlorophenyl) benzyl) vancomycin phosphate salt(1∶2)

2. 分子式：$C_{86}H_{97}N_{10}O_{26}Cl_3 \cdot 2H_3PO_4$

3. 分子量：1989.09

【药理作用】 1. 通过结合至肽聚糖前体上的抑制肽而抑制转糖基作用(细胞壁生物合成的步骤)。

2. 通过结合至细胞壁的肽桥片段，抑制细胞壁生物合成的转肽步骤(交联)。

3. 破坏细菌细胞膜完整性，导致细胞去极化、通透性增加，最终导致细胞死亡。

上述多重机制对本品浓度依赖型杀菌作用均有贡献。

【体内过程】 1. 静脉给予本品 1200 mg 后，$t_{½α}$ 为 2.29 h，$t_{½β}$ 为 13.4 h，$t_{½γ}$ 为 245 h，血药峰值可达 138 μg/ml。AUC_{0-24} 为 1110(μg·h)/ml。

2. 本品蛋白结合率约为 85%。分布容积约为 87.6L，提示本品广泛分布于组织中。皮肤疱液中的浓度约为血药浓度的 20%。

3. 本品不被代谢，以原药随尿液和粪便排泄。本品的终末 $t_{1/2}$ 约为 245 h，清除率约 0.445L/h。

【适应证】 用于治疗由下列易感分离株革兰阳性微生物所致急性细菌皮肤和皮肤结构感染(ABSSSI)成年患者的治疗：金黄色葡萄球(包括甲氧西林易感和甲氧西林耐药分离株)，化脓性链球菌、无乳链球菌、停乳链球菌、咽峡炎链球菌群(包括咽颊炎链球菌、中间型链球菌和星座链球菌)和粪肠球菌(仅万古霉素易感分离株)。

【不良反应】 1. 常见不良反包括腹泻、恶心、呕吐、注射部位反应、头晕、头痛、AST 及 ALT 升高、心动过速、脓肿(下肢和皮下)、注射部位静脉炎。

2. 少见不良反应包括贫血、嗜酸性粒细胞增多、皮疹、外周水肿、超敏性反应、骨髓炎、总胆红素增加、高尿酸血症、低血糖、腱鞘炎，肌痛、支气管痉挛、喘息、荨麻疹、血管神经性水肿、多形性红斑、瘙痒、白细胞破碎性血管炎。

【妊娠期安全等级】 C。

【禁忌与慎用】 1. 对本品过敏者禁用。

2. 妊娠期间只有如潜在获益胜过对胎儿潜在风险才能使用。

3. 动物实验本品可经乳汁分泌，尚不确定是否可经人乳汁分泌，妊娠期妇女慎用。

4. 18 岁以下儿童的有效性和安全性尚未确定。

5. 48 h 内使用过肝素的患者禁用，因本品可影响 INR 和 aPTT 的测定，可出现错误的检验结果。事实上本品对凝血无影响。

【药物相互作用】 本品是弱效 CYP2C9、CYP2C19 抑制剂和弱效 CYP3A4、CYP2D6 诱导剂。同时给予经上述酶代谢的治疗窗窄的药物(如华法林)时应谨慎。

【剂量与用法】 1200 mg/d，先用注射用水溶解至 10 mg/ml，再用用 5% 葡萄糖注射液稀释至 1.2 mg/ml，经 3 h 静脉滴注。本品不可用 0.9% 氯化钠注射液稀释，因可产生沉淀。

【用药须知】 全身性使用抗生素可导致难辨梭状芽孢杆菌相关性腹泻，如有怀疑，应立即停药，补充电解质，给予抗难辨梭状芽孢杆菌药物。

【制剂】 注射剂(粉)：400 mg。

【贮藏】 贮于 20～25 ℃，短程携带允许 15～30 ℃。

特拉万星

(telavancin)

本品为糖肽类抗生素，2009 年 9 月美国 FDA 批准上市。临床用其盐酸盐。

【CAS】 372151-71-8

【ATC】 J01XA03

【理化性状】 1. 化学名：Vancomycin，*N*3″-[2-(decylamino) ethyl]-29-[[(phosphono-methyl)-amino]-methyl

2. 分子式：$C_{80}H_{106}Cl_2N_{11}O_{27}P$

3. 分子量：1755.6

盐酸特拉万星

(telavancin hydrochloride)

〖CAS〗 560130-42-9

〖理化性状〗 1. 本品为白色或微带颜色的无定

形粉末。

2. 化学名：Vancomycin, *N*3″-[2-(decylamino) ethyl]-29-[[(phosphono-methyl)-amino]-methyl]-hydrochloride

3. 分子式：$C_{80}H_{106}Cl_2N_{11}O_{27}P \cdot xHCl$（x=1～3）

【药理作用】 本品为万古霉素衍生物，作用机制参见万古霉素。

【体内过程】 1. 经1 h静脉给予本品10 mg/kg后，$t_{1/2}$为(8.0±1.5) h，C_{max}为(93.6±14.2) μg/ml。$AUC_{0\text{-}24}$为(666±107)(μg·h)/ml，清除率为(13.9±2.9) ml/(h·kg)，分布容积为(145±23) ml/kg。

2. 本品蛋白结合率约为90%，与血药浓度有关，与肝、肾功能无关。给予本品7.5 mg/kg 3 d后，皮肤疱液中的浓度为血药浓度的40%。

3. 本品的代谢途径尚不明确，3-羟基代谢产物只占尿液中总放射性的不足10%，血液中的2%。本品主要通过肾脏排泄(76%)，随粪便排泄极少(<1%)。

【适应证】 1. 用于治疗由下列易感分离株革兰阳性微生物所致急性细菌皮肤和皮肤结构感染(ABSSSI)成年患者的治疗：金黄色葡萄球(包括甲氧西林易感和甲氧西林耐药分离株)，化脓性链球菌、无乳链球菌、咽峡炎链球菌群(包括咽颊炎链球菌、中间型链球菌和星座链球菌)和粪肠球菌(仅万古霉素易感分离株)。

2. 用于治疗成人金黄色葡萄球菌引起的医院获得性肺炎和社区获得性肺炎。

【不良反应】 1. 严重不良反应包括肾毒性、过敏反应和难辨梭状芽孢杆菌相关性腹泻。

2. 常见不良反应包括寒战、恶心、呕吐、腹泻、食欲降低、味觉障碍、泡沫尿。

【妊娠期安全等级】 C。

【禁忌与慎用】 1. 对本品过敏者禁用。

2. 妊娠期妇女只有益处大于对胎儿存在潜在风险时方可使用。

3. 尚不确定本品是否可经人乳汁分泌，妊娠期妇女慎用。

4. 18岁以下儿童的有效性和安全性尚未确定。

5. 对万古霉素过敏者慎用。

6. 本品可致Q-T间期延长，先天性长Q-T间期综合征、Q-T间期延长者、严重的左心室肥大、失代偿性心力衰竭应避免使用。

【药物相互作用】 慎与延长Q-T间期的药物合用。

【剂量与用法】 1. 推荐剂量为10 mg/kg，经60 min静脉滴注，每24 h一次，复杂皮肤感染疗程7～14 d，肺炎疗程7～21 d。Ccr为30～50 ml者剂量降低至7.5 mg/kg，每24 h一次；Ccr为10～29 ml者剂量降低至5 mg/kg，每24 h一次。

2. 本品应用5%葡萄糖注射液、注射用水或0.9%氯化钠注射液稀释至15 mg/ml后静脉滴注。

【用药须知】 1. 在临床试验中，中、重度肾功能不全患者治疗获得性肺炎的死亡率升高。

2. 本品可导致肾毒性，使用过程中应监测肾功能。

3. 使用本品可出现过敏反应或输液反应，如出现过敏反应应立即停药，出现输液反应应停药或减慢滴注速度。

4. 监测难辨梭状芽孢杆菌相关性腹泻的症状和体征，如有怀疑，应停药，给予补液和治疗难辨梭状芽孢杆菌感染的药物，必要时进行外科评价。

【制剂】 注射剂(粉)：250 mg；750 mg。

【贮藏】 贮于2～8 ℃，短程携带允许不超过25 ℃，避免过热。

盐酸达巴万星
(dalbavancin hydrochloride)

别名：Dalvance

本品为糖肽类抗生素，2014年5月美国FDA批准上市。

【CAS】 171500-79-1

【ATC】 J01XA04

【理化性状】 1. 本品为五种有活性的同系物的混合物(A_0、A_1、B_0、B_1和B_2)。

2. 化学名(B_0)：5,31-Dichloro-38-de(methoxycarbonyl)-7-demethyl-19-deoxy-56-*O*[2-deoxy-2-[(10-methylundecanoyl)amino]-β-D-glucopyranuronosyl]-38-[[3-(dimethylamino)propyl]carbamoyl]-42-O-α-D-mannopyranosyl-15-*N*-methyl(ristomycin A aglycone) hydrochloride

3. 分子式及分子量如下。

同系物	R_1	R_2	分子式	分子量
A_0	$CH(CH_3)_2$	H	$C_{87}H_{98}N_{10}O_{28}Cl_2 \cdot 1.6HCl$	1802.7
A_1	$CH_2CH_2CH_3$	H	$C_{87}H_{98}N_{10}O_{28}O \cdot 1.6HCl$	1802.7
B_0	$CH_2CH(CH_3)_2$	H	$C_{88}H_{100}N_{10}O_{28}Cl_2 \cdot 1.6HCl$	1816.7
B_1	$CH_2CH_2CH_2CH_3$	H	$C_{88}H_{100}N_{10}O_{28}Cl_2 \cdot 1.6HCl$	1816.7
B_2	$CH_2CH(CH_3)_2$	CH_3	$C_{89}H_{102}N_{10}O_{28}Cl_2 \cdot 1.6HCl$	1830.7

【药理作用】 本品为万古霉素衍生物，作用机

制同万古霉素。

【体内过程】 1. 静脉给予本品 1000 mg 后，$t_{1/2}$ 为（CV 为 16.5%）1.5 h，C_{max} 为 287 mg/ml（CV 为 13.9%）。$AUC_{0\text{-}24}$ 为 3185(mg·h)/ml（CV 为 12.8%），$AUC_{0\text{-}168}$ 为 11160(mg·h)/ml（CV 为 41.1%），清除率为 0.0513L/h。

2. 本品蛋白结合率约为 93%，与血药浓度及肝、肾功能无关，主要与白蛋白结合。给予本品 1000 mg 7 d 后，皮肤疱液中的浓度为 30 mg/L。

3. 本品不是 CYP 酶的底物，也不是 CYP 酶的抑制剂和诱导剂。给药后 7 d 内粪便中排泄给药剂量的 20%。给药后 42 d 内随尿液排出给药剂量的 33%，其中 12% 为羟基达巴万星，余为原药。

【适应证】 用于治疗急性皮肤及皮肤结构感染。

【不良反应】 1. 常见不良反应包括恶心、呕吐、腹泻、头痛、皮疹、瘙痒。

2. 少见贫血、出血性贫血、白细胞减少、中性粒细胞减少、血小板减少、瘀斑、嗜酸性粒细胞增多、血小板增多、胃肠道出血、黑粪症、便血、腹痛、滴注反应、肝毒性、过敏反应、难辨梭状芽孢杆菌感染、口腔白色念珠菌病、阴道霉菌感染、肝酶升高、碱性磷酸酶升高、INR 升高、低血糖、头晕、荨麻疹、支气管痉挛、潮红、静脉炎、伤口出血。

【妊娠期安全等级】 C。

【禁忌与慎用】 1. 对本品过敏者禁用。

2. 妊娠期妇女只有益处大于对胎儿潜在风险时方可使用。

3. 尚不确定本品是否可经人乳汁分泌，妊娠期妇女慎用。

4. 18 岁以下儿童的有效性和安全性尚不确定。

【剂量与用法】 1. 推荐剂量为 1000 mg，经 30 min 静脉滴注，1 周后给予 500 mg。Ccr ＜ 30 ml/min 者，首剂 750 mg，1 周后给予 375 mg。

2. 本品应先用注射用水溶解，继后用 5% 葡萄糖注射液稀释至 1～5 mg/ml 后静脉滴注。本品不可用含氯化钠或其他电解质的注射液稀释。

【用药须知】 1. 本品可导致肝毒性，使用过程中应监测肝功能。

2. 使用本品可出现过敏反应或输液反应，如出现过敏反应应立即停药，出现输液反应应停药或减慢滴注速度。

3. 监测难辨梭状芽孢杆菌相关性腹泻的症状和体征，如有怀疑，应停药，给予补液和治疗难辨梭状芽孢杆菌感染的药物，必要时进行外科评价。

【制剂】 注射剂（粉）：500 mg。

【贮藏】 贮于 25 ℃ 以下，短程携带允许不超过 15～30 ℃，避免过热。

1.1.1.8　其他抗生素

达托霉素

(daptomycin)

别名：Cidecin、Cubicin

本品是从 *Reseosporus* 链霉菌的发酵液中提取的，属于环脂类抗生素，具有独特的环状结构。

【CAS】 103060-53-3

【ATC】 J01XX09

【理化性状】 1. 化学名：*N*-De-canoyl-L-tryptophyl-L-asparaginyl-L-aspartyl-L-threonylglycyl-L-or-nithyl-L-aspartyl-D-alanyl-L-aspartylglycyl-D-seryl-threo-3-methyl-L-glutamyl-3-anthraniloyl-L-alanine 1.13-3.4-lactone

2. 分子式：$C_{72}H_{101}N_{17}O_{26}$

3. 分子量：1620.7

【药理作用】 1. 本品能干扰细胞膜对氨基酸的转运，继而阻碍细菌细胞壁肽聚糖和胞壁酸脂的生物合成，改变细胞膜的电位。本品还能破坏细菌细胞膜，使膜内的内容物外泄，使细菌无法继续生存。

2. 只有革兰阳性菌对本品敏感，包括对甲氧西林敏感和耐药的金黄色葡萄球菌、凝固酶阴性葡萄球菌，对苯唑西林耐药的金黄色葡萄球菌和表皮葡萄球菌，对糖肽类敏感的葡萄球菌，对甲氧西林耐药的肠球菌，对青霉素敏感或耐药的肺炎链球菌、草绿色链球菌、化脓性链球菌、无乳链球菌、C 族和 G 族链球菌、嗜酸性乳酸杆菌、嗜酪蛋白乳酸杆菌鼠李糖亚种，对万古霉素敏感或耐药的粪肠球菌。本品对单核细胞增多性李斯特菌的活性较差。

【体内过程】 1. 经静脉分别按 4 mg/kg、6 mg/kg 和 8 mg/kg 给药，7 d 后可分别达到血药浓度 57.8 μg/ml、98.6 μg/ml 和 133 μg/ml，T_{max} 分别为 0.8 h、0.5 h 和 0.5 h，平均稳态血药谷值分别为 5.9 μg/ml、9.4 μg/ml 和 14.9 μg/ml，AUC 分别为 494(μg·h)/ml、747(μg·h)/ml 和 1130(μg·h)/ml。肾功能不全患者的 AUC 较大。

2. 本品的蛋白结合率为 90%～95%，与药物浓度的高低无关。本品的穿透力弱，V_d 小。心内膜炎和菌血症患者的 V_d 为 0.21L/kg，健康者的 V_d 为 0.12L/kg，其原因尚不清楚。据推测，本品经肾而不经肝代谢。静脉给药 0.5～6 mg/kg 后，约有 80% 的给药量随尿液排出，随粪便排出者仅占 5%～5.7%。本品是否分泌进入乳汁尚不清楚。其消除 $t_{1/2}$ 为 7～

11 h，肾功能不全患者可见延长，未发现存在剂量依赖性。本品可经血液透析或腹膜透析清除。

【适应证】 多用于治疗敏感菌引起的复杂性皮肤及软组织感染。

【不良反应】 1. 可发生低血压或高血压、水肿、室上性心律失常和心力衰竭。

2. 可见头昏、头痛、失眠、焦虑、意识错乱、眩晕和感觉异常。

3. 可见低血钾、高血糖、低血镁、血碳酸盐升高和电解质紊乱。

4. 可发生呼吸困难和肾功能衰竭。

5. 可出现肝功能异常，碱性磷酸酶、乳酶脱氢酶或黄疸指数升高。

6. 可见贫血、血细胞数增多、血小板数减少或增多、嗜酸性粒细胞增多。

7. 胃肠道反应有恶心、呕吐、消化不良、腹痛、腹胀、腹泻或便秘、食欲缺乏和口炎。

8. 超敏反应可见皮疹、瘙痒和湿疹。

9. 注射局部可产生刺激感、发热和红肿。

【妊娠期安全等级】 B。

【禁忌与慎用】 1. 对本品过敏者禁用。

2. 有肌肉骨骼病史者和肾功能不全患者慎用。

3. 18 岁以下的未成年人禁用。

4. 尚未明确本品是否可经乳汁分泌，哺乳期妇女慎用。如确需使用，应暂停哺乳。

【药物相互作用】 1. 在抗葡萄球菌和肠球菌时，本品与庆大霉素或阿米卡星合用有协同作用。

2. 与羟甲基戊二酰辅酶 A 还原酶抑制剂（他汀类）合用可能增加发生肌病的风险。

【剂量与用法】 1. 复杂的皮肤及软组织感染可静脉给予一次 4 mg/kg，1 次/日，连用 7～14 d。

2. 针对革兰阳性细菌感染，一次 4～6 mg/kg，1 次/日。有个例报道，给药一次 6 mg/kg，1 次/日，连用 3 周，可治愈骨髓移植患者的白色念珠菌血症。

3. 肾功能不全患者（Ccr＜30 ml/min）的用量应为一次 4 mg/kg，每两天 1 次。

4. 接受血液透析或腹膜透析的患者，均给予一次 4 mg/kg，每两天 1 次。

【用药须知】 1. 重度肝功能不全患者的用药安全性尚不清楚，须慎重。

2. 用药期间，定期检查血常规、肾功能、血液生化分析及肌酸磷酸激酶。

3. 以上信息均来自国外，国内资料有待积累。

【制剂】 注射剂（粉）：250 mg；500 mg。

【贮藏】 避光，贮于 25 ℃以下。

磷霉素
(fosfomycin)

别名：Fosfomin

本品从新霉素链霉菌（*Streptomyces fradiae*）和其他多种链霉菌的培养物中分离而得；现为人工合成品。临床用其钙盐（商品名 Fosmicin），钠盐（商品名 Fosfocin）和磷霉素氨丁三醇（商品名 Monofoscin）。

【CAS】 23155-02-4

【ATC】 J01XX01

【理化性状】 1. 本品是一种分离自新霉素链霉菌和其他链霉菌的抗菌药，也可人工合成。

2. 化学名：(1*R*,2*S*)-1,2-Epoxypropylphosphonic acid

3. 分子式：$C_3H_7O_4P$

4. 分子量：138.1

磷霉素钙
(fosfomycin calcium)

〖CAS〗 26016-98-8

〖理化性状〗 1. 本品为白色或近似白色的粉末。微溶于水，几乎不溶于丙酮、二氯甲烷和甲醇。0.1%水溶液的 pH 为 8.1～9.6。

2. 分子式：$C_3H_5CaO_4P \cdot H_2O$

3. 分子量：194.1

磷霉素钠
(fosfomycin sodium)

〖CAS〗 26016-99-9

〖理化性状〗 1. 本品为白色或近似白色，极易潮湿的粉末。极易溶于水，几乎不溶于无水乙醇和二氯甲烷，微溶于甲醇。5%水溶液的 pH 值 9.0～10.5。

2. 分子式：$C_3H_5Na_2O_4P$

3. 分子量：182.0

磷霉素氨丁三醇
(fosfomycin trometamol)

〖CAS〗 78964-85-9

〖理化性状〗 1. 本品为白色或近似白色，易潮湿的粉末。极易溶于水，微溶于乙醇和甲醇，几乎不溶于丙酮。5%水溶液的 pH 为 3.5～5.5。

2. 分子式：$C_3H_7O_4P \cdot C_4H_{11}NO_3$

3. 分子量：259.2

【药理作用】 1. 本品通过抑制细菌细胞壁的合成而发挥作用，属于杀菌抗生素。其抗菌谱较青霉素类和头孢菌素类广，但作用较弱。因而常与其他抗生素合用。

2. 对绝大部分葡萄球菌、脑膜炎球菌、淋球菌、大肠埃希菌、伤寒杆菌、大部分链球菌、铜绿假单胞菌、奇异变形杆菌等均有活性。与其他抗生素无交叉过敏性。

【体内过程】 1. 本品或其钙盐从胃肠道吸收极少。口服钙盐 1 g 后 4 h 可达血药峰值 7 μg/ml。生物利用度约为 30%～40%。口服本品氨丁三醇亦可获得类似的生物利用度，在口服 50 mg/kg 后 2 h 可达到血药峰值 22～32 μg/ml。其钠盐可经静脉或肌内给药，滴注其钠盐 3 g 后血药峰值可达 220 μg/ml。

2. $t_{1/2}$约为 2 h。本品不与血浆蛋白结合。广泛分布于各种组织和体液（包括脑脊液）中，并可透过胎盘，小量进入乳汁和胆汁中。其大部分以原药形式于 24 h 内随尿排出。

【适应证】 用于治疗敏感菌所致眼、耳、鼻、喉科感染，下呼吸道、泌尿道、肠道、皮肤和软组织感染；与其他抗生素合用可治疗败血症、骨髓炎。

【不良反应】 1. 肌内注射局部轻中度疼痛。

2. 轻度胃肠道反应，如恶心、食欲缺乏、腹部不适、稀便。

3. 偶见过敏性皮疹、嗜酸性粒细胞增多，ALT 升高。

4. 还有报道显示，本品可致再生障碍性贫血。

【妊娠期安全等级】 B。

【禁忌与慎用】 1. 对本品过敏者禁用。

2. 有药物过敏史者慎用。

3. 本品可分泌至乳汁，哺乳期妇女使用时应暂停哺乳。

【药物相互作用】 本品与 β-内酰胺类、氨基糖苷类、氯霉素、林可霉素、四环素、红霉素等抗生素合用可产生协同作用。

【剂量与用法】 1. 急性无并发症的泌尿道感染，成人可单次口服本品 3 g；>5 岁儿童给予 2 g。

2. 预防经尿道手术的感染，可在术前 3 h 口服 3 g，术后 24 h 再服 3 g。

3. 各种敏感细菌引起的感染，口服、静脉注射或滴注均可，成人一次 1 g，每 6～8 h 一次，严重感染一日用量可增至 20 g。

【用药须知】 1. 本品常与其他抗生素合用是基于本品的抗菌活性较弱，合用除可针对较严重的感染外，还可延迟或减少耐药性的产生。

2. 针对金黄色葡萄球菌所致感染，可与红霉素或利福平合用。

3. 使用较大剂量时，应在疗程中定期监测肝功能。

【制剂】 ①注射剂（钠盐）：0.5 g；1.0 g；2 g；3 g；4 g。②胶囊剂（钙盐）：0.1 g，0.125 g；0.2 g；0.25 g；0.5 g。③颗粒剂：0.1 g；0.125 g。

【贮藏】 密封避光，室温下保存。

大观霉素

(spectinomycin)

别名：壮观霉素、奇霉素、奇放线菌素、Actinospectacin、Spektinomysiini、Stanilo、Kirin、Spectin、Trobicin、Kempi、Vabicin

本品获自壮观链霉菌（*Streptomyces spectabilis*）的培养物，属氨基环醇类抗生素，系由中性糖和氨基环醇以苷键结合而成。临床用其盐酸盐，商品名淋必治、Trobicin、Stanilo。

【CAS】 1695-77-8

【ATC】 J01XX04

【理化性状】 1. 化学名：Perhydro-4*a*，7，9-trihy-droxy-2-methyl-6，8-bis（methylamino）pyrano[2，3-*b*][1，4]benzo-dioxin-4-one

2. 分子式：$C_{14}H_{24}N_2O_7$

3. 分子量：332.3

4. 结构式

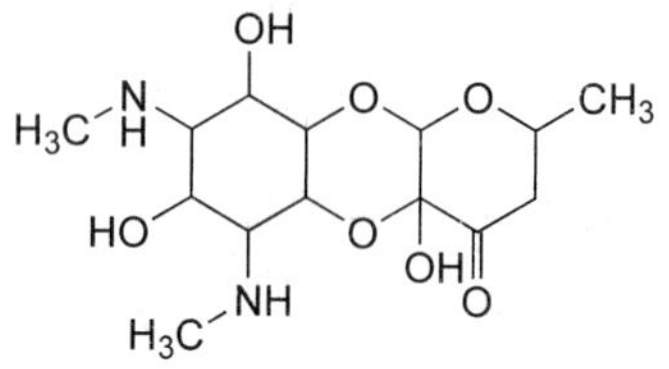

盐酸大观霉素

(spectinomycin hydrochloride)

〖CAS〗 21736-83-4（anhydrous spectinomycin hydrochloride）；22189-32-8（spectinomycin hydrochloride pentahydrate）

〖理化性状〗 1. 本品为白色到浅黄色的结晶性粉末。极易溶于水，几乎不溶于乙醇、三氯甲烷和乙醚。1%水溶液的 pH 为 3.8～5.6。

2. 分子式：$C_{14}H_{24}N_2O_7 \cdot 2HCl \cdot 5H_2O$

3. 分子量：495.3

【药理作用】 1. 本品通过与细菌核糖体 30S 亚单位而发挥作用，抑制蛋白合成。本品一般为抑菌剂，但对淋球菌却有杀菌作用。

2. 虽对淋球菌有杀菌作用，但也易产生耐药。

3. 对革兰阴性菌，包括许多肠杆菌属、杜克雷嗜血杆菌均具有活性。

【体内过程】 口服不易吸收。肌内注射后迅速吸收。给予 2 g 后 1 h 的血药峰值为 100 μg/ml，给予

4 g后2 h则为160 μg/ml，可维持治疗浓度达8 h。由于进入唾液的药量极微，故对咽部淋病无治疗价值。极少与蛋白结合，其全部用量均以原药形式于24 h内随尿排出。其$t_{1/2}$为1～3 h，肾功能不全患者可见延长。部分药物可通过透析被排出。

【适应证】 主要用于治疗无合并症的淋病，亦用于淋菌性肛门直肠炎。

【不良反应】 不良反应常见恶心、呕吐、头昏、发热、寒战、皮疹、荨麻疹、瘙痒，肌内注射局部疼痛。偶见血红蛋白和红细胞压积下降，多在重复用药后发生。

【妊娠期安全等级】 C。

【禁忌与慎用】 1. 对本品过敏者禁用。

2. 哺乳期妇女应权衡本品对其的重要性，选择停药或暂停哺乳。

3. 本品使用苯甲醇作为溶媒，禁止用于新生儿肌内注射。

【剂量与用法】 深部肌内注射单剂量本品2 g治疗成人淋病，也可用4 g分别在两个不同的部位同时肌内注射；儿童可用40 mg/kg。

【用药须知】 1. 必要时，也可使用多剂量疗程。

2. 本品对梅毒无效，且可能掩盖梅毒的症状；因此，在使用本品前，应先排除梅毒。

3. 本品不得静脉给药。应在臀部肌内外上方作深部肌内注射，注射部位一次注射量不超过2 g (5 ml)。

4. 发生不良反应时，对严重过敏反应者可给予肾上腺素、皮质激素及(或)抗组胺药物，保持气道通畅，给氧等。

【制剂】 注射剂(粉)(盐酸盐)：2 g。

【贮藏】 避光贮于30 ℃以下。

夫西地酸

(fusidic acid)

别名：Acidumfusidicum

本品是由*Fusidium coccineum*的某种菌株在生长中所产生的一种抗微生物物质。临床用其钠盐。

【CAS】 6990-06-3(anhydrous fusidic acid)

【ATC】 D06AX01；D09AA02；J01XC01；S01AA13

【理化性状】 1. 化学名：*ent*-16α-Acetoxy-3β-dihydroxy-4β, 8β, 14α-trimethyl-18-nor-5β, 10α-cholesta-(17*Z*)-17(20), 24-dien-21-oic acid hemihydrate

2. 分子式：$C_{31}H_{48}O_6$

3. 分子量：516.7

4. 结构式

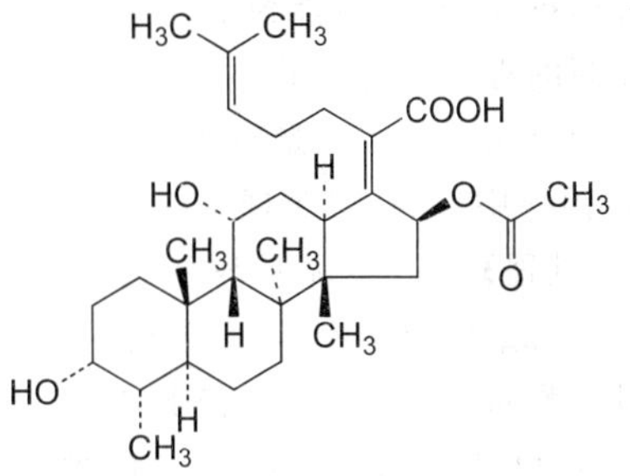

夫西地酸钠

(sodium fusidate)

〖CAS〗 751-94-0

〖理化性状〗 1. 本品为白色或近似白色，有轻度吸湿性的结晶性粉末。易溶于水和乙醇。1.25%水溶液的pH为7.5～9.0。

2. 分子式：$C_{31}H_{47}NaO_6$

3. 分子量：538.7

4. 配伍禁忌：英国生产厂家指出，夫西地酸钠注射液与含20%或更高浓度葡萄糖注射液不相容，且在pH<7.4的溶液中产生沉淀。

【药理作用】 1. 本品是一种既能抑菌又能杀菌的甾族抗生素。与大环内酯类和四环素类不同，其不结合细菌的核糖体，却可抑制细菌合成蛋白质，还可抑制哺乳动物细胞合成蛋白质，但由于极少穿透进入宿主细胞，故对可疑的感染微生物可产生选择性作用。

2. 本品对葡萄球菌(主要对金黄色葡萄球菌、表皮葡萄球菌)具有很好的活性(包括耐甲氧西林菌株)。星形诺卡菌对本品也高度敏感。链球菌和肠球菌对本品敏感较低。

3. 大多数革兰阴性菌具有固有的耐药性，但本品对多种奈瑟菌和脆弱类杆菌具有活性。对结核杆菌和麻风杆菌也具有某种程度的活性。

4. 真菌对本品耐药，但本品对一些原虫(包括兰伯贾第虫、恶性疟原虫)却具某种程度的活性。高浓度时，体外显示本品可抑制病毒生长(包括HIV)，但机制不明。

5. 敏感的金黄色葡萄球菌的MIC为0.03～0.1 μg/ml，抑制链球菌则需要16 μg/ml。在有蛋白质存在的情况下，本品的活性降低。当药物浓度接近MIC时，本品对许多菌株可显示杀菌作用，但在大多数耐甲氧西林的金黄色葡萄球菌中，杀菌浓度与抑菌浓度的比率非常高。

6. 大多数研究证实，本品与利福平或万古霉素之间没有协同作用。本品可拮抗环丙沙星的作用。本品与青霉素类的相互作用极为复杂，对1、2种青霉素类有拮抗作用,也可能没有。不过,合用本品和抗葡萄球菌的青霉素可阻止耐本品的葡萄球菌产生突变。此种合用在临床上是有效的。

7. 在治疗中,偶有耐药现象出现。

【体内过程】 1. 本品从胃肠道中吸收良好,单次给予 500 mg 后 2～4 h,平均血药浓度可达到 30 μg/ml。本品的口服混悬液比较难吸收,给予 500 mg 可获血药峰值 23 μg/ml。食物可使吸收延迟,儿童则比成人吸收快一些。重复给药可见有某种程度的药物累积,在给药 500 mg,3 次/日,共用 4 d 后,可见血药浓度达 100 μg/ml,或更高。

2. 本品可被广泛分布于体内组织和体液中(包括骨、脓液、滑膜液),本品可穿透脑脓肿,但进入脑脊液中的药量很小。本品可进入胎儿循环和乳汁中。其蛋白结合率为 95%,或更高。血浆 $t_{1/2}$ 为 5～6 h,或 10～15 h,差异颇大。几乎完全以代谢物随胆汁排出,有些代谢物还保留有微弱的活性。随尿排出的原药仅占 2%,尿中或血液透析时几乎不排出本品。

【适应证】 常合用其他药物治疗葡萄球菌感染,脑脓肿,关节感染,囊性纤维化的葡萄球菌感染,葡萄球菌性心内膜炎。局部用于眼感染和皮肤感染。

【不良反应】 1. 口服时,除胃肠不适外,一般较易耐受。

2. 口服,尤其静脉给药,可能出现黄疸和肝功能异常,停药可望逆转。

3. 静脉给药可能引起静脉痉挛、血栓性静脉炎和溶血。为减少或避免这些不良反应,溶液应于缓冲,选大静脉缓慢滴注。

4. 过量静脉给药可致低钙血症,这是由于在磷酸-枸橼酸缓冲所引起的。

5. 局部给药常有超敏反应如皮疹和刺激,全身用药罕见皮疹。

【禁忌与慎用】 1. 对本品过敏者、妊娠期妇女禁用。

2. 肝功能不全患者,早产儿,已有黄疸、酸中毒或严重疾病的新生儿应慎用。

3. 母乳中的本品的浓度低至可忽略不计,因此哺乳期妇女可使用本品。

【剂量与用法】 1. 成人口服 500 mg,每 8 h 一次,严重感染可加倍。1 岁儿童可给予 50 mg/(kg·d),3 次分服;1～5 岁给 250 mg,3 次/日;5～12 岁给 500 mg,3 次/日;>12 岁给 750 mg,3 次/日。

2. 严重感染可缓慢滴注本品钠盐 500 mg,3 次/日,一次给药均应以缓冲液(pH7.4～7.6)溶解后,再以 0.9%氯化钠注射液或其他适合静脉用溶液 500 ml 稀释本品。体重低于 50 kg,剂量应为 6～7 mg/kg,3 次/日。

3. 本品钠盐可制成 2%软膏或药用绷带,或者用夫西地酸制成 2%的乳膏和凝胶用于皮肤感染。其 2%的凝胶剂可用于治疗脓肿。

4. 1%滴眼液系用夫西地酸配制,可用于眼的感染。皮肤用药可能引起耐药性。

【用药须知】 1. 用药期间,应定期检查肝功能和血常规。

2. 本品不可皮下或肌内注射,因可导致组织坏死。静脉给药应防止药液外溢。

3. 所附缓冲液必须全部用完且药品充分溶解后,再用 0.9%氯化钠注射液或 5%葡萄糖注射液稀释。

【临床新用途】 1. 金黄色葡萄球菌引起的各种感染(如急性骨髓炎、慢性骨髓炎、脓毒性关节炎)有效率达 50%～100%。成人,本品 0.5 g,1 次/8 h,静脉滴注;小儿 20 mg/(kg·d),1 次/8 h;或一次 500～750 mg,3 次/日,口服;或 2%本品乳膏局部外用。

2. 表皮葡萄球菌引起的感染,如菌血症、心内膜炎、骨关节感染等,局部外用可治疗压疮、血液透析导管部位及外科头颈部手术切口部位的局部感染。本品钠盐 1500 mg/d,1 次/8 h,于 2～4 h 静脉滴入;儿童 20 mg/(kg·d),1 次/6 h,不少于 1 h 静脉滴注。或本品钠盐 0.5 g/次,加入 0.9%氯化钠注射液 250 ml 静脉滴注,1 次/h,60 min 滴完,10～14 d 一疗程。

【制剂】 ①片剂:250 mg。②注射剂(粉):125 mg;250 mg;500 mg。③口服混悬液:4.5 g/90 ml。④干混悬剂:0.25 g。⑤乳膏剂:2%。

【贮藏】 密闭、避光贮 2～8 ℃条件下。

多黏菌素 B
(polymyxin B)

别名:多胜菌素乙、polymyxin、Aerosporin

本品是由芽孢杆菌科多黏杆菌(*Bacillus polymyxa*)产生的两种或多种多黏菌素的混合物。市售本品的纯度常低于国际标准制剂,剂量以纯多黏菌素碱计算,100 mg 相当于多黏菌素 B100 万单位。

【CAS】 1404-26-8(polymyxin B);4135-11-9(polymyxin B_1);34503-87-2(polymyxin B_2);71140-58-4(polymyxin B_3)

【ATC】 A07AA05;J01XB02;S01AA18;S02AA11;

S03AA03

硫酸多黏菌素 B
(polymyxin B sulfate)

〖CAS〗 1405-20-5

〖理化性状〗 1. 本品为白色或淡黄色粉末，无臭或微臭。以干粉计，效价不低于多黏菌素 B6000U/mg。易溶于水，微溶于甲醇。0.5%水溶液的 pH 为 5.0～7.0。

2. 配伍禁忌：本品与多种药物包括抗生素存在不相容性，本品能被强酸和碱迅速灭活。

【用药警戒】 1. 本品有肾毒性，肾功不全患者使用本品是应特别谨慎，本品应在医院内使用，使用期间密切监测肾功能。

2. 本品禁与其他肾毒性药物合用。

3. 妊娠期妇女的安全性尚未明确。

【药理作用】 1. 本品主要通过与膜磷脂结合，破坏细菌胞质膜而起作用。

2. 除多种变形杆菌外，本品对大多数革兰阴性菌具有杀菌作用。对铜绿假单胞菌特别有效。

3. 在其他革兰阴性菌中，多种不动杆菌属、大肠埃希菌、肠杆菌属、多种克雷伯杆菌属、流感嗜血杆菌、百日咳杆菌、沙门菌属和多种志贺菌属对本品均敏感。

4. 典型的霍乱弧菌敏感，但爱尔托弧菌(EI Tor vibrio)和 O139 生物型耐药。黏质沙雷菌、多种普罗菲登菌属和脆弱类杆菌通常耐药。

5. 本品对多种奈瑟菌、专性厌氧菌和革兰阳性菌无活性。

6. 真菌中，除厌酷球孢子菌外，大多数均耐药。

【体内过程】 除新生儿外，本品不能从胃肠道吸收。也不能通过未受损的皮肤吸收。肌内注射本品 2 h 后可获血药峰值，但多变，部分药物在血中会失活。分布广并广泛与各种组织中的细胞膜结合。重复用药后可能出现积累。$t_{1/2}$ 约为 6 h。不能渗入脑脊液。60%本品随尿排出。透析不能排出本品。

【适应证】 1. 基于其毒性反应较强，又有其他较安全的抗生素可供替代，故一般不将本品用作一线抗感染的全身用药。

2. 当前主要用于耐氨基糖苷类、耐第三代头孢菌素类的铜绿假单胞菌或其他敏感菌所引起的严重感染，如菌血症、肺炎、心内膜炎和烧伤感染等。

3. 本品常与短杆菌肽和新霉素合用于接受眼科手术的患者预防感染。合用羟乙磺酸喷他脒治疗棘阿米巴性角膜炎。

4. 口服本品用于口咽部去污染，也治疗肠道高危二重感染。

5. 常与其他药物合用，作为皮肤和耳道内用药。

【不良反应】 1. 肾毒性常见，表现为 BUN 和血肌酐水平增高，与剂量相关。轻者停药可恢复，重者可出现肾功能衰竭、肾小管坏死。剂量过大和(或)疗程较长更易发生。

2. 神经毒性也常见，表现为一时性的神经系统异常，如眩晕、共济失调、言语迟钝、视物模糊、嗜睡、精神错乱、四肢麻木、味觉异常。与剂量相关。

3. 本品属强力神经肌肉阻断剂，可以引起呼吸麻痹和呼吸暂停。肾功能不全或既往已存在神经肌肉传导障碍(如重症肌无力)的患者更易发生此种不良反应。

4. 本品也可引起不良反应，如皮疹、瘙痒、药物热，甚至可出现休克。

5. 偶见白细胞减少、肝毒性反应。

6. 肌内注射局部疼痛较剧。鞘内注射可致脑膜刺激。

【妊娠期安全等级】 C。

【禁忌与慎用】 1. 对本品过敏者、有重症肌无力史或呼吸功能不全患者禁用。

2. 尚未明确本品是否可经乳汁分泌，哺乳期妇女应权衡本品对其的重要性，选择停药或暂停哺乳。

3. 肾功能不全患者慎用。

【药物相互作用】 1. 凡具有肾毒性或神经毒性的药物均可大大增加本品的肾毒性和神经毒性。有明显肌肉松弛作用的麻醉药亦应避免与本品合用。

2. 二价阳离子如 Ca^{2+}，Mg^{2+} 对本品的杀菌活性具有拮抗作用。

3. 本品合用磺胺类、半合成青霉素类或利福平治疗严重耐药的革兰阴性菌感染，疗效比单用本品好。

4. 本品与某些药物(如氨苄西林、两性霉素 B、头孢匹林、头孢噻吩、头孢唑啉、氯霉素、氯噻嗪、金霉素、氯唑西林、肝素、呋喃妥因、泼尼松、四环素)加入 5%葡萄糖溶液中会产生沉淀，如必须合用，应分别注射。

【剂量与用法】 1. 静脉滴注　成人或儿童(肾功能正常)均用 1.5～2.5 mg/(kg·d)，分 2 次给药，每 12 h 一次。本品 50 mg 应以 5%葡萄糖注射液 500 ml 稀释。肾功能正常婴儿可用 4 mg/(kg·d)。

2. 鞘内注射(治疗铜绿假单胞菌性脑膜炎)　成人或 2 岁以上儿童，5 mg/d，以 0.9%氯化钠注射液 1 ml 稀释。连用 3～4 d 后，改为隔日 1 次，至少连用 2 周，或至脑脊液培养阴性，糖正常为止。<2 岁儿童可予 2 mg/d，连用 3～4 d，改为隔日 2.5 mg，直至检验结果正常。

3. 结膜下注射　可治疗眼部感染。

4. 复方软膏剂　涂患处，2～4 次/日。用于预防皮肤创面的感染，缓解疼痛和不适。

【用药须知】 1. 为避免局部疼痛，一般不予肌内注射。

2. 肾功能不全患者应减量。

3. 一般不予静脉注射，因可致呼吸抑制。

4. 本品 1 mg＝10000U。

【临床新用途】 1. 多耐药革兰阴性菌感染　本品 600 万 U/d，分 3 次静脉滴注。

2. 用于预防皮肤割伤、擦伤、烧烫伤、手术伤口等皮肤创面的细菌感染和临时解除疼痛和不适　用复方本品软膏涂患处，2～3 次/日，14 d 一疗程。

【制剂】 ①注射剂(粉)：50 mg。②复方软膏剂：每 10 g 含硫酸多黏菌素 B 50000 单位、硫酸新霉素 35000 单位、杆菌肽 5000 单位以及盐酸利多卡因 400 mg。

【贮藏】 避光，贮于 30 ℃以下。

多黏菌素 E
(colistin)

别名：黏菌素、抗敌素、Polymyxin E、Colomycin、Colimicin、Colymycin S

本品是由多黏芽孢杆菌变异株在生长中产生的一种抗微生物混合物。

【CAS】 1066-17-7

【ATC】 A07AA10；J01XB01

硫酸多黏菌素 E
(colistin sulfate)

〖CAS〗 1264-72-8

〖理化性状〗 1. 本品为白色或浅黄色，无臭的细粉末。易溶于水，不溶于乙醚或丙酮，微溶于甲醇。1%水溶液的 pH 为 4.0～7.0。1 mg 多黏菌素 E 硫酸盐与不少于 500 μg 的多黏菌素 E 等效。

2. 稳定性：在 pH＞7.5 的水溶液中黏菌素碱基就会沉淀。

多黏菌素 E 甲磺酸钠
(colistimethate sodium)

别名：Coly-Mycin M

〖理化性状〗 本品为白色或浅黄色，无臭的细粉末。不溶于丙酮或乙醚，在水中的溶解度高，适合注射用。其 1%水溶液的 pH 为 6.5～8.5。

【药理作用】 与多黏菌素 B 类似。

【体内过程】 本品不易从胃肠道吸收，也不能通过未受损皮肤吸收。本品可逆性地与体内多种组织结合。与蛋白的结合率低。$t_{1/2}$ 约为 2～4.5 h。

本品可透过胎盘，但进入脑脊液中的药物极微。几乎全部以原药形式随尿排出，肾功能不全患者可见减少。

【适应证】 本品适用于由敏感细菌所致的败血症、尿路感染、肺部感染以及皮肤、眼、鼻旁窦、耳等局部感染。对铜绿假单胞菌感染，本品可作为首选药物。

【不良反应】 1. 肌内注射给药后有局部疼痛，少数患者出现红肿甚至硬块。肌内注射时用 1%普鲁卡因溶解能减轻疼痛，但必须先做普鲁卡因皮肤试验。

2. 本品应用剂量过大或疗程过长，对肾脏有一定损害，少数患者可出现蛋白尿、红白细胞及管型、血液非蛋白氮偶有轻度增高者。此种不良反应在一般患者并不严重，停药后可恢复正常，但肾功能不全可加重病情，故应慎用或忌用。

3. 少数患者可能有皮肤感觉异常或麻木感，偶可发生药物热或药疹。

【妊娠期安全等级】 C。

【禁忌与慎用】【药物相互作用】 参见多黏菌素 B。

【剂量与用法】 1. 成人口服 100 万～200 万 U，3～4 次/日；儿童 10 万～20 万 U/(kg·d)，分 4 次服，治疗口咽部和肠道感染。

2. 静脉注射和静脉滴注，成人 100 万～150 万 U/d，儿童 1.5 万～2.0 万 U/d，首先经 3～5 min 静脉注射日剂量的一半，1～2 h 后经静脉缓慢滴注另一半剂量。

3. 肾功能不全患者按下表调整剂量。

肾功能不全患者调整计量表

	肾功能不全程度	
	正常	轻度
Ccr (ml/min)	30～49	10～29
给药方案	每天 2.5 万～5 万 U/kg，分 2～4 次注射	每天 2.5 万～3.8 万 U/kg，分 2 次注射

	肾功能不全程度	
	中度	重度
Ccr (ml/min)	30～49	10～29
给药方案	2.5 万 U/kg，1 次/日或分 2 次注射	1.5 万 U/kg，每 36 h 一次

4. 肌内注射，每天的剂量可分 2～4 次肌内注射。剂量同上。

【用药须知】 1. 肾功能不全患者应减量。

2. 与多黏菌素 B 有交叉耐药现象。

3. 过量用药引起肾功能衰竭，透析不能消除药物，唯一的办法是换血。

【制剂】 ①注射剂(粉)：50 万 U；100 万 U。②片剂：50 万 U；100 万 U；300 万 U。

【贮藏】 密封、避光，贮于 15～30 ℃条件下。

新生霉素
(novobiocin)

本品是从多种链霉菌(如 *Streptomyces niveus* 和 *S. spheroides* 等)的培养物获得的一种抗微生物药物。临床用其钙盐、钠盐。

【CAS】 303-81-1

【ATC】 QJ01XX95

【理化性状】 1. 化学名：4-Hydroxy-3-[4-hydroxy-3-(3-methylbut-2-enyl) benzamido]-8-methyl-coumarin-7-yl 3-*O*-carbamoyl-5，5-di-*C*-methyl-α-L-lyxofuranoside

2. 分子式：$C_{31}H_{36}N_2O_{11}$

3. 分子量：612.6

4. 结构式

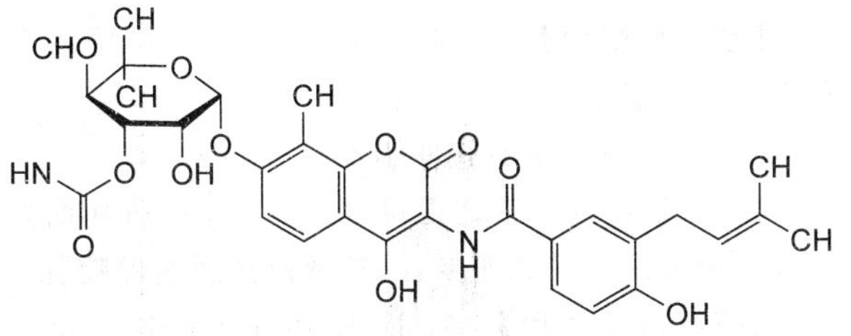

新生霉素钙
(novobiocin calcium)

别名：Calcium novobiocin

〖CAS〗 4309-70-0

〖理化性状〗 1. 分子式：$(C_{31}H_{35}N_2O_{11})_2Ca$

2. 分子量：1263.3

新生霉素钠
(novobiocin sodium)

别名：Sodium novobiocin、Albamycin

〖CAS〗 1476-53-5

〖理化性状〗 1. 本品为白色或淡黄白色，无味，吸湿性的结晶状粉末。易溶于水、乙醇、甲醇、甘油、丙二醇；几乎不溶于丙酮、三氯甲烷和乙醚；微溶于乙酸丁酯。2.5%水溶液的 pH 为 6.5～8.5。

2. 分子式：$C_{31}H_{35}N_2NaO_{11}$

3. 分子量：634.6

【简介】 新生霉素的抗菌谱类似青霉素或红霉素，对革兰阳性菌如金黄色葡萄球菌、肺炎球菌、白喉杆菌和炭疽杆菌的活性强，对革兰阴性菌如脑膜炎球菌、淋球菌和流感嗜血杆菌也具有活性。其药理作用机制是抑制细菌菌体内与镁有关的生化过程，干扰核糖核酸的合成，从而抑制细菌生长。不理想的是，细菌易对本品产生耐药，故在一般情况下不作首选，而多与其他抗生素合用。临床用于治疗敏感菌引起的肺炎、骨髓炎、假膜性小肠结肠炎和菌血症等。常见不良反应有恶心、呕吐、腹泻等消化道反应。偶见皮疹、药物热等不良反应。实验室检查异常有白细胞和中性粒细胞减少，嗜酸性粒细胞增多和黄疸。本品可供口服、静脉注射或滴注，成人一次 0.25～0.5 g，4 次/日。注射剂(粉)：0.25 g；0.2 g。胶囊剂：0.5 g。密封、避光，贮于 15～30 ℃条件下。

奎奴普汀-达福普汀
(quinupristin and dalfopristin)

别名：Synercid

本品由两种半合成的链阳性菌素(*Streptogramin*)组合而成。两者的结构与现在所见到的抗生素都不相同，系分别由 pristinamycin Ⅰ和 pristinamycin Ⅱ衍生出来的。两者的有些资讯可参见下述。

【CAS】 126602-89-9(quinupristin and dalfopristin)；176861-85-1(quinupristin and dalfopristin)

【ATC】 J01FG02

马来酸奎奴普汀
(quinupristin mesylate)

〖CAS〗 120138-50-3(quinupristin)

〖理化性状〗 1. 化学名：*N*-{(6*R*，9*S*，10*R*，13*S*，15a*S*，18*R*，22*S*，24a*S*)-22-[*p*-(Dimethylamino) benzyl]-6-ethyldocosahydro-10，23-dimethyl-5，8，12，15，17，21，24-heptaoxo-13-phenyl-18-{[(3*S*)-3-quinuclidinylthio] methyl}-12*H*-pyrido [2，1-*f*] pyrrolo [2，1-l] [1，4，7，10，13，16]-oxapentaazacyclonona-decin-9-yl}-3-hydroxy-picolinamide methanesulphonate；4-[4-(Dimethylamino)-*N*-methyl-L-phenylalamine]-5-(cis-5-{[(*S*)-1-azabicyclo [2.2.2] oct-3-ylthio] methyl}-4-oxo-L-2-piperidinecar-boxylic acid)-virginiamycin S1 methanesulphonate

2. 分子式：$C_{53}H_{67}N_9O_{10}S \cdot CH_4O_3S$

3. 分子量：1118.3

4. 结构式

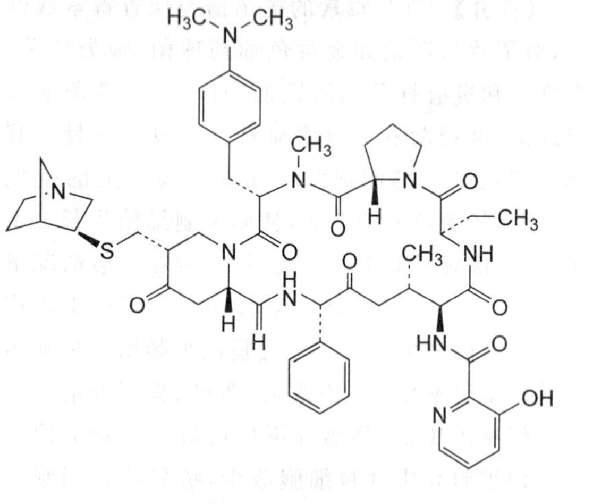

马来酸达福普汀
(dalfopristin mesylate)

〖CAS〗 112362-50-2(dalfopristin)

〖理化性状〗 1. 化学名：(3*R*,4*R*,5*E*,10*E*,12*E*,14*S*,26*R*,26a*S*)-26-{[2-(Diethylamino)ethyl]sulfonyl}-8,9,14,15,24,25,26,26a-octahydro-14-hydroxy-3-isopropyl-4,12-dimethyl-3*H*-21,18-nitrilo-1*H*,22*H*-pyr-rolo[2.1-*c*][1,8,4,19]dioxadiazacyclotetracosine-1,7,16,22(4*H*,17*H*)-tetrone-methanesulphonate;(26*R*,27*S*)-26-{[2-(Diethylamino)-ethyl]sulfonyl}-26,27-dihydrovirginiamycin S_1 methanesulphonate

2. 分子式：$C_{34}H_{50}N_4O_9S \cdot CH_4O_3S$

3. 分子量：787.0

4. 结构式

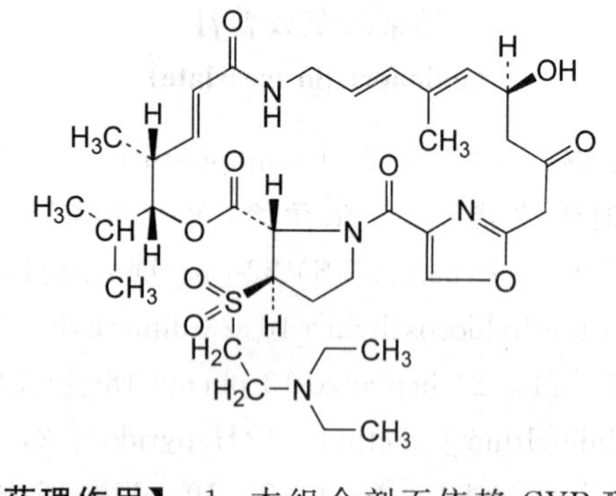

【药理作用】 1. 本组合剂不依赖CYP酶和谷胱甘肽转移酶代谢，而进行非酶转化。两者各自通过与细菌核糖体50S亚单位的不同位点上结合，分别在菌体蛋白合成的不同阶段抑制蛋白质合成(奎奴普汀抑制晚期蛋白合成，达福普汀则抑制早期蛋白合成)，故均为抑菌剂。之所以要组合两者，是因为组合后就成了杀菌剂。体外证实，两者与β-内酰胺类、氨基糖苷类、糖肽类、喹诺酮类、大环内酯类或四环素类均不产生拮抗。

2. 本组合剂对革兰阳性菌包括耐甲氧西林的金黄色葡萄球菌、耐多药的金黄色葡萄球菌葡、表皮葡萄球菌、耐万古霉素的屎肠球菌(不包括粪肠球菌)耐青霉素及耐大环内酯类的肺炎链球菌均具有杀菌作用。其对厌氧菌如产气荚膜梭状芽孢杆菌和革兰阴性菌如嗜肺军团菌、卡他莫拉菌(卡他布兰汉菌)也具有抗菌活性。

3. 以上两药的组合剂对粪肠球菌无抗菌活性。为避免用药不准，对肠球菌的鉴定是极为重要的。在使用本品过程中，已经出现了耐药菌株。

【适应证】 1. 敏感菌引起的皮肤和软组织感染。

2. 耐万古霉素的粪便肠杆菌感染。

【不良反应】 1. 在静脉滴注中，大多数患者都会发生滴注部位的疼痛、灼热、发炎、水肿、血栓性静脉炎和血栓形成。

2. 还可能发生恶心、呕吐、皮疹、瘙痒、关节痛、肌痛、头痛和肝功能异常。

3. 本品可引起难辨梭状芽孢杆菌所致的腹泻和假膜性小肠结肠炎，严重者可能致死。

4. 使用本品的患者中，有25%血胆红素浓度超过正常上限值5倍。

【妊娠期安全等级】 B。

【禁忌与慎用】 1. 对本品过敏者、慢性腹泻者和重度肝功能不全患者禁用。

2. <16岁儿童不宜使用本品。

3. 尚未明确本品是否可经乳汁分泌，哺乳期妇女应权衡本品对其的重要性，选择停药或暂停哺乳。

【药物相互作用】 1. 应避免和可能引起Q-T间期延长的CYP3A4底物合用。

2. 本品会与一些CYP3A4底物发生药动学相互作用，使这些底物的代谢受到抑制，血药浓度升高，如抗组胺药(阿司咪唑、特非那定)，非核苷类HIV逆转录酶抑制剂和蛋白酶抑制剂(地拉韦啶、奈韦拉平、茚地那韦、利托那韦)，抗肿瘤药(长春花碱、紫杉醇、多西他赛)；苯二氮䓬类(咪达唑仑、地西泮)，钙通道阻滞剂(硝苯地平、维拉帕米、地尔硫䓬)，HMG-CoA还原酶抑制剂(洛伐他汀)，促胃肠动力药(西沙必利)，免疫抑制剂(环孢素、西罗莫司、他克莫司)，皮质激素(甲基泼尼松龙)，其他(卡马西平、奎尼丁、利多卡因、丙吡胺)。

3. 本品可使地高辛的胃肠道代谢减缓。

【剂量与用法】 1. 本品供静脉滴注，一次至少1 h输完，并必须即配即用。可用注射用水或5%葡萄糖注射液充分溶解药粉后30 min再予稀释。本品不含防腐剂，配制应在无菌条件下进行。一般配制成250 ml溶液(最大浓度<2 μg/ml)供周围静脉用；

供中心静脉滴注时则稀释成100 ml。

2. 行周围静脉滴注时，如药液超过500～700 ml,可分两个通道输入；或经周围静脉插入中心导管或中心静脉导管，可避免中、重度的静脉刺激。配好的药液在室温下可保持稳定5 h。

3. 治疗成人和>16岁青少年耐万古霉素的粪便肠杆菌感染，7.5 mg/kg，每8 h一次，治疗皮肤及软组织的敏感菌感染，7.5 mg/kg，每12 h一次。疗程根据病情和和疗效而定，一般至少7 d。

【用药须知】 1. 给药剂量以两药混合后的剂量计算。

2. 药液应即配即用，室温下放置不应超过5 h。如发现药液浑浊或有沉淀物，不应使用。

3. 肾功能不全患者(包括透析者)，不必调整剂量。

4. 有限的资料表明，紧急情况下，本品用于<16岁儿童的剂量为7.5 mg/kg，每8～12 h一次。因经验不多，必须审慎观察。

5. 老年人用量和用法无特殊要求。

6. 严密注意用药期间出现二重感染；如已产生，应积极处理。

【制剂】 注射剂(粉)：每支含500 mg(含奎奴普丁150 mg，达福普汀350 mg)。

【贮藏】 贮于2～8 ℃条件下。

杆菌肽

(bacitracin)

别名：枯草菌肽、亚枯草菌素、Bacitracinum、Ayfivin

本品为多肽类抗菌药。

【CAS】 1405-87-4

【ATC】 D06AX05；R02AB04；J01XX10

【理化性状】 1. 本品为类白色或淡黄色的粉末；无臭，味苦；有引湿性；易被氧化剂破坏，在溶液中能被多种重金属盐类沉淀。本品在水中易溶，在乙醇中溶解，在丙酮、三氯甲烷或乙醚中不溶。

2. 化学名：(4*R*)-4-[(2*S*)-2-{[(4*R*)-2-[(1*S*,2*S*)-1-Amino-2-methylbutyl]-4, 5-dihydro-1, 3-thiazol-4-yl] formamido}-4-methylpentanamido]-4-{[(1*S*,2*S*)-1-{[(3*S*,6*R*,9*S*,12*R*,15*S*,18*R*,21*S*)-18-(3-aminopropyl)-12-benzyl-15-[(2*S*)-butan-2-yl]-3-(carbamoylmethyl)-6-(carboxymethyl)-9-(1*H*-imidazol-4-ylmethyl)-2,5,8,11,14,17,20-heptaoxo-1,4,7,10,13,16,19-heptaazacyclopentacosan-21-yl]carbamoyl}-2-methylbutyl]carbamoyl}butanoic acid

【用药警戒】 本品肌内注射后因对肾小管和肾小球的坏死可导致肾功能衰竭。对本品敏感的、患有葡萄球菌感染性肺炎和脓肿的婴幼儿应严格限制使用本品，使用过程中密切监测患者。使用前及使用中应一日监测肾功能，不能使用超过本品的推荐剂量，液体入量和尿量维持在相应水平，以避免肾毒性。如发生肾毒性，应立即停药。避免同时使用其他肾毒性药物，如链霉素、卡那霉素、多黏菌素B、多黏菌素E及新霉素。

【药理作用】 本品主要为使焦磷酸酶失活，从而特异性地抑制细菌细胞壁合成阶段的脱磷酸化作用，影响了磷脂的转运和向细胞壁支架输送黏肽，从而抑制了细胞壁的合成。本品尚可与敏感细菌的细胞膜结合，损伤细胞膜，致使各种离子、氨基酸等重要物质流失。

【体内过程】 肌内注射后吸收迅速而完全，200～300U/kg，每6 h一次，血药浓度为0.2～2 μg/ml，通过肾小球滤过缓慢排泄，广泛分布于所有器官中，包括胸水及腹水中。

【适应证】 1. 肌内注射用于治疗儿童葡萄球菌引起的肺炎和脓肿。

2. 局部使用用于治疗金葡菌、溶血性链球菌、肺炎球菌等敏感菌所致的皮肤软组织及眼部感染。

3. 也可口含，治疗口咽部感染。

【不良反应】 1. 注射剂的不良反应主要为蛋白尿、管型尿、氮质血症、恶心、呕吐，注射部位疼痛、皮疹。

2. 局部使用可发生过敏反应，皮肤局部瘙痒、皮疹、红肿或其他刺激现象，一般反应轻微。偶有局部用药后发生严重全身过敏反应者。

【禁忌与慎用】 对本品过敏者禁用，从前使用本品发生毒性反应者禁用。

【剂量与用法】 1. 本品注射剂仅供肌内注射。体重<2.5 kg者给予900U/24 h，分2～3次肌内注射；体重>2.5 kg者给予1000U/24 h，分2～3次肌内注射。

2. 眼膏涂于结膜，每3～4 h一次。

3. 软膏涂于患处，4～5次/日。

【用药须知】 1. 本品治疗期间应口服补充足够液体，如需要可静脉补液。

2. 使用本品可导致非敏感菌过度生长，包括真菌，如发生二重感染，应给予适当治疗。

【制剂】 ①注射剂(粉)：50000U。②眼膏剂：500U/1 g。②软膏剂：500U/1 g。

【贮藏】 贮于2～8 ℃。

瑞他帕林

(retapamulin)

别名：Altabax、瑞他莫林

本品是半合成的截短侧耳素类抗菌药。

【CAS】 224452-66-8

【ATC】 D06AX13

【理化性状】 1. 本品为白色至淡黄色结晶性固体。

2. 化学名：Acetic acid, [[(3-exo)-8-methyl-8-azabicyclo[3.2.1]oct-3-yl]thio]-(3a*S*, 4*R*, 5*S*, 6*S*, 8*R*, 9*R*, 9a*R*, 10*R*)-6-ethenyldecahydro-5-hydroxy-4, 6, 9, 10-tetramethyl-1-oxo-3a, 9-propano-3a#-*H*-cyclopentacycloocten-8-yl-ester

3. 分子式：$C_{30}H_{47}NO_4S$

4. 分子量：517.78

5. 结构式

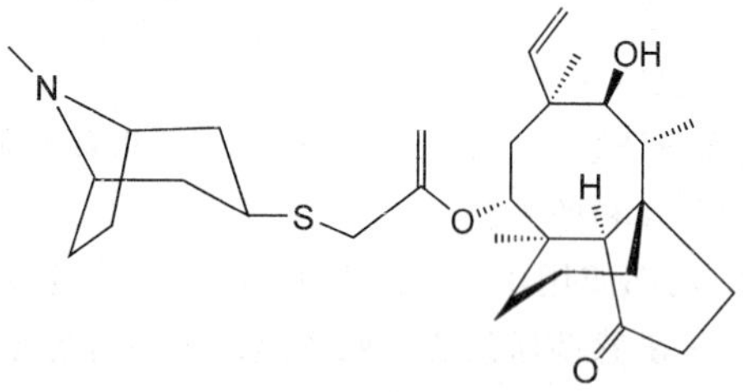

【药理作用】 本品通过与细菌核糖体 50S 亚基的氨酰基位点上相互作用，选择性地抑制细菌蛋白质合成，而不同于其他抗生素的作用机制。这个结合位点包括核糖体蛋白 L3，核糖体 P 位点及肽基转移酶中心区。因为结合到此部位，截短侧耳素抑制肽基转移，拦阻肽基部位相互作用，阻止活性 50S 核糖体亚基的正常形成。在体外最低抑制浓度(MIC)下，本品对于金黄色葡萄球菌和酿脓链球菌有抑菌作用，在 1000 倍的体外 MIC 下，对上述病菌为杀菌剂。虽然本品与其他抗菌药物(如克林霉素和噁唑烷酮)之间存在交叉耐药性，但对其他抗菌药物的耐药株可能对本品敏感。

在体外，细菌核糖体蛋白 L3 突变、Cfr rRNA 甲基转移酶或外排机制的存在可导致细菌对本品的敏感性降低。

【体内过程】 1. 健康成人受试者，用本品 1%的软膏，1 次/日，涂于未受损皮肤($800cm^2$ 表面积)和受损的皮肤($200cm^2$ 表面积)，连用 7 d。在未受损的皮肤，第 1d 后，血浆中本品低于定量检测限(0.5ng/ml)，第 7 d 血浆中平均 C_{max} 为 3.5ng/ml(1.2～7.8ng/ml)。在破损的皮肤局部涂擦本品，第 1 d 血浆中的平均 C_{max} 为 11.7ng/ml(5.6～22.1ng/ml)，第 7 d 平均 C_{max} 为 9.0ng/ml(6.7～12.8ng/ml)。

2. 本品血浆蛋白结合率约 94%且与浓度无关，其表观分布容积尚未确定。

3. 体外研究显示，本品主要通过单氧化和双氧化途径代谢。在肝微粒体中，本品广泛被代谢为多种代谢产物，其中主要代谢途径为单氧化和 *N*-去甲基化，对本品代谢起主要作用的酶为 CYP3A4。

4. 因本品局部使用，系统暴露量太低，未进行人的消除研究。

【适应证】 9 个月以上儿童及成年患者局部使用治疗金黄色葡萄球菌(甲氧西林敏感菌株)或酿脓链球菌引起的脓疱病。

为了减少耐药菌生长和维持本品和其他抗菌药物的有效性，本品只用于治疗或预防被证实或强烈怀疑是由敏感细菌引起的感染。

【不良反应】 1. 成年人(≥18 岁)常见不良反应(≥1%) 头痛、用药部位刺激、腹泻、恶心、磷酸肌酸激酶升高、鼻咽炎。

2. 儿童(9 个月～17 岁)常见不良反应(≥1%)用药部位刺激、瘙痒、腹泻、鼻咽炎、瘙痒症、湿疹、头痛、发热。

3. 其他不良反应(<1%) 应用部位的疼痛、红斑和接触性皮炎。

4. 上市后报道 应用部位灼烧感、超敏反应包括血管神经性水肿。

【妊娠期安全等级】 B。

【禁忌与慎用】 1. 本品在黏膜表面的疗效和安全性尚未建立，已报道鼻黏膜内使用本品，会导致鼻出血。本品不能用于摄入或口腔、鼻、眼或阴道内使用。

2. 9 个月到 17 岁的儿童，在脓疱病治疗中，本品的安全性和有效性已建立。9 个月以上的儿童与成人患者使用本品的安全性和疗效相似。<9 个月的儿童，本品的安全性和有效性尚未建立。

3. 没有关于妊娠期妇女足够的对照研究，只有效益大于风险时才可使用。

4. 尚未明确本品是否经乳汁分泌。哺乳期妇女应慎用。

5. <9 月的婴儿的安全性尚未确定。

6. 65 岁以上患者，本品有充足的对照研究。在本品的有效性和安全性上，老年患者和年轻患者没有整体差异。

7. 无过量的临床报道，不管是局部使用还是误服过量，应对症治疗。

【药物相互作用】 1. 与酮康唑合用：皮肤擦伤的成年健康男性局部使用 1%本品，同时口服酮康唑

200 mg，2 次/日，可使本品的平均 $AUC_{(0\sim24)}$ 和 C_{max} 升高 81%。2 岁以上儿童及成年患者局部使用本品，因系统暴露量很低，与 CYP3A4 抑制剂如酮康唑合用，勿须调节本品的剂量。本品很低的暴露量，也不会影响 CYP 底物的代谢。2～24 月婴儿全身暴露量较>2 岁者增加，不建议 2 岁以下儿童将本品和强效 CYP3A4 抑制剂合用。

2. 尚未对与其他局部用药在皮肤同一区域同时使用进行研究。

【剂量与用法】 成人或≥9 个月儿童，在患处涂一薄层（成年人涂布总面积最多 100cm²，9 月龄以上儿童为体表面积的 2%），2 次/日，连续 5 d，如需要可用无菌绷带或纱布包扎覆盖。

【用药须知】 1. 本品只供外用，不能用于口服或口腔、鼻、眼或阴道内使用，用于黏膜的安全性还不清楚。有报道用于鼻黏膜可导致鼻出血。

3. 如由本品引起致敏或严重的局部刺激，应停止使用，擦掉药膏，并且给予适当的替代治疗。

4. 抗生素可促进不敏感生物体的生长，治疗过程中可发生二重感染，应采取适当措施。如缺少证据或强烈怀疑是由敏感菌引起的感染，使用本品对患者无益并增加产生耐药菌的风险。

5. 本品用无菌绷带或纱布包扎时，有助于婴儿和年幼的儿童避免接触或舔伤口部位。包扎时，防止其移动。

6. 使用本品 3～4 d，如症状无缓解，应咨询医师。

【制剂】 软膏剂（1%）：15 g；30 g。

【贮藏】 贮于 25 ℃，短程携带允许 15～30 ℃。

1.1.2　抗菌药

凡属于天然生成的或人工合成的化合物、具有抗菌作用而被用于临床的物质都被称为抗菌药物，而与抗生素区别开来。而在日常语言或文字叙述中常将二者都称为“抗菌药物”，此仅为习惯而已。

1.1.2.1　磺胺类

早在青霉素问世之前，磺胺类药物已于 20 世纪 30 年代相继发展用于临床，在当时和继后的预防和治疗战伤外科和一般伤口感染中起到了不可磨灭的历史功绩。在拜耳的磺胺米柯定（sulfamidochrysoidine，商品名百浪多息，Prontosil）问世时，更是显赫一时。尔后，本类药物不断涌现，成为当年人类各种细菌感染（乃至疟疾）主要的预防和治疗药物。这种局面一直持续到青霉素问世。

半个多世纪以来，尽管各类抗生素和抗菌药物相继问世并迅速发展，一占据了临床抗致病微生物的主导地位。但由于在过去 30 年中，开发了一些高效、长效、低毒且价廉的本类药物，又自然淘汰了一些不良反应多，过敏反应强和疗效较差的品种，以及有甲氧苄啶的配伍，抗菌效果大为提高（甚至超过某些抗生素），且细菌耐药性也较少发生或推迟，因而在抗细菌感染治疗中依然占有一定的地位。在药价普遍居高不下的情况下，至今仍受到广大患者的欢迎。

临床上常将本类药物分为以下 3 类。

1. 用于全身感染　本类药物口服均可吸收，根据 $t_{1/2}$ 的不同可将其分为短效磺胺（$t_{1/2}$ 约为 6 h）、中效磺胺（$t_{1/2}$ 约 12 h）和长效磺胺（$t_{1/2}$ 超过 24 h）。目前临床常用者为中效的磺胺甲噁唑和磺胺嘧啶。

2. 用于肠道炎症　其特点是口服后吸收少，如当前常用的治疗溃疡性结肠炎的柳氮磺吡啶，而过去用于治疗肠炎和菌痢的磺胺脒已被沙星类药物所取代。

3. 用于局部感染　常用者有磺胺醋酰、磺胺米隆、磺胺嘧啶银等。

【作用机制】 本类药物通常具有抑菌作用。对氨苯甲酸（PABA）为细菌生长、繁殖的必需物质。本类药物通过与 PABA 竞争细菌的二氢叶酸合成酶，从而导致菌体内不能合成叶酸，使细菌的生长、繁殖受阻。

【抗菌谱】 本类药物对革兰阴性和阳性菌原来是具有广泛抗菌活性的；但在以往对本类药物敏感的细菌中已经出现了日益增多的耐药性。对之敏感的细菌有葡萄球菌、链球菌、炭疽杆菌、破伤风杆菌，产气荚膜杆菌的某些菌株、星形奴卡菌和巴西奴卡菌的许多菌株。尽管革兰阴性菌对本类药物的耐药问题已日益增多，但体外证实，肠杆菌、克雷伯杆菌属、奇异变形杆菌、普通变形杆菌、沙门菌属和志贺菌属对本类药物仍属敏感。体外还证实，淋球菌和脑膜炎球菌的某些菌株依然敏感。本类药物对沙眼衣原体也具有活性，但对鹦鹉热衣原体无活性。对鼠弓形体和疟原虫也有某种程度的活性。

【耐药性】 开始对本类药物敏感的细菌逐渐会在体内和体外产生耐药性；在持续用药 15 d 或>15 d 时，耐磺胺的菌株常常会出现。对某一种磺胺药耐药（体内或体外）的细菌对其他磺胺类药通常会产生交叉耐药。对本类药物高度耐药的细菌一般会永久性耐药；而轻度或中度的耐药有可能逆转。

【过敏反应】 1. 首先应当明确的是，因使用本类药物引起的过敏反应必须与其所致的一般不良反应区分开来；否则，会因对其过敏反应认识不足，迁延时日，以致产生严重后果。不同的本类药物之间存在着交叉过敏现象。本类药物与结构相似的药物

（如乙酰唑胺、噻嗪类利尿药、磺酰脲类抗糖尿病药和某些致甲状腺肿物质）之间亦可能发生交叉过敏。

2. 临床常见的皮肤不良反应有红疹、瘙痒、结节性红斑、斯-约型多形性红斑、中毒性表皮坏死松解症（Lyell 综合征）、Behcet 综合征（生殖器溃疡、口疮和眼色素层炎等）、剥脱性皮炎和光敏性反应。由斯-约综合征导致的死亡占有相当高的比例（尤其在儿童中）。

3. 发热也是常见的过敏反应，多在开始用药后 7～10 d 发生。血清病样综合征（发热、关节痛、荨麻疹、结膜炎、支气管痉挛和白细胞减少）已有报道，全身过敏症和过敏样反应可能极少发生。播散性红斑狼疮、血管炎、包括结节性动脉外膜炎和动脉炎在内的血管损害、嗜酸性粒细胞增多性肺炎、纤维性牙槽炎、胸膜炎、伴或不伴填塞的心包炎、过敏性心肌炎、肝炎、伴或不伴免疫复合物的肝坏死、急性痘疮样苔藓状糠疹、结膜和巩膜充血和关节炎均有报道。

【不良反应】 1. 有关血液学不良反应有粒细胞减少、白细胞减少、嗜酸性粒细胞增多、溶血性贫血、粒细胞缺乏、再生障碍性贫血、血小板减少、正铁白蛋白血症和低凝血酶原血症，极少引起死亡。在治疗的第 1 周中，由于致敏或 G6PD 缺乏可能发生急性溶血性贫血。在延长本类药物的疗程中，可能发生轻度慢性溶血性贫血。在开始使用本类药物后 10～14 d 发生粒细胞缺乏者罕见；长期大剂量服用本品者可能引起粒细胞减少、血小板减少，偶见再生障碍性贫血和肝损害。

2. 在开始用药后的 3～5 d 内可能出现肝的功能性或形态学改变，发生黄疸。极少报道肝脏的局部或扩散性坏死。

3. 肾损害的表现有肾绞痛、尿石、少尿、无尿（阻塞性）、血尿、蛋白尿和 BUN 上升，通常由于泌尿道内磺胺沉淀物产生的结晶尿和（或）其 *N*-4-乙酰化衍生物引起的。

4. 其他常见的不良反应还有恶心、呕吐；头痛、头昏、眩晕、共济失调、精神抑郁、幻觉、精神错乱、癫痫发作、耳鸣、急性精神失常、嗜睡、焦躁和失眠较少发生；周围神经病极少发生。本类药物还可引起甲状腺肿、甲状腺功能减退、低糖血症、多尿、腹痛、咽炎、食欲缺乏、舌炎、口炎、胰腺炎、假膜性小肠结肠炎、胃肠炎、腹泻、肺浸润、酸中毒、紫绀、紫癜、眶周水肿和结膜巩膜充血。口服不吸收的本类药物可干扰细菌合成维生素 K_1，可能导致低凝血酶原血症和出血。

5. 妊娠期妇女于分娩期服用本品可致新生儿核黄疸。

【药物相互作用】 1. 与二氢叶酸还原酶抑制剂（如乙胺嘧啶、甲氨蝶呤）合用，可提升两者的血药浓度，有可能产生毒性反应。

2. 本类药物可增强香豆素类抗凝血药的抗凝血作用。

3. 本类药物可延长磺酰脲类抗糖尿病药的 $t_{1/2}$，使血药浓度升高，增强其降糖作用。

4. 由于本类药物是通过竞争性抑制细菌体内的对 PABA 而发挥其作用，故不能与 PABA 及其衍生物（如氯普鲁卡因、哌罗卡因、普鲁卡因、丙氧卡因、丁卡因）合用，以免对本类药物产生对抗作用。

5. 水杨酸盐和 NSAIDs，如吲哚美辛、芬布芬、甲氯芬那酸、羟保泰松、保泰松等可增强磺胺类药的作用，同时也缩短其作用时间。

6. 三聚乙醛可提高本类药物尤其是磺胺嘧啶的乙酰化率，由于后者乙酰化衍生物的溶解度较低，故可增加结晶尿的危险性。

7. 本类药物中的磺胺嘧啶可提高苯妥英的血药浓度，使后者作用增强，也易导致中毒。

【用药须知】 1. 使用本类药物时，不可随意加大剂量，增加给药次数或延长疗程，以免药物蓄积中毒。

2. 本类药物在体内的代谢产物乙酰化衍生物的溶解度低，易在尿中析出结晶。克服的方法是多饮水或内服等量的碳酸氢钠使尿液碱化，以减少结晶的析出。但在滴注磺胺类药时，不可配伍碳酸氢钠，因可产生沉淀。

3. 如一日尿量能维持＞1500 ml，就无必要使尿液碱化。

4. 用药期间，尤其疗程超过 2 周时，应定期做全血细胞计数，以便随时发现潜在的血液学变化。

5. 为了安全用药，临床医师、临床药师和护理人员均应特别关注过敏反应的发生，应警惕开始出现的高热、重度头痛、口炎、结膜炎、鼻炎、尿道炎、龟头炎，这些表现可能在斯-约综合征的皮肤损害之前出现；一旦发现红疹，应立即停药，切勿大意。

6. 对新生儿使用本类药物可引起核黄疸。原则上本类药物不对＜2 个月的儿童使用，除非必须用其治疗弓形体病。

7. 由于本类药物可被分泌进入乳汁，故哺乳期妇女使用时，应暂停哺乳。

磺胺嘧啶

(sulfadiazine)

别名：磺胺哒嗪、SD

本品属于短效磺胺类药。因其钠盐易溶于水，故可制成注射液。为防治流脑的首选药。

【CAS】 68-35-9

【ATC】 J01EC02

【理化性状】 1. 本品为白色、黄白色或粉白色结晶性粉末或结晶块。不溶于水,极微溶于乙醇,微溶于乙酮,可溶于碱性的氢氧化物溶液或稀释的矿物油酸溶液中。

2. 化学名:N^1-(Pyrimidin-2-yl) sulphanilamide

3. 分子式:$C_{10}H_{10}N_4O_2S$

4. 分子量:250.3

5. 结构式

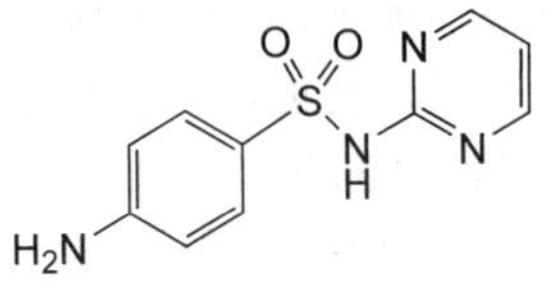

磺胺嘧啶钠
(sulfadiazine sodium)

〖CAS〗 547-32-0

〖理化性状〗 1. 本品为白色粉末,可溶于二倍的水中,微溶于乙醇。长时间暴露于潮湿的空气中就会吸收二氧化碳而释放磺胺嘧啶,使其在水中的溶解度下降。

2. 分子式:$C_{10}H_9N_4NaO_2S$

3. 分子量:272.3

4. 配伍禁忌:磺胺嘧啶钠盐溶液属于碱性,与酸性药物或与在高 pH 状态下不稳定的制剂不相容。在英国,注册产品信息称,磺胺嘧啶钠注射液与果糖、铁盐或重金属盐不相容。

【药理作用】 参见本类药物引言中的抗菌谱。

【体内过程】 单次口服本品后迅速从胃肠道吸收,3～6 h 可达血药峰值。蛋白结合率为 20%～55%。在口服 4 h 内,本品可渗入脑脊液中,达到治疗浓度,可能高于血药浓度的一半。血中的本品作为乙酰化衍生物存在的达到 40%。$t_{1/2}$ 约为 10 h,肾功能不全患者可见延长。单次口服本品约有 50%在 24 h 内以原药形式随尿排出,15%～40%则以乙酰化衍生物形式排出。

【适应证】 1. 无合并症的泌尿道感染,尤其是大肠埃希菌所引起的。

2. 诺卡菌病。

3. 敏感菌所致中耳炎。

4. 衣原体感染。

5. 预防脑膜炎球菌性脑膜炎,临床更喜欢合用本品和甲氧苄啶。

6. 佐治弓形体病。

7. 治疗耐氯喹的疟疾。

8. 预防对青霉素过敏的风湿热患者。

9. 合用甲氧苄啶治疗卡氏肺囊虫肺炎。

10. 上呼吸道感染。

11. 眼膏用于沙眼、结膜炎、眼部敏感菌感染,以及中和酸性烧伤。

【不良反应】 参见本类药物引言中的过敏反应和不良反应。

【妊娠期安全等级】 B/D(分娩期)。

【禁忌与慎用】 1. 对本类中任一品种过敏者禁用。

2. 新生儿、肝肾功能不全患者慎用。

3. 尚未明确本品是否可经乳汁分泌,哺乳期妇女慎用。如确需使用,应选择停药或暂停哺乳。

【药物相互作用】 1. 本品与甲氧苄啶合用可增强其抗菌活性。

2. 对氨苯甲酸及其衍生物,尤其是氨基苯甲酸钾和局麻药普鲁卡因类可拮抗本品的活性。

3. 本品可增强某些药物的作用,如口服抗凝血药、甲氨蝶呤和苯妥英,可能还包括与血浆蛋白高度结合的 NSAIDs。

4. 本品与磺酰脲类药合用,可增强后者的降血糖作用。

5. 普鲁卡因胺可降低本品的抗菌活性。

6. 静脉同时使用本品和环孢素,可使后者的血药浓度降低。

7. 本品可使口服激素避孕药失效,导致怀孕。

8. 本品钠盐注射液与下列药物溶液配伍,出现浑浊、絮状物或沉淀,如氯化铵、氯霉素、氯丙嗪、庆大霉素、肼屈嗪、胰岛素、转化糖、右旋糖酐铁、卡那霉素、乳酸林格注射液、果糖、利多卡因、林可霉素、间羟胺、甲氧西林、甲基多巴乙酯、静脉用麻醉药、去甲肾上腺素、乳酸钠、链霉素、万古霉素。

【剂量与用法】 1. 一般感染　成人首次 2 g,以后 1 g,2 次/日;儿童首次口服 75 mg/kg,以后 100～150 mg/(kg · d),分 2 次服。日最高剂量不应超过 6 g。

2. 弓形体病　成人口服 8 g/d。

3. 流脑　成人口服 100 mg/(kg · d),分 4 次服;儿童 100～200 mg/(kg · d),分 4 次服。静脉注射或滴注,成人 1～2 g,3～4 次/日;儿童 100～200 mg/(kg · d),分 3～4 次服,用药至临床恢复后 6 周。

4. 预防风湿热　成人和体重＞30 kg 的儿童,可口服 1 g/d,分 2 次服;＜30 kg 儿童给予 0.5 g/d,2 次分服。

5. 眼膏　可涂于眼睑内，2次/日。

【用药须知】 1. 用药期间，嘱多饮水，或加服等量的碳酸氢钠，使尿液碱化，避免形成磺胺结晶而导致尿结石。但在使用本品钠盐注射剂时，不应混入碳酸氢钠，因可产生沉淀。

2. 注射本品钠盐时，可用注射用水或0.9%氯化钠注射液稀释；静脉注射时药物浓度应低于5%，滴注应约为1%。不可使用葡萄糖溶液稀释本品。

3. 注射液仅在重症患者中静脉给药，不宜皮下、肌内或鞘内注射。

4. 静脉给药时，注意防范药液外渗，免导致肌肉损害，甚至坏死。

5. 本品注射剂不宜经管加入输液中。

6. 磺胺类药之间存在交叉过敏性和交叉耐药性，故在遇到某一磺胺药过敏或耐药时，不宜换另一种磺胺药。

【制剂】 ①片剂：0.5 g。②混悬剂：10%。③注射液：0.4 g/2 ml；1 g/5 ml。④眼膏（5%）：5 g。

【贮藏】 密封、25 ℃左右避光保存。

磺胺甲噁唑

(sulfamethoxazole)

别名：新诺明、磺胺甲基异噁唑、Sulfamethoxizole、Sinomin、SMZ

为中效磺胺类抗菌药物。临床以5∶1的比例与甲氧苄啶（TMP）配合成为复方磺胺甲噁唑（Cotrimoxazole），商品名复方新诺明（SMZ Co）。

【CAS】 723-46-6

【ATC】 J01EC01

【理化性状】 1. 本品为白色结晶性粉末，几乎不溶于水，微溶于乙醇，易溶于丙酮。能溶解于稀释的氢氧化钠或稀释的酸中。

2. 化学名：N^1-(5-Methylisoxazol-3-yl) sulphanilamide

3. 分子式：$C_{10}H_{11}N_3O_3S$

4. 分子量：253.3

5. 结构式

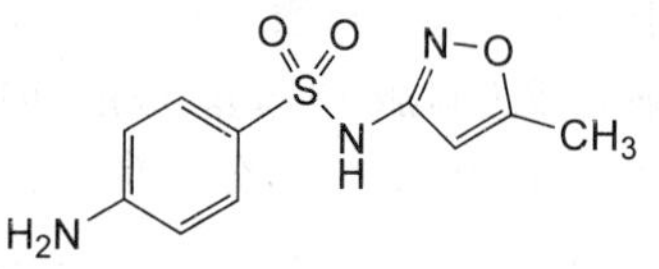

【药理作用】 1. 参见本类药物引言中的抗菌谱。

2. TMP亦为广谱抗菌药。其抗菌谱类似磺胺类，属于合成的叶酸拮抗剂，可抑制细菌的胸苷合成。由于细菌对本品易产生耐药性，故一般不作单独使用。当与SMZ合用时，可使SMZ的抗菌活性增强数倍乃至数十倍。故将其称作"抗菌增效剂"。既往曾将其称为"磺胺增效剂"，近代发现与某些抗生素如四环素、庆大霉素等合用也有增效作用，故改称为抗菌增效剂较妥。

【体内过程】 1. 口服磺胺甲噁唑可迅速从胃肠吸收，吸收量可达给药量的90%以上，约在2 h后达到血药峰值。一次1 g，2次/日所产生的原药血药浓度超过了50 μg/ml。约有65%药物与血浆蛋白结合，$t_{1/2}$约为6～12 h，肾功能不全患者可能延长。口服磺胺甲噁唑后可广泛分布于体内各种组织和体液中，脑膜有炎症时，脑脊液中的药物浓度可达到血药浓度的80%～90%。他可透过胎盘，进入胎儿循环，乳汁中可检出低浓度药物。主要在肝内代谢为失活的乙酰化衍生物。约有80%～100%的用量随尿排出，其中约有60%属于乙酰化衍生物，其余为原药和葡糖醛酸结合物。本品还可氧化成羟胺，此代谢产物是磺胺类引起不良反应的物质。

2. 口服TMP后可迅速吸收，几乎完全被吸收。1次口服100 mg后1～4 h可达血药峰值约1 μg/ml。蛋白结合率约为45%。本品吸收后可广泛分布于全身各种组织和体液中，但进入脑脊液中的药物浓度仅及血药浓度的1/4～1/2。可迅速透过胎盘并进入乳汁。成人的$t_{1/2}$约为8～11 h，儿童则稍短；但新生儿和肾功能不全患者可见延长。本品主要通过肾脏排泄，在24 h内可排出给药量的40%～60%，80%～90%属于原药。约有10%～20%在肝内代谢，少量经胆汁分泌随粪便排出。血液透析时可消除某种程度的药物。

【适应证】 1. 主要用于治疗急性无合并症的泌尿道感染，尤其对大肠埃希菌所引起的。

2. 诺卡菌病。

3. 敏感菌所致中耳炎。

4. 衣原体感染。

5. 复方磺胺甲噁唑更适用于流脑。

6. 佐治弓形体病。

7. 治疗耐氯喹的疟疾。

8. 卡氏肺囊虫肺炎。

9. 旅行者腹泻（traveler's diarrhea）。

10. 慢性支气管炎急性加重。

【不良反应】 参见本类药物引言中的过敏反应和不良反应。

【妊娠期安全等级】 B（非分娩期）/D（分娩期）。

【禁忌与慎用】 1. 同磺胺嘧啶。

2. 老年人和营养不良者用量酌减。

3. 哺乳期妇女使用时，应暂停哺乳。

【药物相互作用】 1. 参见磺胺嘧啶相应资料的第 2～6 项。

2. 大量本品可干扰高压液相色谱法对茶碱的测定。

【剂量与用法】 1. 以复方磺胺甲噁唑计算剂量，该复方片剂每片含 SMZ 400 mg 和 TMP 80 mg，注射剂 1 ml 含有 SMZ 400 mg 和 TMP 80 mg。

2. 成人和体重＞40 kg 儿童　细菌感染，口服 2 片/次，2 次/日；寄生虫感染，2 片/次，4 次/日。

3. 体重＜40 kg 儿童的细菌感染，一次按体重每千克服 1/20 片，每 12 h 一次。

4. 体重＜32 kg 儿童的寄生虫感染，一次按体重每千克服 1/16 片，每 6 h 一次；＞32 kg 儿童用量和用法同成人。

5. 治疗卡氏肺囊虫肺炎（常为艾滋病患者的并发症）　口服 120 mg/(kg・d)，分 2～4 次服；作为预防，一次 960 mg，2 次/日。用量较大，注意不良反应的出现。

6. 不能口服药物的严重感染，开始可予静脉滴注 SMZ co 480 mg，至少应以注射用水稀释成 125 ml；如液体摄入受限，可稀释成 75 ml。应在 60～90 min 内输完。注射用量与口服相同。情况许可时应改为口服。

【用药须知】 1. 参见磺胺嘧啶。

2. 易于发生叶酸缺乏的患者（如老年人）应酌量补充。

【制剂】 ①片剂：0.5 g（含 SMZ 400 mg 和 TMP 80 mg）。②注射液：5 ml（含量同片剂）。

【贮藏】 密封、避光保存。

磺胺异噁唑
(sulfafurazole)

别名：菌得清、Sulfisoxazole、Gantrisin

本品为短效磺胺类药。用于临床的本品的盐有乙酰磺胺异噁唑、磺胺异噁唑二醇胺、磺胺异噁唑钠。

【CAS】 127-69-5

【ATC】 J01EB05；S01AB02

【理化性状】 1. 本品为白色或淡黄色结晶性粉末。几乎不溶于水，微溶于二氯甲烷，溶于乙醇，能溶于强碱溶液或低浓度的无机酸。

2. 化学名：N^1-(3,4-Dimethylisoxazol-5-yl) sulphanilamide

3. 分子式：$C_{11}H_{13}N_3O_3S$

4. 分子量：267.3

5. 结构式

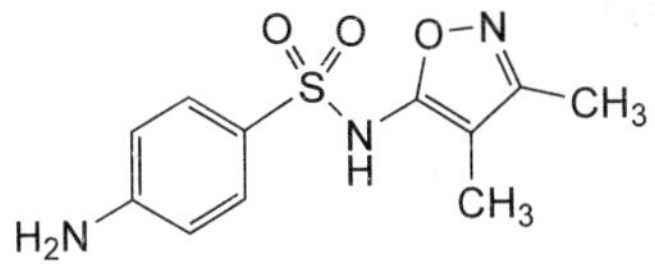

乙酰磺胺异噁唑
(sulfafurazole acetyl)

乙酰磺胺异噁唑并非体内转化成的 *N*-乙酰化衍生物。本品和琥珀酸乙酯红霉素的组合制剂名为 Co-erynsulfisox。

〖CAS〗 80-74-0

〖理化性状〗 1. 本品为白色或淡黄色结晶性粉末。几乎不溶于水，微溶于二氯甲烷，溶于乙醇（1∶176）、甲醇（1∶203）、三氯甲烷（1∶35）或乙醚（1∶1064）。

2. 化学名：*N*-(3,4-Dimethylisoxazol-5-yl)-*N*-sulphanilylacetamide

3. 分子式：$C_{13}H_{15}N_3O_4S$

4. 分子量：309.3

磺胺异噁唑二乙醇胺
(sulfafurazole diolamine)

〖CAS〗 4299-60-9

〖理化性状〗 1. 分子式：$C_{11}H_{13}N_3O_3S \cdot C_4H_{11}NO_2$

2. 分子量：372.4

【药理作用】 参见磺胺甲噁唑。

【体内过程】 口服后可迅速吸收，1～4 h 可达血药峰值。其乙酰化衍生物在胃肠道内降解为磺胺异噁唑后才被吸收，其血药峰值稍低。蛋白结合率约为 85%～90%。本品迅速弥散进入细胞外液，而很少进入细胞内。进入脑脊液中的浓度相当于血浓度的 1/3。可透过胎盘进入胎儿循环，还可分泌进入乳汁。血液中的本品约占 30%，尿中则为本品的乙酰化衍生物。本品排出迅速，24 h 内可排出 1 次口服量的 95%。$t_{1/2}$ 约为 5～8 h。与其他磺胺类药相比，较易溶解，故不易在尿中产生结晶。

【适应证】 主要用于治疗衣原体感染如性病性淋巴肉芽肿、衣原体肺炎、衣原体尿道炎和沙眼；通常与红霉素合用治疗中耳炎。也可治疗诺卡菌感染；还可用于治疗敏感菌所致慢性胆囊炎、慢性前列腺炎、慢性鼻窦炎和化脓性扁桃体炎。

【不良反应】 除很少引起结晶尿外，余不良反应基本与磺胺甲噁唑相似。

【妊娠期安全等级】 B/D（分娩期）。

【禁忌与慎用】 参见磺胺嘧啶。

【药物相互作用】 参见磺胺甲噁唑。

【剂量与用法】 1. 成人首剂 2～4 g，以后 6～8 g/d，分 4～6 次服。

2. 儿童首剂 75 mg/kg，以后 150 mg/(kg · d)，分 4～6 次服。

【用药须知】 1. 乙酰磺胺异噁唑不稳定，可配成口服液服用。磺胺异噁唑二氨乙醇可配制成含有 4%磺胺异噁唑的软膏或溶液用于眼科局部感染，本品还可经胃肠外给药。

2. 本品虽很少产生结晶尿，但仍应充分饮水。

3. 肝肾功能不全或尿路梗阻者应减量。

【制剂】 ①片剂：0.5 g。②复方片剂：本品 400 mg＋TMP 50 mg。

【贮藏】 密封、避光保存。

柳氮磺吡啶
(sulfasalazine)

别名：水杨酰偶氮磺胺吡啶、Salicylazosulfapyridine、Azulfidine、Salazopyrin、SASP

本品吸收差，仅在肠腔内起治疗作用。

【CAS】 599-79-1

【ATC】 A07EC01

【理化性状】 1. 本品为暗红色或棕黄色结晶性粉末，无臭。几乎不溶于水，极易溶于乙醇，易溶于氢氧化钠溶液。

2. 化学名：4-Hydroxy-4′-(2-pyridylsulphamoyl) azobenzene-3-carboxylic acid

3. 分子式：$C_{18}H_{14}N_{4}O_{5}S$

4. 分子量：398.4

5. 结构式

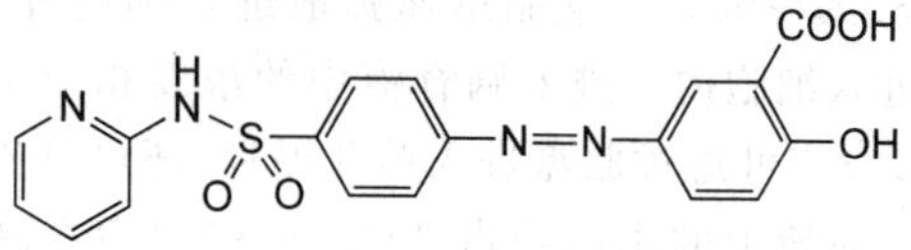

【药理作用】 本品在远端小肠和结肠内被微生物分解成 5-氨基水杨酸（5-aminosalicylicacid，5-ASA）和磺胺吡啶。磺胺吡啶仅有微弱的抗菌作用，主要在肠道起载体作用，阻止 5-ASA（通用名为美沙拉嗪）从肠道吸收，在碱性条件下，微生物才能使重氮链裂开，从而释出具有抗炎和免疫抑制作用的 5-氨基水杨酸。

【体内过程】 1. 口服本品后约有 15%从小肠吸收，其中小部分经肠肝循环又回到小肠中。大部分药物可达到结肠，在这里，结合的偶氮基被肠道中菌群的作用分解，产生出磺胺吡啶和 5-ASA。研究证实，用药总量的 60%～90%是通过这条途径代谢的，其代谢的程度是根据肠道菌丛的活性和肠道运行的速度决定的。患有肠道炎性疾病的患者，其结肠代谢会减少。小量吸收后完整的本品广泛与血浆蛋白结合，继而以原药形式随尿排出。其可透过胎盘，也可在乳汁中检出。

2. 在本品分子分解后，约有 60%～80%磺胺吡啶被吸收并通过乙酰化、羟基化和葡糖醛酸化进行广泛代谢。在使用相同剂量后，磺胺吡啶在慢乙酰化者中的稳态峰浓度高于快乙酰化者中的稳态峰浓度，前者所产生的不良反应可能比后者所产生的高 2～3 倍。约有 60%原属本品的剂量以磺胺吡啶及其代谢物随尿排出。和本品一样，磺胺吡啶也可透过胎盘，并在乳汁中出现。5-ASA 组成部分极难吸收。

【适应证】 主要用于溃疡性结肠炎和局限性回肠炎（Crohn 病），常与皮质激素合用。

【不良反应】 1. 由于本品可分解为磺胺吡啶和 5-ASA，因此，本品的不良反应分别参见磺胺甲噁唑和美沙拉嗪的不良反应。

2. 本品的不良反应可概括地分成两组。第 1 组不良反应与剂量有关，取决于乙酰化的表型，大多数是可预测的。此组中常见的不良反应有恶心、呕吐、头痛、溶血型贫血和高铁血红蛋白血症。第 2 组属于过敏反应，基本上是不可预测的，一般都在开始用药时发生，如皮疹、再生障碍性贫血、肝功能不全、肺功能障碍（与嗜酸性粒细胞增加和肺浸润有关）、自身免疫性溶血、血清病样反应、粒细胞缺乏、纤维化牙槽炎和可逆性精液缺乏。

3. 据报道：①本品用于治疗炎性肠病引起血液病发生率为 0.6/1000；②本品可致雷诺综合征，本品和美沙拉嗪均可引起心肌炎，并有 1 例导致致死性心源性休克；③本品可使接触镜片出现不可逆的黄染；④本品可能引起溃疡性结肠炎，很可能是其中水杨酸组分所致，而非磺胺吡啶；⑤本品可引起可逆性脱发；⑥本品中的组分美沙拉嗪可引起肾病综合征和间质性肾炎；⑦本品可引起系统性红斑狼疮，具有磺胺吡啶慢乙酰化的患者可能更易发生；⑧本品可使卟啉症急性发作；⑨本品可致舞蹈病。

【妊娠期安全等级】 B/D（分娩期）。

【禁忌与慎用】 1. 对本品及其代谢产物、磺胺类或水杨酸过敏的患者禁用本品。

2. <2 岁的儿童禁用本品，因可能引起核黄疸。

3. 患有或处于缓解的系统性红斑狼疮患者禁用本品。

4. 血液病或肾功能不全患者慎用。

5. 肠梗阻患者或育龄男性禁用本品。

6. 血小板减少、粒细胞减少患者，肠道及尿道梗阻患者以及 G6PD 缺乏者、血卟啉病患者均应禁用本品。

7. 肝功能不全患者和肾功能不全患者均慎用本品。

8. 本品可分泌至乳汁，哺乳期妇女使用时应暂停哺乳。

【药物相互作用】 1. 凡可抑制肠道菌群的抗菌药物均可导致本品在肠道中分解，从而减少5-ASA游离，降低本品的疗效。

2. 本品可抑制硫嘌呤甲基转移酶，此酶对硫嘌呤的代谢很重要。

3. 本品与地高辛同时使用，可减少后者吸收量。

【剂量与用法】 1. 英国通常开始的成人口服量为1～2 g，4次/日，据称这样会增加毒性的风险；美国常用1 g，3～4次/日；开始如使用0.5 g，每6～12 h一次，可能减少胃肠道不良反应；夜间，两次剂量的间隔时间不应超过8 h；治疗溃疡性结肠炎时，可逐渐将用量减至每天2 g或更少，并无限期地持续治疗。

2. ＞2岁的儿童开始口服40～60 mg/(kg·d)，分次给予；逐渐减量至20～30 mg/(kg·d)，维持治疗。

3. 本品也可直肠给药，一般采用栓剂，早晚各用0.5～1 g，单用或与口服配合。还可灌肠给药，于睡前1次给予3 g。

【用药须知】 1. 在开始用药的头3个月中，至少每月检查1次血常规，以及时发现血液学不良反应。

2. 应告知患者及其看护者，如何认识血液毒性的表现，如出现发热、咽喉痛、口腔溃疡和出血，应及时就诊。

3. 开始治疗的头3个月中，每月应进行肝功能检查，肾功能检查也应定期进行。

4. 长期服药，有可能出现尿路结石。

【临床新用途】 1. 类风湿关节炎　通常采用逐增加剂量，一般一日服用1.5～3.0 g可获得临床和生化参数的改善。

2. 坏疽性脓皮病　用本品每3 h服0.5 g，继以维持治疗10 d，随后停药10 d，交替进行。

【制剂】 ①片剂：0.25 g；0.5 g。②肠溶片：0.5 g。③栓剂：0.5 g。④混悬剂：250 mg/5 ml。

【贮藏】 密封、避光保存。

磺胺二甲嘧啶
(sulfadimidine)

别名：Sulphadimidine、Sulfamithazine、SM_2

【CAS】 57-68-1

【ATC】 J01EB03

【理化性状】 1. 本品为白色粉末或结晶。几乎不溶于水，微溶于乙醇，能溶于丙酮或强碱的无机化合物溶液、稀释的无机酸。

2. 化学名：N^1-(4, 6-Dimethylpyrimidin-2-yl) su-lphanilamide

3. 分子式：$C_{12}H_{14}N_4O_2S$

4. 分子量：278.3

5. 结构式

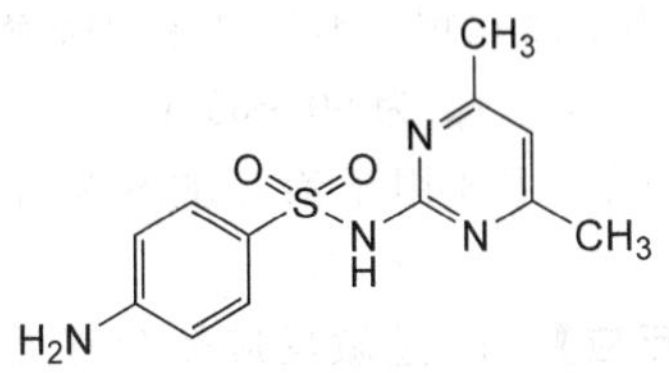

磺胺二甲嘧啶钠
(sulfadimidine sodium)

〖CAS〗 1981-58-4

〖理化性状〗 1. 分子式：$C_{12}H_{13}N_4NaO_2S$

2. 分子量：300.3

【简介】 本品属于短效磺胺类药。其作用类似磺胺甲噁唑。易于从胃肠道吸收。蛋白结合率约为80%～90%。快速乙酰化者和慢速乙酰化者的$t_{1/2}$分别为1.5～4 h和5.5～8.8 h。由于本品的溶解度高，故乙酰化代谢物结晶尿比磺胺甲噁唑较少发生。开始口服2 g，接着每6～8 h给予0.5～1.0 g。注射用其钠盐。本品可与磺胺嘧啶或磺胺甲基嘧啶合用，也可合用TMP。由于本品快乙酰化者和慢乙酰化者的药动学具有差异，可用于鉴别患者乙酰化的情况。避光贮存。

磺胺林
(sulfalene)

本品为磺胺类药。

别名：磺胺甲氧吡嗪、长效磺胺B、吡嗪磺、磺胺-3-甲氧吡嗪、Sulfamethoxypyrazine

【CAS】 152-47-6

【ATC】 J01ED02；QJ01EQ19

【理化性状】 1. 化学名：4-Amino-*N*-(3-methoxypyrazinyl) benzenesulfonamide

2. 分子式：$C_{11}H_{12}N_4O_3S$

3. 分子量：280.3

4. 结构式

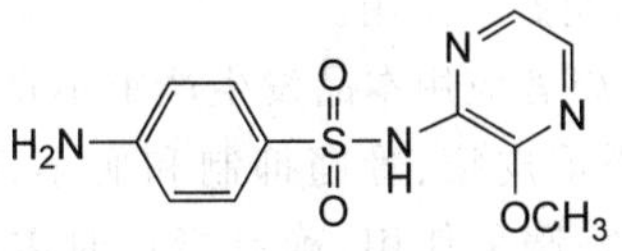

【药理作用】 本品可与对氨基苯甲酸(PABA)竞争性作用于细菌体内的二氢叶酸合成酶,从而阻止PABA作为原料合成细菌所需的叶酸过程,减少具有代谢活性的四氢叶酸的量,而后者则是细菌合成嘌呤、胸腺嘧啶核苷和脱氧核糖核酸(DNA)的必需物质,因此抑制细菌的生长繁殖。

【体内过程】 口服后易自胃肠道吸收,吸收完全。血浆蛋白结合率为60%～80%。大约给药剂量的5%代谢为乙酰化物。本品自尿中缓慢排泄,尿乙酰化物约占70%。$t_{1/2}$为60～65 h。

【适应证】 主要用于治疗敏感菌所致的急、慢性尿路感染。

【不良反应】 1. 过敏反应较为常见,可表现为药疹,严重者可发生渗出性多形红斑、剥脱性皮炎和大疱表皮松解萎缩性皮炎等;也有表现为光敏反应、药物热、关节及肌肉疼痛、发热等血清病样反应。

2. 可见粒细胞减少或缺乏症、血小板减少症及再生障碍性贫血。患者可表现为咽痛、发热、苍白和出血倾向。因此在服用本品时应定期检查血常规,发现异常及时停药。

3. 可见溶血性贫血及血红蛋白尿,这在缺乏G-6-PD的患者更易发生,在新生儿和小儿中较成人为多见。

4. 可出现高胆红素血症和新生儿核黄疸。由于本品与胆红素竞争蛋白结合部位,可致游离胆红素增高。新生儿肝功能不完善,故较易发生高胆红素血症和新生儿黄疸,偶可发生核黄疸。

5. 可发生黄疸、肝功能异常,严重者可发生急性肝坏死。

6. 可发生结晶尿、血尿和管型尿。偶有患者发生间质性肾炎或肾管坏死的严重不良反应。

7. 恶心、呕吐、胃纳减退、腹泻、头痛、乏力等。一般症状轻微,不影响继续用药。偶有患者发生难辨梭状芽孢杆菌肠炎,此时需停药。

8. 甲状腺肿大及功能减退偶有发生。

9. 中枢神经系统毒性反应偶可发生,表现为精神错乱、定向力障碍、幻觉、欣快感或抑郁感。一旦出现均需立即停药。

【禁忌与慎用】 1. 对磺胺类药物过敏者禁用。

2. 缺乏G-6-PD,血卟啉症,重度肝、肾功能减退者及血液病患者禁用。

3. <2个月以下婴儿禁用。

4. 妊娠期妇女禁用。

5. 老年患者应用本品发生严重不良反应的机会增加,常见严重皮疹、骨髓抑制和血小板减少等,因此老年患者宜避免使用,确有指征时需权衡利弊后决定。

6. 尚未明确本品是否可经乳汁分泌,哺乳期妇女应权衡本品对其的重要性,选择停药或暂停哺乳。

7. 失水、休克患者服用本品易致肾损害,应避免应用本品。

【药物相互作用】 1. 与尿碱化药合用可增强磺胺药在碱性尿中的溶解度,使排泄增多。

2. 可代替磺胺被细菌摄取,对磺胺药的抑菌作用发生拮抗,因而两者不宜合用。

3. 有些药物与本品合用时,或在应用本品之后使用时,应调整其剂量。此类药物包括口服抗凝药、口服降血糖药、甲氨蝶呤、苯妥英钠和硫喷妥钠。

4. 与骨髓抑制药合用时可能增强此类药物对造血系统的不良反应。如有指征需两类药物合用时,应严密观察可能发生的毒性反应。

5. 与避孕药(雌激素类)长时间合用可导致避孕的可靠性减少,并增加经期外出血的机会。

6. 与溶栓药物合用时,可能增大其潜在的毒性作用。

7. 与肝毒性药物合用时,可能引起肝毒性发生率的增高。对此类患者尤其是用药时间较长及以往有肝病史者应监测肝功能。

8. 与光敏药物合用可能发生光敏的相加作用。

9. 接受本品治疗者对维生素K的需要量增加。

10. 乌洛托品在酸性尿中可分解产生甲醛,后者可与本品形成不溶性沉淀物。使发生结晶尿的危险性增加,因而不宜两药同时应用。

11. 本品可取代保泰松的血浆蛋白结合部位,当两者合用时可增强保泰松的作用。

12. 磺吡酮与本品合用时可减少后者自肾小管的分泌,其血药浓度升高且持久,从而产生毒性,因此在应用磺吡酮期间或在应用其治疗后可能需要调整本品的剂量。当磺吡酮疗程较长时,对本品的血药浓度宜进行监测,有助于剂量的调整,保证安全用药。

【剂量与用法】 口服,常用量为首剂1 g,以后每隔2～3 d一次,0.25～0.5 g/次。

【用药须知】 1. 对一种磺胺药呈现过敏的患者对其他磺胺药也可能过敏。

2. 对呋塞米、砜类、噻嗪类利尿药、磺脲类、碳酸酐酶抑制药呈现过敏的患者,对磺胺药亦可过敏。

3. 应用磺胺药期间多饮水,保持高尿流量,以防结晶尿的发生。长疗程、大剂量服用本品时,宜同时服用碱化尿液的药物,以防止结晶尿、血尿和管型尿等因肾脏损害引起的不良反应。

4. 治疗中须注意检查:①血常规检查,对接受较长疗程的患者尤为重要。②治疗中定期尿液检查

（每 2～3 d 查尿常规一次）以发现长疗程或高剂量治疗时可能发生的结晶尿。③肝、肾功能检查。

5. 由于本品阻止叶酸的代谢，加重巨幼红细胞性贫血患者叶酸的缺乏，故该病患者应慎用。由于本品可引起新生儿核黄疸和溶血，因此新生儿及 2 个月以下婴幼儿禁用。

【制剂】 片剂：0.25 g。

【贮藏】 密闭，遮光保存。

磺胺索嘧啶
(sulfisomidine)

本品为磺胺类药。

别名：磺胺二甲异嘧啶、磺胺异嘧啶、磺胺异二甲嘧啶、磺胺哒嗪、Sulphasomidine、Sulfamethin、Sulfaisodimidine

【CAS】 515-64-0

【ATC】 J01EB01

【理化性状】 1. 化学名：4-Amino-*N*-(2，6-dimethylpyrimidin-4-yl) benzenesulfonamide

2. 分子式：$C_{12}H_{14}N_4O_2S$

3. 分子量：278.33

4. 结构式

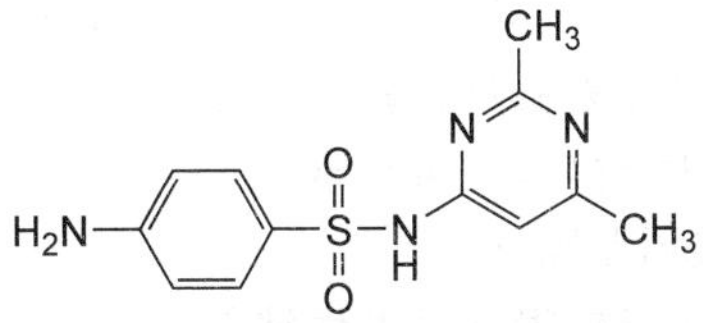

【简介】 本品属短效磺胺类药，其抗菌谱较广。对多种革兰阳性菌和阴性菌均有抑制作用，如脑膜炎双球菌、溶血性链球菌、肺炎球菌、淋球菌和葡萄球菌；对大肠埃希菌、变形杆菌、鼠疫杆菌、痢疾杆菌也有抑制作用；其他病原体如沙眼衣原体、疟原虫及放射菌等对本品也比较敏感。其作用机制是与细菌生长所必需的对氨基苯甲酸（PABA）竞争二氢叶酸合成酶，干扰细菌的叶酸合成，从而抑制细菌的正常生长繁殖，产生抑菌作用。体内乙酰化率较低，尿中药物原型浓度高（可达 90%）。适用于尿路感染。但疗效不如磺胺嘧啶及磺胺异嗯唑，现已不用。成人口服 4 次/日，一次 1 g。余参见其他短效磺胺。

磺胺间甲氧嘧啶
(sulfamonomethoxine)

别名：制菌磺

本品为磺胺类药。

【CAS】 1220-83-3

【理化性状】 1. 化学名：4-Amino-*N*-(6-methoxypyrimidin-4-yl) benzenesulfonamide

2. 分子式：$C_{11}H_{12}N_4O_3S$

3. 分子量：280.30

4. 结构式

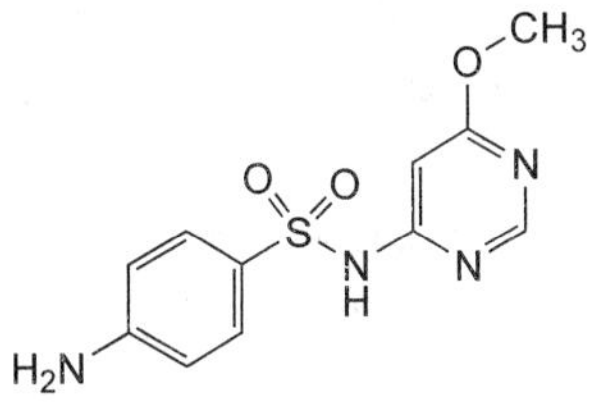

磺胺间甲氧嘧啶钠
(sulfamonomethoxine sodium)

〖CAS〗 1037-50-9

〖理化性状〗 1. 本品为白色或类白色的结晶性粉末，无臭，几乎无味；遇光色渐变暗。本品在丙酮中略溶，在乙醇中微溶，在水中不溶；在稀盐酸或氢氧化钠溶液中易溶。本品的熔点为 204～206 ℃。

2. 化学名：Sodium (4-aminophenyl) sulfonyl-(6-methoxypyrimidin-4-yl) azanide

3. 分子式：$C_{11}H_{11}N_4NaO_3S$

4. 分子量：302.28

【药理作用】 为长效磺胺类药物。对非产酶金黄色葡萄球菌、化脓性链球菌、肺炎链球菌、大肠埃希菌、克雷伯菌属、沙门菌属、志贺菌属等肠杆菌科细菌、淋病奈瑟菌、脑膜炎奈瑟菌、流感嗜血杆菌具有抗菌作用。磺胺类药物为广谱抑菌剂，其作用机制为在结构上类似对氨基苯甲酸（PABA），可与 PABA 竞争性作用于细菌体内的二氢叶酸合成酶，从而阻止 PABA 作为原料合成细菌所需的叶酸，减少具有代谢活性的四氢叶酸的量，而后者则是细菌合成嘌呤、胸腺嘧啶核苷酸和脱氧核糖核酸（DNA）的必需物质，因此抑制了细菌的生长繁殖。

【体内过程】 口服后经胃肠道吸收良好，4 h 后达血药峰值，持续时间长，消除 $t_{1/2}$ 为 30 h 左右。血浆蛋白结合率为 85%～90%，本品口服后可广泛分布自组织体液中，也可透过血-脑屏障。在血（8.7%～16.34%）和尿中（37.8%～48.4%）的乙酰化率均较低，且在尿中的溶解度较大，因而不易引起结晶尿和血尿。

【适应证】 用于治疗敏感菌所致的尿路感染、肠道感染和皮肤软组织感染。

【不良反应】 参见磺胺林。

【禁忌与慎用】 1. 对磺胺类药物过敏者禁用。

2. 由于本品阻止叶酸的代谢，加重巨幼红细胞性贫血患者叶酸盐的缺乏，所以该病患者禁用。

3. 妊娠期妇女禁用。

4. <2 个月的婴儿禁用。

5. 重度肝肾功能不全患者禁用。

6. 缺乏 G-6-PD、血卟啉症患者慎用。

7. 老年患者应用磺胺药发生严重不良反应的机会增加。如严重皮疹、骨髓抑制和血小板减少等是老年人严重不良反应中常见者。因此老年患者应避免应用,确有指征时需权衡利弊后决定。

8. 哺乳期妇女应权衡本品对其重要性,选择停药或暂停哺乳。

【药物相互作用】 参见其他磺胺类药。

【剂量与用法】 口服,常用量为首剂 1 g,以后一次 0.5 g,1 次/日;2 个月以上小儿一日 15 mg/kg,首剂加倍。

【用药须知】 参见其他磺胺类药。

1. 对一种磺胺药呈现过敏的患者对其他磺胺药也可能过敏。

2. 可发生黄疸、肝功能异常,严重者可发生急性肝坏死。故有肝功能不全患者宜避免磺胺药的全身应用。

3. 如应用本品疗程长,剂量大宜同服碳酸氢钠并多饮水,以防止此不良反应。失水、休克和老年患者应用本品易致肾损害,应慎用或避免应用本品。肾功能不全患者不宜应用本品。

4. 对呋塞米、砜类、噻嗪类利尿药、磺脲类、碳酸酐酶抑制药呈现过敏的患者,对磺胺药亦可过敏。

5. 治疗中需注意检查:

(1) 血常规检查,对接受较长疗程的患者尤为重要。

(2) 治疗中定期尿液检查(每 2～3 d 查尿常规一次)以发现长疗程或高剂量治疗时可能发生的结晶尿。

(3) 肝、肾功能检查。

【制剂】 片剂:0.25 g。

【贮藏】 密闭,遮光保存。

磺胺甲氧嗪

(sulfamethoxypyridazine)

别名:磺胺甲氧哒嗪、Sulfalene、SMPZ

本品为磺胺类药。

【CAS】 80-35-3

【ATC】 J01ED05;QJ01EQ15

【理化性状】 1. 本品为白色或微黄色的结晶性粉末;无臭,味苦;遇光变色。在丙酮中略溶,在乙醇中极微溶解,在水中几乎不溶;在稀盐酸或氢氧化碱溶液中易溶。本品的熔点为 180～183 ℃。

2. 化学名:4-Amino-*N*-(6-methoxypyridazin-3-yl)benzenesulfonamide

3. 分子式:$C_{11}H_{12}N_4O_3S$

4. 分子量:280.3

5. 结构式

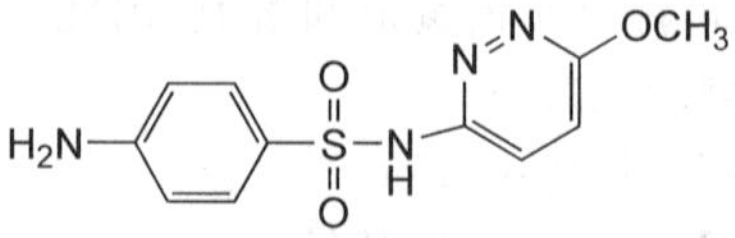

【药理作用】 与其他磺胺药相同。

【体内过程】 本品属长效磺胺药。口服后 4 h 可达峰值,消除 $t_{1/2}$ 为 59～67 h,自尿中 48 h 约排出给药量的 20%。

【适应证】 抗菌谱、抗菌活性及适应证与磺胺甲噁唑相仿。另对麻风杆菌有中度抗菌作用,与甲氧苄啶(TMP)合用对间日疟和恶性疟原虫(包括耐氯喹株)有效,且优于乙胺嘧啶。

【不良反应】 基本与磺胺甲噁唑相同,肾毒性反应较轻。

1. 变态反应　较为常见,可表现为药疹,严重者可发生渗出性多形红斑、剥脱性皮炎和大疱表皮松解萎缩性皮炎等。

2. 血液系统反应　可发生粒细胞减少症、血小板减少症,偶可发生再生障碍性贫血;缺乏 G-6-PD 患者应用本品后易发生溶血性贫血及血红蛋白尿。

3. 高胆红素血症和新生儿核黄疸。

4. 肝功能损害　可出现黄疸、肝功能异常,严重者可发生急性肝坏死。

5. 肾功能损害　可发生结晶尿、血尿和管型尿。

6. 其他　可出现恶心、呕吐、胃纳减退、腹泻、头痛、乏力等,一般不影响继续用药。

【禁忌与慎用】 1. 对磺胺药过敏者禁用。

2. 妊娠后期、新生儿及肝肾功能不全患者禁用。

3. 哺乳期妇女应权衡本品对其重要性,选择停药或暂停哺乳。

【药物相互作用】 参见其他长效磺胺。

【剂量与用法】 口服　成人 0.5～1.0 g,每 2～3 d 服 1 次。

【用药须知】 1. 对任何一种磺胺药过敏的患者对其他磺胺药都可出现交叉过敏。

2. 老年患者慎用本品。

3. 治疗中需定期进行血、尿常规等检查。

【制剂】 片剂:0.2 g;0.25 g。

【贮藏】 密闭,遮光保存。

磺胺脒

(sulfamidine)

别名:Sulfaguanidine

本品为最早用于肠道感染的磺胺类药。

【CAS】 57-67-0

【ATC】 A07AB03

【理化性状】 1. 化学名：4-Amino-*N*-[amino(imino)methyl]benzenesulfonamide

2. 分子式：$C_7H_{10}N_4O_2S$

3. 分子量：214.24

4. 结构式

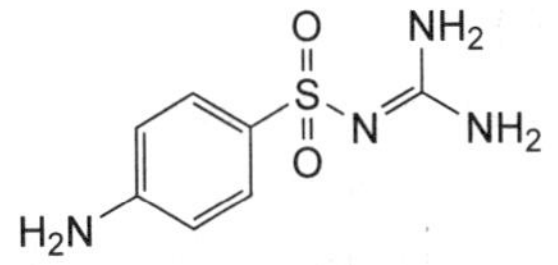

【药理作用】 与其他磺胺药相同。

【体内过程】 本品口服后在肠内很少吸收，绝大部分以原形随粪便排出。

【适应证】 用于治疗细菌性痢疾和肠炎，或用于预防肠道手术后感染。

【不良反应】 可出现恶心、呕吐、食欲缺乏、头晕、头痛、药物热、皮疹、粒细胞减少、结晶尿、尿少及血尿等反应。

【禁忌与慎用】 1. 对磺胺药过敏者禁用。

2. 肝、肾功能不全患者慎用。

3. 妊娠期妇女禁用。

4. 哺乳期妇女应权衡本品对其重要性，选择停药或暂停哺乳。

5. 早产儿、新生儿及 2 个月以下婴儿禁用。

【药物相互作用】 1. 同时应用尿碱化药，可增强本品在碱性尿中的溶解度，使排泄增多。

2. 不能与对氨基苯甲酸合用，对氨基苯甲酸可代替本品被细菌摄取，两者相互拮抗。也不宜与含对氨苯甲酰基的局麻药如普鲁卡因、丁卡因等合用。

3. 对于服用雌激素类的避孕药者，同时长时间应用本品可导致避孕的可靠性减少，并增加经期外出血的机会。

4. 与光敏药物合用时可能发生光敏的相加作用。

5. 接受本品治疗者对维生素 K 的需要量增加。

【剂量与用法】 口服　成人一次 1～3 g，3～4 次/日；儿童按体重一日 100 mg/kg，分 4 次服用。首次剂量均加倍。

【用药须知】 1. 对任何一种磺胺药过敏的患者对其他磺胺药都可出现交叉过敏。

2. 老年患者慎用本品。

3. 治疗中需定期进行血、尿常规等检查。

【制剂】 片剂：0.5 g。

【贮藏】 密闭，遮光保存。

1.1.2.2　喹诺酮类

喹诺酮类又称作吡酮酸类或吡啶酮类，是 20 世纪 60 年代继萘啶酸之后，于 70 年代末运用二维定量构效关系发现了喹诺酮羧酸类抗菌药的代表——诺氟沙星。此后，与其结构类似的药物陆续上市，目前此类药物已开发上市者已达 20 余种，成为当今临床上经常使用的一类重要的抗菌药物。与其他抗菌药物的作用位点不同，本类药物作用于细菌 DNA 促旋酶，拮抗此促旋酶的功能，使细菌的复制、转录受阻，从而产生抑杀细菌的作用。一些细菌对许多抗菌药的耐药性可借质粒传导而广泛传布，本类药则不受质粒传导耐药性的影响，因而许多抗菌药与本类药之间不存在交叉耐药问题。按开发上市的年代可将本类药物分为四代。

1. 第一代为 20 世纪 70 年代以前上市的，如萘啶酸、噁喹酸和吡咯酸，主要对抗革兰阴性菌，对许多革兰阳性菌和铜绿假单胞菌均无活性。由于抗菌谱窄且不良反应较多，当前临床已很少应用。

2. 第二代为 70 年代初至 80 年代中期上市的，如西诺沙星、噻克沙星、罗索沙星和吡哌酸，抗菌谱和抗菌活性均较第一代有所提高，不良反应也较少，主要用于泌尿道和消化道感染。

3. 第三代是从 70 年代后期开始上市的。这一代的结构特点是，在主核的 3 位上有一个羧基，6 位上为氟所取代，故又称作氟喹诺酮类。当前临床最常用的喹诺酮类均归属于第三代。在作用上，第三代药物较一、二代的抗菌谱大为拓宽，抗菌活性也显著提高。对革兰阴性和阳性菌均有较强的抑杀作用，对铜绿假单胞菌亦具抗菌活性；此外，对某些厌氧菌、衣原体所致感染也有效。

4. 第四代喹诺酮类与前三代的药物相比，是在结构中引入了 8-甲氧基，这一举措有助于加强原有的抗厌氧菌的活性，而在 C-7 位上的氮双氧环结构则可加强抗革兰阳性菌的活性，并保持了原有的、抗革兰阴性菌的活性，使不良反应更少而轻，且可使革兰阳性菌以及包括脆弱拟杆菌在内的、厌氧菌的抗菌活性增强，而对非典型病原体如肺炎支原体、肺炎衣原体、军团菌以及结核分枝杆菌的作用也会增强。在这一代中，多数产品的半衰期可见延长。

以关普遍认为这类药物不易产生耐药性，但在临床上这类药物被广泛使用之后，这种印象正在随着时间的推移而有所改变，耐药问题的增长趋势正越来越受到人们的关注。一般来说，口服吸收完全，不良反应较轻。动物实验证实，本类药物可致幼小动物的负重关节发生退化改变，故儿童、青少年、妊娠期妇女和哺乳期妇女均不宜使用本品；但也有人持相反意见，并在临床应用中证实以上顾虑是没有必要的。为慎重计，在后者的意见尚未获得药物流行病学强有力的支持之前，前者的建议仍应保留为好。

【用药警戒】 1. 氟喹诺酮类增加跟腱炎及跟腱断裂的风险。60 岁以上老人、同时服用皮质激素、肾、心脏或肺移植者风险尤高。

2. 氟喹诺酮类可使重症肌无力患者肌肉无力的状态恶化，有重症肌无力史者避免使用。

环丙沙星

(ciprofloxacin)

别名：环丙氟哌酸、环福星、特美力、悉复欣、丙氟哌酸、奔克、Ciflosin、Ciflox、CFLX

本品于 1987 年上市，为目前临床使用较多的氟喹诺酮类之一。注射用其盐酸盐（商品名 Cipro、Ciloxan、Ciprobay）和乳酸盐（商品名 Baycip IV）。

【CAS】 85721-33-1

【ATC】 J01MA02；S01AX13；S02AA15；S03AA07

【理化性状】 1. 本品为淡黄色结晶性粉末，有吸湿性。几乎不溶于水，极微溶于无水乙醇或一氯甲烷。

2. 化学名：1-Cyclopropyl-6-fluoro-1，4-dihydro-4-oxo-7-piperazin-1-ylquino-line-3-carboxylic acid

3. 分子式：$C_{17}H_{18}FN_3O_3$

4. 分子量：331.3

5. 结构式

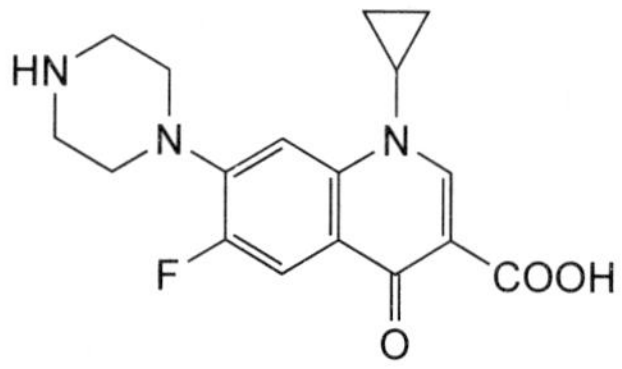

盐酸环丙沙星

(ciprofloxacin hydrochloride)

〖CAS〗 86483-48-9（anhydrous ciprofloxacin hydrochlo-ride）；86393-32-0（ciprofloxacin hydrochl-oride monohydrate）

〖理化性状〗 1. 本品为微黄色至淡黄色晶体。略溶于水，极微溶于无水乙醇；微溶于乙酸和甲醇；几乎不溶于丙酮、乙腈和二氯甲烷和己烷。2.5%的水溶液 pH 值为 3.0～4.5。保存温差允许在15～30 ℃。

2. 分子式：$C_{17}H_{18}FN_3O_3 \cdot HCl \cdot H_2O$

3. 分子量：385.8

乳酸环丙沙星

(ciprofloxacin lactate)

〖CAS〗 97867-33-9

〖理化性状〗 1. 分子式：$C_{17}H_{18}FN_3O_3 \cdot C_3H_6O_3$

2. 分子量：421.4

3. 配伍禁忌：环丙沙星制剂注册药品信息上表明的 pH 值是 3.9～4.5，在这个 pH 值范围内，与化学或物理上不稳定的注射剂有配伍禁忌。已有环丙沙星和其他药物包括抗菌药的配伍禁忌的报道。

4. 稳定性：环丙沙星溶液暴露在紫外线下会丧失活性，需注意。

【药理作用】 1. 本品属杀菌药，通过抑制细菌 DNA 的 A 亚单位（细菌 DNA 复制中的必需物质）而起作用。有广泛的抗菌谱，其活性强度高于诺氟沙星、依诺沙星 2～4 倍，而与氧氟沙星相当。

2. 在革兰阴性需氧菌中，本品对肠杆菌属的大肠埃希菌、枸橼酸杆菌属、肠杆菌属、克雷伯杆菌属、变形杆菌属、普罗菲登菌属、沙门菌属、沙雷菌属、志贺菌属和多种耶尔森菌属均有活性，对铜绿假单胞菌也有活性；但对其他多种假单胞菌的活性较低。杜克雷嗜血杆菌、流感嗜血杆菌、卡他莫拉菌、淋球菌、脑膜炎球菌对本品均敏感（包括产酶流感嗜血杆菌、卡他莫拉菌和淋球菌菌株）。其他对本品敏感的革兰阴性需氧菌还包括多种不动杆菌属、多种弯曲杆菌属、阴道加德纳菌属、幽门螺杆菌、多种军团菌属、多杀巴斯德杆菌和多种弧菌属。对马耳他布鲁菌的活性则不稳定。

3. 在革兰阳性需氧菌中，本品对葡萄球菌（包括产酶和不产酶的菌株）和某些耐甲氧西林的菌株具有活性。链球菌（尤其是肺炎链球菌）和肠球菌对本品的敏感性较低。体外证实对本品敏感的其他革兰阳性菌还有多种棒状杆菌属和单核细胞增多性李斯特菌。

4. 大多数厌氧菌（包括脆弱类杆菌和难辨梭状芽孢杆菌）耐药，但某些其他类杆菌属和多种梭状芽孢杆菌对本品可能敏感。

5. 本品对分枝杆菌属、支原体属、立克次体属和恶性疟原虫有某种程度的活性。沙眼衣原体对本品很不敏感，星形诺卡菌和解脲脲原体耐药。梅毒螺旋体和真菌耐药。

6. 在临床使用本品期间，多种细菌，尤其金黄色葡萄球菌（包括 MRSA）和铜绿假单胞菌会产生耐药。本品与其他氟喹诺酮类药物之间存在着完全交叉耐药。

【体内过程】 1. 本品口服后迅速被吸收。1 次口服 500 mg 后 1～2 h 可达血药峰值 2.5 μg/ml。胃中有食物存在时，吸收虽会延迟，但不影响全部吸收量。$t_{1/2}$ 约为 3.5～4.5 h，严重肾功能衰竭时会延长（终末期肾病达 8 h），老年人也有某种程度的延长。

一项研究表明，接受本品的严重肝硬化患者，其 $t_{1/2}$ 稍见延长。多数研究证实，囊性纤维化并不明显影响本品的药动学。

2. 本品的蛋白结合率约为 20%～40%。在体内广泛分布，组织渗透良好，可进入脑脊液，但在脑膜有炎症时仅及血药浓度的 10%。本品可透过胎盘，进入乳汁，胆汁中可达高浓度。

3. 本品主要随尿排出，非肾清除仅占总清除 1/3；丙磺舒可减少肾清除。至少有 4 种活性代谢物。在 24 h 内，以原药形式随尿排出 40%～50%的口服用量，代谢物约 15%。肠外用量在 24 h 内可随尿排出原药 70%，代谢物 10%。5 d 内随粪便排出口服用量的 20%～35%，静脉给药量的 15%。仅有少量本品可经血液透析或腹膜透析消除。

【适应证】 1. 敏感微生物引起的胆道感染、泌尿生殖系感染、骨和关节感染、皮肤和软组织感染、呼吸道感染、腹腔感染和胃肠道炎（包括旅行者腹泻、弯曲杆菌肠炎、霍乱、沙门菌肠炎和志贺菌病），外耳炎和内耳炎。

2. 布氏菌病、猫抓病、感染的动物咬伤或螫伤。

3. 软下疳、淋病、军团病、Q 热和免疫受损患者（中性粒细胞下降）的感染。

4. 斑疹热、伤寒和副伤寒、斑疹伤寒和败血症。

5. 囊性纤维化加重，囊性纤维化合并假单胞菌感染（不包括被肺炎链球菌所致肺炎）。

6. 预防脑膜炎球菌性脑膜炎和手术后感染。

7. 近几年来，临床正在使用本品和氧氟沙星治疗机会性分枝杆菌感染和结核病。

8. 本品和氧氟沙星还局部用于眼的感染。

【不良反应】 1. 最常见的消化道不良反应有恶心、呕吐、腹痛、腹泻和食欲缺乏。假膜性小肠结肠炎罕见报道。

2. 头痛、头晕和坐立不安是神经系统最常见的不良反应。其他如震颤、嗜睡、失眠、噩梦、视物模糊和感觉迟钝少见。幻觉、幻视、复视、神经异常反应、抽搐、癫痫样发作、抑郁和精神错乱较罕见。感觉异常和周围神经病偶有发生。

3. 较常见的过敏反应有皮疹、瘙痒。罕见脉管炎、多形性红斑、斯-约综合征和中毒性表皮坏死松解症。光敏反应已有发生，洛美沙星和司帕沙星可能更多见。肌腱损伤已有报道（当使用其他本类药物时，有时会引起可逆性关节痛；1 例 17 岁患者使用培氟沙星引起破坏性关节病）。

4. 本品引起的其他不良反应还有一过性血肌酐和 BUN 上升。偶发继间质性肾炎后的急性肾功能衰竭、结晶尿，肝转氨酶上升，黄疸和肝炎，嗜酸性粒细胞增多，中性粒细胞减少，血小板减少以及非常罕见的溶血性贫血或粒细胞减少；肌无力；男子乳腺发育和尖端扭转型心动过速。

5. 注射部位可能产生疼痛和刺激感，但导致静脉炎或血栓性静脉炎罕见。

6. 当使用其他抗菌药物已经出现二重感染时，那些引起二重感染的微生物就很可能对本品也很不敏感。那些引起二重感染的微生物包括白色念珠菌、难辨梭状芽孢杆菌和肺炎链球菌。

【妊娠期安全等级】 C。

【禁忌与慎用】 1. 对任何一种本类药物过敏者和 18 岁以下的儿童禁用。

2. 有中枢神经系统疾病或癫痫史的患者不宜使用本品。

3. 老年患者、肝肾功能不全、G6PD 缺乏者、重症肌无力患者以及正在使用降糖药的患者，均应慎用本品。

4. 本品可通过乳汁分泌，哺乳期妇女使用时应暂停哺乳。

【药物相互作用】 1. 本类药物属酶抑制药，凡是通过肝酶代谢的药物均可因同时使用本类药物而使代谢受抑，作用增强，如茶碱、咖啡因或口服抗凝药等的血药浓度都会升高，甚至发生致命性反应，应予特别关注。

2. 含阳离子铝、镁或铁的药物可减少本类药物的吸收。

3. 同时使用芬布芬和本类药物可引起中枢神经系统不良反应如精神错乱。

4. 同时使用本品和氯丙嗪可引起神经系统不良反应。

5. 阿片类镇痛药可明显降低环丙沙星的血药浓度。

6. 同时肠外给予本品和阿洛西林，可升高前者的血药浓度并持续较长时间。

7. 细胞毒药化疗后可减少口服环丙沙星的吸收。

8. 合用本品和环孢素可加重肾毒性。

9. 同时使用本品和膦甲酸可发生全身强直—阵挛性癫痫发作。

10. 个例报道本品可使咪达唑仑的血药浓度升高。

11. 本品可增强华法林的抗凝作用，合用时应监测凝血酶原时间和血小板计数。

12. 丙磺舒可减少本类药物随尿排出。

13. 本类药物合用任何降糖药，可引起高血糖或低血糖，禁止合用。

【剂量与用法】 1. 成人口服 250～750 mg，2 次/日，根据感染的性质和严重程度而定。静脉滴注一次 100～400 mg，2 次/日，输液的浓度应为 1～2 mg/ml，30～60 min 滴完。

2. 急性无合并症的女性膀胱炎可口服，100 mg，2 次/日。

3. 治疗淋病一次给予 250～500 mg，根据耐药情况选定剂量。

4. 预防脑膜炎球菌性脑膜炎一次口服 300 mg。

5. 预防手术感染一次口服（术前 60～90 min）750 mg。

6. 5 岁或 5 岁以上的儿童和青少年如患有囊性纤维化合并铜绿假单胞菌感染，可口服 20 mg/kg，2 次/日，最大剂量一次可达 750 mg，2 次/日；或以 10 mg/kg 经 60 min 滴注，3 次/日，最大剂量一次可达 400 mg，3 次/日。

7. 儿童原则上禁用本品，但如果必需，可口服 5～15 mg，2 次/日；或以 4～8 mg/kg 给予滴注，2 次/日。

8. 对重复肾功能不全的患者，当 Ccr＜20 ml/min，其用量应减半，或延长两次剂量之间的间隔时间。

9. 0.5%滴眼液局部用于眼结膜炎、角膜炎和沙眼，一次 1～2 滴，3～5 次/日。

10. 栓剂用于细菌性阴道炎，患者清洁外阴部后，取仰卧位，垫高臀部，将栓剂塞入阴道深部，保留 5～10 min。每晚 1 次，一次 1 枚，7 d 为一疗程。

11. 阴道泡腾片 阴道给药，1 次/日，于每晚临睡前清洁外阴后，放入阴道后穹窿处，连用 7 d，或遵医嘱。

【用药须知】 1. 原则上，儿童是禁用本类药物的；但如果必需，就应权衡利弊。

2. 在用药期间，尿液不可过度碱化，以免出现晶尿症。

3. 应以 0.9%氯化钠或 5%葡萄糖注射液稀释静脉滴注溶液。

4. 如条件许可，应对肾功能不全患者进行血药浓度监测。

5. 用药期间，应避免透过玻璃窗的日光，或浴灯的较长波长的紫外线照射，以避免发生光过敏。

6. 本品虽不干扰使用"Clinitest""Diastix"或"Tes-Tape"测定尿糖浓度，但使用"BM-Test7"测定可出现尿糖的假阳性反应。

7. 用药期间，如出现较重的过敏反应、溶血性贫血或罕见的假膜性小肠结肠炎，应尽早停药。

8. 参见本类药物引言中的用药警戒。

【制剂】 ①片剂：100 mg；200 mg；250 mg。②胶囊剂：100 mg；200 mg；250 mg。③注射剂（粉）：0.1 g；0.2 g；0.4 g。④注射液：0.1 g/2 ml；0.1 g/5 ml，0.1 g/10 ml。⑤大容量注射液：100 ml 含环丙沙星 0.1 g 与氯化钠 0.9 g；100 ml 含环丙沙星 0.2 g 与氯化钠 0.9 g；250 ml 含环丙沙星 0.25 g 与氯化钠 0.9 g；100 ml 含环丙沙星 0.2 g 与葡萄糖 5.0 g。⑥乳膏剂：0.1 g/10 g。⑦滴眼液：24 mg/8 ml。⑧滴耳液：30 mg/10 ml。⑨栓剂：0.2 g。⑩阴道泡腾片：0.2 g；⑪眼膏剂：7.5 mg/2.5 g。

【贮藏】 密封、避光保存。

诺氟沙星

(norfloxacin)

别名：氟哌酸、Noroxin、Fulgram

【CAS】 70458-96-7

【ATC】 J01MA06；S01AX12

【理化性状】 1. 本品为白色或灰黄色结晶性粉末，有吸湿性和光敏性。极微溶于水，微溶于乙醇或丙酮。

2. 化学名：1-Ethyl-6-fluoro-1，4-dihydro-4-oxo-7-(piperazin-1-yl) quinoline-3-carboxylic acid

3. 分子式：$C_{16}H_{18}FN_3O_3$

4. 分子量：319.3

5. 结构式

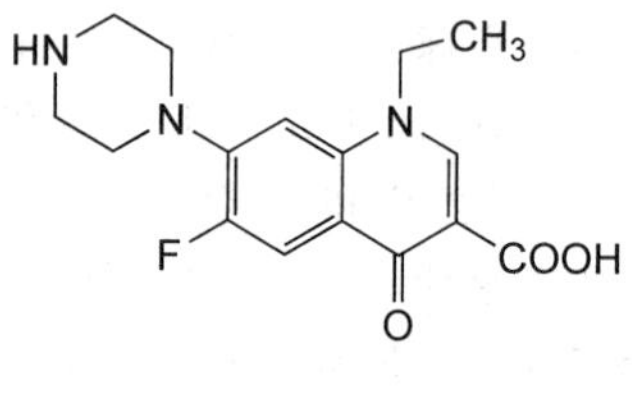

【药理作用】 其抗菌特性同环丙沙星，但活性较弱。

【体内过程】 口服本品约可吸收 30%～40%。口服 400 mg 后 1～2 h 可达血药峰值 1.5 μg/ml，胃内有食物存在时可延迟吸收。$t_{1/2}$ 约为 4 h，肾功能不全患者会延长；当 Ccr＜30 ml/min。蛋白结合率为 14%。本品易于渗进泌尿生殖系组织，可透过胎盘。胆囊中的药物浓度较高。约有 30%的用量以原药形式于 24 h 内随尿排出。尿的 pH 为 7.5 时，本品的溶解度最低。丙磺舒可减少本品随尿排出。有些代谢可能在肝内进行，尿中可检出几种代谢物，有的具有活性。随粪便排出的用量约为 30%。

【适应证】 1. 用于治疗敏感细菌引起的泌尿道、呼吸道、胃肠道及骨骼系统感染。

2. 用于治疗淋病和耐药菌株所致伤寒和沙门菌

属感染。

3. 革兰阴性菌所致皮肤软组织感染和创口感染。

4. 滴眼液用于治疗敏感菌引起的眼部感染。对支原体、衣原体也有效。

【不良反应】 1. 胃肠道反应较为常见，可表现为腹部不适或疼痛、腹泻、恶心或呕吐。

2. 中枢神经系统反应可有头昏、头痛、嗜睡或失眠。

3. 过敏反应皮疹、皮肤瘙痒，偶可发生渗出性多性红斑及血管神经性水肿。少数患者有光敏反应。

4. 偶可发生：①癫痫发作、精神异常、烦躁不安、意识障碍、幻觉、震颤；②血尿、发热、皮疹等间质性肾炎表现；③静脉炎；④结晶尿，多见于高剂量应用时；⑤关节疼痛。

5. 少数患者可发生血清氨基转移酶升高、血BUN增高及周围血常规白细胞降低，多属轻度，并呈一过性。

【妊娠期安全等级】 C。

【禁忌与慎用】【药物相互作用】 参见环丙沙星。

【剂量与用法】 1. 成人常用量为 400 mg，2 次/日，连用 3～10 d。对慢性复发性尿路感染，须持续治疗 12 周；如在前 4 周内已获充分的效应，则可减量为 400 mg，1 次/日。

2. Ccr ≤ 10 ml/min 时，用量为 400 mg，1 次/日。

3. 治疗无合并症的淋病可单次口服 800 mg。

4. 0.3%滴眼液局部用于结膜炎、角膜炎和沙眼，一次 1～2 滴，3～5 次/日。

5. 阴道用膜剂，使用前先洗净外阴，将手洗净擦干，从药膜本的两层纸中间取出药膜一片（或二片）经折叠成松软小团后，以食指和中指夹持（或中指）推入阴道深处。早晚各一次，一次 20～40 mg（1～2 片）。

6. 乳膏剂及软膏剂，用于治疗细菌感染性皮肤病，一日患处涂药 2 次。清创后，小面积烧伤可将乳膏直接涂在创面上，或将乳膏均匀地搓在无菌纱布上，将带药的纱布贴敷在创面上，创面可半暴露或包扎。

【用药须知】 1. 在用药期间，尿液不可过度碱化，以免出现晶尿症。

2. 如条件许可，应对肾功能不全患者进行血药浓度监测。

3. 用药期间，应避免透过玻璃窗的日光，或浴灯的较长波长的紫外线照射，以避免发生光过敏。

4. 用药期间，如出现较重的过敏反应、溶血性贫血或罕见的假膜性小肠结肠炎，应尽早停药。

5. 原则上，儿童是禁用本类药物的；但如果必需，就应权衡利弊。

6. 参见本类药物引言中的用药警戒。

【临床新用途】 1. 消化性溃疡　本品一次 0.2 g，3 次/日，4 周一疗程。

2. 阿米巴痢疾　本品一次 0.3 g，4 次/日，7 d 一疗程。

3. 阿米巴肝脓肿　本品一次 0.3～0.4 g，3 次/日，15 d 一疗程。如合并细菌感染，加用四环素 1000 mg 加入 5%葡萄糖注射液 1000 ml 中静脉滴注，1 次/日，连用 5～7 d，或加用氨苄西林 2 g，静脉滴注，3 次/日，连用 5～7 d。

4. 恶性疟疾　本品一次 0.4 g，2 次/日，3 天一疗程。

5. 恙虫病　本品一次 0.3～0.4 g，3 次/日；儿童 20 mg/(kg · d)，分 3 次服用，5～7 d 一疗程。

6. 中耳炎　用本品滴眼剂 1 支加地塞米松 5 mg 摇匀滴耳。用药前先用 3%过氧化氢溶液清洗，棉签拭净，滴入药液，3～5 滴/次，2 次/日。症状明显好转后改为 1 次/日，5～8 d 一疗程。

【制剂】 ①注射液：0.1 g/2 ml；0.2 g/2 ml。②注射剂（粉）：0.2 g；0.4 g。③大容量注射液：100 ml 含诺氟沙星 0.2 g 与葡萄糖 5 g；250 ml 含诺氟沙星 0.4 g 与葡萄糖 12.5 g；250 ml 含诺氟沙星 0.2 g 与葡萄糖 12.5 g；100 ml 含诺氟沙星 0.2 g 与氯化钠 0.9 g。④胶囊剂：0.1 g；0.2 g。⑤片剂：0.1 g；0.2 mg；0.4 g。⑥滴眼液：0.3%；5 ml。⑦阴道用膜剂：20 mg。⑧软膏剂：30 mg/10 g；0.1 g/10 g。⑨乳膏剂：0.1 g/10 g。

【贮藏】 密封、避光保存。

依诺沙星

(enoxacin)

别名：氟啶酸、Flumark、ENX

本品为氟喹诺酮类药物。其体内抗菌活性比诺氟沙星强 4～7 倍。

【CAS】 74011-58-8

【ATC】 J01MA04

【理化性状】 1. 化学名：1-Ethyl-6-fluoro-1，4-dihydro-4-oxo-7-(1-piperazinyl)-1，8-naphthyridine-3-carboxylic acid

2. 分子式：$C_{15}H_{17}FN_4O_3$

3. 分子量：320.3

4. 结构式

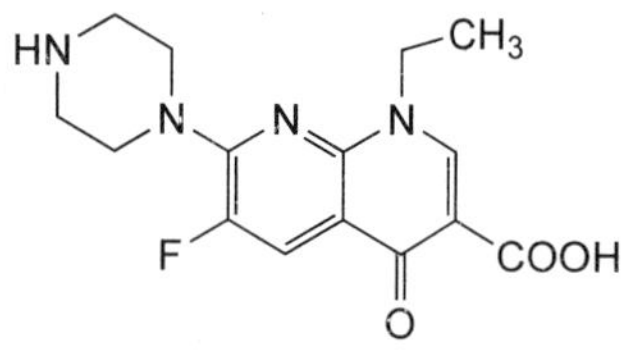

葡萄糖酸依诺沙星
(enoxacin gluconate)

〖CAS〗 104142-71-4

〖理化性状〗 1. 本品为白色至淡黄色结晶性粉末,无臭,味微苦。

2. 化学名:1-Ethyl-6-fluoro-1,4-dihydro-4-oxo-7-(1-piperazinyl)-1, 8-naphthyridine-3-carboxylic acid-D-gluconate monohydrate

3. 分子式:$C_{15}H_{17}FN_4O_3 \cdot C_6H_{12}O_7 \cdot H_2O$

4. 分子量:534.50

【药理作用】 其抗菌谱同环丙沙星,其活性强度则较弱。

【体内过程】 口服 400 mg 后 1～2 h 可达血药峰值 2～3 μg/ml。$t_{1/2}$约为 4～6 h;肾功能不全患者会延长,且氧合代谢物可能蓄积。蛋白结合率 18%～57%。本品于体内广泛分布,组织中的药物浓度(如肺、肾、前列腺)较高于血药浓度。胆汁中可达高浓度,但其随胆汁分泌的程度尚不清楚。本品主要随尿排出,经代谢消除。其主要代谢物 3-氧-依诺沙星也具有某种程度的抗菌活性。24 h 随尿排出的原药达 60%,3-氧-依诺沙星仅及 10%。

【适应证】 适用于由敏感菌所致的各种感染。

1. 泌尿生殖系统感染,包括单纯性、复杂性尿路感染、细菌性前列腺炎、淋病奈瑟菌尿道炎或宫颈炎(包括产酶株所致者)。

2. 呼吸道感染,包括敏感革兰阴性杆菌所致支气管感染急性发作及肺部感染。

3. 胃肠道感染,由志贺菌属、沙门菌属、产肠毒素性大肠埃希菌、亲水气单胞菌、副溶血弧菌等所致。

4. 伤寒。

5. 骨和关节感染。

6. 皮肤软组织感染。

7. 败血症等全身感染。

8. 滴眼液、眼膏剂用于治疗敏感菌引起的结膜炎、角膜炎等眼部感染。

【不良反应】 1. 胃肠道反应较为常见,可表现为腹部不适或疼痛、腹泻、恶心或呕吐。

2. 中枢神经系统反应可有头昏、头痛、嗜睡或失眠。

3. 过敏反应　皮疹、皮肤瘙痒,偶可发生渗出性多形性红斑及血管神经性水肿。少数患者有光敏反应。

4. 偶可发生:①癫痫发作、精神异常、烦躁不安、意识混乱、幻觉、震颤;②血尿、发热、皮疹等间质性肾炎表现;③静脉炎;④结晶尿,多见于高剂量应用时;⑤关节疼痛。

5. 少数患者可发生血清氨基转移酶升高、血 BUN 增高及周围血常规白细胞降低,多属轻度,并呈一过性。

6. 局部不良反应较少见。长期大量使用自皮肤吸收后也可能产生与全身用药相同的不良反应,如:皮疹、皮肤瘙痒等过敏反应,腹部不适、腹泻、恶心等胃肠道反应,头昏、头痛等中枢神经系统反应及血清氨基转移酶升高、血尿素氮增高及周围血常规白细胞降低等其他反应。

7. 滴眼液、眼膏剂　少数患者可有轻微刺激感,不影响使用。

【妊娠期安全等级】 C。

【禁忌与慎用】【药物相互作用】 参见环丙沙星。

【剂量与用法】 1. 口服　成人常用量:

(1) 支气管感染　一次 0.3～0.4 g,2 次/日,疗程 7～14 d。

(2) 急性单纯性下尿路感染　一次 0.2 g,2 次/日,疗程 5～7 d。复杂性尿路感染:一次 0.4 g,2 次/日,疗程 10～14 d。

(3) 单纯性淋病奈瑟菌性尿道炎　一次 0.4 g,单剂量口服。

(4) 肠道感染　一次 0.2 g,2 次/日,疗程 5～7 d。

(5) 伤寒　一次 0.4 g,2 次/日,疗程 10～14 d。

2. 乳膏剂　外用,涂于患处,2～4 次/日。

3. 滴眼液　滴眼,1～2 滴/次,4～6 次/日。

4. 静脉注射　成人一次 0.2 g,2 次/日。重症患者最大剂量一日不超过 0.6 g,疗程 7～10 d,治疗中病情显著好转后即可改用口服制剂。

【用药须知】 参见诺氟沙星。

【制　剂】 ①片剂:0.1 g;0.2 g。②胶囊剂:0.1 g;0.2 g。③注射剂(粉):0.1 g;0.2 g。④注射液:0.1 g/2 ml。⑤滴眼液:24 mg/8 ml。⑥软膏剂:0.1 g/10 g。

【贮藏】 密封、避光保存。

培氟沙星
(pefloxacin)

别名:甲氟哌酸、哌氟喹酸

【CAS】 70458-92-3

【ATC】 J01MA03

【理化性状】 1. 化学名：1-Ethyl-6-fluoro-1，4-dihydro-7-(4-methyl-1-piperazinyl)-4-oxo-3-quinolinecarboxylic acid

2. 分子式：$C_{17}H_{20}FN_3O_3$

3. 分子量：465.5

4. 结构式

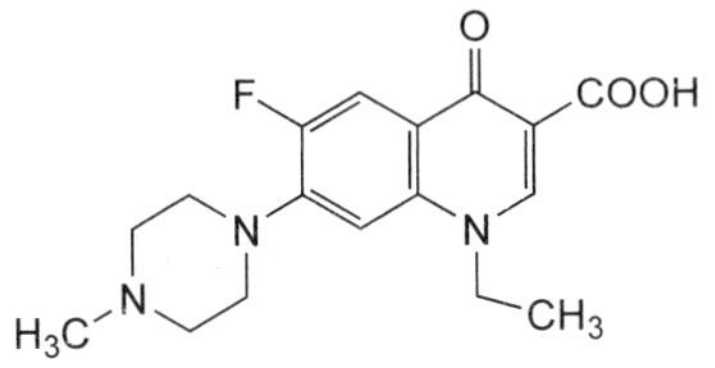

甲磺酸培氟沙星
(pefloxacin mesylate)

别名：达星明、培福新、Peflacine

〖CAS〗 70458-95-6

〖理化性状〗 1. 本品为纯白或接近白色粉末。易溶于水，微溶于乙醇，极微溶于二氯甲烷。1%水溶液的 pH 为 3.5～4.5。

2. 化学名：1-Ethyl-6-fluoro-1，4-dihydro-7-(4-methyl-1-piperazinyl)-4-oxo-3-quinolinecarboxylic acid methanesulphonate dihydrate

3. 分子式：$C_{17}H_{20}FN_3O_3 \cdot CH_4O_3S \cdot 2H_2O$

4. 分子量：465.5

【药理作用】 参见环丙沙星。

【体内过程】 口服易于吸收。生物利用度可达 90%以上。其 $t_{1/2}$ 较环丙沙星长，为 8～13 h。广泛分布于体内各种组织和体液中；当脑膜有炎症时，脑脊液中的药物浓度可达血药浓度的 60%。可被广泛代谢，其主要代谢物为 *N*-去甲基培氟沙星。11%以原药形式随尿排出，部分代谢物也经肾排出。余参见诺氟沙星。

【适应证】 参见诺氟沙星。静脉给药尚可用于肺部感染的较重病例，也可用于革兰阴性杆菌败血症，治疗败血症时常需与具有协同作用的抗菌药物合用。用于成人革兰阴性菌和葡萄球菌严重感染如败血症，心内膜炎，菌性脑膜炎，呼吸道、尿道、肾、耳鼻喉科感染，妇科疾病，腹部、肝胆、骨关节炎及皮肤感染等。

【不良反应】 由本品所致的消化道反应较诺氟沙星、氧氟沙星和依诺沙星为多见，光感性皮炎亦较多见，约占皮疹发生者的半数。余参见诺氟沙星。外用少数患者可有局部刺激反应，如微红等。个别患者可能有局部过敏反应。

【妊娠期安全等级】 C。

【禁忌与慎用】【药物相互作用】 参见环丙沙星。

【剂量与用法】 1. 成人常用 200～400 mg，2 次/日，口服、滴注均可，后者用其甲磺酸盐，以 5%葡萄糖注射液稀释成 1～2 mg/ml 的滴注液，滴注速率为 8 mg/(kg・h)。

2. 无合并症的淋病、软下疳、膀胱炎可给予单剂量 800 mg。

3. 乳膏剂用于治疗敏感菌引起的细菌感染性皮肤病，如脓疱、毛囊炎、疖、湿疹合并感染、外伤感染、癣病合并感染及其他化脓性皮肤感染等，涂患处，2～3 次/日。

【用药须知】 1. 在用药期间，尿液不可过度碱化，以免出现晶尿症。

2. 如条件许可，应对肾功能不全患者进行血药浓度监测。

3. 用药期间，应避免透过玻璃窗的日光，或浴灯的较长波长的紫外线照射，以避免发生光过敏。

4. 用药期间，如出现较重的过敏反应、溶血性贫血或罕见的假膜性小肠结肠炎，应尽早停药。

5. 重度肝功能不全患者应适当调整用量。

6. 在细菌学检查结果未获之前，不将本品用作呼吸道感染的一线治疗药物。

7. 注射剂不能用含氯离子的液体稀释。

8. 原则上，儿童是禁用本类药物的；但如果必需使用，就应权衡利弊。

9. 参见本类药物引言中的用药警戒。

【制剂】 ①片剂：100 mg；200 mg。②胶囊剂：100 mg；200 mg。③注射剂(粉)：200 mg；400 mg。④注射液：0.2 g/2 ml；0.2 g/5 ml；0.4 g/5 ml。⑤大容量注射液：100 ml 含培氟沙星(以培氟沙星计) 0.2 g 与葡萄糖 5 g；100 ml 含培氟沙星 0.4 g 与葡萄糖 5 g；200 ml 含培氟沙星 0.4 g 与葡萄糖 10 g。⑥乳膏剂：75 mg/10 g。

【贮藏】 密封、避光保存。

氧氟沙星
(ofloxacin)

别名：氟嗪酸

本品为氟喹诺酮类药物。注射用其盐酸盐。

【CAS】 82419-36-1

【ATC】 J01MA01；S01AX11；S02AA16

【理化性状】 1. 本品为白色至微黄色结晶性粉末，无臭、味苦，遇光渐变色。本品在二氯甲烷中略溶，在水或甲醇中微溶或极微溶解，在冰醋酸或氢氧化钠试液中易溶，在 0.1 mol/L 盐酸溶液中溶解。

2. 化学名：(±)-9-Fluoro-2，3-dihydro-3-methyl-

10-(4-methyl-1-piperazinyl)-7-oxo-7*H*-pyrido[1,2,3-de]-1,4-benzoxazine-6-carboxylic acid

3. 分子式：$C_{18}H_{20}FN_3O_4$

4. 分子量：361.4

5. 结构式

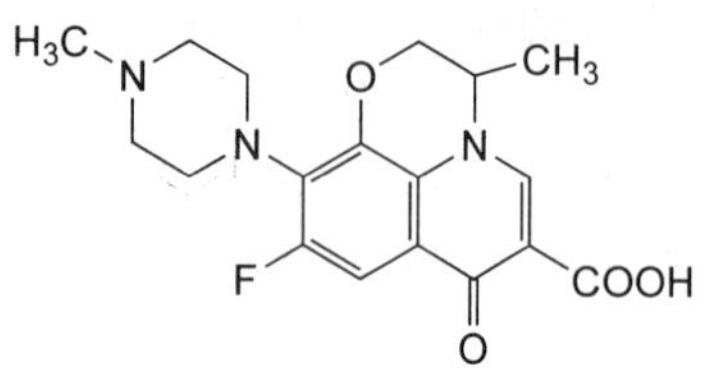

盐酸氧氟沙星

(ofloxacin hydrochloride)

别名：泰利必妥、塔利必妥、康泰必妥、盖洛仙、泰福康、奥复星、赞诺欣、Tarivid、OFLX

【CAS】 118120-51-7

【理化性状】 1. (±)-9-Fluoro-2,3-dihydro-3-methyl-10-(4-methyl-1-piperazinyl)-7-oxo-7*H*-pyrido[1,2,3-de]-1,4-benzoxazine-6-carboxylic acid hydrochloride。

2. 分子式：$C_{18}H_{20}FN_3O_4 \cdot HCl$

3. 分子量：397.8

【药理作用】 1. 参见环丙沙星。

2. 本品对沙眼衣原体的活性较环丙沙星强。

3. 本品对结核分枝杆菌、麻风分枝杆菌(其杀菌作用介于氯法齐明和利福平之间)和其他多种分枝杆菌均具有活性。

4. 本品合用利福平具有抗麻风杆菌的协同作用。

5. 某些淋球菌菌株对本品耐药。

【体内过程】 本品易于从胃肠道快速吸收。生物利用度几乎达到100%。口服400 mg后1～2 h可达血药峰值3～4 μg/ml。胃内有食物时会使吸收延迟，但总的吸收不受影响。$t_{1/2}$约为5～8 h，肾功能不全时可延迟至15～60 h。蛋白结合率为25%。广泛分布于各种体液中，包括脑脊液，组织渗透作用良好。可透过胎盘，进入乳汁，胆汁中的药物浓度较高。很少被代谢成去甲基和*N*-氧化氧氟沙星，前者尚具有中度的抗菌活性。本品主要以原药形式于24～48 h随尿排出75%～80%，经肾排出的代谢物仅及5%。随粪便排出者占4%～8%。血液透析仅消除小量本品。

【适应证】 适用于治疗由敏感菌引起的以下疾病。

1. 泌尿生殖系统感染，包括单纯性、复杂性尿路感染、细菌性前列腺炎、淋病奈瑟菌尿道炎或宫颈炎(包括产酶株所致者)。

2. 呼吸道感染，包括敏感革兰阴性杆菌所致支气管感染急性发作及肺部感染。

3. 胃肠道感染，由志贺菌属、沙门菌属、产肠毒素大肠埃希菌、亲水气单胞菌、副溶血弧菌等所致。

4. 伤寒。

5. 骨和关节感染。

6. 皮肤软组织感染。

7. 败血症等全身感染。

8. 滴眼液用于泪囊炎、角膜溃疡、角膜炎、结膜炎。

9. 滴耳液用于大疱性鼓膜炎、外耳炎、中耳炎。

【不良反应】 参见环丙沙星。滴眼液、滴耳液可能用局部刺激作用。阴道泡腾片可有灼烧感及瘙痒。

【妊娠期安全等级】 C。

【禁忌与慎用】【药物相互作用】 参见环丙沙星。

【剂量与用法】 1. 成人口服或滴注用量依感染的严重程度和性质而定，一般每次200～400 mg，2次/日。单剂口服量可达到400 mg，最好晨服。滴注0.2%溶液应于30 min输完，0.4%溶液60 min输完。

2. 无合并症的淋病可单次口服400 mg。

3. 据WHO推荐，每天1次口服本品400 mg，可替代氯法齐明作为多药治疗麻风方案的一部分。

4. 肾功能不全患者必须减量。开始1次正常剂量后，继而减半至100～200 mg/d，或根据肌酐清除率(Ccr)而定，当Ccr为20～50 ml/min时，每24 h给予1次常用量；Ccr为≤20 ml/min时，每24 h给予100 mg。正在接受透析的患者，每24 h给予100 mg。

5. 0.3%溶液滴眼，1～2滴/次，3～5次/日。

6. 滴耳液　成人6～10滴/次，2～3次/日。滴耳后进行约10 min耳浴。根据症状适当增减滴耳次数。对小儿滴数酌减。

7. 软膏剂及乳膏剂，用于脓疱疮、疖疮、毛囊炎、湿疹、烧伤、烫伤、冻疮及丘疹性荨麻疹，涂患处2～3次/日。

8. 阴道泡腾片，用于细菌性阴道炎，每晚一次，1片/次，临用前清洗阴部，将药片置入阴道深部，连用7 d，或遵医嘱。

【用药须知】 1. 在用药期间，尿液不可过度碱化，以免出现晶尿症。

2. 如条件许可，应对肾功能不全患者进行血药浓度监测。

3. 用药期间，应避免透过玻璃窗的日光，或浴灯的较长波长的紫外线照射，以避免发生光过敏。

4. 用药期间，如出现较重的过敏反应、溶血性贫血或罕见的假膜性小肠结肠炎，应尽早停药。

5. 原则上，儿童是禁用本类药物的；但如果必需，就应权衡利弊。

6. 用本品1次，即对麻风杆菌具有中度杀菌作用，但用药22次才可杀灭瘤型麻风患者体内活菌99.99%。

7. 参见本类药物引言中的用药警戒。

【制剂】 ①片剂：100 mg；200 mg。②注射剂（粉）：100 mg；200 mg；400 mg；500 mg。③注射液：2 ml/0.1 g；2 ml/0.2 g；5 ml/0.1 g；5 ml/0.2 g；10 ml/0.2 g；10 ml/0.4 g。④大容量注射液：100 ml含氧氟沙星0.2 g与葡萄糖5.0 g；200 ml含氧氟沙星0.2 g与葡萄糖11.0 g；250 ml含氧氟沙星0.2 g与葡萄糖12.5 g；100 ml含氧氟沙星0.2 g与氯化钠0.9 g；200 ml含氧氟沙星0.4 g与氯化钠1.8 g。⑤颗粒剂：0.1 g。⑥滴眼液：15 mg/5 ml。⑦滴耳液：15 mg/5 ml。⑧栓剂：0.1 g。⑨眼膏：6 mg/2 g；10.5 mg/3.5 g；30 mg/10 g。⑩乳膏剂：30 mg/10 g；60 mg/20 g。⑪凝胶剂：50 mg/10 g；75 mg/15 g；100 mg/20 g。⑫阴道泡腾片：0.1 g。

【贮藏】 避光保存。

左氧氟沙星
(levofloxacin)

别名：左旋氧氟沙星、来立信、可乐必妥、Cravit、Levaquin

本品为氧氟沙星的S(－)异构体。注射用其盐酸盐（商品名恒奥）和甲磺酸盐（商品名利复星）。

【CAS】 100986-85-4(levofloxacin)；138199-71-0(levofloxacin hemihydrate)

【ATC】 J01MA12；S01AX19

【理化性状】 1. 化学名：(-)-(*S*)-9-Fluoro-2,3-dihydro-3-methyl-10-(4-methyl-1-piperazin-yl)-7-oxo-7*H*-pyrido[1,2,3-*de*]-1,4-benzoxazine-6-carboxylic acid

2. 分子式：$C_{18}H_{20}FN_3O_4$

3. 分子量：361.4

4. 结构式

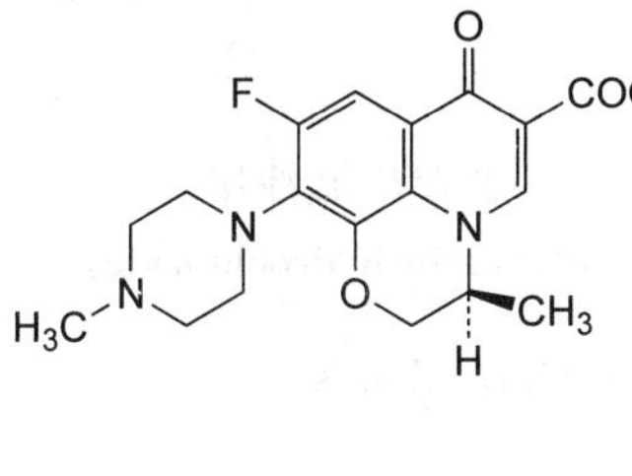

盐酸左氧氟沙星
(levofloxacin hydrochloride)

【CAS】 177325-13-2

【理化性状】 1. 本品为类白色粉末，无臭、味苦。本品在水中易溶，在甲醇中略溶，在乙醇中微溶，在三氯甲烷、乙醚、石油醚中几乎不溶。

2. 化学名：(-)-(*S*)-9-Fluoro-2,3-dihydro-3-methyl-10-(4-methyl-1-piperazin-yl)-7-oxo-7*H*-pyrido[1,2,3-*de*]-1,4-benzoxazine-6-carboxylic acid hydrochloride

3. 分子式：$C_{18}H_{20}FN_3O_4 \cdot HCl$

4. 分子量：397.83

乳酸左氧氟沙星
(levofloxacin lactate)

【CAS】 294662-18-3

【理化性状】 1. 本品为类白色或微黄色结晶性粉末，无臭，味苦。

2. 化学名：(-)-(*S*)-9-Fluoro-2,3-dihydro-3-methyl-10-(4-methyl-1-piperazin-yl)-7-oxo-7*H*-pyrido[1,2,3-*de*]-1,4-benzoxazine-6-carboxylic acid lactate semihydrate

3. 分子式：$C_{18}H_{20}FN_3O_4 \cdot C_3H_6O_3 \cdot 0.5H_2O$

4. 分子量：460.41

甲磺酸左氧氟沙星
(levofloxacin mesylate)

【CAS】 226578-51-4

【理化性状】 1. 本品为类白色至微黄色的结晶性粉末，味苦。易溶于水、醋酸、盐酸或氢氧化钠溶液，微溶于甲醇、乙醇，极微溶于丙醇或三氯甲烷，几乎不溶于二氯甲烷。

2. 化学名：(-)-(*S*)-9-Fluoro-2,3-dihydro-3-methyl-10-(4-methyl-1-piperazin-yl)-7-oxo-7*H*-pyrido[1,2,3-de]-1,4-benzoxazine-6-carboxylic acid mesylate monohydrate

3. 分子式：$C_{18}H_{20}FN_3O_4 \cdot CH_4O_3S \cdot H_2O$

4. 分子量：475.47

【药理作用】 同环丙沙星。其活性强度是氧氟沙星的两倍。

【体内过程】 口服后迅速而完全被吸收，1 h内可达血药峰值。分布于体内各种组织（包括支气管黏膜和肺），但渗进脑脊液中的药物浓度相当低。蛋白结合率为30%～40%。仅有很少部分被代谢成失活的代谢物。$t_{1/2}$为6～8 h，肾功不全患者可见延长。

大部分以原药形式随尿排出。

【适应证】 本品适用于治疗敏感细菌所引起的下列中、重度感染。

1. 呼吸系统感染 急性支气管炎、慢性支气管炎急性发作、弥漫性细支气管炎、支气管扩张合并感染、肺炎、扁桃体炎(扁桃体周脓肿)。

2. 泌尿系统感染 肾盂肾炎、复杂性尿路感染等。

3. 生殖系统感染 急性前列腺炎、急性副睾炎、宫腔感染、子宫附件炎、盆腔炎(疑有厌氧菌感染时可合用甲硝唑)。

4. 皮肤软组织感染 传染性脓疱病、蜂窝织炎、淋巴管(结)炎、皮下脓肿、肛周脓肿等。

5. 肠道感染 细菌性痢疾、感染性肠炎、沙门菌属肠炎、伤寒及副伤寒。

6. 败血症、粒细胞减少及免疫功能低下患者的各种感染。

7. 其他感染 乳腺炎、外伤、烧伤及手术后伤口感染、腹腔感染(必要时合用甲硝唑)、胆囊炎、胆管炎、骨与关节感染以及五官科感染等。

8. 滴眼液适用于对左氧氟沙星敏感的感染性眼睑炎、睑腺炎、泪囊炎、结膜炎、睑板腺炎、角膜炎。

9. 滴耳液用于治疗敏感菌引起的外耳道炎,中耳炎。

【不良反应】 参见环丙沙星。滴眼液主要的不良反应为眼刺激感(0.21%)、眼睑瘙痒感(0.17%)等。有可能引起休克、过敏样症状,应充分进行观察。当发现红斑、皮疹、呼吸困难、血压降低、眼睑水肿等症状时应停止给药,予以妥善的处置。

【妊娠期安全等级】 C。

【禁忌与慎用】【药物相互作用】 参见环丙沙星。

【剂量与用法】 1. 成人口服 100 mg,3 次/日,根据病情适当增减。一日最大剂量 600 mg,一般疗程 5～14 d。

2. 成人滴注 200～400 mg,1～2 次/日,根据病情增减。一日用量不超过 600 mg,分 2 次用。

3. 滴眼液、眼用凝胶 可滴于眼睑内,1 滴/次,3 次/日,或遵医嘱。

4. 滴耳液 6～10 滴/次,2～3 次/日。滴耳后进行约 10 min 耳浴。

5. 软膏剂 涂擦于患处。脓疱疮,涂药 3 次/日,疗程 5 d;疖疮、毛囊炎和其他化脓性皮肤病,涂药 1 次/日,疗程 7 d。

【用药须知】 参见氧氟沙星。

【临床新用途】 1. 慢性阻塞性肺疾病及其他感染 本品一次 500 mg,1 次/日,7～14 d 一疗程,用于社区获得性肺炎;7～10 d 一疗程,用于慢性支气管炎急性发作;3～5 d 一疗程,用于急性单纯性下尿路感染;10～14 d 一疗程,用于急性肾盂肾炎,10～14 d 一疗程,用于反复发作性尿路感染;7～10 d 一疗程,用于复杂性尿路感染。

2. 结核病 本品一次 0.3 g,1 次/日,口服,共 121 次。

3. 假肢修复术后感染 本品 100 mg/d,连用 7 d。

【制剂】 ①片剂:100 mg;150 mg。②胶囊剂:100 mg。③注射剂(粉):100 mg;200 mg;250 mg;300 mg;400 mg;500 mg。④注射液:50 mg/2 ml;0.1 g/2 ml;0.2 g/2 ml;0.5 g/10 ml。⑤大容量注射液:100 ml 含左氧氟沙星 0.1 g 与葡萄糖 5.0 g;100 ml 含左氧氟沙星 0.2 g 与葡萄糖 5.0 g;100 ml 含左氧氟沙星 0.3 g 与葡萄糖 5 g;100 ml 含左氧氟沙星 0.5 g 与葡萄糖 5 g;100 ml 含左氧氟沙星 0.1 g 与氯化钠 0.9 g;100 ml 含左氧氟沙星 0.3 g 与氯化钠 0.9 g;100 ml 含左氧氟沙星 0.5 g 与氯化钠 0.9 g;150 ml 含左氧氟沙星 0.75 g 与氯化钠 2.35 g;250 ml 含左氧氟沙星 0.3 g 与 2.25 g 氯化钠。⑥滴眼液:24.4 mg/5 ml;15 mg/5 ml;24 mg/8 ml。⑦滴耳液:0.5%。⑧软膏剂:0.3%,15 g。⑨眼用凝胶剂:15 mg/5 g。

【贮藏】 避光保存。

芦氟沙星
(rufloxacin)

本品为 1992 年上市的新氟喹诺酮类药。

【CAS】 101363-10-4

【ATC】 J01MA10

【理化性状】 1. 化学名:9-Fluoro-2,3-dihydro-10-[4-methylpiperazin-1-yl]-7-oxo-7*H*-pyrido [1,2,3-*de*]-1,4-benzothiazine-6-carboxylic acid

2. 分子式:$C_{17}H_{18}FN_3O_3S$

3. 分子量:363.4

4. 结构式

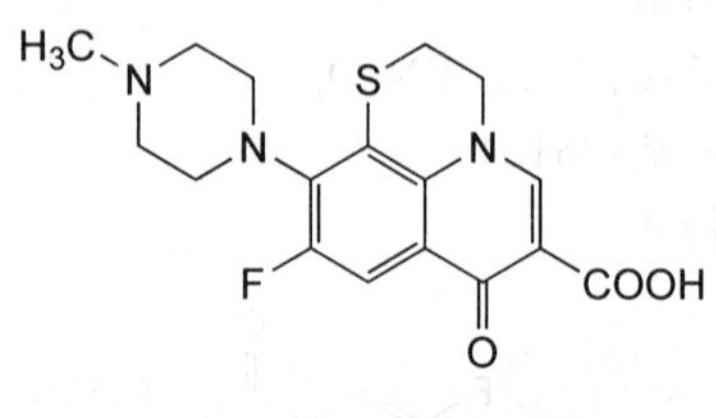

盐酸芦氟沙星
(rufloxacin hydrochloride)

别名:卡力、Qari、Monos

【CAS】 106017-08-7

【理化性状】 1. 化学名：9-Fluoro-2,3-dihydro-10-[4-methylpiperazin-1-yl]-7-oxo-7*H*-pyrido [1,2,3-*de*]-1,4-benzothiazine-6-carboxylic acid hydrochloride

2. 分子式：$C_{17}H_{18}FN_3O_3S \cdot HCl$

3. 分子量：399.9

【药理作用】 参见环丙沙星。

【体内过程】 口服本品易于吸收，并迅速分布进入体内各种组织中。组织中的药物浓度比血药浓度高2～3倍。1次口服400 mg后72 h内，分布于肺泡液及肺泡的巨噬细胞内的药物浓度比血药浓度高2～20倍。本品在体液和分泌液中的浓度也很高。其蛋白结合率约为60%。$t_{1/2}$长达35 h，为迄今同类其他品种不可比。本品随尿排出约占40%～50%，经胆汁分泌随粪便排出者为20%。本品在肝内的代谢量很低，主要活性代谢物为去甲基芦氟沙星。本品的肾清除率为20 μg/ml。一次口服400 mg后12～24 h内尿中维持在50 μg/ml的水平，加上本品的$t_{1/2}$长，从而保证了尿路在72 h内的抗菌活性。

【适应证】 用于治疗敏感菌引起的下呼吸道和泌尿生殖系统感染。

【妊娠期安全等级】 C。

【不良反应】【禁忌与慎用】【药物相互作用】 参见环丙沙星。

【剂量与用法】 1. 推荐1次/日，第一日给400 mg，以后200 mg/d，一般疗程5～10 d。

2. 无合并症的淋病、膀胱炎可一次给予400 mg。

【用药须知】 1. 参见诺氟沙星。

2. 重度肝功能不全患者时应减量给药。

【制剂】 片剂、胶囊剂：100 mg。

【贮藏】 避光保存。

司帕沙星
(sparfloxacin)

别名：司巴乐、海正立特、Spara、Sparca

【CAS】 110871-86-8

【ATC】 J01MA09

【理化性状】 1. 本品为黄色结晶性粉末，无臭，味苦。略溶于二氯甲烷，微溶于乙酸乙酯、乙腈或甲醇，极微溶于乙醇，几乎不溶于水。在0.1 mol/L氢氧化钠水溶液中溶解，在冰醋酸中略溶。

2. 化学名：5-Amino-1-cyclopropyl-7-(*cis*-3,5-dimethylpiperazin-1-yl)-6,8-difluoro-1,4-dihydro-4-oxoquinoline-3-carboxylic acid

3. 分子式：$C_{19}H_{22}F_2N_4O_3$

4. 分子量：392.4

5. 结构式

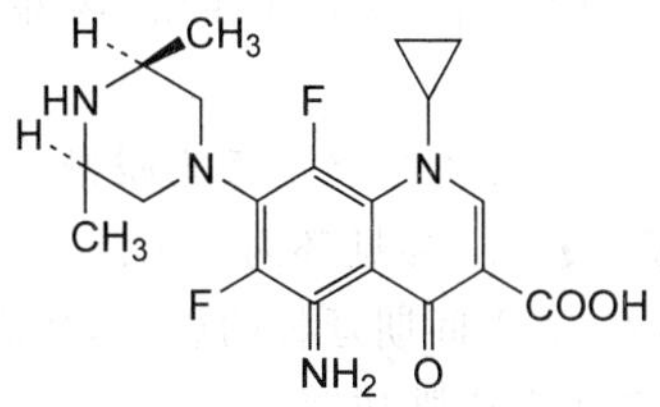

【药理作用】 1. 参见环丙沙星。

2. 本品对沙眼衣原体有很好的抗菌活性。

【体内过程】 一次空腹口服200 mg后4 h可达血药峰值0.58 μg/ml。$t_{1/2}$约为16 h。蛋白结合率为42%～44%。本品分布广泛，主要在胆汁中，约为血药浓度的7倍；其次为皮肤、前列腺、子宫、卵巢、耳鼻喉、痰液、前列腺液、尿液及乳汁（约为血药浓度1.5倍）；再次为唾液、泪液（约为血药浓度0.7～0.8倍）；最低为眼房水及脑脊液。一次口服200 mg后72 h内随尿排出原药12%，29%以葡萄糖醛酸偶合形式排出；随粪便排出的原药占51%。

【适应证】 适用于治疗膀胱炎、肾盂肾炎、前列腺炎、宫颈炎、细菌性痢疾、肠炎、胆囊炎、急性咽炎、中耳炎、支气管炎、皮肤及软组织感染等。

【不良反应】 1. 消化系统反应 如恶心、呕吐、食欲缺乏、上腹部不适、软便、腹泻、腹胀、便秘、血便、口腔炎等。

2. 过敏反应 如皮疹、发热、局部发红、水肿、瘙痒、水疱、红斑、光敏反应、充血等。

3. 中枢神经系统 头痛、头昏、烦躁、失眠、痉挛、震颤等。

4. 实验室检查 ALT、AST、ALP、LDH、BUN、γ-GT、血肌酐及总胆红素升高，也可致嗜酸性粒细胞增多及白细胞、红细胞、血红蛋白和血小板降低等。国外有Q-T轻度延长的报告。

5. 其他 偶见肌腱炎、假膜性小肠结肠炎、间质性肺炎、休克、过敏综合征（呼吸困难、水肿、声音嘶哑、潮红、瘙痒症等）、眼黏膜综合征（斯-约综合征）、低血糖、麻木感、不舒服感、疲倦感等。

【妊娠期安全等级】 C。

【禁忌与慎用】 参见环丙沙星。

【药物相互作用】 1. 参见环丙沙星。

2. 服用本品4 h后才可服用含金属离子的营养剂和含锌、铁、钙的维生素。

3. 本品不宜与阿司咪唑、特非那定、西沙必利、红霉素、喷他脒、吩噻嗪、三环类抗忧郁药、丙吡胺、胺碘酮合用。

【剂量与用法】 1. 成人1次/日，一次100～

300 mg/次，根据病情确定用量，一日最大剂量不得超过 400 mg。疗程一般为 5～10 d。

2. 老年人应从 100 mg/d 开始，逐渐加量，但以中等量为限。

3. 肝、肾功能不全患者应适当减量。

【用药须知】 1. 参见环丙沙星。

2. 可能有 Q-T 间期延长的患者，如心脏病患者（心律失常、缺血性心脏病等）、低钾血症、低镁血症，服用抗心律失常药物者等，应慎用本品。

3. 老年人慎用本品，若使用应适当降低用量。

4. 服用本品后结核分枝杆菌检查可能呈假阳性。

【制　剂】 ① 片剂：100 mg；150 mg；200 mg。②胶囊剂：100 mg。③颗粒剂：100 mg。

【贮藏】 密封、避光保存。

莫西沙星
(moxifloxacin)

本品为 2000 年上市的第四代氟喹诺酮类药。

【CAS】 151096-09-2

【ATC】 J01MA14；S01AX22

【理化性状】 1. 化学名：1-Cyclopropyl-6-fluoro-1，4-dihydro-8-methoxy-7-[(4a*S*，7a*S*)-octahydro-6*H*-pyrrolo[3，4-*b*]pyridin-6-yl]-4-oxo-3-quinolinecarboxylic acid

2. 分子式：$C_{21}H_{24}FN_3O_4$

3. 分子量：401.4

4. 结构式

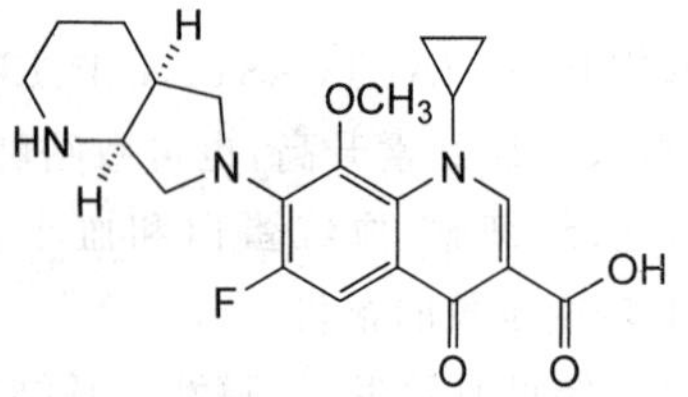

盐酸莫西沙星
(moxifloxacin hydrochloride)

别名：Avelox、Vigamox、Moxeza、拜福乐

〖CAS〗 186826-86-8

〖理化性状〗 1. 化学名：1-Cyclopropyl-6-fluoro-1，4-dihydro-8-methoxy-7-[(4a*S*，7a*S*)-octahydro-6*H*-pyrrolo[3，4-*b*]pyridin-6-yl]-4-oxo-3-quinolinecarboxylic acid hydrochloride

2. 分子式：$C_{21}H_{24}FN_3O_4 \cdot HCl$

3. 分子量：437.9

【药理作用】 1. 在本品 1,8-二氮杂萘上的组分 8-甲氧基和 7-二氮杂双环起到增强活性并减少细菌耐药的作用。

2. 体外和临床均证实，本品对金黄色葡萄球菌（仅对甲氧西林敏感的菌株）、肺炎链球菌（青霉素敏感菌株）、流感嗜血杆菌、副流感嗜血杆菌、肺炎克雷伯菌、卡他莫拉菌、肺炎衣原体和肺炎支原体均具有活性。

3. 体外证实，本品对肺炎链球菌（耐青霉素菌株）、化脓链球菌、弗氏枸橼酸杆菌、阴沟肠杆菌、大肠埃希菌、奥克西托克雷伯杆菌、嗜肺军团菌、奇异变形杆菌、梭形杆菌属、消化链球菌属亦有活性。

4. 本品抗麻风杆菌的活性较氧氟沙星强。

【体内过程】 本品口服易于吸收，不受食物影响，生物利用度 90%。$t_{1/2}$ 约为 12 h，有利于一日给药 1 次。本品主要经硫酸和葡糖醛酸结合途经代谢，其代谢物无活性；不通过 P450 酶系统代谢。口服 400 mg 后 0.5～4 h 可达血药峰值 3.1 μg/ml，每天口服 1 次 400 mg 后达到稳态时的峰值和谷值分别为 3.2 和 0.6 μg/ml。本品可广泛迅速分布，肺、鼻窦、唾液和炎症组织中浓度很高，而以唾液中最高。原药和代谢物随粪便和尿排出，而以前者突出。本品及代谢物在达到平衡后几乎完全被回收（96%～98%），进入肠肝循环。这是本品药动学的最大特点。

【适应证】 1. 肺炎链球菌、流感嗜血杆菌、卡拉莫拉菌引起的鼻窦炎。

2. 肺炎链球菌、流感嗜血杆菌、副流感嗜血菌、肺炎克雷伯菌、金黄色葡萄球菌、卡他莫拉菌感染导致慢性支气管炎急性加重。

3. 肺炎链球菌、流感嗜血杆菌、肺炎支原体和衣原体、卡他莫拉菌引起的中、轻度社区获得性肺炎。

4. 作为多药治疗麻风病方案中的一部分。

5. 复杂性皮肤及皮肤软组织感染。

6. 滴眼液用于治疗敏感菌所致眼部感染。

【不良反应】 1. 常见不良反应有恶心、呕吐、腹痛、腹泻、味觉异常、头痛和头晕。

2. 其他参见环丙沙星。

3. 滴眼液可见眼睛刺激、发热、结膜炎。

【妊娠期安全等级】 C。

【禁忌与慎用】 参见环丙沙星。

【药物相互作用】 1. 含有铝、钙、镁的抗酸药会减少本品的吸收，应在抗酸药使用前 4 h 或使用后 8 h 服用本品。

2. 铁、多种维生素、矿物质补充剂和硫糖铝会减少本品的吸收，给药方法同上。

3. 去羟肌苷(抗病毒药)同时合用本品，会减少本品吸收；给药方法同上。

4. 其他喹诺酮类药物可增强华法林的抗凝作用，本品合用华法林应予关注。

5. 地高辛、格列本脲、丙磺舒、雷尼替丁、溴丙胺太林、茶碱与本品不存在药动学相互作用。

6. 本品合用 NSAIDs 可能增加中枢神经系统的刺激和癫痫发作。

7. 本品可能加强可使 Q-T 间期延长的药物的作用，应予避免。

【剂量与用法】 1. 口服或静脉滴注 成人每天(24 h)给药 1 次，一次 400 mg。急性细菌性鼻窦炎，疗程 10 d；细菌性慢性支气管炎急性恶化，疗程 5 d；社区获得性肺炎，疗程 7～14 d；简单皮肤和皮肤组织感染，疗程 7 d；复杂皮肤和皮肤组织感染，疗程 7～21 d；复杂腹腔内感染，疗程 5～14 d。

2. 滴眼液 一次 1 滴点患眼，2～3 次/日，疗程 7 d。

【用药须知】 1. 不必对肾功能不全或轻度肝功能不全患者调整本品的用量。

2. 本品在透析中的消除情况有待确定。

3. 中、重度肝功能不全患者不宜使用本品。

4. ＞65 岁不能单独作为调整本品用量的条件，还须结合其他原因。

5. 在用药期间，尿液不可过度碱化，以免出现晶尿症。

6. 用药期间，应避免透过玻璃窗的日光，或浴灯的较长波长的紫外线照射，以避免发生光过敏。

7. 用药期间，如出现较重的过敏反应、溶血性贫血或罕见的假膜性小肠结肠炎，应尽早停药。

8. 本品已加入联合化疗治疗麻风，其他二药为利福喷丁和米诺环素。

9. 参见本类药物引言中的用药警戒。

【制剂】 ①大容量注射液：400 mg，含 0.8％的氯化钠。②片剂：400 mg。③滴眼液：0.5％，3 ml。

【贮藏】 片剂、注射剂贮于 25 ℃，短程携带允许 15～30 ℃；滴眼液贮于 2～25 ℃。

加替沙星
(gatifloxacin)

别名：天坤、Tequin

本品为 1999 年上市的氟喹诺酮类药物。

【CAS】 160738-57-8(anhydrous gatifloxacin)；180200-66-2(gatifloxacin sesquihydrate)

【ATC】 J01MA16；S01AX21

【理化性状】 1. 本品为淡黄色结晶性粉末。

2. 化学名：(±)-1-Cyclopropyl-6-fluoro-1，4-dihydro-8-methoxy-7-(3-methyl-1-piperazinyl)-4-oxo-3-quinolinecarboxylic acid sesquihydrate

3. 分子式：$C_{19}H_{22}FN_3O_4$

4. 分子量：375.4

5. 结构式

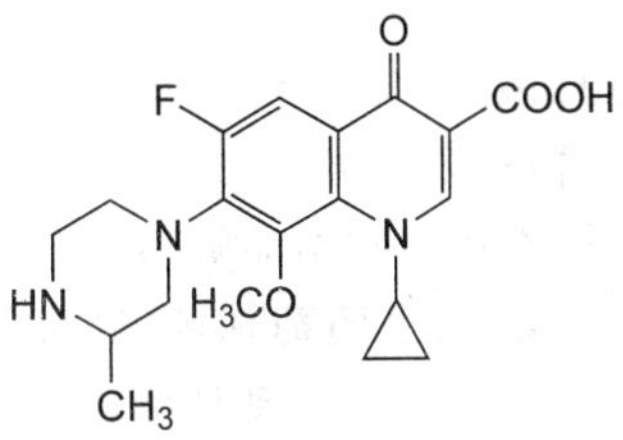

甲磺酸加替沙星
(gatifloxacin mesylate)

〖CAS〗 316819-28-0

〖理化性状〗 1. 本品为白色或类白色的结晶性粉末，无臭无味，不溶于水和乙醇，能溶于甲酸和氢氧化钠溶液，不吸潮，对光、热稳定。

2. 化学名：(±)-1-Cyclopropyl-6-fluoro-1，4-dihydro-8-methoxy-7-(3-methyl-1-piperazinyl)-4-oxo-3-quinolinecarboxylic acid mesylate

3. 分子式：$C_{19}H_{22}FN_3O_4 \cdot CH_4O_3S$

4. 分子量：471.51

乳酸加替沙星
(gatifloxacin lactate)

〖理化性状〗 1. 化学名：(±)-1-Cyclopropyl-6-fluoro-1，4-dihydro-8-methoxy-7-(3-methyl-1-piperazinyl)-4-oxo-3-quinolinecarboxylic acid lactate

2. 分子式：$C_{19}H_{22}FN_3O_4 \cdot C_3H_6O_3$

3. 分子量：465.48

盐酸加替沙星
(gatifloxacin hydrochloride)

〖CAS〗 160738-57-8

〖理化性状〗 1. 化学名：(±)-1-Cyclopropyl-6-fluoro-1， 4-dihydro-8-methoxy-7-(3-methyl-1-piperazinyl)-4-oxo-3-quinolinecarboxylic acid hydrochloride

2. 分子式：$C_{19}H_{22}FN_3O_4 \cdot HCl$

3. 分子量：411.86

【用药警戒】 上市后不良反应监测发现本品可影响患者血糖代谢，包括血糖升高和血糖降低。2006 年 2 月，美国 FDA 要求在产品的说明书中加入相关警告。本品不应该用于糖尿病患者，且老年人和肾功能疾患者使用该产品更容易发生血糖异常的不良反应。2006 年 6 月施贵宝公司决定从市场撤出本品。

【药理作用】 1. 在本品 1,8-二氮杂萘上的 8-甲氧基组分可增强本品的抗菌活性，并减少细菌的耐药。

2. 体外和临床证实，金黄色葡萄球菌(仅对甲氧西林敏感)、肺炎链球菌(对青霉素敏感)、大肠埃希菌、流感嗜血杆菌、副流感嗜血杆菌、肺炎克雷伯菌、卡他莫拉菌、淋球菌、奇异变形杆菌、肺炎衣原体、肺炎支原体、嗜肺军团菌对本品敏感。

3. 体外证实，腐生葡萄球菌、肺炎链球菌(耐青霉素)、化脓链球菌、鲁氏不动杆菌、柯氏枸橼酸杆菌(C. koseri)、弗氏枸橼酸杆菌、产气肠球菌、阴沟肠杆菌、奥克西托克雷伯杆菌、摩氏摩根菌、普通变形杆菌和消化链球菌属对本品敏感。临床疗效有待证实。

【体内过程】 口服易于吸收，生物利用度接近 96%。$t_{1/2}$ 约为 7 h，利于一日给药 1 次。口服或滴注本品同等剂量后 1 h 内的药动学相似，厂家认为给药途径可交替进行。本品主要以原药形式随尿排出，仅<1%的代谢物经肾排出。本品既不抑制也不诱导 CYP。

【适应证】 1. 肺炎链球菌、流感嗜血杆菌、副流感嗜血杆菌、卡他莫拉菌或金黄色葡萄球菌感染导致的慢性支气管炎急性加重。

2. 肺炎链球菌、流感嗜血杆菌引起的急性鼻窦炎。

3. 由肺炎链球菌、流感嗜血杆菌、副流感嗜血力、卡他莫拉菌、金黄色葡萄球菌、肺炎衣原体、肺炎支原体或嗜肺军团菌引起的社区获得性肺炎。

4. 大肠埃希菌、肺炎克雷伯菌、奇异变形杆菌引起的无合并症的尿路感染。

5. 淋球菌引起的无合并症尿道炎、女性宫颈炎和急性无合并症的结肠感染。

【不良反应】 1. 常见的不良反应有恶心、腹泻、头痛、头晕、鞘炎和注射部位红肿。

2. 其他参见环丙沙星。

【妊娠期安全等级】 C。

【禁忌与慎用】 参见环丙沙星。

【药物相互作用】 1. 含有铝、钙、镁的抗酸药会减少本品的吸收，应在抗酸药使用前 4 h 或使用后 8 h 服用本品。

2. 铁、多种维生素、矿物质补充剂和硫糖铝会减少本品的吸收。

3. 去羟肌苷(抗病毒药)同时合用本品，会减少本品吸收。

4. 其他喹诺酮类药物可增强华法林的抗凝作用，本品合用华法林应予关注。

5. 地高辛、格列本脲、丙磺舒、雷尼替丁、溴丙胺太林、茶碱与本品不存在药动学相互作用。

6. 本品合用 NSAIDs 可能增加中枢神经系统的刺激和癫痫发作。

7. 本品可能加强可使 Q-T 间期延长的药物的作用，应予避免。

8. 本品可提升地高辛的血药浓度，加重其毒性反应。

9. 丙磺舒可延缓本品经肾排出。

【剂量与用法】 1. 成人口服或静脉滴注均一日(24 h)给药 1 次，一次 400 mg。一般 7～10 d 为一疗程，肺炎可连用 14 d。注射剂应以 5%葡萄糖注射液稀释成 2 mg/ml 的溶液使用。

2. 多种无合并症的淋球菌感染，可给予单剂量 400 mg；对于无合并症的膀胱炎可给予 200 mg/d，连用 3 d。

【用药须知】 1. 本品不适合皮下、肌内、鞘内和腹腔内注射。

2. Ccr<40 ml/min 的肾功能不全患者应调整剂量。

3. 老年患者不必调整剂量。

4. 在用药期间，尿液不可过度碱化，以免出现晶尿症。

5. 用药期间，应避免透过玻璃窗的日光，或浴灯的较长波长的紫外线照射，以避免发生光过敏。

6. 用药期间，如出现较重的过敏反应、溶血性贫血或罕见的假膜性小肠结肠炎，应尽早停药。

7. 参见本类药物引言中的用药警戒。

【制剂】 ①片剂：200 mg。②胶囊剂：100 mg；200 mg。③注射液：0.1 g/2 ml；0.2 g/2 ml；0.1 g/5 ml；0.2 g/5 ml；0.2 g/10 ml；0.4 g/10 ml；0.2 g/20 ml；0.4 g/20 ml。④大容量注射液：100 ml 含加替沙星 0.1 g 与氯化钠 0.9 g；100 ml 含 0.2 g 加替沙星与 0.9 g 氯化钠；100 ml 含加替沙星 0.2 g 与葡萄糖 5.0 g；200 ml 含加替沙星 0.4 g 与葡萄糖 10 g；250 ml 含加替沙星 0.4 g 与氯化钠 2.25 g。

【贮藏】 密封、避光保存。

洛美沙星
(lomefloxacin)

别名：罗美沙星、罗氟酸、Logiflox；Bareon、Uniquin

本品属氟喹诺酮类抗菌药。

【CAS】 98079-51-7

【ATC】 J01MA07;S01AX17

【理化性状】 1. 化学名:(*RS*)-1-Ethyl-6,8-difluoro-1, 4-dihydro-7-(3-methylpiperazin-1-yl)-4-oxoquinoline-3-carboxylic acid

2. 分子式:$C_{17}H_{19}F_2N_3O_3$

3. 分子量:351.35

4. 结构式

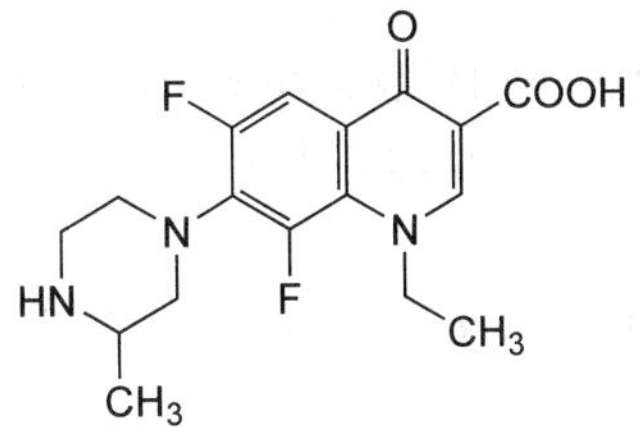

盐酸洛美沙星

(lomefloxacin hydrochloride)

〖CAS〗 98079-52-8

〖理化性状〗 1. 本品为白色或类白色结晶性粉末,几乎无臭,无味。本品在水中微溶,在甲醇和乙醇中几乎不溶;在氢氧化钠试液中易溶,在稀盐酸中极微溶解。

2. 化学名:(*RS*)-1-Ethyl-6, 8-difluoro-1, 4-dihydro-7-(3-methylpiperazin-1-yl)-4-oxoquinoline-3-carboxylic acid hydrochloride

3. 分子式:$C_{17}H_{19}F_2N_3O_3 \cdot HCl$

4. 分子量:387.8

【药理作用】 参见环丙沙星。链球菌(包括肺炎链球菌)对本品相当耐药,与同类药物存在交叉耐药。

【体内过程】 口服本品快速且几乎完全被吸收,给予 400 mg 后 1～1.5 h 可达血药峰值。蛋白结合率接近 10%。广泛分布于体内各种组织(包括肺、前列腺)。消除 $t_{1/2}$ 约为 7～8 h,肾功能不全患者可见延长。主要以原药随尿排出,少量为葡糖醛酸化和其他代谢物。小量原药也随粪便排出。

【适应证】 本品适用于治疗敏感细菌引起的下列感染。

1. 呼吸道感染　慢性支气管炎急性发作、支气管扩张伴感染、急性支气管炎及肺炎等。

2. 泌尿生殖系统感染　急性膀胱炎、急性肾盂肾炎、复杂性尿路感染,慢性尿路感染急性发作、急慢性前列腺炎及淋病奈瑟菌尿道炎或宫颈炎(包括产酶株所致者)等。

3. 胃肠道细菌感染　由志贺菌属、沙门菌属、产肠毒素大肠埃希菌、亲水气单胞菌、副溶血弧菌等所致。

4. 腹腔、胆道、伤寒等感染。

5. 骨和关节感染。

6. 皮肤软组织感染。

7. 败血症等全身感染。

8. 其他感染,如副鼻窦炎、中耳炎、眼睑炎等。

【不良反应】 参见诺氟沙星。

【妊娠期安全等级】 C。

【禁忌与慎用】【药物相互作用】 参见环丙沙星。

【剂量与用法】 1. 成人常用量　400 mg,1 次/日。夜间服药光敏反应可能轻一些。

2. 静脉滴注　一次 0.2 g,稀释于 5%葡萄糖注射液或 0.9%氯化钠注射液 250 ml 中,2 次/日。

3. 乳膏剂　用于皮肤软组织细菌感染性疾病,如毛囊炎、脓疱疮、疖肿、外伤感染及足癣继发感染,涂患处,2 次/日。脓性分泌物多者先用 0.9%氯化钠注射液清洗患处,再使用本品。

4. 滴眼液及眼用凝胶　用于结膜炎、角膜炎、角膜溃疡、泪囊炎,滴于眼睑内,3～5 次/日,一次 1～2 滴或遵医嘱。

5. 滴耳液　用于敏感细菌所致的中耳炎、外耳道炎、鼓膜炎,一次 6～10 滴,2 次/日,点耳后进行约 10 min 耳浴。根据症状适当增减点耳次数。

【用药须知】 1. 有光敏反应史的患者服药后几天内应避免日晒,如已发生光敏反应,应停药。

2. 肾功能不全患者如必须使用本品,应减量。

3. 参见本类药物引言中的用药警戒。

【制剂】 ①片剂:100 mg;200 mg;300 mg;400 mg。②胶囊剂:100 mg;200 mg;400 mg。③颗粒剂:0.2 g。④注射剂(粉):50 mg;100 mg;200 mg;400 mg。⑤注射液:0.1 g/2 ml;0.2 g/5 ml;0.1 g/10 ml。⑥大容量注射液:250 ml 含洛美沙星 0.2 g 与葡萄糖 12.5 g;100 ml 含洛美沙星 0.2 g 与葡萄糖 5.0 g;100 ml 含洛美沙星 0.2 g 与氯化钠 0.9 g;125 ml 含洛美沙星 0.2 g 与葡萄糖 6.25 g;250 ml 含洛美沙星 0.4 g 与氯化钠 2.25 g。⑦乳膏剂:60 mg/20 g;50 mg/10 g;30 mg/10 g,⑧滴眼液:0.3%。⑨眼用凝胶剂:0.3%。⑩滴耳液:15 mg/5 ml。

【贮藏】 遮光,密闭贮于室温下。

巴洛沙星

(balofloxacin)

别名:巴拉沙星、贝罗沙星、Baloxin

本品是新一代氟喹诺酮类抗菌药。

【CAS】 127294-70-6

【理化性状】 1. 化学名:(±)-1-Cyclopropyl-6-fluoro-1,4-dihydro-8-methoxy-7-[3-(methylamineo) piperidino]-4-oxo-3-quinolinecarboxylic acid

2. 分子式:$C_{20}H_{24}FN_3O_4$

3. 分子量:389.4

4. 结构式

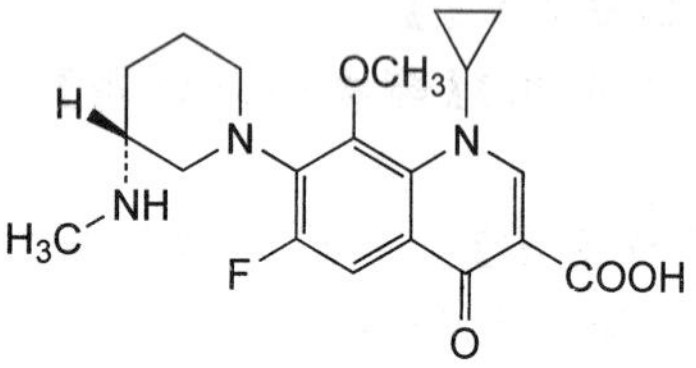

【药理作用】 本品通过干扰DNA拓扑异构酶Ⅱ和Ⅳ发挥作用,使细菌DNA无法形成超螺旋,从而造成染色体的不可逆转的损害,以致细菌细胞无法继续分裂增殖。由于对细菌具有选择性毒性作用,故与头孢菌素类和青霉素类抗生素之间不存在交叉耐药性。本品抗菌谱广,对革兰阴性菌、革兰阳性菌及厌氧菌均具有抗菌活性,尤其对耐甲氧西林金黄色葡萄球菌(MRSA)及临床上难治的脆弱类杆菌、难辨梭状芽孢杆菌和消化链球菌等有效;对非典型病原体如支原体和衣原体感染更为有效(包括对红霉素耐药的支原体);对分枝杆菌、军团菌等也有良好的抗菌活性。对肠杆菌和流感嗜血杆菌的抗菌活性较低,对铜绿假单胞菌不敏感。由于本品在8位引入甲氧基,因而可避免或减少光敏性和光毒性。本品较少透过血-脑屏障,因此对中枢神经系统的作用有限。

【体内过程】 1. 本品口服后吸收迅速且完全,食物、牛奶和H_2受体拮抗剂(如西咪替丁)等不影响本品的吸收。生物利用度可达82%,蛋白结合率为15%。其药动学类似于氧氟沙星,呈线性。本品广泛分布于痰液、唾液、汗液、疱液、泪液、前列腺液及女性性器官、耳鼻咽喉和皮肤组织中,在肺和肾脏中的药物浓度超过血药浓度6~8倍,子宫组织中的药物浓度与血药浓度相当,前列腺液中的药物浓度是血药浓度的40%,在前房水和脑脊液中的浓度则仅为血药浓度的1/10。

2. 健康成年男子单剂量口服本品(100~400 mg),其血药浓度随剂量增加而相应升高。剂量为100 mg和200 mg时的C_{max}分别为1 μg/ml和2 μg/ml,T_{max}分别为1.0~1.2 h和7.0~8.3 h,V_d约为38L。本品很少在肝内代谢,主要以原药随尿液排出,口服200 mg后的肾脏清除率(CL)约为9.5L/h,少部分经胆汁排泄,其余经粪便排泄。其总清除率(CL)为12L/h。老年人及肾功能不全患者的CL明显降低,$t_{1/2}$延长。

【适应证】 敏感菌和非典型病原体引起的全身各个系统的感染。本品作为新一代喹诺酮类抗菌药物,不仅其疗效完全可与第四代头孢菌素类相媲美,且效价明显高于头孢菌素类。

【不良反应】 1. 约有5%的患者使用本品后出现中枢神经系统功能紊乱,罕见感觉异常。

2. 约13%的患者在用药后出现短暂的转移酶升高。

3. 偶见恶心和胃肠道功能紊乱的报道。

4. 缺乏G-6-PD的患者使用本品有发生溶血的危险。

5. 偶有发生皮疹的报告,但尚未见到光毒性报道。

【禁忌与慎用】 1. 对本品或其他喹诺酮类药物过敏者禁用。

2. 以下患者慎用:①既往有中枢神经系统疾病史者,特别是脑动脉硬化和癫痫患者。②肾功能不全和老年患者。③G-6-PD缺乏症患者。④正在使用含铝抗酸药患者。⑤本品可能影响儿童的骨骼和软骨生长。

3. 不推荐妊娠期妇女使用本品。

4. 尚未明确本品是否可经乳汁分泌,哺乳期妇女应权衡本品对其的重要性,选择停药或暂停哺乳。

5. 既往有因喹诺酮类药物引起肌腱炎、肌腱断裂史的患者禁用。

【药物相互作用】 1. 丙磺舒可使本品的肾脏排出受到抑制,导致血药浓度升高。

2. 与含铝的抗酸药同时服用时可降低本品疗效,在服用本品前后4 h不宜服用含铝的抗酸药。

【剂量与用法】 1. 呼吸道、尿路(有或无合并症)和妇产科感染 一次100~400 mg,1~2次/日,呼吸道和尿路感染连用3~14 d,妇产科感染连用3~9 d。

2. 肠道感染(主要对沙门菌、志贺菌和大肠埃希菌感染) 一次200 mg,2次/日,疗程为5 d,用于伤寒的疗程为7 d。

3. 肾功能不全患者、老年人均应调整剂量。

【用药须知】 1. 老年人吸收本品减慢,排泄延迟,$t_{1/2}$延长,CL下降,应注意调整剂量。

2. 用药后应定时监测白细胞计数及肝肾功能。

3. 条件许可时,应做细菌培养、药敏试验和血药浓度监测。

4. 参见本类药物引言中的用药警戒。

【制剂】 ①片剂:100 mg。②胶囊剂:100 mg。

【贮藏】 贮于室温下。

吉米沙星
(gemifloxacin)

本品属于第四代氟喹诺酮类药物。

【CAS】 204519-64-2

【ATC】 J01MA15

【理化性状】 1. 化学名：7-[(4*E*)-3-(Aminomethyl)-4-(methoxyimino) pyrrolidin-1-yl]-1-cyclopropyl-6-fluoro-4-oxo-1, 4-dihydro-1, 8-naphthyridine-3-carboxylic acid

2. 分子式：$C_{18}H_{20}FN_5O_4$

3. 分子量：389.38

4. 结构式

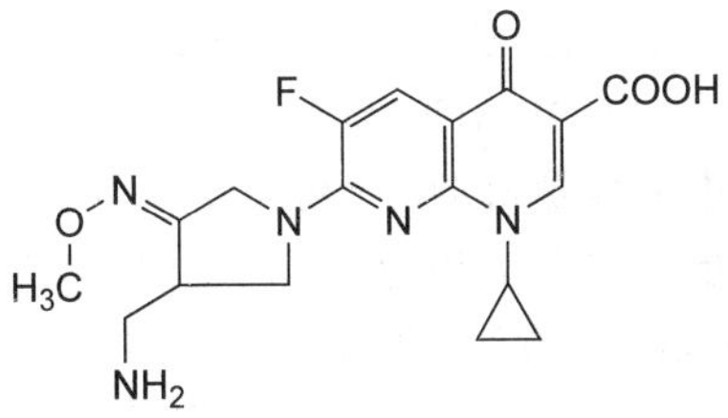

马来酸吉米沙星
(gemifloxacin mesylate)

别名：Factiv、Factive

〖CAS〗 204519-65-3

〖理化性状〗 1. 本品为白色至浅棕色固体。

2. 化学名：7-[(4*E*)-3-(Aminomethyl)-4-(methoxyimino) pyrrolidin-1-yl]-1-cyclopropyl-6-fluoro-4-oxo-1, 4-dihydro-1, 8-naphthyridine-3-carboxylic acid meth-anesulfonate

3. 分子式：$C_{18}H_{20}FN_5O_4 \cdot CH_4O_3S$

4. 分子量：485.5

【药理作用】 1. 由于本品化学结构独特，因而在增强抗革兰阳性菌活性的同时，还对革兰阴性菌保持着抗菌活性。本品对革兰阳性菌的 MIC 低于 1 μg/ml，对铜绿假单胞菌的 MIC 与司氟沙星相近(2～16 μg/ml)。动物实验证实，本品对革兰阳性菌的全身感染疗效优于环丙沙星，而且对中枢神经系统产生的不良反应也较环丙沙星轻。

2. 本品主要通过抑制细菌 DNA 旋转酶和 DNA 拓扑异构酶Ⅳ而产生杀菌作用，其作用强度 9 倍于环丙沙星。本品对革兰阳性菌(包括耐甲氧西林金黄色葡萄球菌和表皮葡萄球菌、耐青霉素的肺炎链球菌)有良好的抗菌活性，对革兰阴性需氧菌(如肠球菌、流感嗜血杆菌和卡他莫拉菌)也具有活性。对脆弱类杆菌及其厌氧菌的活性低于曲伐沙星。

【体内过程】 1. 本品口服后 0.5～2 h 可达 C_{max}，一次口服 320 mg，1 次/日，多次口服的平均 C_{max} 为 1.61 μg/ml，AUC 为 (9.93 ± 3.07) (μg · h)/ml。食物不影响本品的吸收，其生物利用度约为 71%。其蛋白结合率为 60%～70%，在支气管黏膜、支气管肺泡巨噬细胞和上皮细胞液中的药物浓度高于同时段的血药浓度。V_d 约为 4.18L/kg。不到 10%的药物在肝内代谢。

2. 本品约有 61%随粪便排出，随尿液排出者约 36%。其 CL 为 11.6L/h，$t_{1/2}$ 约为 7 h，血液透析可清除本品 20%～30%，本品是否分泌进入乳汁尚不清楚。

【适应证】 1. 用于慢性支气管炎急性发作。

2. 治疗社区获得性肺炎。

【不良反应】 1. 可引起头痛、眩晕，还可能引起肌痛。

2. 可能导致 Q-T 间期延长，尤其正值电解质紊乱、有 Q-T 间期延长史和正在使用 $Ⅰ_a$、Ⅲ类抗心律失常药物或其他可能延长 Q-T 间期延长的药物，以及心动过缓、急性心肌梗死患者更易发生。

3. 胃肠道反应有恶心、呕吐、腹痛和腹泻。

4. 患有 G-6-PD 缺乏的患者用药后发生溶血的可能性增加。

5. 有 2.8%的用药者会发生皮疹，其中约有 10%为严重皮疹。皮疹多见于不到 40 岁的女性或正在使用激素替代疗法的患者，且常于用药后 8～10 d 出现，并于 1 周后减轻。

6. 罕见引起光敏反应。

【妊娠期安全等级】 C。

【禁忌与慎用】 1. 对本品或其他喹诺酮类药物过敏者禁用。

2. 有 G-6-PD 缺乏、Q-T 间期延长、心动过缓、心肌梗死、癫痫等病史者，或正处于低钾、低镁的患者均应慎用。

3. 儿童用药的安全性尚未确定。

4. 尚未明确本品是否可经乳汁分泌，哺乳期妇女慎用。

【药物相互作用】 1. 本品与含有镁、铝、铁和锌等金属离子的药物合用，会因产生螯合作用而使本品的吸收量减少。

2. 抗精神病药(如吩噻嗪类、氟哌利多、匹莫齐特和美索达嗪等)、氟西汀、文拉法辛、三环类抗抑郁药、阿司咪唑、西沙必利、多拉司琼、齐拉西酮、奥曲肽、血管升压素、特非那定、苄普地尔、伊拉地平、利多氟嗪、水合氯醛、膦甲酸、卤泛群、氯喹、氟康唑、螺旋霉素、红霉素、克拉霉素、克林霉素、磺胺甲噁唑、磺胺甲二唑、甲氧苄啶、腺苷、Ⅰ类及Ⅲ类抗心律失常药、左美沙酮、普罗布考、佐米曲普坦和三氧化二砷等与本品合用可增加发生 Q-T 间期延长的风险。

3. 去羟肌苷可减少本品的吸收，合用必须间隔 2～3 h。

【剂量与用法】 1. 治疗慢性细菌性支气管炎急性发作　成人口服一次 320 mg，1 次/日，连用 5 d。

2. 治疗社区获得性肺炎　成人口服一次 320 mg，1 次/日，连用 7 d。

3. 肾功能不全患者（Ccr＜30 ml/min）应减量，一次 160 mg，1 次/日。

4. 接受血液透析或腹膜透析的患者给予一次 160 mg，1 次/日。

【用药须知】 1. 据本品的抗菌谱，其治疗范围有可能扩大，临床可依据细菌学检查予以审慎地扩展试用。

2. 用药前及用药期中应定期检查全血计数，细菌培养、药敏试验和尿液分析，有条件者可监测血药浓度。

3. 参见本类药物引言中的用药警戒。

【制剂】 片剂：320 mg。

【贮藏】 避光，贮于室温下。

普卢利沙星
(prulifloxacin)

别名：普利沙星、普鲁沙星、Quisnon

本品为氟喹诺酮类前体药物。

【CAS】 123447-62-1

【ATC】 J01MA17

【理化性状】 1. 化学名：(±)-7-{4-[(*Z*)-2,3-Dihydroxy-2-butenyl]-1-piperazinyl }-6-fluoro-1-methyl-4-oxo-1*H*,4*H*-[1,3]thiazeto[3,2-a]quinoline-3-carboxylic acid cyclic carbonate

2. 分子式：$C_{21}H_{20}FN_3O_6S$

3. 分子量：461.5

4. 结构式

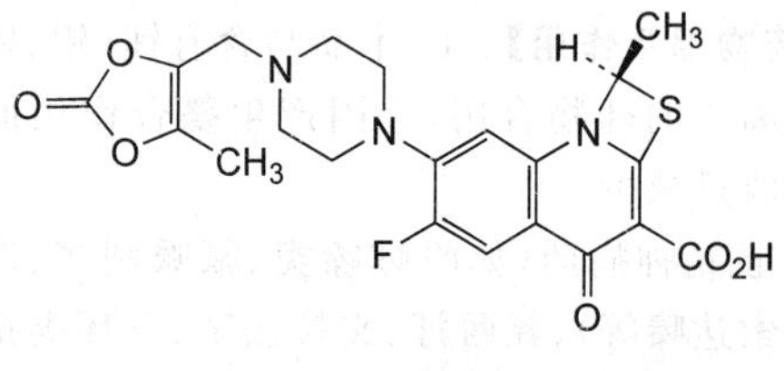

【药理作用】 本品口服后迅速被水解为具有活性的代谢产物羧酸噻唑托奎啉衍生物（NM 394），后者在体内外均具有广谱抗菌活性。本品主要作用于细菌 DNA，通过干扰 DNA 拓扑异构酶使细菌 DNA 无法形成超螺旋，导致细菌无法继续分裂繁殖。本品对革兰阴性菌和阳性菌均有良好的抗菌活性。对革兰阳性菌的抗菌活性与氧氟沙星和环丙沙星相同，比妥舒沙星和司帕沙星的活性稍低，对甲氧西林敏感的金黄色葡萄球菌、表皮葡萄球菌、化脓性链球菌和粪肠球菌均有较强的抗菌活性。本品对革兰阴性菌的活性与妥舒沙星和环丙沙星相当，优于司帕沙星和氧氟沙星。对喹诺酮敏感的铜绿假单胞菌、沙雷菌属和肠杆菌属等革兰阴性菌具有较强的抗菌活性。本品抗厌氧菌的活性与环丙沙星相同，对致病性分枝杆菌的抗菌活性比氧氟沙星稍低。

【体内过程】 1. 本品口服后易于吸收。单剂量空腹分别口服本品 100 mg、200 mg 和 400 mg 后，T_{max} 为 0.5～1.25 h，NM394 的平均 C_{max} 分别为 0.7 μg/ml、1.1 μg/ml 和 1.9 μg/ml。口服本品一次 300 mg，2 次/日，其 AUC 为 10(μg·h)/ml。本品主要在小肠中上段被吸收，食物和牛奶可延迟本品的吸收。其蛋白结合率约为 45%，在胆道及女性生殖系统（如阴道、宫颈、子宫肌层、子宫内膜和卵巢组织）中的药物浓度比血药浓度高，唾液中的本品浓度约为血药浓度的 20%。

2. 本品在血液和肝内代谢为有活性的 NM394 后随即全身分布，前列腺、胆囊、生殖器、皮肤、耳鼻喉、眼等组织和痰中的浓度最高，肺中的平均浓度高于血浆浓度 5 倍，而脑脊液中毫无分布。反复给药后体内未见蓄积。口服后血浆 $t_{1/2}$ 达 7.7～8.9 h。本品最终在肝内代谢失活，随粪便和尿液排出，约 40%～50%药物随尿液排出，约 50%随粪便排出。

【适应证】 用于敏感的革兰阳性菌或阴性菌引起的呼吸道感染、泌尿生殖系感染、耳鼻喉感染、胆道感染、肠炎、皮肤和软组织感染以及外科感染等。

【不良反应】 1. 偶见胃肠道症状如腹痛、腹泻和呃逆等，少见皮疹、荨麻疹、光敏反应，偶有头晕。

2. 可引起血清总胆红素和 ALT 升高。

3. 可能出现嗜酸性粒细胞增多，G-6-PD 缺乏症患者使用本品有发生溶血的危险。

【禁忌与慎用】 1. 对本品或其他氟喹诺酮类药物过敏者禁用。

2. 中枢神经系统疾病患者、肾功能不全患者、肝脏疾病患者、G-6-PD 缺乏者和儿童慎用。

3. 不推荐妊娠期妇女使用本品。

4. 尚未明确本品是否可经乳汁分泌，哺乳期妇女应权衡本品对其的重要性，选择停药或暂停哺乳。

【药物相互作用】 1. 本品与牛奶同服会减少药

物吸收，可能与牛奶中钙的影响有关。

2. 本品与茶碱合用会提升茶碱的血药浓度。

3. 铝制剂会影响本品的吸收，应在口服本品后1～2 h再使用铝制剂。

4. 丙磺舒可使本品 $t_{1/2}$ 延长，AUC增大，随尿液的排泄率下降20%。

5. 进食后服用本品可见 C_{max} 降低，$t_{1/2}$ 延长，但AUC几乎与空腹服药相同。

【剂量与用法】 1. 成人口服一次200 mg，2次/日，根据病情适当增减用量，但一次最高用量不得超过300 mg。

2. 治疗慢性呼吸道感染的最适合剂量为一次300 mg，2次/日。

3. 治疗有合并症的尿路感染可用一次200 mg，2次/日。

【用药须知】 1. 肾功能不全患者在用药期间应注意调整剂量。

2. 有既往肝功能不全史者用药期间应定期监测肝功能。

3. 本品与其他氟喹诺酮类药物可能存在交叉过敏。

4. 参见本类药物引言中的用药警戒。

【制剂】 片剂：100 mg。

【贮藏】 贮于室温下。

托氟沙星

(tosufloxacin)

别名：妥舒沙星、Ozex

本品为第三代喹诺酮类广谱抗菌药。临床用其托西酸盐。

【CAS】 108138-46-1(anhydrous tosufloxacin)；107097-79-0(tosufloxacin monohydrate)

【理化性状】 1. 化学名：(±)-7-(3-Amino-1-pyrrolidinyl)-1-(2,4-difluorophenyl)-6-fluoro-1,4-dihydro-4-oxo-1,8-naphthyridine-3-carboxylicacid

2. 分子式：$C_{19}H_{15}F_3N_4O_3$

3. 分子量：404.3

4. 结构式

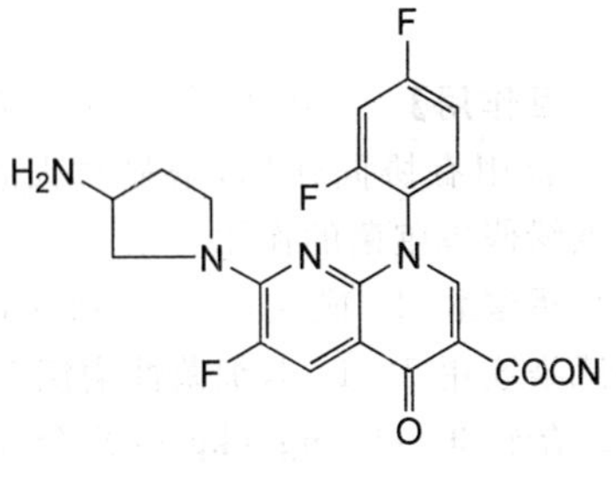

托西酸托氟沙星

(tosufloxacin tosilate)

〖CAS〗 115964-29-9；107097-79-0(monohydrate)

〖理化性状〗 1. 化学名：Tosufloxacin toluene-4-sulphonate monohydrate

2. 分子式：$C_{19}H_{15}F_3N_4O_3 \cdot C_7H_8O_3S \cdot H_2O$

3. 分子量：594.6

【药理作用】 本品通过强力抑制脱氧核糖转录酶以阻止细菌复制DNA，达到杀菌作用。本品对包括厌氧菌在内的革兰阳性菌和阴性菌均具有活性。对革兰阳性菌如葡萄球菌、链球菌和肺炎链球菌的抗菌效力是氧氟沙星和诺氟沙星的8～16倍；对革兰阴性菌如大肠埃希菌、克雷伯菌、产气杆菌、变形杆菌、沙门菌属、志贺菌属和弗劳地枸橼酸杆菌等肠杆菌科细菌的抗菌活性与环丙沙星相似或略差，但明显优于氧氟沙星和诺氟沙星，也优于其他新喹诺酮类药物如司帕沙星等；对流感杆菌、铜绿假单胞菌和厌氧菌的抗菌效力比氧氟沙星和诺氟沙星强，对沙眼衣原体的抗菌力比氧氟沙星强4～16倍，也优于头孢曲松和大观霉素，与多西环素相当，但低于克拉霉素和米诺环素。本品对分枝杆菌的活性优于大环内酯类药物，而对耐青霉素类菌株的活性要高于β-内酰胺类药物。

【体内过程】 本品口服吸收迅速，健康成人饭后口服单剂量本品150 mg、300 mg的 T_{max} 约为1.5～3 h，C_{max} 分别为65 μg/ml和108 μg/ml，$t_{1/2}$ 约为3.3～3.6 h。食物可促进本品的吸收，饭后服药获得的 C_{max} 和AUC约为空腹服药的1.4倍。除脑组织外，全身其他各种组织广泛分布，以小肠、肾脏和肝脏的药物浓度最高，其次是肾上腺、脾脏、肌肉、心和肺，眼球和脂肪中的药物浓度较低，脑组织中药物浓度最低。蛋白结合率为35.5%～39.9%，24 h内随尿液排出用药量的45.8%，尿内药物浓度可达56 μg/ml。本品大部分以原药随尿及粪便排出，其次为葡糖醛酸结合物。

【适应证】 用于治疗敏感菌引起的以下感染。

1. 呼吸系统感染，如咽喉炎、扁桃体炎、急性支气管炎、肺炎等。

2. 泌尿系统感染，如肾盂肾炎、膀胱炎、淋菌性尿道炎、非淋菌性尿道炎等。

3. 消化系统感染，如胆管炎、胆囊炎、细菌性痢疾等。

4. 皮肤软组织感染，如丹毒、淋巴管炎、皮下脓肿等。

5. 其他组织感染，如中耳炎、外耳炎、牙周炎、眼睑炎等。

【不良反应】 1. 偶有皮疹、瘙痒和光敏反应等不良反应。

2. 可见胃肠道不适、腹痛、口干、便秘、腹泻、食欲不振等。

3. 神经系统可见头昏、失眠，偶有倦怠感。

4. 实验室检查可见 BUN、肌酐、AST、ALT、碱性磷酸酶、胆红素升高，白细胞减少，嗜酸性粒细胞增多，血小板减少，均为一过性，停药后自行恢复正常。

【禁忌与慎用】 1. 对本品和喹诺酮类药品有过敏史者、妊娠期妇女和 16 岁以下儿童均禁用。

2. 中枢神经系统疾病患者、有癫痫病史患者、肾功能不全患者、肝功能不全患者均慎用，必要时应调整剂量。

3. 肝肾功能不全患者慎用，并应注意监测肝肾功能，根据情况调整剂量。

4. 尚未明确本品是否可经乳汁分泌，哺乳期妇女应权衡本品对其的重要性，选择停药或暂停哺乳。

【药物相互作用】 1. 本品可影响茶碱代谢，使后者血药浓度升高。

2. 本品不宜与苯乙酸类、联苯丁酮酸等 NSAIDs 同时服用，因两者合用可能会引起痉挛。

3. 本品不宜与含钙、镁的制酸药或铁制剂同时服用，因会减少本品的吸收。

【剂量与用法】 1. 单纯性尿路感染　口服 150～450 mg/d，分 2～3 次服，连用 7～21 d。

2. 胆道感染　450～600 mg/d，分 3 次服，连用 7～14 d。

3. 眼、耳鼻喉感染　150～450 mg/d，分 2～3 次服，连用 3～10 d。

4. 皮肤软组织感染　450～600 mg/d，分 2～3 次服，连用 7～14 d。

5. 其他尿路感染、呼吸道感染　300～600 mg/d，分 2～3 次服，连用 3～7 d。

【用药须知】 1. 本品可能引起光敏反应，至少应在光照后 12 h 才可使用本品，治疗期间及治疗后数天内应避免长时间地暴露于阳光下。

2. 光敏反应的表现有皮肤灼热、发红、肿胀、水泡、皮疹、瘙痒、皮炎等，应考虑停药。

3. 给药期间，应定期检测肝肾功能

4. 参见本类药物引言中的用药警戒。

【制剂】 片剂：75 mg；150 mg；300 mg。

【贮藏】 避光，密闭保存。

吡哌酸

(pipemidic acid)

别名：吡卜酸、Pipram

本品为第二代喹诺酮类药物。

【CAS】 51940-44-4(anhydrous pipemidic acid)；72571-82-5(pipemidic acid trihydrate)

【ATC】 J01MB04

【理化性状】 1. 本品为淡黄色或黄色结晶性粉末。极微溶于水。可溶于稀酸或稀碱溶液。

2. 化学名：8-Ethyl-5，8-dihydro-5-oxo-2-(piperazin-1-yl)pyrido[2,3-*d*] pyrimidine-6-carboxylicacid

3. 分子式：$C_{14}H_{17}N_5O_3$

4. 分子量：303.3

5. 结构式

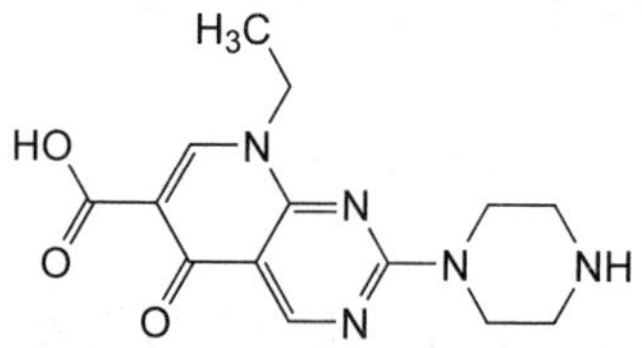

【药理作用】 主要对革兰阴性菌(如大肠埃希菌、沙雷杆菌、变形杆菌、枸橼酸杆菌属等)具有较好的抗菌活性。对肠杆菌属、铜绿假单胞菌、金黄色葡萄球菌需较高浓度始有活性；本品对肠球菌无活性。

【体内过程】 口服 400 mg 后 2 h 可达血药峰值 2.5 μg/ml，达不到全身治疗作用。但尿中的药物浓度可百倍于前者，约 900 μg/ml，经 12 h 似可保持在 170～230 μg/ml 水平。胆汁中的药物浓度高于血药浓度。$t_{1/2}$ 约为 3.3 h，肾功能不全患者可延长至 16 h。本品主要随尿排出(58%～68%)，小部分随粪便排出。

【适应证】 主要用于泌尿道感染，肠道感染次之。

【不良反应】 1. 恶心、呕吐、腹痛、腹泻、便秘等胃肠道反应。

2. 皮疹、瘙痒、药物热等不良反应。

3. 血清转氨酶、BUN、肌酐水平升高。

【妊娠期安全等级】 C。

【禁忌与慎用】 肝肾功能不全患者慎用。幼儿慎用。

【药物相互作用】 与庆大霉素、卡那霉素、青霉素、多黏菌素合用有协同作用，增强对大肠埃希菌、变形杆菌、铜绿假单胞菌的作用。

【剂量与用法】 1. 成人口服 1～2 g/d，2～4 次分服，尿路感染连用 7～14 d，细菌性痢疾 5～7 d。

2. 儿童给予 30～40 mg/(kg·d)，分 3 次服。

【用药须知】 肾功能不全患者可能有药物在体内积累，应调整剂量。

【临床新用途】 1. 消化性溃疡　一次 0.5 g，口服，3 次/日，4～6 周。

2. 阿米巴痢疾　一次 0.5 g，口服，3 或 4 次/日；儿童 30～40 mg/(kg·d)，分 3 次或 4 次口服，7 d 一疗程。

3. 外伤伤口感染　2%本品溶液浸湿的纱条覆盖于伤面上，再用无菌纱布 8～10 层覆盖，包扎，隔天换药 1 次。

4. 中耳炎　本品滴丸 1～2 粒放在鼓膜穿孔处，用干棉球堵塞外耳道口，换药 1 次/日，14 d 为一疗程，平均治愈天数为 5.6 天。

【制剂】 ①片剂：0.25 g；0.5 g。②耳用滴丸剂：4 mg。

【贮藏】 密封、避光保存。

西诺沙星
(cinoxacin)

别名：噁喹唑乙酸、新噁酸、Cinobac

本品为合成的第二代喹诺酮类抗菌药。

【CAS】 28657-80-9

【ATC】 J01MB06

【理化性状】 1. 本品为白色至微黄色针状结晶。

2. 化学名：1-Ethyl-1, 4-dihydro-4-oxo-[1, 3]dioxolo[4,5-*g*] cinnoline-3-carboxylic acid

3. 分子式：$C_{12}H_{10}N_2O_5$

4. 分子量：262.22

5. 结构式

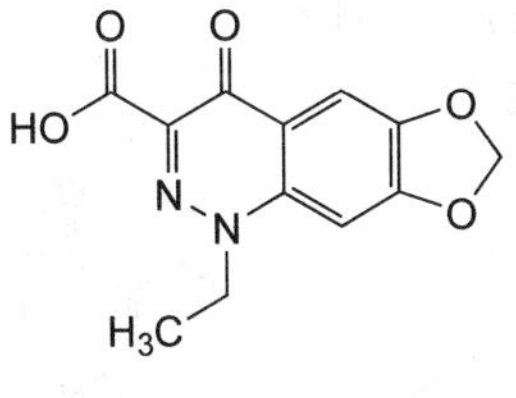

【药理作用】 参见吡哌酸。

【体内过程】 1. 本品口服后快速吸收，给予 500 mg 后可达血药峰值 15 μg/ml，6 h 后可降低至 1～2 μg/ml。尿中平均浓度在前 4 h 为 300 μg/ml，第二个 4 h 为 100 μg/ml。尿中浓度为本品对尿道感染常见致病菌最低抑制浓度的数倍。

2. 97%的给药剂量(500 mg)在给药后 24 h 内可从尿中回收，其中 60%为原药，余为无活性代谢产物。食物对本品的总吸收无影响，但峰浓度降低 30%，24 h 从尿中排泄的原药活性无改变，平均血浆 $t_{1/2}$ 为 1.5 h。

【适应证】 用于细菌(如大肠埃希菌、奇异变形杆菌、普通变形杆菌、克雷伯杆菌属及肠杆菌属)引起的初次或复发的泌尿系感染。

【不良反应】 1. 常见不良反应有食欲缺乏、呕吐、腹部痉挛或疼痛、味觉降低、腹泻、头痛、头晕、失眠、嗜睡、麻刺感、会阴灼烧感、光敏性皮炎、耳鸣、皮疹、荨麻疹、瘙痒、水肿、血管神经性水肿、嗜酸性粒细胞增多、BUN 升高、AST 及 ALT 升高、肌酐升高、碱性磷酸酶升高、血红蛋白降低。

2. 罕见红斑、多形性细胞瘤、斯-约综合征、血小板减少等不良反应。

【妊娠期安全等级】 C。

【禁忌与慎用】【药物相互作用】 参见环丙沙星。

【剂量与用法】 1. 常用量为 1 g/d，分 2 次或 4 次口服，疗程 7～14 d。与含镁或铝的抗酸剂、硫糖铝、含金属离子如铁及含锌的多种维生素制剂至少间隔 2 h 服用。

2. 肾功能不全患者应降低剂量。Ccr > 80 ml/min 者，500 mg，2 次/日；Ccr 为 50～80 ml/min 者，250 mg，3 次/日；Ccr 为 20～50 ml/min 者，500 mg，2 次/日；Ccr < 20 ml/min 者，250 mg，1 次/日；无尿患者禁用。

【用药须知】 参见环丙沙星。

【制剂】 胶囊剂：250 mg；500 mg。

【贮藏】 贮于 15～30 ℃。

格帕沙星
(grepafloxacin)

别名：格雷沙星、Raxar

本品为氟喹诺酮类药，因延长 QT 间期，导致严重心血管事件和猝死而撤市。

【CAS】 119914-60-2

【ATC】 J01MA11

【理化性状】 1. 化学名：(*RS*)-1-Cyclopropyl-6-fluoro-5-methyl-7-(3-methylpiperazin-1-yl)-4-oxo-quinoline-3-carboxylic acid

2. 分子式：$C_{19}H_{22}FN_3O_3$

3. 分子量：359.4

4. 结构式

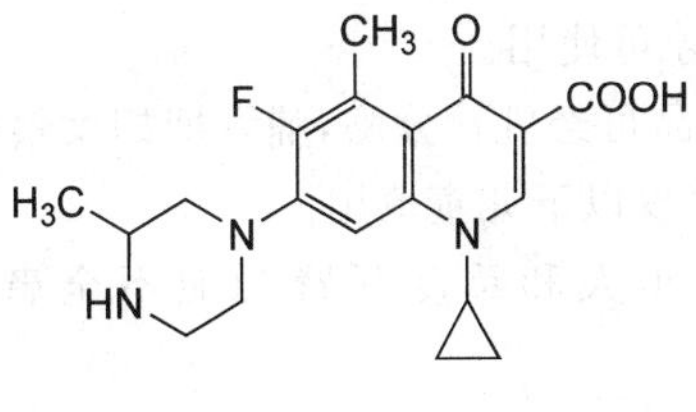

【药理作用】 1. 本品对绝大多数革兰阴性菌和很多革兰阳性菌及厌氧菌、支原体、衣原体、军团菌、脊髓灰质炎病毒等都具有较强的抗菌活性。本品的最大特点是对耐药菌株尤其是肺炎链球菌具有活性，比同类产品强 8～128 倍。

2. 在体内，格帕沙星对小鼠感染病原菌均有良好的保护作用，对金黄色葡萄球菌、肺炎链球菌、流感嗜血杆菌、淋球菌及不动杆菌的抗菌活性显著。对铜绿假单胞菌的抗菌活性比诺氟沙星、氧氟沙星分别强 6.3 倍、3.2 倍。

【体内过程】 口服后在小肠上部吸收，且吸收很快，并能很快达到血药峰值，其生物利用度高达 77%。在体内广泛分布进入组织中，对组织的穿透力强。单剂量口服 100 mg、200 mg、400 mg 后，血药达峰时间为 2～5 h，在炎性液体中血药达峰时间为 4～5 h，血药峰值分别为 0.7 μg/ml、1.0 μg/ml、1.5～5.2 μg/ml，平均为 1.1 μg/ml。与空腹相比较，与食物同服或餐后给药使血浆浓度达峰时间延长 1.5 h，但血浆 $t_{1/2}$ 和 AUC 几无改变，血浆 $t_{1/2}$ 为 10.3～15 h。本品主要在肝中经 CYP1A2 代谢，随尿液和粪便排泄，在空腹后 72 h，原药回收率为 10%，其中粪便回收率为 32%。

【适应证】 用于治疗由肺炎链球菌、流感嗜血杆菌或卡他摩拉菌所致的急性支气管炎、慢性支气管炎、上呼吸道感染，肺炎衣原体引起的社区获得性肺炎，淋球菌或衣原体所致的无并发症淋病、非特异性尿道炎（子宫颈炎）、尿道炎，也用于尿道、生殖系统、消化系统、皮肤和软组织感染。

【不良反应】 1. 常见的不良反应为恶心、味觉失常、腹泻、头晕、头痛、皮疹。

2. 偶见 Q-T 间期延长。少见过敏反应，AST、ALT 升高。

3. 在 1363 例口服本品的患者中，42 例出现各种不良反应，反应率为 3.1%，其中消化系统症状有 14 例，神经系统症状有 13 例，变态反应有 6 例，其他症状有 9 例，生化检查异常（嗜酸性粒细胞增多，AST、ALT 升高）有 65 例，分别占受试者总数的 1.03%、0.95%、0.44%、0.66%和 4.8%。

【妊娠期安全等级】 C。

【禁忌与慎用】 1. 对本品过敏者禁用。

2. 妊娠期妇女只有潜在的益处大于对胎儿伤害的风险时才可使用。

3. 本品可经乳汁分泌，哺乳期妇女禁用。

4. 16 岁以下儿童慎用。

5. 老年人和重度肝肾功能不全患者慎用或减量。

【药物相互作用】 1. 本品可降低茶碱的清除率。

2. 4 h 内服用含有铁、锌、铝、钙、镁的药物可降低本品的吸收。

【剂量与用法】 1. 口服，一次 200～400 mg，1 次/日，连续 5～7 d。对急性、慢性支气管炎，一次 400～600 mg，1 次/日，连续 10 d。

2. 用于单纯性淋病，单剂量 400 mg 顿服，用于非淋球菌性尿道炎，一次 400 mg，1 次/日，连续 7 d。老年患者不需要调整剂量。

【用药须知】 鉴于部分患者服用后出现严重的心血管问题，有 7 例因心律失常而死亡，死因不排除与本品有关。1999 年 10 月，葛兰素-威康公司紧急宣布，立即由全球市场上撤销其口服制剂。

【制剂】 片剂：200 mg。

【贮藏】 密闭，在凉暗干燥处保存。

加雷沙星

(garenoxacin)

本品为第四代氟喹诺酮类药，临床用其甲磺酸盐。本品为首个适用于对青霉素类抗生素有耐药性肺炎链球菌的合成抗菌药，于 2007 年 7 月 31 日在日本获得批准。

【CAS】 194804-75-6

【ATC】 J01MA19

【理化性状】 1. 化学名：1-Cyclopropyl-8-(difluoromethoxy)-7-[(1*R*)-1-methyl-2, 3-dihydro-1*H*-isoindol-5-yl]-4-oxo-1, 4-dihydroquinoline-3-carboxylic acid

2. 分子式：$C_{23}H_{20}F_2N_2O_4$

3. 分子量：426.41

4. 结构式

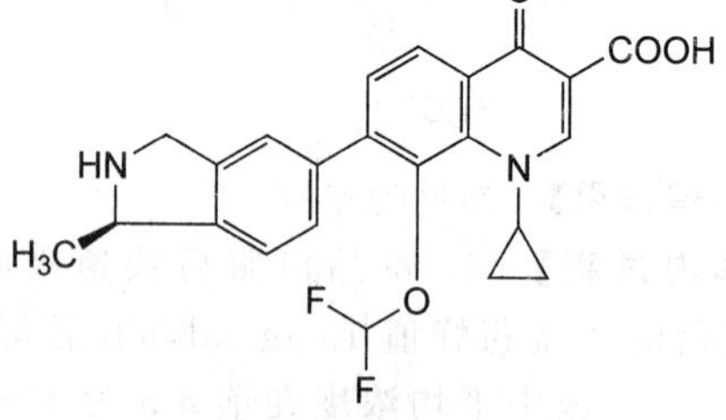

甲磺酸加雷沙星

(garenoxacin mesylate)

〖CAS〗 223652-82-2

〖理化性状〗 1. 化学名：1-Cyclopropyl-8-(difluoromethoxy)-7-[(1*R*)-1-methyl-2, 3-dihydro-1*H*-isoindol-5-yl]-4-oxo-1, 4-dihydroquinoline-3-carboxylic acid

2. 分子式：$C_{23}H_{20}F_2N_2O_4 \cdot CH_4O_3S$

3. 分子量：522.52

【药理作用】 本品为细菌 DNA 旋转酶和拓扑异构酶Ⅳ抑制剂，也是拓扑异构酶Ⅱ的弱抑制剂。对葡萄球菌、链球菌、肺炎链球菌、大肠埃希菌、克雷伯杆菌、流感（嗜血）杆菌、肺炎衣原体、肠道细菌等都有抗菌活性。

比加替沙星、环丙沙星、左氧氟沙星作用更强，抗菌谱更广。但对革兰阴性肠杆菌和铜绿假单胞菌的活性较低。本品的抗菌活性与曲伐沙星和阿莫西林-克拉维酸盐相似。且因本品对肠球菌有广谱活性，所以本品在临床治疗混合需氧菌和厌氧菌感染的中有潜在的使用价值。

【体内过程】 1. 吸收　健康志愿者单剂量口服 400 mg 后，C_{max} 为（7.19 ± 1.66）μg/ml，T_{max} 为（1.96±1.58）h，（89.8±17.41）（μg · h）/ml，$t_{1/2}$ 为（1.0±0.795）h。上呼吸道感染者口服 400 mg 后，C_{max} 为（9.21 ± 2.28）μg/ml，（122.2 ± 34.2）（μg · h）/ml。

2. 分布　蛋白结合率 79%～80%，在肺、鼻黏膜、耳皮肤黏膜、唾液、痰液中均有很好分布。

3. 代谢　本品通过经肝脏的 CYP 酶代谢为硫酸结合物、葡萄糖醛酸苷及氧化代谢产物。所有代谢产物在血液、尿液中浓度均很低。本品对 CYP1A2、2A6、2C9、2C19、2D6、2E1、CYP3A4 的抑制作用微弱，对 CYP1A2、2C9、2C19、2D6、2E1、3A4 无诱导作用。

4. 排泄　单剂量口服 400 mg，0～4 h 间尿中最大浓度为（202±75）μg。24 h 尿中累计排除给药剂量的 31.7%±6%，72 h 尿中累计排除给药剂量的 43.6%±7.8%。7 d 内尿液和粪便中排出的本品几乎相同 41.8%±6.3%和 45.4%±7.6%。

【适应证】 用于治疗敏感菌感染导致的咽炎、喉炎、扁桃体炎、肺炎、慢性呼吸道感染、中耳炎。

【不良反应】 1. 不良反应常见头痛、腹泻、腹痛，可见 ALT、AST 及淀粉酶升高。

2. 严重不良反应包括休克及超敏反应、斯-约综合征、心动过缓、窦性停搏、房室传导阻滞、肝功能异常、伪膜性结肠炎、低血糖、粒细胞缺乏症、横纹肌溶解症、精神症状、惊厥、间质性肺炎、嗜酸性粒细胞肺炎。

3. 其他少见不良反应包括湿疹、红斑、皮炎、皮肤瘙痒、皮肤发红、眼睑水肿、过敏性结膜炎、眼睛瘙痒、ALP 升高、胆红素升高、糖尿、肌酐升高、尿频、BUN 升高、尿白细胞阳性尿红细胞阳性、嗜酸性粒细胞升高、白细胞降低、淋巴细胞形态学异常、血小板升高、血红蛋白降低、中性粒细胞降低、红细胞降低、血细胞比容降低、淋巴细胞降低、单核细胞升高、血钾升高、血糖升高或降低、血氯降低、血钾降低、血钠降低、血压降低、心力衰竭、房颤、窦性心律失常、胸闷、心悸、血压升高、心电图 P 波异常或 ST 段改变、嗜睡、头晕、失眠、麻木、腰痛、哮喘、痰中带血、鼻充血、鼻出血、咽喉痛、鼻窦炎、咽喉炎、肌酸激酶升高、C 反应蛋白升高、冷凝集素阳性、不安、感觉冷或热、结膜出血、眼痛、结膜出血、色觉异常、单纯性疱疹。

【禁忌与慎用】 1. 对本品或其他氟喹诺酮类药物过敏者禁用。

2. 妊娠期妇女及准备怀孕的妇女禁用。

3. 儿童禁用。

4. 哺乳期妇女如需使用，应暂停哺乳。

5. 糖尿病患者、重症肌无力者、惊厥包括有癫痫病史者、低血压者、Q-T 间期延长者慎用。

【药物相互作用】 1. 含金属离子钙、镁、锌、铁等制剂及抗酸药可降低本品的效应，必须合用时应至少间隔 2 h 服用。

2. 与硝酸酯类合用增加发生低血压的风险。

3. 与 $Ⅰ_a$ 或Ⅲ类抗心律失常药合用，可发生 Q-T 间期延长和室性心律失常（包括尖端扭转型心动过速）。

4. 与苯乙酸类 NSAIDs 合用可发生惊厥。

5. 本品可增强降压药的作用。

6. 与降糖药合用，发生低血糖的风险增加。

【剂量与用法】 口服　400 mg，1 次/日。重度肾功能不全患者降低剂量至 200 mg。

【用药须知】 参见环丙沙星。

【制剂】 片剂：400 mg。

【贮藏】 避光、避免过热，防潮保存。

西他沙星

(sitafloxacin)

本品为氟喹诺酮类药。临床用其盐酸盐。

【CAS】 127254-12-0

【ATC】 J01MA21

【理化性状】 1. 化学名：7-[(4*S*)-4-Amino-6-azaspiro [2.4] heptan-6-yl]-8-chloro-6-fluoro-1-[(2*S*)-2-fluorocyclopropyl]-4-oxoquinoline-3-carboxylic acid

2. 分子式：$C_{19}H_{18}ClF_2N_3O_3$

3. 分子量：409.81

4. 结构式

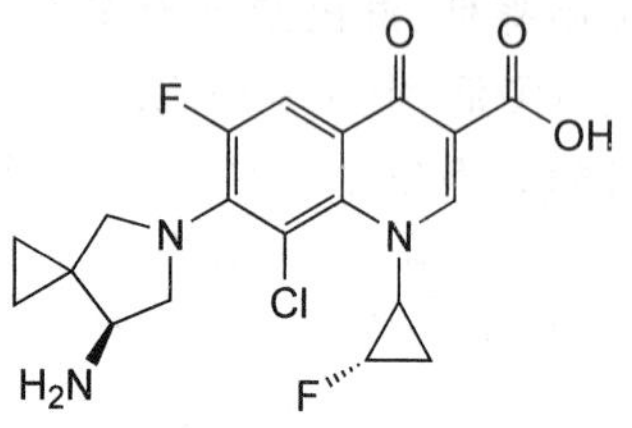

【简介】 本品系一新颖的 *N*-1-氟环丙基喹诺酮，对耐甲氧西林金黄色葡萄球菌、耐甲氧西林表皮葡萄球菌、厌氧菌(包括脆弱类杆菌)以及支原体、衣原体等均具较强的抗菌活性。化学结构上有一顺式(1*R*,5*R*)-2-氟环丙胺基团，显示良好的药代动力学特性，且可减少不良反应。本品不仅显著增强抗革兰阳性菌活性，而且对临床分离的许多耐氟喹诺酮类的菌株也具抗菌活性。

本品体外抗菌活性的研究表明，其具广谱抗菌作用，不仅对革兰阴性菌有抗菌活性，而且对革兰阳性菌以及对许多临床常见耐氟喹诺酮类菌株也有良好杀菌作用。本品口服吸收好、生物利用度大于70%，组织分布广，在中枢神经系统外的多种组织中的药物浓度均高于血药浓度，因此，本品可望成为治疗呼吸道、泌尿生殖道、腹腔以及皮肤软组织等单一或混合细菌感染的重要药物。不良反应包括头痛、腹痛、腹泻、ALT 及 AST 升高，偶可出现精神损害。口服 2 次/日，50 mg/次。片剂及颗粒剂均为 50 mg。肾功能不全患者、重症肌无力者禁用。

帕珠沙星
(pazufloxacin)

本品属氟喹诺酮类抗菌药。

【CAS】 127046-18-8

【ATC】 J01MA08

【理化性状】 1. 化学名：(3*R*)-10-(1-Aminocyclopropyl)-9-fluoro-3-methyl-7-oxo-1*H*，7*H*-[1，3]oxazino [5,4,3-*ij*]quinoline-carboxylic acid

2. 分子式：$C_{16}H_{15}FN_2O_4$

3. 分子量：318.29

4. 结构式

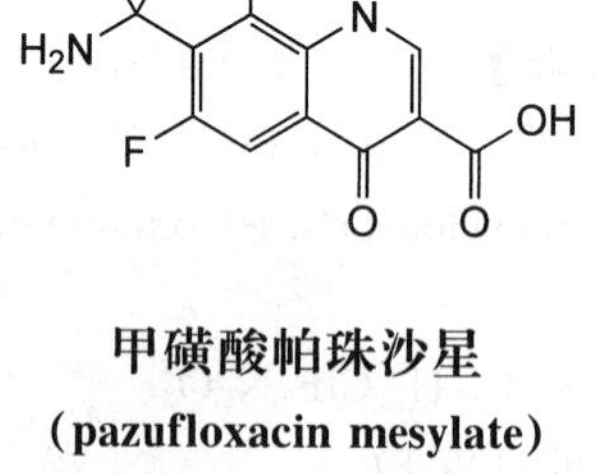

甲磺酸帕珠沙星
(pazufloxacin mesylate)

别名：Maxalt、Rizalief、Rimliv、Rizalt、Pasil、Pazucross

〖CAS〗 163680-77-1

〖理化性状〗 1. 化学名：(3*R*)-10-(1-Aminocyclopropyl)-9-fluoro-3-methyl-7-oxo-1*H*，7*H*-[1，3] oxazino [5，4，3-*ij*]quinoline-carboxylic acid mesylate

2. 分子式：$C_{16}H_{15}FN_2O_4 \cdot CH_4O_3S$

3. 分子量：414.41

【药理作用】 1. 本品属氟喹诺酮类抗菌药，其主要作用机制为抑制金黄色葡萄球菌 DNA 旋转酶和 DNA 拓扑异构酶Ⅳ活性，阻碍 DNA 合成而导致细菌死亡，对人拓扑异构酶Ⅱ的抑制作用弱。

2. 本品对葡萄球菌、链球菌、肠球菌等革兰阳性菌，大肠埃希菌、奇异变形杆菌、克雷伯菌、阴沟肠杆菌、枸橼酸杆菌、醋酸钙不动杆菌、流感嗜血杆菌，卡他莫拉菌、铜绿假单胞菌等革兰阴性菌具有良好抗菌活性。对产气荚膜梭状芽孢杆菌、核粒梭形杆菌、痤疮丙酸杆菌、卟啉单胞菌、部分消化链球菌，脆弱拟杆菌及普雷沃菌等厌氧菌也有良好的抗菌活性。

【体内过程】 1. 吸收　健康志愿者单剂量经 30 min 静脉滴注 300 mg、500 mg，C_{max} 分别为 8.99 mg/L 与 11.0 mg/L，AUC 分别为 13.3(mg·h)/L 及 21.7(mg·h)/L；消除 $t_{1/2}$ 分别为 1.65 h 及 1.88 h，达峰时间(T_{max})均为 0.5 h。与空腹相比，与食物同时服用时本品血药峰值下降约 40%，达峰时间延长约 80 min，但 AUC 及消除 $t_{1/2}$ 不受影响。

2. 分布　给药后本品可迅速分布至组织和体液中，静脉滴注本品 500 mg 后，在痰液、肺组织、胆囊组织、烧伤皮肤组织及女性生殖器官组织的浓度分别为 2.49～6.24、7.95、9.85～35.5、4.54、5.00～13.9 μg/g，在胆汁、胸水、腹水、脓液、盆腔液及脑脊液中的浓度分别为 5.47～29.9、1.43、1.87、4.73、3.18 及 0.33 mg/L。

3. 代谢和排泄　50～500 mg 单次静脉滴注 30 min，24 h 内尿排泄率为 90%，一次 300 mg，2 次/日，或一次 500 mg，2 次/日给药的尿排泄率与单次给药基本一致。本品经代谢后，胆汁和尿中的代谢物以葡萄糖醛酸化合物为主，其他代谢物浓度较低。肾功能不全时，消除 $t_{1/2}$ 显著延长，AUC 显著升高，尿中排泄率显著下降。

【适应证】 本品适用于治疗敏感菌引起的下列感染。

1. 慢性呼吸道疾病继发性感染，如慢性支气管炎、弥漫性细支气管炎、支气管扩张、肺气肿、肺间质纤维化、支气管哮喘、陈旧性肺结核等，肺炎，肺脓肿。

2. 肾盂肾炎、复杂性膀胱炎、前列腺炎。

3. 烧伤创面感染，外科伤口感染。

4. 胆囊炎、胆管炎、肝脓肿。

5. 腹腔内脓肿、腹膜炎。

6. 生殖器官感染，如子宫附件炎、子宫内膜炎、盆腔炎。

7. 皮肤软组织及耳、鼻，咽喉部感染。

8. 滴眼剂用于治疗敏感菌引起的细菌性结膜炎。

【不良反应】 1. 精神神经系统　可引起头痛、头晕、痉挛、短暂性意识障碍或精神障碍。

2. 代谢/内分泌系统　可引起低血糖，尤其是老年患者及肾功能衰竭患者。也有出现电解质紊乱的报道。

3. 呼吸系统　可引起间质性肺炎(表现为发热、咳嗽、呼吸困难、胸部 X 片异常)。

4. 肌肉骨骼系统　可出现横纹肌溶解(表现为肌痛、虚弱、肌酸磷酸激酶升高、血或尿中肌红蛋白升高等)，应立即停药，也有引起跟腱炎、肌腱断裂的报道。

5. 泌尿生殖系统　可有血 BUN 及肌酐升高、血尿、蛋白尿、管型尿、胆红素尿、尿隐血等，严重时可发生急性肾功能衰竭。

6. 肝脏　可有 ALT、AST、碱性磷酸酶、乳酸脱氢酶、胆红素升高等肝功能异常的表现。

7. 胃肠道　可有腹泻，恶心、呕吐、上腹不适、腹胀、软便、黑便、口干、舌炎，长期用药可能引起假膜性小肠结肠炎。

8. 血液　可引起白细胞、粒细胞、血小板减少，贫血，嗜酸性粒细胞增多。

9. 过敏反应　可有皮疹、发热、荨麻疹、瘙痒、面部皮肤潮红、重症多形性红斑(斯-约综合征)、中毒性表皮坏死松解症(Lyell 综合征)，有引起休克等严重过敏反应的报道(可表现为呼吸困难、水肿、红斑)。

10. 其他　本品静脉给药可能引起静脉炎。

【禁忌与慎用】 1. 对本品或其他喹诺酮类药物过敏者禁用。

2. 有支气管哮喘、皮疹、荨麻疹等过敏性疾病家族史者，重度肾功能不全患者，有抽搐或癫痫等中枢神经系统疾病者，G-6-PD 缺乏患者，肝脏疾病患者，心脏或循环系统功能异常者慎用。

3. 儿童用药的安全性尚未确定，儿童禁用。

4. 老年患者可有血药浓度及 AUC 增加，且更易发生低血糖等不良反应，应慎用。

5. 妊娠期妇女及可能怀孕的妇女禁用。

6. 本品可分泌入乳汁，哺乳期妇女用药时，应暂停哺乳。

【药物相互作用】 1. 丙磺舒可使本品 $t_{1/2}$ 延长、AUC 增加，但血药峰值无明显变化。

2. 本品可增强华法林的作用，使凝血时间延长，合用时应密切观察并进行凝血时间试验。

3. 本品与 NSAIDs 合用时可能发生痉挛，两者合用时应密切观察。当出现痉挛时，应停止两药，保持呼吸道畅通，并使用抗痉挛的药物进行治疗。

4. 本品可抑制茶碱在肝脏代谢，使茶碱的血药浓度升高，可能发生茶碱中毒(如胃肠道反应、头痛、心律不齐、痉挛等)，两药合用时应密切观察并监测茶碱血药浓度。

与空腹相比，与食物同时服用时本品血药浓度峰值下降约 40%，达峰时间延长约 80 min，但 AUC 及消除 $t_{1/2}$ 不受影响。

【剂量与用法】 1. 静脉滴注，一次 300 mg，2 次/日，可根据患者的年龄和病情酌情调整剂量，如一次 500 mg，2 次/日。疗程为 7～14 d(不宜超过 14 d)。滴注时将本品用 0.9%氯化钠注射液 100 ml 溶解或稀释后静脉滴注，滴注时间为 30～60 min。

2. 本品主要经肾脏排泄，肾功能不全患者应注意调整剂量：肾清除率大于 44.7 ml/min 者，一次 300 mg，2 次/日；肾清除率大于 13.6 ml/min(<44.7 ml/min)者，一次 300 mg，1 次/日。透析患者用量为一次 300 mg，每 3 日 1 次。

3. 老年患者用药时 C_{max}、AUC 升高，肾清除率下降，因此老年患者应注意调整剂量。

4. 滴眼剂　滴眼，一次 1～2 滴，4 次/日，通常 7 d 为一疗程，或遵医嘱。

【用药须知】 1. 本品不宜与其他药物混合滴注。

2. 本品可导致休克，所以应用本品前要详查有无过敏休克病史，以便在治疗期前准备必要的抢救药品和急救监护措施，以防止休克的发生。使用时如果出现过敏性休克，除急救外，尚需密切观察患者的神志、脸色、血压，保证患者的安全。

3. 使用本品后应避免长时间暴露于阳光下。

4. 如发生腹痛或频繁腹泻、血便等胃肠道症状时，应警惕假膜性小肠结肠炎，一旦发生应立即停药并进行相应治疗。

5. 发生严重不良反应时，宜立即停药并采取相应处理措施。

6. 为避免细菌出现耐药，在感染的致病菌确定后，在保证疗效的前提下，尽量减少给药时间。此外，在用药 3 d 后应评估是否需继续用药或改用其他药物(可结合细菌学检查)。

7. 使用本品不宜超过推荐剂量。如发生急性过量，应严密观察并给予对症及支持治疗。

8. 开始治疗时应进行细菌学检查，严重感染患者应注意检查白细胞计数及分类。

9. 参见本类药物引言中的用药警戒。

【制剂】 ①注射液：100 mg/2 ml；300 mg/5 ml；300 mg/10 ml（以帕珠沙星计）。②注射剂（粉）：100 mg；200 mg；300 mg；500 mg（以帕珠沙星计）。③大容量注射液：100 ml 含帕珠沙星 300 mg 与氯化钠 900 mg。④滴眼剂：0.3%。

【贮藏】 遮光，密闭保存。

曲伐沙星

(trovafloxacin)

别名：超威沙星、曲氟沙星、Trovan

本品为氟喹诺酮类抗菌药。1998 年由美国辉瑞公司开发上市，本品又于 2001 年因严重肝毒性从美国撤市。

【CAS】 147059-72-1

【ATC】 J01MA13

【理化性状】 1. 化学名：(1α，5α，6α)-7-(6-Amino-3-azabicyclo［3.1.0］hex-3-yl)-1-(2，4-difluorophenyl)-6-fluoro-1，4-dihydro-4-oxo-1，8-naphthyridine-3-carboxylic acid

2. 分子式：$C_{20}H_{15}F_3N_4O_3$

3. 分子量：416.35

4. 结构式

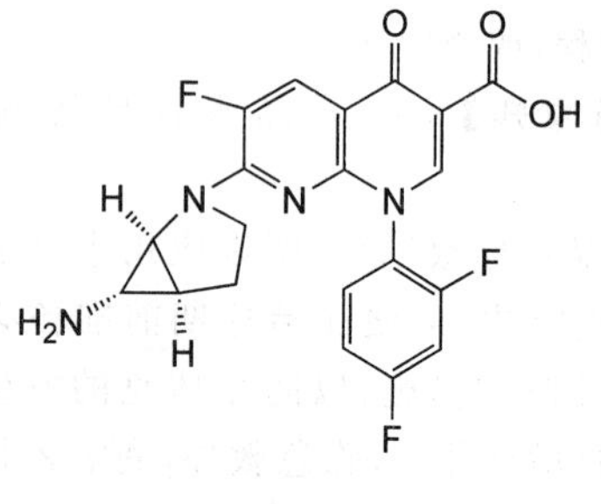

甲磺酸曲伐沙星

(trovafloxacin mesylate)

〖CAS〗 147059-75-4

〖理化性状〗 1. 本品为白色至类白色粉末。

2. 化学名：(1α，5α，6α)-7-(6-Amino-3-azabicyclo［3.1.0］hex-3-yl)-1-(2，4-difluorophenyl)-6-fluoro-1，4-dihydro-4-oxo-1，8-naphthyridine-3-carboxylic acid，monomethanesulfonate

3. 分子式：$C_{20}H_{15}F_3N_4O_3 \cdot CH_3SO_3H$

4. 分子量：512.46

【药理作用】 1. 本品为氟喹诺酮类抗菌药，与早期同类药物（环丙沙星、氧氟沙星等）相比，本品对革兰阳性菌的抗菌活性（尤其是肺炎链球菌）的作用更强。

2. 本品对多数葡萄球菌、链球菌（包括肺炎链球菌）、肠球菌、肠杆菌、铜绿假单胞菌、淋病奈瑟菌、厌氧菌、军团菌、支原体、衣原体等都具有良好的抗菌活性。

【体内过程】 1. 吸收 单剂口服本品 100 mg 或 300 mg 后，达峰时间为 1～2 h，血药峰值为 1 μg/ml 和 2.9 μg/ml。静脉给予后迅速转化为有活性的本品而发挥作用，达峰时间为 1～1.3 h，血药浓度峰值和剂量相关。单次口服本品 100 mg 和 200 mg，AUC 分别为 11.2(μg・h)/ml 和 26.7(μg・h)/ml，单次静脉给药 200 mg 或 300 mg，AUC 分别为 28.1(μg・h)/ml 和 46.1(μg・h)/ml。本品的生物利用度为 88%～90%，不受进食的影响。

2. 分布 本品广泛分布于机体各组织，在胆汁、卵巢、肺组织、骨骼肌、阴道分泌物中的药物浓度比相应血药浓度高，在骨、前列腺、皮肤中的药物浓度与血药浓度相当，在水疱液、脑脊液、结肠、腹膜液及皮下组织的药物浓度低于相应血药浓度。本品总蛋白结合率为 75%～76%，分布容积为 1.2～1.4 L/kg。

3. 代谢与排泄 本品 25% 在肝脏代谢为无活性的代谢产物，主要随粪便排泄（51%～63%），有 6%～7% 经肾脏排泄，总体清除率为 81.7～93 ml/(kg・h)，肾脏清除率为 6.5～8.6 ml/(kg・h)，本品也可经乳汁分泌。其消除 $t_{1/2}$ 为 9～13 h，血液透析不能清除本品。

【适应证】 用于治疗敏感菌所致的肺炎、腹腔内感染、妇产科感染、皮肤及皮肤附件感染。

【不良反应】 1. 心血管系统 静脉给药可能引起静脉炎。

2. 中枢神经系统 主要有眩晕或头昏目眩（发生率为 2.4%～11%），嗜睡、头痛和感觉异常相对少见。此外，还有本品引起癫痫、不自主肌肉震颤、步态不稳、神精混乱等神经系统不良反应的报道。在增加剂量的过程中有可能出现头痛。还有使用本品引起脱髓鞘性多神经病的个案报道。

3. 肌肉骨骼系统 动物实验中本品可引起幼年动物的关节病和软骨发育不良，但也有其他动物实验提示高剂量本品与发育中的骨与软骨的不良反应无关。

4. 泌尿生殖系统 有研究认为本品在治疗沙眼衣原体感染时白色念珠菌性阴道炎的发生率为 10%。也有报道认为口服本品时白色念珠菌性阴道炎的发生率为1%，静脉给药时发生率不到1%。

5. 肝脏 本品具有肝脏毒性，可出现肝酶异常（ALT和AST升高），肝炎症状（右上腹疼痛、腹水及腹围增加、疲乏等），黄疸和肝功能衰竭（极个别可发生急性重型肝炎伴嗜酸性粒细胞浸润、导致需进行肝移植或死亡），使用本品超过2周或再次使用本品时，发生严重肝脏损害的危险显著增加。

6. 胃肠道 口服本品可出现恶心、呕吐，本品还可引起腹部痉挛性疼痛。

7. 血液 有本品引起白细胞计数下降，停药后白细胞计数恢复正常的报道。本品还可引起国际标准化比值（INR）升高。G-6-PD缺乏症患者使用本品有发生溶血可能。

8. 皮肤 静脉给药时注射部位反应发生率为2%～5%。本品可能引起皮疹（口服给药时发生率不到1%，静脉给药为2%）。也有本品引起暴发型中毒性表皮坏死松解症（TEN）及剥脱性皮炎的个案报道。此外，本品还可引起出汗、脸红及瘙痒（静脉给药时瘙痒发生率为2%，口服给药不到1%）。本品引起光毒性的可能性比环丙沙星和洛美沙星小。

【妊娠期安全等级】 C。

【禁忌与慎用】 1. 对本品及其他氟喹诺酮类药物过敏者禁用。

2. 肝功能不全患者、可能有中枢神经系统疾病者、有症状的胰腺炎患者、G-6-PD缺乏症患者慎用。

3. 动物实验中氟喹诺酮类药物（包括曲伐沙星）曾引起幼年动物的关节病和软骨病。本品对儿童及<18岁的青少年患者的有效性与安全性尚未确定。

4. 本品可经乳汁分泌，哺乳期妇女使用时应暂停哺乳。

【药物相互作用】 1. 与茶碱合用，茶碱的AUC和C_{max}轻度升高，可能机制是降低茶碱清除率，但该变化无临床意义。

2. 本品对华法林的药效学或药动学无影响。但有两药合用时增强华法林作用的报道。

3. 与阿奇霉素合用，不会影响本品的生物利用度，但胃肠道不良反应增加。

4. 与含铝和镁的抗酸药、硫糖铝、碳酸钙、铁剂、去羟肌苷、茴香籽等同服时，本品AUC减少，血药峰值下降，生物利用度降低。可能是由于铝、镁、钙等阳离子的螯合作用减少了本品的吸收。口服本品前后2 h不宜服用上述药物。

5. 与西咪替丁同服时，本品的AUC和C_{max}变化不到5%。

6. 与环孢素合用，环孢素的AUC和C_{max}下降不超过10%。

7. 与奥美拉唑合用，本品的AUC和C_{max}可降低17%，但多数情况下没有临床意义，也不须调整两种药物的剂量。

8. 与吗啡合用，本品的AUC和C_{max}下降，疗效降低，而吗啡药动学无明显变化。

9. 与地高辛合用时，对地高辛的AUC与肾脏清除率影响不明显。

10. 与咖啡因合用，咖啡因血药浓度可能升高，但未见因此所致的心血管系统变化，可能与本品抑制咖啡因代谢有关。

【剂量与用法】 1. 腹部感染（如并发的腹腔感染及术后感染）、妇产科感染、院内获得性肺炎 首先静脉给予阿拉曲伐沙星300 mg，然后口服本品200 mg，1次/日，疗程7～14 d，院内获得性肺炎用药应持续10～14 d。当怀疑院内获得性肺炎可能由铜绿假单胞菌引起时，应合用氨基糖苷类药物或氨曲南。

2. 社区获得性肺炎 首先静脉给予阿拉曲伐沙星200 mg，然后口服本品200 mg，1次/日，持续7～14 d。

3. 皮肤及皮肤附件感染，包括糖尿病足部感染

（1）首先静脉给予阿拉曲伐沙星200 mg，然后口服本品200 mg，1次/日，疗程10～14 d。

（2）口服本品200 mg，1次/日，疗程10～14 d。

4. 淋病 单剂口服本品50～100 mg，用于治疗单纯性淋病，包括男性尿道淋病和女性宫颈淋病。

5. 轻到中度肝硬化（Child-Pugh分级为A级和B级）患者，与肝功能正常的患者相比，将原静脉给药剂量300 mg调整为200 mg，将原静脉或口服给药剂量200 mg调整为100 mg。重度肝硬化（Child-Pugh分级为C级）患者，尚无相关剂量调整资料。

【用药须知】 1. 注射液的配制：配制静脉给药的溶液时，不得使用0.9%氯化钠注射液稀释本品（可能形成一种阿拉曲伐沙星的盐酸盐而发生沉淀）。此外，也不可单独使用乳酸林格液来稀释本品。可使用5%葡萄糖注射液、0.2%氯化钠注射液、0.45%氯化钠注射液来稀释本品。

2. 本品多用于院内获得性肺炎、并发腹腔感染、严重危及生命或肢体的感染等严重感染。

3. 使用本品疗程一般不超过14 d，在使用本品过程中出现任何肝功能不全的临床表现（如疲劳、畏食、胃痛伴恶心呕吐、皮肤及巩膜发黄、尿色加深），应立即停药并检测肝功能。有确切证据表明使用本品利大于弊时，用药可超过14 d。

4. 一般先使用本品的静脉制剂，随后调整为口服给药，在给药方式调整时除某些特定感染需要减

少剂量外，一般不须调整剂量。只有在有确切证据表明使用本品利大于弊时，对患有危及生命或肢体感染的患者，可以最初口服本品。

5. 静脉滴注时应将药物稀释到浓度为 1～2 mg/ml，滴注时间应在 60 min 以上。不得将未稀释的原药快速静脉注射。

6. 本品可能有光毒性，使用本品时应避免长时间暴露于阳光下。

7. 本品口服用药为曲伐沙星，静脉给药为阿拉曲伐沙星。

8. 用药期间应注意监测肝功能。当怀疑病原菌为铜绿假单胞菌时，应做相关细菌学检查。

9. 参见本类药物引言中的用药警戒。

【制剂】 片剂：100 mg；200 mg。

【贮藏】 密闭贮藏。

阿拉曲伐沙星
(alatrofloxacin)

本品为曲伐沙星的前药，1998 年与曲伐沙星一起由美国辉瑞公司开发上市，也于 2001 年因严重肝毒性与曲伐沙星同时从美国撤市。

【CAS】 157182-32-6

【理化性状】 1. 化学名：(1α，5α，6α)-L-Alanyl-*N*-[3-[6-carboxy-8-(2，4-difluorophenyl)-3-fluoro-5，8-dihydro-5-oxo-1，8-naphthyridine-2-yl]-3-azabicyclo[3.1.0]hex-6-yl]-L-alaninamide

2. 分子式：$C_{26}H_{25}F_3N_6O_5$

3. 分子量：558.5

4. 结构式

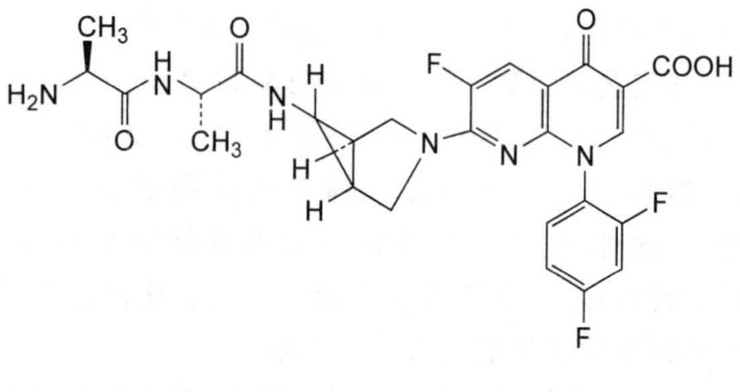

甲磺酸阿拉曲伐沙星
(alatrofloxacin mesylate)

别名：Trovan IV

【CAS】 157605-25-9

【理化性状】 1. 本品为白色至浅黄色粉末。

2. 化学名：(1α，5α，6α)-L-Alanyl-*N*-[3-[6-carboxy-8-(2，4-difluorophenyl)-3-fluoro-5，8-dihydro-5-oxo-1，8-naphthyridine-2-yl]-3-azabicyclo[3.1.0]hex-6-yl]-L-alaninamide，monomethanesulfonate

3. 分子式：$C_{26}H_{25}F_3N_6O_5 \cdot CH_3SO_3H$

4. 分子量：654.62

【简介】 静脉给予本品后迅速转化为有活性的曲伐沙星而发挥作用。

【制剂】 注射液：200 mg/40 ml；300 mg/60 ml。

非那沙星
(finafloxacin)

别名：Xtoro

本品为人工合成的喹诺酮类抗感染药。

【CAS】 209342-40-5

【理化性状】 1. 本品为白色至黄色粉末或结晶，微溶于水(0.125 mg/ml)。

2. 化学名：(-)-8-Cyano-1-cyclopropyl-6-fluoro-7-[(4a*S*，7a*S*)-hexahydropyrrolo[3，4-*b*]-1，4-oxazin-6(2*H*)-y]4-oxo-1，4-dihydroquinoline-3-carboxylic acid

3. 分子式：$C_{20}H_{19}FN_4O_4$

4. 分子量：398.4

5. 结构式

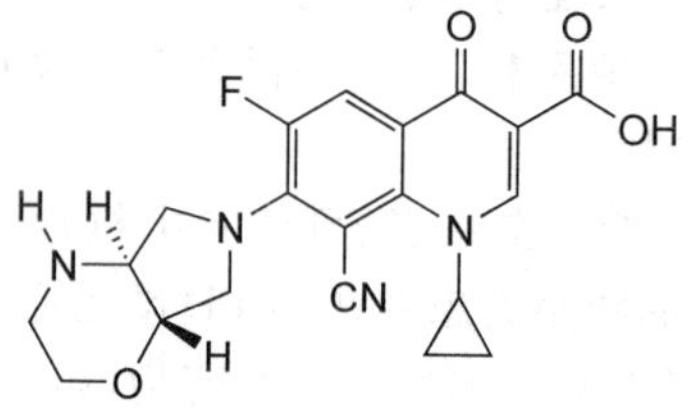

【药理作用】 本品为氟喹诺酮类抗菌药，作用机制与其他同类药物相同。

【体内过程】 本品局部使用很少吸收，健康志愿者使用本品滴耳液，4 滴/次，2 次/日，共 7 d，14 名中有 2 名血药浓度刚刚超过定量检测限(0.05ng/ml)。

【适应证】 本品适用于敏感的铜绿假单胞菌、金黄色葡萄球菌引起的外耳道炎。

【不良反应】 可见瘙痒和恶心。

【妊娠期安全等级】 C。

【禁忌与慎用】 1. 妊娠期妇女只有在益处大于对胎儿伤害的风险时方可使用。

2. 动物实验证实本品可经乳汁分泌，尚不清楚人类局部使用是否经乳汁分泌，哺乳期妇女慎用。

3. 1 岁以下儿童用药的安全性及有效性尚未确定。

【剂量与用法】 用前摇匀，使患侧耳道朝上，滴入患侧耳道，4 滴/次，2 次/日。使用本品后，维持患者姿势 60s，以便本品的滴耳液进入耳道。疗程 7 d。

【用药须知】 1. 长期使用可导致酵母菌和真菌生长。

2. 与其他服喹诺酮类有交叉过敏反应。如发生过敏反应，应立即停药，并及时处理。

【制剂】 滴耳液：15 mg/5 ml。

【贮藏】 贮于 2～25 ℃，切勿冷冻。

德拉沙星
(delafloxacin)

本品为氟喹诺酮类抗菌药物。

【CAS】 189279-58-1

【理化性状】 1. 化学名：1-(6-Amino-3, 5-difluoropyridin-2-yl)-8-chloro-6-fluoro-7-(3-hydroxyazetidin-1 -yl)4-oxo-1,4-dihydroquinoline-3-carboxylate

2. 分子式：$C_{18}H_{12}ClF_3N_4O_4$

3. 分子量：440.76

4. 结构式

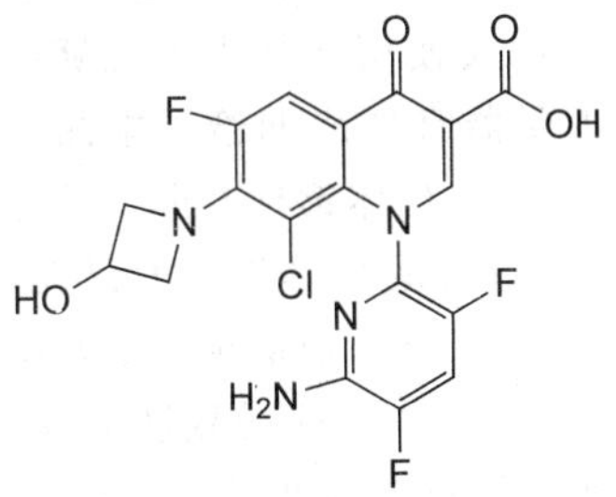

德拉沙星葡甲胺
(delafloxacin meglumine)

别名：Baxdela

〖CAS〗 352458-37-8

〖理化性状〗 1. 化学名：1-Deoxy-1(methylamino)-D-glucitol, 1-(6-amino-3, 5- difluoropyridin-2-yl)-8-chloro-6-fluoro-7-(3-hydroxyazetidin-1-yl) 4-oxo-1,4-dihydroquinoline-3-carboxylate。

2. 分子式：$C_{18}H_{12}ClF_3N_4O_4$，$C_7H_{17}NO_5$

3. 分子量：635.97

【用药警戒】 使用氟喹诺酮类药物，已有报告可发生致残和潜在的不可逆转的严重不良反应，包括肌腱炎和肌腱断裂、周围神经病变、中枢神经系统的影响和重症肌无力加剧。当发生这些严重不良反应时，应立即停用本品，并避免再次使用包括本品在内的氟喹诺酮类药物。有重症肌无力病史的患者应避免使用本品。

【药理作用】 本品属于阴离子型氟喹诺酮类抗菌药，其抗菌活性在于抑制细菌 DNA 复制、转录、修复和重组所需的拓扑异构酶Ⅳ和 DNA 旋转酶(拓扑异构酶Ⅱ)。体外研究显示，本品对革兰阳性菌和革兰阴性菌的杀菌活性呈浓度依赖性。

【体内过程】 1. 吸收　单剂量口服本品 450 mg，绝对生物利用度为 58.8%。单剂量口服 450 mg 和单剂量静脉注射 300 mg 本品，其 AUC 相近。空腹口服本品，1 h 内达 C_{max}。食物(917 kcal：脂肪：58.5%，蛋白质：15.4%，碳水化合物：26.2%)对本品的生物利用度没有影响。单剂量和多剂量(每 12 h 口服 450 mg 或静脉输注 300 mg)给药后，本品的药动学参数见下表。给药后约 3 d 达稳态，静脉和口服的蓄积量分别约为 10%和 36%。

单剂量和多剂量给药后本品的药动学参数均值(SD)

参数	片剂		注射剂	
	单剂量 450 mg	稳态 450 mgQ12h[§]	单剂量 300 mg	稳态 300 mg Q12h[§]
T_{max}(h)[a]	0.75 (0.5,4.0)	1.00 (0.50,6.00)	1.0 (1.0,1.2)	1.0 (1.0,1.0)
C_{max}(μg/ml)[b]	7.17 (2.01)	7.45 (3.16)	8.94 (2.54)	9.29 (1.83)
AUC [(μg·h)/ml][c]	22.7 (6.21)	30.8 (11.4)	21.8 (4.54)	23.4 (6.90)
CL 或 CL/F(L/h)[d]	20.6 (6.07)	16.8 (6.54)	14.1 (2.81)	13.8 (3.96)
CLr(L/h)	—		5.89 (1.53)	6.69 (2.19)
R_{ac}e		1.36		1.1

注：a：均值(范围)；b：0～12 h 的 *AUC*；c：CL 为注射剂，d：CL/F 为片剂；e：R_{ac}为蓄积率

2. 分布　稳态分布容积为 30～48 L。本品主要与白蛋白结合，血浆蛋白结合率约 84%。肾功能不全对本品的血浆蛋白结合率没有显著影响。

3. 代谢　葡糖醛酸化是本品的主要代谢途径，连同氧化代谢约占给药剂量的 1%。葡糖醛酸化主要由 UGT1A1、UGT1A3 和 UGT2B15 介导。本品在血浆中主要以原型存在，人体未见明显的循环代谢。

4. 消除　单剂量静脉注射本品，平均 $t_{1/2}$ 为 3.7 h(SD 0.7 h)；多剂量口服，平均 $t_{1/2}$ 为 4.2～8.5 h。单剂量静脉注射本品 300 mg，平均清除率(CL)为 16.3 L/h(SD 3.7 L/h)，肾清除率(CLr)约占总清除率的 35%～45%。

单剂量静脉注射[^{14}C]标记的本品，约 65%以原药和葡糖醛酸代谢物形式随尿排泄，约 28%以原药形式随粪便排泄。单剂量口服[^{14}C]标记的本品，50%以原药和葡糖醛酸代谢物形式随尿排泄，48%

以原药形式随粪便排泄。

5. 特殊人群

(1) 群体药动学分析表明，年龄、性别、种族、体重、BMI 和疾病状态对本品的药动学参数无显著影响。单剂量口服本品 250 mg，与男性相比，女性的 AUC 约降低 24%，但这种差异没有临床意义。

(2) 与健康受试者相比，轻、中、重度肝功能不全者单剂量静脉输注本品 300 mg，C_{max} 和 AUC 的变化没有临床意义。

(3) 轻、中、重度肾功能不全者以及 ESRD 在透析前和透析后 1 h 单剂量静脉输注本品 300 mg，平均总暴露量(AUC)分别为健康受试者 1.3、1.6、1.8、2.1 和 2.6 倍。平均透析清除率(CL)为 4.21 L/h (SD 1.56 L/h)，血液透析 4 h，透析液中回收的本品平均约占给药量的 19%。轻、中、重度肾功能不全者单剂量口服本品 400 mg，中、重度肾功能不全者的 AUC 分别为健康受试者的 1.5 倍，轻度肾功能不全者的总暴露量与健康受试者相似。中、重度肾功能不全或接受透析的 ESRD 患者，静脉输注本品会发生磺丁基醚-β-环糊精(SBECD)蓄积。与健康受试者相比，中度、重度肾功能不全者以及 ESRD 在透析前和透析后 1 h 静脉输注本品，平均系统暴露量(AUC)分别约增加 2、5、7.5 和 27 倍。接受透析的 ESRD 患者，SBECD 的透析率为 4.74 L/h。ESRD 患者静脉输注本品后 1 h 接受透析，4 h 后透析液中回收的 SBECD 约为 56.1%。

【适应证】 适用于治疗以下敏感菌[革兰阳性菌：金黄色葡萄球菌(包括 MRSA 和 MSSA)、溶血性链球菌、路邓葡萄球菌、无乳链球菌、咽峡炎链球菌组(包括咽峡炎链球菌、中链球菌和星座链球菌)、化脓性链球菌和粪肠球菌；革兰阴性菌：大肠埃希菌、阴沟肠杆菌、肺炎克雷伯菌和铜绿假单胞菌]引起的急性细菌性皮肤和皮肤结构感染(ABSSSI)的成年患者。

【不良反应】 1. 严重的及导致停药的不良反应包括荨麻疹、皮疹、过敏反应和输注部位外渗。

2. 常见的不良反应包括恶心、腹泻、头痛、转氨酶升高和呕吐。

3. 临床试验中发生率<2%的不良反应。

(1) 心血管系统　窦性心动过速、心悸、心动过缓。

(2) 耳和迷路　耳鸣、眩晕。

(3) 眼睛　视力模糊。

(4) 全身及给药部位　渗出、淤青、不适、水肿、红斑、刺激、疼痛、静脉炎、肿胀或血栓形成。

(5) 消化系统　腹痛、消化不良。

(6) 免疫系统　过敏反应。

(7) 感染和传染　难辨梭状芽孢杆菌感染、真菌感染、口腔念珠菌病、外阴和(或)阴道念珠菌病。

(8) 实验室检查　ALP 增高、血肌酐升高、血肌酸磷酸激酶升高。

(9) 代谢和营养　高血糖、低血糖。

(10) 肌肉骨骼和结缔组织　肌痛。

(11) 神经系统　眩晕、感觉减退、感觉异常、味觉异常、晕厥。

(12) 精神系统　焦虑、失眠、梦境异常。

(13) 泌尿系统　肾功能受损、肾衰竭。

(14) 皮肤及皮下组织　瘙痒、荨麻疹、皮炎、皮疹。

(15) 血管　面部潮红、低血压、高血压、静脉炎。

【禁忌与慎用】 1. 禁用于对本品、氟喹诺酮类抗菌药物或制剂中任何其他成分过敏的患者。

2. 妊娠期妇女使用本品尚无足够的临床数据。怀胎大鼠在主要器官形成期给予本品，日剂量高达 1600 mg/kg，可导致母体毒性及胎儿体重减轻；任意剂量，均可导致胎儿成骨延迟。大鼠在器官形成期口服本品，以 *AUC* 比较，剂量相当于人体暴露量的 7 倍，未观察到有致畸作用或导致胚胎死亡。大鼠在妊娠后期至哺乳期静脉注射本品，暴露量相当于临床静脉给药剂量，对后代没有不良影响。

3. 本品是否经人乳汁排泌、对婴儿及产乳影响均尚无相关数据。本品可分泌于大鼠的乳汁中，哺乳期妇女使用本品时应权衡利弊。

4. 儿童及 18 岁以下青少年使用本品的安全性和有效性尚未确立。氟喹诺酮类可引起未成年动物关节病，因此不建议使用。

5. 老年患者使用本品发生肌腱损害的风险增高，包括肌腱断裂。如果同时使用皮质激素药品，这种风险可进一步升高。因此老年人，特别是正在使用皮质激素药品者应慎用本品，并告知其发生这种不良反应的潜在风险。与年轻人相比，≥65 岁老年人使用本品 C_{max} 和 AUC 平均约升高 35%，但没有临床意义。

6. 轻至中度肾功能不全者不必调整剂量，重度肾功能不全者静脉输注本品，剂量应降至每 12 h 给予 200 mg，口服剂量为每 12 h 给予 450 mg。终末期肾病患者不建议使用本品。重度肾功能不全者静脉输注本品时，会发生 SBECD 蓄积，应密切监测血清肌酐，如见升高应考虑改为口服，如果 eGFR<15 ml/min 则应停用本品。

【药物相互作用】 本品与含铝或镁的抗酸药、硫糖铝、金属离子制剂(如铁)、含铁或锌的多种维生素制剂、含有二价和三价阳离子的制剂(如去羟肌苷缓冲片剂或儿童用散剂)同时服用,本品的吸收会显著减少,从而导致血药浓度降低。因此,至少需要在口服这些药品之前 2 h 或 6 h 后方可服用本品。

本品静脉滴注与抗酸药、硫糖铝、多种维生素、去羟肌苷或金属阳离子是否存在相互作用尚无相关数据。但仍不建议本品与任何含有多价阳离子的溶液(如镁)使用同一输注管路。

【剂量与用法】 1. ABSSSI 成年患者　推荐剂量为每次 300 mg,每 12 h 一次,静脉输注,输注时间 60 min 以上,疗程 5～14 d;或者开始治疗时静脉给药,之后在医师指导下转换为片剂,每次 450 mg,每 12 h 一次口服,总疗程 5～14 d;或者口服片剂,每次 450 mg,每 12 h 一次,总疗程 5～14 d。

2. 剂量调整　肾功能不全者推荐根据肾小球滤过率估计值调整剂量,详见下表。重度肾功能不全者需要调整剂量,静脉输注时还应密切监测血清肌酐值和 eGFR,如果血清肌酐值升高,考虑转换为片剂口服。如果 eGFR＜15 ml/min,停用本品。

肾功能不全者剂量调整表

肾小球滤过率估计值(eGFR)(ml/min)	推荐剂量	
	片剂	注射剂
30～89	不必调整剂量	不必调整剂量
15～29	不必调整剂量	每次 200 mg,12 h 一次;或者开始治疗时静脉给药,之后在医师指导下转换为片剂口服,每次 450 mg,每 12 h 一次
终末期肾病(ESRD)(＜15),包括血液透析者(HD)		不推荐使用

3. 注射液的配制及使用　本品注射剂必须在无菌条件下复溶和稀释后方可使用。将 5%葡萄糖注射液或 0.9%氯化钠注射液 10.5 ml 加入含有本品 300 mg 的瓶中,剧烈振摇使完全溶解,复溶后每 12 ml 含有本品 300 mg(25 mg/ml),为黄色至棕色澄清溶液。将复溶后的溶液用 5%葡萄糖注射液或 0.9%氯化钠注射液稀释至 250 ml(1.2 mg/ml)方可给药。

【用药须知】 1. 使用氟喹诺酮类药品,已有报告可发生致残和潜在的不可逆转的严重不良反应,通常包括肌腱炎、肌腱断裂、关节痛、肌痛、周围神经病变和中枢神经系统反应(幻觉、焦虑、抑郁、失眠、严重头痛和错乱)。这些不良反应可发生在用药后数小时至数周。任何年龄段的患者,之前没有相关风险因素,均有报告发生这些不良反应。因此,一旦有这些不良反应的症状或体征,应立即停用并避免再次使用包括本品在内的氟喹诺酮类药品。

2. 在未证实或强烈怀疑发生细菌感染的情况下处方本品,不会给患者带来益处,且增加产生耐药菌的风险。

3. 本品单独服用或与食物同服均可。

4. 复溶及稀释后的本品,在 2～8 ℃冷藏或室温 20～25 ℃下最多可保存 24 h。请勿冻结。

5. 如漏服本品,如果距下次用药时间 8 h 以上,应尽快补用;如果不足 8 h,则不必补用,按原定计划时间用药即可。

6. 本品过量的措施包括临床观察和对症支持治疗。静脉输注本品后,血液透析可以清除 19%的本品和 56%的 SBECD。

7. 广谱抗菌药(包括本品)可导致难辨梭状芽孢杆菌相关性腹泻,一旦出现腹泻症状,应怀疑是否由本品引起,如确诊本病,应停药,给予针对性的抗菌治疗,补充蛋白、补液,必要时行外科评价。

【制剂】 ①注射剂(粉):300 mg(相当于葡甲胺盐 433 mg)。②片剂:450 mg(相当于葡甲胺盐 649 mg)。

【贮藏】 贮于 20～25 ℃,短程携带允许 15～30 ℃。

1.1.2.3　硝基呋喃类

本类药物通过干扰细菌体内的氧化还原酶系统,阻断细菌的代谢,从而产生抑制细菌的作用,且不易出现耐药性。这类药物口服吸收后在体内很快被代谢灭活,$t_{1/2}$约为 0.3～1 h,因而不用于全身抗感染药物。

呋喃妥因

(mitrofurantoin)

别名:呋喃坦啶、呋喃坦丁、硝呋妥因、Furadantin

本品为 20 世纪 60 年代以后的 20 多年中常用的抗尿路感染药物之一。

【CAS】 67-20-9(anhydrous nitrofurantoin);17140-81-7(nitrofurantoin monohydrate)

【ATC】 J01XE01

【理化性状】 1. 本品为黄色或接近黄色的结晶性粉末或结晶块,无味或几乎无味。极微溶于水或乙醇,溶于二甲基酰胺。

2. 化学名:1-(5-Nitrofurfurylideneamino)hydantoin

3. 分子式:$C_8H_6N_4O_5$

4. 分子量:238.2

5. 结构式

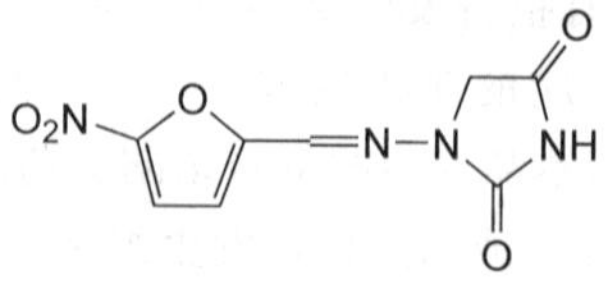

【药理作用】 1. 体外证实，本品对大多数革兰阳性和阴性菌均有抑杀作用，对大多数大肠埃希菌菌株特别有效。

2. 肠球菌和多种克雷伯杆菌对本品不太敏感甚至耐药。大多数多种变形杆菌菌株和铜绿假单胞菌均耐药。

【体内过程】 1. 口服后迅速吸收，吸收速度随结晶的大小而定。大晶体溶解慢，吸收也慢，故导致血药浓度低。胃内有食物存在时，可提高本品的生物利用度，延长有效尿药浓度的持续时间。本品吸收后，由于快速消除，血液和组织中的浓度都很低，达不到有效抗菌浓度。

2. 本品在肝内和大多数体内组织内代谢。约有30%～40%的用量以原药形式迅速随尿排出。肾功能正常的患者接受常用量本品，其尿中的药物浓度可达到 50～200 μg/ml。因此，本品适用于尿路感染。

【适应证】 主要用于无合并症的下尿道感染，预防或长期抑制复发性感染。

【不良反应】 1. 常见的胃肠道不良反应有恶心、呕吐、食欲缺乏、腹痛、腹泻。

2. 神经系统的不良反应有头痛、头晕、眩晕、嗜睡、眼球震颤、颅内高压；特别严重且有时发生不可逆的周围多发性神经病，剂量大、用药时间长和肾功能不全时更易发生。

3. 超敏反应有皮疹、荨麻疹、瘙痒。过敏反应有发热、多形性红斑、斯-约综合征、剥脱性皮炎、胰腺炎、狼疮样综合征、肌痛和关节痛，有哮喘史者还可导致哮喘发作。

4. 开始用药几小时至几天，可能发生急性肺部过敏反应，其特征为突然发热、寒战、嗜酸性粒细胞增多、咳嗽、胸痛、呼吸困难、肺浸润或实变以及胸腔积液。一般在停药时消除。

5. 亚急性或慢性肺部症状包括间质性肺炎和肺纤维化也会发生，后者通常是不可逆转的，在症状开始后如仍继续用药更易发生此种不良反应。

6. 罕见发生肝毒性反应，出现胆汁淤积性黄疸和肝炎，很可能是一种过敏性表现。

7. 还可能发生巨幼细胞贫血、白细胞减少、粒细胞缺乏、血小板减少、再生障碍性贫血，有先天性 G-6-PD 缺乏史者可能发生溶血性贫血和一时性脱发。

【妊娠期安全等级】 B。

【禁忌与慎用】 1. 对任一本类药物过敏者禁用。有先天性 G-6-PD 缺乏者、严重哮喘病史、血液病以及有严重药物过敏史者禁用。

2. 肾功能不全患者，妊娠期妇女和新生儿不宜使用本品。

3. 老年人应慎用本品。糖尿病、电解质失衡、维生素 B 缺乏和体弱患者均应慎用。

4. 本品可进入乳汁，诱发乳儿溶血性贫血，尤其是 G-6-PD 缺乏者，哺乳期妇女服用本品应时应暂停哺乳。

【药物相互作用】 1. 与碳酸氢钠或其他碱性药物合用会降低本品的药效。

2. 与喹诺酮类存在拮抗作用。

3. 与丙磺舒合用，可使本品排出减少，血药浓度升高。

【剂量与用法】 成人口服给 200～400 mg/d，儿童 5～7 mg/(kg・d)，均分 4 次分服。疗程不超过 2 周。直肠给药，每次 100 mg，1～2 次/日

【用药须知】 1. 一旦出现过敏反应，特别是肺部过敏症状，应即时停药。

2. 根据以上资料表明，由于不良反应较多且重，在有较好的替代治疗的情况下，本品的使用已经受到限制。

3. 为了安全，使用本品作短程治疗较好。

【制剂】 ①片剂：10 mg；50 mg。②肠溶片：50 mg。③栓剂：100 mg。

【贮藏】 密封、避光保存在 25 ℃以下。

硝呋太尔

(nifuratel)

别名：Macmiror

本品为硝基呋喃衍生物。

【CAS】 4936-47-4

【ATC】 G01AX05

【理化性状】 1. 化学名：3-(5-Nitrofurfurylideneamino)-2-oxazolidone

2. 分子式：$C_{10}H_{11}N_3O_5S$

3. 分子量：285.3

4. 结构式

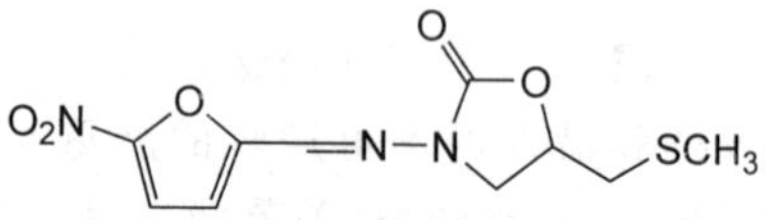

【药理作用】 本品具有抗滴虫的活性。还有抗微生物活性，其抗菌谱类似呋喃妥因。

【体内过程】 口服本品可吸收。有一种代谢物

具有抗菌活性，却无抗滴虫作用。本品经肾排出。

【适应证】 1. 用于治疗细菌性阴道病、滴虫性阴道炎、白色念珠菌性阴道炎以及外阴炎。

2. 用于治疗泌尿系统感染。

3. 用于治疗消化道阿米巴病及贾第虫病。

【不良反应】 1. 可见胃肠障碍、周围神经病和血小板减少性紫癜。

2. 已见到超敏反应，如接触性皮炎。

3. 可见肝毒性、血液病和类似呋喃妥因所引起的肺部反应。

4. 在先天性 G6PD 缺乏的患者中易引起溶血性贫血。

【禁忌与慎用】 1. 对本品过敏者禁用。

2. 肾功能不全患者、神经病和 G6PD 缺乏的患者也应禁用。

【药物相互作用】 使用本品时如同时（或先后）饮酒，可出现“双硫仑样”反应。

【剂量与用法】 1. 阴道感染　一次 200 mg，3 次/日，连续口服 7 d。饭后服用。建议夫妻同时服用。或使用阴道片 250 mg 于每晚休息前将阴道片放于阴道深部，连续使用 10 d。

2. 泌尿系统感染

（1）成人　口服 600～1200 mg/d，连续服用 1～2 周（根据感染的程度和性质而定）。

（2）儿童　每天 10～20 mg/kg；分 2 次口服，连续使用 1～2 周（根据感染的程度和性质可适当延长）。

3. 消化道阿米巴病

（1）成人　一次 400 mg，3 次/日，连续口服 10 d。

（2）儿童　一次 10 mg/kg；2 次/日，连续服用 10 d。

4. 消化道贾第虫病

（1）成人　一次 400 mg，2～3 次/日，连续口服 7 d。

（2）儿童　一次 15 mg/kg，2 次/日，连续服用 10 d。

【用药须知】 使用本品治疗期间请勿饮用含酒精饮料。

【制剂】 ①片剂：200 mg。②胶囊剂：100 mg。③阴道片：250 mg。

【贮藏】 密封、避光保存在 25 ℃以下。

呋喃唑酮
(furazolidone)

别名：痢特灵、Furoxone、Nifulidone、Enterar

本品不仅能抗菌，也有抗原虫作用，近 40 年来，国内一直用其治疗消化性溃疡。

【CAS】 67-45-8

【ATC】 G01AX06

【理化性状】 1. 本品为黄色结晶性粉末，无臭或几乎无臭。极微溶于水或乙醇，微溶于三氯甲烷，几乎不溶于乙醚。1% 水混悬液的滤出液 pH 为 4.5～7.0。

2. 化学名：3-(5-Nitrofurfurylideneamino)-2-oxazolidone

3. 分子式：$C_8H_7N_3O_5$

4. 分子量：225.2

5. 结构式

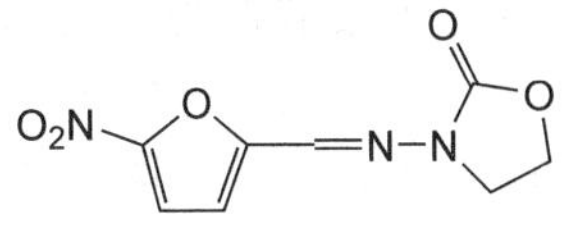

【药理作用】 1. 本品为硝基呋喃衍生物，对原虫肠贾第虫具有活性。

2. 体外证实，本品对葡萄球菌、肠球菌、大肠埃希菌、多种沙门菌属、多种志贺菌属和霍乱弧菌，似乎是通过干扰细菌的酶系统而起到杀菌作用的。

3. 文献报道，本品治疗消化性溃疡之所以有效，是由于它具有根除幽门螺杆菌和某种程度的促进愈合的特性。

4. 本品属于 MAOI。

【体内过程】 口服本品虽然极少吸收，但仍然出现了全身不良反应和有色代谢物。快速而广泛的代谢是在肠道内进行的。

【适应证】 1. 用于细菌性痢疾、肠炎、霍乱。

2. 单用或与他药组合成二联或三联方案治疗消化性溃疡，根除幽门螺杆菌。

【不良反应】 1. 主要有恶心、呕吐、头痛、头晕、嗜睡、荨麻疹、药物热、哮喘、血管神经性水肿以及急性肺部反应。

2. 疗程长或用量大可引起周围神经病。

3. 缺乏 G-6-PD 的患者可能发生溶血性贫血。

4. 罕见报道粒细胞缺乏。

5. 可能导致高血压。

【妊娠期安全等级】 C。

【禁忌与慎用】 1. 不足一个月的婴儿、对本品过敏者或 G6PD 缺乏者均禁用。

2. 尚不明确本品是否经乳汁分泌，哺乳期妇女应权衡本品对其的重要性，选择停药或暂停哺乳。

【药物相互作用】 1. 服用本品如同时饮酒会发生“双硫仑样”反应。

2. 不可合用其他 MAOIs。

3. 富含酪胺的食物不可与本品合用。也不可合用起间接作用的拟交感胺。

4. 与阿米替林合用可能发生中毒性精神病。

5. 本品还不可合用镇静药、抗组胺药、麻醉剂、胰岛素或磺酰脲类。

【剂量与用法】 1. 成人口服 100 mg,4 次/日。

2. 儿童:

(1) 1 个月～1 岁,8～17 mg,4 次/日。

(2) 1～4 岁,17～25 mg,4 次/日。

(3) 5～12 岁,25～50 mg,4 次/日。

【用药须知】 1. 一般疗程在 5 d 以内。

2. 尿色变深是正常情况。

【临床新用途】 1. 消化性溃疡　一次 0.2 g,口服,4 次/日,连用 3 d;接着改为一次 0.2 g,3 次/日,连用 4 d;再改为一次 0.1 g,4 次/日,连用 7 d。疗程共 14 d。或一次用 0.2 g,3 次/日,连用 7 d。或一次用 0.1 g,3 次/日,4 周一疗程。

2. 幽门螺杆菌阳性慢性胃炎　一次 0.1 g,口服,3 次/日,1 月一疗程,并可同时服用维生素 B_6。

3. 食管炎　将本品 0.1～0.15 g 研成细末,加入丙三醇 10 ml 中调匀,于饭前将 5 ml 药油含于口中,徐徐咽下,饭后再将余下 5 ml 同法应用,早、中、晚、睡前 4 次服用,至症状消失止,15 d 一疗程。反流性食管炎者,加服甲氧氯普胺一次 10 mg,4 次/日。

4. 复发性阿弗他性溃疡　用复方呋喃唑酮散(呋喃唑酮粉 3 份,青黛 30 g,黄连、冰片、枯矾各 24 g,黄芩、白蔹、儿茶、血竭各 12 g,白及、硼砂各 15 g,蟾蜍 2 g,朱砂 1 g,研为细粉,取 2 份,混合均匀备用)适量,外敷溃疡面,4～6 次/日。

【制剂】 片剂:10 mg;20 mg;30 mg;50 mg;100 mg。

【贮藏】 密封、避光保存。

呋喃西林

(nitrofurazone)

别名:呋喃星、呋喃新、硝呋醛、Nitrofural、Furacillin、Furacin

本品为硝基呋喃类衍生物,20 世纪六七十年代本品曾一度供内服,后因毒性较大,现今仅作外用。

【CAS】 59-87-0

【ATC】 B05CA03;D08AF01;D09AA03;P01Ccr02;S01AX04;S02AA02

【理化性状】 1. 本品为黄色或褐黄色结晶性粉末。极微溶于水,微溶于乙醇。1%水混悬液的滤出液 pH 为 5.0～7.0。

2. 化学名:5-Nitro-2-furaldehyde semicarbazone

3. 分子式:$C_6H_6N_4O_4$

4. 分子量:198.1

5. 结构式

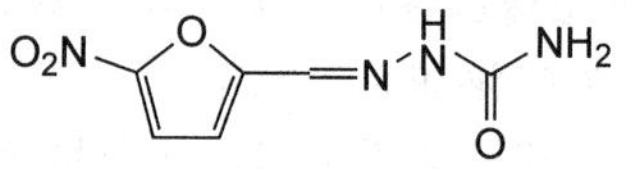

【药理作用】 本品能干扰细菌的糖代谢过程和氧化酶系统而发挥抑菌或杀菌作用,主要干扰细菌糖代谢的早期阶段,导致细菌代谢紊乱而死亡。其抗菌谱较广,对多种革兰阳性和阴性菌有抗菌作用,对厌氧菌也有作用,对铜绿假单胞菌和肺炎双球菌力弱,对假单孢菌属及变形杆菌属有耐药性,对真菌、霉菌无效,但对因霉菌引起的细菌感染仍有相当效力。对敏感菌的杀菌浓度为 13～20 μg/ml,抑菌浓度为 5～10 μg/ml。

【适应证】 用于治疗皮肤或黏膜感染,冲洗或湿敷创口,还可用于化脓性中耳炎、急慢性鼻炎、烧伤和皮肤移植等的湿敷。

【不良反应】 皮疹、瘙痒、局部水肿。

【妊娠期安全等级】 C。

【禁忌与慎用】 对本品过敏者禁用。禁内服。

【剂量与用法】 1. 创口冲洗、湿敷或滴鼻可用 0.01%～0.02%水溶液,还可用于膀胱冲洗。

2. 0.2%～1%软膏或乳膏供局部涂布。

3. 0.001%～0.005%水溶液供含漱。

【用药须知】 存放于儿童不易取到的地方,谨防误服。

【制剂】 ①溶液剂:0.2%。②软膏剂:0.2%。

1.1.2.4　硝基咪唑类

本类药物的特点是具有抗菌和抗原虫的作用,是当前临床抗厌氧菌、抗滴虫和抗阿米巴原虫的常用药物。

甲硝唑

(metronidazole)

别名:灭滴灵、灭滴唑、甲硝哒唑、咪哒尼达、Flagyl、Flagyl-S

本品属 5-硝基咪唑衍生物。

【CAS】 443-48-1

【ATC】 A01AB17;D06BX01;G01AF01;J01XD01;P01AB01

【理化性状】 1. 本品为白色或淡黄色结晶性粉末,微溶于水、乙醇、丙酮或二氯甲烷,极溶于乙醚。

2. 化学名:2-(2-Methyl-5-nitroimidazol-1-yl)ethanol

3. 分子式:$C_6H_9N_3O_3$

4. 分子量:171.2

5. 结构式

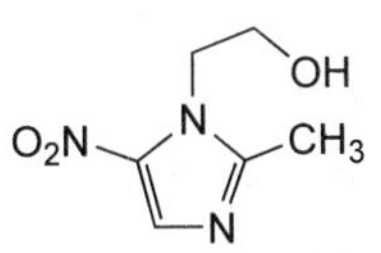

苯甲酸甲硝唑
(metronidazole benzoate)

别名：Flagyl-S

〖CAS〗 13182-89-3

〖理化性状〗 1. 本品为白色或淡黄色结晶性粉末或鳞片。几乎不溶于水；微溶于乙醇；溶于丙酮；易溶于二氯甲烷。

2. 分子式：$C_{13}H_{13}N_3O_4$

3. 分子量：275.3

盐酸甲硝唑
(metronidazole hydrochloride)

〖CAS〗 69198-10-3

〖理化性状〗 1. 分子式：$C_6H_9N_3O_3 \cdot HCl$

2. 分子量：207.6

3. 配伍禁忌：盐酸甲硝唑溶液的 pH 甚低，通常<2.0，静脉给药时须先用静脉液稀释与中和。未经稀释的甲硝唑溶液与器械（如针头）中的铝会发生反应，变为淡红褐色，配制出的盐酸甲硝唑溶液可有沉淀生成，但这种反应在溶液与器械接触 6 h 以上时才出现。

有些研究报道，曾于静脉滴注时，在甲硝唑溶液中加入抗菌注射液和其他药物的相容性问题进行过评估，其结果随着使用的标准以及所用制剂和条件的不同而有所差异。由低 pH 值甲硝唑注射液引起的物理配伍禁忌问题多于化学配伍禁忌。不管这些研究结果如何，一般都主张不要在甲硝唑或盐酸甲硝唑静脉注射液中加入其他药物。在制造厂商的产品说明中有各种制剂与甲硝唑配伍的专用资料，用前应仔细阅读。

【用药警戒】 在大鼠和小鼠中，本品显示有致癌性。使用本品应严格掌握适应证。

【药理作用】 1. 本品为杀菌药，其实际作用机制尚未完全清楚，在生理 pH 下，本品是非电离的，迅速被厌氧微生物和细胞所吸取。本品对敏感厌氧菌的 MICs 为 0.1～5 μg/ml。它通过氧化还原潜能低的电子转运蛋白（如硝基还原酶——铁氧化还原蛋白）还原为没有硝基的极性产物。这种还原产物似乎具有细胞毒和抗微生物的作用，使其 DNA 崩解，核酸合成受到抑制。

本品对分裂细胞和未分裂细胞具有同等作用。

2. 体外证实，类杆菌属、梭杆菌属和韦永球菌属等革兰阴性菌和梭状芽孢杆菌属、真杆菌属、多种消化球菌和多种消化链球菌等革兰阳性菌对本品均敏感。本品还对阴道加德纳菌具有活性。其羟基代谢物对多种弯曲菌和幽门螺杆菌的某些菌株也具有活性。

3. 本品对几种原虫、结肠小袋虫、人芽孢酵母菌、溶组织阿米巴、肠贾第虫和阴道滴虫均有活性。

【体内过程】 1. 口服本品后可迅速吸收，其生物利用度可达 100%。单次口服 250 mg 和 500 mg 后 1～2 h 可分别达血药峰值 5 μg/ml 和 10 μg/ml。多次给药后，血药浓度可见上升。食物可延迟本品的吸收，但吸收总量不受影响。静脉滴注本品先给负荷量 15 mg/kg，然后给予 7.5 mg/kg，每 6 h 一次，可获得稳态血药峰值 25 μg/ml 和谷值 18 μg/ml。给予直肠栓剂的生物利用度为 60%～80%，约在 5～12 h 后，血药峰值大约相当口服剂量的一半并产生有效浓度。阴道药栓吸收极少，生物利用度约 20%～25%，给药 500 mg 后血药峰值为 2 μg/ml。本品 37.5 mg 的阴道内凝胶剂在 8 h 后的血药峰值为 0.3 μg/ml，生物利用度为 56%。

2. 本品可广泛分布于包括胆汁、骨骼、乳汁、脑脓肿、脑脊液、肝和肝脓肿、唾液、精液和阴道分泌物在内的大多数体内组织和体液中，其浓度与血药浓度类似。可透过胎盘屏障。蛋白结合率<20%。

3. 本品在肝内通过侧链氧化和形成葡糖醛酸化合物被代谢。$t_{1/2}$ 约为 8 h，羟基代谢物的 $t_{1/2}$ 稍长。新生儿和严重肝病者的本品 $t_{1/2}$ 较长，羟基代谢物则见延长。大多数本品用量主要以代谢物随尿排出，小量随粪便排出。

【适应证】 1. 预防和治疗由敏感菌引起的感染如阴道炎、急性坏死性溃疡性牙龈炎、盆腔炎性疾病、假膜性小肠结肠炎和腹腔和妇科术后感染；治疗破伤风常与破伤风抗毒素合用。

2. 常与其他抗微生物药物和铋化合物（或质子泵抑制剂）组成三联方案，以根除消化性溃疡中存在的幽门螺杆菌。

3. 肠内、外阿米巴病和人芽孢酵母菌感染的首选药。

4. 治疗阴道滴虫病具有极好的效果（不影响阴道正常菌丛），治愈率达 90%。

5. 外用治疗酒糟鼻。

【不良反应】 1. 常见恶心、呕吐、食欲缺乏、金属味，有时伴头痛。

2. 有时发生腹泻、口干、舌苔厚、舌炎和口炎。

3. 皮疹、皮炎、白细胞减少也有发生。

4. 周围神经炎、癫痫发作也有报道，应考虑停药。

5. 外用偶见皮肤干燥、烧灼感和皮肤刺激等过敏反应。

6. 口腔科制剂偶可致味觉改变和口腔黏膜轻微刺痛、恶心、呕吐等，停药后可消失。

【妊娠期安全等级】 B。

【禁忌与慎用】 1. 对本品过敏者禁用。

2. 全身用药后本品可通过乳汁分泌，哺乳期妇女使用时应暂停哺乳至治疗结束后 24 h。

3. 儿童用药的安全性和有效性研究尚未确定。

【药物相互作用】 1. 使用本品时饮酒可能发生“双硫仑样”反应。

2. 本品与双硫仑合用会引起急性精神病或精神紊乱。

3. 本品可减少华法林、苯妥英、锂、氟尿嘧啶的代谢或排泄，从而引起后者的血药浓度上升，导致不良反应。

4. 苯妥英可加速本品的代谢。

5. 合用苯巴比妥可降低本品的血药浓度。

6. 西咪替丁可升高本品的血药浓度，增加发生神经系统不良反应的可能性。

【剂量与用法】 1. 用于治疗大多数厌氧菌感染，成人首次口服 800 mg，继后 400 mg/8 h，一般连服 7 d；也可一次 500 mg，每 8 h 一次。或服用本品的缓释片 750 mg，1 次/日。当口服不顺利时，可予静脉滴注一次 500 mg，每 8 h 一次，稀释成 500 mg/100 ml 的浓度，以 5 mg/min 的速度滴注。应尽快转换为口服方式。直肠栓剂因吸收缓慢，不适合作为首次给药。儿童口服、滴注或直肠给药均用 7.5 mg/kg，每 8 h 一次。

2. 美国推荐成人口服用量 250 mg，每 6 h 一次，或首次滴注 15 mg/kg，继后 7.5 mg/kg，每 6 h 一次，一次应于 1 h 左右滴完。24 h 内总用量不应超过 4 g，并使用两条途径滴入，免引起血栓性静脉炎。

3. 预防腹腔或妇科术后厌氧菌感染，术前 24 h 口服 400 mg，每 8 h 一次；术后则采用滴注或直肠给药，直至患者可以接受口服法。静脉滴注应在术前不久给予 500 mg，每 8 h 一次；在可以口服时则给予 400 mg，每 8 h 一次。直肠给药应在术前 2 h 开始，一次 1 g，每 8 h 一次。儿童预防用量与治疗剂量相同。

4. 预防结肠直肠术后厌氧菌感染，术前 1 h 滴注 15 mg/kg，60 min 内滴完，在首剂给予后 6 h 和 12 h 时再分别给予 7.5 mg/kg。

5. 用于根除幽门螺杆菌的治疗方案可参见抗消化性溃疡一节。

6. 栓剂用于滴虫性阴道炎，阴道给药，每晚一次，连用 7～10 d。

7. 阴道泡腾片用于厌氧菌性阴道病、滴虫性阴道炎及混合感染，塞入阴道深处，一次 1 或 2 片，每晚 1 次，7 d 为一个疗程。

8. 凝胶剂用于炎症性丘疹、脓疱疮、酒渣鼻红斑。清洗患处后，取适量涂于患处，一日早晚各 1 次。酒渣鼻红斑以 2 周为一疗程，连用 8 周；炎症性丘疹、脓疱以 4 周为一疗程。

9. 胶浆含漱液及含漱液用于牙龈炎、牙周炎、冠周炎及口腔黏膜溃疡。取 10 滴用 50ml 温开水稀释，摇匀后在口腔内含漱 3～5 min 后吐弃，成人一次 10 ml，儿童 5 ml，3 次/日。

10. 口颊片用于牙龈炎、牙周炎、冠周炎及口腔黏膜溃疡，于牙龈和龈颊沟间含服（用于口腔溃疡时黏附于黏膜患处），1 片/次，3 次/日。饭后用，临睡前加用 1 片。

11. 肠内、外阿米巴病　由于本品在胃肠内吸收迅速，如为了肠腔内的药物足以达到有效治疗浓度，必须同时配合使用其他抗肠腔内阿米巴药物（如二氯尼特或双碘喹啉）。通常口服 400～800 mg，3 次/日，1～3 岁儿童可给予 1/4，3～7 岁儿童给予 1/3，7～10 岁儿童给予 1/2 成人量；或者 35～50 mg/(kg·d)，分次口服。成人的另一给药法，一日单剂量口服 1.5～2.5 g，共用 2～3 d。治疗小袋虫病和人芽孢酵母菌感染的用药方案类似以上甲硝唑的用量和用法。

12. 治疗贾第虫病　口服 2 g，1 次/日，连用 3 d。儿童用量同以上年龄递减；另一用法是，成人口服一次 250 mg，3 次/日，共用 5 d，儿童 15 mg/(kg·d)，分次服。据报道，美国国家卫生研究院 Nash 等使用本品（250～750 mg，3 次/日），同时口服米帕林（100 mg，3 次/日；mepacrine 系抗疟药），疗程 2～5 周，治疗难治性贾第虫病极效。6 例中，痊愈 5 例；1 例粪便便虫检阴转后又复发，后改用巴龙霉素（500 mg，2 次/日）和杆菌肽（12 万 U，每 12 h 一次）治愈。

13. 治疗毛滴虫病　单次口服 2 g，或早上服 800 mg，晚上服 1.2 g；或使用 7 d 疗程，0.6～1.0 g/日，2～3 次分服。性伴侣应同时用药，用量相同。如必须重复治疗，应间隔 4～6 周。儿童可用 7 d 疗程：1～3 岁儿童，一次 50 mg，3 次/日；3～7 岁，一次 100 mg，2 次/日；7～10 岁，一次 100 mg，3 次/日。儿童还可按体重给药，15 mg/(kg·d)，分次服，共用 7 d。

14. 治疗细菌性阴道病　用于可能存在的细菌阴道病，其治疗与治疗滴虫病类似，通常单次口服

2 g，或给予 7 d 疗程，一次 400～500 mg，2 次/日，共 5 d。

15. 治疗小腿溃疡和压疮伴厌氧菌感染　口服本品一次 400 mg，3 次/日，共 7 d。还可局部使用 0.75%或 0.8%凝胶，以减轻蕈状瘤因厌氧菌感染所散发出来的气味。

16. 治疗酒糟鼻　1%的凝胶涂于患处一薄层，1 次/日。

【用药须知】 1. 如有厌氧菌和需氧菌混合感染，可配用适当的抗生素。

2. 治疗牙龈炎也可将本品片剂含压在发炎的局部。

3. 用药期间应进低盐饮食，以防钠潴留。

4. 肝功能不全患者应减量给药。

5. 用药 7 d 以上者应检查血常规。

6. 动物实验证实本品有致癌作用。

7. 治疗期间应避免饮酒。

【临床新用途】 1. 痢疾　口服本品一次 600 mg/次，3 次/日；异烟肼一次 200 mg，3 次/日。小儿用本品 8 mg/(kg・d)，分 3～4 次服用。3～7 d 一疗程。

2. 肺螨病　口服本品一次 200 mg，3 次/日，饭后服用，连用 7 d，停用 7 d 为一疗程。

3. 咯血　0.5%本品注射液 100 ml 静脉滴注，2 次/日，5 d 一疗程；咯血基本控制后改用口服一次 400 mg，3 次/日，连用 7 d。

4. 支气管肺炎、支气管扩张伴感染、支气管哮喘伴感染所致的久咳伴浓痰　口服本品 20～30 mg/(kg・d)，分 3 次服用，2 周一疗程，连续用药至症状消失止。

5. 消化性溃疡　口服本品一次 200 mg，4 次/日，6 周一疗程。

6. 慢性溃疡性结肠炎　口服本品一次 400 mg，3 次/日，15 d 后改为口服本品一次 200 mg，3 次/日，30 d 一疗程，必要时间隔 7 d 后开始下一疗程。若服用 2 个疗程效果不佳者，继续用药也不好；对于治愈后复发者，再用本品疗效差。

7. 假膜性小肠结肠炎　口服本品一次 400 mg，3 次/日，15 d 一疗程，连续用药至症状消失止。多于用药 2～5 d 腹泻停止。

8. 急性坏死性肠炎　采用传统方法治疗病死率很高，可达 55%，而本品治疗病死率仅 12%。

9. 感染性腹泻　口服本品一次 400 mg，3 次/日，并颠茄合剂一次 10 ml，3 次/日，3 d 一疗程。

10. 儿科疾病　本品 30 mg/(kg・d)，分 2 次静脉滴注，48 h 后症状明显好转，治疗 3 周后停用本品，3 d 后用同样剂量本品口服 7 d；另对末梢血液中性淋巴细胞增多，尤其是异型淋巴细胞增高，用间接免疫荧光法测出 EB 病毒抗体滴度效价升高的疑似传染性单核细胞增多症及细菌性扁桃体炎患者，经用抗生素治疗未果者，改用本品一次 250 mg，3 次/日，口服，用药后 24～48 h 后全身症状明显好转，食欲增加，体温于 48～96 h 降至正常，扁桃体渗出物消失，淋巴结肿大缩小或完全消退。

11. 新生儿败血症　本品 16 mg/(kg・d)加入 5%葡萄糖注射液 100～150 ml 中静脉滴注，1 次/日，7 d 一疗程。

12. 盲袢综合征　本品一次 200～400 mg，口服，3 次/日，14 d 一疗程，必要时间隔 4 d 再治疗一个疗程。

13. 内痔出血　口服本品一次 400 mg，3 次/日，7 d 一疗程，小儿用量酌减。

14. 疥疮　取本品复方软膏涂搽患处，重点反复揉搓皮疹，早、晚各 1 次，3 d 一疗程。

15. 足癣　先将患足用温水清洗后，待干，直接将本品粉涂搽患处，早、晚各 1 次，7 d 一疗程。

16. 丘疹性荨麻疹　用 2%本品霜剂涂搽患处，3 次/日，7 d 一疗程。

17. 银屑病　口服本品一次 200 mg，3 次/日，10 d 一疗程，连用 3 个疗程。

18. 降血脂　本品 1800 mg/d，分 3 次口服，7 d 后，如有不良反应可改为 1200 mg/d，可减轻反应。

19. 慢性肝病牙龈出血　单用本品，用药后 2～7 d 出血停止，炎症消退。

20. 宫颈糜烂　先用 1∶5000 高锰酸钾溶液冲洗阴道后，用本品 0.2 g，血竭胶囊 1 粒，加香油调糊，蘸棉球，置于患处，24 h 取出，隔天换药 1 次，5 次一疗程，月经期停用。

21. 顽固性大咯血　本品注射液一次 500 mg，静脉滴注，2 次/日，连用 3～5 d 后改为口服一次 400 mg，3 次/日，维持 1 周。

22. 牙周炎　常规使用本品口服，并控制菌斑、清除牙石、平整根面，并口服清胃散汤剂，1 剂/日，水煎服，1 个月一疗程。

23. 晚期肿瘤恶臭　本品一次 200 mg，3 次/日，口服，14 d 一疗程。

【制剂】 ①片剂：0.2 g。②胶囊剂：0.2 g。③缓释片：0.75 g。④注射剂(粉)：25 mg；50 mg。⑤注射液：50 mg/10 ml；0.1 g/20 ml。⑥大容量注射液：250 ml 含甲硝唑 0.5 g 与葡萄糖 12.5 g；250 ml 含甲硝唑 0.5 g 与氯化钠 2.25 g；100 ml 含甲硝唑 0.5 g 与氯化钠 0.9 g；250 ml 甲硝唑 1.25 g 氯化钠

2.25 g。⑦凝胶剂：75 mg/10 g；100 mg/10 g。⑧阴道泡腾片：0.2 g。⑨栓剂：0.2 g；0.5 g；1 g。⑩胶浆含漱液：0.5%。⑪口腔黏贴片：5 mg。⑫口颊片：3 mg。⑬含漱液：0.8%。

【贮藏】 避光保存。

甲硝唑磷酸二钠

(metronidazole disodium phosphate)

别名：本品为甲硝唑的前药。

【CAS】 532-32-1

【理化性状】 1. 本品为类白色或微黄色粉末。见光渐变黄色，无臭，味苦，有吸湿性。在水中易溶，在甲醇中溶解，在乙醇丙酮及三氯甲烷中，几乎不溶。本品在水中的溶解度较甲硝唑约大120倍。

2. 化学名：2-甲基-5-硝基咪唑-1-乙醇-磷酸酯二钠盐一水合物

3. 分子式：$C_6H_8N_3Na_2O_6P \cdot H_2O$

4. 分子量：313.12

【药理作用】 本品为甲硝唑的前体药物，其注射液在体内经水解生成甲硝唑。

【体内过程】 本品进入体内后，迅速被水解成甲硝唑和磷酸盐。静脉注射本品0.915 g后，血浆中甲硝唑达峰时间（T_{max}）约为10～20 min，血药峰值（C_{max}）约为50 μg/ml。本品水解成甲硝唑后广泛分布于各组织和体液中，且能通过血-脑屏障。唾液、胆汁、乳汁、羊水、精液、尿液、脓液和脑脊液等中药物都能达到有效浓度。在胎盘、乳汁、胆汁中的浓度与血浆相似。蛋白结合率＜20%。主要在肝脏代谢。消除$t_{1/2}$为9～11 h，60%～80%经肾排泄，其中20%为原形，其余为代谢物（25%为葡糖醛酸结合物，14%为其他代谢结合物）。10%随粪便排泄，14%从皮肤排泄。

【适应证】 用于治疗由厌氧菌所致的各种感染性疾病，如败血症、心内膜炎、脓胸、肺脓肿、腹腔感染、盆腔感染、妇科感染、骨和关节感染、脑膜炎、脑脓肿、皮肤软组织感染等。

【不良反应】 1. 本品最严重的不良反应为大剂量时可引起癫痫发作和周围神经病变，后者主要表现为肢端麻木和感觉异常。某些病例长期用药时可产生持续的周围神经病。

2. 常见不良反应如下。

（1）胃肠道反应，如恶心、食欲缺乏、呕吐、腹泻、腹部不适、味觉改变、口干、口腔金属味等。

（2）可逆性粒细胞减少。

（3）过敏反应、皮疹、荨麻疹、瘙痒等。

（4）中枢神经系统症状，如头痛、眩晕、晕厥、感觉异常、肢体麻木、共济失调和精神错乱等。

（5）局部反应如血栓性静脉炎等。

（6）其他有发热、阴道白色念珠菌感染、膀胱炎、排尿困难、尿液颜色发黑等，均属可逆性，停药后自行恢复。

【妊娠期安全等级】 B。

【禁忌与慎用】 1. 对本品或吡咯类药物过敏患者以及有活动性中枢神经疾病和血液病患者禁用。

2. 本品水解物甲硝唑可透过胎盘，迅速进入胎儿循环。动物实验发现腹腔给药对胎仔具毒性，而口服给药无毒性。本品对胎儿的影响尚无足够和严密的对照观察，因此妊娠期妇女慎用。

3. 哺乳期妇女不宜使用。若必须用药，应暂停哺乳，并在治疗结束后24～48 h方可重新哺乳。

4. 儿童应慎用并减量使用。

5. 老年人由于肝功能减退，应用本品时药动学有所改变，需监测血药浓度。

【药物相互作用】 1. 本品能抑制华法林和其他口服抗凝药的代谢，加强它们的作用，引起凝血酶原时间延长。

2. 与苯妥英钠、苯巴比妥等诱导肝微粒体酶的药物合用，可加强本品代谢，使血药浓度下降，而苯妥英钠排泄减慢。

3. 与西咪替丁等抑制肝微粒体酶活性的药物合用，可减慢本品在肝内的代谢及其排泄，延长本品的消除$t_{1/2}$，应根据血药浓度测定的结果调整剂量。

4. 本品可干扰双硫仑代谢，两者合用时患者饮酒后可出现精神症状，故2周内应用双硫仑者不宜再用本品。

5. 本品可干扰血清氨基转移酶和乳酸脱氢酶的测定结果，可使胆固醇、三酰甘油水平下降。

【剂量与用法】 静脉滴注，一次0.915 g，溶于100 ml的0.9%氯化钠注射液或5%葡萄糖注射液中，在1 h内缓慢滴注，每8 h一次，7 d为一疗程。

【用药须知】 1. 动物实验或体外测定发现本品具致癌、致突变作用，但人体中尚未证实。

2. 使用中发生中枢神经系统不良反应，应及时停药。

3. 本品可干扰氨基转移酶、乳酸脱氢酶、三酰甘油、己糖激酶等的检验结果，使其测定值降至零。

4. 用药期间不应饮用含酒精的饮料，因本品可引起体内乙醛蓄积，干扰酒精的氧化过程，导致双硫仑样反应，患者可出现腹部痉挛、恶心、呕吐、头痛、面部潮红等。

5. 肝功能不全患者本品代谢减慢，药物及其代谢物易在体内蓄积，应减量使用，并作血药浓度监测。

6. 本品可自胃液持续清除，某些放置胃管作吸引减压者，可引起血药浓度下降。血液透析时，本品及代谢物迅速被清除，故应用本品不必减量。

7. 白色念珠菌感染者应用本品，其症状会加重，需同时给抗真菌治疗。

8. 厌氧菌感染合并肾功能衰竭患者，给药间隔时间应由 8 h 延长至 12 h。

9. 本品不能与含铝的针头和套管接触，并避免与其他药物一起滴注。

10. 重复一个疗程前，应检查白细胞计数。

【制剂】 注射剂(粉)：0.915 g。

【贮藏】 遮光，密闭保存。

替硝唑

(tinidazole)

别名：砜硝净、服净、磺甲硝唑、Fasigyn、Simplotan

本品为硝基咪唑类药。

【CAS】 19387-91-8

【ATC】 J01XD02；P01AB02

【理化性状】 1. 本品为近白色或类白色结晶性粉末。几乎不溶于水，溶于丙酮或二氯甲烷，略溶于甲醇。

2. 化学名：1-[2-(Ethylsulphonyl) ethyl]-2-methyl-5-nitroimidazole

3. 分子式：$C_8H_{13}N_3O_4S$

4. 分子量：247.3

5. 结构式

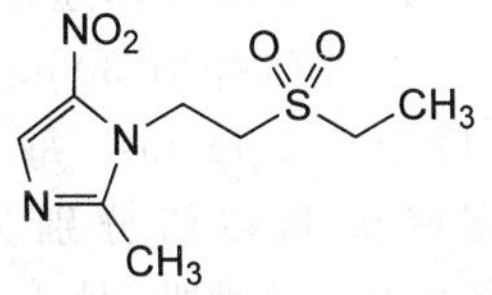

【用药警戒】 本品与甲硝唑结构相似，甲硝唑在动物有致癌性，虽然本品未见报道，但使用本品应严格掌握适应证。

【药理作用】 参见甲硝唑。

【体内过程】 本品的药动学类似甲硝唑，仅 $t_{1/2}$ 较长(12～14 h)。口服本品后几乎可以完全吸收。给予单剂 2 g 后 2 h 可达血药峰值 40 μg/ml，24 h 下降至 10 μg/ml，48 h 下降至 2.5 μg/ml。每天给予 1 g 可维持血药浓度＞8 μg/ml。静脉给药所获得的血药浓度与口服相当。其分布情况类似甲硝唑。蛋白结合率为 12%。羟基代谢物也具有活性。以原药和代谢物形式随尿排出用量的大部分，小部分随粪便排出。

【适应证】 1. 用于治疗各种厌氧菌感染，如败血症、骨髓炎、腹腔感染、盆腔感染、肺支气管感染、肺炎、鼻窦炎、皮肤蜂窝织炎、牙周感染及术后伤口感染；用于结肠直肠手术、妇产科手术及口腔手术等的术前预防用药。

2. 用于治疗肠道及肠道外阿米巴病、阴道滴虫病、贾第虫病、加得纳菌阴道炎等的治疗；也可作为甲硝唑的替代药用于幽门螺杆菌所致的胃窦炎及消化性溃疡的治疗。

【不良反应】 1. 不良反应少见而轻微，主要为恶心、呕吐、上腹痛、食欲下降及口腔金属味。

2. 可有头痛、眩晕、皮肤瘙痒、皮疹、便秘及全身不适。

3. 此外还可有血管神经性水肿、中性粒细胞减少、双硫仑样反应及黑尿，偶见滴注部位轻度静脉炎。

4. 高剂量时也可引起癫痫发作和周围神经病变。

【妊娠期安全等级】 B。

【禁忌与慎用】 1. 对本品或甲硝唑等硝基咪唑类药物过敏者禁用。

2. 有活动性中枢神经疾病和血液病者禁用。

3. 本品可透过胎盘屏障，迅速进入胎儿循环。动物实验发现腹腔给药对胎仔具毒性。本品对胎儿的影响尚无足够和严密的对照观察，因此妊娠 3 个月内应禁用。3 个月以上的妊娠期妇女只有具明确指征时方可使用。

4. 本品在乳汁中浓度与血中浓度相似。动物实验显示本品对幼鼠具致癌作用，故哺乳期妇女应避免使用。若必须使用，应暂停哺乳，并在停药 3 d 后方可哺乳。

【药物相互作用】 参见甲硝唑。

【剂量与用法】 1. 治疗大多数厌氧菌感染时，成人首次口服 2 g，继而 1 g/d，1 次或分 2 次给药，一般连用 5、6 d。如不能口服可改用滴注法，首次可用 800 mg，将其稀释成 2 mg/ml 的溶液，以每分钟 10 ml 的速度输入，此后续用 800 mg/d 或一次 400 mg，2 次/日，直至在疗程内可以口服时为止。

2. 预防术后厌氧菌感染时，应于术前 12 h 口服 2 g；或术前滴注 1.6 g，也可 2 次/日，一次 0.8 g，一次正好在术前用，另一次在术后 12 h 以前给予。

3. 本品一次 500 mg，2 次/日，结合克拉霉素和奥美拉唑，共用 7 d，根除消化性溃疡中的幽门螺杆菌。

4. 阴道片、阴道泡腾片及阴道栓用于治疗滴虫性阴道炎，阴道后穹窿部，每晚 1 片(粒)，连用 7 d 为一疗程。

5. 含漱液用于治疗厌氧菌感染引起的牙龈炎、冠周炎、牙周炎等口腔疾病的辅助治疗。在 50 ml 温开水中加入含漱液 2 ml，在口腔中含嗽 1 min 后吐弃。3 次/日，儿童剂量减半。

6. 治疗较重的阿米巴痢疾和甲硝唑一样，也要同时使用二氯尼特或双碘羟喹。本品一般口服 2 g/d，连用 2～3 d；治疗肝阿米巴病可用 1.5～2 g/d，通常连用 3 d，偶然也可连用 6 d。儿童可给予 50～60 mg/(kg・d)，连用 3～5 d。

7. 治疗贾第虫病、滴虫病和急性坏死性溃疡性龈炎可单次口服 2 g；儿童贾第虫病或滴虫病建议单次口服 50～75 mg/kg。必要时可重复给药 1 次。性伴侣必须同时治疗滴虫病。治疗细菌性阴道病可单次口服 2 g，次日重用 1 次可能收到更好的疗效。

【用药须知】 1. 动物实验或体外测定发现本品具致癌、致突变作用，但人体中尚缺乏资料。

2. 如疗程中发生中枢神经系统不良反应，应及时停药。

3. 本品可干扰丙氨酸氨基转移酶、乳酸脱氢酶、三酰甘油、己糖激酶等的检验结果，使其测定值降至零。

4. 用药期间不应饮用含酒精的饮料，因可引起体内乙醛蓄积，干扰酒精的氧化过程，导致双硫仑样反应，患者可出现腹部痉挛、恶心、呕吐、头痛、面部潮红等。

5. 肝功能不全患者本品代谢减慢，药物及其代谢物易在体内蓄积，应予减量，并作血药浓度监测。

6. 本品可自胃液持续清除，某些放置胃管作吸引减压者，可引起血药浓度下降。血液透析时，本品及代谢物迅速被清除，故应用本品不需减量。

7. 白色念珠菌感染者应用本品，其症状会加重，需同时给抗真菌治疗。

8. 本品对阿米巴包囊作用不大，宜加用杀包囊药物。

9. 治疗阴道滴虫病时，需同时治疗其性伴侣。

10. 阴道用药应避开月经期，应于月经后重复使用一个疗程，栓剂的辅料可损伤乳胶制品，避免与避孕套或阴道隔膜同时使用，用药期间注意个人卫生，防止重复感染。

11. 无性生活史的女性使用阴道用制剂应在医师指导下使用，用药部位如有烧灼感、红肿等情况应停药，并将局部药物洗净。

【制剂】 ①片剂：0.1 g；0.5 g。②胶囊剂：0.2 g；0.25 g；0.5 g。③含片：5 mg。④注射剂(粉)：0.4 g。⑤大容量注射液：100 ml 含替硝唑 0.4 g 与氯化钠 0.9 g；200 ml 含替硝唑 0.8 g 与氯化钠 0.9 g；200 ml 含替硝唑 0.4 g 与葡萄糖 10.0 g；200 ml 含替硝唑 0.8 g 与葡萄糖 10.0 g。⑥阴道片：0.5 g。⑦阴道泡腾片：0.3 g。⑧栓剂：0.2 g；0.25 g；1 g。⑨口腔贴片：5 mg。⑩含漱液：0.2 g/100 ml；0.4 g/200 ml。

【贮藏】 避光保存。

奥硝唑

(ornidazole)

别名：氯丙硝唑、氯醇硝唑、Tiberal、Ornidal

本品为新型硝基咪唑类药。

【CAS】 16773-42-5

【ATC】 G01AF06；J01XD03；P01AB03

【理化性状】 1. 化学名：1-Chloro-3-(2-methyl-5-nitroimidazol-1-yl)propan-2-ol

2. 分子式：$C_7H_{10}ClN_3O_3$

3. 分子量：219.6

4. 结构式

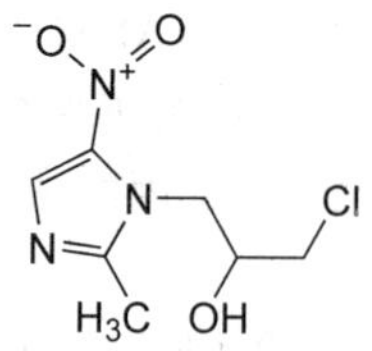

【药理作用】 本品为第三代硝基咪唑类衍生物，其发挥抗微生物作用的机制可能是通过其分子中的硝基，在无氧环境还原成氨基或通过自由基的形成，与细胞成分相互作用，从而导致微生物死亡。

【体内过程】 口服本品可迅速被吸收。单次给予 1.5 g 后 2 h 可达血药峰值 30 μg/ml，24 h 降至 9 μg/ml，48 h 后降至 2.5 μg/ml。每 12 h 重复给予 500 mg 后，稳态峰值和谷值分别为 14 μg/ml 和 6 μg/ml。本品还可从阴道吸收，植入 500 mg 的阴道栓后 12 h，血药峰值可达 5 μg/ml。$t_{1/2}$ 为 12～14 h。蛋白结合率不到 15%。广泛分布体内各种组织和体液(包括脑脊液)中。本品在肝内代谢，主要以结合物和代谢物形式随尿排出，随粪便排出仅占较小部分。

【适应证】 1. 用于治疗由厌氧菌(脆弱拟杆菌、狄氏拟杆菌、卵圆拟杆菌、多形拟杆菌、普通拟杆菌、梭状芽孢杆菌、真杆菌、消化球菌和消化链球菌、幽门螺杆菌、黑色素拟杆菌、梭杆菌、牙龈类杆菌等)感染引起的多种疾病。

2. 男女泌尿生殖道毛滴虫、贾第鞭毛虫感染引起的疾病(如阴道滴虫病等)。

3. 肠、肝阿米巴虫病(包括阿米巴痢疾、阿米巴肝脓肿)，肠、肝变形虫感染引起的疾病。

4. 用于预防和治疗各科手术后厌氧菌感染。

【不良反应】 1. 消化系统　包括轻度胃部不适、胃痛、口腔异味等。

2. 神经系统　包括头痛及困倦、眩晕、颤抖、四肢麻木、痉挛和精神错乱等。

3. 过敏反应　如皮疹、瘙痒等。

4. 局部反应　包括刺感、疼痛等。

5. 其他　白细胞减少等。

【妊娠期安全等级】 B。

【禁忌与慎用】 1. 禁用于对本品及其他硝基咪唑类药物过敏的患者。

2. 禁用于脑和脊髓发生病变的患者，癫痫及各种器官硬化症患者。

3. 禁用于造血功能低下、慢性酒精中毒患者。

4. 尚未明确本品是否可经乳汁分泌，哺乳期妇女慎用。如确需使用，应暂停哺乳。

5. 儿童慎用。建议 3 岁以下儿童不用。

【药物相互作用】 1. 同其他硝基咪唑类药物相比，本品对乙醛脱氢酶无抑制作用。

2. 本品能抑制抗凝药华法林的代谢，使其 $t_{1/2}$ 延长，增强抗凝药的药效，当与华法林合用时，应注意观察凝血酶原时间并调整给药剂量。

3. 巴比妥类、雷尼替丁和西咪替丁等药物可加速本品的消除而降效并可影响凝血，因此应禁止合用。

4. 同时应用苯妥英钠、苯巴比妥等诱导肝微粒体酶的药物，可加强本品代谢，使血药浓度下降，而苯妥英钠排泄则减慢。

5. 本品可延缓肌肉松弛剂维库溴铵的作用。

【剂量与用法】 1. 治疗厌氧菌感染　成人首次静脉滴注 0.5～1 g，继而给予 1 g/d，1 次或 2 次分用，连用 5～10 d；可能情况下尽快改为口服，500 mg/次，每 12 h 一次，儿童给予 10 mg/kg，每 12 h 一次。

2. 预防术后厌氧菌感染应于术前 30 min 滴注 1 g。

3. 阴道泡腾片及栓剂，每晚睡前，阴道给药。将外阴洗净，用干净手将泡腾片置入阴道深处。每晚 1 次，1 次 1 片(粒)，连续 7 d。

4. 治疗严重阿米巴感染　起始剂量为 0.5～1 g，随后每 12 h 剂量为 500 mg，连用 3～6 d，儿童剂量为一日 20～30 mg/kg，每 12 h 一次，静脉滴注，滴注时间 15～30 min。1～42 周婴幼儿剂量一日 20 mg/kg，每 12 h 一次，滴注时间应大于 20 min。

5. 贾第虫病　成人一次 1.5 g，1 次/日；儿童每天 40 mg/kg。

6. 毛滴虫病　成人一次 1～1.5 g，1 次/日；每天儿童 25 mg/kg。

【用药须知】 1. 肝功能不全患者使用本品可见 $t_{1/2}$ 延长，有必要调整用量。

2. 肾功能不全患者接受本品并不影响其体内消除，但对正在接受透析的患者在透析前应补充 1 次用量的一半。

3. 本品溶液显酸性，与其他药物合用时注意本品低 pH 值对其他药物的影响。

4. 本品与半合成抗生素类及头孢类药合用时应单独给药，两者不能使用同意稀释液稀释，应分别溶解稀释，分别滴注。

【制剂】 ①片剂：0.1 g；0.25 g；0.5 g；1 g。②胶囊剂：0.1 g；0.125 g；0.25 g。③注射剂(粉)：0.25 g。④注射液：0.5 g/10 ml。⑤大容量注射液：100 ml 含奥硝唑 0.125 g 与氯化钠 0.9 g；100 ml 含奥硝唑 0.25 g 与氯化钠 0.86 g；250 ml 含奥硝唑 0.5 g 与氯化钠 2.25 g；100 ml 含奥硝唑 0.5 g 与葡萄糖 5.0 g。⑥阴道栓剂：0.5 g。⑦阴道泡腾片：0.5 g。

【贮藏】 避光保存。

尼莫唑

(nimorazole)

别名：硝基吗啉咪唑、咪唑尼莫拉唑、Acteral、Nitrimidazol

【CAS】 6506-37-2

【ATC】 P01AB06

【理化性状】 1. 化学名：4-[2-(5-Nitroimidazol-1-yl)ethyl]morpholine

2. 分子式：$C_9H_{14}N_4O_3$

3. 分子量：226.2

4. 结构式

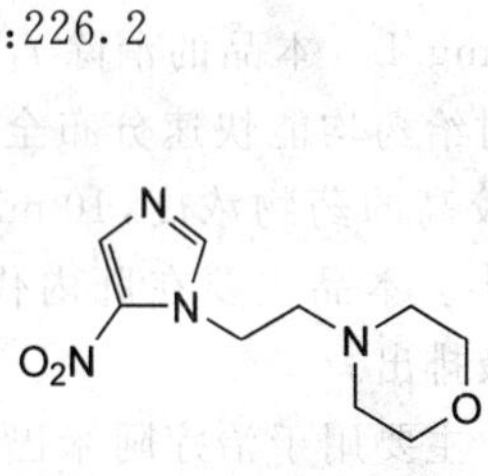

【简介】 为硝基咪唑类药。类似甲硝唑，具有抗微生物和抗原虫作用，用于治疗厌氧菌感染和阿米巴病、滴虫病、贾第虫病。本品可迅速从胃肠道吸收。2 h 可达血药峰值。唾液和阴道分泌液中的药物浓度高。用药后，尿中杀滴虫的药物浓度可持续 48 h。两种代谢物一并随尿排出。原药和代谢物可分泌至乳汁中。其不良反应和用药须知均同甲硝唑。治疗滴虫病可口服单剂量 2 g，与进餐同时，约一个月后重复给药。治疗阿米巴病和贾第虫病可给予

1 g,2 次/日,连用 5～7 d。建议儿童用量为 15～30 mg/(kg·d)。

塞克硝唑

(secnidazole)

别名:噻克硝唑、Flagentil、Deprozol

本品为硝基咪唑类化合物。

【CAS】 3366-95-8

【ATC】 P01AB07

【理化性状】 1. 化学名:1-(2-Methyl-5-nitroimidazol-1-yl)propan-2-ol

2. 分子式:$C_7H_{11}N_3O_3$

3. 分子量:185.2

4. 结构式

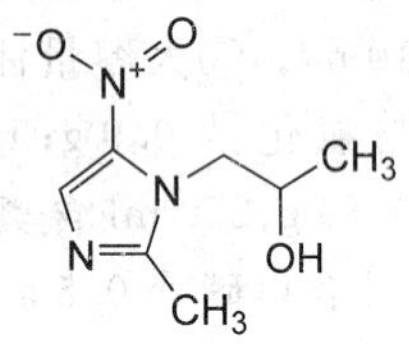

【药理作用】 本品与甲硝唑和替硝唑具有相似的化学结构,其抗菌活性也颇为相似。本品进入易感细菌细胞后,在无氧或少氧环境和较低的氧化还原电位下,其硝基易被电子传递蛋白还原成具有细胞毒作用的氨基,抑制细胞 DNA 的合成,并使已合成的 DNA 降解,破坏 DNA 的双螺旋结构或阻断其转录复制,从而促使细菌死亡。

【体内过程】 本品口服后易于吸收,口服和静脉注射给药无显著性差异。生物利用度为(100±26)%。单剂量口服 0.5～2 g 后,可达 C_{max} 35.7～46.3 mg/L,T_{max}为 1.42～3 h,24 h 后的血药浓度为 17.8～20.8 mg/L,48 h 后为 8.7～9.4 mg/L,72 h 后为 3.9～4.8 mg/L。本品的消除 $t_{1/2}$ 为 17～29 h。口服和静脉注射给药均能快速分布全身,在靶组织、靶器官内达到较高的药物浓度,10 min 后可达最高血药浓度的一半。本品主要在肝内代谢,50%的药物以原药随尿液排出。

【适应证】 主要用于治疗阿米巴病、贾第虫病、滴虫病和细菌性阴道炎。

【不良反应】 1. 有 2%～12%的患者使用本品后可出现头痛、头昏和眩晕,罕见感觉异常和共济失调。其发生率与甲硝唑和替硝唑相同。

2. 使用本品治疗慢性阿米巴病患者,偶见 BUN 显著升高。

3. 常见恶心、呕吐、上腹痛、食欲缺乏、口内金属味或苦味、舌炎,发生率为 2%～29%,反应一般轻微,不必停药。

4. 偶见嗜酸粒细胞增多和白细胞增多,也有白细胞减少的报道。

5. 少见红斑、瘙痒、眼睑水肿和荨麻疹等不良反应。

【禁忌与慎用】 1. 对本品和其他硝基咪唑类过敏者、妊娠期妇女禁用。

2. 患有中枢神经系统疾病者亦禁用。

3. 肝肾功能不全患者、血恶病质患者和过敏体质应慎用。

4. 本品可通过乳汁分泌,哺乳期妇女应权衡本品对其的重要性,选择停药或暂停哺乳。

【药物相互作用】 1. 与华法林合用可能引起低凝血因子Ⅱ反应。

2. 与双硫仑合用可能引起谵妄或神志不清。

3. 本品与酒精同时使用时,和甲硝唑一样,可发生双硫仑样反应。

【剂量与用法】 口服给药。

1. 成人　①肠阿米巴病、贾第虫病、阴道滴虫病、细菌性阴道炎,2 g,单次给药;②治疗肝阿米巴病,一次 1.5 g,1 次/日,连用 5 d。

2. 儿童　①治疗肠阿米巴病、贾第虫病,30 mg/kg,单次给药;②治疗肝阿米巴病,一次 30 mg/kg,1 次/日,连用 5 d。

【用药须知】 1. 少数饮酒患者服用本品后可出现头痛、潮红、呕吐和腹痛等症状,在使用本品后,至少 24 h 内避免饮酒,以免出现双硫仑样反应。

2. 细菌性阴道炎及滴虫病患者在服药期间,应常更换内裤,性伴侣应同时接受治疗,并注意洗涤用品的消毒。

3. 如出现运动失调及其他中枢神经系统症状时,应停药。

4. 儿童使用本品剂量为 30 mg/kg,1 次/日,还可根据年龄或体重调整剂量。3 岁以下儿童慎用或遵医嘱。

5. 肝肾功能不全的老年患者应调整剂量。

6. 晚上服用本品可减少胃肠道不良反应。

7. 贾第虫病患者的所有家庭成员和社会接触者都应接受治疗。

【制剂】 ①片剂:250 mg。②颗粒剂:500 mg;750 mg。③胶囊剂:250 mg。

【贮藏】 避光,密闭贮存。

苯酰甲硝唑

(metronidazole benzoate)

别名:Benzoylmetronidazole

本品为甲硝唑的前药。

【CAS】 13182-89-3

【理化性状】 1. 化学名：1*H*-Imidazole-1-ethanol，2-methyl-5-nitro-，benzoate(ester)

2. 分子式：$C_{13}H_{13}N_3O_4$

3. 分子量：275.26

4. 结构式

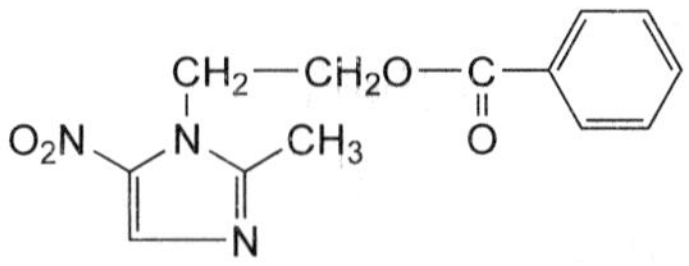

【药理作用】 本品对以下厌氧菌有抗菌作用。

1. 阴性厌氧杆菌 类杆菌属的脆弱类杆菌、普通类杆菌、吉氏类杆菌、卵圆类杆菌、多形类杆菌等和梭状杆菌属。

2. 阳性厌氧杆菌 真杆菌属、梭状芽孢杆菌属。

3. 阳性厌氧球菌 消化球菌属和消化链球菌属。

4. 对原虫，如阴道毛滴虫具有很强的活力；对阿米巴和兰伯氏贾第虫均有活力。

5. 用模式为切断 DNA 链和抑制 DNA 合成，从而干扰和中断厌氧微生物生长和繁殖。

【体内过程】 本品不被吸收，但可通过肠壁吸收水解为甲硝唑，其余体内过程参见甲硝唑。

【适应证】 1. 泌尿生殖系统滴虫病，如阴道滴虫病等。

2. 肠道及肠外阿米巴病，如阿米巴病及阿米巴肝脓肿等。

3. 贾第虫病。

4. 敏感厌氧菌所致各种感染，如菌血病、败血病、腹部手术后感染等。

5. 预防有厌氧菌引起的妇科、外科术后感染等。

【不良反应】 参见甲硝唑。

【妊娠期安全等级】 C。

【禁忌与慎用】 1. 对本品过敏者禁用。

2. 哺乳期妇女应权衡本品对其的重要性，选择停药或暂停哺乳。

3. 有活动中枢神经疾患和血液病者禁用。

4. 儿童用药目前尚缺乏详细的研究资料。

5. 老年用药注意观察肝功能。

【药物相互作用】 1. 本品可增强华法林等药物的抗凝作用。

2. 土霉素可干扰本品清除阴道滴虫的作用。

【剂量与用法】 饭前 1 h 口服，成人及 12 岁以上儿童的用量如下。

1. 敏感厌氧菌感染的治疗 3 次/日，一次 0.64 g，连服 7 d。

2. 作为预防用药 在术前 24 h 开始服用，剂量为一次 0.64 g，连服 7 d。

3. 阿米巴病

(1) 肠阿米巴病 3 次/日，一次 1.28 g，连服 5 d；

(2) 慢性阿米巴肝炎 3 次/日，一次 0.64 g，连服 5～10 d；

(3) 阿米巴肝脓肿及其他形式的肠外阿米巴病 3 次/日，一次 0.64 g，连服 5 d。

4. 泌尿生殖系统滴虫病 3 次/日，一次 0.32 g，连服 7 d；或者，单次剂量 3.2 g 顿服。

5. 贾第虫病 1 次/日，一次 3.2 g，连服 7 d。

【用药须知】 1. 患者在用药期间应戒酒。

2. 服用本品后，尿液可能呈暗色。

3. 本品水解后，甲硝唑的吸收比较慢，比服用甲硝唑后达到的峰值低，因此，对于急性病例的开始治疗，应慎用本品。

4. 肝、肾功能不全患者应降低剂量或遵医嘱。

【制剂】 ①胶囊剂：0.16 g；0.32 g。②分散片：0.32 g；0.64 g。③干混悬剂：0.64 g。

【贮藏】 遮光，密闭保存。

阿扎硝唑
(azanidazole)

【ATC】 G01AF13；P01AB04；QP51AA04

【理化性状】 1. 化学名：4-[(*E*)-2-(1-Methyl-5-nitro-1*H*-imidazol-2-yl)ethenyl]pyrimidin-2-amine

2. 分子式：$C_{10}H_{10}N_6O_2$

3. 分子量：246.23

4. 结构式

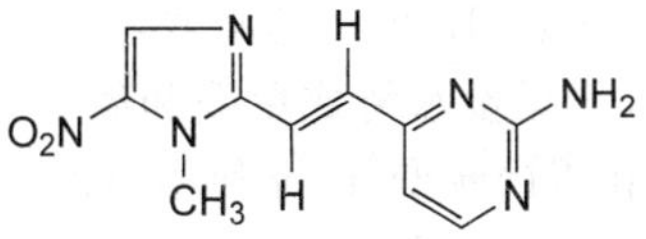

【简介】 本品为硝基咪唑衍生物，局部使用治疗阴道滴虫病。

普罗硝唑
(propenidazole)

【CAS】 76448-31-2

【ATC】 G01AF14；P01AB05；QP51AA05

【理化性状】 1. 化学名：Ethyl(2*E*)-2-[(1-methyl-5-nitro-1*H*-imidazol-2-yl)methylene]-3-oxobutanoate

2. 分子式：$C_{11}H_{13}N_3O_5$

3. 分子量：267.24

4. 结构式

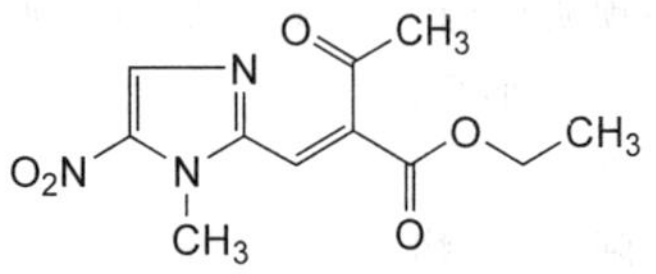

【简介】 本品为硝基咪唑衍生物，局部使用治疗阴道滴虫病。

1.1.2.5 醛类

醛类是消毒防腐药。甲醛与胺缩合而成六亚甲基四胺，此缩合物的扁桃酸盐均为尿路杀菌药。

乌洛托品

(methenamine)

别名：六甲烯胺、六亚甲基四胺、Urotropine、Hexamine

【CAS】 100-97-0

【ATC】 J01XX05

【理化性状】 1. 本品为白色或几乎白色结晶性粉末或无色结晶。易溶于水，可溶于乙醇或二氯甲烷。

2. 化学名：1,3,5,7-Tetraazatricyclo[3.3.1.13,7]decane

3. 分子式：$C_6H_{12}N_4$

4. 分子量：140.2

5. 结构式

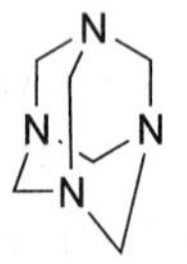

【药理作用】 本品本身无杀菌作用，但在酸性尿中可水解释放出甲醛，从而起到杀菌作用。对许多革兰阳性和革兰阴性菌均有抗菌活性。

【体内过程】 1. 可迅速吸收，广泛分布。仅在酸性条件下，才缓慢水解成甲醛和氨。约有10%～30%的用量在胃内转变，除非使用肠溶片，可使吸收和排泄都有所延迟。在生理pH条件下，水解几乎不能进行，因此，实际上它在体内是没有活性的。$t_{1/2}$接近4 h。几乎完全随尿快速排出，经证实，这适合甲醛达到酸性的(pH<5.5更好)杀菌浓度；不过，由于水解需要时间，且在给药后2 h才达到血药峰值，故直至尿液到达膀胱时才可获得杀菌浓度。这正是为什么本品只可用于治疗下尿路感染的理由。

2. 分解尿素的微生物如变形杆菌或假单胞菌都能提高尿液的pH值，从而抑制甲醛的释放，使乌洛托品的效用降低。建议合用强大的细菌尿素酶抑制剂醋羟胺酸。

【适应证】 1. 防治慢性或复发性、单纯无并发证的下尿路感染和无症状的菌尿症。由于本品及其扁桃酸盐和马尿酸盐均不易遭到耐药，故适合于长期使用。

2. 用于治疗手足多汗及腋臭(狐臭)。

【不良反应】 1. 一般耐水性较好，但可引起胃肠道反应如恶心、呕吐和腹泻。

2. 可致皮疹，甚至发生超敏反应。

3. 使用大剂量可引起膀胱刺激征或炎症、尿频、血尿和蛋白尿。可服用碳酸氢钠或大量饮水获得减轻。

4. 外用偶见皮肤刺激如烧灼感或过敏反应如皮疹、瘙痒等。

【妊娠期安全等级】 B。

【禁忌与慎用】 1. 肝肾功能不全患者、严重脱水者、代谢性酸中毒和痛风均禁用本品及其盐。

2. 本品可透过胎盘屏障，虽尚未发现畸胎，但妊娠期妇女仍应慎用本品。

3. 本品可经乳汁中分泌，故哺乳期妇女服用本品时应暂停哺乳。

4. 儿童用药的安全性及有效性尚未确定。

5. 老年患者应根据肾功能调整本品的剂量。

【药物相互作用】 1. 碱性药物、利尿剂(如乙酰唑胺和噻嗪类)可抑制本品激活。

2. 同服磺胺类药可能增加出现结晶尿的危险性。

3. 大量饮水可降低本品及其盐的疗效。

4. 本品及其以下两种盐都会干扰尿中儿茶酚胺、17-羟皮质激素和雌激素的实验室检测值。

【剂量与用法】 1. 治疗尿路感染　口服一次0.3～1 g，3次/日；可同时服用氯化铵每次1 g或酸性磷酸盐每次0.5 g。

2. 用于治疗手足多汗及腋臭　本品溶液剂外用，用于手足多汗，1次/日，一次适量，用手指均匀涂于患处；用于腋臭，一周1次，一次适量涂搽腋下。

【用药须知】 1. 应经常测定尿液的pH值，并保持尿液呈酸性(pH值宜在5.5以下)。为保持尿液pH值在5.5以下，应避免进食柑橘类水果、牛奶、奶酪制品及其他碱性食物，可补充大量维生素C(4 g/d以上)、盐酸精氨酸，亦可给予氯化铵(肾功能不全患者给予大剂量氯化铵可造成代谢性酸中毒，故禁用；肝功能不全患者亦禁用)以使尿液酸化。

2. 本品与碳酸氢钠一起服用可减轻不良反应，但本品的疗效亦降低。

3. 本品可干扰尿儿茶酚胺、尿雌三醇(酸水解法)、尿5-羟基吲哚乙酸等的测定，增加误差。

4. 尿中微生物(如奇异变形杆菌、某些假单胞菌属和肠杆菌等)的分解可使尿液pH值升高而降低本品的疗效。

5. 本品可引起排尿困难，降低剂量或酸化尿液可以缓解。

6. 大剂量服用本品（8 g/d，连续服用 3～4 周），可出现膀胱刺激症状（尿痛、尿频）、蛋白尿和肉眼血尿等。

【临床新用途】 1. 带状疱疹　成人给予 0.3～0.6 g/d，儿童 10～15 mg/(kg · d)，3 次分服，疗程 3～4 d。疗效优于阿昔洛韦。

2. 足癣　2%本品溶液外用，可治足癣、体癣。

3. 寻常疣　行常规消毒后，40%本品注射液 0.2～0.4 ml，注入疣体使呈灰白色。如系多发，可选几个先发生的给予较多的注药。间隔 1 h 再注 1 次。整个过程约需 2 个月，全部有效，不留痕迹。

【制剂】 ①片剂：0.3 g。②溶液剂：39.5%。

【贮藏】 密封于有色瓶中。

扁桃酸乌洛托品
(methenamine mandelate)

别名：孟德立胺、Hexamine Mandelate

〖CAS〗 587-23-5

〖理化性状〗 1. 本品为白色或几乎白色结晶性粉末。易溶于水，溶于乙醇（1∶10）、乙醚（1∶350）或三氯甲烷（1∶20）。在水溶液中的 pH 为 4。

2. 分子式：$C_6H_{12}N_4 \cdot C_8H_8O_3$

3. 分子量：292.3

【简介】 本品为乌洛托品和扁桃酸酸的结合盐。口服后，在尿液呈酸性时，逐渐分解出甲醛。其有关资料与乌洛托品相同。成人口服 1 g，4 次/日；6 岁以下儿童 18 mg/kg，4 次/日；6～12 岁儿童推荐 500 mg，4 次/日。

马尿酸乌洛托品
(methenamine hippurate)

〖CAS〗 5714-73-8

〖理化性状〗 1. 分子式：$C_6H_{12}N_4 \cdot C_9H_9NO_3$

2. 分子量：319.4

【简介】 本品为乌洛托品与马尿酸的结合盐。口服后，在尿液呈酸性时，逐渐分解出甲醛。其有关资料与乌洛托品相同。成人口服 1 g，2 次/日；6～12 岁儿童推荐 500 mg，2 次/日。

1.1.2.6　二氨基吡啶类

甲氧苄啶
(trimethoprim)

别名：甲氧苄胺嘧啶、Proloprim、Trimpex、TMP

本品属于二氨基吡啶类，为广谱抗菌药。

【CAS】 738-70-5

【ATC】 J01EA01；QJ51EA01

【理化性状】 1. 本品为白色或微黄色粉末。极微溶于水，微溶于乙醇。

2. 化学名：5-(3，4，5-Trimethoxybenzyl) pyrimidine-2，4-diamine

3. 分子式：$C_{14}H_{18}N_4O_3$

4. 分子量：290.3

5. 结构式

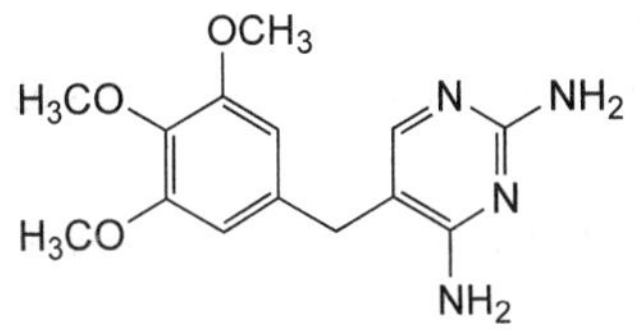

【药理作用】 1. 本品的作用机制为干扰细菌的叶酸代谢。主要为选择性抑制细菌的二氢叶酸还原酶的活性，使二氢叶酸不能还原为四氢叶酸，而合成叶酸是核酸生物合成的主要组成部分，因此本品阻止了细菌核酸和蛋白质的合成，且本品与细菌的二氢叶酸还原酶的结合较之对哺乳类动物酶的结合紧密 5 万～6 万倍。

2. 本品与磺胺药合用可使细菌的叶酸合成代谢遭到双重阻断，有协同作用，使磺胺药抗菌活性增强，并可使抑菌作用转为杀菌作用，减少耐药菌株产生。

3. 革兰阳性球菌中的化脓性链球菌、肺炎链球菌对本品敏感。革兰阴性杆菌中的沙门菌属、大肠埃希菌、伤寒杆菌、痢疾杆菌、奇异变形杆菌、肺炎克雷伯菌和百日咳杆菌均敏感。疟原虫、诺卡菌、组织胞浆菌和酵母菌对本品也敏感。铜绿假单胞菌、产碱杆菌和脑膜炎球菌不敏感。

【体内过程】 1. 吸收　本品口服后吸收完全，约可吸收给药量的 90%以上，血药峰值（C_{max}）在给药后 l～4 h 到达，口服 0.1 g 后高峰血药浓度约为 lmg/L。

2. 分布　本品吸收后广泛分布至组织和体液，在肾、肝、脾、肺、肌肉、支气管分泌物、唾液、阴道分泌物、前列腺组织及前列腺液中的浓度均超过血药浓度。本品可穿过血-脑屏障，脑膜无炎症时脑脊液药物浓度为血药浓度的 30%～50%，炎症时可达 50%～100%。本品亦可穿过胎盘屏障，胎儿循环中药物浓度接近母体血药浓度。乳汁中本品浓度接近或高于血药浓度。房水中药物浓度约为血药浓度的 1/3。本品的表观分布容积为 1.3～1.8L/kg，蛋白结合率为 30%～46%。

3. 代谢和消除　消除 $t_{1/2}$ 为 8～10 h，无尿时可达 20～50 h。本品主要自肾小球滤过，肾小管分泌排出，

24 h 约可排出给药量的 50%～60%，其中 80%～90% 以原药排出，而其余部分以代谢物形式排出。平均尿药浓度为 90～100 mg/L，尿中高峰浓度约为 200 mg/L。在酸性尿中本品自尿排泄增加，碱性尿中排出减少。本品少量自胆汁及粪便中(约为给药量的 4%)排出。

【适应证】 1. 本品一般不单用，多与磺胺甲噁唑合用治疗呼吸系统、泌尿系统感染，骨髓炎，伤寒和细菌性痢疾等。

2. 合用磺胺甲噁唑还可治疗艾滋病患者并发症肺孢子虫肺炎。

3. 本品合用四环素或庆大霉素，也可发挥增效作用。

4. 一般单用本品仅限于由大肠埃希菌引起的单纯性尿路感染。

【不良反应】 1. 最常见的不良反应为瘙痒和皮疹。恶心、呕吐和口炎也常见。

2. 较严重的反应——磺胺样皮肤反应包括剥脱性皮炎、多形性红斑、斯-约综合征和中毒性表皮坏死松解症等。

3. 血清肌酐和 BUN 上升，肝转氨酶紊乱，胆汁淤积性黄疸也有报道。

4. 发热虽然不常见，但偶然以过敏反应形式表现出来，且较为严重。

5. 无菌性脑膜炎也有报道。

6. 由于本品干扰叶酸代谢，故可引起血细胞生成抑制，尤其在大剂量或延长给药时，可表现为巨幼细胞性贫血、血小板减少或白细胞减少；高铁血红蛋白血症也有报道。一日口服叶酸钙 5～15 mg 即可对抗此种不良反应。

7. 动物实验有致畸作用。

【妊娠期安全等级】 C。

【禁忌与慎用】 1. 对本品过敏者禁用。

2. 肝肾功能不全患者慎用。

3. 严重血液病患者，尤其是继发于叶酸缺乏的巨幼细胞性贫血患者不宜使用本品。

4. 患有脆性 X 染色体综合征的儿童应避免使用本品和其他叶酸拮抗剂，因为叶酸对这种精神发育迟缓是敏感的。

5. 本品可分泌至乳汁中，其浓度较高，且有可能干扰哺乳婴儿的叶酸代谢，因此虽然在人类中尚未证实其问题存在，但哺乳期妇女应权衡利弊，选择停药或暂停哺乳。

6. 2 个月以下婴儿不宜应用本品。

【药物相互作用】 1. 本品可升高几种药物的血药浓度，增强其作用，如苯妥英、地高辛和普鲁卡因胺。

2. 本品可增强华法林的抗凝血作用。

3. 本品可提高齐多夫啶和拉米夫啶的血药浓度并减少其肾排泄。

4. 本品与氨苯砜同时使用，可产生相互提高血药浓度的作用，而利福平则降低本品的血药浓度。

5. 参见复方磺胺甲噁唑药物相互作用第 5 项。

6. 本品或复方磺胺甲噁唑与环孢素合用可加重肾毒性。

7. 使用本品的患者又接受利尿药可引起低钠血症。

8. 本品与骨髓功能抑制剂合用可增加骨髓抑制的可能性。

9. 本品与其他叶酸抑制剂(如乙胺嘧啶或甲氨蝶呤)合用可加大导致巨幼细胞性贫血的危险性。

【剂量与用法】 1. 成人口服、肌内注射或静脉注射均可一次给予 100～200 mg，2 次/日。

2. 儿童可用一次 2.5～5.0 mg/kg，2 次/日。

【用药须知】 1. 疗程延长期中，应定期进行血液学检查。

2. 老年或营养较差者应适当减量，对缺乏叶酸者应进行适当补充。

【制剂】 ①片剂：0.1 g。②注射液：0.1 g/2 ml。

【贮藏】 密封、避光保存。

溴莫普林
(brodimoprim)

别名：溴烯尿苷

本品是一种新的甲氧苄氨嘧啶类二氢叶酸还原酶(DHFR)抑制剂。本品系通过将甲氧苄啶(TMP)分子结构苯环的 4 位甲氧基取代为 Br 而形成的新苄基嘧啶类抗菌药。抗菌机制与 TMP 相似，但抗菌谱比 TMP 广，在治疗浓度内比 TMP 毒性低。

【CAS】 56518-41-3

【ATC】 J01EA02

【理化性状】 1. 化学名：5-[(4-Bromo-3,5-dimethoxyphenyl)methyl]pyrimidine-2,4-diamine

2. 分子式：$C_{13}H_{15}BrN_4O_2$

3. 分子量：339.18

4. 结构式

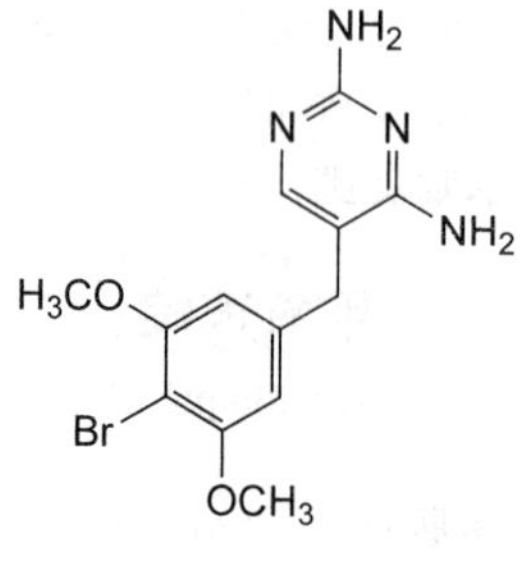

【简介】 本品对由革兰阳性菌和革兰阴性菌引起的各种呼吸道感染，其疗效优于或相当于氨苄西林、阿莫西林、红霉素、头孢拉定等，尤其对细菌性咽炎、扁桃体炎、急性鼻窦炎、中耳炎和支气管炎效果很好，且腹泻的不良反应比其他抗菌药低；也用于胃肠道与尿路感染。本品单用或与氨苯砜合用对麻风分枝杆菌有显著抗菌活性，据报道，本品单用或与其他抗菌药（如羧苄西林、庆大霉素、环丙沙星、利福平）合用对肠球菌的抗菌活性优于 TMP。主要有胃肠道反应（包括恶心和呕吐）为 7%，胃功能失调如中上腹灼热感、腹痛为 3%；其他不良反应为 3%，包括腹泻、头痛，眩晕、疲劳、皮疹、便秘、焦虑、失眠、食欲不振等。长期大剂量使用须注意血常规变化。妊娠早期、新生儿避免使用。血液病、严重肝肾疾病不宜使用。长期大剂量使用须注意血常规变化。口服首次剂量 400 mg，1 次/日，以后 200 mg/d。小儿首次服 10 mg/kg，以后 5 mg/(kg·d)。

四氧普林
(tetroxoprim)

本品是甲氧苄啶（TMP）衍生物。

【CAS】 53808-87-0

【ATC】 J01EE06（与磺胺嘧啶的复方制剂）

【理化性状】 1. 化学名：5-[3,5-Dimethoxy-4-(2-methoxyethoxy)benzyl]pyrimidine-2,4-diamine

2. 分子式：$C_{16}H_{22}N_4O_4$

3. 分子量：334.70

4. 结构式

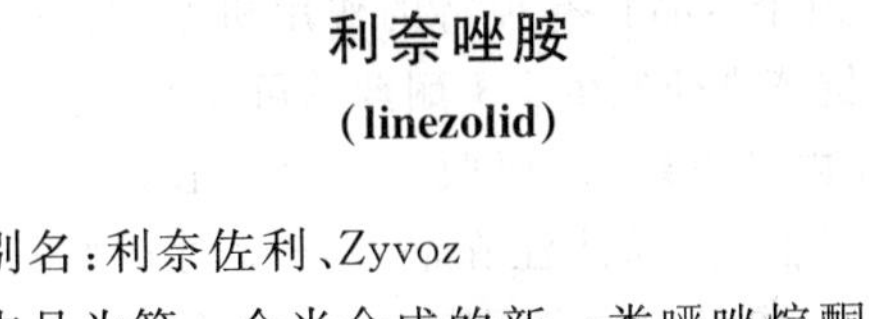

【简介】 本品主要用作磺胺嘧啶的增效剂。

1.1.2.7 噁唑烷酮类抗菌药

利奈唑胺
(linezolid)

别名：利奈佐利、Zyvoz

本品为第一个半合成的新一类噁唑烷酮类抗菌药物。

【CAS】 165800-03-3

【ATC】 J01XX08

【理化性状】 1. 化学名：*N*-{[(S)-3-(3-Fluoro-4-morpholinophenyl)-2-oxo-5-oxazolidinyl] methyl} acet-amide

2. 分子式：$C_{16}H_{20}FN_3O_4$

3. 分子量：337.3

4. 结构式

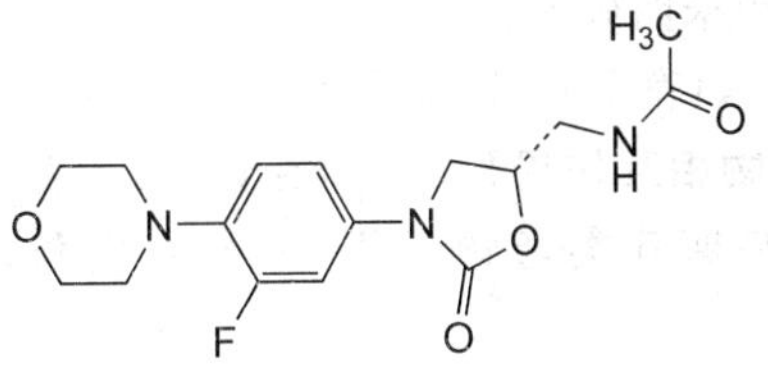

【药理作用】 1. 与其他抗感染药抑制细菌蛋白合成形成对比，本品通过与细菌 50S 亚单位的 23S 核糖体 RNA 上的位点结合，在翻译的早期起作用，阻止功能性 70S 起始复合物的形成，该复合物是细菌翻译过程中的主要成分。

2. 本品对肠球菌、葡萄球菌具有抑菌作用，对大多数链球菌菌株具有杀菌作用。本品在体外和临床感染中对大多数耐万古霉素的肠球菌菌株、耐甲氧西林的金黄色葡萄球菌菌株、无乳链球菌、肺炎链球菌（仅对青霉素敏感的菌株）和化脓性链球菌均具有活性。体外还证实对耐万古霉素的粪肠球菌（VREF）菌株和对万古霉素敏感的 VREF 菌株、表皮葡萄球菌（包括耐甲氧西林菌株）、溶血性链球菌、肺炎链球菌（耐青霉素菌株）、草绿色组链球菌和多杀巴斯德杆菌亦具有活性。不过，本品对由以上病原菌引起感染的临床有效性和安全性至今尚未进行较好的临床对照试验。

3. 由于本品具有独特的作用机制，与其他现在使用的抗感染药发生交叉耐药的可能性很低。

【体内过程】 本品口服后吸收良好，绝对生物利用度接近 100%，且迅速分布到易于灌注的组织中。本品主要经氧化转化成 2 种失活的代谢物——氨基乙氧乙酸代谢物和羟乙甘氨酸代谢物。本品不通过 CYP 系统代谢，不抑制同工酶 1A2、2C19、2D6、2E1 或 3A4，也不是酶诱导剂，表明本品不可能改变通过这些酶代谢的药物的药动学。

【适应证】 用于治疗成人耐万古霉素的粪肠球菌感染、医院内或社区获得性肺炎以及敏感菌所致皮肤和软组织感染。

【不良反应】 1. 常见不良反应有恶心、呕吐、便秘、腹泻、头痛、头晕、皮疹和发热。

2. 和其他抗感染药一样，本品也能引起假膜性小肠结肠炎，重者甚至导致死亡。

3. 据报道，本品可引起血小板减少，用本品治疗≥2周的患者，应定期监测血小板计数。

4. 本品还可引起白细胞减少、血清转氨酶升高。

【妊娠期安全等级】 C。

【禁忌与慎用】 1. 对本品过敏者、18 岁以下儿童禁用。

2. 腹泻或血小板减少的患者慎用。

3. 肝肾功能不全患者慎用。

4. 尚未明确本品是否可经乳汁分泌，哺乳期妇女慎用。如确需使用，应选择停药或暂停哺乳。

【药物相互作用】 1. 研究证明，本品可与氨曲南或氨基糖苷类药物伍用，不会发生药动学相互作用。

2. 与拟交感药（如多巴胺、肾上腺素、苯丙醇胺、伪麻黄碱）合用，可能发生药效学相互作用，使缩血管作用增强。

3. 在合用含有5-HT的药物或5-HT再摄取抑制剂时，如果患者出现高热和认知障碍，显示已发生5-HT综合征。

4. 本品为非选择性单胺氧化酶弱抑制剂，如与大量富含酪胺的食物合用可致严重高血压。

【剂量与用法】 1. 供1次性软包装已配制好的注射剂不必再稀释，直接静脉滴注，于30～120 min输完。此原装输液袋不应与其他管道连接，更不能加入其他药物。当使用Y型输液管时，本品与两性霉素B、盐酸氯丙嗪、地西泮、乳糖酸红霉素、羟乙磺酸喷他脒、苯妥英钠或SMZco会发生物理性不相容，和头孢曲松配伍发生化学性不相容。用前检查药液，如有微粒应弃之。

2. 可与食物同服本品，但大量食物或富含酪胺的食物应避免。

3. 不论口服或静脉滴注，常用量均为600 mg，每12 h一次。无并发症的皮肤和软组织感染，可给予400 mg，每12 h一次；由MRSA引起的感染，则给予600 mg，每12 h一次。当病情许可时，可即时将静脉给药转换成口服，而不必调整用量。针对VREF感染，应给药14～28 d，包括同时患有菌血症的患者，对合并或未合并皮肤和软组织感染、医院内感染的肺炎或社会获得性肺炎（包括同时患有菌血症）均用药10～14 d。

4. 进行血液透析的患者应在完毕后再给予本品。

【用药须知】 1. 为了避免耐药性，厂家建议本品不在门诊使用，最好用于严重的VREF患者。

2. 严格限制苯丙氨酸摄入的患者不应使用本品的混悬液，因其中含有阿司帕坦。经胃肠道代谢后可产生苯丙氨酸，易导致苯丙酮尿症。

3. 使用本品期间，摄入酪胺的量每餐不应超过100 mg。

4. 即使几天症状已见改善，仍应完成疗程。

【制剂】 ①片剂：400 mg；600 mg。②混悬剂：100 mg/5 ml。③注射液：200 mg/100 ml；400 mg/200 ml；600 mg/300 ml。

【贮藏】 避光、密封贮于15～30℃，避免冷冻。

泰地唑胺
(tedizolid)

本品为半合成的噁唑烷酮类抗菌药物。2014年6月20日获得美国FDA批准上市。

【CAS】 856866-72-3

【ATC】 J01XX08

【理化性状】 1. 化学名：[(5*R*)-(3-{3-Fluoro-4-[6-(2-methyl-2*H*-tetrazol-5-yl)pyridin-3-yl] phenyl}-2-oxooxazolidin-5-yl]methylhydrogen

2. 分子式：$C_{17}H_{15}FN_6O_3$

3. 分子量：370.34

4. 结构式

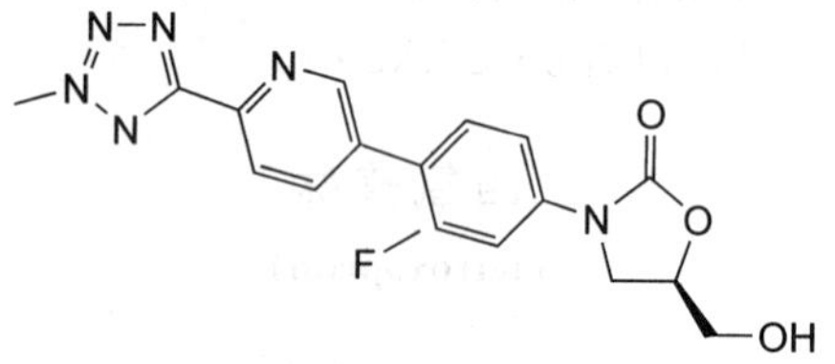

磷酸泰地唑胺
(tedizolid phosphate)

别名：Sivextro

〖CAS〗 856867-55-5

〖ATC〗 J01XX08

〖理化性状〗 1. 本品为白色至黄色固体。

2. 化学名：[(5*R*)-(3-{3-Fluoro-4-[6-(2-methyl-2*H*-tetrazol-5-yl) pyridin-3-yl] phenyl}-2-oxooxazolidin-5-yl]methylhydrogen phosphate

2. 分子式：$C_{17}H_{16}FN_6O_6P$

3. 分子量：450.32

【药理作用】 1. 本品通过与细菌核糖体50S亚单位结合，从而抑制蛋白质的合成。

2. 由于本品具有独特的作用机制，与其他现在使用的抗感染药发生交叉耐药的可能性很低。

【体内过程】 1. 吸收　本品空腹口服后约3 h达血药峰值，静脉滴注在滴注结束时达血药峰值。吸收良好，绝对生物利用度91%，食物对本品的吸收无明显影响。

2. 分布　本品的蛋白结合率为70%～90%。稳态分布容积67～80L，本品可分布至脂肪的间隙液中和骨骼肌中，其浓度与血药浓度近似。

3. 代谢　循环中主要为原药，未发现代谢产物。本品在肝内不被代谢。

4. 排泄 主要随粪便排泄(82%),少量随尿液排泄(18%)。主要以泰地唑胺和泰地唑胺硫酸盐排泄,仅少量为原药(磷酸泰地唑胺)

【适应证】 治疗金黄色葡萄球菌(包括耐甲氧西林菌株、甲氧西林敏感菌株)和各种链球菌属和粪肠球菌等革兰阳性细菌引起的急性细菌性皮肤和皮肤结构感染。

【不良反应】 1. 常见不良反应有恶心、呕吐、腹泻、头痛、头晕。

2. 和其他抗感染药一样,本品也能引起假膜性小肠结肠炎,重者甚至导致死亡。

3. 少见贫血、心悸、心动过速、眼疲劳、视物模糊、视力损害、玻璃体漂浮物、滴注部位反应、过敏反应、口腔白色念珠菌病、阴道白色念珠菌病、感觉减退、感觉异常、皮疹、瘙痒、皮炎、潮红、高血压。

4. 本品还可引起白细胞减少、血清转氨酶升高、中性粒细胞降低、血小板降低、血红蛋白降低。

【妊娠期安全等级】 C。

【禁忌与慎用】 1. 对本品过敏者、小于 18 岁儿童禁用。

2. 对中性粒细胞<1000×10^6/L 者尚无使用经验,建议换用其他药物。

3. 腹泻或血小板减少的患者慎用。

4. 肝肾功能不全患者慎用。

5. 本品可分泌至乳汁中,哺乳期妇女慎用。如确需使用,应选择停药或暂停哺乳。

【剂量与用法】 口服或经 1 h 静脉滴注,一次 200 mg,1 次/日,疗程 6 d。注射剂须先用注射用水溶解后稀释于 0.9%氯化钠注射液中。本品与含多价阳离子(如 Ca^{2+}、Mg^{2+})的液体不相容,包括林格注射液。

【用药须知】 包括本品在内的所有抗生素均可导致难辨梭状芽孢杆菌相关性腹泻,如出现应立即停药,并给予补液、补充电解质和蛋白质,严重者应给予甲硝唑或万古霉素口服治疗,必要时进行外科评价。

【制剂】 ①片剂:200 mg。②注射剂(粉):200 mg。

【贮藏】 贮于 20~25 ℃,短程携带允许 15~30 ℃。

1.1.2.8 β-内酰胺酶抑制剂

这类药物虽极少或不具有抗菌活性,但通过对β-内酰胺酶的抑制,使某些β-内酰胺类药物得以发挥固有的抗菌活性。

舒巴坦
(sulbactam)

别名:舒巴克坦、青霉烷砜

本品系人工合成的对许多质粒介导的和某些染色体的β-内酰胺酶不可逆的抑制剂。常用其钠盐。

【CAS】 68373-14-8

【ATC】 J01CG0

【理化性状】 1. 化学名:(2*S*,5*R*)-3,3-Dimethyl-7-oxo-4-thia-1-azabicyclo[3.2.0]heptane-2-carboxylic acid 4,4-dioxide

2. 分子式:$C_8H_{11}NO_5S$

3. 分子量:233.2

4. 结构式

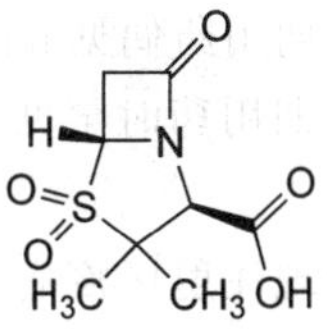

舒巴坦钠
(sulbactam sodium)

〖CAS〗 69388-84-7

〖理化性状〗 1. 本品为白色或类白色结晶性粉末;微有特臭,味微苦。在水中易溶,在甲醇中微溶,在乙醇中极微溶解,在丙酮或乙酸乙酯中几乎不溶。

2. 化学名:Sodium(2*S*,5*R*)-3,3-Dimethyl-7-oxo-4-thia-1-azabicyclo[3.2.0]heptane-2-carboxylic acid 4,4-dioxide

3. 分子式:$C_8H_{10}NNaO_5S$

4. 分子量:255.23

舒巴坦匹酯
(sulbactam pivoxyl)

〖CAS〗 69388-79-0

〖理化性状〗 1. 化学名:[(2,2-Dimethylpropanoyl)oxy]methyl(2*S*,5*R*)-3,3-Dimethyl-7-oxo-4-thia-1-azabicyclo[3.2.0]heptane-2-carboxylic acid 4,4-dioxide

2. 分子式:$C_{14}H_{21}NO_7S$

3. 分子量:347.38

【药理作用】 1. 本品可抑制Ⅱ,Ⅲ,Ⅳ,Ⅴ型β-内酰胺酶对青霉素类和头孢菌素类的破坏。

2. 合用氨苄西林可降低氨苄西林对葡萄球菌、卡他球菌、奈瑟球菌、流感嗜血杆菌、大肠埃希菌、克雷伯杆菌、某些变形杆菌属细菌和类杆菌属细菌的 MICs,增强氨苄西林的抗菌活性。

3. 本品对奈瑟菌科虽具有一定的活性,但本品一般不单独应用。

【体内过程】 本品不易从胃肠道吸收。静脉滴注本品 0.5 g 后可达血药峰值 0.03 μg/ml。迅速分布于全身各种组织和体液中，血液、肾、心、肺、肝和脾中的药物浓度较高，进入脑脊液中的药物较少。$t_{1/2}$ 为 1 h。随尿排出用药量的 75%～85%。

【适应证】 本品与青霉素类或头孢菌素类联合，用于治疗敏感菌所致的尿路感染、肺部感染、支气管感染、耳鼻喉科感染、腹腔和盆腔感染、胆道感染、败血症、皮肤软组织感染等。

【不良反应】 1. 常见恶心、呕吐、腹泻、腹痛等胃肠道症状。

2. 大剂量且长期用药偶见肝酶升高。

3. 大剂量且长期用药时罕见贫血、血小板减少、白细胞减少。

4. 用药时可出现注射区疼痛、硬结；给药速度过快可致血栓性静脉炎。

5. 此外尚有用药后致瘙痒、皮疹、头痛、头晕的报道。

6. 另外，实验室检查异常者有 AST 及 ALT 升高、碱性磷酸酶、乳酸脱氢酶升高等。

7. 可能引起过敏反应，表现为皮疹、药物热、面部潮红或苍白、气喘、心悸、胸闷、腹痛，罕见过敏性休克。

【禁忌与慎用】 1. 本品可透过胎盘进入胎儿体内，妊娠期妇女慎用。

2. 本品可通过乳汁分泌，哺乳期妇女应权衡利弊，选择停药或暂停哺乳。

3. 肾功能减退者应降低剂量。

【药物相互作用】 1. 本品与青霉素类和头孢菌素类抗生素合用时有协同抗菌作用。可使对青霉素类和头孢菌素类抗生素耐药的金黄色葡萄球菌、流感杆菌、大肠埃希菌、脆弱类杆菌等的最小抑菌浓度(MIC)降到敏感范围之内。

2. 本品与氨基糖苷类抗生素合用时，有协同抗菌作用。

3. 丙磺舒、阿司匹林、吲哚美辛、保泰松、磺胺药可减少本品经肾的排泄，两者合用时可升高本品的血药浓度。

4. 别嘌醇与本品合用可使皮疹发生率增高。

【剂量与用法】 1. 一般感染，成人剂量为 1～2 g/d，分 2～3 次静脉滴注或肌内注射；轻度感染，亦可用 0.5 g/d，分 2 次静脉滴注或肌内注射；重度感染，可增大剂量至 3～4 g/d，分 3～4 次静脉滴注。

2. 儿童用量一般为 50 mg/kg。

【用药须知】 1. 本品必须和 β-内酰胺类抗生素合用，单独使用无效。

2. 用药期间，以硫酸铜法进行尿糖测定时可出现假阳性，用葡萄糖酶法者则不受影响。

3. 大剂量注射给药可出现高钠血症，应定期检测血清钠。

4. 可使血清 ALT 和或 AST 升高

【制剂】 注射剂(粉)：0.25 g。

【贮藏】 密闭，在阴凉(不超过 20 ℃)干燥处保存。

他唑巴坦
(tazobactam)

【CAS】 89786-04-9

【ATC】 J01CG02

【理化性状】 1. 化学名：(2*S*，3*S*，5*R*)-3-methyl-7-oxo-3-(1*H*-1，2，3-triazol-1-ylme-thyl)-4-thia-1-azabicyclo［3.2.0］-heptane-2-carboxylate 4，4-dioxide

2. 分子式：$C_{10}H_{11}N_4O_5S$

3. 分子量：300.29

4. 结构式

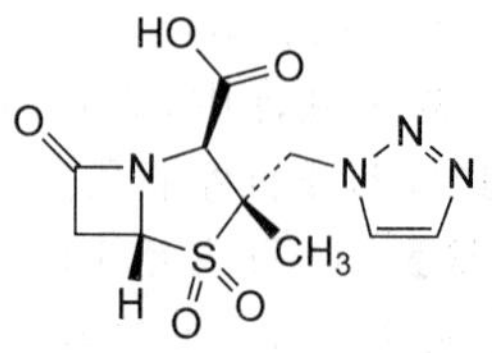

(tazobactom)

他唑巴坦钠
(tazobactam sodium)

〖CAS〗 89785-84-2

〖理化性状〗 1. 本品为白色或类白色结晶性粉末，无臭，味苦，略有吸湿性。易溶于二甲基甲酰胺，微溶于甲醇或丙酮，微溶或极微溶于乙醇或水。

2. 化学名：Sodium(2*S*，3*S*，5*R*)-3-methyl-7-oxo-3-(1*H*-1，2，3-triazol-1-ylmethyl)-4-thia-1-azabicyclo[3.2.0]-heptane-2-carboxylate 4,4-dioxide

3. 分子式：$C_{10}H_{11}N_4NaO_5S$

4. 分子量：322.3

【简介】 本品为舒巴坦的衍生物。其作用类似舒巴坦，亦具有抑制 β-内酰胺酶的特性，其抑制作用较舒巴坦更强。它还有增强 β-内酰胺类抗生素对抗产酶细菌的活性。因其药动学与哌拉西林类似，故与哌拉西林钠组合成供静脉给药的注射剂。

克拉维酸
(clavulanic acid)

别名:棒酸

本品系来自棒状链霉菌(*Streptomyces clavuligerus*)所产的一种 β-内酰胺酶抑制剂。临床用其钾盐。

【CAS】 58001-44-8(clavulanic acid);57943-81-4(sodium clavulanate)

【理化性状】 1. 化学名:(*Z*)-(2*R*,5*R*)-3-(2-Hydroxyethylidene)-7-oxo-4-oxa-1-azabicyclo[3.2.0]heptane-2-carboxylic acid

2. 分子式:$C_8H_9NO_5$

3. 分子量:199.2

4. 结构式

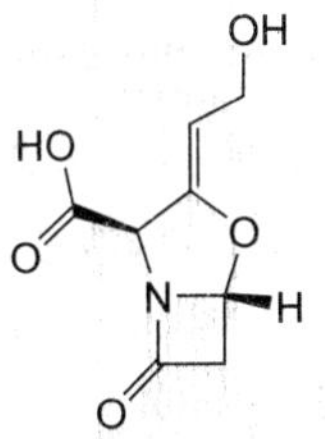

克拉维酸钾
(potassium clavulanate)

【CAS】 61177-45-5

【理化性状】 1. 本品为白色或微黄色结晶性粉末,微臭,极易吸湿。极易溶于水,易溶于甲醇,微溶于乙醇,不溶于乙醚。水溶液在 pH 为 6.0~6.3 环境中最稳定。1%水溶液的 pH 为 5.5~8.0。

2. 分子式:$C_8H_8KNO_5$

3. 分子量:237.3

【药理作用】 1. 其结构类似青霉素的主核,所不同的是,青霉素的噻唑烷被噁唑烷所取代。

2. 本品仅有微弱的抗菌活性。但它对质粒介导的和一些革兰阴性菌(如杜克雷嗜血杆菌、流感嗜血杆菌、淋球菌、卡他莫拉菌、脆弱类杆菌和某些肠杆菌科细菌)产生的某些染色体的 β-内酰胺酶是强力抑制剂。

3. 本品还对金黄色葡萄球菌所产 β-内酰胺酶具有抑制作用。

4. 本品能渗入细菌的细胞壁内,所以能对细胞外的酶和与细胞结合的酶具有失活作用。其活性的模式依其所抑制的特定酶而定,起着竞争的、常为不可逆的抑制作用。

5. 基于其活性,本品常合用青霉素类和头孢菌素类,以增强其抗菌活性。

【体内过程】 口服本品后迅速被吸收,其药动学类似阿莫西林。一次口服 125 mg 后 1~2 h 可达血药峰值(2.3 μg/ml)。其 $t_{1/2}$ 约为 1 h。本品进入体内后广泛分布于各种组织和体液中,但进入脑脊液中的药物浓度甚低。6 h 约有 25%~40%的原药随尿排出。本品已与阿莫西林或替卡西林制成组合制剂,可参见阿莫西林/克拉维酸钾和替卡西林/克拉维酸钾的专题叙述。

1.1.2.9 抑制抗菌药排泄的药物

有些药物并不具有抗菌活性,但在肾小管中却能抑制抗菌药物排泄,通过再回收入血,使抗菌药物的血药浓度升高,$t_{1/2}$ 延长,抗菌活性得到增强。

西司他丁
(cilastatin)

【CAS】 82009-34-5

【理化性状】 1. 化学名:(*Z*)-(*S*)-6-Carboxy-6-[(*S*)-2,2-dimethylcyclopropanecarboxamido]hex-5-enyl-L-cysteine

2. 分子式:$C_{16}H_{24}N_2O_5S$

3. 分子量:358.45

4. 结构式

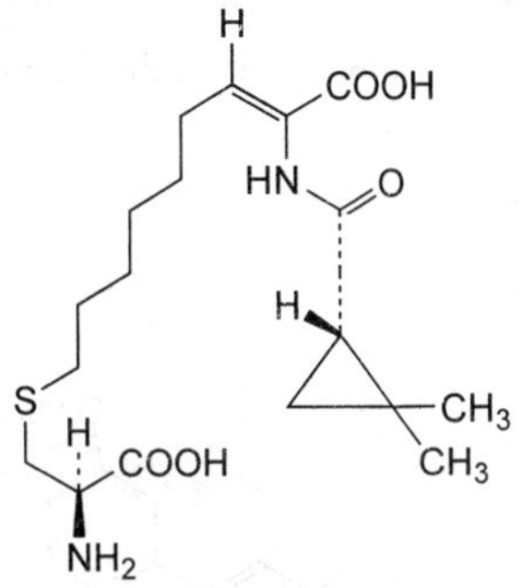

西司他丁钠
(cilastatin sodium)

【CAS】 81129-83-1

【理化性状】 1. 本品为白色或淡黄色无定形粉末,有吸湿性。极易溶于水或甲醇,略溶于无水乙醇不溶于二氯甲烷或丙酮,可溶于二氯甲砜。

2. 化学名:(*Z*)-(*S*)-6-Carboxy-6-[(*S*)-2,2-dimethylcyclopropanecarboxamido] hex-5-enyl-L-cysteine monosodium

3. 分子式:$C_{16}H_{24}N_2NaO_5S$

4. 分子量:380.4

【简介】 本品是人工合成的一种脱氢肽酶Ⅰ抑制剂。脱氢肽酶Ⅰ存在于肾小管的刷缘，当亚胺培南进入肾小管时，即被该酶代谢而失去抗微生物的活性。西司他丁不仅可以抑制该酶的代谢作用，还具有阻止可能的肾毒性产物的生成。由于西司他丁能保护亚胺培南不在肾小管内遭到脱氢肽酶Ⅰ的破坏，使被挽救的亚胺培南又从肾小管回收70%。基于西司他丁的这一独特的药理作用，故与亚胺培南组成复合制剂。

1.1.2.10 源于植物的抗菌药物

具有抗菌作用并已上市的、源于植物的抗菌药物有小檗碱、鱼腥草素钠、新鱼腥草素钠、大蒜素等。莪术油有抑菌作用，但主要用于病毒感染性疾病，故在抗病毒药中介绍。

小檗碱

(berberine)

别名：黄连素

本品是一种四价生物碱，可从白毛茛属、各种小檗类植物以及多种植物中提取获得。

【CAS】 2086-83-1(berberine)；633-65-8(berberine chloride)；633-66-9(berberine sulfate)

【理化性状】 1. 本品为黄色结晶性粉末，无臭，味极苦。

2. 化学名：5,6-Dihydro-9,10-dimethoxybenzo[*g*]-1,3-benzodioxolo[5,6-a] quinolizinium

3. 分子式：$C_{20}H_{18}NO_4$

4. 分子量：336.4

5. 结构式

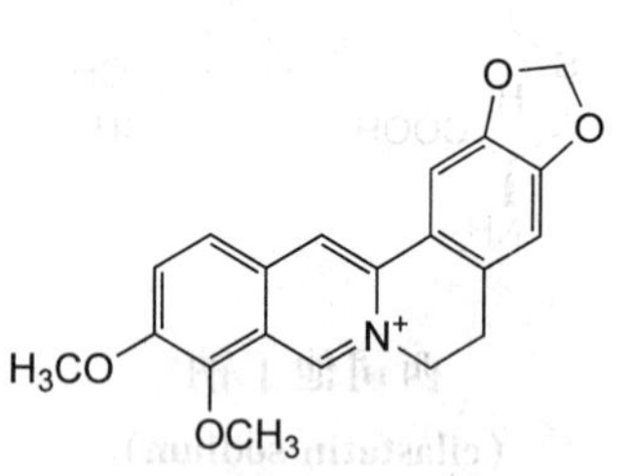

【简介】 药用其盐酸盐和硫酸盐。对革兰阳性菌中的肺炎链球菌、化脓性链球菌，革兰阴性菌中的痢疾杆菌、沙门菌属均有一定的抑菌作用。常用剂量未见不良反应发生。禁忌静脉给药，具有G-6-PD缺乏的儿童禁用。成人口服0.1～0.3 g，3次/日；儿童酌减。新用途有：①室性和室上性各种类型的心律失常(包括室性早搏)，急慢性充血性心力衰竭及肺心病所致心力衰竭。一般口服1.6～2.0 g/d，3～4次分服。②研究证实，本品可明显升高环孢素的血药浓度，使后者的用量明显减少，显示出本品通过药物相互作用产生的经济学价值。

鱼腥草素

(houttuynin)

别名：癸酰乙醛

本品为三白草科植物蕺菜(*Houttuynia cordata* Thunb)中提取的挥发油，现已人工合成。

【理化性状】 1. 本品黄色油状液体，具鱼腥味，冷至6～8 ℃固化。溶于甲醇、乙醇、乙醚、石油醚及5%NaOH溶液。

2. 化学名：Decanoylacetaldehyde

3. 分子式：$C_{12}H_{22}O_2$

4. 分子量：198.31

鱼腥草素钠

(sodium houttuyfonate)

〖理化性状〗 1. 本品为白色鳞片状结晶，鱼腥味很小，难溶于冷水及乙醇，易溶于热水。

2. 化学名：癸酰乙醛合亚硫酸氢钠

3. 分子式：$C_{12}H_{23}NaO_5S$

4. 分子量：302.36

5. 结构式

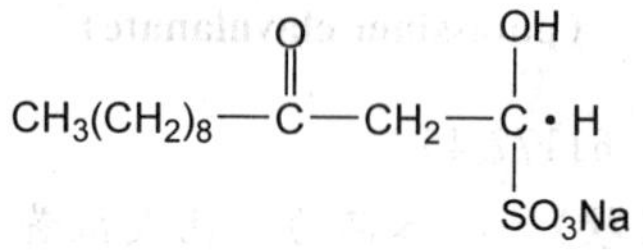

【简介】 本品对流感杆菌、耐药金葡菌、结核杆菌等有一定抑制作用，并能增强体内白细胞吞噬能力和提高血清备解素，因此能调动机体免疫力。用于慢性支气管炎、肺炎和其他呼吸道炎症性病，对宫颈炎、附件炎、银屑病等均有一定的疗效。口服，60～90 mg/d，3次/日；治疗子宫颈糜烂，用本品栓剂20 mg，置入阴道顶端接触子宫颈部位，每晚1次。片剂：30 mg；60 mg。栓剂：20 mg。密闭保存。

新鱼腥草素钠

(sodium new houttuyfonate)

本品为十二酰乙醛的亚硫酸氢钠加成物。

【CAS】 1847-58-1

【理化性状】 1. 本品为白色鳞片状或针状结晶或结晶性粉末，有微臭。本品在热水中易溶，在水、乙醇中微溶，在三氯甲烷、苯中几乎不溶，在氢氧化钠试液中易溶，但同时分解。

2. 化学名：磺化乙酸十二烷基酯钠

3. 分子式：$C_{14}H_{28}NaO_5S$

4. 分子量：331.42

【药理作用】 本品对细菌只有微弱的抗菌作用，对金黄色葡萄球菌、流感嗜血杆菌、白色念珠菌等有一定的抑制作用。本品有提高血清备解素水平，增强白细胞吞噬能力的作用。

【适应证】 用于附件炎、盆腔炎、慢性宫颈炎等妇科各类炎症，也用于上呼吸道感染、慢性支气管炎、肺炎等。

【不良反应】 不良反应主要有过敏反应，如皮疹、注射后头晕等。

【禁忌与慎用】 1. 对本品过敏者禁用。

2. 妊娠期妇女及哺乳期妇女慎用。

【剂量与用法】 1. 肌内注射　一次 8 mg，2 次/日（用 5%～10% 葡萄糖注射液配制成 2 mg/ml 后肌内注射）。

2. 静脉滴注　16～20 mg/d，用 5%～10% 葡萄糖注射液 250～500 ml 溶解稀释后缓慢滴注。

【制剂】 ①注射剂（粉）：4 mg；8 mg；16 mg；20 mg。②注射液：4 mg/2 ml；10 mg/5 ml；20 mg/10 ml。③大容量注射液：100 ml 含新鱼腥草素钠 8 mg 与氯化钠 0.9 g；250 ml 含新鱼腥草素钠 16 mg 与氯化钠 2.25 g。

【贮藏】 遮光、密闭保存。

大蒜素

(allicin)

本品为从大蒜中提取的含硫化合物。

【CAS】 539-86-6

【理化性状】 1. 化学名：2-Propene-1-sulfinothioic acid S-2-propenyl ester

2. 分子式：$C_6H_{10}OS_2$

3. 分子量：162.27

4. 结构式

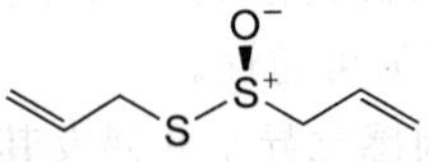

【药理作用】 本品对多种球菌、百日咳杆菌、白喉杆菌、痢疾杆菌、伤寒及副伤寒杆菌、大肠埃希菌、结核杆菌等有抑制和杀菌作用。对真菌感染有抑制作用。对阿米巴原虫、阴道滴虫、蛲虫等也有抑制杀灭作用。

【适应证】 用于深部真菌和细菌感染，如肺部及消化道的霉菌感染、白色念珠菌菌血症、急慢性菌痢、急慢性肠炎、百日咳等。

【不良反应】 1. 个别患者在静脉滴注时有刺痛感觉，在使用数次后或增加稀释倍数即可消失。

2. 如出现全身灼热感、出汗等现象，可减慢滴注速度。

3. 使用后有蒜臭味。

【禁忌与慎用】 1. 对本品过敏者禁用。

2. 妊娠期妇女及哺乳期妇女尚无可靠资料。

【剂量与用法】 1. 口服　成人一次 40 mg，3 次/日；儿童酌减或遵医嘱。

2. 静脉滴注　成人一次 60～120 mg，儿童酌减，用 500～1000 ml 的 5% 或 10% 葡萄糖注射液或 0.9% 氯化钠注射液稀释后缓慢滴注，1 次/日。

【用药须知】 1. 因本品有刺激且已被胃液破坏，本品胶囊剂不得咬破，应整粒吞服。

2. 本品注射剂对皮肤、黏膜有刺激，不宜作皮下或肌内注射。

【制剂】 ①注射剂：30 mg/2 ml；60 mg/5 ml。②胶囊剂：20 mg。

【贮藏】 密闭，在阴凉处保存。

1.1.3　抗结核病药

自 20 世纪 40 年代 Worksmann 发现了链霉素之后的 10 年间，对氨基水杨酸和异烟肼又相继问世，从此，结核病在全球的蔓延趋势迅速受到了遏阻。继后又研制出乙胺丁醇、利福平等系列药品，在适当合用的情况下，自 20 世纪 50～80 年代中期，随着世界形势的好转，我国的结核病发病率和病死率均得到了较好的控制。遗憾的是，20 世纪 80 年代末期以来，由于耐药菌株的迅速增多和耐多药菌株的出现，以及艾滋病自非洲向世界蔓延，使结核病的流行趋势又死灰复燃，卷土重来。近 30 年来，我国的结核病新发病例日益增多，严峻的情势正迫使我们不能不采取有力的对策。WHO 提出的直接监督化疗(DOTS)是保证抗结核化疗获得成功的关键，必须严格贯彻。而"早期、联合、规则、适量、全程"则是必须遵守的原则。按目前临床常规，链霉素、异烟肼和利福霉素类依然归为一线抗结核药，余归为二线药。

1.1.3.1　抗生素类抗结核药

链霉素本属于氨基糖苷类抗生素，由于其抗结核的特性，故并入本节中描述。

链霉素

(streptomycin)

系从灰色链霉菌培养物中获得的一种氨基糖苷类抗生素。临床用其硫酸盐，商品名 Strepolin、Streptomicina。

【CAS】 57-92-1

【ATC】 A07AA04；J01GA01

【理化性状】 1. 本品为白色或类白色粉末，无臭或几乎无臭，味微苦。有吸湿性。易溶于水，不溶于乙醇或二氯甲烷。

2. 化学名：*O*-2-Deoxy-2-methylamino-α-L-glucopyranosyl-(1→2)-*O*-5-deoxy-3-*C*-formyl-α-L-lyxofuranosyl-(1→4)-*N*3,*N*3-diamidino-D-streptamine

3. 分子式：$C_{21}H_{39}N_7O_{12}$

4. 分子量：581.6

5. 结构式

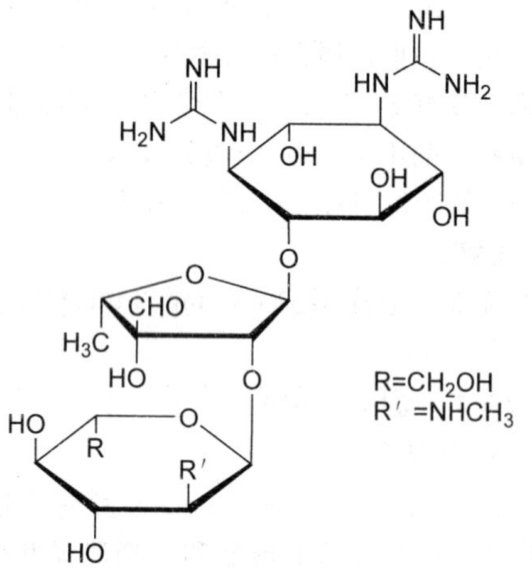

盐酸链霉素
(streptomycin hydrochloride)

〖CAS〗 6160-32-3

〖理化性状〗 1. 分子式：$C_{21}H_{39}N_7O_{12}$，3HCl

2. 分子量：691.0

硫酸链霉素
(streptomycin sulfate)

〖CAS〗 3810-74-0

〖理化性状〗 1. 本品为白色易潮解的粉末。效价等于 650～850 μg/ml 链霉素。易溶于水，极微溶于乙醇，几乎不溶于三氯甲烷。含有 20%链霉素的水溶液 pH 为 4.5～7.0。

2. 分子式：$(C_{21}H_{39}N_7O_{12})_2 \cdot 3H_2SO_4$

3. 分子量：1457.4

4. 配伍禁忌：硫酸链霉素与酸、碱不相容。

【用药警戒】 1. 肾功能不全患者或肾前性氮血症者严重神经毒性风险大大增加。包括前庭功能及耳蜗功能紊乱、视神经功能紊乱、周围神经炎、蛛网膜炎及脑病。严密监护患者肾功能，肾功能不全患者和或氮贮留者应降低剂量，肾功能不全患者血药峰值不能超过 20～25 μg/ml。应避免同时使用或接下来使用神经毒性药物包括新霉素、卡那霉素、庆大霉素、头孢噻啶、巴龙霉素、紫霉素、多黏菌素 B、黏菌素、妥布霉素、环孢素。

2. 由于神经阻滞作用，本品可致呼吸麻痹，特别是刚刚给予麻醉剂或肌松剂之后。

3. 本品注射剂的使用应在足够实验室检查的支持下进行，治疗中应监测听力。

【药理作用】 1. 本品有类似庆大霉素的作用模式和抗菌谱，不过，铜绿假单胞菌对本品耐药。

2. 本品对鼠疫耶尔森菌(*Yersiniaprstis*)、土拉弗朗西斯菌(*Francisellatularensis*)和多种布鲁杆菌属均有活性，但本品特别对结核分枝杆菌具有活性。

3. 遗憾的是，在开始用药几天或几周之后，大多数革兰阴性菌都会产生耐药。在英美等国，耐结核杆菌的现象比较少见，但在远东地区的耐药病例则可达到 1/3 或更多。

4. 低水平耐药和高水平耐药均有报道；后者被认为是由于核糖体对抗生素结合位点的突变所致，以致不能通过另一药物(如 β-内酰胺)的协同作用得到克服；但由于本品的吸收或渗透降低导致的中度耐药则可能通过合用而产生效应。

5. 对新霉素、新霉素 B、卡那霉素和巴龙霉素耐药的微生物与链霉素之间存在交叉耐药，但有时耐链霉素的菌株却对其中的一种具有效应。

【体内过程】 肌内注射本品 1 g 后 0.5～2 h 可达血药峰值 30～40 μg/ml，有效血药浓度可维持约 12 h。蛋白结合率约为 35%。$t_{1/2}$ 约为 2～3 h，可随年龄延长，40 岁以上者可达 9 h 或更高，无尿者更长达 50～100 h。本品可渗入胸腔和腹腔，但不易透过血-脑屏障。

【适应证】 1. 各型和各期结核病。

2. 鼠疫(首选)、布氏杆菌病(多与四环素合用)。

【不良反应】 1. 具有耳毒性，侵犯第 8 对颅神经，引起不可逆性听觉和平衡损害。表现为听力减退(甚至完全丧失)、耳鸣和耳内胀满感、眩晕、共济失调。耳毒性可对胎儿产生损害，致先天性耳聋。

2. 其肾毒性较其他氨基糖苷类药物低，偶可引起尿少、血尿，多为可逆性。

3. 常见口周感觉异常和偶发其他神经症状如周围神经病、视神经炎和盲点。鞘内注射可引起脑膜炎性症状如神经根炎、蛛网膜炎、神经根痛、截瘫，应避免此种注射。

4. 过敏性皮肤反应约占 5%，药物热、肌肉关节痛和嗜酸性粒细胞增多可能发生。血清样反应、剥脱性皮炎和过敏性休克已有报道。在因职业接触本品的人中，致敏是常见的，应避免吸入和局部使用。如必须使用，可用脱敏法。罕见再生障碍性贫血、血小板减少性紫癜和粒细胞缺乏。

5. 还可出现神经肌肉阻断症状如无力、麻木和针刺感。

6. 本品用于鼠疫时，可能由于杀菌过于迅速而导致赫氏反应，严重者可致死。

【妊娠期安全等级】 D。

【禁忌与慎用】 1. 对本品过敏者、听力减退者、重症肌无力者禁用。

2. 重度肾功能不全患者、帕金森病患者、脑神经受损者慎用。

3. 哺乳期妇女使用时，应暂停哺乳。

4. 老年患者应用氨基糖苷类后易产生各种毒性反应，应尽可能在疗程中监测血药浓度。老年患者的肾功能有一定程度生理性减退，即使肾功能测定值在正常范围内仍应采用较小治疗量。

【药物相互作用】 1. 本品与其他氨基糖苷类合用或先后连续局部或全身应用，可增加其产生耳毒性、肾毒性以及神经肌肉阻滞作用的可能性。

2. 本品与神经肌肉阻断药合用，可加重神经肌肉阻滞作用。本品与卷曲霉素、顺铂、依他尼酸、呋塞米或万古霉素（或去甲万古霉素）等合用，或先后连续局部或全身应用，可能增加耳毒性与肾毒性。

3. 本品与头孢噻吩或头孢唑林局部或全身合用，可能增加肾毒性。

4. 本品与多黏菌素类注射剂合用，或先后连续局部或全身应用，可增加肾毒性和神经肌肉阻滞作用。

5. 其他肾毒性药物及耳毒性药物均不宜与本品合用或先后应用，以免加重肾毒性或耳毒性。

【剂量与用法】 1. 成人

(1) 结核病，肌内注射，每 12 h 0.5 g，或 1 次 0.75 g，1 次/日，与其他抗结核药合用；如采用间歇疗法，即每周给药 2～3 次，一次 1 g；老年患者肌内注射，一次 0.5～0.75 g，1 次/日。

(2) 肠球菌性心内膜炎，肌内注射，与青霉素合用，每 12 h 给予 1 g，连用 2 周，继后每 12 h 给予 0.5 g，连用 4 周。

(3) 鼠疫，肌内注射，一次 0.5～1 g，每 12 h 一次，与四环素合用，疗程 10 d。

(4) 土拉菌病，肌内注射，每 12 h 给予 0.5～1 g，连续 7～14 d。

(5) 布鲁菌病，1～2 g/d，分 2 次肌内注射，与四环素合用，疗程 3 周或 3 周以上。

(6) 细菌性（草绿链球菌）心内膜炎，肌内注射链霉素，一次 0.5 g，每 12 h 给予 1 g，连续 1 周，继后 12 h 给予 0.5 g，连续 1 周，并合用青霉素；60 岁以上的患者应减为每 12 h 给予 0.5 g，连用 2 周。

2. 儿童　肌内注射，按体重一日 15～25 mg/kg，分 2 次给药；治疗结核病，按体重 20 mg/kg，1 次/日，一日最大剂量不超过 1 g，与其他抗结核药合用。

3. 肾功能减退患者　Ccr 为 50～90 ml/min，每 24 h 给予正常剂量的 50%；Ccr 为 10～50 ml/min，每 24～72 h 给正常剂量的 50%；Ccr<10 ml/min，每 72～96 h 给予正常剂量的 50%。

【用药须知】 1. 给药前须先做皮试。

2. 为安全计，有条件时应监测血药浓度，并据此调整剂量，尤其对新生儿、老年人和肾功能减退患者。通常血药浓度峰值不得高于 40 μg/ml，谷值不得高于 3～5 μg/ml。老年人的血药浓度谷值不得超过 1 μg/ml，总累积用量不得超过 100 g。

3. 用药前应做好过敏性休克和赫氏反应抢救措施的准备工作。

4. 肌内注射宜深，有助于吸收，避免局部出现硬结。

5. 肾功能不全患者应减量。

6. 由于缺少特异性拮抗剂，本品过量或引起毒性反应时，主要用对症疗法和支持疗法，同时补充大量水分，静脉滴注葡萄糖酸钙注射液。血液透析或腹膜透析有助于从血中清除链霉素。

7. 治疗中应注意定期进行下列检查。

(1) 尿常规和肾功能测定，以防止出现严重肾毒性反应。

(2) 听力检查或听电图（尤其高频听力）测定，这对老年患者尤为重要。

8. 本品可使 ALT、AST、血清胆红素浓度及乳酸脱氢酶浓度的测定值增高；血钙、镁、钾、钠浓度的测定值可能降低。

9. 本品只能肌内注射，已有静脉给药导致死亡的病例。

【临床新用途】 1. 寻常疣　以本品注射液 0.5～1 ml 加入 1% 普鲁卡因注射液，用细针头注入疣基底部或中央，药量以疣大小而定，使皮肤略为隆起，必要时 3 d 后重用。

2. 鸡眼　以本品 0.5 ml，用 5 号针头注入鸡眼处，大多数 1 次可愈。

【制剂】 注射剂（粉）：0.75 g；1 g；2 g；5 g。

【贮藏】 密封保存于 30 ℃。

利福平
(rifampicin)

别名：力复平、甲哌利福霉素、甲哌力复霉素、威福仙、仙道伦、依克霉素、飞梭霉素、Rifampin、RFP

本品是从地中海链霉菌衍生的抗生素利福霉素B的一种半合成衍生物。静脉滴注用其钠盐。

【CAS】 13292-46-1

【ATC】 J04AB02

【理化性状】 1. 本品为棕红色粉末，微溶于水，易溶于三氯甲烷，可溶于乙酸乙酯或甲醇。1%悬浮液的pH为4.5～6.5。

2. 化学名：(12*Z*，14*E*，24*E*)-(2*S*，16*S*，17*S*，18*R*，-19*R*，20*R*，21*S*，22*R*，23*S*)-1，2-Dihydro-5，6，9，17，19-pentahydroxy-23-methoxy-2，4，12，16，18，20，22-heptamethyl-8-(4-methyl-piperazin-1-yliminomethyl)-1，11-dioxo-2，7-(epoxypentadeca-[1，11，13]trienimino)naphtho[2，1-*b*]furan-21-yl acetate

3. 分子式：$C_{43}H_{58}N_4O_{12}$

4. 分子量：822.9

5. 结构式

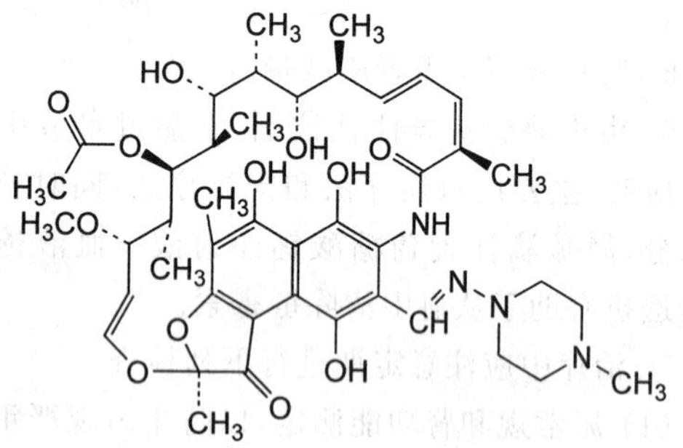

【药理作用】 1. 本品对广泛的微生物具有杀菌作用，系通过抑制DNA依赖的RNA多聚酶，从而干扰其核酸的合成。

2. 对代谢旺盛或代谢缓慢、细胞内外的结核杆菌均有杀灭作用。

3. 对结核杆菌和麻风杆菌均具有活性，可起到杀灭的作用。

4. 对革兰阳性菌，尤其是葡萄球菌具有活性；对革兰阴性菌如脑膜炎球菌、淋球菌、流感嗜血杆菌和多种军团菌亦具活性；还对衣原体和某些厌氧菌具有活性；在高浓度时对某些病毒也具有活性。

5. 以上原属敏感的微生物均有耐药菌株产生；本品和其他利福霉素之间不存在交叉耐药；已分离出耐多药的麻风杆菌。

【体内过程】 1. 本品口服后可迅速从胃肠道吸收。口服600 mg后2～4 h可获得血药峰值7～9 μg/ml，但有个体差异。食物可延迟和减少吸收。蛋白结合率约为80%。广泛分布体内各种组织和体液中，还可渗入脑脊液中，在脑膜有炎症时可见增加。本品可透过胎盘，进入乳汁。开始的$t_{1/2}$约为2～5 h。本品有酶诱导作用，反复用药后可使其对自己的代谢加强，约在用药头2周时，消除时间可缩短40%，$t_{1/2}$可减至1～3 h，肝功能不全患者可见延长。

2. 本品在肝内迅速代谢成具有活性的去乙酰利福平。原药及此代谢物均随胆汁排至肠道中，利福平可被再吸收，代谢物则否。约有60%的用量出现在肠道中，随尿排出的占30%。肾功能不全患者的用量≤600 mg时，$t_{1/2}$不会延长。

【适应证】 1. 常与其他抗结核药合用，阻止耐药菌出现。

2. 肺结核初治和复治的首选药。

3. 常与异烟肼和吡嗪酰胺(或乙胺丁醇)组合治疗结核病。

4. 本品常作为各种治疗方案治疗多种分枝杆菌的机会感染。

5. 还用于治疗布氏菌病、软下疳、衣原体感染、葡萄球菌心内膜炎、耐青霉素肺炎菌性心内膜炎，预防会厌炎、军团病、脑膜炎球菌和流感嗜血杆菌所致脑膜炎和足菌肿，根除咽炎和咽部链球菌携带、Q热，在各种葡萄球菌感染中处理或预防性地减少葡萄球菌携带。

6. 滴眼液用于治疗沙眼和结膜炎。

【不良反应】 1. 本品一般较易耐受，不良反应较常发生于间歇治疗期中或重新开始已中断了的治疗之后。

2. 有些患者可能在用药1 d后出现皮肤综合征，表现为面红、发痒、皮疹、剥脱性皮炎和罕见的眼刺激。

3. 一般在间歇治疗3～6个月后发生一种流感样综合征，发热、寒战、呼吸短促、周身不适，每周1次给予≥20 mg/kg(大于当前推荐的剂量)，发生率将更高。

4. 胃肠道反应常发恶心、呕吐、食欲缺乏、腹泻和上腹不适。空腹服用吸收量最大，但餐后服用却可减少胃肠道反应。假膜性小肠结肠炎已有发生。肝功能可能出现短暂性异常，但也见到严重肝炎；由于肝毒性致死的病例也偶尔有报道。因此，当肝功能明显异常时应及时停药。

5. 在间歇疗法中可能出现血小板减少和紫癜，一旦发生，应停药。其他血液学异常有中性粒细胞减少、嗜酸性粒细胞增多和溶血性贫血。

6. 肾功能(血尿、蛋白尿)减退和肾功能衰竭已有发生，尤在间歇用药中。

7. 神经系统不良反应有头痛、头晕、嗜睡、共济失调、肌肉无力和麻木。

8. 长时间静脉滴注后可引起血栓性静脉炎。

9. 本品还可引起脱发、胰腺炎和休克。

10. 本品还使尿、粪便、泪、唾液和泪液呈现棕红色,应告知用药者。

【妊娠期安全等级】 C。

【禁忌与慎用】 1. 阻塞性黄疸、重度肝功能不全患者禁用。

2. 本品可通过乳汁分泌,哺乳期妇女应权衡利弊,选择停药或暂停哺乳。

3. 5 岁以下小儿安全性及有效性尚未确立。

4. 老年患者肝功能有所减退,用药量应酌减。

【药物相互作用】 1. 本品为肝微粒体酶的强诱导剂,所有经肝酶代谢的药物(如氯霉素、口服避孕药、皮质激素、环孢素、地高辛、丙吡胺、美沙酮、美托洛尔、美西律、苯妥英、奎尼丁、维拉帕米等)都会被加速代谢,使血药浓度下降。必须合用时,应调整剂量。

2. 与对氨基水杨酸合用可使肝毒性增加,并可减少小肠对利福平的吸收,使其达不到治疗浓度,必须合用时,两者的给药时间应相距 8 h。

3. 本品合用乙胺丁醇可能加重视力损害,有视力障碍者应予注意。

4. 本品常与异烟肼合用,以协同抗结核的作用,但合用两者常致肝毒性增加,应随时提高警惕。

【剂量与用法】 1. 本品口服和静脉滴注的剂量相同。

2. 成人一次 0.45～0.6 g,一日早餐前服 1 次,或静脉滴注 0.6 g,1 次/日。

3. 儿童 10～20 mg/(kg・d),2 次分用。

4. 0.1%滴眼液滴眼 4～6 次,治疗沙眼和结膜炎。

5. 鼠疫首选本品,30 mg/(kg・d),分 2 次肌内注射,共用 10 d。

6. 军团病或重症葡萄球菌感染,建议成人 0.6～1.2 g/d,分 2～4 次给药。

【用药须知】 1. 本品注射剂属冻干粉剂(含 600 mg),先用灭菌注射用水 10 ml 推入小瓶中,轻轻旋转,待完全溶化后,抽出加入 500 ml 注射用水中。应在 3 h 内输完。避免药液渗至血管周围组织中。

2. 用药期间,应定期进行肝肾功能测定和血常规检查。

3. 中止用药后再开始用药治疗,易引起严重的不良反应。

4. 本品与利福喷丁之间存在交叉耐药,并与其他利福霉素有交叉过敏。

5. 肾功能不全患者应减量。

6. 使用本品滴眼液期间,泪液可呈现红色,并可使隐形眼镜染色,故用药期间不可戴隐形眼镜。

7. 单用本品治疗结核病或其他细菌性感染时病原菌可迅速产生耐药性,因此本品必须与其他药物合用。治疗可能需持续 6 个月～2 年,甚至数年。

8. 本品可能会引起白细胞和血小板减少,并导致齿龈出血和感染、伤口愈合延迟等。此时应避免拔牙等手术,并注意口腔卫生,刷牙及剔牙均需慎重,直至血常规恢复正常。

9. 本品应于餐前 lh 或餐后 2 h 服用,清晨空腹一次服用吸收最好,因进食影响本品吸收。

【临床新用途】 1. 胆汁性瘙痒　用本品 0.3～0.45 g/d,3 次分服,用药 2 周,疗效优于抗组胺药或考来烯胺。

2. 间日疟　口服本品 600 mg/d,疗程 7 d,有效率 90%,与伯氨喹合用可有效控制耐药疟疾。

【制剂】 ①片剂:0.15 g;0.3 g;0.45 g;0.6 g。②胶囊剂:0.15 g;0.3 g;0.45 g;0.6 g。③注射剂(粉):600 mg。④滴眼液:0.1%。

【贮藏】 密封,贮于 15～23 ℃。

利福喷汀

(rifapentine)

别名:环戊去甲利福平、环戊基哌嗪利福霉素

本品为半合成的利福霉素类抗生素。

【CAS】 61379-65-5

【ATC】 J04AB05

【理化性状】 1. 本品为砖红色或暗红色结晶性粉末,无臭,无味。易溶于甲醇或三氯甲烷,略溶于乙醇或丙酮,几乎不溶于乙醚或水。

2. 化学名:3-[*N*-(4-Cyclopentyl-1-piperazinyl) formimidoyl]rifamycin

3. 分子式:$C_{47}H_{64}N_4O_{12}$

4. 分子量:877.0

5. 结构式

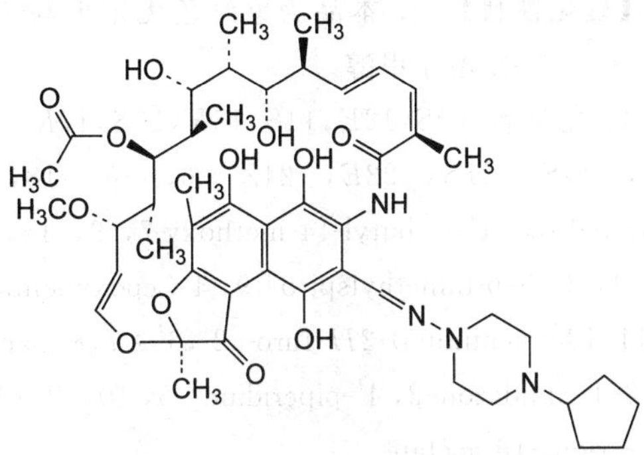

【药理作用】 1. 其抗菌谱及作用机制与利福平相同，其抗结核菌的活性比利福平高 2～10 倍。

2. 本品对衣原体、厌氧菌感染的作用与利福平相似。

3. 本品对葡萄球菌、链球菌感染的作用较利福平低。

4. 本品是目前杀麻风杆菌活性最强的药物，1 次给药即可杀灭 99.6%（利福平为 92.1%）。

【体内过程】 口服本品后吸收迅速。空腹服用后 5～11 h 可达血药峰值。对各种组织的穿透力强，广泛分布于体内各种组织和体液，肝中浓度最高，肾、肺中次之，骨和脑中也较利福平高。$t_{1/2}$ 为 14～18 h。主要随胆汁排出，随尿排出的原药很少。

【适应证】 与其他抗结核药合用主要治疗结核病，常进行间歇给药。也用于化脓性皮肤病和沙眼。

【不良反应】 大致与利福平相同，但其肝损害作用和胃肠道反应均较利福平轻。

【妊娠期安全等级】 C。

【禁忌与慎用】【药物相互作用】 参见利福平。

【剂量与用法】 与其他抗结核药合用，成人口服一次 0.6 g，每周 1 次；或一次 0.45 g，每周 2 次。

【用药须知】 1. 用药期间，应定期进行肝、肾功能测定和血常规检查。

2. 中止用药后再开始用药治疗，每易引起严重的不良反应。

3. 本品动物实验证实其有致畸作用。

【制剂】 片剂或胶囊剂：100 mg；150 mg；200 mg。

【贮藏】 密封、避光保存于 25 ℃。

利福布汀

(rifabutin)

别名：Ansamicin、Ansatipin、Mycobutin

本品属利福霉素类抗生素。

【CAS】 72559-06-9

【ATC】 J04AB04

【理化性状】 1. 本品为紫红色无定形粉末，微溶于水或乙醇，溶于甲醇。

2. 化学名：(9*S*，12*E*，14*S*，15*R*，16*S*，17*R*，18*R*，19*R*，20*S*，21*S*，22*E*，24*Z*)-6，16，18，20-Tetrahydroxy-1′-isobutyl-14-methoxy-7，9，15，17，19，21，25-hep-tamethylspiro[9，4-(epoxypentadeca[1,11,13]trienimino)-2*H*-furo-[2′,3′：7,8]naphtha[1，2-d]imidazole-2，4′-piperidine]-5，10，26-(3*H*，9*H*)-trione-16-acetate

3. 分子式：$C_{46}H_{62}N_4O_{11}$

4. 分子量：847.0

5. 结构式

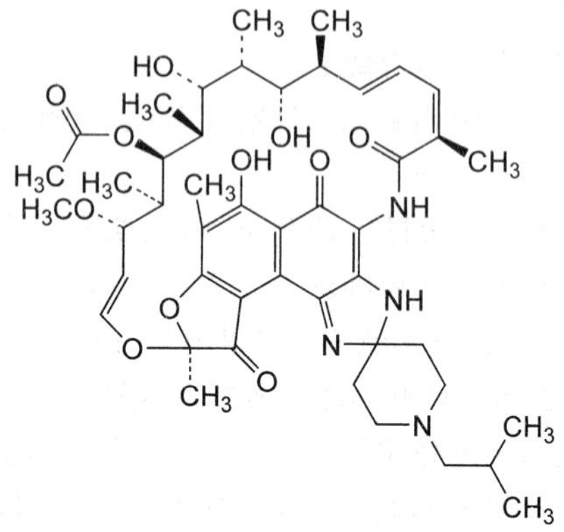

【药理作用】 其抗菌谱及作用机制与利福平相同，不过，当前的研究主要集中在抗分枝杆菌的作用上。本品与利福平之间常有交叉耐药。

【体内过程】 口服本品后从胃肠道吸收甚少，但却能在体内广泛分布。蛋白结合率近 70%。本品的清除分别经肝肾两个途径。$t_{1/2}$ 为 36 h。

【适应证】 1. 预防艾滋病患者的鸟分枝杆菌复合(MAC)感染。

2. 治疗分枝杆菌的机会感染(包括 MAC 引起的感染)和结核病。

【不良反应】 1. 本品不良反应比利福平轻微，少数病例可出现白细胞、血小板减少，丙氨酸氨基转移酶升高及皮疹、头昏、失眠等。

2. 胃肠道反应较少。

3. 当剂量＞1 g/d 时可引起多关节痛-关节炎综合征。

4. 已有引起葡萄膜炎的报道，尤其在合用克拉霉素或氟康唑时。

【妊娠期安全等级】 C。

【禁忌与慎用】 1. 对本品或利福霉素类抗菌药过敏者禁用。

2. 肝功能严重不全、胆道阻塞者禁用。

3. 尚未明确本品是否可经乳汁分泌，哺乳期妇女慎用。如确需使用，应暂停哺乳。

4. 12 岁以下儿童用药的安全性及有效性尚未确定。

5. 老年人常会有肝肾功能降低，故应慎用。

【药物相互作用】 1. 服用本品时若饮酒，可导致本品肝毒性增加，故服用本品期间应戒酒。

2. 对氨基水杨酸盐可影响本品的吸收，导致其血药浓度减低；如必须合用时，两者服用间隔至少 6 h。

3. 巴比妥类可能会影响本品的吸收，故不宜与本品同时服用。

4. 本品与口服抗凝药同时应用时会降低后者的

抗凝效果，应加以注意。

5. 本品与异烟肼合用可致肝毒性发生危险增加，尤其是原有肝功能不全患者和异烟肼快乙酰化患者。

6. 本品与乙硫异烟胺合用可加重其不良反应。

7. 与制酸药合用会明显降低本品的生物利用度。

8. 肾上腺皮质激素(糖皮质激素、盐皮质激素)、氨茶碱、茶碱、氯霉素、氯贝丁酯、环孢素、维拉帕米(异搏定)、妥卡尼、普罗帕酮、甲氧苄啶、香豆素或茚满二酮衍生物、口服降血糖药、促皮质素、氨苯砜、洋地黄苷类、丙吡胺、奎尼丁等与本品合用时，由于本品可诱导肝微粒体酶活性，可使上述药物的药效减弱，因此除地高辛和氨苯砜外，在用本品前和疗程中上述药物须调整剂量。与香豆素或茚满二酮类合用时应一日或定期测定凝血酶原时间，据以调整剂量。

9. 本品可诱导肝微粒体酶，增加抗肿瘤药达卡巴嗪、环磷酰胺的代谢，形成烷化代谢物，促使白细胞减低，因此需调整剂量。

10. 与地西泮合用可增加后者的消除，使其血药浓度减低，故需调整剂量。

11. 本品可增加苯妥英在肝脏中的代谢，故两者合用时应测定苯妥英血药浓度并调整用量。

12. 本品可增加左旋甲状腺素在肝脏中的降解、因此两者合用时左旋甲状腺素剂量应增加。

13. 本品亦可增加美沙酮、美西律在肝脏中的代谢，引起美沙酮撤药症状和美西律血药浓度减低，故合用时后两者需调整剂量。

14. 丙磺舒可与本品竞争被肝细胞的摄入，使本品血药浓度增高并产生毒性反应。但该作用不稳定，故通常不宜加用丙磺舒以增高本品的血药浓度。

15. 氯法齐明可减少本品的吸收，达峰时间延迟且 $t_{1/2}$ 延长。

16. 与咪康唑或酮康唑合用，可使后两者血药浓度减低，故本品不宜与咪唑类合用。

【剂量与用法】 1. 预防艾滋病患者的鸟分枝杆菌复合(MAC)感染，每天口服 1 次 300 mg。

2. 治疗分枝杆菌的机会感染(包括 MAC 引起的感染)，每天口服 1 次 450～600 mg。

3. 治疗肺结核应与其他抗结核病药合用，本品每天口服 150～450 mg。在合用大环内酯类或抗真菌药时，本品应适当减量。

【用药须知】 1. 本品与其他利福霉素有交叉过敏性。

2. 应用本品过程中，应经常观察血常规和肝功能的变化情况。

3. 如曾间歇服用过利福平因产生循环抗体而发生变态反应，如血压下降或休克、急性溶血贫血、血小板减少或急性间质性肾小管肾炎者，均不宜再用本品。

4. 本品应在空腹时(餐前 1 h)用水送服；国外推荐给予高脂和少量碳水化合物的早餐后服用本品可提高生物利用度。如服利福平出现胃肠道刺激症状者可改服本品。

5. 本品单独用于治疗结核病可能迅速产生细菌耐药性，必须联合其他抗结核药治疗。

6. 患者服用本品后，大小便、唾液、痰液、泪液等可呈橙红色。

7. 可引起直接 Coombs 试验阳性；干扰血清叶酸浓度测定和血清维生素 B_{12} 浓度测定结果；可使磺溴酞钠试验滞留出现假阳性；可干扰利用分光光度计或颜色改变而进行的各项尿液分析试验的结果；可使 BUN、血清碱性磷酸酶、ALT、AST、血清胆红素及血清尿酸浓度测定结果增高。

【制剂】 胶囊剂：150 mg。

【贮藏】 密封、避光贮于 25 ℃。

利福霉素

(rifamycin)

别名：Rifocine、Rifamicina、Rifamycin SV；Otofa

利福霉素本是地中海链霉菌培养物的提取物经半合成的 5 个组分中的任一组抗生素，当前所称的这种利福霉素实际上是指其中的组分 B 再衍生出来的利福霉素 SV。

【CAS】 6998-60-3

【ATC】 J04AB03；S01AA16；S02AA12

【理化性状】 1. 化学名：(12*Z*，14*E*，24*E*)-(2*S*，16*S*，17*S*，18*R*，19*R*，-20*R*，21*S*，22*R*，23*S*)-21-Acetoxy-1，2-dihydro-6，9，17，19-tetra-hydroxy-23-methoxy-2，4，12，16，18，20，22-heptamethyl-1，11-dioxo-2，7-(epoxypentadeca-1，11，13-trienimino)-naphtho-[2，1-b]fu-ran-5-olate

2. 分子式：$C_{37}H_{45}NO_{12}$

3. 分子量：697.78

4. 结构式

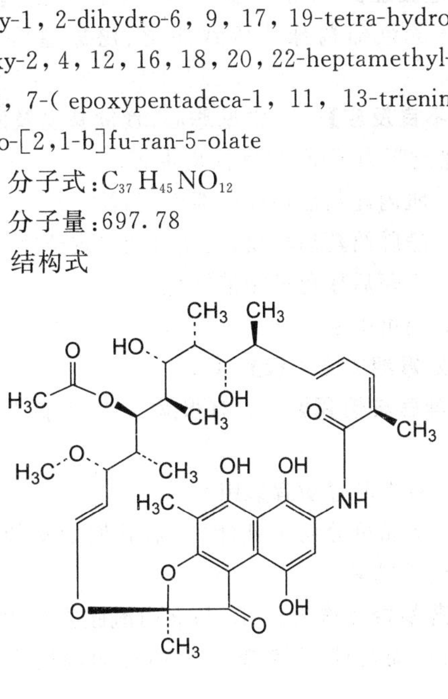

利福霉素钠
(rifamycin sodium)

〖CAS〗 14897-39-3(rifamycin sodium);15105-92-7(rifamycin SV sodium)

〖理化性状〗 1. 本品为红色细微颗粒的粉剂,可溶于水,易溶于无水乙醇5%水溶液的pH为6.5～8.0。

2. 化学名:Sodium(12*Z*,14*E*,24*E*)-(2*S*,16*S*,17*S*,18*R*,19*R*,-20*R*,21*S*,22*R*,23*S*)-21-Acetoxy-1,2-dihydro-6,9,17,19-tetra-hydroxy-23-methoxy-2,4,12,16,18,20,22-heptamethyl-1,11-dioxo-2,7-(epoxypentadeca-1,11,13-trienimino)-naphtho-[2,1-*b*]furan-5-olate

3. 分子式:$C_{37}H_{46}NNaO_{12}$

4. 分子量:719.8

【药理作用】 1. 可抑制细菌细胞壁的早期合成,其分子结构与磷酸烯醇丙酮酸相似,因此可与细菌竞争同一转移酶,使细菌细胞壁合成受到抑制而导致细菌死亡。

2. 对结核杆菌和金黄色葡萄球菌(包括耐青霉素菌株)具有较强的抗菌活性。尚未发现与其他抗生素或抗结核药之间存在交叉耐药。

3. 对革兰阴性菌的作用弱。

【体内过程】 口服本品不易吸收。肌内注射单剂量250 mg后2 h可达血药峰值。$t_{1/2}$约为1 h。主要分布于肝胆,肾、肺、心、脾次之,在这些组织中均可达到治疗浓度。本品大部分经胆汁排出,随尿排出的仅占小部分。

【适应证】 不能口服利福平等的结核病患者和耐药金黄色葡萄球菌所致胆道、泌尿道和呼吸道感染。

【不良反应】 1. 常见恶心、食欲减退及眩晕,偶见耳鸣及听力下降、过敏性皮炎等。

2. 肌内注射后局部可能疼痛,甚至硬结。

3. 静脉给药后巩膜、皮肤可能出现黄染。

4. 用药后尿色可能带红色。

5. 偶可引起耳鸣、听力下降。

【妊娠期安全等级】 C。

【禁忌与慎用】 1. 有肝病或肝功能不全患者禁用。

2. 对本品过敏者禁用。

3. 本品可分泌至乳汁中,哺乳期妇女使用本品时,应暂停哺乳。

【药物相互作用】 1. 与β-内酰胺类抗生素合用对金黄色葡萄球菌(包括甲氧西林耐药的金黄色葡萄球菌)、铜绿假单胞菌具有协同作用。

2. 与氨基糖苷类抗生素合用时具协同作用。

【剂量与用法】 1. 成人肌内注射　一次250 mg,每8～12 h一次;静脉注射(缓推)一次500 mg,2～3次/日。

2. 静脉滴注　一般感染一次500 mg,溶于5%葡萄糖注射液250 ml中,2次/日。中、重度感染:一次1000 mg,溶于5%葡萄糖注射液500 ml中,2次/日,滴速不宜过快。

3. 肾盂肾炎可给予≥750 mg/d。严重感染开始可用1000 mg/d。

4. 儿童可用10～30 mg/(kg·d),分2～3次用。

5. 胆道梗阻、慢性酒精中毒者使用本品应适当减量。

【用药须知】 1. 病情一旦减轻或可以口服给药时即应改为口服方式。

2. 用药前和用药期间应监测肝功能。

【临床新用途】 1. 麻风病　本品150 mg/d,于清晨空腹顿服,经3月治疗,皮肤损害有不同程度减轻,结节斑块在用药后1～2周明显吸收消退。

2. 皮肤病及疖肿　本品150 mg/d,局部不作特殊处理。化脓性皮肤1～2月,皮肤结核3～6月一疗程。

3. 灼烧、冻疮等　局部涂抹3～5 d痊愈。

【制剂】 ①注射剂(粉,钠盐):250 mg。②注射液:0.25 g/5 ml(供静脉滴注);0.125 g/2 ml(供肌内注射)。

【贮藏】 密封、避光贮于2～8 ℃。

利福昔明
(rifaximin)

别名:莱利青、利福利亚胺、洛米克思、欧克双、Normix、Rifaximine

本品系利福霉素SV的半合成衍生物,属于广谱抗生素。

【CAS】 80621-81-4

【ATC】 A07AA11;D06AX11

【理化性状】 1. 化学名:(2*S*,16*Z*,18*E*,20*S*,21*S*,22*R*,23*R*,24*R*,25*S*,26*S*,27*S*,28*E*)-5,6,21,23,25-Pentahydroxy-27-methoxy-2,4,11,16,20,22,24,26-octamethyl-2,7-(epoxypentadeca[1,11,13]trienimino)benzofuro[4,5-e]pyrido[1,2-a]benzimidazole-1,15(2*H*)-dione 25-acetate

2. 分子式:$C_{43}H_{51}N_3O_{11}$

3. 分子量:785.9

4. 结构式

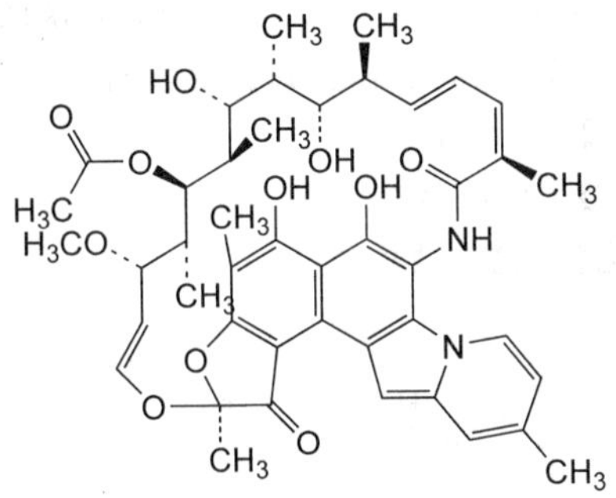

【药理作用】 1. 本品可抑制细菌 RNA 的合成，最终达到抑制细菌蛋白质的合成，从而发挥杀菌作用。

2. 本品对金黄色葡萄球菌、粪链球菌、沙门菌属、大肠埃希菌、小肠结肠炎耶尔森菌和类杆菌等均有高度抗菌活性，但对志贺菌属的活性较弱。

3. 本品不被胃肠道吸收，故仅在胃肠道中起作用。

【体内过程】 尽管体外试验指出利福昔明能诱导 CYP3A4 酶系，但对肠或肝内的 CYP3A4 酶活性却没有显著影响。因此，本品与其他利福霉素衍生物不同，与其他药物产生相互作用的可能性较小。本品的吸收率不到 1%，原药几乎完全随粪便排出。

【适应证】 1. 用于敏感细菌引起的急慢性肠道感染、腹泻和小肠结肠炎。

2. 预防胃肠道围手术期感染性并发症。

3. 肝性脑病所致高氨血症的辅助治疗。

4. 尽管临床上也用于激素难治疗的溃疡性结肠炎、局限性回肠炎，但美国 FDA 尚未批准。

【不良反应】 1. 常见者有胃肠胀气、腹痛、头痛和里急后重，但其发生率与安慰剂组类似。

2. 如果在服用本品期间腹泻反而加重或病程延长，则可能是抗生素相关性肠炎。

3. 极少发生荨麻疹，亦可能引起足部水肿。

【妊娠期安全等级】 C。

【禁忌与慎用】 1. 对本品和其他利福霉素衍生物过敏者禁用。

2. 肠梗阻者、严重肠道溃疡性病变者禁用。

3. 重度肝功能不全患者慎用。

4. 12 岁以下儿童的有效性安全性尚未确定。

5. 尚未明确本品是否可经乳汁，哺乳期妇女使用时，应暂停哺乳。

【剂量与用法】 推荐剂量为一次 200 mg，3 次/日，连服 3 d。食物对其吸收无影响。

【用药须知】 用药后如腹泻反而加重或病程延续 48 h 以上，应立即停药。

【制剂】 ①片剂：100 mg；200 mg。②胶囊剂：100 mg；200 mg。③干混悬剂：200 mg。

【贮藏】 密封、避光贮于 2～8 ℃。

环丝氨酸

(cycloserine)

别名：太素霉素、氧霉素、噁唑霉素、Oxamycin、Ceromycin、Orientomycin

本品是从兰花链霉菌（*Streptomyces orchidaceccs*）衍生出来的一种抗生素，其结构类似 D-丙氨酸，也可通过合成产生。

【CAS】 68-41-7

【ATC】 J04AB01

【理化性状】 1. 本品为白色至淡黄色结晶性粉末，无臭或微臭，有吸湿性，吸湿后变质。易溶于水。10%水溶液的 pH 为 5.5～6.5。

2. 化学名：(+)-(*R*)-4-Aminoisoxazolidin-3-one

3. 分子式：$C_3H_6N_2O_2$

4. 分子量：102.1

5. 结构式

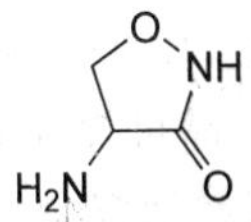

【药理作用】 1. 本品通过与 D-丙氨酸竞争一并进入细胞壁，从而干扰细菌细胞壁的合成。

2. 本品对结核分枝杆菌和某些其他分枝杆菌具有活性。

3. 对革兰阳性和阴性菌（包括大肠埃希菌和金黄色葡萄球菌）均具有一定的活性。

4. 体外实验证实，对结核分枝杆菌的 MIC 为 5～20 μg/ml。

【体内过程】 1. 本品可从胃肠道快速且几乎完全被吸收。给予单剂量 250 mg 后 3～4 h 可达到血药峰值 10 μg/ml，每 12 h 重复给药，可使血药浓度上升到 20～30 μg/ml。$t_{1/2}$ 约为 10 h，肾功能不全患者可见延长。本品广泛分布于体内各种组织和体液（包括脑脊液）中。能透过胎盘，进入乳汁中。

2. 本品大部分以原药随尿排出，1 次给予 250 mg 于 24 h 内约排出 50%，72 h 内约排出 70%，随粪便排出的微乎其微。血液透析时可排出体内的药物。

【适应证】 在多药方案中的主药出现了耐药或毒性时，本品可做二线药物加入治疗方案中。也可用于泌尿道感染。

【不良反应】 1. 大多数常见的不良反应都涉及到中枢神经系统，诸如焦虑、精神错乱、定向障碍、抑郁、有自杀倾向的精神病、攻击行为、易激动、妄想狂、头痛、眩晕、嗜眠、语言不清、震颤、轻瘫、反射亢进、周围神经病、昏迷、惊厥等。多数与剂量有关，如将血药浓度控制在 30 μg/ml 以下，不良反应可望减少或减轻。约有 30%患者会发生这些不良反应，停药或减量可望减少。据称，维生素 B_6 可防治这些神经系统的不良反应，但未获得证实。

2. 可能出现皮肤的超敏反应，偶有光敏反应发生。

3. 血清转氨酶可能升高，尤其有肝病史的患者。

4. 在本品合用其他抗结核病药物时，已偶有叶酸和维生素 B_{12} 缺乏、巨幼细胞贫血、铁粒幼细胞性贫血报道。

5. 在接受≥1 g/d 的患者中可能突发心力衰竭。

【妊娠期安全等级】 C。

【禁忌与慎用】 1. 癫痫、抑郁、精神病、严重焦虑、严重肝、肾功能不全患者和嗜酒者均属禁忌。

2. 有心脏病、血液病、肝病病史者均应慎用。

3. 本品可分泌至乳汁中，哺乳期妇女使用时应暂停哺乳。

【药物相互作用】 1. 使用本品如同时饮酒会加重惊厥的危险性，因本品可提高血中乙醇的浓度。

2. 同时使用乙硫异烟胺会增强神经系统的毒性反应。

3. 合用异烟肼会加重中枢神经系统中毒，如癫痫发作、嗜睡。

【剂量与用法】 1. 成人一般口服 0.5～1 g/d，分 2 次用。最大剂量为 1 g/d。有些建议开始使用 250 mg，2 次/日，连用 2 周。

2. 儿童可用 10 mg/(kg·d)，但经验不够充分，需慎用。

【用药须知】 1. 肾功能不全患者应减量，或通过血药浓度监测，调整用量。最好将血药浓度控制在 30 μg/ml 以内。

2. 用药期间应定期检查肝、肾功能和血常规。

3. 由于本品潜在的神经毒性，一般仅在其他抗结核药物治疗无效时才慎用本品。

4. 左旋环丝氨酸正在研究治疗戈谢病(Gaucher's disease)。

【制剂】 胶囊剂：250 mg。

【贮藏】 密封贮于 15～30 ℃。

卷曲霉素

(capreomycin)

别名：卷须霉素、缠霉素、结核霉素、Caprocin、Capastat、Ogostal。

本品是从卷曲链霉菌(*Streptomyces capreolus*)培养物中提取的一种多肽混合物，含卷曲霉素Ⅰ 90%以上。英国药典规定，每毫克含有 700 单位。

【CAS】 11003-38-6

【ATC】 J04AB30

【理化性状】 结构式

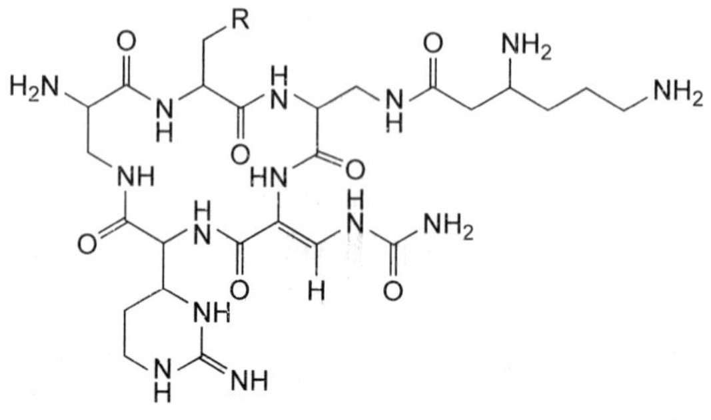

Capreomycin IA R=OH
Capreomycin IB R=H

硫酸卷曲霉素

(capreomycin sulfate)

〖CAS〗 1405-37-4

〖理化性状〗 本品为白色非结晶粉末。易溶于水，不溶于大多数有机溶剂。3%水溶液的 pH 为 4.5～7.5。

【用药警戒】 1. 肾功能不全患者或存在听觉障碍的患者必须慎用，应权衡第八对脑神经或肾损害的风险与本品治疗的收益。

2. 不推荐与其他对第八对脑神经有影响的抗结核药合用。与其他有耳毒性或肾毒性的药物合用应非常谨慎(多黏菌素 A、黏菌素、阿米卡星、妥布霉素、万古霉素、卡那霉素及新霉素)。

【药理作用】 1. 本品对结核分枝杆菌和其他分枝杆菌均有抑制作用，其作用机制在于抑制菌体的蛋白合成。

2. 对结核杆菌的 MIC 为 10 μg/ml，不过，随培养基的不同变化很大。

3. 单用本品很快就出现耐药，仅在其他抗结核药物无效时才将本品作为二线药加入多药方案中。

4. 本品与卡那霉素和新霉素存在交叉耐药。

【体内过程】 本品不易从胃肠道吸收。肌内注射 1 g 后 1～2 h 可达血药峰值 30 μg/ml。用量的一半于 12 h 内以原药形式随尿排出。

【适应证】 1. 对其他抗结核药耐药或不耐受的初治病例。

2. 与其他具有抗菌活性的抗结核药合用复治结核病。

【不良反应】 1. 和氨基糖苷类一样，本品对肾和第 8 对颅神经具有毒性。表现为氮潴留、肾小管功能不全和进展性肾损害、耳鸣、眩晕、听力减退，甚至失听甚或不可逆转。

2. 可能引起低钾血症。

3. 与其他抗结核药合用易招致肝功能异常。

4. 过敏反应包括荨麻疹、斑丘疹，有时发生药物热。

5. 白细胞增多、白细胞减少、嗜酸性粒细胞增多均可能发生。

6. 本品有神经肌肉阻断作用。

7. 肌内注射部位可能出现疼痛、硬结、过度出血，甚至形成脓肿。

【妊娠期安全等级】 C。

【禁忌与慎用】 1. 对本品过敏者、重度肝肾功能不全患者、低钾血症患者禁用。儿童不可使用本品。

2. 有过敏史者慎用。

3. 尚未明确本品是否可经乳汁，哺乳期妇女使用时应暂停哺乳。

【药物相互作用】 1. 不可与氨基糖苷类或其他具有神经肌肉阻断作用的药物合用，免加重神经肌肉阻断作用。

2. 避免与具有耳毒性或肾毒性药物合用。

【剂量与用法】 深部肌内注射 0.75～1 g/d，2 次分用，续用 2～3 月后改为 1 g/d，2～3 次/周，维持治疗。

【用药须知】 1. 用药期间，应定期监测肝、肾功能，血常规。

2. 随时注意水与电解质平衡。

3. 出现严重过敏反应或肝、肾功能严重受损者应立即停药。

4. 本品的血药浓度以 10 μg/ml 较为合适。

【制剂】 注射剂(粉)：0.5 g；1 g；2 g。

【贮藏】 密封贮于 15～30 ℃。

紫霉素

(viomycin)

别名：佛罗里霉素、结核放线菌素 B

【CAS】 32988-50-4

【ATC】 J04AB30

【理化性状】 1. 化学名：(*S*)-3,6-Diamino-*N*-((3*S*, 9*S*, 12*S*, 15*S*, *Z*)-((2*R*, 4*S*)-6-amino-4-hydroxy-1, 2, 3, 4-tetrahydropyridin-2-yl)-9, 12-bis(hydroxymethyl) 2, 5, 8, 11, 14-pentaoxo-6-(ureidomethylene)-1,4,7,10,13-pentaaza-cyclohexadecan-15-yl)hexanamide

2. 分子式：$C_{25}H_{43}N_{13}O_{10}$

3. 分子量：685.69

4. 结构式

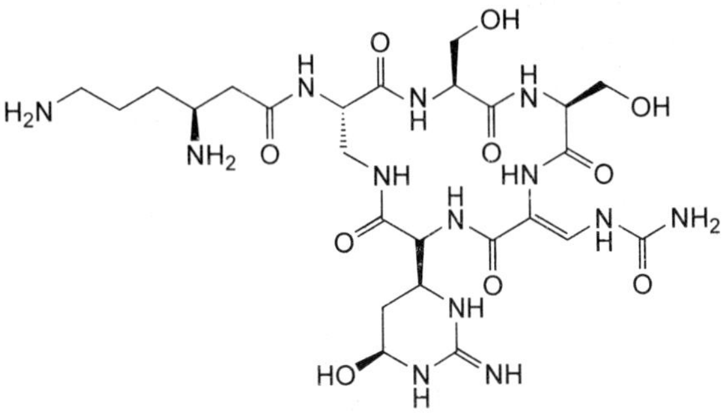

【药理作用】 本品作用于 30S 或 50S 核糖体亚基，抑制细菌蛋白质的合成而抑制细菌生长。本品为多肽类抗生素，抗菌谱较窄，对结核杆菌有较强的抑制作用，MIC 为 0.6～10 μg/ml，较链霉素弱，但比对氨基水杨酸钠强。对异烟肼和链霉素耐药菌株仍有效，与卡那霉素和链霉素有部分交叉耐药，而对卷曲霉素则呈完全交叉耐药，单独应用极易发生耐药性，可与其他抗结核药物合用治疗复治病例，但已被卷曲霉素所取代。

【体内过程】 口服不吸收或吸收较差，单剂量 0.5 g 或 1 g 肌内注射后，血浆药物浓度达峰时间为 1～2 h，血浆峰浓度为 22～43 μg/ml。不易透入脑脊液、胸腔积液和腹腔积液，脑膜炎时，脑脊液浓度为血浆浓度的 25%～50%。血浆 $t_{1/2}$ 为 3～4 h，大部分经肾由尿液中排出，24 h 内排出剂量的 65%～100%。

【适应证】 本品与其他抗结核药合用治疗对异烟肼、链霉素耐药的结核病。

【不良反应】 1. 本品的不良反应类似氨基糖苷类，可有显著的肾毒性，表现为 BUN 升高、肌酐清除率降低、蛋白尿、管型尿等，必须认真观察，必要时应停药，一般症状停药后可恢复。

2. 本品对第 8 对颅神经有损害，一般在用药至 2～4 月时可出现前庭功能障碍，而听觉损害则较少见。

3. 本品有一定的神经肌肉阻滞作用。

【禁忌与慎用】 1. 肾功能不全者禁用。

2. 妊娠期妇女、儿童禁用。

3. 尚未明确本品是否可经乳汁，哺乳期妇女使用时宜暂停哺乳。

【药物相互作用】 1. 禁与链霉素合用。

2. 避免与具有耳毒性或肾毒性药物合用。

【剂量与用法】 深部肌内注射，一次 1～2 g，每周 2 次。

【用药须知】 参见卷曲霉素。

【制剂】 注射剂(粉)：1 g。

【贮藏】 密闭阴凉处保存。

1.1.3.2 化学合成的抗结核药

最早的合成抗结核药是20世纪60年代上市的氨硫脲，商品名TB1。由于其不良反应多且严重，虽多次重上临床，但利少弊多，仍难逃停用的命运，包括我国在内的一些国家仍保留了氨硫脲。自60年代末异烟肼问世后，立即成为最主要的抗结核病一线药物。

氨硫脲
(thiacetazone)

别名：TB1

本品为首个合成的抗结核药。

【CAS】 104-06-3

【ATC】 J04AM04

【理化性状】 1. 本品为淡黄色结晶或结晶性粉末；无臭，味微苦。在乙醇、丙酮或三氯甲烷中微溶，在水中几乎不溶；在乙醇制氢氧化钾溶液或温热的氢氧化钠溶液中溶解。熔点为223～227℃，熔融时同时分解。

2. 化学名：*N*-{4-[(Ethanethioamidoimino) methyl]phenyl}acetamide

3. 分子式：$C_{10}H_{12}N_4OS$

4. 分子量：236.3

5. 结构式

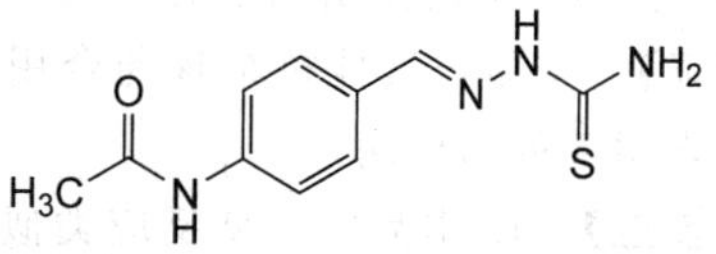

【药理作用】 对结核分枝杆菌具有抑菌作用，可能与本品阻碍分枝杆菌核酸合成以及与铜生成一种活性复合物有关。该品对结核分枝杆菌的最低抑菌浓度为1 mg/L，抗菌作用逊于对氨基水杨酸钠。单用本药4～6个月约有30%的结核分枝杆菌菌株可对本品产生耐药。

【体内过程】 口服吸收缓慢，成人单剂量100 mg顿服，血浆药物浓度达峰时间为3～4 h，血浆峰浓度为0.8～1 μg/ml。在体内分布广泛，在咽喉、气管及皮肤等有较高浓度，肺组织浓度虽较低，仍超过血药浓度3倍而达到抑菌浓度，能透过胎盘屏障并透入乳汁。血浆 $t_{1/2}$ 为8～12 h，本品经肾由尿液中排出，服后48 h由尿液中排出剂量的42%～50%。

【适应证】 用于对异烟肼等耐药的结核病及各型活动性结核病，尤适用于支气管内膜结核、皮肤结核、其他黏膜结核及淋巴结核、浸润型肺结核，不用于粟粒性结核及结核性脑膜炎。此外，尚与氨苯砜合用于麻风的治疗。

【不良反应】 1. 不良反应较多，常见的胃肠道反应发生率为40%～50%。

2. 不良反应与剂量有关，对肝肾或造血系统均有损害，特别是大剂量时，最严重的不良反应是溶血性贫血、粒细胞减少、多形性红斑、肝炎、蛋白尿等，甚至出现再生障碍性贫血。

3. 其他尚有皮疹、药物热、头痛、头晕、恶心、呕吐、结膜炎、视物模糊、关节痛等反应。

【禁忌与慎用】 1. 肝、肾疾病，糖尿病及贫血患者均禁用。

2. 避免用于结核病合并HIV/AIDS患者，以免发生致死性剥脱性皮炎，尤其是与乙硫异烟胺或丙硫异烟胺合用时。

3. 本品可经乳汁分泌，哺乳期妇女使用时应暂停哺乳。

【药物相互作用】 1. 不宜与链霉素合用，因其可加重对前庭的毒性作用。

2. 不宜与氨基比林、氯霉素等同时使用，以防增加造血系统毒性。

3. 与乙硫异烟胺或丙硫异烟胺有单向交叉耐药性，即耐本品者对乙硫异烟胺或丙硫异烟胺仍敏感，而耐乙硫异烟胺或丙硫异烟胺时则对本品不再敏感。

4. 与异烟肼合用，可防止耐异烟肼结合菌的产生。

5. 加用小量硫酸铜能增加疗效。

【剂量与用法】 成人一日最初25～50 mg，以后渐增至100～150 mg/d；小儿体重＜10 kg者剂量为25 mg/d，体重10～20 kg者剂量为50 mg/d，20～40 kg者剂量为100 mg/d，可分2～3次服用或顿服。

【用药须知】 用药前及用药中应定期检查肝功能、肾功能和血常规。对嗜酒或有肝病史者更应特别关注。

【制剂】 片剂：25 mg。

【贮藏】 密封、避光保存。

异烟肼
(isoniazid)

别名：雷米封、Rimifon、INH

为合成的异烟酸衍生的抗结核药。

【CAS】 54-85-3

【ATC】 J04AC01

【理化性状】 1. 本品为无色或白色无臭结晶体，或白色结晶性粉末。可溶于水(1∶8)，溶于乙醇(1∶50)；微溶于三氯甲烷，极微溶于其他溶剂。

10%的水溶液 pH 值 6.0～7.5。保存温度允许在 15～30 ℃波动。

2. 化学名：Isonicotinohydrazide

3. 分子式：$C_6H_7N_3O$

4. 分子量：137.1

5. 结构式

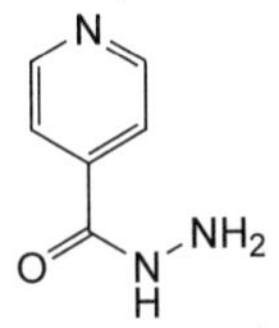

6. 配伍禁忌：糖类如葡萄糖、果糖、蔗糖不宜用于制备异烟肼糖浆，因浓缩物的结构会降低药物的吸收。必要时可用山梨醇替代。

【用药警戒】 1. 本品可致严重的有时致命的肝损害，可发生、发展于停用后数月。发生肝炎的风险与年龄及饮酒相关。应密切监测接受本品治疗的患者，每月复诊，对于 35 岁以上者除每月复诊外，在本品治疗前及治疗中应定期检查肝酶(特别是 AST 和 ALT)。本品相关性肝炎常发生于治疗的最初 3 月，一般继续用药，肝酶可恢复正常，但一些病例可发生进展性肝功能异常。

2. 最近的研究表明，女性，特别是黑人女性及西班牙女性发生致死性肝炎的风险高。产后期使用本品风险大。强烈推荐肝功能异常者停药。应教育患者立即报告肝损害的症状和体征或其他不良反应，包括无法解释的食欲缺乏、恶心、呕吐、小便颜色加深、黄疸、皮疹、手脚持续感觉异常、无力或发热 3 d 以上和腹部压痛，特别是右上腹部不适。如出现上述症状，可能有肝损害，应暂时停药，继续用药可造成严重肝损害。

3. 本品导致肝炎的结核患者应选择其他替代药物，如必须选择本品，只有在症状和实验室检查异常恢复后才能使用，并从小剂量开始，逐渐增加剂量，如症状复发，应立即停药。急性肝炎患者应推迟本品治疗。

【药理作用】 1. 体外证实，在浓度为 0.02～0.2 μg/ml 时，本品对结核分枝杆菌就具有高度活性，对其他分枝杆菌的某些菌株(包括牛分枝杆菌、堪萨斯分枝杆菌)也有作用。

2. 本品的作用机制在于抑制细菌的 DNA 合成，从而使细菌的 RNA 和蛋白质合成受阻。

3. 本品对处于活跃分裂的结核杆菌具有快速杀灭作用，但对处于半休眠状态的细菌则仅有抑菌作用，与利福平和吡嗪酰胺相比，其杀菌作用较低。

4. 单用本品时耐药迅速出现，合用其他抗结核药时或延迟或阻止耐药发生；此外，在阻止对其他抗结核药耐药的出现似乎有着高度作用。

【体内过程】 1. 本品经口服或肌内注射后可迅速吸收。空腹口服 300 mg 后 1～2 h 可达血药峰值 3～8 μg /ml。食物可影响其吸收速率和吸收程度。蛋白结合率极低，可弥散进入体内各种组织和体液(包括脑脊液)。可透过胎盘，进入乳汁中。$t_{1/2}$ 约为 1～6 h，快速乙酰化者的 $t_{1/2}$ 则较短，肝功能不全和肾功能严重不全患者可见延长。主要通过肝和小肠中的乙酰转移酶将本品乙酰化成乙酰异烟肼。继而将乙酰异烟肼水解成异烟酸和单酰肼，异烟酸和甘氨酸结合成异烟酰甘氨酸(异烟尿酸)和单乙酰肼，后者又进一步乙酰化成二乙酰肼。有些未代谢本品被结合成腙。这些代谢产物都没有抑菌作用，除单乙酰肼之外，其余的还都具有较低的毒性。本品和单乙酰肼的乙酰化速度是遗传所确定的，有快速和慢速之分。每天给药或每周 2 次或 3 次给药，临床疗效不受乙酰化状况的影响。

2. 肾功能正常者，24 h 内随尿排出量占用量的 75%，主要是代谢物。随粪便排出者仅占少量。透析可排出本品。

【适应证】 防治结核病的首选一线药，用于各型各期肺结核和肺外各种结核病。

【不良反应】 1. 使用常规用量一般易于耐受，但本品慢乙酰化者的某些不良反应的发生率似乎较高。

2. 营养不良的患者处于周围神经病的风险中，这是本品最常见的不良反应。其他神经系统不良反应还有精神病反应和惊厥，视神经炎已有报道。慢速乙酰化者较多见。

3. 在接受本品的前几个月中，10%～20%的患者会发生短暂性转氨酶升高，尽管治疗持续，一般均能恢复正常。此种不良反应如在临床上表现出恶心、呕吐、疲倦时，就提示已有肝损害存在；反应加重还可出现程度不等的黄疸，成为典型的药源性肝炎。

4. 35 岁以上患者肝损害的发生率最高，快速乙酰化者较易引起肝损害。一旦出现肝坏死，可能导致死亡。因此，当发现肝损害存在时应及时停药。

5. 血液系统的不良反应有各种类型的贫血、粒细胞缺乏、血小板减少和嗜酸性粒细胞增多。慢速乙酰化者较多见。

6. 常见高敏反应有皮疹、多形性红斑、剥脱性皮炎、发热和脉管炎。

7. 其他还有糙皮病、血糖过高、狼疮样综合征、尿潴留、男性乳腺发育、泌乳、阳痿、女性月经不调。

8. 过量的表现有语言不清、代谢性酸中毒、血糖过高、惊厥和昏迷,可能导致死亡。

【妊娠期安全等级】 C。

【禁忌与慎用】 1. 对本品过敏者、既往有本品致肝损害史者、急性肝病患者、精神病者均禁用。

2. 糖尿病、痉挛性疾病、肾功能不全、血液病患者均应慎用。

3. 本品在乳汁的量极低不致有害,哺乳期妇女可继续哺乳。

【药物相互作用】 1. 可使华法林、乙琥胺、地西泮、三唑仑、氯唑沙宗、苯妥英、卡马西平和茶碱的血药浓度升高,因本品属于酶抑制剂。

2. 本品可使患者加快对全麻药恩氟烷的代谢,导致氟化物的肾毒性加重。

3. 慢性嗜酒者可增加本品的代谢。

4. 在合用利福平或其他具有肝毒性的药物时可增加肝毒性的程度,应予关注。

5. 本品还可使环孢素的毒性增加。

6. 抗酸药,尤其是氢氧化铝不可与本品合用,也不宜合用哌替啶。

【剂量与用法】 1. 成人一般可空腹口服 300 mg/d。儿童可给予 5 mg/(kg·d)(WHO 和英国推荐)和 10～20 mg/(kg·d)(美国推荐),我国多倾向后者。

2. WHO 推荐的间歇疗法是 10 mg/kg,每周 3 次,或 15 mg/kg,每周 2 次;英国推荐 15 mg/kg,每周 3 次;美国推荐成人 15 mg/kg,每周 2～3 次,儿童 20～40 mg/kg,每周 2～3 次(最高 900 mg)。肝功能不全患者或中、重度肾功能不全应减量。

3. 对急性血行播散型肺结核或脑膜炎可每天给予 10～30 mg/kg。

4. 不能口服者,可用口服相同的剂量肌内注射,或加入 5%葡萄糖注射液 20～40 ml 中缓慢静脉注射,或加入 5%葡萄糖注射液 250 ml 或 500 ml 滴注。

5. 还可进行鞘内注射或胸腔内注射(局部感染),成人 25～50 mg/d,儿童 10～20 mg/d。

6. 预防用,成人 300 mg/d,至少连服半年,甚至 1 年;儿童 5～10 mg/(kg·d),最高 300 mg/d。

【用药须知】 1. 用药前及用药中应定期检查肝功能、肾功能和血常规。对嗜酒或有肝病史者更应特别关注。

2. 如血清转氨酶≥5×ULN 或胆红素浓度上升者,应暂停用药,并观察病情演变情况。

3. 可同时给予维生素 B_6,10 mg/d,有预防胃肠反应和周围神经病的作用;如已发生周围神经病,一日可用 100～200 mg。

4. 在患者发生糙皮病时,多合用烟酰胺和维生素 B_6。

5. 超量者,应及时洗胃,控制惊厥,纠正代谢性酸中毒,并大剂量静脉注射维生素 B_6,还可进行血液透析。

6. 下列患者常需抗结核的预防用药。

(1) 患活动性结核病母亲所生的婴儿。

(2) 结核患者的家庭成员。

(3) 最近皮肤试验从阴性转变为阳性的个体和患非活动性结核病多年且未经治疗者。

(4) 皮肤试验阳性和对感染的抵抗力很低的患者也可以服用异烟肼。例如:①长期使用皮质激素的患者。②接受治疗的白血病或霍奇金病患者。③未很好控制的糖尿病患者。④麻疹或百日咳患儿。

【临床新用途】 1. 麦粒肿 口服本品 200 mg,3 次/日,合用维生素 B_6,连用 7 d;或 4～10 mg/(kg·d),分 3 次口服,同时加服维生素 B_6 30～60 mg/d。

2. 儿童遗传性舞蹈病 口服 10～20 mg/(kg·d),配合维生素 B_6 100 mg/d,3 次分服,疗程 4～25 个月。

3. 肾小球肾炎 口服 50 mg,3 次/日,并合用泼尼松 10 mg/d,14 d 一疗程。

4. 菌痢 本品 600 mg/d,分 3 次服。

5. 百日咳 本品 10～15 mg/(kg·d)。

6. 许吉综合征 本品一次 0.2 g,3 次/日,或静脉滴注 0.3～0.6 g/d,同时服酵母片、啤酒等富含酪氨食物。

7. 食管瘢痕狭窄 采用沙氏扩张器行食管扩张,最大直径至 12～15 mm 后保留扩张器 15 min,4 h 后开始进流食并予止血药及抗菌药,同时给予本品 100 mg,口服,3 次/日,连续服用 6～8 周停药。

8. 硬红斑 本品 0.2 g,3 次/日。

【制剂】 ①片剂:50 mg;100 mg;300 mg。②注射液:50 mg/2 ml;100 mg/2 ml。

【贮藏】 密封、避光保存。

乙硫异烟胺

(ethionamide)

别名:Ethimide、Trecator

本品为合成异烟肼衍生的抗结核药。

【CAS】 536-33-4

【ATC】 J04AD03

【理化性状】 1. 本品为亮黄色粉末,轻微的硫化物样气味,微溶于水、三氯甲烷和乙醚,略溶于乙醇和丙烯,溶于甲醇,1%的水溶液 pH 值为 6.0～7.0。

2. 化学名：2-Ethylpyridine-4-carbothioamide

3. 分子式：$C_8H_{10}N_2S$

4. 分子量：166.2

5. 结构式

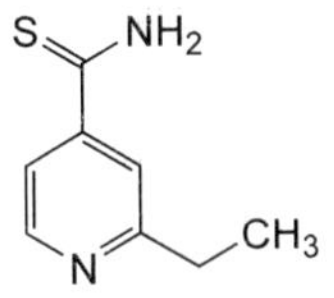

【药理作用】 1. 本品为异烟肼的衍生物。根据感染部位获得药物的浓度和感染微生物的敏感性，本品可能是杀菌的，也可能是抑菌的药物。

2. 本品对结核分枝杆菌、堪萨斯分枝杆菌、麻风分枝杆菌和鸟分枝杆菌的某些菌株均具有活性。≤10 μg/ml 的本品可抑制大多数敏感菌。

3. 本品对麻风杆菌具有杀菌作用，其 MIC 为 0.05 μg/ml。

4. 单用会迅速产生耐药，本品与丙硫异烟胺之间存在完全的交叉耐药。

5. 本品虽在结构上类似异烟肼，但两者间不存在交叉耐药，本品与氨硫脲则可能发生交叉耐药。

【体内过程】 1. 本品可被胃肠道快速吸收。单次口服 250 mg 后 2 h 可达血药峰值 2 μg/ml。广泛分布于全身各种组织和体液中，可渗进无炎症的脑膜，脑脊液中的药物浓度与血中浓度相等。$t_{1/2}$ 为 2～3 h。本品很可能在肝内广泛被代谢成具有活性的硫氧化物和其他几种代谢物，出现在尿中的原药不到 1%。

2. 对患有结核性脑膜炎的儿童给予本品 15～20 mg/kg，脑脊液中的药物峰值可在 1.5～2.5 h 达到。给予 20 mg/kg 后，脑脊液中的浓度在 2.5 μg/ml 之上，这种浓度是有效治疗的基础。

【适应证】 1. 作为二线药物合用其他抗结核药治疗各型肺结核和肺外结核。

2. 治疗耐氨苯砜的瘤型麻风。

【不良反应】 1. 胃肠不适常见，如恶心、呕吐、腹泻、腹痛、唾液过多、金属味、纳差等，常因不能耐受而停药。

2. 精神障碍包括抑郁、焦虑、精神失常、头痛、头晕、幻觉、惊厥、嗜睡、直立性低血压、感觉异常、视神经炎和嗅觉障碍。

3. 还可引起阳痿、脱发、甲状腺肿、糙皮病、低血糖、黄疸、肝炎(糖尿病患者更易发生肝炎)、关节痛、二重感染和男子乳腺发育。

【妊娠期安全等级】 D。

【禁忌与慎用】 1. 重度肝功能不全、重症糖尿病、严重过敏体质和精神病患者禁用。

2. 一般肝功能不全、轻度糖尿病和酗酒者慎用。

3. 尚未明确本品是否可经乳汁分泌，哺乳期使用时应暂停哺乳。

4. 12 岁以下儿童仅在无其他药物替代治疗危及生命的结核时使用。

【药物相互作用】 1. 本品的肝毒性越来越引起人们的关注。

2. 同时饮酒可产生或增加神经毒性。

3. 合用其他抗结核药或环孢素可加重本品的不良反应。

【剂量与用法】 1. 治疗耐药，成人可给予 250 mg，每 8～12 h 一次，一日最大量 1 g(分 2～3 次)。

2. 儿童一次给予 4～5 mg，每 8 h 一次，最大剂量不超过 750 mg/d。

【用药须知】 1. 用药期间，定期检查肝肾功能和血常规。

2. 与食物同进，可减少不良反应发生。

3. 维生素 B_6 和烟酰胺可防治糙皮病和神经毒性。

【制剂】 片剂：250 mg。

【贮藏】 密封贮于 15～30 ℃。

丙硫异烟胺

(protionamide)

别名：Prothionamide

本品为乙硫异烟胺的同类药物。

【CAS】 14222-60-7

【ATC】 J04AD01

【理化性状】 1. 化学名：2-Propylpyridine-4-carbothioamide

2. 分子式：$C_9H_{12}N_2S$

3. 分子量：180.3

4. 结构式

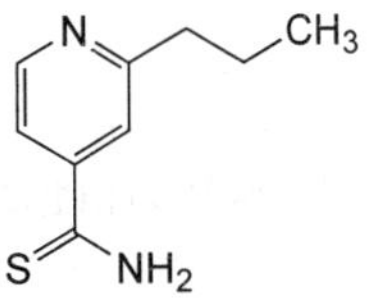

【药理作用】 本品为异烟肼的衍生物，其作用机制不明，可能对肽类合成具有抑制作用。本品对结核分枝杆菌的作用取决于感染部位的药物浓度，低浓度时仅具有抑菌作用，高浓度具有杀菌作用。本品与乙硫异烟胺有部分交叉耐药现象。

【体内过程】 可从胃肠道快速吸收。单次口服后约 2 h 达血药峰值，可广泛分布于全身组织和体液(包括脑脊液)中。可被代谢成具有活性的代谢物硫氧化物和其他几种失活的代谢物。出现在尿中的原药少于10%。

【适应证】 本品仅对分枝杆菌有效，本品与其他抗结核药联合用于结核病经一线药物(如链霉素、异烟肼、利福平和乙胺丁醇)治疗无效者。

【不良反应】 1. 常见精神忧郁(中枢神经系统毒性)。

2. 少见步态不稳或麻木、针刺感、烧灼感、手足疼痛(周围神经炎)、精神错乱或其他精神改变(中枢神经系统毒性)、眼或皮肤黄染(黄疸、肝炎)。

3. 罕见视物模糊或视力减退、合并或不合并眼痛(视神经炎)、月经失调或怕冷、性欲减退(男子)、皮肤干而粗糙、甲状腺功能减退、关节疼痛、僵直肿胀。

4. 如持续发生以下情况者应予注意：腹泻、唾液增多、流口水、食欲缺乏、口中金属味、恶心、口痛、胃痛、胃部不适、呕吐(胃肠道紊乱、中枢神经系统毒性)、眩晕(包括从卧位或坐位起身时)、嗜睡、无力(中枢神经系统毒性)。

【妊娠期安全等级】 D。

【禁忌与慎用】 1. 参见乙硫异烟胺。

2. 12岁以下儿童禁用。

3. 尚未明确本品是否可经乳汁分泌，哺乳期妇女使用时，应暂停哺乳。

【药物相互作用】【用药须知】 参见乙硫异烟胺。

【剂量与用法】 成人，口服，10 mg/(kg·d)，分3次用；或一次0.1～0.2g，3次/日。

【制剂】 片剂：0.1 g。

【贮藏】 密封贮于15～30 ℃。

乙胺丁醇

(ethambutol)

本品为合成的二线抗结核病药物。

【CAS】 74-55-5

【ATC】 J04AK02

【理化性状】 1. 本品为白色结晶，易溶于水。

2. 化学名：(2S, 2′S)-2, 2′-(Ethane-1, 2-diyldiimino)dibutan-1-ol

3. 分子式：$C_{10}H_{24}N_2O_2$

4. 分子量：204.31

5. 结构式

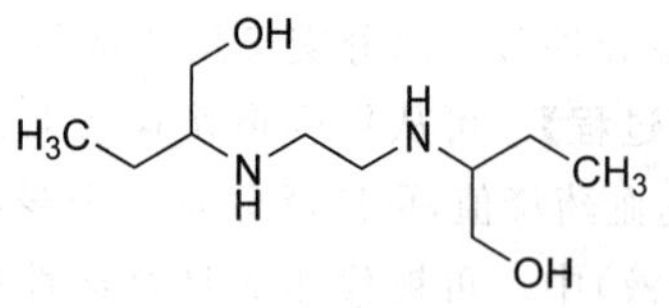

盐酸乙胺丁醇

(ethambutol hydrochloride)

别名：Mycobutol

〖CAS〗 1070-11-7

〖理化性状〗 1. 本品为白色结晶性粉末，易溶于水，溶于乙醇和甲醇，微溶于三氯甲烷和乙醚。

2. 化学名：(*S*, *S*)-*N*, *N*′-Ethylene bis(2-aminobutan-1-ol) dihydrochloride

3. 分子式：$C_{10}H_{24}N_2O_2 \cdot 2HCl$

4. 分子量：277.2

【药理作用】 1. 本品可进入繁殖旺盛期的结核菌体内，抑制其RNA的合成代谢，导致细菌死亡。

2. 本品对结核杆菌具有抑菌作用，其MIC为0.5～0.8 μg/ml，浓度较高时则可杀菌。

3. 其作用比异烟肼、利福平和链霉素弱，而比对氨水杨酸强。

4. 与其他抗结核药之间不存在交叉耐药，耐异烟肼或链霉素的菌株对本品仍敏感。

5. 单用易产生耐药，必须与其他抗结核药物合用。

【体内过程】 1. 口服本品约可吸收80%，余以原药形式随粪便排出。食物对吸收无明显影响。单次口服25 mg/kg后4 h内可达血药峰值，24 h则降至1 μg/ml以下。本品可分布于大多数组织中，如肺、肾和红细胞。在脑膜有炎症时可渗入脑脊液中，可透过胎盘，进入乳汁中。$t_{1/2}$约为3～4 h。

2. 部分药物在肝内代谢成无活性的醛和二羧酸衍生物，然后随尿排出。用量的大部分于24 h以原药和8%～15%代谢物随尿排出。透析可排出药物。

【适应证】 常与其他抗结核药(如异烟肼、利福平和链霉素)合用于其他抗结核药无效或已出现耐药菌株的病例，可用于初治和复治。

【不良反应】 1. 最主要的不良反应是球后视神经炎，表现为视敏度减退、视野缩小、中心和外周暗点、绿+红色盲。单侧或双侧受损。视力减退的程度似与剂量和疗程有关，日剂量达到25 mg/kg持续用药2个月后最常产生此种毒性。视力恢复通常要经过几周、几个月，极少数要经过1年以上才能恢复。视网膜出血极少发生。

2. 肾对尿酸的清除减少，偶有激发急性痛风的病例。

3. 高敏反应包括皮疹、瘙痒、白细胞减少、发热，关节痛罕见。

4. 其他不良反应包括惊厥、定向障碍、幻觉、头痛、头晕、无力、黄疸或短暂性肝功能异常、周围神经炎、血小板减少，胃肠道障碍如恶心、呕吐、食欲缺乏和腹痛。

5. 动物实验可见致畸作用。

【妊娠期安全等级】 C。

【禁忌与慎用】 1. 鉴于动物实验有致畸作用，妊娠期前 3 个月禁用本品为好。

2. 视神经炎患者和对本品过敏者禁用。

3. 6 岁以下儿童和视力不佳的患者禁用。

4. 酗酒者禁用本品。

5. 老年及糖尿病、痛风患者和肾功能不全患者慎用。

6. 本品可分泌至乳汁，哺乳期妇女使用时，应停止哺乳。

7. 老年人往往伴有生理性肾功能减退，故应按肾功能调整用量。

【药物相互作用】 氢氧化铝可使结核患者对本品的吸收量减少速度减慢。

【剂量与用法】 1. 在开始治疗的 8 周中，本品常与异烟肼、利福平和吡嗪酰胺合用，有时在继续治疗中可与利福平和异烟肼合用。

2. 成人可 1 次口服 15 mg/kg；也可 30 mg/kg，每周 3 次；还可 45 mg/kg，每周 2 次。

3. 对于复治病例，也可一日给药 25 mg/kg，持续用药 60 d 后改为 15 mg/(kg·d)。

【用药须知】 1. 用药期间，应定期检查肝肾功能、血常规、血糖和尿酸。

2. 治疗前和治疗期中应定期检查视力、视野、色觉及眼底。

3. 应向患者说明，一旦出现视力减退，应立即向医生报告。

4. 过量用药者可通过血液透析或腹膜透析排出过量的药物。

【制 剂】 ① 片剂：100 mg；200 mg；250 mg；400 mg。②胶囊剂：250 mg。

【贮藏】 密封贮存于 15～30 ℃。

吡嗪酰胺
(pyrazinamide)

别名：异烟酰胺、氨甲酰基吡嗪、Tebrazid

本品衍生于烟酰胺，为合成的抗结核药。

【CAS】 98-96-4

【ATC】 J04AK01

【理化性状】 1. 本品为白色或近乎白色、无味的结晶粉末，可溶于水(1∶67)，溶于无水乙醇(1∶175)，溶于三氯甲烷(1∶135)，溶于乙醚(1∶1000)，溶于甲醇(1∶72)，微溶于乙醇。

2. 化学名：Pyrazine-2-carboxamide

3. 分子式：$C_5H_5N_3O$

4. 分子量：123.1

5. 结构式

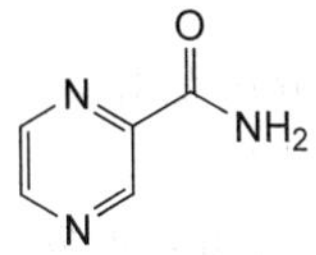

【药理作用】 1. 体外证实，本品仅对结核分枝杆菌具有杀菌作用，对其他分枝杆菌或微生物则无活性。

2. 在酸性环境中，其杀菌效果好，可杀灭代谢系列缓慢和处于休眠状态的结核杆菌，其作用较异烟肼、利福平或链霉素弱，而强于对氨水杨酸；在 pH5.6 时，对结核杆菌的 MIC 为＜20 μg/ml；当 pH 呈中性时，本品几乎完全失活。

3. 本品对在巨噬细胞内酸性环境中缓慢生长的结核菌有效。

4. 单用本品易于产生耐药，但与其他抗结核药无交叉耐药。

5. 由于本品对生长缓慢的结核杆菌的活性较强，可能减少结核病的复发。

【体内过程】 1. 本品可从胃肠道迅速吸收。单次口服 1.5 g 后约 2 h 可达血药峰值 35 μg/ml；服用 3 g 则为 66 μg/ml。可广泛分布于体内各种组织和体液(包括脑脊液)中，并可分泌进入乳汁。$t_{1/2}$ 约为 9～10 h。

2. 主要在肝内通过水解代谢成主要的而具有活性的代谢物吡嗪酸，此代谢物继而羟基化成主要排泄产物 5-羟基吡嗪酸。约有 70％用量于 24 h 主要以代谢物随尿排出，以原药排出者仅占 4％～14％。透析可排出本品。

【适应证】 参与多药方案治疗结核病，主要用于短程疗法的前 8 周，或对其他抗结核药已产生耐药的复治病例。结核性脑膜炎首选药。

【不良反应】 1. 肝毒性是本品最严重的不良反应，多与剂量有关。当其与异烟肼和利福平合用时，其发生率在 3％以下。患者可能出现短暂的转氨酶的上升；或较重的肝大、脾肿大或出现黄疸，导致暴发性肝坏死而死亡者极罕见。

2. 高尿酸血症常见，可能导致痛风发作。

3. 其他不良反应还有恶心、呕吐、胃灼热感、腹泻、上腹痛、食欲缺乏、周身不适、发热、铁粒幼细胞贫血。

4. 高敏反应有瘙痒、皮疹、药物热、嗜酸性粒细胞增多、剥脱性皮炎和光敏反应。

【妊娠期安全等级】 C。

【禁忌与慎用】 1. 对本品过敏者、肝功能不全患者禁用。

2. 肾功能不全、糖尿病患者、视神经炎、痛风患者慎用。

3. 本品可少量分泌至乳汁，哺乳期妇女使用时应停止哺乳。

4. 13岁以下儿童用药的安全性及有效性尚未确定。

【药物相互作用】 1. 丙磺舒可延迟本品经肾排泄。

2. 4例同时使用本品和齐多夫定的患者，本品的血药浓度很低或未能测出。

【剂量与用法】 1. 常用量与其他抗结核药合用，结核初治，按体重15 mg/kg，1次/日顿服；或一次口服25～30 mg/kg，最高2.5 g，每周3次；或50 mg/kg，最高2.5 g，每周2次。结核复治，按体重25 mg/kg，1次顿服，连续60 d，继以按体重15 mg/kg，1次/日顿服。非典型分枝杆菌感染，一日15～25 mg/kg，顿服。

2. 13岁以上儿童用量与成人相同。

【用药须知】 1. 肾功能不全而又必须使用本品者，应降低用量。

2. 用药期间，如出现严重过敏反应、肝损害、明显的高尿酸血症等应及时停药。

3. 用药前和用药期间应检查肝肾功能、血常规及尿酸水平。

4. 在本品治疗前、治疗期间一日检查视野、视力、红绿鉴别力等，尤其是疗程长，一日剂量超过15 mg/kg的患者。

【制剂】 片剂：250 mg；500 mg。

【贮藏】 密封贮于15～30 ℃。

对氨基水杨酸
(aminosalicylic acid)

别名：对氨水杨酸、对氨柳酸、4-Aminosalicylic Acid、Paraaminos、Alicylicacid、*p*-Aminosalicylic Acid、Pasalicylum、PAS。其结构类似氨基苯甲酸，为合成的抗结核病药物。临床常用其钠盐，也有钙盐的制剂。

【CAS】 65-49-6

【ATC】 J04AA01

【理化性状】 1. 化学名：4-Amino-2-hydroxybenzoic acid

2. 分子式：$C_7H_7NO_3$

3. 分子量：153.1

4. 结构式

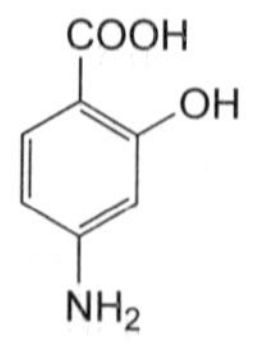

5. 稳定性：水杨酸的水溶液不稳定，所以需新鲜配制。

对氨基水杨酸钙
(calcium aminosalicylate)

〖CAS〗 133-15-3(anhydrous calcium aminosalicylate)

〖理化性状〗 1. 化学名：Calcium 4-amino-2-hydroxybenzoate trihydrate

2. 分子式：$(C_7H_6NO_3)_2Ca \cdot 3H_2O$

3. 分子量：398.4

对氨基水杨酸钠
(sodium aminosalicylate)

〖CAS〗 133-10-8 (anhydrous sodium aminosalicylate)；6018-19-5 (sodium aminosalicylate dihydrate)

〖理化性状〗 1. 本品为白色或类白色结晶或结晶性粉末，无臭，味咸带涩。

2. 化学名：Sodium 4-amino-2-hydroxybenzoate dihydrate

3. 分子式：$C_7H_6NNaO_3 \cdot 2H_2O$

4. 分子量：211.1

【药理作用】 1. 具有抑制结核杆菌的作用，其作用机制类似磺胺类。通过竞争性地阻断氨基苯甲酸转化成二氢叶酸，以阻止敏感微生物的叶酸合成。

2. 本品是高度专一性药物，仅对结核杆菌具有活性。与其他抗结核药物相比，其作用较低。

3. 本品1 μg/ml可对大多数结核杆菌菌株起到抑制作用。单用很快产生耐药。

【体内过程】 口服后迅速吸收，1～4 h后可达血药峰值。广泛分布于体内各种组织和体液中，但必须要在脑膜产生炎症时，才能进入脑脊液中。蛋白结合率约为50%～60%。本品主要在肝和肠内通过乙酰化进行代谢。24 h内迅速随尿排出用量的80%；以乙酰化代谢物排出者占用量的50%或更多。$t_{1/2}$约为1 h。本品可被分泌进入乳汁。

【适应证】 1. 常与异烟肼、链霉素合用治疗各型活动性结核病。

2. 可用于检测胰腺功能。

【不良反应】 1. 阿司匹林或水杨酸盐所引起的

不良反应都可能在使用本品时出现。

2. 常见的胃肠道不良反应有食欲缺乏、恶心、呕吐、痛性痉挛和腹泻，与食物或抗酸剂同服可能减轻，但仍有反应严重而不得不停药者。由于胃肠功能的改变可能引起维生素 B_{12}、叶酸和脂类的吸收不良。本品的钠盐或钙盐较易耐受，儿童比成人的耐受性好。

3. 5%～10%成人可发生高敏反应，一般出现在治疗的前几周中，其表现有发热、皮疹，关节痛、淋巴结病和肝脾肿大较少见，极少发生类似传染性单核细胞增多症的综合征。

4. 还可能发生黄疸、蛋白尿、结晶尿和脑炎、胰腺炎。

5. 血液系统可能使具有 G-6-PD 的患者发生溶血性贫血、粒细胞缺乏、嗜酸性粒细胞增多、白细胞减少、血小板减少，低钾血症、酸中毒等。

6. 偶可引起精神失常。

7. 延长治疗可能引起甲状腺肿和甲状腺功能减退。

【妊娠期安全等级】 C。

【禁忌与慎用】 1. 对本品过敏者、G-6-PD 缺乏患者、甲状腺功能减退者、肝功能不全者、消化性溃疡患者均禁用。

2. 肾功能不全患者慎用。

3. 电解质紊乱、心功能不全患者应慎用本品的钠盐。

4. 本品可通过乳汁分泌，哺乳期妇女使用时应暂停哺乳。

【药物相互作用】 1. 本品可减少异烟肼的乙酰化代谢，从而使后者的血药浓度上升。

2. 本品会削弱胃肠道对利福平的吸收，使后者血药浓度降低。如两者必须合用，投药的时间应相距 8 h。

3. 水杨酸类药物会增加本品对胃肠道的刺激。

4. 可延长苯妥英和口服抗凝药的作用。

5. 丙磺舒可延缓本品随尿排出。

6. 苯海拉明可削弱胃肠道对本品的吸收，应避免同服。

7. 本品可减少地高辛从胃肠道吸收。

8. 本品可增强口服抗凝药降低凝血酶原的作用，合用时后者应减量。

9. 本品合用氯化铵可增加发生结晶尿的可能性。

10. 本品可拮抗局麻药普鲁卡因的作用。

11. 使用硫酸铜检测尿糖时可出现假阳性。

12. 使用 Ehrlich 试剂测定尿胆原时，本品可使之出现假性升高。

【剂量与用法】 1. 成人口服 10～12 g/d，2～3 次分服；儿童 150～300 mg/(kg・d)，3～4 次分服。与食物同服可减轻胃肠道反应。

2. 重症可给予滴注，成人 8～10 g/d，以 0.9%氯化钠注射液或 5%葡萄糖注射液稀释成 3%～4%的溶液。用量可从小开始，逐渐加大。稀释液应使用黑纸包裹隔光于 5 h 内输完。

【用药须知】 1. 用药前和用药期间应检查肝肾功能、血常规和电解质。

2. 如发现过敏反应和肝损害表现应立即停药。

3. 特别要指出的是，两药或三药间如存在相同的不良反应，要特别注意可能相加的不良反应。该停药时立即停药，勿存侥幸心理。

4. 如出现结晶尿、蛋白尿、白细胞明显减少亦应尽快停药。

5. 服用肠溶片可减少胃肠不良反应。

【制剂】 ①片剂：0.5 g。②肠溶片：0.5 g。③注射剂(粉)：2 g；4 g；6 g。

【贮藏】 密封、避光贮于 15～30 ℃。

帕司烟肼
(pasiniazid)

别名：百生肼、对氨基水杨酸异烟肼、结核清、力克肺疾、异烟肼对氨基水杨酸盐、Dipasic、Isoniazide Para-aminosalicylate、Isoniazidum Para-amenosaligyligom、Pasiniazide、Pasiniazide/SodiumAminosalicylate、Pasiniazidum、Tuberculostatic。

本品是由异烟肼和对氨水杨酸经化学合成的一种抗结核药。

【CAS】 2066-89-9

【药理作用】 1. 本品是由异烟肼和对氨水杨酸经化学合成的一种抗结核药。其抗结核作用较单用异烟肼或对氨水杨酸强，且耐药菌产生较迟。本品在体内的抗结核效应是基于异烟肼，可抑制分枝菌酸的合成，使细菌胞壁破裂死亡。对氨水杨酸为对氨苯甲酸同类药，通过对叶酸合成的竞争性抑制作用而抑制结核杆菌的生长繁殖，与异烟肼结合后，可延缓异烟肼的乙酰化，提高异烟肼的有效血药浓度和组织浓度，并降低毒性，延缓耐药性的发生，从而增强疗效。

2. 本品对以人型结核分枝杆菌为代表的分枝杆菌有较强的抗菌作用。对堪萨斯分枝杆菌、乌分枝杆菌有较强抑制作用。

【体内过程】 本品口服后在十二指肠被吸收，经肝脏缓慢分解出异烟肼和对氨水杨酸而发挥作用。本品在体内分布广，血液中及组织内有效药物浓度高且作用时间较长。药物易透过血-脑屏障进入脑脊液，并能透过细胞膜转移至细胞内，还能渗透到干酪样变病灶中。

【适应证】 1. 常与其他抗结核药合用于治疗结核病。

2. 可作为外科手术期间的预防用药。

3. 对麻风病也有一定的疗效。

【不良反应】 本品不良反应轻微且发生率较低。个别患者用药后可能会出现恶心、呕吐、腹泻、腹痛、便秘、头晕、头痛、多发性神经炎、皮肤反应、黄疸、红斑狼疮样综合征等。此外，可能出现服用异烟肼或对氨水杨酸后的不良反应。

【禁忌与慎用】 1. 对本品过敏者、对异烟肼、乙硫异烟肼、吡嗪酰胺、烟酸或其他化学结构相关的药物过敏者、对氨基水杨酸钠及其他水杨酸类药物过敏者、对曾因使用异烟肼而致肝炎的患者禁用。

2. 精神病及癫痫患者、慢性肝病及肾功能不全患者、12 岁以下儿童、充血性心力衰竭患者、消化性溃疡患者、G-6-PD 缺乏者慎用。

3. 尚无妊娠期妇女使用本品的相关资料，如必须使用应权衡利弊。

4. 本品是否经乳汁分泌尚不明确，哺乳期妇女用药时应暂停哺乳。

【药物相互作用】 尚无有关此组合制剂的药物相互作用的文献资料，可参照异烟肼、对氨水杨酸的药物相互作用。

【剂量与用法】 1. 抗结核病　一日 10～20 mg/kg，分 3～5 次餐后服用。至少连用 3 个月。

2. 外科手术期间的预防用药　一日 10～15 mg/kg，分 3～5 次餐后服用。

3. 抗麻风病　一次 600 mg，1 次/日，连服 6 d，停服 1 d。6 个月为一个疗程。

4. 儿童口服给药抗结核病　一日 20～40 mg/kg，分 3～5 次餐后服用。至少连用 3 个月。

【用药须知】 1. 用药期间应适当补充维生素 B_6。

2. 有资料显示，患者加大用药剂量(1 g/d)，可出现肝酶升高，但血 BUN、血常规等均在正常范围。如出现药物过量，应立即调整剂量或停药，并采取对症处理，进行护肝治疗。

3. 用药期间定期检查肝功能。

【制剂】 ① 片剂：100 mg；140 mg。② 胶囊剂：100 mg。

【贮藏】 遮光、密闭，干燥处保存。

硫卡利特

(thiocarlide)

别名：Tiocarlide、Isoxyl

本品为化学合成的一种抗结核药。

【CAS】 910-86-1

【ATC】 J04AD02

【理化性状】 1. 化学名：1，3-bis[4-(3-Methylbutoxy)phenyl]thiourea

2. 分子式：$C_{23}H_{32}N_2O_2S$

3. 分子量：400.58

4. 结构式

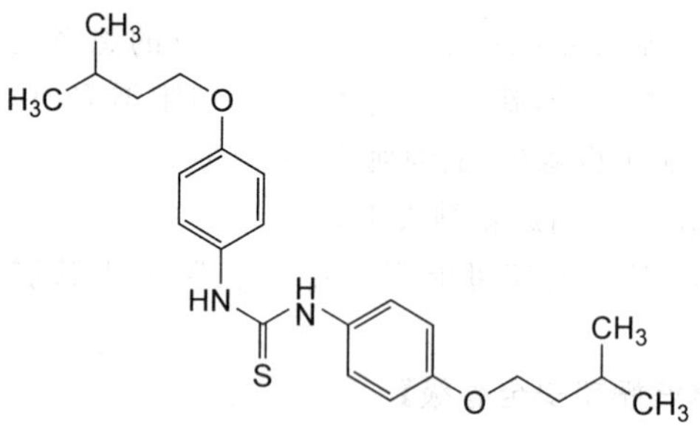

【简介】 本品作用与异烟肼或乙硫异烟胺相似。

贝达喹啉

(bedaquiline)

本品为二芳基喹啉类抗分枝杆菌药。是 40 余年来美国 FDA 批准的唯一治疗结核的上市新药。

【CAS】 843663-66-1

【理化性状】 1. 化学名：(1*R*，2*S*)-1-(6-Bromo-2-methoxy-3-quinolyl)-4-dimethylamino-2-(1-naphthyl)-1-phenyl-butan-2-ol

2. 分子式：$C_{32}H_{31}BrN_2O_2$

3. 分子量：555.5

4. 结构式

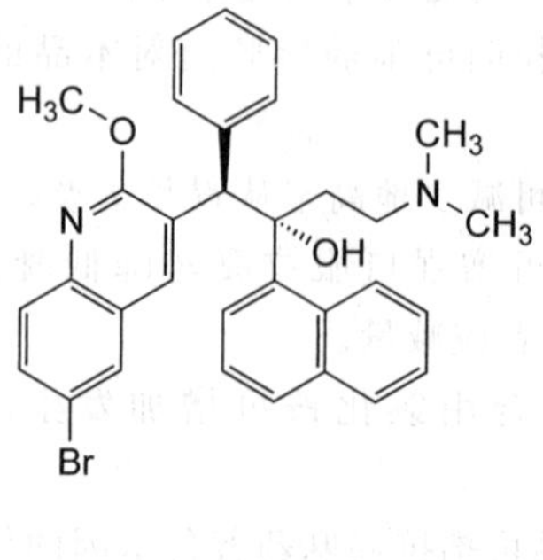

富马酸贝达喹啉
(bedaquiline fumarate)

别名：Sirturo

〖CAS〗　845533-86-0

〖理化性状〗 1. 本品为白色或近白色粉末，几乎不溶于水性介质。

2. 化学名：(1*R*，2*S*)-1-(6-bromo-2 methoxy-3-quinolinyl)-4-(dimethylamino)-2-(1-naphthalenyl)-1-phenyl-2-butanol compound with fumaric acid (1∶1)

3. 分子式：$C_{32}H_{31}BrN_2O_2$，$C_4H_4O_4$

4. 分子量：671.58

【用药警戒】 1. 在临床试验中，显示本品治疗组死亡率升高，只有在无其他治疗方案的情况下才可使用本品。

2. 本品可导致Q-T间期延长，与延长Q-T间期的药物合用，Q-T延长作用可能出现叠加。

【药理作用】 本品可抑制分枝杆菌ATP合成酶，该酶是分枝杆菌产生能量的关键酶。

【体内过程】 1. 吸收　口服本品后大约5 h达血药峰值(C_{max})，C_{max}和AUC与药物剂量和体表面积有关。单剂量400 mg或700 mg联合其他药物配合22 g脂肪(558 kcal)的标准餐会增加生物利用度20%，因此本品应与餐同服。

2. 分布　本品具有高蛋白结合率(大于99.9%)，血浆分布容积接近164L。

3. 代谢与排泄　CYP3A4是本品代谢的主要CYP同工酶系。主要代谢产物为*N*-去甲基喹啉(M2)，活性仅为原药的40%～60%。临床前研究显示，本品主要随粪便排泄，经肾随尿液中排出量<0.001%，表明肾清除率对本品代谢无影响。

达C_{max}后，血药浓度呈3次指数的方式下降。本品及其代谢产物M2的$t_{1/2}$为5.5个月，$t_{1/2}$较长可能是由于本品及其代谢物的缓慢从组织释放所致。

4. 8名轻中度肝功能不全的患者单剂口服本品400 mg，本品及其代谢产物M2的$AUC_{672\,h}$，较正常患者降低20%，轻中度肝功能不全患者勿需剂量调整。对重度肝功能不全的患者未进行研究，建议只有在益处大于风险时才可使用。

5. 肾功能不全患者药动学无显著差别(<0.01%)

【适应证】 用于治疗成人肺结核及耐多药结核病(MDR-TB)的联合治疗，尤其适用于其他治疗方法无效的结核病的治疗。

【不良反应】 1. 严重不良反应包括Q-T间期延长和死亡风险增加。

2. 常见不良反应包括恶心、关节痛、头痛、转氨酶升高、淀粉酶升高、咳血、食欲缺乏及皮疹。

【妊娠期安全等级】 B。

【禁忌与慎用】 1. 本品治疗潜伏性结核分枝杆菌感染、敏感性结核及肺外结核(如中枢神经系统)的安全性和有效性尚未确定，不推荐用于上述感染。

2. 动物实验显示，本品可经大鼠乳汁排泄，是否经人乳汁分泌尚不确定，哺乳期妇女慎用。

3. 妊娠期妇女使用本品尚未有设计良好的对照试验，若须使用本品应仔细权衡利弊。

4. 18岁以下儿童使用本品的安全性和有效性尚未建立。

5. 未对重度肝肝功能不全患者进行研究，此类患者应权衡利弊后使用。

6. 重度肾功能不全患者及终末期肾病透析的患者慎用。

【药物相互作用】 1. 本品通过CYP3A4代谢，代谢产物为M2。体外研究显示，本品对CYP1A2、CYP2A6、CYP2C8/9/10、CYP2C19、CYP2D6、CYP2E1、CYP3A4、CYP3A4/5和CYP4A无明显抑制作用，对包括CYP1A2、CYP2C9、CYP2C19以及CYP3A4无诱导作用。

2. 多剂量合用本品(400 mg，1次/日，连服14 d)及多剂量应用酮康唑(400 mg，连服4 d)，健康志愿者的AUC_{24h}、C_{max}、C_{min}分别升高22%、9%和33%。本品合用酮康唑及其他CYP3A4抑制剂最多不应连续使用14 d。

3. 单剂量应用本品300 mg和多剂量合用利福平(600 mg，1次/日，连服21 d)，本品的AUC降低52%，本品应避免合用利福霉素类如利福平、利福喷汀、利福布汀或其他强CYP3A4诱导剂。

4. 抗逆转录病毒药物依法韦伦为CYP的诱导剂。临床试验证实，受试者对单独给予本品以及本品与稳态依法韦仑联合用药均有良好耐受性。

5. 本品400 mg，1次/日，多剂量合用异烟肼-吡嗪酰胺(剂量分别为300 mg/2000 mg)未发现生物利用度的变化。合用异烟肼或吡嗪酰胺时勿须调整剂量。

6. 本品单剂量400 mg和多剂量合用克力芝(400 mg洛匹那韦/100 mg利托那韦)2次/日，连服24 d，AUC增加22%，C_{max}无明显变化。

7. 合并HIV感染患者单剂量400 mg服用本品及联合多剂量合用奈韦拉平200 mg，2次/日，连续4周未导致有临床意义的变化。

8. 与酮康唑合用Q-T间期明显延长，禁与延长Q-T间期的药物合用。

【剂量与用法】 1. 耐药结核病患者需与至少 3 种药物合用，第 1～2 周，400 mg，1 次/日，与食物同服。第 3～24 周，200 mg，每周 3 次（两次剂量至少间隔 48 h），与食物同服，每周总剂量 600 mg。疗程为 24 周，本品的片剂应整片吞服，治疗期间患者应戒酒。

2. 应告知患者按时服药，以完成全部疗程。

3. 如在前两周治疗过程中，漏服一剂，不必补服，按预定时间服用下一剂量，从第 3 周开始，如漏服 200 mg 的剂量，尽快补服，然后重新按每周 3 次服用。

【用药须知】 1. 下列情况下应监测心电图，与氟喹诺酮类、大环内酯类抗菌药、氯法齐明合用，有尖端扭转型心动过速病史，先天性长 Q-T 综合征、甲状腺功能减退、心动过缓、失代偿性心力衰竭、血钙、血镁或血钾低于正常下限。

2. 如明显的室性心律失常、Q-T 间期＞500 ms（重复心电图以确认）停用本品及其他延长 Q-T 间期的药物，经常监测心电图，以确定 Q-Tc 间期恢复至基线水平，如发生晕厥，立即查心电图。

3. 未在室性心律失常者和新近发生过心肌梗死的患者中进行研究。

4. 每月检查肝功能，ALT＞3×ULN 者，应于 48 h 内复查，排除病毒性肝炎，并停用其他肝毒性药物。如有肝功能异常的症状或实验室报告，应由医生立即进行评估。如 ALT 升高伴胆红素升高＞2×ULN、ALT＞8×ULN、ALT 升高持续 2 周以上，应停用本品。

【制剂】 片剂：100 mg。

【贮藏】 贮于 25 ℃，短程携带允许 15～30 ℃。

德拉马尼

(delamanid)

别名：Deltyba

本品为新型抗分枝杆菌药。2014 年 5 月 2 日欧盟批准上市。

【CAS】 681492-22-8

【ATC】 J04AK06

【理化性状】 1. 本品为白色或近白色粉末，几乎不溶于水性介质。

2. 化学名：(2*R*)-2-Methyl-6-nitro-2-[(4-{4-[4-(trifluoromethoxy) phenoxy]-1-piperidinyl} phenoxy) methyl]-2,3-dihydroimidazo[2,1-b][1,3]oxazole

3. 分子式：$C_{25}H_{25}F_3N_4O_6$

4. 分子量：534.48

5. 结构式

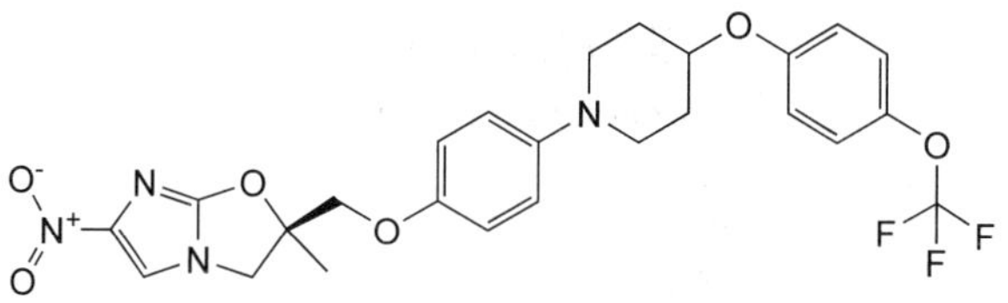

【药理作用】 本品通过抑制分枝杆菌细胞壁的成分甲氧基分枝菌酸和酮基分枝菌酸的合成而发挥作用。

【体内过程】 1. 吸收　在进食标准餐后服用本品较空腹用生物利用度增加 2.7 倍。暴露量的增加低于剂量增加的比例。

2. 分布　本品具有高蛋白结合率（大于≥99.5%），血浆分布容积很大约 2100L。

3. 代谢　本品首先经血浆蛋白代谢，此后再经 CYP3A 代谢。代谢产物无活性，但可延长 Q-T 间期。

4. 本品的 $t_{1/2}$ 为 30～38 h，代谢产物全部随粪便排泄，尿中无排泄。

5. 肾功能不全患者药动学无显著差别（＜0.01%）

【适应证】 用于治疗成人耐药肺结核的联合治疗，尤其适用于一线治疗无效的肺结核的治疗。

【不良反应】 1. 感染　常见食管白色念珠菌病、花斑癣。

2. 血液和淋巴系统　常见白细胞减少、血小板减少，少见贫血、嗜酸性粒细胞增多，罕见网状细胞过多。

3. 代谢和营养　常见脱水、低血钙、高胆固醇血症，少见高脂血症，罕见低血钾、高尿酸血症、食欲缺乏。

4. 精神　常见激惹、妄想障碍（虐待狂的类型）、情绪改变、抑郁、神经衰弱、烦躁不安、睡眠障碍、性欲增强，少见精神病、焦虑、坐立不安，罕见失眠。

5. 神经系统　常见嗜睡、平衡障碍、神经根痛、睡眠质量差，少见周围神经病、困倦、感觉减退，罕见头痛、头晕、感觉异常、震颤。

6. 眼　常见过敏性结膜炎，少见眼干、畏光。

7. 耳　少见耳痛，罕见耳鸣。

8. 心脏　常见Ⅰ度房室传导阻滞，室性期外收缩、室上性期外收缩，罕见心悸。

9. 血管　少见低血压、高血压、热潮红、血肿。

10. 呼吸系统　少见呼吸困难、咳嗽、食管痛、咽部刺激感、咽干、鼻溢，罕见咯血。

11. 胃肠道　吞咽困难、口腔感觉异常、腹胀，少见胃炎、便秘、腹痛、消化不良，腹部不适，罕见恶心、呕吐、腹泻、上腹痛。

12. 肝脏　常见肝功能异常。

13. 皮肤及皮下组织　常见脱发、嗜酸性脓疱性毛囊炎、全身瘙痒、红斑性皮疹，少见皮炎、荨麻疹、斑丘疹、痤疮、多汗。

14. 肌肉与骨骼　少见骨质疏松、肌无力、骨骼肌肉疼痛、胁痛、四肢痛。

15. 泌尿系统　常见尿潴留、排尿困难、夜尿症，少见血尿。

16. 整体感觉　常见感觉热，少见发热、胸痛、心神不安、外周水肿，罕见无力。

17. 实验室检查　常见心电图 ST 段压低、转氨酶升高、aPPT 延长、血皮质醇降低、γ-GT 升高，少见血皮质醇升高，罕见心电图 Q-T 间期延长。

【禁忌与慎用】 1. 对本品过敏者禁用。

2. 血浆白蛋白＜2.8 g/dl 者禁用。

3. 正在服用强效 CYP3A 诱导剂的患者禁用（如卡马西平、利福平等）。

4. 动物实验显示本品有生殖毒性，妊娠期妇女不推荐使用，育龄期妇女应采取有效避孕措施。

5. 尚未明确本品是否可经乳汁分泌，哺乳期妇女使用时应暂停哺乳。

6. 18 岁以下儿童使用本品的安全性和有效性尚未建立。

7. 轻、中度肝功能不全及重度肾功能不全患者不推荐使用。

8. 对于 65 岁以上老年人尚无数据。

【药物相互作用】 1. 本品部分通过 CYP3A 代谢，强效 CYP3A 诱导剂可明显降低本品的暴露量，应避免合用。

2. 禁与能延长 Q-T 间期的药物合用。

【剂量与用法】 耐药结核患者须与其他药物合用，进餐时口服 100 mg，2 次/日。疗程 24 周。

【用药须知】 1. 本品治疗肺外结核、潜伏性结核、结核分枝杆菌复杂感染的疗效尚未明确。

2. 本品须与 WHO 推荐的治疗结核的方案合用，以减少耐药性的产生。

3. 下列情况下应监测心电图，与氟喹诺酮类、大环内酯类抗菌药、氯法齐明合用，有尖端扭转型心动过速病史，先天性长 Q-T 综合征、甲状腺功能减退、心动过缓、失代偿性心力衰竭、血钙、血镁或血钾低于正常下限。

4. 应在治疗开始前及治疗期间每月检查心电图，如 Q-T 间期＞500 ms（重复心电图以确认）停用本品及其他延长 Q-T 间期的药物，经常监测心电图，以确定 Q-T 间期恢复至基线水平，如发生晕厥，立即查心电图。

【制剂】 片剂：100 mg。

【贮藏】 贮于 25 ℃，短程携带允许 15～30 ℃。

1.1.3.3　抗结核病的复合制剂

根据临床对结核病的几种组合治疗方案，已有几种固定配方的复合制剂，可使服用简便提高患者的依从性。

利福平-异烟肼

(rifampicin and isoniazid)

别名：卫非宁、Rifinah

【药理作用】 本品是利福平和异烟肼的复方制剂。利福平对结核分枝杆菌和部分非结核分枝杆菌（包括麻风分枝杆菌等）在宿主细胞内外均有明显的杀菌作用。异烟肼对各型结核分枝杆菌都有高度选择性杀菌作用，对生长繁殖期结核分枝杆菌作用强，对静止期作用较弱且慢。两者合用可以加强抗菌活性，并减少耐药菌株的产生。

【适应证】 1. 本品与其他抗结核药合用，用于各种结核病的初治与复治，包括结核性脑膜炎的治疗。

2. 本品与其他药物合用，用于麻风、非结核分枝杆菌感染的治疗。

3. 本品与万古霉素（静脉用）合用，可用于甲氧西林耐药葡萄球菌所致的严重感染。

4. 用于无症状脑膜炎奈瑟菌带菌者，以消除鼻咽部脑膜炎奈瑟菌；但不适用于脑膜炎奈瑟菌感染的治疗。

【剂量与用法】 1. 体重＜50 kg 者，空腹口服本品 450 mg/300 mg，1 次/日。

2. 体重≥50 kg 者，空腹口服 600 mg/300 mg，1 次/日。

【用药须知】 分别参见两药的相关材料。

【制剂】 ①片剂：每片含利福平 150 mg 与异烟肼 100 mg；每片含利福平 300 mg 与异烟肼 150 mg。②胶囊剂：每粒含利福平 150 mg 与异烟肼 100 mg。

【贮藏】 遮光、密封，在干燥处保存。

对氨水杨酸-异烟肼

(isoniazid and aminosalicylate)

【药理作用】 本品为异烟肼与对氨基水杨酸的化学合成物。口服后迅速自胃肠道吸收，并分布于全身组织和体液中，包括脑脊液和干酪样组织中。在体内逐渐分解为异烟肼和对氨基水杨酸。

【适应证】 与其他抗结核药联合，用于治疗各型肺结核、支气管内膜结核及肺外结核。并可作为与结核病相关手术的保护药，也可用于预防长期或大剂量皮质激素、免疫抑制治疗的结核感染及复发。

【剂量与用法】 1. 预防　成人 0.3 g/d，顿服；小儿一日按体重 10 mg/kg，一日总量不超过 0.3 g，顿服。

2. 治疗　成人与其他抗结核药合用，按体重一日口服 5 mg/kg，最高 0.3 g；或一日 15 mg/kg，最高 900 mg，2～3 次/周。小儿按体重一日 10～20 mg/kg，一日不超过 0.3 g，顿服。某些严重结核病患儿（如结核性脑膜炎），一日按体重可高达 30 mg/kg（一日量最高 500 mg），但要注意肝损害和周围神经炎的发生。

【用药须知】 分别参见两药的相关材料。

【制剂】 片剂：0.1 g。

【贮藏】 遮光、密封，在干燥处保存。

异烟肼-利福平-吡嗪酰胺

(isoniazid and rifampicin and pyrazinamide)

别名：卫非特、Rifater

【药理作用】 三者均为杀菌药，各有其作用特点：异烟肼特别作用于快速生长繁殖的细胞外菌群；利福平除有以上异烟肼的特点外，还对代谢缓慢的细胞内外菌群和快速生长的细胞内菌群起作用；吡嗪酰胺主要作用于细胞内特别是在巨噬细胞内酸性环境中缓慢生长的结核菌。

【适应证】 用于结核病短程化疗的强化期。

【剂量和用法】 1. 体重 30～39 kg 者，空腹口服本品 3 片，1 次/日。

2. 40～49 kg 者，4 片，1 次/日。

3. ＞50 kg 者，5 片，1 次/日。

【用药须知】 三药的其他有关资料可分别参见各药的相应描述。

【制剂】 片剂：每片含利福平 120 mg，异烟肼 80 mg，吡嗪酰胺 250 mg。

【贮藏】 遮光保存。

1.1.4　抗麻风病药

自 20 世纪 40 年代初砜类药物面市后，针对麻风病的化疗从此有了长足的进展。此外，由于新的抗结核病药不断出现，而这两种传染病的病原菌又同属抗酸性分枝杆菌，因此，不少抗结核病药也兼有抗麻风病的作用。耐药使得抗麻风病治疗也和抗结核病治疗一样，由单一药物为主的治疗方案转变为多药合用的联合方案。由此而产生的显著疗效已向人们启示：预防和治愈麻风病已经成为可以预期的情况了。

氨苯砜

(dapsone)

别名：Diaminodiphenylsulfone、DDS

本品属化学合成的抗感染药。

【CAS】 80-08-0

【ATC】 J04BA02

【理化性状】 1. 本品为一种白色或乳白色、没有气味的晶体粉末。极难溶于水，溶于乙醇，极易溶于丙酮和无机酸溶液。

2. 化学名：Bis(4-aminophenyl)sulphone

3. 分子式：$C_{12}H_{12}N_2O_2S$

4. 分子量：248.3

5. 结构式

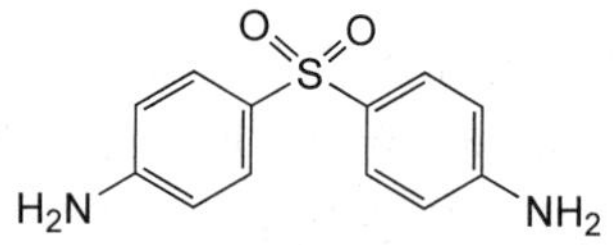

【药理作用】 1. 具有抑制麻风杆菌的作用，其机制尚未完全弄清；目前认为可能与磺胺类相似，通过与对氨苯甲酸竞争细菌的二氢叶酸合成酶，使细菌缺乏叶酸而停止繁殖。

2. 大剂量可能有杀菌作用，但毒性也随之加大。

3. 还具有抗卡氏肺囊虫和疟原虫的作用。

【体内过程】 1. 口服后几乎可从胃肠道完全吸收，单次给药后 2～8 h 可达血药峰值。至少持续 8 d 之后才可达到稳态浓度。每天用量 100 mg 所获得的谷值 0.5 μg/ml 明显超过了针对麻风杆菌的 MIC。本品的蛋白结合率为 50%～80%，其单乙酰化代谢物的蛋白结合率接近 100%。本品可进行肠肝循环，药物排泄缓慢，可产生蓄积作用。本品广泛分布，可透过胎盘，并出现在唾液、乳汁中。$t_{1/2}$ 约 10～50 h（平均 28 h）。

2. 本品主要经乙酰化成单乙酰氨苯砜，还可少量代谢为单和二乙酰衍生物。乙酰化作用具有遗传多态性。羟基化作用是其他主要的代谢途径，由此而产生可引起溶血和高铁血红蛋白血症的羟氨苯砜。本品主要随尿排出，其中，仅 20% 用量以原药形式排出。

【适应证】 1. 多与利福平、氯法齐明或丙硫异烟胺治疗各型麻风病，尤其适用于瘤型。

2. 本品常用于替代复方磺胺甲噁唑预防和治疗卡氏肺囊虫肺炎，还可配合乙胺嘧啶预防疟疾。

3. 可用于治疗疱疹型皮炎、连续性指端皮炎、角层下脓疱病和变应性皮肤小血管炎。近几年还试用于痤疮、系统性红斑狼疮、银屑病和带状疱疹。

4. 文献报道还试用本品预防弓形体病，治疗皮肤利什曼病和放线菌性足分枝菌病。

【不良反应】 1. 最常见的不良反应是与剂量有关的溶血和高铁血红蛋白血症，剂量≥200 mg/d时大多数会发生，100 mg/d时则无明显的溶血；不过，有G-6-PD缺乏的患者仅用>50 mg/d即可发生。

2. 单用本品极少引起粒细胞缺乏，但与其他药物合用预防疟疾时则较常发生。

3. 皮疹和瘙痒可能发生。严重而罕见的过敏反应有斑丘疹样、麻疹样或猩红热样皮疹，剥脱性皮炎，中毒性表皮坏死松解症，固定形药疹以及斯-约综合征。

4. 过敏反应虽极少发生类似单核细胞增多症的氨苯砜综合征，但由于合用多药治疗麻风病，使得此综合征的发生率已见上升，其症状多始于用药的第6周，其表现包括皮疹、发热、黄疸、中毒性肝炎和嗜酸性粒细胞增多。

5. 文献报道，有几例对本品过敏的艾滋病患者接受脱敏成功。

6. 周围神经病已有报道，常有丧失活动能力的表现。本品诱发的麻风反应除周围神经病表现外，还有发热、皮疹、结节性红斑、神经痛和虹膜睫状体炎表现。

7. 其他常见的不良反应还有恶心、呕吐、食欲缺乏、头痛和精神失常。

8. 光敏反应已有多例报道。

【妊娠期安全等级】 C。

【禁忌与慎用】 1. 对本品过敏者、具有明显皮肤过敏史者禁用；有G-6-PD缺乏的患者禁用。

2. 患有严重肝肾疾病、消化性溃疡、贫血的患者应慎用本品。

3. 本品可经乳汁分泌，哺乳期妇女使用时应暂停哺乳。

【药物相互作用】 1. 丙磺舒可减少本品随尿排出，使其血药浓度上升，不良反应加重。

2. 利福平可降低本品的血药浓度，从而削弱本品对其他感染的疗效(但不影响对麻风的疗效)。

3. 本品可能拮抗氯法齐明的抗炎(非指抗麻风病)特性。

4. 对氨苯甲酸可拮抗本品的抑菌作用。

【剂量与用法】 1. 大多数对麻风病的方案都是由WHO推荐的。

2. 多菌型麻风　利福平600 mg＋氯法齐明300 mg，每月1次，监督口服；同时，氨苯砜100 mg＋氯法齐明50 mg，1次/日，自服，连用2年。儿童用此方案，以上三药均须减量；10～14岁儿童氨苯砜的一日剂量为50 mg，如体重较轻，则按1～2 mg/kg给药。体重低于35 kg的成人，利福平和氨苯砜也应减量，氨苯砜减至50 mg/d或1～2 mg/d。

3. 少菌型麻风　利福平600 mg，每月1次，监服；同时，一日自服氨苯砜100 mg，连用6个月。儿童和低体重成人须减量。

4. 预防卡氏肺囊虫肺炎　单用或合用乙胺嘧啶，建议100 mg/d；同样的剂量与甲氧苄啶用于治疗肺炎。

5. 预防疟疾　每周给予本品100 mg和乙胺嘧啶12.5 mg。

6. 疱疹样皮炎　其用量应依每一患者的具体情况决定，通常从50 mg/d开始，逐渐增量至300 mg/d，如有必要还可以更多一些。所使用的高剂量，应尽可能快地予以减量。在接受不含麸质食物的患者中，维持剂量应予降低。

7. 治疗红斑狼疮　100 mg/d，连用3～6个月。

8. 治疗痤疮　50 mg/d，连用3～14 d；或用本品5%凝胶剂涂患处，2次/日。

9. 治疗带状疱疹　一次25 mg，3次/日，连用3～14 d。

10. 治疗银屑病或变应性血管炎　100～150 mg/d，连用3个月。

11. 治疗糜烂性扁平苔癣　50 mg/d，连用3个月。

【用药须知】 1. 根据用药经验，本品在人体内有蓄积作用，每周最好停药1 d，每3个月应停药15 d。

2. 如出现明显的或严重的过敏反应(如中毒性肝炎、剥脱性皮炎或氨苯砜综合征)，应立即停药，给予保肝并应用皮质激素等。

3. 如出现溶血性贫血，轻者不必停药，给予铁剂和复合维生素B，红细胞<3.0×10^{12}/L者应停药。

4. 用药期间，避免直接日晒。

5. 对超量服药者，应尽早洗胃，口服活性炭，给氧和补液。出现高铁血红蛋白血症者可缓慢静脉注射亚甲蓝1～2 mg/kg，如有必要，1 h后重用1次。

6. 本品可致新生儿溶血反应，临产妊娠期妇女不应使用。

7. 一般麻风患者在应用砜类药3～6个月后即可见症状获得减轻，其黏膜病损恢复较快，口、鼻、咽喉部的结节和溃疡随后逐渐减轻或消失。皮肤和神经损害的恢复以及瘤型麻风的细菌消失则需更长的时间。此外，由于神经纤维化可导致麻痹加重，留下后遗症。

8. 为了防止麻风病复发和传播，在瘤型和结核样麻风患者已达到治愈标准后，应接受巩固治疗至少5年。

9. 明显或严重的麻风反应患者应予减量，待反应明显减轻或消失后再逐渐加量；也可短暂应用皮质激素控制。

10. 服药期中，应定期检查血常规和肝功能。

【临床新用途】 1. 泛发性神经性皮炎　本品一次50 mg，口服，2次/日，7 d一疗程，疗程间休息2～3 d。并加用维生素B_4及维生素C等。

2. 过敏性紫癜　本品口服，15岁以下儿童25 mg，15岁以上一次50 mg，2次/日，10 d一疗程。

3. 疥疮结节　本品一次50 mg，口服，2次/日，7天一疗程。

4. 环状肉芽肿　成人本品100 mg/d，口服，1～3月一疗程；10岁儿童用量一次50 mg。

5. 嗜酸性粒细胞增多综合征　本品一次50 mg，口服，2次/日或3次/日。有效后可递减剂量，维持量37.5～200 mg/d。

6. 真菌及结核、原虫性皮肤病　用本品200 mg/d，连用1～2年使足菌肿治愈。对用各种抗痨病治疗无效的颜面播散性粟粒狼疮，改为本品50 mg/d，经3～5月可治愈。本品治疗黑热病，按2 mg/(kg·d)，连用21 d后，80%病例的临床表现和病理检查获愈。

7. 免疫性血小板减少性紫癜　本品75 mg/d，口服，给药2～48周。

8. 儿童银屑病　7～10岁一次用50～70 mg；11～14岁一次用75～100 mg，2次/日，口服，10 d一疗程。

9. 荨麻疹性血管炎　本品一次50 mg，口服，2次/日，用6 d停1 d。20 d后可逐渐减量，50 d可停药。

【制剂】 ①片剂：50 mg；100 mg。②凝胶剂：5%。

【贮藏】 片剂，避光保存；凝胶剂，贮于20～25 ℃，避免冷冻。

醋氨苯砜

(acedapsone)

别名：乙酰氨苯砜、二乙酰氨苯砜、Diacetyldiamino Diphenylsulfone、DADDS

本品为氨苯砜的衍生物。

【CAS】 77-46-3

【理化性状】 1. 本品为白色或微黄色结晶性粉末，无臭，无味。极微溶于乙醇，几乎不溶于水、乙醚、稀盐酸或氢氧化钠溶液。

2. 化学名：Bis(4-acetamidophenyl) sulfone

3. 分子式：$C_{16}H_{16}N_2O_4S$

4. 分子量：332.4

5. 结构式

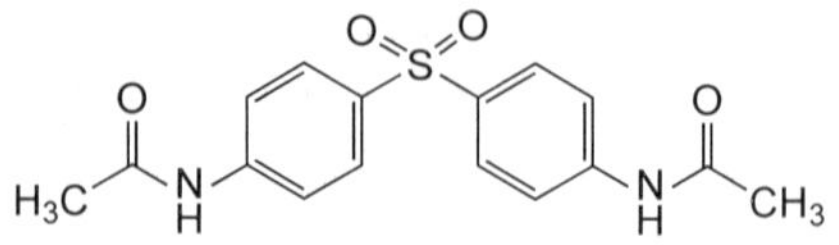

【药理作用】【禁忌与慎用】 参见氨苯砜。

【体内过程】 肌内注射本品后在体内缓慢地分解成氨苯砜和单乙酰氨苯砜，从而发挥治疗作用。肌内注射1次可维持有效治疗浓度60～75 h，故称为氨苯砜的长效制剂。

【适应证】 1. 预防麻风病。

2. 治疗结核样麻风病，或进行巩固性治疗。

【不良反应】 1. 同氨苯砜，但较轻。

2. 肌内注射局部有痛感，再次注射可望减轻。

【妊娠期安全等级】 C。

【剂量与用法】 肌内注射一次400～600 mg，每隔60～75 d注射1次，连用2年。儿童用量酌减，一般对儿童的生长发育无明显影响。

【用药须知】 1. 由于本品的血药浓度低，故不适用于瘤型麻风病。

2. 最好先试服氨苯砜，如无高敏反应发生，再注射本品。

3. 为防止细菌产生耐药性，可以在注射本品期中加服氨苯砜一次100～150 mg，2次/周。

4. 余参见氨苯砜。

【制剂】 注射剂（油混悬剂）：225 mg/1.5 ml；450 mg/3 ml；900 mg/6 ml（溶剂为40%苯甲酸苄酯和60%蓖麻油）。

【贮藏】 避光保存。

氯法齐明

(clofazimine)

别名：氯苯吩嗪、克风敏、Lamprene

本品为一种具有抗分枝杆菌和抗炎作用的吩嗪染料，归属于亚氨基吩嗪衍生物。

【CAS】 2030-63-9

【ATC】 J04BA01

【理化性状】 1. 本品为暗红色晶体，几乎不溶于水，微溶于乙醇、丙酮、乙基醋酸，溶于三氯甲烷、苯。

2. 化学名：3-(4-Chloro-anilino)-10-(4-chlorophenyl)-2,10-dihydro-2-phenazin-2-ylide-neisopropylamine

3. 分子式：$C_{27}H_{22}C_{12}N_{4}$

4. 分子量：473.4

5. 结构式

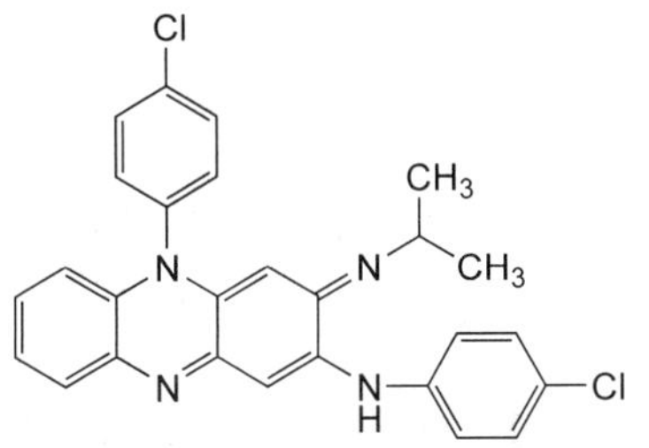

【药理作用】 1. 本品特别适合与分枝杆菌的DNA结合，抑制分枝杆菌的复制和生长。

2. 本品对麻风杆菌具有微弱的杀菌作用。

3. 体外证实，对其他分枝杆菌亦具有活性。此外，还有抗炎作用和拮抗Ⅱ型麻风反应作用。

4. 本品对麻风的疗效接近氨苯砜，且对耐氨苯砜的麻风杆菌亦有效。

【体内过程】 1. 本品可从胃肠道吸收约45%～70%；如在餐后立即服用本品的微晶制剂，吸收量可达最高。达到稳态血药浓度的时间尚未确定，但已超过了30 d。每天接受100 mg或300 mg的麻风病患者，平均获得血药浓度分别为0.7 μg/ml和1.0 μg/ml。由于其亲脂性，本品主要分布于脂肪组织和网状上皮细胞(包括巨噬细胞)中。大部分本品分布于各个器官和组织，并可进入乳汁；可透过胎盘，但不能透过血-脑屏障。

2. 单次给药后的 $t_{1/2}$ 约为10 d，多次给药后的 $t_{1/2}$ 为25～90 d。本品可在体内蓄积，大量以原药形式随粪便排出(包括未吸收的和经胆分泌的)。约有1%的用量以原药和代谢物于24 h内随尿排出。小量则从皮脂腺和汗腺排出。

【适应证】 1. 主要治疗镜检阳性的各型麻风病和Ⅱ型麻风反应。

2. 也可用于对砜类药过敏或菌株对砜类已产生耐药或反复发生麻风反应的瘤型麻风患者。

3. 还可治疗其他皮肤病，如某些非典型分枝杆菌引起的皮肤感染、慢性盘状红斑狼疮、坏疽性脓皮病和掌跖脓疱病。

【不良反应】 1. 其不良反应与剂量有关，最常见的是皮肤变为红色到棕色，特别在暴露于日光下更为明显；麻风病损部位则会变为紫红色到黑色。结膜和角膜也会显出红色到棕色色素沉着。在停药后数月乃至数年色素沉着才可消退。此外，毛发、泪液、汗液、痰液、乳汁、尿液和粪便也会变色。

2. 由于本品可透过胎盘，故可使胎儿皮肤和各相关部位着色。

3. 当日剂量＜100 mg时，较少发生胃肠道不良反应，通常也不严重。常见的症状有恶心、呕吐、短暂腹痛，多在开始用药后直接因药物的刺激而引起，减量后可消失。剂量达300 mg/d或更高连续给药几个月后，可产生腹痛、腹泻、体重减轻和胃肠出血；严重时，小肠出现水肿，进而导致肠梗阻。这可能是由于本品的结晶沉淀在小肠壁和肠系膜淋巴结里所造成的。结晶沉淀物还可能出现在肝、脾里，产生不良反应；此外，结晶还可能出现在结膜、角膜、巩膜和虹膜里，使泪液减少，视力受到影响。在停药6～12个月可望恢复。

4. 皮肤干燥少汗、脱屑、鱼鳞样改变、皮疹和瘙痒，还可能出现光敏反应。

5. 还可能发生头痛、嗜睡、头晕、味觉改变和四肢水肿，这些都不会严重到必须停药的地步。

【妊娠期安全等级】 C。

【禁忌与慎用】 1. 对本品过敏者禁用。

2. 肝、肾功能不全和患有胃肠病的患者应慎用。

3. 本品可通过乳汁分泌，哺乳期妇女使用时应暂停哺乳。

4. 儿童用药的安全性及有效性尚未确定。

【药物相互作用】 1. 氨苯砜可拮抗本品对Ⅱ型麻风反应的抗炎作用。

2. 本品可影响利福平的吸收。

【剂量与用法】 1. 餐后立即服药吸收最佳。

2. 治疗多菌型麻风，常合用利福平和氨苯砜，其用量和用法可参见氨苯砜。

3. 对具有耐利福平的患者可合用本品和氧氟沙星或米诺环素，其剂量和用法可参考二药的有关资料。

4. 使用本品4～6周治疗Ⅱ型麻风反应，其疗效可能并不明显。300 mg/d，疗程不应超过3个月。对反应严重者，可合用皮质激素。但本品不适用于Ⅰ型麻风反应。

5. 治疗机会分枝杆菌感染可用100～200 mg/d，对艾滋病和难治性的鸟分枝杆菌感染的患者可加量至300 mg/d。

6. 治疗其他皮肤病，可用100～200 mg/d或更大剂量。

【用药须知】 1. 应告知患者，本品引起皮肤、眼和各种体液变色，一般在用药1周左右出现。

2. 如用药后引起胃肠症状，应予减量，严重或出血者应停药。

3. 每天用量超过100 mg的患者，必须进行药学监护。

4. 本品属于非砜类药，不良反应较轻，但不排除个别反应严重者。

5. 近悉每月合用1次本品1.2 g，其效果相当于多药联合方案中本品的用法（300 mg，每月1次或50 mg，1次/日）。

【临床新用途】 1. 各种皮肤血管炎　本品一次50 mg，3或4次/日，口服，平均疗程29.3 d，多数需要3～7周，不超过8周。

2. 无菌性脓疱病　本品200～400 mg/d，连用6月，口服。

3. 白癜风　口服本品100 mg/d。

4. 持久性色素异常性红斑　口服本品，体重＜40 kg者，一次100 mg，1次/2日，3月后改为一次200 mg，1次/周；体重＞40 kg者，一次100 mg，1次/日，3月后改为一次400 mg，1次/周。

5. 红斑狼疮　本品100 mg/d，每周用5 d，平均治疗25周。

6. 坏疽性脓皮病　本品300～400 mg/d，亦可与泼尼松合用。

【制剂】 ①片剂：100 mg。②胶囊剂：50 mg；100 g。

【贮藏】 密封、避光保存。

沙利度胺

(thalidomide)

别名：反应停、酞胺哌啶酮、酞谷酰亚胺、Thalidomid、Colgene

本品因导致海豹肢畸形而震惊世界，使其固有而可利用的作用被搁置了几十年。当前主要用于抗麻风反应。

【CAS】 50-35-1.

【ATC】 L04AX02

【理化性状】 1. 本品为白色至米色粉末，略溶于水、无水乙醇、丙酮、丁酸乙酯、乙酸乙酯、冰醋酸和甲醇，几乎不溶于三氯甲烷、乙醚和苯，极易溶于二甲基酰胺、二噁烷、嘧啶。

2. 分子式：$C_{13}H_{10}N_2O_4$

3. 分子量：258.2

4. 结构式

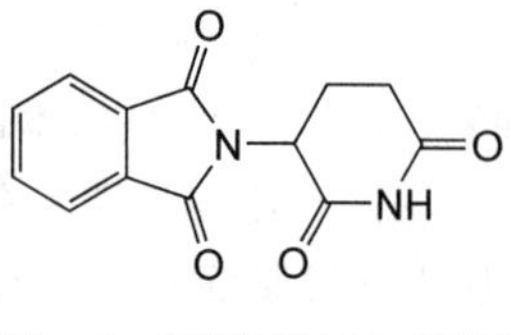

【用药警戒】 1. 妊娠期妇女服用本品可致新生儿严重出生缺陷或死亡。禁用于妊娠期妇女和即将怀孕的妇女，即使单次服用本品（与剂量无关），也可导致严重的新生儿出生缺陷。

2. 多发性骨髓瘤患者使用本品可增加深静脉血栓的风险，特别是与含地塞米松的标准化疗方案合用时风险明显升高。教育患者如出现气短、胸痛、上肢或下肢肿胀等症状及时就医，根据患者风险因素的评价决定是否给予预防用药。

【药理作用】 其作用机制至今不明。仅知其具有多种抗炎和免疫调节作用，可抑制肿瘤坏死因子α的合成。还有抑制血管生成作用，这是导致胎儿四肢畸形的原因。

【体内过程】 口服本品吸收缓慢。3～6 h始达血药峰值。其代谢和消除过程尚不清楚。

【适应证】 1. 主要用于治疗复发的或严重的红斑结节性麻风（ENL，即Ⅱ型麻风反应）。可使症状和体征迅速缓解。

2. 对伴或不伴HIV感染的鹅口疮（包括口咽部、食管和直肠）的痊愈疗效达55%。

3. 目前认为，对白塞病、慢性移植物抗宿主病、系统性红斑狼疮或狼疮样皮疹、坏疽性脓皮病、类风湿性关节炎、尿毒症瘙痒、艾滋病消瘦综合征、卡氏肉瘤、小孢子菌腹泻、溃疡性结肠炎以及HIV阴性的难治性鸟分枝杆菌感染有改善病情的作用。

4. 用于多发性骨髓瘤。

【不良反应】 1. 小剂量本品即有致畸作用。

2. 可能发生周围神经病，有时甚至是不可逆的。

3. 有镇静作用、直立性低血压、口干、皮肤干燥和便秘。

4. 还会发生发热、皮疹、水肿、甲状腺功能减退、中性粒细胞减少以及过敏反应。

【妊娠期安全等级】 X。

【禁忌与慎用】 1. 妊娠期妇女绝对禁用。

2. 尚不明确本品是否经乳汁分泌，哺乳期妇女使用时应暂停哺乳。

3. 12岁以下儿童用药的安全性及有效性尚未确定。

【剂量与用法】 1. 开处方的医师和发药的药师均须使用厂家提供的登记本并遵守各项安全措施。

2. 治疗Ⅱ型麻风反应，成人100～300 mg，1次/日，睡前服；严重病例可加量至400 mg/d。一旦获得满意疗效即应逐渐减量50 mg，每2～4周服1次。

3. 治疗鹅口疮性溃疡的用量为50～300 mg/d。

4. ≤50 mg足可控制系统性红斑狼疮患者的难治性皮疹。使用这种低剂量一般无镇静作用。

5. 治疗多发性骨髓瘤，一次200 mg，晚饭后服用，至少在睡前1 h服用，同时在1～4、9～12和17～20 d服用地塞米松40 mg，28 d一疗程。

【用药须知】 1. 本品对Ⅰ型麻风反应无效。

2. 目前尚不了解本品用后是否会出现在男性的精液里,因此,为安全计,与具有生育能力的配偶性交时应使用避孕套。

3. 育龄期女性使用本品期间及治疗结束后至少4周应采取有效避孕措施。

【临床新用途】 1. 带状疱疹　口服一次50 mg,3次/日,同时配合维生素 B_1 口服,外涂炉甘石洗剂。

2. 贝赫切特综合征　口服100 mg/d,皮疹消退后减至最小维持量,持续数周。

3. 红斑狼疮　口服200 mg/d,皮疹消退后递减至100 mg/d,维持1月。

4. 结节性痒疮　口服200 mg/d,用药后首先瘙痒减轻,继后,大多数结节可见消退,停药后再发者,再用仍有效。

5. 多形性日光症　本品按成人100～200 mg/d,儿童50～100 mg/d口服。

6. 慢性复发性阿夫他口疮　口服100 mg/d,经用药2～3 d后即可止痛,7～10 d获愈。

7. 类风湿性关节炎　初始口服300 mg/d,以后每2周增加100 mg,直到关节症状消失。维持量400～600 mg/d。

【制剂】 ①胶丸剂:50 mg。②片剂:25 mg;50 mg。

【贮藏】 避光保存。

阿地砜钠

(aldesulfone sodium)

别名:硫福宋钠、Sulfoxone Sodium

【CAS】 144-75-2

【ATC】 J04BA03

【理化性状】 1. 本品为白色至微黄色粉末。有特异气味。易溶于水,难溶于乙醇。

2. 化学名:{4-[4-(Sulfinomethylamino) phenyl] sulfonylphenyl} aminomethanesulfinic acid

3. 分子式:$C_{14}H_{16}N_2Na_2O_6S_3$

4. 分子量:404.5

5. 结构式

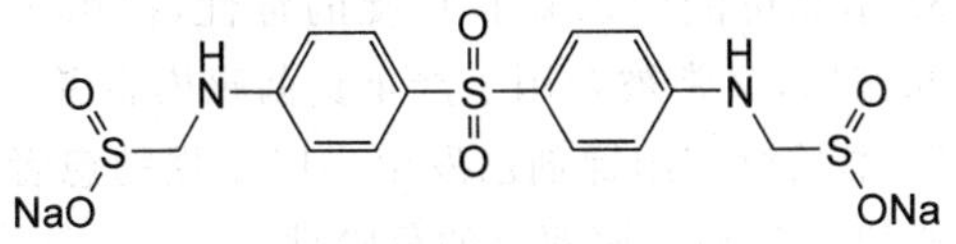

【简介】 本品为抗麻风病药。

1.1.5　抗真菌药

表皮癣菌、发癣菌和小孢霉菌可引起头癣、足癣、股癣、体癣和甲癣等浅表性真菌病。治疗这类真菌病的有效药物较多。白色念珠菌、新型隐球菌、荚膜组织胞浆菌、皮炎芽生菌和烟曲菌则引起深部组织及内脏器官如肺、胃肠道和泌尿道等的感染,甚至导致真菌性心内膜炎、脑膜炎和败血症等重症。对这类深部真菌病的有效药物一直极少;自唑类药物问世,特别是在氟康唑用于临床后,深部真菌病治疗的困难局面已开始改观。

1.1.5.1　抗生素类的抗真菌药

这类药物有的用于浅表,有的用于深部,有的两者兼用。

两性霉素B

(amphotericin B)

别名:二性霉素B、节丝霉素B、庐山霉素、AmfotericinB、Ampho-Moronal、Fungizone、Lushanmycin

本品属于多烯类抗生素。近几年,已有本品的脂质体上市,商品名Ambisome。

【CAS】 1397-89-3

【ATC】 A01AB04;A07AA07;G01AA03;J02AA01

【理化性状】 1. 本品为一种黄色至橘黄色,无臭或几乎无臭的粉末。不溶于水、无水乙醇、醚、苯和甲苯;溶于二甲基酰胺、二甲基亚砜和丙二醇,微溶于甲醇。

2. 分子式:$C_{47}H_{73}NO_{17}$

3. 分子量:924.1

4. 结构式

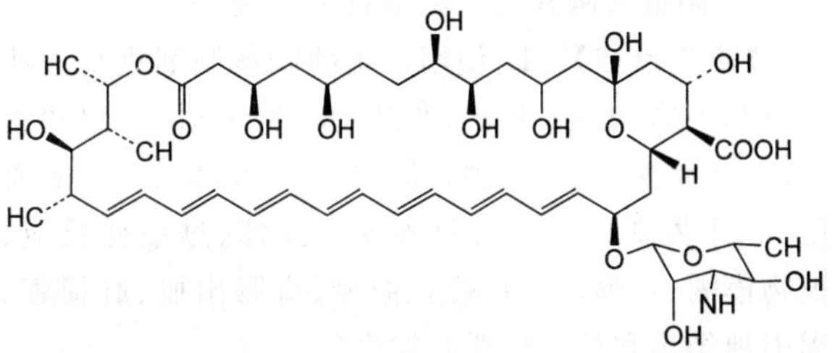

【药理作用】 1. 本品通过与固醇,特别是主要与麦角固醇结合,干扰敏感真菌细胞膜的通透性,导致细胞内钾离子、氨基酸、核苷酸等向外泄漏,从而破坏真菌细胞的正常代谢,使其正常生长受到抑制。

2. 对多种犁头霉菌属、多种曲霉菌属、多种担子菌、皮炎芽生菌、多种白色念珠菌、粗球孢子菌、多种耳霉菌属、新型隐球菌、荚膜组织胞浆菌、多种毛霉菌属、巴西芽生菌、多种根霉菌属、多种红酵母属和申克孢子丝菌均具有抑菌活性。MIC为0.03～1.0 μg/ml。

3. 藻类的多种原壁菌属、利什曼原虫和耐格里原虫对本品也敏感。

4. 本品对细菌、立克次体和病毒无活性。

【体内过程】 1. 本品极少或完全不从胃肠道吸收。如以传统的胶体形式和逐渐加量方法静脉给药，血药峰值可达 0.5～4.0 μg/ml。与血浆蛋白高度结合。分布虽广，但进入脑脊液仅为小量。$t_{1/2}$ 约为 24 h，随着长期给药，其终末 $t_{1/2}$ 可加至 15 d。

2. 原药以小量的方式随尿缓慢排出。完成治疗后数周，仍可从血清和尿液中测出痕量。本品在血液透析中不被消除。非传统的制剂和传统的制剂之间的药动学是有差异的。

3. 在临床使用中，本品脂质体与传统的制剂相比，前者可产生较高血药峰值(在给予 3 mg/kg 后可达 10～35 μg/ml)。在给予本品的硫酸胆固醇钠胶体制剂 0.25～1.25 mg/kg 后血药峰值可达 1～2.5 μg/ml。这充分说明了本品脂质体的优越性。

【适应证】 1. 主要用于严重的全身性真菌感染，如曲霉病、芽生菌病、白色念珠菌病、球孢子菌病、巴西芽生菌病、隐球菌病、组织胞浆菌病、毛霉病和孢子丝菌病。在真菌性心内膜炎、脑膜炎、腹膜炎或严重的呼吸道感染中也选用本品。所有这些感染都可能发生在免疫功能低下时。

2. 本品可局部用于治疗浅表性念珠病。有时对感染特别严重的患者(如加强监护病房)选作消化道口服去污消毒方案的一部分。

3. 本品还可用于治疗由多种耐格里原虫引起的阿米巴性脑膜脑炎以及内脏和黏膜皮肤利什曼病。

4. 滴眼剂用于眼部真菌感染。

5. 阴道泡腾片用于阴道真菌感染。

【不良反应】 1. 使用传统的胶体制剂进行滴注可引起头痛、恶心、呕吐、寒战、发热、不适、肌肉和关节痛、食欲缺乏、腹泻和胃肠痛性痉挛、高血压、低血压、心律失常(房颤、心跳停搏)、皮疹、过敏样反应、视物模糊、耳鸣、听力减退、眩晕、胃肠出血、肝损害、周围神经病和惊厥也偶有发生。

2. 几乎所有使用静脉给药方式的患者都会出现肾毒性，肾小球和肾小管均受损。停药后可能改善；但使用大剂量蓄积之后则可能出现持久性肾损害，无全身酸中毒的肾小管性酸中毒可能发生。使用本品可导致随尿排钾和镁增加，尿酸排泄增加，肾钙沉着症出现。有限的资料认为肾毒性与体内钠的耗竭有关。

3. 大多数接受本品患者都可能发生可逆性正常红细胞性贫血症，这可能是由于对红细胞生成素的直接抑制所产生的。偶见报道血小板减少、血细胞减少、粒细胞减少、嗜酸性粒细胞增多和凝血功能减退。

4. 在接受全身放射治疗的患者中偶发进行性多灶性白质脑病。

5. 本品溶液对静脉内皮有刺激，可能引起疼痛、在注射部位产生血栓静脉炎。药液外渗可损害组织。

6. 鞘内注射本品可能引起脑膜刺激、蛛网膜炎，以及具有疼痛、视力减退、尿潴留等表现的神经病。

7. 局部应用可能引起刺激、瘙痒和皮疹。

8. 一般来说，非传统的两性霉素 B 的不良反应类似传统的制剂，只是发生频率低一些，程度轻一些。短暂的肾损害的可逆性发作已有报道，但在具有损害而又不能接受传统制剂的患者中使用非传统制剂是充分安全的。过敏反应罕见。

9. 文献报道 1 例红斑狼疮和隐球菌性脑膜炎患者因接受 1 次试验剂量(本品 1 mg)导致永久性双侧眼盲。医者认为与本品具有因果关系。

10. 1 例锑剂引起的心肌受损患者因转换本品治疗内脏利什曼病导致心律失常加重、心搏骤停。医者认为，应在停用锑剂至少 10 d 后始可使用本品。

11. 两例因使用本品脂质体而致过敏反应的患者，后改用传统制剂却能耐受。

【妊娠期安全等级】 B。

【禁忌与慎用】 1. 肝肾功能不全、心肌受损、心律失常、低钾或低镁血症以及贫血患者慎用。

2. 尚未明确本品是否可经乳汁分泌，哺乳期妇女使用时应暂停哺乳。

【药物相互作用】 1. 大多数药物相互作用均由传统制剂引起，而非传统制剂则较少出现。

2. 本品合用具有肾毒性的抗生素、环孢素或其他具有肾毒性免疫抑制剂，或胃肠外喷他脒均可导致肾毒性加重。

3. 如可能，正在接受抗肿瘤药物的患者不应使用本品。

4. 应避免合用利尿药，如不慎已经合用，应严密监测血容量和电解质。

5. 本品的排钾作用可能增强神经肌肉阻断药的作用，增加洋地黄类的毒性；皮质激素可增强本品对钾的耗耗竭，前者的免疫抑制作用对患有严重真菌感染的患者是有害的。

6. 本品可能增加氟胞嘧啶的毒性，但由于两者的协同作用，又常被合用于严重真菌感染患者。

7. 本品对使用锑剂已发生心肌受损的患者可能增加心律失常和心搏骤停的危险性。

8. 同时接受本品和白细胞滴注的患者，其肺部可出现严重反应。必须使用两者时，应间隔尽可能长的时间。

9. 本品与咪康唑合用，不论用于局部或体内，后者的抗菌活性均会减低。

10. 尿液碱化药可增加本品的排泄，防止或减少发生肾小管性酸中毒的可能。

11. 本品的传统制剂（胶体混悬液）与多种药物有配伍禁忌，如青霉素、羧苄西林、庆大霉素、卡那霉素、土霉素、多黏菌素 B、链霉素、四环素、紫霉素、金霉素、阿米卡星；抗组胺药、钙盐、氯丙嗪、利多卡因、间羟胺、甲基多巴、呋喃妥因、丙氯拉嗪、依比酸钙钠、甾类、维生素 B 和 C。

【剂量与用法】 1. 传统的两性霉素 B（英国商品名 Fungizone） 首先给予 1 mg（试验剂量）在 20～30 min 输完。一般起始剂量为 250 μg/kg，逐渐加量，最高达 1 mg/(kg·d)；对病情严重者，可一日或隔日 1.5 mg/(kg·d)，与 1 mg/(kg·d) 交替使用。如停药超过 7 d 后再用药，仍必须按 250 μg/kg 重新开始并逐渐加量。滴注时，本品应以 5% 葡萄糖注射液稀释成 100 μg/ml 的溶液，一日用量在 2～4 h 输完；也可在 6 h 内缓慢滴注，这对减少急性毒性反应是必要的。

2. 两性霉素 B 脂质体（英国商品名 AmBisome）在 10 min 内滴注 1 mg 的试验剂量。一般起始剂量为 1 mg/(kg·d)，逐渐加量至 3 mg/(kg·d)。以 5% 葡萄糖注射液稀释成 200～2000 μg/ml 的溶液，一日用量在 30～60 min 输完。

3. 硫酸胆固醇钠两性霉素 B 复合制剂（英国商品名 Amphocil） 在 10 min 内滴注 2 mg 的试验剂量。起始给予 1 mg/(kg·d)，逐渐加量至 3～4 mg/(kg·d)，最高可达 6 mg/(kg·d)。如法稀释成 625 μg/ml 的溶液，一日用量按 2 mg/(kg·h) 速度滴注。

4. 磷酸脂两性霉素 B 复合制剂（英国商品名 Abelcet） 试验剂量 1 mg 于 15 min 内输完。常用量为 5 mg/(kg·d)。如上法稀释成 1 mg/ml 的溶液，按 2.5 mg/(kg·h) 的速度滴注。

5. 两性霉素 B 去氧胆酸钠注射剂（粉） 先用注射用水溶解，然后再加入 5% 葡萄糖注射液稀释，使每毫升含 100 μg 药物。常用开始剂量为 0.25 mg/kg，一日或隔日 1 次，于 2～4 h 输完；逐渐加量，通常在 1 周内达到 0.5 mg/(kg·d)，最高可达到 1.0 mg/(kg·d) 或 1.5 mg/kg，隔日 1 次。一般累积总量为 1.5～3 g。儿童开始剂量为 0.1 mg/(kg·d)，逐渐加量，最高不超过 1 mg/(kg·d)。

6. 已稀释的药液暴露于光线中 8～24 h，其效力不受影响。

7. 滴眼液 滴于眼睑内，1～2 滴/次，3 次/日。

8. 眼膏 涂于眼腔内，1～2 次/日。

9. 阴道泡腾片 阴道深处使用，使用前先用 2%～3% 苏打液冲洗外阴或坐浴，拭干后用戴上塑料指套的手指将本品塞入，1 片/次，1～2 次/日。用药后 24～72 h 症状即可缓解，2 周为 1 疗程，必要时可重复。为了避免新生儿真菌性口炎，妊娠期妇女患者可在产前使用 1～2 片/d，连续 3～6 周。

【用药须知】 1. 使用本品任一制剂之前，均应先给予 1 次试验剂量（1 mg），在正式给药之前，至少应注意观察 30 min。

2. 对发生急性毒性反应而又必须使用本品的患者，可预防性地给予解热药、抗组胺药或皮质激素。

3. 为减轻药物对静脉内皮的刺激和与滴注有关的不良反应，在滴注传统制剂时应缓慢。

4. 使用任一制剂期间，均应监测患者的肝肾功能、血常规、电解质和心电图。如 BUN 和肌酐明显升高，应停药或减量，直到肾功能恢复。如肝功能异常应停药。

5. 一种非传统的两性霉素 B 制剂可以被另一非传统的两性霉素 B 制剂取代。

6. 本品的制剂较多，且多为注射用，因此，要注意每一制剂的用药方案，切勿混淆。

7. 疗程一般为 6～8 周，最长可达 9～11 个月。

【制剂】 ①两性霉素 B 去氧胆酸钠注射剂（粉）：5 mg；25 mg；50 mg。②阴道泡腾片：5 mg。③传统的两性霉素 B 注射剂（粉）：50 mg。④磷酸脂两性霉素 B 复合制剂：50 mg；100 mg。⑤滴眼液：0.5%。⑥眼膏：0.5%。⑦两性霉素 B 脂质体：50 mg。⑧硫酸胆固醇钠两性霉素 B 复合制剂：50 mg。

【贮藏】 密封、避光贮于 2～8 ℃。

灰黄霉素
(griseofulvin)

别名：Fulcin、Grisovin

本品系由灰黄青霉菌、产黄青霉菌等产生的一种具有抑制真菌作用的抗生素。其原药有两种：一为微粒灰黄霉素，商品名 Grisactin；另一为超微粒灰黄霉素，商品名 Grisactinultra，FulvicinP/G。

【CAS】 126-07-8

【ATC】 D01AA08；D01BA01

【理化性状】 1. 本品为白色或乳白色无臭粉末，主要包含直径为 4 μg 的颗粒。极微溶于水，略溶于乙醇，溶于丙酮、三氯甲烷和二甲基酰胺。

2. 化学名：(2S，4′R)-7-Chloro-2′，4，6-trimethoxy-4′-methylspiro[benzofuran-2(3H)，3′-cyclohexene]-3，6′-dione

3. 分子式：$C_{17}H_{17}ClO_6$

4. 分子量：352.8.

5. 结构式

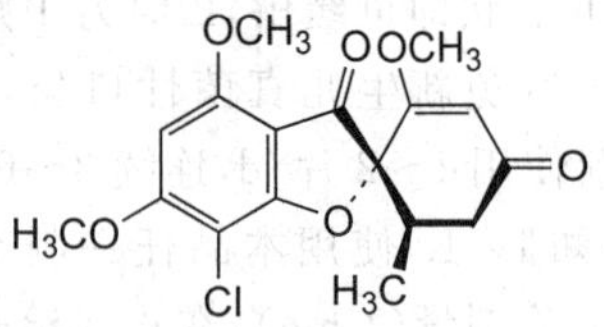

【药理作用】 1. 通过瓦解减数分裂的梭状结构，而抑制真菌细胞分裂。

2. 与角蛋白结合，沉积于受真菌感染的毛发、指(趾)甲和上皮中，抑制真菌生长。

3. 还干扰 DNA 的合成。对皮肤真菌如表皮癣菌属、小孢霉属和发癣菌属均具有活性。

【体内过程】 本品从胃肠道吸收多变而不完全，但可通过减小粒子的大小和与脂肪食物同服可增加吸收。蛋白结合率约为 84%。沉积于角蛋白前体细胞并集中于皮肤角层和毛发、指(趾)甲中，因而可阻止新形成的细胞侵入。在长期用药期间，每 g 药物可在皮肤里维持 12～25 mg 的浓度，同时血药浓度维持在 1～2 μg/ml。$t_{1/2}$ 为 9～24 h。主要在肝内代谢成 6-去甲灰黄霉素和葡糖醛酸结合物，他们均随尿排出。大量原药随粪便排出，<1% 随尿排出，有些出现在汗液中。

【适应证】 1. 主要用于治疗头癣、体癣、股癣、迭瓦癣、发癣和甲癣。

2. 优先用于头癣。用于甲癣的疗程长，疗效差，不如使用其他更有效的药物。

【不良反应】 1. 头痛、皮疹和口干、味觉改变、胃肠不适等一般较轻，短暂。

2. 血管神经性水肿、接触性皮炎、瘙痒、多形性红斑、中毒性表皮坏死松解症、蛋白尿、白细胞或其他血液恶液质、口腔白色念珠菌病、周围神经病、光敏反应和严重头痛偶有报道。

3. 抑郁、精神错乱、头晕、耳鸣、视力障碍、失眠、疲乏和关节痛，男性乳房女性化也有报道。

4. 本品可加重或激发系统性红斑狼疮。还可产生肝毒性。

【禁忌与慎用】 1. 1977 年报道了 2 例妊娠期妇女服用本品后生产连体婴儿的报道，故妊娠期妇女应避免使用。

2. 尚未明确本品是否可经乳汁分泌，哺乳期妇女使用时应暂停哺乳。

3. 患卟啉症、肝功能衰竭或系统性红斑狼疮患者禁用。

【药物相互作用】 1. 使用本品时不可饮酒，因可使乙醇作用增强。

2. 有酶诱导作用，本品可使溴隐亭、口服抗凝药和口服避孕药的作用减弱。

3. 巴比妥类可使本品的抗真菌作用几乎完全丧失。

【剂量与用法】 1. 成人口服 0.5～1.0 g/d，儿童 10 mg/(kg·d)，均 2 次分服。如用微晶制剂，成人 0.5～0.6 g/d，与脂肪食物同服较易吸收。

2. 外用可用 10% 乳膏剂。

3. 一般疗程 2～6 周，甲癣长达 1 年。

【用药须知】 1. 如使用超微晶制剂，其用量只相当一般制剂的 1/3 或 1/2。

2. 在接受本品治疗的男性患者的性伴侣应采取有效避孕措施持续至治疗结束后 6 个月。

3. 育龄期妇女治疗期间采取避孕措施，并持续至治疗结束后 1 个月。

4. 用药期间不能驾车或操作机械。

【制剂】 ①片剂：100 mg。②乳膏剂：10%。

【贮藏】 密封保存。

制霉菌素

(nystatin)

别名：制霉素、Fungicidin、Moronal

本品由诺斯链霉菌（*Streptomyces noursei*）的培养物提取而得，是一种两性的多烯大环内酯。

【CAS】 1400-61-9

【ATC】 A07AA02；D01AA01；G01AA01

【理化性状】 本品由诺尔斯链霉菌（链霉菌科）产生的一种物质或两种或多种物质的混合物。制剂的效价为 4400U/mg，口服混悬液的临时制剂的效价则不低于 5000U/mg。黄色到淡褐色具有谷类气味的吸湿性粉末；不能长时间暴露于光、热和空气中。几乎不溶于水和乙醇，不溶于三氯甲烷和醚，易溶于二甲基酰胺和二甲基亚砜，微溶或略溶于甲醇、n-丁醇和 n-丙醇。3% 混悬液的 pH 是 6.0～8.0。

【药理作用】 1. 其作用机制同两性霉素 B。

2. 主要对多种白色念珠菌具有活性。

【体内过程】 本品几乎不能从胃肠道吸收，皮肤和黏膜的局部使用也不吸收。

【适应证】 1. 防治皮肤和黏膜的白色念珠菌病。

2. 与其他抗生素合用抑制胃肠道菌丛过度繁殖，也可被选作去污方案中的成分药。

【不良反应】 1. 口服后偶有恶心、呕吐、腹泻和胃肠障碍。

2. 口内刺激和致敏作用可能发生。

3. 皮疹、荨麻疹已有报道，斯-约综合征则罕见。

4. 局部使用本品后，也偶发刺激症状和接触性皮炎。

【妊娠期安全等级】 C。

【禁忌与慎用】 1. 对本品过敏者禁用。

2. 尚未明确本品是否可经乳汁分泌，哺乳期妇女使用时应暂停哺乳。

【药物相互作用】 核黄素(钠盐)几乎完全抑制本品的活性。

【剂量与用法】 1. 治疗食管念珠病可口服本品50万～100万U，3～4次/日。婴儿和儿童给予5万～10万U(或更多)，4次/日。

2. 治疗口腔病损可使用本品的混悬剂或软锭剂10万U，4次/日；对免疫受损患者的用量可增至50万U，4次/日。要使药物尽可能地与病损局部接触更长的时间，用药后1h内不可饮水或进食。美国用其软锭剂20万～40万U，4～5次/日；或混悬剂40万～60万U，4次/日。

3. 预防肠道念珠病(指使用广谱抗生素的患者)成人可用100万U/d；患有阴道念珠病的母亲所生的婴儿可给予10万U/d。

4. 治疗阴道感染可用本品的阴道乳膏剂或阴道栓10万～20万U/d，连用14d。

5. 治疗皮肤病损可用每克含有本品10万U的软膏、凝胶、乳膏或撒粉，2～4次/日。

【用药须知】 1. 本品的脂质体(胃肠外用)正在研究中。

2. 本品的混悬剂在室温下不稳定，应临用前配制，即时用完，不能保存。

3. 本品除用于肠道白色念珠菌病外，不用于其他深部真菌感染。

4. 偶见妇女用于阴道使白带增多，应排除其他细菌感染，但不必急于停药。

【制剂】 ①片剂：10万U；25万U；50万U。②混悬剂：100万U/ml。③阴道栓剂：10万U/粒。④软膏剂：10万～20万U/g。⑤阴道泡腾片：10万U。

【贮藏】 密封、避光贮于2～8℃。

美帕曲星
(mepartricin)

别名：克霉灵、甲帕霉素、Montricin

本品为金色链霉菌(*Streptomyces aureofaciens*)所产生的一种多烯类抗真菌抗生素。

【CAS】 11121-32-7

【ATC】 A01AB16；D01AA06；G01AA09；G04CX03

【药理作用】 1. 其作用机制类似两性霉素B。

2. 具有抗白色念珠菌及滴虫的活性。

3. 本品在肠道内能与甾醇类物质结合成不被吸收的物质。

【体内过程】 本品原药较难吸收。当其与甲酯或十二烷基硫酸钠组合后，后两者可促进其透过肠膜吸收入血。在肾中有较高的药物浓度，全部随尿排出。未吸收的药物则随粪便排出。

【适应证】 1. 阴道白色念珠菌病和滴虫病。

2. 肠道白色念珠菌病和滴虫病。

3. 良性前列腺增生。

【不良反应】 主要有恶心、腹胀等胃肠道不良反应。

【禁忌与慎用】 1. 口服本品过敏者、妊娠期妇女禁用。

2. 儿童禁用。

3. 尚未明确本品是否可经乳汁分泌，哺乳期妇女使用时应暂停哺乳。

【剂量与用法】 1. 治疗阴道和肠道白色念珠菌病或滴虫病(用含有甲酯或十二烷基硫酸钠) 口服一次10万U，每2h一次，一疗程3d。必要时可延长疗程。

2. 治疗肠道白色念珠菌病或滴虫病、良性前列腺增生(用不含甲酯或十二烷基硫酸钠) 口服10万U，1次/日。

3. 还可使用不含甲酯或十二烷基硫酸钠的阴道片置入阴道中治疗阴道白色念珠菌病或滴虫病。

【用药须知】 不含甲酯或十二烷基硫酸钠的片剂宜于饭后服用，增加药物吸收。

【制剂】 ①肠溶片：5万U/片。②阴道片：2.5万U/片。

喷他霉素
(pentamycin)

别名：戊霉素、Pentacine

本品系来自喷他链霉菌(*Streptomyces pentaticus*)的多烯类抗真菌抗生素。

【CAS】 6834-98-6

【ATC】 G01AA11

【理化性状】 1. 分子式：$C_{35}H_{58}O_{12}$

2. 分子量：670.8

3. 结构式

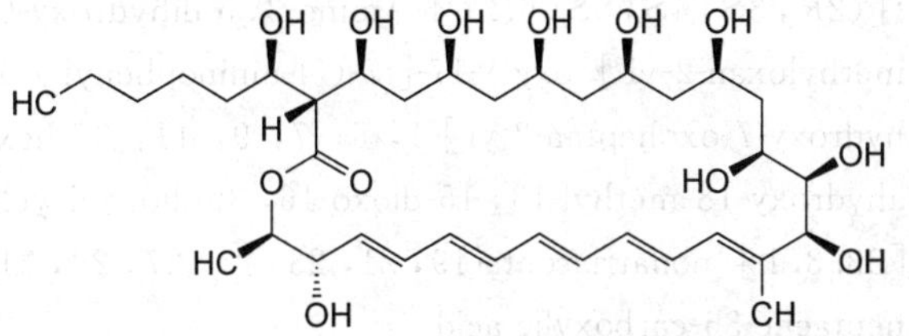

【简介】 本品具有抗阴道滴虫和白色念珠菌的活性。阴道片3mg，1或2次/日，连用5～10d。

杀念菌素
(candicidin)

别名：Vanobid、Candeptin

本品系来自灰色链霉菌(*Streptomyces griseus*)的一种多烯类抗真菌抗生素。

【CAS】 1403-17-4.

【ATC】 G01AA04

【理化性状】 1. 化学名：33-[(3-Amino-3,6-dideoxy-D-mannopyranosyl) oxy]-17-[6-(4-aminophenyl)-4-hydroxy-1,3-dimethyl-6-oxohexyl]-1,3,5,7,37-pentahydroxy-18-methyl-9,13,15-trioxo-16,39-dioxabicyclo[33.3.1]nonatriaconta-19,21,23,25,27,29,31-heptaene-36-carboxylic acid

2. 分子式：$C_{59}H_{84}N_2O_{18}$

3. 分子量：1109.32

【简介】 本品用于治疗阴道白色念珠菌病，其作用机制类似制霉菌素。临床用其阴道栓剂，每粒3 mg(也可使用软膏)。一次3 mg，2次/日，2周一疗程。局部应用稍有刺激感。

曲古霉素
(hachimycin)

别名：发霉素、抗滴虫霉素、杀滴虫霉素、杀菌霉素、太右霉素

本品为从为由链丝菌的培养液中提取的多烯类抗生素，是曲古霉素A和B的混合物。

【ATC】 D01AA03；G01AA06；J02AA02

【理化性状】 1 化学名：

(1) A：(19*E*,21*E*,23*E*,25*E*,27*E*,29*E*,31*E*)-33-{[(2*R*,3*S*,4*S*,5*S*,6*R*)-4-Amino-3,5-dihydroxy-6-methyloxan-2-yl] oxy}-17-[7-(4-aminophenyl)-5-hydroxy-7-oxoheptan-2-yl]-1,3,5,9,11,37-hexahydroxy-18-methyl-13,15-dioxo-16,39-dioxabicyclo[33.3.1] nonatriaconta-19,21,23,25,27,29,31-heptaene-36-carboxylic acid

(2) B：19*E*,21*E*,23*E*,25*E*,27*E*,29*E*,31*E*)-33-{[(2*R*,3*S*,4*S*,5*S*,6*R*)-4-Amino-3,5-dihydroxy-6-methyloxan-2-yl] oxy}-17-[7-(4-aminophenyl)-5-hydroxy-7-oxoheptan-2-yl]-1,5,7,9,11,37-hexahydroxy-18-methyl-13,15-dioxo-16,39-dioxabicyclo[33.3.1] nonatriaconta-19,21,23,25,27,29,31-heptaene-36-carboxylic acid

2. 分子式：$C_{58}H_{84}N_2O_{18}$

3. 分子量：1097.29

【药理作用】 本品的抗菌机理与两性霉素B相同，主要与真菌细胞膜上的甾醇结合，损伤细胞膜的通透性，在胞膜上形成微孔，导致真菌细胞内重要营养物质和氨基酸等外漏，破坏真菌的正常代谢而抑制真菌生长。对多种真菌及原虫均有较强的抑制作用，对白色念珠菌、酵母菌、新型隐球菌、黑霉菌、毛癣菌、曲菌均有杀灭活性。对溶组织阿米巴原虫、冈比亚锥虫、梅毒螺旋体也有杀灭作用。对阴道滴虫、肠道滴虫或牙龈滴虫等也有抑制作用。对真菌的抗菌强度与两性霉素B相似，较制霉菌素强大，其MIC为0.1～0.8 μg/ml。对阴道滴虫的MIC为0.62 μg/ml，较卡巴胂约强100～500倍。白色念珠菌对本品更为敏感。

【体内过程】 口服吸收差，血药浓度低，顿服20万～50万U后，达峰时间2～5 h，C_{max}为0.05～0.25U/ml，主要随粪便中排出。

【适应证】 用于治疗消化系统、肺与支气管、皮肤白色念珠菌感染，或短期应用以预防真菌所致的二重感染，局部用于白色念珠菌并发滴虫性阴道炎。

【不良反应】 1. 偶见过敏反应、皮疹、恶心、呕吐、食欲缺乏或腹泻。

2. 对阴道可引起局部刺激，如烧灼感、白带增多。

3. 皮肤偶见接触性皮炎。

【禁忌与慎用】 1. 对本品过敏者禁用。

2. 妊娠期妇女慎用。

3. 尚未明确本品是否可经乳汁分泌，哺乳期妇女使用时，应暂停哺乳。

【剂量与用法】 1. 口服　成人一次5万～10万U，4次/日，儿童每天0.5万～1万U/kg，分3～4次给予，空腹服用，连续7～10 d。

2. 外用　软膏剂供皮肤或黏膜用，2次/日。阴道栓剂，每晚睡前1枚塞入阴道。

【制剂】 ①片剂：5万U。②栓剂：5万U。③软膏剂：25万U。

【贮藏】 避光置于常温下。

哈霉素
(hamycin)

别名：汉霉素

【简介】 本品是由链霉菌 *Streptomyces pimprina* 或 *S. celluloflavus* 所产生的七烯抗生素。为金黄色粉末，160 ℃以上分解。不溶于水、无水的低级醇、三氯甲烷、乙醚及苯，溶于碱性溶剂，为一两性化合物。本品对白色念珠菌有较高抗菌活性，对隐球菌、曲霉菌、皮炎芽生菌、组织胞浆菌也有抑制作用。血清及蛋白可增加其抗菌活性。临床用于控制

敏感菌引起的全身性真菌感染，局部应用治芽生菌、白色念珠菌病。本品毒性大，主要不良反应是引起胃肠功能紊乱和肠道菌群失调，对肾亦有毒性。

1.1.5.2　唑类抗真菌药

与抗生素类抗真菌药相比，本类药物除大多数均可供局部使用外，多数均具有抗深部真菌的作用。

克霉唑

(clotrimazole)

别名：三苯甲咪唑、抗真菌 1 号、氯苯甲咪唑、氯代三苯甲咪唑、Canestn、Mycosporin

本品为咪唑类抗真菌药。由于口服的不良反应较多且难以耐受，加之较优的替代药不断面市，本品目前主要用于抗局部真菌感染。

【CAS】 23593-75-1

【ATC】 A01AB18；D01AC01；G01AF02

【理化性状】 1. 本品为白色或浅黄色晶体状粉末，几乎不溶于水，易溶于乙醇、丙酮、三氯甲烷和甲醇。

2. 化学名：1-(α-2-Chlorotrityl)imidazole

3. 分子式：$C_{22}H_{17}ClN_2$

4. 分子量：344.8

5. 结构式

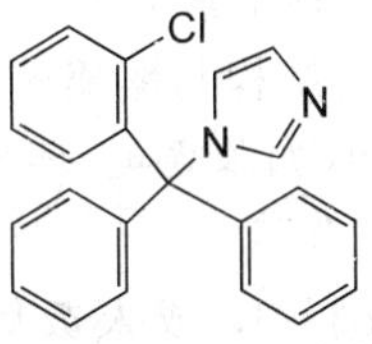

【药理作用】 1. 本品可抑制敏感真菌麦角甾醇的生物合成，改变真菌细胞膜的通透性，使细胞内赖以生存的重要物质向外漏失而导致死亡。

2. 大部分对本品敏感的真菌均可被 3 μg/ml 的药物浓度所抑制。

3. 抑制阴道毛滴虫则需要 100 μg/ml 的药物浓度。

【体内过程】 局部应用时可穿透表皮，即使有全身吸收，但其量极微。阴道给药约可吸收用量的 3%～10%。本品在肝内代谢成无活性的代谢物，随尿和粪便排出。

【适应证】 1. 用于局部治疗浅表性白色念珠菌病、花斑癣和皮真菌病。

2. 在其他药物属于禁忌时，也偶用本品治疗阴道滴虫病。

3. 眼用制剂用于真菌性角膜炎。

【不良反应】 1. 口服后可引起胃肠障碍、肝转氨酶上升、排尿困难，白细胞减少，偶可出现精神抑郁、幻觉及定向障碍。

2. 局部应用可引起刺激和灼热感，接触性皮炎已有报道。

【妊娠期安全等级】 C。

【禁忌与慎用】 1. 对任一唑类过敏者禁用。

2. 动物实验有畸形发生，故妊娠期前 3 个月绝对禁用口服给药或局部用药。

3. 哺乳期妇女使用时，应暂停哺乳。

【剂量与用法】 1. 口服一次 0.25～1 g，0.75～3 g/d。儿童，按体重 2～6 mg/(kg·d)，分 3 次服。

2. 1%乳膏剂、洗剂和溶液用于治疗皮肤真菌感染。

3. 1%散剂可配合乳膏治疗真菌感染，也可单用预防皮肤真菌感染。

4. 1%溶液也可用于外耳真菌感染。

5. 阴道栓 100 mg，1 次/日，连用 6 d；或 200 mg，连用 3 d；或单次应用 500 mg，治疗外阴白色念珠菌病，也可使用 1%，2%或 10%的阴道乳膏或药膜。

【用药须知】 因本品吸收不规则，且毒性较大，当前已极少用于内服。

【临床新用途】 1. 类风湿关节炎　本品 25～100 mg/(kg·d)，6～12 周一疗程。

2. 疥疮　用药前先用温水及肥皂洗澡，将本品癣药水 10 ml 加凉开水稀释 1 倍，自颈部一下擦遍全身，1 次/日，连用 3～4 d。

3. 尿布皮炎　勤换尿布，保持局部干燥，治疗合并症的同时，用温水清洗患处后用本品霜与鱼肝油软膏混合外涂，4～5 次/日。

4. 大剂量一次给药治疗真菌性阴道炎　用一次性投药器将 500 mg 本品放入阴道深处。

5. 真菌性角膜溃疡　以阿托品散瞳，克霉唑 1 片与酮康唑胶囊 1 粒。混合碾成细粉，分成 15 包左右，经紫外线消毒封好，1 包/次，2 次/日将粉剂撒于角膜溃疡面上，包眼。

【制剂】 ①片剂：0.25 g。②阴道栓剂：0.15 g。③阴道片：0.5 g。④阴道泡腾片：0.15 g；0.5 g。⑤乳膏剂：1%。⑥外用溶液剂：120 mg/8 ml。⑦药膜：50 mg。

【贮藏】 密封、避光保存。

咪康唑

(miconazole)

别名：双氯苯咪唑、霉可唑、美康唑、克霉灵、达克宁、Fungisdin、Brentan

本品为咪唑类抗真菌药，临床用其硝酸盐。

【CAS】 22916-47-8

【ATC】 A01AB09；A07AC01；D01AC02；G01AF04；

J02AB01;S02AA13

【理化性状】 1. 本品为白色或浅黄色粉末,可能具有多态性。熔点为78～88 ℃,不溶于水,可溶于乙醇(1∶9.5),溶于三氯甲烷(1∶2),溶于乙醚(1∶15),溶于异丙醇(1∶9),易溶于丙酮和二甲基甲酰胺。

2. 化学名:1-[2,4-Dichloro-β-(2,4-dichlorobenzyloxy)phenethyl]imidazole

3. 分子式:$C_{18}H_{14}Cl_4N_2O$

4. 分子量:416.1

5. 结构式

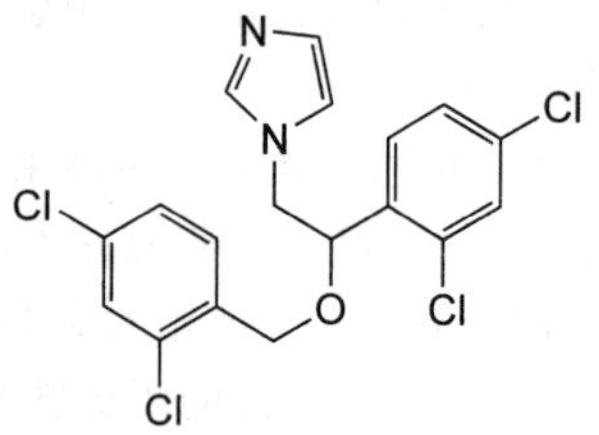

硝酸咪康唑
(miconazole nitrate)

〖CAS〗 22832-87-7

〖理化性状〗 1. 本品为白色或几乎白色粉末。极微溶于水,微溶于乙醇,略溶于甲醇。

2. 分子式:$C_{18}H_{14}C_{14}N_2O \cdot HNO_3$

3. 分子量:479.1

【药理作用】 1. 作用机制类似克霉唑。

2. 抗菌谱类似酮康唑。

3. 对革兰阳性菌如葡萄球菌和链球菌也有某种程度的活性。

【体内过程】 口服本品不能完全吸收。单次静脉滴注>9 mg/kg后可达血药峰值>1 μg/ml。进入脑脊液和痰液中的药物极少,而较易弥散进入发炎的关节中。蛋白结合率90%。本品在肝内代谢灭活。用量的10%～20%代谢物随尿排出。50%口服用量主要以原药随粪便排出。本品滴注后的消除药动学呈三相,早期半衰期约为0.4 h,中期约为2.5 h,终末半衰期约为24 h。血液透析仅能排出很少的药物。当本品局部应用时,皮肤或黏膜吸收极少。

【适应证】 1. 主要用于治疗表皮白色念珠菌病和皮肤感染如皮真菌病、花斑癣。

2. 也可治疗播散性真菌感染,但目前比较常用其他唑类药。

3. 口咽部和肠道白色念珠菌病。

4. 局部应用2%乳膏、洗剂或散剂治疗白色念珠菌病、皮肤真菌病和花斑癣。

5. 眼用制剂用于由拟青霉菌、白色念珠菌和曲霉菌引起的眼部炎症或用两性霉素B治疗失败者。

【不良反应】 1. 静脉滴注后,可能发生静脉炎、恶心、呕吐、腹泻、食欲缺乏、瘙痒、皮疹、畏寒、发热、面红、嗜睡和低钠血症。其他不良反应还有高脂血症、红细胞聚集、贫血、白细胞聚集、白细胞减少和血小板减少。滴注速度过快会出现一过性心动过速和其他心律失常,甚至心跳、呼吸停止。罕见的不良反应有精神失常、关节痛和过敏反应。不良反应与本品注射剂中含有的赋形剂——聚乙氧化蓖麻油有关。

2. 口服本品后可致恶心、呕吐、通常长期用药时可引起腹泻。过敏反应罕见,肝炎有个例报道。

3. 局部使用本品可能发生局部刺激、高敏反应和接触性皮炎。

【妊娠期安全等级】 B。

【禁忌与慎用】 1. 对本品过敏者、肝功能不全者禁用。

2. 贫血或心律失常患者慎用。

3. 尚未明确本品是否可经乳汁分泌,哺乳期妇女使用时应暂停哺乳。

【药物相互作用】 1. 滴注本品可增强香豆素类抗凝药(如华法林)及磺酰脲类降糖药的作用。

2. 本品合用两性霉素B可导致拮抗作用。

3. 由于本品的结构与酮康唑相关,凡与后者存在相互作用的药物(如苯妥英、环孢素、利福平)也可能与本品发生相互作用。

【剂量与用法】 1. 成人饭后口服本品120～240 mg,4次/日,治疗口咽和肠道白色念珠菌病。>6岁儿童可用120 mg,4次/日;2～6岁120 mg,2次/日;<2岁60 mg,2次/日。

2. 2%乳膏剂、凝胶剂、洗剂或散剂,1～2次/日,用于皮肤白色念珠菌病、皮真菌病和花斑癣。阴道白色念珠菌病可用2%乳膏剂5 g置入阴道内,1次/日,连用10～14日;或2次/日,连用7日。或使用硝酸咪康唑阴道栓,每晚1次,每次1粒,置入阴道,连用3日。

3. 根据感染的轻重和真菌的敏感程度,本品的静脉用量一次200～1200 mg,2次/日。本品应以0.9%氯化钠注射液或5%葡萄糖注射液稀释成1 mg/ml的溶液,输入100 mg/h,切不可加快输入速度,以减小毒性。>1岁的儿童可给予20～40 mg/(kg·d),一次滴注量不可超过15 mg/kg。

4. 滴眼液滴眼,1～2滴/次,3次/日。

5. 眼膏可涂于眼睑内,1～2次/日。

【用药须知】 1. 用药期间,应定期监测红细胞压积、血红蛋白、血脂和电解质。

2. 本品阴道栓剂和乳膏中的基质会干扰乳胶制品的阴茎套和避孕隔膜，导致避孕失败。

3. 动物实验证实，高剂量可产生胎儿毒性，一般不推荐妊娠期妇女使用本品。

【制剂】 ①片剂：50 mg；100 mg；250 mg。②注射剂：100 mg/10 ml；200 mg/20 ml。③栓剂：100 mg；200 mg。④乳膏剂：2%。⑤滴眼液：1%。⑥眼膏：1%。⑦外用凝胶剂：2%。⑧口服凝胶剂：20 mg/g。

【贮藏】 避光保存。

酮康唑

(ketoconazole)

别名：里素劳、尼唑拉、霉康灵、采乐、Nizoral

本品是人工合成的咪唑衍生的抗真菌药，其结构与咪康唑和克霉唑相似。

【用药警戒】 经国家食品药品监督管理总局组织再评价，认为酮康唑口服制剂存在严重肝毒性，使用风险大于效益，决定自 2015 年 6 月 25 日起停止酮康唑口服制剂在我国的生产、销售和使用，撤销药品批准文号。

【CAS】 65277-42-1

【ATC】 D01AC08；G01AF11；J02AB02

【理化性状】 1. 本品为白色或几乎白色粉末。几乎不溶于水，略溶于乙醇，易溶于二氯甲烷，溶于甲醇。

2. 化学名：(±)-*cis*-1-Acetyl-4-{4-[2-(2, 4-dichlorophenyl)-2-imidazol-1-ylmethyl-1, 3-dioxolan-4-yl-methoxy]phenyl}piperazine

3. 分子式：$C_{26}H_{28}Cl_2N_4O_4$

4. 分子量：531.4

5. 结构式

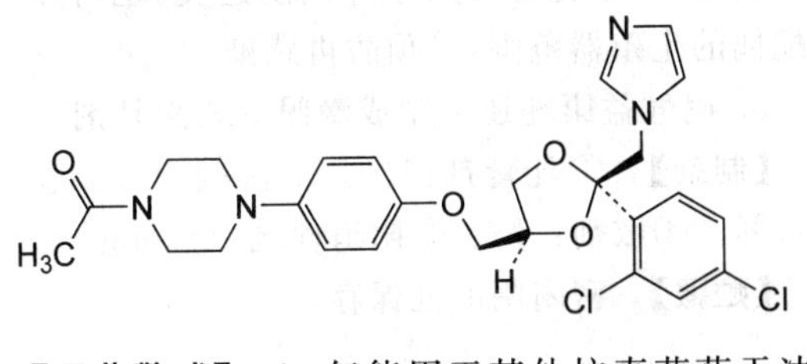

【用药警戒】 1. 仅能用于其他抗真菌药无法得到或不能耐受的情况，且潜在的益处大于潜在的风险。

2. 本品禁与多非利特、奎宁丁、匹莫齐特、西沙必利合用，本品可升高这些药物的浓度，导致 Q-T 间期延长，有时可造成危及生命的尖端扭转型心动过速。

【药理作用】 1. 作用机制类似咪康唑。

2. 对皮炎芽生菌、多种白色念珠菌、粗球孢子菌、絮状表皮癣菌、荚膜组织胞浆菌、糠秕马拉塞霉菌、犬小孢霉、巴西芽生菌、须发癣菌和深红色发癣菌均具有活性。

3. 多种曲霉菌属、新型隐球菌和申克孢子丝菌的某些菌株对本品亦敏感。

4. 有极少的报道，白色念珠菌对本品耐药。

【体内过程】 本品从胃肠道吸收不稳定，随胃内 pH 的下降而增加。与食物同服可增加吸收，并减轻不适。口服本品 200 mg 后 2 h 可达到血药峰值 (3.5 μg/ml)。局部或阴道用药后全身吸收极少。蛋白结合率>90%。可广泛分布，出现在乳汁中。本品的消除属于双相，$t_{1/2\alpha}$为 2 h，$t_{1/2\beta}$为 8 h。本品在肝内代谢而失活，其代谢物和原药主要随粪便排出，余经肾排出。

【适应证】 局部用药治疗皮肤白色念珠菌、皮肤真菌感染、花斑癣和头皮糠疹。

【不良反应】 1. 胃肠道不良反应最常见，如恶心、呕吐、食欲缺乏、腹痛。还可能出现男子乳房女性化，性欲减退，性交无能和女性月经不调。

2. 持续用药超过 2 周者可见到血清转氨酶升高，发生严重肝损害，甚至导致死亡。

3. 还可能发生高敏反应，如荨麻疹、血管神经性水肿、瘙痒、皮疹、嗜睡、头痛、头晕和脱发。血小板减少、感觉异常、畏光极少发生。

4. 局部用药可能引起刺激、皮炎和灼热感。

【妊娠期安全等级】 C。

【禁忌与慎用】 1. 对本品的活性成分或赋形剂过敏者，肝功能不全的急慢性肝病患者均禁用。

2. 动物研究证实本品有致畸作用，故一般不建议妊娠期妇女使用。

3. 男性性功能欠佳者慎用。

4. 本品全身使用后可经乳汁分泌，局部使用是否可经乳汁分泌尚不清楚，使用时应暂停哺乳。

【药物相互作用】 1. 合用可能降低胃酸度的药物，如抗毒蕈碱药、抗酸药、H_2受体拮抗药或质子泵抑制药，可能减少本品的吸收。

2. 合用酶诱导药，如利福平、异烟肼或苯妥英，可能降低本品的血药浓度；而本品也可降低利福平和异烟肼的血药浓度。

3. 本品可抑制某些肝酶特别是 CYP3A4，可能使某些在肝内代谢的药，如阿芬太尼、阿司咪唑、特非那定、苯二氮䓬类药、西沙必利、皮质激素、环孢素、地拉韦啶、茚地那韦、利托那韦（也可使酮康唑的血药浓度升高）、口服抗凝药、紫杉醇、舍吲哚、洛伐他汀、辛伐他汀、他克莫司、甲苯磺丁脲和齐多夫定的血药浓度升高。

4. 本品合用阿司咪唑、西沙必利或特非那定有可能导致心律失常，甚至致死，应严禁使用。

5. 使用本品后饮酒会发生双硫仑样反应。

6. 本品可使口服避孕药减效。

【剂量与用法】 治疗皮肤念珠菌或皮肤真菌感染以及花斑癣可用2%乳膏，1～2次/日，在症状消失后至少9日始可停止用药。含有2%本品的洗涤剂可用于脂溢性皮炎，2次/周，连用2～4周；用于斑癣，1次/日，连用5日。

【用药须知】 1. 无症状、短暂性血清转氨酶升高约在10%用药者中发生。要特别注意肝功能异常持续加重或突然加剧，必要时应及早停药。

2. 在使用本品之前开始进行肝功能试验，持续14日以上，然后在整个治疗中至少每月复查1次肝功能。

3. 自氟康唑问世后，为了更安全，对真菌感染的全身治疗多以氟康唑替代酮康唑。西方各国已不再使用本品口服给药。我国自2015年6月起停止口服使用。

【临床新用途】 脂溢性皮炎　用药前先用温水清洗局部，若头皮受损者，宜剃去头发，然后外涂2%本品洗剂，2次/日，14日一疗程。

【制剂】 ①乳膏剂：2%。②洗剂：3.2%。

【贮藏】 避光保存。

益康唑
(econazole)

别名：氯苯咪唑、Mitekol

本品为咪唑类抗真菌药。临床用其硝酸盐。

【CAS】 27220-47-9

【ATC】 D01AC03；G01AF05

【理化性状】 1. 本品为白色或几乎白色粉末。熔点88～92℃。几乎不溶于水，极易溶于乙醇和二氯甲烷。

2. 化学名：1-[2，4-Dichloro-β-(4-chlorobenzyloxy)phenethyl]imidazole

3. 分子式：$C_{18}H_{15}Cl_3N_2O$

4. 分子量：381.7

5. 结构式

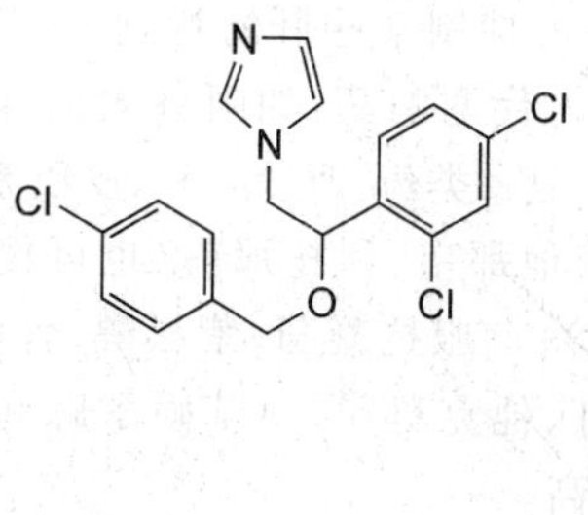

硝酸益康唑
(econazole nitrate)

别名：Pevaryl

〖CAS〗 24169-02-6(econazole nitrate)；68797-31-9[(±)-econazole nitrate]

〖理化性状〗 1. 本品为白色或几乎白色粉末，几乎没有气味。极微溶于水和醚，微溶于乙醇，略溶于三氯甲烷，溶于甲醇。

2. 化学名：(±)-1-[2，4-Dichloro-β-(4-chlorobenzyloxy)phenethyl]imidazole nitrate

3. 分子式：$C_{18}H_{15}Cl_3N_2O \cdot HNO_3$

4. 分子量：444.7

【药理作用】 类似酮康唑。

【体内过程】 本品仅供外用。局部用于皮肤或阴道无明显吸收。

【适应证】 用于表皮白色念珠菌病、皮真菌病和花斑癣。

【不良反应】 局部使用时可能发生刺激和灼热感，极少发生接触性皮炎。

【妊娠期安全等级】 C。

【禁忌与慎用】 1. 皮肤结核、梅毒或病毒感染(如疱疹、牛痘、水痘)禁用。

2. 对本品过敏者禁用。

3. 动物实验表明本品及其代谢物可经乳汁分泌，哺乳期妇女使用时宜暂停哺乳。

4. 妊娠头3个月禁用本品阴道栓剂。

【剂量与用法】 1. 1%乳膏剂、洗剂、气雾剂、散剂或溶液用于皮肤真菌感染，3次/日。

2. 含本品150 mg的阴道栓用于阴道白色念珠菌病，每晚1次，连用3晚；也可用单剂量150 mg的长效制剂。1%乳膏可用于外阴阴道炎，也可用于男性配偶的生殖器范围，以预防再感染。

3. 硝酸益康唑还可制成滴眼液或滴耳剂。

【制剂】 ①乳膏剂：1%。②洗剂：1%。③气雾剂：1%。④散剂：1%。⑤阴道栓剂：150 mg。

【贮藏】 密闭阴凉处保存。

泊沙康唑
(posaconazole)

别名：普萨康唑、SCH-56592

本品是一种新型广谱三唑类口服抗真菌药。

【CAS】 171228-49-2

【ATC】 J02AC04

【理化性状】 1. 化学名：4-{p-[4-(p-{[(3R，5R)-5-(2，4-Difluorophenyl)tetrahydro-5-(1H-1，2，

4-triazol-1-ylmethyl)-3-furyl] methoxy} phenyl)-1-piperazinyl] phenyl}-1-[(1S, 2S)-1-ethyl-2-hydroxypropyl]-Δ^2-1,2,4-triazolin-5-one

2. 分子式：$C_{37}H_{42}F_2N_8O_4$

3. 分子量：700.8

4. 结构式

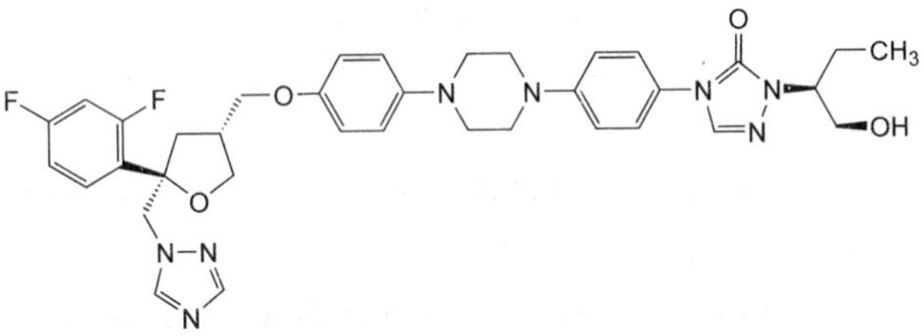

【药理作用】 本品在结构上与抗真菌药伊曲康唑相似，通过抑制真菌细胞膜上的羊毛甾醇 14-脱甲基酶，继而遏阻麦角甾醇的生物合成，发挥抗真菌作用。本品对多种真菌，如白色念珠菌属（包括白色念珠菌、光滑白色念珠菌、克鲁斯白色念珠菌、热带白色念珠菌、近平滑白色念珠菌和吉利蒙白色念珠菌等）、曲霉属（包括烟曲霉、黄曲霉、土曲霉、黑曲霉和杂色曲霉等）有活性，对罕见而突发的真菌性病原体（如球孢子菌属、镰刀孢子菌属、组织胞浆菌属和接合菌等）以及其他丝状真菌均也有抗菌活性，且对某些耐氟康唑、伊曲康唑等的真菌菌株亦具有活性，尤其对耐三唑类抗真菌药的新型隐球菌具有较好的抗菌活性。本品为 CYP3A4 的抑制剂。

【体内过程】 1. 本品口服易于吸收，同时进食可增加吸收量，进食高脂肪餐尤为明显。口服单剂量本品 50～800 mg 后，5.8～8.8 h 可达 C_{max} 113～1320ng/ml。剂量在 50～800 mg 范围时，血药浓度呈比例增加；剂量为 1200 mg 时，血药浓度则与剂量为 800 mg 所达到的血药浓度相同甚或较低，这表明剂量为 800 mg 时，吸收就已达到饱和状态。在进食情况下，给予单剂量 200 mg 后，4.1～5.5 h 可达 C_{max} 378～512ng/ml。每天两次分用本品 100～800 mg/d，约于第 10 日达到 C_{ss}。

2. 单剂量服用本品 50～1200 mg 后，$AUC_{0\sim\infty}$ 为 2501～49841(ng·h)/ml，每天两次分用 100～800 mg 后，其 $AUC_{0\sim24h}$ 为（8295～73105）(ng·h)/ml。在进食情况下，给予本品 200 mg 后 4.1～5.5 h，其 C_{max} 为 378～572ng/ml。单剂量或多剂量口服本品 50～1200 mg/d，其 V_d 为 343～1341L。本品主要在肝内代谢，通过与葡萄糖醛酸酶结合并转化成失活的代谢物，血浆中未检出具有活性的代谢物。是否分泌进入乳汁尚不明确。随尿液排出多种葡萄糖醛酸结合物和少量原药，约占给药量的 14%；随粪便排出的原药，约占给药量的 77%。单剂量 50～1200 mg 时，总 CL 为 4.1～6.6 mg/(kg·min)。其消除半衰期为 16～31 h（平均 25 h）。

【适应证】 1. 预防侵袭性曲霉菌和白色念珠菌感染　本品适用于 13 岁和 13 岁以上因重度免疫缺陷而导致这些感染风险增加的患者。这些患者包括接受造血干细胞移植（HSCT）后发生移植物抗宿主病（GVHD）的患者或化疗导致长时间中性粒细胞减少症的血液系统恶性肿瘤患者。

2. 治疗口咽白色念珠菌病，包括伊曲康唑和（或）氟康唑难治性口咽白色念珠菌病。

【不良反应】 1. 常见恶心、呕吐、腹痛、腹泻、疲倦、脱发、肝功能异常和体重下降。

2. 少见皮疹和哮喘。

3. 有 12% 的免疫受损患者因过量用药而出现发热。

4. 有 7% 的免疫受损患者出现肌肉骨骼疼痛。

5. 罕见头晕、失眠、低血压、口干、便秘、阴道炎和尿路感染。

【妊娠期安全等级】 C。

【禁忌与慎用】 1. 对本品及其他唑类药物过敏者禁用。

2. 因可出现赋形剂的蓄积，中、重度肾功能不全患者禁用本品注射剂。

3. 动物实验表明本品可经乳汁分泌，哺乳期妇女使用时，应暂停哺乳。

4. 13 岁以下儿童用药的安全性及有效性尚未确定。

【药物相互作用】 1. 本品与西罗莫司合用可导致西罗莫司血药浓度约升高 9 倍，从而会导致西罗莫司中毒。因此本品禁止与西罗莫司合用。

2. 本品可使他克莫司的 C_{max} 和 AUC 显著增加。在开始本品治疗时，他克莫司的剂量应减至初始剂量的三分之一。在本品治疗期间和停止治疗后应该频繁监测他克莫司的血药谷值，并且依据此调整他克莫司的剂量。

3. 本品可升高环孢素的血药浓度。建议在开始本品治疗时，将环孢素的剂量减至初始剂量的四分之三。在本品治疗期间和停止治疗后应该频繁监测环孢素的血药谷值，并且依据此调整环孢素的剂量。

4. 本品可与升高 CYP3A4 底物（如匹莫齐特、奎尼丁）的血药浓度，从而导致 Q-Tc 间期延长和罕见的尖端扭转型室性心动过速，故禁止本品与上述药物合用。

5. 本品与辛伐他汀合用可导致辛伐他汀血药浓度约升高 10 倍，故禁止本品与辛伐他汀合用。

6. 大多数麦角生物碱都是 CYP3A4 底物，本品会导致麦角生物碱(麦角胺和双氢麦角胺)血药浓度升高,可能会导致麦角中毒,故禁止本品与麦角生物碱合用。

7. 本品可使咪达唑仑的血药浓度升高约5倍。本品与其他通过CYP3A4代谢的苯二氮䓬类药物(如阿普唑仑、三唑仑)联合用药会导致苯二氮䓬类药物血药浓度升高。必须密切监测因苯二氮䓬类药物血药浓度过高导致的不良反应,并且必须准备好苯二氮䓬受体拮抗剂用于逆转这些反应。

8. 依法韦仑可诱导UDP-葡萄糖醛酸酶,并且显著降低本品的血药浓度。除非获益超过风险,否则应避免依法韦仑与本品合用。

9. 利托那韦和阿扎那韦通过CYP3A4代谢,而本品会导致这些药物的血药浓度升高。在与本品合用期间,应频繁监测不良反应和毒性,并且调整利托那韦和阿扎那韦的剂量。

10. 福沙那韦可降低本品的血药浓度,尽量避免合用,如必须合用,应密切监测真菌感染暴发的症状和体征。

11. 利福布汀可诱导UDP-葡萄糖醛酸酶,并且降低本品的血药浓度。利福布汀也通过CYP3A4代谢,本品可升高利福布汀的血药浓度升高。除非对患者的获益超过风险,否则应避免合用。如果必须合用,推荐对暴发性真菌感染进行密切监测,并且频繁监测全血计数和不良反应(如葡萄膜炎、白细胞减少症)。

12. 苯妥英可诱导UDP-葡萄糖醛酸酶,并且降低本品的血药浓度。苯妥英也通过CYP3A4代谢。因此,苯妥英与本品合用会导致苯妥英血浆浓度升高。除非对患者的获益超过风险,否则应避免本品与苯妥英合用。如必须合用,推荐对暴发性真菌感染进行密切监测,频繁监测苯妥英浓度,并且考虑降低苯妥英的剂量。

13. 西咪替丁(H_2受体拮抗剂)和奥美拉唑(质子泵抑制剂)可降低本品的血药浓度。除非获益超过风险,否则应避免西咪替丁、奥美拉唑与本品合用。如必须合用,推荐对暴发性真菌感染进行密切监测。本品与除西咪替丁外的抗酸剂和H_2受体拮抗剂合用时,未发现有临床意义的影响。

14. 大多数长春碱类都是CYP3A4底物,本品可升高长春花碱(如长春新碱与长春碱)的血药浓度,从而导致神经毒性,需调整长春碱类药物的剂量。

15. 本品可能会升高经CYP3A4代谢的钙通道阻滞剂的血药浓度(如维拉帕米、地尔硫䓬、硝苯地平、尼卡地平、非洛地平)。在联合治疗期间,建议频繁监测钙通道阻滞剂相关的不良反应和毒性。可能需降低钙通道阻滞剂的剂量。

16. 本品可升高地高辛的血药浓度,建议对地高辛的血药浓度进行监测。

17. 甲氧氯普胺可降低本品的血药浓度,合用时对暴发性真菌感染进行密切监测。

18. 洛哌丁胺不会影响泊沙康唑血浆浓度。

19. 尽管本品与格列吡嗪合用时,不必调整格列吡嗪的剂量,但推荐对血糖进行监测。

【剂量与用法】 1. 预防侵袭性曲霉菌和白色念珠菌感染

(1) 注射剂　静脉滴注时必须通过中心静脉给药,300 mg用5%葡萄糖注射液或0.9%氯化钠注射液150 ml稀释后,经90 min缓慢滴注,严禁静脉注射。紧急情况,如确实无法通过中心静脉滴注,仅能通过外周静脉滴注1次。预防侵袭性真菌感染,首日300 mg,2次/日,第2日起300 mg,1次/日,直至中性粒细胞计数恢复正常或免疫恢复正常。

(2) 口服混悬液　口服200 mg,3次/日,直至中性粒细胞计数恢复正常或免疫恢复正常。

(3) 缓释片　首日300 mg,2次/日,继后300 mg,1次/日。疗程同(2)。

2. 治疗口咽白色念珠菌病　13岁以上儿童可用口服混悬液,首日100 mg,2次/日,继后100 mg,1次/日,疗程共13日。对于伊曲康唑和(或)氟康唑难治性口咽白色念珠菌病,可给予口服混悬液一次400 mg,2次/日,或给予缓释片首日300 mg,2次/日,继后300 mg,1次/日,疗程根据根据感染程度和临床反应而定。

【用药须知】 1. 使用本品期间,应定期检查血常规和肝肾功能。

2. 对肾功能不全患者,如需多次用药,应根据肾功能情况调整剂量。

3. 如出现严重的皮肤反应或明显的肝功能异常,应考虑停药。

4. 本品的缓释片和混悬口服液不能等量互换。缓释片、口服混悬液应在进食时服用,缓释片应整片吞服。

【制剂】 ①缓释片:100 mg。②注射剂:300 mg/16.7 ml。③口服混悬液:40 mg/ml;105 ml。

【贮藏】 贮于2～8 ℃。

伊曲康唑

(itraconazole)

别名:依他康唑、斯皮仁诺、亚特那唑、Sporanox、Oriconazole、IRC、ICZ

本品为三唑类抗真菌药。

【CAS】 84625-61-6

【ATC】 J02AC02

【理化性状】 1. 本品为白色或几乎白色的粉末。几乎不溶于水，极微溶于乙醇，易溶于二氯乙烷，略溶于四氢呋喃。

2. 化学名：(±)-2-sec-Butyl-4-[4-(4-{4-[(2*R**, 4*S**)-2-(2,4-dichlorophenyl)-2-(1*H*-1,2,4-triazol-1-ylmethyl)-1, 3-diox-olan-4-ylmethoxy] phenyl}-piperazin-1-yl) phenyl]-2, 4-dihydro-1, 2, 4-triazol-3-one

3. 分子式：$C_{35}H_{38}Cl_2N_8O_4$

4. 分子量：705.6

5. 结构式

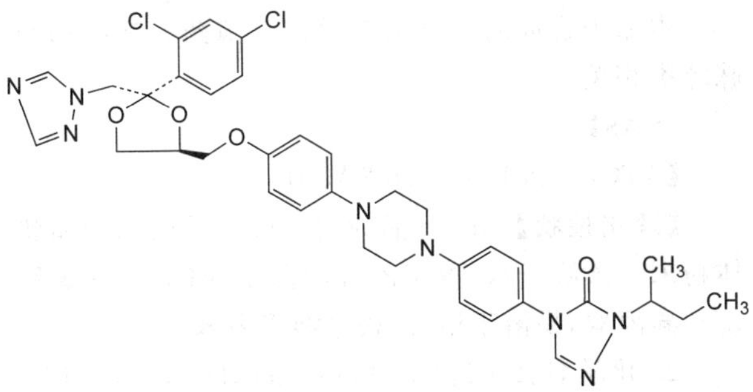

【用药警戒】 1. 本品禁用于心室功能紊乱如充血性心力衰竭的甲癣患者，如用药过程中出现心力衰竭的症状和体征，立即停药。静脉使用本品对心脏有负性变力作用。

2. 禁与西沙必利、匹莫齐特、奎宁丁、多非利特、左醋美沙朵合用。本品是强效 CYP3A4 抑制剂可升高经此途径代谢药物的血药浓度。与上述药物合用可发生严重的心血管事件，包括 Q-T 间期延长、尖端扭转型心动过速、室性心动过速、心搏骤停和(或)猝死。

3. 本品注射剂可导致严重的肝毒性，甚至可致命。如出现肝病的症状和体征，应立即停药，并检查肝功能。

【药理作用】 1. 抑制敏感真菌 CYP 依赖酶，导致真菌细胞膜合成麦角固醇受阻，使细胞膜的通透性改变，细胞内赖以生存的重要物质漏失，导致死亡。

2. 本品比酮康唑的活性谱更广，对多种曲霉菌属、皮炎芽生菌、多种白色念珠菌、粗球孢子菌、新型隐球菌、多种表皮真菌、荚膜组织胞浆菌、糠秕马拉塞霉菌、多种小孢霉属、巴西芽生菌、申克孢子丝菌和多种发癣菌属均具有活性。

3. 本品对多种利什曼原虫亦具有活性。

4. 对本品的获得性耐药极少见，但是，耐酮康唑的白色念珠菌也耐本品。

【体内过程】 1. 本品于饭后口服易于吸收。4 h 内可达血药峰值，每日给予 100 mg 可在 14 日内达到稳态(400～600ng/ml)。当本品用量由 100 mg 增加到 400 mg 时，其生物利用度也随着上升，这表明本品可以进行饱和代谢。本品与血浆蛋白高度结合，血循中的游离药物仅占 2%。分布广泛，但仅少量渗进脑脊液。皮肤、脂肪、脓液和女性生殖器组织中的药物浓度有几次高于同时的血药浓度。在停用药物后，皮肤和黏膜中仍可保留治疗浓度 1～4 周。

2. 少量本品可分布进入乳汁中。本品在肝内代谢成无活性的代谢物，随胆汁和尿排出体外，3%～18%以原药形式随粪便排出。少量的药物还可从角质层和毛发消除。透析时无药物被消除。使用单剂量 100 mg 后，其 $t_{1/2}$ 为 20 h，持续用药后，$t_{1/2}$ 可增至 30 h。

【适应证】 1. 外阴、阴道白色念珠菌病。

2. 花斑癣、皮肤真菌病、真菌性角膜炎和口腔白色念珠菌病。

3. 指(趾)甲真菌病。

4. 全身性真菌感染，如曲霉病、白色念珠菌病、新型隐球菌病(包括隐球菌性脑膜炎)、组织胞浆菌病、孢子丝菌病、副球孢子菌病、芽生菌病。

5. 其他少见的全身性或热带真菌病。

【不良反应】 1. 最常发生消化不良、腹痛、恶心、呕吐、便秘、腹泻(使用口服液时)、头痛和头晕。

2. 过敏反应表现为瘙痒、皮疹、荨麻疹和血管神经性水肿。个别患者发生斯-约综合征。

3. 血清转氨酶升高，肝炎和胆汁淤积性黄疸可能出现，尤其在持续用药 1 个月以上者。

4. 脱发、水肿、低血钾与长期用药有关。

5. 使用高剂量时可能发生肾上腺抑制、月经障碍和周围神经病。

【妊娠期安全等级】 C。

【禁忌与慎用】 1. 对本品过敏者禁用。

2. 肝肾功能不全患者慎用。

3. 本品可通过乳汁分泌，哺乳期妇女使用时，应暂停哺乳。

4. 除治疗危及生命或严重感染的病例，禁用于有或曾有充血性心力衰竭(CHF)病史的心室功能障碍的患者。

5. 儿童用药的安全性及有效性尚未确定。

6. 妊娠期妇女禁止使用本品治疗甲癣。

7. 老年人的资料有限，宜减量慎用。

【药物相互作用】 1. 酶诱导剂利福平、卡马西平、苯妥英或苯巴比妥可降低本品的血药浓度。

2. 可降低胃酸度的药物，如抗毒蕈碱药、抗酸药、质子泵抑制剂或 H_2 受体拮抗剂可使本品吸收减少。

3. 本品可干扰被肝微粒体(尤其是 CYP3A4)代谢的药物，使阿司咪唑、西沙必利、环孢素、非洛地平、洛伐他汀、辛伐他汀、咪达唑仑、奎尼丁、特非那丁、三唑仑和华法林的血药浓度升高；而本品的血药浓度也会升高。

4. 本品还可能使地高辛或长春新碱的血药浓度升高，使口服避孕药减效。

5. 酮康唑与阿司咪唑合用可使后者的血药浓度升高，其活性代谢物去甲阿司咪唑可致 Q-T 间期延长。由于依曲康唑和酮康唑的化学结构相似，故本品禁与阿司咪唑合用。

6. 本品禁与特非那定合用，因可导致严重的心血管不良反应，如室性心动过速、扭转型室速，甚至导致死亡。

【剂量与用法】 1. 口咽白色念珠菌病　成人每日口服 100 mg(中性粒细胞减少或艾滋病患者每日可用 200 mg)。对口腔和(或)食道白色念珠菌病，应将本品口服液在口腔内含漱约 20s 后再吞咽，吞咽后不可用其他液体漱口。连服 1～2 周。

2. 外阴白色念珠菌病　口服每次 200 mg，2 次/日，仅用 1 日。

3. 花斑癣　口服每日 200 mg，连用 7 日。

4. 治疗体癣或股癣　口服每日 100 mg，连用 15 日；或每日 200 mg，连用 7 日。

5. 手癣或脚癣　口服每日 100 mg，连用 30 日。

6. 指(趾)甲感染　口服 200 mg，连用 3 个月；或 200 mg，2 次/日，连用 7 日。在间隔 21 日后指甲感染重复使用 1 次，趾甲感染重复使用 2 次。

7. 全身感染　常用 100～200 mg，1 次/日；针对侵袭性或播散性感染，剂量可增至 200 mg，2 次/日；针对危及生命的感染可给予负荷剂量 200 mg，3 次/日。预防中性粒细胞减少或艾滋病患者原发或继发性感染，建议每日给予 200 mg。

8. 静脉滴注仅用于全身性真菌感染，刚开始 2 日给予本品 200 mg，经 1 h 静脉滴注，2 次/日；从第 3 日起，1 次/日，经 1 h 静脉滴注 200 mg。静脉用药超过 14 日的安全性尚不明确。

【用药须知】 1. 持续用药 1 个月以上者，或者出现了任何可疑的肝炎症状，均应监测肝功能。

2. 治疗中如已出现肝功能异常应及时停药。

3. 肝硬化患者接受本品时必须监测肝功能，必要时可调整用量。

4. 某些肾功能不全患者(如接受持续非卧床腹膜透析的患者)亦应调整用量。

5. 艾滋病患者可能存在胃酸过少情况，因而会导致本品吸收减少，通过同时给予酸性饮料可以得到改善。

6. 孕龄期妇女应采取有效避孕措施至本品治疗结束后 2 个月。

【制剂】 ①片剂：100 mg；200 mg。②胶囊剂：100 mg。③注射剂：250 mg/25 ml。④口服混悬液：1500 mg/150 ml。

【贮藏】 避光保存。

氟康唑

(fluconazole)

别名：大扶康、麦道氟康、Diflucon、Syscan

本品为合成的三唑类广谱抗真菌药。其结构与咪唑类相关。

【CAS】 86386-73-4

【ATC】 D01AC15；J02AC01

【理化性状】 1. 本品为白色或几乎白色的晶状体粉末。微溶于水，溶于乙醇和丙酮，略溶于三氯甲烷和异丙醇，易溶于甲醇，极微溶于甲苯。

2. 化学名：2-(2,4-Difluorophenyl)-1,3-bis(1*H*-1,2,4-triazol-1-yl)propan-2-ol

3. 分子式：$C_{13}H_{12}F_2N_6O$

4. 分子量：306.3

5. 结构式

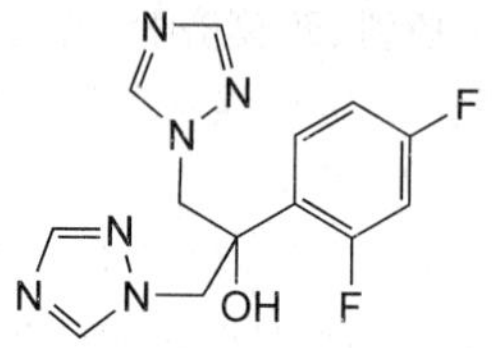

【药理作用】 1. 作用机制与益康唑相同。

2. 对皮炎芽生菌、多种白色念珠菌属、粗球孢子菌、新型隐球菌、多种表皮真菌属、荚膜组织胞浆菌、多种小孢酶属和多种发癣菌属均具有活性。

3. 在较长期使用本品进行预防用药后，某些白色念珠菌对本品已产生耐药。与其他唑类交叉耐药已有报道。

【体内过程】 1. 口服本品易于吸收，其生物利用度达 90%，静脉给药则更高。健康志愿者在口服 400 mg 后 1～2 h 内可达血药峰值(6.72 μg/ml)。用量在 50～400 mg 的范围内，其血药浓度是呈比例的。多剂量给药后可见血药浓度上升，6～10 日可达稳态浓度，如给予负荷剂量，第 2 日就可能达到稳态。本品可广泛分布，其表观分布容积近似全身体液量。乳汁、关节液、唾液、痰液、阴道分泌液和腹腔积液中的药物浓度与血药浓度相似。即使在脑膜无炎症的情况下，脑脊液中的药物浓度可达血药浓度的 50%～90%。

2. 本品的蛋白结合率仅为 12%。80%以原药形式随尿排出；随之排出的代谢物约占 11%。$t_{1/2}$ 约为 30 h，肾功能不全患者可见延长。透析可消除本品。

【适应证】 1. 主要用于治疗深部白色念珠菌和隐球菌感染，也用于其他敏感真菌所致的感染，如肺部感染、口咽和食管感染、腹膜感染、心内膜感染、败血症、肾盂肾炎、阴道及尿路感染以及隐球菌性脑膜炎等。

2. 亦可用于慢性皮肤黏膜白色念珠菌感染。

3. 艾滋病、接受化疗的恶性肿瘤、器官移植或其他原因所致免疫受损者预防和治疗伴发的真菌感染。

【不良反应】 1. 最常见的不良反应为胃肠道的恶心、呕吐、腹痛、腹泻和腹胀。

2. 还会发生头痛、头晕、白细胞减少、血小板减少。轻度皮疹也较常见。

3. 有 5%～7%使用本品的患者出现轻度短暂升高的 AST、ALT 和 ALP，减量或停药后即可恢复。但原已患有严重疾病的患者在合用本品中罕有可能产生严重的肝毒性，甚至肝功能衰竭而死亡。

4. 原已患有严重疾病的患者在使用本品时有极少患者发生中毒性表皮坏死松解症和斯-约综合征，这在艾滋病患者中较常见。

5. 血管神经性水肿和过敏反应罕见报道。

【妊娠期安全等级】 C。

【禁忌与慎用】 1. 对本品过敏或对其他唑类(包括咪唑类和三唑类)过敏者禁用本品。

2. 有动物实验致畸报道，妊娠期前 3 个月禁用本品。

3. 本品可经乳汁分泌，哺乳期妇女使用本品时，应暂停哺乳。

4. 肝肾功能不全患者应慎用本品(考虑减量)，如功能进一步受损，则应考虑停药。

【药物相互作用】 1. 合用利福平可使本品的血药浓度降低，$t_{1/2}$ 缩短。

2. 合用氢氯噻嗪可使本品的血药浓度轻度上升。

3. 本品可升高苯妥英、磺酰脲类、香豆素类(如华法林)和环孢素的血药浓度。

4. 本品可使去甲替林血药浓度升高。

【剂量与用法】 1. 黏膜表面的白色念珠菌病　成人常用量每日 50 mg，必要时每日 100 mg，口咽部念珠病连用 7～14 日，萎缩性口腔白色念珠菌病应持续用药 14 日。食管炎或其他黏膜白色念珠菌感染则应用药 14～30 日。

2. 阴道白色念珠菌病和白色念珠菌性龟头炎　口服单剂量 150 mg。

3. 嗜皮菌病、花斑癣和皮肤白色念珠菌感染　每日口服 50 mg，连用 6 周。

4. 全身白色念珠菌病和隐球菌性脑膜炎和其他隐球菌感染　首剂 400 mg，继后每日 200～400 mg，疗程根据临床和真菌的效应决定，通常为 6～8 周。在疗程完毕后，为预防脑膜炎复发，可每日给予 100～200 mg。

5. 免疫受损而处在真菌感染危险中的患者　预防用药每日 400 mg。

6. 大于 4 周的儿童黏膜表面感染　3 mg/(kg · d)，必要时于第 1 日给予负荷剂量(6 mg/kg)，全身感染每日 6～12 mg/kg，预防用药每日 3～12 mg/kg。小于 2 周的儿童，每 72 h 给药一次，2～4 周儿童每 48 h 给药一次，一日总量不应超过 400 mg。

7. 美国的用量偏高一些。下表供参考。

适应证和用量表

适应证	第 1 日	其后每天用量	最短疗程
口咽白色念珠菌病	200 mg	100 mg	14 日
食管白色念珠菌病	200 mg	100 mg	21 日
全身白色念珠菌感染	400 mg	100 mg	28 日
急性隐球菌性脑膜炎	400 mg	200 mg	10～12 周
抑制复发	200 mg	200 mg	直至脑脊液培养阴性后

【用药须知】 1. 用药期间，必须定期检查血常规，肝、肾功能。

2. 肾功能不全患者用药如为单剂量，不必调整用量，多次用药则必须根据肌酐清除率(Ccr)调整剂量。Ccr＞50 ml/min，用全量；Ccr 为 21～50 ml/min 用半量，Ccr 为 11～20 ml/min 用 25%药量。

3. 如出现明显的肝功能受损或严重的皮肤反应，应立即停药。

【制剂】 ①片剂：50 mg；100 mg；200 mg。②胶囊剂：50 mg；100 m；200 mg。③注射剂：100 mg/50 ml；200 mg/100 ml。

【贮藏】 片剂、胶囊剂应密封贮于低于 30 ℃，注射剂应置于 5～30 ℃，不可冰冻。

福司氟康唑
(fosfluconazole)

别名：膦氟康唑、Hoxafil、Prodif

本品为氟康唑的前药。

【CAS】 194798-83-9

【理化性状】 1. 化学名：1-(2，4-Dif-luorophenyl)-2-(1*H*-1，2，4-triazol-1-yl)-1-[(1*H*-1，2，4-triazol-1-yl) methyl]ethyl dihydrogen phosphate

2. 分子式：$C_{13}H_{13}F_2N_6O_4P$

3. 分子量：386.3

4. 结构式

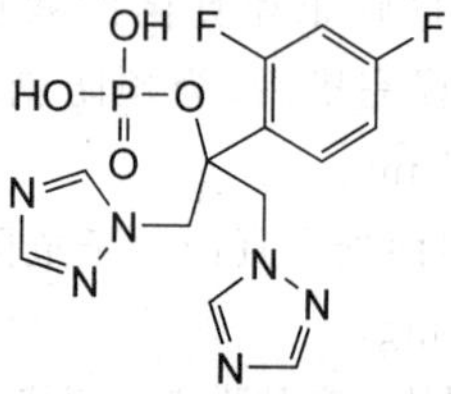

【药理作用】 本品是氟康唑的磷酸酯前体药物，有良好的水溶性，可减少输液量，减轻循环系统负担。静脉给药后，在体内被碱性磷酸酯酶水解成氟康唑和磷酸。

【体内过程】 本品易于进入脑脊液中，其中的药物浓度为血药浓度的52%～62%。如分别给药50、100、250、500和1000 mg后，可获得药动学参数如下：AUC分别为37.5、68.7、174.8、334.0和619.1 (μg·h)/ml，C_{max}分别为0.70、1.31、3.23、6.07和12.09 μg/ml，T_{max}分别为4.0、5.5、4.0、6.0和2.5 h，$t_{1/2}$分别为35.5、32.2、34.1、34.8和32.9 h。平均滞留时间(MRT)分别为51.6、48.0、50.9、51.7和49.8 h。本品的蛋白结合率为77.7%～93.8%。如给药1000 mg，1次/日，连用14日，随尿液排出的氟康唑为给药量的85.6%，排出的原药不及1%。

【适应证】 用于白色念珠菌属和隐球菌属真菌引起的真菌血症，真菌引起的呼吸道、消化道和尿路感染以及腹膜炎、脑膜炎，也可用于慢性皮肤和黏膜真菌病。

【不良反应】 1. 可见血管扩张、颜面水肿、瘙痒、剥脱性皮炎、斯-约综合征和中毒性表皮坏死松解症。

2. 可见粒细胞、红细胞、血小板和白细胞减少以及贫血。

3. 可发生急性肾功能衰竭。

4. 可见黄疸、肝功能受损、肝炎、胆汁淤积性肝炎和肝坏死。

5. 可见痉挛、意识丧失。

6. 可见高钾血症、心动过速(尖端扭转型室速)、心动过缓、Q-T间期延长和房室传导阻滞。

7. 可见头痛、失眠、感觉异常、关节痛和腰背痛。

8. 可见间质性肺炎和假膜性小肠结肠炎。

【禁忌与慎用】 1. 对本品过敏者禁用。

2. 妊娠期妇女和儿童禁用。

3. 正在使用利福平、去甲替林、苯妥英、环孢素、磺酰脲类或香豆素类的患者不可使用本品。

4. 尚未明确本品是否可经乳汁分泌，哺乳期妇女使用时，应暂停哺乳。

【药物相互作用】 1. 本品可使利福平的血药浓度降低。

2. 合用氢氯噻嗪时可使本品的血药浓度轻度升高。

3. 本品可升高环孢素、去甲替林、苯妥英、磺酰脲类和香豆素类的血药浓度。

【剂量与用法】 1. 浅表性真菌感染，第1日和第2日静脉滴注本品126.1～252.3 mg/d(相当于氟康唑100～200 mg/d)，以后维持剂量为63.1～126.1 mg/d(相当于氟康唑50～100 mg/d)。

2. 深部真菌感染，第1日和第2日静脉滴注本品126.1～504.5 mg/d（相当于氟康唑100～400 mg/d)，以后维持剂量减半。

3. 重症或难治性真菌感染，第1日和第2日静脉滴注本品1009 mg/d(相当于氟康唑800 mg/d)，维持剂量减半。

4. 肾功能不全患者，Ccr＞50 ml/min者，可用常用量；Ccr≤50 ml/min者，使用半量；接受透析者，在透析完毕后，给予1次常用量。

5. 疗程随病情而定，疗程超过28日的疗效和安全性尚不确定。

【用药须知】 1. 不可与其他药物混合滴注。

2. 用药期间，应监测血常规、电解质、肝肾功能和心电图。

3. 给药前，应详细询问过敏性病史、药物过敏史。

4. 如出现明显的皮肤高敏反应和重要脏器的严重不良反应，应考虑停药。

5. 过量可出现意识障碍、恶心、呕吐、妄想、噩梦、嗜睡、精神错乱、肝功能受损和多形性红斑，应尽快促使过量药物随尿液排泄，血液透析可排出血中药物的50%。

【制剂】 注射剂：126.1 mg（相当于氟康唑100 mg)/100 ml；252.3 mg（相当于氟康唑200 mg)/200 ml；504.5 mg（相当于氟康唑400 mg)/400 ml；126.1 mg/1.25 ml；252.3 mg/2.5 ml；504.5 mg/5.0 ml。

【贮藏】 贮于2～8 ℃。

伏立康唑
(voriconazole)

别名：威凡、Vfend

本品为广谱三唑类抗真菌药。

【CAS】 137234-62-9

【ATC】 J02AC03

【理化性状】 1. 本品为白色或类白色结晶性粉末。

2. 化学名：(2*R*,3*S*)-2-(2,4-Difluorophenyl)-3-(5-fluoro-4-pyrimidinyl)-1-(1*H*-1,2,4triazol-1-yl)-2-butanol

3. 分子式 $C_{16}H_{14}F_3N_5O$。

4. 分子量：349.3

5. 结构式

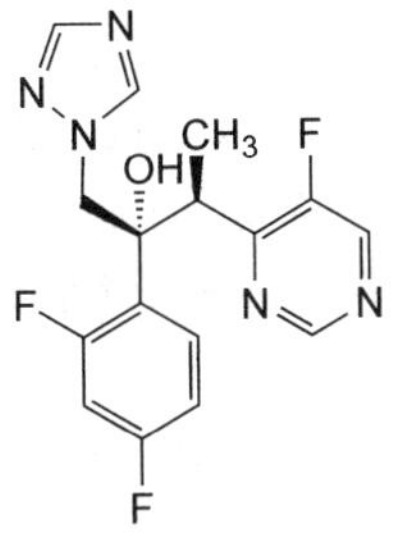

【药理作用】 1. 本品抑制真菌中由细胞色素P450介导的14α-甾醇去甲基化，从而抑制麦角甾醇的生物合成，导致真菌细胞壁丢失麦角甾醇而起作用。体外试验表明，本品抗真菌谱广，对白色念珠菌属包括光滑白色念珠菌、白色念珠菌耐药株和耐氟康唑的克柔白色念珠菌均具有抗菌作用，对所有检测到的曲菌属真菌均有杀菌作用。此外，本品在体外对其他致病真菌包括对现有的抗真菌药敏感性极低的菌属(如足放线病菌属和镰刀菌属)也显示出杀菌作用。

2. 目前对本品抗菌谱中的各类真菌耐药性情况尚无充分研究。对氟康唑和伊曲康唑敏感性降低的真菌对本品的敏感性也可能降低，表明本品与其他唑类抗真菌药可能存在交叉耐药性。

【体内过程】 1. 因本品的代谢可饱和，药动学参数呈非线性。个体间的药动学差异大。暴露量的增加幅度高于剂量的增加。口服从200 mg，每12 h一次，升高剂量至300 mg，每12 h一次，AUC从19.86(μg·h)/ml升高至50.32(μg·h)/ml；静脉滴注从3 mg/kg，每12 h一次，升高至4 mg/kg，每12 h一次，可见到AUC从21.81(μg·h)/ml升高至50.40(μg·h)/ml。不给予负荷剂量，口服和静脉给药均约经5日达稳态谷值；给予负荷剂量，1日内即可达稳态

2. 本品通过静脉滴注和口服两种方式给药，二者的药动学参数相似。口服生物利用度约为96%，口服后1～2 h可达血药峰值。当多剂量给药且与高脂肪食物同时服用时，本品的 C_{max} 和AUC分别下降34%和24%。在健康受试者中，本品的吸收不受胃液pH的影响。

3. 本品可广泛分布于全身各组织，稳态下其分布容积为4.6L/kg。与血浆蛋白结合率约为58%，且不受肝肾功能的影响。

4. 体外实验表明，本品经CYP2C19、CYP2C9和CYP3A4代谢。体内试验表明，CYP2C19是本品主要代谢酶，该酶呈基因多态性，例如15%～20%的亚洲人属于乏代谢者，而在白人和黑人中，仅有3%～5%的乏代谢者。乏代谢者暴露量较纯合子泛代谢者高4倍，杂合子泛代谢者暴露量较纯合子泛代谢者高2倍。

本品主要代谢产物为*N*-氧化物，占血浆代谢产物的72%，仅有微弱的抗真菌活性。

5. 本品主要经肝代谢，仅有不到2%的药物以原型随尿液排出。给予放射性同位素标记的本品(静脉滴注或口服)后，大于94%的放射性物质在给药后的96 h内随尿排出体外。

6. 本品的终末半衰期与剂量有关，不能用于预测其蓄积和消除。

【适应证】 本品用于≥12岁患者的下列病症。

1. 侵袭性曲菌病。

2. 非中性粒细胞减少患者的白色念珠菌血病，播散性皮肤感染、腹部、肾、膀胱壁及伤口白色念珠菌感染。

3. 食管白色念珠菌病。

4. 不能耐受的或其他治疗无效的足放线菌属和镰刀菌属引起的严重感染。

【不良反应】 1. 最为常见的不良反应为视觉障碍、发热、皮疹、恶心、呕吐、腹泻、头痛、败血症、周围性水肿、腹痛以及呼吸功能紊乱。

2. 少见的不良反应

(1) 全身反应　腹痛、腹部膨大、过敏反应、类过敏反应、腹水、虚弱、腰痛、蜂窝织炎、水肿、面部水肿、胁痛、流感综合征、移植物抗宿主反应、肉芽肿、细菌感染、真菌感染、注射部位疼痛、注射部位感染/炎症、黏膜功能失调、多器官衰竭、疼痛、骨盆疼痛、腹膜炎、败血症、胸骨下胸痛。

(2) 心血管系统　心律失常、房颤、室颤、室性心动过速(包括尖端扭转型室速)、完全性房室传导阻滞、二联率、心动过缓、束支传导阻滞、心脏扩大、心肌病、脑出血、脑缺血、脑血管意外、充血性心力衰竭、深部血栓性静脉炎、心内膜炎、期外收缩、心搏停止、心肌梗死、心悸、静脉炎、直立性低血压、肺栓塞、Q-T间期延长、室上性心动过速、晕厥、血栓性静脉炎、血管扩张。

(3) 消化系统　食欲缺乏、唇炎、胆囊炎、胆石症、便秘、十二指肠溃疡穿孔、十二指肠炎、消化不

良、吞咽困难、食管溃疡、食管炎、肠胃气胀、胃肠炎、胃肠出血、γ-GT升高、LDH升高、齿龈炎、舌炎、齿龈出血、齿龈增生、吐血、肝性昏迷、肝功能衰竭、肝炎、肠穿孔、肠溃疡、肝大、黑粪、口腔溃疡、胰腺炎、腮腺肿大、牙周炎、直肠炎、假膜性小肠结肠炎、直肠功能紊乱、直肠出血、胃溃疡、胃炎、舌肿大。

(4) 内分泌系统　肾上腺皮质功能不全、尿崩症、甲状腺功能亢进、甲状腺功能减低。

(5) 血液和淋巴系统　粒细胞缺乏症、贫血(巨细胞性贫血、巨幼细胞性贫血、小细胞性贫血、正细胞性贫血),再生障碍性贫血、溶血性贫血、出血时间延长、发绀、弥散性血管内凝血、瘀斑、嗜酸性细胞增多、血容量过大、淋巴结病、淋巴管炎、骨髓抑制、瘀点、紫癜、脾肿大、血栓性血小板减少性紫癜。

(6) 营养和代谢　蛋白尿、BUN增高、肌酸磷酸激酶增高、水肿、糖耐量降低、高钙血症、高胆固醇血症、高血糖、高钾血症、高镁血症、高钠血症、高尿酸血症、低钙血症、低血糖、低钠血症、低磷血症、尿毒症。

(7) 肌肉骨骼　关节痛、关节炎、骨坏疽、骨痛、小腿痛性痉挛、肌痛、肌无力、肌病、骨软化、骨质疏松。

(8) 神经系统　噩梦、急性脑综合征、激动、静坐不能、健忘、焦虑、共济失调、脑水肿、昏迷、精神错乱、惊厥、谵妄、痴呆、人格解体、抑郁、复视、脑炎、脑病、欣快感、锥体外系综合征、癫痫大发作性惊厥、格林-巴利综合征、张力过高、感觉减退、失眠、颅内压增高、性欲减退、神经痛、神经病变、眼球震颤、眼球旋动危象、感觉异常、精神病、嗜睡、自杀倾向、震颤、眩晕。

(9) 呼吸系统　咳嗽加重、呼吸困难、鼻衄、咯血、缺氧、肺水肿、咽炎、胸腔积液、肺炎、呼吸功能紊乱、呼吸窘迫综合征、呼吸道感染、鼻炎、窦炎、声音改变。

(10) 皮肤和附属物　脱发、血管神经性水肿、接触性皮炎、盘形红斑狼疮、湿疹、多形性红斑、剥脱性皮炎、混合性药疹、疖病、单纯疱疹、黑变病、光敏性皮肤反应、银屑病、皮肤变色、皮肤病、皮肤干燥、斯-约综合征、出汗、中毒性表皮坏死松解症、荨麻疹。

(11) 特殊感觉　调节异常、睑缘炎、色盲、结膜炎、角膜浑浊、耳聋、耳痛、眼痛、干眼、角膜炎、角膜结膜炎、瞳孔散大、夜盲、视神经萎缩、视神经炎、外耳炎、视神经盘水肿(视神经乳头水肿)、视网膜出血、视网膜炎、巩膜炎、味觉丧失、味觉异常、葡萄膜炎、耳鸣、视野缺损。

(12) 泌尿生殖系统　肾炎、肾病、排尿困难、少尿、无尿、尿失禁、尿潴留、糖尿、血尿、泌尿道感染、枯萎卵、肌酐清除率降低、附睾炎、出血性膀胱炎、肾积水、肾痛、阳痿、阴囊水肿、肾小管坏死、痛经、子宫不规则出血、阴道出血。

3. 长期治疗会导致氟中毒和骨髓炎。

【妊娠期安全等级】 D。

【禁忌与慎用】 1. 本品禁用于对其活性成分或赋形剂过敏者。本品与其他唑类抗真菌药间的交叉过敏情况尚不明确,对其他三唑类药物过敏者应慎用本品。

2. 动物实验显示,本品具有生殖毒性,故本品不宜用于妊娠期妇女。

3. 尚未明确本品是否可经乳汁分泌,哺乳期妇女使用时,应暂停哺乳。

4. 本品慎用于伴有先天性或获得性Q-T间期延长、窦性心动过缓、低钾血症以及心肌病等心律失常危险因素的患者。

5. 肝功能不全患者使用本品应降低剂量,重度肝功能不全患者使用本品需权衡利弊。肾功能不全患者在使用本品时不必调整剂量,应选用口服给药。

6. 本品口服干混悬剂含有蔗糖,故不宜用于伴有罕见的先天性果糖不耐受、Lapp乳糖酶缺乏或葡萄糖-半乳糖吸收障碍的患者。

【药物相互作用】 1. 其他药物对本品的影响见下表。

其他药物对本品的影响

药物或药物类别之间的相互作用机制	伏立康唑暴露量(C_{max}和AUC,200 mg,每12 h一次)	推荐剂量、措施或评价
利福平*及利福喷汀*(CYP诱导作用)	明显降低	禁止合用
依法韦仑**(CYP诱导作用)	明显降低	本品口服维持剂量增加至400 mg,每12 h一次,依法韦仑剂量降至300 mg,每24 h一次
大剂量利托那韦(400 mg,每12 h一次)**(CYP诱导作用)	明显降低	禁止合用
低剂量利托那韦(100 mg,每12 h一次)**(CYP诱导作用)	降低	应尽量避免合用,除非效益大于风险

续表

药物或药物类别之间的相互作用机制	伏立康唑暴露量(C_{max}和 AUC,200 mg,每 12 h 一次)	推荐剂量、措施或评价
卡马西平(CYP 诱导作用)	未进行研究,但可能明显降低	禁止合用
长效巴比妥类(CYP 诱导作用)	未进行研究,但可能明显降低	禁止合用
苯妥英*(CYP 诱导作用)	明显降低	体重≥40 kg 者,本品维持剂量从 4 mg/kg 增至 5 mg/kg,静脉滴注,每 12 h 一次;从 200 mg 增至 400 mg;口服,每 12 h 一次(体重＜40 kg 者从 100 mg 增至 200 mg,每 12 h 一次)
贯叶连翘(CYP 诱导作用、P-糖蛋白诱导作用)	明显降低	禁止合用
含炔雌醇和炔诺酮的口服避孕药**(CYP2C19 抑制作用)	升高	监测本品的不良反应与毒性
氟康唑**(CYP2C9、CYP2C19 及 CYP3A4 抑制作用)	明显降低	避免合用,在最后一剂氟康唑 24 h 内监测本品的不良反应和毒性
其他 HIV 蛋白酶抑制剂(CYP3A4 抑制作用)	体内研究显示,对本品暴露量无影响 体外研究显示,有可能抑制本品代谢(血药浓度升高)	与茚地那韦合用,无必要调节剂量 监测本品的不良反应与毒性
其他 NNRTIs***(CYP3A4 抑制或 CYP 诱导作用)	体外研究显示,地拉夫定及其他 NNRTIs 有可能抑制本品的代谢(血药浓度升高) 依法韦仑及其他 NNRTIs 有可能诱导本品的代谢(血药浓度降低)	经常监测本品的不良反应与毒性 谨慎评估本品的有效性

注:*基于体内试验,健康志愿者多次口服 200 mg,每 12 h 一次。

**基于体内试验,健康志愿者口服 400 mg,每 12 h 一次,至少 1 日,然后 200 mg,每 12 h 一次,至少 2 日。

***非核苷类逆转录酶抑制剂。

2. 本品对其他药物的影响见下表。

本品对其他药物的影响

药物/药物类别(相互作用机制)	药物暴露量(C_{max}和 AUC)	推荐剂量、措施或评价
西罗莫司*(CYP3A4 抑制作用)	明显升高	禁止合用
利福布汀*(CYP3A4 抑制作用)	明显升高	禁止合用
依法韦仑**(CYP3A4 抑制作用)	明显升高	本品口服维持剂量增加至 400 mg,每 12 h 一次,依法韦仑剂量降至 300 mg,每 24 h 一次。
大剂量利托那韦(400 mg,每 12 h 一次)**(CYP3A4 抑制作用)	对利托那韦 C_{max}和 AUC 无明显影响	禁止合用,因本品的暴露量明显降低
小剂量利托那韦(100 mg,每 12 h 一次)**	轻微降低利托那韦的 C_{max}和 AUC	应尽量避免合用,除非效益大于风险
特非那定、阿司咪唑、西沙必利、匹莫齐特、奎宁丁(CYP3A4 抑制作用)	未进行研究,但血药浓度可能升高	禁止合用,因可导致 Q-T 间期延长,罕见尖端扭转型心动过速
麦角碱(CYP 抑制作用)	未进行研究,但暴露量可能升高	禁止合用
环孢素*(CYP3A4 抑制作用)	AUC 明显升高,对 C_{max}无明显影响	已经服用环孢素的患者,开始本品治疗应降低环孢素剂量一半,监测血药浓度;停用本品后,恢复原剂量,监测血药浓度
美沙酮***(CYP3A4 抑制作用)	升高	美沙酮血药浓度升高可导致 Q-T 间期延长。经常监测美沙酮的不良反应和毒性,很可能要降低美沙酮的剂量

续表

药物/药物类别(相互作用机制)	药物暴露量(C_{max}和 AUC)	推荐剂量、措施或评价
芬太尼(CYP3A4 抑制作用)	升高	降低芬太尼及其他经 CYP3A4 代谢的长效类阿片药物的剂量,需延长和频繁监测阿片类相关不良反应
阿芬太尼(CYP3A4 抑制作用)	明显升高	降低芬太尼及其他经 CYP3A4 代谢的长效类阿片药物(如舒芬太尼)的剂量。需长时间监测阿片类相关不良反应
羟考酮(CYP3A4 抑制作用)	明显升高	降低羟考酮及其他经 CYP3A4 代谢的长效阿片类药物的剂量,需延长和频繁监测类阿片药物相关不良反应
NSAIDs**** 包括布洛芬和双氯芬酸(CYP2C9 抑制作用)	升高	经常监测 NSAIDs 的不良反应和毒性,可能需降低 NSAIDs 剂量
他克莫司*(CYP3A4 抑制作用)	明显升高	正在服用他克莫司者开始本品治疗,应降低剂量至 1/3,频繁监测血药浓度。增加他克莫司剂量可导致肾毒性;停用本品后增加剂量,应监测血药浓度
苯妥英*(CYP2C9 抑制作用)	明显升高	频繁监测血药浓度和不良反应
含炔雌醇和炔诺酮的口服避孕药(CYP3A4 抑制作用)**	升高	监测口服避孕药的不良反应
华法林*(CYP2C9 抑制剂)	凝血酶原时间明显延长	监测凝血酶原时间或其他抗凝指标,可能需调节华法林剂量
奥美拉唑*(CYP2C19/3A4 抑制作用)	明显升高	正在接受奥美拉唑≥40 mg 者,降低奥美拉唑剂量一半。本品也可抑制其他 CYP2C19 底物的质子泵抑制剂,导致血药浓度升高
其他 HIV 蛋白酶抑制剂(CYP3A4 抑制作用)	对茚地那韦暴露量无明显影响	不必调整茚地那韦的剂量
	体外研究显示可能抑制其他 HIV 蛋白酶抑制剂的代谢(暴露量增加)	经常监测其他 HIV 蛋白酶抑制剂的不良反应和毒性
其他 NNRTIs*****(CYP3A4 抑制作用)	可能抑制 NNRTIs 的代谢(暴露量增加)	经常监测 NNRTIs 的不良反应
苯二氮䓬类(CYP3A4 诱导抑制)	体外研究显示可能抑制苯二氮䓬类的代谢(暴露量增加)	经常监测经 CYP3A4 代谢的苯二氮䓬类(咪达唑仑、三唑仑、阿普唑仑)的不良反应和毒性(如镇静时间延长)
HMG-CoA 还原酶抑制剂(他汀类)(CYP3A4 抑制作用)	体外研究显示可能抑制他汀类的代谢(暴露量增加)	经常监测他汀类的不良反应和毒性,他汀类血药浓度升高与横纹肌溶解有关,可能需要降低他汀类的剂量
二氢吡啶类钙通道阻滞剂(CYP3A4 抑制作用)	体外研究显示可能抑制这类药物的代谢(暴露量增加)	经常监测钙通道阻滞剂的不良反应和毒性,他汀类血药浓度升高与横纹肌溶解有关,可能需要降低钙通道阻滞剂的剂量
磺脲类口服降糖药(CYP2C9 抑制作用)	未进行研究,但可能导致暴露量增加	经常监测血糖和低血糖的症状和体征,可能需要调整降糖药的剂量
长春碱(CYP3A4 抑制作用)	未进行研究,但可能导致暴露量增加	经常监测长春碱的不良反应和毒性(如神经毒性),可能需降低长春碱的剂量

注:* 基于健康志愿者多次口服 200 mg,2 次/日。

** 基于健康志愿者口服 400 mg,1 次/日,1 日,然后 200 mg,每 12 h 一次,至少 2 日。

*** 基于健康志愿者口服 400 mg,1 次/日,1 日,然后 200 mg,每 12 h 一次,4 日,美沙酮维持剂量(30～100 mg,1 次/日)。

**** 非甾体抗炎药。

***** 非核苷转录酶抑制剂。

【剂量与用法】 1. 本品片剂或干混悬剂应至少在餐前或餐后 1 h 服用。本品注射剂首先用注射用水溶解成 10 mg/ml，再稀释至不高于 5 mg/ml 的浓度供静脉滴注，静脉滴注速度不得高于每小时 3 mg/kg，在 1～2 h 内完成滴注。本品注射剂可用 0.9%氯化钠注射液、5%葡萄糖注射液、乳酸林格注射液、5%葡萄糖和 0.45%氯化钠注射液、10%氯化钾注射液、5%葡萄糖和 0.9%氯化钠注射液稀释。本品不能用碳酸氢钠注射液稀释。弱碱性条件下本品可轻微降解。本品口服生物利用度很高，所以在临床上静脉滴注和口服给药两种途径可以互换。

2. 打开干混悬剂的瓶盖，加入 46 ml 水，旋紧瓶盖，剧烈振摇 1 min，去掉儿童保护盖，向下压紧适配器至瓶颈，盖好瓶盖，在瓶签上写好失效期（室温下可保存 14 d）。一次服用前振摇 10 s，溶解的混悬液仅能使用本品混悬液附带的口服分发器给药。干混悬剂及溶解后的口服混悬液不能与其他药物或饮料混合，也不能进一步稀释。

对于侵袭性曲菌病和由镰孢菌属和足放线菌属引起的严重感染，治疗开始时应给予负荷剂量，随后再用维持剂量治疗。静脉给药应至少维持 7 d，患者临床症状得到改善后，即可通过口服给药。口服剂量为 200 mg 时，本品暴露量与静脉滴注 3 mg/kg 相似。口服 300 mg 暴露量与静脉滴注 4 mg/kg 本品相似。对于非中性粒细胞减少患者的白色念珠菌血症和其他由白色念珠菌属所致的深部组织感染症状消失后仍需使用本品至少 14 d。对于食管白色念珠菌病治疗疗程不应少于 14 d，且在症状消失后继续使用本品治疗至少 7 d。

3. 成人推荐剂量见下表。

体重＜40 kg 的成年患者口服维持剂量减半，临床应根据患者疾病的严重程度及发展进程选择合适的剂量。

4. 剂量调整

（1）口服给药　如果患者治疗效果欠佳，体重≥40 kg者，可增加口服维持剂量至 300 mg/12 h。对于体重＜40 kg 的成年人，口服维持剂量可增加至 150 mg/12 h。如果患者不能耐受上述较高剂量，维持剂量可以一次减少 50 mg，逐渐减少至 200 mg/12 h（体重不足 40 kg 的患者减少至 100 mg/12 h）。

（2）静脉给药　如果患者不能耐受每 12 h 4 mg/kg 的剂量，可减少至每 12 h 3 mg/kg。

（3）轻、中度肝功能不全患者，负荷剂量减半。

（4）老年人用药可不调整剂量。

【用药须知】 1. 临床试验中本品少见严重肝损害（包括肝炎、胆汁淤积和暴发性肝功能衰竭，甚至致命），治疗前及治疗中应监测肝功能。如出现肝功能异常者，应密切监测严重肝损害的发生。如临床肝病的症状和体征进展，必要时停药。

2. 治疗超过 28 d，对视力的影响尚不清楚。上市后有视力不良反应延时过长的报道，包括视神经炎和视盘水肿，如果治疗超过 28 d，监测视觉功能，包括视力、视野和色觉。

3. 本品禁止与其他药物在同一输液通路中同时滴注。使用不同的输液通路时，不可与血液制品或短期滴注的电解质浓缩液同时滴注。可与全肠外营养液同时使用，但需使用不同的输液通路。不能静脉注射。

【制剂】 ① 注射剂（粉）：200 mg。② 片剂：50 mg；200 mg。③口服干混悬剂：45 g/瓶。

【贮藏】 1. 本品片剂、注射剂（粉）应密闭，贮于 15～30 ℃。本品注射剂（粉）配制后需立即使用，如不能立即使用则应置于 2～8 ℃下，于 24 h 内用完。

2. 本品口服干混悬剂应贮于 2～8 ℃下，贮存期限为 18 个月。溶解稀释后的口服干混悬液需保存于 15～30 ℃，不可冷藏或冷冻，于 14 d 内用完。

疾病	负荷剂量	维持剂量	
	静脉滴注	静脉滴注	口服给药
非中性粒细胞减少患者的白色念珠菌血症和其他白色念珠菌属所致的深部组织感染	第 1 个 24 h，每 12 h 给药一次，一次 6 mg/kg	每 12 h 给药一次，一次 3～4 mg/kg	每 12 h 给药一次，一次 200 mg
食管白色念珠菌病			每 12 h 给药一次，一次 200 mg
由镰孢菌属和足放线菌属引起的严重感染	第 1 个 24 h，每 12 h 给药一次，一次 6 mg/kg	每 12 h 给药一次，一次 4 mg/kg	每 12 h 给药一次，一次 200 mg

噻康唑
(tioconazole)

别名：妥善、Trosyd、Vagistate

本品为咪唑类抗真菌药。供局部使用，一般耐受良好。

【CAS】 65899-73-2

【ATC】 D01AC07；G01AF08

【理化性状】 1. 本品为白色或几乎白色结晶状粉末。极微溶于水，易溶于乙醇，极易溶于二氯甲烷。

2. 化学名：1-[2,4-Dichloro-β-(2-chloro-3-thenyloxy)phenethyl]imidazole

3. 分子式：$C_{16}H_{13}Cl_3N_2OS$

4. 分子量：387.7

5. 结构式

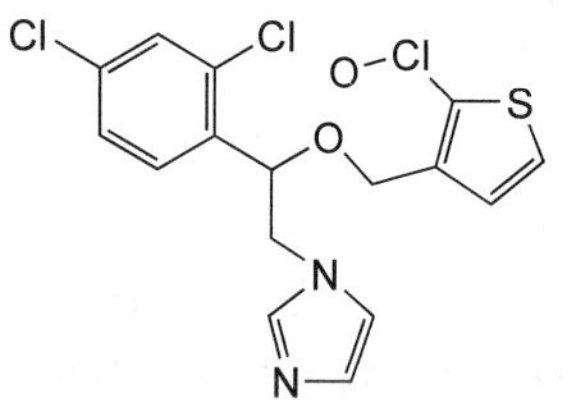

【药理作用】 1. 抑菌机制类似酮康唑。

2. 对各种皮肤真菌、糠秕马拉塞霉菌和白色念珠菌均有活性；体外证实，对某些革兰阳性菌如葡萄球菌、链球菌和短小棒状杆菌亦具有活性。

【体内过程】 用本品1%霜剂20 mg涂敷于大鼠的正常皮肤及损伤皮肤24 h，前者在24 h后血药浓度显示峰值且数值极低，而后者虽吸收迅速，但血药浓度仍低。1次/日，反复用药12日，给药4日后血药浓度达坪值，停药后渐减，未见蓄积作用。向体内的移行量，健康皮肤24 h后达16.1%，损伤皮肤达36.7%，提示在角质层中有潴留。本品在体内大多经代谢后排泄。

【适应证】 用于阴道真菌感染，阴道毛滴虫病，发癣菌、白色念珠菌等引起的手、足、股部及体部的癣病和指间糜烂症，还可用于婴儿真菌性红斑、皮肤白色念珠菌病、花斑癣等。

【不良反应】 1. 皮肤红斑、瘙痒、灼热，一般较轻。

2. 用于阴道内偶有奇痒、烧灼感，数小时后可消失。

【禁忌与慎用】 1. 对本品高度过敏者禁用。

2. 妊娠期前3个月禁用。

3. 本品不作为全身用药。

【剂量与用法】 本品的栓剂、乳膏剂用于阴道白色念珠菌病，一次100 mg，连用3～6日，或用单剂量300 mg。

【用药须知】 1. 本品乳膏剂或栓剂的基质与橡胶或乳胶制品（如阴茎套和避孕隔膜）可产生相互作用，导致避孕失败。

2. 月经期停用本品。

3. 阴道给药，应尽可能将药物置于阴道深部。

【制剂】 ①阴道栓剂：100 mg。②乳膏剂（阴道用）：2%。

【贮藏】 密封、避光保存。

舍他康唑
(sertaconazole)

别名：他康唑、立灵奇、舍奇、Ertaczo

本品属三唑类抗真菌药。

【CAS】 99592-32-2

【ATC】 D01AC14

【理化性状】 1. 化学名：(±)-1-{2,4-Dichloro-β-[(7-chlorobenzo[b]thien-3-yl)-methoxy] phenethyl}imidazole

2. 分子式：$C_{20}H_{15}Cl_3N_2OS$

3. 分子量：437.77

4. 结构式

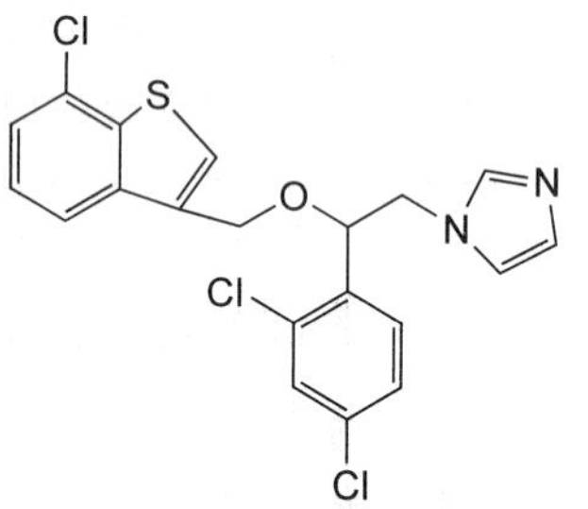

硝酸舍他康唑
(sertaconazole nitrate)

〖CAS〗 99592-39-9

〖理化性状〗 1. 化学名：(±)-1-{2,4-Dichloro-β-[(7-chlorobenzo[b]thien-3-yl)-methoxy] phenethyl}imidazole nitrate

2. 分子式：$C_{20}H_{15}Cl_3N_2OS \cdot HNO_3$

3. 分子量：500.8

【用药警戒】 本品仅能外用，不可口服或静脉注射。

【药理作用】 本品属咪唑类抗真菌药，和其他咪唑类抗真菌药一样，通过抑制真菌细胞麦角固醇的合成而产生抗菌作用；同时也可直接作用于真菌细胞膜，导致细胞膜损伤。体外显示，本品抗菌谱广，对酵母菌（如白色念珠菌、类酵母菌、毛孢子菌和红酵母）、皮肤癣菌（如小孢子菌、毛癣菌和表皮癣菌）、其他丝状真菌（如曲霉、链格孢霉、支顶孢霉、镰孢霉和核帚霉）、某些革兰阳性菌（如葡萄球菌和链球菌）和毛滴虫等均有抗菌活性。

【体内过程】 外用本品的全身吸收率很低，其中乳膏为 1.47%，溶液为 1.97%，粉剂为 0.665%，胶体为 0.885%。

【适应证】 用于治疗皮肤真菌、酵母菌、白色念珠菌、曲霉菌引起的皮肤感染（如体股癣、足癣等）和阴道白色念珠菌病。

【不良反应】 局部使用本品很安全，不良反应主要有接触性皮炎、皮肤干燥、灼烧感、瘙痒、红斑、脱屑、囊泡形成、皮肤色素沉着和局部刺激疼痛。

【妊娠期安全等级】 C。

【禁忌与慎用】 1. 对本品过敏者禁用。

2. 可能与同类药物存在交叉过敏反应，有咪唑类抗真菌药过敏史者慎用。

3. 尚未明确本品是否可经乳汁分泌，哺乳期妇女使用时，应暂停哺乳。

4. 12 岁以下儿童及>65 岁老年人的用药安全性和有效性尚未确立。

【剂量与用法】 1. 治疗皮肤癣菌病、皮肤白色念珠菌病　局部涂抹，2 次/日，连用 28 日。

2. 治疗阴道白色念珠菌病　坐浴或阴道冲洗后，将 1 枚栓剂置入阴道内。

【用药须知】 1. 本品仅限外用，不得口服、注射或用于眼部。

2. 将本品放在儿童难以触及的地方。

【药物相互作用】 尚无药物相互作用的信息。

【制剂】 ① 软膏剂：0.2 g/10 g。② 乳膏剂：1%；2%。③阴道栓剂：500 mg。④阴道用乳膏剂：2%。⑤凝胶剂：2%。⑥溶液剂：2%。⑦散剂：2%。

【贮藏】 贮于 15～30 ℃。

特康唑
(terconazole)

别名：Terazole、Triaconazole

本品属三唑类抗真菌药。

【CAS】 67915-31-5

【ATC】 G01AG02

【理化性状】 1. 本品为白色或几乎白色粉末。具有多态性。几乎不溶于水，略溶于乙醇和丙酮，易溶于二氯甲烷。

2. 化学名：1-{4-[[2-(2,4-Dichlorophenyl)-*r*-2-(1*H*-1,2,4-triazol-1-ylmethyl)-1, 3-dioxolan-*c*-4-yl]methoxy]phenyl}-4-isopropylpiperazine

3. 分子式：$C_{26}H_{31}Cl_2N_5O_3$

4. 分子量：532.5

5. 结构式

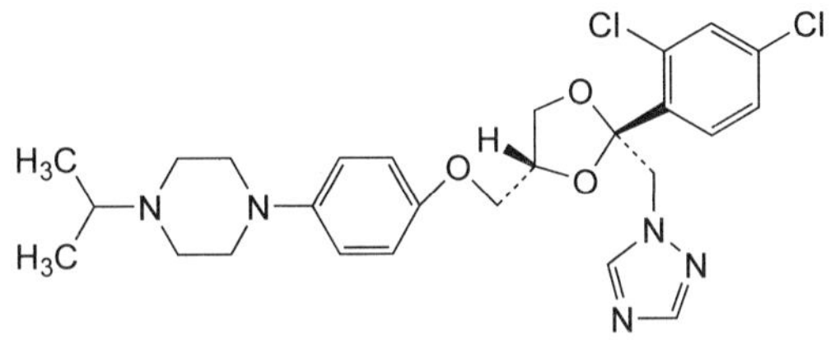

【药理作用】 1. 作用机制同酮康唑。

2. 对多种白色念珠菌和其他真菌均具有活性。对某些细菌亦具有活性，但对一般阴道细菌如乳酸杆菌无活性。

【体内过程】 阴道给药后可吸收本品 5%～16%。全身吸收的药物随尿和粪便排出。

【适应证】 主要用于治疗外阴白色念珠菌病。

【不良反应】 1. 用于阴道时不良反应有烧灼感和瘙痒，其他不良反应有腹痛和痛经。

2. 某些病例可出现具有头痛、发热、寒战的流感样综合征和低血压，在使用剂量高于 80 mg 阴道栓的病例中更易发生。

【妊娠期安全等级】 C。

【禁忌与慎用】 1. 禁用于对本品及其制剂辅料过敏者。

2. 妊娠早期、哺乳期妇女及儿童慎用。

【剂量与用法】 于睡前给予阴道乳膏 40 mg(0.8%)或阴道栓 80 mg，连用 3 晚；或乳膏 20 mg(0.4%)，连用 7 晚。

【用药须知】 1. 在使用过程中，如出现过敏，严重刺激，发热，发冷，类似流感症状时停用本品。

2. 不推荐与阴道避孕套同时使用。

【制剂】 ① 栓剂：80 mg。② 乳膏剂：20 mg(0.4%)；40 mg(0.8%)。

【贮藏】 避光保存。

芬替康唑
(fenticonazole)

别名：Lomexin、Fentigyn

本品为咪唑类抗真菌药。

【CAS】 72479-26-6

【ATC】 D01AC12；G01AF12

【理化性状】 1. 化学名：(±)-1-[2,4-Dichlo-ro-*β*-{[*p*-(phenylthio)benzyl]oxy}phenethyl] imidazole

2. 分子式：$C_{24}H_{20}Cl_2N_2OS$

3. 分子量：455.4

4. 结构式

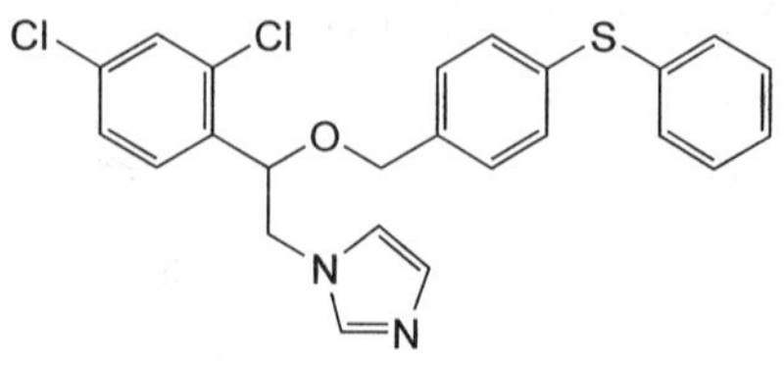

硝酸芬替康唑

(fenticonazole nitrate)

〖CAS〗 73151-29-8

〖理化性状〗 1. 本品为白色或几乎白色结晶状粉末。几乎不溶于水，略溶于无水乙醇，易溶于二甲基酰胺。

2. 化学名：(±)-1-[2,4-Dichlo-ro-β-{[p-(phenylthio)benzyl]oxy}phenethyl] imidazole mononitrate

3. 分子式：$C_{24}H_{20}C_{12}N_2OS \cdot HNO_3$

4. 分子量：518.4

【药理作用】 1. 作用机制同酮康唑。

2. 对白色念珠菌、糠秕马拉塞霉菌和多种皮肤真菌病原体具有活性。

【适应证】 主要用于治疗外阴白色念珠菌病。

【不良反应】 局部给药后可致烧灼感和瘙痒。

【禁忌与慎用】 参见噻康唑。

【剂量与用法】 睡前将本品阴道栓 200 mg 置入阴道，或使用单剂量 600 mg。本品也可局部用于皮肤。

【用药须知】 参见噻康唑。

【制剂】 阴道栓剂：200 mg。

【贮藏】 避光保存。

布康唑

(butoconazole)

本品为咪唑类抗真菌药。

【CAS】 64872-76-0

【ATC】 G01AF15

【理化性状】 1. 化学名：1-[4-(4-Chlorophenyl)-2-(2,6-dichlorophenylthio) butyl] imidazole monon-itrate

2. 分子式：$C_{19}H_{17}Cl_3N_2S$

3. 分子量：411.78

4. 结构式

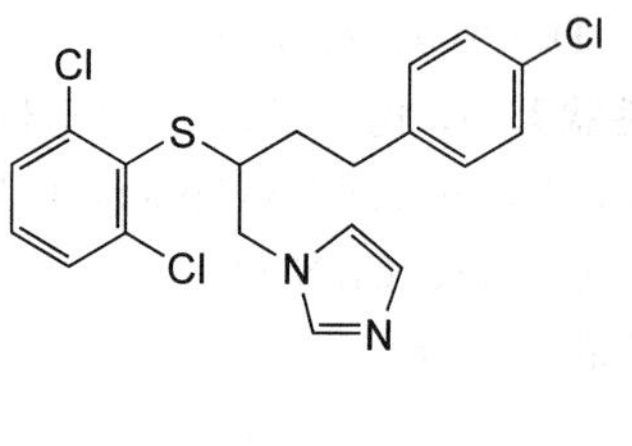

硝酸布康唑

(butoconazole nitrate)

别名：Femstat

〖CAS〗 64872-77-1

〖理化性状〗 1. 本品为白色或无色结晶状粉末。几乎不溶于水，微溶于丙酮、乙腈、二氯甲烷和四氢呋喃，极微溶于乙酸乙酯，略溶于甲醇。

2. 化学名：1-[4-(4-Chlorophenyl)-2-(2,6-dichlorophenylthio)butyl]imidazole mononitrate

3. 分子式：$C_{19}H_{17}C_{13}N_2S \cdot HNO_3$

4. 分子量：474.8

【药理作用】 作用机制和抗菌谱均同酮康唑(包括多种白色念珠菌)。

【体内过程】 阴道给药后可吸收本品 5%。$t_{1/2}$ 为 21～24 h。

【适应证】 主要用于外阴白色念珠菌病。

【不良反应】 1. 阴道内给药可引起刺激和烧灼感。

2. 还可导致血小板减少，发生此不良反应的患者既往使用本品曾发生白细胞减少，证实此乃特应性反应。

【禁忌与慎用】 1. 妊娠期妇女的安全性尚未明确。

2. 儿童安全性及有效性尚未确定。

【剂量与用法】 阴道内置入本品栓剂 100 mg 或乳膏 5 g(2%)，连用 3～6 晚。

【用药须知】 乳膏剂含有矿物油，可对乳胶或橡胶产品如避孕套或阴道避孕隔膜产生影响，因此，在用该乳膏剂治疗的 72 h 内，不要使用上述避孕产品。

如果临床症状未改善，应重做检查，排除其他病原体，以确定原来的诊断。排除其他可造成患者阴道真菌感染的病因。

【制剂】 ①阴道栓剂：100 mg。②乳膏剂：2%。

【贮藏】 避光保存。

异康唑

(isoconazole)

本品为咪唑类抗真菌药。临床用其硝酸盐。

【CAS】 27523-40-6

【ATC】 D01AC05；G01AF07

【理化性状】 1. 本品为白色或几乎白色粉末。几乎不溶于水，易溶于乙醇，极易溶于甲醇。

2. 化学名：1-[2,4-Dichloro-β-(2,6-dichlorobenzyloxy)phenethyl]imidazole

3. 分子式：$C_{18}H_{14}Cl_4N_2O$

4. 分子量：416.1

5. 结构式

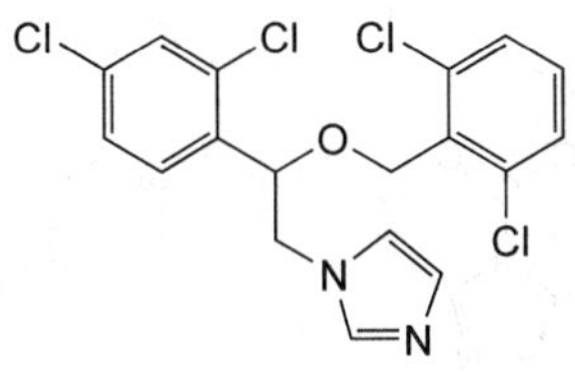

硝酸异康唑
(isoconazole nitrate)

别名：Fazol、Travogyn

〖CAS〗 24168-96-5(isoconazole mononitrate)；4003610-0(isoconazole nitrate)

〖理化性状〗 1. 本品为白色或几乎白色粉末。极微溶于水，微溶于乙醇，溶于甲醇。

2. 分子式：$C_{18}H_{14}C_{14}N_2O \cdot HNO_3$

3. 分子量：479.1

【药理作用】 1. 对包括多种白色念珠菌、多种皮肤真菌和糠秕马拉塞霉菌在内的许多真菌均具有活性。

2. 对某些革兰阳性菌也具有活性。

【适应证】 1. 阴道真菌病，尤其是多种白色念珠菌所引起的阴道真菌病。

2. 皮肤真菌感染。

【不良反应】 个别患者出现局部刺激，偶见过敏反应，表现为皮肤灼热感、瘙痒、针刺感、充血等。

【禁忌与慎用】 1. 妊娠期妇女的安全性尚未明确。

2. 儿童用药的安全性及有效性尚未确定。

【剂量与用法】 1. 治疗阴道真菌病可使用本品栓剂单剂量 600 mg 或每日 300 mg，连用 3 日。

2. 2%乳膏或其他制剂用于皮肤真菌感染。

【用药须知】 1. 为避免复发，皮肤白色念珠菌病及各种癣病的疗程至少 2 周，足癣则至少 4 周。

2. 治疗白色念珠菌病时避免局部紧密覆盖敷料。

【制剂】 ①阴道栓剂：300 mg。②乳膏剂：2%。

【贮藏】 避光保存。

硫康唑
(sulconazole)

本品为咪唑类抗真菌药。

【CAS】 61318-90-9

【ATC】 D01AC09

【理化性状】 1. 化学名：1-[2,4-Dichloro-β-(4-chlorobenzyl)thiophenethyl]imidazole

2. 分子式：$C_{18}H_{15}Cl_3N_2S$

3. 分子量：397.75

4. 结构式

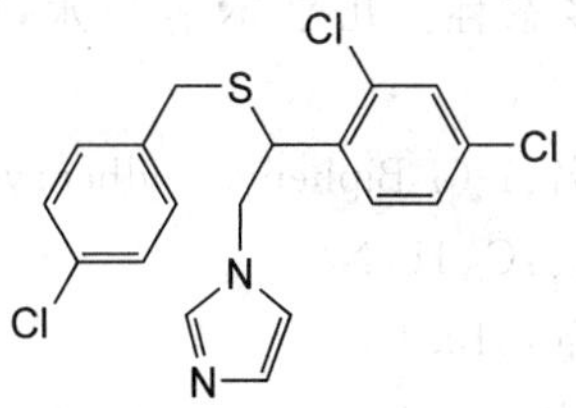

硝酸硫康唑
(sulconazole nitrate)

别名：Exelderm

〖CAS〗 61318-91-0

〖理化性状〗 1. 本品为白色或几乎白色结晶性粉末。可溶于水(1∶3333)，溶于乙醇(1∶100)，溶于丙酮(1∶130)，溶于三氯甲烷(1∶333)，溶于二氯甲烷(1∶286)，溶于二噁烷(1∶2000)，溶于甲醇(1∶71)，溶于吡啶(1∶10)，溶于甲苯(1∶2000)。

2. 化学名：1-[2,4-Dichloro-β-(4-chlorobenzyl)thiophenethyl]imidazole nitrate

3. 分子式：$C_{18}H_{15}Cl_3N_2S \cdot HNO_3$

4. 分子量：460.8

【药理作用】 对多种皮肤真菌、多种白色念珠菌和糠秕马拉塞真菌具有活性。

【适应证】 主要用于敏感真菌引起的皮肤感染和花斑癣。

【不良反应】 灼热、瘙痒、红斑等局部反应。

【禁忌与慎用】 1. 对本品和咪唑类过敏的患者禁用。

2. 明显糜烂部位禁用。

3. 妊娠头 3 个月妇女慎用。

4. 儿童用药的安全性及有效性尚未确定。

【剂量与用法】 1. 1%乳膏或溶液 1～2 次/日，治疗包括皮肤真菌感染、花斑癣和白色念珠菌病在内的皮肤真菌感染。

2. 喷雾剂直接喷施本品少量并均匀分布于患处及其周围皮肤，1 次/日或 2 次/日。

【制剂】 ①乳膏剂：1%。②喷雾剂：1%。

【贮藏】 避光保存。

联苯苄唑
(bifonazole)

别名：苯苄咪唑、Bifazole、Amycor

本品为咪唑类抗真菌药。

【CAS】 60628-96-8

【ATC】 D01AC10

【理化性状】 1. 本品为白色或几乎白色晶体状粉末，具有多态性。几乎不溶于水，略溶于无水乙醇。

2. 化学名：1-(*α*-Biphenyl-4-ylbenzyl)imidazole

3. 分子式：$C_{22}H_{18}N_2$

4. 分子量：310.4

5. 结构式

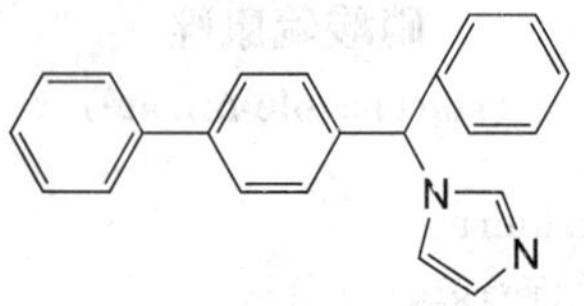

【药理作用】 1. 对多种皮肤真菌、糠秕马拉塞霉菌和多种白色念珠菌具有活性。

2. 对某些革兰阳性菌也具有活性。

【适应证】 主要用于皮肤和指（趾）甲真菌感染。

【不良反应】 局部有烧灼感和瘙痒。

【禁忌与慎用】 对本品或咪唑类药物过敏患者禁用。

【剂量与用法】 1. 局部应用乳膏剂、散剂、溶液剂或凝胶剂，疗程一般为2～4周。

2. 甲癣的疗程更长一些，用本品之前，先用40%尿素软膏软化指甲。

【用药须知】 1. 避免接触眼睛和其他黏膜（如口、鼻等）。

2. 用药部位如有烧灼感、红肿等情况应停药，并将局部药物洗净。

【制剂】 ①乳膏剂：1%。②散剂：1%。③溶液剂：1%。④凝胶剂：1%；

【贮藏】 避光保存。

奥莫康唑
(omoconazole)

本品为咪唑类抗真菌药。

【CAS】 74512-12-2

【ATC】 D01AC13；G01AF16

【理化性状】 1. 化学名：(*Z*)-1-{2,4-Dichloro-*β*-[2-(*p*-chlorophe-noxy)ethoxy]-*α*-methylstyryl}imidazole

2. 分子式：$C_{20}H_{17}Cl_3N_2O_2$

3. 分子量：423.72

4. 结构式

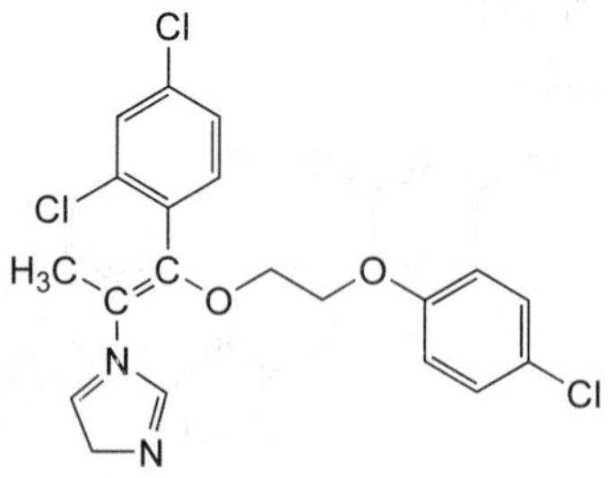

硝酸奥莫康唑
(omoconazole nitrate)

别名：Omoderm、Fongamil

〖CAS〗 83621-06-1

〖理化性状〗 1. 化学名：(*Z*)-1-{2,4-Dichloro-*β*-[2-(*p*-chlorophe-noxy)ethoxy]-*α*-methylstyryl}imidazole nitrate

2. 分子式：$C_{20}H_{17}C_{13}N_2O_2 \cdot HNO_3$

3. 分子量：486.7

【简介】 可用于治疗皮肤真菌感染和阴道白色念珠菌病。皮肤感染可使用1%乳膏剂、溶液剂和散剂。阴道白色念珠菌病栓剂每日150 mg，连用6日；或每日300 mg，连用3日；或单剂量900 mg。用药须知参见噻康唑。

氟曲马唑
(flutrimazole)

本品是一种新型局部用咪唑类抗真菌药，具有广谱抗菌活性，由西班牙Urich制药公司研制，1995年首先在西班牙上市，其后在智利、秘鲁、阿根廷、韩国、墨西哥、希腊和意大利等多个国家上市。

【CAS】 119006-77-8

【ATC】 D01AC16；G01AF18

【理化性状】 1. 化学名：(*RS*)-1-[(2-Fluorophenyl)(4-fluorophenyl)benzyl]-1*H*-imidazole

2. 分子式：$C_{22}H_{16}F_2N_2$

3. 分子量：346.37

4. 结构式

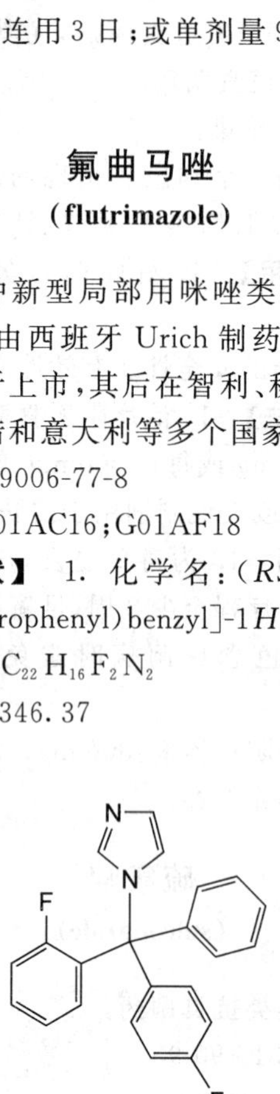

【简介】 本品为咪唑衍生物，用于治疗阴道白色

念珠菌病以及发癣病等真菌感染性疾病。对皮肤真菌病、对人和动物致病的丝状真菌和酵母菌及腐生真菌均有强效抗菌活性，其最小抑菌浓度(MIC)为0.025～5.0 μg/ml，明显低于克霉唑的MIC值。大鼠阴道白色念珠菌模型实验中，在感染后3～5日，分别给予溶在聚乙二醇中的1%(*W*/*V*)的本品和2%的克霉唑每次0.1 ml，2次/日。最后一次给药3日和7日后，观察到显著的抗真菌活性，本品的治愈率分别为68%和82%；克霉唑则为35%和58%。局部外用：1%软膏，2次/日涂布患处。

氯苄达唑
(chlormidazole)

【CAS】 3689-76-7

【ATC】 D01AC04

【理化性状】 1. 化学名：1-[(4-Chlorophenyl)methyl]-2-methyl-1*H*-1,3-benzodiazole

2. 分子式：$C_{15}H_{13}ClN_2$

3. 分子量：256.73

4. 结构式

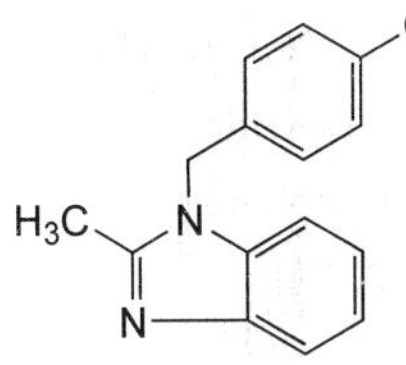

【简介】 本品为抗真菌药。

氯康唑
(croconazole)

【CAS】 77175-51-0

【理化性状】 1. 化学名：1-(1-{2-[(3-Chlorophenyl)methoxy]phenyl}ethenyl)-1*H*-imidazole

2. 分子式：$C_{18}H_{15}ClN_2O$

3. 分子量：310.77

4. 结构式

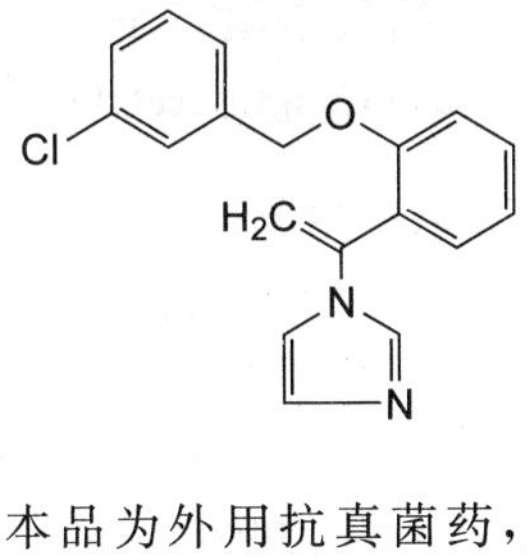

【简介】 本品为外用抗真菌药，用于手、足、股及体部皮癣，白色念珠菌性指间糜烂症、甲周炎。外涂：2～3次/日。偶见局部刺激感、刺痛、瘙痒、皮炎、丘疹。霜剂：10 mg/g，凝胶剂：10 mg/g。

奈替康唑
(neticonazole)

别名：奈康唑、Atolant

【理化性状】 1. 化学名：1-{(*E*)-2-(Methylthio)-1-[2-(pentyloxy)phenyl]vinyl}-1*H*-imidazole

2. 分子式：$C_{17}H_{22}N_2OS$

3. 分子量：302.43

4. 结构式

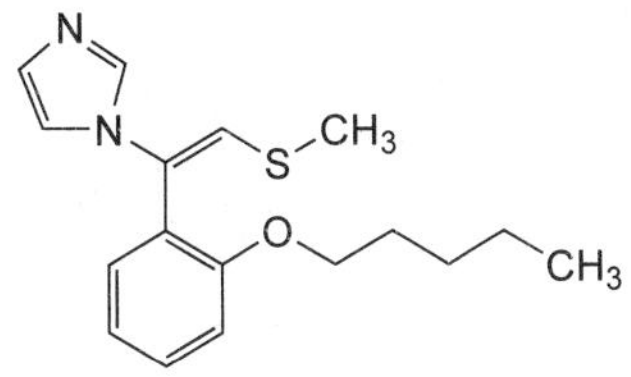

【药理作用】 本品具有较强的抑制真菌发育的作用，对酵母类真菌、皮肤丝状菌、花斑糠疹菌、黑色真菌及其他丝状菌显示具有与克霉唑相似或更强的抑菌作用。

【体内过程】 以^{14}C标记的本品25 mg/kg的软膏给雄性大鼠单次经皮涂布给药，24 h后血药浓度可达峰值，洗剂则8～32 h达峰值，两者的血药浓度都在此后缓慢降低。本品与大鼠血浆蛋白结合率在体内为62%～79%，并呈可逆性。健康人皮肤涂布本品于120 h尿中总排出率仅为0.3%，本品局部使用全身吸收甚少。

【适应证】 本品适用于各种皮肤真菌病，包括白癣(足白癣、体白癣及股白癣)、皮肤白色念珠菌病[指(趾)间糜烂]及花斑癣。

【不良反应】 有时局部可有刺激感、皮肤炎症、发红、红斑、龟裂、瘙痒、湿疹及脱屑增多等。

【禁忌与慎用】 1. 对本品成分过敏者或有过敏史者禁用。

2. 若有明显糜烂，不宜使用。

【剂量与用法】 软膏或洗剂，1次/日，涂布于患部。

【用药须知】 本品不可用于眼科疾病及明显糜烂处，如出现不良反应时应及时停药。

【制剂】 ①软膏剂：0.1 g/10 g。②洗剂：0.1 g/10 ml。

艾氟康唑
(efinaconazole)

别名：Jublia

本品为人工合成的唑类抗真菌药，2014年6月美国FDA批准上市。

【CAS】 164650-44-6

【理化性状】 1. 化学名：((2*R*,3*R*)-2-(2,4-Difluorophenyl)-3-(4-methylenepiperidin-1yl)-1-(1*H*-1,2,4-triazol-1-yl)butan-2-ol)

2. 分子式：$C_{18}H_{22}F_2N_4O$

3. 分子量：348.39

4. 结构式

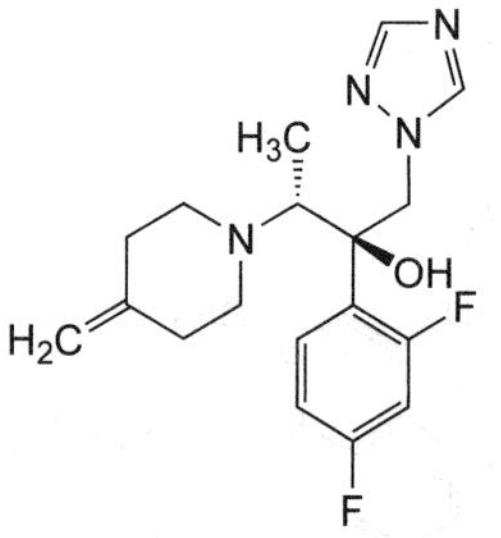

【药理作用】 本品为唑类抗真菌药，作用机制与同类药物相同。

【体内过程】 18名严重甲癣的患者，用本品涂布10只趾甲及0.5cm周边皮肤，1次/日，第28日C_{max}为(0.67±0.37)ng/ml，AUC为(12.15±6.91)(ng·h)/ml。达稳态后，24 h内血药浓度基本持平。每日涂布10只趾甲，7日，本品的血浆$t_{1/2}$为29.9 h。

【适应证】 本品适用于红色毛癣菌、须毛癣菌引起的甲癣。

【不良反应】 可见脚趾嵌甲，给药部位皮炎、水泡、疼痛。

【妊娠期安全等级】 C。

【禁忌与慎用】 1. 妊娠期妇女只有在益处大于对胎儿伤害的风险时方可使用。

2. 尚未明确局部使用是否经乳汁分泌，哺乳期妇女慎用。

3. 儿童用药的安全性及有效性尚未确定。

【剂量与用法】 涂于患甲，注意甲床、甲床下皮肤、皮肤褶皱处等均应用本品附带的毛刷涂布，1次/日，疗程48周。

【用药须知】 本品仅供外用，不能口服、滴眼或阴道内使用。

【制剂】 外用溶液：400 mg/4 ml；800 mg/8 ml。

【贮藏】 贮于20～25℃下，短程携带允许15～30℃。

1.1.5.3　棘白霉素类

本类药物是21世纪初开发的新型药物，具有全新的作用机制，抗真菌谱较广，对白色念珠菌属以及曲霉菌属均有效，无交叉耐药性，无因其本身作用机制而引发的明显不良反应，是迄今为止安全性最高的一种抗真菌药物，也是目前用于治疗全身性真菌感染的新型药物。本类药物的抗真菌作用机制不同于多烯类和唑类，其靶点为细胞壁，能抑制细胞壁中的β-(1,3)-D-葡聚糖的合成，破坏真菌细胞壁的完整结构，使细胞渗透压失衡，最终导致真菌细胞溶解死亡。而哺乳动物细胞无细胞壁，因此，发展以真菌细胞壁为靶点的药物可以降低药物对人类机体的不良反应，而且该类药物对真菌细胞具有较高的特异性，与现有的其他抗真菌药物之间不易存在交叉耐药性。

卡泊芬净
(caspofungin)

本品为一种葡聚糖合成酶抑制剂抗真菌药，是从 *Glarealozoyensis* 发酵产物合成的一种半合成棘白霉素。

【CAS】 162808-62-0

【ATC】 J02AX04

【理化性状】 1. 化学名：(4*R*,5*S*)-5-[(2-Aminoethyl)amino]-N^2-(10,12-dimethyltetradecanoyl)-4-hydroxy-L-ornithyl-L-threonyl-*trans*-4-hydroxy-L-prolyl-(*S*)-4-hydroxy-4-(*p*-hy-droxyphenyl)-L-threonyl-threo-3-hydroxy-L-ornithyl-*trans*-3-hydroxy-L-proline cyclic(6→1)-peptide

2. 分子式：$C_{52}H_{88}N_{10}O_{15}$

3. 分子量：1093.31

4. 结构式

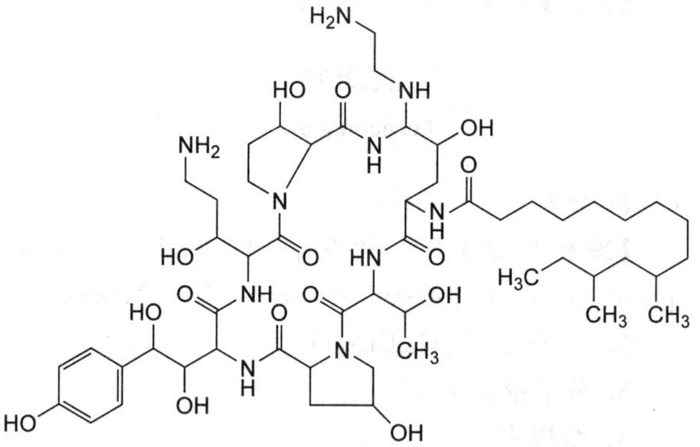

醋酸卡泊芬净
(caspofungin acetate)

别名：Cancidas、科赛斯

〖CAS〗 179463-17-3

〖理化性状〗 1. 化学名：(4*R*,5*S*)-5-[(2-Aminoethyl)amino]-N^2-(10,12-dimethyltetradecanoyl)-4-hydroxy-L-ornithyl-L-threonyl-*trans*-4-hydroxy-L-prolyl-(*S*)-4-hydroxy-4-(*p*-hy-droxyphenyl)-L-threonyl-threo-3-hydroxy-L-ornithyl-*trans*-3-hydroxy-L-proline cyclic(6→1)-peptidediacetate

2. 分子式：$C_{52}H_{88}N_{10}O_{15} \cdot 2C_2H_4O_2$

3. 分子量：1213.4

【药理作用】 本品具有对抗烟曲霉菌、黄曲霉菌和土曲霉菌的活性。本品能抑制 β-(1,3)-D-葡聚糖的合成，该葡聚糖正是真菌细胞壁的主要成分。

【体内过程】 本品在肝内经水解和 N-乙酰化作用缓慢代谢。给予单剂量后，35％的原药和 40％的代谢物分别随粪便和尿排出。

【适应证】 本品适用于成人患者和儿童(3 个月及以上)。

1. 经验性治疗中性粒细胞减少、伴发热患者的可疑真菌感染。

2. 用于对其他药物治疗无效或不能耐受的侵袭性曲霉菌病。

【不良反应】 1. 常见不良反应有发热、恶心、呕吐、静脉炎的并发症。

2. 还可引起头痛、肌痛、流感样症状、皮疹、瘙痒、感觉异常，寒战和面部水肿。

3. 可能发生过敏反应。

【妊娠期安全等级】 C。

【禁忌与慎用】 1. 对本品过敏者、重度肝功能不全患者禁用。

2. 中度肝功能不全患者应减量慎用。

3. 尚未明确本品是否可经乳汁分泌，哺乳期妇女使用时，应暂停哺乳。

4. 3 个月以下幼儿的安全性及有效性尚未明确。

【药物相互作用】 1. 本品与头孢菌素类合用可使血清转氨酶一过性升高。

2. 本品可使他克莫司的血药浓度和 AUC 下降，应调整后者剂量。

3. 药物代谢诱导剂或混合的诱导剂/抑制剂如依法韦仑、奈非那韦、奈韦拉平、苯妥英、利福平、地塞米松、卡马西平与本品合用，可能降低本品的血药浓度。

【剂量与用法】 1. 本品应静脉滴注给药，不宜与其他药物混合滴注。不可用 5％葡萄糖注射液稀释本品。将冷藏(2～8 ℃)的冻干粉取出使之达到室温，用适量的 0.9％氯化钠注射液溶化冻干粉，在 25 ℃条件下放置 1 h 后，再以 0.9％氯化钠注射液 250 ml 稀释供滴注用，配制好的溶液在 25 ℃下只能保存 24 h；需控制液体摄入量者，只用 100 ml 稀释液。

2. 成人第 1 日缓慢滴注负荷量 70 mg，继后每日 50 mg，经 1 h 静脉滴注。疗程取决于病情轻重和临床效应。一般给药 2 周以上，甚至有用到 162 日仍能较好地耐受；与依非韦伦、奈韦拉平、利福平、地塞米松、苯妥英或卡马西平同时使用时，应考虑给予每日 70 mg。

3. 儿童，第 1 日应当给予 70 mg/m^2 的单次负荷剂量(剂量不超过 70 mg)，继后给予 50 mg/m^2(剂量不超过 70 mg)。疗程可以根据适应证进行调整；与代谢诱导剂(如利福平、依非韦伦、奈韦拉平、苯妥英、地塞米松或卡马西平)合用时，本品的日剂量可调整到 70 mg/m^2(剂量不超过 70 mg)。

【用药须知】 1. 使用本品 7 日以上者，有 50％患者可获良好疗效。

2. 轻度肝功能不全患者不必调整剂量。

3. 血液透析患者不会清除本品，因此不必补充剂量。

4. 本品使用过程中有出现过敏反应的报道。如果出现过敏症状，应停止使用本品治疗并进行适当的处理。

5. 本品与环孢素同时使用时，本品的 AUC 会升高大约 35％；而血中环孢素的水平未改变。当潜在的益处超过可能的风险时可以将本品用于接受环孢素治疗的患者使用。

【制剂】 注射剂(粉)：50 mg；70 mg。

【贮藏】 在 5～30 ℃保存。

米卡芬净

(micafungin)

别名：咪克芬净

本品为棘白菌素类广谱抗真菌药。

【CAS】 235114-32-6

【ATC】 J02AX05

【理化性状】 1. 化学名：Pneumocandin A0，1-[(4*R*,5*R*)-4,5-dihydroxy-N^2-[4-[5-[4-(pentyloxy)phenyl]-3-isoxazolyl]benzoyl]-L-ornithine]-4-[(4*S*)-4-hydroxy-4-[4-hydroxy-3-(sulfooxy)phenyl]-L-threonine

2. 分子式：$C_{56}H_{71}N_9O_{23}S$

3. 分子量：1270.28

米卡芬净钠

(micafungin sodium)

别名：米开民、Fungard、Mycamine

〖CAS〗 208538-73-2

〖理化性状〗 1. 化学名：Pneumocandin A0，1-[(4*R*,5*R*)-4,5-dihydroxy-N^2-[4-[5-[4-(pentyloxy)phenyl]-3-isoxazolyl]benzoyl]-L-ornithine]-4-[(4*S*)-

4-hydroxy-4-[4-hydroxy-3-(sulfooxy)phenyl]-L-threonine]-, monosodium salt

2. 分子式：$C_{56}H_{70}N_9NaO_{23}S$

3. 分子量：1292.3

4. 结构式

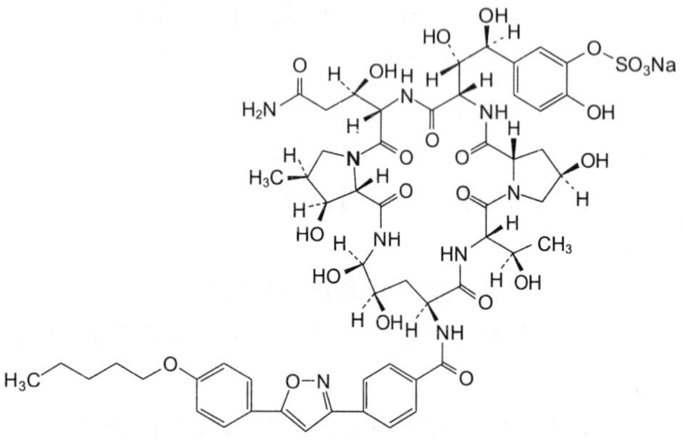

5. 配伍禁忌：下列药物与本药混合后会立即产生沉淀：盐酸万古霉素、硫酸阿贝卡星、硫酸庆大霉素、妥布霉素、硫酸地贝卡星、盐酸米诺环素、环丙沙星、甲磺酸帕珠沙星、西咪替丁、盐酸多巴酚丁胺、盐酸多沙普仑、喷他佐辛、甲磺酸萘莫司他、甲磺酸加贝酯、维生素 B_1、维生素 B_6、醋酸羟钴胺、维生素 K_2、经胃蛋白酶处理的冻干人免疫球蛋白、盐酸多柔比星。

【药理作用】 1. 本品是一种半合成脂肽类化合物，能竞争性抑制真菌细胞壁的必需成分 1,3-β-D-葡聚糖的合成。

2. 本品对白色念珠菌属、曲菌属均具有广泛的抗真菌活性，对耐氟康唑与伊曲康唑的白色念珠菌亦有作用。本品通过抑制真菌细胞壁的 β-D-葡聚糖合成而发挥作用。对临床分离的多种假丝酵母及曲霉菌有较强的杀灭作用，但对新型隐球菌无活性。本品对白色念珠菌属和曲菌属的抗菌谱较宽。各种真菌对本品的敏感度顺序为：白假丝酵母＞平滑假丝酵母＞热带假丝酵母＞葡萄牙假丝酵母＞克鲁丝化假丝酵母＞近平滑假丝酵母。本品合用两性霉素B，可以显著提高药物对新型隐球菌的抗菌活性，还可以使两性霉素 B 的抗菌谱增宽。

【体内过程】 1. 本品口服后不易吸收（约 3%），仅供静脉给药经 30 min 静脉滴注 25 mg、50 mg、75 mg，或经 1 h 静脉滴注 150 mg 后，原药的 AUC 随剂量增加而成比例增高。滴注结束时血药浓度达峰值，消除半衰期为 13.9 h。1 次/日给药，4 日后达稳态。血浆蛋白结合率为 99% 以上。分布容积为 (0.39±0.11)L/kg。

2.本品主要经肝脏代谢，已经确定或推测本品有 8 个代谢产物。经静脉滴注后，有 3.7% 的剂量以主要代谢产物（M5，原药的侧链羟化产物）经尿液和粪便排泄。据推测 M5 是由 CYP1A2、2B6、2C 和 3A 催化产生的，儿茶酚产物（M1）是本品经硫酸酯酶催化产生的，甲氧基产物（M2）是由 M1 经 COMT（儿茶酚氧位甲基转移酶）催化产生的，而开环产物（M3）是由本品在水溶液中未经酶催化产生的。

3. 本品主要随粪便排泄。给药后 28 日尿液和粪便中放射性活性的排泄率分别为给药剂量的 11.5% 和 71%。

【适应证】 1. 用于不能耐受其他抗真菌药或对其已产生耐药的真菌感染患者。

2. 预防造血干细胞移植患者的真菌感染。

3. 治疗消化道白色念珠菌病。

【不良反应】 1. 常见的不良反应为静脉炎、关节炎、血管疼痛、寒战、头痛、高血压、心悸、腹泻、稀便、皮疹和斑丘疹。

2. 可能发生中性粒细胞减少症、血小板减少或溶血性贫血。应定期检查、密切监测，如果观察到类似异常必须采取适当措施，如停止治疗。

3. 使用本品过程中可能发生休克或过敏反应。必须密切观察患者，一旦发生异常如血压下降、口腔不适、呼吸困难、弥漫性潮红、血管神经性水肿或荨麻疹等，应停止治疗。必要时必须采取适当措施，如保持呼吸道通畅，使用肾上腺素、皮质激素或抗组胺药等。

4. 可能出现 AST 升高、ALT 升高、γ-GT 升高等肝功能异常或黄疸。应定期检查肝功能，如果观察到此类异常必须采取适当措施，如停止治疗。

5. 可能会发生重度肾功能不全如急性肾功能衰竭。应密切监测患者，如果观察到此类异常必须采取适当措施，如停止治疗。

【妊娠期安全等级】 C。

【剂量与用法】 1. 本品仅供静脉滴注（本品可溶于 5% 葡萄糖注射液或 0.9% 氯化钠注射液）治疗消化道白色念珠菌病，每日 150 mg，疗程 10～30 日。

2. 预防造血干细胞移植患者真菌感染，每日 50 mg，平均疗程为 19 日。

【禁忌与慎用】 1. 对本品过敏者禁用。

2. 肝功能不全者慎用。

3. 尚未明确本品是否经乳汁分泌，哺乳期妇女使用时应暂停哺乳。

4. 儿童用药的安全性和有效性尚未确定。

5. 老年患者的生理功能下降，故应慎重决定使用剂量，同时考虑采取其他适当措施。

【药物相互作用】 1. 本品可使西罗莫司的 AUC 增加 21%，而 C_{max} 没有明显变化。

2. 本品可使硝苯地平的 AUC、C_{max} 分别增加18%和42%。

【用药须知】 1. 肾功能不全患者在使用本品期间应严密监测肾功能。

2. 本品不可静脉注射。

【制剂】 注射剂：50 mg。

【贮藏】 贮于 15～30 ℃。

阿尼芬净
(anidulafungin)

本品是从构巢曲霉发酵产物合成的一种半合棘白霉素。

【CAS】 166663-25-8

【ATC】 J02AX06

【理化性状】 1. 本品为白色或近白色的粉末。几乎不溶于水，微溶于乙醇。

2. 化学名：1-[(4*R*，5*R*)-4，5-Dihydroxy-N^2-[[4″-(pentyloxy)[1，1′：4′，1″-terphenyl]-4-yl]carbonyl]-lornithine]echinocandin B

3. 分子式：$C_{58}H_{73}N_7O_{17}$

4. 1140.2

5. 结构式

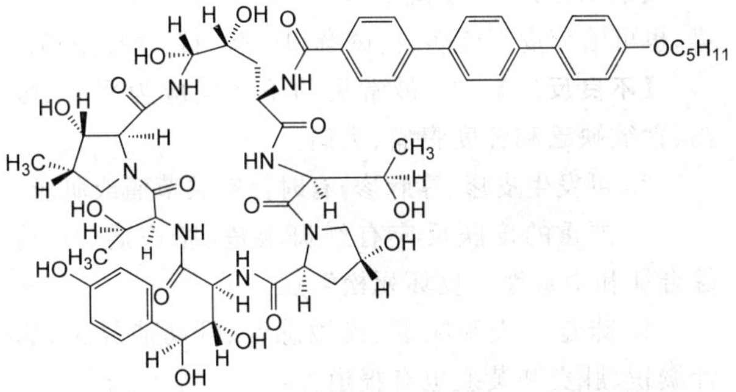

【用药警戒】 1. 如出现过敏反应的症状，荨麻疹、呼吸困难、面部、唇、舌及咽喉肿胀，立即停药，并寻求紧急医疗救护。

2. 如出现下列严重不良反应，支气管痉挛（喘息，胸闷，呼吸困难）、发热、寒战、全身酸痛、恶心、上腹部疼痛、瘙痒、食欲不振、尿黄、大便陶土色、黄疸、低血钾等，立即停药，并立即就医。

【药理作用】 1. 本品为半合成的棘白霉素，具有抗真菌活性，能抑制真菌中葡聚糖合成酶，从而抑制真菌细胞壁的主要成分 1,3-*β*-D 葡聚糖的合成。

2. 体外抗菌试验显示，本品具有抗白色念珠菌、光滑白色念珠菌和热带白色念珠菌活性。免疫正常或受抑的全身性感染小鼠和家兔肠胃外给药，能有效对抗白色念珠菌感染。

【体内过程】 1. 本品通过静脉注射给药。首次注射负荷剂量 200 mg（为维持剂量的 2 倍），其后给予维持剂量 100 mg，达到稳态时血药峰值为(8.6 ± 16.2%) mg/L，AUC_{ss} 为(111.8 ± 24.9%)(mg · h)/L，CL 为(0.94 ± 24.0%) L/h，$t_{1/2}$ 为(52.0±11.7%)h。

2. 本品静脉注射后可迅速(0.5～1 h)分布于全身组织和各种体液中，其蛋白结合率＞99%。没有证据表明本品在肝脏代谢，本品不影响 CYP 酶的活性。在人体正常生理温度和 pH 下，本品发生缓慢的化学开环后，迅速降解为无活性的肽产物。10%的活性原药和代谢物随粪便排出，低于1%的活性原药随尿排出。血透不能从体内清除本品。

【适应证】 本品适用于以下真菌感染。

1. 白色念珠菌血症及其他类型的白色念珠菌感染（腹腔脓肿、腹膜炎）。

2. 食管白色念珠菌感染。

【不良反应】 1. 临床试验中常见的不良反应(≥5%)包括菌血症、尿道感染、脓毒血症、恶心、呕吐、腹泻、便秘、腹痛、发热、周围神经性水肿、胸痛、呼吸困难、胸水、咳嗽、碱性磷酸酶升高、白细胞降低、肝酶升高、肌酐升高、低血钾、低血镁、低血糖、高血钾、高血糖、脱水、高血压、深静脉血栓、失眠、精神错乱、抑郁、贫血、血小板增多、白细胞增多、压疮、头痛、背痛。

2. 较少发生的不良反应为凝血功能障碍、血小板减少、房室传导阻滞、窦性心律不齐、室性早搏、眼睛疼痛、视物模糊、视觉障碍、外周性水肿、寒战、血管神经性水肿、红斑、瘙痒、出汗增加、荨麻疹、惊厥、头晕、咳嗽、潮红、血栓静脉炎。

3. 上市后报道的不良反应有过敏性休克、过敏反应及支气管痉挛。

【妊娠期安全等级】 B。

【禁忌与慎用】 1. 对本品成分过敏患者禁用。

2. 对本品类似成分有过敏史的患者原则上禁用，必须使用时应权衡利弊。

3. 妊娠期妇女使用本品应权衡利弊。

4. 动物实验表明本品可经乳汁分泌，哺乳期妇女使用时应暂停哺乳。

5. ≤16 岁儿童使用本品的安全性和有效性有待进一步研究。

【药物相互作用】 研究表明环孢素、伏立康唑、他克莫司、利福平或两性霉素 B 脂质体注射剂与本品合用时，上述药物的药动学无显著改变，故本品与上述药物合用时不必调整剂量。

【剂量与用法】 本品注射剂必须用无菌注射用水溶解成 3.33 mg/ml，继后再用 5%葡萄糖注射液或 0.9%氯化钠注射液稀释至 0.77 mg/ml,除此之外,与其他的药物的相容性未知。溶解后的本品在不超过 25 ℃下,可保存 24 h。滴注速度为 1.4 ml/min。稀释液可在不超过 25 ℃下,可保存 48 h,冷冻保存 72 h。

1. 白色念珠菌血症以及其他白色念珠菌属感染　静脉给药,第 1 日剂量为 200 mg,以后每日剂量为 100 mg。

2. 食管白色念珠菌病　静脉给药,第 1 日剂量为 100 mg,以后每日剂量为 50 mg。

【用药须知】 1. 本品可致肝功能异常,肝炎(包括肝功能衰竭)的病例也有报道,本品治疗过程中出现肝功能异常的患者,应密切监测肝功能恶化的证据,评价继续治疗的风险与益处。

2. 为减少过敏反应的发生,滴注速度不能超过 1.1 mg/min。

【制剂】 注射剂(粉):50 mg;100 mg。

【贮藏】 密封、避光贮于 2～8 ℃条件下,不可冷冻。短程携带 25 ℃条件下可保存 96 h。

1.1.5.4 其他抗真菌药

特比萘芬
(terbinafine)

别名:Terbinafin,Terbinafina,Terbinafinum

本品为烯丙胺类抗真菌药。临床用其盐酸盐。

【CAS】 91161-71-6

【ATC】 D01AE15;D01BA02

【理化性状】 1. 化学名:(*E*)-6,6-Dimethylhept-2-en-4-ynl(methyl)-(1-naphthyl-methyl)amine

2. 分子式:$C_{21}H_{25}N$

3. 分子量:291.4

4. 结构式

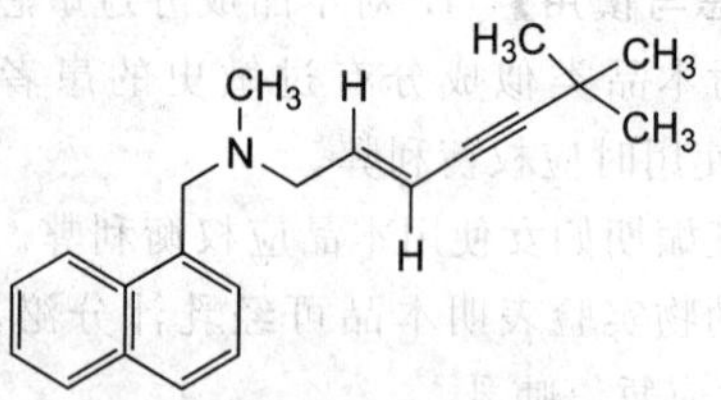

盐酸特比萘芬
(terbinafine hydrochloride)

别名:Lamisil,Daskil

〖CAS〗 78628-80-5

〖理化性状〗 1. 本品为白色或几乎白色粉末。极微溶于或微溶于水,易溶于无水乙醇和甲醇,微溶于丙酮。

2. 分子式:$C_{21}H_{25}N \cdot HCl$

3. 分子量:327.9

【药理作用】 1. 本品通过抑制角鲨醇环氧化酶(真菌细胞生物合成固醇的关键酶)产生抗真菌作用,引起真菌细胞内麦角固醇缺乏和相应的角鲨醇累积,从而导致真菌死亡。

2. 对多种皮肤真菌和某些酵母菌具有杀菌作用,对白色念珠菌则仅有抑菌作用。

【体内过程】 1. 本品口服后易于吸收。约有 40%的用量在肝内被首过代谢。单次口服 250 mg 后 2 h 内可达血药峰值 1 μg/ml。稳态浓度约高于单剂量所获血药浓度 25%,在 10～14 d 达到。本品可与血浆蛋白广泛结合。可分布进入皮肤角质层、指(趾)甲板和毛发中,在这些组织中达到的药物浓度高于血浆浓度。本品可进入乳汁。局部用药可被吸收<5%。

2. 本品在肝内代谢成无活性的代谢物,主要随尿排出。血浆消除半衰期变化较大(11～17 h),接受长疗程的患者的终末消除半衰期为 400 h,这很可能是从皮肤和脂肪组织中消除的。在治疗结束后几周,指(趾)甲中仍可维持杀真菌的作用。肝肾功能不全的患者,其 $t_{1/2}$ 可能有改变。

【适应证】 用于皮肤和指(趾)甲的皮肤真菌感染,也可治疗皮真菌病、花斑癣和皮肤白色念珠菌病。

【不良反应】 1. 最常见的不良反应为恶心、腹泻、食欲缺乏和轻度腹痛、头痛。

2. 可发生皮疹、荨麻疹,有时伴有关节痛或肌痛。

3. 严重的皮肤反应有红斑狼疮、脓疱病、斯-约综合征和中毒性表皮坏死松解症。

4. 味觉丧失和减退、光敏感性、肝功能异常、胆汁淤积、肝炎和黄疸也有报道。

5. 局部用药后可能出现局部反应。

【妊娠期安全等级】 B。

【禁忌与慎用】 1. 对本品过敏者禁用。

2. 肝肾功能不全患者慎用。

3. 本品可通过乳汁分泌,哺乳期妇女使用本品时,应暂停哺乳。

【药物相互作用】 1. 具有酶抑作用的药物(如西咪替丁等)均能升高本品的血药浓度。

2. 具有酶促作用的药物(如利福平等)均能降低本品的血药浓度。

3. 本品可使去甲替林血药浓度升高。

【剂量与用法】 1. 口服本品 25 mg,1 次/日,疗程 2～4 周,治疗股癣;针对脚癣,应持续用药 6 周;体癣的疗程为 4 周。

2. 1%本品乳膏每天外用 1～2 次治疗股癣和体

癣,疗程为 1～2 周;脚癣应持续用药 1 周;花斑癣和皮肤白色念珠菌病疗程为 2 周。

3. 口服本品 250 mg,1 次/日,治疗指(趾)甲皮肤真菌感染,疗程为 6～12 周;趾甲感染的疗程可能更长一些。

【用药须知】 1. 本品有可能诱发或加重银屑病,应予避免。

2. 重度肝功能不全或 Ccr＜50 ml/min 者,应减量一半服用。

【制剂】 ①片剂:250 mg。②乳膏剂:1%。

【贮藏】 在 5～30 ℃保存。

萘替芬

(naftifine)

别名:Naftifin

本品为烯丙胺类抗真菌药。

【CAS】 65472-88-0

【ATC】 D01AE22

【理化性状】 1. 化学名:(*E*)-*N*-Cinnamyl-*N*-methyl(1-naphthylmethyl)amine

2. 分子式:$C_{21}H_{21}N$

3. 分子量:287.4

4. 结构式

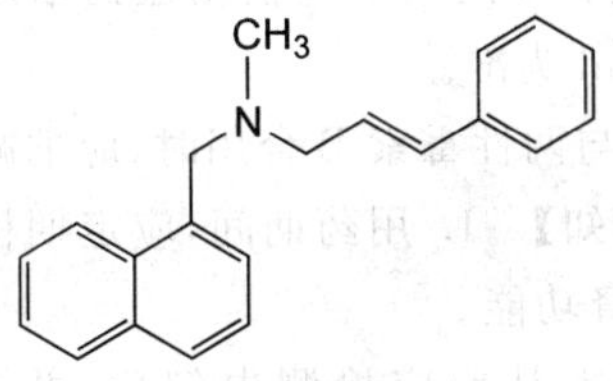

盐酸萘替芬

(naftifine hydrochloride)

别名:Naftifin

〖CAS〗 65473-14-5

〖理化性状〗 1. 化学名:(*E*)-*N*-Cinnamyl-*N*-methyl(1-naphthylmethyl)amine hydrochloride

2. 分子式:$C_{21}H_{21}N \cdot HCl$

3. 分子量:323.9

【简介】 本品对多种皮肤真菌具有杀菌作用,对多种白色念珠菌仅有抑菌作用。1%本品乳膏局部应用,1～2 次/日,治疗皮肤真菌感染,尤其是皮真菌病和花斑癣。局部不良反应有烧灼感。孕期安全等级为 B。

布替萘芬

(butenafine)

本品为苄胺类抗真菌药。

【CAS】 101828-21-1

【ATC】 D01AE23

【理化性状】 1. 化学名:*N*-(*p*-*tert*-Butylbenzyl)-*N*-methyl-1-naphthalenemethylamine hydrochloride; 4-*tert*-Butylbenzyl (methyl) (1-naphthalenemethyl)amine

2. 分子式:$C_{23}H_{27}N$

3. 分子量:317.47

4. 结构式

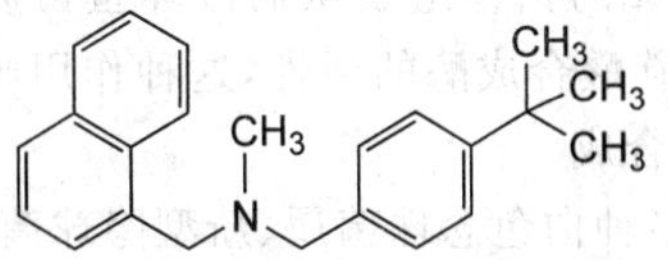

盐酸布替萘芬

(butenafine hydrochloride)

别名:Mentax

〖CAS〗 101827-46-7

〖理化性状〗 1. 化学名:*N*-(*p*-*tert*-Butylbenzyl)-*N*-methyl-1-naphthalenemethylamine hydrochloride; 4-*tert*-Butylbenzyl (methyl) (1-naphthalenemethyl)amine hydrochloride

2. 分子式:$C_{23}H_{27}N \cdot HCl$

3. 分子量:353.9

【简介】 其作用类似特比萘芬。临床使用 1%本品乳膏局部治疗皮肤真菌感染。

氟胞嘧啶

(flucytosine)

别名:安确治、Ancobon、5-Flurocytosine,5-FC

本品为氟化嘧啶抗真菌药。

【CAS】 2022-85-7

【ATC】 D01AE21;J02AX01

【理化性状】 1. 本品为白色或无色晶体状粉末,无臭或有轻微气味。略溶于水,微溶于乙醇,几乎不溶于三氯甲烷和乙醚。

2. 化学名:4-Amino-5-fluoropyrimidin-2(1*H*)-one

3. 分子式:$C_4H_4FN_3O$

4. 分子量:129.1

5. 结构式

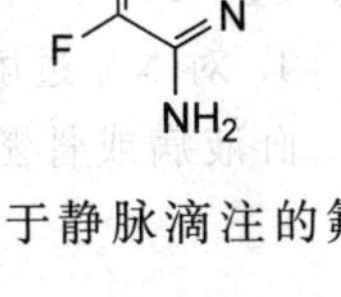

6. 稳定性:用于静脉滴注的氟胞嘧啶溶液应保

存在 18～25 ℃环境中。较低温时可能出现沉淀，而较高温时可能降解为氟尿嘧啶。

【用药警戒】 1. 使用本品有可能发生过敏反应、中毒性表皮坏死松解症和心脏毒性。

2. 肾功能不全患者使用本品应极度小心，密切监测患者的肝肾功能及血液学指标。

【药理作用】 1. 本品可渗进真菌细胞中，通过胞嘧啶脱氨基酶脱去氨基转变成氟尿嘧啶。然后，氟尿嘧啶进一步代谢为几种活性代谢产物，后者导致真菌 RNA 的错误组装从而破坏蛋白质合成。同时，抑制胸苷酸合成酶的活性，这种作用则能阻止真菌的 DNA 合成。

2. 对多种白色念珠菌属、新型隐球菌、多种分枝孢子菌属和多种方塞丛菌属具有活性。某些曲霉菌属对本品也敏感。

3. 在分离出来的多种白色念珠菌属和新型隐球菌中，具有早期耐本品的高发生率。单用本品治疗真菌病易出现耐药性，合用本品和两性霉素 B 产生耐药性者极少。

【体内过程】 本品可迅速并几乎完全从胃肠道吸收，口服 37.5 mg/(kg・6 h)后 2 h 内可达血药峰值 70～80 μg/ml；在静脉给药后能更快地获得血药峰值。最佳效应的本品血药浓度为 25～50 μg/ml。全身广泛分布，脑脊液中的药物浓度达到血药浓度的 65%～90%，蛋白结合率为 2%～4%。约有 90% 原药随尿排出，仅少量代谢为氟尿嘧啶。还有少量本品未被吸收而随粪便排出。$t_{1/2}$ 为 2.5～6 h，肾功能不全患者会延长。血液透析、腹膜透析均可排出本品。

【适应证】 1. 新型隐球菌、多种白色念珠菌属和其他敏感真菌引起的泌尿道、胃肠道或全身感染。

2. 常与两性霉素 B 合用治疗隐球菌性脑膜炎、白色念珠菌性心内膜炎、曲霉菌性肺部感染。

【不良反应】 1. 常见者有恶心、呕吐、腹泻和皮疹。

2. 比较少见的有精神错乱、幻觉、惊厥、头痛、镇静和眩晕。

3. 出现肝功能异常多与剂量有关，多有逆转；但也有肝毒性的报道。很少报道周围神经病。

4. 可见到骨髓抑制，特别是白细胞减少和血小板减少，与本品血药浓度＞100 μg/ml，或与两性霉素 B 同时使用，或与肾功能受损有关。

【妊娠期安全等级】 C。

【禁忌与慎用】 1. 对本品过敏者禁用。

2. 肾功能不全、血液病或骨髓抑制患者使用本品时应特别审慎。

3. 正在接受放疗或其他可致骨髓抑制的患者应慎用本品。

4. 尚未明确本品是否可经乳汁分泌，哺乳期妇女使用时，应暂停哺乳。

【药物相互作用】 1. 合用两性霉素 B 可使本品的肾脏排出减少，升高本品的血药浓度并增加其毒性；不过，二药合用有协同作用。

2. 阿糖胞苷可降低本品的血药浓度。

【剂量与用法】 1. 本品可供口服或静脉滴注，滴注液以 0.9%氯化钠注射液稀释成 1%，滴注应在 20～40 min 完成。

2. 口服或滴注的剂量相同，成人可用 100～150 mg/(kg・d)，口服分 4 次，滴注分 2～3 次。国外有人建议一日用量达 200 mg/kg。体重＞50 kg 的儿童用量与成人同，＜50 kg 者可按 1.5～4.5 g/m^2 计算。

3. 肾功能不全患者应减量

(1) Ccr 为 20～40 ml/min 者，每 12 h 给予 50 mg/kg。

(2) Ccr 为 10～19 ml/min 者，每 24 h 给予 50 mg/kg。

(3) Ccr＜10 ml/min 者，应先给单剂量 50 mg/kg，进一步的用量应根据血药浓度而定，以不超过 80 μg/ml 为准。

4. 本品与两性霉素 B 合用时，应酌减量。

【用药须知】 1. 用药期间，应定期检查血常规、尿常规和肝肾功能。

2. 使用本品前应检测电解质，并纠正电解质失衡。

3. 原则上，用药期间应监测血药浓度，以避免肾功能不全带来药物蓄积。

4. 本品可供外用，但易增加耐药性问题。

【制剂】 ①片剂：0.25 g。②胶囊剂：0.25 g；0.5 g。③注射剂：2.5 g/250 ml。④软膏剂：10%。⑤滴眼液：1%。

【贮藏】 密封、避光保存。

阿莫罗芬

(amorolfine)

别名：Loceryl

本品为吗啉类抗真菌药。

【CAS】 78613-35-1

【理化性状】 1. 化学名：(±)-*cis*-2，6-Dimethyl-4-[2-methyl-3-(*p*-*tert*-pentylphenyl) propyl] mor-pholine

2. 分子式：$C_{21}H_{3}5NO$

3. 分子量：317.5

4. 结构式

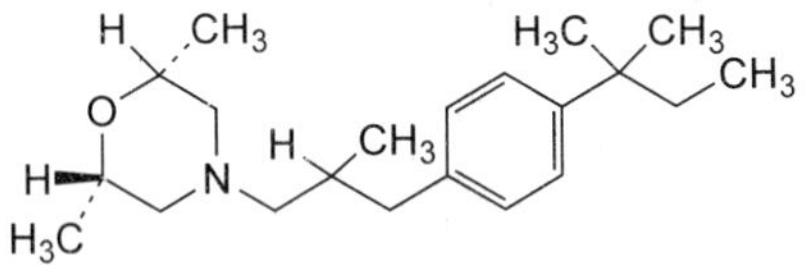

盐酸阿莫罗芬
(amorolfine hydrochloride)

别名：Locerylnagellack

〖**CAS**〗 78613-38-4

〖**理化性状**〗 1. 分子式：$C_{21}H_{35}NO \cdot HCl$

2. 分子量：354.0

【**药理作用**】 1. 本品通过阻止真菌细胞膜活动所必需的多种固醇的合成而起到杀菌作用。本品仅供外用，体内吸收极微。

2. 体外证实，本品对各种皮肤真菌、皮炎芽生菌、多种白色念珠菌、荚膜组织胞浆菌和申克孢子丝菌均有活性。还对多种曲霉菌属具有变化不定的活性。然而，本品用于体内即失去活性。

【**适应证**】 用于甲癣及敏感真菌引起的皮肤感染。

【**不良反应**】 局部用药部位可出现红疹、荨麻疹和烧灼感。

【**禁忌与慎用**】 1. 对本品或赋形剂过敏者禁用。

2. 本品不应大面积用于妊娠期妇女的严重腐蚀或炎症明显的皮肤，且不应用包封疗法。

3. 哺乳期妇女不能将本品用于胸部。

4. 儿童用药的安全性及有效性尚未确定。

【**剂量与用法**】 1. 治疗各种皮肤真菌、酵母菌以及各种真菌所致甲癣，5%本品涂于有病损的指(趾)甲上，1～2 次/周，直至指(趾)甲新生。一般需持续 6～12 个月。

2. 各种皮肤真菌感染，用本品乳膏剂，每天搽 1 次，痊愈后，再续用 3～5 天。

【**制剂**】 ① 搽剂：2%；5%。② 乳膏剂：0.125%；0.25%；0.5%。

【**贮藏**】 避光，室温下保存。

环吡酮
(ciclopirox)

别名：Ciclopiroxum

【**CAS**】 29342-05-0

【**ATC**】 D01AE14；G01AX12

【**理化性状**】 1. 本品为白色或黄白色结晶性粉末。微溶于水，易溶于乙醇或二氯甲烷，溶于乙醚。

2. 化学名：6-Cyclohexyl-1-hydroxy-4-methyl-2-pyridone

3. 分子式：$C_{12}H_{17}NO_2$

4. 分子量：207.3

5. 结构式

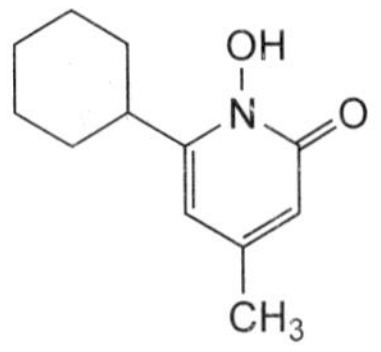

环吡酮胺
(ciclopirox olamine)

别名：环丙司胺、环匹罗司胺、Loprox、Batrafen

本品为合成的环吡酮与乙醇胺结合而成的局部抗真菌药。

〖**CAS**〗 41621-49-2

〖**理化性状**〗 1. 本品为白色或黄白色结晶性粉末，具有多态性。微溶于水，极易溶于乙醇或二氯甲烷，微溶于乙酸乙酯，几乎不溶于环己烷。含 1%本品水溶液的 pH 为 8.0～9.0。

2. 化学名：The 2-aminoethanol salt of 6-Cyclohexyl-1-hydroxy-4-methyl-2-pyridone

3. 分子式：$C_{12}H_{17}NO_2 \cdot C_2H_7NO$

4. 分子量：268.4

5. 结构式

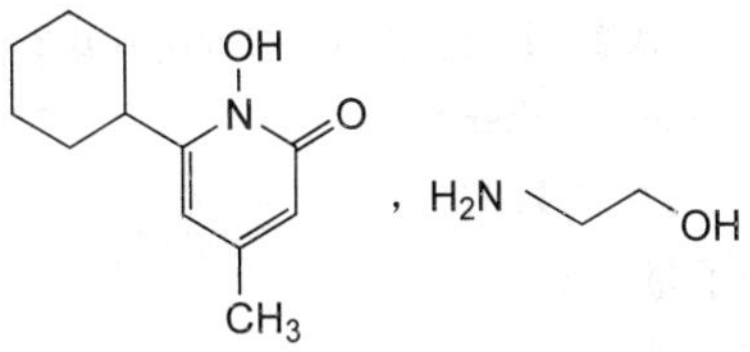

【**简介**】 本品主要通过改变真菌细胞膜的完整性，引起细胞内物质外流，并阻断蛋白质前体物质的摄取，导致真菌细胞死亡，对皮肤癣菌、酵母菌、霉菌等具有较强的抑菌和杀菌作用。本品渗透力强，局部应用可透入皮肤毛囊、角质层和指(趾)甲。被吸收进入体内者仅占用药量的 1.5%。$t_{1/2}$ 为 1.7 h，无蓄积之虑。本品对表皮真菌、大多数白色念珠菌、小孢霉属、发癣菌属和糠秕马拉塞菌均具有活性。对某些细菌也有抑制作用。用于治疗甲癣、花斑癣、手癣、脚癣、体癣、股癣和皮肤白色念珠菌病，也用于阴道白色念珠菌病。局部用药后可产生刺激、红疹、荨麻疹和瘙痒。制剂：① 乳膏剂：1%；② 洗剂：1%；

③栓剂:1%。避光贮藏。

托西拉酯

(tolciclate)

别名:桥内酯、Fungifos、Tolmicen

本品为合成的局部抗真菌药。

【CAS】 50838-36-3

【ATC】 D01AE19

【理化性状】 1. 化学名:*O*-(1,2,3,4-Tetrahydro-1,4-methano-6-naphthyl) *m*,*N*-dimethylthiocarbanilate

2. 分子式:$C_{20}H_{21}NOS$

3. 分子量:323.5

4. 结构式

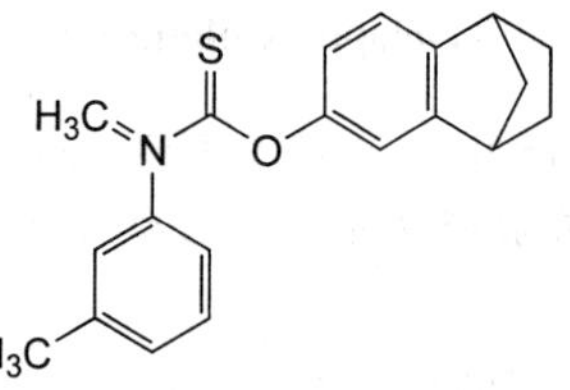

【简介】 对表皮真菌和多种发癣菌属具有活性。局部应用1%乳膏剂、洗剂和0.5%散剂,治疗各种皮肤真菌感染和花斑癣。

卤普罗近

(haloprogin)

别名:Halotex、Mycilan

【CAS】 777-11-7

【ATC】 D01AE11

【理化性状】 1. 化学名:3-Iodoprop-2-ynyl 2,4,5-trichlorophenyl ether

2. 分子式:$C_9H_4Cl_3IO$

3. 分子量:361.4

4. 结构式

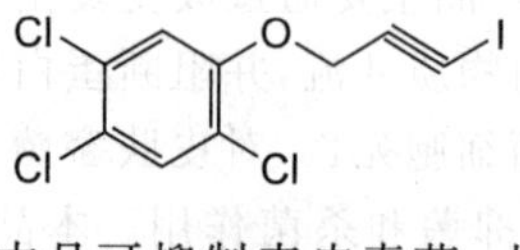

【简介】 本品可抑制表皮真菌、小孢霉属、发癣菌属、多种白色念珠菌和糠秕马拉塞菌。局部应用1%乳膏或溶液,2次/日,连用2～4周,治疗表皮真菌病和花斑癣。局部反应有刺激、荨麻疹和水肿。

阿巴芬净

(abafungin)

别名:Abasol

【CAS】 129639-79-8

【理化性状】 1. 化学名:*N*-[4-[2-(2,4-Dimethylphenoxy) phenyl]-1,3-thiazol-2-yl]-1,4,5,6-tetrahydropyrimidin-2-amine

2. 分子式:$C_{21}H_{22}N_4OS$

3. 分子量:378.49

4. 结构式

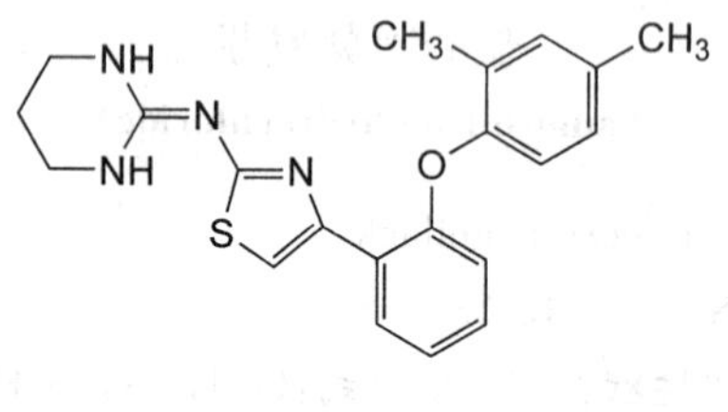

【简介】 本品为局部使用抗真菌药,用于治疗皮肤真菌病。本品直接作用于真菌的细胞膜而起作用,且对革兰阳性菌有抗菌菌活性。

溴柳氯苯胺

(bromochlorosalicylanilide)

【CAS】 3679-64-9

【ATC】 D01AE01

【理化性状】 1. 化学名:5-Bromo-*N*-(4-chlorophenyl)-2-hydroxybenzamide

2. 分子式:$C_{13}H_9BrClNO_2$

3. 分子量:326.57

4. 结构式

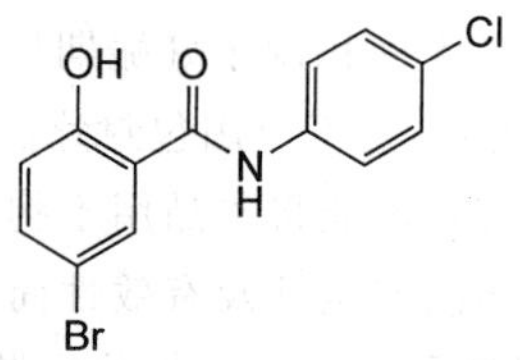

【简介】 本品为局部使用抗真菌药,用于治疗皮肤真菌病。

替克拉酮

(ticlatone)

别名:Landromil

【CAS】 70-10-0

【ATC】 D01AE08

【理化性状】 1. 化学名:6-Chloro-1,2-benzothiazol-3(2*H*)-one

2. 分子式:C_7H_4ClNOS

3. 分子量:185.63

4. 结构式

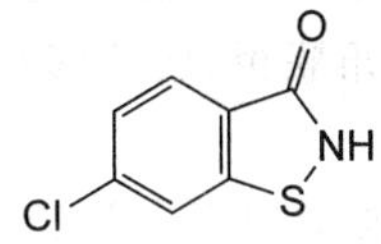

【简介】 本品为抗真菌药。

二苯嗪硫酮
(sulbentine)

别名:Dibenzthione

【CAS】 350-12-9

【ATC】 D01AE09

【理化性状】 1. 化学名:3,5-bis(Phenylmethyl)-1,3,5-thiadiazinane-2-thione

2. 分子式:$C_{17}H_{18}N_2S_2$

3. 分子量:314.47

4. 结构式

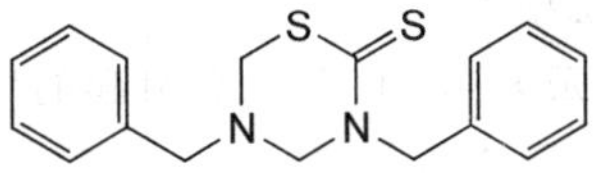

【简介】 本品为抗真菌药。

地马唑
(dimazole)

别名:Diamthazole

【CAS】 95-27-2

【ATC】 D01AE17

【理化性状】 1. 化学名:[6-(2-Diethylaminoethoxy)-benzothiazol-2-yl]-dimethyl-amine

2. 分子式:$C_{15}H_{23}N_3OS$

3. 分子量:293.43

4. 结构式

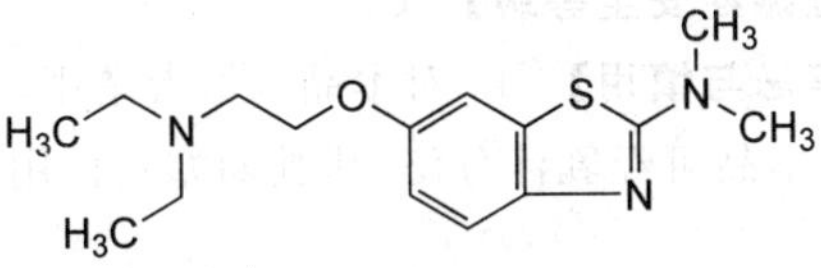

【简介】 本品为抗真菌药。

托萘酯
(tolnaftate)

别名:发癣退、杀癣灵、Tinactin

本品为人工合成的硫代氨基甲酸酯类抗真菌药。

【CAS】 2398-96-1

【ATC】 D01AE18

【理化性状】 1. 化学名:*O*-2-Naphthyl methyl (3-methylphenyl)thiocarbamate

2. 分子式:$C_{19}H_{17}NOS$

3. 分子量:307.41

4. 结构式

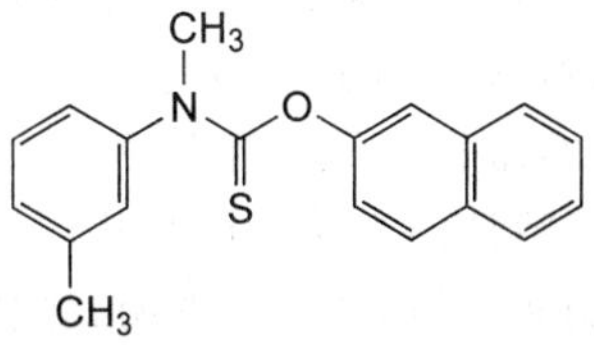

【简介】 本品为抗真菌药。可用于治疗花蛇皮癣、红癣、体癣(圆癣)等各种癣症。当白色念珠菌感染时,本品同制霉素合用。不适用于指甲床或头发小囊深层感染。罕见局部红斑,过敏发生率低。外用,一日涂患处 2～3 次。软膏剂:1%。乳膏剂:1%。

1.1.6 抗病毒药

病毒是一种非细胞型微生物,没有细胞结构和自身的酶系统。因此,必须寄生于细胞内,依靠宿主细胞提供能量、酶系统和代谢所必需的物质进行复制。正是病毒寄生于宿主细胞内这一特点,给临床抗病毒带来了很大困难,为了消灭细胞内的病毒,往往会给宿主细胞造成较大甚至很大毒害。开发选择性好、细胞毒低、抗病毒力强的药物是医药工作者的一项艰巨而又具有重大意义的任务。

1.1.6.1 抗疱疹病毒药

抗疱疹病毒药物中,核苷类占据着主要地位。20 世纪 70 年代阿昔洛韦首先问世,从此揭开了抗病毒药物史新的一页。

阿昔洛韦
(aciclovir)

别名:无环鸟苷、阿昔洛维、舒维疗、永信克疱、克毒星、邦纳、Acyclovir、Zovirax

本品于 1981 年首次在英国上市,1982 年获美国 FDA 批准,我国于 1983 年试制成功。本品为核苷类似物,其结构与鸟嘌呤相似。

【CAS】 59277-89-3

【ATC】 D06BB03;J05AB01;S01AD03

【理化性状】 1. 本品为白色及几乎白色结晶性粉末。微溶于水,不溶于乙醇,溶于稀盐酸。

2. 化学名:9-[(2-Hydroxyethoxy)methyl]guanine

3. 分子式:$C_8H_{11}N_5O_3$

4. 分子量:225.2

5. 结构式

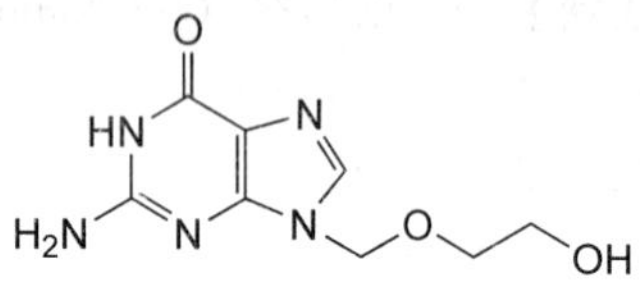

6. 配伍禁忌：阿昔洛韦与膦甲酸不可配伍。

【药理作用】 1. 本品选择性地被病毒感染的细胞所摄取，通过病毒的胸苷激酶在细胞内转化成本品的单磷酸盐，继而又通过细胞的多种酶转化成二磷酸盐和具有活性的本品三磷酸盐。只有三磷酸阿昔洛韦可抑制病毒的DNA多聚酶，并被结合进入病毒的DNA中，在达到临床的有效浓度下抑制病毒复制。

2. 本品对Ⅰ型单纯疱疹病毒（HSV-Ⅰ）的活性最强，Ⅱ型次之，对水痘带状病毒（VZV）和EB-病毒的活性较差。对巨细胞病毒的活性最差，对乙型肝炎病毒有一定的作用。

3. 人体正常细胞的胸苷激酶不能使本品磷酸化，故对正常细胞毒性很小。

【体内过程】 1. 静脉滴注本品钠盐后血浆浓度呈双相型。成人在1 h内滴注阿昔洛韦5 mg/kg就可产生峰值为9.8 μg/ml、谷值为0.7 μg/ml的稳态血药浓度。>1岁的儿童在给予250 mg/m^2后亦可达到相似的浓度。达到3个月的新生儿接受10 mg/kg后可产生峰值13.8 μg/ml和谷值2.3 μg/ml。

2. 本品经肾排泄。$t_{1/2}$为2～3 h，慢性肾功能衰竭者可见延长，无尿者可延至19.5 h。血液透析时，$t_{1/2}$减为5.7 h，在6 h内可消除用量的60%。滴注的大部分用量以原药形式随尿排出，排出的失活代谢物9-羧基甲氧甲鸟嘌呤约占14%。随粪便排出的用量仅占2%。本品可广泛分布，进入脑脊液中的药物浓度约占血药浓度的一半。蛋白结合率为9%～30%。先给予丙磺舒可使本品的$t_{1/2}$延长，AUC增加。

3. 口服本品后有15%～30%从胃肠道吸收。口服本品200 mg，每4 h一次，产生的最高和最低的稳态浓度分别是0.7 μg/ml和0.4 μg/ml；给予400 mg后则分别为1.2 μg/ml和1.6 μg/ml。具有活性的本品前药（如地昔洛韦和伐昔洛韦）可克服本品口服吸收太少之不足。

4. 本品可透过胎盘，进入乳汁中的药物浓度3倍于母体的血药浓度。在对完好的皮肤用药后可稍有吸收，改变配方后可望增加。眼用3%本品软膏后进入房水中的药物浓度可达1.7 μg/ml，但进入血中的浓度则微不足道。

【适应证】 1. 防治HSV-Ⅰ，HSV-Ⅱ和VZV引起的皮肤黏膜感染和疱疹性脑炎。

2. 在症状出现后尽可能快地静脉、口服或局部给药，治疗疱疹性角膜炎、唇疱疹和生殖器疱疹。初发或复发均有效。

3. 给免疫功能受损患者延长用药具有价值，但一旦撤药又会复发。

4. 本品还可促进带状疱疹愈合并减轻疼痛，但对治疗前的疼痛几乎无效。对免疫功能受损的患者来说，有益的效果可能更为明显。

5. 妊娠期妇女水痘病毒性肺炎。

6. 抑制巨细胞病毒感染所致视网膜炎。

7. 器官移植或骨髓移植时常伴发的巨细胞病毒和EB病毒感染。据报道，以本品作为预防用药的效果比治疗的疗效更好。

8. 本品用于乙型肝炎与干扰素合用的作用存在争议。

9. 眼用制剂用于治疗单纯疱疹病毒性角膜炎及眼部带状疱疹，但对深层单纯疱疹病毒性角膜炎的疗效较浅层感染差。

【不良反应】 1. 口服本品引起的胃肠道不良反应有恶心、呕吐、腹泻等。

2. 全身用药偶发血清胆红素和转氨酶上升、皮疹、发热、头痛、头晕和血液学改变。

3. 神经系统不良反应有嗜睡、失眠、精神错乱、惊厥、幻觉、震颤、精神失常和昏迷，尤其静脉给药或具有易感因素（如肾功能不全）则更易发生。

4. 静脉给药时，因其钠盐的碱性大，常引起静脉炎，如外漏出血管，可致局部发红和刺激，极少形成溃疡。

5. 少数患者可能发生肾功能不全，减量、补液或撤药即可逆转，但也可能发展为急性肾功能衰竭。

6. 文献报道本品导致发热、胸膜和肺受累综合征。

【妊娠期安全等级】 C。

【禁忌与慎用】 1. 对本品过敏者禁用。

2. 本品可经乳汁分泌，哺乳期妇女使用时，应暂停哺乳。

3. 精神异常、明显缺氧、电解质紊乱、肝肾功能严重不全患者慎用。

【药物相互作用】 1. 丙磺舒可抑制本品的肾清除。同时给予其他肾毒性药物可增加肾损害的程度。

2. 合用干扰素或甲氨蝶呤偶然发生神经系统的不良反应。

【剂量与用法】 1. 以0.9%氯化钠注射液稀释本品注射剂，使成为不高于5 mg/ml的静脉滴注液。

剂量为 5 mg/kg，每 8 h 一次，于 1 h 内输完。一般疗程为 5～7 日。治疗疱疹性脑炎可用 10 mg/kg，每 8 h 一次，连用 10 日。水痘疱疹病毒感染者可能需用更高的剂量，因患者的免疫应答低下。

2. 治疗早期单纯疱疹感染(包括生殖器疱疹)的常用口服剂量为 200 mg，5 次/日，一般每 4 h 一次，在唤醒患者时再加用一次；免疫功能受损的患者或吸收减少者，用量可加倍。为了制止单纯疱疹复发，可每日给予 800 mg，2～4 次分服；也可试行减量至每日 400～600 mg。也可使用较高的剂量。为了重新评估病情，每 6～8 个月应暂停治疗。为预防免疫功能受损者染上单纯疱疹，可给予 200～400 mg，4 次/日。长期抑制性治疗对于轻度或不常复发的单纯疱疹并不适宜。在这些情况下，反复间断的治疗可能更有益；每当复发的前驱症状开始出现时，给予 200 mg，6 次/日(方法同上)，连用 5 日，更为可取。治疗水痘的常用口服剂量为 800 mg，4～5 次/日，连用 5～7 日，治疗带状疱疹则给予 800 mg，5 次/日，连用 7～10 日。针对皮肤单纯疱疹感染(如生殖器疱疹、唇疱疹)的局部治疗可使用 5%本品软膏或乳膏 5～6 次/日，3～4 h 一次，连用 5～7 日。治疗单纯疱疹角膜炎可使用 3%本品眼膏，5 次/日，每 4 h 一次，直至愈后 3 日。

3. 儿童每 8 h 的用量为 250 mg/m²，相当于 5 mg/kg；500 mg/m² 则相当于 10 mg/kg。新生儿和婴儿每 8 h 的用量是 10 mg/kg，治疗新生儿疱疹常须持续用药 10 日。针对免疫功能低下者，不论预防或治疗单纯疱疹感染，≥2 岁儿童的用量与成人相同，<2 岁者减半。治疗水痘可用 20 mg/kg，直到最高剂量达到 800 mg，4 次/日，连用 5 日。

4. 滴眼液可滴于眼睑内，1～2 滴/次，每 2 小时 1 次，病情缓解后，可减少用药次数，4～6 次/日。

5. 眼膏可涂于眼睑内，4～6 次/日。

6. 静脉给药时，肾功能不全患者应予减量。Ccr 为 25～50 ml/min 时，其给药的间隔时间应增至 12 h，Ccr<10 ml/min 且患者正在接受腹膜透析时，每 24 h 给予 1 次常用量的一半。正在血液透析的患者每 24 h 应接受 1 次常用量的一半，并在血液透析后再额外给予一个半量。

7. 口服给药时，肾功能不全患者亦应减量。Ccr<10 ml/min，治疗单纯疱疹感染使用 200 mg，每 12 h 一次；治疗带状疱疹感染，800 mg，每 12 h 一次。Ccr 为 10～25 ml/min，治疗带状疱疹感染可用 800 mg，3 次/日，每 6～8 h 一次。

【用药须知】 1. 静脉滴注必须缓慢，以避免本品在肾内沉淀。

2. 使用本品时，不可合用任何其他具有肾毒性药物。

3. 大量饮水，促使药物迅速经肾排出。

【临床新用途】 1. 毛状黏膜白斑　本品一次 800 mg，口服，4 次/日，连用 2 周。

2. 病毒性食管炎　静脉给予本品 7～10 日一疗程。

3. 扁平疣　本品每次 0.25 g，用 0.9%氯化钠注射液 10 ml 溶解后，混入复方氯化钠注射液 500 ml 静脉滴注，1 次/日。

4. 病毒性角膜炎　本品注射液 2 份、鱼腥草注射液、丹参注射液各 1 份，用 0.5～0.6 ml；配地塞米松(或甲泼尼龙)，两穴交替注射(或主穴注射 2 次，配穴注射 1 次)，1～2 日给予 1 次。继发虹膜炎用 1%阿托品眼液滴眼，每日 3 次。

【制剂】 ①片剂：0.2 g；0.4 g。②混悬剂：0.2 g/5 ml。③注射剂(粉)：0.25 g；0.5 g。④滴眼液：0.1%。⑤眼膏：3%。

【贮藏】 密封保存。

伐昔洛韦
(valaciclovir)

别名：万乃洛韦

本品为阿昔洛韦的前体药，由阿昔洛韦和 L-缬氨酸组成。于 1995 年 1 月首先在西欧上市，同年 6 月获美国 FDA 批准。

【CAS】 124832-26-4

【ATC】 J05AB11

【理化性状】 1. 化学名：Ester with 9-[(2-hydrox-yethoxy)methyl]guanine

2. 分子式：$C_{13}H_{20}N_6O_4$

3. 分子量：324.34

4. 结构式

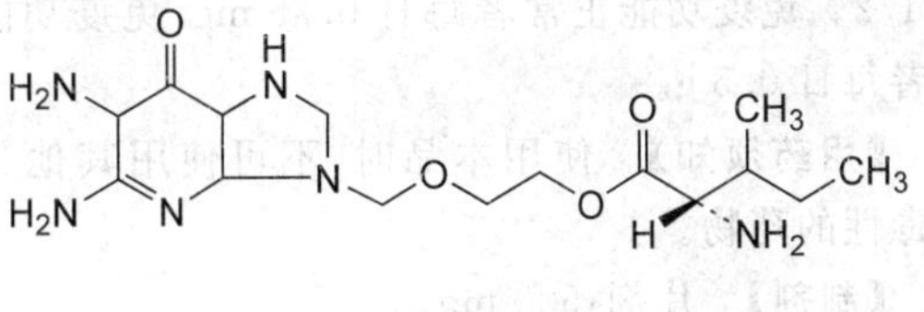

盐酸伐昔洛韦
(valaciclovir hydrochloride)

别名：明竹欣、丽珠威、Valtrex，Zelitrex，VACV

[CAS]　124832-27-5

[理化性状]　1. 化学名：Ester with 9-[(2-hydrox-yethoxy)methyl]guanine hydrochloride

2. 分子式：$C_{13}H_{20}N_6O_4 \cdot HCl$

3. 分子量：360.8

【药理作用】 同阿昔洛韦。

【体内过程】 口服后迅速被吸收，并很快经肠（或）肝首过代谢转化为阿昔洛韦和缬氨酸。口服本品后，其分解产物阿昔洛韦的生物利用度为54%，比直接口服阿昔洛韦的生物利用度高3～5倍；其血药峰值（5～6 μg/ml）可在给药后1.5 h达到。给予本品2000 mg，4次/日，获得的峰值和谷值分别为8.4 μg/ml和2.5 μg/ml，接近静脉滴注阿昔洛韦的效果。本品主要以阿昔洛韦形式随尿排出，1%的伐昔洛韦被重吸收。

【适应证】 用于治疗单纯疱疹病毒感染、预防（抑制）单纯疱疹病毒感染的复发。

【不良反应】 1. 参见阿昔洛韦。

2. 最常见的不良反应为恶心和呕吐。

3. 严重免疫功能受损患者在接受高剂量本品时可能出现溶血性尿毒症综合征和血小板减少性紫癜，但确切的因果关系尚待证实。

【妊娠期安全等级】 B。

【禁忌与慎用】 1. 参见阿昔洛韦。

2. 严重免疫功能受损患者慎用。

【药物相互作用】 参见阿昔洛韦。

【剂量与用法】 1. 治疗带状疱疹，每次1 g，每日3次。

2. 治疗首次发作的单纯疱疹感染，每次1 g，每日2次，连用10日；治疗复发患者，0.5 g，每日2次；抑制复发，每日0.5 g，2次分服，免疫功能受损者则每次0.5 g，每日2次。

3. 肾功能不全患者应减量

(1) 治疗带状疱疹患者　Ccr为15～30 ml/min者，每次1 g，每日2次；Ccr<15 ml/min者，每日1 g。

(2) 治疗单纯疱疹患者　Ccr为15～30 ml/min者，不减量；Ccr<10 ml/min者，每日0.5 g。

(3) 抑制复发　Ccr<15 ml/min者，使用常用量的1/2。免疫功能正常者每日0.25 mg，免疫功能受损者每日0.5 g。

【用药须知】 使用本品时，不可使用其他具有肾毒性的药物。

【制剂】 片剂：500 mg。

【贮藏】 密封室温下保存。

喷昔洛韦
(penciclovir)

别名：Vectavir、Denavir

本品为核苷类似物，其结构与鸟嘌呤相关。

【CAS】 39809-25-1 (penciclovir)；97845-62-0 (pen-ciclovir sodium).

【ATC】 D06BB06；J05AB13

【理化性状】 1. 化学名：9-[4-Hydroxy-3-(hydroxymethyl)butyl]guanine

2. 分子式：$C_{10}H_{15}N_5O_3$

3. 分子量：253.3

4. 结构式

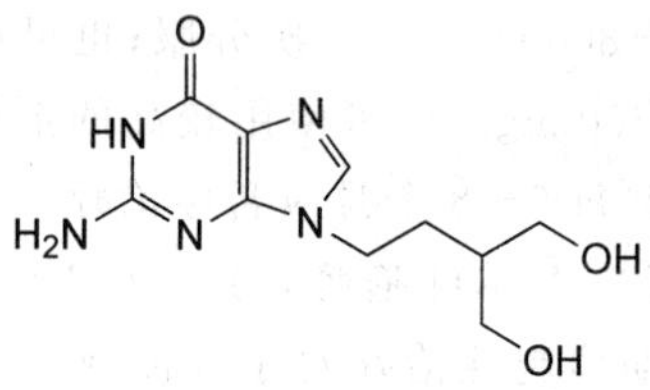

【药理作用】 1. 作用机制类似阿昔洛韦，也是通过病毒诱导的胸苷激酶将本品转化成三磷酸喷昔洛韦而产生抗病毒活性，并在被感染的细胞中持续保持其活性超过12 h。

2. 体外和体内试验均证实，本品对HSV-1，HSV-2和VZV均具有活性。对EB病毒和乙型肝炎病毒亦具有活性。

【体内过程】 本品极难从胃肠道吸收。单剂量静脉滴注后，表观分布容积为1.45L/kg，清除率为0.52(L·h)/kg。12 h随尿液排出给药剂量的70%。

【适应证】 1. 外用用于治疗口唇或面部单纯疱疹、生殖器疱疹。

2. 静脉滴注用于严重带状疱疹患者，如出血性带状疱疹，坏疽性带状疱疹，播散性带状疱，三叉神经支带状疱疹，带状疱疹脑膜炎，严重疼痛的早期带状疱疹等和免役机能障碍并发的带状疱疹。

【不良反应】 1. 局部可有刺痛、烧灼感和麻木感。

2. 最常见的不良反应有头痛和恶心，其他包括呕吐、腹泻、头晕、皮疹、瘙痒、精神错乱和幻觉。

3. 还可能发生腹痛、发热。

4. 极少发生粒细胞减少和血小板减少，均为免疫功能受损者。

【妊娠期安全等级】 B。

【禁忌与慎用】 1. 尚未明确本品是否可经乳汁分泌，哺乳期妇女使用时，应暂停哺乳。

2. 12岁以下儿童用药的安全性及有效性尚未明确。

【剂量与用法】 1. 外用，涂于患处，每日4～5次，应尽早开始治疗如有先兆或损害出现时。

2. 静脉滴注，5 mg/kg，每日2次，隔12 h滴注一次，一次滴注时间应持续1 h以上。

【用药须知】 1. 乳膏剂及凝胶剂推荐用于黏

膜，因刺激作用，勿用于眼内及眼周。

2. 对泛昔洛韦过敏者对本品也会过敏。

3. 静脉滴注时应缓慢 1 h 以上，防止局部浓度过高，引起疼痛及炎症。

4. 溶液配制后应立即使用，不能冷藏，因冷藏时会析出结晶，用剩溶液应废弃，稀释药液时出现白色浑浊或结晶则不能使用。

5. 本品呈碱性，与其他药物混合时易引起溶液 pH 改变，应尽量避免配伍使用。

6. 有肾脏疾病、脱水或同时使用其他对肾脏有毒性药物的患者，应调整剂量，缓慢静脉滴注 1 h 以上。

【制剂】 ①乳膏剂及凝胶剂：1%。②注射剂(粉)：250 mg。

【贮藏】 密封，阴凉处(不超过 20 ℃)保存。

泛昔洛韦

(famciclovir)

别名：法昔洛韦、Famvir

本品为喷昔洛韦的前药(即喷昔洛韦的二乙酰 6-去氧类似物)，于 1994 年 1 月首先在英国上市。

【CAS】 104227-87-4

【ATC】 J05AB09；S01AD07

【理化性状】 1. 化学名：2[2-(2-Amino-9*H*-purin-9-yl)ethyl]trimethylene diacetate

2. 分子式：$C_{14}H_{19}N_5O_4$

3. 分子量：321.3

4. 结构式

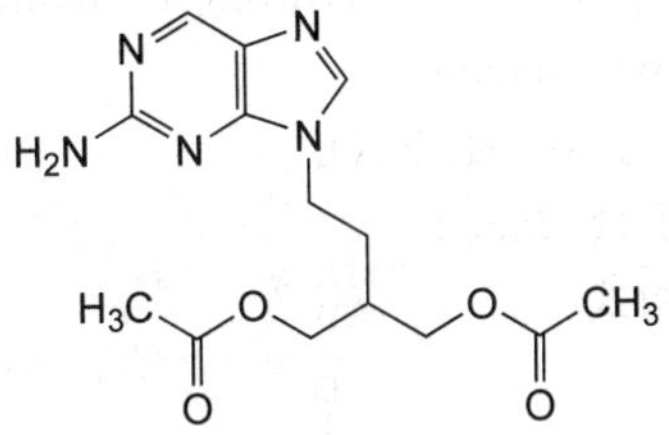

【药理作用】 同喷昔洛韦。

【体内过程】 口服本品后迅速被吸收。进餐时服药可延迟吸收，但不减少吸收量。单次口服本品 500 mg 后约 1 h 可达血药峰值 3.5 μg/ml，实际上在血或尿中不能检出本品；因为本品在口服后通过体内去乙酰化和氧化嘌呤环迅速代谢为喷昔洛韦而发挥治疗作用。其代谢产物喷昔洛韦的绝对生物利用度为 77%。喷昔洛韦的蛋白结合率＜20%。口服本品一次 500 mg，3 次/日，连用 7 日，未见喷昔洛韦有蓄积现象。本品主要以喷昔洛韦随尿排出，其次为本品的 6-去氧产物。肾功能不全患者的排出量会减少。

【适应证】 用于带状疱疹、生殖器疱疹。

【不良反应】 参见喷昔洛韦。

【妊娠期安全等级】 B。

【禁忌与慎用】 1. 对本品过敏者禁用。

2. 尚未明确本品是否可经乳汁分泌，哺乳期妇女使用时，应暂停哺乳。

3. 儿童用药的安全性及有效性尚未确定。

【药物相互作用】 1. 丙磺舒和其他对肾小管分泌功能有影响的药物均可使用本品(实际指喷昔洛韦)血药浓度升高。

2. 二乙酰 6-去氧喷昔洛韦是通过醛氧化酶催化而转化为喷昔洛韦的。凡需通过该酶进行代谢的药物可能与本品产生相互作用。

【剂量与用法】 1. 治疗唇疱疹　1500 mg 顿服，应在症状出现后尽快服用。

2. 治疗带状疱疹可给予 500 mg，3 次/日。免疫功能受损者可用 500 mg，3 次/日，连用 7 次。应在确诊后尽快服用。

3. 初发生殖器疱疹，250 mg，3 次/日。

4. 复发生殖器疱疹，1000 mg，2 次/日，只用 1 日；免疫功能受损者可用 500 mg，2 次/日，连用 7 日。

5. 抑制生殖器疱疹复发，250 mg，2 次/日；感染 HIV 者可用 500 mg，2 次/日。此种抑制用药，根据实际情况，每 6～12 个月给药 1 次。

6. 肾功能不全者可按下表调整剂量。

肾功能不全者调整剂量表

适应证	Ccr(ml/min)	调整后剂量(mg)	给药间隔
复发性生殖器疱疹	≥60	1000	每 12 h 一次
	40～59	500	每 12 h 一次
	20～39	500	单次服用
	＜20	250	单次服用
	透析患者	250	透析后单次服用

续表

适应证	Ccr(ml/min)	调整后剂量(mg)	给药间隔
复发性口唇疱疹	≥60	1500	单次服用
	40～59	750	单次服用
	20～39	500	单次服用
	<20	250	单次服用
	透析患者	250	透析后单次服用
带状疱疹	≥60	500	每 8 h 一次
	40～59	500	每 12 h 一次
	20～39	500	每 24 h 一次
	<20	250	每 24 h 一次
	透析患者	250	一次透析后服用
抑制生殖器疱疹复发	≥40	250	每 12 h 一次
	20～39	125	每 12 h 一次
	<20	125	每 24 h 一次
	透析患者	125	透析后服用
HIV 感染者口唇或生殖器疱疹复发	≥40	500	每 12 h 一次
	20～39	500	每 24 h 一次
	<20	250	每 24 h 一次
	透析患者	250	透析后服用

【用药须知】 1. 肾功能不全患者大剂量使用可导致肾功能衰竭。

2. 用药期间应多饮水，促进药物排泄。

3. 使用本品时，不可同时合用其他具有肾毒性药物。

4. 本品并不能完全治愈生殖器疱疹，是否能够防止疾病传播尚不清楚，但生殖器疱疹可以通过性接触传播，故治疗期间应避免性接触。

5. 一旦过量，采用对症及支持治疗，血液透析有助于消除本品。

【制剂】 ①片剂：125 mg；250 mg。②胶囊剂：125 mg；250 mg。③颗粒剂：125 mg。

【贮藏】 贮于 15～30 ℃。

更昔洛韦

(ganciclovir)

别名：甘昔洛韦、羟甲无环鸟苷、Cymevan、GCV

本品为合成的核苷类抗病毒药。临床用其钠盐。

【CAS】 82410-32-0

【ATC】 J05AB06；S01AD09

【理化性状】 1. 本品为白色到几乎白色结晶性粉末。

2. 化学名：9-[2-Hydroxy-1-(hydroxymethyl)ethoxymethyl]guanine

3. 分子式：$C_9H_{13}N_5O_4$

4. 分子量：255.2

5. 结构式

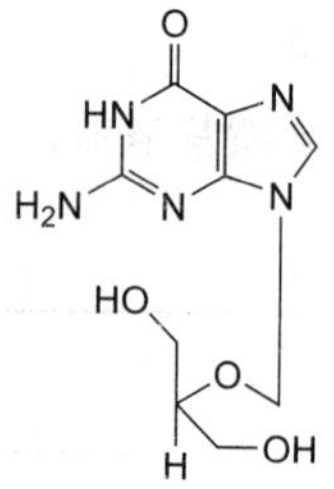

更昔洛韦钠

(ganciclovir sodium)

别名：赛美维

〖CAS〗 107910-75-8

〖理化性状〗 1. 分子式：$C_9H_{12}N_5NaO_4$。

2. 分子量：277.2

3. 配伍禁忌：更昔洛韦与膦甲酸钠配伍禁忌。

4. 稳定性：0.9%氯化钠液配制的更昔洛韦钠液，储存在聚丙烯输液泵注射器内，25 ℃，12 h 和 4 ℃，10 日，是稳定的。2%更昔洛韦液置于室温、5 ℃和 −8 ℃，10～24 日，更昔洛韦浓度变化很小。

【用药警戒】 1. 临床试验中本品可导致粒细胞减少、贫血和血小板减少。动物实验显示本品有致癌性、致畸性，并能引起精子生成减少。

2. 本品仅能用于巨细胞病毒感染的免疫功能不全患者的视网膜炎及预防器官移植患者巨细胞病毒感染。

【药理作用】 1. 本品可抑制人多种疱疹病毒的复制。对巨细胞病毒、HSV-1、HSV-2、EB 病毒、VZV 和疱疹病毒 6 型均有活性。这些作用是通过病毒的胸苷激酶（在单纯疱疹和带状疱疹病毒感染的细胞中）或可能通过细胞内的脱氧鸟苷激酶（在 EB 病毒感染的细胞中）将本品转化成本品的单磷酸盐，继而在细胞内又转化成二磷酸盐和具有活性的三磷酸盐而完成的。在巨细胞病毒感染的细胞中，此种磷酸化机制也已得到了证实。三磷酸更昔洛韦通过抑制病毒的 DNA 多聚酶，并被结合进入病毒的 DNA 中。这一过程是具有选择性的，在感染了巨细胞病毒的细胞中，其所含三磷酸更昔洛韦的浓度 10 倍于未感染的细胞。

2. 本品与阿昔洛韦的活性谱相似，HSV-1 和 HSV-2 是疱疹病毒中最敏感的。不过，巨细胞病毒对更昔洛韦比对阿昔洛韦更为敏感。

【体内过程】 口服极难吸收。静脉滴注本品后，广泛分布于全身组织（包括眼内液体和脑脊髓液在内的种种体液内）。蛋白结合率为 1%～2%。$t_{1/2}$ 为 2.5～4 h。肾功能不全患者肾的清除率降低，$t_{1/2}$ 延长；当血清肌酐浓度高于 398 mmol/L 时，$t_{1/2}$ 可长达 28.5 h。血液透析可使本品血药浓度下降 50%。

【适应证】 1. 本品的活性谱虽类似阿昔洛韦，鉴于其对巨细胞病毒的活性最为理想，目前临床多用本品治疗该病毒所致危及视力和生命的视网膜炎、肺炎、胃肠炎、肝或中枢神经系统感染，尤其适用于治疗或长期抑制免疫功能受损者的巨细胞病毒所致的视网膜炎。

2. 预防免疫受损患者的巨细胞病毒感染，特别是各种器官移植后接受免疫抑制疗法的患者。

3. 适于艾滋病患者或其他患有导致免疫功能受损患者合并的巨细胞病毒视网膜炎。

4. 合用甲泼尼龙可延长巨细胞病毒性肺炎并接受骨髓移植患者的生命。

5. 联合静脉用免疫球蛋白可降低接受骨髓移植者所患巨细胞病毒性肺炎的病死率，也可用于预防血清反应阳性的心脏移植患者感染巨细胞病毒。

【不良反应】 1. 常见的不良反应为骨髓抑制，艾滋病患者长期维持用药后约 40%的患者中性粒细胞数减低至 1×10^9/L 以下，约 20%的患者血小板计数减低至 50×10^9/L 以下，此外可有贫血。

2. 中枢神经系统症状如精神异常、紧张、震颤等，发生率约 5%，偶有昏迷、抽搐等。

3. 可出现皮疹、瘙痒、药物热、头痛、头昏、呼吸困难、恶心、呕吐、腹痛、食欲缺乏、肝功能异常、消化道出血、心律失常、血压升高或降低、血尿、血 BUN 增加、脱发、血糖降低、水肿、周身不适、肌酐升高、嗜酸性细胞增多症、注射局部疼痛、静脉炎等。

4. 有巨细胞病毒感染性视网膜炎的艾滋病患者可出现视网膜剥离。

5. 眼用本品可发生短暂的眼痒、灼热感、针刺感及轻微视物模糊，但很快消失，不影响治疗。

【妊娠期安全等级】 C。

【禁忌与慎用】 1. 对本品和阿昔洛韦过敏者禁用。

2. 尚未明确本品是否可经乳汁分泌，哺乳期妇女使用时应暂停哺乳。

3. 儿童用药的安全性及有效性尚未确定。

【药物相互作用】 1. 合用齐多夫定可加重对中性粒细胞的影响。

2. 丙磺舒可抑制肾脏排泄本品，使本品的 $t_{1/2}$ 延长。

3. 合用骨髓抑制药可加重本品的毒性作用。

4. 合用亚胺培南-西司他丁可引起惊厥。

5. 粒细胞集落刺激因子可限制本品的血液毒性。

【剂量与用法】 1. 静脉滴注给药目前均用 0.9%氯化钠注射液、5%葡萄糖注射液或林格注射液稀释；如本注射剂为瓶装粉剂，应先稀释成 50 mg/ml 溶液，然后再进一步稀释成不超过 10 mg/ml 的输液备用。应在 1 h 左右输完。本品不可静脉注射、皮下或肌内注射。

2. 治疗巨细胞病毒感染

(1) 诱导治疗，5 mg/kg，每 12 h 滴注 1 次，连用 14～21 日。

(2) 维持治疗（防止复发或进展），静脉滴注 5 mg/kg，1 次/日，连用 7 日；或每日 6 mg/kg，每周连用 5 日。如视网膜炎复发或进展，可再给予一个疗程的诱导治疗。艾滋病患者的维持治疗至少应持续 3 周。或口服 1000 mg，3 次/日，也可在非睡眠时一次服 500 mg，每 3 h 一次，6 次/日，与食物同服。

3. 预防用药

(1) 诱导用量同前，连用 7～14 日。

(2) 维持用量与治疗用药相同。

4. 控释的眼植入片，植入方法是经睫状体平坦部切口将其置于玻璃体腔，用缝线固定于相应的巩膜上，药物完全释放后植入装置需手术取出。本品能安全有效控制艾滋病患者的 CMV 性视网膜炎，植入后 5～8 个月可替换一个新的。与静脉滴注更昔洛韦相比，植入本品更能有效控制 CMV 性视网膜炎，眼部并发症发生率低，植入眼通常会发生短暂性的视物模糊，多于第 2～4 周消失，但需密切监测另一只眼和全身其他部位 CMV 的感染。

5. 治疗眼表面的单纯疱疹感染，有些国家局部采用眼用的 0.15%凝胶。1 滴/次，4 次/日，连用 3 周。或用本品滴眼液，滴入眼睑内，2 滴/次，每 2 h 一次，给药 7～8 次/日。或用本品眼膏涂于眼睑内，4～6 次/日，一次 5～6 mm（含更昔洛韦 0.25～0.3 mg）。

6. 肾功能不全患者应减量，静脉滴注剂量可按下表调整。

【用药须知】 1. 用药期间，多饮水促使药物排泄。

2. 不可合用其他具有肾毒性药物。

3. 耐药现象已有报道。

4. 血液透析可用于降低本品的血药浓度。

5. 出现血液系统的不良反应可减量或停药，应使血细胞计数在 2～7 日恢复正常。

【制　剂】 ① 注射剂（粉）：50 mg；150 mg；250 mg。② 注射剂：50 mg/2 ml；100 mg/2 ml；250 mg/2 ml；250 mg/5 ml；500 mg/10 ml。③ 大容量注射剂：100 ml 含更昔洛韦 50 mg 与氯化钠 0.9 g；100 ml 含更昔洛韦 100 mg 与氯化钠 0.9 g；100 ml 含更昔洛韦 100 mg 与葡萄糖 5 g；250 ml 含更昔洛韦 250 mg 与葡萄糖 12.5 g；100 ml 含更昔洛韦钠（以更昔洛韦计）250 mg 与氯化钠 0.9 g。④ 眼用植入片：4.5 mg。⑤ 眼用凝胶：7.5 mg/5 g。⑥ 眼膏剂：20 mg/2 g。⑦ 片剂：500 mg。

【贮藏】 在 15～30 ℃条件下保存。

缬更昔洛韦
(valganciclovir)

本品属于更昔洛韦的前药。

【CAS】 175865-60-8

【ATC】 J05AB14

【理化性状】 1. 化学名：Ester with 9-{[2-hydroxy-1-(hydroxymethyl)-ethoxy]methyl} guanine

2. 分子式：$C_{14}H_{22}N_6O_5$

3. 分子量：354.36

4. 结构式

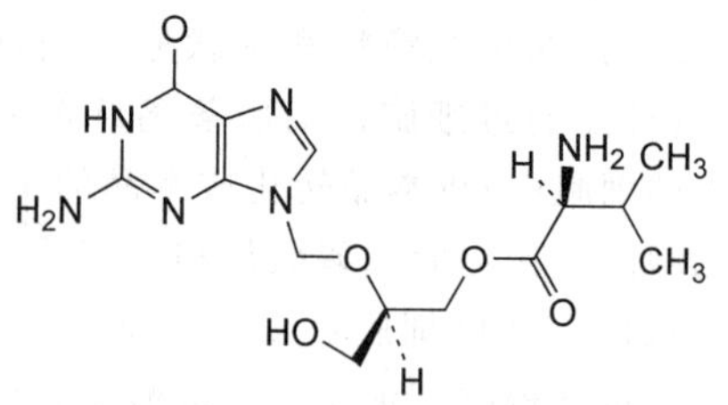

盐酸缬更昔洛韦
(valganciclovir hydrochloride)

别名：Valcyte、万赛维

【CAS】 175865-59-5

【理化性状】 1. 化学名：Ester with 9-{[2-hydroxy-1-(hydroxymethyl)-ethoxy] methyl} guanine hydrochloride

2. 分子式：$C_{14}H_{22}N_6O_5 \cdot HCl$

3. 分子量：390.8

【用药警戒】 本品为更昔洛韦的前药。详见更昔洛韦钠。

【药理作用】 1. 本品通过肠和肝的酯酶转化成更昔洛韦，然后再转化成具有活性的更昔洛韦三磷酸盐。

肾功能不全患者静脉滴注的剂量调整

Ccr(ml/min)	诱导剂量(mg/kg)	间隔时间(h)	静脉滴注		口服	
			维持剂量(mg/kg)	给药间隔(h)	维持剂量(mg)	间隔时间(h)
≥70	5.0	12	5.0	24	1000	8
50～69	2.5	12	2.5	24	500	8
25～49	2.5	24	1.25	24	500	12
10～24	1.25	24	0.625	24	500	24
<10	1.25	透析后	0.625	透析后	500	透析后

2. 本品与更昔洛韦结构不同的是，后者核苷酸的 α-羟基被换上了 L-缬氨酸，并以单盐酸盐的形式存在。这些结构上的修饰可明显增加本品经胃肠的吸收量，与静脉给予更昔洛韦所获得的血药浓度相似。

【体内过程】 1. 体外实验证实，本品在感染了巨细胞病毒的细胞内迅速转化成更昔洛韦，经磷酸化转化成三磷酸更昔洛韦通过干扰 DNA 合成而发挥其抗 CMV 的作用。

2. 口服本品后的更昔洛韦绝对生物利用度为口服更昔洛韦后的 10 倍(65%对 6.6%)。成人餐后单剂量口服本品 900 mg 后，所获更昔洛韦的平均 $AUC_{0\sim24h}$ 与静脉注射更昔洛韦 5 mg/kg，1 次/日的 AUC 相似，而大于餐后口服更昔洛韦 1 g，3 次/日的 AUC。不过，按以上剂量口服本品后所获得的更昔洛韦的血药峰值低于静脉注射更昔洛韦所获得的，而谷值则低于口服更昔洛韦所获得的。

【适应证】 用于治疗巨细胞病毒视网膜炎。

【不良反应】 1. 常见者有恶心、呕吐、发热、头痛、脱发、失眠、腹泻、中性粒细胞减少、血小板减少、视网膜剥离、周围神经病及感觉异常。

2. 参见更昔洛韦的有关叙述。

【妊娠期安全等级】 C。

【禁忌与慎用】 参见更昔洛韦。

【药物相互作用】 1. 参见更昔洛韦。

2. 与蛋白结合的药物，不大可能和本品产生相互作用。

3. 合用齐多夫定可发生潜在的药理学相互作用，出现中性粒细胞减少、贫血。有些患者不能耐受两药推荐的剂量合用。

4. 丙磺舒可减少本品的肾清除。

5. 本品可使去羟肌苷的血药浓度升高。

6. 肾功能不全的患者合用本品和吗替麦考酚酯，可能使血浆中两药代谢物的浓度升高。

7. 合用骨髓抑制剂或放疗会加重血液学毒性。

【剂量与用法】 1. 本品宜在进餐时服用。

2. 本品和更昔洛韦之间无生物等效性，不可一对一地替代使用。

3. 起始(诱导)给予 900 mg，2 次/日，连用 21 日。待诱导治疗完成或病情稳定后，可给予维持剂量 900 mg，1 次/日。

4. 应根据肾功能受损程度调整起始剂量：Ccr＝40～59 ml/min，给予 450 mg，2 次/日；Ccr＝25～39 ml/min，给予 450 mg，1 次/日；Ccr＝10～24 ml/min，给予 450 mg，隔日 1 次。维持剂量：Ccr＝40～59 ml/min，450 mg，1 次/日；Ccr＝25～39 ml/min，450 mg，隔日 1 次；Ccr＝10～24 ml/min，450 mg，2 次/周。

5. 如果接受血液透析患者的 Ccr＜10 ml/min，应使用更昔洛韦，而不应使用本品(因血液透析患者的本品用量＜450 mg，整片不能分开)。

【用药须知】 1. 在决定停止维持治疗之前，必须请眼科医生会诊。

2. 肝功能不全或老年患者如肾功能正常，可以不调整剂量。

3. 服用本品片剂不可咬碎，应整片吞服。

4. 要避免破碎的药片接触皮肤、黏膜，尤其是眼睛；万一不慎接触，应立即用清水彻底冲洗眼睛，用肥皂水冲洗皮肤。

5. 应定期查血常规和肾功能，粒细胞和血小板明显减少者，应及时停药。

【制剂】 ①片剂：450 mg(以缬更昔洛韦计)。②口服溶液剂：干粉 5 g，溶剂 100 ml，配制完成后为 50 mg/ml。

【贮藏】 片剂 25 ℃贮存。溶液剂干粉 25 ℃保存，配成的溶液 2～8 ℃保存不超过 49 日，不可冻结。

西多福韦
(cidofovir)

别名：Vistide

本品为核苷类似物。

【CAS】 113852-37-2(anhydrous cidofovir)；149394-66-1(cidofovir dihydrate)

【ATC】 J05AB12

【理化性状】 1. 化学名：{[(S)-2-(4-Amino-2-oxo-1(2*H*)-pyrimidinyl)-1-(hydroxymethyl)-ethoxy]methyl}phosphonic acid

2. 分子式：$C_8H_{14}N_3O_6P$

3. 分子量：279.2

4. 结构式

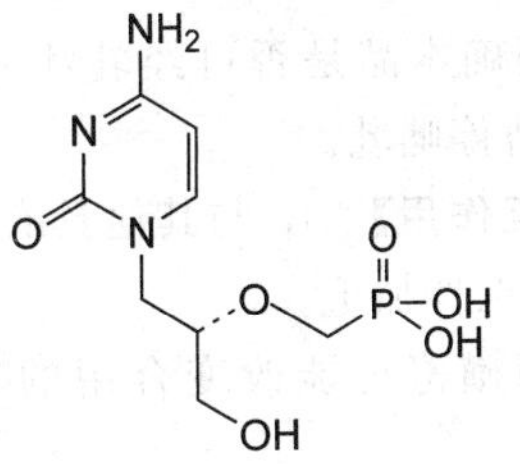

【用药警戒】 1. 本品主要毒性为肾损害，有导致急性肾功能衰竭造成透析或死亡的病例报道，患者仅用药 2 次即可发生。为减少肾毒性，本品用 0.9%氯化钠注射液预先水化，给予丙磺舒。一次给予本品前 48 h 内监测肾功能(血清肌酐及尿蛋白)，并根据肾功能调整剂量，禁与其他肾毒性药物合用。

2. 本品可导致中性粒细胞减少，使用本品期间监测中性粒细胞计数。

3. 本品仅用于获得性免疫缺陷综合征患者的巨细胞性视网膜炎。

4. 动物实验显示本品有致癌性、致畸性，并能减少精子生成。

【药理作用】 1. 本品通过细胞内的激酶在细胞内将本品磷酸化成具有抗病毒活性的代谢产物二磷酸西多福韦，对病毒 DNA 多聚酶起着竞争性抑制作用。

2. 对包括巨细胞病毒的许多疱疹病毒均有活性。由于本品的活性并不依靠病毒的酶，故有可能保持对抗耐阿昔洛韦和膦甲酸的病毒的活性。

3. 体外研究证实，本品与更昔洛韦之间存在交叉耐药。

【体内过程】 静脉给予本品后，血药浓度即见下降，$t_{1/2}$约为 2.6 h(但细胞内具有活性的二磷酸盐的 $t_{1/2}$则可能长达 65 h)。本品主要随尿排出，24 h 内约排出原药 90%。同时给予丙磺舒可使原药的排出减少(为 70%～85%)。

【适应证】 1. 治疗巨细胞病毒视网膜炎。

2. 对单纯疱疹感染的治疗尚处于研究中。

【不良反应】 1. 肾毒性是最严重的剂量限制性的不良反应，同时给予丙磺舒或给予适当的液体，可降低其发生率，减轻其严重程度。

2. 可逆性中性粒细胞减少。

3. 可能发生恶心、呕吐、发热、无力、皮疹、呼吸困难、脱发、眼压降低、虹膜炎和眼色素层炎。

【妊娠期安全等级】 C。

【禁忌与慎用】 1. 动物实验证实，本品具有胚胎毒性，妊娠期前 3 个月禁用。

2. 肾功能不全患者禁用。

3. 糖尿病或有眼虹膜炎、眼色素层炎病史者慎用。

4. 尚未明确本品是否可经乳汁分泌，哺乳期妇女使用时，应暂停哺乳。

【药物相互作用】 1. 与其他具有肾毒性药物合用一定会使肾毒性加重。

2. 合用丙磺舒可能改变合用的其他药物的清除率。

3. 儿童用药的安全性尚未建立。

【剂量与用法】 1. 治疗巨细胞病毒所致视网膜炎可静脉滴注 5 mg/kg，1 h 输完，每周 1 次，连用 2 周。同时在一次使用本品之前 3 h 口服丙磺舒 2 g，在滴注完毕后 2 h、8 h 再各口服 1 g。

2. 为保证体内保持充分的水分，在一次滴注本品之前及时在 1 h 内补充 0.9% 氯化钠注射液 100 ml；如果机体耐受，在滴注本品的同时或在滴注完毕再及时补充 0.9%氯化钠注射液，以降低肾功能受损。

【用药须知】 1. 使用本品必须如上述方法合用丙磺舒并大量补液，否则，易导致肾功能受损。

2. 应定期检查血常规和肾功能。

3. 一旦发现肾功能受损，必须立即停药。

4. 本品可能使患者的眼压降低，治疗期间应监测眼压。

【制剂】 注射剂：375 mg/5 ml。

【贮藏】 密闭，在 2～8 ℃条件下保存。

阿糖腺苷

(vidarabine)

别名：腺嘌呤阿糖苷、腺嘌呤阿拉伯呋喃型糖苷、Ara-A、Adenine、AraBinoside、Arabinofuranosyl adenine

本品是从抗生链霉菌(*Streptomyces antibioticus*)培养物中提取的一种嘌呤腺苷，现已可合成制得。国外多用本品的混悬液，我国则使用其单磷酸酯溶液。

【CAS】 5536-17-4 (anhydrous vidarabine); 24356-66-9(vidarabine monohydrate)

【ATC】 J05AB03；S01AD06

【理化性状】 1. 本品为白色到米色粉末。极微溶于水；微溶于二甲替甲酰胺。

2. 化学名：9-β-D-Arabinofuranosyladenine monohydrate

3. 分子式：$C_{10}H_{13}N_5O_4 \cdot H_2O$

4. 分子量：285.3

5. 结构式

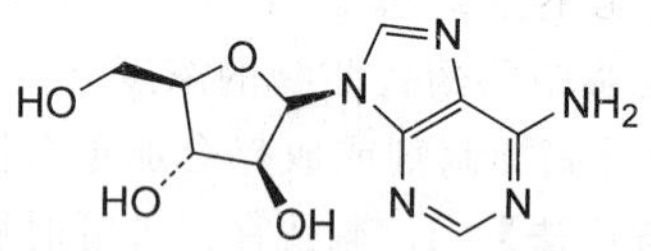

【药理作用】 1. 其抗病毒的确切机制尚不十分清楚。一般认为本品是通过干扰病毒 DNA 合成的早期阶段而起作用，但也可能涉及几种机制。它在细胞内被磷酸化成为三磷酸盐，可抑制病毒的 DNA 多聚酶；也可能结合进入病毒 DNA 中，从而抑制病毒的 DNA 合成。

2. 给药后，本品迅速转化成次黄嘌呤阿糖腺苷，这种代谢物也有抑制病毒合成 DNA 的作用，但其作用较低于母药。

3. 本品仅对 DNA 病毒如 HSV-1，HSV-2，

VZV,巨细胞病毒,EB病毒和牛痘病毒具有活性,一般对RNA病毒无活性,极少例外。

【体内过程】 静脉给药后迅速通过脱氨基作用被代谢为次黄嘌呤阿糖腺苷。在滴注本品10 mg/kg后整12 h,原药和代谢物的血药峰值可分别达到3～6 μg/ml和0.2～0.4 μg/ml。次黄嘌呤阿糖腺苷的$t_{1/2}$为3.3～3.5 h。广泛分布于体内各种组织中,渗入脑脊液中的浓度为血药浓度的1/3。用量的40%～53%以次黄嘌呤阿糖腺苷随尿排出,以原药形式排出者仅占1%～3%。局部用的本品滴眼液未见全身吸收。在房水中可有痕量的次黄嘌呤阿糖腺苷,如角膜有炎症,也有痕量的阿糖腺苷出现。

【适应证】 用于单纯疱疹性角膜炎、角膜结膜炎、脑炎,免疫抑制患者的带状疱疹和水痘感染。

【不良反应】 1. 眼用时可引起刺激、疼痛、表面点状角膜炎、畏光、流泪和泪管阻塞。

2. 静脉给药后最常见的胃肠道不良反应有恶心、呕吐、腹泻、食欲缺乏和体重减轻。中枢神经系统紊乱的现有震颤、头晕、幻觉、精神错乱、精神失常、共济失调和无力。脑病的改变也有发生。血液系统的不良反应有血红蛋白或红细胞压积、白细胞和血小板减少,网状细胞计数减少。

3. 静脉给药后还会发生乏力、瘙痒、皮疹、呕血、血栓性静脉炎、注射部位疼痛、胆红素升高和转氨酶升高。

4. 动物实验证实,本品有致畸、致突变和致癌作用。

5. 有报道一例使用本品磷酸钠引起致死性神经毒性,其他报道认为致死性神经毒性可能与肝功异常有关。

【妊娠期安全等级】 C。

【禁忌与慎用】 1. 对本品过敏者禁用。2岁以下幼儿不宜使用。

2. 患有精神或神经性疾病、脑水肿以及肝肾功能不全患者慎用。

3. 尚未明确本品是否可经乳汁分泌,哺乳期妇女使用时,应暂停哺乳。

【药物相互作用】 1. 曾有报道,2例同时使用本品和别嘌醇4日出现严重的神经毒性,因别嘌醇可使次黄嘌呤的血药浓度升高。

2. 本品可使茶碱的血药浓度升高。

3. 同时使用甲氨蝶呤时,本品可能引起高半胱氨酸缺乏。

4. 本品与腺苷脱氢酶抑制剂(如喷司他丁)合用,可提高其抗病毒活性。

【剂量与用法】 1. 单纯疱疹性角膜炎和角膜结膜炎在使用其他抗病毒药出现过敏或毒性反应或无效时,可使用本品3%的滴眼液。5次/日,每3 h一次,直至角膜上皮再形成已经开始,然后改为3次/日,以预防复发。如果7日内尚未改善,或21日内尚未完全愈合,应换用其他疗法。

2. 单纯疱疹性脑炎可静脉滴注15 mg/kg,用5%葡萄糖注射液稀释成含有4 mg/10 ml的输液,预热至37 ℃左右,缓慢滴注,疗程10日。

3. 带状疱疹或水痘感染可滴注10 mg/kg,用法同上,连用5日。

【用药须知】 1. 自阿昔洛韦等抗病毒药问世后,本品的全身用药已日趋减少。

2. 曾报道1例克-雅病(Creutzfeldt-Jacob,亚急性海绵状脑病)使用本品反复抑制超过6个月。

3. 配制好的输液不可冷藏,以免析出结晶。

4. 本品不可静脉注射或快速滴注,滴注持续时间一般为12 h。

5. 超量使用本品反应较为严重,必须审慎。

6. 用药期间,应常注意水、电解质平衡。

【制剂】 ①注射剂(单磷酸盐):100 mg;200 mg。②混悬滴眼液:3%。

【贮藏】 密封保存。

膦甲酸钠
(foscarnet sodium)

别名:可耐、Phosphonoformate trisodium

本品为非核苷焦磷酸盐类似物。

【CAS】 63585-09-1(foscarnet sodium);34156-56-4(foscarnet sodium hexahydrate)

【ATC】 J05AD01

【理化性状】 1. 本品为白色或几乎白色结晶性粉末。溶于水,几乎不溶于乙醇。2%水溶液的pH为9.0～11.0。

2. 化学名:Trisodium phosphonatoformate hexahydrate

3. 分子式:$CNa_3O_6P \cdot 6H_2O$

4. 分子量:300.0

5. 结构式

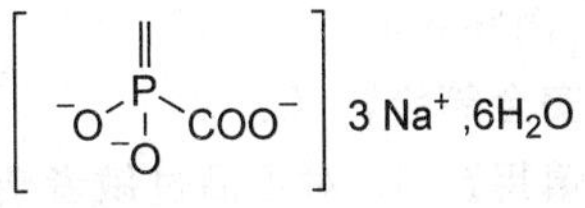

6. 配伍禁忌:本品仅能使用氯化钠注射液和5%葡萄糖注射液稀释,厂家也指出本品与30%葡萄糖液和含钙溶液不能配伍。因而建议不要将膦甲酸钠与任何其他药物由同一静脉通道滴注。

【用药警戒】 1. 本品的主要毒性为肾损害,经常监测血清肌酐，根据肾功能调整剂量，充分水化非常重要。

2. 本品影响血浆矿物质和电解质，可导致癫痫，所以应监测患者上述情况的变化，并在需要时补充矿物质和电解质。

3. 本品仅用于免疫功能不全患者巨细胞病毒性视网膜炎及的耐阿昔洛韦的黏膜皮肤单纯性疱疹病毒感染。

4. 本品仅能静脉滴注，不能静脉快速注射或静脉注射。

【药理作用】 1. 本品可抑制巨细胞病毒、HSV-1、HSV-2、疱疹病毒6、EB-病毒和VZV，还对HBV和HIV-1具有活性。

2. 本品通过病毒特有的DNA多聚酶和逆转录酶起作用，与核苷逆转录抑制剂和更昔洛韦不一样，本品并非在细胞内转化成具有活性的三磷酸盐。

【体内过程】 本品由于在用药中频发肾功能受损以及沉积作用和继后从骨骼中逐渐释放出本品而使其药动学变得复杂化，因此，其 $t_{1/2}$ 必须根据疗程和观察的持续时间予以估计。终末半衰期可达87 h。口服生物利用度为12%～22%。每8 h静脉给予60 mg/kg，可获峰值和谷值分别为450～575 μg/ml和80～150 μg/ml。蛋白结合率为14%～17%。本品可透过血-脑屏障，脑脊液中的浓度相差颇大(血药浓度的0～100%)。本品大多数以原药形式随尿排出。

【适应证】 主要用于治疗艾滋病患者的巨细胞病毒(CMV)视网膜炎和免疫受损患者感染的耐阿昔洛韦单纯疱疹病毒。

【不良反应】 1. 静脉给药可致注射部位的静脉炎。

2. 可致肾功能受损，有些患者须接受血液透析。

3. 贫血常见，粒细胞减少和血小板减少也会发生。

4. 可致低钙血症和其他电解质失衡。

5. 某些患者会发生惊厥、恶心、呕吐、腹泻、乏力、头痛、疲劳、头晕、感觉异常和震颤；还可能发生精神障碍、皮疹、肝功能异常、血压和心电图改变、生殖器溃疡和个例胰腺炎。

【妊娠期安全等级】 C。

【禁忌与慎用】 1. 对本品过敏者禁用。

2. 肝肾功能不全患者、精神障碍者慎用。

3. 动物实验显示本品可经乳汁排泄，哺乳期妇女使用时，应暂停哺乳。

4. 儿童用药的安全性和有效性尚未确定。

【药物相互作用】 1. 不可合用其他具有肾毒性的药物。

2. 不可合用影响血钙水平的药物。

3. 与喷他脒合用可导致以上两种相互作用。

4. 本品与下列药物不可配伍：阿昔洛韦钠、更昔洛韦、某些抗菌药、两性霉素B、羟乙磺酸喷他脒、甲氨蝶呤、50%葡萄糖注射液、任何其他含钙药物的注射液。

【剂量与用法】 1. 本品通过静脉滴注给药。如经中心静脉给药，可将输液配制成24 mg/ml；如经周围静脉给药，输液的浓度应为12 mg/ml，均以0.9%氯化钠或5%葡萄糖注射液稀释。每次滴注时，可另外补充0.9%氯化钠注射液500 ml或1000 ml，以减轻肾毒性。

2. 治疗肾功能正常的成人巨细胞病毒视网膜炎，常用60 mg/kg，至少要1 h输完，每8 h一次，需连用2～3周。继后的维持剂量为60 mg/(kg·d)，如能耐受，可加量至90～120 mg/(kg·d)。

3. 治疗肾功能正常的成人耐阿昔洛韦的单纯疱疹病毒感染，可用40 mg/kg，1 h输完，共用2～3周，或直至病损完全愈合。

4. 国内已有报道，将本品用于治疗乙型肝炎获一定的疗效。实效如何，必须通过审慎的、大规模的药物流行病学研究予以确定。

5. 肾功能不全的巨细胞病毒感染者，必须根据受损的不同程度减量。

(1) Ccr＞1.6 ml/(kg·min)者(肾功能正常)，给药60 mg/kg。

(2) Ccr为1.6～1.4 ml/(kg·min)者，给药55 mg/kg。

(3) Ccr为1.4～1.2 ml/(kg·min)者，给药49 mg/kg。

(4) Ccr为1.2～1.0 ml/(kg·min)者，给药42 mg/kg。

(5) Ccr为1.0～0.8 ml/(kg·min)者，给药35 mg/kg。

(6) Ccr为0.8～0.6 ml/(kg·min)者，给药28 mg/kg。

(7) Ccr为0.6～0.4 ml/(kg·min)者，给药21 mg/kg。

(8) Ccr＜0.4 ml/(kg·min)者，不应使用本品(以上kg均指体重)。

6. 针对单纯疱疹病毒感染，肾功能正常者给药40 mg/kg；肾功能不全患者亦按上述的比例方式予以减量。

7. 滴眼液治疗耐阿昔洛韦的单纯疱疹病毒性角膜炎。滴眼，6次/日，2滴/次，3日后改为4次/日。

树枝状、地图状角膜炎疗程 2 周；盘状角膜炎疗程 4 周。

8. 对于免疫功能损害患者对阿昔洛韦耐药的单纯疱疹病毒性皮肤、黏膜感染。用本品乳膏适量涂于患处，3～4 次/日，连用 5 日为一疗程。

【用药须知】 1. 用药期间，应定期检查血常规、肝功能和肾功能。

2. 本品注射剂不可接触皮肤和眼，如不慎接触，立即用清水冲洗。

3. 本品可用 5％葡萄糖注射液或 0.9％氯化钠注射液稀释，但不可与其他药物混合进行静脉给药。

4. 本品不可采用静脉注射方式，滴注时的速度不得超过 1 mg/(kg・min)。

【制剂】 ①大容量注射剂：100 ml 含膦甲酸钠 2.4 g 与氯化钠 9 g；100 ml 含膦甲酸钠 1.2 g 与葡萄糖 3 g；100 ml 含膦甲酸钠 2.4 g 与葡萄糖 2 g；250 ml 含膦甲酸钠 3.0 g 与氯化钠 2.25 g；500 ml 含膦甲酸钠 6.0 g 与氯化钠 4.5 g。②注射剂(粉)：0.64 g。③滴眼液：0.15 g/5 ml。④乳膏剂：0.15 g/5 g；0.3 g/10 g。

【贮藏】 避光、密封保存。有效期 2 年。

溴夫定

(brivudine)

别名：BVDU、溴乙烯去氧尿苷

本品为核苷类似物。

【CAS】 69304-47-8

【ATC】 J05AB15

【理化性状】 1. 化学名：(*E*)-5-(2-Bromovinyl)-2′-deoxyuridine

2. 分子式：$C_{11}H_{13}BrN_2O_5$

3. 分子量：333.1

4. 结构式

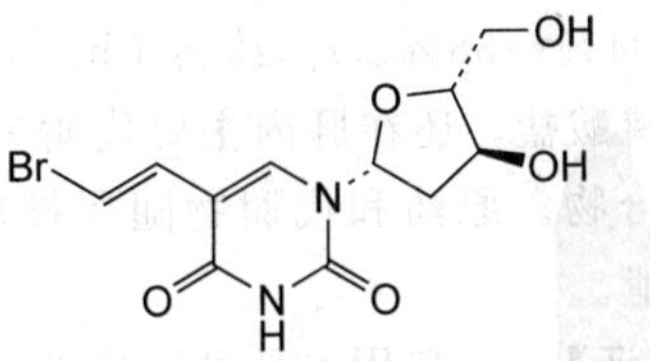

【简介】 本品对 HSV-1 和 VZV 具有活性，在相当高的血药浓度下，对 HSV-2 也有活性。活性是基于(至少是部分)病毒的去氧胸苷激酶通过先于细胞的激酶选择性的本品磷酸化产生的。与阿昔洛韦之间存在交叉耐药，因为在两者作用模式上有某些相似的特点。治疗单纯疱疹和带状疱疹可口服一次 125 mg，4 次/日。本品也可供局部使用。

索立夫定

(sorivudine)

别名：溴乙烯尿苷、Brovavir、BVAU

【CAS】 77181-69-2

【理化性状】 1. 化学名：(*E*)-1-*β*-D-Arabinofuranosyl-5-(2-bromovinyl)uracil

2. 分子式：$C_{11}H_{13}BrN_2O_6$

3. 分子量：349.1

4. 结构式

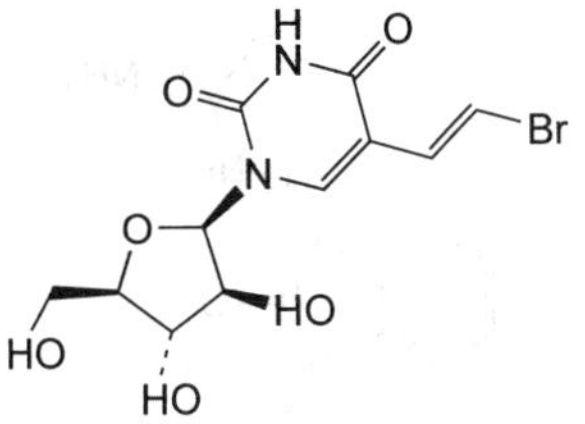

【简介】 本品为合成的胸苷衍生物，对 VZV 具有活性。当研究本品治疗带状疱疹的时候，在日本因合用氟尿嘧啶引起死亡而从市场上撤药；当时在德国也发生过类似情况。原因是本品对氟尿嘧啶的代谢具有很强的抑制作用，使后者的血药浓度急剧升高，中毒而致死。据悉，美国临床依然对本品进行试用，40 mg，1 次/日，观察其对水痘和带状疱疹的疗效。

依度尿苷

(edoxudine)

别名：Edoxudin

【CAS】 15176-29-1

【ATC】 D06BB09

【理化性状】 1. 化学名：5-Ethyl-1-[4-hydroxy-5-(hydroxymethyl)oxolan-2-yl]pyrimidine-2,4-dione

2. 分子式：$C_{11}H_{16}N_2O_5$

3. 分子量：256.3

4. 结构式

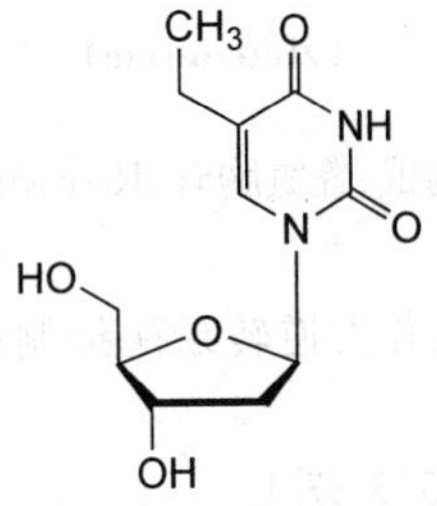

【简介】 本品为合成的胸苷衍生物，用于治疗单纯性疱疹病毒感染。

甲吲噻腙

(methisazone)

别名:Metisazone

【CAS】 1910-68-5

【ATC】 J05AA01

【理化性状】 1. 化学名:[(1-Methyl-2-oxoindol-3-ylidene)amino]thiourea

2. 分子式:$C_{10}H_{10}N_4OS$

3. 分子量:234.28

4. 结构式

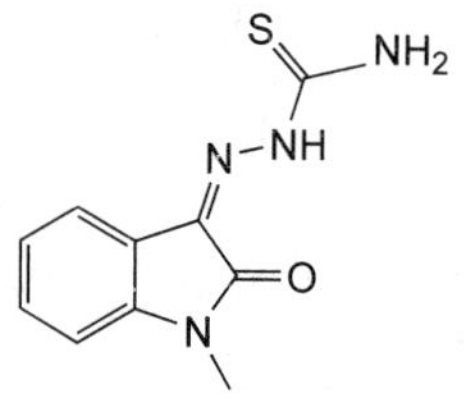

【简介】 本品可抑制病毒 mRNA 和蛋白质合成,用于治疗单纯性疱疹病毒感染。

1.1.6.2 逆转录酶抑制剂

逆转录(reverse transcription)是以 RNA 为模板合成 DNA 的过程,即 RNA 指导下的 DNA 合成。此过程中,核酸合成与转录(DNA 到 RNA)过程与遗传信息的流动方向(RNA 到 DNA)相反,故称为逆转录。逆转录过程是 RNA 病毒的复制形式之一,需逆转录酶的催化,该酶也称依赖 RNA 的 DNA 聚合酶(RDDP)。合成的 DNA 链称为与 RNA 互补 DNA(complementary DNA,cDNA)。逆转录酶存在于一些 RNA 病毒中,可能与病毒的恶性转化有关。人类免疫缺陷病毒(HIV)也是一种 RNA 病毒,含有逆转录酶。乙型肝炎病毒虽是 DNA 病毒,但也是逆转录病毒。逆转录酶抑制剂从结构上分核苷类(nucleoside reverse transcriptase inhibitors,NRTIs))和非核苷类(non-nucleoside reverse transcriptase inhibitor,NNRTIs),能抑制逆转录酶的活性,从而起到抗病毒作用。

齐多夫定

(zidovudine)

别名:叠氮胸甙、叠氮胸苷、Retrovir、Azidothymidine、AZT

本品属于核苷类逆转录酶抑制剂。其结构类似胸苷。

【CAS】 30516-87-1

【ATC】 J05AF01

【理化性状】 1. 本品为白色到黄色粉末。有多形性。略溶于水,溶于乙醇。允许的温度范围为 15～30 ℃。

2. 化学名:3′-Azido-3′-deoxythymi-dine

3. 分子式:$C_{10}H_{13}N_5O_4$

4. 分子量:267.2

5. 结构式

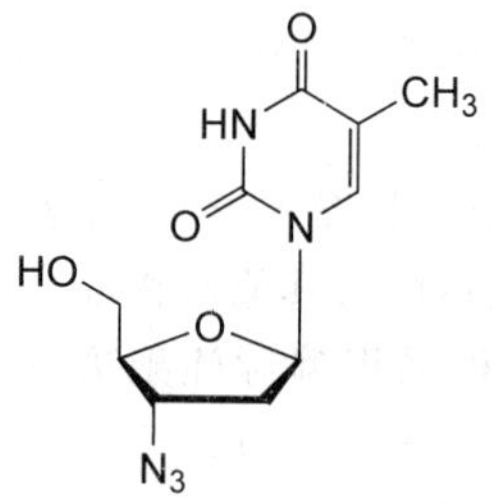

【用药警戒】 1. 本品可导致血液学毒性,包括中性粒细胞减少及严重贫血,特别是晚期 HIV-1。

2. 长期使用本品可导致症状性肌病。

3. 核苷类似物单用或与其他抗逆转录病毒病毒合用包括本品,可致乳酸中毒、严重肝大伴脂肪变性,可致命。如出现上述反应,延迟治疗。

【药理作用】 1. 本品在细胞内分阶段经胸苷激酶和其他激酶转化成三磷酸盐。这种三磷酸盐通过竞争性抑制逆转录酶并结合进入病毒的 DNA,从而阻止逆转录病毒(包括 HIV)的 DNA 合成。

2. 体外研究证实,本品对 EB 病毒和革兰阴性菌具有活性。

3. HIV-1 可迅速对本品产生耐药性。偶然还与其他抗逆转病毒药物存在交叉耐药。

【体内过程】 本品口服后可迅速被吸收并经首过代谢,其生物利用度为 60%～70%。约 1 h 后可达血药峰值,其峰值和谷值分别为 0.4～0.5 μg/ml 和 0.1 μg/ml。与食物同服可延迟吸收,但不影响吸收量。本品可透过血-脑屏障,脑脊液中的药物浓度为血药浓度的 1/2;可透过胎盘,也可进入乳汁。蛋白结合率为 34%～38%。$t_{1/2}$ 约为 1 h。本品在细胞内代谢为三磷酸盐。还在肝内主要代谢为失活的葡萄糖醛酸化合物。原药和代谢物随尿排出,丙磺舒可延迟其排泄。

【适应证】 1. 单用本品可治疗进展性艾滋病或艾滋病相关的综合征。也可用于早期 HIV 感染而有症状者(CD_4^+ 细胞计数＜5×10^8/L)。

2. 还可用无症状的 HIV-1 感染者,其 CD_4^+ 细胞数＜2×10^8/L 或 $(2～5)\times10^8$/L 而迅速下降者。

3. 当前认为,凡 CD_4^+ 细胞数＜5×10^8/L 的所有 HIV 感染者和患者均应开始使用本品,除非疾病稳定,病毒 RNA 维持在低水平上。对任何病毒 RNA

高水平和(或) CD_4^+ 细胞数迅速下降的患者也可使用本品。

【不良反应】 1. 在开始治疗的几周内,可发生最常见的贫血和白细胞(主要是中性粒细胞)减少。此种血液学的不良反应最常见于既往曾有血液学异常的患者。通常在停药后可以逆转,但也可能严重到必须予以输血始可缓解的地步。

2. 其他常见的不良反应有无力、发热、不适;头痛、失眠、肌病、感觉异常;腹痛、食欲缺乏、消化不良、恶心、呕吐、肌痛、皮疹。

3. 乳酸酸中毒和严重肝大伴脂肪变性虽罕见,但有可能导致死亡。

4. 胰腺炎、惊厥和指(趾)甲、皮肤、口腔黏膜色素沉着已有报道。

5. 本品的不良反应与剂量有关,治疗的病程越是晚期,药物毒性也越大。

6. 对小鼠和大鼠均有致癌作用。

【妊娠期安全等级】 C。

【禁忌与慎用】 1. 对本品高度过敏者禁用。

2. 肝肾功能不全、有酸中毒倾向、中枢神经系统异常、血液系统异常者慎用。

3. 本品可经乳汁分泌,HIV-1感染者应避免哺乳,以免感染婴儿。

【药物相互作用】 1. 同时使用本品和具有骨髓抑制作用或肾毒性药物易导致血液系统异常。

2. 同时接受葡糖醛酸化药物可能使本品的代谢延迟,但所产生的临床意义极小。

3. 与某些抗病毒药合用,可增加本品的毒性,并降低其抗逆转病毒的活性。

4. 感染HIV的患者常用的几种抗感染药物(如克拉霉素、利福平、利福布汀、甲氧苄啶)可与本品产生药动学相互作用。

5. 同时使用NSAIDs可能增加本品的血液毒性。

6. 某些抗真菌药(如两性霉素B、咪康唑、酮康唑、氟康唑)可能会升高本品的血药浓度,使AUC上升,延长终末半衰期。

7. 阿托伐醌可升高本品的血药浓度。

8. 丙戊酸可升高本品的血药浓度。

【剂量与用法】 1. 一般成人口服一次300 mg,2次/日,与其他抗逆转录病毒病毒合用。不能口服或无口服剂型可用时,可经1 h静脉滴注1 mg/kg,每4 h一次。注射剂用5%葡萄糖注射液稀释,浓度不超过4 mg/ml。

2. 预防母婴HIV-1传播可在孕期14周后给予口服100 mg,5次/日,直至分娩开始。在分娩和产程中,则于1 h内静脉滴注2 mg/kg,然后每小时滴注1 mg/kg,直至脐带被结扎为止。如择期剖宫产,则在术前4 h开始滴注。新生儿在出生后12 h内开始,每6 h口服2 mg/kg,持续用药6周。或1.5 mg/kg经30 min静脉滴注,每6 h一次。

3. 儿童剂量因人而异,变化较大,>3个月的儿童每6 h口服180 mg/m^2(最大剂量为200 mg/m^2,每6 h一次),相等的滴注剂量为120 mg/m^2。一般而言,口服剂量的范围为120～180 mg/m^2,滴注为80～160 mg/m^2,均为每6 h一次。

4. 连续腹膜透析或血液透析的患者建议剂量为每6～8 h给药100 mg。

【用药须知】 1. 以上用药经验均来自国外,如何合理借鉴,有待我国临床经验的积累。

2. 据悉,使用三联疗法(本品加另一逆转录酶抑制剂加一种HIV蛋白酶抑制剂)的疗效比单一或二联好。

3. 应仔细监测血液学参数。对于晚期艾滋病患者,建议治疗开始后的3个月内,至少每2周查一次血常规,以后至少每月检查一次。对于早期艾滋病病毒感染者(通常骨髓功能储备较好),血液学不良反应的发生率较低,根据患者的整体情况,可适当降低血常规的监测频率,例如可每1～3个月一次。如果血红蛋白低于7.5～9 g/dl或中性粒细胞计数低至0.75～1.0×10^9/L,则应减少一日剂量直至有骨髓恢复的迹象;否则,应停止用药(2～4周)以促进骨髓恢复。通常在减少用药剂量两周内,骨髓得到恢复。

4. 肾功能不全患者应调整用量。

5. 对于出现重症贫血的患者,在进行剂量调整的同时,应予以输血治疗。

【制剂】 ①胶囊剂:100 mg。②糖浆剂:10 mg/ml。③注射剂:100 mg/10 ml;200 mg/20 ml。④片剂:100 mg;300 mg。⑤注射剂(粉):100 mg。

【贮藏】 避光,防潮,贮于15～25 ℃下。

拉米夫定
(lamivudine)

别名:贺普丁、3TC、Epivir、Zeffix

本品为核苷类逆转录酶抑制剂。其结构与胞嘧啶相关。

【CAS】 131086-21-0;134678-17-4

【ATC】 J05AF05

【理化性状】 1. 本品为白色或几乎白色固体。溶于水。

2. 化学名:(−)-1-[(2*R*,5*S*)-2-(Hydroxy-

methyl)-1,3-oxathiolan-5-yl]cytosine

3. 分子式：$C_8H_{11}N_3O_3S$

4. 分子量：229.3

5. 结构式

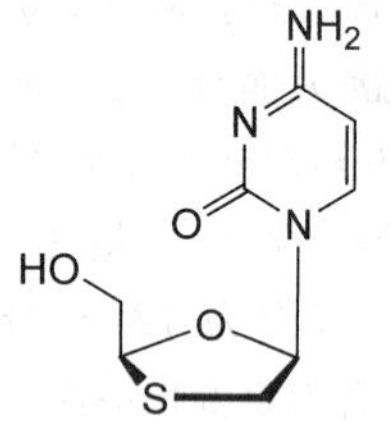

【用药警戒】 1. HIV-1 与乙型肝炎病毒共感染的患者，停用本品可导致严重的乙型肝炎急性发作，上述患者应密切监测肝功能至停药至少数月，如需要，开始抗乙型肝炎病毒治疗。

2. 本品用于乙型肝炎和 HIV-1 感染剂量不一样，须分清再用。

3. 核苷类似物单用或与抗逆转录病毒合用包括本品，可致乳酸中毒、严重肝大伴脂肪变性，可致命。如出现上述反应，延迟治疗。

【药理作用】 1. 本品在细胞内分阶段转化成三磷酸盐，其作用机制与齐多夫定相同。

2. 阻止包括 HIV 在内的逆转录病毒的 DNA 合成。本品对乙型肝炎病毒亦具有活性。

3. 在分离的 HIV 和乙型肝炎病毒中，已出现耐药现象。

【体内过程】 1. 本品口服后迅速被吸收，约 1 h 后可达血药峰值。与食物同服可延迟吸收，但不影响吸收药量。生物利用度为 80%～87%。蛋白结合率<36%。本品可透过血-脑屏障，脑脊液中的药物浓度与血药浓度之比约为 0.12。也可透过胎盘或进入乳汁。

2. 本品在细胞内代谢成具有抗病毒活性的三磷酸盐，在肝内的代谢很低。其代谢物主要随尿排出。$t_{1/2}$为 5～7 h。

【适应证】 1. 通常与齐多夫定合用治疗 HIV 感染。

2. 慢性乙型肝炎。

【不良反应】 1. 常见的不良反应有腹痛、恶心、呕吐、腹泻、头痛、皮疹、不适、失眠、咳嗽、鼻塞和肌肉骨骼痛。

2. 胰腺炎和周围神经病罕有报道。

3. 当与齐多夫定合用时，常见贫血和中性粒细胞减少、血小板减少、血清转氨酶升高、血清淀粉酶升高。

4. 还可引起脱发、甲沟炎。

5. 报道 1 例于第 1 次给药后半小时出现血管神经性水肿、荨麻疹和过敏反应。

【妊娠期安全等级】 C。

【禁忌与慎用】 1. 对本品过敏者、妊娠期前 3 个月禁用。

2. 肝肾功能不全、有血液系统病史者、有周围神经病史者或有药物过敏史者慎用。

3. 本品可通过乳汁分泌，哺乳期妇女使用时，应暂停哺乳。

【药物相互作用】 1. 合用主要通过肾排泄的药物(如甲氧苄啶)会抑制本品的经肾排泄。

2. 一般而言，在合用甲氧苄啶预防剂量时，并无必要降低本品的用量，除非肾功能不全。不过，合用本品和高剂量甲氧苄啶治疗肺孢子虫病和弓形体病则应避免。

【剂量与用法】 1. HIV 感染　成人口服 150 mg，2 次/日。2～17 岁口服 3 mg/kg，2 次/日，最大剂量 100 mg，2 次/日。

2. 慢性乙型肝炎　成人口服 100 mg，1 次/日；如合并 HIV 感染，则应使用上述剂量。

3. 肾功能不全患者应减量。

【用药须知】 1. 据悉，国内使用本品治疗慢性乙型肝炎者日益增多，现摘录两项资料供参考。

(1) 以传统保肝、降酶为对照。疗程 1 年，治疗组的给药方案同上。治疗 9 个月时，两组 HBV 阴转率分别为 78.6%和 3.3%($P<0.01$)，肝功能复常率分别为 88.1%和 63.3%($P<0.01$)，两组(患者分别为 42 例和 30 例)出现抗 HBe 血清转换。疗程一年届满后及远期的疗效巩固情况如何，有待继续观察。

(2) 鉴于国外报道本品对慢性乙型肝炎所致失代偿性肝硬化的疗效较为满意，我国某院也对相似的 15 例进行非对照的临床研究，其结果显示，本品抑制乙型肝炎病毒复制快速而持久，能显著改善慢性乙型肝炎所致的失代偿期肝硬化的肝功能。国外研究表明，延长疗程可使肝功能改善更明显；但遗憾的是，持续应用本品 1 年，病毒发生的变异率可达 30%。总之，对本品的上市后研究是必需而迫切的，以确定本品的远期疗效，并探索病毒逐渐滋长的耐药性。

2. 服用本品如发生腹痛、恶心、呕吐或系列化验试验结果异常应立即停药，直至胰腺炎被排除为止。

3. 当停止使用本品时，慢性乙型肝炎患者的病情可能会发生反跳，定期检查肝功能是有必要的。

4. 在开始使用本品治疗慢性乙型肝炎之前，应先排除 HIV 感染的可能，因为剂量较低是会导致 HIV 对本品耐药的。

5. 过量使用本品，可通过血液透析排出部分药物，以降低毒性。

【制剂】 ①片剂：100 mg；150 mg；300 mg。②口服液：10 mg/ml×240 ml。③胶囊剂：100 mg。

【贮藏】 密封，避光，贮于阴凉干燥处。

替比夫定
(telbivudine)

别名：素比伏、Tyzeka

本品为人工合成的胸腺嘧啶脱氧核苷类抗病毒药。

【CAS】 3424-98-4

【ATC】 J05AF11

【理化性状】 1. 本品为白色至浅黄色粉末。几乎不溶于水，难溶于甲醇和辛醇。

2. 化学名：1-((2*S*，4*R*，5*S*)-4-Hydroxy-5 hydroxymethyltetrahydrofuran-2-yl)-5-methyl-1*H*-pyrimidine-2， 4-dione； 1-(2-deoxy-*β*-L-ribofuranosyl)-5 me-thyluracil

3. 分子式：$C_{10}H_{14}N_2O_5$

4. 分子量：242.23

5. 结构式

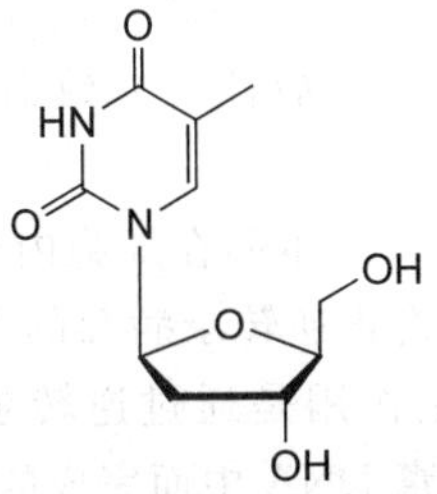

【用药警戒】 1. 单用核苷类似物或合用其他逆转录酶抑制剂均有可能引起乳酸酸中毒和严重肝大伴脂肪变性，甚至导致死亡。

2. 停用本品在内的抗乙型肝炎病毒药，可导致乙型肝炎急性严重恶化，停止乙型肝炎治疗者至少应随访数月肝功能和临床症状及实验室检查，如需要，可重新开始抗乙型肝炎病毒治疗。

【药理作用】 本品为天然胸腺嘧啶脱氧核苷的自然 L 型对映体，是人工合成的胸腺嘧啶脱氧核苷类抗乙型肝炎病毒(HBV)DNA 多聚酶药物。本品在细胞激酶的作用下被磷酸化为具有活性的代谢产物三磷酸盐，其细胞内的 $t_{1/2}$ 为 14 h。替比夫定 5′-三磷酸盐通过与 HBV 天然底物胸腺嘧啶 5′-三磷酸竞争，从而抑制 HBV DNA 多聚酶的活性；通过整合到 HBV DNA 中造成 HBV DNA 链延伸的终止，从而抑制乙型肝炎病毒的复制。本品还可同时抑制乙型肝炎病毒 DNA 第一链和第二链的合成。

【体内过程】 1. 吸收　健康志愿者口服本品 600 mg，1 次/日，5～7 日可达稳态，稳态 C_{max} 为 (3.69 ± 1.25) μg/ml，AUC 为 (26.1 ± 7.2)(μg·h)/ml，血药谷值(C_{trough})为 0.2～0.3 μg/ml，蓄积率约 1.5 倍，有效 $t_{1/2}$ 约 15 h。本品的吸收不受高脂肪、高热量餐的影响。

2. 分布　其蛋白结合率低(3.3%)，口服给药后，表观分布容积超过身体总液量，提示本品广泛分布于组织中。血浆中与血细胞中浓度相同。

3. 代谢和排泄　未发现本品的代谢产物，本品不是 CYP 酶的底物和抑制剂。达峰浓度后，本品的血药浓度呈双指数方式下降，终末半衰期为 40～49 h，主要以原药随尿排泄，肾清除率达到正常肾小球滤过率，提示被动扩散为主要排泄方式。单剂量口服 600 mg，7 日从尿中回收 42% 的给药剂量。

【适应证】 用于有病毒复制证据以及有血清 ALT 或 AST 持续升高或肝组织活动性病变证据的、慢性乙型肝炎成人患者。

【不良反应】 1. 临床试验发现的不良反应包括 CK 升高、头痛、咳嗽、恶心、腹痛、咽痛、关节痛、发热、皮疹、背痛、头晕、瘙痒、失眠、ALT、AST 升高、脂肪酶升高、淀粉酶升高、胆红素升高、中性粒细胞减少。

2. 上市后报道的不良反应包括横纹肌溶解、周围神经病变，感觉减退、乳酸性酸中毒、乙型肝炎恶化。

【药物相互作用】 1. 本品主要通过被动扩散消除，与其他通过肾排泄消除的药物产生相互作用的可能性很低。因为本品主要通过肾排泄消除．所以同时服用可改变肾功能的药物可能影响本品的血浆浓度。

2. 在比人体浓度高 12 倍的体外试验情况下，本品对 CYP1A2、2C9、2C19、2D6、2E1 和 3A4 无抑制作用。基于以上结果和本品的消除途径，本品与其他通过 CYP450 代谢的药物产生相互作用的可能性很低。

3. 拉米夫定、阿德福韦酯、环孢素、聚乙二醇干扰素 α-2a 或富马酸替诺福韦酯对本品的药动学无影响。另外，本品也不会影响拉米夫定、阿德福韦酯、环孢素或富马酸替诺福韦酯的药动学。由于聚乙二醇干扰素 α-2a 的血药浓度存在很大的个体差异，因此，不能针对本品对聚乙二醇干扰素 α-2a 的药动学的影响做出确切结论。

一项探索性临床研究提示，合用本品 600 mg/d 与每周 1 次皮下注射 180 μg 聚乙二醇干扰素 α-2a 会增加周围神经病发生的风险。

【剂量与用法】 1. 成人和青少年(≥16 岁)，本品治疗慢性乙型肝炎的推荐剂量为 600 mg，

1 次/日，口服、餐前或餐后均可，不受进食影响。最佳治疗疗程尚未确定。

2. 本品可用于有肾功能不全的慢性乙型肝炎患者。对于 Ccr≥50 ml/min 的患者，无必要调整推荐剂量。对于 Ccr<50 ml/min 的患者及正接受血透治疗的终末期肾病（ESRD）患者需要调整给药间隔时间和给药剂量见下表。对于终末期肾病患者，应在血透后服用本品。

根据肾功能调整给药剂量

Ccr(ml/min)	本品口服液剂量（5 ml=100 mg）	本品片剂剂量（1 片=600 mg）
≥50	30 ml,1 次/日	1 片，每 24 h 一次
30～49	20 ml,1 次/日	1 片，每 48 h 一次
≤30	10 ml,1 次/日	1 片，每 72 h 一次
ESRD	6 ml,1 次/日	1 片，每 96 h 一次

【用药须知】 1. 单用核苷类似物或合用其他逆转录酶抑制剂均有可能引起乳酸酸中毒和严重肝大伴脂肪变性，甚至导致死亡。女性、肥胖、长期使用可能是危险因素，特别是对具有肝病风险因素患者给予核苷类似物抗逆转录酶抑制剂。使用本品的患者，如发现临床症状或实验室异常，提示乳酸酸中毒或肝毒性的可能性，应立即停药。

2. 停用本品在内的抗乙型肝炎病毒药，可导致乙型肝炎急性严重恶化，停止乙型肝炎治疗者至少应随访数月肝功能和临床症状及实验室检查，如需要，可重新开始抗乙型肝炎病毒治疗。

3. 治疗数周至数月后，有发生肌病的报道，上市后有横纹肌溶解症的病例报告。应告知患者报告任何不能解释的肌肉疼痛、触痛或无力。如怀疑肌病，应立即暂停用药，如证实，永久停药。

4. 本品单用或与干扰素合用导致周围神经病变的风险增加，应告知患者报告任何的肢体出现麻木、针刺感和或灼烧感。如怀疑周围神经病，暂停用药，如证实存在则应永久停药。

【制剂】 ①口服液：6 g/300 ml。②片剂：600 mg。

【贮藏】 贮于 25 ℃下，短程携带允许 15～30 ℃。

司他夫定
(stavudine)

别名：Zerit、D_{4t}

本品是一种与胸苷相关的核苷类逆转录酶抑制剂。

【CAS】 3056-17-5

【ATC】 J05AF04

【理化性状】 1. 本品为白色到几乎白色结晶性粉末。溶于水、二甲基乙酰胺及二甲基亚砜，略溶于乙醇、乙腈及甲醇，微溶于二氯甲烷，不溶于正己烷。本品允许的温度范围为 15～30 ℃。

2. 化学名：1-(2,3-Dideoxy-β-D-glycero-pent-2-enofuranosyl)-thymine

3. 分子式：$C_{10}H_{12}N_2O_4$

4. 分子量：224.2

5. 结构式

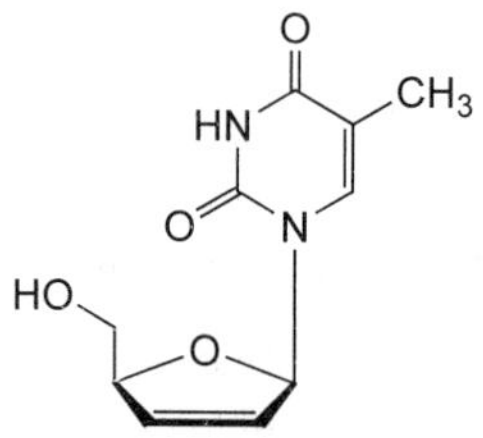

【用药警戒】 1. 核苷类似物单用或与抗逆转录病毒合用包括本品，可致乳酸中毒、严重肝大伴脂肪变性，可致命。接受本品和去羟肌苷与其他抗逆转录病毒病毒的妊娠期妇女，有发生致命性乳酸中毒的报道。本品和去羟肌苷联合慎用于妊娠期妇女，只有潜在的益处大于风险时才可使用。

2. 本品作为包括去羟肌苷治疗方案的一部分，治疗过程中可发生致命性或非致命性胰腺炎，与免疫抑制程度无关。

【药理作用】 1. 本品在细胞内分阶段转化成三磷酸盐。此盐可终止逆转录病毒的 DNA 合成（包括 HIV）。此种终止作用是通过逆转录酶的竞争性抑制并结合进入病毒 DNA 中而完成的。

2. 对包括 HIV 在内逆转录病毒具有活性。

【体内过程】 口服后迅速被吸收，给药后≤1 h 内可达血药峰值。其生物利用度约为 86%。与食物同进可延迟吸收，但不减少吸收量。每 6,8 h 或 12 h 给药 1 次未见本品蓄积，分布容积无剂量依赖性，也与体重无关。蛋白结合率微不足道。本品可透过血-脑屏障，服药 4 h 后，脑脊液中的药物浓度与血药浓度之比为 0.4。本品在细胞内代谢为具有抗病毒活性的三磷酸盐。给予单剂量后，$t_{1/2}$ 为 1～1.5 h。体外证实，本品三磷酸盐在细胞内的 $t_{1/2}$ 估计为 3.5 h。给药后 6～24 h 约有 40% 的剂量随尿排出。血液透析可排出本品，其排出量尚无据可依。

【适应证】 单用或与其他抗逆转录病毒病毒药物合用治疗 HIV 感染。

【不良反应】 1. 可发生与剂量相关的周围神经病。

2. 肝功能试验可见转氨酶升高。

3. 胰腺炎虽属罕见，但可能致死。

4. 还会发生无力、胸痛、流感样综合征、失眠、腹痛、食欲缺乏、便秘、腹泻、恶心、呕吐和过敏反应。

5. 血液系统的不良反应有中性粒细胞减少、血小板减少。

6. 其他不良反应还有关节痛、肌痛、精神改变、呼吸困难、瘙痒、皮疹、淋巴结病和肿瘤。

【妊娠期安全等级】 C。

【禁忌与慎用】 1. 对本品过敏者禁用。

2. 肝肾功能不全或有周围神经病史者、胰腺病史者慎用。

3. HIV 感染的哺乳期妇女应避免哺乳，以免感染婴儿。

【药物相互作用】 1. 本品是在细胞内激活的，因此，其活性可能受到齐多夫定和多柔比星的抑制。

2. 与其他可引起胰腺炎的药物（如喷他脒）以及可引起周围神经病的药物（如甲硝唑、异烟肼、长春新碱）合用可加重相应的不良反应，应避免合用。

【剂量与用法】 1. 体重≥60 kg 者口服每次 40 mg，每 12 h 一次；体重＜60 kg 者口服一次 30 mg，每 12 h 一次。

2. 年龄＞3 个月且体重＜30 kg 的儿童，给予 1 mg/kg，每 12 h 一次，体重＞30 kg 者用以上成人剂量。

【用药须知】 1. 用药期间如已发生周围神经病应停药，停药后如症状消除可再给予半量。

2. 如出现血转氨酶上升，亦如上法处理。

3. 用药期间应定期查血常规、肝肾功能。

4. 肾功能不全患者如必须用药应调整剂量。

【制剂】 胶囊剂：15 mg；20 mg；30 mg；40 mg。

【贮藏】 密封贮于 15～30 ℃。

去羟肌苷
(didanosine)

别名：地丹诺辛、Videx、惠妥滋

本品为核苷类逆转录酶抑制剂。其结构与肌苷相关。

【CAS】 69655-05-6

【ATC】 J05AF02

【理化性状】 1. 本品为白色到几乎白色结晶性粉末。微溶于水，微溶于乙醇和甲基乙醇，易溶于二甲基亚砜。

2. 化学名：2′,3′-Dideoxyinosine

3. 分子式：$C_{10}H_{12}N_4O_3$

4. 分子量：236.2

5. 结构式

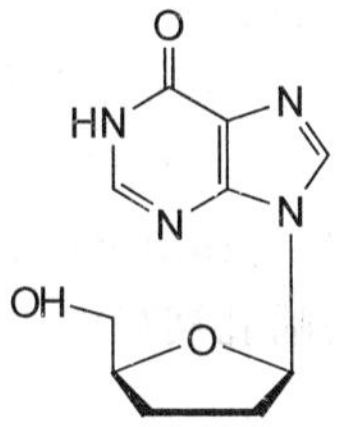

【用药警戒】 1. 核苷类似物单用或与抗逆转录病毒合用包括本品，可致乳酸中毒、严重肝肿大伴脂肪变性，可致命。接受本品和司他夫定与其他抗逆转录病毒病毒的妊娠期妇女，有发生致命性乳酸中毒的报道。本品和去羟肌苷联合慎用于妊娠期妇女，只有潜在的益处大于风险时才可使用。

2. 本品作为包括司他夫定治疗方案的一部分，治疗过程中可发生致命性或非致命性胰腺炎，与免疫抑制程度无关。发生胰腺炎者，推迟治疗。

【药理作用】 1. 本品在细胞内转化成具有活性的双去氧腺苷三磷酸盐。此三磷酸盐通过竞争性抑制逆转录酶并结合进入病毒的 DNA，阻止包括 HIV 在内的逆转录病毒的 DNA 合成。

2. 体外证实，对 HIV-1 和 HIV-2 具有活性，包括某些耐齐多夫定的病毒。其抗病毒活性和对周围血液单核细胞的毒性仅及齐多夫定的 1/100～1/10。不同的剂型，其生物利用度为 20%～40%；与食物同服或饭后服均使生物利用度下降。单剂口服后约 1 h 可达血药峰值。血浆蛋白结合率＜5%。$t_{1/2}$ 为 0.5～4 h。在滴注时，脑脊液中药物浓度为血药浓度的 20%；而口服时不能透过血-脑屏障。本品在细胞内代谢为具有活性的双去氧腺苷三磷酸盐。通过肾脏清除的药物约占全身清除的一半。血液透析时可部分排出本品，腹膜透析时则否。

【适应证】 用于对齐多夫定已耐药或患者健康状况明显恶化的成人和儿童晚期 HIV 感染。

【不良反应】 1. 最常见的严重不良反应是周围神经病和胰腺炎。肝功能异常可能会发生，肝炎或致死性肝功能衰竭则罕见报道。

2. 视网膜脱色和视神经炎在大剂量使用本品时可能发生。

3. 其他不良反应包括恶心、呕吐、腹痛（也可能属于胰腺炎症状）、腹泻、头痛、高血糖、肌痛、皮疹、高尿酸血症和过敏反应。

4. 血液系统不良反应的发生率较齐多夫定低，已有血小板减少报道。

5. 有报道 1 例 HIV 感染用本品时反复发作躁狂。

6. 有报道发生皮肤血管炎和斯-约综合征各 1 例。

【妊娠期安全等级】 C。

【禁忌与慎用】 1. 对本品过敏者禁用。

2. 有胰腺炎病史和三酰甘油水平升高的患者慎用。肝肾功能不全患者亦应慎用。

3. HIV 感染的哺乳期妇女应避免哺乳，以免感染婴儿。

【药物相互作用】 1. 为防止本品遇酸降解，处方成分中常含有镁、铝等抗酸剂或磷酸缓冲剂，因而在服用本品 2 h 内应禁用四环素类、喹诺酮类或能与镁、铝络合的其他药物。

2. 与其他抗病毒药物合用，可使地拉韦啶 AUC 减少 20%、茚地那韦 AUC 减少 84%。为避开此相互作用，地拉夫定或茚地那韦应在服用本品之前 1 h 服用。

3. 奈非那韦应在服用本品后 1 h 内服用。

4. 吸收后会影响胃液中酸度的药物如酮康唑、伊曲康唑等，至少应在服用本品前 2 h 服用。

5. 更昔洛韦，提前 2 h 或与本品一起服用，本品的稳态 AUC 提高。本品提前 2 h 服用，更昔洛韦的稳态 AUC 减少，但同时服用无显著变化。

【剂量与用法】 1. 一般使用本品的缓冲片或缓冲溶液(缓冲剂为碳酸钙和氢氧化镁)，前者的生物利用度高于后者 20%～25%。

2. 应在餐前 0.5～1.0 h 口服。

3. >60 kg 的成人可口服 200 mg(片)或 250 mg(溶液)，每 12 h 一次；<60 kg 成人给予 125 mg(片)或 167 mg(溶液)，每 12 h 一次。

4. 3 个月以上儿童给予 120 mg/m^2，每 12 h 一次，在与齐多夫定合用时，则口服本品 90 mg/m^2，每 12 h 一次。

5. 肝肾功能不全患者应减量。

【用药须知】 1. 用药期间，当患者发生腹痛、恶心、呕吐和血清淀粉酶或脂酶水平上升时，应立即停药，直至临床上排除了胰腺炎。

2. 一旦患者的胰腺炎已恢复。必须时，可以重新从低剂量开始给药，逐渐加量。

3. 用药期间，如发生周围神经病，应停药，恢复后，可能耐受减量给药。

4. 治疗中，如肝肾功能恶化应停药。应定期监测肝肾功能。

5. 应常监测儿童的视网膜，如发生了病变应停药。对成人也应监测视网膜。

6. 有些本品的片剂含有阿司帕坦，这是一种苯丙氨酸的来源，患者服用此种片剂时，应当想到可能发生的苯丙酮酸尿。

【制剂】 ①片剂：25 mg；50 mg；100 mg；125 mg。②缓冲粉剂：100mg；167mg；250mg。

【贮藏】 片剂应避光贮于 15～30 ℃，如用水溶解，室温下可放置 1 h。供稀释成溶液的粉剂，在稀释后室温下可放置 4 h。

扎西他滨
(zalcitabine)

别名：Dideoxycytidine、Hivid

本品是从胞苷衍生出来的一种核苷类逆转录酶抑制剂。

【CAS】 7481-89-2

【ATC】 J05AF03

【理化性状】 1. 本品为白色到几乎白色，结晶粉末。溶于水和甲醇，略溶于乙醇、乙腈、三氯甲烷、二氯甲烷，微溶于环己烷。

2. 化学名：2′,3′-Dideoxycytidine

3. 分子式：$C_9H_{13}N_3O_3$

4. 分子量：211.2

5. 结构式

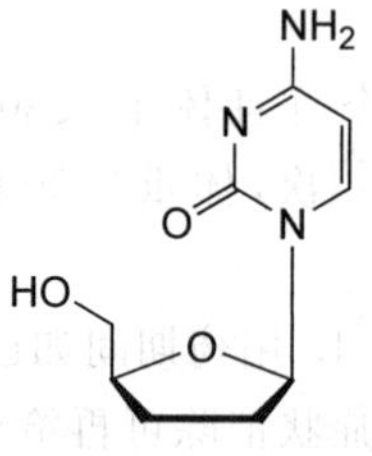

【用药警戒】 1. 本品可导致严重的不良反应，可致命。本品可导致周围神经病变，原有神经病变者应加倍小心。罕见导致胰腺炎，如有任何怀疑胰腺炎的症状，推迟本品治疗，直至排除此诊断。

2. 核苷类似物单用或与抗逆转录病毒合用包括本品，可致乳酸中毒、严重肝大伴脂肪变性，可致命。

3. 罕见与乙型肝炎相关的肝功能衰竭及死亡。

【药理作用】 本品在细胞内分阶段转化成三磷酸盐。这种三磷酸盐通过竞争性抑制逆转录酶并结合进入细菌的 DNA 中，阻止逆转录病毒的 DNA 合成。

【体内过程】 本品口服可被吸收，生物利用度>80%。食物可使吸收速率减缓。约 1 h 可达到血药峰值。可透过血-脑屏障，脑脊液中的药物浓度占血药浓度的 9%～37%。蛋白结合率可忽略。$t_{1/2}$ 约为 2 h。本品在细胞内代谢为具有活性的三磷酸盐。不会进行任何实质性的肝代谢，主要随尿排出。

【适应证】 用于治疗 HIV 感染，通常与其他抗逆转病毒药物合用。

【不良反应】 1. 最严重的不良反应是周围神经病，受影响者达 1/3 的用药者，胰腺炎罕见，虽仅占

1%，但却可能致死，应特别警惕。

2. 不良反应尚有口腔和食管溃疡、心肌病、充血性心力衰弱、乳酸酸中毒、严重的肝大伴脂肪变性（有潜在的致死性）和肝功能衰竭。

3. 其他不良反应还有无力、胸痛、疲劳和发热；头痛、头晕和失眠；腹痛、食欲缺乏、便秘、腹泻、咽下困难、恶心和呕吐；白细胞减少、中性粒细胞减少和血小板减少；血转氨酶升高；肌痛和关节痛；精神改变；呼吸困难和咽炎；瘙痒和皮疹；听力和视力障碍；高尿酸血症和肾脏疾患。

4. 可能发生过敏反应。

【妊娠期安全等级】 C。

【禁忌与慎用】 1. 对本品过敏者禁用。

2. 肝肾功能不全、心肌病或心力衰竭患者慎用。

3. HIV 感染的哺乳期妇女应避免哺乳，以免感染婴儿。

4. 儿童用药的安全性及有效性尚未建立。

【药物相互作用】 1. 本品不应与其他已知可引起胰腺炎的药物合用（如静脉用的喷他脒）。

2. 本品不应合用可引起周围神经病的其他药物如其他核苷逆转录抑制剂、甲硝唑、异烟肼（其清除可能也会受到影响）和长春新碱。

3. 同时给予含铝或镁的抗酸药，可使本品的吸收减少 25%。

4. 合用西咪替丁、丙磺舒或甲氧苄啶可使本品的经肾排泄减少，导致本品血药浓度上长。合用两性霉素 B、氨基糖苷类或膦甲酸也会减少本品经肾排泄，可能增加本品的毒性。

【剂量与用法】 1. 成人口服一次 0.75 mg，每 8 h 一次。

2. 肾功能不全患者，Ccr 为 10～40 ml/min 时，应给予一次 0.75 mg，每 12 h 一次；<10 ml/min 者，可给予一次 0.75 mg，每 24 h 一次。

【用药须知】 1. 当出现周围神经病时，如立即停药，神经病可能逆转；如仍持续用药，则症状可能不会逆转。

2. 曾有周围神经病史的患者应避免使用本品。

3. 处于发生周围神经病的可能中（尤其 CD_4^+ 细胞数下降时）或同时接受其他可致周围神经病药物的患者，应予特别注意观察。

4. 如发现用药患者的肝功能恶化，或有肝损害征象，或有不明原因的乳酸酸中毒，均应停药观察。

5. 治疗前和整个治疗期中的一定间期中均应进行全血计数和生化检查。

【制剂】 片剂：0.375 mg；0.75 mg。

【贮藏】 避光，贮于 15～30 ℃条件下。

恩曲他滨

(emtricitabine)

别名：Emtriva

本品为核苷类逆转录酶抑制药，其结构与拉米夫定类似。

【CAS】 143491-57-

【ATC】 J05AF09

【理化性状】 1. 化学名：5-Fluoro-1-[(2*R*,5*S*)-2-(hydroxymethyl)-1,3-oxathiolan-5-yl] cytosine

2. 分子式：$C_8H_{10}FN_3O_3S$

3. 分子量：247.2

4. 结构式

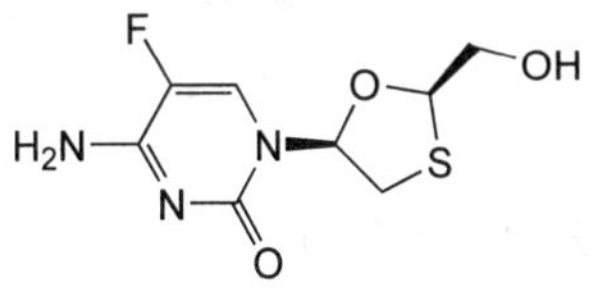

【用药警戒】 1. 核苷类似物单用或与抗逆转录病毒合用包括本品，可致乳酸中毒、严重肝肿大伴脂肪变性，可致命。

2. 本品为被批准用于治疗慢性乙型肝炎病毒感染，乙型肝炎病毒和 HIV-1 共感染者的其安全性和有效性尚未确定。停用本品后可导致严重乙型肝炎急性发作，应监测乙型肝炎病毒和 HIV-1 共感染者肝功能至少至停药后数月，如需要，开始抗乙型肝炎病毒治疗。

【药理作用】 1. 本品在细胞内转化为具有明显活性的 5′-三磷酸盐后，进入病毒 DNA 主链并结合之，导致主链终止，从而抑制 HIV-1 逆转录酶及 HBV-DNA 聚合酶活性。体外实验显示，本品对 HIV-1 的 IC_{50} 为 10～20nmol/L（为拉米夫定的 4～10 倍），对 HBV 的 IC_{50} 为 10～40nmol/L。

2. 已有对本品耐药的报道，研究显示抗病毒治疗无效者中，有 37.5% 的用药患者对本品的敏感性降低。HIV-1 对本品的耐药突变主要发生在 HIV 逆转录酶基因 184 密码子（M184V/Ⅰ），此密码子突变，在拉米夫定和扎西他滨之间存在交叉耐药。然而，当 HIV 发生突变而对司他夫定、齐多夫定、去羟肌苷的敏感性降低时，对本品却依然敏感。也有报道指出，在分离的含 K65R 突变的 HIV-1，可被阿巴卡韦-扎西他滨、替诺福韦和扎西他滨选择性抑制，但对本品的敏感性却降低。

【体内过程】 1. 口服本品后可在 1～2 h 达到 C_{max}。空腹单次口服本品 100、200 和 400 mg 后，平均 C_{max} 分别为 1、2.1 和 4.4 μg/ml，AUC 为 9.2 (μg·h)/ml。高脂餐时服用本品，其 C_{max} 会降低

29%，而 AUC 不受影响。多剂量范围为 25～200 mg 时，其药动学的参数与剂量成比例。

2. 本品给药后可于 72 h 内对 HIV-1 感染起效，而在 11 日内出现峰效应。其蛋白结合率<4%。约有 3%的药物在肝内代谢；约 86%的药物随尿液排出，其中约有 13%为 3 种代谢物；约 14%药物随粪便排出。总 CL 为 5～6 ml/(kg・min)。原药的 $t_{1/2}$ 约为 10 h。血液透析可清除部分药物。

【适应证】 常与其他抗逆转录病毒病毒药物合用治疗 HIV 感染。

【不良反应】 1. 常见头痛、恶心、呕吐和腹泻。

2. 皮疹的发生率为 17%～30%，还有的患者手掌和足底色素过度沉着。

3. 有可能发生乳酸性酸中毒和重度肝大伴脂肪变性，同时感染 HIV 和 HBV 的患者在停用本品后，可见乙型肝炎恶化。

【妊娠期安全等级】 B。

【禁忌与慎用】 1. 对本品过敏者禁用。

2. 肝肾功能不全患者慎用。

3. 儿童用药的安全性及有效性尚未确定。

4. HIV 感染的哺乳期妇女应避免哺乳，以免感染婴儿。

【药物相互作用】 1. 本品与拉米夫定的耐药机制相似，两药合用并无明显效用。

2. 本品合用伐昔洛韦、茚地那韦或司他夫定，没有任何相互作用。

【剂量与用法】 1. HIV 感染　成人口服一次 200 mg，每日 1 次，临床研究表明，2 次/日服药并不增加疗效。

2. HBV 感染　有研究表明，一次 100～300 mg，每日 1 次，可有效降低慢性 HBV 感染者的病毒负荷，但最佳用药剂量尚未确定。

3. 肾功能不全患者的给药方案　Ccr≥50 ml/min 者，一次 200 mg，每日 1 次；Ccr＝30～49 ml/min 者，一次 200 mg，每 2 日一次；Ccr＝15～29 ml/min 者，一次 200 mg，每 3 日 1 次；Ccr<14 ml/min 者，一次 200 mg，每 4 日一次；接受血液透析患者亦为一次 200 mg，每 4 日一次。

【用药须知】 1. 单用本品或合用其他逆转录酶抑制剂可能导致乳酸性酸中毒和肝毒性。

2. 乳酸酸中毒的危险因素有女性、肥胖和长期使用核苷类逆转录酶抑制剂。

3. 还有研究显示，Ccr<70 ml/min 和 CD_4^+ 淋巴细胞计数下限值较低，为乳酸酸中毒的危险因素。

4. 临床应严密监测用药者发生乳酸酸中毒和肝毒性临床表现和实验室检查数据。

5. 告知患者，要按时用药，避免漏服。

【制剂】 胶囊剂：200 mg。

【贮藏】 贮于 15～30 ℃。

替诺福韦

(tenofovir)

本品为抗病毒药。

【CAS】 147127-20-6

【ATC】 J05AF07

【理化性状】 1. 化学名：[[[(2*R*)-1-(6-Amino-9*H*-purin-9-yl) propan-2-yl] oxy] methyl] phosphonic acid

2. 分子式：$C_9H_{14}N_5O_4P$

3. 分子量：287.21

4. 结构式

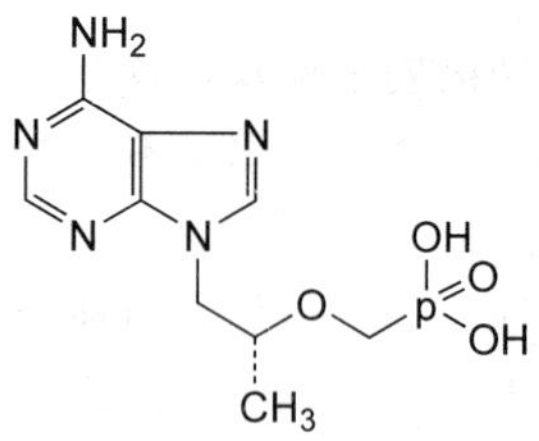

富马酸替诺福韦酯

(tenofovir disoproxil fumarate)

〖CAS〗 202138-50-9

〖理化性状〗 1. 本品为白色至类白色结晶性粉末，25 ℃时水中溶解度为 13.4 mg/ml。

2. 化学名：9-[(*R*)-2[[Bis[[(isopropoxy-carbonyl) oxy] methoxy] phosphinyl] methoxy] propyl] adenine fumarate(1∶1)

3. 分子式：$C_{19}H_{30}N_5O_{10}P \cdot C_4H_4O_4$

4. 分子量：635.52

5. 结构式

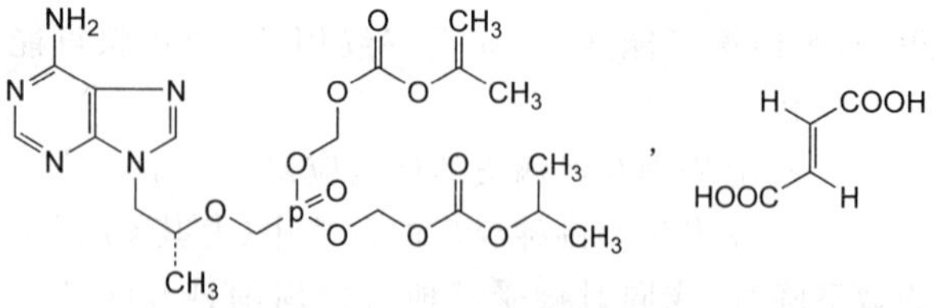

【用药警戒】 1. 核苷类似物包括本品与其他抗逆转录病毒病毒合用可导致乳酸酸中毒及严重的肝大伴脂肪变性，可能致命。

2. 乙型肝炎患者停用抗乙型肝炎病毒治疗包括本品可致严重的急性肝炎。应密切监测肝功能和临床症状至停药后数月，如需要，重新开始抗乙型肝炎病毒治疗。

【药理作用】 1. 本品为核苷类逆转录酶抑制药。作为前体药物，本品在血浆中快速水解成游离替诺福韦，后者是一种磷酸开环核苷酸，结构和作用与阿德福韦类似，是逆转录病毒(包括 HIV-1、嗜肝 DNA 病毒)的强效抑制药，其在外周血单核细胞(PBMC)和褪黑素-2(MT-2)细胞中抗 HIV-1 的 50% 抑制浓度分别为 0.2 mmol/L 和 0.7 mmol/L。

2. 与核苷酸类似物(如齐多夫定)不同，替诺福韦和阿德福韦不需最初的细胞内磷酸化过程，从而快速转化成相应的活性二磷酸盐形式。二磷酸盐形式是逆转录病毒逆转录酶的强效细胞内抑制药，在体外，能在 HIV 感染细胞中维持较长时间，表明能持续抑制 HIV 复制。

3. 体外研究中，本品在细胞内快速转化成替诺福韦，并产生较替诺福韦更高的替诺福韦二磷酸盐浓度。

【体内过程】 1. 吸收　本品为活性成分替诺福韦的水溶性二元酸酯，是前体药物。口服生物利用度约 25%，HIV 感染者单剂量空腹服用本品 300 mg，(1.0±0.4)h 后 C_{max} 达 (0.30±0.09)μg/ml，AUC 为(2.29±0.69)(μg·h)/ml。剂量在 75～600 mg 之间，药动学参数呈线性。口服粉剂较片剂 C_{max} 低 26%，AUC 相似。

2. 分布　体外试验表明，浓度为 0.01～25 μg/ml 时，血浆和血清蛋白结合率分别低于 0.7% 和 7.2%。静脉给予 1.0 mg/kg 和 3.0 mg/kg，分布容积分别约为 1.2L/kg 和 1.3L/kg。

3. 代谢和消除　体外研究显示本品及替诺福韦均不是 CYP 的底物。静脉给药后，72 h 内在尿中回收 70%～80% 的替诺福韦，单剂量口服给药，$t_{1/2}$ 为 17 h。替诺福韦可经血液透析清除，血液透析萃取系数为 54%。300 mg，1 次/日，多剂量口服后(进食后)24 h，尿中回收 32%±10% 的给药剂量。替诺福韦通过肾小球滤过和肾小管主动排泌排泄，可能与通过肾排泄其他药物发生竞争性排泄。

4. 食物的影响　高脂肪餐后给予本品 300 mg 片剂，增加本品的生物利用度，替诺福韦 $AUC_{0\sim\infty}$ 增加 40%，C_{max} 升高约 14%。低脂肪餐对药动学参数影响不大。进食可延迟 T_{max} 1 h。进食后服用 300 mg，1 次/日，多剂量给药后 C_{max} 和 AUC 分别为 (0.33±0.12)μg/ml 和(3.32±1.37)(μg·h)/ml。

5. 肾功能对本品药动学影响较大　单次服用 300 mg 后药动学参数见下表。

Ccr(ml/min)	>80	50～80	30～49	12～29
C_{max}(μg/ml)	0.34±0.03	0.33±0.06	0.37±0.16	0.60±0.19
$AUC_{0\sim\infty}$(μg·h)/ml)	2.18±0.26	3.06±0.93	6.01±2.50	15.98±7.22
CL/F(ml/min)	1043.7±115.4	807.7±279.2	444.4±209.8	177.0±97.1
CL(ml/min)	243.5±33.3	168.6±27.5	100.6±27.5	43.0±31.2

【适应证】 1. 2 岁以上儿童及成人 HIV 感染。

2. 12 岁以上儿童及成人慢性乙型肝炎病毒感染。

【不良反应】 1. 常见不良反应包括头痛、头晕、发热、腹痛、背痛、无力、腹泻、恶心、消化不良、呕吐、脂肪代谢障碍、关节痛、肌痛、失眠、头晕、周围神经病、焦虑、肺炎、皮疹、胆固醇升高、肌酸激酶升高、淀粉酶升高、碱性磷酸酶升高、ALT 及 AST 升高、血红蛋白降低、高血糖、血尿、糖尿、中性粒细胞减少、三酰甘油升高。

2. 上市后报告的不良反应包括过敏反应、血管神经性水肿、乳酸酸中毒、低血钾、低血磷、呼吸困难、胰腺炎、淀粉酶升高、腹痛、肝脂肪变性、肝炎、肝酶升高、皮疹、横纹肌溶解、骨软化(表现为骨痛，可致骨折)、肌无力、肌病、急性肾功能衰竭、急性肾小管坏死、Fanconi 综合征、近端肾小管病、间质性肾炎、肾源性尿崩症、肾功能不全、肌酐升高、蛋白尿、多尿。

【妊娠期安全等级】 B。

【禁忌与慎用】 1. 对替诺福韦或本品过敏者禁用。

2. 对于妊娠期妇女尚无足够的良好对照的临床研究，妊娠期妇女只有明确需要时才可使用。

3. 本品可通过乳汁排泌，HIV 感染者不应哺乳，以避免病毒通过乳汁传播及本品对胎儿造成伤害。

4. 用于 12 岁以下儿童治疗乙型肝炎的安全性及有效性尚未确定。

【药物相互作用】 1. 与本品同时给药，去羟肌苷缓释片或肠溶制剂的 C_{max} 和 AUC 显著升高。较高的去羟肌苷浓度有可能导致与去羟肌苷相关的不良事件，包括胰腺炎和肾病。接受本品和去羟肌苷 400 mg/d 的患者中观察到 CD_4^+ 细胞计数下降。在体重>60 kg 的成人中，与本品合用时去羟肌苷的剂量应当减至 250 mg。在体重<60 kg 的患者中，目前还没有去羟肌苷剂量调整建议的数据。联合给药

时，本品和去羟肌苷肠溶剂可以在空腹状态或进食清淡食物后服用。去羟肌苷缓释片与本品应当在空腹状态时联合给药。本品与去羟肌苷联合服用时应当谨慎，接受联合用药的患者应当密切监测与去羟肌苷有关的不良事件。在出现与去羟肌苷相关的不良事件的患者中，应当停用去羟肌苷。

2. 因为替诺福韦主要是通过肾脏清除，所以本品与能够导致肾功能减低或与肾小管主动清除竞争的药物合用，可使替诺福韦的血药浓度升高和(或)使其他经肾脏清除的药物浓度增高。此类药物包括但不限于阿德福韦酯、西多福韦、阿昔洛韦、万乃洛韦、更昔洛韦和缬更昔洛韦。较高的替诺福韦浓度有可能导致本品相关的不良事件，包括肾脏疾病。

3. 阿扎那韦和洛匹那韦-利托那韦可使替诺福韦血药浓度升高。这种相互作用的机制尚不清楚。接受阿扎那韦、洛匹那韦-利托那韦和本品治疗的患者应当监测与本品有关的不良事件。在出现与本品相关的不良事件的患者中，应当停用本品。

4. 本品能够降低阿扎那韦的 AUC 和 C_{min}。与本品合用时，建议阿扎那韦 300 mg 与利托那韦 100 mg 同时给药。如果无利托那韦，阿扎那韦不应与本品联合给药。

【剂量与用法】 1. 12 岁以上儿童及成人，口服推荐剂量为，一次 300 mg，1 次/日，不能吞咽片剂者可给予粉剂 7.5 平勺。

2. 2～12 岁儿童推荐剂量为 8 mg/kg(最大剂量 300 mg)，1 次/日。口服粉剂只能用附带的加药勺量取，一平勺为 1 g 粉剂，含 40 mg 本品。粉剂应与不需咀嚼的软食(如苹果酱、酸奶等)混合后立即服用。不可将粉剂加入液体中，粉剂会漂浮于液体表面而无法服用。

3. 肾功能不全患者剂量见下表。

肾功能不全时的推荐剂量表

Ccr(ml/min)	剂量和间隔时间
≥50	一次 300 mg，每 24 h 一次
30～49	一次 300 mg，每 48 h 一次
10～29	一次 300 mg，每 48～72 h 一次
<10(未接受血液透析)	尚无用药推荐

注：表中数据根据标准体重计算。

4. 接受血液透析的患者，推荐剂量为一次 300 mg，每 7 日用药 1 次，或于血液透析时间达约 12 h 后用药(每周透析 3 次，也相当于每周 1 次)。给药时间应在血液透析后。

【用药须知】 有报道骨软化症(与近端肾小管病变有关)与本品有关，在有病理性骨折或有骨硬化症风险的 HIV 感染患者中，应当考虑骨监测。尽管没有对补充钙和维生素 D 的作用进行研究，但这样的补充可能对所有患者都有益。

【制剂】 ①片剂：150 mg；200 mg；250；300 mg。②口服粉剂：40 mg/g。

【贮藏】 贮于 25 ℃(15～30 ℃)下。

阿巴卡韦

(abacavir)

本品为核苷类逆转录酶抑制剂，于 1998 年 12 月上市。

【CAS】 136470-78-5

【ATC】 J05AF06

【理化性状】 1. 化学名：{(1*S*，4*R*)-4-[2-Amino-6-(cyclo-propylamino)-9*H*-purin-9-yl]cyclo-pent-2-enyl}methanol

2. 分子式：$C_{14}H_{18}N_6O$

3. 分子量：286.3

4. 结构式

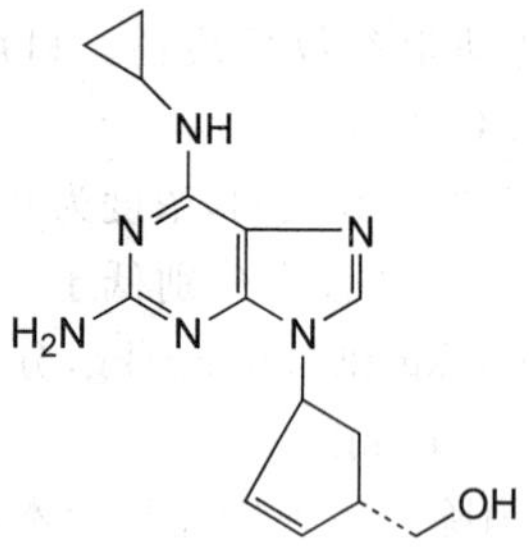

硫酸阿巴卡韦

(abacavir sulfate)

别名：Ziagen

〖CAS〗 188062-50-2

〖理化性状〗 1. 化学名：(1*S*，*cis*)-4-[2-Amino-6-(cyclopropylamino)-9*H*-purin-9-yl]-2-cyclopentene-1-methanol sulfate(salt)(2∶1)

2. 分子式：$(C_{14}H_{18}N_6O)_2 \cdot H_2SO_4$

3. 分子量：670.76

【用药警戒】 1. 本品可致严重的有时致命的过敏反应，表现为多器官的多种症状，如：发热，皮疹，消化道症状(包括恶心、腹泻、呕吐或腹痛)，体质症状(全身乏力、疲乏或疼痛)，呼吸道症状(包括呼吸困难、咳嗽、咽炎)。如怀疑两种以上过敏反应，应尽快停药。

2. 携带 HLA-B＊5701 等位基因的患者对本品过敏的风险高，推荐在开始本品治疗前，筛查此基因。

3. 如发生过敏反应，永久停药，包括含本品的复方制剂，不管 HLA-B＊5701 等位基因是否存在。

4. 已有报道，单用核苷类似物或合用其他逆转录酶抑制剂均有可能引起乳酸酸中毒和严重肝大伴脂肪变性，甚至导致死亡。

【药理作用】 本品为核苷类逆转录酶抑制剂，本品对 HIV-1 和 HIV-2 有选择性抑制作用。体外研究已证实，本品对 HIV 作用的机制是抑制 HIV 的逆转录酶，而这一过程导致链的终止并打断病毒复制的周期。本品在体外显示与奈韦拉平和齐多夫定合用时有协同作用，与去羟肌苷、扎西他滨、拉米夫定和司他夫定合用时有相加作用。

【体内过程】 1. 吸收　口服给药后，本品吸收迅速而充分。成年人口服本品的绝对生物利用度约为 83%。口服给药后，本品的血药浓度的平均达峰时间，片剂约为 1.5 h，口服溶液约为 1 h。片剂和溶液的 AUC 之间没有差异。治疗剂量（300 mg，2 次/日）下，本品片剂的稳态 C_{max} 约为 3 mg/ml，在给药间隔为 12 h 的情况下，AUC 约为（6 mg・h）/ml。口服溶液的 C_{max} 值比片剂稍高。进食可延迟吸收并降低 C_{max}，但对 AUC 无影响。因此，本品在进食时或空腹时均可服用。

2. 分布　静脉给药后，表观分布容积约为 0.8 L/kg，表明本品可自由地向组织内穿透。对 HIV 感染患者的研究表明，本品能很好地穿透至脑脊液中，脑脊液与血清 AUC 的比值在 30%～44%之间。以 600 mg/d，分 2 次给予本品时，观察到的血药峰值比本品的 IC_{50}（即 0.08 mg/ml 或 0.26 mmol/L）高 9 倍。

体外研究表明，治疗浓度时，本品与人血浆蛋白仅呈低、中度结合（约 49%）。

3. 代谢　本品主要由肝脏代谢，服用剂量中约 1.2%以原药经肾脏清除。本品在人类的主要代谢途径是经乙醇脱氢酶和葡萄糖醛酸化作用将剂量中约 66%的药物生成 5′-羧酸和 5′-葡萄糖酸苷随尿排出。

4. 消除　本品的平均 $t_{1/2}$ 约为 1.5 h。以 300 mg，2 次/日的剂量多次口服后，无明显的蓄积。本品的清除首先是经肝脏代谢，随后代谢产物主要随尿排出。尿中的代谢产物和原药占给药剂量的 83%，其余通过粪便清除。

【适应证】 与其他抗逆转录病毒病毒合用治疗 HIV 感染。

【不良反应】 1. 最常见的不良反应有恶心、呕吐、腹泻、头痛、皮疹、不适、哮喘和乏力；不过，这些反应是否应单独归因于本品，因为临床用本品时都合用齐多夫定、拉米夫定、安泼那韦或其他蛋白酶抑制剂。

2. 接受本品者中，2%～3%可出现高敏反应，其特点包括发热、恶心、呕吐、不适、皮疹，一般在开始治疗 4 周内出现。停药后数日反应即可消失。必须说明的是，发生过过敏反应的患者，不可重用本品，以免发生更严重的反应，甚至导致死亡。

【妊娠期安全等级】 C。

【禁忌与慎用】 1. 对本品过敏者、有严重过敏史者禁用。

2. 中、重度肝功能不全、重度肾功能不全患者禁用。

3. 有哮喘史或一般过敏史者慎用。

4. HIV 感染的哺乳期妇女应避免哺乳，以免感染婴儿。

5. <3 个月的婴儿的安全性及有效性尚未确定。

【药物相互作用】 1. 在本品与安泼那韦、齐多夫定和（或）拉米夫定之间无明显的相互作用。

2. 接受本品 600 mg 同时饮用乙醇（0.7 mg/kg），可使随尿排泄的羧基化代谢物减少 62%，伴随葡萄糖醛酸化合物的排泄量呈代偿性增加 46%。

3. 体外证实，本品对 CYP3A4、2C9、2D6 无明显的抑制作用。

【剂量与用法】 1. 成人常用量为 600～1200 mg/d，2～3 次分服。

2. 儿童推荐剂量为 8 mg/kg，2 次/日。

3. 轻度肝功能不全患者降低剂量至 200 mg，2 次/日。

【用药须知】 1. 本品可导致过敏反应，常发生于治疗的前两个月。治疗过程中应监测过敏反应的症状和体征，一旦出现过敏反应，应及时停药，并不可再用。

2. 本品可与安泼那韦、齐多夫定和（或）拉米夫定合用。

【制剂】 ①片剂：200 mg。②口服液：20 mg/ml。

【贮藏】 密闭、防潮，贮于 15～30 ℃。

阿德福韦
(adefovir)

别名：Hepsera

本品为嘌呤类衍生物，属于核苷类逆转录酶抑制剂。其二匹伏酯为本品的前药。

【CAS】 106941-25-7

【ATC】 J05AF08

【理化性状】 1. 化学名：{[2-(6-Amino-9*H*-purin-9-yl) ethoxy] methyl} phosphonic acid; 9-[2-(phosphonometh-oxy)ethyl]adenine

2. 分子式：$C_8H_{12}N_5O_4P$

3. 分子量：273.2

4. 结构式

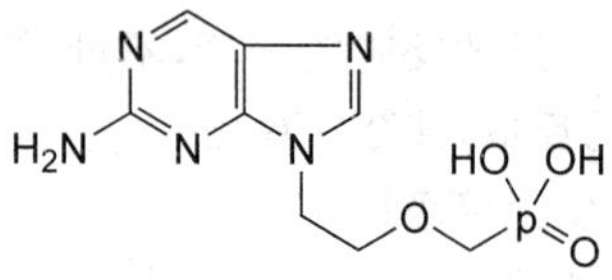

阿德福韦二匹伏酯
(adefovir dipivoxil)

〖CAS〗 142340-99-6

〖理化性状〗 1. 化学名：9-[2-[[Bis[(pivaloyloxy)methoxy]-phosphinyl]methoxy]ethyl]adenine

2. 分子式：$C_{20}H_{32}N_5O_8P$

3. 分子量：501.5

4. 结构式

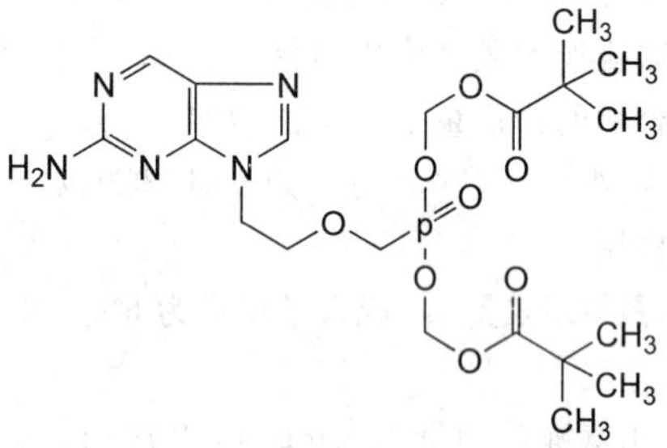

【用药警戒】 1. 停用本品在内的抗乙型肝炎病毒药，可导致乙型肝炎急性严重恶化，停止乙型肝炎治疗者至少应随访数月肝功能和临床症状及实验室检查，如需要，可重新开始抗乙型肝炎病毒治疗。

2. 如患者有肾功能不全或存在肾功能不全的风险，长期使用本品可招致肾毒性，应密切监测患者的肾功能，并可能需调整剂量。

3. 未经明确诊断或未经治疗的 HIV 感染者而长期使用对 HIV 有活性的抗乙型肝炎病毒药包括本品，可导致 HIV 耐药。

4. 单独使用核苷类似物或与其他抗逆转录病毒病毒药合用，可导致乳酸酸中毒及严重的肝大伴脂肪变性，甚或致命。

【药理作用】 本品在细胞激酶的作用下被磷酸化而具有活性的代谢产物阿德福韦二磷酸盐，后者通过下列两种方式以抑制乙型肝炎病毒 DNA 多聚酶(逆转录酶)：一是与自然底物脱氧腺苷三磷酸竞争，二是整合到病毒 DNA 后引起 DNA 链终止延伸。阿德福韦二磷酸盐对乙型肝炎病毒 DNA 多聚酶的抑制常数(K_i)是 0.1 μmol/L。但对人类 DNA 多聚酶 α 和 γ 的抑制作用较弱，其 K_i 分别为 1.18 μmol/L 和 0.97 μmol/L。

【体内过程】 1. 吸收　慢性乙型肝炎患者单剂量给予本品 10 mg，阿德福韦在 0.58～4.0 h 可达峰值(18.4 ± 6.26) ng/ml，$AUC_{0\sim\infty}$ 为(220 ± 70.0)(ng·h)/ml。血药浓度呈双指数下降，终末半衰期(7.48±1.65)h。食物对阿德福韦的暴露量无影响。

2. 分布　阿德福韦浓度在 0.1～μg/ml 间，蛋白结合率为 4%。静脉注射 1.0 或 3.0 mg/(kg·d)后，稳态分布容积分别为(392 ± 75) ml/kg 和(352 ± 9) ml/kg。

3. 代谢和排泄　口服给药后，本品快速转变为阿德福韦。口服本品 10 mg，24 h 从尿中以阿德福韦回收 45% 的给药剂量，本品通过肾小球滤过和肾小管主动分泌排泄。

【适应证】 用于治疗≥12 岁有乙型肝炎病毒活动复制证据并伴有 ALT 或 AST 持续升高或组织学活动性病变的慢性乙型肝炎患者。

【不良反应】 1. 严重不良反应为严重急性乙型肝炎恶化和肾毒性。

2. 常见不良反应为虚弱、头痛、腹痛、恶心、胃肠胀气、腹泻和消化不良、乏力、白细胞减少(轻度)、腹泻(轻度)、脱发(中度)、尿蛋白、肌酐升高及可逆性肝脏转氨酶升高。

3. 上市后发现的不良反应包括低血磷、胰腺炎、肌病、骨质疏松、肾功能衰竭、范科尼综合征、近端肾小管病。

【妊娠期安全等级】 C。

【禁忌与慎用】 1. 禁用于已经证实对本品任何组分过敏的患者。

2. 妊娠期妇女只有潜在的益处大于对胎儿伤害的风险时，才可使用。建议使用本品治疗的育龄妇女采取有效的避孕措施。

3. 尚未明确本品是否可及乳汁分泌，哺乳期妇女使用本品应暂停哺乳为妥。

4. 不推荐用于 12 岁以下儿童。

【药物相互作用】 1. 本品在人体内快速转化为阿德福韦。对 CYP1A2、CYP2C9、CYP2CI9、CYP2D6 及 CYP3A4 无抑制作用，也不是这些酶的底物，但是尚不清楚阿德福韦是否诱导 CYP 酶。根据体外试验结果和阿德福韦的肾脏清除途径，阿德福韦作为抑制剂或底物，由 CYP 介导与其他药物之间发生相互作用的可能性很小。

2. 阿德福韦通过肾小球滤过和肾小管主动分泌的方式经肾脏排泄。与其他经肾小管分泌的药物或改变肾小管分泌功能的药物合用可以增加阿德福韦或合用药物的血药浓度。

【剂量与用法】 1. 口服 成人口服1次/日，一次10 mg；用于HBeAg阳性和阴性的慢性乙型肝炎及对拉米夫定无效的乙型肝炎。

2. 静脉滴注 治疗HIV感染，每次1～3 mg/kg，每日1次或每周3次，每次应滴注30 min。

3. 皮下注射 治疗HIV感染，每次1～3 mg/kg，每日1次或每周3次。

4. 肾功能不全患者

(1) Ccr≥50 ml/min者，不必调整剂量。

(2) Ccr=20～49 ml/min者，每48 h口服10 mg。

(3) Ccr=10～19 ml/min者，每72 h口服10 mg。

(4) Ccr<10 ml/min者，不推荐使用。

【用药须知】 1. 停止（包括使用本品）乙型肝炎治疗会发生肝炎急性加重，因此，停止乙型肝炎治疗的患者应密切监测肝功能，如必要，应重新进行抗乙型肝炎病毒治疗。

2. 对于肾功能不全或潜在肾功能不全风险的患者，使用本品长期治疗会导致肾毒性。这些患者应密切监测肾功能并适当调整剂量。

3. 在使用本品治疗前，应对所有患者进行人类免疫缺陷病毒（HIV）抗体检查。使用抗乙型肝炎治疗药物（包括本品）会对慢性乙型肝炎患者携带的未知或未治疗的HIV产生作用，可导致HIV耐药。

4. 单用核苷类似物或合用其他抗逆转录病毒病毒药物会导致乳酸性酸中毒和严重而伴有脂肪变性的肝大，包括致命事件。

5. 因为对发育中的人类胚胎的危险性尚不明确，故建议本品治疗的育龄妇女要采取有效的避孕措施。

【制剂】 片剂：10 mg。

【贮藏】 密闭、贮于15～30 ℃。

恩替卡韦
(entecavir)

别名：博路定、Baraclude

本品为一种鸟嘌呤核苷的类似物。

【CAS】 142217-69-4 (anhydrous entecavir)；209216-23-9(entecavir monohydrate)

【ATC】 J05AF10

【理化性状】 1. 化学名：9-[(1*S*，3*R*，4*S*)-4-Hydroxy-3-(hydroxymethyl)-2-methylenecy-clopentyl] guanine monohydrate

2. 分子式：$C_{12}H_{15}N_5O_3$，H_2O

3. 分子量：295.3

4. 结构式

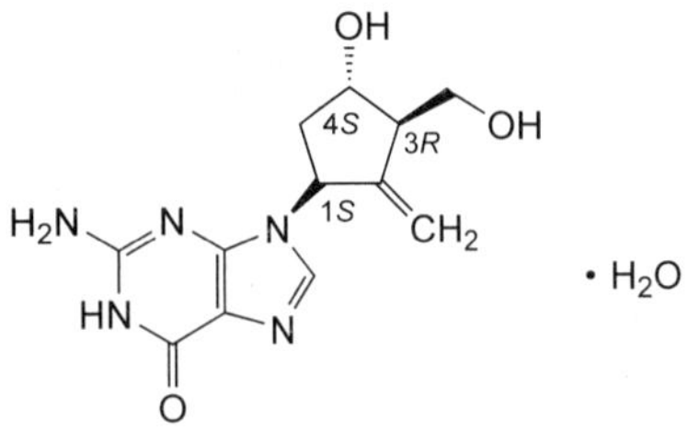

【用药警戒】 1. 长期使用本品治疗乙型肝炎患者，而患者有未检查出的或未经治疗HIV感染，可导致HIV对本品耐药。

2. 核苷类似物单用或与抗逆转录病毒合用包括本品，可致乳酸中毒、严重肝大伴脂肪变性，可致命。

3. HIV-1与乙型肝炎病毒共感染的患者，停用本品可导致严重的乙型肝炎急性发作，上述患者应密切监测肝功能至停药至少数月，如需要，开始抗乙型肝炎病毒治疗。

【药理作用】 1. 本品具有选择性对抗乙型肝炎病毒聚合酶的活性，可有效地磷酸化为活性的三磷酸盐型，此种三磷酸盐在细胞内的 $t_{1/2}$ 为15 h。通过与天然底物脱氧鸟苷三磷酸盐竞争，抑制所有乙型肝炎病毒聚合酶（逆转录酶，reversed transcriptive enzyme，RTE）的3种活性。

(1) 多聚酶基础启动(base priming)。

(2) 来自前基因组mRNA负链的逆向转录。

(3) 乙型肝炎病毒DNA正链的合成。恩替卡韦三磷酸盐对乙型肝炎病毒DNA聚合酶的抑制常数(K_i)为0.0012 μmol。对细胞DNA聚合酶α、β、δ和线粒体DNA聚合酶γ抑制作用弱，K_i为18～160 μmol。

2. 本品抑制转染野生型乙型肝炎病毒的人$HepG_2$细胞内乙型肝炎病毒DNA合成的半数有效浓度(EC_{50})为0.004 μmol/L，对耐拉米夫定乙型肝炎病毒(rtL180M，rtM204V)的中位EC_{50}值为0.026 μmol/L(0.010～0.059 μmol/L)。相比之下，本品对在细胞培养中生长的人类免疫缺陷病毒(HIV)1型(EC_{50}值>10 μmol/L)不具有临床活性。合用HIV核苷类逆转录酶抑制剂(NRTIs)和本品不可能降低本品对抗乙型肝炎病毒或这些药物中的任何一种对抗HIV的效力。在体外对乙型肝炎病毒进行综合评估时，阿巴卡韦、去羟肌苷、拉米夫定、替诺福韦和齐多夫定在较宽的浓度范围内都不会拮抗本品的抗乙型肝炎病毒活性。当本品的浓度高于本品C_{max}的4倍时，对这6种NRTIs体外抗HIV活性都不存在拮抗作用。

【体内过程】 1. 在健康受试者口服本品后，C_{max}可在0.5～1.5 h出现。在每日剂量为0.1～1.0 mg多次用药后，稳态时的C_{max}和AUC与剂量成比例地增加。每日给药1次，连用6～10日，接近2倍累积后可达到稳态。口服剂量为0.5 mg时，稳态时的C_{max}为4.2ng/ml，谷值为0.3ng/ml；口服剂量为1.0 mg时，C_{max}为8.2 mg/ml，谷值为0.5ng/ml。本品片剂相对口服溶液剂的生物利用度为100%。脂肪餐可延缓本品的吸收，使C_{max}减少44%～46%，AUC减少18%～20%。因此，本品应空腹服用(餐前或饭后至少2 h)。

2. 估计本品的表观分布容积超过了总体液量，表明本品广泛分布于组织中。体外证实，其蛋白结合率接近13%。未观察到本品氧化或乙酰化的代谢物，仅见到极小量的葡糖醛酸化和硫酸结合物。本品不是CYP的抑制剂、诱导剂或底物。本品的终末半衰期为128～149 h。使用1次/日的用药方式，其蓄积率接近2倍，表明有效累积$t_{1/2}$接近24 h。本品主要以原药通过肾小球过滤和肾小管分泌随尿液排出用药量的62%～73%。年龄对药动学的影响并不明显，调整药量主要依据患者的肾功能，而不依据年龄的大小。儿童的药动学尚未进行研究。

【适应证】 本品适用于病毒复制活跃、血清ALT持续升高或肝脏组织学显示有活动性病变的慢性成人乙型肝炎的治疗。

【不良反应】 1. 可见腹泻、消化不良、恶心和呕吐。

2. 乏力、头痛、头晕、嗜睡和失眠。

3. ALT＞10×ULN。

4. AST＞5.0×ULN，白蛋白＜2.5 g/dl，总胆红素＞2.5×ULN，淀粉酶＞2.0×ULN，脂酶＞2.0×ULN。

5. 空腹高血糖＞250 mg/dl，可见糖尿、血尿，血小板＜50×10^9/L。

【妊娠期安全等级】 C。

【禁忌与慎用】 1. 对本品过敏者禁用。

2. 尚未明确本品是否可经乳汁分泌，哺乳期妇女使用时，应暂停哺乳。

3. 16岁以下儿童用药的安全性及有效性尚未确定。

【药物相互作用】 1. 由于本品主要经肾清除，因此，本品如合用可降低肾功能或与本品竞争肾小管分泌的药物，可能使本品或合用药物的血药浓度升高。

2. 本品合用拉米夫定、阿德福韦、替诺福韦尚未引起明显的相互作用。

3. 本品与其他可损害肾功能的药物合用时，应严密监测不良事件的发生。

【剂量与用法】 1. 本品用于16岁以上的青少年和成人的剂量为一次0.5 mg，一日1次。具有活动的乙型肝炎病史并正在接受拉米夫定或已知耐拉米夫定突变的剂量为一次1 mg，一日1次。

2. 肾功能不全患者的给药方案

(1) Ccr≥50 ml/min，一次0.5 mg，一日1次；如系耐拉米夫定者，一次1 g，一日1次。

(2) Ccr=(30～＜50)ml/min，一次0.25 mg，一日1次；耐拉米夫定者，一次0.5 mg，一日1次。

(3) Ccr=(10～＜30)ml/min，一次0.15 mg，一日1次；耐拉米夫定者，一次0.3 mg，一日1次。

(4) Ccr＜10 ml/min，一次0.05 mg，一日1次；耐拉米夫定者，一次0.1 mg，一日1次。以上包括接受血液透析或连续门诊腹膜透析的患者。

【用药须知】 1. 接受乙型肝炎治疗的患者由于停药(包括本品)可引起严重的急性恶化，因此，停止乙型肝炎治疗的患者至少应在几个月内持续进行临床和实验室检查。如果适合，开始抗乙型肝炎治疗是适当的。

2. 肾功能衰竭患者的Ccr＜50 ml/min(包括正在接受血液透析或腹膜透析的患者)时，应参见“剂量与用法”给予适当减量。

3. 治疗期间，应定期监测血常规和肝功能。

4. 接受肝移植并施用免疫抑制剂的患者可能发生肾功能受损，故在使用本品之前和使用期间，应严密监测肾功能。

5. 患者在使用本品的同时，应在医生的严密监护下，与医生讨论任何新的症状和合用的其他药物。

6. 应告知患者，使用本品治疗并不能降低性接触或输血时将HBV传播给他人的危险性。

【制剂】 ①片剂：0.5 mg；1.0 mg。②口服液：0.05 mg/ml。

【贮藏】 贮于15～30 ℃。

地拉韦啶

(delavirdine)

本品为非核苷逆转录病毒抑制剂。

【CAS】 136817-59-9

【ATC】 J05AG02

【理化性状】 1. 化学名：1-[3-(Isopropylamino)-2-pyridyl]-4-[(5-methanesulfonamidoindol-2-yl)carbonyl]-piperazine

2. 分子式：$C_{22}H_{28}N_6O_3S$

3. 分子量：456.56

4. 结构式

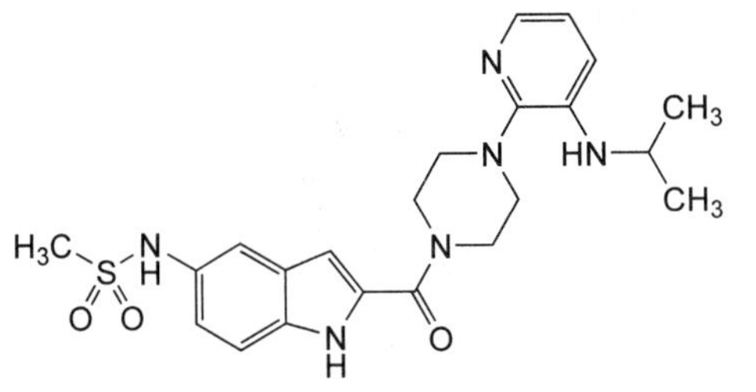

甲磺酸地拉韦啶

(delavirdine mesylate)

别名：Rescriptor

〖**CAS**〗　147221-93-0

〖**理化性状**〗　1. 化学名：1-[3-(Isopropy-lamino)-2-pyridyl]-4-[(5-methanesulfonamidoindol-2-yl)carbonyl]-piperazine monomethanesulfonate

2. 分子式：$C_{22}H_{28}N_6O_3S \cdot CH_4O_3S$

3. 分子量：552.7

【**药理作用**】　1. 本品可特异性地抑制 HIV-1 的逆转录酶，对 HIV-2 和动物的逆转录酶无活性。本品的作用机制与核苷类逆转录酶抑制剂的不同，在于本品不直接与核酶结合位点发生反应，且对 RNA 酶的活性没有影响，却可抑制 HIV-1 逆转录酶的 DNA 和 RNA 聚合酶的功能，从而变构抑制核酸结合位点的聚合作用。因此，本品对 HIV 核苷类耐药株具有抑制作用，与核苷类逆转录酶抑制药合用，可能发挥协同作用。

2. 实验证实，本品在体外抑制 HIV-1 的 50% 有效浓度（IC_{50}）为 0.26 μmol/L（范围是 0.001～0.7 μmol/L），对齐多夫定和去羟肌苷的耐药株也观察到相似的活性，且对许多 HIV-1 病毒株的 IC_{50} 值较齐多夫定和去羟肌苷低，与报道的扎西他滨的值相近。此外，本品对急性感染的微神经胶质细胞模型具有高度活性（IC_{50}＜0.05 μmol/L），但对慢性感染的幼单核细胞模型的活性较弱。当与其他抗逆转录病毒病毒药合用时，本品可降低 HIV-1 的负荷，促使 CD_4^+ 细胞计数增加。

【**体内过程**】　1. 口服本品后吸收迅速，单剂量给予 300 mg 后 1 h 可达 C_{max}（约为 9 μmol/L）。口服 300 mg 或 400 mg，3 次/日，其平均稳态峰值分别为 27 μmol/L 和 36 μmol/L。口服本品 400 mg，3 次/日，加齐多夫定 200 mg，3 次/日，其 C_{max} 为 30 μmol/L。在稳态时，本品显示出较大的个体差异，但在不同的种族之间未显示明显差异。血药谷值女性患者高于男性 1.8 倍。

2. 本品主要与清蛋白结合，总蛋白结合率为 98%～99%。口服 400 mg，3 次/日，唾液和精液中的药物浓度分别为稳态浓度的 6% 和 2%。在脑脊液中的浓度极低，约为同时段血药浓度的 0.4%。本品主要在肝内经 CYP3A 代谢，少量经 CYP2D6、CYP2C9 和 CYP2C19 代谢，给予单剂量口服 300 mg 后 1.5 h，其 *N*-异丙基代谢物的 C_{max} 约为 5 μmol/L。约 51% 的药物随尿液排出，其中所含原药约占 5%，约 44% 药物随粪便排出。原药的消除半衰期为 2～11 h（平均为 5.8 h）。

【**适应证**】　常合用其他抗逆转录病毒病毒药，治疗人类免疫缺陷病毒感染。

【**不良反应**】　1. 可见头痛、乏力、单个或多个关节痛、骨病、骨痛、腿痉挛、肌无力、肌痛、肌腱病、腱鞘炎、手足抽搐以及横纹肌溶解。

2. 可引起恶心、呕吐、腹痛、腹泻、消化不良、蛋白尿和血肌酐轻度升高。

3. 皮疹是常见的不良反应，尤在联合用药时，其发生率高达 35%，以斑丘疹形式扩散，伴轻度瘙痒，常融合成片。皮疹一般多在给药后 1～2 周出现，CD_4^+ 计数＜300/m^3 的患者更易发生皮疹。还有报道，有 2%～3% 患者可出现皮疹，且有发生斯-约综合征和多形性红斑者。

4. 可见粒细胞减少、血红蛋白降低和血小板计数减少。

5. 个案报道可发生急性过敏反应，伴极度呼吸困难；还有延迟性超敏反应的报道，面部和躯干首先出现红斑样斑丘疹，继而扩散到肢体，停药后 4 日皮疹消退；该例 1 周后再次接受本品，其过敏症状更重，全身性皮疹伴呼吸困难和喘息。

【**妊娠期安全等级**】　C。

【**禁忌与慎用**】　1. 对本品或阿替韦啶过敏者禁用。

2. HIV 感染的哺乳期妇女应避免哺乳，以免感染婴儿。

3. 16 岁以下儿童用药的安全性及有效性尚未确定。

4. 有肝脏病史者慎用。

【**药物相互作用**】　1. 本品与氟西汀或酮康唑合用，可使本品的血药谷值升高 50%。

2. 奎奴普丁-达福普丁可抑制本品赖以代谢的 CYP 酶，导致本品血药浓度升高。

3. 体外研究证实，本品与扎西他滨、齐多夫定或重组人干扰素 α 有协同作用；本品与齐多夫定合用，两者药动学参数均无改变。

4. 本品属于 CYP3A4 抑制药，因而在与阿司咪唑、特非那定、双氢麦角胺、麦角新碱、西沙必利、阿普唑仑、咪达唑仑或三唑仑合用时会导致这些药物的血药浓度升高，不良反应加重。

5. 本品可抑制 CYP3A4，依靠该酶代谢的阿夫唑嗪或依立曲坦如与本品合用，可使前两者的血药浓度升高。

6. 本品可使氨氯地平、非洛地平、伊拉地平、拉西地平、乐卡地平、马尼地平、尼卡地平、硝苯地平、尼莫地平、尼索地平、尼群地平、奎尼丁和西地那非的血药浓度升高，毒性增强。

7. 本品合用阿托伐他汀可使血药浓度升高，发生肌病和横纹肌溶解的风险增大。

8. 本品还可使克拉霉素、茚地那韦、华法林和沙奎那韦的血药浓度升高。

9. 本品可抑制利福布汀的代谢，而利福布汀、利福平和利福喷汀可诱导本品代谢。

10. 本品与安泼那韦合用，后者血药浓度升高，而前者则降低。

11. 苯妥英、苯巴比妥和卡马西平均可增强本品的代谢。

12. 含铝、镁的制酸药可使本品吸收减少，生物利用度降低，两者合用至少应相隔 1 h。

13. 本品合用去羟肌苷时，两者的血药浓度均见降低。

【剂量与用法】 1. 推荐成人口服一次 400 mg，3 次/日，与其他抗逆转录病毒病毒药合用，也可将药片用至少 90 ml 水溶解后即时口服。

2. 胃酸缺乏者应与酸性饮料同服。

【用药须知】 应定期进行全血细胞计数、肝肾功能检查和血生化检查。

【制剂】 片剂：100 mg；200 mg。

【贮藏】 密闭，贮于 20～25 ℃。

奈韦拉平

(nevirapine)

别名：Viramune

本品为非核苷类逆转录酶抑制剂。

【CAS】 129618-40-2

【ATC】 J05AG01

【理化性状】 1. 本品为无水或含半个分子结晶水。白色到近白色，无臭到接近无臭，结晶粉末。几乎不溶于水，微溶于乙醇和甲醇。水合形式也微溶于丙二醇。允许的温度范围为 15～30 ℃。

2. 化学名：11-Cyclopropyl-5，11-dihydro-4-methyl-6*H*-dipyrido［3，2-*b*：2′，3′-*e*］-［1，4］diazepin-6-one

3. 分子式：$C_{15}H_{14}N_4O$

4. 分子量：266.3

5. 结构式

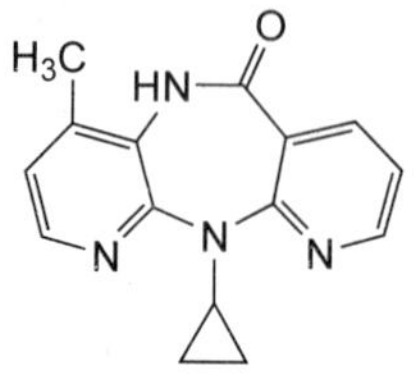

【用药警戒】 1. 本品可致危及生命甚至致命的肝毒性，特别是治疗的前 18 周。有些病例无肝炎的前驱症状而进展为肝功能衰竭，但常伴皮疹。女性、CD_4^+ 细胞计数高者风险高。本品不能做职业暴露或非职业暴露后的预防用药。出现肝炎的症状和体征或转氨酶升高伴皮疹或其他全身症状者，必须立即停药，并进行评估。

2. 本品可致严重的、危及生命的包括致命性的皮肤反应，包括斯-约综合征、中毒性表皮坏死松解症、过敏性皮疹、全身反应及器官功能异常。出现上述反应者应立即停药，并进行评价，在治疗 18 周内出现皮疹者必须立即检测转氨酶。14 日的诱导期，每日 200 mg，可降低皮疹的发生率，也必须严格遵守。

3. 本品治疗的前 18 周内必须严密监护患者，以期发现危及生命的肝毒性或皮肤反应，治疗前 6 周，应加倍警觉。出现肝炎、转氨酶升高伴皮疹或其他症状、严重的皮疹或过敏反应后，不能重新开始治疗，尽管停止治疗，肝损害仍有可能进展。

【药理作用】 对 HIV-1 具有活性。但单用时会迅速产生耐药。

【体内过程】 口服本品后迅速被吸收，食物不影响吸收。给予单剂量后 4 h 可达血药峰值。蛋白结合率约为 60%。脑脊液中的药物浓度约当血药浓度的 45%。本品可透过胎盘，进入乳汁。本品在肝内主要通过 CYP3A 进行代谢。在给予常用量 2～4 周后，在上述同工酶的自身诱导下，使清除增加了 1.5～2 倍；同时 $t_{1/2}$ 则由 45 h 降生 25～30 h。本品主要以羟基代谢物的葡糖醛酸化结合物随尿排出。

【适应证】 常与其他抗逆转录病毒病毒药物合用治疗 HIV-1 感染。

【不良反应】 1. 最常见的不良反应为皮疹，一般在治疗开始的头 6 周发生。

2. 严重的，危及生命的皮肤反应（如斯-约综合征）已有报道，比较罕见的还有中毒性表皮坏死松解症。

3. 其他常见的不良反应还有恶心、疲劳、发热、嗜睡和头痛。

4. 还常引起肝功能试验异常和肝炎。

【妊娠期安全等级】 C。

【禁忌与慎用】 1. 对本品过敏者禁用。

2. 肝肾功能衰竭者禁用，功能不全患者慎用。

3. HIV 感染的哺乳期妇女应避免哺乳，以免感染婴儿。

【药物相互作用】 1. 同地拉韦啶"1"。

2. 与酮康唑合用，本品血药浓度上升，酮康唑则下降。

3. 本品能使茚地那韦和沙奎那韦血药浓度降低。

4. 本品可降低口服避孕药和其他激素类避孕药的血药浓度，从而影响避孕效果。

5. 西咪替丁、大环内酯类可升高本品的血药浓度。

6. 利福布汀和利福平可降低本品的血药浓度。

【剂量与用法】 1. 成人口服一日 200 mg，连用 14 日，在未出现皮疹的情况下，增量至一次 200 mg，一日 2 次。

2. 儿童口服 150 mg/m^2，一日 1 次，连用 14 日，继后 150 mg/m^2，一日 2 次。

【用药须知】 1. 如出现严重皮疹或皮疹伴发热、发疱、口腔病损、结膜炎、水肿、肌肉或关节痛、全身疲劳，应停药。

2. 在开始用药的前 2 周中，如患者出现任何皮疹，都不应试图增加剂量，直至皮疹消退。

3. 应定期检查肝功能，如出现中、重度肝功能异常，治疗应停止；如肝功能已恢复正常，可考虑重新使用初始的剂量；如肝功能再出现异常，即应持久停药。

【制剂】 ①片剂：200 mg。②胶囊剂：200 mg。

【贮藏】 密闭，防潮，贮于 15～30 ℃。

依法韦仑
(efavirenz)

别名：Sustiva、DMP266

本品是一种苯并噁嗪酮，属于非核苷类逆转录酶抑制剂。

【CAS】 154598-52-4

【ATC】 J05AG03

【理化性状】 1. 化学名：(*S*)-6-Chloro-4-(cyclopropylethynyl)-1, 4-dihydro-4-(trif-luoromethyl)-2*H*-3, 1-benzoxazin-2-one

2. 分子式：$C_{14}H_9ClF_3NO_2$

3. 分子量：315.7

4. 结构式

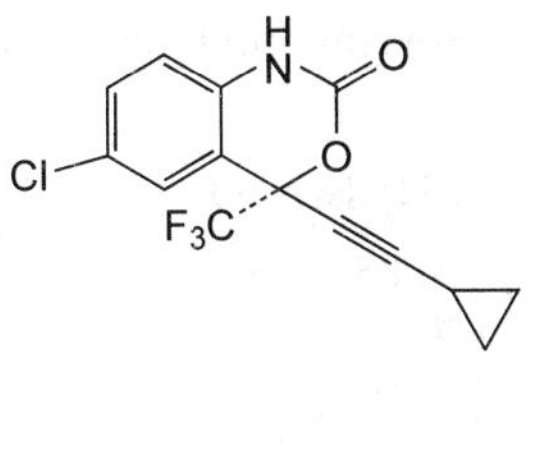

【药理作用】 1. 本品对抗原始型(wild-type) HIV-1 逆转录酶的抑制常数(K_i)是 2.93nmol/L。

2. 本品对原始型 HIV-1 在原始淋巴样单核细胞样细胞培养[产生 95% 抑制浓度(IC_{95}) = 1.5～3.0nmol/L]中的复制扩散具有很好的抑制作用。

3. 本品与齐多夫定、去羟肌苷或茚地那韦对 HIV-1 的细胞培养中具有协同作用。

4. 本品在 HIV-1 感染的原始细胞和 T 细胞系处于 80 μmol/L 浓度时属于细胞毒。

5. 使用本品的患者已有耐药现象出现，但较其他同类药物相比出现较慢。据报道，本品在合用其他非核苷类逆转酶抑制剂如奈韦拉平和地拉韦啶也有耐药现象出现。

【体内过程】 1. 口服单剂量 100 mg 和 1600 mg 后 5 h 可分别达血药峰值 0.51 和 2.9 μg/ml。尽管剂量加大时峰值随之上升，但不成比例，在使用大剂量时，吸收却在减少。

2. 对感染 HIV-1 的患者分别使用每日 200，400 和 600 mg，经 6～10 日可达稳态浓度。其中，使用 600 mg/d 顿服的患者，在稳态时的血药浓度谷值、峰值和 AUC 分别为 1.8 μg/ml，4.1 μg/ml 和 58.1 μg/(ml·h)。

3. 本品可透过血-脑屏障，本品每日 200～600 mg 顿服至少 1 个月，脑脊液中的药物浓度为血药浓度的 0.26% ～ 1.19%。本品的蛋白结合率高(99.5%～99.75%)。

4. 本品主要在肝内代谢，主要通过 CYP3A4 和 2B6 同工酶。其羟基化代谢物几乎没有活性。给予本品 400 mg，其 14%～34% 以代谢物随尿排出，出现在粪便中的原药占 16%～61%，尿中的原药仅占 1%。其终末半衰期在单剂量和多剂量时分别为 52～76 h 和 40～55 h。

【适应证】 与其他抗逆转录病毒病毒药合用治疗 HIV-1 感染。

【不良反应】 1. 神经　头痛、疲乏。

2. 内分泌与代谢　脂肪重新分布、向心性肥胖、颈部脂肪增多(水牛背)、颜面和外周消瘦、类库欣综合征样外貌和乳房增大。

3. 血液　粒细胞减少、血红蛋白减少、血小板减少。

4. 消化　恶心、呕吐、腹痛、腹泻、消化不良以及氨基转移酶、总胆红素轻度或中度升高(通常不伴临床症状，不需中断治疗)、肝功能衰竭。

5. 泌尿　蛋白尿、血清肌酐轻度升高。

6. 肌肉与骨骼　单个或多个关节痛(或关节炎)、骨病、骨痛、腿痉挛、肌无力、肌痛、肌腱病、腱鞘炎和手足抽搐。另有报道，横纹肌溶解症与本品相关。

7. 皮肤　可出现皮疹，用于联合治疗时，以斑丘疹形式扩散，伴轻度瘙痒，常常融合，通常在开始本药治疗后的1～2周出现。CD_4^+ 计数<3×10^8/L者，更易发生皮疹。少见瘙痒、斯-约综合征和多形红斑。

【妊娠期安全等级】D。

【禁忌与慎用】1. 对本品过敏者禁用。

2. 皮肤病患者慎用。

3. HIV感染的哺乳期妇女应避免哺乳，以免感染婴儿。

【药物相互作用】1. 体内试验证实，本品可诱导CYP3A4，体外试验证实，又可抑制CYP2C9、2C19和3A4，因此，通过这些酶可能可改变一些药物的代谢，也可诱导其本身的代谢。

2. 本品每日200 mg顿服可使茚地那韦800 mg、每日3次、连用14日的血药峰值和AUC分别下降16%和31%。后者的用量在合用时应增至1000 mg，3次/日。

3. 本品（每日600 mg顿服）合用沙奎那韦（1200 mg，3次/日）共10日后的血药峰值和AUC分别下降50%和62%。两者不宜合用。

4. 本品（每日400 mg顿服）可使克拉霉素（500 mg，每日2次，合用7日）的AUC下降39%，其羟基化代谢物的AUC上升34%。

5. 利福平可降低本品的血药峰值和AUC。

6. 本品可使乙炔基雌二醇的AUC明显上升。

7. 本品合用氟康唑、奈非那韦、阿奇霉素、齐多夫定-拉米夫定或单剂量的法莫替丁或氢氧铝镁抗酸药未发生相互作用。

【剂量与用法】1. 口服　应与其他抗病毒药合用，应在睡前空腹服用。

2. 成人　每日600 mg，顿服。

3. 与伏立康唑合用　伏立康唑的剂量增加至400 mg，每12 h一次，本品的剂量降低至300 mg，1次/日。

4. 与利福平合用　本品的剂量推荐增加至800 mg，1次/日。

5. 儿童　体重>40 kg者剂量同成人，32.5～40 kg者剂量为400 mg，25～32.5 kg者剂量为350 mg，20～25 kg者剂量为300 mg，15～20 kg者剂量为250 mg，7.5～15 kg者剂量为200 mg，5～7.5 kg者剂量为150 mg，3.5～5 kg者剂量为100 mg。

【用药须知】1. 与其他非核苷类逆转录酶抑制药相比，本药抗病毒活性较弱，故对首次治疗的患者，一般不推荐将本药作为初始治疗方案的一部分。

2. 用药后应注意观察症状有无改善，病情有无发展，并监测本药的毒性征象（如斑丘疹、严重恶心或呕吐）。曾出现过严重皮疹患者，即使皮疹已恢复，也不能再重新使用本药。

3. 合用利托那韦应监测肝功能。

【制剂】①胶囊剂：50 mg；200 mg。②片剂：600 mg。

【贮藏】密闭，防潮，贮于15～30 ℃。

克拉夫定
(clevudine)

别名：Levovir、Revovir

本品为核苷类似物。

【CAS】69256-17-3

【ATC】J05AF12

【理化性状】1. 化学名：1-[(2*S*, 3*R*, 4*S*, 5*S*-3-Fluoro-4-hydroxy-5-hydroxymethyl) oxolan-2-yl]-5-methylpyrimidine-2, 4-dione

2. 分子式：$C_{10}H_{13}FN_2O_5$

3. 分子量：260.22

4. 结构式

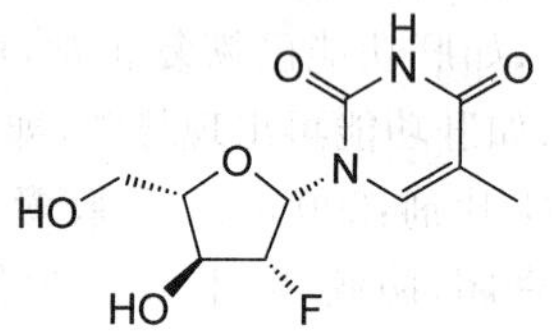

【简介】本品用于治疗乙型肝炎，已在韩国和菲律宾上市。

依曲韦林
(etravirine)

别名：英特莱、TMC125、R-165336、Intelence

【CAS】269055-15-4

【ATC】J05AG04

【理化性状】1. 本品为白色至淡黄棕色粉末。即使在较宽的pH范围内本品也几乎不溶于水。极微溶于丙二醇，微溶于乙醇。可溶于聚乙二醇（PEG）400，易溶于某些有机溶剂（如：*N*，*N*-二甲基甲酰胺和四氢呋喃）中。

2. 化学名：4-[[6-Amino-5-bromo-2-[(4-cyanophenyl)amino]-4-pyrimidinyl]oxy]-3, 5-dimethylbenzonitrile

3. 分子式：$C_{20}H_{15}BrN_6O$

4. 分子量：435.28

5. 结构式

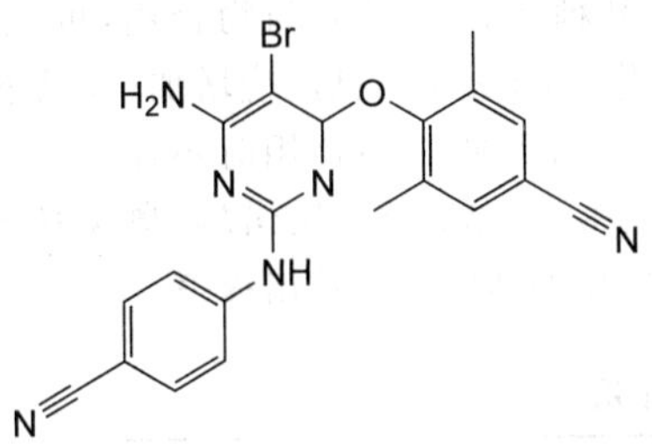

【药理作用】 1. 本品是一种抗Ⅰ型人类免疫缺陷病毒（HIV-1）的非核苷类逆转录酶抑制剂（NNRTIs）。它通过直接结合逆转录酶，破坏酶的催化部位，并阻断依赖 RNA 和 DNA 的多聚酶的活性而发挥抗病毒作用。不会抑制人的 α-DNA、β-DNA 和 γ-DNA 多聚酶。

2. 本品在细胞培养中对急性感染的 T 细胞系、人外周血单核细胞与人单核细胞/巨噬细胞中的野生型 HIV-1 实验室菌株和临床分离株表现出活性，其平均 EC_{50} 值为 0.9～5.5 nmol/L（0.4～2.4 ng/ml）。本品在细胞培养中具有广谱抗 HIV-1 病毒的 M 型分离株（亚型 A，B，C，D，E，F，G）的活性，其 EC_{50} 值 0.29～1.65nmol/L，而对 O 型主要分离株的 EC_{50} 值为 11.5～21.7nmol/L。本品在与以下抗病毒药物合用时没有表现出拮抗作用，即非核苷类逆转录酶抑制剂（NNRTIs），如：地拉韦啶、依非韦伦/奈韦拉平；核苷类逆转录酶抑制剂如：阿巴卡韦、去羟肌苷、恩曲他滨、拉米夫定、司他夫定、替诺福韦，扎西他滨，齐多夫定；蛋白酶抑制剂，如：安泼那韦、阿扎那韦、地瑞那韦、茚地那韦、洛匹那韦、奈非那韦、利托那韦、沙奎那韦和替拉那韦；以及融合抑制剂恩夫韦肽（ENF）。

【体内过程】 1. 吸收　口服给药后，本品吸收的达峰时间为 2.5～4 h。口服本品的绝对生物利用度未知。在健康受试者中，本品的吸收不受口服雷尼替丁或奥美拉唑等可提高胃液 pH 适合药物的影响。在空腹状态下服用本品与饭后服用相比，本品的全身暴露量（AUC）下降了 50%左右，故推荐应在饭后服用。

2. 分布　约 99.9%的本品与血浆蛋白结合，体外试验表明主要是与白蛋白（99.6%）和 α_1-酸性糖蛋白（97.66%～99.02%）结合。本品在人血浆外室（如脑脊液、生殖道分泌物）的分布尚未评估。

3. 代谢　本品是 CYP3A4、CYP2C9 和 CYP2C19 的底物，也是 CYP3A4 的诱导剂和 CYP2C9 和 CYP2C19 的抑制剂。体外人肝微粒体（HLMs）实验表明本品主要由 CYP3A4、CYP2C9 和 CYP2C19 代谢。主要代谢产物是由二甲基苄腈基团的甲基羟基化形成，其对抗细胞培养中野生型 HIV 病毒的活性至少比本品低 90%。

4. 排泄　单剂给予 ^{14}C 标记的本品 800 mg 后，在粪便和尿中分别回收平均 93.7%和 1.2%的放射性标记物。粪便中原形本品占给药量的 81.2%～86.4%。尿未检测到原药。本品终末消除半衰期为（41±20）h。

【适应证】 与其他抗逆转录病毒病毒药物联合用于经逆转录病毒药物治疗但仍存在病毒复制且对一种非核苷类逆转录酶抑制剂和其他抗逆转录病毒病毒药物已产生耐药的 HIV-1 毒株的成年患者进行抗 HIV-1 感染的治疗。

【不良反应】 1. 本品最常见（发生率＞10%）的不良反应为恶心（13.9%）和皮疹（16.9%）。据报道本品会导致严重甚至致命的皮肤反应，包括斯-约综合征、中毒性表皮坏死松解症和多形性红斑，主要在用药 2 周出现。

2. 其他常见（发生率＞2%）的不良反应包括腹泻、腹痛、呕吐、疲劳、周围神经病变、头痛、高血压等。

3. 极少数（发生率＜2%）服用者可能发生心肌梗死、心绞痛、房颤、眩晕、视物模糊、胃-食管反流、胃肠胀气、胃炎、胰腺炎、便秘、口干、干呕、咯血、干呕、口腔炎、呆滞、贫血、细胞溶解性肝炎、脂肪肝、肝炎、肝大、过敏反应、免疫重建综合征、糖尿病、血脂异常、食欲缺乏、感觉异常、感觉迟钝、抽搐、晕厥、健忘症、嗜睡、震颤、焦虑、睡眠障碍、定向力障碍、精神紧张、噩梦、肾功能衰竭、男性乳房发育症、呼吸困难、支气管痉挛、盗汗、多汗症、皮肤干燥、脂肪增生、颜面水肿、脂肪性营养障碍、血管神经性水肿和卒中。

4. 体内脂肪可发生再分配或积累，包括中央型肥胖、颈背部的脂肪增多（水牛背）、外周消瘦、面部消瘦、乳房增大以及“库欣综合征”体征，已在接受抗逆转录病毒治疗的患者中观察到。这些事件的机制和长期后果目前还尚不清楚。其因果关系尚不明确。

5. 已有报道包括本品在内的抗逆转录病毒联合治疗的患者发生免疫重建综合征。在联合治疗的初始阶段，免疫系统起反应的患者可能会发生机会致病菌（如结核分枝杆菌、巨细胞病毒、卡氏肺囊虫感染。

【妊娠期安全等级】 B。

【禁忌与慎用】 1. 目前尚不明确本品是否分泌进入人类乳汁，建议感染 HIV 及接受本品治疗的母亲不要授乳喂养婴儿，以避免传播 HIV 和本品的不良反应。

2. 妊娠期妇女只有潜在获益大于潜在风险时才可在妊娠期间使用本品。

3. 儿童使用本品的安全性和有效性尚未确定。

4. 老年患者的剂量选择应谨慎。

【药物相互作用】 1. 本品与抑制或诱导CYP3A、CYP2C9和(或)CYP2C19药物合用,可能使本品的治疗作用降低或不良反应增加,详见下表。

2. 本品与CYP3A、CYP2C9和(或)CYP2C19底物或通过P糖蛋白转运的药物合用,可能使合用药物的治疗作用降低或不良反应增加,详见下表。

3. 本品与下列药物合用时不需调整剂量:去羟肌苷、恩夫韦地、炔雌醇、炔诺酮、奥美拉唑、帕罗西丁、拉替拉韦、雷尼替丁、替诺福韦。

依曲韦林与其他药物的相互作用

合用药物	对本品或共用药物血药浓度的影响	临床评价
依法韦仑、奈韦拉平	本品血药浓度降低	两种NNRTIs合用并无临床益处,与依法韦仑或奈韦拉平合用,本品血药浓度明显降低,导致本品丧失治疗效果,避免合用
地拉韦啶	本品血药浓度升高	两种NNRTIs合用并无临床益处,避免合用
阿扎那韦、福沙那韦、奈非那韦、茚地那韦(无利托那韦)	安泼那韦、奈非那韦血药浓度升高 阿扎那韦、茚地那韦血药浓度降低	本品与蛋白酶抑制剂合用(因无低剂量的利托那韦)可显著改变蛋白酶抑制剂的血药浓度,如无低剂量的利托那韦,本品禁与蛋白酶抑制剂合用
利托那韦*	本品血药浓度降低	利托那韦600 mg,2次/日,可导致本品血药浓度明显降低,丧失治疗作用,本品应禁与利托那韦600 mg,2次/日合用
替拉那韦-利托那韦	本品血药浓度降低	可导致本品血药浓度明显降低,导致本品丧失治疗效果,避免合用
福沙那韦-利托那韦	安波那韦血药浓度升高	由于福沙那韦的体内活性形式安波那韦系统暴露量明显升高,尚不能确定合用时各自的适当剂量,所以禁止合用
阿扎那韦-利托那韦	阿扎那韦血药浓度降低,本品血药浓度升高	阿扎那韦 C_{min} 降低约38%,阿扎那韦失去治疗作用,本品的AUC升高100%,避免合用
达芦那韦-利托那韦	本品血药浓度降低	本品AUC降低约37%,Ⅲ期临床中,达芦那韦-利托那韦作为基础方案的一部分,与本品合用安全有效,所以可以合用,不必调整剂量
洛匹那韦-利托那韦	本品血药浓度升高	本品AUC升高约85%,安全性资料有限,谨慎合用
沙奎那韦-利托那韦	本品血药浓度降低	本品AUC降低约33%,可以合用,不需调整剂量
抗心律失常药:胺碘酮、苄普地尔、丙吡胺、氟卡尼、利多卡因(全身应用)、美西律、普罗帕酮、奎尼丁	抗心律失常药血药浓度降低	抗心律失常药血药浓度降低,应谨慎合用。如可能,监测抗心律失常药血药浓度
抗凝药:华法林	抗凝药血药浓度升高	华法林的血药浓度可能升高,应监测INR值
抗惊厥药:卡马西平、苯巴比妥、苯妥英	本品血药浓度降低	卡马西平、苯巴比妥、苯妥英为CYP450酶诱导剂,可明显降低本品的血药浓度,导致本品失效
抗真菌药:伊曲康唑、氟康唑、伏立康唑、泊沙康唑、酮康唑	本品血药浓度升高,伊曲康唑、酮康唑血药浓度降低,伏立康唑血药浓度升高,氟康唑与泊沙康唑浓度持平	泊沙康唑是强效CYP3A4抑制剂,氟康唑是强效CYP2C9抑制剂,两者均可明显升高本品的血药浓度;酮康唑与伊曲康唑既是强效的CYP3A4抑制剂,也是CYP3A4的底物,与本品合用,可升高本品的血药浓度,同时两者血药浓度降低;伏立康唑是CYP2C19的底物,也是CYP3A4、CYP2C9及CYP2C19的抑制剂,与本品合用,两者血药浓度均会升高伊曲康唑、酮康唑或伏立康唑的剂量调整需根据其他合用药物进行
抗感染药:克拉霉素*	本品及14-羟基克拉霉素血药浓度升高,克拉霉素血药浓度降低	克拉霉素暴露量可见降低,但其活性代谢产物14-羟基克拉霉素的血药浓度却升高,由于后者对MAC分枝杆菌复合感染的活性降低,总体药理活性可能被改变,可考虑换用阿奇霉素替代克拉霉素
抗分枝杆菌药:利福平、利福喷丁	本品血药浓度降低	利福平和利福喷汀是CYP诱导剂,可明显降低本品的血药浓度,导致本品丧失治疗效果,避免合用
抗分枝杆菌药:利福布汀	本品、利福布汀及25-*O*-去乙酰基利福布汀血药浓度均降低	如本品不与蛋白酶抑制剂-利托那韦合用,利福布汀推荐剂量为:300 mg,1次/日;如本品与达芦那韦-利托那韦或沙奎那韦-利托那韦合用,则不能再合用利福布汀,因可明显降低本品的暴露量
苯二氮草类:地西泮	地西泮血药浓度升高	需降低地西泮的剂量

续表

合用药物	对本品或共用药物血药浓度的影响	临床评价
皮质激素：地塞米松（系统性应用）	本品血药浓度降低	系统性应用地塞米松可诱导 CYP3A4，降低本品的血药浓度，造成本品治疗效果丧失应谨慎合用，或用其他药物替代，特别是长期使用时
植物药：贯叶连翘	本品血药浓度降低	与含贯叶连翘的药物合用，本品血药浓度明显降低，导致本品丧失治疗效果，禁止合用
HMG-CoA 还原酶抑制剂：阿托伐他汀	本品血药浓度无变化，阿托伐他汀及 2-羟基阿托伐他汀血药浓度降低	不必调整本品剂量，但需根据临床反应调节阿托伐他汀的剂量
HMG-CoA 还原酶抑制剂：氟伐他汀、洛伐他汀、普伐他汀、瑞舒伐他汀、辛伐他汀	本品及普伐他汀、瑞舒伐他汀血药浓度无变化，氟伐他汀血药浓度升高，洛伐他汀、辛伐他汀血药浓度降低	普伐他汀及瑞舒伐他汀与本品无相互作用；洛伐他汀和辛伐他汀是 CYP3A4 的底物，与本品合用，血药浓度降低；氟伐他汀由 CYP2C9 代谢，血药浓度可被本品升高，需适当调节剂量
免疫抑制剂：环孢素、西罗莫司、他克莫司	免疫抑制剂血药浓度降低	本品与免疫抑制剂应谨慎合用，因免疫抑制剂血药浓度会降低
麻醉性镇痛药：美沙酮	两者血药浓度均无变化	两者可合用，不必调整剂量，但应监测戒断症状，因为在某些美沙酮支持治疗的患者可能需要调节剂量
磷酸二酯酶-5 抑制剂（PDE-5）：西地那非、伐地那非、他达那非	西地那非及 *N*-去甲基西地那非血药浓度降低	本品可与西地那非合用，一般不必调整剂量，但可能需要根据临床反应调节剂量

注：* 临床试验评价的相互作用，其他为预测的相互作用。

【剂量与用法】 每日口服 200 mg，分两次餐后服用。食物类型不会影响本品的药物暴露。不能吞咽完整片剂的患者可将药片放入一杯水中使之分散开，搅拌均匀后立即饮用。水杯需用少许水洗几次，洗杯水亦喝下，以确保剂量完全。

【用药须知】 1. 轻度肝功能不良（Child-Pugh 类别 A）和中度肝功能不全（Child-Pugh 类别 B）患者不必调整剂量。尚未评价重度肝功能不全对本品的影响。

2. 乙型和（或）丙型肝炎病毒共感染患者不必调整剂量。

3. 本品的肾清除率≤1.2%，可忽略不计，故肾功能不全患者不必调整剂量。本品与血浆蛋白高度结合，通过血液透析或腹膜内透析很可能不会被显著消除。

4. 如发生严重的皮肤反应或过敏现象（包括但不限于重度皮疹或皮疹伴有发热、全身不适、乏力、肌肉或关节疼痛、水疱、口腔溃疡、结膜炎、面部水肿、肝炎和嗜酸性粒细胞增多），应立即停止使用本品。注意监护如肝转氨酶等，并开始适当的治疗。重症皮疹发作后如停药延迟则可能危及生命。

5. 本品过量没有特异性解毒药，过量的治疗方法除密切监测患者体征外，还应给予综合性支持治疗。如确定药物过量，呕吐或洗胃可以排出未吸收的部分，药用炭也可用来移除未吸收的药物。

6. 发现漏服本品，如果在正常服药时间的 6 h 以内，可在饭后服用。如果超过 6 h 以上，则不必补服，恢复正常服药进度即可。不要将剂量加倍以弥补漏服的剂量。

7. 在健康受试者中，同时服用本品与雷尼替丁或奥美拉唑等可提高胃液的 pH，而不影响其吸收。

8. 应当在进餐时或餐后服用本品。

9. 与其他有效的抗逆转录病毒药物合用，出现治疗效应的可能性增高。

10. 含 NRTIs 的治疗方案曾有病毒学失败经验的患者，不要单独使用本品与 NRTIs 联合治疗。

【制剂】 片剂：100 mg。

【贮藏】 原瓶防潮保存于 25 ℃下，短程携带可保存于 15～30 ℃，不要取出干燥剂。

利匹韦林
(rilpivirine)

本品为 NNRTIs。

【CAS】 500287-72-9

【ATC】 J05AG05

【理化性状】 1. 化学名：4-[[4-[[4-[(*E*)-2-Cyanoethenyl]-2, 6-dimethylphenyl] amino] 2-pyrimidinyl] amino]benzonitrile

2. 分子式：$C_{22}H_{18}N_6$

3. 分子量：366.42

4. 结构式

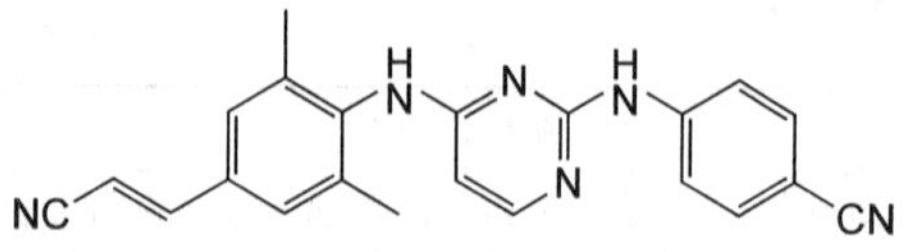

盐酸利匹韦林

(rilpivirine hydrochloride)

别名：Edurant

本品为 NNRTIs。

〖理化性状〗 1. 本品为白色或近白色粉末，几乎不溶于水。

2. 化学名：4-[[4-[[4-[(*E*)-2-Cyanoethenyl]-2,6-dimethylphenyl] amino] 2-pyrimidinyl] amino] benzonitrile monohydrochloride

3. 分子式：$C_{22}H_{18}N_6 \cdot HCl$

4. 分子量：402.88

【药理作用】 本品为非核苷类抗 HIV-1 逆转录酶抑制剂。

【体内过程】 1. 吸收　口服 25 mg，1 次/日的 $AUC_{(0\sim24)}$、C_{max}分别为(2235±851)(μg·h)/ml 和(79±35)μg/ml。口服本品后，4～5 h 达血药峰值。空腹服用本品的暴露量较进食标准餐或高脂肪餐后服用的暴露量低 40%

2. 体外本品蛋白结合率高(≥99.7%)，主要与白蛋白结合。

3. 本品主要经 CYP3A 氧化代谢。

4. 本品的终末半衰期约为 50 h。单剂量给予放射性标记的本品，粪便和尿液分别回收 85%和 6.1%的放射性物质，粪便中回收的原药占给药剂量的 25%，尿中排泄的原药仅占痕量。

5. 年龄、性别及种族对本品药动学无临床意义的影响。

【适应证】 与其他抗逆转录病毒病毒药物合用，治疗未经治疗抗逆转录病毒治疗的患者 HIV-1 感染，治疗前 HIV-1 RNA 应≤100 000/ml。

【不良反应】 1. 常见不良反应包括腹痛、恶心、呕吐、疲乏、头晕、抑郁、失眠、梦魇、皮疹。

2. 少见不良反应包括腹泻、腹部不适、胆结石、胆囊炎、食欲降低、困倦、睡眠障碍、焦虑、肾小球肾炎、膜性肾小球肾炎、系膜增生性肾小球肾炎、肾结石。

3. 实验室检查异常包括 ALT、AST 及总胆红素、肌酐升高，胆固醇升高，三酰甘油升高。

【妊娠期安全等级】 B。

【禁忌与慎用】 1. 对本品或怀疑对其赋型剂过敏者禁用。

2. 对于妊娠期妇女尚无足够的良好对照的临床研究，只有在确实需要时，妊娠期妇女才能服用。

3. 由于潜在的 HIV 传染和对婴儿不良反应，本品禁用于正在哺乳的妇女。

4. 儿童用药的安全性及有效性尚未确定。

5. 严重肝、肾功能不全患者慎用。

【剂量与用法】 口服，一次 25 mg，一日 1 次，进餐时服用。

【药物相互作用】 1. 本品主要通过 CYP3A 代谢，CYP3A 诱导剂可降低本品的血药浓度，CYP3A 抑制剂可升高本品的血药浓度。

2. 升高胃内 pH 的药物可降低本品的吸收，可能导致本品血药浓度降低，甚至导致治疗失败。

3. 慎与能延长 Q-T 间期的药物合用，因可增加心率失常的风险。

4. 禁止与 CYP3A 诱导剂卡马西平、苯妥英、苯巴比妥，质子泵抑制剂、全身用地塞米松、贯叶连翘制剂合用。

5. 已明确的药物相互作用见下表。

已明确的利匹韦林与其他药物的相互作用

同时使用的药物	对本品或同时使用的药物的血药浓度的影响	临床评价
核苷类逆转录酶抑制剂：去羟肌苷	两药的血药浓度均不变	去羟肌苷应空腹服用，本品应在进餐时服用，去羟肌苷应在服用本品前至少 2 h 或服用本品后至少 4 h 服用
非核苷类逆转录酶抑制剂：地拉韦啶	本品的血药浓度升高	不推荐合用
非核苷类逆转录酶抑制剂：依曲韦林、依法韦仑、奈韦拉平	本品的血药浓度降低	不推荐合用
蛋白酶抑制剂：达芦那韦-利托那韦	本品的血药浓度升高	达芦那韦-利托那韦升高本品的血药浓度，但不必调整剂量
蛋白酶抑制剂：洛匹那韦-利托那韦	本品的血药浓度升高	洛匹那韦-利托那韦升高本品的血药浓度，但不必调整剂量
其他蛋白酶抑制剂：阿扎那韦-利托那韦、福沙那韦-利托那韦、沙奎那韦-利托那韦、替匹那韦-利托那韦、阿扎那韦、福沙那韦、茚地那韦、奈非那韦	本品的血药浓度升高，预计本品不影响其他蛋白酶抑制剂的血药浓度	尚无调整剂量的建议

续表

同时使用的药物	对本品或同时使用的药物的血药浓度的影响	临床评价
抗酸药：氢氧化铝、氢氧化镁、碳酸钙	本品的血药浓度降低	应在服用本品前至少 2 h，继后 4 h 服用抗酸药
酮康唑、伏立康唑、伊曲康唑、泊沙康唑	本品的血药浓度升高，酮康唑血药浓度降低	不必调整本品的剂量，但监测唑类抗真菌药的效应
H_2受体拮抗剂：如法莫替丁、西咪替丁、尼扎替丁、雷尼替丁	本品的血药浓度明显降低	H_2受体拮抗剂应在服用本品前至少 12 h 或服用本品至少 4 h 后服用
大环内酯类抗生素：如红霉素、克拉霉素、泰利霉素	本品的血药浓度升高	如可能，用阿奇霉素替代其他大环内酯类抗生素
美沙酮	美沙酮的血药浓度升高	初始治疗者不必调整剂量，维持治疗者可能需调整美沙酮的剂量

【用药须知】 1. 本品可导致抑郁，如发现患者有抑郁的症状，应评价继续治疗的益处与风险。

2. 有报道本品可导致肝毒性，治疗期间应定期监测肝功能。

3. 抗逆转录病毒治疗中，可见脂肪重建或蓄积，包括向心性肥胖、水牛背、周围消瘦、面部消瘦、乳房增大及类库欣综合征表现，作用机制及远期后果未知，具体原因未明。

4. 抗逆转录病毒治疗中，有发生免疫重建综合征的报道，包括本品。在与抗逆转录病毒药物合用初始治疗期，患者的免疫系统做出反应，对休眠的或残存的机会感染（如鸟分枝杆菌感染、巨细胞病毒感染、肺孢子菌性肺炎或肺结核）发生炎症反应，需进一步评价与治疗。自体免疫疾病（如雷夫斯病、多肌炎及吉兰-巴雷综合征）也有报道。

【制剂】 片剂：27.5 mg（相当于利匹韦林 25 mg）。

【贮藏】 贮于 25 ℃下，短程携带允许 15～30 ℃。

1.1.6.3　HIV 蛋白酶抑制剂

虽然逆转录酶抑制剂在治疗 HIV 感染和艾滋病中起到了一定的阶段性作用，但由于单用这类药物病毒很快就产生了耐药性，使人们对艾滋病治疗的信心受到挫折。1995 年以来，多种 HIV 蛋白酶抑制剂陆续上市引入临床之后，使血液中 HIV 的载量迅速下降，疗效又突显出来。

替拉那韦
(tipranavir)

别名：aptivus

本品为 HIV-1 的非肽蛋白酶抑制剂，属于 4-羟-5,6 二氢-2-吡喃酮磺胺类。

【CAS】 174484-41-4

【ATC】 J05AE09

【理化性状】 1. 化学名：3′-{(1*R*)-1-[(6*R*)-5,6-Dihydro-4-hydroxy-2-oxo-6-phenethyl-6-propyl-2*H*-pyran-3-yl]propyl}-5-(trifluoromethyl)-2-pyridinesulfonanilide

2. 分子式：$C_{31}H_{33}F_3N_2O_5S$

3. 分子量：602.7

4. 结构式

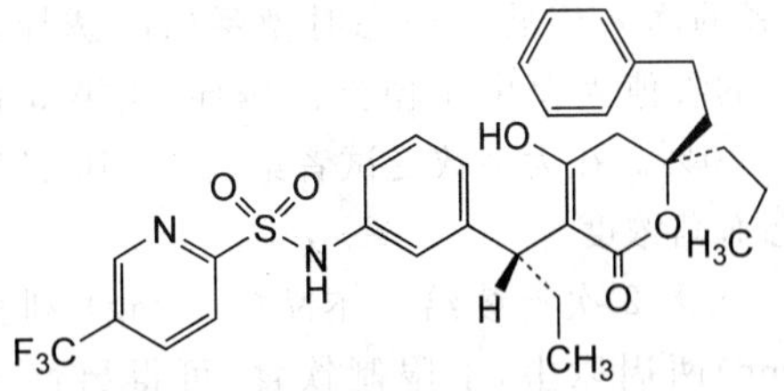

【用药警戒】 1. 本品合用利托那韦（200 mg）可导致致死性和非致死性颅内出血，还可引起临床性肝炎以及导致死亡的肝失代偿。

2. 患有慢性乙型肝炎和（或）丙型肝炎的患者，有肝毒性增加的风险性。

【药理作用】 本品可在感染 HIV-1 的细胞中抑制病毒复制，因而可阻止成熟病毒体的形成。实验表明，本品可抑制 HIV-1 实验室株的复制品和 T 细胞感染病毒的急性模型，EC_{50} 为 0.03～0.07 μmol/L（18～42ng/ml）。体外试验如下。

（1）本品对 HIV-1M 族非分离株（A、C、D、F、H、CRF01AE、CRF02AG 和 CRF12BF）具有广谱抗病毒活性。

（2）蛋白结合试验显示，在有人血清存在的状况下，本品抗病毒的活性会降低 3.75 倍。

（3）本品与其他蛋白酶抑制剂（安泼那韦、阿扎那韦、茚地那韦、洛匹那韦、奈非那韦、利托那韦和沙奎那韦）合用会增强抗病毒作用，与非核苷类逆转录酶抑制剂（地拉韦啶、依法韦伦和奈韦拉平）或核苷类逆转录酶抑制剂（阿巴卡韦、去羟肌苷、恩曲他滨、拉米夫定、司他夫定、替诺福韦和齐多夫定）合用一般可增加抗病毒活性，与 HIV-1 和 CD_4^+ 融合的抑制剂(恩夫韦肽)合用可起到协同作用。在治疗病毒性肝炎中,本品合用阿德福韦或利巴韦林,不会产生拮抗作用。体外试验中,已经发现本品对 HIV-1 分离株的敏感性降低,也从使用本品-利托那韦的体内获得此种敏感性降低的病毒株。使用本品达 9 个月时,产生突变的 HIV-1 分离株对本品的耐药性可增至87 倍。本品与蛋白酶抑制剂(如安泼那韦)存在交叉耐药现象。

【体内过程】 1. 利托那韦可抑制肝 CYP3A、肠内糖蛋白流出泵和可能的肠内 CYP3A。在 113 名 HIV 阴性的男性和女性志愿者中,给予本品 500 mg/利托那韦 200 mg,2 次/日,本品的几何平均晨间稳态谷值可增加 29 倍,与单用本品 500 mg,2 次/日,而不合用利托那韦相比,相差不多。本品的吸收有限。它既是一种糖蛋白,也是一种微弱的糖蛋白抑制剂,还似乎是一种有力的糖蛋白诱导剂。体内数据显示,尽管利托那韦是糖蛋白的抑制剂,但在使用本品和利托那韦的组合方案(500 mg/200 mg)时,两者的净效应属于稳态时糖蛋白的诱导。本品稳态时的谷值大概由于糖蛋白诱导,比第 3 日的谷值约低 70%。在大多数受试者给药 7～10 日后可获得稳态血药浓度。

2. 每天 2 次连续给予本品(500 mg)-利托那韦(200 mg)两周以上,不限制饮食,可得男性和女性 HIV-阳性患者的药动学数据如下:血药谷值(C_{trough})分别为(35.6 ± 16.7) μmol/L 和(41.6 ± 24.3) μmol/L,C_{max} 分别为(77.6 ± 16.6) μmol/L 和(94.8± 22.8) μmol/L,T_{max} 分别为 3.0 h 和 2.9 h,$AUC_{0\sim12h}$ 分别为(710 ± 207)(μmol · h)/ml 和(851± 309)(μmol · h)/ml,CL 分别为 1.27L/h 和 1.15L/h,V_d分别为 10.2L 和 7.7L,$t_{1/2}$ 分别为 6.0 h 和 5.5 h。本品-利托那韦应与食物同进,高脂餐可使本品的生物利用度升高。本品可与蛋白广泛结合(结合率 99.9%),主要与清蛋白和 α_1-酸糖蛋白结合. 本品通过 CYP3A4 代谢,在加用利托那韦后可见本品的口服清除减少,这可能表示本品在胃肠道及肝内的首过代谢减少。志愿者在接受本品(500 mg)-利托那韦(200 mg)达到稳态时,在给药后 3、8 或 12 h 可见血循中未经改变的本品约占 98.4%,血浆中仅有很少的代谢物。给药量的约 3.2%以羟基代谢物的形式随粪便排出,约 0.5%以葡萄糖醛酸结合物随尿液排出。肾功能不全患者不必调整剂量,轻度肝功能不全患者不必调整剂量,但中、重度肝功能不全患者尚未进行评估。随着年龄增加到 80 岁以上,血药谷值也随之上升,儿童的药动学尚未获得。

【适应证】 1. 本品(500 mg)合用利托那韦(200 mg)对具有病毒复制、并已治疗时间很长或感染 HIV-1 而又耐多种蛋白酶抑制剂的成年患者进行治疗。

2. 在开始使用本品-利托那韦进行治疗时,必须考虑以下各点。

(1) 其他活性药物与本品-利托那韦合用可能带来更好的疗效。

(2) 应将基因型或表型试验和(或)治疗史引导本品-利托那韦的使用。

(3) 以前转换使用蛋白酶抑制剂的次数会影响病毒对本品-利托那韦的反应。

(4) 在患者有可能出现出血或已知患者有其他药物导致出血史者,处方本品-利托那韦应特别关注。

(5) 用药前应检查肝功能,用药期间也应定期复查。

(6) 对转氨酶升高、乙型肝炎和(或)丙型肝炎患者或其他肝功能受损者,为安全计,最好不予处方。

(7) 要考虑到本品-利托那韦具有广泛的药物相互作用。

(8) 在对成人或儿童的试验治疗中,尚未理清应用本品-利托那韦的利弊关系,本品-利托那韦对临床进展中的患者是否有效尚未进行评估。

【不良反应】 1. 消化系统　腹泻、恶心、呕吐、腹痛、腹胀、消化不良、胃-食管反流、胰腺炎、肝炎、肝功能衰竭、转氨酶升高、肝功能异常和脂酶升高。

2. 全身反应　发热、疲劳、虚弱、流感样表现、高敏反应、体重下降、肌痛和肌肉痉挛。

3. 呼吸系统　支气管炎、咳嗽和呼吸困难。

4. 神经系统　头痛、精神障碍、抑郁、失眠。

5. 皮肤　皮疹、皮下脂肪萎缩、脂肪营养障碍、瘙痒。

6. 血液系统　贫血、嗜中粒细胞减少、血小板减少、血三酰甘油升高,凝血酶原升高、活化部分凝血激酶时间(APTT)升高和多器官出血。

7. 代谢和营养　食欲缺乏、脱水、糖尿病、消瘦、血淀粉酶升高和血胆固醇升高。

8. 泌尿系统　肾功能不全。

【妊娠期安全等级】 C。

【禁忌与慎用】 1. 对本品过敏者,儿童,中、重度肝功能不全患者禁用。

2. 有出血征兆的患者禁用。

3. 有多种原因所致出血史患者慎用。

4. HIV 感染的哺乳期妇女应避免哺乳,以免感染婴儿。

【药物相互作用】 1. 替拉那韦-利托那韦有可

能改变其他药物的血药浓度，而其他药物也有可能改变替拉那韦-利托那韦的血药浓度。因为利托那韦是一种纯粹的 CYP3A 抑制剂，可能使主要通过 CYP3A 代谢的药物的血药浓度升高，产生严重的和（或）危及生命的不良反应。

2. 替拉那韦是一种 CYP1A2、CYP2C9、CYP2C19 和 CYP2D6 的抑制剂，由于利托那韦也是 CYP2D6 的抑制剂，替拉那韦-利托那韦对 CYP2D6 也具有潜在的抑制作用。不过，替拉那韦合用利托那韦在体内是否对 CYP1A2、CYP2C9 和 CYP2C19 具有抑制作用尚不清楚。资料尚未提示替拉那韦是否抑制或诱导葡糖苷酰基转移酶以及是否会对 CYP1A2、CYP2C9 和 CYP2C19 产生诱导作用。

3. 替拉那韦是 CYP3A 的底物和糖蛋白的底物，本品-利托那韦和诱导 CYP3A 和（或）糖蛋白的药物可能降低本品的血药浓度。

4. 替拉那韦-利托那韦合用抗心律失常药（如胺碘酮等）、抗组胺药（如阿司咪唑等）、西沙必利或匹莫齐特可导致严重的或致死性心律失常。

5. 替拉那韦-利托那韦合用抗分枝杆菌药（如利福平）或某些草药（如贯叶连翘）可能使病毒的应答力丧失，或对本品或其他蛋白酶抑制剂产生耐药性。

6. 替拉那韦-利托那韦合用任何一种麦角制剂均可引起致命的心肌缺血。

7. 替拉那韦合用羟甲基戊二酰辅酶 A（HMG-CoA）还原酶抑制剂（如洛伐他汀等）可致横纹肌溶解。

8. 替拉那韦合用镇静/催眠药（如咪达唑仑等）可延长和（或）增加镇静作用，导致呼吸抑制。

9. 当替拉那韦-利托那韦合用克拉霉素时，肾功能正常者，不必调整后者的剂量；但如肾功能不全，Ccr＝30～60 ml/min 者，后者用量应减少 50%，如 Ccr＜30 ml/min 者，应减少 75%。

10. 替拉那韦合用利福布汀时，后者应减少 75%，即每两天给予 1 次 150 mg，加强监护，还有可能降低用量。

【剂量与用法】 1. 推荐本品的剂量为 500 mg，2 次/日，并合用利托那韦 200 mg，2 次/日。

2. 以上两药物应在进餐时服用，进高脂餐时可能提高生物利用度。

【用药须知】 1. 为了正确使用本品，应在使用前详细阅读药品说明书，尤其要采取预防措施，防止严重的出血事件发生。

2. 应常规监测血小板计数和异常的凝血参数，防止外伤、手术或其他出血，更应防止颅内出血。

3. 治疗期间，应定期检测肝功能，如发现中、重度肝功能不全，应停药。

4. 转氨酶已经升高或乙型肝炎、丙型肝炎患者，严禁使用本品。

5. 使用本品可能新发糖尿病或使原有的糖尿病加重，应定期监测血糖水平。

6. 对磺胺类药物过敏者，应严防与本品存在的交叉超敏反应。

7. 轻中度皮疹包括荨麻疹、斑丘疹，也可能发生光敏反应。

8. 使用本品或其他蛋白酶抑制剂可使血友病（A 型和 B 型）患者出现自发性皮下血肿和关节腔积血，应考虑补充因子Ⅷ。有半数已经停药的患者重新开始给予本品。

9. 有些用药患者可能出现全身脂肪重新分配和聚集，甚至有“库欣样表现”。

10. 使用包括本品内的药品进行综合抗逆转病毒治疗的患者有可能出现免疫重建综合征，患者的免疫系统应答可能出现针对残留的机会感染的炎性反应。有必要进一步评估并给予处理。

【制剂】 胶囊剂：250 mg。

【贮藏】 密闭，贮于 2～8 ℃。

阿扎那韦
(atazanavir)

本品是针对 HIV-1 蛋白酶的新型阿扎肽（azapeptide）抑制剂，属于氮杂多肽。

【CAS】 198904-31-3

【ATC】 J05AE08

【理化性状】 1. 化学名：Dimethyl(3*S*,8*S*,9*S*,12*S*)-9-benzyl-3，12-di-*tert*-butyl-8-hydroxy-4，11-dioxo-6-(*p*-2-pyridylbenzyl)-2，5，6，10，13-pentaaza-tetradecanedioate

2. 分子式：$C_{38}H_{52}N_6O_7$

3. 分子量：704.86

4. 结构式

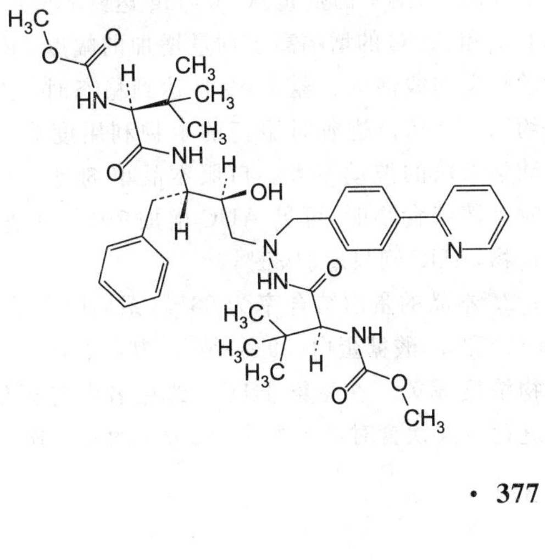

硫酸阿扎那韦
(atazanavir sulfate)

别名：锐艾妥、Reyataz

〖CAS〗 229975-97-7

〖理化性状〗 1. 化学名：Dimethyl(3*S*,8*S*,9*S*,12*S*)-9-benzyl-3, 12-di-*tert*-butyl-8-hydroxy-4, 11-dioxo-6-(*p*-2-pyridylbenzyl)-2,5,6,10,13-pentaazatetradecanedioate sulfate(1∶1)

2. 分子式：$C_{38}H_{52}N_6O_7 \cdot H_2SO_4$

3. 分子量：802.9

【药理作用】 1. 本品在感染 HIV-1 的细胞内，能选择性地通过阻断裂解病毒 Gag 和 Gag-Pol 基因编码的多聚蛋白质(一种病毒的前体蛋白)，因此能阻止成熟病毒的形成。细胞实验显示，EC_{50} 为 2.6～5.3nmol/L，EC_{90} 为 9～15nmol/L，其浓度要达到抗 HIV-1 活性的 6500～23000 倍才出现细胞毒性。体外试验显示，本品的作用比现有的 HIV-1 蛋白酶抑制剂强 2～20 倍。在 HIV-1 感染的外周血细胞内，本品与几种蛋白酶抑制剂(如茚地那韦等)或几种核苷类逆转录酶抑制剂(如齐多夫定等)具有微弱的协同作用。

2. 实验表明，HIV-1 病毒株对本品的耐药性低于奈非那韦和利托那韦；本品的耐药病毒株对沙喹那韦敏感，而对茚地那韦、利托那韦和安泼那韦仍有部分耐药性；对奈非那韦、沙喹那韦和安泼那韦的耐药病毒株对本品依旧敏感，而与茚地那韦和利托那韦有部分交叉耐药性。临床研究结果显示，214 株对其他 1～2 种蛋白酶抑制剂耐药的病毒株约有 86% 对本品敏感，195 株对其他 3～4 种蛋白酶抑制剂耐药的病毒株约有 25%对本品敏感。本品敏感性降低与氨基酸特异位点残基(10、20、24、33、36、46、48、54、63、71、73、82、84 和 90)变异有关，5 个或更多的位点变异，对本品的敏感性就会消失。

【体内过程】 1. 本品吸收迅速而完全，T_{max} 约为 2.5 h。当给予的剂量从 200 mg 达到 800 mg 时，其 C_{max} 和 AUC 的增幅高于剂量增加的幅度，显示药动学是呈非线性的。经 4～8 日达到稳态时，浓度累积约达 2.3 倍。进餐时服药的生物利用度为 60%，药动学参数的波动不大。口服本品单剂量 400 mg，同时进清淡食物时，可见 AUC 增加 70%；如进食高脂食物，AUC 则只增加 35%。

2. 本品的蛋白结合率为 86%，系同时与白蛋白(86%)和 α_1-酸糖蛋白(89%)结合，其结合度类似，与药物浓度无关。在感染 HIV-1 的患者中进行研究，于进食清淡饮食时给予本品 400 mg，每日 1 次，共 12 周，结果从脑脊液和精液中检测到本品。本品在脑脊液和血浆中呈现的比例介于 0.0021～0.0226 之间，而在精液和血浆中的比例则介于 0.11～4.42 之间，说明本品容易进入脑脊液和精液中。

3. 本品在肝内经 CYP3A4 被广泛代谢为 3 种失活的代谢物，79%的代谢物随粪便排出，随尿液排出的为 13%。随粪便和尿液排出的原药分别占给药量的 20%和 7%。健康志愿者和感染 HIV-1 的成年患者在进清淡食物接受本品每日 400 mg 后，在稳态下的平均消除半衰期约为 7 h，其 CL 约为 25.2L/h。每天给予 1 次本品 400 mg 时，平均 C_{ss} 高于经结合蛋白校正的 IC_{90} 的时间超过 24 h，显示可一日给药 1 次。年龄和性别对药动学参数虽有一定影响，但没有临床意义。

【适应证】 与其他抗逆转录病毒病毒药物合用治疗 HIV-1 感染。

【不良反应】 1. 本品会使某些患者心电图的 P-R 间期延长，通常为一度房室传导阻滞，二度房室传导阻滞及其他传导异常罕见。

2. 可出现新发糖尿病，使原有的糖尿病恶化，有时会发生糖尿病酮症酸中毒。

3. 大多数接受本品的患者都出现了可逆转的无症状的间接胆红素升高，黄疸出现率约为 1%。

4. 用本品治疗的血友病 A 型和 B 型患者出血风险可见增加，包括自发性皮下血肿和关节腔出血。

5. 可见向心性肥胖、颈背部脂肪增多、周围消瘦、面部消瘦、乳房增大和“库欣样表现”。

6. 还可发生头痛、肌痛、头晕、恶心、呕吐、腹痛、腹泻、发热、皮疹和周围神经症状。

【妊娠期安全等级】 B。

【禁忌与慎用】 1. 对本品任何成分过敏者禁用。

2. 3 个月以下的儿童有发生脑核性黄疸的风险，应禁用本品。

3. 血友病、糖尿病患者慎用。

4. HIV 感染的哺乳期妇女应避免哺乳，以免感染婴儿。

【药物相互作用】 1. 本品对 CYP3A4 具有中等抑制作用，因此，凡经 CYP3A4 代谢的药物与本品均有药物相互作用。

2. 本品可使克拉霉素 C_{max} 和 AUC 分别增加 50%和 90%。

3. 合用替诺福韦酯可使本品的 C_{max} 降低约 25%，替诺福韦酯的 AUC 则增加近 24%。

4. 本品不可与抗酸剂、质子泵抑制剂合用，如需使用 H_2 受体拮抗剂，应在使用本品后 12 h 再给予

H_2 受体拮抗剂，否则可降低本品的血药浓度。

5. 本品在肝内经CYP酶代谢，同时服用本品和诱导CYP3A4的药物（如利福平等）时，可能会使本品的血药浓度降低。同时服用本品和其他抑制CYP3A4的药物，可能会升高本品的血药浓度。

6. 当本品与已知会引起P-R间期延长的药物（如阿替洛尔、地尔硫䓬）合用时，要特别小心。

7. 利福平会使本品的血浆浓度和AUC下降大约90%，导致治疗失败和产生耐药性。

【剂量与用法】 1. 推荐成人口服一次400 mg，1次/日，与食物同服。治疗过的患者可以合并用药。

(1) 本品300 mg，1次/日，加利托那韦100 mg，1次/日，与食物同服。

(2) 本品300 mg，加利托那韦100 mg、依非韦仑600 mg，3种药物均1次/日。

(3) 本品300 mg，加利托那韦100 mg、替诺福韦300 mg，3种药物均1次/日。

2. 以前未经历抗病毒治疗的中度肝功能不全患者（Child-Pugh B级），可减少剂量（每次300 mg），每日1次。重度肝功能不全患者（Child-Pugh C级），不可使用本品。

【用药须知】 1. 对以前接受抗逆转录病毒治疗但疗效不佳的患者，推荐同时服用利托那韦。

2. 持续减少血浆HIV RNA可降低艾滋病发展和患者死亡的风险。

3. 强调要在进食时服用本品。

4. 强调始终与其他抗逆转录病毒病毒药物合用。

5. 如果漏服本品，要尽快补服，然后恢复正常的服药规律，但不要等到下一次服药时加倍。

6. 本品不可能治愈HIV感染，患者仍然可能会发生机会感染和其他与HIV感染有关的并发症。

7. 目前尚无资料表明本品治疗能减少性接触传播HIV的风险。

8. 同时接受磷酸二酯酶(PDE)-5抑制剂和本品进行治疗时，发生PDE-5抑制剂相关的不良事件如低血压、视觉改变和阴茎勃起延时等的风险增加。

9. 本品可能会引起心电图改变（P-R间期延长），临床应加强观察。

10. 接受本品治疗时，会出现无症状的间接胆红素升高。如果出现这种情况，也许要考虑改用其他抗逆转录病毒病毒治疗药物。

11. 本品可能会促使体内脂肪的重新分配或堆积。

【制剂】 胶囊剂：100 mg；150 mg；200 mg。

【贮藏】 密闭，贮于15～30 ℃

茚地那韦
(indinavir)

本品为HIV蛋白酶抑制剂。

【CAS】 150378-17-9

【ATC】 J05AE02

【理化性状】 1. 化学名：(*α*R，*γ*S，2S)-Benzyl-2-(*tert*-butylcarbamoyl)-y-hydroxy-*N*-[(1*S*，2*R*)-2-hydroxy-1-indanyl]-4-(3-pyridylmethyl)-1-piperazinevaleramide

2. 分子式：$C_{36}H_{47}N_5O_4$

3. 分子量：613.79

4. 结构式

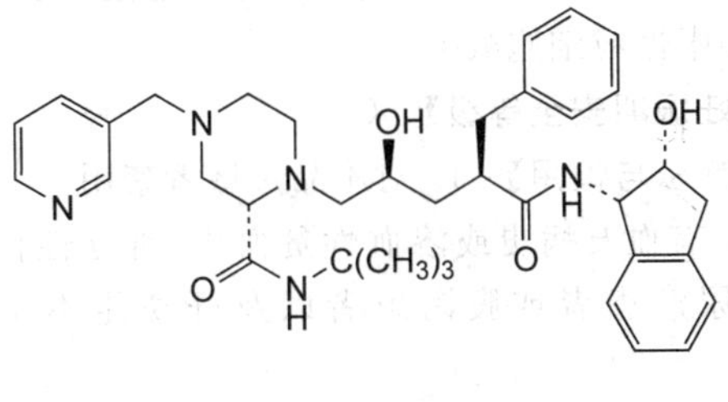

硫酸茚地那韦
(indinavir sulfate)

别名：Crixivan

〖CAS〗 157810-81-6

〖理化性状〗 1. 化学名：(*α*R，*γ*S，2S)-Benzyl-2-(tert-butylcarbamoyl)-y-hydroxy-*N*-[(1*S*，2*R*)-2-hydroxy-1-indanyl]-4-(3-pyridylmethyl)-1-piper-azinevaleramide sulfate(1∶1)

2. 分子式：$C_{36}H_{47}N_5O_4 \cdot H_2SO_4$

3. 分子量：711.9

【药理作用】 1. 本品通过逆转与HIV蛋白酶结合而起作用，从而阻止病毒的前体多元蛋白质进行分裂，从而导致形成未成熟的病毒粒子而不能起到感染其他细胞的作用。

2. 单用本品时病毒迅速产生耐药性。

【体内过程】 口服本品后迅速被吸收。于0.8 h即达血药峰值（12 μmol/L）。单剂口服后的生物利用度为65%。高脂肪饮食可使本品的吸收减少。在多次给予1000 mg时，可见到血药浓度按比例1次比1次高。本品通过P450CYP3A4和葡糖醛酸化代谢。$t_{1/2}$ 为1.8 h。吸收剂量的20%随尿排出，其中约一半为原药。余随粪便排出。

【适应证】 合用核苷类逆转录酶抑制剂治疗HIV感染。

【不良反应】 1. 常见的有恶心、呕吐、腹泻（可能严重到引起脱水，影响肾功能和出现肾结石）。

2. 味觉障碍、乏力、疲劳、头痛、头晕、感觉异常、肌痛、皮疹、瘙痒和肾功能受损。脂肪代谢障碍（周围皮下脂肪重新分配到肩部和腹部）。

3. 胃酸反流、消化不良、口干、感觉减退、失眠、排尿困难、皮肤干燥和色素沉着。

4. 高血糖、肾结石（停药1～3日和补液后可消除）、急性肾功能衰竭已有报道。

5. 可能发生斯-约综合征、眩晕和直立性低血症。

6. 本品（还有利托那韦和沙奎那韦）可引起变应性反应（有时发生全身过敏症），转氨酶、胆红素、血脂和肌酸磷酸激酶升高。

7. 本品（包括沙奎那韦）还可引起血尿、溶血性贫血和中性粒细胞减少。

【妊娠期安全等级】 C。

【禁忌与慎用】 1. 对本品过敏者禁用。

2. 有血友病史或溶血性贫血史、直立性低血压史、糖尿病患者或腹泻患者以及肝功能不全患者慎用。

3. HIV感染的哺乳期妇女应避免哺乳，以免感染婴儿。

【药物相互作用】 1. 本品和同类的HIV蛋白酶抑制剂主要通过CYP3A代谢，并与具有类似代谢途径的许多其他药物竞争同一条代谢路径，常常相互导致对方的血药浓度上升。此种相互作用的程度主要依据相应的HIV蛋白酶抑制剂对不同的P450同工酶亲和力的强药而定；例如本品，仅有CPY3A4起着主要作用。就在这里，出现了明显的代谢竞争，治疗浓度和毒性浓度之间的差数在确定相互作用严重程度上起着较大的作用。因此，本品禁与治疗窗窄的药物如西沙必利或特非那定合用；而治疗窗宽的药物如红霉素则可能只须从其最高剂量水平上降低用量。

2. 相反地，某一具有明显肝酶诱导（特别是CYP3A系的同工酶）作用的药物会降低HIV蛋白酶抑制剂的血药浓度。因此，同时使用强力酶诱导剂就会将HIV蛋白酶抑制剂的血药浓度降至次治疗水平，所以，这种合用也禁止。已知的酶诱导剂如卡马西平、苯巴比妥或苯妥英等会降低HIV蛋白酶抑制剂的血药浓度。

3. 其次，HIV蛋白酶抑制剂可能自我诱导代谢，从而降低其他药物如茶碱或激素类避孕药的血药浓度。

4. 本品可升高一些抗心律失常药物如胺碘酮、奎尼丁、氟卡尼或普罗帕酮的血药浓度，可能导致室性心律失常。

5. 利福平可使所有HIV蛋白酶抑制剂浓度下降，使之失去抗病毒的活性；在以上这种作用的同时，还可使利福平本身的血药浓度升高到中毒性水平，从而导致眼色素层炎。

6. HIV蛋白酶抑制剂可升高红霉素和克拉霉素的血药浓度（如克拉霉素可导致肾损害），但只需从最高剂量上予以一定程度的下调。

7. HIV蛋白酶抑制剂可升高阿司咪唑和特非拉定的血药浓度，可能导致室性心律失常。

8. 所有的HIV蛋白酶抑制剂在合用其中任何两种时均具有相互升高对方血药浓度的作用（应避免合用或减量合用）。

9. 地拉韦啶可能升高HIV蛋白酶抑制剂的血药浓度。

10. 奈韦拉平可能降低HIV蛋白酶抑制剂的血药浓度。

11. 配有缓冲剂的去羟肌苷可能减少HIV蛋白酶抑制剂的吸收，如必须使用两药，两者给药的时间至少应相距1 h。

12. HIV蛋白酶抑制剂可升高苯二氮䓬类的血药浓度，导致后者的镇静作用时间延长和呼吸抑制。在其他抗抑郁药物中，三唑仑、唑吡坦和咪达唑仑合用HIV蛋白酶抑制剂也有特别的险情发生。

13. HIV蛋白酶抑制剂可能升高钙通道阻滞剂的血药浓度，应加倍警惕和监护。

14. 本品可升高西沙必利的血药浓度，可能导致室性心律失常。

15. 地塞米松和泼尼松龙（可能还有其他糖皮质激素）可能降低HIV蛋白酶抑制剂的血药浓度，而且糖皮质激素的血药浓度也因使用利托那韦而升高。

16. 合用麦角胺和二氢麦角胺可导致严重的麦角中毒，周围血管痉挛和四肢缺血。

17. HIV蛋白酶抑制剂可降低雌激素和黄体酮的血药浓度降低，使避孕失效。

18. 茚地那韦也不可与达芦那韦同时使用，因为茚地那韦是依赖CYP3A4代谢的，与达芦那韦具有竞争该酶的作用，使达芦那韦的血药浓度升高，出现不良反应。

【剂量与用法】 1. 成人口服800 mg/次，每8 h一次，饭前1 h或饭后2 h给药，或者进食少量的低脂肪餐。

2. 因肝硬化而致轻中度肝功能不全患者，口服600 mg/次，每8 h一次。

3. 3岁以上儿童500 mg/m^2，每8 h一次。

【用药须知】 1. 用药期间必须维持饮水。

2. 如发生急性肾结石应即停药。

3. 由于职业原因,在皮肤等处可能接触到 HIV 感染后,可给予包括本品、齐多夫定和拉米夫定三联的化学预防方案,齐多夫定 200 mg/次,3 次/日(或 250 mg/次,2 次/日),拉米夫定 150 mg/次,2 次/日,茚地那韦 800 mg/次,3 次/日,在皮肤、黏膜、破损的皮肤部位接触到已感染了(或高度可疑)HIV 的体液或组织后持续用药 4 周。

4. HIV 蛋白酶抑制剂具有广泛而复杂的药物相互作用,不少相互作用可以导致严重的甚至是致命的不良反应。因此,在合用任何药物时应详细了解以上所述的药物相互作用;对不可合用者,必须禁止合用。

【制剂】 ①片剂:200 mg(按茚地那韦计)。②胶囊剂:100 mg;200 mg;300 mg;400 mg。

【贮藏】 密闭,防潮,贮于 15～30 ℃。

沙奎那韦
(saquinavir)

别名:Sakinavir、Saquinavirum

本品为 HIV 蛋白酶抑制剂。

【CAS】 127779-20-8

【ATC】 J05AE01

【理化性状】 1. 化学名:N^1-{(1*S*,2*R*)-1-Benzyl-3-[(3*S*,4a*S*,8a*S*)-3-(*tert*-butylcarbamoyl)perhydroisoquinolin-2-yl]-2-hydroxypropyl}-N^2-(2-quinolylcarbonyl)-L-aspar tamide;(*S*)-*N*-[(α*S*)-α-{(1*R*)-2-[(3*S*,4a*S*,8a*S*)-3-(*tert*-Butylcarbamoyl)octahydro-2(1*H*)-isoquinolyl]-1-hydroxyethyl}phenethyl]-2-quinaldamido-succinamide

2. 分子式:$C_{38}H_{50}N_6O_5$

3. 分子量:670.8

4. 结构式

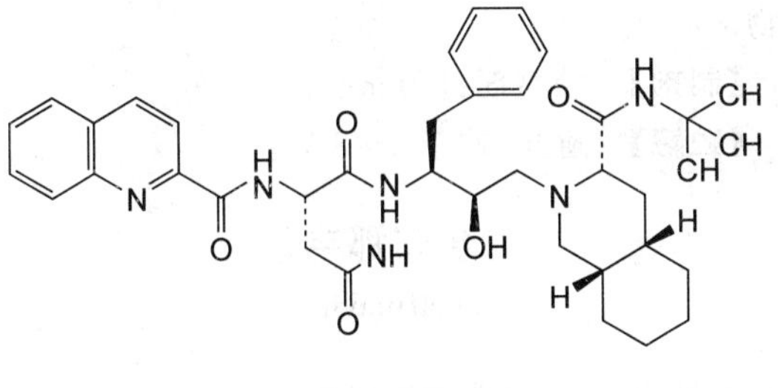

甲磺酸沙奎那韦
(saquinavir mesylate)

别名:Invirase

〖CAS〗 149845-06-7

〖理化性状〗 1. 分子式:$C_{38}H_{50}N_6O_5 \cdot CH_4O_3S$。

2. 分子量:766.9

【药理作用】 在 HIV 感染的细胞中,HIV 蛋白酶特异性地裂解病毒前体蛋白,使感染性病毒颗粒能最终形成。这些病毒前体蛋白存在分解位点,只能被 HIV 和其密切相关病毒的蛋白酶识别。本品为多肽样底物的类似物,能与 HIV-1 和 HIV-2 蛋白酶的活性部位紧密结合,抑制多聚蛋白的裂解,形成不成熟的无感染性的病毒颗粒。体外显示可逆和选择性抑制蛋白酶的活性,而较人类蛋白酶的亲和力大约低 5000 倍。

【体内过程】 口服本品后仅被吸收 30%,在肝内进行广泛代谢,与食物同服时,其生物利用度仅及 4%。血药峰值的差异范围较大(46.2～165.1 mmol/L)。感染了 HIV 的患者的血药浓度低于健康人。蛋白结合率约为 98%。广泛分布于体内各种组织中,但脑脊液中的药物浓度极微。本品通过 CYP3A4 迅速代谢成失活的一羟基化合物和二羟基化合物。大部分代谢物随粪便排出。$t_{1/2}$ 为 13.2 h。

【适应证】 与其他抗逆转录病毒病毒药合用治疗 HIV-1 感染。

【不良反应】 1. 参见茚地那韦。

2. 口腔黏膜溃疡、抑郁、嗜睡和焦虑。

3. 已有发生斯-约综合征、光敏反应、肾结石和胰腺炎的报道。

【妊娠期安全等级】 C。

【禁忌与慎用】 1. 对本品过敏者禁用。

2. 有胰腺炎病史者慎用。

3. HIV 感染的哺乳期妇女应避免哺乳,以免感染婴儿。

4. 儿童用药的安全性及有效性尚未确定。

【药物相互作用】 1. 同茚地那韦。

2. 与华法林合用可使抗凝作用增加。

【剂量与用法】 餐后 2 h 口服 600 mg,3 次/日。

【用药须知】 1. 不宜单用,必须与核苷类逆转录酶抑制剂合用。

2. 临床上如出现严重皮肤反应或胰腺炎的征象应立即停药。

3. 重度腹泻会影响药物吸收,治疗浓度下降。

【制剂】 胶囊剂:200 mg;400 mg。

【贮藏】 密闭,防潮,贮于 15～30 ℃。

利托那韦
(ritonavir)

别名:Norvir

本品为 HIV 蛋白酶抑制剂。

【CAS】 155213-67-5

【ATC】 J05AE03

【理化性状】 1. 本品几乎不溶于水，易溶于乙腈、二氯甲烷和甲醇。

2. 化学名：10-Hydroxy-2-methyl-5-(1-methylethyl)-1-[2-(1-methylethyl)-4- thiazolyl]-3,6-dioxo-8,11-bis(phenylmethyl)-2,4,7,12- tetraazatridecan-13-oic acid, 5-thiazolylmethyl ester, [5*S*-(5*R**, 8*R**,10*R**,11*R**)]

3. 分子式：$C_{37}H_{48}N_6O_5S_2$

4. 分子量：720.9

5. 结构式

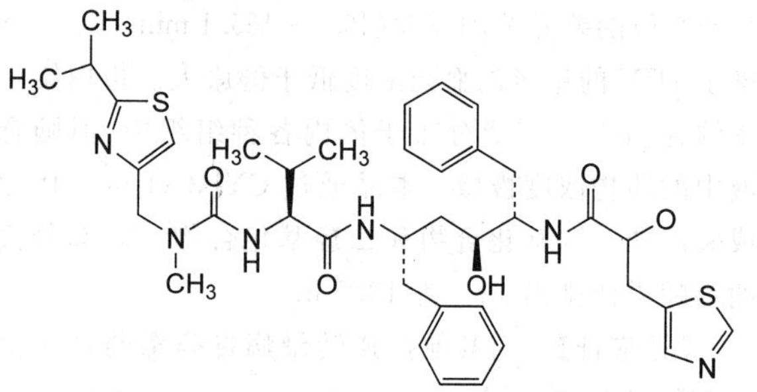

【用药警戒】 本品为CYP3A的强效抑制剂，与某些经此酶代谢的药物合用(如镇静催眠药、抗心律失常药和麦角制剂)可发生严重的相互作用，甚至可致命。

【药理作用】 1. 本品为蛋白酶抑制剂，可阻止HIV蛋白酶，该酶影响病毒的终末形成。本品抑制HIV蛋白酶以致该酶不能加工多聚蛋白，从而不能产生形态成熟的HIV颗粒。由于该颗粒仍处于不成熟阶段，故HIV细胞之间的蔓延减缓。据此，蛋白酶抑制可阻止发生新的感染病灶，并延缓疾病的进展。在体外，本品能拮抗所有HIV实验病毒株，同时具有抗齐多夫定敏感株或耐药病毒株的作用。本品对HIV蛋白酶有选择性亲和作用，其抗人天门冬氨酸蛋白酶抑制作用甚微。

2. 本品为CYP3A抑制剂，可升高经此酶代谢的药物的血药浓度。

【体内过程】 口服可被吸收，2～4 h可达血药峰值。进餐时服药可增加吸收，并与剂量相关。蛋白结合率约为98%。脑脊液中的药物极低。本品主要在肝内通过CYP3A和CYP2D6代谢。主要代谢物具有活性，但在血中的浓度很低。本品主要通过粪便便排出。$t_{1/2}$为3～5 h。

【适应证】 1. 与其他抗逆转录病毒病毒合用治疗HIV感染。

2. 用于经CYP3A代谢的HIV-1蛋白酶抑制剂的增效剂，可增加合用的HIV-1蛋白酶抑制剂的血药浓度。

【不良反应】 1. 常见的不良反应有恶心、呕吐、腹泻、虚弱、腹痛、食欲缺乏、味觉异常、感觉异常。

2. 实验室化验异常，如三酰甘油、胆固醇、ALT、AST、尿酸升高。

3. 本品可致血管扩张，出现头痛、眩晕和直立性低血压。

4. 本品可降低游离的和总左甲状腺素。

5. 可使中性粒细胞增多或减少。

【妊娠期安全等级】 C。

【禁忌与慎用】 1. 严重肝病患者禁用。

2. 轻、中度肝病患者和腹泻患者慎用。

3. 虽尚未明确本品是否可经乳汁分泌，哺乳期妇女也应避免哺乳，以免感染婴儿。

4. 12岁以下儿童用药的安全性及有效性尚未确定。

【药物相互作用】 1. 参见茚地那韦。

2. 本品可使吡罗昔康、甲苯磺丁脲、卡马西平、地昔帕明、氟西汀、环孢素、匹莫齐特的血药浓度升高。

3. 酮康唑、依曲康唑可使本品的血药浓度升高；而本品又可使酮康唑、伊曲康唑的血药浓度升高。

4. 本品可使茶碱的血药浓度下降。

【剂量与用法】 1. 为使恶心减至最轻，起始可口服300 mg，2次/日，在4日内，逐渐增至600 mg，2次/日。此外，在开始本品治疗时，可同时采用核苷类逆转录酶抑制剂2周。

2. 儿童开始可给250 mg/m²，2次/日，逐渐增加50 mg/m²，2次/日，直至增加到400 mg/m²，2次/日，但一次不能超过600 mg，2次/日。

【用药须知】 1. 参见茚地那韦。

2. 本品口服液含乙醇，服用期间禁止使用双硫仑、甲硝唑、替硝唑及其他抑制乙醛脱氢酶活性的药物。

【制剂】 胶囊剂：100 mg。

【贮藏】 避光，贮于2～8 ℃。

奈非那韦

(nelfinavir)

本品为HIV蛋白酶抑制剂。

【CAS】 159989-64-7

【ATC】 J05AE04

【理化性状】 1. 化学名：(3*S*, 4*aS*, 8*aS*)-*N*-*tert*-Butyldecahy-dro-2-[(2*R*, 3*R*)-3-(3-hydroxy-*o*-toluamido)-2-hydroxy-4-(phenylthio) butyl] isoquinoline-3-carboxamide

2. 分子式：$C_{32}H_{45}N_3O_4S$

3. 分子量：567.78

4. 结构式

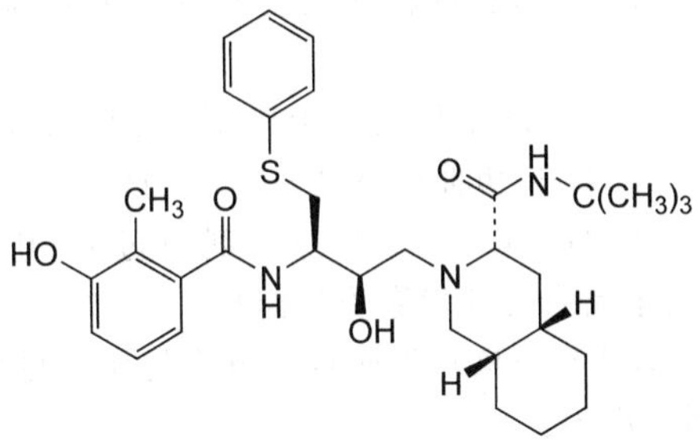

甲磺酸奈非那韦

(nelfinavir mesylate)

别名：Viracept

〖CAS〗 159989-65-8

〖理化性状〗 1. 化学名：(3*S*, 4aS, 8aS)-*N*-*tert*-Butyldecahy-dro-2-[(2*R*, 3*R*)-3-(3-hydroxy-*o*-toluamido)-2-hydroxy-4-(phenylthio) butyl] isoquinoline-3-carboxamide monomethane sulphonate

2. 分子式：$C_{32}H_{45}N_3O_4S \cdot CH_4O_3S$

3. 分子量：663.9

【药理作用】 本品为一非肽类 HIV 蛋白酶抑制剂，与 HIV 蛋白酶活性键点可逆性的结合，阻止 HIV 蛋白酶，影响病毒的终末形成。本品对 HIV-1 有良好的抑制作用，治疗后可使 HIV 感染者 HIV-RNA 水平下降和 CD_4^+ 细胞计数升高。本品作用强于沙奎那韦，类似于茚地那韦、利托那韦。

【体内过程】 本品可经胃肠道吸收，2～4 h 可达血药峰值。饮食可增加吸收。蛋白结合率为 98%。可分布进入乳汁。本品通过 CYP(包括 CYP3A4 和 2C19)代谢。体外证实，其代谢物与母药的抗病毒活性相等。$t_{1/2}$ 为 3.5～5 h。本品主要以代谢物随粪便排出，仅 1%～2%随尿排出。

【适应证】 与其他抗逆转录病毒病毒合用治疗 HIV-1 感染。

【不良反应】 本品的耐受性优于茚地那韦，常见发生胃肠不适、呕吐、恶心、腹泻、腹痛、腹胀、稀便、味觉异常、乏力、疲劳、精神紧张、皮疹、衰弱、头痛、精神不集中和实验室检查异常改变，如 AST 或 ALT 升高、肌酸激酶增加、中性粒细胞减少、肝炎等。

【妊娠期安全等级】 B。

【禁忌与慎用】 1. HIV 感染的哺乳期妇女应避免哺乳，以避免感染婴儿。

2. 中、重度肝功能不良者禁用。

3. 肾功能不全患者的安全性及有效性尚未确定。

【药物相互作用】 参见茚地那韦。

【剂量与用法】 1. 应与食物同服，一次 750 mg，一日 3 次。

2. 2～13 岁儿童给予 20～30 mg/kg，一日 3 次。

【用药须知】 参见茚地那韦。

【制剂】 片剂：250 mg

【贮藏】 密闭，防潮，贮于 15～30 ℃。

安泼那韦

(amprenavir)

别名：Agenerase

本品是一种磺胺衍生物，为 HIV 蛋白酶抑制剂。

【CAS】 161814-49-9

【ATC】 J05AE05

【理化性质】 1. 化学名：(3*S*)-Tetrahydro-3-furyl {(*S*)-α-[(1*R*)-1-hydroxy-2-(*N*¹-isobutylsulfanilamido) ethyl] phenethyl} carbamate

2. 分子式：$C_{25}H_{35}N_3O_6S$

3. 分子量：505.6

4. 结构式

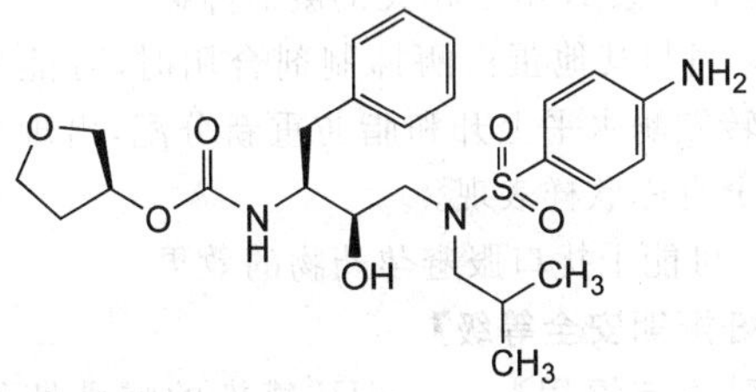

【用药警戒】 本品口服液含丙二醇，禁用于 4 岁以下儿童、幼儿、妊娠期妇女、肝肾功能衰竭者及使用双硫仑或甲硝唑的患者。

【药理作用】 1. 本品为蛋白酶抑制剂。

2. 与阿巴卡韦、齐多夫定、去羟肌苷或沙奎那韦合用具有协同作用。合用茚地那韦、奈非那韦或利托那韦可增加活性。

3. 对 HIV-1 具有活性。

4. 单用本品已出现耐药性。耐本品的某些病毒株可能对其他蛋白酶抑制制剂敏感，而耐其他蛋白酶抑制剂的病毒株却又可能对本品敏感。

【体内过程】 1. 给空腹健康志愿者单剂量 300 mg 和 900 mg 后 1.1～2.1 h 可分别达血药峰值 1.7 μg/ml 和 6.3 μg/ml，其血药峰值和 AUC 与本品的剂量(150～1200 mg)成正比。给非空腹的健康志愿者单剂量 600 mg，其血药峰值是前者的 2.5 倍，AUC 则下降 23%～46%。在非空腹的情况下，IC_{90}

可维持 18 h。给予患者本品 300 mg，2 次/日，连用 28 日，其平均稳态血药谷值超过 IC_{90}，而平均稳态血药峰值比 IC_{90} 高 30 倍。血浆 $t_{1/2}$ 接近 9 h。

2. 动物实验证实，本品可广泛分布于各种组织中。蛋白结合率为 90%。本品主要在肝内经 CYP3A4 代谢，而本品又可抑制 2C19 的活性，但对 CYP1A2，2C19，2C9，2D6 或 2E1 仅有极小的抑制作用。本品对 CYP3A4 的抑制作用低于利托那韦，高于沙奎那韦，而与茚地那韦和奈非那韦类似。

【适应证】 与其他抗逆转录病毒病毒药合用治疗 HIV-1 感染。

【不良反应】 1. 最常见的不良反应有恶心、呕吐、腹泻、周围感觉异常和皮疹。

2. 已有皮疹的患者如继续服药或重新开始服药，有可能发生包括斯-约综合征在内的严重皮肤超敏反应。

3. 溶血性贫血虽极少见，但常为急性发生。

4. 可以新发生糖尿病，也可能使原有的糖尿病加重，还可能出现酮症酸中毒。

5. 本品可引起甲型和乙型血友病的自发性出血。

6. 本品制剂中含有高剂量的维生素 E，这在维生素 K 吸收不良或正在进行抗凝疗法的患者中，可能加重维生素 K 缺乏相关的凝血障碍。

7. 当与其他蛋白酶抑制剂合用时，可能发生低血糖、转氨酶水平上升和脂肪重新分配，出现中心性肥胖，全身库欣样表现。

8. 可能干扰口服避孕药物的效果。

【妊娠期安全等级】 C。

【禁忌与慎用】 1. HIV 感染的哺乳期妇女应避免哺乳，以免感染婴儿。

2. 本品口服液禁用于 4 岁以下儿童、妊娠期妇女。

3. 禁与阿司咪唑、苄普地尔、西沙必利、麦角胺、二氢麦角胺、咪达唑仑或三唑仑合用。

4. 可能缺乏维生素 K 者、对磺胺过敏者、有严重皮肤过敏史者慎用。

【药物相互作用】 1. 本品为 CYP3A4 的抑制剂，可使 CYP3A4 底物的血药浓度升高，因此，与那些治疗指数窄且属于 CYP3A4 的底物的一些的药物合用可增加其毒性。

2. 阿司咪唑、苄普地尔、西沙必利、双氢麦角胺、麦角胺、咪达唑仑、三唑仑不可与本品合用，因本品可抑制这些药物的代谢。

3. 苯巴比妥、苯妥英和卡马西平等抗惊厥药均属 CYP3A4 的诱导剂，与本品合用会产生代谢的相互作用。

4. 胺碘酮、利多卡因(全身使用)、三环类抗抑郁药、奎尼丁的代谢均会受到本品的影响，必须监测这些药物的血药浓度。

5. 抗酸药(包括缓冲的去羟肌苷)与本品合用，必须至少错开 1 h。

6. 苯二氮䓬类的代谢会受到本品的抑制，使血药浓度上升。

7. 本品也会抑制钙通道阻滞剂、西咪替丁、利托那韦、氨苯砜、伊曲康唑或红霉素的代谢。

8. HMG-CoA 转换酶抑制剂通过 CYP3A4 代谢，合用本品会使其代谢受到抑制。

9. 本品与非核苷类逆转录酶抑制剂之间存在药动学相互作用。

10. 利福平可降低本品血药浓度 90%，不可合用。

11. 本品合用利福布汀时，后者应减半给药，严密观察，并每周监测血常规，注意中性粒细胞减少。

12. 本品可抑制西地那非(伟哥)的代谢，出现低血压、视物模糊或阴茎异常勃起。

13. 含有维生素 E 的本品合用华法林，可能引起出血。

14. 利托那韦可降低本品的血药浓度。

【剂量与用法】 1. 服药时避免进食高脂肪饮食。

2. 成人或 13～16 岁青少年体重≥50 kg 者可给予本品胶囊 1.2 g，2 次/日。

3. 4～12 岁儿童体重≤50 kg 者可给予本品胶囊 20 mg/kg，2 次/日或 15 mg/kg，3 次/日，每日不可超过 2.4 g。

4. 4～12 岁儿童和 13～16 岁青少年体重≤50 kg 者也可给予本品口服液 22.5 mg/kg (1.5 ml/kg)，2 次/日，17 mg/kg (1.1 ml/kg)，3 次/日，每日不超过 2.8 g。

【用药须知】 1. 本品与磺胺类药物之间存在交叉过敏。

2. 肝功能不全患者应调整用量。

3. 对肾功能不全患者，尚未做出特殊规定。

4. 对 65 岁以上的老年人，必须谨慎选择用量。

5. 正在服用抗酸剂或去羟肌苷的患者，至少应在服用这些药品前或后 1 h 给予本品。

【制剂】 ①胶囊剂：50 mg；150 mg(含维生素 E 109IU)。②口服溶液：15 mg/ml(含维生素 E 46IU/ml)。

【贮藏】 密闭，防潮，贮于 15～30 ℃。

福沙那韦

(fosamprenavir)

别名：Lexiva

本品为安泼那韦的前药，为 HIV 蛋白酶抑制剂。

【CAS】 226700-81-8

【ATC】 J05AE07

【理化性质】 1. 化学名：(3*S*)-Tetrahydrofuran-3-yl (1*S*, 2*R*)-3[[(4-aminophenyl) sulfonyl](isobutyl) amino]-1-benzyl-2-(phosphonooxy) phosphonic acid

2. 分子式：$C_{25}H_{36}N_3O_9PS$

3. 分子量：585.6

4. 结构式

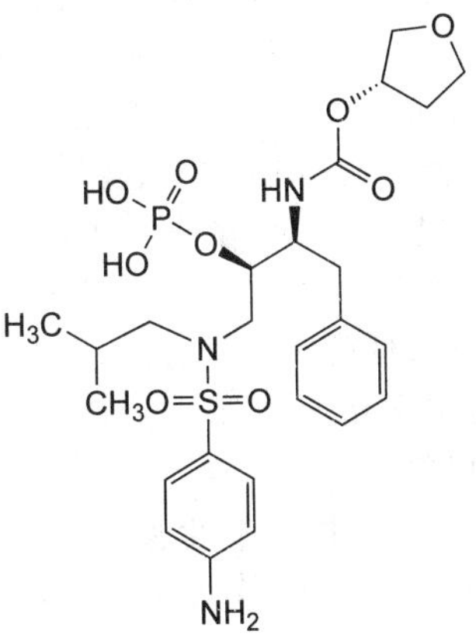

福沙那韦钙
(fosamprenavir calcium)

别名：Lexiva

〖CAS〗 226700-79-4

〖理化性质〗 1. 化学名：(3*S*)-Tetrahydrofuran-3-yl (1*S*, 2*R*)-3[[(4-aminophenyl) sulfonyl](isobutyl) amino]-1-benzyl-2-(phosphonooxy) propylcarbamate monocalcium salt

2. 分子式：$C_{25}H_{34}CaN_3O_9PS$

3. 分子量：623.7

【药理作用】 本品口服后，在肠道吸收的同时被肠道上皮细胞中的磷酸酯酶迅速水解为安波那韦，后者为 HIV-1 蛋白酶抑制剂，安波那韦与 HIV-1 蛋白酶的活性位点结合，从而阻止病毒 Gag 和 Gag-Pol 多聚蛋白前体形成，造成不具传染性的病毒颗粒的形成。体外本品不具或仅具极微的抗病毒活性，体内安泼那韦的活性用抑制 HIV-1 IIIB 急、慢性感染成淋巴细胞系(MT-4，CEM-CcrRF，H9)和外周淋巴细胞的作用来评价。急性感染的 EC_{50} 从 0.012～0.08 μmol/L，慢性感染的 EC_{50} 为 0.41 μmol/L，在外周血单核细胞中，对于 HIV-1 隔离群 A-G，EC_{50} 的中值为 0.000 95 μmol/L。安泼那韦对 HIV-2 在外周血单核细胞生长的 EC_{50} 为 0.003～0.11 μmol/L，对 HIV-1 与非核苷类逆转录酶抑制剂地拉韦啶、依法韦仑，蛋白酶抑制剂沙奎那韦、阿扎那韦有协同作用，与非核苷类逆转录酶抑制剂奈韦拉平，蛋白酶抑制剂茚地那韦、洛匹那韦、那非那韦及利托那韦有相加作用。

【体内过程】 1. HIV 感染者单剂量口服后，1.5～4 h 达到血药浓度峰值，高脂饮食对其片剂吸收无影响，但可使口服混悬剂 T_{max} 滞后 0.72 h，$AUC_{0\sim\infty}$ 降低 28%。体外蛋白结合率约 90%，主要与 α_1-酸糖蛋白结合。在 1～10 μg/ml 浓度间蛋白结合率呈浓度依赖性，浓度越高，蛋白结合率越低。

2. 口服后迅速完全在肠道上皮细胞被水解为安泼那韦及磷酸盐，进入循环。主要在肝脏中被 CYP3A4 代谢，两种代谢产物分别为四氢呋喃和氨基苯的氧化物。

3. 尿中及粪便中有少量代谢产物的葡糖酸苷结合物。尿中及粪便中有少量原形安泼那韦，尿中约占给药剂量的 1%，粪便中无法测到。分别有 14%和 75%给药剂量的代谢产物从尿中及粪便中排出。血浆消除半衰期约 7.7 h。

【适应证】 与其他抗逆转录病毒病毒药合用治疗 HIV-1 感染。

【不良反应】 1. 常见腹泻、恶心、呕吐、腹痛、皮疹、头痛。

2. 常见实验室检查异常包括 ALT 及 AST 升高、脂肪酶升高、三酰甘油升高、中性粒细胞计数降低。

【妊娠期安全等级】 C。

【禁忌与慎用】 参见安泼那韦。

【药物相互作用】 参见安泼那韦。

【剂量与用法】 本品应在进餐时服用。

1. 未经治疗的成人　1400 mg，2 次/日；或 1400 mg，1 次/日，合用利托那韦 100 或 200 mg，1 次/日。

2. 经蛋白酶抑制剂治疗的成人　700 mg，2 次/日，合用利托那韦 100 mg，2 次/日。

3. 未经治疗的 6 岁及以上儿童　30 mg/kg，2 次/日，最大剂量不超过 1400 mg；或 18 mg/kg 加用利托那韦 3 mg/kg，2 次/日。最大剂量不超过上述成人剂量。

4. 经蛋白酶抑制剂治疗的 6 岁及以上儿童　18 mg/kg 加用利托那韦 3 mg/kg，2 次/日。最大剂量不超过上述成人剂量。

5. 未经治疗的 2～5 岁儿童　30 mg/kg，2 次/日，最大剂量不超过 1400 mg。

6. 轻度肝功能不全患者降低剂量 700 mg，2 次/日(未经治疗者)或 700 mg，2 次/日与利托那韦 100 mg，1 次/日合用(经蛋白酶抑制剂治疗者)；中度肝功能不全患者降低剂量至 700 mg，2 次/日（未经治疗者）或 450 mg，2 次/日与利托那韦 100 mg，1 次/日合用（经蛋白酶抑制剂治疗者）；重度肝功能不全患者降低剂量至 350 mg，2 次/日（未经治疗者）或 300 mg，2 次/日，与利托那韦 100 mg，1 次/日合用（经蛋白酶抑制剂治疗者）。

【用药须知】 1. 本品与磺胺类药物之间存在交叉过敏。

2. 肝功能不全患者应调整用量。

3. 本品可导致皮肤反应，包括严重的皮肤反应，如斯-约综合征。

4. 本品由肝毒性，用药期间应定期监测肝功能。

5. 本品可致免疫重建综合征，用药期间监测机会感染的症状与体征。

6. 本品与利托那韦合用可导致三酰甘油升高，应采取适当治疗措施。

【制剂】 ①片剂：700 mg。②口服溶液：50 mg/ml。

【贮藏】 贮于 30 ℃以下。

达芦那韦

(darunavir)

别名：Prezista、Darunavirum

本品是一种 HIV 蛋白酶抑制剂。

【CAS】 206361-99-1

【ATC】 J05AE10

【理化性质】 1. 化学名：[(1*S*，2*R*)-3-[[(4-Aminophenyl) sulfonyl](2-methylpropyl) amino]-2-hydroxy-1-(phenylmethyl) propyl]-carbamic acid (3*R*，3*aS*，6*aR*) hexahydrofuro[2，3-*b*] furan-3-yl-ester monoethanolate

2. 分子式：$C_{27}H_{37}N_3O_7S$

3. 分子量：547.7

4. 结构式

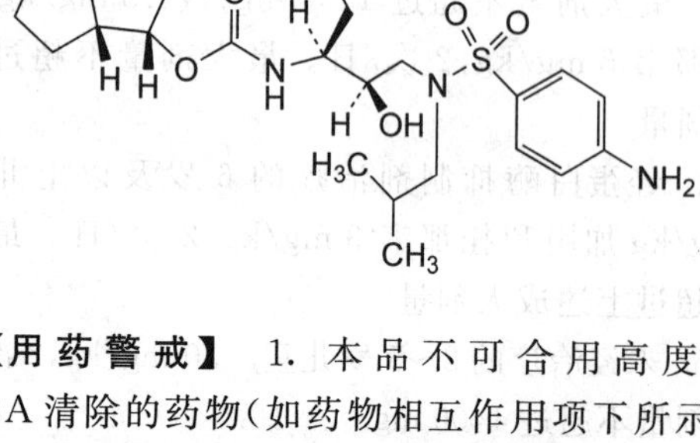

【用药警戒】 1. 本品不可合用高度依赖 CYP3A 清除的药物（如药物相互作用项下所示），否则会出现严重不良反应，甚至危及生命。

2. 本品可引起药物性肝炎，甚至导致死亡，应提高警惕。

【药理作用】 1. 本品在受感染的细胞内可选择性地抑制被 Gag-Pol 多聚蛋白编码的 HIV 分裂。其在急性感染 T 细胞、人周围血单核细胞/巨噬细胞内对实验室和临床分离的 HIV-1 株以及 HIV-2 实验室株具有活性，其中位 EC_{50} 值为 1.2～8.5 nmol/L（0.7～5.0 ng/ml）。本品在细胞培养中对 HIV-1 M 族（A、B、C、D、E、F、G）和 O 族的主要分离株具有广谱抗病毒活性，EC_{50} < 0.1～4.3 nmol/L。本品的 EC_{50} 在有人血清存在的时候会增加近 5.4 倍（中位数）。本品合用蛋白酶抑制剂（如安泼那韦、阿扎那韦、茚地那韦、洛匹那韦、奈非那韦、利托那韦、沙奎那韦或替拉那韦）；或 NRTIs 的阿巴卡韦、去羟肌苷、恩曲他滨、拉米夫定、司他夫定、替诺福韦、扎西他滨或齐多夫定；或 NNRTIs 的地拉韦啶、依法韦仑；或融合抑制剂的恩夫韦肽时，均不会产生拮抗作用。对本品敏感性降低的 HIV-1 分离株在细胞培养中已经出现，在使用本品-利托那韦治疗的受试者中也已观察到这种现象。

2. 在细胞培养中，由野生型 HIV 衍生的耐本品的病毒对本品的敏感性已见降低了 6～21 倍，并在蛋白酶中潜伏下 3～6 个以下氨基酸置换 537/N/D、R41E/S/T、K55Q、K70E、A71T、T74S、V77I 或 I85V，在耐本品 HIV-1 的细胞培养中共产生了 22 种蛋白酶基因突变，包括 L10F、I13V、I15V、G16E、L23I、L33F、S37N、M46I、I47V、I50V、F53L、L63P、A71V、G73S、L76V、V32I、I84V、T91A /S 和 Q92R，其中，L10F、V32I、V82I、L33F、S37N、M46I、I47V、I50V、L63P、A71V 和 I84V 是最常见的。这种耐本品的病毒至少有 8 种蛋白酶产生突变，它们对本品的敏感性降低了 50～641 倍，其终末 EC_{50} 值为 125～3461 nmol/L。在蛋白酶抑制剂中存在交叉耐药现象，本品与安泼那韦、阿扎那韦、茚地那韦、洛匹那韦、奈非那韦、利托那韦和（或）替拉那韦均具有交叉耐药性。耐本品的病毒对安泼那韦、阿扎那韦、茚地那韦、洛匹那韦、奈非那韦、利托那韦和沙奎那韦均不敏感。本品与 NRTIs、NNRTIs 和融合抑制剂之间不可能存在交叉耐药，因为彼此的作用靶点并不相同。

【体内过程】 在健康成年志愿者中，本品（600 mg，2 次/日）合用低剂量（100 mg，2 次/日）利托那韦的理由是前者主要通过 CYP3A 代谢，而后者却能抑制 CYP3A，因而可升高前者的血浓度。两者合用所获得的药动学参数如下：中位 AUC_{12h} 为 61668(ng·h)/ml；C_{max} 为 3539ng/ml。在两者合用时，口服后 2.5～4 h 可达 C_{max}。单用本品 600 mg 和合用利托那韦 100 mg、2 次/日后的绝对生物利用度分别为 37% 和 82%。本品合用利托那韦并同时进餐时，本品的 C_{max} 和 AUC 比空腹服药时高 30%。膳食的品种虽有变化，但本品的暴露量则是相似的。本品与蛋白的结合率为 95%，主要与血浆 α_1-酸糖蛋白(AAG)结合。本品主要经 CYP3A 代谢，在人体内至少可找到 3 种氧化代谢物，与原药相比，可显示出 90%的活性。给予本品单剂量 400 mg 和利托那韦 100 mg 后，分别随粪便和尿液排出本品 79.5% 和 13.9%。其中原药占 41% 和 7.7%。在合用利托那韦时，本品的中数终末半衰期接近 15 h。单次静脉注射本品和合用利托那韦 100 mg，2 次/日后，两者的 CL 分别为 32.8L/h 和 5.91L/h。

【适应证】 本品可与利托那韦或其他抗逆转录病毒病毒药物合用，用于曾经接受过抗逆转录病毒药物治疗而对 1 种以上的蛋白酶抑制剂耐药的、感染 HIV-1 的成年患者。

【不良反应】 1. 全身反应　滤泡炎(较少见)、虚弱、发热、疲劳、僵直、高热、周围水肿。

2. 心血管系统　心肌梗死、心动过速、高血压。

3. 消化系统　腹胀、腹痛、口干、消化不良、恶心、便秘、食欲缺乏、呃逆。本品已引起多例药物性肝炎，甚至导致死亡。

4. 代谢和营养　高胆固醇血症、高脂血症、糖尿病、肥胖、脂肪重新分配(类似库欣综合征)、低钠血症、烦渴。

5. 肌肉骨骼系统　关节痛、四肢痛、肌痛、骨量减少、骨质疏松(特别是患有晚期艾滋病而又长期接受抗逆转病毒治疗的患者更为明显)。

6. 神经系统　周围神经病、神经错乱、记忆缺陷、感觉迟钝、感觉异常、嗜睡、一时性局部缺血发作、神经错乱、定向障碍、易怒、情绪改变、噩梦、焦虑、头痛、眩晕。

7. 呼吸系统　咳嗽、呼吸困难。

8. 皮肤及附件　皮下脂肪萎缩、盗汗、过敏性皮炎、湿疹、中毒性斑丘疹、秃顶、药物性皮炎、多汗、多形性红斑、斯-约综合征。

9. 泌尿系统　急性肾功能衰竭、肾功能不全、肾结石、尿频。

10. 生化检查　血中 ALT、AST、γ-GT、AKP、胆红素、胰淀粉酶、血糖、总胆固醇、三酰甘油、尿酸均见升高。

11. 血液系统白细胞 $<3\times10^9$/L，中性粒细胞 $<1\times10^9$/L，PTT $>1.66\times$ ULN(正常上限)，PPT $>1.25\times$ ULN，血小板 $<75\times10^9$/L。

12. 还可出现低血糖、低血重碳酸氢盐、低血钠或高血钠、男子乳房女性化。

13. 具有严重免疫缺陷而感染 HIV 的患者，在开始接受本品联合其他抗逆转录病毒病毒药物治疗时，可发生免疫重建综合征。

【妊娠期安全等级】 C。

【禁忌与慎用】 1. 对达芦那韦-利托那韦的复方制剂过敏者禁用。

2. 心血管疾病、糖尿病、高脂血症或有磺胺过敏史、肝功能不全患者慎用。

3. 因本品要合用利托那韦，故应充分了解后者的禁忌证。

4. 哺乳期妇女使用本品时，应暂停哺乳。

5. 只有在利大于弊时，妊娠期妇女才可使用本品。

6. 儿童使用本品的有效性和安全性尚未确定。

7. 禁与高度依赖 CYP3A(CYP3A4)或 CYP2D6 代谢和清除的药物合用。

【药物相互作用】 1. 达芦那韦的代谢有赖于 CYP3A，它与其他许多高度依赖 CYP3A 代谢的药物具有竞争此代谢酶的作用，而利托那韦却是 CYP3A 的抑制剂，这就使得那些高度依赖 CYP3A 的药物大大降低了代谢和清除，使其血药浓度明显上升。可受到影响的药物如下。

(1) 抗组胺药(阿司咪唑、特非那定)。

(2) 麦角衍生物(双氢麦角胺、麦角新碱、麦角胺)。

(3) 胃肠推动药(西沙必利)。

(4) 精神抑制药(匹莫齐特)。

(5) 镇静药(咪达唑仑、三唑仑)。

(6) 抗心律失常药(苄普地尔、全身使用的利多卡因、奎尼丁、胺碘酮)。

(7) 抗凝药(华法林)。

(8) 抗抑郁药(曲唑酮)。

(9) 抗感染药(克拉霉素)。

(10) 抗真菌药(酮康唑、伊曲康唑、伏立康唑)。

(11) 钙通道阻滞剂(非洛地平、硝苯地平、尼卡地平)。

(12) 皮质激素类(地塞米松、氟替卡松)。

(13) HMG-CoA 还原酶抑制剂(阿托伐他汀、洛伐他汀、普伐他汀、辛伐他汀)。

(14) 免疫抑制剂(环孢素、他克莫司、西罗莫司)。

(15) 麻醉性镇痛药(美沙酮)。

(16) PDE-5 抑制剂(西地那非、伐地那非、他达那非)。

2. 与选择性 5-羟色胺再摄取抑制剂(帕罗西汀、舍曲林)合用，可引起严重的不良反应，甚至危及生命。

3. 不推荐洛匹那韦-利托那韦、利福平、抗惊厥药(卡马西平、苯巴比妥、苯妥英)、贯叶连翘与本品合用，因可降低后者的活性，产生耐药性。

4. 本品也不可同时使用 HIV 蛋白酶-1 抑制剂，如硫酸茚地那韦。因为茚地那韦是依赖 CYP3A4 代谢的，与本品具有竞争该酶的作用，使本品的血药浓度升高，出现不良反应。至于其他 HIV 蛋白酶抑制剂是否也和茚地那韦于一样，尚不明确。

【剂量与用法】 1. 推荐达芦那韦-利托那韦的成人剂量为一次 600 mg/100 mg，与食物同服，每日 2 次。

2. 肝功能不全患者应慎用。

3. 中度肾功能不全患者使用达芦那韦不需要调整剂量，重度肾功能不全和终末期肾病患者用药的安全性和有效性尚无资料可考。

【用药须知】 1. 本品必须合用利托那韦并与食物同服，以促进本品获得充分的治疗浓度。

2. 用药后如发生了严重的皮疹如多形性红斑或斯-约综合征，应停药。

3. 本品与许多类型的药物均存在药物相互作用，必须仔细分析。

4. 仔细观察不良反应，做好上市后的再评估工作。

【制剂】 片剂：300 mg。

【贮藏】 贮于 15～30 ℃。

附 HIV-蛋白酶抑制剂与其他药物之间的药物相互作用

HIV-蛋白酶抑制剂都依靠 CYP 酶系进行代谢，除本类药物之间存在着相互作用之外，本类药物还与其他多类药物（如多类抗感染药物、抗抑郁药、抗精神病药、抗组胺药等等）也存在着极为复杂的相互作用。为了查阅方便，以下列出药物相互作用表，供参考。

HIV-蛋白酶抑制剂与其他药物之间的药物相互作用(1)

HIV-蛋白酶抑制剂		安泼那韦（或福沙那韦）[a]		阿扎那韦		达芦那韦	
		作用	临床评价	作用	临床评价	作用	临床评价
HIV-蛋白酶抑制剂	安泼那韦（或福沙那韦）	—	—	福沙那韦-利托那韦可降低阿扎那韦的血药浓度	密切监测，尚未建立联合用药的安全性和有效性	尚无可靠的参考资料	尚无可靠的参考资料
	阿扎那韦	福沙那韦-利托那韦可降低阿扎那韦的血药浓度	密切监测，尚未建立联合用药的安全性和有效性	—	—	达芦那韦的血药浓度升高	不建议合用
	达芦那韦	尚无可靠的参考资料	尚无可靠的参考资料	达芦那韦的血药浓度升高	不建议合用	—	—
	茚地那韦	安泼那韦的血药浓度会降低，安泼那韦对其他蛋白酶抑制剂的作用尚不明确	密切监测，尚未建立联合用药的安全性和有效性	阿扎那韦-利托那韦可能升高其他蛋白酶抑制剂的血药浓度	不推荐合用，两者均与高胆红血素血症相关	两药的血药浓度均见升高	密切监测，尚未建立联合用药的安全性和有效性
	洛匹那韦-利托那韦（后者可使前者增效）	安泼那韦、洛匹那韦的血药浓度均见降低	不良反应增加。尚未建立联合用药的安全性和有效性	洛匹那韦的血药浓度会升高	不建议合用	达芦那韦的血药浓度会降低	不推荐合用
	奈非那韦	无临床意义的相互作用	不必调整剂量	阿扎那韦可能升高其他蛋白酶抑制剂的血药浓度	不建议合用	尚无可靠的参考资料	尚无可靠的参考资料

续表

HIV-蛋白酶抑制剂		安泼那韦(或福沙那韦)[a]		阿扎那韦		达芦那韦	
		作用	临床评价	作用	临床评价	作用	临床评价
HIV-蛋白酶抑制剂	利托那韦	安泼那韦的血药浓度升高	与利托那韦胶囊合用需降低安泼那韦剂量;安泼那韦口服液禁与利托那韦口服液合用,因为安泼那韦口服液中的丙二醇与利托那韦口服液中的乙醇通过同一途径代谢	阿扎那韦的血药浓度会升高	合用时,利托那韦可使阿扎那韦增效	达芦那韦的血药浓度会升高	合用时,利托那韦可使达芦那韦增效
	沙奎那韦	安泼那韦的血药浓度会降低,安泼那韦对沙奎那韦的影响尚不明确	密切监测,尚未建立联合用药的安全性和有效性	阿扎那韦与沙奎那韦-利托那韦合用,使沙奎那韦的血药浓度升高	阿扎那韦慎与沙奎那韦-利托那韦合用,P-R 间期延长可能出现叠加效应	可降低达芦那韦的血药浓度	不推荐合用
	替拉那韦	安泼那韦与替拉那韦-利托那韦合用,会使安泼那韦的血药浓度明显降低	密切监测,尚未建立联合用药的安全性和有效性	阿扎那韦与替拉那韦-利托那韦合用,阿扎那韦的血药浓度会明显降低,替拉那韦的血药浓度升高	密切监测,尚未建立联合用药的安全性和有效性	尚无可靠的参考资料	尚未建立剂量的调整方案
NNRTIs	地拉韦啶	安泼那韦的血药浓度会升高,地拉韦啶的血药浓度会降低	尚未建立合适的剂量调整方案,不推荐合用	尚无可靠的参考资料	尚未建立剂量的调整方案	尚无可靠的参考资料	尚未建立剂量的调整方案
	依法韦仑	依法韦仑会升高安泼那韦血药浓度	如与利托那韦 1 次/日合用,利托那韦的剂量应增加至每日 300 mg,如与利托那韦 2 次/日合用则不必调整剂量	阿扎那韦的血药浓度会降低	首次治疗的患者推荐剂量为阿扎那韦 400 mg 与利托那韦 100 mg,与食物同服,1 次/日,600 mg 依法韦仑空腹服用,最好睡前服用;有使用抗逆转录病毒药物治疗经历的患者不推荐合用	达芦那韦的血药浓度会降低,依法韦仑的血药浓度会升高	密切监测合用引起的中枢神经系统毒性
	依曲韦林	依曲韦林可明显升高福沙那韦及其活性代谢产物安泼那韦的血药浓度	禁止合用	依曲韦林的血药浓度会升高,阿扎那韦的血药浓度会降低	禁止合用	达芦那韦-利托那韦可降低依曲韦林的 AUC	虽然依曲韦林的 AUC 会降低,但临床试验证明有效,故不必调整剂量

续表

HIV-蛋白酶抑制剂		安泼那韦(或福沙那韦)[a]		阿扎那韦		达芦那韦	
		作用	临床评价	作用	临床评价	作用	临床评价
NNRTIs	奈韦拉平	安泼那韦的血药浓度会降低	尚未建立剂量调整方案	阿扎那韦的血药浓度会降低，奈韦拉平血药浓度会升高	禁止两药合用，因可增加奈韦拉平的毒性	利托那韦-达芦那韦可升高奈韦拉平的血药浓度	不必调整剂量
NsRTIs/NtRTIs	阿巴卡韦	无显著临床意义的药物相互作用	不必调整剂量	无显著临床意义的药物相互作用	不必调整剂量	无显著临床意义的药物相互作用	不必调整剂量
	去羟肌苷	安泼那韦的血药浓度会升高(仅在与去羟肌苷含缓冲剂的剂型合用时)	合用去羟肌苷和安泼那韦时，至少应间隔1 h	阿扎那韦的血药浓度会降低(仅在与去羟肌苷含缓冲剂的剂型合用时)	合用去羟肌苷和阿扎那韦时，至少应间隔2 h	两药的血药浓度均无明显变化	严密监测，在服用达芦那韦-利托那韦(与食物同服)前1 h前或2 h后再服用去羟肌苷
	恩曲他滨	无显著临床意义的药物相互作用	不必调整剂量	无显著临床意义的药物相互作用	不必调整剂量	无显著临床意义的药物相互作用	不必调整剂量
	拉米夫定	无显著临床意义的药物相互作用	不必调整剂量	无显著临床意义的药物相互作用	不必调整剂量	无显著临床意义的药物相互作用	不必调整剂量
	司他夫定	无显著临床意义的药物相互作用	不必调整剂量	无显著临床意义的药物相互作用	不必调整剂量	无显著临床意义的药物相互作用	不必调整剂量
	替诺福韦	安泼那韦的血药浓度降低	不推荐合用，如替诺福韦与福沙那韦-利托那韦1次/日合用，利托那韦的剂量应增加至每日300 mg；如替诺福韦与福沙那韦-利托那韦2次/日合用，利托那韦的剂量不变	阿扎那韦的血药浓度会降低，替诺福韦的血药浓度会升高	密切监测，尚未建立适当的剂量调整方案	利托那韦-达芦那韦可升高替诺福韦的血药浓度	严密监测与替诺福韦有关的药物不良反应；特别关注肾脏疾病患者
	扎西他滨	无显著临床意义的药物相互作用	不必调整剂量	无显著临床意义的药物相互作用	不必调整剂量	无显著临床意义的药物相互作用	不必调整剂量
	齐多夫定	无显著临床意义的药物相互作用	不必调整剂量	无显著临床意义的药物相互作用	不必调整剂量	无显著临床意义的药物相互作用	不必调整剂量

续表

HIV-蛋白酶抑制剂		安泼那韦(或福沙那韦)[a]		阿扎那韦		达芦那韦	
		作用	临床评价	作用	临床评价	作用	临床评价
NsRTIs/NtRTIs	恩夫韦地	无临床意义的相互作用	不必调整剂量	无临床意义的相互作用	不必调整剂量	无临床意义的相互作用	不必调整剂量
	马拉韦诺	尚无可靠的参考资料	密切监测,尚未建立联合用药的安全性和有效性	尚无可靠的参考资料	密切监测,尚未建立联合用药的安全性和有效性	尚无可靠的参考资料	密切监测,尚未建立联合用药的安全性和有效性
	拉替拉韦	无临床意义的相互作用	不必调整剂量	阿扎那韦的血药浓度会升高	Ⅲ期临床试验中未出现安全性问题,不必调整剂量	无临床意义的相互作用	不必调整剂量
抗病毒药	阿昔洛韦	无临床意义的相互作用	不必调整剂量	无临床意义的相互作用	不必调整剂量	无临床意义的相互作用	不必调整剂量
	阿德福韦	无临床意义的相互作用	不必调整剂量	无临床意义的相互作用	不必调整剂量	无临床意义的相互作用	不必调整剂量
	西多福韦	无临床意义的相互作用	不必调整剂量	无临床意义的相互作用	不必调整剂量	无临床意义的相互作用	不必调整剂量
	泛昔洛韦	无临床意义的相互作用	不必调整剂量	无临床意义的相互作用	不必调整剂量	无临床意义的相互作用	不必调整剂量
	膦甲酸钠	无临床意义的相互作用	不必调整剂量	无临床意义的相互作用	不必调整剂量	无临床意义的相互作用	不必调整剂量
	更昔洛韦	无临床意义的相互作用	不必调整剂量	无临床意义的相互作用	不必调整剂量	无临床意义的相互作用	不必调整剂量
	利巴韦林	无临床意义的相互作用	不必调整剂量	无临床意义的相互作用	不必调整剂量	无临床意义的相互作用	不必调整剂量
	伐昔洛韦	无临床意义的相互作用	不必调整剂量	无临床意义的相互作用	不必调整剂量	无临床意义的相互作用	不必调整剂量
解热镇痛药	阿芬太尼	阿芬太尼的血药浓度可能明显升高,不良反应增加	可能需调整两种药品的剂量	阿芬太尼的血药浓度可能明显升高,不良反应增加	可能需调整两种药品的剂量	阿芬太尼的血药浓度可能明显升高,不良反应增加	可能需调整两种药品的剂量
	阿司匹林	无临床意义的相互作用	不必调整剂量	无临床意义的相互作用	不必调整剂量	无临床意义的相互作用	不必调整剂量

续表

HIV-蛋白酶抑制剂		安泼那韦(或福沙那韦)[a]		阿扎那韦		达芦那韦	
		作用	临床评价	作用	临床评价	作用	临床评价
解热镇痛药	丁丙诺非	丁丙诺啡的血药浓度会升高	密切监测，可能需调整剂量	丁丙诺非的血药浓度会升高	密切监测；可能需降低丁丙诺非的剂量	丁丙诺非的血药浓度会升高	密切监测；可能需降低丁丙诺非的剂量
	右丙氧芬	尚无可靠参考资料	尚无可靠参考资料	尚无可靠参考资料	尚无可靠参考资料	尚无可靠参考资料	尚无可靠参考资料
	二醋吗啡	尚无可靠参考资料	尚无可靠参考资料	尚无可靠参考资料	尚无可靠参考资料	尚无可靠参考资料	尚无可靠参考资料
	芬太尼	芬太尼的血药浓度明显升高，作用增强	密切监测，可能需调整剂量	芬太尼的血药浓度明显升高，作用增强	密切监测，可能需调整剂量	芬太尼的血药浓度明显升高，作用增强	密切监测，可能需调整剂量
	布洛芬	无临床意义的相互作用	不必调整剂量	无临床意义的相互作用	不必调整剂量	无临床意义的相互作用	不必调整剂量
	美沙酮	美沙酮和安泼那韦的血药浓度均会降低	可能需增加美沙酮的剂量；监测戒断症状；可能要考虑加用其他抗逆转录病毒药	无临床意义的相互作用	不必调整剂量	达芦那韦-利托那韦会降低美沙酮的血药浓度	在维持治疗时可能需增加美沙酮的剂量，监测戒断症状
	吗啡	尚无可靠的参考资料	尚无可靠的参考资料	尚无可靠的参考资料	尚无可靠的参考资料	尚无可靠的参考资料	尚无可靠的参考资料
	对乙酰氨基酚	无临床意义的相互作用	不必调整剂量	无临床意义的相互作用	不必调整剂量	无临床意义的相互作用	不必调整剂量
	哌替啶	尚无可靠的参考资料	尚无可靠的参考资料	尚无可靠的参考资料	尚无可靠的参考资料	尚无可靠的参考资料	尚无可靠的参考资料
	吡罗昔康	尚无可靠的参考资料	尚无可靠的参考资料	尚无可靠的参考资料	尚无可靠的参考资料	尚无可靠的参考资料	尚无可靠的参考资料
	曲马多	尚无可靠的参考资料	尚无可靠的参考资料	尚无可靠的参考资料	尚无可靠的参考资料	尚无可靠的参考资料	尚无可靠的参考资料
抗分枝杆菌药	乙胺丁醇	无临床意义的相互作用	不必调整剂量	无临床意义的相互作用	不必调整剂量	无临床意义的相互作用	不必调整剂量
	异烟肼	无临床意义的相互作用	不必调整剂量	无临床意义的相互作用	不必调整剂量	无临床意义的相互作用	不必调整剂量
	吡嗪酰胺	无临床意义的相互作用	不必调整剂量	无临床意义的相互作用	不必调整剂量	无临床意义的相互作用	不必调整剂量

续表

HIV-蛋白酶抑制剂		安泼那韦(或福沙那韦)[a]		阿扎那韦		达芦那韦	
		作用	临床评价	作用	临床评价	作用	临床评价
抗分枝杆菌药	利福布汀	利福布汀及其代谢物的血药浓度会升高	降低利福布汀的剂量	利福布汀及其代谢物的血药浓度会升高	降低利福布汀的剂量	与达芦那韦-利托那韦合用,利福布汀的血药浓度会升高,达芦那韦的血药浓度则会降低	与达芦那韦-利托那韦合用,利福布汀的剂量应降至 150 mg,隔日 1 次,每周监测全血细胞计数
	利福平	安泼那韦的血药浓度会降低	配伍禁忌——丧失抗病毒活性	阿扎那韦的血药浓度会降低	配伍禁忌——丧失抗病毒活性	达芦那韦的血药浓度会降低	配伍禁忌——丧失抗病毒活性
	链霉素	无临床意义的相互作用	不必调整剂量	无临床意义的相互作用	不必调整剂量	无临床意义的相互作用	不必调整剂量
大环内酯类药	阿奇霉素	无临床意义的相互作用	不必调整剂量	无临床意义的相互作用	不必调整剂量	无临床意义的相互作用	不必调整剂量
	克拉霉素	资料有限,尚不能确定克拉霉素血药浓度升高的水平	密切监测,必要时调整剂量	阿扎那韦和克拉霉素的血药浓度会升高,克拉霉素代谢物 14-羟克拉霉素的血药浓度会降低。尚未进行阿扎那韦-利托那韦与克拉霉素合用的研究	可降低约 50% 克拉霉素剂量或考虑用其他药物替代,鸟分枝杆菌复合感染除外	克拉霉素的血药浓度会升高	密切监测,Ccr 为 30 ～ 60 ml/min 者应降低克拉霉素剂量 50% Ccr < 30 ml/min 者,应降低克拉霉素剂量 70%
	红霉素	红霉素血药浓度明显升高	避免合用	无临床意义的相互作用	不必调整剂量	尚无可靠的参考资料	尚无可靠的参考资料
喹诺酮类药	环丙沙星	无临床意义的相互作用	不必调整剂量	无临床意义的相互作用	不必调整剂量	无临床意义的相互作用	不必调整剂量
	氧氟沙星	无临床意义的相互作用	不必调整剂量	无临床意义的相互作用	不必调整剂量	无临床意义的相互作用	不必调整剂量
其他抗菌药物	克林霉素	无临床意义的相互作用	不必调整剂量	无临床意义的相互作用	不必调整剂量	无临床意义的相互作用	不必调整剂量
	磺胺甲基异噁唑	无临床意义的相互作用	不必调整剂量	无临床意义的相互作用	不必调整剂量	无临床意义的相互作用	不必调整剂量
	氨苯砜	尚无可靠的参考资料	尚无可靠的参考资料	无临床意义的相互作用	不必调整剂量	无临床意义的相互作用	不必调整剂量

续表

HIV-蛋白酶抑制剂		安泼那韦(或福沙那韦)[a]		阿扎那韦		达芦那韦	
		作用	临床评价	作用	临床评价	作用	临床评价
其他抗菌药物	甲硝唑	由于安泼那韦口服液中有丙二醇，可能产生毒性	甲硝唑禁止合用安泼那韦口服液	尚无可靠的参考资料	尚无可靠的参考资料	尚无可靠的参考资料	尚无可靠的参考资料
	四环素	无临床意义的相互作用	不必调整剂量	无临床意义的相互作用	不必调整剂量	无临床意义的相互作用	不必调整剂量
三环类抗抑郁药	阿米替林	三环类药的血药浓度升高	推荐监测三环类药物的血药浓度	升高三环类药的血药浓度	推荐监测三环类药物的血药浓度	尚无可靠的参考资料	尚无可靠的参考资料
	盐酸地昔帕明	三环类药的血药浓度会升高	推荐监测三环类药物的血药浓度	三环类药的血药浓度会升高	推荐监测三环类药物的血药浓度	尚无可靠的参考资料	尚无可靠的参考资料
	盐酸多塞平	三环类药的血药浓度会升高	推荐监测三环类药物的血药浓度	三环类药的血药浓度会升高	推荐监测三环类药物的血药浓度	尚无可靠的参考资料	尚无可靠的参考资料
SSRIs	西酞普兰	无临床意义的相互作用	不必调整剂量	无临床意义的相互作用	不必调整剂量	无临床意义的相互作用	不必调整剂量
	帕罗西汀	尚无可靠的参考资料	尚无可靠的参考资料	尚无可靠的参考资料	尚无可靠的参考资料	帕罗西汀的血药浓度会降低	仔细滴定帕罗西汀的剂量并密切监测抗抑郁效应
	舍曲林	舍曲林的血药浓度可能会升高	密切监测，可能需调整剂量	尚无可靠的参考资料	尚无可靠的参考资料	舍曲林的血药浓度会降低	以低剂量开始使用，并密切监测抗抑郁效果
其他抗抑郁药物	米氮平	尚无可靠的参考资料	尚无可靠的参考资料	无显著临床意义的相互作用	不必调整剂量	尚无可靠的参考资料	尚无可靠的参考资料
	奈法唑酮	无显著临床意义的相互作用	不必调整剂量	阿扎那韦的血药浓度可能会升高	密切监测，不推荐调整剂量	尚无可靠的参考资料	尚无可靠的参考资料
	贯叶连（贯叶连翘）	安泼那韦的血药浓度会降低	配伍禁忌——丧失抗病毒活性并可能使病毒对安泼那韦耐药	阿扎那韦的血药浓度会降低	配伍禁忌——丧失抗病毒活性并可能使病毒对阿扎那韦耐药	达芦那韦的血药浓度会降低	配伍禁忌——丧失抗病毒活性

续表

HIV-蛋白酶抑制剂		安泼那韦（或福沙那韦）[a]		阿扎那韦		达芦那韦	
		作用	临床评价	作用	临床评价	作用	临床评价
其他抗抑郁药物	曲唑酮	曲唑酮的血药浓度会升高	谨慎合用，考虑降低曲唑酮的剂量	曲唑酮的血药浓度会升高	谨慎合用，考虑降低曲唑酮的剂量	达芦那韦-利托那韦会升高曲唑酮的血药浓度	谨慎合用，考虑降低曲唑酮的剂量
	文拉法辛	文拉法辛及其代谢物的血药浓度可能会升高	谨慎合用，密切监测	文拉法辛及其代谢物的血药浓度可能会升高	谨慎合用，密切监测	文拉法辛及其代谢物的血药浓度可能会升高	谨慎合用，密切监测
抗糖尿病药（口服）	格列吡嗪	安泼那韦可能减弱格列吡嗪的降糖作用	密切监测血糖	阿扎那韦可能减弱格列吡嗪的降糖作用	密切监测血糖	达芦那韦可能减弱格列吡嗪的降糖作用	密切监测血糖
	格列本脲	安泼那韦可能减弱格列本脲的降糖作用	密切监测血糖	阿扎那韦可能减弱格列本脲的降糖作用	密切监测血糖	达芦那韦可能减弱格列本脲的降糖作用	密切监测血糖
	二甲双胍	安泼那韦可能减弱二甲双胍的降糖作用	密切监测血糖	阿扎那韦可能减弱二甲双胍的降糖作用	密切监测血糖	达芦那韦可能减弱二甲双胍的降糖作用	密切监测血糖
	吡格列酮	安泼那韦可能减弱吡格列酮的降糖作用	密切监测血糖	阿扎那韦可能减弱吡格列酮的降糖作用	密切监测血糖	达芦那韦可能减弱吡格列酮的降糖作用	密切监测血糖
	罗格列酮	安泼那韦可能减弱罗格列酮的降糖作用	密切监测血糖	阿扎那韦可能减弱罗格列酮的降糖作用	密切监测血糖	达芦那韦可能减弱罗格列酮的降糖作用	密切监测血糖
	瑞格列奈	瑞格列奈的血药浓度会升高，同时安泼那韦会减弱瑞格列奈的降糖作用	密切监测血糖，注意低血糖的表现，可能需降低瑞格列奈的剂量	瑞格列奈的血药浓度会升高，同时阿扎那韦会减弱瑞格列奈的降糖作用	密切监测血糖，注意低血糖的表现，可能需降低瑞格列奈的剂量	瑞格列奈的血药浓度升高，同时达芦那韦减弱瑞格列奈的降糖作用	密切监测血糖，注意低血糖的表现，可能需降低瑞格列奈的剂量
	甲苯磺丁脲	安泼那韦可能减弱甲苯磺丁脲的降糖作用	密切监测血糖	阿扎那韦可能减弱甲苯磺丁脲的降糖作用	密切监测血糖	达芦那韦可能减弱甲苯磺丁脲的降糖作用	密切监测血糖，可能需调整降糖药的剂量
抗癫痫药	卡马西平	卡马西平会降低安泼那韦的血药浓度；卡马西平与安泼那韦-利托那韦合用，安泼那韦的血药浓度会升高	有丧失抗病毒活性并可能导致病毒对安泼那韦耐药的风险，如无利托那韦配合安泼那韦，卡马西平与安泼那韦应避免合用	阿扎那韦的血药浓度会降低，卡马西平的血药浓度会升高	如无利托那韦，不推荐阿扎那韦与卡马西平合用；但阿扎那韦-利托那韦可明显升高卡马西平的血药浓度，合用时需降低卡马西平的剂量	达芦那韦-利托那韦会升高卡马西平的血药浓度	密切监测，仔细滴定卡马西平的有效且安全的剂量

续表

HIV-蛋白酶抑制剂		安泼那韦(或福沙那韦)[a]		阿扎那韦		达芦那韦	
		作用	临床评价	作用	临床评价	作用	临床评价
抗癫痫药	氯硝西泮	氯硝西泮的血药浓度可能升高	密切监测,可能需调整氯硝西泮的剂量	尚无可靠的参考资料	尚无可靠的参考资料	尚无可靠的参考资料	尚无可靠的参考资料
	乙琥胺	乙琥胺的血药浓度可能升高	密切监测,可能需调整乙琥胺的剂量	尚无可靠的参考资料	尚无可靠的参考资料	尚无可靠的参考资料	尚无可靠的参考资料
	加巴喷丁	无显著临床意义的相互作用	不必调整剂量	无显著临床意义的相互作用	不必调整剂量	无显著临床意义的相互作用	不必调整剂量
	拉莫三嗪	无显著临床意义的相互作用	不必调整剂量	无显著临床意义的相互作用	不必调整剂量	无显著临床意义的相互作用	不必调整剂量
	苯巴比妥	安泼那韦的血药浓度会降低	避免合用,但与安泼那韦-利托那韦合用不必调整剂量	两药的血药浓度均降低	如无利托那韦,不推荐阿扎那韦与苯巴比妥合用;但阿扎那韦-利托那韦可明显降低苯巴比妥的血药浓度,合用时需增加苯巴比妥的剂量,监测血药浓度	达芦那韦-利托那韦会降低苯巴比妥的血药浓度	监测苯巴比妥的血药浓度
	苯妥英	两药的血药浓度均会降低	如无利托那韦,不推荐安泼那韦与苯妥英合用;但阿扎那韦-利托那韦可明显降低苯妥英的血药浓度,合用时须增加苯妥英的剂量,监测血药浓度	两药的血药浓度均会降低	如无利托那韦,不推荐阿扎那韦与苯妥英合用;但阿扎那韦-利托那韦可明显降低苯妥英的血药浓度,合用时须增加苯妥英的剂量,监测血药浓度	达芦那韦-利托那韦会降低苯巴比妥的血药浓度	监测苯巴比妥的血药浓度
	丙戊酸钠	无显著临床意义的相互作用	不必调整剂量	尚无可靠的研究资料	尚无可靠的研究资料	无显著临床意义的相互作用	不必调整剂量
	氨己烯酸	无显著临床意义的相互作用	不必调整剂量	无显著临床意义的相互作用	不必调整剂量	无显著临床意义的相互作用	不必调整剂量
抗真菌药	两性霉素B	无显著临床意义的相互作用	不必调整剂量	无显著临床意义的相互作用	不必调整剂量	无显著临床意义的相互作用	不必调整剂量
	氟康唑	无显著临床意义的相互作用	不必调整剂量	无显著临床意义的相互作用	不必调整剂量	无显著临床意义的相互作用	不必调整剂量
	氟胞嘧啶	无显著临床意义的相互作用	不必调整剂量	无显著临床意义的相互作用	不必调整剂量	无显著临床意义的相互作用	不必调整剂量
	伊曲康唑	伊曲康唑的血药浓度会升高	伊曲康唑剂量>400 mg/d的患者可能需调整剂量	伊曲康唑的血药浓度可能升高	伊曲康唑剂量>200 mg/d时谨慎与阿扎那韦-利托那韦合用	伊曲康唑与达芦那韦-利托那韦合用,伊曲康唑和达芦那韦的血药浓度均会升高	伊曲康唑的剂量不应超过200 mg/d

续表

HIV-蛋白酶抑制剂		安泼那韦(或福沙那韦)[a]		阿扎那韦		达芦那韦	
		作用	临床评价	作用	临床评价	作用	临床评价
抗真菌药	酮康唑	酮康唑的血药浓度升高	酮康唑剂量大于 400 mg/d 的患者可能需调整剂量	酮康唑的血药浓度可能升高	酮康唑剂量大于 200 mg/d 时谨慎与阿扎那韦-利托那韦合用	酮康唑和达芦那韦的血药浓度均见升高	伊曲康唑的剂量不应超过 200 mg/d
	咪康唑	尚无可靠的参考资料	尚无可靠的参考资料	阿扎那韦的血药浓度可能升高	密切监测，不必调整剂量	尚无可靠的参考资料	尚无可靠的参考资料
	特比萘芬	无显著临床意义的相互作用	不必调整剂量	无显著临床意义的相互作用	不必调整剂量	无显著临床意义的相互作用	不必调整剂量
	伏立康唑	体外研究显示两药的血药浓度均可能升高	密切监测两药的毒性反应，并相应调整剂量	1. 具有 CYP2C19 等位基因者，阿扎那韦-利托那韦与伏立康唑合用，阿扎那韦和伏立康唑的血药浓度均降低；2. CYP2C19 等位基因缺失者，阿扎那韦-利托那韦与伏立康唑合用，阿扎那韦的血药浓度降低，伏立康唑的血药浓度升高	不推荐合用，除非经过评估认为益处大于风险	达芦那韦-利托那韦可降低伏立康唑的血药浓度	不推荐达芦那韦-利托那韦与伏立康唑合用，除非经过评估认为益处大于风险
	泊沙康唑	尚无可靠的参考资料	尚无可靠的参考资料	阿扎那韦的血药浓度可能升高	密切监测，不必调整剂量	尚无可靠的参考资料	尚无可靠的参考资料
抗组胺药	阿司咪唑	阿司咪唑的血药浓度会明显升高	配伍禁忌——可能发生严重的或危及生命的心脏不良反应	阿司咪唑的血药浓度明显会升高	配伍禁忌——可能发生严重的或危及生命的心脏不良反应	阿司咪唑的血药浓度会明显升高	配伍禁忌——可能发生严重的或危及生命的心脏不良反应
	西替利嗪	无显著临床意义的相互作用	不必调整剂量	无显著临床意义的相互作用	不必调整剂量	无显著临床意义的相互作用	不必调整剂量
	特非那定	特非那定的血药浓度会明显升高	配伍禁忌——可能发生严重的或危及生命的心脏不良反应	特非那定的血药浓度明显会升高	配伍禁忌——可能发生严重的或危及生命的心脏不良反应	特非那定的血药浓度会明显升高	配伍禁忌——可能发生严重的或危及生命的心脏不良反应
抗疟疾药/抗原虫药	卤泛群	卤泛群的血药浓度会明显升高	心律失常的风险升高，禁止合用	卤泛群的血药浓度会明显升高	心律失常的风险升高，禁止合用	卤泛群的血药浓度会明显升高	心律失常的风险升高，禁止合用

续表

HIV-蛋白酶抑制剂		安泼那韦(或福沙那韦)[a]		阿扎那韦		达芦那韦	
		作用	临床评价	作用	临床评价	作用	临床评价
抗疟疾药/抗原虫药	本芴醇	本芴醇的血药浓度会明显升高	心律失常的风险升高，禁止合用	本芴醇的血药浓度会明显升高	心律失常的风险升高，禁止合用	本芴醇的血药浓度会明显升高	心律失常的风险升高，禁止合用
	甲氟喹	尚无可靠参考资料	尚无可靠参考资料	Q-T间期延长的效应可出现叠加	心律失常的风险升高，禁止合用	尚无可靠参考资料	尚无可靠参考资料
	喷他脒	无显著临床意义的相互作用	不必调整剂量	无显著临床意义的相互作用	不必调整剂量	无显著临床意义的相互作用	不必调整剂量
	氯胍	无显著临床意义的相互作用	不必调整剂量	无显著临床意义的相互作用	不必调整剂量	无显著临床意义的相互作用	不必调整剂量
	乙胺嘧啶	无显著临床意义的相互作用	不必调整剂量	无显著临床意义的相互作用	不必调整剂量	无显著临床意义的相互作用	不必调整剂量
	乙胺嘧啶-磺胺邻二甲氧嘧啶	无显著临床意义的相互作用	不必调整剂量	无显著临床意义的相互作用	不必调整剂量	无显著临床意义的相互作用	不必调整剂量
	奎宁	奎宁的血药浓度可能会升高	密切监测，可能需调整奎宁的剂量	奎宁的血药浓度可能会升高	密切监测，可能需调整奎宁的剂量	奎宁的血药浓度可能会升高	密切监测，可能需调整奎宁的剂量
抗偏头痛药	麦角衍生物	麦角衍生物的血药浓度会升高，增加麦角中毒的危险性	配伍禁忌——可能发生严重的或危及生命的不良反应	麦角衍生物的血药浓度会升高，增加麦角中毒的危险性	配伍禁忌——可能发生严重的或危及生命的不良反应	麦角衍生物的血药浓度会升高，增加麦角中毒的危险性	配伍禁忌——可能发生严重的或危及生命的不良反应
	舒马曲坦	无显著临床意义的相互作用	不必调整剂量	无显著临床意义的相互作用	不必调整剂量	无显著临床意义的相互作用	不必调整剂量
抗肿瘤药	环磷酰胺	环磷酰胺的血药浓度会升高	密切监测，可能需降低环磷酰胺的剂量	尚无可靠参考资料	尚无可靠参考资料	尚无可靠参考资料	尚无可靠参考资料
	多柔比星	无显著临床意义的相互作用	不必调整剂量	无显著临床意义的相互作用	不必调整剂量	无显著临床意义的相互作用	不必调整剂量
	伊立替康	伊立替康的血药浓度会升高	如必须何用，密切监测伊立替康的毒性	阿扎那韦-利托那韦会明显升高伊立替康的血药浓度	禁止合用	伊立替康的血药浓度可能会升高	如必须合用，密切监测伊立替康的毒性
	紫杉醇	紫杉醇的血药浓度可能会升高	密切监测紫杉醇的毒性，可能需降低紫杉醇的剂量	紫杉醇的血药浓度可能会升高	密切监测紫杉醇的毒性，可能需降低紫杉醇的剂量	尚无可靠参考资料	尚无可靠参考资料

续表

HIV-蛋白酶抑制剂		安泼那韦(或福沙那韦)[a]		阿扎那韦		达芦那韦	
		作用	临床评价	作用	临床评价	作用	临床评价
抗肿瘤药	长春碱	长春碱的血药浓度会明显升高	尽量避免合用，如必须合用，监测长春碱的不良反应，降低长春碱的剂量	尚无可靠的参考资料	尚无可靠的参考资料	尚无可靠的参考资料	尚无可靠的参考资料
抗精神病药	氯氮平	尚无可靠的参考资料	尚无可靠的参考资料	无显著临床意义的相互作用	不必调整剂量	尚无可靠的参考资料	尚无可靠的参考资料
	奥氮平	尚无可靠的参考资料	尚无可靠的参考资料	无显著临床意义的相互作用	不必调整剂量	尚无可靠的参考资料	尚无可靠的参考资料
	奋乃静	无显著临床意义的相互作用	不必调整剂量	无显著临床意义的相互作用	不必调整剂量	无显著临床意义的相互作用	不必调整剂量
	匹莫齐特	匹莫齐特的血药浓度会升高，增加心律失常风险	配伍禁忌——可能发生严重的或危及生命的不良反应	匹莫齐特的血药浓度会升高，增加心律失常风险	配伍禁忌——可能发生严重的或危及生命的不良反应	匹莫齐特的血药浓度会升高，增加心律失常风险	配伍禁忌——可能发生严重的或危及生命的不良反应
	利培酮	无显著临床意义的相互作用	不必调整剂量	无显著临床意义的相互作用	不必调整剂量	达芦那韦-利托那韦会升高利培酮的血药浓度	三种药物的剂量均应降低
	硫利达嗪	无显著临床意义的相互作用	不必调整剂量	无显著临床意义的相互作用	不必调整剂量	达芦那韦-利托那韦会升高硫利达嗪的血药浓度	三种药物的剂量均应降低
	阿立哌唑	阿立哌唑的代谢可能会被福沙那韦抑制	合用时需降低阿立哌唑的给药剂量	阿立哌唑的代谢可能会被阿扎那韦抑制	合用时需降低阿立哌唑的给药剂量	尚无可靠参考资料	尚无可靠参考资料
抗焦虑药	丁螺环酮	丁螺环酮的血药浓度可能会升高	密切监测，可能需降低丁螺环酮的剂量	尚无可靠的参考资料	尚无可靠的参考资料	尚无可靠的参考资料	尚无可靠的参考资料
苯二氮䓬类	阿普唑仑	阿普唑仑的血药浓度会升高	密切监测，可能需降低阿普唑仑的剂量	尚无可靠的参考资料	尚无可靠的参考资料	尚无可靠的参考资料	尚无可靠的参考资料
	氯氮䓬	氯氮䓬的血药浓度会升高	密切监测，可能需降低氯氮䓬的剂量	尚无可靠的参考资料	尚无可靠的参考资料	尚无可靠的参考资料	尚无可靠的参考资料

续表

HIV-蛋白酶抑制剂		安泼那韦(或福沙那韦)[a]		阿扎那韦		达芦那韦	
		作用	临床评价	作用	临床评价	作用	临床评价
苯二氮䓬类	地西泮	地西泮的血药浓度会升高	密切监测,可能需降低地西泮的剂量	尚无可靠的参考资料	尚无可靠的参考资料	尚无可靠的参考资料	尚无可靠的参考资料
	氟西泮	氟西泮的血药浓度会升高	密切监测,可能需降低氟西泮的剂量	尚无可靠的参考资料	尚无可靠的参考资料	尚无可靠的参考资料	尚无可靠的参考资料
	劳拉西泮	无显著临床意义的相互作用	不必调整剂量	无显著临床意义的相互作用	不必调整剂量	无显著临床意义的相互作用	不必调整剂量
	咪达唑仑	尚无可靠的参考资料	尚无可靠的参考资料	咪达唑仑的血药浓度会升高	阿扎那韦禁止与口服咪达唑仑合用;阿扎那韦与静脉咪达唑仑合用时,应降低咪达唑仑的剂量,应准备好能抢救呼吸抑制和过度镇静的药品和设备,在密切监测下进行	咪达唑仑的血药浓度会升高	达芦那韦-利托那韦禁止与口服咪达唑仑合用;达芦那韦-利托那韦与静脉咪达唑仑合用时,应降低咪达唑仑的剂量,应准备好能抢救呼吸抑制和过度镇静的药品和设备,在密切监测下进行
	三唑仑	三唑仑的血药浓度会升高,可能发生严重的或危及生命的不良反应	不可伍用	三唑仑的血药浓度会明显升高,可能发生严重的或危及生命的不良反应	不可伍用	三唑仑的血药浓度会明显升高,可能发生严重的或危及生命的不良反应	不可伍用
催眠药	唑吡坦	无显著临床意义的相互作用	不必调整剂量	尚无可靠的参考资料	尚无可靠的参考资料	尚无可靠的参考资料	尚无可靠的参考资料
支气管扩张药	茶碱	无显著临床意义的相互作用	不必调整剂量	无显著临床意义的相互作用	不必调整剂量	尚无可靠的参考资料	尚无可靠的参考资料
心血管病用药	地高辛	地高辛的血药浓度可能会升高	应从低剂量开始滴定地高辛的剂量,并监测地高辛的血药浓度	两药合用,P-R间期延长的作用可能出现叠加	不推荐合用	地高辛的血药浓度会升高	应从低剂量开始滴定地高辛的剂量,并监测地高辛的血药浓度

续表

HIV-蛋白酶抑制剂		安泼那韦(或福沙那韦)[a]		阿扎那韦		达芦那韦	
		作用	临床评价	作用	临床评价	作用	临床评价
抗凝血药	华法林/香豆素	可能改变华法林的血药浓度,升高或降低均有报道	监测 INR,必要时,可调整华法林的剂量	华法林的血药浓度升高	可导致危及生命的出血事件,必须合用时密切监测 INR	达芦那韦-利托那韦降低华法林的血药浓度	监测 INR,必要时调整华法林的剂量
	利伐沙班	利伐沙班的血药浓度会升高	预防深静脉血栓时,其 Ccr<30 ml/min 者禁止合用;预防卒中时,其 Ccr<15 ml/min 者禁止合用。密切监测出血的症状和体征,并定期监测肾功能	利伐沙班的血药浓度会升高	预防深静脉血栓时,其 Ccr<30 ml/min 者禁止合用;预防卒中时,其 Ccr<15 ml/min 者禁止合用。密切监测出血的症状和体征,并定期监测肾功能	利伐沙班的血药浓度会升高	预防深静脉血栓时,其 Ccr < 30 ml/min 者禁止合用;预防卒中时,其 Ccr < 15 ml/min 者禁止合用。密切监测出血的症状和体征,并定期监测肾功能
抗心律失常药	胺碘酮	胺碘酮的血药浓度会升高,可能发生严重的或危及生命的不良反应	如必须合用,应监测胺碘酮的血药浓度	胺碘酮的血药浓度会升高,可能发生严重的或危及生命的不良反应	如必须合用,应监测胺碘酮的血药浓度	达芦那韦-利托那韦会升高胺碘酮的血药浓度	密切监测胺碘酮的血药浓度
	丙吡胺	丙吡胺的血药浓度可能会升高	密切监测,可能需降低丙吡胺的剂量	尚无可靠的参考资料	尚无可靠的参考资料	尚无可靠的参考资料	尚无可靠的参考资料
	氟卡尼	氟卡尼的血药浓度可能会因合用福沙那韦而升高	增加室性心律失常的风险,应避免合用	氟卡尼的血药浓度会升高,可能发生严重的或危及生命的不良反应	如必须合用,应监测氟卡尼的血药浓度	达芦那韦-利托那韦会升高氟卡尼的血药浓度	密切监测氟卡尼的血药浓度
	苄普地尔	苄普地尔的血药浓度会明显升高,心律失常的风险增加	禁止合用	苄普地尔的血药浓度会明显升高,心律失常的风险增加	禁止合用	苄普地尔的血药浓度可能会升高,心律失常的风险增加	密切监测,可能需降低苄普地尔的剂量
	利多卡因(全身性使用)	利多卡因的血药浓度会升高,可能发生严重的或危及生命的不良反应	如必须合用,应监测利多卡因的血药浓度	利多卡因的血药浓度会升高,可能发生严重的或危及生命的不良反应	如必须合用,应监测利多卡因的血药浓度	达芦那韦-利托那韦会升高利多卡因的血药浓度	密切监测利多卡因的血药浓度

续表

HIV-蛋白酶抑制剂		安泼那韦(或福沙那韦)[a] 作用	安泼那韦(或福沙那韦)[a] 临床评价	阿扎那韦 作用	阿扎那韦 临床评价	达芦那韦 作用	达芦那韦 临床评价
抗心律失常药	普罗帕酮	尚无可靠的参考资料	尚无可靠的参考资料	两药合用,P-R间期延长的作用可能出现叠加效应,心律失常的风险增加	谨慎合用	达芦那韦-利托那韦会升高普罗帕酮的血药浓度	密切监测普罗帕酮的血药浓度
抗心律失常药	奎尼丁	奎尼丁的血药浓度会升高,可能发生严重的或危及生命的不良反应	如必须何用,应监测奎尼丁的血药浓度	奎尼丁的血药浓度会升高,可能发生严重的或危及生命的不良反应	如必须合用,应监测奎尼丁的血药浓度	达芦那韦-利托那韦会升高奎尼丁的血药浓度	密切监测奎尼丁的血药浓度
β受体拮抗剂	阿替洛尔	尚无可靠的参考资料	尚无可靠的参考资料	两药合用,P-R间期延长的作用可能出现叠加效应,心律失常的风险增加	谨慎合用	尚无可靠的参考资料	尚无可靠的参考资料
β受体拮抗剂	比索洛尔	尚无可靠的参考资料	尚无可靠的参考资料	P-R间期延长的作用可能出现叠加效应	谨慎合用,心律失常的风险增加	尚无可靠的参考资料	尚无可靠的参考资料
β受体拮抗剂	卡维地洛	尚无可靠的参考资料	尚无可靠的参考资料	两药合用,P-R间期延长的作用可能出现叠加效应,心律失常的风险增加	谨慎合用	尚无可靠的参考资料	尚无可靠的参考资料
β受体拮抗剂	美托洛尔	尚无可靠的参考资料	尚无可靠的参考资料	两药合用,P-R间期延长的作用可能出现叠加效应,心律失常的风险增加	谨慎合用	美托洛尔的血药浓度升高	密切监测,需降低美托洛尔的剂量
β受体拮抗剂	普萘洛尔	尚无可靠的参考资料	尚无可靠的参考资料	两药合用,P-R间期延长的作用可能出现叠加效应,心律失常的风险增加	谨慎合用	尚无可靠的参考资料	尚无可靠的参考资料
β受体拮抗剂	噻吗洛尔	尚无可靠的参考资料	尚无可靠的参考资料	两药合用,P-R间期延长的作用可能出现叠加效应,心律失常的风险增加	谨慎合用	噻吗洛尔的血药浓度升高	密切监测,需降低噻吗洛尔的剂量

续表

HIV-蛋白酶抑制剂		安泼那韦(或福沙那韦)[a]		阿扎那韦		达芦那韦	
		作用	临床评价	作用	临床评价	作用	临床评价
钙通道阻滞剂	氨氯地平	氨氯地平的血药浓度会升高	密切监测,谨慎合用	氨氯地平的血药浓度会升高	密切监测,谨慎合用	氨氯地平的血药浓度会升高	密切监测,谨慎合用
	苄普地尔	苄普地尔的血药浓度会升高,致命性心律失常的风险增加	监测苄普地尔的血药浓度,致命性心律失常的风险增加	苄普地尔的血药浓度会升高	监测苄普地尔的血药浓度	达芦那韦-利托那韦升高苄普地尔的血药浓度,致命性心律失常的风险增加	监测苄普地尔的血药浓度
	地尔硫䓬	地尔硫䓬的血药浓度会升高	密切监测,谨慎合用	地尔硫䓬的血药浓度升高	合用时需减少地尔硫䓬的给药剂量	地尔硫䓬的血药浓度会升高	密切监测,谨慎合用
	非洛地平	非洛地平的血药浓度会升高	密切监测,谨慎合用	非洛地平的血药浓度会升高	密切监测,谨慎合用	非洛地平的血药浓度会升高	密切监测,谨慎合用
	伊拉地平	伊拉地平的血药浓度会升高	密切监测,谨慎合用	伊拉地平的血药浓度会升高	密切监测,谨慎合用	伊拉地平的血药浓度会升高	密切监测,谨慎合用
	尼卡地平	尼卡地平的血药浓度会升高	密切监测,谨慎合用	尼卡地平的血药浓度会升高	密切监测,谨慎合用	尼卡地平的血药浓度会升高	密切监测,谨慎合用
	硝苯地平	硝苯地平的血药浓度会升高	密切监测,谨慎合用	硝苯地平的血药浓度会升高	密切监测,谨慎合用	硝苯地平的血药浓度会升高	密切监测,谨慎合用
	尼莫地平	尼莫地平的血药浓度会升高	密切监测,谨慎合用	尼莫地平的血药浓度会升高	密切监测,谨慎合用	尼莫地平的血药浓度会升高	密切监测,谨慎合用
	尼索地平	尼索地平的血药浓度会升高	密切监测,谨慎合用	尼索地平的血药浓度会升高	密切监测,谨慎合用	尼索地平的血药浓度会升高	密切监测,谨慎合用
	维拉帕米	维拉帕米的血药浓度会升高	密切监测,谨慎合用	维拉帕米的血药浓度可被阿扎那韦升高	合用时需减少维拉帕米的给药剂量	维拉帕米的血药浓度会升高	密切监测,谨慎合用
血脂调节药	阿托伐他汀	阿托伐他汀的血药浓度会升高	谨慎滴定阿托伐他汀的剂量,使用最低有效剂量,阿托伐他汀的最大剂量不超过20 mg/d	阿托伐他汀的血药浓度会升高	肌病及横纹肌溶解症的危险增加;谨慎滴定阿托伐他汀的剂量,使用最低有效剂量	阿托伐他汀的血药浓度会升高	谨慎滴定阿托伐他汀的剂量,使用最低有效剂量,阿托伐他汀的最大剂量不超过 40 mg/d
	氯贝丁酯	无显著临床意义的相互作用	不必调整剂量	无显著临床意义的相互作用	不必调整剂量	无显著临床意义的相互作用	不必调整剂量
	非诺贝特	无显著临床意义的相互作用	不必调整剂量	无显著临床意义的相互作用	不必调整剂量	无显著临床意义的相互作用	不必调整剂量
	氟伐他汀	无显著临床意义的相互作用	不必调整剂量	无显著临床意义的相互作用	不必调整剂量	无显著临床意义的相互作用	不必调整剂量

续表

HIV-蛋白酶抑制剂		安泼那韦(或福沙那韦)[a]		阿扎那韦		达芦那韦	
		作用	临床评价	作用	临床评价	作用	临床评价
血脂调节药	吉非贝齐	无显著临床意义的相互作用	不必调整剂量	无显著临床意义的相互作用	不必调整剂量	无显著临床意义的相互作用	不必调整剂量
	洛伐他汀	洛伐他汀的血药浓度明显升高,可增加肌病及肝损害的风险	不推荐合用	洛伐他汀的血药浓度明显升高,可增加肌病及肝损害的风险	不推荐合用	洛伐他汀的血药浓度明显升高,可增加肌病及肝损害的风险	不推荐合用
	普伐他汀	无显著临床意义的相互作用	不必调整剂量	普伐他汀的血药浓度会升高	谨慎滴定普伐他汀的剂量,使用最低有效剂量	无显著临床意义的相互作用	不必调整剂量
	瑞舒伐他汀	瑞舒伐他汀的血药浓度明显升高	谨慎滴定瑞舒伐他汀的剂量,使用最低有效剂量	瑞舒伐他汀的血药浓度会升高	肌病及横纹肌溶解症的危险增加,谨慎滴定瑞舒伐他汀的剂量,使用最低有效剂量,瑞舒伐他汀的最大剂量不可超过10 mg/d	瑞舒伐他汀的浓升高	谨慎滴定瑞舒伐他汀的剂量,使用最低有效剂量
	辛伐他汀	辛伐他汀的血药浓度会明显升高,升高肌病及肝损害的风险	不建议合用	辛伐他汀的血药浓度会明显升高,升高肌病及肝损害的风险	不建议合用	辛伐他汀的血药浓度会明显升高,升高肌病及肝损害的风险	不建议合用
皮质激素	布地奈德	布地奈德的血药浓度会升高	尽量避免合用,如必须合用,应降低布地奈德的剂量,并且分次给药	布地奈德的血药浓度会升高	尽量避免合用,如必须合用,应降低布地奈德的剂量,并且分次给药	布地奈德的血药浓度会升高	尽量避免合用,如必须合用,应降低布地奈德的剂量,并且分次给药
	地塞米松	安泼那韦的血药浓度会降低,可能丧失抗病毒活性	谨慎合用	阿扎那韦的血药浓度会降低,可能丧失抗病毒活性	谨慎合用	达芦那韦的血药浓度会降低,可能丧失抗病毒活性	谨慎合用
	氟替卡松	氟替卡松的血药浓度会升高	谨慎合用,如需长期合用,可考虑用其他皮质激素类药物替代;但不推荐安泼那韦-利托那韦与氟替卡松合用	氟替卡松的血药浓度会升高	不推荐合用	氟替卡松的血药浓度会升高	如需长期合用,可考虑用其他皮质激素类药物替代
	泼尼松龙	泼尼松龙的血药浓度会升高	密切监测,可能需要降低泼尼松龙的剂量	泼尼松龙的血药浓度会升高	不推荐合用	泼尼松龙的血药浓度会升高	密切监测,可能需要降低泼尼松龙的剂量

续表

HIV-蛋白酶抑制剂		安泼那韦(或福沙那韦)[a]		阿扎那韦		达芦那韦	
		作用	临床评价	作用	临床评价	作用	临床评价
胃肠道用药	抗酸药	安泼那韦的血药浓度降低	抗酸药和安泼那韦至少间隔 1 h 分开服用	阿扎那韦的血药浓度降低	抗酸药和阿扎那韦至少间隔 1 h 分开服药	无显著临床意义的相互作用	可同时服用
促胃肠蠕动药	西沙必利	西沙必利的血药浓度明显升高	增加心律失常风险,禁止合用	西沙必利的血药浓度明显升高	增加心律失常风险,禁止合用	西沙必利的血药浓度明显升高	增加心律失常风险,禁止合用
	多潘立酮	无显著临床意义的相互作用	不必调整剂量	无显著临床意义的相互作用	不必调整剂量	无显著临床意义的相互作用	不必调整剂量
	甲氧氯普胺	无显著临床意义的相互作用	不必调整剂量	无显著临床意义的相互作用	不必调整剂量	无显著临床意义的相互作用	不必调整剂量
H_2受体拮抗剂	西咪替丁	安泼那韦的血药浓度降低	安泼那韦的抗病毒活性可能降低	阿扎那韦的血药浓度降低	在服用 H_2受体拮抗药 2 h 前或 10 h 后服用阿扎那韦-利托那韦	无显著临床意义的相互作用	不必调整剂量
	法莫替丁	安泼那韦的血药浓度降低	安泼那韦的抗病毒活性可能降低	阿扎那韦的血药浓度降低	在服用 H_2 受体拮抗药 2 h 前或 10 h 后服用阿扎那韦-利托那韦,法莫替丁的剂量不超过 20 mg/d	无显著临床意义的相互作用	不必调整剂量
	尼扎替丁	安泼那韦的血药浓度降低	安泼那韦的抗病毒活性可能降低	阿扎那韦的血药浓度降低	在服用 H_2受体拮抗药 2 h 前或 10 h 后服用阿扎那韦-利托那韦	无显著临床意义的相互作用	不必调整剂量
	雷尼替丁	安泼那韦的血药浓度降低	安泼那韦的抗病毒活性可能降低	阿扎那韦的血药浓度降低	在服用 H_2受体拮抗药 2 h 前或 10 h 后服用阿扎那韦-利托那韦	无显著临床意义的相互作用	不必调整剂量
质子泵抑制剂	兰索拉唑	无显著临床意义的相互作用	不必分开服用或调整剂量	阿扎那韦的血药浓度降低	对有治疗经历患者禁止合用;无治疗经历患者质子泵抑制剂与阿扎那韦-利托应间隔 12 h 给予,剂量不超过奥美拉唑 20 mg/d 的等效剂量,无利托那韦时禁止合用	无显著临床意义的相互作用	不必分开服用或调整剂量

续表

HIV-蛋白酶抑制剂		安泼那韦(或福沙那韦)[a]		阿扎那韦		达芦那韦	
		作用	临床评价	作用	临床评价	作用	临床评价
质子泵抑制剂	奥美拉唑	无显著临床意义的相互作用	不必分开服用或调整剂量	阿扎那韦的血药浓度降低	对有治疗经历患者禁止合用;无治疗经历患者质子泵抑制剂与阿扎那韦-利托应间隔 12 h 给予,奥美拉唑的剂量不超过 20 mg/d,且无利托那韦时禁止合用	无显著临床意义的相互作用	不必分开服用或调整剂量
全身麻醉药	恩氟烷	无显著临床意义的相互作用	不必调整剂量	无显著临床意义的相互作用	不必调整剂量	无显著临床意义的相互作用	不必调整剂量
	氟烷	无显著临床意义的相互作用	不必调整剂量	无显著临床意义的相互作用	不必调整剂量	无显著临床意义的相互作用	不必调整剂量
	氯胺酮	无显著临床意义的相互作用	不必调整剂量	无显著临床意义的相互作用	不必调整剂量	无显著临床意义的相互作用	不必调整剂量
免疫抑制药	环孢素	环孢素的血药浓度升高	监测环孢素的血药浓度,根据其血药浓度调整剂量	环孢素的血药浓度升高	监测环孢素的血药浓度,根据其血药浓度调整剂量	环孢素的血药浓度升高	监测环孢素的血药浓度,根据其血药浓度调整剂量
	西罗莫司	西罗莫司的血药浓度会明显升高	监测西罗莫司的血药浓度,根据其血药浓度调整剂量	西罗莫司的血药浓度会明显升高	监测西罗莫司的血药浓度,根据其血药浓度调整剂量	西罗莫司的血药浓度升高	监测西罗莫司的血药浓度,根据其血药浓度调整剂量
	他克莫司	他克莫司的血药浓度升高	监测他克莫司的血药浓度,根据其血药浓度调整剂量	他克莫司的血药浓度升高	监测他克莫司的血药浓度,根据其血药浓度调整剂量	他克莫司的血药浓度升高	监测他克莫司的血药浓度,根据其血药浓度调整剂量
口服避孕药	炔雌醇	炔雌醇和安泼那韦的血药浓度均降低	推荐采用其他避孕措施	炔雌醇的血药浓度降低	谨慎合用,口服避孕药如与阿扎那韦-利托那韦合用,其炔雌醇的含量至少为 35μg;口服避孕药如与阿扎那韦合用,其炔雌醇的含量不应超过 30μg	达芦那韦-利托那韦降低炔雌醇的血药浓度	推荐采用其他避孕措施

续表

HIV-蛋白酶抑制剂		安泼那韦(或福沙那韦)[a]		阿扎那韦		达芦那韦	
		作用	临床评价	作用	临床评价	作用	临床评价
口服避孕药	炔诺酮	炔诺酮和安泼那韦的血药浓度均降低	推荐采用其他避孕措施	炔诺酮的血药浓度升高	推荐或采用其他避孕措施	炔诺酮的血药浓度降低	推荐采用其他避孕措施
蛋白同化激素	诺龙	无显著临床意义的相互作用	不必调整剂量	无显著临床意义的相互作用	不必调整剂量	无显著临床意义的相互作用	不必调整剂量
	睾酮	尚无可靠的参考资料	尚无可靠的参考资料	睾酮的血药浓度升高	密切监测睾酮的不良反应	尚无可靠的参考资料	尚无可靠的参考资料
治疗性功能障碍药	伐地那非	伐地那非的血药浓度可能会被安泼那韦升高	应避免合用	尚无可靠的参考资料	尚无可靠的参考资料	尚无可靠的参考资料	尚无可靠的参考资料
抗毒蕈碱药	非索罗定	尚无可靠的参考资料	尚无可靠的参考资料	阿扎那韦可能抑制 CYP3A4 介导的非索罗定代谢活性	非索罗定与阿扎那韦合用应降低非索罗定的给药剂量	尚无可靠的参考资料	尚无可靠的参考资料
	托特罗定	福沙那韦可能抑制 CYP3A4 介导的托特罗定代谢活性	避免与福沙那韦合用	尚无可靠的参考资料	尚无可靠的参考资料	尚无可靠的参考资料	尚无可靠的参考资料
	达非那新	福沙那韦可能抑制 CYP3A4 介导的达非那新代谢活性	避免其与福沙那韦合用	阿扎那韦可能抑制 CYP3A4 介导的达非那新代谢活性	避免与阿扎那韦合用	尚无可靠的参考资料	尚无可靠的参考资料
抗痛风药	秋水仙碱	尚无可靠的参考资料	尚无可靠的参考资料	与阿扎那韦合用可能会增加中毒风险	如合用应暂时中止或减少秋水仙碱的给药剂量，肝、肾功能损伤的患者尤其避免合用	尚无可靠的参考资料	尚无可靠的参考资料

注：本表内容主要来源于英文版药品说明书，随着研究的深入，用药时应随时查阅最新的相关说明书，追加新依据。本表未包括的药品不代表无相互作用。

a：安泼那韦是福沙那韦的活性代谢产物。

b：两种药品之间有“-”连接者，表示已有此复方制剂上市销售。

HIV-蛋白酶抑制剂与其他药物之间的药物相互作用(2)

HIV-蛋白酶抑制剂		茚地那韦		洛匹那韦(增效剂利托那韦)		奈非那韦	
		作用	临床评价	作用	临床评价	作用	临床评价
蛋白酶抑制药	安泼那韦(或福沙那韦)	两药合用,安泼那韦降的血药浓度降低,但安泼那韦与其他蛋白酶抑制剂合用是否也会这样尚不明确	密切监测,尚未建立联合用药的安全性和有效性	安泼那韦、洛匹那韦的血药浓度均会降低	不良反应增加。尚未建立联合用药的安全和有效剂量	无临床意义的相互作用	不必调整剂量
	阿扎那韦	阿扎那韦-利托那韦可能升高其他蛋白酶抑制剂的血药浓度	不推荐合用,两者单用均与高胆红血素血症相关	可能升高洛匹那韦的血药浓度	不建议合用	阿扎那韦可升高其他蛋白酶抑制剂的血药浓度	不建议合用
	达芦那韦	两药血药浓度均会升高	密切监测,尚未建立联合用药的安全性和有效性	达芦那韦的血药浓度会降低	不推荐合用	尚无可靠参考资料	尚无可靠参考资料
	茚地那韦	—	—	茚地那韦的血药浓度会升高	密切监测,与洛匹那韦-利托那韦 400 mg/100 mg,2 次/日,合用时,应降低茚地那韦剂量至 600 mg,2 次/日;尚未对茚地那韦与洛匹那韦/利托那韦 1 次/日合用进行研究	两药合用,茚地那韦的血药浓度会升高	密切监测,尚未建立联合用药的安全性和有效性
	洛匹那韦-利托那韦	茚地那韦的血药浓度会升高	密切监测,与洛匹那韦/利托那韦 400 mg/100 mg,2 次/日合用时,降低茚地那韦剂量至 600 mg,2 次/日;尚未对茚地那韦与洛匹那韦-利托那韦 1 次/日合用进行研究	—	—	奈非那韦及其活性代谢产物 M8 的血药浓度均见升高,而使洛匹那韦的血药浓度降低	增加茚地那韦-利托那韦的剂量至 533 mg/133 mg,2 次/日,同时降低奈非那韦的剂量至 1000 mg,2 次/日。合用时,洛匹那韦-利托那韦不能采取 1 次/日的给药方案

续表

HIV-蛋白酶抑制剂		茚地那韦		洛匹那韦(增效剂利托那韦)		奈非那韦	
		作用	临床评价	作用	临床评价	作用	临床评价
蛋白酶抑制药	奈非那韦	茚地那韦的血药浓度会升高	密切监测,尚未建立联合用药的安全性和有效性	奈非那韦及其活性代谢产物M8的血药浓度会升高,洛匹那韦的血药浓度降低	增加洛匹那韦/利托那韦的剂量至533 mg/133 mg, 2次/日;同时降低奈非那韦的剂量至1000 mg, 2次/日。合用时,洛匹那韦/利托那韦不能采取1次/日给药的方案	—	—
	利托那韦	茚地那韦和利托那韦的血药浓度均会升高	密切监测,尚未建立联合用药的安全性和有效性,两药合用会增加肾结石的发生率	洛匹那韦的血药浓度会升高	利托那韦会使洛匹那韦增效	奈非那韦及其活性代谢物的血药浓度会升高	密切监测,尚未建立联合用药的安全性和有效性
	沙奎那韦	沙奎那韦的血药浓度会升高	密切监测,尚未建立联合用药的安全性和有效性	沙奎那韦的血药浓度会升高	密切监测:当与洛匹那韦/利托那韦400 mg/100 mg, 2次/日合用时,沙奎那韦的剂量为1 g,2次/日;尚未对沙奎那韦与洛匹那韦/利托那韦1次/日合用进行研究	沙奎那韦和奈非那韦浓度均升高	密切监测,尚未建立联合用药的安全性和有效性
	替拉那韦	尚无可靠的参考资料	尚无可靠的参考资料	洛匹那韦血药浓度会降低	尚未建立联合用药的安全性和有效性	尚无可靠的参考资料	尚无可靠的参考资料
NNRTIs	地拉韦啶	茚地那韦的血药浓度会升高	密切监测,应降低茚地那韦的剂量至600 mg,每8 h一次	与洛匹那韦-利托那韦合用,洛匹那韦和利托那韦的血药浓度均会升高	尚未建立联合用药的安全性和有效性	奈非那韦的血药浓度会升高,地拉韦啶的血药浓度会降低	尚未建立联合用药的安全性和有效性
	依法韦仑	茚地那韦的血药浓度会降低	理想的茚地那韦剂量尚未确定,即使增加茚地那韦的剂量至1000 mg,3次/日,尚不能弥补依法韦仑对其代谢的影响	洛匹那韦的血药浓度会降低	密切监测,当增加洛匹那韦/利托那韦的剂量至533 mg/133 mg,2次/日,而与依法韦仑合用时,洛匹那韦/利托那韦不能采取1次/日给药的方案	无临床意义的相互作用	不必调整剂量
	依曲韦林	两药合用会降低茚地那韦的血药浓度	如无低剂量的利托那韦,依曲韦林应禁与其他HIV-蛋白酶抑制剂合用	依曲韦林的AUC可升高约85%	安全性资料有限,应谨慎合用	奈非那韦的血药浓度会升高	如无低剂量的利托那韦,奈非那韦禁与其他HIV-蛋白酶抑制剂合用

续表

HIV-蛋白酶抑制剂		茚地那韦		洛匹那韦(增效剂利托那韦)		奈非那韦	
		作用	临床评价	作用	临床评价	作用	临床评价
NNRTIs	奈韦拉平	茚地那韦的血药浓度会降低	密切监测，尚未建立联合用药的安全性和有效性	奈韦拉平与洛匹那韦-利托那韦合用，利托那韦的血药浓度会降低	增加洛匹那韦/利托那韦的剂量至500 mg/125 mg（片剂）或533 mg/133 mg (6.5 ml口服液)，2次/日。与奈韦拉平合用时，洛匹那韦/利托那韦不能采取1次/日给药的方案	奈非那韦及其活性代谢产物的血药浓度会降低	密切监测，尚未建立联合用药的安全性和有效性
NsRTIs/NtRTIs	阿巴卡韦	阿巴卡韦的血药浓度可能被其他HIV-蛋白酶抑制剂降低	密切监测，尚未建立联合用药的安全性和有效性	阿巴卡韦的血药浓度可能被其他HIV-蛋白酶抑制剂降低	密切监测，尚未建立联合用药的安全性和有效性	阿巴卡韦的血药浓度可能被其他HIV-蛋白酶抑制剂降低	密切监测，尚未建立联合用药的安全性和有效性
	去羟肌苷	由于两药制剂中均含有缓冲剂，有潜在的药物相互作用	密切监测，分开服用，在去羟肌苷给药前1 h或给药后2 h再给茚地那韦(或相反)	有潜在药物相互作用	密切监测：去羟肌苷和利托那韦分开2.5 h分别给药	分开给药，未发现相互作用	密切监测，分开给药，服用去羟肌苷1 h前或2 h后再服用奈非那韦
	恩曲他滨	无临床意义的相互作用	不必调整剂量	无临床意义的相互作用	不必调整剂量	无临床意义的相互作用	不必调整剂量
	拉米夫定	无临床意义的相互作用	不必调整剂量	无临床意义的相互作用	不必调整剂量	无临床意义的相互作用	不必调整剂量
	司他夫定	无临床意义的相互作用	不必调整剂量	无临床意义的相互作用	不必调整剂量	无临床意义的相互作用	不必调整剂量
	替诺福韦	可降低茚地那韦的血药浓度	不必调整剂量	替诺福韦的血药浓度会升高	密切监测替诺福韦的不良反应	无临床意义的相互作用	不必调整剂量
	扎西他滨	无临床意义的相互作用	不必调整剂量	无临床意义的相互作用	不必调整剂量	无临床意义的相互作用	不必调整剂量
	齐多夫定	无临床意义的相互作用	不必调整剂量	齐多夫定的血药浓度会降低	密切监测，尚未建立联合用药的安全性和有效性	无临床意义的相互作用	不必调整剂量
其他抗逆转录病毒药	恩夫韦地	无临床意义的相互作用	不必调整剂量	无临床意义的相互作用	不必调整剂量	无临床意义的相互作用	不必调整剂量
	马拉韦诺	马拉韦诺的血药浓度会升高	应降低马拉韦诺的剂量50%；重度肾功能不全及终末期肾病患者禁止合用	马拉韦诺的血药浓度会升高	应降低马拉韦诺的剂量50%；重度肾功能不全及终末期肾病患者禁止合用	马拉韦诺的血药浓度会升高	应降低马拉韦诺的剂量50%，重度肾功能不全及终末期肾病患者禁止合用
	拉替拉韦	无临床意义的相互作用	不必调整剂量	无临床意义的相互作用	不必调整剂量	无临床意义的相互作用	不必调整剂量

续表

HIV-蛋白酶抑制剂		茚地那韦		洛匹那韦(增效剂利托那韦)		奈非那韦	
		作用	临床评价	作用	临床评价	作用	临床评价
抗病毒药	阿昔洛韦	无临床意义的相互作用	不必调整剂量	无临床意义的相互作用	不必调整剂量	无临床意义的相互作用	不必调整剂量
	阿德福韦	无临床意义的相互作用	不必调整剂量	无临床意义的相互作用	不必调整剂量	无临床意义的相互作用	不必调整剂量
	西多福韦	无临床意义的相互作用	不必调整剂量	无临床意义的相互作用	不必调整剂量	无临床意义的相互作用	不必调整剂量
	泛昔洛韦	无临床意义的相互作用	不必调整剂量	无临床意义的相互作用	不必调整剂量	无临床意义的相互作用	不必调整剂量
	膦甲酸钠	无临床意义的相互作用	不必调整剂量	无临床意义的相互作用	不必调整剂量	无临床意义的相互作用	不必调整剂量
	更昔洛韦	无临床意义的相互作用	不必调整剂量	无临床意义的相互作用	不必调整剂量	无临床意义的相互作用	不必调整剂量
	利巴韦林	无临床意义的相互作用	不必调整剂量	无临床意义的相互作用	不必调整剂量	无临床意义的相互作用	不必调整剂量
	伐昔洛韦	无临床意义的相互作用	不必调整剂量	无临床意义的相互作用	不必调整剂量	无临床意义的相互作用	不必调整剂量
镇痛药、抗炎药和退热药	阿芬太尼	阿芬太尼的血药浓度会明显升高	密切监测,可能需降低阿芬太尼的剂量	阿芬太尼的血药浓度会明显升高	密切监测,可能需降低阿芬太尼的剂量	阿芬太尼的血药浓度会明显升高	密切监测,可能需降低阿芬太尼的剂量
	阿司匹林	无临床意义的相互作用	不必调整剂量	无临床意义的相互作用	不必调整剂量	无临床意义的相互作用	不必调整剂量
	丁丙诺非	丁丙诺非的血药浓度会明显升高	密切监测,可能需降低丁丙诺非的剂量	丁丙诺非的血药浓度会明显升高	密切监测,可能需降低丁丙诺非的剂量	丁丙诺非的血药浓度会明显升高	密切监测,可能需降低丁丙诺非的剂量
	右丙氧芬	尚无可靠参考资料	尚无可靠参考资料	尚无可靠参考资料	尚无可靠参考资料	尚无可靠参考资料	尚无可靠参考资料
	二醋吗啡	尚无可靠参考资料	尚无可靠参考资料	尚无可靠参考资料	尚无可靠参考资料	尚无可靠参考资料	尚无可靠参考资料
	芬太尼	芬太尼的血药浓度会明显升高	密切监测,可能需降低芬太尼的剂量	芬太尼的血药浓度会明显升高	密切监测,可能需降低芬太尼的剂量	芬太尼的血药浓度会明显升高	密切监测,可能需降低芬太尼的剂量
	布洛芬	无临床意义的相互作用	不必调整剂量	无临床意义的相互作用	不必调整剂量	无临床意义的相互作用	不必调整剂量

续表

HIV-蛋白酶抑制剂		茚地那韦		洛匹那韦(增效剂利托那韦)		奈非那韦	
		作用	临床评价	作用	临床评价	作用	临床评价
镇痛药、抗炎药和退热药	美沙酮	无临床意义的相互作用	不必调整剂量	理论上两者均可导致Q-T间期延长	密切监测心律失常的症状和体征	美沙酮的血药浓度会降低	可能需增加美沙酮的剂量;监测戒断症状
	吗啡	尚无可靠的参考资料	尚无可靠的参考资料	尚无可靠的参考资料	尚无可靠的参考资料	尚无可靠的参考资料	尚无可靠的参考资料
	对乙酰氨基酚	无临床意义的相互作用	不必调整剂量	无临床意义的相互作用	不必调整剂量	无临床意义的相互作用	不必调整剂量
	哌替啶	尚无可靠的参考资料	尚无可靠的参考资料	尚无可靠的参考资料	尚无可靠的参考资料	尚无可靠的参考资料	尚无可靠的参考资料
	吡罗昔康	尚无可靠的参考资料	尚无可靠的参考资料	尚无可靠的参考资料	尚无可靠的参考资料	尚无可靠的参考资料	尚无可靠的参考资料
	曲马多	尚无可靠的参考资料	尚无可靠的参考资料	尚无可靠的参考资料	尚无可靠的参考资料	尚无可靠的参考资料	尚无可靠的参考资料
抗抑郁药物	米氮平	尚无可靠的研究资料	尚无可靠的研究资料	无显著临床意义的相互作用	不必调整剂量	尚无可靠的研究资料	尚无可靠的研究资料
	奈法唑酮	无显著临床意义的相互作用	不必调整剂量	洛匹那韦的血药浓度可能会升高	密切监测,不推荐调整剂量	尚无可靠的研究资料	尚无可靠的研究资料
	贯叶连(贯叶连翘)	茚地那韦的血药浓度会降低	避免合用	洛匹那韦的血药浓度会降低	避免合用	奈非那韦的血药浓度会降低	避免合用
	曲唑酮	曲唑酮的血药浓度会升高	谨慎合用,考虑降低曲唑酮的剂量	曲唑酮的血药浓度会升高	谨慎合用,考虑降低曲唑酮的剂量	奈非那韦会升高曲唑酮的血药浓度	谨慎合用,考虑降低曲唑酮的剂量
	文拉法辛	文拉法辛及其代谢物的血药浓度可能会升高	谨慎合用,密切监测	文拉法辛及其代谢物的血药浓度可能会升高	谨慎合用,密切监测	文拉法辛及其代谢物的血药浓度可能会升高	谨慎合用,密切监测
抗糖尿病药(口服)	格列吡嗪	茚地那韦可能减弱格列吡嗪的降糖作用	密切监测血糖	洛匹那韦可能减弱格列吡嗪的降糖作用	密切监测血糖	奈非那韦可能减弱格列吡嗪的降糖作用	密切监测血糖
	格列本脲	茚地那韦可能减弱格列本脲的降糖作用	密切监测血糖	洛匹那韦可能减弱格列本脲的降糖作用	密切监测血糖	奈非那韦可能减弱格列本脲的降糖作用	密切监测血糖
	二甲双胍	茚地那韦可能减弱二甲双胍的降糖作用	密切监测血糖	洛匹那韦可能减弱二甲双胍的降糖作用	密切监测血糖	奈非那韦可能减弱二甲双胍的降糖作用	密切监测血糖
	吡格列酮	茚地那韦可能减弱吡格列酮的降糖作用	密切监测血糖	洛匹那韦可能减弱吡格列酮的降糖作用	密切监测血糖	奈非那韦可能减弱吡格列酮的降糖作用	密切监测血糖

续表

HIV-蛋白酶抑制剂		茚地那韦		洛匹那韦(增效剂利托那韦)		奈非那韦	
		作用	临床评价	作用	临床评价	作用	临床评价
抗糖尿病药(口服)	罗格列酮	茚地那韦可能减弱罗格列酮的降糖作用	密切监测血糖	洛匹那韦可能减弱罗格列酮的降糖作用	密切监测血糖	奈非那韦可能减弱罗格列酮的降糖作用	密切监测血糖
	瑞格列奈	瑞格列奈的血药浓度会升高，同时茚地那韦会减弱瑞格列奈的降糖作用	密切监测血糖，注意低血糖的表现，可能需降低瑞格列奈的剂量	瑞格列奈的血药浓度会升高，同时洛匹那韦会减弱瑞格列奈的降糖作用	密切监测血糖，注意低血糖的表现，可能需降低瑞格列奈的剂量	瑞格列奈的血药浓度升高，同时奈非那韦减弱瑞格列奈的降糖作用	密切监测血糖，注意低血糖的表现，可能需降低瑞格列奈的剂量
	甲苯磺丁脲	茚地那韦可能减弱甲苯磺丁脲的降糖作用	密切监测血糖	洛匹那韦可能减弱甲苯磺丁脲的降糖作用	密切监测血糖	奈非那韦可能减弱甲苯磺丁脲的降糖作用	密切监测血糖，可能需调整降糖药的剂量
抗癫痫药	卡马西平	卡马西平会降低茚地那韦的血药浓度；卡马西平与安泼那韦-利托那韦合用，安泼那韦的血药浓度会升高	有丧失抗病毒活性并可能导致病毒对安泼那韦耐药的风险，如茚地那韦配合安泼那韦，卡马西平与安泼那韦应避免合用	洛匹那韦的血药浓度会降低，卡马西平的血药浓度会升高	如无利托那韦，不推荐洛匹那韦与卡马西平合用；但阿扎那韦-利托那韦可明显升高卡马西平的血药浓度，合用时需降低卡马西平的剂量	奈非那韦会升高卡马西平的血药浓度	密切监测，仔细滴定卡马西平的有效且安全的剂量
	氯硝西泮	氯硝西泮的血药浓度可能升高	密切监测，可能需调整氯硝西泮的剂量	尚无可靠的参考资料	尚无可靠的参考资料	尚无可靠的参考资料	尚无可靠的参考资料
	乙琥胺	乙琥胺的血药浓度可能升高	密切监测，可能需调整乙琥胺的剂量	尚无可靠的参考资料	尚无可靠的参考资料	尚无可靠的参考资料	尚无可靠的参考资料
	加巴喷丁	无显著临床意义的相互作用	不必调整剂量	无显著临床意义的相互作用	不必调整剂量	无显著临床意义的相互作用	不必调整剂量
	拉莫三嗪	无显著临床意义的相互作用	不必调整剂量	无显著临床意义的相互作用	不必调整剂量	无显著临床意义的相互作用	不必调整剂量
	苯巴比妥	茚地那韦血药浓度会降低，同时苯巴比妥的血药浓度可能会升高	谨慎合用	两药的血药浓度均降低	如无利托那韦，不推荐洛匹那韦与苯巴比妥合用；但阿扎那韦-利托那韦可明显降低苯巴比妥的血药浓度，合用时需增加苯巴比妥的剂量，监测血药浓度	巴比妥类药物可能会降低奈非那韦的血药浓度	谨慎合用
	苯妥英	苯妥英可能会降低茚地那韦的血药浓度	谨慎合用	苯妥英可能会降低洛匹那韦的血药浓度	谨慎合用	苯妥英的血药浓度可被奈非那韦降低	监测苯妥英血药浓度

续表

HIV-蛋白酶抑制剂		茚地那韦		洛匹那韦(增效剂利托那韦)		奈非那韦	
		作用	临床评价	作用	临床评价	作用	临床评价
抗癫痫药	丙戊酸钠	无显著临床意义的相互作用	不必调整剂量	尚无可靠的参考资料	尚无可靠的参考资料	无显著临床意义的相互作用	不必调整剂量
	氨己烯酸	无显著临床意义的相互作用	不必调整剂量	无显著临床意义的相互作用	不必调整剂量	无显著临床意义的相互作用	不必调整剂量
抗真菌药	两性霉素 B	无显著临床意义的相互作用	不必调整剂量	无显著临床意义的相互作用	不必调整剂量	无显著临床意义的相互作用	不必调整剂量
	氟康唑	无显著临床意义的相互作用	不必调整剂量	无显著临床意义的相互作用	不必调整剂量	无显著临床意义的相互作用	不必调整剂量
	氟胞嘧啶	无显著临床意义的相互作用	不必调整剂量	无显著临床意义的相互作用	不必调整剂量	无显著临床意义的相互作用	不必调整剂量
	伊曲康唑	伊曲康唑的血药浓度会升高	伊曲康唑剂量＞400 mg/d 的患者可能需调整剂量	伊曲康唑的血药浓度可能升高	伊曲康唑剂量＞200 mg/d 时谨慎与洛匹那韦合用	伊曲康唑与奈非那韦合用,二者的血药浓度均会升高	伊曲康唑的剂量不应超过 200 mg/d
	酮康唑	酮康唑的血药浓度升高	酮康唑剂量大于 400 mg/d 的患者可能需调整剂量	酮康唑的血药浓度可能升高	酮康唑剂量大于 200 mg/d 时谨慎与洛匹那韦合用	酮康唑和奈非那韦的血药浓度均见升高	伊曲康唑的剂量不应超过 200 mg/d
	咪康唑	尚无可靠的参考资料	尚无可靠的参考资料	洛匹那韦的血药浓度可能升高	密切监测,不必调整剂量	尚无可靠的参考资料	尚无可靠的参考资料
	特比萘芬	无显著临床意义的相互作用	不必调整剂量	无显著临床意义的相互作用	不必调整剂量	无显著临床意义的相互作用	不必调整剂量
	伏立康唑	体外研究显示两药的血药浓度均可能升高	密切监测两药的毒性反应,并相应调整剂量	1. 具有 CYP2C19 等位基因者,洛匹那韦-利托那韦与伏立康唑合用,洛匹那韦和伏立康唑的血药浓度均降低;2. CYP2C19 等位基因缺失者,洛匹那韦-利托那韦与伏立康唑合用,洛匹那韦的血药浓度降低,伏立康唑的血药浓度升高	不推荐合用,除非经过评估认为益处大于风险	奈非那韦可降低伏立康唑的血药浓度	不推荐奈非那韦与伏立康唑合用,除非经过评估认为益处大于风险

续表

HIV-蛋白酶抑制剂		茚地那韦		洛匹那韦(增效剂利托那韦)		奈非那韦	
		作用	临床评价	作用	临床评价	作用	临床评价
抗组胺药	阿司咪唑	阿司咪唑的血药浓度明显会升高	配伍禁忌——可能发生严重的或危及生命的心脏不良反应	阿司咪唑的血药浓度会明显升高	配伍禁忌——可能发生严重的或危及生命的心脏不良反应	阿司咪唑的血药浓度会明显升高	配伍禁忌——可能发生严重的或危及生命的心脏不良反应
	西替利嗪	无显著临床意义的相互作用	不必调整剂量	无显著临床意义的相互作用	不必调整剂量	无显著临床意义的相互作用	不必调整剂量
	特非那定	特非那定的血药浓度会明显升高	配伍禁忌——可能发生严重的或危及生命的心脏不良反应	特非那定的血药浓度会明显升高	配伍禁忌——可能发生严重的或危及生命的心脏不良反应	特非那定的血药浓度会明显升高	配伍禁忌——可能发生严重的或危及生命的心脏不良反应
	氯苯那敏	尚无可靠的参考资料	尚无可靠的参考资料	氯苯那敏的血药浓度可能会被洛匹那韦升高	避免合用	尚无可靠的参考资料	尚无可靠的参考资料
抗疟疾药/抗原虫药	阿托伐醌	茚地那韦的血药浓度会降低	谨慎合用,茚地那韦的抗病毒活性降低	尚无可靠的参考资料	尚无可靠的参考资料	尚无可靠的参考资料	尚无可靠的参考资料
	卤泛群	卤泛群的血药浓度会明显升高	心律失常的风险增加,禁止合用	卤泛群的血药浓度会明显升高	心律失常的风险增加,禁止合用	卤泛群的血药浓度会明显升高	心律失常的风险增加,禁止合用
	本芴醇	本芴醇的血药浓度会明显升高	心律失常的风险增加,禁止合用	本芴醇的血药浓度会明显升高	心律失常的风险增加,禁止合用	本芴醇的血药浓度会明显升高	心律失常的风险增加,禁止合用
	甲氟喹	尚无可靠的参考资料	尚无可靠的参考资料	Q-T 间期延长的效应可出现叠加	心律失常的风险增加,禁止合用	尚无可靠的参考资料	尚无可靠的参考资料
	喷他脒	无显著临床意义的相互作用	不必调整剂量	无显著临床意义的相互作用	不必调整剂量	无显著临床意义的相互作用	不必调整剂量
	氯胍	无显著临床意义的相互作用	不必调整剂量	无显著临床意义的相互作用	不必调整剂量	无显著临床意义的相互作用	不必调整剂量
	乙胺嘧啶	无显著临床意义的相互作用	不必调整剂量	无显著临床意义的相互作用	不必调整剂量	无显著临床意义的相互作用	不必调整剂量
	乙胺嘧啶-磺胺邻二甲氧嘧啶	无显著临床意义的相互作用	不必调整剂量	无显著临床意义的相互作用	不必调整剂量	无显著临床意义的相互作用	不必调整剂量
	奎宁	奎宁的血药浓度可能会升高	密切监测,可能需调整奎宁的剂量	奎宁的血药浓度会明显升高	不推荐合用	奎宁的血药浓度会升高	密切监测,可能需调整奎宁的剂量

续表

HIV-蛋白酶抑制剂		茚地那韦		洛匹那韦(增效剂利托那韦)		奈非那韦	
		作用	临床评价	作用	临床评价	作用	临床评价
抗偏头痛药	麦角衍生物	麦角衍生物的血药浓度会升高，增加麦角中毒的危险性	配伍禁忌——可能发生严重的或危及生命的不良反应	麦角衍生物的血药浓度会升高，增加麦角中毒的危险性	配伍禁忌——可能发生严重的或危及生命的不良反应	麦角衍生物的血药浓度会升高，增加麦角中毒的危险性	配伍禁忌——可能发生严重的或危及生命的不良反应
	舒马曲坦	无显著临床意义的相互作用	不必调整剂量	无显著临床意义的相互作用	不必调整剂量	无显著临床意义的相互作用	不必调整剂量
	依来曲坦	依来曲坦的血药浓度可被茚地那韦升高，增加中毒的风险	避免合用	依来曲坦的血药浓度可被利托那韦升高，增加中毒的风险	避免合用	依来曲坦的血药浓度可被奈非那韦升高，增加中毒的风险	避免合用
抗肿瘤药	环磷酰胺	环磷酰胺的血药浓度升高	密切监测，可能需降低环磷酰胺的剂量	尚无可靠的参考资料	尚无可靠的参考资料	环磷酰胺的血药浓度会升高	密切监测，可能需降低环磷酰胺的剂量
	多柔比星	无显著临床意义的相互作用	不必调整剂量	多柔比星的血药浓度升高	密切监测，心律失常的风险增加	多柔比星的血药浓度升高	密切监测，可能需降低环磷酰胺的剂量
	伊立替康	伊立替康的血药浓度会升高	如必须何用，密切监测伊立替康的毒性	伊立替康的血药浓度可能升高	如必须合用，密切监测伊立替康的毒性	伊立替康的血药浓度可能升高	如必须合用，密切监测伊立替康的毒性
	紫杉醇	紫杉醇的血药浓度可能会升高	密切监测紫杉醇的毒性，可能需降低紫杉醇的剂量	紫杉醇的血药浓度可能升高	密切监测紫杉醇的毒性，可能需降低紫杉醇的剂量	紫杉醇的血药浓度可能升高	密切监测紫杉醇的毒性，可能需降低紫杉醇的剂量
	长春碱	长春碱的血药浓度会明显升高	尽量避免合用，如必须合用，监测长春碱的不良反应，降低长春碱的剂量	长春碱的血药浓度会明显升高	尽量避免合用，如必须合用，监测长春碱的不良反应，降低长春碱的剂量	长春碱的血药浓度会明显升高	尽量避免合用，如必须合用，监测长春碱的不良反应，降低长春碱的剂量
抗精神病药	氯氮平	尚无可靠的参考资料	尚无可靠的参考资料	氯氮平的血药浓度可能会升高	心律失常的风险增加，不推荐合用	尚无可靠的参考资料	尚无可靠的参考资料
	奥氮平	尚无可靠的参考资料	尚无可靠的参考资料	氯氮平的血药浓度会明显降低	需增加奥氮平的剂量	尚无可靠的参考资料	尚无可靠的参考资料

续表

HIV-蛋白酶抑制剂		茚地那韦		洛匹那韦(增效剂利托那韦)		奈非那韦	
		作用	临床评价	作用	临床评价	作用	临床评价
抗精神病药	奋乃静	无显著临床意义的相互作用	不必调整剂量	无显著临床意义的相互作用	不必调整剂量	无显著临床意义的相互作用	不必调整剂量
	匹莫齐特	匹莫齐特的血药浓度会升高，心律失常的风险增加	配伍禁忌——可能发生严重的或危及生命的不良反应	匹莫齐特的血药浓度会升高，心律失常的风险增加	配伍禁忌——可能发生严重的或危及生命的不良反应	匹莫齐特的血药浓度会升高，心律失常的风险增加	配伍禁忌——可能发生严重的或危及生命的不良反应
	利培酮	无显著临床意义的相互作用	不必调整剂量	无显著临床意义的相互作用	不必调整剂量	无显著临床意义的相互作用	不必调整剂量
	硫利达嗪	无显著临床意义的相互作用	不必调整剂量	无显著临床意义的相互作用	不必调整剂量	无显著临床意义的相互作用	不必调整剂量
	阿立哌唑	阿立哌唑的代谢可能会被茚地那韦抑制	合用时需降低阿立哌唑的给药剂量	阿立哌唑的代谢可能会被洛匹那韦抑制	合用时需降低阿立哌唑的给药剂量	阿立哌唑的代谢可能会被奈非那韦抑制	合用时需降低阿立哌唑的给药剂量
抗焦虑药	丁螺环酮	尚无可靠的参考资料	尚无可靠的参考资料	丁螺环酮的血药浓度会升高，可发生帕金森综合征	密切监测，应降低丁螺环酮的剂量	丁螺环酮的血药浓度可能会升高	密切监测，可能需降低丁螺环酮的剂量
苯二氮䓬类	阿普唑仑	阿普唑仑的血药浓度会明显升高，可能发生严重的或危及生命的不良反应	配伍禁忌	阿普唑仑的血药浓度会升高	密切监测，应降低阿普唑仑的剂量	阿普唑仑的血药浓度会升高	密切监测，应降低阿普唑仑的剂量
	氯氮䓬	氯氮䓬的血药浓度会升高	密切监测，应降低阿普唑仑的剂量	氯氮䓬的血药浓度会升高	密切监测，应降低阿普唑仑的剂量	氯氮䓬的血药浓度会升高	密切监测，应降低阿普唑仑的剂量
	地西泮	地西泮的血药浓度可能会升高	密切监测，可能需降低地西泮的剂量	地西泮的血药浓度可能会升高	密切监测，可能需降低地西泮的剂量	地西泮的血药浓度可能会升高	密切监测，可能需降低地西泮的剂量
	氟西泮	氟西泮的血药浓度可能会升高	密切监测，可能需降低氟西泮的剂量	氟西泮的血药浓度可能会升高	密切监测，可能需降低氟西泮的剂量	氟西泮的血药浓度可能会升高	密切监测，可能需降低氟西泮的剂量
	劳拉西泮	无显著临床意义的相互作用	不必调整剂量	无显著临床意义的相互作用	不必调整剂量	无显著临床意义的相互作用	不必调整剂量

续表

HIV-蛋白酶抑制剂		茚地那韦		洛匹那韦（增效剂利托那韦）		奈非那韦	
		作用	临床评价	作用	临床评价	作用	临床评价
苯二氮䓬类	咪达唑仑	咪达唑仑的血药浓度会升高	茚地那韦禁止与口服咪达唑仑合用；茚地那韦与静脉用咪达唑仑合用，应降低咪达唑仑的剂量，应准备好能抢救呼吸抑制和过度镇静的药品和设备，在密切监测下进行	咪达唑仑的血药浓度会升高	洛匹那韦禁止与口服咪达唑仑合用；洛匹那韦与静脉用咪达唑仑合用，应降低咪达唑仑的剂量，应准备好能抢救呼吸抑制和过度镇静的药品和设备，在密切监测下进行	咪达唑仑的血药浓度会升高	奈非那韦禁止与口服咪达唑仑合用；奈非那韦与静脉用咪达唑仑合用，应降低咪达唑仑的剂量，应准备好能抢救呼吸抑制和过度镇静的药品和设备，在密切监测下进行
	三唑仑	三唑仑的血药浓度会明显升高，可能发生严重的或危及生命的不良反应	配伍禁忌	三唑仑的血药浓度会明显升高，可能发生严重的或危及生命的不良反应	配伍禁忌	三唑仑的血药浓度会明显升高，可能发生严重的或危及生命的不良反应	配伍禁忌
催眠药	唑吡坦	无显著临床意义的相互作用	不必调整剂量	无显著临床意义的相互作用	不必调整剂量	无显著临床意义的相互作用	不必调整剂量
支气管扩张药	茶碱	无显著临床意义的相互作用	不必调整剂量	茶碱的血药浓度降低	监测茶碱的血药浓度，根据其血药浓度调整茶碱的剂量	茶碱的血药浓度可能升高	监测茶碱的血药浓度，根据其血药浓度调整茶碱的剂量
心血管药	地高辛	尚无可靠的参考资料	尚无可靠的参考资料	地高辛的血药浓度可能会升高	密切监测，心律失常的风险增加	尚无可靠的参考资料	尚无可靠的参考资料
	依普利酮	尚无可靠的参考资料	尚无可靠的参考资料	尚无可靠的参考资料	尚无可靠的参考资料	依普利酮的血药浓度可被奈非那韦升高	避免合用
	伊伐布雷定	尚无可靠的参考资料	尚无可靠的参考资料	尚无可靠的参考资料	尚无可靠的参考资料	伊伐布雷定的血药浓度可能会被奈非那韦升高	避免合用
抗凝血药	华法林/香豆素	可能会改变华法林的血药浓度	监测 INR，如许可调整华法林的剂量	可能改变华法林的血药浓度	监测 INR，如许可调整华法林的剂量	可能改变华法林的血药浓度	监测 INR，如许可调整华法林的剂量

续表

HIV-蛋白酶抑制剂		茚地那韦		洛匹那韦(增效剂利托那韦)		奈非那韦	
		作用	临床评价	作用	临床评价	作用	临床评价
抗凝血药	利伐沙班	利伐沙班的血药浓度会升高	预防深静脉血栓时，Ccr < 30 ml/min 者禁止合用；预防卒中时 Ccr < 15 ml/min 者禁止合用。密切监测出血的症状和体征，定期监测肾功能	利伐沙班的血药浓度升高，出血风险增加	禁止合用	利伐沙班的血药浓度升高，出血风险增加	禁止合用
抗心律失常药	胺碘酮	胺碘酮的血药浓度会升高，可能发生严重的或危及生命的不良反应	配伍禁忌	胺碘酮的血药浓度会升高	监测血药浓度，根据血药浓度调整胺碘酮的剂量	胺碘酮的血药浓度会升高，可能发生严重的或危及生命的不良反应	配伍禁忌
	丙吡胺	尚无可靠的参考资料	尚无可靠的参考资料	心律失常的风险增加	尽量避免合用	丙吡胺的血药浓度可能会升高	密切监测，可能需降低丙吡胺的剂量
	氟卡尼	氟卡尼的血药浓度可能会因合用茚地那韦而升高，室性心律失常的风险增加	避免合用	氟卡尼的血药浓度会明显升高，心律失常的风险增加	禁止合用	尚无可靠的参考资料	尚无可靠的参考资料
	苄普地尔	苄普地尔的血药浓度可能会升高	密切监测，可能需降低苄普地尔的剂量	苄普地尔的血药浓度明显升高，心律失常的风险增加	禁止合用	苄普地尔的血药浓度会明显升高	密切监测，可能需降低苄普地尔的剂量
	利多卡因(全身性使用)	利多卡因的血药浓度会明显升高	监测利多卡因的血药浓度，根据其血药浓度调整利多卡因的剂量	利多卡因的血药浓度会明显升高	监测利多卡因的血药浓度，根据其血药浓度调整利多卡因的剂量	利多卡因的血药浓度可能会升高	密切监测，可能需降低利多卡因的剂量
	普罗帕酮	尚无可靠的参考资料	尚无可靠的参考资料	普罗帕酮的血药浓度会明显升高，心律失常的风险增加	禁止合用	尚无可靠的参考资料	尚无可靠的参考资料
	奎尼丁	奎尼丁的血药浓度会升高	监测奎尼丁的血药浓度，根据其血药浓度调整奎尼丁的剂量	奎尼丁的血药浓度会升高	监测奎尼丁的血药浓度，根据血药浓度调整奎尼丁的剂量	尚无可靠的参考资料	尚无可靠的参考资料

续表

HIV-蛋白酶抑制剂		茚地那韦		洛匹那韦(增效剂利托那韦)		奈非那韦	
		作用	临床评价	作用	临床评价	作用	临床评价
β受体拮抗剂	阿替洛尔	无显著临床意义的相互作用	不必调整剂量	阿替洛尔的血药浓度会升高，心律失常的风险增加	应降低阿替洛尔的剂量	无显著临床意义的相互作用	不必调整剂量
	比索洛尔	无显著临床意义的相互作用	不必调整剂量	两药合用，P-R间期延长的效应可能出现叠加，心律失常的风险增加	谨慎合用	无显著临床意义的相互作用	不必调整剂量
	卡维地洛	尚无可靠的参考资料	尚无可靠的参考资料	卡维地洛的血药浓度会升高，心律失常的风险增加	谨慎合用	尚无可靠的参考资料	尚无可靠的参考资料
	美托洛尔	无显著临床意义的相互作用	不必调整剂量	美托洛尔的血药浓度会升高，心律失常的风险增加	应降低美托洛尔的剂量	无显著临床意义的相互作用	不必调整剂量
	普萘洛尔	无显著临床意义的相互作用	不必调整剂量	普萘洛尔的血药浓度会升高，心律失常的风险增加	应降低普萘洛尔的剂量	无显著临床意义的相互作用	不必调整剂量
	噻吗洛尔	尚无可靠的参考资料	尚无可靠的参考资料	噻吗洛尔的血药浓度会升高，心律失常的风险增加	应降低噻吗洛尔的剂量	尚无可靠的参考资料	尚无可靠的参考资料
钙通道阻滞药	氨氯地平	氨氯地平的血药浓度会升高	密切监测，谨慎合用	氨氯地平的血药浓度会升高	密切监测，谨慎合用	氨氯地平的血药浓度会升高	密切监测，谨慎合用
	苄普地尔	苄普地尔的血药浓度会升高，致命性心律失常的风险增加	监测苄普地尔的血药浓度	苄普地尔的血药浓度会升高	监测苄普地尔的血药浓度	达芦那韦-利托那韦升高苄普地尔的血药浓度，致命性心律失常的风险增加	监测苄普地尔的血药浓度
	地尔硫䓬	地尔硫䓬的血药浓度会升高	密切监测，谨慎合用	地尔硫䓬的血药浓度会升高	密切监测，谨慎合用	地尔硫䓬的血药浓度会升高	密切监测，谨慎合用
	非洛地平	非洛地平的血药浓度会升高	密切监测，谨慎合用	非洛地平的血药浓度会升高	密切监测，谨慎合用	非洛地平的血药浓度会升高	密切监测，谨慎合用
	伊拉地平	伊拉地平的血药浓度会升高	密切监测，谨慎合用	伊拉地平的血药浓度会升高	密切监测，谨慎合用	伊拉地平的血药浓度会升高	密切监测，谨慎合用

续表

HIV-蛋白酶抑制剂		茚地那韦		洛匹那韦(增效剂利托那韦)		奈非那韦	
		作用	临床评价	作用	临床评价	作用	临床评价
钙通道阻滞药	尼卡地平	尼卡地平的血药浓度会升高	密切监测，谨慎合用	尼卡地平的血药浓度会升高	密切监测，谨慎合用	尼卡地平的血药浓度会升高	密切监测，谨慎合用
	硝苯地平	硝苯地平的血药浓度会升高	密切监测，谨慎合用	硝苯地平的血药浓度会升高	密切监测，谨慎合用	硝苯地平的血药浓度会升高	密切监测，谨慎合用
	尼莫地平	尼莫地平的血药浓度会升高	密切监测，谨慎合用	尼莫地平的血药浓度会升高	密切监测，谨慎合用	尼莫地平的血药浓度会升高	密切监测，谨慎合用
	尼索地平	尼索地平的血药浓度会升高	密切监测，谨慎合用	尼索地平的血药浓度会升高	密切监测，谨慎合用	尼索地平的血药浓度会升高	密切监测，谨慎合用
	维拉帕米	维拉帕米的血药浓度会升高	密切监测，谨慎合用	维拉帕米的血药浓度会升高	密切监测，谨慎合用	维拉帕米的血药浓度会升高	密切监测，谨慎合用
	乐卡地平	茚地那韦可抑制 CYP3A4 介导的乐卡地平的代谢，增加乐卡地平血药浓度	避免合用	尚无可靠的参考资料	尚无可靠的参考资料	尚无可靠的参考资料	尚无可靠的参考资料
血脂调节药	阿托伐他汀	阿托伐他汀的血药浓度会升高	谨慎滴定阿托伐他汀的剂量，使用最低有效剂量，阿托伐他汀的最大剂量不超过 20 mg/d	阿托伐他汀的血药浓度会升高	肌病及横纹肌溶解症的危险增加；谨慎滴定阿托伐他汀的剂量，使用最低有效剂量	阿托伐他汀的血药浓度会升高	谨慎滴定阿托伐他汀的剂量，使用最低有效剂量，阿托伐他汀的最大剂量不超过 40 mg/d
	氯贝丁酯	无显著临床意义的相互作用	不必调整剂量	无显著临床意义的相互作用	不必调整剂量	无显著临床意义的相互作用	不必调整剂量
	非诺贝特	无显著临床意义的相互作用	不必调整剂量	无显著临床意义的相互作用	不必调整剂量	无显著临床意义的相互作用	不必调整剂量
	氟伐他汀	无显著临床意义的相互作用	不必调整剂量	无显著临床意义的相互作用	不必调整剂量	无显著临床意义的相互作用	不必调整剂量
	吉非贝齐	无显著临床意义的相互作用	不必调整剂量	无显著临床意义的相互作用	不必调整剂量	无显著临床意义的相互作用	不必调整剂量
	洛伐他汀	洛伐他汀的血药浓度明显升高，可增加肌病及肝损害的风险	不推荐合用	洛伐他汀的血药浓度明显升高，可增加肌病及肝损害的风险	不推荐合用	洛伐他汀的血药浓度明显升高，可增加肌病及肝损害的风险	不推荐合用
	普伐他汀	无显著临床意义的相互作用	不必调整剂量	普伐他汀的血药浓度会升高	谨慎滴定普伐他汀的剂量，使用最低有效剂量	无显著临床意义的相互作用	不必调整剂量

续表

HIV-蛋白酶抑制剂		茚地那韦		洛匹那韦(增效剂利托那韦)		奈非那韦	
		作用	临床评价	作用	临床评价	作用	临床评价
血脂调节药	瑞舒伐他汀	瑞舒伐他汀的血药浓度明显升高	谨慎滴定瑞舒伐他汀的剂量，使用最低有效剂量	瑞舒伐他汀的血药浓度会升高	肌病及横纹肌溶解症的危险增加，谨慎滴定瑞舒伐他汀的剂量，使用最低有效剂量，瑞舒伐他汀的最大剂量不可超过 10 mg/d	瑞舒伐他汀的浓升高	谨慎滴定瑞舒伐他汀的剂量，使用最低有效剂量
	辛伐他汀	辛伐他汀的血药浓度会明显升高，升高肌病及肝损害的风险	不建议合用	辛伐他汀的血药浓度会明显升高，升高肌病及肝损害的风险	不建议合用	辛伐他汀的血药浓度会明显升高，升高肌病及肝损害的风险	不建议合用
皮质激素	布地奈德	布地奈德的血药浓度会升高	尽量避免合用，如必须合用，应降低布地奈德的剂量，并且分次给药	布地奈德的血药浓度会升高	尽量避免合用，如必须合用，应降低布地奈德的剂量，并且分次给药	布地奈德的血药浓度会升高	尽量避免合用，如必须合用，应降低布地奈德的剂量，并且分次给药
	地塞米松	茚地那韦的血药浓度会降低，可能丧失抗病毒活性	谨慎合用	洛匹那韦的血药浓度会降低，可能丧失抗病毒活性	谨慎合用	奈非那韦的血药浓度会降低，可能丧失抗病毒活性	谨慎合用
	氟替卡松	氟替卡松的血药浓度会升高	谨慎合用，如需长期合用，可考虑用其他皮质激素类药物替代；但不推荐安泼那韦-利托那韦与氟替卡松合用	氟替卡松的血药浓度会升高	不推荐合用	氟替卡松的血药浓度会升高	如需长期合用，可考虑用其他皮质激素类药物替代
	泼尼松龙	泼尼松龙的血药浓度会升高	密切监测，可能需要降低泼尼松龙的剂量	泼尼松龙的血药浓度会升高	不推荐合用	泼尼松龙的血药浓度会升高	密切监测，可能需要降低泼尼松龙的剂量
胃肠道用药	抗酸药	无显著临床意义的相互作用	不必分开服用或调整剂量	无显著临床意义的相互作用	不必分开服用或调整剂量	无显著临床意义的相互作用	不必分开服用或调整剂量
促胃肠蠕动药	西沙必利	西沙必利的血药浓度会明显升高，可增加心律失常风险	禁止合用	西沙必利的血药浓度会明显升高，可增加心律失常风险	禁止合用	西沙必利的血药浓度会明显升高，可增加心律失常风险	禁止合用

续表

HIV-蛋白酶抑制剂		茚地那韦		洛匹那韦（增效剂利托那韦）		奈非那韦	
		作用	临床评价	作用	临床评价	作用	临床评价
多潘立酮		无显著临床意义的相互作用	不必调整剂量	无显著临床意义的相互作用	不必调整剂量	无显著临床意义的相互作用	不必调整剂量
甲氧氯普胺		无显著临床意义的相互作用	不必调整剂量	无显著临床意义的相互作用	不必调整剂量	无显著临床意义的相互作用	不必调整剂量
H_2受体拮抗剂	西咪替丁	无显著临床意义的相互作用	不必分开服用或调整剂量	无显著临床意义的相互作用	不必分开服用或调整剂量	无显著临床意义的相互作用	不必分开服用或调整剂量
	法莫替丁	无显著临床意义的相互作用	不必分开服用或调整剂量	无显著临床意义的相互作用	不必分开服用或调整剂量	无显著临床意义的相互作用	不必分开服用或调整剂量
	尼扎替丁	无显著临床意义的相互作用	不必分开服用或调整剂量	无显著临床意义的相互作用	不必分开服用或调整剂量	无显著临床意义的相互作用	不必分开服用或调整剂量
	雷尼替丁	无显著临床意义的相互作用	不必分开服用或调整剂量	无显著临床意义的相互作用	不必分开服用或调整剂量	无显著临床意义的相互作用	不必分开服用或调整剂量
质子泵抑制药	兰索拉唑	茚地那韦的血药浓度会降低，使其抗病毒活性降低	不推荐长期合用	无显著临床意义的相互作用	不必分开服用或调整剂量	奈非那韦的血药浓度会降低	不推荐合用
	奥美拉唑	茚地那韦的血药浓度会降低，使其抗病毒活性降低	不推荐长期合用	无显著临床意义的相互作用	不必分开服用或调整剂量	奈非那韦的血药浓度会降低	不推荐合用
全身麻醉药	恩氟烷	无显著临床意义的相互作用	不必调整剂量	无显著临床意义的相互作用	不必调整剂量	无显著临床意义的相互作用	不必调整剂量
	氟烷	无显著临床意义的相互作用	不必调整剂量	无显著临床意义的相互作用	不必调整剂量	无显著临床意义的相互作用	不必调整剂量
	氯胺酮	无显著临床意义的相互作用	不必调整剂量	无显著临床意义的相互作用	不必调整剂量	无显著临床意义的相互作用	不必调整剂量
免疫抑制药	环孢素	环孢素的血药浓度会升高	监测环孢素的血药浓度，根据其血药浓度调整剂量	环孢素的血药浓度会升高	监测环孢素的血药浓度，根据其血药浓度调整剂量	环孢素的血药浓度会升高	监测环孢素的血药浓度，根据其血药浓度调整剂量

续表

HIV-蛋白酶抑制剂		茚地那韦		洛匹那韦(增效剂利托那韦)		奈非那韦	
		作用	临床评价	作用	临床评价	作用	临床评价
免疫抑制药	西罗莫司	西罗莫司的血药浓度会明显升高	监测西罗莫司的血药浓度,根据其血药浓度调整剂量	西罗莫司的血药浓度会明显升高	监测西罗莫司的血药浓度,根据其血药浓度调整剂量	西罗莫司的血药浓度会升高	监测西罗莫司的血药浓度,根据其血药浓度调整剂量
	他克莫司	他克莫司的血药浓度会升高	监测他克莫司的血药浓度,根据其血药浓度调整剂量	他克莫司的血药浓度会升高	监测他克莫司的血药浓度,根据其血药浓度调整剂量	他克莫司的血药浓度会升高	监测他克莫司的血药浓度,根据其血药浓度调整剂量
口服避孕药	炔雌醇	无显著临床意义的相互作用	不必调整剂量	炔雌醇的血药浓度降低	推荐采用其他避孕措施	炔雌醇的血药浓度降低	推荐采用其他避孕措施
	炔诺酮	无显著临床意义的相互作用	不必调整剂量	炔诺酮的血药浓度会降低	推荐采用其他避孕措施	炔诺酮的血药浓度会降低	推荐采用其他避孕措施
蛋白同化激素	诺龙	无显著临床意义的相互作用	不必调整剂量	无显著临床意义的相互作用	不必调整剂量	无显著临床意义的相互作用	不必调整剂量
	睾酮	尚无可靠的参考资料	尚无可靠的参考资料	睾酮的血药浓度可能会升高	密切监测睾酮的不良反应	睾酮的血药浓度可能会升高	密切监测睾酮的不良反应
治疗性功能障碍药	伐地那非	伐地那非的血药浓度可能会被茚地那韦升高	避免合用	尚无可靠的参考资料	尚无可靠的参考资料	尚无可靠的参考资料	尚无可靠的参考资料
抗毒蕈碱药	非索罗定	茚地那韦可抑制CYP3A4介导的非索罗定的代谢,使非索罗定不良反应增加	生产商建议:合用时,应降低非索罗定的给药剂量	尚无可靠的参考资料	尚无可靠的参考资料	尚无可靠的参考资料	尚无可靠的参考资料
	达非那新	茚地那韦可抑制CYP3A4介导的达非那新的代谢,使达非那新不良反应增加	生产商建议:避免与茚地那韦合用	尚无可靠的参考资料	尚无可靠的参考资料	奈非那韦可抑制CYP3A4介导的达非那新的代谢,使达非那新不良反应增加	与奈非那韦合用,达非那新剂量不能超过7.5 mg/d,同时应监测达非那新的抗胆碱能是否增强。建议达非那新避免与奈非那韦合用

续表

HIV-蛋白酶抑制剂		茚地那韦		洛匹那韦(增效剂利托那韦)		奈非那韦	
		作用	临床评价	作用	临床评价	作用	临床评价
抗毒蕈碱药	托特罗定	茚地那韦可抑制CYP3A4介导的托特罗定的代谢,使托特罗定不良反应增加	生产商建议:避免与茚地那韦合用	尚无可靠的参考资料	尚无可靠的参考资料	尚无可靠的参考资料	尚无可靠的参考资料
抗毒蕈碱药	索非那新	尚无可靠的参考资料	尚无可靠的参考资料	尚无可靠的参考资料	尚无可靠的参考资料	索非那新的血药浓度可被奈非那韦升高	谨慎合用
抗痛风药	秋水仙碱	与茚地那韦合用可能会增加中毒风险	如合用应暂时中止或减少秋水仙碱的给药剂量,肝、肾功能损伤的患者尤其避免合用	尚无可靠的参考资料	尚无可靠的参考资料	尚无可靠的参考资料	尚无可靠的参考资料

HIV-蛋白酶抑制剂与其他药物之间的药物相互作用(3)

HIV-蛋白酶抑制剂		利托那韦		沙奎那韦		替拉那韦	
		作用	临床评价	作用	临床评价	作用	临床评价
蛋白酶抑制剂	安泼那韦	安泼那韦血药浓度会升高	与利托那韦胶囊合用需降低安泼那韦的剂量;安泼那韦口服液禁与利托那韦口服液合用,因安泼那韦口服液中的丙二醇与利托那韦口服液中的乙醇通过同一途径代谢	安泼那韦的血药浓度会降低,安泼那韦对沙奎那韦的影响尚不明确	密切监测,尚未建立联合用药的安全性和有效性	安泼那韦、替拉那韦-利托那韦合用,会使安泼那韦的血药浓度明显降低	密切监测,尚未建立联合用药的安全性和有效性
蛋白酶抑制剂	阿扎那韦	阿扎那韦的血药浓度会升高	合用时,利托那韦可使阿扎那韦增效	阿扎那韦与沙奎那韦-利托那韦合用,沙奎那韦的血药浓度升高	阿扎那韦慎与沙奎那韦-利托那韦合用,两者的 P-R 间期延长可能出现叠加效应	阿扎那韦与替拉那韦-利托那韦合用时,阿扎那韦的血药浓度会明显降低,替拉那韦的血药浓度会升高	密切监测,尚未建立联合用药的安全性和有效性
蛋白酶抑制剂	达芦那韦	达芦那韦的血药浓度会升高	合用时,利托那韦可使达芦那韦增效	利托那韦可降低达芦那韦的血药浓度	不推荐两药合用	尚无可靠参考资料	尚无可靠参考资料

续表

HIV-蛋白酶抑制剂		利托那韦		沙奎那韦		替拉那韦	
		作用	临床评价	作用	临床评价	作用	临床评价
蛋白酶抑制剂	茚地那韦	茚地那韦和利托那韦的血药浓度均会升高	密切监测，尚未建立联合用药的安全性和有效性，两药合用会增加肾结石的发生率	沙奎那韦的血药浓度会升高	密切监测，尚未建立联合用药的安全性和有效性	尚无可靠参考资料	尚无可靠参考资料
	洛匹那韦-利托那韦	洛匹那韦的血药浓度会升高	不建议洛匹那韦-利托那韦再与利托那韦合用	沙奎那韦的血药浓度会升高	密切监测：当与洛匹那韦-利托那韦400 mg/100 mg，2次/日合用时，沙奎那韦的剂量为1 g，2次/日；未对沙奎那韦与洛匹那韦-利托那韦1次/日合用进行研究	替拉那韦血药浓度会降低	尚未建立联合用药的安全性和有效性
	奈非那韦	奈非那韦及其活性代谢物的血药浓度会升高	密切监测，尚未建立联合用药的安全性和有效性	沙奎那韦和奈非那韦浓度均会升高	密切监测，尚未建立联合用药的安全性和有效性	尚无可靠参考资料	尚无可靠参考资料
	利托那韦	—	—	沙奎那韦的血药浓度会升高	利托那韦可使沙奎那韦增效	替拉那韦血药浓度会升高	利托那韦可使替拉那韦增效
	沙奎那韦	沙奎那韦的血药浓度会升高	利托那韦可使沙奎那韦增效	—	—	替拉那韦-利托那韦会降低沙奎那韦的血药浓度	不建议合用
	替拉那韦	替拉那韦的血药浓度会升高	利托那韦可使替拉那韦增效	替拉那韦-利托那韦会降低沙奎那韦的血药浓度	不建议合用	—	—
NNRTIs	地拉韦啶	利托那韦的血药会升高	密切监测，尚未建立联合用药的安全性和有效性	沙奎那韦的血药浓度会升高	可能需降低沙奎那韦的剂量，但联合用药的安全性和有效性尚未确定	替拉那韦的血药浓度可能会升高，地拉韦啶的血药浓度可能降低	密切监测，尚未建立联合用药的安全性和有效性
	依法韦仑	依法韦仑和利托那韦的血药浓度均会升高	不良反应发生率会升高，建议监测肝功能	沙奎那韦的血药浓度会降低	密切监测，尚未建立联合用药的安全性和有效性	依法韦仑可能会改变替拉那韦的血药浓度	密切监测替拉那韦的不良反应和疗效
	依曲韦林	依曲韦林的血药浓度会降低，导致治疗作用丧失	禁止合用	沙奎那韦-利托那韦会降低依曲韦林的AUC 33%	不必调整剂量	依曲韦林的血药浓度会降低，导致治疗作用明显降低	禁止合用

续表

HIV-蛋白酶抑制剂		利托那韦		沙奎那韦		替拉那韦	
		作用	临床评价	作用	临床评价	作用	临床评价
NNRTIs	奈韦拉平	无临床意义的相互作用	不必调整剂量	尚无可靠参考资料	密切监测，尚未建立联合用药的安全性和有效性	替拉那韦的血药浓度降低	密切监测，尚未建立联合用药的安全性和有效性
NsRTIs/NtRTIs	阿巴卡韦	阿巴卡韦的血药浓度可能被蛋白酶抑制剂，包括利托那韦降低	密切监测，尚未建立联合用药的安全性和有效性	阿巴卡韦的血药浓度可能被蛋白酶抑制剂，包括沙奎那韦降低	密切监测，尚未建立联合用药的安全性和有效性	阿巴卡韦的AUC降低40%	密切监测，尚未建立联合用药的安全性和有效性
	去羟肌苷	去羟肌苷剂型（含缓冲剂），可能影响利托那韦的吸收	密切监测，去羟肌苷和利托那韦应间隔2.5 h分别给药	尚无可靠参考资料	密切监测，尚未建立联合用药的安全性和有效性	替拉那韦-利托那韦会降低去羟肌苷的血药浓度	两药至少应间隔2 h分别给药
	恩曲他滨	无临床意义的相互作用	不必调整剂量	无临床意义的相互作用	不必调整剂量	无临床意义的相互作用	不必调整剂量
	拉米夫定	无临床意义的相互作用	不必调整剂量	无临床意义的相互作用	不必调整剂量	无临床意义的相互作用	不必调整剂量
	司他夫定	无临床意义的相互作用	不必调整剂量	无临床意义的相互作用	不必调整剂量	无临床意义的相互作用	不必调整剂量
	替诺福韦	尚无可靠参考资料	密切监测，尚未建立联合用药的安全性和有效性	无临床意义的相互作用	不必调整剂量	无临床意义的相互作用	不必调整剂量
	扎西他滨	无临床意义的相互作用	不必调整剂量	无临床意义的相互作用	不必调整剂量	无临床意义的相互作用	不必调整剂量
	齐多夫定	无临床意义的相互作用	不必调整剂量	无临床意义的相互作用	不必调整剂量	齐多夫定的AUC会降低35%，但齐多夫定葡醛酸苷的血药浓度无改变	临床意义尚不明确，不推荐调整剂量
其他抗逆转录病毒药	恩夫韦地	无临床意义的相互作用	不必调整剂量	无临床意义的相互作用	不必调整剂量	替拉那韦的血药谷值升高43%	不推荐合用
	马拉韦诺	马拉韦诺的血药浓度升高	可能需降低剂量，严重肾病患者禁止合用	马拉韦诺的血药浓度升高	可能需降低剂量，严重肾病患者禁止合用	无临床意义的相互作用	不必调整剂量
	拉替拉韦	无临床意义的相互作用	不必调整剂量	无临床意义的相互作用	不必调整剂量	拉替拉韦的血药浓度降低	临床试验证实有效，不必调整剂量

续表

HIV-蛋白酶抑制剂		利托那韦		沙奎那韦		替拉那韦	
		作用	临床评价	作用	临床评价	作用	临床评价
抗病毒药	阿昔洛韦	无临床意义的相互作用	不必调整剂量	无临床意义的相互作用	不必调整剂量	无临床意义的相互作用	不必调整剂量
	阿德福韦	无临床意义的相互作用	不必调整剂量	无临床意义的相互作用	不必调整剂量	无临床意义的相互作用	不必调整剂量
	西多福韦	无临床意义的相互作用	不必调整剂量	无临床意义的相互作用	不必调整剂量	无临床意义的相互作用	不必调整剂量
	泛昔洛韦	无临床意义的相互作用	不必调整剂量	无临床意义的相互作用	不必调整剂量	无临床意义的相互作用	不必调整剂量
	膦甲酸钠	无临床意义的相互作用	不必调整剂量	无临床意义的相互作用	不必调整剂量	无临床意义的相互作用	不必调整剂量
	更昔洛韦	无临床意义的相互作用	不必调整剂量	无临床意义的相互作用	不必调整剂量	无临床意义的相互作用	不必调整剂量
	利巴韦林	无临床意义的相互作用	不必调整剂量	无临床意义的相互作用	不必调整剂量	无临床意义的相互作用	不必调整剂量
	伐昔洛韦	无临床意义的相互作用	不必调整剂量	无临床意义的相互作用	不必调整剂量	无临床意义的相互作用	不必调整剂量
镇痛药、抗炎药和退热药	阿芬太尼	阿芬太尼的血药浓度明显升高	需降低阿芬太尼的剂量，并密切监测	阿芬太尼的血药浓度明显升高	需降低阿芬太尼的剂量，并密切监测	无临床意义的相互作用	不必调整剂量
	阿司匹林	无临床意义的相互作用	不必调整剂量	无临床意义的相互作用	不必调整剂量	无临床意义的相互作用	不必调整剂量
	丁丙诺非	丁丙诺非的血药浓度升高	密切监测，以低剂量开始，缓慢增加丁丙诺啡的剂量	丁丙诺非的血药浓度升高	密切监测，以低剂量开始，缓慢增加丁丙诺啡的剂量	无临床意义的相互作用	不必调整剂量
	右丙氧芬	尚无可靠参考资料	尚无可靠参考资料	尚无可靠参考资料	尚无可靠参考资料	尚无可靠参考资料	尚无可靠参考资料
	二醋吗啡	阿片类镇痛药的血药浓度（美沙酮除外）可能会被利托那韦升高	密切监测，可能需调整剂量	尚无可靠参考资料	尚无可靠参考资料	尚无可靠参考资料	尚无可靠参考资料
	芬太尼	芬太尼的血药浓度明显升高，作用增强	密切监测，可能需调整剂量	芬太尼的血药浓度明显升高，作用增强	密切监测，可能需调整剂量	无临床意义的相互作用	不必调整剂量
	布洛芬	无临床意义的相互作用	不必调整剂量	无临床意义的相互作用	不必调整剂量	无临床意义的相互作用	不必调整剂量

续表

HIV-蛋白酶抑制剂		利托那韦		沙奎那韦		替拉那韦	
		作用	临床评价	作用	临床评价	作用	临床评价
镇痛药、抗炎药和退热药	美沙酮	美沙酮的血药浓度降低	可能需要增加美沙酮剂量，监测戒断症状	增加发生致命性心律失常的风险	禁止合用	无临床意义的相互作用	不必调整剂量
	吗啡	阿片类镇痛药的血药浓度（美沙酮除外）可能会被利托那韦升高	密切监测，可能需调整剂量	尚无可靠参考资料	尚无可靠参考资料	尚无可靠参考资料	尚无可靠参考资料
	对乙酰氨基酚	对乙酰氨基酚血药浓度可被利托那韦升高	避免合用	无临床意义的相互作用	不必调整剂量	无临床意义的相互作用	不必调整剂量
	哌替啶	降低哌替啶的血药浓度，升高哌替啶代谢物（去甲哌替啶）的血药浓度	由于潜在的严重中枢神经系统反应不推荐大剂量或长期合用	尚无可靠参考资料	尚无可靠参考资料	降低哌替啶的血药浓度，升高哌替啶代谢物（去甲哌替啶）的血药浓度	由于潜在的严重中枢神经系统反应不推荐大剂量或长期合用
	吡罗昔康	吡罗昔康的血药浓度升高	配伍禁忌——由于潜在严重或威胁生命的不良反应	尚无可靠参考资料	尚无可靠参考资料	尚无可靠参考资料	尚无可靠参考资料
	曲马多	曲马多的血药浓度可能升高	可能需降低剂量	尚无可靠参考资料	尚无可靠参考资料	尚无可靠参考资料	尚无可靠参考资料
	右美沙芬	右美沙芬的血药浓度会被利托那韦升高，有中毒的风险	应避免合用	尚无可靠参考资料	尚无可靠参考资料	尚无可靠参考资料	尚无可靠参考资料
抗抑郁药物	安非他酮	安非他酮及其活性代谢产物的血药浓度会降低	密切监测安非他酮的治疗效应	尚无可靠的参考资料	尚无可靠的参考资料	尚无可靠的参考资料	尚无可靠的参考资料
	米氮平	米氮平的血药浓度会升高	密切监测，可能需降低米氮平的剂量	尚无可靠的参考资料	尚无可靠的参考资料	尚无可靠的参考资料	尚无可靠的参考资料
	奈法唑酮	奈法唑酮的血药浓度会升高	密切监测，可能需降低奈法唑酮的剂量	奈法唑酮的血药浓度会升高	密切监测，可能需降低奈法唑酮的剂量	尚无可靠的参考资料	尚无可靠的参考资料
	贯叶连翘	利托那韦的血药浓度会降低	两药禁伍用，会丧失抗病毒活性，并可导致病毒对利托那韦耐药	沙奎那韦的血药浓度会降低	两药禁伍用，会丧失抗病毒活性，并可导致病毒对沙奎那韦耐药	替拉那韦的血药浓度降低	两药禁伍用，会丧失抗病毒活性，并可导致病毒对替拉那韦耐药

续表

HIV-蛋白酶抑制剂		利托那韦		沙奎那韦		替拉那韦	
		作用	临床评价	作用	临床评价	作用	临床评价
抗抑郁药物	曲唑酮	曲唑酮的血药浓度会升高	谨慎合用，考虑降低曲唑酮的剂量	两药合用可能使Q-T间期延长出现叠加效应	不推荐合用	替拉那韦-利托那韦会升高曲唑酮的血药浓度	谨慎合用，应考虑降低曲唑酮的剂量
	文拉法辛	文拉法辛的血药浓度会升高	谨慎合用，应考虑降低文拉法辛的剂量	两药合用可能使Q-T间期延长出现叠加效应	不推荐合用	尚无可靠的参考资料	尚无可靠的参考资料
抗糖尿病药（口服）	格列吡嗪	利托那韦可能减弱格列吡嗪的降糖作用	密切监测血糖	沙奎那韦可能减弱格列吡嗪的降糖作用	密切监测血糖	替拉那韦可能减弱格列吡嗪的降糖作用	密切监测血糖
	格列本脲	利托那韦可能减弱格列本脲的降糖作用	密切监测血糖	沙奎那韦可能减弱格列本脲的降糖作用	密切监测血糖	替拉那韦可能减弱格列本脲的降糖作用	密切监测血糖
	二甲双胍	利托那韦可能减弱二甲双胍的降糖作用	密切监测血糖	沙奎那韦可能减弱二甲双胍的降糖作用	密切监测血糖	替拉那韦可能减弱二甲双胍的降糖作用	密切监测血糖
	吡格列酮	利托那韦可能减弱吡格列酮的降糖作用	密切监测血糖	沙奎那韦可能减弱吡格列酮的降糖作用	密切监测血糖	替拉那韦可能减弱吡格列酮的降糖作用	密切监测血糖
	罗格列酮	利托那韦可能减弱罗格列酮的降糖作用	密切监测血糖	沙奎那韦可能减弱罗格列酮的降糖作用	密切监测血糖	替拉那韦可能减弱罗格列酮的降糖作用	密切监测血糖
	瑞格列奈	利托那韦可能减弱瑞格列奈的降糖作用	密切监测血糖	沙奎那韦可能减弱瑞格列奈的降糖作用	密切监测血糖	瑞格列奈的血药浓度降低	密切监测血糖
	甲苯磺丁脲	甲苯磺丁脲的血药浓度可能会被利托那韦升高	密切监测血糖	沙奎那韦可能减弱甲苯磺丁脲的降糖作用	密切监测血糖	替拉那韦可能减弱甲苯磺丁脲的降糖作用	密切监测血糖
抗癫痫药	卡马西平	卡马西平的血药浓度会升高	谨慎合用，监测卡马西平的血药浓度，根据血药浓度调整剂量	沙奎那韦的血药浓度会降低	谨慎合用，沙奎那韦的抗病毒活性降低	替拉那韦的血药浓度会降低	谨慎合用，替拉那韦的抗病毒活性会降低
	氯硝西泮	氯硝西泮的血药浓度会升高	谨慎合用，可能需降低氯硝西泮的剂量	沙奎那韦的血药浓度会降低	谨慎合用，可能需降低氯硝西泮的剂量	尚无可靠的参考资料	尚无可靠的参考资料

续表

HIV-蛋白酶抑制剂		利托那韦		沙奎那韦		替拉那韦	
		作用	临床评价	作用	临床评价	作用	临床评价
抗癫痫药	乙琥胺	乙琥胺的血药浓度会升高	谨慎合用，可能需降低乙琥胺的剂量	乙琥胺的血药浓度可能会升高	谨慎合用，可能需降低乙琥胺的剂量	尚无可靠的参考资料	尚无可靠的参考资料
	加巴喷丁	无显著临床意义的相互作用	不必调整剂量	无显著临床意义的相互作用	不必调整剂量	无显著临床意义的相互作用	不必调整剂量
	拉莫三嗪	拉莫三嗪的血药浓度会降低	谨慎合用，监测拉莫三嗪的血药浓度，根据其血药浓度调整剂量	无显著临床意义的相互作用	不必调整剂量	无显著临床意义的相互作用	不必调整剂量
	苯巴比妥	利托那韦的血药浓度可能会降低，使抗病毒活性降低	谨慎合用	沙奎那韦的血药浓度可能会降低，使抗病毒活性降低	谨慎合用	替拉那韦的血药浓度降低，使抗病毒活性降低	谨慎合用
	苯妥英	苯妥英的血药浓度会降低	谨慎合用，监测苯妥英的血药浓度，根据血药浓度调整剂量	沙奎那韦的血药浓度会降低	谨慎合用，沙奎那韦的抗病毒活性降低	替拉那韦的血药浓度会降低	谨慎合用，替拉那韦的抗病毒活性降低
	丙戊酸钠	无显著临床意义的相互作用	不必调整剂量	无显著临床意义的相互作用	不必调整剂量	丙戊酸钠的血药浓度会降低	建议监测丙戊酸钠的血药浓度
	氨己烯酸	无显著临床意义的相互作用	不必调整剂量	无显著临床意义的相互作用	不必调整剂量	无显著临床意义的相互作用	不必调整剂量
抗真菌药	两性霉素 B	无显著临床意义的相互作用	不必调整剂量	无显著临床意义的相互作用	不必调整剂量	无显著临床意义的相互作用	不必调整剂量
	氟康唑	无显著临床意义的相互作用	不必调整剂量	沙奎那韦的血药浓度会轻度升高	不必调整剂量	替拉那韦的血药浓度会升高	不必调整替拉那韦剂量；氟康唑的最大剂量为 200 mg/d
	氟胞嘧啶	无显著临床意义的相互作用	不必调整剂量	无显著临床意义的相互作用	不必调整剂量	无显著临床意义的相互作用	不必调整剂量
	伊曲康唑	伊曲康唑的血药浓度升高	谨慎合用，伊曲康唑剂量不能超过 200 mg/d	沙奎那韦-利托那韦升高伊曲康唑的血药浓度	谨慎合用，伊曲康唑剂量不能超过 200 mg/d	伊曲康唑的血药浓度升高	谨慎合用，伊曲康唑剂量不能超过 200 mg/d

续表

HIV-蛋白酶抑制剂		利托那韦		沙奎那韦		替拉那韦	
		作用	临床评价	作用	临床评价	作用	临床评价
抗真菌药	酮康唑	酮康唑的血药浓度会升高	谨慎合用，酮康唑的剂量不能超过200 mg/d	沙奎那韦-利托那韦会升高酮康唑的血药浓度	谨慎合用，酮康唑剂量不能超过200 mg/d	酮康唑的血药浓度可能会升高	谨慎合用，酮康唑的剂量不能超过200 mg/d
	咪康唑	无显著临床意义的相互作用	不必调整剂量	沙奎那韦的血药浓度可能会升高	密切监测，尚无合适的推荐剂量	替拉那韦的血药浓度可能会降低	密切监测，尚无合适的推荐剂量
	特比萘芬	无显著临床意义的相互作用	不必调整剂量	无显著临床意义的相互作用	不必调整剂量	无显著临床意义的相互作用	不必调整剂量
	伏立康唑	伏立康唑的血药浓度会降低	利托那韦剂量大于400 mg，2次/日时，禁止合用，利托那韦剂量为100 mg，2次/日时尽量避免合用，除非潜在的益处大于风险	伏立康唑与沙奎那韦-利托那韦合用会出现Q-T间期延长的叠加效应，使心律失常的风险增加	禁止合用	尚无可靠的参考资料	尚无可靠的参考资料
大环内酯类	红霉素	红霉素的血药浓度可被利托那韦升高	避免合用	尚无可靠的参考资料	尚无可靠的参考资料	尚无可靠的参考资料	尚无可靠的参考资料
	阿奇霉素	阿奇霉素的血药浓度可被利托那韦升高	避免合用	尚无可靠的参考资料	尚无可靠的参考资料	尚无可靠的参考资料	尚无可靠的参考资料
	克拉霉素	尚无可靠的参考资料	尚无可靠的参考资料	尚无可靠的参考资料	尚无可靠的参考资料	克拉霉素的血药浓度可被替拉那韦升高，克拉霉素也升高替拉那韦的血药浓度	合用于肾功能不全患者时需降低克拉霉素的剂量
其他抗菌药物	夫西地酸	夫西地酸与利托那韦合用时两药的血药浓度均见升高	避免合用	尚无可靠的参考资料	尚无可靠的参考资料	尚无可靠的参考资料	尚无可靠的参考资料
	奎奴普丁-达福普汀	尚无可靠的参考资料	尚无可靠的参考资料	可能会被升高沙奎那韦的血药浓度	避免合用	尚无可靠的参考资料	尚无可靠的参考资料

续表

HIV-蛋白酶抑制剂		利托那韦		沙奎那韦		替拉那韦	
		作用	临床评价	作用	临床评价	作用	临床评价
抗精神病药	匹莫齐特	匹莫齐特的血药浓度可被利托那韦升高，从而增加室性心律失常的风险	避免合用	匹莫齐特的血药浓度可能会被沙奎那韦升高，从而增加室性心律失常的风险	避免合用	尚无可靠参考资料	尚无可靠参考资料
	阿立哌唑	阿立哌唑的代谢可能会被利托那韦抑制	合用时需降低阿立哌唑的给药剂量	阿立哌唑的代谢可能会被沙奎那韦抑制	合用时需降低阿立哌唑的给药剂量	尚无可靠参考资料	尚无可靠参考资料
	氯氮平	氯氮平的血药浓度可被利托那韦升高，从而增加中毒的风险	避免合用	氯氮平与沙奎那韦合用增加室性心律失常的风险	避免合用	尚无可靠参考资料	尚无可靠参考资料
	奥氮平	奥氮平的血药浓度可能会被利托那韦降低	合用时建议增加奥氮平的给药剂量	尚无可靠参考资料	尚无可靠参考资料	尚无可靠参考资料	尚无可靠参考资料
	氟哌啶醇	尚无可靠参考资料	尚无可靠参考资料	氟哌啶醇与沙奎那韦合用增加室性心律失常的风险	避免合用	尚无可靠参考资料	尚无可靠参考资料
抗焦虑药	丁螺环酮	丁螺环酮的血药浓度会升高	密切监测，应降低丁螺环酮的剂量	丁螺环酮的血药浓度会升高	密切监测，应降低丁螺环酮的剂量	尚无可靠的参考资料	尚无可靠的参考资料
苯二氮䓬类	阿普唑仑	阿普唑仑的血药浓度会升高	密切监测，应降低阿普唑仑的剂量	阿普唑仑的血药浓度会升高	密切监测，降低应阿普唑仑的剂量	尚无可靠的参考资料	尚无可靠的参考资料
	氯氮䓬	氯氮䓬的血药浓度会升高	密切监测，应降低氯氮䓬的剂量	氯氮䓬的血药浓度会升高	密切监测，应降低氯氮䓬的剂量	尚无可靠的参考资料	尚无可靠的参考资料
	地西泮	地西泮的血药浓度会升高	密切监测，应降低地西泮的剂量	地西泮的血药浓度会升高	密切监测，应降低地西泮的剂量	尚无可靠的参考资料	尚无可靠的参考资料
	氟西泮	氟西泮的血药浓度会升高	密切监测，应降低氟西泮的剂量	氟西泮的血药浓度会升高	密切监测，应降低氟西泮的剂量	尚无可靠的参考资料	尚无可靠的参考资料
	劳拉西泮	无显著临床意义的相互作用	不必调整剂量	无显著临床意义的相互作用	不必调整剂量	无显著临床意义的相互作用	不必调整剂量

续表

HIV-蛋白酶抑制剂		利托那韦		沙奎那韦		替拉那韦	
		作用	临床评价	作用	临床评价	作用	临床评价
苯二氮䓬类	咪达唑仑	咪达唑仑的血药浓度会明显升高	利托那韦禁止与口服咪达唑仑合用；利托那韦与静脉用咪达唑仑合用，应降低咪达唑仑的剂量，应准备好能抢救呼吸抑制和过度镇静的药品和设备，在密切监测下进行	咪达唑仑的血药浓度会明显升高	沙奎那韦禁止与口服咪达唑仑合用；沙奎那韦与静脉用咪达唑仑合用，应降低咪达唑仑的剂量，应准备好能抢救呼吸抑制和过度镇静的药品和设备，在密切监测下进行	咪达唑仑的血药浓度会明显升高	替拉那韦禁止与口服咪达唑仑合用；替拉那韦与静脉用咪达唑仑合用，应降低咪达唑仑的剂量，应准备好能抢救呼吸抑制和过度镇静的药品和设备，在密切监测下进行
	三唑仑	三唑仑的血药浓度会明显升高	配伍禁忌	三唑仑的血药浓度会明显升高	配伍禁忌	三唑仑的血药浓度会明显升高	配伍禁忌
催眠药	唑吡坦	唑吡坦的血药浓度升高，有极度镇静和呼吸抑制的风险	避免合用	无显著临床意义的相互作用	不必调整剂量	尚无可靠的参考资料	尚无可靠的参考资料
抗抑郁药	帕罗西汀	帕罗西汀的血药浓度可能会被利托那韦降低	避免合用	尚无可靠的参考资料	尚无可靠的参考资料	尚无可靠的参考资料	尚无可靠的参考资料
	曲唑酮	曲唑酮的血药浓度可能会被利托那韦升高，中毒风险增加	避免合用	与沙奎那韦合用，室性心律失常的风险增加	避免合用	尚无可靠的参考资料	尚无可靠的参考资料
	三环类抗抑郁药	三环类抗抑郁药的血药浓度可能会被利托那韦升高	避免合用	三环类抗抑郁药与沙奎那韦合用室性心律失常的风险增加	避免合用	尚无可靠的参考资料	尚无可靠的参考资料
	5-羟色胺再摄取抑制剂	SSRIs的血药浓度可能会被利托那韦升高	避免合用	尚无可靠的参考资料	尚无可靠的参考资料	尚无可靠的参考资料	尚无可靠的参考资料
支气管扩张药	茶碱	茶碱的血药浓度会降低	监测茶碱的血药浓度，根据其血药浓度调整茶碱的剂量	尚无可靠的参考资料	尚无可靠的参考资料	尚无可靠的参考资料	尚无可靠的参考资料

续表

HIV-蛋白酶抑制剂		利托那韦		沙奎那韦		替拉那韦	
		作用	临床评价	作用	临床评价	作用	临床评价
心血管药	地高辛	地高辛的血药浓度会升高	监测地高辛的血药浓度，根据其血药浓度调整剂量	沙奎那韦-利托那韦明显升高地高辛的血药浓度，且女性升高的幅度大于男性	监测地高辛的血药浓度，根据其血药浓度调整剂量	尚无可靠的参考资料	尚无可靠的参考资料
	依普利酮	依普利酮的血药浓度可被利托那韦升高	避免合用	依普利酮的血药浓度可被沙奎那韦升高	合用时需降低依普利酮的给药剂量	尚无可靠的参考资料	尚无可靠的参考资料
	伊伐布雷定	伊伐布雷定的血药浓度可被利托那韦升高	避免合用	尚无可靠的参考资料	尚无可靠的参考资料	尚无可靠的参考资料	尚无可靠的参考资料
抗凝血药	华法林/香豆素	*R*-华法林的血药浓度会降低，*S*-华法林的血药浓度会升高	监测 INR，调整华法林的剂量	华法林的血药浓度会升高	监测 INR，调整华法林的剂量	*S*-华法林的血药浓度不变	监测 INR，调整华法林的剂量
	苯茚二酮	苯茚二酮的抗凝作用可能会被利托那韦增强	谨慎合用	尚无可靠的参考资料	尚无可靠的参考资料	尚无可靠的参考资料	尚无可靠的参考资料
抗心律失常药	胺碘酮	胺碘酮的血药浓度会明显升高	配伍禁忌——可能发生严重的或危及生命的不良反应	胺碘酮的血药浓度会明显升高	配伍禁忌——可能发生严重的或危及生命的不良反应	胺碘酮的血药浓度会明显升高	配伍禁忌——可能发生严重的或危及生命的不良反应
	丙吡胺	丙吡胺的血药浓度可能会升高	密切监测，可能需降低丙吡胺的剂量	心律失常的风险增加	尽量避免合用	尚无可靠的参考资料	尚无可靠的参考资料
	氟卡尼	氟卡尼的血药浓度会明显升高	心律失常的风险增加，禁止合用	氟卡尼的血药浓度会明显升高	心律失常的风险增加，禁止合用	尚无可靠的参考资料	尚无可靠的参考资料
	利多卡因（全身性使用）	利多卡因的血药浓度会升高	监测利多卡因的血药浓度，并根据其血药浓度调整剂量	利多卡因的血药浓度会明显升高	心律失常的风险增加，禁止合用	尚无可靠的参考资料	尚无可靠的参考资料
	美西律	美西律的血药浓度会升高	监测美西律的血药浓度，并根据其血药浓度调整剂量	尚无可靠的参考资料	尚无可靠的参考资料	尚无可靠的参考资料	尚无可靠的参考资料

续表

HIV-蛋白酶抑制剂		利托那韦		沙奎那韦		替拉那韦	
		作用	临床评价	作用	临床评价	作用	临床评价
抗心律失常药	普罗帕酮	普罗帕酮的血药浓度会明显升高	心律失常的风险增加，禁止合用	普罗帕酮的血药浓度会明显升高	心律失常的风险增加，禁止合用	尚无可靠的参考资料	尚无可靠的参考资料
	奎尼丁	奎尼丁的血药浓度会明显升高	心律失常的风险增加，禁止合用	奎尼丁的血药浓度会明显升高	心律失常的风险增加，禁止合用	尚无可靠的参考资料	尚无可靠的参考资料
	决奈达隆	决奈达隆与利托那韦合用可增加室性心律失常的风险	避免合用	决奈达隆与沙奎那韦合用可增加室性心律失常的风险	避免合用	尚无可靠的参考资料	尚无可靠的参考资料
β受体拮抗剂	阿替洛尔	尚无可靠的参考资料	尚无可靠的参考资料	P-R间期延长的效应可能出现叠加	心律失常的风险增加，禁止合用	尚无可靠的参考资料	尚无可靠的参考资料
	比索洛尔	尚无可靠的参考资料	尚无可靠的参考资料	P-R间期延长的效应可能出现叠加	心律失常的风险增加，禁止合用	尚无可靠的参考资料	尚无可靠的参考资料
	卡维地洛	卡维地洛的血药浓度可能会升高	密切监测，可能需降低卡维地洛的剂量	P-R间期延长的效应可能出现叠加	心律失常的风险增加，禁止合用	尚无可靠的参考资料	尚无可靠的参考资料
	美托洛尔	美托洛尔的血药浓度可能会升高	密切监测，可能需降低美托洛尔的剂量	P-R间期延长的效应可能出现叠加	心律失常的风险增加，禁止合用	尚无可靠的参考资料	尚无可靠的参考资料
	普萘洛尔	普萘洛尔的血药浓度可能会升高	密切监测，可能需降低普萘洛尔的剂量	P-R间期延长的效应可能出现叠加	心律失常的风险增加，禁止合用	尚无可靠的参考资料	尚无可靠的参考资料
	噻吗洛尔	尚无可靠的参考资料	尚无可靠的参考资料	P-R间期延长的效应可能出现叠加	心律失常的风险增加，禁止合用	尚无可靠的参考资料	尚无可靠的参考资料
钙通道阻滞剂	氨氯地平	氨氯地平的血药浓度会升高	密切监测，谨慎合用	氨氯地平的血药浓度会升高	密切监测，谨慎合用	尚无可靠的参考资料	尚无可靠的参考资料
	苄普地尔	苄普地尔的血药浓度会升高，增加致命性心律失常的风险	不推荐合用	苄普地尔的血药浓度会升高，增加致命性心律失常的风险	不推荐合用	尚无可靠的参考资料	尚无可靠的参考资料
	地尔硫䓬	地尔硫䓬的血药浓度可能会升高	密切监测，谨慎合用	地尔硫䓬的血药浓度会升高	密切监测，谨慎合用	尚无可靠的参考资料	尚无可靠的参考资料

续表

HIV-蛋白酶抑制剂		利托那韦		沙奎那韦		替拉那韦	
		作用	临床评价	作用	临床评价	作用	临床评价
钙通道阻滞剂	非洛地平	非洛地平的血药浓度可能会升高	密切监测，谨慎合用	非洛地平的血药浓度会升高	密切监测，谨慎合用	非洛地平的血药浓度会升高	密切监测，谨慎合用
	伊拉地平	伊拉地平的血药浓度可能会升高	密切监测，谨慎合用	伊拉地平的血药浓度会升高	密切监测，谨慎合用	尚无可靠的参考资料	尚无可靠的参考资料
	尼卡地平	尼卡地平的血药浓度可能会升高	密切监测，谨慎合用	尼卡地平的血药浓度会升高	密切监测，谨慎合用	尼卡地平的血药浓度会降低	密切监测，谨慎合用
	硝苯地平	硝苯地平的血药浓度可能会升高	密切监测，谨慎合用	硝苯地平的血药浓度会升高	密切监测，谨慎合用	尚无可靠的参考资料	尚无可靠的参考资料
	尼莫地平	尼莫地平的血药浓度明显升高	不推荐合用	尼莫地平的血药浓度会升高	密切监测，谨慎合用	尚无可靠的参考资料	尚无可靠的参考资料
	尼索地平	尼索地平的血药浓度可能会升高	密切监测，谨慎合用	尼索地平的血药浓度会升高	密切监测，谨慎合用	尚无可靠的参考资料	尚无可靠的参考资料
	维拉帕米	维拉帕米的血药浓度可能会升高	密切监测，谨慎合用	维拉帕米的血药浓度会升高	密切监测，谨慎合用	尚无可靠的参考资料	尚无可靠的参考资料
	乐卡地平	利托那韦可抑制 CYP3A4 介导的乐卡地平的代谢，导致乐卡地平血药浓度增加	生产商建议：避免与利托那韦合用	尚无可靠的参考资料	尚无可靠的参考资料	尚无可靠的参考资料	尚无可靠的参考资料
α 受体拮抗剂	阿夫唑嗪	阿夫唑嗪的血药浓度可被利托那韦升高	应避免合用	尚无可靠的参考资料	尚无可靠的参考资料	尚无可靠的参考资料	尚无可靠的参考资料
血脂调节药	阿托伐他汀	阿托伐他汀的血药浓度会升高	谨慎滴定阿托伐他汀的剂量，使用最低有效剂量	阿托伐他汀的血药浓度会升高	谨慎滴定阿托伐他汀的剂量，使用最低有效剂量，阿托伐他汀的最大剂量不可超过 20 mg/d	阿托伐他汀的血药浓度会明显升高	避免合用
	氯贝丁酯	无显著临床意义的相互作用	不必调整剂量	无显著临床意义的相互作用	不必调整剂量	无显著临床意义的相互作用	不必调整剂量
	非诺贝特	无显著临床意义的相互作用	不必调整剂量	无显著临床意义的相互作用	不必调整剂量	无显著临床意义的相互作用	不必调整剂量
	氟伐他汀	无显著临床意义的相互作用	不必调整剂量	无显著临床意义的相互作用	不必调整剂量	无显著临床意义的相互作用	不必调整剂量
	吉非贝齐	无显著临床意义的相互作用	不必调整剂量	无显著临床意义的相互作用	不必调整剂量	无显著临床意义的相互作用	不必调整剂量
	洛伐他汀	洛伐他汀的血药浓度会明显升高，增加肌病及肝损害的风险	不建议合用	洛伐他汀的血药浓度会明显升高，增加肌病及肝损害的风险	不建议合用	洛伐他汀的血药浓度会明显升高，增加肌病及肝损害的风险	不建议合用

续表

HIV-蛋白酶抑制剂		利托那韦		沙奎那韦		替拉那韦	
		作用	临床评价	作用	临床评价	作用	临床评价
血脂调节药	普伐他汀	无显著临床意义的相互作用	不必调整剂量	无显著临床意义的相互作用	不必调整剂量	无显著临床意义的相互作用	不必调整剂量
	瑞舒伐他汀	瑞舒伐他汀的血药浓度会升高，增加肌病及肝损害的风险	不建议合用	瑞舒伐他汀的血药浓度会升高，增加肌病及肝损害的风险	不建议合用	瑞舒伐他汀的血药浓度会升高，增加肌病及肝损害的风险	避免合用
	辛伐他汀	辛伐他汀他汀的血药浓度会升高，增加肌病及肝损害的风险	不建议合用	辛伐他汀的血药浓度会升高，增加肌病及肝损害的风险	不建议合用	辛伐他汀的血药浓度会升高，增加肌病及肝损害的风险	不建议合用
皮质激素	布地奈德	布地奈德的血药浓度会升高	不推荐合用	布地奈德的血药浓度会升高	尽量避免合用，如必须合用，应降低布地奈德的剂量，并且分次给药	尚无可靠的参考资料	尚无可靠的参考资料
	地塞米松	地塞米松的血药浓度会升高	不推荐合用	沙奎那韦的血药浓度可能会降低，导致抗病毒活性可能降低	谨慎合用	替拉那韦的血药浓度可能降低，增加肌病及肝损害的风险	谨慎合用
	氟替卡松	氟替卡松的血药浓度会升高	不推荐合用	氟替卡松的血药浓度会升高	避免合用，除非益处大于风险	尚无可靠的参考资料	尚无可靠的参考资料
	泼尼松龙	泼尼松龙的血药浓度会升高	不推荐合用	泼尼松龙的血药浓度会升高	谨慎合用，如需长期合用，可考虑用其他皮质激素类药物替代	尚无可靠的参考资料	尚无可靠的参考资料
胃肠道用药	抗酸药	尚无可靠的参考资料	尚无可靠的参考资料	无显著临床意义的相互作用	不必分开服用或调整剂量	替拉那韦的血药浓度会降低	抗酸药和替拉那韦至少间隔 2h 分开服用
促胃肠蠕动药	西沙必利	西沙必利的血药浓度会明显升高	增加心律失常风险，禁止合用	西沙必利的血药浓度明显升高	增加心律失常风险配，禁止合用	西沙必利的血药浓度明显升高	增加心律失常风险配，禁止合用
	多潘立酮	无显著临床意义的相互作用	不必调整剂量	无显著临床意义的相互作用	不必调整剂量	无显著临床意义的相互作用	不必调整剂量
	甲氧氯普胺	无显著临床意义的相互作用	不必调整剂量	无显著临床意义的相互作用	不必调整剂量	无显著临床意义的相互作用	不必调整剂量

续表

HIV-蛋白酶抑制剂		利托那韦		沙奎那韦		替拉那韦	
		作用	临床评价	作用	临床评价	作用	临床评价
H_2受体拮抗剂	西咪替丁	无显著临床意义的相互作用	不必调整剂量	无显著临床意义的相互作用	不必调整剂量	尚无可靠的参考资料	尚无可靠的参考资料
	法莫替丁	无显著临床意义的相互作用	不必调整剂量	无显著临床意义的相互作用	不必调整剂量	尚无可靠的参考资料	尚无可靠的参考资料
	尼扎替丁	无显著临床意义的相互作用	不必调整剂量	无显著临床意义的相互作用	不必调整剂量	尚无可靠的参考资料	尚无可靠的参考资料
	雷尼替丁	无显著临床意义的相互作用	不必调整剂量	无显著临床意义的相互作用	不必调整剂量	尚无可靠的参考资料	尚无可靠的参考资料
质子泵抑制药	兰索拉唑	无显著临床意义的相互作用	不必调整剂量	沙奎那韦的血药浓度会升高	监测沙奎那韦的毒性反应	尚无可靠的参考资料	尚无可靠的参考资料
	奥美拉唑	无显著临床意义的相互作用	不必调整剂量	沙奎那韦的血药浓度会升高	监测沙奎那韦的毒性反应	奥美拉唑的血药浓度会降低	不必调整剂量
全身麻醉药	恩氟烷	无显著临床意义的相互作用	不必调整剂量	无显著临床意义的相互作用	不必调整剂量	无显著临床意义的相互作用	不必调整剂量
	氟烷	无显著临床意义的相互作用	不必调整剂量	无显著临床意义的相互作用	不必调整剂量	无显著临床意义的相互作用	不必调整剂量
	氯胺酮	无显著临床意义的相互作用	不必调整剂量	无显著临床意义的相互作用	不必调整剂量	无显著临床意义的相互作用	不必调整剂量
免疫抑制药	环孢素	环孢素的血药浓度会升高	监测环孢素的血药浓度，根据其血药浓度调整剂量	环孢素的血药浓度会明显升高	监测环孢素的血药浓度，根据其血药浓度调整剂量	环孢素的血药浓度会发生改变，由于作用复杂，无法预测其血药浓度是升高还是降低	监测环孢素的血药浓度，根据其血药浓度调整剂量
	西罗莫司	西罗莫司的血药浓度会明显升高	监测西罗莫司的血药浓度，根据其血药浓度调整剂量	西罗莫司的血药浓度会明显升高	监测西罗莫司的血药浓度，根据其血药浓度调整剂量	西罗莫司的血药浓度会发生改变，由于作用复杂，无法预测其血药浓度是升高还是降低	监测西罗莫司的血药浓度，根据其血药浓度调整剂量
	他克莫司	他克莫司的血药浓度会升高	监测他克莫司的血药浓度，根据其血药浓度调整剂量	他克莫司的血药浓度明显升高，Q-T 间期延长的效应会出现叠加	不推荐合用	他克莫司的血药浓度会发生改变，由于作用复杂，无法预测其血药浓度是升高还是降低	监测他克莫司的血药浓度，根据其血药浓度调整剂量

续表

HIV-蛋白酶抑制剂		利托那韦		沙奎那韦		替拉那韦	
		作用	临床评价	作用	临床评价	作用	临床评价
口服避孕药	炔雌醇	炔雌醇的血药浓度会降低	建议采取其他避孕措施	沙奎那韦-利托那韦降低炔雌醇的血药浓度	建议采取其他避孕措施	替拉那韦-利托那韦降低炔雌醇的血药浓度50%	建议采取其他避孕措施
	炔诺酮	炔诺酮的血药浓度会降低	建议采取其他避孕措施	炔诺酮的血药浓度会升高	密切监测炔诺酮的不良反应	无显著临床意义的相互作用	不必调整剂量
蛋白同化激素	诺龙	无显著临床意义的相互作用	不必调整剂量	无显著临床意义的相互作用	不必调整剂量	无显著临床意义的相互作用	不必调整剂量
	睾酮	睾酮的血药浓度可能会升高	密切监测，可能需降低睾酮的剂量	尚无可靠的参考资料	尚无可靠的参考资料	尚无可靠的参考资料	尚无可靠的参考资料
治疗性功能障碍药	伐地那非	伐地那非的血药浓度可能会被利托那韦升高	避免合用	伐地那非的血药浓度可能会被沙奎那韦升高	合用时需降低伐地那非的初始剂量	尚无可靠的参考资料	尚无可靠的参考资料
抗毒蕈碱药	非索罗定	利托那韦可能抑制CYP3A4介导的非索罗定代谢活性	生产商建议：如合用，应降低非索罗定的给药剂量	沙奎那韦可能抑制CYP3A4介导的非索罗定代谢活性	生产商建议：如合用，应降低沙奎那韦的给药剂量	尚无可靠的参考资料	尚无可靠的参考资料
	达非那新	利托那韦可抑制达非那新代谢，使达非那新不良反应增加	与利托那韦合用，达非那新剂量不能超过7.5 mg/d，同时应监测达非那新的抗胆碱能活性是否增强。生产商建议：避免与利托那韦合用	可抑制达非那新的代谢，使达非那新不良反应增加	生产商建议：避免与沙奎那韦合用	可抑制达非那新的代谢，使达非那新不良反应增加	生产商建议：避免与替拉那韦合用
	托特罗定	利托那韦可能抑制CYP3A4介导的托特罗定代谢活性	生产商建议：避免与利托那韦合用	沙奎那韦可能抑制CYP3A4介导的托特罗定代谢活性	生产商建议：避免与沙奎那韦合用	尚无可靠的参考资料	尚无可靠的参考资料
	索非那新	利托那韦可能抑制CYP3A4介导的索非那新的代谢活性，使索非那新的血药浓度升高	生产商建议：避免与索非那新合用	尚无可靠的参考资料	尚无可靠的参考资料	尚无可靠的参考资料	尚无可靠的参考资料

续表

HIV-蛋白酶抑制剂		利托那韦		沙奎那韦		替拉那韦	
		作用	临床评价	作用	临床评价	作用	临床评价
抗组胺药	咪唑斯汀	尚无可靠的参考资料	尚无可靠的参考资料	与沙奎那韦合用可增加室性心律失常的风险	避免合用	尚无可靠的参考资料	尚无可靠的参考资料
抗痛风药	秋水仙碱	与利托那韦合用可能会增加中毒风险	如合用应暂时中止或减少秋水仙碱的给药剂量，肝、肾功能损伤的患者尤其避免合用	尚无可靠的参考资料	尚无可靠的参考资料	尚无可靠的参考资料	尚无可靠的参考资料

NNRTIs 与其他药物之间的药物相互作用

NNRTIs		地拉韦啶		依法韦仑		依曲韦林		奈韦拉平	
		作用	临床评价	作用	临床评价	作用	临床评价	作用	临床评价
蛋白酶抑制剂	安泼那韦（或福沙那韦）	安泼那韦的血药浓度升高，地拉韦啶的血药浓度降低	尚未建立合适的剂量调整方案，不推荐合用	安泼那韦血药浓度升高	如与利托那韦每日 1 次合用，利托那韦的剂量应增加至 300 mg/d，如与利托那韦每日 2 次合用则不必调整剂量	如不合用利托那韦，依曲韦林可明显升高福沙那韦及其活性代谢产物安泼那韦的血药浓度	禁止合用	安泼那韦的血药浓度降低	尚未建立剂量调整方案
蛋白酶抑制剂	阿扎那韦	尚无可靠参考资料	尚未建立剂量调整方案	阿扎那韦的血药浓度降低	首次治疗的患者推荐剂量为阿扎那韦 400 mg 与利托那韦 100 mg，与食物同服，每日 1 次，600 mg 依法韦仑空腹服用，最好睡前服用；有治疗经历的患者不推荐合用	依曲韦林的血药浓度升高，阿扎那韦的血药浓度降低	禁止合用	阿扎那韦的血药浓度降低，奈韦拉平血药浓度升高	禁止合用，因可增加奈韦拉平的毒性
蛋白酶抑制剂	达芦那韦	尚无可靠参考资料	尚无可靠参考资料	达芦那韦的血药浓度升高	不建议合用	达芦那韦-利托那韦可降低依曲韦林的 AUC	虽然依曲韦林 AUC 降低，但临床试验证明有效，故不必调整剂量	达芦那韦-利托那韦可升高奈韦拉平的血药浓度。	不必调整剂量

续表

NNRTIs		地拉韦啶		依法韦仑		依曲韦林		奈韦拉平	
		作用	临床评价	作用	临床评价	作用	临床评价	作用	临床评价
蛋白酶抑制剂	茚地那韦	茚地那韦的血药浓度会升高	密切监测，应降低茚地那韦的剂量至600 mg，每8 h一次	茚地那韦的血药浓度会降低	理想的茚地那韦剂量尚未确定，即使增加茚地那韦的剂量至1000 mg，3次/日，尚不能弥补依法韦仑对其代谢的影响	茚地那韦的血药浓度会降低	如无低剂量的利托那韦，依曲韦林应禁与其他HIV-蛋白酶抑制剂合用	茚地那韦的血药浓度会降低	密切监测，尚未建立联合用药的安全性和有效性
	洛匹那韦-利托那韦	与洛匹那韦-利托那韦合用，洛匹那韦和利托那韦的血药浓度均会升高	尚未建立联合用药的安全性和有效性	洛匹那韦的血药浓度会降低	密切监测，当增加洛匹那韦-利托那韦的剂量至533～133 mg，2次/日，而与依法韦仑合用时，洛匹那韦-利托那韦不能采取1次/日给药的方案	依曲韦林的AUC可升高约85％	安全性资料有限，应谨慎合用	奈韦拉平与洛匹那韦-利托那韦合用，利托那韦的血药浓度会降低	增加洛匹那韦-利托那韦的剂量至500 mg-125 mg（片剂）或533～133 mg（6.5 ml口服液），2次/日。与奈韦拉平合用时，洛匹那韦-利托那韦不能采取1次/日给药的方案
	奈非那韦	奈非那韦的血药浓度会升高，地拉韦啶的血药浓度会降低	尚未建立联合用药的安全性和有效性	无临床意义的相互作用	不必调整剂量	奈非那韦的血药浓度会升高	如无低剂量的利托那韦，奈非那韦禁与其他HIV-蛋白酶抑制剂合用	奈非那韦及其活性代谢产物的血药浓度会降低	密切监测，尚未建立联合用药的安全性和有效性
	利托那韦	利托那韦的血药会升高浓度	密切监测，尚未建立联合用药的安全性和有效性	依法韦仑和利托那韦的血药浓度均会升高	不良反应发生率会升高，建议监测肝功能	依曲韦林的血药浓度会降低，导致治疗作用丧失	禁止合用	无临床意义的相互作用	不必调整剂量
	沙奎那韦	沙奎那韦的血药浓度会升高	可能需降低沙奎那韦的剂量，但联合用药的安全性和有效性尚未确定	沙奎那韦的血药浓度会降低	密切监测，尚未建立联合用药的安全性和有效性	沙奎那韦-利托那韦会降低依曲韦林的AUC 33％	不必调整剂量	尚无可靠参考资料	密切监测，尚未建立联合用药的安全性和有效性
	替拉那韦	替拉那韦的血药浓度可能会升高，地拉韦啶的血药浓度可能降低	密切监测，尚未建立联合用药的安全性和有效性	依法韦仑可能会改变替拉那韦的血药浓度	密切监测替拉那韦的不良反应和疗效	依曲韦林的血药浓度会降低，导致治疗作用明显降低	禁止合用	替拉那韦的血药浓度降低	密切监测，尚未建立联合用药的安全性和有效性

续表

NNRTIs		地拉韦啶		依法韦仑		依曲韦林		奈韦拉平	
		作用	临床评价	作用	临床评价	作用	临床评价	作用	临床评价
NNRTIs	地拉韦啶	—	—	尚无可靠的参考资料	尚无可靠的参考资料	两种或以上NNRTIs合用无临床益处	不推荐合用	尚无可靠的参考资料	尚无可靠的参考资料
	依法韦仑	尚无可靠的参考资料	尚无可靠的参考资料	—	—	依曲韦林的血药浓度明显降低	禁止合用	增加彼此的毒性，且临床无获益	禁止合用
	依曲韦林	依曲韦林的血药浓度升高	禁止合用	依曲韦林的血药浓度明显降低	禁止合用	—	—	依曲韦林的血药浓度明显降低	禁止合用
	奈韦拉平	尚无可靠的参考资料	尚无可靠的参考资料	依法韦仑的血药浓度降低	不推荐合用	依曲韦林的血药浓度明显降低	禁止合用	—	—
NsRTIs～NtRTIs	阿巴卡韦	无显著临床意义的相互作用	不必调整剂量	无显著临床意义的相互作用	不必调整剂量	无显著临床意义的相互作用	不必调整剂量	无显著临床意义的相互作用	不必调整剂量
	去羟肌苷	地拉韦啶和去羟肌苷(含缓冲剂的剂型)的血药浓度均降低	至少间隔1h分开服用	无显著临床意义的相互作用	不必调整剂量	无显著临床意义的相互作用	不必调整剂量	无显著临床意义的相互作用	不必调整剂量
	恩曲他滨	无显著临床意义的相互作用	不必调整剂量	无显著临床意义的相互作用	不必调整剂量	无显著临床意义的相互作用	不必调整剂量	无显著临床意义的相互作用	不必调整剂量
	拉米夫定	无显著临床意义的相互作用	不必调整剂量	无显著临床意义的相互作用	不必调整剂量	无显著临床意义的相互作用	不必调整剂量	无显著临床意义的相互作用	不必调整剂量
	司他夫定	无显著临床意义的相互作用	不必调整剂量	无显著临床意义的相互作用	不必调整剂量	无显著临床意义的相互作用	不必调整剂量	无显著临床意义的相互作用	不必调整剂量
	替诺福韦	无显著临床意义的相互作用	不必调整剂量	无显著临床意义的相互作用	不必调整剂量	无显著临床意义的相互作用	不必调整剂量	无显著临床意义的相互作用	不必调整剂量
	扎西他滨	无显著临床意义的相互作用	不必调整剂量	无显著临床意义的相互作用	不必调整剂量	无显著临床意义的相互作用	不必调整剂量	无显著临床意义的相互作用	不必调整剂量

续表

NNRTIs		地拉韦啶		依法韦仑		依曲韦林		奈韦拉平	
		作用	临床评价	作用	临床评价	作用	临床评价	作用	临床评价
NsRTIs/NtRTIs	齐多夫定	无显著临床意义的相互作用	不必调整剂量	无显著临床意义的相互作用	不必调整剂量	无显著临床意义的相互作用	不必调整剂量	无显著临床意义的相互作用	不必调整剂量
其他抗逆转录病毒药	恩夫韦地	无显著临床意义的相互作用	不必调整剂量	无显著临床意义的相互作用	不必调整剂量	无显著临床意义的相互作用	不必调整剂量	无显著临床意义的相互作用	不必调整剂量
	马拉维诺	马拉维诺的血药浓度明显升高	马拉维诺的剂量降低至150 mg，2次/日	马拉维诺的血药浓度降低	马拉维诺的剂量增加至600 mg，2次/日	马拉维诺的血药浓度可能降低	密切监测，可能需调整马拉维诺的剂量	无显著临床意义的相互作用	不必调整剂量
	拉替拉韦	尚无可靠的参考资料	尚无可靠的参考资料	无显著临床意义的相互作用	不必调整剂量	无显著临床意义的相互作用	不必调整剂量	无显著临床意义的相互作用	不必调整剂量
抗病毒药	阿昔洛韦	无显著临床意义的相互作用	不必调整剂量	无显著临床意义的相互作用	不必调整剂量	无显著临床意义的相互作用	不必调整剂量	无显著临床意义的相互作用	不必调整剂量
	阿德福韦	无显著临床意义的相互作用	不必调整剂量	无显著临床意义的相互作用	不必调整剂量	无显著临床意义的相互作用	不必调整剂量	无显著临床意义的相互作用	不必调整剂量
	西多福韦	无显著临床意义的相互作用	不必调整剂量	无显著临床意义的相互作用	不必调整剂量	无显著临床意义的相互作用	不必调整剂量	无显著临床意义的相互作用	不必调整剂量
	泛昔洛韦	无显著临床意义的相互作用	不必调整剂量	无显著临床意义的相互作用	不必调整剂量	无显著临床意义的相互作用	不必调整剂量	无显著临床意义的相互作用	不必调整剂量
	膦甲酸	无显著临床意义的相互作用	不必调整剂量	无显著临床意义的相互作用	不必调整剂量	无显著临床意义的相互作用	不必调整剂量	无显著临床意义的相互作用	不必调整剂量
	更昔洛韦	无显著临床意义的相互作用	不必调整剂量	无显著临床意义的相互作用	不必调整剂量	无显著临床意义的相互作用	不必调整剂量	无显著临床意义的相互作用	不必调整剂量
	利巴韦林	无显著临床意义的相互作用	不必调整剂量	无显著临床意义的相互作用	不必调整剂量	无显著临床意义的相互作用	不必调整剂量	无显著临床意义的相互作用	不必调整剂量
	伐昔洛韦	无显著临床意义的相互作用	不必调整剂量	无显著临床意义的相互作用	不必调整剂量	无显著临床意义的相互作用	不必调整剂量	无显著临床意义的相互作用	不必调整剂量

续表

NNRTIs		地拉韦啶		依法韦仑		依曲韦林		奈韦拉平	
		作用	临床评价	作用	临床评价	作用	临床评价	作用	临床评价
镇痛药，抗炎药和退热药	丁丙诺啡	丁丙诺啡的血药浓度可能降低	密切监测丁丙诺啡的治疗效果	丁丙诺啡的血药浓度可能降低	密切监测丁丙诺啡的治疗效果	丁丙诺啡的血药浓度可能降低	密切监测丁丙诺啡的治疗效果	丁丙诺啡的血药浓度可能降低	密切监测丁丙诺啡的治疗效果
	芬太尼	芬太尼的血药浓度明显升高	密切监测，降低芬太尼剂量	芬太尼的血药浓度可能降低	密切监测芬太尼的治疗效果	芬太尼的血药浓度可能降低	密切监测芬太尼的治疗效果	芬太尼的血药浓度可能降低	密切监测芬太尼的治疗效果
	美沙酮	美沙酮的血药浓度升高	密切监测，降低美沙酮剂量	美沙酮的血药浓度降低	可能需要增加美沙酮的剂量，监测戒断症状	美沙酮的血药浓度降低	可能需要增加美沙酮的剂量，监测戒断症状	美沙酮的血药浓度降低	可能需要增加美沙酮的剂量，监测戒断症状
抗分枝杆菌药	乙胺丁醇	无显著临床意义的相互作用	不必调整剂量	无显著临床意义的相互作用	不必调整剂量	无显著临床意义的相互作用	不必调整剂量	无显著临床意义的相互作用	不必调整剂量
	异烟肼	无显著临床意义的相互作用	不必调整剂量	无显著临床意义的相互作用	不必调整剂量	无显著临床意义的相互作用	不必调整剂量	无显著临床意义的相互作用	不必调整剂量
	吡嗪酰胺	无显著临床意义的相互作用	不必调整剂量	无显著临床意义的相互作用	不必调整剂量	无显著临床意义的相互作用	不必调整剂量	无显著临床意义的相互作用	不必调整剂量
	利福布汀	地拉韦啶的血药浓度会降低	不推荐合用，地拉韦啶的抗病毒活性降低	利福布汀的血药浓度会降低	利福布汀的日剂量增加 50%	利福布汀和依曲韦林的血药浓度均降低	如依曲韦林与蛋白酶抑制剂-利托那韦合用，利福布汀推荐剂量为 300 mg，1 次/日；如依曲韦林与达芦那韦-利托那韦或沙奎那韦-利托那韦合用，则不能再合用利福布汀，因可明显降低依曲韦林的暴露量	利福布汀的血药浓度会升高	谨慎合用

续表

NNRTIs		地拉韦啶		依法韦仑		依曲韦林		奈韦拉平	
		作用	临床评价	作用	临床评价	作用	临床评价	作用	临床评价
抗分枝杆菌药	利福平	地拉韦啶的血药浓度会降低	不推荐合用，地拉韦啶的抗病毒活性降低	依法韦仑的血药浓度会降低	体重 50 kg 以上者，依法韦仑的剂量增加至 800 mg/d	依曲韦林的血药浓度会降低	禁止合用	奈韦拉平的血药浓度会降低	禁止合用，使用利福布汀替代利福平
	利福喷汀	地拉韦啶的血药浓度会降低	不推荐合用，地拉韦啶的抗病毒活性会降低	依法韦仑的血药浓度会降低	不推荐合用，依法韦仑的抗病毒活性降低	依曲韦林的血药浓度会降低	禁止合用	奈韦拉平的血药浓度会降低	不推荐合用，奈韦拉平的抗病毒活性会降低
	链霉素	无显著临床意义的相互作用	不必调整剂量	无显著临床意义的相互作用	不必调整剂量	无显著临床意义的相互作用	不必调整剂量	无显著临床意义的相互作用	不必调整剂量
大环内酯类药	阿奇霉素	无显著临床意义的相互作用	不必调整剂量	无显著临床意义的相互作用	不必调整剂量	无显著临床意义的相互作用	不必调整剂量	无显著临床意义的相互作用	不必调整剂量
	克拉霉素	克拉霉素的血药浓度会升高	Ccr 为 30～60 ml/min 者降低克拉霉素剂量 50%，Ccr＜30 ml/min 者降低克拉霉素剂量 75%	克拉霉素的血药浓度会降低，其活性代谢产物 14-羟基克拉霉素的血药浓度会升高	建议以阿奇霉素替换克拉霉素	克拉霉素的血药浓度降低，依曲韦林和 14-羟基克拉霉素的血药浓度，均见升高	建议以阿奇霉素替换克拉霉素	克拉霉素的血药浓度降低，其活性代谢产物 14-羟基克拉霉素的血药浓度会升高	建议以阿奇霉素替换克拉霉素
	红霉素	无显著临床意义的相互作用	不必调整剂量	无显著临床意义的相互作用	不必调整剂量	无显著临床意义的相互作用	不必调整剂量	无显著临床意义的相互作用	不必调整剂量
喹诺酮类药	环丙沙星	无显著临床意义的相互作用	不必调整剂量	无显著临床意义的相互作用	不必调整剂量	无显著临床意义的相互作用	不必调整剂量	无显著临床意义的相互作用	不必调整剂量
	氧氟沙星	无显著临床意义的相互作用	不必调整剂量	无显著临床意义的相互作用	不必调整剂量	无显著临床意义的相互作用	不必调整剂量	无显著临床意义的相互作用	不必调整剂量
其他抗菌药	克林霉素	无显著临床意义的相互作用	不必调整剂量	无显著临床意义的相互作用	不必调整剂量	无显著临床意义的相互作用	不必调整剂量	无显著临床意义的相互作用	不必调整剂量
	磺胺甲基异噁唑	无显著临床意义的相互作用	不必调整剂量	无显著临床意义的相互作用	不必调整剂量	无显著临床意义的相互作用	不必调整剂量	无显著临床意义的相互作用	不必调整剂量

续表

NNRTIs		地拉韦啶		依法韦仑		依曲韦林		奈韦拉平	
		作用	临床评价	作用	临床评价	作用	临床评价	作用	临床评价
其他抗菌药	甲硝唑	无显著临床意义的相互作用	不必调整剂量	无显著临床意义的相互作用	不必调整剂量	无显著临床意义的相互作用	不必调整剂量	无显著临床意义的相互作用	不必调整剂量
	四环素	无显著临床意义的相互作用	不必调整剂量	无显著临床意义的相互作用	不必调整剂量	无显著临床意义的相互作用	不必调整剂量	无显著临床意义的相互作用	不必调整剂量
SSRIs	西酞普兰	西酞普兰的血药浓度升高	密切监测血钾、血镁和心电图，西酞普兰的剂量不超过 20 mg/d	西酞普兰的血药浓度升高	密切监测血钾、血镁和心电图，西酞普兰的剂量不超过 20 mg/d	西酞普兰的血药浓度升高	密切监测血钾、血镁和心电图，西酞普兰的剂量不超过 20 mg/d	尚无可靠的参考资料	尚无可靠的参考资料
	氟西汀	地拉韦啶的血药浓度可能会升高	密切监测地拉韦啶的毒性	无显著临床意义的相互作用	不必调整剂量	依曲韦林的血药浓度可能会升高	密切监测依曲韦林的毒性，可能需降低依曲韦林的剂量	无显著临床意义的相互作用	不必调整剂量
	帕罗西汀	无显著临床意义的相互作用	不必调整剂量	无显著临床意义的相互作用	不必调整剂量	无显著临床意义的相互作用	不必调整剂量	无显著临床意义的相互作用	不必调整剂量
	舍曲林	尚无可靠的参考资料	尚无可靠的参考资料	舍曲林的血药浓度降低	可能需增加舍曲林的剂量	尚无可靠的参考资料	尚无可靠的参考资料	尚无可靠的参考资料	尚无可靠的参考资料
其他抗抑郁药物	安非他酮	尚无可靠的参考资料	尚无可靠的参考资料	安非他酮的血药浓度可能会降低	密切监测，可能需调整安非他酮的剂量	尚无可靠的参考资料	尚无可靠的参考资料	安非他酮的血药浓度可能会降低	密切监测，可能需调整安非他酮的剂量
	奈法唑酮	地拉韦啶的血药浓度可能会升高	密切监测，可能需调整地拉韦啶的剂量	奈法唑酮血药浓度可能会降低	密切监测，可能需调整奈法唑酮的剂量	依曲韦林的血药浓度升高，奈法唑酮的血药浓度可能会降低	谨慎合用	奈韦拉平的血药浓度可能会升高	密切监测，可能需调整奈韦拉平的剂量
	曲唑酮	曲唑酮的血药浓度会升高	密切监测，可能需降低曲唑酮的剂量	曲唑酮的血药浓度可能降低	密切监测，可能需增加曲唑酮的剂量	曲唑酮的血药浓度可能降低	密切监测，可能需增加曲唑酮的剂量	尚无可靠的参考资料	尚无可靠的参考资料
	贯叶连(贯叶连翘)	地拉韦啶的血药浓度可能会降低	不推荐合用，地拉韦啶的抗病毒活性降低	依法韦仑的血药浓度可能会降低	禁止合用	依曲韦林的血药浓度会降低	禁止合用	奈韦拉平的血药浓度可能会降低	禁止合用

续表

NNRTIs		地拉韦啶		依法韦仑		依曲韦林		奈韦拉平	
		作用	临床评价	作用	临床评价	作用	临床评价	作用	临床评价
抗糖尿病药(口服)	格列吡嗪	尚无可靠的参考资料	尚无可靠的参考资料	尚无可靠的参考资料	尚无可靠的参考资料	格列吡嗪的血药浓度可能降低	密切监测血糖，可能需调整格列吡嗪的剂量	尚无可靠的参考资料	尚无可靠的参考资料
	二甲双胍	无显著临床意义的相互作用	不必调整剂量	无显著临床意义的相互作用	不必调整剂量	无显著临床意义的相互作用	不必调整剂量	无显著临床意义的相互作用	不必调整剂量
	罗格列酮	无显著临床意义的相互作用	不必调整剂量	无显著临床意义的相互作用	不必调整剂量	无显著临床意义的相互作用	不必调整剂量	无显著临床意义的相互作用	不必调整剂量
	甲苯磺丁脲	尚无可靠的参考资料	尚无可靠的参考资料	尚无可靠的参考资料	尚无可靠的参考资料	甲苯磺丁脲的血药浓度可能降低	监测血糖，可能需调整甲苯磺丁脲的剂量	尚无可靠的参考资料	尚无可靠的参考资料
抗癫痫药	卡马西平	地拉韦啶的血药浓度会降低	不推荐合用，地拉韦啶的抗病毒活性降低	卡马西平和依法韦仑的血药浓度均会降低	不推荐合用，用其他抗癫痫药替代卡马西平	依曲韦林的血药浓度会降低	禁止合用	卡马西平和奈韦拉平的血药浓度均可能会降低	谨慎合用，监测卡马西平的血药浓度和奈韦拉平的抗病毒效应
	氯硝西泮	尚无可靠的参考资料	尚无可靠的参考资料	氯硝西泮的血药浓度可能降低	密切监测，可能需调整氯硝西泮的剂量	氯硝西泮的血药浓度可能会降低	密切监测，可能需调整氯硝西泮的剂量	氯硝西泮和奈韦拉平的血药浓度均可能降低	谨慎合用，监测氯硝西泮的血药浓度和奈韦拉平的抗病毒效应
	乙琥胺	尚无可靠的参考资料	尚无可靠的参考资料	乙琥胺的血药浓度可能会降低	密切监测，可能需调整乙琥胺的剂量	乙琥胺的血药浓度可能会降低	密切监测，可能需调整乙琥胺的剂量	乙琥胺和奈韦拉平的血药浓度均可能会降低	谨慎合用，监测乙琥胺的血药浓度和奈韦拉平的抗病毒效应
	加巴喷丁	无显著临床意义的相互作用	不必调整剂量	无显著临床意义的相互作用	不必调整剂量	无显著临床意义的相互作用	不必调整剂量	无显著临床意义的相互作用	不必调整剂量
	拉莫三嗪	无显著临床意义的相互作用	不必调整剂量	无显著临床意义的相互作用	不必调整剂量	无显著临床意义的相互作用	不必调整剂量	无显著临床意义的相互作用	不必调整剂量
	苯巴比妥	地拉韦啶的血药浓度会降低	不推荐合用，地拉韦啶的抗病毒活性降低	苯巴比妥和依法韦仑的血药浓度均见降低	谨慎合用，监测苯巴比妥的血药浓度	依曲韦林的血药浓度会降低	禁止合用	尚无可靠的参考资料	尚无可靠的参考资料

续表

NNRTIs		地拉韦啶		依法韦仑		依曲韦林		奈韦拉平	
		作用	临床评价	作用	临床评价	作用	临床评价	作用	临床评价
抗癫痫药	苯妥英	地拉韦啶的血药浓度会降低	不推荐合用；地拉韦啶的抗病毒活性降低	苯妥英和依法韦仑的血药浓度均会降低	谨慎合用，监测苯妥英的血药浓度	依曲韦林的血药浓度会降低	配伍禁忌	奈韦拉平的血药浓度可能会降低	谨慎合用，监测奈韦拉平的抗病毒效应
	丙戊酸钠	无显著临床意义的相互作用	不必调整剂量	无显著临床意义的相互作用	不必调整剂量	无显著临床意义的相互作用	不必调整剂量	尚无可靠的参考资料	尚无可靠的参考资料
	氨己烯酸	无显著临床意义的相互作用	不必调整剂量	无显著临床意义的相互作用	不必调整剂量	无显著临床意义的相互作用	不必调整剂量	无显著临床意义的相互作用	不必调整剂量
抗真菌药	两性霉素B	无显著临床意义的相互作用	不必调整剂量	无显著临床意义的相互作用	不必调整剂量	无显著临床意义的相互作用	不必调整剂量	无显著临床意义的相互作用	不必调整剂量
	卡泊芬净	无显著临床意义的相互作用	不必调整剂量	卡泊芬净的血药浓度会降低	增加卡泊芬净的维持剂量至 70 mg/d	尚无可靠的参考资料	尚无可靠的参考资料	卡泊芬净的血药浓度会降低	增加卡泊芬净的维持剂量至 70 mg/d
	氟康唑	无显著临床意义的相互作用	不必调整剂量	无显著临床意义的相互作用	不必调整剂量	依曲韦林的血药浓度升高	密切监测	奈韦拉平的血药浓度升高	谨慎合用，密切监测奈韦拉平的毒性
	伊曲康唑	地拉韦啶的血药浓度可能会升高	密切监测地拉韦啶的毒性	可能会降低伊曲康唑的血药浓度	临床应用不明确；考虑替换抗真菌药	依曲韦林的血药浓度会升高，伊曲康唑的血药浓度会降低	密切监测，可能需调整伊曲康唑的剂量	奈韦拉平的血药浓度会升高，伊曲康唑的血药浓度会降低	禁止合用
	酮康唑	地拉韦啶的血药浓度可能会升高	密切监测地拉韦啶的毒性	酮康唑的血药浓度会降低	尚无合适的剂量调整方案	依曲韦林的血药浓度会升高，酮康唑的血药浓度会降低	密切监测，可能需调整酮康唑的剂量	奈韦拉平的血药浓度会升高，酮康唑的血药浓度会降低	禁止合用
	伏立康唑	地拉韦啶的血药浓度可能会升高	密切监测地拉韦啶的毒性	伏立康唑的血药浓度会降低，依法韦仑的血药浓度会升高	伏立康唑的剂量增加至 400 mg，每 12 h 一次，依法韦仑的剂量降低至 300 mg，1 次/日	依曲韦林和伏立康唑的血药浓度均会升高	密切监测，可能需调整伏立康唑的剂量	伏立康唑的血药浓度会降低	密切监测，可能需调整伏立康唑的剂量

续表

NNRTIs		地拉韦啶		依法韦仑		依曲韦林		奈韦拉平	
		作用	临床评价	作用	临床评价	作用	临床评价	作用	临床评价
抗真菌药	泊沙康唑	尚无可靠的参考资料	尚无可靠的参考资料	泊沙康唑的血药浓度会降低	不推荐合用，考虑换用抗真菌药物	依曲韦林的血药浓度会升高	密切监测依曲韦林的毒性	奈韦拉平的血药浓度可能会升高	密切监测奈韦拉平的毒性
	特比萘芬	无显著临床意义的相互作用	不必调整剂量	无显著临床意义的相互作用	不必调整剂量	无显著临床意义的相互作用	不必调整剂量	无显著临床意义的相互作用	不必调整剂量
抗组胺药	阿司咪唑	增加心律失常的危险	配伍禁忌	增加心律失常的危险	配伍禁忌	增加心律失常的危险	配伍禁忌	尚无可靠的参考资料	尚无可靠的参考资料
	西替利嗪	无显著临床意义的相互作用	不必调整剂量	无显著临床意义的相互作用	不必调整剂量	无显著临床意义的相互作用	不必调整剂量	无显著临床意义的相互作用	不必调整剂量
	氯雷他定	尚无可靠的参考资料	尚无可靠的参考资料	氯雷他定的血药浓度可能会降低	密切监测，可能需调整氯雷他定的剂量	氯雷他定的血药浓度可能会降低	密切监测，可能需调整氯雷他定的剂量	无显著临床意义的相互作用	不必调整剂量
	特非那定	增加心律失常的危险	配伍禁忌	增加心律失常的危险	配伍禁忌	增加心律失常的危险	配伍禁忌	尚无可靠的参考资料	尚无可靠的参考资料
抗疟疾药/抗原虫药	卤泛群	卤泛群的血药浓度明显升高，心律失常的风险增加	配伍禁忌	卤泛群的血药浓度可能会降低	密切监测，可能需调整卤泛群的剂量	卤泛群的血药浓度可能降低	密切监测，可能需调整卤泛群的剂量	尚无可靠的参考资料	尚无可靠的参考资料
	奎宁	奎宁的血药浓度可能会升高	密切监测，可能需调整奎宁的剂量	奎宁的血药浓度可能会降低	密切监测，可能需调整奎宁的剂量	奎宁的血药浓度可能会降低	密切监测，可能需调整奎宁的剂量	奎宁的血药浓度可能会降低	密切监测，可能需调整奎宁的剂量
抗偏头痛药	麦角衍生物	麦角中毒的风险增加	配伍禁忌	麦角中毒的风险增加	配伍禁忌	麦角中毒的风险增加	配伍禁忌	麦角中毒的风险增加	配伍禁忌
	舒马曲坦	无显著临床意义的相互作用	不必调整剂量	无显著临床意义的相互作用	不必调整剂量	无显著临床意义的相互作用	不必调整剂量	无显著临床意义的相互作用	不必调整剂量

续表

NNRTIs		地拉韦啶		依法韦仑		依曲韦林		奈韦拉平	
		作用	临床评价	作用	临床评价	作用	临床评价	作用	临床评价
抗肿瘤药	紫杉醇	紫杉醇的血药浓度会明显升高	以低剂量开始紫杉醇的治疗，并密切监测紫杉醇的毒性	紫杉醇的血药浓度可能会降低	密切监测紫杉醇的治疗效果	紫杉醇的血药浓度可能会降低	谨慎合用，可能需调整紫杉醇的剂量	紫杉醇的血药浓度可能会降低	密切监测紫杉醇的治疗效果
	长春碱	长春碱的血药浓度会明显升高	尽量避免合用，如必须合用，降低长春碱的剂量，并密切监测其毒性	长春碱的血药浓度可能会降低	谨慎合用，可能需调整长春碱的剂量	长春碱的血药浓度可能会降低	谨慎合用，可能需调整长春碱的剂量	尚无可靠的参考资料	尚无可靠的参考资料
抗精神病药	氯氮平	无显著临床意义的相互作用	不必调整剂量	无显著临床意义的相互作用	不必调整剂量	无显著临床意义的相互作用	不必调整剂量	无显著临床意义的相互作用	不必调整剂量
	氟哌啶醇	无显著临床意义的相互作用	不必调整剂量	无显著临床意义的相互作用	不必调整剂量	无显著临床意义的相互作用	不必调整剂量	无显著临床意义的相互作用	不必调整剂量
	奋乃静	无显著临床意义的相互作用	不必调整剂量	无显著临床意义的相互作用	不必调整剂量	无显著临床意义的相互作用	不必调整剂量	无显著临床意义的相互作用	不必调整剂量
	匹莫齐特	匹莫齐特的血药浓度会明显升高	心律失常的风险增加，禁止合用	匹莫齐特的血药浓度会明显升高	心律失常的风险增加，禁止合用	匹莫齐特的血药浓度可能会降低	密切监测匹莫齐特的治疗效果	尚无可靠的参考资料	尚无可靠的参考资料
	利培酮	无显著临床意义的相互作用	不必调整剂量	无显著临床意义的相互作用	不必调整剂量	无显著临床意义的相互作用	不必调整剂量	无显著临床意义的相互作用	不必调整剂量
	硫利达嗪	无显著临床意义的相互作用	不必调整剂量	无显著临床意义的相互作用	不必调整剂量	无显著临床意义的相互作用	不必调整剂量	无显著临床意义的相互作用	不必调整剂量
	阿立哌唑	尚无可靠的参考资料	尚无可靠的参考资料	阿立哌唑的血药浓度可能会被依法韦仑降低	合用时需增加阿立哌唑的给药剂量	尚无可靠的参考资料	尚无可靠的参考资料	阿立哌唑的血药浓度可能会被奈韦拉平降低	合用时需增加阿立哌唑的给药剂量

续表

NNRTIs		地拉韦啶		依法韦仑		依曲韦林		奈韦拉平	
		作用	临床评价	作用	临床评价	作用	临床评价	作用	临床评价
苯二氮䓬类	阿普唑仑	阿普唑仑的血药浓度会明显升高	不推荐合用	阿普唑仑的血药浓度会降低	密切监测，可能需调整阿普唑仑的剂量	阿普唑仑的血药浓度会降低	密切监测，可能需调整阿普唑仑的剂量	尚无可靠的参考资料	尚无可靠的参考资料
	地西泮	无显著临床意义的相互作用	不必调整剂量	地西泮的血药浓度会降低	密切监测，可能需调整地西泮的剂量	地西泮的血药浓度会降低	密切监测，可能需调整地西泮的剂量	尚无可靠的参考资料	尚无可靠的参考资料
	劳拉西泮	无显著临床意义的相互作用	不必调整剂量	无显著临床意义的相互作用	不必调整剂量	无显著临床意义的相互作用	不必调整剂量	无显著临床意义的相互作用	不必调整剂量
	咪达唑仑	咪达唑仑的血药浓度会明显升高	不推荐合用	咪达唑仑的血药浓度会明显升高	不推荐合用	咪达唑仑的血药浓度可能会降低	密切监测，可能需调整咪达唑仑的剂量	尚无可靠的参考资料	尚无可靠的参考资料
	奥沙西泮	无显著临床意义的相互作用	不必调整剂量	无显著临床意义的相互作用	不必调整剂量	无显著临床意义的相互作用	不必调整剂量	无显著临床意义的相互作用	不必调整剂量
	替马西泮	无显著临床意义的相互作用	不必调整剂量	无显著临床意义的相互作用	不必调整剂量	无显著临床意义的相互作用	不必调整剂量	无显著临床意义的相互作用	不必调整剂量
	三唑仑	三唑仑的血药浓度会明显升高	不推荐合用	三唑仑的血药浓度会明显升高	不推荐合用	三唑仑的血药浓度可能会降低	密切监测，可能需调整三唑仑的剂量	尚无可靠的参考资料	尚无可靠的参考资料
催眠药	唑吡坦	无显著临床意义的相互作用	不必调整剂量	唑吡坦的血药浓度可能会降低	密切监测，可能需调整唑吡坦的剂量	唑吡坦的血药浓度可能会降低	密切监测，可能需调整唑吡坦的剂量	尚无可靠的参考资料	尚无可靠的参考资料
抗凝药	华法林	华法林的血药浓度会升高	监测INR，根据INR调整华法林的剂量	华法林的血药浓度可能会升高或降低	监测INR，根据INR调整华法林的剂量	华法林的血药浓度可能会升高	监测INR，根据INR调整华法林的剂量	华法林的血药浓度可能会升高	监测INR，根据INR调整华法林的剂量

续表

NNRTIs		地拉韦啶		依法韦仑		依曲韦林		奈韦拉平	
		作用	临床评价	作用	临床评价	作用	临床评价	作用	临床评价
抗凝药	氯吡格雷	尚无可靠的参考资料	尚无可靠的参考资料	尚无可靠的参考资料	尚无可靠的参考资料	氯吡格雷的抗血小板效应可能会被依曲韦林减弱	避免合用	尚无可靠的参考资料	尚无可靠的参考资料
抗心律失常药	胺碘酮	胺碘酮的血药浓度会升高	谨慎合用，推荐监测胺碘酮的血药浓度	胺碘酮的血药浓度会降低	尚未建立合适的剂量调整方案	胺碘酮的血药浓度会降低	谨慎合用，推荐监测胺碘酮的血药浓度	胺碘酮的血药浓度会降低	尚未建立合适的剂量调整方案
	丙吡胺	无显著临床意义的相互作用	不必调整剂量	丙吡胺的血药浓度会降低	尚未建立合适的剂量调整方案	丙吡胺的血药浓度会降低	谨慎合用，推荐监测丙吡胺的血药浓度	丙吡胺的血药浓度会降低	尚未建立合适的剂量调整方案
	氟卡尼	氟卡尼的血药浓度会升高	谨慎合用，推荐监测氟卡尼的血药浓度	尚无可靠的参考资料	尚无可靠的参考资料	氟卡尼的血药浓度会降低	谨慎合用，推荐监测氟卡尼的血药浓度	尚无可靠的参考资料	尚无可靠的参考资料
	利多卡因（全身性）	利多卡因的血药浓度会升高	谨慎合用，推荐监测利多卡因的血药浓度	利多卡因的血药浓度会降低	尚未建立合适的剂量调整方案	利多卡因的血药浓度会降低	谨慎合用，推荐监测利多卡因的血药浓度	利多卡因的血药浓度会降低	尚未建立合适的剂量调整方案
	普罗帕酮	普罗帕酮的血药浓度会升高	谨慎合用，推荐监测普罗帕酮的血药浓度	尚无可靠的参考资料	尚无可靠的参考资料	普罗帕酮的血药浓度会降低	谨慎合用，推荐监测普罗帕酮的血药浓度	尚无可靠的参考资料	尚无可靠的参考资料
	奎尼丁	奎尼丁的血药浓度会升高	谨慎合用，推荐监测奎尼丁的血药浓度	奎尼丁的血药浓度可能会升高	谨慎合用，推荐监测奎尼丁的血药浓度	奎尼丁的血药浓度会降低	谨慎合用，推荐监测奎尼丁的血药浓度	尚无可靠的参考资料	尚无可靠的参考资料
钙通道阻滞剂	氨氯地平	氨氯地平的血药浓度升高	密切监测	氨氯地平的血药浓度降低	密切监测，可能需调整氨氯地平的剂量	氨氯地平的血药浓度降低	密切监测，可能需调整氨氯地平的剂量	尚无可靠的参考资料	尚无可靠的参考资料
	苄普地尔	苄普地尔的血药浓度会明显升高	心律失常的风险增加，不推荐合用	苄普地尔的血药浓度明显升高	心律失常的风险增加，不推荐合用	苄普地尔的血药浓度可能会降低	谨慎合用，推荐监测苄普地尔的血药浓度	尚无可靠的参考资料	尚无可靠的参考资料

续表

NNRTIs		地拉韦啶		依法韦仑		依曲韦林		奈韦拉平	
		作用	临床评价	作用	临床评价	作用	临床评价	作用	临床评价
钙通道阻滞剂	地尔硫䓬	地尔硫䓬的血药浓度会升高	密切监测	地尔硫䓬的血药浓度会降低	密切监测，可能需调整地尔硫䓬的剂量	依曲韦林的血药浓度可能会升高，地尔硫䓬的血药浓度可能会降低	谨慎合用，可能需调整地尔硫䓬的剂量	地尔硫䓬的血药浓度可能会降低	谨慎合用，可能需调整地尔硫䓬的剂量
	非洛地平	非洛地平的血药浓度会升高	密切监测	非洛地平的血药浓度可能会降低	密切监测，可能需调整非洛地平的剂量	非洛地平的血药浓度会降低	密切监测，可能需调整非洛地平的剂量	尚无可靠的参考资料	尚无可靠的参考资料
	伊拉地平	伊拉地平的血药浓度升高	密切监测	伊拉地平的血药浓度会降低	密切监测，可能需调整伊拉地平的剂量	伊拉地平的血药浓度会降低	密切监测，可能需调整伊拉地平的剂量	尚无可靠的参考资料	尚无可靠的参考资料
	尼卡地平	尼卡地平的血药浓度会升高	密切监测	尼卡地平的血药浓度会降低	密切监测，可能需调整尼卡地平的剂量	尼卡地平的血药浓度会降低	密切监测，可能需调整尼卡地平的剂量	尚无可靠的参考资料	尚无可靠的参考资料
	硝苯地平	硝苯地平的血药浓度会升高	密切监测	硝苯地平的血药浓度会降低	密切监测，可能需调整硝苯地平的剂量	硝苯地平的血药浓度会降低	密切监测，可能需调整硝苯地平的剂量	尚无可靠的参考资料	尚无可靠的参考资料
	尼莫地平	尼莫地平的血药浓度会升高	密切监测	尼莫地平的血药浓度可能会降低	密切监测，可能需调整尼莫地平的剂量	尼莫地平的血药浓度可能会降低	密切监测，可能需调整尼莫地平的剂量	尚无可靠的参考资料	尚无可靠的参考资料
	尼索地平	尼索地平的血药浓度会升高	密切监测	尼索地平的血药浓度可能会降低	密切监测，可能需调整尼索地平的剂量	尼索地平的血药浓度可能会降低	密切监测，可能需调整尼索地平的剂量	尚无可靠的参考资料	尚无可靠的参考资料
	维拉帕米	维拉帕米的血药浓度会升高	密切监测	维拉帕米的血药浓度可能会降低	密切监测，可能需调整维拉帕米的剂量	维拉帕米的血药浓度可能会降低	密切监测，可能需调整维拉帕米的剂量	尚无可靠的参考资料	尚无可靠的参考资料
血脂调节药	阿托伐他汀	阿托伐他汀的血药浓度会升高	从低剂量开始滴定阿托伐他汀的剂量	阿托伐他汀的血药浓度会降低	根据临床反应调整阿托伐他汀的剂量	阿托伐他汀的血药浓度会降低	根据临床反应调整阿托伐他汀的剂量	阿托伐他汀的血药浓度会降低	根据临床反应调整阿托伐他汀的剂量
	氟伐他汀	氟伐他汀的血药浓度会升高	从低剂量开始滴定氟伐他汀的剂量	氟伐他汀的血药浓度会降低	根据临床反应调整氟伐他汀的剂量	氟伐他汀的血药浓度会升高	应降低氟伐他汀的剂量	尚无可靠的参考资料	尚无可靠的参考资料

续表

NNRTIs		地拉韦啶		依法韦仑		依曲韦林		奈韦拉平	
		作用	临床评价	作用	临床评价	作用	临床评价	作用	临床评价
血脂调节药	洛伐他汀	洛伐他汀的血药浓度会明显升高	不推荐合用——可增加肌病的风险	洛伐他汀的血药浓度会降低	根据临床反应调整洛伐他汀的剂量	洛伐他汀的血药浓度会降低	根据临床反应调整洛伐他汀的剂量	洛伐他汀的血药浓度会降低	根据临床反应调整洛伐他汀的剂量
	普伐他汀	无显著临床意义的相互作用	不必调整剂量	普伐他汀的血药会浓度会降低	根据临床反应调整普伐他汀的剂量	无显著临床意义的相互作用	不必调整剂量	无显著临床意义的相互作用	不必调整剂量
	辛伐他汀	辛伐他汀的血药浓度会明显升高	不推荐合用——可增加肌病的风险	辛伐他汀的血药浓度会降低	根据临床反应调整辛伐他汀的剂量	辛伐他汀的血药浓度会降低	根据临床反应调整辛伐他汀的剂量	辛伐他汀的血药浓度会降低	根据临床反应调整辛伐他汀的剂量
皮质激素	布地奈德	布地奈德的血药浓度升高	密切监测，应降低布地奈德的剂量	无显著临床意义的相互作用	不必调整剂量	无显著临床意义的相互作用	不必调整剂量	无显著临床意义的相互作用	不必调整剂量
	地塞米松	地拉韦啶的血浓度会降低	谨慎合用，地拉韦啶的抗病毒活性降低	两药的血药浓度均可能会发生变化	谨慎合用，密切监测依法韦仑的抗病毒效果	两药的血药浓度均可能会降低	谨慎合用，密切监测依曲韦林的抗病毒效果	尚无可靠的参考资料	尚无可靠的参考资料
	氟替卡松	氟替卡松的血浓度会升高	不推荐合用，以短效皮质激素替代	无显著临床意义的相互作用	不必调整剂量	无显著临床意义的相互作用	不必调整剂量	无显著临床意义的相互作用	不必调整剂量
	泼尼松龙	泼尼松龙的血浓度会升高	密切监测，可能需调整泼尼松龙的剂量	泼尼松龙的血药浓度可能会降低	密切监测，可能需调整泼尼松龙的剂量	泼尼松龙的血药浓度可能会降低	密切监测，可能需调整泼尼松龙的剂量	尚无可靠的参考资料	尚无可靠的参考资料
胃肠道疾病用药	抗酸药	地拉韦啶的血药浓度会降低	抗酸药和地拉韦啶至少间隔 1h 给药	无显著临床意义的相互作用	不必调整剂量	无显著临床意义的相互作用	不必调整剂量	无显著临床意义的相互作用	不必调整剂量
促进胃肠蠕动药	西沙必利	致命性心律失常的风险增加	配伍禁忌	致命性心律失常的风险增加	配伍禁忌	西沙必利的血药浓度会降低	尚未建立合适的剂量调整方案	西沙必利的血药浓度会降低	尚未建立合适的剂量调整方案
	多潘立酮	无显著临床意义的相互作用	不必调整剂量	无显著临床意义的相互作用	不必调整剂量	无显著临床意义的相互作用	不必调整剂量	无显著临床意义的相互作用	不必调整剂量

续表

NNRTIs		地拉韦啶		依法韦仑		依曲韦林		奈韦拉平	
		作用	临床评价	作用	临床评价	作用	临床评价	作用	临床评价
促进胃肠蠕动药	洛哌丁胺	无显著临床意义的相互作用	不必调整剂量	无显著临床意义的相互作用	不必调整剂量	无显著临床意义的相互作用	不必调整剂量	无显著临床意义的相互作用	不必调整剂量
	甲氧氯普胺	无显著临床意义的相互作用	不必调整剂量	无显著临床意义的相互作用	不必调整剂量	无显著临床意义的相互作用	不必调整剂量	无显著临床意义的相互作用	不必调整剂量
H_2受体拮抗剂	西咪替丁	地拉韦啶的吸收会降低	不推荐长期合用	尚无可靠的参考资料	尚无可靠的参考资料	依曲韦林的血药浓度可能会升高	密切监测依曲韦林的毒性	无显著临床意义的相互作用	不必调整剂量
	法莫替丁	地拉韦啶的吸收会降低	不推荐长期合用	无显著临床意义的相互作用	不必调整剂量	无显著临床意义的相互作用	不必调整剂量	无显著临床意义的相互作用	不必调整剂量
	尼扎替丁	地拉韦啶的吸收会降低	不推荐长期合用	尚无可靠的参考资料	尚无可靠的参考资料	尚无可靠的参考资料	尚无可靠的参考资料	尚无可靠的参考资料	尚无可靠的参考资料
	雷尼替丁	地拉韦啶的吸收会降低	不推荐长期合用	无显著临床意义的相互作用	不必调整剂量	无显著临床意义的相互作用	不必调整剂量	无显著临床意义的相互作用	不必调整剂量
质子泵抑制剂	兰索拉唑	地拉韦啶的吸收会降低	不推荐长期合用	无显著临床意义的相互作用	不必调整剂量	无显著临床意义的相互作用	不必调整剂量	无显著临床意义的相互作用	不必调整剂量
	奥美拉唑	地拉韦啶的吸收会降低	不推荐长期合用	无显著临床意义的相互作用	不必调整剂量	无显著临床意义的相互作用	不必调整剂量	无显著临床意义的相互作用	不必调整剂量
全身性麻醉药	恩氟烷	无显著临床意义的相互作用	不必调整剂量	无显著临床意义的相互作用	不必调整剂量	无显著临床意义的相互作用	不必调整剂量	无显著临床意义的相互作用	不必调整剂量
	氟烷	无显著临床意义的相互作用	不必调整剂量	无显著临床意义的相互作用	不必调整剂量	无显著临床意义的相互作用	不必调整剂量	无显著临床意义的相互作用	不必调整剂量
	氯胺酮	无显著临床意义的相互作用	不必调整剂量	无显著临床意义的相互作用	不必调整剂量	无显著临床意义的相互作用	不必调整剂量	无显著临床意义的相互作用	不必调整剂量

续表

NNRTIs		地拉韦啶		依法韦仑		依曲韦林		奈韦拉平	
		作用	临床评价	作用	临床评价	作用	临床评价	作用	临床评价
免疫抑制剂	环孢素	环孢素的血药浓度会升高	监测环孢素的血药浓度，根据其血药浓度调整剂量	环孢素的血药浓度会降低	监测环孢素的血药浓度，根据其血药浓度调整剂量	环孢素的血药浓度会降低	监测环孢素的血药浓度，根据其血药浓度调整剂量	环孢素的血药浓度会降低	监测环孢素的血药浓度，根据其血药浓度调整剂量
	西罗莫司	西罗莫司的血药浓度会升高	监测西罗莫司的血药浓度，根据其血药浓度调整剂量	西罗莫司的血药浓度会降低	监测西罗莫司的血药浓度，根据其血药浓度调整剂量	西罗莫司的血药浓度会降低	监测西罗莫司的血药浓度，根据其血药浓度调整剂量	西罗莫司的血药浓度会降低	监测西罗莫司的血药浓度，根据其血药浓度调整剂量
	他克莫司	他克莫司的血药浓度会升高	监测他克莫司的血药浓度，根据其血药浓度调整剂量	他克莫司的血药浓度会降低	监测他克莫司的血药浓度，根据其血药浓度调整剂量	他克莫司的血药浓度会降低	监测他克莫司的血药浓度，根据其血药浓度调整剂量	他克莫司的血药浓度会降低	监测他克莫司的血药浓度，根据其血药浓度调整剂量
口服避孕药	炔雌醇	炔雌醇的血药浓度会升高	推荐采取其他避孕措施	炔雌醇的血药浓度会升高	推荐采取其他避孕措施	无显著临床意义的相互作用	不必调整剂量	炔雌醇的血药浓度会降低	推荐采取其他避孕措施
	炔诺酮	尚无可靠的参考资料	尚无可靠的参考资料	尚无可靠的参考资料	尚无可靠的参考资料	无显著临床意义的相互作用	不必调整剂量	炔诺酮的血药浓度会降低	推荐采取其他避孕措施
性激素	诺龙	无显著临床意义的相互作用	不必调整剂量	无显著临床意义的相互作用	不必调整剂量	无显著临床意义的相互作用	不必调整剂量	无显著临床意义的相互作用	不必调整剂量
	司坦唑醇	尚无可靠的参考资料	尚无可靠的参考资料	肝损害的风险增加	定期监测肝功能	尚无可靠的参考资料	尚无可靠的参考资料	尚无可靠的参考资料	尚无可靠的参考资料
	睾酮	无显著临床意义的相互作用	不必调整剂量	睾酮的血药浓度可能降低	谨慎合用，可能需调整睾酮的剂量	睾酮的血药浓度可能降低	谨慎合用，可能需调整睾酮的剂量	尚无可靠的参考资料	尚无可靠的参考资料
泌尿生殖系统疾病用药	西地那非	西地那非的血药浓度升高	不良反应增加。西地那非的剂量每 48 h 不超过 25 mg	西地那非的血药浓度降低	密切监测，可能需要调整西地那非的剂量	西地那非的血药浓度降低	密切监测，可能需要调整西地那非的剂量	西地那非的血药浓度降低	密切监测，可能需要调整西地那非的剂量

续表

NNRTIs		地拉韦啶		依法韦仑		依曲韦林		奈韦拉平	
		作用	临床评价	作用	临床评价	作用	临床评价	作用	临床评价
泌尿生殖系统疾病用药	他达拉非	他达拉非的血药浓度升高	不良反应增加。他达拉非的剂量每72 h 不超过10 mg	他达拉非的血药浓度降低	密切监测，可能需要调整他达拉非的剂量	他达拉非的血药浓度降低	密切监测，可能需要调整他达拉非的剂量	他达拉非的血药浓度降低	密切监测，可能需要调整他达拉非的剂量
	伐地那非	伐地那非的血药浓度升高	不良反应增加。伐地那非的剂量每24 h 不超过2.5 mg	伐地那非的血药浓度降低	密切监测，可能需要调整伐地那非的剂量	伐地那非的血药浓度降低	密切监测，可能需要调整伐地那非的剂量	伐地那非的血药浓度降低	密切监测，可能需要调整伐地那非的剂量
其他药	安非他明	安非他明的血药浓度升高	谨慎合用，密切监测安非他明的中枢兴奋症状	无显著临床意义的相互作用	不必调整剂量	无显著临床意义的相互作用	不必调整剂量	无显著临床意义的相互作用	不必调整剂量

1.1.6.4　HIV蛋白酶抑制剂的增效剂

可比司他
(cobicistat)

别名：Stribild

本品为CYP3A抑制剂，作为抗HIV-1感染药物的增效剂供使用。2012年8月美国FDA批准上市。

【CAS】 1004316-88-4

【ATC】 V03AX03

【理化性质】 1. 本品吸附于二氧化硅上呈白色至浅黄色固体，20 ℃下水中溶解度为0.1 mg/ml。

2. 化学名：1,3-Thiazol-5-ylmethyl[(2*R*,5*R*)-5-{[(2*S*)-2-[(methyl{[2-(propan-2-yl)-1,3-thiazol-4-yl]methyl}carbamoyl)amino]-4-(morpholin-4-yl)butanoyl]amino}-1,6-diphenylhexan-2-yl]carbamate

3. 分子式：$C_{40}H_{53}N_7O_5S_2$

4. 分子量：776.0

5. 结构式

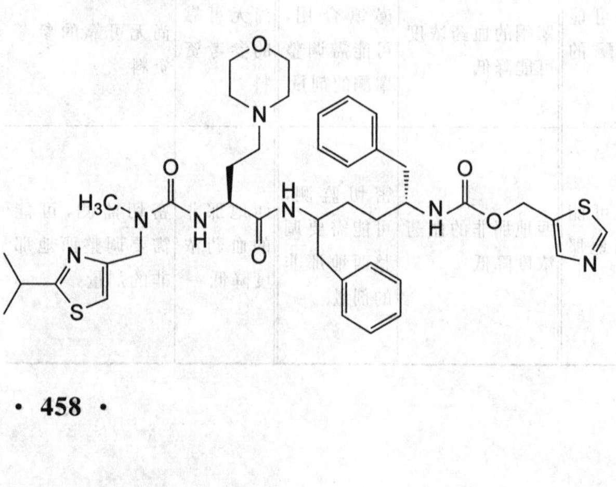

【药理作用】 本品为CYP3A抑制剂，可升高阿扎那韦和达芦那韦的血药浓度。

【体内过程】 1. 吸收　进餐时服用本品和阿扎那韦或达芦那韦，约3.5 h后本品达血药峰值。口服150 mg达稳态后 C_{max} 为(0.99±0.3)μg/ml；AUC_{tau} 为(7.6±3.7)(μg·h)/ml；C_{min} 为(0.42±0.24)、(0.03±0.1)μg/ml。

2. 分布　本品的蛋白结合率为97%～98%，血液浓度与血浆浓度比值为0.5。

3. 代谢　本品主要经CYP3A代谢，少部分经CYP2D6代谢。

4. 给予放射性标记的本品，粪便中回收86.2%的放射性物质，尿中回收8.2%。终末半衰期为3～4 h。

【适应证】 与阿扎那韦或达芦那韦及其他抗逆转录病毒病毒合用治疗HIV-1感染。

【不良反应】 1. 常见黄疸、恶心。

2. 少见呕吐、腹痛、腹泻、疲乏、横纹肌溶解、头痛、抑郁、失眠、梦魇、肾损伤、获得性范可尼综合征。

3. 实验室检查可见胆红素升高、血清淀粉酶升高、肌酸激酶升高、尿糖、ALT及AST升高、γ-GT升高、尿中出现红细胞、胆固醇升高、三酰甘油升高。

【妊娠期安全等级】 B。

【禁忌与慎用】 1. 为预防HIV传染，HIV感染的哺乳期妇女应暂停哺乳。

2. 儿童用药的有效性及安全性尚未确定。

【药物相互作用】 1. 本品是CYP3A及CYP2D6的抑制剂，另外也是P-糖蛋白BCRP、

OATP1B1 和 OATP1B3 的抑制剂，本品可升高经上述酶代谢和转运的药物的血药浓度。

2. 本品主要经 CYP3A 代谢，少部分经 CYP2D6 代谢，阿扎那韦及达芦那韦也经 CYP3A 代谢，CYP3A 诱导剂可降低本品、阿扎那韦及达芦那韦的血药浓度，可导致治疗失败和病毒耐药。CYP3A 抑制剂升高上述三药的血药浓度。

3. 已明确的药物相互作用见下表。

本品与其他药物的药物相互作用

合用药物	相互作用	临床评价
依法韦仑	本品、阿扎那韦、达芦那韦的血药浓度均降低	1. 不推荐本品、达芦那韦及依法韦仑三者合用 2. 与阿扎那韦合用 (1) 未经治疗的患者　阿扎那韦 400 mg 与本品 150 mg，1 次/日，进餐时服用，依法韦仑 600 mg，1 次/日，空腹服用，推荐睡前服用 (2) 曾经治疗的患者　不推荐三者合用，可导致治疗失败和病毒耐药
依曲韦林	本品及阿扎那韦的血药浓度降低，对达芦那韦的作用尚不明确	不推荐三者合用，可导致治疗失败和病毒耐药
奈韦拉平	本品的血药浓度降低，对阿扎那韦及达芦那韦的作用尚不明确	不推荐三者合用，可导致治疗失败和病毒耐药
马拉维诺	马拉维诺的血药浓度升高	马拉维诺的剂量应调整至 15 mg，2 次/日
抗酸药、H_2受体拮抗剂、质子泵抑制药	阿扎那韦的血药浓度降低	间隔 2 h 服用
抗心律失常药（如胺碘酮、丙吡胺、氟卡尼、美西律、普罗帕酮、奎尼丁）、地高辛	抗心律失常药及地高辛的血药浓度升高	密切监测，推荐监测地高辛的血药浓度
大环内酯类抗生素：如克拉霉素、红霉素、泰利霉素	克拉霉素、红霉素、泰利霉素、阿扎那韦、达芦那韦及本品的血药浓度均升高	考虑选择其他抗菌药物
抗肿瘤药：如达沙替尼、尼洛替尼、长春碱、长春新碱	抗肿瘤药的血药浓度升高	降低达沙替尼和尼洛替尼的剂量，监测长春碱及长春新碱的血液学毒性和胃肠道不良反应
抗凝药：如华法林、利伐沙班	利伐沙班的血药浓度升高，对华法林的影响尚不明确	与华法林合用时监测 INR，避免与利伐沙班合用，出血的风险增加
抗惊厥药：CYP3A 诱导剂（如卡马西平、奥卡西平、苯妥英、苯巴比妥），CYP3A 底物（氯硝西泮、卡马西平）	本品和阿扎那韦的血药浓度降低，对达芦那韦、苯巴比妥、苯妥英的作用尚不明确，氯硝西泮和卡马西平的血药浓度升高	考虑更换抗惊厥药，以免治疗失败，监测苯巴比妥和苯妥英的血药浓度
抗抑郁药：SSRIs，如帕罗西汀；三环类抗抑郁药，如阿米替林、地昔帕明、丙咪嗪、去甲替林；其他抗抑郁药，如曲唑酮	对 SSRIs 的作用尚不明确，三环类抗抑郁药和曲唑酮的血药浓度升高	仔细滴定抗抑郁药的剂量，密切监测抗抑郁药的治疗效果和不良反应
抗真菌药：伊曲康唑、酮康唑、伏立康唑	伊曲康唑、酮康唑的血药浓度升高，对伏立康唑的作用尚不明确，本品、阿扎那韦及达芦那韦的血药浓度升高	对伊曲康唑、酮康唑尚无合适的剂量调整方案；尽量避免本品与伏立康唑合用，除非益处大于风险
抗痛风药：秋水仙碱	秋水仙碱的血药浓度升高	肝、肾功能不全患者禁止合用 治疗痛风急性发作：秋水仙碱首剂 0.6 mg，1 h 后给予 0.3 mg，3 日之内不能重复给药 预防痛风急性发作：如果之前的治疗方案为 0.6 mg，2 次/日，与本品合用后调整为 0.3 mg，1 次/日；如果之前的治疗方案为 0.6 mg，1 次/日，与本品合用后调整为 0.3 mg，隔日 1 次 治疗家族性地中海热：最大剂量每日 0.6 mg（可分 2 次给予）

续表

合用药物	相互作用	临床评价
抗结核药:利福布汀	利福布汀的血药浓度升高,对本品、阿扎那韦、达芦那韦的作用尚不明确	利福布汀的推荐剂量为 150 mg,隔日 1 次,密切监测利福布汀的毒性,包括中性粒细胞减少和葡萄膜炎
β受体拮抗剂:如美托洛尔、卡维地洛、噻吗洛尔	β受体拮抗剂的血药浓度升高	密切监测经 CYP2D6 代谢的β受体拮抗剂的不良反应
钙通道阻滞剂:氨氯地平、地尔硫䓬、非洛地平、硝苯地平、维拉帕米	钙通道阻滞剂的血药浓度升高	密切监测经 CYP3A 代谢的钙通道阻滞剂的不良反应
皮质激素:如地塞米松	地塞米松的血药浓度升高,本品、阿扎那韦及达芦那韦的血药浓度均降低	诱导 CYP3A 的皮质激素可导致阿扎那韦或达芦那韦治疗失败,考虑更换皮质激素。通过 CYP3A 代谢的皮质激素与本品合用,可导致库欣综合征和肾上腺抑制,特别是长期使用时,应权衡治疗益处与风险
吸入性皮质激素:如氟替卡松、布地奈德	皮质激素的血药浓度升高	经 CYP3A 代谢的皮质激素与本品合用,可导致血浆皮质醇水平降低,考虑更换药物
内皮素受体拮抗剂:波生坦	波生坦的血药浓度升高,本品、阿扎那韦及达芦那韦的血药浓度均降低	已经服用本品和阿扎那韦或达芦那韦的患者,至少 10 日后,根据患者的耐受性,以 62.5 mg,每日 1 次或隔日 1 次开始波生坦的治疗 正在服用波生坦的患者,至少停用波生坦 36 h 后开始服用本品和阿扎那韦或达芦那韦,至少 10 日后根据患者的耐受性,以 62.5 mg,每日 1 次或隔日 1 次重新开始波生坦的治疗 增效剂从利托那韦转为本品时,可维持波生坦的剂量
H_2受体拮抗剂:如法莫替丁	阿扎那韦的血药浓度降低	H_2受体拮抗剂与阿扎那韦-本品合用:可同时服用或在服用 H_2受体拮抗剂至少 10 h 后服用阿扎那韦-本品 H_2受体拮抗剂的剂量,在未经治疗的患者中不能超过相当于法莫替丁 40 mg,2 次/日,曾经治疗的患者不能超过 20 mg,2 次/日 H_2受体拮抗剂与达芦那韦-本品和替诺福韦合用:曾经治疗的患者推荐方案为本品 150 mg,达芦那韦 400 mg,与 H_2受体拮抗剂及替诺福韦合用
丙型肝炎蛋白酶抑制剂:波普瑞韦、替拉瑞韦、西波瑞韦	西波瑞韦的血药浓度升高,对其他药物的作用尚不明确	不推荐合用
他汀类:如阿托伐他汀、瑞舒伐他汀	他汀的血药浓度升高	以低剂量开始他汀类药物的治疗,并密切监测
激素类避孕药:孕激素、雌激素	对雌激素和孕激素的作用尚不明确	推荐采取其他避孕措施
免疫抑制剂:环孢素、依维莫司、他克莫司	免疫抑制剂的血药浓度升高	推荐检测免疫抑制剂的血药浓度
吸入性β受体激动剂:沙美特罗	沙美特罗的血药浓度升高	心脏的不良反应,包括 Q-T 间期延长、心悸、窦性心动过速的风险增加,不推荐合用
麻醉性镇痛药及治疗其依赖性的药物:如丁丙诺啡、丁丙诺啡-纳洛酮、纳洛酮、芬太尼、曲马多	芬太尼及曲马多的血药浓度升高,对其他药物的影响尚不明确	仔细滴定丁丙诺啡、丁丙诺啡-纳洛酮、纳洛酮、美沙酮的剂量,正在服用上述药物的患者开始本品治疗时,可能需降低上述药物的剂量 与芬太尼合用时密切监测患者的治疗效应和不良反应(包括致命性的呼吸抑制) 与曲马多合用时,可能需降低曲马多的剂量
神经安定剂:奋乃静、利培酮、硫利达嗪	神经安定剂的血药浓度升高	合用时需降低神经安定剂的剂量

续表

合用药物	相互作用	临床评价
PDE-5 抑制剂：阿伐那非、西地那非、他达拉非、伐地那非	PDE-5 抑制剂血药浓度升高	与阿伐那非合用的安全性尚未确立，不推荐合用与其他 PDE-5 抑制剂合用不良反应增加 治疗肺动脉高压： 1. 禁与西地那非合用治疗肺动脉高压 2. 与他达拉非合用推荐方案 (1) 正在服用本品的患者　至少服用本品 1 周后，以 20 mg，1 次/日的剂量开始服用他达拉非，根据患者耐受性，可调整剂量至 40 mg，1 次/日 (2) 正在服用他达拉非的患者　至少停用他达拉非 24 h 后开始服用本品，至少服用本品 1 周后，以 20 mg，1 次/日的剂量开始服用他达拉非，根据患者耐受性，可调整剂量至 40 mg，1 次/日 (3) 从利托那韦转为本品的患者可维持原剂量　治疗勃起功能障碍：西地那非的单剂量每 48 h 不能超过 25 mg，伐地那非的单剂量每 72 h 不超过 2.5 mg，他达拉非的单剂量每 72 h 不超过 10 mg，并密切监测 PDE-5 抑制剂的不良反应
质子泵抑制剂：如奥美拉唑	阿扎那韦的血药浓度降低	未经治疗的患者应间隔至少 12 h 服用，且质子泵抑制剂的剂量不超过相当于奥美拉唑每日 20 mg 曾经治疗的患者不推荐含本品的治疗方案与质子泵抑制剂合用
镇静催眠药：丁螺环酮、地西泮、静脉用咪达唑仑	镇静催眠药的血药浓度升高	静脉用咪达唑仑的血药浓度明显升高，只有可监控和抢救明显呼吸抑制的条件下合用，应考虑降低咪达唑仑的剂量，特别是多次使用时禁止与口服咪达唑仑合用与其他经 CYP3A 代谢的镇静催眠药合用，需降低镇静催眠药的剂量，并密切监测

4. 本品禁与阿夫唑嗪、决奈达隆、利福平、伊立替康、麦角碱衍生物、西酞普兰、辛伐他汀、洛伐他汀、匹莫齐特、茚地那韦、三唑仑合用，因可导致严重的不良反应或使抗病毒药失效。

【剂量与用法】 本品应与阿扎那韦或达芦那韦同时服用。

(1) 与阿扎那韦合用　阿扎那韦的剂量为 300 mg，本品的剂量为 150 mg，均 1 次/日服用。

(2) 与达芦那韦合用　达芦那韦的剂量为 800 mg，本品的剂量为 150 mg，均 1 次/日服用。

【用药须知】 1. 本品不能作为达芦那韦 600 mg，2 次/日的增效剂使用，也不能用于福沙那韦、沙奎那韦、替匹那韦的增效剂使用，因目前尚缺乏临床数据。

2. 本品抑制肾小管分泌肌酐，并不真正影响肾小管的功能，在使用本品前应评估肌酐清除率。与替诺福韦合用前应评估肌酐清除率、尿糖和尿蛋白。

3. 除剂量与用法项下的推荐方案外，不推荐其他与蛋白酶抑制剂的合用方案。

【制剂】 片剂：150 mg。

【贮藏】 贮存于 25 ℃下，短程携带允许 15～30 ℃。

注：利托那韦也常用作 HIV 蛋白酶抑制剂的增效剂。

1.1.6.5　HIV-1 整合酶抑制剂

埃替格韦
(elvitegravir)

别名：Stribild

本品是 HIV-1 整合酶抑制剂。2012 年 8 月美国 FDA 批准上市。

【CAS】 697761-98-1

【ATC】 J05AX11

【理化性质】 1. 本品为白色至浅黄色固体，20 ℃下水中溶解度＜0.3 μg/ml。

2. 化学名：6-(3-Chloro-2-fluorobenzyl)-1-[(2S)-1-hydroxy-3 methylbutan-2-yl]-7-methoxy-4-oxo-1,4-dihydroquinoline-3-carboxylic acid

3. 分子式：$C_{23}H_{23}ClFNO_5$

4. 分子量：447.9

5. 结构式

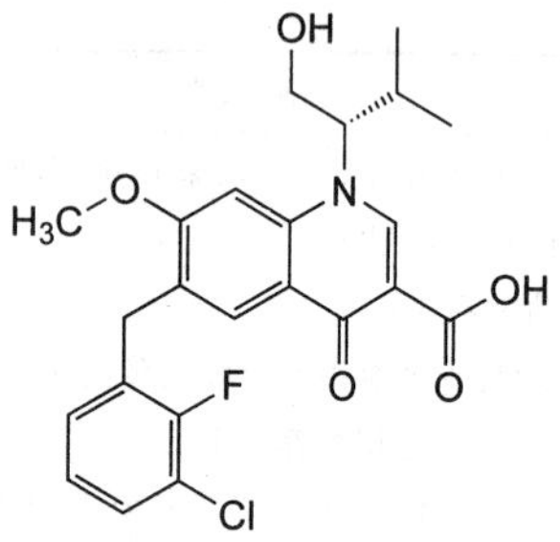

【药理作用】 本品是 HIV-1 整合酶抑制剂，整合酶是 HIV-1 复制所必需的编码酶，抑制此酶可阻止 HIV-1 DNA 整合进入宿主的 DNA，从而抑制 HIV-1 前病毒的形成和病毒的复制。

【体内过程】 1. 吸收　进餐时服用本品和利托那韦，约 4 h 后本品达血药峰值。口服 85 和 150 mg 达稳态后 C_{max} 分别为(1.2±0.36)和(1.5±0.37)μg/ml；AUC_{tau} 分别为(18±7.1)和(18±6.5)(μg·h)/ml；C_{min} 分别为(0.42±0.24)和(0.35±0.20)(μg·h)/ml。

2. 分布　本品的蛋白结合率为 98%～99%，与血药浓度无关。

3. 代谢　本品主要经 CYP3A 氧化代谢，次要代谢途径为经 UGT1A1/3 代谢。血浆中主要为原药，占总放射性的约 94%。芳香胺、脂肪酸的羟基化代谢产物及葡萄苷酸化代谢产物仅占很少的部分，对本品的抗病毒活性无贡献。

4. 排泄　给予放射性标记的本品，粪便中回收 94.8%的放射性物质，尿中回收 6.7%。本品与利托那韦合用，终末半衰期为 8.7 h。

【适应证】 与利托那韦、其他蛋白酶抑制剂合用治疗经抗逆转录病毒治疗的成人 HIV-1 感染。

【不良反应】 1. 常见腹泻、恶心、头痛。

2. 少见呕吐、腹痛、食欲降低、抑郁、自杀意念和自杀企图、失眠、皮疹。

3. 实验室检查可见胆红素升高、血尿、血清淀粉酶升高、肌酸激酶升高、三酰甘油升高、胆固醇升高、血糖升高、尿糖、ALT 及 AST 升高、γ-GT 升高。

【妊娠期安全等级】 B。

【禁忌与慎用】 1. 为预防 HIV 传染，HIV 感染的母亲不应母乳喂养婴儿，服用本品的哺乳期妇女不应哺乳。

2. 儿童用药的有效性及有效性尚未确定。

【药物相互作用】 1. 本品经 CYP3A 代谢，CYP3A 诱导剂可降低本品的血药浓度，导致治疗失败。

2. 阿扎那韦-利托那韦明显升高本品的血药浓度，阿扎那韦-利托那韦的剂量大于 300 mg/100 mg，1 次/日与本品合用时尚无合适的剂量调整方案。

3. 洛匹那韦-利托那韦明显升高本品的血药浓度，洛匹那韦-利托那韦的剂量大于 400/100 mg，1 次/日与本品合用时尚无合适的剂量调整方案。

4. 去羟肌苷需空腹服用，而本品需在进食时服用，故去羟肌苷需在服用本品前 1 h 或 2 h 后服用。

5. 依法韦仑可降低本品的血药浓度，可导致治疗失败及病毒耐药，不推荐合用。

6. 本品可与抗酸药中的阳离子结合成不溶性复合物，导致血药浓度降低，两者至少间隔 2 h 服用。

7. 卡马西平、苯妥英、苯巴比妥、奥卡西平、利福平、利福喷汀可明显降低本品的血药浓度，可导致治疗失败及病毒耐药，不推荐合用。

8. 与酮康唑合用，本品和酮康唑的血药浓度均见升高，但不必调整剂量，酮康唑的剂量每日不超过 200 mg。

9. 与利福布汀合用，利福布汀及其代谢产物的血药浓度明显升高，推荐降低利福布汀的剂量 75%(如 150 mg，隔日 1 次或每周 3 次)；同时本品的血药浓度降低，但如调整利福布汀的剂量，就不必调整本品的剂量。

10. 系统使用地塞米松可降低本品的血药浓度，导致治疗失败，推荐用其他皮质激素替代地塞米松。

11. 与波生坦合用，波生坦的血药浓度会升高，本品的血药浓度降低。如必须合用，波生坦至少停用 36 h 后才能开始本品的治疗，本品治疗 10 日后，波生坦以每日 62.5 mg 的剂量重新开始治疗，并根据耐受性调整剂量。

12. 蛋白酶抑制剂利托那韦可降低波普瑞韦、替拉那韦的血药浓度，因本品需与蛋白酶抑制剂和利托那韦合用，所以不推荐本品与波普瑞韦、替拉匹韦合用。

13. 贯叶连翘可降低本品的血药浓度，导致治疗失败，不推荐合用。

14. 本品可影响口服避孕药的效果，推荐采取其他避孕措施。

【剂量与用法】 本品需在进餐时服用。本品与其他蛋白酶抑制剂、利托那韦合用的方案见下表。

本品与其他蛋白酶抑制剂、利托那韦合用的剂量

本品的剂量	合用的蛋白酶抑制剂的剂量	利托那韦的剂量
85 mg，1 次/日	阿扎那韦 300 mg，1 次/日	100 mg，1 次/日
	洛匹那韦 400 mg，1 次/日	100 mg，1 次/日
150 mg，1 次/日	达芦那韦 600 mg，1 次/日	100 mg，1 次/日
	福沙那韦 700 mg，1 次/日	100 mg，1 次/日
	替匹那韦 500 mg，1 次/日	200 mg，1 次/日

注：本品、其他蛋白酶抑制剂、利托那韦应与一种抗逆转录病毒药合用。

【用药须知】 1. 本品与抗逆转录病毒药合用有发生免疫重建综合征的报道，可导致机会感染的发生。

2. 不推荐本品和蛋白酶抑制剂与可比司他合用。

3. 除剂量与用法项下的推荐方案外，不推荐其他与蛋白酶抑制剂的合用方案。

【制剂】 片剂：85 mg；150 mg。

【贮藏】 贮存于 30 ℃以下。

多芦那韦
(dolutegravir)

本品为 HIV-1 整合酶抑制药（INSTIs），临床用其钠盐。

【CAS】 1051375-16-6

【理化性质】 1. 化学名：(4*R*，12*aS*)-9-{[(2，4-difluorophenyl) methyl] carbamoyl}-4-methyl-6，8-dioxo-3，4，6，8，12，12a-hexahydro-2*H*-pyrido[1′，2′：4，5] pyrazino[2，1-*b*][1，3]oxazin-7-olate

2. 分子式：$C_{20}H_{18}F_2N_3O_5$

3. 分子量：419.38

4. 结构式

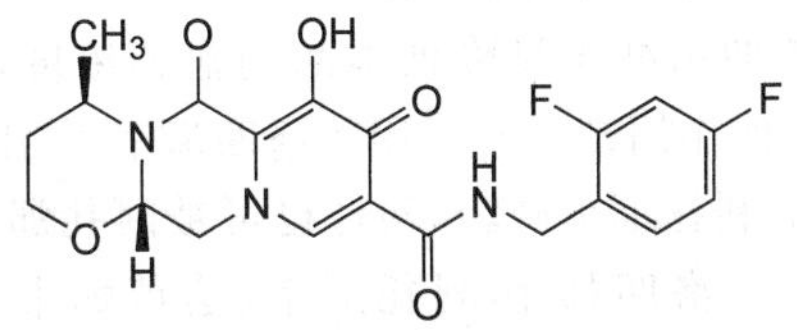

多芦那韦钠
(dolutegravir sodium)

别名：Tivicay

〖理化性质〗 1. 本品为白色至浅黄色粉末，微溶于水。

2. 化学名：Sodium (4*R*，12*aS*)-9-{[(2，4-difluorophenyl) methyl] carbamoyl}-4-methyl-6，8 dioxo-3，4，6，8，12，12a-hexahydro-2*H*-pyrido [1′，2′：4，5] pyrazino[2，1-*b*][1，3]oxazin-7-olate

3. 分子式：$C_{20}H_{18}F_2N_3NaO_5$

4. 分子量：441.36

【药理作用】 本品抑制 HIV 整合酶，通过与整合酶活性部位结合从而阻滞逆转录病毒脱氧核糖核酸集成的链转移步骤而起作用，这是 HIV 复制所必需的步骤。纯化的 HIV-1 整合酶链转移生物化学分析 IC_{50} 为 2.7nmol/L，预处理底物 DNA 得到的 IC_{50} 为 12.6nmol/L。

本品在外周单核细胞和 MT-4 细胞中对野生型 HIV-1 实验室菌株的平均 EC_{50} 为 0.5～2.1nmol/L。对 13 种临床不同分支 B 隔离群有效，对病毒的整合酶平均 EC_{50} 为 0.52nmol/L。

对一组 HIV-1 临床隔离群（M 分支每组 3 个、A、B、C、D、E、F 和 G 及 O 组的 3 个）EC_{50} 为 0.02～2.14nmol/L，对 3 个 HIV-2 临床隔离群 EC_{50} 为 0.09～0.61nmol/L。

【体内过程】 1. 50 mg，2 次/日与 50 mg，1 次/日比较，暴露量成非线性，是由于 50 mg，2 次/日合用抗逆转录病毒药物的代谢诱导作用而致。50 mg，1 次/日的 $AUC_{0\sim24h}$、C_{max} 及 C_{min} 的几何平均数分别为（CV%）53.6(27)(μg·h)/ml、3.67(20)μg/ml、1.11(46)μg/ml；50 mg，2 次/日的 $AUC_{0\sim24h}$、C_{max} 及 C_{min} 的几何平均数分别为（CV%）75.1(35)(μg·h)/ml、4.15(29)μg/ml、2.12(47)μg/ml。

2. 口服给药后 2～3 h 可达血药峰值，1 次/日给药约 5 日达稳态，AUC、C_{max} 及 C_{24h} 的蓄积率为 1.2～1.5。食物可增加本品的吸收程度，延缓吸收速度。低脂肪、中脂肪及高脂肪餐分别增加本品 $AUC_{0\sim\infty}$ 33%、41%和 66%；增加 C_{max} 46%、52%和 67%，T_{max} 从 2 h 分别延长至 3、4 和 5 h。

3. 本品蛋白结合率高（≥98.9%），且与血药浓度有关。50 mg，1 次/日给药后表观分布容积为 17.4L。11 名未经治疗的患者，服用本品 50 mg，1 次/日，合用阿扎那韦-拉米夫定 2 周后，服药后 2～6 h 后本品在脑脊液中浓度的中位数为 18ng/ml（14～232ng/ml），临床意义不明确。

4. 本品主要通过 UGT1A1，部分通过 CYP3A 代谢。口服 ^{14}C 标记的本品后，给药剂量的 53%以原形随粪便排泄。31%随尿排泄，主要为本品的葡糖醛酸化物（约为总剂量的 18.9%），苄基碳位置的氧化代谢产物（总剂量的 3%）及水解的 *N*-脱烷基代谢产物（占总剂量的 3.6%）。肾消除仅占很小部分（<剂量的 1%）。终末半衰期约为 14 h，表观清除率为 1.0L/h。在本品 UGT1A1 代谢方面，基因贫乏者较正常者对本品的清除率低 32%，AUC 则升高 46%。

5. 本品主要通过肝脏代谢和消除，中度肝功能不全对本品药动学无明显影响，轻至中度肝功能不全患者不需调整剂量。未对重度肝功能不全患者进行研究，不推荐中度肝功能不全患者使用。重度肾功能不全患者 AUC、C_{max} 分别降低 40%、23%。

6. 年龄、性别及种族对本品药动学无临床意义的影响。

【适应证】 与其他抗逆转录病毒病毒药合用，治疗≥12 岁体重至少 40 kg 儿童及成人的 HIV-1

感染。

【不良反应】 1. 常见不良反应包括失眠、异常做梦、头晕、头痛、恶心、腹泻、皮疹、眩晕。

2. 少见不良反应包括腹痛、腹部不适、胃胀气、上腹疼痛、呕吐、疲乏、肝炎、肌炎、肾损害、皮肤瘙痒。

3. 实验室检查异常包括 ALT、AST 及总胆红素、肌酸激酶、血糖、血脂升高，中性粒细胞减少。

【妊娠期安全等级】 B。

【禁忌与慎用】 1. 对本品或怀疑对其赋型剂过敏者禁用。

2. 对于妊娠期妇女尚无足够的良好对照的临床研究，只有在确实需要时，妊娠期妇女才能服用。

3. 由于潜在的 HIV 传染和对婴儿不良反应，本品禁用于正在哺乳的妇女。

4. ＜12 岁或体重低于 40 kg 的儿童，或经 INSTIs 治疗耐药者或临床怀疑对其他 INSTIs（拉替拉韦、埃替格韦）耐药的儿童用药的安全性及有效性尚未确定。

【剂量与用法】 1. 本品是否与食物同服均可。剂量超过 50 mg，2 次/日的安全性尚未确定。

2. 未经治疗或未经 INSTIs 治疗的大于 12 岁且体重大于 40 kg 儿童和成年患者，推荐剂量为 50 mg，1 次/日。

3. 未经治疗或未经 INSTIs 治疗的大于 12 岁且体重大于 40 kg 儿童和成年患者，与强效 UGT1A/CYP3A 诱导剂合用（依法韦伦、福沙那韦-利托那韦、替拉那韦-利托那韦或利福平），推荐剂量为 50 mg，2 次/日。

4. 经 INSTIs 耐药取代物治疗或临床怀疑 INSTIs 耐药的成年患者，推荐剂量为 50 mg，2 次/日。

【药物相互作用】 1. 在体外，本品可抑制肾有机阳离子转运体 OCT2（$IC_{50}=1.93\ \mu mol/L$）；在体内，可抑制通过抑制 OCT2 转而抑制肾小管分泌肌酐。本品可能增加被 OCT2 清除的药物（多非利特、二甲双胍）的血药浓度。

2. 在体外，本品不抑制（$IC_{50}>50\ \mu mol/L$）CYP1A2、CYP2A6、CYP2B6、CYP2C8、CYP2C9、CYP2C19、CYP2D6、CYP3A、UGT1A1、UGT2B7 及 P-糖蛋白、乳腺癌耐药蛋白、有机阴离子转运肽（OATP）1B1、OATP1B3、OCT1 或多药抗药性蛋白（MRP）2。对 CYP1A2、CYP2B6、CYP3A4 无诱导作用。基于以上数据，预计本品不会影响这些酶的底物的药动学或转运。

3. 临床试验中，未发现与下列药物，如替诺福韦、美沙酮、咪达唑仑、利匹那韦、含诺孕酯和炔雌醇的口服避孕药、阿扎那韦、达芦那韦、依法韦伦、依曲韦林、福沙那韦、洛匹那韦、利托那韦及替拉那韦有临床意义的相互作用。

4. 本品主要通过 UGT1A1 代谢，部分通过 CYP3A，本品亦是 UGT1A3、UGT1A9、BCRP、P-糖蛋白的底物。上述酶或转运体的诱导剂可能降低本品的血药浓度，降低治疗效果；上述酶或转运体的抑制剂可能升高本品的血药浓度。

5. 依曲韦林明显降低本品的血药浓度，但依曲韦林的这种作用被同时服用的洛匹那韦-利托那韦或达芦那韦-利托那韦减轻，预计也可被阿扎那韦-利托那韦减轻。洛匹那韦-利托那韦、达芦那韦-利托那韦、利匹韦林、替诺福韦、波普瑞韦、替拉那韦、泼尼松、利福布汀及奥美拉唑对本品的药动学无明显影响。

6. 已明确的药物相互作用见下表。

本品与其他药物的相互作用

同时使用的药物	对本品或同时使用的药物的血药浓度的影响	临床评价
非核苷类逆转录酶抑制剂：依曲韦林	本品血药浓度降低	不能合用，除非同时与阿扎那韦-利托那韦、达芦那韦-利托那韦或洛匹那韦-利托那韦合用
非核苷类逆转录酶抑制剂：依法韦仑	本品血药浓度降低	未经治疗或未经 INSTIs 治疗的患者调整剂量至 50 mg，2 次/日；经 INSTIs 治疗耐药或怀疑耐药的患者，改为不含本品诱导剂的联合治疗方案
非核苷类逆转录酶抑制剂：奈韦拉平	本品血药浓度降低	避免合用，尚无足够数据以提供推荐剂量
蛋白酶抑制剂：福沙那韦-利托那韦、替拉那韦-利托那韦	本品血药浓度降低	未经治疗或未经 INSTIs 治疗的患者调整剂量至 50 mg，2 次/日；经 INSTIs 治疗耐药或怀疑耐药的患者，改为不含本品诱导剂的联合治疗方案

续表

同时使用的药物	对本品或同时使用的药物的血药浓度的影响	临床评价
奥卡西平、苯妥英、卡马西平、贯叶连翘(贯叶连翘)	本品血药浓度降低	避免合用，尚无足够数据以提供推荐剂量
含多价阳离子(如 Mg、Al、Fe 或 Ca)的药物：含阳离子的抗酸药、硫糖铝、口服铁补充剂、钙补充剂及缓冲药物	本品血药浓度降低	在服用含多价阳离子药物前 2 h 或 6 h 之后服用本品
二甲双胍	二甲双胍血药浓度降低	开始和停止使用本品时密切监测，可能需要调节二甲双胍的剂量
利福平	本品血药浓度降低	未经治疗或未经 INSTIs 治疗的患者调整剂量至 50 mg，2 次/日；经 INSTIs 治疗耐药或怀疑耐药的患者，改为不含利福平的联合治疗方案

【用药须知】 1. 本品可发生过敏反应，表现为皮疹，组织有时是器官功能障碍，包括肝损害。如出现对本品或怀疑对其赋型剂过敏的症状和体征(包括但不限于严重皮疹伴发热、全身荨麻疹、疲乏、肌肉或关节痛、皮肤起泡或剥脱、口腔起泡或损伤、结膜炎、面部水肿、肝炎、嗜伊红细胞增多、血管神经性水肿、呼吸困难)，立即停药。针对转氨酶升高等症状给予监控和适当治疗。对本品或怀疑对其赋型剂过敏，延迟停药会造成危及生命的反应。禁用于之前对本品发生过敏反应的患者。

2. 合并感染乙型肝炎或丙型肝炎的患者使用本品增加转氨酶升高恶化的风险。某些病例转氨酶升高伴免疫重建综合征或乙型肝炎复发，特别是停止使用抗乙型肝炎药物时更易发生。合并感染乙型肝炎或丙型肝炎的患者在开始使用本品时，对实验室检查和肝毒性进行适当监测。

3. 抗逆转录病毒治疗中，可见脂肪重建或蓄积，包括向心性肥胖、水牛背、周围消瘦、面部消瘦、乳房增大及类库欣综合征表现，作用机制及远期后果未知，具体原因未明。

4. 抗逆转录病毒治疗中，有发生免疫重建综合征的报道，包括本品。在与抗逆转录病毒药物合用初始治疗期，患者的免疫系统做出反应，对休眠的或残存的机会感染(如鸟分枝杆菌感染、巨细胞病毒感染、肺孢子菌性肺炎或肺结核)发生炎症反应，需进一步评价与治疗。自体免疫疾病(如雷夫斯病、多肌炎及格林-巴利综合征)也有报道。

【制剂】 片剂：50 mg。

【贮藏】 贮于 25 ℃下，短程携带允许 15～30 ℃。

拉替拉韦

(raltegravir)

别名：雷特格韦、艾生特、Isentress

本品为 HIV-1 整合酶抑制剂。2011 年 12 月美国 FDA 批准上市。

【CAS】 518048-05-0

【ATC】 J05AX08

【理化性质】 1. 化学名：*N*-(4-Fluorobenzyl)-5-hydroxy-1-methyl-2-(2-{[(5-methyl-1,3,4-oxadiazol-2-yl) carbonyl] amino}-2-propanyl)-6-oxo-1, 6-dihydro-4-pyrimidinecarboxamide

2. 分子式：$C_{20}H_{21}FN_6O_5$

3. 分子量：444.42

4. 结构式

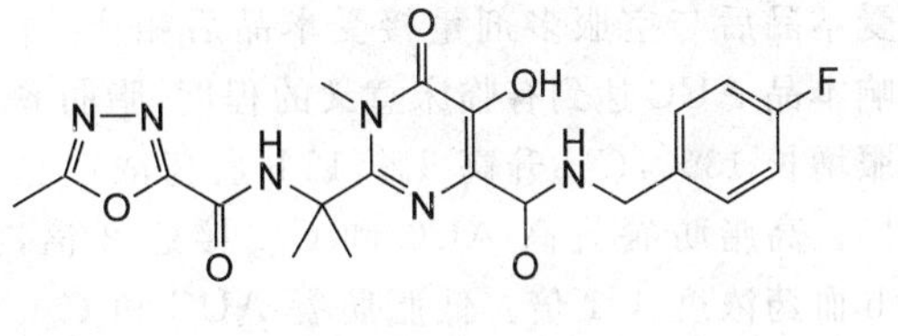

拉替拉韦钾

(raltegravir potassium)

〖CAS〗 871038-72-1

〖理化性质〗 1. 本品为白色至类白色粉末，溶于水，微溶于甲醇，难溶于乙醇和乙腈，不溶于异丙醇。

2. 化学名：*N*-[(4-Fluorophenyl) methyl]-1,6-dihydro-5 hydroxy-1-methyl-2-[1-methyl-1-[[(5-methyl-1,3,4-oxadiazol-2-yl) carbonyl]amino]ethyl]-6-oxo-4-pyrimidinecarboxamide monopotassium salt

3. 分子式：$C_{20}H_{20}FKN_6O_5$

4. 分子量：482.5

【药理作用】 本品可抑制 HIV-1 整合酶的催化活性，而 HIV-1 病毒复制是需要 HIV-1 编码酶存在的。抑制整合酶，可阻止未分化的线性 HIV-1DNA 共价键的插入或整合进入宿主细胞基因中，阻止

HIV-1 原病毒的形成。原病毒直接关系到子代病毒的产生，所以抑制整合酶就可阻止病毒复制传播。本品对包括 DNA 聚合酶 α、β 和 γ 在内的人磷酰基转移酶无显著抑制作用。

【体内过程】 1. 成人

(1) 空腹下，本品薄膜衣片的 T_{max} 约出现在给药后的 3 h，AUC 和 C_{max} 在剂量范围 100～1600 mg 间与剂量成正比。本品的使用在 100～800 mg 的剂量范围内，12 h 的血药浓度与剂量成正比，在 1000～1600 mg 剂量范围内增加的比例略小于剂量增加的比例。2 次/日给药，2 日可达到稳态，AUC 和 C_{max} 蓄积极少，甚至没有。12 h 的血药浓度平均蓄积率范围是 1.2～1.6。

(2) 本品绝对生物利用度尚不清楚，根据健康成年受试者的剂型对照研究，咀嚼片的生物利用度高于 400 mg 的薄膜衣片。

单独服用本品 400 mg，2 次/日，本品暴露量 $AUC_{0\sim12h}$ 的几何平均值为 14.3(μmol・h)/L，12 h 时血药浓度为 142nmol/L。

(3) 本品可观察到相当大的药动学差异。两项试验 018 和 019 中 12 h 血药浓度个体间的变异系数为 212%，个体自身变异系数为为 122%。

(4) 本品是否与食物同服均可。对健康志愿者服用 400 mg 本品薄膜衣片，脂肪消耗量对药动学稳态上的影响进行了评估。接受中度脂肪餐并多剂量接受本品后与空服多剂量接受本品后相比，并没有影响本品 AUC 达到有临床意义的程度，脂肪餐仅比空服增长 13%，C_{max} 升高 5%，12 h 血药浓度也升高 66%。高脂肪餐升高 AUC 和 C_{max} 接近 2 倍，提高 12 h 血药浓度 4.1 倍。低脂肪餐 AUC 和 C_{max} 分别降低 46% 和 52%，12 h 血药浓度基本无变化。相对空服，饮食可增加药动学的变异性。

高脂肪餐同服本品相比于空服状态，咀嚼片 AUC 平均降低 6%，C_{max} 降低 62%，12 h 血药浓度升高 188%。咀嚼片与高脂肪餐同服无明显临床意义的药动学改变，因此，服用咀嚼片不用考虑食物影响。

(5) 2～10 μmol/L 范围内，本品蛋白结合率约为 83%。18 例 HIV-1 患者服用本品 400 mg，2 次/日，平均脑脊液浓度为 5.8%（范围为 1%～53.5%）。中位数浓度约低于本品血浆中的游离部分的 1/3，这一发现的临床意义尚不清楚。

(6) 本品表观终末半衰期约为 9 h，有一与 AUC 相关的较短的 $t_{1/2\alpha}$(1 h)。单次口服放射性标记的本品，大约 51% 和 32% 随粪便和尿液排出。粪便中仅见到原药，其大多数系进入胆汁时经葡萄糖醛酸分解。在尿液中检测到本品和本品葡萄糖醛酸化合物，大约占剂量的 9% 和 23%，主要的循环成分是本品原药，约占总放射强度的 70%。其余的为本品的葡萄糖醛酸化合物。研究显示，UGT1A1 是主要负责本品葡萄糖醛酸化合物的形成。因此，资料表明本品在人类中主要的清除机制是 UGT1A1 介导的葡萄糖醛酸化合作用。

2. 儿童（见下表）。

3. 年龄（大于 18 岁）、种族、性别对本品药动学无影响，不必调节剂量。

【适应证】 1. 本品与其他抗逆转录病毒联合治疗成人的 HIV-1 感染，与其他活性药物合用可产生更佳的治疗效果。

2. 本品与其他抗逆转录病毒药物联合治疗≥2 岁儿童和青少年（体重不低于 10 kg）HIV-1 的感染。

【不良反应】 1. 最常见中度至重度（≥2%）不良反应有失眠、头痛、恶心和疲乏。

2. 少见不良反应（<2%）包括腹痛、胃炎、消化不良、呕吐、虚弱、肝炎、过敏、生殖器疱疹、带状疱疹、眩晕、抑郁症（尤其在有精神病史患者中，包括有自杀意念及行为）、肾石症、肾功能衰竭。

3. 实验室检查异常包括绝对中性粒细胞、血红蛋白或血小板降低，空腹血糖升高、总胆红素升高、ALT、丙氨酸氨基转移酶、ALP 升高，总胆固醇、三酰甘油、低密度脂蛋白、高密度脂蛋白升高。

4. 本品受试者治疗经验中有癌症、Ⅱ～Ⅳ级肌酸激酶异常，肌病和横纹肌溶解、皮疹的报道。

儿童服用推荐剂量后稳态药动学参数

年龄	剂型	剂量	人数*	$AUC_{0\sim12h}$[(μmol/(L・h)] 几何平均数(%CV)	C_{12h}(nmol/L) 的几何平均数(CV%)
12～18 岁	薄膜衣片	400 mg，2 次/日，不考虑体重**	11	15.7(98%)	333(78%)
6～<12 岁	薄膜衣片	400 mg，2 次/日，体重≥25 kg	11	15.8(120%)	246(221%)
6～<12 岁	咀嚼片	按体重给药，参见“用法用量”	10	22.6(34%)	130(88%)
2～<6 岁	咀嚼片	按体重给药，参见“用法用量”	12	18.0(59%)	71(55%)

注：* 服用推荐剂量的密切监测药动学的最终患者数量。** 约 8 mg/kg 的剂量，达到安全目标、密切监测药动学的患者数量。患者为基于个体特性和接受平均剂量 390 mg、400 mg，2 次/日推荐剂量的患者，筛选出给予推荐剂量。

5. 同时存在乙型和丙型肝炎感染的患者中使用本品安全性与无合并感染患者相似。

6. 在126名2～18岁儿童及青少年HIV-1患者中，有1例药物与临床相关Ⅲ级精神运动亢进，行为异常及失眠；1例Ⅱ级严重药物相关的过敏性皮疹；1例认为是严重药物相关性实验室异常的Ⅳ级AST和Ⅲ级ALT升高。

7. 上市后的不良反应报道（尚未确定与本品相关）包括血小板减少症、腹泻、肝功能衰竭[有潜在肝病和(或)联合用药的患者中，伴过敏或无过敏]、横纹肌溶解、小脑性共济失调、焦虑、妄想症。

【妊娠期安全等级】 C。

【禁忌与慎用】 1. 本品受试者中有肌酸激酶升高、肌病和横纹肌溶解症报道。有肌病或横纹肌溶解症风险增加的患者慎用。

2. 本品没有足够有关妊娠期妇女使用的研究资料，只有当本品收益大于对胎儿伤害的风险时才可使用。

3. 尚未明确本品是否可经乳汁分泌，使用本品时不建议进行母乳喂养。

4. 2～18岁患者用药安全性和效果与成人无差异，按推荐剂量用药。2岁以下儿童使用本品的安全性与效果尚未研究。

5. 尚无老年患者与年轻患者使用本品差异的临床经验，肝、肾、心脏功能低下以及伴随其他疾病或正在使用其他药物治疗的老年患者，用药的剂量选择应慎重。

6. 轻、中度肝功能不全患者或重度肾功能不全患者与肝功能正常的患者的本品药动学相比无明显差异，不需调整剂量。本品在重度肝功能不全的患者中尚未经行研究。经透析清除本品的程度尚不清楚，应避免透析前给药。

【药物相互作用】 本品所有药物相互作用皆在成年受试者中研究完成。

1. 体外实验，本品不是（$IC_{50}>100\ \mu mol/L$）CYP1A2、CYP2B6、CYP2C8、CYP2C9、CYP2C19、CYP2D6和CYP3A的抑制剂，亦不是CYP1A2、CYP2B6和CYP3A4的诱导剂。

体内试验表明，本品与咪达唑仑（一种敏感的CYP3A4底物）的相互作用并不明显。

本品亦不是UGT（UGT1A1、UGT2B7）抑制剂（$IC_{50}>50\ \mu mol/L$），也不抑制P-糖蛋白介导的转运。

基于以上资料，表明本品不会影响经上述酶代谢的药物和P-糖蛋白的底物药物的药动学（如蛋白酶抑制剂、NNRTIs、阿片类镇痛药、他汀类药物、唑类抗真菌药物、质子泵抑制剂和治疗勃起功能障碍的药物）。

2. 在药物相互作用研究中，显示本品对以下药物，如激素类避孕药、美沙酮、拉米夫定、替诺福韦、依曲韦林、达芦那韦-利托那韦的药动学无临床意义影响。

3. 本品与抑制UGT1A1药物合用可增加本品的血药浓度，其他药物代谢酶诱导剂（如苯妥英钠和苯巴比妥）对UGT1A1是否有影响尚不清楚。

4. 与阿扎那韦、利托那韦、奥美拉唑合用会提高本品血药浓度。与依法韦仑、依曲韦林、替拉那韦、利托那韦、利福平合用会降低本品血药浓度，详见下表。

本品与一些药物的相互作用

药品名称	本品血药浓度	临床评价
阿扎那韦	升高	阿扎那韦是强效UGT1A1抑制剂，能升高本品的血药浓度。但是因为Ⅲ期临床中本品与阿扎那韦-利托那韦合用显示出独特的安全性，所以不必调节剂量
阿扎那韦-利托那韦	升高	能升高本品的血药浓度。但是因为Ⅲ期临床中本品与阿扎那韦-利托那韦合用显示出独特的安全性，所以不必调节剂量
依法韦仑	降低	依法韦仑降低本品的血药浓度，未对其临床意义进行直接评价
依曲韦林	降低	依曲韦林降低本品的血药浓度，未对其临床意义进行直接评价
替拉那韦-利托那韦	降低	替拉那韦-利托那韦降低本品的血药浓度，因为Ⅲ期临床试验中这种复合制剂与其他含本品的制剂合用有效，所以不必调节剂量
奥美拉唑	升高	与升高胃内pH的药物（如奥美拉唑）合用，因高pH增加本品的溶解，可能升高本品的血药浓度，但Ⅲ期临床试验中本品与质子泵抑制剂和H_2受体拮抗剂合用显示出独特的安全性，不推荐调节剂量
利福平	降低	利福平是强效UGT1A1诱导剂，降低本品血药浓度，预期合用时，本品推荐剂量800 mg，2次/日

【剂量与用法】 1. 成人HIV-1感染者口服本品400 mg薄膜衣片，2次/日，1片/次。

2. 儿童HIV-1感染者

(1) ≥12岁儿童口服本品400 mg薄膜衣片，2次/日，1片/次。

(2) 6～12岁以下儿童，体重≥25 kg时，口服本品400 mg薄膜衣片，2次/日，1片/次。

(3) 2～6 岁以下儿童，体重≥10 kg 及 6～12 岁以下儿童中，根据体重服用咀嚼片，极量为 300 mg，2 次/日。

(4) 2～12 岁以下儿童，体重-咀嚼片剂量推荐：10～14 kg 以下，75 mg，2 次/日（25 mg 片，3 片，2 次/日）；14～20 kg 以下儿童，100 mg，2 次/日（100 mg 片，1 片，2 次/日）；20～28 kg 以下儿童，150 mg，2 次/日（100 mg 片，1.5 片，2 次/日）；28～40 kg 以下儿童，200 mg，2 次/日（100 mg 片，2 片，2 次/日）；≥40 kg 儿童，300 mg，2 次/日（100 mg 片，3 片，2 次/日）。

【用药须知】 1. 本品可在进餐时或空腹服用。

2. 咀嚼片最大剂量是 300 mg，2 次/日。

3. 咀嚼片可咀嚼或整片吞服；薄膜衣片必须整片吞服。

4. 不可用咀嚼片替代 400 mg 薄膜衣片，因为二者成分不可能生物等效。

5. 有严重的潜在威胁生命和致命的皮肤反应报道，包括斯-约综合征、中毒性表皮溶解坏死，还有包括皮疹、肝功能衰竭等器官功能障碍在内的过敏反应。若严重皮肤反应和过敏反应（如严重皮疹、伴发热皮疹、全身不适、疲劳、肌肉或关节痛、水疱、口腔损伤、结膜炎、面部水肿、肝炎、嗜酸性粒细胞增多、血管神经性水肿等）持续发展，应立即停药。监测肝转氨酶并进行适当治疗，延迟停药可导致生命危险。

6. 包括本品在内的抗逆转录病毒药物联合治疗的患者中有引起免疫重建综合征的报道。联合治疗的初期，静息或残余机会性感染（如结核分枝杆菌感染、细胞巨化病毒、卡氏肺囊虫肺炎、结核病）可能复发，并可能需要更长期的评估和治疗。

7. 发生在免疫重建中的自身免疫疾病（如突眼性甲状腺肿、多发性肌炎、格林-巴利综合征）也有报道，然而，发病时间十分不确定，并且开始治疗后的几个月都可能发病。

8. 本品咀嚼片包含苯丙氨酸，每 25 mg 咀嚼片含 0.05 mg、每 100 mg 包含 0.10 mg 的苯丙氨酸，苯丙氨酸对有苯酮尿症的患者有害。

9. 在本品用药过量方面无特别资料可用。如本品使用过量，采取常用支持措施，如移除胃肠道未吸收的药物、临床监护（包括心电图）、按需制定支持疗法。本品可透析清除的程度尚不清楚。

【制剂】 ①薄膜衣片：400 mg。②咀嚼片：25 mg；100 mg。

【贮藏】 贮于 20～25 ℃下，短程携带允许 15～30 ℃；咀嚼片需原瓶密闭、干燥保存，所有药品皆需远离儿童。

1.1.6.6 抗 HIV-1 的复方制剂

阿巴卡韦-拉米夫定-齐多夫定

(abacavir and lamivudine and zidovudine)

别名：三协唯、Trizivir

本品为硫酸阿巴卡韦、拉米夫定和齐多夫定的组合制剂。

【CAS】 136470-78-5

【ATC】 J05AF06

【理化性质】 1. 化学名：{(1*S*, 4*R*)-4-[2-Amino-6-(cyclopropylamino)-9*H*-purin-9-yl] cyclo-pent 2-enyl} methanol

2. 分子式：$C_{14}H_{18}N_6O$

3. 分子量：286.3

【药理作用】 1. 组成本品的三种药物（硫酸阿巴卡韦、拉米夫定和齐多夫定）均为核苷类逆转录酶抑制剂，可选择性地抑制 HIV-1 和 HIV-2。阿巴卡韦属环 2′-脱氧鸟苷酸类似物，通过阻止 5′端到 3′端的磷酸二酯键合成，从而达到阻碍 DNA 链的延长以终止病毒 DNA 复制的目的。拉米夫定和齐多夫定均为核苷类似物，可在细胞内转变为具有活性的三磷酸代谢物，此代谢物通过终止 DNA 链而抑制 HIV 逆转录酶，但对宿主细胞 DNA 聚合酶的亲和力显著低于对病毒 DNA 聚合酶的亲和力。

2. 临床试验证实，以上三药合用对未经抗逆转录治疗的患者比拉米夫定和齐多夫定合用更有效，对延迟基因突变也更有效；但与茚地那韦比较，则并不优于后者、拉米夫定和齐多夫定三药合用，而且后三者合用对基础病毒载量高者更为有效。

【体内过程】 1. 本品口服后吸收迅速且良好。成人口服本品，三药的绝对生物利用度分别为 83%～86%、82%～87% 和 52%～75%。在生物等效性方面，空腹口服本品时，与同时服用单药阿巴卡韦 300 mg、拉米夫定 150 mg、齐多夫定 300 mg 的 C_{max} 和 AUC 具有生物等效性。实验表明，拉米夫定可使齐多夫定的 C_{max} 升高 28%，但 AUC 无明显改变；阿巴卡韦可使拉米夫定和齐多夫定的 C_{max} 分别升高 20% 和 35%。

2. 单服阿巴卡韦、拉米夫定或齐多夫定时，其蛋白结合率分别为 50%、36% 以下和 34%～38%。本品口服后，3 种药物均能进入脑脊液中，其浓度分别为血药浓度的 18%～30%、6%～11% 和 50%～70%。阿巴卡韦主要在肝内通过乙醇脱氢酶和葡糖醛酸转移酶代谢，83% 的药物以原药和代谢物随尿液排出，其余药物随粪便排出，平均 $t_{1/2}$ 约为 1.5 h。拉米夫定经肝代谢少（5%～10%），主要以原药（约

70%)形式随尿液排出,消除半衰期为 5~7 h。齐多夫定广泛在肝内代谢,在血和尿中的主要代谢物为 5′-葡糖醛酸,有 50%~80%的用药量随尿液排出,$t_{1/2}$约为 1.4 h。

【适应证】 治疗人类免疫缺陷病毒(HIV)感染。

【不良反应】 1. 阿巴卡韦的不良反应

(1) 睡眠障碍、头痛、乏力、眩晕和外周神经病。

(2) 恶心、呕吐、腹泻、食欲缺乏。

(3) 可致严重的肝肿大和脂肪变性。

(4) 约有 20%用药患者可出现咽炎、呼吸困难和咳嗽,偶见喘鸣、支气管痉挛,以上均可能与过敏有关。

(5) 还可能发生中毒性表皮坏死松解症、多形性红斑,并有 1 例发生斯-约综合征报道。

(6) 有 2.3%~9.0%的用药者可出现过敏反应,表现在发热、皮疹和胃肠道反应,严重者出现低血压、休克直至死亡。过敏反应多出现在停药后再次用药时,也可在给药几天至 6 周内发生。

(7) 可使体内脂肪重新分布并集聚。

(8)阿巴卡韦合用抗逆转录病毒药可引起某些代谢异常,如低密度脂蛋白胆固醇升高、高密度脂蛋白胆固醇降低、三酰甘油升高、胰岛素抵抗和内脏脂肪含量增加及血糖轻度升高,由此可能引发心脑血管疾病。

2. 拉米夫定的不良反应

(1) 贫血、纯红细胞再生障碍和血小板减少。

(2) 头昏、头痛、恶心、呕吐、腹痛、腹泻、失眠、鼻塞、咳嗽、肌肉骨骼痛、不适和皮疹较常见。

(3) 少见脱发和甲沟炎。

(4) 报道 1 例给药后半小时发生血管神经性水肿、荨麻疹及其他过敏表现。

(5)合用齐多夫定时可出现贫血、中性粒细胞和血小板减少及血转氨酶和淀粉酶水平升高。

(6) 罕见胰腺炎和周围神经病。

3. 齐多夫定的不良反应

(1) 最常见贫血和中性粒细胞减少。

(2) 其他的常见不良反应有无力、发热、不适、头痛、失眠、肌病、感觉异常、腹痛、食欲缺乏、消化不良、恶心、呕吐和皮疹。

(3) 罕见乳酸酸中毒和严重肝大伴脂肪变性,但有可能导致死亡。

(4) 有报道可能发生胰腺炎、惊厥和指(趾)甲、皮肤、口腔黏膜色素沉着。

(5) 动物实验证实,本品可致癌。

【妊娠期安全等级】 C。

【禁忌与慎用】 1. 对本品中任何一种药物过敏者禁用。

2. 肝肾功能不全、有酸中毒倾向、中枢神经系统或周围神经异常、血液系统异常、有哮喘史和任何过敏史者均应慎用。

【药物相互作用】 1. 接受阿巴卡韦 600 mg,同时饮用乙醇 0.7 mg/kg,可使随尿液排泄的羧基化代谢物减少 62%,而葡糖醛酸化合物的排泄量呈代偿性增加 46%。

2. 合用主要通过肾脏排泄的药物(如甲氧苄啶)会减少拉米夫定的经肾排泄。

3. 合用齐多夫定和具有骨髓抑制作用或肾毒性药物可导致血液系统异常。

4. 感染 HIV 的患者常用的几种抗感染药物(如克拉霉素、利福平、利福布汀和甲氧苄啶)可与齐多夫定产生药物学相互作用。

5. 合用齐多夫定和 NSAIDs 可能增加前者的血液毒性。

6. 某些抗真菌药(如两性霉素 B、咪康唑、酮康唑和氟康唑)可使齐多夫定的血药浓度升高。

7. 阿托伐醌和丙戊酸可使齐多夫定的血药浓度升高。

【剂量与用法】 1. 体重超过 40 kg 者,通常口服,1 片/次,2 次/日。

2. 肾功能不全,如 Ccr<50 ml/min,应调整拉米夫定和齐多夫定的剂量;此时,应分别给予三种药物的适合剂量。

3. 肝功能不全的患者,应分别给予三种药物的适合剂量。调整齐多夫定、阿巴卡韦的剂量(主要针对前者),一般将齐多夫定的用量减半。

4. 透析者亦应分别给药,建议齐多夫定一次给予 100 mg,每 6~8 h 给药 1 次。

【用药须知】 1. 选用本复方制剂应首先考虑到本复方的益处和 3 种核苷类似物的相关不良反应,而不应仅仅依据制剂的适应证标准。建议治疗初期应分别单独使用阿巴卡韦、拉米夫定、齐多夫定治疗 6~8 周。

2. 本品是否能有效和安全地合用非核苷类逆转录酶抑制药,尚无可依据的资料。

3. 如果单独使用 3 种药物中的任何一种有效,就不应使用本复方制剂,否则会多带来一些不良反应。

4. 如临床征象能说明本复方的任何一种成分需要减量和停用,就应单独使用任一单药制剂。

5. 本品属固定剂量的片剂,不能减量服用,故不应用于体重低于 40 kg 的患者。

6. 治疗前如已有骨髓增生低下或治疗中出现血

液不良反应，可能需要调整齐多夫定的用量，应换用三药的单方制剂。

7. 间歇治疗易于产生阿巴卡韦的不良反应，应告知患者按时服药。

8. 阿巴卡韦的不良反应多在用药 2 个月内出现，应密切监测。

9. 治疗期间，如临床或试验检查提示出现胰腺炎，应立即停药。如有酸中毒迹象，亦应中断用药。

【制剂】 片剂：每片含阿巴卡韦 300 mg、拉米夫定 150 mg、齐多夫定 300 mg。

【贮藏】 密闭，置于 30 ℃以下保存。

齐多夫定-拉米夫定

(zidovudine and lamivudine)

别名：双汰芝、Combivir

【简介】 本品为二药的组合片剂。每片含齐多夫定 300 mg，拉米夫定 150 mg。其作用机制和体内过程可分别参见二药的专述。两药合用的特点是降低 HIV-1 的病毒载量，增加 CD_4^+ 细胞数，能显著降低疾病进展的危险率和死亡率。肾功能不全患者，应分别调整二药的剂量，因此，必须分别处方分别调整。拉米夫定大部分是随尿排泄的，对于肝功能不全的患者（除严重者外）一般不必调整剂量，但对齐多夫定来说，则应调整剂量，并分别处方给药。有关本品的不良反应及其处理方法等可分别参见二药的专述。

恩曲他滨-富马酸替诺福韦酯

(emtricitabine and tenofovir disopxil fumarate)

别名：Truvada、特鲁瓦达

本品为一固定组方的复合制剂，每片含前者 200 mg 和后者 300 mg（相当于替诺福韦酯 245 mg）。两药的 CAS、ATC 和理化性质分别参见两药的专述。

【用药警戒】 1. 已有报道，单用核苷类似物或合用其他逆转录酶抑制剂均有可能引起乳酸酸中毒和严重肝大伴脂肪变性，甚至导致死亡。

2. 本组合制剂不可用于治疗慢性乙型肝炎，也缺乏对同时感染乙型肝炎病毒和 HIV 的患者进行安全性和有效性评估。

3. 曾有报道，当患者停用恩曲他滨或替诺福韦后导致乙型肝炎严重急性恶化。

4. 应对停用本组合制剂的患者或同时感染 HIV 和乙型肝炎病毒的患者严密追踪临床和实验室情况。如果病情适合，可以对乙型肝炎开始治疗。

【药理作用】 1. 恩曲他滨为核苷类逆转录酶抑制剂。替诺福韦酯是一种一磷酸腺苷的无环核苷磷酸二酯同类物。替诺福韦酯要转化成替诺福韦，必须首先水解其二酯，然后通过细胞酶磷酸化以形成替诺福韦二磷酸盐，此二磷酸盐则通过与体内天然核糖底物脱氧腺苷 5′-三磷酸盐结合，以及通过掺入 DNA 链末端，来抑制 HIV-1 逆转录酶的作用。替诺福韦酯是一种哺乳动物 DNA 聚合酶 α、β 和线粒体 DNA 聚合酶 γ 的弱抑制剂。体外研究显示，本组合制剂对实验室和临床分离的 HIV-1 所具有的抗病毒活性是在淋巴原细胞样的细胞系（主要是单核细胞、巨噬细胞和外周血淋巴细胞）中确定的。

2. 替诺福韦的 IC_{50} 值为 0.04～8.5 μmol/L。在替诺福韦酯与核苷类逆转录酶抑制剂（如阿巴卡韦、去羟肌苷）、非核苷类逆转录酶抑制剂（如地拉韦啶、伊法韦伦）或蛋白酶抑制剂（如安泼那韦、利托那韦）的联合研究中，显示出相加或协同作用。在恩曲他滨与替诺福韦的联合研究中，合用两者也显示出协同作用。不幸的是，体外研究已证实，HIV-1 分离毒株对本组合制剂已产生耐药性，经基因型分析，已鉴定出病毒逆转录酶中的 M184I/V 和（或）K65R 氨基酸替代物使病毒削弱了对药物的敏感性。以两药分别进行此种类似研究，也已获得相同的结论，本组合制剂与某些核苷类逆转录酶抑制剂之间存在交叉耐药现象。

【体内过程】 口服替诺福韦富马酸酯后 1～2 h 可达血药峰值（0.3±0.09）μg/ml。其蛋白结合率仅在 0.7%以下。血药浓度在 0.01～25 μg/ml 之间，属于非剂量依赖性。有 70%～80%的静脉给药量以原药形式通过肾小球滤过和肾小管分泌的联合作用随尿液排出。成人接受单剂量本组合制剂，可得恩曲他滨和替诺福韦的药动学参数如下：空腹口服生物利用度分别为 92%和 25%，血浆终末消除半衰期分别为 10 h 和 17 h，C_{max} 分别为（18±0.24）μg/ml 和（0.3±0.09 μg）/ml，AUC 分别为（10.0±3.124）（μg・h）/ml 和（2.29±0.69）（μg・h）/ml，CL/F 分别为（302±94）ml/min 和（1043±115）ml/min，CL_r 为（213±89）ml/min 和（243±0.69）ml/min。食物可以和本组合制剂同服。在高脂餐或便餐后，可使组合制剂的 T_{max} 延迟 0.75 h，与空腹给药后比较，上述高脂餐或便餐后还可使替诺福韦的 AUC 和 C_{max} 分别增加 35%和 15%，但对恩曲他滨无影响。

【适应证】 本组合制剂可合用其他抗逆转病毒药物（如非核苷类逆转录酶抑制剂）治疗成人的 HIV-1 感染。

【不良反应】 1. 替诺福韦可引起脊柱和髋部骨矿密度下降，有骨质减少或骨质疏松史患者会因此而加重病情。引起骨病的机制尚不清楚。

2. 替诺福韦可引起腹痛、哮喘、头痛、头晕、恶心、呕吐、腹泻和皮疹(包括皮疹、荨麻疹、斑丘疹、水泡样皮疹、脓疱疹和变态反应)。

3. 替诺福韦还可引起消化不良、关节痛、肌痛、噩梦、抑郁、失眠、神经病、周围神经炎、感觉异常、咳嗽加重和鼻炎。

4. 在替诺福韦上市后发现的不良反应有变态反应、低磷血症、胰腺炎、肾功能受损、肾功能衰竭、急性肾功能衰竭、Fanconi 综合征、近端肾小管病、蛋白尿、肌酐升高和急性肾小管坏死。

【妊娠期安全等级】 B。

【禁忌与慎用】 1. 对本组合制剂中的任一组分过敏者、严重肝大并脂肪变性患者、乙型肝炎患者、肾功能不全患者(Ccr<30 ml/min),患有潜在的全身疾病、肾病或正在接受具有肾毒性药物治疗的患者、正处于骨矿密度下降、患有骨质疏松症及有这类病史患者均禁用。

2. 儿童用药的安全性和有效性尚未确定。

3. 哺乳期妇女使用时,应暂停哺乳。

【药物相互作用】 1. 本组合制剂主要经肾小管分泌和肾小球滤过随尿液排出,因此,本组合制剂如与通过相同途径排泄的其他药物合用,由于竞争排泄途径,可能使本组合制剂和(或)其他药物的血药浓度升高。

2. 凡能降低肾功能的药物,均有可能提升替诺福韦和恩曲他滨的血药浓度。

3. 替诺福韦合用去羟肌苷可使去羟肌苷的 AUC 和 C_{max} 升高,导致胰腺炎和肾病。

4. 阿扎那韦、洛匹那韦-利托那韦可升高替诺福韦的血药浓度。

5. 替诺福韦可减少阿扎那韦的 AUC 并降低 C_{min}。

【剂量与用法】 1. 口服本组合制剂 1 片/次,1 次/日,与或不与食物同服均可。

2. 肾功能不全患者应调整剂量　①Ccr<50 ml/min 者,每 24 h 给药 1 次,一次 200 mg。②Ccr 为 30～49 ml/min 者,每 48 h 给药 1 次,一次 200 mg。③Ccr为 15～29 ml/min 者,每 72 h 给药 1 次,一次 200 mg;应停药。以上均针对需血液透析的患者。在需要血液透析的那一天,应在血液透析后给药。

【用药须知】 1. 本组合制剂并不能治愈 HIV 感染,患者依然会出现与 HIV 感染有关的机会感染。

2. 使用本组合制剂,不能减少通过性接触或血液污染而将 HIV 传播给他人。

3. 对超量用药者,必须严密监护,给予对症治疗。血液透析可排出 54%替诺福韦的给药量。

【制剂】 片剂:每片含恩曲他滨 200 mg 和替诺福韦富马酸酯 300 mg(相当于替诺福韦酯 245 mg)。

【贮藏】 密封原装瓶,蜡封口完整,贮于 15～30 ℃。

硫酸阿巴卡韦-拉米夫定
(abacavir sulfate and lamivudine)

别名:克韦滋、Epzicom

本品为阿巴卡韦和拉米夫定的复合制剂。

【用药警戒】 1. 本品可致严重的、有时是致命的过敏反应,表现为多器官的多种症状,如发生过敏反应,应尽快停药。

2. 携带 HLA-B＊5701 等位基因的患者对本品过敏的风险高,推荐在开始本品治疗前,筛查此基因。

3. 如发生过敏反应,永久停药,不管 HLA-B＊5701 等位基因是否存在。

4. 已有报道,单用核苷类似物或合用其他逆转录酶抑制剂均有可能引起乳酸酸中毒和严重肝大伴脂肪变性,甚至导致死亡。

5. HIV-1 与乙型肝炎病毒共感染的患者,停用本品可导致严重的乙型肝炎急性发作,上述患者应密切监测肝功能到停药至少数月,如需要,开始抗乙型肝炎病毒治疗。

【药理作用】 1. 阿巴卡韦是碳环 2′-脱氧鸟苷核苷类药物,是一个无活性的前药,在体内经 4 个步骤代谢成为具活性的三磷酸酯,后者竞争性地抑制 2′-脱氧鸟苷三磷酸酯(简称 dGTP,是 DNA 合成片段之一)结合进入核酸链。

2. 拉米夫定为核苷类似物,可在细胞内转变为具有活性的三磷酸代谢物,此代谢物通过终止 DNA 链而抑制 HIV 逆转录酶。

【体内过程】 分别参见阿巴卡韦和拉米夫定项下。

【适应证】 本品可与其他抗逆转录病毒病毒药联合用药,适用于治疗 HIV-1 感染。

【不良反应】 1. 严重不良反应包括严重的可致命的过敏反应、乳酸中毒伴严重的肝大、乙型肝炎严重恶化、HIV-1 与丙型肝炎共感染者肝功失代偿、脂肪重新分布。

2. 临床试验中常见不良反应包括过敏反应、抑郁、头痛、疲乏、头晕、恶心、腹泻、皮疹、发热、腹痛、焦虑、异常做梦。

3. 实验室检查常见贫血、中性粒细胞减少、肝功能异常、肌酸磷酸激酶升高、血糖升高、血脂升高。少见血小板减少、脂肪酶升高、淀粉酶升高。

【禁忌与慎用】 1. Ccr＜50 ml/min 者禁用。

2. 肝功能不全患者禁用。

3. 本品没有足够有关妊娠期妇女使用的研究资料，只有当益处大于对胎儿伤害的风险时才可使用。

4. 为防止传染 HIV-1，哺乳期妇女使用时，应暂停哺乳。

5. 18 岁以下儿童用药的安全性及有效性尚未确定。

【药物相互作用】 1. 乙醇可降低阿巴卡韦的清除，使其血药浓度升高。

2. 阿巴卡韦可能会增加美沙酮的清除，有些患者可能需增加美沙酮的剂量。

【剂量与用法】 成人 HIV-1 感染者口服 1 次/日，1 片/次。

【用药须知】 分别参见阿巴卡韦和拉米夫定项下。

【制剂】 片剂：含阿巴卡韦 600 mg、拉米夫定 300 mg。

【贮藏】 贮于 25 ℃，短程携带允许 15～30 ℃。

依法韦仑-恩曲他滨-富马酸替诺福韦酯
(efavirenz and emtricitabine and tenofovir disoproxil fumarate)

别名：Atripla

本品为依法韦仑、恩曲他滨和富马酸替诺福韦酯的组合制剂。

【用药警戒】 1. 本品可导致乳酸中毒和严重肝损害。

2. 本品未批准用于治疗乙型肝炎，乙型肝炎和 HIV-1 共感染的患者停止本品治疗后数月都有可能出现乙型肝炎恶化。治疗过程中应密切监测肝功能，并在停用本品后随访至少数月。如有乙型肝炎恶化的证据，应及时进行抗乙型肝炎病毒治疗。

【药理作用】 依法韦仑是非核苷类 HIV-1 逆转录酶抑制剂，富马酸替诺福韦酯在体内水解为活性成分替诺福韦二磷酸盐，后者可通过直接竞争性地与天然脱氧腺苷 5′三磷酸底物相结合而抑制病毒聚合酶，及通过插入 DNA 中终止链而抑制 HIV-1 复制。恩曲他滨口服后被磷酸化为具有细胞活性的 5′-三磷酸盐，5′-三磷酸盐通过进入病毒 DNA 主链，与主链结合，导致链终止，从而抑制 HIV-1 逆转录酶。

【体内过程】 参见恩曲他滨、依法韦仑和富马酸替诺福韦酯的相关内容。

【适应证】 本品单用或与其他抗逆转录病毒药物联合治疗 12 岁以上儿童或成人的 HIV-1 感染。

【不良反应】 1. 严重不良反应有乳酸酸中毒或严重的肝毒性、急性乙型肝炎恶化、神经系统症状、肾功能损害、免疫重建综合征。

2. 常见不良反应包括腹泻、恶心、呕吐、疲乏、鼻窦炎、上呼吸道感染、鼻咽炎、头痛、头晕、焦虑、失眠、抑郁、皮疹。

3. 实验室检查异常包括绝对中性粒细胞、血红蛋白或血小板降低，空腹血糖升高，总胆红素升高，ALT 及 AST 升高，ALP 升高，总胆固醇、三酰甘油、低密度脂蛋白、高密度脂蛋白升高，糖尿，血尿。

4. 余可参见恩曲他滨、依法韦仑和富马酸替诺福韦酯的相关内容。

【妊娠期安全等级】 B。

【禁忌与慎用】 1. 对本品任一成分过敏者禁用。

2. 不建议哺乳期妇女用本品时哺乳，因可增加传染 HIV-1 婴儿的风险。

3. 儿童使用本品的安全性与有效性尚未确定。

4. 中、重度肾功能不全患者，中、重度肝功能不全患者不推荐使用。

【药物相互作用】 1. 参见恩曲他滨、依法韦仑和富马酸替诺福韦酯的相关内容。

2. 本品禁与伏立康唑合用。

3. 本品禁与与阿德福韦酯合用。

【剂量与用法】 1. 1 片/次，空腹服用，睡前服可增加神经系统的不良反应。

2. 如与利福平合用，50 kg 以上的患者需另外加服依法韦仑每日 200 mg。

【用药须知】 1. 包括本品在内的抗逆转录病毒药物联合治疗的患者中有引起免疫重建综合征的报道。联合治疗的初期，静息或残余机会性感染（如结核分枝杆菌感染、细胞巨化病毒、卡氏肺囊虫肺炎、结核病）可能复发，并可能需要更长期的评估和治疗。

2. 治疗期间密切监测患者的神经和精神症状，如出现中枢神经系统的不良反应，应评估使用本品治疗的风险与益处。

【制剂】 片剂：含依法韦仑 600 mg、恩曲他滨 200 mg、富马酸替诺福韦酯 300 mg。

【贮藏】 贮于 20～25 ℃下，短程携带允许 15～30 ℃。

恩曲他滨-利匹韦林-富马酸替诺福韦酯

(emtricitabine and rilpivirine and tenofovir disoproxil fumarate)

别名:Complera

本品为恩曲他滨、利匹韦林和富马酸替诺福韦酯的组合制剂。

【用药警戒】 1. 本品可导致乳酸中毒和严重肝损害伴脂肪变性。

2. 本品未批准用于治疗乙型肝炎,乙型肝炎和HIV-1共感染的患者停止本品治疗后数月都有可能出现乙型肝炎恶化。治疗过程中应密切监测肝功能,并在停用本品后随访至少数月。如有乙型肝炎恶化的证据,应及时进行抗乙型肝炎病毒治疗。

【药理作用】 利匹韦林是非核苷类HIV-1逆转录酶抑制剂,富马酸替诺福韦酯在体内水解为活性成分替诺福韦二磷酸盐,后者可通过直接竞争性地与天然脱氧腺苷5′三磷酸底物相结合而抑制病毒聚合酶,及通过插入DNA中终止链而抑制HIV-1复制。恩曲他滨口服后被磷酸化为具有细胞活性的5′-三磷酸盐,5′-三磷酸盐通过进入病毒DNA主链,与主链结合,导致链终止,从而抑制HIV-1逆转录酶。

【体内过程】 参见恩曲他滨、利匹韦林和富马酸替诺福韦酯的相关内容。

【适应证】 1. 本品单用或与其他抗逆转录病毒药物联合治疗未经治疗的成人HIV-1感染,且HIV-1 RNA≤100 000copies/ml。

2. 患者HIV-1 RNA被稳定抑制在<50copies/ml,用本品可替代原治疗方案。

3. 开始本品治疗前,应考虑以下几点。

(1) HIV-1 RNA≤100 000copies/ml的患者,用本品治疗的病毒学失败率较低。

(2) $CD_4^+ \geq 2\times10^8/L$的患者,用本品治疗的病毒学失败率较低。

(3) 含依法韦仑的治疗方案较含利匹韦林的方案病毒学失败率低,较少出现耐药。

【不良反应】 1. 严重不良反应有乳酸酸中毒或严重的肝毒性伴脂肪变性、急性乙型肝炎恶化、骨损害、肾功能损害、免疫重建综合征。

2. 常见不良反应包括恶心、头痛、头晕、噩梦、失眠、抑郁、皮疹。

3. 实验室检查异常包括肌酐升高,ALT及AST升高,ALP升高,总胆固醇、三酰甘油、低密度脂蛋白升高。

4. 余可参见恩曲他滨、利匹韦林和富马酸替诺福韦酯的相关内容。

【妊娠期安全等级】 B。

【禁忌与慎用】 1. 对本品任一成分过敏者禁用。

2. 不建议HIV-1感染的哺乳期妇女哺乳,因可增加传染婴儿的风险。

3. 12岁以下儿童使用本品的安全性与有效性尚未确定。

4. 中、重度肾功能不全患者,重度肝功能不全患者不推荐使用。

【药物相互作用】 参见恩曲他滨、利匹韦林和富马酸替诺福韦酯项下。

【剂量与用法】 1. 1片/次,进餐时服用。

2. 如与利福平合用,需另外加服利匹韦林每日25 mg。

【用药须知】 1. 包括本品在内的抗逆转录病毒药物联合治疗的患者中有引起免疫重建综合征的报道。联合治疗的初期,静息或残余机会性感染(如结核分枝杆菌感染、细胞巨化病毒、卡氏肺囊虫肺炎、结核病)可能复发,并可能需要更长期的评估和治疗。

2. 治疗期间密切监测患者的神经和精神症状,如出现中枢神经系统的不良反应,应评估使用本品治疗的风险与益处。

【制剂】 片剂:含恩曲他滨200 mg、利匹韦林25 mg、富马酸替诺福韦酯300 mg。

【贮藏】 贮于20~25 ℃,短程携带允许15~30 ℃。

埃替格韦-可比司他-恩曲他滨-富马酸替诺福韦酯

(elvitegravir and cobicistat and emtricitabine and tenofovir disoproxil fumarate)

别名:Stribild

本品为埃替格韦、可比司他、恩曲他滨、富马酸替诺福韦酯的组合制剂。

【用药警戒】 1. 本品可导致乳酸中毒和严重肝损害伴脂肪变性。

2. 本品未批准用于治疗乙型肝炎,乙型肝炎和HIV-1共感染的患者停止本品治疗后数月都有可能出现乙型肝炎恶化。治疗过程中应密切监测肝功能,并在停用本品后随访至少数月。如有乙型肝炎恶化的证据,应及时进行抗乙型肝炎病毒治疗。

【药理作用】 埃替格韦是HIV-1整合酶抑制剂,富马酸替诺福韦酯在体内水解为活性成分替诺福韦二磷酸盐，后者可通过直接竞争性地与天然脱氧腺苷5′三磷酸底物相结合而抑制病毒聚合酶，及通过插入DNA中终止链而抑制HIV-1复制。恩曲他滨口服后被磷酸化为具有细胞活性的5′-三磷酸盐，5′-三磷酸盐通过进入病毒DNA主链，与主链结合，导致链终止，从而抑制HIV-1逆转录酶。可比司他本身无药理活性，是CYP3A抑制剂，作为增效剂，可升高其他三药的血药浓度。

【体内过程】 1. 口服本品后埃替格韦4 h达血药浓度峰值，可比司他和恩曲他滨3 h达血药浓度峰值，富马酸替诺福韦2 h达血药浓度峰值。

4种药物的药动学参数见下表。

2. 代谢、分布及排泄过程参见埃替格韦、恩曲他滨、可比司他和富马酸替诺福韦酯项下。

【适应证】 1. 本品用于治疗未经治疗的成人HIV-1感染。

2. 患者HIV-1 RNA被稳定抑制在＜50copies/ml，用本品可替代原治疗方案。

【不良反应】 1. 严重不良反应有乳酸酸中毒或严重的肝毒性伴脂肪变性、急性乙型肝炎恶化、骨损害、肾功能损害、免疫重建综合征。

2. 常见不良反应包括腹泻、恶心、腹胀、疲乏、黄疸、困倦、头痛、头晕、噩梦、失眠、皮疹。

3. 实验室检查异常包括ALT及AST升高、肌酸激酶升高、血尿。

4. 余可参见埃替格韦、恩曲他滨、可比司他和富马酸替诺福韦酯项下。

【妊娠期安全等级】 B。

【禁忌与慎用】 1. 对本品任一成分过敏者禁用。

2. 不建议HIV-1感染的哺乳期妇女哺乳，因可增加传染婴儿的风险。

3. 12岁以下儿童使用本品的安全性与有效性尚未确定。

4. Ccr＜70 ml者不推荐使用。

5. 重度肝功能不全患者不推荐使用。

【药物相互作用】 1. 本品禁与阿夫唑嗪、利福平、麦角生物碱、贯叶连翘、洛伐他汀、辛伐他汀、匹莫齐特、西地那非(治疗肺动脉高压时)、口服咪达唑仑合用。

其余参见埃替格韦、可比司他、恩曲他滨和富马酸替诺福韦酯的相关内容。

【剂量与用法】 1片/次，进餐时服用。

【用药须知】 1. 包括本品在内的抗逆转录病毒药物联合治疗的患者中有引起免疫重建综合征的报道。联合治疗的初期，静息或残余机会性感染(如结核分枝杆菌感染、细胞巨化病毒、卡氏肺囊虫肺炎、结核病)可能复发，并可能需要更长期的评估和治疗。

2. 治疗期间常规检测肌酐清除率、尿糖、尿蛋白。

3. 开始本品治疗前应检测是否存在乙型肝炎病毒感染、尿糖、尿蛋白，估计肌酐清除率。

【制剂】 片剂：含埃替格韦150 mg、可比司他150 mg、恩曲他滨200 mg、利匹韦林25 mg、富马酸替诺福韦酯300 mg。

【贮藏】 贮于20～25 ℃下，短程携带允许15～30 ℃。

硫酸阿巴卡韦-多芦那韦-拉米夫定

(abacavir and dolutegravir and lamivudine)

别名：Triumeq

本品为硫酸阿巴卡韦、多芦那韦和拉米夫定的组合制剂。

【用药警戒】 1. 本品可致严重的有时致命的过敏反应，表现为多器官的多种症状，如发生过敏反应，应尽快停药。

2. 携带HLA-B＊5701等位基因的患者对本品过敏的风险高，推荐在开始本品治疗前，筛查此基因。

3. 如发生过敏反应，永久停药，不管HLA-B＊5701等位基因是否存在。

4. 已有报道，单用核苷类似物或合用其他逆转录酶抑制剂均有可能引起乳酸酸中毒和严重肝大伴脂肪变性，甚至导致死亡。

5. HIV-1与乙型肝炎病毒共感染的患者，停用本品可导致严重的乙型肝炎急性发作，上述患者应密切监测肝功能至停药至少数月，如需要，开始抗乙型肝炎病毒治疗。

4种药物的药动学参数

参数	埃替格韦	可比司他	恩曲他滨	替诺福韦
C_{max}(μg/ml)	1.7±0.4	1.1±0.4	1.9±0.5	0.45±0.2
AUC_{tau}[(μg·h)/ml]	23.0±7.5	8.3±3.8	12.7±4.5	4.4±2.2
C_{min}[(μg·h)/ml]	0.45±0.26	0.05±0.13	0.14±0.25	0.10±0.08

【药理作用】 1. 阿巴卡韦是碳环 2′-脱氧鸟苷核苷类药物，是一个无活性的前药，在体内经 4 个步骤代谢成为具活性的三磷酸酯，后者竞争性地抑制 2′-脱氧鸟苷三磷酸酯结合进入核酸链。

2. 多芦那韦是 HIV 整合酶抑制剂。

3. 拉米夫定为核苷类似物，可在细胞内转变为具有活性的三磷酸代谢物，此代谢物通过终止 DNA 链而抑制 HIV 逆转录酶。

【体内过程】 分别参见阿巴卡韦、多卢那韦和拉米夫定项下。

【适应证】 治疗 HIV-1 感染。

【不良反应】 1. 严重不良反应包括严重甚至致命的过敏反应，乳酸酸中毒和严重的肝损害，乙型、丙型肝炎生化指标改变，乙型肝炎恶化，HIV-1 与丙型肝炎共感染者肝功能失代偿，免疫重建综合征，脂肪再分布。

2. 临床试验中发现的不良反应包括失眠、噩梦、抑郁、头痛、头晕、恶心、腹泻、疲乏、皮疹。

3. 少见不良反应包括腹痛、腹胀、消化不良、胃-食管反流性疾病、上腹痛、呕吐、发热、嗜睡、食欲缺乏、关节痛、肌病、肝炎、梦魇及睡眠障碍、肾损害、瘙痒。

4. 实验室检查常见 ALT 及 AST 升高、高血糖、高三酰甘油、胆红素升高、脂肪酶升高、中性粒细胞减少。

【妊娠期安全等级】 C。

【禁忌与慎用】 1. 对本品中任何一种药物过敏者禁用。

2. HLA-B＊5701 基因阳性的患者禁用。

3. 不推荐 HIV-1 感染的母亲哺乳，因可增加传染婴儿的风险。

4. 中、重度肝功能不全患者禁用。

5. 儿童用药的有效性及有效性尚未确定。

【药物相互作用】 1. 禁止与多非利特合用，多芦那韦可明显升高多非利特的血药浓度。

2. 参见阿巴卡韦、多芦那韦和拉米夫定项下。

【剂量与用法】 1 片/次，1 次/日，是否与食物同服均可。

【用药须知】 1. 如出现过敏反应症状和体征，应立即停药，如不能排除过敏反应的可能，就不能再开始使用包含阿巴卡韦的药物，包括本品。曾出现过敏反应的患者不能再次使用含阿巴卡韦的药品。

2. 治疗期间，如临床或试验检查提示出现肝损害，应立即停药。如有酸中毒迹象，亦应中断用药。

【制剂】 片剂：每片含硫酸阿巴卡韦 600 mg、多芦那韦 50 mg、拉米夫定 300 mg。

【贮藏】 贮于 30 ℃下，短程携带允许 15～30 ℃。

拉米夫定-拉替拉韦
(lamivudine and raltegravir)

别名：Dutrebis

本品为拉米夫定、拉替拉韦的组合制剂。

【用药警戒】 1. 本品可致严重的有时致命的乳酸酸中毒和肝损害，如发生应尽快停药。

2. HIV-1 与乙型肝炎病毒共感染的患者，停用本品可导致严重的乙型肝炎急性发作，应密切监测肝功能至停药至少数月，如需要，开始抗乙型肝炎病毒治疗。

【药理作用】 1. 拉米夫定为核苷类似物，可在细胞内转变为具有活性的三磷酸代谢物，此代谢物通过终止 DNA 链而抑制 HIV 逆转录酶。

2. 拉替拉韦可抑制 HIV 整合酶的催化活性，这是一种病毒复制所必需的 HIV 编码酶。抑制整合酶可防止感染早期 HIV 基因组共价插入或整合到宿主细胞基因组上。整合失败的 HIV 基因组无法引导生成新的感染性病毒颗粒，因此抑制整合酶可预防病毒感染的传播。

【体内过程】 空服口服本品后，拉替拉韦的血药浓度在 1 h 后达峰，拉米夫定和拉替拉韦吸收后的体内过程与分别给药时相同，参见拉米夫定和拉替拉韦的相关内容。

【适应证】 与其他抗逆转录病毒病毒药合用治疗 HIV-1 感染。

【不良反应】 1. 严重不良反应包括严重甚至致命的乳酸酸中毒和严重的肝损害伴脂肪变性、乙型肝炎恶化、HIV-1 与丙型肝炎共感染者肝功能失代偿、胰腺炎。

2. 常见不良反应包括头痛、头晕、恶心、疲乏、咳嗽、鼻部症状、失眠、肌酸激酶升高。

【妊娠期安全等级】 C。

【禁忌与慎用】 1. 对本品中任何一种药物过敏者禁用。

2. 不推荐 HIV-1 感染的母亲哺乳，因可增加传染婴儿的风险。

3. 重度肝功能不全患者慎用。

4. 6 岁以下或体重＜30 kg 的儿童用药有效性及安全性尚未确定。

5. Ccr＜50 ml/min 者不推荐使用。

【药物相互作用】 参见拉米夫和拉替拉韦的相关内容。

【剂量与用法】 6 岁以上的患者，1 片/次，2 次/日，是否与食物同服均可。

【用药须知】 1. 如出现胰腺炎的症状和体征，应立即停药，使用抗逆转录病毒药物曾发生过胰腺炎的患者慎用。

2. 本品可导致严重的皮肤反应和过敏反应，如出现危及生命的皮肤反应或过敏反应，应延迟给药。

3. 本品可导致免疫重建综合征，密切监测患者机会感染的症状和体征，如临床需要，需进行针对性治疗。

【制剂】 片剂：含拉米夫定 150 mg、拉替拉韦 300 mg。

【贮藏】 贮于 30 ℃下，短程携带允许 15～30 ℃。

阿扎那韦-可比司他
(atazanavir and cobicistat)

别名：Dutrebis

本品为阿扎那韦、可比司他的组合制剂。

【药理作用】 1. 阿扎那韦为 HIV-1 蛋白酶抑制剂。

2. 可比司他为 CYP3A 抑制剂，可升高阿扎那韦的血药浓度，其本身无药理活性，为阿扎那韦的增效剂。

【体内过程】 口服本品后，阿扎那韦的血药浓度在 3.5 h 后达峰。口服本品与阿扎那韦合用利托那韦（另一种 CYP3A 抑制剂，作为蛋白酶抑制剂的增效剂）的药动学参数比较（背景治疗均为恩曲他滨-富马酸替诺福韦酯）见下表。

口服本品与阿扎那韦合用利托那韦的药动学参数比较

药动学参数	口服本品时阿扎那韦的药动学参数	阿扎那韦合用利托那韦时阿扎那韦的药动学参数
AUC[(μg·h)/ml]	46.13±26.18	47.59±24.38
C_{max}(μg/ml)	3.91±1.94	4.76±1.94
C_{tau}(μg/ml)	0.80±0.72	0.85±0.72

【适应证】 与其他抗逆转录病毒病毒药合用治疗成人 HIV-1 感染。

【不良反应】 1. 严重不良反应包括心脏传导异常、皮疹、血肌酐异常，与替诺福韦合用出现肾损害、肾结石、胆结石、肝毒性、高胆红素血症。

2. 常见不良反应包括黄疸、眼黄染、恶心。

3. 少见不良反应包括腹泻、呕吐、上腹痛、疲乏、横纹肌溶解症、头痛、抑郁、噩梦、失眠、Fanconi 综合征。

4. 实验室检查常见总胆红素升高、肌酸激酶升高、淀粉酶升高、ALT 及 AST 升高、谷酰转肽酶升高、糖尿、血尿、血脂升高。

【妊娠期安全等级】 B。

【禁忌与慎用】 1. 对本品中任何一种药物过敏者禁用。

2. 不推荐 HIV-1 感染的母亲哺乳，因可增加传染的风险。

3. 肝功能不全患者不推荐使用。

4. 3 个月以下的婴儿用药安全性及有效性尚未确定。

5. Ccr＜70 ml/min 者不推荐使用。中度肾功能不全及终末期肾病患者禁用。

【药物相互作用】 1. 禁止与 CYP3A 或 UGT1A1 的底物合用，禁止与 CYP3A 诱导剂合用。

2. 参见阿巴卡韦和可比司他项下。

【剂量与用法】 治疗前先测定肌酐清除率，因为可比司他可抑制肾小管分泌肌酐，但对肾功能无真正的影响。推荐剂量为口服 1 片/次，1～2 次/日，是否与食物同服均可。

【用药须知】 1. 治疗期间应定期监测肝、肾功能。

2. 原存在心脏传导阻滞者，使用本品时应监测心电图。

3. 本品可导致免疫重建综合征，密切监测患者机会感染的症状和体征，如临床需要，需进行针对性治疗。

4. 蛋白酶抑制剂可能使糖尿病恶化或导致新发糖尿病，使用本品治疗期间有些患者需调整抗糖尿病药物的剂量。

【制剂】 片剂：含阿扎那韦 300 mg、可比司他 150 mg。

【贮藏】 贮于 30 ℃，短程携带允许 15～30 ℃。

洛匹那韦-利托那韦
(lopinavir and ritonavir)

别名：Kaletra

本品为复方制剂，其含量比为 4∶1，为蛋白酶抑制剂。于 2000 年 9 月在美国首次上市。

【药理作用】 本品的两种成分均可与 HIV 蛋白酶上的活性位点结合，继而破坏酶的正常功能，最终导致不成熟的无感染性的病毒体形成。本品的抗病毒活性完全由洛匹那韦产生，因为洛匹那韦是通过 CYP3A 代谢的，而利托那韦是 CYP3A 的强效抑制剂，使洛匹那韦的代谢受到抑制，血药浓度得以上升，大大超过了多株 HIV 毒株的抑制浓度，包括耐其他蛋白酶抑制的毒株。不过，本品不能抑制 HIV RNA 水平高、多种（＞5 种）基因型耐药突变株或基线时高水平表型耐药毒株的 HIV 感染。

【体内过程】 与食物同服可增加吸收量，提高其生物利用度。口服本品 400 mg/100 mg，2 次/日可使洛匹那韦血药浓度 24 h 保持恒定。本品可有效对抗耐利托那韦的 HIV 毒株，抗 HIV 蛋白的 K_i 为 1.3pmol/L。

【适应证】 用于 HIV-1 感染和艾滋病治疗，亦可与其他抗逆转录病毒病毒药物合用对抗成人和 6 个月以上儿童的 HIV-1 感染。

【不良反应】 1. 最常见的不良反应有恶心、呕吐、腹痛、腹泻、无力、头痛、失眠和皮疹。

2. 可致血清转氨酶、三酰甘油、总胆固醇升高。

3. 有报道本品可引起致死性胰腺炎和血友病患者出血。

4. 临床研究中，1/4 用药者可出现致命的实验室检查异常。

【禁忌与慎用】 1. 对本品过敏者、妊娠期妇女禁用。

2. 肝功能不全患者和血脂升高者慎用。

3. 哺乳期使用本品应暂停哺乳。

【药物相互作用】 1. 本品为 CYP3A 的强抑制剂，对 CYP2D6 亦有较低程度的抑制作用，凡通过这些酶代谢的药物，都会出现血药浓度升高，不良反应增多，因此，禁与氟卡尼、普罗帕酮、阿司咪唑、特非那定、麦角新碱、麦角胺、甲麦角新碱、西沙必利、匹莫齐特、咪达唑仑、三唑仑、洛伐他汀、辛伐他汀合用。本品还会提升西地那非、克拉霉素、硝苯地平、利福布汀的血药浓度。

2. 长期用药可能诱导 CYP3A4。

3. 可降低以雌激素为基础的口服避孕药和美沙酮的血药浓度。

4. 利福平或贯叶连翘会降低本品疗效。

【剂量与用法】 1. 成人可服 400 mg/100 mg，2 次/日，或 800 mg/200 mg，1 次/日，均需与食物同服。

2. 已经使用本品治疗过的患者如进一步与依法韦仑或奈韦拉平合用时，剂量为 2 次/日，一次 533 mg/133 mg。

3. 儿童按体重给药，体重 7～14 kg 者按每千克体重给药 12 mg/3mg，15～40 kg 者按每千克体重给药 10 mg/2.5mg，每日 2 次。一次最高不可超过 400 mg/100 mg。

【用药须知】 1. 已分离到对本品敏感度降低的病毒株。

2. <6 岁儿童尚未被列为用药对象。

【制剂】 ①胶囊剂：每粒含洛匹那韦 133.3 mg、利托那韦 33.3 mg。②口服液：每 5 ml 含洛匹那韦 400 mg、利托那韦 100 mg。③片剂：含洛匹那韦 200 mg，利托那韦 50 mg；或含洛匹那韦 100 mg，利托那韦 25 mg。

【贮藏】 密闭、防潮，贮于 15～30 ℃。

注：其他抗 HIV-1 的复方制剂还包括福沙那韦-利托那韦、沙奎那韦-利托那韦、达芦那韦-利托那韦、达芦那韦-可比司他、安泼那韦-利托那韦、茚地那韦-利托那韦、替拉那韦-利托那韦等，因篇幅所限不再一一赘述，均是以利托那韦或可比司他作为增效剂使用，增加 HIV-蛋白酶抑制剂的血药浓度，达到减少用量，提高治疗效果的目的。

1.1.6.7 抗丙型肝炎病毒药

替拉瑞韦
(telaprevir)

别名：特拉匹韦、Incivek

本品为抗丙型肝炎病毒药。

【CAS】 402957-28-2

【ATC】 J05AE11

【理化性质】 1. 本品为白色或类白色粉末，水中溶解度为 0.0047 mg/ml。

2. 化学名：(1*S*，3a*R*，6a*S*)-2-[(2*S*)-2-({(2*S*)-2-Cyclohexyl-2-[(pyrazin-2-ylcarbonyl) amino] acetyl} amino)-3, 3-dimethylbutanoyl]-*N*-[(3*S*)-1(cyclopropylamino)-1,2-dioxohexan-3-yl]-3,3*a*,4,5,6,6*a*-hexahydro-1*H*-cyclopenta[*c*]pyrrole-1-carboxamide

3. 分子式：$C_{36}H_{53}N_7O_6$

4. 分子量：679.85

5. 结构式

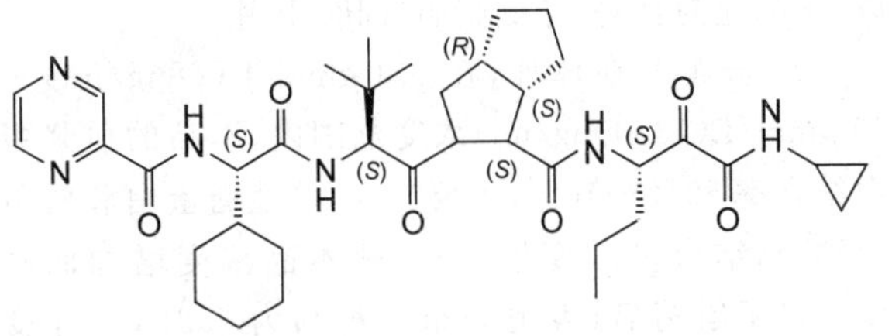

【用药警戒】 接受本品联合治疗的患者可发生致命和非致命性的严重皮肤反应，包括嗜酸性粒细胞增多、全身症状和斯-约综合征、重症多形性红斑、中毒性表皮坏死。进展性皮疹和全身症状继续使用本品联合治疗可导致死亡。严重的皮肤反应包括皮疹伴全身症状，进展性严重皮疹发生后，必须立即停用本品、聚乙二醇干扰素 α 及利巴韦林和其他可能引起皮肤反应的药物，并给予紧急治疗。

【药理作用】 本品为 HCV NS3/4A 蛋白酶抑制剂，直接作用于丙型肝炎病毒。

【适应证】 用于治疗慢性丙型肝炎。与聚乙二醇干扰素α和利巴韦林合用，用于代偿性肝病的成年患者中基因1型的慢性丙型肝炎的治疗，包括肝硬化患者，未经治疗的患者或既往曾用干扰素治疗的患者，包括既往零反应者(注:治疗期间丙型肝炎病毒负荷很少降低或无降低)、部分反应者和复发者。

在开始治疗前，考虑以下情况。

1. 本品不能单独使用，必须与聚乙二醇干扰素α及利巴韦林合用。

2. 之前治疗无反应者(特别是肝硬化者)不能达到持续的病毒学反应和对本品耐药的概率高。

3. 未对之前接受过包括本品在内的HCV NS3/4A蛋白酶抑制剂治疗失败的患者有效性进行评价。

【体内过程】 1. 吸收　在未经治疗的基因型1慢性丙型肝炎患者中多次给予本品(750 mg，每8 h一次)与聚乙二醇干扰素α和利巴韦林合用后，C_{max}为(3510±1280) ng/ml，C_{min}为(2030±930)ng/ml，和AUC_{8h}为(22300±8650)(ng·h)/ml。

本品可口服吸收，大多数在小肠吸收，没有直肠吸收的证据。单次给予本品后一般在4～5 h后达到血药峰值。用人Caco-2细胞进行体外研究表明本品是P-糖蛋白(P-gp)的底物。与聚乙二醇干扰素α和利巴韦林共同给药时比单独给予本品后暴露量高。

本品与标准脂肪餐同服时，与空腹条件下给予本品比较，本品的AUC增加237%。此外，进餐的类型显著影响本品的AUC。相对于空腹，本品与低脂肪餐和高脂肪餐同服时，本品的AUC增加分别接近117%和330%。在Ⅲ期临床试验中，患者均采用进食约20 g的脂肪餐或快餐后30 min内给予本品。所以，本品应与食物(非低脂肪)同时服用。

2. 分布　在体外，在0.1 μmol/L(68ng/ml)～20 μmol/L(13600ng/ml)浓度范围内，本品的血浆蛋白结合率59%～76%，主要与α_1-酸性糖蛋白和白蛋白结合，结合呈浓度依赖性，随本品浓度增加而降低。口服给药后，表观分布容积约为252L，个体变异72%。

3. 代谢　本品大部分在肝脏代谢，涉及水解、氧化和还原过程。在粪便、血浆和尿中检测到多种代谢产物。重复口服给药后，发现本品的*R*-非对映体(活性低30倍)吡嗪酸和本品的α-酮酰还原(无活性)代谢产物是主要代谢产物。经用重组人CYP进行体外研究表明CYP3A4是负责本品代谢的主要酶系。但是，本品多次给药后非-CYP介导代谢很可能起作用。

在健康受试者中单次口服给予750 mg剂量^{14}C标记的本品后，给药后96 h内在粪便、尿和呼出气体中回收90%的放射性。在粪中回收为接近82%，呼出空气中9%和尿中1%的放射性。在粪便中原型的^{14}C标记的本品和R-非对映分别占回收总放射性的31.9%和18.8%。口服给药后，表观总清除率(CL/*F*)约为32.4L/h，个体间变异性27.2%。单剂量口服750 mg后，平均消除半衰期范围为4.0～4.7 h。稳态时有效半衰期为9～11 h。

【剂量与用法】 一次750 mg，3次/日(间隔7～9 h)与食物(非低脂肪)同服。对所有患者本品必须与聚乙二醇干扰素α和利巴韦林同时使用，疗程12周。

在治疗4～12周期间应检测HCV RNA水平，以确定治疗时间和评估治疗效果。

(1) 在4～12周期间HCV RNA水平低于检测限，完成3种药物联合治疗后，聚乙二醇干扰素α和利巴韦林继续治疗12周，共24周。

(2) 在4～12周期间HCV RNA水平不高于1000IU/ml，完成3种药物联合治疗后，聚乙二醇干扰素α和利巴韦林继续治疗36周，共48周。

(3) 曾接受过治疗，部分反应或无反应者，3种药物联合治疗12周后，聚乙二醇干扰素α和利巴韦林继续治疗36周，共48周。

(4) 未经治疗的肝硬化患者，在4～12周HCV RNA低于检测限时，聚乙二醇干扰素α和利巴韦林继续治疗36周，共48周。

(5) 为防止治疗失败，本品不可减量或中断，参照聚乙二醇干扰素α和利巴韦林说明书进行剂量调节。

(6) 病毒学反应不足的患者很可能达不到持续的病毒学反应，还可出现耐药。4～12周内HCV RNA水平大于1000IU/ml者、治疗24周时仍能测到HCV RNA者，应停止用药。

(7) 如果因为其他原因停止聚乙二醇干扰素α或利巴韦林，那么也必须停止本品的治疗。

【不良反应】 1. 可见严重皮肤反应:皮疹、瘙痒、贫血、恶心、痔疮、腹泻、肛门或直肠不适、味觉障碍、疲乏、呕吐和肛门瘙痒。

2. 可见白细胞、血小板减少，胆红素升高、尿酸升高。

3. 上市后报道的不良反应包括中毒性表皮坏死松解症、多形性红斑。

4. 严重皮肤反应包括药物皮疹、嗜酸性粒细胞增多、全身症状和斯-约综合征。对严重皮肤反应，应立即终止本品和联合治疗的所有药物。轻至中度皮疹患者应监视进展。皮疹严重者，应终止本品治疗。

【妊娠期安全等级】 B(单用);X(与聚乙二醇干扰素α和利巴韦林合用)。

【禁忌与慎用】 1. 利巴韦林可能引起出生缺陷和胎儿死亡;女性患者和男性患者的女性伴侣应避免妊娠。初始治疗前患者必须进行妊娠检测,采用至少两种有效避孕方法,并每月进行妊娠检测。

2. 尚未明确本品是否可经乳汁分泌,哺乳期妇女使用时应暂停哺乳。

3. 儿童用药的安全性及有效性尚未确定。

【药物相互作用】 1. 本品是CYP3A强效抑制剂,能升高主要通过CYP3A代谢药物的血药浓度,导致不良反应增加。本品亦为P-糖蛋白、OATP1B1及OATP2B1抑制剂,能升高经上述通道转运的药物的血药浓度,导致不良反应增加。

2. 本品是CYP3A及P-糖蛋白的底物,因此CYP3A及P-糖蛋白诱导剂可降低本品血药浓度,降低治疗效果;CYP3A及P-糖蛋白抑制剂可增加本品血药浓度,导致不良反应增加。

3. 本品能升高抗心律失常药,如利多卡因、胺碘酮、苄普地尔、氟卡尼、普罗帕酮、奎尼丁等的血药浓度,导致严重或致命性不良反应。如需合用严密监测患者症状。

4. 能升高地高辛的血药浓度,地高辛应从最低剂量开始,在监测血药浓度条件下滴定剂量。

5. 与大环内酯类抗生素合用,如红霉素、克拉霉素及泰利霉素,本品血药浓度升高,应密切监测患者。还可引发Q-T间期延长和尖端扭转型心动过速。

6. 可改变华法林的血药浓度,合用时监测INR。

7. 可改变抗惊厥药卡马西平、苯巴比妥及苯妥英的血药浓度,合用时应在监测血药浓度条件下,滴定剂量。本品的血药浓度可被上述药物降低,疗效降低。

8. 本品能降低艾司西酞普兰的血药浓度,虽然选择性5-羟色胺再摄取抑制剂治疗指数比较宽,但是,合用时还是应该调节剂量。能升高曲唑酮的血药浓度,导致恶心、头晕、低血压及晕厥等不良反应增加。如需合用密切监测不良反应,适当降低曲唑酮剂量。

9. 酮康唑、伊曲康唑、泊沙康唑升高本品的血药浓度,同时本品也升高三者的血药浓度。合用时伊曲康唑或酮康唑剂量不超过200 mg/d。慎与上述药物合用,并应密切观察。与上述药物合用有引起Q-T间期延长及尖端扭转型心动过速的报道。伏立康唑的代谢涉及多种酶,很难预测与本品的相互作用,禁止合用,除非评估的效益风险比支持合用。

10. 与秋水仙碱合用

(1) 肝肾功能不全患者,禁止本品与秋水仙碱合用,肝肾功能正常者,需合用时,降低秋水仙碱剂量或停用。

(2) 痛风急性发作　口服0.6 mg,1 h后0.3 mg,3日内不能重复用药。

(3) 预防痛风急性发作　如原剂量为0.6 mg,2次/日,调整为0.3 mg,1次/日;如原剂量为0.6 mg,1次/日,调整为0.3 mg,隔日1次。

(4) 治疗家族性地中海热　每日最大剂量0.6 mg(可0.3 mg,2次/日服用)。

11. 本品与利福布汀合用,本品的血药浓度可能降低,导致疗效降低,利福布汀的血药浓度可能升高,不推荐合用。

12. 本品能升高阿普唑仑的血药浓度,同时使用时应密切监测患者。同时非胃肠道给予咪达唑仑,咪达唑仑的暴露量增加。同时给药应做到临床密切监测,做好呼吸抑制和或过度镇静的抢救措施。特别是多次给予咪达唑仑时,禁止同时给予口服的咪达唑仑。

13. 本品可降低唑吡坦的血药浓度,应对唑吡坦的剂量进行滴定,以达到临床最大效益。

14. 本品能增加氨氯地平的暴露量,慎重合用,并适当降低氨氯地平剂量。可能升高其他钙通道阻滞剂的血药浓度,如需合用密切监测患者。

15. 皮质激素如泼尼松、甲泼尼龙是CYP3A的底物,服用本品同时,系统性应用皮质激素,皮质激素的血药浓度会明显降低,不推荐同时使用。本品与吸入性氟替卡松、布地奈德同时使用,可使后两者血药浓度升高,使血浆皮质醇明显降低,不推荐合用,除非患者的益处大于风险。

16. 本品可能增加波生坦的血药浓度,慎重合用,且密切监测患者。

17. 与HIV蛋白酶抑制剂合用

(1) 本品与阿扎那韦-利托那韦复合制剂合用,本品稳态浓度降低,阿扎那韦稳态浓度升高。

(2) 本品与达芦那韦-利托那韦复合制剂合用,本品及达芦那韦稳态浓度均降低,不推荐同时使用。

(3) 本品与福沙那韦-利托那韦复合制剂合用,本品及福沙那韦稳态浓度均降低,不推荐同时使用。

(4) 本品与洛匹那韦-利托那韦复合制剂合用,本品稳态浓度降低,洛匹那韦稳态浓度无变化,不推荐同时使用。

18. 与HIV逆转录酶抑制剂依法韦伦合用,两药稳态浓度均降低。

19. 本品能明显升高阿托伐他汀的浓度,本品禁与他汀类(包括阿托伐他汀、氟伐他汀、匹伐他汀、瑞舒伐他汀等)合用。

20. 本品能降低炔雌醇的暴露量，服用本品期间应采取其他两种有效避孕方式。应密切监测雌激素替代疗法患者雌激素不足的征象。

21. 本品能显著升高环孢素、他克莫司的血药浓度，尽管未对本品与西罗莫司合用进行研究，但本品可能升高西罗莫司的血药浓度。与上述免疫抑制剂合用，应大幅降低剂量，延长给药间隔，监测血药浓度，监测肾功能和免疫抑制剂的相关不良反应。未对本品在器官移植者使用进行研究。

22. 本品可能升高沙美特罗的血药浓度，可增加心血管方面的不良反应，包括 Q-T 间期延长、窦性心动过速等，不推荐合用。

23. 本品能升高瑞格列奈的血药浓度，慎重合用，密切监测患者。

24. 本品能降低美沙酮的血药浓度，初始治疗不必调整美沙酮剂量，但在维持期某些患者需调节剂量。

25. 本品能升高磷酸二酯酶-5 抑制剂(PDE-5 抑制剂)的血药浓度，治疗勃起功能障碍，西地那非的单剂量，48 h 内不超过 25 mg，伐地那非 72 h 内不超过 2.5 mg，他达拉非 72 h 内不超过 10 mg。并监测 PDE-5 抑制剂相关不良反应，伐地那非有引起 Q-T 间期延长的报道。PDE-5 抑制剂治疗肺动脉高压时，禁用本品。

【用药须知】 1. 因为本品必须与聚乙二醇干扰素 α 和利巴韦林合用，对聚乙二醇干扰素 α 和利巴韦林所有禁忌证也适用于本品(参见聚乙二醇干扰素 α 及利巴韦林项下)。

2. 因为利巴韦林可能引起出生缺陷和胎儿死亡，妊娠期妇女禁用。育龄期女性和其伴侣，禁止本品与聚乙二醇干扰素 α 和利巴韦林合用，除非采取有效的避孕措施。

3. 清除率高度依赖 CYP3A 酶的药物，可显著升高血浆浓度而导致严重和(或)致死事件。

4. 强效 CYP3A 酶诱导剂可能导致本品无效。

5. 在治疗 2、4、8 及 12 周时监测血红蛋白。

【制剂】 片剂：375 mg。

【贮藏】 密闭贮于 25 ℃，短期携带允许 15～30 ℃。

波普瑞韦
(boceprevir)

别名：伯赛匹韦，Victerelis

本品是直接作用于丙型肝炎病毒(HCV)的抗病毒药。

【CAS】 394730-60-0

【ATC】 J05AE12

【理化性质】 1. 本品为白色至类白色无定形粉末。易溶于甲醇、乙醇和辛醇，微溶于水。

2. 化学名：(1*R*，5*S*)-*N*-[3-Amino-1-(cyclobutylmethyl)-2，3 dioxopropyl]-3-[2(*S*)-[[[[(1，1-dimethylethyl)amino]carbonyl]amino]-3，3-dimethyl-1-oxobutyl]-6，6-dimethyl-3azabicyclo[3.1.0]hexan-2(S)-carboxamide

3. 分子式：$C_{27}H_{45}N_5O_5$

4. 分子量：519.7

5. 结构式

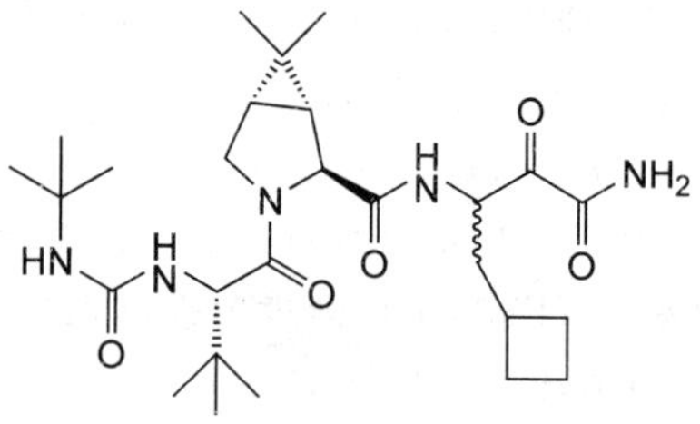

【药理作用】 本品是 HCVNS3/4A 丝氨酸蛋白酶抑制剂，而 HCVNS3/4A 蛋白酶是编码的多聚蛋白裂解为成熟型的 NS4A、NS4B、NS5A 及 NS5B 所必需的酶，本品酮酰官能团通过共价键可逆地与 NS3 的活性部位——丝氨酸结合，以抑制 HCV 在宿主细胞内的复制。生物化学研究显示，本品抑制 HCV 基因 1a 及 1b 型 NS3/4A 蛋白酶的抑制常数(K_i)为 14nmol/L。

【体内过程】 1. 本品有两个非对映异构体，临床使用的是 SCH534128 和 SCH534129 以 1∶1 的混旋体。血浆中的非对映异构体比例为 2∶1，而 SCH534128 是活性的非对映异构体。除特别指出之外，本品的血药浓度只包括两种非对应异构体。

2. 吸收　健康志愿者口服本品 800 mg，3 次/日，AUC 为 5408(ng・h)/ml，C_{max}为 1723ng/ml，C_{min}为 88ng/ml。健康志愿者和丙型肝炎病毒感染者之间的药动学相似。

本品经口服吸收后 2 h 血药浓度达到峰值。稳态 AUC、C_{max}和 C_{min}低于剂量增加的比例。个体连续服用 800 mg 和 1200 mg 后，显示出暴露量有部分重叠现象，说明暴露量并不随剂量成比例地增高。很少产生蓄积(蓄积率为 0.8～1.5 倍)。3 次/日给药，约 1 日后药动学可达稳态。未对本品的绝对生物利用度进行研究。

本品应与食物同服。一次 800 mg，3 次/日，与空腹服药相比，可使暴露量最大升高达 65%。本品的生物利用度稳定，与膳食类型无关(即高脂肪、低脂肪都一样)；饭前 5 min，进餐时，或者饭后服药的生物利用度亦无差别。

3. 分布　健康志愿者的稳态表观分布容积（V_d/F）为772L，服用单剂量800 mg的血浆蛋白结合率约为75%。血浆中两种非对映异构体内部会呈现快速转化，SCH534128具有药理活性，而SCH534129则无活性。

4. 代谢　体外研究表明，本品通过醛-酮还原酶介导的途径生成对HCV无效的酮基还原代谢产物。单次口服800 mg ^{14}C标记的本品后，循环中主要的代谢产物是酮基还原代谢产物的非对应异构体混合物，平均暴露量大约为原药的4倍，一小部分通过CYP3A4/5氧化代谢。

5. 排泄　本品的平均血浆$t_{1/2}$约为3.4 h，总体清除率约为161 L/h。单剂量口服800 mg ^{14}C标记的本品后，粪便和尿液中分别回收约79%和9%的放射性物质，约为8%和3%以原型随粪便和尿液排泄，表明本品主要经肝脏消除。

6. 与肝功能正常者比较，中度和重度肝功能不全患者体内本品的活性成分——非对映异构体（SCH534128）的平均AUC分别升高32%和45%，中度和重度肝功能不全患者SCH534128的C_{max}分别升高28%和62%。轻度肝功能不全患者和肝功能正常者的SCH534128暴露量相似。肝功能不全的患者无须调整剂量。

7. 无HCV感染而患有需要血液透析的终末期肾病患者单剂量给予800 mg，与肾功能正常者相比，需要血液透析的终末期肾病患者显示本品的平均AUC降低10%。血液透析仅可排除低于1%的给药剂量。本品可用于任何程度肾损伤的患者，不必调整剂量。

8. 性别、年龄、种族对本品的药动学无影响。

【适应证】　与聚乙二醇干扰素α和利巴韦林合用用于治疗慢性乙型肝炎基因1型感染，成年患者（18岁以上）伴肝代偿不全疾病如慢性炎症，既往未经治疗或合用过干扰素和利巴韦林治疗失败者{包括完全无效者、部分收效者以及病情复发者}。

【不良反应】　1. 与聚乙二醇干扰素α-2b注射剂和利巴韦林注射剂联合用药时，报告的最常见的不良反应为疲劳、贫血、恶心、头痛、味觉异常。

2. 在接受本品与聚乙二醇干扰素和利巴韦林联合用药的受试者中胃肠道如口干、恶心、呕吐、腹泻等不良反应增加。

3. 出现血红蛋白减少，可能需要减少、中断或者停止利巴韦林的使用。

4. 与接受聚乙二醇干扰素α-2b注射剂-利巴韦林注射剂治疗相比，合用本品导致中性粒细胞和血小板数量降低的发生率更高。3%的服用本品的患者血小板数量低于50×10^9/L，而使用聚乙二醇干扰素α-2b注射剂-利巴韦林注射剂的患者只有1%。

5. 临床试验中报告≥10%的不良反应（与聚乙二醇干扰素α-2b注射剂-利巴韦林注射剂合用）包括贫血、中性粒细胞减少、食欲缺乏、头晕、失眠、易激惹、呼吸困难、脱发、皮肤干燥及皮疹。

【妊娠期安全等级】　B。

【禁忌与慎用】　1. 儿童用药的药动学和推荐剂量尚未确定。

2. 妊娠期妇女只有在潜在益处大于对胎儿潜在风险才可使用。

3. 女性患者应避免哺乳，因为尚不明确本品是否能通过母乳并且是否对婴儿有害。

4. 如正在服用下列药物，在医生同意前不要服用本品：盐酸阿夫唑嗪、抗癫痫药（卡马西平、苯妥英钠、苯巴比妥）、西沙比利、含屈螺酮制剂、含麦角制剂（甲磺酸双氢麦角胺、麦角新碱及甲基麦角新碱、麦角胺酒石酸盐）、洛伐他汀、口服的咪达唑仑、匹莫齐特、利福平、西地那非、辛伐他汀、贯叶连翘制剂、他达那非、三唑仑。

5. 如正在服用下列药物，在开始本品治疗前应告知医生：阿扎那韦、克拉霉素、达芦那韦、地塞米松、依法韦仑、伊曲康唑、洛匹那韦、泊沙康唑、利福布汀、利托那韦、伏立康唑。

6. 与下列药物合用应密切观察患者：阿普唑仑、胺碘酮、苄普地尔、波生坦、布地奈德、丁丙诺啡、环孢素、地高辛、艾司西酞普兰、非洛地平、氟替卡松、计划生育用品（避孕药、宫颈环、植入型避孕药及注射剂）、美沙酮、纳洛酮、硝苯地平、尼卡地平、奥美拉唑、波尼松、口服或注射的泼尼松龙、普伐他汀、普罗帕酮、奎尼丁、雷特格韦、沙美特罗、西地那非、西罗莫司、他克莫司、他达那非、秋水仙碱、曲唑酮、伐地那非及华法林。

【药物相互作用】　1. 本品是CYP3A4/5的强效抑制剂，增加主要经CYP3A4/5代谢药物的暴露量，导致病程延长和不良反应增加。本品对CYP1A2、CYP2A6、CYP2B6、CYP2C8、CYP2C9、CYP2C19、CYP2D6或CYP2E1并无体外抑制作用。本品对CYP1A2、CYP2B6、CYP2C8、CYP2C9、CYP2C19或CYP3A4/5在体外无诱导作用。

2. 本品主要被醛-酮还原酶代谢。在与醛-酮还原酶抑制剂布洛芬、二氟尼柳的药物相互作用试验中，本品的暴露量增加，但无临床意义。本品可以与醛-酮还原酶抑制剂合用。

3. 本品部分被CYP3A4/5代谢，合用CYP3A4/5的诱导剂或抑制剂，可减少或增加本品的暴露量。

4. 与抗心律失常药如胺碘酮、苄普地尔、氟卡尼、普罗帕酮、地高辛及奎尼丁合用，可引发致命的不良事件，合用时应密切观察，并监测血药浓度。

5. 本品可显著升高环孢素、他克莫司、西罗莫司的血药浓度，应进行血药浓度监测。

6. 与华法林合用，血药浓度可能发生变化，监测 INR。

7. 可升高抗抑郁药地昔帕明及曲唑酮的血药浓度，引起头晕、低血压甚至晕厥。必须合用时降低地昔帕明及曲唑酮的剂量。

8. 可升高酮康唑、伊曲康唑、伏立康唑及泊沙康唑的血药浓度，应降低抗真菌药的剂量。

9. 可明显升高秋水仙碱的血药浓度，有秋水仙碱与效强 CYP3A4 抑制剂合用引发致命毒性的报道。肝肾功能不全患者应避免两药合用。服用本品期间，如急性痛风发作，应按下列方法服用秋水仙碱：0.6 mg（1 片），1 h 后 0.3 mg（半片），3 日内不可重复服用。预防急性发作：如起始剂量为 0.6 mg，2 次/日，减量为 0.3 mg，1 次/日；如起始剂量为 0.6 mg，1 次/日，减量为 0.3 mg，隔日 1 次。治疗家族性地中海热：最大剂量每日 0.6 mg。

10. 可升高克拉霉素血药浓度，肾功能正常患者不必调整剂量。

11. 与利福喷汀合用，理论上可使利福喷汀暴露量增加，本品露量降低。未对两药合用进行研究，不推荐两者合用。

12. 地塞米松为 CYP3A4 诱导剂，可降低波普瑞韦的血药浓度，导致治疗失败，如非必要，不可合用。可升高吸入性布地奈德和氟替卡松的血药浓度，使血液内皮质激素含量降低，如非必要，避免合用。

13. 本品可升高波生坦的血药浓度，必须合用时，密切监测。

14. 依法韦仑、利托那韦可降低本品血药浓度，导致治疗失败，不可合用。

15. 本品与阿托伐他汀合用，谨慎调节剂量，阿托伐他汀不能超过 20 mg/d。

16. 本品禁与沙美特罗合用，因可引起心脏方面的不良反应。

17. 理论上可增加口服避孕药的暴露量，在服用本品期间采取其他避孕措施。

18. 可增加 PDE5 抑制剂血药浓度，导致不良反应，如低血压、晕厥、视觉障碍及勃起功能异常。对肺动脉高压患者不可同时使用，治疗勃起功能障碍不能超过下列剂量：西地那非 25 mg/48 h，他达拉非 10 mg/72 h，伐地那非 2.5 mg/24 h。

19. 本品与咪达唑仑及阿普唑仑合用，注意呼吸抑制不良反应的发生，应降低剂量。

20. 本品与许多药物会发生相互作用，其他药物对本品 C_{max} 和 AUC 的影响见下表。

健康志愿者或 HCV 基因 1 型患者合用药物对本品药动学的影响

合用药物	合用药物剂量与方案	本品的剂量与用药方案	与本品单用时的比值（90%置信区间）		
			C_{max}变化	AUC 变化	C_{min}变化
阿扎那韦-利托那韦	300 mg/100 mg，1 次/日×22 日	800 mg，3 次/日×6 日	0.93（0.80～1.08）	0.95（0.87～1.05）	0.82（0.68～0.98）
阿托伐他汀	40 mg 单剂量	800 mg，3 次/日×7 日	1.04（0.89～1.21）	0.95（0.90～1.01）	N/A
丁丙诺啡/纳洛酮	丁丙诺啡 8～24 mg＋纳洛酮 2～6 mg，1 次/日×6 日	800 mg，3 次/日×6 日	0.82（0.71～0.94）	0.88（0.76～1.02）	0.95（0.70～1.28）
环孢素	100 mg 单剂量	800 mg，单剂量	1.08（0.97～1.20）	1.16（1.06～1.26）	N/A
达托那韦-利托那韦	600 mg/100 mg，2 次/日×22 日	800 mg，3 次/日×6 日	0.75（0.67～0.85）	0.68（0.65～0.72）	0.65（0.56～0.76）
二氟尼柳	25 mg，2 次/日×7 日	800 mg，3 次/日×12 日	0.86（0.56～1.32）	0.96（0.79～1.17）	1.31（1.04～1.65）
依法韦仑	600 mg，1 次/日×16 日	800 mg，3 次/日×6 日	0.92（0.78～1.08）	0.81（0.75～0.89）	0.56（0.42～0.74）
艾司西酞普兰	10 mg，单剂量口服	800 mg，3 次/日×11 日	0.91（0.81～1.02）	1.02（0.96～1.08）	N/A
依曲韦林	200 mg，2 次/日×（11～14）日	800 mg，3 次/日×（11～14）日	1.10（0.94～1.29）	1.10（0.94～1.28）	0.88†（0.66～1.17）

续表

合用药物	合用药物剂量与方案	本品的剂量与用药方案	与本品单用时的比值(90%置信区间)		
			C_{max}变化	AUC 变化	C_{min}变化
布洛芬	600 mg,3 次/日×6 日	400 mg,单次口服	0.94 (0.67～1.32)	1.04 (0.90～1.20)	N/A
酮康唑	400 mg,2 次/日×6 日	400 mg,单次口服	1.41 (1.00～1.97)	2.31 (2.00～2.67)	N/A
洛匹那韦-利托那韦	400 mg/100 mg,2 次/日×22 日	800 mg,3 次/日 ×6 日	0.50 (0.45～0.55)	0.55 (0.49～0.61)	0.43 (0.36～0.53)
美沙酮	20～150 mg,1 次/日×6 日	800 mg,3 次/日 ×6 日	0.62 (0.53～0.72)	0.80 (0.69～0.93)	1.03 (0.75～1.42)
奥美拉唑	40 mg,1 次/日×5 日	800 mg,3 次/日×5 日	0.94 (0.86～1.02)	0.92 (0.87～0.97)	1.17† (0.97～1.42)
聚乙二醇干扰素 α-2b	1.5 μg/kg 皮下注射,每周 1 次×2 周	400 mg,3 次/日×7 日	0.88 (0.66～1.18)	1.00* (0.89～1.13)	N/A
普伐他汀	40 mg,单剂量口服	800 mg,3 次/日 ×6 日	0.93 (0.83～1.04)	0.94 (0.88～1.01)	N/A
利托那韦	100 mg,1 次/日×12 日	800 mg,3 次/日×15 日	0.73 (0.57～0.93)	0.81 (0.73～0.91)	1.04 (0.62～1.75)
他克莫司	0.5 mg,单剂量口服	800 mg,单剂量口服	0.97 (0.84～1.13)	1.00* (0.95～1.06)	N/A
替诺福韦	300 mg,1 次/日×7 日	800 mg,3 次/日×7 日	1.05 (0.98～1.12)	1.08 (1.02～1.14)	1.08 (0.97～1.20)

注:*:表示无影响 = 1.00,即合用时药动学参数与单用本品时的药动学参数相等;† 为 8 h 时测得的数据;N/A 表示未获得数据。

21. 本品对其他药物 C_{max}和 AUC 的影响见下表。

健康志愿者或 HCV 基因 1 型患者中本品对合用药物药动学的影响

合用药物	合用药物的剂量与方案	本品的剂量与用药方案	药动学参数合用本品与单用时的比值(90%置信区间)*		
			C_{max}变化	AUC 变化	C_{min}变化
阿扎那韦-利托那韦	300 mg/100 mg,1 次/日×22 日	800 mg,3 次/日×6 日	阿扎那韦 0.75↓ (0.64～0.88),利托那韦 0.73↓ (0.64～0.83)	阿扎那韦 0.65↓ (0.55～0.78),利托那韦 0.64↓ (0.58～0.72)	阿扎那韦 0.51↓ (0.44～0.61),利托那韦 0.55↓ (0.45～0.67)
阿托伐他汀	40 mg 单剂量	800 mg,3 次/日×7 日	2.66 (1.81～3.90)	2.30d (1.84～2.88)	N/A
丁丙诺啡-纳洛酮	丁丙诺啡:8～24 mg+纳洛酮:2～6 mg,1 次/日×6 日	800 mg,3 次/日×6 日	丁丙诺啡:1.18 (0.93～1.50),纳洛酮:1.09 (0.79～1.51)	丁丙诺啡:1.19 (0.91～1.57),纳洛酮:1.33 (0.90～1.98)	丁丙诺啡:1.31 (0.95～1.79),纳洛酮:N/A
环孢素	100 mg 单剂量口服	800 mg,3 次/日×7 日	2.01 (1.69～2.40)	2.68d (2.38～3.03)	N/A
达托那韦-利托那韦	600 mg/100 mg,2 次/日×22 日	800 mg,3 次/日×6 日	达托那韦:0.64 (0.58～0.71),利托那韦:0.87(0.76～1.00)	达托那韦:0.56 (0.51～0.61),利托那韦:0.73(0.68～0.79)	达托那韦:0.41 (0.38～0.45),利托那韦:0.55(0.52～0.59)

续表

合用药物	合用药物的剂量与方案	本品的剂量与用药方案	药动学参数合用本品与单用时的比值(90%置信区间)*		
			C_{max}变化	AUC 变化	C_{min}变化
地高辛	0.25 mg 单剂量口服	800 mg，3 次/日×10 日	1.18 (1.07～1.31)	1.19[d] (1.12～1.27)	N/A
屈螺酮-炔雌醇	屈螺酮 3 mg+炔雌醇 0.02 mg，1 次/日×14 日	800 mg，3 次/日×7 日	屈螺酮：1.57 (1.46～1.70)，炔雌醇：1.00 (0.91～1.10)	屈螺酮：1.99 (1.87～2.11) 炔雌醇：0.76 (0.73～0.79)	N/A
依法韦仑	600 mg，1 次/日×16 日	800 mg，3 次/日×6 日	1.11 (1.02～1.20)	1.20 (1.15～1.26)	N/A
艾司西酞普兰	10 mg 单剂量口服	800 mg，3 次/日×11 日	0.81 (0.76～0.87)	0.79[d] (0.71～0.87)	N/A
依曲韦林	200 mg，2 次/日×(11～14)日	800 mg，3 次/日×(11～14)日	0.76(0.68～0.85)	0.77(0.66～0.91)	0.71(0.54～0.95)
洛匹那韦-利托那韦	400 mg/100 mg，2 次/日×22 日	800 mg，3 次/日×6 日	洛匹那韦：0.70 (0.65～0.77)，利托那韦：0.88 (0.72～1.07)	洛匹那韦：0.66[c] (0.60～0.72) 利托那韦：0.78 (0.71～0.87)	洛匹那韦：0.57 (0.49～0.65)，利托那韦：0.58 (0.52～0.65)
美沙酮	20～150 mg，1 次/日×6 日	800 mg，3 次/日×6 日	*R*-美沙酮：0.90 (0.71～1.13)，*S*-美沙酮：0.83 (0.64～1.09)	*R*-美沙酮：0.85 (0.74～0.96)，*S*-美沙酮：0.78 (0.66～0.93)	*R*-美沙酮：0.81 (0.66～1.00)，*S*-美沙酮：0.74 (0.58～0.95)
咪达唑仑	4 mg 单剂量口服	800 mg，3 次/日×6 日	2.77 (2.36～3.25)	5.30 (4.66～6.03)	N/A
奥美拉唑	40 mg，1 次/日×5 日	800 mg，3 次/日 ×5 日	1.03 (0.85～1.26)	1.06 (0.90～1.25)	1.12[e] (0.75～1.67)
聚乙二醇干扰素 α-2b	1.5 μg/kg 皮下注射，每周 1 次×2 周	200 mg 或 400 mg，3 次/日×7 日	N/A	0.99[a,b] (0.83～1.17)	N/A
普伐他汀	40 mg 单剂量口服	800 mg，3 次/日×6 日	1.49 (1.03～2.14)	1.63[d] (1.01～2.62)	N/A
泼尼松	40 mg 单剂量口服	800 mg，3 次/日×6 日	泼尼松：0.99 (0.94～1.04)，泼尼松龙：1.16 (1.09～1.24)	泼尼松：1.22 (1.16～1.28)，泼尼松龙 1.37 (1.31～1.44)	N/A
雷特格韦	400 mg 单剂量口服	800 mg，3 次/日×10 日	1.11 (0.91～1.36)	1.04 (0.88～1.22)	0.75 (0.45～1.23)
他克莫司	0.5 mg 单剂量口服	800 mg，3 次/日×11 日	9.90 (7.96～12.3)	17.1[d] (14.0～20.8)	N/A
替诺福韦	300 mg，1 次/日×7 日	800 mg，3 次/日×7 日	1.32 (1.19～1.45)	1.05 (1.01～1.09)	N/A

注：*：无影响 = 1.00，即合用时药动学参数与单用本品时的药动学参数相等；a：0～168 h 的数据；b：剂量 200 mg 和 400 mg 时；c：AUC 为 0 时至最后；d：AUC 为 0～12 h 的数据；e：为 8 h 时的数据；N/A 表示数据不可得。

【剂量与用法】 1. 对于未经治疗的患者，在初始治疗[聚乙二醇干扰素 α 联合利巴韦林(PR)治疗 4 周，下同]后加服本品 800 mg，3 次/日，在第 8 周和 24 周，均检测不到 HCV-RNA 者，可将三种药物的治疗方案延续至 28 周。

2. 对于未经治疗的患者，在初始治疗 4 周后加服本品 800 mg，3 次/日，第 8 周可检测出 HCV-RNA，而用药至 24 周后检测不到 HCV-RNA 者，可将 3 种药物的治疗方案延续至 36 周，然后，用 PR 治疗至第 48 周。

3. 对于经 PR 治疗有部分病毒学应答或复发者，在初始治疗及加服本品 800 mg，3 次/日，第 8 周和 24 周，均检测不到 HCV-RNA 者，可将 3 种药物的治疗方案延续至第 36 周。

4. 对于经 PR 治疗有部分病毒学应答或复发者，初始治疗及加服本品 800 mg，3 次/日，第 8 周可检测出 HCV-RNA，而用药至 24 周后已检测不到 HCV-RNA 者，可将 3 种药物的治疗方案延续至 36 周，其后，用 PR 继续治疗至第 48 周。

5. 对于经 PR 治疗无反应者，初始治疗及加服本品 800 mg，3 次/日，无论第 8 周可否检测出 HCV-RNA，第 24 周后已检测不到 HCV-RNA 者，3 种药物的治疗方案延续至 48 周。

6. 若患者在治疗 12 周后，HCV-RNA ≥ 100U/ml 或 24 周后确诊可检测到 HCV-RNA，视为治疗失败，应停止 3 种药物的治疗方案。

7. 对于初始治疗，PR 用药 12 周后，HCV-RNA 下降＜2lg10 的患者，若考虑继续治疗，应先接受 PR 用药 4 周后，再加服本品 800 mg，3 次/日，共 44 周。

8. 对干扰素应答率较弱的未经治疗的患者，为了达到最大的病毒学应答率，可先接受 PR 治疗 4 周，再加服本品 800 mg，3 次/日，共 44 周。

9. 有肝代偿功能的肝硬化患者，先接受 PR 用药 4 周后，再加服本品 800 mg，3 次/日，共 44 周。

10. 调整剂量时，不推荐减少本品剂量，若患者对聚乙二醇干扰素 α 和(或)利巴韦林有潜在的严重不良反应，应减少 PR 剂量或停止用药，但本品不应在停用 PR 时服用。

11. 所有患者在用药 12 周后，因治疗失败而停药时，HCV-RNA≥100U/ml 或用药 24 周后仍可检测到 HCV-RNA 时，应停止治疗。

【用药须知】 1. 本品过量没有特异性解毒药，本品过量经验十分有限，一旦过量除密切观察患者体征外，应给予综合的支持性措施，包括生命指征监测和 ECG(Q-T 间期)监测。如确定药物过量，洗胃以排出未吸收的有效成分，药用炭也可用来移除未吸收的有效成分。因为本品与血浆蛋白高度结合，不太可能通过血液透析去除已吸收的有效成分。

2. 应在每天进餐时服用本品，单独的蛋白饮品摄取不能替代进餐。

3. 轻、中度肝、肾功能不全患者不必调整剂量。

4. 如果漏服 1 剂，离下次服药预定时间不足 2 h，不必补服；如≥2 h，应补服，与食物同服，下一次服药按预定时间。

5. 治疗期间是否传染未知，应采取必要的防止传染他人的措施。

【制剂】 胶囊剂：200 mg。

【贮藏】 密闭贮于 2～8 ℃，避免暴露于高温中。室温下可保存 3 个月。

西美瑞韦
(simeprevir)

别名：Olysio

本品是直接作用于丙型肝炎病毒(HCV)的抗病毒药。

【CAS】 923604-59-5

【ATC】 J05AE14

【理化性质】 1. 本品为白色或近白色粉末。几乎不溶于水、丙二醇，极微溶于甲醇，微溶于丙酮。

2. 化学名：(2*R*，3*aR*，10*Z*，11*aS*，12*aR*，14*aR*)-*N*(Cyclopropylsulfonyl)-2-[[2-(4-isopropyl-1，3-thiazol-2-yl)-7-methoxy-8-methyl-4quinolinyl]oxy]-5-methyl-4，14-dioxo-2，3，3a，4，5，6，7，8，9，11a，12，13，14，14atetradecahydrocyclopenta[c]cyclopropa[*g*][1，6]diazacyclotetradecine-12*a*(1*H*)carboxamide

3. 分子式：$C_{38}H_{47}N_5O_7S_2$

4. 分子量：749.94

5. 结构式

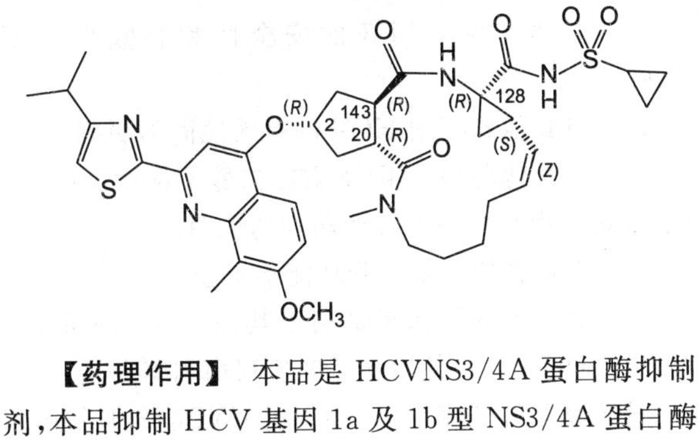

【药理作用】 本品是 HCVNS3/4A 蛋白酶抑制剂，本品抑制 HCV 基因 1a 及 1b 型 NS3/4A 蛋白酶的抑制常数(K_i)分别为 0.5nmol/L 和 1nmol/L。

【体内过程】 1. 吸收　多剂量给予本品 75～200 mg 后，暴露量增加大于剂量的增加。1 次/日给药 7 日后达稳态。HCV 感染者的暴露量为健康者的

2～3倍。达稳态后，在给药前本品的血药浓度为1936ng/ml，AUC_{24h}为57469(ng·h)/ml。与聚乙二醇干扰素、利巴韦林合用或索氟布韦合用血药浓度无变化。口服后4～6 h达血药峰值。

食物增加本品的生物利用度，延迟达峰时间1～1.5 h，故本品应在进餐时服用。

2. 分布　本品高度与血浆蛋白结合，血浆蛋白结合率大于99%。主要与白蛋白结合，少部分与α-酸糖蛋白结合。

3. 代谢　本品主要在肝脏经CYP3A氧化代谢，不排除CYP2C8及CYP2C19亦参与本品的代谢。血浆中主要为原药，有小部分代谢产物存在。

4. 排泄　口服本品200 mg，在健康者本品的终末半衰期为10～13 h，HCV感染者为41 h。本品主要通过胆囊分泌、排泄，粪便中回收给药剂量的91%，其中31%为原药，尿液中回收给药剂量的1%。

5. 与肝功能正常者比较，中度和重度肝脏损伤患者的AUC分别升高2.4倍和4.5倍。

【适应证】 作为治疗方案的一部分，用于治疗慢性基因1型丙型肝炎病毒感染。

【不良反应】 1. 与聚乙二醇干扰素、利巴韦林注射剂联合用药时，常见的不良反应为皮疹、光敏性皮炎、瘙痒、恶心、肌痛、呼吸困难、碱性磷酸激酶升高、胆红素升高。

2. 与索氟布韦合用的不良反应包括疲乏、头痛、恶心、失眠、光敏性皮炎。

【妊娠期安全等级】 C。

【禁忌与慎用】 1. 儿童用药的安全性和有效性尚未确定。

2. 妊娠期妇女只有在潜在益处大于对胎儿潜在风险时才可使用。

3. 哺乳期妇女用本品时应避免哺乳，因为尚不明确本品是否能通过母乳并且是否对婴儿有害。

4. 肝移植患者用药的安全性和有效性尚不明确。

5. 对其他基因型HCV的有效性尚不明确。

6. 与其他药物合用(如聚乙二醇干扰素、利巴韦林、索氟布韦)时，参见其他药物的说明。

7. 不推荐用于重度肝功能不全患者。

8. 亚洲人种的暴露量高于其他人种3.4倍，具东亚血统的人群在使用本品时应权衡利弊。

【药物相互作用】 1. 本品是CYP1A2抑制剂和肠道CYP3A4抑制剂，但对肝脏CYP3A4无抑制作用。本品是OATP1B1/3和P-糖蛋白抑制剂。

2. 本品主要经CYP3A代谢，中效或强效CYP3A抑制剂可升高本品的血药浓度。

3. 本品可升高地高辛的血药浓度，应监测地高辛的血药浓度。

4. 本品可轻度升高抗心律失常药(如胺碘酮、苄普地尔、氟卡尼、普罗帕酮、地高辛及奎尼丁)的血药浓度，合用时应密切观察，并监测血药浓度。

5. CYP3A4诱导剂(抗惊厥药，如卡马西平、奥卡西平、苯妥英、苯巴比妥，抗结核药，如利福平、利福喷汀，地塞米松等)可降低本品的血药浓度，可导致治疗失败，不推荐本品与上述药物合用。

6. 与红霉素合用，本品和红霉素的血药浓度均见升高。

7. 克拉霉素和泰利霉素可升高本品的血药浓度，不推荐合用。

8. 唑类抗真菌药(酮康唑、伊曲康唑、伏立康唑、泊沙康唑)可升高本品的血药浓度，不推荐合用。

9. 本品可升高钙通道阻滞剂(氨氯地平、非洛地平、地尔硫䓬、尼索地平、尼卡地平、硝苯地平、维拉帕米)的血药浓度，密切监测钙通道阻滞剂的不良反应。

10. 本品可升高西沙必利血药浓度，增加心律失常的风险，不推荐合用。

11. 水飞蓟可升高本品的血药浓度，不推荐合用。

12. 贯叶连翘可降低本品的血药浓度，不推荐合用。

13. 可比司他可升高本品的血药浓度，不推荐与含可比司他的制剂合用。

14. 依法韦仑可降低本品血药浓度，导致治疗失败，不可合用。

15. 地拉韦啶可升高本品的血药浓度，不推荐合用。

16. 依曲韦林和奈韦拉平可降低本品的血药浓度，不推荐合用。

17. 本品与达芦那韦-利托那韦合用，本品和达芦那韦的血药浓度均见升高，不推荐合用。

18. 利托那韦可升高本品的血药浓度，不推荐合用。

19. 与咪达唑仑及阿普唑仑合用，注意呼吸抑制不良反应的发生，应减小剂量。

【剂量与用法】 推荐剂量为150 mg，1次/日，进餐时服用，胶囊剂应整粒吞服。

1. 与干扰素、利巴韦林合用

(1) 未经治疗的患者或经干扰素治疗复发的患者　本品与聚乙二醇干扰素、利巴韦林治疗2周，继后用聚乙二醇干扰素、利巴韦林治疗12周。

(2) 经干扰素治疗无反应者　本品与聚乙二醇干扰素、利巴韦林治疗2周，继后用聚乙二醇干扰素、利巴韦林治疗36周。

(3) 在治疗第4周、第12周、第24周测定HCV RNA水平，如≥25 IU/ml，提示本品的治疗无足够疗效，应停止治疗。

2. 与索氟布韦合用

(1) 伴肝硬化者　疗程24周。

(2) 不伴肝硬化者　疗程12周。

【用药须知】 1. 本品不能单用。

2. 本品与干扰素及利巴韦林治疗HCV 1a型存在NS3 Q80K基因者效果差，在开始用本品前应对此类患者进行筛查，此类患者应选用其他治疗方案。

3. 本品不推荐用于重度肝功能不全患者及曾使用含本品或其他蛋白酶抑制剂治疗失败的患者。

【制剂】 胶囊剂：150 mg。

【贮藏】 避光，贮于30 ℃以下。

达卡他韦
(daclatasvir)

别名：Daklinza

本品是直接作用于丙型肝炎病毒（HCV）的抗病毒药。2014年7月欧盟批准其上市。

【CAS】 1009119-64-5

【ATC】 J05AX14

【理化性质】 1. 化学名：Methyl[(2*S*)-1-{(2*S*)-2-[4-(4′-{2-[(2*S*)-1-{(2*S*)-2-[(methoxycarbonyl) amino] 3-methylbutanoyl}-2-pyrrolidinyl]-1*H*-imidazol-4-yl}-4-biphenylyl)-1*H*-imidazol-2-yl]-1-pyrrolidinyl}-3-methyl-1-oxo-2-but-anyl]carbamate

2. 分子式：$C_{40}H_{50}N_8O_6$

3. 分子量：738.88

4. 结构式

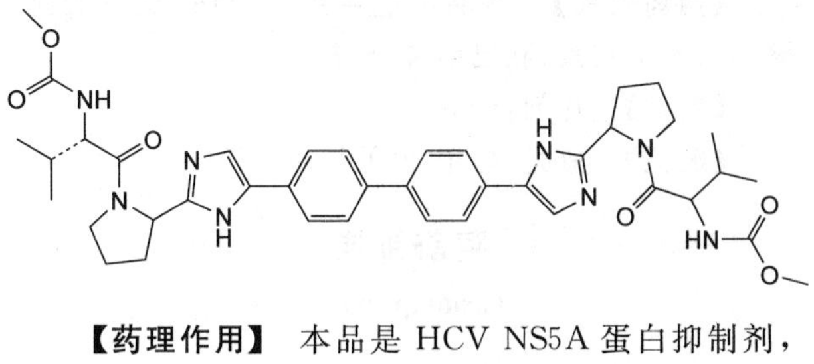

【药理作用】 本品是HCV NS5A蛋白抑制剂，NS5A蛋白是病毒复制关键的多功能蛋白。本品可抑制HCV RNA的复制和病毒颗粒的组装。

【体内过程】 1. 吸收　多剂量给予本品后，血药浓度在1～2 h后达峰值，暴露量的增加与剂量的增加近似线性。1次/日给药4日后达稳态。一次60 mg，1次/日多次给药后，C_{max}为1534 (58%CV) ng/ml，$AUC_{0\sim24h}$为14122 (70%CV) (ng·h)/ml，C_{min}为232 (83%CV) ng/ml。本品片剂的生物利用度约为67%。

2. 分布　本品的血浆蛋白结合率为99%，且与浓度无关。稳态分布容积为47L。本品是P-糖蛋白、OATP 1B1和BCRP的抑制剂。

3. 代谢　本品主要经CYP3A4代谢，血浆中主要为原药，无一种代谢产物的浓度超过原药的5%。

4. 排泄　口服放射性标记的本品6 mg，粪便中回收88%的给药剂量（53%为原药），尿液中回收6.6%（主要为原药）。$t_{1/2}$为12～15 h，清除率为4.24L/h。

5. 肾功能不全者暴露量稍有升高。

【适应证】 作为治疗方案的一部分，用于治疗慢性丙型肝炎病毒感染。

【不良反应】 与聚乙二醇干扰素、利巴韦林或索氟布韦联合用药时，常见的不良反应为贫血、食欲降低、抑郁、焦虑、失眠、头痛、头晕、偏头痛、热潮红、咳嗽、呼吸困难、鼻充血、恶心、腹泻、腹痛、便秘、腹胀、胃-食管反流性疾病、口干、呕吐、瘙痒、皮肤干燥、脱发、皮疹、关节痛、肌痛、疲乏、易激惹。

【禁忌与慎用】 1. 18岁以下儿童用药的安全性和有效性尚未确定。

2. 妊娠期妇女只有在潜在益处大于对胎儿潜在风险才可使用。

3. 哺乳期妇女应避免哺乳，因为尚不明确本品是否能通过母乳并且是否对婴儿有害。

4. 肝移植患者用药的安全性和有效性尚不明确。

5. 对其他基因型HCV的有效性尚不明确。

6. 与其他药物合用（如聚乙二醇干扰素、利巴韦林、索氟布韦）时，参见其他药物的说明。

7. 不推荐用于重度肝功能不全患者。

8. 亚洲人种的暴露量高于其他人种3.4倍，具东亚血统的人群在使用本品时应权衡利弊。

【药物相互作用】 1. 波普瑞韦抑制CYP3A4，可升高本品的血药浓度，本品与包括波普瑞韦在内的CYP3A4强效抑制剂合用，应降低剂量至30 mg，1次/日。

2. 本品与西美瑞韦合用，两药的暴露量均见升高，但不必调整两药的剂量。

3. 特拉匹韦可升高本品的血药浓度，本品的剂量应降至30 mg，1次/日。

4. 阿扎那韦-利托那韦可升高本品的血药浓度，本品的剂量应降至30 mg，1次/日。

5. 达芦那韦-利托那韦、洛匹那韦-利托那韦可能升高本品的血药浓度，尚无研究数据，不推荐合用。

6. 替诺福韦、拉米夫定、齐多夫定、恩曲他滨、阿巴卡韦、去羟肌苷、司他夫定与本品合用，无临床意义的相互作用，不必调整剂量。

7. 依曲韦林、奈韦拉平可能会降低本品的血药浓度，尚无研究数据，不推荐合用。

8. 与利匹韦林合用无临床意义的相互作用，不必调整剂量。

9. 与拉替拉韦、多芦那韦、恩夫韦肽、马拉维诺合用无临床意义的相互作用，不必调整剂量。

10. 与含可比司他的制剂合用，可能会升高本品的血药浓度，本品的剂量应降至 30 mg，1 次/日。

11. 与 H_2 受体拮抗剂、质子泵抑制剂无临床意义的相互作用，不必调整剂量或分开服用。

12. 克拉霉素、泰利霉素可能升高本品的血药浓度，合用时本品的剂量应降至 30 mg，1 次/日。

13. 红霉素可能升高本品的血药浓度，谨慎合用。

14. 与阿奇霉素、环丙沙星无临床意义的相互作用，不必调整剂量。

15. 本品与达比加群合用，两药血药浓度都受影响，应监测不良反应，特别是出血的风险。

16. 与华法林无临床意义的相互作用，不必调整剂量。

17. 卡马西平、苯妥英、苯巴比妥、奥卡西平可明显降低本品的血药浓度，禁止合用。

18. 与西酞普兰无临床意义的相互作用，不必调整剂量。

19. 酮康唑、伊曲康唑、伏立康唑、泊沙康唑可升高本品的血药浓度，合用时本品的剂量应降至 30 mg，1 次/日。

20. 与氟康唑合用无临床意义的相互作用，不必调整剂量。

21. 利福平、利福喷汀、利福布汀可明显降低本品的血药浓度，禁止合用。

22. 本品可升高地高辛的血药浓度，地高辛的剂量应从低剂量开始仔细滴定，推荐监测地高辛的血药浓度。

23. 地尔硫䓬、硝苯地平、氨氯地平、维拉帕米等钙通道阻滞剂可升高本品的血药浓度。

24. 全身用地塞米松可能会降低本品的血药浓度，禁止合用。

25. 贯叶连翘可能会降低本品血药浓度，禁止合用。

26. 与炔雌醇-诺孕酯无临床意义的相互作用，与其他口服避孕药的相互作用尚不明确。

27. 与环孢素、他克莫司、西罗莫司、吗替麦考酚酯无临床意义的相互作用，不必调整剂量。

28. 与丁丙诺啡、美沙酮无临床意义的相互作用，不必调整剂量。

29. 本品与苯二氮䓬类药物无临床意义的相互作用，不必调整剂量。

【剂量与用法】 推荐剂量为 60 mg，1 次/日，是否与食物同服均可。

1. 无肝硬化的 HCV 基因 1 型或 4 型感染的患者　本品与索氟布韦合用，疗程 12 周，对于经 NS3/4A 蛋白酶抑制治疗的患者，考虑延长至 24 周。

2. 伴代偿性肝硬化的 HCV 基因 1 型或 4 型感染的患者　本品与索氟布韦合用，疗程 24 周，对于未经治疗的患者、IL28BCcr 基因型和或病毒载量低的患者可考虑缩短疗程至 12 周；晚期肝病患者可考虑加用利巴韦林。

3. 伴代偿性肝硬化的 HCV 基因 3 型感染的患者　本品与索氟布韦合用，疗程 24 周。

4. HCV 基因 4 型　与聚乙二醇干扰素、利巴韦林合用，疗程 24～48 周。如果在治疗第 4 周和第 12 周检测不到 HCV RNA，3 种药物使用至 24 周；如果在治疗第 4 周和第 12 周不是一次都检测不到 HCV RNA，3 种药物治疗 24 后，继续聚乙二醇干扰素、利巴韦林治疗至 48 周。

5. 在治疗第 4 周、第 12 周、第 24 周测定 HCV RNA 水平，在第 4 周 HCV RNA 水平≥100 IU/ml，或在 12 周或 24 周，HCV RNA 水平≥25IU/ml，提示本品的治疗无足够疗效，应停止治疗。

6. 与强效 CYP3A 抑制剂合用，本品的剂量应减至 30 mg，与中效 CYP3A 抑制剂合用，本品的剂量应增加至 90 mg。

7. 如漏服一剂，如距下次服用 4 h 以上，应尽快补服。

【用药须知】 本品不能单用，需与索氟布韦或聚乙二醇干扰素、利巴韦林合用。

【制剂】 片剂：30 mg；60 mg。

【贮藏】 避光，贮于 30 ℃以下。

阿舒那韦

(asunaprevir)

别名：Sunvepra

本品是直接作用于丙型肝炎病毒的抗病毒药。2014 年 7 月日本批准其上市，但美国未批准其上市。

【CAS】 630420-16-5

【ATC】 J05AE15

【理化性质】 1. 化学名：3-Methyl-*N*-{[(2-methyl-2-propanyl) oxy] carbonyl}-L-valyl-(4*R*)-4-[(7-chloro-4-methoxy-1-isoquinolinyl)oxy]-*N*-{(1*R*,

2S)-1-[(cyclopropylsulfonyl) carbamoyl]-2-vinylcyclopropyl}-L-prolinamide

2. 分子式：$C_{35}H_{46}ClN_5O_9S$

3. 分子量：748.29

4. 结构式

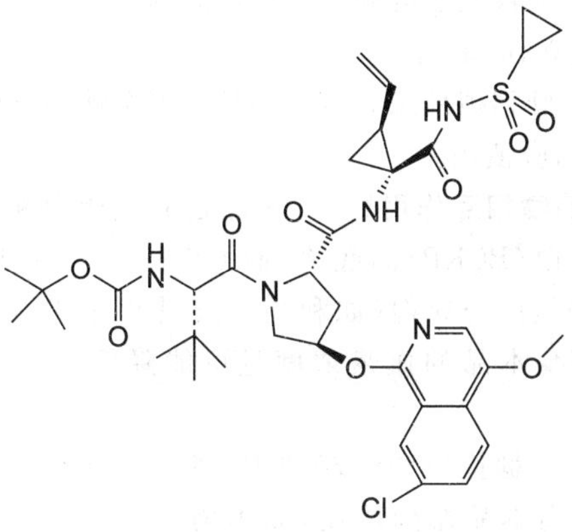

【简介】 本品是一种 NS3/4A 蛋白酶抑制剂，用于治疗丙型肝炎病毒基因 1 型感染。与达卡那韦合用，口服，一次 100 mg，2 次/日。胶囊剂：100 mg。

索氟布韦

(sofosbuvir)

别名：Sovaldi

本品是一种 HCV NS5B RNA-依赖性 RNA 聚合酶抑制剂，属抗病毒药。

【CAS】 1190307-88-0

【理化性质】 1. 本品为白色或类白色结晶体，在 37 ℃，pH 为 2～7.7 时，溶解度≥2 mg/ml，微溶于水。

2. 化学名：2-((S)-(((2R,3R,4R,5R)-5-(2,4-dioxo-3,4-dihydropyrimidin-1(2H)-yl)-4-fluoro-3-hydroxy-4-methyltetrahydrofuran-2-yl) methoxy)-(phenoxy)phosphorylamino) propanoate

3. 分子式：$C_{22}H_{29}FN_3O_9P$

4. 分子量：529.45

5. 结构式

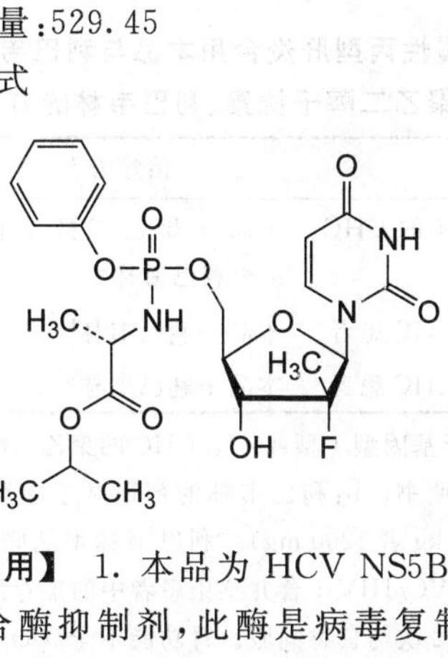

【药理作用】 1. 本品为 HCV NS5B RNA-依赖性 RNA 聚合酶抑制剂，此酶是病毒复制所必需的酶。本品是一种核苷酸前药，在细胞内代谢后，形成具有药理活性的尿苷三磷酸类似物(GS-461203)，其通过 NS5B 聚合酶与 HCV RNA 结合，成为肽链终止因子。在生物化学分析中，GS-461203 可抑制 HCV 基因型 1b、2a、3a 和 4a 的、重组的 NS5B 聚合酶活性，其 IC_{50} 值范围为 0.7～2.6 μmol/L，其不抑制人类 DNA 和 RNA 聚合酶、线粒体 RNA 聚合酶。

2. 体外试验本品对抗基因型 1a 和 1b、2a、3a 和 4a，及嵌合 1b 复制子编码基因型 2b、5a 或 6a 中的 NS5B 全长复制子的 EC_{50} 值为 0.014～0.11 μmol/L。在感染病毒分析中，本品对抗基因型 1a 和 2a 的 EC_{50} 值分别为 0.03 和 0.02 μmol/L。40％人的血清对本品抗 HCV 活性无影响。在复制细胞中降低 HCV RNA 水平方面，本品联合干扰素或利巴韦林无拮抗作用。

【体内过程】 1. 吸收　在健康成年受试者和慢性丙型肝炎受试者中，曾评价本品及其在循环中代谢产物 GS-331007 的药动学。口服本品后，C_{max} 为 0.5～2 h，GS-331007 的 C_{max} 为 2～4 h，基于群体药动学研究，联合利巴韦林(联合或不联合聚乙二醇干扰素)治疗 HCV 基因型 1 或 6 感染，本品(n = 838)、GS-331007(n = 1695)的 $AUC_{0\sim24h}$ 分别为 828 (ng·h)/ml 和 6790(ng·h)/ml。与健康受试者相比，HCV(n = 272)感染受试者给予单一本品，较本品的 $AUC_{0\sim24h}$ 高 39％，而 GS-331007 的 $AUC_{0\sim24h}$ 则低 39％。在 200～1200 mg 剂量范围内，本品和 GS-331007 的 AUC 与剂量高低相关。

高脂肪饮食不影响本品和 GS-331007 的 C_{max} 或 $AUC_{0\sim inf}$，因此，本品的吸收不受食物影响。

2. 分布　本品血浆蛋白结合率为 61％～65％，当血药浓度为 1～20 μg/ml 时，结合率与药物浓度无关。GS-331007 与血浆蛋白的结合率极低。健康受试者口服本品 400 mg，游离型与结合型的比率约为 0.7。

3. 代谢　本品在肝脏中大部分代谢成具有药理活性的三磷酸 GS-461203。代谢活化途径包含通过人组织蛋白酶 A(CATA)或羧酸酯酶 1(CES1)催化的羧酸酯基团连续水解、组氨酸三联体核苷酸结合蛋白 1(HINT1)裂解氨基磷酸酯，及随后经嘧啶核苷酸生物合成途径磷酸化作用，脱磷酸作用形成核苷代谢产物 GS-331007，其在体外不能再次有效磷酸化，且不具有抗 HCV 活性。

口服单剂量 ^{14}C 标记的本品 400 mg 后，原药约占总 AUC 的 4％，GS-331007≥90％。

4. 消除　单剂量口服本品 400 m 后，总回收率≥92％，尿液、粪便、呼气中分别回收 80％、14％、2.5％；尿液中的 GS-331007 和原药分别回收 78％和 3.5％。GS-331007 主要经肾脏排除，原药和 GS-

331007 的终末半衰期分别为 0.4 h 和 27 h。

5. 种族、年龄、性别对本品的暴露量无影响;儿童的药动学尚未建立。

6. 肾功能不全的者 HCV 阴性的轻、中、重度功能不全患者服用单剂量本品 400 mg,相对于肾功能正常受试者,本品的 $AUC_{0\sim inf}$ 分别为 61%、107% 和 171%;GS-331007 的 $AUC_{0\sim inf}$ 分别为 55% 和 88% 和 451%。终末期肾病患者(ESRD)在血液透析前 1 h 给药,本品和 GS-331007 的 $AUC_{0\sim inf}$ 分别为 28% 和 1280%;透析后 1 h 给药,本品和 GS-331007 的 $AUC_{0\sim inf}$ 分别为 60% 和 2070%。血液透析 4 h 可清除本品约 18%。轻、中度肾功能不全患者不必调整剂量,重度功能不全及 ESRD 患者用药的安全性和有效性尚未建立,无推荐剂量。

7. 肝功能不全的患者 中、重度肝功能不全的 HCV 感染者,服用本品 400 mg 达 7 日,与肝功能正常受试者相比,本品的 $AUC_{0\sim 24h}$ 分别为 126% 和 143%;GS-331007 的 $AUC_{0\sim inf}$ 分别为 18% 和 9%。HCV 感染者的群体药动学分析表明,肝硬化对本品和 GS-331007 无临床意义的影响。肝功能不全患者无推荐剂量。

【适应证】 本品为丙型肝炎病毒核苷酸类似物 NS5B 聚合酶的抑制剂,用作慢性丙型肝炎(CHC)感染抗病毒组合治疗方案的组成部分。

【不良反应】 1. ≥15%的与治疗相关的不良反应包括疲劳、头痛、恶心、失眠、瘙痒、贫血、衰弱、皮疹、食欲降低、寒冷、流感症状、发热、腹泻、中性粒细胞减少、肌痛、易怒等。

2. 本品+利巴韦林联合治疗,最常见的不良反应(≥20%)有疲劳和头痛。本品+聚乙二醇干扰素 α+利巴韦林联合治疗,最常见的不良反应(≥20%)有乏力、头痛、恶心和失眠。

3. 罕见不良反应(<1%)包括全血细胞减少症(特别是联合聚乙二醇干扰素治疗的患者)、精神障碍、严重抑郁症(特别是有精神病史受试者),包括自杀观念和自杀行为。

4. 实验室检查异常有胆红素、肌酸激酶和脂酶升高。

【妊娠期安全等级】 X。

【禁忌与慎用】 1. 当本品与利巴韦林或聚乙二醇干扰素 α-利巴韦林合用,适用于联合疗法的患者。请参阅聚乙二醇干扰素 α 和利巴韦林的禁忌证。

2. 禁用于妊娠期妇女或育龄期妇女及其男性伴侣,因为可导致畸胎和死胎。

3. 尚未明确本品是否可通过乳汁分泌,哺乳期妇女使用时,应暂停哺乳。

4. ≤18 周岁的青少年用药的安全性和有效性尚未建立,应慎用。

5. 重度肾功能不全(GFR<30 ml/min)或需要血液透析的终末期肾病(ESRD)患者用药安全性和有效性尚未建立,应慎用。

6. 失代偿性肝硬化应用本品的安全性和有效性尚未建立,应慎用。

7. 肝移植后患者应用本品的安全性和有效性尚未建立,应慎用。

【药物相互作用】 1. 本品是 P-糖蛋白和乳腺癌耐药蛋白(BCRP)的底物,而 GS-331007 不是,与强效 P-糖蛋白诱导剂(如利福平或贯叶连翘)合用,可显著减少本品的血浆浓度且可能降低本品的治疗效果。

2. P-糖蛋白和(或)BCRP 抑制剂与本品合用,可能升高本品血药浓度,而不增加 GS-331007 的血药浓度。本品可与 P-糖蛋白和(或)BCRP 抑制剂合用。本品和 GS-331007 均不是 P-糖蛋白和 BCRP 的抑制剂,因此不会增加经上述途径转运的底物的血药浓度。

3. 与抗癫痫药(卡马西平、苯妥英钠、苯巴比妥、奥卡西平)合用,本品及 GS-331007 的血药浓度均可降低,从而减弱本品的治疗作用,不宜合用。

4. 与抗结核药(利福布汀、利福平、利福喷汀)合用,本品及 GS-331007 的血药浓度会降低,从而减弱本品的治疗作用,不宜合用。

5. 与 HIV 蛋白酶抑制剂(替拉那韦、利托那韦)合用,本品及 GS-331007 的血药浓度会降低,从而减弱本品的治疗作用,不宜合用。

【剂量与用法】 1. 成人口服的推荐剂量为一次 400 mg,1 次/日,空腹或餐后服用均可。

本品治疗成人慢性丙型肝炎时应与利巴韦林合用或与聚乙二醇干扰素和利巴韦林合用,其组合药物的推荐治疗方案和疗程见下表。

成人慢性丙型肝炎合用本品与利巴韦林或与聚乙二醇干扰素、利巴韦林的方案

	治疗方案	疗程
基因型 1 或 4 的 CHC 患者	本品+聚乙二醇干扰素 α[a]+利巴韦林[b]	12 周
基因型 2 的 CHC 患者	本品+利巴韦林[b]	12 周
基因型 3 的 CHC 患者	本品+利巴韦林[b]	24 周

注:a:用于基因型 1 型或 4 型 CHC 的聚乙二醇干扰素 α 推荐剂量见药品说明书。b:利巴韦林的剂量基于体重(<75 kg 者为 1000 mg;≥75 kg 者 1200 mg)。利巴韦林本品联合疗法在 HCV 单一感染和 HVC/HIV-1 合并感染患者中的推荐治疗方案和疗程的一日剂量分 2 次与食物同服。肾功能不全(Ccr≤50 ml/min)患者需降低利巴韦林剂量;参见利巴韦林说明书。

2. 本品与利巴韦林合用 24 周被认为是感染基因型 1 的 CHC 不适于接受干扰素基础方案的患者一个治疗选择。

3. 推荐本品与利巴韦林合用多达 48 周或直到肝移植时，以防止移植后再感染丙型肝炎病毒。

4. 剂量调整　不建议本品减量。

(1) 基因型 1 和 4　如果患者有与聚乙二醇干扰素 α 和(或)利巴韦林可能相关的严重不良反应，聚乙二醇干扰素 α 和(或)利巴韦林的量应减少或停止用药。请参阅聚乙二醇干扰素 α 和利巴韦林的药品说明书，以了解有关如何减量和(或)停药的附加说明。

(2) 基因型 2 和 3　如果患者有与利巴韦林可能相关的严重不良反应，利巴韦林剂量应调整或停药，直至不良反应的严重程度降低。基于患者的血红蛋白浓度和心脏状况进行剂量调整见下表。

与本品合用的利巴韦林剂量调整方案

实验室值	减少利巴韦林剂量为 600 mg/d[a]	停用利巴韦林[b]
无心脏疾病的患者血红蛋白	<10 g/dl	<8.5 g/dl
有稳定心脏病史的患者血红蛋白	在任意 4 周的治疗期血红蛋白降低值≥2 g/dl	尽管连续 4 周减少剂量，血红蛋白仍<12 g/dl

注：a:利巴韦林一日剂量分两次与食物同服；b:由于实验室异常或临床表现停用利巴韦林，应尝试重新给予利巴韦林 600 mg/d，并且进一步增加剂量至 800 mg/d。

5. 终止给药　如果与本品合用的其他药物长时间停用，本品也应停用。

【用药须知】 1. 本品不可单独使用，需与其他抗病毒药合用，当合用时，应仔细阅读其他药品的说明书。

2. 如漏服，及时补服，但每天不超过 1 片，次日按时服用。

3. 老年人不必调整给药剂量。

4. 在治疗期间和结束治疗后，至少 6 个月育龄期妇女及其男性伴侣需使用两种有效的避孕措施。在治疗期间必须进行常规妊娠试验。尚无使用全身激素类避孕药临床数据，因此，应选用有效的非激素避孕药。

5. 无特殊解毒剂，用药过量时，需监测生命体征和观察临床症状。血液透析 4 h 可清除 18%的本品。

6. 用本品治疗期间，是否可传染丙型肝炎尚不清楚。

7. 不建议本品单药用于治疗慢性丙型肝炎。治疗方案和持续时间取决于病毒的基因型和患者群体，而治疗效应则随着宿主病毒载量基线水平和病毒因素变化而定。

【制剂】 片剂：400 mg。

【贮藏】 贮于 30 ℃以下。

来地帕韦-索氟布韦

(ledipasvir and sofosbuvir)

本品是治疗丙型肝炎的复方制剂。2014 年 10 月 10 日美国 FDA 批准上市。

【CAS】 1256388-51-8(ledipasvir)

【理化性质】 1. 来地帕韦

(1) 本品在 pH3.0～7.5 之间几乎不溶于水(<0.1 mg/ml)，pH2.3 以下微溶于水(1.1 mg/ml)。

(2) 化学名：Methyl [(2S)-1-{(6S)-6-[5-(9,9-difluoro-7{2-[(1*R*,3*S*,4*S*)-2-{(2*S*)-2-[(methoxycarbonyl)amino]-3-methylbutanoyl}-2azabicyclo[2.2.1]hept-3-yl]-1*H*-benzimidazol-6-yl}-9*H*-fluoren-2-yl)-1*H*-imidazol-2-yl]-5azaspiro[2.4]hept-5-yl}-3-methyl-1-oxobutan-2-yl]carbamate

(3) 分子式：$C_{49}H_{54}F_2N_8O_6$。

(4) 分子量：889.0

(5) 结构式

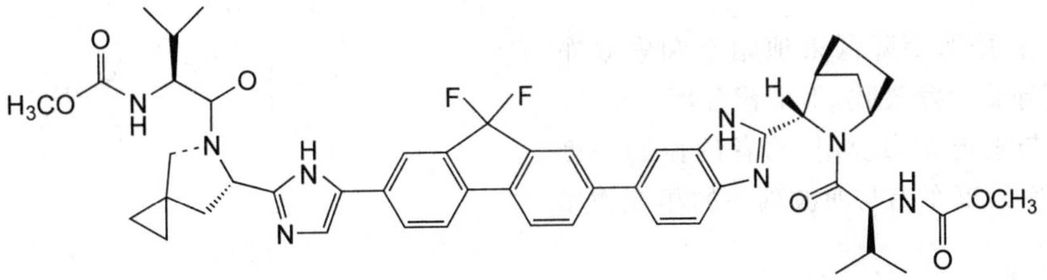

2. 索氟布韦的相关资料参见其条目项下。

【药理作用】 来地帕韦是丙型肝炎(HCV)NS5A 蛋白酶抑制剂，此酶是病毒复制所必需的。索氟布韦 HCV NS5B 蛋白酶抑制剂(参见索氟布韦项下)。来地帕韦和索氟布韦有协同作用。

【体内过程】 1. 吸收　口服本品后来地帕韦在 4～4.5 h 达血药峰值，索氟布韦 0.8～1 h 达血药峰值。索氟布韦的主要活性代谢产物 GS-331007 在 3.5～4 h 达血药峰值。三者的稳态 $AUC_{0\sim24h}$ 分别为 7290、1320 和 12000(ng·h)/ml，稳态 C_{max} 分别为

323、618 和 707ng/ml。

2. 分布　来地帕韦的蛋白结合率>99.8%。索氟布韦的蛋白结合率为 61%～65%。GS-331007 的蛋白结合率很低。

3. 代谢　来地帕韦不经 CYP1A2、CYP2C8、CYP2C9、CYP2C19、CYP2D6 及 CYP3A4 代谢，在体内经缓慢氧化代谢。循环中主要为原药(>98%)。索氟布韦的相关资料参见其条目项下。

4. 单剂量给予来地帕韦 90 mg，粪便中回收 86% 的放射性物质，原药约占给药剂量的 70%，氧化代谢产物占给药剂量的 2.2%。随尿液排泄不足 1%。

【适应证】 用于治疗基因 1 型丙型肝炎。

【不良反应】 1. 常见疲劳、腹泻、恶心、头痛、失眠。

2. 实验室检查可见胆红素升高、脂肪酶升高、肌酸激酶升高。

【妊娠期安全等级】 B。

【禁忌与慎用】 1. 动物实验表明来地帕韦可经乳汁分泌，哺乳期妇女使用时，应暂停哺乳，

2. 儿童用药的有效性及安全性尚未确定。

【药物相互作用】 1. 来地帕韦是 P-糖蛋白抑制剂，同时来地帕韦和索氟布韦也是 P-糖蛋白的底物。

2. 胃内 pH 升高可降低来地帕韦的溶解度，与抗酸药应间隔至少 4 h 服用。与 H_2 受体拮抗剂应间隔 12 h 服用，H_2 受体拮抗剂的剂量不超过相当于法莫替丁 40 mg，2 次/日。与质子泵抑制剂合用质子泵不超过相当于 20 mg 奥美拉唑的剂量可与来地帕韦-索氟布韦同时服用。

3. 来地帕韦可升高地高辛的血压浓度，推荐监测地高辛的血药浓度。

4. 卡马西平、苯妥英、苯巴比妥、奥卡西平、路福平、利福布汀、利福喷汀可降低来地帕韦和索氟布韦的血药浓度，导致治疗失败，不推荐合用。

5. 本品能升高替诺福韦的血药浓度，监测替诺福韦的毒性。

6. 替匹那韦-利托那韦降低来地帕韦和索氟布韦的血药浓度，可导致治疗失败，不推荐合用。

7. 西波瑞韦与来地帕韦合用，两者的血药浓度均升高。来地帕韦-索氟布韦与西波瑞韦的相互作用尚不明确。

8. 贯叶连翘可降低地帕韦和索氟布韦的血药浓度，不推荐合用。

9. 本品可明显升高瑞舒伐他汀的血药浓度，发生横纹肌溶解症的风险升高，不推荐合用。

【剂量与用法】 1. 推荐剂量为 90 mg/400 mg，1 次/日，是否与食物同服均可。未经治疗者和经治疗但无肝硬化者疗程 12 周；经治疗并伴肝硬化者疗程 24 周。

【用药须知】 本品应在每天的同一时间服用。

【制剂】 片剂：每片含本品 90 mg、索氟布韦 400 mg。

【贮藏】 贮存于 30 ℃以下。

格卡瑞韦-匹卜他韦

(glecaprevir and pibrentasvir)

别名：Mavyret

本品为治疗慢性丙型肝炎病毒(HCV)感染的复方制剂。

【CAS】 1365970-03-1(glecaprevir)；1353900-92-1(pibrentasvir)

【理化性质】

1. 格卡瑞韦

(1) 本品为白色至类白色结晶性粉末。37 ℃下，pH2～7 之间，溶解度 0.1～0.3 mg/ml，几乎不溶于水和乙醇。

(2) 化学名：(3*aR*, 7*S*, 10*S*, 12*R*, 21*E*, 24*aR*)-7-tert-butyl-*N*-{(1*R*, 2*R*)-2-(difluoromethyl)-1-[(1-methylcyclopropane-1-sulfonyl) carbamoyl] cyclopropyl}-20, 20-difluoro-5, 8-dioxo-2, 3, 3*a*, 5, 6, 7, 8, 11, 12, 20, 23, 24*a*-dodecahydro-1*H*, 10*H*-9, 12-methanocyclopenta [18, 19] [1, 10, 17, 3, 6] trioxadiazacyclononadecino[11, 12-*b*] quinoxaline-10-carboxamide hydrate.。

(3) 分子式：$C_{38}H_{46}F_4N_6O_9S$

(4) 分子量：838.87

(5) 结构式

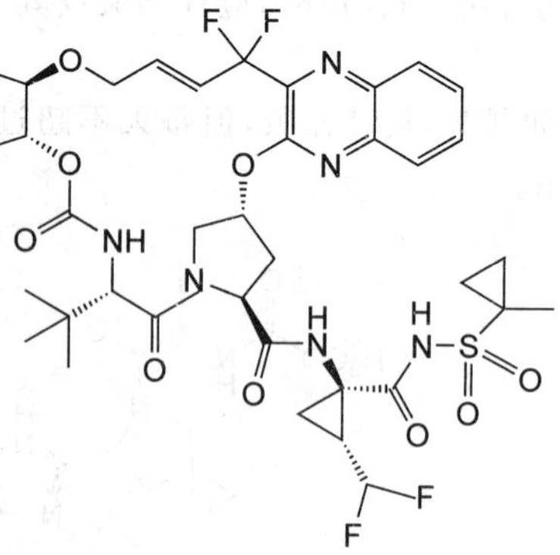

2. 匹卜他韦

(1) 本品为白色至浅黄色结晶性粉末。37 ℃下，pH1～7 之间，溶解度<0.1 mg/ml，易溶于乙醇。

(2) 化学名：Methyl {(2*S*, 3*R*)-1-[(2*S*)-2-{5-[(2*R*, 5*R*)-1-{3, 5-difluoro-4-[4-(4-fluorophenyl) piperidin-1-yl] phenyl}-5-(6-fluoro-2-{(2*S*)-1-[*N*-

(methoxycarbonyl)-*O*-methyl-L-threonyl] pyrrolidin-2-yl }-1*H*-benzimidazol-5-yl) pyrrolidin-2-yl]-6-fluoro-1*H*-benzimidazol-2-yl } pyrrolidin-1-yl]-3-methoxy-1-oxobutan-2-yl} carbamate

(3) 分子式：$C_{57}H_{65}F_{5}N_{10}O_{8}$

(4) 分子量：1113.18

(5) 结构式

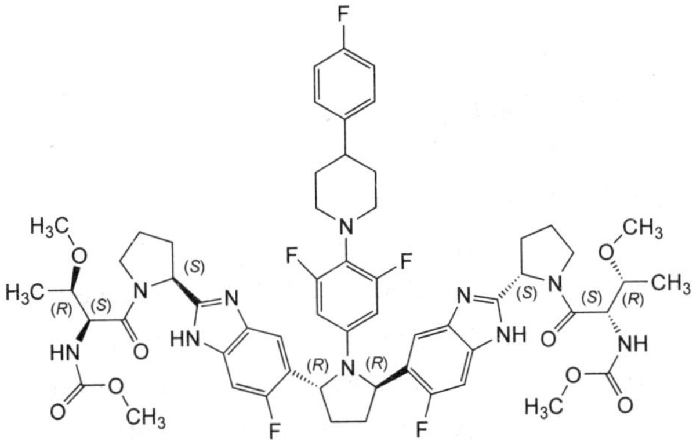

【用药警戒】 开始本品治疗前，应排除乙型肝炎病毒感染，乙型、丙型肝炎病毒共同感染的患者使用本品可使乙型肝炎复发，甚至出现急性重型肝炎、肝功能衰竭，甚至死亡。应密切监测同时感染的患者，如果需要，可进行抗乙型肝炎病毒治疗。

【药理作用】 1. 本品是格卡瑞韦和匹卜他韦组成的固定复方制剂，二者均是直接抗 HCV 药物。格卡瑞韦是 HCVNS3/4A 蛋白酶抑制剂，此酶是 HCV 水解蛋白编码多聚蛋白所必需的，此步骤对 HCV 的复制至关重要。本品可抑制蛋白水解活性，阻止 HCVNS3/4A 酶重组，对 HCV 基因 1a、1b、2a、2b、3a、4a、5a 和 6a 的 IC_{50} 为 3.5～11.3 nmol/L。

2. 匹卜他韦为 HCV NS5A 抑制剂，HCV NS5ANS5A 对 HCV 的 RNA 复制和病毒颗粒的组装非常重要。

【体内过程】

1. 两药的药动学参数

健康志愿者的药动学参数

参数	格卡瑞韦	匹卜他韦
	吸收	
T_{max}(h)	5.0	5.0
食物的影响(相对于空腹)	升高 83%～163%	升高 40%～53%
	分布	
蛋白结合率(%)	97.5	>99.9
血液与血浆浓度比值	0.57	0.62
	消除	
$t_{1/2}$(h)	6	13
代谢	经 CYP3A 二次代谢	无
主要排泄途径	胆道，粪便	胆道，粪便
尿中排泄百分率(%)	0.7	0
粪便中排泄百分率(%)	92.1	96.6

【适应证】 用于治疗不伴肝硬化或伴代偿性肝硬化的基因型 1,2,3,4,5 或 6 的成年患者的慢性 HCV 感染。

【不良反应】 常见不良反应为恶心、腹泻、头痛、瘙痒、疲乏、无力、胆红素升高。

【禁忌与慎用】 1. 中度、重度肝功能不全患者禁用。

2. 本品对妊娠的影响尚不清楚。动物生殖研究显示，本品组分在暴露量大于人用推荐剂量时未观察到对动物胚胎及发育有不良影响。

3. 本品组分及其代谢物是否经人乳汁排泌尚不清楚。哺乳期妇女应权衡利弊后使用。

4. 儿童用药的有效性和安全性尚未确立。

【药物相互作用】 1. 格卡瑞韦和匹卜他韦是 P-糖蛋白和乳腺癌耐药蛋白(BCRP)、有机阴离子运载多肽(OATP) 1B1/3 的抑制剂，是 CYP3A、CYP1A2、尿苷二磷酸葡糖醛酸基转移酶的弱抑制剂。

2. 格卡瑞韦和匹卜他韦是 P-糖蛋白和乳腺癌耐药蛋白(BCRP)的底物。

3. 已确定的和可能有临床意义的药物相互作用见下表。

本品与其他药物的相互作用

合用药物	临床影响/建议
地高辛	地高辛血药浓度升高，降低地高辛的剂量 50%，监测地高辛的血药浓度
达比加群酯	达比加群酯的血药浓度升高
卡马西平	格卡瑞韦和匹卜他韦的血药浓度降低，可能导致治疗失败，避免合用
利福平	格卡瑞韦和匹卜他韦的血药浓度降低，可能会导致治疗失败，避免合用
含炔雌醇的口服避孕药	增加 ALT 升高的风险，不推荐合用
贯叶连翘	格卡瑞韦和匹卜他韦的血药浓度降低，可能会导致治疗失败，避免合用
阿扎那韦	格卡瑞韦和匹卜他韦的血药浓度升高，增加 ALT 升高的风险，禁止合用

续表

合用药物	临床影响/建议
达芦那韦、洛匹那韦、利托那韦	格卡瑞韦和匹卜他韦的血药浓度升高，不推荐合用
依法韦仑	格卡瑞韦和匹卜他韦的血药浓度降低，可能会导致治疗失败。不推荐合用
阿托伐他汀、辛伐他汀、洛伐他汀	他汀类药物的血药浓度升高，增加肌病的风险，包括横纹肌溶解症。不推荐合用
普伐他汀	普伐他汀的血药浓度升高，增加肌病的风险，包括横纹肌溶解症。合用时普伐他汀的剂量减半
瑞舒伐他汀	瑞舒伐他汀的血药浓度升高，增加肌病的风险，包括横纹肌溶解症。合用时瑞舒伐他汀的剂量不超过 10 mg
氟伐他汀、匹伐他汀	他汀类药物的血药浓度升高，增加肌病的风险，包括横纹肌溶解症。合用时，他汀类应给予最低有效剂量，如需给予大剂量，应进行风险效益评估
环孢素	格卡瑞韦和匹卜他韦的血药浓度升高，不推荐环孢素日剂量＞100 mg 者使用

【剂量与用法】 口服，每日 1 次，每次 3 片，进餐时服用。

1. 未经治疗者　不伴肝硬化者，疗程 8 周；代偿期肝硬化者，疗程 12 周。

2. 经 NS5A 抑制剂治疗者　未经 NS3/4A 蛋白酶抑制治疗的基因 1 型患者，无论是否伴肝硬化，疗程均为 16 周；经 NS3/4A 蛋白酶抑制剂治疗，未经 NS5A 抑制剂治疗的基因 1 型患者，无论是否伴肝硬化，疗程均为 12 周。

3. 经干扰素、利巴韦林和（或）索氟布韦治疗者　未经 NS5A 抑制剂和 NS3/4A 蛋白酶抑制治疗的基因 1、2、4、5、6 型患者，不伴肝硬化，疗程为 8 周，代偿期肝硬化者，疗程 12 周。

4. 经干扰素、利巴韦林和（或）索氟布韦治疗者，未经 NS5A 抑制剂和 NS3/4A 蛋白酶抑制治疗的基因 3 型患者，无论是否伴肝硬化，疗程均为 16 周。

【用药须知】 1. 按给药方案每日规律服用本品，勿漏服。如有漏服，距应服药时间不超过 18 h 应尽快补服，如超过 18 h 则不必补服，按预定时间服用下次剂量。

2. 本品与某些药物可能存在相互作用，患者应告知医生自己正在服用的药物（包括处方药、非处方药和中草药制剂）。

【制剂】 片剂：100 mg（格卡瑞韦）/40 mg（匹卜他韦）。

【贮藏】 室温保存。

奥比他韦-帕他瑞韦-利托那韦片与达沙布韦片组合包装

(ombitasvir, paritaprevir, and ritonavir tablets; dasabuvir tablet)

本品是奥比他韦-帕他瑞韦-利托那韦片与达沙布韦片的组合包装，商品名 Viekira PAK，2014 年 12 月美国批准其上市。

【CAS】 1258226-87-7(ombitasvir)

【理化性质】 1. 奥比他韦

（1）本品为白色至浅黄色或粉色的粉末，几乎不溶于水，溶于乙醇。

（2）化学名：Dimethyl ([(2*S*, 5*S*)-1-(4-*tert*-butylphenyl) pyrrolidine-2, 5-diyl] bis {benzene-4, 1-diylcarbamoyl (2*S*) pyrrolidine-2, 1-diyl [(2*S*)-3-methyl-1-oxobutane-1, 2-diyl]}) biscarbamate hydrate

（3）分子式：$C_{50}H_{67}N_7O_8$，4.5H_2O(hydrate)

（4）分子量：975.20 (hydrate)

（5）结构式

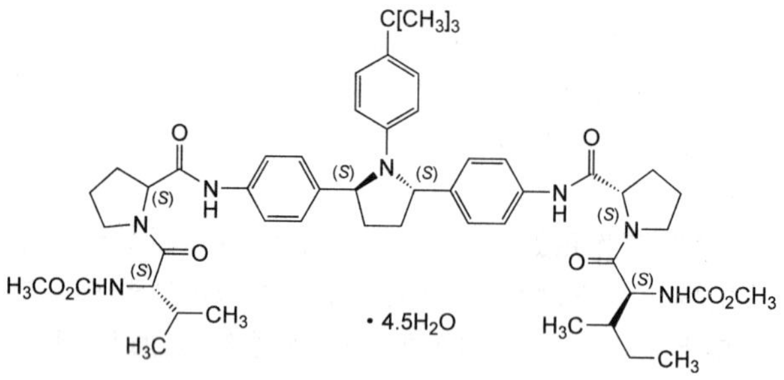

2. 帕他瑞韦

（1）本品为白色至类白色粉末，微溶于水。

（2）化学名：(2*R*, 6*S*, 12*Z*, 13*aR*, 14*aR*, 16*aS*)-*N*-(cyclopropylsulfonyl)-6-{[(5-methylpyrazin-2-yl) carbonyl] amino}-5, 16-dioxo-2-(phenanthridin-6-yloxy)-1, 2, 3, 6, 7, 8, 9, 10, 11, 13a, 14, 15, 16, 16a-tetradecahydrocyclopropa[e] pyrrolo[1, 2-*a*][1, 4] diazacyclopentadecine-14a(5*H*)-carboxamide dehydrate

（3）分子式：$C_{40}H_{43}N_7O_7S \cdot 2H_2O$

（4）分子量：801.91

（5）结构式

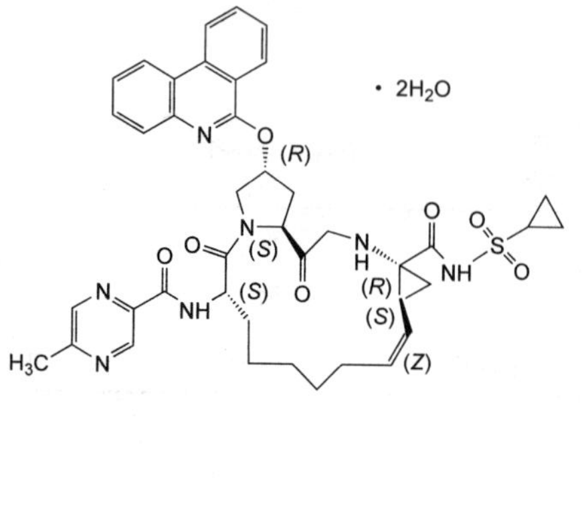

3. 达沙布韦

(1) 本品为白色至浅黄色或粉色的粉末，微溶于水，极微溶于甲醇和异丙醇。

(2) 化学名：3-(3-*tert*-Butyl-4-methoxy-5-{6-[(methylsulfonyl)amino]naphthalene-2-yl}phenyl)-2，6-dioxo-3，6-dihydro-2*H*-pyrimidin-1-ide hydrate(1∶1∶1)

(3) 分子式：$C_{26}H_{26}N_3O_5S,Na \cdot H_2O$

(4) 分子量：533.57

(5) 结构式

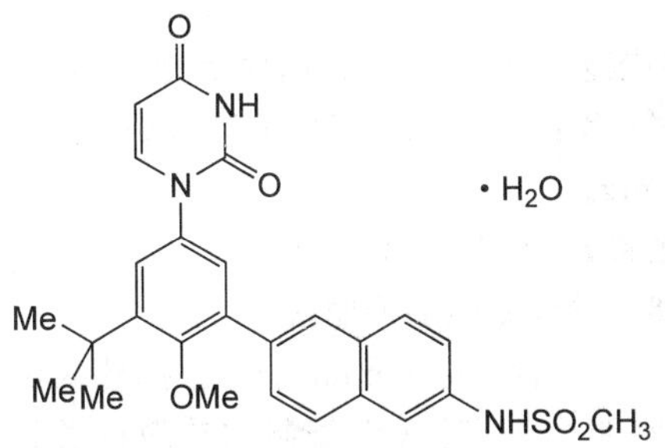

4. 利托那韦的理化性质参见其条目项下。

【药理作用】 奥比他韦是HCV NS5A蛋白酶抑制剂，帕他瑞韦时HCV NS3/4A蛋白酶抑制剂，达沙布韦抑制编码NS5B基因的HCV RNA多聚酶，利托那韦为CYP3A抑制剂，对HCV无抑制作用，但可升高其他三药的血药浓度，为增效剂。

【体内过程】 1. 吸收　本品与在进餐时服用，4～5 h达血药浓度峰值，奥比他韦和达沙布韦的血药浓度与剂量成正比，利托那韦和达沙布韦的血药浓度的增加大于剂量增加的幅度。约12日后达稳态。达沙布韦的生物利用度约70%。其余三药的生物利用度尚不清楚。

达稳态后奥比他韦、帕他瑞韦、利托那韦和达沙布韦的 $AUC_{0\sim24\,h}$ 分别为1000、2220、6180和3240(ng·h)/ml，C_{max}分别为68、262、682和667ng/ml。

中等脂肪餐可分别升高奥比他韦、帕他瑞韦、利托那韦和达沙布韦的AUC 82%、211%、49%和30%，高脂肪餐可升高76%、180%、44%和22%。

2. 分布　奥比他韦、帕他瑞韦、利托那韦和达沙布韦的蛋白结合率分别为99.9%、97%～98.6%、>99%、>99.5%，血液与血浆浓度的比值分别为0.49、0.7、0.6、0.7，分布容积分别为50.1L、17.6L、21.5L、396L。

3. 代谢　奥比他韦先经氨基水解后被氧化代谢；帕他瑞韦主要经CYP3A4代谢，少部分经CYP3A5代谢；利托那韦主要经CYP2D6代谢，少部分经CYP3A代谢；达沙布韦主要经CYP2C8代谢，少部分经CYP3A。

4. 排泄

(1) 奥比他韦　给予放射性标记的奥比他韦，粪便中回收90.2%的给药剂量，其中原药占87.8%；尿中回收约1.91%的给药剂量，其中原药占0.03%。本品的 $t_{1/2}$ 为21～25 h。

(2) 帕他瑞韦　给予放射性标记的帕他瑞韦同时给予100 mg利托那韦，粪便中回收88%的给药剂量，其中原药占1.1%；尿中回收约8.8%的给药剂量，其中原药占0.05%。本品的 $t_{1/2}$ 为5.5 h。

(3) 利托那韦　给予奥比他韦-帕他瑞韦-利托那韦，利托那韦的 $t_{1/2}$ 为4 h。给予放射性标记的利托那韦600 mg，粪便中回收86.4%的给药剂量，尿中回收约11.3%。

(4) 达沙布韦　给予放射性标记的达沙布韦，粪便中回收94.4%的给药剂量，其中原药占25%；尿中回收约2%的给药剂量，其中原药占0.03%。本品的 $t_{1/2}$ 为5.5～6 h。

【适应证】 与奥比他韦-帕他瑞韦-利托那韦合用，治疗慢性基因1型HCV感染。

【不良反应】 常见恶心、疲乏、皮疹及皮肤反应、失眠、无力、ALT升高、总胆红素升高。

【妊娠期安全等级】 B。

【禁忌与慎用】 1. 对利托那韦过敏者禁用。

2. 不推荐用于失代偿性肝硬化患者。

3. 不推荐中度肝功能不全患者使用，重度肝功能不全患者禁用。

4. 哺乳期妇女慎用。

5. 18岁以下儿童用药的安全性及有效性尚未确定。

【药物相互作用】 1. 本品可升高抗心律失常药(胺碘酮、苄普地尔、丙吡胺、氟卡尼、利多卡因、美西律、普罗帕酮、奎宁丁)的血药浓度，应谨慎合用，推荐监测抗心律失常药的血药浓度。

2. 本品可升高酮康唑的血药浓度，合用时酮康唑的剂量不能超过200 mg/d。

3. 本品可降低伏立康唑的血药浓度，不推荐合用。

4. 本品可升高吸入性氟替卡松的血药浓度，不推荐合用，推荐用其他皮质激素替代，特别是长期使用时。

5. 本品可升高呋塞米的血药浓度，密切监测，根据患者的情况调整剂量。

6. 阿扎那韦可升高帕他瑞韦的血药浓度，合用时阿扎那韦300 mg，应在早晨服用。

7. 本品与达芦那韦-利托那韦合用，达芦那韦的血药浓度会降低，故避免合用。

8. 本品可升高利匹韦林的血药浓度，使Q-T间期延长的风险增加，不推荐合用。

9. 本品可升高瑞舒伐他汀的血药浓度，合用时瑞舒伐他汀的血药浓度不超过 10 mg/d。

10. 本品可升高匹伐他汀的血药浓度，合用时匹伐他汀的血药浓度不超过 40 mg/d。

11. 本品可明显升高环孢素的血药浓度，合用时环孢素的剂量应降低至原剂量的 1/5，推荐监测环孢素的血药浓度和不良反应，定期监测患者肾功能。

12. 本品可升高他克莫司的血药浓度，合用时需降低他克莫司的剂量，如 0.5 mg，每 7 日一次，根据他克莫司的血药浓度调整其用量，监测患者肾功能及他克莫司的不良反应。

13. 本品可升高沙美特罗的血药浓度，不推荐合用，因沙美特罗相关的心脏不良反应会增加。

14. 本品可升高丁丙诺啡和纳洛酮的血药浓度，合用时密切监测患者中枢神经系统的不良反应，如过度镇静和认知障碍。

15. 本品可降低奥美拉唑的血药浓度，可适当增加奥美拉唑的剂量，但其剂量不超过 40 mg/d。

16. 本品可升高阿普唑仑的血药浓度，密切监测患者的不良反应，根据情况降低阿普唑仑的剂量。

17. 禁与 α 受体拮抗药（如阿夫唑嗪）合用，因可导致严重的低血压。

18. 苯妥英、苯巴比妥、卡马西平、利福平、贯叶连翘可明显降低本品所有成分的血药浓度，禁止与本品合用。

19. 吉非贝齐可升高帕他瑞韦的血药浓度 10 倍，增加发生 Q-T 间期延长的风险，禁止与本品合用。

20. 利托那韦与麦角碱衍生物合用可导致麦角中毒，本品禁与麦角衍生物合用。

21. 禁止本品与含炔雌醇的口服避孕药合用，因可导致 ALT 升高。

22. 本品可增加洛伐他汀、辛伐他汀的血药浓度，导致肌病（包括横纹肌溶解症）的风险增加。

23. 本品禁止与匹莫齐特合用，因可导致心律失常。

24. 本品禁止与依法韦仑合用，因可导致肝酶升高。

25. 本品禁止与西地那非合用（治疗肺动脉高压的剂量），因可导致西地那非的不良反应明显增加。

26. 本品可大幅升高三唑仑和口服咪达唑仑的血药浓度，禁止合用。

【剂量与用法】 1. 奥比他韦-帕他瑞韦-利托那韦复合片剂，早晨服用 1 片，达沙布韦 250 mg，2 次/日（早、晚服用）。本品应在进餐时服用。

2. 与奥比他韦-帕他瑞韦-利托那韦复合片剂及利巴韦林合用时，体重≤75 kg 者，利巴韦林的剂量为 1000 mg，分 2 次进餐时服用；体重＞75 kg 者，利巴韦林的剂量为 1200 mg，分 2 次进餐时服用。

3. 基因 1a 型不伴肝硬化者及基因 1b 型感染者，本品与奥比他韦-帕他瑞韦-利托那韦复合片剂及利巴韦林合用，疗程 12 周；基因 1a 型伴肝硬化者，疗程 24 周。

【用药须知】 本品可升高 ALT，尤其是使用口服避孕药的女性，用药期间定期监测肝功能，建议采用其他避孕措施。

【制剂】 组合片剂：奥比他韦-帕他瑞韦-利托那韦复合片：12.5 mg/75 mg/50 mg；达沙布韦片：250 mg。

【贮藏】 贮于 30 ℃以下。

1.1.6.8 神经氨酸酶抑制剂

神经氨酸酶（nueraminidase）是流感病毒颗粒表面的一种蛋白酶，是病毒复制和扩散的关键酶。神经氨酸酶抑制剂是一类全新作用机制的流感防治药，能选择性地抑制呼吸道病毒表面神经氨酸酶的活性，阻止子代病毒颗粒在人体细胞的复制和释放，有效地预防感冒和缓解症状，在感冒初期 48 h 应用，可明显缩短流感的持续时间。

扎那米韦
(zanamivir)

别名：Relenza

本品是唾液酸衍生的一种抗病毒药。

【CAS】 139110-80-8

【ATC】 J05AH01

【理化性质】 1. 化学名：5-Acetami-do-2，6-anhydro-3，4，5-trideoxy-4-guanidino-D-glycero-D-galacto-non-2-enonic acid

2. 分子式：$C_{12}H_{20}N_4O_7$

3. 分子量：332.3

4. 结构式

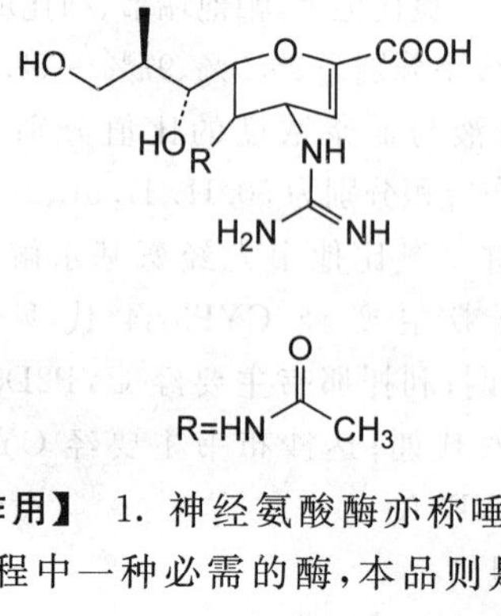

【药理作用】 1. 神经氨酸酶亦称唾液酸酶，是病毒复制过程中一种必需的酶，本品则是流感病毒

神经氨酸酶的选择性竞争抑制剂。

2. 神经氨酸酶从甘氨酸结合物中将神经氨酸末端残基分裂出来，使病毒有可能从受感染的细胞中释放出来，阻止从宿主细胞中释放后形成病毒集合，通过呼吸道的黏膜有可能降低病毒的活力。

3. 体外研究证实，本品对甲型和乙型流感病毒(包括耐金刚烷胺和金刚乙胺的病毒株)均具有强有力的活性。

4. 体外研究证实有耐药病毒出现，临床尚待累积经验。

【体内过程】 经口腔吸入本品10 mg后1～2 h内，有4%～17%的药物被全身吸收，C_{max}范围为17～142ng/ml，AUC为111～1364(ng·h)/ml，$t_{1/2}$为2.5～5.1 h，蛋白结合率<10%。本品以原药形式于24 h内随尿液排出，总CL为2.5～10.9L/h。轻中度或重度肾功能不全患者分别静脉注射本品4 mg或2 mg后，可见CL明显下降。正常人总CL平均为5.3L/h，轻、中肾功能不全患者为2.7L/h，重度肾功能不全患者为0.8L/h。$t_{1/2}$明显延长，正常人平均3.1 h，轻、中度肾功能不全患者为4.7 h，重度肾功能不全患者为18.5 h。

【适应证】 用于成年患者和12岁以上青少年患者，治疗由A型和B型流感病毒引起的流感。流感患者使用本品短期内能改善流感症状，症状初起两天内用药，疗效明显。体温正常或症状不严重的患者疗效反而不明显。

【不良反应】 1. 鼻窦炎、腹泻、恶心，咳嗽、耳鼻喉感染、头痛、头晕、呕吐。

2. 有些不良反应继发于吸入本品之后。尚未发现对中枢神经系统的不良反应。

【妊娠期安全等级】 B。

【禁忌与慎用】 1. 对本品过敏者禁用。

2. 动物实验显示本品可经乳汁排泄，哺乳期妇女使用时，应暂停哺乳。

3. 哮喘、慢性阻塞性肺病和严重肺部疾病患者禁用。

4. 老年人及12岁以下儿童用药的安全性尚未确定。

【药物相互作用】 体外研究未见本品有明显的药物相互作用，本品不影响肝脏微粒体酶，也不是CYP酶的底物。

【剂量与用法】 1. 本品系使用"Diskhaler"的专用吸入器，经口吸入。

2. 成人和≥12岁儿童一次两吸，每吸约相当于本品5 mg(一次10 mg)，2次/日。应在症状出现后2日内给药。两次给药至少相距12 h，连用5日；首日的2次给药时间相距至少2 h。

3. 吸入本品前给患者先吸入支气管扩张药。

【用药须知】 1. 使用前，患者应在医生指导下学习正确使用吸入剂，使用本品时，使用一种借呼吸驱动的塑料吸入装置(Dishkhaler)，装入1个本品泡囊，患者通过嘴吸入时，泡囊被刺穿，药物就随气流释放出来。

2. 患者即使感到症状好转也应完成5日疗程。

3. 本品对哮喘或慢性阻塞性肺疾病患者治疗无效，甚至可能带来危险。文献报道使用本品后，可引起轻、中度哮喘患者发生支气管痉挛。患有呼吸道疾病的患者用本品时，应随身备有吸入型速效支气管扩张药，以防万一。

4. 动物实验表明，本品无致癌、致畸和致突变作用，未见生殖毒性。

【制剂】 供口吸入的粉剂：每吸5 mg。

【贮藏】 密闭，干燥处保存。

奥司他韦

(oseltamivir)

本品为转换状态下的唾液酸衍生物，因为是一种抗病毒的前药，故本身仅有极微的药理活性。

【CAS】 196618-13-0

【ATC】 J05AH02

【理化性质】 1. 化学名：Ethyl(3*R*,4*R*,5*S*)-4-acetamido-5-amino-3-(1-ethylpropoxy)-1-cyclohexene-1-carboxylate

2. 分子式：$C_{16}H_{28}N_2O_4$

3. 分子量：312.4

4. 结构式

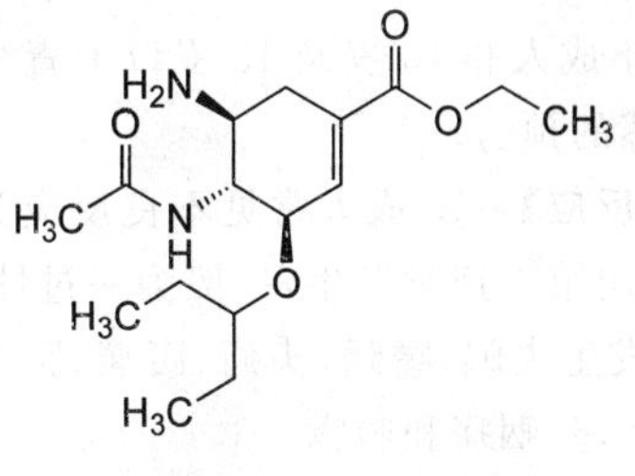

磷酸奥司他韦

(oseltamivir phosphate)

别名：Tamiflu、特敏福、达菲

【CAS】 204255-11-8

【理化性质】 1. 化学名：Ethyl(3*R*,4*R*,5*S*)-4-acetamido-5-amino-3-(1-ethylpropoxy)-1-cyclohexene-1-carboxylate phosphate(1∶1)

2. 分子式：$C_{16}H_{28}N_2O_4 \cdot H_3PO_4$

3. 分子量:410.4

【药理作用】 1. 本品与扎那米韦虽同属唾液酸衍生物,但结构并不相同,前者没有甘油和胍基基团。

2. 本品在体内转变为羧酸盐后才具有药理活性。和扎那米韦一样,本品的药效学也有别于其他抗病毒药。

3. 口服本品后的生物利用度为75%。体内过程类似扎那米韦,亦为神经氨酸酶的一种选择性竞争性强抑制剂。体外研究证实,本品对甲型和乙型流感病毒均有活性。

4. 在用量逐渐加大和病毒连续转代的情况下,耐药现象已出现。有1.3%～3.0%的病毒分离株对本品的敏感度下降。

【体内过程】 本品口服后迅速被吸收,药物及其代谢物的血浆浓度与所用剂量成比例,且不受进食的影响。本品大部分被肝和肠道的酯酶转化为活性代谢产物,至少75%以活性代谢产物的形式进入体循环。活性代谢物在人体中的平均V_d约为23L,在肺、气管、支气管肺泡灌洗液、鼻黏膜和中耳都有积聚。活性代谢物与人血浆蛋白的结合率约为3%。本品及其活性代谢物都不是主要细胞色素同工酶的底物或抑制剂。本品主要以活性代谢物随尿液排出(<90%),主要通过肾小球滤过和肾小管分泌排泄,CL_r为18.8L/h,$t_{1/2}$为6～10 h。只有<20%的用药量随粪便排出。肾功能不全患者的代谢减慢,肝功能不影响其代谢。

【适应证】 1. 用于成人和1岁及1岁以上儿童的甲型和乙型流感的治疗(本品能够有效地治疗甲型和乙型流感,但对乙型流感的临床应用数据尚不多)。

2. 用于成人和13岁及13岁以上青少年的甲型和乙型流感的预防。

【不良反应】 1. 成人常见不良反应为恶心和呕吐,常在服用第1剂时发生,一般为一过性。

2. 可发生失眠、嗜睡、头痛、腹痛、腹泻、头晕、眩晕、疲劳、鼻塞、咽痛和咳嗽。

3. 其他还有皮炎、皮疹、瘙痒、腹胀、腹部不适、吸收不良、胃炎。

4. 儿童用药后的不良反应有恶心、呕吐、腹泻、腹痛、支气管炎、肺炎、鼻窦炎、哮喘、鼻衄、中耳炎、鼓膜异常、耳部不适、皮炎、淋巴结肿大和结膜炎。

5. 世界卫生组织药品不良反应数据库收集的不良反应有胃肠系统损害,全身性损害,中枢及外周神经系统损害,泌尿系统损害,神经紊乱,皮肤及其附件损害,呼吸系统损害,肝胆系统损害,代谢和营养障碍,心律失常,肌肉骨骼系统损害,心血管系统损害,白细胞和网状内皮系统异常,视觉损害,红细胞异常,其他特殊感觉功能异常,免疫功能紊乱,心肌、心内膜、心包及瓣膜损害,女性生殖系统损害,听觉和前庭功能损害,胎儿异常,肿瘤,胶原组织损害和内分泌紊乱等。

6. 上市后的经验:极少病例皮肤和皮下组织出现发红(皮疹),皮炎和大疱疹。极少患有流感样疾病的患者出现了肝炎和肝酶升高。个案报道有胰腺炎、血管神经性水肿、喉部水肿、支气管痉挛、面部水肿、嗜酸性粒细胞增多、白细胞减少和血尿。

【妊娠期安全等级】 C。

【禁忌与慎用】 1. 对本品过敏者和肾功能不全患者(Ccr<10 ml/min)禁用。

2. 不推荐孕1周岁以下婴儿使用。

3. 本品及其代谢产物可以少量分泌至乳汁,不致对婴儿有害,但哺乳期妇女亦应慎用。

【药物相互作用】 1. 丙磺舒可抑制本品的肾小管分泌,导致具有活性的代谢物的血药浓度提高2倍,尽管如此,与丙磺舒合用时仍不必调整剂量。

2. 本品及其活性代谢物不是CYP酶或葡糖醛酸转移酶的底物,所以不会因为对这些酶竞争而引发药物之间的相互作用。

3. 合用对乙酰氨基酚,本品及其活性代谢产物和对乙酰氨基酚的血浆浓度均未受到影响。

4. 与肾小管竞争分泌相关的药物相互作用不可能有重要的临床意义,因为大部分药物的安全范围较宽,磷酸奥司他韦活性代谢产物的排泄有肾小球滤过和肾小管分泌两个途径,而且这两个途径的清除能力是很大的。但与同样由肾脏分泌且安全范围窄的药物(如氯磺丙脲、甲氨蝶呤、保泰松)合用要慎重。

5. 本品和ACEI抑制剂(依那普利、卡托普利)、噻嗪类利尿剂、抗生素(青霉素、头孢菌素)、H_2受体拮抗剂(雷尼替丁、西咪替丁)、β受体拮抗剂(普萘洛尔)和止痛剂(阿司匹林、布洛芬和对乙酰氨基酚)合用,没有导致不良反应的发生率改变。

6. 尚无本品和减毒活流感疫苗相互作用的评估。但由于两者之间可能存在相互作用,除非临床需要,在使用减毒活流感疫苗两周内不应服用本品,在服用本品后48 h内不应使用减毒活流感疫苗。因为本品作为抗病毒药物可能会抑制活疫苗病毒的复制。三价灭活流感疫苗可以在服用本品前后的任何时间使用。

【剂量与用法】 1. 本品可以与食物同服或分开

服用，但对一些患者，进食时同时服药可提高对药物的耐受性。

2. 流感的治疗　在流感症状开始的第 1 日或第 2 日(最好在 36 h 内)就应开始治疗：①成人和 13 岁以上青少年：推荐口服一次 75 mg，2 次/日，连续服用 5 日。②1 岁以上儿童(按体重推荐剂量)：≤15 kg，一次 30 mg；>15～23 kg，一次 45 mg；>23～40 kg，一次 60 mg；>40 kg，一次 75 mg，均为每日 2 次，连续服用 5 日。

3. 流感的预防　本品用于与流感患者密切接触后的流感预防时，推荐口服一次 75 mg，1 次/日，至少连用 7 日。同样应在密切接触后 2 日内开始用药。本品用于流感季节时预防流感的推荐剂量为一次 75 mg，1 次/日。有数据表明，连用 6 周安全有效。服药期间一直具有预防作用。

4. 治疗肾功能不全患者的流感　Ccr > 30 ml/min 的患者，不必调整剂量；Ccr 为 10～30 ml/min 的患者，使用剂量减少为一次 75 mg，1 次/日，共 5 日。肾功能衰竭儿童的用药剂量目前尚缺资料。

5. 预防肾功能不全患者的流感　Ccr > 30 ml/min 的患者，不必调整剂量。Ccr 为 10～30 ml/min 的患者剂量降低为一次 75 mg，隔天 1 次，或每天 1 次给予 30 mg。

6. 不推荐本品用于终末期肾功能衰竭的患者，包括需定期进行血液透析、持续腹膜透析或 Ccr < 10 ml/min 的患者。

7. 肝功能不全患者　治疗患有流感的肝功能不全患者，不必调整剂量

【用药须知】 1. 自本品上市后，陆续收到流感患者使用本品治疗期间发生自我伤害和谵妄事件的报告，大部分报告来自日本，主要是儿童，但本品与这些事件的相关性还不清楚。使用本品期间，应该对患者的自我伤害和谵妄事件等异常行为进行密切监测，如发现异常情况应及时上报。

2. 研究表明，人对单剂量不超过 1000 mg 的本品都能耐受。

3. 急性药物过量的表现为恶心，伴或不伴呕吐，因此，对严重恶心而无呕吐的患者应予严密监护，警惕过量。

4. 肝功能不全患者和老年人不必调整剂量。

5. 在免疫抑制的患者中，使用本品治疗和预防流感的安全性和有效性尚未确定。

【制剂】 ①胶囊剂：75 mg(以奥司他韦计)。②颗粒剂：15mg(以奥司他韦计)。

【贮藏】 密闭，贮于室温下。

拉尼米韦

(laninamivir)

别名：Inavir

本品为甲、乙型流感病毒的神经氨酸酶抑制剂。

【CAS】 203120-17-6

【理化性质】 1. 化学名（4*S*，5*R*，6*R*）-5-Acetamido-4-guanidino-6-（（1*R*，2*R*）-2，3-dihydroxy-1-methoxypropyl）-5，6-dihydro-4*H*-pyran-2-；（4*S*，5*R*，6*R*）-5-Acetamido-4-guanidino-6-（（1*R*，2*R*）-2，3-dihydroxy-1-methoxypropyl）-5，6-dihydro-4*H*-pyran-2-carboxylic acid

2. 分子式：$C_{13}H_{22}N_4O_7$

3. 分子量：346.34

4. 结构式

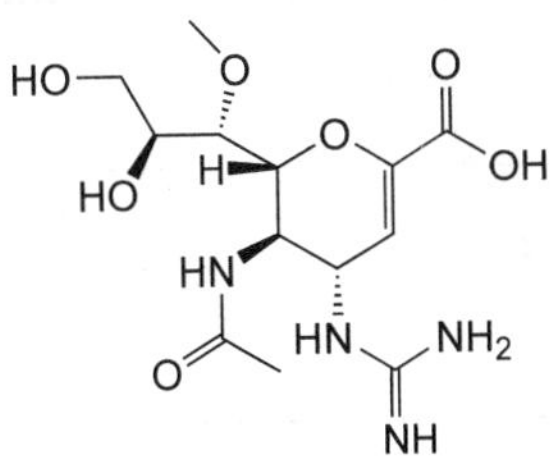

拉尼米韦辛酸酯水合物

(laninamivir octanoate hydrate)

〖CAS〗 203120-46-1

〖理化性质〗 1. 本品为白色粉末。易溶于甲醇和二甲基亚砜，微溶于乙醇，溶于水，微溶于 TE，几乎不溶于乙烷和乙腈。微有吸湿性。

2. 化学名：（2*R*，3*R*，4*S*）-3-Acetamido-4-guanidino-2-[（1*R*，2*R*）-2-hydroxy-1-methoxy-3-（octanoyloxy）propyl]-3，4-dihydro-2-pyran-6-carboxylic acid monohydrate

3. 分子式：$C_{21}H_{36}N_4O_8 \cdot H_2O$

4. 分子量：490.55

5. 结构式

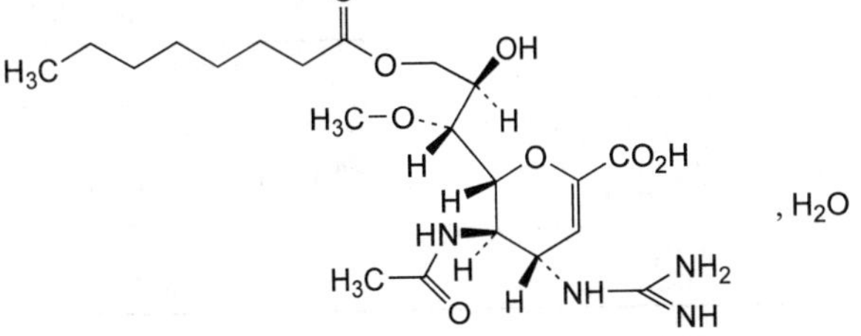

【药理作用】 1. 神经氨酸酶是流感病毒复制时所需的重要酶，能使感染肺细胞释放新病毒，从而扩大感染。神经氨酸酶抑制剂即可阻断这一过程，阻

止新病毒的释放和传播。

2. 本品在体外低浓度（实验室株的 IC_{50} 为 3.32～38.80nmol/L，临床分离株 IC_{50} 为 1.29～26.50nmol/L）即可阻断甲型及乙型流感病毒的神经氨酸酶。本品在体外对磷酸奥司他韦耐药株（IC_{50} 为 5.62～48.90nmol/L）、新型流感病毒（A/H1N1 型，IC_{50} 为 0.41nmol/L）及高致病性禽流感病毒（A/H5N1 型，IC_{50} 为 0.28～2.1nmol/L）也显示出抗病毒活性。此外，体外研究表明，其对来自动物的 N1～N9 亚型流感病毒株的神经氨酸酶抑制活性的 IC_{50} 为 1.81～27.90nmol/L，病毒增值抑制活性的 IC_{50} 为 0.26～2.50nmol/L，本品对已知的所有亚型都具有抑制活动。

3. 甲型流感病毒小鼠感染模型实验证实，本品单次经鼻给药 6.6～66 μg/kg 组，肺组织病毒滴度显著降低；21～190 μg/kg 组，小鼠存活数量显著增加。乙型流感病毒白鼬感染模型实验证实，本品单次经鼻给药（24～240 μg/kg）组，其鼻腔清洗液中病毒滴度显著降低。新型流感病毒（甲型 H1N1）小鼠感染模型实验证实，本品单次经鼻给药 700 μg/kg 组，肺组织病毒滴度显著降低。高致病性禽流感病毒（甲型 H5N1）小鼠感染模型实验证实，本品单次经鼻给药 75 μg/kg 以上组感染 3 日后、750 μg/kg 以上组感染 6 日后，肺组织病毒滴度显著降低。

【体内过程】 1. 吸收

（1）健康成人　16 例日本健康成年男性接受本品单次吸入给药 20 mg 或 40 mg，本品及其活性代谢产物主要药动学参数见下表。

健康成人单次吸入拉尼米韦辛酸酯后的药动学参数（*n*=8）

参数	单位	拉尼米韦辛酸酯		拉尼米韦	
		20 mg	40 mg	20 mg	40 mg
C_{max}	ng/ml	145.3±40.2	336.5±112.3	19.0±3.1	38.3±9.8
T_{max}	h	0.25(0.25～0.25)	0.25(0.25～0.25)	4.0(3.0～6.0)	4.0(3.0～6.0)
$AUC_{0\sim tz}$	(ng·h)/ml	440.3±81.6	1018±242	558.0±96.4	1080±156
$t_{1/2}$	h	1.79±0.11	2.70±0.40	66.6±9.1	74.4±19.3

（2）儿童　19 例日本 4～12 岁流感病毒感染患儿，接受本品单次吸入 20 mg 或 40 mg，本品及其活性代谢产物的药动学参数见下表。

4～12 岁流感病毒感染患儿单次吸入拉尼米韦辛酸酯后的血药浓度

检测对象	给药量(mg)	*n*	给药后不同时间的血药浓度(μg/ml)			
			1 h	4 h	24 h	144 h
拉尼米韦辛酸酯	20	8	91.1±53.7	32.0±17.6	0.5±0.7	—
	40	11	204.7±90.1	74.7±31.3	1.1±0.6	—
拉尼米韦	20	8	12.0±8.1	17.6±10.0	5.3±2.7	0.5±0.8
	40	11	21.7±7.7	32.7±10.0	9.6±3.0	2.0±1.1

（3）老年人　日本健康老年人（65 岁以上）6 例接受本品单次吸入给药 40 mg，本品及其活性代谢物的血药浓度变化情况及药动参数与健康非老年人（20～45 岁）比较结果见下表。

健康老年人单次吸入拉尼米韦辛酸酯后的药动学参数（*n*=6）

参数	单位	拉尼米韦辛酸酯		拉尼米韦	
		老年人	非老年人	老年人	非老年人
C_{max}	ng/ml	83.4±37.6	179.7±56.6	15.5±23.0	29.5±30.0
T_{max}	h	0.50(0.50～0.50)	0.50(0.50～1.50)	4.0(3.0～6.0)	4.0(3.0～6.0)
$AUC_{0\sim tz}$	(ng·h)/ml	379.1±34.7	654.1±52.6	652.0±30.7	815.1±31.8
$t_{1/2}$	h	2.47±16.7	1.88±6.0	67.48±18.7	60.36±20.3

（4）肾功能不全患者　日本肾功能不全（根据肌酐清除率值标准判断）患者 13 例（轻度 4 例、中度 5 例、重度 4 例）单次吸入拉尼米韦辛酸酯 20 mg 时，本品及其活性代谢物拉尼米韦血药浓度变化情况及药动参数与肾功能正常组（*n*=7）比较结果见下表。

肾功能不全患者单次吸入拉尼米韦辛酸酯后的药动学参数

检测对象	分组	n	C_{max} [(ng/ml)]	T_{max}(h)	$AUC_{0\sim inf}$ [(ng·h)/ml]	$t_{1/2}$(h)
拉尼米韦辛酸酯	正常组	7	74.3±77.0	0.5(0.5～1.5)	338±66.1	2.3±16.2
	轻度	4	57.4±47.5	1.0(0.5～2.0)	306±55.0	2.6±10.7
	中度	5	65.7±36.1	0.6(0.5～2.0)	420±39.8	2.7±13.7
	重度	4	57.9±90.6	1.5(0.5～3.0)	400±60.9	3.5±5.8
拉尼米韦	正常组	7	15.8±46.9	6.0(4.0～6.0)	570±52.9	56.1±23.3
	轻度	4	14.5±59.6	5.0(4.0～6.0)	629±66.0	54.1±22.1
	中度	5	25.1±33.6	6.0(6.0～12.0)	1158±51.6	53.2±14.9
	重度	4	29.9±48.3	12.0(8.0～36.0)	2804±70.5	57.0±46.3

2. 分布　本品(血药浓度为2、5、20 μg/ml)蛋白结合率为67%～70%，其代谢产物拉尼米韦(血药浓度为0.2、2、20 μg/ml)蛋白结合率为0.4%以下。

3. 代谢　推测本品吸入给药后，在气管及肺部脱水转化为活性代谢物拉尼米韦。在采用人肝微粒体进行的活体外代谢试验中，本品及拉尼米韦对主要CYP酶(1A2、2C9、2C19、2D6及3A4)未显示抑制作用。在人体培养肝细胞中未发现本品及拉尼米韦对CYP1A2、3A4有诱导作用。

4. 排泄　日本健康成人男性8例受本品单次吸入给药40 mg，144 h后累计尿中活性代谢产物拉尼米韦排泄率为给药量的23.1%。

【适应证】 A型(甲型)、B型(乙型)流感病毒感染。对奥司他韦耐药性病毒(A/H1N1)也有效。

【不良反应】 1. 比较常见的为腹泻、恶心、鼻咽炎、丙氨酸氨基转移酶升高、眩晕。其中，轻度不良反应占15.8%、中度不良反应占8.1%、重度不良反应占1.2%。

2. 儿童受试者，比较常见的有腹泻、上呼吸道炎症、胃肠炎、支气管炎。其中，轻度不良反应占10.9%、中度不良反应占16.7%、重度不良反应占0.4%。

3. 严重不良反应包括支气管痉挛、呼吸困难、皮肤黏膜眼症候群、中毒性表皮坏死松解症、多形性红斑。

【妊娠期安全等级】 B。

【禁忌与慎用】 1. 需要仔细考虑本品的使用效果，慎重使用。

2. 本品的预防给药安全性和有效性尚未确立。

3. 对本品过敏者禁用。

4. 尚未明确本品是否可经乳汁分泌，哺乳期妇女使用时，应暂停哺乳。

5. 支气管哮喘患者和慢性呼吸道病(包括慢性阻塞性肺疾病等)患者慎用，防止发生支气管痉挛。

6. 10岁以下儿童用药的安全性及有效性尚未确定。

【剂量与用法】 1. 成人　单次吸入给药40 mg。

2. 儿童　未满10岁者单次吸入给药20 mg，10岁以上单次吸入给药40 mg。

【用药须知】 1. 用药后，可能出现神经精神症状，对于儿童及未成年人，需要注意其异常行为，防止发生意外。

2. 患有慢性代谢疾病者，用药时需注意给药剂量。

3. 应注意区分细菌感染或合并感染流感病毒，防止混淆。

4. 用药后出现休克症状和晕厥，则立即采取仰卧的姿势并补液。

【制剂】 干粉吸入剂：20 mg。

【贮藏】 常温保存。

帕拉米韦
(peramivir)

别名：Rapivab

【CAS】 229614-55-5

【理化性质】 1. 化学名：(1*S*，2*S*，3*R*，4*R*)-3-[(1*S*)-1-(Acetylamino)-2-ethylbutyl]-4-(carbamimidoylamino)-2-hydroxycyclopentanecarboxylic acid

2. 分子式：$C_{15}H_{28}N_4O_4$

3. 分子量：328.4

4. 结构式

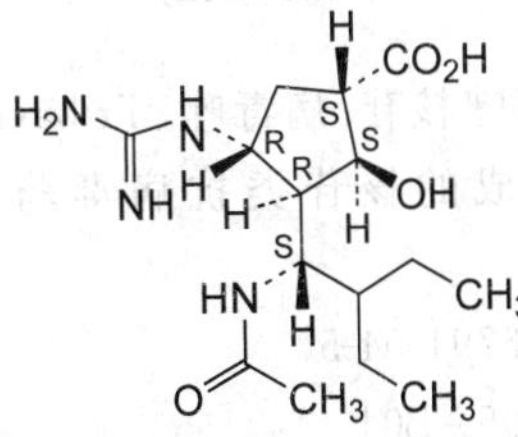

【药理作用】 本品为强效的选择性的流感病毒

神经氨酸酶抑制剂。病毒神经氨酸酶活性对新形成的病毒颗粒从被感染细胞的释放和感染性病毒在人体内进一步传播是至关重要的。

【体内过程】 经 30 min 静脉滴注本品 600 mg，滴注结束时达血药浓度峰值 46.8 μg/ml，AUC 为 102.7(μg·h)/ml。蛋白结合率低于 30%，中央室分布容积为 12.56L。本品很少被代谢，对 CYP 酶和 P-糖蛋白无抑制作用。$t_{1/2}$ 约为 20 h。本品主要随尿液以原药排泄。

【适应证】 用于治疗成人急性非复杂性流感，发病不超过 2 日者。

【不良反应】 1. 常见的不良反应有恶心、呕吐、腹泻、腹痛、头痛、头晕、失眠、胃肠不适、疲乏、咳嗽、鼻塞、咽痛等。

2. 实验室检查常见血糖升高、ALT 升高、ALP 升高、中性粒细胞降低。

3. 上市后报告的不良反应包括斯-约综合征、剥脱性皮炎、皮疹、行为异常、幻觉。

【妊娠期安全等级】 C。

【禁忌与慎用】 1. 尚不明确本品是否经乳汁分泌，哺乳期妇女使用时，应暂停哺乳。

2. 18 岁以下儿童用药的安全性及有效性尚不明确。

【药物相互作用】 本品治疗的前 2 周或治疗后 48 h 内避免接种流感减毒疫苗。

【剂量与用法】 单次经 15～30 min 静脉滴注 600 mg。Ccr＞50 ml/min 者剂量与肾功能正常者相同，Ccr 为 30～49 ml/min 者，剂量为 200 mg，Ccr 为 10～29 ml/min 者，剂量为 100 mg。透析者需在透析后给药。本品注射剂可用 0.9% 氯化钠注射液、0.45% 氯化钠注射液、5% 葡萄糖注射液和乳酸林格注射液稀释，不可使用其他液体稀释。

【用药须知】 对严重的需住院治疗的流感患者本品并无益处(国外资料)。

【制剂】 注射剂：200 mg/20 ml。

【贮藏】 贮于 20～25 ℃，短程携带允许 15～30 ℃。

1.1.6.9 其他抗病毒药

利巴韦林
(ribavirin)

别名：三氮唑核苷、病毒唑、Tribavirin、Virazol

本品属合成的核苷类抗病毒药，为广谱抗病毒药。

【CAS】 36791-04-5

【ATC】 J05AB04

【理化性质】 1. 本品为白色结晶粉末。易溶于水，微溶于无水乙醇。

2. 化学名：1-β-D-Ribofuranosyl-1*H*-1,2,4-triazole-3-carboxamide

3. 分子式：$C_8H_{12}N_4O_5$

4. 分子量：244.2

5. 结构式

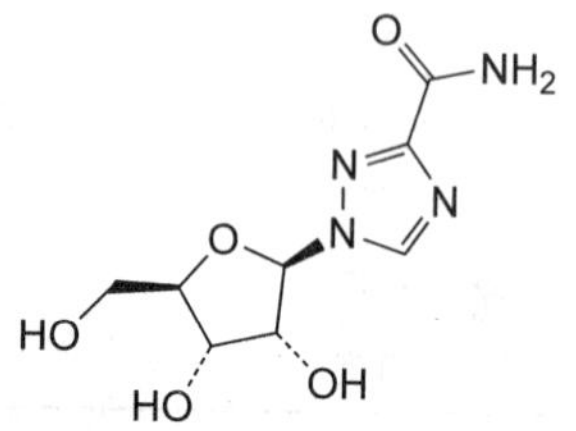

【用药警戒】 1. 本品单用对慢性丙型肝炎病毒感染无效，不可单独用于丙型肝炎病毒感染。

2. 本品主要的毒性为溶血性贫血，贫血可导致心脏疾病恶化，导致致命性和非致命性心肌梗死，有明显或不稳定心脏疾病者禁用。

3. 本品对所有动物种类均有致畸性，本品多剂量给药 $t_{1/2}$ 达 12 日，血浆之外可存在长达 6 个月之久。本品禁用于妊娠期妇女及即将怀孕的妇女，女性治疗后 6 个月内避免怀孕，男性避免做父亲。治疗期间及治疗后 6 个月应采取至少两种以上的可靠的避孕方法。

【药理作用】 1. 体外和动物实验证实，本品对多种病毒均有抑制作用。然而，这种作用未必与人的感染相关联。

2. 本品虽然也被磷酸化，但其作用方式一直不清楚；它可能在几个位点(包括细胞内的酶)起作用，以阻止病毒的核酸合成。一般认为，本品的单磷酸盐和三磷酸盐具有抗病毒作用。

3. 对本品敏感的 DNA 病毒有疱疹病毒、腺病毒和水痘病毒。敏感的 RNA 病毒有拉沙病毒、布尼亚病毒、流感病毒、副流感病毒、麻疹病毒、流行性腮腺炎病毒、呼吸道合胞病毒和人类免疫缺陷病毒。

【体内过程】 口服后迅速被吸收，但不完全。口服给药后 1～2 h 可达血药峰值，其生物利用度＜50%。本品吸入后也可从呼吸道吸收。可透过血-脑屏障，在稳态浓度时，中枢神经系统中的浓度可达血药浓度的 70%，甚或高于血药浓度。本品可在红细胞内蓄积。本品通过细胞内的酶磷酸化成单、二和三磷酸盐。分布和清除属于三相，$t_{1/2\beta}$ 约为 2 h，根据取样的时间，其终末半衰期为 20～50 h。口服后会呈现首过效应。肾清除量为服用总量的 30%～40%，肝内代谢也是药物清除的重要途径。血液透析排出的药物数量不明显。停药后 4 周仍可从血中检出本品。

【适应证】 1. 敏感病毒引起的麻疹、流行性出血热伴肾综合征、拉沙热、肺炎、呼吸道合胞病毒感染、甲型和乙型流感、水痘、流行性腮腺炎、副流感病毒感染、角膜炎、结膜炎、口炎、带状疱疹、急性甲型肝炎(单用干扰素难治的)、慢性乙型肝炎、慢性丙型肝炎和 HIV 感染。滴眼液用于治疗单纯疱疹病毒性角膜炎、角膜带状疱疹以及表层点状角膜炎和沙眼。

2. 与聚乙二醇干扰素、HCV 蛋白酶抑制剂合用,治疗丙型肝炎。

3. 与干扰素合用治疗乙型肝炎。

【不良反应】 1. 吸入本品时可能引起肺功能减退、细菌性肺炎、心血管系统不良反应(如血压下降、心搏骤停)、贫血和网状红细胞增多。

2. 吸入本品时也会发生过敏性结膜炎、皮疹以及过敏性休克。

3. 使用通气装置可能发生吸入的本品沉淀,继而液体蓄积于管道中。

4. 口服或静脉用药时,可能会出现血清胆红素升高。

5. 还可引起胃肠道(如腹泻)和中枢神经系统障碍(如抽搐)、贫血、网状红细胞增多和 DIC。

6. 动物实验有致畸、致突变和刺激肿瘤生长的作用。

7. 用滴眼液偶见轻微局部刺激。

【妊娠期安全等级】 X。

【禁忌与慎用】 1. 正在合用通气装置的幼儿禁用。

2. 处于生育期的妇女禁用。

3. 呼吸功能欠佳者慎用。

4. 尚未明确本品是否可经乳汁分泌,哺乳期妇女使用时,应暂停哺乳。

【药物相互作用】 1. 本品合用金刚乙胺时可增强抗流感病毒 A 的活性。

2. 合用干扰素 α 时可增加或协同本品的抗病毒活性。

3. 体外研究证实,本品和齐多夫定可产生相互抑制作用,故不可合用。

【剂量与用法】 1. 治疗婴儿和儿童的呼吸道合胞病毒感染,吸入法优于其他给药途径。使用含有 20 mg/ml 的溶液,在 12～18 h 中给予 300 ml(相当于本品 6 g)在每升空气平均浓度 190 μg 的情况下通过雾化释放。

2. 配合干扰素治疗慢性难治性乙型肝炎,可于早晨口服本品 400 mg(体重＜75 kg)或 600 mg(体重＞75 kg),晚间再口服 600 mg(不论体重多少),疗程 6 个月。干扰素 α2b 300 万 U,皮下注射,每周 3 次。

3. 治疗拉沙热首剂 2 g,继而 1 g,每 6 h 一次,连用 4 日后,再予 500 mg,每 8 h 一次,共用 6 日。在起病 6 日内开始用药,疗效最好。预防时,可口服 600 mg,4 次/日,连用 10 日。

4. 急性甲型肝炎可每日口服 600 mg,10 日一疗程。

5. 早期流行性出血热可口服 500 mg,2 次/日,或静脉滴注,连用 3 日。

6. 滴眼液　每小时 1 次,每次 1～2 滴,病情好转后,逐渐减少滴眼次数,或用其眼膏涂眼,4～6 次/日。

7. 与聚乙二醇干扰素、HCV 蛋白酶抑制剂合用,治疗丙型肝炎　800～1200 mg,分 2 次进餐时服用,疗程 24 周(基因 2、3 型)或 48 周(基因 1、4 型)。

8. 眼膏剂　2～4 次/日,涂于眼结膜囊内。

【用药须知】 1. 近年来,本品引起过敏性反应的报道增多,临床值得关注。

2. 用药一周以上者,应定期查血常规及肝功能。

【临床新用途】 经中美医学界合作研究,大量病例证实,本品用于流行性出血热伴肾病综合征时,可减轻肾损害,降低血细胞数,减轻出血,缩短低血压期和少尿期,改善心功能,显著降低病死率。开始使用静脉滴注,每日 10～15 mg/kg,2 次分用,以后与肌内注射交替(剂量相同),或完全以肌内注射替代静脉滴注,疗程 3～14 日。

【制剂】 ①片剂:0.05 g;0.1 g;0.2 g。②注射剂:100 mg/ml。③口含片:50 mg。④粉雾剂:6 g。⑤滴眼液:0.1%。⑥眼膏剂:0.5%。

【贮藏】 在 15～30 ℃条件下保存。

福米韦生

(fomivirsen)

本品为首个反义抗病毒药物。

【CAS】 144245-52-3

【ATC】 S01AD08

【理化性质】 1. 本品为白色至类白色吸湿性、无定形粉末。

2. 化学名:2′-Deoxyguanosylyl-(3′→5′O,O-phosphorothioyl)-2′-deoxycytidylyl-(3′→5′O,O-phosphorothioyl)-2′-deoxyguanosylyl-(3′→5′O,O-phosphorothioyl)-thymidylyl-(3′→5′O,O-phosphorothioyl)-thymidylyl-(3′→5′O,O-phosphorothioyl)-thymidylyl-(3′→5′O,O-phosphorothioyl)-2′-deoxyguanosylyl-(3′→5′O,O-phosphorothioyl)-2′-deoxycytidylyl-(3′→5′O,O-phosphorothioyl)-thymidylyl-(3′→5′O,O-phosphorothioyl)-2′-deoxycytidylyl-(3′→5′O,O-phosphorothioyl)-thy-

midylyl-(3′→5′*O*, *O*-pho-sphorothioyl)-thymidylyl-(3′→5′*O*, *O*-phosphorothioyl)-2′-deoxycytidylyl-(3′→5′O, O-phosphorothioyl)-thymidylyl-(3′→5′*O*, *O*-phosphorothioyl)-thymidylyl-(3′→5′*O*, *O*-phosphorothioyl)-2′-deoxycytidylyl-(3′→5′*O*, *O*-phosphorothioyl)-thymidylyl-(3′→5′*O*, *O*-pho-sphorothioyl)-thymidylyl-(3′→5′*O*, *O*-phosphorothioyl)-2′-deoxyguanosylyl-(3′→5′*O*, *O*-phosphorothioyl)-2′-deoxycytidylyl-(3′→5′*O*, *O*-phosphorothioyl)-2′-deoxyguanosine

3. 分子式：$C_{204}H_{243}N_{63}O_{114}P_{20}S_{20}$

4. 分子量：6682.4

福米韦生钠
(fomivirsen sodium)

别名：Vitravene

〖CAS〗　160369-77-7

〖理化性质〗　1. 本品为白色至类白色吸湿性、无定形粉末。

2. 分子式：$C_{204}H_{243}N_{63}O_{114}P_{20}S_{20}Na_2O$

3. 分子量：7122

【药理作用】　本品的核苷酸序列与早期蛋白编码区2的mRNA的转录子互补，mRNA上的该区编码负责调解病毒基因表达的传染性巨细胞病毒(CMV)复制必需的几种蛋白。本品与mRNA结合后，抑制早期蛋白编码区的蛋白合成，从而抑制病毒复制。

【体内过程】　单次给予^{14}C标记的本品66 μg注入兔玻璃体内，4 h后玻璃体液中本品平均浓度为3.3 μmol/L。药物按一级动力学消除，消除半衰期为62 h。给药10日后，玻璃体液中的本品浓度(0.17 μmol/L)仍对CMV复制有抑制作用。此时，^{14}C标记显示，玻璃体液中仍有22%的本品存在，其余78%则降解为短链代谢物，表明本品在玻璃体液中已经大部分代谢。以同法给药5日后，本品在视网膜中的浓度可达到峰值3.5 μmol/L；给药10日后，视网膜中本品的平均浓度比玻璃体液中高出近10倍(1.6 μmol/L)。视网膜中消除半衰期约为79 h。本品在(猴)玻璃体内注射2日后，其视网膜内浓度达到峰值。本品$t_{1/2}$(使用单剂量115 μg)为78 h。

【适应证】　局部治疗获得性免疫缺陷综合征患者并发的巨细胞病毒性视网膜炎，适用于对其他治疗措施不能耐受、没有效果或有禁忌的患者。

【不良反应】　1. 最常见的不良反应是眼部炎症，包括虹膜炎、玻璃体炎，发生率25%。

2. 发生率5%～20%的眼部不良反应有视觉异常、前房炎症、视物模糊、白内障、结膜出血、视敏度降低、眼痛、眼内悬浮物、眼内压增高、畏光、视网膜剥离、视网膜水肿、视网膜出血、视网膜色素改变、眼葡萄膜炎。

3. 发生率5%～20%的全身不良反应有腹痛、贫血、无力、腹泻、发热、头痛、感染、恶心、肺炎、药疹、败血症、鼻窦炎、全身巨细胞病毒感染、呕吐。

4. 发生率2%～5%的眼部不良反应有结膜炎、角膜水肿、周边视觉减弱、眼刺激、张力减退、角膜后沉着物、视神经炎、闪光幻觉、视网膜血管病、视野缺陷、玻璃体积血、玻璃体浑浊。

5. 发生率2%～5%的全身不良反应有肝功能异常、思维异常、变态反应、食欲缺乏、背痛、气管炎、恶病质、尿路感染、胸痛、体重降低、脱水、抑郁、头晕、呼吸困难、流感综合征、咳嗽加重、γ-GT升高、肾功能衰竭、淋巴瘤样反应、神经系统病变、嗜中性白细胞减少、口腔白色念珠菌病、疼痛、胰腺炎、出汗、血小板减少。

【妊娠期安全等级】　C。

【禁忌与慎用】　1. 对本品过敏者禁用。

2. 本品禁用于2～4周内使用西多福韦治疗的患者，以免增加发生眼内炎症的危险性。

3. 妊娠期妇女只有在益处大于对胎儿伤害的风险时，才可使用。

4. 尚未明确本品是否经乳汁分泌，由于本品对婴儿可能引起严重不良反应，哺乳期使用时，应暂停哺乳。

5. 儿童用药的安全性及有效性尚未确定。

【药物相互作用】　1. 本品与更昔洛韦或膦甲酸钠合用可增加抗CMV活性。

2. 本品与高浓度(300 μmol/L)的双脱氧胞苷合用时可增加抗病毒活性。

3. 齐多夫定对人CMV没有明显作用，与本品合用时，本品的抗病毒活性不受影响。

【剂量与用法】　1. 推荐治疗方案的诱导期，即第1个月内每2周玻璃体内注射本品330 μg(0.5 ml)，以后进入维持期，每4周1次。

2. 如出现不能接受的面部炎症，可暂停用药，炎症控制后，可重新开始治疗。在本品维持期疾病进展者，可恢复诱导期的间隔给药。

3. 局麻后，患眼玻璃体内注射，每次0.05 ml，用30号针头和小容量注射器。

【用药须知】　1. 本品仅限眼科使用。

2. 本品可导致眼部炎症和眼内压升高。局部使用皮质激素可有助于炎症控制。

【制剂】　注射剂：165 μg/0.25 ml。

【贮藏】　遮光贮于2～8 ℃，避免过热。

马拉维若
(maraviroc)

别名:Selzentry

本品为首个化学趋化因子受体 5(CCrR5)阻断剂类药物。

【CAS】 376348-65-1

【ATC】 J05AX09

【理化性质】 1. 本品为白色至灰白色粉末,生理 pH 范围(pH1.0~7.5)易溶于水。

2. 化学名:4,4-Difluoro-*N*-[(1*S*)-3-[(1*R*,5*S*)-3-[3-methyl-5-(propan-2-yl)-4*H*-1,2,4-triazol-4-yl]-8-azabicyclo [3.2.1] octan-8-yl]-1-phenylpropyl] cyclohexane-1-carboxamide

3. 分子式:$C_{29}H_{41}F_2N_5O$

4. 分子量:513.67

5. 结构式

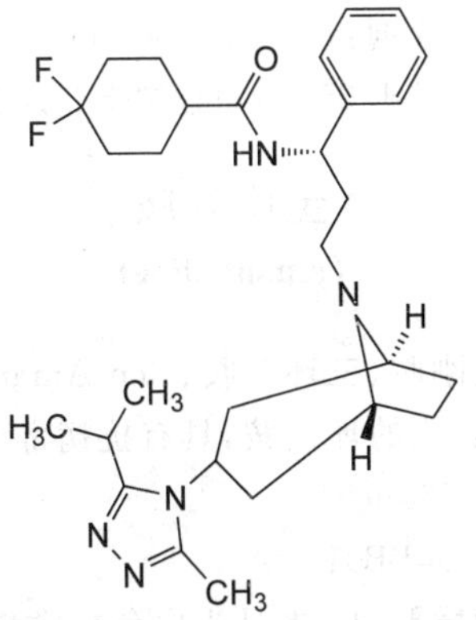

【用药警戒】 本品可导致肝毒性,在出现肝毒性之前可发生严重的皮疹、全身性过敏反应(如发热、嗜酸性粒细胞增多或 IgE 升高),如出现上述反应,应立即进行评估。

【药理作用】 1. 本品选择性与人类细胞膜上的趋化因子 CCrR5 结合,阻止具有 HIV-1 糖蛋白 120 和 CCrR5 趋向性的 HIV-1 进入细胞。

2. 本品抑制实验室 CCrR5 趋向性 HIV-1 细胞株和从急性感染患者外周血中分离出的 HIV-1 隔离群的复制,细胞培养中,本品对 HIV-1 M 组隔离群及 O 组隔离群的平均 EC_{50} 为 0.1~4.5mmol/L。与其他抗逆转录病毒病毒合用时无拮抗作用。本品对 CXCR4 趋向性及双趋向性病毒无活性,未对抗 HIV-2 活性进行研究。

【体内过程】 1. 健康志愿者单剂量口服本品 1~1200 mg,药动学成非线性。100 mg 为生物利用度 23%,300 mg 生物利用度预计为 33%。高脂肪餐可提升本品的 C_{max} 和 AUC 约为 33%。

2. 本品的蛋白结合率约为 76%,主要与白蛋白和 α_1-酸糖蛋白结合,分布容积约为 194L。

3. 本品主要经 CYP3A 代谢为无活性代谢产物,口服 300 mg 后,循环中主要为原药(约 47%),其次为通过脱烷基作用形成的仲胺代谢产物(约 22%),其他为氧化形成的代谢产物,代谢产物无明显药理活性。

4. 口服达稳态后,终末半衰期为 14~18 h。单剂量给予放射性标记的本品 300 mg,经 168 h 尿中和粪便中分别回收 20%和 70%的放射性物质,主要为原药(尿中占给药剂量 8%,粪便中占 25%),余为代谢产物。

【适应证】 与其他抗病毒药联合用于成人化学趋化因子受体-5(CCrR5)趋向性 HIV-1 感染。

【不良反应】 1. 严重不良反应包括肝毒性、严重皮肤反应和过敏反应及心血管事件。

2. 临床试验中大于 2%的不良反应包括结膜炎、眼感染及炎症、便秘、发热、疼痛和不适、上呼吸道感染、疱疹病毒感染、鼻窦炎、支气管炎、毛囊炎、肺炎、肛门与生殖器疣、流感、食欲降低、关节相关症状和体征、肌肉疼痛、皮肤肿瘤新生、头晕或体位性头晕、感觉异常和感觉迟钝、意识混乱、外周神经病、睡眠障碍、抑郁、焦虑、膀胱和泌尿道症状、咳嗽、鼻黏膜充血和炎症、呼吸异常、鼻窦炎、皮疹、外分泌腺疾病、皮肤瘙痒、脂肪代谢障碍、红斑、高血压、ALT、AST 及总胆红素升高、淀粉酶升高、脂肪酶升高、绝对中性粒细胞计数降低等。

3. 少见不良反应包括骨髓抑制、再生障碍性贫血、不稳定型心绞痛、急性心力衰竭、冠状动脉疾病、冠状动脉闭塞、心肌梗死、心肌缺血、肝炎、肝功能衰竭、胆汁淤积性黄疸、门静脉血栓、黄疸、心内膜炎、感染性心肌炎、病毒性脑炎、螺旋体感染、败血症性休克、难辨梭状芽孢杆菌性肠炎、脑膜炎、肌炎、骨坏死、横纹肌溶解、磷酸激酶升高、腹部肿瘤、肛门癌、基底细胞癌、皮肤原位癌、胆管癌、弥漫性巨 B 细胞淋巴瘤、淋巴癌、肝转移癌、食管癌、鼻咽癌、鳞状细胞癌、皮肤鳞状细胞癌、舌癌、T 和 null-细胞型间变性大细胞淋巴瘤、肝总管肿瘤、内分泌肿瘤(恶性及未分化的)、脑血管意外、抽搐、癫痫、震颤、面部麻痹、偏盲、意识丧失、视野缺损。

4. 上市后发现的不良反应包括斯-约综合征、药疹伴嗜酸性粒细胞增多、全身不适症状及中毒性表皮坏死松解症。

【妊娠期安全等级】 B。

【禁忌与慎用】 1. 禁用于重度肾功能不全及终末期肾病同时服用 CYP3A 诱导剂或抑制剂者。

2. 妊娠期妇女只有确实需要时才可使用。

3. 尚未明确本品是否可经乳汁分泌，哺乳期妇女使用时，应暂停哺乳。

4. 16 岁以下儿童用药的安全性及有效性尚未确定。

【药物相互作用】 1. 本品为 CYP3A 和 P-糖蛋白的底物，与上述酶或转运蛋白的抑制剂或诱导剂合用均可影响本品的药动学，需要调整剂量。

2. 不推荐与贯叶连翘制剂合用，与其合用可显著降低本品的血药浓度，造成治疗失败。

【剂量与用法】 1. 肾功能正常者

(1) 与强效 CYP3A 抑制剂(包括蛋白酶抑制剂，不包括替拉那韦-利托那韦、地拉韦啶、酮康唑、伊曲康唑、克拉霉素、奈法唑酮、泰利霉素等)合用，150 mg，2 次/日。

(2) 与其他药物(替拉那韦-利托那韦、奈韦拉平、雷特格韦、所有核苷类逆转录酶抑制剂、恩夫韦肽)合用，300 mg，2 次/日。

(3) 与强效 CYP3A 诱导剂(同时无强效 CYP3A 抑制剂合用)(包括依法韦仑、利福平、依曲韦林、卡马西平、苯巴比妥及苯妥英)合用，600 mg，2 次/日。

2. 根据肾功能调整剂量，详见下表。

【用药须知】 1. 本品可导致肝毒性，在出现肝毒性之前可发生严重的皮疹、全身性过敏反应的证据(如发热、嗜酸性粒细胞增多或 IgE)，约出现治疗 1 个月时。治疗前及治疗中应定期检查 ALT、AST 及胆红素。如出现全身性过敏反应，应立即检查 ALT、AST 及胆红素。如出现肝炎的症状和体征或转氨酶升高伴全身性过敏反应，应考虑停药。存在肝功能异常者、同时患有乙型肝炎和丙型肝炎者慎用。

2. 本品可导致严重甚至危及生命的皮肤和全身过敏反应，包括斯-约综合征、中毒性表皮坏死松解症、药疹伴嗜酸性粒细胞增多及全身症状，如出现严重皮肤和过敏反应的症状和体征(包括但不限于严重的皮疹、皮疹伴发热或不适、肌肉或关节痛、水泡、口腔病变、结膜炎、面部水肿、唇部肿胀、嗜酸性粒细胞增多)应立即停药。

3. 本品可增加心血管事件的发生风险，有直立性低血压病史者、同时使用能降低血压的药物的患者慎用。

4. 直立性低血压伴肾功能不全的患者发生心血管事件的风险增加，应根据肾功能及合用药物调整剂量。

5. 包括本品在内的抗逆转录病毒药可导致免疫重建综合征，导致机会性感染增加。

6. CCrR5 共同受体表达于一些免疫细胞，因此本品可导致感染的风险增加。

7. 本品可影响免疫监视，导致恶性肿瘤发生率升高。

8. 本品过量无特异性解毒剂，可催吐或给予活性炭，以减少吸收，血液透析可清除本品。治疗包括一般性的支持措施，患者应采取仰卧位，监测生命体征、血压和心电图。

【制剂】 片剂：150 mg；300 mg。

【贮藏】 贮于 25 ℃，短程携带允许 15～30 ℃。

金刚烷胺

(amantadine)

别名：金刚胺、三环癸胺、Gen-Amantadine

本品是合成的环伯胺，具有抗病毒作用。

【CAS】 768-94-5

【ATC】 04BB01

【理化性质】 1. 本品为白色或类白色结晶性粉末。溶于水(1∶2.5)，溶于乙醇(1∶5.1)，溶于三氯甲烷(1∶18)，溶于聚乙二醇 400(1∶70)。20%水溶液的 pH 为 3.0～5.5。

2. 化学名：Tricyc-lo[3.3.1.13,7]dec-1-ylamine

3. 分子式：$C_{10}H_{17}N$

4. 分子量：51.2

根据肾功能调整剂量

合用药物	根据肾功能调整剂量				
	肾功能正常	轻度肾功能不全	中度肾功能不全	重度肾功能不全	终末期肾病规律性透析者
强效 CYP3A 抑制剂	150 mg，2 次/日	150 mg，2 次/日	150 mg，2 次/日	无推荐剂量	无推荐剂量
其他药物	300 mg，2 次/日	300 mg，2 次/日	300 mg，2 次/日	300 mg，2 次/日，如出现直立性低血压，剂量减半	300 mg，2 次/日，如出现直立性低血压，剂量减半
强效 CYP3A 诱导剂	600 mg，2 次/日	600 mg，2 次/日	600 mg，2 次/日	无推荐剂量	无推荐剂量

5. 结构式

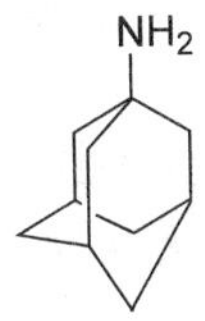

盐酸金刚烷胺
(amantadine hydrochloride)

别名:Symmetrel。

〖CAS〗 665-66-7

〖理化性质〗 1. 本品为白色或类白色结晶性粉末。遇热升华。易溶于水和乙醇。

2. 分子式:$C_{10}H_{17}N \cdot HCl$

3. 分子量:187.7

硫酸金刚烷胺
(amantadine sulfate)

〖CAS〗 31377-23-8

〖理化性质〗 1. 分子式:$(C_{10}H_{17}N)_2 \cdot H_2SO_4$

2. 分子量:398.6

【药理作用】 1. 抑制甲型流感病毒的复制。

2. 有抗其他病毒(如带状疱疹病毒)的作用。

【体内过程】 口服后迅速被吸收,血药峰值约4 h达到。主要以原药形式随尿排出。肾功能正常的患者 $t_{1/2}$ 为11~15 h,老年人或肾功能不全患者可见延长。酸化尿液可使排出速率加快。本品可透过胎盘和血-脑屏障,还可进入乳汁。蛋白结合率约为67%。

【适应证】 1. 用于甲型流行性感冒。

2. 用于带状疱疹。

3. 用于帕金森病、帕金森综合征、药物诱发的锥体外系疾病,一氧化碳中毒后帕金森综合征及老年人合并有脑动脉硬化的帕金森综合征。

【不良反应】 1. 大多数不良反应与剂量有关,一般较轻,而且有些类似抗毒蕈碱药物的不良反应。停药后可消除,但多数虽持续用药也会消失。

2. 长期给药常发网状青斑,有时伴随踝部水肿。

3. 可能发生神经紧张、思想不集中、头晕、失眠、噩梦、头痛和情绪状态改变。

4. 幻觉、精神错乱已有报道,特别是老年、肾功能不全患者和正在使用抗毒蕈碱药物的患者更易发生。

5. 其他不良反应还有直立性低血压、尿潴留、语言不清、共济失调、昏睡、恶心、呕吐、食欲缺乏、口干、便秘、皮疹、出汗、光敏反应和视物模糊。

6. 个别还有充血性心力衰竭、心悸、白细胞减少、中性粒细胞减少、面瘫、眼球旋转发作和惊厥。

7. 本品可引起皮肤紫红色、网状的斑点,常见于女性,通常出现在小腿和足部,一般在用药1个月或更长时间发生。这种斑点在停药后还可保留2~12周。

【妊娠期安全等级】 C。

【禁忌与慎用】 1. 对本品过敏、严重肾脏疾病、有癫痫病史或其他癫痫发作以及胃溃疡的患者均禁用。

2. 心脏病、肝病、肾功能不全、复发性湿疹或精神病患者均需慎用。

3. 对老年用药者更应慎用,因为老年人对抗毒蕈碱药物的作用更为敏感,且肾清除功能很可能会降低。

4. 本品可经乳汁分泌,哺乳期妇女使用时,应暂停哺乳。

5. <1岁的幼儿用药安全性及有效性尚未确定。

【药物相互作用】 1. 本品可增强抗毒蕈碱药的不良反应,合用时,后者的剂量应减少。

2. 本品可使左旋多巴的不良反应加剧。

3. 正在用中枢兴奋药物的患者应慎用本品。

4. 升高尿液pH的药物可减缓本品的排泄。

【剂量与用法】 1. 治疗流感 成人口服一次100 mg,2次/日,连用5日。

2. 预防流感 根据防止感染的需要确定给药时间的长短,一般在6周左右,剂量同上。

3. >60岁患者的用量每天应<200 mg,或用量仍为200 mg,给药的间隔时间应延长一些。

4. 肾功能不全的患者,用量应予降低。

5. 1~9岁儿童,一日剂量为4.4~8.8 mg/kg,但不能超过150 mg。

6. 10~12岁儿童,一日剂量为200 mg,分2次服。

7. 成人治疗帕金森病等,一次100 mg,一日2次,一日不超过200 mg。

【用药须知】 1. 和其他抗毒蕈碱药物一样,本品也能引起视物模糊和机敏性降低,驾驶者或机械操作者不宜服用。

2. 在突然停用本品时,可能导致抗精神病药致恶性综合征,特别在合用抗精神病药时更易发生。

3. 服用本品时饮酒会加重药物的不良反应。

4. 为了服用本品预防流感更有效果,应在可能接触病原之前或在可能接触后立即开始服用本品。

【临床新用途】 1. 药物性锥体外系反应,适用于不能耐受抗胆碱药物的患者。

2. 难治性呃逆，本品 100 mg 顿服。

【制剂】 ①片剂：100 mg。②胶囊剂：100 mg。

【贮藏】 在室温下贮存。

金刚乙胺
(rimantadine)

本品为金刚烷胺衍生物。

【CAS】 13392-28-4

【ATC】 J05AC02

【理化性质】 1. 化学名：(*RS*)-1-(Adamantan-1-yl)ethylamine

2. 分子式：$C_{12}H_{21}N$

3. 分子量：179.3

4. 结构式

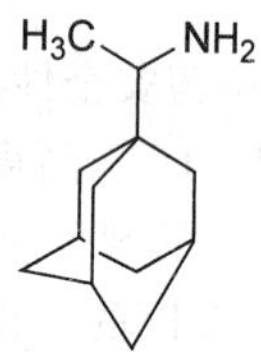

盐酸金刚乙胺
(rimantadine hydrochloride)

别名：Roflual、Flumadine

【CAS】 1501-84-4

【理化性质】 1. 本品贮藏温度为 15～30 ℃。

2. 化学名：(*RS*)-1-(Adamantan-1-yl) ethylamine hydrochloride

3. 分子式：$C_{12}H_{21}N \cdot HCl$

4. 分子量：215.8

【药理作用】 本品可抑制甲型流感病毒，可能针对病毒复制的早期阶段起作用，其作用机制尚未完全阐明，但很可能在甲型流感病毒复制的早期具有抑制作用，因而临床治疗越早越好。其在体内和体外均可诱导甲型流感病毒耐药，但在临床上并非常常分离到耐药病毒株。耐药病毒可致家庭中传播，幼儿患者在接受本品治疗甲型流感感染的 1 周内就可排放耐药病毒。

【体内过程】 口服本品后在胃肠道吸收尚佳，但吸收缓慢，给药后经 3～6 h 可达血药峰值。其血浆 $t_{1/2}$ 长，为 24～36 h。其血浆蛋白结合率约为 40%。健康成人单剂量的消除半衰期为 13～65 h。本品可被广泛代谢，随尿排出的原药不到 25%，超过 72 h 以内排出的羟基代谢物约占 75%。重度肝功能不全和肾功能衰竭患者的 $t_{1/2}$ 为正常的 2 倍，因此，其用药剂量应减半。

【适应证】 用于预防和治疗甲型流感。

【不良反应】 本品不良反应发生率较低，主要为：

1. 恶心、呕吐、食欲减退、口干、腹痛、腹泻、消化不良、味觉改变、使用大于常规剂量时可能发生便秘、吞咽困难或口腔炎。

2. 0.3%～1%的患者会出现皮疹。

3. 可能出现面色苍白、心悸、高血压、心力衰竭、下肢水肿、心脏传导阻滞、心动过速。

4. 可能发生头痛、疲劳、神经质、失眠、噩梦、眩晕、共济失调、意识模糊、幻觉、震颤、幻觉、惊厥等。

5. 极少患者会出现呼吸困难、咳嗽。

6. 极少出现非哺乳期泌乳。

【妊娠期安全等级】 C。

【禁忌与慎用】 1. 对本品或金刚烷胺过敏者禁用。

2. 癫痫或肝肾功能不全的患者应慎用本品。

3. 动物实验可见乳汁中浓度高于血药浓度，哺乳期妇女使用时，应暂停哺乳。

【药物相互作用】 1. 本品与阿司匹林合用，可使本品的血药峰值和 AUC 约降低 10%。

2. 本品合用对乙酰氨基酚，可使本品的血药峰值和 AUC 约降低 11%。

【剂量与用法】 成人一般口服 200 mg/d，分两次给药。儿童可用 5 mg/(kg·d)，最高可达 150 mg/d。分 2～3 次给药。老年患者的用量为 100 mg/d。

【用药须知】 **【制剂】** ①片剂：0.1 g。②口服液：1 g/100 ml。③糖浆：0.5 g/50 ml。

【贮藏】 密闭，阴凉干燥处保存。

恩夫韦肽
(enfuvirtide)

别名：恩夫韦特、福泽昂、恩会韦地、Fuzeon

本品是一种合成的线形而具有乙酰化 *N*-末端和 *C*-末端而属于羧氨的 36 种氨基酸肽，并经天然产生的 *L*-氨基酸残基组成，可阻断 HIV 细胞融合和病毒进入。

【CAS】 159519-65-0

【ATC】 J05AX07

【理化性质】 1. 分子式：$C_{204}H_{301}N_{51}O_{64}$

2. 分子量：4491.9

3. 结构式：见下页。

【药理作用】 本品是由 HIV-1 跨膜融合蛋白 GP41 内高度保守序列衍生而来的一种合成肽类物质。本品与病毒包膜糖蛋白的 GP41 亚单位上的第

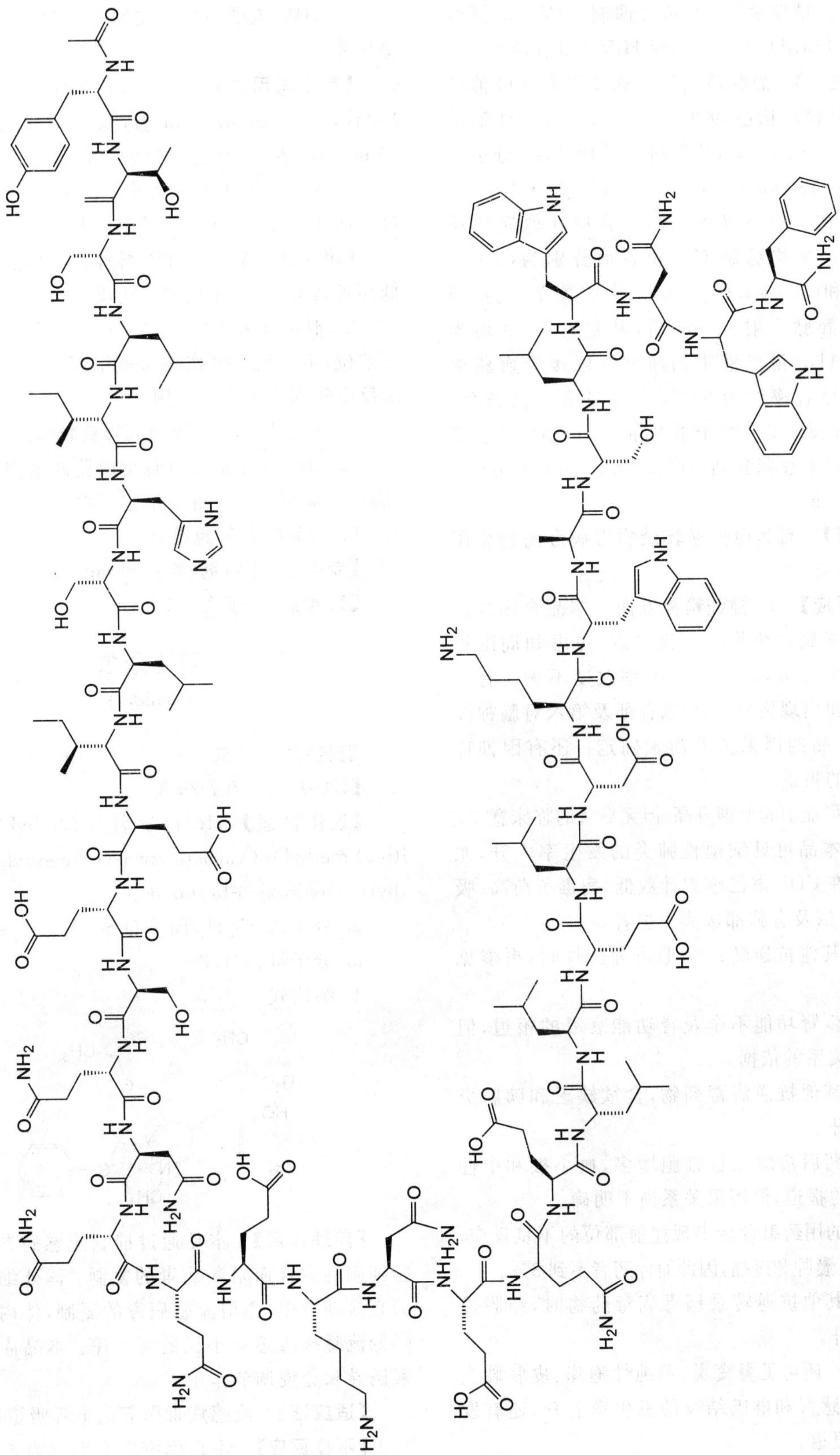

一个七肽重复结构(HR1)相结合,以阻止病毒与细胞膜融合所必需的构象改变,从而防止病毒融合并进入细胞内。体外试验表明,本品可抑制 HIV-1 的活性(80 mg/ml 可抑制其传染性),使 HIV-1 复制减少。

【体内过程】 静脉给药后可在 2 周内达峰值效应,其绝对生物利用度为 84.3%±15.5%。注射单剂量 90 mg 于腹部皮下,其平均 C_{max} 和 AUC 分别为(4.59±1.5)μg/ml 和(55.8±12.1)(μg·h)/ml。皮下给予一次 90 mg,2 次/日,并合用其他逆转录抗病毒药,其平均稳态 C_{max} 和谷值分别为(5.0±1.7)μg/ml 和(3.3±1.6)μg/ml。中位数 T_{max} 为 4 h(4~8 h)。静脉注射 60 mg 后,其稳态 V_d 平均为(95.5±1.1)L。淋巴液中的药物浓度接近血药浓度。其蛋白结合率约为 92%,主要与清蛋白结合。本品在肝内代谢,皮下给予单剂量 90 mg 后,其表观清除率和消除半衰期分别为(24.8±4.1)ml/(kg·h)和(3.8±0.6)h。

【适应证】 与其他抗逆转录病毒病毒药物合用治疗 HIV 感染。

【不良反应】 1. 神经精神方面 本品合用其他抗逆转录病毒病毒药物时可见失眠、焦虑和周围神经病的发生率上升,疲乏的发生率改变不大。有报道在治疗期间出现格林-巴利综合征及第六对脑神经麻痹,但与本品的因果关系尚未确定。还有因抑郁而停止治疗的报道。

2. 本品可能引起血糖升高,但无显著的临床意义。

3. 使用本品可见细菌性肺炎的发生率上升,尤其是原已存在 CD_4^+ 淋巴细胞计数低、病毒负荷高、吸烟、静脉吸毒以及有肺部疾病史患者。

4. 合用其他抗逆转录病毒病毒药物时,更多见肌痛。

5. 有发生肾功能不全及肾功能衰竭的报道,但尚缺少因果关系的依据。

6. 合用其他抗逆病毒药物,食欲缺乏和胰腺炎的发生率上升。

7. 有用药后嗜酸性粒细胞增多,血小板和中性粒细胞减少的报道,但因果关系尚不明确。

8. 98%的用药患者会出现注射部位的不良反应,如红斑、硬结、囊肿和疼痛,因此而停药者不到 3%。

9. 合用其他抗逆转录病毒病毒药物时,结膜炎的发生率上升。

10. 此外,还可见鼻窦炎、单纯性疱疹、皮肤乳头状瘤、流行性感冒和淋巴结炎的发生率上升,还有发生脓毒症的报道。

【妊娠期安全等级】 B。

【禁忌与慎用】 1. 对本品过敏者禁用。

2. 肝肾功能不全患者慎用。

3. 6 岁以下儿童用药安全性尚未确定。

4. HIV 感染的哺乳期妇女应避免哺乳,以免感染婴儿。

【剂量与用法】 1. 成人皮下注射一次 90 mg,2 次/日;Ccr>35 ml/min 者,其清除无变化;Ccr<35 ml/min 者,尚缺乏安全剂量的资料。

2. 大于 6 岁的儿童可皮下注射 2 mg/kg(不可超过一次 90 mg),2 次/日,其余同上。

【用药须知】 1. 有资料称,静脉给药可有效降低病毒负荷,但临床仍多采用皮下给药。

2. 本品应选择多处皮下组织给药,一次应更换新部位,不可注入瘀伤或瘢痕组织,已发生过局部超敏反应的部位不应再选用。

3. 本品常与抗逆转录病毒药物合用。

4. 用药前后和用药时均应监测血浆 HIV-RNA(病毒负荷)和 CD_4^+ 淋巴细胞计数。

5. 本品已有耐药报道。

【制剂】 注射剂(粉):90 mg。

【贮藏】 贮于 15~30 ℃。

阿比朵尔

(arbidol)

别名:阿比多尔

【CAS】 131707-23-8

【理化性质】 1. 化学名:1-Methyl-2-((phenylthio) methyl)-3-carbethoxy-4-((dimethylamino) methyl)-5-hydroxy-6-bromindole

2. 分子式:$C_{22}H_{28}BrN_2O_3S$

3. 分子量:531.89

4. 结构式

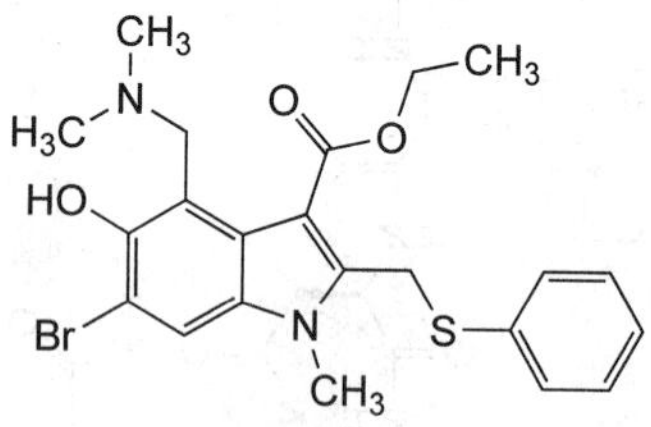

【药理作用】 本品通过抑制流感病毒脂膜与宿主细胞的融合而阻断病毒的复制。体外细胞培养试验直接抑制甲、乙型流感病毒的复制,体内动物实验降低流感病毒感染小鼠的死亡率。本品尚具有干扰素诱导和免疫调节作用。

【适应证】 流感病毒引起的上呼吸道感染。

【不良反应】 不良反应发生率约为 6.2%,主要表现为恶心、腹泻、头晕和血清转氨酶增高。

【禁忌与慎用】 1. 本品用于妊娠期和哺乳期妇

女的疗效与安全性尚不明确。

2. 65岁以上老年人用药的安全性尚不明确。

3. 重度肾功能不全患者慎用。

4. 有窦房结病变或功能不全的患者用药安全性尚不明确，建议该类人群服用本品慎重考虑。

5. 儿童用药的安全性及有效性尚未确定。

【药物相互作用】 1. 若与铝制剂同时服用，影响本品的吸收。如果在服用本品1～2 h后，再服用铝制剂，则不影响药物的吸收。

2. 与丙磺舒同时应用，本品的$t_{1/2}$延长至10 h。

3. 与茶碱合用，血中的茶碱浓度会增加。

【剂量与用法】 口服，成人每次0.2 g，3次/日，连续服用5日。

【用药须知】 在我国尚无用于儿童治疗的资料，在俄罗斯可用于2岁以上儿童。

【制剂】 片剂：0.1 g。

【贮藏】 遮光，密封保存。

法匹拉韦
(favipiravir)

别名：Avigan

【CAS】 259793-96-9

【理化性质】 1. 化学名：5-Fluoro-2-oxo-1*H*-pyrazine-3-carboxamide

2. 分子式：$C_5H_4FN_3O_2$

3. 分子量：157.1

4. 结构式

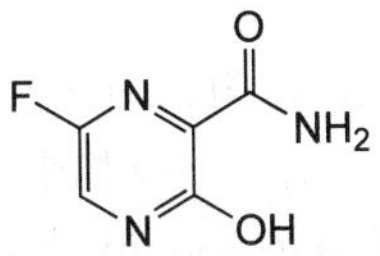

【简介】 本品为新型RNA聚合酶抑制剂，用于甲型流感(包括禽流感和甲型H1N1流感感染)的治疗，也用于埃博拉病毒感染的治疗。2014年3月在日本批准上市。口服，首日800 mg，2次/日，继后600 mg，2次/日，疗程5日。

穿心莲内酯琥珀酸半酯
(dehydroandrographolide succinate)

本品为穿心莲内酯经结构改造而得。

【CAS】 786593-06-4

【理化性质】 1. 化学名：14-Deoxy-11，12-didehydroandrographolide bis(hemisuccinate)

2. 分子式：$C_{28}H_{36}O_{10}$

3. 分子量：532.58

4. 结构式

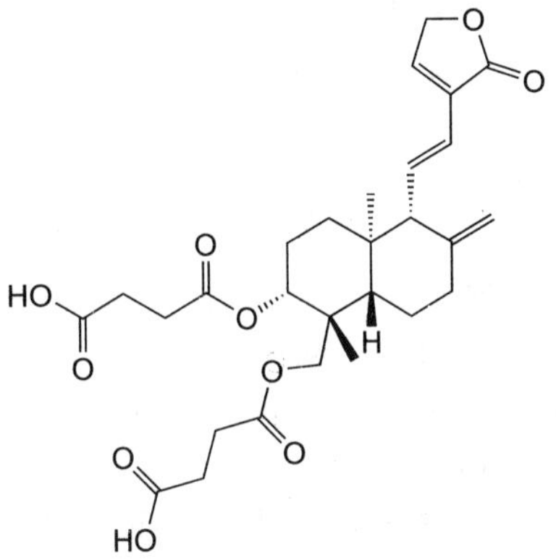

脱水穿心莲内酯琥珀酸半酯单钾盐
(potassium dehydroandro grapholide succinate)

别名：穿琥宁

〖理化性质〗 1. 化学名：14-脱羟-11，12-二脱氢穿心莲内酯-3，19-二琥珀酸半酯单钾盐

2. 分子式：$C_{28}H_{35}KO_{10}$

3. 分子量：570.68

脱水穿心莲内酯琥珀酸半酯钾钠盐
(potassium sodium dehydroandro grapholide succinate)

别名：炎琥宁

〖理化性质〗 1. 化学名：14-脱羟-11，12-二脱氢穿心莲内酯-3，19-二琥珀酸半酯钾钠盐一水物

2. 分子式：$C_{28}H_{34}KNaO_{10}\cdot H_2O$

【药理作用】 1. 本品对细菌内毒素引起的家兔发热有较强的解热作用，作用迅速并可维持4 h以上。

2. 本品有较好的抗炎作用，能对抗由二甲苯或组胺所引起毛细血管壁通透性增高，并对肾上腺素急性肺水肿有明显对抗作用。

3. 本品能缩短戊巴比妥钠引起的白鼠睡眠潜伏期，延长其睡眠时间，还能加强戊巴比妥钠作用，引起小白鼠睡眠，该实验结果提示本品有明显的镇静作用。

4. 本品能明显促进大白鼠肾上腺皮质功能，增加机体对病原体感染的应激能力。

5. 临床病原学诊断实验和组织培养灭活实验表明本品对流感病毒甲Ⅰ型、甲Ⅲ型，肺炎腺病毒Ⅲ型、Ⅳ型，肠合胞病毒及呼吸道合胞病毒均有灭活作用。

【适应证】 用于病毒性肺炎，病毒性上呼吸道感染等。

【不良反应】 1. 过敏反应 可表现为皮疹、瘙痒、斑丘疹，严重者甚至呼吸困难、水肿、过敏性休克，多在首次用药出现。

2. 消化道反应　恶心、呕吐、腹痛、腹泻，也有肝功能损害报道。

3. 血液系统反应　可见白细胞减少、血小板减少、紫癜等。

4. 致热原样反应　寒战、高热，甚至头晕、胸闷、心悸、心动过速、血压下降等。

【禁忌与慎用】 妊娠期妇女慎用。儿童用药的安全性及有效性尚未确立。

【药物相互作用】 本品禁与酸、碱性药物或含有亚硫酸氢钠、焦亚硫酸钠为抗氧剂的药物配伍。

【剂量与用法】 1. 肌内注射　成人每次 40～80 mg，每日 1～2 次。

2. 静脉滴注　成人 400～800 mg/次，用适量 0.9%氯化钠注射液分 2 次稀释后滴注，一次不得超过 400 mg。

【用药须知】 1. 在使用过程中偶有发热、气紧现象，停止用药即恢复正常。

2. 用药过程应定期检查血常规，发现血小板减少应及时停药，并给予相应处理。

【制剂】 ①注射剂（粉）：40 mg；80 mg；100 mg；200 mg；400 mg。②注射剂：20 mg/2 ml；40 mg/2 ml；80 mg/2 ml；100 mg/5 ml；200 mg/10 ml。③大容量注射剂：100 ml 含穿琥宁 100 mg 与氯化钠 0.9 g；100 ml 含穿琥宁 200 mg 与氯化钠 0.9 g；250 ml 含穿琥宁 400 mg 与氯化钠 2.25 g。

莪术油
(zedoray turmeric oil)

本品为姜科植物郁金的根茎提取的挥发油制剂。

【药理作用】 1. 抗病毒作用　对呼吸道合胞病毒（RSV）有直接抑制作用，对流感病毒 A1 和 A3 型有直接灭活作用。以病毒颗粒溶解方式起到抗病毒作用。

2. 抗菌抗炎作用　本品能抑制金黄色葡萄球菌、大肠埃希菌、伤寒杆菌等。动物实验证实，对小鼠醋酸性腹膜炎、烫伤局部水肿、巴豆油引起的耳部肉芽肿等均有抑制作用。

【适应证】 用于治疗病毒引起的感冒、上呼吸道感染、小儿病毒性肺炎、消化道溃疡、甲型肝炎、小儿病毒性肠炎及病毒性心肌炎、脑炎等。

【不良反应】 主要是过敏反应，表现为皮疹、全身发痒、面部潮红，并伴有胸闷、心前区不适、喉头发紧、恶心欲吐，严重者可出现呼吸困难、过敏性休克。

【禁忌与慎用】 1. 对本品过敏者禁用。

2. 妊娠期妇女禁用。

3. 尚未明确本品是否可经乳汁分泌，哺乳期妇女慎用。

【药物相互作用】 1. 禁与头孢曲松、头孢拉定、头孢哌酮、庆大霉素、呋塞米配伍使用。

2. 禁与丁香配伍。

【剂量与用法】 1. 静脉滴注，可用 250～500 ml 的 5%葡萄糖注射液或 0.9%氯化钠注射液稀释后滴注。

2. 成人及 12 岁以上儿童每日 1 次，每次 0.2～0.4 g，6 个月以上婴幼儿每次 0.1 g，6 个月以下者减半或遵医嘱，7～10 日为一疗程。

【用药须知】 1. 用药前详细询问过敏史，过敏体质者应避免使用。

2. 初次使用本品者，开始时滴速宜控制在每分钟 10 滴左右，观察 10 min，若无不良反应发生，则可逐渐调速，但不宜过快，滴速控制在每分钟 30～40 滴。

3. 在静脉滴注的初始 10 min 内，医护人员应注意观察并询问患者是否有不适感，继后对一般患者每 15 min 巡视一次，对小儿、失语或昏迷患者每 5 min 巡视一次，以便及时发现不良反应，将不良反应的危害降至最小。

4. 如果发现药液浑浊、漏气、有异物及玻璃瓶有细微裂纹禁止使用。

5. 出现不良反应的处理措施：立即停药，必要时可予以吸氧，也可用地塞米松注射液、异丙嗪注射液进行解救。

【制剂】 ①注射剂：5 mg/5 ml；10 mg/10 ml；20 mg/20 ml。②大容量注射剂：100 ml 含莪术油 40 mg 与葡萄糖 5.0 g；250 ml 含莪术油 0.1 g 与葡萄糖 12.5 g；500 ml 含莪术油 0.2 g 与葡萄糖 25 g。

【贮藏】 遮光，密闭，在阴凉处（不超过 20 ℃）保存。

1.2　抗寄生虫病药

这一节主要叙述用于治疗寄生虫病的一些药物。不过，其中有些药物除具有抗寄生虫病的作用外，还有其他重要的临床治疗作用，如甲硝唑及其衍生物除了抗滴虫病和抗阿米巴病的作用外，还具有极佳的抗厌氧菌作用。

1.2.1　抗疟药

疟疾由作为媒介的按蚊带着疟原虫子孢子通过叮咬传染给人。致病的疟原虫有 4 种：①恶性疟原虫可引起恶性疟，病情凶险，如治疗不及时，常累及脑部导致死亡；②间日疟原虫可引起间日疟，常反复发作，临床症状较重；③三日疟原虫引起三日疟，症状虽较为温和，但却可导致肾脏病变；④卵形疟原虫引起罕见的卵形疟，临床症状类似间日疟，较轻，易于控制。检验、鉴别以上 4 种疟原虫，是进行药物治疗的首要依据。疟原虫的生活很复杂，给药物治疗带来不少麻烦。从下图可以得知，其生活周期中包含着两个繁殖阶段，一是按蚊体内有性生殖期，二是人体内无性生殖期。后者又可分为 4 期。①原发性红外期：人体被带有原虫的按蚊叮咬时，其子孢子随其唾液注入人体血液。约半小时后，随血液侵入肝实质细胞内进行裂殖。经 6～12 天成熟，繁殖发育成组织裂殖体。组织裂殖体进行分裂生殖，在细胞破裂时释放大量裂殖子入血。此期止于进入红细胞前，无临床症状，实为疟疾的潜伏期。②继发性红外期：在间日疟原虫和卵形疟原虫感染中，有些进入肝细胞的裂殖子以睡眠子孢子的形式进入潜伏组织期。经过一定的时间后，这种睡眠子孢子再发育成裂殖子入血，这是千万这类疟疾复发的原因。③红内期：红外期的裂殖子进入红细胞就开始了红细胞内分裂生殖过程，经过滋养体（原虫）、血裂殖体，此时红细胞被破坏，释放出裂殖子再侵入其他红细胞，重复红内期的分裂生殖过程。这正是疟疾反复定期发作的原因。④配子体期：经 3～5 代红内期循环后，部分红细胞内裂殖子停止裂殖体增殖，而发育成雌雄配子体。按蚊在叮咬人体时，雌雄配子体随人血吸入蚊体中进行有性生殖，通过卵囊而形成子孢子，成为疟疾的传染源。

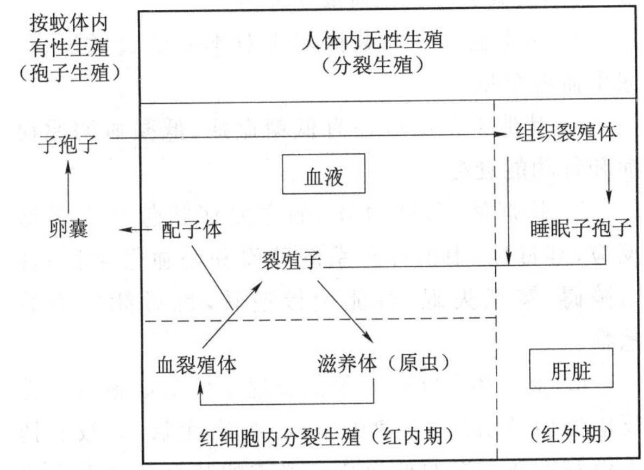

疟原虫的生活周期

【概述】 疟原虫的生活史为准确地使用针对各个生活期的抗疟药提供了依据。①主要控制症状的抗疟药：应当针对红内期的疟原虫，阻止红内期裂殖体形成，积极控制疟疾症状的发作。氯喹及其类似物、奎宁和青蒿素及其衍生物均属之。②主要控制复发和传播的抗疟药：要能针对继发性红外期裂殖子，阻止良性疟复发，杀灭血中的配子体，阻断疟疾的传播。伯氨喹属之。③主要起预防作用的抗疟药：要针对原发性红外期疟原虫，阻断疟原虫进入红细胞内，使之失去感染扩散的途径。氯胍、乙胺嘧啶属之。

1.2.1.1　针对红内期疟原虫的抗疟药

奎宁
(quinine)

别名：金鸡纳霜、鸡纳碱、Chinine、Quinina

本品是从热带植物辛可那树皮中提取的一种生物碱，属于奎尼丁的左旋异构体。发现距今有 120 余年的历史。

【CAS】 146-40-7

【ATC】 M09AA01；P01BC01

【理化性质】 1. 本品是各种金鸡纳树属的主要生物碱，是奎尼丁的光学异构体。

2. 化学名：(*R*)-[(1*S*,2*S*,4*S*,5*R*)-5-Ethenyl-1-azabicyclo[2.2.2] octan-2-yl](6-methoxyquinolin-4-yl)methanol

3. 分子式：$C_{20}H_{24}N_2O_2$

4. 分子量：324.41

5. 结构式

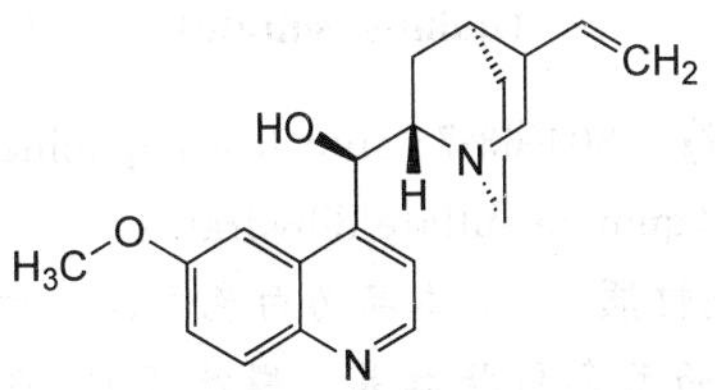

重硫酸奎宁
(quinine bisulfate)

〖CAS〗 549-56-4(anhydrous quinine bisulfate)

〖理化性质〗 1. 本品为无色结晶或白色结晶性粉末。在干燥空气中风化。易溶于水，略溶于乙醇。1%水溶液的 pH 为 2.8～3.4。

2. 分子式：$C_{20}H_{24}N_2O_2 \cdot H_2SO_4 \cdot 7H_2O$

3. 分子量：548.6

二盐酸奎宁
(quinine dihydrochloride)

〖CAS〗 60-93-5

〖理化性质〗 1. 本品为白色或几乎白色粉末。极易溶于水，溶于乙醇。3%水溶液的 pH 为 2.0～3.0。

2. 分子式：$C_{20}H_{24}N_2O_2 \cdot 2HCl$

3. 分子量:397.3

奎宁碳酸乙酯

(quinine etabonate)

〖CAS〗 83-75-0

〖理化性质〗 1. 分子式:$C_{23}H_{28}N_2O_4$

2. 分子量:396.5

氢溴酸奎宁

(quinine hydrobromide)

〖CAS〗 549-49-5(anhydrous quinine hydrobromide)

〖理化性质〗 1. 分子式:$C_{20}H_{24}N_2O_2 \cdot HBr \cdot H_2O$

2. 分子量:423.3

盐酸奎宁

(quinine hydrochloride)

〖CAS〗 130-89-2(anhydrous quinine hydrochloride);6119-47-7(quinine hydrochloride dihydrate)

〖理化性质〗 1. 本品为无臭、细丝状针样结晶,常成簇。溶于水,易溶于乙醇。1%水溶液的 pH 为 6.0~8.0。

2. 分子式:$C_{20}H_{24}N_2O_2 \cdot HCl \cdot 2H_2O$

3. 分子量:396.9

硫酸奎宁

(quinine sulfate)

〖CAS〗 804-63-7(anhydrous quinine sulfate);6119-70-6(quinine sulfate dihydrate)

〖理化性质〗 1. 本品为白色或几乎白色结晶性粉末或细而无色针状结晶。微溶于水,略溶于沸水及乙醇。1%水悬浮液的 pH 为 5.7~6.6。

2. 分子式:$(C_{20}H_{24}N_2O_2)_2 \cdot H_2SO_4 \cdot 2H_2O$

3. 分子量:782.9

以上几种奎宁制剂介绍如下。

【用药警戒】 奎宁用于预防或治疗夜间腿部痛性痉挛,可导致严重的危及生命的血液学反应,包括血小板减少、溶血性尿毒症综合征。

【药理作用】 1. 对间日疟、三日疟、卵形疟和恶性疟原虫的血裂殖体均能快速起作用。

2. 对间日疟和三日疟的配子体也有效,但对成熟的恶性疟配子体无活性。

3. 尽管奎宁确切的作用机制尚不完全清楚,但可能具有干扰溶酶体功能或疟原虫核酸合成的作用。

4. 由于奎宁尚有对抗红外型的作用,所以不能根治间日疟和卵形疟。

5. 由于耐氯喹的现象日益伸延,奎宁治疗恶性疟的重要作用又重新显突出来。

6. 奎宁还有其他几种作用,将在"适应证"中叙述。

【体内过程】 1. 本品可从胃肠道快速而完全地被吸收。在口服奎宁硫酸盐或二硫酸盐后 1~3 h,血液中可达峰值。健康人的蛋白结合率为 70%,疟疾患者可升至 90%或更高。本品可全身广泛分布,但患脑型疟疾患者脑脊液中的药物浓度仅为血药浓度的 2%~7%。

2. 奎宁大量在肝内被代谢。主要随尿迅速排泄,随尿排出的原药量变化较大(<5%~20%)。在酸性尿中,其排出量有所增加。健康者的 $t_{1/2}$ 约为 11 h,疟疾患者可见延长。少量药物可出现在胆汁和唾液中。奎宁可透过胎盘,进入乳汁。

【适应证】 1. 控制间日疟、三日疟、卵形疟和恶性疟于红内期中所出现的临床症状。

2. 治疗耐氯喹或其他抗疟药的恶性疟。

3. 治疗巴贝虫病,但使用克林霉素疗效更佳。

4. 止痛、解热,常在一些复方制剂中用于治疗普通感冒或流感。

5. 缓解夜间小腿痉挛。

【不良反应】 1. 奎宁及其各种盐在治疗剂量的情况下均可引起一系列称作金鸡纳中毒的症状,轻者如耳鸣、听力减退、头痛、恶心和视物模糊;重者有呕吐、腹痛、腹泻和眩晕。

2. 对奎宁敏感的患者,即使给予小剂量也会引起金鸡纳中毒,常见荨麻疹、皮肤发红伴剧痒。其他反应如发热、皮疹、呼吸困难、血管神经性水肿、哮喘、血小板减少和其他血液学异常。

3. 血小板减少性紫癜属于对本品的过敏反应,尿出血者罕见。

4. 其他不良反应还有低糖血症、低凝血酶原血症和肾功能衰竭。

5. 超剂量(可能致死)的主要症状包括胃肠道反应、耳毒性、中枢神经系统障碍和心血管毒性;视力障碍、突然失眠,可能缓慢逆转,也可能成为后遗症。

6. 奎宁还可能引起类似奎尼丁所致心血管毒性反应如传导阻滞、心律失常、心绞痛症状,导致心搏骤停和循环衰竭的低血压。严重的甚至致死的心血管毒性可能是由于快速静脉给药所致。

7. 大剂量可能导致流产,先天性畸形,视、听神经受损。矛盾的情况是妊娠期妇女患有危及生命的疟疾时并不应禁用本品。

8. 肌内注射奎宁可产生局部刺激、疼痛、坏死和脓肿形成,还可引起手足抽搐。

【妊娠期安全等级】 X。

【禁忌与慎用】 1. 对奎宁过敏者，视、听神经受损者，G-6-PD 缺乏者以及重症肌无力者均应禁用。

2. 心脏病如房颤、传导阻滞患者慎用。

3. 奎宁可通过乳汁分泌，哺乳期妇女使用时，应暂停哺乳。

【药物相互作用】 1. 奎宁合用卤泛群、胺碘酮、阿司咪唑、特非那定、西沙必利或匹莫奇特可增加发生室性心律失常的可能性。

2. 奎宁合用甲氟喹可能引起惊厥。

3. 强心苷、抗酸药、神经-肌肉阻断药或口服抗凝剂均不可与本品合用。

【剂量与用法】 1. 口服常用奎宁的硫酸盐、盐酸盐或重盐酸盐；肠外给药则用其重盐酸盐；奎宁碳酸乙酯（优奎宁）无味，利于儿童服用。

2. 治疗不复杂的恶性疟可口服一次 600 mg，每 8 h 一次，连用 7 日；儿童可用 10 mg/kg，服法和疗程同上。

3. 治疗重症或复杂的，或不能口服的恶性疟患者可予静脉注射；因有一定的危险性，必须严密监护接受静脉注射的患者，特别要关注心血管毒性；在可以口服时，应尽快改为口服给药，以完成整个疗程。首剂于 4 h 内静脉滴注负荷剂量的二盐酸奎宁 20 mg/kg（最大负荷剂量可达 1.4 g），8～12 h 后再给维持剂量。或者在重症监护室于 30 min 内开始滴注负荷剂量 7 mg/kg，滴注完毕立即给予维持用药。以上两种负荷剂量之后的维持剂量均为 10 mg/kg（最大剂量为 700 mg），4 h 输完，每 8～12 h 一次。在可能情况下，尽快改为口服法。在此前 24 h 中，如果使用过本品、奎尼丁、甲氟喹、卤泛群，就不必再给予负荷剂量。如果肠外给药要超过 48 h，其维持剂量应降至 5～7 mg/kg。如果不可能进行静脉滴注，可以肌内注射二盐酸奎宁，并使用静脉滴注时同样的负荷剂量；不过，肌内注射会有刺激，可将负荷剂量分几处深部肌内注射，维持量降为 10 mg/kg，每 8～12 h 一次，尽快改为口服法。

4. 缓解小腿痉挛可于睡前口服本品硫酸盐或二硫酸盐 200～300 mg。

【用药须知】 1. 可用 5% 葡萄糖注射液 500 ml 稀释静脉滴注液。

2. 在静脉滴注时，一定要缓慢进行，并严密观察患者的心血管反应。

3. 静脉给药时，应监测血糖水平。

4. 在既不能口服又不能静脉滴注的情况下才使用肌内注射途径。

5. 在奎宁急性超量时，如吞咽药片不久，可充分洗胃，口服活性炭，注意维持血压、呼吸，保护肾功能，并治疗心律失常。血管扩张药和星状神经节阻断可用于阻止或逆转视力受损，但文献中支持此种用法的报道很少。

【临床新用途】 毒虫咬伤：使用复方奎宁注射液，经皮下注射咬伤局部。

【制　剂】 ①片剂：0.15 g，0.3 g（硫酸盐）；0.12 g，0.33 g（盐酸盐、二硫酸盐、二盐酸盐）。②注射剂（二盐酸盐）：0.25 g/1 ml；0.5 g/1 ml（供肌内注射）；0.25 g/10 ml（供静脉滴注用）。

【贮藏】 避光保存。

氯喹
(chloroquine)

别名：氯喹啉、氯化喹啉、Chlorochin、Aralen、Chingaminum

本品为人工合成的 4-氨基喹啉衍生物。

【CAS】 54-05-7

【理化性质】 1. 本品为白色或微黄色、无臭的结晶性粉末。熔点 87～92 ℃。微溶于水，易溶于三氯甲烷、乙醚及稀酸。允许的温度范围为 15～30 ℃。

2. 化学名：4-(7-Chloro-4-quinolylamino) pentyldiethylamine

3. 分子式：$C_{18}H_{26}ClN_3$

4. 分子量：319.9

5. 结构式

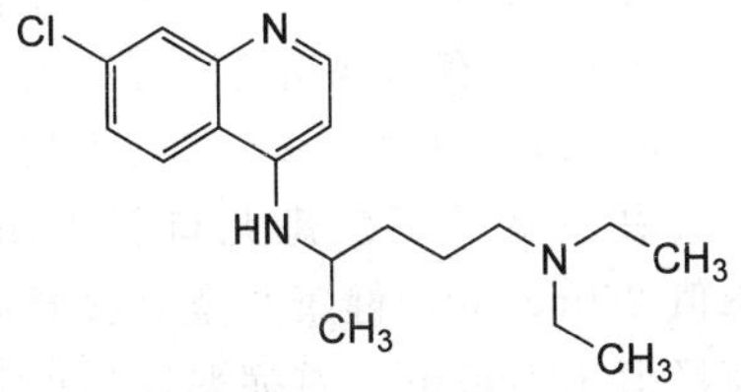

磷酸氯喹
(chloroquine phosphate)

〖CAS〗 50-63-5

〖理化性质〗 1. 本品为白色或几乎白色、吸湿的结晶性粉末。极易溶于水，极微溶于乙醇及甲醇。10% 水溶液的 pH 为 3.8～4.3。

2. 分子式：$C_{18}H_{26}ClN_3 \cdot 2H_3PO_4$

3. 分子量：515.9

盐酸氯喹
(chloroquine hydrochloride)

〖CAS〗 3545-67-3

〖理化性质〗 1. 本品为白色或几乎白色的结晶性粉末。易溶于水及甲醇，微溶于乙醇。8%水溶液的 pH 为 4.0～5.0。

2. 分子式：$C_{18}H_{26}ClN_3 \cdot 2HCl$

3. 分子量：392.8

硫酸氯喹
(chloroquine sulfate)

〖CAS〗 132-73-0(anhydrous chloroquine sulfate)

〖理化性质〗 1. 本品为白色或几乎白色的结晶性粉末。易溶于水及甲醇，微溶于乙醇。8%水溶液的 pH 为 4.0～5.0。

2. 分子式：$C_{18}H_{26}ClN_3 \cdot H_2SO_4 \cdot H_2O$

3. 分子量：436.0

【药理作用】 1. 本品对敏感的间日疟、三日疟、卵形疟和恶性疟原虫株均有预防和治疗作用，但恶性疟原虫广泛耐药，大大限制了本品的使用价值。

2. 本品对红内期血裂殖体具有快速的杀灭作用，且对间日疟、三日疟、卵形疟和未成熟恶性疟配子体也具有某种程度的杀灭作用。

3. 由于本品对红外期无活性，故无法根治间日疟和卵形疟。

4. 本品对血裂殖体的作用机制尚不清楚，而可能通过提高疟原虫细胞囊的 pH，以影响其对血红蛋白的消化。还通过疟原虫干扰核蛋白和合成。

【体内过程】 1. 本品口服后可迅速从胃肠道吸收。广泛分布于体内各组织中，具有大的表观分布容积，高度集中于肾、肝、肺、脾中，并与含有黑素的细胞(如眼和皮肤)强有力地结合。健康人口服相当于本品基质 300 mg 后平均 3.6 h 可达平均血药峰值 76ng/ml。无并发症的疟疾患儿口服 10 mg/kg 后 2 h 可达峰值 250ng/ml。健康儿童口服同样剂量后 5 h 后始获峰值 134ng/ml。重症恶性疟患儿接受鼻胃管给药也可获得治疗浓度。

2. 食物或某些饮料可提高本品口服的生物利用度，健康状况也可能影响生物利用度。疟疾患者的生物利用度约为 70%，健康者为 78%～89%。中等营养不良成人的生物利用度无明显改变，严重营养不良儿童则见明显下降。初步研究证实，本品栓剂的直肠生物利用度不及口服的一半，但却可获得持久的治疗浓度。药物在红细胞中的浓度是血药浓度的 10～20 倍，在含有疟原虫的红细胞中的浓度是正常红细胞中的 25 倍。

3. 本品蛋白结合率为 58%～64%；此外，还与血小板和粒细胞结合，实际上，血药浓度仅占全血浓度的 10%～15%。本品可透过胎盘，进入乳汁，在停药后数月甚至数年，残留在组织中的药物还在缓慢被排出。$t_{1/2}$ 约为 5 日。

4. 本品大量在肝内被代谢，约有 50%原药主要被代谢为 *N*-脱烷基代谢物脱乙基氯喹；少量被代谢为二脱乙基氯喹、7-氯-4-氨基喹啉和 *N*-氧化物。据悉，脱乙基氯喹尚有某种抗恶性疟原虫的活性。约有 50%原药和 10%的脱乙基氯喹随尿排出。

【适应证】 1. 对各型疟疾均能快速有效地控制临床症状。

2. 也可用于治疗肝阿米巴病、绦虫病、类风湿关节炎和系统性红斑狼疮。

3. 还可用于治疗光敏性皮疹。

【不良反应】 1. 一般来说，用于预防和治疗疟疾的常用剂量所引起的不良反应较少也较轻，使用大剂量或长疗程(如治疗类风湿关节炎)所引起的不良反应则较常见也较重。

2. 常见的不良反应有头痛、各型皮疹、瘙痒、恶心、呕吐和腹泻。

3. 较罕见的不良反应有精神病发作、激动不安、个性改变和惊厥。

4. 视物模糊、难以聚焦已有报道，使用大剂量更易发生，这些不良反应可能与角膜病或视网膜病有关。角膜病常有角膜浑浊，在停药时可望逆转。视网膜病是最严重的不良反应，可能导致视力减退，且可能不会逆转，甚至在停药后还会进展。使用大剂量长期持续可能是引起这种视网膜病的原因。

5. 其他少见的不良反应还有脱发、头发变白、黏膜和皮肤变成蓝黑色、光超敏反应、耳鸣、听力减退、神经性聋、神经肌病以及包括心肌病在内的肌病。

6. 血液系统可见再生障碍性贫血、可逆性粒细胞缺乏、血小板减少和中性粒细胞减少。

7. 肠外给药可能有险情发生，快速静脉给药或使用大剂量都可能引起心血管不良反应和其他超剂量所引起的症状。

8. 急性超剂量极其危险，几小时内可以致死。开始头痛、胃肠功能障碍、嗜睡和头晕，投药几小时内可能出现低血钾，视力会突然丧失。然而，超量的最主要危险是心血管毒性，表现为低血压、心律失常，进展为心血管虚脱，惊厥，心跳、呼吸停止，昏迷和死亡。

【妊娠期安全等级】 C。

【禁忌与慎用】 1. 对本品过敏者、视力已明显减退者、任一 4-氨基喹啉类使视网膜和视野已有改变者、明显的肝肾功能不全患者、心律失常或心肌病患者均应禁用。

2. 肝肾功能不全、重症胃肠疾病、有银屑病史、有卟啉症史，有癫痫病史、重症肌无力、G-6-PD 缺乏以及较重的心血管病患者均应慎用。

3. 正在使用具有溶血作用药物的患者不宜同时使用本品。

4. 本品可经乳汁分泌，哺乳期妇女使用时，应暂停哺乳。

【药物相互作用】 1. 同时合用其他具有溶血作用的药物，会加重溶血的不良反应。

2. 本品合用卤泛群或其他致心律失常药物可导致室性心律失常。

3. 本品合用甲氟喹时可增加发生惊厥的可能性。

4. 合用抗酸药可使本品的吸收量减少。

5. 西咪替丁可抑制本品的代谢。

6. 本品可降低氨苄西林从胃肠道的吸收量，使后者达不到治疗浓度。

7. 本品合用伯氨喹，有部分用药者可能发生严重的心血管系统反应，如序贯给药，不仅疗效不减，不良反应也见减轻。

【剂量与用法】 1. 剂量以氨喹计，氨喹 300 mg 相当于磷酸盐 500 mg 或硫酸盐 400 mg，氨喹 40 mg 相当于盐酸盐 50 mg。

2. 治疗间日疟原虫、三日疟原虫、卵形疟原虫和仍保留敏感的恶性疟原虫株所引起的疟疾，成人或儿童均在 3 日内大约给予 25 mg/kg 的总量。一种给药方法是，第 1 日首次给予 10 mg/kg，6～8 h 后再给予 5 mg/kg；继后的两日每日给予 5 mg/kg。另一方法是，前两日各给予 10 mg/kg，第 3 日给予 5 mg/kg。有时成人还可采用以下方法，开始给予 600 mg，6～8 h 后给予 300 mg，然后每日 300 mg，连用 2 日。

3. 病情严重而又不能口服给药的患者，可缓慢静脉滴注，总量 25 mg/kg。首剂负荷量 10 mg/kg，至少要滴注 8 h，接着的 24 h，分 3 次给药，一次 5 mg/kg，均在 8 h 左右输完。稀释液是 0.9％氯化钠注射液。

4. 如不能进行静脉滴注，也可皮下或肌内注射给药。一次给予 2.5 mg/kg，4 h 一次，或 3.5 mg/kg，6 h 一次，直到总量达到 25 mg/kg。

5. 流行期中预防疟疾，居住在流行区成人每周口服 1 次 300 mg，儿童 5 mg/kg。离开流行区后续服同样剂量共达 4～6 周。

6. 治疗肝阿米巴病，成人头 2 日每日口服 600 mg，继后每日 300 mg，连用 2～3 周。儿童每日 10 mg/kg，连用 2～3 周，日最大剂量不得超过 300 mg。

7. 治疗红斑狼疮、类风湿关节炎，成人可每日口服 300 mg，连用 7～10 日，继后改为每日 150 mg，根据病情需要持续服用。

【用药须知】 1. 本品可致畸，如未到非用本品不可的时候，妊娠期前 3 个月绝对禁用本品（除外疟疾对妊娠期妇女的危害比致畸更值得考虑）。

2. 使用本品切忌过量，时刻不可大意。

3. 本品急性超量使用的抢救措施，首先应保持充分的呼吸并纠正任何心血管紊乱。尽快给予肾上腺素和地西泮，注意可能发生心血管毒性并控制心律失常。如服药不久，应彻底洗胃，活性炭可保留在胃里，以限制药物的吸收。应考虑尽快尽多地排出药物，透析很可能有用。

4. 在打算长期使用本品之前，应进行眼科的全面检查，用药期间应随时注意，定期复查。

5. 如白细胞计数下降至 4×10^9/L 以下，应考虑停药。

6. 静脉滴注液如使用玻璃容器，则氯喹可吸附在玻璃上，文献表明其吸附量竟高达 70％，有资料还建议使用聚丙烯所制成的容器。

【临床新用途】 1. 慢性荨麻疹　口服本品 0.125～0.25 g，2 次/日，2 周一疗程，停药 1 周，两个疗程无效者停药，有效率为 72％。

2. 腓肠肌痉挛　第 1 日晚睡前口服本品 0.5 g，以后每晚 0.25 g，连服 3 日。

【制剂】 ①片剂（氯喹）：100 mg；150 mg；250 mg。②注射剂（氯喹）：100 mg/2 ml；200 mg/2 ml。

【贮藏】 避光，密封保存。

哌喹

(piperaquine)

别名：抗矽-14

本品属 4-氨基喹啉类。

【CAS】 4085-31-8

【理化性质】 1. 化学名：1,3-Bis[1-(7-chloro-4-quinolyl)-4′-piperazinyl]propane

2. 分子式：$C_{29}H_{32}Cl_2N_6$

3. 分子量：535.51

4. 结构式

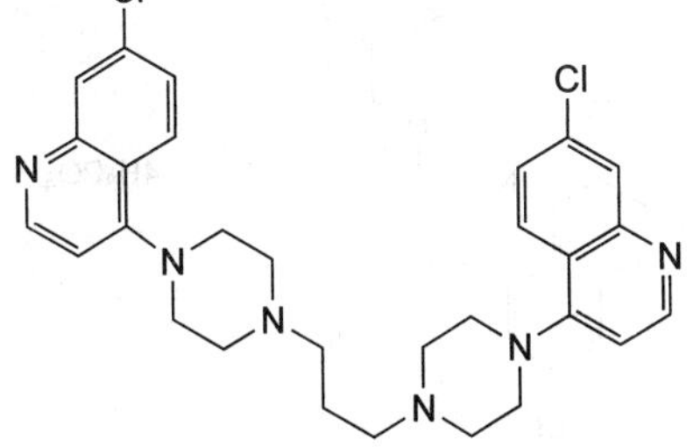

磷酸哌喹

(piperaquine phosphate)

〖CAS〗 85547-56-4

〖理化性质〗 1. 化学名：1,3-Bis[1-(7-chloro-4-quinolyl)-4′-piperazinyl]propane tetraphosphate tetrahydrate

2. 分子式：$C_{29}H_{32}Cl_2N_6 \cdot 4H_3PO_4 \cdot 4H_2O$

3. 分子量：999.6

【简介】 本品抗疟原虫的作用与氯喹相同。主要用于预防和治疗各型疟疾；虽作用稍缓于氯喹，但本品可用于耐氯喹恶性疟的根治。此外，本品还有防治矽肺的作用。口服吸收后，大部分药物聚集于肝中，剂量过大，可致肝产生不可逆转的病变。

本品的不良反应有头昏、嗜睡、乏力、胃部不适、面部和口唇周围麻木。严重心、肝、肾功能不全患者禁用。

预防疟疾，每月口服1次0.6 g(基质)，连用4～6个月。治疗疟疾，首剂0.6 g，继后的两天各服0.45 g。预防矽肺，首剂0.3 g，继后每隔10～15日再服0.3 g，1个月量0.6～0.9 g，6个月一疗程；间隔1个月，给予第2个疗程，总疗程3～5年。治疗矽肺，0.3 g/次，1次/周，6个月一疗程，间隔1个月，再予第2个疗程，总疗程3～5年。本品磷酸盐0.5 g等于基质0.3 g。

磷酸羟哌喹

(hydroxypiperaquine phosphate)

【CAS】 74351-60-3

【理化性质】 1. 化学名：1,3-Bis[4-(7-chloro-4-quinolyl)piperazin-1-yl]propan-2-ol tetraphosphate

2. 分子式：$C_{29}H_{32}OCl_2N_6 \cdot 4H_3PO_4$

3. 分子量：943.5

4. 结构式

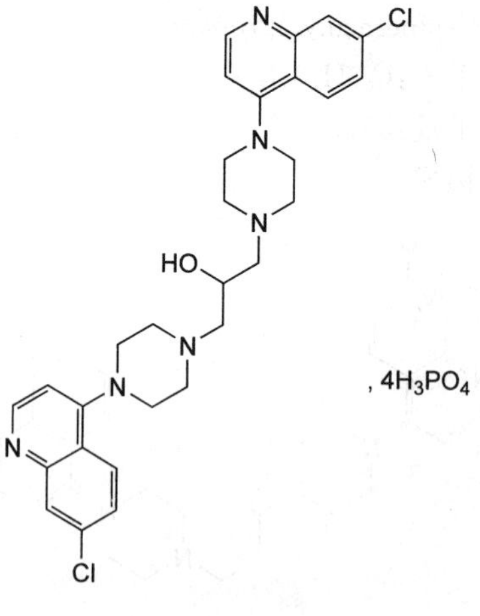

【简介】 本品为哌喹的羟基化合物。其作用、适应证均与哌喹相同。主要用于耐氯喹的恶性疟的根治。治疗恶性疟，成人于3日内总量达1.5 g，首用0.6 g，次日仍用0.6 g，第3日0.3 g(均以基质计)。用于抑制性预防，每半个月口服1次0.6 g，重复给药不应超过20日。其片剂规格有0.25 g(相当于基质0.15 g)，0.5 g(含基质0.3 g)。

甲氟喹

(mefloquine)

别名：六氟哌喹

本品为4-喹啉甲醇衍生物。

【CAS】 53230-10-7

【ATC】 P01BC02

【理化性质】 1. 化学名：(*RS*)-[2,8-Bis(trifluoromethyl)-4-quinolyl]-(*SR*)-(2-piperidyl)methanol

2. 分子式：$C_{17}H_{16}F_6N_2O$

3. 分子量：378.31

4. 结构式

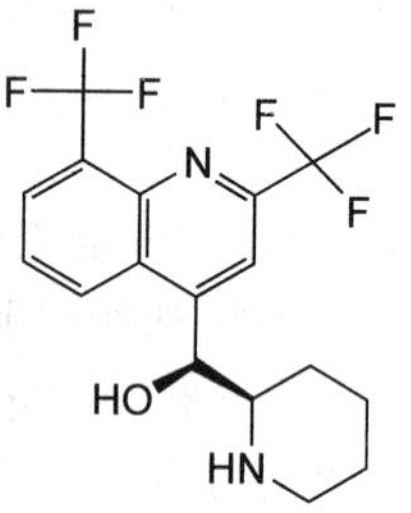

盐酸甲氟喹

(mefloquine hydrochloride)

别名：Lariam、Mephaqui

本品为4-喹啉甲醇衍生物。

〖CAS〗 51773-92-3

〖理化性质〗 1. 本品为白色或微黄色结晶性粉末，呈多态型。微溶于水，溶于乙醇，易溶于甲醇。

2. 化学名：(*RS*)-[2,8-Bis(trifluoromethyl)-4-quinolyl]-(*SR*)-(2-piperidyl)methanol hydrochloride

3. 分子式：$C_{17}H_{16}F_6N_2O \cdot HCl$

4. 分子量：414.8

【药理作用】 1. 类似奎宁，对各型疟疾的血裂殖体均有杀灭作用，包括耐氯喹或耐多药的恶性疟株。

2. 某些疟原虫株生来就耐本品。本品对红外期组织裂殖体和配子体无作用。

【体内过程】 本品的药动学可能通过疟疾感染以类似奎宁的药动学方式而改变，主要的影响是分布容积和总清除量均见下降。本品口服后易于吸收，但在达峰时间上有个体差异（一般为 36 h）。全身广泛分布，蛋白结合率约 98%。红细胞内显示高。$t_{1/2}$长达 21 日，停药后几个月仍可从血中检出本品。本品在肝内代谢，具有肠肝循环。大量代谢物主要经胆汁随粪便排出。本品小量进入乳汁。

【适应证】 治疗不复杂的恶性疟和耐氯喹的间日疟，还可预防疟疾。

【不良反应】 1. 由于本品半衰期长，最后一次给药后，其不良反应可能持续几周。

2. 最常见的不良反应有恶心、呕吐、腹痛、腹泻、食欲缺乏、头痛、头晕、嗜睡、步态不稳、失眠和噩梦。

3. 神经性或精神性异常也有报道，包括感觉和运动神经病、震颤、共济失调、视力减退、耳鸣、惊厥、焦虑、抑郁、精神错乱、幻觉、惊恐大作、情绪不稳、激动和急性精神失常。

4. 其他还包括皮疹、瘙痒、荨麻疹、脱发、肌无力、肝功能异常。罕见血小板和中性粒细胞减少、多形性红斑、斯-约综合征、低血压、心动过速、心悸、心动过缓和心电图改变。个别患者发生了房室传导阻滞。

【妊娠期安全等级】 C。

【禁忌与慎用】 1. 动物实验证实本品有致畸作用，妊娠期前 3 个月禁用为佳。服药后 3 个月内不可怀孕。

2. 对本品过敏者、重度肝功能不全患者、有精神病史或惊厥病史者、<2 岁或体重<15 kg 儿童均应禁用。

3. 心脏病、肾功能不全患者应慎用。

4. 本品可经乳汁分泌，哺乳期妇女使用时，应暂停哺乳。

【药物相互作用】 1. 本品使用后或同时服用卤泛群可增加发生心律失常的可能性。

2. 本品合用奎宁或氯喹可能增加发生惊厥的可能性。

【剂量与用法】 1. 在英国等国家，口服剂量以游离碱表达，一次 250 mg 的游离碱相当于盐酸盐 274 mg；在美国，口服剂量以盐酸盐表达，一次 250 mg 的盐酸盐相当于 228 mg 的游离碱，因此，美国的用量比其他国家约低 10%。

2. 英国治疗疟疾，口服游离碱 20～25 mg/kg（最大量可达 1.5 g），顿服或 2～3 次分服，6～8 h 一次。

3. 用于预防，使用游离碱 250 mg，成人或体重>45 kg 的儿童每周 1 次。5～19 kg 儿童（3 个月～5 岁）可用成人的 1/4，20～30 kg 儿童可用成人的 1/2，31～45 kg 儿童可用成人的 3/4。预防必须在暴露于疫区前 1～3 周开始，持续用药到离开疫区后 4 周。

【用药须知】 1. 正在服药或停药后 3 周内不可驾车、操作机械、竞技、锻炼等。

2. 在预防用药期间，至少在停药 3 周后才可以锻炼身体。

3. 世界卫生组织建议，妊娠期妇女的预防用药应从孕期第 4 个月开始。

【制剂】 片剂（盐酸盐）：0.5 g（相当于游离碱 0.456 g）。

【贮藏】 避光保存。

阿莫地喹

(amodiaquine)

别名：氨酚喹、克疟喹、Amodiaquinum

本品属于 4-氨基喹啉抗疟药。

【CAS】 86-42-0

【ATC】 P01BA06

【理化性质】 1. 本品为灰黄色至浅棕黄色粉末，无臭。不溶于水，微溶于乙醇，略溶于 1.0mol/L 的盐酸。

2. 化学名：4-(7-Chloro-4-quinolylamino)-2-(diethylaminomethyl)phenol dihydrochloride dehydrate)

3. 分子式：$C_{20}H_{22}ClN_3O$

4. 分子量：355.9

5. 结构式

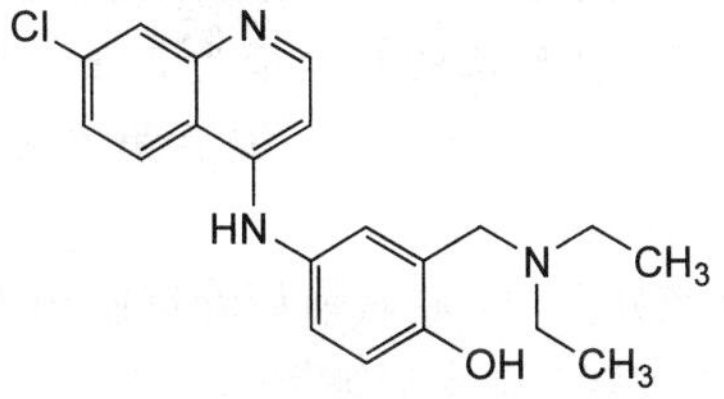

盐酸阿莫地喹

(amodiaquine hydrochloride)

别名：Camoquin、Flavoquine

〖CAS〗 69-44-3 (anhydrous amodiaquine hydrochloride)；6398-98-7 (amodiaquine hydrochloride dihydrate)

〖理化性质〗 1. 本品为黄色结晶性粉末，无臭。溶于水(1∶25)和乙醇(1∶78)，微溶于三氯甲烷、乙醚及苯。

2. 化学名：4-(7-Chloro-4-quinolylamino)-2-(diethylaminomethyl)phenol dihydrochloride Dihydrate

3. 分子式：$C_{20}H_{22}ClN_3O \cdot 2HCl \cdot 2H_2O$

4. 分子量：464.8

【药理作用】 类似氯喹，且对耐氯喹的疟原虫也有效。

【体内过程】 本品口服后迅速从胃肠道吸收。本品在肝内迅速转变成具有活性的代谢物去甲阿莫地喹。仅有极微量的原药随尿排出。去甲阿莫地喹的血浆消除半衰期差异很大（1～10日或更长）。给药后数月还可从尿中检测到原药及其代谢物。

【适应证】 抗疟作用与氯喹相似，作用于红细胞内期疟原虫，能迅速控制临床症状。本品对于抗氯喹的疟原虫也有效。

【不良反应】 1. 类似氯喹。

2. 本品可引起肝炎。

3. 用于预防疟疾时，引起粒细胞缺乏的发生率很高。

4. 早期的个别报道，在本品用于治疗类风湿关节炎时发生了严重的中性粒细胞减少，在1986年将本品用于预防疟疾时曾有大量病例发生此不良反应。

5. 本品的毒性似乎与氯喹不同，本品超量并未引起心血管毒性的症状，而且本品中毒的发生率也远远低于氯喹。不过，大剂量本品可引起晕厥、强直、惊厥和不自主运动。

6. 长期应用可使指甲、硬腭和皮肤变为青灰色。

【剂量与用法】 1. 口服量以本品基质计算。

2. 治疗恶性疟疾的总剂量为35 mg/kg，3日内分服。或者首剂给予0.6 g，继后第6，24，48 h各服0.3 g。

【用药须知】 1. 妊娠期妇女可服用本品，现有的资料尚未披露任何禁忌证。

2. 用药期间，仍有必要仔细观察患者，以便收集新发现。

【制剂】 片剂（盐酸盐）：0.26 g（相当于游离碱0.2 g）。

【贮藏】 密封保存。

卤泛群

(halofantrine)

别名：氯氟菲醇、卤泛曲林

本品属9-菲甲醇抗疟药，是从菲甲醇类中筛选所获。

【CAS】 69756-53-2

【ATC】 P01BX01

【理化性质】 1. 化学名：(*RS*)-3-Dibutylamino-1-(1,3-dichloro-6-trifluoromethyl-9-phenanthryl)propan-1-ol

2. 分子式：$C_{26}H_{30}Cl_2F_3NO$

3. 分子量：500.42

4. 结构式

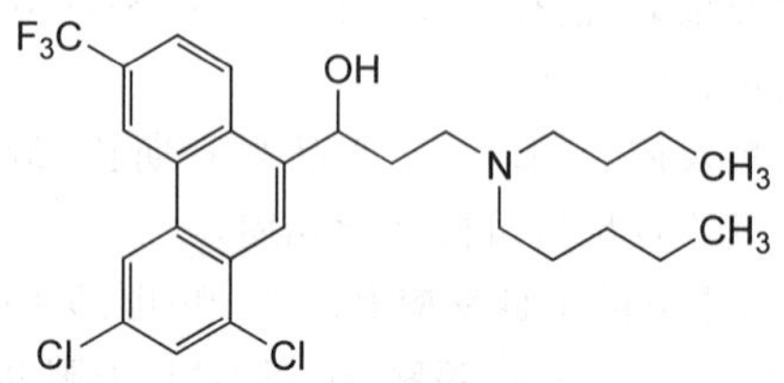

盐酸卤泛群

(halofantrine hydrochloride)

别名：Halfan

〖CAS〗 36167-63-2

〖理化性质〗 1. 本品为白色或几乎白色的粉末。几乎不溶于水，极微溶于乙醇，易溶于甲醇。

2. 化学名：(*RS*)-3-Dibutylamino-1-(1,3-dichloro-6-trifluoromethyl-9-phenanthryl)propan-1-ol hydrochloride

3. 分子式：$C_{26}H_{30}Cl_2F_3NO \cdot HCl$

4. 分子量：536.9

【药理作用】 本品可杀灭血裂殖体，但对红外期裂殖体无作用。由于本品的生物利用度尚不清楚，其所具有的心脏毒性，使其应用价值受到一定的限制。本品不作预防用药；在甲氟喹用于预防疟疾时，也不应使用本品；本品也决不推荐作为常规治疗。

【体内过程】 本品口服后吸收缓慢且不稳定。口服后1 h已在血液中出现，但3～6 h始达到血药峰值。进餐时服药可提高其生物利用度，特别是高脂肪食物。由于有心脏毒性，故必须空腹服药。$t_{1/2}$的个体差异较大，一般为1～2 h。本品在肝内代谢，主要代谢物为去丁基卤泛群，似乎与原药的活性一样。本品随粪便排出。

【适应证】 1. 治疗耐氯喹的恶性疟和间日疟。

2. 不可用于预防疟疾。

【不良反应】 1. 主要不良反应有恶心、呕吐、腹痛、腹泻、皮疹和瘙痒。

2. 血清转氨酶一时性升高、血管内溶血，过敏反应已有报道。

3. 可致Q-T间期延长、严重的室性心律失常，甚至致死。

【禁忌与慎用】 1. 已患有Q-T间期延长、心脏病或有Q-T间期延长、心脏病家庭史的患者绝对禁用本品。

2. 患有原因不明的晕厥发作、维生素 B_1 缺乏、电解质紊乱或正在合用其他可致心律失常药物的患者禁用本品。

3. 妊娠期妇女不宜使用本品。

4. 哺乳期妇女使用时，应暂停哺乳。

【药物相互作用】 1. 因本品可致 Q-T 间期延长，凡能引起心律失常的药物，特别是抗疟药甲氟喹、氯喹和奎宁，还有三环类抗抑郁药、吩噻嗪类抗精神病药、某些抗心律失常药（如胺碘酮、丙吡胺、氟卡尼、普鲁卡因胺、奎尼丁以及 β 受体拮抗剂索他洛尔）、西沙必利、阿司咪唑和特非那定均不可合用本品。

2. 凡可导致电解质紊乱的药物（如利尿剂）也不可合用本品。

【剂量与用法】 1. 治疗疟疾，成人口服盐酸盐一次 500 mg，每 6 h 一次，共用 3 次，应空腹服药。

2. 儿童可用 24 mg/kg，3 次分服，每 6 h 一次。也可按以下方案。

（1）体重 23～31 kg 者，一次 250 mg，每 6 h 一次，共用 3 次。

（2）体重 32～37 kg 者，一次 375 mg，每 6h 一次，共用 3 次。

（3）体重＞37 kg 者，使用成人剂量。

3. 1 周后，再予第 2 个疗程。

【用药须知】 1. 已经进食，不可服药。

2. 服药后 24 h 内，不可进食脂肪食物。

【制剂】 ①片剂（盐酸盐）：0.25 g（相当于基质 0.233 g）。②混悬液（盐酸盐）：0.1 g/5 ml（相当于基质 0.093 g）。

【贮藏】 密封、避光置于阴凉干燥处。

本芴醇

(benflumetol)

别名：Lumefantrine

【CAS】 82186-77-4

【理化性质】 1. 本品为黄色结晶性粉末，有苦杏仁臭气，无味。易溶于二氯甲烷，略溶于丙酮，几乎不溶于水或乙醇。

2. 化学名：2,7-Dichloro-9-[(4-chlorophenyl) methylene]-α-[(dibutylamino) methyl]-9*H*-fluorene-4-methanol

3. 分子式：$C_{30}H_{32}Cl_3NO$

4. 分子量：528.9

5. 结构式

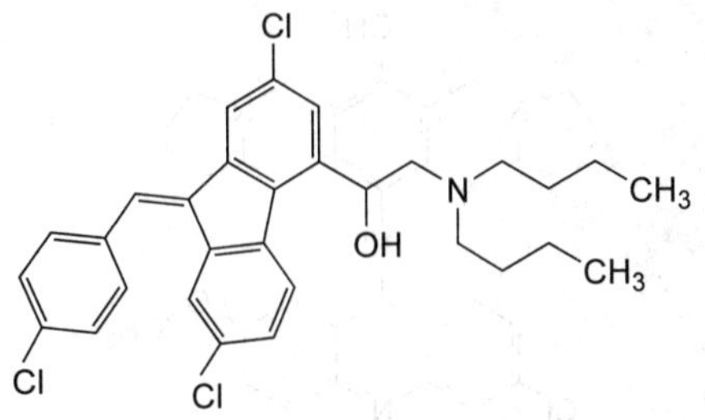

【药理作用】 本品对红内期疟原虫具有强烈的杀灭作用，治愈率高达 95%，但对红外期组织裂殖体无效。无致畸、致突变作用。

【体内过程】 口服本品后吸收慢，消除亦缓。给药后 4～5 h 达血药峰值。$t_{1/2}$ 为 24～72 h。

【适应证】 主要用于恶性疟，尤其适用于耐氯喹的恶性疟。

【不良反应】 1. 本品具有微毒，常用量较少引起不良反应。

2. 少见 Q-T 间期一过性轻度延长。

【禁忌与慎用】 1. 心、肾疾病患者慎用。

2. 妊娠期妇女、哺乳期妇女及儿童用药的安全性和有效性尚未确定。

【剂量与用法】 1. 采用 4 日疗法，成人首日顿服 800 mg，第 2、第 3、第 4 日各顿服 400 mg。

2. 儿童一日顿服 8 mg/kg，连用 4 日，首日加倍（不超过 0.6 g）。

【用药须知】 1. 在恶性疟患者的临床症状被控制及红内期疟原虫被消灭后，可使用伯氨喹杀灭配子体。

2. 用药期间应监测心电图，观察 Q-T 间期是否延长。

【制剂】 胶丸：0.1 g。

【贮藏】 密封、避光置于阴凉干燥处。

咯萘啶

(pyronaridine)

别名：疟乃停

本品为我国于 1970 年创制的苯并萘啶类抗疟药，其作用优于咯啶。

【CAS】 74847-35-1

【理化性质】 1. 化学名：7-Chloro-2-methoxy-10-[3,5-bis(pyrrolidinomethyl)-4-hydroxyanilino]benzo-[*b*]-1,5-naphthyridine

2. 分子式：$C_{29}H_{32}ClN_5O_2$

3. 分子量：518.05

4. 结构式

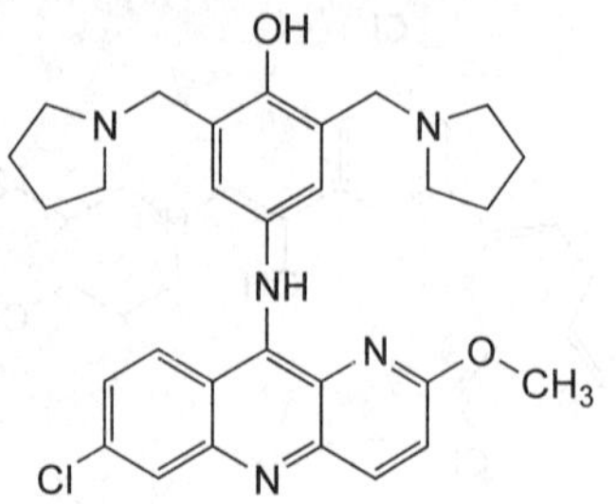

磷酸咯萘啶

(pyronaridine phosphate)

〖CAS〗 76748-86-2

〖理化性质〗 1. 化学名：7-Chloro-2-methoxy-10-[3，5-bis (pyrrolidinomethyl)-4-hydroxyanilino] benzo-[*b*]-1，5-naphthyridine phosphate

2. 分子式：$C_{29}H_{32}ClN_5O_2 \cdot 4H_3PO_4$

3. 分子量：910.0

【药理作用】 主要杀灭红内期血裂殖体。

【体内过程】 本品口服和肌内注射后分别于 1.4 h 和 0.75 h 达血药峰值。口服生物利用度约为 40%。$t_{1/2}$为 2～3 日。药物聚集于肝中的浓度最高。随尿排出的用药量占 1%～2%。

【适应证】 治疗各型疟疾，包括脑型疟和凶险疟疾，尤其适用于耐氯喹的疟疾患者。

【不良反应】 1. 主要不良反应有头昏、头痛、恶心和心悸。

2. 还可致轻度腹痛、腹泻、胃部不适。

3. 肌内注射局部可能产生硬块，少数人可能出现头昏、恶心、心悸等反应。

【禁忌与慎用】 1. 严重心、肝、肾病患者禁用。

2. 妊娠期妇女及哺乳期妇女用药的安全性及有效性尚未明确。

【剂量与用法】 1. 口服　成人首日每次 0.3 g，2 次/日，第 2 日、第 3 日各服 1 次 0.3 g。儿童总剂量为 24 mg/kg，3 次分服，一日 1 次。

2. 静脉滴注　一次 3～6 mg/kg，加入 5% 葡萄糖注射液 200～500 ml 中，于 2～3 h 输完。给药两次，间隔 4～6 h。

3. 深部肌内注射　一次 2～3 mg/kg，给药两次，间隔 4～6 h。

【用药须知】 1. 本品用量以咯萘啶计算。

2. 本品合用磺胺多辛(周效磺胺)、乙胺嘧啶或伯氨喹可增强单用本品的疗效。

【制剂】 ①片剂(肠溶)：0.1 g。②注射剂：0.08 g/2 ml。

【贮藏】 密封，避光，置于阴凉干燥处。

青蒿素

(artemisinin)

别名：黄蒿素、Arteannuin、Artemisinine

本品系我国首次从黄花蒿中提取的一种有效抗疟化合物。广西、四川和海南黄花蒿中此有效成分的含量最高。

【CAS】 63968-64-9

【ATC】 P01BE01

【理化性质】 1. 化学名：(3*R*，5*aS*，6*R*，8*aS*，9*R*，12*S*，12*aR*)-Octahydro-3，6，9-trimethyl-3，12-epoxy-12*H*-pyrano [4，3-*j*]-1，2-benzodioxepin-10(3*H*)-one

2. 分子式：$C_{15}H_{22}O_5$

3. 分子量：282.3

4. 结构式

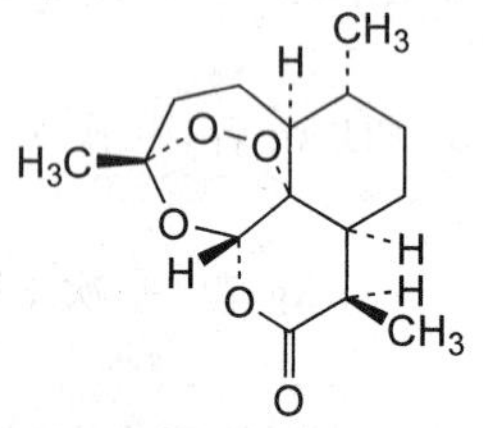

【药理作用】 1. 本品对各型红内期的疟原虫均有强效快速的杀灭作用。它的作用比奎宁和氯喹都强，且与氯喹无交叉耐药性。不过，其机制尚未完全弄清楚；目前所知可能有干扰疟原虫膜系结构，遏阻其表膜和线粒体的功能，阻断疟原虫对血红蛋白的摄取，导致膜系崩溃而死亡。

2. 对耐氯喹的恶性疟原虫也有杀灭作用。

3. 本品及其衍生物蒿甲醚、青蒿琥酯钠通常可合用其他抗疟药治疗耐传统抗疟药的疟疾。

【体内过程】 口服本品后 3 h，肌内注射后 6 h，直肠给药后 11 h 可分别达到血药峰值。本品及其衍生物均可迅速被水解成具有活性的二氢青蒿素。静脉给药后的 $t_{1/2}$ 约为 45 min，直肠给药后约为 4 h，口服或肌内注射后为 4～11 h。尽管已公布的有关蒿乙酯药动学的数据极少，但其 $t_{1/2}$ 则较本品长。可分布于肠、肝、肾，也可进入脑脊液中。分别随尿、粪便排出。

【适应证】 治疗各型疟疾，尤其适用于耐氯喹的重症恶性疟和脑型疟。

【不良反应】 1. 本品及其衍生物均易于耐受。仅有轻度的胃肠不适、恶心、呕吐、腹泻、头晕、耳鸣、中性粒细胞减少、血清转氨酶升高。

2. 包括 Q-T 间期延长在内的心电图异常。

3. 动物实验证实，大剂量会发生严重的神经性毒性。

【禁忌与慎用】 1. 有胚胎毒性,妊娠期妇女慎用,尤其妊娠前 3 个月。

2. 尚未明确本品是否可经乳汁分泌,哺乳期妇女使用时,应暂停哺乳。

【药物相互作用】 与甲氧苄啶合用有增效作用,并可减少近期复燃。

【剂量与用法】 1. 世界卫生组织推荐,针对耐多药而不复杂的疟疾可采用口服 3 日疗法,首日给予 25 mg/kg,以后两日各给 12.5 mg/kg;同时于第 2 日给单剂量甲氟喹 15 mg/kg(必要时 25 mg/kg),以达到根治的目的。

2. 我国推荐的常用口服剂量为,首日 1 g,第 2、3 日各 0.5 g。

3. 世界卫生组织推荐肠外给药只使用本品的衍生物蒿甲醚和青蒿琥酯。

4. 在我国使用本品进行直肠给药,首剂 0.6 g,4 h 后再给 0.4 g,第 2 日、第 3 日各给 0.4 g。或肌内注射,首剂 0.6 g,第 2 日、第 3 日各 0.3 g。

5. 儿童口服或肌内注射的总用量为 0.015 mg/kg,参照成人用法,于 3 日内用完。

【用药须知】 1. 用药期间,应监测血常规、肝功能和心电图。

2. 有资料表明,合用伯氨喹可使复发率由原来的 20%～30%降低到 10%。

3. 本品不供静脉用,静脉给药可用青蒿琥酯钠盐。

4. 肌内注射本品宜深,避免出现硬块。

【制剂】 ①片剂:0.1 g;0.5 g。②注射剂(油):50 mg/2 ml;100 mg/2 ml;200 mg/2 ml。③注射剂(水混悬液):100 mg/1 ml。④栓剂:0.1 g;0.2 g;0.3 g;0.4 g;0.6 g。

【贮藏】 密封,避光,置于阴凉干燥处。

蒿甲醚
(artemether)

别名:甲基还原青蒿素、青蒿素甲醚、Artemtherin

为青蒿素的衍生物。分 α,β 两型,前者为黏性油,后者为无色片状结晶。本品以后者入药,溶解度大于青蒿素。

【CAS】 71963-77-4

【ATC】 P01BE02

【理化性质】 1. 化学名:(3*R*,5*aS*,-6*R*,8*aS*,9*R*,10*S*,12*R*,12*aR*)-Decahydro-10-methoxy-3,6,9-trimethyl-3,12-epoxy-12*H*-pyrano[4,3-*j*]-1,2benzodioxepin

2. 分子式:$C_{16}H_{26}O_5$

3. 分子量:298.4

4. 结构式

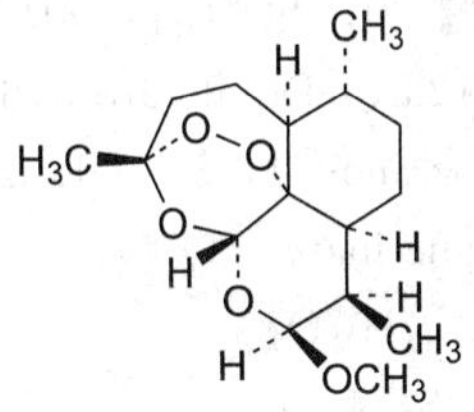

【药理作用】 1. 类似青蒿素。

2. 本品抗疟作用的强度高于青蒿素 10～20 倍。

【体内过程】 本品体内转运快,排泄快,静脉注射 24 h 或 72 h 后大部药物即被代谢,尿中很难再找到原药。家兔实验研究显示,其生物利用度为 36.8%～49.5%。人肌内注射 10 mg/kg 后 7 h 可达血药峰值约 0.8 μg/ml。$t_{1/2}$约为 13 h。体内分布广,脑中最多,肝、肾次之。主要随粪便排出,余经肾排泄。本品可透过胎盘,具有一定的胚胎毒性。

【适应证】 同青蒿素。复发率较青蒿素低。与伯氨喹合用,可使复发率更见下降。

【不良反应】 1. 很少发生血清转氨酶轻度上升和一过性网织红细胞减少。

2. 肌内注射可有轻度出汗。

【妊娠期安全等级】 C。

【禁忌与慎用】 1. 妊娠期前 3 个月禁用,但除外抢治凶险的恶性疟(包括脑型疟)。

2. 尚未明确本品是否可经乳汁分泌,哺乳期妇女使用时,应暂停哺乳。

【剂量与用法】 1. 世界卫生组织推荐肌内注射首剂负荷量为 3.2 mg/kg,继后每日 1.6 mg/kg,最多再给药 7 日。尽可能快地转换为口服法。此外,在肌内注射的第 2 日,给予单剂量甲氟喹 15 mg/kg 口服(必要时给予 25 mg/kg),以达到根治的目的。

2. 在我国推荐首剂 0.16～0.2 g,继后 4 日给 0.08～0.1 g,总剂量达到 0.48～0.6 g。小儿用量酌减。

【用药须知】 1. 注射剂遇冷凝固,可微温溶解。

2. 本品还可退高热,一般在肌内注射后半小时即开始下降,呈梯形,非骤降,少量出汗,不会导致虚脱,适用于老年人、体弱者和儿童,退热作用稳定。成人肌内注射 200 mg,儿童酌减。

【制剂】 注射剂(油):0.08 g/1 ml;0.1 g/1 ml;0.2 g/2 ml。

【贮藏】 避光,置于阴凉干燥处。

青蒿琥酯
(artesunate)

本品为青蒿素的衍生物。

【CAS】 83507-69-1;88495-63-0;182824-33-5

【ATC】 P01BE03

【理化性质】 1. 化学名:(3*R*,5*aS*,6*R*,8*aS*,9*R*,10*S*,-12*R*,12*aR*)-Decahydro-3,6,9-trimethyl-3,12-epoxy-12*H*-pyrano-[4, 3-*j*]-1, 2-benzodioxepin-10-ol hydrogen succinate

2. 分子式:$C_{19}H_{28}O_8$

3. 分子量:384.4

4. 结构式

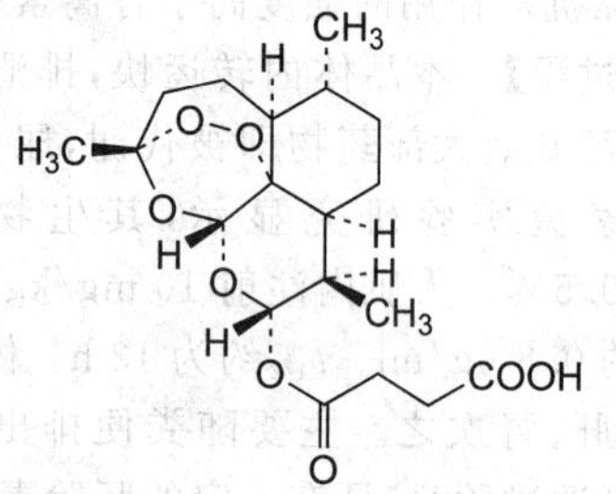

5. 本品稳定性好,室温下保存2~3年无改变。

青蒿琥酯钠
(sodium artesunate)

〖理化性质〗 1. 化学名:(3*R*,5*aS*,6*R*,8*aS*,9*R*,10*S*,12*R*,12*aR*)-Decahydro-3,6,9-trimethyl-3,12-epoxy-12*H*-pyrano-[4, 3-*j*]-1, 2-benzodioxepin-10-ol hydrogen succinate sodium

2. 分子式:$C_{19}H_{27}O_8Na$

3. 分子量:406.4

【药理作用】 类似青蒿素。

【体内过程】 静脉注射后血药浓度迅速下降,血浆 $t_{1/2}$ 约为30 min。体内分布广,以肠、肝、肾中浓度较高。本品主要通过代谢转化,随尿、粪便排泄者仅占少量。

【适应证】 同青蒿素。尤适用于凶险型疟疾,如脑型或黄疸型恶性疟。

【不良反应】 不良反应少,过量时(>2.75 mg/kg)可出现网织红细胞一过性降低,剂量越大,持续时间越长。

【禁忌与慎用】 1. 有胚胎毒性,妊娠期妇女慎用。

2. 尚未明确本品是否可经乳汁分泌,哺乳期妇女使用时应暂停哺乳。

【剂量与用法】 1. 口服0.1 g/次,1次/日,首次加倍,连服5日。

2. 静脉注射要用所附5%碳酸氢钠注射液溶解后,加入5%葡萄糖注射液或5%葡萄糖氯化钠注射液5.4 ml,使每毫升含本品10 mg,缓慢静脉注射,一次60 mg(或1.2 mg/kg),<7岁儿童1.5 mg/kg。首次注射后,再于注射后4,24,48 h各复注1次,严重者首剂剂量可加倍。

3. 治疗耐多药的疟疾,世界卫生组织推荐使用本品首剂为5 mg/kg,第2日、第3日各服2.5 mg/kg;同时在第2日给予口服单剂量甲氟喹15 mg/kg(必要时可给予25 mg/kg),以达到根治的目的。

4. 对严重病例,世界卫生组织建议先采用肌内注射或静脉注射,首剂负荷量为2 mg/kg,以后每日再给1 mg/kg,连用7日。应尽快将注射转换成口服法。此外,如同以上口服法一样,应给予单剂量甲氟喹15 mg/kg。

【用药须知】 1. 静脉注射宜缓,3~4 ml/min为宜。临床症状被控制后,必须再用其他适合的药物,以达到根治。

2. 本品溶化后应及时使用,如出现浑浊现象不可使用。

【制剂】 ①片剂:50 mg。②注射剂粉:60 mg。

【贮藏】 密封、避光,存放在阴凉干燥处。

磺胺多辛
(sulfadoxine)

别名:周效磺胺、磺胺邻二甲氧嘧啶、Sulfadimoxine、SDM

本品为一种长效磺胺药物,虽具有多种临床药效作用,但已较少在临床上单独使用。

【CAS】 2447-57-6

【ATC】 QJ01EQ13

【理化性质】 1. 本品为白色或淡黄色的结晶性粉末或结晶。极微溶解于水,微溶于乙醇和甲醇。能溶于强碱和低浓度的无机酸。

2. 化学名:N^1-(5, 6-Dimethoxypyrimidin-4-yl)sulphanilamide

3. 分子式:$C_{12}H_{14}N_4O_4S$

4. 分子量:310.3

5. 结构式

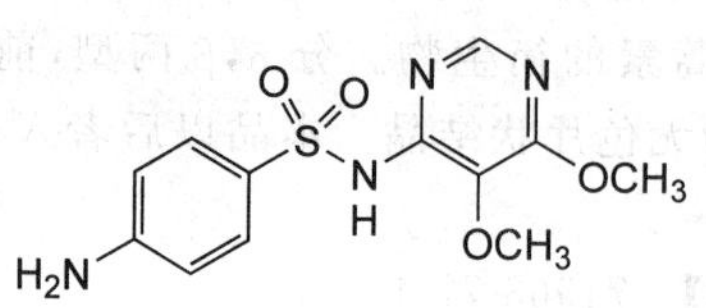

【药理作用】 1. 在体内保留时间长,排泄缓慢。

2. 其抗菌谱虽类似磺胺甲噁唑,但已较少将其单独用于治疗细菌感染。

3. 在本品与乙胺嘧啶之间存在协同作用,在不同的代谢周期点上具有阻止叶酸代谢的作用。耐二药的疟原虫已于20世纪70年代首先在泰国出现,并在世界上许多疟疾流行地区广泛传播。

4. 与链霉素或异烟肼之间存在协同作用，合用可防治结核病和麻风。

【体内过程】 本品口服后迅速吸收。约4 h可达血药峰值。$t_{1/2}$为4～9日。蛋白结合率90%～95%。广泛分布于体内各种组织和体液中，可进入胎儿血液。以低浓度进入乳汁。主要以原药随尿缓慢排出。

【适应证】 合用乙胺嘧啶治疗耐药恶性疟。

【不良反应】 1. 过敏反应较为常见，可表现为药疹，严重者可发生渗出性多形红斑、剥脱性皮炎和大疱性表皮松解症、萎缩性皮炎等；也有表现为光敏反应、药物热、关节及肌肉疼痛、发热等血清病样反应。

2. 中性粒细胞减少或缺乏症、血小板减少症及再生障碍性贫血。患者可表现为咽痛、发热、苍白和出血倾向。

3. 溶血性贫血及血红蛋白尿。缺乏葡萄糖-6-磷酸脱氢酶(G-6-PD)的患者应用磺胺药后易发生，在新生儿和小儿中较成人为多见。

4. 由于磺胺药与胆红素竞争蛋白结合部位。可致游离胆红素增高。新生儿肝功能不完善，故较易发生高胆红素血症和新生儿黄疸，偶可发生核黄疸。

5. 可发生黄疸、肝功能减退，严重者可发生急性重型肝炎(急性肝坏死)。

6. 可发生结晶尿、血尿和管型尿。偶有患者发生间质性肾炎或肾小管坏死的严重不良反应。

7. 恶心、呕吐、胃纳减退、腹泻、头痛、乏力等，一般症状轻微，不影响继续用药。偶有患者发生难辨梭状芽孢杆菌性肠炎，此时需停药。

8. 甲状腺肿大及功能减退偶有发生。

9. 中枢神经系统毒性反应偶可发生，表现为精神错乱、定向力障碍、幻觉、欣快感或抑郁感。一旦出现均需立即停药。磺胺药所致的严重不良反应虽少见，但可致命，如渗出性多形性红斑、剥脱性皮炎、大疱性表皮松解症、萎缩性皮炎、暴发性肝坏死、粒细胞缺乏症、再生障碍性贫血等血液系统异常。治疗时应严密观察，当皮疹或其他反应早期征兆出现时应立即停药。

10. 参见乙胺嘧啶合用本品的不良反应。

【妊娠期安全等级】 C。

【禁忌与慎用】 1. 严重肝肾疾病患者、早产儿、新生儿以及对磺胺过敏者禁用。

2. 巨幼细胞性贫血患者禁用。

3. G-6-PD缺乏、肝功能不全、肾功能不全、血卟啉症、失水、艾滋病、休克患者和老年患者慎用。

4. 本品可通过乳汁分泌，哺乳期妇女使用时，应暂停哺乳。

【剂量与用法】 首次1～1.5 g，以后0.5～1 g，每4～7日服1次。

【用药须知】 1. 对一种磺胺药呈现过敏的患者对其他磺胺药可能过敏。

2. 对呋塞米、砜类、噻嗪类利尿药、磺脲类、碳酸酐酶抑制药呈现过敏的患者，对磺胺药亦可过敏。

3. 一次服用本品时应饮用足量水分(约240 ml)，餐前1 h或餐后2 h服用。服用期间也应保持充足进水量，使成人一日尿量至少维持在1200～1500 ml。如应用本品疗程长，剂量大时除多饮水外宜同服碳酸氢钠。

4. 治疗中需注意检查血常规，对接受较长疗程的患者尤为重要。

5. 治疗中定期尿液检查(每2～3日查一次尿常规)以发现长疗程或高剂量治疗时可能发生的结晶尿。

6. 定期进行肝、肾功能检查。

7. 严重感染者应测定血药浓度，对大多数感染性疾病游离磺胺浓度达50～150 μg/ml(严重感染120～150 μg/ml)可有效。总磺胺血浓度不应超过200 μg/ml，如超过此浓度，不良反应发生率增高。

8. 新生儿患者和2个月以内婴儿除治疗先天性弓形虫病时可作为乙胺嘧啶联合用药外，全身应用属禁忌。

9. 不可任意加大剂量、增加用药次数或延长疗程，以防蓄积中毒。

10. 由于本品能抑制大肠埃希菌的生长，妨碍B族维生素在肠内的合成，故使用本品超过一周者，应同时给予B族维生素以预防其缺乏。

【制剂】 片剂：0.5 g。

【贮藏】 密封，避光，置于阴凉干燥处。

蒿甲醚-本芴醇

(artemether and lumefantrine)

别名：复方蒿甲醚、Coartem

本品为青蒿素衍生物蒿甲醚与本芴醇组成的复方抗疟药。

【CAS】 71963-77-4(蒿甲醚)；82186-77-4(本芴醇)

【ATC】 P01BE02(蒿甲醚)

【理化性质】 1. 蒿甲醚为白色结晶粉末，易溶于丙酮、可溶于甲醇和乙醇，几乎不溶于水。本芴醇为黄色结晶粉末，易溶于*N*，*N*二甲基甲酰胺、三氯甲烷和乙酸乙酯，可溶于二氯甲烷，微溶于乙醇和甲醇，不溶于水。

2. 化学名

（1）蒿甲醚：(3*R*,5*aS*,6*R*,8*aS*,9*R*,10*S*,12*R*,12*aR*)-Decahydro-10-methoxy-3,6,9-trimethyl-3,12-epoxy-12*H*-pyrano[4,3-*j*]-1,2-benzodioxepine

（2）本芴醇：(±)-2-Dibutylamino-l-[2,7-dichloro-9-(4-chlorobenzylidene)-9*H*-fluorene-4-yl]ethanol

3. 分子式

（1）蒿甲醚：$C_{16}H_{26}O_5$

（2）本芴醇：$C_{30}H_{32}Cl_3NO$

4. 分子量

（1）蒿甲醚：298.4

（2）本芴醇：528.94

5. 结构式

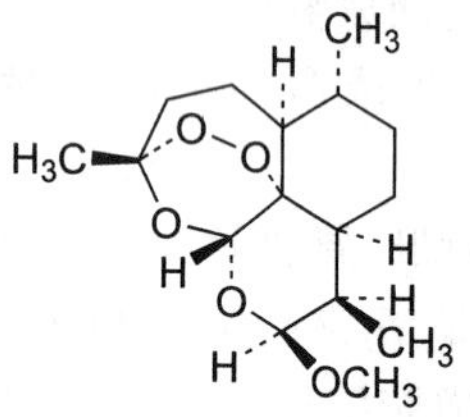

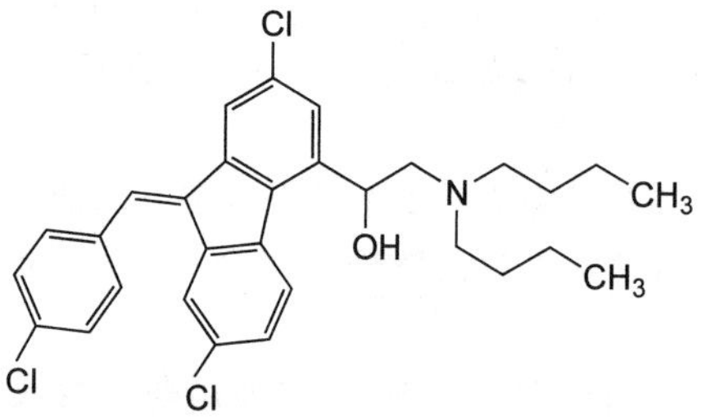

【药理作用】　本品为蒿甲醚与本芴醇按1∶6的比例组成的抗疟药。蒿甲醚为青蒿素的衍生物，在体内迅速代谢为有活性的双氢青蒿素(DHA)。蒿甲醚及DHA的抗疟活性部分具有内过氧化作用。本芴醇抗疟确切机制尚未明确。现有数据表明本芴醇通过与氯化高铁血红素形成复合物来抑制血红蛋白的形成。蒿甲醚和本芴醇都经证明能够抑制核酸和蛋白质合成。蒿甲醚和本芴醇对红内期的恶性疟原虫作用较强。

【体内过程】　本品口服后约2 h，蒿甲醚的血药浓度可达峰值，其在体内迅速代谢为具有活性的产物双氢青蒿素(DHA)。本芴醇具高度亲脂性，吸收延迟，服药后6～8 h血药浓度可达峰值。食物能使本品吸收量增加，健康受试者研究显示，高脂饮食可使蒿甲醚相对生物利用度增加2～3倍，本芴醇增加16倍。蒿甲醚和本芴醇在人体内蛋白结合率较高(分别为95.4%和99.7%)。DHA也与人血清蛋白结合(47%～76%)。蒿甲醚主要由CYP3A4/5催化代谢，少部分由CYP2B6、CYP2C9和CYP2C19催化代谢。多次给药后蒿甲醚的浓度会明显降低，而DHA浓度则有所升高，单次给药后蒿甲醚/DHA为1.2，3天6次给药后其比率为0.3。本芴醇主要经CYP3A4代谢为去丁酰基本芴醇，治疗浓度的本芴醇可明显抑制CYP2D6的活性。蒿甲醚和DHA消除半衰期约为2 h，本芴醇消除缓慢，消除半衰期为3～6日。动物研究显示蒿甲醚代谢物大部分随尿排出，但是蒿甲醚、本芴醇及其代谢物随尿排出的量可忽略不计。性别和体重对本品药动学没有影响。本品单次给药后的药动学参数总结见下表。

蒿甲醚-本芴醇药动学参数表

药品	项目	研究1(n=50)	研究2(n=48)
蒿甲醚	C_{max}(ng/ml)	60.0±32.5	83.8±59.7
	T_{max}(h)	1.50	2.00
	AUC[(ng·h)/ml]	146±72.2	259±150
	$t_{1/2}$(h)	1.6±0.7	2.2±1.9
DHA	C_{max}(ng/ml)	104±35.3	90.4±48.9
	T_{max}(h)	1.76	2.00
	AUC[(ng·h)/ml]	284±83.8	285±98.0
	$t_{1/2}$(h)	1.6±0.6	2.2±1.5
本芴醇	C_{max}(ng/ml)	7.38±3.19	9.80±4.20
	T_{max}(h)	6.01	8.00
	AUC[(ng·h)/ml]	158±70.1	243±117
	$t_{1/2}$(h)	101±35.6	119±51.0

【适应证】 治疗体重5 kg以上患者恶性疟原虫所致的急性、无并发症的感染。在部分对氯喹耐药的地区使用本品依然有效。

【不良反应】 多数不良反应是轻度的，不需停药即可自行恢复。

1. 发生率≥3%的不良反应

(1) 神经系统 头痛、头晕。

(2) 代谢和营养 食欲缺乏。

(3) 全身和给药部位 无力、发热、寒战、疲乏、全身不适。

(4) 肌肉、骨骼和结缔组织 关节痛、肌痛。

(5) 消化系统 恶心、呕吐、腹痛、腹泻。

(6) 神经系统 睡眠障碍、失眠。

(7) 心血管系统 心悸。

(8) 肝胆系统 肝大。

(9) 血液和淋巴系统 脾大、贫血。

(10) 呼吸系统 咳嗽。

(11) 皮肤和皮下组织 瘙痒、皮疹。

(12) 耳和迷路 眩晕。

(13) 感染 疟疾、恶性疟原虫感染、鼻咽炎、鼻炎。

(14) 检查 天冬氨酸转氨酶升高。

2. 发生率<3%的不良反应

(1) 血液和淋巴系统 嗜酸细胞增多症。

(2) 耳和迷路 耳鸣。

(3) 眼睛 结膜炎。

(4) 消化系统 便秘、消化不良、吞咽困难、消化性溃疡。

(5) 全身 步行障碍。

(6) 感染 脓肿、肢端皮炎、支气管炎、耳部感染、胃肠炎、蠕虫感染、钩虫感染、脓疱病、流感、下呼吸道感染、口腔疱疹、肺炎、呼吸道感染、皮下脓肿、上呼吸道感染、尿道感染。

(7) 检查 转氨酶升高、血细胞比容降低、淋巴细胞形态异常、血小板计数升高或降低、白细胞计数升高或降低。

(8) 代谢和营养 低钾血症。

(9) 肌肉、骨骼和结缔组织 腰痛。

(10) 神经系统 共济失调、阵挛、精细运动延迟、反射亢进、感觉迟钝、眼球震颤、颤抖。

(11) 精神 激越、心境不稳。

(12) 泌尿系统 血尿、蛋白尿。

(13) 呼吸系统 哮喘、咽喉痛。

(14) 皮肤和皮下组织 荨麻疹。

3. 上市后报道的不良反应

(1) 过敏 荨麻疹、血管神经性水肿。

(2) 严重的皮肤反应 大疱性疹。

【妊娠期安全等级】 C。

【禁忌与慎用】 1. 先天性Q-T间期延长或任何存在Q-T间期延长的疾病，如心律失常病史、心动过缓或患有严重心脏疾病者禁用。

2. 有先天性Q-T间期延长或猝死家族史者禁用。

3. 电解质紊乱，如低钾血症和低镁血症者禁用。

4. 服用任何其他可能延长Q-T间期的药物，如Ⅰa类抗心律失常药(奎尼丁、普鲁卡因胺、丙吡胺)和Ⅲ类抗心律失常药(胺碘酮、索他洛尔)、抗精神病药(匹莫齐特、齐拉西酮)、抗抑郁药、某些抗菌药(大环内酯类、氟喹诺酮类、咪唑类、唑类)、某些抗组胺药(特非那定、阿司咪唑)或西沙比利者禁用。

5. 使用经CYP2D6代谢且对心脏也有影响的药物(如氟卡尼、丙咪嗪、阿米替林、氯米帕明)者禁用。

6. 对蒿甲醚、本芴醇或任何辅料过敏者禁用。

7. 由于本芴醇 $t_{1/2}$ 长(3～6 d)和潜在的延长Q-T间期的作用，因此使用卤泛群1个月内请勿使用本品，反之亦然。除非没有其他治疗可选择，否则本品不可与其他抗疟疾药合用。使用本品后若需使用其他可影响Q-T间期的药物，包括抗疟疾药奎宁和奎尼丁应慎重。

8. 重度肝、肾功能不全患者慎用。

9. 哺乳期妇女使用时，应暂停哺乳。

【药物相互作用】 1. 蒿甲醚主要由CYP3A4/5催化代谢，少部分由CYP2B6、CYP2C9和CYP2C19催化代谢。因此与经CYP3A4代谢的药物存在相互作用。

强效CYP3A4抑制剂酮康唑可使蒿甲醚、双氢青蒿素(DHA，蒿甲醚的代谢产物)、本芴醇浓度中等程度升高，当本品与酮康唑或其他强效CYP3A4抑制剂合用时不必调整剂量，但是由于本芴醇浓度增加可导致Q-T间期延长，因此本品与CYP3A4抑制剂合用应慎重。

2. 甲氟喹可降低本芴醇的血药浓度。14名健康受试者参与的实验显示，口服3个剂量甲氟喹12 h后给予6个剂量的本品，蒿甲醚的血药浓度或蒿甲醚/DHA比率无变化，但本芴醇的暴露量减少，可能是甲氟喹引起胆汁分泌减少进而降低了本品的吸收所致。因此应监测疗效是否有所降低，同时鼓励患者服药后进食。

3. 抗逆转录病毒药物(ARTs)，如蛋白酶抑制剂和非核苷类逆转录酶抑制剂与CYP3A4可发生抑制、诱导或竞争作用。这些药品与本品合用可能会增加本芴醇浓度导致Q-T间期延长或降低抗逆转录病毒药物浓度导致药效降低，或降低蒿甲醚和(或)本芴醇浓度导致抗疟疗效减低，因此使用本品期间应慎用 CYP3A4 抑制剂、诱导剂及作用底物，包括 ARTs 和葡萄柚汁。

4. 本品可降低激素类避孕药的有效性，因此应建议患者选用其他不含激素的药物避孕。

5. 体外研究显示本芴醇抑制 CYP2D6。本品与经 CYP2D6 代谢的药物合用可使后者的血药浓度明显增加，增加不良反应发生的风险。多个经 CYP2D6 代谢的药物(如氟卡尼、丙咪嗪、阿米替林、氯米帕明)可使 Q-T 间期延长，与本品合用会使风险叠加，因此请勿合用。

6. 本品与奎宁合用，奎宁、DHA 和本芴醇的浓度没有影响，蒿甲醚浓度降低，但无临床意义。由于本芴醇消除半衰期较长以及潜在的 Q-T 间期延长作用，本品与奎宁和其他延长 Q-T 间期的药物合用应慎重。

7. 食物可以提高本品的吸收。那些使用本品治疗仍不愿进食的患者复发的风险较高，应密切监测。若复发恶性疟原虫感染，应换用其他抗疟药治疗。

【剂量与用法】 1. 成人(>16 岁)　体重 35 kg 及以上患者进行为期 3 日共 6 个剂量的治疗。第 1 日初始剂量 4 片，8 h 后再服 4 片，继后两日每日 2 次(早晚各 1 次)，一次 4 片(共计 24 片)。体重<35 kg 的患者，参照儿童用量。

2. 儿童　为期 3 日共 6 个剂量的治疗。

体重 5～15 kg　第 1 日初始剂量 1 片，8 h 后再服 1 片，继后 2 次/日(早晚各 1 次)服 2 日，1 片/次(共计 6 片)。

体重 15～25 kg　第 1 日初始剂量 2 片，8 h 后再服 2 片，继后 2 次/日(早晚各 1 次)服 2 日，一次 2 片(共计 12 片)。

体重 25～35 kg　第 1 日初始剂量 3 片，8 h 后再服 3 片，继后 2 次/日(早晚各 1 次)服 2 日，一次 3 片(共计 18 片)。

体重 35 kg 及以上，同成人用法用量。

本品需与食物同服，应鼓励患者尽可能正常饮食以提高药物的吸收。如患者(如婴儿和儿童)无法吞下药片，服用前可将药片压碎后加少量水(一至两茶匙)冲服，用水冲洗盛药的器皿后服下，随后给予食物或饮料(如牛奶、婴儿食品、布丁、肉汤和粥)。如果服药后 1～2 h 内呕吐，应补服 1 次剂量。若再次呕吐，应换用其他抗疟药治疗。

轻、中度肝肾功能不全患者不必调整剂量。

【用药须知】 1. 本品未被批准用于严重或复杂的恶性疟原虫疟疾及预防疟疾。

2. 本品可延长 Q-T 间期，当有下述情况要及时告知医生：有 Q-T 间期延长个人或家族史、药物性心律失常、低血钾、心动过缓、最近曾发生心肌缺血；服用任何其他可能延长 Q-T 间期的药物；有 Q-T 间期延长，包括长时间心悸或意识丧失等症状。

3. 本品可以引起过敏反应。如用药期间出现皮疹、荨麻疹或其他皮肤反应、心跳加快、吞咽或呼吸困难、血管神经性水肿(如嘴唇、舌头、脸肿胀、喉咙发紧、声音嘶哑)或其他过敏反应症状时应立即停药。

4. 体重<5 kg 的儿童用药有效性和安全性尚未确定。

5. 老年患者使用本品前应考虑其肝肾功能、心功能、并存的疾病和使用的其他药品。

6. 动物实验数据显示，妊娠期妇女使用本品可能导致胎儿畸形。妊娠期妇女用药需权衡利弊。

7. 尚不清楚本品是否经乳汁分泌，哺乳期慎用。

8. 本品过量的症状可能包括严重头晕、晕厥、心跳慢或不规律，如怀疑过量应立即救治，可给予适当的对症支持治疗，包括 ECG 和监测血中电解质水平。

9. 如果漏服本品，应尽快补服，若已接近下次用药时间，则不必补服，按原用药计划给药即可。

【制剂】 片剂：含蒿甲醚 20 mg 和本芴醇 120 mg。

【贮藏】 常温 25 ℃下避光密闭保存，短程携带允许 15～30 ℃。

双氢青蒿素

(dihydroartemisinin)

别名：dihydroqinghaosu、artenimol

【CAS】 71939-50-9

【ATC】 P01BE05

【理化性质】 1. 化学名：(3*R*，5*aS*，6*R*，8*aS*，9*R*，10*S*，12*R*，12*aR*)-10-Methoxy-3，6，9-trimethyl-decahydro-3，12-epoxypyrano[4，3-*j*]-1，2ben-zodioxepine

2. 分子式：$C_{15}H_{24}O_5$

3. 分子量：284.35

4. 结构式

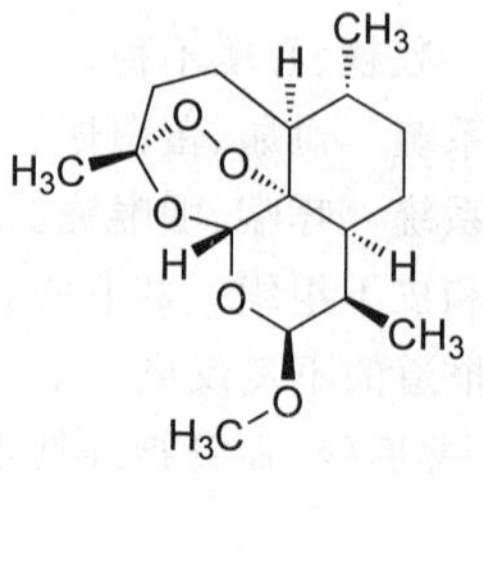

【药理作用】 本品为青蒿素的衍生物，对疟原虫红内期有强大且快速的杀灭作用，能迅速控制临床发作及症状。

【体内过程】 口服吸收良好，起效迅速。口服本品 2 mg/kg 后 1.33 h 血药浓度达峰值，最大血药浓度为 0.71 mg/L。血浆 $t_{1/2}$ 为 1.57 h。体内分布广，排泄和代谢迅速。

【适应证】 适用于各种类型疟疾的症状控制，尤其是对抗氯喹恶性及凶险型疟疾有较好疗效。

【不良反应】 少数病例有轻度网织红细胞一过性减少。

【禁忌与慎用】 妊娠期妇女慎用。

【剂量与用法】 口服，成人 20 mg，1 次/日，首剂加倍；儿童量按年龄递减，连用 5～7 日。

【制剂】 片剂：20 mg。

【贮藏】 遮光，密封，在阴凉处保存。

蒿乙醚
(artemotil)

别名：β-arteether

【CAS】 75887-54-6

【ATC】 P01BE04

【理化性质】 1. 化学名：(5*aS*，6*R*，8*aS*，9*R*，10*S*，12*R*，12*aR*)-10-Ethoxy-3，6，9-trimethyldecahydro-3，12-epoxy[1，2]dioxepino[4，3-*i*]isochromene

2. 分子式：$C_{17}H_{28}O_5$

3. 分子量：312.4

4. 结构式

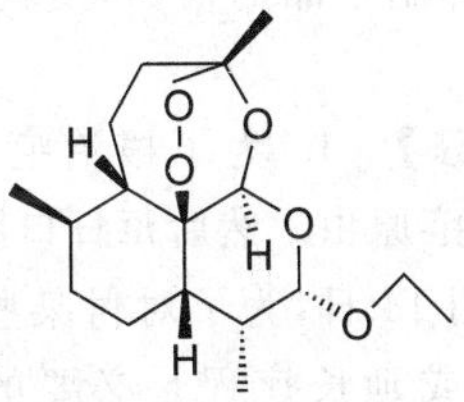

【药理作用】 本品为青蒿素的衍生物，作用同青蒿素。

【体内过程】 肌内注射后，药物缓慢进入循环系统，3～12 h 达到最高血药浓度，其 $t_{1/2}$ 由药物从给药部位的缓慢释放决定，随肌肉的生理特性而变化，$t_{1/2}$ 为 20～24 h。血浆蛋白结合率很高，为 98%～99%。AUC 随剂量呈线性变化。患有重型疟疾的成人与儿童该参数相似，说明年龄对于本品的药动学不是一个重要因素，同时也未有实验显示本品药动学有性别差异。由于本品的生化性质，不能进行静脉给药，因而不能确定其绝对生物利用度、体内清除及分布。药物大部分经代谢转化后排泄，最主要的代谢途径是被 CYP3A4 氧化，*O*-脱烷基生成双氢青蒿素，继而与葡糖醛酸结合随胆汁排泄，较小部分(20%～30%)以双氢青蒿素葡糖醛酸结合物的形式随尿液排泄。虽然主要代谢物双氢青蒿素相对于母体药物抗疟活性更好，但其血浆浓度一般不及母体药物血浆浓度的 1/10，而且其 $t_{1/2}$ 较短，因而双氢青蒿素疗效差。

【适应证】 用于各种类型疟疾效果良好，疟原虫清除快，使用方便，也可用于不能口服其他抗疟药的患者。对疟原虫红内期有直接杀灭作用，对红前期及组织期无作用。

【不良反应】 1. 主要不良反应有肌内注射部位疼痛，建议在两臀间更换注射部位。

2. 间歇性、非特异性的中枢神经紊乱，如头痛。

3. 胃肠系统功能紊乱，如腹部不适、呕吐。

4. 大剂量长期使用青蒿素及其衍生物，可出现损害中枢神经系统和引起心电图变化两方面的毒理作用。对于中枢神经，损害部位特异，位于脑桥和髓质。

【禁忌与慎用】 1. 虽然本品无致畸胎作用，在未得到更多的数据前，本品不应用于妊娠期妇女。

2. 尚未明确本品是否可经乳汁分泌，哺乳期妇女使用时，应暂停哺乳。

【相互作用】 本品和甲氟喹有协同作用，当本品和奎宁合并使用时抗疟作用更强。

【剂量与用法】 肌内注射，按体重首剂量 4.8 mg/kg，等量均分注射于臀部两侧肌肉；首剂量给药后，6，24，48，72 h 分别肌内注射 1.6 mg/kg。

【用药须知】 恶性疟疾患者用本品度过危险期后，应每周进行 1 次血液检测，持续 4 周。再次感染或复发的患者应当使用其他抗疟疾药进行治疗。

【制剂】 注射剂：50 mg/1 ml；150 mg/1 ml。

【贮藏】 遮光，密封，在阴凉处保存。

米帕林
(mepacrine)

别名：阿的平、疟涤平、Quinacrine、Atabrine

【CAS】 83-89-6

【ATC】 P01AX05；QP51AX04

【理化性质】 1. 化学名：(*RS*)-*N'*-(6-Chloro-2-methoxy-acridin-9-yl)-*N*，*N*-diethylpentane-1，4-diamine

2. 分子式：$C_{23}H_{30}ClN_3O$

3. 分子量：399.96

4. 结构式

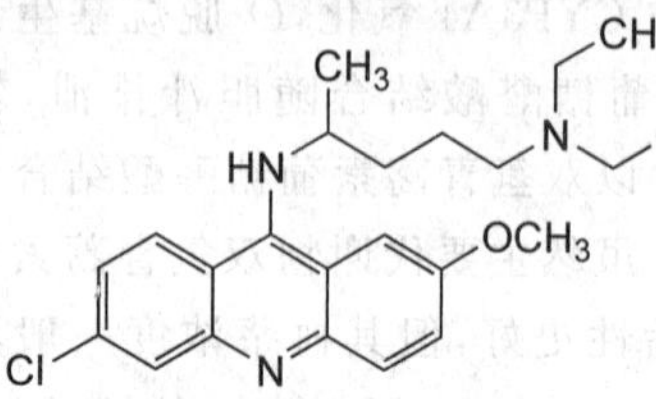

【简介】 对疟原虫红内期有杀灭作用，但对抗氯喹的恶性疟原虫无效。用于疟疾的治疗与抑制性预防。还曾用于治疗绦虫病及贾第鞭毛虫病。本品能使皮肤黄染，又可能引起中毒性精神病，偶见剥脱性皮炎、肝炎、再生障碍性贫血、粒性细胞缺乏症等。现已不用。

1.2.1.2　针对继发性红外期裂殖子的抗疟药

伯氨喹

(primaquine)

别名：派马喹、伯氨喹啉、伯喹

本品属8-氨基喹啉衍生物。

【CAS】 90-34-6

【ATC】 P01BA03

【理化性质】 1. 化学名：(*RS*)-8-(4-Amino-1-methylbutylamino)-6-methoxyquinoline

2. 分子式：$C_{15}H_{21}N_3O$

3. 分子量：259.34

4. 结构式

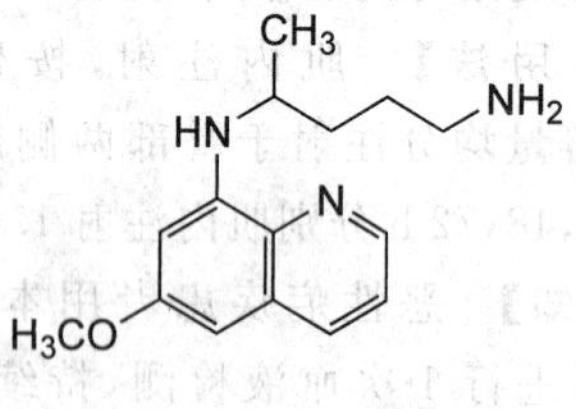

磷酸伯氨喹

(primaquine phosphate)

〖CAS〗 63-45-6

〖理化性质〗 1. 本品为橙红色、无臭的结晶性粉末。溶于水(1∶15)，不溶于三氯甲烷及乙醚。使石蕊试纸呈酸性。

2. 化学名：(*RS*)-8-(4-Amino-1-methyl-butylamino)-6-methoxyquinoline diphosphate

3. 分子式：$C_{15}H_{21}N_3O \cdot 2H_3PO_4$

4. 分子量：455.3

【药理作用】 1. 对各型疟原虫的肝内型具有杀灭组织裂殖体的作用。

2. 本品通过抑制线粒体的氧化作用，从而影响疟原虫的能量代谢和呼吸，乃至导致死亡。

3. 对各型疟疾的配子体均有较强的杀灭作用，从而阻断传播，并阻止复发。

【体内过程】 本品口服后迅速从胃肠道吸收。给药后12 h可达血药峰值153ng/ml。$t_{1/2}$为36 h。广泛分布。本品在肝内快速代谢，其主要代谢物为羧基伯氨喹，极少的原药随尿排出。重复给药后，羧基伯氨喹就会聚集在血浆中。

【适应证】 根治间日疟和卵形疟。临床常配合氯喹或乙胺嘧啶，为根治创造条件。

【不良反应】 1. 常用量的不良反应很少，空腹给药时，较常见的有腹痛、胃部不适。较大剂量可能引起恶心、呕吐。

2. 偶见高铁血红蛋白血症，G-6-PD缺乏者可能发生溶血性贫血。

3. 其他少见的不良反应有轻度贫血、白细胞缺乏、高血压，心律失常也偶有发生。

4. 本品还极少引起白细胞减少或粒细胞缺乏，多发生在超量时，超量还可引起胃肠症状、溶血性贫血和伴青紫的高铁血红蛋白血症。

【妊娠期安全等级】 C。

【禁忌与慎用】 1. 任何急性全身病患者有粒细胞减少倾向时，如类风湿关节炎或红斑狼疮、G-6-PD缺乏或其他溶血性疾病患者均应禁用。

2. 肝、肾、血液系统疾病，急性细菌和病毒感染及糖尿病患者慎用。

3. 尚未明确本品是否可经乳汁分泌，哺乳期妇女使用时应暂停哺乳。

【药物相互作用】 1. 本品不应与可以引起溶血或骨髓抑制的药物合用。

2. 氯胍能抑制本品的代谢，使其血药浓度上升，毒性增加。

【剂量与用法】 1. 为了根治疟疾，首先必须杀灭任何红内期的疟原虫。然后每日口服15 mg(以伯氨喹计，下同)，连用14日，为了对付某些耐药的间日疟原虫，加大剂量或延长疗程是必要的。世界卫生组织建议，在大多数东南亚地区和大洋洲地区应以21日为一个疗程，以获得根治。推荐的儿童剂量是每日0.5 mg/kg，连用14日。

2. 为杀灭恶性疟疾的配子体，可给予本品单剂量30～45 mg，可阻断其传播，特别是在那些有可能再度传入的地区更有必要采用此法。

3. 我国根治间日疟的方案是，口服每日1次，每次25～50 mg，连用14日；或每日口服37.5 mg，连用8日。服本品前3日，先服氯喹；或在服本品的第1、第2日同服乙胺嘧啶。

【用药须知】 1. 本品较其他抗疟药的毒性大，一日剂量如超过50 mg就会出现以上提及的一些不良反应，少数用药者还出现药物热。

2. 用药期间，应监测血常规。如发现溶血或高铁血红蛋白血症的征象，应即停药。前者可给予地塞米松，并静脉滴注5%葡萄糖氯化钠注射液；后者可静脉注射亚甲蓝1～2 mg/kg缓解。

3. 用药前，应仔细询问个人史和家庭史（包括蚕豆病、G-6-PD缺乏）。

【制剂】 片剂（磷酸盐）：13.2 mg（相当于伯氨喹7.5 mg）。

【贮藏】 密封，避光，置于阴凉干燥处。

巴马喹
(pamaquine)

【CAS】 491-92-9

【理化性质】 1. 化学名：*N*，*N*-Diethyl-*N*′-(6-methoxyquinolin-8-yl)pentane-1,4-diamine

2. 分子式：$C_{19}H_{29}N_3O$

3. 分子量：315.45

4. 结构式

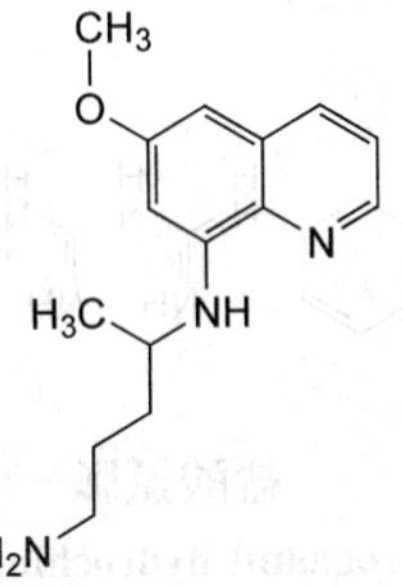

【简介】 本品的结构和作用与伯氨喹类似，用于复发性疟疾，与伯氨喹不同的是，本品对于所有疟疾的红细胞期均有效。本品的毒性大于伯氨喹，疗效低于伯氨喹，故现已少用。

1.2.1.3　针对原发性红外期疟原虫的抗疟药

乙胺嘧啶
(pyrimethamine)

别名：息疟定、达那匹林、Daraprim、Pirimetamina

本品为二氨基嘧啶抗疟药，常与磺胺多辛或氨苯砜合用预防和治疗疟疾。

【CAS】 58-14-0

【ATC】 P01BD01

【理化性质】 1. 本品为白色、无味的结晶性粉末。几乎不溶于水，溶于乙醇（1∶200）及三氯甲烷（1∶125），微溶于丙酮。

2. 化学名：5-(4-Chlorophenyl)-6-ethylpyrimidine-2,4-diyldiamine

3. 分子式：$C_{12}H_{13}ClN_4$

4. 分子量：248.7

5. 结构式

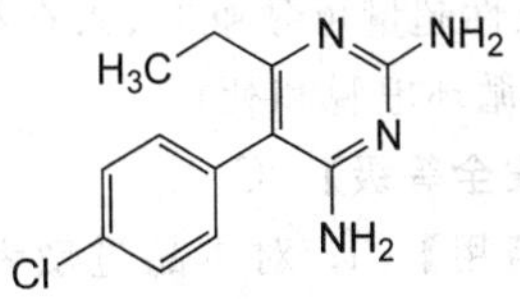

【药理作用】 1. 本品通过直接阻断疟原虫的核苷酸合成而发挥抗疟作用。

2. 本品对红外期疟原虫起作用，对红内期裂殖体亦具有缓慢的杀灭作用。

3. 对子孢子也有一定的杀灭作用。

4. 虽然不能阻止配子体的形成，但可使配子体对按蚊起不到感染的作用。

5. 本品主要具有对抗恶性疟的作用，而且对间日疟也具有一定的活性。

【体内过程】 本品几乎可以完全从胃肠道吸收，口服25 mg后2～6 h可达血药峰值200ng/ml。药物主要集中在肾、肺、肝和脾内。蛋白结合率80%～90%。本品在肝内代谢，缓慢随尿排出。$t_{1/2}$约为4日，在尿中可检出几种代谢物。本品可透过胎盘，可进入乳汁。

【适应证】 1. 预防由敏感的疟原虫株引起的疟疾。

2. 结合速效杀灭红外期裂殖体达到控制传播和根治疟疾。

3. 本品合用磺胺多辛治疗放线菌病并可用于预防艾滋病患者并发的卡氏肺囊虫性肺炎。

4. 单用本品或合用磺胺多辛可治疗等孢子球虫病。

5. 单用本品可治疗弓形体病，合用磺胺嘧啶可增强疗效。

【不良反应】 1. 由于本品干扰叶酸代谢，使造血受到阻抑。

2. 皮疹和其他皮肤反应。

3. 使用大剂量（治疗弓形体病时）可能引起萎缩性舌炎、腹痛、呕吐、巨幼红细胞性贫血、白细胞减少、血小板减少和全血细胞减少。还可能发生头痛、头晕和失眠。

4. 包括本品在内的联合用药可引起嗜酸性粒细胞增多性肺浸润。

5. 本品-磺胺多辛（组合制剂的商品名为Fansidar，两药的含量为1∶20）可引起严重的有时甚至是致死性过敏反应，如多形性红斑、斯-约综合征和中毒性表皮坏死松解症，还有个例报道肝毒性反应。

6. 本品合用氨苯砜(组合制剂的商品名Maloprim,两药的含量比为1∶8)可较常引起粒细胞减少,并有死亡病例报道。

7. 本品急性超量可致呕吐、兴奋和惊厥,心动过速、呼吸抑制、循环虚脱和死亡。

【妊娠期安全等级】 C。

【禁忌与慎用】 1. 对本品过敏者、叶酸缺乏所致巨幼红细胞性贫血患者禁用。

2. 对磺胺类过敏者(合用磺胺多辛时)禁用;对氨苯砜过敏者(合用氨苯砜时)亦禁用。

3. 肝肾功能不全患者应慎用。

4. 本品可经乳汁分泌,哺乳期使用时,应暂停哺乳。

【药物相互作用】 本品与其他任何叶酸拮抗药合用,都会加重骨髓抑制。

【剂量与用法】 1. 治疗耐氯喹或耐多药的恶性疟　一次性口服本品75 mg和磺胺多辛1.5 g,至少7日内不可重用。也可肌内注射。5～10 kg儿童口服本品12.5 mg和磺胺多辛250 mg;11～20 kg儿童口服本品25 mg和磺胺多辛500 mg;31～45 kg儿童口服本品50 mg和磺胺多辛1 g。

2. 预防疟疾

(1) 进入疫区前1～2周开始服药,服至离开疫区6～8周,每周1次,成人一次25 mg,儿童0.9 mg/kg。

(2)本品合用氨苯砜:偶然在耐氯喹或耐多药的疫区使用此合用方法(当前以甲氟喹更受欢迎)。成人常用本品12.5 mg和氨苯砜100 mg,每周一次,6～11岁儿童(20～39 kg)使用成人的半量,>12岁(≥40 kg)使用成人剂量。进入疫区前1周开始,直至离开疫区至少4周。

3. 治疗弓形体病　成人顿服本品50～100 mg/d,连用3日后改为25 mg/d,疗程4～6周。也可配合乙胺嘧啶,用法如下。① 成人:乙胺嘧啶50～75 mg/d;按患者的耐受程度,在1～3周内合用磺胺嘧啶1～4 g,然后二药用量减半,持续给药4～5周。② 儿童:给予乙胺嘧啶1 mg/(kg·d),2次分服,2～4日后,用量减半,连用1个月;合用磺胺嘧啶100 mg/(kg·d),4次分服,每6 h一次。

4. 治疗等孢子球虫病　每周给予乙胺嘧啶25 mg和磺胺多辛500 mg。对磺胺类敏感的患者可以单用乙胺嘧啶50～75 mg/d,并合用叶酸。感染再发常见,长期的遏阻性治疗是必要的。

【用药须知】 1. 大剂量或长期给药时,必须定期检查血常规;在治疗弓形体病期间,每周应检查两次。

2. 叶酸不会干扰本品对疟疾、弓形体病的作用,可用于阻止乙胺嘧啶引起的血液毒性。

3. 患有惊厥的患者又必须使用乙胺嘧啶治疗弓形体病时,应从小剂量开始。

4. 当本品合用磺胺类药或氨苯砜并出现任何皮肤反应、喉痛或呼吸短促时,应立即停药。

【制剂】 片剂:6.25 mg;25 mg。

【贮藏】 避光保存。置于儿童不易取得的地方。

氯胍

(proguanil)

别名:氯苯胍、Chloroguanide

本品是一种双胍化合物。

【CAS】 500-92-5

【ATC】 P01BB01

【理化性质】 1. 化学名:1-(4-Chlorophenyl)-5-isopropylbiguanide

2. 分子式:$C_{11}H_{16}ClN_5$

3. 分子量:253.73

4. 结构式

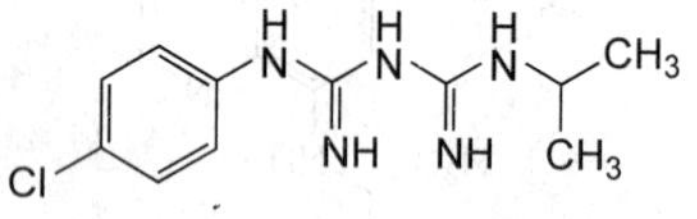

盐酸氯胍

(proguanil hydrochloride)

〖CAS〗 637-32-1

〖理化性质〗 1. 本品为白色结晶性粉末。微溶于水,略溶于无水乙醇,几乎不溶于二氯甲烷。

2. 化学名:1-(4-Chlorophenyl)-5-isopropylbiguanide hydrochloride

3. 分子式:$C_{11}H_{16}ClN_5 \cdot HCl$

4. 分子量:290.2

【药理作用】 1. 本品本身并无抗疟作用,在体内代谢成环氯胍后始有抗疟活性。和乙胺嘧啶一样,本品也具有抑制疟原虫的二氢叶酸还原酶的作用,从而阻止疟原虫合成核酸。

2. 本品不仅可杀灭红外期疟原虫还能缓慢地杀灭血裂殖体。

3. 由于迅速出现耐药株,本品的使用受限。

【体内过程】 口服后可迅速从胃肠道吸收,经4 h后可达血药峰值。本品在肝内被代谢成具有活性的代谢物环氯胍,其峰值较原药迟1 h达到。原药和环氯胍的$t_{1/2}$约20 h。40%～60%氯胍随尿排出,其中原药占 60%，环氯胍占 30%，其余 10% 出现在粪便中。蛋白结合率为 75%。本品以小量进入乳汁。

【适应证】 仅作为预防疟疾用。

【不良反应】 1. 可致轻度胃肠不适、腹泻和口疮溃疡。

2. 重度肾功能不全患者可出现血液学改变。

3. 超量可引起上腹不适、呕吐和血尿。

【妊娠期安全等级】 C。

【禁忌与慎用】 1. 肾功能不全患者应慎用。

2. 本品可经乳汁分泌，哺乳期妇女使用时，应暂停哺乳。

【药物相互作用】 本品合用华法林可出现血尿。

【剂量与用法】 1. 用于预防，成人口服，每日 0.2 g。

2. <1 岁儿童，25 mg/d；1～4 岁：50 mg/d；5～8 岁：0.1 g/d；9～14 岁：0.15 g/d。或按体重给药，11～20 kg 者给成人量的 1/4；21～30 kg 者给成人量的 1/2；31～40 kg 者给成人量的 3/4；40 kg 以上者用成人量。

【用药须知】 1. 预防用药，应在进入疫区前 1 周开始，直至离开疫区后至少 4 周。

2. 妊娠期妇女可以服用本品，但必须每天补充叶酸 5 mg。

3. 肾功能不全患者如必须使用本品，应予减量。

【制剂】 片剂：0.1 g；0.3 g。

【贮藏】 避光保存。

阿托伐醌

(atovaquone)

别名：Mepron、Wellvone

本品属于羟基-1，4-萘醌衍生物，是泛醌（辅酶 Q）的类似物。

【CAS】 95233-18-4

【ATC】 P01AX06

【理化性质】 1. 本品为黄色粉末。不溶于水；微溶于乙醇、丁二醇、乙酸乙酯、甘油、辛醇和聚乙二醇 200；略溶于丙酮、二正丁基己二酸、二甲基亚砜和聚乙二醇 400；溶于三氯甲烷；易溶于 N-甲基-2-吡咯烷酮和四氢呋喃；极微溶于 0.1 mol/L 氢氧化钠。

2. 化学名：2-[*trans*-4-(4-Chlorophenyl) cyclohexyl]-3-hydroxy-1，4-naphthoquinone

3. 分子式：$C_{22}H_{19}O_3Cl$

4. 分子量：366.8

5. 结构式

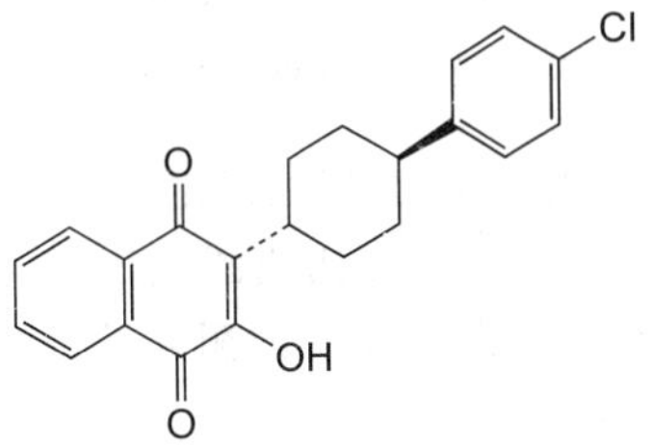

【药理作用】 1. 本品可有效阻止各型红内期疟原虫的发育，且对血裂殖体和早期的配子体也具有活性，仅对间日疟的睡眠子孢子无活性。

2. 本品对真菌类的卡氏肺囊虫也具有活性。

【体内过程】 本品口服较难吸收，与高脂肪食物同进可见生物利用度提高。艾滋病患者的生物利用度可见降低。蛋白结合率>99%。$t_{1/2}$ 为 60～70 h，是由于具有肠肝循环的缘故。本品的原药几乎全部随粪便排出。

【适应证】 1. 治疗无并发症的恶性疟疾。

2. 治疗卡氏肺囊虫性肺炎。

【不良反应】 1. 常见皮疹、头痛、发热、失眠、恶心、呕吐和腹泻。

2. 血清转氨酶升高，低钠血症，贫血和中性粒细胞减少可能发生。

【妊娠期安全等级】 C。

【禁忌与慎用】 1. 对本品过敏者禁用。

2. 患有胃肠疾病者不宜使用，因可能使吸收受限。

3. 尚未明确本品是否经乳汁分泌，哺乳期妇女使用时，应暂停哺乳。

4. 儿童用药的安全性及有效性尚未确定。

【药物相互作用】 1. 由于本品蛋白结合率极高，如合用另一结合率也很高且治疗窗窄的药物就会出现竞争结合部位的现象。

2. 本品合用利福平会使前者的血药浓度明显下降，利福布汀亦有同样的影响。

3. 四环素或甲氧氯普胺可降低本品血药浓度。

【剂量与用法】 1. 治疗恶性疟疾，本品多合用氯胍，可参见两药组方制剂的用法。

2. 治疗卡氏肺囊虫性肺炎，可与食物同服 750 mg，3 次/日，连用 21 日。

【用药须知】 1. 本品的血药浓度是疗效和存活的保证，如患者口服本品有困难，应改用本品的肠外制剂。

2. 患有胃肠疾病者，由于吸收受限，难以达到有效治疗浓度。

【制剂】 混悬剂：750 mg/5 ml。

【贮藏】 密封，贮于室温下，不可冷冻。

阿托伐醌-氯胍
(atovaquone and proguanil)

本品由阿托伐醌、氯胍的固定配方组成。

【药理作用】 1. 阿托伐醌属于羟基萘醌衍生物，是一种在红内期中能有效阻止疟原虫发育的药物，此外，对血裂殖体具有活性，而且对早期的配子体期也有活性。氯胍为双胍衍生物，在体内主要被P450CYP2C19代谢成具有活性的环氯胍。两者对红内期和红外期疟原虫的发育具有活性，被认为是一种作用缓慢的杀血裂殖体药物。虽然本品对大多数疟原虫株(包括恶性疟、三日疟、卵型疟、间日疟的红内期和多种疟原虫的红外期)均具有活性，但对间日疟的睡眠子孢子却无作用。

2. 两药分别干扰疟原虫嘧啶生物合成的不同路径。在疟原虫里，阿托伐醌选择性地抑制疟原虫线粒体的电子转运，减少嘧啶的生物合成，使线粒体的膜电位陡然降低，因而阻止了疟原虫的繁殖。而氯胍则通过抑制疟原虫的二氢叶酸还原酶，耗竭嘧啶核酸库存，从而导致核酸合成和细胞复制受到破坏。

3. 尽管机制还不十分清楚，但二药对细胞内不同发育期的疟原虫是具有协同作用的，研究表明，由于氯胍的配合，阿托伐醌只需较低的血浓度就能显著降低疟原虫线粒体的膜电位

【适应证】 预防和治疗恶性疟疾(包括对氯喹已产生耐药性的恶性疟疾)。

【不良反应】 1. 可能发生超敏反应、瘙痒、ALT和AST升高(大多数在28日内恢复正常)。

2. 成人可出现无力、食欲缺乏、恶心、呕吐、腹痛和腹泻，儿童的呕吐发生率更高。

【妊娠期安全等级】 C。

【禁忌与慎用】 1. 对本品过敏者禁用。

2. 肝功能不全患者和肾功能明显不全患者慎用。

3. 尚未明确本品组分是否可经乳汁分泌，哺乳期妇女使用时，应暂停哺乳。

【药物相互作用】 1. 凡是CY2C19的酶诱导剂或酶抑制剂都可能影响本品的血药浓度。

2. 甲氧氯普胺、利福平或四环素可降低阿托伐醌的血药浓度。

【剂量与用法】 1. 预防恶性疟疾　在进入疫区前1～2日开始服用本品，且在离开疫区后继续用药7日。成人剂量为250 mg/100 mg，1次/日。体重11～20 kg儿童给予125 mg/50 mg，1次/日，体重>40 kg儿童用量同成人。

2. 治疗恶性疟疾　成人剂量为100 mg/400 mg，1次/日，连用3日；或500 mg/200 mg，每12 h一次，连用3日。体重11～20 kg的儿童给予250 mg/100 mg；体重21～30 kg儿童给予500 mg/200 mg；体重31～40 kg儿童给予750 mg/300 mg，均为1次/日，连用3日。>40 kg儿童用量同成人。

【用药须知】 1. 口服片剂可与食物同服，也可饮用含乳饮料。

2. 本品对脑型疟疾或其他严重疟疾(如重寄生血症、肺水肿、肾功能衰竭)的治疗作用，尚未进行评估。治疗这类重症疟疾一般需要使用肠外给药治疗。

3. 本品防治疟疾后又复发，不应再使用本品。

4. 在当前恶性疟疾耐药日益严重的时候，本品主要用于预防或治疗恶性疟疾。

【制剂】 片剂：250 mg/100 mg；62.5 mg/25 mg。

【贮藏】 密封，避光，贮于室温。

1.2.2　抗阿米巴药和抗滴虫药

巴龙霉素本属抗生素类药物，但由于专一的抗阿米巴病作用，故放在此处介绍。

依米丁
(emetine)

别名：吐根碱

本品是从茜草科吐根中提取的一种生物碱，现为合成品。

【CAS】 483-18-1(emetine)

【ATC】 P01AX02

【理化性质】 1. 化学名：(2*S*，3*R*，11*bS*)-3-Ethyl-1，3，4，6，7，11*b*-hexahydro-9，10-dimethoxy-2-[(1*R*)-1，2，3，4-tetrahydro-6，7-dimethoxy-1-isoquinolylmethyl]-2*H*-benzo[*a*]quinolizine

2. 分子式：$C_{29}H_{40}N_2O_4$

3. 分子量：480.64

4. 结构式

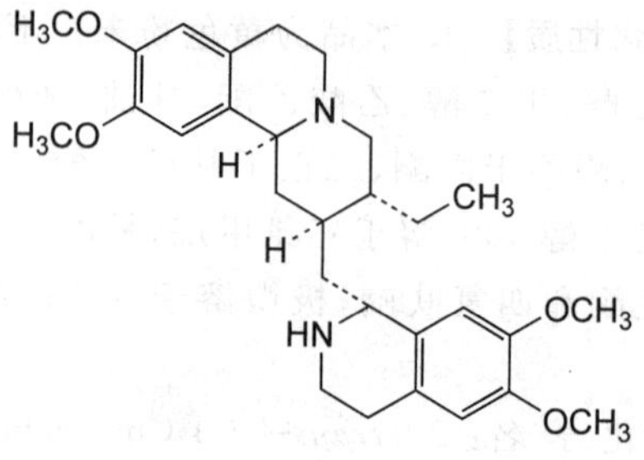

盐酸依米丁
(emetine hydrochloride)

〖CAS〗　316-42-7(anhydrous emetine hydrochloride);7083-71-8(emetine hydrochloride hydrate);79300-08-6(emetine hydrochloride heptahydrate)

〖理化性质〗　1. 本品为白色或淡黄色结晶性粉末。易溶于水和乙醇。2%水溶液 pH 为 4.0～6.0。

2. 化学名:(2*S*,3*R*,11*bS*)-3-Ethyl-1,3,4,6,7,11*b*-hexahydro-9,10-dimethoxy-2-[(1*R*)-1,2,3,4-tetrahydro-6,7-dimethoxy-1-isoquinolylmethyl]-2*H*-benzo[*a*]quinolizine dihydrochloride heptahydrate

3. 分子式:$C_{29}H_4ON_2O_4 \cdot 2HCl \cdot 7H_2O$

4. 分子量:679.7

【药理作用】　本品是一种组织阿米巴杀灭剂,主要对肠壁和肝内的阿米巴滋养体(原虫)起作用。通过阻断其肽链延长,干扰蛋白质合成而发挥杀虫作用。

【体内过程】　注射本品后,药物集中在肝内,可察知的浓度也在肾、肺、脾中出现。本品可在体内蓄积,停药 40～60 日在尿中仍检测到可察知的浓度。

【适应证】　主要治疗肝阿米巴病(阿米巴性肝脓肿)。控制肠阿米巴病的急性症状。用其他抗阿米巴病药物无效的患者可应用本品。

【不良反应】　1. 注射部位疼痛、组织坏死并形成脓肿。

2. 常致恶心、呕吐、腹泻、头痛和头晕。

3. 较严重的不良反应为心前区痛、呼吸困难、低血压、心动过速,心电图出现 T 波倒置或压平、Q-T 间期延长。

4. 药物在体内蓄积可引起心、肾、肝、胃肠道和骨骼肌受损。还可能引起心肌炎,甚至突然发生心力衰竭而死亡。有些患者在使用规定剂量时也会发生严重的心血管系统不良反应。

【禁忌与慎用】　1. 妊娠期妇女、儿童(包括婴幼儿)禁用本品,除非使用其他任何抗阿米巴病药物无效时。

2. 心、肝、肾功能不全患者,严重贫血者以及神经-肌肉疾病患者均禁用。

3. 老年、体弱者以不用为好,必须使用时,应特别小心地给予临床监护,并常查心电图。

4. 尚未明确本品是否可经乳汁分泌,哺乳期妇女使用时,应暂停哺乳。

【剂量与用法】　1. 成人　深部皮下或肌内注射,每日 0.6～1.0 mg/kg,分为 2 次,日总量不超过 60 mg,6～10 日一疗程。必要时,1 个月后可再予第两个疗程。

2. 儿童(必要时给予)　每日 0.5 mg/kg,分为 2 次,4～6 日一疗程。老年、体弱者减量。

【用药须知】　1. 鉴于本品的不良反应较重,治疗剂量与中毒剂量又特别接近,一些国家已不在医药书籍中列出本品。因此,临床使用本品时应特别关注其不良反应。一旦出现较明显的不良反应应立即停药。

2. 本品不可静脉给药用,也不供口服。

3. 本品不可与黏膜接触。

4. 用药期间,禁酒和刺激性食物。

5. 注射药物后应卧床休息 2 h,并检查心脏和血压有无改变。基于此要求,本品应在住院条件下使用。

6. 如需施行任何择期手术,应在停药 6 周后进行。

7. 二氢依米丁是依米丁的衍生物,其作用、不良反应等均与依米丁相同,蓄积较少,不良反应程度较轻,心血管毒性较弱,故较依米丁多用(但从临床总趋势看,抗阿米巴病仍应首选甲硝唑)。成人每日 1 mg/kg,日总量不超过 60 mg,4～6 日一疗程,皮下或肌内注射,老年、体弱者用量减半。儿童可参照成人用量,5 日一疗程。必要时,间隔 2 周再予第 2 个疗程。其余有关资料可参阅依米丁。

8. 依米丁有抑制细胞合成蛋白质的作用,抑制有丝分裂,故有抗肿瘤作用。可用于肺癌和膀胱癌。首剂 0.5 mg/kg,加入 0.9%氯化钠注射液 100 ml 于 30 min 内滴注,继而隔周加量 0.2 mg/kg,总用量可达 10 mg/kg。本品优点是无骨髓抑制,但可引起恶心、呕吐和心动过速。

【临床新用途】　治疗蝎子蜇伤:用本品 3%～6%注射液少许注入蜇伤孔内。

【制剂】　注射液:30 mg/ml;60 mg/ml。

【贮藏】　避光置于阴凉处。

去氢依米丁
(dehydroemetine)

本品为合成的依米丁衍生物,为组织内杀阿米巴药物。

【CAS】　4914-30-1

【理化性质】　1. 化学名:2,3-Didehydro-6′,7′,10,11-tetramethoxyemetan

2. 分子式:$C_{29}H_{38}N_2O_4$

3. 分子量:478.62

4. 结构式

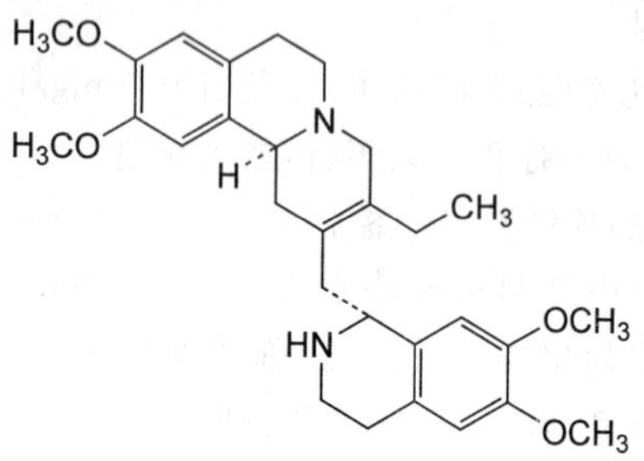

盐酸去氢依米丁
(dehydroemetine hydrochloride)

【CAS】 2228-39-9

【理化性质】 1. 化学名：2，3-Didehydro-6′，7′，10，11-tetramethoxyemetan dihydrochloride

2. 分子式：$C_{29}H_{38}N_2O_4 \cdot 2HCl$

3. 分子量：551.5

【简介】 本品的毒性较低，临床作用与依米丁相似，禁用于心脏病、肾病和神经-肌肉病症。本品可供肌内注射，用量为每日 1 mg/kg，最高日剂量为 60 mg。一般给药 4～6 日，但儿童不应超过 5 日。有人建议重症患者或老年患者的用量每日为 0.5 mg/kg。任何人都应间隔 5 周才可进行重复治疗。所有接受本品治疗的患者都应给药杀肠内阿米巴原虫。肝阿米巴病除用本品外，还应给与氯喹进行协同治疗。

双碘喹啉
(diiodohydroxyquinoline)

别名：双碘羟喹、双碘方、Diodoquin

本品为卤代羟化喹啉化合物，这类化合物有抗阿米巴作用，但其中的喹碘方和氯碘羟喹因可以引起亚急性髓鞘-视神经炎，在日本发现近千例后，各国医界均已高度重视此严重不良反应，均早已不用。

【CAS】 83-73-8

【ATC】 G01AC01

【理化性质】 1. 本品为淡黄色至黄褐色、细微结晶性粉末，在水中不易浸湿，无臭或微臭。几乎不溶于水，略溶于乙醇和乙醚。

2. 化学名：5，7-Di-iodoquinolin-8-ol

3. 分子式：$C_9H_5I_2NO$

4. 分子量：397.0

5. 结构式

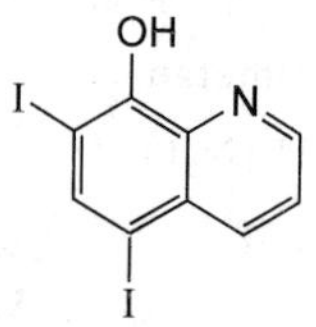

【药理作用】 1. 体外研究证实，本品高浓度（高于肠腔内浓度）可杀灭阿米巴滋养体。

2. 本品之所以在肠腔内发挥杀灭阿米巴的作用，是因为阿米巴小滋养体在肠内的生长繁殖要依靠共生菌大肠埃希菌提供的代谢产物，而本品有抑制大肠埃希菌的作用，使阿米巴的生长繁殖也受到了抑制。

【适应证】 治疗急性肠阿米巴病、慢性阿米巴痢疾及无症状的包囊携带者，替代四环素治疗袋虫病。本品也可用于治疗阴道滴虫病。

【不良反应】 1. 可引起腹部痉挛、恶心、腹泻、皮疹、瘙痒。

2. 甲状腺肿大与含碘有关。

3. 还有发热、寒战、头痛和眩晕。

4. 是否会出现类似氯羟喹啉引起的亚急性髓鞘-视神经病变尚无文献报道。

【禁忌与慎用】 1. 对碘过敏者、儿童禁用。

2. 肝、肾功能不全或甲状腺疾病患者应慎用。

3. 尚不明确本品是否经乳汁分泌，哺乳期妇女使用时，应暂停哺乳。

【剂量与用法】 成人口服 0.6 g，3 次/日，连用 2～3 周。儿童 10 mg/kg，3 次/日，连用 2～3 周。

【用药须知】 1. 治疗急性或慢性活动性阿米巴痢疾，过去多合用依米丁或二氢依米丁，现多合用甲硝唑。

2. 腹泻严重者应考虑停药。

【制剂】 片剂：0.2 g。

【贮藏】 避光贮于干燥处。

二氯尼特
(diloxanide furoate)

别名：安特酰胺、二氯散、Furamid、Furamide

本品为二氯乙酰胺衍生物。

【CAS】 579-38-4（diloxanide）；3736-81-0（diloxanidefuroate）

【ATC】 P01AC01

【理化性质】 1. 本品为白色或几乎白色结晶性粉末。极微溶于水，微溶于乙醇和乙醚，易溶于三氯甲烷。

2. 化学名：4-（*N*-Methyl-2，2-dichloroace-tamido）-phenyl 2-furoate

3. 分子式：$C_{14}H_{11}Cl_2NO_2$

4. 分子量：328.1

5. 结构式

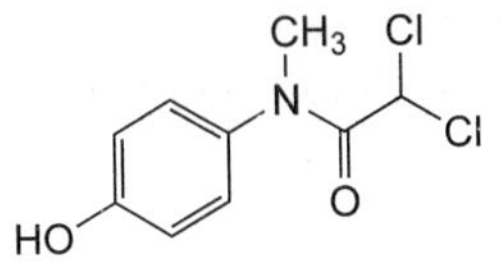

【药理作用】 本品的糠酸盐从胃肠道吸收之前就被水解成二氯尼特，并迅速吸收。主要在尿中以葡糖醛酸化合物形式排出，出现于粪便中的不到 10%。

【适应证】 用于肠阿米巴病和无症状的包囊携带者。

【不良反应】 胃肠胀气最常见，呕吐、荨麻疹和瘙痒偶有发生。个别病例发生蛋白尿、白细胞减少。

【禁忌与慎用】 妊娠期妇女及哺乳期妇女用药的安全性及有效性尚未明确。

【剂量与用法】 1. 成人　口服本品糠酸盐 500 mg，3 次/日，连用 10 日。

2. 儿童　体重>25 kg 者每日 20 mg/kg，分 3 次服，连用 10 日。必要时，可以重复疗程。

【用药须知】 1. 本品不良反应少，用药安全，有取代双羟喹啉和喹碘方之势。

2. 常与甲硝唑合用治疗肠阿米巴病或肝阿米巴病。

【制剂】 片剂：0.25 g；0.5 g。

【贮藏】 避光保存。

依托法胺

(etofamide)

别名：乙氧法米、氯硝苯醋胺、Kitnos

【CAS】 25287-60-9

【ATC】 P01AC03

【理化性质】 1. 化学名：2，2-Dichloro-*N*-(2-ethoxyethyl)-*N*-[4-(4-nitrophenoxy)benzyl]-acetamide

2. 分子式：$C_{19}H_{20}Cl_2N_2O_5$

3. 分子量：427.3

4. 结构式

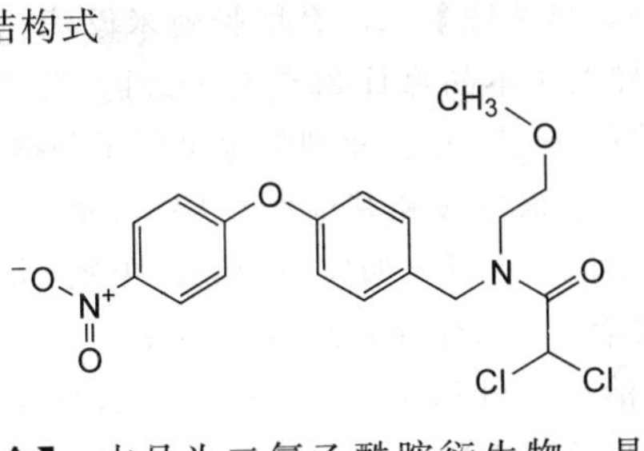

【简介】 本品为二氯乙酰胺衍生物。具有杀灭肠腔内阿米巴的作用，类似二氯尼特。用于治疗肠内阿米巴痢疾和包囊携带者。成人 0.3 g，2 次/日；儿童 0.01 g/kg，2 次/日，连用 3 日。余参见二氯尼特项下。

硝唑尼特

(nitazoxanid)

别名：Alinia、NTZ

本品是一种新的抗原虫药，美国 FDA 已批准其液体制剂用于儿童隐孢子虫病和贾第虫病。

【CAS】 55981-09-4

【ATC】 P01AX11

【理化性质】 1. 化学名：*N*-(5-Nitro-2-thia-zolyl)salicylamide acetate

2. 分子式：$C_{12}H_9N_3O_5S$

3. 分子量：307.3

4. 结构式

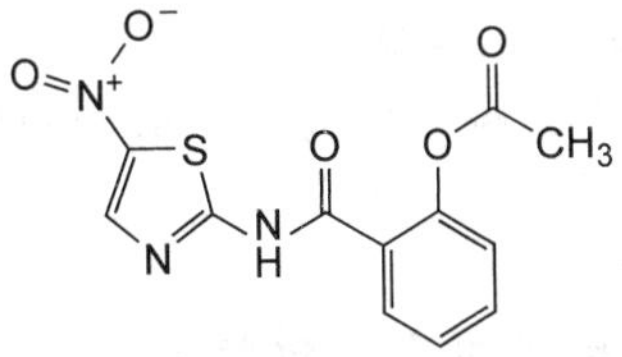

【药理作用】 1. 本品为一种硝噻柳酸酰胺的衍生物，其结构类似阿司匹林。其抗原虫的活性与干扰丙酮酸-铁氧化还原蛋白酶依赖的电子转移反应有关。

2. 研究表明，本品在体内和体外均显活性，其对厌氧菌及幽门螺杆菌的抗菌活性比甲硝唑强。

【体内过程】 本品口服后 1～4 h 可达 C_{max}。与血浆蛋白的结合率为 98%～99%。本品进入血浆后迅速被代谢为具有活性的替唑尼特，继后被葡糖醛酸化为葡糖醛酸替唑尼特。此活性代谢物的 $t_{1/2}$ 为 1～1.6 h，主要随胆汁排出，约占 60%，随尿液排出的药物约占 30%。

【适应证】 1. 治疗隐孢子虫、贾第鞭毛虫、阿米巴原虫引起的腹泻。

2. 治疗艾滋病患者伴发的隐孢子虫病。

【不良反应】 1. 整体感觉　无力、发热、过敏反应、骨盆疼、寒战、流感综合征。

2. 神经系统　头晕、嗜睡、失眠、震颤、感觉减退。

3. 消化系统　呕吐、食欲缺乏、腹胀、便秘、口干、口渴。

4. 泌尿生殖系统　尿染色、排尿困难、闭经、子宫出血、肾痛、阴唇水肿。

5. 代谢与营养　转氨酶升高。

6. 血液和淋巴系统　贫血、白细胞升高。

7. 特殊感觉　眼染色、耳痛。

8. 心血管系统　心动过速、晕厥、高血压。

9. 呼吸系统　鼻衄、咽炎。

10. 肌肉与骨骼　肌病、小腿痉挛、自发性骨折。

【妊娠期安全等级】 B。

【禁忌与慎用】 1. 尚未明确本品是否可经乳汁分泌，哺乳期妇女使用时，应暂停哺乳。

2. 对阿司匹林过敏者、心血管疾病患者、肝肾功能不全患者和胃肠疾病患者慎用。

3. 对本品和替唑尼特过敏者禁用。

【药物相互作用】 本品蛋白结合率高，慎与其他蛋白结合率高、治疗窗窄的药物(如华法林)合用。

【剂量与用法】 1. 成人

(1) 隐孢子虫病所致腹泻　每次 500 mg，每日 1 次，连服 3 日。

(2) 艾滋病患者伴发的隐孢子虫病　每次 500 mg，每日 2 次，连服 3 个月。

(3) 贾第虫病　每次 500 mg，每日 2 次，连服 3 日。

2. 儿童

(1) 隐孢子虫病所致腹泻　1～4 岁，每次 100 mg，每日 2 次，连服 3 日；11～14 岁，每次 200 mg，每日 2 次，连服 3 日。

(2) 贾第虫病　1～4 岁，每次 100 mg，每日 2 次，连服 3 日；11～14 岁，每次 200 mg，每日 2 次，连服 3 日。

【用药须知】 1. 本品可能与替唑尼特存在交叉过敏。

2. 给药前后和用药期间应定期检查血常规、肝肾功能。

3. 疗程完毕后，应做寄生虫的相关检查。

【制剂】 ① 片剂：500 mg。② 混悬液：20 mg/ml。

【贮藏】 避光保存。

巴龙霉素
(paromomycin)

别名：Aminosidin、Aminosidine、Catenulin、Crestomycin

本品属于氨基糖苷类抗生素，常用其硫酸盐。基于其抗寄生虫的特性，归于本节中叙述。

【CAS】 59-04-1(paromomycin)；7542-37-2(paromomycin)；1263-89-4(paromomycin sulfate)

【ATC】 A07AA06

【理化性质】 1. 本品为乳白色至淡黄色、无臭或几乎无臭，引湿性极强的粉末。干燥失重＜5%。极易溶于水，不溶于乙醇、三氯甲烷和乙醚。本品的水溶液 pH 为 5.0～7.5。

2. 化学名：*O*-2，6-Diamino-2，6-dideoxy-*β*-L-idopyranosyl-(1→3)-*O*-*β*-D-ribofuran-osyl-(1→5)-*O*-[2-amino-2-deoxy-*α*-D-glucopyranosyl-(1→4)]-2-deoxystreptamine sulphate

3. 分子式：$C_{23}H_{45}N_5O_{14}$

4. 分子量：615.63

5. 结构式

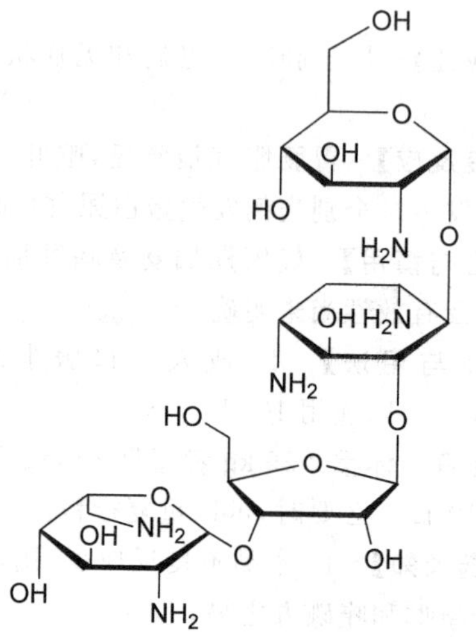

【药理作用】 1. 本品具有类似新霉素的抗菌谱。

2. 本品对某些肠道原虫，如多种利什曼原虫属、溶组织阿米巴和多种隐孢子虫属也具有活性，而且还有针对绦虫的抗肠蠕虫作用。

【体内过程】 本品极少从胃肠道吸收。大多以原药形式随粪便排出。

【适应证】 治疗多种肠道内的原虫感染，如阿米巴病、隐孢子虫病和贾第虫病，还试图肠外给药治疗内脏利什曼病(即黑热病)和局部治疗皮肤利什曼病。

【妊娠期安全等级】 C。

【不良反应】【禁忌与慎用】【药物相互作用】 参见新霉素。

【剂量与用法】 1. 治疗肠阿米巴病，成人和儿童都同样给予本品每日 25～35 mg/kg，分 3 次，进餐时服，共用 5～10 日。此剂量也可用于隐孢子虫病。

2. 治疗绦虫病和其他绦虫感染，每日 4 g，分次给予，连用 5～6 日。如属短膜壳绦虫感染，则每日 1 次，一次给予 45 mg/kg，共用 5～7 日。

3. 治疗肝性脑病，每天给予 4 g，分次服，每隔 5～6 日再给药 1 次。

4. 据报道，合用本品(500 mg，每日 2 次)和杆菌肽(12 万 U，每 12 h 一次)治疗难治性贾第鞭毛虫病效果较好。

【制剂】 片剂：0.1 g；0.25 g。

【贮藏】 密封保存。

克立法胺
(clefamide)

别名:克痢酰胺、Mebinol

【CAS】 3576-64-5

【ATC】 P01AC02

【理化性质】 1. 化学名:2,2-Dichloro-*N*-(2-hydroxyethyl)-*N*-[[4-(4-nitrophenoxy) phenyl] methyl]

2. 分子式:$C_{17}H_{16}Cl_2N_2O_5$

3. 分子量:399.23

4. 结构式

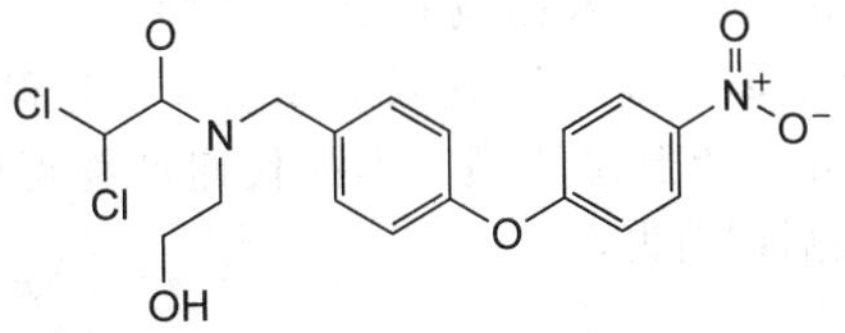

【简介】 本品是二氯乙酰胺衍生物,用法和作用与二氯尼特相似,口服吸收少,肠腔内药物浓度高,主要用于治疗无症状的阿米巴包囊携带者,也可用于治疗肠内阿米巴病。常用剂量每次 0.5 g,3 次/日,连服 10 日,儿童酌减。不良反应少,偶有腹胀、轻度恶心、腹痛、腹泻等,停药后可消失。常用制剂为片剂,规格为 0.25 g。

替克洛占
(teclozan)

【CAS】 5560-78-1

【ATC】 P01AC04

【理化性质】 1. 化学名:2,2-Dichloro-*N*-[[4-[[(2,2-dichloroacetyl)-(2-ethoxyethyl) amino] methyl] phenyl] methyl]-*N*-(2-ethoxyethyl) acetamide

2. 分子式:$C_{20}H_{28}Cl_4N_2O_4$

3. 分子量:502.26

4. 结构式

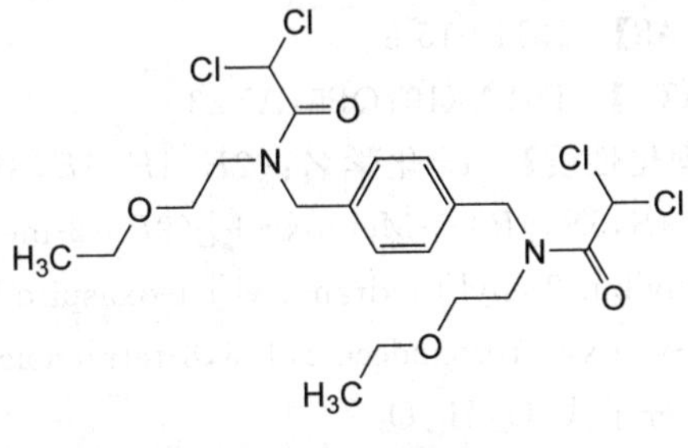

【简介】 本品是二氯乙酰胺衍生物,作用与二氯尼特相似。

甲溴羟喹
(tilbroquinol)

【CAS】 7175-09-9

【ATC】 P01AA05

【理化性质】 1. 化学名:7-Bromo-5-methyl-quinolin-8-ol

2. 分子式:$C_{10}H_8BrNO$

3. 分子量:238.08

4. 结构式

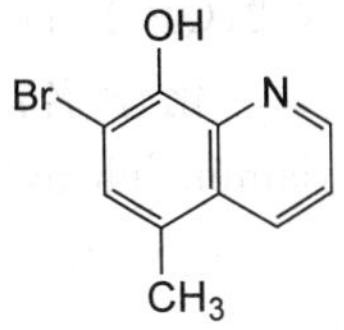

【简介】 本品用于治疗阿米巴病和霍乱。

溴羟喹啉
(broxyquinoline)

【CAS】 521-74-4

【ATC】 A07AX01;G01AC06;P01AA01

【理化性质】 1. 化学名:5,7-Dibromoquinolin-8-ol

2. 分子式:$C_9H_5Br_2NO$

3. 分子量:302.95

4. 结构式

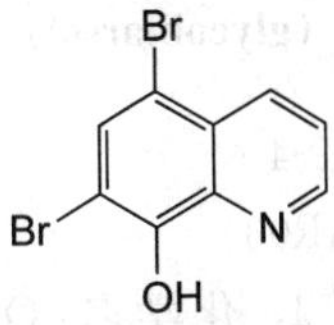

【简介】 本品用于治疗阿米巴病,耐受性差。

胂噻醇
(arsthinol)

【CAS】 119-96-0

【ATC】 P01AR01

【理化性质】 1. 化学名:*N*-{2-Hydroxy-5-[4-(hydroxymethyl)-1, 3, 2-dithiarsolan-2-yl] phenyl} acetamide

2. 分子式:$C_{11}H_{14}AsNO_3S_2$。

3. 分子量:347.29

4. 结构式

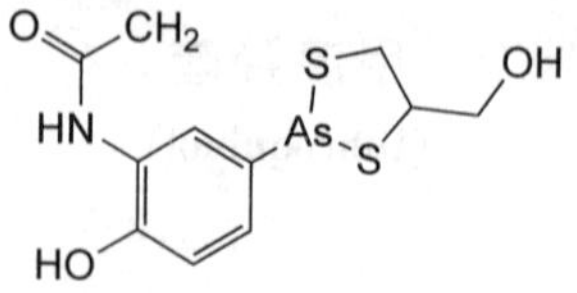

【简介】 本品为有机砷化合物，用于治疗阿米巴病，目前正在研究其抗肿瘤活性。

双苯他胂

(difetarsone)

【CAS】 3639-19-8

【ATC】 P01AR02；QP51AD02

【理化性质】 1. 化学名：[4-[2-[(4-Arsonophenyl)amino]ethylamino]phenyl] arsonic acid

2. 分子式：$C_{14}H_{18}As_2N_2O_6$

3. 分子量：460.1

4. 结构式

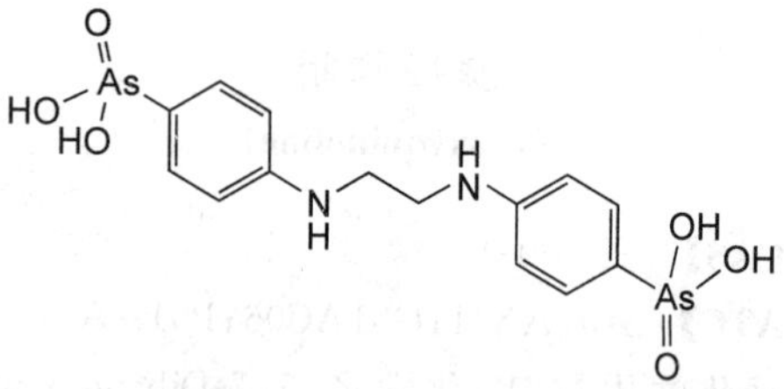

【简介】 本品为有机砷化合物，用于治疗阿米巴病，对鞭虫感染也有效。不良反应包括皮疹、恶心、呕吐、血管神经性水肿。

甘铋胂

(glycobiarsol)

【CAS】 116-49-4

【ATC】 P01AR03

【理化性质】 1. 化学名：Oxobismuthanyl hydrogen [4-(2-hydroxyacetamido)phenyl]arsonate

2. 分子式：$C_8H_9AsBiNO_6$

3. 分子量：499.06

4. 结构式

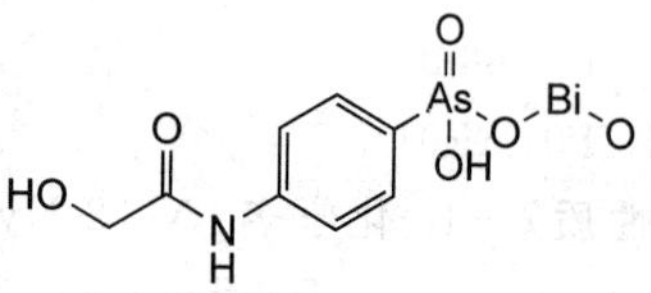

【简介】 本品为有机砷化合物，为抗原生动物药。

泛喹酮

(phanquinone)

别名：安痢平

【CAS】 84-12-8

【ATC】 P01AX04；QP51AX03

【理化性质】 1. 化学名：4,7-Phenanthroline-5,6-dione

2. 分子式：$C_{12}H_6N_2O_2$

3. 分子量：210.18

4. 结构式

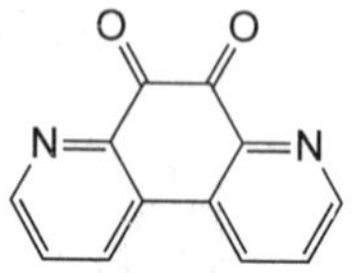

【简介】 本品对溶组织阿米巴滋养体、滴虫、肠梨形虫、唇鞭虫及革兰阴性杆菌均有抑制作用。主要治疗急慢性阿米巴痢疾及肝脓肿。口服，一次50～100 mg，一日3次，连服10日为1个疗程。有恶心及呕吐等胃肠道不适。本品代谢产物可引起黑尿，停药后即消失。

替诺尼唑

(tenonitrozole)

【CAS】 3810-35-3

【ATC】 P01AX08

【理化性质】 1. 化学名：*N*-(5-Nitro-1,3-thiazol-2-yl)thiophene-2-carboxamide

2. 分子式：$C_8H_5N_3O_3S_2$

3. 分子量：255.27

4. 结构式

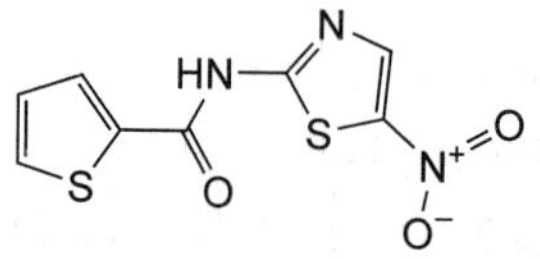

【简介】 本品属于抗原生动物药，用于阿米巴病。

烟曲霉素

(fumagillin)

【CAS】 23110-15-8

【ATC】 P01AX10；QP51AX23

【理化性质】 1. 化学名：(2*E*,4*E*,6*E*,8*E*)-10-{[(3*R*,4*S*,5*S*,6*R*)-5-Methoxy-4-[(2*R*)-2-methyl-3-(3-methylbut-2-enyl)oxiran-2-yl]-1-oxaspiro[2.5]octan-6-yl]oxy}-10-oxodeca-2,4,6,8-tetraenoic acid

2. 分子式：$C_{26}H_{34}O_7$

3. 分子量：458.54

4. 结构式

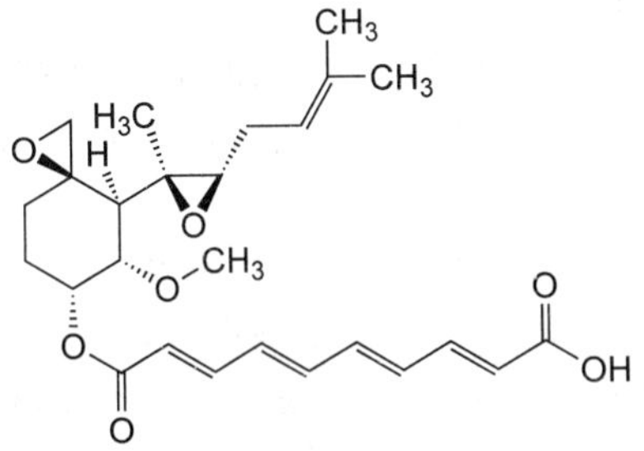

【简介】 本品是从烟曲菌中提取的抗生素。用于治疗肠阿米巴病，治愈率达 90%，与四环素合用，则疗效更佳。也可用于微孢子虫病。

1.2.3 抗黑热病药

黑热病是由利什曼原虫引起的，因此，这类药也可称为抗利什曼虫药。

葡萄糖酸锑钠

(sodium stibogluconate)

别名：葡酸锑钠、斯锑黑克、Solustibosan

本品为五价锑化合物。

【CAS】 16037-91-5

【ATC】 P01CB02

【理化性质】 本品为白色或微显淡黄色无定形粉末，无臭。水溶液显右旋性。在热水中易溶，溶于水中，不溶于乙醇或乙醚。

【药理作用】 本品进入人体后，还原为三价锑，对利什曼原虫具有强有力的抑制作用，然后由网状内皮系统将其消灭。

【体内过程】 五价锑极难从胃肠道吸收。本品供肠外给药。静脉给药后的 $t_{1/2\alpha}$ 为 1.7 h，$t_{1/2\beta}$ 为 76 h。缓慢的消除期可能与还原为三价锑有关。每天给药可产生蓄积。锑可进入乳汁中。

【适应证】 除埃塞俄比亚利什曼原虫外，其他各型利什曼原虫均可使用本品治疗。

【不良反应】 1. 可能出现发热、恶心、呕吐、腹泻、咳嗽、鼻衄、脾区痛、腓肠肌痛。

2. 个别可出现休克。

3. 偶见白细胞减少。

4. 肌内注射局部疼痛，静脉注射可能发生血栓性静脉炎。

【禁忌与慎用】 1. 肺炎、肺结核、出血性疾病或重度肝肾功能不全患者禁用。

2. 哺乳期妇女使用时，应暂停哺乳。

3. 可能加重妊娠反应，妊娠期妇女不宜使用。

【剂量与用法】 1. 世界各地区都有各自的治疗方案，以下是世界卫生组织推荐的用药方案。

2. 治疗内脏利什曼病（黑热病），开始注射本品 20 mg/(kg · d)，最大剂量为每日 850 mg，至少持续用药 20 日。治疗是否痊愈以是否检出寄生虫为准，每隔 14 日连续进行脾脏抽吸物检查，如仍发现利什曼原虫或愈后再发，应重复治疗。肌内注射或静脉注射的药液每毫升应含本品 100 mg。静脉注射宜缓（至少 5 min 注完），尽可能使用良好的针头，避免血栓性静脉炎。肌内注射宜深，以缓推为好，避免疼痛。

3. 早期未发炎的皮肤利什曼病，可用本品 1～3 ml（含药物 100～300 mg）在病损区内做浸润注射。如有必要，隔一两天再重复注射。如病损比较严重可采用全身疗法，给予本品 10～20 mg/(kg · d)，持续治疗直到临床和寄生虫学均已达到治愈为止。

4. 治疗黏膜皮肤利什曼病的剂量同内脏利什曼病，疗程至少 4 周；如出现毒性反应或疗效不佳，可改为 10～15 mg/kg，每 12 h 一次。复发多因治疗不彻底所致。只有在治疗失败时才换用其他疗法。

【用药须知】 1. 如有贫血或其他并发症，应先治疗并发症，给予支持疗法，待全身情况好转后再用本品。

2. 疗程中如出现发热、粒细胞减少、出血较重，应停药。

【制剂】 注射剂：1.9 g/6 ml（相当于五价锑 0.6 g）。

【贮藏】 避光，密封保存。

喷他脒

(pentamidine)

别名：戊烷脒

本品为芳香二脒衍生物。

【CAS】 100-33-4

【ATC】 P01CX01

【理化性质】 1. 化学名：4，4′-[Pentane-1，5-diylbis(oxy)]dibenzenecarboximidamide

2. 分子式：$C_{19}H_{24}N_4O_2$

3. 分子量：340.42

4. 结构式

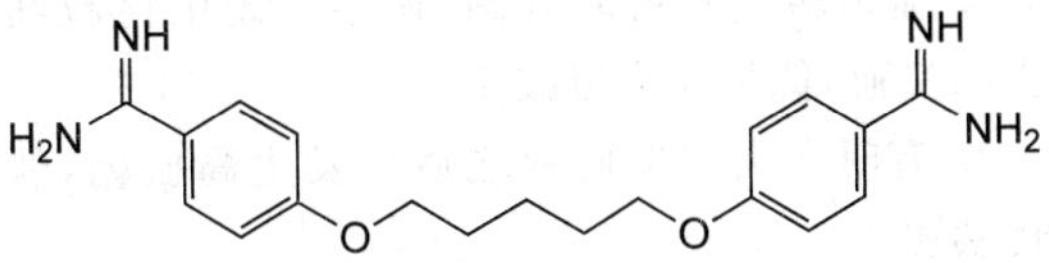

羟乙基磺酸喷他脒

(pentamidine isetionate)

别名：Benambax；Pentam、Pentam300、Nebupent

【CAS】 140-64-7

〖理化性质〗 1. 本品为白色或类白色粉末或无色结晶，吸湿性强。易溶于水，略溶于乙醇，几乎不溶于二氯甲烷。5%的水溶液 pH 为 4.5～6.5。

2. 化学名：4,4′-(Pentamethylenedioxy) dibenzamidine bis(2-hydroxyethanesulphonate)

3. 分子式：$C_{19}H_{24}N_4O_2 \cdot 2C_2H_6O_4S$

4. 分子量：592.7

【用药警戒】 1. 本品的终末半衰期特别长，在几天和几周之间，重复给药易致蓄积而中毒，肝肾功能不全患者应特别注意防范。

2. 胃肠外给药更易导致严重不良反应，已有致死报告，应注意防范。

3. 静脉滴注过快可能发生低血压、头晕、头痛、呕吐、呼吸不畅、心动过速和晕厥；有时即使慢速滴注和肌内注射，也会发生低血压，切不可疏忽大意。

【药理作用】 1. 可能通过干扰原虫的 DNA、叶酸转化、抑制 RNA 及蛋白质合成这几种机制而起到抗原虫的作用。

2. 有杀灭利什曼原虫、非洲锥虫和卡氏肺囊虫的作用。

【体内过程】 静脉给药后，本品迅速分布到体内各组织中，接着就是较长的消除期。静脉滴注后的消除半衰期为 6 h，肌内注射后则为 9 h，而且很可能是一个中间值。重复给药可产生蓄积，特别是肝肾功能不全时，尿中仅见低浓度的药物。分布到肺中的药物相当少，吸收药物所达到的血药峰值仅及静脉给药的 5%～10%，而且引起的全身反应很少。微小的粒子可充分分布到肺里。

【适应证】 1. 治疗耐锑性或不能使用锑剂的黑热病患者。

2. 治疗早期的非洲锥虫病，并有预防作用。

3. 治疗卡氏肺囊虫肺炎。

【不良反应】 1. 本品为毒性药品，常引发不良反应，在胃肠外给药后尤其严重，且有致死报告。

2. 常有肾功能减退，一般表现较轻和可逆转的尿素氮和血清肌酐浓度上升，还可见到急性肾功能衰竭。

3. 血清转氨酶可能升高，还会出现中性粒细胞减少和贫血，偶见血小板减少。

4. 有时在出现低血糖之后会发生高血糖，偶发急性胰腺炎。

5. 静脉滴注太快可突发低血压、头晕、头痛、呕吐、呼吸不畅、心动过速和晕厥。慢速滴注和肌内注射也会发生低血压。

6. 肌内注射会引起局部疼痛、水肿、组织坏死并形成无菌性脓肿，在静脉给药时如漏药至血管外，也会引起类似的损害。

7. 还可引起低钙血症、低钾血症、皮疹、斯-约综合征、发热、面红、胃肠不适、精神错乱、幻觉和心律失常。

8. 吸入本品时没有太大的毒性，常见咳嗽和支气管痉挛，使用支气管扩张剂即可缓解。吸入药物后可能引起口中异味。有报道可致气胸，但可能与肺孢子虫感染有关。

【妊娠期安全等级】 C。

【禁忌与慎用】 1. 糖尿病、低血糖、低血压、心脏病、重度肝肾功能不全者均禁用。

2. 轻度肝肾功能不全、血液病、电解质紊乱和有过敏性皮炎的患者慎用。

3. 尚未明确本品是否可经乳汁分泌，哺乳期妇女使用时，应暂停哺乳。

4. 儿童用药的安全性及有效性尚未确定。

【药物相互作用】 1. 合用其他具有肾毒性的药物(如两性霉素 B、膦甲酸钠等)可增加其肾毒性。

2. 本品与其他可致低血钙的药物合用应特别小心。

3. 合用胺碘酮可增加发生室性心律失常的可能性。

【剂量与用法】 1. 剂量以本品的羟乙基磺酸盐计算。

2. 治疗早期非洲锥虫病，肌内注射每日 4 mg/kg，每天或隔天 1 次，也可静脉滴注，共用 7～10 次。静脉滴注宜缓(至少 60 min 输完)，肌内注射宜深。一般均乐于采用滴注法。

3. 在开始静脉给药前，宜先试验滴注本品 50 mg，经观察无严重不良反应再开始给药。

4. 本品对中枢神经系统受累的锥虫病无效，但对晚期的冈比亚锥虫病在开始使用美拉胂醇或依氟鸟氨酸之前仍可使用本品。

5. 治疗黑热病，肌内注射 4 mg/kg，每周 3 次，共用 5～25 周或更长。也可肌内注射 3～4 mg/kg，隔日 1 次，共用 10 次。必要时，可重复疗程。

6. 治疗皮肤利什曼病，肌内注射 3～4 mg/kg，每周 1～2 次，直至痊愈。

7. 治疗卡氏肺囊虫肺炎，肌内注射 4 mg/kg，1 次/日，共用 14 日或更长。也可采用吸入法，一次 300 mg，1 次/4 周，不耐受者可给予一次 150 mg，1 次/2 周。也可采用这个途径治疗轻、中度感染，每日 100 mg，共用 3 日。吸入期中，必须将大气污染限制在最低程度。

【用药须知】 1. 当本品用于患有其他任何疾病的患者，务必严密监护，因为可使本品的不良反应加重。

2. 用药中,患者应采用仰卧位,并监测血压。

3. 肝肾功能、血糖水平、血常规、血清钙和心电图均应定期监测。

4. 吸入本品,可使有哮喘或吸烟史的患者增加咳嗽和支气管痉挛的发生率。吸入本品时,不应配合任何其他药物一起吸入。

5. 滴注应使用 5% 葡萄糖注射液稀释药物,已配好的溶液不稳定,应即配即用。

6. 疗程中,可能使原有的发热再加重,脾脏增大,原有症状加重。

7. 本品不可进行鞘内注射或静脉注射。

【制剂】 注射剂(粉):300 mg。

【贮藏】 密封保存。

1.2.4 抗血吸虫药、抗丝虫药和抗锥虫药

20 世纪 70 年代以前,我国用于治疗血吸虫病的药物主要是锑剂。尽管使用锑剂治疗血吸虫病的疗效比较确切,价格低廉,但由于必须静脉给药,不良反应特别是对心脏和肝脏的严重毒性反应,使医患双方对药物有一定的畏惧心理。抗血吸虫病新药吡喹酮的问世,结束了锑剂作为道选药的历史。

吡喹酮
(praziquantel)

别名:环吡异喹酮、Biltricide、Cesol

本品是一种具有广谱活性的抗蠕虫药(包括所有种类的血吸虫和绦虫)。由于其剂量小、疗程短、毒性低、疗效好,已成为抗蠕虫病的首选药物。

【CAS】 55268-74-1

【ATC】 P02BA01

【理化性质】 1. 本品为白色或几乎白色结晶性粉末;无臭或有微弱的特臭。极微溶于水,易溶于乙醇和三氯甲烷。

2. 化学名:2-Cyclohexylcarbonyl-1,2,3,6,7,11b-hexahydropyrazino[2,1-*a*] isoquinolin-4-one

3. 分子式:$C_{19}H_{24}N_2O_2$

4. 分子量:312.4

5. 结构式

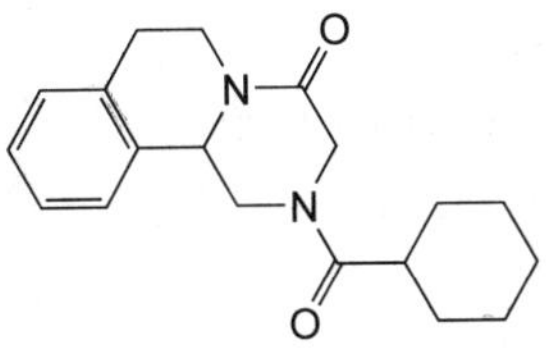

【用药警戒】 眼囊虫病患者禁用本品。

【药理作用】 1. 实验证明,钙离子大量进入虫体,虫体可产生挛缩现象,而本品可使虫体对 Ca^{2+} 失衡,导致肌细胞膜电位变化,从而引起虫体挛缩。

2. 动物实验证实,口服本品 5 min 后,就有 95% 虫体“肝移”。同时,虫体皮层 ALP 活力降低,从而加速虫体内源性糖原的分解;虫体在挛缩后,出现表皮肿胀、糜烂和破溃,于是虫体表面的抗原暴露而失去免疫力,这样就容易被宿主的体液免疫所杀灭。

3. 对各种血吸虫的成虫均有杀灭作用,对童虫的作用较弱。对华支睾吸虫、肺吸虫、肠吸虫以及囊虫、绦虫和包虫均有作用。

【体内过程】 口服后迅速被吸收,与食物同服不受影响,总吸收量约为用量的 80%,给药后 1～3 h 可达峰值,且有明显的首过效应,在肝内进行快速而广泛的代谢,被羟基化后代谢物失去了活性。本品可进入脑脊液。血浆 $t_{1/2}$ 为 1～1.5 h,代谢物的 $t_{1/2}$ 为 4 h。主要以代谢物随尿排出,约有 80% 的用量在 4 日内排出。本品可分布进入乳汁。

【适应证】 1. 治疗各种血吸虫病、华支睾吸虫病(肝吸虫病)、并殖吸虫病(肺吸虫病)、姜片虫病(肠吸虫病)。

2. 治疗肠绦虫病疗效颇佳,对猪带绦虫的蚴虫病(囊虫病)疗效也较好,对眼囊虫病疗效不满意。

3. 本品对包虫病的疗效不确切。

【不良反应】 1. 全身性损害 乏力、四肢酸痛、嗜酸性粒细胞增多。有本品引起过敏性休克的文献报道。

2. 心血管系统 心悸、胸闷、心电图显示 T 波改变和期外收缩,室上性心动过速、心房纤颤。

3. 消化系统 恶心、腹痛、腹泻、转氨酶升高、消化道出血。

4. 皮肤及其附属物 皮疹、瘙痒、过敏性紫癜。

5. 神经系统 头昏、头痛。

6. 其他 诱发精神失常。

【妊娠期安全等级】 B。

【禁忌与慎用】 1. 对本品过敏者禁用。

2. 由于虫体在眼内被消灭时会引起不可挽救的损害,故眼囊虫病禁用本品。

3. 由于本品首过效应强,而门-腔静脉分流患者对本品的代谢能力降低,使血药浓度上升,易致毒性反应,对这类患者的剂量应当酌减,审慎使用。

4. 严重心律失常、肝肾功能不全、精神病或癫痫病患者均应慎用。

5. 本品可经乳汁分泌,哺乳期妇女使用时,应暂停哺乳。

6. 4 岁以下小儿的安全性及有效性尚未确定。

【药物相互作用】 本品与地塞米松合用时,会使本品的血药浓度下降一半。为了预防或减轻本品

的过敏反应，又常常合用地塞米松，因此，在合用两药时，有必要加大本品的用量，或进行血药浓度检测，根据获得的数据调整用量。

【剂量与用法】 1. 治疗血吸虫病

(1)成人或儿童均每日给予 40～70 mg/kg，饭后 2 次分服；或一日顿服 40 mg/kg。对急性血吸虫病，日总剂量可增至 120 mg/kg，3 次分服，疗程可延至 4 日。

(2) 或给予 20 mg/kg，3 次/日。

(3) 对急性期，10 mg/kg，3 次/日，疗程 4 日；对慢性血吸虫病，10 mg/kg，3 次/日，共用 2 日。

2. 治疗华支睾吸虫病、后睾吸虫病、肺吸虫病和肠吸虫病　25 mg/kg，3 次/日，连服 2 日；或一日顿服 40 mg/kg。

3. 治疗姜片虫　一次顿服 15～25 mg/kg。

4. 治疗猪带或牛带绦虫病　一次 5～10 mg/kg 顿服。

5. 治疗短膜壳绦虫和阔节裂头绦虫病　每日 20～25 mg/kg 顿服。

6. 治疗孟氏裂头蚴虫病　20～25 mg/kg，3 次/日，连服 2 日。

7. 治疗皮肤肌肉囊虫病　20 mg/kg，3 次/日，连服 6 日。

8. 治疗脑囊虫病　每日 50 mg/kg，3 次分服，连用 15 日，可同时合用糖皮质激素，以减轻严重的不良反应。

9. 治疗包虫病　术前服药可预防囊液外溢引起的继发性棘球蚴播散。

【制剂】 片剂：0.2 g；0.6 g。

【贮藏】 避光保存在 30 ℃以下。

硫氯酚

(bithionol)

别名：别丁、Bitin

本品亦属抗吸虫病药物。

【CAS】 97-18-7

【ATC】 D10AB01；P02BX01

【理化性质】 1. 化学名：2，2′-Thiobis(4，6-dichlorophenol)

2. 分子式：$C_{12}H_6Cl_4O_2S$

3. 分子量：356.1

4. 结构式

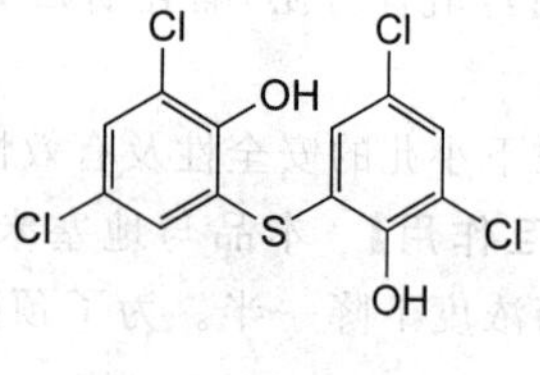

【药理作用】 本品对大多数吸虫均有活性。在治疗姜片虫病时，应优先使用本品(吡喹酮次之)；本品还可替代吡喹酮治疗肺吸虫病(并殖吸虫病)。

【适应证】 治疗肺吸虫病、姜片虫病和牛肉绦虫病。

【不良反应】 1. 常见食欲缺乏、恶心、腹部不适、腹泻、多涎、头痛、头晕和皮疹。

2. 有引起中毒性肝炎的可能性。

3. 使用含有本品的肥皂可发生光敏反应。与其他卤化消毒防腐剂之间存在交叉过敏现象。

【禁忌与慎用】 1. 妊娠期妇女、对本品过敏者禁用。

2. 哺乳期妇女使用时，应暂停哺乳。

3. 肝病患者慎用。

【剂量与用法】 1. 一般成人口服常用量为 30～50 mg/kg，隔天 1 次，共用 10～15 次。或 50～60 mg/kg，3 次分服，隔天给药，用药总量达到 30～45 g。儿童用量同成人。

2. 世界卫生组织建议，治疗姜片虫病每日 30 mg/kg，共用 5 日。

3. 治疗姜片虫病，于睡前半空腹顿服 2～3 g。

4. 治疗牛肉绦虫病，必须先用其他药驱虫。

【用药须知】 1. 患有蛔、钩虫病者，必须先用其他药驱虫。

2. 本品对华支睾吸虫病的疗效较差。

【制剂】 ①片剂：0.25 g。②胶囊剂：0.5 g。

【贮藏】 密封，避光，置于阴凉干燥处。

美曲膦酯

(metrifonate)

别名：敌百虫、Metriphonate、Neguvon、Trichlorfon

【CAS】 52-68-6

【ATC】 P02BB01

【理化性质】 1. 白色结晶性粉末。熔点约 78 ℃并分解。易溶于水、乙醇、丙酮、三氯甲烷、乙醚和苯；极易溶于二氯甲烷；极微溶于乙烷和戊烷。可被碱分解。

2. 化学名：Dimethyl-2，2，2-trichloro-1-hydroxyethyl phosphonate

3. 分子式：$C_4H_8Cl_3O_4P$

4. 分子量：257.4

5. 结构式

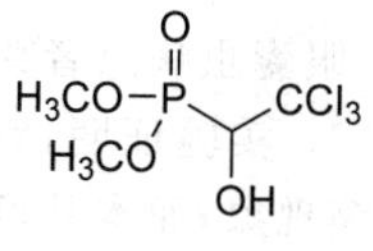

本品属于有机磷化合物，是一种胆碱酯酶抑制剂。本来用作农业杀虫剂，20世纪70年代初发现其具有强大的杀血吸虫作用。

1. 本品为有机磷杀虫药，能杀灭多种家庭害虫及农业害虫，兼有触杀、熏杀、胃毒作用，主要作用机制是抑制胆碱酯酶，使虫体内乙酰胆碱积聚，虫体痉挛、麻痹、死亡。本品杀死速度快，但有效期短(7日左右)。用于杀灭蚊、蝇、螨、蚤、虱、臭虫等家庭害虫。

2. 本品为胆碱酯酶抑制剂，有较强的杀血吸虫作用。在体内生理pH下代谢为敌敌畏，抑制血吸虫的胆碱酯酶，使虫体的内源性乙酰胆碱积聚增多，虫体麻痹，吸附力下降，随血流移至肺或肝。肺移的埃及血吸虫在肺部被杀灭；而肝移的日本血吸虫在24 h后大部分又可返回至肠系膜，故疗效不及对埃及血吸虫病。

【体内过程】 本品以单剂10 mg/kg的剂量口服给药后，在1h内达到本品的血药浓度峰值(30 μmol/L)和敌敌畏的血药浓度峰值(0.3 μmol/L)。二者在血浆中的$t_{1/2}$约为1.5h。原药及代谢产物在1～2日内被排泄。

【不良反应】 用于治疗血吸虫病可见下列不良反应。

1. 有头晕、头痛、失眠、流涎及乏力等神经系统反应。

2. 可见恶心、呕吐、腹泻及腹痛等消化系统反应。

3. 心血管方面有心动过缓、窦性停搏、胸闷及血压下降等反应。必要时可用阿托品、碘解磷定等治疗，以减轻这些反应。

【禁忌与慎用】 1. 严重心、肝、肾病患者，溃疡病患者，精神病患者及妊娠期妇女禁用。

2. 哺乳期妇女使用时，应暂停哺乳。

【剂量与用法】 1. 防治家庭卫生害虫 0.2%～2%煤油液或水溶液喷洒；5%粉剂撒布；0.1～0.38 g/m³烟熏；0.3%～2%毒饵诱杀。

2. 治疗血吸虫病

(1) 口服　一次7.5～10 mg/kg，间隔2周服1次，连服3次。

(2) 肌内注射　成人一次肌内注射为150 mg (3 mg/kg)，以注射用水稀释，于呋喃丙胺疗程第2、4、6日各注射1次，共3次。

(3) 直肠给药　与呋喃丙胺合并应用时，于疗程的第1日～第3日给直肠栓，一次200 mg。

【用药须知】 1. 曾用本品治疗血吸虫病，自吡喹酮问世后，一般不再使用；数年前，基于本品属于抗胆碱酯酶药，曾试用其治疗阿尔茨海默病，仍在观察中。

2. 误服中毒时禁用碱性溶液洗胃。

3. 药液稀释后不宜存放，应现用现配。

【制剂】 ①粉剂：2.5%；4%；5%。②可湿性粉剂：50%。③可溶性粉剂：50%；80%。④片剂：0.05 g；0.1 g；0.3 g。⑤栓剂：0.1 g；0.15 g；0.2 g。⑥注射剂：100 mg。

【贮藏】 密闭保存。

硝硫氰胺

(amoscanate)

别名：异硫氰硝胺苯酯、Nithiocyamine

本品为异硫氰酸酯抗蠕虫药。

【CAS】 26328-53-0

【理化性质】 1. 化学名：4-*p*-Nitroanilinophenyl isothiocyanate

2. 分子式：$C_{13}H_9N_3O_2S$

3. 分子量：271.3

4. 结构式

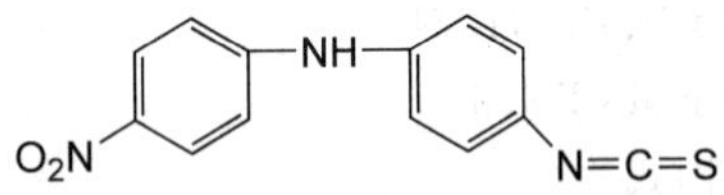

【药理作用】 能迅速杀灭血吸虫成虫，对童虫作用较弱。对钩虫、丝虫和姜片虫也有作用。其作用机制可能在于本品可干扰虫体的三羧酸循环，使虫体缺乏能量，导致合抱的虫体分离并"肝移"而被杀灭。

【体内过程】 口服后迅速被吸收，但不完全。给药后2 h可达峰值。蛋白结合率较高。主要在肝内代谢。原药及代谢物均易进入脑脊液中。由于肠肝循环，可能产生蓄积。

【适应证】 1. 我国曾用本品治疗急、慢性血吸虫病，对后者的疗效可达85%，优于酒石酸锑钾。前者的治愈率约为80%。由于本品对心、肝和神经系统有毒性，已被吡喹酮所取代。

2. 治疗钩虫病，排虫率达100%。

【不良反应】 1. 常见头痛、眩晕、失眠、乏力、共济失调。

2. 严重不良反应可见黄疸、血清转氨酶升高、心动过缓、早搏和血压下降。

3. 其代谢物有致突变作用。

【禁忌与慎用】 1. 心、脑、肾功能不全患者、妊娠期妇女禁用。

2. 哺乳期妇女使用时，应暂停哺乳。

3. 儿童用药的安全性及有效性尚未确定。

【剂量与用法】 1. 治疗血吸虫病　急性者总用量为 10 mg/kg,5 次分服,1 次/日;慢性者总用量为 7 mg/kg,3 次分服,1 次/日。

2. 治疗钩虫病　成人总用量 200 mg,2 次分服,1～2 次/日。

【用药须知】 1. 可保留作为晚期血吸虫病和脑型血吸虫病用药,但应严密观察。

2. 疗效与药物粒径有关,3～6 mm 的微粉疗效最好。

【制剂】 微粉胶囊:50 mg。

【贮藏】 密封、避光置于阴凉干燥处。

奥沙尼喹
(oxamniquine)

别名:羟氨喹、羟胺喹、Mansil、Vansil

本品属四氢喹啉类衍生物。

【CAS】 21738-42-1

【ATC】 P02BA02

【理化性质】 1. 化学名:1,2,3,4-Tetrahydro-2-isopropylaminomethyl-7-nitro-6-quinolylmethanol

2. 分子式:$C_{14}H_{21}N_3O_3$

3. 分子量:279.3

4. 结构式

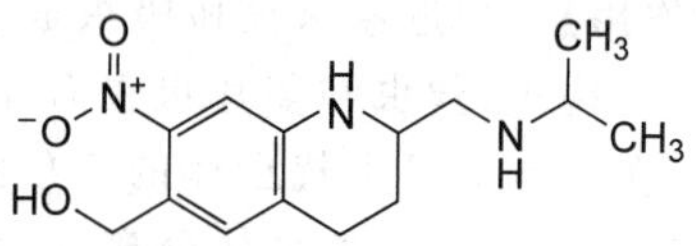

【药理作用】 1. 对曼氏血吸虫有较高的对抗活性,而日本血吸虫和埃及血吸虫对本品不敏感。

2. 本品可使虫体从肠系膜静脉转移至肝内,雄性虫被保留下来被吞噬细胞杀灭,雌性虫则又返回肠系膜静脉,但不可能再产卵。耐药虫株可能产生。

【体内过程】 口服可迅速被吸收。给药后 1～3 h 可达血药峰值。血浆 $t_{1/2}$ 为 1～2.5 h。食物可抑制本品吸收,并使血药浓度降低。口服生物利用度为 50%～70%。大量在肠壁和肝内代谢,约有 70% 以代谢物随尿排出。尿呈橘红色。

【适应证】 可作为血吸虫病治疗的二线药物替代吡喹酮治疗曼氏血吸虫病。

【不良反应】 1. 常见头痛、头晕、嗜睡、乏力、恶心、呕吐和腹泻。

2. 偶见幻觉、兴奋和癫痫发作。

3. 罕见血清转氨酶升高,但不影响治疗。

【禁忌与慎用】 1. 妊娠期妇女禁用。

2. 癫痫患者或有癫痫病史者应慎用,用时需仔细观察不良反应的发生。

3. 哺乳期妇女使用时,应暂停哺乳。

【剂量与用法】 1. 本品供口服,宜饭后服,剂量根据感染的地理来源而定。

2. 总剂量的差异较大,从一次口服 15 mg/kg 到 60 mg/kg,分 2～3 日服。体重低于 30 kg 的儿童,剂量为 20 mg/kg 分二次服用,间隔 2～8 h。成人单剂量不应超过 20 mg/kg。低用量集中于南美、加勒比地区和西非,埃及、南非和津巴布韦用高剂量,非洲其他地区的用量则居中。

【用药须知】 用药期间不可骑车、驾车或进行机械操作。

【制剂】 胶囊剂:0.25 g。

【贮藏】 密封保存。

硝硫氰酯
(nitroscannate)

别名:Nitroskanat

本品为硝硫氰胺的同类物。

【CAS】 19881-18-6

【理化性质】 1. 化学名:4-(4-Nitrophenoxy)phenyl isothiocyanate

2. 分子式:$C_{13}H_8N_2O_3S$

3. 分子量:272.3

4. 结构式

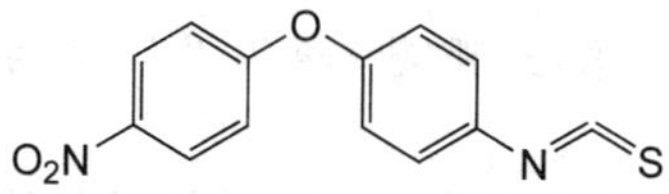

【简介】 本品毒性较低,有明显的抗日本血吸虫的作用。不良反应类似硝硫氰胺,但较轻。成人口服总剂量为 26 mg/kg(总量以 1.4 g 为限),3 次分服,1 次/日。以晚饭后半小时服用为好。

三价锑化合物
(trivalentantimony compound)

历史上治疗日本血吸虫病使用的锑剂注射液皆为三价锑化合物。包括酒石酸锑钾(锑钾、吐酒石)、酒石酸锑钠(锑钠)、锑波芬和锑卡酸钠(二巯基丁二酸锑钠)。这些三价锑剂在过去长期治疗血吸虫病的过程中起到了重大的作用。尽管当前临床上早已广泛使用吡喹酮替代了锑剂,但作为一类曾发挥过重要作用的临床治疗药物,仍有必要了解其梗概。以上 4 种锑剂,前 3 种均在我国使用过,以前两种最常用,第 4 种主要用于治疗埃及血吸虫病。

三价锑口服吸收不规则,对胃肠刺激性大,锑钾和锑钠只供静脉注射,锑波芬静脉注射、肌内注射均可。三价锑能干扰血吸虫虫体的代谢，使其体肌及吸盘功能丧失，随血流进入肝脏，在肝内被白细胞、网状内皮细胞所吞噬。还能抑制雌虫的生殖系统，使雌虫的卵巢及黄体出现退行性变化而停止产卵。静脉注射后1 h，血药浓度迅速下降50%，继后下降速度减慢。本品可借肠肝循环而在体内蓄积。主要随尿排出，疗程结束100日后仍可以从尿中检出微量本品。疗程一开始，就可能出现不良反应，继后逐渐加重。常引起恶心、呕吐、腹痛、腹泻、头晕、肌肉和关节痛、发热、咳嗽、血压下降。对心、肝、肾均有不同程度的毒性，可能出现中毒性肝炎、黄疸、肝功能异常、各种心律失常，甚至出现阿-斯综合征，有可能导致死亡。

由于药物蓄积，第2疗程必须间隔3个月后才能开始。如遇剧烈呕吐或肝炎症状严重，必须立即停药。静脉注射必须在10 min左右注射完，要注意患者出现的异常现象。静脉注射时药物漏出血管外会导致局部疼痛、组织坏死。锑波芬的不良反应类似锑钾，较轻，也有心、肝毒性，并可导致溶血性贫血。锑钾、锑钠均可采用3日突击疗法（总量12 mg/kg，最高不超过0.7 g，一次原则上不超过0.1 g，上下午各注0.1 g，如总量已过0.6 g，可延长一日）和20日疗法（总量25 mg/kg，疗效较好，病情较重可延长至30日，男性总量不超过1.5 g，女性不超过1.3 g，每日1次，每7日休息1日）。药物均用5%或10%葡萄糖注射液稀释成20 ml使用。三价锑的疗效约为70%，复发率为20%～30%。锑钾、锑钠注射剂均为0.1 g/10 ml，避光保存，有效期3年，变质或有沉淀者不可使用。

乙胺嗪
(diethylcarbamazine)

本品于20世纪40年代开始用于临床，至今仍为抗丝虫病的首选药。

【CAS】 90-89-1

【ATC】 P02CB02

【理化性质】 1. 化学名：N，N-Diethyl-4-methyl-piperazine-1-carboxamide dihydrogen

2. 分子式：$C_{10}H_{21}N_3O$

3. 分子量：199.29

4. 结构式

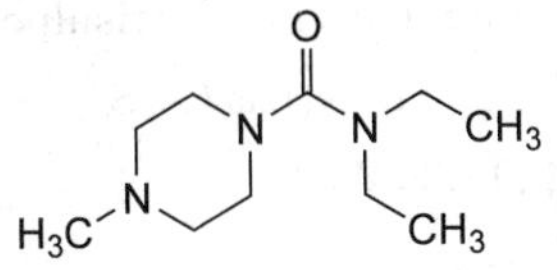

枸橼酸乙胺嗪
(diethylcarbamazine citrate)

别名：海群生、益群生、Hetrazan、Loxuran、Banocide

〖CAS〗 1642-54-2

〖理化性质〗 1. 本品为白色结晶、微引湿性粉末，无臭或有微臭。极易溶于水，略溶于乙醇，几乎不溶于丙酮、三氯甲烷和乙醚。

2. 化学名：N，N-Diethyl-4-methylpiperazine-1-carboxamide dihydrogen citrate

3. 分子式：$C_{10}H_{21}N_3O \cdot C_6H_8O_7$

4. 分子量：391.4

【药理作用】 本品对微丝蚴和成虫均有杀灭作用，可能与人体内存在的免疫机制有关。本品在体内的杀虫作用较体外强。研究证实，本品能使微丝蚴迅速肝移，虫体表膜被破坏，然后在肝内被吞噬。

【体内过程】 口服后迅速被吸收，服后1～2 h可达血药峰值。其血浆 $t_{1/2}$ 为2～10 h(因受尿液pH的影响，波动较大)。除脂肪组织外，本品广泛分布各种组织中。用量的>50%以原药和N-氧化代谢物随尿排出。碱化尿液可使 $t_{1/2}$ 延长，血药浓度升高。

【适应证】 1. 治疗各种丝虫病。对马来丝虫病的疗效较优于班氏丝虫病，还可治疗罗阿丝虫病和盘尾丝虫病。

2. 近些年来发现本品可防治支气管哮喘和治疗咳嗽。

【不良反应】 1. 本品可直接引起头痛、乏力、失眠、食欲缺乏、恶心和呕吐。

2. 由于大量微丝蚴被杀死后释放出异体蛋白引起过敏反应，表现有寒战、发热、血管神经性水肿、肌肉关节酸痛、哮喘、皮疹和瘙痒，甚至发生喉头水肿、支气管痉挛、蛋白尿和肝大；尤其是盘尾丝虫病最为严重，可能出现危害视力的眼毒性，已有致死病例报道。脑炎可能使罗阿丝虫病患者的病情加重，甚至导致死亡。

3. 成虫死后，还可能发生局部淋巴腺炎和淋巴管炎。

【禁忌与慎用】 1. 婴儿、妊娠期妇女、老年人、体弱者，特别是心脏病或肝肾功能不全患者均禁用。对本品过敏者更属禁忌。

2. 哺乳期妇女使用时，应暂停哺乳。

【剂量与用法】 1. 常用剂量　成人口服一次200 mg，3次/日，7日一疗程。

2. 大剂量短程疗法　治疗马来丝虫病可用本品1.5 g，顿服或2次分服；治疗班氏丝虫病总量可达3 g，于2～3日内分4～6次服。此疗法的不良反应较重。

3. 预防　流行期间普遍服用量为每日 5～6 mg/kg,连服 6～7 日。在班氏丝虫病流行区可按 0.1%比例将药物均匀加入食盐中,全民服用 6 个月;在马来丝虫病流行区则按 0.3%拌入食盐中,全民服用 3～4 个月。

4. 世界卫生组织推荐

(1) 治疗班氏丝虫病,每日 6 mg/kg,共 12 日。

(2) 治疗马来丝虫病,每日 3～6 mg/kg,共 6～12 日。

(3) 治疗罗阿丝虫病,首剂 1 mg/kg,继后两天用量加倍,然后增加到每次 2～3 mg/kg,每日 3 次,再服 18 日。

5. 治疗支气管哮喘　成人每日 10 mg/kg,3 次分服,缓解后改为每日 5 mg/kg,直至稳定。

6. 治疗难治性咳嗽,成人每次 0.2～0.3 g,每日 3 次,连用 3～7 日。

【用药须知】 1. 可同时服用糖皮质激素,以阻止过敏反应。

2. 还可同时给予抗组胺药如氯苯那敏等。

3. 伴有蛔虫病的患者,应先用其他驱蛔药,然后再用本品,避免在先用本品时引起蛔虫在肠腔内骚动导致急腹症。

4. 本品已不被推荐用于治疗盘尾丝虫病,而以伊维菌素替代之。

5. 本品虽不可用于驱除肠道蛔虫,但仍可用于治疗蛔幼所致肝、肺、脑等器官的异位蛔幼虫病。成人每日 8～10 mg/kg,3 次分服,连用 5 日。

【制剂】 片剂:50 mg;100 mg。

【贮藏】 密封保存。

呋喃嘧酮

(furapyrimidone)

【CAS】 75888-03-8

【理化性质】 1. 化学名:1-[(*E*)-(5-Nitrofuran-2-yl)methylideneamino]-1,3-diazinan-2-one

2. 分子式:$C_9H_{10}N_4O_4$

3. 分子量:238.2

4. 结构式

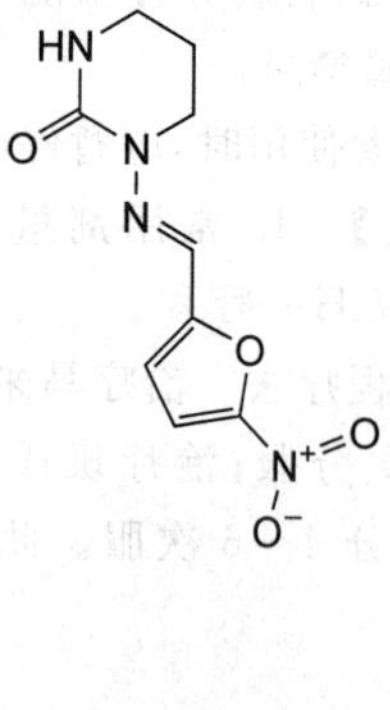

【药理作用】 本品对班氏和马来丝虫的微丝蚴和成虫均有杀灭作用,对成虫的作用优于微丝蚴,作用机制尚未明确。

【体内过程】 口服吸收迅速,于 30 min 后达 C_{max},$t_{1/2}$约为 1 h。吸收后分布于各组织,迅速代谢,代谢物随尿液排泄,无蓄积作用。

【适应证】 治疗各种丝虫病。

【不良反应】 1. 不良反应与乙胺嗪相似,主要是药物杀灭的微丝蚴和成虫所引起的过敏反应或淋巴系统反应。以发热和呕吐为常见症状,经对症处理或暂停药物后即可缓解。

2. 大剂量有肝脏毒性,可使患者 ALT 轻微上升。

3. 偶见皮疹、心悸、胸闷及心电图 T 波变化。

【禁忌与慎用】 1. 妊娠期妇女和育龄妇女不宜服用。

2. 有严重心、肾、肝病和胃溃疡患者禁用。

3. 哺乳期妇女使用时,应暂停哺乳。

【药物相互作用】 与卡巴胂合用对丝虫的杀灭作用可增强。

【剂量与用法】 一日 20 mg/kg,分 2～3 次服,7 日为一疗程。饭后 30～60 min 服用。

【用药须知】 1. 患有严重肺结核者暂时不宜应用。

2. 服用后尿液颜色逐渐变深,呈黄绿色或棕色,停药后可恢复正常。不良反应较重者,预先给予肾上腺皮质激素可减少此不良反应。

3. 发热反应多于用药后 3 日出现,一般持续 2～3 日,可对症给予治疗。

【制剂】 片剂:50 mg;100 mg。

【贮藏】 密封保存。

舒拉明钠

(suramin sodium)

别名:苏拉明、Antrypol、Bayer-205、Naganol

本品为尿素的衍生物。

【CAS】 145-63-1(suramin);129-46-4(suramin sodium)

【ATC】 P01CX02

【理化性质】 1. 化学名:The symmetrical 3″-urea of the sodium salt of 8-(3-benzamido-4-methylbenzamido) naphthalene-1,3,5-trisulphonic acid

2. 分子式:$C_{51}H_{34}N_6Na_6O_{23}S_6$

3. 分子量:1429.2

4. 结构式

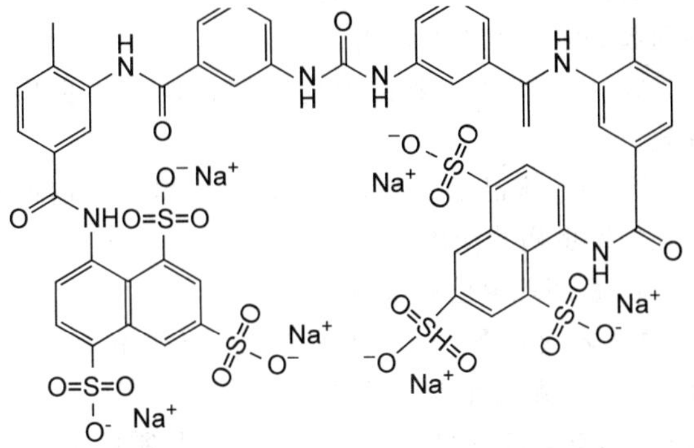

【药理作用】 1. 本品有杀灭非洲锥虫和盘尾丝虫成虫的作用，但对后者的微丝蚴无效。

2. 其作用机制可能是药物的阴离子与虫体蛋白的阳极结合成牢固的复合物。

【体内过程】 静脉注射本品后，本品便与血浆蛋白结合，药物则以低浓度在血浆中保留数月。未结合的本品则随尿排出。本品极少透过血-脑屏障。

【适应证】 1. 主要用于非洲罗得西亚锥虫病和冈比亚锥虫病（早期治疗冈比亚锥虫病更倾向使用喷他脒）。

2. 与乙胺嗪合用治疗盘尾丝虫病。

【不良反应】 1. 有时在静脉注射药物后立即出现可能致死的严重反应，表现为恶心、呕吐、意识丧失和休克，因此，常先予试验剂量，无上述情况时再开始静脉注射药物。

2. 在治疗盘尾丝虫病时，也会出现严重的过敏反应。

3. 腹痛、口腔溃疡、皮肤反应（如荨麻疹和瘙痒）也常有发生。

4. 较晚出现的不良反应有掌和跖的感觉异常、感觉过敏，红斑，发热，多尿，口渴，血清转氨酶升高和眼的反应（如畏光、流泪）。

5. 常见蛋白尿，血尿和管型尿也会出现。偶有报道肾上腺功能不全。

【禁忌与慎用】 1. 对本品过敏者、有明显过敏史者、妊娠期妇女禁用。

2. 老年人、<10 岁儿童和严重肝肾疾病患者不宜使用本品。

3. 哺乳期妇女使用时，应暂停哺乳。

【剂量与用法】 1. 在正式开始用药之前，先给予一次试验剂量（100 mg）。用前将本品钠盐用注射用水配成 10%溶液。宜缓慢静脉注射。

2. 治疗早期锥虫病 第 1 日给本品 5 mg/kg，第 3 日 10 mg/kg，第 5，11，17，23，30 日各给 20 mg/kg。另一方案为：在给予试验剂量 100～200 mg 后，于 3 周内给药 5 次，一次给药 1 g。

3. 治疗晚期罗得西亚锥虫病 在开始给予硫胂蜜胺治疗之前，先注射 3 次本品（分别为 5，10 和 20 mg/kg），每隔 6 日一次。

4. 本品联合锥虫胂胺治疗晚期冈比亚锥虫病 一般建议本品 10 mg/kg 加锥虫胂胺 30 mg/kg，每 5 日一次，共注射 12 次；如有必要，1 个月后重复一个疗程。

5. 累及中枢神经系统的晚期锥虫病，因药物不易进入脑脊液，单用本品无效。

【用药须知】 1. 使用本品应在严密的监护下进行，应准备好齐全的抢救措施。

2. 当第 1 次用药出现严重反应后，以后不可再用本品。

3. 治疗前及治疗中均定期检查尿常规。如有中度蛋白尿出现，应减量；如再加重甚至出现管型尿则应立即停药。

【制剂】 注射剂（粉）：1 g（钠盐）。

【贮藏】 密封、避光贮于阴凉处。

锥虫胂胺

(tryparsamide)

别名：Tryparsone、Glyphenarsine

本品为五价砷化合物，属毒性药物。

【CAS】 554-72-3（anhydrous tryparsamide）；6159-29-1（tryparsamide hemihydrate）

【理化性质】 1. 化学名：Sodium hydrogen-4-(carbamoylmethylamino)-phenylarsonate hemihydrate

2. 分子式：$C_8H_{10}AsN_2NaO_4$

3. 分子量：296.1

4. 结构式

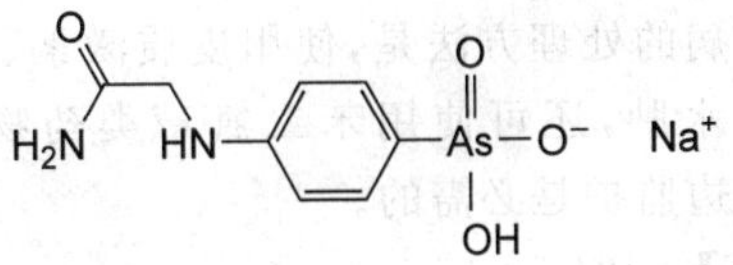

【药理作用】 本品可渗进脑脊液中，具有杀灭中枢神经系统中锥虫的作用。

【适应证】 合用舒拉明治疗晚期冈比亚锥虫病。

【不良反应】 1. 参见抗肿瘤药物三氧化二砷的有关叙述。注意本品可损伤视神经而致盲。

2. 本品可引起脑病。

【禁忌与慎用】 1. 对本品过敏者、有过敏史者、妊娠期妇女禁用。

2. 老年人、小于 10 岁儿童和严重肝肾疾病患者不推荐使用本品。

3. 哺乳期妇女使用时，应暂停哺乳

【剂量与用法】 1. 与舒拉明合用，以稀释舒拉明的方法将二药分别稀释后混合，供缓慢静脉注射。

2. 使用本品 30 mg/kg(最大不超过 2 g)和舒拉明 10 mg/kg，如上法配制后静脉注射，每 5 日一次，共用 12 次，必要时，于 1 个月后重复。

【用药须知】 1. 由于本品的毒性，特别是致盲，目前更倾向于使用美拉胂醇或依氟鸟氨酸。

2. 使用本品应在严密的监护下进行，应准备好齐全的抢救措施。

3. 在本品与舒拉明合用之前，必须先对舒拉明进行 1 次试验(静脉注射 100 mg)，如无明显反应才可合用。

4. 注射液不可漏出血管外。

5. 治疗前及治疗中均应定期检查尿常规，如出现中度蛋白尿应减量；如更严重甚至出现管型尿应立即停药。

【制剂】 注射剂：500 mg。

【贮藏】 密封、避光贮于阴凉处。

美拉胂醇
(melarsoprol)

别名：MelB

本品为三价砷衍生物。

【用药警戒】 约有 10% 使用本品的患者会发生严重的反应性脑病，多发生于第一个疗程结束前的三四天或第二个疗程开始的时候。原因可能有三种：一是药物毒性的反应；二是脑中被杀灭的虫体所释放出来的抗原引起的；也可能是由于药物毒性和宿主自身免疫反应的复合物所致。脑病可以是突发的，也可能缓慢出现。症状包括发热、头痛、震颤、语言含糊、惊厥，甚至昏迷。使用本品导致死亡者约占用药者的 5%。疗程中可使用皮质激素预防脑病。已发生脑病的处理方法是，使用皮质激素、高张溶液以缓解脑水肿，还可使用苯二氮䓬类药物抗惊厥。严密的床边监护是必需的。

【CAS】 494-79-1

【ATC】 P01CD01

【理化性质】 1. 化学名：2-[4-(4,6-Diamino-1,3,5-triazin-2-ylamino)phenyl]-1,3,2-dithiarsolan-4-yl methanol

2. 分子式：$C_{12}H_{15}AsN_6OS_2$

3. 分子量：398.3

4. 结构式

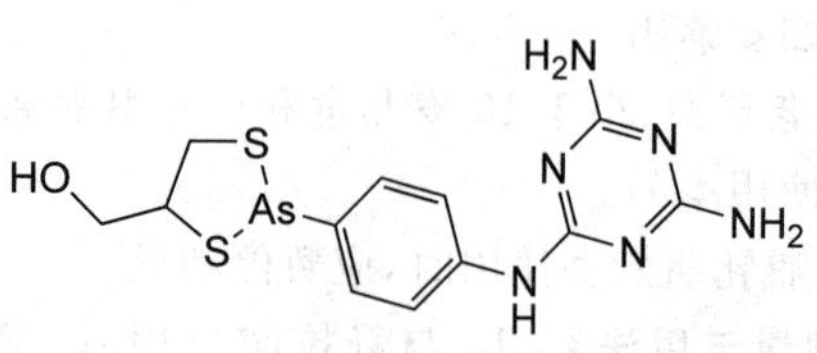

【药理作用】 1. 本品通过抑制锥虫的丙酮酸激酶而起到杀灭锥虫的作用。

2. 对各期冈比亚锥虫病和罗得西亚锥虫病均有效。

3. 由于本品的毒性，一般倾向于累及中枢神经系统的锥虫病才使用本品。

4. 耐药现象已有报道。

【体内过程】 口服不易吸收，仅供静脉注射。可小量渗进脑脊液中发挥杀灭锥虫的作用。迅速被代谢，随尿、粪便排出，因此，难以达到任何预防作用。

【适应证】 治疗各期非洲锥虫病(包括中枢神经系统受累)。

【不良反应】 1. 在用药期间，难以区分药物所引起的赫氏反应和药物本身所致的过敏反应。其表现往往都较为严重。有关砷剂引起的不良反应及方法可参见本书抗肿瘤药三氧化二砷。

2. 在首次注射药物后，常有高热出现，特别是血中存有大量锥虫的患者，因此，在开始使用本品之前，应先试验注射舒拉明或喷他脒 2～3 次(参见两药项下)。

3. 约有 10% 使用本品的患者发生最具险情的反应性脑病，多发生于第一个疗程结束前三四天或第二个疗程开始时。有些是本品的毒性反应或脑中被杀灭的虫体所释放出来的抗原引起的；也可能由于药物毒和宿主免疫反应的复合物所致。脑病可以突发，也可缓慢出现。症状包括发热、头痛、震颤、语言含糊、惊厥和昏迷。使用本品导致死亡者约占用药者的 5%。出血性脑病不常见。疗程中可使用皮质激素预防脑病。已发生脑病的处理方法是，使用皮质激素、高张溶液以缓解脑水肿，地西泮抗惊厥；皮下注射肾上腺素；根据设想，砷中毒可以使用二巯丙醇，但实际上并无作用。

4. 在第二疗程和继后的疗程中可能出现过敏反应，可由极小剂量开始脱敏，逐渐加量；在此过程中，合用皮质激素是有用的。不过，也有人认为，小剂量容易产生耐药性。

5. 本品注射液刺激性强，应避免漏出血管外。如注射太快，可引起呕吐和腹部绞痛。

6. 其他不良反应还有粒细胞减少、高血压、周围神经病、蛋白尿、重度腹泻、心肌受损、剥脱性皮炎和肝功能异常。

【禁忌与慎用】 1. 对本品过敏者、有明显过敏史者、妊娠期妇女均禁用。

2. 流感流行期禁用本品。

3. 患有任何中枢神经系统疾病者(除外锥虫病

伴中枢神经系统受累)亦禁用。

4. 麻风患者禁用,因可致结节性红斑。

5. G-6-PD 缺乏的患者禁用,因可致严重溶血。

6. 哺乳期妇女使用时,应暂停哺乳。

【剂量与用法】 1. 使用本品的患者一律要住院。使用注射用丙二醇将本品稀释成 3.6%的溶液。缓慢静脉注射,注意勿使药液漏出血管。注射药物后应仰卧,禁食至少 5 h。

2. 一般在开始时使用低剂量,尤其是老年人、儿童或体弱者;逐渐加量,最大剂量可达每日 3.6 mg/kg,共用 3～4 日。至少间隔 7 日才可开始第二疗程。

3. 由于本品所致赫氏反应极其危险,可在使用本品之前,先给予几次舒拉明或喷他脒,以提前诱导此种反应。

【用药须知】 1. 患者必须住院,先仔细评定一般状况再决定剂量安排。

2. 患有脑膜脑炎的妊娠期妇女,由冈比亚锥虫所致者可使用喷他脒,由罗得西亚所致者可使用舒拉明治疗。

3. 用药期间,应定期检查血、尿常规,注意脑病出现的征象。

【制剂】 注射剂:180 mg/5 ml。

【贮藏】 避光贮于 25 ℃以下,不可冷冻。

苄硝唑

(benznidazole)

本品属于 2-硝基咪唑衍生物。

【CAS】 22994-85-0

【ATC】 P01CA02

【理化性质】 1. 本品为白色结晶性粉末。几乎不溶于水,难溶于丙酮和乙醇,微溶于甲醇。

2. 化学名:*N*-Benzyl-2-(2-nitroi-midazol-1-yl)acetamide

3. 分子式:$C_{12}H_{12}N_4O_3$

4. 分子量:260.2

5. 结构式

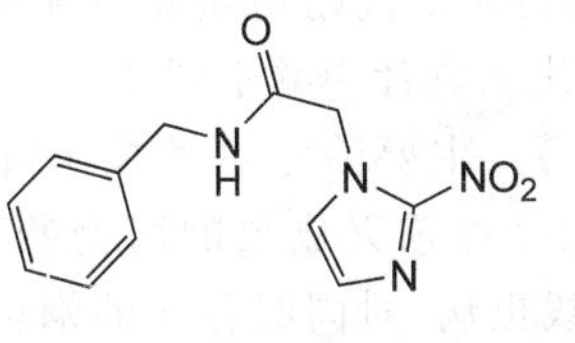

【药理作用】 本品为硝基咪唑类抗菌药。

【体内过程】 1. 吸收 健康志愿者,单剂量空腹口服 100 mg,C_{max} 为 2.4 mg/L,T_{max} 为 2 h,AUC 为 43.5(mg·h)/L。高脂肪餐不影响本品的 C_{max} 和 AUC,但 T_{max} 延长至 3.2 h。

2. 分布 本品蛋白结合率为 44%～60%。

3. 代谢 本品的代谢途径尚不清楚。

4. 消除 健康志愿者服本品后 $t_{1/2}$ 约为 13 h。本品以原型及未知代谢产物的形式随粪便和尿液排泄。

【适应证】 1. 用于治疗 2～12 岁儿童的克氏锥虫引起的美洲锥虫病。

2. 用于治疗由克鲁斯锥虫引起的南非洲锥虫病(查加斯病)。

【不良反应】 1. 严重不良反应包括基因毒性、致突变作用、致癌性、皮肤过敏反应、明显的骨髓抑制、中枢和外周神经系统反应。

2. 临床试验中报告的不良反应包括腹痛、体重减轻、恶心、呕吐、腹泻、食欲降低、皮疹、转氨酶升高、震颤、外周神经病变、头晕。

3. 上市后报告的不良反应包括皮肤暴发性斑丘疹、红斑、全身皮疹、痒疹、暴发性水泡、剥脱性皮炎、中毒性表皮坏死松解症、脓疱疮、多形性红斑、感觉异常、感觉迟钝、头痛、失眠、意识混乱、注意力无法集中、暂时性健忘、暂时性定向障碍、食管痛、味觉丧失、口干、肌痛、移动性关节炎、发热、疲乏、无力、全身水肿、眼睑水肿、四肢水肿、淋巴结病、血小板减少、粒细胞减少、碱性磷酸酶升高、胆红素升高。

【禁忌与慎用】 1. 本品有胚胎毒性,妊娠期妇女禁用。

2.文献表明本品可经乳汁分泌,哺乳期妇女使用时应暂停哺乳。

3. 小于 2 岁的幼儿使用本品的安全性及有效性尚未确定。

4. 尚未对肝、肾功能不全者进行安全性评价。

【药物相互作用】 1. 硝基咪唑类与双硫仑合用有导致精神病的报道,本品禁止与双硫仑合用,停用双硫仑至少 2 周后才能使用本品。

2. 在硝基咪唑类治疗期间或治疗后饮用酒精性饮料或服用含丙二醇的药物,会出现痉挛、恶心、呕吐、头痛、面部潮红等症状,虽然未发现本品有此作用,但仍建议用本品治疗期间及治疗结束后至少 3 日,不能饮用酒精性饮料或服用含丙二醇的药物。

【剂量与用法】 推荐日剂量为 5～8 mg/kg,分 2 次口服,疗程 60 日。2～12 岁儿童按下表服用,每日 2 次,疗程 60 日。

【用药须知】 1. 本品有致畸性,育龄期女性治疗过程中应采取有效避孕措施,直至治疗结束后至少 5 日。

2～12 岁儿童推荐剂量

体重(kg)	剂量(mg)
<15	50
15～19	62.5
20～29	75
30～39	100
40～59	150
≥60kg	200

2. 本品可导致严重的皮肤反应，一旦出现，应立即停药。

3. 本品可导致中枢神经系统和外周神经病变，停药后数月才能恢复正常，一旦出现神经系统症状，应立即停药。

4. 本品有血液学毒性，治疗前、治疗中及治疗后均应监测患者的全血细胞计数。

5. 本品可损伤男性生育能力，停药后是否可以恢复尚不明确。

【制剂】 片剂：12.5 mg；100 mg。

【贮藏】 贮于 25 ℃下，短程携带允许 15～30 ℃。

硝呋替莫

(nifurtimox)

别名：Bayer-2502

本品为硝基呋喃衍生物。

【CAS】 23256-30-6

【ATC】 P01Ccr0

【理化性质】 1. 化学名：Tetrahydro-3-methyl-4-(5-nitrofur-furylideneamino)-1,4-thiazine 1,1-dioxide

2. 分子式：$C_{10}H_{13}N_3O_5S$

3. 分子量：287.3

4. 结构式

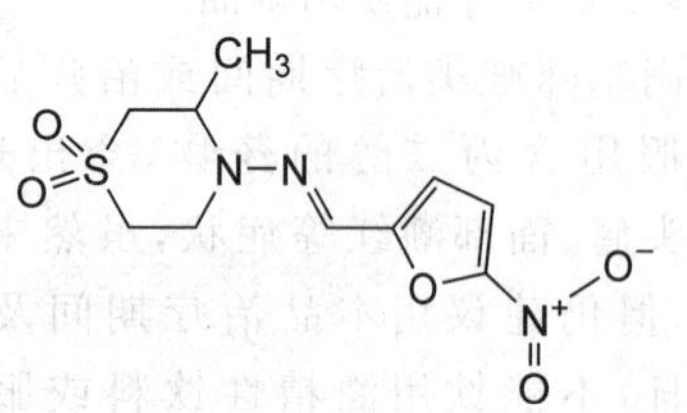

【简介】 本品有抗原虫活性，可用于治疗南美洲锥虫病。本品口服易于吸收。常见不良反应有食欲缺乏、体重减轻、腹痛、恶心、呕吐、周围神经病、精神异常、中枢兴奋、失眠、嗜睡、头痛、肌痛、关节痛、头晕、惊厥、皮疹和其他变应性反应。成人常用量为每日 8～10 mg/kg，分次服，共用 60～120 日。1～10 岁儿童每日 15～20 mg/kg，分次服，共用 90 日；11～16 岁儿童，每日 12.5～15 mg/kg，分次服，共用 90 日。本品还可用于治疗利什曼病、美洲锥虫病和非洲锥虫病。

伊维菌素

(ivermectin)

别名：异阿凡曼菌素、Mectizan

本品为除虫菌素中一种半合成的衍生物，除虫菌素则是由一种链霉菌属产生的一组大环内酯类。

【CAS】 70288-86-7 (ivermectin)；70161-11-4 (component B1a)；70209-81-3(component B1b)

【ATC】 P02CF01

【理化性质】 1. 本品为白色至淡黄白色，略有引湿性，结晶性粉末。几乎不溶于水和石油醚，溶于丙酮和乙腈，易溶于二氯甲烷和甲醇。

2. 分子式：$C_{48}H_{74}O_{14}$

3. 分子量：875.09

4. 结构式

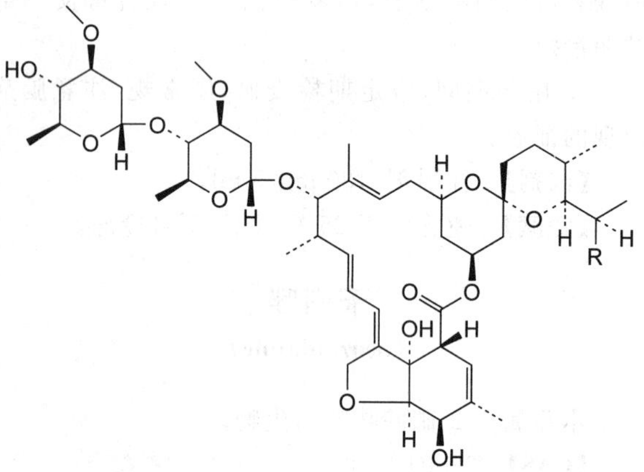

【药理作用】 本品主要能杀灭盘尾丝虫微丝幼虫(对其成虫无作用)，其作用优于乙胺嗪，对某些粪便类圆线虫也有作用。其作用机制可能是药物与虫体的某些神经突触前的 γ-氨基丁酸受体结合，阻断其介导的神经信息的传递，导致虫体外周肌肉强直性麻痹，从而失去附着能力。

【体内过程】 口服后吸收良好，约 4 h 后达血药峰值。蛋白结合率为 93%，$t_{1/2}$ 约为 12 h。广泛代谢，约在两周内大量代谢物随粪便排出，出现在尿中的不到 1%，进入乳汁中的不到 2%。

【适应证】 主要治疗盘丝虫病，因无杀灭成虫的作用，需配合可杀灭成虫的药物始可根治。亦可治疗肠类圆线虫病，对同时存在的蛔虫、蛲虫和鞭虫也有作用。

【不良反应】 1. 本品对微丝幼虫的杀灭作用可产生轻度的马佐替反应，其表现包括发热、瘙痒、肌痛、关节痛、无力、直立性低血压、心动过速、水肿、淋巴结肿大、胃肠不适、咽喉痛、咳嗽。这些不良反应一般短暂，必要时可给予镇痛药和抗组胺药。

2. 本品还可引起轻度眼刺激感、嗜睡、短暂的嗜酸性粒细胞增多，血清转氨酶升高。

【禁忌与慎用】 1. 对本品过敏者、妊娠期妇女禁用。

2. 婴儿＞1 周后，哺乳期妇女始可使用本品。

3. 有明显过敏史者慎用。

4. 体重＜15 kg 的幼儿禁用。

【剂量与用法】 1. 治疗盘丝虫病　对体重＞15 kg、超过 5 岁的患者均给予单剂量 3～12 mg(大致按照 150 μg/kg)，一般每 6 个月或 1 年给药一次。此方案适合于感染地区的群体防治。

2. 治疗肠类圆线虫病　单剂量 200 μg/kg，1～2 次/日。

【制剂】 片剂：6 mg。

【贮藏】 贮藏于 2～8 ℃密闭容器中。贮藏于 25 ℃时，应使用抗氧化剂，允许温度范围为 15～30 ℃。

米替福新
(miltefosine)

别名：米特福辛、米替福林、Impavido、Miltex

本品为一种合成烷基磷酸胆碱类药物。开始作为抗肿瘤药开发，后作为抗利士曼原虫药上市。

【CAS】 58066-85-6

【ATC】 L01XX09

【理化性质】 1. 化学名：2-(Hexadecoxy-oxido-phosphoryl)oxyethyl-trimethyl-azanium

2. 分子式：$C_{21}H_{46}NO_4P$

3. 分子量：407.57

4. 结构式

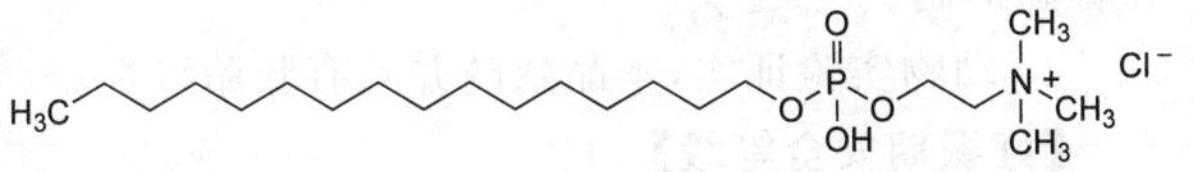

【用药警戒】 本品有胚胎毒性，开始治疗前应排除妊娠。育龄期妇女在治疗中及治疗停止后 5 个月内应采取有效避孕措施。

【药理作用】 1. 本品的作用机制尚不明确。其化学结构与细胞膜中存在的天然磷脂相似。具有抗肿瘤、免疫调节、抗病毒和抗原虫作用。推测本品通过抑制细胞膜中的酶系统(如蛋白激酶-c)及磷脂酰胆碱的合成，产生抑制细胞增殖及细胞毒作用。

2. 本品也可抑制血小板活化因子诱导的反应及磷酸肌醇形成。

(1) 抗肿瘤作用　动物实验(经口投药)表明，在裸鼠中，高剂量能使移植的人 KB 鳞状上皮细胞癌产生退行性变，低剂量则无效。在小鼠中，能使人乳腺细胞癌 MT-1 和 MT-3 产生肿瘤完全退行性变，但对雌激素阳性和黄体酮阳性的人乳腺癌 MDA-MB-231BO 和 MaCa3366 细胞株无效。在大鼠中，能使甲基亚硝基脲和二甲基苯并蒽诱导的乳腺癌迅速减少。瘤内给药，能抑制小鼠移植人多形性恶性胶质瘤生长。

(2) 免疫调节作用　在白细胞介素-2 或外源凝集素存在条件下，本品低浓度可刺激外周单核细胞培养物中干扰素-γ 的生成。也可增加白细胞介素-2 受体和 HLA-DR 抗原的表达，这表明本品具有免疫调节作用，是白细胞介素-2 介导 T 细胞活化过程的共刺激因子。

(3) 抗病毒作用　在体外，可有效抑制 RNA 病毒 VSV 及 DNA 病毒 HSV-1。

(4) 抗原虫作用　动物实验表明，口服本品治疗内脏利什曼病，其疗效优于葡萄糖酸锑钠。

【体内过程】 动物实验(经口投药)表明，本品吸收良好，在肝、肾、肺中药物累积量最大，分布容积为 4.7L/kg。蛋白结合率几乎为 100%。药物在肝脏可能通过磷脂酶 C 和磷脂酶 D 代谢为胆碱、胆碱磷酸、1，2-二酰基-甘油磷脂酰胆碱。终末半衰期为 96 h。

【适应证】 用于内脏、皮肤和黏膜利什曼病。

【妊娠期安全等级】 X。

【禁忌与慎用】 1. 对本品过敏者、Sjgren-Larsson 综合征患者、妊娠期妇女禁用。

2. 哺乳期妇女使用时应暂停哺乳至治疗结束 5 个月。

3. ＜12 岁儿童用药的安全性及有效性尚未确定。

【不良反应】 1. 发生率≥2%的不良反应包括恶心、呕吐、腹泻、头痛、食欲缺乏、眩晕、腹痛、瘙痒、嗜睡、转氨酶升高和肌酐升高。

2. 发生率＜2%的不良反应包括贫血、淋巴结肿大、腹胀、便秘、吞咽困难、胀气、疲乏、全身乏力、脓肿、蜂窝织炎、脓疱、感觉异常、睾丸痛、睾丸肿胀、斯-约综合征、荨麻疹、皮疹、脓皮病。

3. 上市后报告的不良反应

(1) 血液和淋巴疾病　血小板减少、粒细胞缺乏症。

(2) 胃肠道疾病　黑便。

(3) 一般疾病　全身水肿、外周水肿。

(4) 肝胆疾病　黄疸。

(5) 神经系统疾病　癫痫发作。

(6) 生殖系统和乳腺疾病　阴囊痛、射精量减少、无射精。

(7) 血管疾病 鼻出血。

【药物相互作用】 本品对CYP酶既无诱导作用,也无抑制作用。

【剂量与用法】 体重者≥45 kg,50 mg,3次/日,随餐服用;体重者<45 kg,一次 50 mg,2次/日,随餐服用。

【用药须知】 1. 疗期间和治疗结束后4周监视血清肌酐。

2. 治疗期间监视转氨酶和胆红素。

3. 鼓励摄入液体。

4. 治疗期间监测血小板计数。

5. 如发生呕吐和(或)腹泻建议使用除口服避孕药外的其他避孕方法。

6. 如发生斯-约综合征,应终止本品的治疗。

【制剂】 胶囊剂:50 mg。

【贮藏】 密封,于阴凉干燥处保存。

1.2.5 抗肠虫药

肠虫亦称蠕虫,可分为线虫和绦虫两类。前者包括蛔虫、钩虫、蛲虫和鞭虫;后者则有猪肉绦虫和牛肉绦虫。这些寄生虫引起的肠道感染性疾病流行于热带和亚热带地区,故曾将这类疾病称为热带病。

历史上,曾有不少驱虫药发挥过不可磨灭的功效,但在长期应用中又都有不同程度的毒害作用,如山道年、四氯乙烯、羟萘苄芬宁(灭虫宁)和四咪唑等均于1982年被我国正式淘汰。值得注意的是,温州医学院曾组织专门班子通过长期的、分阶段的药物流行病学方法对咪唑类驱虫药导致"原因未明的脑炎"进行过卓有成效的研究,证明咪唑类与"脑炎"间存在着因果关系。文末结语称:"全面再评价咪唑类驱虫药对人群的作用,是功大于过?还是弊多于利?是应当淘汰?还是限制使用?请我国药学专家们和卫生部的领导尽快做出决策。"该文中提到的四咪唑早在该文发表之前已予淘汰,该文提及的另一药物左旋咪唑,尚未见到正式的处理意见。至于其他咪唑类驱肠虫药是否也有类似上述的严重反应,值得关注。

阿苯达唑

(albendazole)

别名:丙硫咪唑、扑蠕敏、扑尔虫、肠虫清、Zentel、Alben、Zeben

本品为苯并咪唑氨基甲酸酯抗肠虫药。其结构类似甲苯咪唑。

【CAS】 54965-21-8

【ATC】 P02CA03

【理化性质】 1. 本品为白色至淡黄色粉末。不溶于水或乙醇,微溶于乙醚或二氯甲烷,易溶于无水甲酸。

2. 化学名:Methyl 5-propylthio-1*H*-benzimidazol-2-ylcarbamate

3. 分子式:$C_{12}H_{15}N_3O_2S$

4. 分子量:265.3

5. 结构式

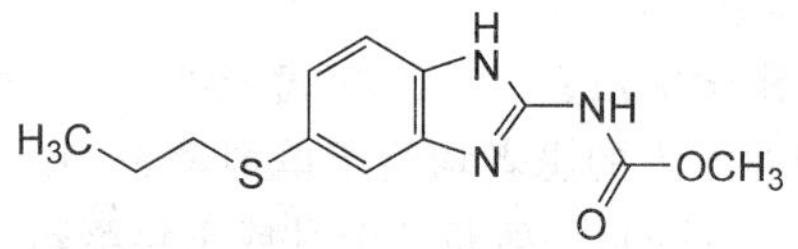

【药理作用】 本品为广谱驱肠虫药。具有选择性、不可逆性抑制寄生虫摄取和吸收葡萄糖,使虫体糖原耗尽;还可抑制虫体延胡索酸还原酶系统,干扰ATP的产生,使虫体失去生存和繁殖的能力。

【体内过程】 本品不易从胃肠道吸收,却能迅速地进行首过代谢。主要的代谢物阿苯达唑硫氧化物具有抗肠虫活性。血浆 $t_{1/2}$ 约为8.5 h。该代谢物可广泛分布于全身(包括胆汁和脑脊液)。蛋白结合率70%。该代谢物进入胆汁随粪便排出,尿中出现的仅有少量。

【适应证】 用于蛔虫病、钩虫病、蛲虫病、鞭虫病、肠类圆线虫病、短膜壳绦虫病及各种类型的囊虫病,对旋毛虫感染也有效。其疗效优于甲苯达唑。

【不良反应】 1. 常有恶心、呕吐、腹痛、口干、腹泻,在由于肠道感染而正在接受治疗的患者中更易发生。

2. 头痛、头晕和乏力已有报道。

3. 试以大剂量治疗棘球幼病(包虫病)时更常引起不良反应,如变应性反应、血清转氨酶升高、脱发和骨髓抑制。

4. 动物实验证实,本品致畸并具有胚胎毒性。

【妊娠期安全等级】 C。

【禁忌与慎用】 1. 对本品过敏者及<2岁儿童禁用。

2. 心、肝、肾功能严重不全患者慎用,处于活动期的消化性溃疡或癫痫患者亦应慎用。

3. 哺乳期妇女使用时,应暂停哺乳。

【药物相互作用】 1. 据报道,阿苯达唑(阿苯达唑硫氧化物)合用地塞米松,可使前者活性代谢物的血浓度上升50%。

2. 吡喹酮可使本品浓度上升,但有人认为并不肯定。

3. 西咪替丁可使胆汁和包虫囊中的药物浓度上升,这可能增强治疗包虫病的有效性。

【剂量与用法】 1. 驱蛔虫、钩虫、蛲虫、鞭虫，成人或 12 岁以上儿童顿服 400 mg，必要时隔 2 周重用 1 次；<12 岁儿童用量减半。

2. 成人治疗囊虫病，第 2 个疗程为 15～20 日，一般为 2～3 个疗程，必要时可增加疗程。

3. 治疗肠类圆线虫或其他寄生虫感染，成人每日 400 mg 顿服，共服 6 次，必要时可增加 1 次。儿童参照上述方法。

【用药须知】 1. 本品驱钩效果最佳，虫卵阴转率达 100%，驱鞭最差，仅达 70%，驱蛔、蛲均达 98% 左右。治疗各型囊虫病的显效率达 80% 以上。

2. 用本品治疗包虫病时，要特别注意大量虫体解体时所引起的严重变应性反应。

3. 本品过量中毒无特效解毒药，应尽快尽早洗胃、催吐、补液及对症处理。

【制剂】 ①片剂：200 mg。②胶囊剂：100 mg；200 mg。③干糖浆：200 mg/g。

【贮藏】 密封，干燥保存，置于儿童不易接触到的地方。

甲苯达唑

(mebendazole)

别名：甲苯咪唑、二苯酮咪胺酯、安乐士、Mebendacin、Nemasol、Vermox

【CAS】 31431-39-7

【ATC】 P02CA01

【理化性质】 1. 本品为白色至淡黄色，几乎无臭粉末。几乎不溶于水、乙醇、三氯甲烷、乙醚和稀释的无机酸，易溶于甲酸。

2. 化学名：Methyl 5-benzoyl-1*H*-benzimidazol-2-yl-Carbamate

3. 分子式：$C_{16}H_{13}N_3O_3$

4. 分子量：295.3

5. 结构式

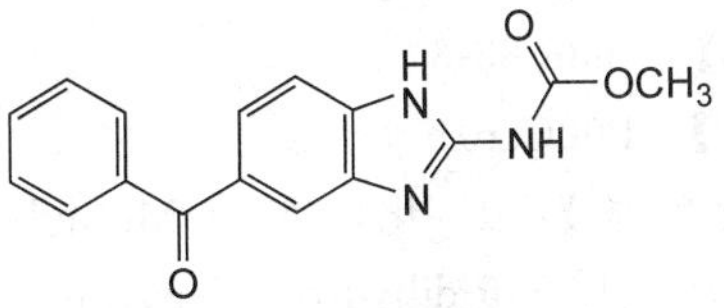

【药理作用】 本品可通过与寄生虫肠细胞微管蛋白特异性结合而干扰其细胞微管形成，可使寄生虫肠道超微结构退化从而破坏寄生虫对葡萄糖的吸收及消化功能，最终导致寄生虫死亡。

【体内过程】 本品在胃肠道内吸收极少并在肝内进行广泛代谢。原药及代谢物均经胆汁随粪便排出，出现在尿中的仅及 2%。本品高度与血浆蛋白结合。

【适应证】 用于治疗蛲虫、蛔虫、鞭虫、十二指肠钩虫、粪类圆线虫和绦虫单独感染及混合感染。

【不良反应】 可发生腹泻和腹痛。本药在肠道内吸收甚少，因此在治疗剂量内不良反应较少，有时可有恶心、腹部不适、腹痛、腹泻及头痛，偶有乏力、皮疹。

【妊娠期安全等级】 C。

【禁忌与慎用】 1. 对本品过敏者及<1 岁的幼儿禁用。

2. 心、肝、肾功能严重不全患者慎用。

3. 哺乳期妇女使用时，应暂停哺乳。

【药物相互作用】 1. 在使用大剂量本品治疗包虫病时，苯妥英和卡马西平可降低本品的血药浓度，推测可能是酶诱导的结果。而丙戊酸无此作用。

2. 合用酶抑制剂西咪替丁可使本品血药浓度升高，1 例报道，本来对本品无反应的肝包虫囊由于合用了西咪替丁，结果使肝包虫囊解体。

【剂量与用法】 1. 驱蛔虫、蛲虫，成人、儿童均顿服 200 mg。

2. 驱钩虫、鞭虫，成人、儿童均服一次 100 mg，一日 2 次，共用 3～4 日。必要时，隔 3～4 周重复疗程。

3. 驱其他肠类圆线虫，一次 200 mg，一日 2 次，共用 20～30 日。

【用药须知】 1. 偶见驱蛔过程中，因蛔虫在肠腔内窜游导致腹痛，甚至吐出蛔虫，与小剂量噻嘧啶合用可以免除此种现象。

2. 剂量过大，疗程过长，间隔时间过短都是引发严重不良反应的原因，尤其在合用皮质激素时，应予关注。

3. 本品过量中毒，无特效解毒药物，应尽快尽早洗胃、催吐、补液和其他对症处理。

【制剂】 片剂：50 mg；100 mg。

【贮藏】 密封，干燥保存，置于儿童不易接触到的地方。

左旋咪唑

(levamisole)

别名：左咪唑、左旋四咪唑、左旋驱虫净、驱虫速、Levasole

本品是四咪唑的左旋异构体。常用其盐酸盐。

【CAS】 14769-73-4

【ATC】 P02CE01

【理化性质】 1. 本品为白色或几乎白色结晶性粉末。微溶于水，易溶于乙醇和甲醇。贮藏于密闭容器。

2. 化学名：(*S*)-2,3,5,6-Tetrahydro-6-phenylimidazo[2,1-*b*][1,3]thiazole

3. 分子式：$C_{11}H_{12}N_2S$

4. 分子量：204.3

5. 结构式

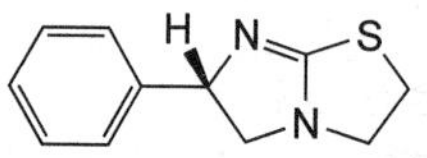

【药理作用】 1. 本品为广谱抗肠虫药，其驱虫效力较四咪唑强2倍，不良反应较四咪唑轻。可在无氧条件下选择性地抑制虫体肌肉中琥珀酸脱氢酶的活性，阻断延胡索酸还原为琥珀酸，导致琥珀酸三磷酸腺苷含量减少，使虫体肌肉内的无氧代谢受阻，肌肉内能量显著下降而致虫体肌肉麻痹，失去附着力而随肠蠕动于24 h内随粪便排出。

2. 动物实验证实，本品具有抑制胆碱能活性的作用。

3. 本品还具有免疫增强作用。

【体内过程】 本品可从胃肠道迅速吸收，于1.5～4 h达血药峰值。本品在肝内广泛代谢。原药的血浆$t_{1/2}$为3～4 h，其代谢物为16 h。大部分原药和代谢物均随尿排出，粪便中出现者仅占小部分。在给药后3日内随尿排出约70%的用量，其中原药仅占5%。

【适应证】 1. 用于驱蛔虫、蛲虫、钩虫和丝虫，对鞭虫和其他寄生虫无效。

2. 用于免疫功能低下引起的反复上呼吸道感染、过敏性哮喘、过敏性鼻炎、慢性乙型肝炎、复发性口腔黏膜溃疡、恶性肿瘤等疾病。

【不良反应】 1. 一般耐受较好，约1%用药者出现不良反应；作为驱虫用药，其反应较轻且较短暂。

2. 常见恶心、呕吐、食欲缺乏、腹部不适、头痛及头昏等。

3. 偶发流感样症状，周身酸痛、不适。个别人还有白细胞减少、剥脱性皮炎和肝功能损害。

【妊娠期安全等级】 C。

【禁忌与慎用】 1. 对本品过敏者、肝肾功能不全以及血液病患者禁用。

2. 有皮肤病史者慎用。

【药物相互作用】 1. 服本品者如同时饮酒可发生双硫仑样反应。

2. 接受苯妥英的患者，如同时给予本品和氟尿嘧啶，会使苯妥英的血药浓度升高。

3. 合用本品和氟尿嘧啶，可使华法林的活性增强。

【剂量与用法】 1. 驱蛔虫　成人为1.5～2.5 mg/kg，儿童为2～3 mg/kg，睡前顿服；必要时重复1次。

2. 驱钩虫　1.5～2.5 mg/kg，睡前顿服，共用3日。

3. 驱蛲虫　成人、儿童均给予1 mg/kg，睡前顿服，共用7日。

4. 驱丝虫　每日4～6 mg/kg，2～3次分服，饭后服，共用2～3日。

5. 增强免疫　用本品的搽剂。用药时，开启药瓶封口，然后轻轻挤压药液，边滴边涂于双腿、上臂或腹部皮肤，成人一次1支(5 ml)，隔日涂抹1次或每周用药2次；儿童最佳剂量10 mg/kg，剩余药液可用夹子夹紧后下次再用。用于乙型肝炎的免疫治疗6个月为1个疗程，其他疾病的免疫治疗2～3个月为1个疗程。

【用药须知】 1. 可配合乙胺嗪驱丝虫，配合噻苯达唑或恩波吡维铵驱肠类圆线虫，配合噻嘧啶驱钩虫。

2. 本品过量中毒尚无特效药解毒，应尽快尽早洗胃、催吐、补液及对症处理。

【临床新用途】 1. 原发性血小板减少性紫癜　一次口服本品片剂50 mg，每日3次，每周服3日，2周一疗程，可与山莨菪碱合用，7～14日显效。

2. 胆道蛔虫症　儿童口服本品片剂2～3 mg/kg，最大量不超过150 mg，成人200～300 mg，饭后1 h顿服，同时口服液状石蜡20～50 mg，效果好，并可止痛。

【制剂】 ①片剂：15 mg；25 mg；50 mg。②搽剂：500 mg/5 ml。

【贮藏】 避光。应放在儿童接触不到的地方。

噻嘧啶

(pyrantel)

本品是新型抗肠虫药。

【CAS】 5686-83-6

【ATC】 P02Ccr01

【理化性质】 1. 化学名：1-Methyl-2-[(*E*)-2-(2-thienyl)vinyl]-5,6-dihydro-4*H*-pyrimidine

2. 分子式：$C_{11}H_{14}N_2S$

3. 分子量：206.31

4. 结构式

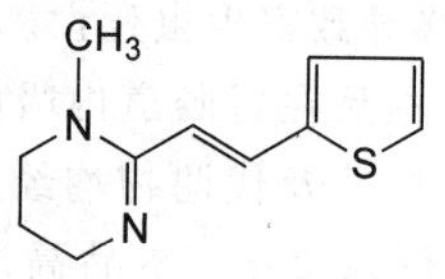

双羟萘酸噻嘧啶
(pyrantel naphthoate)

别名:抗虫灵、Combantrin、Antiminth

〖CAS〗 22204-24-6

〖理化性质〗 1. 本品为黄色至黄褐色固体。几乎不溶于水和甲醇,溶于二甲基亚砜,微溶于二甲基甲酰胺。

2. 化学名:1,4,5,6-Tetrahydro-1-methyl-2-[(*E*)-2-(2-thienyl) vinyl] pyrimidine 4,4′-methylenebis(3-hydroxy-2-naphthoate)

3. 分子式:$C_{11}H_{14}N_2S \cdot C_{23}H_{16}O_6$

4. 分子量:594.7

5. 结构式

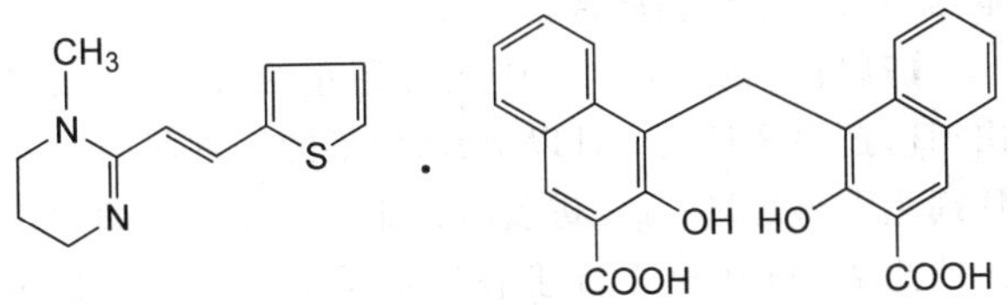

酒石酸噻嘧啶
(pyrantel tartrate)

〖CAS〗 33401-94-4

〖理化性质〗 1. 化学名:1-Methyl-2-(2-thiophen-2-ylethenyl)-1,4,5,6-tetrahydropyrimidine 2,3-dihydroxy butanedioate (salt)

2. 分子式:$C_{11}H_{14}N_2S \cdot C_4H_6O_6$

3. 分子量:506.48

【药理作用】 1. 本品属于去极化神经-肌肉阻断药,具有明显的烟碱样作用,可使肠道蠕虫单个肌细胞去极化,峰电位发放频率增加,导致虫体痉挛性麻痹,随粪便排出。

2. 具有抗蛔虫、钩虫和蛲虫的作用。对鞭虫无效。

【体内过程】 口服后仅有少量药物从胃肠道吸收。约有7%原药和代谢物随尿排出,一半以上的原药随粪便排出。

【适应证】 治疗蛔虫病、钩虫病和蛲虫病,对混合感染亦有效。

【不良反应】 1. 不良反应一般较轻且短暂。

2. 恶心、呕吐、食欲缺乏、腹痛和腹泻较为常见。

3. 头痛、头晕、胸闷、皮疹和 ALT 升高较少见。

【禁忌与慎用】 1. 妊娠期妇女、<1 岁儿童和肝功能不全患者禁用。

2. 心、肾功能不全和消化性溃疡患者慎用。

【药物相互作用】 1. 本品合用奥克太尔(酚嘧啶)驱蛔虫和钩虫可能有协同作用。

2. 本品合用哌嗪可产生拮抗作用。

【剂量与用法】 1. 双羟萘酸噻嘧啶 2.9 g 相当于基质 1 g,用量以基质计算。

2. 怀疑多种肠虫感染,成人或儿童均给予单剂量口服 10 mg/kg。

3. 如单独感染蛔虫,可用单剂量 5 mg/kg;如为群体预防则给予 2.5 mg/kg。

4. 治疗板口线虫病可每日 10 mg/kg,共用 3 日,或每日 20 mg/kg,共用 2 日。

5. 治疗蛲虫病可给予单剂量 10 mg/kg,必要时,2～4 日后重复。

6. 治疗旋毛虫病每日 10 mg/kg,共用 5 日。

【用药须知】 1. 服用本品不必加服泻药。

2. 以上驱蛲虫方案,亦可同时驱蛔、钩虫。

【制剂】 片剂:0.3 g。

【贮藏】 避光保存。

奥克太尔
(oxantel)

别名:酚嘧啶

本品为噻嘧啶的类似物。

【CAS】 36531-26-7

【ATC】 P02Ccr02;QP52AF03

【理化性质】 1. 化学名:(*E*)-3-(2-(1,4,5,6-Tetrahydro-1-methyl-2-pyrimidinyl) vinyl) phenol

2. 分子式:$C_{13}H_{16}N_2O$

3. 分子量:216.28

4. 结构式

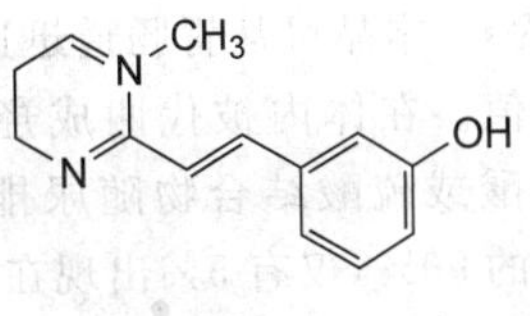

双羟萘酸奥克太尔
(oxantel embonate)

别名:奥克生太,Oxantel

〖CAS〗 68813-55-8

〖理化性质〗 1. 化学名:(*E*)-3-[2-(1,4,5,6-Tetrahydro-1-methylpyrimidin-2-yl) vinyl] phenol 4,4′-methylene bis(3-hydroxy-2-naphthoate)

2. 分子式:$C_{13}H_{16}N_2O \cdot C_{23}H_{16}O_6$

3. 分子量:604.6

【简介】 口服本品后仅从胃肠道吸收 8%。抗鞭虫的作用优于甲苯达唑,主要用于治疗鞭虫病。与噻嘧啶合用可增强抗蛔虫、钩虫和鞭虫病的活性,还可用于旋毛虫感染。本品可引起头昏、恶心、腹痛,不需特别处理可自行消失。极个别患者出现心电图变化,亦可自行恢复。妊娠期妇女和心脏病患者禁用。用于驱鞭虫,成人单剂量 10～20 mg/kg,顿服。驱绦虫用量相同,每日 1 次,连用 2～3 日。片剂:100 mg,350 mg。

噻苯达唑

(thiabendazole)

别名:噻苯咪唑、噻苯唑、Omnizole、Nemapan、Foldam

本品为苯并咪唑衍生物。

【CAS】 148-79-8

【ATC】 D01AC06;P02CA02

【理化性质】 1. 本品为白色至几乎白色、无臭或几乎无臭粉末。几乎不溶于水,微溶于乙醇和丙酮,极微溶于三氯甲烷和乙醚。

2. 化学名:2-(Thiazol-4-yl)-1*H*-benzimidazole

3. 分子式:$C_{10}H_7N_3S$

4. 分子量:201.2

5. 结构式

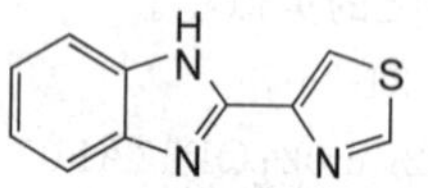

【药理作用】 1. 本品对大多数线虫均具有杀灭作用,对某些幼虫和虫卵亦具有活性。

2. 其作用机制尚未完全弄清,可能是本品对虫体的延胡素酸还原酶系统具有抑制作用,从而干扰虫体的能源。

【体内过程】 本品可从胃肠道迅速吸收,1～2 h 后可达血药峰值。在体内被代谢成羟基噻苯达唑,主要以葡糖醛酸或硫酸结合物随尿排出,48 h 约可排出摄入药量的 90%,仅有 5%出现在粪便中。用于皮肤的制剂可经皮吸收。

【适应证】 1. 治疗蚴皮肤移行症、龙线虫病(多地那龙线虫感染和弓蛔虫病)。

2. 治疗类圆线虫病,减轻旋毛虫侵入期的症状。

3. 可用于某些肠线虫,但不应用作早期治疗。

4. 不宜用于包括蛔虫的混合感染,因为可能引起蠕虫移行于体内其他器官,产生严重的并发症。

【不良反应】 1. 常见头昏、恶心、呕吐和食欲缺乏。

2. 还可引起瘙痒、皮疹、疲劳、嗜睡、黏膜干燥(口和眼)、高血糖、视物模糊、色觉障碍、白细胞减少、耳鸣、胆汁淤积、肝实质性损害、遗尿、结晶尿、血尿、心动过缓、低血压、虚脱、麻木、幻觉、惊厥及精神异常。

3. 还可发生多形性红斑、斯-约综合征、中毒性表皮坏死松解症。

4. 发热、寒战、面红、血管神经性水肿和淋巴结病已有报道,可能意味着死亡的虫体产生的变态反应,而不是药物反应。

5. 有些患者服药后可能使尿的气味改变,是由本品的代谢物引起。

【妊娠期安全等级】 C。

【禁忌与慎用】 1. 对本品过敏者、妊娠期妇女、有过敏性皮炎史者、体质特别虚弱者禁用。

2. 肝肾功能不全患者慎用。

3. 哺乳期妇女使用时,应暂停哺乳。

【药物相互作用】 本品可升高茶碱的血药浓度;本品与黄嘌呤衍生物合用,均有此作用,可能是本品与其竞争代谢的部位所致。

【剂量与用法】 1. 成人常用量为 25 mg/kg,2 次/日,连用 2 日或 2 日以上,随感染的轻重而定。每日剂量不得超过 3 g。进餐时口服。对不耐受每日 2 次的患者,可在第 1 日正餐后给予 25 mg/kg。24 h 后同法重用 1 次。

2. 群防群治疗可于晚餐后给予单剂量 50 mg/kg,这可能发生较多的不良反应。

3. 治疗幼虫皮肤移行症,可给予 25 mg/kg,2 次/日,如必要,2 日后重复。

4. 治疗龙线虫病,可给予 25～50 mg/kg,2 次/日,用 1 日;重度感染,可在 5～8 日后再给 50 mg/kg。另一用法是,25～37.5 mg/kg,2 次/日,连用 3 日。

5. 治疗类圆线虫病,25 mg/kg,2 次/日,共用 2 日,或给予单剂量 50 mg/kg;当感染正处于传播时,治疗至少应持续 5 日。

6. 治疗旋毛虫病,可给予 25 mg/kg,2 次/日,连用 2～4 日。

7. 治疗弓蛔虫病,可给予 25 mg/kg,2 次/日,连用 7 日。

【用药须知】 1. 由于本品不良反应较多,有时较重,现多以甲苯达唑或阿苯达唑替代之;但由于对蛲虫、圆线虫疗效较好,又可用于旋毛虫病。

2. 具体按体重给药的方法见下表。

按体重使用本品剂量表

体重(kg)	剂量(mg)
13.6～22.6	250
22.7～34.0	500
34.1～45.4	750
45.5～56.7	1000
56.8～68.1	1250
≤68.2	1500

3. 体重不足13.5 kg的儿童，不宜使用本品。

4. 因可能引起幻觉、服药后不可从事驾驶或机械操作。

5. 防止严重致死性皮肤变态反应（如斯-约综合征），一旦出现任何过敏反应，应停药并对症处理。

6. 本品过量无特效解毒药，应尽快催吐和彻底洗胃。

【制剂】 片剂：250 mg；500 mg。

【贮藏】 避光保存。

哌嗪

(piperazine)

别名：哌哔嗪、胡椒嗪、六氢吡嗪、Helmicid

本品为常用驱肠虫药之一。

【CAS】 110-85-0

【ATC】 P02CB01

【理化性质】 1. 本品为白色至米色块状或片状，有氨臭。溶于水和乙醇，不溶于乙醚。贮藏于密闭容器。

2. 化学名：1,4-Diazacyclohexane

3. 分子式：$C_4H_{10}N_2$

4. 分子量：86.1

5. 结构式

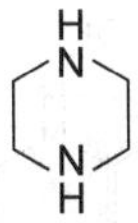

枸橼酸哌嗪

(piperazine citrate)

别名：Citrazine、Neox

〖CAS〗 144-29-6 (anhydrous piperazine citrate)；41372-10-5(piperazine citrate hydrate)

〖理化性质〗 1. 本品为白色结晶性粉末，有微臭。溶于水，不溶于乙醇和乙醚。10%水溶液的pH约为5。

2. 稳定性：贮藏的糖浆剂哌嗪（枸橼酸盐）含量减少归因于其与蔗糖水解形成的果糖和葡萄糖的相互作用。以山梨醇制备的糖浆剂贮藏在25 ℃ 14个月失效。

己二酸哌嗪

(piperazine adipate)

别名：Antepar

〖CAS〗 142-88-1

〖理化性质〗 1. 本品为白色结晶性粉末。溶于水，几乎不溶于乙醇。

2. 分子式：$C_4H_{10}N_2 \cdot C_6H_{10}O_4$

3. 分子量：232.3

【药理作用】 1. 本品可驱除肠道内的蛔虫和蛲虫，但对钩虫、鞭虫和绦虫无作用，对寄生于肠道外的其他组织内的虫体也无效。

2. 本品能阻断神经-肌肉接着处乙酰胆碱受体，使虫体肌肉麻痹，失去附着力而被排出体外。

3. 由于本品对虫体无刺激作用，不会引起虫体游走窜行，大大减少了大量虫体阻塞胆道或肠道的危险性；又因虫体在肠道内并未被杀灭，系活体被排出，故不会因虫体崩解而产生变态反应。

【体内过程】 本品口服后迅速吸收，1～2 h后可达血药峰值。$t_{1/2}$约为1 h，个体间差异较大。主要在肝内代谢，原药及其代谢物几乎全部随尿排出。

【适应证】 主要驱肠道蛔虫和用于蛔虫引起的不全性肠梗阻，亦可用于胆道蛔虫病绞痛缓解期。还可用于驱蛲。

【不良反应】 1. 一般耐受好。在用量过大时可致恶心、呕吐、腹泻和上腹部不适。

2. 一日剂量如超过5 g可能出现头痛、嗜睡、眩晕、眼球震颤、共济失调和肌肉痉挛，甚至出现癫痫、原有的精神病加重。过量还可能引起抽搐、呼吸抑制和短暂性肢体麻痹。

【禁忌与慎用】 1. 对本品过敏者、妊娠期妇女、肝肾功能不全患者、患有精神病或癫痫的患者均禁用本品。

2. 消化性溃疡患者慎用。

3. 哺乳期妇女使用时，应暂停哺乳

【药物相互作用】 1. 本品与硫氯酚或左旋咪唑合用具有协同作用。

2. 与吡维铵合用可治疗寄生虫混合感染。

3. 与吩噻嗪类药物合用时所产生的不良反应较单用吩噻嗪类药物时重。

4. 本品与噻嘧啶合用可产生拮抗作用。

【剂量与用法】 1. 本品的剂量按其水合物折算，哌嗪水合物100 mg相当于哌嗪44.4 mg，相当于枸橼酸哌嗪125 mg，相当于磷酸盐104 mg。

2. 治疗蛔虫病，成人和12岁以上儿童均口服单剂量本品水合物4.5 g，9～12岁儿童为3.75 g，6～8岁儿童为3 g，4～5岁儿童为2.25 g，1～3岁儿童1.5 g，1岁以内儿童给予120 mg/kg。14日后可以重用。

3. 如发现过量表现，应尽快催吐、洗胃和对症处理。

【制剂】 ①片剂：枸橼酸哌嗪片500 mg；磷酸哌

嗪片 200 mg，500 mg。② 枸橼酸哌嗪糖浆 100 ml；200 ml；500 ml（每毫升含枸橼酸哌嗪 0.16 g）。

【贮藏】 密封、避光保存，应安放在儿童不容易取到的地方。

吡维铵
(pyrvinium)

本品为驱蠕虫药。

【CAS】 7187-62-4

【ATC】 P02CX01

【理化性质】 1. 化学名：2-[(*E*)-2-(2, 5-Dimethyl-1-phenylpyrrol-3-yl) ethenyl]-*N*, *N*, 1-trimethylquinolin-1-ium-6-amine

2. 分子式：$C_{26}H_{28}N_3$

3. 分子量：382.52

双羟萘酸吡维铵
(pyrvinium embonate)

别名：扑蛲灵、Vermigal、Pyrvin、Pover

〖CAS〗 3546-41-6

〖理化性质〗 1. 本品为亮橙色或橙红色至几乎黑色结晶性粉末。几乎不溶于水和乙醚，微溶于三氯甲烷和甲氧乙醇，易溶于乙酸，极微溶于甲醇。

2. 化学名：Bis{6-dimethylamino-2-[2-(2, 5-dimethyl-1-phenylpyrrol-3-yl) vinyl]-1-methylquinolinium}4,4′-methylenebis(3-hydroxy-2-naphthoate)

3. 分子式：$C_{52}H_{56}N_6 \cdot C_{23}H_{14}O_6$

4. 分子量：1151.4

【药理作用】 1. 本品主要用于驱蛲。其作用源于干扰蛲虫的呼吸酶系统，抑制虫体呼吸；本品还有阻碍肠虫对葡萄糖吸收的作用。

2. 对肠类圆线虫也有一定作用。

【体内过程】 在肠道黏膜正常的情况下，本品吸收减少，大部分原药随粪便排出。

【适应证】 主要用于驱除肠道蛲虫病。

【不良反应】 1. 可发生恶心、呕吐、腹痛、腹泻、眩晕。

2. 偶有光敏反应、肌肉痉挛。

【禁忌与慎用】 1. 妊娠期妇女和肝肾功能不全患者禁用。

2. 胃肠炎患者暂缓应用。

【剂量与用法】 1. 驱蛲虫　成人 0.25～3 g（基质），小儿 5 mg/kg（总量不超过 0.25 g），睡前顿服。间隔 2～3 周，重复用药，可连用 2～3 次。

2. 驱肠类圆线虫病　每日 5～6.4 mg/kg，连用 5～7 日。

【用药须知】 1. 本品为深红色，能染红粪便和衣物，应告知患者。

2. 口服本品不要嚼碎，以免色素玷污牙齿。

3. 肠道有炎症时不宜服用，以免增加药物吸收。

【制剂】 片剂：50 mg。

【贮藏】 密封、避光保存，应安放在儿童不容易取到的地方。

氯硝柳胺
(niclosamide)

别名：灭绦灵、育末生、血防-67、Niclocid、Yomesan

本品属于抗肠蠕虫药，为抗绦虫病的首选药。本品尚有杀灭钉螺和日本血吸虫尾蚴的作用，用于防止血吸虫病传播。

【CAS】 50-65-7

【ATC】 P02DA01

【理化性质】 1. 本品为淡黄白色至淡黄色的细微结晶。几乎不溶于水，微溶于无水乙醇，略溶于丙酮。贮藏于密闭容器。

2. 化学名：2′,5-Dichloro-4′-nitrosalicylanilide

3. 分子式：$C_{13}H_8C_{12}N_2O_4$

4. 分子量：327.1

5. 结构式

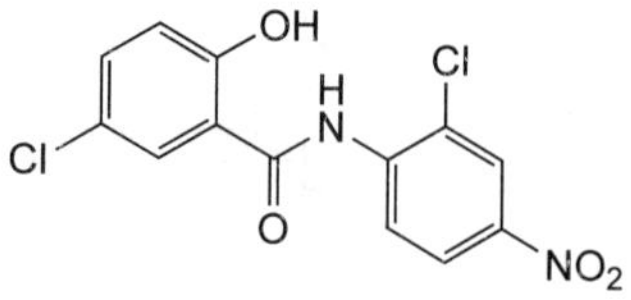

【药理作用】 本品对大多数绦虫如牛肉绦虫、猪肉绦虫、阔节裂头绦虫、短小绦虫和犬绦虫均有作用。其机制在于抑制绦虫线粒体的氧化磷酸化，无氧 ATP 产生也受到影响。

【体内过程】 本品几乎不能经胃肠道吸收。

【适应证】 治疗各型绦虫病，治愈率达 97%。

【不良反应】 偶有头晕、恶心、瘙痒、腹部不适和胸闷。

【禁忌与慎用】 妊娠期妇女和任何器官疾病均可安全使用。

【剂量与用法】 1. 抗猪、牛肉绦虫　空腹咬碎药片 1 g 吞服，1 h 后重复 1 次，经 1～2 h 服泻药，利于虫体的节片排出。

2. 抗短小绦虫　如“1”中服法，首剂 2 g，以后每日 1 g，连用 6 日。便秘者可用泻药。

3. 2～6 岁儿童可使用成人量的 1/2，<2 岁者为成人量的 1/4。

【用药须知】 1. 绦虫节片在肠道内停留过久，

会被消化，使之散出虫卵，而虫卵偶因恶心反流入上消化道内而引起囊虫病，因此，应空腹时将药片咬碎，仅以最少量的水送服。

2. 服用本品的头 1 天晚上，忌食不易消化的食物，服药前口服 1 次止吐药，防止发生恶心时导致虫卵反流入胃。

3. 服药后 2 h 左右服泻药，使节片不可能久留肠道中。

【制剂】 片剂：500 mg。

【贮藏】 避光保存。

附　抗感染药物的合理选用

20 世纪以来，尤其在近 60 年里，世界上任何一个地域，任何一个国家，都存在着抗菌药物（尤其是抗生素）的滥用现象。这不仅造成了药物资源的浪费，延误了治疗机会，滋长或加重了耐药问题，使众多患者遭受经济损失，甚至延误病机，危及生命。为了配合世界卫生组织的全球部署和我国卫生部门制定的条例，特收集整理了这一具有重要参考价值的附录，希望能为合理选用抗菌药物提供一些切合实际的选药依据。

按理说，应当在细菌敏感性实验明确了病原微生物之后再选用抗菌药物才是最合理的，但有时病情急，采取经验性治疗也是非常必要的，但用药者必须掌握各种抗菌药物的抗菌谱，并熟知当地的细菌感染状况和耐药特点。此外，感染部位及药物的组织穿透力也是选择抗菌药的重要因素之一。

抗菌药的预防性使用应当受到限制，在必需而又紧迫的情况下，主要用于进行某些外科手术的患者。患心内膜炎的危重患者、风湿热、脾切除后或免疫受损的患者，也应考虑给予预防用药，但均需一定的疗程，切忌滥用。

埃利希菌病
(ehrlichiosis)

此病是由类似立克次体样的埃利希体属细菌（*Ehrlichia*）感染引起的。在日本有一次从森里特苏热患者身上分离出的唯一一种细菌是森里特苏热埃利希体。犬属埃利希体可致狗的蜱生类疾病，与其种类相近的卡氏埃利希体可致人埃利希菌病。在美国的部分地区，一个嗜噬胞埃利希体和类埃利希体相近的粒细胞埃利希体属，为可致人粒细胞埃利希菌病的病因，这类微生物在欧洲也可能有。人类埃利希菌病以发热、头痛、肌痛、萎靡不振为症状。实验室检查白细胞减少、血小板减少及肝酶升高。大规模人群感染发生于蜱虫叮咬之后。因可导致严重的并发症，所以应迅速治疗。推荐使用四环素类，优选多西环素，可给予 7～10 日或患者无发热最少 3 日以后，虽然氯霉素有效，但不作为一线用药。虽然多西环素对儿童有害，但美国感染病学会（IDSA）指出，可短期用于 8 岁以下未同时感染莱姆病儿童，4 mg/kg，2 次/日（最大量 100 mg），用药到无发热 3 日以上。有报道利福平治疗人粒细胞埃利希菌病有效，IDSA 指出轻度感染而又无法使用四环素者，可给予利福平 300 mg，2 次/日，共 7～10 日，儿童可给予 10 mg/kg，2 次/日。利福霉素和氟喹诺酮类可备选。

白喉
(diphtheria)

白喉通常由上呼吸道和皮肤感染革兰阳性需氧白喉棒状杆菌引起。尽管人对此病有免疫力，但其依然广泛存在于世界各地，大部分地区白喉仍然很多（包括热带地区）。

白喉具有传染性，因此患者需要隔离。最严重的是感染毒性菌株的外毒素，因此首要的治疗是使用白喉抗毒素。红霉素和青霉素用于清除白喉棒状杆菌，进而消除毒素并防止对接触者的感染扩散。当患者可以舒适吞咽时，可将抗菌药改为口服，总共 14 日一疗程，而持续带菌者则应延长 10 日的治疗时间。细菌学检查应该在完成治疗后的 24～48 h 进行，以确保细菌被完全清除。

无症状的白喉杆菌携带者所带的无毒性白喉杆菌能变为有毒性菌株。除已接受过白喉疫苗者外，与白喉患者或带菌者有密切接触的人都应口服红霉素 7 日或单剂量肌内注射青霉素予以预防。

单剂量肌内注射苄星青霉素的疗效比红霉素差。口服克林霉素 7 日也可用于带菌者。治疗 2 周后应进行白喉杆菌的细菌学检查，以确定细菌是否完全清除。

百日咳
(whooping cough)

百日咳由百日咳鲍特菌感染引起，是一种革兰阴性需氧菌。相关的细菌副百日咳鲍特菌引起一种相似但较温和的疾病。百日咳极具传染性，并且多发于儿童，但现在成人发生此病的比例比以前要高。婴儿通过主动免疫已大大降低了百日咳的发生率。红霉素是在此病任何阶段的首选抗菌药。一旦感染发生，就应开始抗生素治疗，直至清除鼻咽部携带的百日咳鲍特菌，因为本病诊断困难，一般到剧动期才可确诊，此时病菌已对呼吸道造成损害，并释放出毒素。有效的治疗方案如下。

1. 首日口服阿奇霉素 500 mg，继后 250 mg，1 次/日，服 4 日，婴儿和儿童 10 mg/kg，1 次/日，疗程 3～5 日；或首日 10 mg/kg，1 次/日，继后 5 mg/kg，服 4 日。

2. 口服克拉霉素 500 mg，2 次/日，服 7 日，婴儿和儿童 7.5 mg/kg，2 次/日，服 7 日。

3. 口服红霉素 500 mg，4 次/日，服 14 日。40～50 mg/kg，分 3～4 次服，服 7～14 日；或 60 mg/kg，分 3 次服，服 14 日。

不能耐受大环内酯类抗生素者，SMZCo 口服 7～10 日为备选方案。因为不良反应大，故不推荐使用土霉素和氯霉素。上述方案也可用于密切接触者的预防，百日咳鲍特菌属对红霉素的耐药性在美国已有报道，但并不普遍。

败血症
(septicaemia)

短暂的菌血症（血液中出现细菌）是相当常见的，通常不会引起并发症，然而菌血症如不加以控制，就会导致败血症并伴发严重的全身症状如发热、休克等。败血症可由许多细菌引起，社区获得原发性败血症常会自然发生并同时伴发特异的感染性疾病，如脑膜炎球菌败血症伴发脑膜炎球菌性脑膜炎；链球菌败血症通常伴发链球菌肺炎。在儿童中，肺炎链球菌和流感嗜血杆菌是常见的引起原发性败血症的原因。革兰阴性杆菌和 B 族链球菌在新生儿中最常见；医院获得性败血症可能是手术、留置导管或癌症患者的中性粒细胞减少等原因引起的并发症，还同成人呼吸窘迫综合征相关。

无论是何种原因引起的败血症，在实验室结果出来之前就需要及时治疗，抗生素的选择要视可疑的感染而定，如尿路感染可能与大肠埃希菌引起的革兰阴性菌败血症有关，腹部脓毒症可能与大肠埃希菌、肠球菌和厌氧菌混合感染引起的革兰阴性菌败血症有关，皮肤脓毒症、细菌性关节炎、急性骨髓炎和心血管搭桥术可能与葡萄球菌引起的革兰阳性菌败血症有关。抗生素的使用应注意社区或医院中现有的耐药菌类型。经验治疗常用一种青霉素类和一种氨基糖苷类抗生素开始，若疑有厌氧菌感染则再加用甲硝唑。英国一些专家推荐的治疗方案中，起始的经验治疗是采用一种广谱青霉素或氨曲南加上一种氨基糖苷类；或单用一种第三代头孢菌素或亚胺培南加西司他丁；美国对成人危及生命的脓毒病起始治疗推荐一种第三代头孢菌素（头孢噻肟、头孢唑肟或头孢曲松）；或替卡西林/克拉维酸；或亚胺培南/西司他丁。以上方案都加一种氨基糖苷类抗生素（庆大霉素、妥布霉素或阿米卡星）。在致病菌未确定时，对一些治疗的基本选择，建议使用下列方案。

1. 疑有细菌性心内膜炎时可选用青霉素或氨苄西林加庆大霉素和万古霉素。

2. 疑有耐甲氧西林葡萄球菌感染时选用万古霉素加或不加庆大霉素和（或）利福平。

3. 可能涉及厌氧菌感染的腹腔内或骨盆感染可选择替卡西林/克拉维酸、氨苄西林/舒巴坦、哌拉西林/他唑巴坦、亚胺培南、头孢西丁或头孢替坦，每一种均加或不加氨基糖苷类抗生素；或甲硝唑或克林霉素加一种氨基糖苷类。

4. 疑有胆管感染可选择哌拉西林或美洛西林加甲硝唑、哌拉西林/他唑巴坦或氨苄西林/舒巴坦，每一种加或不加一种氨基糖苷类。

一旦致病菌确定，治疗选择应取决于其对抗生素的敏感性和当前社区和医院的耐药菌类型，在文献资料中，有由革兰阴性菌、铜绿假单胞菌、沙雷菌、葡萄球菌、化脓性链球菌、肺炎球菌或肠球菌引起的特殊类型败血症的研究和综述。

除抗生素治疗外，有脓毒症休克的患者，还需要严密的支持治疗措施（参见休克项下）。在老人和幼儿中，败血症通常可致死。

对 100 例医院或社区获得性菌血症老年患者的调查中发现，起始的经验治疗必须扩大范围，所用抗生素应既对革兰阴性菌有效，也对金黄色葡萄球菌有效。

对新生儿脓毒症的治疗，取决于病程发作的时间。在出生后的 48 h 内出现的早期败血症，是在母亲临产时，经胎盘或由阴道上行感染的，B 族链球菌和革兰阴性菌为最常见致病菌，通常用青霉素或氨苄西林和一种氨基糖苷类（如庆大霉素）治疗。单核细胞增多性李斯特菌也是引起新生儿脓毒症的原因之一，不管多么早治疗，50%以上的新生患儿会因早期开始的脓毒症而死亡，所以，可试用预防措施。为防止早期开始的 B 族链球菌感染，有人试着在婴儿出生后 1h 内即给予抗生素如青霉素等，但是效果不一致。如在分娩期内给母亲以抗菌药物显得更为有效。在分娩过程中，给携带有 B 族链球菌的母亲以氨苄西林或青霉素。同时，婴儿出生后 48 h 内也给予抗生素，则几乎可避免 B 族链球菌传染给婴儿（见围生期链球菌感染项下）。

迟发的脓毒症始于出生 48 h 以后，可能由革兰阴性菌，如铜绿假单胞菌所引起，或由肠球菌、葡萄球菌等所引起。出生体重极轻的婴儿有院内感染的特殊危险。对疑有脓毒症的起始治疗，由于当地可能感染细菌的发生率及其对抗生素的敏感度各不相同，必须根据具体地区的具体情况决定用药方案。

为预防足月前新生儿的败血症，曾有人试用了静脉注射免疫球蛋白，但所得结果不一。许多脓毒症新生患儿多患有脑膜炎（见脑膜炎项下）。

斑疹热
(spotted fevers)

斑疹热也叫蜱传斑疹伤寒，是斑疹热属的立克次体通过蜱传播给人的。有美国的落基山斑疹热；有地中海国家包括中东、非洲和印度的由康氏立克次体引起的南欧斑疹热或地中海斑疹热；有由澳大利亚立克次体引起的昆士兰蜱传斑疹伤寒；还有发生在西伯利亚和蒙古的、由西伯利亚立克次体引起的北亚蜱传斑疹伤寒以及由日本山茶立克次体引起的东方斑疹热；由螨立克次体引起的立克次体痘通过猫身上的螨传播，主要发生在美国、俄罗斯和非洲。

感染通常在暴露于蜱出没环境或动物后发生。斑疹热是一种与紫癜疹相关并发的热性疾病，也是非流行地区进口发热病的一种重要原因。落基山斑疹热是这些发热病中最严重的一种，但其他发热病也可能是严重的。立克次体聚集于中小血管的血管壁，引起血管炎，症状在蜱咬后 4～10 日出现症状，并且与立克次体的种属有关。其典型症状为头痛、发热及蜱咬部位的焦痂和（或）皮疹的逐渐加重，同时有可能伴随恶心、呕吐、肌痛、乏力及淋巴结肿大。其后遗症包括呼吸衰竭、肾功能衰竭、心肌炎、血小板减少、脑病。对所有斑疹热的治疗选择都是口服或静脉注射多西环素，对落基山斑疹热和地中海斑疹热可用氯霉素替代治疗。因四环素禁用于儿童，所以推荐 9 岁以下儿童用氯霉素治疗，但有些专家仍然主张用多西环素，短期使用牙齿染色的风险较小。大环内酯类（克拉霉素和阿奇霉素）可作为儿童的替代药物，交沙霉素可用于妊娠期妇女的治疗。用环丙沙星或多西环素 2 日短疗程可治愈不严重的成人地中海斑疹热。立克次体痘会被误诊为水痘，用四环素治疗也有效，有时不治也会自愈。

斑疹伤寒
(typhus)

立克次体感染或斑疹伤寒通过各种昆虫的叮咬而传播。普氏立克次体是流行性斑疹伤寒（或称虱传斑疹伤寒）的病原体。斑疹伤寒立克次体（早先称为莫氏立克次体）是蚤传斑疹伤寒（或称鼠型斑疹伤寒）的病原体，呈全球性分布。恙虫病立克次体是恙虫病的病原体，由恙螨传播，主要流行于亚洲、澳大利亚及太平洋岛屿。

这类感染的治疗常以四环素类的多西环素或氯霉素作为首选药。也有证据表明环丙沙星也可能对此类感染有效，因此将环丙沙星作为替代药。据报道泰国出现对多西环素及氯霉素耐药菌株。利福平较多西环素效果好，阿奇霉素和泰利霉素亦有效。在被传染前用多西环素可能有效预防恙虫病。同时，接种斑疹伤寒疫苗对预防流行性斑疹伤寒有效。

鼻窦炎
(sinusitis)

鼻窦炎或者副鼻窦炎，成人比儿童多见。其可以由病毒、细菌或真菌感染引起，也可以继发于其他疾病（如过敏）。严重的并发症有细菌性脑膜炎和脑脓肿。

急性鼻窦炎通常是由病毒性上呼吸道感染引起。与急性中耳炎相似，最常引起的细菌病原体是肺炎链球菌和无荚膜流感嗜血杆菌。在儿童感染中，卡他莫拉菌日益突出。其他致病菌，尤其在成人，包括混合的厌氧菌（经常与牙科疾病和慢性窦炎相关）、金黄色葡萄球菌、化脓性链球菌和革兰阴性菌（如肠杆菌科和铜绿假单胞菌）。在年轻患者中，大约 5% 原发性窦炎与肺炎衣原体有关。

急性鼻窦炎可以自愈，大部分单用镇痛药即可缓解症状，但是当疑有细菌感染及严重的并发症时，必须给予充分疗程的抗菌药治疗，通常为 10～14 日。也可局部使用减充血药，以促进引流和通气。抗生素的选择与急性中耳炎的治疗相似（参见中耳炎项下）。有效的抗菌药为阿莫西林，SMZCo 为替代用药，两药成人及儿童均适用。对阿莫西林无反应的患者，推荐使用阿莫西林加克拉维酸（阿莫西林 90 mg/kg，一日最大剂量不超过 4 g）。不能耐受阿莫西林的替代治疗包括头孢菌素（如头孢泊肟、头孢地尼和头孢呋辛）、大环内酯类、氟喹诺酮类，如合并牙科疾病，则抗菌药物的应用应覆盖革兰阴性菌和厌氧菌，四环素或红霉素对肺炎衣原体最有效。

急性鼻窦炎治疗失败可导致慢性鼻窦炎或偶然导致并发症，如脑脓肿或脑膜炎。对慢性鼻窦炎持续恶化的治疗，与急性感染一样。治疗慢性鼻窦炎应使用皮质激素（可减少鼻黏膜炎症）、抗组胺药和适当的生理氯化钠溶液冲洗。有些医生提倡长疗程抗菌药作为开始治疗的一部分，但其作用却存有争议。如药物治疗失败，有必要外科介入治疗。

扁桃体炎
(tonsillitis)

见咽炎项下。

布氏杆菌病
(Brucellosis)

布氏杆菌病(也称波状热或地中海式热)由需氧的革兰阴性多种布氏杆菌引起,最初在动物中发现,后传给了人类。影响人类的主要菌种是从牛体传来的流产杆菌、从羊和其他家畜传来的羊布氏杆菌和从猪传来的猪布氏杆菌。布氏杆菌病常常是直接接触感染的动物或动物材料(胎盘),间接食用未消毒的牛奶、奶制品或通过吸入被污染的灰尘和飞沫而致,虽然较为罕见或者说在一些国家已被控制,但在许多地方仍是一个问题,如地中海地区和中东。在罕有情况下,人类的感染是由于接触了活的兽用疫苗所引起。

布氏杆菌病的治疗在于缩短疾病时间、降低并发症和复发的风险。四环素类尽管对布氏杆菌高度有效,但单用复发率高,因此常与其他药物合用。常见治疗方案:多西环素与利福平合用,口服至少6周;多西环素口服6周同时胃肠道外给予氨基糖苷类抗生素(链霉素、庆大霉素或新霉素)1~2周。多西环素与链霉素合用复发率低于多西环素与利福平合用,可能是因为利福平降低多西环素的血药浓度。氟喹诺酮类单用无效,但与多西环素或利福平合用有效。四环素类避免用于儿童(美国规定禁用于8岁以下儿童,英国规定禁用于12岁以下儿童)。备选方案:SMZCo联合利福平口服至少6周或SMZCo口服2周与庆大霉素静脉滴注合用。另一备选方案为利福平口服6周以上且在初始5日联合庆大霉素或奈替米星使用。对于妊娠期妇女世界卫生组织推荐利福平单用6周,SMZCo或四环素只有在利福平不得使用时,禁用链霉素。也可试用SMZCo与利福平合用4周。

儿童神经型布氏杆菌病三药治疗有效(多西环素、利福平和一种氨基糖苷类),疗程3个月,疗效较肯定。幼年儿童中多西环素可用SMZCo替代。在治疗神经布氏杆菌病时,疗程的长短显得尤为重要。治疗仅持续2~3周,会复发,建议多西环素与两种或两以上药物合用(利福平和氨基糖苷类、SMZCo和头孢曲松),疗程数月。常给予皮质激素,但疗效有待验证。成人心内膜炎通常需要3种或4种(1种四环素类、1种氨基糖苷类、利福平和或SMZCo)药物长期联合治疗,常需瓣膜置换。治疗应持续3个月以上。有人推荐使用头孢曲松和或氟喹诺酮可减少需手术治疗的风险。儿童心脏并发症常比成人轻,四环素治疗3周合用链霉素2周有效。

布氏杆菌病预防可通过控制和消杀感染动物、高温杀毒奶制品、对家畜或牲畜进行免疫接种进行。尚无正式批准用于人类的疫苗。

产科疾病
(obstetric disorders)

参见子宫内膜炎(产后子宫内膜炎的预防和治疗,剖宫产的一种并发症)、早产和围生期感染等项下;关于妊娠期间常见感染的治疗,见妊娠期妇女和新生儿项下。

肠球菌感染
(enterococcal infections)

肠球菌感染的增多与耐药菌株的出现显著相关。肠球菌,主要是粪肠球菌(过去称作粪便链球菌),还有屎肠球菌、鸟肠球菌,都能导致包括胆道炎症、泌尿道炎、心内膜炎、腹膜炎、菌血症、导管相关感染、外科伤口感染及骨盆感染在内的多种炎症。因为它们是经常存在于肠道中的菌群,所以成了医院感染的常见病因。肠球菌对氨基糖苷类、由于产β-内酰胺酶导致的对氨苄西林、糖肽类耐药。肠球菌的高敏感情况及多重耐药导致对感染的治疗很困难。抗生素的选择应根据各地方耐药菌的流行模式及药物的敏感试验而定。一般说来,肠球菌感染的尿路感染,可应用氨苄西林、青霉素或万古霉素,菌血症、脑膜炎、心内膜炎通常合用氨基糖苷类。对青霉素过敏的的患者可将万古霉素和氨基糖苷类合用。利奈唑胺、达托霉素、泰利霉素及奎奴普丁/达福普汀可用来治疗耐万古霉素的肠球菌感染。已有对利奈唑胺耐药的报道。呋喃妥因可用来治疗下尿路感染。目前没有通用的推荐疗法,防止耐万古霉素肠球菌的传播非常重要。

大肠埃希菌小肠炎
(escherichia coli enteritis)

见胃肠炎项下。

胆道感染
(biliary tract infections)

在正常情况下胆道器官为无菌部位,当发生胆道梗阻或部分梗阻时,胆道可出现感染症状,梗阻情况决定感染程度。胆道感染相关的疾病包括胆囊炎和胆管炎(胆小管的炎症,通常与胆道阻塞有关),可能并发坏疽、肝或腹膜内脓肿、腹膜炎和败血症。涉及的有代表性的微生物有革兰阴性需氧菌,如大肠埃希菌、肺炎克雷伯菌;较少见肠球菌。在培养的阳性菌中厌氧菌占 15%,其中多数为梭状芽孢杆菌和拟杆菌属。厌氧菌常与其他病原体合并感染,称为混合感染,常见于危重患者、老年患者或施行胆肠吻合术的患者等。

无并发症的急性胆囊炎一般是保守治疗。常用抗菌药物包括氟喹诺酮类、一代头孢菌素类或广谱青霉素加 β-内酰胺酶抑制药。对于比较严重的感染,如化脓性胆管炎,就有必要选用合适的抗菌药进行治疗。由于胆道梗死会妨碍许多抗菌药在胆汁中达到充分的浓度,故治疗的主要目的是控制菌血症。常常需要联合用药,包括头孢菌素类、氟喹诺酮类、酰脲类青霉素。对于合并厌氧菌感染的病例,可以加用甲硝唑。青霉素耐药的病例可使用哌拉西林-他唑巴坦。对于复发的病例,为减少复发次数可口服 SMZCo 以维持治疗。在大多数阻塞病例中,治疗要依赖手术引流胆汁或进行胆结石的药物治疗。为了防止急性胆管炎和创伤感染,常在胆道手术中应用抗菌药预防感染。抗菌药的选择应根据感染的程度、抗菌药的活性、病原菌培养及本地的细菌耐药监测数据。

发热
(fever)

对中性粒细胞减少的患者和原因不明的发热,其治疗见免疫受损患者感染项下。

放线菌病
(actinomycosis)

放线菌病为慢性病,少见,为多种病原菌所致。主要是由口腔共生的革兰阳性厌氧菌或微需氧菌伊氏放线菌引起,也可见丙酸杆菌或双歧杆菌。在人体口腔、胃肠道、女性阴道或皮肤,这些病原体是正常菌群的一部分,致病力低,当黏膜屏障被破坏时可导致感染或外来植入物导致感染。可发生于任何年龄段且无地域局限。身体任何部位均可感染。颈颜面部放线菌病是最常见的放线菌病之一,常与口腔卫生差及口腔科手术有关。其他形式的放线菌病包括腹部放线菌病、肺部放线菌病和播散性放线菌病;骨盆放线菌病与使用宫内节育器有关。中枢神经系统、表皮部位感染或感染播散亦可见。

放线菌病感染的特点为单个或多个硬结,可扩散至周围组织,亦可发展为局部肿胀、炎症反应、脓肿、硬质的纤维化组织,进而形成以硫黄颗粒(排泌特征性黄色颗粒聚集物)为主的排液窦道。该病诊断较困难,皮损常被误诊为肿瘤。

放线菌病治疗疗程较长,因其对抗菌药物反应较慢。先连续 2～6 周大剂量静脉给予青霉素,后连续数月口服青霉素(如青霉素 V 或阿莫西林)6～12 个月。复杂病例疗程可达 18 个月。虽然有证据表明短期使用青霉素可治愈本病,但短期治疗方案不推荐用于大的损伤和或腹部疾病,除非进行手术清创。对青霉素过敏者可选用四环素、氯霉素,其他可供选择的有红霉素或克林霉素。

其他成功治愈本病的方案有静脉给予亚胺培南 6～10 周、左氧氟沙星 16 周、环丙沙星、一代头孢菌素等;非胃肠道给予头孢曲松 3 周紧接着口服阿莫西林 3 个月。其他药物如甲硝唑、氨基糖苷类抗菌药物、SMZCo、耐青霉素酶青霉素类、头孢氨苄等药物不敏感。

大多数患者能通过药物治疗痊愈,少数患者可配合引流、吸取脓液、去除瘘管进行治疗。外科手术指征为药物治疗失败、关键部位感染。

肺脓肿
(abscess lung)

肺脓肿常继发于吸入性肺炎(见肺炎项下),致病菌一般为厌氧菌。

肺炎
(pneumonia)

肺炎主要是由细菌或病毒引起;对于免疫受损的患者,也可能是由真菌引起或由化学刺激物引起的。间质性肺炎是癌症患者的常见并发症,也可能与某些药物有关(如胺碘酮、博来霉素和呋喃妥因);有时也认为间质性肺炎是一种过敏反应。

社区获得性肺炎:对原先健康者,此病最常见的病原体是肺炎球菌。肺炎球菌性肺炎的发病非常迅速,治疗应立即开始,通常对青霉素、阿莫西林、氨苄西林、头孢菌素、红霉素或 SMZCo 均敏感。在很多国家都有青霉素耐药的报道,有推荐用头孢噻肟代替青霉素,但在许多国家使用青霉素治疗社区获得性肺炎仍是合理的。红霉素和其他大环内酯类抗生素的耐药已有报道,巴基斯坦已有关于 SMZCo 和氯霉素耐药性的报道。

肺炎支原体是引起社区获得性肺炎的另一个重要因素。大约每 4 年流行 1 次。口服或静脉给予克拉霉素是治疗肺炎支原体的首选。备选为口服多西环素,或口服或静脉使用氟喹诺酮类。在社区获得性肺炎的治疗初期单独使用红霉素这种做法已受到质疑，因为即使在肺炎衣原体流行期，肺炎球菌仍然是最主要的致病菌，尽管它们对红霉素敏感，但耐药性增加已见报道，只是较罕见而已。建议红霉素与青霉素合用，但要考虑肺炎球菌对青霉素的耐药问题。

其他可能引起社区获得性肺炎的细菌包括金黄色葡萄球菌，通常是流行性感冒后的继发感染并伴随较高的死亡率；还有流感嗜血杆菌、卡他莫拉菌，尤其易发于已患有慢性肺部疾病的患者。其他还有嗜肺军团菌（参见军团病项下）、鹦鹉热衣原体（参见鹦鹉热项下）、肺炎衣原体（以前一直以为是鹦鹉热衣原体的 TWAR 菌株），还有伯内特柯克斯体（参见 Q 热项下）等。革兰阴性菌很少引起社区获得性肺炎，健康人更少罹患。厌氧菌与吸入性肺炎有关。病毒是儿童中最常见的病原体。

社区获得性肺炎的起始经验治疗通常用青霉素、氨苄西林或阿莫西林。红霉素用于青霉素过敏的患者，在肺炎支原体流行和被怀疑有军团菌时也应给予红霉素。第二代和第三代头孢菌素，例如头孢呋辛和头孢噻肟是青霉素治疗的另一种替代方法。流行性感冒时还需加用抗葡萄球菌的青霉素类，如氟氯西林。对于病因学未明的严重肺炎可用红霉素合用第二或第三代头孢菌素；另一种可选择的方法是氨苄西林合用氟氯西林和红霉素，静脉滴注。地区性的耐药类型必须注意。对于耐青霉素的肺炎球菌的确切治疗方法推荐很少；对中度耐药菌株可用高剂量青霉素治疗，高度耐药的肺炎球菌引起的菌血症和脑膜炎，建议使用头孢噻肟或万古霉素合用利福平治疗。环丙沙星对肺炎球菌作用相对较弱，必须十分谨慎。耐青霉素流感嗜血杆菌在某些地区可能是个问题。很多分离的卡他莫拉菌可产生 β-内酰胺酶而耐青霉素，但患者使用阿莫西林/克拉维酸，头孢呋辛、头孢噻肟或头孢曲松，或口服或静脉使用一种氟喹诺酮类有效。一种氨基糖苷类抗生素可加用于革兰阴性肺炎杆菌的危险患者，包括有慢性肺部疾病、酒精中毒、糖尿病、充血性心力衰竭和慢性衰弱等疾病患者的起始治疗中。非典型性肺炎，如由衣原体或伯内特柯克斯体引起，可用多西环素治疗，备选药物为口服或静脉用克拉霉素；阿奇霉素和克拉霉素也可用于治疗社区获得性肺炎。

儿童肺炎的致病菌范围比成人肺炎更广。新生儿肺炎通常是通过母亲生殖道感染的，尤其容易感染 B 族链球菌、大肠埃希菌和肺炎克雷伯菌；起始治疗推荐庆大霉素和青霉素或氨苄西林。新生儿对 B 族链球菌的预防可参见围生期链球菌感染项下。在美国，沙眼衣原体是＜3 个月婴儿的最常见的病原体，首选红霉素治疗，或用磺胺异噁唑。病毒，尤其是呼吸道合胞体病毒，是婴儿及＜4 岁儿童中最常见的病原体，和成人一样，肺炎球菌是最常见的细菌性病原体。尽管儿童肺炎患者其病原体常不易鉴定，但因细菌感染的可能性大，故用阿莫西林，替代药物为阿莫西林联合克拉维酸钾、头孢克洛、红霉素、克拉霉素和阿奇霉素。大环内酯类用于治疗衣原体和支原体感染。在发展中国家，急性下呼吸道感染是导致儿童死亡的主要原因，尤其＜5 岁的儿童。肺炎致死的主因是肺炎球菌或流感嗜血杆菌感染。世界卫生组织指出，小医院中这两种细菌对青霉素、氨苄西林、阿莫西林、SMZCo、氯霉素都敏感，根据病情的严重程度，这些抗菌药物都包含在治疗肺炎的方案中。但是，对这几种药的耐药情况总是存在的，只是程度不同，选用药物必须观察效果。

医院获得性肺炎：大多数关于医源性肺炎的报道来自美国。需氧的革兰阴性菌，如假单胞菌属和克雷伯菌属是主要致病菌，但是更多的病原体也经常会遇到。广谱抗菌药是起始治疗所必需的，如头孢曲松、左氧氟沙星、莫西沙星或环丙沙星、氨苄西林/舒巴坦或厄他培南。晚期或多重耐药菌感染时可选用：头孢菌素（头孢吡肟或头孢他啶）或碳青霉素类（亚胺培南或美罗培南）或哌拉西林/他唑巴坦联合一种氟喹诺酮类（环丙沙星或左氧氟沙星），或一种氨基糖苷类（阿卡米星、庆大霉素或妥布霉素）。开始治疗时抗菌药均应静脉给药，将疗程为 7 日。

免疫受损的患者极易感染肺炎。除了以上提及的细菌外，他们也很有机会感染结核分枝杆菌（参见结核病项下）、病毒如巨细胞病毒、真菌类如曲霉菌属、白色念珠菌属、隐球菌属以及卡氏肺囊虫等。

间质性肺炎是癌症患者常见的并发症，可能与药物的使用有关，但是其起因的鉴别十分困难。提倡用红霉素和 SMZCo 进行早期经验治疗，对军团菌属、支原体属和卡氏肺囊虫引起者均有效，但应个体化给药。高度危险的感染患者推荐用肺炎球菌疫苗进行免疫接种。

吸入性肺炎通常是在意识模糊或吞咽困难的状态下，将细菌通过上呼吸道吸进肺部所致。在社区获得性肺炎中其主要致病菌是厌氧菌，但是在医院获得性吸入性肺炎中也经常发现有革兰阴性杆菌和金黄色葡萄球菌。

几乎所有的厌氧菌肺感染（包括肺脓肿）患者的治疗都以经验治疗为主，首选青霉素，但考虑到耐药性，则应优选克林霉素，这远远不够，还需要三代头孢菌素、氟喹诺酮类和哌拉西林。单独使用甲硝唑的效果不好。抗微生物方案应包括静脉注射青霉素(虽然明显比克林霉素效果差),口服或静脉注射克林霉素,或一种氨基青霉素(如阿莫西林或氨苄西林)加甲硝唑。大部分肺脓肿患者接受肠胃外治疗直至体温正常和临床上改善。如有必要,口服治疗可延续几周或几个月。大部分与肺脓肿有关的信息,也适用于无脓肿的吸入性肺炎。

风湿热
(rheumatic fever)

因上呼吸道感染如咽炎、扁桃体炎引起的急性风湿热,好发于 6～15 岁儿童,是由 A 族β-溶血性链球菌和化脓链球菌引发,其发病机制未明,可能与免疫机制有关。在初期感染后有 1～5 周的潜伏期,然后出现风湿热的临床症状,主要有关节炎、心肌炎、舞蹈病、边缘性红斑、皮下结节等。这种疾病对心脏有着极其严重的影响,是发展中国家儿童和成人心血管疾病死亡的主要原因。风湿热的发病与贫穷和人口过多有关,在发达国家中已显著减少。世界卫生组织和美国心脏病协会(AHA)发表了风湿热一级和二级预防准则。风湿热可以通过一级预防来防范,即及时治疗化脓链球菌的上呼吸道感染,根除喉部的 A 族链球菌。用药选择是青霉素,可单剂量肌内注射苄星青霉素,或口服一个疗程(10 日)的青霉素 V 片或阿莫西林。注射剂包括苄星青霉素和普鲁卡因青霉素,后者由于注射时疼痛较苄星青霉素轻,适用于儿童的替代治疗。对不能耐受青霉素的患者,可口服头孢菌素(头孢羟氨苄或头孢氨苄),替代治疗还包括口服克林霉素和大环内酯类红霉素、克拉霉素、阿奇霉素(关于治疗咽喉部链球菌感染见咽炎项下)。通常对慢性携带者并不一定需要治疗,但根除咽部的菌落,需注射苄星青霉素并加服利福平 4 日,或口服一个疗程(10 日)的克林霉素才有效。

在一小学生隔离中心,青霉素预防的确控制了化脓链球菌的急性扁桃体炎的流行。然而有研究表明,必须所有人都接受预防。

如果发生了急性风湿热,应立即给予全疗程的青霉素治疗作为一级预防,以根除 A 族链球菌。然后进行二级预防即长期的抗生素预防性使用,这是因为在随后的上呼吸道链球菌感染后风湿热极有可能再次复发。同样,青霉素仍是较好的选择。虽然在复发高危险区应每 3 周肌内注射青霉素,但通常推荐每 4 周肌内注射 1 次青霉素。口服青霉素 V 片或磺胺嘧啶可以替代使用。红霉素可用于青霉素和磺胺类过敏患者。磺胺类不能用于一级预防,因其不能根除链球菌。某些风湿热发病率较高的地区报告了每月 1 次治疗方案具有高复发率,故仍主张每 3 周注射 1 次。来自台湾 12 年的研究证实预防性使用苄星青霉素注射剂,每 3 周 1 次比每 4 周 1 次更有效,特别是链球菌危害势头仍很强的发展中国家,因此推荐刚发现风湿热的成人及儿童应使用每 3 周 1 次的治疗方案。药动学研究也显示,注射后第 4 周,青霉素的血清浓度是比较低的。其他预防性治疗有口服青霉素或磺胺嘧啶,如对两药过敏,则选择大环内酯类。

二级预防的持续时间取决于个体。没有风湿性心脏病的患者在最后发作风湿热后最少要持续 5 年,即预防至少要持续到 18 岁或 20 岁以上。来自智利的研究支持这个观点,而患有风湿性心脏病的患者,可能需接受终生预防或至少到 25 岁。担心长期使用苄星青霉素会产生严重过敏反应可能没有事实依据。与风湿热患者有经常接触的人,如果自身链球菌培养呈阳性,应予以治疗。因风湿热而患有风湿性瓣膜心脏病的患者,有感染心内膜炎的危险,当进行口腔科及一些外科手术时,应接受短期抗生素预防。

蜂窝织炎
(cellulitis)

见皮肤感染项下。

附睾炎
(epididymitis)

附睾炎经常与尿道炎相关,在年轻男性患者(35 岁以下),最常见的是由淋球菌、特别是沙眼衣原体引起的性传播疾病的一种并发症,但同性恋者常由大肠埃希菌导致。35 岁以上者及儿童常继发于泌尿道感染、泌尿道插管、手术、全身感染及免疫力低下,而不是由性传播途径而来,致病菌常见铜绿假单胞菌和其他革兰阴性杆菌。

衣原体附睾炎,世界卫生组织推荐口服多西环素 100 mg,2 次/日,共 7 日或单剂量口服阿奇霉素 1 g,疗程为 7 日。备选方案为阿莫西林 500 mg,3 次/日;红霉素 500 mg,4 次/日;氧氟沙星 300 mg,2 次/日或四环素 500 mg,4 次/日,以上均口服 7 日。除非能排除淋病,患者应同时治疗淋病。

英国推荐衣原体感染或其他非淋病非肠道细菌感染附睾炎,多西环素 100 mg,2 次/日,疗程 10～14 日。肠道细菌感染,口服氧氟沙星 200 mg,2 次/日,疗程 14 日,或口服环丙沙星 500 mg,2 次/日,疗程 10 日。对可能由淋球菌引起的附睾炎,单剂量肌内注射头孢曲松 250 mg 或单次口服环丙沙星 500 mg

加口服多西环素 100 mg，2 次/日，10～14 日。对青霉素和或四环素过敏者，无论感染性质，均为氧氟沙星 200 mg，2 次/日，疗程 14 日。

美国推荐淋球菌及衣原体导致的感染，单剂量肌内注射头孢曲松 250 mg 加口服多西环素 100 mg，2 次/日，10 日。肠道菌群感染或对头孢曲松和或四环素类过敏者，口服氧氟沙星 300 mg，2 次/日，10 日；或口服左氧氟沙星 500 mg，1 次/日，10 日。

如附睾炎由性传播病原体导致，性伴侣应同时治疗。HIV 共感染者治疗方案与常人相同。

腹股沟肉芽肿

(granuloma inguinale)

腹股沟肉芽肿又称性病肉芽肿，是由革兰阴性肉芽肿鞘杆菌引起的，好发于热带和亚热带，特别是巴布亚新几内亚和印度。其特征是生殖器溃疡，是一种性传播疾病。世界卫生组织推荐，首日口服阿奇霉素 1 g，继后 500 mg，1 次/日；或口服多西环素 100 mg，2 次/日。其他选择包括口服四环素 500 mg，4 次/日、口服红霉素 500 mg，4 次/日或磺胺甲噁唑 960 mg，2 次/日，HIV 感染者应联合庆大霉素，治疗应持续至病损全部愈合。美国推荐口服多西环素 100 mg，2 次/日，至少 3 周。备选方案为环丙沙星 750 mg，2 次/日；或红霉素 500 mg，4 次/日；阿奇霉素 1 g，每周 1 次；磺胺甲噁唑 960 mg，2 次/日，疗程均至少 3 周。妊娠期妇女和合并 HIV 感染或治疗开始后几天内病灶无好转的病例，应考虑加用氨基糖苷类。

腹膜炎

(peritonitis)

腹部内的感染包括腹膜炎，可能并发于腹膜内脓肿和腹内器官（如肝、胰、脾）的脓肿。感染性腹膜炎可能是原发或继发的，或者是长期不卧床腹膜透析（CAPD）的一种并发症。

1. 原发性腹膜炎　原发性或特发性细菌性腹膜炎并无特定的感染灶，而是作为腹水的一种并发症出现。感染细菌包括大肠埃希菌、其他肠杆菌科细菌和链球菌。起始治疗是用广谱抗生素（如氨苄西林）加一种氨基糖苷类抗生素，但是有人认为第三代头孢菌素如头孢噻肟应为首选。其他替代药包括其他广谱青霉素、碳青霉烯类、第三代头孢菌素类（头孢噻肟）、氟喹诺酮类及青霉素类和β-内酰胺酶抑制药复合制剂。口服氧氟沙星对并发感染的疗效与头孢噻肟相同。在一项研究中，口服诺氟沙星作为选择性的肠消毒剂，显示可以预防低蛋白腹水肝硬化患者的自发性腹膜炎，因而推荐用诺氟沙星降低腹膜炎的复发率。有报道指出，SMZCo 也是一种有效的预防药。

2. 继发性腹膜炎　继发性腹膜炎与胃肠道憩室炎、穿孔和手术污染有关。感染通常是混合性的而且源于胃肠道。致病菌包括大肠埃希菌、其他肠杆菌科细菌和厌氧菌，特别是脆弱类杆菌、肠球菌，有时还有铜绿假单胞菌，因此广谱抗生素经验性治疗是必要的，直至感染菌明确为止。常 2～3 种药物联合，通常静脉给药。常使用甲硝唑联合环丙沙星、左氧氟沙星、头孢他啶或头孢吡肟中的一种；甲硝唑、氨曲南联合一种对革兰阳性球菌有效的抗菌药。针对医疗机构相关感染应参照该医疗机构自己的微生物和耐药监测数据，并且要求覆盖多数革兰阴性菌。

3. 长期不卧床腹膜透析（CAPD）腹膜炎　腹膜炎是 CAPD 的主要并发症（CAPD 是一种在终末期肾病常用的技术治疗措施），通常由单一病原体引起。最常见的感染途径是在换透析包或转移设备时受到了污染；其他还包括导管、菌血症、上呼吸道分泌物，还有可能来自肠壁或输卵管的细菌。约有一半的腹膜炎是由表皮葡萄球菌引起的，其他还有甲型溶血性链球菌、类白喉菌和金黄色葡萄球菌。肠杆菌和铜绿假单胞菌几乎共占感染微生物的 1/5。英国推荐应对 CAPD 相关性腹膜炎患者立即用抗菌药通过腹膜内途径治疗，可使准确的未达中毒浓度的药物到达感染部位，并在几小时内使许多抗菌药能达到足够的血药浓度。在腹膜透析液中加入抗菌药后 CAPD 仍可像平常一样继续。对严重患者，可使用 1 次静脉或腹腔内的负荷量以确保迅速达到治疗浓度。CAPD 腹膜炎的起始经验治疗是必须对革兰阳性菌和阴性菌都有效。多数情况下使用第一代头孢菌素头孢唑林或头孢噻吩即能充分治疗。但在一些医疗机构甲氧西林耐药菌感染率较高，则需使用万古霉素，其他对革兰阴性菌包括铜绿假单胞菌有效的抗菌药物有氨基糖苷类、头孢他啶、头孢吡肟、碳青霉烯类或氨曲南，有专家建议应在临床体征和症状消除以及排出物澄清后再至少继续治疗 5 日；通常总共需要 14 日。如感染严重，疗程应延至 21 日。通过将抗菌药混于腹膜透析液的方式腹腔内给药的效果优于静脉给药。

英国不主张长期抗菌药预防，而是在采用了对伤口严格无菌护理和尽量减少腹膜透析系统与家用水接触，使腹膜炎发生率急剧减少。

Williams 和 Coles 强调 CAPD 腹膜炎的主因是葡萄球菌，并且讨论了利福平在持续性和复发性腹膜炎联合治疗中和在生物膜与导管相关性感染治疗中的地位:尿激酶结合利福平用于复发性腹膜炎可能有助于利福平渗透入导管生物膜,尽管生物膜在腹膜炎中的重要性还未确定。用利福平抑制鼻通道的金黄色葡萄球菌可能减少导管出口部位感染的危险。CAPD 腹膜炎治疗中已成功使用的其他抗菌药包括腹腔内用环丙沙星;口服途径有优点,而口服环丙沙星已显示出前景,尽管耐药性是个问题。替考拉宁可替代万古霉素使用。

杆菌性血管瘤

(bacillary angiomatosis)

见猫抓病项下。

肝脓肿

(abscess liver)

属腹部脓肿范畴,其致病菌主要有肠杆菌科(特别是大肠埃希菌)厌氧菌(特别是脆弱拟杆菌)和微需氧的米勒链球菌,都会导致与腹部其他部位感染(见腹膜炎项下)一样,常常属于混合性感染,在治疗上包括抽吸或引流脓液和给予大剂量抗菌药。按经验的广谱治疗是立即给予克林霉素加庆大霉素(二药应选用不同的途径给药),当抽出的脓液培养结果出来之后就可进行针对性治疗。不予外科处理,仅以抗菌药治疗也可取得成功,可用庆大霉素加克林霉素治疗,其他抗菌药包括头孢西丁、氯霉素、碳氢霉烯类、第三代头孢菌素和甲硝唑。在一些地方,氨苄西林、庆大霉素和甲硝唑作为标准治疗方案,但对于肺炎克雷伯导致的本病,宜选氨基糖苷类与广谱 β-内酰胺类,如哌拉西林、第二、第三代头孢菌素。不进行外科处理而采用抗菌治疗也可有效,但是可能由于抗菌治疗未能覆盖肠道厌氧菌,特别是脆弱拟杆菌,而使得单独使用抗菌药治疗失败。

阿米巴肝脓肿的治疗可参见抗原虫药中的阿米巴病。

感染性腹泻

(diarrhoea infective)

见胃肠炎项下。

宫颈炎

(cervicitis)

宫颈炎是女性淋病主要表现,但具有脓性黏膜的宫颈炎通常是由沙眼衣原体通过性生活方式传播的。这两类感染经常共同出现,需要同时治疗。治疗原则参见淋病和衣原体感染项下。

钩端螺旋体病

(leptospirosis)

钩端螺旋体病是一种传染性疾病,由各种型别的致病性钩端螺旋体引起。钩端螺旋体广泛分布于野生动物和家禽中,一般通过已被感染的尿液、血液、组织、污染水或土壤而传播。主要发生于农民中,大多数有症状的患者仅有比轻微流感样症状还轻的表现,但也有少部分人发展成魏尔综合征(一种重型钩端螺旋体病)伴有出血并发症和严重的肝肾功能衰竭。对抗生素的应用存在争议,因为许多患者不治也能痊愈。当怀疑为钩端螺旋体病时,为了预防并发症静脉应用青霉素 900 mg,4～7 日,应用起始最好在症状出现的 5 日以内。也可静脉用头孢曲松、头孢噻肟或多西环素。口服抗菌药如阿莫西林、氨苄西林、多西环素或红霉素可用于较轻症状的感染。阿奇霉素对轻、中度患者有效,氟喹诺酮类和碳青霉烯类也表现出体外活性。多西环素可减少钩端螺旋体病的发病率,曾在巴拿马给美国士兵进行预防性治疗。有些国家已有钩端螺旋体疫苗。

骨和关节感染

(bone and joint infections)

细菌性关节炎(脓毒性关节炎)可由带有葡萄球菌、链球菌、肠球菌、肠杆菌、铜绿假单胞菌和厌氧菌等微生物的血液进入关节而引起。最常见的细菌可能是金黄色葡萄球菌。流感嗜血杆菌是少年儿童感染的常见病因,淋病奈瑟菌是性活跃的年轻人感染的常见病因。除了淋球菌关节炎,其他特殊类型的细菌性关节炎还有莱姆病,脑膜炎球菌、沙门菌和结核杆菌关节炎。除淋病奈瑟菌外,骨髓(骨感染)的细菌感染与细菌性关节炎相似。反应性关节炎(无菌性关节炎)的关节炎症是身体其他部位感染所继发。一般来说,是由性传播的感染所引起,尤其是衣原体感染或继发于肠感染之后。尿道炎或结膜炎(或两者兼有)有关联,称之为 Reier 综合征。

细菌性关节炎或骨髓炎的经验治疗方案通常包括抗葡萄球菌抗菌药如氟氯西林、萘夫西林钠、氧氟沙星或头孢菌素类,对于青霉素过敏的患者可以使用克林霉素替代。对耐甲氧西林的金黄色葡萄球菌,可使用万古霉素或替考拉宁。5 岁以下儿童用头孢噻肟治疗,因为很可能是流感嗜血杆菌感染所致。急性细菌性关节炎或骨髓炎的治疗,一般开始用大剂量抗生素静脉给药连续 6 周,慢性疾病可能需要较长时间的治疗,开始注射给药,继后改为口服治疗。

口服环丙沙星或氧氟沙星已被成功地用于治疗由易感微生物引起的骨髓炎，但是成年患者疗程需要延长，由于儿童骨组织中血供比较丰富，因此抗炎作用效果较明显，疗程可缩短。

人工关节感染的药物需要对细菌表面黏附和形成生物膜有抑制作用，可用利福平联合氟喹诺酮类药物。

反应性关节炎用抗炎药治疗，抗菌药的作用不大好确定。衣原体感染相关性关节炎的预后比由肠感染所致的关节炎好。据报道，长期用四环素加一种 NSAID 治疗，可缩短由沙眼衣原体所致反应性关节炎的疗程。

在肌肉、骨骼和关节疾病，如类风湿关节炎治疗中提到的四环素类，通常是指米诺环素。

骨盆炎症
(pelvic inflammatory disease)

骨盆炎症是女性上生殖道的炎性疾病（包括子宫内膜炎、输卵管炎、输卵管-卵巢脓肿和盆腔腹膜炎）的泛指定义。通常沿子宫颈向下生殖道传染，结果造成输卵管炎，而且能扩散至卵巢和腹膜。长期的并发症包括不孕和宫外孕。感染大多可能通过性传播，过去曾主要由淋球菌引起，现在，沙眼衣原体越来越成为骨盆炎症的主要病原体。其他被分离的微生物还有人型支原体，解脲脲原体，厌氧菌如类杆菌、消化球菌属和消化链球菌属；革兰阴性需氧菌（如大肠埃希菌）；还有革兰阳性需氧菌（如 B 型链球菌）等。因此，骨盆炎症的病因可能是多种微生物导致的。

治疗方案必须广谱，治疗应在医院里开始。对住院患者，世界卫生组织建议先肌内注射头孢曲松 250 mg，1 次/日，加口服或静脉注射至少 4 日多西环素 100 mg，2 次/日（或口服四环素 500 mg，4 次/日）加口服或静脉甲硝唑 400～500 mg，2 次/日；或氯霉素 500 mg，4 次/日；克林霉素 900 mg，每 8 h 一次，加静脉用庆大霉素 1.5 mg/kg，每 8 h 一次；口服环丙沙星 500 mg，2 次/日（口服四环素 500 mg，4 次/日）加口服或静脉用甲硝唑 400～500 mg，2 次/日；或氯霉素 50 mg，4 次/日。在体温恢复正常后继续治疗至少 48 h，继而口服 10～14 日多西环素或四环素。对门诊患者，建议先对淋病进行单剂量肌内注射头孢曲松 125 mg 加口服甲硝唑 400～500 mg 治疗，2 次/日，联合口服多西环素 100 mg，2 次/日（或口服四环素 500 mg，4 次/日），疗程 14 日。美国 CDC 推荐一个更适宜的治疗方案，对住院患者静脉注射头孢西丁 2 g，每 6 h 一次或头孢替坦 2 g，每 12 h 一次并同时静脉注射或口服多西环素 100 mg，每 12 h 一次（方案 A）。或静脉注射克林霉素 900 mg，每 8 h 一次并同时肌内注射或静脉注射庆大霉素 2 mg/kg，然后 1.5 mg/kg，每 8 h 一次（方案 B），每一例都必须在临床显著改善后继续用药至少 24 h，然后口服抗菌药物来完成全部 14 日的疗程。在方案 A 中，可口服多西环素 100 mg，2 次/日。在方案 B 中，可口服克林霉素 450 mg，4 次/日持续治疗。

骨髓炎
(osteomyelitis)

见骨和关节感染项下。

呼吸道感染
(respiratocy tract infections)

引起社区获得性感染的呼吸道细菌病原体主要是肺炎链球菌和流感嗜血杆菌，在一些地方莫拉菌属卡他莫拉菌正在上升成为主要菌种。其他呼吸道病原体包括肺炎衣原体、嗜肺性军团杆菌、肺炎支原体。化脓性链球菌是引发咽炎的主要原因，金黄色葡萄球菌、需氧的革兰阴性杆菌（如铜绿假单胞菌、克雷伯杆菌）可能是造成医院获得性或院内感染的原因。社区获得性下呼吸道感染很常见，一直被认为是由病毒引起。但 Macfarlane 和 Colleagues 报道从中度呼吸道感染患者分离获得的致病菌与引起肺炎的致病菌是相同的，尽管如此，约 1/4 的患者在给予经验性抗生素治疗后，并未取得满意的疗效。

在某些单纯性上或下呼吸道感染的病例中，广谱抗生素如一种青霉素或红霉素是必需的。一线经验性治疗药物中，因氟喹诺酮对链球菌的活性低，应避免使用。对并发慢性阻塞性肺病的呼吸道感染，阿莫西林被推荐为一线治疗药物。如需延长疗程，应使用对耐青霉素的流感嗜血杆菌、卡他布兰汉球菌有活性的抗生素，如阿莫西林/克拉维酸，一种氟喹诺酮（本类对肺炎链球菌并无很好的疗效），或一种第二代头孢菌素。

关于上呼吸道感染的细节见会厌炎、咽炎、鼻窦炎和中耳炎等项下。关于下呼吸道感染的细节见支气管炎、囊性纤维化和肺炎等项下。一些特别病因的疾病，如军团杆菌病，诺卡菌病，百日咳和结核病，关于鼻黏膜携带的葡萄球菌的清除，见葡萄球菌感染等项下。

坏死性筋膜炎
(necrotizing fasciitis)

坏死性筋膜炎是一种罕见且严重的软组织感染，其可引起皮下组织和邻近的筋膜坏死并伴随严重的系统性疾病。通常是由需氧菌和厌氧菌共同引起的，但是也能由 A 族链球菌或葡萄球菌单独引起并与中毒性休克综合征有关。坏死性筋膜炎往往发生于创伤之后，多数患者先前存在易感条件，如外周血管疾病、注射药物滥用、糖尿病或慢性肾功能衰竭。

治疗原则包括手术切除感染组织和立即针对需氧菌、厌氧菌和 A 族链球菌等混合感染使用抗菌药物，包括青霉素和克林霉素加氟喹诺酮类或氨基糖苷类；青霉素和庆大霉素加甲硝唑或克林霉素；氨苄西林/舒巴坦和克拉霉素加环丙沙星。如对青霉素过敏，可给予克林霉素或甲硝唑和氨基糖苷类或氟喹诺酮类。如果不能除外耐甲氧西林金黄色葡萄球菌感染，治疗方案应包括万古霉素、达托霉素或利奈唑胺。高压氧治疗也同样有益处。

坏死性小肠结肠炎
(necrotizing enterocolitis)

见胃肠炎项下。

回归热
(relapsingfever)

回归热是由疏螺旋体属螺旋体引起的，由虱和蜱传给人类的疾病。回归热疏螺旋体引发虱源回归热，发病范围广，特别流行于埃塞俄比亚。还有很多种螺旋体可能引发蜱源回归热。

对回归热疏螺旋体感染的治疗是选择一种四环素类，如多西环素，青霉素和红霉素为次选治疗方案。单次口服四环素、红霉素、氯霉素均有效，疗程需 7～10 日。抗生素治疗可能引起赫氏反应，肿瘤坏死因子抗体被尝试用于阻断该反应。蜱源回归热比虱源回归热症状轻，治疗方法类似。

会厌炎
(epiglottitis)

急性会厌炎是会厌及周围软组织的迅速肿胀，并可引起致命的呼吸道突然阻塞。通常是由 B 型流感嗜血杆菌引起的，且主要发生于少年。但是，急性会厌炎在成人的发生正在增多，特别是在孩子身上推广使用流感嗜血杆菌疫苗后。会厌炎的预防与治疗和流感嗜血杆菌引起的脑膜炎的预防与治疗是相似的。应急措施应包括保持呼吸道通畅和静脉给予具有抗 B 型流感嗜血杆菌活性的抗生素。可选用氯霉素。耐药性的增长，特别对氨苄西林越来越明显，使临床不得不使用头孢噻肟等第三代头孢菌素类。皮质激素类可用于降低黏膜水肿，利福平可给予有发病先兆或与患者有接触的人进行预防用药。

惠普尔病
(Whipple's disease)

惠普尔病是罕见的一种杆菌相关的慢性全身性感染。以白人中年男性多发。症状包括发热、脂肪痢、腹痛、腹泻、食欲缺乏、吸收障碍、体重下降、虚弱乏力。已有人鉴定该菌属于 *Tropheryma whippelii*。过去此病曾被认为主要影响小肠，导致吸收障碍，但实际上其可能会波及全身各器官，包括中枢神经系统、心脏、关节和眼睛。长期使用能通过血-脑屏障的药物是非常必要的，如第三代头孢菌素（头孢曲松）、青霉素类（静脉注射青霉素或肌内注射普鲁卡因青霉素）加或不加肌内注射链霉素、静脉注射美罗培南。对头孢曲松和青霉素过敏的患者可口服 SMZCo 加肌内注射链霉素。以上药物疗程均 2 周。诱导治疗后给予口服 SMZCo 1～2 年的长期治疗。对磺胺类药物过敏的患者可口服多西环素加羟氯喹作为替代治疗，疗程 1 年。其他可以替代的口服药物有米诺环素、四环素、青霉素 V 和氯霉素。对于治疗不恰当而复发的患者可采用静脉注射头孢曲松或青霉素 4 周后再给予药物维持 1 年。对于有大脑病灶和抗菌药物治疗仍持续高热的患者可应用皮质激素。

霍乱和其他弧菌属感染
(cholera and other vibrio infections)

参见胃肠炎项下。

机会分枝杆菌感染
(opportunistic mycobacterial infections)

环境中的分枝杆菌分布很广，除了引起麻风和结核病的菌种以外，还有很多能引起人体疾病的兼性寄生物，这些非典型的、非结核型的、结核结节样的、机会型的或者 MOTT 分枝杆菌（除结核外的分枝杆菌）的细菌极少在人群中传播，而是从环境中获得的。产生的疾病包括局部皮肤和软组织损伤，肺部感染和淋巴结炎，但是播散性感染在免疫受损患者（如艾滋病患者）中发展很快。局部损伤总是在接种后发生，主要是由生长缓慢的海分枝杆菌、溃疡分枝杆菌和生长快速的龟分枝杆菌、脓肿分枝杆菌和偶发分枝杆菌所引起。由嗜血分枝杆菌引起的溃疡性损伤在免疫受损患者项下讨论。

肺部的机会分枝杆菌感染在临床上与肺部结核很难区分，通常是由鸟胞内分枝杆菌和堪萨斯分枝杆菌引起，小部分由蟾分枝杆菌引起；少数由龟分枝杆菌、莫尔门分枝杆菌、瘰疬分枝杆菌、猿分枝杆菌和肖尔介分枝杆菌引起。淋巴结炎通常是自限性的，常见于<5岁儿童，其能由许多菌种引起，但是主要的病原体是鸟胞内分枝杆菌和瘰疬分枝杆菌。

播散性机会分枝杆菌感染在细胞免疫低下的患者身上发生迅速，主要病因是鸟胞内分枝杆菌；最近还增加了 *M. celatum* 和 *M. genavense* 等分枝杆菌。

疗程主要取决于感染部位和感染菌的种类，化学治疗的效果一般较难预测，因为体外的细菌敏感度试验与体内获得的疗效不一致。尽管体外对某些药耐药，但临床使用后却能使病情改善。而且药物的选择主要以其在体外的最优活性为依据。大多数对治疗方法的评价都是根据经验治疗的回顾分析和个例报道。

对局部病损施行手术切除是有价值的，包括单独手术或配合化学治疗，但必须注意，手术有可能将感染扩散到深部组织。肺部和其他扩散性疾病可能对常规抗结核治疗有反应，但是效应通常很慢（特别是鸟胞内分枝杆菌），世界卫生组织建议合用利福平、乙胺丁醇和异烟肼的治疗至少需要18～24个月，其他个例有效的药物有阿米卡星、喹诺酮类（如环丙沙星）、大环内酯类（如红霉素、克拉霉素、阿奇霉素）以及SMZCo。

1. 鸟胞内分枝杆菌病（MAC）　由MAC引起的感染很难治疗，需要多药方案长期治疗。美国CDC指南建议：感染MAC的HIV阳性患者的治疗至少应包含两种抗分枝杆菌药：首选克拉霉素（阿奇霉素可作为替代）并联合乙胺丁醇，第三种药物为利福布汀，第四种为氟喹诺酮类（环丙沙星、左氧氟沙星或莫西沙星）或氨基糖苷类（阿卡米星或链霉素）。

预防　建议对血 CD_4^+ 计数少于 0.5×10^9/L 的HIV感染患者使用阿奇霉素或克拉霉素，如不能耐受可用利福布汀替代。

2. 其他机会分枝杆菌　对于由玛尔摩分枝杆菌、蟾蜍分枝杆菌引起的肺部和其他系统疾病，可用利福平和乙胺丁醇治疗2年。美国推荐克拉霉素或异烟肼和利福平或乙胺丁醇的治疗方案，并且很有效；西班牙学者报道12个月的治疗（乙胺丁醇只用于前6个月）和18个月的治疗一样有效。尚有其他抗分枝杆菌的药物治疗方案。在多药治疗中，利福平的加入能提高疗效。用于蟾蜍分枝杆菌感染的治疗方案也包括乙胺丁醇和利福平，加或不加异烟肼。克拉霉素和利奈唑胺治疗1个月后改用克拉霉素5个月治疗龟分枝杆菌引起的感染。局部感染可能需手术处理，抗生素治疗不是必需的。同样，偶发分枝杆菌局部感染也可用手术治疗。阿米卡星（加或不加头孢西丁）可用于治疗扩散性疾病。环丙沙星和头孢西丁合用能成功地治疗软组织脓肿的手术刮除和引流后感染。氧氟沙星能成功地治疗肺部感染和手术伤口感染。利福平和乙胺丁醇或异烟肼，利福布汀/环丙沙星，米诺环素和SMZCo，克拉霉素/利福布汀或环丙沙星或乙胺丁醇，治疗海分枝杆菌感染。手术处理和强化的抗菌疗法可用于治疗瘰疬分枝杆菌感染。由溃疡分枝杆菌引起的难治的布鲁里溃疡，大多需要手术，利福平、环丙沙星、莫西沙星和克拉霉素，对类风湿关节炎和腿上溃疡性小结患者的嗜血分枝杆菌感染有效。

体内分离的 *M. celatum* 菌株的易感性介于鸟胞内分枝杆菌和结核杆菌之间，用异烟肼、利福平和乙胺丁醇联合治疗症状好转。

结核病
(tuberculosis)

结核病是主要由结核分枝杆菌或有时由牛型分枝杆菌所引起的慢性传染性疾病。相关的非洲型分枝杆菌偶尔也是引起人类结核病的一个原因。

结核病的传染通常是由于吸入了具有传染性的飞沫小粒，而肺一般是第一个被感染的器官，但原发的感染一般是无症状的。

近年来结核病的发病率一直在上升，与获得性免疫缺陷病毒感染的传播有关。1993年世界卫生组织就宣布结核病是一个全球性的急症。特别让人担忧的是耐多药菌株的增多，而药物治疗的顺应性差也是促成这种担忧的一种因素。世界卫生组织推荐了以利福平为基础的治疗（短程）化学治疗方案即服用固定剂量的复合制剂。

军团病
(legionnaires' disease)

军团病或称军团杆菌属肺炎是由革兰阴性嗜肺军团杆菌引起的。严重军团病的感染暴发与空调系统或供水系统污染有关，通常由气溶胶或吸入传播。老年人、吸烟者和免疫功能低下者对此病易感。

庞蒂亚克热是一种较轻的、通常是自身限制性的呼吸道疾病，也由嗜肺军团杆菌和其他多种军团菌引起，表现类似流感。

军团病是作为一种广义术语，凡由博氏军团菌、麦氏军团菌（匹兹堡肺炎军团菌）和华特沃斯军团菌引起的肺炎均统称为军团病。

红霉素可用于治疗军团杆菌属感染，现在越来越多为阿奇霉素取代，克拉霉素、罗红霉素或泰利霉素、口服喹诺酮类（环丙沙星、左氧氟沙星、莫西沙星）、多西环素、SMZCo 可能成为大环内酯类的进一步替代药物。且有人认为应该合用利福平，特别对于重症和免疫功能受损患者。较轻到中度的感染，一般给予 7～10 日的治疗，严重的感染、多系统疾病或免疫功能低下者应给予 21 日的治疗。

抗生素引起的结肠炎
(antibiotic-associatedcolitis)

见胃肠炎项下。

口腔感染
(mouth infections)

口腔感染包括齿源性感染，如龋齿、脓肿、龈炎、牙周感染和非齿源性感染。鼻腔、中耳、口咽部和副鼻窦的感染也能影响到口腔，以下主要讨论齿源性感染。

口腔感染最常见的微生物是草绿色链球菌，一种厌氧的兼性链球菌。

龋齿是由蚀斑中的细菌（通常是变异链球菌）产生的酸腐蚀牙釉质引起的，这一过程可受唾液成分和流量、暴露于氟、含糖食品、预防措施（刷牙或使用牙线）的影响。各种剂型的氟用来预防龋齿，可促进矿物质补充或降低蚀斑产生的酸，龋齿疫苗已研制出来。牙周病这一术语指包括影响牙龈、支持的结缔组织和牙槽骨的疾病。龈炎据认为是由占优势的革兰阳性菌逐渐转变到更多的革兰阴性菌的非特异性菌斑丛所造成的。龈炎可能发展或不发展成牙周炎，但总是先有龈炎，再有牙周炎。牙周炎与一种革兰阴性厌氧微生物群相关。大多数龈炎和牙周炎能够通过充分的口腔卫生和用机械方法如刷牙去除蚀斑而达到预防和治疗目的。牙结石结聚很快，机械去除是必要的，消毒也可帮助降低蚀斑积聚，可使用许多药物如西吡氯胺、氯己定。

青霉素仍然是抗口腔微生物的有效药物，四环素、甲硝唑、阿莫西林（联合或不联合克拉维酸）、环丙沙星和克林霉素也可选择。通常使用甲硝唑和阿莫西林或环丙沙星，然后服用多西环素。在一项研究中，从牙槽脓肿中严格分离出的厌氧菌可用甲硝唑治疗，克林霉素可作为替代。由混合感染引起的根尖组织炎可用阿莫西林、甲硝唑或克林霉素治疗。待治疗 2～3 日后全身感染征象消失，抗菌药物即可停止。梭状菌和螺旋体与急性坏死性溃疡龈炎（也称樊尚感染或战壕口炎）相关联，治疗选用青霉素联合甲硝唑或克林霉素单药治疗。

莱姆病
(Lyme disease)

莱姆病是一种季节性感染病，由伯氏疏螺旋体引起，主要由硬蜱传播。此病首先于 20 世纪 70 年代在美国康涅狄格州莱姆发现，后来发现世界各地都有莱姆病发生，但有地区性差别。本病主要影响皮肤、神经系统、心脏和关节，能分成三个阶段。在早期阶段，特有的皮肤损害，红斑的慢性转移并可伴随流感样或脑膜炎样症状。接着是第二阶段，即在几周或几个月后出现播散性感染的体征，包括神经和心脏病变，甚至几年后出现慢性关节炎。晚期表现为肢端皮炎慢性萎缩，是持续感染的两个征象。

本病是可以治愈的，特别在早期阶段。通常早期阶段和有轻度神经和心脏症状者，口服四环素类（多西环素或四环素）和β-内酰胺类（阿莫西林、青霉素 V 或头孢呋辛），疗程为 14 日（多西环素为 10～21 日，阿莫西林或头孢呋辛 14～21 日）。大环内酯类（阿奇霉素、克拉霉素、红霉素和罗红霉素）疗效较差，只有在患者对一线用药过敏或不能给予时才使用。对妊娠期妇女和幼儿可使用阿莫西林或头孢呋辛，头孢曲松、头孢噻肟或青霉素 14～28 日用于晚期患者，口服多西环素或阿莫西林 30 日也可用于治疗关节感染。

对莱姆病的预防性措施包括蜱驱除药、身体保护。蜱咬后在感染高发地区可用多西环素作经验性治疗。如果蜱已经吃得很饱，感染的危险性就更大些。大多数指南性手册不支持蜱咬后应用抗生素进行经验性治疗。莱姆病的疫苗正在研究中。

类鼻疽
(melioidosis)

类鼻疽是由革兰阴性需氧类鼻疽菌所引起，主要发生于东南亚和澳大利亚北部。由于临床表现的多样性，诊断很困难。肺类鼻疽可能是最常见的一种形式，可用多西环素治疗 3～6 个月。慢性或亚急性非菌血症类鼻疽也可长期用四环素或 SMZCo 治疗。

败血症类鼻疽在泰国是一种重要的死亡原因，因为类鼻疽菌固有地对许多抗生素耐药，包括氨基糖苷类和β-内酰胺类抗生素，许多败血症的经验治疗方案都无效。直到最近，其治疗方案仍然建立在个例报道的基础上。但泰国一项研究，当使用头孢他啶与高于常规剂量静脉注射氯霉素、多西环素和SMZCo比较时，静脉注射头孢他啶使严重的类鼻疽死亡率降低了一半，因而头孢他啶被认为是治疗败血症类鼻疽的首选。胃肠外给药至少7日后，接着口服阿莫西林/克拉维酸或常规药物（氯霉素、多西环素和SMZCo）进行维持疗法。阿莫西林/克拉维酸疗效佳，表明是治疗类鼻疽口服药的安全替代。但是，耐头孢他啶和阿莫西林/克拉维酸菌株已有报道，在治疗期间必须强调仔细监测耐药菌出现是非常重要的。头孢他啶加磺胺甲噁唑均予静脉注射，被某些专家提倡用于严重的类鼻疽，特别是有败血症的患者。亚胺培南体外抗类鼻疽菌作用比头孢他啶更强，已被建议作为一种可替代的抗生素。儿童和妊娠期妇女可给予高剂量的阿莫西林/克拉维酸钾。

类鼻疽菌的潜伏期很长，曾有一越南患者，接触该菌后18年才出现骨的类鼻疽，静脉注射头孢曲松8周，接着口服环丙沙星治愈。

李斯特菌病
(Listeriosis)

引起李斯特菌病的单核细胞增多性李斯特菌是一种革兰阳性菌，其在环境中分布很广并能在低温中生长。李斯特菌病与污染的食品有关，包括加工和未加工的奶制品（特别是未经消毒的牛奶）、冷肉、香肠和沙拉。许多类型的食品均可监测出单核细胞增多性李斯特菌。美国CDC关于李斯特菌病的观点是，这是一种相当罕见的感染，主要发生于妊娠期妇女、新生儿、老年人和免疫功能受损的患者。临床表现差异很大。妊娠期妇女可能有相当轻微的流感样症状，且可能导致自发性流产、死胎或围生期脓毒症、新生儿脑膜炎。非围生期李斯特菌病可产生脓毒症，但通常表现为脑膜炎。有心脏损害的患者可发生心内膜炎。菌血症开始后的病灶感染主要发生于免疫功能受损的患者。

治疗首选通常是氨苄西林和庆大霉素，尽管有些人认为应单用氨苄西林，但体外合用的作用已有报道。妊娠期妇女可单用氨苄西林或阿莫西林。青霉素过敏患者可用SMZCo、万古霉素、替考拉宁或红霉素替代。关于其他抗菌药成功运用的报道有：左氧氟沙星及美罗培南治疗李斯特菌脑膜炎；利奈唑胺治疗心内膜炎；静脉利奈唑胺和美罗培南治疗脑膜炎和脑脓肿；利奈唑胺治疗脑干脑炎；氟喹诺酮类（如左氧氟沙星和莫西沙星）对单核细胞增多性李斯特菌有较强的杀菌作用。对伴有菌血症的患者治疗应持续2周；伴有脑脓肿或脑炎的患者应持续6～8周。

立克次体感染
(Rickettsial infections)

感染人类的立克次体包括多种立克次体和贝纳立克次体。多种埃利希菌是立克次体样细菌，巴尔通体五日热不再称为立克次体，对立克次体感染的治疗通常用多西环素，氯霉素和氟喹诺酮类药物为次选药物。

镰状细胞病
(sickle-cell disease)

见脾功能障碍项下。

淋病
(gonorrhoea)

淋病是由革兰阴性淋病奈瑟菌（淋球菌）通过黏膜感染所引起的性传播疾病。男性主要表现为尿道炎，女性主要为宫颈炎。也有咽炎、直肠炎或结膜炎。淋球菌感染的并发症包括女性骨盆炎性疾病、男性附睾炎。播散性淋球菌感染源于淋球菌性菌血症，可导致脓毒性关节炎（一种关节-皮炎综合征，不同于Reier病，后者与非淋球菌性或非特异性尿道炎有关）、较罕见的心内膜炎或脑膜炎。妊娠期妇女淋病会引起新生儿淋球菌性结膜炎。淋球菌感染常伴随沙眼衣原体感染，必须同时治疗。淋球菌本来对青霉素和四环素敏感，但在某些地区，包括美国，现在已不同既往。随着淋球菌耐药性的产生，不得不改变给药方案。

1. 成人无并发症的淋球菌感染

(1) 世界卫生组织建议（肛门生殖器感染）　首选单剂量肌内注射头孢曲松125 mg、单次口服头孢克肟400 mg、单次口服环丙沙星500 mg、肌内注射大观霉素2 g。妊娠期妇女淋病首选单剂量肌内注射头孢曲松125 mg、单次口服头孢克肟400 mg、肌内注射大观霉素2 g。

(2) 美国疾病控制与预防中心（CDC）建议（一般无并发症的感染）　首选单剂量头孢曲松125 mg肌内注射、单次口服头孢克肟400 mg，其他的头孢菌素类也可替代。对头孢菌素耐受性差的患者，可以给大观霉素2 g单次肌内注射。咽部感染的患者推荐用头孢曲松。推荐用一种头孢菌素或大观霉素治疗妊娠期妇女淋病，用红霉素治疗衣原体感染。

针对成人眼部的淋球菌感染，CDC推荐头孢曲松1 g单剂量一次肌内注射，同时用生理氯化钠溶液冲洗感染的眼部。成人播散性淋球菌感染，推荐首先肌内注射或静脉注射头孢曲松 1 g，每 24 h 一次，或静脉注射头孢唑肟 1 g，每 8 h 一次，或静脉注射头孢噻肟 1 g，每 8 h 一次。对 β-内酰胺类过敏的患者，可肌内注射大观霉素 2 g，每 12 h 一次。用药 24～48 h 后，一旦病情有所好转则改用口服头孢克肟 400 mg，2 次/日或口服头孢泊肟 400 mg，2 次/日，治疗至少 1 周。获得药敏结果后，可以用氟喹诺酮作为替代治疗。对淋球菌性心内膜炎和脑膜炎，建议起始静脉注射头孢曲松 1～2 g，每 12 h 一次。脑膜炎必须持续治疗 10～14 日，心内膜炎至少 4 周。

2. 婴儿和儿童的淋球菌感染　患淋病的母亲生下的婴儿，被感染的概率很大，需预防治疗。世界卫生组织推荐用单次肌内头孢曲松 50 mg/kg(最大剂量为 125 mg)，替代治疗，则用单次肌内注射大观霉素 25 mg/kg(最大剂量为 75 mg)或单次肌内注射卡那霉素 25 mg/kg(最大剂量为 75 mg)。美国 CDC 推荐用单剂量头孢曲松 25～50 mg/kg(最大剂量为 125 mg)预防。对患有传播性淋球菌感染的婴儿(脓毒病、关节炎、脑膜炎)，推荐用头孢曲松或头孢噻肟治疗 7 日；如果是脑膜炎则持续用药 10～14 日。新生儿淋球菌性结膜炎的预防和治疗参见新生儿结膜炎项下。

对青春期前因性虐待而感染淋球菌的儿童，美国 CDC 推荐：无并发症的感染，体重≥45 kg 用法与用量同成人，体重＜45 kg，头孢曲松 125 mg 或大观霉素 40 mg/kg(最大量 2 g)单剂量肌内注射。

对播散性感染，推荐肌内注射或静脉注射头孢曲松 50 mg/kg(最大量 1 g)，1 次/日，用 7 日；脑膜炎患者持续用药 10～14 日，且最大剂量为 2 g。选用药物必须重视这一问题——产青霉素酶的淋球菌菌株迅速增长。

淋病的治疗还可参考本书皮肤科用药中性传播疾病的药物治疗。

流感嗜血杆菌感染
(haemophilus influenzae infections)

流感嗜血杆菌是寄生于大多数健康人上呼吸道的一种革兰阴性菌。大多数人是非荚膜菌株的携带者，而少数人携带最常见的荚膜菌株，即 B 型流感嗜血杆菌。严重侵害性感染的致病菌常是 B 型菌株，且少儿多发，表现为菌血性脑膜炎、肺炎、会厌炎、蜂窝织炎和关节炎，非荚膜菌株感染主要表现为中耳炎、鼻窦炎、结膜炎和慢性支气管炎，但它们也可引起侵害性感染，如肺炎、败血症、脑膜炎。随着 B 型流感嗜血杆菌疫苗的使用，大部分侵害性流感嗜血杆菌疾病也可能由非荚膜菌株引起。这些菌株也是一些成人特别是慢性阻塞性肺病或艾滋病患者感染社区获得性肺炎的常见原因。流感嗜血杆菌的首选抗生素是氨苄西林和氯霉素，但是应该记住，耐药性正在增加，特别是氨苄西林。对这些耐多药菌株，通常用注射用头孢菌素作为替代药，但对充分敏感的菌株，可在氨苄西林和氯霉素之间选用。经验认为，头孢噻肟和头孢曲松的疗效较好，对头孢呋辛的疗效意见不一致。关于氨曲南、美罗培南、环丙沙星、阿奇霉素、克拉霉素、头孢克肟、头孢泊肟、头孢布烯和头孢他美等抗菌药的有效性尚在研究中。免疫接种是防止婴儿及儿童感染的最有效的途径。侵袭性流感嗜血杆菌 B 型患儿极易二次感染，对首发病例与首发密切接触的人可用利福平治疗。

麻风病
(leprosy)

麻风病是由麻风分枝杆菌引起的慢性疾病，其影响外周神经系统、皮肤和其他组织。可在人与人之间传播。可分类为多杆菌型麻风病和寡杆菌型麻风病。

对麻风病的各种治疗方案可参见抗麻风病药物相关内容。

猫抓病
(cat scratch disease)

猫抓病通常在被猫抓或咬后产生。一般表现为局部淋巴结病且多为自限性，但在免疫受损患者中可传播，而后累及神经系统(包括视网膜)、骨及内脏器官。尚无特异性的抗菌药疗法，免疫功能正常的轻、中度感染者亦不推荐抗菌治疗。有在儿童中使用庆大霉素或 SMZCo 和在成人中使用环丙沙星治疗成功的报道。阿奇霉素治疗广泛淋巴结病有效，可口服本品 5 日。多西环素与利福平合用 4～6 周是治疗复杂猫抓病的备选方案。

巴通体是猫抓病的病因。杆菌性血管瘤病涉及汉赛巴通体和昆氏巴通体(战壕热的致病菌)，杆菌性紫癜性肝炎(汉赛巴通体)主要见于免疫抑制的患者特别是 HIV 感染患者，杆菌性血管炎表现为表皮或表皮下的血管损伤。在免疫受损患者中的这种传播性疾病对环丙沙星无反应，而用多西环素、红霉素、阿奇霉素则有效。杆菌性血管瘤病可使用红霉素口服 3 个月。免疫抑制患者的本病急性致命性感染可使用利福平联合红霉素或利福平联合多西环素，中枢神经系统感染推荐使用利福平联合多西环素。在 HIV 患者中应仔细区分杆菌性血管瘤病与卡波西肉瘤之间极其相似的损害。

梅毒
(syphilis)

梅毒是一种苍白密螺旋体引起的世界范围内发生的性传播疾病。非性交的密螺旋体病主要在热带地区发生。地方性梅毒亦可由苍白密螺旋体引起；品他病由品他病密螺旋体引起；雅司病由雅司病密螺旋体引起。梅毒可能是先天的，亦可能是后天获得，两者均可分为早期和晚期。获得性性传播疾病的早期包括原发性和继发性梅毒及早期潜伏感染，世界卫生组织定义为不超于2年的持续时间，而美国疾病控制与预防中心认为少于1年的持续时间(潜伏感染是血清学试验阳性，但患者无症状。)晚期包括晚期潜伏感染和整个晚期临床阶段。有些人把所有的晚期临床阶段称为第三期梅毒，而又有人把良性梅毒瘤的梅毒称为第三期，把更严重的心血管和神经梅毒并发症称为第四期。虽然已了解到在梅毒的早期，苍白密螺旋体侵入中枢神经系统是常见的，且中枢神经系统受累可发生在梅毒的任何阶段，但神经梅毒一般是指处于晚期而有神经系统症状的疾病。自采用了青霉素后，梅毒的发生率明显下降，且苍白密螺旋体至今仍对其保持敏感。然而，最近梅毒又重新恢复活力，部分与HIV感染有关。HIV感染患者梅毒具有更高的毒性，这些免疫受损的患者会更快发生神经梅毒。不管早期或晚期梅毒均可选择青霉素治疗，且一般都使用长效注射剂。世界卫生组织指南推荐用苄星青霉素或普鲁卡因青霉素。在英国多用普鲁卡因青霉素而美国多用苄星青霉素。晚期梅毒与早期相比，较难找到较好的治疗方案，通常是长期治疗。神经梅毒和先天性梅毒更适合使用青霉素。对青霉素过敏的患者给予四环素或红霉素，尽管其疗效尚未完全确定。

赫氏反应可能发生于首剂抗菌药后，尤其是早期梅毒患者。使用皮质类激素是有益的，特别是对心血管系统和神经系统受累的患者。先天性梅毒可能在妊娠时期任何阶段，母系梅毒的任何期经胎盘感染。

1. 早期梅毒(early syphilis)

(1) 世界卫生组织方案　苄星青霉素1.8 g(240万U)，单剂量肌内注射。通常分2剂在两个部位用药，或用普鲁卡因青霉素1.2 g(120万U)，一日肌内注射，连用10日。建议对继发性和潜伏期梅毒用较长疗程，即每周给予苄星青霉素连续3周或普鲁卡因青霉素1次/日，连用15日。对未怀孕而青霉素过敏的患者，可口服多西环素100 mg，2次/日，连服14日；口服盐酸四环素500 mg，4次/日，连服14日。妊娠期妇女对青霉素过敏者，口服红霉素500 mg，4次/日，连服14日。

(2) 美国疾病控制与预防中心方案　苄星青霉素1.8 g单剂肌内注射。对青霉素过敏者可口服多西环素100 mg，2次/日；或四环素500 mg，4次/日。疗程均为2周。进一步治疗可换用红霉素500 mg，4次/日，口服2周，但疗效较低。头孢曲松也可考虑。

2. 晚期梅毒(late syphilis)

(1) 世界卫生组织方案　苄星青霉素1.8 g单剂肌内注射，每周1次，连用3周。肌内注射普鲁卡因青霉素1.2 g，1次/日，连用20日。对未怀孕而青霉素过敏的患者，可口服多西环素100 mg，4次/日，连服30日；口服盐酸四环素500 mg，4次/日，连服30日。妊娠期妇女对青霉素过敏者，口服红霉素500 mg，4次/日，连服30日。

(2) 美国疾病控制与预防中心方案　苄星青霉素1.8 g，肌内注射，每周1次，连用3周。青霉素过敏者：口服多西环素，2次/日，连服28日，口服四环素，4次/日，连服28日；对于合并神经梅毒患者，每4 h静脉给予青霉素1.8～2.4 g(300万～400万U)连用10～14日。门诊患者如顺应性能得到保证，可一日肌内注射普鲁卡因青霉素2.4 g(240万U，1次/日)加口服丙磺舒500 mg，4次/日，两药共用10～14日。

3. 妊娠期梅毒(syphilis in pregnancy)　如同在晚期和早期梅毒项下所述，青霉素必须在密切监护下使用。美国CDC建议，特别是怀孕第3个3个月者及继发性梅毒患者，在初始剂量后1周应再给予第二次剂量的苄星青霉素。对青霉素过敏的妊娠期妇女，有必要在脱敏之后给予青霉素，因为四环素在怀孕期不能用，而红霉素对治疗胎儿感染不可靠。

4. 先天性梅毒(congenital syphilis)

(1)世界卫生组织方案　从出生到2岁患有早期天性梅毒，脑脊液有异常的婴儿：青霉素每天肌内或静脉给予30 mg/kg(5万U/kg)，2次/日，随后3次/日，连用10日以上，或普鲁卡因青霉素50 mg/kg(5万U/kg)肌内注射，1次/日，连用10日。脑脊液正常的婴儿：苄星青霉素37.5 mg/kg(5万U/kg)，肌内注射，单剂量给药(其他的治疗与异常脑脊液者相同)。

(2) 美国疾病控制与预防中心方案　青霉素每天肌内或静脉给予30 mg/kg(5万U/kg)，2次/日，随后3次/日，连用10日以上或普鲁卡因青霉素50 mg/kg(5万U/kg)肌内注射，1次/日，连用10日。

泌尿道感染

(urinary tract infections)

泌尿道感染多见于妇女。通常由肠道细菌引起，尤其大肠埃希菌，但在年轻妇女中一个常见病因是凝固酶阴性的腐生葡萄球菌感染。其他泌尿系统病原菌包括表皮葡萄球菌、肠球菌和假单胞菌。大多数泌尿道感染是下尿道孤立的无并发症的感染。二重感染乃由于疾病复发或更常见的再感染，而且往往会更严重。有并发症的泌尿道感染往往与泌尿道异常或诸如糖尿病等疾病相关，这有可能导致肾脏功能受损。女性上尿路感染的症状为急性肾盂肾炎，极少见；下尿路感染常表现为膀胱炎，症状有排尿困难、尿频、尿急、脓尿、细菌尿，与尿道综合征的症状相似。

无症状细菌尿对老年人的影响还存在争论，但大多数人认为治疗是不必要的。

膀胱留置导尿管引起的感染，在男性或女性都存在，这可用来解释大多数医院获得的泌尿道感染。用于治疗泌尿道感染的抗菌药物需要在尿液中有足够的浓度。对于急性无并发症的感染，口服阿莫西林、氨苄西林、SMZCo、萘啶酸、呋喃妥因或甲氧苄啶(在英国多用 SMZCo)等均可，但是具体选择何药要根据地方的细菌耐药性而定；大肠埃希菌对氨苄西林和阿莫西林不敏感较为普遍。当耐阿莫西林菌株流行时，应选择阿莫西林/克拉维酸，口服头孢菌素、氟喹诺酮类(如环丙沙星)或磷霉素，妊娠期妇女可以服用呋喃妥因或 β-内酰胺类药物。标准疗程是 5～7 日；3 日或单剂量的给药方式也有效且可能更常用。需长期使用低剂量药物预防复发。碱化尿液的药物如枸橼酸钾和枸橼酸钠口服后可减轻下尿道泌尿道感染引起膀胱炎的疼痛。

急性肾盂肾炎应注射广谱抗生素治疗，起始用氨曲南、头孢他啶、头孢呋辛、环丙沙星或庆大霉素。

慢性细菌性前列腺炎需要用甲氧苄啶、红霉素或氟喹诺酮类治疗数周。

局部使用氯己定进行膀胱冲洗可有效治疗膀胱留置导尿管引起的感染。

免疫受损患者感染

(infection in immunocompromised patients)

免疫缺陷的患者特别容易受感染。原发性免疫缺陷是罕见的，而继发性免疫缺陷常见于免疫抑制治疗、癌症及其治疗、HIV 感染和脾切除，上述情况可引起不同程度的中性粒细胞减少和体液及细胞免疫受损。感染的危险程度与中性粒细胞减少的严重性及延续时间有关。

感染性疾病是艾滋病患者发病及死亡的主要原因。某些由普通病原体引起，而另一些则是机会性的通常无毒的共栖菌引起。感染 HIV 的儿童容易患由普通荚膜菌引起的严重感染。AIDS 相关的某些细菌感染的进一步资料参见胃肠炎项下、机会性分枝杆菌感染和结核病项下。影响免疫受损患者的感染包括真菌、原虫和病毒，分别参见各有关项下的免疫受损患者的感染。通常引起中性粒细胞减少患者原因不明发热的致病菌包括革兰阴性的铜绿假单胞菌、大肠埃希菌、克雷伯菌以及革兰阳性的葡萄球菌、链球菌、肠球菌、棒状杆菌属细菌。危及生命的大多数急性感染常由革兰阴性菌引起，但随着各种药物的广泛应用，细菌谱已发生了很大改变。其中由美国卫生保健流行病学和传染病学会制定的针对中性粒细胞减少的发热患者初始及后续治疗方案相当典型。

1. 治疗　中性粒细胞减少的患者出现发热是严重感染的指征，会发展成败血症和死亡，因此抗生素的经验治疗应立即开始。对中性粒细胞减少患者想建立一个标准的治疗感染方案是很困难的。此外，经验治疗的选择要适合当地细菌的耐药情况。对于危及生命的感染，首先进行评估，如危险程度高，应立即静脉给予抗菌药物，其次评估患者是否需用万古霉素治疗，如需要，开始给予万古霉素联合头孢吡肟、头孢他啶或一种碳青霉烯类，是否合用氨基糖苷类均可。如不需万古霉素治疗，无并发症的患者静脉给予头孢菌素类或碳青霉烯类。对于复杂病例，或当地细菌耐药严重，应联合用药。可用氨基糖苷类联合头孢他啶、头孢吡肟或碳青霉烯类；或 1 种抗假单胞菌青霉素如替卡西林/克拉维酸或哌拉西林/三唑巴坦。低风险的患者可给予口服环丙沙星或阿莫西林，但不推荐儿童起始治疗仅给予口服抗菌药。用药后需观察 3～5 日，以确定治疗方案的有效性。对于退热和明确致命病原体的患者，应及时根据药敏试验调整抗菌药物，并继续以广谱抗菌药物治疗治疗至少 7 日或至病原学检查阴性，且患者临床症状消失。对于高危患者即使无发热，也未找到病原体，仍应静脉给予抗菌药物；对于低危患者可换为口服给药。如果患者第 3 日仍无感染表现，连续 2 日无发热、中性粒细胞计数大于 0.5×10^{9}/L 可停用抗菌药，但此类患者需严密监测，一旦出现发热和感染的迹象，应立即使用静脉抗菌药。当患者的感染和中性粒细胞减少已经消失时，5～7 日后就可停药。当患者白细胞减少持续存在，延长抗感染治疗，就可能引起真菌的二重感染，但如果停药，再度感染又具有潜在危险。如这类患者退热10日后,很可能要停用抗菌治疗,或者在5～7日后给予严密监护并继续给予预防性用药。

常规使用粒细胞或粒-巨噬细胞集落刺激因子可以缩短粒细胞缺乏时间和减轻严重程度,作为抗菌治疗的辅助措施,适用于中性粒细胞减少的患者、由于处在严重感染和有关并发症的高度危险中、某些肿瘤患者、中性粒细胞持续减少的患者、对抗菌药无反应的感染。

2. 预防　大多数免疫抑制患者的感染是由患者自己消化道中的微生物引起的,例如癌症患者,就可能因接受化疗而引起消化道黏膜受损之后引起感染。尽管抗菌药预防使用对并不发热但中性粒细胞减少的患者有效,但美国感染病协会却不主张常规使用,原因是抗菌药物的毒性、潜在真菌的过度生长和耐药性问题。然而,大多数肿瘤患者都使用了预防用药。可供预防选用的药物均属于口服不易吸收的消化道净化剂或者可吸收的抗菌药(SMZCo和氟喹诺酮类)。一篇综述报道12599名非发热型中性粒细胞缺乏患者中进行的101项随机对照研究发现,与没有任何干预措施相比,预防性使用抗菌药可显著减少由各种原因导致的死亡风险达34%,降低死亡率最有效的为氟喹诺酮类。(参见重症监护项下)。

在降低移植物抗宿主病的发生率和减轻接受骨髓移植儿童的严重感染方面,完全消灭胃肠道中的菌丛比选择性去污染法更为有效。近年来,尽管常将氟喹诺酮用于预防,但一般来说,这类药可以使免疫抑制患者革兰阴性菌的感染减轻,但对革兰阳性菌感染却不起作用。

对于这类患者日益加重的革兰阳性菌感染,氟喹诺酮合用青霉素V或利福平是可以试行的。此外,考虑到耐药问题日益严重,又有人建议尽量避免常规预防。

尽管使用活疫苗对免疫抑制患者有许多应注意的事项,必须严密观察,但对这些患者来说,免疫接种仍然可以带来益处。

囊性纤维化
(cystic fibrosis)

囊性纤维化是一种遗传性疾病,产生异常的内脏黏膜,导致许多器官的管道堵塞,其中最重要的是肺和胰腺。它的基础缺陷是编码囊性纤维化跨膜传导调节子(CFTR,一种功能为氯通道的蛋白)的突变。囊性纤维化的患者一般可存活至成年。现已认识到囊性纤维化是多系统疾病,其主要的临床表现一直来自肺部疾病,伴有反复发生的细菌感染、大量黏痰产生和由于胰腺功能不全导致的吸收障碍。其他并发症包括男性不育、肝脏疾病、汗液中大量盐丢失。

囊性纤维化患者的发病率下降和存活率上升归功于采用抗生素控制肺部疾病和理疗以及营养学调理。

肺部疾病是导致死亡的一大因素。囊性纤维化是慢性支气管扩张最根本原因之一,是过多的黏膜分泌和反复感染的恶果。其特征是咳嗽和多痰。肺部的假单胞菌属感染是囊性纤维化发病和死亡的主要原因。除了黏液型铜绿假单胞菌,金黄色葡萄球菌也常出现,并且可能是危害儿童的主要致病菌。

一旦确诊囊性纤维化,即使还没有感染的证据,也应尽早进行抗菌药的预防性用药。一项研究表明,发现新生儿可能有囊性纤维化时马上给予连续口服氟氯西林或SMZCo比等到临床症状出现后才给予抗生素的幼儿有较少的住院次数,较低金葡萄感染发生率和较低的囊性纤维化发病率。

一旦发生感染,根除铜绿假单胞菌不仅困难,也不能长久。肺部感染的急性恶化采用抗假单胞菌抗生素静脉给药,常合用一种氨基糖苷类(如妥布霉素)和一种青霉素(如替卡西林)或一种第三代头孢(如头孢他啶),头孢他啶也可单独使用。运用大剂量抗菌药是必需的,因为这些抗假单胞菌抗生素对感染部位的穿透力弱,囊性纤维化的患者肾脏清除率升高,同时对铜绿假单胞菌类黏蛋白菌株的穿透很困难。此外,可口服环丙沙星,该法已广泛成功地用于短期治疗,

但通常该法并不推荐用于婴儿和幼儿。长期使用抗菌药的预防价值存在不确定性,并伴随着细菌产生耐药性问题。有些专家主张仅在该病急性恶化时才予治疗,而另一些专家却主张静脉常规给予周期性的抗假单胞属细菌抗生素。例如有些医院只要囊性纤维化患者痰中发现铜绿假单胞菌一二次以上,不论症状如何都规定每3个月给予10～14日静脉注射抗假单胞属细菌抗生素。在家中静脉注射抗生素一般是安全的,吸入抗生素如庆大霉素合并羧苄西林或妥布霉素单用或合并替卡西林或多黏菌素E也可用于铜绿假单胞菌慢性感染的患者,由于雾化技术的不断发展,这种方法的应用正在扩大。在一项研究中,每当常规痰培养分离出铜绿假单胞菌时就给予环丙沙星和吸入多黏菌素E 3周,可预防发生慢性细菌聚集。主动免疫接种铜绿假单胞菌疫苗或用铜绿假单胞菌抗体被动免疫正在研究中。

洋葱伯克霍尔德菌(洋葱铜绿假单胞菌)感染是

囊性纤维化患者肺部感染的原因之一，并能通过社会接触传播，其治疗起来很困难，因为大多数抗假单胞属细菌的抗生素对之无效。建议用 SMZCo 治疗洋葱伯克霍尔德菌感染。替莫西林有一定的疗效。对洋葱伯克霍尔德菌的认识虽进展迅速，但各家尚难归于一致，经验还有待于积累。抗葡萄球菌抗生素如氟氯西林可用于金黄色葡萄球菌感染，但从痰中根除也非常困难。夫西地酸可与一种抗葡萄球菌青霉素合用。

当从痰中分离到流感嗜血杆菌后，应尽快使用阿莫西林而不必等到症状出现后才用。

囊性纤维化对肺部的影响是复杂的。抗生素治疗并不能停止肺损害的进程。许多其他治疗方法正在试用。阿法链道酶 a（Dornase alfa）的雾化吸收能通过分解由于炎性细胞变性而释放的大量 DNA，从而降低痰的黏性。尽管还没有证据表明其能够阻止肺功能的进行性损害，但使用链道酶 a 对肺功能有一定的改善并对支气管的引流有一定的辅助作用。黏膜溶解剂如乙酰半胱氨酸、羧甲司坦、氨溴索等一般认为对囊性纤维化无效。研究显示雾化吸入高渗氯化钠有益。

通过高剂量口服布洛芬治疗以减缓肺功能的丧失。α_1 抗胰蛋白酶抑制剂（一种主要的肺部中性粒细胞弹性蛋白酶）与一种抗细胞因子药物己酮可可碱也在研究中。初步研究表明，二十碳五烯酸能够调节白三烯 B_4（一种可能的炎症反应介质）的产生从而减少痰量。支气管扩张药对部分患者可能有用，但不常用。β_2 受体激动剂（如沙丁胺醇）和抗毒蕈碱药（如异丙托溴铵）也都有应用。服用 H_2 受体拮抗剂（如西咪替丁）或质子泵抑制剂（如奥美拉唑）能减少胃酸对胰酶的破坏。

体细胞基因治疗代表了治疗囊性纤维化的方向。其目的是引入正常的 CFTR 基因序列进入受感染组织的细胞。

脑膜炎
(meningitis)

脑膜炎是指蛛网膜下隙和脑膜的感染性炎症，可由病毒、细菌、原虫或真菌引起。宿主在感染后产生相应的症状和体征。病毒导致的病例大多较轻，而细菌性脑膜炎多较重。非感染性疾病（自身免疫性和肿瘤）偶可引起该病。以下讨论细菌性脑膜炎及其治疗。

细菌性脑膜炎开始时是细菌病原体在鼻咽部移生繁殖和生长成菌落，然后侵入血流（菌血症），在血中生存，再侵入脑膜，细菌复制和蛛网膜下隙发炎。通常引起脑膜炎的主要细菌是肺炎链球菌、流感嗜血杆菌和脑膜炎奈瑟菌（脑膜炎球菌）。其他包括单核细胞增多性李斯特菌，革兰阴性肠杆菌和铜绿假单胞菌。流感嗜血杆菌在婴儿和幼儿中比较常见，在新生儿中，大肠埃希菌和 B 型链球菌是最常见的致病因素。总的来说，流感嗜血杆菌脑膜炎在美国比在英国更常见，但和其他地方一样，接种 B 型流感嗜血杆菌疫苗后，其发病率可见降低。

治疗选择：

在送所有怀疑脑膜炎病例去医院急诊治疗前，要应用胃肠外青霉素，继之可根据确定的微生物及其对抗生素的敏感试验做出决定。可选择的抗菌药包括第三代头孢菌素或氯霉素。疑诊或确诊的细菌脑膜炎患者都应做血或脑脊液的培养，并行经验性的抗菌药物治疗，直到确定病原菌或获得药敏结果。经验性应用抗菌药物时行相应大剂量给药，在血培养和脑脊液培养鉴定出致病菌后应立即使用敏感抗菌药，还应注意患者的年龄以及其他影响因素（如外伤或神经外科疾病）。青霉素和氯霉素是治疗成人和儿童脑膜炎的主要手段，可经验给药，直到培养和敏感试验结果。由于耐药，第三代头孢菌素已日益受到重视。1989 年英国，Finch 推荐用氯霉素经验治疗（氨苄西林通常同时给药。但这种联合用药未证明有好处，且流感嗜血杆菌对氨苄西林已日益耐药），或用头孢噻肟或头孢呋辛。美国推荐的经验治疗相似，＞50 岁的成人和＜3 个月的儿童均用头孢噻肟或头孢曲松，并加用氨苄西林。＞50 岁的成人患李斯特菌性脑膜炎的发生率较高。当疑及耐青霉素或耐头孢菌素的肺炎球菌性脑膜炎时，建议任何经验治疗都加用万古霉素。近期的头部外伤、神经外科或脑脊液分流术患者建议合用万古霉素和头孢他啶可能等效。免疫受损的患者可合用头孢他啶和氨苄西林，对青霉素过敏的患者可用氯霉素替代，但其对革兰阴性肠杆菌和肺炎球菌无效。有报道指出，头孢他啶对流感嗜血杆菌性脑膜炎无效。在患细菌性脑膜炎的儿童中，头孢曲松的疗效比头孢噻肟更好。美罗培南可以替代头孢菌素类进行经验性治疗。

氯霉素对治疗流行性脑膜炎球菌性脑膜炎有效，头孢曲松和氯霉素是医药困难地区大于 2 岁患者之首选药。单次肌内注射头孢曲松（100 mg/kg，最大剂量 4 g）与单次肌内注射氯霉素（100 mg/kg，最大剂量 3 g）治疗脑膜炎球菌性脑膜炎在医疗资源匮乏的流行地区同样有效。＜3 个月的幼儿，建议静脉用氨苄西林加头孢噻肟或庆大霉素已覆盖这个年龄组的致病菌；3 个月～5 岁的患儿，建议静脉用头孢曲松。大于5岁的患儿可以静脉给予头孢曲松或氨苄西林。

所选择的抗生素通常以比较高的剂量静脉注射给药。一旦有关感染微生物的检验结果出来，应尽快调整治疗方案。细菌性脑膜炎最常见类型的治疗讨论如下。

新生儿脑膜炎不常见，但常存在与菌血症和休克相关危及生命的急症。B族链球菌和大肠埃希菌是最常见的病原体。单核细胞增多性李斯特菌在英国属于第三位最常见病因。表皮葡萄球菌可能引起神经外科术后脑膜炎。新生儿脑膜炎常用氨苄西林与庆大霉素或氯霉素与庆大霉素进行经验治疗，但是广谱头孢菌素，如头孢噻肟或头孢他啶现在比较常用，如果怀疑是单核细胞增多性李斯特菌就加用氨苄西林。美国指南建议氨苄西林加头孢噻肟，合用或不合用庆大霉素，治疗出生头3个月的新生儿脑膜炎。美国儿科学院的一个委员会推荐，一旦感染微生物确认，青霉素或氨苄西林可用于B型链球菌，氨苄西林用于李斯特菌，疗程都是14日。治疗革兰阴性肠杆菌感染应根据敏感试验，至少持续3周治疗。英国Gandy和Rennie建议，对新生儿脑膜炎用头孢噻肟、青霉素和庆大霉素强化起始治疗。然后，一旦确定病原体，则用头孢噻肟对付大肠埃希菌；用头孢他啶对付假单孢菌，而继续保持庆大霉素，主要治疗相关的败血症。他们支持脑室内用庆大霉素，但认为通常腰部进行鞘内注射是无效的。庆大霉素和在脑室内给药的必要性均受到严厉批评。有人认为，单凭迄今为止脑室内氨基糖苷类给药的有限结果，不提倡这种做法。对其他细菌的治疗，Gandy等建议，青霉素加庆大霉素治疗3周，对付B族链球菌；氨苄西林或青霉素和庆大霉素对付李斯特菌；全身性抗生素给药加脑室内给万古霉素一起对付脑室膜支路的表皮葡萄球菌感染。

刚超过新生儿阶段(1～3个月)的婴儿，其感染微生物可能同新生儿或3个月以上小儿相似(如脑膜炎奈瑟菌、肺炎链球菌或流感嗜血杆菌)。在英国，推荐用氨苄西林和头孢噻肟进行起始治疗。对大一些的婴儿和儿童，推荐头孢噻肟或头孢曲松，其疗效优于青霉素或氨苄西林加氯霉素。如前面提及，美国指南建议氨苄西林加头孢噻肟，合用或不合用庆大霉素治疗出生后头3个月婴儿的细菌性脑膜炎。

尽管有效的抗生素日益增加，但脑膜炎的发生率，包括儿童耳聋及死亡率仍很高。除了微生物毒性，宿主对感染的应答也很重要。抗生素治疗后由细菌溶解产生的内毒素和其他微生物产物，能通过激动包括白介素1和肿瘤坏死因子在内的细胞因子的释放来激发炎症反应，因此，在治疗细菌性脑膜炎时可能需用抗炎药物作为辅助治疗。一些研究主张用皮质激素地塞米松于B型流感嗜血杆菌脑膜炎，得到了令人鼓舞的结果，但也有学者却不这样主张。美国通常支持应用地塞米松作为细菌性脑膜炎抗菌治疗的一种辅助治疗。在英国对此种辅助治疗却采取比较谨慎的态度，但是1992年，一个脑膜炎工作组承认早期用地塞米松治疗对患流感嗜血杆菌脑膜炎的儿童可能有益。美国一项双盲对照研究发现，当对细菌性脑膜炎儿童除了给予头孢曲松外还给予地塞米松时，对改善听力学、神经学或提高疗效无任何有意义的证据，仅B型流感嗜血杆菌脑膜炎亚组应用地塞米松可能有好处。自从引入免疫学概念和技术后，B型嗜血杆菌脑膜炎的发生率日益下降，使人们进一步对地塞米松常规辅助治疗的价值产生怀疑。在越南对超过14岁疑似细菌性脑膜炎患者的另一项有关地塞米松的研究报告显示，地塞米松并没有改善所有患者的生存率；显著的效果只在确定脑膜炎中见到，包括之前已使用抗菌药治疗者。这一发现被认为是由于治疗组中的结核性脑膜炎患者。一项系统性综述和荟萃分析表明，在于之前的高收入国家患者相当和人口艾滋病感染率较低的情况下，辅助性激素治疗可改善成人和青少年的生存状况和神经功能恢复。单克隆抗体在辅助治疗中对炎症细胞因子也可能有作用。

在脑膜炎治疗时精确地维持体液和电解质的平衡是非常重要的，在儿童中要限制过多的液体摄入以防止脑水肿。这一做法基于抗利尿激素浓度失衡性增高引起低钠血症的报道。随后的研究却指出，增多的抗利尿激素可能使机体对低血容量的反应，并且大量的肠外补液可能是有益的。英国感染协会工作组建议成人脑膜炎患者不应限制液体摄入，以减少脑膜炎的并发症。

1. 革兰阴性肠杆菌性和假单胞菌性脑膜炎(Gram negative enteric and pseudomonas meningitis)　由革兰阴性肠杆菌引起的脑膜炎，特别好发于新生儿、老年人和免疫受损患者，也是神经外科的一种并发症。治疗通常用一种第三代头孢如头孢噻肟、庆大霉素，有时也可同时给予另一种合适的氨基糖苷类；对于铜绿假单胞菌引起的脑膜炎，可用头孢他啶加一种氨基糖苷类抗生素治疗。氨基糖苷类的脑室内给药曾经认为有必要，但现在不支持的意见较多。

2. 流感嗜血杆菌性脑膜炎(hemophilus influenza meningitis)　主要发生于学龄前儿童的疾病，几乎常常是由密切接触而获得的有荚膜 B 型流感嗜血杆菌菌株引起的，但由于免疫预防的进展已使发生率下降。治疗选择有氯霉素或者一种第三代头孢菌素如头孢噻肟或头孢曲松。头孢呋辛无效，氨苄西林由于耐药，很少有效，但可用于不产生 β-内酰胺酶的菌株。发热消退后至少还要治疗 7～10 日。

预防：由于治疗并不能消除在鼻咽部携带的 B 型流感嗜血杆菌，应该对有指征的病例在出院前，给予 4 日量利福平的预防剂量。家庭成员和同教室同学也应该给予 4 日的利福平。

3. 李斯特菌性脑膜炎（listeria meningitis）　见李斯特菌病项下。

4. 脑膜炎奈瑟菌性脑膜炎（meningococcal meningitis）　脑膜炎奈瑟菌引起的脑膜炎，可能是脑膜炎奈瑟菌感染的最常见形式。可选择青霉素治疗，尽管在某些菌种中，已有敏感性降低而导致治疗失败的报道，推荐使用高剂量的青霉素。可替代抗生素包括氯霉素和第三代头孢菌素如头孢噻肟或头孢曲松。如疑有脑膜炎奈瑟菌感染，在送医院前就应注射青霉素，最好静脉注射。开始的经验治疗和后期的治疗都应包括青霉素、氨苄西林或第三代头孢菌素（头孢噻肟或头孢曲松）。然而有报道当头孢曲松与肠外含钙产品一起使用，会出现钙螯合，因此一些专家建议头孢噻肟作为首选药物。氯霉素和头孢曲松一般在医疗条件较差的地区和非洲流行区使用。没有并发症的脑膜炎球菌性疾病的抗菌疗程通常为 7 日。

疗程是经验性的，但因为脑膜炎奈瑟菌可快速从脑脊液中消除且不常复发。治疗通常在退热和脑膜炎体征消退后再持续 5 日。7 日疗程通常有效。

预防：青霉素不能消除带菌状态，因此，应在出院前用 2 日预防剂量的利福平。脑膜炎奈瑟菌感染的第二感染群体应给予预防性治疗以预防与首发患者密切接触者，特别是长期与患者亲密接触的家庭成员，可选择预防性给予利福平 2 日，替代药包括单剂量口服环丙沙星或肌内注射头孢曲松。免疫接种是预防脑膜炎球菌性脑膜炎最有效的方法，已有多种疫苗可供使用。

5. 肺炎球菌脑膜炎（pneumococcal meningitis）　肺炎球菌引起的脑膜炎在成人和婴儿中最常见，且在任何年龄层均可出现。据说是最严重的脑膜炎类型，病死率超过 20%，青霉素仍然是治疗选择，尽管有些菌种敏感性已降低。起始治疗也常选择一种第三代头孢菌素如头孢噻肟或头孢曲松，如果微生物对青霉素敏感就应改换青霉素。治疗通常在发热消退后持续 7～10 日。有些临床医生认为最少 10 日。耐头孢菌素的肺炎球菌菌株现已出现，在同一种肺炎球菌流行的地方，除使用头孢曲松或头孢噻肟之外，推荐使用万古霉素合用或不合用利福平。然而，在发展中国家中难以获得第三代头孢菌素；在那些细菌性脑膜炎高发国家里，使用氯霉素一直有效，但在耐青霉素的肺炎球菌性脑膜炎中，已有使用氯霉素失败的报道。

预防：现已生产出肺炎球菌疫苗，但其预防脑膜炎的有效性尚待确定。

脑膜炎奈瑟菌感染
(meningococcal infections)

脑膜炎奈瑟菌是一种革兰阴性菌，有几种血清分型，包括 A、B、C 和 W135 型，在世界范围内存在，能引起地区性和流行性感染。A 型主要在发展中国家流行。在美国，大多数感染由 B 型和 C 型脑膜炎球菌引起，在北美，C 型的相对重要性在增长。尽管在欧洲 C 型感染有增长，但最流行的是 B 型。感染主要发生在 5 岁以下儿童，但在英国最近的一次暴发中，青少年和年轻的成人发生率在上升。脑膜炎奈瑟菌感染传统上总是伴随着贫穷和拥挤，唯一能确定的危险因素就是与患者的亲密接触，因此预防是重要的。临床感染早期无症状，在鼻咽部携带脑膜炎奈瑟菌，通常再通过无症状携带者的呼吸、唾沫将感染传播。在所有类型的脑膜炎奈瑟菌疾病中，菌血症可能是主要的事件。临床表现从轻微的喉痛或瞬间的发热到暴发疾病。一种通常与败血症相关的脉管炎（瘀斑或紫癜）比脑膜炎预后更差。脑膜炎奈瑟菌败血症可快速致命，特别是暴发性的。在严重的病例中，死亡率可从 15%上升到 80%。在脑膜炎奈瑟菌脑膜炎中，感染限制在中枢神经系统，死亡率 5%或更低，脑膜炎奈瑟菌性脑膜炎也可连同脑膜炎奈瑟菌败血症一起发生。转移性脑膜炎奈瑟菌感染较少见的形式包括多关节炎、心包炎、肺炎和生殖泌尿系感染。尽管脑膜炎奈瑟菌败血症或脑膜炎鉴别诊断困难，但早期使用青霉素治疗总是有益的。一般仍推荐给所有怀疑为脑膜炎奈瑟菌感染的患者，在送往医院之前，就应胃肠外给予青霉素，最好静脉注射。脑膜炎奈瑟菌感染治疗和预防的具体细节参见脑膜炎项下。

脑脓肿
(abscess brain)

中耳炎、鼻窦炎、外伤或牙脓毒病都可导致脑脓肿，其他（如肺脓肿）也会转移到脑继发脑脓肿。在治疗上应引出脓液并使用大量抗生素。抗生素的选择应根据病原微生物及抗生素对脑组织及脓液的穿透力。开始先凭经验治疗，直到培养出病原微生物。

脑脓肿的病灶部位和起因可能会启示为何种致病菌。感染通常是混合性的，常会有厌氧菌。头孢呋辛和甲硝唑合用适合治疗米勒链球菌及厌氧菌感染，这些细菌常在继发于鼻旁鼻窦炎的额脓肿中发现；氨苄西林和甲硝唑合并使用一种第三代头孢菌素和一种氨基糖苷类抗生素用于耳源性且含有肠杆菌(通常是变形杆菌)并混有厌氧菌的颞叶和小脑脓肿；大剂量氟氯西林、头孢呋辛、头孢噻肟或头孢曲松可用于治疗继发于外伤的脓肿，应怀疑这种脓肿是金黄色葡萄球菌感染(如有过敏反应或耐药可用万古霉素替代)。转移性脑脓肿可选择头孢呋辛、头孢他啶或头孢曲松，如合并心内膜炎或充血性心力衰竭，可合用青霉素。

近期的文献综述建议：对于贯通伤相关的脑脓肿经验性治疗可以使用青霉素、甲硝唑及第三代头孢菌素；对于术后脓肿可以使用万古霉素联合第三代头孢菌素。另外有综述建议神经外科和外伤后所致脑脓肿均可使用万古霉素联合第三代头孢菌素这一方案。

尿道炎
(urethritis)

感染性尿道炎是一种性传播疾病，多见于男性。最常见的病因之一是淋病奈瑟菌感染。淋病性尿道炎在淋病项下介绍。非淋病性尿道炎即非特异性尿道炎可能有50％病例系沙眼衣原体所致，而40％由解脲脲原体(原称T型支原体)引起，但机制未明。此外，生殖器支原体也是其他相关的病原体。淋球菌或衣原体常常是混合感染，由于针对淋病的特殊治疗往往对沙眼衣原体无效，因此对两种病原体混合感染的治疗应同时进行，否则由沙眼衣原体引起的尿道炎将在淋病治好后发作。

世界卫生组织、美国疾病控制与预防中心(CDC)和英国专家组发布的尿道炎治疗指南如下。

1. 世界卫生组织推荐衣原体感染性尿道炎方案

(1) 口服多西环素，100 mg，2次/日，治疗7日，或单次服用阿奇霉素1 g。

(2) 7日疗程的替代方案为口服阿莫西林500 mg，3次/日；口服红霉素500 mg，4次/日；口服氧氟沙星300 mg，2次/日；口服四环素500 mg，4次/日。

除非可以明确排除淋球菌感染，患者必须同时接受抗淋球菌治疗。

2. 英国推荐的非淋球菌尿道炎治疗方案　单次口服阿奇霉素1 g，或口服多西环素100 mg，2次/日，疗程7日。替代方案：口服红霉素500 mg，2次/日，治疗14日；口服氧氟沙星400 mg，1次/日，或分为2次，治疗7日。

3. 英国推荐的慢性或复发的非淋球菌尿道炎治疗方案　口服阿奇霉素，第一天500 mg，然后每天250 mg，治疗4日，同时加用甲硝唑400 mg，2次/日，治疗5日。口服红霉素500 mg，4次/日，治疗21日，同时加口服甲硝唑400 mg，2次/日，治疗5日。二线治疗方案，口服莫西沙星400 mg，1次/日，连续10日，加用甲硝唑400 mg，2次/日，服5日。

4. 美国CDC推荐的非淋球菌尿道炎治疗方案　单次口服阿奇霉素1 g，或口服多西环素100 mg，2次/日，疗程7日。7日疗程的替代方案：口服红霉素500 mg，4次/日；口服琥乙红霉素800 mg，4次/日；口服氧氟沙星300 mg，2次/日；口服左氧氟沙星500 mg，1次/日。慢性或复发的非淋球菌尿道炎治疗：单次口服甲硝唑2 g或替硝唑2 g加口服阿奇霉素1 g(如果阿奇霉素没有用在初始的治疗方案中)。尿道炎患者的性伴侣也应该接受检查和治疗。

诺卡菌病
(nocardiosis)

诺卡菌是一种引起全身或局部感染的革兰阳性需氧分枝杆菌。最常见的人类致病菌是星形诺卡菌，其他有巴西诺卡菌、伪巴西诺卡菌和豚鼠诺卡菌。关于局限性慢性感染或放线菌性足分枝菌病见足真菌肿病项下，全身性诺卡菌病最初是一种肺部感染而且经常涉及脓肿形成，其尤多发于免疫受损患者并可能将脓肿传播到脑中和皮下组织。治疗药物有磺胺类药，如磺胺嘧啶或者近来更常用的SMZCo，尽管体外研究显示在SMZCo中甲氧苄啶所含比例太少以致不能达到最佳治疗效果。用磺胺异噁唑也很成功。其他抗菌药在体外对星形诺卡菌也有活性，在一项研究中，利奈唑胺、阿米卡星和米诺环素是最有效的，喹诺酮类中环丙沙星最有效，头孢菌素类中头孢曲松和头孢匹罗最有活性。

诺卡菌对其他药物的敏感性各不相同。体外试验证明，下列联合用药对星形诺卡菌有协同作用，亚胺培南或阿米卡星与SMZCo；亚胺培南与头孢噻肟；氨苄西林与红霉素；阿米卡星与头孢呋辛或SMZCo或阿莫西林/克拉维酸。有报道指出，用阿米卡星、米诺环素或环丙沙星合用多西环素治疗诺卡菌病有效。其他建议替代的药物包括美罗培南、头孢呋辛、头孢噻肟和头孢曲松；由于其相对较低的毒性和很高的脑积液浓度，这些抗菌药对脑部诺卡菌病可能会特别有效。诺卡菌病的疗程较长，可能要 6～12 个月。根据感染部位和患者免疫情况而定。

皮肤感染
(skin infections)

皮肤和软组织的细菌感染包括脓皮病（即脓疱病）、丹毒、蜂窝织炎、毛囊炎、疖病、坏疽性深脓疱病、坏死性软组织感染（参见坏死性筋膜炎项下）、虫咬和蜇伤、溃疡性皮肤感染、烧伤和毒素介导的细菌性疾病如葡萄球菌烫伤性皮肤综合征等。常见病因是金黄色葡萄球菌和化脓性链球菌。对一些特殊的皮肤感染如炭疽病，参见有关项下。痤疮和酒糟鼻，病原学上难于确定，但可用抗菌药治疗。

局部用抗生素和消毒剂对治疗浅表性皮肤感染有效，但抗生素仅能短期使用，因为有细菌耐药和接触性超敏反应的危险。全身作用的抗生素如庆大霉素、新霉素和夫西地酸，最好不予局部用药，因为可能发生全身性毒性，如新霉素局部用于治疗广泛性皮肤损伤可引起耳聋。

1. 脓疱病（impetigo）　脓疱病是最浅表的皮肤感染，主要通过接触传染。在英国通常是金黄色葡萄球菌引起，在印度西部和亚洲的移民中酿脓链球菌引起的更常见，两者也可能共存。青霉素 V 和红霉素是治疗非球形链球菌引起的脓疱病的口服治疗药，如果病原菌是金黄色葡萄球菌（大疱脓疱病），应选用抗葡萄球菌的青霉素如氟氯西林，红霉素适用于对青霉素过敏的替代治疗，头孢氨苄也有效。广泛采用抗生素局部使用，但对四环素类、庆大霉素和夫西地酸已耐药。已证明局部应用莫匹罗星对链球菌和葡萄球菌（包括 MRSA）均有效，但已有耐药菌株的报道。局部用瑞他帕林已被批准用于治疗金黄色葡萄球菌或化脓性链球菌引起的脓包疮。推荐应用耐青霉素酶的青霉素药物（双氯西林、氟氯西林或氯唑西林）或第一代头孢菌素（头孢氨苄），替代治疗包括大环内酯类的克拉霉素和阿莫西林/克拉维酸。当考虑感染可能由链球菌引起时，可以给予静脉青霉素，肌内注射苄星青霉素或口服青霉素 V。

2. 丹毒（erysipelas）　丹毒是一种伴有淋巴受累的快速传播的皮肤感染，大部分是由链球菌和其他 β 溶血性链球菌引起的，金黄色葡萄球菌有时也产生类似的表现。通常用青霉素治疗，但金黄色葡萄球菌性丹毒应选用耐青霉素酶的青霉素制剂或第一代头孢菌素治疗；对青霉素过敏的患者可用克林霉素或红霉素替代。

3. 蜂窝织炎（cellulitis）　蜂窝织炎主要由化脓性链球菌和金黄色葡萄球菌引起，属于较深部的传播性感染。治疗原则与丹毒治疗相似，但更常用胃肠外治疗。流感嗜血杆菌是局部蜂窝织炎的偶然原因，氨苄西林或氯霉素有耐药问题，头孢呋辛比较可取。对复发性丹毒和蜂窝织炎患者有时建议预防性治疗，在一项研究中发现，红霉素低剂量延长疗程是有效的。单一革兰阳性菌或葡萄球菌轻度感染用口服耐青霉素酶的青霉素类或第一代头孢菌素类；中度感染可静脉注射萘夫西林、甲氧西林或头孢唑林治疗；有致命性青霉素过敏的患者用克林霉素和万古霉素作为替代治疗。轻度链球菌感染用口服青霉素 V 或阿莫西林或肌内注射普鲁卡因青霉素治疗；中、重度感染可用静脉注射青霉素治疗。革兰阴性杆菌引起的感染可口服第二代头孢菌素（头孢克洛或头孢呋辛）或静脉注射第一代或第二代头孢菌素，或依感染严重程度给予氨基糖苷类治疗。多种细菌感染的患者（无厌氧菌）可应用氨基糖苷类加静脉注射青霉素（培养为链球菌时）或耐青霉素酶的青霉素类（培养为葡萄球菌）。头孢他啶和氟喹诺酮类药物对革兰阳性菌和阴性菌都有效。轻度的多种细菌感染（有厌氧菌）病例可应用口服阿莫西林/克拉维酸或氟喹诺酮类（环丙沙星或左氧氟沙星）加克林霉素或口服甲硝唑。中、重度感染可静脉注射氨基糖苷类加克林霉素或甲硝唑，或用第二代或第三代头孢菌素（头孢唑肟）、一种碳青霉烯类（亚胺培南、美罗培南或厄他培南）、β-内酰胺类加 β-内酰胺酶抑制药（哌拉西林/他唑巴坦）或替加环素单药治疗。抗菌药治疗疗程通常为 10～14 日或直到炎症缓解，但非复杂蜂窝织炎的疗程为 5 日。

4. 毛囊炎（folliculitis）和疖病（furunculosis）　毛囊炎和疖病通常由金黄色葡萄球菌引起，仅在出现全身性症状或传播性蜂窝织炎时需要抗生素治疗。可选择抗葡萄球菌的青霉素如氟氯西林，青霉素过敏的患者用红霉素。复发性疖病对处于危险中的患者（如透析的患者）可能是一种严重的威胁。使用短疗程利福平或长疗程、低剂量克林霉素可减少葡萄球菌的鼻腔传播。含有氯己定和新霉素或莫匹罗星的鼻用乳膏也可用于清除鼻腔葡萄球菌传播。局部用抗菌药，如莫匹罗星、克林霉素、红霉素或过氧苯甲酰也可用于治疗毛囊炎。

5. 坏疽性深脓胞病（ecthyma gangrenosum）　坏疽性深脓胞病通常会严重影响免疫缺陷的患者，一般由铜绿假单胞菌引起。治疗可将一种氨基糖苷类与一种抗铜绿假单胞菌的 β-内酰胺类如阿洛西林或头孢他啶合用。

6. 溃疡(ulceration) 局部感染如坏死性感染可引起皮肤溃疡,压迫性、血管性疾病或神经病变也可继发皮肤溃疡。当有明确的组织脓毒症证据时应采取抗生素治疗,当有厌氧菌感染时,应用一种抗葡萄球菌青霉素如氟氯西林与甲硝唑或克林霉素联合治疗,对革兰阴性肠道菌和铜绿假单胞菌可选用庆大霉素、头孢他啶、环丙沙星治疗。对继发性溃疡如压疮、下肢溃疡,关键是预防。消毒剂可局部应用,但可损害伤口愈合。一般情况下,不推荐抗生素局部应用。甲硝唑外用溶液或口服已成功地治疗厌氧菌感染所致的恶臭性压疮和下肢溃疡,但对这种病症的口服治疗尚有争议。

7. 烧伤(burns) 烧伤为皮肤葡萄球菌包括金黄色葡萄球菌的繁殖处,但感染也可由肠道或上呼吸道菌丛引起,尤其是铜绿假单胞菌。脓毒症是主要的致命并发症。抗生素预防用药或局部用药可产生耐药,也可产生毒性。磺胺嘧啶银乳膏具有广谱抗菌性,尤其对革兰阴性菌有较强的活性,只是有时也有耐药菌出现。醋酸磺胺米隆也可使用。治疗的基本措施是在严重感染之前去除无活力组织。化脓性链球菌或金黄色葡萄球菌感染需要积极治疗。对链球菌感染用氟氯西林治疗,以对付产生β-内酰胺酶的入侵微生物;对葡萄球菌的感染用耐青霉素酶的青霉素治疗;对铜绿假单胞菌感染用一种氨基糖苷类加一种抗铜绿假单胞菌β-内酰胺类抗生素治疗。

8. 葡萄球菌烫伤皮肤综合征(staphylococcal scalded skin syndrome) 葡萄球菌烫伤皮肤综合征是一种毒素介导的表皮剥落性皮炎。应纠正体液和蛋白质丢失,抗葡萄球菌的抗生素如氟氯西林是清除感染原发性病灶的首要措施。

9. 足感染(foot infections) 足感染是糖尿病患者的重要麻烦,这些感染往往是多种微生物引起的,在培养结果出来之前,治疗应针对常见病原菌。建议采取下列经验治疗:对轻度感染,口服阿莫西林/克拉维酸,或用克林霉素、头孢氨苄、头孢呋辛替代;对中度感染,用替卡西林/克拉维酸或氨苄西林/舒巴坦,或用克林霉素、头孢西丁、头孢替坦、头孢噻肟注射给药;对重度感染,用亚胺培南/西司他丁、氨曲南与克林霉素、环丙沙星或氧氟沙星与克林霉素。

10. 蕈状瘤(fungating tumor) 蕈状瘤可产生一种与厌氧菌感染相似的恶臭,提示肿瘤部位有厌氧菌寄生。可用甲硝唑局部治疗真菌样瘤及其他皮肤严重损害,以控制臭味,另外用甲硝唑冲洗,清洁大而深的空腔。

脾功能障碍

(spleen disorders)

脾切除患者和与镰状细胞有关的脾功能低下患者,其免疫功能已受损,和其他免疫系统受损患者一样有增加感染的危险性。儿童尤处于危险中。肺炎球菌是最常见的感染菌,并可引起严重的急剧的感染,快速发展,有时可致命,因此,推荐口服青霉素V预防。也可用肺炎球菌疫苗,新疫苗比以往的疫苗更有效。其他并发的微生物包括脾切除患者的脑膜炎奈瑟菌、流感嗜血杆菌以及患镰状细胞病儿童的沙门菌。

1. 脾脏切除患者 建议青霉素和肺炎球菌疫苗预防用于脾脏切除患者,尽管这些预防也有致命性肺炎双球菌感染的报道。不能用青霉素的患者可用红霉素替代。有些专家建议患者用B型流感嗜血杆菌疫苗和脑膜炎球菌疫苗。脾切除术后的感染发生率在儿童和术后的前两年较高,但危险是长期存在的,一般是肺炎球菌感染,有时是致命的,感染可发生于脾切除术后10年或更长时间。尽管还存在许多问题,如:顺应性、青霉素耐药及除肺炎球菌以外的其他病原菌感染等,但延长生命的预防疗法是有希望的,抗生素的交替使用可能有效。最好的希望是尽早认识到这种感染并紧急治疗。Duncormbe等建议脾切除患者应携带一个报警卡,并常备阿莫西林片在身边,提醒患者一开始发病即发热时,紧急服用阿莫西林500 mg,并尽快采取其他医疗措施。他们认为阿莫西林比青霉素V更可取,因为前者吸收好,并且抗菌谱广,抗流感嗜血杆菌及脑膜炎奈瑟菌的活性强。红霉素可以作为不耐受青霉素患者的替代治疗;也可以依据本地区细菌耐药情况选择罗红霉素、莫西沙星、头孢呋辛和SMZCo。有人建议应采取患者自我抗生素治疗和增强患者对感染的警觉性教育相结合。

还有人建议,所有脾切除儿童应每6年接种1次肺炎球菌疫苗,继续青霉素无限期治疗,直到从学校毕业或服兵役期满。5岁以下的儿童接受青霉素V(尽管不理想)至少2年,或直到对肺炎球菌和嗜血杆菌疫苗的血清学改变达到足够水平。脾切除患者还有不太严重的感染危险,在拔牙之前服用抗菌药预防是必要的。没有接受抗菌药预防的患者,应该建议其出国旅行期间接受按照前往旅行的目的地的细菌耐药情况进行针对性的抗菌药预防治疗,如果去疟疾流行地区旅行,针对疟疾的预防也是必要的。抗菌药预防治疗能够降低但不能完全去除感染的危险性,进展至凶险的脓毒症的速度也会很快。应当建议患者备有适当的抗菌药，在出现感染症状时立即服用，并指导患者到医疗机构就诊。所建议的药物通常与预防时的用药相似。

2. 镰状细胞病（sickle cell disease）　镰状细胞病的儿童特别易患严重的肺炎球菌感染，如败血症、脑膜炎、肺炎。口服青霉素预防是有价值的，并得到不少学者的赞同。<4个月儿童，餐前服用青霉素V 125 mg，2次/日，剂量随年龄增长。预防的最佳疗程尚未建立。建议预防应持续到满3岁之后，还有学者建议至少要到青春期。推荐对新生儿的镰状细胞病进行普查，但常规青霉素预防顺应性较差，如果要达到这种普查的益处，有效的随访是必要的。即使不是常规服用，一旦发热，应在家里容易得到青霉素。如果镰状细胞病的儿童发热，最好住院静脉注射抗生素治疗。

新的肺炎球菌疫苗对低龄儿童比较有效。沙特阿拉伯的最新研究表明，接种23价的肺炎球菌疫苗与青霉素预防（肌内注射苄星青霉素，每4周1次，或口服青霉素V，2次/日）相结合，持续到6岁是有效的，但此方案没有与单独用青霉素进行比较。

品他病
（pinta）

参见梅毒项下。

破伤风
（tetanus）

破伤风杆菌是一种革兰阳性、厌氧的梭状芽孢杆菌属，主要分布在土壤和粪便中，产生的破伤风痉挛毒素引起破伤风，表现为牙关紧闭，具有难以控制的肌痉挛。破伤风能用破伤风疫苗主动免疫或用破伤风免疫球蛋白被动免疫进行预防。

该病主要发生在发展中国家，特别是新生儿中。发达国家的免疫力在老年人中相对较低。

除用药物（如地西泮）控制肌痉挛外，还可用破伤风免疫球蛋白中和循环中的毒素，合用青霉素。四环素或甲硝唑可以替代青霉素，有些人认为甲硝唑优于青霉素。

在发展中国家，因很少进行主动免疫，农村破伤风发病很普遍。急症术前可对未经破伤风免疫的患者用青霉素或甲硝唑。根据污染的危险程度决定抗生素使用疗程。

葡萄球菌感染
（staphylococcal infections）

葡萄球菌为革兰阳性致病菌。根据包括凝固酶检测在内的不同测定方法，葡萄球菌被分为若干种。葡萄球菌可用各种不同方法分型鉴定，如凝固酶试验。有临床意义的菌种是凝固酶试验阳性的金黄色葡萄球菌和凝固酶试验阴性的表皮葡萄球菌及腐生葡萄球菌。

外科手术或创伤可引起局部金黄色葡萄球菌感染，通常有脓肿形成。葡萄球菌皮肤感染包括脓疱病和疖病。与葡萄球菌细胞外毒素产生相关的疾病包括葡萄球菌烫伤皮肤综合征，中毒性休克综合征和葡萄球菌食物中毒。葡萄球菌败血症常是局部感染的结果，有时可能同血管内导管、腹腔内导管或静脉内药物滥用有关。败血症常产生葡萄球菌心内膜炎。败血症的其他可能并发症是肺炎和骨、关节感染，虽然在这些场合，吸入或局部创伤也可能是病因。

表皮葡萄球菌也是皮肤和黏膜的天然居住者，并越来越成为院内感染的一种重要病原体。许多感染是在医院内获得的，一般与留置导管有关。新生儿监护室中由表皮葡萄球菌引起的菌血症发生率日益增多。腐生葡萄球菌是青年女性泌尿道感染的一种常见原因。

在青霉素刚开始使用时葡萄球菌很敏感，但现在大多数菌株都耐药。随后又出现了耐甲氧西林菌株。耐甲氧西林的凝固酶阴性葡萄球菌和金黄色葡萄球菌一般对所有β-内酰胺类抗生素均耐药，而且还有多耐药现象。MRSA是世界上所有医院面临的重要难题。耐药菌株可能在单一医院局部发生，但也可能造成感染在许多医院流行性暴发，所以近来倾向宁可在家中对一般患者进行保健治疗而不必住院。对院内MRSA进行控制，英国主张对接触患者或医护人员进行普查，采用隔离衣、消毒、洗手、酒精棉球擦，对所有患者用消毒洗涤剂洗手和洗浴等措施。为根治鼻腔携带细菌，建议用莫匹罗星软膏或氯己定和新霉素乳膏（莫匹罗星软膏替代药，疗效没有前者好）。皮肤和头发可用消毒洗涤剂清洗；聚乙二醇作基质的莫匹罗星制剂可用于皮肤损伤处（如湿疹和压疮），但不可用于烧伤或大面积部位；六氯酚粉剂可用于腋下和腹股沟。如果绝对必要，在咽喉或痰有菌时可用利福平全身给药。对有生命危险的MRSA感染，万古霉素是首选。关于MRSA对万古霉素中介耐药或敏感性下降的报道在20世纪90年代后期开始出现，美国疾病控制与预防中心的反应是制定了预防万古霉素中介金黄色葡萄球菌（VRSA）散播的中期和后期指南，新的抗菌药如达托霉素、利奈唑胺、奎奴普丁/达福普丁或替加环素可能有效，并且其重要性逐渐增加。其他抗菌药，无论是近期应用或者正在研发的，可能代替万古霉素并且治疗有效的药物是糖肽类（达巴万星、奥利万星或特拉万星）、头孢吡普和头孢洛林酯。有些国家已将葡萄球菌疫苗用于预防和治疗葡萄球菌感染。

美国使用了新药替考拉宁。环丙沙星因 MSSA（甲氧西林敏感的金黄色葡萄球菌）和 MRSA 对其广泛耐药限制了其应用。利福平对 MRSA 有高效，常合用另一种抗菌药来预防耐药性发生（如与万古霉素、SMZCo、夫西地酸或新生霉素合用）。

Q 热
(Q fever)

Q 热是由伯内特立克次体引起的立克次体感染，是在世界范围内传播的动物源性寄生虫病，主要通过吸入被感染的尘粒，由牛、羊等家畜传播给人类。急性期常伴发热，呈流感样，可能进一步发展为肺炎。主要是通过吸入感染粉尘致病。50%～60%的 Q 热感染患者没有症状。心内膜炎是慢性期中最常见表现，是 Q 热的最严重病症，炎症较难根除，需要持续治疗。

四环素类（如多西环素）使用 14 日是治疗 Q 热的首选，也可用氯霉素替代。红霉素可能适用于 Q 热性肺炎，以往认为对轻症有效，但最近的回顾研究认为，红霉素的疗效很好。然而，Q 热性肺炎可能不经治疗而痊愈，因此，抗生素的作用似乎不明确。

Q 热性心内膜炎较难治疗，抗菌药物治疗外还可能需要外科治疗。虽然单用四环素不能根除伯内特立克次体，但它是抑制病情的主要手段。体外研究发现，从慢性期分离出的伯内特立克次体菌落比从急性期 Q 热分离出来的菌落对抗生素的敏感度低，而氟喹诺酮单独使用或合用利福平可能有作用。长期使用多西环素合并利福平或单用环丙沙星，治疗心内膜炎患者已取得成功，而单用培氟沙星无效。Levy 建议用多西环素加一种氟喹诺酮至少治疗 3 年；多西环素合用利福平也可能有效，但在大多数病例中，因利福平与抗凝药有相互作用而在数月后要停用。Raoult 也认为目前没有一种治疗可以在 2 年内根除 Q 热性心内膜炎，如同 Levy 一样，他也建议用多西环素加一种氟喹诺酮至少治疗 3 年。其他研究方案（包括氯霉素合用多西环素）正在研究中。多西环素联合氯喹用于人工生物主动脉瓣和主动脉移植患者治疗 2 年成功的病例已有报道。多西环素 100 mg，2 次/日，联合羟氯喹 200 mg，3 次/日，口服 18 个月，也被认为可以作为 Q 热心内膜炎的治疗选择。不能耐受羟氯喹的患者的替代治疗为多西环素加氟喹诺酮类，疗程至少 3～4 年。有报道显示妊娠期应用 SMZCo 治疗 5 周，可有效防止母亲慢性 Q 热的胎盘感染和产科并发症。在某些国家，对那些日常接触受感染动物组织的职业人群，已使用疫苗进行预防。

气性坏疽
(gas gangrene)

梭状芽孢杆菌属为厌氧的革兰阳性菌。部分菌株可引起肌肉坏死，全身毒性反应的气性坏疽主要由产气荚膜菌引起。气性坏疽总是伴随外伤、手术创伤。基本治疗方法为，手术除去所有坏死肌肉，大剂量使用青霉素。此外，甲硝唑、克林霉素、亚胺培南、四环素、氯霉素也可供选用。高压氧常作为手术清创的辅助治疗。目前，抗气性坏疽抗毒素已很少使用。

在高位截肢手术或受严重外伤的患者中，推荐青霉素为预防气性坏疽用药，添加克林霉素被认为是有益的，青霉素过敏者可选用甲硝唑。然而，将气性坏疽与其他软组织感染区分开来是很困难的，所以经验性抗菌药物治疗需要覆盖革兰阴性菌、革兰阳性菌、厌氧菌。治疗方法如下。

青霉素加庆大霉素和甲硝唑；二代头孢菌素（如头孢呋辛）加甲硝唑；在青霉素过敏的患者中用克林霉素加氟喹诺酮类；对于有 MRSA 风险的应考虑万古霉素或利奈唑胺。其他应用的抗菌药包括β-内酰胺类与β-内酰胺酶抑制剂的组合（如替卡西林和克拉维酸、氨苄西林和舒巴坦、哌拉西林和三唑巴坦）、第三代头孢菌素、氯霉素和四环素。高压氧可作为外科清创的辅助疗法，尽管其疗效还不明确。

前列腺炎
(prostatitis)

参见泌尿道感染项下。

妊娠期妇女与新生儿感染
(pregnancy and neonate infections)

对于与妊娠特别相关的感染见子宫内膜炎、围生期链球菌感染和早产儿分娩项下。

软下疳
(chancroid)

软下疳是一种典型的性病。病原菌为革兰阴性的杜克雷嗜血杆菌，是造成生殖器溃疡和 HIV 传播的危险因素。软下疳亦是美国主要性病之一，在我国也不例外。

多数发病区域治疗软下疳的方案多采用红霉素或 SMZCo 多剂量的疗程，但如果患者的顺应性不好时，也可采用单剂量疗法。在伴有 HIV 感染的患者中，治疗常常失败，尤其是采用单剂量疗法。

美国疾病控制与预防中心和世界卫生组织提供了特别治疗方案。在 1993 年，前者推荐采用口服红霉素 7 日，每日 4 次，每次 500 mg；或单剂量肌内注射头孢曲松 250 mg；或单剂量口服阿奇霉素 1 g。还提供两个口服治疗方案供选择：阿莫西林 500 mg/克拉维酸 125 mg，3 次/日，疗程 7 日；或环丙沙星 500 mg，2 次/日，服 3 日。1991 年，世界卫生组织推荐单剂量肌内注射头孢曲松 250 mg；或红霉素口服 7 日，3 次/日，一次 500 mg；或口服 SMZCo 7 日，2 次/日，一次 960 mg。最近报道头孢曲松治疗的失败率高，因此，其未来的使用频率可能下降。体外测试结果表明，其分离菌株对阿莫西林/克拉维酸以及 SMZCo 也耐药。

有报道单剂量肌内注射大观霉素与 SMZCo 多剂量疗程一样有效或更有效，但比红霉素失败率高。根据美国疾病控制与预防中心公布的资料，首选阿奇霉素单次口服 1 g，仍将头孢曲松列为次选，单次肌内注射 250 mg。环丙沙星或红霉素列为替代药物。

软下疳患者的性伴侣也要同时接受治疗。

沙门菌小肠炎
(Salmonella enteritis)

参见胃肠炎项下。

沙眼
(trachoma)

沙眼是某种沙眼衣原体血清型引起的慢性眼部感染，在非洲、中东及印度的部分地区流行，是该地区失明的重要原因。其不是性传播疾病，但与贫困、环境卫生、个人卫生落后有关，通过手指、污染物和蝇传播。成人和婴儿包涵体结膜炎（见新生儿结膜炎项下）与性传播的生殖器沙眼衣原体感染有关联，当有持续或反复的眼部感染时则可发展成沙眼。

1981 年世界卫生组织沙眼的控制指南主张局部或口服四环素治疗，或用红霉素、磺胺类药替代。1%四环素眼膏局部敷用已广泛应用，局部治疗沙眼药物必须浓度高和时间长，用四环素连续治疗 6 周为最少的推荐疗程。使用次数较少的疗程必须延长，可能需要延长至几个月或几年。周期性用药时间表：敷用四环素 2 次/日、每月连用 5 日或 1 次/日、每月连用 10 日，每年 6 个月，必要时重复。在季节性流行结膜炎时，短期使用四环素可以控制细菌感染，但可能需每年重复。在良好的监护阶段选择口服给予四环素，4 次/日或多西环素 1 次/日，连用 34 周，是有效的治疗。也可以口服或眼睛局部使用红霉素和相关的大环内酯类药物治疗沙眼，但很少广泛应用。用磺胺类局部治疗，仅呈现部分效果。口服磺胺类治疗需足够的剂量，需治疗 2～3 周，可能有不良反应。

世界卫生组织推荐应用阿奇霉素每年口服一次，剂量为 20 mg/kg（最大剂量 1 g），至少 3 年。而后在活动性疾病流行地区在评估是否可以停止治疗。不能服用阿奇霉素者（包括＜6 个月的婴儿）或不能得到药物的地区，可应用 1%的四环素眼膏，2 次/日，连用 2～3 日，也被成功用于沙眼的治疗，并且可以作为世界卫生组织推荐治疗的替代方案。目前还不能确定在局部流行地区进行几次或多长时间的集中治疗可以控制疾病的蔓延。虽然很多研究证明在单次口服阿奇霉素集中治疗后疾病的流行和感染率显著下降，但感染在 12～24 个月复发也有报道。另有报道在第二轮间隔 24 个月的阿奇霉素集中治疗完成后的 3 年，坦桑尼亚的感染消除。

伤寒和副伤寒
(typhoid and paratyphoid fever)

伤寒与副伤寒是全身性传染病，其病原菌分别是伤寒杆菌和甲、乙、丙型副伤寒沙门菌，它们是革兰阴性菌，属于肠杆菌科。伤寒和副伤寒在许多国家具有地方性，其中伤寒较常见。

通常用氯霉素、阿莫西林、氨苄西林或 SMZCo 治疗伤寒。氯霉素是传统治疗伤寒的首选药物。推荐强调应用氟喹诺酮类（如环丙沙星或氧氟沙星）治疗全部敏感的多耐药伤寒杆菌感染。氯霉素、阿莫西林和 SMZCo 目前是全敏感菌株治疗的二线用药。阿奇霉素或第三代头孢菌素（如头孢克肟、头孢噻肟和头孢曲松）可能是多耐药和氟喹诺酮类耐药菌主治疗的替代药。然而，现在流行着一种伤寒杆菌菌株对氯霉素、氨苄西林、阿莫西林、甲氧苄啶和 SMZCo 耐药，尤其在印度次大陆、中东，也可能在南亚和东南亚。对于多耐药菌株流行地区感染的病例，往往采用环丙沙星或第三代头孢菌素，如头孢噻肟、头孢曲松和头孢哌酮等进行治疗。当体内微生物对阿莫西林或氨苄西林耐药的时候，有人建议可使用环丙沙星。患者出现精神症状时，应进行评估是否有脑膜炎；如果怀疑有伤寒性脑膜炎，则应该在抗菌药治疗的基础上静脉应用大剂量地塞米松。

在恢复期间的数周内，伤寒患者可在大便或尿中继续排泄伤寒杆菌。和这些恢复期患者的带菌者不同的是，1%～5%的患者为慢性伤寒。慢性带菌者可能排泄伤寒杆菌数年而无任何症状。根治伤寒是困难的，需要长时间连续用药。报道显示应用环丙沙星或诺氟沙星治疗 4 周，或 SMZCo 或丙磺舒与阿莫西林或氨苄西林联合治疗 6～12 周，均有效。长期伤寒杆菌携带者被认为更易患胆道和与胆汁相关的肿瘤，因此更强调根治的重要性。接种伤寒菌苗可用于预防伤寒。

副伤寒较伤寒少见，而且通常症状较轻，治疗类似伤寒。

输卵管炎

(salpingitis)

参见骨盆炎症项下。

鼠咬热

(rat bite fever)

革兰阴性杆菌小螺菌(或较小螺菌)和念珠状链杆菌都能引起鼠咬热。治疗选择青霉素，也可用四环素或链霉素替代。

鼠疫

(plague)

鼠疫通常由革兰阴性鼠疫耶尔森杆菌引起，通过啮齿类动物和其身上带菌的跳蚤传播而引起。鼠疫会在全世界流行，例如中世纪在欧洲发生的黑死病(鼠疫)。在 20 世纪 80 年代，报道最大规模的事件发生在坦桑尼亚、越南、巴西和秘鲁。鼠疫有多种类型，其中腹股沟淋巴结鼠疫最常见，另外有肺炎、败血症和脑膜炎鼠疫。如果发现及时，用链霉素、四环素和氯霉素治疗各种类型都很有效。许多人认为链霉素是首选的抗生素，但因链霉素易发生赫氏反应的可能性使有些人愿意用四环素或低剂量的链霉素与四环素合用。氯霉素适用于脑膜炎鼠疫，因为其可以通过血-脑屏障。

英国推荐庆大霉素(妊娠期首选)为成人治疗药物，当患者不适宜用氨基糖苷类药物时可用环丙沙星或多西环素，也作为儿童治疗的一线用药，但多西环素只能应用于 8 岁以上儿童。如果怀疑有鼠疫脑膜炎，可使用能通过血-脑屏障的氯霉素。世界卫生组织也提供了相似的信息，磺胺类作为备选药物。欧洲指南把链霉素或庆大霉素作为儿童和成人鼠疫一线治疗药物，并且建议将氧氟沙星和左氧氟沙星替代环丙沙星作为成人患者的二线治疗药物。其他建议使用的抗菌药物包括 SMZCo、氯霉素和磺胺嘧啶。

美国 CDC 指出链霉素是治疗鼠疫的首选，四环素和庆大霉素是替代药，氯霉素适用于治疗脑膜炎鼠疫。四环素可供成人和年龄较大儿童预防用，磺胺类药物可用于 8 岁或以下儿童，氯霉素也有效。现已有一种疫苗可用于主动免疫。

对常规药物耐药的一种耶尔森菌菌株已在马达加斯加的一位患者身上发现，使用 SMZCo 和链霉素对此有效。

炭疽

(anthrax)

炭疽是一种由炭疽芽孢杆菌引起的动物源传染病，炭疽芽孢杆菌是可形成芽孢的革兰阳性需氧菌。西方国家已很少见到。最常见的类型是皮肤炭疽、肺炭疽、胃肠炭疽、炭疽性脑膜炎也有发生，且预后很差。

人炭疽最常见的为皮肤炭疽，胃肠炭疽和肺炭疽也可见，但是如不及时治疗预后极差。皮肤炭疽潜伏期几小时到 12 日。从最初接触处为无痛、痒的丘疹，可扩大为溃疡，随后(2～6 日)进展为水疱伴黑色焦痂。肺炭疽潜伏期通常 10 日。最初症状是非特异的，类似流感样症状伴发热、干咳、呼吸困难、乏力、头痛、不适感、出汗、虚弱、腹痛和呕吐。初始症状是可能几小时到几天，其后一些患者有短期的康复，另一些患者直接出现呼吸衰竭。胃肠型炭疽潜伏期一周(通常 2～5 日)，初始症状是发热、腹痛、恶心、呕吐、胃溃疡、呕血和腹泻(通常血便)。全身表现进展迅速，在最初症状出现 2～5 日后出现低血压、休克以及死亡。

虽然有报道认为炭疽芽孢杆菌已有耐药菌株，但青霉素合用环丙沙星或多西环素是首选方案。体外试验氨基糖苷类、阿莫西林、氯霉素、克林霉素、亚胺培南、利奈唑胺、大环内酯类、美洛培南、利福平及万古霉素有抗菌活性。

推荐尽快开始治疗，使用两种或两种以上抗菌药物，可用皮质激素辅助治疗。对于吸入性或胃肠炭疽，静脉给予环丙沙星或口服多西环素，加 1 种或 2 种上述体外试验有活性的抗菌药物，直至确定病菌的敏感性，治疗应持续 60 日。对于皮肤炭疽，口服环丙沙星或多西环素，妊娠期妇女、儿童可用阿莫西林替代，疗程7～10日。如是人为导致的或怀疑吸入，疗程应为60日。如出现系统性受累的症状，如极度水肿、头部或颈部损伤，应静脉给予多种药物。

本病可通过消杀感染动物及接种疫苗预防。暴露后的药物预防作用值得怀疑。美国和英国均推荐口服环丙沙星或多西环素60日。也可在暴露后接种疫苗，并口服上述预防药物4～6周。美国和英国指南给予环丙沙星或多西环素口服60日。英国指南建议，如果阿莫西林敏感，可以使用阿莫西林。可以使用炭疽疫苗进行主动免疫，推荐人群为工作中接触有潜在感染危险动物或动物制品者（包括实验室的工作人员）。疫苗联合服用抗菌药也被用于暴露后的预防。这种情况，抗菌药的使用可缩短至4～6周。在美国，有关于使用炭疽疫苗的专门指南，其中包括在应对恐怖袭击时的使用。

兔热病
(tularaemia)

兔热病由革兰阴性土拉弗朗西斯菌引起。该菌主要感染啮齿类动物和兔子，但可通过处理被感染的动物或动物尸体，或通过昆虫媒介的叮咬传播给人类。兔热病有多种临床类型，最常见的是溃疡腺型，其特征为接种点发生皮疹和溃疡并伴有发热和淋巴结病；其他类型有伤寒型和肺型，具有较高的死亡率。症状常出现在暴露后2～6日，但也可能延长至3周。

严重时考虑用链霉素治疗，当患者不耐受链霉素时可用庆大霉素替代。可口服四环素或氯霉素，但临床复发率比氨基糖苷类高，不过，这种复发会因进一步的治疗而好转。高剂量静脉注射红霉素会对一些患者有效。

胃肠外使用链霉素或庆大霉素是抗菌治疗的首选，疗程通常为10日。不推荐用妥布霉素。四环素类（如多西环素）或氯霉素可以作为替代药物，但临床复发率要比氨基糖苷类高；一般不推荐用氯霉素，除非用于兔热脑膜炎。环丙沙星口服10日可以作为另一替代方案。庆大霉素替代链霉素也可考虑用于严重的非脑膜炎兔热病。对于病情较轻的患者，可用口服四环素替代庆大霉素，但有较高的复发率；氯霉素和四环素一样有比较高的复发率，但同时又具有比氨基糖苷类和四环素更大的优点，就是能较好地渗透入中枢神经系统。亚胺培南/西司他丁以及氟喹诺酮类环丙沙星和诺氟沙星，在疗效上已显露出希望，但仍需进行进一步研究。口服多西环素或环丙沙星14日被推荐为暴露预防。

有些国家有兔热病疫苗供应，对预防兔热病有主动免疫作用。

外耳炎
(otitis externa)

外耳炎或者外部听觉通道的皮肤炎症，可能由细菌、病毒或真菌感染引起或继发于皮肤疾病如湿疹，而慢性外耳炎常由多种原因造成。外耳炎与湿度过大、温度过高、游泳、局部外伤与耳道阻塞有关。类型包括急性局限性外耳炎、急性弥漫性外耳炎（游泳耳）、慢性外耳炎和坏死性（恶性）外耳炎。治疗包括彻底的清洗和合适抗菌滴耳剂的使用，通常包括皮质激素，但有人怀疑局部抗菌药的疗效。英国药物安全委员会警告：含有氨基糖苷类抗生素的滴耳剂，如庆大霉素、新霉素、新霉素B、多黏菌素滴耳剂，当耳膜已穿孔时，因有耳毒性危险，不应使用。严重的外耳炎有时需系统性使用抗生素。

Keene描述了各种类型外耳炎及其治疗，简单地说，如果外耳道生疖可用浸满鱼石脂甘油滴耳剂或硫酸镁糊剂的纱布条塞入外耳道消肿，也可用地塞米松、新霉素B和庆大霉素滴耳剂替代。如果可能是葡萄球菌感染，可用氟氯西林进行系统性治疗。急性弥漫性外耳炎（游泳者）一般都由金黄色葡萄球菌和假单胞菌属引起，治疗可用地塞米松、新霉素B和短杆菌肽或庆大霉素和氢化可的松滴耳剂。如果滴入比较困难，可用纱布条浸润滴耳剂后塞入。据德国报道，庆大霉素滴耳通常有效，对局部治疗无效的大多数病例口服氟喹诺酮类往往有效。暴发性感染特别是由假单胞菌属引起的“恶性”外耳炎，虽然不普遍但也可能发生。例如，在老年糖尿病患者中。局部用一般抗生素无效，应全身性应用抗假单胞菌属抗生素（如庆大霉素或头孢他啶、碳青霉烯类或喹诺酮类）4～8周。如存在厌氧菌需和甲硝唑一起使用。主要由铜绿假单胞菌引起的感染口服6周或6周以上的环丙沙星很有效，并且有人认为氟喹诺酮类特别是环丙沙星可以成为“恶性”外耳炎的首选药。然而，也有环丙沙星耐药菌株的报道。也可用一种氨基糖苷类药物与另一种抗假单胞菌药物或青霉素类（如阿洛西林、哌拉西林或替卡西林）联合治疗。在湿疹外耳炎时如怀疑有感染可使用庆大霉素加氢化可的松的滴耳剂。

外科感染
(surgical infections)

外科感染是外科手术失败的主要原因。某些类型的手术已证实了预防感染的价值，特别是腹部手术和假体植入术，尽管推荐的抗生素其给药途径、时间的选择及持续时间可以不一样。

Keighly 列举了在手术感染中的主要问题，如伤口感染，可能是浅表的或是深部的、腹内的、膈下的或盆腔脓肿；败血症、气性坏疽和外来物感染包括假体。术后感染的危险与在手术中的污染程度密切相关。手术种类包括清洁的、清洁-污染的（可能污染），污染的和污染切口手术。清洁手术是指除胃肠道、泌尿道、呼吸道之外的手术。清洁-污染手术包括胃肠道、呼吸道被打开，但又没有明显污染的手术。污染手术包括急性炎症或内脏有溢出物者。污染切口手术是指有脓、坏疽或穿孔的内脏手术。

严格地讲，美国制定的抗菌药物的预防方法只限用于无脓毒迹象的手术，如有可能，任何以前存在的感染应在外科入院前进行治疗。通常预防方法是术前单次抗生素全身给药或围手术期 24 h 给药，而在治疗时必须延长用药时间。

预防使用的抗生素依据特定手术过程中可能存在的污染而选择。例如，Keighly 引证在阑尾手术、胃-食管手术、胆囊和结肠-回肠手术中，大肠埃希菌和其他肠杆菌属是主要的病原体，在阑尾手术、结肠-回肠术中的类杆菌属，在胃-食管手术、胆囊手术和结肠-直肠手术中的产气荚膜梭状芽孢杆菌，胃-食管手术、胆囊手术中的粪肠球菌，胃-食管手术中的葡萄球菌都是主要的病原体。葡萄球菌也可能是心血管手术、矫形手术、头和颈部手术的病原体。金黄色葡萄球菌的感染使清洁手术复杂化，是结肠-直肠手术引起脓毒病的常见原因。

因为在整个手术过程中需要保证合适的血药浓度，因此，选用抗生素的药物动力学特性很重要。常用于预防的药物有头孢菌素、氨基糖苷类和硝基咪唑类（如甲硝唑）。

全身给药通常选用静脉途径。引起争议的途径是局部的、切口内给药和腹腔灌洗。在大肠手术前，传统口服不吸收的抗菌药物抑制肠内菌群，美国多采用新霉素加红霉素。有关消化道消毒法的选择（SDD）可参阅重症监护项下。

最常用的抗菌药是头孢菌素，氨基糖苷类和甲硝唑。美国常使用头孢唑林、头孢西丁或头孢替坦，对肠道厌氧菌有较大活性，用于结肠-直肠手术较好，也可用克林霉素。

大部分患者可选择在手术前麻醉诱导期间静脉给予抗菌药，随后的预防剂量是否必需尚无定论。当手术时间延长，血液大量丢失或所用的抗菌药 $t_{1/2}$ 较短时，建议再给予一次剂量。污染切口手术时存在的感染应在术后治疗。

为预防外科感染，根据手术类型，英国学者提出下列指南（特殊情况除外，一般需使用 1～3 次胃肠外给药）。

清洁的手术未用假体时，不需抗生素；用假体时给予氟氯西林或一种氨基糖苷类。心脏或神经外科手术时用氟氯西林加一种氨基糖苷类。

可能污染的手术如胃、胆囊、泌尿道、剖宫产（产后）、肺切除手术，给予一种 β-内酰胺类；下段肠的手术给予一种 β-内酰胺类或氨基糖苷类，以上均需合用甲硝唑；子宫/阴道手术时给一种 β-内酰胺类加甲硝唑。

污染手术（如胃溃疡穿孔）给一种 β-内酰胺类；阑尾穿孔时给一种 β-内酰胺类加甲硝唑，3 次或 3 次以上胃肠外给药。肠穿孔时给 3 次或 3 次以上胃肠外用药，一种 β-内酰胺类或氨基糖苷类，两者均需合用甲硝唑。

在英国，直肠-结肠手术普遍应用 3 次头孢呋辛加甲硝唑的预防方案，也在术前单剂量头孢噻肟加甲硝唑；单次静脉给予头孢呋辛加甲硝唑，再用 0.1%四环素溶液灌洗，也可减少结肠-直肠或胆囊手术的伤口感染。

预防手术患者伤口感染和脓毒症的美国指南建议大多数手术可使用第一代头孢菌素头孢唑林，但结肠-直肠手术和阑尾切除术应用头孢西丁或头孢替坦，因它们对肠道厌氧菌包括脆弱拟杆菌更有效。也可在手术前一天口服 3 次新霉素加红霉素。当有内脏破裂时，推荐用头孢西丁或头孢替坦加（或不加）庆大霉素或用克林霉素加庆大霉素治疗。怀孕前 3 个月流产后并存在骨盆感染高度风险的患者，可静脉给予青霉素或口服多西环素；怀孕第二个 3 月流产的患者建议使用头孢唑林。

清洁的心脏手术可用头孢呋辛代替头孢唑林。耐甲氧西林金黄色葡萄球菌和表皮葡萄球菌引起的伤口感染，如清洁的心血管手术、神经外科手术或全关节置换术，常用万古霉素替代头孢唑林。最近在美国特别关注头孢唑林预防葡萄球菌感染失败的原因。

清洁-污染的头和颈部手术，建议使用头孢唑林或克林霉素。1 日疗程的克林霉素可能是最有效的抗生素预防方案。

对于眼科手术，美国指南推荐于手术前 2～24 h 用庆大霉素、妥布霉素或新霉素、短杆菌肽和多黏菌素 B 滴眼液，手术结束时可在结膜下注射头孢唑林。

某些类型的患者术后长期存在被感染的危险，如矫形患者在假体关节处存在晚期的血源性感染危险；脾切除患者因其免疫力受损，存在肺炎球菌和其他感染的危险（见脾疾病项下）。

当存在心内膜炎危险的患者接受牙科治疗和某些外科处理时，应给予抗生素预防（见心内膜炎项下）。装有关节假体的患者，当进行牙科治疗时，亦提倡类似预防。

弯曲杆菌小肠炎

(campylobacter enteritis)

参见胃肠炎项下。

围生期链球菌感染

(perinatal streptococcal infections)

B 族链球菌是引起围生期感染的主因，常常导致新生儿肺炎或败血症，有时伴有脑膜炎。感染是在怀孕时由母体生殖道获得的。预防婴儿 B 族链球菌感染可通过在生产时给予母亲适宜的抗生素。按理说母体携带的 B 型链球菌可在怀孕期间被鉴定出来，但这可能不现实。增加获得性新生儿感染的危险因素包括早产、羊膜的延迟破裂、母体发热和多胎妊娠，以上因素影响是否在分娩期中预防性给予母体抗生素。一种青霉素类是适宜的抗生素。美国指南建议在分娩时静脉注射氨苄西林或青霉素，对青霉素过敏但不属高危的，建议静脉使用头孢菌素作为替代；对青霉素严重过敏者使用克林霉素或红霉素（静脉用）；或者在不清楚是否对青霉素和红霉素耐药或过敏时，静脉用万古霉素。在欧洲等地，新生儿链球菌感染的发生率非常低，因此美国预防性治疗标准可能并不适用。对于新生儿中 B 组链球菌疾病高发（超过 1.5/1000 存活婴儿）地区可以建议使用另外一个措施，即出生时每个新生儿肌内给予单剂量的青霉素。尽管在一些非对照和随机的回顾性研究中显示了阳性的结果，但是一项综述结果显示，在新生儿中常规使用肌内注射青霉素不能降低早期 B 组链球菌疾病的发生率或死亡率。如在早产项下所提到的，对妊娠期妇女 B 型链球菌的消除也能减少早产的危险。妊娠期妇女使用的预防新生儿感染的 B 族链球菌疫苗正在研究中。

胃肠炎

(gastro enteritis)

腹泻是单纯性胃肠炎和大多数肠道感染的一种症状，在发展中国家，腹泻仍是一个重要的问题。尽管病毒能引起腹泻，但最严重的感染性腹泻却是由细菌引起的。这些细菌包括：空肠弯曲杆菌、大肠埃希菌、肠炎沙门菌、志贺菌、霍乱弧菌和小肠结肠炎耶尔森菌。肠原虫也能引起腹泻，并在艾滋病患者的腹泻中起重要作用。在各种病因引起的急性腹泻中，首先应阻止液体和电解质的丢失，并保持患者的体液量，特别是对婴儿和老年患者（口服再水化疗法）。对于轻度的、自限性的胃肠炎不必口服抗生素。鉴于有些微生物可引起全身性疾病，抗生素治疗对于一些特别的细菌感染仍然是必要的。

食物中毒是指食物中产生的毒素被吸收，导致中毒而不是胃肠道感染。通常是一种自限性胃肠炎，大多数患者在 1～2 天就可以从中毒症状中恢复，尽管食源性疾病的严重暴发与细菌有关。而食物引起的胃肠道疾病严重暴发常由沙门菌引起。其他一般能引起食物中毒的微生物包括单核细胞增多性李斯特菌、弯曲杆菌、小肠结肠炎耶尔森菌、副溶血弧菌和大肠埃希菌等。与金黄色葡萄球菌、梭状芽孢杆菌和多种芽孢杆菌相关的肠毒素也会引起食物中毒，其原因是在 2～7 h 之内食用了的储存或烹饪不当的含该病菌的食物。产气荚膜梭菌毒素导致水性腹泻，不伴有呕吐，其原因是 8～14 h 之内使用了受污染的肉类、蔬菜和家禽。蜡样芽孢杆菌可能导致呕吐和腹泻，依产生的毒素而定，是在食用了受污染的饭、菜以及其他食物后发生的。

普遍认为口服补液是针对婴儿和儿童急性腹泻的起始治疗，无论是在发达国家还是在发展中国家均可采用。在大多数患者中，使用抗菌药并无作用，反而会使细菌耐药性增加。世界卫生组织主张仅对痢疾（大便带血的腹泻）或怀疑为霍乱的儿童急性腹泻患者使用抗菌药。在青少年中，志贺菌是引起痢疾的主要病因。贾第虫病和阿米巴病也应用抗生素治疗。世界卫生组织强调链霉素、新霉素、氟喹诺酮、非吸收的磺胺（磺胺胍、琥珀磺胺噻唑、酞磺胺噻唑）等口服制剂均不可使用。关于婴儿致肠病大肠埃希菌（EPEC）腹泻的治疗参见大肠埃希菌小肠炎项下。

持续或长期的腹泻可能没有明确的感染原因，除非确定病原体，抗菌药物没必要一开始就给予。热带性口炎性腹泻以急性和慢性、体重下降、营养吸收不良为特征，发生在热带及亚热带地区的居住者或到往该地区的旅游者当中。准确的发病顺序还不得而知，但细菌过度生长、肠道运动紊乱、激素以及细菌病理学的异常导致了它在易感人群中的发生。尽管治疗后的复发很常见，四环素以及叶酸的治疗在一些患者中有效。

1. 艾滋病相关腹泻（AIDS associated diarrhoea）

在 HIV 感染者中腹泻是常见的。致病者包括巨细胞病毒和其他病毒，常见的细菌为弯曲杆菌、沙门菌和多种志贺菌、鸟胞内分枝杆菌。对于这些病原体，支持疗法和常规的抗菌治疗就足够了。

2. 旅行者腹泻(travellers' diarrhoea)　旅行途中的急性腹泻在全世界均有发生。虽然在旅行者腹泻中有时也发现大肠埃希菌,但引起这种腹泻的主要病原体却是肠毒性大肠埃希菌,其他的细菌包括空肠弯曲杆菌、沙门菌、志贺菌、霍乱弧菌和非霍乱弧菌(如副溶血弧菌)。病毒和原虫如肠贾第虫病、溶组织内阿米巴和隐孢子虫病也可引起。不同的病原微生物有不同的临床症状。对于贾第虫和阿米巴感染由于存在潜伏期而延迟发作、腹泻一般是轻度和自限性的,对液体需求增加。较严重者需口服补液。抑制肠蠕动的药物如洛哌丁胺对轻或中度的患者有益。水杨酸铋可用于减少腹泻的频率。虽然大多数感染性腹泻并不适用抗菌药治疗,但临床经验表明喹诺酮类对于中度和重度感染还是有效的,SMZCo也可使用,但广泛的细菌耐药限制了其应用,并且SMZCo有严重的皮肤反应、骨髓抑制和增加细菌耐药性的危险。在怀疑有圆孢子虫的地区,其仍可被用于对喹诺酮类以及抗原虫药(如甲硝唑)无效的病例。利福昔明被发现对墨西哥和牙买加的大多数大肠埃希菌相关旅游者腹泻是有效的,但是对于弯曲菌数和志贺菌属等侵入性病原菌则不那么有效,并不推荐。系统性综述和 Meta 分析发现抗菌药和洛哌丁胺在疾病的早期合用治疗比任意单一药物疗效要好;对于需要迅速缓解症状的患者,可考虑联合治疗。当感染菌已知时针对性治疗就十分必要了。避免食物的污染可降低旅行者腹泻发生的危险。一些预防性用药也建议使用,包括水杨酸铋和各种抗菌药,也常用氟喹诺酮类和 SMZCo。近来研究表明单剂量的环丙沙星有效。由于有不良反应,二重感染和增加细菌耐药性的危险,抗菌药常规预防一般不采用。许多专家提倡早期治疗,包括使用有明确药物说明书或药物服用指南的家庭用药。口服乳酸菌制品对肠毒性大肠埃希菌引起的腹泻有保护作用。

3. 抗生素相关性结肠炎(antibiotic associated colitis)　难辨梭状芽孢杆菌是一种能产生毒素的革兰阳性厌氧菌,是引起抗生素相关性腹泻和假膜性小肠结肠炎的最常见病因。与大多数抗生素的使用有关,但特别与克林霉素、林可霉素、氨苄西林、阿莫西林和头孢菌素有关。此种腹泻可能是轻度的和自限性的,也会使人虚弱而长期持续。尽管在停止使用引起结肠炎的抗生素并采用电解质和液体支持治疗后,腹泻会在几天内治愈,但对于有明显高热、腹痛、白细胞增多的重症患者和年龄较大、有毒性反应或体弱的患者或支持疗法无效者,则应在早期使用一些特异性的抗生素。

可首选口服万古霉素和甲硝唑,后者口服或静脉给药均可。口服万古霉素的疗效已有文献记载。采用静脉注射途径并不可靠,已有治疗失败的报道。已证实万古霉素的肠内吸收常常很少。难辨梭状芽孢杆菌(包括经过万古霉素治疗后又复发的结肠炎患者分离出来的菌株)对万古霉素均有高度的敏感性。万古霉素的疗效通常较好,除非患者已被延迟到垂死的地步,即使发生肠梗阻、中毒性巨结肠或结肠穿孔。腹泻的严重程度常在 48～72 h 内减轻,但症状要完全停止需 1 周或更长,且易复发,即使如此,对万古霉素或甲硝唑仍敏感。与万古霉素相比,口服甲硝唑治疗抗生素相关性结肠炎是又一个可供选择的方法,许多临床医生认为,尽管万古霉素治疗重症患者的效果更好,但治疗轻、中度患者时甲硝唑应为首选。这一提法,还有待进一步的临床结果验证。

治疗抗生素相关性结肠炎的其他有效抗菌药还包括替考拉宁、利福昔明、硝唑尼特、夫西地酸和杆菌肽。阴离子树脂考来烯胺,在体外对难辨梭状芽孢杆菌有吸附作用,已被用来治疗假膜性小肠结肠炎,有人建议将交换树脂和万古霉素一起使用,疗效如何尚待确定。非达霉素是 2012 年批准上市的新型大环内酯类抗生素,口服 200 mg,2 次/日,10 日,治愈率高于万古霉素,复发率低于口服万古霉素且不良反应小。

免疫球蛋白与万古霉素一起使用对其他治疗方法无效的儿童严重腹泻患者有效。将免疫球蛋白加入万古霉素和甲硝唑中,已有报道两例老年患者有效。还可采用微生态药物治疗结肠炎,包括口服乳酸杆菌制品和酵母制剂等。

4. 弯曲杆菌肠炎(campylobacter enteritis)　空肠弯曲杆菌是引起急性腹泻的一个主要原因。结肠弯曲菌则较少引起本病。乌普萨拉弯曲杆菌只是在最近才被鉴定出可能是一种肠道病原菌。食物是感染的一种媒介物。弯曲杆菌肠炎是一种经生肉及肉制品等食物传播引起的疾病。其他的传播方式包括食用未煮过或受污染的牛奶、污染的水源、与宠物或家禽接触以及从瓶装牛奶的箔瓶盖滴到台阶上后被鸟类啄食的牛奶。潜伏期从 1～11 日不等,通常为 2～5 日。一些患者可能没有症状而其他患者可能有腹泻(有时为血性)、腹痛、发热、头痛、恶心、呕吐,通常持续 2～6 日。但最长也可持续数周。

在发展中国家,此病主要发生在儿童,而在发达国家,<5 岁的儿童和年轻人,特别是 20～29 岁的年轻人发病率最高。这也是发展中国家旅行者腹泻的常见原因。尽管已经确定了空肠弯曲菌的 16 个种

属，90%以上的病例都是由空肠弯曲菌引起的，而大部分其他感染则由结肠弯曲菌引起。

红霉素被认为是治疗弯曲菌属感染的首选药；大环内酯类的阿奇霉素和克拉霉素可作为二线替换药物。弯曲菌属通常对氨基糖苷类、氯霉素、克林霉素、硝基呋喃以及亚胺培南敏感，高耐药率使得四环素、阿莫西林、氨苄西林、甲硝唑或头孢菌素类不作为备选。

红霉素或环丙沙星治疗严重感染有效，但感染常常是一种自限性疾病，不需要抗菌药治疗。采用红霉素、阿奇霉素治疗，可根除患者粪便中的微生物，但不能减少症状的持续时间，除非在发病的起始阶段就使用。氟喹诺酮类、四环素类或庆大霉素为备选药物。某些弯曲杆菌菌株对红霉素也有耐药性。对环丙沙星的耐药性也已上升。耐多药现象也有报道。据报道有 1 例口服免疫球蛋白有效。

胎儿弯曲菌引起严重的全身感染，根据敏感试验可采用碳青霉烯类或庆大霉素注射给药，其他可供选择的抗生素有第三代头孢菌素或氯霉素。有些证据表明，空肠弯曲杆菌感染与吉兰-巴雷综合征有关。

5. 霍乱和其他弧菌感染（cholera and other vibrio infections）　能产生毒素的革兰阴性霍乱弧菌能引起急性分泌性腹泻，即霍乱。它的暴发与霍乱弧菌的两种血清型 O1 和 O139 有关。霍乱弧菌的其他菌株可导致轻型腹泻，但这些感染不会造成流行。霍乱在很多国家流行，而导致他的病原体并不能马上从环境中清除。个人通过拒食污染食品，良好的卫生习惯，饮用煮沸或经过其他方法消毒过的水，可减少感染霍乱的危险。大多数弧菌性胃肠炎病例属于轻度或中度，除口服补充葡萄糖、电解质溶液外，并不需要其他治疗。重度的胃肠炎、脱水、休克的患者应大量补充液体，最好是静脉注射抗菌药治疗，可使霍乱（也包括其他弧菌引起的腹泻）持续时间和腹泻量减少。根据早期世界卫生组织报道，四环素、氯霉素和红霉素治疗 O1 型霍乱均有效。世界卫生组织建议，单剂量多西环素可作为成人治疗该病的首选药物，妊娠期妇女除外。四环素、SMZCo、呋喃唑酮、红霉素和氯霉素均是可供选择的药物，其中，呋喃唑酮适合妊娠期妇女，而 SMZCo 适合儿童。美国建议成人的第一选择为四环素，而 SMZCo 或环丙沙星这样的氟喹诺酮类可供替代用。在英国，通常使用四环素类或环丙沙星。一项研究表明，第一剂量的环丙沙星可能优于多西环素，特别是在四环素耐药地区。在孟加拉国，氨苄西林被发现与红霉素或四环素同样有效，在儿童中可作为有效的替换选择。一项研究发现，单剂量的阿奇霉素在儿童和成人中有效。在儿童，单剂量的环丙沙星同样报道了临床治愈的有效性，但与 3 日疗程的（12 剂量）红霉素相比，在清除粪便中霍乱弧菌的有效性上就有所不及。对于 O139 型霍乱，根据报道对四环素敏感，但对 SMZCo 和呋喃唑酮耐药。多耐药性可能是一个问题，有报道，两种霍乱标准的生物属型和爱尔托弧菌都有不同的敏感性和耐药类型，在卢旺达难民营暴发的霍乱孤菌对多西环素、四环素、SMZCo、氯霉素、氨苄西林都耐药。群众性预防服药并不提倡，但家庭预防可能是合理的，特别是由于年龄关系或怀孕而危险性较高的人群。尽管在一些霍乱流行地区据报道使用口服疫苗具有一定的效果，但常规使用这种类型的霍乱疫苗并非很有效。

已知海洋生物中能引起胃肠炎的弧菌有副溶血弧菌等，其存在于生的或未煮熟的海鲜中，造成食物中毒，在日本特别常见。另一种嗜盐弧菌也叫创伤弧菌，与日益增多的伤口感染和败血症有关。根据体外敏感性试验和临床个例报道，氨基糖苷类抗生素、头孢他啶、亚胺培南或环丙沙星对这些感染都有效。

6. 大肠埃希菌肠炎（*escherichia coli enteritis*）　大肠埃希菌是肠内的正常菌群，属革兰阴性大肠埃希菌属。引起这种小肠炎的病原体有：致肠病的大肠埃希菌（EPEC）是发展中国家致婴儿腹泻的一种重要病原体；肠侵袭性大肠埃希菌（EIEC）产生一种侵害性腹泻，与志贺菌痢疾类似；肠毒性大肠埃希菌（ETEC）是旅行者腹泻的一种重要病原体；肠出血性大肠埃希菌（EHEC）是与出血性结肠炎、溶血性尿毒症综合征和血栓性血小板减少性紫癜相关的病原体；肠粘连性大肠埃希菌（EAEC）则是青少年慢性腹泻的一种原因。

虽然这些细菌对多种抗菌药都敏感，但只有特殊分类的大肠埃希菌性腹泻需要治疗。

新生儿的严重 EPEC 腹泻需口服非吸收性抗生素（如新霉素、庆大霉素）治疗，而较大儿童或成人的这种腹泻据说是自限性的，但 Hill 等认为大于新生儿的儿童用抗生素也可得到改善。又有报告说，EPEC 是引起婴儿出现生命危险的慢性腹泻的常见致病菌，但可以治疗。此种腹泻与常到发展中国家去旅游有关。在原先健康的婴儿中，症状会持续并威胁生命，需要静脉补液和静脉给予庆大霉素和青霉素。

产生细胞毒素的 EHEC 菌株，特别是 O157 血清型菌株，与出血性腹泻、出血性结肠炎和溶血性尿毒症综合征有关。儿童和老年人是高危人群。病例一般与食用牛肉制品有关。据报道，非洲流行的一种出血性结肠炎的致病菌是O157大肠埃希菌，与志贺菌痢疾很难区分。加拿大一项回顾性研究指出，用氨苄西林、阿莫西林或SMZCo治疗可能有益。肠出血性大肠埃希菌通常给予支持治疗，包括纠正和维持体液和电解质平衡。但抗菌药是否会影响肠出血型大肠埃希菌的感染进程以及溶血性尿毒症和血栓形成的血小板减少性紫癜的发展并不确定，在没有令人信服的资料情况下，大部分专家并不推荐经验性应用抗菌药治疗。

7. 坏死性小肠结肠炎（necrotizing enterocolitis）新生儿的坏死性小肠结肠炎一般认为是小肠黏膜的缺氧或出血性损伤后的继发感染引起的。致病菌包括假单胞菌属、大肠埃希菌、克雷伯菌、沙门菌和梭状芽孢杆菌。治疗措施包括禁食、静脉补液和手术切除受感染肠段。当怀疑坏死性结肠炎时，治疗方案包括停止进食（肠道休息），完全给予肠外营养，并给予肠外抗菌药限制细菌入侵和移位。抗菌药应该覆盖需氧和厌氧肠道菌群。氨苄西林（或类似的青霉素衍生物）或万古霉素可用于革兰阳性需氧菌，氨基糖苷类（如庆大霉素）或第三代头孢菌素类（如头孢噻肟）可用于革兰阴性需氧菌。甲硝唑或克林霉素可用于治疗厌氧菌。文献指出，口服万古霉素治疗和预防新生儿坏死性小肠结肠炎可能有益。在一项坏死性小肠结肠炎静脉给药对照研究中，对＞2200 g出生体重的新生儿使用氨苄西林加庆大霉素组的疗效与万古霉素加头孢噻肟组的疗效相当；而在较轻体重的新生儿中，万古霉素加头孢噻肟组的疗效较好。如果坏死性小肠结肠炎诊断成立，抗菌药物需要使用7～14日。

较大儿童和成人的坏死性小肠结肠炎是由产气荚膜菌产生的毒素引起的。此病的散在性类型和流行性类型主要都发生在巴布亚新几内亚高原，其他地方也发现过散发病例。治疗措施是支持疗法和手术切除，有疫苗可用于预防。

8. 沙门菌小肠炎（Salmonella enteritis）　沙门菌是肠杆菌科的革兰阴性菌，可分为能引起肠热病的沙门伤寒菌和沙门副伤寒菌，虽然感染部位在胃肠道，却为全身性感染；还有非伤寒沙门菌，包括通常由食物中毒引起急性胃肠炎的肠炎沙门菌和鼠伤寒沙门菌。在食物中毒者中可鉴定出许多血清型沙门菌，其命名常按照其首次分离出来的地方而定。近年来，英国的沙门菌病增多，几乎全是肠炎沙门菌，反映出国际上的一种趋向。非伤寒沙门菌能造成侵害性沙门菌病，表现为败血症或局部性感染，如脑膜炎或骨髓炎。无并发症的非伤寒沙门菌肠炎通常补充液体和电解质即可。企图用抗菌治疗以根除带菌状态，迄今尚未成功。衰弱的患者或患有侵害性沙门菌病者应给予抗菌治疗。建议用阿莫西林、氨苄西林或SMZCo，也可用头孢噻肟、头孢曲松、阿奇霉素、氟喹诺酮类如环丙沙星或氯霉素。但是，应注意耐药菌株正在出现，特别是氟喹诺酮类。疗程通常为3～7日，对于免疫抑制的患者通常延长14日。菌血症通常需要7～14日。脑膜炎患者需要治疗4周，血管内感染的治疗推荐为6周。长期携带者可给予阿莫西林（1 g，3次/日，疗程3个月）、SMZCo（960 mg，2次/日，疗程3个月）或环丙沙星（750 mg，2次/日，疗程1个月）。

9. 志贺菌痢疾（Shigellosis）　又名杆菌性痢疾，是一种由志贺菌、志贺痢疾杆菌、弗氏志贺菌、鲍氏志贺菌或宋氏志贺菌（也分别称作A群、B群、C群、D群）引起的一种肠道感染。它们属革兰阴性的肠杆菌属，能侵入结肠。

根据致病菌，此病可从轻度的自限性分泌性腹泻到严重的结肠炎和带血便和黏膜便的痢疾。在发展中国家，最常见的是志贺痢疾杆菌，可引起最严重的疾病。在发达国家，比较常见的是弗氏志贺菌和宋氏志贺菌。某些弗氏志贺菌可引起严重结肠炎。有报道，在旅游者中发现结肠中毒性膨胀。最少致病的是宋氏志贺菌。

同任何类型的痢疾一样，补液是治疗的关键。抗菌治疗可用氨苄西林（阿莫西林可能疗效不好）、SMZCo或氟喹诺酮类（如环丙沙星），但是具体应根据流行的耐药类型和疾病的严重性决定。耐药性是常见的，某些专家认为，抗菌药应严格限制用于最严重的患者，特别是志贺痢疾杆菌引起的。英国专家得出结论，抗菌药很少适用于宋氏志贺菌感染。但是在美国，对大多数志贺菌病，推荐用抗菌药。世界卫生组织主张对感染志贺痢疾杆菌的儿童给予抗菌治疗，以SMZCo为首选，替代药可用萘啶酸或氨苄西林，氨苄西林常会耐药。有效的抗菌药治疗应使症状在第一个48 h内有所改善；若症状没有改善，应考虑抗菌耐药的可能性。维生素A可作为治疗的辅助用药，特别是有营养不良危险的发展中国家儿童。补充锌元素可降低腹泻急性期和未来2～3个月的发生概率和严重程度，对大于5岁的儿童，同样也推荐补充锌元素。口服志贺菌属疫苗正在研究中。

志贺菌耐药性的迅速发展和耐多药菌株的出现，特别在发展中国家，常导致治疗方案的改变。1992年Bennish和Salam认为，在发达国家的大多数感染用氨苄西林或SMZCo仍然有效，但在发展中国家，可能用萘啶酸较好，除非已知该地区用氨苄西林或 SMZCo 有效。对志贺痢疾杆菌，可能有必要使用匹美西林。有人得出结论，氟喹诺酮类应继续保留，用于对萘啶酸或匹美西林耐药者。日本有宋氏志贺菌的某些菌株对氟喹诺酮类敏感性减少的报道。氟喹诺酮类一般不用于儿童。以色列研究认为，头孢曲松或头孢克肟对患志贺菌病的儿童，比氨苄西林或 SMZCo 更有效。

10. 耶尔森肠炎（Yersinia enteritis）　耶尔森小肠结肠菌是肠杆菌科的一种革兰阴性菌，是耶尔森菌病最常见致病菌。该病的主要表现为伴或不伴肠系膜淋巴结炎的肠道疾病。临床表现可以从自限性的小肠结肠炎到可能致死的全身性感染和感染的并发症，包括结节性红斑和反应性关节炎。耶尔森小肠结肠菌公认是一种食物传播的病原体，在某些气候温和的国家，其危害性可与沙门菌相匹敌，并超越志贺菌，是引起急性胃肠炎的原因。猪是一个巨大的储菌体，感染传播常通过食用污染的食物（特别是腐烂的或未煮熟的猪肉产品）、饮用受污染未经消毒的牛奶和水。通过输血传播很罕见。据报道，分离的耶尔森小肠结肠菌，在体外对 SMZCo、氯霉素、第三代头孢菌素、四环素、氨基糖苷类和氟喹诺酮类敏感。许多轻微无并发症的肠炎不需要抗菌药治疗，有人认为如有必要，应首选甲氧苄啶、SMZCo、四环素、氯霉素、氟喹诺酮类等细胞内活性药物。小肠结肠炎耶尔森菌感染主要发生在幼童。感染后症状通常持续 3～7 日，主要取决于患者的年龄。小儿常见症状包括腹泻（血样便）、发热和腹痛，可持续达 3 周或更长时间。大龄儿童和成人可出现右侧腹痛和发热，可能会与阑尾炎混淆。某些患者可能会并发反应性多关节炎、结节性红斑，甚至危及生命的溶血症。使用去铁胺治疗的铁负荷过重的患者，对耶尔森菌的易感性增加。

在没有对照和比较研究的情况下，Cover 和 Aber 推荐用多西环素和 SMZCo 治疗并发的胃肠道及肠外病灶感染，或多西环素加一种氨基糖苷类治疗菌血症。SMZCo 为首选药，或以氟喹诺酮类、氨基糖苷类、头孢噻肟或头孢唑肟作替代用药，但临床报道很少。报道 1 例慢性耶尔森菌感染患者，用四环素或 SMZCo 的治疗效果很好，但一停药就复发，后成功地用环丙沙星治愈。

细菌性关节炎
(bacterial arthritis)

参见骨和关节感染项下。

细菌性阴道病
(bacterial vaginosis)

细菌性阴道病（厌氧菌阴道病、非特异性阴道炎）是一种常见的女性疾病，常使阴部难受并排出鱼腥气味分泌物，其中常带有致病的微生物。这些异常阴道菌群包括阴道加德纳菌属、类杆菌属及动弯杆菌属，一般认为不排除本病是一种性传播疾病。在该病和低体重婴儿早产之间有关联，应在孕期第 2 个 3 个月给予治疗。

常用的治疗是使用甲硝唑或克林霉素，口服或阴道用药均可。尽管曾单剂量使用过甲硝唑，但一般采用 5～7 日一疗程。不过，采用任一方案都有复发情况。

世界卫生组织以及英国、美国均制定了治疗细菌性阴道病的相关指南。

1. 世界卫生组织指南　甲硝唑 400 mg 或 500 mg，2 次/日，口服 7 日。备选方案：甲硝唑 2 g，一次口服；0.75％甲硝唑凝胶 5 g，2 次/日，阴道内用，5 日；克林霉素 300 mg，2 次/日，口服 7 日；2％克林霉素软膏 5 g，睡前阴道内用，7 日。

2. 英国指南　甲硝唑 400 mg 或 500 mg，2 次/日，口服 5～7 日；或单剂量一次口服 2 g；0.75％甲硝唑凝胶，1 次/日，阴道内涂 5 日；克林霉素 300 mg，2 次/日，口服 7 日；2％克林霉素软膏 5 g，1 次/日，阴道内用，7 日；替硝唑 2 g，顿服。

3. 美国指南　甲硝唑 500 mg，2 次/日，口服 7 日；或 0.75％甲硝唑凝胶 5 g，1 次，阴道内用，5 日；2％克林霉素软膏 5 g，睡前阴道内用，7 日；备选方案：克林霉素 300 mg，2 次/日，口服 7 日；克林霉素 100 mg，睡前阴道内用，3 日。

4. 在有早产史的妊娠期妇女中治疗细菌性阴道病可减少早产的风险。有症状的妊娠期妇女可按如下方案治疗。

(1) 世界卫生组织推荐方案　妊娠头 3 个月后，甲硝唑 200 mg 或 250 mg，3 次/日，口服 7 日，或如果治疗需要，在妊娠头 3 个月后给予甲硝唑 2 g，顿服。备选方案：克林霉素 300 mg，2 次/日，口服 7 日，或 0.75％甲硝唑凝胶 5 g，2 次/日，阴道内用，5 日。

(2) 美国推荐方案　甲硝唑 500 mg，2 次/日；或 250 mg，3 次/日，口服 7 日，或克林霉素 300 mg，2 次/日，口服 7 日。

对性伴侣的治疗不能预防细菌性阴道病的复发。合并 HIV 感染患者的治疗方案与常人相同。

消化性溃疡
(pepti culcer)

革兰阴性菌的幽门螺杆菌涉及胃和消化性溃疡的病因学。现已制定了根除此菌的治疗方案。对消化性溃疡及其治疗，包括抗菌治疗，详见第12章。

心内膜炎
(endocarditis)

感染性心内膜炎是由进入血液的细菌或真菌感染心内膜引起的，通常显著影响心瓣膜。感染以急性或亚急性发生，部分决定于侵入的菌体。实际上任何菌体都可引起心内膜炎，但最主要是由链球菌、肠球菌、葡萄球菌引起。最常见的是由来自口腔、咽喉的甲型溶血性链球菌引起，它们被称为绿色链球菌或草绿色链球菌(尽管它们不是一种纯种)，包括轻型链球菌和血链球菌。其他还有来源于肠道的链球菌包括牛链球菌和粪便链球菌(现称为肠球菌)以及较少见的粪肠球菌。所有这些链球菌引起的心内膜炎通常属于亚急性或隐匿性。急性心内膜炎常由金黄色葡萄球菌引起，常见于静脉药物滥用者。表皮葡萄球菌通常引起瓣膜修复时的感染。革兰阴性菌诸如肠杆菌属、多种假单胞菌和缓慢生长的嗜血杆菌属、放线杆菌属、心杆菌属、艾肯菌属、金氏杆菌属，贝纳立克次体(可致Q热)以及白色念珠菌属和曲霉菌属等真菌引起的心内膜炎不太常见。

1. 心内膜炎治疗　英国微生物化学治疗协会和美国心脏协会分别在1985年和1989年制定了由链球菌、肠球菌、葡萄球菌引起心内膜炎的治疗方案。虽然这些治疗方案已被广泛接受，但在抗生素的选择、给药途径、治疗持续时间等细节上仍有不同的看法。英国微生物化学治疗协会的一位专家Oakley于1990年在一篇关于心内膜炎如何处理的综述中对1985年的治疗方针做了修改。治疗要依据病原学鉴定和病原体对抗生素的敏感性。治疗前应取3次血培养，一次从不同部位取血，测定最小抑菌浓度(MIC)和最小杀菌浓度(MBC)。在实验室检查结果出来前应用杀菌性抗菌药进行经验治疗，许多治疗方案的基础是β-内酰胺类或糖肽类抗菌药加氨基糖苷类；治疗应用大剂量，静脉用药；除了最敏感的致病菌感染，通常抗菌药物治疗疗程至少4周(如果患者心脏有人工瓣膜或其他器械植入心脏，应至少使用6周)；理想情况下，在开始治疗前应等待血培养的结果，但是对于急性或是重症患者则应给予经验性治疗；相关的并发症如心力衰竭应给予合适有效的治疗，包括早期给予外科干预治疗。如疑为葡萄球菌感染，应使用氟氯西林。绿色链球菌对青霉素通常比肠球菌更为敏感，一旦实验室结果出来后，可能要停用庆大霉素。

如果在获得实验室检查结果之前给予经验性治疗，大多给予庆大霉素加青霉素、氨苄西林或阿莫西林。也可加用一种异噁唑类青霉素(氯唑西林、双氯西林、氟氯西林或苯唑西林)或在极危重患者中用作替代治疗。也可使用氨苄西林/舒巴坦或阿莫西林/克拉维酸。万古霉素加或不加环丙沙星可用于青霉素过敏患者的经验性治疗。也可经验性地将万古霉素与氨基糖苷类及利福平应用于有人工瓣膜的患者或怀疑青霉素耐药的患者。

一旦确定致病生物体及抗菌药物敏感性，就应开始针对病原体进行适当的治疗。

(1) 链球菌性心内膜炎　链球菌对青霉素的敏感性差异较大，指南通常依据致病菌对青霉素耐药性的低、中、高来划分治疗方案，虽然分类所依据的MIC水平在各指南之间尚有差异。

①对青霉素敏感的链球菌(青霉素MIC≤0.1 μg/ml，通常为草绿色链球菌和牛链球菌)：静脉注射青霉素1.2～2.4 g/4 h和或庆大霉素1 mg/kg，3次/日，合用2周，单用青霉素需4周。头孢曲松和万古霉素是备选方案。

②对于青霉素低敏感的链球菌(青霉素MIC>0.1 μg/ml，通常为草绿色链球菌和牛链球菌)：青霉素与庆大霉素合用至少2周，维持4～6周。或头孢曲松每日2 g或万古霉素30 mg/kg(通常最大量至2 g)，分2次静脉给予。

③对于青霉素耐药的链球菌，可用万古霉素合用庆大霉素或链霉素。

④对青霉素过敏患者的链球菌感染，可静脉给予万古霉素4～6周。英国推荐万古霉素至少前两周与庆大霉素合用，共4周。或静脉注射替考拉宁400 mg，每4 h一次，共用3次，然后给予维持剂量每日400 mg，共用4周。

⑤人工瓣膜心内膜炎与青霉素敏感的链球菌心内膜炎治疗方案相同，疗程至少6周。

(2) 肠球菌性心内膜炎

①对庆大霉素敏感或低耐药的肠球菌(MIC<100 μg/ml)，静脉注射氨苄西林或阿莫西林2 g(或苄星青霉素2.4 g)，每4 h一次，并加用庆大霉素1 mg/kg，每8～12 h。两药均连用至少4周。

②对庆大霉素高耐药的肠球菌(MIC≥2000 μg/ml)，如上法给予氨苄西林或阿莫西林，合用链霉素7.5 mg/kg(肌内注射)至少6周；对青霉素过敏者，可选择万古霉素或利奈唑胺与链霉素合用，如

不合用链霉素，疗程至少延长至 8 周。

③对青霉素过敏患者的肠球菌感染，万古霉素或替考拉宁与庆大霉素合用，至少 4 周。

④对青霉素、庆大霉素或万古霉素不敏感的多耐药的肠球菌心内膜炎不常见，至今尚无明确的治疗方案，可使用利奈唑胺或奎奴普丁/达福普汀。美国指南推荐氨苄西林与头孢曲松或亚胺培南/西司他丁合用至少 8 周。

(3) 葡萄球菌性心内膜炎

①对甲氧西林敏感的葡萄球菌，邻氯青霉素、双氯青霉素或氟氯西林，2 g，每 4～6 h 一次，至少 4 周。一些指南推荐前 3～5 日合用庆大霉素。

②由于静脉滥用药物导致的右心内膜炎，1 种异噁唑青霉素合用庆大霉素，疗程<2 周。

③对于甲氧西林或苯唑西林耐药的葡萄球菌心内膜炎，单用万古霉素 6 周，或与利福平、庆大霉素或夫西地酸合用，疗程至少 4 周。该治疗方案同样适用于对青霉素过敏者。禁用替考拉宁，因为治疗失败率非常高。

④对有心脏假体的葡萄球菌心内膜炎患者，一种异噁唑青霉素或万古霉素合用利福平或庆大霉素，或异噁唑青霉素与万古霉素合用。指导性方案为静脉给予异噁唑青霉素 2 g，每 4～6 h 一次。或万古霉素 1 g，每 12 h 一次，合用利福平 300 mg，每 8 h 一次，共 6～8 周，在前两周同时给予庆大霉素 1 mg/kg。庆大霉素也可全疗程给予，因为耐甲氧西林金葡菌株不断增加。

对庆大霉素、青霉素敏感的肠球菌，静脉注射氨苄西林或阿莫西林 2 g(或青霉素 2.4 g)，每 4 h 一次，以及庆大霉素 1 mg/kg，每 8 h 或 12 h 一次(或一日剂量 3 mg/kg)，两种药物的疗程数均不能少于 4 周。如果患者对青霉素过敏，或分离的菌株对青霉素耐药而对庆大霉素敏感，需要万古霉素或替考拉宁联合庆大霉素治疗，疗程不能少于 4 周。对高耐药的肠球菌，可以应用上述一种青霉素类药物加用链霉素 7.5 mg/kg，2 次/日(肌内注射)，疗程至少 4 周。如果对青霉素耐药或者对青霉素过敏可选用链霉素替代，并联合万古霉素或替考拉宁。如果不使用链霉素则疗程至少需要 8 周。对青霉素、庆大霉素或万古霉素都不敏感的多重耐药肠球菌引起的心内膜炎不常见而且尚无合适的治疗方案；可供选择的药物包括利奈唑胺、达托霉素、替加环素或奎奴普丁/达福普丁。对多重耐药的粪肠球菌感染应用氨苄西林与头孢曲松或亚胺培南联合治疗，疗程至少 8 周。

(4) HACEK 心内膜炎　按传统的情况，嗜血杆菌属(H)、放线杆菌属(A)、心杆菌属(C)、埃肯菌属(E)和金氏杆菌属(K)都对氨苄西林敏感，但现在已经出现耐药，不再推荐单用此药。较受欢迎的是静脉注射头孢曲松 2 g，1 次/日，共 4 周。替代的方法是，持续滴注氨苄西林每日 2g，或分 6 次给药，合用庆大霉素 1 mg/kg，每 8 h 一次，共 4 周。对修复瓣膜的内心膜炎，疗程应为 6 周。美国指南推荐环丙沙星口服静脉给予均可，疗程 4 周。

(5) 对于其他病原体引起的心内膜炎，常需早期手术治疗。对假单胞菌引起的心内膜炎，使用 1 种抗假单胞菌 β-内酰胺类与妥布霉素合用；伯纳特立克次体相关性心内膜炎需要多西环素合用羟氯喹或喹诺酮类药物(如环丙沙星或氧氟沙星)长期治疗。巴尔通体心内膜炎的推荐治疗方案包括青霉素类(或氨苄西林联合舒巴坦)或头孢曲松联合庆大霉素或奈替米星，或多西环素加庆大霉素。对其他培养阴性的心内膜炎的可能病原体，推荐经验治疗选用青霉素类或万古霉素加庆大霉素，有时还需要合用第三种抗菌药，如利福平或环丙沙星。

2. 心内膜炎预防　可能发展成心内膜炎的危险人群包括瓣膜性心脏病、修复瓣膜或其他心脏异常患者，以及具有心内膜炎或风湿热病史的患者，当准备接受牙科手术、扁桃体切除术或其他有导致细菌感染倾向的手术时，应给予预防性抗生素。抗生素的用法应保证整个手术期中的血液和组织中达到充分的浓度。通常患者在手术前给予单剂量，必要时 6 h 后重复 1 次。如可能应口服。可使用一种青霉素类(如阿莫西林)，加或不加氨基糖苷类(如庆大霉素)，根据细菌的敏感情况而定。青霉素过敏的患者可使用红霉素、克林霉素或万古霉素。美国和英国在预防性使用抗生素上的指导准则相似。推荐以阿莫西林为基础的预防方案，2～3 g 口服或静脉给予。

(1) 青霉素类(如阿莫西林)是预防的基础药物，通常单次给予 2～3 g，口服、静脉注射或肌内注射。牙科手术：对青霉素过敏者，可于术前给予单剂量口服克林霉素 600 mg，或 300～600 mg 静脉给予，或阿奇霉素口服 500 mg，所有口服预防用药应在术前 30～60 min 给予。

(2) 侵犯皮肤或黏膜组织的手术　青霉素类，如阿莫西林 2 g，口服或静脉给予；或头孢菌素，如头孢氨苄单剂量口服 2 g。对青霉素过敏者及怀疑耐甲氧西林菌株感染者，可给予万古霉素或克林霉素。

(3) 胃肠道、泌尿生殖系统手术　术前给予阿莫西林，同时肌内注射或静脉滴注庆大霉素 1.5～2 mg/kg，6 h 给予第二剂阿莫西林(通常为首次剂量的一半)。对青霉素过敏的患者或前 1 个月中使用过青霉素类者,可用万古霉素替代阿莫西林,万古霉素1g经1~2h输入,术前给予,或术前注射替考拉宁400mg。

(4)鼻腔填塞和插管 静脉给予氟氯西林1g,对青霉素过敏者可静脉给予克林霉素600mg。

新生儿结膜炎

(neonatal conjunctivitis)

新生儿结膜炎,又称新生儿眼炎,是指发生于出生后28天内伴有分泌物的任何结膜炎。由淋病奈瑟球菌引起的最严重,通常发生于出生后第3天,能迅速引起眼盲和系统感染,特别是会发生严重的败血症。沙眼衣原体是另一种引起新生儿结膜炎的重要原因,其特征是发生于出生后5~14天,对视力的威胁比淋球菌小,但是也会感染到鼻咽部并引起肺炎。在发达国家,衣原体结膜炎比淋球菌结膜炎更普遍,这两种结膜炎都是性传播的。携带此病原体的母体通过产道可传染给婴儿。引起新生儿结膜炎的其他比较不严重的细菌包括金黄色葡萄球菌、肺炎链球菌、嗜血杆菌属和假单胞菌属,它们通常是院内获得性的。

对淋球菌和衣原体新生儿结膜炎的治疗,不同国家各不相同,主要根据淋球菌和衣原体菌感染的流行情况和细菌耐药性而定。

1. 预防 理想的预防方法是在怀孕时对受感染母亲进行治疗,但通常是不可能的。在淋球菌感染的高发地区,由于结膜炎发病很迅速、有潜在的严重性,出生时眼的预防特别重要,而且最好对新生儿早期诊断和治疗。新生儿刚出生时,应立即清洗眼睛,然后使用1%硝酸银滴眼液、1%四环素眼膏或者0.5%的红霉素眼膏。硝酸银对所有的淋病奈瑟球菌菌株都有效,无论它们对抗菌药敏感性如何。价格低廉而且货源充足,但是可能会引起化学性结膜炎并对衣原体结膜炎无效。有报道四环素对由耐多药的耐药菌引起的淋球菌结膜炎同硝酸银一样有效,可作为治疗选择应用。有人认为3种预防选择(硝酸银、四环素、红霉素)都有效。

对新生儿衣原体结膜炎的预防价值较少肯定结果。世界卫生组织推荐在衣原体发病率高的地区使用1%四环素或0.5%红霉素眼膏进行预防,硝酸银一般认为是无效的。然而,也有报道认为四环素眼膏对衣原体结膜炎的预防效果不及它对淋球菌结膜炎的预防效果,而红霉素眼膏的效果也不可靠。美国CDC建议,在围生期企图防止衣原体感染由母体传播到婴儿,硝酸银和抗生素类眼膏都是无效的。对妊娠期妇女的沙眼衣原体普查和治疗是比眼预防更有效的控制方法。即使眼预防法是成功的,但新生儿沙眼衣原体结膜炎的一个更严重后果是肺炎。特别在发展中国家,新生儿结膜炎继续引起眼盲。聚维酮碘比较便宜而且在这些国家中比硝酸银或红霉素更容易得到。一项对近3000名肯尼亚新生儿的研究表明,2.5%聚维酮碘滴眼液比1%硝酸银滴眼液或0.5%红霉素眼膏更有效。

2. 治疗 因为可能会发生混合性感染,所以患新生儿结膜炎的患儿都应该治疗淋病奈瑟菌和沙眼衣原体感染。对淋球菌结膜炎必须进行全身治疗并建议局部使用抗生素。世界卫生组织推荐单剂量肌内注射50mg/kg的头孢曲松(最大剂量125mg/kg)或如果没有头孢曲松,可肌内注射单剂量大观霉素或卡那霉素25mg/kg(最高剂75mg/kg)(因为可能有严重的耳、肾毒性,卡那霉素的使用必须十分谨慎,最好不用)。美国CDC建议,当没有播散性感染证据时,可单剂量静脉或肌内注射头孢曲松25~50mg/kg(最高到125mg/kg)。

对出生时感染了淋球菌的婴儿的治疗参见淋病项下。对非淋球菌新生儿结膜炎,世界卫生组织建议局部使用四环素或红霉素眼膏进行治疗。对衣原体感染,美国CDC和世界卫生组织均推荐推荐口服红霉素,剂量为一日50mg/kg,分4次服,持续14日。世界卫生组织另外建议SMZCo 240mg,2次/日,作为替代疗法。没有结果证实局部治疗有额外的效果。

性病性淋巴肉芽肿

(lymphogranuloma venereum)

性病性淋巴肉芽肿或衣原体淋巴肉芽肿是由某种血清型沙眼衣原体感染引起,在热带地区流行,但也可能发生于发达国家。属于性传播疾病,在早期可以引起生殖器溃疡,尽管最常见的临床表现为腹股沟淋巴结病。累及多系统和晚期的并发症(涉及纤维变性和异常的淋巴引流),可能需要手术。

抗生素的选择治疗是口服四环素类,世界卫生组织推荐治疗2周:用多西环素100mg,2次/日;口服红霉素500mg,4次/日;替代治疗:口服四环素500mg,4次/日;英国和美国CDC推荐治疗3周,口服多西环素100mg,2次/日或口服红霉素500mg,4次/日。性病性淋巴肉芽肿患者的性伴侣应该接受治疗,单次口服阿奇霉素1g或口服多西环素100mg,2次/日,治疗7日。合并HIV感染的患者治疗与HIV阴性患者一样,但所需疗程更长。

性传播性疾病
(sexually transmitted diseases)

性传播疾病以前也称性病。现已知有 20 多种病原体是通过性传播的，它们包括杜克雷嗜血杆菌（见软下疳项下）、淋病奈瑟菌（即淋病双球菌，见淋病项下）、梅毒螺旋体（见梅毒项下）、肉芽肿鞘杆菌（见肉芽肿项下）、沙眼衣原体（见性病性淋巴肉芽肿项下、衣原体感染项下）。

与性传播疾病有关联的临床症状，男性包括尿道炎和附睾炎等，女性包括子宫颈炎、骨盆炎症和细菌性阴道炎及直肠炎等。性传播的病原体在围生期从母体的传播可造成新生儿结膜炎或肺炎。针对以上性传播病原体的治疗方法，已于有关项下详述。艾滋病是近代最严重的性传播疾病，乙型、丙型、丁型肝炎也可通过性接触传播，其治疗可参见抗病毒药相关内容，疱疹病毒感染参见抗病毒药相关内容；滴虫病参见抗原虫药相关内容。

雅司病
(Yaws)

参见梅毒项下。

咽炎
(pharyngitis)

咽炎和扁桃体炎都是上呼吸道感染性疾病，具有相似的病因，多发生于儿童。急性咽炎是一种口咽部并可能包括扁桃体在内的炎性综合征，严格说扁桃体炎是一种非常局部的感染。最常见的病因是病毒。“咽喉疼痛”通常是感冒和流行性感冒以及感染性单核细胞增多症的一种症状。

急性咽炎和扁桃体炎的最重要病因性细菌是 A 组 β 溶血性链球菌、化脓链球菌。一种在猩红热中引起红疹产生毒性的菌株也可导致咽炎和扁桃体炎。

青霉素是链球菌性咽炎或扁桃体炎的标准疗法，通常口服青霉素 V 治疗 10 日。也可开始注射青霉素。单剂量肌内注射苄星青霉素也许是可供选择的治疗方法，特别对于口服青霉素 10 日疗程顺应性较差的患者。这是世界卫生组织和美国心脏协会对于风湿热病的一级预防所提倡的（参见风湿热病项下）。如果患者感染了单核细胞增多症，不可使用氨苄西林，因为可能有斑丘疹的危险。红霉素可用于青霉素过敏的患者。对于可能存在溶血性隐秘杆菌（棒状杆菌属）感染的患者，红霉素也许是比青霉素更好的选择。尽管青霉素一般有效，但复发率上升和再感染增加的趋势已经引起关注。由于患者对青霉素 10 日疗程的顺应性较差，导致一些治疗失败。为克服顺应性差而采取给予每天较少剂量或缩短疗程的方法。2 次/日，一次 250 mg 青霉素 V 与等剂量每天 3 次同样有效，但每天单剂量 750 mg 则没有相同的效果。应用青霉素 V 不能少于 10 日疗程。青霉素治疗失败或导致感染复发，也要考虑口咽部的细菌可能产生了 β-内酰胺酶。较少受 β-内酰胺酶影响的抗生素包括口服头孢菌素，如头孢克洛、头孢呋辛、头孢克肟、头孢丙烯或头孢羟氨苄以及阿莫西林/克拉维酸（和氨苄西林一样，由于斑丘疹的危险，阿莫西林应避免用于有单核细胞增多症病史者）。≤12 岁的儿童扁桃体炎复发，克林霉素可以根除化脓链球菌属和产生 β-内酰胺酶的细菌，但对老年患者效果较差。对于链球菌性咽炎暴发，青霉素和红霉素治疗已经无效的患者，克林霉素同样有效。咽部携带化脓链球菌是一种普遍现象，尤其在小学生中。这些细菌的存在虽不一定引起急性感染，但对某些患者，根除细菌是有益的，可采用单剂量肌内注射苄星青霉素并口服利福平 4 日，或口服克林霉素 10 日。

咽炎的其他致病菌包括溶血性隐秘杆菌、棒状杆菌属、肺炎衣原体、棒状杆菌属白喉、坏死梭形杆菌、淋病奈瑟球菌和厌氧菌。

溶血性隐秘杆菌是青少年和青年人咽炎的一个重要原因，通常伴随猩红热样疹。有报道给予单剂量苄星青霉素或口服红霉素 10 日有效，而青霉素 V 无效。咽炎经常与肺炎衣原体（以前称鹦鹉热衣原体中的 TWAR 菌株）感染相关，四环素或红霉素是有效的抗生素。

坏死梭形杆菌感染常见于青少年和成人，所引起的感染占这个年龄段急性咽炎病例的 10%。特别需要注意的是其与 Lemierre 综合征的相关性，危及生命的情况是以菌血症、感染迁移致颈内静脉化脓性血小板血栓形成为特征。坏死梭形杆菌对青霉素和头孢菌素敏感，但大环内酯类药物无效。因此应该避免在青少年和成人急性咽炎患者中经验性应用大环内酯类药物治疗。

一项荟萃分析显示，有严重咽部溃疡和渗出的患者在抗菌药物治疗的同时合并使用皮质激素 24 h，疼痛的完全缓解率是不用皮质激素治疗组的 3 倍。现在还不清楚皮质激素在镇痛作用以外是否还可以有其他益处，以及在不需要应用抗菌药的咽炎患者中使用皮质激素是否安全。

眼感染
(eye infections)

1980年英国某医院对急性外眼细菌感染(包括急性细菌性结膜炎、角膜溃疡、睑缘炎、泪囊炎、排泄槽感染)者的菌群进行调查,显示金黄色葡萄球菌、肺炎链球菌和流感嗜血杆菌是主要病原体。对美国患有急性结膜炎的儿童进行的一项类似研究又发现了卡他莫拉菌,且病毒引起的感染约占16%。英国的研究证实,所有分离出来的病原菌都对氯霉素敏感。氯霉素是当地最有效、耐药性最小(6%)的抗生素,四环素列第二。由铜绿假单胞菌、大肠埃希菌引起的感染可选用庆大霉素。氯霉素眼药水广泛用于结膜炎患者,但未经治疗的单纯细菌性结膜炎是一种自限性疾病,2周内可自行痊愈。其他局部用眼科抗生素制剂有甲氧苄啶加多黏菌素B,与氨基糖苷类抗生素(如庆大霉素、妥布霉素)抗菌谱类似的氟喹诺酮类(如环丙沙星、氧氟沙星)以及对葡萄球菌有抗菌活性的夫西地酸。

结膜炎是一种常见的眼表浅部位的异常,可以由多种细菌、病毒引起,很少见真菌感染。

结膜下注射或全身治疗在严重感染中是必要的。感染性眼内炎(眼内部的感染)通常继发于眼的意外伤或手术创伤,根据病原菌应采取果断的治疗手段。最常见的感染源是患者自身携带的菌群;据报道,表皮葡萄球菌引起的感染大约占40%,其他革兰阳性菌占30%。近来,蜡样芽孢杆菌表现为眼内炎的主要感染源。诸如铜绿假单胞菌和多种变形菌之类的革兰阴性菌也常见,还有一些是由真菌感染引起的。结合结膜下和局部治疗,直接注射入玻璃体是最受青睐的给药途径。常用抗生素包括庆大霉素(或另一个氨基糖苷类)合用万古霉素或一种头孢菌素类抗生素。氟喹诺酮类和碳青霉烯类抗生素可能也有效,但这些药物的临床经验很少。据报道表皮葡萄球菌引起的感染大大多于其他病原体。蜡样芽孢杆菌性眼内炎治疗方案的选择是根据体外试验的结果,有治疗活性的抗生素为庆大霉素合用万古霉素或克林霉素。关于眼外手术患者的预防用药,参见外科感染项下。

淋球菌性结膜炎见淋病项下;衣原体性结膜炎(包涵体结膜炎)在沙眼项下叙述。新生儿淋球菌性结膜炎、衣原体性结膜炎在新生儿结膜炎项下讨论。眼科真菌感染较少见,但有时极为严重,治疗包括全身和局部用药,药物包括两性霉素B或那他霉素,咪唑类如咪康唑等,氟胞嘧啶合用其他抗真菌药。应由眼科专家设计治疗方案。

睑缘炎是眼睑边缘的感染,常常表现为慢性,需要长期治疗,通常需要局部清除分泌物,并局部应用β-内酰胺类抗生素眼膏。

角膜炎通常是在眼睛表面损伤后由细菌、真菌、病毒或原虫引起的眼角膜感染,包括由于佩戴隐形眼镜导致的感染。常见的细菌病原体包括葡萄球菌、链球菌、假单孢菌属及肠杆菌科,细菌性角膜炎对视力有严重影响,需要紧急应用广谱抗菌药治疗。过去常常获得材料进行药敏试验,但现在更主张早期进行经验治疗,以免贻误病情。多次或连续在局部应用药物滴入或应用局部药物的导入装置,可以保证较长时间的高血药浓度,有时还需应用结膜下给药或全身治疗。传统上在不考虑有假单胞菌属感染时局部应用头孢唑林、庆大霉素或妥布霉素。最近氟喹诺酮类或头孢他啶也有用到,半合成青霉素类或万古霉素作为替代治疗。

眼内炎是预后极差的眼科疾病,通常是穿通伤或外科手术后来自于眼内腔的感染。依据感染的途径,病原体通常包括葡萄球菌、链球菌、流感嗜血杆菌、蜡样芽孢杆菌或丙酸杆菌属。真菌感染发生率较低,细菌性眼内炎需要立即应用抗生素治疗,通常需要玻璃体内给药。同时应用胃肠外给药的价值尚不清楚。玻璃体内注射抗生素的种类主要依据感染的病原体,可以应用第三代头孢菌素或万古霉素,但是氨基糖苷类抗生素可能有视网膜毒性。如果考虑有蜡样芽孢杆菌感染,则可以应用克林霉素。辅助治疗包括玻璃体切割术,外科清除感染的晶状体结构以及应用皮质激素控制炎症和免疫反应。

厌氧菌感染
(anaerobic bacterial infections)

厌氧菌在人类正常菌群中占有突出的地位,是引起感染的常见原因,尤其可引起胃肠道、下呼吸道、皮肤及阴道的感染。通常的厌氧菌病原体有类杆菌属、普氏菌(以前被称为非脆弱拟杆菌)、梭形杆菌属、波费杆菌,梭菌属、消化链球菌属和放线菌属。除了像破伤风、气性坏疽、假膜性小结肠炎和放线菌病是单一感染外,大多数厌氧菌感染都是混合性的。脓肿是一个常见的特征,感染包括:脑脓肿、急性坏死性龈炎和其他牙周感染、慢性中耳炎和慢性鼻窦炎、吸入性肺炎和肺脓肿、腹膜炎和腹内脓肿、细菌性阴道病和骨盆炎性疾病、蜂窝织炎、溃疡、叮咬及其他伤口感染等。

厌氧菌感染的治疗通常包括外科手术和抗菌治疗。体外敏感试验常常是不现实的,并且即使做了也需要几天后获得。因此通常初始治疗常常要凭经验，治疗方案应覆盖需氧菌和厌氧菌，并考虑当地的细菌耐药情况和感染的部位。抗菌治疗通常静脉用药，大剂量、长疗程（数周或数月）。虽然耐药性已经越来越严重，但当不是脆弱拟杆菌感染时，青霉素仍然是常规要考虑选用的抗菌药，能对抗脆弱拟杆菌和其他厌氧的致病菌的抗菌药包括甲硝唑和其他 5-硝基咪唑类衍生物、氯霉素、克林霉素、头孢西丁、抗假单胞菌属青霉素、亚胺培南/西司他丁、β-内酰胺类抗生素与 β-内酰胺酶抑制剂合用等。

替加环素对厌氧菌和多药耐药的混合感染菌都有良好的抗菌活性。头孢西丁和克林霉素对除拟杆菌外的其他厌氧菌有效。因为青霉素对革兰阴性厌氧菌耐药率增加，所以不推荐单独应用青霉素治疗混合感染，但是青霉素仍然可以用来治疗气性坏疽和放线菌病。厌氧菌对其他抗菌药物，如莫西沙星和加雷沙星；另外，对厌氧菌存在可能抗菌活性的药物包括口服剂型的硝唑尼特、雷莫拉宁、利福昔明、静脉剂型的达巴万星和局部用药的瑞他帕林。

在美国，厌氧菌的临床分离表明：脆弱拟杆菌属（包括吉氏类杆菌、脆弱类杆菌、卵形类杆菌、多形类杆菌和普通类杆菌）对克林霉素的耐药性在增加；多种非脆弱类杆菌（现重新命名为 *Prevotellaspp*，包括 *P. melan-inogenica*）持续对青霉素耐药；梭杆菌属对青霉素耐药极少是由 β-内酰胺酶介导的。某些梭状芽孢杆菌对青霉素和克林霉素的耐药性已经下降，但产气荚膜梭状芽孢杆菌的耐药性没有变化。多药耐药厌氧菌的出现已经引起关注。

临床从感染中分离的最常见的厌氧菌是脆弱拟杆菌属，而该属的所有菌株都是致病菌，且大多数菌株均产生 β-内酰胺酶，因此，对青霉素类及头孢菌素类耐药，不过该属中不同细菌的敏感性各不相同。美国一项敏感性模型调查表明，体外对脆弱拟杆菌属菌株最敏感的药物是亚胺培南、甲硝唑和氯霉素，对头孢西丁、克林霉素和哌拉西林的耐药并不广泛。β-内酰胺酶抑制剂与青霉素类及头孢菌素类合用（如氨苄西林或头孢哌酮加舒巴坦；替卡西林加克拉维酸盐）对脆弱拟杆菌依然有效。另外一项体外敏感性研究表明，甲硝唑、亚胺培南、替卡西林加克拉维酸、头孢西丁、阿莫西林加克拉维酸适用于治疗脆弱拟杆菌感染。英国报道临床上分离出同时对甲硝唑、阿莫西林加克拉维酸和亚胺培南耐药的脆弱拟杆菌菌株，改用克林霉素治疗有效。

咬伤和蜇伤
(bites and stings)

被猫和狗咬伤的感染常由革兰阴性需氧的多杀巴斯德杆菌引起。治疗可选用青霉素，并应在被咬 24 h 内给药。其他可选择阿莫西林克拉维酸钾、阿莫西林舒巴坦或第 2、第 3 代头孢菌素。对青霉素过敏者可选用四环素替代。氟喹诺酮类药物环丙沙星已被成功地用于治疗由猫咬引起的多杀巴斯德杆菌性蜂窝织炎。

除多杀巴斯德杆菌外，猫、狗咬伤所致感染还涉及其他细菌，如葡萄球菌、链球菌、类杆菌属和梭杆菌属，它们的存在将影响治疗的选择。若感染了金黄色葡萄球菌，使用耐青霉素酶青霉素可能是必要的。对青霉素过敏者使用四环素替代治疗多杀巴斯德杆菌感染时，由于其对需氧革兰阳性球菌的活性有限，所以必须合用其他抗菌药。口服阿莫西林/克拉维酸对巴斯德菌属，二氧化碳噬纤维菌属，厌氧菌和敏感的金黄色葡萄球菌有很好的疗效，可以作为预防用药的选择。其他替代方案包括甲硝唑联合 SMZCo 或氟喹诺酮，克林霉素联合氟喹诺酮，或者克林霉素联合 SMZCo（儿童）。妊娠期妇女可以使用静脉头孢曲松，口服头孢呋辛和头孢泊肟。如果一些地区的社区获得性 MRSA 发生率高，应调整药物使用。多西环素和 SMZCo 是口服能够有效覆盖 MRSA 的药物。克林霉素可以作为替代药物。当蜂窝织炎发展迅速或者败血症症状进展时，或者感染可能累及骨或关节时，应静脉给予抗菌药物。对于较严重的感染（需住院治疗的），抗菌药物应当使用 β-内酰胺类和 β-内酰胺酶抑制药（如氨苄西林/舒巴坦，哌拉西林/三唑巴坦，替卡西林/克拉维酸）。备选方案包括碳青霉烯类抗菌药（如厄他培南、美罗培南、多利培南或亚胺培南）、头孢曲松、氨曲南或氟喹诺酮类联合甲硝唑。对于严重感染，可经验性使用亚胺培南加克林霉素。对于蜂窝织炎，疗程 10～14 日，腱鞘炎 3 周，骨髓炎 6 周。据报道，氟喹诺酮类药物环丙沙星、氧氟沙星和司帕沙星对从咬伤处分离的需氧微生物体外试验有活性，但对厌氧菌效果差，对梭杆菌属无效。较少见的微生物如犬咬嗜二氧化碳噬细胞菌属（以前称 2 型、DF-2 型生长不良酵母菌）感染总是与狗咬有关，与猫咬也有关。它是一种机会性病原菌，对免疫受损患者，包括脾切除患者尤其危险。最好用青霉素、阿莫西林/克拉维酸或红霉素治疗。狗咬后的严重犬咬嗜二氧化碳噬细胞菌感染，包括致命的败血症，尽早使用抗菌药治疗和清创术是最重要的。

其他有关资料可参见猫抓病项下。

如有必要应对狂犬病进行防治。

被进口动物咬伤引起的感染尚未见到广泛研究的报道。被马和羊咬伤可引起放线菌属感染。猴子和人咬伤比被其他动物咬伤更易引起感染。鸽子抓伤引起的不常见感染是由一种尚未被鉴定的微生物引起的，可用四环素治疗。

治疗鼠咬热的方法参见鼠咬热项下。

被蛇、蝎、蜘蛛和其他海洋动物咬伤、蜇伤引起的中毒，一般是对症治疗合用一些特殊的抗毒血清治疗。

衣原体感染
(chlamydial infections)

肺炎衣原体、鹦鹉热衣原体、沙眼衣原体对四环素或红霉素一般都敏感。肺炎衣原体是呼吸道病原体，以前称为台湾急性呼吸道(TWAR)衣原体，曾被认为是鹦鹉热衣原体的一株，一度被认为是社区获得性肺炎(参见肺炎项下)的病原体。鹦鹉热衣原体通过鸟类传播给人类导致鹦鹉热，影响肺部(参见鹦鹉热项下)。

沙眼衣原体可导致许多疾病，多数通过性传播，传播范围与淋病奈瑟菌相似(参见淋病项下)，此两种病菌的感染往往同时出现。感染沙眼衣原体的妊娠期妇女易罹患羊膜破裂和早产，亦可使后代产生新生儿眼炎(参见新生儿结膜炎项下)或肺炎(参见肺炎项下)。

世界卫生组织推荐的治疗无并发症的由沙眼衣原体引起的尿道、宫颈内或直肠感染的指导方案为口服多西环素，治疗 7 日，2 次/日，或单次口服阿奇霉素 1 g；备用方案为口服阿莫西林 500 mg，3 次/日；口服红霉素 500 mg，4 次/日；氧氟沙星，300 mg，2 次/日；四环素 500 mg，4 次/日，疗程均为 7 日。感染的妊娠期妇女可以口服红霉素 500 mg，4 次/日；或口服阿莫西林 500 mg，3 次/日，疗程均为 7 日。

美国疾病控制与预防中心(CDC)及英国推荐的一线治疗方案与世界卫生组织相同；美国 CDC 备选方案为增加口服左氧氟沙星 500 mg，1 次/日，疗程 7 日。感染的妊娠期妇女可以顿服阿奇霉素 1 g；口服阿莫西林 500 mg，3 次/日。

英国备选方案为口服红霉素 500 mg，2 次/日，疗程 10～14 日，和氧氟沙星 400 mg，1 次/日，疗程 7 日。感染的妊娠期妇女可以按世界卫生组织方案，或顿服阿奇霉素 1 g；口服红霉素 500 mg，2 次/日，疗程 14 日。

感染沙眼衣原体患者的性伴侣也要进行检查和治疗。妊娠期妇女可给予红霉素或阿奇霉素以根除沙眼衣原体感染，防止围生期传播，阿莫西林可替代红霉素。

沙眼衣原体引起的性传播的疾病可参见附睾炎、骨盆炎症和尿道炎项下。

特殊血清型的沙眼衣原体可引起另一种性病——性病性淋巴肉芽肿的原因(参见性病性淋巴肉芽肿项下)。

反应性关节炎(参见骨和关节感染项下)可继发于衣原体感染。

通过非性传播方式感染的其他沙眼衣原体感染，包括沙眼和成人包涵体结膜炎(参见沙眼项下)。

胰腺炎
(pancreatitis)

尽管抗菌药物预防性应用在急性胰腺炎治疗中的价值还不确定，一项有关 8 个前瞻性研究的分析认为抗菌药物的预防应用可降低死亡率，这种效果仅限于应用广谱抗菌药的严重的急性胰腺炎患者，这些药物能在胰腺组织中达到治疗水平，如果感染培养提示是革兰阴性菌，抗菌药物可选择碳青霉烯类、氟喹诺酮类联合甲硝唑，或者三代头孢联合甲硝唑。万古霉素可作为革兰阳性菌的选择用药。另一项回顾性研究报道中阐明，严重患者接受抗菌药物预防性治疗，可降低感染的发生率而不是延缓感染的发生。一篇有关抗菌药物在重症急性坏死性胰腺炎的预防性应用价值的综述认为，尽管使用药物的种类(头孢呋辛、亚胺培南或甲硝唑与氧氟沙星合用)以及药物的性质和使用方法不同，但有足够的证据表明静脉的预防性使用抗菌药物 10～14 日，可降低坏死组织的二次感染和死亡率。

鹦鹉热
(psittacosis)

由鹦鹉热衣原体引起。通常由被感染的鸟直接或间接传染给人，人的最初感染部位是肺。在人与人之间传播以前，认为鹦鹉热是由鹦鹉热衣原体的 TWAR 菌株引起的，但现在才知道它属于引起肺炎的不同种类的肺炎衣原体。鹦鹉热的临床表现各不相同，由类似温和的流行性感冒到累及各种器官的暴发性中毒状态。大部分患者会有咳嗽，有时不是很显著。可首选四环素，早期治疗可能挽救生命。推荐用 21 日疗程，尽管 14 日疗程也被广泛推荐。备选用药是氯霉素。因为在短期使用后可能复发，红霉素或与之类似的大环内酯类药物也曾成功地用于此病治疗。

幽门螺杆菌感染
(helicobacterpylori infections)

对于消化性溃疡和 MALT 淋巴瘤患者的治疗

通常使用抗菌药来根除幽门螺杆菌。在消化不良和胃-食管反流的患者中幽门螺杆菌的作用以及根除的意义尚不明确。

早产儿分娩感染

(premature labour infections)

影响早产儿分娩的细菌有很多种，包括 B 族链球菌和沙眼衣原体。一项研究表明，在妊娠期妇女的尿道、阴道、子宫颈里感染 B 族链球菌时，青霉素可减少早产儿分娩的发病率，偶然，早产会增加新生儿从母体获得 B 族链球菌感染的机会，(参见围生期链球菌感染项下)。另外，妊娠期妇女感染沙眼衣原体时红霉素可减少早产羊膜破裂的危险。在膜破裂之后，用美洛西林可减少绒毛膜羊膜炎和子宫内膜炎的发生率。对一些妊娠期妇女，红霉素可推迟早产儿的出生。

对处理胎膜完整的女性早产时，作为辅助治疗的常规抗菌药使用研究的一项荟萃分析和系统性综述结果表明，在新生儿发病率方面，没显示出有总体改善；而且发现儿童死亡率有所增加。进一步研究显示，母亲因为自发流产而接受过红霉素治疗的 7 岁年龄段儿童功能受损的发生率上升；而母亲接受过红霉素或阿莫西林/克拉维酸治疗的儿童脑瘫发生率也有上升趋势。在妊娠期间，生殖-泌尿道感染是新生儿发病率明显升高的一个原因，因此，分娩时给予抗微生物治疗是必要的。

战壕热

(trench fever)

战壕热是一种以虱为媒介的革兰阴性菌感染，之所以如此命名是因为它流行于第一次世界大战时的士兵中。由五日热巴通体(以前称五日热罗克利马体)引起，但直到最近以前还被归类为立克次体。五日热巴通体和汉赛巴通体一直被认为也和杆菌性血管瘤病有关，尤其是在免疫受损的患者中，现在还认为汉赛巴通体是引起猫抓病的一种原因。

轻度或非复杂感染的治疗通常是口服四环素类，如多西环素或口服红霉素或阿奇霉素，治疗 4～6 周。慢性菌血症患者应接受口服多西环素连续 4 周加静脉注射庆大霉素 2 周治疗，主要预防心内膜炎的发生。确诊巴尔通体心内膜炎后的治疗推荐方案是口服多西环素 6 周加静脉注射庆大霉素 2 周。如果无庆大霉素，可以用利福平替代治疗。怀疑巴尔通体心内膜炎时，给予静脉注射庆大霉素 2 周加肌内或静脉注射头孢曲松 6 周治疗，这一方案可以加或不加口服多西环素，疗程 6 周。

支气管炎

(bronchitis)

支气管炎为支气管发生炎症并伴有多痰和咳嗽。健康人的支气管总是接近无菌的，而上呼吸道则常有一些共生菌，包括肺炎球菌和流感嗜血杆菌寄生于此。

急性支气管炎在原来健康的个体中一般均与呼吸道病毒感染相关，如感冒和流感。有时可能会继发细菌感染，如慢性支气管炎急性加剧，此时给予抗菌药治疗通常有效。婴儿急性支气管炎主要是病毒感染所致，不能常规使用抗菌药。对普通感冒或流感，初起发热，白细胞未见升高或反见下降，所谓预防用药，将抗菌药一哄而上，这是极不合理也是极不负责的。

慢性支气管炎和肺气肿常一并出现，称为慢性阻塞性肺病。慢性支气管炎的病势急剧加重可能是病毒引起的，但在脓痰中也常可找到细菌，最常见的是肺炎球菌和流感嗜血杆菌。摩拉卡他菌(布兰汉球菌)的报道在增加。抗菌药治疗的价值一直有争议，很难评价。在将广谱抗菌药(阿莫西林、SMZCo 或多西环素)和安慰剂对比之后，当呼吸困难加重、多痰和脓性痰增加等病情加重的特征出现时，使用抗菌药是合理的。一项 Meta 分析表明，经抗菌药治疗后，病情加重的慢性阻塞性肺病略有好转。

对于大多数急性支气管炎不推荐使用抗菌药物。尽管可以缩短急性支气管炎患者症状持续时间，但是患者获益有限。使用阿莫西林治疗 HIV 患者支气管炎的结果和上述综述相似。确诊为百日咳杆菌感染的患者应当给予大环内酯类或 SMZCo 治疗。

在无支气管哮喘的患者中可用 β 受体激动剂类支气管扩张药以缓解咳嗽，此药虽不能治疗非复杂性急性支气管炎，但对患者气道阻塞和喘鸣发作时有益。对于含可待因和右美沙芬成分的镇咳药可短期使用以缓解咳嗽，不推荐使用化痰药。

支气管扩张药、糖皮质激素、抗菌药物及氧气吸入为治疗慢性支气管炎急性发作用药。抗菌药物包括阿莫西林、SMZCo 或多西环素。来自美国和加拿大的报道显示氟喹诺酮类、β-内酰胺类及 β-内酰胺酶抑制药复方制剂的抗菌活性保持良好。总而言之，对于轻度慢性支气管炎急性发作的患者不建议抗菌治疗。如需治疗可给予氨苄西林、阿莫西林、多西环素、SMZCo。备选方案可给予 β-内酰胺类及 β-内酰胺酶抑制药复方制剂，如阿莫西林/克拉维酸、第二或第三代头孢菌素、第二代大环内酯类或酮内酯类。对于住院的中度至重度患者如没有铜绿假单胞菌感染危险因素可给予氟喹诺酮类、阿莫西林/克拉维酸;有铜绿假单胞菌感染危险因素的患者可给予氟喹诺酮类治疗。

直肠炎

(proctitis)

直肠炎是发生于直肠的炎症,可能由性传播病原体感染引起,最常见的病原体是淋病奈瑟菌、沙眼衣原体、苍白密螺旋体和单纯疱疹病毒。

由淋病奈瑟球菌和沙眼衣原体所致直肠感染的治疗参见淋病和衣原体感染项下。美国 CDC 推荐:肌内注射头孢曲松 125 mg,1 次/日,每日口服多西环素 100 mg,2 次/日,疗程 7 日,可作为性传播直肠炎的经验治疗,对于淋病奈瑟球菌和沙眼衣原体也有效。直肠炎还可能与单纯疱疹感染有关。疱疹性直肠炎的治疗和生殖道疱疹一样。

志贺菌病

(Shigellosis)

参见胃肠炎项下。

中毒性休克综合征

(toxic shock syndrome)

中毒性休克综合征是由一种毒素引起的,伴有多系统衰竭的急性发热疾病,主要特点为休克、发热、皮疹和胃肠道或中枢神经系统异常,但并不是所有病例都有菌血症,而导致中毒性休克综合征的毒素 1(TSST1)是由金黄色葡萄球菌产生的。20 世纪 80 年代初,中毒性休克综合征以使用高吸收性棉塞的经期妇女发病居多。现已认识到,如手术伤口、烧伤、脓肿及窦道感染葡萄球菌均是本病的发病原因。急性阶段的处理需用局部措施如清除止血塞或填塞物,伤口清创或脓肿引流以防止毒素进一步产生和吸收。静脉给予抗葡萄球菌的抗生素以消除产毒细菌,还可进行液体替换,有时还可使用皮质类固醇。有人建议在康复期继续抗生素治疗 10 日,以减少复发的危险。和感染中毒性休克一样,急性 TSS 患者的首要处理是复苏和维持稳定。仔细检查,寻找感染病灶,继而有效控制感染源是必需的,包括局部措施(如去除月经棉或填塞物、伤口的清创或脓肿引流)。适当及时给予抗菌药治疗是清除产毒素细菌的必要措施。当感染病原体未知时,初始治疗应覆盖金黄色葡萄球菌和化脓性链球菌,通常可以考虑一种 β-内酰胺类加一种林可酰胺类抗菌药。当确定病原体后,根据不同病原体推荐以下治疗方案。

A 组链球菌:青霉素加克林霉素。不能耐受 β-内酰胺类者可用大环内酯类或氟喹诺酮类加克林霉素。耐大环内酯类-林可酰胺类-链阳霉素 B(MLSb 表型)的 A 组链球菌用青霉素加万古霉素或替考拉宁。不能耐受 β-内酰胺类者用万古霉素或替考拉宁。甲氧西林敏感的金黄色葡萄球菌用氯唑西林、萘夫西林或头孢唑林加克林霉素。不能耐受 β-内酰胺类者用克拉霉素加克林霉素。MRSA 可用克林霉素或利奈唑胺加万古霉素或替考拉宁。

对革兰阳性菌有效的新型抗菌药如利奈唑胺、达托霉素和替加环素,可以考虑作为三线药物。在恢复期推荐连续应用抗菌药物治疗 10 日可以降低复发的危险性。在烧伤患者预防性使用抗菌药,但尚有争议。

通常应用新鲜冰冻血浆或静脉注射免疫球蛋白提供被动免疫被一些学者认为是阻止炎症反应升级导致 TSS 和阻止损伤的重要措施。一项对照观察研究显示,在链球菌 TSS 的患者中静脉给予免疫球蛋白使 30 日生存率提高。建议在积极支持治疗最初 6 h 内没有临床反应的病例可考虑应用本品治疗。

一种 A 族 β-溶血链球菌族(化脓链球菌)与一种类似毒素相关综合征有关(见坏死性筋膜炎项下),也可用青霉素进行治疗,但是因为很难排除葡萄球菌毒性休克综合征,应再加抗葡萄球菌的抗生素,如氟氯西林。有报道,静脉给予正规免疫球蛋白后,患者的临床症状可得到改善。

中耳炎

(otitis media)

中耳炎可为急性或慢性中耳炎,血清性(伴积液、分泌物)或化脓性中耳炎,是临床上是最常见的儿童疾病之一。只能通过观察耳膜或排出物得出诊断结果。Glover 把中耳炎分为急性血清性中耳炎、急性化脓性中耳炎、慢性血清性中耳炎和慢性化脓性中耳炎 4 种。急性血清性中耳炎继发于咽鼓管功能障碍,特征是不适;急性化脓性中耳炎由细菌或病毒感染引起,伴随从轻微疼痛到严重疼痛和耳膜红肿,因急性脓性积液膨出,以致耳鼓膜随脓性排出物而破裂;慢性血清性中耳炎,或叫"胶耳"综合征,以耳聋为特征。而慢性化脓性中耳炎,可伴随穿孔和(或)胆脂瘤,并以流出物和耳聋为特征。血清性中耳炎(也称分泌性、非化脓性中耳炎、积液中耳炎和"胶耳")是儿童中最常见的中耳疾病,存在的液体可能是血清、黏膜样的,黏膜脓性的或者混合性的。没有炎症的急性症状和征兆，而且流出物通常是无菌的。他认为儿童的急性中耳炎和血清性中耳炎之间存在着紧密关系。其他人则认为人为地分成急性化脓性或急性血清性中耳炎的术语是无用的，因为如在实践中不能做出诊断，他们宁愿用急性中耳炎这一术语。

急性中耳炎多见于儿童，通常是因细菌或病毒感染造成的，有时伴随上呼吸道感染。最常见的细菌病原体是肺炎球菌、流感嗜血杆菌、卡他莫拉菌属，已成为日益重要的致病因素。治疗是为了减轻症状，避免并发症，防止复发和进入慢性状态。有时在严密监护下，只需用对乙酰氨基酚止痛即可达到治疗的目的。然而，和止痛剂一起服用全身性抗菌药也很普遍。含有抗生素、皮质激素或局部麻醉剂的滴耳剂无效，局部或全身使用减充血剂、抗组胺药和黏膜溶解剂也无效。全身抗菌药治疗的目标是加速治疗和预防并发症，尽管这可能并非总是必需的，但当伴有耳膜膨起的严重疼痛时就必须使用。成人可用青霉素V。儿童常用阿莫西林作为首选，其次还包括红霉素加或不加磺胺异噁唑，或一种头孢菌素如头孢克洛、头孢克肟或头孢呋辛，当耐β-内酰胺类抗生素的流感嗜血杆菌或卡他莫拉菌流行时，可使用阿莫西林/克拉维酸。流感嗜血杆菌最近在美国被认为是引起成人急性中耳炎的重要病原体，所以阿莫西林更适合成人使用。在儿童中耳炎中已发现耐青霉素的肺炎球菌。阿莫西林疗程从5～10日或更长，有人指出更短的疗程也有效，还有研究发现使用3日和使用10日的疗效一样。

在高危儿童包括中耳炎急性再发的儿童中预防性试用了抗菌药，但还并非常规推荐。在美国，推荐阿莫西林或磺胺异噁唑用于预防。

血清性中耳炎（伴有积液的中耳炎）在儿童中很常见且可能与上呼吸道感染复发有关，多无症状，渗出液通常无菌，病情常能自发地好转。最优的治疗方案各说不一，保守的方案是仔细评估和不用药物的随访，但伴感染者应试用阿莫西林5～10日，对有特殊危险（如伴有腭裂的儿童）应请专家会诊。不推荐使用皮质激素、抗组胺药和减充血剂。

慢性中耳炎包括急性感染的再发作、慢性化脓中耳炎和持续的血清性中耳炎。最常见的致病菌是肺炎球菌、金黄色葡萄球菌和流感嗜血杆菌；另一类（上鼓室乳突窦病）具有累及骨的胆脂瘤，最常见的致病菌是铜绿假单胞菌和变形杆菌属。尽管对慢性化脓性中耳炎使用全身抗菌药意见不一，但英国医学界认为在急性恶化期是必需的。主要是依靠彻底清洗，局部使用皮质激素和收敛剂，特别是乳头腔有感染者。英国药物安全委员会警告，当使用含有氨基糖苷类或多黏菌素的滴耳剂治疗伴有耳膜穿孔外耳炎患者时，会有耳毒性危险，而且专家认为未经治疗的慢性化脓性中耳炎使用这种滴耳剂更易造成耳聋，在假单胞菌属感染中，庆大霉素和氢化可的松滴耳剂常被使用。环丙沙星和氧氟沙星等氟喹诺酮类药物的局部使用已显示出前途，且可能是上述滴耳剂的更安全的替代药。

在美国，推荐起始治疗口服阿莫西林/克拉维酸、头孢克洛或者红霉素/磺胺异噁唑治疗慢性化脓中耳炎，同时，滴耳剂也继续使用。在以色列，静脉注射美洛西林或头孢他啶，并引流和清创，而不用局部抗生素，这对治疗有慢性化脓中耳炎不伴有胆脂瘤的儿童很成功。铜绿假单胞菌在大多数培养基中都存在，其他微生物包括革兰阴性肠杆菌、金黄色葡萄球菌和流感嗜血杆菌，并且还经常涉及厌氧菌。

中性粒细胞减少
(neutropenia)

对于患有无法解释发热的中性粒细胞减少患者的治疗见免疫受损患者感染项下。

重症监护
(intensive care)

同免疫受损患者类似，重症监护室里的患者对医院内感染常常非常敏感，特别是通过医院获得的需氧革兰阴性杆菌从胃肠道移生而引起的呼吸道和泌尿道感染。为预防这些高危患者的感染，采用口服不吸收的抗菌药的选择性消化道除菌方案（SDD）和把全身用药与选择性除菌法（SPEAR）结合起来的选择性非胃肠胃道和肠道抗菌方法，这对高危患者的有效性虽有争议，但对阻止肠内细菌移生仍然是有用的。

SPEAR可消除咽喉部和小肠中可能致病的需氧菌，而保留了大部分固有的厌氧菌群。常用方案中有不吸收的庆大霉素、万古霉素和制霉菌素，难吸收的新霉素、诺氟沙星、多黏菌素B，多黏菌素E和制霉菌素，合用一种抗真菌如两性霉素B。这些药物还可以局部用于咽喉部。第三代头孢菌素（如头孢噻肟）可用几天，直至口服药物起作用。然而大多数方案对革兰阳性菌没有或有极少的作用，如肠球菌，这就使得细菌移生的可能性增大，伴随着这些微生物引起的感染。这里要特别提到的是耐万古霉素球菌的出现。尽管有大量研究，其中许多都证实潜在的革兰阴性菌已减少，呼吸道感染的发生率在降低，一些随机对照试验的 Meta 分析认为联合全身用药和局部用药可能是有益的，但却难以证实 SDD 或 SPEAR 降低了病死率。通过强调病房卫生的高标准和避免使用 H_2 受体拮抗药(由于改变了胃内的 pH，可使潜在病原体过度生长)来控制感染，可获得更好的经济价值。

重症监护室里另外一种潜在的感染源是血管内的导管，其中最常见的致病菌是凝固酶阴性的葡萄球菌属。预防和控制这些感染依赖于良好的无菌操作，对插管部位的护理以及导管的质量。导管应该尽可能早地移去(外周导管一般 48～72 h)，任何感染都需及时用抗菌药治疗。与周围血管与中心静脉导管相关的感染预防指南已经制定，包括感染的预防与控制及若干干预措施，这些措施应该合用，包括插入导管时做好预防措施；再插入部位用溴己定或聚维酮碘消毒皮肤；使用抗菌药(通常为利福平或米诺环素)或消毒剂(通常为溴己定或磺胺嘧啶银)；再插入或维护导管系统时，注意良好的无菌操作和手卫生。

万古霉素或替考拉宁适用于经验治疗。虽然用抗生素预防感染的有效性没有完全试验过，但局部抗菌药和抗生素已产生了很有希望的治疗结果。抗菌药对导管腔的细菌移生能起到减少或消灭的作用，使用抗菌药或肝素包裹导管正在研究中。随机对照研究证实，使用米诺环素和利福平或使用杀菌剂涂层可降低全身感染的风险。

在重症监护室里要维持高标准控制感染的措施，包括洗手。在一次不动杆菌的暴发中，某些菌株对亚胺培南和所有其他抗菌药物都耐药，只对多黏菌素 B 和舒巴坦敏感。为消除感染和定植，采用重症感染的控制措施并对所有的开放创口用多黏菌素 B 溶液进行冲洗。

美国对血管内导管相关感染的诊断与管理的指南指出，在 MASR 高感染率的地方，一般建议用万古霉素的经验治疗。如果分离菌的万古霉素 MIC 值大于 2μl/ml，达托霉素可作为一种替代。经验治疗不建议用利奈唑胺。对于革兰阴性杆菌感染的经验治疗推荐用第四代头孢菌素、碳青霉烯类或者 β-内酰胺类/β-内酰胺酶抑制剂，联合或不联合氨基糖苷类；当怀疑多重耐药革兰阴性菌感染(如铜绿假单胞菌)感染了患粒细胞减少或严重疾病的败血症患者，应使用抗菌药联合治疗。如果 2～3 日有效，10～14 日后抗菌治疗应停止。对于导管拔出后持续性真菌血症或菌血症患者、感染性心内膜炎或血栓性静脉炎患者、儿童骨髓炎患者，建议治疗 4～6 周；成人骨髓炎推荐治疗 6～8 周。

子宫内膜炎
(endometritis)

子宫内膜炎(或子宫肌内膜炎)是子宫部位感染，可分为产科和非产科子宫内膜炎，急性和慢性子宫内膜炎。子宫内膜炎被认为是下生殖道的感染向上蔓延所导致。可能是盆腔炎的一部分(参见盆腔炎项下)或剖宫产术后的并发症。症状包括子宫无力、腹部或骨盆疼痛、性交困难、排尿困难、发热、精神萎靡以及异常阴道出血或流血(包括产科患者中难闻的恶露)。子宫内膜炎是一种多微生物感染的疾病，通常涉及正常阴道菌群中的 2～3 种生物体。通常致病菌包括革兰阳性菌(如葡萄球菌和链球菌)、革兰阴性菌(大肠埃希菌、克雷伯菌属、变形杆菌属、肠杆菌属、阴道加德纳菌、奈瑟菌属)、厌氧菌(如类杆菌属、消化链球菌属)，其他病原体有支原体属、脲原体属和结核分枝杆菌。

据报道，经剖宫产生育与经阴道自然分娩的妇女相比，感染发生的概率要大 5～20 倍。剖宫产妇女预防性使用抗菌药物以防止产后子宫内膜炎的发生和伤口与泌尿道的感染。剖宫产术中将脐带夹紧后，预防性使用抗生素可防止产后子宫内膜炎和伤口感染的发生。一项对剖宫产术后应用抗菌药方案评估的系统性综述表明，氨苄西林和第一代头孢菌素类是合适的选择。广谱青霉素和第二代或第三代头孢菌素类以及联合用药方案并没有更好的效果；同样也没有证据表明大剂量的治疗方案比单剂量的治疗方案更有效果。对青霉素过敏的妇女，克林霉素可作为合适的二线替代药物。在英国，推荐产后注射 β-内酰胺类抗生素。美国疾病控制与预防中心《外科感染防治指南》建议对高危患者静脉用头孢唑林或选用氨苄西林。也可用头孢替坦或头孢西丁。然而，尽管有预防，产后感染仍时有发生。早期产后子宫内膜炎由多种细菌引起。在一项研究中，分离到最常见的病原体有阴道加德纳菌、消化球菌属、类杆菌属、表皮葡萄球菌、B 型链球菌和解脲脲原体属。在后期的产后子宫内膜炎中经常涉及沙眼衣原体，而且包括生殖器支原体、较少见的兼性菌、厌氧菌在内的多种微生物可能都会引起感染。

美国对产后子宫内膜炎的标准经验治疗方案是，短期静脉注射抗生素(通常为克林霉素加庆大霉素)直到患者无发热、无症状后 24～48 h，继之给予一个疗程的口服治疗(通常为阿莫西林)。近来有研究显示，成功的静脉治疗后，没有必要再进行口服治疗。

对有子宫内膜炎的患者，应选用广谱抗菌药物治疗。可静脉给予庆大霉素和克林霉素治疗产后的子宫内膜炎，第二代或第三代头孢菌素类加甲硝唑；或阿莫西林(或氨苄西林)联合庆大霉素和甲硝唑可作为替代方案；氨苄西林和舒巴坦合用可用作单一治疗。如果怀疑是衣原体引起的，应使用多西环素。非肠道治疗应持续到患者至少无发热 24 h 后。

足真菌肿病
(mycetoma)

足真菌肿病是一种涉及皮下组织、骨骼和皮肤的，特别可在热带和亚热带地区见到的局部性慢性感染。当感染到足底时称作马杜拉足，由真菌如足肿分枝菌感染引起的马杜拉足称足分枝菌病，而由丝状菌、放线菌引起的称放线菌性足分枝菌病。巴西诺卡菌是最常见的致病放线菌，其他致病菌包括马杜拉放线菌、小球马杜拉放线菌和索马里链霉菌。由诺卡菌引起的系统性感染详情见诺卡菌病项下。

对放线菌性足分枝菌病已试过很多治疗方法。Mahgoub 发现 SMZCo 合用链霉素或氨苯砜合用链霉素是最有效的，尽管对索马里链霉菌效果不好。二线治疗可合用磺胺多辛与磺胺或乙胺嘧啶和链霉素或利福平与链霉素，4～24 个月可望痊愈。在一项对从足真菌肿病患者中分离出来的索马里链霉菌菌株体外抗菌活性的研究中发现，利福平是最有效的，接下来依次是红霉素、妥布霉素、夫西地酸和硫酸链霉素，所有菌株都对甲氧苄啶耐药。在治疗对常规治疗耐药的巴西诺卡菌足真菌肿病时，可使用高压氧合用 SMZCo 或阿莫西林/克拉维酸疗法。两步治疗方案，首先青霉素、庆大霉素和 SMZCo 强化治疗 5～7 周，临床症状缓解后，阿莫西林加 SMZCo 维持治疗 2～5 个月。近期改良的两步治疗方案试用有效，不使用青霉素，给予庆大霉素加 SMZCo 4 周，待临床症状缓解后，用多西环素加 SMZCo 维持治疗 5～6 个月。手术指征为药物治疗耐药、深部或广泛的感染，长期常规治疗无效的累及到骨的感染；可能在某些情况下需要截肢。

第2章　抗肿瘤药
Antineoplastics

目前，肿瘤的发病率和死亡率已出现相对的上升趋势。在我国每年死于癌症的人数约在百万以上，其死亡率已排到了各种疾病死亡率的前两位。尽管抗癌新药频频上市，靶向、微球等制剂学的革新发展迅速，但仅依赖化疗治愈诸多癌症仍难成为事实。因此，目前仍必须采取包括手术、放疗、化疗和生物治疗在内的综合抗癌治疗。值得庆幸的是，近几年随着紫杉醇、长春瑞滨、吉西他滨进入临床，使得抗肿瘤药物又获得了一个重大突破。

抗肿瘤药的药理很复杂。大多数有用的化疗药物似乎都对酶或作用于酶系统的底物产生影响；而DNA的合成和功用则涉及酶系统。因此，处于有丝分裂周期（亦称增殖期）的细胞对药物是最敏感的，大多数当前所用的抗肿瘤药既对正常细胞起作用，也对肿瘤细胞起作用；因此，这是一种细胞毒作用，而不是杀肿瘤细胞作用。这正是为什么具有高增殖率的骨髓细胞、胃肠道黏膜细胞和头皮毛囊细胞最易受到损害原因。除细胞毒之外，抗肿瘤药还具有“三致”作用和免疫抑制作用，后者易造成患感染。

抗肿瘤药物可以按其对细胞的增殖周期的不同，而有不同的敏感性来进行分类；但由于某些药物通过多种机制起作用，许多其他的作用机制尚未明确，因此，这种分类也不是绝对的。所谓增殖周期包括了正常人体细胞的增殖周期和肿瘤细胞的增殖周期。M期（有丝分裂期，亦称增殖期）：在这期中，细胞进行实际上的分裂活动，紧接着的是细胞周期中的3个不同的生化期：G_1期（亦称“分裂后”或“合成前”）；S期（DNA合成期）；G_2期（亦称“分裂前”或“合成后”）。在G_2期之后，不打算进入下一个M期，或者说实际上并不进行分裂的细胞就处于G_0期，这些细胞可以被征集进入M期中，再开始其完整的周期。对肿瘤细胞周期中的某一期细胞起作用的抗肿瘤药物对周期中的其他期则不起作用，这是开展肿瘤化疗所必须掌握的指征。

2.1　烷化剂

烷化剂亦称作羟化剂，是一类化学活性很强的抗肿瘤药。这类药物都含有活泼的烷基（如β-氯乙胺基、乙撑亚氨基、磺酸酯基），在体内主要与细胞的巯基、氨基、磷酸基和鸟嘌呤7位氮等起烷化作用，致使细胞的DNA、RNA、酶、蛋白质变性或功能改变，导致细胞停止分裂甚至死亡。这类药物的特点是，对生长繁殖越快的细胞，其抑制作用也就越强，因而对癌细胞具有相对的选择性；与此同时，对人体生长较快的细胞也有一定的抑制作用，致使免疫力下降。如何利用其有利的一面，消除其不利的一面，正是药学研究一直艰苦追求的目标。

氮芥

(chlormethine)

本品为双氯乙胺类化合物，是最早用于临床并取得明显疗效的抗肿瘤药物。

【CAS】 51-75-2

【ATC】 L01AA05；D08AX04

【理化性状】 1. 化学名：Bis(2-chloroethyl)methylamine

2. 分子式：$C_5H_{11}Cl_2N$

3. 分子量：156.05

4. 结构式

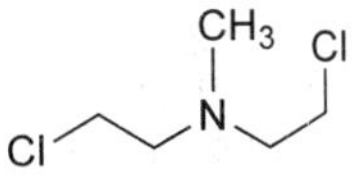

盐酸氮芥

(chlormethine hydrochloride)

别名：恩经兴、恩比兴、Mustine、Mitoxine、HN^2、Antimit、Mustine hydrochloride、Nitrogen mustard、mechloremethamine hydrochloride

〖CAS〗 55-86-7

〖理化性状〗 1. 化学名：Bis(2-chloroethyl)methylamine hydrochloride

2. 分子式：$C_5H_{11}Cl_2N \cdot HCl$

3. 分子量：192.5

【药理作用】 1. 在中性或弱碱性条件下，本品可迅速与多种有机物质的亲核基团（羧基、氨基、巯基、核酸的氨基、羟基、磷酸根）结合。

2. 本品与鸟嘌呤第7位上的氮共价结合，产生DNA双链内的交叉联结或DNA的同链内不同碱基交叉联结，M期和G_1期的细胞对本品的细胞毒作用最敏感，由G_1期进入S期延迟。大剂量时对各周期的细胞和非增殖细胞均有杀伤作用。

【体内过程】 本品对组织有刺激，必须静脉给药。静脉给药后，可能通过体液迅速被灭活，故吸收不完全。静脉注射后，药物迅速进行化学转化，几分钟后血液中的原药即检测不出，出现在尿中的原药不足0.01%。

【适应证】 1. 与其他抗肿瘤药合用（MOPP方案）治疗晚期霍奇金淋巴瘤。

2. 治疗其他淋巴瘤、脑肿瘤、神经母细胞瘤、网状细胞肉瘤。

3. 还可治疗慢性白血病、肺癌、鼻咽癌、卵巢癌、绒毛膜癌、乳腺癌、精原细胞瘤和真性红细胞增多症。

4. 治疗头颈部癌及鼻咽癌，可用“半身化疗”，即压迫腹主动脉(阻断下半身循环)静脉滴注大剂量的本品，可提高上半身药物分布，以减轻骨髓抑制。

5. 还可用于恶性浆膜腔积液。

6. 酊剂用于白癜风、银屑病等。

【不良反应】 1. 胃肠道反应　静脉注射后30 min至3 h可出现恶心、呕吐，可在事先使用昂丹司琼等止吐药预防。

2. 骨髓抑制　用药后7～10 d可出现明显的白细胞和血小板减少，第14 d降至最低，停药后3～4周恢复正常。

3. 局部反应　刺激性极强，多次静脉注射可致血栓性静脉炎。

4. 生殖功能影响　睾丸萎缩、精子减少、精子活动能力降低和不育。妇女可致月经紊乱、闭经。

5. 其他反应　还包括脱发、乏力、头晕、注射于血管外时可引起溃疡。

6. 皮肤反应　可见斑丘疹，当使用局部制剂时，过敏反应的发生率较高。

【妊娠期安全等级】 D。

【禁忌与慎用】 1. 对本品过敏者、感染性疾病的患者禁用。

2. 对以往曾做过放疗、化疗和伴有骨髓功能不全的患者应减量、慎用。

3. 尚未明确本品是否经乳汁分泌，哺乳期妇女应权衡本品的必要性选择停药或停止哺乳。

4. 儿童用药的安全性及有效性尚未确定。

【药物相互作用】 1. 本品有骨髓抑制作用，勿与氯霉素、磺胺类药、保泰松等可能加重骨髓损害的药合用。

2. 烷化剂的耐药性与DNA受损后的修复能力有关，咖啡因、氯喹可阻止其修复，故可增效。

【剂量与用法】 1. 静脉快速注射　0.1～0.2 mg/(kg·d)，1～2次/周，总量30～60 mg为一疗程。或0.1 mg/kg，每1～2 d 1次，4～6次为一疗程。疗程间歇不宜少于2～4周。为安全计，最好采用静脉冲入法。先以5%葡萄糖注射液或0.9%氯化钠注射液开通静脉滴注，待畅通无泄漏时，再将药物通过Y型管缓慢注入输液管中，药液随输液顺利进入血管中。这既可避免药液漏出血管外，又可减少血栓性静脉炎的发生。

2. 动脉注射　0.1～0.2 mg/kg，相当于5～10 mg，用0.9%氯化钠注射液10～20 ml稀释，每1～2 d 1次，总用量可比静脉注射用量稍高。

3. 上半身化疗法　0.1～0.2 mg/(kg·次)，1～2次/周，疗程总用量为0.6～1.5 mg/kg。

4. 本品在MOPP方案中的用量和用法　6 mg/m^2，1次/周，连用2周，停用2周，反复。

5. 腔内注射　一次5～10 mg，溶于0.9%氯化钠注射液10～20 ml中，经抽液后注入胸、腹腔或心包腔内，注射后嘱患者变换体位，使药液均匀分布，5～7 d 1次，3～5次为一疗程。

6. 外用酊剂　2次/日，一次用棉签或毛刷轻涂患处。

【用药须知】 1. 药液外漏时，应立即用1%利多卡因或4.2%碳酸氢钠做局部浸润注射，并冷敷6～12 h。亦可用等渗4%硫代硫酸钠溶液进行局部浸润。

2. 本品的刺激性特强，可使接触药物的皮肤、黏膜发泡、糜烂和坏死，尤其不可进入眼内。在配制或注射药物时应戴橡胶手套。

3. 应定期检查血常规，注意骨髓抑制是否已达到必须停药的程度。本品可致持久性骨髓抑制，因此，在停药后必须随访一段时间。

4. 告知患者注意口腔卫生，强调多饮水，防止出现高尿酸血症。

5. 本品对局部组织刺激性强，若漏出血管外，可导致局部组织坏死，故严禁口服、皮下及肌内注射。

【制剂】 ①注射剂(粉)：5 mg；10 mg。②酊剂：25 mg/50 ml。

【贮藏】 密封、避光，贮于8～15 ℃。

苯丁酸氮芥
(chlorambucil)

别名：瘤可宁、氯恩巴锡、氯安布西、流克伦、Leukeran、CLB

本品为氮芥的芳香族衍生物。

【CAS】 305-03-3

【ATC】 L01AA02

【理化性状】 1. 本品为白色结晶性粉末。不溶于水，易溶于乙醇和丙酮。

2. 化学名：4-[4-Bis(2-chloroethyl)aminophenyl]butyric acid

3. 分子式：$C_{14}H_{19}Cl_2NO_2$

4. 分子量：304.2

5. 结构式

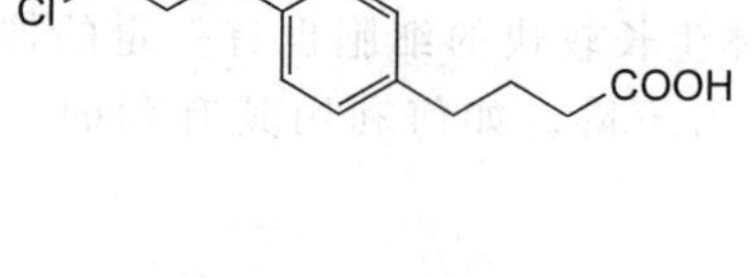

【用药警戒】　本品可严重抑制骨髓功能，有致癌性，可能有致突变和致畸作用，还可导致不孕。

【药理作用】　1. 其作用模式类似盐酸氮芥。

2. 对淋巴细胞起作用，对中性粒细胞的作用较弱。对白细胞增生性疾病，特别是淋巴细胞，最有价值。

3. 应归类于细胞周期非特异性药物，对 M 期和 G_1 期的作用最强。

【体内过程】　本品口服易吸收，但不完全，服药后 40～70 min 可达血药峰值。$t_{1/2}$ 约为 1.5 h。在肝内广泛代谢，主要代谢为具有活性的苯乙酸氮芥，其 $t_{1/2}$ 约为 2.5 h，和苯丁酸氮芥一样，这种代谢物也进行一定的降解，成为下一级衍生物。本品及其代谢物可与血浆蛋白广泛结合。几乎全部以代谢物随尿排出，排出的原药不到 1%。

【适应证】　1. 对慢性淋巴细胞白血病、淋巴肉瘤、霍奇金淋巴瘤、卵巢癌、乳腺癌及多发性骨髓瘤疗效较好。

2. 对系统性红斑狼疮、原发性巨球蛋白血症、原发性胆汁性肝硬化、神经母细胞瘤、妊娠滋养层肿瘤及睾丸肿瘤有一定疗效。

【不良反应】　1. 可能发生不可逆的骨髓抑制，特别是在总用量接近 6.5 mg/kg 时。

2. 胃肠道反应较轻，患者易耐受。

3. 偶见黄疸和肝功能异常。

4. 有发生可逆的进展性淋巴细胞减少的倾向。

5. 在最后一次用药后，白细胞减少可能要持续 10 d。

6. 可见皮疹出现，偶见斯-约综合征和中毒性表皮坏死松解症。

7. 有免疫抑制作用。

8. 还可引起头晕，周围神经病。也有引起间质性肺炎和肺纤维化的报道，后者一般可逆转，但也有致死的报道。

9. 高剂量时可能引起无精子症和闭经。

10. 可导致不孕，尤其给男性青春期前儿童使用更易发生。

11. 超量可能引起各类血细胞减少或神经毒性，产生激动、共济失调、癫痫大发作。

12. 和其他烷化剂一样，本品具有"三致"作用，可增高急性白血病和其他恶性疾病的发生率。

【妊娠期安全等级】　D。

【禁忌与慎用】　1. 对本品过敏者、有癫痫病史或其他精神病史者、有明显感染性疾病者禁用。

2. 骨髓功能不全患者、肝病患者或有过敏性皮炎史者慎用。

3. 哺乳期妇女使用本品时，应暂停哺乳。

【药物相互作用】　与甲氨蝶呤、放线菌素 D 有协同作用。

【剂量与用法】　1. 成人一般口服 100～200 μg/(kg · d)(通常每天给予单剂量 4～10 mg)，连用 4～8 周。儿童用量同上或 4.5 mg/(m^2 · d)。

2. 治疗淋巴肉瘤可给予 100 μg/(kg · d)。

3. 治疗慢性淋巴细胞白血病，开始可给予 150 μg/(kg · d)，直至白细胞总数降至 10×10^9/L 以下，继后再予 100 μg/(kg · d)。

4. 治疗霍奇金淋巴瘤，通常给予 100 μg/(kg · d)。

5. 如果骨髓呈现淋巴细胞渗入或骨髓再生障碍，每天用量不应超过 100 μg/kg。

6. 本品也可以间断给药，如慢性淋巴细胞白血病，开始给予 400 μg/kg，然后每隔 2～4 周增加 100 μg/kg，直至淋巴细胞增多受到控制或出现了毒性反应。

7. 一旦病情缓解，患者就可接受维持量 30～100 μg/(kg · d)，不过，短疗程或中疗程比较安全，一般更倾向于维持给药。

8. 治疗巨球蛋白血症，开始给予 6～12 mg/d，直至出现白细胞减少，然后无限期地给予维持剂量 2～8 mg/d。

【用药须知】　1. 应定期测定血清尿酸水平，以尽早发现可致肾功能衰竭的高尿酸血症。

2. 本品尚可用作免疫抑制剂，治疗类风湿关节炎，及其并发的血管炎和冷凝集素所致的自身溶血性贫血。

3. 本品有骨髓抑制作用，用药期间每周应做一次血常规检查。

4. 本品有蓄积作用，不宜长期连续应用。

【制剂】　片剂：2 mg。

【贮藏】　密封、避光，贮于 2～8 ℃，切勿冷冻。

环磷酰胺
(cyclophosphamide)

别名：环磷氮芥、癌得星、安道生、Endoxan、Cytoxan、CTX

本品为常用抗肿瘤药物之一，是第一个所谓"潜伏化"广谱抗肿瘤药。

【CAS】　6055-19-2 (cyclophosphamide monohydrate)；50-18-0 (anhydrous cyclophosphamide)

【ATC】　L01AA01

【理化性状】　1. 本品为白色或类白色结晶性粉末。可溶于水；易溶于乙醇。新配制的 2% 水溶液 pH 为 4.0～6.0。

2. 化学名：2-[Bis(2-chloroethyl)amino] perhydro-1,3,2-oxazaphosphorinan 2-oxidemonohydrate

3. 分子式：$C_7H_{15}Cl_2N_2O_2P \cdot H_2O$

4. 分子量：279.1(cyclophosphamide monohydrate)

5. 结构式

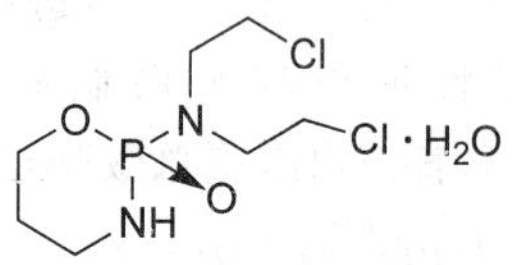

【药理作用】 1. 本品在肝内转化成具有活性的醛磷酰胺，经血液运转至肿瘤组织内，分解出磷酰胺氮芥而发挥作用。

2. 选择性较强，抗瘤谱较氮芥广，化疗指数较其他烷化剂高，而毒性较低。

3. 本品尚有明显的免疫抑制作用。

【体内过程】 1. 本品口服后易于从胃肠道吸收，其生物利用度高于75%，约在口服药物后1 h达血药峰值。体内分布广，可透过血-脑屏障，肝和肿瘤组织中的分布浓度较高。蛋白结合率为56%。在肝内通过CYP2B将本品代谢为4-羟基环磷酰胺及其无环互变异构体醛磷酰胺。两者还可进一步代谢，前者可发生结构互变成为醛磷酰胺，后者则可进行无酶转化成具有活性的磷酸胺氮芥，还可产生丙烯醛，对膀胱具有毒性。

2. 本品主要以代谢物和某些原药随尿排出。

【适应证】 1. 本品应用广泛，且常与其他药物合用，以治疗各种恶性肿瘤。

2. 主要治疗伯基特(Burkitt)淋巴瘤(未分化的淋巴瘤)，其他恶性淋巴瘤，某些白血病，多发性骨髓瘤和蕈样肉芽肿病(蕈样真菌病)。

3. 还用于治疗妊娠滋养层肿瘤，脑、乳腺、子宫、子宫内膜、肺、前列腺和卵巢癌。

4. 还可用于治疗儿童的恶性肿瘤，如成神经细胞瘤，视网膜母细胞瘤，维尔姆斯(Wilms)瘤(肾胚胎瘤)和肉瘤。

5. 用于治疗多种自身免疫性疾病，如类风湿关节炎、系统性红斑狼疮、溃疡性结肠炎、肾炎和肾病综合征等。

6. 用于抑制骨髓移植中的排异反应。

【不良反应】 1. 主要限制剂量的不良反应是骨髓抑制，表现为白细胞减少。单剂量给药后最明显的抑制作用大约发生于用药后的1～2周，3～4周可望恢复。血小板减少和贫血较少发生，且不太严重。

2. 膀胱炎的发生率约为40%，因代谢产物丙烯醛出现在尿中所致，表现的症状较重，常伴有血尿。大量饮水，维持尿量并静脉注射美司钠0.4～0.5 g/m^2，可望减轻症状。

3. 使用常用量时，约有20%患者于用药3周内出现脱发；使用高剂量时，所有患者均发生脱发，一般是可逆转的。

4. 偶见肝功能受损、皮肤色素沉着、月经不调、精子失活、肺纤维化、心肌受损和抗利尿激素分泌不足。

5. 本品有"三致"作用。

【妊娠期安全等级】 D。

【禁忌与慎用】 1. 严重骨髓抑制及对本品过敏者禁用。

2. 肝肾功能不全患者，有痛风病史者，患有泌尿系统炎症或因药物或放射治疗激发膀胱毒性或有结石者，骨髓储备能力不足者均应慎用。

3. 糖尿病患者、老年人和体弱者亦应慎用。

4. 本品可经乳汁分泌，哺乳期妇女使用时，应暂停哺乳。

【药物相互作用】 1. 氯霉素可使本品的$t_{1/2}$由7 h延长至11.5 h，致血药峰值下降。

2. 粒细胞集落刺激因子可加重本品的肺毒性。

3. 泼尼松对本品活化的初始阶段具有抑制作用，较长使用后反使活化速率加快。

4. 吲哚美辛合用本品(即使低剂量)可引发急性水中毒。

【剂量与用法】 1. 用于恶性肿瘤

(1) 本品主要经口服或静脉给药，由于本品对组织无刺激，无发泡作用，也可供肌内注射。由于本品须在肝内活化，故局部用于各体腔灌注，其疗效并非理想所及。

(2) 英国的低剂量方案，单剂量2～6 mg/kg每周静脉注射1次，或分次口服；中剂量方案，10～15 mg/kg，每周静脉注射1次；高剂量方案，20～40 mg/kg，每10～20 d静脉注射1次，在本品单剂量超过10 mg/kg时，建议使用美司钠。如本品采用静脉注射方式，美司钠的静脉注射用量就是本品的20%，此为第1次，在给予本品的同时开始，15～30 min静脉滴注完毕，每隔4 h再给1次，共用3次；这样美司钠的总用量就等于本品剂量的60%。一次使用本品时，美司钠也如法重复。在儿童和患者处于尿毒性高度危险时，美司钠的剂量应分别加量至本品剂量的40%，每隔3 h 1次，共用4次；这样美司钠的总用量就等于本品剂量的160%。如美司钠采用口服方式，就应在注射本品前2 h开始给予，每隔4 h口服1次40%的本品剂量，共用3次；这样，美司钠的总用量就等于本品剂量的120%。可供选用的另一方案是：美司钠的开始剂量（相当于本品剂量的 20%）可以静脉给药，然后在静脉给药后 2 h 和 6 h 各口服 1 次（一次相当于本品剂量的 40%）。如果本品是口服给药，那么，可以采用以上任何一个方案。

(3) 如果本品在 24 h 内采用静脉滴注方式，美司钠就静脉滴注本品总用量的 20%，继而在 24 h 内静脉滴注本品总用量的 100%，然后在 12 h 内静脉滴注 60%。最后的 12 h 静脉滴注也可以为分 3 次静脉注射所取代，一次间隔 4 h 静脉注射本品剂量的 20%，第一次静脉注射在第 1 次静脉滴注停止后 4 h 给予；可供选用的另一方案是，给予 3 次美司钠口服，一次给予本品剂量的 40%，第 1 次口服在静脉滴注停止后 24 h 给予，第 2 和第 3 次分别在以后 2 h 和 6 h 给予。

(4) 在美国，对恶性肿瘤的单剂量治疗，推荐开始的剂量为 40～50 mg/kg，于 2～5 d 内分次静脉给药。其他的静脉方案为每 7～10 d 给予 10～15 mg/kg，或每周 2 次，一次 3～5 mg/kg。或者每天口服 1～5 mg/kg。

2. 用于免疫抑制

(1) 成人常用量 ①口服，每天按体重 2～3 mg/kg；②静脉注射，一次 4 mg/kg，一日或隔日 1 次。或一次 600～1200 mg，1 次/(7～10)d。

(2) 小儿常用量 ①口服，2～6 mg/(kg·d)；②静脉注射，一次 2～6 mg/kg，一日或隔日 1 次。或一次 10～15 mg/kg，1 次/周，以 0.9%氯化钠注射液 20 ml 稀释后缓慢注射。

【用药须知】 1. 用药期间，应定期检测血、尿常规和肝、肾功能。

2. 为了降低膀胱炎的危险性，应多饮水，但不可过多饮水，并注意避免水潴留和水中毒。

3. 白细胞减少或血小板计数减少明显时应停药或延长用药的间隔时间。

4. 本品对骨髓有抑制作用，但很少影响红细胞生成。

5. 本品致出血性膀胱炎可用硫酸铝钾溶液灌洗膀胱，以防止膀胱出血。

【临床新用途】 1. 流行性乙型脑膜炎 本品 3～5 mg/kg 加入 0.9%氯化钠注射液 20 ml 静脉注射，1 次/日，连用 3 d；左旋咪唑 2.5 mg/(kg·d)，分 2 次口服或鼻饲连用 3 d；泛癸利酮 3～5 mg，肌内注射，1 次/日，连用 5～7 d。

2. 重症肝炎 本品 200 mg 加入 10%葡萄糖注射液 500 ml 中静脉滴注，或加入 10%葡萄糖注射液 20 ml 中缓慢静脉滴注，1 次/日，连续用药至症状消失。

3. 系统性红斑狼疮 本品 100～200 mg，1 次/日或 1 次/2 日，用药 1 个月后大部分病例病情稳定。

4. 尖锐湿疣 涂药前先用温水坐浴，然后取 0.5%本品软膏外涂患处，1 次/日，便后加涂 1 次。

5. 慢性活动性肝炎 本品 40 mg 加入 0.9%氯化钠注射液 1 ml 中混合均匀后，作两侧足三里穴位注射。注射时针头刺入穴位，在捻转、提插得气后再注入药物，1 次/2 日，7 次/疗程。

6. 类风湿关节炎 本品 100～200 mg 静脉注射或静脉滴注，1 次/2 日，病情稳定后改为 1 次/周或 2 次/周。

7. 再生障碍性贫血 20～25 mg/(kg·d)(总量 500～1000 mg/d)，分 2 次静脉注射，4 d 一疗程。

8. 过敏性紫癜 对儿童用本品 2.5 mg/(kg·d)，分 3 次口服。

9. 脑炎后偏瘫 本品 5 mg/kg 加入 5%葡萄糖注射液 200 ml 中静脉滴注，1 次/日，10 d 一疗程，间隔 7 d 用下一疗程，连续用药至症状消失止。

10. 重症狼疮性肾炎 用本品（白细胞<3×10^9/L，肝功能异常停用）8～12 mg/(kg·d) 加入 0.9%氯化钠注射液 100 ml，静脉注射≥1 h；2 d 一疗程，半月重复 1 次，至总量≤150 mg/kg 后，1 次/3～4 月，总量≤12 g。用泼尼松 1 mg/(kg·d)，6～8 周后，每周递减 10%；至 0.5 mg/(kg·d)，用 3～4 月后减量，对症处理，保护肝肾功能。多饮水，尿量>3 L/d。并口服中药：急性活动期用清瘟败毒丸加减；相对恢复期用六味地黄丸加减。

11. 小儿难治性肾病 本品 8～15 mg/kg，1 次/月；8 次后改为 1 次/3 月；总 10 次后，半年 1 次。

【制剂】 ①片剂：50 mg。②注射剂（粉）：100 mg，200 mg。③复方片剂：环磷酰胺 50 mg 与人参茎叶总皂苷 50 mg。

【贮藏】 密封，贮于 2～30 ℃。

异环磷酰胺

(ifosfamide)

别名：异磷酰胺、和乐生、Holoxan、宜佛斯酰胺、Iphosphamide、IFO、Ifex

本品为磷酰胺类衍生物，环磷酰胺的同分异构体。

【CAS】 3778-73-2

【ATC】 L01AA06

【理化性状】 1. 本品为白色或类白色、吸湿性、精细的结晶性粉末。能溶于水，易溶于二氯甲烷。

2. 化学名：3-(2-Chloroethyl)-2-(2-chloroethylamino) perhydro-1,3,2-oxazaphosphorinane 2-oxide

3. 分子式：$C_7H_{15}Cl_2N_2O_2P$

4. 分子量：261.1

5. 结构式

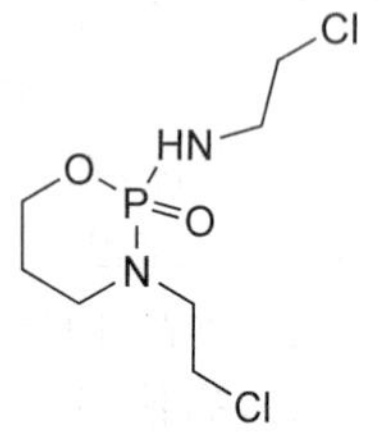

6. 配伍禁忌：本品与美司钠混合时，表现出相容性。然而在注射用水中使用苯甲醇作为防腐剂时，本品表现出不相容，在本品浓度大于 60 mg/ml 时，用这种水制备的溶液变浑浊，生成水相和油相。

7. 稳定性：本品在溶液中进行可逆的化学重排，对 pH 的变化敏感。在体内这些物质的比例可能影响本品的毒性和疗效。

【用药警戒】 本品应在有资格且有抗肿瘤化疗经验的医生指导下使用。出现尿毒性，特别是出血性膀胱炎及中枢神经系统毒性，如意识混乱、晕厥时，可能需停药。

【药理作用】 1. 和环磷酰胺一样，本品也必须在肝内被药酶活化后才具有抗癌性，但由于两者的代谢方式不同，故在抗癌活性，毒性和药动学方面均存在差异。

2. 本品可与 DNA 发生不可逆交联，从而干扰 DNA 的合成。

3. 本品与环磷酰胺有部分交叉耐药性。

【体内过程】 虽然本品口服后易于吸收，但在一般情况下却采用静脉给药。本品药动学的个体差异性很大，$t_{1/2}$ 约为 4～8 h，重复给药后可见缩短，可能是由于代谢的自我诱导所致。主要通过 CYP3A 在肝内广泛代谢为多种具有活性的或失活的代谢物；有些证据表明，在使用很高的剂量时，代谢是饱和的。60%～80%的给药剂量以原药和代谢物随尿排出。

【适应证】 治疗包括宫颈、子宫内膜、肺、卵巢、睾丸和胸腺等实体肿瘤，肉瘤及伯基特(Burkitt)淋巴瘤。

【不良反应】 1. 同环磷酰胺。

2. 对泌尿系的毒性可能比环磷酰胺更大，可累及到肾和膀胱。

3. 中枢神经系统的不良反应已有报道，尤其是精神错乱、昏迷和昏睡。

【妊娠期安全等级】 D。

【禁忌与慎用】 1. 对本品过敏者、严重骨髓抑制患者和儿童禁用。

2. 肝肾功能不全、精神异常者慎用。

3. 本品可在乳汁中排出，哺乳期妇女用药时必须中止哺乳。

【药物相互作用】 1. 本品与美司钠合用可能增加口服抗凝血药的作用。

2. 有报道指出，本品可增强顺铂引起的耳毒性和肾毒性。

3. 同时使用降血糖药，可增强降血糖作用。

4. 与其他细胞毒药物联合应用时，应酌情减量。

【剂量与用法】 1. 将本品稀释成 4%溶液供静脉注射或静脉滴注。

2. 在美国一般总用量为 8～12 g/m^2，分 3～5 d 给药；另一供选用的方案是 5～6 g/m^2 为一疗程(最大剂量高达 10 g)，作为 24 h 内一次静脉滴注。间隔 2～4 周，根据血常规情况可以重复。

【用药须知】 1. 每天饮水不应少于 2000 ml。

2. 本品具有遗传毒性，患者或其配偶应避免在接受治疗期间及治疗后 6 个月内受孕。男性可考虑在治疗开始前作精子贮存。女性不应在治疗期间怀孕。如果在治疗期间怀孕，患者应向医生寻求遗传方面的咨询。化疗后避孕的持续时间应根据病情进展和患者夫妇的生育意愿而定。同时也建议先寻求遗传方面的咨询。

3. 疗程前后应检测血、尿常规和肾功能。

【制剂】 注射剂(粉)：500 mg；1000 mg。

【贮藏】 密封，贮于 25 ℃。

美法仑
(melphalan)

别名：苯丙氨酸氮芥、马法兰、米尔法兰、爱克兰、瘤克安、Phenylalanine nitrogenmustard、L-PAM、L-Sarcolysin、Alkeran、Levofolan

本品为氮芥的芳香族衍生物，具有双功能的烷化剂作用。临床还用其盐酸盐。其消旋体名为溶肉瘤素。

【CAS】 148-82-3

【ATC】 L01AA03

【理化性状】 1. 本品为白色或类白色粉末。几乎不溶于水、三氯甲烷和乙醚，微溶于甲醇，在稀释的无机酸中溶解。

2. 化学名：4-Bis(2-chloroethyl)amino-L-phenylalanine

3. 分子式：$C_{13}H_{18}Cl_2N_2O_2$

4. 分子量：305.2

5. 结构式

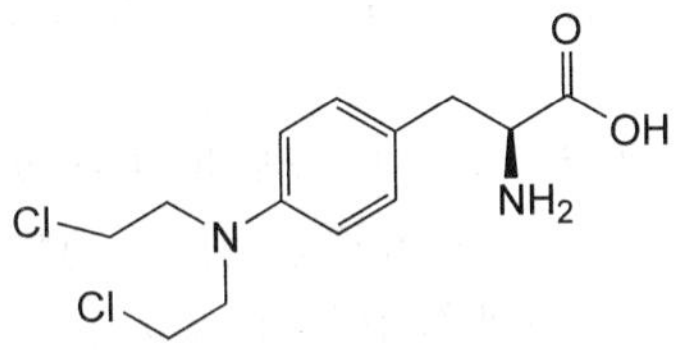

盐酸美法仑
(melphalan hydrochloride)

〖CAS〗 3223-07-2

〖理化性状〗 1. 化学名：4-Bis(2-chloroethyl)amino-L-phenylalanine hydrochloride

2. 分子式：$C_{13}H_{18}Cl_2N_2O_2$ · HCl

3. 分子量：341.66

4. 稳定性：本品 40 μg/ml 和 400 μg/ml 输液稳定性的实验报道，在 20 ℃时 0.9%氯化钠注射液中本品损失 10%的时间是 4.5 h，在乳酸林格注射液中是 2.9 h，乳酸林格溶液中氯离子溶度低得多，在 5%葡萄糖注射液中是 1.5 h。25 ℃时相应的时间分别是 2.4 h、1.5 h 和 0.6 h，37 ℃时分别是 0.6 h、0.4 h 和 0.3 h。可以得出结论本品在 20 ℃氯化钠溶液中有足够的稳定性保证输液，提高温度或降低氯离子的浓度导致降解速率的提高。另一个实验推荐本品溶液在 5 ℃以上处理的时间应最短，但发现 20 μg/ml 的 0.9%氯化钠注射液可以在 −20 ℃保存至少 6 个月没有明显的降解。一项更近期的研究发现，虽然推荐本品在配制和输液之间可以在 4 ℃保存，但是考虑到本品的使用是在室温 20 ℃或更高时，使用高渗氯化钠注射液(3%)作为稀释剂，可以保障静脉滴注时间延长时的稳定性。

【用药警戒】 本品应在有资格且有抗肿瘤化疗经验的医生指导下使用，严重的骨髓抑制可造成感染或出血。本品可导致白血病。体内及体外研究均显示本品可致染色体变异。

【药理作用】 与氮芥类似。本品烷化的速度减慢，故在口服后出现烷化反应之间有足够的时间被胃肠道吸收，故可供口服。

【体内过程】 本品可从胃肠道吸收，其生物利用度为 25%～89%(平均 56%)。胃内有食物存在时，吸收减慢。吸收后快速全身分布，其分布容积为 0.5 L/kg，主要通过自身水解而失活。$t_{1/2}$约为 40～140 min。本品随尿排出，原药占 10%。开始的蛋白结合率约为 50%～60%，12 h 后增加到 80%～90%。

【适应证】 1. 主要用于治疗多发性骨髓瘤。

2. 也可治疗乳腺和卵巢癌、妊娠滋养层瘤、霍奇金淋巴瘤、真性红细胞增多症和瓦尔登斯特伦巨球蛋白血症。还可经动脉局部灌注治疗恶性黑色素瘤，软组织肉瘤。

【不良反应】 1. 开始可见中性粒细胞和血小板不稳定。治疗 2～3 周后可出现骨髓抑制，2～5 周时可达最低，但也有在用药 5 d 后就出现的，迟迟才能恢复。

2. 可能发生皮疹和过敏反应，有时可导致心搏骤停。

3. 有时出现胃肠道反应，特别在使用大剂量时，腹泻、呕吐和口腔炎较常见，有时必须限制剂量。

4. 溶血性贫血、血管炎和肺纤维化已见报道。

5. 更年期前的妇女常见卵巢功能抑制，男性则常出现不育。

6. 本品有“三致”作用。

【妊娠期安全等级】 D。

【禁忌与慎用】 1. 对本品过敏者禁用。

2. 肾功能不全患者慎用。

3. 尚未明确本品是否经乳汁分泌，哺乳期妇女使用时应暂停哺乳。

4. 儿童用药的安全性及有效性尚未确定。

【药物相互作用】 给儿童静脉注射高剂量本品并合用萘啶酸会发生致死性的出血性小肠结肠炎。

【剂量与用法】 1. 治疗多发性骨髓瘤　口服：① 150 μg/(kg · d)，分次给药，连用 4～7 d；② 250 μg/(kg · d)，分次给药，连用 4 d；③ 6 mg/d，分次给药，连用 2～3 周。本品常与皮质激素合用。一个疗程后有 6 周的休息时间，以便血液学功能恢复，然后再开始下一个疗程。或者代之以维持疗法，1～3 mg/d 或 50 μg/(kg · d)。为了最好的疗效，通常将治疗调整到产生中度白细胞减少，使白细胞总数维持在(3～3.5)×10^9/L。

2. 治疗乳腺癌　给予口服 150 μg/(kg · d)或 6 mg/(m^2 · d)，连用 5 d，每 6 周重复 1 次。

3. 治疗卵巢癌　口服 200 μg/(kg · d)，连用 5 d，每 4～8 周重复 1 次。

4. 治疗真性红细胞增生症　6～10 mg/d，连用 5～7 d，继而 2～4 mg/d，2～6 mg，1 次/周，作为维持。

5. 治疗卵巢腺癌　静脉给予单剂量 1 mg/kg，如血小板和中性粒细胞计数许可，可重复给药。可用 0.9%氯化钠注射液稀释后进行静脉滴注，从配制输液到静脉滴注完毕的时间不能超过 1.5 h。

6. 治疗多发性骨髓瘤　静脉用量为 400 μg/kg 或 16 mg/m^2，应经 15～20 min 静脉滴注，如血液学毒性情况许可，间隔4周再行给药，血液学允许的条件下，用量不必作调整。

7. 神经母细胞瘤　静脉给予高剂量（100～240 mg/m²），多发性骨髓瘤可给予100～200 mg/m²，在剂量超过140 mg/m²时，一般必须对自身的干细胞经过援救之后方可给药。

8. 在治疗黑色素瘤和软组织瘤　可用本品做局部灌注。上肢一般灌注0.6～1.0 mg/kg，下肢则用0.8～1.5 mg/kg（黑色素瘤）或1.0～1.4 mg/kg（肉瘤）。

【用药须知】 1. 疗程中，应定期检查血、尿常规和肝、肾功能。

2. 剂量根据实验检查结果和患者一般状况进行调整。

3. 如果经过化疗或放疗患者已出现中性粒细胞减少，应引起高度注意。如血小板已降至100×10^9/L以下，白细胞总数<3×10^9/L，则应考虑停药。

4. 使用本品的患者易受感染侵袭或出现高尿酸血症。

5. 本品具有免疫抑制作用，可与环孢素合用防止器官移植的排斥反应或自身免疫性疾病。

【制剂】 ①片剂：2 mg。②注射剂（粉）：50 mg。

【贮藏】 密封、避光，贮于25 ℃下。

氮甲

(formylmerphalan)

别名：甲酰溶肉瘤素、Formylsarcolysin、NF

我国研制的一种烷化剂，为美法仑的衍生物，1960年开始用于临床。

【CAS】 26367-45-3

【理化性状】 1. 本品为白色或淡黄色结晶性粉末。熔点150～155 ℃。略溶于乙醇，微溶于丙酮，不溶于水。遇光变色。

2. 化学名：3-[*p*-*N*,*N*-Bis(*β*-chloroethyl)aminophenyl]-2-formylamino-propionic acid

3. 分子式：$C_{14}H_{18}Cl_2N_2O$

4. 分子量：333.21

5. 结构式

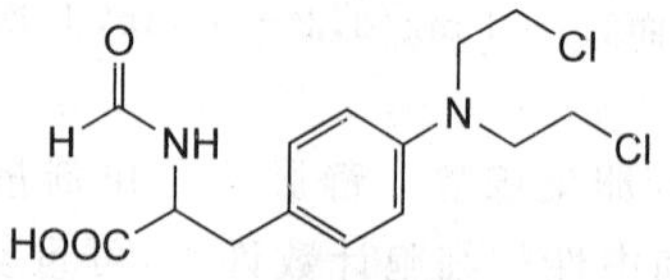

【药理作用】 本品为周期非特异性药物，能抑制肿瘤DNA、RNA和蛋白质合成，其作用类似美法仑，而不良反应则较轻。其特点是对某些肿瘤细胞的选择性较强，对生长旺盛的正常组织损害较轻，对肿瘤细胞的核酸及蛋白质的生物合成有明显的抑制作用，对小肠、淋巴组织和骨髓的核酸及蛋白质的生物合成的影响较轻。由此可见，本品较美法仑的作用强而毒性则较小。

【体内过程】 本品口服后迅速被吸收，1～2 h后达血药峰值，于3～4 h逐渐消除。动物实验证实，静脉注射本品后迅速被消除，血浆$t_{1/2}$仅15 min。静脉注射本品后，肾中的药物浓度最高，肝次之，心、肺、脾仅显示痕量。肿瘤中的药物浓度也很低。本品随尿排出，服药后30 min开始，1～2 h排量最多，8 h即可排尽，尿中的代谢物主要为羟基水解物。

【适应证】 本品对睾丸精原细胞瘤的疗效最为突出，对多发性骨髓瘤亦有明显疗效，缓解期较长，对淋巴瘤也有效，但显效较慢，一般仅作为维持治疗。

【不良反应】 1. 主要有胃肠道反应，如食欲缺乏、恶心、呕吐和腹泻。本品合用氯丙嗪、碳酸氢钠可减少胃肠道反应。

2. 骨髓抑制以白细胞减少多见，也可见血小板减少。一般于停药后2～3周可望恢复。

3. 对肝肾功能无损害。

4. 尚可发生头晕、无力。

【禁忌与慎用】 1. 妊娠期妇女禁用。

2. 骨髓储备能力不足者慎用。

3. 严重骨髓抑制者禁用。

4. 本品是否有“三致”作用，所获资料不详。

5. 尚未明确本品是否可经乳汁分泌，哺乳期妇女应权衡本品对其的重要性，选择停药或停止哺乳。

6. 儿童用药的安全性及有效性尚未明确。

【剂量与用法】 成人口服150～200 mg（3～4 mg/kg），分3～4次或睡前顿服，6～8 g为一疗程。

【用药须知】 用药期间应定期检查血常规。

【制剂】 片剂：50 mg；100 mg。

【贮藏】 避光、防潮，贮于室温下。

甘磷酰芥

(glyfostin)

别名：磷酰胺氮芥双甘氨酸乙酯、Glyciphosphoramide、M-25

为我国设计合成的甘氨磷酰氮芥化合物，属于环磷酰胺衍生物。

【CAS】 7568-40-3

【理化性状】 1. 本品为白色结晶或结晶性粉末。本品在三氯甲烷、乙醇、丙酮中易溶，在水中极微溶。

2. 化学名：*N*,*N*-双-(*β*-氯乙基)- *N′N″*-二-(乙

氧羧甲基)-磷三酰胺

3. 分子式：$C_{12}H_{24}Cl_2N_3O_5P$

4. 分子量：392.22

5. 结构式

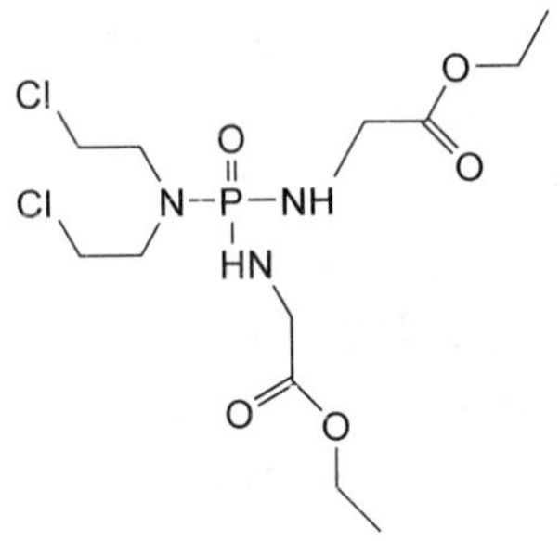

【药理作用】 本品不需活化，可直接起烷化作用，实验证明，对大鼠吉田肉瘤和瓦克癌肉瘤 256 的抑制率为 90%～100%，对小鼠肉瘤 180 和梭形细胞肉瘤 B22 也有一定的抑制作用。

【体内过程】 大鼠灌服[^{14}C]标记的本品后 8 h，血中[^{14}C]可达峰浓度，直至 48 h 仍保留着一定的浓度，灌服后 24 h 从呼吸道和尿、粪便中排出用药量的 39%，96 h 共排出 55.4%。

【适应证】 对恶性淋巴瘤、乳腺癌、小细胞肺癌、子宫肉瘤和慢性白血病均有效。也可局部用于乳腺癌、子宫颈癌所致癌性溃疡。

【不良反应】 1. 常见食欲缺乏、恶心、呕吐、头晕和乏力。

2. 骨髓抑制，表现为血小板减少、白细胞减少，有时可发生在停药后。

3. 少数患者可有肝、肾功能异常、脱发、膀胱刺激等症状。

【禁忌与慎用】 参见氮甲。

【剂量与用法】 1. 成人口服一次 0.5 g，2 次/日，每周连服 4 d，停药 3 d，10～15 g 为一疗程；也可 1 g/d，连续口服，总量达 15～20 g 为一疗程。

2. 局部喷药或涂抹，可用 20%本品的二甲亚砜溶液或 1%～2%的硅霜软膏局部外用，2 次/日，连用 20～30 d。

【用药须知】 用药期间以及停药后均应定期检查血常规，直至达到正常。

【制剂】 ① 片剂：0.1 g；0.25 g。② 外用溶剂：20%。

【贮藏】 室温下干燥避光保存。

异芳芥

(betamerphalan)

别名：抗瘤氨酸、异位溶肉瘤素、合-14、Isomerphalan、Isoalkeran、Isosarcolysin

本品为我国研制的溶肉瘤素类似物。

【简介】 其作用类似溶肉瘤素，且疗效高于氮甲，而毒性则较低。本品对睾丸精原细胞瘤和慢性粒细胞白血病疗效较好；还可用于恶性淋巴瘤和乳腺瘤。不良反应有骨髓抑制，如白细胞计数明显减少至 4×10^9/L 时应停药，治疗慢性粒细胞白血病如白细胞减少至 2×10^9/L 时应停药，本品还可引起胃肠道反应。成人口服一次 25 mg，2～3 次/日，继而根据血常规变化逐渐减量，最后以 12.5 mg，每 2～3 d 一次作为维持量。500～2000 mg 为一疗程的总量。

甲氧芳芥

(methoxymerphalan)

别名：甲氧基溶肉瘤素、Methoxysarcolysin

本品为我国研究合成的溶肉瘤素类似物。

【简介】 本品可用于治疗慢性粒细胞白血病、霍奇金淋巴瘤、淋巴肉瘤以及肺癌、乳腺癌和多发性骨髓瘤。口服后迅速被吸收。0.5 h 后血药浓度较高，但 3 h 后就降较低水平，药物较多分布于骨髓、肾和肝中，肿瘤组织中亦有分布。可出现白细胞明显下降，并发生恶心、呕吐和食欲缺乏，可产生药物蓄积，不宜长期大量服用。成人口服 25～50 mg/d，总量达 1000～1500 mg 为一疗程，在总量达到 500 mg 时，即应减量至 25 mg/d。一次同时口服碳酸氢钠 1.0 g，可减经胃肠道反应，其片剂或胶囊剂：25 mg。室温下干燥避光保存。

硝卡芥

(nitrocaphane)

别名：消瘤芥、邻丙氨酸硝卡芥、AT-1258

本品为我国研制的氮芥类抗肿瘤药。

【简介】 口服本品易于吸收。口服后 2 h，静脉注射后 1 h，药物即可广泛分布于各种组织中，含量排序为肾、肝、肺、胸腺、胃、脾、肠、肌肉、骨骼，脑中最低。肿瘤中含量较高。随尿、粪便排出。不良反应有恶心、呕吐、食欲缺乏、骨髓抑制(白细胞和血小板减少)，停药后 2～3 周可望恢复。还可发生皮疹、脱发、无力，静脉注射时可引起血栓性静脉炎。临床多用于癌性胸水、肺癌、鼻咽癌、喉癌和恶性淋巴瘤，还可用于脑瘤、食管癌和肝癌。静脉注射，一次 20～40 mg，1～2 d 一次，10～20 次为一疗程，动脉注射剂量相同。腔内注射前应当尽可能抽出积液后再注入，一次 60～80 mg，1 次/周。瘤内注射 20 mg/d 或隔日 40 mg，以 0.9%氯化钠注射液溶解后多点注射。

成人口服 60 mg/d，2～3 次分服，连用 10～14 d 为一疗程。片剂：5 mg；10 mg。注射剂(粉)：20 mg；40 mg。室温下干燥避光保存。

氧氮芥

(mechlorethaminoxide)

别名：癌得平、癌得命、氧化氮芥、Mitomen、Nitrobin、Mustron、Mustargen

本品为氮芥的氧化物。

【药理作用】 静脉注射后很快被水解，还原成为氮芥而发挥作用。

【体内过程】 本品可通过与生理胺、胆碱共有的一种输送机制穿透细胞。24 h 内随尿排出的代谢物约占给药量的 50%，排出的原药仅占 0.01%。

【适应证】 用于治疗霍奇金淋巴瘤、其他恶性淋巴瘤与肺癌，腔内注射用于控制癌性胸水也有较好疗效。

【不良反应】 1. 可引起恶心、呕吐、黄疸。

2. 对骨髓抑制的作用较氮芥轻，但持续时间较长。

3. 还可致斑丘疹、脱发。

4. 听力减退、耳鸣、眩晕。

5. 月经障碍、精子发育受阻、完全性性腺发育不良。

6. 淋巴瘤患者常有高尿酸血症出现。

7. 局部应用常有过敏反应，可予脱敏。

8. 本品有“三致”作用。

【禁忌与慎用】 1 妊娠期妇女、儿童禁用。

2. 哺乳期妇女应权衡本品对其的重要性，选择停药或停止哺乳。

【药物相互作用】 与还原剂合用会使药效降低。

【剂量与用法】 1. 成人肌内注射或静脉注射 0.5～1.0 mg/kg，1～2 d 一次，达 500～1000 mg 为一疗程。

2. 肿瘤或腔内注射，一次 0.1 g，以 0.9%氯化钠注射液溶解，5～7 d 一次，达 0.5 g 为一疗程。

3. 口服，0.5 mg/(kg・d)，连用 5～12 d。给药前应适当饮水，也可给予别嘌醇以防止尿酸性肾病。

【用药须知】 用药期间应定期检查血、尿常规。

【制剂】 ①注射剂(粉)：50 mg。②片剂：20 mg。

【贮藏】 室温下干燥避光保存。

邻脂苯芥

(ocaphane)

别名：抗瘤新芥、邻丙氨酸苄芥、AT-581

本品为我国研制的氮芥类抗肿瘤药。

【简介】 其作用类似氮芥。对头颈部癌、脑瘤、肺癌、乳腺癌、肝癌、淋巴肉瘤有一定疗效，对癌性胸水疗效较好。可出现胃肠道不良反应，停药后骨髓抑制可望恢复。成人口服 20～30 mg/d，3 次分给药，10～14 d 一疗程。静脉注射 5～10 mg，1～3 d 注射 1 次，10～14 d 一疗程。腔内注射一次 20～30 mg，以 0.9%氯化钠注射液溶之，1～2 次/周。片剂，10 mg；注射剂，10 mg。室温下干燥避光保存。

多潘

(dopan)

别名：甲尿嘧啶氮芥、Chloroethylaminouracil、NSC-23436

【简介】 本品为含有杂环的氮芥化合物，在烷化作用下，对多种动物肿瘤模型有显著抑制作用，用于治疗慢性粒细胞白血病(较迅速地使白细胞总数下降)和霍奇金淋巴瘤，对部分淋巴细胞白血病和网状细胞肉瘤亦有一定疗效。可发生胃肠道不良反应和较强的骨髓抑制。成人口服 8～10 mg，4～6 d 一次，5～7 d 一疗程。儿童一次 0.15 mg/kg。片剂：1 mg；2 mg；5 mg。室温下干燥避光保存。

乌拉莫司汀

(uramustine)

别名：尿嘧啶氮芥、尿嘧啶芥、Uracilmustard

【CAS】 66-75-1

【理化性状】 1. 化学名：5-[Bis(2-chloroethyl)amino]-1*H*-pyrimidine-2,4-dione

2. 分子式：$C_8H_{11}Cl_2N_3O_2$

3. 分子量：252.1

4. 结构式

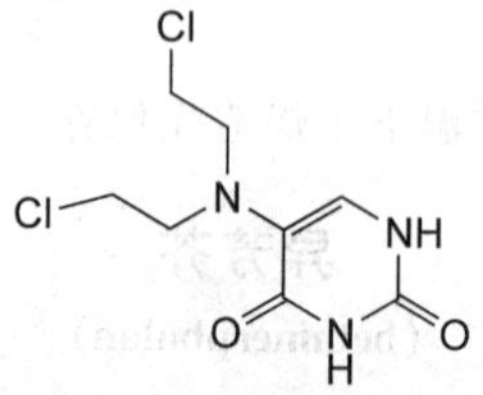

【简介】 本品为氮芥衍生物，作用机制类似氮芥，抗瘤谱与其他烷化剂相似，但烷化速率较慢，因

而已被更有效的药物所取代。临床用于治疗恶性淋巴瘤、慢性粒细胞和淋巴细胞白血病，对霍奇金淋巴瘤、网状细胞肉瘤使用小剂量可维持较长的缓解期。还可用于蕈样真菌病、真性红细胞增多症和血小板增多症。成人口服 1～2 mg/d，连用 3 周，休息 1 周再重复，直至出现骨髓抑制为止，胶囊剂：1 mg。室温下干燥避光保存。

嘧啶苯芥

(uraphetin)

别名：尿嘧啶芳芥、合-520

【简介】 本品为我国研制的乌拉莫司汀的衍生物。对慢性粒细胞白细胞、霍奇金淋巴瘤、蕈样肉芽肿、乳腺癌疗效较好，优于多潘，亦可用于睾丸精原细胞瘤和鼻咽癌，本品口服后易于吸收，30～60 min 后可达血药峰值，药物可广泛分布于各种组织中，胃和胆汁中最高，肠、肾、肝、肺及肿瘤中次之。24 h 可随尿、粪便排出 84%。不良反应主要有骨髓抑制和胃肠道反应。用法：成人口服，一次 2.5 mg，2～3 次/日，总量达 100～150 mg 时，改为间歇给药，一次 2.5～5 mg，2 次/日，连用 3 d，间隔 4 d，总量同上，局部外用，1～2 次/日。片剂：2.5 mg；软膏剂：0.5%。室温下干燥避光保存。

胸嘧啶芥

(thyminalkylamine)

别名：胸腺嘧啶芥、胸氮芥、63-2

【简介】 本品为我国研制的氮芥类抗肿瘤药。用于治疗多发性骨髓瘤、卵巢癌、宫颈癌、鼻咽癌和恶性淋巴瘤。主要不良反应有骨髓抑制和胃肠道反应，大剂量可能造成肝功能受损。成人静脉注射 1 mg，1 次/日，总量达 40 mg 为一疗程。注射剂：1 mg；5 mg。室温下干燥避光保存。

雌莫司汀

(estramustine)

别名：雌芥、雌氮芥、艾去适、Emcyt、Estracit

【CAS】 2998-57-4

【ATC】 L01XX11

【理化性状】 1. 化学名：Estra-1,3,5(10)-triene-3,17β-diol,3-[bis(2-chloroethyl)carbamate]ester

2. 分子式：$C_{23}H_{30}Cl_2N$

3. 分子量：440.41

4. 结构式

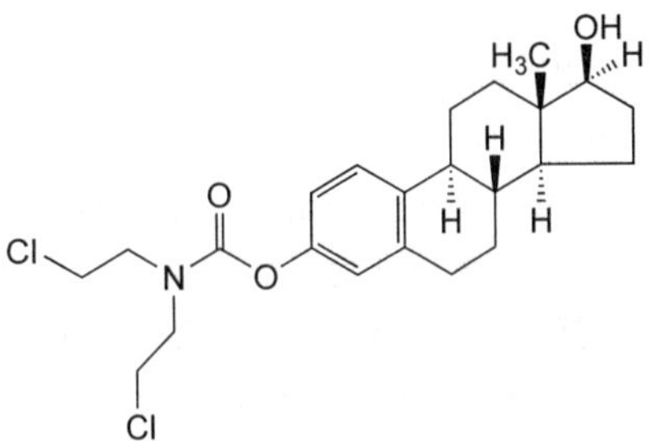

雌莫司汀磷酸钠

(estramustine phosphate sodium)

别名：雌芥、雌氮芥、艾去适、Emcyt、Estracit

〖CAS〗 52205-73-9

〖理化性状〗 1. 本品为白色粉末，易溶于水。

2. 化学名：Estra-1,3,5(10)-triene-3,17β-diol,3-[bis(2-chloroethyl)-carbamate]ester, 17-(dihydrogen phosphate), disodium salt

3. 分子式：$C_{23}H_{30}Cl_2N \cdot Na_2O_6P \cdot H_2O$

4. 分子量：582.4

【药理作用】 本品由雌二醇和去甲氮芥组合而成，具有比雌二醇弱的雌激素作用和比大多数烷化剂弱的抗肿瘤活性。

【体内过程】 口服吸收良好，吸收率约为 75%，药物浓集于前列腺组织中。用药后，迅速脱磷氧基形成雌二醇氮芥，其大部分被氧化为雌酮氮芥。口服时，脱磷氧基作用在胃肠道进行。活性代谢物有些蓄积在身体的脂肪组织内，其消除是经过进一步代谢，其产物大部分从胆道排泄，少量从肾脏排泄。雌酮氮芥的血浆半衰期 $t_{1/2}$ 是 10～12 h。

【适应证】 用于晚期前列腺癌，尤其为激素难治性的和在初始治疗中已预示对单纯激素疗效差的患者。

【不良反应】 1. 最常见的不良反应包括男子乳房女性化、阳痿、恶心、呕吐、体液潴留、水肿。

2. 严重的不良反应包括血栓栓塞、缺血性心脏病和充血性心力衰竭，罕见血管神经性水肿。

3. 报告的不良反应按系统分类如下。

(1) 血液和淋巴系统　罕见贫血、白细胞减少和血小板减少。

(2) 免疫系统　超敏反应。

(3) 代谢和营养　体液潴留。

(4) 精神异常　罕见意识混乱和抑郁。

(5) 神经系统　罕见头痛和昏睡。

(6) 心脏　充血性心力衰竭、缺血性心脏病、心肌梗死。

(7) 血管　高血压、血栓栓塞。

(8) 胃肠道　恶心和呕吐、腹泻(尤其在治疗的最初2周)。

(9)肝胆　肝功能受损。

(10)皮肤和皮下组织　过敏性皮疹。

(11)肌肉骨骼和结缔组织　罕见肌肉无力。

(12)生殖系统和乳房　男子乳房女性化、阳痿。

(13)其他　曾有报道罕见转氨酶和胆红素水平一过性升高;罕见血管神经性水肿,如本品治疗时出现血管神经性水肿,应立即停药。

【妊娠期安全等级】 X。

【禁忌与慎用】 1. 已知对雌二醇或氮芥类药物过敏禁用。

2. 有严重的白细胞减少和(或)血小板减少的既往史者禁用。

3. 严重的肝功能不全、心血管疾病、缺血性、血栓栓塞性或有体液潴留引发的并发症的患者禁用。

4. 妊娠期妇女及儿童禁用。

5. 有血栓性静脉炎、血栓形成或血栓栓塞病史的患者慎用。

6. 脑血管及冠状动脉疾病的患者慎用。

7. 与高血钙症有关的骨代谢疾病,肝、肾功能不全的患者也应慎用。

8. 哺乳期妇女应权衡本品对其的重要性,选择停药或停止哺乳。

【药物相互作用】 1. 雌激素可能通过抑制代谢而增加三环类抗抑郁药的疗效和毒性。

2. 牛奶、奶制品及含钙、镁、铝的药物则可能影响本品的吸收,故应避免同时服用。其相互作用的机制为本品与多价的金属离子可形成不溶性的盐。

3. 本品可能与ACEI类药物产生相互作用,导致血管神经性水肿的发生率增加。

【剂量与用法】 推荐剂量为7～14 mg/kg,分2或3次服用。建议初始剂量为10 mg/kg。应至少在餐前1 h或餐后2 h以一杯水吞服。牛奶、奶制品及含钙、镁、铝的药物(例如抗酸剂)不能与本品同时服用。若在给药后4～6周观察无效,应停药。

【用药须知】 1. 由于本品可致糖耐量降低,当接受本品治疗时,糖尿病患者应仔细监测。

2. 本品治疗期间可能出现高血压,应定期测量血压。

3. 接受本品治疗的患者可出现已存在的或新发的周围性水肿加剧,充血性心脏疾患加剧,体液潴留还可能出现一些其他症状,如癫痫、偏头痛或肾功能不全,因此需要密切监测。

4. 应定期监测患者的肝功能。

【制剂】 胶囊剂:140 mg(磷酸雌莫司汀)。

【贮藏】 室温下干燥避光保存。

泼尼莫司汀

(prednimustine)

别名:松龙苯芥、Leo-1031、Mostarina、Stereocyt

【CAS】 29069-24-7

【ATC】 L01AA08

【理化性状】 1. 化学名:(11β)-11,17-Dihydroxy-3,20-dioxopregna-1,4-dien-21-yl 4-{4-[bis(2-chloroethyl)amino]phenyl}butanoate

2. 分子式:$C_{35}H_{45}Cl_2NO_6$

3. 分子量:646.64

4. 结构式

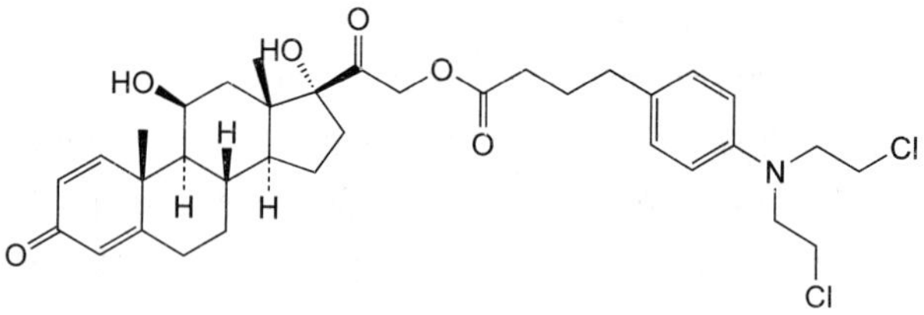

【简介】 本品为苯丁酸氮芥的泼尼松龙酯。可用于治疗各种恶性肿瘤(类似苯丁酸氮芥的治疗范围),其骨髓抑制较轻,成人口服200 mg/d,连用3～5 d,至少间隔10 d再重复。

甘露莫司汀

(mannomustine)

别名:甘露醇氮芥、甘露醇芥、Degranol、BCM

【CAS】 576-68-1;551-74-6

【理化性状】 1. 化学名:(2-Chloroethyl)({6-[(2-chloroethyl)amino]-2,3,4,5-tetrahydroxyhexyl})amine

2. 分子式:$C_{10}H_{24}Cl_4N_2O_4$

3. 分子量:378.12

4. 结构式

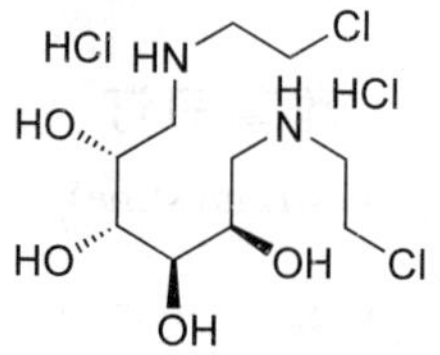

【简介】 本品为氮芥的糖类衍生物,其作用机制类似氮芥,毒性比氮芥为低,因而骨髓抑制的程度较轻。胃肠反应较轻,但大剂量可损及肝功能。用于慢性白血病、霍奇金淋巴瘤、网状细胞肉瘤和多发性骨髓瘤。静脉、动脉和腔内注射,1 mg/kg,3次/周,总量达到500～1000 mg为一疗程。谨防药液漏出血管引起组织坏死。注射剂:50 mg。室温下干燥避光保存。

塞替派

(thiotepa)

别名：三胺硫磷、三乙烯硫代磷酰胺、TSPA、Thiotepa、Ledertepa、Tifosyl

本品属乙撑亚胺类抗肿瘤药，为细胞周期非特异性药物。

【CAS】 52-24-4

【ATC】 L01AC01

【理化性状】 1. 本品为白色鳞片状结晶，熔点为 52～57 ℃，易溶于水、甲醇和三氯甲烷。

2. 化学名：Tris(aziridin-1-yl)phosphine sulphide

3. 分子式：$C_6H_{12}N_3PS$

4. 分子量：189.2

5. 结构式

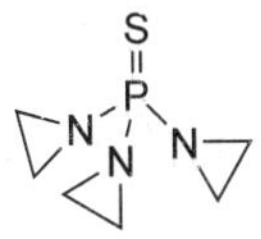

6. 配伍禁忌：1 mg/ml 的 5%葡萄糖溶液不可与顺铂溶液或盐酸米诺环素混合。

7. 稳定性：0.5 mg/ml 的 5%葡萄糖溶液在 4 ℃和 23 ℃可稳定保存 8 h(本品损失低于 10%)。24 h 损失的范围大约 10%～17%。更高浓度的本品(5 mg/ml)23 ℃稳定 3 d，4 ℃稳定 14 d。另一个研究发现 1 mg/ml 或 3 mg/ml 的本品在 0.9%氯化钠注射液于 25 ℃下可稳定 24 h，8 ℃稳定 48 h，但是 0.5 mg/ml 的本品溶液应立即使用。

【药理作用】 本品及其在肝内经混合功能氧化酶系作用迅速转化成主要代谢产物-三乙撑磷酰胺(TEPA)的抗肿瘤作用都有赖于其烷化作用。其抗瘤谱类似氮芥。

【体内过程】 本品在酸环境下不稳定，不宜口服；部位不同，肌内注射的吸收也存在差异；膀胱和胸膜的浆膜有一定程度的吸收。静脉注射后迅速从血浆中消除，其 $t_{1/2}$ 约为 2.4 h，可广泛且迅速被代谢，主要代谢物为三亚乙基磷酸胺(TEPA)，还有其他的代谢物具有细胞毒作用，他们的 $t_{1/2}$ 均为 3～24 h。极大部分代谢物和 2%原药于 24～48 h 随尿排出。

【适应证】 1. 治疗膀胱浅表性肿瘤，控制其恶性渗出。

2. 姑息治疗各种实体瘤如乳腺癌、卵巢癌。

3. 试行玻璃体内注射，以挽救患有视网膜母细胞瘤儿童的一只余留的眼睛。

4. 鞘内注射治疗恶性脑膜疾病。

5. 以滴眼剂的形式，作翼状胬肉手术的辅助用药，以阻止复发。

【不良反应】 1. 骨髓抑制可能延迟发生，白细胞和血小板的最低数直至治疗停止后 30 d 才出现。

2. 胃肠功能障碍、头痛、头晕、过敏反应、生育力受损也有发生。

3. 在膀胱滴注后，有时会引起症状明显的化学性或出血性膀胱炎。

4. 在使用本品滴眼剂后，眶周皮肤可能脱色。

5. 和其他烷化剂一样，本品也有"三致"作用。

【妊娠期安全等级】 D。

【禁忌与慎用】 1. 对本品过敏者，重度肝肾功能不全，严重骨髓抑制者禁用。

2. 骨髓抑制、肝功能损害、感染、肾功能损害、肿瘤细胞浸润骨髓、有泌尿系结石或痛风病史者慎用。

3. 尚未明确本品是否经乳汁分泌，哺乳期妇女应权衡本品对其的重要性，选择停药或停止哺乳。

4. 儿童用药的安全性及有效性尚未明确。

【剂量与用法】 1. 进行膀胱灌注前 8～12 h，必须尽可能少饮水，排空膀胱。成人一次使用本品 50～60 mg 溶于注射用水 30～60 ml 向膀胱内灌注。每周重复 1 次，连用 4 次。膀胱癌手术切除后，为了防止复发，也可如上用量，每 1～2 周重复 1 次，连用 8 次；也可使用本品 90 mg 溶于 100 ml 注射用水中做一次性膀胱灌注。

2. 对恶性渗出，可用本品 65 mg 溶于 20～60 ml 注射用水中，先抽尽积液，再灌入药液。

3. 直接注入肿瘤组织中，可使用本品 600～800 μg/kg 溶于注射用水中备用，局部应用可以考虑混合普鲁卡因和肾上腺素溶液。

4. 肌内注射和静脉注射的方案：①15 mg/d，连用 4～5 d；②300～400 μg/kg，每隔 1～4 周 1 次。

5. 玻璃体内注射可试用 1 mg/ml 溶液，总量可达 10 mg。

6. 滴眼剂可采 0.05%溶液，每 3 h 滴眼一次，共用 8 周。

7. 含本品 60 mg 的溶液也可滴入尿道，治疗尖锐湿疣。

【用药须知】 1. 用药期间，必须常查血、尿常规和肝、肾功能。

2. 当白细胞＜3×10^9/L 或和血小板＜150×10^9/L 时应即停药。

3. 肝肾功能较差时，本品应用较低的剂量。

4. 在白血病、淋巴瘤患者中为防止尿酸性肾病或高尿酸血症，可给予大量补液或别嘌醇。

5. 尽量减少与其他烷化剂联合使用，或同时接受放射治疗。

6. 本品静脉使用可导致严重骨髓抑制和死亡。

7. 本品有致畸性。育龄期妇女、男性患者的性伴侣在使用本品期间应采取有效避孕措施。

【临床新用途】 1. 鼻息肉　术后辅以 0.5%本品浸泡吸附性明胶海绵填充创面，术后 2 d 除去纱布。在 1%麻黄素液滴鼻基础上，加用 0.5%本品交替滴鼻，4 滴/次，4 次/日，连用 5 d，可防止复发。

2. 男性尿道内尖锐湿疣　0.05%本品溶液 5～8 ml 灌注，保留 20 min，2 次/周，8 次后停止，有效率达 100%，仅有轻度灼热感。龟头冠状沟尖锐湿疣者，术后用 0.1%本品溶于 0.9%氯化钠注射液中浸泡 30 min，3 次/周，6 次可愈；预防复发用本品稀释 2 倍浸泡患处，2 次/周。

【制剂】 注射剂（粉）：5 mg；10 mg。② 注射液：10 mg/ml。

【贮藏】 密封、避光，贮于2～8 ℃。较高的湿度下药物即发生聚合。

卡波醌

(carboquone)

别名：卡巴醌、卡巴苯醌、Carbazilquinone

【简介】 本品亦属烷化剂。用于治疗肺、胃、卵巢癌，还适用于淋巴瘤和慢性髓性白血病。成人 4～6 mg/周，分次静脉注射；或 1～1.5 mg/d，2～3 次分服；也可采取动脉注射。不良反应有骨髓抑制（白细胞和血小板减少、贫血）、胃肠功能障碍、肝功能受损、间质性肺炎、肺纤维化、过敏反应、乏力、脱发和蛋白尿。

白消安

(busulfan)

别名：马利兰、Busulphan、Misulban、Myleran

本品属磺酸甲酯类烷化剂，为细胞周期非特异性药物。

【CAS】 55-98-1

【ATC】 L01AB01

【理化性状】 1. 本品为白色或类白色结晶性粉末。极微溶于水和乙醇，易溶于丙酮和乙腈。

2. 化学名：Butane-1，4-dioldi(methanesulphonate)

3. 分子式：$C_6H_{14}O_6S_2$

4. 分子量：246.3

5. 结构式

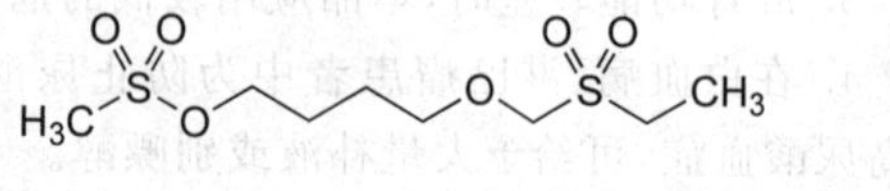

【用药警戒】 本品是强效细胞毒性药物，推荐剂量下可导致严重的骨髓抑制，应在有资格且有造血干细胞移植经验、抗肿瘤化疗药物使用经验及有处理严重的各类细胞减少经验的医师指导下使用。必须有足够的诊断和治疗设施用于治疗并发症。

【药理作用】 1. 本品进入细胞内后，其磺酸酯基团可与细胞核 DNA 的鸟嘌呤起烷化作用，并将其甲基结合到 DNA 上，产生细胞毒作用。

2. 本品对骨髓细胞独具选择性抑制作用。

【体内过程】 本品口服后吸收迅速，而从血液中消除也很迅速。$t_{1/2}$ 为 2～3 h。被广泛代谢，并几乎完全以含硫代谢物随尿排出，本品可透过血-脑屏障。

【适应证】 1. 对慢性髓性白血病进行姑息治疗，可见症状减轻，脾脏缩小，一般感觉良好，白细胞计数下降伴随血红蛋白浓度上升。不过尚未见到持久性缓解，药物的治疗作用随着用药时间的延长而逐渐减弱。

2. 也可用于治疗真性红细胞增生症和骨髓纤维化以及血小板增多。

3. 准备骨髓移植的患者，可使用高剂量作为附加方案的一部分。

【不良反应】 1. 主要为骨髓抑制，表现为白细胞减少、血小板减少和贫血。有时骨髓抑制期极长或不可逆转。

2. 一般在用药 10～30 d 可见粒细胞数降至最低，经过 5 个月以后方可恢复。

3. 引起的间质性肺炎称为“白消安肺”，有呼吸困难、干咳以及肺纤维化表现。

4. 长期治疗可能发生白内障，还可见到色素过度沉着，似艾迪生病的部分表现。

5. 常用量下胃肠道反应罕见。其他还会发生皮肤干燥和其他皮肤反应，荨麻疹、结节性红斑、多发性红斑、迟发性皮肤卟啉症、肝功能受损，高剂量还会引起睾丸萎缩、男性乳腺发育、黄疸、心内膜纤维化。

6. 中枢神经系统反应包括惊厥。还可能发生重症肌无力。

7. 本品还可能影响生育和生殖腺功能。

8. 与其他烷化剂一样，本品也有致癌、致突变作用。

【妊娠期安全等级】 D。

【禁忌与慎用】 1. 对本品过敏者、骨髓功能不全患者禁用。

2. 患贫血的患者慎用。

3. 近期接受过放疗或其他细胞毒药物的患者不

宜使用本品。

【剂量与用法】 服用本品可增加血及尿中尿酸水平，故对有痛风病史的患者或服用本品后尿酸增高的患者可用抗痛风药物。

【剂量与用法】 1. 治疗慢性粒细胞白血病，成人口服 60 μg/(kg·d)，直至一日单剂量达到 4 mg，并将持续到白细胞数降至(15～25)×10⁹/L，如血小板数＜10×10⁹/L，应尽早停药。如用药 3 周未见反应，可给予较高剂量，不过这会导致骨髓不可逆的损害，必须高度警戒。一旦开始改善，就可停止治疗，直到白细胞数恢复到 50×10⁹/L 之前，不应恢复治疗。如果这种情况发生在 3 个月内，可给予维持治疗，0.5～2 mg/d，或者更高剂量。

2. 治疗真性红细胞增多症，4～6 mg/d，连用 4～6 周，维持治疗的剂量减半。

3. 对原发性血小板增多症或骨髓纤维化，可给予 2～4 mg/d。

【用药须知】 1. 用药期间，应定期检查血常规。

2. 骨髓移植的规定方案中，本品的常用量为 16 mg/kg，结合环磷酰胺，用于接受者的骨髓分离。正在开发本品的静脉制剂，用于规定方案中。

【制剂】 片剂：2 mg。

【贮藏】 密封、避光，贮于 15～30 ℃。

曲奥舒凡
(treosulfan)

别名：二羟白消安、苏消安、丁四醇环酯、Dihydroxybusulphan

【CAS】 299-75-2

【ATC】 L01AB02

【理化性状】 1. 化学名：(2S,3S)-2,3-Dihydroxybutane-1,4-diyl dimethanesulfonate

2. 分子式：$C_6H_{14}O_8S_2$

3. 分子量：278.3

4. 结构式

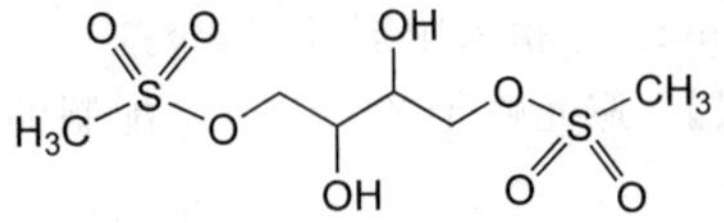

【简介】 本品是白消安的类似物，在体内转化成环氧化物后起烷化作用。临床主要用于卵巢癌的姑息疗法或手术后的辅助治疗。本品可口服 1 g/d，4 次分服，连用 2～4 周，接着停药 2～4 周后再重复。另一替代方法是，1.5 g/d，3 次分服，连用 1 周，停药 3 周。根据治疗对骨髓的影响，如有必要，可重复以上疗法并调整剂量。如合用其他抗肿瘤药或放疗，本品剂量应减。本品还可静脉给药，3～8 g/m²，1～3 次/周；剂量高于 3 g/m³ 时，应采用静脉滴注方式，于 5～10 min 输完。剂量达到 1.5 g/m² 时可用于腹膜腔内注射。应定期检查血常规，如白细胞数＜3×10⁹/L，血小板数＜100×10⁹/L 时则应停药。由于骨髓抑制是逐渐加重的，故在第 2 个疗程中应缩短检查血常规的间隔时间。

卡莫司汀
(carmustine)

别名：卡氮芥、亚硝基脲氮、氯乙亚硝脲、BCNU、Leucerom、Becenun

本品属亚硝基脲类细胞周期非特异性抗肿瘤药。

【CAS】 154-93-8

【ATC】 L01AD01

【理化性状】 1. 本品为淡黄色粒状粉末。极微溶于水，易溶于无水乙醇，极易溶于二氯甲烷。31 ℃熔化并分解。

2. 化学名：1,3-Bis(2-chloroethyl)-1-nitrosourea

3. 分子式：$C_5H_9Cl_2N_3O_2$

4. 分子量：214.0

5. 结构式

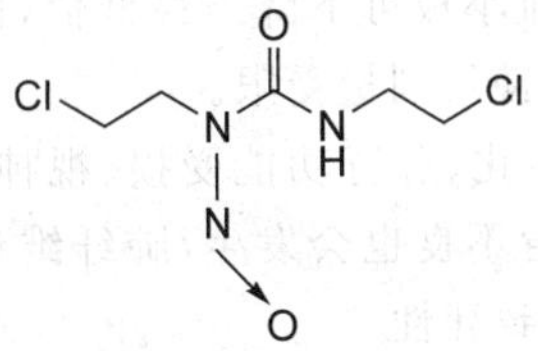

6. 稳定性：本品溶解后，溶液(没有稀释或用 0.9%氯化钠或 5%葡萄糖进一步稀释)室温避光可稳定 8 h，2～8 ℃时稳定 24 h。有证据显示本品可与塑料给药装置和容器相作用，注册药品信息推荐使用聚乙烯或玻璃制品。

一项研究显示本品的稀溶液在碳酸氢钠存在时降解加速，90 min 后仅剩初始浓度的 73%，大部分降解发生在最初 15 min 内。

【用药警戒】 1. 骨髓抑制，明显的血小板减少及白细胞减少，可导致出血和严重感染。给予本品后，至少监测全血细胞计数 6 周，每周 1 次。推荐剂量下，本品疗程间隔不能低于 6 周。

2. 本品的骨髓抑制毒性可蓄积，因此治疗前基线血细胞计数为正常低限者，应考虑降低剂量。

3. 本品的肺毒性呈剂量相关性，累积剂量＞1400 mg/m² 肺毒性风险高。延迟肺非毒性可发生于治疗结束数年后，可致死亡，特别是童年时接受过本品治疗者。

【药理作用】 尽管本品被认为是通过烷化起作用，但其作用机制尚未完全被阐明，可能还涉及细胞蛋白质修饰和氨基甲酰化等其他作用。总之，本品可抑制 DNA 聚合酶，抑制 DAN 和 RNA 合成，对 G_1-S 过渡期细胞作用最强，对 S 期细胞起阻滞或延缓作用，在本品和洛莫司汀之间存在交叉耐药性。

【体内过程】 由于本品在胃液中不稳定，口服无效。静脉给药后迅速被代谢，给药 15 min 后就不可能检出完整的药物。其代谢物的 $t_{1/2}$ 则较之长得多，推测对本品的活性起作用。由于其脂溶性强，本品和(或)其代谢物可迅速透过血-脑屏障。实际上，在给药后药物几乎立即就进入脑脊液中，其浓度为血药浓度的 15%～70%。其代谢物可进入乳汁，但其浓度较母体血药浓度低。本品随尿排出，有些则以二氧化碳形式经肺呼出，小量出现在粪便中。

【适应证】 1. 治疗脑肿瘤和恶性肿瘤的脑转移。

2. 霍奇金淋巴瘤和其他淋巴瘤的二线治疗。

3. 综合化疗治疗多发性骨髓瘤，与泼尼松合用。

4. 还适用于黑色素瘤、淀粉样病变、瓦尔登斯特伦巨球蛋白血症的治疗。

【不良反应】 1. 延迟出现和逐渐加重的骨髓抑制是本品最常见、最严重的不良反应。给药后 5～6 周，白细胞和血小板可下降至最低值，血小板则更为严重。这可能使用剂量受限。

2. 肺纤维化、肝肾功能受损、视神经炎、急性白血病、骨髓发育不良也会发生，肺纤维化可发生于用药后 17 年，具致死性。

3. 恶心、呕吐和其他胃肠功能障碍多在给药后 2 h 开始，最常见，但可预防性使用止吐药予以减轻。

4. 静脉注射后可能引起静脉刺激，皮肤接触药液后可短暂出现色素沉着。静脉注射过快会引起皮肤和眼结膜发红。

5. 接受含有本品的植入膜剂的患者可能出现惊厥、脑水肿以及各种不同的神经症状。植入部位的愈合可能会不正常。

6. 泌尿系感染发生率可能上升。还会发生闭经、精子缺乏和脱发。

7. 其他可见中性粒细胞减少、胸痛、头晕、过敏反应、低血压及心动过速。

【妊娠期安全等级】 D。

【禁忌与慎用】 1. 对本品过敏者，白细胞、血小板减少者，贫血患者以及<5 岁儿童禁用。

2. 患有肺部疾病、肝肾功能不全患者慎用。

3. 儿童用药的安全性及有效性尚未确定，5 岁以上儿童使用本品发生肺毒性的风险增加，使用前应充分权衡利弊。

4. 本品的代谢物可分泌至乳汁，哺乳期妇女应权衡本品对其的重要性，选择停药或停止哺乳。

【药物相互作用】 1. 合用环孢素，可增强免疫抑制，对某些抗药肿瘤可以试用。

2. 亚硝基脲类抗肿瘤药通过 CYP 进行代谢，如合用可抑制或诱导此酶系统活性的其他抗肿瘤药就可能改变亚硝基脲类的代谢。

3. 合用西咪替丁可加重骨髓毒性，使血小板和白细胞数更趋下降。

【剂量与用法】 1. 本品用 0.9%氯化钠注射液或 5%葡萄糖注射稀释，于 1～2 h 内进行静脉滴注。

2. 单剂量给予 150～200 mg/mm^3，或给予 75～100 mg/m^2，连用 2 d，用本品作综合治疗，剂量应减。6 周后检查血常规，如血小板计数≥75×10^9/L，白细胞计数≥3×10^9/L，就可以上述剂量再次给药；如血小板计数为(25～75)×10^9/L，白细胞计数为(2～3)×10^9/L，应降低剂量 30%；如血小板上计数为<25×10^9/L，白细胞计数<2×10^9/L，应降低剂量 50%。

3. 含有本品聚合体的植入膜剂可植入脑中辅助手术治疗神经胶质瘤，每个植入膜剂含有本品 7.7 mg，应植入 8 片，在切除肿瘤时植入肿瘤切除后的腔隙中。若空间不够植入 8 片，则尽可能以最大能植入的片数植入。

【用药须知】 1. 每周检查血常规，因为本品的骨髓抑制作用延迟，每个疗程之间至少间隔 6 周。

2. 开始用药前应检查精子，评估生育力。

3. 定期检查肝肾功能。

4. 避免皮肤接触药液。

5. 本品对热极不稳定，高于 32 ℃即分解。

6. 本品有胚胎毒性，建议育龄期妇女在使用本品时避免妊娠。

7. 出现严重骨髓抑制时，可静脉给予成分血或给予非格司亭。

【制剂】 ①注射液：125 mg/2 ml。②注射剂(粉)：100 mg。③植入膜剂：7.7 mg。

【贮藏】 避光贮于 2～8 ℃，已配制的溶液更应避光。

洛莫司汀
(lomustine)

别名：环已亚硝脲、氯乙环已亚硝脲、Lucostine、CcrNU、CEENU

本品亦属亚硝基脲类烷化剂。

【CAS】 13010-47-4

【ATC】 L01AD02

【理化性状】 1. 本品为黄色结晶性粉末。几乎不溶于水,溶于乙醇,易溶于丙酮和二氯甲烷。

2. 化学名:1-(2-Chloroethyl)-3-cyclohexyl-1-nitro-sourea

3. 分子式:$C_9H_{16}ClN_3O_2$

4. 分子量:233.7

5. 结构式

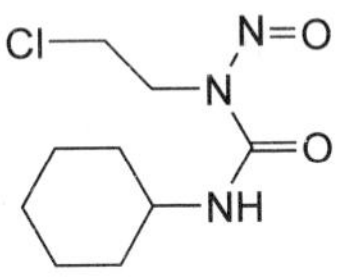

【用药警戒】 1. 骨髓抑制,明显的血小板减少及白细胞减少,可导致出血和严重感染。给予本品后,至少监测全血细胞计数6周,每周1次。推荐剂量下,本品疗程间隔不能低于6周。

2. 本品的骨髓抑制毒性可蓄积,因此治疗前基线血细胞计数为正常低限者,应考虑降低剂量。

【药理作用】 参见卡莫司汀。

【体内过程】 本品口服后可从胃肠道吸收,并迅速被代谢。一次口服后6 h可达血药峰值。代谢物具有较长的半衰期(16~48 h)。具有活性的代谢物迅速透过血-脑屏障,脑脊液中的药物浓度高于血药浓度。约有50%用量的代谢物于24 h内随尿排出,4 d内可排出75%。

【适应证】 1. 用于治疗脑部原发肿瘤(如成胶质细胞瘤)及继发性肿瘤。

2. 治疗实体瘤,联合用药治疗胃癌、直肠癌及支气管肺癌、恶性淋巴瘤等。

【不良反应】 1. 口服后6 h内可发生恶心、呕吐,可持续2~3 d,预先用镇静药或甲氧氯普胺并空腹服药可减轻。

2. 少数患者发生胃肠道出血及肝功能损害。骨髓抑制,服药后3~5周可见血小板减少,白细胞降低可在服药后第1周及第4周先后出现两次,第6~8周才恢复;但骨髓抑制有蓄积性。

3. 偶见全身性皮疹,有致畸胎的可能,亦可能抑制睾丸或卵巢功能,引起闭经或精子缺乏。

【妊娠期安全等级】 D。

【禁忌与慎用】 1. 有肝功能不全、白细胞低于4×10^9/L、血小板低于80×10^9/L者禁用。

2. 骨髓抑制、感染、肾功能不全、经过放射治疗或抗癌药治疗的患者或有白细胞低下史者慎用。

3. 5岁以上儿童使用本品发生肺毒性的风险增加,使用前应充分权衡利弊。

4. 本品的代谢物可分泌至乳汁,哺乳期妇女应权衡本品对其的重要性,选择停药或停止哺乳。

【药物相互作用】 以本品组成联合化疗方案时,应避免合用有严重降低白细胞和血小板的抗癌药。

【剂量与用法】 成人和儿童一般口服单剂量为100~130 mg/m^2,3 d分服,可减轻胃肠反应。骨髓功能不全患者减为100 mg/m^2;本品如与其他抗肿瘤药进行综合治疗应减量。每6~8周重复1次,一次重复前必须检查血常规,如血小板计数≥75×10^9/L,白细胞计数≥3×10^9/L,就可以上述剂量再次给药;如血小板上计数为$(25\sim75)\times10^9$/L,白细胞计数为$(2\sim3)\times10^9$/L,应降低剂量30%;如血小板上计数为<25×10^9/L,白细胞计数<2×10^9/L,应降低剂量50%。

【用药须知】 1. 用药期间应注意随访检查血常规及血小板、血尿素氮、血尿酸、肌酐清除率、血胆红素、ALT及AST等。

2. 患者宜睡前与止吐药、安眠药共服,用药当天不能饮酒。

3. 治疗前和治疗中应检查肺功能。

4. 本品过量尚无特异性解毒药,如出现严重骨髓抑制,白细胞过低可使用粒细胞集落刺激因子。

【制剂】 胶囊剂:40 mg;50 mg;100 mg。

【贮藏】 避光,贮于2~8 ℃。

司莫司汀

(semustine)

别名:甲环亚硝脲、甲环已氯乙亚硝脲、司莫司丁、Me-CcrNU、Nipalkin

本品为洛莫司汀的衍生物。

【CAS】 13909-09-6

【ATC】 L01AD03

【理化性状】 1. 本品为微黄带淡红色结晶性粉末,对光敏感。几乎不溶于水,易溶于无水乙醇、丙酮等有机溶剂。

2. 化学名:1-(2-Chloroethyl)-3-(4-methylcy-clohexyl)-1-nitrosourea

3. 分子式:$C_{10}H_{18}ClN_3O_2$

4. 分子量:247.7

5. 结构式

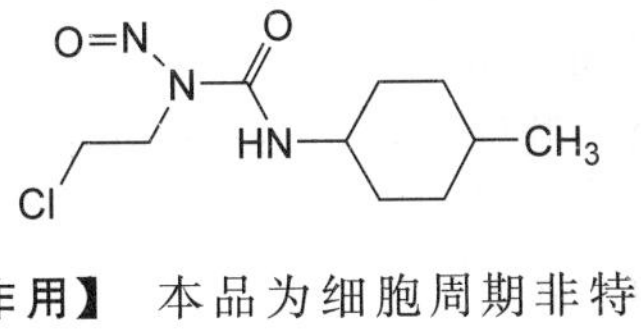

【药理作用】 本品为细胞周期非特异性药物,

对处于 G_1-S 边界，或 S 早期的细胞最敏感，对 G_2 期也有抑制作用。本品进入体内后其分子从氨甲酰胺键处断裂为两部分，一为氯乙胺部分，将氯解离形成乙烯碳正离子，发挥烃化作用，使 DNA 链断裂，RNA 及蛋白质受到烃化，这与抗肿瘤作用有关；另一部分为氨甲酰基部分变为异氰酸酯，或再转化为氨甲酸，以发挥氨甲酰化作用，氨甲酰化作用还可破坏一些酶蛋白，使 DNA 受羟化破坏后较难修复，有助于抗癌。

【体内过程】 本品口服后易于吸收，并快速被代谢。代谢物有较长的 $t_{1/2}$。可进入脑脊液中。以代谢物形式随尿排出，48 h 内可排出用量的 60%，少量随粪便排出或以二氧化碳经肺呼出。

【适应证】 1. 用于治疗脑原发肿瘤及转移瘤。

2. 与其他药物合用可治疗恶性淋巴瘤、胃癌、大肠癌、黑色素瘤。

【不良反应】 1. 骨髓抑制，呈延迟性反应，有蓄积毒性。白细胞或血小板减少最低点出现在 4～6 周，一般持续 5～10 d，个别可持续数周，一般 6～8 周可恢复。

2. 服药后可有胃肠道反应及肝、肾功能损害、乏力、轻度脱发。

3. 偶见全身皮疹，可抑制睾丸与卵巢功能，引起闭经及精子缺乏。

【妊娠期安全等级】 D。

【禁忌与慎用】 1. 对本品过敏者禁用。

2. 老年人易有肾功能不全，可影响排泄，应慎用。

3. 骨髓抑制、感染、肝肾功能不全患者慎用。

4. 尚未明确本品是否可经乳汁分泌，哺乳期妇女应权衡本品对其的重要性，选择停药或停止哺乳。

【剂量与用法】 1. 成人口服单剂量 125～200 mg/m²，睡前与止吐剂、催眠药同服。如血常规充分恢复，每 6 周重复 1 次。

2. 合并其他药物时，可给予 75～150 mg/m²，每 6 周给药 1 次。

3. 儿童口服 100～200 mg/m²，顿服，每 6～8 周重复。

【用药须知】 1. 本品可抑制身体免疫机制，使疫苗接种不能激发身体抗体产生。用药结束后 3 个月内不宜接种活疫苗。

2. 参见司莫司汀。

【制剂】 胶囊剂：10 mg；40 mg；50 mg；60 mg；80 mg。

【贮藏】 避光，贮于 2～8 ℃。

福莫司汀

(fotemustine)

别名：武活龙、Muphoran

本品为亚硝脲类烷化剂，是一种周期非特异性抗肿瘤药物。

【CAS】 92118-27-9

【ATC】 L01AD05

【理化性状】 1. 化学名：(±)-Diethyl {1-[3-(2-chloroethyl)-3-nitrosoureido]ethyl} phosphonate

2. 分子式：$C_9H_{19}ClN_3O_5P$

3. 分子量：315.7

4. 结构式

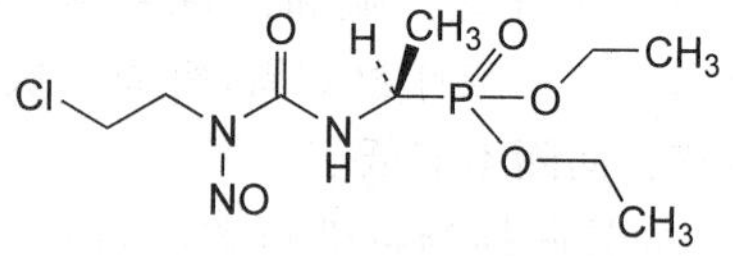

【药理作用】 本品通过抑制 DNA 聚合酶而抑制 DNA 和 RNA 的合成，其机制类似卡莫司汀。

【体内过程】 本品的蛋白结合率低(25%～30%)，易于穿透细胞及血-脑屏障。静脉或动脉给药后，其 AUC 分别为 3.6(μg·h)/ml 和 1.62～1.98 (μg·h)/ml，V_d分别为 28 L 和 39～60.5 L。原药的消除半衰期 $t_{1/2}$ 为 20～90 min，体内药物几乎完全被代谢。

【适应证】 用于治疗原发性恶性脑部肿瘤及播散性恶性黑色素瘤。

【不良反应】 1. 主要不良反应为血小板和白细胞减少，两者的最低值分别于首剂给药后 4～5 周和 5～6 周出现。

2. 常发恶心和呕吐，多出现于给药后 2 h 内。

3. 常见转氨酶、ALP 和血胆红素水平升高。

4. 少见的不良反应有发热、注射局部静脉炎、腹痛、腹泻、瘙痒、意识障碍和感觉异常。

5. 与达卡巴嗪联合应用时罕见的肺毒性(急性成年人呼吸窘迫综合征)。

【妊娠期安全等级】 D。

【禁忌与慎用】 1. 对本品过敏者、血小板计数低于 100×10^9/L 或白细胞计数低于 2×10^9/L 者，均禁用。

2. 肝肾疾病患者慎用。

3. 儿童用药的安全性及有效性尚未确定。

4. 尚未明确本品是否可经乳汁分泌，哺乳期妇女应权衡本品对其的重要性，选择停药或停止哺乳。

【药物相互作用】 1. 本品合用达卡巴嗪可发

生成人呼吸窘迫综合征。必须合用时，应交替使用。

2. 因为肿瘤可增加血栓的危险，通常须采用抗凝血治疗。肿瘤病例中血液凝固性存在很大的个体间差异，从而增加了口服抗凝剂与抗肿瘤化疗之间相互作用的不测事件。因此，如若决定患者口服抗凝剂治疗，须增加 INR 检验的次数。

3. 通常不与苯妥英钠(为了预防某些抗肿瘤药物诱发的惊厥时应用)合用。

4. 与免疫抑制剂合用可出现过度的免疫抑制，有导致淋巴细胞增生的危险。

【剂量与用法】 1. 静脉单药治疗，成人一次 100 mg/m^2，用 5% 葡萄糖注射液稀释后予静脉滴注，至少应在 1 h 左右输完。诱导治疗每周给药 1 次，连用 3 次；停药 4～5 周后开始维持治疗，每 3 周给药 1 次。

2. 与达卡巴嗪合用

(1) 诱导治疗　本品日剂量为 100 mg/m^2，在第 1 d 和第 8 d 给药，达卡巴嗪日剂量为 250 mg/m^2，在第 15 d、16 d、17 d 和 18 d 给药。经 5 周的休息期。继续维持治疗。

(2) 维持治疗　本品 100 mg/m^2，在第 1 d 给予，达卡巴嗪 250 mg/m^2，在第 2 d、3 d、4 d、5 d 给予。

3. 如出现血液学毒性可按下表调整剂量。

血小板($\times 10^9$/L)	白细胞($\times 10^9$/L)	给药剂量百分数%
>100	>2	100%
80～100	1.5～2	75%
	1.0～1.5	50%
≤80	≤1	推迟治疗

【用药须知】 1. 4 周内接受过化疗或 6 周内接受过亚硝脲类药物的患者不应使用本品。

2. 建议从诱导治疗开始，间隔 8 周后再开始维持治疗，每 2 次维持治疗之间间隔 3 周。

3. 本品注射剂应现用现配，每 200 mg 用无菌乙醇 4 ml 溶解。

4. 配制药物时应戴口罩和手套，如有药物意外溅出，可用清水冲洗干净。

5. 使用本品后，接种活疫苗(如轮状病毒疫苗、黄热病疫苗)会增加活疫苗感染的风险。

6. 接受免疫抑制化疗的患者均不能接种活疫苗。

7. 对于药物过量，目前尚无特异的解毒剂。

【制剂】 注射剂(粉)：200 mg。

【贮藏】 贮于 2～8 ℃。

尼莫司汀
(nimustine)

别名：尼氮芥、宁得朗、Nidran

本品属于亚硝脲类烷化剂。

【CAS】 42471-28-3

【ATC】 L01AD06

【理化性状】 1. 化学名：3-[(4-Amino-2-methylpyrimidin-5-yl) methyl]-1-(2-chloroethyl)-1-nitrosourea

2. 分子式：$C_9H_{13}ClN_6O_2$

3. 分子量：272.69

4. 结构式

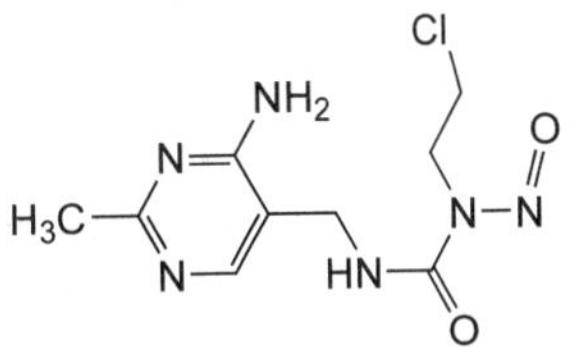

盐酸尼莫司汀
(nimustine hydrochloride)

〖CAS〗 55661-38-6

〖理化性状〗 1. 本品为白色或微黄色结晶性粉末，无臭，在湿空气中缓慢分解。溶于甲醇，微溶于无水乙醇、正丁醇，几乎不溶于二氯甲烷、乙醚、乙酸乙酯、苯、正己烷。

2. 化学名：3-[(4-Amino-2-methylpyrimidin-5-yl) methyl]-1-(2-chloroethyl)-1-nitrosourea hydrochloride

3. 分子式：$C_9H_{13}ClN_6O_2 \cdot HCl$

4. 分子量：309.2

【药理作用】 本品的作用类似卡莫司汀，可引起 DNA 烷基化，阻止 DNA 修复，也可改变 DNA 结构，进而改变靶细胞的蛋白质、酶的结构和功能。

【体内过程】 本品可透过血-脑屏障。动物实验表明，静脉滴注后有 7%～16% 进入脑脊液中，最高可达 30%。据实验得知，静脉滴注 5 min 后即可分布于脑室内，30 min 后脑脊液中的药物浓度可达峰值(0.59 μg/ml)，$t_{1/2}$ 约为 0.49 h。

【适应证】 1. 主要用于治疗脑肿瘤。

2. 也曾用于治疗消化道癌(食管、胃、肝、结肠、直肠癌)、肺癌、恶性淋巴瘤、慢性白血病。

【不良反应】 1. 主要有迟发性及累积性骨髓抑制，为本品的剂量限制性毒性。常见白细胞减少、血小板减少和贫血。白细胞、血小板计数一般在用药后 4～6 周降至最低点，持续约 5～10 d，且多半在

6～8 周恢复。

2. 可见畏食、恶心、呕吐，有时出现口炎、腹泻、转氨酶水平升高、BUN 升高和蛋白尿。

3. 偶见过敏反应、皮疹、间质性肺炎和肺纤维化。

4. 注射时药液漏于血管外，会引起局部组织硬结和坏死。

5. 有时还会出现全身乏力、发热、头痛、眩晕、痉挛、脱发、低蛋白血症。

【禁忌与慎用】 1. 对本品过敏者、有骨髓抑制者、妊娠期妇女禁用。

2. 肝肾功能不全患者、水痘患者、合并感染者、儿童均慎用。

3. 尚未明确本品是否可经乳汁分泌，哺乳期妇女应权衡本品对其的重要性，选择停药或停止哺乳。

【剂量与用法】 静脉注射一次 2～3 mg/kg 或 90～100 mg/m^2，以注射用水溶解成 5 mg/ml 的溶液缓慢注射。6 周后可重复给药，总剂量为 300～500 mg。根据血常规检查情况以决定给药量及间隔时间。

【用药须知】 有时出现迟缓性骨髓功能抑制等严重不良反应，因此，一次给药后至少在 6 周内每周应进行临床检验（血液检验、肝功能及肾功能检查等），充分观察患者的状态。若发现异常，应减量或停药。另外，长期用药会加重不良反应，患者骨髓受损后易形成 MDS 综合征、急性白血病等，因此，应慎重给药。

【制剂】 注射剂（粉）：25 mg；50 mg。

【贮藏】 避光、密封保存。

阿托氟啶

(atofluding)

别名：Atfding、ATFU

本品是新一代氟尿嘧啶衍生物。

【CAS】 71861-76-2

【理化性状】 1. 化学名：1-Acetyl-5-fluoro-3-(2-methylphenyl) uracil

2. 分子式：$C_{14}H_{11}FN_2O_4$

3. 分子量：290.24

4. 结构式

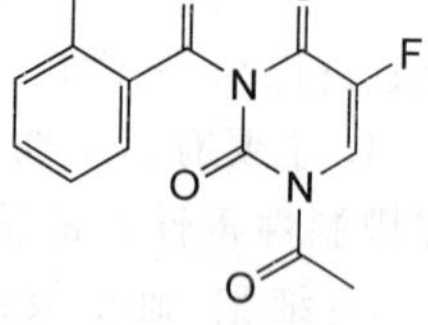

【药理作用】 本品抗瘤活性高、抗瘤谱广、毒性小。结构与嘧啶碱类似，因此可以与嘧啶碱发生特异性的拮抗作用，从而干扰核酸，尤其是 DNA 的生物合成，阻止瘤细胞的分裂繁殖。主要作用于细胞周期的 S 期。

【体内过程】 本品进入体内后迅速被吸收并被代谢，代谢物为 3-邻甲基苯甲酰基-5-氟尿嘧啶(TFU)，在 800～1200 mg 剂量范围内，其代谢具有线性特征，没有饱和现象，而且具有从体内清除较快、$t_{1/2}$ 较短（约为 6 h）的特点。其药动学参数具有一定的个体差异，原因可能与个体的代谢酶含量和活性不同有关。

【适应证】 治疗多种肿瘤有效，特别对消化道癌症和肝癌、乳腺癌疗效较好，对卵巢癌、宫颈癌、绒毛膜上皮癌、膀胱癌等也有效。

【不良反应】 1. 主要不良反应有骨髓抑制、肝功能损害、胃肠道反应等。

2. 单药治疗时不良反应较轻，特别是血液学毒性轻微，3 级白细胞下降仅占 2%。

3. 发生率在 10% 以上的非血液学毒性大多为 1～2 级，3 级发生率仅占 1%。

4. 联合用药的不良反应主要为骨髓抑制，其发生程度与联合用药有关。

5. 非血液学毒性以胃肠道反应多见，主要为恶心、呕吐、腹泻、黏膜炎。

6. 另外还有脱发等。

【禁忌与慎用】 1. 对本品和氟尿嘧啶类药物过敏者、妊娠期妇女禁用。

2. 严重心、肺、肝、肾功能不全患者应慎重使用。

3. 尚未明确本品是否可经乳汁分泌，哺乳期妇女应权衡本品对其的重要性，选择停药或停止哺乳。

4. 儿童用药的安全性及有效性尚未确定。

【药物相互作用】 在临床试验中未发现本品与其他常用药物合用后发生显著的相互作用。

【剂量与用法】 口服单药剂量为 1200 mg/d，联合用药剂量 800 mg/d。单药治疗至少用药 4 周以上，联合化疗至少 2 周以上。

【用药须知】 1. 轻度肝肾功能不全患者可不必调整剂量。

2. 用药期间，如出现严重下肢乏力、步态不稳、共济失调、语言不清、头晕、麻木等神经系统症状或 4 级肝功能不全应停用本品。

3. 本品与氟尿嘧啶之间存在交叉耐药，对曾用过氟尿嘧啶化疗的患者疗效较差。

4. 本品有较好的安全性和耐受性，与同类药物相比不良反应较小，且无免疫抑制作用。

【制剂】 胶囊剂：200 mg。

【贮藏】 密闭，贮于 20 ℃阴凉干燥处。

链佐星
(streptozocin)

别名：链硝脲、链唑霉素、链脲霉素、Zanosar、Streptozocine

本品本属抗生素抗肿瘤药，因含有甲基亚硝脲基团，故列入亚硝基脲类中叙述。

【CAS】 18883-66-4

【ATC】 L01AD04

【理化性状】 1. 本品为结晶性粉末，易溶于水，溶于较低度醇，不溶于极性的有机溶剂。

2. 化学名：2-Deoxy-2-(3-methyl-3-nitrosoureido) glucopyranose

3. 分子式：$C_8H_{15}N_3O_7$

4. 分子量：265.2

5. 结构式

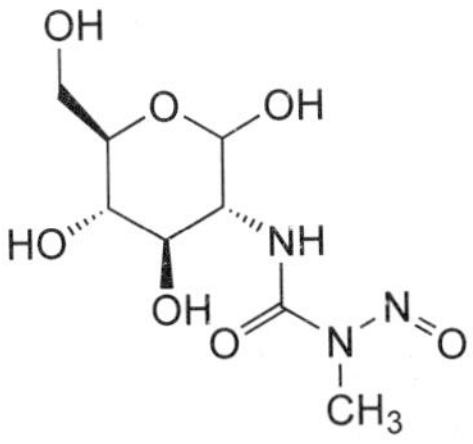

【用药警戒】 1. 本品应在有资格且有抗肿瘤化疗药物使用经验的医生指导下使用。

2. 使用本品的患者可不住院治疗，但需能方便地监测实验室检查和药物的耐受性，并能及时处理药物毒性引起的并发症。

3. 肾毒性呈剂量相关性并蓄积，可非常严重或致命。其他主要的毒性为严重恶心和呕吐，限制于治疗时。另外一些患者可出现肝功能异常、腹泻和血液学改变。

4. 本品有致突变作用，非胃肠道给药对啮齿类动物有致突变和致癌性。

【药理作用】 本品的确切机制尚未充分弄清，作为烷化剂使用是人们所公认的。本品可进行自发分解，产生具有活性的甲基碳离子起烷化 DNA 作用。与其他具有双功能烷化作用的亚硝基脲不同的是，本品没有氯乙基团，因而本品实为单功能烷化剂。

【体内过程】 本品静脉注射后迅速从血中消除，并分布到全身组织中，以肝、肾、肠和胰腺较为突出。主要在肝内广泛被代谢，或许也在肾内代谢。主要以代谢物随尿排出，少量为原药。24 h 内即可排出一次静脉注射的 60%～70%，有些则以二氧化碳经肺呼出。本品本身不能透过血-脑屏障，而其代谢物则可出现在脑脊液中。

【适应证】 单独或与其他抗肿瘤药合用，主要治疗胰岛细胞瘤，也适用于非内分泌胰腺癌和前列腺癌。

【不良反应】 1. 逐渐加重的肾毒性常见，且可能严重，不可逆、致死性肾功能衰竭已有报道。动脉注射可加重肾毒性。

2. 恶心、呕吐比较严重，肝功能受损，偶然也发生严重的肝毒性。

3. 可能发生骨髓抑制，但罕见严重者。

4. 本品可能影响糖代谢，导致糖尿病已有报道；由于胰岛细胞受损使胰岛素释放可引起低血糖。

5. 注射本品时，如不慎漏出血管外，会使局部组织出现溃疡和坏死。

【妊娠期安全等级】 D。

【禁忌与慎用】 1. 肾功能严重不全患者及糖尿病患者禁用。

2. 肝肾功能欠佳者慎用。

3. 尚未明确本品是否可经乳汁分泌，哺乳期妇女应权衡本品对其的重要性，选择停药或停止哺乳。

4. 本品用于老年患者的资料有限，老年患者常会出现肾功能降低，故须减量慎用。

5. 儿童用药的安全性及有效性尚未确定。

【药物相互作用】 合用任一具肾毒性的药物将可能加重肾毒性。

【剂量与用法】 1. 静脉注射或静脉滴注的剂量为 1 g/m²，1 次/周；两周后，如有必要且能耐受，可加量至 1.5 g/m²。另一替代方法是 500 mg/d，连用 5 d，4～6 周重复。

2. 也可经动脉滴注，但不推荐，因可增加肾毒性。

【用药须知】 1. 用药期间，应定期检查血常规和肝、肾功能。

2. 根据肾功能情况减量或停药。

【制剂】 注射剂(粉)：1 g；2 g。

【贮藏】 避光，贮于 2～8 ℃。

氯佐托星
(chlorozotocin)

别名：吡葡亚硝脲、氯佐星

【CAS】 54749-90-5

【理化性状】 1. 化学名：1-(2-Chloroethyl)-1-nitroso-3-[(2*R*, 3*R*, 4*S*, 5*R*)-3, 4, 5, 6-tetrahydroxy-1-oxohexan-2-yl]urea

2. 分子式：$C_9H_{16}ClN_3O_7$

3. 分子量：313.69

4. 结构式

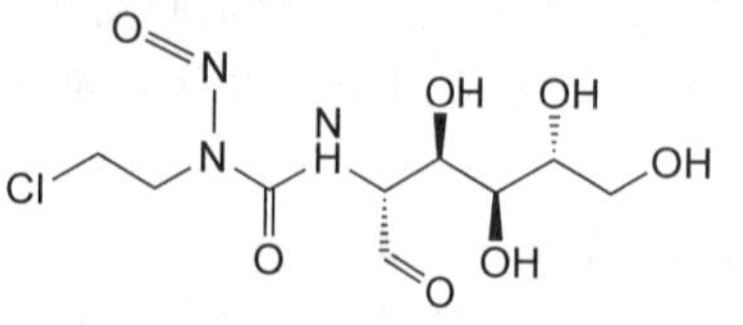

【简介】 本品为链佐星类似物。据报道，几乎没有致糖尿病的不良反应。近年来，美国已将其试用于胰岛细胞癌。常用 120～200 mg/m²，每 6 周静脉注射一次。本品的急性毒性与链佐星类似，但恶心和呕吐较轻；其迟发的不良反应也类似链佐星，而且白细胞减少和血小板减少常见。对本品过敏者、肾功能不全患者禁用。

达卡巴嗪

(dacarbazine)

别名：氮烯咪胺、甲氮咪胺、氮烯唑胺、甲嗪咪唑胺、三嗪咪唑胺、抗黑瘤素、Deticene、DIC、DTIC

本品为细胞周期非特异性抗肿瘤烷化剂。

【CAS】 4342-03-4（dacarbazine）；64038-56-8（dacar-bazine citrate）

【ATC】 L01AX04

【理化性状】 1. 本品为无色或淡黄色，结晶性粉末。微溶于水和乙醇。

2. 化学名：5-(3,3-Dimethyltriazeno) imidazole-4-carboxamide

3. 分子式：$C_6H_{10}N_6O$

4. 分子量：182.2

5. 结构式

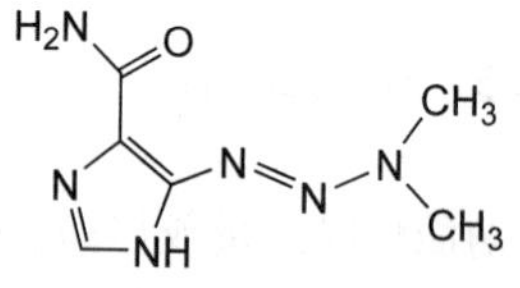

【用药警戒】 1. 本品应在有资格且有抗肿瘤化疗药物使用经验的医生指导下使用。

2. 造血抑制是本品最常见的毒性。

3. 本品可致肝坏死。

4. 动物实验显示本品有致畸性和致癌性。

5. 对每一位患者，医生应权衡本品治疗的益处与发生毒性的风险。

【药理作用】 本品在肝内通过 CYP 代谢，经去甲基反应而活化，然后在靶细胞中裂解其代谢物，释放出甲基正离子（CH_3^+）起烷化作用。也可作为嘌呤核苷酸前体类似物抑制嘌呤核苷酸的合成。

【体内过程】 本品很难从胃肠道吸收。静脉注射后快速分布，起始 $t_{1/2}$ 约为 20 min，终末 $t_{1/2}$ 约为 5 h。分布容积大于体液容量，表明体内某些组织存在局部化，很可能主要在肝脏。蛋白结合率为 5%。本品可透过血-脑屏障，CFS 中的药物浓度为血药浓度的 14%。本品在肝内广泛代谢，主要代谢物为 5-氨基咪唑-4-羧酰胺（AIC）。约一半剂量以原药随尿排出。

【适应证】 主要用于治疗转移性恶性黑色素瘤、霍奇金淋巴瘤，合用多柔比星、博来霉素、长春碱（ABVD）治疗神经母细胞瘤、软组织肉瘤和其他肿瘤。

【不良反应】 1. 白细胞数和血小板数减少虽常为中度，但有时很严重，白细胞常在第 1 次用药后 21～25 d 降至最低。

2. 约有 90% 用药者会出现食欲缺乏、恶心、呕吐，但在重复用药后又会减轻。

3. 罕见肝毒性，但却有致死性。

4. 皮肤反应、脱发、流感样综合征、面红、感觉异常也会发生。

5. 注射部位可能疼痛，如漏药于血管外，则可能造成组织损伤。

6. 偶尔发生过敏反应。

【妊娠期安全等级】 C。

【禁忌与慎用】 1. 对本品过敏者、肝功能严重不全患者禁用。

2. 骨髓功能不全患者慎用。

3. 尚未明确本品是否经乳汁分泌，哺乳期妇女使用时应停止哺乳。

4. 水痘或带状疱疹患者禁用。

5. 妊娠期妇女只有在益处大于对胎儿伤害的风险时方可使用。

6. 儿童用药的安全性及有效性尚未确定。

【药物相互作用】 1. 本品与琥珀酸氢化可的松存在配伍禁忌。

2. 本品与其他对骨髓有抑制作用的药物或放疗联合应用时，应减少本品的剂量。

【剂量与用法】 1. 静脉滴注　2.5～6 mg/kg 或 200～400 mg/m²，用 0.9% 氯化钠注射液 10～15 ml 溶解后，再用 5% 葡萄糖注射液或 0.9% 氯化钠注射液 250～500 ml 稀释后静脉滴注。应于 30 min 以上滴完，一日 1 次。连用 5～10 d 为一疗程，一般间隔 3～6 周重复给药。也可单次大剂量给予 650～1450 mg/m²，每 4～6 周 1 次。

2. 静脉注射　200～400 mg/m²，一日 1 次，连用 5 d，每隔 3～4 周重复给药。

3. 治疗霍奇金淋巴瘤　可每日给予 150 mg/m²，连用 5 d，并与其他药合用，每 4 周 1 次；或 375 mg/m²，并与其他药合用，每 15 d 重复 1 次。

4. 动脉灌注　位于四肢的恶性黑色素瘤，可用同样剂量行动脉注射。

5. 治疗软组织肉瘤　可采用 CVADIC 方案，达卡巴嗪，第 1～5 d，250 mg/m²；静脉滴注环磷酰胺，第 1 d，500 mg/m²，静脉注射；长春新碱，第 1 d、5 d，1.5 mg/m²，静脉注射；多柔比星，第 1 d，50 mg/m²，静脉注射。

【用药须知】 1. 静脉滴注宜缓，可减轻恶心和呕吐。

2. 药液外漏可用冰敷。

3. 因本品对光和热极不稳定、遇光或热易变红，在水中不稳定，放置后溶液会变为浅红色。须临时配制，溶解后立即注射，并尽量避光。

【制剂】 注射剂(粉)：100 mg；200 mg。

【贮藏】 密封、避光，贮于 2～8 ℃。

哌泊溴烷
(pipobroman)

别名：溴丙哌嗪、哌双溴丙酰、Vercyte

【CAS】 54-91-1

【ATC】 L01AX02

【理化性状】 1. 化学名：3-Bromo-1-[4-(3-bromopropanoyl) piperazin-1-yl]-propan-1-one

2. 分子式：$C_{10}H_{16}Br_2N_2O_2$

3. 分子量：356.05

4. 结构式

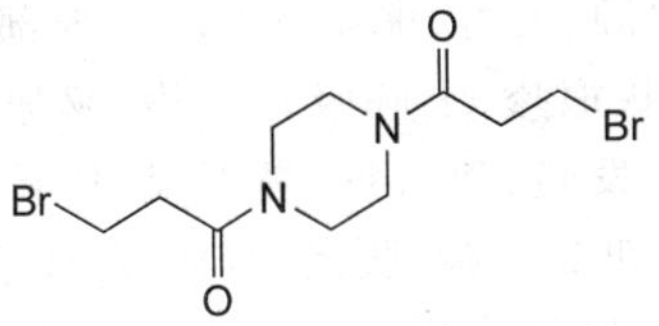

【简介】 本品为烷化抗肿瘤药。可用于治疗真性红细胞增多症，尤其适用于对传统疗法具有耐药性的患者，以及对白消安和放疗产生耐药性的慢性粒细胞白血病。一般口服的起始剂量为 1 mg/(kg・d)。真性红细胞增多症的维持剂量为 0.1～0.2 mg/(kg・d)。主要不良反应为骨髓抑制，一般迟至开始用药后 4 周或更久才出现症状，表现为白细胞和血小板减少、贫血和溶血。必要时，隔天检查白细胞数和血小板计数，每周两次检查全血细胞计数。如白细胞数降至 3×10⁹/L 以下，血小板数降至 100×10⁹/L 以下，应停药。

二溴甘露醇
(mitobronitol)

别名：Myelobromol、Dibromomannital、DBM

【CAS】 488-41-5

【ATC】 L01AX01

【理化性状】 1. 化学名：1,6-Dibromo-1,6-dideoxy-D-mannitol

2. 分子式：$C_6H_{12}Br_2O_4$

3. 分子量：307.97

4. 结构式

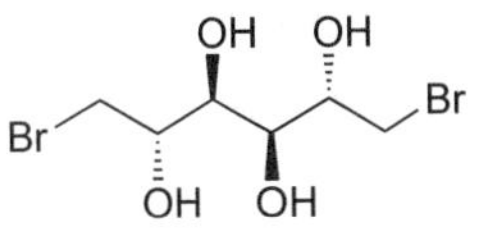

【简介】 本品为抗肿瘤的烷化剂。用于治疗血小板增多，原发和继发性慢性粒细胞白血病或真性红细胞增多症。口服常用量为 250 mg/d、直到降至满意的水平。维持治疗可采用间断用药，根据血常规调整用量。本品易于从胃肠道吸收，经胆汁分泌，具有肠肝循环。以原药和含有溴的代谢物于 24 h 随尿排出用量的 70%。不良反应有恶心、呕吐和骨髓抑制。用药期间，应定期检查血常规，当血小板数降至<10×10⁹/L 时，应停药。

二溴卫矛醇
(mitolactol)

别名：二溴脱氧已六醇、Dibromodulcitol、DBD

【CAS】 10318-26-0

【理化性状】 1. 化学名：1，6-Dibromo-1，6-dideoxydulcitol

2. 分子式：$C_6H_{12}Br_2O_4$

3. 分子量：307.97

4. 结构式

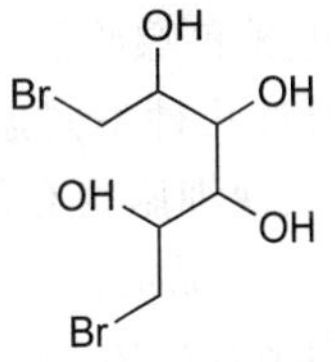

【简介】 本品为二溴甘露醇的异构体，系细胞周期非特异性药物。其在体内的代谢物环氧化物 1，2-去水卫矛醇具有烷化抗肿瘤作用。可供口服治疗乳腺癌、宫颈癌、还可用于治疗脑肿瘤。一般剂量为 130～180 mg/(m²・d)，或 300～530 mg/m²，每周 1 次。主要不良反应有胃肠障碍、脱发、皮疹、皮肤色素沉着、呼吸困难、一过性肝功能不全、BUN 升高和过敏反应。用药期间，应定期检查血常规。骨髓抑制严重时，应停药。对本品过敏者禁用，有过敏史者慎用。

苯达莫司汀
(bendamustine)

本品为氮芥衍生物。

【CAS】　3543-75-7

【理化性状】　1. 化学名称：4-{5-[Bis(2-Chloroethyl) amino]-1-methyl-1 H-benzimidazol-2-yl} butanoic acid

2. 分子式：$C_{16}H_{21}Cl_2N_3O_2$

3. 分子量：358.26

4. 结构式

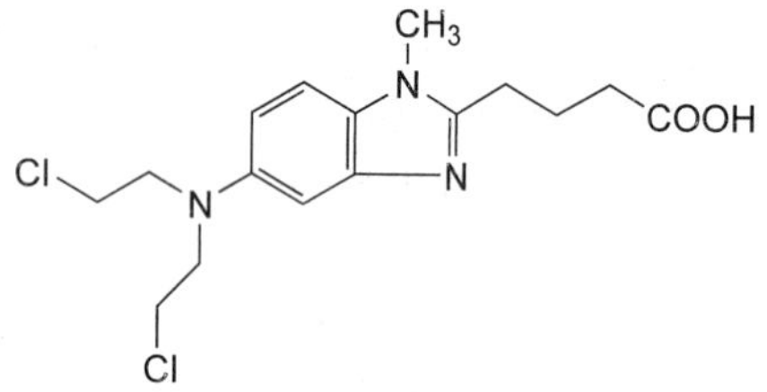

盐酸苯达莫司汀
(bendamustine hydrochloride)

别名：Treanda

〖CAS〗　3543-75-7

〖理化性状〗　1. 本品在 pH 为 2 时可溶于水、甲醇或乙醇，几乎不溶于其他有机溶剂。

2. 化学名称：1*H*-Benzimidazole-2-butanoic acid, 5-[bis(2-chloroethyl) amino]-1 methyl-monohydrochloride

3. 分子式：$C_{16}H_{21}Cl_2N_3O_2 \cdot HCl$

4. 分子量：394.7

【药理作用】　本品确切的作用机制尚不十分清楚，但已知本品是携带一个嘌呤样苯并咪唑环的氮芥衍生物，兼具烷化剂和嘌呤类似物(抗代谢药)的双重作用机制，能通过几种不同途径导致细胞死亡，而且对静止期和分裂期细胞均有作用。

【体内过程】　1. 本品的血药峰值出现在单次给药结束时，血浆蛋白结合率为 94%～96%，数据显示该药一般不会和其他与蛋白高度结合的药物相互置换，其平均稳态分布容积为 25 L，其全血/血浆浓度比为 0.84～0.86。

2. 本品主要通过水解反应进行代谢，同时形成细胞毒性较低的活性代谢产物。本品经 CYP1A2 代谢途径可产生 M_3(γ 羟基-苯达司汀)和 M_4(*N*-去甲基苯达司汀)两种活性代谢产物，但两者的血药浓度只分别相当于原药的 1/10 和 1/100，因此，可推测其细胞毒性作用主要来自于其原药本身，而非其代谢物。

3. 本品主要随粪便排出，清除率约 700 ml/min，单剂量静脉给予 120 mg/m^2，经 1 h 输入，原药的中位消除 $t_{1/2}$ 约为 40 min，代谢物 M_3 和 M_4 的平均消除 $t_{1/2}$ 分别约为 3 h 和 30 min。

【适应证】　1. 治疗慢性淋巴细胞白血病(CLL)。

2. 用于在利妥昔单抗或含利妥昔单抗方案治疗过程中，或者治疗 6 个月内，病情仍然进展的惰性 B 细胞非霍奇金淋巴瘤(NHL)。

【不良反应】　1. 本品严重不良反应有骨髓抑制、感染、输液反应和过敏反应、肿瘤溶解综合征、皮肤反应、其他恶性肿瘤、因发热而导致的中性粒细胞减少症和肺炎、急性肾功能衰竭、心脏衰竭、肺纤维化、骨髓增生异常综合征、血细胞溶解、非典型性肺炎、败血症、红斑、皮肤坏死。

2. 剂量相关性的严重不良反应有骨髓抑制、感染、肺炎、肿瘤溶解综合征和输液反应。

3. 治疗慢性淋巴细胞白血病(CLL)可见过敏反应、发热、寒战、高血压危象、恶心、呕吐、无力、疲劳、不适、虚弱、口干、咳嗽、便秘、腹泻、头痛、皮肤黏膜炎症和口腔炎、鼻咽炎、单纯性疱疹、皮疹、瘙痒、体重增加、高尿酸血症、血红蛋白减少、中性粒细胞减少、血小板减少、淋巴细胞减少、粒性白细胞减少、胆红素升高。

4. 治疗惰性 B 细胞非霍奇金淋巴瘤(NHL)可见心动过速、恶心、呕吐、腹痛、腹胀、腹泻、便秘、消化不良、胃食管反流性疾病、口腔炎、口干、疲劳、发热、寒战、水肿、无力、虚弱、胸痛、注射部位疼痛、尿道疼痛、带状疱疹、上呼吸道感染、泌尿道感染、鼻窦炎、肺炎、发热、鹅口疮、鼻咽炎、体重增加、食欲缺乏、脱水、低钾血症、腰痛、骨痛、肢体痛、关节痛、头痛、头晕、味觉障碍、失眠、焦虑、抑郁、咳嗽、咽痛、呼吸困难、喘鸣、鼻充血、皮疹、瘙痒症、皮肤干燥、盗汗、多汗症、低血压、血红蛋白减少、中性粒细胞减少、血小板减少、淋巴细胞减少、粒细胞减少。

5. 上市后报道的不良反应有过敏反应、注射部位反应(包括静脉炎、瘙痒、激惹、疼痛及红肿)。

【剂量与用法】　1. 治疗慢性淋巴细胞白血病(CLL)以 28 d 为一个治疗周期，应使用 6 个治疗周期以上。在每个治疗周期的第 1 d 和第 2 d 给药，推荐剂量为 100 mg/m^2。经静脉滴注给药，一次给药时间不应少于 30 min。如出现 4 级血液学毒性或临床症状明显的≥2 级的非血液学毒性，应暂停给药，待非血液学毒性恢复至≤1 级和(或)血细胞计数改善(绝对中性粒细胞计数≥1×10^9/L，血小板计数≥75×10^9/L)，才可恢复治疗，但需要降低剂量。

(1) 出现 3 级血液学毒性，每个治疗周期的第 1 d 和第 2 d，应降低剂量至 50 mg/m^2；如大于 3 级或以上的毒性复发，则降低剂量至 25 mg/m^2。

(2) 出现 3 级或以上非血液学毒性应降低剂量至 50 mg/m^2，继后是否向上调节剂量，应由治疗医生考虑。

2. 用于治疗惰性 B 细胞非霍奇金淋巴瘤(NHL)。以 21 d 为一个治疗周期，一般需要 8 个治疗周期。在每个治疗周期的第 1 d 和第 2 d 给药，推荐剂量为 120 mg/m^2。一次给药时间不应少于 60 min。如出现 4 级血液学毒性或临床症状明显的≥2 级的非血液学毒性，应暂停给药。待非血液学毒性恢复至≤1 级和血细胞计数改善(绝对中性粒细胞计数≥1×10^9/L，血小板计数≥75×10^9/L)，才可恢复治疗，但需要降低剂量。

(1) 出现 4 级血液学毒性，每个治疗周期的第 1 d 和第 2 d，降低剂量至 90 mg/m^2；如 4 级的毒性反应再次复发，则降低剂量至 60 mg/m^2。

(2) 出现 3 级或以上非血液学毒性应降低剂量至 90 mg/m^2，如 4 级的毒性反应再次复发，则应降低剂量至 60 mg/m^2。

3. 配制方法与注意事项

(1) 溶解　本品 25 mg 规格，用 5 ml 无菌注射用水溶解；100 mg 规格，用 20 ml 无菌注射用水溶解。溶解后应充分振摇至呈无色或淡黄色澄清溶液，最终浓度为 5 mg/ml，本品一般情况下可在 5 min 内完全溶解。

(2) 稀释　本品溶液在溶解后 30 min 之内，根据需要抽取所需体积的大小，转移至 500 ml 的 0.9%氯化钠注射液或葡萄糖氯化钠注射液(2.5%、0.45%，前者为葡萄糖的浓度，后者为氯化钠的浓度)中，并确保本品在注射液中的最终浓度在 0.2～0.6 mg/ml 之间。配制好的注射液可在 2～8 ℃冷藏保存 24 h，或在室温及自然光下保存 3 h。

【妊娠期安全等级】 D。

【禁忌与慎用】 1. 对本品及甘露醇过敏者禁用。

2. 轻、中度肾功能不全患者慎用，患者 Ccr<40 ml/min 禁用。

3. 轻度肝功能不全慎用，中度[AST 或 ALT 为(2.5～10)×ULN，且总胆红素(1.5～3)×ULN 或重度肝功能不全(总胆红素>3×ULN)]禁用。

4. 妊娠期妇女使用本品可对胎儿造成伤害，禁止使用。

5. 尚未明确本品是否可经乳汁分泌，哺乳期妇女应根据药物对母体的重要性，选择停药或停止哺乳。

6. 儿童的有效性尚未确定，但安全性与成人相似。

【药物相互作用】 1. 本品的活性代谢产物 γ-羟基苯达司汀和 *N*-去甲基苯达司汀均通过 CYP1A2 形成。CYP1A2 抑制剂(环丙沙星、氟伏沙明)不但可升高本品的血药浓度，而且能降低本品活性代谢物的血药浓度。

2. CYP1A2 诱导剂(奥美拉唑、吸烟)可能会降低本品血药浓度，而且可能会升高本品代谢产物的血药浓度。当本品与 CYP1A2 诱导剂或抑制剂必须合用时应密切注意。

3. 本品分布的转运系统尚未完全确立，体外研究表明，P-糖蛋白，乳腺癌耐药蛋白(BCRP)，和(或)其他外排转运蛋白可能在本品分布过程中起着转运的作用。

4. 基于体外实验数据，本品不大可能抑制 CYP1A2、2C9/10、2D6、2 E1 或者 3A4/5，或诱导 CYP 酶。

【用药须知】 1. 用药前应告知主治医生有关过敏史、详细的用药史及其他伴发疾病，特别是血液或骨髓病、肾脏病、肝病、感染疾病等，同时应向医生详细询问服药的风险及受益情况，避免与其他可能产生不良相互作用的药物合用。

2. 输液反应及过敏反应的症状包括发热、寒战、瘙痒及皮疹。罕见严重过敏反应及类过敏反应，特别是在第 2 个治疗周期及以后。为预防严重过敏反应，在上次输液时曾发生 1～2 级输液反应的患者可给予抗组胺药、解热药及皮质激素。如发生 3～4 级输液反应，应停止使用本品。

3. 本品可能使现有的感染加重，因此，在未征得医生同意前，患者不要自行进行疫苗接种；同时应避免与近期口服过脊髓灰质炎疫苗或通过鼻吸入给予流感疫苗的人群接触，或者其他传染病(如水痘、流感)的患者。用药期间如发现感染的迹象应及时就医。

4. 因本品可导致骨髓抑制，用药期间应密切监测白细胞计数、血小板、血红蛋白及中性粒细胞计数。如出现血液学毒性可能需要延迟给药，可参见“剂量与用法”。

5. 上市后的报道可发生肿瘤溶解综合征，多发生于首个治疗周期，如不及时干预，可导致肾功能衰竭及死亡。预防措施包括充足的液体支持，密切监测血液电解质，特别是血钾和尿酸水平。在本品的治疗过程中可合用别嘌醇，但可增加发生严重皮肤毒性的风险。

6. 临床试验中及上市后皮肤反应均有报道，与利妥昔单抗合用，有 1 例发生中毒性表皮坏死松解症。与别嘌醇或其他药物合用可发生斯-约综合征及中毒性表皮坏死松解症，有的甚至是致命性的。发生皮肤反应后，可能呈进展性，严重程度可随治疗加重，所以应密切监测患者的皮肤反应，如皮肤反应严重，应暂停使用本品。

7. 有报道指出，在本品治疗过程中可发生癌变前期及恶性肿瘤，包括骨髓增生异常综合征、骨髓增殖性疾病、急性粒细胞白血病、支气管癌，但与本品的关系尚不能确定。

8. 注射部位渗出导致住院，在上市后有报道。应注意避免渗出，包括监测注射部位红肿、疼痛、感染及坏疽等情况。

9. 临床经验指出，过量的最大单剂量达到 280 mg/m^{2}时，4 名患者中有 3 名患者在 7～21 d 出现心电图异常，包括 Q-T 间期延长、窦性心动过速、T 波分离及左前分支传导阻滞。

【制剂】 注射剂(粉)：25 mg；100 mg。

【贮藏】 避光，贮于室温下，短程携带允许 15～30 ℃。

雷莫司汀

(ranimustine)

别名：雷诺氮芥、MCNU

本品是一种亚硝基脲类烷化剂。

【CAS】 58994-96-0

【ATC】 L01AD07

【理化性状】 1. 化学名：Methyl6-({[(2-chloroethyl)(nitroso)amino]carbonyl}amino)-6-deoxy-α-D-glucopyranoside

2. 分子式：$C_{10}H_{18}ClN_3O_7$

3. 分子量：327.7

4. 结构式

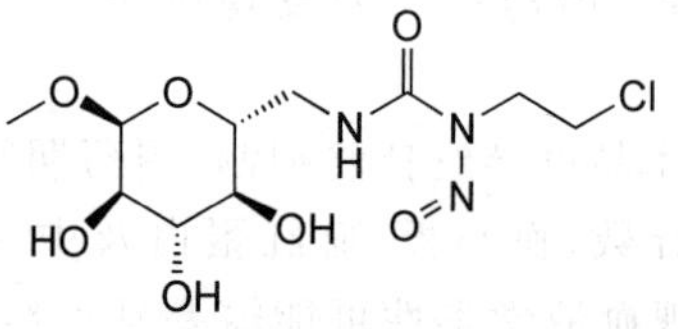

【简介】 本品是一种亚硝基脲类衍生物，作用性质类似卡莫司汀。静脉注射用于治疗恶性肿瘤的常用剂量为 50～90 mg/m^2，参照血液学应答情况，每 6～8 周给药一次。本品以商品名雷诺氮芥在日本批准上市，用于治疗慢性粒细胞性白血病和真性红细胞增多症。注射剂(粉)：50 mg；100 mg。

曲磷胺

(trofosfamide)

本品是一种氮芥类烷化剂。

【CAS】 22089-22-1

【ATC】 L01AA07

【理化性状】 1. 化学名：*N*，*N*，3-Tris(2-chloroethyl)-1，3，2-oxazaphosphinan-2-amide 2-oxide

2. 分子式：$C_9H_{18}Cl_3N_2O_2P$

3. 分子量：323.6

4. 结构式

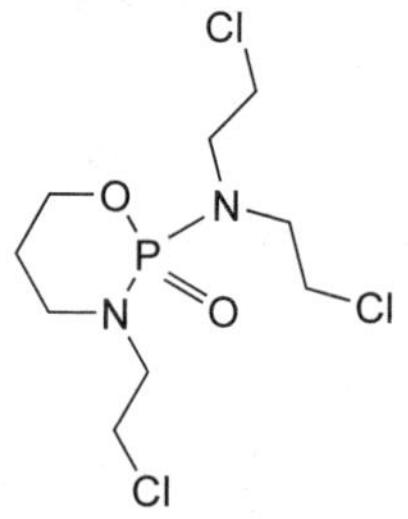

【简介】 本品为环磷酰胺的衍生物，大体性质与环磷酰胺相同。用于治疗多种恶性疾病，通常起始剂量为口服 300～400 mg/d，维持治疗 50～150 mg/d。

甘露舒凡

(mannosulfan)

别名：甘露醇双甲磺酸酯

本品是一种烷基磺酸盐类烷化剂。

【CAS】 7518-35-6

【ATC】 L01AB03

【理化性状】 1. 化学名：[(2*R*，3*S*，4*S*，5*R*)-3，4-Dihydroxy-2，5，6-tris(methylsulfonyloxy)hexyl] methanesulfonate

2. 分子式：$C_{10}H_{22}O_{14}S_4$

3. 分子量：494.5

4. 结构式

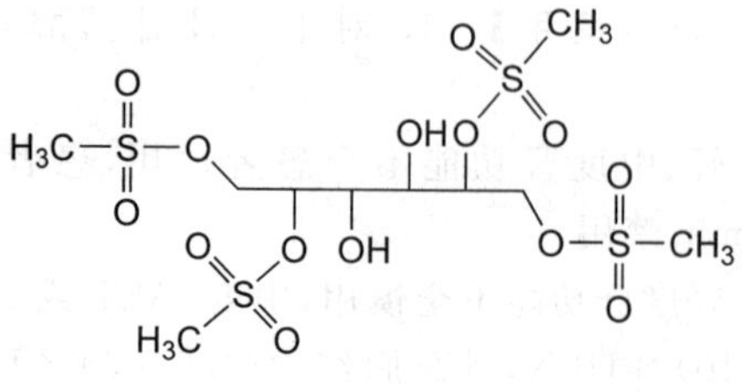

【简介】 本品是一种烷化剂，用于治疗癌症。

三亚胺醌
(triaziquone)

【CAS】 68-76-8

【ATC】 L01AC02

【理化性状】 1. 化学名：2,3,5-Tris(aziridin-1-yl)cyclohexa-2,5-diene-1,4-dione

2. 分子式：$C_{12}H_{13}N_3O_2$

3. 分子量：231.3

4. 结构式

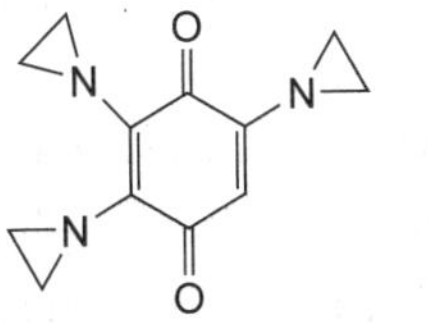

【简介】 本品是一种化疗药物，与 DNA 形成层内交叉连接。主要作用于细胞核，使核仁蛋白合成减少，亦可抑制糖酵解，有效率较高，在较低浓度下即能杀死肿瘤细胞。可用于恶性淋巴瘤、白血病、乳腺癌、卵巢癌、子宫颈癌、真性红细胞增多症。不良反应有：①骨髓抑制，较明显，表现为白细胞和血小板减少；②胃肠道反应，食欲不振，恶心，呕吐；③其他反应，注射部位可有刺激，个别患者可出现皮疹。本品不良反应较轻，若反应明显，停药后即可恢复。本品口服吸收较好，故一般多采用口服给药。静脉注射，一次 0.2 mg，1 次/日或隔日 1 次，可依次递增，然后每 4 d 给予 1 mg，总量 5 ～ 7 mg。口服，0.5 mg/d，4～6 个月为一疗程。

2.2　抗代谢药

本类药物的化学结构与人体细胞生长繁殖所必需的代谢物质如叶酸、嘌呤碱、嘧啶碱等相似，通过竞争而与酶结合，干扰 DNA 的生物合成，从而阻止肿瘤细胞的分裂繁殖。本类药物一般属细胞周期特异性药物，主要对 S 期起作用；但也有对 S 前期兼有作用的；而一些氟化嘧啶拮抗剂除主要在 S 期起作用外，对其他各期也有作用，应归属于细胞周期非特异性药物。

甲氨蝶呤
(methotrexate)

别名：氨甲蝶呤、氨甲叶酸、MTX、Methotrexat、Ledertrexate、Metrexan、Trexall、Otrexup、Rheumatrex

本品是一种抗叶酸代谢物的抗肿瘤药物。

【CAS】 59-05-2

【ATC】 L01BA01；L04AX03

【理化性状】 1. 本品为黄色或橘黄色吸湿性结晶性粉末。几乎不溶于水、乙醇和二氯甲烷，溶于无机酸的稀溶液、碱溶液、氢氧化物和碳酸盐。

2. 化学名：*N*-{4-[(2,4-Diamino-6-pteridinylmethyl) methylamino]benzoyl}-L-glutamic acid

3. 分子式：$C_{20}H_{22}N_8O_5$

4. 分子量：454.4

5. 结构式

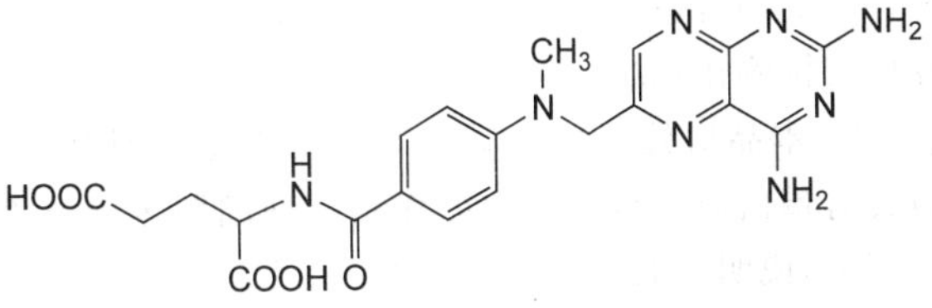

【用药警戒】 1. 本品只能由有抗代谢治疗知识和经验的医生使用。

2. 本品只能用于危及生命的肿瘤、银屑病、对其他治疗方法无足够反应的严重或顽固的致残性风湿关节炎。治疗上述疾病时有死亡病例报道。应密切监测骨髓及肝、肾毒性。

3. 本品可导致胎儿死亡或先天畸形，不推荐妊娠期妇女使用，除非本品的治疗益处预期超过风险。

4. 肾功能损伤者本品消除降低，有腹水或胸水的患者更应密切监测毒性，降低剂量，某些患者可能需要停药。

5. 与非甾体抗炎药合用，可发生严重(有时致命)的骨髓抑制、再生障碍性贫血及胃肠道毒性。

6. 本品可导致肝毒性、肝纤维化及肝硬化，一般发生于长期使用后。常见急性肝酶升高，常为一过性，并无症状，且对发生肝病无预测性。长期使用后肝活检常显示组织学改变。症状和肝功能异常对银屑病患者后来的肝损害无预测价值，但对长期使用本品的类风湿关节炎患者有预测价值，长期治疗的银屑病患者只能通过定期肝活检进行。

7. 本品可致肺损伤，且可发生于治疗的任何阶段，有报道称即使剂量低至每周 7.5 mg 也可发生，这种损伤并不是完全可逆的，肺部症状(特别是干咳)可能需停药并仔细评估。

8. 腹泻及溃疡性口腔炎需暂停治疗，否则可发生出血性结肠炎或肠瘘管形成导致的死亡。

9. 与其他细胞毒药物一样，用于快速生长的肿瘤，本品可致肿瘤溶解综合征，应给予支持治疗和药物治疗可预防或缓解上述并发症。

10. 可发生严重的偶尔致命的皮肤反应，各种给药途径均可发生，停药后可恢复。

11. 使用本品期间可能发生致命性机会感染，特别是肺囊虫病、卡氏肺囊虫病。

12. 本品与放疗合用增加软组织坏死和骨坏死的风险。

【药理作用】 1. 在细胞内，二氢叶酸还原酶(DHFR)的作用下，叶酸被还原为二氢叶酸，继而为具有生理活性的四氢叶酸。本品与DHFR有高度的亲和力，与二氢叶酸竞争而与DHFR结合，起到抑制DHFR的作用，从而阻止四氢叶酸的形成。因而，嘌呤和嘧啶的合成受阻，继而DNA和RNA无法形成，发挥其抗癌作用。

2. 本品对处于细胞周期S期的细胞最具活性，但其对蛋白质和核酸合成的作用却使细胞进入S期慢下来，说明具有一定的自限性。

3. 在给予高剂量的亚叶酸(四氢叶酸的与5-甲酰基衍生物)或核苷嘧啶后，可避开对正常细胞中产生四氢叶酸的阻碍，从而防止本品的不良反应。

4. 为了克服耐药性，或必须使用高剂量时，可使用亚叶酸援救措施。

5. 本品还具有免疫抑制作用，对体液免疫的抑制作用强于对细胞免疫的抑制作用。它能抑制抗体产生，在增殖高峰时用药尤为有效。在接触抗原前用药则往往无效。本品对迟发型超敏反应的抑制作用与其抗炎活性有关。

【体内过程】 1. 当使用低剂量时，本品易于胃肠道吸收；但在使用高剂量时，则吸收较少。肌内注射后吸收也迅速。在单剂量口服后1～2 h，单剂量肌内注射后30～60 min可达血药峰值。本品分布到组织和细胞外液中具有稳态分布容积0.4～0.8 L/kg；本品可渗进腹水和其他渗漏液中，起到贮存的作用，从而加重毒性。以三相从血浆中清除，口服低剂量和肠外高剂量后的终末$t_{1/2}$分别为3～10 h和8～15 h。蛋白结合率约为50%。本品通过积极的转运机制部分进入细胞，并被结合为聚谷氨酸结合物。被结合的药物可在体内保存几个月，尤其在肝内更为突出。

2. 仅有少量药物可透过血-脑屏障进入脑脊液中，虽然使用较高剂量可使脑脊液中药物浓度升高一点，但采用鞘内注射本品后，可见此系统循环中的药物浓度明显上升。本品可透过胎盘，进入乳汁，而唾液中仅查知很低的药量。

3. 在给予低剂量时，本品似乎并未进行明显的代谢；给予高剂量后，可检出7-羟代谢物。口服后，有部分药物在吸收前被肠道中的微生物代谢。本品主要随尿排出，小量出现在粪便中，有证据表明，本品具有肠肝循环。本品的药动学存在明显的个体差异；延迟清除药物的患者可能使药物的毒性升高。

4. 肿瘤已对本品产生了耐药性。

【适应证】 1. 对儿童急性淋巴细胞白血病疗效较好，若与长春新碱、泼尼松、巯嘌呤合用，缓解率可达90%，且部分患儿可长期缓解。

2. 对绒毛膜腺癌疗效也较好，若与氟尿嘧啶、放线菌素D合用，可使部分患者长期缓解。

3. 对脑转移肿瘤、中枢神经系统白血病，采用本品进行鞘内注射有效。

4. 大剂量本品合用亚叶酸治疗成骨肉瘤可获较好的疗效。

5. 对脑肿瘤、头颈部癌、乳腺癌、膀胱癌、睾丸癌、卵巢癌、Burkitt's淋巴瘤、非霍奇金淋巴瘤、支气管肺癌，以及胰腺、前列腺肿瘤和视网膜母细胞瘤有一定疗效。

6. 用于治疗自身免疫性疾病，如严重的难治性硬皮病、银屑病、多发性肌炎或皮肌炎。

7. 用于防治骨髓移植中移植物抗宿主反应。

【不良反应】 1. 最常见者为本品对骨髓和胃肠道的毒性，骨髓抑制可能突然发生，白细胞减少、血小板减少和贫血都会出现。胃肠道反应可出现恶心、呕吐、口腔溃疡、口炎、腹泻。其他还有出血性肠炎、肠穿孔，甚至导致死亡。

2. 高剂量可引起急性、比较严重的肝损害，长期给药则可能出现慢性肝损害。还可导致肝纤维化、肝硬化而没有明显的肝毒性表现，最后常导致死亡。

3. 高剂量还可引起肾功能衰竭和肾小管坏死，肺部的反应包括危及生命的间质性肺炎，还可见到皮肤反应、脱发、骨质疏松、关节痛、眼刺激以及糖尿病。

4. 神经毒性的表现可见于5%或更多的患者，尤其在向鞘内注射药物时会发生脑白质病、轻瘫、脱髓鞘和蛛网膜炎，在同时进行颅照射时可能更严重。鞘内给药还可能发生头痛综合征、项背强直、腰痛和发热。

5. 本品还可能引起卵细胞缺乏和精子减少，生育能力减退。和其他叶酸拮抗剂一样，本品也有致畸作用，还可造成死胎。

【妊娠期安全等级】 X。

【禁忌与慎用】 1. 对本品过敏者、骨髓功能或肝肾功能明显不全患者禁用。

2. 嗜酒者或有消化道溃疡者、老年患者或幼儿均应慎用。

3. 本品可通过乳汁分泌，哺乳期妇女应权衡本品对其的重要性，选择停药或停止哺乳。

【药物相互作用】 1. 磺胺类、氨基苯甲酸、水杨酸或 NSAIDs、苯妥英、利尿药、四环素、TMP 类和氯霉素可将已和血浆蛋白结合的本品置换出来，减少肾分泌，使本品血药浓度升高。尤其合用 NSAIDs 可发生致死性毒性。

2. 叶酸及其衍生物可以降低本品的有效性。

3. 同时使用具有肝毒性或肾毒性药物包括顺铂可加重本品的毒性。

4. 使用本品中如过量饮酒可使肝硬化发生率增高。

5. 氨苯蝶呤和乙胺嘧啶亦为抗叶酸代谢药，可提升本品的血药浓度，使毒性加重。

6. 合用左旋冬酰胺酶可降低本品的疗效，但如在使用本品后 24 h 再用左旋冬酰胺酶，则可增强疗效。

7. 本品合用氟尿嘧啶也会产生拮抗作用，但如在使用本品后 4～6 h 再用氟尿嘧啶，则可增强疗效。

8. 长春碱类、阿糖胞苷可使细胞加强摄取本品；而青霉素、卡那霉素、羟基脲、巯嘌呤、皮质激素、博来霉素则使细胞减少摄取本品。

9. 口服抗生素，例如四环素、氯霉素和不能吸收的广谱抗生素可能通过抑制肠道菌群或通过细菌抑制本品的代谢，从而降低本品的肠道吸收或干扰肝肠循环。

10. 丙磺舒能降低肾小管的转运功能，因此，本品与丙磺舒合用时，应密切监测。

11. 青霉素可降低本品的清除。

【剂量与用法】 1. 本品及其钠盐可供口服，钠盐供注射用，均以其基质计算用量。

2. 本品的使用剂量和方案差异极大，应根据骨髓象和其他毒性情况予以调整。剂量大于 100 mg 时，应在 24 h 内部分或全部采用静脉滴注。

3. 针对急性淋巴细胞白血病的维持用量，15～30 mg/m²，1～2 次/周，口服或肌内注射，也可与其他药物如巯嘌呤同时合用。另一方案是，每 14 d 静脉给予 2.5 mg/m²，脑膜白血病可注射 12 mg/m²，或 15 mg/m²（或更少一些），1～2 次/周；另一方案是，根据患者的年龄，<1 岁儿童给予 6 mg，大于 1 岁儿童 8 mg，2 岁儿童 10 mg，3 岁或大于 3 岁儿童 12 mg。类似的剂量用于患有淋巴细胞白血病的患者进行预防，有时还可以同时鞘内注射阿糖胞苷和氢化可的松。本品静脉用量约在 500 mg/m² 时，接着应给予甲酰四氢叶酸救援，这也可能在脑脊液中产生有效的药物浓度。

4. 绒毛膜癌可口服或肌内注射 15～30 mg/d，连用 5 d，间隔 1～2 周重复，连用 3～5 个疗程。另一方案是，肌内注射 0.25～1 mg/kg，最高剂量可达到 60 mg，每 48 h 一次，给药 4 次后，再予甲酰四氢叶酸援救，间隔 7 d 重复。对有转移的患者，联合化疗可能是必需的。治疗乳腺癌也可用 10～60 mg/m²，常合用环磷酰胺和氟尿嘧啶。

5. 治疗晚期淋巴瘤，可给予 0.625～2.5 mg/(kg·d)，并合用其他抗癌药。治疗伯基特淋巴瘤可口服 10～25 mg/d，连用 4～8 d，间隔 7～10 d 重复。治疗蕈状真菌病可口服 2.5～10 mg/d，诱导缓解；另一方案是，肌内注射，每周 50 mg，1～2 次分用。

6. 治疗骨肉瘤可静脉滴注很高的剂量 12～15 g/m²，接着给予亚叶酸援救，作为综合辅助疗法的一部分；高剂量方案也可试用于包括肺癌、头颈部癌在内的其他恶性肿瘤。

7. 用于治疗自身免疫性疾病和器官移植后的排异反应。

(1) 静脉注射　一次 25～50 mg，1 次/周，显效后改为 1 次/月。

(2) 口服　① 大剂量法，一次 10～25 mg，1 次/周；② 小剂量法，一次 2.5 mg，2 次/日，每周连服 3～5 次。

【用药须知】 1. 口腔炎或溃疡可能是中毒的早期征象。

2. 用药期间，应定期检查血常规和肝肾功能，久用本品，肝肾易遭损害，应特别关注。

3. 肝肾功能明显受损者应考虑停药。

4. 使用高剂量时应监测血药浓度。

5. 使用高剂量时，应保持碱性尿充分排泄，以防止本品及其代谢物在肾小管中沉淀，应充分补液，适当给予碳酸氢钠或乙酰唑胺。

6. 甲酰四氢叶酸（亚叶酸）可中和本品对骨髓的立即毒性反应，可口服、肌内注射、静脉注射、静脉滴注亚叶酸钙。如有可能，应在 1 h 内至少给予与本品相等的剂量，需要进一步重复给药。当患者延迟排泄本品时，亚叶酸钙的使用应一直持续到本品的血药浓度下降到 0.05 μmol/L。当使用本品的平均剂量出现不良反应时，应每 6 h 肌内注射相等于亚叶酸 6～12 mg 的剂量，连用 4 次。在使用高剂量本品时，合用亚叶酸可防止正常组织受损。

【临床新用途】 1. 银屑病，口服本品一次 2.5～5 mg，每 12 h 1 次，7 d 连用 3 次/疗程；本品 16～25 mg 加入 5%葡萄糖注射液 500 ml 中静脉滴注 6～8 h，7 d/疗程；口服本品一次 2.5 mg，1 次/日，连续用药至症状消失止。

2. 输卵管妊娠，本品 15～20 mg，肌内注射，1 次/日，5 天为一疗程，隔 5 d 再用 1 个疗程。

3. 类风湿关节炎，口服本品，第 1 周 5 mg，1 d 内分 2 次服用，若未见反应，第 2 周服 7.5 mg，1 d 内分 3 次服用。连续用药 6 月为疗程。疗程结束后，改为每周 5～7.5 mg，分次口服。原用非甾体抗炎药者，宜继续使用。

4. 强直性脊柱炎，在原用药基础上加用本品口服，1 次/周，从 2.5 mg 开始，每周增加 2.5 mg，至每周 10 mg 维持，3 月为一疗程，连续用药至症状消失止。

5. 顽固性炎症性肠病，本品一次 25 mg，肌内注射，1 次/周，连用 12 周，然后改为口服。每周剂量从 15 mg 逐渐减至 7.5 mg。

6. 异位妊娠，本品 50 mg/m^2，双臀肌内注射；如血 HCG 值第 7 d＞第 5 d(或第 7 d≤25%)重复 1 次，并于治疗第 2 d 加用赤芍、延胡索各 10～12 g，丹参 12～15 g，桃仁、三棱、莪术各 6～9 g，天花粉 20～30 g，蜈蚣 2 条(去头足)，一日 1 剂，水煎服，用 7～10 d。

7. 红皮病，本品 20 mg/周(即 10 mg/d 加入 5% 葡萄糖注射液 500 ml 中静脉滴注，连用 2 d，休息 5 d)，配合使用抗感染、支持对症治疗，治疗时间 2～8 周，如超过 2 周无效，加服雷公藤总苷 20 mg，一日 3 次，2 月无效停药。皮损消失后 1～2 周后停药，对已用雷公藤总苷片治疗者，继续用药维持治疗 1～3 周。

【制剂】 ①片剂：2.5 mg；10 mg。②注射剂(粉)：5 mg；10 mg；25 mg；50 mg；100 mg；1000 mg。

【贮藏】 密封、避光保存。

氨基蝶呤

(aminopterin)

别名：白血宁

本品为二氢叶酸还原酶抑制剂。

【CAS】 54-62-6

【理化性状】 1. 本品为黄色结晶性粉末；无味。在水、乙醇或三氯甲烷中不溶，在稀氢氧化物碱性溶液中易溶。熔点应为 210～215 ℃，熔融时同时分解。

2. 化学名：2-[[4-{[(2,4-Diaminopteridin-6-yl)methyl]amino}benzoyl]amino]pentanedioic acid

3. 分子式：$C_{19}H_{20}N_8O_5$

4. 分子量：440.41

5. 结构式

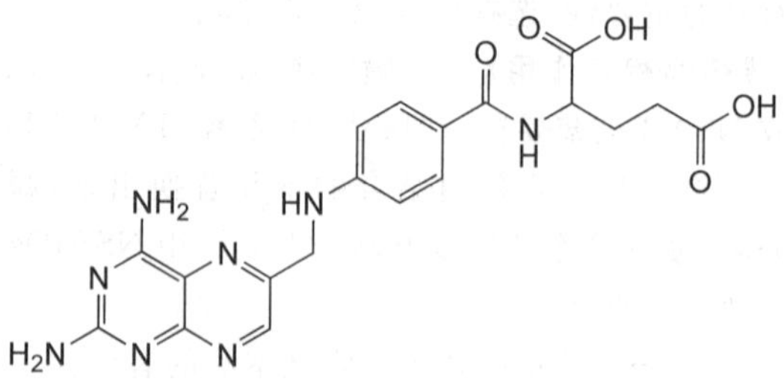

【药理作用】【不良反应】 参见甲氨蝶呤。

【适应证】 主要用于治疗急性白血病，亚急性白血病。

【妊娠期安全等级】 D。

【禁忌与慎用】 1. 慢性白血病、肾功能不全患者、妊娠期妇女禁用。

2. 尚未明确本品是否可经乳汁分泌，哺乳期妇女应权衡本品对其的重要性选择停止哺乳。

【剂量与用法】 口服，成人 0.5～1 mg/d，4 岁以下小儿 0.25 mg/d，4 岁以上 0.5 mg/d，一般需服 3～4 周开始见效。

【用药须知】 参见甲氨蝶呤的有关叙述，其毒性反应同甲氨蝶呤，但对中枢神经系统毒性较大。

【制剂】 片剂：0.5 mg。

【贮藏】 室温下(15～30 ℃)避光保存。

三甲曲沙

(trimetrexate)

别名：三甲氧苯胺喹唑啉

本品为二氢叶酸还原酶(DHFR)抑制剂，系新合成的非典型抗叶酸药物。

【CAS】 52128-35-5

【ATC】 P01AX07

【理化性状】 1. 化学名：5-Methyl-6-(3,4,5-trimethoxyanilinomethyl)quinazolin-2,4-diyldiamine

2. 分子式：$C_{19}H_{23}N_5O_3$

3. 分子量：369.41

4. 结构式

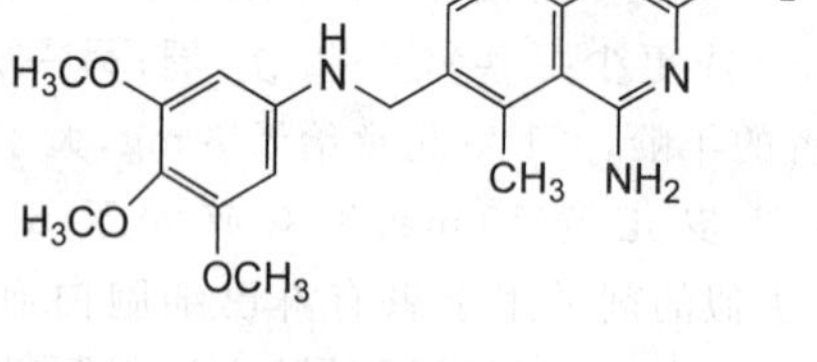

葡糖醛酸三甲曲沙

(trimetrexate glucuronate)

别名：Neutrexin

【CAS】 82952-64-5

〖理化性状〗 1. 化学名：5-Methyl-6-(3，4，5-trimethoxyanilinomethyl) quinazolin-2，4-diyldiamine mono-D-glucuronate

2. 分子式：$C_{19}H_{23}N_5O_3 \cdot C_6H_{10}O_7$

3. 分子量：563.6

4. 配伍禁忌：本品与膦甲酸不相溶。三甲曲沙不能与亚叶酸或氯化物混合，一旦混合，则立即产生沉淀。

【用药警戒】 必须同时应用亚叶酸以避免潜在的严重或致命的毒性。

【药理作用】【不良反应】【用药须知】 参见甲氨蝶呤。

【体内过程】 1. 6 例艾滋病患者(4 例伴发肺孢子虫病和 2 例伴发弓形体病)静脉注射本品 30 mg/(m² · d)和亚叶酸 20 mg/m²，1 次/6 h，连用 21 d。本品清除率为(38±15) ml/(m² · min)，稳态分布容积为(20±8)L/kg，终末 $t_{1/2}$ 为(11±4)h。

2. 给予 37 例晚期实体瘤患者使用单剂量 10～130 mg/m² 而不合用亚叶酸，$t_{1/2\alpha}$(57±28) min，终末 $t_{1/2}$ 为(16±3)h。

3. 本品的蛋白结合率为 95%。其主要代谢途径是 *O*-去甲基化作用，其去甲代谢物随尿排出，约占 40% 的用量，粪便中仅占 0.09%～7.6%。

【适应证】 1. 本品合用亚叶酸可作为肺孢子虫病的替代治疗(患者对复方 SMZ 不能耐受或无效)。

2. 也试用于治疗各种实体瘤。

【妊娠期安全等级】 D。

【禁忌与慎用】 1. 对本品过敏者、年龄未满 18 岁的儿童、骨髓功能和肝肾功能严重不全患者禁用。

2. 糖尿病患者慎用。

3. 尚未明确本品是否可经乳汁分泌，哺乳期妇女应权衡本品对其的重要性，选择停药或停止哺乳。

【药物相互作用】 由于本品通过 CYP 代谢，凡属酶抑制剂如西咪替丁、酮康唑、红霉素等都会使本品代谢减缓，血药浓度上升。相反地，凡属酶诱导剂如异烟肼、茶碱、利福平等都会使本品代谢加强，使血药浓度降低。

【剂量与用法】 1. 本品注射剂(粉)预装于 5 ml 的小瓶中，先以 5% 葡萄糖注射液或注射用水 2 ml 稀释药粉，待 0.5 min 左右完全溶化后再配制成 12.5 mg/ml 的供静脉滴注的溶液。

2. 本品剂量为 45 mg/(m² · d)，于 30～60 min 输完，在使用本品期间，必须同时给予亚叶酸 20 mg/m²，1 次/6 h，于 5～10 min 输完，或口服相同剂量，亦 1 次/6 h。口服量可于次日增加到 25 mg/m²。亚叶酸必须使用到本品最后一剂后 72 h，即疗程为 21 d，亚叶酸则用 24 d。

3. 用于治疗肿瘤可给予 8 mg/(m² · d)，连用 5 d，间隔 3 周，或者 150～220 mg/m²，每 28 d 一次，通常也应合用亚叶酸援救。

4. 附表如下，供调整剂量。

根据血液毒性分级剂量调整表

毒性级别	中性粒细胞(×10⁹/L)	血小板(×10⁹/L)	推荐剂量 本品(mg/m²)	推荐剂量 亚叶酸(mg/m²)
1	>1	>75	45，1 次/日	20，1 次/6 h
2	0.75～1	50～75	45，1 次/日	40，1 次/6 h
3	0.500～0.749	25～50	22，1 次/日	40，1 次/6 h
4	<0.500	<25	第 1～9 d 停药，第 10～21 d 中断 96 h	40，1 次/6 h

注：如果第 4 级血液毒性在第 10 d 前发生，应停用本品，亚叶酸(40 mg/m²，96 h)则应继续再用 72 h。如果第 4 级血液毒性在第 10 d 或第 10 d 以后发生，应停用本品 96 h，以便让血液学毒性得到恢复。如果在 96 h 内毒性能恢复到第 3 级，可给予 22 mg/m²，亚叶酸维持 40 mg/m²。当毒性恢复到第 2 级时，本品剂量就可加至 45 mg/m²，而亚叶酸则依然维持 40 mg/m²。如果毒性在 96 h 内不能改善到≤第 3 级，应停用本品。在使用最后一剂本品后 72 h 内，亚叶酸继续使用 40 mg/m²，96 h。

【制剂】 注射剂(粉)：25 mg。

【贮藏】 室温下(15～30 ℃)避光保存。

氟尿嘧啶
(fluorouracil)

别名：5-氟尿嘧啶、5-Fluorouracil、氟尿嘧啶

本品为嘧啶类似物。

【CAS】 51-21-8

【ATC】 L01BC02

【理化性状】 1. 本品为白色或类白色结晶性粉末。略溶于水，微溶于乙醇。

2. 化学名：5-Fluoropyrimidine-2，4(1*H*，3*H*)-dione

3. 分子式：$C_4H_3FN_2O_2$

4. 分子量：130.1

5. 结构式

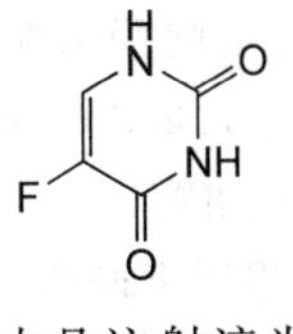

6. 配伍禁忌 本品注射液为碱性，可以预计其

不能与酸性药物或制剂以及在碱性条件下不稳定药物及其制剂配伍。有报道不能与本品配伍的药物有阿糖胞苷、地西泮、多柔比星(推测其他在碱性 pH 环境下稳定的蒽环抗生素也与本品存在配伍禁忌)和亚叶酸钙。虽然人们认为本品不可同甲氨蝶呤配伍,但一项对 2 种药物的混合物在 0.9%氯化钠注射液中长期稳定性的研究显示了相反的结果。

7. 稳定性　尽管有报告认为在室温下本品溶于 5%葡萄糖溶液中的稳定性有限(置于 PVC 容器中时,43 h 后溶液中的本品损失 10%,但溶液置于玻璃容器中仅有 7 h),其他报告发现 5 ℃此种溶液置于 PVC 容器中可稳定至少 16 周。本品溶液室温贮藏于 PVC 容器中,可能因蒸发而失水从而缓慢增加药物浓度。一项本品和甲氨蝶呤混合物在 0.9%氯化钠的稳定性的研究结果提示,5 ℃时使用 0.9%氯化钠注射液稀释的混合溶液贮藏在 PVC 袋中,具有长期稳定性(可达 13 周)。有报告称本品注射液在 37 ℃的便携式输液泵中可稳定 7 d,但一种品牌的制剂在 25 ℃便出现沉淀的迹象。本品溶液可能与合成橡胶存在禁忌;将溶液放置人造橡胶输液器的聚异戊二烯容器中或含有人造橡胶接头的聚丙烯注射器中,4 h 便出现细微沉淀,但有人质疑该研究结果的可靠性。

【药理作用】 1. 本品在体内先转变为 5-氟-2-脱氧尿嘧啶核苷酸,后者抑制胸腺嘧啶核苷酸合成酶,阻断脱氧尿嘧啶核苷酸转变为脱氧胸腺嘧啶核苷酸,从而抑制 DNA 的生物合成。此外,后者还可通过阻止尿嘧啶和乳清酸掺入 RNA,达到抑制 RNA 合成的作用。本品为细胞周期特异性药,主要抑制 S 期细胞。

2. 本品还具有免疫抑制作用。

【体内过程】 1. 本品从胃肠道的吸收情况难以预测。通常静脉给药。局部用于健康皮肤几乎毫无吸收。本品静脉注射后迅速从血浆中消除,$t_{1/2}$ 约为 16 min。广泛分布于全身各种组织和体液中,可透过血-脑屏障,进入脑脊液中。约在 3 h 内从血浆中消失。

2. 在靶细胞内,本品转化成氟尿嘧啶单磷酸盐和氟尿苷单磷酸盐,前者转化成三磷酸盐,结合进入 RNA,后者则起抑制胸腺嘧啶核苷酸合成酶的作用。约有 15%的用量以原药于 6 h 内随尿排出。其余的在肺内灭活,经二氢嘧啶脱氢酶代谢为与内源性尿嘧啶类似的代谢物。大量以二氧化碳经肺呼出。还可产生尿素和其他代谢物。

【适应证】 1. 单用本品或合用其他抗肿瘤药辅助治疗乳腺癌和胃肠道癌。

2. 姑息治疗不能手术的恶性肿瘤,特别是胃肠道、乳腺、头颈部、肝、泌尿生殖系和胰腺的肿瘤。

3. 局部用药治疗皮肤癌,外阴白斑、乳腺癌的胸壁转移及尖锐湿疣。

【不良反应】 1. 本品不良反应严重,有时甚至致死,主要是对骨髓和胃肠道的不良反应。其毒性轻重与用药安排有一定的关联,如将注射速度改成几小时内缓慢静脉滴注,血液毒性可见减轻,但胃肠道毒性和掌跖综合征,表现为手脚的红斑和痛性脱皮却会加重。

2. 最早出现的不良反应有食欲缺乏、恶心、呕吐、口炎、腹泻,这足以表明用药量已达到充分的程度,如进一步持续用药就可能引起胃肠道黏膜溃疡、腹泻加重,伴发任何部位的出血、休克,甚至导致死亡。

3. 一次用药后 7～20 d 白细胞计数可降至最低限度,7～17 d 后出现血小板减少,贫血也可能发生。

4. 治疗的任何时间都可能发生小脑共济失调,但多见于治疗开始几个月后,停药后还会持续几周。

5. 还会发生脱发、皮疹、皮肤色素沉着、甲床变黑,眼刺激。心肌缺血也有报道。

6. 局部外用可能引起皮肤炎症和光敏反应。

【妊娠期安全等级】 D。

【禁忌与慎用】 1. 对本品过敏者、营养不良者、骨髓功能不全患者以及有潜在的严重感染者禁用。

2. 有皮肤过敏史、消化性溃疡史者和肝肾功能不全患者慎用。

3. 儿童用药的安全性和有效性尚未建立。

4. 尚未明确本品是否经乳汁分泌,哺乳期妇女应权衡本品对其的重要性,选择停药或停止哺乳。

【药物相互作用】 1. 本品合用亚叶酸可加重胃肠道毒性反应,应予特别注意。

2. 合用甲氨蝶呤可产生拮抗,但如使用后者后 4～6 h 再用本品,则产生协同作用。

3. 先使用西咪替丁 4 周,再口服或静脉注射本品,可使后者的血药浓度升高。

4. 本品同时合用干扰素 α-2 b,可使本品的血药浓度升高。

5. 合用甲硝唑可使本品的血药浓度升高。

6. 合用别嘌醇可使本品的血药浓度升高,别嘌醇对骨髓和胃肠道上皮组织具有保护作用。

【剂量与用法】 1. 单用本品静脉注射 12 mg/(kg・d)(最高可达 0.8～1 g/d),连用 3～4 d。如未产生毒性,1 d 后继续给予 6 mg/(kg・d),隔日 1 次,连用 3～4 次。另一方案是,15 mg/kg,每周静脉注射 1 次为一个疗程,4～6 周可重复疗程,或每周给予 1 次维持量 5～15 mg/kg(最高可达 1 g)。

2. 也可静脉滴注 15 mg/(kg・d)(最高可达 1 g),用 0.9%氯化钠注射液或 5%葡萄糖注射液 500 ml 稀释药物,于 4 h 输完,一日重复给予,直至毒性出现或总剂量达到 12～15 g。4～6 周后可重复此疗程。作为区域灌注,本品还可经动脉持续静脉滴注 5～7.5 mg/(kg・d)。

3. 作为肠外给药的替代方法,本品也可口服(但应指出,一般更常采用肠外给药),多用于维持治疗时,剂量为 15 mg/kg(最高可达 1 g),1 次/周。

4. 作为联合疗法,亚叶酸可用 200 mg/m^2,缓慢静脉注射后,紧接着静脉注射本品 370 mg/m^2,以上 1 次/日,连用 5 d,此疗程于 21～28 d 后可以重复。亚叶酸如使用较小的剂量(20 mg/m^2),接着可给予本品 425 mg/m^2。也可采用疗效好毒性不太大的 2 d 疗法,先缓慢静脉注射亚叶酸 200 mg/m^{2}后,接着静脉注射本品 400 mg/m^2,然后持续静脉滴注本品 600 mg/m^2,连用 2 d,每 2 周重复。此 2 d 方案现在主要适用于胃癌和直肠癌、结肠癌。

5. 本品还可用于光化性角化病和皮肤肿瘤和癌前病变(包括鳞状上皮细胞癌前病变和表皮基底细胞癌前病变)。临床一般使用 1%、5%的乳膏或 1%、5%的丙二醇溶液。

6. 植入剂

(1) 晚期癌症患者的姑息性化疗可按体表面积一次皮下植入 0.2 g/m^2,1 次/10 d,连用两次后休息 10 d 为一疗程或遵医嘱。

(2) 联合化疗一次按体表面积 0.5 g/m^{2}植药,每 3 周重复,2～4 次为一疗程或遵医嘱。

(3) 体表肿瘤或手术中植药一次 0.2～0.5 g/m^2 或遵医嘱。

7. 复方氟尿嘧啶注射液的起始量 80 mg/d,随后逐渐增大剂量,最大量一般不超过 160 mg/d,加入 0.9%氯化钠注射液 50 ml 中静脉滴注,每分钟不超过 60 滴,1 次/日。一个疗程总量按氟尿嘧啶计算为 3～4 g,一个疗程结束后休息 1～2 周,再继续第二个疗程。

手术患者,术后 2 周开始维持给药,一次 120～160 mg。每周 2 次。

8. 复方氟尿嘧啶口服液的一个疗程总量按氟尿嘧啶计算为 5～7.5 g,口服 40～80 mg/d,可分 2 次服用。一个疗程结束后休息 1～2 周,再继续第 2 疗程。

9. 口服乳液一次 10 ml,3 次/日,30 d 为一疗程,总量为 10～15 g。

10. 软膏剂及乳膏剂可涂患处。

【用药须知】 1. 用药期间,应勤查血常规,并定期检查肝功能和大便潜血。

2. 如白细胞数下降至 3.5×10^9/L 以下,应立即停药。

3. 用药期间,患者如出现口炎、胃肠溃疡并出血、严重腹泻和任何部位的出血,是停止治疗的警告信息。如被疏忽继续用药,难免出现险情。

4. 本品的治疗指数低,用药期间如条件许可,应进行血药浓度监测。

5. 停药后,小脑共济失调可能还要持续几周。

【临床新用途】 1. 尖锐湿疣,取 2.5%本品注射液 10 ml 加入 1%普鲁卡因 1 ml,混合均匀后,用棉签蘸取药液搽疣体表面,使疣体变白即可,一日涂搽 2 次,不可超过 2 次。蘸取的药液不宜过多。涂药 10 min 内,不能活动,以防摩擦后皮肤破溃。1 周为一疗程。

2. 角化棘皮瘤,本品 50 mg/ml 的无菌溶液,用 30 号针呈切线方向刺入损害的斜面,注入药液 0.2～0.3 ml,每一个病损注射 3～4 点,1 次/周,直到症状消失止。

3. 血管性紫癜,本品 500 mg,氢化可的松 100 mg 加入 10%葡萄糖注射液 500 ml 中,静脉滴注,一日 1 次,10 d 为一疗程。

4. 甲缘疣,2.5%本品软膏外涂患处,再用胶布封盖,1～2 d 换药一次。一次换药时,宜先将疣体表面发白部分削去。

5. 慢性鼻炎,用 2.5%本品溶液 4～6 ml 于下鼻甲肥厚部注射,1 次/周,3 次或 4 次为一疗程,可连续用药 2～3 个疗程。

6. 白癜风,每天以 5%本品乳膏剂局部封闭性贴敷,一般用药首日即发生皮肤糜烂,在治疗 7～9 d 局部皮损完全发生糜烂,经 10 d 后愈合。

7. 输卵管妊娠,采用腹腔镜下注射法,手术在硬膜外麻醉下进行。先行脐下穿刺,用腹腔镜检查盆腹腔,确诊后在指上正中 3 cm 处,做第 2 次穿刺,放入无损伤抓钳,以固定输卵管。在病变输卵管侧,避开腹壁下动脉处,用 7～9 号腰椎穿刺针经皮穿刺输卵管最扩张(妊娠部位),回抽积血后,根据输卵管膨胀程度注入本品穿刺点 3～4 个,总量 10 ml (250 mg)。查穿刺点无活动性出血后术毕。在手术 24 h 可下床活动,隔日 HCG 测定,至连续 2 次阴性。

8. 瘢痕疙瘩,本品注射液 10 ml(250 mg)进行瘢痕内注射一次 0.5～1.5 ml,1 次/周,5 次为一疗程;另有人用 2.5%本品 4 ml、利多卡因 2 ml、泼尼松龙混悬液 1 ml(25 mg)混合注入瘢痕组织内,每 6 h 1 次,5 次为一疗程。

9. 白色念珠菌感染，取本品 0.25 g 加入 0.9% 氯化钠注射液 20 ml 雾化吸入，1 次/日；或本品 0.25 g 加入 0.9%氯化钠注射液 40 ml 口腔局涂，2～4 次/日；或本品 0.25 g 加入 0.9% 氯化钠注射液 100 ml 中保留灌肠，1 次/日。

10. 脂溢性角化病，采用本品 2.5%软膏治疗。

11. 结肠息肉，本品 0.25 g 加入 0.9%氯化钠注射液 200 ml 中保留灌肠，3 次/日，5 次为一疗程。用 2～3 疗程。

12. 创伤性膝关节滑膜炎，用 2.5%本品 5 ml 和 2%利多卡因 2 ml 膝关节封闭加中药外洗，1 次/7～10 d，共 1～3 个疗程。

13. 外阴营养不良，本品注射液 50 mg 加普鲁卡因行病变区皮下或黏膜下多点注射，2 日 1 次，10 次为一疗程，疗程间隔 7～10 d；或用本品 50 mg 加入鱼肝油 5 ml 中混匀涂于病变部位，3 次/日。

14. 耳廓浆液性软骨膜炎，用本品注射液 10 ml (0.25 g)，病变部位及周围皮肤严格消毒，在积液最低部位，用 7 号针头刺入囊肿，抽净积液后，不拔出空针头，更换吸有药液的针管将药液注入，反复冲洗后，保留少许药液于囊内，不需其他处理。当日药液治疗后，嘱患者 10 d 后复诊。如积液未消失，可重复治疗。

【制剂】 ①片剂：50 mg。②注射剂（粉）：125 mg；250 mg。③注射剂：125 mg/5 ml；250 mg/10 ml。④大容量注射液：100 ml 含氟尿嘧啶 250 mg 与氯化钠 0.9 g；100 ml 含氟尿嘧啶 0.5 g 与氯化钠 0.9 g；500 ml 含氟尿嘧啶 500 mg 与葡萄糖 25 g；250 ml 含氟尿嘧啶 0.5 g 与氯化钠 2.25 g；250 ml 含氟尿嘧啶 0.25 g 与葡萄糖 12.5 g。⑤口服乳剂：1.785%。⑥乳膏剂：20 mg/4 g。⑦软膏剂：2.5%。⑧复方氟尿嘧啶口服溶液：0.4%。⑨复方氟尿嘧啶注射液：10 ml 含氟尿嘧啶 40 mg；人参多糖 40 mg。⑩植入剂：0.1 g。

【贮藏】 密封、避光，在室温下保存。

氟尿苷

(floxuridine)

别名：氟尿嘧啶脱氧核苷、氟苷、脱氧氟尿苷、FUDR

本品为氟尿嘧啶的脱氧核苷衍生物。

【CAS】 50-91-9

【理化性状】 1. 本品为白色或类白色固体，易溶于水，2%的溶液 pH 为 4～5.5。

2. 化学名：1-(2-Deoxy-β-D-ribofuranosyl)-5-fluoropyrimidine-2,4(1*H*,3*H*)-dione

3. 分子式：$C_9H_{11}FN_2O_5$

4. 分子量：246.2

5. 结构式

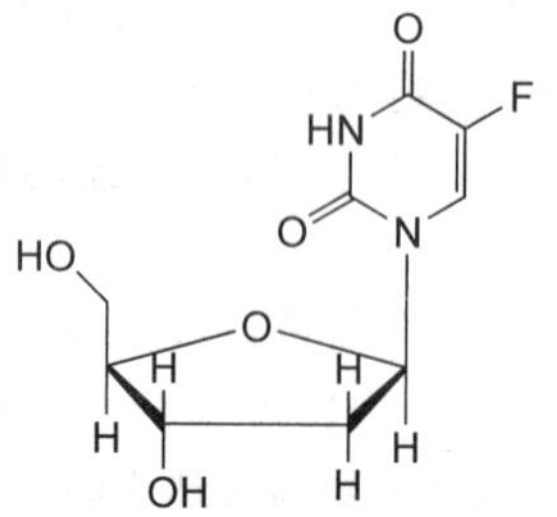

【用药警戒】 本品应在有资格且有抗肿瘤药物化疗使用及动脉药物治疗经验、精通使用抗代谢药物的医生指导下使用。

【药理作用】 1. 其作用类似氟尿嘧啶。

2. 当其被快速注射时，本品会起到氟尿嘧啶的作用，但当被缓慢注射时(通常指动脉内注射)，本品却能转化成具有活性的氟尿苷单磷酸盐(F-dUMP)，此盐可增强对 DNA 合成的抑制作用。

【体内过程】 本品极难从胃肠道吸收，通常注射给药。在快速注射给药后，主要在肝脏代谢成氟尿嘧啶；而在慢速静脉滴注(一般是动脉给药)后，就被转化成氟尿苷单磷酸盐。最后以二氧化碳经肺呼出，有些则以原药和代谢物随尿排出。本品以一定程度透过血-脑屏障进入脑脊液中。

【适应证】 1. 本品主要用于胃肠道向肝脏转移肿瘤的姑息疗法。

2. 也适用于其他实体瘤。

【不良反应】 1. 参见氟尿嘧啶。

2. 动脉静脉滴注后的常见不良反应有局部反应、血栓栓塞并发症、感染、出血和输液导管阻塞。

3. 红斑、口炎、胃肠障碍也较常见。

4. 还会出现肝功能异常。

【妊娠期安全等级】 D。

【禁忌与慎用】 1. 对本品过敏者、营养不良者、骨髓功能不全和有潜在的严重感染者禁用。

2. 肝肾功能不全患者慎用。

3. 尚未明确本品是否经乳汁分泌，哺乳期妇女使用本品时应停止哺乳。

4. 儿童用药的安全性及有效性尚未确定。

【药物相互作用】 参见氟尿嘧啶。

【剂量与用法】 1. 使用输液泵进行持续动脉静脉滴注，速度为 0.1～0.6 mg/(kg·d)。由于本品是在肝内代谢，在进行肝动脉静脉滴注时，应使用较高速度 0.4～0.6 mg/(kg·d)。持续用药，直至毒性出现为止。

2. 应先用注射用水 5 ml 配制药物，待充分溶解后，再以 0.9% 氯化钠注射液或 5% 葡萄糖注射液进一步稀释后用于静脉滴注。

【用药须知】 1. 由于本品有严重的毒性反应，患者首次用药必须住院治疗。

2. 肝肾功能不全、有高剂量骨盆照射史或用过烷化剂的患者使用本品时应给予特别注意。

3. 本品不作为手术治疗的辅助用药。

4. 妊娠期妇女使用本品可能会有致命的伤害。

5. 任何加重患者压力、阻碍营养吸收和降低骨髓功能的联合用药均会增强本品的毒性。

6. 用药期间应小心监控白细胞和血小板计数。

7. 溶解后的本品在 2～10 ℃下至多保存两周。

8. 孕龄期妇女在治疗期间应采取有效避孕措施。

【制剂】 注射剂(粉)：500 mg。

【贮藏】 密封、避光，贮于室温下。

替加氟
(tegafur)

别名：喃氟啶、呋氟啶、Futorarur、Futraful、FT-207

本品为氟尿嘧啶的四氢呋喃衍生物。

【CAS】 17902-23-7

【ATC】 L01BC03

【理化性状】 1. 本品为白色结晶性粉末，无臭。本品在甲醇、丙醇或三氯甲烷中溶解，在水或乙醇中略溶，在苯或乙醚中几乎不溶。

2. 化学名：5-Fluoro-1-(tetrahydro-2-furyl)uracil；5-Fluoro-1-(tetrahydro-2-furyl)pyrimidine-2,4(1*H*,3*H*)-dione

3. 分子式：$C_8H_9FN_2O_3$

4. 分子量：200.2

5. 结构式

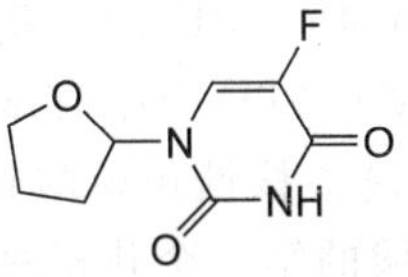

【药理作用】 本品为氟尿嘧啶的衍生物，在体内经肝脏活化逐渐转换为氟尿嘧啶而发挥其抗肿瘤活性，能干扰断 DNA 与 RNA 合成，主要作用于 S 期，是抗嘧啶类细胞周期特异性药物，其作用机制、疗效及抗瘤谱与氟尿嘧啶相似，但作用持久，吸收良好，毒性较低。化疗指数为氟尿嘧啶的 2 倍，毒性仅为氟尿嘧啶的 1/4～1/7。

【体内过程】 静脉注射后，本品均匀分布于肝、肾、小肠、脾和脑，而以肝、肾浓度较高，且可通过血-脑屏障，脑脊液中浓度比氟尿嘧啶高，$t_{1/2}$ 为 5 h，24 h 内以原药随尿排出给药剂量的 23%，55% 从肺经呼吸排出。

【适应证】 主要用于治疗消化道肿瘤，如胃癌、直肠癌、胰腺癌、肝癌，亦可用于乳腺癌。

【不良反应】 1. 骨髓抑制反应轻，有白细胞、血小板下降。

2. 神经毒性反应有头痛、眩晕、共济失调、精神状态改变等。

3. 少数患者恶心、呕吐、腹泻、肝肾功能改变。

4. 局部注射部位有静脉炎、肿胀和疼痛。偶见发热、皮肤瘙痒、色素沉着。

【禁忌与慎用】 1. 妊娠期妇女禁用。

2. 儿童用药的安全性和有效性尚未确定。

3. 尚未明确本品是否可经乳汁分泌，哺乳期妇女应权衡本品对其的重要性，选择停药或停止哺乳。

【剂量与用法】 1. 口服　800～1200 mg/d，分 4 次服，总剂量 20～40 g 为一疗程。直肠给药，500～1000 mg/d，1 次/日，总剂量同口服。

2. 静脉滴注　15～20 mg/kg 溶于 5% 葡萄糖注射液 300～500 ml 中，1 次/日，或 60～120 mg/kg，每周 2 次，总量同口服。

【用药须知】 1. 应定期查血常规，肝、肾功能，异常时根据程度减量或停药。

2. 本品注射液禁与酸性药物配伍。

【制剂】 ①片剂：50 mg；100 mg。②注射剂(粉)：200 mg；400 mg。③栓剂：500 mg。

【贮藏】 遮光、密闭保存，10～30 ℃。

去氧氟尿苷
(doxifluridine)

别名：5-去氧氟尿嘧啶、5-脱氧-5-氟尿嘧啶核苷、多西氟尿啶、氟铁龙、5-DFUR、FUDR

【CAS】 3094-09-5

【理化性状】 1. 化学名：5′-Deoxy-5-fluorouridine

2. 分子式：$C_9H_{11}FN_2O_5$

3. 分子量：246.19

4. 结构式

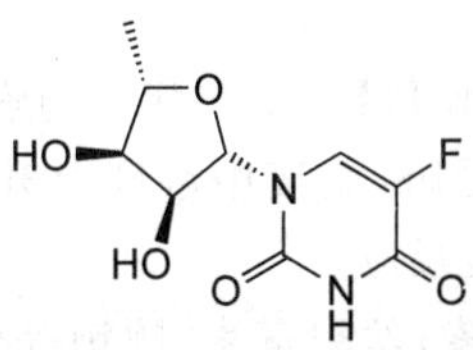

【药理作用】 本品进入体内后由在肿瘤组织中呈高活性的酶——嘧啶核苷磷酸化酶(PyNPase)转换成氟尿嘧啶而发挥抗肿瘤作用。实验表明，对多

种小鼠移植性肿瘤、裸鼠移植入肿瘤有抗肿瘤效果。

【体内过程】 恶性肿瘤患者一次口服本品800 mg后，即被迅速吸收，原药的血药浓度1～2 h后达峰值，约1 mg/ml，之后迅速下降。氟尿嘧啶浓度也在1～2 h后达到血药峰值，其浓度约为原药的1/10。1200 mg/d，分3次口服，连续3～7 d后，测定肿瘤组织中的氟尿嘧啶浓度比周围正常组织及血药浓度明显增高。本品主要经肾脏排泄，包括原药、氟尿嘧啶及其代谢物。

【适应证】 用于治疗胃癌、结直肠癌、乳腺癌、宫颈癌、膀胱癌等。

【不良反应】 1. 骨髓抑制　白细胞减少、血小板减少、贫血，有时出现全血减少。

2. 肝脏毒性　有时会出现ALT、AST、ALP、胆红素等的上升。

3. 肾脏毒性　有时会出现血尿、蛋白尿、BUN升高。

4. 消化道反应　腹泻、恶心、食欲缺乏，有时出现腹痛、腹部不适、腹胀、口渴、口角炎、便秘、肠麻痹，极少出现胃溃疡、舌炎等症状。

5. 神经精神系统反应　定向障碍、听觉障碍，极少有健忘、步行障碍、感觉障碍、锥体外系症状、麻痹、尿失禁等类似于脑白质炎的症状。有时有倦怠感、步态不稳、味觉减退，偶有嗅觉异常。

6. 皮肤反应　色素沉着、瘙痒、毛发脱落等。

7. 过敏　皮疹，极少时有对光过敏、湿疹、荨麻疹等。

8. 循环系统　有时有胸部压迫感、心电图异常(ST段抬高)等表现。

9. 其他　有时有发热、咽喉部不适，眼睛疲劳，偶有水肿出现。

【禁忌与慎用】 1. 妊娠期妇女禁用本品。

2. 老年患者因生理功能低下应慎重使用本品。

3. 并发感染、心脏疾患、水痘患者慎用。

4. 婴幼儿使用本品的安全性尚未确定，需慎用。

5. 尚未明确本品是否可经乳汁分泌，哺乳期妇女应权衡本品对其的重要性，选择停药或停止哺乳。

【药物相互作用】 1. 抗病毒药索立夫定与本品合用时其代谢受阻，血液中浓度上升引可起严重的血液障碍等不良反应。

2. 与阿霉素、丝裂霉素、顺铂等药物联合应用，剂量酌减。

【剂量与用法】 成人800～1200 mg/d，分3～4次口服。作为术后辅助用药，可连续服用6个月。

【制剂】 胶囊剂：100 mg；200 mg。

【贮藏】 避光保存。

巯嘌呤

(mercaptopurine)

别名：6-巯嘌呤、巯基嘌呤、乐疾宁、6-MP、Purinethol

本品属于抗嘌呤抗肿瘤药，是天然次黄嘌呤和腺嘌呤的同类物。

【CAS】 50-44-2(anhydrous mercaptopurine)；6112-76-1(mercaptopurine monohydrate)

【ATC】 L01BB02

【理化性状】 1. 本品为黄色的结晶性粉末。几乎不溶于水，微溶于乙醇，在碱性氢氧化物溶液中溶解。

2. 化学名：1，7-Dihydro-6*H*-purine-6-thione monohydrate

3. 分子式：$C_5H_4N_4S$

4. 分子量：170.2

5. 结构式

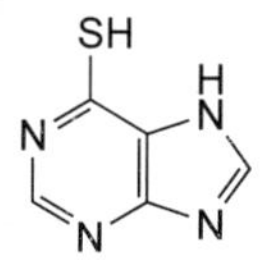

【用药警戒】 只有明确诊断急性淋巴细胞白血病者才可使用，在有使用本品经验和能评估化疗反应的医生指导下使用。

【药理作用】 本品可与次黄嘌呤和鸟嘌呤竞争次黄嘌呤-鸟嘌呤磷酸核糖转移酶(HGPRT)，且本品在体内也转变成硫代肌苷酸(TIMP)。这种细胞内核苷可抑制许多涉及肌苷酸(IMP)的反应，包括IMP向黄嘌呤核苷酸(XMP)的转化、IMP经腺苷酸琥珀酸(SAMP)向腺苷酸(AMP)的转化及以TIMP形成6-甲基硫代肌苷酸(MTIMP)。TIMP和MTIMP均可抑制谷氨酸-5-磷酸核糖焦磷酸转移酶，此酶是开始合成嘌呤核苷酸的第一个独特酶。本品可通过次黄嘌呤-鸟嘌呤磷酸核糖转移酶(HGPRT)及其他多种酶形成6-硫鸟嘌呤核苷(6-TGN)。6-TGN在核苷酸内替代嘌呤碱基，从而导致肿瘤细胞生长停滞、死亡。实验证明，放射性标记的本品可从DNA中以脱氧硫鸟苷的形式回收。本品一部分转化为核苷酸衍生物6-硫鸟嘌呤(6-TG)。

【体内过程】 1. 本品经胃肠道的吸收存在差异性且不完全，很可能是由于胃肠道或首过效应和广泛的个体差异所造成的，平均约有50%口服剂量从胃肠道吸收。分布容积超过体液量。静脉注射后的 $t_{1/2}$，在儿童为 21 min，成人为 47 min。

2. 本品及其代谢产物的全身暴露量与基因多态性有关。本品可通过次黄嘌呤-鸟嘌呤磷酸核糖转移酶(HGPRT)及其他多种酶形成 6-硫鸟嘌呤核苷(6-TGN)。本品细胞毒性的作用部分来源于 6-TGN。本品主要通过两种途径灭活，其一是硫醇甲基化，另一途径是经硫嘌呤甲基转移酶(TPMT)形成 6-甲基巯嘌呤。因基因多态性，TPMT 的活性差异很大。高加索人后非裔美国人有 0.3%(1∶300)的人群在 TPMT 基因上有两个无功能的等位基因，此类人群的 TPMT 无活性或几乎无活性。10% 的人群在 TPMT 基因上有 1 个无功能的等位基因，TPMT 的活性为中等，其余人在 TPMT 基因上有两个有功能的等位基因，TPMT 的活性正常。纯合子基因缺乏者(在 TPMT 基因上有两个无功能的等位基因)如给予本品常规剂量，6-TGN 就会在细胞内蓄积，而出现毒性。

3. 此外，本品可经黄嘌呤氧化酶代谢为硫尿酸，别嘌醇可抑制黄嘌呤氧化酶的活性，可增强本品的作用和毒性。

4. 给予[^{35}S]标记的本品，24 h 内在尿中以原药和代谢产物排泄 47%的给药剂量。脑脊液中的药量可忽略不计。蛋白结合率约为 19%。

【适应证】 1. 常与他药合用治疗白血病。

2. 可诱导急性淋巴细胞和非淋巴细胞白血病缓解；一般说来，其他药物更受欢迎。

3. 常与甲氨蝶呤合用，主要用于维持治疗方案。

4. 还可治疗慢性髓性白血病。

5. 用于各种自身免疫性疾病，如炎性肠病，但在多数情况下均改用硫唑嘌呤。

6. 临床上已扩大试用于银屑病、支气管哮喘和器官移植排斥反应。

【不良反应】 1. 骨髓抑制会延迟出现，白细胞及血小板减少常出现于治疗后的第 5～6 d，停药后还可持续一周左右。

2. 本品的胃肠毒性比叶酸拮抗剂或氟尿嘧啶轻，但胃肠障碍如口炎、恶心、呕吐仍会发生。

3. 少见间质性肺炎、肺纤维化。

4. 肝毒性已有报道，伴有胆汁淤积性黄疸和肝坏死，有时导致死亡。

5. 使用较高剂量，成人和儿童都可能加重胃肠道和肝毒性。

6. 也会发生高尿酸血症、结晶尿、血尿，严重者可出现尿酸性肾病，多见于治疗初期。

7. 可能出现发热、皮疹、脱发和皮肤色素沉着。

8. 本品有潜在的致癌、致突变作用，可致孕期前 3 个月流产。

【妊娠期安全等级】 D。

【禁忌与慎用】 1. 对本品过敏者禁用。

2. 骨髓已有显著的抑制现象，(白细胞减少或血小板显著降低)或出现相应的严重感染或明显的出血倾向；肝功能不全、胆道疾患者、有痛风病史、尿酸盐肾结石病史者；4～6 周内已接受过细胞毒药物或放射治疗者慎用。

3. 尚未明确本品是否经乳汁分泌，哺乳期妇女应权衡本品对其的重要性，选择停药或停止哺乳。

【药物相互作用】 1. 本品与其他具有肝毒性药物合用，会使肝毒性明显加重。

2. 别嘌醇会增强本品的毒性和作用，合用时本品剂量应降低至常规剂量的 1/4。

3. 本品可降低华法林的抗凝效果，合用时应密切监测 INR，并根据 INR 调整本品的剂量。

4. 本品与其他对骨髓有抑制作用的抗肿瘤药物或放射治疗合并应用时，会增强本品的效应，因而必须考虑调节本品的剂量与疗程。

5. 与水杨酸衍生物(奥沙拉嗪、美沙拉嗪、柳氮磺胺吡啶)合用可增强对 TPMT 的抑制作用，增加骨髓抑制的风险，合用时应密切监测，水杨酸衍生物应使用最低有效剂量。

【剂量与用法】 1. 成人和儿童开始口服 2.5 mg/(kg·d)或 75～100 mg/(m^2·d)，不过，个体差异较大。用药 4 周后，如疗效不出现或白细胞数并未下降，剂量可以谨慎加至 5 mg/(kg·d)。

2. 维持剂量可用 1.5～2.5 mg/(kg·d)。

【用药须知】 1. 用药期间，至少每周检查一次血常规，并定期检查肝、肾功能。

2. 如白细胞计数快速下降或骨髓抑制严重应即停药。如白细胞计数维持不变或回升，可谨慎恢复用药。

3. 肝、肾功能明显受损亦应停药。

【制剂】 片剂：50 mg。

【贮藏】 避光、防潮，贮于 15～25 ℃。

硫鸟嘌呤

(tioguanine)

别名：6-硫代鸟嘌呤、兰快舒、6-TG、Lanvis、Thioguanine

本品为天然嘌呤——鸟嘌呤的衍生物。

【CAS】 154-42-7 (anhydrous tioguanine)；5580-03-0 (tio-guanine hemihydrate)

【ATC】 L01BB03

【理化性状】 1. 本品为淡黄色结晶性粉末。几乎不溶于水、乙醇和三氯甲烷，溶于稀碱性溶液中。

2. 化学名：2-Aminopurine-6(1*H*)-thione

3. 分子式：$C_5H_5N_5S$

4. 分子量：167.2

5. 结构式

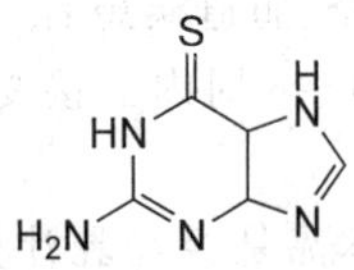

【药理作用】 其作用类似硫嘌呤，在体内转化成硫鸟嘌呤苷酸(6-TGRP)后才具有活性。最后转变成脱氧鸟嘌呤核苷酸，干扰 DNA 功能，产生抗肿瘤作用。为 S 期特异性抗肿瘤药，对 $S\text{-}G_2$ 边界有延缓作用。

【体内过程】 口服吸收不完全，且差异较大。单次口服后，平均吸收 30%。进入细胞内快速转化成核苷酸、硫代鸟苷酸及磷硫代鸟苷酸衍生物。随着重复给药，数量增加的核苷酸被结合进入 DNA 中。仅有很少量的原药从血循中检出，但在体内各组织中核苷酸的 $t_{1/2}$ 却见延长。本品主要在肝内通过甲基化成氨甲基硫嘌呤而失活，少量脱氨成为硫黄嘌呤，且可能通过黄嘌呤氧化酶进一步氧化成硫尿酸，但实质上，黄嘌呤氧化酶并不能使之失活，也不通过此酶的抑制而受到影响。本品几乎全部以代谢物随尿排出，极少量的原药从尿中检出。透过血-脑屏障进入脑脊液中的药量极少。本品可透过胎盘屏障。

【适应证】 1. 主要用于治疗急性粒细胞白血病，当合用阿糖胞苷时，可使 50% 成年急性髓性白血病患者完全缓解。

2. 与阿糖胞苷或某一蒽环类药合用，可诱导急性非淋巴细胞白血病维持缓解。还可用于急性淋巴细胞白血病。

【不良反应】 1. 类似巯嘌呤。

2. 在一些患者中，胃肠道反应较巯嘌呤轻，也较少见。

3. 本品有抑制睾丸或卵巢功能的可能，引起闭经或精子缺乏，与药物的剂量和疗程有关，反应可能是不可逆的。

【妊娠期安全等级】 D。

【禁忌与慎用】 1. 对本品过敏者、骨髓功能不全患者禁用。

2. 肝、肾功能不全患者慎用。

3. 尚未明确本品是否可经乳汁分泌，哺乳期妇女应权衡本品对其的重要性，选择停药或停止哺乳。

【药物相互作用】 1. 本品有升高血尿酸的作用，因而和抗痛风药物同时使用时，须调节抗痛风药的剂量，以控制高尿酸及痛风性疾病。

2. 本品与其他对骨髓有抑制作用的抗肿瘤药或放射治疗合并使用时，会增强本品的效应，因而须考虑调节本品的剂量与疗程。

【剂量与用法】 作为综合诱导方案，本品口服 2 mg/kg 或 200 mg/m^2。4 周后，如尚未见疗效，也无明显毒性出现，可谨慎提高剂量至 2.5～3 mg/(kg·d)。维持量按一日 2～3 mg/kg 或 100 mg/m^2，一次或分次口服。联合化疗中可使用 75～200 mg/m^2，1 次或分次服，连用 5～7 d。儿童用量与成人相同。

【用药须知】 1. 用药期间应注意定期(每周)检查周围血常规，检查肝功能，包括总胆红素，直接胆红素等，其他包括血尿素氮，血尿酸，肌酐清除率等。

2. 服用本品时，应适当增加水的摄入量，并使尿液保持碱性，或同时服用别嘌呤醇以防止患者血清尿酸含量的增高及尿酸性肾病的形成。

3. 本品可有迟缓的作用，因此在疗程中首次出现血细胞减少症，特别是粒细胞减少症、血小板减少症、黄疸、出血或出血倾向时，即应迅速停药，当各检查值恢复后，可以小剂量开始服用。

【制剂】 片剂：40 mg。

【贮藏】 密封，防潮，贮于 15～25 ℃。

喷司他丁
(pentostatin)

别名：Nipent

本品是一种酶抑制剂，对腺苷脱氨酶具有很强的抑制作用。

【CAS】 53910-25-1

【ATC】 L01XX08

【理化性状】 1. 化学名：(*R*)-3-(2-Deoxy-β-D-erythro-pentofuran-osyl)-3,6,7,8-tetrahydroimidazo[4,5-*d*][1,3]diazepin-8-ol；1,2-Dideoxy-1-[(*R*)-3,6,7,8-tetrahydro-8-hydroxyimidazo[4,5-*d*][1,3]-diazepin-3-yl]-D-erythro-pentofuranose

2. 分子式：$C_{11}H_{16}N_4O_4$

3. 分子量：268.3

4. 结构式

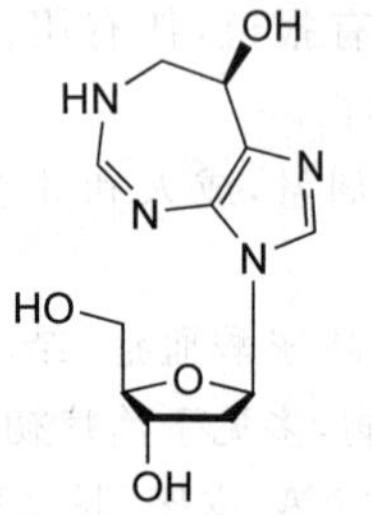

【药理作用】 本品很可能是通过切断正常的嘌呤代谢和 DNA 合成，从而产生细胞毒作用。淋巴细胞对其特别敏感。本品可增强阿糖腺苷的抗病毒和抗肿瘤的作用，其原因是本品可抑制阿糖腺苷赖以代谢的腺苷脱氨酶。

【药动学】 静脉注射后，本品消除 $t_{1/2}$ 约 6 h。大约 90%的剂量以原形和代谢物的形式由尿排出。本品能通过血-脑屏障，在脑脊液中能检测出。

【适应证】 1. 主要用于治疗多毛细胞白血病(HCL)。本品对 HCL 有良好的疗效，其中完全有效率为 60%，部分有效率为 84%～90%。同时本品还成功地应用于那些对 α-干扰素无应答的患者，补救率为 74%～86%。

2. 用于治疗慢性淋巴细胞白血病(CLL)。尽管本品丁对 CLL 有一定的疗效，但一般被用作二线药物，主要用于复发的Ⅲ、Ⅳ期的 CLL 患者。

3. 用于蕈样霉菌病。一项 2 期临床实验表明，本品合用干扰素 α-2a 对重度顽固蕈样霉菌病或红皮病有效。

【不良反应】 1. 最常见的不良反应有骨髓抑制(特别是 CD_4^+ 淋巴细胞亚组)、头痛、腹痛、发热、寒战、胃肠障碍(特别是恶心、呕吐和腹泻)、过敏反应和肝毒性。

2. 神经系统的不良反应有疲劳、焦虑、抑郁、失眠、这类患者的治疗应当停止。可能发生肾功能受损和肺毒性(表现有咳嗽、呼吸困难和肺炎)。

3. 早期的研究认为以上反应均与较高剂量有关，且可导致死亡。

4. 其他的不良反应还有皮肤干燥、皮疹(持续治疗有时会加重)、瘙痒、结膜炎、脱发、关节痛、肌痛、周围水肿、血栓性静脉炎、心血管异常(如心动过速、心绞痛和心衰)。

【妊娠期安全等级】 D。

【禁忌与慎用】 1. 肾功能衰竭患者、活动性感染或对本品过敏者均禁用。

2. 尚未明确本品是否可经乳汁分泌，哺乳期妇女应权衡本品对其的重要性，选择停药或停止哺乳。

3. 儿童用药的安全性及有效性尚未明确。

【药物相互作用】 与其他抗肿瘤药物联合应用时可能会产生严重的毒副作用。与两性霉素 B 合用可产生肾毒性、低血压、支气管痉挛，与环磷酰胺合用产生心脏毒性，而与氟达拉滨合用可能会产生肺毒性。与阿糖胞苷合用时将同时增加两药的不良反应。

【剂量与用法】 常用量为 4 mg/m²。每周静脉注射一次。5%的葡萄糖溶液 500～1000 ml 进行水化。化疗之后，再给予患者 5%的葡萄糖溶液或等量其他液体 500 ml。

【用药须知】 曾经报道 1 例因合用别嘌醇而导致致死性动脉炎，作者(Am J Med，1989，86：499)分析，过敏性血管炎可能是由于别嘌醇所引起的，而本品则助长了药物的过敏性。因此，建议不可合用两药。

2. 接受本品治疗期间及之后 6 个月的男性，其性伴侣应避免怀孕。

【制剂】 注射剂(粉)：50 mg。

【贮藏】 密封、避光，置于室温下。

羟基脲

(hydroxycarbamide)

别名：羟脲、氨甲酰羟胺、Hydroxyurea、Hydrea、Litalir、HU

本品属于二磷酸核苷还原酶抑制剂。

【CAS】 127-07-1

【ATC】 L01XX05

【理化性状】 1. 本品为白色或类白色结晶性粉末，有引湿性及多晶型性。溶于水，几乎不溶于乙醇。

2. 分子式：$CH_4N_2O_2$

3. 分子量：76.05

4. 结构式

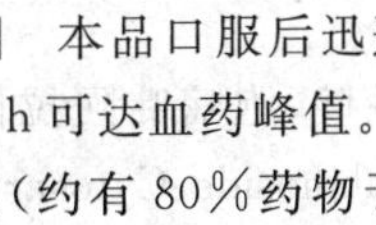

【药理作用】 本品可破坏组成二磷酸核苷还原酶活性中心的酪氨酰游离基而起到抑制该酶的作用，继而抑制 DNA 合成。本品具有细胞周期 S 期特异性。

【体内过程】 本品口服后迅速被吸收并分布于全身。给药后 2 h 可达血药峰值。本品在肝内代谢。以原药随尿排出(约有 80%药物于 24 h 被排出)，有些则以二氧化碳经肺呼出。本品可透过血-脑屏障。

【适应证】 1. 用于治疗慢性粒细胞白血病(CML)、非霍奇金淋巴瘤、真性红细胞增多和血小板增多症。

2. 常配合放射，治疗某些实体瘤，如妊娠滋养层肿瘤，宫颈、卵巢和头颈部肿瘤。

3. 还可治疗血红蛋白病，尤其是镰状细胞贫血。

4. 有资料表明，本品对银屑病有一定疗效。

【不良反应】 1. 主要是骨髓抑制，包括巨幼红细胞改变。

2. 本品可加重照射所致的红斑。

3. 还可引起发热、寒战、不适、胃肠障碍、肝肾功能受损、肺水肿、轻度血液学反应、脱发、头痛、头晕、嗜睡、定向力消失、幻觉和惊厥。

【妊娠期安全等级】 C。

【禁忌与慎用】 1. 骨髓明显抑制、严重贫血禁用。

2. 肾功能不全患者慎用。

3. 儿童用药的安全性及有效性尚未确定。

4. 老年人可能会肾功能较差，应降低剂量。

【剂量与用法】 1. 治疗 CML 可每日口服 20～30 mg/kg，每周 2 次；治疗头颈癌、宫颈鳞癌可口服 60～80 mg/kg，每 3 d 一次。6 周后，如疗效明显，治疗可无限期地持续下去。

2. 治疗镰状细胞贫血，开始口服每 15 mg/kg，如有必要，可根据疗效和血常规增加剂量，每 12 周可增加剂量 5 mg/kg，最大剂量 35 mg/kg。如出现不可耐受的血液学毒性，应暂停用药，降低 2.5 mg/kg 的剂量重新开始，根据耐受性本品的剂量每 12 周可增加或减少 2.5 mg/kg。Ccr≤60 ml/min 者，剂量应减半；伴有需透析的终末期肾病的患者，应在透析后给予本品 7.5 mg/kg。

3. 治疗难治性银屑病，开始口服 1.5 g/d，然后随时根据疗效和骨髓象调整剂量，大多数可给予维持剂量 0.5～1.5 g/d。

【用药须知】 1. 用药期间，应定期检查血常规和肝、肾功能。

2. 如白细胞数降至 2.5×10^9/L 以下或血小板数降至 100×10^9/L 以下，应暂停治疗。

【制剂】 胶囊剂：500 mg。

【贮藏】 密封、防潮，贮于室温下。

阿糖胞苷

(cytarabine)

别名：阿糖胞嘧啶、胞嘧啶阿拉伯糖苷、赛德威、赛德萨、Cytosinearabinoside、Cytosar、CAR、Ara-C

本品属嘧啶核苷酸类似物，临床用其盐酸盐。

【CAS】 147-94-4

【ATC】 L01BC01

【理化性状】 1. 本品为白色或类白色结晶粉末，溶于水、乙醇、三氯甲烷，微溶于甲醇，几乎不溶于乙醚，熔点 186～188 ℃。

2. 化学名：4-Amino-1-β-D-arabinofuranosylpyrimidin-2(1*H*)-one

3. 分子式：$C_9H_{13}N_3O_5$

4. 分子量：243.2

5. 结构式

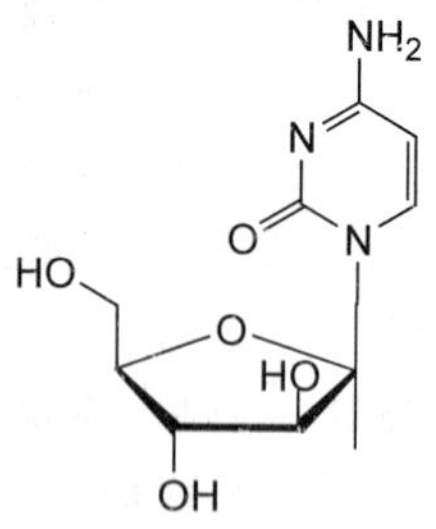

盐酸阿糖胞苷

(cytarabine hydrochloride)

〖CAS〗 69-74-9

〖理化性状〗 1. 本品为白色至类白色细小针状结晶或结晶性粉末。本品在水中极易溶解，在乙醇中略溶，在乙醚中几乎不溶。

2. 化学名：4-Amino-1-β-D-arabinofuranosylpyrimidin-2(1*H*)-one hydrochloride

3. 分子式：$C_9H_{13}N_3O_5\cdot HCl$

4. 分子量：279.68

5. 配伍禁忌：虽然文献中已表明本品不可与氟尿嘧啶、甲氨蝶呤的溶液配伍，但又有研究报道本品与后者混合后可稳定数小时。

【用药警戒】 1. 有肿瘤化疗经验的医生才可使用本品。

2. 治疗中应监测患者实验室检查和患者的耐受性，并能处理毒性导致的并发症。主要毒性反应为骨髓抑制伴白细胞减少、血小板减少及贫血。

3. 在开始本品治疗前，医生应权衡本品的益处与毒性反应。

【药理作用】 1. 本品在细胞内转化成核苷酸、阿糖胞苷三磷酸盐。尽管本品的实际作用机制尚未完全阐明，但已明确本品的三磷酸盐可以通过与底物脱氧胞苷三磷酸盐竞争抑制 DNA 多聚酶，从而抑制 DNA 合成。阿糖胞苷三磷酸盐掺入 DNA 和 RNA 也可以归因于本品细胞毒作用。

2. 本品是一种强有力的免疫抑制剂，能抑制体液和(或)细胞免疫反应；不过，本品并不能降低以前存在的抗体效价，对已经证实的延迟过敏反应也无作用。

3. 体外证实，本品具有抗病毒活性，但临床对照研究尚未证实其对疱疹或其他病毒的疗效。

4. 肿瘤已对本品产生耐药性。

【体内过程】 由于快速脱氨作用，本品不易从胃肠道吸收（约可吸收 20%）。静脉注射后，约 10 min 的首过效应，本品即从血浆中消失。终末 $t_{1/2}$ 的约为 1～3 h。本品被磷酸化转化成活性型，又主要在肝和肾中灭活。静脉给药主要于 24 h 随尿排出，大部分是失活的代谢物，原药仅占 10%。仅有中等量进入脑脊液中，不过，由于脑脊液中脱氨作用低，故在静脉注射后或鞘内注射后脑脊液中的药物浓度可维持高于血药浓度的水平。本品还可透过胎盘。

【适应证】 1. 主要用于治疗成人及儿童急性白血病，尤其是急性非淋巴细胞性白血病，常与硫鸟嘌呤、多柔比星或柔红霉素合用。

2. 还可用于治疗慢性髓性白血病的原始细胞危象和淋巴瘤。

3. 还可适用于骨髓发育障碍。

【不良反应】 1. 主要是骨髓抑制，表现为白细胞（尤其粒细胞）减少、血小板减少和贫血，有时还有明显的巨幼细胞改变。高剂量或持续静脉滴注后，骨髓抑制则更为明显。在一次或两次给药后 7～9 d，粒细胞减少呈双相，15～24 d 更为严重。血小板数计降至最低约当给药后的 12～15 d。通常 10 d 可见恢复。

2. 胃肠道反应有恶心、呕吐、腹痛、腹泻、口炎、咽喉炎、食管炎、肛门炎、食管溃疡和胃肠道出血。

3. 黄疸、肝功能异常，免疫抑制可能出现。

4. 其他不良反应还有发热、皮疹、胸痛、骨痛、肌痛、脱发、结膜炎、高尿酸血症。

5. 高剂量时可引起严重的胃肠道溃疡，肠壁囊样积气导致腹膜炎、坏死性结肠炎和肠坏死，周围神经病，脑和脑细胞功能障碍伴个性改变、共济失调、延髓麻痹、嗜睡和昏迷。还可能引起点状角膜炎和出血性结膜炎，脓毒症，肝脓肿，严重皮疹伴脱皮。心脏异常有心包炎和致死性心肌病，肺水肿也会发生，有时致死。

【妊娠期安全等级】 D。

【禁忌与慎用】 1. 对本品过敏者、骨髓功能不全、严重感染、严重心肺疾病、胃肠道溃疡病患者禁用。

2. 肝肾功能不全患者应减量慎用。

3. 尚未明确本品是否可经乳汁分泌，哺乳期妇女应权衡本品对其的重要性，选择停药或停止哺乳。

【药物相互作用】 1. 合用别嘌醇可引起严重的神经毒性。

2. 本品与氟尿嘧啶或甲氨蝶呤之间有配伍禁忌。动物实验表明，本品和甲氨蝶呤在体内可产生相互抑制作用。

3. 先接受过 L-门冬氨酸酶患者再使用本品就可能发生急性胰腺炎。

【剂量与用法】 1. 快速静脉注射时，患者对较高的剂量可以耐受，因为本品在血浆中很快就会消失。

2. 治疗急性白血病，成人或儿童可给予 100 mg/m^2，2 次/日，快速静脉注射；也可使用 100 mg/(m^2 · d)作持续静脉滴注。根据疗效和毒性，上述用药方案一般连用 5～10 d。据报道，儿童比成人更能耐受高剂量。

3. 维持剂量为 75 ～ 100 mg/m^2，或 1 ～ 1.5 mg/kg 或更多，1～2 次/周，静脉注射、肌内注射或皮下注射均可。还可使用其他维持治疗方案。

4. 对难治性疾病，可使用高剂量方案，3 g/m^2，1 次/12 h，连用 6 d，应采用静脉滴注法至少于 1 h 静脉滴注完。

5. 治疗中枢神经系统白血病，常用 10～30 mg/m^2，2～4 d 一次，也可用于预防。行鞘内注射时，不可使用含有苯甲醇的稀释液，而使用不含防腐剂的 0.9%氯化钠注射液，即配即用。

【用药须知】 1. 鞘内注射可能引起全身毒性，应注意监测造血系统。如有必要应改用其他抗白血病方案。严重的毒性罕见，常见者有恶心、呕吐、发热，较轻而具有自限性。截瘫已有报道。引起坏死的脑白质病已有 5 例患儿发生。

2. 用药期间，应定期检查血常规，肝、肾功能和血尿酸水平。

3. 如发生高尿酸血症，白细胞计数和血小板计数极度下降时，应中止治疗。

【临床新用途】 1. 流行性出血热，在常规治疗的基础上加用本品 0.1 g，加入 0.9%氯化钠注射液 40 ml 静脉注射，1 次/日，连用 3 d。

2. 流行性乙型脑炎，本品 2 mg/(kg · d)，加入 5%葡萄糖 注射液 250 ml 中静脉滴注，连用 3 d。

【制剂】 ①注射剂（粉）：0.05 g；0.1 g；0.2 g；0.3 g；0.5 g；1 g；2 g。②注射液：0.5 g/5 ml；1 g/10 ml。

【贮藏】 密封、避光，置于室温下。

吉西他滨

(gemcitabine)

别名：二氟脱氧胞苷、LY188011

本品为阿糖胞苷衍生物，临床常用其盐酸盐。

【CAS】 95058-81-4

【ATC】 L01BC05

【理化性状】 1. 化学名：2′-Deoxy-2′，2′-difluorocytidine

2. 分子式：$C_9H_{11}F_2N_3O_4$

3. 分子量：263.2

4. 结构式

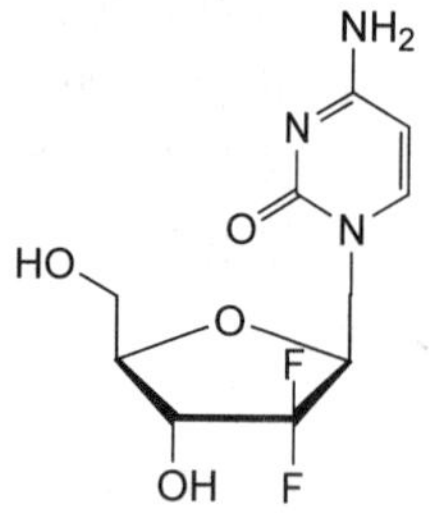

盐酸吉西他滨
(gemcitabine hydrochloride)

别名：健择、Gemzar

〖CAS〗 122111-03-9

〖理化性状〗 1. 本品为白色到米色固体。能溶于水，几乎不溶于乙醇和极性有机溶剂，微溶于甲醇。1%的水溶液 pH 值为 2.0～3.0。

2. 化学名：2′-Deoxy-2′, 2′-difluorocytidine hydrochloride

3. 分子式：$C_9H_{11}F_2N_3O_4 \cdot HCl$

4. 分子量：299.7

5. 配伍禁忌：有报道本品与阿昔洛韦、两性霉素B、头孢哌酮钠、头孢噻肟钠、呋塞米、更昔洛韦、亚胺培南-西司他丁钠、伊立替康、甲氨蝶呤、枸橼酸甲泼尼松龙、美洛西林钠、丝裂霉素、哌拉西林钠、哌拉西林钠-他唑巴坦、乙二磺酸丙氯拉嗪在模拟 Y 型输液给药时不相容。

【药理作用】 本品是细胞周期特异性抗代谢药，主要作用于 DNA 合成期的肿瘤细胞，即 S 期细胞，在一定条件下，可以阻止 G_1 期向 S 期进展。

【体内过程】 本品静脉注射后，被肝、肾、血液和其他组织中的胞苷脱氨酶快速、完全地代谢，只有不到 10%的原药与代谢物随尿排出，粪便中仅 1%。在细胞内经核苷激酶作用转化为具有活性的二磷酸盐及三磷酸盐。在短时间静脉滴注下，$t_{1/2}$ 约为 32～94 min。其终末 $t_{1/2}$ 仅 17 min，三磷酸盐的细胞内 $t_{1/2}$ 为 7～12 h。本品蛋白结合率低。清除率接近 30%，男性比女性高。

【适应证】 用于非小细胞肺癌、胰腺癌、膀胱癌、乳腺癌及其他实体瘤。

【不良反应】 1. 血液和淋巴系统　贫血、白细胞减少症和血小板减少症都有可能出现在给予本品治疗之后。常见发热性中性粒细胞减少。

2. 胃肠系统　常见肝功能异常，但是往往只是轻度和非进展性的，罕见因肝功能异常而导致治疗终止的情况。常见恶心和恶心伴有呕吐，极少需要减少药物剂量，并且很容易用止吐药物控制。也可见腹泻和口腔炎。

3. 泌尿生殖系统　常见轻度蛋白尿和血尿。

4. 皮肤和附属器官　常见皮疹，且经常与瘙痒相关，常为轻度，另外可见脱发(通常是轻度脱发)。

5. 呼吸系统　常见呼吸困难，可见支气管痉挛，少见间质性肺炎。

6. 全身　常见流感样症状、发热、头痛、寒战、肌痛、乏力和食欲缺乏。也可见咳嗽、鼻炎、不适和出汗。发热和乏力也常常是单独出现的症状。亦常见嗜睡的不良反应报道。

7. 超敏性　非常罕见严重过敏反应。

8. 心血管系统　常见水肿或周围性水肿，少见低血压，有的研究报告成本品可致心肌梗死。

【妊娠期安全等级】 D。

【禁忌与慎用】 1. 对本品过敏者、妊娠期妇女禁用。

2. 肝肾功能不全患者慎用。

3. 18 岁以下儿童使用本品的安全性及有效性尚未确定。

4. 老年女性的清除率降低，易出现血液学毒性。

5. 哺乳期妇女使用时，应暂停哺乳。

【药物相互作用】 1. 与其他抗癌药配合合用或序贯化疗时，应考虑骨髓抑制作用的累积加重。

2. 由于存在引起全身性并可能是致命性疾病的风险，因此，不推荐使用黄热病疫苗和其他减毒活疫苗，特别是对免疫抑制患者。

3. 对胸部进行根治性放疗时同时合用本品，可能导致危及生命的食管炎和肺炎。

【剂量与用法】 本品以 0.9%氯化钠注射液稀释，使不超过 40 mg/ml，于 30 min 输完，成人推荐剂量 1 g/m²，1 次/周，连用 3 周，休息 1 周，每 28 d 重复一次。65 岁以上的老年患者也能很好耐受，不必调整剂量。

【用药须知】 1. 本品可能引起骨髓功能抑制，应用后可出现白细胞减少、血小板减少和贫血。患者在一次接受本品治疗前，必须监测血小板、白细胞、粒细胞计数。当证实有药物引起的骨髓抑制时，应暂停化疗或修改治疗方案。然而，骨髓抑制持续时间短，通常不需降低剂量，很少有停止治疗情况发生。

2. 停用本品后，外周血细胞计数可能继续下降。骨髓功能受损的患者，用药应当谨慎。与其他的抗肿瘤药物配伍进行联合或序贯化疗时，应考虑对骨髓抑制作用的蓄积。

3. 肝转移的患者或既往有肝炎、酗酒或肝硬化病史的患者使用本品，可能会导致潜在肝功能不全恶化。应定期对患者进行肾和肝功能(包括病毒学检查)的实验室评价。

4. 放疗的同时给予 1000 mg/m^2 的本品可导致严重的肺或食管病变。如果本品与放射治疗连续给予,由于严重辐射敏化的可能性,使用本品与放射治疗的间隔至少 4 周。如果患者情况允许可缩短间隔时间。

5. 不推荐接受本品治疗的患者使用黄热病疫苗和其他减毒活疫苗。

6. 由于本品可引起心脏和(或)心血管病症,因此具有心血管疾病病史的患者使用本品时要特别谨慎。

7. 与本品治疗相关的肺部症状,有时甚至是严重肺部症状[如肺水肿、间质性肺炎或成人呼吸窘迫综合征(ARDS)]有所报告。这些症状的病因尚未明确。一旦发生,应考虑停用本品。早期采用支持治疗措施可能有助于缓解病情。

8. 在使用本品的患者中少见有类似溶血性尿毒症综合征(HUS)的临床表现。如有微血管病溶血性贫血的表现,如伴血小板减少症的血色素迅速下降,血清胆红素、肌酐、尿素氮、乳酸脱氢酶上升,应立即停药。停药后,患者肾功能损伤可能为不可逆的,应给予透析治疗。

9. 在对生育能力进行的研究中发现,本品可引起雄性小鼠精子生成过少。因此,要告知接受本品治疗的男性,在治疗期间和治疗后 6 个月不要使性伴侣怀孕,而且由于本品可能引起不育,因此应告知男性治疗前保存精子。本品有胚胎毒性,育龄期妇女在开始本品治疗前应排除妊娠,治疗期间应采取有效的避孕措施。

10. 规格为每瓶 200 mg 的本品中含有钠 3.5 mg(<1 mmol),患者应考虑控制钠摄入。

11. 尚未进行关于本品对驾驶和操纵机械影响的研究。但已有报告显示本品可引起轻到中度困倦,特别是用药期间饮用乙醇类饮料。因此患者在此期间必须禁止驾驶和操纵机器。

【制剂】 注射剂(粉):0.2 g;1 g。

【贮藏】 室温(15～30 ℃)贮存。

卡培他滨
(capecitabine)

商品名:Xeloda、希罗达

本品为可供口服的氟尿嘧啶的前药。

【CAS】 154361-50-9;158798-73-3

【ATC】 L01BC06

【理化性状】 1. 本品为白色或类白色结晶性粉末,20 ℃下水中溶解度 26 mg/ml。

2. 化学名:Pentyl1-(5-deoxy-β-D-ribofuranosyl)-5-fluoro-1,2-dihydro-2-oxo-4-pyrimidine carbamate

3. 分子式:$C_{15}H_{22}FN_3O_6$

4. 分子量:359.4

5. 结构式

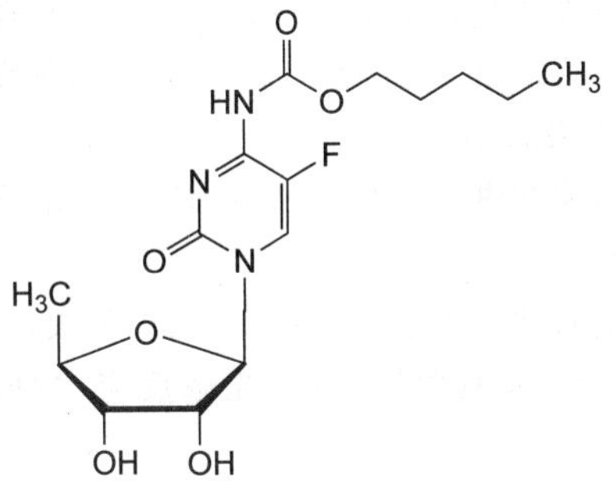

【用药警戒】 本品与口服香豆素类抗凝药合用,应频繁监测抗凝反应(INR 或凝血酶原时间),并相应地调整抗凝药的剂量。与香豆素衍生物(如华法林、苯丙香豆素)合用,有导致出血甚至死亡的报道。

【药理作用】 本品对肿瘤细胞具有选择性细胞毒作用。须在体内转化为氟尿嘧啶才具有活性。由于肿瘤组织中富含胸苷磷酸化酶(TP),而正是该酶可将本品最终转化为氟尿嘧啶,故本品具有选择性细胞毒作用。

【体内过程】 1. 本品口服后可迅速完全被吸收。在肝内经羧酸酯酶的催化代谢为 5′-脱氧-5-氟胞苷(5′DFCR),然后经肝和肿瘤细胞中的胞苷脱氨酶催化转化为 5′-脱氧-氟尿嘧啶(5′-DFUR),最后经 TP 催化转化为氟尿嘧啶。口服后 0.3～3 h 可达血药峰值,范围较广(≥70%)。口服后最高血药浓度为 2.7～4.0 mg/L。食物可降低吸收速度和吸收量,血药峰值和 AUC 分别下降 60%和 35%;氟尿嘧啶的上述参数也分别下降 43%和 21%。同时,食物可使本品和氟尿嘧啶的达峰时间延长 1.5 h。其蛋白结合率为 54%,无浓度依赖性。

2. 本品消除 $t_{1/2}$ 为 0.7～1.14 h,其代谢物主要随尿排出,而随尿排出的原药占用药量的 71%。肝功能不全患者不必调整用量。重度肾功能不全患者会影响经肾清除。

【适应证】 1. 转移性乳腺癌,由于紫杉醇和环磷酰胺可使肿瘤组织中的胸苷磷酸化酶升高,使本品得以发挥更具有选择性的细胞毒作用。

2. 还可治疗结、直肠癌以及其他实体瘤。

【不良反应】 1. 胃肠道　口干、胃胀,黏膜炎症和(或)溃疡,如食管炎、胃炎、十二指肠炎、结肠炎及胃肠出血。

2. 心血管　下肢水肿、心源性胸痛（如心绞痛）、心肌病、心肌缺血和或梗死、心力衰竭、猝死、心动过速、心律不齐（如心房纤颤，室性早搏）。

3. 神经系统病症　味觉紊乱、失眠、意识错乱、脑病、小脑功能障碍（如共济失调、发音困难、平衡功能失调、异常共济失调）。

4. 感染　免疫系统损害和（或）黏膜屏障受损的相关疾病，如局部和致命全身感染（包括细菌、病毒、真菌性）以及败血症。

5. 血液和淋巴系统　贫血、骨髓抑制、各类血细胞减少症。

6. 皮肤和皮下组织　瘙痒症、局部表皮剥脱、皮肤色素沉着、非真菌性甲病、光敏反应、放射治疗回忆综合征。

7. 全身　虚弱、肢痛、嗜睡、胸痛（非心脏病）。

8. 眼　干涩。

9. 呼吸系统　呼吸困难、咳嗽。

10. 肌肉骨骼　腰痛、肌痛、关节痛。

11. 精神障碍　抑郁。

12. 其他　临床试验阶段和上市后研究中有报道肝功能衰竭和胆汁淤积性肝炎。尚不能给出这两种疾病与本品使用之间的因果关系。

【妊娠期安全等级】 D。

【禁忌与慎用】 1. 使用本品曾经出现严重不良反应或对氟尿嘧啶有过敏史者禁用。

2. 已知二氢嘧啶脱氢酶（DPD）缺陷的患者、重度肾功能不全的患者（Ccr＜30 ml/min）禁用。

3. 尚未明确本品是否经乳汁分泌，哺乳期妇女使用本品时应停止哺乳。

4. 儿童用药的安全性及有效性尚未确定。

5. ≥65 岁的老年人更易出现毒性，应密切监测。

【药物相互作用】 1. 在使用本品合用华法林及苯丙香豆素等香豆素衍生物类抗凝剂治疗的患者中，已有凝血指标改变和（或）出血的报道。可发生于本品治疗后数天至数月内，一些患者出现在卡培他滨停用 1 月内。对使用本品同时口服香豆素类衍生物抗凝剂的患者，应常规监测其抗凝参数（INR 或 PT），并相应调整抗凝剂的剂量。

2. 本品与其他经 CYP2C9 代谢药物间的相互作用尚未进行正式研究。本品应慎与此类药物合用。

3. 本品会升高苯妥英的血药浓度。患者出现与苯妥英钠水平升高相关的不良反应。同时服用苯妥英的患者，应常规监测苯妥英的血药浓度。

4. 制酸剂：在癌症患者中研究了一种含氢氧化铝和氢氧化镁的制酸剂对本品药动学的影响。本品及其一种代谢产物（5′-DFCR）的血药浓度轻微升高；对三种主要代谢产物（5′-DFUR、氟尿嘧啶和 FBAL）没有影响。

5. 亚叶酸对本品及其代谢产物的药动学无影响。但亚叶酸对本品的药效学有影响，且可能增加本品的毒性。

6. 由于索夫立定对二氢嘧啶脱氢酶的抑制作用，索夫立定与氟尿嘧啶药物间存在显著的临床相互作用。这种相互作用可导致氟嘧啶毒性升高，有致死的可能。因此，本品不应与索夫立定及其类似物（如溴夫定）合用。在结束索立夫定及其类似物治疗（如溴夫定）至少 4 周后才能开始本品的治疗。

7. 奥沙利铂、贝伐珠单抗对本品及其代谢物的药动学参数无显著临床意义的影响。

【剂量与用法】 1. 口服本品常用量为 1250 mg/m^2，2 次/日，间隔 12 h，餐后半小时服用。治疗 2 周后停药 1 周，3 周为一个疗程。根据毒性调整剂量的方案见下表。

毒性级别	在本疗程中的处理措施	下一疗程的起始剂量（推荐起始剂量%）
1 级	维持目前剂量	维持目前剂量
2 级		
首次出现	暂停用药直至缓解至 0～1 级	100%
第 2 次出现		75%
第 3 次出现		50%
第 4 次出现	永久停药	—
3 级		
首次出现	暂停用药直至缓解至 0～1 级	75%
第 2 次出现		50%
第 3 次出现	永久停药	—
4 级		
首次出现	永久停药，或医生认为使用本品治疗的益处大于风险，毒性缓解至 0～1 级后可重新开始	50%

2. 在与多西他赛联合使用时，本品的推荐剂量为 1250 mg/m^2，2 次/日，治疗 2 周后停药 1 周，与之合用的多西他赛推荐剂量为 75 mg/m^2，每 3 周 1 次，静脉滴注 1 h。根据多西他赛的说明书，在对接受本品和多西他赛联合化疗的患者使用多西他赛前，应常规应用一些化疗辅助药物。出现毒性反应时按下表调整剂量。

毒性级别	2 级	3 级	4 级
首次出现	暂停用药直至缓解至 0～1 级后，重新以原剂量(包括多西他赛)开始	暂停用药直至缓解至 0～1 级后，本品重新以原剂量，多西他赛以 55 mg/m^2 开始	停用多西他赛
第 2 次出现	暂停用药直至缓解至 0～1 级后，本品重新以原剂量，多西他赛以 55 mg/m^2 开始	停用多西他赛	
第 3 次出现	停用多西他赛	—	—

3. 轻度肾功能不全患者(Ccr 为 51～80 ml/min)不建议调整本品的起始剂量。中度肾功能不全患者(Ccr 为 30～50 ml/min)，建议本品起始剂量减为标准剂量的 75%。

【用药须知】 1. 本品可引起腹泻，有时比较严重。对于出现严重腹泻的患者应给予密切监护，若患者开始出现脱水，应立即补充液体和电解质。在合理用药范围，应及早开始使用标准止泻治疗药物(如洛哌丁胺)。必要时需降低给药剂量。

2. 开始接受本品治疗时应防止和纠正脱水。患者出现食欲缺乏、虚弱、恶心、呕吐或腹泻易迅速转为脱水。当出现 2 级(或以上)的脱水症状时，必须立即停止本品的治疗，同时纠正脱水。直到患者脱水症状消失，且导致脱水的直接原因被纠正和控制后，才可以重新开始本品的治疗。针对上述不良事件的发生，调整给药剂量是必要的。

3. 已观察到的本品的心脏毒性与氟尿嘧啶药物类似，包括心肌梗死、心绞痛、心律不齐、心搏骤停、心衰和心电图改变。既往有冠状动脉疾病史患者中这些不良事件可能更常见。

4. 有患者因二氢嘧啶脱氢酶缺乏(DPD)引起的与氟尿嘧啶相关的罕见、难以预料的严重毒性(例如口腔炎症、腹泻、嗜中性粒细胞减少症和神经毒性)，因此无法排除 DPD 水平降低与氟尿嘧啶潜在致死毒性效应增强之间存在关联的可能性。

5. 本品可引起高胆红素血症。如果药物相关的胆红素升高≥3.0×ULN 或肝转氨酶(ALT，AST)升高≥2.5×ULN，应立即停药。当胆红素降低至 ≤3.0×ULN 或者肝转氨酶≤2.5×ULN 时，可恢复治疗。

6. 本品用于肝功能不全的患者时应密切监测。非肝转移引起的肝功能不全或重度肝功能不全对本品体内分布的影响尚未明确。

【制剂】 片剂：150 mg；500 mg。

【贮藏】 贮于室温(15～30 ℃)。

氟达拉滨

(fludarabine)

别名：氟阿糖腺苷

本品为抗病毒药阿糖腺苷的氟化核苷类似物。

【CAS】 21679-14-1

【ATC】 L01BB05

【理化性状】 1. 化学名：9-β-D-Arabinofuranosyl-2-fluoroadenine 5′-dihydrogenphosphate

2. 分子式：$C_{10}H_{12}FN_5O_4$

3. 分子量：285.23

4. 结构式

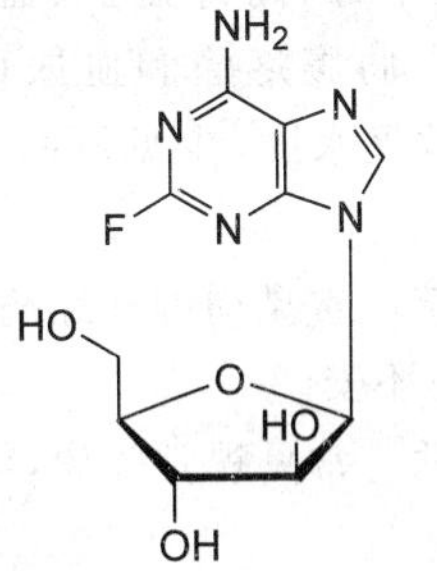

磷酸氟达拉滨

(fludarabine phosphate)

别名：福达华、Fludara、Oforta

〖CAS〗 75607-67-9

〖理化性状〗 1. 本品为白色或类白色结晶性粉末，有引湿性。微溶于水，极微溶于无水乙醇，易溶于二甲基亚砜胺。

2. 化学名：9-β-D-Arabinofuranosyl-2-fluoroadenine 5′-dihydrogenphosphate

3. 分子式：$C_{10}H_{13}FN_5O_7P$

4. 分子量：365.2

【用药警戒】 1. 本品应在有肿瘤化疗经验的医生指导下使用。

2. 大剂量本品可导致严重中枢神经系统毒性。

3. 本品可导致自身免疫现象，可致命。

4. 本品与喷司他丁合用可导致致命的肺毒性。

【药理作用】 其抗肿瘤的作用机制类似阿糖胞苷，所不同的是，本品不被腺苷脱氨酶脱氨而失活。

【体内过程】 静脉给药后，本品的磷酸盐迅速被脱磷酸而成为氟达拉滨，此基质被淋巴细胞摄取后再磷酸化成为具有活性的三磷酸氟达拉滨。在单次给药后 4 h 细胞内的三磷酸氟达拉滨可达峰值。本品从血常规中清除呈三相，终末 $t_{1/2}$ 约为 10～30 h。大多数药物随尿排出，24 h 内约可排出 60% 的给药量。本品的药动学具有明显的个体差异。

【适应证】 主要用于治疗慢性淋巴细胞白血病。

【不良反应】 1. 全身症状　常见发热、寒战、感染、虚弱和疲倦等症状。

2. 血液和淋巴系统　常见白细胞减少、血小板减少和贫血。骨髓抑制可能是严重和有累积效应的。本品对 T 淋巴细胞数目长时间的影响可以导致机体感染危险性的增加，包括那些潜伏病毒的活化，如进行性多灶性脑白质病。在接受本品治疗的患者中少见自身免疫疾病表现。

3. 代谢与营养异常　可见肿瘤溶解综合征，这一并发症可表现为高尿酸血症、高磷酸血症、低钙血症、代谢性酸中毒、高钾血症、血尿、尿酸结晶尿和肾功能衰竭。胁腹疼痛和血尿可以是该综合征的首发症状。常见水肿，少见肝酶和胰腺相关酶的改变。

4. 神经系统　常见周围神经病，少见精神错乱，罕见昏迷和焦虑不安。

5. 特殊感觉　常见视觉障碍，罕见视神经炎、视神经病变和失明。

6. 呼吸系统　常见肺炎发生，少见呼吸困难、咳嗽、肺浸润、肺炎和肺间质纤维化。

7. 消化系统　常见胃肠异常，如恶心、呕吐、食欲不振、腹泻和胃炎，少见与血小板减少相关的消化道出血。

8. 心血管系统　罕见心衰和心律失常。

9. 泌尿生殖系统　罕见出血性膀胱炎。

10. 皮肤及其附属物　常见皮肤红斑，罕见斯-约综合征或中毒性表皮坏死综合征（Lyell's 综合征）。

【妊娠期安全等级】 D。

【禁忌与慎用】 1. 对本品过敏者、骨髓抑制明显者禁用。

2. Ccr＜30 ml/min 的肾功能不全患者和失代偿性溶血性贫血的患者禁用。

3. 肝肾功能不全、患有感染性疾病者慎用。

4. 尚未明确本品是否可经乳汁分泌，哺乳期妇女应权衡本品对其的重要性，选择停药或停止哺乳。

5. 儿童对本品更敏感，更易出现骨髓抑制。

【药物相互作用】 1. 合用喷司他丁可加重肺毒性。

2. 合用阿糖胞苷可降低本品的代谢活化，且使阿糖胞苷的细胞内浓度上升。

3. 合用双嘧达莫或其他腺苷摄取抑制剂可降低本品的疗效。

【剂量与用法】 1. 片剂　推荐的剂量为 40 mg/m²，每 28 d 连续服用 5 d。本品可以空腹服用或进餐时服用。必须用水整片吞服，不可嚼服或掰开后服用。

2. 注射剂　强烈推荐本品只能用于静脉注射。尽管还没有静脉旁注射引起严重局部不良反应的病例报道，但是必须避免静脉周围无目的地用药。

（1）推荐的剂量是 25 mg/m²，每 28 d 连续静脉用药 5 d，每个小瓶装有 2 ml 注射用水，每毫升配制溶液中应含有 25 mg 的本品。

（2）抽取相应剂量（依据患者体表面积计算）于注射器内，如果行静脉内快速推注，需再用 10 ml 0.9%氯化钠注射液稀释。或者，抽取到注射器内的所需剂量也可以用 100 ml 0.9%氯化钠注射液稀释后行静脉滴注，静脉滴注时间应为 30 min 左右。

（3）对 CLL 患者，磷酸氟达拉滨应一直用到取得最佳治疗效果（完全或部分缓解，通常需 6 个疗程）后，方可停用。

（4）对肾功能不全患者的剂量应作相应的调整。Ccr 为 30～70 ml/min 时剂量应减少 50%，且要严密检测血液学改变以评价药物的毒性。如果 Ccr＜30 ml/min，应禁用本品治疗。

【用药须知】 1. 高剂量的本品与严重的神经毒性作用相关，包括失明、昏迷和死亡。静脉内应用约 4 倍于 CLL 推荐治疗剂量的本品（每天 96 mg/m²，5～7 d）后，36%的患者出现了严重的中枢神经系统毒性。而在应用 CLL 推荐治疗剂量范围内的患者中，严重的中枢神经系统症状罕见（昏迷和焦虑不安）或少见（精神错乱）。治疗期间应该严密观察患者的神经系统不良反应的体征。

2. 对于健康状况差的患者，应更加谨慎地使用本品，并且在治疗前应认真权衡利弊。尤其是对那些严重骨髓功能障碍[血小板减少、贫血和（或）粒细胞减少]、免疫缺陷或有机会性感染病史的患者。

3. 对于肝功能不全患者，若预计的获益大于任何潜在的危险，可谨慎使用。

4. 本品可导致严重的骨髓抑制，主要是贫血、血小板减少和中性粒细胞减少，虽然化疗药物引起的骨髓抑制往往是可逆的，但应用本品时仍需要严密的血液学监测。

5. 使用本品治疗的患者，在静脉滴注未经照射处理的全血后，已经发现有与输血相关的移植物抗宿主病(GVHD)的出现。有报告这种病的死亡率非常高。因此,正在接受或已经接受本品治疗的患者,在需要输血时,应该只接受照射处理过的血液。

6. 有报道,一些患者在接受本品治疗期间或治疗后,以前的皮肤癌病变出现可逆性的恶化或骤然爆发。

7. 有报道,肿瘤负荷高的患者在接受本品治疗时出现肿瘤溶解综合征。因为本品可以在治疗的第1周就诱发这种综合征,所以对这些综合征的高危人群应及早做好预防措施。

8. 有报告,不论此前有无自身免疫性疾病的基础或Coombs试验的结果,在本品治疗期间或治疗后,有时会出现致命的自身免疫现象(如自身免疫性溶血性贫血、自身免疫性血小板减少、血小板减少性紫癜、天疱疮、Evan's综合征)。大多数溶血性贫血的患者再次接受本品治疗后出现症状的反复。

接受本品治疗的患者,应该严密监测自身免疫性溶血性贫血的体征(与溶血和Coombs试验阳性相关的血红蛋白的降低)。建议溶血的患者中断本品的治疗。输血(照射后,见上)和应用肾上腺皮质激素制剂是治疗自身免疫性溶血性贫血的最常用方法。

9. 有生育功能的女性或男性在接受治疗期间或治疗后的6个月以内必须采取避孕措施。

10. 在接受本品治疗期间或治疗后,应该避免接种活疫苗。

【制剂】 ①注射剂(粉):50 mg。②片剂:10 mg。

【贮藏】 贮于2~8 ℃。

奈拉滨

(nelarabine)

别名:Arranon

本品是一种细胞毒素的脱氧鸟苷类似物9-*β*-D-阿糖呋喃鸟嘌呤(ara-G)的前药。

【CAS】 121032-29-9

【ATC】 L01BB07

【理化性状】 1. 化学名:Nelarabine 2-amino-9-*β*-D-arabinofuranosyl-6-methoxy-9*H*-purine

2. 分子式:$C_{11}H_{15}N_5O_5$

3. 分子量:297.3

4. 结构式

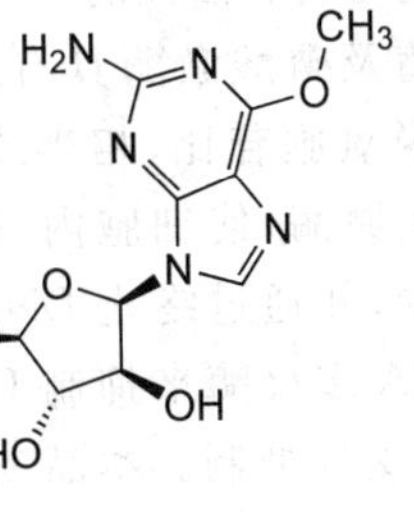

【用药警戒】 1. 本品仅供静脉给药,并必须在富有抗癌化疗药物使用经验的医师指导下使用。

2. 本品可导致严重的神经病学事件,表现为精神状况改变,包括严重的失眠、惊厥、周围神经病(如麻木、感觉异常、活动无力和麻痹),还可能引起脱髓鞘、类似于吉兰-巴雷综合征表现的上行性周围神经病,这些不良事件并非在停药后总是可以完全恢复的。应严密监护以上不良事件的发生,当已出现上述神经病学事件时,应及时停药。

【药理作用】 本品通过腺苷脱氨酶脱甲基成为ara-G,通过脱氧鸟苷激酶和脱氧胞苷激酶单磷酸化,继而转化为具有活性的ara-GTP5-磷酸盐。Ara-GTP在白血病的胚细胞里累积,从而结合进入DNA,抑制DNA合成并致细胞死亡。其他机制可能促成本品的细胞毒性和组织毒性。

【体内过程】 1. 在患有难治性白血病和淋巴瘤的患者中进行的药动学研究证实,给予本品1500 mg/m²后,本品和ara-G可从血浆中快速被清除,其$t_{1/2}$分别接近0.5 h和3 h。儿童每天一次给予650 mg/m²尚未获得有用的参数。在静脉滴注本品完毕时,血浆中的ara-G峰值即可出现,且比本品的峰值要高,说明本品已快速而广泛地转化为ara-G。给成年患者于2 h内静脉滴注本品1500 mg/m²后,可分别获得本品和ara-G的平均C_{max}值为(5.0±3.0)μg/ml和(31.4±5.6)μg/ml。在静脉滴注本品1500 mg/m²后的第1 d,本品和ara-G的AUC分别为(4.4±2.2)(μg·h)/ml和(162±49)(μg·h)/ml。儿童和成人分别接受本品104 mg/m²和2900 mg/m²,其第1 d的平均清除率分别为(259±409)L/(m²·h)和(197±189)L/(m²·h)。两组间,其第1 d的表观清除率分别为(11.3±4.2)L/(m²·h)和(10.5±4.5)L/(m²·h),具有可比性。

2. 本品和ara-G广泛分布于全身,尤其是本品,儿童和成人的V_{ss}/F分别为(213±358)L/m²和(197±216)L/m²;至于ara-G,两组的V_{ss}/F值分别为(33±9.3)L/m²和(50±24)L/m²。本品和ara-G很少与蛋白结合(<25%),结合并不依赖于两者的血药浓度。

3. 本品的主要代谢途径是通过腺苷脱氨酶进行*O*-脱甲基化,形成ara-G,再经水解形成鸟嘌呤。另外,有些本品被水解形成甲基鸟嘌呤,继而又被*O*-脱甲基化形成鸟嘌呤。鸟嘌呤被*N*-脱氨形成黄嘌呤,继而被氧化产生尿酸。尿酸开环,进一步氧化,形成尿囊素。

4. 本品和ara-G部分经肾排出,两者分别于

24 h 内随尿液排出给药量的(6.6±4.7)%和(27±15)%。本品和 ara-G 的肾清除率分别为(24±23)L/h 和(6.2±5.0)L/h。肾功能不全的老年人，ara-G 的清除可能会降低。肝功能不全患者的药动学尚未进行评估。体外证实，在本品和 ara-G 的浓度达到 100 μmol 时，对 CYP1A2、2A6、2B6、2C8、2C9、2C19、2D6 或 3A4 均无明显的抑制作用。

【适应证】 用于治疗 T 细胞急性淋巴细胞白血病和 T 细胞原始淋巴细胞性淋巴瘤。

【不良反应】 1. 全身反应包括疲劳、发热、虚弱、周围水肿、水肿、疼痛、僵直、步态异常、胸痛。

2. 感染包括肺炎、鼻窦炎。

3. 消化系统可见 AST 升高、恶心、呕吐、腹泻、便秘、腹痛、口炎、腹胀。

4. 代谢和营养可见畏食、脱水、高血糖。

5. 肌肉和骨骼系统可见肌痛、关节痛、腰痛、肌无力、四肢痛。

6. 神经系统包括精神错乱、失眠、抑郁、头痛、头晕、周围神经病、感觉障碍、活动无力、惊厥、癫痫发作、震颤、共济失调、健忘。

7. 呼吸系统可见咳嗽、呼吸困难、胸腔积液、鼻出血、喘鸣。

8. 心血管系统可见瘀点、低血压、窦性心动过速。

9. 血液系统可见贫血、血小板减少、(发热性)中性粒细胞减少、血钾降低、血钙降低、血糖降低、血镁降低、血肌酐升高、血蛋白降低、胆红素升高。

【禁忌与慎用】 1. 对本品过敏者、妊娠期妇女、有癫痫发作史者禁用。

2. 贫血、低血压、精神异常、哮喘患者慎用。

3. 重度肝、肾功能不全患者应在密切观察下慎用。

4. 尚未明确本品是否可经乳汁分泌，哺乳期妇女应权衡本品对其的重要性，选择停药或停止哺乳。

【药物相互作用】 应用本品的免疫缺陷患者应避免注射活疫苗。

【剂量与用法】 1. 本品使用前不必稀释。将适量的药物转至 PVC 输液袋或玻璃容器中，成人于 2 h 输完，儿童于 1 h 输完。给药前，应检查药液是否变色或有肉眼可见的微粒。

2. 成人推荐剂量为 1500 mg/m^2，每第 1 d、第 3 d 和第 5 d 静脉输液 1 次，不必稀释，每 21 d 为一疗程。

3. 儿童推荐剂量为 650 mg/m^2，每天静脉滴注 1 次，连用 5 d，每 21 d 为一疗程。

4. 治疗应持续多长的时间并无明确规定，一般可一直持续到：①出现了毒性反应；②病情已有进展情况；③打算接受骨髓移植；④继续用药已不能获得进一步的疗效。

【用药须知】 1. 本品为细胞毒药物，制备和操作时必须戴上防护手套，避免接触药液；如不慎接触，应立即用清水冲洗。

2. 应告知患者或患儿的家长，本品可引起严重的神经系统不良反应，如发生严重的瞌睡、癫痫发作、昏迷，手、指、趾、脚的麻木和麻刺感，无力和麻痹，步态不稳，均应向经治医生报告。

3. 应定期检查患者的血常规、血生化和肝肾功能，随时关注不良反应的出现。

4. 正在应用本品的肿瘤溶解综合征患者并发高尿酸血症时，可通过静脉水合方式加以缓解；存在高尿酸血症风险的患者还可考虑服用别嘌醇进行治疗。

【制剂】 注射液：250 mg/50 ml。

【贮藏】 贮于 15～30 ℃。

氯法拉滨

(clofarabine)

别名：Clofarex、Clofar、Evotra

本品是一种嘌呤核苷酸抗代谢药物。

【CAS】 123318-82-1

【ATC】 L01BB06

【理化性状】 1. 化学名：2-Chloro-9-(2-deoxy-2-fluoro-β-D-arabinofuranosyl)-9*H*-purin-6-amine

2. 分子式：$C_{10}H_{11}ClFN_5O_3$

3. 分子量：303.7

4. 结构式

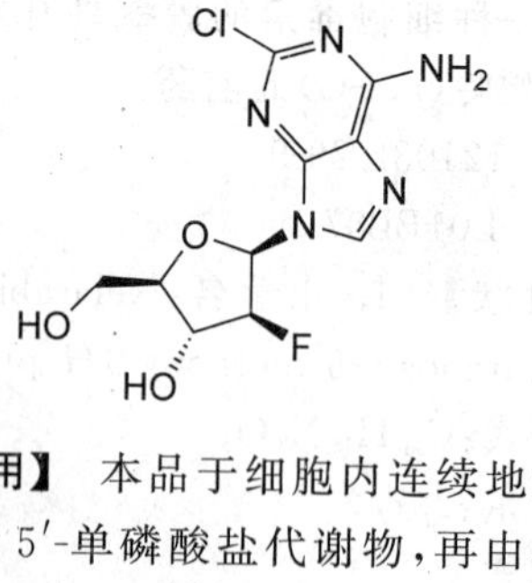

【药理作用】 本品于细胞内连续地通过脱氧胞苷激酶代谢为 5′-单磷酸盐代谢物，再由单磷酸和二磷酸激酶代谢为具有活性的 5′-三磷酸盐代谢物。本品对胞苷激酶及磷酸激酶具有高度亲和力，其亲和力与天然的脱氧胞苷比，相当或更高。本品通过抑制核糖核酸还原酶，使细胞内三磷酸脱氧核糖核苷酸池数目减少，并通过终止 DNA 链的延伸，以及竞争性抑制 DNA 多聚酶来抑制 DNA 的修复，最终导致 DNA 合成受到抑制。本品三磷酸盐对这些酶的亲和力类似或高于去氧腺苷三磷酸盐。在临床前的模型中，已经证实本品通过与 DNA 链结合，具有抑制 DNA 修复的能力。本品 5′-三磷酸盐也会破坏线粒体膜的完整性，导致脱落前的线粒体蛋白、细胞色素 C 和脱落诱导因子释放，从而启动细胞的程序化死亡。

【体内过程】 本品的群体药动学在 40 例年龄为 2～19 岁，患有复发或难治性淋巴细胞白血病患者中进行了研究。当剂量为 52 mg/m² 时，在广泛的体表面积范围内，可获得相似的血药浓度。其蛋白结合率为 47%，主要与白蛋白结合。根据非隔室(non-compartmental)分析，稳态时的全身清除率和分布容积分别为 28.8 L/(m²·h)和 172 L/m²。其终末 $t_{1/2}$ 约为 5.2 h。在男女性别之间和以上两种白血病之间，药动学不存在明显的差异。根据收集到的 24 h 的尿标本，有 49%～60%的原药随尿液排出。在体外研究中，仅见 0.2%的代谢物随尿液排出。因此，非肾清除的路径尚未明确。根据体外研究，CYP 抑制剂和诱导剂不可能影响本品的代谢。本品对 CYP 底物代谢的作用尚未进行研究，也未在肝肾功能不全患者中进行药动学研究。

【适应证】 本品适用于年龄为 1～21 岁患有复发的或既往曾接受过至少两个治疗方案而难治的急性淋巴细胞白血病(ALL)。

【不良反应】 1. 血液和淋巴系统　发热的中性粒细胞和非发热的中性粒细胞均减少、输液反应。

2. 心血管系统　心动过速、面部潮红、高血压、低血压。

3. 胃肠系统　腹痛、腹泻、便秘、恶心、呕吐、牙龈出血、咽喉痛。

4. 全身和给药部位　水肿、乏力、注射部位疼痛、嗜睡、黏膜发炎、发热、寒战、疼痛。

5. 肝胆系统　肝肿大、黄疸。

6. 微生物和寄生虫感染　菌血症、蜂窝织炎、单纯疱疹病毒感染、口腔白色念珠菌感染、肺炎、脓毒症、链球菌感染。

7. 代谢和营养障碍　食欲缺乏、体重减轻。

8. 肌肉骨骼疾病　关节痛、腰痛、肌痛、四肢痛。

9. 神经系统　头痛、失眠、头晕、震颤。

10. 精神异常　焦虑、抑郁、易激惹。

11. 泌尿系统　血尿。

12. 呼吸系统　咳嗽、呼吸困难、鼻出血、胸腔积液、呼吸窘迫。

13. 皮肤和皮下组织　挫伤、皮炎、皮肤干燥、瘀斑、红斑、瘙痒、掌跖发红感觉迟钝综合征(Palmar-plantar erythrodysesthesia syndrome)

【妊娠期安全等级】 D。

【禁忌与慎用】 1. 对本品过敏者禁用。

2. 肝肾功能不全患者应在严密监护下慎用。

3. 尚未对 21 岁以上成年人进行临床研究。

4. 65 岁以上老年患者的安全性及有效性尚未确定。

5. 尚未明确本品是否可经乳汁分泌，哺乳期妇女应权衡本品对其的重要性，选择停药或停止哺乳。

【药物相互作用】 尚无资料可依。

【剂量与用法】 1. 本品应首先使用 0.2 μm 注射器滤器过滤，然后用 5%葡萄糖注射液或 0.9%氯化钠注射液稀释，使溶液浓度达到 0.15～0.4 mg/ml。配制好的溶液可存于室温下，但必须在 24 h 以内使用。

2. 推荐静脉滴注的剂量为 52 mg/m²，于 2 h 内输完，连用 5 d。应在器官功能恢复到用药前的水平时，才能重新开始下一个周期的治疗，一般为 2～6 周。在每个周期用药之前，都应测量身高和体重，以便准确地计算剂量。为了防止药物不相容性，不可混合其他药物静脉滴注。

3. 在给予本品的 5 d 中，应持续给患者输液，以减轻肿瘤溶解和其他不良反应对患者的影响。预防性使用皮质激素(例如第 1～3 d，每天可使用氢化可的松 100 mg/m²)有利于预防全身炎症反应综合征(SIRS)或毛细血管漏综合征(如低血压)。

4. 患者的器官功能如已恢复到未给药之前的状况，可以考虑减少 25%的用量，重新开始给药。

5. Ccr 为 30～60 ml/min 者应降低剂量 50%，尚无 Ccr＜30 ml/min 者或透析的患者的剂量调整建议。

【用药须知】 1. 本品必须在富有抗肿瘤药物使用经验的医师监督下使用。

2. 使用本品应考虑到可能出现骨髓抑制，通常是可逆的，且与剂量大小有关。使用本品可能增加感染的可能性，包括严重的脓毒症，均与骨髓抑制有关。

3. 使用本品可使外周白细胞数迅速减少，因此，应对接受本品的患者进行评估，监测肿瘤溶解综合征的症状和体征以及细胞因子(cytokine)释放的症状和体征(如呼吸急促、心动过速、低血压、肺水肿)，这些都可能发展成 SIRS 或毛细血管漏综合征和器官功能不全。

4. 经治医师应在整个使用本品的 5 d 期间持续给患者输液，以减轻肿瘤溶解的不良影响和其他不良反应。

5. 如果因肿瘤溶解而突然发生高尿酸血症，应预防性地使用别嘌醇。

6. 如已出现 SIRS 或毛细血管漏综合征，应立即停药，由于两种综合征都可能致死，应考虑使用皮质激素、利尿剂和白蛋白。

7. 严重的骨髓抑制，包括中性粒细胞减少、贫血和血小板减少。在开始使用本品时，大多数患者都出现了类似白血病引起血液系统受损的表现。由于这些患者以前就存在免疫受损的状况和可能因使用本品治疗而引起的延时的中性粒细胞减少，患者会处于严重的感染危险中。因此，严密监测血常规是极为重要的。

8. 治疗前和治疗期间，应定期检查肝肾功能，因为本品主要经肾排出，而肝则是本品毒性的靶器官。

9. 在静脉滴注本品期间，应严密监测血压和呼吸状况。

【制剂】 注射剂：20 mg/20 ml。

【贮藏】 贮于 15～30 ℃。

地西他滨
(decitabine)

别名：达珂、Dacogen

本品是胞嘧啶核苷类似物。

【CAS】 2353-33-5

【ATC】 L01BC08

【理化性状】 1. 化学名：4-Amino-1-(2-deoxy-β-D-erythro-pentofuranosyl)-1,3,5-triazin-2(1*H*)-one

2. 分子式：$C_8H_{12}N_4O_4$

3. 分子量：228.2

4. 结构式

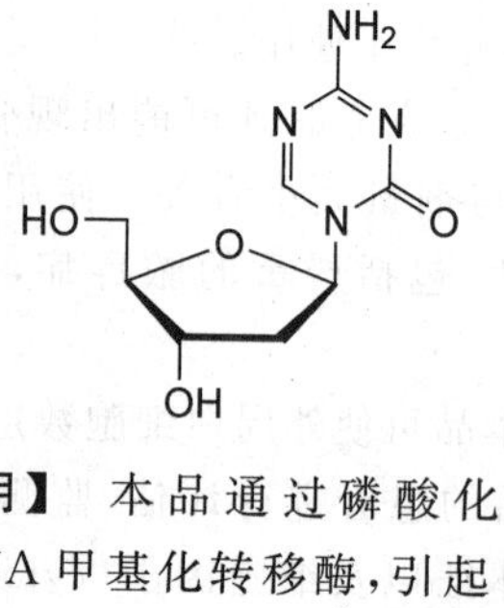

【药理作用】 本品通过磷酸化后直接掺入 DNA，抑制 DNA 甲基化转移酶，引起 DNA 低甲基化和细胞分化或凋亡以发挥抗肿瘤作用。体外试验显示本品可抑制 DNA 甲基化，在产生该作用的浓度下不会明显抑制 DNA 的合成。本品诱导肿瘤细胞的低甲基化，从而恢复控制细胞分化增殖基因的正常功能。在快速分裂的细胞中，掺入 DNA 的本品可与 DNA 甲基转移酶共价结合从而产生细胞毒性作用。而非增殖期细胞则对本品相对不敏感。

【体内过程】 1. 每 8 h 给予本品 1 次，3 次/日，共 3 d，血浆 C_{max} 和 $AUC_{(0-\infty)}$ 数值基本近似。第 3 d 与第 1 d 的 $AUC_{(0-\infty)}$ 蓄积比（平均值 ± SD）为 0.99±0.29，说明经过 3 d 的 1 次/8 h 的重复给药后，本品无全身蓄积。T_{max} 通常发生在一次静脉滴注结束时。

2. 本品从血浆中的清除速度相对较快，$t_{1/2}$ 大约为 35 min。在不同的给药日，本品的 $t_{1/2}$，清除率和稳态分布容积近似。

3. 第 1 周期第 1 d、2 d 和 3 d 静脉滴注结束时的血浆平均（± SD）C_{max} 分别是 59.8±51.3（n＝14）、56.5±33.7（n＝14）和 54.1±43.4（n＝14）ng/ml，第 2 周期分别是 48.0±34.4（n＝11）、56.9±60.0（n＝11）和 42.5±17.8（n＝11）ng/ml。

4. 在人体内确切的消除和代谢转化途径尚未明确，胞苷脱氨酶的脱氨基作用主要在肝脏进行，但在肠上皮细胞、粒细胞和全血中也存在此种代谢。

【适应证】 适用于 IPSS 评分系统中的中危-2 和高危的初治、复治骨髓增生异常综合征（MDS）患者，包括原发性或继发性的 MDS，按照 FAB 分型所有的亚型，如难治性贫血，难治性贫血伴环形铁粒幼细胞增多，难治性贫血伴原始细胞过多，难治性贫血伴有原始细胞增多-转变型，慢性粒-单核细胞白血病。

【不良反应】 1. 严重不良反应包括骨髓抑制、脾肿大、心肌梗死、充血性心衰、心脏呼吸骤停、心肌病、房颤、室上性心动过速、牙龈疼痛、上消化道出血、胸痛、虚弱、黏膜炎症、导管部位出血、胆囊炎、霉菌感染、败血症、上呼吸道感染、支气管或肺曲霉菌病、憩室周围脓肿、呼吸道感染、肺部假单胞菌感染、鸟型分枝杆菌复合感染、注射部位疼痛、注射部位出血、颅内出血、精神状态改变、肾功能衰竭、尿道出血、呼吸困难、咯血、肺渗出、肺栓塞、呼吸骤停、肺部块状阴影、超敏反应。

2. 常见不良反应按系统分列如下。

(1) 血液和淋巴系统　中性粒细胞减少、血小板减少、贫血、发热性中性粒细胞减少、白细胞减少、淋巴结病、血小板增多、肺水肿。

(2) 眼睛疾病　视物模糊。

(3) 胃肠道疾病　恶心、便秘、腹泻、呕吐、腹痛、口腔黏膜瘀点、口腔炎、消化不良、腹水、牙龈出血、痔疮、稀便、舌溃疡、吞咽困难、口腔软组织疾病、唇部溃疡、腹胀、上腹疼痛、胃食管反流性疾病、舌痛。

(4) 全身性给药部位异常　发热、外周水肿、僵直、水肿、疼痛、嗜睡、跌倒、胸部不适、间歇性发热、不适、导管部位红斑、导管部位疼痛、导管部位肿胀、肝胆疾病、高胆红素血症。

(5) 感染和传染性疾病　肺炎、蜂窝织炎、白色念珠菌感染、导管相关性感染、泌尿道感染、葡萄球菌感染、口腔白色念珠菌病、鼻窦炎、菌血症。

(6) 检查异常　心脏杂音、碱性磷酸酯酶升高、AST 升高、尿素升高、乳酸脱氢酶升高、白蛋白降低、碳酸氢盐升高、氯化物降低、总蛋白降低、碳酸氢盐降低、胆红素降低。

(7) 代谢和营养异常　高血糖、低蛋白血症、低镁血症、低血钾、低血钠、食欲降低、食欲缺乏、高血钾、脱水。

(8) 骨骼肌肉及结缔组织疾病　关节痛、肢体疼痛、腰痛、胸壁痛、骨骼肌肉不适、肌痛。

(9) 神经系统疾病　头痛、眩晕、感觉迟钝。

(10) 精神异常　失眠、意识模糊、焦虑。

(11) 肾和泌尿系统异常　排尿困难、尿频。

(12) 呼吸道,胸部和纵隔疾病　咳嗽、咽炎、肺湿啰音、呼吸音减弱、缺氧、后鼻流涕。

(13) 皮肤及皮下组织疾病　淤血、皮疹、红斑、皮肤病损、瘙痒、脱发、荨麻疹、面部水肿。

(14) 血管疾病　瘀斑、苍白、低血压、血肿。

【妊娠期安全等级】 D。

【禁忌与慎用】 1. 对本品过敏者禁用。

2. 妊娠期妇女禁用。

3. 哺乳期妇女应权衡本品对其的重要性,选择停药或停止哺乳。

4. 肝肾功能不全患者应在严密监护下慎用。

5. 儿童用药的安全性和有效性尚未建立。

【药物相互作用】 尚无资料可依。

【剂量与用法】 1. 首次给药周期的推荐剂量为 15 mg/m², 连续静脉滴注 3 h 以上,每 8 h 1 次,连用 3 d。患者可预先使用常规止吐药。每 6 周重复一个周期。推荐至少重复 4 个周期。然而,获得完全缓解或部分缓解的患者可以治疗 4 个周期以上。如果患者能继续获益可以持续用药。

2. 依据血液学实验室检查值进行的剂量调整或延迟给药,如果经过前一个周期的治疗,血液学恢复(ANC≥1000/μl,血小板≥50000/μl)需要超过 6 周,则下一周期的治疗应延迟,且剂量应按以下原则进行暂时性的调整。

(1) 恢复时间超过 6 周,但少于 8 周的患者应延迟给药 2 周,且重新开始治疗剂量降低至 11 mg/m², 每 8 h 1 次(每天 33 mg/m², 每周期 99 mg/m²)。

(2) 恢复时间超过 8 周,但少于 10 周的患者应进行疾病进展的评估(通过骨髓穿刺评估),如未出现进展,给药应延迟 2 周以上,重新开始时剂量降低到 11 mg/m², 每 8 h 1 次(每天 33 mg/m², 每周期 99 mg/m²),然后在接下来的周期中,根据临床情况维持或增加剂量。

(3) 如果出现以下任一非血液学毒性,应暂停本品治疗直至毒性恢复:血清肌酐≥2 mg/dl、总胆红素≥2×ULN、活动性或未控制的感染。

【用药须知】 1. 在治疗过程中,可发生中性粒细胞减少症和血小板减少症,须进行全血和血小板计数以监测反应和毒性,保证在每个给药周期前至少达到最低限。在第一个周期按推荐剂量给药后,随后的周期中给药剂量应按照"用法用量"中所述进行调整。医生应当考虑早期应用生长因子和(或)抗微生物药,以防治感染。

2. 在用药的第一或第二个周期较常出现骨髓抑制和中性粒细胞减少,但并不一定意味着基础疾病 MDS 的病情进展。

3. 尚缺乏肝肾功能不全患者使用本品的数据,因此这类人群应慎用。虽然代谢广泛,但 CYP 酶并不参与代谢。临床试验中,本品不用于血清肌酐>2.0 mg/dl,转氨酶超过正常值 2 倍,或血清胆红素>1.5 mg/dl 的患者。

4. 在开始治疗前应检测生化。

【制剂】 注射剂(粉):50 mg。

【贮藏】 贮于 25 ℃,短程携带时允许 15～30 ℃。

依诺他滨

(enocitabine)

别名:依诺胞苷、山萮阿糖啶、Sunrabin、散癌星、散瘤星

【CAS】 55726-47-1

【理化性状】 1. 化学名:*N*-[1-[(2*R*,3*S*,4*S*,5*R*)-3,4-Dihydroxy-5-(hydroxymethyl)oxolan-2-yl]-2-oxopyrimidin-4-yl] docosanamide

2. 分子式:$C_{31}H_{55}N_3O_6$

3. 分子量:565.78

4. 结构式

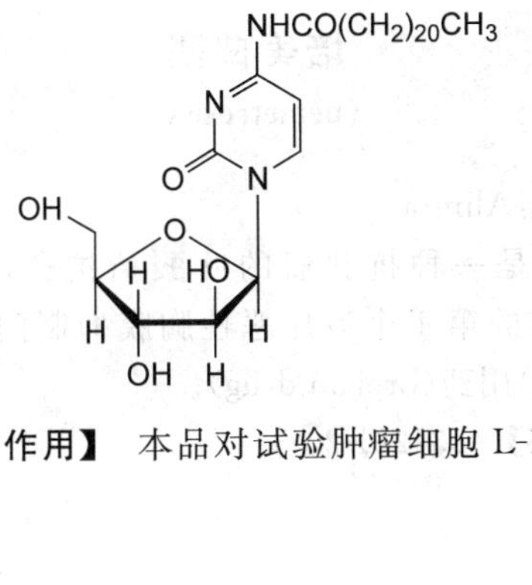

【药理作用】 本品对试验肿瘤细胞 L-1210 白血

病细胞及人白血病细胞都有良好的抗肿瘤作用，效应取决于总给药量，其最适有效量与最小有效量的比值大，由此推测可安全用于临床。其次本品对B-16黑色素瘤、路易斯肺癌、S-180肉瘤等实体瘤试验模型也明显的有抑制作用。

【体内过程】 本品给药后血药浓度升高，以后慢慢减少，本品主要在脾、肝、肾代谢为阿糖胞苷，在血中的阿糖胞苷浓度较使用阿糖胞苷维持时间长、浓度高。脏器中浓度除脑内无分布外，在脾、骨髓、心、肝、肾内依次降低，并可随乳汁中排出。

【适应证】 用于急性白血病。

【不良反应】 1. 消化系统　食欲不振、恶心，有时可出现呕吐、腹泻、口炎等。

2. 神经系统　困倦、腰痛。

3. 肝脏　肝功能不全。

4. 皮肤　红斑、瘙痒等。

5. 变态反应　开始使用本品后有时立即出现皮疹、胸部压迫感、皮肤潮红等严重过敏症，需停药处理。

6. 其他　发热、感染、脱毛。有时开始使用本品后立即出现与临床过敏反应类似的反应（血压下降、嗳气、皮疹、发绀等）。

【禁忌与慎用】 1. 对本品有严重过敏反应的患者禁用。

2. 肝功能不全患者、并发感染症患者慎用。

3. 本品对哺乳动物有致畸作用，所以妊娠期妇女只有治疗效益远超过危险性时才可应用。

4. 哺乳期妇女使用本品时应停止哺乳。

5. 儿童用药的安全性及有效性尚未明确。

【剂量与用法】 日剂量3.5～6.0 mg/kg，与果糖、葡萄糖、木糖醇、0.9%氯化钠注射液、林格溶液或糖电解质注射液混合，1次/日或2次/日，在2～4 h内静脉滴注。一般连续使用10～14 d。

【用药须知】 治疗期间需经常检查外周血常规和骨髓血常规。

【制剂】 注射剂（粉）：150 mg；200 mg；250 mg。

【贮藏】 密闭、干燥、阴凉处保存。

培美曲塞

(pemetrexed)

别名：Alimta

本品是一种抗肿瘤的叶酸拮抗药，是经美国FDA批准的第1个治疗恶性胸膜抑制间皮瘤的新药，属于罕用药(orphan drug)。

【CAS】 137281-23-3

【ATC】 L01BA04

【理化性状】 1. 化学名：*N*-{*p*-[2-(2-amino-4，7-dihydro-4-oxo-1*H*-pyrrolo[2，3-*d*]pyrimidin-5-yl) ethyl]benzoyl}-L-glutamate

2. 分子式：$C_{20}H_{19}N_5NO_6$

3. 分子量：427.4

4. 结构式

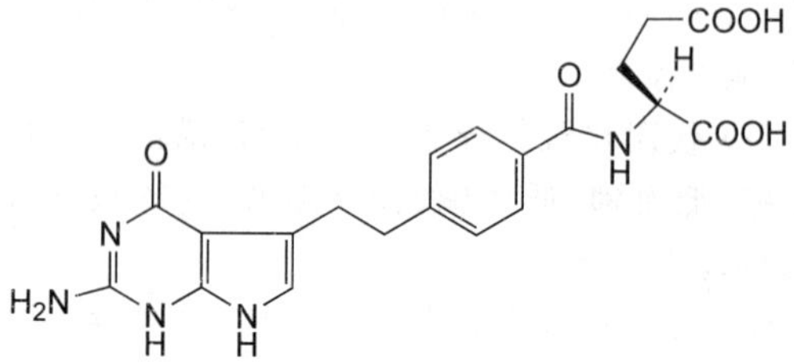

培美曲塞二钠

(pemetrexed disodium)

〖CAS〗 150399-23-8

〖理化性状〗 1. 化学名：Disodium *N*-{*p*-[2-(2-amino-4， 7-dihydro-4-oxo-1*H*-pyrrolo [2， 3-*d*] pyrimidin-5-yl) ethyl]benzoyl}-L-glutamate

2. 分子式：$C_{20}H_{19}N_5Na_2O_6$

3. 分子量：471.4

【药理作用】 1. 本品通过破坏细胞复制所必需的依赖叶酸代谢的过程而发挥作用。体外研究显示，本品可抑制胸苷酸合成酶（thymidylate synthetase，TS）、二氢叶酸还原酶（dihydrofolate reductase，DHFR）和甘氨酰胺核糖核苷酸转甲酰酶（glycinamide ribonucleotide formyltransferase，GARFT），包括新合成的胸苷和嘌呤核苷酸在内的所有叶酸依赖酶。本品通过减少叶酸盐载体和结合在蛋白质转运系统上的膜叶酸盐（membrane folate），而被转运进入细胞里。一旦进入细胞，本品就通过一种folyl-聚谷氨酸合成酶而转变为聚谷氨酸型。于是，此聚谷氨酸型就被保留在细胞里，成为TS和GARFT的抑制物。聚谷氨酸化是一种在肿瘤细胞里产生，而在正常组织里则以较低程度产生的时-浓依赖过程。临床前的研究显示，本品可抑制间皮瘤细胞系（MSTO-211 H和NCI-H2052）的体外生长。在本品合用顺铂时，对MSTO-211 H间皮瘤细胞系具有协同作用。

2. 在不接受叶酸和维生素B_{12}的患者中给予单剂量本品后，使用群体药效学分析，其绝对中性粒细胞数（absolute neutrophil count，ANC）具有特征性。通过对最低ANC的测定，血液毒性的严重程度与本品全身暴露量呈反比。还观察到在胱硫醚或高半胱氨酸基线浓度升高的患者中出现了更低的ANC最低点。这些物质的水平通过补充叶酸和维生素 B_{12} 可能会减少。在多个治疗周期内，在 ANC 处于最低点时，本品的全身暴露量并无累积现象。在本品暴露于 38.3～316.8(mg·h)/ml 之间时，达到本品全身暴露量的 ANC 最低点(AUC)的时间为 8～9.6 d。在 ANC 处于最低点时，而以同样的暴露范围之后 4.2～7.5 d 就可见到 ANC 恢复至基线水平。

【体内过程】 曾在 426 例多种实质瘤患者中，于 10 min 内静脉滴注单剂量本品 0.2～838 mg/m² 以评估本品的药动学。本品在体内的代谢极微，24 h 内主要随尿液排出用药量 70%～90%。总 CL 为 91.8 ml/min，肾功能正常的患者(Ccr = 90 ml/min)的消除 $t_{1/2}$ 约为 3.5 h。如清除减少，AUC 上升，则表明肾功能减退。本品的全身暴露量(AUC)和 C_{max} 与剂量呈比例增加。在多个疗程期间，本品的药动学并无改变。本品的稳态 V_d 为 16.1 L。体外研究显示，其蛋白结合率接近 81%，肾功能不全的严重程度并不影响蛋白结合率的高低。本品没有酶促或酶抑作用。

【适应证】 1. 本品合用顺铂治疗不能采用手术切除的恶性胸膜间皮瘤。

2. 也可用于化疗后局部进展或转移的非小细胞肺癌，不过，尚未对此适应证进行对照试验。

【不良反应】 1. 本品合用顺铂治疗恶性胸膜间皮瘤所引起的不良反应如下。

(1) 中性粒细胞减少、白细胞减少、贫血和血栓栓塞。

(2) 血肌酐升高和肾功能衰竭。

(3) 乏力、发热和周身不适。

(4) 恶心、呕吐、畏食、便秘或腹泻、口炎、咽炎、消化不良、脱水、吞咽痛和食管炎。

(5) 呼吸困难、胸痛、神经病、精神异常、感觉异常、抑郁。

(6) 感染(无中性粒细胞减少)、感染伴中性粒细胞减少、感染发热伴中性粒细胞减少及发热伴中性粒细胞减少。

(7) 变态反应、高敏反应、皮疹和脱皮。

2. 本品治疗非小细胞肺癌所引起的不良反应如下。

(1) 贫血、白细胞减少、中性粒细胞减少和血小板减少。

(2) AST 和(或)ALT 升高、肌酐肾清除率降低、血肌酐升高和肾功能衰竭。

(3) 乏力、发热、水肿、肌痛、脱发和关节痛。

(4) 心肌缺血和血栓栓塞。

(5) 畏食、恶心、呕吐、便秘或腹泻、口炎、咽炎、消化不良、食管炎、吞咽困难和脱水。

(6) 呼吸困难、胸痛、神经病、感觉异常、精神改变、抑郁。

【妊娠期安全等级】 D。

【禁忌与慎用】 1. 对本品过敏者、肾功能不全患者(Ccr<45 ml/min)禁用。

2. 骨髓抑制者应减量慎用。

3. 动物实验显示，本品可使睾丸缩小，精子减少，生育力降低，值得关注。

4. 儿童用药的安全性和有效性尚未确定。

5. 尚未明确本品是否可经乳汁分泌，哺乳期妇女应权衡本品对其的重要性，选择停药或停止哺乳。

【药物相互作用】 1. 顺铂并不影响本品的药动学，本品也不会改变顺铂的药动学。

2. 同时口服叶酸或肌内注射维生素 B_{12}，并不影响本品的药动学。

3. 低至中等剂量的阿司匹林(325 mg，q6 h)并不影响本品的药动学，较高剂量的阿司匹林是否会影响本品的药动学，尚未明确。

4. 在肾功能正常者中，布洛芬一次 400 mg，4 次/日，可使本品 CL 下降 20%，AUC 上升 20%；更高剂量的布洛芬的影响，尚未明确。

5. 同时给予肾毒性药物，可使本品延迟清除，从而加重肾毒性；同时合用经肾小管排泄的药物也会使本品延迟清除，均应避免。

6. 轻、中度肾功能不全患者在使用前 12 d，当天和使用后 2 d 的期间内可使 NSAIDs 的消除 $t_{1/2}$ 缩短。如有必要合用任何 NSAIDs，必须严密监护骨髓抑制、肾毒性和胃肠道毒性。

【剂量与用法】 1. 治疗恶性胸膜间皮瘤：推荐每 21 d 为一个治疗周期，于每个周期的第 1 d 静脉滴注本品 500 mg/m²，于 10 min 内输完。在输完本品半小时后，再静脉滴注顺铂 75 mg/m²，于 2 h 输完，在静脉滴注顺铂前或后均应通过原输液管道补液。

2. 非小细胞肺癌：单用本品 500 mg/m²，疗程和用法同上。

3. 为预防皮疹等过敏反应，在使用本品之前后和给药当天，均口服地塞米松一次 4 mg，2 次/日。

4. 为了减少和(或)减轻本品的毒性反应，使用本品的患者每天必须口服低剂量的叶酸或者含有叶酸的维生素制剂。

5. 所有接受本品的患者均应测定血常规和生化分析，在每一治疗周期之前和周期的第 8 d 和第 15 d 均应测定中性粒细胞的最低值和恢复的情况。除非 ANC≥1500/mm³，血小板计数≥100000/mm³，Ccr≥45 ml/min 时，才能开始新的治疗周期。此外，患者还应定期检查肝肾功能，供继续治疗参考。

6. 在第1次给本品之前的7 d内，至少应连续使用叶酸5 d，而且在全疗程中持续给药。在最后1次静脉滴注本品后还要持续使用叶酸21 d。此外，在第1次给予本品前1周以及以后的每个治疗周期前应肌内注射维生素B_{12} 1次，以后则在给予本品的同一天肌内注射。叶酸用量是350～1000 μg/次，维生素B_{12}则为1000 μg/次；在临床试验中，叶酸的最常使用量是400 μg/次。

7. 本品静脉输液的配制方法是，先以0.9%氯化钠注射液20 ml注入装有本品的小瓶内，轻轻旋转使其完全溶解，然后再用0.9%氯化钠注射液100 ml进一步稀释。配制好的药液贮于室温下或冰箱里均可保持稳定24 h。未用完的药液应弃之。

8. 从第2个治疗周期开始，每个周期的剂量应根据血液监测的结果来决定。

(1) 当ANC＜500/mm^3和血小板计数＞50000/mm^3时，本品和顺铂都只使用原剂量的75%。

(2) 当血小板计数＜50000/mm^3，两药只用原剂量的50%。

(3) 除黏膜炎之外的毒性反应达到3～4级时，两药应用原剂量的75%。

(4) 任何腹泻均须住院治疗，如腹泻达到3～4级，则用原剂量的75%。

(5) 如发生3～4级黏膜炎，也只用原剂量的75%。

(6) 如出现神经毒性，应减量50%，毒性严重达3～4级者，应停药。

【用药须知】 1. 准备输液给药时，要小心操作，建议带上防护手套。

2. 包括血小板在内的全血细胞计数应定期检测，一般应在每个周期的第8 d和第15 d进行。

3. 如中性粒细胞绝对值＜1500/mm^3、血小板计数＜100000/mm^3、Ccr＜45 ml/min，就不应开始新的治疗周期。

4. 小瓶内的药物，应首先用20 ml 0.9%氯化钠注射液配成浓度为25 mg/ml的溶液。从此溶液中抽取用量再用0.9%氯化钠注射液100 ml稀释，于10 min左右输完。

5. 以上稀释液在室温和冷藏条件下均能保持稳定，含有钙的溶液不可与本品配伍。

6. 本品的药动学参数在年龄为26～80岁之间无改变，男女性别的药动学无改变，≥65岁者不必降低剂量。

7. 高加索人和非洲人的药动学类似，其他种群不详。

8. AST、ALT和胆红素升高对本品的药动学无影响，但是本品并未在肝功能不全的人群中进行研究。

9. 本品应在有临床经验的医师指导下应用。

10. Ccr为45 ml/min、50 ml/min和80 ml/min的患者与Ccr为100 ml/min的患者相比，前者的AUC分别上升65%，45%和13%。

11. 使用本品前先给予地塞米松，可减少皮肤反应的发生率并减轻反应的严重程度。

12. 在给予本品之前，应先抽出患者的胸水和腹水。

13. 超量给药后最常见的毒性是骨髓抑制，伴或不伴发热、感染和黏膜炎，一般应尽早施以支持疗法，症状严重者可给予叶酸钙，首次静脉注射100 mg/m^2，以后每6 h一次，连用8 d。本品能否被透析清除尚未明确。

【制剂】 注射剂(冻干粉)：500 mg。

【贮藏】 贮于15～30 ℃。

雷替曲塞

(raltitrexed)

别名：拉替群司特、Raltitresed、Tomudex

本品属于高选择性胸苷酸合成酶(TS)抑制剂。

【CAS】 112887-68-0

【ATC】 L01BA03

【理化性状】 1. 化学名：*N*-{5-[3,4-Dihydro-2-methyl-4-oxoquinazolin-6-ylmethyl(methyl)amino]-2-thenoyl}-L-glutamic acid

2. 分子式：$C_{21}H_{22}N_4O_6S$

3. 分子量：458.5

4. 结构式

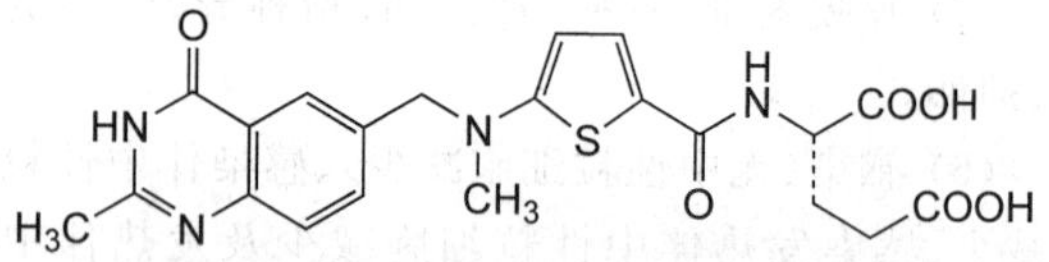

【药理作用】 本品通过细胞膜上还原型叶酸甲氨蝶呤载体而被细胞主动摄取。进入细胞后，本品被叶酸多聚谷氨酸合成酶快速、完全地代谢为一系列多聚谷氨酸类化合物。这些化合物具有更强的抑制胸腺嘧啶合成酶的作用，可抑制肿瘤细胞DNA的合成，对肿瘤细胞产生毒性。因本品能在细胞内滞留，故可较长时间地发挥作用。目前，本品的联合用药尚处于临床试用阶段，其方案有：①本品与紫杉烷类(如紫杉醇和多西他赛等)合用治疗实体瘤，与紫杉醇、卡铂联合治疗非小细胞肺癌；②本品与蒽环霉素类(如多柔比星和柔红霉素等)合用治疗局部晚期或转移性胃癌；③本品与铂类药物（如奥沙利铂等）合用治疗转移性结肠和直肠癌；④本品与拓扑异构酶抑制剂（如依利特肯）合用治疗直肠癌；⑤本品与氟尿嘧啶合用治疗结肠和直肠癌。

【体内过程】 患者接受本品 3 mg/m^2 治疗后，血药浓度与时间呈三室模型，平均最大血药浓度为 0.833 mg/L，AUC 为 1.09(mg·h)/L，其分布相 $t_{1/2}$ 为 0.8～3 h，终末消除 $t_{1/2}$ 为 8.2～10.5 h，而与用药剂量无关。本品主要以原药形式随尿液排出，患有轻、中度肾功能不全的患者，其 $t_{1/2}$ 明显延长，且 AUC 为正常肾功能患者的 2 倍，约 3%～14% 随粪便排出。

【适应证】 用于治疗晚期结肠和直肠癌。

【不良反应】 1. 可发生与剂量相关的骨髓抑制（如白细胞和血小板减少）、乏力和不适。

2. 可见恶心、呕吐、畏食、腹泻和口腔炎，如果呕吐和腹泻严重，可出现大量失水，导致肾功能受损，甚至肾功能衰竭。

3. 常见转氨酶升高，偶见胆红素和 ALP 升高。

4. 可见呼吸困难，有因肺出血导致死亡的报道。

5. 可出现皮疹和脱发。有首次给药后出现吸气性喘鸣和严重哮喘的报道。

6. 还可能发生一过性体温升高。

【禁忌与慎用】 1. 对本品过敏者、妊娠期妇女和儿童禁用。

2. Ccr＜25 ml/min 者，急性感染者、腹泻未得到控制者和明显的骨髓抑制者亦禁用。

3. 接受化疗不足 1 个月患者、腹泻易感者、轻度骨髓抑制者和化疗毒性未缓解者以及 8 周内曾接受放疗或放射超过 30% 的骨髓部位均应慎用。

4. 尚未明确本品是否可经乳汁分泌，哺乳期妇女应权衡本品对其的重要性，选择停药或停止哺乳。

【药物相互作用】 体外研究表明，本品与氟尿嘧啶合用可产生协同作用，作用大小与给药方案和剂量有关。

【剂量与用法】 1. 成人静脉给药，一次 3 mg/m^2，每 3 周 1 次，以 0.9% 氯化钠注射液或 5% 葡萄糖注射液 50 ml 稀释，于 15 min 左右静脉滴注完，一次极量为 3.5 mg/m^2。

2. Ccr 为 25～65 ml/min 时，给药剂量应减半，每 4 周给药 1 次；CL 如＜25 ml/min 时，则禁用本品。

3. 轻、中度肝功能不全患者不必调整剂量，重度肝功能不全患者不推荐使用。

【用药须知】 1. 本品只可单独给药，避免和其他药物混用。

2. 本品稀释后应避光，必须在 24 h 内使用，静脉滴注过程中应遮盖输液瓶，严密避光。

3. 不建议本品与亚叶酸钙、叶酸和维生素制剂合用。本品合用其他细胞毒药物的安全性尚未明确。

4. 本品过量使用，可导致骨髓抑制和胃肠道毒性。对药物过量的处理是，每 6 h 给予亚叶酸钙 25 mg/m^2。

5. 本品须由掌握肿瘤化疗并能熟练处理化疗相关的毒性反应的临床医师给药或在其指导下使用。接受治疗的患者应配合监护，以便及时发现可能的不良反应（尤其是腹泻）并处理。

6. 老年患者更易出现毒性反应，尤其是胃肠道毒性（腹泻或黏膜炎），应严格监护。

7. 夫妻任何一方在接受本药治疗期间以及停药后至少 6 个月内应避孕。

8. 此前使用氟尿嘧啶治疗方案而疾病仍然进展得患者可能会对本品产生耐药。

【制剂】 注射剂（冻干粉）：2 mg。

【贮藏】 贮于 15～30 ℃。

卡莫氟
(carmofur)

别名：氟脲己胺、嘧福禄、Carmofurum、HCFU、MCFU、Mifurol

本品为氟尿嘧啶衍生物。

【CAS】 61422-45-5

【ATC】 L01BC04

【理化性状】 1. 本品为白色或类白色结晶性粉末，无臭，无味。在三氯甲烷中易溶，在甲醇、乙醇或苯中微溶，在水中几乎不溶。

2. 化学名：5-Fluoro-*N*-hexyl-2，4-dioxo-pyrimidine-1-carboxamide

3. 分子式：$C_{11}H_{16}FN_3O_3$

4. 分子量：257.26

5. 结构式

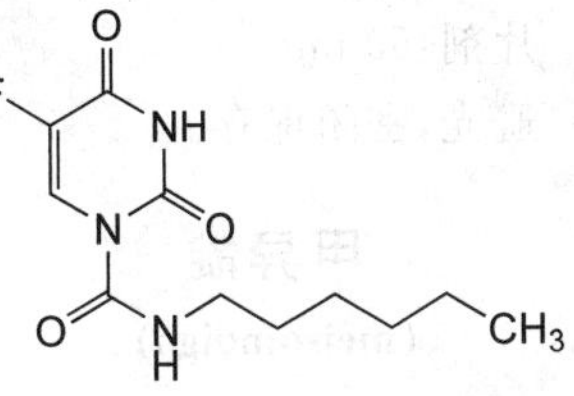

【药理作用】 本品在体内缓慢释放出氟尿嘧啶而起抗肿瘤作用，属细胞周期特异性药物。药理作用可参见“氟尿嘧啶”项下。

【体内过程】 口服后迅速吸收，2～4 h 后达血药峰值，有效血药浓度可维持 9 h 以上(当口服本品 5 mg/kg 时，血液中氟尿嘧啶浓度超过 0.1 μg/ml)。本品在体内经多种代谢途径(包括肝外代谢)缓慢释放出氟尿嘧啶。脑脊液中氟尿嘧啶浓度较其他衍生物低。口服后约 15%以氟尿嘧啶或其代谢物形式从尿中排出。

【适应证】 用于消化道肿瘤，如胃癌、大肠癌、肝癌等，也用于乳腺癌的治疗。

【不良反应】 1. 偶见白细胞、血小板减少，言语、步行及意识障碍，锥体外系反应，恶心、呕吐，腹痛、腹泻。

2. 罕见消化道溃疡。偶见肝肾功能异常，有时出现胸痛、心电图异常。

3. 其他会出现皮疹、发热、水肿等。

【禁忌与慎用】 1. 对本品过敏者、妊娠早期禁用。

2. 老年患者、恶病质或营养不良者及肝、肾功能不全患者慎用。

3. 尚未明确本品是否可经乳汁分泌，哺乳期妇女应权衡本品对其的重要性，选择停药或停止哺乳。

4. 儿童用药的安全性及有效性尚未明确。

【药物相互作用】 给药后摄取含乙醇的饮料可引起脑缺血样症状及意识模糊。

【剂量与用法】 600～800 mg/d，分 2～4 次服用，连用 4～6 周为一疗程。肝功能不全时，特别是在重度肝功能不全的患者中血药浓度较高，视情况可将常规用量减半给药。

【用药须知】 1. 与其他细胞毒药物合用时应酌情减量。

2. 患者血白细胞计数低于 3×10^9/L 时应停用本品。

3. 用药前后及用药时应当检查或监测白细胞、血小板计数。

4. 用药期间出现下肢乏力、步行摇晃、说话不清、头晕麻木、站立不稳和健忘等症状时宜及时停药，以免演进为白质脑病。

【制剂】 片剂：50 mg。

【贮藏】 避光，密闭保存。

甲异靛

(meisoindigo)

别名：Tabelvae、Meisoindici

【CAS】 97207-47-1

【理化性状】 1. 化学名：3-(1,2-Dihydro-2-oxo-3*H*-indol-3-ylidene)-1,3-dihydro-1-methyl-2*H*-indol-2-one

2. 分子式：$C_{17}H_{12}N_2O_2$

3. 分子量：276.3

4. 结构式

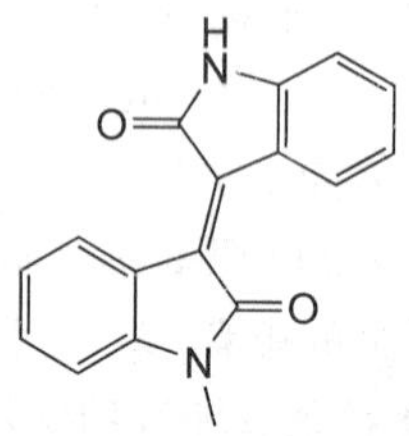

【药理作用】 本品为靛玉红的类似物。实验证明，本品对小鼠淋巴细胞白血病细胞株 L1210、L615 等均具有抑制作用，能破坏白血病瘤细胞。其作用原理为抑制 DNA 聚合酶，影响了 DNA 聚合过程，从而使 DNA 合成受到抑制。

【体内过程】 大鼠口服，血中放射性高峰出现在给药 12 h 后，药物(包括肺癌组织)分布较广。48 h 后开始下降，各组织器官中以肝、胆、肠的浓度最高，绝大部分以代谢产物随粪便排出。

【适应证】 主要用于治疗慢性粒细胞性白血病。

【不良反应】 本品常引起恶心、食欲缺乏、关节疼痛，个别患者出现严重肢体疼痛或骨髓抑制，停药可恢复正常。

【禁忌与慎用】 1. 妊娠期妇女、婴幼儿禁用。

2. 年老体弱者慎用。

3. 尚未明确本品是否可经乳汁分泌，哺乳期妇女应权衡本品对其的重要性，选择停药或停止哺乳。

【剂量与用法】 口服，2～3 次/日，一次 50 mg，饭后服。

【用药须知】 本品应在医生指导下服药，并定期检查白细胞和血小板数量，出现不良反应对症处理。

【制剂】 片剂：25 mg。

【贮藏】 遮光、密闭保存。

替吉奥

(tegafur)

别名：威达康、爱斯万、苏立、S-1

本品是由替加氟、吉美嘧啶、奥替拉西钾组成的复方制剂。

【药理作用】 1. 本品为复方的氟尿嘧啶衍生物口服抗癌剂，含有替加氟(FT)和以下两类调节剂——吉美嘧啶(CDHP)及奥替拉西(Oxo)，含量摩尔比为 1∶0.4∶1。其 3 种组分的作用为：FT 是氟尿嘧啶的前体药物，具有优良的口服生物利用度，能在活体内转化为氟尿嘧啶；CDHP 能够抑制在二氢嘧啶脱氢酶作用下从 FT 释放出来的氟尿嘧啶的分解代谢，因而有助于维持长时间血中和肿瘤组织中氟尿嘧啶的有效浓度，从而取得与氟尿嘧啶持续静脉滴注类似的疗效。Oxo 能够拮抗氟尿嘧啶的磷酸化，口服给药后，Oxo 在胃肠组织中具有很高的分布浓度，从而影响氟尿嘧啶在胃肠道的分布，进而降低氟尿嘧啶的毒性作用。

2. 本品与氟尿嘧啶相比具有以下优势：①能维持较高的血药浓度并提高抗癌活性；②明显减少药物毒性；③给药方便。

3. 本品对 Lewis 肺癌转移模型及 L5178 Y 肝癌转移模型（小鼠）具有延长存活期的作用，对人胃癌、大肠癌细胞移植模型（裸鼠）具有抑制肿瘤增殖的作用。

4. 急性毒性实验结果显示，小鼠的 LD_{50} 为 441～551 mg/kg，Beagle 犬的 LD_{50} 为 53 mg/kg。长期毒性实验结果显示，本品对 SD 大鼠、Beagle 犬连续口服给药 13～52 周，主要毒性作用靶器官是骨髓造血干细胞。

【体内过程】 体外试验显示，本品中各成分及氟尿嘧啶的人血清蛋白结合率分别为替加氟 49%～50%，吉美嘧啶 32%～33%，奥替拉西钾 7%～10%，氟尿嘧啶 17%～20%。参与由替加氟转变为氟尿嘧啶的酶主要是 CYP2A6。

【适应证】 治疗不能切除的局部晚期或转移性胃癌。

【不良反应】 本品可引起骨髓抑制，肝功能损伤，食欲缺乏，转氨酶升高。严重腹泻的发生率为 0.4%，严重肠炎的发生率 0.2%，间质性肺炎的发生率 0.4%，严重口腔溃疡和出血的发生率 0.2%，可能发生急性肾功能衰竭、皮肤毒性、嗅觉缺失。

【禁忌与慎用】 1. 禁用于对本品成分有严重过敏史的患者、严重骨髓抑制患者（可能导致症状恶化）、严重的肾功能不全的患者、重度肝功能不全患者、正在使用其他氟尿嘧啶类抗肿瘤药（包括与这些药物的联合化疗）的患者、正在使用氟尿嘧啶的患者、正在接受索利夫定及其结构类似物溴夫定（brivudine）治疗的患者、妊娠或有可能妊娠的妇女。

2. 慎用于感染疾病患者、糖耐量异常患者、有间质性肺炎或间质性肺炎病史患者、有心脏病或心脏病病史患者、消化道溃疡或出血患者、老年患者。

3. 尚未明确本品是否可经乳汁分泌，哺乳期妇女应权衡本品对其的重要性，选择停药或停止哺乳。

4. 儿童用药的安全性及有效性尚未明确。

【药物相互作用】 1. 本品不能与氟尿嘧啶类抗肿瘤药合用，如氟尿嘧啶、替加氟尿嘧啶复方制剂（UFT 等）、替加氟（futraful）、去氧氟尿苷（furtulon）、卡培他滨（Xeloda）。

2. 本品与卡莫氟（Mifurol）合用，早期即可导致严重的血液系统障碍以及腹泻、口腔炎等消化道功能障碍。本品中的吉美嘧啶可抑制合用药物中氟尿嘧啶的分解代谢，使血中氟尿嘧啶浓度显著升高。

3. 本品与苯妥英钠合用可发生苯妥英钠中毒（恶心、呕吐、眼球震颤、运动障碍等）。替加氟可抑制苯妥英钠代谢，使其血药浓度升高。本品可增强双香豆素的作用，导致凝血功能异常。

4. 在本品使用过程中，放射线照射等可增强血液系统、消化系统的不良反应。

【剂量与用法】 1. 体表面积＜1.25 m^2 的患者，一次 40 mg，2 次/日，早餐和晚餐后服用；28 d 为一个周期，间隔 14 d 再重复。

2. 体表面积在 1.25～1.5 m^2 之间的患者，一次 50 mg，2 次/日，早餐和晚餐后服用；28 d 为一个周期，间隔 14 d 再重复。

3. 体表面积≥1.5 m^2 的患者，一次 60 mg，2 次/日，早餐和晚餐后服用；28 d 为一个周期，间隔 14 d 再重复。

4. 如果患者在服药期间肝肾功能正常，血液检验正常，胃肠无不适，间隔时间可以缩短为 7 d。一次用量可以依次调高到 50 mg、60 mg 或 75 mg。

5. 本品不能与其他氟尿嘧啶类药物和抗真菌类药物合用。

【用药须知】 1. 停用本品后至少间隔 7 d 以上再使用其他药物。其他药物停用后，亦需间隔适当的时间再给予本品。

2. 曾有报道，由于骨髓抑制引起严重感染（败血症），进而导致败血症性休克或弥散性血管内凝血甚至死亡，因此须注意感染、出血倾向等症状的出现或恶化。

3. 育龄期患者需要给药时，应考虑对性腺的影响。

4. 曾有报道，不排除本品可导致间质性肺炎恶化甚至死亡，因此在使用本品时，须确认有无间质性肺炎。

【制剂】 胶囊剂：20 mg（替加氟 20 mg，吉美嘧啶 5.8 mg，奥替拉西钾 19.6 mg）；25 mg（替加氟 25 mg，吉美嘧啶 7.25 mg，奥替拉西钾 24.5 mg）。

【贮藏】 室温下密闭保存。

普拉曲沙

(pralatrexate)

别名：Foltyn

本品为供静脉注射用的叶酸类似代谢物的靶向抑制剂。

【CAS】 146464-95-1

【ATC】 L01BA05

【理化性状】 1. 本品为灰白色至黄色固体，在 pH6.5 及以上时可溶于水。本品几乎不溶于三氯甲烷和乙醇。pK_a 值为 3.25，4.76 和 6.17。本品注射液为黄色澄明溶液。

2. 化学名：(2*S*)-2-[[4-[(1*RS*)-1-[(2, 4-Diaminopteridin-6-yl) methyl] but-3 ynyl] benzoyl] amino] pentanedioic acid

3. 分子式：$C_{23}H_{23}N_7O_5$

4. 分子量：477.48

5. 结构式

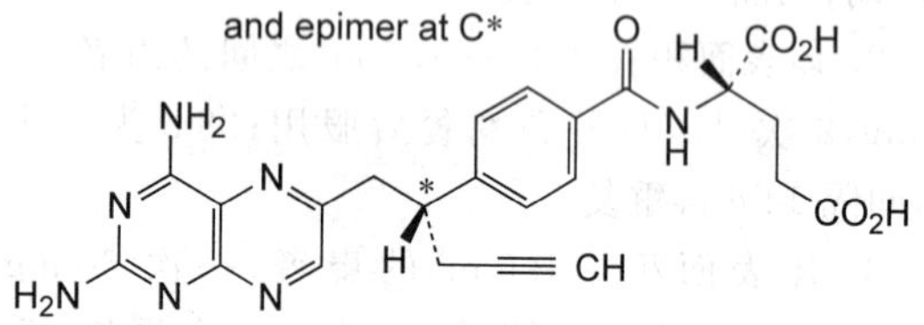

（注：本品是在 10 位上的非对映体 *S* 和 *R* 以 1∶1 方式的外消旋混合物，以 * 标出。）

【用药警戒】 1. 骨髓抑制　本品可抑制骨髓功能，可发生血小板减少症、粒细胞减少症和贫血。一次给药前，应该根据绝对中性粒细胞数（ANC）和血小板计数调整剂量。

2. 黏膜炎　本品治疗的患者可能发生黏膜炎，如果严重程度≥2 级，应调整剂量。应补充叶酸和维生素 B_{12}。

【药理作用】 本品能完全抑制二氢叶酸还原酶，还可以竞争性抑制由多聚谷氨酰合成酶的聚麸胺作用，阻断胸腺嘧啶核苷及其他依赖单碳转移的生物分子的合成。通过干扰 DNA 的合成，促使肿瘤细胞死亡。

【体内过程】 1. 吸收　10 位外周 T 细胞型淋巴瘤（PTCL）患者单剂给予本品 30 mg/m²，3～5 min 静脉推注（壶入），每周 1 次，连续给药 6 周，得到药动学参数。本品非对映体的总清除率为 417 ml/min（*S*-非对映体）和 191 ml/min（*R*-非对映体）。终末消除 $t_{1/2}$ 为 12～18 h（CV = 62%～12%）。AUC 和 C_{max} 与剂量成正比（剂量范围 30～325 mg/m²，含来自大剂量实体瘤临床研究的药动学数据）。本品多周期给药的药动学无显著改变，未观察到蓄积。

2. 分布　本品非对映体的稳态分布容积为 105 L（*S*-非对映体）和 37 L（*R*-非对映体）。体外研究表明本品的血浆蛋白结合率约为 67%。用 MDR1-MDCK 和 Caco-2 细胞系进行的体外研究表明本品不是 P-糖蛋白的底物，也不抑制 P-糖蛋白介导的转运。

3. 代谢　CYP 酶及葡糖醛酸糖苷酶不是本品主要的代谢酶，本品仅对 CYP 同工酶有弱诱导或抑制活性。

4. 排泄　未进行质量平衡研究。当本品剂量为 30 mg/m²（3～5 min 静脉推注）时，尿中排泄原药 *S*-非对映体为给药剂量的 31%（CV=47%），*R*-非对映体为 38%（CV=45%）。随肌酐清除率降低本品的清除率亦降低。未对肝功能不全患者进行研究。

5. 年龄及性别　由于本品的肾脏分泌对总清除率的贡献，年龄相关的肾功能不全可能导致其清除率降低和血药浓度相应升高。性别对药动学无明显影响。

【适应证】 用于治疗复发性或难治性外周 T 细胞型淋巴瘤（PTCL），批准该适应证是基于本品治疗 PTCL 的总反应率，但尚无证据证明本品能够改善患者无进展生存期或总体生存率。

【不良反应】 1. 常见不良反应　黏膜炎（70%）、血小板减少症（41%）、恶心（40%）和乏力（36%）。其次是贫血（34%）、便秘（33%）、发热（32%）、水肿（30%）、咳嗽（28%）、鼻衄（26%）、呕吐（25%）、中性粒细胞减少（24%）、腹泻（21%）、呼吸困难（19%）、食欲缺乏（15%）、低钾血症（15%）、皮疹（15%）、瘙痒（14%）、咽痛（14%）、肝功能异常（13%）和腹痛（12%）。

2. 严重不良反应　44%的患者（$n=49$）在研究中或在末次给药后 30 d 内经历过严重不良事件。不考虑因果关系，最常见的（>3%）严重不良事件为发热、黏膜炎、脓毒症、嗜中性白细胞减少症伴发热、脱水、呼吸困难和血小板减少症。

【妊娠期安全等级】 D。

【禁忌与慎用】 1. 本品可能对胎儿造成致命伤害，因此妇女在治疗期间应避免怀孕，妊娠期妇女禁用。

2. 本品是否经人乳汁分泌尚不确定。由于很多药物可通过乳汁排泄，故考虑本品可能对哺乳幼儿造成潜在的严重不良反应。哺乳期妇女应权衡本品对其重要性，选择停药或停止哺乳。

3. 儿童用药的安全性及有效性尚未确定。

【药物相互作用】 1. 体外试验研究表明，本品不是 CYP 的底物、抑制剂或诱导剂，基于 CYP 发生药物之间相互作用的可能性很小。

2. 在Ⅰ期临床研究中，与丙磺舒同服，增加丙磺舒剂量可导致本品清除的延迟，增加其在体内的停留。由于肾清除占本品总清除的约 34%，故同服影响肾清除率的药物(非甾体抗炎药、甲氧苄啶、磺胺甲噁唑)可延缓本品的清除。

【剂量与用法】 1. 推荐剂量用法　7 周为一治疗周期，前 6 周每周 1 次，一次 30 mg/m^2，3～5 min 内静脉注射。首次注射本品 10 d 前至末次注射后 30 d 内，一日需口服叶酸 1.0～1.25 mg，同时于首次注射前 10 周，肌内注射 1 mg 维生素 B_{12}，此后每 8～10 周注射 1 次，以后可以在给予本品的同一天内注射。

2. 剂量调整　给予本品前，黏膜炎≤1 级，首次给药前血小板计数≥100000/μl，以后一次给药前血小板计数≥50000/μl，且绝对中性粒细胞计数(ANC)≥1000/μl 才能开始治疗。

3. 根据黏膜炎调整剂量

(1) 首次出现 2 级黏膜炎反应，暂停治疗，直至恢复至 1 级时，重新以原剂量开始。

(2) 再次出现 2 级黏膜炎反应，暂停治疗，直至恢复至 1 级时，重新以 20 mg/m^2 剂量开始。

(3) 出现 3 级黏膜炎反应，暂停治疗，直至恢复至 1 级时，重新以 20 mg/m^2 剂量开始。

4. 根据血液毒性调整剂量

(1) 从给药当天起连续一周血小板计数低于 50000/μl，暂停治疗恢复后，以原剂量开始治疗。

(2) 从给药当天起连续两周血小板计数低于 50000/μl，暂停治疗恢复后，以 20 mg/m^2 的剂量开始。

(3) 从给药当天起连续三周血小板计数低于 50000/μl，应停止治疗。

(4) 从给药当天起连续一周 ANC 介于 500～1000/μl 无发热，应暂停治疗，恢复后，以原剂量开始。

(5) 从给药当天起持续 1 周 ANC 介于 500～1000/μl 并伴有发热或 ANC 低于 500/μl，应暂停治疗，给予粒细胞集落刺激因子(G-CSF)或粒细胞-巨噬细胞集落刺激因子(GM-CSF)支持治疗，恢复≥1000/μl 后，在 G-CSF 或 GM-CSF 支持下，以原剂量开始。

(6) 从给药当天起持续 2 周 ANC 介于 500～1000/μl 并伴有发热或 ANC 低于 500/μl，或第二次出现上述情况，应暂停治疗，给予 G-CSF 或粒细胞-巨噬细胞集落刺激因子(GM-CSF)支持治疗，恢复至≥1000/μl 后，在 G-CSF 或 GM-CSF 支持下，以 20 mg/m^2 的剂量开始。

(7) 从给药当天起持续 3 周出现 ANC 介于 500～1000/μl 并伴有发热或 ANC 低于 500/μl，或第 3 次出现上述情况，应停止治疗。

5. 根据其他相关毒性调整剂量

(1) 给药当天出现 3 级毒性，暂停治疗，恢复后从 20 mg/m^2 的剂量开始。

(2) 给药当天出现 4 级毒性，停止治疗。

6. 配制方法及注意事项

(1) 用前肉眼观察药液是否变色及有不溶性颗粒，如有，不能使用。

(2) 抽取本品需在无菌环境下进行，本品不必稀释。

(3) 本品不含防腐剂且为一次性使用制剂，剩余药液不得再用。

(4) 本品未拆包装于室温可保存 72 h，超过时限不可使用。

【用药须知】 1. 使用本品时应同时补充叶酸及维生素 B_{12}，以减少严重不良反应的发生率及严重性。

2. 用药过程中需监测全血细胞计数及黏膜炎症状，一旦有异应立即采取措施。

3. 本品应在取得抗恶性肿瘤药物使用资格的医师监督下使用。使用地点必须有足够的诊断治疗设施，如需要可处理并发症。

4. 本品是具有细胞毒性的抗癌药，当配制、处置和给药的时候应谨慎，建议穿戴防护服和手套。如果不慎接触到皮肤，应立即用肥皂和水清洗干净。如果接触到黏膜，须用大量水清洗。

5. 尚无肾功能损害患者的临床研究，但对于中、重度肾功能不全的患者应慎用。增加剂量的患者应监测肾功能和全身毒性反应。

6. 本品治疗后需要观察肝功能。持续肝功能异常是肝功能受损的标志，需要调整剂量并监测肝功能。

7. 尚无肝功能不全的患者资料。临床试验排除了总胆红素＞1.5 mg/dl、AST 或 ALT 超过正常上限(ULN)2.5 倍的患者。

【制剂】 注射液：20 mg/1 ml；40 mg/2 ml。

【贮藏】 密封，避光，贮于 2～8 ℃。

克拉屈滨

(cladribine)

别名：克拉立平、Leustatin

【CAS】 4291-63-8

【ATC】 L01BB04

【理化性状】 1. 化学名：2-Chloro-6-amino-9-(2-deoxy-β-D-erythropentofuranosyl) purine

2. 分子式：$C_{10}H_{12}ClN_5O_3$

3. 分子量：285.7

4. 结构式

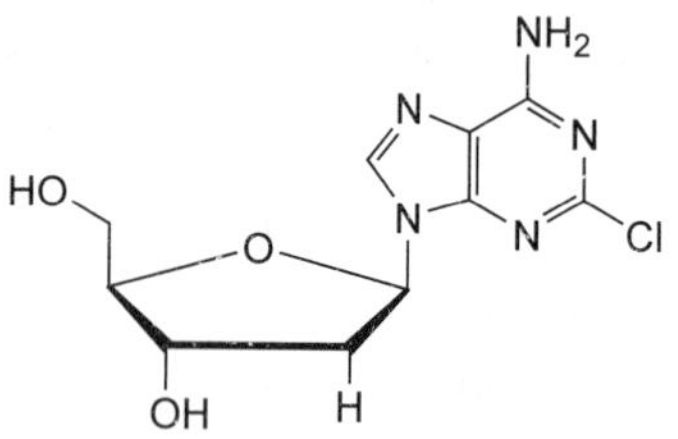

5. 稳定性：5%葡萄糖会加速本品的降解，所以不应作为稀释溶剂。室温和有光线条件下，克拉屈滨的0.9%氯化钠注射液贮藏在PVC输液器中，至少可稳定24 h。冰冻不会对溶液产生不利影响，一旦冻结，室温放置待自然溶化；不可加热或使用微波。溶解后的溶液冷藏有效期内保持稳定，不可再冻结。一旦稀释，迅速给药或给药前2～8 ℃保存不超过8 h。

【用药警戒】 1. 骨髓抑制　本品可抑制骨髓功能，常可逆转并呈剂量依赖性。

2. 神经毒性（包括不可逆的下肢轻瘫和四肢轻瘫）　接受本品高剂量（毛细胞性白血病推荐剂量的4～9倍）静脉滴注的患者有神经毒性的报道。

3. 肾毒性　高剂量（毛细胞性白血病推荐剂量的4～9倍）本品，尤其与其他肾毒性药物或疗法合用时，可观察到急性肾毒性。

【药理作用】 本品是一种含氯嘌呤核苷酸类似物，可抑制DNA合成和修复，尤其是淋巴细胞和单核细胞。

【体内过程】 有报道，静脉滴注后，本品血药浓度呈多相下降，终末$t_{1/2}$为3～22 h。本品分布广泛，可进入中枢神经系统。血浆蛋白结合率约20%。本品在细胞内通过脱氧胞苷激酶磷酸化生成细胞毒性的核苷酸。

【适应证】 用于治疗活动性的伴有临床意义的贫血，中性粒细胞减少，血小板减少以及疾病相关症状的毛细胞白血病（HCL）治疗。

【不良反应】 1. 本品可导致严重的骨髓抑制、中性粒细胞减少、贫血和血小板减少，需静脉滴注血液制品。出现长时间的CD_4^+淋巴细胞减少，4～6个月达最低值。也可能发生长时间的骨髓细胞过少。溶血性贫血也可见报道。

2. 其他不良反应包括发热、疲劳、不适、轻度恶心和胃肠道紊乱、皮疹、瘙痒、紫癜、头痛、眩晕、咳嗽、呼吸困难、水肿、心动过速、关节痛和肌肉痛。

3. 极高剂量的克拉屈滨可导致严重的肾和神经系统毒性以及骨髓抑制。在目前的推荐剂量下，严重的神经毒性少见，但可能出现意识模糊、神经病变、共济失调、失眠和嗜睡。

4. 像其他抗代谢药一样，应用本品治疗后的患者有出现Epstein-Barr病毒相关淋巴瘤的报道。一项研究发现，慢性淋巴细胞白血病的患者，使用本品治疗和使用烷化剂和联合化疗相比，没有显著增加发生二次恶性肿瘤的风险。但是，应用本品治疗的患者肺癌的发生率明显升高。

【妊娠期安全等级】 D。

【禁忌与慎用】 1. 对本品或制剂中其他成分过敏者禁用。

2. 尚未明确本品是否可经乳汁分泌，哺乳期妇女使用时，应暂停哺乳。

3. 儿童用药的安全性和有效性尚未建立。

【药物相互作用】 与能引起免疫抑制和骨髓抑制的药物合用应谨慎。

【剂量与用法】 1. 毛细胞白血病的剂量，0.09 mg/(kg·d)(3.6 mg/m^2)剂量连续静脉滴注，7 d为一疗程；如患者对初始疗程无应答，也不可能对更多的剂量有应答。本品仅可静脉滴注。

2. 本品静脉滴注溶液仅可用0.9%的氯化钠注射液稀释，为减少微生物污染的机会，本品注射液和稀释液应使用0.22 μm的无菌滤器滤过。

【用药须知】 1. 本品处置过程中，如接触到皮肤或黏膜，应立即用大量清水冲洗。

2. 接受本品治疗的患者应密切观察血液学和非血液学毒性体征，定期评估外周血细胞计数，尤其在开始治疗后的第4～8周。注意监测贫血、中性粒细胞减少症、血小板减少症和本品可能的后遗症（如感染或出血）。

3. 本品治疗中和治疗后，规律监测血液学特征以确定骨髓抑制的程度。

4. 应定期评估患者的肝肾功能。

5. 本品过量无特异性解毒剂，尚未明确透析是否可清除本品。

6. 接受本品注射剂的患者不推荐给予活减毒

疫苗。

【制剂】 注射液：10 mg/1 ml。

【贮藏】 避光，贮于 2～8 ℃。

六甲蜜胺

(altretamine)

别名：克瘤灵、六甲基嘧胺、Exastat

本品为嘧啶类抗代谢药。

【CAS】 645-05-6

【ATC】 L01XX03

【理化性状】 1. 化学名：2，4，6-Tris（dimethylamino）-1，3，5-triazine；*N*2，*N*2，*N*4，*N*4，*N*6，*N*6-hexamethyl-1，3，5-triazine-2，4，6-triamine

2. 分子式：$C_9H_{18}N_6$

3. 分子量：210.3

4. 结构式

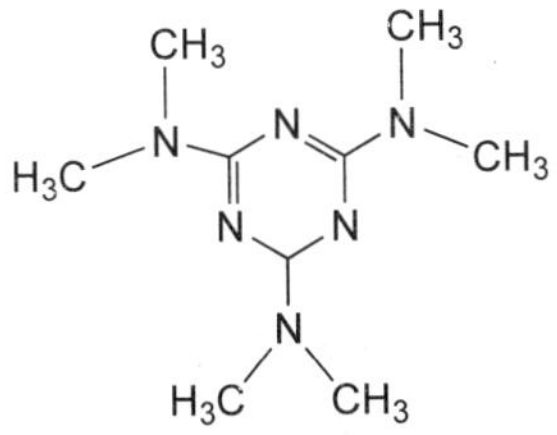

【用药警戒】 1. 本品应在有肿瘤化疗经验的医生指导下使用。

2. 在本品治疗期间应至少每月监测全血细胞计数，如临床需要随时检查。

3. 在本品治疗期间应常规监测神经毒性。

【药理作用】 本品具有细胞周期（S 期）特异性。其化学结构与烷化剂三乙烯三聚氰胺（癌宁，TEM）相似，但作用方式却不同，与顺铂及烷化剂之间无交叉耐药性。本品可抑制二氢叶酸还原酶，抑制胸腺嘧啶和尿嘧啶掺入 DNA 和 RNA，从而抑制 DNA、RNA 和蛋白质合成。

【体内过程】 本品脂溶性高，口服吸收后 1～3 h 可达 C_{max}，生物利用度个体差异大。脑脊液中的药物浓度约为血药浓度的 6%。本品的血浆 $t_{1/2}$ 为 2.9～10.2 h，在体内迅速经肝微粒体混合功能氧化酶去甲基化成为 *N*-去甲基代谢物。其代谢物易于进入脑脊液，这可能与其神经毒性有关。本品主要以代谢物形式随尿液排出，24 h 内约排出 61%，72 h 内约排出 89%。

【适应证】 1. 主要用于治疗卵巢癌。

2. 也可用于治疗支气管肺癌、乳腺癌、恶性淋巴瘤、头颈部癌和慢性粒细胞白血病。

【不良反应】 1. 本品的骨髓抑制作用较轻，主要为白细胞减少，偶有血小板减少，多发生于给药后的 3～4 周，停药后 1 周内可恢复。

2. 可见畏食、恶心和呕吐，偶有腹痛和腹泻，与剂量有关。

3. 可有感觉异常、肌无力、共济失调、静止性震颤、反射亢进、焦虑不安、幻觉、抑郁、抽搐和锥体外系症状。偶见睡眠异常及帕金森综合征样表现，与剂量有关。

4. 可见皮肤瘙痒、皮疹、湿疹样皮炎和脱发，还可能发生膀胱炎和体重减轻。

【妊娠期安全等级】 D。

【禁忌与慎用】 1. 对本品过敏者、已有骨髓抑制者和已有严重神经毒性者禁用。

2. 肝脏疾病患者慎用。

3. ≥65 岁老年患者酌情减量。

4. 儿童用药的安全性及有效性尚未确定。

5. 尚未明确本品是否可经乳汁分泌，哺乳期妇女应权衡本品对其的重要性，选择停药或停止哺乳。

【药物相互作用】 1. 本品合用维生素 B_6 可减轻周围神经毒性。

2. 合用 MAOIs 或抗抑郁药，可导致严重的直立性低血压。

3. 与其他神经毒药物合用可加重骨髓抑制，必须合用时应减量。

4. 接受化疗的患者如果接种活疫苗，将增加活疫苗感染的风险，有免疫抑制的患者不可接种轮状病毒疫苗。

【剂量与用法】 1. 成人单用本品，可口服 4～12 mg/(kg・d) 或 150～300 mg/m²，分 3～4 次服，14～20 d 一疗程，间隔 2～3 周又可开始新疗程。

2. 联合用药时，可用 100～200 mg/(m²・d)，14 d 一疗程。

【用药须知】 1. 用药期间，应定期检查白细胞、血小板和肝功能。

2. 本品有刺激性，应避免接触皮肤或黏膜。

3. 餐后 1～1.5 h 服药，可减轻胃肠道的反应，也可服用止吐药以减轻反应。

4. 本品常与环磷酰胺、多柔比星和顺铂等合用治疗晚期卵巢癌。

5. 给药后如出现明显的神经系统反应，应即时停药。

【制剂】 ① 片剂：50 mg；100 mg。② 胶囊剂：50 mg；100 mg。

【贮藏】 室温下保存。

安西他滨

(ancitabine)

别名：环胞啶、环胞苷、安西他宾，环胞苷、

cyclocytidine

【CAS】 31698-14-3

【理化性状】 1. 分子式：$C_9H_{11}N_3O_4$

2. 分子量：225.2

3. 结构式

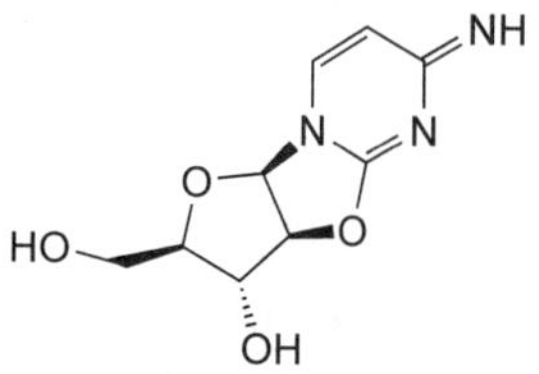

【药理作用】 本品为阿糖胞苷的衍生物，在体内可转变为阿胞糖苷，其作用与阿糖胞苷相似，主要作用于 S 期，并对 G_1/S 及 S/G_2 转换期也有作用，为一周期特异性药物。此外，对单纯疱疹病毒也有抑制作用。与常用抗肿瘤药物之间无交叉耐药。

【体内过程】 本品在体内作用时间较长，$t_{1/2}$ 为 8 h。口服可被吸收，且不易被胃肠道黏膜和肝脏中的酶脱氨失活。单次静脉注射本品 200 mg/m^2 于 24 h 排泄 95%，其中 85%为原药，10%为阿糖胞苷和阿糖尿苷。

【适应证】 1. 对各类急性白血病有效。

2. 对中枢神经系统白血病有良效。

3. 与其他药物合用治疗实体瘤。

4. 还用于治疗眼科单纯疱疹病毒性角膜炎。

【不良反应】 1. 胃肠道反应　食欲缺乏、恶心、呕吐、腹泻、口腔炎、口腔溃疡。

2. 骨髓抑制　白细胞和血小板减少，严重者可有全血常规抑制。

3. 少数患者有肝功能损害，可出现黄疸；敏感的患者可有血尿酸过高、尿酸结晶尿及肾功能障碍。

4. 可见体位性低血压；偶有腮腺肿胀、转氨酶增高。

【禁忌与慎用】 1. 对本品过敏者禁用。

2. 妊娠期妇女禁用。

3. 哺乳期妇女使用时应暂停哺乳。

【剂量与用法】 1. 静脉滴注　成人一次 200～600 mg(4～12 mg/kg)，溶于 5%葡萄糖或 0.9%氯化钠注射液 500 ml 中滴注，1 次/日，连用 5～10 d 为一疗程。儿童一日剂量为 2～6 mg/kg。

2. 肌内注射及口服　剂量同静脉滴注。

3. 鞘内注射　用于脑膜白血病，成人 50～100 mg 溶于 0.9%氯化钠注射液 2 ml 中，一日或隔日 1 次。

4. 滴眼　每 1～2 h 滴眼 1 次，或用眼膏，一日涂药 4～6 次。

【制剂】 ①注射剂(粉)：50 mg；100 mg；200 mg。②片剂：100 mg。③滴眼剂：5 mg/10 ml。④眼膏：5 mg/10 ml。

【贮藏】 遮光、密闭，在阴凉处保存。

2.3 抗生素类抗肿瘤药

这类抗生素有以下几个特点。

1. 具有抗肿瘤作用，而极少有抗微生物活性。

2. 除普卡霉素外，其他本类抗生素几乎以嵌入形式进入 DNA 的双链中形成稳定的复合物，干扰 DNA 的功能，阻止 DNA 的复制和 RNA 的转录，从而达到抑制肿瘤细胞分裂繁殖的目的。

3. 均为细胞周期非特异性药物。

柔红霉素

(daunorubicin)

别名：正定霉素、红比霉素、柔毛霉素、红比腙、Daunomycin、Rubidomycin、Rubomycin、Daunoblastin、Cerubidin

本品属嵌入型 TopoⅡ抑制药。

【CAS】 20830-81-3

【ATC】 L01DB02

【理化性状】 1. 化学名：(1*S*，3*S*)-3-Acetyl-1，2，3，4，6，11-hexahydro-3，5，12-trihydroxy-10-methoxy-6，11-dioxonaphthacen-1-yl 3-amino-2，3，6-trideoxy-α-L-*lyxo*-pyranoside

2. 分子式：$C_{27}H_{29}NO_{10}$

3. 分子量：527.53

4. 结构式

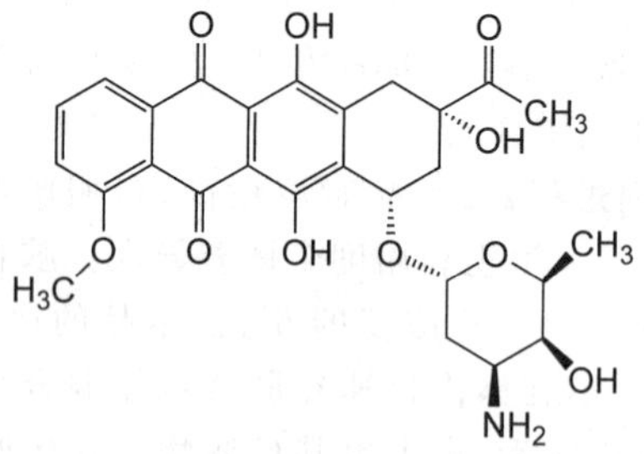

盐酸柔红霉素

(daunorubicin hydrochloride)

〖CAS〗 23541-50-6

〖理化性状〗 1. 本品为橘红色结晶性粉末，有引湿性。易溶于水和甲醇，微溶于乙醇，几乎不溶于丙酮，极微溶于三氯甲烷。0.5%的水溶液 pH 值为 4.5～6.5。

2. 化学名：(1*S*, 3*S*)-3-Acetyl-1, 2, 3, 4, 6, 11-hexahydro-3, 5, 12-trihydroxy-10-methoxy-6, 11-dioxonaphthacen-1-yl 3-amino-2, 3, 6-trideoxy-α-L-*lyxo*-pyranoside hydrochloride

3. 分子式：$C_{27}H_{29}NO_{10}\cdot HCl$

4. 分子量：564.0

5. 配伍禁忌：本品不可和肝素钠配伍，也有报道称，本品不可和地塞米松磷酸钠溶液配伍。

6. 稳定性：一项蒽环类抗生素药物稳定性的研究表明，在三种注射液中(5％葡萄糖溶液、0.9％氯化钠注射液、乳酸林格注射液)，本品稳定，24 h 后溶液中药物百分比分别为 98.5％、97.4％和 95.4％。药物稳定性和 pH 有一定关系；混合物中 pH 偏酸时，柔红霉素更稳定，在 5％葡萄糖溶液中 pH4.5 时最稳定。虽然柔红霉素溶液可以被光降解，但报道浓度为 500 μg/ml 或更高的溶液受光的影响并不明显；但低于此浓度时需注意溶液应避光贮藏，并置于聚乙烯或聚丙烯容器中以减少吸附损失。有人建议在制剂处方中加入食品色素 ScarletGN，它的吸收波长的光谱区和柔红霉素相同，可增加柔红霉素溶液对光的稳定性。

柔红霉素脂质体应使用 5％葡萄糖溶液稀释，因为氯化钠可能导致脂质体聚集。另外，注册药品信息建议，柔红霉素脂质体不可和含有苯甲醇或其他去污剂样成分的物质混合，否则将导致脂质体过早的破裂。

【用药警戒】 1. 本品仅供静脉快速注射，切不可肌内注射或皮下注射，渗漏与血管外本品可导致局部组织坏死。

2. 严重的心肌毒性，包括充血性心力衰可发生于本品治疗期间及本品治疗结束后数月甚至数年。总剂量成人达 400～550 mg/m^2，2 岁以上儿童达 300 mg/m^2 或 2 岁以下幼儿达 10 mg/kg 时风险高。

3. 本品可致严重的骨髓抑制，可引发感染或出血。

4. 本品应在有肿瘤化疗经验的医生指导下使用，使用地点应配备足够的设施与药品以便能及时处理本品的严重不良反应。

5. 肝肾功能不全患者须减量。

【药理作用】 本品可将其分子结构中的平面部分，嵌入 DNA 的双链之间以形成稳定的复合物，使 DNA 的许多功能受到干扰，起到阻止 DNA 复制和 RNA 转录的作用，从而产生抑制拓扑异构酶Ⅱ(TopoⅡ)的功能和抑制肿瘤细胞分裂繁殖的作用。本品为细胞周期非特异性药物，其细胞毒作用最显著地集中于细胞的 S 期。本品尚有抗微生物活性和免疫抑制作用。

【体内过程】 1. 静脉注射后，本品迅速被分布到全身各种组织，特别是肝、肺、肾、脾和心脏组织中，分布 $t_{1/2}$ 约为 45 min。本品被快速代谢，原药及其代谢物经胆汁和尿液排出。其主要代谢物柔红霉素醇(daunorubinol)具有抗肿瘤作用。本品及其主要代谢物的清除 $t_{1/2}$ 分别为 18.5 和 26.7 h。几小时内随尿排泄的活性占用药量的 25％。随胆汁清除的约占 40％。本品不能透过血-脑屏障，但能进入胎盘。

2. 本品的微脂粒(脂质体)的药动学与传统制剂明显不同，正常组织摄取减少(肿瘤的新生血管对微脂粒的渗透作用却见增加)，其终末 $t_{1/2}$ 为 4～5 h。

【适应证】 1. 合用其他抗肿瘤药物诱导缓解急性白血病。

2. 合用长春新碱、泼尼松或泼尼松龙治疗急性淋巴细胞白血病。

3. 合用阿糖胞苷和硫鸟嘌呤治疗急性非淋巴细胞白血病，其完全缓解率超过 60％。

4. 还可治疗淋巴瘤、神经母细胞瘤及某些其他恶性肿瘤。

5. 本品微脂粒制剂已用于卡波西肉瘤。

【不良反应】 1. 当本品总累积用量成人超过 550 mg/m^2，儿童超过 300 mg/m^2 时，可能出现心脏毒性。本品的微脂粒制剂可能减少局部组织坏死，还可能降低心脏毒性的发生率。静脉滴注过快可致心律失常。

2. 骨髓抑制也是本品的主要不良反应。

3. 其他还会发生口炎并溃疡疼痛、恶心、呕吐、腹泻、脱发和肝功能异常。

4. 注射时药液外溢可致局部肿痛，严重者可见坏死。如反复使用同一条小静脉注射药物可能导致静脉硬化。

5. 尿色短暂性变红。

【妊娠期安全等级】 D。

【禁忌与慎用】 1. 周围血常规中白细胞低于 3500/mm^3 或血小板低于 50 000/mm^3、发热或伴明显感染、恶液质、失水、出血、电解质或酸碱平衡失调、胃肠道梗阻、明显黄疸或肝肾功能，心肺功能不全患者、用过足量多柔比星或表柔比星者均禁用。

2. 有心脏病史者慎用。

3. 2 岁以下幼儿和大于 60 岁的老年患者减量慎用。

4. 尚未明确本品是否可经乳汁分泌，哺乳期妇女应权衡本品对其的重要性，选择停药或停止哺乳。

【剂量与用法】 1. 在联合治疗方案中，成人急性白血病常用本品 30～45 mg/(m² · d)，连用 2～3 d。先用 0.9%氯化钠注射液或 5%葡萄糖注射液 250 ml 打开静脉通道，将已用 0.9%氯化钠注射液溶解好的药液注入正在快速流动的输液中，使加入的药液在 30 min 左右输完。3～6 周后可重复疗程。

2. 对儿童急性淋巴细胞白血病采用联合长春新碱、泼尼松或泼尼松龙方案时，本品可静脉给予 25 mg/m²，1 次/周。

3. 成人的累积用量不应超过 550 mg/m²，当患者已经接受了胸部放疗，其总用量应限制在 400～450 mg/m²。儿童则限制在 300 mg/m² 以内；<2 岁的幼儿也可限制在 10 mg/kg。肝肾功能不全患者用量应减少。

4. 治疗卡波西肉瘤可用本品微脂粒制剂，每 2 周静脉给药 1 次（30～60 min 输完），开始剂量为 40 mg/m²，持续给药，直至病情维持控制。应注意的是，稀释液应当使用 5%葡萄糖注射液，而不能用 0.9%氯化钠注射液。

【用药须知】 1. 用药期间，应定期检查血常规、肝肾功能和心电图。

2. 如出现严重的骨髓抑制和心律失常应中止治疗。

3. 按照上面介绍注射方法可避免药液外溢至皮下组织中。

【制剂】 注射剂(粉)：20 mg。

【贮藏】 密封、避光，贮于室温下。

多柔比星

(doxorubicin)

别名：阿霉素、14-羟正定霉素、14-羟柔红霉素、Adriamycin、Adriacin、Adriablastina

本品是从波塞链霉菌（Streptomycespeucetius）发酵液中提取的，其结构类似柔红霉素，所不同的是柔红霉素 C-14 位上的氢被羟基取代。

【CAS】 23214-92-8

【ATC】 L01DB01

【理化性状】 1. 本品为橙红色结晶性粉末，有引湿性。溶于水、0.9%氯化钠和甲醇。几乎不溶于三氯甲烷、乙醚及其他有机溶剂。0.5%的水溶液 pH4.0～5.5。

2. 化学名：8-Hydroxyacetyl(8*S*, 10*S*)-10-[(3-amino-2, 3, 6-trideoxy-α-L-lyxo-hexopyranosyl) oxy]-6, 8, 11-trihydroxy-1-methoxy-7, 8, 9, 10-tetrahydronaphthacene-5, 12-dione。

3. 分子式：$C_{27}H_{29}NO_{11}$

4. 分子量：543.5

5. 结构式

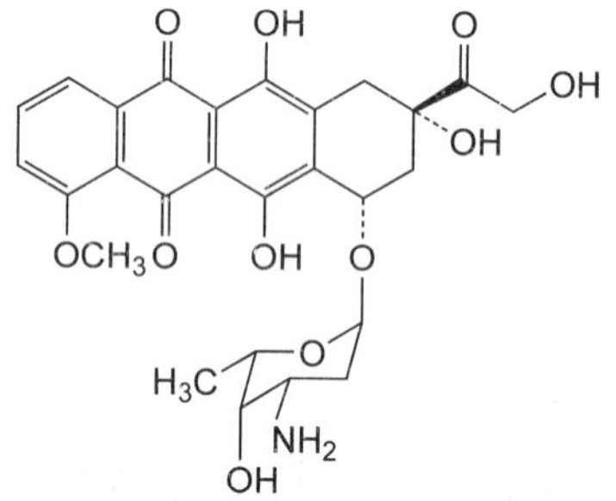

6. 配伍禁忌：据报道，本品与头孢噻吩钠、地塞米松、地西泮或氢化可的松琥珀酸钠混合后立即出现沉淀，本品与呋塞米或肝素钠混合后也出现相似的沉淀现象。据报道，本品与氟尿嘧啶或氨茶碱混合后颜色变深，由红色变成紫色，提示多柔比星的降解。

本品的脂质体的配伍禁忌与传统剂型有所不同：后者与别嘌呤、头孢吡肟、更昔洛韦之间存在配伍禁忌，但没有证据表明脂质体制剂也有相同的配伍禁忌；但是它与一些药物溶液有配伍禁忌，如两性霉素 B、多西他赛、硝酸镓、盐酸羟嗪、盐酸甲氧氯普胺、咪康唑、盐酸米托蒽醌、硫酸吗啡以及其他阿片碱类、紫杉醇、碳酸氢钠和一些抗菌类药物。

7. 稳定性：虽然低浓度本品对光敏感，但在临床应用浓度下没有明显的光降解作用并且似乎没有必要在静脉滴注期间采取特别的避光措施。据报道，25 ℃时本品的 0.9%氯化钠注射液置于 PVC 小袋中可稳定保存 24 d，4 ℃下置于小袋或聚乙烯注射管中贮藏时间更久。本品溶液的稳定性与 pH 值有一定关系，pH 酸性时更稳定。并且 pH 值的降低会减少本品在正电荷在线过滤器表面的吸收及沉淀引起的损耗。

本品脂质体制剂应当采用 5%的葡萄糖溶液如果不立即使用，可于 2～8 ℃贮藏 24 h。

盐酸多柔比星

(doxorubicin hydrochloride)

〖CAS〗 23214-92-8

〖理化性状〗 1. 本品是从链霉菌属的 *Streptomyces coeruleorubidus* 或 S. peucetius 中分离而获得的。以无水物计，含有 98%～102%的盐酸盐。为橙红色结晶性粉末，有引湿性。可溶于水，微溶于甲醇。0.5%水溶液的 pH 为 4.0～5.5。

2. 分子式：$C_{27}H_{29}NO_{11} \cdot HCl$

3. 分子量:807

4. 配伍禁忌:据悉,本品与头孢噻吩钠、地塞米松、地西泮或氢化可的松琥珀酸钠混合会立即产生沉淀;与呋塞米或肝素钠混合也会出现沉淀现象。本品与氟尿嘧啶或氨茶碱混合后颜色会由红变紫,且显示多柔比星会降解。

5. 稳定性:静脉滴注本品时,不必特别避光。本品溶于0.9%氯化钠注射液并置于PVC袋中可保持稳定24 d。本品的稳定性与pH值有一定的关系,酸性时更为稳定。

【用药警戒】 1. 本品总剂量达550 mg/m^{2}时可致明显的心肌损害,包括充血性心力衰竭。

2. 本品的脂质体注射剂可引起输液反应,包括潮红、呼吸困难、面部水肿、头痛、寒战、腰痛、低血压、胸闷、咽喉发紧,严重者可致命。

3. 本品仅供静脉使用,切不可肌内注射或皮下注射,渗漏与血管外本品可导致局部组织坏死。

4. 本品可致严重的骨髓抑制。

5. 本品应在有肿瘤化疗经验的医生指导下使用,使用地点应配备足够的设施与药品以便能及处时理本品的严重不良反应。

6. 肝肾功能不全患者须减量。

7. 蒽环类抗肿瘤药包括本品可导致继发性急性淋巴细胞性白血病和骨髓增生异常综合征。

【药理作用】 同柔红霉素。其抗癌作用较强,抗癌谱较广,化疗指数较高,毒性较低。为细胞周期非特异性药物。对S期和M期作用最强,对G_1期和G_2期也有作用。本品与柔红霉素、长春新碱或放线菌素D之间存在交叉耐药。

【体内过程】 1. 本品口服难吸收。静脉注射后迅速从血中消失,并分布于肺、肝、心、脾和肾中。在肝中快速代谢为多种代谢物,其中包括具有活性的多柔比星醇(doxorubicinol, adriamycinol)。约有40%～50%用药量于7 d内被分泌进入胆汁,其中原药约占一半。仅有5%于5 d内随尿排出。本品不能透过血-脑屏障,但能进入胎盘,也被分布进入乳汁中。本品从血中消除呈三相,平均$t_{1/2}$分别为12 min,3.3 h和30 h。

2. 本品脂质体制剂的药动学与传统制剂稍有差异。脂质体表层中大粒凝胶的作用是通过巨噬细胞减少脂质体排出。这会导致在血浆中延长循环,具有较少的组织分布,而肿瘤新生血管却可让脂质体渗进肿瘤组织。该制剂呈二相,平均$t_{1/2}$分别为5 h和55 h。

【适应证】 1. 常与其他抗肿瘤药物合用,治疗白血病、淋巴瘤、肉瘤、神经母细胞瘤、肾胚胎瘤、膀胱癌、乳腺癌、卵巢癌、甲状腺癌、脑肿瘤、宫颈癌、子宫内膜癌、肺癌、胃癌、胰腺癌、胸腺癌、妊娠滋养层肿瘤、视网膜母细胞瘤、骨髓瘤。

2. 本品的脂质体制剂可用于治疗艾滋病患者伴发的卡波西肉瘤。

【不良反应】 1. 给药后10～15 d可见骨髓抑制明显,白细胞减少,一般在一次给药后21 d可见血常规恢复。

2. 蒽环类药都可产生心脏毒性,急性者会在心电图上表现出短暂性心功能障碍,有时还发生心律失常;延迟者,有时会引起致死性、慢性充血性心衰。在成人的总用量超过550 mg/m^{2}时很可能在给药后数月甚至1年发生严重的心脏毒性。

3. 胃肠道障碍包括中等的,甚至是严重的恶心、呕吐、口炎,比较罕见的面红、结膜炎,还可能发生流泪。

4. 本品刺激性强,静脉注射后可发生血栓性静脉炎和皮肤红色痕迹。

5. 注射时药液外溢可使局部组织坏死和溃疡。

6. 大多数用药者会发生脱发,尿色变红,偶见皮肤过敏反应。

7. 本品脂质体制剂可减少局部组织坏死的可能性,并降低心脏毒性发生率,不过,此种经验还有限。有时在开始静脉滴注时会出现假性变应性反应,但在缓慢或暂停静脉滴注时就会消失。

【妊娠期安全等级】 D。

【禁忌与慎用】 1. 对本品过敏者、心功能不全患者、骨髓抑制者以及曾接受已完成累积总用量的本品和(或)柔红霉素的患者均应禁用。

2. 肝肾功能不全患者慎用。

3. 本品及其代谢产物可经乳汁分泌,哺乳期妇女使用本品时应停止哺乳。

4. 儿童的延迟心脏毒性的风险高。

【药物相互作用】 1. 合用环磷酰胺或柔红霉素时,本品剂量应减少。

2. 据报道,初步推断蒽环类药物和克林霉素之间可能存在交叉敏感性。

3. 本品合用甲氨蝶呤或链佐星(或先后使用),可能由于减少肝脏清除,使本品血药浓度升高,导致肝功能受损。

4. 本品可加重巯嘌呤的肝毒性。

5. 环孢素可加重本品的神经毒性。

【剂量与用法】 1. 参照柔红霉素描述的静脉注射方法给药,可免除药液外溢之虞。

2. 单剂量给予60～75 mg/m^{2}或1.2～2.4 mg/kg,每3周给药一次。另一方案是,一日

20～30 mg/m²，连用 3 d，每 3～4 周一疗程，此方案可使黏膜炎发生率上升。还可用 20 mg/m²，每周 1 次，据报道，此法可减轻心脏毒性。

3. 如与其他抗肿瘤药合用，本品剂量应减少，建议给予 30～40 mg/m²，每 3 周 1 次。肝功能中度不全者（血胆红素 12～30 μg/ml）使用半量，重度不全者（血胆红素＞30 μg/ml）仅给予 1/4 上述用量。

4. 成人累积总用量不应超过 550 mg，＞70 岁者不应超过 450 mg/m²。已接受胸部放疗或其他具有心脏毒性药物者，总用量不应超过 400 mg/m²。

5. 在治疗与艾滋病有关的卡波西瘤时，可静脉给予 20 mg/m²，每 2～3 周 1 次，在疗效出现前，至少应持续给药 3 个月，可加入 5%葡萄糖注射液 250 ml 于 30 min 左右静脉滴注完毕。

6. 本品还可用含量为 1 mg/1 ml 的 50 ml 滴入膀胱内治疗恶性肿瘤，每月 1 次。

【用药须知】 1. 用药期间，应定期检查血常规、肝肾功能和心电图，对心脏毒性进行严密监护。

2. 如发生了口腔溃疡或骨髓抑制，不应继续给药。

3. 儿童和老年人用量应适当减少。肝功能不全患者应减少用量。

4. 本品不可做皮下或肌内注射。静脉滴注应采取以上所介绍的柔红霉素的静脉滴注方法，可避免药液外溢，损害组织。

5. 本品会加重照射引起的不良反应，也会使放疗引起的皮肤反应加重。

6. 已接受胸部或心脏放疗的患者，总用量不应超过 400 mg。

【制剂】 ①注射剂（粉）：10 mg；20 mg；50 mg。②注射用脂质体：20 mg/10 ml；50 mg/25 ml。

【贮藏】 避光贮于 15～30 ℃。

伊达比星

(idarubicin)

别名：去甲氧柔红霉素、Idamycin、Zavedos

本品为柔红霉素衍生物。

【CAS】 58957-92-9

【ATC】 L01DB06

【理化性状】 1. 化学名：(7*S*，9*S*)-9-Acetyl-7-(3-amino-2，3，6-trideoxy-α-L-lyxo-hexopyranosyloxy)-7，8，9，10-tetrahydro-6，9，11-trihydroxynaphthacene-5，12-dione

2. 分子式：$C_{26}H_{27}NO_9$

3. 分子量：497.5

4. 结构式

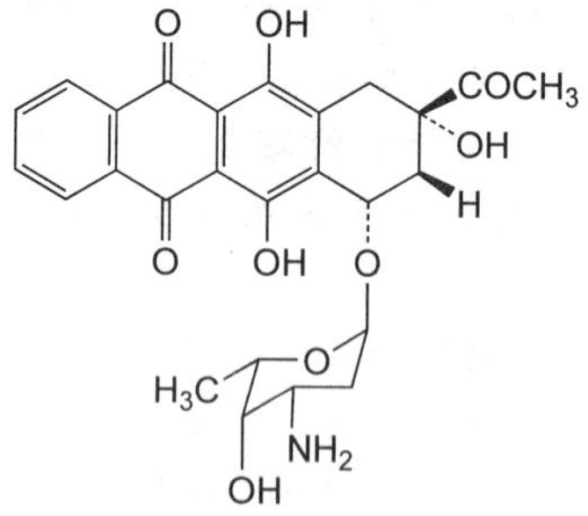

盐酸伊达比星

(idarubicin hydrochloride)

〖CAS〗 57852-57-0

〖理化性状〗 1. 本品为橙红到棕红的粉末。微溶于水，不溶于丙酮和乙醚，溶于甲醇。0.5%的水溶液 pH 为 5.0～6.5。

2. 化学名：(7*S*，9*S*)-9-Acetyl-7-(3-amino-2，3，6-trideoxy-α-L-lyxo-hexopyranosyloxy)-7，8，9，10-tetrahydro-6，9，11-trihydroxynaphthacene-5，12-dione hydrochloride

3. 分子式：$C_{26}H_{27}NO_9 \cdot HCl$

4. 分子量：534.0

5. 配伍禁忌：注册药品信息中说明本品与肝素钠混合时发生沉淀，在碱性溶液中发生降解。

【用药警戒】 1. 本品仅供静脉滴注，不可肌内注射或皮下注射，静脉滴注时漏于血管外可导致组织坏死。

2. 包括本品在内的蒽环类抗肿瘤药可导致严重的心肌毒性，甚至可致充血性心力衰竭。

3. 本品可导致严重的骨髓抑制。

4. 肝肾功能不全患者须降低剂量。

5. 本品应在有白血病化疗经验的医生的指导下使用，使用地点应配备足够的设施与药品以便能处及时理本品的严重不良反应。

【药理作用】 类似多柔比星。其抗癌作用较多柔比星或柔红霉素强。

【体内过程】 静脉给药后迅速分布并与体内各种组织结合，分布容积可能超过 2000 L/kg，肝内肝外广泛代谢。主要代谢物伊达比星醇（13-二氢伊达比星）具有相等的抗癌活性。进入骨髓中和有核血细胞中的本品及其代谢物的血药峰值分别高于血浆中的 400 倍和 200 倍。细胞中的药物和代谢物的终末 $t_{1/2}$ 分布为 15 h 和 72 h，而两者在血浆中的 $t_{1/2}$ 分别为 20～22 h 和 45 h。本品主要经胆汁排出，少量以原药和代谢物随尿排出。本品口服可吸收，生物利用度为 20%～50%。

【适应证】 单用或合用其他抗肿瘤药诱导急性非淋巴细胞白血病缓解，试行治疗其他药物难治的急性淋巴细胞白血病。还用于治疗各种实体瘤如乳腺癌等。

【不良反应】 同多柔比星。

【妊娠期安全等级】 D。

【禁忌与慎用】 1. 对本品过敏者、严重心脏病患者禁用。

2. 肝肾功能不全患者慎用。

3. 尚未明确本品是否可经乳汁分泌，哺乳期妇女应权衡本品对其的重要性，选择停药或停止哺乳。

4. 儿童用药的安全性及有效性尚未明确。

【剂量与用法】 1. 本品不可做皮下或肌内注射。

2. 英国用注射用水配制药液，美国则用0.9%氯化钠注射液。其快速静脉滴注方法可参照柔红霉素的有关叙述。

3. 治疗成人急性非淋巴细胞白血病可用12 mg/(m² · d)，连用3 d，并可联合使用阿糖胞苷。作为单药使用的以上方案也可治疗急性淋巴细胞白血病。另一替代方案是，8 mg/(m² · d)，连用5 d。

4. 儿童急性淋巴细胞白血病可用10 mg/d，连用3 d。

5. 当不能打开静脉通路时，可单用本品口服，成人急性非淋巴细胞白血病可服30 mg/(m² · d)，连用3 d；或15～30 mg/(m² · d)，并配合其他抗癌药。

6. 晚期难治性乳腺癌可单用本品口服，45 mg/m²，1次服或分为3次连服3 d。根据血常规恢复情况，3～4周后可以重复。

【用药须知】 1. 用药期间，应定期检查血常规、肝肾功能和心电图，严密监护心脏毒性。

2. 肝肾功能不全患者应减量。

3. 第一疗程中如已出现严重的黏膜炎，用量应至少减少25%。

4. 如出现严重的骨髓抑制或心脏毒性反应，应即时停药。

【制剂】 ①注射剂(粉)：5 mg；10 mg；20 mg。②胶囊剂：10 mg。

【贮藏】 避光贮于15～30 ℃。

阿柔比星
(aclarubicin)

别名：安乐霉素、阿克拉霉素、Aclacinomycin

本品是从一种链霉菌(Streptomycesgalilaeus)培养物中提取的蒽环类抗癌药。临床用其盐酸盐。

【CAS】 57576-44-0

【理化性状】 1. 化学名：Methyl(1*R*，2*R*，4*S*)-4-(*O*-{2，6-dideoxy-4-*O*-[(2*R*，6*S*)-tetrahydro-6-methyl-5-oxopyran-2-yl]-α-L-lyxo-hexopyranosyl}-(1→4)-2，3，6-trideoxy-3-dimethylamino-L-lyxo-hexopyranosyloxy)-2-ethyl-1，2，3，-4，6，11-hexahydro-2，5，7-trihydroxy-6，11-dioxonaphthacene-1-carboxylate

2. 分子式：$C_{42}H_{53}NO_{15}$

3. 分子量：811.9

4. 结构式

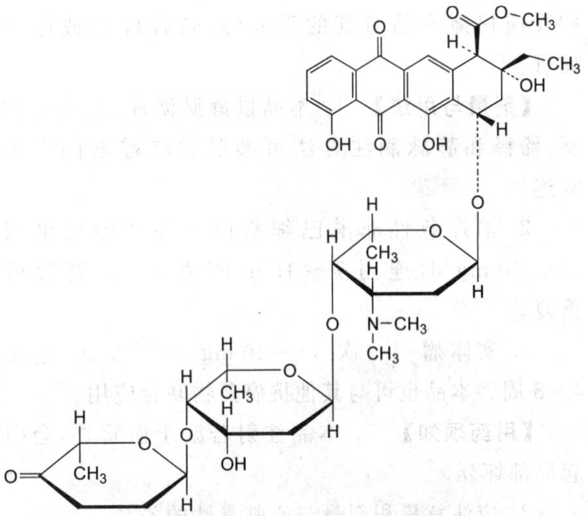

盐酸阿柔比星
(aclarubicin hydrochloride)

别名：Aclacinon、Aclaplastin、Jaclacin

〖CAS〗 75443-99-1

〖理化性状〗 1. 分子式：$C_{42}H_{53}NO_{15}$ · HCl

2. 分子量：848.3

3. 稳定性：一项对蒽环类抗生素抗肿瘤药物稳定性的研究显示，在4种输液(5%葡萄糖、0.9%氯化钠、乳酸盐林格注射液和商用静脉滴注液)中药物的稳定性部分与溶液的pH值相关。本品在0.9%氯化钠注射液pH6.2时最稳定，升高或降低pH值均使稳定性下降。

【药理作用】 类似多柔比星。其抑制RNA的合成比抑制DNA合成的作用强。

【体内过程】 静脉给药后，被迅速分布于各脏器组织中。组织中的药物浓度为血药浓度的100～1000倍。肺、脾和淋巴结中的浓度最高，血细胞浓度也高于血浆。本品主要在肝内代谢为有活性的糖苷类代谢物和无活性的配基类代谢物。原药和代谢物均随尿排出。

【适应证】 主要用于治疗急性非淋巴细胞白血病。

【不良反应】 1. 同多柔比星。

2. 脱发和心脏毒性可能比其他蒽环类轻。

3. 给药后1～2周血小板数可降至最低水平，白细胞数最低水平则出现在2～3周内，4周内可见恢复。

【妊娠期安全等级】 D。

【禁忌与慎用】 1. 对本品过敏者、儿童禁用。

2. 心、肝、肾功能异常或有严重心脏病史者禁用。

3. 尚未明确本品是否可经乳汁分泌，哺乳期妇女应权衡本品对其的重要性，选择停药或停止哺乳。

【剂量与用法】 1. 本品供静脉滴注，其药物配制、稀释和静脉滴注方法可参照柔红霉素的有关叙述。

2. 治疗急性非淋巴细胞白血病开始可单用15～20 mg/d，连用7～10 d，间隔2～3周后可重复。

3. 实体瘤　一次30～40 mg，一周2次，连用4～8周。本品也可与其他抗癌药物联合应用。

【用药须知】 1. 本品注射若漏于血管外，会引起局部坏死。

2. 应注意累积剂量与心脏毒性的关系。

【制剂】 注射剂(粉)：10 mg；20 mg。

【贮藏】 避光，贮于室温下。

表柔比星

(epirubicin)

别名：表阿霉素、阿表比星、表比星、Farmorubicin、Pharmorubicin

本品为多柔比星的同分异构体，属于蒽环类抗生素。

【CAS】 56420-45-2

【ATC】 L01DB03

【理化性状】 1. 化学名：(8*S*, 10*S*)-10-(3-Amino-2, 3, 6-trideoxy-α-L-arabino-hexopyranosyloxy)-8-glycolloyl-7, 8, 9, 10-tetrahydro-6, 8, -11-trihydroxy-1-methoxynaphthacene-5, 12-dione

2. 分子式：$C_{27}H_{29}NO_{11}$

3. 分子量：543.52

4. 结构式

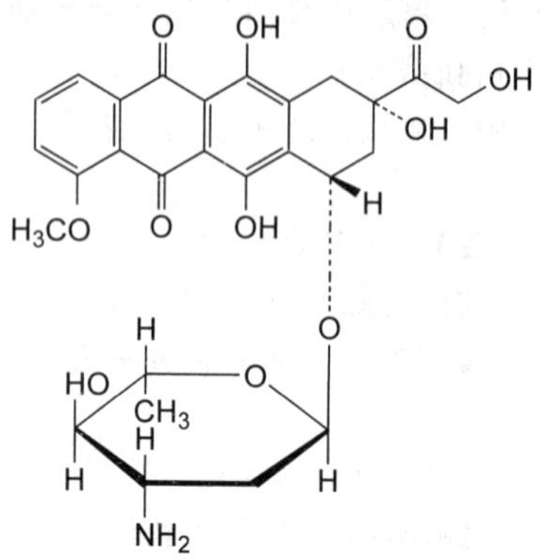

盐酸表柔比星

(epirubicin hydrochloride)

〖CAS〗 56390-09-1

〖理化性状〗 1. 本品为橘红色粉末。溶于水和甲醇，微溶于无水乙醇，几乎不溶于丙酮。0.5%的水溶液pH值为4.0～5.5。

2. 化学名：(8*S*, 10*S*)-10-(3-Amino-2, 3, 6-trideoxy-α-L-arabino-hexopyranosyloxy)-8-glycolloyl-7, 8, 9, 10-tetrahydro-6, 8, -11-trihydroxy-1-methoxy-naphthacene-5, 12-dione hydrochloride

3. 分子式：$C_{27}H_{29}NO_{11}\cdot HCl$

4. 分子量：580.0

5. 配伍禁忌：注册药品信息中说明本品不能与肝素或氟尿嘧啶配伍，因为可能产生沉淀。本品在碱性溶液中水解。

6. 稳定性：临床浓度的本品不易发生光降解，溶液使用期间不需要专门的避光防护措施。然而低浓度溶液光降解明显(低于500 μg/ml)。

【用药警戒】 1. 本品仅供静脉滴注，不可肌内注射或皮下注射，静脉滴注时漏于血管外可导致组织坏死。

2. 包括本品在内的蒽环类抗肿瘤药可导致严重的心肌毒性，甚至可致充血性心力衰竭。

3. 本品可导致急性粒细胞性白血病和骨髓增生异常综合征。

【药理作用】 类似多柔比星。其疗效与多柔比星相等，而心脏毒性则较低。

【体内过程】 静脉给药后，迅速广泛分布到体内各种组织(脑脊液例外)。在肝内进行广泛代谢，其代谢物为表柔比星醇(13-羟表柔比星)和葡糖醛酸衍生物。本品主要经胆汁排出。约有10%的用量于48 h随尿排出。其终末 $t_{1/2}$ 为30～40 h。

【适应证】 单用或与其他抗肿瘤药合用治疗各种急性白血病、淋巴瘤、多发性骨髓瘤和一些实体瘤如膀胱、乳腺、宫颈、卵巢、前列腺和胃肠道肿瘤。

【不良反应】 1. 类似多柔比星，但程度较轻。在总用量超过 0.9～1 g/m² 时更可能出现心脏毒性。

2. 其他不良反应有脱发，60%～90%的病例可发生，一般可逆，男性有胡须生长受抑；黏膜炎，用药的第 5～10 d 出现，通常发生在舌侧及舌下黏膜；胃肠功能紊乱，如恶心、呕吐、腹泻。

3. 曾有报道偶有发热、寒战、荨麻疹、色素沉着、关节疼痛。

【妊娠期安全等级】 D。

【禁忌与慎用】 1. 曾用过大剂量蒽环类药物的患者、严重心脏病患者、骨髓抑制者禁用。对本品过敏者亦禁用。

2. 肝功能不全患者应减量慎用。

3. 儿童用药的安全性及有效性尚未明确。

4. 尚未明确本品是否经乳汁分泌，哺乳期妇女应权衡本品对其的重要性，选择停药或停止哺乳。

【药物相互作用】 1. 本品禁与其他有心脏毒性的药物合用，特别是如曲妥珠单抗样的 $t_{1/2}$ 长的药物。

2. 在本品给药前使用紫杉醇会引起本品及代谢物的血药浓度升高，其中代谢物既没有活性也没有毒性。紫杉醇或多西他赛类和本品联合用药时，先给本品则对其药动学没有影响。

3. 西咪替丁可提高本品的血药浓度，并增加活性代谢物的形成。

【剂量与用法】 1. 本品供静脉注射和静脉滴注，用灭菌注射用水溶解，使其最终浓度不超过 2 mg/ml。建议先以 0.9%氯化钠注射液检查输液管通畅性及注射针头确实在静脉中，再经此通畅的输液管给药。以减少药物外溢的危险，并确保给药后静脉用 0.9%氯化钠注射液冲洗。

2. 单用的常用量为 60～90 mg/m²，每 3 周 1 次；如有必要，也可分为 2～3 d 给药。高剂量如 ≥120 mg/m²，每 3 周 1 次；或 45 mg/m²，每 3 周连用 3 d。如仅用 20 mg/m²，有望毒性减轻。

3. 本品如合用其他抗肿瘤药，剂量应适当降低，肝功能中度受损者（血清胆红素浓度 14～30 μg/ml）用量减半；肝严重受损者（>30 μg/ml）仅给常用量的 1/4。

4. 由于年龄或以前曾接受过化疗或放射而致骨髓功能受损者，使用本品亦应减量。

5. 总用量不可超过 0.9～1 g/m²。

6. 本品也可直接向膀胱内灌注，每周以 50 mg 配制成 0.1%溶液供用，共用 8 次；如尿中出现化学结晶物，用量应减至 30 mg。对于原位癌，如可耐受，可每周使用 80 mg。为了预防经尿道切除后复发，每周可给予 50 mg/m²，共用 4 周；接着，每月灌注 50 mg/m²，连用 11 个月。

7. 由于本品经肝胆系统排泄，故肝功能不全患者应减量，以免蓄积中毒。重度肝功能不全患者应降低剂量 50%，重度肝功能不全患者应降低剂量 75%。

【用药须知】 1. 在本品治疗期间应严密监测心功能，以减少发生心力衰竭的危险（这种心力衰竭甚至可以在终止治疗几周后发生，并可能对相应的药物治疗无效）。

2. 用药 1～2 d 后，尿液可能出现红染。

3. 本品能破坏精子染色体，正在接受本品治疗的男性患者及性伴侣应采取有效的避孕方法。本品可能引起绝经前妇女闭经或绝经期提前。

4. 对于接受化疗药物（包括本品）而导致免疫抑制的患者，接种活疫苗或者减毒活疫苗可能会产生严重甚至致命的感染。正在接受本品的患者应该避免接种活疫苗。可以接种死疫苗或者灭活疫苗，但是对这些疫苗的免疫应答可能会降低。

5. 有报道使用蒽环类药物（包括表柔比星）的患者可出现继发性白血病，可伴或不伴白血病的前期症状。下列情况下出现继发性白血病更为常见。

（1）当与作用机制为破坏 DNA 结构的抗癌药合用时。

（2）或患者既往多次使用细胞毒药物治疗。

（3）或蒽环类治疗剂量有所提升时。此类白血病的潜伏期一般为 1～3 年。

6. 本品注射时溢出静脉会造成组织的严重损伤甚至坏死。小静脉注射或反复注射同一血管会造成静脉硬化。建议以中心静脉滴注较好。

【制剂】 注射剂（粉）：10 mg。

【贮藏】 避光，贮于室温下。

吡柔比星

（pirarubicin）

别名：吡喃阿霉素、Pinorubicin、Therarubicin

本品为新蒽环类抗肿瘤药，其结构与多柔比星相似。

【CAS】 72496-41-4

【ATC】 L01DB08

【理化性状】 1. 化学名：(8*S*，10*S*)-10-{[3-Amino-2，3，6-trideoxy-4-*O*-(2*R*-tetrahydro-2*H*-pyran-

2-yl)-α-L-lyxo-hexopyranosyl] oxy}-8-glycoloyl-7, 8, 9, 10-tetrahydro-6, 8, 11-trihydroxy1-methoxy-5, 12-naphthac-enedione

2. 分子式：$C_{32}H_{37}NO_{12}$

3. 分子量：627.6

4. 结构式

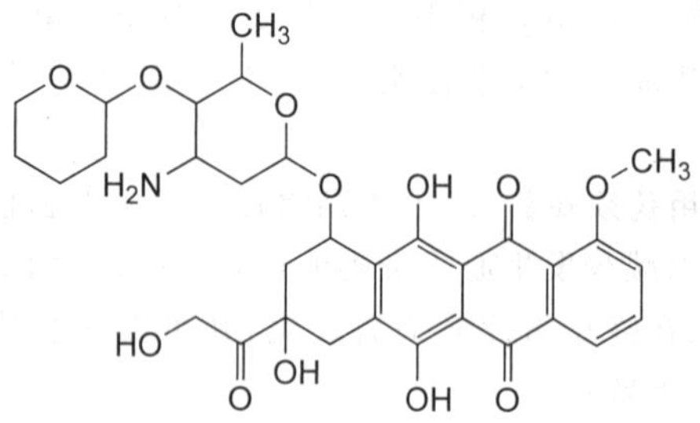

【药理作用】 类似多柔比星。为细胞周期非特异性药物，明显作用在 G_2 期。

【体内过程】 静脉注射后，本品迅即被分布到全身器官组织中，脾、肺、肾中的浓度较高，心脏较低。本品主要被代谢为具有活性的 4-氢吡喃醇，并主要经胆汁排出。其消除 $t_{1/2}$ 呈三相，分别为 0.89 min，0.4 h 和 24 h。

【适应证】 治疗各种急性白血病、淋巴瘤、头颈部肿瘤、乳腺癌、胃癌、膀胱癌、泌尿道上皮癌、卵巢癌、子宫癌和肝癌。

【不良反应】 1. 骨髓抑制为剂量限制性毒性，主要为粒细胞减少，平均最低值在 14 d，第 21 d 恢复，贫血及血小板减少少见。

2. 心脏毒性低于多柔比星，急性心脏毒性主要为可逆性心电图变化，如心律失常或非特异性 ST-T 段异常，慢性心脏毒性呈剂量累积性。本品急、慢性心脏毒性的发生率约为多柔比星的 1/7 和 1/4。

3. 本品脱发总体发生率约为 40%，显著低于多柔比星(80%)；重度脱发的发生率约为 20%，显著低于多柔比星(60%)。

4. 胃肠道反应可见恶心、呕吐、食欲不振、口腔黏膜炎，有时出现腹泻。

5. 其他可见肝肾功能异常、皮肤色素沉着等，偶有皮疹。

6. 膀胱内注入可出现尿频、排尿痛等膀胱刺激症状，偶有血尿，极少出现膀胱萎缩。

【禁忌与慎用】 1. 对本品过敏者、骨髓抑制者、心功能不全患者或有心脏病史者、妊娠期妇女禁用。

2. 肝肾功能不全、合并感染或水痘患者应慎用。

3. 已用过大剂量蒽环类药物(如多柔比星或柔红霉素)的患者禁用。

4. 尚未明确本品是否经乳汁分泌，哺乳期妇女应权衡本品对其的重要性，选择停药或停止哺乳。

【剂量与用法】 1. 将本品加入 5% 葡萄糖注射液或注射用水 10 ml 溶解。可静脉注射、动脉注射、膀胱灌注。

2. 静脉给药，一般按体表面积一次 25～40 mg/m²。乳腺癌，联合用药推荐一次 40～50 mg/m²。每疗程的第 1 d 给药，根据患者血常规可间隔 21 d 重复使用。急性白血病，成人剂量为按体表面积一次 25 mg/m²。

3. 动脉给药，头颈部癌按体表面积一次 7～20 mg/m²，1 次/日，共用 5～7 d，亦可一次 14～25 mg/m²，每周 1 次。

4. 膀胱内给药，用于预防浅表性膀胱癌术后复发。按体表面积一次 15～30 mg/m²，稀释为 500～1000 μg/ml 浓度，注入膀胱腔内保留 0.5 h，每周 1 次，连续 4～8 次；然后每月 1 次，共 1 年。

【用药须知】 1. 由于本品可产生骨髓抑制和心脏毒性，所以应密切监测血常规、心脏功能、肝肾功能及继发感染等情况。原则上每周期均要进行心电图检查，对合并感染、水痘等症状的患者应慎用本药，如发现异常，则本品可减量使用或停药。

2. 对于以往未使用过蒽环类药物的患者，如果本品的使用总量超过 950 mg/m²，有可能产生充血性心力衰竭，使用时应格外注意。

3. 以前使用过蒽环类药物或其他可能产生心脏毒性的药物的患者、心脏或纵隔部位接受过放射治疗且本品使用剂量超过 700 mg/m² 的患者，应密切监测心脏功能，慎重使用本品。

4. 常用 5% 葡萄糖注射液或注射用水溶解本品，以免 pH 的原因影响效价或浑浊。溶解后的药液，即时用完，室温下放置不得超过 6 h。

5. 本品静脉注射前应确保输液管通畅，严格避免药液外渗。一旦发生渗漏，可能产生血管痛、静脉炎、注射部位硬结坏死，建议迅速回吸药液，局部用利多卡因封闭，必要时用硫酸镁湿敷合用激素治疗。

【制剂】 注射剂(粉)：10 mg；20 mg。

【贮藏】 避光，贮于室温下。

米托蒽醌

(mitoxantrone)

别名：二羟蒽二酮、二羟二蒽酮、丝裂蒽醌

本品系合成的蒽醌类抗肿瘤药，其结构类似多柔比星。

【CAS】 65271-80-9

【ATC】 L01DB07

【理化性状】 1. 化学名：1,4-Dihydroxy-5,8-bis[2-(2-hydroxyethylamino)ethylamino]anthraquinone

2. 分子式：$C_{22}H_{28}N_4O_6$

3. 分子量：444.49

4. 结构式

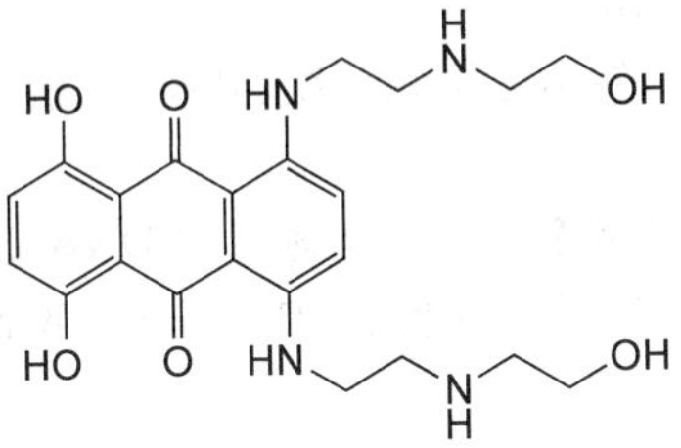

盐酸米托蒽醌
(mitoxantrone hydrochloride)

别名：Novantrone、Refador

〖CAS〗 70476-82-3

〖理化性状〗 1. 本品为深蓝色，带有静电的吸湿性粉末。略溶于水，几乎不溶于丙酮，微溶于甲醇。

2. 化学名：1,4-Dihydroxy-5,8-bis[2-(2-hydroxyethylamino)ethylamino]anthraquinone dihydrochloride

3. 分子式：$C_{22}H_{28}N_4O_6 \cdot 2HCl$

4. 分子量：517.4

【用药警戒】 1. 本品仅供静脉滴注，不可肌内注射、皮下注射、动脉注射、鞘内注射，静脉滴注时漏于血管外可导致组织坏死。

2. 本品可导致严重的心肌毒性，甚至可致充血性心力衰竭，可发生于治疗期间、停药数月后或数年后。

3. 开始治疗前应评估左心室射血分数，检查心电图，以评价心脏功能。

4. 多发性硬化的患者如左心室射血分数低于正常下限，不能开始本品治疗。一次开始治疗前都应进行心电图检查，评估左心室射血分数。总剂量不可超过 140 mg/m²，治疗结束后应每年评估左心室射血分数，以监测迟发性的心脏毒性。

5. 本品可导致继发性急性淋巴细胞白血病。

【药理作用】 1. 本品为嵌入型拓扑异构酶Ⅱ(TopoⅡ)抑制剂，通过与 DNA 交叉链接，形成稳定的复合物，抑制剂 TopoⅡ，导致 DNA 链断裂，发挥抗癌作用。为细胞周期非特异性药物，对 G_0 期细胞也有作用。

2. 还可通过产生醌型游离基，具有细胞毒作用。

3. 其抗癌活性相当于或稍高于多柔比星，抗癌谱广。其化疗指数为多柔比星的 2～15 倍。本品与部分蒽环类药物有交叉耐药性。

【体内过程】 静脉注射本品后，其血浆消除呈三相。$t_{1/2\alpha}$ 约为 0.1 h，$t_{1/2\beta}$ 约为 1.1 h，$t_{1/2\gamma}$ 约为 42.6 h。其蛋白结合率为 95%，也与多种血细胞结合。表观分布容积为 13.8 L/kg。总血浆清除率为 4 ml/(min·kg)。与体内组织广泛结合(除外脑脊液)，故清除缓慢。在肝内代谢，主要经氧化或与葡糖醛酸结合。给药 5 d 后，随尿排出 6.5%，随粪便排出 2.7%。肝功能不全患者应减量。

【适应证】 对乳腺癌、恶性淋巴瘤、急性白血病疗效较好，对胃肠道肿瘤、肺癌、卵巢癌、软组织肉瘤亦有一定疗效。

【不良反应】 1. 骨髓抑制，表现为白细胞、血小板减少，常在用药后 10 d 出现，21 d 可恢复。

2. 胃肠道反应有恶心、呕吐、食欲缺乏、便秘、腹泻、出血、口腔炎，肝功能异常少见。

3. 偶有过敏反应、脱发、闭经、呼吸困难、疲倦、心律失常。

【妊娠期安全等级】 D。

【禁忌与慎用】 1. 对本品过敏者禁用。肝功能明显受损、骨髓明显抑制者禁用。

2. 已有恶液体质，又伴心、肺功能不全的患者禁用。

3. 心功能不全患者慎用。以前曾用过蒽环类药物者慎用。

4. 尚未明确本品是否可经乳汁分泌，哺乳期妇女应权衡本品对其的重要性，选择停药或停止哺乳。

【药物相互作用】 1. 不可与胸部放疗同时进行。

2. 如与其他蒽环类药合用，会加重毒性。

【剂量与用法】 1. 静脉滴注成人可用 10～12 mg/m²，最高可达 14 mg/m²，每 3 周给药一次。

2. 儿童的耐受量较高，用于实体瘤可给 18～20 mg/m²，白血病 24 mg/m²，均为每 3 周给药 1 次。

3. 根据病情需要和不良反应，可连续给药 2～6 次。

【用药须知】 1. 既往曾用过蒽环类药物或本品累积用量超过 140～160 mg/m² 时，约有 10% 患者会出现心脏毒性。

2. 用药后可能使尿色变为蓝绿色。

3. 本品药液不可接触皮肤、黏膜和眼睛。

4. 本品与阿糖胞苷、氟尿嘧啶、甲氨蝶呤、长春新碱、环磷酰胺、塞替派、甲氮咪胺或顺铂之间有协同作用。

5. 用药期间应密切随访血常规、肝肾功能、心电图，必要时还须测定左心室排血量、超声心动图等，当白细胞降到1500/mm³时，应停药。

6. 有心脏疾病、用过蒽环类药物或胸部放射治疗的患者，应密切注意心脏毒性的发生。用药过程中，注意有无咳嗽、气急、水肿等提示心力衰竭的症状。

7. 与其他抗肿瘤药物合用时，可能会加重对骨髓的抑制，应减量。

8. 本品不宜作鞘内注射，因可能会引起截瘫。

9. 本品不能与其他药物共同静脉滴注。静脉滴注时，注意局部药液有无渗漏，如有发生，停止静脉滴注，选另一静脉滴注。

10. 本品遇低温可能会析出晶体，可将输液瓶置热水中加温，晶体溶解后使用。

【制剂】 ①注射剂(粉)：5 mg。②注射液：2 mg/2 ml；5 mg/5 ml；10 mg/10 ml。

【贮藏】 避光，贮于室温下。

放线菌素D

(dactinomycin)

别名：更生霉素、更新霉素、新福霉素、Actinomycin、Sanamycin

本品为 *Streptomyces parvulus* 等多种链霉菌所产的一种毒性强的抗肿瘤抗生素，我国所产者来自桂林的 *Streptonyces melanlchromogenes*，其结构与国外的放线菌素D相同。

【CAS】 50-76-0

【ATC】 L01DA01

【理化性状】 1. 本品为鲜红色、具微弱引湿性的结晶性粉末，对光和热不稳定。在10 ℃时可溶于水，在37 ℃时微溶于水，易溶于乙醇，极微溶于乙醚。

2. 化学名：*N*2.1，*N*2′ 1′-(2-Amino-4，6-dimethyl-3-oxo-3*H*-phenoxazine-1，9-diyldicarbonyl)-bis[threonyl-D-valylprolyl(*N*-methylglycyl)(*N*-methylvaline)1.5-3.1-lactone]

3. 分子式：$C_{62}H_{86}N_{12}O_{16}$

4. 分子量：1255.4

5. 结构式

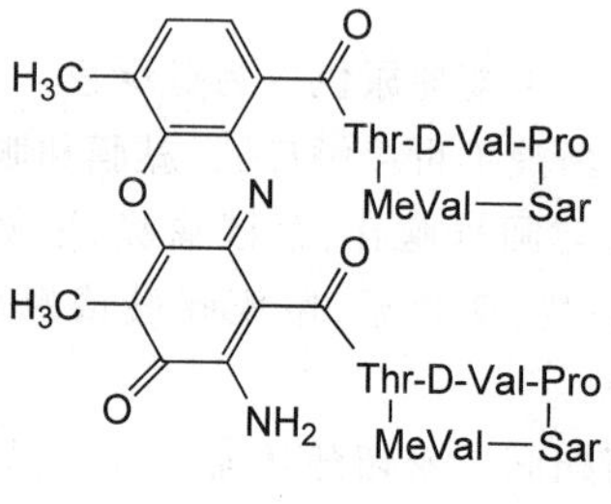

6. 吸收：放线菌素D可与纤维素酯过滤器结合，应避免使用此类过滤器。虽然有研究认为玻璃或塑料可能吸收很大一部分药量，但也有报道放线菌素D可以置于玻璃和PVA输液容器中，推荐注射到快速静脉液通路中。

【用药警戒】 1. 本品应在有肿瘤化疗经验的医生指导下使用。

2. 切勿使本品接触皮肤、黏膜，包括吸入本品的粉末。

【药理作用】 1. 本品通过与DNA形成稳定的复合物，干扰DNA依赖的RNA合成，从而抑制细胞增殖。

2. 本品为细胞周期非特异性药物，主要作用于细胞的G_1期。

3. 本品可加强放疗的治疗作用，还具有免疫抑制作用，使实验动物的脾、胸腺和淋巴组织萎缩。

【体内过程】 本品静脉给药后迅速分布于骨髓和有核细胞中。其体内代谢很低。缓慢经胆汁和尿排出体外。终末$t_{1/2}$约为36 h。不能透过血-脑屏障，但能进入胎盘。

【适应证】 常与其他药物合用治疗妊娠滋养层肿瘤和其他实体瘤(为脑肿瘤、肾胚胎瘤和各种肉瘤)。

【不良反应】 1. 除恶心、呕吐之外，其不良反应常延迟发生，甚至在完成疗程后数天或数周才出现。已有致死的报道。

2. 骨髓抑制和胃肠道反应可能需限制用量。骨髓抑制可能出现在治疗开始后1～7 d，其开始的表现可能是血小板减少。白细胞数和血小板数约在用药后14～21 d出现，而在21～25 d恢复。

3. 胃肠道反应尚有食欲缺乏、腹泻、口炎、直肠炎、胃肠溃疡。

4. 发热、不适、低钙血症、贫血、红斑、肌痛、脱发和肝肾功能受损，并出现腹水、肝肿大、肝炎。

5. 过敏反应已有发生。

6. 药液外溢可致组织严重坏死。

7. 本品可增强放疗的作用，但在合用高剂量后可产生严重的不良反应。

8. 在以前注射过的体表部位，可因使用本品而致红斑和色素沉着。

9. 水痘患者不应接受本品，因可引起严重的，甚至是致死的全身反应。

【妊娠期安全等级】 C。

【禁忌与慎用】 1. 对本品过敏者、骨髓抑制者、水痘或疱疹患者禁用。

2. <1 岁儿童应避免使用本品,因其对本品的毒性高度敏感。

3. 骨髓功能低下、有痛风病史、肝功能不全、感染、有尿酸盐性肾结石病史、近期接受过放射治疗或抗癌药治疗者慎用。

4. 妊娠期妇女只有在潜在的益处大于对胎儿伤害的风险时,方可使用。

5. 尚未明确本品是否可经乳汁分泌,哺乳期妇女应权衡本品对其的重要性,选择停药或停止哺乳。

6. 儿童不良反应的发生率高,禁用于 6 个月以下的幼儿。

【药物相互作用】 1. 本品可提高放射敏感性,与放射治疗同时应用,可能加重放射治疗的降低白细胞作用和局部组织损害作用。

2. 本品也可能会减弱维生素 K 的疗效。

【剂量与用法】 1. 成人通常静脉注射 500 μg/d,最多连用 5 d,3 周或更长时间后,如无残留毒性反应的征象,可重复疗程。每天的用量不应超过 15 μg/kg 或 400～600 μg/m^2。当合用其他抗癌药物时,应给予较低的用量。采用局部灌注可使用较高的剂量,下肢可用 50 μg/kg,上肢可用 35 μg/kg。

2. 儿童一般可给予 15 μg/(kg·d),连用 5 d;另一方案是总量为 2.5 mg/m^2,分 7 d 给药。

3. 为避免药液外溢,可参见柔红霉素的注射方法。

【用药须知】 1. 用药期间,定期检查血常规和肝肾功能。

2. 骨髓抑制严重者应停药。

【制剂】 注射剂(粉):500 μg。

【贮藏】 避光,防潮,贮于 15～30 ℃。

博来霉素
(bleomycin)

别名:争光霉素、Bleocin、Verrublen、Blenoxane

本品是从链霉菌-*Streptomyces verticilus* 或 *Streptomyces* No. 72 的培养物中提取的一种抗肿瘤抗生素。此抗肿瘤药物含有 13 种组分的碱性多肽类,主要组分为 A_2 和 B_2,分别占 55%～70% 和 25%～32%。

【CAS】 11056-06-7

【ATC】 L01DC01

【理化性状】 1. 化学名:3-{[(2′-{(5*S*,8*S*,9*S*,10*R*,13*S*)-15-{6-Amino-2-[(1*S*)-3-amino-1-{[(2*S*)-2,3-diamino-3-oxopropyl]amino}-3-oxopropyl]-5-methylpyrimidin-4-yl}-13-[{[(2*R*,3*S*,4*S*,5*S*,6*S*)-3-{[(2*R*,3*S*,4*S*,5*R*,6*R*)-4-(carbamoyloxy)-3,5-dihydroxy-6-(hydroxymethyl)tetrahydro-2*H*-pyran-2-yl]oxy}-4,5-dihydroxy-6-(hydroxymethyl)tetrahydro-2*H*-pyran-2-yl]oxy}(1*H*-imidazol-5-yl)methyl]-9-hydroxy-5-[(1*R*)-1-hydroxyethyl]-8,10-dimethyl-4,7,12,15-tetraoxo-3,6,11,14-tetraazapentadec-1-yl}-2,4′-bi-1,3-thiazol-4-yl)carbonyl]amino}propyl)(dimethyl)sulfonium (bleomycin A_2)。

2. 分子式:$C_{55}H_{84}N_{17}O_{21}S_3$(bleomycin A_2)

3. 分子量:1415.6(bleomycin A_2)

盐酸博来霉素
(bleomycin hydrochloride)

别名:Bleocin

〖CAS〗 67763-87-5

〖理化性状〗 1. 本品为为白色粉末,在水或甲醇中易溶,水溶液呈弱酸性,较稳定。

2. 分子式:$C_{50}H_{71}N_{16}O_{21}S_2 \cdot x(HCl)$

硫酸博来霉素
(bleomycin sulfate)

别名:Verrublen、Blenoxane

〖CAS〗 9041-93-4

〖理化性状〗 1. 本品为白色或淡黄白色强吸湿性粉末。极易溶于水,微溶于无水乙醇,几乎不溶于丙酮。0.5%水溶液的 pH 为 4.5～6.0。

2. 分子式:$C_{55}H_{84}N_{17}O_{21}S_3 \cdot HSO_4$

3. 分子量:1512.62

4. 配伍禁忌:有报道,本品与羧苄西林、头孢唑啉、头孢噻吩钠、萘夫西林钠、青霉素钠、甲氨蝶呤、丝裂霉素 C、氢化可的松琥珀酸钠、氨茶碱、维生素 C 或特布他林溶液混合时其活性降低。本品的药物相互作用可概括为与二价和三价阳离子(尤其是铜)螯合作用,可被含巯基化合物灭活和被疏水阴离子沉淀;本品的溶液不可与必需氨基酸、核黄素、地塞米松或呋塞米溶液混合。

5. 稳定性:本品的英国注册药品信息说明本品应避光。本品的溶液在塑料或玻璃容器中的稳定性似乎相似,尽管一些较早研究显示在塑料中有效价损失。有证据显示本品在 0.9%氯化钠注射液中的稳定性高于 5%葡萄糖注射液,0.9%氯化钠注射液常被注册药品信息推荐作为稀释剂。

【用药警戒】 1. 本品只能在有肿瘤化疗经验的医生的指导下使用。

2. 本品可导致严重的肺纤维化，年龄大，总剂量超过400 U的风险大，但年轻患者在低剂量下也有发生。

3. 使用本品可出现特异质反应，表现为低血压、意识混乱、发热、寒战。

【药理作用】 本品具有抗革兰阳性菌、革兰阴性菌和真菌的活性，但其细胞毒性限制了本品的抗感染用途。本品可抑制胸苷掺入，DNA合成比RNA或蛋白质合成所受到的抑制作用强。本品还可使DNA的结构不稳定，导致单链和双链的DNA断裂。为细胞周期非特异性药物，对G_2期作用最强。

【体内过程】 口服不易吸收。静脉注射后广泛分布，皮肤和肺组织中的浓度较高。除皮肤和肺外，其他组织均能酶解本品。其消除呈二相，单次给药后的终末$t_{1/2}$约为8.9 h。本品用量的60%～70%以代谢产物的形式随尿排出，儿童消除药物的速度比成人快。本品不能透过血-脑屏障。

【适应证】 1. 用于分布于宫颈、外生殖器、食管、皮肤和头部的鳞状细胞癌。

2. 用于霍奇金淋巴瘤和其他淋巴癌以及睾丸恶性肿瘤。

3. 还试用于膀胱癌、肺癌、甲状腺癌，还包括卡波西肉瘤和恶性渗漏液。

4. 本品常合用其他抗肿瘤药，尤其是多柔比星、长春碱、达卡巴嗪治疗霍奇金淋巴瘤；合用依托泊苷治疗睾丸肿瘤。

【不良反应】 1. 最常见者有皮疹、红斑、瘙痒、水疱形成、角化过度、指(趾)甲改变、脱发、色素沉着、条纹和口炎。发热也常见。

2. 1%的淋巴瘤患者可发生过敏样反应，具有高热，寒战、精神错乱和心肺虚脱(表现为低血压和喘鸣)。

3. 注射部位可发生局部反应和血栓性静脉炎。

4. 本品几乎没有骨髓抑制作用。

5. 最严重的延迟反应是肺毒性所致，如间质性肺炎、肺纤维化约在10%的患者中发生。在全部接受本品的患者中约1%的总死亡率。肺毒性较多发于老年人中以及接受药物总量超过400000 IU (USP400u)。

【妊娠期安全等级】 D。

【禁忌与慎用】 1. 对本品过敏者、心肺功能不全患者禁用。

2. 肝功能不全患者慎用，肾功能不全患者和老年患者应减量。

3. 哺乳期妇女应权衡本品对其的重要性，选择停药或停止哺乳。

4. 儿童用药的安全性及有效性尚未确定。

5. 水痘患者、白细胞计数低于2.5×10^9/L者禁用。

【药物相互作用】 1. 顺铂可增加本品的肺毒性。

2. 本品与多柔比星、长春碱和达卡巴嗪联合使用可加重肺毒性。

3. 本品与粒细胞集落刺激因子合用可加重肺毒性。

4. 与地高辛合用时，本品可降低地高辛的治疗作用，继发心脏代偿失调。对必须合用者，须密切监测。

5. 与苯妥英合用，本品可降低苯妥英在肠内的吸收而降低其作用。治疗期间应监测苯妥英的血药浓度水平，必要时可增加苯妥英的剂量。

6. 使用本品时接种活疫苗(如轮状病毒疫苗)，将增加活疫苗所致感染的风险，故接受免疫抑制化疗的患者禁止注射活疫苗；处于缓解期的白血病患者，化疗结束后至少间隔三个月才能注射活疫苗。

【剂量与用法】 1. 治疗鳞状细胞癌或睾丸肿瘤，单用本品15000 U (USP15 U)，3次/周，或30000 U，2次/周，肌内注射、静脉注射和动脉注射。间隔3～4周后可以重复疗程，直到总用量达到或少于500000 U。根据患者的耐受性或将本品用作联合化疗的一部分，需调整剂量。如持续静脉滴注，每24 h给予15000 U，连用10 d；或给予30000 U，连用5 d。

2. 治疗淋巴瘤可肌内注射15000 U，1～2次/周，总用量可达到225000 U。用于联合化疗时应减量。

3. 治疗恶性渗漏液可用0.9%氯化钠注射液100 ml溶解药物60000 U后滴入患病的浆膜腔中。如有必要，治疗可以重复，根据患者年龄适当掌握总用量。

4. 累积总用量不宜超过400000 U，以免导致肺毒性的发生率升高。

5. 对60岁以上的患者，以上用药方案均应减量。

【用药须知】 1. 老年人、肾功能不全患者、肺部感染或早已存在的肺功能不全患者、已接受放疗尤其胸部化疗的患者使用本品都有肺毒性增加的可能性。

2. 对必须减少用量的患者应格外严谨地给予关注。

3. 对将接受本品的淋巴瘤患者，应先给予试验剂量1000 U或2000 U，以减少发生过敏样反应的风险。

4. 治疗期间应注意随访检查肺部有无啰音、胸部X线检查、肺功能检查、血常规、血小板、血胆红素、ALT、AST、血尿素氮、血尿酸、肌酐清除率。

5. 本品总剂量不可超过 400 mg，因其可导致严重的与剂量相关的肺纤维化。

6. 注射本药前，先服吲哚美辛 50 mg 可减轻发热反应。

7. 静脉注射应缓慢，一次时间不少于 10 min。

8. 淋巴瘤患者易引起高热、过敏，甚至休克，用药前应作好充分准备。

9. 用药后应避免日晒。

【制剂】 注射剂(粉)：15000 U(USP15 U)。

【贮藏】 避光、密封，贮于 2～8 ℃。

平阳霉素

(bleomycin A_5)

别名：Pingyangmycin

本品系从我国浙江平阳土壤中的一种链霉菌(*Streptomyces pingyangensis*)培养液中提取的具有抗肿瘤作用的抗生素，为细胞周期非特异性药物，其有效成分为单一的 A_5。

【CAS】 11116-32-8

【ATC】 55658-47-4(hydrochloride)

【理化性状】 1. 化学名：(2*R*，3*S*，4*S*，5*R*，6*R*)-2-{[(2*R*，3*S*，4*S*，5*S*，6*S*)-2-{[(1*R*，2*S*)-2-[({6-Amino-2-[(1*S*)-3-amino-1-{[(2*S*)-2，3-diamino-3-oxopropyl] amino}-3-oxopropyl]-5-methyl-4-pyrimidinyl} carbonyl) amino]-3-{[(2*R*，3*S*，4*S*)-5-{[(2*S*，3*R*)-1-({2-[4-({3-[(4-aminobutyl) amino] propyl} carbamoyl)-2，4′-bi-1，3-thiazol-2′-yl]ethyl} amino)-3-hydroxy-1-oxo-2-butanyl] amino}-3-hydroxy-4-methyl-5-oxo-2-pentanyl] amino}-1-(1*H*-imidazol-5-yl)-3-oxopropyl] oxy}-4，5-dihydroxy-6-(hydroxymethyl) tetrahydro-2*H*-pyran-3-yl] oxy}-3，5-dihydroxy-6-(hydroxymethyl)tetrahydro-2*H*-pyran-4-yl carbamate

2. 分子式：$C_{57}H_{89}N_{19}O_{21}S_2$

3. 分子量：1440.56

4. 结构式

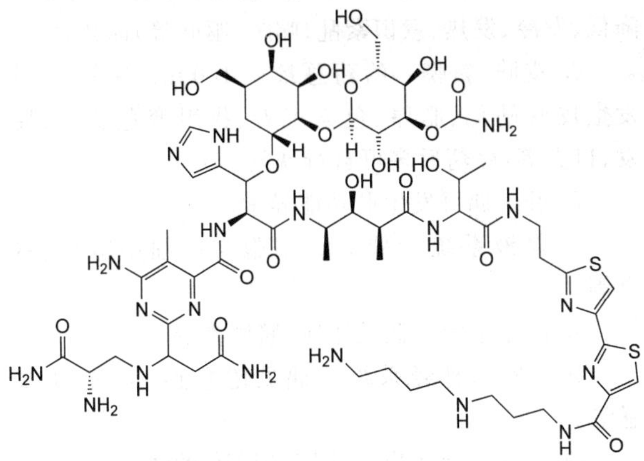

盐酸平阳霉素

(bleomycin A_5 hydrochloride)

〖CAS〗 55658-47-4

〖理化性状〗 1. 本品为白色疏松块状物或无定型固体，无臭或几乎无臭，引湿性强，本品在水中或甲醇中易溶，在乙醇中微溶，在丙酮，三氯甲烷或乙醚中几乎不溶。

2. 分子式：$C_{57}H_{89}N_{19}O_{21}S_2 \cdot HCl$

3. 分子量：1477.02

【药理作用】 1. 本品能抑制癌细胞 DNA 的合成和切断 DNA 链，影响癌细胞代谢功能，促进癌细胞变性，坏死。

2. 体外实验证明本品对培养的多种癌细胞，如肝癌 BEL7402、胃癌 MGC803、鼻咽癌 CNB-2、结肠癌 HT-29 和口腔鳞癌 KB 均有较强的杀灭作用。

3. 本品对大鼠皮下接种的瓦克瘤 256、小鼠肉瘤 180、肉瘤 37、肝癌和黑色素瘤都有明显的抑制作用，对小鼠皮下接种的结肠癌 C_{26}、食管癌 SGA73 和 Lewis 肺癌的抗肿瘤作用强于丝裂霉素和博莱霉素。本品为细胞周期非特异性药物，对机体的免疫功能和造血功能无明显影响。

【体内过程】 给接种艾氏腹水癌的荷癌小白鼠注射本品，测定肾、胃、肺、肝、肌、血、肿瘤、脾、心和骨中的药物浓度，发现除肾脏外，在肿瘤中本品的浓度最高，瘤血比达到 4∶1。

【适应证】 用于唇癌、舌癌、齿龈癌、鼻咽癌等头颈部鳞癌。亦可用于治疗皮肤癌、乳腺癌、宫颈癌、食管癌、阴茎癌、外阴癌、恶性淋巴癌和坏死性肉芽肿等。对肝癌也有一定疗效。对翼状胬肉有显著疗效。

【不良反应】 主要有发热、胃肠道反应(恶心、呕吐、食欲不振等)、皮肤反应(色素沉着、角化增厚、皮炎、皮疹等)、脱发，肢端麻痹和口腔炎症等，肺部症状(肺炎样病变或肺纤维化)发生率低于博莱霉素。

【妊娠期安全等级】 D。

【禁忌与慎用】 1. 对博莱霉素类抗生素有过敏史的患者禁用。

2. 对有肺、肝、肾功能不全的患者慎用。

3. 哺乳期妇女应权衡本品对其的重要性，选择停药或停止哺乳。

4. 儿童用药的安全性及有效性尚未确定。

【剂量与用法】 1. 静脉注射，用 0.9%氯化钠注射液或 5%葡萄糖注射液 5～20 ml 溶解本品至 4～15 mg/ml 的浓度注射。

2. 肌内注射，用 0.9%氯化钠注射液 5 ml 溶解本品至 4～15 mg/ml 的浓度注射。

3. 动脉内注射，用 3～25 ml 添加抗凝药(如肝素)的 0.9%氯化钠注射液溶解本品至 4～8 mg/ml 作一次动脉内注射或持续动脉内注射。

4. 成人一次剂量为 8 mg，通常每周给药 2～3 次。根据患者情况可增加或减少至 1 次/日到每周 1 次。显示疗效的剂量一般为 80～160 mg。一个疗程的总剂量为 240 mg。

5. 肿瘤消失后，应适当减量，如每周一次 8 mg(效价)静脉注射 10 次左右。

6. 治疗血管瘤及淋巴管瘤

(1) 瘤体内注射治疗淋巴管瘤　一次 4～8 mg，溶入注射用水 2～4 ml，有囊者尽可能抽尽囊内液后注药，间歇期至少 1 个月，5 次为 1 个疗程。3 个月以下新生儿暂不使用或减量使用。

(2) 治疗血管瘤　一次注射素 4～8 mg，用 0.9%氯化钠注射液或利多卡因注射液 3～5 ml 稀释。注入瘤体内，注射 1 次未愈者，间歇 7～10 d 重复注射，药物总量一般不超过 70 mg。

7. 治疗鼻息肉　本品 8 mg 用 0.9%氯化钠注射液 4 ml 溶解，用细长针头行息肉内注射，一次息肉注射 2～4 ml，一次注射 1～2 个息肉。观察 15～30 min 有无过敏反应，每周 1 次，5 次为一个疗程，一般用 1～2 个疗程。

8. 肿瘤患者，尤其是恶性淋巴肿瘤患者，在初次和第二次给予本品时，应以 4 mg 以下剂量给药，以观察和增强患者的耐受能力，当患者无急性反应时，方可增至正常剂量。

【用药须知】 1. 给药后如患者出现发热现象，可给予解热药。对出现高热的患者，在以后的治疗中应减少剂量，缩短给药时间，并在给药前后给予解热药或抗过敏药。

2. 患者出现皮疹等过敏症状时应停止给药，停药后症状可自然消失。

3. 患者如出现咳嗽、咳痰、呼吸困难等肺炎样症状，同时胸部 X 光片出现异常，应停止给药，并给予甾体激素和适当的抗生素。

4. 偶尔出现休克样症状(血压低下，发冷发热、喘鸣、意识模糊等)，应立即停止给药，对症处理。

【制剂】 注射剂(粉)：5 mg；10 mg。

【贮藏】 避光、密封，贮于 2～8 ℃。

培洛霉素
(peplomycin)

别名：匹来霉素、派来霉素

本品为博来霉素的半合成衍生物。

【CAS】 70384-29-1

【理化性状】 1. 化学名：N^1-{3-[(*S*)-(α-Methylbenzyl)amino]propyl}bleomycinamide

2. 分子式：$C_{61}H_{88}N_{18}O_{21}S_2$

3. 分子量：1473.59

硫酸培洛霉素
(peplomycin sulfate)

〖CAS〗 70384-29-1

〖理化性状〗 1. 化学名：N^1-{3-[(*S*)-(α-Methylbenzyl)amino]propyl}bleomycinamide sulfate

2. 分子式：$C_{61}H_{88}N_{18}O_{21}S_2 \cdot H_2SO_4$

3. 分子量：1571.7

【药理作用】 本品在体外可抑制多种癌细胞增殖，在体内对多种小鼠移植性肿瘤和诱发肿瘤及狗自发性淋巴肉瘤有抗肿瘤作用。本品的作用机制是通过裂解单链和双链 DNA 而抑制肿瘤细胞 DNA 的合成。

【体内过程】 本品静脉注射后，约 15 min 达血药峰值(C_{max})。在血中消失较快，广泛分布于肝、脾、肾等各组织中，尤以皮肤和肺较多。除皮肤和肺以外，本品在其他正常组织中均很快失活。主要经肾排泄，给药 8 h 后可排出给药量的 70%～85%。肾功能不全患者对本品的排泄减慢，消除 $t_{1/2}$ 延长。

【适应证】 本品主要适用于头颈部恶性肿瘤、皮肤癌、肺癌(鳞状细胞癌)、前列腺癌、恶性淋巴肿瘤等。

【不良反应】 1. 肺　本品长期使用可致间质性肺炎、肺纤维化，患者可因肺功能不全而死亡。

2. 胃肠道反应　主要表现为食欲不振、吞咽困难、恶心、呕吐、腹泻等，大量使用可引起黏膜损伤、口腔溃疡等。

3. 发热反应　给药后 4～5 h 或更长时间，常可见剂量依赖性发热。

4. 骨髓　可见轻微骨髓抑制。

5. 过敏反应　主要表现为皮疹、荨麻疹、发热性红皮症等；偶见因过敏性休克(前期症状主要为血压降低、发冷、发热、意识紊乱、喘鸣、呕吐等)而死亡。

6. 皮肤、黏膜　给药总量达 100 mg 左右时，可发生皮肤硬化、肥厚、色素沉着、指甲变色脱落、脱发、口炎等，停药后多可自行恢复。

7. 肝　偶可发生肝功能异常。

8. 血液系统　偶见红细胞与白细胞减少、贫血等。

9. 泌尿系统　偶见尿频、膀胱炎等。

10. 精神、神经系统　偶见倦怠感、头痛、头重感等。

11. 其他　偶可出现肌内注射部位的硬结、疼痛等。

【禁忌与慎用】 1. 对本品或博来霉素过敏者、患有较严重的肺功能不全、胸部 X 片上呈现弥散性纤维化病变及明显病变的患者、正在接受肺部放射线治疗者、患有较严重的肾功能不全的患者、患有较严重的心脏疾病的患者、发热患者、白细胞低于 2500/mm^{3}者禁用。

2. 妊娠期妇女(特别是妊娠初期的 3 个月)和准备怀孕的妇女禁用本品。

3. 哺乳期妇女慎用或使用本品时暂停哺乳。

4. 对于幼儿患者，有用药必要时，要考虑到对性腺的影响，特别要注意不良反应的发生。幼儿慎用。

5. 60 岁以上的老年患者使用本品可能引发严重的肺部不良反应，故老年患者应慎用本品。

6. 有肺部疾病或肺部疾病史、肝肾功能不全、心脏病、曾接受过或正在接受胸部放射治疗及水痘患者慎用。

【药物相互作用】 1. 本品系抗肿瘤药物，胃肠道的不良反应明显，故与经胃肠道吸收的药物合用会影响后者的吸收。

2. 本品与顺铂合用，可增加肾毒性。因为顺铂引起的肾脏损害会导致本品在体内的蓄积。

3. 本品与其他抗恶性肿瘤药合用，可能加剧肺部不良反应。

4. 本品与放射疗法合用，可加剧肺部不良反应，特别应避免对胸部及周边部位进行放射线治疗时使用本品。

【剂量与用法】 肌内注射。一周 2～3 次，首次 5 mg，以后一次 10 mg。根据患者的情况，可增加为 1 次/日或减少为一周 1 次，但一周总剂量不应超过 150 mg。因本品的大部分活性药物经肾排泄，故肾功能不全患者须调整剂量。

【用药须知】 1. 使用本品后发生不良反应的个体差异很大，部分患者在剂量比较小时亦可能发生不良反应，故应充分留意。

2. 对于曾使用过博莱霉素的患者，原则上应以已使用的博莱霉素剂量和本品剂量之和作为总用药量。

3. 对于曾使用过博莱霉素的患者，在使用本品时，应考虑到两者毒性的相加性，需慎重用药。

4. 需充分注意感染的发生或恶化。

5. 注射本品前后给予抗过敏药或解热镇痛药可减轻发热反应。

6. 对于肺部有基础疾患或老年患者，总用药量即使在 100 mg 以下，发生间质性肺炎或肺纤维化的可能性也较大。

7. 本品重复给药时，会导致蓄积，使用本品 3 周后仍未见效者，宜停用本品。

8. 用药期间应注意随访检查肺部有无啰音、胸部 X 线检查、肺功能检查、血常规、血小板、血胆红素、ALT 及 AST、血尿素氮、血尿酸、肌酐清除率。

9. 肺泡动脉氧压差、动脉血氧分压、肺一氧化碳弥散功能等肺功能检查应尽可能每周 1 次，并持续至给药后 2 个月；如肺泡动脉氧压差、动脉血氧分压分别连续 2 周增大或下降时，应立即停药。对于给药前肺功能检查值明显偏低而必须使用本品的患者，在给药期间须注意观察，若检查值进一步下降，应立即停药。

10. 总剂量超过 100 mg、60 岁以上老人、肺癌患者或使用本品前接受过放化疗的患者容易引起本品在体内的蓄积。

11. 淋巴瘤患者使用本品易引起高热、过敏、休克，用药前须作好充分准备。

12. 本品可引起肺炎样症状、肺纤维化、肺功能损害，应与肺部感染相区别。

13. 应用本品后出现过敏反应，应中止给药；出现过敏性休克的前期症状时应立即中止给药，进行急救处理。

【制剂】 注射剂(粉)：5 mg。

【贮藏】 密闭，在干燥处保存。

丝裂霉素
(mitomycin)

别名：丝裂霉素 C、自力霉素、Mutamycin、MitomycinC、Ametycine

本品系从链霉菌(*Streptomyces caespitosus*)培养液中提取的一种具有抗癌作用的抗生素。

【CAS】 50-07-7

【ATC】 L01DC03

【理化性状】 1. 本品为蓝紫色晶体或结晶性粉末。微溶于水和丙酮，易溶于二甲乙酰胺，略溶于甲醇。0.1％的水溶液 pH 值为 5.5～7.5。

2. 化学名：6-Amino-1，1a，2，8，8a，8*b*-hexahydro-8-hydroxymethyl-8a-methoxy-5-methylazirino[2′，3′：3，4]pyrrolo[1，2-*a*]indole-4，7-dione carbamate

3. 分子式：$C_{15}H_{18}N_4O_5$

4. 分子量：334.3

5. 结构式

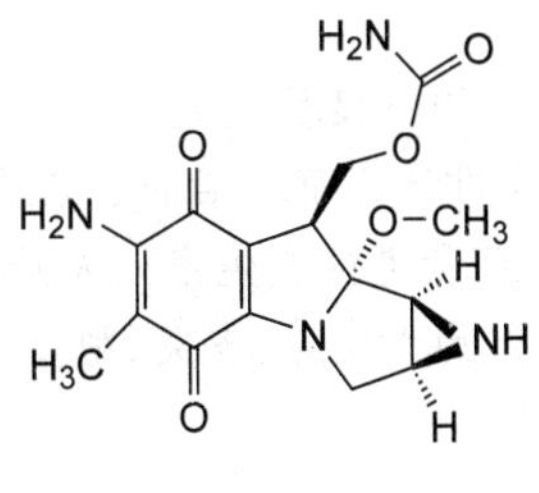

6. 配伍禁忌：本品与溶液呈酸性的物质可能有配伍禁忌。

7. 稳定性：酸性溶液中本品降解，有2项研究提示本品在5%葡萄糖注射液中的稳定性比0.9%氯化钠注射液中的稳定性差。一制造商质疑这些发现，他们自己的研究结果提示本品在25℃、5%葡萄糖注射液稳定48 h，现在还不确定不同厂商的制剂稳定性是否有差别，或者像有人指出的那样厂商使用了不合理的方法测定稳定性。

【用药警戒】 1. 本品应在有肿瘤化疗经验的医生指导下使用，使用地点应配备足够的设施和药品以便及时处理本品的严重不良反应。

2. 本品可导致骨髓抑制，常见血小板减少和白细胞减少，可导致感染性的并发症或使原有感染加重。

3. 本品可导致溶血性尿毒综合征，表现为微血管病性溶血性贫血、血小板减少及不可逆性的肾功能衰竭，可发生于治疗的任何时间，可发生于单药治疗时，也可发生于与其他细胞毒药物合用时。输血可恶化此综合征。

【药理作用】 本品在体内激活后起到烷化剂的作用，抑制DNA合成。本品属于细胞周期非特异性药物，对G_1晚期和S早期的作用最明显。对放射疗法具有很强的增效作用。本品对革兰阳性菌的抗菌活性较革兰阴性菌强，但临床几乎未予使用。耐药现象已经出现。

【体内过程】 静脉注射后迅速从血液中消失，其分布$t_{1/2}$为17 min。分布广，但不能透过血-脑屏障。在肝内进行广泛代谢。终末$t_{1/2}$约为50 min。在正常给药后，约有10%的用量以原药随尿排出，少量则出现在胆汁和粪便中。随着剂量逐渐加大，会有更多的原药随尿排出。

【适应证】 1. 与其他抗癌药合用对骨癌和胰腺腺癌作姑息治疗。

2. 治疗膀胱、乳腺、宫颈、眼、肝、肺和甲状腺的实体瘤。

3. 还可治疗胃肠道和头颈部肿瘤、黑色素瘤、肉瘤和各种白血病。

【不良反应】 1. 最常见的是延迟出现的骨髓抑制。一次用药后4周才出现明显的白细胞减少和血小板减少，8～10周才可恢复。约有1/4患者的血常规不能恢复。

2. 其他严重的不良反应包括肝和肾功能受损、潜在致死性溶血性尿毒症综合征。在总用量超过了120 mg，就可能使肾毒性发生率大大升高。

3. 可发生胃肠道反应、皮炎、脱发、发热、不适和罕见的心脏毒性。

4. 药液外溢会引起局部组织坏死、溃疡和蜂窝织炎。

5. 膀胱内注入可出现尿频、尿痛等膀胱刺激症状，偶有血尿，极少有膀胱萎缩。

【妊娠期安全等级】 C。

【禁忌与慎用】 1. 因化疗或放疗而造成明显骨髓抑制的患者禁用。

2. 严重器质性心脏病或心功能异常者及对本品过敏者禁用。

3. 已用过大剂量蒽环类药物（如多柔比星或柔红霉素）的患者禁用。

4. 尚未明确本品是否可经乳汁分泌，哺乳期妇女应权衡本品对其的重要性，选择停药或停止哺乳。

5. 儿童用药的安全性及有效性尚未明确。

6. 动物实验证实本品有致畸性，妊娠期妇女用药的安全性尚未明确。

【药物相互作用】 1. 在含有多柔比星的方案治疗乳腺癌失败时，如以本品作为二线药使用会产生心脏毒性。

2. 本品合用氟尿嘧啶或他莫昔芬会增加溶血性尿毒综合征。

【剂量与用法】 1. 参照柔红霉素的静脉注射方法，注意防止药液外溢。

2. 起始静脉注射剂量为20 mg/m²，间隔6～8周后，如血常规情况许可再重复给药，根据血液学的反应，必要时应减量。

3. 另一方案是，4～10 mg（60～150 μg/kg），静脉注射，间隔1～6周。

4. 也可静脉注射2 mg/(m²·d)，连用5 d，间隔2 d后重复。

5. 用药2个疗程后，如无疗效，即应停用本品。

6. 动脉给药时，如头颈部癌应按体表面积计算，一次7～20 mg/m²，1次/日，共用5～7 d，亦可一次14～25 mg/m²，每周一次。

7. 膀胱内给药时，可用于预防浅表性膀胱癌术后的复发。按体表面积一次15～30 mg/m²，稀释为500～1000 μg/ml的浓度，注入膀胱腔内保留0.5 h，每周1次，连续4～8次；然后每月1次，共1年。

【用药须知】 1. 本品最严重的不良反应是溶血性尿毒综合征，其表现有微血管的溶血性贫血、血小板减少、肾功能衰竭和高血压；还可能发生肺水肿，似乎是一个严重的预后因子。此综合征主要发生于长期（6～12个月）接受本品和氟尿嘧啶治疗的患者。不过，疗程少于6个月，或本品与其他抗肿瘤药合用也会发生此综合征。此综合征可以慢性、轻度贫血、缓慢进展的肾功能衰竭出现，也可能表现为暴发性、重症贫血、快速恶化的肾功能衰竭甚至死亡。对此综合征尚无特别有效的处理方法，但给予皮质激素、血浆置换、血浆去除法和(或)长春新碱，对某些患者已获得挽救，早期抢救效果更好。

2. 本品具有高毒性和低治疗指数，必须通过富有化疗经验的临床医师在经常严密的监护下使用。

3. 应常查血常规、肾和肺功能。应向患者告知本品的潜在毒性，特别是骨髓抑制、肾功能衰竭、继发于白细胞减少和败血症导致的死亡。

4. 白细胞数和血小板数必须分别恢复到 $3000/mm^3$ 和 $75000/mm^3$ 以上，方可重复给药。如白细胞数降至 $2000/mm^3$ 以下，或两者快速下降，均应中止治疗，或降低本品剂量合用其他抗肿瘤药继续治疗，并常查血常规。

5. 患者已出现的肺毒性如不能排除其他发病原因，也应停药。

【制剂】 注射剂(粉)：2 mg；5 mg；20 mg；40 mg。

【贮藏】 密封、避光，贮于 15～30 ℃。

普卡霉素

(plicamycin)

别名：光辉霉素、光神霉素、米拉霉素、Mithramycin、Mithracin

本品系从几种链霉菌(*Streptomyces argillaceus*，*S. plicatus* 和 *S. tanashiensis*)的培养液中提取的一种抗肿瘤抗生素。

【CAS】 18378-89-7

【ATC】 L01DC02

【理化性状】 1. 本品为黄色、无臭、具有吸湿性的结晶性粉末。微溶于水和甲醇，极微溶于乙醇，易溶于乙酸乙酯。0.05% 的水溶液的 pH 值为 4.5～5.5。

2. 化学名：(2*S*，3*S*)-3-[(1*S*，3*S*，4*R*)-3，4-Dihydroxy-1-methoxy-2-oxopentyl]-2-{[(2*S*，4*R*，5*R*，6*R*)-4-{[(2*S*，4*R*，5*S*，6*R*)-4-{[(2*S*，4*S*，5*R*，6*R*)-4，5-dihydroxy-4，6-dimethyloxan-2-yl]oxy}-5-hydroxy-6-methyloxan-2-yl]oxy}-5-hydroxy-6-methyloxan-2-yl]oxy}-6-{[(2*S*，4*R*，5*R*，6*R*)-4-{[(2*S*，4*R*，5*S*，6*R*)-4，5-dihydroxy-6-methyloxan-2-yl]oxy}-5-hydroxy-6-methyloxan-2-yl]oxy}-8，9-dihydroxy-7-methyl-1，2，3，4-tetrahydroanthracen-1-one

3. 分子式：$C_{52}H_{76}O_{24}$

4. 分子量：1085.1

5. 结构式

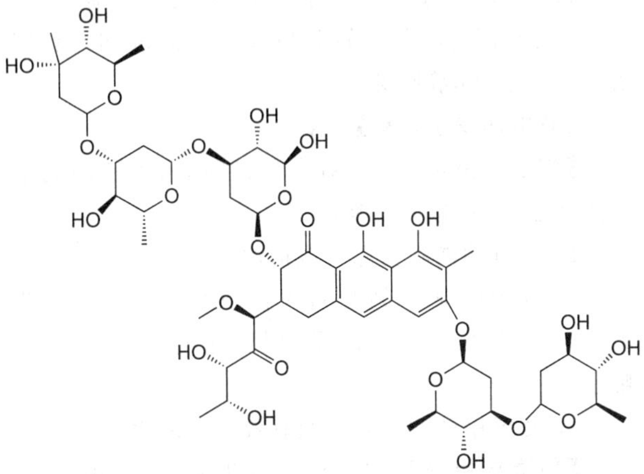

【用药警戒】 1. 患者应住院治疗。本品应在有肿瘤化疗经验的医生指导下使用，使用地点应配备足够的设施和药品以便及时处理本品的严重不良反应。

2. 本品可导致严重的血小板减少，可导致出血，甚至导致死亡。

3. 在使用本品前，对每位患者均应权衡利弊后使用。

【药理作用】 1. 在有二价阳离子存在的情况下，本品可与 DNA 结合，抑制核酸合成。

2. 本品降低血钙是由于其对维生素 D 和甲状旁腺激素(对破骨细胞起作用)的拮抗作用所致。

3. 本品为细胞周期非特异性药物。

【体内过程】 动物研究证实，本品可分布到肝内的库普弗(Kupffer)细胞、肾小管细胞和形成的骨表面。体内研究的结果显示，本品可局限于活跃的骨吸收区域。可透过血-脑屏障。血和脑脊液中的药物浓度在静脉注射本品 4～6 h 后，几乎相等。2 h 可随尿排出用量的 1/4，15 h 后达到 40%。目前尚不知本品是否会进入乳汁。

【适应证】 1. 用于睾丸肿瘤，对晚期患者可合用长春碱、顺铂和博来霉素。

2. 用于高钙血症和高钙尿症。

【不良反应】 1. 不良反应较严重，主要为骨髓抑制和与剂量有关的出血综合征，初期表现为鼻衄，可能进展为呕血和致死的出血。本品还可削弱凝血因子的作用。

2. 由于骨髓抑制，可能发生严重的血小板减少，但白细胞减少较少见。

3. 较常见的胃肠道反应有恶心、呕吐、腹泻、便血和胃炎。

4. 还会出现血清转氨酶升高、蛋白尿、皮疹、面红、头痛、乏力、不适、嗜睡、昏睡和脱发。

5. 血钙、血磷、血钾浓度下降。

6. 还可能引起不可逆转的肝、肾功能受损。

7. 药液外溢可致局部组织坏死、溃疡和蜂窝织炎，还可能引起静脉炎。

【妊娠期安全等级】 X。

【禁忌与慎用】 1. 对本品过敏者、骨髓功能不全患者、有出血倾向者禁用。

2. 肝肾功能不全患者应慎用。

3. 尚未明确本品是否可经乳汁分泌，哺乳期妇女应权衡本品对其的重要性，选择停药或停止哺乳。

4. 儿童用药的安全性及有效性尚未明确。

【剂量与用法】 1. 治疗睾丸肿瘤，常用 25～30 μg/(kg・d)，连用 8～10 次，采用缓慢(4～6 h)静脉滴注(用 5%葡萄糖注射液或 0.9%氯化钠注射液稀释药物)，不做静脉注射。剂量不可超过 30 μg/kg，用药不超过 10 次。另一方案是，50 μg/kg，隔天一次，共用 4～5 次；据悉，此方案所引起毒性较轻。1 个月后重复疗程。

2. 治疗高钙血症，常用 15～25 μg/(kg・d)，必要时连用 3～4 d。如有必要，间隔 1 周或更长时间可重复疗程。

【用药须知】 1. 用药期间，应常查血常规、肝肾功能、注意患者的凝血功能。

2. 应定期检查血钙、血磷、血钾的浓度。

3. 当患者用药后出现鼻衄或任何出血的征象，应立即停药，并积极采取对应处理措施，防止出血加重。抢救措施可参考丝裂霉素用药须知中的有关叙述。

【制剂】 注射剂(粉)：2.5 mg。

【贮藏】 密封、避光，贮于 2～8 ℃。

氨柔比星

(amrubicin)

本品属蒽环类，为抗肿瘤抗生素药物，临床用其盐酸盐。

【CAS】 110267-81-7

【ATC】 L01DB10

【理化性状】 1. 化学名：(＋)-(7*S*，9*S*)-9-Acetyl-9-amino-7-[(2-deoxy-β-D-erythro-pentopyranosyl)-oxy]-7，8，9，10-tetrahydro-6，11-dihydroxy-5，12-naphthacenedione

2. 分子式：$C_{25}H_{25}NO_9$

3. 分子量：483.5

4. 结构式

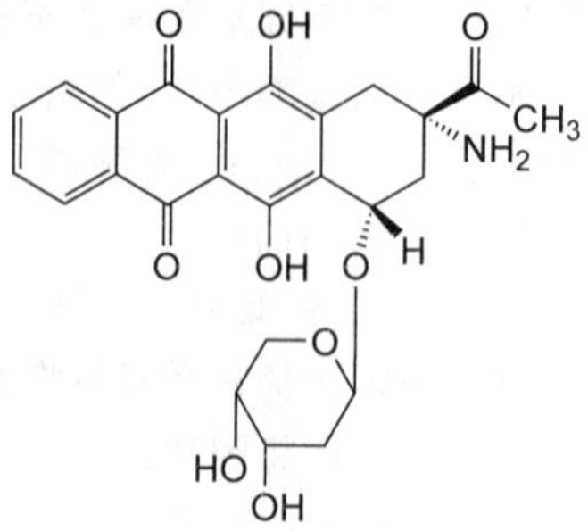

盐酸氨柔比星

(amrubicin hydrochloride)

别名：凯德、Calsed

〖CAS〗 110311-30-3

〖理化性状〗 1. 化学名：(＋)-(7*S*，9*S*)-9-Acetyl-9-amino-7-[(2-deoxy-β-D-erythro-pentopyranosyl)-oxy]-7，8，9，10-tetrahydro-6，11-dihydroxy-5，12-naphthacenedione hydrochloride

2. 分子式：$C_{25}H_{25}NO_9$ • HCl

3. 分子量：519.94

【药理作用】 本品是一种嵌入型 TopoⅡ抑制剂，其本身及其活性代谢物氨柔比星醇，主要通过抑制 TopoⅡ的活性，最终导致 DNA 的断裂，从而抑制肿瘤细胞增殖。

【体内过程】 本品仅供静脉给药。给药后本品的血药浓度迅速降低，而其代谢物氨柔比星醇的浓度基本保持平稳。体外平衡透析法测定氨柔比星的血浆蛋白结合率约为 96%～98%。以 10 mg/kg 作为单剂量给药时，药物分布于全身各脏器。给药后 1～4 h，在骨髓、消化道壁细胞、皮肤、肾、肾上腺、肝脏、脾脏、肺和颚下腺中的药物浓度较高，心脏细胞中的药物浓度较低。本品主要在肝内代谢。体外试验表明，本品的代谢酶主要是还原型烟酰胺腺嘌呤二核苷酸磷酸(NADPH)CYP、NADPH 氢-醌还原酶及酮还原酶。72 h 累积随胆汁排泄 58.3%。

【适应证】 用于非小细胞肺癌和小细胞肺癌的治疗。

【不良反应】 1. 本品的不良反应主要是骨髓功能抑制。其中白细胞减少和嗜中性粒细胞减少发生率都在 90%以上，贫血发生率在 80%以上。

2. 常见食欲不振、恶心、呕吐、脱发、发热、ALT 和 AST 升高。

3. 偶见间质性肺炎、吐血、心律失常和皮疹。

【禁忌与慎用】 1. 对本品过敏者、妊娠期妇女禁用。

2. 有骨髓抑制症状，肝肾功能不全、感染者以及老年患者和水痘患者慎用。

3. 尚未明确本品是否可经乳汁分泌，哺乳期妇女应权衡本品对其的重要性，选择停药或停止哺乳。

4. 儿童用药的安全性及有效性尚未明确。

【剂量与用法】 以盐酸氨柔比星计，成人1次/日，一次45 mg/m^2，溶于0.9%氯化钠注射液或5%葡萄糖注射液20 ml中，连续静脉推注3 d后停药3～4周。然后再进行下一个疗程的治疗。

【用药须知】 1. 本品对肝、肾功能的不良反应较严重，肝、肾功能不全患者用药时应密切监测。

2. 对必须用药的儿童和育龄期患者，应考虑本品对性腺功能的影响。

【制剂】 注射剂(粉)：20 mg；50 mg。

【贮藏】 贮于10～25 ℃。

戊柔比星
(valrubicin)

别名：Valstar

本品是多柔比星的半合成类似物。

【CAS】 56124-62-0

【ATC】 L01DB09

【理化性状】 1. 本品为橘黄色或橘红色结晶性粉末。熔点为135～136 ℃下。具有强的亲脂性，极微溶于水、己烷和石油醚，溶于无水乙醇、丙酮、二氯甲烷和甲醇。

2. 化学名：2-Oxo-2-[(2*S*, 4*S*)-2, 5, 12-Trihydroxy-7-methoxy-6, 11-dioxo-4-({2, 3, 6-trideoxy-3-[(trifluoroacetyl)amino]hexopyranosyl}oxy)-1, 2, 3, 4, 6, 11-hexahydrotetracen-2-yl]ethyl pentanoate

3. 分子式：$C_{34}H_{36}F_3NO_{13}$

4. 分子量：723.6

5. 结构式

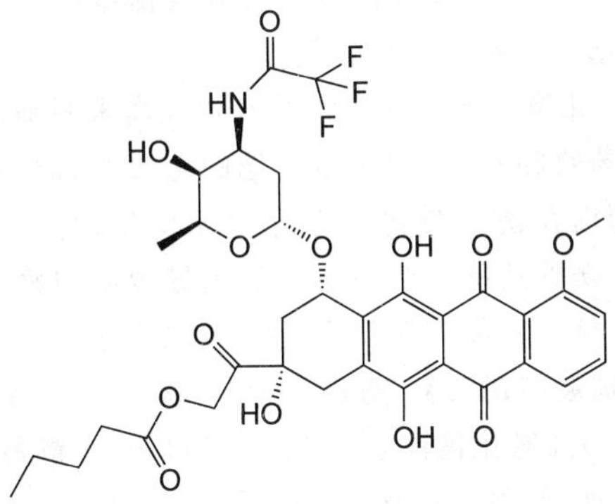

6. 稳定性：未开封的本品2～8 ℃条件贮存有效期内保持稳定。本品不可加热。用0.9%氯化钠注射液稀释，25 ℃下12 h保持稳定。不可与其他药物混合。

【药理作用】 本品为蒽环类药物，主要作用为干扰正常DNA的分裂重组，可影响细胞的各种生物学功能，主要为干扰核酸代谢。易渗入细胞内，抑制核苷形成核酸，从而引起大量染色体损伤并使细胞周期停止于G_2期。

【体内过程】 1. 虽然本品能通过膀胱壁，膀胱黏膜完好的患者膀胱内给药可全身性吸收，但其吸收量较低。在灌流后，通过排泄几乎完全消除。

2. 给原位癌患者膀胱内灌注本品800 mg后可渗入膀胱壁，且膀胱组织中的平均总蒽环浓度高于体外培养人膀胱细胞的TC_{90}，其主要代谢物*N*-三氟乙酰阿霉素和*N*-三氟乙酰阿霉素醇的含量可忽略不计。6例患者的14个尿样研究结果显示，本品、*N*-三氟乙酰阿霉素和总蒽环的平均回收率分别为总给药量的98.6%、0.4 %和99.0%。仅纳克量的原药被吸收进入血液中。

3. 膀胱内灌注本品后总蒽环AUC与膀胱壁状态有关。对经尿道膀胱肿瘤切除术2周后的患者膀胱内灌注本品900 mg，总蒽环$AUC_{0\sim6h}$平均为78 nmol/(L·h)；经尿道膀胱局部肿瘤切除术、全切术后5～51 min，给予本品800 mg的患者总蒽环$AUC_{0\sim6h}$平均分别为18382和11975 nmol/(L·h)。经24 h静脉滴注600 mg/m^2，总蒽环$AUC_{0\sim6h}$为11975/(L·h)。

【适应证】 用于治疗对卡介苗耐药且存在手术禁忌的膀胱原位癌。

【不良反应】 1. 由于对膀胱的局部刺激，在膀胱内用药后可能出现严重的尿频和尿急、排尿困难、膀胱痉挛和疼痛，症状通常在疗程的1～7 d内缓解。严重的血尿较少见，但应注意与药物造成的红色尿液相区别。还可能发生腹痛和恶心。

2. 与其他蒽环类抗生素治疗所见相似，在药物显著的全身暴露后可能出现骨髓抑制，因此，对膀胱穿孔或膀胱黏膜受损的患者不应给予本品。

3. 230例患者膀胱内灌注本品20～900 mg的临床研究中显示，不良反应(≥1%)包括腹痛、虚弱、背痛、胸痛、发热、头痛、不适、血管扩张、腹泻、肠胃胀气、恶心、呕吐、贫血、高血糖、外周水肿、肌痛、头昏、肺炎、皮疹、尿频、尿急、尿潴留、尿失禁、血尿(显微镜下)、夜尿症、排尿困难、尿道疼痛、尿道感染、膀胱痉挛、膀胱痛、膀胱炎。

【妊娠期安全等级】 C。

【禁忌与慎用】 1. 已知对蒽环类抗生素或聚乙二醇蓖麻油过敏、并发泌尿道感染、膀胱容积小(不能容纳 75 ml 稀释液）及膀胱穿孔或膀胱黏膜受损的患者禁用。

2. 哺乳期妇女使用本品时应停止哺乳。

3. 儿童中的安全性和有效性尚未建立。

【药物相互作用】 由于膀胱内给予本品，其全身分布量可忽略不计，故本品发生药物相互作用的可能性较低。

【剂量与用法】 推荐剂量为膀胱内给药 800 mg，每周 1 次，连用 6 周，用 0.9%的氯化钠溶液稀释成 75 ml 溶液，在排出前尽可能将溶液保持在膀胱内至少 2 h。

【用药须知】 1. 由于存在转移风险，对本品治疗 3 个月后效应不完全的原位癌患者，应考虑膀胱切除术。

2. 经尿道前列腺切除术和（或）电灼疗法后，给予本品应至少推迟 2 周。

3. 本品给药前药瓶应先放置于室温下，不可加热。

4. 本品处置过程中若不慎入眼，应立即用大量清水彻底冲洗。

5. 本品溶液中含有聚乙二醇蓖麻油，制备或贮存中推荐使用不含邻苯二甲酸二（2-乙基己基）酯（DEHP）的（如玻璃、聚丙烯、聚烯烃）的给药装置或管道中。

6. 本品溶液为红色澄明溶液，给药前应目检有无颗粒沉着或脱色现象。温度低于 4 ℃，聚乙二醇蓖麻油开始形成蜡状沉淀。此时，应在手中加温直至澄清，如仍有不溶性微粒，不可给药。

【制剂】 无菌溶液剂：1000 mg/5 ml。

【贮藏】 密封、避光，贮于 2～8 ℃，不可冻结。

佐柔比星
(zorubicin)

别名：佐来比星、柔红霉素-3-苯甲酰腙、正定苯酰肼、柔红腙、柔红苯腙、Rubidazone

【CAS】 54083-22-6

【ATC】 L01DB05

【理化性状】 1. 化学名：*N*-[1-[(2*S*,4*S*)-4-(4-Amino-5-hydroxy-6-methyloxan-2-yl) oxy-2, 5, 12-trihydroxy-7-methoxy-6, 11-dioxo-3, 4-dihydro-1*H*-tetracen-2-yl]ethylideneamino]benzamide

2. 分子式：$C_{34}H_{35}N_3O_{10}$

3. 分子量：645.65

4. 结构式

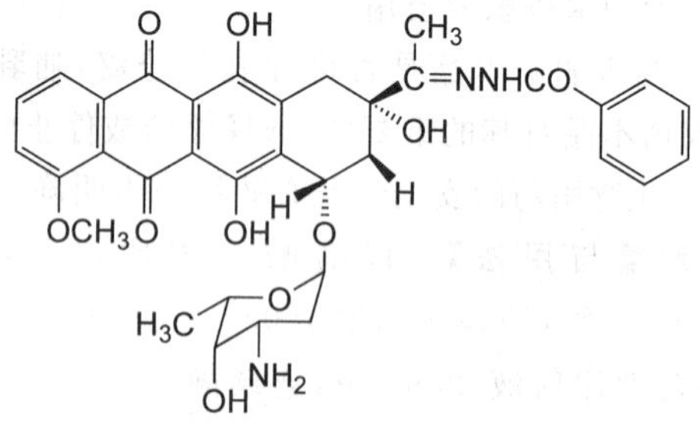

【药理作用】 1. 本品为类似柔红霉素的半合成的抗肿瘤抗生素，作用和疗效与柔红霉素相似。可直接嵌入 DNA 碱基对之间，干扰转录过程，阻止 mRNA 的形成。本品为周期非特异性药物，对 S 期及 M 期作用最强，对 G_1 及 G_2 期也有作用。

2. 国外报道，应用本品治疗急性淋巴细胞白血病、急性原始粒细胞白血病，每天 0.1～0.2 g/m²，完全缓解率为 45%～60%。

【体内过程】 本品不能透过血-脑屏障，但血药浓度在体内的持续时间长，经尿排泄 25%，经肝脏排泄 40%。

【适应证】 用于治疗急性淋巴细胞白血病，急性原始粒细胞白血病，特别对急性单核细胞白血病等的缓解有效。

【不良反应】 1. 常见有心电图变化、心肌病变、心动过速、心律失常、心力衰竭、口腔炎、脱发、食欲缺乏、恶心、呕吐、腹泻、精子生成、排卵障碍、贫血、白细胞或血小板减少、出血、头痛、发热、倦怠、膀胱炎、皮肤与黏膜炎症、皮疹、色素沉着等症状。

2. 偶见血管刺激感、过敏反应、全身皮肤发红等。

【禁忌与慎用】 1. 严重骨髓功能抑制者、并发急性感染者、心肌损伤、心功能异常及有心脏病史者，对本品过敏者，妊娠期妇女及肝功能不全患者禁用。

2. 尚未明确，哺乳期妇女应权衡本品对其的重要性，选择停药或停止哺乳。

3. 儿童用药的安全性及有效性尚未明确。

【药物相互作用】 与其他的蒽醌类抗生素的交叉耐药性在诱导缓解的疗程中无变化，与其他导致心肌损伤的药物联合应用可加重导致心肌病变的危险。避免与其他注射剂配伍（以免浑浊）。

【剂量与用法】 静脉注射，一次 0.1～0.2 g/m²，溶于 0.9%氯化钠注射剂 250～500 ml 中静脉滴注，每天一次，连续 3 d 为一个疗程。

【用药须知】 1. 育龄期女性在治疗中至治疗后 3 个月应采取避孕措施。

2. 为防止静脉炎，静脉注射时避免药液漏出血管外。

3. 用药期间应定期检查血常规、心肝肾功能等。

【制剂】 注射剂(粉):50 mg。

【贮藏】 密封、避光,贮于 2～8 ℃。

匹杉琼
(pixantrone)

【CAS】 784209-05-8

【ATC】 L01DB11

【理化性状】 1. 化学名:6,9-Bis[(2-aminoethyl)amino]benzo[*g*]isoquinoline-5,10-dione

2. 分子式:$C_{17}H_{19}N_5O_2$

3. 分子量:325.4

4. 结构式

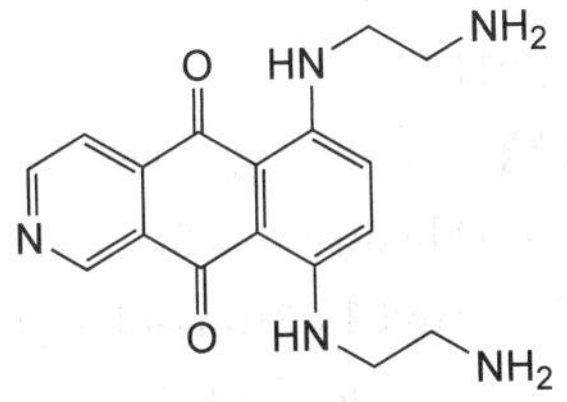

马来酸匹杉琼
(pixantrone dimaleate)

别名:Pixuvri

〖CAS〗 144675-97-8

〖理化性状〗 1. 化学名:6,9-Bis[(2-aminoethyl)amino] benz [*g*] isoquinoline-5, 10-dione (2*Z*)-2-butenedioate(1∶2)

2. 分子式:$C_{17}H_{19}N_5O_2 \cdot (C_4O_4H_6)_2$

3. 分子量:557.51

【药理作用】 1. 本品是米托蒽醌的衍生物,属氮杂蒽二酮类抗肿瘤药,其作用机制与米托蒽醌相似,可以嵌入细胞的 DNA,抑制 Topo Ⅱ。已有的临床实验研究结果表明,本品是一种有效的抗癌药,而且在使用与米托蒽醌同样的有效剂量时,本品却几乎没有心脏毒性。另外,本品在体内外均表现出具有免疫活性,故将来极有可能被作为免疫抑制剂使用。

2. 在体外试验中,本品对小鼠和人的多种肿瘤细胞,包括白血病细胞和非小细胞肺癌细胞均显示有细胞毒性,将本品加入到培养的肿瘤细胞中 1 h,本品对肿瘤细胞的半数抑制浓度(IC_{50})在 213～613 mg/L 的范围内。

3. 给白血病 L1210、淋巴瘤 YC-8 模型鼠使用本品后,有明显的抗癌效果,而米托蒽醌和多柔比星只能延长模型鼠的生存期。

【体内过程】 在Ⅰ期临床试验中,给进展性实体瘤患者每周连续 3 次静脉使用本品,4 周为一个疗程,同时对本品的治疗效果和药动学参数进行了评估和测定。结果显示,药物在患者体内的血药浓度曲线符合 2 室模型,具有分布相迅速、消除相延迟的特点,平均消除 $t_{1/2}$ 为 12 h,分布容积范围较大,为 25.8 L,血浆清除率较高,为 72.7 L/h。以原药随尿排出的部分低于给药剂量的 10%。

【适应证】 用于复发性、侵袭性非霍奇金淋巴瘤(NHL)的治疗。

【不良反应】 本品常见的不良反应为中性粒细胞减少、白细胞减少和淋巴细胞减少、血小板减少、贫血、恶心、呕吐、皮肤脱色、脱发、色素尿、无力。

【禁忌与慎用】 1. 对本品或制剂中任何成分过敏者、严重肝病和血细胞水平低的骨髓造血功能异常者禁用。

2. 尚未明确本品是否可经乳汁分泌,哺乳期妇女应权衡本品对其的重要性,选择停药或停止哺乳。

【药物相互作用】 使用本品过程中,不可接种减毒活疫苗。

【剂量与用法】 本品通过外周静脉给药,剂量基于患者的体表面积。推荐剂量 50 mg/m²,经至少 60 min 静脉滴注入静脉,28 d 周期的第 1 d、8 d、15 d 给药,可用至 6 个周期。中性粒细胞减少和血小板减少的患者应减量或延迟治疗。

【制剂】 注射剂(粉):50 mg。

【贮藏】 避光,贮于 2～8 ℃。

净司他丁斯酯
(zinostatin stimalamer)

别名:新制癌素、新制癌菌素、Neocarzinostatin、Smanca

【CAS】 9014-02-2 (zinostatin); 123760-07-6 (zinostatin stimalamer)

【药理作用】 本品为链霉菌属 *Carzinostaticus* 产生的抗肿瘤药,是苯乙烯和马来酸、新制癌菌素(neocarzinostatin)的共聚物。本品通过对肿瘤细胞内 DNA 链直接切断作用而产生抗肿瘤效应,对人肝癌培养细胞及肝癌以外的人体癌增养细胞、小鼠白血病细胞均有抑制作用,对各种药物耐药的 P388 细胞亦有抑制作用。本品混悬液肝动脉注射的抗癌疗效比本品水溶液好。

【体内过程】 以^{3}H标记本品，给肝癌家兔肝动脉注射，胆囊、肝肿瘤组织中浓度高而持久。对肝癌患者，以本品肝动脉注射后第15 d，肝肿瘤组织的免疫反应性比正常肝组织高17倍，第25 d则高达55倍，可见药物明显向肝肿瘤组织聚积，与细胞成分结合。本品给大鼠静脉注射10～24 h后，肝、肾、脾、骨髓、淋巴结中的浓度可达峰值，除肝外，其余4个器官组织于90 d后仍可见高浓度放射性。至给药30 d后，随尿排泄26%，粪便中排出17.2%，90 d后，可回收91%，即尿中34%，粪便中26%，体内残存31%。

【适应证】 抗肿瘤药，其动脉内制剂用于抗肝癌，静脉注射用于抗脑瘤。还用于结肠癌、直肠癌和胃癌。

【不良反应】 1. 骨髓抑制　白细胞、淋巴细胞及血小板均减少；中性粒细胞及嗜酸性、嗜碱性粒细胞增多。

2. 胃肠道反应　恶心、呕吐、食欲不振、糜烂性胃炎、溃疡、腹痛、胃不适、胆囊炎。

3. 肝功能损害　转氨酶、ALP、乳酸脱氢酶、胆红素升高，总蛋白、白蛋白降低。

4. 肾功能损害　血尿素氮升高，可出现蛋白尿、糖尿及尿沉渣镜检异常。

5. 全身反应　发热、恶寒、战栗、颜面潮红，有时可出现记忆障碍、紧张不安、谵妄、定向障碍等。

【禁忌与慎用】 1. 对本品严重过敏者、重症甲状腺疾病患者禁用。

2. 妊娠期或可能妊娠的妇女禁用。

3. 消化性溃疡、重度肝功能不全患者，或停药后再使用本品的患者应慎用。

4. 尚未明确本品是否可经乳汁分泌，哺乳期妇女应权衡本品对其的重要性，选择停药或停止哺乳。

5. 儿童用药的安全性及有效性尚未确定。

【剂量与用法】 1. 动脉内注射　肝动脉内插入导管，一次4～6 mg，将本品混悬液注入肝动脉内，间隔4周，再重复给药。

2. 静脉注射或静脉滴注　一般2～4 mg/d，连日或隔日给药。急性白血病，0.04～0.06 mg/kg；胰腺癌、胃癌、恶性黑色素瘤、妇科恶性肿瘤等，一般3 mg/d。

【用药须知】 1. 本品为油性混悬液，若漏出注射部位以外，可能引起栓塞。

2. 动脉注射时本品仅用于肝动脉，但肿瘤的营养血管为肝动脉以外的横隔下动脉、胃左动脉时，可向这些营养血管给药。

3. 配制本品时，须在无菌条件下加入专用混悬液，不可振摇混合，以超声波处理3 min后，轻轻振动，待无明显的块状物后，再使用。

4. 混悬液须临用时配制，配制后迅速使用，并须避光。

【制剂】 ①动脉用注射剂：0.5 mg；4 mg；6 mg。(1安瓿中含碘化罂粟子油脂肪酸乙酯4 ml，6 ml的混悬用液体)。②静脉注射用剂(粉)：1 mg；2 mg。

【贮藏】 密闭，避光，2～8 ℃。

伊沙匹隆

(ixabepilone)

别名：氮杂埃坡霉素B、Azaepothilone B Sporanox、Ixempra

本品为埃坡霉素类似物。

【CAS】 219989-84-1

【ATC】 L01DC04

【理化性状】 1. 化学名：(1*R*，5*S*，6*S*，7*R*，10*S*，14*S*，16*S*)-6，10-Dihydroxy-1，5，7，9，9-pentamethyl-14-[(*E*)-1-(2-methyl-1，3-thiazol-4-yl) prop-1-en-2-yl]-17-oxa-13-azabicyclo [14.1.0] heptadecane-8，12-dione

2. 分子式：$C_{27}H_{42}N_{2}O_{5}S$

3. 分子量：506.7

4. 结构式

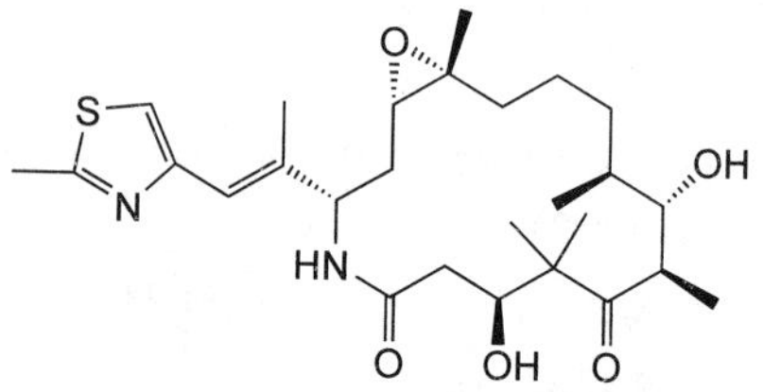

【用药警戒】 本品禁与卡培他滨合用于AST或ALT＞2.5×ULN或胆红素＞1×ULN的患者，因可增加粒细胞减少相关的死亡率。

【药理作用】 本品直接与微粒体上的β微管蛋白亚单元结合，导制微管动力学被抑制。抑制αβ-Ⅱ和αβ-Ⅲ微管的动态不稳定，在体外对多种肿瘤细胞有抑制作用，作用于细胞有丝分裂期M期，导致细胞凋亡。

在肿瘤患者体内本品对微管蛋白的作用呈浓度依赖性。在体内对多种肿瘤有效，包括一些耐药肿瘤细胞，如P-糖蛋白、线粒体RNA加工酶Ⅰ、βⅢ微管蛋白过度表达者或微管蛋白变异者。本品对紫杉烷、蒽环类抗生素及长春碱类耐药的异种移植肿瘤有效，在体内与卡培他滨有协同作用，除能直接抑制肿瘤生长外，还能抑制血管生成。

【体内过程】 癌症患者单剂量给予本品 40 mg/m² 后，C_{max} 为 252 ng/ml，AUC 为 2143(ng·h)/ml，注射后 3 h 达血药峰值，肿瘤患者的药动学参数在剂量 15～57 mg/m² 之间呈线性关系。蛋白结合率 67%～77%，主要由肝脏 CYP3A4 代谢，有 30 种以上的代谢产物由尿和粪便中排泄，不抑制 CYP3A4、CYP1A2、CYP2A6、CYP2B6、CYP2C8、CYP2C9、CYP2C19 和 CYP2D6 的活性。^{14}C 示踪显示，65%的剂量随粪便排泄，21%随尿排泄。终末 $t_{1/2}$ 约为 52 h，每 3 周给药 1 次，未发现蓄积。

【适应证】 1. 本品与卡培他滨合用治疗转移性乳腺癌。

2. 用于治疗对蒽环类或紫杉烷类耐药的局部晚期乳腺癌。

3. 用于治疗对紫杉烷类耐药不适于用蒽环类治疗的乳腺癌。

【不良反应】 1. 严重不良反应为周围神经病和骨髓抑制。

2. 临床试验中报告的不良反应按系统分列如下。

(1) 感染　可见脓毒症、肺炎、泌尿道感染、小肠结肠炎、喉炎及下呼吸道感染等。

(2) 血液系统　可见凝血障碍及淋巴细胞减少。

(3) 代谢与营养　可见低血钠、代谢性酸中毒、低血钾及血容量过低。

(4) 中枢神经系统　可见认知障碍，晕厥、脑出血、共济失调及嗜睡。

(5) 心血管系统　可见心肌梗死、室上性心律失常、左心室功能紊乱、心绞痛、心房扑动、心肌病及心肌缺血、低血压、血栓形成、血管炎、低血容量性休克及出血。

(6) 呼吸系统　可见急性肺水肿、肺炎、呼吸衰竭、呼吸困难、咽喉痛等。

(7) 消化系统　可见现肠梗阻、结肠炎、胃排空减少、食管炎、吞咽困难、胃炎、胃肠道出血等。

(8) 肝脏　可引起急性肝功能衰竭、黄疸。

(9) 皮肤　可出现多形性红斑。

(10) 肌肉与骨骼　可见肌无力、肌痉挛、牙关紧咬等。

(11) 肾脏　可发生肾结石、肾功能衰竭。

【妊娠期安全等级】 D。

【禁忌与慎用】 1. 本品禁用于对含聚氧乙烯蓖麻油及其衍生物严重过敏者，白细胞计数<1500/mm³，血小板计数<100000/mm³ 者。

2. 与卡培他滨合用禁用于 AST 或 ALT>2.5×ULN 或胆红素>1×ULN。

3. 妊娠期妇女禁用。

4. 哺乳期妇女应权衡本品对其的重要性，选择停药或停止哺乳。

5. 儿童用药的安全性及有效性尚未确定。

6. 糖尿病患者、周围神经病变者慎用。

7. AST 或 ALT>5×ULN 者慎用。

【药物相互作用】 1. 与强效 CYP3A4 抑制剂酮康唑合用，本品的 AUC 增加 79%，如两者必须合用，应考虑减低剂量。琥乙红霉素、氟康唑及维拉帕米这些轻、中度 CYP3A4 抑制剂，未进行与本品合用的研究，合用时应谨慎。

2. 本品是 CYP3A4 酶作用物，CYP3A4 诱导剂可能降低该药的血药浓度。如地塞米松、苯妥英钠、苯巴比妥、利福平、利福喷汀等。

3. 与卡培他滨合用，本品的 C_{max} 降低 19%，卡培他滨的 C_{max} 降低 27%，与氟尿嘧啶合用，氟尿嘧啶 AUC 降低 14%。

【剂量与用法】 1. 推荐剂量 40 mg/m²，1 次/日，静脉滴注时间不少于 3 h，体表面积>2.2 m² 者，剂量应以 2.2 m² 计算。

2. 如出现毒性，应根据反应调节剂量，2 级神经毒性持续 7 d 以上，3 级神经毒性<7 d，其他 3 级毒性者，中性粒细胞计数<500/mm³ 或异常≥7 d 者，血小板计数<25000/mm³ 或<50000/mm³ 伴出血者，降低剂量 20%。3 级神经毒性≥7 d 者中断治疗。中度肝功能不全患者以 20 mg/m² 剂量开始，如耐受，可向上调节剂量，但不超过 30 mg/m²，AST 或 ALT>10×ULN 或胆红素>3 倍上限者，不推荐使用。

3. 为降低过敏反应的发生，在使用本品之前，应给予 H_1-受体拮抗剂(苯海拉明 50 mg，口服或等效剂量)或 H_2-受体拮抗剂(雷尼替丁 150～300 mg，口服或等效剂量)。曾出现过敏反应的患者，在此基础上加用皮质激素，口服需在给予本品前 60 min，静脉注射需前 30 min。

【用药须知】 1. 用药期间，应持续监测血常规。

2. 本品可导致骨髓抑制，如出现严重血液学毒性应降低剂量。

【制剂】 注射剂(粉)：15 mg；45 mg。

【贮藏】 避光，贮于 2～8 ℃。

博安霉素

(boanmycin)

别名：争光霉素 A_6、博莱霉素 A_6、Bleomycin A_6

本品为我国首创开发的抗肿瘤抗生素。临床常用其盐酸盐。

盐酸博安霉素

(boanmycin hydrochloride)

别名：争光霉素 A_6、博莱霉素 A_6、Bleomycin A_6

本品为我国首创开发的抗肿瘤抗生素。

【药理作用】 本品对多种小鼠移植性肿瘤包括肉瘤180、肝癌、艾氏癌(实体型)、食管癌SGA-73和黑色素瘤HP，均有显著的抑制作用，抑瘤率达85%～90%。体外试验对数种人癌细胞株有明显杀伤作用，其中尤其对肝癌BEL-7402细胞的杀伤作用最强。本品对在裸鼠移植的人体肝癌、胃癌和结肠癌均有显著的抑制作用，肿瘤抑制率为74%～90%。

【体内过程】 本品肌内注射吸收迅速，血药浓度达峰的平均时间为18.6 min，平均峰浓度为0.20 μg/ml，4 h后降至0.01 μg/ml。

【适应证】 适用于治疗头颈部癌、鼻咽癌、肝癌、结肠癌、食管癌、乳腺癌、恶性淋巴癌和绒癌等。

【不良反应】 本品较安全，不良反应主要是轻至中度发热、轻度消化道反应、注射局部硬结等，个别患者可出现肌肉关节疼痛、轻度气短、皮疹、乏力、脱发，停药后可自行缓解。对肝、肾功能影响较小，未见骨髓抑制作用。

【禁忌与慎用】 1. 对博莱霉素类抗生素有过敏史的患者、老年性慢性支气管炎及肺功能不全患者禁用。

2. 有肺、肝、肾功能不全的患者，肺放射治疗患者慎用。

3. 妊娠期妇女及儿童用药的安全性尚未明确，应权衡利弊后使用。

4. 尚未明确本品是否可经乳汁分泌，哺乳期妇女应权衡本品对其的重要性，选择停药或停止哺乳。

【剂量与用法】 1. 单药治疗　本品5～6 mg/m² 用0.9%氯化钠注射液2～4 ml溶解，肌内注射或静脉注射每周3次，连用4周。

2. 联合化疗　本品与其他化疗药物联合应用，剂量应减少，本品5～6 mg/m² 用0.9%氯化钠注射液2～4 ml溶解，肌内注射或静脉注射，每周2次，连用2周，休息1～2周，为一疗程。

【用药须知】 1. 给药后如患者出现发热现象，可给予解热药。对出现高热的患者，在以后的治疗中应减少剂量，缩短给药时间，并在给药前后给予解热药或抗过敏药。

2. 患者出现皮疹等过敏症状时应停止给药，停药后症状可自然消失。

3. 患者如出现咳嗽、咳痰、呼吸困难等肺炎样症状，同时胸部X光片出现异常，应停止给药，并给予甾体激素和适当的抗生素。

4. 偶尔出现休克样症状(血压下降、发冷、发热、喘鸣、意识模糊等)，应立即停止给药，并对症处理。

【制剂】 注射剂(粉)：10 mg(以博安霉素计8.73 mg)。

【贮藏】 密闭，在凉暗干燥处保存。

2.4　源于植物的抗肿瘤药

顾名思义，此类抗肿瘤药实属天然植物中的有效化学成分。近年来，随着紫杉醇的上市和繁衍，使人类在与癌症抗争中又增添了不少强有力的“新武器”。天然是取之不尽的，其中蕴藏着的大量抗癌物质正等待着人类去挖掘。

长春碱

(vinblastine)

别名：长春花碱、癌备、Chlorhexamide、Vincaleukoblastine、Velban、Velbe

本品系从夹竹桃科植物长春花(VincaroseaLinn)提取的一种生物碱。

【CAS】 865-21-4

【ATC】 L01CA01

【理化性状】 1. 化学名：Dimethyl(2β,3β,4β,5α,12β,19α)-15-[(5*S*,9*S*)-5-ethyl-5-hydroxy-9-(methoxycarbonyl)-1,4,5,6,7,8,9,10-octahydro-2*H*-3,7-methanoazacycloundecino[5,4-*b*]indol-9-yl]-3-hydroxy-16-methoxy-1-methyl-6,7-didehydroaspidospermidine-3,4-dicarboxylate

2. 分子式：$C_{46}H_{58}N_4O_9$

3. 分子量：810.97

4. 结构式

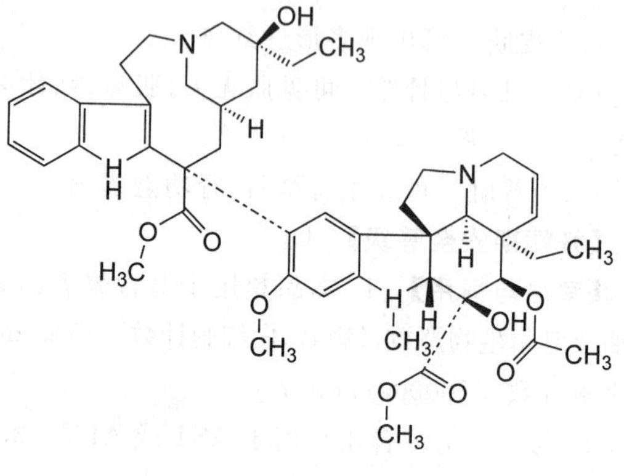

硫酸长春碱

(vinblastine sulfate)

〖CAS〗 143-67-9

〖理化性状〗 1. 本品为白色或淡黄色结晶性粉末，引湿性。易溶于水，几乎不溶于乙醇。0.15%的水溶液的 pH 值为 3.5～5.0。

2. 化学名：Dimethyl(2β,3β,4β,5α,12β,19α)-15-[(5*S*,9*S*)-5-ethyl-5-hydroxy-9-(methox-ycarbonyl)-1,4,5,6,7,8,9,10-octahydro-2*H*-3,7-methanoazacy-cloundecino [5, 4-*b*] indol-9-yl]-3-hydroxy-16-methoxy-1-methyl-6, 7-didehydroaspidos-permidine-3,4-dicarboxylate monosulfate

3. 分子式：$C_{46}H_{58}N_4O_9 \cdot H_2SO_4$

4. 分子量：909.1

5. 稳定性：用 5% 的葡萄糖注射液配制的 3 μg/ml 本品溶液，置于静脉滴注给药装置中放置 48 h 活性药物的损失 5%～20%，最高损失出现在丙酸纤维素给药装置中，甲基丙烯酸-丁二烯-苯乙烯共聚物的输液装置损失最低。同样，贮藏在 PVC 管中 48 h 后溶液损失药物 42%～44%，而在聚丁烯导管中损失 6%。损失的原因可能是药物的吸附，导管的表面积-体积比比滴定管大，药物损失多。

【用药警戒】 1. 本品应在有化疗药使用经验的医师指导下使用。

2. 本品静脉滴注漏于血管外，可导致刺激性，甚至局部组织坏死。

3. 本品禁止鞘内注射，因可导致死亡。

【药理作用】 本品通过与纺锤体的微管蛋白结合，并在中期阻止有丝分裂。所以，本品属于细胞周期 M 期的特异性药物。本品还干扰谷氨酸的代谢，可能阻止核酸合成，并具有某些免疫抑制作用。可能已出现多效性耐药，但与长春新碱之间尚未见到交叉耐药。

【体内过程】 本品不易从胃肠吸收。静脉注射后快速从血液中被消除并分布到组织中。血浆消除呈三相，其 $t_{1/2}$ 分别为 0.06 h，1.6 h 和 25 h。实验证实，本品集中于血小板中，广泛与蛋白结合。通过 CYP3A 在肝内代谢为具有活性的去乙酰长春碱。随尿、粪便排出，其中有些为原药。进入脑脊液中的药量很低。

【适应证】 1. 尽管已有替代的联合化疗方案迭出，但治疗睾丸癌、霍奇金淋巴瘤和其他淋巴瘤仍可采用含有本品的 PVB 方案。

2. 还可治疗不宜手术的乳腺癌、膀胱癌、宫颈癌、非小细胞肺癌、神经母细胞瘤、绒毛膜癌和卡波西肉瘤。

【不良反应】 1. 骨髓抑制，特别是白细胞减少，是最常见的不良反应，并可能迫使限量。最重的抑制发生在用药后 4～10 d，以后 1～3 周始可恢复。相对说，血小板减少和贫血较少见。

2. 可能产生中枢和周围(包括自主的)神经毒性，表现为不适、头晕、乏力、头痛、抑郁、精神病、感觉异常、麻木、深腱反射消失、共济失调、周围神经病、便秘和动力缺乏性肠梗阻、颌痛和惊厥。

3. 超量可引起中枢神经系统的持久损害，不恰当的鞘内注射致死已有报道。

4. 还可引起皮肤反应、脱发、心肌缺血、高血压、呼吸困难、支气管痉挛、骨和肿瘤痛；高剂量可引起抗利尿激素分泌失常综合征，必要时，可适量使用利尿剂并限制饮水量。

5. 本品对皮肤和黏膜均有刺激，应避免接触。静脉注射时药液外溢可致局部组织坏死、溃疡、蜂窝织炎并形成腐肉。可进行热敷，局部注射玻璃酸酶以减轻外溢的不良反应。

【妊娠期安全等级】 D。

【禁忌与慎用】 1. 对本品过敏者、骨髓抑制明显者、有恶液质或广泛皮肤溃疡的老年人禁用。

2. 肝功能不全患者减量慎用。

3. 现患感染，有痛风史或有尿酸盐性肾结石史的患者慎用。

4. 尚未明确本品是否可经乳汁分泌，哺乳期妇女应权衡本品对其的重要性，选择停药或停止哺乳。

【药物相互作用】 CYP3A 为本品的代谢酶，因此，凡对此酶具有抑制作用的药物均可使本品的血药浓度升高，毒性加重；反之，凡对此酶具有诱导作用的药物则可降低本品的血药浓度，使其治疗浓度降低。

【剂量与用法】 1. 为防止药液外溢，可效仿柔红霉素的静脉给药方法。

2. 治疗睾丸癌，常以本品合用博来霉素和顺铂(PVB 方案)。

3. 治疗霍奇金淋巴瘤，可用本品联合一种烷化剂(如环磷酰胺或氮芥)加丙卡巴嗪和达卡巴嗪(ABVD 方案)。

4. 本品开始静脉注射 100 μg/kg 或 3.7 mg/m^2，每周 1 次，每周加 50 μg/kg 或 1.8～1.9 mg/m^2，最多可加至每周 500 μg/kg 或 18.5 mg/m^2，或者加至白细胞数降至 3000/mm^3。大多数患者对每周给予 150～200 μg/kg 或 5.5～7.4 mg/m^2 即可见到效应。

如需要维持给药，其维持量在原来最高剂量的基础上，一次稍增高一点，每 7～14 d 一次，其原则是患者可以耐受，且不会造成白细胞严重下降。替代的维持方案是，每月给药 1～2 次，一次给予 10 mg。治疗睾丸癌，也可给予 300～400 μg/kg，分 1～2 d 使用，每 3 周用 1 次。

5. 儿童开始静脉注射 2.5 mg/m^2，每周加量给药 1.25 mg/m^2，直至最大量达到 7.5 mg/m^2。有资料称，儿童最高剂量已用到每周 12.5 mg/m^2。

6. 浆膜腔内灌注，每周 1 次，一次 10～30 mg。

【用药须知】 1. 用药期间，应定期检查血常规、肝肾功能。

2. 使用高剂量时，应给予少量缓泻剂，防止便秘和肠梗阻。

3. 不应向循环不畅的肢体注射药液，因可增加血栓形成的可能性。

4. 本品不可做鞘内注射，因可致死。

5. 患有广泛皮肤溃疡或恶液质的患者使用本品可能使白细胞计数减少更甚。

6. 肝功能不全患者应减量，并严密监护。

7. 采取必要措施，严防药液接触皮肤或黏膜。

8. 参见长春新碱"用药须知""第 2 项"。

【制剂】 注射剂(粉)：10 mg；15 mg。

【贮藏】 密封、避光，贮于 2～8 ℃。

长春新碱

(vincristine)

别名：长春醛碱、醛基长春碱、安可平、Leurocristine、Oncovin、Vincasar

本品也是从长春花中提取的一种生物碱。

【CAS】 57-22-7

【ATC】 L01CA02

【理化性状】 1. 化学名：(3a*R*，3a1*R*，4*R*，5*S*，5a*R*，10b*R*)-Methyl 4-acetoxy-3a-ethyl-9-((5*S*，7*S*，9*S*)-5-ethyl-5-hydroxy-9-(methoxycarbonyl)-2，4，5，6，7，8，9，10-octahydro-1*H*-3，7-methano［1］azacycloundecino［5，4-*b*］indol-9-yl)-6-formyl-5-hydroxy-8-methoxy-3a，3a1，4，5，5a，6，11，12-octahydro-1*H*-indolizino［8，1-*cd*］carbazole-5-carbo-xylate

2. 分子式：$C_{46}H_{56}N_4O_{10}$

3. 分子量：923.0

4. 结构式

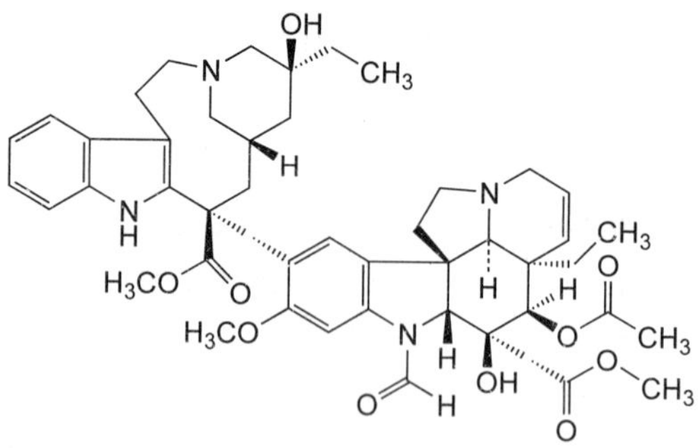

硫酸长春新碱

(vincristine sulfate)

〖CAS〗 2068-78-2

〖理化性状〗 1. 本品为白色或淡黄色结晶性粉末，引湿性强。易溶于水，微溶于乙醇。0.1%的水溶液 pH 为 3.5～4.5。

2. 化学名：(3a*R*，3a1*R*，4*R*，5*S*，5a*R*，10 b*R*)-Methyl 4-acetoxy-3a-ethyl-9-((5*S*，7*S*，9*S*)-5-ethyl-5-hydroxy-9-(methoxycarbonyl)-2，4，5，6，7，8，9，10-octahydro-1*H*-3，7-methano［1］azacycloundecino［5，4-*b*］indol-9-yl)-6-formyl-5-hydroxy-8-methoxy-3a，3a1，4，5，5a，6，11，12-octahydro-1*H*-indolizino［8，1-*cd*］carbazole-5-carboxylate sulfate

3. 分子式：$C_{46}H_{56}N_4O_{10} \cdot H_2SO_4$

4. 分子量：923.0

【用药警戒】 1. 本品应在有化疗药使用经验的医师指导下使用。

2. 本品静脉滴注漏于血管外，可导致刺激性，甚至局部组织坏死。

3. 本品禁止鞘内注射，因可导致死亡。

4. 本品注射用脂质体与注射剂用法与用量不同，在使用时应注意区分。

【药理作用】 同硫酸长春碱。与硫酸长春碱之间无明显交叉耐药，但多效性耐药可能存在。

【体内过程】 与硫酸长春碱一样，静脉注射后迅即从血液中消失。本品广泛与蛋白结合，并在血小板中明显聚集。肝内代谢，主要经胆汁排出。一次用量后出现于粪便中的药物占 70%～80%，其中包括原药和代谢物，随尿排出者仅占 10%～20%。其终末 $t_{1/2}$ 约为 85 h(10～155 h)。进入 CFS 中的药量很少。

【适应证】 1. 主要采用联合化疗治疗急性白血病、霍奇金淋巴瘤和其他淋巴瘤(包括伯基特淋巴瘤)。

2. 也用于治疗肾胚胎瘤、神经母细胞瘤、卡波西肉瘤、横纹肌肉瘤，以及脑、乳腺、头颈部、肺和其他肿瘤。

3. 还可治瓦尔登斯特伦巨球蛋白血症和其他药物难治的特发性血小板减少性紫癜。

4. 本品的注射用脂质体目前的适应证为治疗成人费城染色体阴性(Ph^-)的急性淋巴细胞白血病。

【不良反应】 1. 骨髓抑制虽也发生，但较硫酸长春碱轻。

2. 本品所引起的神经系统和神经肌肉的不良反应比硫酸长春碱严重，常须限制剂量。

3. 神经系统的不良反应，如步态不稳，在停药后几个月还难以逆转。

4. 惊厥已有发生，常伴高血压。

5. 常见便秘，并伴有腹痛。

6. 可能出现泌尿系障碍。

7. 常见脱发。

【妊娠期安全等级】 D。

【禁忌与慎用】 类似硫酸长春碱。

【药物相互作用】 1. CYP3A 为本品的代谢酶，因此，凡具有酶抑制作用的药物均可使本品的血药浓度升高，毒性加重；反之，凡具有酶诱导作用的药物则可降低本品的血药浓度，使治疗浓度受到影响。

2. 本品如合用门冬酰胺酶，应先使用本品，12～24 h 后再使用该酶；如同时用药或先用该酶后用本品，则会使本品的清除减少，毒性加重。

【剂量与用法】 1. 诱导急性淋巴细胞白血病缓解，可使用本品加泼尼松再加一种蒽环类药和(或)门冬酰胺酶。

2. 治疗霍奇金淋巴瘤，可合用本品、氮芥、丙卡巴嗪和泼尼松(MOPP)。类似的方案也适用于其他淋巴瘤。

3. 本品静脉注射给药可参照柔红霉素的静脉注射方法，以避免药液外溢。

4. 治疗急性白血病可每周给药以诱导缓解，儿童可给 2 mg/m^2 或 50 μg/kg，每周加量 25 μg/kg，使最高剂量达到 150 μg/kg。成人每周可给 1.4 mg/m^2 或 25～75 μg/kg，每周加量，使最高剂量达到 2 mg/kg。

5. 治疗其他恶性肿瘤，可用 25 μg/kg，每周 1 次，维持用药可给 5～10 μg/kg。

6. 浆膜腔内注射可一次 1～3 mg。

7. 注射用脂质体

(1) 推荐剂量为 2.25 mg/m^2，经 1 h 静脉滴注，每周 1 次。

(2) 配制方法：①本品须先经水浴加热，水浴的深度至少为 8 cm，但不能淹没瓶塞；②加热水浴至 63～67 ℃，始终保持水浴的温度在此范围内；③消毒瓶塞，抽出 1 ml 鞘磷脂/胆固醇脂质体经 0.2 μm 滤器注入磷酸钠缓冲液的瓶中；④抽取 5 ml 硫酸长春新碱注射液注入磷酸钠缓冲液的瓶中；⑤倒转磷酸钠缓冲液的瓶 5 次，但不能振摇，然后卡好漂浮环将此瓶置入水浴中；⑥10 min 后取出此瓶，去掉漂浮环，轻轻倒转 5 次，不可振摇，放置至室温，配制好的脂质体含本品 5 mg/31 ml；⑦计算患者所需剂量，抽出后加入 0.9%氯化钠注射液或 5%葡萄糖注射液中，使最终体积为 100 ml。配制好的本品应在 12 h 内使用。

【用药须知】 1. 参见长春碱“用药须知”“第 1～7 项”。

2. 处理超量引起的不良反应，可静脉注射或静脉滴注亚叶酸 100 mg，每 3 h 一次，连用 24 h，然后改为每 6 h 一次，至少连用 48 h。应当指出的是，这一措施对逆转神经肌肉毒性并无功效。

【临床新用途】 脾功能亢进症，用本品 2 mg，加入 0.9%氯化钠注射液静脉注射，1 次/周。口服泼尼松 20 mg，2 次/日，6 周后，每周减量 1 次，一次减 5 mg。近期有效率 92%，远期有效率 75%。

【制　剂】 ①注射剂(粉)：1 mg；2 mg；5 mg。②注射用脂质体：硫酸长春新碱注射液 5 mg/5 ml，磷酸钠缓冲液 355 mg/25 ml，鞘磷脂或胆固醇脂质体 103 mg/ml。

【贮藏】 密封、避光，贮于 2～8 ℃，切勿冷冻。

长春地辛
(vindesine)

别名：长春花碱酰胺、去乙酰长春花碱酰胺、Desacetylvinblastine amide

本品为长春新碱的半合成衍生物，为 M 期特异性药物。

【CAS】 53643-48-4

【ATC】 L01CA03

【理化性状】 1. 化学名：3-Carbamoyl-4-*O*-deacetyl-3-de(methoxycarbonyl)vincaleukoblastine

2. 分子式：$C_{43}H_{55}N_5O_7$

3. 分子量：753.92

4. 结构式

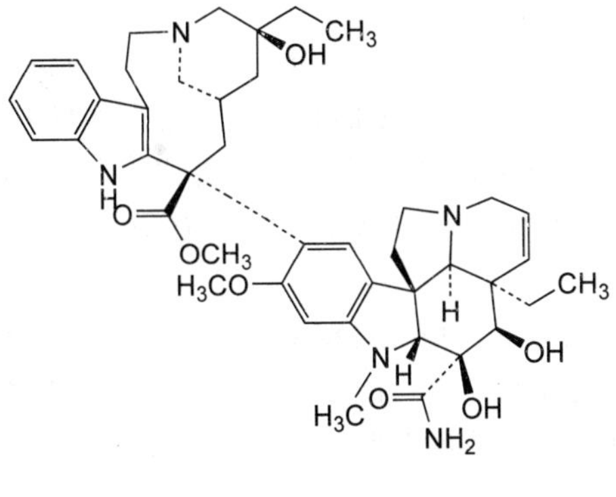

硫酸长春地辛
(vindesine sulfate)

别名:西艾克、艾得新、癌的散、Eldisine

本品为长春新碱的半合成衍生物,为M期特异性药物。

〖CAS〗 59917-39-4

〖理化性状〗 1. 本品为白色或几乎白色、有引湿性的无定形物质。易溶于水和甲醇,几乎不溶于环已烷。0.5%的水溶液pH为3.5~4.5。

2. 化学名:3-Carbamoyl-4-*O*-deacetyl-3-de(methoxycarbonyl)vincaleukoblastine sulfate

3. 分子式:$C_{43}H_{55}N_5O_7 \cdot H_2SO_4$

4. 分子量:852.0

【用药警戒】 1. 本品的严重骨髓抑制作用可导致严重感染、感染性休克,须住院治疗,甚至可导致死亡。

2. 出现毒性时应暂停用药或调整剂量。

【药理作用】 本品对移植性动物肿瘤的抗瘤谱较广,对小鼠白血病P_{388}、P_{1534}和和乳腺癌CA_{735}的疗效与长春新碱近似,还可以延长有黑色素瘤B_{15}小鼠生存期的平均数,与长春碱和长春新碱无交叉耐药性。本品为周期特异性药物,其在组织培养中作用于瘤细胞的分裂中期(M期),较低剂量的作用强度为长春新碱的3倍,为长春碱的10倍;在高剂量时其作用强度与长春新碱相等,为长春碱的3倍。但本品对体外培养的叙利亚地鼠卵细胞的杀伤作用最强是在S期,而对G_2、M和G_1期细胞无作用。给大鼠注射后分布于脾、肺、肝、周围神经和淋巴结等的浓度高于血药浓度数倍,但在脊髓和脑中则不高。

【体内过程】 用放射免疫学方法测定本品在患者中的代谢为典型的三相消除:α相在静脉给药后2 min就可出现,β相约1 h,γ相则在24 h左右出现。本品在动物中不与血浆蛋白结合,在人血浆中的$t_{1/2}$不及长春新碱,其终末$t_{1/2}$约为20 h,血浆清除率是长春新碱的3.5倍。本品主要在肝中代谢,随胆汁和尿液排出。

【适应证】 1. 肺癌 本品对非小细胞肺癌有效率为23%,对治疗比较困难的肺腺癌有效率达29%,是当前比较突出的药物。与阿霉素及环磷酰胺合用,或与顺铂及环磷酰胺合用,有效率在35%~43%。

2. 恶性淋巴瘤 对霍奇金淋巴瘤和非霍奇金淋巴瘤都有相当疗效。在长春新碱由于神经系统毒性不能使用时本品可作为二线药物。

3. 乳腺癌 单用本品对晚期乳腺癌的有效率为23%~31%,与阿霉素合用的有效率达69%。

4. 食管癌 与顺铂、博来霉素合用(PVB方案)的有效率高于50%,成为当前很多地区的首选方案。

5. 恶性黑色素瘤 单用本品对恶性黑色素瘤的有效率为16%~30%,与达卡巴嗪、顺铂及博来霉素合用,疗效有一定的提高。

6. 其他 对白血病、生殖细胞肿瘤、头颈部癌和软组织肉瘤也有一定疗效。

【不良反应】 1. 本品的毒性介于长春碱与长春新碱之间,神经毒性只有长春碱的1/2;骨髓抑制较长春碱轻,但较长春新碱强。神经毒性主要表现为感觉异常、深腱反射消失或降低、肌肉疼痛和肌无力。神经毒性与剂量有关,停药后可逐渐恢复。

2. 本品常引起白细胞或血小板减少,也可能影响到红细胞,但严重的白细胞减少并不多见。

3. 用药后,心血管系统常发生静脉炎,还可能引起心肌缺血。

4. 用药后,泌尿生殖系统可见血和尿中的尿酸值升高。长期用药可抑制睾丸或卵巢的功能。

5. 注意急腹症出现,并可能导致麻痹性肠梗阻。

6. 注射时不慎药液外漏可引起局部疼痛、坏死,甚至产生溃疡。

7. 此外,也常见轻度食欲缺乏、恶心、呕吐、腹胀及便秘、脱发、贫血、发热。

【妊娠期安全等级】 D。

【禁忌与慎用】 1. 骨髓功能低下和严重感染者禁用或慎用。

2. 尚未明确本品是否可经乳汁分泌,哺乳期妇女应权衡本品对其的重要性,选择停药或停止哺乳。

【药物相互作用】 联合化疗方案内若有其他降低白细胞药物时应减量。与脊髓放疗等合用可加重神经系统毒性。

【剂量与用法】 1. 静脉注射或连续24 h以上静脉滴注。连续静脉滴注的方法为:将药物溶于0.9%氯化钠注射液200 ml中缓慢静脉滴注,避免药液外溢。成人一般起始剂量为3 mg/m^2,每周给药1次,每周可加量500 $\mu g/m^2$。应使白细胞数不下降到2000/mm^3以下,血小板数不下降到75000/mm^3以下,而且不出现急腹症。连用3~4周为一疗程。儿童起始可给4 mg/m^2,每周用量为4~5 mg/m^2。

2. 主要使剂量受限的是粒细胞减少伴白细胞数降低,一般在给药后3~5 d发生,再过4~5 d可望恢复。

【用药须知】 1. 本品不应与长春新碱和长春碱

同时使用，可加重剂量累加性神经毒性；近期用过中等量的长春碱患者要减少本品的剂量和次数。

2. 可参照长春新碱的方法使用亚叶酸处理超剂量的不良反应。

3. 本品不可作鞘内注射。

【制剂】 注射剂(粉)：1 mg；4 mg(内含甘露醇 20 mg)。

【贮藏】 避光，贮于 2～8 ℃。经氯化钠注射液稀释后可在室温中放置 24 h。

长春瑞滨
(vinorelbine)

别名：失碳长春碱、Eunades、Navelbine

本品为长春碱的半合成衍生物。

【CAS】 71486-22-1

【ATC】 L01CA04

【理化性状】 1. 化学名：3′,4′-Didehydro-4′-deoxy-8′-norvincaleukoblastine

2. 分子式：$C_{45}H_{54}N_4O_8$

3. 分子量：778.93

4. 结构式

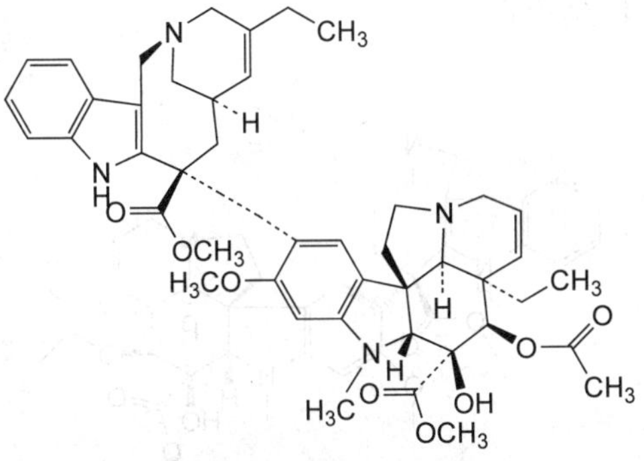

酒石酸长春瑞滨
(vinorelbine tartrate)

〖CAS〗 125317-39-7

〖理化性状〗 1. 本品为白色或类白色粉末，有引湿性。易溶于水和甲醇，几乎不溶于己烷。1.4%的水溶液 pH 值为 3.3～3.8。

2. 化学名：3′,4′-Didehydro-4′-deoxy-8′-norvincaleukoblastine ditartrate

3. 分子式：$C_{45}H_{54}N_4O_8 \cdot 2C_4H_6O_6$

4. 分子量：1079.1

【用药警戒】 1. 本品可导致严重的骨髓抑制，可引发感染、感染性休克，需住院治疗，严重者可导致死亡。

2. 须根据毒性反应，调整本品的剂量。

【药理作用】 本品的主要作用是与微管蛋白结合，因而导致细胞在有丝分裂过程中微管形成障碍。本品为周期特异性药物，其作用近似长春碱，浓度＞12 nmol/L 时可拮抗 G_2-M 期，除对有丝分裂的微管以外，对轴突微管也有亲和力，因而可引起神经毒性，但较长春碱要轻。

【体内过程】 进入血液后大部(80%)与蛋白结合，96 h 后降到 50%。清除呈三室模型。给予放射性核素标记的药物表明在 72 h 内随尿排出者不足 12%，在人和猿中 50%～70%随粪便排出(3～4 周)。本品在肝内代谢为具有活性的去乙酰长春瑞滨。所有肾功能异常的患者均可使用本品，但因主要由胆道排出(也随尿排出)，所以有胆管阻塞的患者应予减量。

【适应证】 主要用于治疗非小细胞肺癌(NSCLC)、乳腺癌、卵巢癌、前列腺肿瘤、淋巴瘤等，也适用于其他恶性肿瘤，如食道癌、头颈部癌等。本品治疗 NSCLC 已有较多的报道，其单药应用的有效率为 14%～33%。与顺铂联合应用的有效率为 36%～52%。对乳腺癌也有较好的疗效，其有效率在 35%～52%之间。与多柔比星联合应用的疗效有进一步提高。对卵巢癌也有相当疗效。

【不良反应】 1. 血液毒性 多表现为粒细胞减少和贫血，此不良反应为剂量依赖型，可恢复。偶见血小板降低。

2. 神经毒性 一般限于深腱反射降低甚至消失，感觉异常少见。长期用药可出现下肢无力。自主神经毒性主要表现为小肠麻痹引起的便秘。罕见麻痹性肠梗阻。

3. 胃肠道毒性 常见便秘、恶心、呕吐，程度较轻。

4. 呼吸道毒性 与其他长春花生物碱相似，本品可引起呼吸困难和支气管痉挛。这些反应可于注药后数分钟或数小时发生。

5. 皮肤毒性 脱发率大约为 12%，过敏性皮疹≤5%。

6. 肝脏毒性 胆红素和转氨酶升高率分别为 9～14%和 54～74%。

7. 其他 注射静脉出现不同程度的刺激反应，有时可发生静脉炎。静脉用药外渗可引起局部皮肤红肿甚至坏死。

【妊娠期安全等级】 D。

【禁忌与慎用】 1. 对本品过敏者、严重骨髓抑制者禁用。

2. 肝功能不全患者慎用。

3. 尚未明确本品是否可经乳汁分泌，哺乳期妇女应权衡本品对其的重要性，选择停药或停止哺乳。

4. 儿童安全性及有效性尚未明确。

【药物相互作用】 1. 有报道本品或其他长春碱与丝裂霉素配伍用药时发生急性肺反应。

2. 尽管本品的药动学不受同时给予顺铂的影响，但本品与顺铂合用时的粒细胞减少的发病率比单独使用本品显著增加。

3. 同时或相继使用本品和多西他赛的患者，应监测神经病症状；之前进行过放疗的患者给予本品时可增加对放射作用的敏感性。

4. 同时给予 CYP3A 抑制剂时，或者肝功能异常的患者使用本品时应引起注意，不良反应增加。

5. 勿用碱性溶液稀释，以免引起沉淀。

6. 在肿瘤疾病期间血栓形成的危险性增加，所以抗凝血药使用比较普遍。由于个体内的凝血变异及口服抗凝血药与抗癌化学药物可能会发生相互作用，在这种情况下，如果决定给患者使用口服抗凝血药，需要增加 INR 检查次数。

7. 细胞毒性药物可减少苯妥英的消化道吸收，会引发惊厥。

8. 本品与黄热病疫苗合用会发生致命的全身疫苗疾病。

9. 由于所患疾病造成免疫功能减弱，患者危险性会增加。在可能的情况下尽量使用非活性疫苗。

10. 伊曲康唑可使抗有丝分裂的药物在肝脏代谢减少，从而增加神经毒性。

11. 与环孢素合用，过度的免疫抑制会造成淋巴组织增生。

12. 与丝裂霉素合用，肺毒性增加。

【剂量与用法】 1. 一般起始剂量为 25～30 mg/m^2，可在 20～30 min 内静脉滴注，将药物加于 5%葡萄糖注射液或 0.9%氯化钠注射液 125 ml 中，每周 1 次，连用 2 次为一疗程。

2. 如白细胞数降至 1000～1500/mm^3，剂量应减半；如降至＜1000/mm^3，则应中止用药，如白细胞减少持续 2 周以上，则应停止治疗。

3. 肝功能不全患者应减量（用常用量的 1/3～1/2）。

【用药须知】 1. 本品对静脉有刺激性，应避免漏于血管外，注药完毕后应再给 100～250 ml 0.9%氯化钠注射液冲洗静脉。

2. 治疗必须在严密的血液学监测下进行，每次用药前均须检查外周血常规。

3. 肝功能不全时应减少用药剂量。

4. 肾功能不全时，应慎重用药。

5. 治疗操作时谨防药物污染眼球，药物在一定压力下喷射入眼时可导致角膜溃疡。

6. 在进行肝脏的放疗时，禁用本品。

【制剂】 注射剂（粉）：10 mg；50 mg。

【贮藏】 避光，贮于 2～8 ℃。

长春氟宁
(vinflunine)

别名：Javlor

本品为新型氟化长春花生物碱。2010 年 5 月在英国上市。

【CAS】 162652-95-1

【ATC】 L01CA05

【理化性状】 1. 化学名：Methyl(2β，3β，4β，5α，12β，19α)-4-(acetyloxy)-15-[(4*R*，6*R*，8*S*)-4-(1，1-difluoroethyl)-8-(methoxycarbonyl)-1，3，4，5，6，7，8，9-octahydro-2，6-methanoazecino[4，3-*b*]indol-8-yl]-3-hydroxy-16-methoxy-1-methyl-6，7-didehydroaspidospermidine-3-carboxylate

2. 分子式：$C_{45}H_{54}F_2N_4O_8$

3. 分子量：816.92

4. 结构式

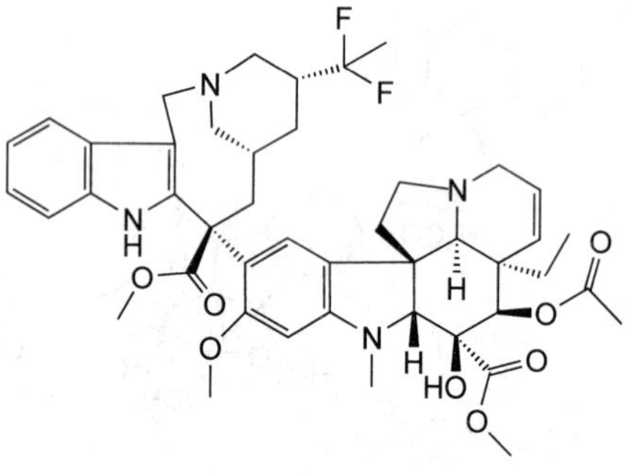

【药理作用】 本品与微管蛋白结合，抑制其聚合形成微管，干扰微管动力学，使有丝分裂停止，细胞凋亡。动物实验本品对多种肿瘤有效，可延长患者生存期，抑制肿瘤生长。

【体内过程】 1. 本品在 30～400 mg/m^2，药动学呈线性。AUC 与白细胞减少、中性粒细胞减少和疲乏的严重程度明显相关。

2. 蛋白结合率为 67.2±1.1%，主要与脂蛋白、白蛋白结合，与其他蛋白和血小板的结合可忽略不计。分布容积为 2422±676 L，提示广泛分布于组织内。主要经 CYP3A4 代谢，但唯一的活性代谢产物 4-*O*-去乙酰-长春氟宁，是经多种酯酶代谢形成的。本品的血药浓度呈多指数方式下降，终末 $t_{1/2}$ 约 40 h。4-*O*-去乙酰-长春氟宁的形成缓慢，清除亦缓慢，$t_{1/2}$约为 120 h，本品及其代谢产物随粪便排出 2/3，另 1/3 随尿液排出。

【适应证】 本品适用于铂药物化疗失败的成人晚期或转移性泌尿道上皮移行细胞癌的治疗。

【不良反应】 1. 感染　常见病毒感染、真菌感染，少见中性粒细胞性脓毒血症。

2. 血液和淋巴系统　常见中性粒细胞减少、白细胞减少、发热性中性粒细胞减少、血小板减少。

3. 免疫系统　过敏反应。

4. 内分泌　少见抗利尿激素分泌异常综合征。

5. 代谢和营养　常见低血钠、食欲缺乏、脱水。

6. 神经系统　常见失眠、周围神经病变、晕厥、头痛、头晕、神经痛、味觉障碍，少见周围运动神经病，罕见可逆性后部白质脑病综合征。

7. 眼　少见视物模糊。

8. 心脏　常见心动过速，少见心肌梗死、心肌缺血。

9. 血管　常见高血压、静脉血栓、静脉炎、低血压。

10. 呼吸系统　常见咳嗽、呼吸困难，少见呼吸窘迫综合征。

11. 消化系统　常见便秘、腹痛、呕吐、腹泻、胃炎、肠梗阻、消化不良、吞咽困难，少见吞咽痛、胃肠功能紊乱、食管炎、牙龈疾病。

12. 皮肤及其附属物　常见脱发、皮疹、瘙痒、荨麻疹、多汗，少见皮肤干燥、红斑。

13. 肌肉骨骼与结缔组织　常见肌痛、肌无力、关节痛、四肢痛、腰痛、骨痛、肌肉骨骼痛。

14. 泌尿系统　少见肾功能衰竭。

15. 整体感觉　常见无力、注射部位疼痛、发热、胸痛、寒战。

16. 实验室检查　常见体重减轻，少见体重增加、转氨酶升高。

【妊娠期安全等级】 D。

【禁忌与慎用】 1. 对本品过敏者禁用。

2. 两周内发过严重感染者禁用。

3. 基线 ANC＜1500/mm^3、血小板＜100000/mm^{3}者禁用。

4. 哺乳期妇女应权衡本品对其的重要性，选择停药或停止哺乳。

5. 严重骨髓抑制者，重度肝肾功能不全患者禁用。

6. 儿童用药的安全性及有效性尚未确定。

【药物相互作用】 1. 应避免与强效 CYP3A4 抑制剂或诱导剂合用，可导致本品的血药浓度升高或降低。

2. 避免同时使用能延长 Q-T 间期的药物。

3. 慎与多柔比星合用，合用时本品的 AUC 升高 15%～20%，多柔比星 AUC 降低至 1/3～1/2。

4. 多西他赛和紫杉醇轻度抑制本品代谢。

5. 与阿片类药物合用，可加重便秘。

【剂量与用法】 1. 推荐剂量为 320 mg/m^2，经 20 min 静脉滴注，每 3 周 1 次。WHO/ECOG 体力评分 0 或 1 的患者，以 280 mg/m^2 开始，如第一个周期内未发生需延迟给药或降低剂量的毒性，从第二周期始，应给予 320 mg/m^2。

2. 如第一次给药出现中性粒细胞减少（ANC＜1000/mm^3）或血小板减少（＜100000/mm^3），应延迟给药直至血液学毒性恢复（ANC＞1000/mm^{3}且血小板＞100000/mm^3），必要时降低剂量。如血液学毒性 2 周内未恢复，应停药。

3. 如第一次给药出现中度以上器官毒性，应延迟给药，直至恢复至轻度、完全恢复或恢复至基线水平。如 2 周内未恢复，应停药。

4. 如发生心肌缺血，应停药。

5. 出现 4 级中性粒细胞减少（ANC＜500/mm^3）＞7 d、发热性中性粒细胞减少（ANC＜1000/mm^{3}伴发热≥38.5 ℃）、2 级黏膜炎或便秘≥5 d 或≥3 级的黏膜炎便秘、其他≥3 级的毒性（恶心、呕吐除外）按下列方案调整剂量：首次出现降低剂量至 280 mg/m^2，连续第 2 次出现降低剂量至 250 mg/m^2，连续第 3 次出现，应停药；起始剂量为 280 mg/m^{2}者，首次出现上述毒性时，降低剂量至 250 mg/m^2，连续第 2 次出现，应停药。起始剂量为 250 mg/m^{2}者，首次出现上述毒性时，应降低剂量至 225 mg/m^2，连续第 2 次出现，应停药。

6. 轻度肝功能不全患者推荐剂量为 250 mg/m^2，中度肝功能不全患者 200 mg/m^2，每 3 周 1 次。重度肝功能不全患者不推荐使用。

7. Ccr＞60 ml/min 者，按推荐剂量给药，Ccr 为 40～60 ml/min）推荐剂量为 280 mg/m^2，Ccr 为 20～40 ml/min 者推荐剂量为 250 mg/m^2，每 3 周一次。重度肝肾功能者不推荐使用。

【用药须知】 1. 治疗前应监测全血细胞计数。

2. 心脏病患者慎用，如出现心肌缺血，应停药。

3. 监测患者可逆性后部白质脑病综合征的症状，如出现，应停药。

4. 鞘内注射可导致死亡。

5. 使用本品的育龄期患者，无论男女均应采取有效避孕措施至停药后 3 个月。

【制 剂】 注射液：50 mg/2 ml；100 mg/4 ml，250 mg/10 ml。

【贮藏】 避光，贮于 2～8 ℃。

紫杉醇

(paclitaxel)

别名：泰素、安素泰、Taxol

系从太平洋紫杉属树[Taxusbrevifolia(Taxaceae)]的树皮中提取而得，我国云南亦产此树，现已能半合成或全合成。是一种复杂的双萜(diterpene)化合物，属于新型抗微管药、有丝分裂抑制剂或纺锤体毒(spindlepoison)。我国有同类产品于 1994 年上市，商品名紫素。

近年开发多种本品的制剂，包括注射用脂质体、蛋白结合紫杉醇、注射用胶束化紫杉醇，各种制剂之间的剂量不可互换。

【CAS】 33069-62-4

【ATC】 L01CD01

【理化性状】 1. 本品为白色至米色粉末。不溶于水，溶于乙醇。

2. 化学名：(2*S*, 5*R*, 7*S*, 10*R*, 13*S*)-10, 20-Bis(acetoxy)-2-benzoyloxy-1, 7-dihydroxy-9-oxo-5, 20-epoxytax-11-en-13-yl(3*S*)-3-benzoylamino-3-phenyl-D-lactate

3. 分子式：$C_{47}H_{51}NO_{14}$

4. 分子量：853.9

5. 结构式

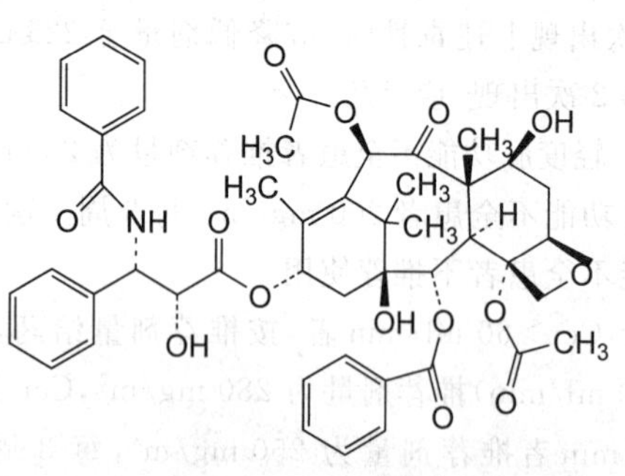

6. 配伍禁忌：紫杉醇注射剂的溶媒，包含乙醇和聚乙氧基蓖麻油，可以使一些塑料的输液装置中的增塑剂二乙基己基邻苯二甲酸酯浸出，因此厂商推荐使用非 PVC 容器和输液器。紫杉醇可以和多柔比星配伍至少 24 h，但是 3～5 d 是出现紫杉醇微晶的沉淀。

【用药警戒】 1. 本品应在有肿瘤化疗经验的医生指导下使用，使用地点配备足够的设施和药品以便能及时处理本品的严重不良反应。

2. 本品可导致过敏反应，表现为呼吸困难、低血压、荨麻疹、血管神经性水肿。使用本品前应预先给予皮质激素、苯海拉明及 H_2-受体拮抗剂。

3. 中性粒细胞＜1500/mm³ 者不能开始本品的治疗。艾滋病相关性卡波西肉瘤患者中性粒细胞＜1000/mm³ 时不能开始本品的治疗。

【药理作用】 1. 促进微管蛋白二聚体进行微管装配，并通过阻止解聚稳定微管，这种稳定可使生命的分裂间期和有丝分裂的细胞功能所必需的微管网的正常动力的组织再生受到抑制。

2. 诱导整个细胞周期中微管的排列(束)不正常和有丝分裂期微管的多发性星状体。

3. 本品可破坏 G_2 和 M 周期的正常细胞分裂。

4. 耐药现象已有报道。

【体内过程】 1. 静脉滴注本品后，在血浆内的消除呈二室模型，平均 $t_{1/2\alpha}$ 约为 16.2 min，$t_{1/2\beta}$ 约为 6.4 h。

2. 血浆蛋白结合率为 95%～98%。迄今所知，主要在肝内代谢。血浆清除率 253 ml/(min·m²)，肾清除率 29.3 mg/(min·m²)，48 h 排出(5.9±8.8)%；大部分为非肾性清除，仅小部分(约当≤12%剂量)以原药随尿排出。

3. 中央分布容积为 8.61 L/m²，稳态分布容积为 67.1 L/m²(42～162 L/m²)。本品在胆汁中的浓度很高。

4. 剂量为 200～275 mg/m²，于 24 h 内静脉滴注时，C_{max} 为(435±111～802±260)ng/ml。

【适应证】 用于乳腺癌、结肠癌、非小细胞肺癌、子宫内膜癌、卵巢癌，对前列腺癌、膀胱癌、头颈部癌、食管癌、结肠癌、黑色素瘤、淋巴瘤、脑肿瘤和卡波西肉瘤也有一定的疗效。

【不良反应】 1. 主要有骨髓抑制，表现为中性粒细胞减少，与剂量有关，最低值多出现在用药的第 11 d。血小板也可见减少，最低值多出现在用药的第 8～9 d。当血小板＜30000/mm³ 时应输入成分血，在白细胞总数＜1500/mm³ 时应辅助使用粒细胞巨噬细胞集落刺激因子(G-CSF)。经处理，反应不见减轻者应考虑停药。

2. 用药 1 h 内常出现呼吸困难、低血压和胸痛，发生率为 2%，还可能发生面红、皮疹、荨麻疹等过敏反应。如反应轻微，可减慢静脉滴注速度；重者应停药给予对症处理，严重过敏者，除紧急处理外，不可再次给药。

3. 一过性心动过速和低血压较为常见，不必给予处理。但有可能发生心律失常(包括心动过缓)，严重者甚至出现完全性房室传导阻滞，应考虑停药并及时对症处理。

4. 50%左右患者在用药后 2～3 d 会发生肌肉和关节疼痛，一般可望几天内恢复。在同时给予 G-CSF 时，肌肉痛常会加重。

5. 指、趾麻木和指(趾)甲营养不良常有发生，还可出现严重的周围神经病或癫痫大发作，偶与剂量有关。

6. 恶心、呕吐、胃肠障碍、黏膜炎和脱发常有报道。

7. 鉴于胆汁中的紫杉醇浓度很高，应予高度关注。资料显示，8%用药者胆红素升高，18%转氨酶升高，23%ALP 升高，肝坏死已有报道。

【妊娠期安全等级】 D。

【禁忌与慎用】 1. 对本品过敏者、骨髓抑制者禁用。

2. 心脏病、血液病、癫痫患者慎用。

3. 尚未明确本品是否可通过乳汁分泌，哺乳期妇女应权衡本品对其的重要性，选择停药或停止哺乳。

4. 儿童用药的安全性尚未明确。

【药物相互作用】 1. 先给予顺铂，后使用本品，可降低本品的清除率，增加毒性。两药合用时，应先使用本品。

2. 如果患者先使用过任何肾毒性药物，再给予本品，也会发生以上相互作用，应根据合用药物各自的清除率和清除时间确定使用两药应相隔的时间。

3. 本品与 CYP2C8 和 CYP3A4 的底物，诱导剂(如利福平、卡马西平、苯妥英、依法韦仑、奈韦拉平)或抑制剂(如红霉素、氟西汀、吉非贝齐)合用时，本品的药动学会发生改变，应当慎重。

4. 许多药物(酮康唑、维拉帕米、地西泮、奎尼丁、地塞米松、环孢素、替尼帕苷、依托泊苷、长春新碱)在体外可以抑制本品代谢为 6α-羟基紫杉醇，但是浓度要超出体内正常的治疗剂量。睾酮、17α 炔雌二醇、视黄酸以及 CYP2C8 特异性抑制剂(橡黄素)，在体外也能够抑制 6α-羟基紫杉醇的生成。

5. 文献报道提示，当本品与阿霉素联合使用时，可能会升高阿霉素(和其活性代谢物阿霉素酮)的血药浓度。并且发现用药顺序有影响，其特征是本品在阿霉素前给药时，以及滴注时间比推荐的滴注时间(本品滴注 24 h，阿霉素滴注 48 h)长时，发生的中性粒细胞减少和口腔炎更严重。

【剂量与用法】 1. 首先询问既往病史和过敏史。

2. 静脉滴注前，必须采用 0.9%氯化钠注射液或 5%葡萄糖注射液 500～1000 ml 稀释药物，使其达 0.3～1.2 mg/ml，于 1～3 h 输完。为避免药液外溢，可参照柔红霉素的注射方法。

3. 静脉滴注前和静脉滴注后，每 15 min 测量生命体征 1 次，注意观察过敏反应。

4. 英国的推荐剂量是 175 mg/m^2 体表面积，静脉滴注 3 h，根据患者耐受情况，可在≥3 周后重复给药。美国的剂量为 135 mg/m^2，静脉滴注 24 h，3 周后重复给药。

5. 我国多两者兼之，用量为 135～175 mg/m^2，3 周后重用。

6. 患者用药后如出现白细胞数严重下降或周围神经病，除作对症处理外，3 周后重用本品时，剂量应减少 20%。

7. 本品与顺铂、卡铂、异环磷酰胺、氟尿嘧啶、多柔比星、依托泊苷等联合应用，可提高疗效。

8. 蛋白结合紫杉醇　静脉滴注，一次 260 mg/m^2，静脉滴注 30 min，每 3 周 1 次。

9. 注射用胶束化紫杉醇　静脉滴注，一次 300 mg/m^2，静脉滴注 3 h，每 3 周 1 次。

10. 注射用脂质体　静脉滴注，一次 135～175 mg/m^2，静脉滴注 3 h，每 3 周 1 次。使用前先向瓶内加入 5%葡萄糖注射液 10 ml，置专用振荡器(振荡频率 20 Hz，振幅：X 轴方向 7 cm、Y 轴方向 7 cm、Z 轴方向 4 cm)上振摇 5 min，待完全溶解后，注入 5%葡萄糖注射液 250～500 ml 中。

【用药须知】 1. 为防止或减轻过敏反应，可在给药前 12 h 和 6 h 先让患者口服地塞米松 2.5～6 mg，然后于治疗前 30～60 min 静脉注射苯海拉明 50 mg 和西咪替丁 300 mg(或雷尼替丁 50 mg)。

2. 未经稀释的浓缩药液不得接触聚氯乙烯塑料，稀释后的药液应置于玻璃的或聚乙烯输液器中，应用特制的聚乙烯给药器材。

3. 静脉滴注的药液应先经过所连接的直径为 0.22 mm 微孔膜滤过，也可采用滤过装置如 IVEX2 过滤器。

4. 用药期间，应进行严密的心脏和血液学监护。

5. 据近期国外资料报道：①38 例晚期宫颈癌患者在手术或放疗前使用顺铂、异环磷酰胺、紫杉醇各一个治疗周期，11 例完全缓解，21 例部分缓解，总有效率达 84%；②合用顺铂和紫杉醇作为对晚期卵巢癌的一线治疗，如有效，应持续 6 个周期的疗程。与传统合用顺铂和环磷酰胺相比，合用顺铂和紫杉醇较之更能改善患者的生存率。

6. 接受本品治疗育龄期妇女，应采取有效的避孕措施。

【制剂】 ①注射剂：30 mg/5 ml；100 mg/10 ml；100 mg/16.7 ml；150 mg/25 ml。②注射剂（粉）：30 mg；60 mg。③蛋白结合紫杉醇：100 mg。④注射用脂质体：30 mg。⑤注射用胶束化紫杉醇：30 mg/5 ml；100 mg/16.7 ml。

【贮藏】 避光，贮于2～8 ℃。

多西他赛
(docetaxel)

别名：泰索帝、多西紫杉醇、Taxotere

本品是半合成的衍生物。其前体是从欧洲紫杉树（*Taxusbaccata*）的针叶中提取的一种无活性的10-去乙基-浆果赤霉素111（10-desethyl-baccatin111）。其与紫杉醇不同处有二：①本品10位碳上的baccatin环；②本品3位上有一侧链。本品抑制微管解聚的作用高于紫杉醇1倍，本品在癌细胞中的杀伤作用为紫杉醇的1.3～12倍。

【CAS】 114977-28-5（anhydrous docetaxel）；148408-66-6（docetaxel trihydrate）

【ATC】 L01CD02

【理化性状】 1. 化学名：*tert*-Butyl {(1*S*,2*S*)-2-[(2*S*,5*R*,7*S*,10*R*,13*S*)-4-acetoxy-2-benzoyloxy-1,7,10-trihydroxy-9-oxo-5,20-epoxytax-11-en-13-yloxycarbonyl]-2-hydroxy-1-phenylethyl} carbamate

2. 分子式：$C_{43}H_{53}NO_{14}$

3. 分子量：807.9

4. 结构式

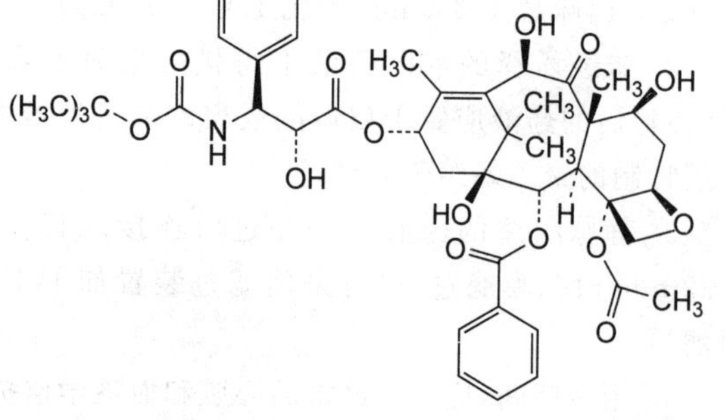

【用药警戒】 1. 肝功能异常者使用本品治疗的死亡率高。AST和或ALT＞1.5×ULN伴ALP＞2.5×ULN者不能开始本品的治疗。

2. 本品可致严重的过敏反应，表现为全身皮疹或水肿、低血压、支气管痉挛，严重者可致命。如发生应立即停药，并采取相应的治疗措施。

【药理作用】【禁忌与慎用】 参见紫杉醇。

【体内过程】 本品的药动学与剂量无关。其体内消除呈三相，其 $t_{1/2}$ 分别为4 min、36 min和11.1 h。于1 h静脉滴注100 mg/m^{2}后，其平均血药峰值为3.7 μg/ml。AUC为4.6 μg/(ml·h)。总清除率为21 L/(h·m^2)，稳态分布容积为113 L。本品代谢物随粪便排出约占用量的75%，随尿排出约占6%，仅极少以原药排出。其蛋白结合率高于95%。地塞米松不影响本品与蛋白结合。体外证实，CYP3A与本品的代谢有关。

【适应证】 1. 早期曾使用蒽环类抗肿瘤药治疗无效的晚期或转移性乳腺癌。

2. 适用于曾使用顺铂为主的化疗对非小细胞肺癌无效的患者。

【不良反应】 1. 骨髓抑制为主要不良反应，表现为白细胞数、血小板数减少和贫血。

2. 部分患者可发生严重的过敏反应，如面红、红斑、瘙痒、胸闷、背痛、呼吸困难、药物热和寒战。

3. 可能发生指（趾）甲病变，有时伴有疼痛和指甲脱落。

4. 水肿、浆膜腔积液、毛细血管渗透性增加和体重增加也有发生。当总剂量达到400 mg/m^{2}后，下肢就可能出现水肿，并延及全身。适当使用皮质激素可预防水肿发生。

5. 其他还有脱发、无力、黏膜炎、关节炎、肌肉痛和低血压。

6. 神经毒性已有报道，心脏反应现在较少发生。

【妊娠期安全等级】 D。

【药物相互作用】 本品的代谢酶是CYP3A，所有对该酶起诱导或抑制作用的药物都可能与本品发生药物相互作用。

【剂量与用法】 1. 本品供静脉滴注用。先将注射液配制成10 mg/ml的溶液，然后按所需用量注入0.9%氯化钠注射液或5%葡萄糖注射液250 ml中备用。为避免药液外溢，可参照柔红霉素的注射方法。

2. 静脉滴注前一日服用地塞米松，16 mg/d，持续4～5 d，可避免或减少体液潴留。

3. 推荐剂量每周75 mg/m^2，于1 h输完。

【用药须知】 1. 本品含有吐温80，有严重过敏史者禁用。

2. 静脉滴注本品时，如发生严重过敏反应、血压下降超过20 mmHg、支气管痉挛、呼吸困难和大面积皮疹出现，应立即停药。

3. 本品有外周神经毒性，如反应严重，应减量或停药。

4. 已发生严重不良反应的患者，不可重复此项治疗。

5. 皮肤、眼睛或黏膜不慎接触药液，应立即彻底冲洗。

【制剂】 注射剂：20 mg/0.5 ml；40 mg/1 ml；60 mg/1.5 ml；80 mg/0.5 ml。

【贮藏】 避光，贮于 2～8 ℃。

高三尖杉酯碱

(homoharringtonine)

别名：高粗榧碱、奥马西他辛、Omacetaxine mepesuccinate

本品系从三尖杉属植物（*Cephalotaxus fortunei* Hook. F.）或其同属植物中提取的一种生物碱。

【CAS】 26833-87-4

【理化性状】 1. 本品为类白色或微黄色结晶性粉末或不定型的疏松固体，具有引湿性，遇光色即变深。本品易溶于甲醇、乙醇或三氯甲烷，微溶于水或乙醚。本品的熔点为 143～147 ℃。

2. 化学名：1-[(1*S*,3a*R*,14*bS*)-2-Methoxy-1,5,6,-8,9,14*b*-hexahydro-4*H*-cyclopenta[*a*][1,3]dioxolo[4,5-*h*]pyrro-lo[2,1-*b*][3]benzazepin-1-yl]4-methyl(2*R*)-2-hydroxy-2-(4-hydroxy-4-methylpentyl)butanedioate

3. 分子式：$C_{29}H_{39}NO_9$

4. 分子量：545.6

5. 结构式

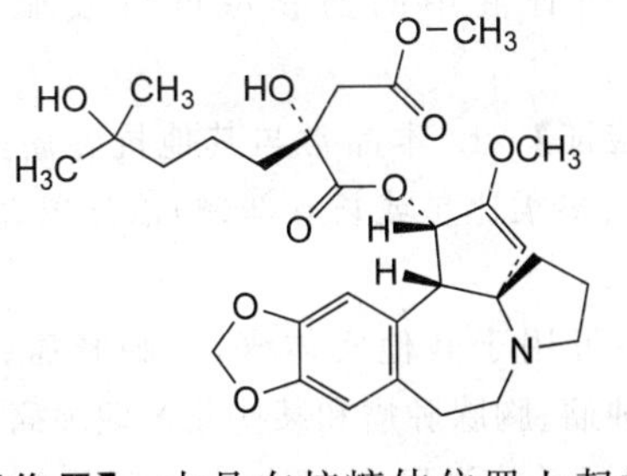

【药理作用】 本品在核糖体位置上起抑制蛋白质合成的作用。为细胞周期非特异性药物，在细胞周期 G_1 期中最具活性。

【体内过程】 本品仅可供静脉给药。静脉滴注后以骨髓的分布量最高。$t_{1/2}$ 约为 3～50 min。主要在肝内代谢，经胆汁和尿液排出。

【适应证】 用于治疗急性非淋巴细胞白血病、慢性髓性白血病和其他恶性肿瘤。

【不良反应】 1. 骨髓抑制　本品对骨髓各系列的造血细胞均有抑制作用。对粒细胞系列的抑制较重，红细胞系列次之，对巨核细胞系列的抑制较轻。

2. 心脏毒性　较常见的心脏毒性有窦性心动过速、房性或室性期前收缩，及心电图出现 ST 段变化及 T 波平坦等心肌缺血表现，极少数患者可出现奔马律，程度不一的房室传导阻滞及束支传导阻滞、心房颤动等。

3. 低血压　文献报告当本品一次剂量为 3.0 mg/m^2 时，部分患者于给药后 4 h 左右会出现血压降低的现象。

4. 消化系统　常见的症状为食欲缺乏、恶心、呕吐、少数患者可产生肝功能损害。

5. 个别患者可产生脱发、皮疹，曾有一例疑为严重过敏性休克的报道。

【禁忌与慎用】 1. 对本品过敏者、妊娠期妇女、有心脏病病史者禁用。

2. 严重及频发的心律失常及器质性心血管疾病患者禁用。

3. 反复使用过蒽环类应慎用。

4. 骨髓功能显著抑制、严重粒细胞减少或血小板减少，肝功能或肾功能不全，有痛风或尿酸盐肾结石病史患者，如必需使用，则应减少剂量。

5. 尚未明确本品是否经乳汁分泌，哺乳期妇女应权衡本品对其的重要性，择停药或停止哺乳。

【药物相互作用】 1. 本品与其他可能抑制骨髓功能的抗癌药物或放射疗法合并应用时，应调节本品的剂量与疗程。

2. 蒽醌类抗生素有慢性心肌毒性作用，因此在本品用量偏大或用于老年的患者时会产生急性心肌毒性，应避免对已反复采用多柔比星或柔红霉素等蒽醌类抗生素治疗的患者使用本品，以免增加心脏毒性的可能。

【剂量与用法】 1. 临用时，以 5% 葡萄糖注射液 250～500 ml 使溶解。成人常用量：静脉滴注，1～4 mg/d，缓慢滴入，速度应控制在每小时 1 mg，如血细胞无急骤下降，可连续静脉滴注 40～60 d；或 1～4 mg/d 静脉滴注，以 4～6 d 为一疗程，间歇 1～2 周再重复用药。

2. 小儿常用静脉滴注，一日按体重 0.08～0.1 mg/kg，以 40～60 d 为一疗程；或间歇给药，一日按体重 0.1～0.15 mg/kg，以 5～10 d 为一疗程，停药 1～2 周再重复用药。

【用药须知】 1. 白血病时有大量白血病细胞破坏，采用本品时破坏会更增多，血液及尿中尿酸浓度可能增高。

2. 静脉滴注速度过快或长期持续或重复给药时，会产生各种心脏毒性。故使用本品时，静脉滴注速度宜慢，对原有心律失常及各类器质性心血管疾病患者，应慎用本品。

3. 用药期间应定期随访检查下列各项：①周围血常规，每周应随访白细胞计数及分类、血小板、血红蛋白量1～2次，如血细胞在短期内有急骤下降现象者，则应每日观察血常规；②肝功能，包括胆红素、总胆红素、ALT、AST等；③心脏体征及心电图检查。

4. 使用本品及联合化疗时，应适当增加患者体液摄入量，以防止血清尿酸含量的增高及尿酸性肾病的发生。

5. 合用长春新碱、阿糖胞苷可提高疗效。

6. 从三尖杉属多种植物还已提取到三尖杉酯碱(harringtonine)和异三尖杉酯碱(isoharringtonine)等生物碱，其作用和临床应用与本品类同。

【临床新用途】 1. 真性红细胞增多症，用本品2～4 mg/d，稀释后静脉滴注，1次/日，连续或间断给药，疗效好，起效快，缓解时间长。

2. 嗜酸性淋巴肉芽肿，用本品2 mg/d，稀释后静脉滴注，1次/日，3周获愈。

3. 过敏性紫癜，用本品1 mg/d，稀释后静脉滴注，3～7 d可愈。

4. 原发性血小板增多症，用本品3～4 mg/d，稀释后静脉滴注。

【制剂】 注射液：1 mg/1 ml；2 mg/2 ml。

【贮藏】 密封、避光，贮于阴凉处。

依托泊苷
(etoposide)

别名：鬼臼乙叉甙、拉司太特、足叶乙甙、表鬼臼毒吡喃葡萄糖甙、Vepesid、Etopol、Lastet、EPEG、Vp-16

本品为鬼臼毒素的半合成衍生物。

【CAS】 33419-42-0

【ATC】 L01CB01

【理化性状】 1. 本品为白色或类白色结晶性粉末。几乎不溶于水，微溶于乙醇和二氯甲烷，略溶于甲醇。

2. 化学名：(5*S*, 5a*R*, 8a*S*, 9 *R*)-9-(4, 6-*O*-Ethylidene-β-D-glucopyranosyloxy)-5, 8, 8a, 9-tetrahydro-5-(4-hydroxy-3, 5-dimethoxyphenyl)-isobenzofuro[5,6-*f*][1,3]benzodioxol-6(5a*H*)-one

3. 分子式：$C_{29}H_{32}O_{13}$

4. 分子量：588.6

5. 结构式

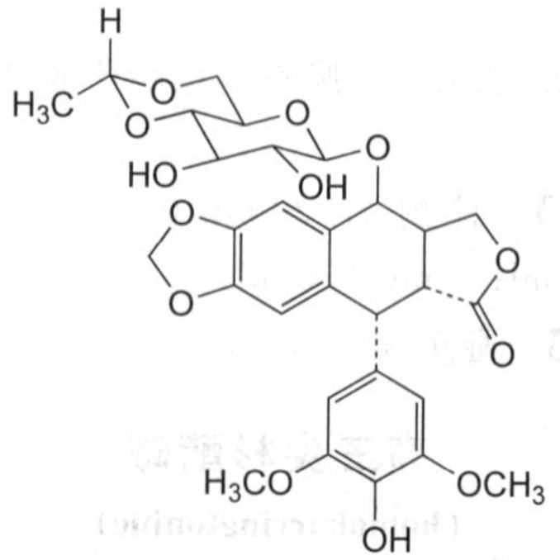

【用药警戒】 本品应在有肿瘤化疗经验的医生指导下使用。本品可导致骨髓抑制，可发生感染和出血。

【药理作用】 本品具有抗有丝分裂和抗肿瘤作用，抑制DNA合成，对处于细胞周期晚S期和G_2期的细胞最具活性。实验证明DNA拓扑异构酶Ⅱ(TopoⅡ)是本品作用的靶点。本品与TopoⅡ和DNA可形成一种药物-酶-DNA可裂性三元复合物，结果引起细胞剂量依赖性的单股和双股DNA断裂，细胞死亡。亦有认为，本品在肝线粒体酶和过氧化酶作用下发生去甲基化，产生中间产物，形成自由基，破坏单链及双链DNA，发挥细胞毒作用。

【体内过程】 口服可吸收，具有个体差异，平均吸收用量的50%。本品进入体内后快速分布，以二相方式快速从血液中消失，其终末$t_{1/2}$为3～19 h。其蛋白结合率约为94%。以原药和代谢物随尿、粪便排出，在72 h内随尿排出约45%，其中2/3为原药。进入脑脊液中的药物浓度仅及血药浓度的1%～10%。

【适应证】 1. 本品常与其他抗肿瘤药合用(如环磷酰胺、多柔比星或长春新碱)治疗睾丸肿瘤和小细胞肺癌。

2. 亦可用于其他实体瘤，如脑肿瘤、胃肠道肿瘤、卵巢肿瘤、胸腺肿瘤和某些儿童期肿瘤。

3. 还可治疗淋巴瘤、急性白血病和卡波西肉瘤。

【不良反应】 1. 限制剂量的不良反应为骨髓抑制，表现为白细胞减少和血小板减少。白细胞数多于用药后7～14 d降至最低，约21 d可以恢复。

2. 常见恶心、呕吐、腹泻和口炎，通过口服，胃肠道反应可能更为常见。

3. 约2/3用药者发生脱发，均可恢复。

4. 中枢和周围神经病表现为短暂性皮质性失明(transientcorticolblindness)、呼吸暂停、发热、皮疹、色素沉着、瘙痒和咽下困难等过敏反应或过敏样反应。

5. 高剂量时可致肝功能受损。

6. 偶有报道心脏毒性。静脉滴注过快可致血压下降。

7. 注射部位可能引起刺激和血栓性静脉炎。

8. 药液外溢有可能导致局部组织坏死。

【妊娠期安全等级】 D。

【禁忌与慎用】 1. 对本品过敏者及患有消化性溃疡者禁用。

2. 骨髓抑制,白细胞、血小板明显低下者禁用。

3. 重度心、肝、肾功能不全患者禁用。

4. 血压偏低者和肝功能不全患者慎用。

5. >65 岁的老年人对本品敏感性高,更易发生严重不良反应,应慎用。

6. 儿童用药的安全性及有效性尚未确定。

7. 尚未明确本品是否可经乳汁分泌,哺乳期妇女应权衡本品对其的重要性,选择停药或停止哺乳。

【药物相互作用】 1. 由于本品有明显骨髓抑制作用,与其他抗肿瘤药物联合应用时应注意。

2. 本品可抑制机体免疫防御机制,使疫苗接种不能激发人体抗体产生。化疗结束后 3 个月以内,不宜接种病毒疫苗。

3. 本品与血浆蛋白结合率高,因此,与血浆蛋白结合的药物可能会影响本品排泄。

【剂量与用法】 1. 静脉滴注

(1) 用 5%葡萄糖注射液或 0.9%氯化钠注射液稀释药物,使浓度不超过 0.25 mg/ml(中国和英国)或 0.4 mg/ml(美国),避免药液出现药物结晶。缓慢静脉滴注。

(2) 国外已开发本品的磷酸盐,可改善药物的溶解度,用时应以其基质计量,配制的药液浓度为 0.1 mg/ml。

(3) 常用量为 50~120 mg/m^2(至少 30 min 输完),连用 5 d,用于肺癌,剂量稍减。另一方案则是,100 mg/m^2,隔日一次,总剂量可达 300 mg/m^2。口服剂量为静脉的 1 倍,3~4 周后重复疗程。

2. 口服 100~200 mg/d,连服 5 d,间歇 2~3 周再重复用。现有研究表明,在总剂量相同的情况下,低剂量长时间分次给药的抗瘤效果高于单次给药。因此,建议用一日 50 mg/m^2,持续口服 14~21 d。此法安全可靠,门诊即可治疗。

【用药须知】 1. 本品不可做腔内注射和静脉注射。

2. 用药期间,应定期检查血常规、肝肾功能,注意血压波动。

【制剂】 ①注射液:40 mg/2 ml;100 mg/5 ml。②胶囊剂:25 mg;50 mg。

【贮藏】 密封、避光,贮于 2~8 ℃。

替尼泊苷
(teniposide)

别名:鬼臼甲叉苷、鬼臼噻吩苷、Vumon、Vehem、VM-26

本品为鬼臼毒的半合成衍生物。

【CAS】 29767-20-2

【ATC】 L01CB02

【理化性状】 1. 化学名:(5*S*,5a*R*,8a*S*,9*R*)-5,8,8a,9-Tetrahydro-5-(4-hydroxy-3,5-dimethoxyphenyl)-9-(4,6-*O*-thenylidene-β-D-glucopyranosyloxy) isobenzofuro[5,6-*f*][1,3]benzodioxol-6(5a*H*)-one

2. 分子式:$C_{32}H_{32}O_{13}S$

3. 分子量:656.7

4. 结构式

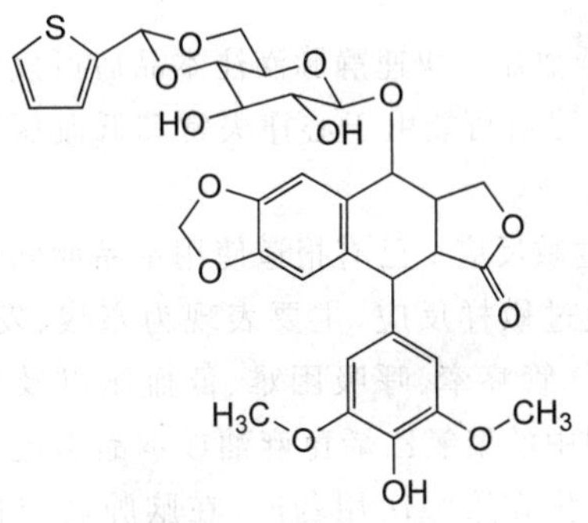

5. 稳定性:使用 5%葡萄糖或 0.9%氯化钠注射液配制 200 μg/ml 反复出现沉淀,尽管以前这样的配制并没有任何问题。本品稀释到 100 μg/ml 或更低能降低沉淀出现的频率,这不能归于制剂的改变,原因尚不明了。

【用药警戒】 本品应在有肿瘤化疗经验的医生指导下使用。本品可导致骨髓抑制,可发生感染和出血。

【药理作用】 本品为周期特异性细胞毒药物,作用于细胞周期 S_2 后期和 G_2 期,通过阻止细胞进入有丝分裂而起作用。本品也引起 DNA 键的单股性和双股性断裂,其作用机理似为抑制拓扑异构酶Ⅱ所致。

【体内过程】 本品口服吸收不稳定。静脉滴注单剂量 67 mg/m^2 后 30 min 后可达平均血药峰值 14.3 ng/ml。其成人消除 $t_{1/2}$ 为 21.2 h,儿童为 9.6 h。其蛋白结合率高达 99%。主要代谢物有羟基酸、苦味酸内酯衍生物及其糖苷基代谢物,其中糖苷基代谢物保留有对 DNA 的活性。本品随尿排出总排出量的 39.5%，见于粪便中者占 43.1%。进入脑脊液中的药物还不到 1%。

【适应证】 单用或合用其他抗肿瘤药治疗其他药物难治的急性淋巴细胞白血病、非霍奇金淋巴瘤和多种实体瘤，如脑肿瘤、肺肿瘤、神经母细胞瘤和视网膜母细胞瘤。

【不良反应】 1. 血液学毒性　骨髓抑制通常为剂量限制性，白细胞减少和血小板减少可发生在治疗后 7～14 d。重度骨髓抑制可能导致败血症(有时为致命性)。通常 2～3 周内骨髓抑制可完全恢复。白细胞减少较血小板减少常见且严重。贫血也可发生，有发生免疫性溶血性贫血的报道。

在本品联合其他抗肿瘤药物进行治疗的患者中，有发生急性非淋巴细胞性白血病的报道。

2. 胃肠道毒性　最常见的胃肠道毒性反应为恶心、呕吐。通常可用止吐药物控制症状。也可能会发生口腔炎/黏膜炎、食欲缺乏、腹泻、腹痛和肝功能异常。

3. 脱发　脱发发生率较高，尤其见于接受多疗程的患者。

4. 低血压　快速静脉滴注本品后可发生一过性低血压。已有可能由于心律失常和低血压而导致猝死的报道。

5. 过敏反应　已有报道使用本品期间或用药后立刻发生过敏样反应，主要表现为寒战、发热、心动过速、支气管痉挛、呼吸困难、低血压以及皮疹。可能由溶剂中的聚氯乙烯蓖麻油或本品引起。这些反应可能发生在第一次用药时，在脑肿瘤或神经细胞瘤的患者中更为常见。重复给药及药物在体内的蓄积与发生反应的风险有关。暂停静脉滴注本品并适时使用升压药物、皮质激素、抗组胺药或扩容药物，这些反应可立即减轻。潮红、出汗、高血压和水肿等症状也已有报道。

6. 皮肤反应　有发生伴有或不伴有瘙痒的荨麻疹的报道。

7. 神经病变　已有包括因硫酸长春新碱和本品相互作用而致患者出现严重神经病变的报道。高于推荐剂置的患者可发生中枢神经系统的抑制。

8. 其他不良反应　可见感染、肾功能不全、高血压、头痛。精神错乱和衰弱。头痛和精神错乱与超敏反应有关。

【妊娠期安全等级】 D。

【禁忌与慎用】 1. 本品有过敏史者禁用。

2. 严重白细胞减少或血小板减少患者禁用。

3. 尚未明确本品是否经乳汁分泌，哺乳期妇女应权衡本品对其的重要性，择停药或停止哺乳。

【药物相互作用】 1. 苯妥英和苯巴比妥钠可降低本品的血药浓度，对接受抗惊厥治疗的患者，可能须增加本品用量。

2. 环孢素可使本品的清除减少，血药浓度上升，毒性增加。

3. 本品的蛋白结合率极高，药物与蛋白结合的少量减低即可导致游离的本品显著增高，进而增强本品的作用和毒性。体外实验已观察到甲苯磺丁脲、水杨酸钠和磺胺甲噻二唑可从血浆蛋白中置换出与血浆蛋白结合的本品。

【剂量与用法】 1. 为了防止发生药液外溢，可以效仿柔红霉素的静脉滴注法。

2. 单药治疗

(1) 恶性淋巴瘤和膀胱癌：① 初始治疗每天 30 mg/m^2，连续 5 d，然后停药 10 d。每 15 d 为一疗程，通常需要二至三个疗程；②40～50 mg/m^2，每周 2 次，至少治疗 6～9 周。骨髓储备良好的患者，在医疗监测下可每周用药 3 次；推荐的维持治疗剂量为 100 mg/m^2，每 10～14 d 一次。这种维持治疗应坚持数月。

(2) 中枢神经系统肿瘤，每周 1 次，100～130 mg/m^2，静脉滴注。用药 6～8 次后停药 2 周为一疗程，一疗程(6～8 周)后可评估疗效；如有效，则继续治疗直至肿痛缩小。

3. 联合治疗

(1) 用丙卡巴肼和泼尼松治疗的霍奇金淋巴瘤患者，在治疗的第 1 d、4 d、8 d、11 d 和 14 d 可用本品 40 mg/m^2，随后停药 14 d。

(2) 本品可与其他已批准的抗肿瘤化疗药物联合使用。当本品与其他具有骨髓抑制作用的药物联合使用时，应适当降低本品剂量。应定期监测外周血细胞计数，必要时，应定期进行骨髓检查。

(3) 唐氏(Down's)综合征的患者对化疗反应尤为敏感，治疗这些患者时应考虑调整剂置。

4. 配制方法

(1) 为防止本品从聚氯乙烯(PVC)容器中抽提出增塑剂 DEHP (邻苯二甲酸二乙基乙酯)，应在不含 DEHP 的大容量输液容器，如玻璃或聚烯烃容器中配制本品的稀释溶液，给患者静脉滴注本品溶液时，也应使用不含 DEHP 的给药装置。

(2) 使用前，将本品 50 mg，稀释于 50～500 ml 的 5%葡萄糖注射液或 0.9%氯化钠注射液中静脉滴注，静脉滴注时间不少于 30 min。为减少低血压反应的可能性，本品不应静脉推注或静脉快速静脉滴注。在静脉滴注本品的过程中，必须密切注意保证静脉滴注导管的尖端保留在静脉腔内，以避免静脉滴注液外溢和可能发生的组织刺激性。

如按上述方法稀释，置于普通日光灯下 24 h 可保持稳定，不必冷藏。本品终浓度为 1 mg/ml 的稀释溶液，在室温和普通日光灯下稳定性稍差，需在配制完 4 h 内使用，以减少发生沉淀的可能性。

如不按照如上推荐的溶剂、浓度和方法进行配制，则均可能产生沉淀。一旦发生沉淀，则不能用于患者。

(3) 肝素溶液可引起本品沉淀，因此在给药前后，必须用 5%葡萄糖注射液或 0.9%氯化钠注射液彻底冲洗输液用具/针管。

(4) 因剧烈搅拌会引起沉淀，配制时应尽可能轻轻搅拌。本品稀释溶液中不应混入其他药物。

【用药须知】 1. 本品不能通过动脉内、胸腔内或腹腔内给药。

2. 本品注射剂含苯甲醇，禁止用于儿童肌内注射。

3. 对肝、肾功能不全的患者或肿瘤已侵犯骨髓的患者，使用本品须谨慎。

4. 在用本品治疗时，应定期监测白细胞和血小板计数：如白细胞计数低于 2000/mm^3 或血小板计数低于 75000/mm^3 时，应停止使用本品。除非由恶性疾病本身引起的，治疗应推迟至骨髓完全恢复正常后进行。

5. 静脉滴注过程，应确保静脉留置导管和注射针头处于静脉管腔内，以确保本品输入静脉，静脉滴注于静脉血管外可导致组织坏死和(或)血栓性静脉炎。

6. 已有静脉输入本品时发生低血压的报道。在静脉滴注本品最初的 30～60 min 内应仔细监测患者的生命体征。

7. 在本品联合其他抗肿瘤药物进行治疗的患者中，有发生急性非淋巴细胞性白血病的报道。

8. 动物实验显示，本品能造成精子计数减少和精子遗传损伤。尚无在人体试验中进行相关研究证实本品对人类精子和男性生殖力有类似变化的影响。处于生育年龄的年轻男子在接受本品治疗时，应当被告知本品的服用将会危及他们的生育能力并导致其后代发生先天缺陷。应建议他们储存精子以用于将来的人工受孕。育龄期妇女在治疗期间应采取有效避孕措施。

【制剂】 注射液：50 mg/5 ml。

【贮藏】 避光，贮于 2～8 ℃。

喜树碱

(camptothecine)

别名：喜树素、Camptothecin

本品是从我国珙桐科落叶植物喜树(*Campto-theca acuminato*)的种子和树皮中提取的一种生物碱。

【理化性状】 1. 本品为淡黄色针状晶体，熔点高达 264～267 ℃，喜树碱类生物碱不溶于水，除三氯甲烷、甲醇、二甲基亚砜等少数溶剂外，难溶于一般溶剂，但是在缓冲介质中，内酯环与开环羧酸盐之间存在动态平衡：pH<4.5 时，喜树碱以内酯环形式为主；pH>7.4 时，喜树碱以开环羧酸盐形式为主。

2. 化学名：4-Ethyl-4-hydroxy-1*H*-pyrano-[3′, 4′: 6, 7] indolizino [1, 2-*b*] quinoline-3, 14 (4*H*, 12*H*)-dione

3. 分子式：$C_{20}H_{16}N_2O_4$

4. 分子量：348.3

5. 结构式

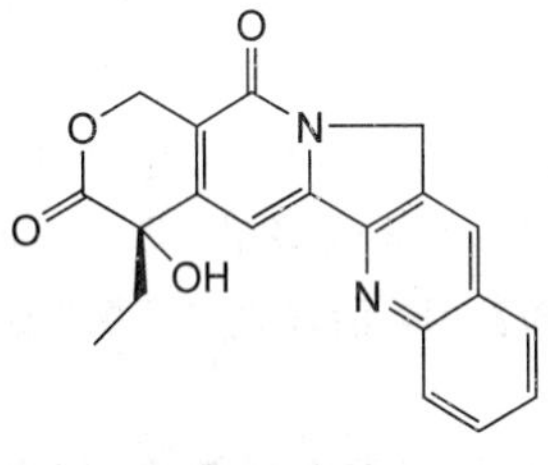

6. 稳定性　当光照射喜树碱溶液，其吸光度降低，光越强，吸光度下降越多，避光则十分稳定，加热可使喜树碱分解，这说明喜树碱对光、热敏感。

【用药警戒】 本品对泌尿系统的毒性较大，用药时应特别注意。

【药理作用】 本品可抑制 DNA 拓扑异构酶Ⅰ，导致 DNA 断裂，使肿瘤细胞死亡。本品具有细胞周期特异性，主要作用于 S 期，对 G_0 期细胞无作用，对 G_1、G_2 和 M 期仅有轻微的杀伤力。与其他抗癌药无交叉耐药。

【体内过程】 静脉注射后可在血液中滞留 6 d 以上，绝大部分与血浆蛋白结合。主要以原药随尿排出，48 h 内可排出用量的 17%。

【适应证】 对胃肠道肿瘤的近期疗效较好，但缓解期短。主要治疗胃、肠、肝、肺、卵巢、膀胱和头颈部癌和急、慢性粒细胞白血病。

【不良反应】 1. 常见尿频、尿急、尿痛、血尿，多于用药量达到 100～140 mg 时出现。

2. 恶心、呕吐、腹泻、食欲缺乏，偶发肠麻痹。

3. 骨髓抑制较轻，多起于疗程中期。还可发生脱发、皮疹、电解质失衡。

【禁忌和慎用】 1. 对本品过敏者、妊娠期妇女禁用。

2. 肾功能不全和尿常规异常者慎用。

3. 尚未明确本品是否可经乳汁分泌，哺乳期妇女应权衡本品对其的重要性，择停药或停止哺乳。

4. 儿童用药的安全性及有效性尚未确定。

【剂量与用法】 1. 静脉注射或动脉注射，可用一次 10 mg，1 次/日；或一次 15～20 mg，隔日一次；或一次 30 mg，2 次/周，以 0.9%氯化钠注射液 20 ml 稀释，200～300 mg 为一疗程。几周后，根据不良反应减轻程度和病情给予重复。也可静脉滴注，一次 20 mg，加入 0.9%氯化钠注射液 250 ml，隔日 1 次，7～10 d 一疗程。

2. 治疗肝癌和白血病可用混悬剂，一次 2.5～5 mg，2 次/周，50～100 mg 为一疗程，维持量为 2.5 mg/周。

3. 浆膜腔注射，一次 10～20 mg，加入 0.9%氯化钠注射液 20 ml，注入腔内，1 次/周。

4. 膀胱灌注，一次 20 mg，加 0.9%氯化钠注射液 20 ml 向膀胱内灌注，1 次/日，连用 3 次为一疗程。

5. 瘤内注射，一次 5～10 mg，每日或隔日一次。

6. 口服，可一次 5 mg，2 次/日，500 mg 为一疗程。

【用药须知】 1. 治疗期中，患者应多饮水，并使尿液保持碱性。

2. 用药期间，应常查尿常规，如血尿严重，应考虑停药。

3. 本品为注射剂碱性溶液，不可用葡萄糖注射液或其他酸性溶液稀释。

【制剂】 ①片剂：5 mg。②注射液：5 mg/1 ml。

【贮藏】 避光，贮于阴凉处。

羟喜树碱
(hydroxycamptothecin)

别名：羟基喜树碱、HCPT

本品是从我国珙桐科落叶植物喜树(*Camptotheca acuminato*)的种子和树皮中提取的另一种生物碱，为喜树碱的羟基衍生物。

【CAS】 19685-09-7

【理化性状】 1. 为黄色柱状结晶、不溶于水，微溶于有机溶剂，溶液具有蓝色荧光，钠盐可溶于水。

2. 化学名：4-Ethyl-4，9-dihydroxy-1*H*-pyrano[3，4：6，7]indolizino[1，2-*b*]quinoline-3，14(4*H*，12*H*)-dione

3. 分子式：$C_{20}H_{16}N_2O_5$

4. 分子量：364.4

5. 结构式

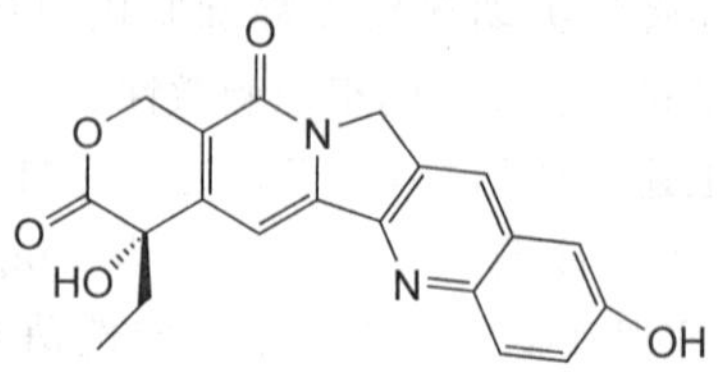

【药理作用】 本品为 DNA 合成抑制剂，实验研究表明，其主要作用于 DNA 合成期(S 期)，对 G_0 期细胞无作用，对 G_1、G_2 与 M 期细胞有轻微的杀伤力。对多种动物肿瘤均有抑制作用。其作用机制为抑制 DNA 拓扑异构酶Ⅰ。本品与常用的抗肿瘤药物不存在交叉耐药性。动物实验显示本品的抗瘤谱较喜树碱广，毒性较喜树碱小。对核酸特别是 DNA 的合成有明显的抑制作用。

【体内过程】 用[^{3}H]标记的本品静脉注射后，其 $t_{1/2\alpha}$ 为 4.5 min，$t_{1/2\beta}$ 为 29 min。主要经胆汁随粪便排出，故对肾的损害轻。随粪便 12 h 排出 29.6%，48 h 为 47.8%；随尿液 24 h 排出 8.8%，48 h 排出 12.8%。

【适应证】 主要对肝癌、大肠癌、肺癌和白血病有效，还可用于食管癌。

【不良反应】 1. 骨髓抑制 表现为白细胞下降，对红细胞及血小板无明显的影响。

2. 胃肠道反应 主要表现为恶心、呕吐、食欲缺乏、腹泻等。

3. 泌尿系统毒性 偶见血尿、尿频和轻度蛋白尿。

4. 其他 偶见有嗜睡、乏力、头痛、脱发。

【禁忌与慎用】 1. 妊娠期妇女、肾功能不全患者禁用。

2. 明确本品是否可经乳汁分泌，哺乳期妇女应权衡本品对其的重要性，择停药或停止哺乳。

3. 儿童用药的安全性及有效性尚未确定。

【剂量与用法】 1. 静脉注射 成人一次 4～8 mg，以 0.9%氯化钠注射液 10～20 ml 稀释，每周 2～3 次。一疗程 60～120 mg。

2. 膀胱灌注 一次 10 mg 以 0.9%氯化钠注射液 10 ml 溶解，排尽尿液后灌注，保持 2～4 h 左右，每周 1 次，10 次为一个疗程。

3. 胸(腹)腔注射 恶性胸腹水放净后，10～20 mg 以 0.9%氯化钠注射液 20 ml 溶解后胸(腹)腔内注入，每周 1～2 次。

【用药须知】 在本品用药期间应常检查血常规。本品仅限用 0.9%氯化钠注射液稀释。静脉给药时，药液切勿外溢，否则会引起局部疼痛及炎症。

【制剂】 ①注射剂：2 mg/2 ml；5 mg/5 ml；

10 mg/5 ml。② 注射液（粉）：2 mg；4 mg；5 mg；8 mg；10 mg；20 mg。

【贮藏】 密闭避光，阴凉处保存。

伊立替康

(irinotecan)

别名：CPT-11、Camptosar、Campto

本品为喜树碱的衍生物，获自灌木喜树(*Camptothecaacuminata*)。临床常用其盐酸盐三水化物。

【CAS】 97682-44-5

【ATC】 L01XX19

【理化性状】 1. 化学名：(*S*)-4,11-Diethyl-3,4,12,14-tetrahydro-4-hydroxy-3,14-dioxo-1*H*-pyrano[3′,4′:6′,7′]indolizino[1,2-*b*]quinolin-9-yl[1,4′-dipiperidine]-1′-carboxylate

3. 分子式：$C_{33}H_{38}N_4O_6$

4. 分子量：586.67

盐酸伊立替康

(irinotecan hydrochloride)

〖CAS〗 100286-90-6(irinotecan hydrochloride)；136572-09-3(irinote-can hydrochloride trihydrate)

〖理化性状〗 1. 本品为类白色或淡黄色粉末，2%水溶液的 pH 值为 4。

2. 化学名：(*S*)-4,11-Diethyl-3,4,12,14-tetrahydro-4-hydroxy-3,14-dioxo-1*H*-pyrano[3′,4′:6′,7′]indolizino[1,2-*b*]quinolin-9-yl[1,4′-dipiperidine]-1′-carboxylate monohydrochloride, trihydrate

3. 分子式：$C_{33}H_{38}N_4O_6 \cdot HCl \cdot 3H_2O$

4. 分子量：677.19

5. 结构式

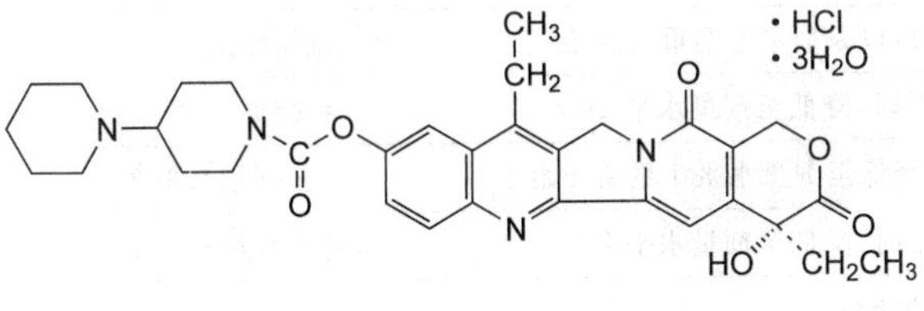

【用药警戒】 可发生早期及后期的腹泻，早期腹泻可伴胆碱能的症状，可用阿托品阻止或改善。后期腹泻可危及生命，应立即用洛派丁胺进行治疗。监测腹泻的症状，如需要给予补液和电解质。如患者出现肠梗阻、发热或严重的中性粒细胞减少，可开始抗菌药物治疗。如出现严重腹泻，应暂停治疗，并降低接下来的剂量。

【药理作用】 本品是拓扑异构酶Ⅰ的抑制剂，这种酶通过干扰复制期中 DNA 的螺旋和非螺旋，使核酸合成受到抑制。对 S 期具有作用。

【体内过程】 静脉给药后，通过体内的羧酸酯酶代谢为具有活性的 SN-38，其药动学显示为二相或三相，终末 $t_{1/2}$ 为 14 h。24 h 内随尿排出 20%的用量。

【适应证】 用于传统疗法难以收效的转移性结肠(直肠)癌以及其他实体瘤如肺癌和卵巢癌。

【不良反应】 1. 出现中性粒细胞减少和腹泻可能须减少剂量。

2. 单次用药 8 d 后，白细胞数可能降至最低点，约需 22 d 可恢复。

3. 贫血可能发生，血小板减少不太常见。

4. 胃肠道障碍常见，急性腹泻可能在用药后 24 h 发生，还可出现出汗、涎多、腹部痉痛、泪多和瞳孔缩小，这些症状使用阿托品可消除。

5. 还可能发生恶心、呕吐、乏力、脱发和皮肤反应。

【禁忌与慎用】 1. 对本品过敏者、妊娠期妇女、肠炎、肠梗阻、胆红素≥1.5×ULN、严重骨髓功能衰竭的患者禁用。

2. 已有腹泻者慎用。

3. 尚未明确本品是否可经乳汁分泌，哺乳期妇女应权衡本品对其的重要性，选择停药或停止哺乳。

4. 儿童用药的安全性及有效性尚未确定。

【药物相互作用】 本品具有抗胆碱酯酶活性，可延长琥珀胆碱的神经肌肉阻滞作用，而非去极化药物的神经肌肉阻滞作用可能被本品拮抗。

【剂量与用法】 1. 单药治疗

(1) 方案 1　350 mg/m^2，30～90 min 输完，每 3 周重用一次。根据毒性调节用量，第一次降低可调整至 300 mg/m^2，如仍出现毒性，可降低剂量至 250 mg/m^2。

(2) 方案 2　125 mg/m^2，在第 1 d，8 d，15 d，22 d 给予，经 90 min 静脉滴注，休息 2 周，然后进行下一疗程。根据毒性调节用量，第一次降低可调整至 100 mg/m^2，如仍出现毒性，可降低剂量至 75 mg/m^2。

2. 与氟尿嘧啶、亚叶酸钙合用方案可参见下表。曾接受过盆腔或腹部放疗的患者、胆红素升高、体力评分为 2 分者应降低剂量。不推荐胆红素＞2 mg/dl者使用本方案。

本品与亚叶酸钙、氟尿嘧啶合用的治疗方案及调整剂量方案表

方案 1,6 周为一疗程(下次治疗在第 43 d)	本品、亚叶酸钙、氟尿嘧啶	第 1 d,8 d,15 d,22 d 给予本品 125 mg/m^2 经 90 min 静脉滴注,亚叶酸钙剂量为 20 mg/m^2 静脉注射,氟尿嘧啶 500 mg/m^2 静脉注射		
		起始剂量及调整剂量(mg/m^2)		
		起始剂量	剂量水平 1	剂量水平 2
	本品	125	100	75
	亚叶酸钙	20	20	20
	氟尿嘧啶	500	400	300
方案 2,6 周为一疗程(下次治疗在第 43 d)	本品、亚叶酸钙、氟尿嘧啶	在 1 d,15 d,29 d 给予本品 180 mg/m^2,经 90 min 静脉滴注;在第 1 d,2 d,15 d,16 d,29 d,30 d 给予亚叶酸钙 20 mg/m^2,经 2 h 静脉滴注;静脉注射氟尿嘧啶 400 mg/m^2 接着经 22 h 静脉滴注 600 mg/m^2 用药日期同亚叶酸钙		
		起始剂量及调整剂量(mg/m^2)		
		起始剂量	剂量水平 1	剂量水平 2
	本品	180	150	120
	亚叶酸钙	200	200	200
	氟尿嘧啶静脉注射	400	600	320
	氟尿嘧啶静脉滴注	480	240	360

注:氟尿嘧啶静脉滴注应在静脉注射后接着进行。

根据毒性水平,调整治疗方案的建议见下表。

根据毒性反应调整疗方案表

毒性级别	在治疗中	在治疗开始前
无毒性	维持原剂量水平	维持原剂量水平
中性粒细胞减少		
1 级(1500～1999)×10^6/L	维持原剂量水平	维持原剂量水平
2 级(1000～499)×10^6/L	降低至剂量水平 1	维持原剂量水平
3 级(500～ 999)×10^6/L	暂停给药直至恢复至≤2 级,降低至剂量水平 1 重新开始	降低至剂量水平 1
4 级(<500×10^6/L)	暂停给药直至恢复至≤2 级,降低至剂量水平 2 重新开始	降低至剂量水平 2
发热性中性粒细胞减少	暂停给药直至恢复至≤2 级,降低至剂量水平 2 重新开始	
其他血液学毒性	出现白细胞减少和血小板减少的毒性按 NCI CTC 分级,对应中性粒细胞减少时的方案进行调整	
腹泻		
1 级(比原排便次数增加 2～3 次/日)	暂停给药,恢复至基线水平时,以原剂量方案重新开始	维持原剂量
2 级(比原排便次数增加 4～6 次/日)	暂停给药,恢复至基线水平时,降低至剂量水平 1	维持原剂量
3 级(比原排便次数增加 7～9 次/日)	暂停给药,恢复至基线水平时,降低至剂量水平 1 重新开始	降低至剂量水平 2
4 级(比原排便次数增加≥10 次/日)	暂停给药,恢复至基线水平时,降低至剂量水平 2	降低至剂量水平 2
其他非血液学毒性		
1 级	维持原剂量方案	维持原剂量方案
2 级	暂停给药,直至恢复至≤1 级,降低至剂量水平 1 重新开始	维持原剂量
3 级	暂停给药,直至恢复至≤2 级,降低至剂量水平 1 重新开始	降低至剂量水平 1
4 级	暂停给药,直至恢复至≤2 级,降低至剂量水平 2 重新开始	降低至剂量水平 2

注:如出现黏膜炎,应降低氟尿嘧啶的剂量,不必降低其他两药的剂量。

在下次化疗前，患者不必服用止泻药即能恢复原肠道功能至少 24 h，才能开始下一疗程。粒细胞 $\geqslant 1500\times 10^6$/L，且 $\geqslant 100000\times 10^6$/L，腹泻完全恢复后才能开始下一疗程。如果推迟给药 2 周后，患者的毒性未缓解，应停止本方案的治疗。

【用药须知】 1. 腹泻患者应尽早使用收敛药。

2. 当腹泻合并严重的中性粒细胞减少（粒细胞计数 <500/mm³）时，应用广谱抗菌素预防治疗。

3. 老年人和接受腹部或盆腔化疗者，腹泻可能会加重。

4. 孕龄期妇女治疗期间及治疗结束后至少 3 个月应采取避孕措施。

5. 若出现急性胆碱能综合征（早发性腹泻及其他各种症状，如出汗、腹部痉挛、流泪、瞳孔缩小及流涎），应使用硫酸阿托品治疗（0.25 mg 皮下注射），有禁忌证者除外。对哮喘的患者应小心谨慎。对有急性、严重的胆碱能综合征患者，下次使用本品时，应预防性使用硫酸阿托品。

6. 治疗前及每个化疗周期前均应检查肝功能。在高胆红素患者中，本品清除率降低，因而其血液毒性增高。在此人群中应该常进行全血细胞计数检查。

7. 应提请患者注意，在使用本品 24 h 内，有可能出现头晕及视力障碍，因此建议当这些症状出现时请勿驾车或操作机器。

【制 剂】 ① 注射液：40 mg/2 ml；1 g/2 ml。②注射剂（粉）：40 mg。

【贮藏】 避光，贮于阴凉处。

拓扑替康

(topotecan)

本品为半合成的喜树碱衍生物，系细胞周期特异性抗肿瘤药。

【CAS】 123948-87-8

【理化性状】 1. 化学名：(*S*)-10-Dimethylaminomethyl-4-ethyl-4, 9-dihydroxy-1*H*-pyrano［3′, 4′: 6, 7］indoliz-ino［1, 2*b*］quinoline-3, 14 (4*H*, 12*H*)-dione

2. 分子式：$C_{23}H_{23}N_3O_5$

3. 分子量：421.44

4. 结构式

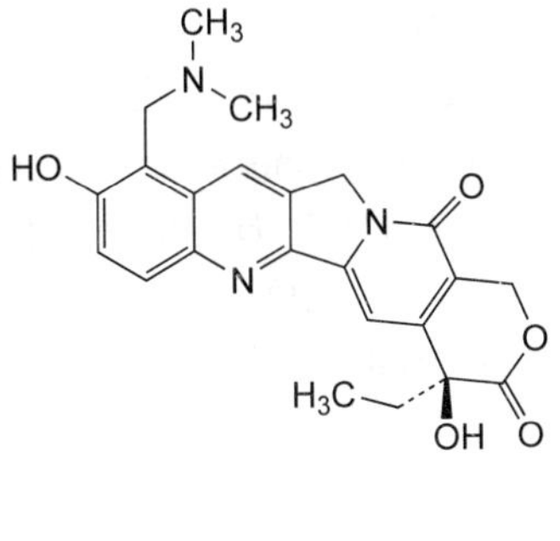

盐酸拓扑替康

(topotecan hydrochloride)

别名：艾妥、和美新、奥罗那、Aoluona

〖CAS〗 119413-54-6(topotecan hydrochloride)

〖理化性状〗 1. 化学名：(*S*)-10-Dimethylaminomethyl-4-ethyl-4, 9-dihydroxy-1*H*-pyrano［3′, 4′: 6, 7］indoliz-ino［1, 2*b*］quinoline-3, 14(4*H*, 12*H*)-dione hydrochloride

2. 分子式：$C_{23}H_{23}N_3O_5 \cdot HCl$

3. 分子量：457.9

【药理作用】 本品主要作用于 S 期细胞，具有广谱抗肿瘤作用。拓扑异构酶Ⅰ通过诱导 DNA 单链可逆性断裂，使 DNA 螺旋松解，而本品与拓扑异构酶Ⅰ-DNA 复合物结合后，阻碍断裂 DNA 单链的重新连接，从而起到抗肿瘤作用。

【体内过程】 患者接受静脉滴注本品（半小时内输入 1.5 mg/m²）后在体内呈二室模型，分布极快，易分布到肝和肾等血流灌注丰富的组织，可进入并蓄积于脑脊液中。其蛋白结合率约为 35%，$t_{1/2}$ 为 2～3 h。用药量的 30% 随尿液排出，小部分随粪便排出。

【适应证】 1. 用于小细胞肺癌。

2. 用于经一线化疗失败的转移性晚期乳腺癌。

【不良反应】 1. 主要为骨髓抑制，表现为中性粒细胞减少、白细胞总数减少、血小板计数减少和贫血，其中、重度中性粒细胞减少最常发生于第 1 个疗程中。

2. 可见恶心、呕吐、腹痛、腹泻或便秘，还可发生畏食、口腔炎、胃炎和肠梗阻。

3. 可见头痛、感觉异常、肌肉疼痛、关节痛、呼吸困难、脱发、皮炎和瘙痒。

4. 可发生发热、无力、疲劳、转氨酶和胆红素升高。

5. 罕见过敏反应和血管神经性水肿。

【妊娠期安全等级】 D。

【禁忌与慎用】 1. 对本品或其他喜树碱类药物过敏者、严重骨髓抑制者和儿童禁用。

2. 尚未明确本品是否可经乳汁分泌，哺乳期妇女应权衡本品对其的重要性，选择停药或停止哺乳。

【药物相互作用】 与顺铂、卡莫司汀或美法仑合用，可加速杀伤仓鼠 V79 细胞和许多人体癌细胞。

【剂量与用法】 1. 小细胞肺癌

(1) 静脉滴注本品 1.5 mg/(m² · d)，静脉滴注时间不应少于半小时，21 d 一疗程，仅在疗程的第 1～5 d 给药，至少应使用 4 个疗程，疗程中如出现中性粒细胞减少，应予减量，或使用粒细胞集落刺激因子。

（2）合用顺铂时的方案：①给予本品每日 1 mg/m²，静脉滴注，连用 5 d，每 21～28 d 一个疗程，并在第 1 d 给予顺铂 50 mg/m²。如果顺铂的剂量为每日 75 mg/m²，则在第 6 d 给予粒细胞集落刺激因子；②口服给药，与顺铂合用。推荐剂量为 1 次/日，一次接体表面积 1.4 mg/m²，连续服用 5 d，在第 5 d 给予顺铂 75 mg/m² 静脉滴注，每 21 d 为一个疗程。

（3）须根据患者耐受性调整本品剂量：①治疗中出现 3 级血液学毒性，下一周期剂量可减少 25%；如出现 4 级粒细胞减少合并严重感染性发热则中止治疗；②治疗中胆红素异常者推迟两周，如仍未恢复则停止用药；③转氨酶＞2.5×ULN，下一周期剂量减少 25%，＞5×ULN 时停止用药；④治疗中出现 1 级肾功能毒性，下一周期剂量减少 25%，如出现 2 级毒性则应中止治疗。

2. 卵巢癌　本品起始剂量为每日 0.4 mg/m²，连用 21 d（根据病情和需要可予增减），每 28 d 为一个疗程，平均使用 4 个疗程。如出现了中性粒细胞减少，应降低剂量或加用粒细胞集落刺激因子。

【用药须知】 1. 用药期间，应持续监测血常规。

2. 操作时，应穿隔离衣，戴手套，并在垂直层流洁净室中打开本品包装，配制注射液。如果药液溅到皮肤上，立即用肥皂和清水清洗；如溅到黏膜上，则用清水彻底冲洗。

3. 本品注射剂的配制方法是，先用注射用水 4 ml 溶解本品 4 mg，然后用 0.9% 氯化钠注射液或 5% 葡萄糖注射液稀释，配制好的溶液应立即使用。

4. 用药期间，应严密观察患者有无感染和出血倾向，必要时应减量或停药。

5. 如进行下一疗程的化疗，患者必须符合以下条件：中性粒细胞至少恢复到 1.0×10^9/L，血小板至少恢复到 100×10^9/L，血红蛋白水平达到 90 g/L（必要时可为输血后指标）。

6. 本品过量尚无特效解毒药。

【制剂】 ①注射剂（粉）：1 mg；2 mg；4 mg。②胶囊剂：0.25 mg；1 mg。

【贮藏】 避光，室温贮存。

贝洛替康
(belotecan)

别名：Camtobell、CKD-602

本品为水溶性喜树碱类化合物。

【CAS】 256411-32-2

【理化性状】 1. 化学名：(4*S*)-4-Ethyl-4-hydroxy-11-(2-(isopropylamino)ethyl)-1,12-dihydro-14*H*-pyrano(3′,4′:6,7)indolizino(1,2-*b*)quinoline-3,14(4*H*)-dione

2. 分子式：$C_{25}H_{27}N_3O_4$

3. 分子量：433.5

4. 结构式

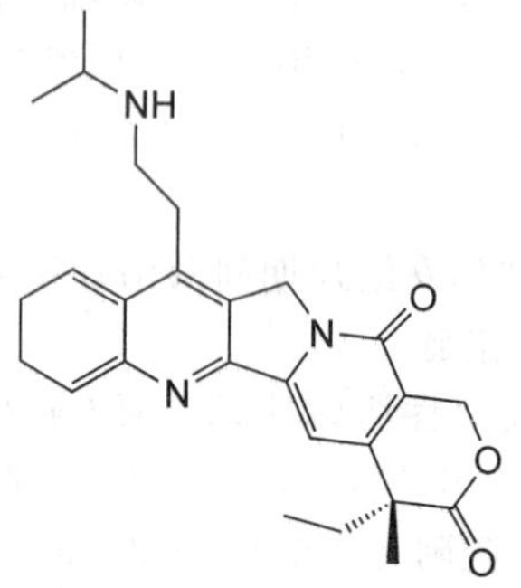

【药理作用】 本品为拓扑异构酶Ⅱ抑制剂，其主要作用是能使肿瘤细胞 DNA 单链和（或）双链断裂，从而干扰其基因转录而达到抑制肿瘤生长作用。

【体内过程】 在给药剂量为每日 0.5 mg/m²，0.7 mg/m² 和 0.9 mg/m² 时，其 C_{max} 分别为 (63.7±23.4) μg/L，(109.2±50.3) μg/L 和 (157.4±28.5) μg/L，AUC 分别为 (130.2±54.0)(μg·h)/ml，(236.2±136.1)(μg·h)/ml 和 (391.6±163.0)(μg·h)/ml。尿排泄率为 33.1%～50.3%，蛋白结合率为 (70±17.5)%，胆汁排泄率为 9.5%。

【适应证】 用于小细胞肺癌和卵巢癌。

【不良反应】 1. 可见恶心、呕吐和腹泻。

2. 可发生骨髓抑制，包括中性粒细胞减少症和血小板减少症；如日剂量达到 0.9 mg/m² 时，血液毒性将更为剧烈。

【剂量与用法】 推荐第 1～5 d 静脉注射本品，每日 0.5 mg/m²，3 周一疗程。

【制剂】 注射剂（冻干粉）：2 mg。

【贮藏】 避光，室温贮存。

卢比替康
(rubitecan)

别名：Orathecin

【CAS】 91421-42-0

【理化性状】 1. 化学名：(4*S*)-4-Ethyl-4-hydroxy-11-nitro-1*H*-pyrano[3′,4′:6,7]indolizino[1,2-*b*]quinoline-3,14(4*H*,12*H*)-dione

2. 分子式：$C_{20}H_{15}N_3O_6$

3. 分子量：393.3

4. 结构式

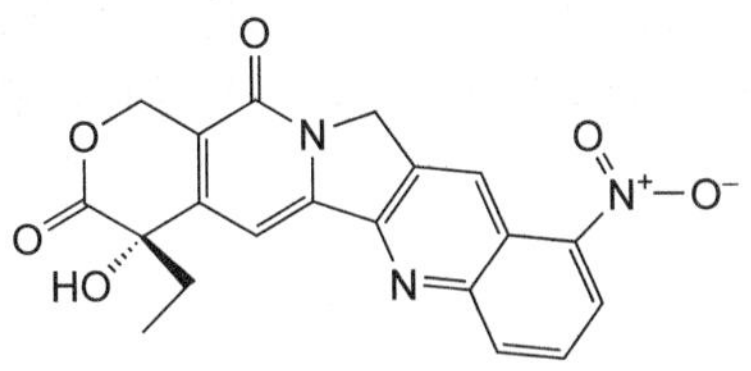

【简介】 本品类似伊立替康，是与喜树碱相关的拓扑异构酶Ⅰ抑制药，商品名为 Orathecin。可口服给药。

托泊替康
(topotecan)

别名：拓扑替康

【CAS】 123948-87-8

【ATC】 L01XX17

【理化性状】 1. 化学名：(*S*)-10-[(Dimethylamino) methyl]-4-ethyl-4, 9-dihydroxy-1*H*-pyrano[3′,4′:6,7]indolizino[1,2-b] quinoline-3,14(4*H*,12*H*)-dione

2. 分子式：$C_{23}H_{23}N_3O_5$

3. 分子量：421.45

4. 结构式

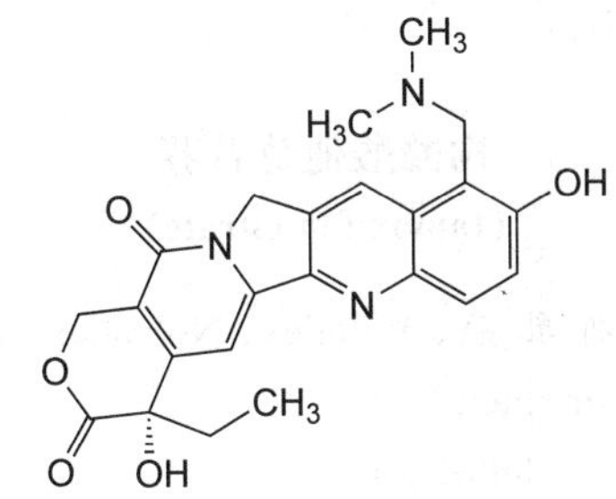

盐酸托泊替康
(topotecan hydrochloride)

别名：Hycamtin

【CAS】 119413-54-6

【理化性状】 1. 化学名：(*S*)-10-[(Dimethylamino) methyl]-4-ethyl-4, 9-dihydroxy-1*H*-pyrano[3′,4′:6,7]indolizino[1,2-*b*] quinoline-3,14(4*H*,12*H*)-dione monohydrochloride

2. 分子式：$C_{23}H_{23}N_3O_5 \cdot HCl$

3. 分子量：457.9

【药理作用】 1. 本品为拓扑异构酶Ⅰ的抑制剂。本品与拓扑异构酶Ⅰ-DNA 复合物结合可阻止拓扑异构酶Ⅰ所诱导 DNA 单链可逆性断裂后的重新连接，导致细胞死亡。其细胞毒作用是在 DNA 的合成中，是 S 期细胞周期特异性药物。

2. 本品有很强的抗肿瘤活性和广泛的抗癌谱，临床前的体内抑瘤试验中对 P388 及 L121 白血病、B16 黑色素瘤、B16/F10 黑色素瘤亚株、Lew's 肺癌、ADJ-PC6 浆细胞瘤、M5076 卵巢肉瘤、乳腺癌 16/C、结肠腺癌 38 及 51、Wadison 肺癌等动物移植性肿瘤疗效显著。

【体内过程】 本品静脉滴注在体内呈二室模型，很容易分布到肝、肾等血流灌注好的组织，其结构中内酯环可逆性的 pH 依赖性地水解。本品 $t_{1/2}$ 为 2～3 h，与血浆蛋白结合率为 6.6%～21.3%，药物可进入脑脊液中并蓄积，大部分(26%～80%)经肾脏排泄，其中 90% 在用药后 12 h 排泄，小部分经胆汁排泄。

【适应证】 用于小细胞肺癌、一线化疗或后续化疗失败的转移性卵巢癌。

【不良反应】 1. 血液系统　有白细胞减少、血小板减少、贫血等反应。骨髓抑制(主要是中性粒细胞)是本品的剂量限制性毒性，治疗期间要监测外周血常规，在治疗中中性粒细胞恢复至＞1500/mm^3，血小板恢复至 100000/mm^3，血红蛋白恢复至 9.0 g/dl 方可继续使用(必要时可使用 G-粒细胞集落刺激因子或静脉滴注成分血)。与其他细胞毒药物联合应用时可加重骨髓抑制。

2. 消化系统　可见恶心、呕吐、腹泻、便秘、肠梗阻、腹痛、口腔炎、食欲缺乏。

3. 皮肤及附件　脱发、偶见严重的皮炎及搔痒。

4. 神经肌肉　头痛、关节痛、肌肉痛、全身痛、感觉异常。

5. 呼吸系统　可致呼吸困难。虽然尚不能肯定是否会因此而造成死亡，但应引起医生的重视。

6. 肝脏　有时出现肝功能异常，转氨酶升高。

7. 全身感觉　乏力、不适、发热。

8. 局部反应　静脉注射时，若药液漏在血管外局部可产生局部刺激、红肿。

9. 过敏反应　罕见过敏反应及血管神经性水肿。

【禁忌与慎用】 1. 对喜树碱类药物或其任何成分过敏者禁用。

2. 严重骨髓抑制、中性粒细胞＜1.5×10^9/L 者禁用。

3. 妊娠期妇女禁用。

4. 严重肾损伤者尚无使用资料。

5. 儿童用药的安全性及有效性尚未确定。

6. 尚未明确本品是否可经乳汁分泌，哺乳期妇女应权衡本品对其的重要性，选择停药或停止哺乳。

【药物相互作用】 1. 与其他骨髓抑制药物合用增加骨髓抑制的严重程度。

2. 若需使用粒细胞集落刺激因子(G-CSF),应在疗程的第6 d,即完成本品治疗后24 h给予。

【剂量与用法】 1. 静脉滴注　推荐剂量为一日1.2 mg/m^2,静脉滴注30 min,持续5 d,21 d为一疗程。治疗中出现严重的中性粒细胞减少症患者,在其后的疗程中剂量减少0.2 mg/m^{2}或与G-CSF同时使用,使用从第6 d开始,即在持续5 d使用本品后24 h后再用G-CSF。用无菌注射用水1 ml溶解本品1 mg,抽取所需剂量用0.9%氯化钠或5%葡萄糖注射液稀释后静脉滴注。中度肾功能不全(Ccr为20～39 ml/min)剂量调为0.6 mg/m^2。

2. 口服　口服给药,与顺铂合用。推荐剂量为1次/日,一次接体表面积1.4 mg/m^2,连续服用5 d,在第5 d给予顺铂(75 mg/m^2)静脉滴注,每21 d为一个疗程。

3. 可根据患者耐受性调整本品剂量

(1) 治疗中出现3级血液学毒性,下一周期剂量可减少25%。如出现4级粒细胞减少合并严重感染性发热则中止治疗。

(2) 治疗中胆红素异常者推迟两周,如仍未恢复则停止用药。

(3) 肝功能转氨酶大于正常上限2.5倍时,下一周期剂量减少25%,大于5倍时停止用药。

(4) 治疗中出现肾功能毒性1级,下一周期剂量减少25%,如出现2级毒性则中止治疗。

【用药须知】 1. 本品必须在对肿瘤化疗有经验的专科医师的指导下使用,对可能出现的并发症必须具有明确的诊断和适当处理的设施与条件。

2. 由于可能发生严重的骨髓抑制,出现中性粒细胞减少,可导致患者感染甚至死亡,因此,治疗期间要监测外周血常规,并密切观察患者有无感染、出血倾向的临床症状,如有异常应作减量、停药等适当处理。

3. 本品是一种细胞毒药物,打开包装及注射液的配制应穿隔离衣,戴手套,在垂直层流罩中进行。如不小心沾染在皮肤上,立即用肥皂和清水清洗,如沾染在黏膜或角膜上,用水彻底冲洗。

【制剂】 ①注射剂(粉):2 mg;4 mg。②胶囊剂:0.25 mg;1 mg。

2.5　激素类抗肿瘤药

众所周知,雄激素、同化激素和黄体激素都有抗雌激素的活性,对激素依赖性乳腺癌具有治疗作用。又如雌激素、黄体激素有抗雄激素的活性,对前列腺癌具有治疗作用。

有些非激素药物也有抗性激素(雄激素或雌激素)的活性,这是因为某些癌细胞中含有性激素受体,而那些非甾体药物却能竞争与受体结合,起到抑制肿瘤的作用。

他莫昔芬
(tamoxifen)

别名:三苯氧胺

本品为三苯乙烯非甾体抗雌激素类药物的代表。

【CAS】 10540-29-1

【ATC】 L02BA01

【理化性状】 1. 化学名:(*Z*)-2-[4-(1,2-Diphenylbut-1-enyl)phenoxy]ethyldimethylamine

2. 分子式:$C_{26}H_{29}NO$

3. 分子量:371.51

4. 结构式

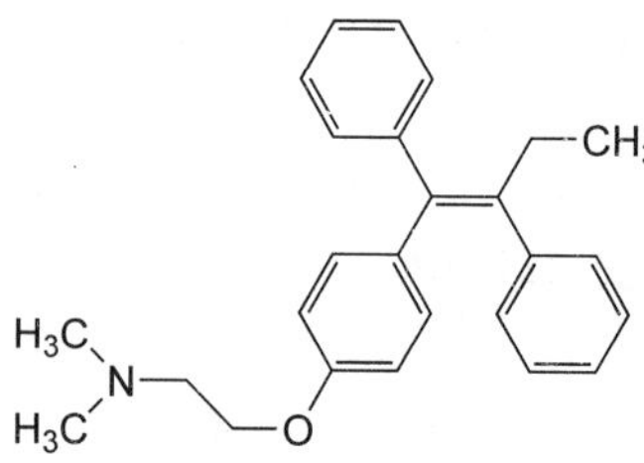

枸橼酸他莫昔芬
(tamoxifen citrate)

别名:抑乳癌、Valodex、Nolvadex、Novaldex、Tamofen、Tamoplex

〖CAS〗 54965-24-1

〖理化性状〗 1. 本品为白色或类白色,多晶形结晶性粉末。微溶于水和丙酮,溶于甲醇。

2. 化学名:(*Z*)-2-[4-(1,2-Diphenylbut-1-enyl)phenoxy]ethyldimethylamine citrate

3. 分子式:$C_{26}H_{29}NO \cdot C_6H_8O_7$

4. 分子量:563.6

【用药警戒】 本品可导致原位管癌和高危的乳腺癌患者出现严重的子宫恶性肿瘤、脑卒中及肺栓塞,严重者可致命,上述患者在治疗前应充分权衡利弊。

【药理作用】 本品属于雌激素的部分激动剂。其本身虽有弱雌激素作用,但主要的是其抗雌激素的作用。由于其结构类似雌激素,因而能与雌二醇竞争雌激素受体,与受体结合形成稳定的复合物,使胞质内的受体被耗竭,使雌激素受到排斥,导致雌激素依赖的肿瘤细胞失去生长增殖的依托。

【体内过程】 本品口服易于吸收,给药后4～7 h可达血药峰值。血浆消除呈双相,其终末$t_{1/2}$>

7 d。连续给药 4～6 周可获稳态血药浓度。在肝内被广泛代谢，其主要血清代谢物为 N-去甲他莫昔芬。几种代谢物都具有与原药类似的药理作用。本品主要以结合物形式随粪便排出，小量出现在尿中。本品似乎进行肠肝循环。

【适应证】 1. 主要用于雌激素受体阳性的晚期播散性乳腺癌，尤对绝经后晚期乳腺癌疗效好。也可用于子宫内膜癌、子宫体癌、卵巢癌。

2. 还可用于晚期前列腺癌、晚期黑色素瘤、晚期肾癌、晚期胰腺癌。

3. 近年来，还扩展治疗脑肿瘤和肝癌。

4. 预防绝经期妇女的乳腺癌、骨质疏松和心脏病有一定作用。

5. 还有诱导排卵作用，用于不孕症。

【不良反应】 1. 常见面红、恶心和呕吐，发生率高达 25%。

2. 较少见的有水肿、月经失调、阴道出血、白带增多、外阴瘙痒、皮肤干燥和皮炎。

3. 长期使用高剂量可引起视力障碍、继发性子宫内膜肿瘤。

4. 有增加血栓栓塞的趋势，肺栓塞已有发生，血脂改变也有报道。

5. 肿瘤疼痛和发红可能是疗效的征象，但在有骨转移时，患者可能发生高钙血症，有时很严重。

6. 还有头痛、头晕、抑郁、精神错乱、疲乏、肝毒性和白细胞减少。

7. 视物模糊、视敏度(visuialacuity)减退、角膜浑浊和视网膜病变已有报道。

8. 动物实验证实，本品可致癌、致畸。

【妊娠期安全等级】 D。

【禁忌与慎用】 1. 对本品过敏者、妇科病患者禁用。

2. 肝肾功能不全、白细胞和血小板减少者慎用。

3. 尚未明确本品是否可经乳汁分泌，哺乳期妇女应权衡本品对其的重要性，选择停药或停止哺乳。

4. 儿童用药的安全性及有效性尚未确定。

【药物相互作用】 1. 不可合用抗凝血药，以免引起大出血。

2. 合用细胞毒药可使血栓栓塞的危险性增大。

3. 本品可增强溴隐亭的作用。

【剂量与用法】 1. 治疗乳腺癌，20 mg/d，1 次或 2 次分服。剂量可增加到 40 mg/d，但并无更好的效果。用于辅助治疗，一般可持续用药几年。

2. 治疗不孕症的常用量为月经期第 2 d、3 d、4 d、5 d 各服 20 mg/d。如有必要，下一个月经期增至 80 mg/d。如果妇女患有月经失调，可在第 1 个疗程的任何一天开始，如无反应，可在 45 d 后开始使用更大剂量的第 2 个疗程。如患者月经已有反应，再从月经期第 2 d 开始给药。

3. 预防高风险乳腺癌，20 mg/日，1 次/日，连用 5 年。

【用药须知】 1. 长期接受本品 20 mg/d 达 2 年的患者，每年应进行盆腔检查和其他有关检查。

2. 用药期间，应定期进行眼科检查。

3. 如阴道出血严重，应即停药。

【临床新用途】 1. 乳腺囊肿增生病　口服本品一次 10 mg，2 次/日，口服 1000 mg 为疗程。若服用一个疗程未愈者，可连续用第 2 个疗程。显效后改为一次 10 mg，1 次/日；口服本品一次 10 mg，2 次/日，从月经后第 2 d 开始应用，至下次月经来潮时停药为一疗程，休息 3～5 d 后继续第 2 疗程。可用 2～3 个疗程。

2. 子宫内膜异位症　月经后第 5 d 开始口服 10 mg，2 次/日，20 d。6～10 个周期。

3. 特发性少精症　本品 20 mg，1 次/日，连服 90 d。

4. 乳腺增生症　月经后第 2～5 d 开始口服 10 mg，2 次/日，15～20 d，第 2 个月经周期重复。以 100 d 为 1 个疗程。

5. 乳腺痛　本品 20 mg，1 次/日。

6. 男性乳房发育症　本品 20 mg，2 次/日，饭后口服，疗程 1 个月。

7. 免疫性血小板减少性紫癜　本品 10 mg，3 次/日，饭后口服，持续 3 个月，待血小板升至正常，再维持 2 个月。

8. 诱发排卵　自然行经或撤药性出血的第 5 d 开始，20 mg/d，连续 5 d 为 1 个疗程。如用药后无效果，则可增加剂量到 40～80 mg/d，连续 5 d。一般应连续用药 4 个周期。

9. 功能性子宫出血　月经第 5 d 开始，一次 10 mg，2 次/日，20 d，3 个周期。

10. 面部毛细血管扩张　用本品 0.5%霜涂于面部毛细血管扩张处，早晚各 1 次，4 个月为 1 个疗程。

11. 早孕　口服本品 20 mg，1 次/日，共 4 d，第 5 d 阴道内置米索前列醇 800 μg(若未流产到第 2 d 再给 1 次)。

【制剂】 片剂：10 mg。

【贮藏】 密封、避光保存。

氨鲁米特

(aminoglutethimide)

别名：氨基导眠能、氨苯哌酮、氨格鲁米特、

Elipten、Cytadren、Orimeten

本品为镇静催眠药格鲁米特的类似物。过去曾将其用作抗惊厥药。

【CAS】 125-84-8

【ATC】 L02BG01

【理化性状】 1. 本品为白色或浅黄色结晶性粉末。几乎不溶于水，易溶于丙酮，溶于甲醇。

2. 化学名：3-4-Aminophenyl)-3-ethylpiperidine-2,6-dione

3. 分子式：$C_{13}H_{16}N_2O_2$

4. 分子量：232.3

5. 结构式

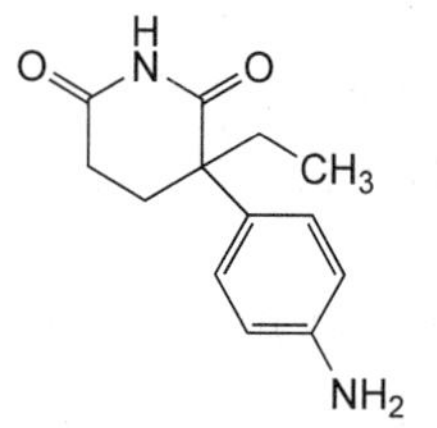

【药理作用】 1. 本品能抑制胆固醇转变成孕烯醇酮，从而使肾上腺内甾体激素的合成受阻，起到肾上腺化学性切除作用。

2. 本品为芳香化酶的强抑制药，使脂肪、肌肉和肝脏中的芳香化酶失去应有的生理作用，不能将雄激素的前体雄烯二酮转变成雌激素，间接地起到抗雌激素的作用。

【体内过程】 本品口服后快速而完全地被吸收，给药后 1～2 h 可达血药峰值。在肝内代谢，主要被乙酰化为 *N*-乙基氨鲁米特。单剂量用药后的 $t_{1/2}$ 约为 13 h，持续用药 2 周后减至 7 h。原药和代谢物均随尿排出，各占一半。蛋白结合率为 20%～25%。

【适应证】 1. 绝经期后或卵巢切除妇女的转移性腺癌。

2. 也用于姑息治疗前列腺癌，但其治疗价值可疑。

3. 治疗库欣综合征(Cushing's syndrome)。

【不良反应】 1. 嗜睡、昏睡、共济失调、发热、皮疹、胃肠障碍，治疗 6 周后，由于增强了药物的代谢，大多数不良反应可见减轻。

2. 可见骨髓抑制，其表现为白细胞减少、血小板减少和粒细胞减少，有时，严重的全血各类细胞减少也会发生。

3. 可发生肾上腺功能不全，有时会出现其他内分泌失调，包括甲状腺功能减退、女性男性化，还会发生直立性低血压。

4. 超量用药会导致中枢抑制、意识减退、电解质失衡和呼吸抑制。

【妊娠期安全等级】 D。

【禁忌与慎用】 1. 对本品过敏者和具有严重病情的患者禁用。

2. 存在内分泌失调的患者慎用。

3. 尚未明确本品是否可经乳汁分泌，本品可抑制乳汁分泌，哺乳期妇女使用本品是应停止哺乳。

4. 儿童用药的安全性及有效性尚未确定。

【药物相互作用】 1. 本品可能使同时合用的华法林或其他香豆素抗凝血药、氨茶碱和口服降糖药的血药浓度下降，应增加后者的用量。

2. 本品可加速地塞米松的代谢，需补充皮质激素时，应以氢化可的松代替地塞米松。

3. 合用利尿药可导致低钠血症。

4. 乙醇可加重本品的中枢神经系统的不良反应。

5. 本品可加速地高辛的清除。

6. 本品可降低某些孕激素的血药浓度。

【剂量与用法】 1. 乳腺癌　开始一次 250 mg，口服，2 次/日，1～2 周后无明显不良反应可增加剂量至 250 mg，3～4 次/日，但一日剂量不可超过 1000 mg。口服 8 周后改为维持量，一次 250 mg，2 次/日。使用本品期间应同时口服氢化可的松，开始一次 20 mg，4 次/日，1～2 周后减量为一次 20 mg，2 次/日。

2. 库欣综合征　开始一次 250 mg，口服，4 次/日，如无明显不良反应，每 1～2 周可增加剂量 250 mg，但一日剂量不超过 2000 mg。

【用药须知】 1. 库欣综合征属于肾上腺皮质功能亢进的疾病，故不能补充皮质激素类药。

2. 用药期间，应定期检查血常规。

3. 本品为芳香化酶抑制剂，用于绝经后的晚期乳腺癌，不适用于绝经前的患者。不宜与他莫昔芬合用。

【临床新用途】 用于晚期乳腺癌和子宫内膜癌。晚期乳腺癌，本品一次 0.25 g，2～4 次/日，同时合用泼尼松 5 mg/d。子宫内膜癌，本品 500 mg/d，10 d 口服，同时合用泼尼松 5 mg/d×10 d。

【制剂】 片剂：250 mg。

【贮藏】 密封、避光，贮于 30 ℃以下。

福美坦

(formestane)

别名：兰特隆、Lentaron

本品为雄烯二酮的衍生物，属于芳香化酶抑制剂。

【CAS】 566-48-3

【ATC】 L02BG02

【理化性状】 1. 本品为针状白色结晶，熔点 199～202 ℃，pK_a为 9.31。

2. 化学名：4-Hydroxyandrost-4-ene-3，17-dione；4-Hydroxy-delta(sub 4)-androstenedione

3. 分子式：$C_{19}H_{26}O_3$

4. 分子量：302.4

5. 结构式

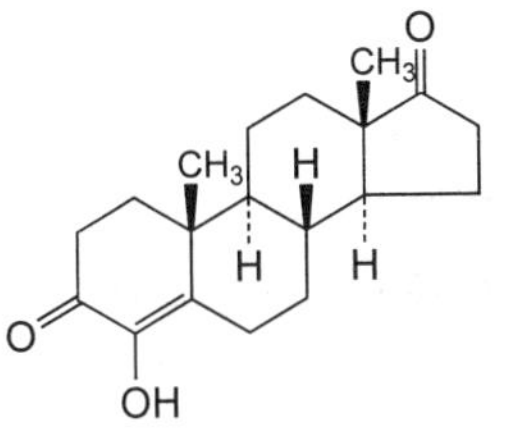

【药理作用】 1. 本品可选择性抑制芳香化酶，阻断在外周组织和癌组织中由雄激素向雌激素转化的生物过程，大大减少体内雌激素，从而抑制乳腺癌生长。

2. 由于本品抑制芳香化酶的特异性很高，不影响肾上腺皮质激素的合成，因此不需要补充糖皮质激素，也不会引起雄激素前体的蓄积。由于本品能显著降雌雄激素水平，在本品的Ⅲ期临床试验中发现，使用本品的患者客观缓解率达 28%，26%达到病情稳定。Ⅱ期临床研究发现，在接受本品作为二线治疗药的妇女中，平均缓解持续时间为 13～33 个月，显著优于氨鲁米特和甲地孕酮。

3. 由于其独特的作用机制，本品的有效率与患者以前的治疗疗效无关，在作为三苯氧胺或化疗药治疗复发后的后续治疗时，仍可使约 50% 的患者受益。

【体内过程】 肌内注射本品后形成一个贮药库，缓慢释放活性药物进入血循环中。一次给药 250 mg 后 30～48 h 可达血药峰值，然后在 2～4 d 内快速下降。接着又比较缓慢下降。$t_{1/2}$为 5～6 h。在 14 d 中，全身摄取用药量的 20%～25%。蛋白结合率约为 85%。本品与葡糖醛酸结合而失活。随尿排出的原药不到 1%。

【适应证】 用于绝经后的乳腺癌。

【不良反应】 1. 最常发生的是注射部位的刺激和疼痛。

2. 由于雌激素的丧失而发生热潮红。

3. 皮疹、嗜睡、头晕、情绪不稳定、下肢水肿、血栓性静脉炎、阴道出血、胃肠道障碍、肌肉痛性痉挛、关节疼痛和血管迷走神经反应。

4. 过敏反应也会发生。

【禁忌与慎用】 1. 对本品过敏者、妊娠期妇女、绝经期前妇女、儿童禁用。

2. 有出血倾向者慎用。

3. 尚未明确本品是否可经乳汁分泌，哺乳期妇女应权衡本品对其的重要性，选择停药或停止哺乳。

【剂量与用法】 深部肌内注射，常用一次 250 mg，隔周 1 次。

【用药须知】 1. 肌内注射时，应两侧臀部交替注射，以免疼痛加剧，形成硬块。

2. 肌内注射时，应特别注意，药液不可误入血管，更应避开坐骨神经。

3. 驾车者或操作机械者应特别注意，用药期间最好避免这些工作。

【制剂】 注射剂(粉)：250 mg。

【贮藏】 密封、避光保存。

米托坦

(mitotane)

别名：邻对滴滴涕、Lysodren

本品为结构类似杀虫药滴滴涕(DDT)的一种抗肿瘤药。

【CAS】 53-19-0

【ATC】 L01XX23

【理化性状】 1. 本品为白色结晶性粉末，有轻微芳香臭。熔点 75～81 ℃。几乎不溶于水，溶解于乙醇、乙醚、石油醚和不挥发性油和酯中。

2. 化学名：1，1-Dichloro-2-(2-chlorophenyl)-2-(4-chlorophenyl)ethane

3. 分子式：$C_{14}H_{10}Cl_4$

4. 分子量：320.0

5. 结构式

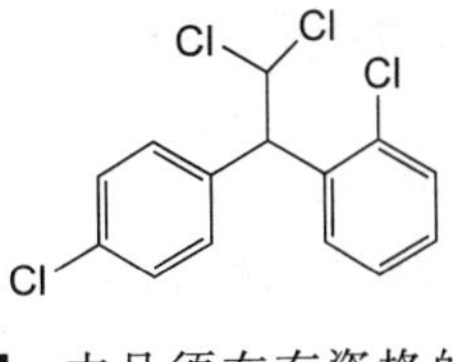

【用药警戒】 本品须在有资格的且有化疗经验的医生的指导下使用，休克或严重外伤时应立即停药，因肾上腺抑制是其主要作用，应给予外源性皮质激素，受到抑制的肾上腺即使停药也不能立即分泌皮质激素。

【药理作用】 本品对肾上腺皮质功能具有选择性抑制作用。还能改变周围类固醇的代谢，加快清除。

【体内过程】 口服后可从胃肠道吸收 40%。在每天给药 5～15 g 后，血中原药浓度为 7～90 μg/ml，其代谢物浓度为 29～54 μg/ml。停药后 6～9 周，血中仍可检出本品。广泛分布到脂肪组织中，在肝和其他组织中代谢。大部分的代谢物随尿、粪便排出，尿中的水溶性代谢物占用量的 10%～25%。

【适应证】 1. 治疗不能手术的肾上腺皮质肿瘤。

2. 还可治疗库欣综合征。

【不良反应】 1. 常见恶心、呕吐、食欲缺乏，有时腹泻，约有 40%的患者出现头晕、眩晕、镇静、昏睡和精神抑郁。

2. 持久的脑损伤可能与长期用药有关。

3. 可能发生视物模糊、复视、晶体浑浊和视网膜病变。

4. 其他还会出现过敏反应、蛋白尿、皮疹、色素沉着、发热、肌痛、出血性膀胱炎、面红、高血压和直立性低血压。

【妊娠期安全等级】 C。

【禁忌与慎用】 1. 对本品过敏者、高血压患者和精神抑郁者禁用。

2. 有任何药物过敏史者慎用。

3. 妊娠期妇女只有明确需要时才可使用。

4. 尚未明确本品是否可经乳汁分泌，哺乳期妇女应权衡本品对其的重要性，选择停药或停止哺乳。

5. 儿童用药的安全性及有效性尚未确定。

【药物相互作用】 1. 本品为酶诱导剂，可使某些药物（如香豆素类抗凝血药）的代谢增强。

2. 有报道，同时使用本品和螺内酯，使库欣综合征的治疗无效，也不发生不良反应。

【剂量与用法】 一般常用量为 2～6 g/d，分 3～4 次服用，2～16 g 是最大剂量的调整范围。

【用药须知】 1. 用药期间应注意神经系统和视力发生异常。

2. 用药前、用药中、用药后应做详细的眼科检查。

【制剂】 片剂：250 mg。

【贮藏】 密封、避光贮存。

氟他胺
(flutamide)

别名：氟他米特、氟硝丁酰胺、Fugerel、Euflex、Eulexin

本品为非甾体类抗肿瘤药。

【CAS】 13311-84-7

【ATC】 L02BB01

【理化性状】 1. 本品为淡黄色结晶性粉末。几乎不溶于水中，易溶于乙醇和丙酮中。

2. 化学名：α′，α′，α′-Trifluoro-4′-nitroisobutyro-*m*-toluidide；α，α，α-Trifluoro-2-methyl-4′-nitro-*m*-propionotoluidide

3. 分子式：$C_{11}H_{11}F_3N_2O_3$

4. 分子量：276.2

5. 结构式

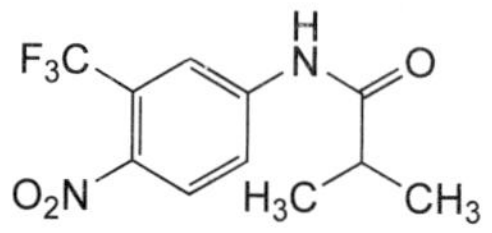

【用药警戒】 治疗前应检测转氨酶水平，ALT 超过正常上线 2 倍者不推荐使用本品。治疗前 4 月，每月监测转氨酶水平，之后定期监测。若出现肝功能异常的症状和体征，如恶心、呕吐、腹痛、疲乏、食欲缺乏、流感样症状、胆红素升高、黄疸或右上腹压痛，亦应进行肝功能检查。一旦患者出现黄疸或 ALT 升高至 2×ULN 以上，应立即停药，随访肝功能至恢复正常。

【药理作用】 本品通过摄取和（或）结合靶组织中的雄激素而起到抗雄激素的作用。

【体内过程】 本品口服后可快速并完全地从胃肠道吸收，用药后 1 h 可达血药峰值。通过肝内广泛而迅速地代谢为具有活性的 2-羟基氟他胺。代谢物的 $t_{1/2}$ 约为 6 h。原药及其代谢物与蛋白的结合率高于 90%。绝大部分随尿排出，出现在粪便中者很少。

【适应证】 1. 常合用戈那瑞林（促黄体生成素释放素）姑息治疗前列腺癌。

2. 也用于前列腺增生。

3. 开始并持续使用亮丙瑞林（为戈那瑞林的 9 肽合成类似物）可提高治疗转移性前列腺癌的疗效。

【不良反应】 1. 主要为胃肠道反应　常见食欲缺乏、恶心、呕吐、腹泻。

2. 神经肌肉毒性　嗜睡、头晕、头痛、精神错乱、肌肉震颤、疲乏。

3. 皮肤　皮疹。

4. 眼　视物模糊、复视、晶状体浑浊、视网膜病变等。

5. 泌尿生殖系统　血尿、蛋白尿、出血性膀胱炎等。

6. 心血管　高血压、直立性低血压、面部潮红等。

7. 其他　高热、全身疼痛等；严重的可见肾上腺皮质萎缩、坏死。

【妊娠期安全等级】 D。

【禁忌与慎用】 1. 对本品过敏者、有贫血和溶血性疾病者禁用。

2. 心血管疾病患者、肝功能不全患者慎用。

3. 尚未明确本品是否可经乳汁分泌，哺乳期妇女应权衡本品对其的重要性，选择停药或停止哺乳。

4. 儿童用药的安全性及有效性尚未确定。

【药物相互作用】 本品与华法林之间存在相互作用。

【剂量与用法】 1. 口服常用量为250 mg，3次/日。

2. 英国厂家建议本品给药3 d后可配合戈那瑞林或其类似物，可抑制潮红。美国厂家则建议同时开始给药。

3. 治疗痤疮的外用制剂已在研制中。

【用药须知】 1. 用药期间，应定期检查血常规、肝功能和视力。

2. 如有严重的心血管、肝功能和血液方面的不良反应，应停药。

【制剂】 胶囊剂：125 mg。

【贮藏】 密封、避光贮于2～30 ℃。

氟维司群

(fulvestrant)

别名：Faslodex

本品是供肌内注射的一种雌激素受体拮抗药，而无激动作用。

【CAS】 129453-61-8

【ATC】 L02BA03

【理化性状】 1. 化学名：7α-[9-(4,4,5,5,5-Pentafluoropentylsulfinyl) nonyl] estra-1,3,5(10)-triene-3,17β-diol

2. 分子式：$C_{32}H_{47}F_5O_3S$

3. 分子量：606.8

4. 结构式

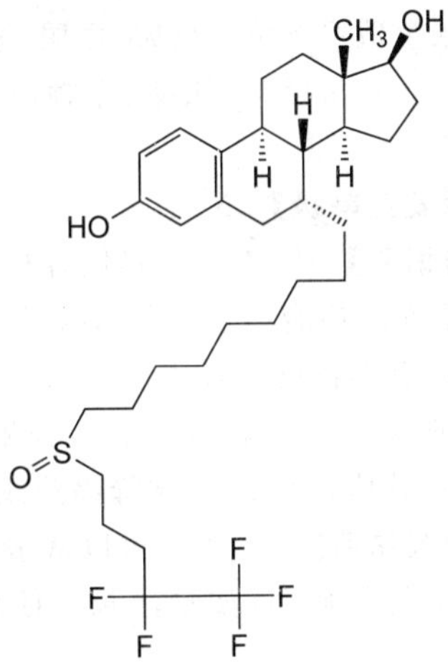

【药理作用】 许多乳腺癌都有雌激素受体(estrogen receptor，ER)，这些肿瘤的生长能被雌激素激发。本品可在人乳腺癌细胞中下调ER蛋白。研究证实，在术前15～22 d给早期乳腺癌患者使用本品，随着剂量的增加，也增加了对ER的下调作用。黄体酮受体(亦称雌激素调节蛋白)表达的下降程度与本品的剂量相关。这些对ER途径的影响也与Ki67标记指数(一种细胞增殖记号)有关。体外研究证实，本品是一种对他莫昔芬耐药性的增长以及对雌激素敏感的人乳腺癌(MCF-7)细胞系的可逆性抑制剂。在体内研究中，本品可延迟取自人乳腺癌MCF-7细胞异体移植物在裸鼠中发生肿瘤。本品可抑制建立的MCF-7细胞异体移植物和耐他莫昔芬的乳腺癌异体移植物的生长。对于耐药的乳腺癌移植物，本品可能和他莫昔芬存在交叉耐药性。

【体内过程】 静脉给药后，本品以接近肝血流的速度[约10.5 ml/(kg · min)]迅速被清除。肌内注射后，血药浓度约经7 d可达峰值，并至少保持1个月，谷值约为C_{max}的1/3。$t_{1/2}$约为40 d。每月肌内注射本品250 mg后，经3～6个剂量后可达C_{ss}，与单剂量相比，血浆AUC约增加2.5倍，谷值则相当于单剂量的C_{max}。本品进入体内后分布迅速。稳态时，其V_d接近3～5 L/kg。这表明大部分分布在血管外。本品与蛋白高度结合(达99%)；极低密度脂蛋白(very low density lipoprotein，VLDL)、低密度脂蛋白(low density lipoprotein，LDL)和高密度脂蛋白(high density lipoprotein，HDL)可能是主要的结合成分，是否与球蛋白结合尚未明确。本品的代谢似乎要包括类似于内源性类固醇(包括氧化、芳香羟化与葡糖醛酸结合)和(或)在类固醇核的2、3和17位上的硫酸化，以及侧链硫氧化物的氧化来共同完成。已经鉴定出的代谢物，有的活性较小，有的与本品的活性类似。本品的氧化仅涉及CYP3A4，然而，CYP的有关作用和体内非CYP途径尚未明确。

【适应证】 适用于治疗绝经后妇女在抗雌激素疗法后，疾病显示进展的激素受体阳性的转移性乳腺癌。

【不良反应】 1. 可见哮喘、头痛、头晕、腰痛、腹痛、注射部位疼痛、骨盆痛、胸痛、流感样综合征、发热和血管扩张。

2. 可发生恶心、呕吐、畏食、便秘或腹泻、代谢和营养失调、周围水肿。

3. 可见骨痛、关节痛、失眠、感觉异常、抑郁、焦虑、呼吸困难、咽炎和咳嗽加重。

4. 还见到皮疹、出汗和尿路感染。

5. 极少发生肌痛、血栓栓塞和阴道出血。

【妊娠期安全等级】 D。

【禁忌与慎用】 1. 对本品过敏者、重度肝功能不全患者禁用。

2. 中度肝功能不全患者、有出血史者、血小板减少或正在接受抗凝药的患者慎用。

3. 尚未明确本品是否可经乳汁分泌，哺乳期妇女应权衡本品对其的重要性，选择停药或停止哺乳。

4. 儿童禁用。

【药物相互作用】 与利福平（CYP3A4 的诱导有临床意义临床相关性的改变。故同时使用本品与 CYP3A4 抑制剂或诱导剂时不必调整本品的给药剂量。

【剂量与用法】 1. 成人或老年人，推荐于臀部肌内注射本品 500 mg，在第 1 d，15 d，29 d 注射，之后每月 1 次。分两侧臀部各注射 250 mg，必须缓注。

2. 中度肝功能不全患者，调整剂量至 250 mg，注射方法同上。

【用药须知】 1. 使用本品前，必须排除怀孕的可能。

2. 晚期乳腺癌妇女中常见血栓栓塞发生，这在临床研究中也常见。当给予高危患者本品治疗时应考虑到这一点。

3. 尚无本品对骨骼作用的长期资料。考虑到本品的作用机制，会有发生骨质疏松症的潜在危险。

【制剂】 注射液：125 mg/2.5 ml；250 mg/5 ml。

【贮藏】 用前不要开盒，避光，贮于 2～8 ℃。

比卡鲁胺
(bicalutamide)

别名：比卡米特、康士得、Casodes、Casodex

本品为非甾体类抗雄激素药。

【CAS】 90357-06-5

【ATC】 L02BB03

【理化性状】 1. 化学名：(*R*，*S*)-4′-Cyano-α′，α′，α-trifluoro-3-(4-fluorophenyl-sulphonyl)-2-hydroxy-2-methylpropionom-toluidide

2. 分子式：$C_{18}H_{14}F_4N_2O_4S$

3. 分子量：430.4

4. 结构式

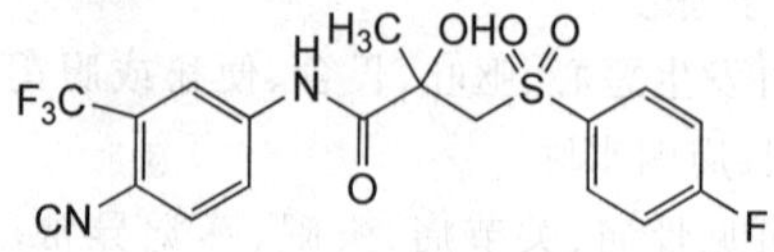

【药理作用】 本品通过与靶组织里的细胞溶质雄激素受体结合，竞争性地抑制雄激素的活性。前列腺癌对雄激素敏感，对能中和雄激素活性和（或）除去雄激素来源的治疗会产生效应。当本品与黄体生成素释放激素（luteinizing hormone-releasing hormone，LHRH）类似物联合治疗时，不会影响 LHRH 对血清睾酮的抑制作用。本品是一种消旋体，其中仅 *R*-对映异构体表现出抗雄激素的活性，*S*-对映体实际上是无活性的。本品可抑制 CYP3A4 的活性。

【体内过程】 本品口服后易于吸收，与食物同服时，对吸收的速度或程度没有显著的影响。尚未明确本品的绝对生物利用度。本品的蛋白结合率为 96%。本品在肝内广泛代谢。*S*-对映异构体（非活性的）主要经葡糖醛酸化代谢；*R*-对映异构体（有活性的）主要被氧化成无活性的代谢物，然后再经葡糖醛酸化。原药及其代谢物均随尿液和粪便清除。*S*-对映体能迅速地被清除，*R*-对映体的清除则较慢，其血浆 $t_{1/2}$ 为 1 周。每天口服本品 50 mg，*R*-对映体的 C_{ss} 为 9 μg/ml，约占血液循环中药物的 99%。

【适应证】 本品与黄体生成素释放激素（LHRH）类似物合用于治疗晚期转移性前列腺癌。

【不良反应】 1. 全身症状　发热、疼痛、腰痛、虚弱、骨盆疼痛、感染、腹痛、胸痛、头痛和流感样综合征。

2. 心血管系统　高血压。

3. 消化系统　恶心、呕吐、便秘或腹泻、肝酶升高、消化不良、胃肠胀气、畏食。

4. 血液和淋巴系统　贫血。

5. 新陈代谢和营养　周围水肿、体重减轻、高血糖、ALP 升高和体重增加。

6. 肌肉骨骼　骨痛、肌无力、关节炎和病理性骨折。

7. 神经系统　眩晕、感觉异常、失眠、焦虑、抑郁症。

8. 呼吸系统　呼吸困难、咳嗽、咽炎、支气管炎、肺炎和鼻炎。罕见间质肺炎和肺纤维化。

9. 皮肤及其附件　皮疹、出汗。

10. 泌尿生殖器系统　夜尿、血尿、尿路感染、男子乳房女性化、乳房疼痛、阳痿、尿频、尿潴留、排尿困难和尿失禁。

【妊娠期安全等级】 X。

【禁忌与慎用】 1. 对本品过敏者和儿童禁用。

2. 中、重度肝功能不全患者、有氟他胺或尼鲁米特过敏史或严重不良反应者慎用。

3. 尚未明确本品是否可经乳汁分泌，哺乳期妇女应权衡本品对其的重要性，选择停药或停止哺乳。

【药物相互作用】 1. 本品可以从蛋白结合位点置换香豆素类抗凝血药（如华法林），使后者的作用增强。

2. 本品与抑制药物氧化的其他药物（如西咪替丁、酮康唑）合用，可能引起本品的血药浓度上升。

3. 本品合用环孢素或钙通道阻滞剂时，可能使后者的血药浓度上升。凡经 CYP3A4 代谢的药物均不可与本品合用。

【剂量与用法】 1. 推荐的本品剂量为 50 mg/d，可于进食或空腹时服药（早晨或傍晚）。

2. 建议将本品的服药时间定在每天的同一时间。

3. 本品要与 LHRH 类似物同时服用或与手术切除睾丸同时进行。

【用药须知】 1. 定期评估血清前列腺特异抗原（prostate specific antigen，PSA），有助于监控患者的治疗反应。如果患者的 PSA 水平升高，就要评估临床进展情况。如有疾病进展的客观表现且伴有 PSA 升高，要考虑停用抗雄激素，而持续使用 LHRH 类似物治疗。

2. 重度肝功能不全患者的有限资料提示，本品的排泄可能会延迟，并可导致进一步的蓄积。接受长期治疗的患者，应定期做肝功能检查。

3. 临床研究中，未显示比卡鲁胺与 LHRH 类似物（如醋酸亮丙瑞林）之间存在任何药物相互作用，也没有发现比卡鲁胺诱导肝酶的证据。

4. 本品没有特异的解毒剂，服药过量只能是对症处理。如果患者是清醒的，可以催吐。由于本品与蛋白高度结合并广泛代谢，透析可能无效。

【制剂】 片剂：50 mg。

【贮藏】 贮于 20～25 ℃。

尼鲁米特
(nilutamide)

别名：尼鲁他胺、Nilandron、Anandron

本品是一种非类固醇抗雄激素药。

【CAS】 63612-50-0

【ATC】 L02BB02

【理化性状】 1. 化学名：5，5-Dimethyl-3-(α，α，α-trifluoro-4-nitro-*m*-tolyl)-imidazolidine-2，4-dione

2. 分子式：$C_{12}H_{10}F_3N_3O_4$

3. 分子量：317.2

4. 结构式

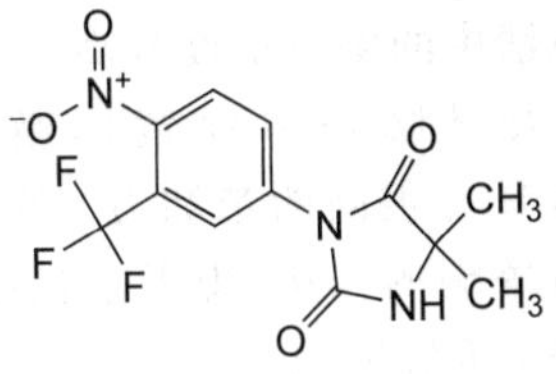

【药理作用】 已知前列腺癌对雄激素敏感，且对部分雄激素去势治疗有反应。动物实验表明，本品具有抗雄激素作用，而无其他激素（雌激素、黄体激素、肾上腺盐皮质激素和糖皮质激素）作用。体外实验证实，本品可阻断雄激素受体水平上的睾酮作用。在体内，可干扰正常的雄激素作用。

【体内过程】 1. 给患有转移性前列腺癌的患者单次口服[^{14}C]-尼鲁米特 150 mg，血、尿和粪便样本的分析结果显示，本品可快速而完整地被吸收，回收率高，血药浓度可长时间保持。本品吸收后有可检测的分布期。本品与血浆蛋白中度结合，同时与红细胞低度结合。这种结合属于非饱和性的，但与 α_1-糖蛋白的结合则除外，因 α_1-糖蛋白的结合只占血浆蛋白结合率的一小部分。此结合研究的结果表明，任一结果都不会引起非线性药动学的改变。使用[^{14}C]-尼鲁米特进行的代谢研究显示，＜2％的用量在 5 d 后以原药形式随尿液排出。从人尿液中分离出 5 种代谢物，其中两种代谢物由于甲基氧化，构成手性中心，从而形成 D-和 L-异构体。

2. 体外实验证实，其中一种代谢物具有 25％～50％原药的药理活性，此活性代谢物的 D-异构体与 L-异构体相比，具有相同的高活性，不过，这些代谢物的药动学和药效学尚未进行充分的研究。在口服单剂量[^{14}C]-尼鲁米特 150 mg 后，随粪便排出的极少（仅占用量的 1.4％～7％），随尿液排出的放射活性物质可能要持续 5 d 以上。给予本品单剂量 100～300 mg，其消除 $t_{1/2}$ 为 38.0～59.1 h。至少有 1 种代谢物的清除时间比原药（59～126 h）要长些。在多剂量给予本品 150 mg，2 次/日，大多数患者可于 2～4 周内达到稳态。

【适应证】 本品与外科去势手术联合治疗转移性前列腺癌，为发挥最大作用，本品必须在外科手术的当天或手术后第 2 d 开始使用。

【不良反应】 1. 可发生高血压、恶心、便秘、热潮红、头晕、呼吸困难、暗适应能力减退、视觉异常和泌尿道感染等。

2. 可见头痛、无力、腰痛、胸痛、腹痛、流感样症状、发热、便秘、畏食、消化不良、呕吐、阳痿、性欲减退、贫血、AST 和 ALT 升高、外周性水肿、骨痛、失眠、感觉迟钝、呼吸困难、上呼吸道感染、出汗、体毛脱落、皮肤干燥和发疹、

3. 少见畏光、色幻视、睾丸萎缩、男子乳房女性化、血尿、尿路不适和夜尿症。

4. 阳痿和性欲下降与血清中雄激素水平低下有关，也可在单独使用药物或去势手术时发生。值得注意的是视觉障碍的发生率较高（暗适应受损、视觉异常和色盲症），导致 1％～2％患者中断治疗。

5. 本品与去势手术合用时有 1 例发生间质性肺

炎(<1%),与醋酸亮丙瑞林合用时有 7 例发生(3%),而安慰剂与其合用则只发生 1 例。日本报道使用本品时,间质性肺炎的发生率为 2%。

【妊娠期安全等级】 C。

【禁忌与慎用】 1. 对本品过敏者、重度肝功能不全患者、严重肺功能不全患者禁用。

2. 儿童用药的安全性和有效性尚未确定。

3. 尚未明确本品是否可经乳汁分泌,哺乳期妇女应权衡本品对其的重要性,选择停药或停止哺乳。

【药物相互作用】 体外实验证实,本品可抑制 CYP 同工酶的活性进而可降低依赖这些酶的药物的代谢,因而可延迟一些治疗窗窄的药物(如维生素 K 拮抗剂、苯妥英和茶碱等)的清除,使 $t_{1/2}$ 延长,从而产生毒性。这些药物或具有类似代谢途径的其他药物与本品合用时应调整剂量。

【剂量与用法】 推荐剂量为 1 次/日,一次 300 mg,服用 30 d 后改为 1 次/日,一次 150 mg。可与或不与食物同服。

【用药须知】 1. 本品应在手术的当天或第 2 d 开始使用,在没有咨询医师的情况下不应中断或停止用药。由于有引起间质性肺炎的可能,如发生任何的呼吸困难或已有呼吸困难的加重患者应立即报告医生。

2. 如发生恶心、呕吐、腹痛或黄疸,患者应咨询医师。

3. 使用本品后,患者可能对乙醇不能耐受(出现面部红晕、不适或低血压),应避免摄入含乙醇的饮料。

4. 临床试验中,有 13%~57%的使用本品的患者当从亮区到暗区时对黑暗的适应延迟,可以从数秒到数分钟。在继续治疗时这种作用有时不会减轻。该类患者夜间不可驾驶或进行视力不适应的工作。

5. 报道有 1 例 79 岁的男性患者超量使用本品 13 g(为推荐治疗剂量的 43 倍)企图自杀,尽管立即进行了洗胃和口服活性炭处理,但 2 h 后其 C_{max} 仍为正常值的 6 倍,但却没有出现中毒的体征和症状,转氨酶或胸透等参数亦无改变。继续对症处理,30 d 后一切恢复正常。

【制剂】 片剂:150 mg。

【贮藏】 避光,贮于 15~30 ℃。

阿巴瑞克

(abarelix)

别名:Plenaxis

本品是一种合成的具有强力拮抗活性的十肽,能有效地对抗天然产生的促性腺激素释放激素(GnRH)。前列腺癌对雄激素异常敏感,因此,治疗前列腺癌的主要手段应当首推降低血中睾酮的水平。不管合用抗雄激素与否(如比卡鲁胺,bicalutamide),GnRH 激动剂(如亮丙瑞林,leuprolide)对许多前列腺癌患者均具有疗效。然而,这些药物在睾酮水平降低之前会导致起始的睾酮水平升高,一些患者特别是那些已经涉及骨骼、膀胱和脊椎范围的晚期前列腺癌患者,往往难以忍受起始睾酮水平的波动。此时唯一可供选择的疗法是睾丸切除术。

【CAS】 183552-38-7

【ATC】 L02BX01

【理化性状】 1. 化学名:*N*-Acetyl-3-(2-naphthyl)-D-alanyl-4-chloro-D-phenylalanyl-3-(3-pyridyl)-D-alanyl-L-seryl-*N*-methyl-L-tyrosyl-D-asparaginyl-L-leucyl-*N*6-isopropyl-L-lysyl-L-prolyl-D-alaninamide

2. 分子式:$C_{72}H_{95}ClN_{14}O_{14}$

3. 分子量:1416.1

4. 结构式

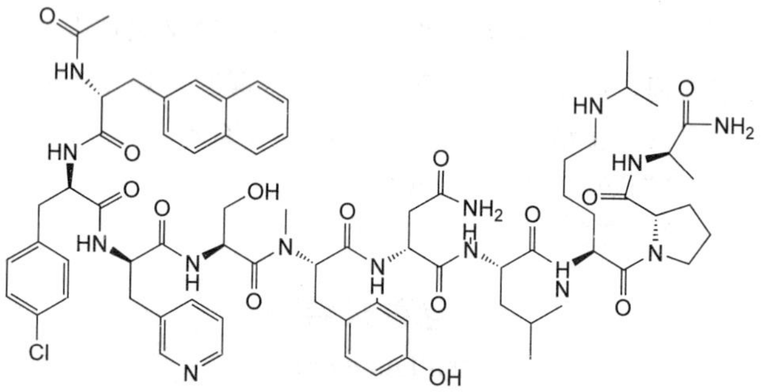

【用药警戒】 1. 本品可致速发型过敏反应,患者注射本品后至少应观察 30 min。如出现低血压和昏厥,应采取适当的救助措施,如抬高腿部、给氧、静脉输液、给予抗组胺药物、糖皮质激素和肾上腺素等。

2. 随着本品的治疗,可出现效应降低的情况,应定期监测睾酮水平。

【药理作用】 本品通过直接抑制黄体生成素(LH)和促卵泡激素(FSH)的分泌,从而减少睾丸分泌睾酮。由于本品直接抑制 LH 的分泌,因而一开始就不可能使血清中的睾酮浓度升高。研究显示,^{125}I-阿巴瑞克与大鼠脑垂体促黄体激素释放激素(LHRH)受体具有很高的亲和力。在试验中,研究本品抑制血清睾酮的作用,患者不包括具有症状的前列腺癌患者,其结果说明,本品的去势作用是满意的。

【体内过程】 1. 14 例年龄为 52~75 岁、体重

61.6～110.5 kg 的健康男性志愿者接受肌内注射单剂量本品 100 mg，其药动学参数如下：C_{max} 为(43.4±32.3) ng/ml，T_{max} 为(3.0±2.9) d，AUC 为(500±96)(ng・d)/ml，CL/F 为(208±48) L/d，$t_{1/2}$ 为(13.2±3.2) d。肌内注射本品 100 mg 后缓慢吸收，注射后约 3 d 达平均 C_{max} 为 43.4 ng/ml。在肌内注射本品后，其 V_d 为(4040±1607) L，说明本品可在体内广泛分布。

2. 体外和体内试验结果证实，本品的大部分代谢物是经肽键水解形成的。无论体外或体内试验，都未发现本品明显的氧化或结合代谢物。也没有发现本品的代谢与 CYP 有关。人肌内注射 15 μg/kg 后，约有 13%以原药形式随尿液排出，尿液中没有检测出代谢物。在给予本品 100 mg 后，其 CL 为 14.4 L/d(或 10 ml/min)。

【适应证】 用于治疗具有症状，但不适宜使用黄体生成素释放激素激动剂，且拒绝外科手术去势治疗并具有下列一个或多个因素的晚期前列腺癌患者的姑息治疗。

1. 由于转移而有造成神经系统损害的风险。

2. 由于局部侵蚀或者转移引起输尿管或者膀胱口梗阻。

3. 因严重转移性骨痛而需要持续使用麻醉药止痛。

【不良反应】 1. 可发生全身性变态反应和超敏反应、潮热、荨麻疹、瘙痒、低血压和晕厥。

2. 可见疲乏、睡眠障碍、疼痛、腰痛和乳房肿大(疼痛、触痛)。

3. 可见便秘或腹泻、周围水肿、眩晕、头痛和上呼吸道感染。

4. 可见排尿困难、尿频、恶心、尿潴留和尿路感染。

5. 实验室检查可见血清转氨酶升高、血红蛋白轻度下降和三酰甘油水平升高。

6. 使用本品可能会导致骨密度降低。

【妊娠期安全等级】 X。

【禁忌与慎用】 1. 对本品过敏者、尿路梗阻者禁用。

2. 有药物过敏史者慎用。

3. 儿童用药的安全性和有效性尚未确定。

4. 尚未明确本品是否可经乳汁分泌，哺乳期妇女应权衡本品对其的重要性，选择停药或停止哺乳。

【剂量和用法】 1. 推荐剂量为 100 mg，于臀部肌内注射，于第 1 d、15 d 和 29 d(4 周)及其后的每 4 周各 1 次。在第 29 d 的给药前测量血清睾酮浓度可以确定疗效，其后每 8 周测定 1 次。

2. 配制时，将 0.9%氯化钠注射液 2.2 ml 注入小瓶中，轻轻旋转小瓶，使药粉充分溶解。

【用药须知】 1. 只有具有高级职称的医师才有本品的处方权。

2. 医师必须保证他们能够做到确诊和处理有症状的晚期前列腺癌，有能力确诊和处理变态反应、过敏反应。

3. 所在机构具备治疗变态反应，包括过敏反应所必需的药品和设备。

4. 在一次使用本品后，要仔细观察 30 min，注意有无过敏性反应。

5. 应充分认识并权衡本疗法的风险和效益，将使用本品的风险和效益告诉患者，并让患者在患者信息签字页上签名，把签名后的正本放入患者的病历中，留一份副本给患者。

6. 在一次注射本品后，应至少监护患者 30 min。如果发生过敏反应且出现低血压及晕厥时，应给予适当的支持措施，如抬高双腿、给氧、静脉补液、单独或者联合给予抗组胺药、皮质激素以及肾上腺素。

7. 随着治疗次数的增加，本品的有效性可能会降低；体重超过 83 kg 的患者更为明显。对这些患者，更要严格地监测血清睾酮水平。

8. 由于可能发生 Q-T 间期延长，故对基线 Q-Tc 值＞450 ms 的患者，医生应谨慎地权衡使用本品的利弊。

9. 在治疗前和治疗过程中，要定期检测血清转氨酶水平，同时还要考虑检测前列腺特异性抗原(PSA)。

10. 应当在初次给药后的 29 d 和每 8 周给药 1 次之前，测量血清总睾酮浓度，以监护患者对本品的反应。

11. 最大耐受剂量尚未确定。用于临床研究的最大剂量是 150 mg。目前尚无意外药物过量的报告。

12. 如发生严重变态反应(包括过敏反应、低血压和昏厥)，应立即上报药监部门。

【制剂】 注射剂(粉)：100 mg。

【贮藏】 贮于 15～30 ℃。

来曲唑
(letrozole)

别名：弗隆、芙瑞、Femara

本品为芳香酶抑制剂类抗肿瘤药。

【CAS】 112809-51-5

【ATC】 L02BG04

【理化性状】 1. 化学名：4，4′-(1H-1，2，4-

Triazol-1-ylmethylene) dibenzonitrile

2. 分子式：$C_{17}H_{11}N_5$

3. 分子式：285.3

4. 结构式

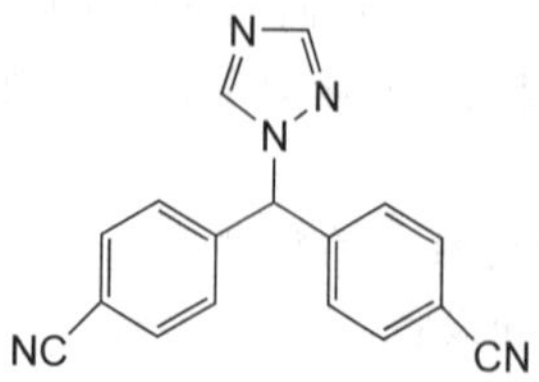

【药理作用】 抑制雌激素的生物合成是治疗乳腺癌的有效方法。由于绝经后妇女雌激素主要通过外周组织中的雄激素在芳香酶的作用下转化而产生，故通过抑制芳香酶的活性就可减少雌激素的产生。本品对芳香酶的抑制作用具有选择性、竞争性和强效等特点。体外试验证实，其对人胎盘芳香酶的抑制作用分别为氨鲁米特的170倍，阿那曲唑（瑞宁得）的2倍，福美坦的6倍；大鼠体内实验表明，本品的活性高于氨鲁米特10000倍；体外试验结果还证实，本品对糖皮质激素和醛固酮的影响很小，是当前选择性较强的芳香酶抑制剂。此外，本品不会引起雄激素前体的累积，不影响黄体生成素、卵泡刺激素（FSH）和黄体酮的血药浓度。

【体内过程】 本品口服后迅速被吸收，其生物利用度高达99.9%，食物不影响其吸收。一日服用2.5 mg，2～6周后可达稳态血药浓度，相当于单次服药后血药浓度的1.5～2倍，这种稳态水平可维持较长时间，但不会产生药物蓄积。绝经后乳腺癌患者服用本品0.1～2.5 mg，24 h可见雌酮和雌二醇水平明显降低。本品的V_d为1.9 L/kg，与蛋白结合率低。本品在肝内经CYP2A6和CYP3A4缓慢代谢，65%以上的代谢物及5%的原药随尿液排出，其消除$t_{1/2}$为2 d。

【适应证】 治疗绝经后晚期乳腺癌（雌激素受体或孕激素受体阳性患者），多用于抗雌激素治疗失败后的二线治疗。

【不良反应】 1. 本品的不良反应多属轻、中度，常见恶心、头痛、骨痛、潮热和体重增加。

2. 少见腹痛、腹泻、便秘、瘙痒、皮疹、关节痛、疲倦、失眠、头晕、水肿、高血压、心律失常、血栓形成、阴道出血、胸痛、呼吸困难和咳嗽。

【妊娠期安全等级】 D。

【禁忌与慎用】 1. 对本品过敏者，重度肝功能不全患者，绝经前妇女和儿童禁用。

2. 重度肾功能不全患者慎用。

3. 尚未明确本品是否可经乳汁分泌，哺乳期妇女应权衡本品对其的重要性，选择停药或停止哺乳。

【药物相互作用】 他莫昔芬可诱导CYP酶，与其合用，可使本品血药浓度下降。

【剂量与用法】 成人口服一次2.5 mg，1次/日，肝硬化者及重度肝功能不全患者应降低剂量50%。

【用药须知】 1. 老年患者及肝肾功能不全患者不必调整剂量。

2. 本品对皮质激素和醛固酮的影响很小，用药过程中不必补充糖皮质激素或盐皮质激素。

【制剂】 片剂：2.5 mg。

【贮藏】 密闭，贮于室温干燥处。

依西美坦

(exemestane)

别名：阿诺新、可怡、Aromasin

本品为甾体芳香酶灭活剂，结构上与芳香酶的自然底物雄烯二酮相似，实为芳香酶的伪底物。

【CAS】 107868-30-4

【ATC】 L02BG06

【理化性状】 1. 化学名：6-Methyleneandrosta-1,4-diene-3,17-dione

2. 分子式：$C_{20}H_{24}O_2$

3. 分子量：296.4

4. 结构式

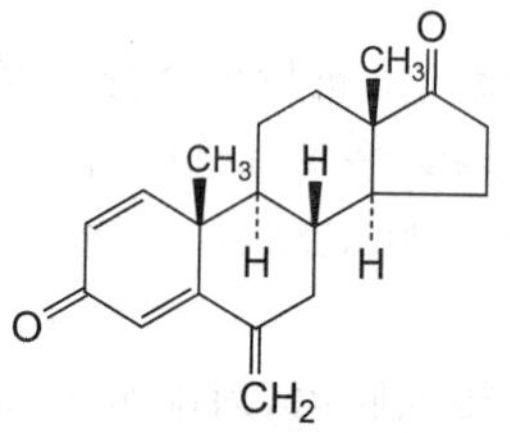

【药理作用】 绝经后妇女的雌激素主要是通过外周组织中的芳香化酶作用转化而产生的。本品通过与该酶的活性位点不可逆性结合而使其失活，从而明显降低绝经后妇女血循中雌激素的水平。本品对肾上腺皮质激素的生物合成无明显影响，即使浓度高于抑制芳香酶作用浓度600倍时，对皮质激素生成途径中的其他酶仍无明显影响。

【体内过程】 本品口服后吸收迅速，食物对吸收有显著影响。口服生物利用度为42%。绝经后乳腺癌妇女对本品的吸收率比健康受试者高。患者口服后2～4 h可达C_{max}，比健康受试者短。本品主要与α_1-酸性糖蛋白及清蛋白结合，其结合率为90%。本品主要在肝内代谢为无活性的17-氢依西美坦。原药的消除$t_{1/2}$约为24 h，主要以代谢产物随尿液和粪便排出，各占42%。尿中原药仅占不足1%。

【适应证】 用于曾接受过2～3年他莫昔芬治疗的雌激素受体阳性的绝经后早期乳腺癌患者的后

续辅助治疗。

【不良反应】 1. 主要有恶心、口干、便秘或腹泻、头晕、失眠和皮疹。

2. 还有疲劳、发热、浮肿、疼痛、高血压、抑郁、焦虑、呼吸困难、咳嗽、呕吐、腹痛、食欲增加和体重增加。

3. 尚有淋巴细胞计数下降和肝功能异常。约有3%的用药者因不良反应而中止治疗。

【妊娠期安全等级】 D。

【禁忌与慎用】 1. 对本品过敏者、儿童和绝经前妇女禁用。

2. 尚无 Ccr<10 ml/min 的女性的使用经验，因此，在这些患者中应谨慎权衡本品治疗可能的益处及潜在的危险性。

3. 重度肝功能不全的患者中，其血药浓度和药物的终末 $t_{1/2}$ 接近健康志愿者的 2 倍，因此应对这些患者严密观察。尚无在此类患者中重复用药的临床经验。

4. 尚未明确本品是否可经乳汁分泌，哺乳期妇女应权衡本品对其的重要性，选择停药或停止哺乳。

【剂量与用法】 1. 推荐口服一次 25 mg，1 次/日，饭后服。应坚持治疗，直至病情恶化。轻度肝肾功能不全患者不必调整剂量。

2. 与 CYP3A4 诱导剂，如苯妥英、利福平等合用，本品的剂量应增加至 50 mg，1 次/日。

【用药须知】 1. 给药前检查促黄体生成素、促卵泡素和雌二醇的水平。

2. 用药前应进行肿瘤病灶的影像学检查、血常规、血生化及血脂检查。

3. 不可合用雌激素，因可抵消本品的作用。

4. 本品过量无特效解毒剂，针对病情作对症处理。

5. 对于患有骨质疏松症或具有骨质疏松风险的妇女，在使用本品进行辅助治疗之前，应使用骨密度计量仪对骨密度进行评估，之后须定期检查。

【制剂】 ①片剂：25 mg。②胶囊剂：25 mg。

【贮藏】 避光、密封，置于阴凉处。

托瑞米芬

(toremifene)

别名：法乐通、Fareston

本品属于与他莫昔芬化学结构相关的非甾体类三苯乙烯抗雌激素衍生物。

【CAS】 89778-26-7（toremifene）；89778-27-8（toremifene citrate）

【ATC】 L02BA02

【理化性状】 1. 化学名：2-{*p*-[(*Z*)-4-Chloro-1，2-diphenyl-1-butenyl] phenoxy}-*N*，*N*-dimethylethylamine citrate

2. 分子式：$C_{26}H_{28}ClNO \cdot C_6H_8O_7$

3. 分子量：598.1

4. 结构式

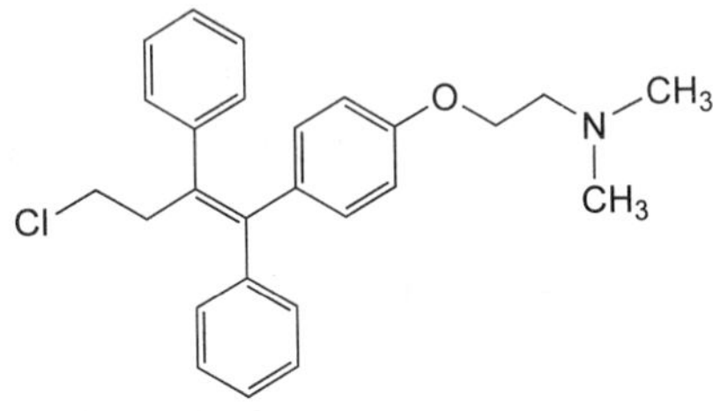

【用药警戒】 本品导致的 Q-T 间期延长呈剂量相关性，本品禁用于先天性或后天性 Q-T 间期延长者，未纠正的低血钾、低血镁患者，禁与 CYP3A 强效抑制剂合用，禁与能延长 Q-T 间期的药物合用，以减少致命性尖端扭转型心动过速的风险。

【药理作用】 1. 本品对雌激素受体有较高的亲和力，与雌激素受体结合后可产生雌激素样或抗雌激素作用，或者同时产生这两种作用，这与疗程长短、动物种别、性别和靶器官以及所选的疗效评价终点的不同相关。一般来说，非甾体三苯乙烯衍生物在人和大鼠中主要表现为抗雌激素作用，在小鼠身上则表现为雌激素样作用。本品可抑制二甲基苯并蒽诱发的大鼠乳腺肿瘤。其抗乳腺癌的作用主要与其抗雌激素作用有关。在使用低剂量时，本品通过耗尽雌激素受体而产生与他莫昔芬相似的作用，从而抑制肿瘤细胞的生长。

2. 本品的抗乳腺癌作用除抗雌激素因素外，可能还有其他抗癌机制，如改变肿瘤基因表达，分泌生长因子、诱导细胞凋亡及影响细胞动力学周期等。本品抗雌激素作用强度相当于他莫昔芬的 1/3。临床观察显示，本品 68 mg/d 与他莫昔芬 60 mg/d 对绝经后妇女用雌二醇诱导的阴道上皮组织成熟的抑制作用相同。

【体内过程】 本品口服后吸收迅速，2～5 h 可达 C_{max}。每天口服 11～680 mg 时的血清动力学呈线性。如每天口服 60 mg，达稳态时的平均浓度为 0.9 mg/ml（0.6～1.3 mg/ml）。其蛋白结合率>99.5%。进食对吸收程度无影响，但可使 T_{max} 延迟 1.5～2 h。本品大部分在肝内通过 CYP3A4 代谢为 *N*-去甲基代谢物，此代谢物的蛋白结合率高达 99.9%，C_{ss} 约为原药的两倍，它虽与原药有相似的抗雌激素作用，但抗肿瘤的作用却不如原药。本品具有肠肝循环，主要以代谢物形式随粪便排出。因排泄较缓慢，C_{ss}出现在4～6周。原药平均分布的$t_{1/2}$为2～12 h，消除$t_{1/2}$为2～10 d；N-去甲基代谢物的清除$t_{1/2}$为4～20 d。

【适应证】 治疗雌激素受体阳性或受体不详的转移性乳腺癌。

【不良反应】 1. 可见白细胞和血小板减少、血栓栓塞、白带增多、阴道出血，少见子宫肥大、子宫息肉、子宫内膜增生，罕见子宫内膜癌。

2. 可见恶心、呕吐、畏食和便秘，少见转氨酶升高，罕见黄疸。

3. 可见头晕、乏力、失眠、局部麻痹、震颤和眩晕。

4. 可引起黄体生成素水平下降，骨转移患者在服药初期可出现高钙血症。

5. 绝经后乳腺癌患者可出现血总胆固醇和低密度脂蛋白中度下降。

6. 可见颜面潮红、多汗、水肿、荨麻疹、瘙痒、呼吸困难、头痛、眼痛、胸痛和体重增加。

【妊娠期安全等级】 D。

【禁忌与慎用】 1. 对本品过敏者、儿童、有血栓栓塞史者、子宫内膜增生症患者、重度肝功能不全患者禁用。

2. 骨转移患者、非代偿性心功能不全和严重心绞痛患者、轻、中度肝功能不全患者、白细胞减少和血小板减少者以及有发生子宫内膜癌风险的患者均慎用。

3. 尚未明确本品是否可经乳汁分泌，哺乳期妇女应权衡本品对其的重要性，选择停药或停止哺乳。

【药物相互作用】 1. 本品合用噻嗪类利尿药者，可增加发生高钙血症的风险。

2. 本品可使香豆素类药物的抗凝作用增强。

3. 抑制CYP3A4的药物，如酮康唑、红霉素等均可抑制本品的代谢；反之，肝酶诱导剂，如卡马西平、苯巴比妥酸盐类和苯妥英等均可加速本品的代谢。

【剂量与用法】 口服推荐剂量为一次60 mg，1次/日，肝功能不全患者应调整剂量。

【用药须知】 1. 用药治疗前，应进行妇科检查，明确是否有子宫异常，之后每年至少应进行1次妇科检查。

2. 应定期进行血常规检查并测定血钙水平。骨转移患者在使用本品初期可能出现高钙血症，尤应关注。

3. 恶心、呕吐、眩晕和高钙血症为导致停药的不良反应。

4. 本品过量可见头痛、眩晕，目前尚无特效的解毒药，应尽早进行对症处理。

【制剂】 片剂：20 mg；60 mg。

【贮藏】 避光、密封，置于阴凉处。

阿那曲唑
(anastrozole)

别名：瑞婷、瑞斯意、Arimidex

本品是一种高选择性非甾体芳香化酶抑制药。

【CAS】 120511-73-1

【ATC】 L02BG03

【理化性状】 1. 化学名：2，2′-Dimethyl-2，2′-[5-(1*H*-1，2，4-triazol-1-ylmethyl)-1，3-phenyl-ene] bis(propiononitrile)；α，α，α′，α′-Tetramethyl-5-(1*H*-1，2，4-triazol-1-ylmethyl)-*m*-benzenediacetonitrile

2. 分子式：$C_{17}H_{19}N_5$

3. 分子量：293.4

4. 结构式

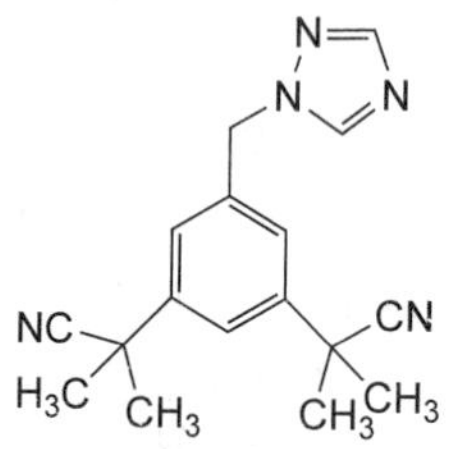

【药理作用】 芳香化酶是一种CYP酶，在雄激素转化为雌激素过程中起催化作用，能有效阻断内源性雌激素的合成，降低患者体内雌激素水平。绝经后妇女，体内雌激素主要来源于肾上腺产生的雄甾烷二醇(雄烯二酮)在外周组织中芳香酶的作用下转化为雌酮，再进一步由雌酮转化为雌二醇。由于本品可抑制芳香化酶活性，因此可以减少体液循环中雌激素水平，其推荐剂量可在24 h内降低体液循环中的雌激素水平约70%，直到稳定期时体内雌激素水平已在检测限下，雌激素水平降低可使肿瘤体积缩小或延缓肿瘤生长。因此，对雌激素依赖性乳腺癌患者，本品有利于阻滞肿瘤生长，甚至导致癌细胞死亡。本品对皮质醇和醛固酮分泌没有影响，也没有孕激素样、雄激素样及雌激素样作用。

【体内过程】 1. 本品口服迅速被吸收，空腹服用的T_{max}约为2 h。口服1mg/d，7 d后血药浓度接近稳态。食物对本品吸收有轻微影响，但不影响C_{ss}。稳定型肝硬化和肾功能不全患者口服本品的CL与健康志愿者无明显差异。

2. 其蛋白结合率为40%。

3. 本品主要在肝内代谢，消除较慢，血浆$t_{1/2}$为40～50 h，其主要代谢过程有N-脱烷基化、羟基化和葡糖醛酸化作用。本品大部分在体内代谢，只有10%以原药形式随尿液排出，主要代谢物三唑化合物没有芳香化酶的抑制活性。

【适应证】 用于绝经后妇女的晚期乳腺癌治疗。雌激素受体阴性患者，如对他莫昔芬呈现阳性临床反应，可考虑使用本品。

【不良反应】 1. 本品耐受性较好，不良反应发生率低于甲地孕酮，因不良反应而停止治疗者在临床试验中为 5%，即使大剂量使用本品，也不会对盐皮质激素或糖皮质激素产生明显的抑制作用。

2. 可发生胃肠道反应如恶心、呕吐、腹泻和畏食，10%～15%出现皮肤潮红、阴道干燥、头发变细、皮疹、乏力、关节痛/强直、嗜睡、抑郁和头痛。

3. 较少发生体重增加、外周组织水肿和出汗等，偶见阴道出血。

【妊娠期安全等级】 D。

【禁忌与慎用】 1. 对本品过敏者、中、重度肝功能不全患者、重度肾功能不全（Ccr＜20 ml/min）患者、儿童禁用。

2. 不推荐绝经前妇女使用本品。

3. 尚未明确本品是否可经乳汁分泌，哺乳期妇女应权衡本品对其的重要性，选择停药或停止哺乳。

【药物相互作用】 1. 本品不宜合用雌激素类药物，因可降低本品疗效。

2. 本品同其他药物如华法林、异丙嗪、西咪替丁和安替比林合用时，不易引起由 CYP 所介导的相互作用。

3. 本品可以轻微提高血浆总胆固醇水平。

【剂量与用法】 成人（包括老年人），口服，一次 1mg，1 次/日。

【用药须知】 1. 轻、中度肝、肾功能不全患者可不必调整剂量，重度肝功能不全及肾功能不全患者不推荐使用本品。

2. 本品有可能出现嗜睡，因此用药期间，不可驾车或操作机械。

3. 研究发现，受试者使用 10 mg/d 时仍可耐受。过量服药无特殊解毒剂，可进行催吐，也可透析。

4. 治疗期间，应该定期监测血常规、血生化、肝功能和血脂水平。

【制剂】 片剂：1mg。

【贮藏】 贮于 30 ℃以下。

睾内脂

(testolactone)

别名：Teslac

本品为睾酮的衍生物，是芳香酶抑制剂。

【CAS】 968-93-4

【理化性状】 1. 本品为白色到灰白色，几乎无味的结晶性粉末，可溶于水（1∶40～50）、乙醇和三氯甲烷，微溶于苯甲醇，不溶于乙醚和石油醚。

2. 化学名：(4a*S*, 4b*R*, 10a*R*, 10b*S*, 12a*S*)-10a, 12a-Dimethyl-3, 4, 4a, 5, 6, 10a, 10b, 11, 12, 12a-decahydro-2*H*-naphtho [2, 1-*f*] chromene-2, 8 (4b*H*)-dione

3. 分子式：$C_{19}H_{24}O_3$

4. 分子量：300.4

5. 结构式

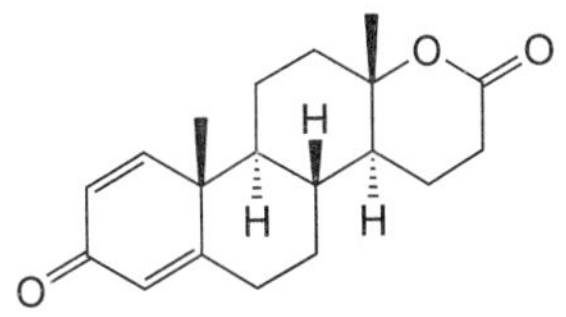

【药理作用】 本品抗癌机制尚未完全阐明。但一般认为本品可抑制甾类芳香酶活性，减少外周雌二醇的合成而无明显的雄激素活性。体外研究证明，本品对芳香酶的抑制成非竞争性且不可逆，这也许可以解释本品停药后，抑制雌激素合成效应仍然存在。

【体内过程】 本品胃肠道吸收良好，肝内代谢为多种衍生物，均保存有 D 环。这些代谢物和未代谢的原药均随尿排泄。

【适应证】 用于激素治疗的绝经后妇女的晚期或转移性乳腺癌姑息治疗的辅助治疗。也用于绝经前卵巢功能丧失的转移性乳腺癌。

【不良反应】 不良反应包括斑丘疹性红斑、血压升高、感觉异常、不适、四肢疼痛和水肿、舌炎、食欲缺乏、恶心和呕吐。脱发和指甲生长紊乱罕有报道。以上反应通常不需治疗。

【妊娠期安全等级】 C。

【禁忌与慎用】 1. 男性乳腺癌患者、对本品有过敏反应史者禁用。

2. 尚未明确本品是否可通过乳汁分泌，哺乳期妇女慎用。

3. 儿童用药的安全性和有效性尚未建立。

【药物相互作用】 1. 本品可能会增强口服抗凝血药的作用，合用时应监测抗凝药，并相应调整剂量。

2. 本品在生理学上可能降低放射免疫测定法中的雌二醇浓度，升高血钙浓度，增加 24 h 肌酐和 17-酮甾类的尿排泄。

【剂量与用法】 推荐口服剂量，一次 250 mg，3 次/日。为评估反应，本品治疗应至少持续 3 个月，除非有疾病进展。

【用药须知】 应监测血钙，如出现高血钙应及时处理。

【制剂】 片剂：50 mg。

【贮藏】 25 ℃保存。

地加瑞克
(degarelix)

本品为合成的线状十肽酰胺，含有 7 个非天然的氨基酸，本品系 GnRH 受体拮抗剂，临床用其醋酸盐。

【CAS】 214766-78-6

【ATC】 L02BX02

【理化性状】 1. 化学名：D-Alaninamide，*N*-acetyl-3-(2-naphthalenyl)-D-alanyl-4-chloro-dphenylalanyl-3-(3-pyridinyl)-D-alanyl-L-seryl-4-[[[(4*S*)-hexahydro-2,6-dioxo-4-pyrimidinyl]carbonyl]amino]-L-phenylalanyl-4-[(aminocarbonyl) amino]-D-phenylalanyl-L-leucyl-*N*6-(1methylethyl)-L-lysyl-L-prolyl

2. 分子式：$C_{82}H_{103}N_{18}O_{16}Cl$

3. 分子量：1632.3

4. 结构式

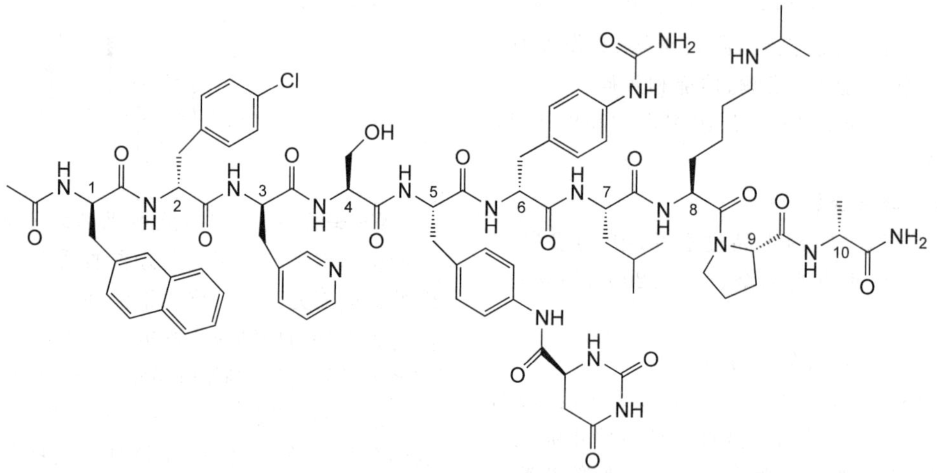

醋酸地加瑞克
(degarelix acetate)

别名：Firmagon

〖理化性状〗 1. 本品为白色至类白色非固定性粉末。

2. 分子式：$C_{84}H_{107}ClN_{18}O_{18}$

3. 分子量：1690.76

【药理作用】 本品为促性腺激素释放激素(GnRH)受体拮抗剂，能与脑下垂体促性腺激素释放激素受体可逆性结合，减少促性腺激素的释放，因而能减少睾酮的释放。单剂量给予本品 240 mg，使促黄体生成激素(LH)和卵泡刺激素(FSH)的血浆浓度下降，随后睾酮水平下降。本品按推荐方案给药可获得并持续抑制睾酮低于去势水平(50 ng/dl)。

【体内过程】 1. 吸收　本品皮下注射后形成一个可逐步释放的贮藏池。皮下注射本品 240 mg (40 mg/ml) 后，平均 C_{max} 为 26.2 ng/ml (CV 为 83%)，平均 AUC 为 1054(ng·d)/ml(CV 为 35%)。通常情况下，$T_{max}<2$ d。前列腺癌患者给予 40 mg/ml，剂量为 120～240 mg 时，其药动学呈线性。本品的药动学受注射剂浓度的影响极大。

2. 分布　静脉注射后的分布容积>1 L/kg，皮下注射后的分布容积>1000 L，表明本品在全身体液中均有分布。本品血浆蛋白结合率约为 90%。

3. 代谢　本品通过肝胆管系统进行肽水解，且被代谢成肽片段随粪便排泄。皮下注射后在血样中检测不到代谢物。体外试验表明，本品不是 CYP 或 P-糖蛋白转运系统的底物、诱导剂或抑制剂。

4. 排泄　前列腺癌患者皮下注射本品 240 mg(浓度为 40 mg/ml)后呈双相消除，平均 $t_{1/2}$ 约 53 d。较长的 $t_{1/2}$ 是由于本品皮下注射后在注射部位形成贮藏池，因而药物释放非常缓慢。约 20%～30% 经肾脏排泄，70%～80% 经肝胆管系统排泄。清除率约 9 L/h。

【适应证】 用于治疗晚期前列腺癌。

【不良反应】 1. 常见不良反应　注射部位疼痛、红斑、肿胀、硬结，体重增加、疲乏、发冷、潮红、高血压、腰痛、关节痛、尿道感染、转氨酶升高、谷酰转肽酶升高、便秘、发热、盗汗、恶心、头晕、头痛、失眠。

2. 少见不良反应　勃起功能障碍、男性乳房女性化、多汗、睾丸萎缩、腹泻。

3. 长期使用 GnRH 拮抗剂可导致骨密度降低。

【妊娠期安全等级】 X。

【禁忌与慎用】 1. 对本品及所含其他成分过敏者禁用。如发生严重过敏反应，应立即停药。

2. 女性禁用。

3. 65 岁以上老人用药的安全性与有效性同年轻人相比无异，但不排除有老年患者更敏感。

4. Ccr<50 ml/min 的中、重度肾功能不全患者应慎用。

5. 重度肝功能不全的患者应慎用。

【药物相互作用】 尚未进行与其他药物相互作

用的研究。本品不是 **CYP** 的底物,也不是其诱导剂。

【剂量与用法】

1. 本品仅用于皮下注射

(1) 起始剂量　皮下注射本品 120 mg 注射液 2 支,共 240 mg,浓度为 40 mg/ml。

(2) 维持剂量　在给予起始剂量后 28 d 皮下注射本品 80 mg,浓度为 20 mg/ml,以后每 28 d 重复注射 1 次。

2. 配制方法与注意事项

(1) 配制后应在 1 h 内使用,不能振摇安瓿,在无菌条件下操作。

(2) 本品起始剂量包装含 2 支 120 mg 的粉针,注射器、注射用水、瓶塞接头及针头。起始剂量的配制及注射方法是:①打开瓶盖,用酒精棉擦拭瓶塞,去掉瓶口密封盖,附上瓶塞接头,按压直到钉部穿过橡胶塞并紧密结合;②连接注射器并注入注射用水;③不要抽出注射器,轻轻转动瓶身直到液体清澈透明且无粉末性颗粒物,若液面有粉末,轻微倾斜药瓶,避免震荡产生泡沫;④液面可允许有一小圈气泡,配制可能耗费数分钟,有时甚至 15 min;⑤倒置药瓶并吸入 3 ml 注射液,确保剂量准确并排除气泡;⑥拔出注射器接上针头,立刻缓慢皮下注射 3 ml 本品计 120 mg;⑦捏起腹部皮下组织,注射器与腹部成 45°角做深部皮下注射;不要刺入血管或肌肉中,轻拉活塞检查是否有血液吸入,若有,中断注射,遗弃配置药品及注射器,重配;⑧重复配制另一 120 mg 剂量选择另一处部位给药。

3. 维持剂量的配制方法

(1) 本品维持剂量包装含 1 支 80 mg 粉针,注射器、注射用瓶塞接头及针头。

(2) 配制方法与起始剂量相同,用 4 ml 注射用水配制后皮下注射。

【用药须知】 1. 第 1 次维持剂量必须在起始治疗后的 28 d 后给予。

2. 本品腹部皮下注射,若与其他药物同时给药,给药部位应定期更换。给药部位应避开会受到压力的部位,诸如腰带及腰带附近或肋骨附近。

3. 不建议以其他浓度给药。

4. 本品为粉针剂,须用灭菌注射用水,在无菌操作条件下配制。不能振摇配制液,配制好的药品必须在 1 h 内给药。

5. 避免皮肤接触本品,配制时戴手套。若本品接触皮肤,立刻用肥皂水彻底洗净;如接触黏膜,立刻用清水洗净。

6. 尚无本品过量报道,如过量,采取支持性措施治疗有症状患者。

7. 长期雄激素阻断治疗会延长 Q-T 间期。医生应考虑治疗的效益是否超过对先天性长 Q-T 综合征的患者、电解质紊乱者、充血性心力衰竭者及正在服用Ⅰa 类(如奎尼丁,普鲁卡因胺)或Ⅲ类(如胺碘酮,索他洛尔)抗心律失常药治疗患者的风险。

8. 本品长期治疗可使垂体性腺系统受到抑制,在使用本品期间或本品后垂体促性腺激素和性腺功能诊断试验会受影响。通过定期监测前列腺特异性抗体原来评价本品的治疗作用,如前列腺特异性抗原升高,应测定血清睾酮含量。

9. 肝功能不全患者本品暴露量降低,但不必调节剂量,应每月监测睾酮水平,达到治疗目标后,每隔一月监测 1 次。

【制剂】 注射剂(粉):80 mg/瓶(维持剂量),120 mg/瓶(起始剂量)。

【贮藏】 贮于 25 ℃,短程携带时允许 15～30 ℃。远离儿童。

阿比特龙

(abiraterone)

【CAS】 154229-19-3。

【ATC】 L02BX03。

【理化性状】 1. 本品醋酸盐为白色至类白色无吸湿结晶性粉末。

2. 化学名称:(3β)-17-(3-Pyridinyl) androsta-5,16-dien-3-yl。

3. 分子式:$C_{24}H_{31}NO$。

4. 分子量:349.52。

5. 结构式如下:

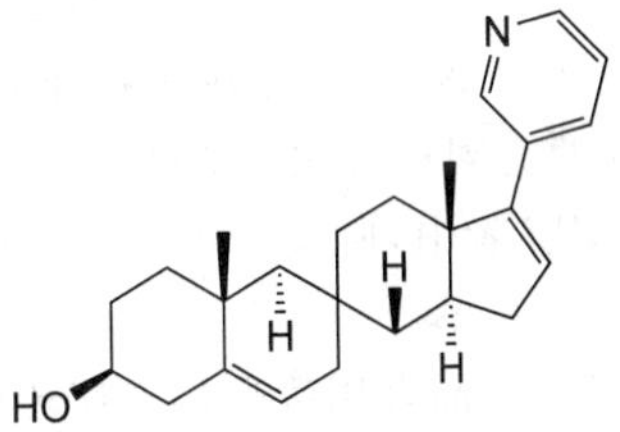

阿比特龙醋酸酯

(abiraterone acetate)

别名:Zytiga

本品是阿比特龙的乙酰化物,一种新型的抗肿瘤药物。

〖CAS〗 154229-18-2

〖理化性状〗 1. 本品醋酸盐为白色至类白色无吸湿结晶性粉末。

2. 化学名称:(3β)-17-(3-Pyridinyl) androsta-5,16-dien-3-yl acetate

3. 分子式：$C_{26}H_{33}NO_2$

4. 分子量：391.55

5. 结构式

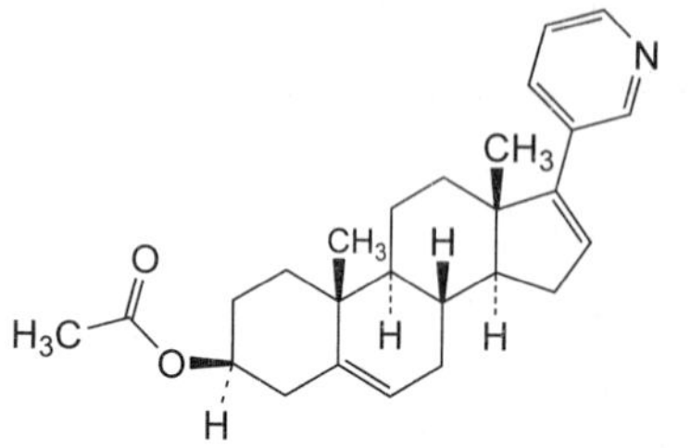

【药理作用】 1. 本品为阿比特龙的衍生物，属于雄激素生物合成抑制剂，可抑制17α-羟化酶/C17,20-裂合酶(CYP17)。此酶在睾丸、肾上腺、前列腺肿瘤中表达，对雄激素的生物合成是必需的。

2. 在安慰剂对照的临床Ⅲ期试验中，本品可降低患者的血清睾酮和其他雄激素水平。

【体内过程】 1. 转移性去势抵抗性前列腺癌(CRPC)患者口服阿比特龙醋酸酯后，本品达峰时间的中位数为2 h。给予转移性CRPC患者1000 mg，1次/日，其稳态 C_{max} 为 226±178 ng/ml，AUC为1173±690(ng·h)/ml。剂量在达250 mg～1000 mg时未观察到 C_{max} 有较大偏差。

2. 本品主要与人血浆白蛋白和 α_1-酸性糖蛋白高度结合(>99%)。其表观稳态分布容积为19669±13358 L。

3. 本品可能通过酯酶活性(此酯酶尚未鉴定)水解成活性代谢物阿比特龙，而非由CYP介导的。人血浆中阿比特龙的2个主要代谢产物为无活性的阿比特龙硫酸酯和 *N*-氧化阿比特龙硫酸酯，各约占阿比特龙暴露量的43%。阿比特龙通过CYP3A4和SULT2A1代谢为 *N*-氧化物阿比特龙硫酸酯，通过SULT2A1代谢为阿比特龙硫酸酯。

4. 在CRPC者中，血浆中阿比特龙的终末 $t_{1/2}$ 为(12±5)h。

【适应证】 本品合用泼尼松治疗转移性CRPC。

【不良反应】 1. 临床试验中最常见的不良反应(≥10%)为疲劳，关节肿胀或不适、潮红、腹泻、呕吐、咳嗽、高血压、呼吸困难、泌尿道感染和挫伤。

2. 少见不良反应(≥2%)有肌肉不适、水肿、便秘、消化不良、泌尿道感染、上呼吸道感染、咳嗽、尿频、骨折、心律失常、胸痛、胸部不适、心衰、夜尿增多、疲乏、发热、腹股沟痛、意识混乱、跌倒、鼻咽炎、血尿、皮疹。

3. 常见的实验室检验异常(>20%)有贫血、碱性磷酸酯酶升高、三酰甘油升高、淋巴细胞减少、胆固醇升高、AST升高、ALT升高和高血糖症、低磷酸盐血症、低血钾。

【妊娠期安全等级】 X。

【禁忌与慎用】 1. 重度肝功能不全患者禁用。

2. 高血压、低血钾及液体储留均会加重心衰，故心肌梗死及室性心律失常患者应慎用。

3. 有心脏病病史者慎用，左心室射血分数低于50%，或纽约心脏学会Ⅱ～Ⅳ级心衰患者的用药安全性尚未确定。

4. 尚未明确在儿童中的安全性和有效性。

5. 女性禁用。

【药物相互作用】 1. 本品是CYP2D6的抑制剂，应避免与治疗指数窄的CYP2D6底物(如硫利哒嗪等)同服。

2. 体外研究得知，本品可抑制CYP2C8。暂无本品与CYP2C8底物合用的临床资料。但当本品与CYP2C8底物同时应用时，应密切监测患者出现与CYP2C8底物相关的毒性反应。

3. 本品是CYP3A4的底物。使用本品治疗期间，应避免与强效CYP3A4抑制剂或诱导剂合用。

【剂量与用法】 1. 推荐剂量为口服一次1000 mg，1次/日；同时口服泼尼松5 mg，2次/日。本品须空腹，用水整片吞服。

2. 中度肝功能不全患者应降低剂量至250 mg，1次/日。同时监测血ALT、AST及胆红素，第1个月，每月检查一次肝功能，第2个月，每2周检查一次，继后每月检查一次。如果ALT和(或)AST升高至5×ULN，或胆红素升高至3×ULN以上，应停止治疗，并不能重新开始治疗。

3. 治疗过程中出现肝毒性的患者[ALT和(或)AST升高至5×ULN以上，或胆红素升高至3×ULN以上]，应中止本品治疗。肝功能恢复后[ALT和(或)AST降至2.5×ULN以下，或胆红素降至1.5×ULN以下]，再从一次750 mg，1次/日开始，最初3个月中每周监测肝功能，继后每月1次。

4. 如750 mg/d的剂量引起了肝毒性，应停药至肝功能恢复后再从500 mg开始，1次/日。

5. 如500 mg/d的剂量引起了肝毒性，应终止本品的治疗。

6. ALT和(或)AST升高至20×ULN以上，或胆红素升高至10×ULN以上的患者，重新开始治疗的安全性尚未确定。

【用药须知】 1. 肝功能不全患者须调整给药剂量。

2. 妊娠期妇女或准备妊娠的妇女在无保护措施(如橡胶手套)下，不应接触本品。

3. 本品与食物同服，其全身暴露量可见增加。

与低脂肪饮食同服，其 C_{max} 和 $AUC_{0-\infty}$ 分别升高 7 倍和 5 倍；与高脂肪饮食同服，分别则升高 17 和 10 倍。因此，服用本品至少 1 h 后方可进食，或进食至少 2 h 后才可服用本品。

4. 应警惕本品引起的盐皮质激素过剩而导致的高血压、低血钾、液体潴留。

5. 本品与泼尼松合用有导致肾上腺皮质激素不足的报道，应密切监测肾上腺皮质激素不足的症状和体征，特别是患者停用泼尼松、泼尼松减量或经历异常压力的患者。肾上腺皮质激素不足的症状和体征可被盐皮质激素过量的不良反应掩盖。如临床需要，进行适当的检查，以确诊肾上腺皮质激素不足。在压力环境下，可能需要增加肾上腺皮质激素的剂量。

6. 本品可导致肝毒性，用药前及用药期间定期监测肝功能，前 3 个月，每 2 周 1 次，继后每月 1 次。

【制剂】 片剂：250 mg(阿比特龙醋酸酯)。

【贮藏】 贮于 20～25 ℃，短程携带允许 15～30 ℃。

恩扎鲁胺

(enzalutamide)

别名：Xtandi

本品是雄激素受体拮抗药。

【CAS】 915087-33-1

【ATC】 L02BB04

【理化性状】 1. 本品为结晶性白色固体，无吸湿性，几乎不溶于水。

2. 化学名：4-{3-[4-Cyano-3-(trifluoromethyl)phenyl]-5，5-dimethyl-4-oxo-2-sulfanylideneimidazolidin-1-yl}-2-fluoro-*N*-methylbenzamide

3. 分子式：$C_{21}H_{16}F_4N_4O_2S$

4. 分子量：464.44

5. 结构式

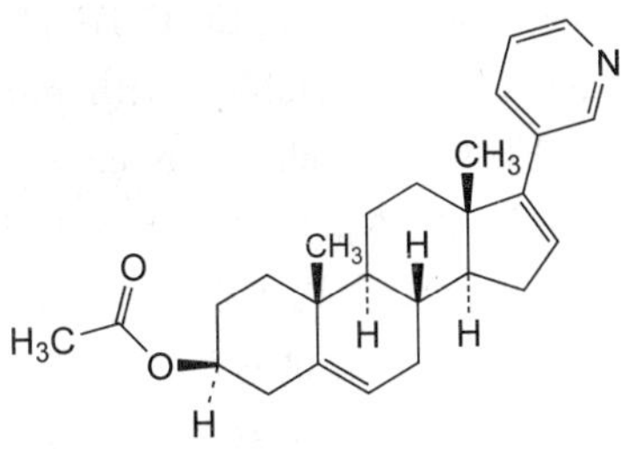

【药理作用】 本品为雄激素受体抑制剂，作用于雄激素受体信号通路的不同步骤。本品可竞争性抑制雄激素与其受体的结合，并可抑制雄激素受体的核转运和雄激素受体与 DNA 的相互作用。本品的主要代谢产物 *N*-去甲恩扎鲁胺与本品的作用相似。体外实验证实，本品可降低前列腺癌细胞的增殖，诱导其凋亡。在小鼠前列腺癌抑制模型中，本品可使肿瘤的体积缩小。

【体内过程】 1. 吸收　转移性 CRPC 患者口服本品 160 mg，1 次/日后，本品的血药浓度达峰时间为 1 h(0.3～3 h)。本品及其代谢产物 *N*-去甲恩扎鲁胺的稳态 C_{max} 分别为 16.6 μg/ml(CV 为 23%)和 12.7 μg/ml(CV 为 30%)，给药前的血药谷值分别为 11.4 μg/ml(CV 为 26%)和 13.0 μg/ml(CV 为 30%)。给药后，28 d 可达稳态，本品的蓄积率相对单次给药为 8.3 倍。本品日间血药浓度变化小(峰值与谷值之比为 1.25)。高脂肪餐对本品的吸收无明显影响。

2. 分布　本品主要与人血浆白蛋白结合，结合率为 97%～98%，*N*-去甲恩扎鲁胺的蛋白结合率为 95%。本品的表观稳态分布容积为 110 L(CV 为 29%)。

3. 代谢　单次口服放射性标记的本品 160 mg，本品、*N*-去甲恩扎鲁胺、无活性的羧酸代谢产物在血浆中的放射性标记物分别占 30%、49% 和 10%。CYP2C8 和 CYP3A4 是本品的主要代谢酶，其中 CYP2C8 负责形成活性代谢产物。本品不是 CYP1A1、CYP1A2、CYP2A6、CYP2B6、CYP2C8、CYP2C9、CYP2C18、CYP2C19、CYP2D6、CYP2 E1 和 CYP3A4/5 的底物。

4. 单次口服本品 160 mg 后 77 d，尿液中回收 71% 的放射性标记物(仅有痕量的原药和 *N*-去甲恩扎鲁胺)，粪便中回收 14% 的放射性标记物(给药剂量的 0.4% 为原药，1% 为 *N*-去甲恩扎鲁胺)。

本品的表观清除率为 0.56 L/h(0.33～1.02 L/h)，本品的 $t_{1/2}$ 为 5.8 d，*N*-去甲恩扎鲁胺的 $t_{1/2}$ 为 7.8～8.6 d。

【适应证】 用于治疗转移性去势抵抗性 CRPC。

【不良反应】 1. 整体感觉　虚弱、外周水肿。

2. 肌肉与骨骼　腰痛、关节痛、肌肉骨骼痛、肌无力、肌肉骨骼僵硬。

3. 消化系统　腹泻。

4. 血管　热潮红、高血压。

5. 神经系统　头痛、头晕、脊髓受压、马尾综合征、感觉异常、感觉迟钝、精神障碍、焦虑、失眠。

6. 泌尿系统　血尿、尿频。

7. 外伤、中毒和手术后并发症　跌倒、非病理性骨折。

8. 皮肤　瘙痒、皮肤干燥。

9. 呼吸系统　鼻衄。

10. 实验室检查　中性粒细胞减少、血小板减少、ALT 升高、胆红素升高。

【妊娠期安全等级】 X。

【禁忌与慎用】 1. 女性禁用。

2. 儿童用药的安全性及有效性尚未明确。

3. 轻、中度肾功能不全患者不必调整剂量，尚未对重度肾功能不全及终末期肾病者进行评价。

3. 轻、中度肝功能不全患者不必调整剂量，尚未对重度肝功能不全患者进行评价。

【药物相互作用】 1. 强效 CYP2C8 抑制剂（吉非贝齐）可升高本品及 *N*-去甲恩扎鲁胺总暴露量 2.2 倍，应尽量避免合用，如需合用，应降低本品的剂量（参见剂量与用法）。

2. 尚未进行强效 CYP2C8 诱导剂与本品合用的研究。但推测与 CYP2C8 强效诱导剂（利福平）合用时，本品的暴露量会降低，应尽量避免合用。

3. 与强效 CYP3A4 抑制剂（伊曲康唑）合用，可升高本品及 *N*-去甲恩扎鲁胺总暴露量 1.3 倍。

4. 尚未进行强效 CYP3A4 诱导剂与本品合用的研究。但推测与强效 CYP3A4 诱导剂（卡马西平、苯巴比妥、苯妥英钠、利福平等）合用时，本品的暴露量会降低，应尽量避免合用。中效 CYP3A4 诱导剂（波生坦、依法韦仑、依曲韦林、贯叶连翘等）也可能会降低本品的暴露量，应尽量避免合用。

5. 本品是强效 CYP3A4 诱导剂、CYP2C9 的中效诱导剂。本品可降低咪达唑仑、华法林、奥美拉唑的血药浓度。本应以避免与治疗窗窄的 CYP3A4 的底物（如阿芬太尼、环孢素、双氢麦角胺、芬太尼、匹莫齐特、奎尼丁、西罗莫司、他克莫司）、CYP2C9 的底物（如苯妥英、华法林）及 CYP2C19（如 *S*-美分妥因）合用。与必须与华法林合用，应密切监测 INR 并根据检测结果调整华法林的剂量。

【剂量与用法】 1. 口服一次 160 mg，1 次/日，进食或空腹服用均可，胶囊剂应整粒吞服。

2. 如出现 3 级以上不能耐受的毒性，应暂停用药 1 周或直至毒性恢复至≤2 级，按原剂量或降低剂量（120 mg 或 80 mg）重新开始治疗。

3. 尽量避免与强效 CYP2C8 抑制剂合用，如必须合用，本品的剂量应降低至 80 mg，停止使用强效 CYP2C8 抑制剂后，本品的剂量亦应恢复至 160 mg。

【用药须知】 本品可能会导致癫痫发作，使用本品的患者应避免从事突然失去意识可引发严重后果的工作。

【制剂】 软胶囊剂：40 mg。

【贮藏】 贮于 20～25 ℃，短程携带允许 15～30 ℃。

注：甲羟孕酮、甲地孕酮、戈那瑞林、曲普瑞林、布舍瑞林和亮丙瑞林亦有抗肿瘤作用，均集中于第 14 章中讨论。

2.6　单克隆抗体

当机体受到抗原刺激时，抗原分子上的许多决定簇分别激活各个具有不同基因的 B 细胞。被激活的 B 细胞分裂增殖形成效应 B 细胞（浆细胞）和记忆 B 细胞，大量的浆细胞克隆合成和分泌大量的抗体分子分布到血液、体液中。如果能选出一个制造一种专一抗体的血浆细胞进行培养，就可得到由单细胞经分裂增殖而形成细胞群，即单克隆。单克隆细胞将合成针对一种抗原决定簇的抗体，称为单克隆抗体，简称单抗。

单抗行业经历爆发式增长，现已进入成熟期。单克隆抗体自从利妥昔单抗（美罗华）上市后，单抗药物的发展才得到了极大的改善经历了 10 年的爆发式增长。以阿达木单抗为首的重磅单抗在自体免疫疾病、抗肿瘤等领域获得的巨大的成功加快了单抗行业的发展。全球抗体药物市场的销售情况异常火热。1997 年全球抗体药物销售额仅 3.1 亿美元，在 1997 到 2012 年的 15 年中，治疗用单抗市场规模年销售额复合增速高达 42.2%，是总药品销售增速的 6 倍，2012 年全球抗体药物市场规模已达 570 亿美元。

近几年，具有抗肿瘤作用的单克隆抗体开发较多，本节也予收录。

利妥昔单抗
(rituximab)

别名：美罗华、Mabthera、瑞图宣、Rituxan

本品是一种嵌合鼠或人的单克隆抗体。

【CAS】 174722-31-7

【ATC】 L01XC02

【理化性状】 化学名：Immunoglobulin G1 (human-mouse monoclonal IDEC-C2B8 γ1-chain anti-human antigen CD_{20}), disulfide with human-mouse monoclonal IDEC-C2B8 κ-chain, dimer

【用药警戒】 1. 本品可致严重的包括致命性的输液反应，静脉滴注 24 h 内可发生死亡，80%的致命性输液反应发生于首次输液过程中。应密切监测患者，严重反应者应停药，3～4 级输液反应者应给予适当治疗。

2. 本品可导致严重的包括致命性的黏膜皮肤反应。

3. 某些病例可致乙型肝炎病毒复活，导致急性重型肝炎、肝功能衰竭及死亡。开始本品治疗前应排除乙型肝炎病毒感染者,本品治疗中及治疗后应密切监测患者,一旦发生乙型肝炎病毒复活,停用本品及共用药物,并开始抗乙型肝炎治疗。

4. 本品可致进行性包括致命性的多灶性白质脑病。

【药理作用】 本品与纵贯细胞膜的CD_{20}抗原特异性结合。该抗原位于前B细胞和成熟B淋巴细胞,但在造血干细胞、后B细胞、正常血浆细胞,或其他正常组织中不存在。该抗原表达于95%以上的B淋巴细胞型的非霍奇金淋巴瘤。在与抗体结合后,CD_{20}不被内在化或从细胞膜上脱落。CD_{20}不以游离抗原形式在血流中循环,因此,也就不会与抗原竞争性结合。本品与B淋巴细胞上的CD_{20}结合,并引发B细胞溶解的免疫反应。细胞溶解的可能机制包括补体依赖性细胞毒性(CDC)和抗体依赖性细胞的细胞毒性(ADCC)。此外,体外研究表明,本品可使药物抵抗性的人体淋巴细胞对一些化疗药物的细胞毒敏感。

【体内过程】 1. 非霍奇金淋巴瘤患者每周1次或每3周1次给药,中位终末$t_{1/2}$为22 d(6.1～52 d) CD_{19}^{+}细胞计数高者或可测量的肿瘤损伤大者清除率高,但不必根据$CD19^{+}$细胞计数及肿瘤大小调整剂量。慢性淋巴细胞白血病中位终末$t_{1/2}$约32 d(14～62 d)。

2. 类风湿关节炎患者,静脉滴注2剂本品500 mg,第一次给药结束后C_{max}为(157±46)μg/ml,第二次给药结束后C_{max}为(183±55)μg/ml;静脉滴注2剂本品1000 mg,第一次给药结束后C_{max}为(318±86)μg/ml,第二次给药结束后C_{max}为(381±98)μg/ml。基于群体药动学分析,本品清除率约为0.335 L/d,分布容积3.1 L,平均终末$t_{1/2}$ 18.0 d(5.17～77.5 d)。

3. 肉芽肿伴多血管炎或显微镜下多血管炎患者接受375 mg/m²,静脉滴注,每周1次,共4周,中位终末$t_{1/2}$约23 d(9～49 d)。平均清除率为0.312 L/d(0.115～0.728 L/d),分布容积为4.50 L(2.21～7.52 L)。年龄对本品药动学无影响。

4. 男性患者、体表面积大者或人嵌合抗体阳性者清除率高,但不必据此调整剂量。未对儿童及青少年进行药动学试验,未进行正式试验以确定肝、肾功能不全对本品药动学的影响。

【适应证】 1. 非霍奇金淋巴瘤(NHL)

(1) 复发或难治性的恶性度低的或滤泡性、CD_{20}阳性的B细胞型NHL。

(2) 与一线化疗药物合用用于未经治疗的滤泡性、CD_{20}阳性B细胞型NHL;本品与一线化疗药物合用达到完全反应或部分反应的患者,单用本品支持治疗。

(3) 使用一线CVP方案化疗后的非进展性(包括疾病稳定者)、恶性度低、CD_{20}阳性的B细胞型NHL。

(4) 与CHOP化疗方案或其他以蒽环类为基础的化疗方案合用治疗未经治疗的弥漫性大B细胞、CD_{20}阳性NHL。

2. 与氟达拉滨及环磷酰胺合用治疗CD_{20}阳性的慢性淋巴细胞白血病。

3. 与甲氨蝶呤合用治疗对一种或多种TNF拮抗剂无效的成人中至重度活动性类风湿关节炎(RA)。

4. 与糖皮质激素合用治疗肉芽肿伴多血管炎(GPA)或显微镜下多血管炎(MPA)。

【不良反应】 由于接受治疗的患者大多数都曾接受过多种抗癌治疗,其预后均较差,以下列出的不良反应不一定都是使用本品引起的,临床应进行细致分析。

1. 与静脉滴注直接相关的不良反应有发热、寒战,主要发生在第1次静脉滴注中,通常在给药后2 h内发生。继而发生荨麻疹、皮疹、疲劳、头痛、瘙痒、支气管痉挛、呼吸困难、舌或喉头水肿(血管神经性水肿)、鼻炎、呕吐、一过性低血压、潮红、心律失常和肿瘤部位疼痛。

2. 原有心脏病发作,如心绞痛和充血性心衰加重,有可能随继续用药而减轻。

3. 少数患者有出血倾向,常较轻且可逆。严重的血小板减少和中性粒细胞减少的发生率为1.8%。严重贫血的发生率为1.4%。

4. 全身不良反应还有腹胀、腹痛、腰痛、胸痛、颈痛、盗汗、汗多、皮肤干燥和静脉滴注部位疼痛。

5. 心血管系统的不良反应有高血压、体位性低血压、心动过缓、心动过速、血管扩张。

6. 胃肠道可见腹泻、食欲缺乏和消化不良。

7. 白细胞减少、淋巴结病、高血糖、周围水肿、LDH增高、体重减轻、低血钙和血尿酸升高。

8. 关节痛、肌痛、骨痛、张力过高。

9. 神经系统的不良反应可见眩晕、焦虑、抑郁、感觉异常、躁动、失眠、精神紧张、嗜睡和神经炎。

10. 泪腺分泌紊乱、耳痛、味觉障碍、排尿困难和血尿可能发生。

【禁忌与慎用】 1. 对本品或鼠蛋白过敏者、妊娠期妇女禁用。

2. 儿童不宜使用。

3. 有明显心脏病如心绞痛、心衰、哮喘、低血压等患者慎用。

4. 有严重活动性严重感染者禁用。

5. 尚未明确本品是否可经乳汁分泌，哺乳期妇女应权衡本品对其的重要性，选择停药或停止哺乳。

【剂量与用法】 1. 本品仅能静脉滴注，不能静脉注射或静脉推注。只能由专业人员给予，并有适当的医疗设施以处理严重的输液反应。

2. 第一次静脉滴注，初始速度 50 mg/h，如未出现输液反应，每 30 min 增加 50 mg/h，最大静脉滴注速度 400 mg/h。第二次以后，初始速度 100 mg/h，如无输液反应，每 30 min 增加 100 mg/h，最大静脉滴注速度 400 mg/h。

3. 未经治疗的滤泡性 NHL 和弥漫性大 B 细胞淋巴瘤，如患者在第一周期中出现 3 或 4 级输液反应，在第二周期本品通过 90 min 输液给予，与含糖皮质激素的化疗方案合用。总剂量的 20%在最初的 30 min 给予，剩余 80%的剂量在 60 min 给予。如果患者能耐受，余下的治疗周期可按上述方案给药。有明显心血管疾病或第二周期开始前循环中淋巴细胞计数≥5000×10^6/L 者不能采用上述 90 min 的给药方案。出现输液反应者应停药或减慢静脉滴注速度，症状改善后以之前的一半的速度重新开始。

4. NHL 患者推荐剂量为 375 mg/m^2，按以下方案进行。

(1) 复发或难治性、恶心度低或滤泡性 CD_{20} 阳性 B 细胞 NHL，每周 1 次，治疗 4 或 8 周。

(2) 复发或难治性、恶性度低或滤泡性 CD_{20} 阳性 B 细胞 NHL 者重复治疗，每周 1 次，治疗 4 周。

(3) 未经治疗的滤泡性 CD_{20} 阳性 B 细胞 NHL，每个化疗周期的第 1 d 给药，可达 8 周；完全反应或部分反应的患者，完成本品与其他化疗方案后 8 周开始支持治疗，每 8 周 1 次，共 12 周。

(4) CVP(环磷酰胺、长春新碱、泼尼松)方案化疗后的非进展性(包括疾病稳定者)、恶性度低、CD_{20} 阳性 B 细胞型 NHL，每周 1 次，治疗 4 周休息 6 月，最多可给予 16 剂。

(5) 弥漫性大 B 细胞 NHL，每个化疗周期第 1 d 给药，可达 8 次。

5. CLL 推荐剂量 375 mg/m^2，在 FC 化疗方案之前给予，之后在第 2～6 周期的第 1d 给予 500 mg/m^2(每 27 d 一次)。含替伊莫单抗(Zevalin)的治疗方案，在给予铟[^{111}In]替伊莫单抗和钇[^{90}Yb]替伊莫单抗前 4 h 之内，静脉滴注本品 250 mg/m^2，给予本品和钇[^{90}Yb]替伊莫单抗后 7～9 d 给予铟[^{111}In]替伊莫单抗。

6. 类风湿关节炎患者，2 剂 1000 mg，中间间隔 2 周，糖皮质激素如甲泼尼龙 100 mg 或其他等效物，在给予本品前 30 min 静脉给予，以减少输液反应。之后每 24 周 1 次或根据临床评价给药，但再次给药时不能短于每 16 周 1 次，应与甲氨蝶呤合用。

7. GPA 和 MPA，375 mg/m^2，静脉滴注，每周 1 次，共 4 周。糖皮质激素如甲泼尼龙 100 mg，在给予本品前 1～3 d 每天静脉给予，之后泼尼松 1 mg/(kg·d)(不能超过 80 mg/d，根据临床需要逐渐减量)以治疗严重的血管炎症状。此治疗方案应在本品开始前 14 d 或 14 d 之内给予，并可继续至本品疗程结束后 4 周。

8. 一次静脉滴注前给予对乙酰氨基酚和抗组胺药。对于 90 min 给药方案，应在静脉滴注本品前给予糖皮质激素。对类风湿关节炎，与本品给药前甲泼尼龙 100 mg 静脉给予或其他等效物。GPA 和 MPA 患者，本品需与糖皮质激素联合用药。

9. 本品治疗中及治疗后 12 月后，推荐 CLL 患者预防性给予抗肺囊虫肺炎及抗疱疹病毒药物，GPA 和 MPA 患者预防应持续至本品输液结束后 6 月。

【用药须知】 1. 本品可发生严重的包括致命的输液反应，常发生于第 1 次静脉滴注时的 30～120 min。输液反应包括荨麻疹、低血压、血管神经性水肿、低氧血症、支气管痉挛、肺浸润、急性呼吸窘迫综合征、心肌梗死、室颤、心源性休克、超敏反应或死亡。为预防上述反应发生，请严格遵守用法与用量。

2. 本品可导致皮肤黏膜反应，可致命。包括副肿瘤性天疱疮、斯-约综合征、苔藓样皮炎、囊泡形皮肤炎、中毒性表皮坏死松解症。如发生，应停药。发生过严重皮肤黏膜反应者再次用药的安全性未知。

3. 抗 CD_{20} 抗体，包括本品可致乙型肝炎病毒复活，某些病例可导致急性重型肝炎、肝功能衰竭及死亡。乙型肝炎复发可发生于表面抗原阳性者及阴性者但核心抗体阳性者。亦见于乙型肝炎康复者(表面抗原阴性、核心抗体阳性、表面抗体阳性)。乙型肝炎病毒复活定义为病毒复制突然增加，表现为血浆乙型肝炎病毒 DNA 快速升高，原表面抗原阴性及核心抗阳性者可检测到表面抗原。本品治疗前应测定表面抗原及核心抗体，有证据感染乙型肝炎病毒者[表面抗原阳性(不管抗体状态)或表面抗原阴性但核心抗体阳性]应咨询有乙型肝炎治疗经验的医生，监测并考虑抗乙型肝炎病毒治疗。在本品治疗期间及之后数月，监测有证据的或之前存在乙型肝炎病毒感染者的肝炎的症状或乙型肝炎病毒复活的临床试验室指标。接受本品治疗发生乙型肝炎病毒复活的患者，立即停用本品及同时进行的化疗，并给予适当的替代治疗。乙型肝炎病毒复活解决后，应与有治疗乙型肝炎经验的医生讨论决定是否可重新开始本品治疗。乙型肝炎病毒复活者重新接受本品治疗的安全性资料有限。

4. 接受本品治疗的患者可发生可致命性的 JC 病毒感染导致的进行性多灶性白质脑病(PML)。存在新发的精神病学表现或之前存在的精神病学症状出现变化,应考虑到 PLM 的可能。PML 的评价方法包括咨询神经病学专家、行头部 MRI、腰椎穿刺等。发生 PML 的患者停用本品,并可考虑暂停同时使用的化疗药物或免疫抑制剂或降低剂量。

5. 在首次静脉滴注的 12～24 h,可发生肿瘤溶解综合征(TLS)导致的急性肾功能衰竭、高血钾、低血钙、高尿酸和(或)高血磷。肿瘤负荷高和(或)循环中淋巴细胞计数高($>25\times10^9$/L)的患者发生 TLS 的风险高,应给予适当的预防肿瘤溶解药物和抗高尿酸药,并且于 12～24 h 前,充分水化。TLS 的治疗包括纠正电解质异常、监测肾功能、平衡液体及支持治疗,如需要,可进行透析。

6. 本品可致严重细菌、真菌及病毒感染或病毒感染复发。活动性感染患者禁用。有复发或慢性感染病史者,发生感染的风险高。

7. 如发生严重的或危及生命的心律失常,立即中止静脉滴注。在静脉滴注本品过程中及之后,对有明显心律失常者或有心律失常或心绞痛病史者进行心电监测。

8. NHL 患者可发生严重的包括致命性的肾毒性。临床试验中发生于肿瘤溶解综合征的患者及与顺铂合用的患者。本品禁与顺铂合用,密切监测肾功能衰竭的迹象,肌酐升高或少尿的患者应停药。

9. 与化疗方案联合使用,本品可导致腹痛、肠梗阻和肠瘘管形成,可导致死亡。如患者出现腹痛或频繁呕吐等肠梗阻的症状,应及时进行评估。

10. 本品治疗后接种活疫苗的安全性尚未确定,类风湿关节炎患者在使用本品前至少 4 周前可接种非活性疫苗。

11. 除甲氨蝶呤外,与其他生物制剂或缓解症状的抗风湿药合用的安全性资料有限,如合用,密切观察感染的症状和体征。除皮质激素外未进行本品与免疫抑制剂联合用于 GPA 或 MPA 患者的研究。

12. 不推荐之前使用 1 种以上 TNF 拮抗剂治疗无效的患者使用本品。

13. GPA 和 MPA 患者完成推荐疗程后继续治疗的安全性及有效性资料有限。重复治疗的安全性及有效性尚未确定。

【制剂】 注射剂:100 mg;500 mg。

【贮藏】 贮于 2～8 ℃。

吉妥珠单抗奥唑米星
(gemtuzumab ozogamicin)

别名:Mylotarg、麦罗塔

本品为重组 DNA 衍生的人抗 CD_{33} 单克隆抗体吉妥珠单抗,与细胞毒抗肿瘤抗生素卡里奇霉素(calicheamicin)键合而成,是一种抗体导向抗肿瘤药。

【CAS】 220578-59-6

【ATC】 L01XC05

【理化性状】 1. 化学名:Immunoglobulin G4 (human-mouse monoclonal hP67.6 κ4-chain anti-human antigen CD_{33}), disulfide with human-mouse monoclonal hP67.6 κ-chain, dimmer conjugate with ozogamicin

2. 分子量:151～153kDa

【用药警戒】 1. 本品应在有治疗急性白血病经验的医生指导下使用,且备有监测和治疗白血病患者的设施。

2. 与其他化疗药物合用的安全性及有效性尚未进行对照临床试验,因此本品应单独使用,避免与其他化疗方案合用。

3. 推荐剂量下也可发生严重的骨髓抑制。

4. 本品可致严重的过敏反应和其他输液相关的反应,包括严重的肺部不良反应,偶可致命。大多数输液相关不良反应发生于输液期间或给药的 24 h 内。如患者出现呼吸困难或临床明显的低血压,应立即停药。监测患者直至症状和体征完全恢复。强烈建议发生过敏反应、肺水肿或急性呼吸窘迫综合征的患者停止治疗。外周白细胞计数高者发生肺部不良反应和肿瘤溶解综合征的风险大,医生可考虑使用羟基脲或白细胞去除法降低外周白细胞计数至 3000/μl 以下。

5. 本品可致肝毒性,包括严重的肝静脉阻塞性疾病。与其他化疗方案合用、造血干细胞移植前后、存在肝脏疾病或肝功能异常均增加发生严重的肝静脉阻塞性疾病的风险,已有死亡病例报道。应密切监测患者肝毒性的症状,特别是肝静脉阻塞性疾病,症状包括体重迅速增加、右上腹痛疼、肝肿大、腹水、胆红素升高和或肝酶升高。然而密切监测不能防止所有患者出现肝毒性。

【药理作用】 本抗体是一种 IgG_4 K 免疫球蛋白,可与细胞毒抗肿瘤抗生素卡里奇霉素(calicheamicin)结合。本品的抗体部分特异性地与抗原 CD_{33} 结合,后者是一种唾液酸依赖性的黏蛋白,在 80%以上急性髓性白血病患者的白细胞上表达。

也表达于正常和白血病髓细胞样集落形成的细胞上，但不在多能的造血干细胞或非造血细胞上表达。在本品抗体部分与抗原 CD_{33} 结合后，通过骨髓细胞的内在化而形成复合物。推测，卡里奇霉素可能在骨髓细胞的溶酶体中经水解释放，并与 DNA 在此较小的沟槽里结合，引起 DNA 双链断裂，导致细胞死亡。涉及本品代谢的同工酶尚待确定。

【适应证】 急性髓性白血病(AML)。

【不良反应】 1. 常见的不良反应有无力、腹泻、腹胀、腹痛、食欲缺乏、便秘，局部反应、皮疹、疼痛、咳嗽加重，周围水肿，抑郁、失眠、头晕、关节痛、腰痛、咽炎、LDH 升高，心动过速、鼻炎、低血钾、低血镁。

2. 几乎所有使用本品的患者都会发生骨髓抑制，中性粒细胞严重减少，一般在开始用药后第 40.5 d 恢复。

3. 可发生肝损害(23%)，ALT 和 AST 升高。

4. 静脉滴注反应有寒战、发热、恶心、呕吐、头痛、低血压、高血压、缺氧、呼吸困难、高血糖，多发生于用药后头 24 h 中。一般这些症状在静脉滴注完毕后发生，2～4 h 恢复。

5. 有可能发生过敏样反应。

6. 血小板减少或出血(如鼻出血、脑出血、弥散性血管内凝血、颅内出血、血尿)，前者发生率 99%，后者 15%。

7. 增加机会性感染的危险性。

8. 38%的患者可发生口炎。

9. 肿瘤溶解综合征可能以治疗的结果而出现，可用羟基脲或白细胞去除术将白细胞数降至 $3000/mm^3$ 以下，可考虑使用别嘌醇并补液。

【妊娠期安全等级】 D。

【禁忌与慎用】 1. 对本品过敏者、儿童、有出血倾向者、严重感染者、骨髓抑制者、肝功能不全患者均禁用。

2. 电解质失衡者、血压不稳定者慎用。

3. 尚未明确本品是否可经乳汁分泌，哺乳期妇女应权衡本品对其的重要性，选择停药或停止哺乳。

【剂量与用法】 1. 本品仅供静脉滴注，不做快速静脉注射。最好通过大静脉于 2 h 输完。

2. 从药物本身直至静脉滴注时均应避光。配制和稀释药时应关闭荧光灯在层流罩里进行。在配制药物前，可放置药瓶至室温。用 5 ml 灭菌注射用水配制药粉，使成为 1 mg/ml。轻轻旋转药瓶使溶解，检视有无微粒存在。抽吸所需的剂量，用 0.9%氯化钠注射液 100 ml 稀释，立即使用。输液管终端应备有分离低蛋白结合物的滤器(1.2 μm)。

3. 60 岁或大于 60 岁排除白色念珠菌感染并且未使用细胞毒化疗的首次复发的 AML 患者的用量为 $9\ mg/m^2$，14 d 后重用 1 次。第 2 次给药并不需要等到骨髓抑制、血小板计数完全恢复。

4. 为了把过敏反应和静脉滴注反应限制到最低程度，可于静脉滴注前 1 h 口服对乙酰氨基酚 650～1000 mg 和盐酸苯海拉明 50 mg。如有必要，4 h 后可重服给予对乙酰氨基酚。

【用药须知】 1. 用药剂量是否应超过 $9\ mg/m^2$ 尚未评估。

2. 本品必须在有抗肿瘤药物使用经验的医师指导下使用。

3. 用药期间，应定期检查血常规、凝血机制和肝肾功能。

4. 伴有感染者，应积极有效地控制感染。

【制剂】 注射剂(粉)：5 mg。

【贮藏】 避光，贮于 2～8 ℃。

托西莫单抗

(tositumomab)

别名：Bexxar、百克沙

本品由托西莫单抗和 ^{131}I 放射性标记的托西莫单抗组成，具有抗肿瘤和放射免疫治疗作用。CD_{20} 抗原通常于正常或恶性 B 淋巴细胞表面表达，本品实为抗 CD_{20} 的鼠 $IgG_{2a}\lambda$ 单克隆抗体。

【CAS】 192391-48-3

【理化性状】 1. 本品由两条各含 451 个氨基酸的鼠 $IgG_{2a}\lambda$ 重链和含有 220 个氨基酸的 γ 氢链组成。其分子量约为 150 kD，[^{131}I]-托西莫单抗是通过共价键与[^{131}I]结合的放射性碘化衍生物。

2. 本品为无菌、无致热原、清澈或微带乳白，无色或微黄而无防腐剂的液体，静脉给药前必须稀释。

3. 化学名：Immunoglobulin G2a anti-(human antigen CD_{20})(mouse monoclonal clone B1 R1 γ2a-chain), disulfide with mouse monoclonal clone B1 R1 λx-chain, dimer

【用药警戒】 1. 严重的过敏反应(包括超敏反应)　本品可致严重的过敏反应包括致命性过敏反应。应准备好治疗过敏反应的药物，严重过敏者应永久停药，并进行适当治疗。

2. 长期的严重的血液学毒性　含本品的治疗方案可导致严重的和长期的血小板减少和中性粒细胞减少，发生率达 70%。含本品的治疗方案禁用于淋巴瘤涉及骨髓＞25%者、血小板计数＜100000×10^6/L 或中性粒细胞＜1500×10^6/L。

3. 辐射　含本品的治疗方案应在有资格的医生

或参加过本品治疗方案证书项目的医生和有放射许可证授权的医疗机构内使用。运输和使用中应遵守放射性药品安全规定，最小化放射暴露量。

【药理作用】 1. 本品可与CD_{20}抗原特异性地结合。CD_{20}抗原存在于前B淋巴细胞和成熟的B淋巴细胞上，而在后者中的密度较高。该抗原也在90%以上的非霍奇金淋巴瘤（NHL）细胞上表达。在与抗体结合后，CD_{20}抗原不会从细胞表面脱落。

2. 本品可能的作用机制在于诱导细胞凋亡、补体依赖性细胞毒性（CDC）作用以及由抗体介导的抗体依赖性细胞毒性（ADCC）作用。

【体内过程】 110例NHL患者使用本品485 mg治疗后，其平均血浆CL为68.2 mg/h（30.2～260.8 mg/h）。本品在肿瘤负荷高、脾大或骨髓包含的NHL患者中具有清除加快、消除$t_{1/2}$变短和分布体积更大的显著特点。全身γ照相计数测定影响本品全身清除的因素和影响其血浆清除的因素相同。^{131}I通过衰变而消除，随尿液排出。给药5 d后可排出用量的67%。

【适应证】 用于利妥昔单抗难治和化疗后复发的CD_{20}阳性、滤泡性非霍奇金淋巴瘤（转化和未转化）患者。本品用于单药治疗。

【不良反应】 1. 最严重的不良反应是长期而且严重的血小板减少症，以及因此而导致的出血。

2. 可致变态反应，如支气管痉挛和血管神经性水肿。

3. 脊髓发育不良和继发性白血病。

4. 常出现嗜中性粒细胞减少和贫血。

5. 较少发生肺炎、胸腔积液和脱水。

【禁忌与慎用】 1. 对本品过敏者、妊娠期妇女和儿童禁用。

2. 有过敏史者慎用。

3. 尚未明确本品是否可经乳汁分泌，哺乳期妇女应权衡本品对其的重要性，选择停药或停止哺乳。

【剂量与用法】 1. 治疗必须分两步进行，首先要确定本品的剂量，然后才能进行治疗。

2. 每一步都需要在静脉滴注托西莫单抗后再静脉滴注[^{131}I]-托西莫单抗。治疗必须要在托西莫单抗的剂量确定后的7～14 d内进行。

3. 试验阶段

（1）治疗前30 min给予对乙酰氨基酚650 mg口服，苯海拉明50 mg口服。托西莫单抗450 mg溶于0.9%氯化钠注射液50 ml中静脉滴注60 min以上。若出现轻、中度毒性，静脉滴注速度降低50%，若出现严重毒性应停药，恢复后降低静脉滴注速度50%给予。

（2）在给予[^{131}I]-托西莫单抗24 h开始服用饱和碘化钾溶液，口服，一次4滴，3次/日；或复方碘溶液口服，一次20滴，3次/日；或碘化钾片130 mg/d，以保护甲状腺，一直持续到[^{131}I]-托西莫单抗治疗后2周。

[^{131}I]-托西莫单抗（含托西莫单抗35 mg，[^{131}I] 5.0 mCi）溶于0.9%氯化钠注射液30 ml中静脉滴注20 min以上。若出现轻、中度毒性，静脉滴注速度降低50%，若出现严重毒性应停药，恢复后降低静脉滴注速度50%给予。静脉滴注结束后用0.9%氯化钠注射液冲洗输液管路。

静脉滴注结束后立即测定输液器、输液泵及输液瓶（或袋）残余的活性，患者所接受的活性为之前配制完检测的活性减去上述残留活性。第2～7 d在患者排尿后立即获得患者全身γ相机计数和整个身体的成像。根据患者的放射性的生物分布计算治疗剂量（计算方法须经生产厂家培训）。

4. 治疗阶段

（1）托西莫单抗的静脉滴注方法同试验阶段，包括预处理。

（2）计算所得的[^{131}I]-托西莫单抗剂量溶于0.9%氯化钠注射液30 ml中静脉滴注20 min。

5. 托西莫单抗的配制　从50 ml的0.9%的氯化钠注射液瓶（或袋）中抽取32 ml弃去，加入32 ml（450 mg）托西莫单抗。轻轻转动输液瓶（或袋），使混合均匀。此溶液室温下可保存8 h，2～8 ℃下可保存24 h。

6. [^{131}I]-托西莫单抗的配制（需在防护下进行）

（1）解冻[^{131}I]-托西莫单抗，在室温下约需60 min。

（2）根据标示的放射性活度计算5.0 mCi所需的体积，并抽取。检验所取的[^{131}I]-托西莫单抗的放射性活度是否在5.0 mCi±10%之内，如不是，则应校准后重新抽取，使抽取的[^{131}I]-托西莫单抗放射性活度在5.0 mCi±10%之内。

（3）根据上法抽取的体积计算含托西莫单抗的剂量（药品标签会有含量提示），如不足35 mg，用非放射性的托西莫单抗补足至35 mg备用。

（4）准备好的[^{131}I]-托西莫单抗中加入适量的0.9%氯化钠注射液使成30 ml，轻轻转动混匀。

（5）用大孔径针头抽取至60 ml的注射器中，分析放射性活度，并记录。

【用药须知】 1. 使用本品如出现过敏反应，应立即停药，并采取相应的抢救措施。

2. 由于嗜中性粒细胞减少，应注意继发感染。

【制剂】 包装分两个部分。

1. 用于确定剂量的制剂：①托西莫单抗 2 个单剂量(225 mg)小瓶(16.1 ml)和 1 个单剂量(35 mg)小瓶(2.5 ml)，其中浓度为 14 mg/ml；②[^{131}I]-托西莫单抗 1 个或 2 个单剂量，[^{131}I]-托西莫单抗小瓶存放于铅罐内。每个单剂量小瓶内的[^{131}I]-托西莫单抗不少于 20 ml，托西莫单抗的浓度不低于 0.1 mg/ml，活性不低于 0.61 mCi/ml(校正值)。

2. 用于治疗的制剂：①[^{131}I]-托西莫单抗 2 个单剂量(225 mg)小瓶(16.1 ml)和 1 个单剂量(35 mg)小瓶(2.5 ml)，其浓度为 14 mg/ml；②[^{131}I]-托西莫单抗 1 个或 2 个单剂量，[^{131}I]-托西莫单抗小瓶存放于铅罐内。每个单剂量小瓶内的[^{131}I]-托西莫单抗不少于 20 ml，托西莫单抗的浓度不低于 1.1 mg/ml，活性不低于 5.6 mCi/ml(校正值)。

【贮藏】 托西莫单抗应贮于 2～8 ℃，不可冷冻，[^{131}I]-托西莫单抗应贮于－20 ℃以下。

曲妥珠单抗
(trastuzumab)

别名：赫赛汀、Herzeptin

本品是一种重组 DNA 衍生的人源化单克隆抗体。

【CAS】 180288-69-1

【ATC】 L01XC03

【用药警戒】 1. 本品可致亚临床及临床心衰，本品与含蒽环类的化疗方案合用，发生率和严重程度最高。开始本品治疗前及治疗中，应评价患者左心室功能。左心室功能明显降低者，接受联合化疗者，停用本品，转移性疾病者，应暂停本品。

2. 本品可在给药过程中出现严重的和致命的输液反应及肺毒性，症状常发生于给药 24 h 内，呼吸困难或明显低血压者，应暂停静脉滴注，监测患者直至症状完全缓解。发生超敏反应、血管神经性水肿、间质性肺炎或急性呼吸窘迫综合征者，应停止静脉滴注。

3. 妊娠期妇女使用本品可致羊水过少，进而导致肺发育不全、骨骼畸形及新生儿死亡。

【药理作用】 本品对人表皮生长因子受体-2(human epidermal growth factor receptor-2，HER-2)的细胞外部具有选择性作用。据报道，有 25%～30%乳腺癌患者存在 HER-2 过度表达，其预后较无过度表达者差。本品具有抑制过度表达 HER-2 的肿瘤细胞增殖的作用。此外，本品是抗体依赖的细胞介导的细胞毒反应(ADCcr)的潜在介质。体外研究显示，在 HER-2 过度表达的乳腺癌患者中，更易产生由本品介导的 ADCCr 如与化疗或激素相比，本品可作用于静止期细胞，从而可破坏癌细胞的微转移。与化疗相反，本品不破坏正常细胞，不良反应明显减少。本品还克服了既往单克隆抗体不能被人体识别的缺点，故不会被人体排斥。本品还能促进肿瘤细胞凋亡，抑制肿瘤细胞增殖，使已经耐药的肿瘤细胞对化疗药物重新敏感。

【适应证】 用于治疗 HER-2 过度表达的转移性乳腺癌。

【不良反应】 1. 有报道指出，本品可能引起过敏反应，甚至致死。

2. 本品有明显的心脏毒性，尤其在合用蒽环类抗肿瘤药时。

3. 有 49%女性在首次接受本品静脉滴注期间会发生轻度寒战、发热，罕见恶心、脱发。

4. 某些患者在静脉滴注本品后可发生肿瘤局部疼痛。

【妊娠期安全等级】 B。

【禁忌与慎用】 1. 对本品过敏者、老年体弱者禁用。

2. 对其他鼠源性或人源性单克隆抗体制剂过敏者或有明显不良反应者、高血压或冠心病患者、近期曾用过或正在使用蒽环类抗癌药、环磷酰胺或进行胸部放疗者、患有肺部疾病者、心功能不全或肝肾功能不全患者均应慎用。

3. 尚未明确本品是否可经乳汁分泌，哺乳期妇女应权衡本品对其的重要性，选择停药或停止哺乳。

【药物相互作用】 1. 与紫杉醇合用可使本品的血药谷值升高约 1.5 倍。

2. 与华法林合用，有增加出血的危险。

【剂量与用法】 1. 每周方案　首次给予负荷量 4 mg/kg，静脉滴注时间为 90 min，之后给予维持量 2 mg/kg，静脉滴注 30 min，每周 1 次。可持续给药，直至病情恶化才停药，一般平均使用 24～26 周。

2. 三周方案　首次给予负荷量 8 mg/kg，静脉滴注时间为 180 min，之后给予维持量 6 mg/kg，静脉滴注 120 min，每 3 周 1 次。

【用药须知】 1. 必须注意，本品只可用于过度表达 HER-2 蛋白的转移性乳腺癌患者。

2. 国外资料建议，用 30 ml 溶媒 BWFI(含 1.1%苯甲醇作为保存剂)配制本品，配制后的浓度为 21 mg/ml，临用前再加 0.9%氯化钠注射液稀释，但不可使用葡萄糖注射液进行配制。

3. 本品仅供静脉滴注，不可静脉推注。

4. 用药期间，如出现左心功能不全，应停药。

5. 本品引起的心肌毒性反应，可使用血管紧张素转换酶抑制剂、利尿药治疗。

6. 预先使用苯海拉明、对乙酰氨基酚，可预防输液反应的发生。

7. 如发生严重过敏反应，应停药，并进行必要的抢救措施。

【制剂】 注射剂：440 mg。

【贮藏】 贮于 2～8 ℃，不能冷冻。

曲妥珠单抗共轭复合物

(ado-trastuzumab emtansine)

别名：Kadcyla

本品是是由曲妥珠单抗与微管抑制剂 DM1 共价结合，以 HER2 为标靶的抗体药物共轭化合物。每个曲妥珠单抗分子平均与 3.5 个 DM1 分子结合。

【用药警戒】 1. 肝毒性　本品可诱发严重的肝毒性，包括肝功能衰竭及死亡，每次用药前及用药中监测转氨酶及胆红素，如发现转氨酶或总胆红素升高，应降低本品剂量或停止使用。

2. 心脏毒性　本品可导致左心室射血分数降低，在用药前及用药中应评价左心室功能，明显左心室功能降低者应停止治疗。

3. 其他　本品可以导致胎儿死亡或出生缺陷，故育龄期妇女及其伴侣在服药期间应采取有效的避孕措施。

【药理作用】 1. 本品包含人源化的抗 HER2 IgG1，曲妥珠单抗与微管抑制剂 DM1(1 种美坦辛衍生物)通过稳定的硫醚 MCC(4-[N-马来酰亚胺甲基]环己烷-1-羧酸)共价结合。Emtansine 是指 MCcr-DM1 复合物。

2. 本品是 HER2 靶向抗体与药物的共轭复合物。抗体为人源化抗 HER2 IgG1，曲妥珠单抗，小分子细胞毒性药物 DM1 是微管抑制剂。所有 HER 的细胞外区域都是由 4 个结构上截然不同的“域”组成的，分别为Ⅰ，Ⅱ，Ⅲ和Ⅳ。本品不仅能与 HER2 受体Ⅳ域结合，还能调节受体介导的内化和随后的溶酶体的降解，导致微管释放包含 DM-1 细胞毒性的代谢产物。DM-1 与微管蛋白结合从而中断细胞的微管网络，造成细胞周期阻滞和细胞凋亡。另外，体外研究显示，与曲妥珠单抗相似，本品能抑制 HER2 过度表达的人乳腺癌的 HER2 受体发信号，还具有调节抗体依赖的细胞介导的细胞毒性作用，并抑制 HER2 细胞外域泄出。

【体内过程】 本品符合线性两室模型，从中央室一级消除。本品和 DM1 的 C_{max} 出现在输液结束时(约 90 min)，分别为 83.4(±16.5)μg/ml 和 4.61(±1.61)ng/ml。DM1 蛋白结合率为 93%，是 P-糖蛋白的底物。中央室分布容积为 3.13 L。体外研究显示，DM1 主要由 CYP3A4/5 代谢，对主要的 CYP 酶无抑制或诱导作用。本品代谢产物 MCC-DM1、赖氨酸-MCC-DM1 及 DM1 在血液中浓度很低。本品的清除率 0.68 L/d，消除 $t_{1/2}$ 约为 4 d。每 3 周给药 1 次未发现蓄积。年龄、性别及肾功能对本品的药动学参数无影响。

【适应证】 本品用于既往接受过曲妥珠单抗与紫衫烷类药物治疗的 HER2 阳性的转移性乳腺癌患者，患者应曾经接受过治疗或在辅助治疗期间或 6 个月内乳腺癌复发。

【不良反应】 1. 严重不良反应为肝毒性、左室功能障碍、胚胎胎儿毒性、肺毒性、输液有关的反应、过敏反应、血小板减少症、神经毒性等。

2. 常见不良反应为疲乏、头痛、恶心、外周神经病、骨骼肌肉痛、发热、便秘、中性粒细胞减少、白细胞减少、转氨酶升高、低血钾及贫血症。

3. 临床试验中高于对照组的不良反应包括中性粒细胞减少、贫血、血小板减少、左心室功能不全、流泪、眼干、视物模糊、结膜炎、消化不良、口炎、口干、腹痛、恶心、呕吐、腹泻、便秘、周围水肿、发冷、发热、虚弱、疲乏、门静脉高压、输液部位感染、尿道感染、ALP 升高、转氨酶升高、低血钾、肌痛、肌肉骨骼痛、关节痛、味觉异常、头晕、周围神经病变、头痛、失眠、肺炎、呼吸困难、咳嗽、鼻出血、皮炎、皮疹、高血压。

【妊娠期安全等级】 D。

【禁忌与慎用】 1. 重度肾功能不全患者尚无研究资料，不推荐使用。

2. 尚未对肝功能不全患者进行研究，DM1 主要经肝脏代谢，肝功能不全患者须慎用。

3. 尚未明确本品是否可经乳汁分泌，哺乳期妇女应权衡本品对其的重要性，选择停药或停止哺乳。

4. 儿童用药的安全性及有效性尚未明确。

【药物相互作用】 未进行正式的药物相互作用研究。体外实验表明，应用本品时应避免同时使用强效 CYP3A4 抑制剂(如酮康唑、伊曲康唑、克拉霉素、阿扎那韦、茚地那韦、奈法唑酮、利托那韦、沙奎那韦、泰利霉素及伏立康唑)。如必须合用，应在上述强效 CYP3A4 抑制剂清除后(约 3 个半衰期后)再开始应用，同时应密切监测患者的不良反应。

【剂量与用法】 1. 本品推荐剂量为 3.6 mg/kg 静脉滴注，每 3 周(21 d)为 1 周期，直至病情改善或机体不能耐受其毒性。

2. 剂量调整

(1) 出现转氨酶升高、胆红素升高、左心室功能异常、血小板减少、肺毒性或周围神经毒性可能需要暂时停止治疗，重新开始治疗应降低剂量，起始剂量为 3.6 mg/kg 者，第一次降低剂量至 3 mg/kg，第二次降低剂量至 2.4 mg/kg，在此剂量下仍出现上述不良反应，应停止治疗。

(2) AST/ALT 为(2～5)×ULN，不必减量；如达到 5～20×ULN，应暂停使用，直至降低至(2～5)×ULN，应降低剂量使用；如大于 20×ULN，不能再使用本品。

(3) 胆红素为 1.5～3ULN，应暂停使用直至总胆红素≤1 级，以原剂量开始治疗；胆红素为(3～10)ULN，应暂停使用直至总胆红素≤1 级，降低剂量重新开始治疗；大于 20×ULN，不能再使用本品。转氨酶大于 3×ULN，同时胆红素大于 2×ULN 者，应停止使用。

(4) 如诊断肝脏结节性再生性增生，应永久停止使用本品。

3. 配制方法与注意事项

(1) 使用无菌注射器，缓缓向 100 mg 本品安瓿注入 5 ml 注射用无菌水，或向 160 mg 本品安瓿注入 8 ml 注射用无菌水，轻轻旋转安瓿直至药物溶解，不要用力摇晃。

(2) 溶解后溶液应为无可见微粒，无色至淡棕色有乳光的澄清液体。若药液有可见颗粒、浑浊或者变色则不能使用。

(3) 本品溶解后若不能立即使用可放置冰箱内，要求 2～8 ℃保存，不能冻结，必须于 4 h 内使用。

(4) 配制好的药品不含防腐剂，只能用于一名患者。

(5) 将配制好的 20 mg/ml 的本品药液稀释至 250 ml 的 0.9%的氯化钠注射液中，不能使用 5%的葡萄糖注射液。轻轻翻转混匀，避免起泡。

【用药须知】 1. 给药期间应密切观察给药部位。

2. 首次应用时，静脉滴注时间应大于 90 min，患者在此期间要一直接受观察，并且输液完成后要进行至少 90 min 的发热、畏寒等一系列输液反应的观察。如果患者首次用药耐受性良好，随后的静脉滴注时间可以为>30 min，而且同样要在输液期间接受观察，一直到输液后 30 min。

3. 本品剂量减少后不能再重新增加。

4. 如果常规治疗被延迟或被漏过，要在有条件时尽快给予并调整给药时间表，不要等到下一周期。

5. 如果出现相关输液反应，静脉滴注速度应该减慢或者停止，情况严重时应终止本品的使用。

6. 应用本品静脉输液给药时，只能用 0.22 μm 的非蛋白吸附性的聚醚砜(PES)过滤器，不能静脉推注给药。

7. 本品不能与其他药物混合。

8. 为了提高生物医药产品的可追踪性，要详细记录患者信息。

9. 本品剂量不能超过 3.6 mg/kg，本品不能替代曲妥珠单抗或与曲妥珠单抗合用。

【制剂】 注射剂(粉)：100 mg；160 mg。

【贮藏】 密封、避光，贮于 2～8 ℃，不能冻结，勿振摇。

替伊莫单抗
(ibritumomab tiuxetan)

别名：Zevalin

本品为单克隆抗体 ibritumomab 和连接螯合剂 tiuxetan 经硫脲共价键结合而成。其制剂将铟[^{111}In]替伊莫单抗(^{111}In ibritumomab tiuxetan)和钇[^{90}Yb]替伊莫单抗(^{90}Yb ibritumomab tiuxetan)分别包装在 2 个药盒内。

【CAS】 206181-63-7

【用药警戒】 1. 本品作为治疗方案的主要组成部分，在静脉滴注 24 h 内可能发生死亡。这些致命性事件与严重的静脉滴注反应(如缺氧、肺浸润、急性呼吸窘迫综合征、心肌梗死、房颤、心源性休克)有关。80%的致命性静脉滴注反应发生在首次给药。出现以上反应的患者应立即停止静脉滴注，并予迅速处理。

2. 在大多数患者中，钇[^{90}Yb]替伊莫单抗可引起严重而持久的多种血细胞减少症，淋巴瘤累及≥25%骨髓和(或)骨髓储备不足的患者，不应使用本品的治疗方案。

【药理作用】 1. 本品与 CD_{20} 抗原(人 B-淋巴细胞限制的分化抗原，Bp35)特异性结合。本品对 CD_{20} 抗原的表观亲和力(KD)约为 14～18 nmol/L。CD_{20} 抗原在前 B 细胞、成熟的 B 淋巴细胞及 90%以上的 B 细胞非霍奇金淋巴瘤上表达。

2. 作用机制是伊莫单抗(ibritumomab)的互补-决定区域与 B 淋巴细胞上的 CD_{20} 抗原结合。体外证实，伊莫单抗能诱导 CD_{20} 阳性的 B 细胞凋亡。与[^{111}In]或[^{90}Yb]结合的螯合物 tiuxetan 可与抗体内所含的裸露赖氨酸和精氨酸共价结合。[^{90}Yb]的 β 射线可在靶细胞及其相邻细胞内产生自由基，从而杀伤细胞。

3. 在临床研究中，给予本品的治疗方案可使血循中的 B 细胞继续耗尽，在 4 周时，平均血循中的 B 细胞数为 0。约在治疗后 12 周 B 细胞开始恢复，治疗后约 9 个月其平均中位数水平已在正常范围内(32～34/mm^3)。在整个 B 细胞耗尽期中，IgG 和

IgA 的中位数血清水平一直维持在正常范围。治疗后 IgM 的中位数血清水平下降到正常水平以下(中位数 49 mg/dl,范围 13～3990 mg/dl),治疗后 6 个月可恢复到正常值。

【体内过程】 在血液中,本品具有活性部分的有效 $t_{1/2}$ 为 30 h,平均注射活性部分(FIA)的血中持续时间为 39 h。7 d 内,平均约 7.2%注射的活性部分随尿排出。

【适应证】 用于复发或难治性低度、滤泡性以及转移性 B 细胞非霍奇金淋巴瘤,包括利妥昔单抗疗效不佳的滤泡性非霍奇金淋巴瘤。

【不良反应】 1. 最严重的不良反应有感染(主要是细菌感染)、变态反应(支气管痉挛、血管神经性水肿)、血小板减少导致出血。

2. 可能发生恶性骨髓瘤和发育异常。

3. 常见不良反应还有中性粒细胞减少、贫血、恶心、呕吐、腹痛、腹泻、咳嗽、呼吸困难、眩晕、关节痛、畏食、焦虑和皮下瘀斑。

4. 血液学毒性通常比较严重,且持续时间较长。非血液学毒性一般较轻。

5. 静脉滴注利妥昔单抗(本品须与之合用)可能引起致死性静脉滴注反应。

【妊娠期安全等级】 D。

【禁忌与慎用】 1. 对本品中任何一种成分过敏者禁用。

2. 尚未明确本品是否可经乳汁分泌,哺乳期妇女应权衡本品对其的重要性,选择停药或停止哺乳。

3. 儿童用药的安全性及有效性尚未确定。

【剂量与用法】 1. 治疗分为两步:①先单独静脉滴注利妥昔单抗 250 mg/m^2(不包括在本品药盒内),然后于 10 min 内静脉推注固定剂量的铟[^{111}In]替伊莫单抗 5.0 mCi(相当 1.6 mg 总抗体量);②在第一步治疗完成 7～10 d 后,再先静脉滴注利妥昔单抗 250 mg/m^2,然后于 10 min 内静脉推注钇[^{90}Yb]替伊莫单抗 0.4 mCi/kg。

2. 治疗前血小板计数为 100000～149000/mm^3 的患者,使用^{90}Y Zevalin 的剂量应减至 0.3 mCi/kg (1.1MBq/kg)。

【用药须知】 1. 利妥昔单抗只供静脉滴注,不可静脉推注。

2. 本品和利妥昔单抗均具有严重的不良反应,用药前必须慎重考虑。

3. 用药期间,应严密观察患者的生命体征,定时检查血常规。

4. 使用本品期间,应做好上市后的监测工作。

5. 在给药前,应立即通过适合的放射活性校准系统测定患者的剂量;剂量校准器必须按照厂家的特殊规定和对测定的质控进行操作。

6. 必须应用、遵循拿取放射性物质专门的无菌技术和注意事项;在制备时和确定铟[^{111}In]替伊莫单抗的放射化学纯度期间均应戴上防水手套。

7. 在放射性同位素示踪期间应使用适当的掩蔽,在对患者给药时,注射器应使用护罩。

8. 在给药前,明确应用次序和剂量,谨防疏忽出错。有关本品放射性同位素示踪的准备工作以及药物的配制和使用也应按说明书的规定细致办理。

【制剂】 1. 本品药盒里提供含有用于制备单剂量的铟[^{111}In]替伊莫单抗 3.2 mg 的 0.9%氯化钠注射液(2 ml),1 瓶 50 mmol/L 的醋酸钠,1 瓶缓冲液和 1 个空瓶。

2. 另一药盒里提供含有用于制备单剂量的钇[^{90}Yb]替伊莫单抗 3.2 mg 的 0.9%氯化钠注射液(2 ml),1 瓶 50 mmol/L 的醋酸钠,1 瓶缓冲液和 1 个空瓶。

【贮藏】 贮于 2～8 ℃,不可冰冻。

西妥昔单抗
(cetuximab)

别名:Erbitux、爱必妥

本品为重组人鼠嵌合体的单克隆抗体,适合与伊立替康合用治疗单用后者无效且有表皮生长因子受体(epidermal growth factor receptor,EGRF)表达的转移性结肠癌、直肠癌患者。

【CAS】 205923-56-4

【ATC】 L01XC06

【用药警戒】 1. 本品在静脉滴注过程中可出现严重的输液反应,可致死。出现严重输液反应者应立即停药,永远不能再使用本品。

2. 使用本品治疗的头颈部鳞状细胞癌患者可出现心肺骤停和或突然死亡。使用过程中密切监测患者电解质情况包括血镁、血钾、血钙。

【药理作用】 1. 本品能与人体表皮生长因子受体(EGFR)特异性结合,而 EGFR 则在某些类型的癌症如结肠癌、直肠癌患者体内过度表达。

2. 本品与 EGFR 结合后,可阻断受体相关激酶的活化,抑制细胞生长,诱导细胞凋亡。

【适应证】 1. 本品单用或与伊立替康(irinotecan)合用于表皮生长因子(EGF)受体过度表达的,对以伊立替康为基础的化疗方案耐药的转移性直肠癌的治疗。

2. 用于治疗头颈部的鳞状细胞癌。

【不良反应】 1. 本品在使用中最应关注的是严

重的输液反应。临床试验发现，约有 1/4 患者发生输液反应，3%患者发生严重输液反应，甚至在已使用预防性抗组胺药后仍会发生。表现为迅速发作的呼吸障碍（如支气管痉挛，嘶哑）、风疹以及低血压。虽然 90%的严重输液反应都发生在第 1 次静脉滴注本品时，但仍必须严密观察每一次静脉滴注，因为有些患者在以后的输液中也会发生首次严重反应。如发生严重反应立即停药，并对反应给予适当处理（如给予肾上腺素、皮质激素、吸氧）。轻、中度不良反应在减慢输液速度和连续使用抗组胺药后即可好转。

2. 在临床试验中，注射起始负荷剂量之前 10 min 内静脉注射小剂量（20 mg）药物，不过这种试验剂量患者是否会发生严重的过敏反应尚无可靠的依据。

3. 皮肤反应是本品最常见的不良反应，90%患者通常在开始治疗的两周内会出现痤疮样皮疹，大部分发生在面部、上胸部和背部。常见皮肤干燥和干裂，并可有炎症和感染后遗症（例如睑缘炎、唇炎和蜂窝织炎）。并发症包括由金黄色葡萄球菌引起的脓毒症，需要切开并排出脓液，但这些却很少出现。用一些局部的和（或）口服的抗生素是必要的，但不推荐局部使用皮质激素。建议患者用防晒霜和戴宽沿遮阳帽以减少皮肤暴露于阳光下，因为阳光有可能加剧已发生的皮肤反应。

4. 其他不良反应还包括衰弱、不适、发热、恶心、便秘、腹泻、呕吐、畏食、腹痛、头痛、气短、疼痛和指甲病变。

5. 吉非替尼和本品均能引起间质性肺病（ILD）。报告显示<0.5%的患者发生 ILD 与使用本品有关，如果在治疗中出现肺部不良症状或加剧，应中断治疗并加以评估，如证实是 ILD，就要完全停止使用本品。

6. 与其他的治疗用蛋白一样，本品也有免疫原性，在 5%用药患者中已检测出未中和的抗体。

【妊娠期安全等级】 C。

【禁忌与慎用】 1. 有明显过敏史的患者禁用或慎用本品。

2. 妊娠期妇女应权衡利弊，如无特殊必要，不要使用本品。

3. 儿童使用本品的有效性和安全性尚未确定。

4. 尚未明确本品是否可经乳汁分泌，哺乳期妇女应权衡本品对其的重要性，选择停药或停止哺乳。

【药物相互作用】 尚无确切信息。

【剂量与用法】 1. 在评定是否有 EGFR 表达时，需要由 DakoCytomation 公司提供的一种试剂盒来分析结肠组织样品。美国 FDA 批准本品的同一天也核准了这个试剂盒。测定有无 EGFR 表达是用药前的必要步骤。

2. 静脉滴注本品需要使用低蛋白结合率的 0.22 μg 孔径的滤器。不可将药物作静脉注射。在预先静脉注射抗组胺药之后，本品首次静脉滴注负荷剂量为 400 mg/m²，在 120 min 左右静脉滴注（最大速率为 5 ml/min）完毕。建议每周维持剂量为 250 mg/m²，60 min 左右静脉滴注（最大速率为 5 ml/min）完毕。如果患者发生轻度或中度（1 级或 2 级）输液反应，输液速度应减缓 50%，如果发生严重（3 或 4 级）输液反应，应当立即并永久停止使用本品。当发生严重痤疮样皮疹时，其剂量应予调整。患者发生轻度或中度皮肤不良反应时可以继续治疗而不必调整用量。

3. 与放疗或以铂类药物为基础含氟尿嘧啶的方案治疗头颈部鳞状细胞癌时，本品应在放疗前 1 周给予或在给予铂类药物和氟尿嘧啶前 1 h 结束本品的静脉滴注，剂量同前。

【用药须知】 1. 本品的注射剂是溶于磷酸缓冲液的溶液，浓度为 2 mg/ml。

2. 本品必须冷藏，溶液无色透明，可能见到少量易见的白色微粒。这些颗粒不会影响产品的质量，但是，本品在给药期间必须使用 0.2 μm 或 0.22 μm 微孔径过滤器进行过滤。

【制剂】 注射液：100 mg/50 ml；200 mg/100 ml。

【贮藏】 避光，贮于 2～8 ℃。

贝伐单抗

(bevacizumab)

别名：阿瓦斯汀、贝伐佐单抗、Avastin

【CAS】 216974-75-3

【ATC】 L01XC07

【理化性状】 本品为澄清到发轻微乳光、无色到浅褐色的供静脉滴注用无菌溶液，pH 值为 6.2。

【用药警戒】 本品可能导致胃肠穿孔、伤口愈合并发症、肺出血等严重不良反应。

【药理作用】 本品为重组人源化抗血管内皮生长因子（VEGF）的单克隆抗体。VEGF 介导正常脉管系统和恶性肿瘤脉管系统的新生血管形成。VEGF 在大部分恶性肿瘤过度表达，且其高水平与许多恶性肿瘤的转移及不良预后有关。本品通过识别两种人 VEGF 受体样的结合部位（fit-1 和 flk-1），可结合并中和所有形态的 VEGF。动物实验表明，本品可通过抑制 VEGF 诱导的血管形成，使肿瘤稳定或抑制肿瘤生长。

【体内过程】 1. 给予≥0.3 mg/kg 的剂量，本品药动学呈线性。90 min 内静脉滴注 0.3 mg/kg、1 mg/kg、3 mg/kg 及 10 mg/kg 后，其血清峰浓度分别为 5～9 μg/ml、21～39 μg/ml、52～92 μg/ml 和 186～297 μg/ml。本品在静脉滴注结束时达血药峰浓度，用药 100 d 后达稳态血药浓度。分布容积为 46 ml/kg，在男性患者中的中央室的分布容积高于女性患者。90 min 静脉滴注 0.3 mg/kg、1 mg/kg、3 mg/kg 及 10 mg/kg 后，曲线下面积(AUC)分别为 31～87(μg・d)/ml、240～382(μg・d)/ml、550～1720(μg・d)/ml 及 2480～6010(μg・d)/ml。给予 0.3～10 mg/kg 时，总体清除率为 2.75～5 ml/(kg・d)或 0.2 L/d，在男性患者中的清除率高于女性患者(0.262 L/d 对 0.207 L/d)，有较高肿瘤负荷的患者也有较高清除率(0.249 L/d 对 0.199 L/d)。本品消除 $t_{1/2}$ 为 20 d(范围 11～50 d)。

2. 遗传与生殖毒性　尚缺乏在动物或人体内进行致癌性试验的资料。短尾猴试验显示，本品可能致生育力损害，且呈药物剂量相关的变化，包括卵巢和子宫重量减轻，子宫内膜增殖减缓，月经周期数减少，卵泡发育受到抑制或黄体缺失。

【适应证】 1. 用于转移性结肠癌、直肠癌，与以氟尿嘧啶为基础的化疗联合作为一线或二线治疗。

2. 用于不可切除的、局部晚期、复发或转移性非鳞状非小细胞肺癌，联合紫杉醇和卡铂作为一线治疗。

3. 还用于转移性乳腺癌的治疗。

【不良反应】 1. 严重不良包括出血、胃肠道穿孔、动脉血栓。

2. 心血管系统常见高血压、充血性心力衰竭、深静脉血栓、腹内血栓形成；此外，本品与严重动脉血栓栓塞事件(即脑血管意外、心肌梗死、肺栓塞、短暂性脑缺血发作和心绞痛)及致死性血栓形成事件的风险增加有关。

3. 实验室检查常见体重减轻、低钾血症和胆红素血症

4. 呼吸系统　上呼吸道感染、呼吸困难、声音改变、咳嗽、危及生命的肺出血。

5. 骨骼与肌肉　常见肌痛，偶见关节痛。

6. 泌尿系统　蛋白尿、肾病综合征、尿频、尿急。

7. 可能存在免疫原性，但尚未确定。

8. 神经系统　神经衰弱、头痛、脑血管意外、眩晕、意识错乱、可逆性大脑后部白质脑病综合征(RPLS)(发生率低于 0.1%，表现为头痛、抽搐、视觉障碍、精神障碍等)。

9. 消化系统　可见食欲缺乏，消化不良、胃肠气胀、胃肠道穿孔、呕吐、便秘、3/4 级腹泻和腹痛，较高剂量时，恶心和呕吐较严重。

10. 血液系统　白细胞减少、中性粒细胞减少、血小板减少、血栓栓塞、出血(以鼻出血常见)，其他严重但不常见的不良反应包括胃肠出血、蛛网膜下腔出血和出血性脑卒中。

11. 皮肤及其附属物　可见脱发、皮肤干燥、剥脱性皮炎、指甲疾病、皮肤色素异常、皮肤溃疡、伤口愈合并发症、皮疹。

12. 其他　可有流泪过度、低热、感染，可出现输液反应，表现为衰弱、疼痛、腹泻、白细胞减少等。

【妊娠期安全等级】 C。

【禁忌与慎用】 1. 胃肠穿孔、有未愈合伤口或严重出血者，肾病综合征患者，高血压危象、严重动脉血栓者，术前或重大手术后 28 d 内及近期咯血患者禁用。

2. 有单克隆抗体过敏史者、有出血倾向患者(已报道发生鼻出血和致死性出血)、充血性心力衰竭、高血压及其他心血管疾病患者(出现心血管血栓栓塞的风险增加)、肾功能不全、蛋白尿患者、有动脉血栓栓塞史者(出现动脉血栓的风险增加)、老年(≥65 岁)患者(出现血栓形成的风险增加)慎用。

3. 尚未明确本品是否可经乳汁分泌，哺乳期妇女应权衡本品对其的重要性，选择停药或停止哺乳。

4. 儿童用药的安全性及有效性尚未确定。

【药物相互作用】 与舒尼替尼合用可导致微血管病性溶血性贫血(MAHA)，不推荐两者合用。

【剂量与用法】 1. 转移性结肠癌、直肠癌　静脉滴注，一次 5 mg/kg[与 IFL 方案(伊立替康＋氟尿嘧啶＋亚叶酸钙)联合]，或 10 mg/kg(与 FOLFOX4 联合)，每 2 周 1 次。首次给药时间 90 min，若耐受良好，随后可加快给药速度。第 2 次给药时间 60 min，以后给药时间 30 min。

2. 非小细胞肺癌　一次 15 mg/kg，联合紫杉醇 200 mg/m² 及卡铂化疗，每 3 周 1 次，6 个疗程。随后单用本品，除非病情发展。

【用药须知】 1. 本品与葡萄糖注射液呈配伍禁忌，且不可与其他药物混用。

2. 本品不得静脉快速注射或推注给药。

3. 使用本品前可以给予苯海拉明预防过敏反应。

4. 为预防高血压，高血压患者可以在用药前 12 h 适当调整抗高血压药。

5. 若出现胃肠道穿孔，难愈伤口、严重出血、肾病综合征、高血压危象、严重动脉血栓栓塞事件，应永久停药；若出现中至重度蛋白尿、未控制的重度高血压、严重输液反应，应暂时停药。

6. 本品可用 0.9%氯化钠注射液 100 ml 稀释。

【制剂】 注射剂：100 mg/4 ml；400 mg/16 ml。

【贮藏】 避光，2～8 ℃保存，不得冷冻或振摇。

阿来珠单抗
(alemtuzumab)

别名：Campath、阿伦单抗

本品为一人源化抗肿瘤单克隆抗体，是由哺乳动物中国仓鼠卵巢细胞混悬液在含有新霉素的培养基中培养产生的。

【CAS】 216503-57-0

【ATC】 L01XC04

【特别警戒】 1. 血液毒性　在接受本品治疗的患者中，已经发生过严重而罕见的死亡、各类血细胞减少、再生障碍性贫血、自身免疫性特发性血小板减少症和自身免疫性溶血性贫血。使用本品，单剂量不可＞30 mg，每周累积剂量不可＞90 mg，因为加大剂量会有较高的各类细胞减少症的发生率。

2. 静脉滴注反应　本品会引起严重的输液反应，应注意观察患者，如已发生输液反应，就应及时停药。建议治疗开始时和治疗中断 7 d 或以上后，都应从 10 mg 开始，再逐渐递增到维持剂量。

3. 感染和机会感染　在患者接受本品治疗期间，已发生过严重的甚至致死的细菌、病毒、真菌和原虫感染，预防肺孢子虫病和疱疹病毒感染只能减轻病情，而不能降低感染的发生率。

【药理作用】 1. 本品可与 CD_{52}（一种非调节抗原，主要存在于所有 B 和 T 淋巴细胞、多数单核细胞、巨噬细胞和 NK 细胞）和部分粒细胞结合。在与这些细胞表面结合后，引起抗体依赖性的白血病的细胞溶解，导致细胞死亡。从多数志愿者中收集到的样本进行分析，尚未在红细胞或造血干细胞上鉴定出 CD_{52} 的表达。在淋巴组织和单核吞噬细胞系统里可见到 Campath-1 H 片段结合。部分骨髓细胞（包括某些 CD_{34}^{+} 细胞）表达不稳定的 CD_{52} 水平。

2. 对使用烷化剂和氟达拉滨治疗无效或复发的 93 例晚期 B 细胞慢性淋巴细胞白血病（B-CLL）患者静脉滴注本品，一次 30 mg，3 次/周，可迅速清除外周血中的恶性细胞。治疗 4 和 12 周后，CD_{19}^{+}/CD_{5}^{+} 淋巴细胞由原有的 $33.6\times10^3/\mu l$ 分别减少到 $0.003\times10^3/\mu l$ 和 $0.001\times10^3/\mu l$。在治疗的第 4 周，淋巴细胞绝对数也有明显减少，但继续治疗又见回升。

【体内过程】 采用静脉滴注方式，给 B-CLL 患者以剂量递增方法每周静脉滴注 1 次，可见 C_{max} 和 AUC 与剂量呈比例升高，$t_{1/2}$ 平均约为 12 d。给 50 例 CLL 患者静脉滴注或皮下注射本品一次 30 mg，3 次/周，连用 12 周，平均 C_{max} 分别为 26.4 mg/ml 和 19.5 mg/ml；在静脉滴注的前几周，随着恶性淋巴细胞的减少，C_{max} 和 C_{min} 均见上升。一组 31 例骨髓移植者于移植前 5 d 至移植后 4 d，共静脉滴注本品 100 mg，并加用环孢素和甲氨蝶呤，植入干细胞时的平均血药浓度为 2.3 mg/ml，移植后 23～85 d 仍能检测到药物，而未见到巨细胞病毒感染。一组 14 例巨细胞病毒感染者，移植前第 10 d 至前第 6 d，共给药 50 mg，在植入干细胞时，平均血药浓度为 1.2 mg/ml，体内药物留存的时间只有 8 d。本品血药浓度升高和恶性淋巴细胞瘤的减轻是一致的。本品的代谢和排泄情况尚未明确。

【适应证】 用于治疗 B 细胞慢性淋巴细胞白血病。

【不良反应】 1. 抗体可引起细胞因子的释放，因而常发生与首剂相关的急性反应。

2. 由于本品的免疫抑制作用，易引起感染并发症，有时并发严重的细菌感染、脓肿、病毒感染、结核病，并出现败血症。

3. 严重或危及生命的不良反应要占全部不良反应的 14%，临床用药必须予以关注。

4. 常见寒战、发热、恶心、呕吐、皮疹、呼吸困难和血压降低，多发于首剂后；有发生各类血细胞减少和骨髓再生不良而中止治疗的，甚至因此而导致死亡。

5. 注射部位可发生轻、中度皮肤反应。

6. 治疗过程中可见中性粒细胞减少、血小板减少和贫血，血中 CD_4^{+} 数目一般约需两个月（中位数）恢复到≥200/μl，但完全恢复到 CD_4^{+} 和 CD_8^{+} 的基线值可能需要 1 年多的时间。

7. 消化系统可见十二指肠溃疡、食管炎、龈炎、胃肠炎、胃肠出血、呕血、痔疮、肠梗阻、肠穿孔、黑粪、麻痹性肠梗阻、胃溃疡、结肠炎、假膜性小肠结肠炎、胰腺炎、高胆固醇血症、肝功能衰竭、肝细胞受损、低蛋白血症和胆囊疼痛。

8. 代谢方面可见糖尿病加重、酸中毒、失水、体液超负荷、高血糖、低血糖、高血钾、低血钾、低血钠、ALP 升高和呼吸性碱中毒。

9. 肌肉骨骼方面可见关节炎加重、关节病、骨折、肌炎、肌肉萎缩、肌无力、骨髓炎和多肌炎。

10. 肿瘤相关有恶性淋巴瘤、恶性睾丸新生物、前列腺癌、浆细胞病、继发性白血病、鳞状细胞癌、转化为非霍奇金淋巴瘤、转化为幼淋巴细胞白血病。

11. 血液系统还会发生凝血障碍、DIC、溶血、溶血性贫血、脾梗死、脾肿大、血肿、肺栓塞、血小板增多、粒细胞减少、发育不良、结合珠蛋白减少、淋巴结病、骨髓抑制。

12. 精神方面可见精神错乱、幻觉、神经过敏、思维异常。

13. 呼吸系统可见哮喘、支气管炎、慢性阻塞性肺病、咯血、缺氧、胸腔积液、气胸、肺水肿、肺浸润、肺纤维化、呼吸抑制、鼻窦炎、呼吸功能不全、喘鸣、胸紧。

14. 泌尿系可见肾功能受损、急性肾功能衰竭、无尿、面部水肿、尿潴留、中毒性肾病、尿路阻塞、尿路感染。

15. 血管方面可见脑出血、脑血管障碍、深静脉栓塞、毛细血管脆弱、静脉炎、血栓性静脉炎。

16. 还可能发生内眼炎、听力减退、宫颈发育不良、大疱疹。

【妊娠期安全等级】 C。

【禁忌与慎用】 1. 对本品过敏者、原有免疫缺陷者、儿童禁用。

2. 有Ⅰ型过敏(包括超敏反应)史者禁用。

3. 多器官功能不全患者慎用。

4. 尚未明确本品是否可经乳汁分泌，哺乳期妇女应权衡本品对其的重要性，选择停药或停止哺乳。

【剂量与用法】 1. 本品的起始剂量为 3 mg/d，于 2 h 内行静脉滴注。如能耐受 3 mg/d(与静脉滴注有关的毒性≤2 级)，剂量可增至 10 mg/d，持续至可以耐受。

2. 对 10 mg/d 耐受后，就可开始给予维持剂量 30 mg/d，每周一、三、五给药，连用 12 周。

3. 在大多数患者中，将剂量升高到 30 mg/d 可能需要 3～7 d。但单剂量不可＞30 mg，每周累积剂量不可＞90 mg。

4. 在第 1 次使用之前 30 min，建议先给予苯海拉明 50 mg 和对乙酰氨基酚 0.5～1 g；如输液反应严重，应及时给予氢化可的松 200 mg。

5. 为了防止机会感染，必须使用预防感染的药物，如抗菌药物(SMZ Co)和抗病毒药物(如泛昔洛韦，0.25 g，2 次/日)，用药时间一般不少于两个月。

6. 药液必须通过特制的滤器过滤，然后使用 0.9%氯化钠注射液或 5%葡萄糖注射液 100 ml 稀释，配制好的输液在室温下可保存 8 h，因此应在 8 h 内使用。

【用药须知】 1. 本品应在富有抗肿瘤药物使用经验的医师指导下使用。

2. 每周至少应检查 1 次血常规，注意血液毒性的出现。治疗后 CD_4^+ 的数目应予测定，直到恢复到≥200/μl 为止。

3. 如出现严重的感染或严重的血液毒性，应即停药，直至毒性反应完全消失。

4. 如出现自身免疫性贫血或重症血小板减少，应永久停用本品。

5. 本品不可静脉推注。

6. 本品的药液和配制好的输液应严格避光，避免振摇。

7. 不可与其他药物混合使用。

8. 正在使用本品的患者，不可同时使用活疫苗。

9. 尽管本品的免疫原性很低(1.9%)，但仍然会引起过敏反应；对本品过敏者，对其他单克隆抗体也可能会产生过敏反应。

10. 使用本品期间，应作好上市后的监测工作。

11. 尽管本品的孕期安全等级为 C，但由于本品的不良反应多而且严重，妊娠期妇女以不用较妥。

【制剂】 注射液：30 mg/3 ml。

【贮藏】 避光，贮于 2～8 ℃。

伊诺珠单抗奥唑米星
(inotuzumab ozogamicin)

本品为 CD_{22} 单克隆抗体与卡里奇霉素共价结合的复合物。

【CAS】 635715-01-4。

【ATC】 L01XC26。

【用药警戒】 1. 使用本品治疗的患者有发生肝静脉闭塞性疾病的风险。

2. 使用本品后行造血干细胞移植的患者风险高，造血干细胞移植中使用 2 种烷化剂、在造血干细胞移植前胆红素大于正常上限者的风险明显升高。

3. 本品可增加造血干细胞移植后非复发的死亡率。

4. 其他风险因素包括之前或正在罹患肝病、年龄大、使用本品治疗的时间长。

【药理作用】 本品是 CD_{22} 单克隆抗体与药物的共轭物(ADC)。细胞毒抗肿瘤抗生素卡里奇霉素(calicheamicin)通过共价键与伊诺珠单抗结合。本品可与肿瘤细胞表达的 CD_{22} 结合，ADC- CD_{22} 内在化而形成复合物，随后在细胞内共价键裂解释放出 *N*-乙酰-γ-卡里奇霉素二甲基酰肼，后者活化后诱导 DNA 双螺旋结构断裂，导致细胞停止生长，细胞凋亡。

【体内过程】 1. 吸收　静脉输注本品 0.8 mg/m^{2}时，C_{max} 为 308 ng/ml，每个治疗周期的 AUC 为 100000(ng・h)/ml。复发性急性淋巴细胞白血病患者在用药 4 个周期达到稳态，达稳态后的蓄积率约为 5.3 倍。

2. 分布　体外实验显示，*N*-乙酰-γ-卡里奇霉素二甲基酰肼的血浆蛋白结合率约为 97%。本品的分布容积为 12 L。

3. 代谢　*N*-乙酰-γ-卡里奇霉素二甲基酰肼在

血浆中低于定量检测限，体外实验显示，*N*-乙酰-*γ*-卡里奇霉素二甲基酰肼的代谢为非酶途径。

4. 消除　本品的药动学符合两室模型，呈线性及时间依赖性消除。在复发性急性淋巴细胞白血病患者中，本品的清除率为 0.0333 L/h，$t_{1/2}$ 为 12.3 d。

【适应证】 用于治疗 B 细胞前体急性淋巴细胞白血病。

【不良反应】 1. 严重不良反应包括肝毒性、肝静脉阻塞、增加骨髓移植后非复发性死亡率、骨髓抑制、输液反应、Q-T 间期延长。

2. 常见感染、血小板减少、中性粒细胞减少、白细胞减少、发热性中性粒细胞减少、淋巴细胞减少、食欲降低、头痛、出血、恶心、腹痛、腹泻、便秘、呕吐、胃炎、胆红素升高、疲乏、发热、寒战、转氨酶升高、碱性磷酸酶升高、γ-GT。

3. 少见脂肪酶升高、腹胀、淀粉酶升高、血尿酸升高、腹水、输液反应、全血细胞减少、肿瘤溶解综合征、Q-T 间期延长。

【孕期安全等级】 根据其作用机制，本品有胚胎毒性。

【禁忌与慎用】 1. 禁用于对本品过敏的患者、活动性出血的患者。

2. 有 Q-T 间期病史、电解质紊乱的患者慎用。

3. 孕妇禁用。

4. 尚未明确本品是否经乳汁分泌，鉴于本品的毒性，哺乳期妇女使用时应暂停哺乳直至治疗结束后至少 2 个月。

5. 儿童的有效性及安全性尚未确定。

【药物相互作用】 本品应避免与能延长 Q-T 间期的药物合用，合用有导致间断扭转性心动过速的风险。如必须合用，应监测心电图和电解质。

【剂量与用法】 1. 首个治疗周期，推荐总剂量为 1.8 mg/m²，分 3 次给药，第 1 天 0.8 mg/m²，第 8 天，0.5 mg/m²，第 15 天 0.5 mg/m²。首个周期为 3 周，但如患者达到完全缓解(CR)，或完全缓解伴不完全的血液学恢复(CRi)，也可延长至 4 周，以使患者从毒性中恢复。

2. 首个治疗周期达到 CR 或 CRi 的患者，以后每疗程的剂量为 1.5 mg/m²，分 3 次给药，第 1 天 0.5 mg/m²，第 8 天 0.5 mg/m²，第 15 天 0.5 mg/m²。每 4 周为 1 疗程。

3. 首个治疗周期未达到 CR 或 CRi 的患者，推荐总剂量为 1.8 mg/m²，分 3 次给药，第 1 天 0.8 mg/m²，第 8 天，0.5 mg/m²，第 15 天 0.5 mg/m²。每 4 周 1 疗程，如果患者治疗 3 个疗程，患者不能达到 CR 或 CRi，应停止治疗。

对于要进行 HSCT 的患者，应治疗 2 个周期，对于经 2 个周期未达到 CR 或 CRi 的患者或微小残留白血病阴性的患者，应再治疗 1 个周期。对于无计划行 HSCT 的患者，应继续治疗，最多可治疗 6 个周期。

4. 推荐在用药前给予预防用药，包括皮质激素、退热药、抗组胺药，输注结束后，应观察 1 小时。

循环淋巴母细胞、减瘤术并用羟基脲、皮质激素和(或)长春新碱化疗至外周白细胞计数≤10000/mm³ 的患者，推荐首次给予本品前预防用药。

5. 在同一个治疗周期内，不必根据血液学毒性暂停用药，但需要根据非血液学毒性，暂停用药。在 7 d 内(同一治疗周期内)恢复，暂停用药(两次给药之间至少间隔 6 d)；在 8～13 d 内恢复，跳过下一次剂量；在 14 d 以后恢复，下一周期降低总剂量 25%。如果仍需进一步降低剂量，下一治疗周期改为 2 次给药；如果仍不能耐受，应永久停药。

根据不良反应调整剂量

不良反应	剂量调整
治疗前 ANC≥1×10⁹/L	如 ANC 降低，暂停下一周期的治疗，直至 ANC 恢复至≥1×10⁹/L，开始下一周期治疗，如 28 d 内 ANC 不能恢复至≥1×10⁹/L，应停止本品治疗
治疗前血小板计数≥50×10⁹/L	如血小板降低，暂停下一周期的治疗，直至血小板恢复至≥50×10⁹/L，开始下一周期治疗，如 28 d 内血小板不能恢复至≥50×10⁹/L，应停止本品治疗
如果治疗前 ANC<1×10⁹/L 和或血小板计数<50×10⁹/L	如 ANC 和或血小板降低，暂停下一周期的治疗，直至达到下列条件之一才能开始下一周期治疗 (1)ANC 和血小板恢复至基线水瓶； (2)ANC 恢复至≥1×10⁹/L 和血小板恢复至≥50×10⁹/L； (3)疾病稳定或得到改善(最近一次的骨髓分析)，且 ANC 和血小板计数降低考虑是疾病所致(不考虑是本品的毒性)
如发生肝静脉阻塞性疾病或严重的肝毒性	永久停用本品
总胆红素>1.5×ULN，AST 和(或)ALT≥2.5×ULN	如果不是 Gilbert 综合征或溶血导致的，暂停用药，直至总胆红素恢复至<1.5×ULN，AST 和(或)ALT 不能恢复至<2.5×ULN；如果总胆红素不能恢复至<1.5×ULN，AST 和(或)ALT 不能恢复至<2.5×ULN，应永久停药
输液反应	如出现输液反应，应暂停用药，给予皮质激素或抗组胺药；对于严重的危及生命的输液反应，应永久停药
≥2 级非血液学毒性	暂停用药，直至恢复至≤1 级

6. 配制本品时，本品注射剂应先用注射用水溶解，之后用 0.9%氯化钠注射液稀释至 50 ml 后静脉滴注。从溶解本品至静脉滴注时间不超过 8 h，溶解后应在 4 h 内稀释。稀释过程中禁止振摇。

【用药须知】 1. 骨髓移植后应密切监测肝静脉阻塞和感染的症状和体征。

2. 每次给药前应监测全血细胞计数，治疗过程中监测感染、出血或其他骨髓抑制的症状和体征，需要时可预防性给予抗菌药物。

3. 本品可导致过敏反应，可预防性给予抗组胺药、皮质激素和解热镇痛药。

4. 每次给药前均应检测电解质情况，如临床需要随时检测。开始本品治疗前应先纠正电解质紊乱。

5. 育龄期女性在治疗期间及治疗结束后至少 8 个月，应采取有效的避孕措施。男性患者的性伴侣应采取有效避孕措施至治疗结束后至少 5 个月。

【制剂】 注射剂：0.9 mg。

【贮藏】 避光，贮于 2～8 ℃。

奥法木单抗
(ofatumumab)

别名：Arzerra、HuMax-CD20

本品是一种全人源化靶向抗 B-细胞细胞膜上 CD_{20} IgG1 单克隆抗体。

【理化性状】 本品是 IgG1κ 人源化单克隆抗体，其相对分子质量为 149 kDa。本品的注射液为无菌、无色、不含防腐剂、供静脉滴注的浓缩注射液，pH 为 6.5。非活性成分有 8.55 mg/ml 枸橼酸钠、0.195 mg/ml 一水枸橼酸、5.85 mg/ml 氯化钠

【用药警戒】 1. 本品治疗期间可发生进行性多灶性白质脑病（PML），包括致命性的。

2. 直接作用于 CD_{20} 的单抗可导致乙型肝炎复发，甚至发生急性重型肝炎及死亡。

【药理作用】 CD_{20} 分子表达于正常的 B 淋巴细胞和白血病细胞。本品能特异性地与 CD_{20} 分子上的小环和大环结合。CD_{20} 不被细胞膜遮盖，与抗体结合后亦不内陷。本品的 Fab 区段和 CD_{20} 分子结合，Fc 区段介导免疫效应子作用可导致 B 细胞裂解。导致 B 细胞裂解的机制还可能包括补体依赖性的细胞毒性和抗体依赖性细胞介导的细胞毒性。

【体内过程】 药动学数据来源于 146 名接受了 12 次治疗，难治性的慢性淋巴细胞白血病（CLL）患者。8 次给药后的 C_{max} 和 $AUC_{(0-\infty)}$ 与 4 次给药后相比，分别升高 40%和 60%。V_{ss} 值 1.7～5.1 L。本品的消除既通过 B 细胞介导的路径也有独立于标靶的路径。在 100～2000 mg 剂量范围内，本品清除率呈剂量依赖性。由于 B 细胞的衰竭，随着给药次数的增多，本品的清除率下降明显。在第 4 次和第 8 次给药之间本品的平均清除率约为 0.01 L/h，并且个体差异极大，变异系数超过 50%。在第 4 次和第 8 次给药之间本品的平均 $t_{1/2}$ 约为 14 d（2.3～61.5 d）。

【适应证】 治疗对氟达拉滨和阿来珠单抗耐药的慢性淋巴细胞白血病（CLL）。

【不良反应】 1. 严重不良反应　输液反应、血细胞减少、进行性多灶性白质脑病、乙型肝炎复发、肠梗阻。

2. 严重的输液反应　表现为支气管痉挛、呼吸困难、喉头水肿、肺水肿、皮肤潮红、高血压、低血压、晕厥、心脏缺血/梗死、腰痛、腹痛、发热、皮疹、荨麻疹、血管神经性水肿。

3. 常见不良反应　中性粒细胞减少、肺炎、发热、咳嗽、腹泻、贫血、乏力、呼吸困难、皮疹、恶心、支气管炎、上呼吸道感染、脓毒症、鼻咽炎、带状疱疹、鼻窦炎、失眠、头痛、高血压、低血压、心动过速、皮疹、皮肤溃疡、多汗、背痛、肌肉痉挛、水肿等。

4. 常见的严重不良反应　感染（包括肺炎和败血症）、中性粒细胞减少和发热。感染是最常见的导致停药的不良反应。

【妊娠期安全等级】 C。

【禁忌与慎用】 1. 未对肝肾功能不全患者进行研究，上述患者应慎用。

2. 儿童用药的安全性及有效性尚未确定。

3. 尚未明确本品是否可经乳汁分泌，哺乳期妇女应权衡本品对其的重要性，选择停药或停止哺乳。

【药物相互作用】 未进行正式的药物相互作用的研究。

【剂量与用法】 1. 推荐给药方案

（1）第 1 周，首次剂量为 300 mg，1 周后，2000 mg，每周 1 次，共给予 7 周。

（2）第 8 次给药后，每 4 周给予 2000 mg，共给药 4 次。

2. 输液配制方法

（1）300 mg，从 1000 ml 的 0.9%氯化钠注射液中抽取 15 ml 弃去，再从 3 个安瓿各抽取 5 ml 本品注入到输液袋中，轻轻翻转以混合均匀。使其浓度达到每毫升含本品 300 mg。

（2）2000 mg，从 1000 ml 的 0.9%氯化钠注射液中抽取 100 ml 弃去，分别从 20 个安瓿各抽取 5 ml 本品注入输液袋中，轻轻翻转以混合均匀。使其浓度达到每毫升含本品 2000 mg。

药液配制后应放置于 2～8 ℃.

3. 静脉滴注速度

(1) 首剂给药,静脉滴注速度 3.6 mg/h(12 ml/h)。

(2) 第 2 剂给药,静脉滴注速度 24 mg/h(12 ml/h)。

(3) 第 3～12 剂,静脉滴注速度 50 mg/h(25 ml/h)。

静脉滴注过程中,在没有输液反应的前提下,每隔 30 min 可按下表对静脉滴注速度进行调整。

静脉滴注速度调整表

输液开始后的时间间隔(min)	首剂(ml/h)	第 2 剂(ml/h)	第 3～12 剂(ml/h)
0～30	12	12	25
31～60	25	25	50
61～90	50	50	100
91～120	100	100	200
>120	200	200	400

4. 注意事项

(1) 请勿振摇本品。

(2) 用药前检查本品是否变色或有不溶性颗粒物,本品应为无色溶液,可能含少量可见的半透明或白色的、无定形的颗粒。如果溶液变色、污浊、有其他颗粒则不能使用。

(3) 一次输液前临时配制。

(4) 不能静脉推注。

(5) 使用本品附带的专用输液器(聚氯乙烯输液器)。

(6) 不能与其他药物混合或通过同一管路静脉滴注。使用输液泵控制静脉滴注速度,给予本品前后用 0.9%氯化钠注射液冲洗输液管路,配制后的液体可贮于 2～8 ℃,12 h 内开始用,超过 24 h 则不能再用。

5. 剂量调整

(1) 有任何严重的输液反应均应中止用药。

(2) 发生 4 级输液反应时,不可再应用本品。

(3) 发生 1、2 级输液反应时,静脉滴注速度降低至之前的一半。

(4) 发生 3 级输液反应时,静脉滴注速度控制在 12 ml/h。

6. 静脉滴注前的准备

(1) 输液前 30 min 至 2 h,需口服 1000 mg 对乙酰氨基酚(或其等效药物),口服或静脉注射抗组胺药物(盐酸西替利嗪 10 mg 或其等效药物),静脉注射糖皮质激素(泼尼松 100 mg 或其等效药物)。

(2) 第 1、2、9 剂给药前糖皮质激素的剂量不可减少,但第 3～8、10～12 剂允许适当减少。

(3) 第 3～8 剂给药,如果上次给药未发生≥3 级的输液反应,可逐步减少糖皮质激素的剂量。

(4) 第 10～12 剂给药,如果第 9 剂给药未发生≥3 级的输液反应,给予泼尼松 50～100 mg(或其等效药物)即可。

【禁用与慎用】 1. 本品可透过胎盘屏障,耗竭胎儿的外周 B 细胞,降低胎盘和脾脏的重量。故妊娠期妇女禁用本品,除非潜在的益处大于对胎儿的影响。

2. 尚未明确本品能否分泌入乳汁。已知人类 IgG 是可以进入乳汁的,尽管新生儿和婴儿进食母乳不会导致大量吸收母体抗体进入自体循环,但由于尚未明确本品对胃肠道局部的影响及其由此进入体循环的暴露量,哺乳期妇女应慎用。

3. 未进行儿童用药的安全性和有效性研究。临床研究中涉及 65 岁以上老年人的资料有限,无从评价老年人是否与年轻人存在差异。

4. 未对肝或肾功能不全患者进行正式研究。

【用药须知】 1. 因本品可发生严重的中性粒细胞减少和血小板减少,必须定期监测全血细胞计数,出现 3 或 4 级血细胞计数减少,应增加监测频率。

2. 可发生进行性多灶性白质脑病(PML),包括致命性的。必须监测患者神经系统症状和体征,必要时立即停药。

3. 直接作用于 CD_{20} 的单抗可导致乙型肝炎复发,甚至发生急性重型肝炎及死亡,故使用本品前应进行乙型肝炎筛查。密切监测乙型肝炎携带者临床及实验室检查数据,直至结束治疗后 6～12 月。发生或复发肝炎者应停药,并给予适当治疗。

4. 近期接受过本品治疗者,不能进行肝炎疫苗接种,给予本品后对疫苗免疫应答反应的影响未知。

5. 本品可能引发小肠梗阻,如疑似应进行临床评价,必要时行外科手术。

【制剂】 注射剂:100 mg/5 ml,仅供一次性使用。

【贮藏】 密封、避光,贮于 2～8 ℃,不能冻结。

维布伦妥西单抗

(brentuximab vedotin)

别名:Adcetris

本品为 CD_{30} 单抗直接抗体-药物偶联物(ADC)。

【CAS】 914088-09-8

【ATC】 L01XC12

【理化性状】 1. 本品为 CD_{30} 单抗直接抗体-药物偶联物(ADC)由 3 部分组成:①嵌合 IgG1 抗体 cAC10,特异的人 CD_{30};②微管破裂剂甲基奥莉丝汀

(MMAE);③可使 MMAE 共价结合到 cAC10 上的、蛋白酶裂解的连接桥。

2. 分子式:$C_{6476}H_{9930}N_{1690}O_{2030}S_{40}$

3. 分子量约为 153 kD。

【用药警戒】 接受本品治疗的患者能发生 JC 病毒感染导致进行性多灶性白质脑病(PML)和死亡。

【药理作用】 本品是一种 ADC。抗体为 IgG1 偶联体直接对抗 CD_{30}。MMAE 为小分子微管断裂剂。MMAE 通过交联剂共价结合到抗体上。非临床数据证明,本品抗肿瘤活性缘于 ADC 与 CD_{30} 表达细胞结合,细胞内摄取 ADC-CD_{30} 复合物,通过蛋白水解释放 MMAE。MMAE 结合到微管蛋白导致细胞内微管网断裂,引起细胞周期停滞和诱导细胞凋亡。

【体内过程】 1. 注射结束时观察到 ADC 的最大浓度,ADC 终末 $t_{1/2}$ 约 4～6 d。每 3 周给药 1 次,21 dADC 达稳态。MMAE 达峰时间约 1～3 d。同 ADC 相似,每 3 周给药 1 次,21 dMMAE 达稳态。

2. 人体中 ADC 平均稳态分布容积为 6～10 L。

3. 体外研究数据表明,MMAE 是 CYP3A4/5 的底物和抑制剂,主要通过 CYP3A4/5 氧化代谢。

【适应证】 1. 自身骨髓干细胞移植失败或不宜进行自身骨髓干细胞移植的至少经历 2 次多药化疗方案治疗失败的霍奇金淋巴瘤。

2. 至少经历 1 次多药化疗方案治疗失败的系统性变性大细胞淋巴瘤。

【不良反应】 1. 临床试验中,霍奇金淋巴瘤最常见的不良反应(≥20%)为中性粒细胞减少症、外周感觉神经病、疲劳、恶心、贫血、上呼吸道感染、腹泻、发热、皮疹、血小板减少、咳嗽、呕吐。

2. 治疗系统性变性大细胞淋巴瘤最常见的不良反应(≥20%)为中性白细胞减少、贫血、周围神经病变、疲劳、恶心、发热、皮疹、腹泻、疼痛。

3. 应警惕本品引起的周围神经病、输液反应、中性粒细胞减少症、肿瘤溶解综合征、进行性多灶性白质脑病、渗出性多形红斑等不良反应。

【妊娠期安全等级】 D。

【禁忌与慎用】 1. 本品具有肺毒性,禁止与博来霉素联合应用。

2. 儿童用药的安全性及有效性尚未确定。

3. 尚未明确本品是否可经乳汁分泌,哺乳期妇女应权衡本品对其的重要性,选择停药或停止哺乳。

【药物相互作用】 1. 本品与酮康唑(CYP3A4 抑制剂)同服,可增加 MMAE 暴露量约 34%,正在接受强效 CYP3A4 抑制剂联合本品治疗的患者应密切监测不良反应。本品与利福平(CYP3A4 诱导剂)同服,会减少 MMAE 暴露量约 46%。

2. 本品不影响咪达唑仑(CYP3A4 底物)的暴露量,但可能会影响其他由 CYP3A4 酶代谢药物的暴露量。

【剂量与用法】 1. 推荐剂量为 1.8 mg/kg,每 3 周给药 1 次,30 min 内静脉滴注完毕。体重大于 100 kg 患者,剂量在 100 kg 体重基础上应适当增加。本品不可静脉推注。连续治疗最长达 16 周期,直到疾病进展或出现不可耐受的毒性。

2. 出现周围神经病,可降低剂量至 1.2 mg/kg,并延迟给药,对于新发的或 2 或 3 级神经病变,直至病变改善至 1 级或基线时,才可重新开始。4 级周围神经病变,应停止本品治疗。

3. 出现 3 或 4 级嗜中性粒细胞减少,应给予生长因子支持治疗,延迟给药直至改善至 2 级以下或基线时。尽管使用生长因子,复发 4 级嗜中性粒细胞减少者,应停止本品治疗或降低剂量至 1.2 mg/kg。

4. 配制方法及注意事项

(1) 首先计算用量和所需药量。体重 100 kg 以上者,按 100 kg 计算。每 50 mg 安瓿用 10.5 ml 注射用水溶解,注射用水的水流应对着安瓿壁。轻轻转动安瓿,促进溶解。不能振摇。检视溶解后的液体有无变色或颗粒。溶液应为透明至轻微乳光的无色液体。溶解后立即稀释至输液中,或保存于 2～8 ℃,于 24 h 内使用。不能冷冻。弃去安瓿内未用完的剩余药液。

(2) 吸取计算好的溶解液,加入至少 100 ml 的输液中。最终稀释浓度 0.4 mg/ml～1.8 mg/ml。输液可用 0.9%氯化钠注射液、5%葡萄糖注射液或乳酸林格注射液。轻轻倒置输液瓶或袋,使混合均匀。稀释后,应立即开始输液,或保存于 2～8 ℃,24 h 内使用。不能冷冻。

(3) 禁止与其他药物混合静脉滴注。

【用药须知】 1. 本品尚能引起情绪或日常行为改变,思维混乱、多思、健忘,视觉、言语或行走方面的改变,一侧身体力量减弱。

2. 本品能引起胎儿毒性,育龄期妇女子治疗期间应采取有效避孕措施。

3. 周围神经病变,中性粒细胞减少症患者需调整剂量治疗。

4. 尚无本品过量的特效解毒剂。应密切监测不良反应尤其是中性粒细胞减少症,出现不良反应对症支持治疗。

【制剂】 注射剂(粉):50 mg。

【贮藏】 避光,贮于 2～8 ℃。

伊匹木单抗

(ipilimumab)

别名:Yervoy

本品为结合到细胞毒性 T 淋巴细胞相关抗原 4(CTLA-4)上的重组人单克隆抗体,属于 IgG_1-κ-免疫球蛋白。

【CAS】 477202-00-9

【理化性状】 1. 本品的注射剂为澄清至轻微发乳白色的无色至淡黄色的液体。

2. 分子量约为 148 kD。

【用药警戒】 由于本品具有 T 细胞激活和增殖的活性,可导致严重、致命的免疫介导的不良反应,可能会涉及任何器官系统。最常见的此类严重不良反应为小肠结肠炎、肝炎、皮炎(包括中毒性表皮坏死松解症)、神经病变和内分泌系统病变。

【药理作用】 本品对黑色素瘤患者的作用机制是间接的,可能要通过 T 细胞介导的抗肿瘤免疫应答。CTLA-4 是 T 细胞激活的负调节蛋白。本品可结合到 CTLA-4 上,从而阻断 CTLA-4 和配基 CD_{80}/CD_{86} 的相互作用。CTLA-4 的被阻断使 T 细胞激活并增殖。

【体内过程】 给予 785 例不能切除或转移的黑色素瘤患者 3 种不同的剂量—0.3 mg/kg、3 mg/kg 和 10 mg/kg,每 3 周 1 次,给药 4 次,其 C_{max} 及 AUC 与给药剂量成正比。每 3 周重复给药后清除时间恒定,全身蓄积可达 1.5 倍或以下。第 3 次给药后本品可达稳态;重复给予 3 mg/kg 后稳态时的平均 C_{min} 为 19.4 μg/ml。通过群体药动学分析得出的终末 $t_{1/2}$ 平均值(%变异系数)为 15.4 d(34%),CL 为 16.8 ml/h(38%)。

【适应证】 用于治疗成人不能切除的或转移的黑色素瘤。

【不良反应】 1. 严重的或危及生命的不良反应如下。

(1) 肠炎伴腹痛、发热、肠梗阻或腹膜症状;大便次数增加(增加 7 次以上)、大便失禁(需要持续 24 h 静脉补液)、胃肠道出血、胃肠道穿孔。

(2) AST 或 ALT＞5×ULN,胆红素＞3×ULN。

(3) 斯-约综合征(黏膜-皮肤-眼综合征)、中毒性表皮坏死松解症、红斑伴全层皮肤溃疡或坏疽、脓疱或出血征象。

(4) 严重运动和感觉神经毒性,吉兰-巴雷综合征、重症肌无力。

(5) 严重的免疫介导的不良反应,如肾炎、肺炎、胰腺炎、非感染性心肌炎。

(6) 免疫介导的眼睛疾病,对局部应用免疫抑制剂无效。

2. 免疫介导的小肠结肠炎、肝炎、皮炎、神经病变、内分泌病、眼底病变。

3. 接受本品 3 mg/kg 剂量治疗的患者中常见的不良反应(≥5%)有疲劳、腹泻、瘙痒、皮疹、大肠炎。0.3～10 mg/kg 的剂量治疗的患者中常见的不良反应有荨麻疹(2%)、大肠溃疡、食管炎、急性呼吸窘迫综合征、肾功能衰竭,输液反应(＜1%)也有报道。基于用本品治疗黑色素瘤的全部临床试验结果,严重的小肠结肠炎和肝炎的发生呈剂量依赖性。

【妊娠期安全等级】 C。

【禁忌与慎用】 1. 18 岁以下儿童的有效性和安全性尚未确定。

2. IgG_1 能通过胎盘屏障,本品为 IgG_1,因此,有损伤到胎儿的可能,哺乳期妇女慎用。

【剂量与用法】 1. 推荐剂量 3 mg/kg,每 3 周给药 1 次,4 次一疗程。90 min 内静脉滴注完毕。

2. 配制方法 配制前本品应在室温下放置 5 min,然后抽取所需药量,用 0.9%氯化钠注射液或 5%葡萄糖注射液稀释至 1～2 mg/ml,轻轻倒转输液瓶或输液袋,使混合均匀。稀释液在室温(20～25 ℃)或 2～8 ℃不能超过 24 h。

不能与其他药品混合静脉滴注。静脉滴注完毕后,用 0.9%氯化钠注射液或 5%葡萄糖注射液冲洗输液管路。输液管路应使用低蛋白结合率的终端滤器。

【用药须知】 1. 任何中度免疫-介导的不良反应或有症状的内分泌病均应调整剂量。发生在早期、轻度或未能确定的不良反应(0～1 级)、持续的中度不良反应可用 7.5 mg 泼尼松辅助治疗。

2. 严重、致命的免疫介导的不良反应多发生于初始治疗时,少数发生在停用本品治疗后的几周到几个月。发生此类不良反应应永久停用本品,并开始全身性高剂量皮质类激素治疗。

3. 免疫介导的中度不良反应或症状性内分泌疾病患者应暂停使用本品。待不良反应完全消失或部分消失(达到 0～1 级)且泼尼松剂量不超过 7.5 mg,重新开始治疗,本品剂量为 3 mg/kg,每 3 周 1 次,直至完成 4 次或 16 周治疗。

4. 持续中度不良反应或泼尼松剂量降低至 7.5 mg,不能耐受者,应停药。

5. 从首次治疗开始,16 周内无法完成治疗周期者,应停药。

【制剂】 注射剂：50 mg/10 ml；200 mg/40 ml。

【贮藏】 避光，2～8 ℃保存，不可冷冻。

帕尼单抗
(panitumumab)

别名：Vectibix

本品为是第一个完全人源化单克隆抗体。

【CAS】 339177-26-3

【ATC】 L01XC08

【理化性状】 1. 本品为IgG2κ单克隆抗体。

2. 分子式：$C_{6398}H_{9878}N_{1694}O_{2016}S_{48}$

3. 分子量约为147 kDa。

【用药警戒】 接受本品治疗的患者能发生严重的皮肤毒性和过敏反应，上市后有发生过敏反应导致死亡的报道。

【药理作用】 1. EGFR是一种跨膜糖蛋白，为Ⅰ型受体酪氨酸激酶子家族的成员，包括EGFR、HER2、HER3和HER4。在某些人类的肿瘤中可见到EGFR过度表达，包括结肠和直肠癌。EGFR与其正常配体相互作用（如EGF，转化生长因子-α）导致磷酸化和一系列细胞内蛋白的活化，转而调节涉及细胞生长和生存、运动和增殖基因的转录。通过EGFR信号传导导致野生型KRAS蛋白活化。但是，在有KRAS活化的体细胞突变的细胞中，突变体KRAS蛋白的活化似乎与EGFR调节无关。

2. 本品能与正常和肿瘤细胞上的EGFR特异性结合，竞争性抑制EGFR与配体的结合。非临床研究显示，本品与肿瘤细胞上的EGFR结合阻止配体-诱导的受体自体磷酸化和受体相关激酶的活化，从而抑制细胞生长，诱导细胞凋亡，减低促炎性细胞因子和血管生长因子的生成和EGFR的内化作用。体外分析和动物体内研究显示本品可抑制EGFR表达的人肿瘤细胞株的生长和生存。

【体内过程】 1. 单次给予本品呈现非线性药动力学。单剂量经1 h静脉滴注给药后，AUC的增加大于剂量的增加。当剂量从0.75 mg/kg增加至9 mg/kg时，清除率（CL）从30.6降低至4.6 ml/(kg·d)。但是，剂量超过2 mg/kg时，本品的AUC与剂量增加近似正比。

2. 推荐给药方案（6 mg/kg，每2周给予1次，经1 h静脉滴注）后，给药3次后达到稳态，C_{max}和C_{min}分别为(213±59)μg/ml和(39±14)μg/ml。$AUC_{0\text{-}tau}$和CL分别为(1306±374)(μg·d)/ml和(4.9±1.4)ml/(kg·d)。其消除$t_{1/2}$接近7.5 d（范围：3.6～10.9 d）。

3. 年龄、性别、种族、肾功能、肝功能不全和抗瘤细胞中EGFR膜染色强度（1+，2+，3+）对本品的药动学无明显影响。

【适应证】 用于野生KRAS型转移性结肠癌。

【不良反应】 1. 严重不良反应包括肺纤维化、肺栓塞、严重皮肤毒性、感染、败血症、死亡、输液反应、腹痛、低镁血症、呕吐和便秘。

2. 导致停药的常见不良反应有静脉滴注反应、严重皮肤毒性、甲沟炎和肺纤维化。

3. 常见不良反应有不同表现的皮疹、低镁血症、甲沟炎、疲乏、腹痛和腹泻，包括腹泻导致脱水。

【妊娠期安全等级】 C。

【禁忌与慎用】 1. 妊娠期妇女只有潜在的益处大于对胎儿伤害的风险时才可使用。

2. 哺乳期妇女应权衡本品对其的重要性，选择停药或停止哺乳。

3. 儿童用药的安全性及有效性尚未确定。

【剂量与用法】 1. 每14 d给予6 mg/kg，经60 min（≤1000 mg）或90 min（>1000 mg）静脉滴注。

2. 对轻度输液反应减慢静脉滴注速率50%；对严重输液反应须终止静脉滴注。

3. 对严重或不能耐受的毒性暂不给药；如毒性改善可降低剂量50%重新开始。

4. 本品必须通过输液泵，使用低蛋白结合的0.2 μm或0.22 μm在线滤器给药。给予本品后，再用0.9%氯化钠注射液冲洗输液管路，以避免与其他药品混合。

【用药须知】 1. 治疗期间及治疗后8周，监测血镁，如需要，应进行补充。

2. 本品不适合用于联合化疗。

3. 用药后，如暴露于阳光可加重皮肤毒性。建议患者接受本品后，应当使用防晒霜并戴宽边遮阳帽，限制暴露于阳光下。

4. 曾有报道，使用本品者会发生角膜炎和溃疡性角膜炎，并有角膜穿孔风险。应监测角膜炎或溃疡性角膜炎的症状。对急性角膜炎或角膜炎恶化者，应中断或终止本品治疗。

5. 使用本品前，需要检测EGFR蛋白表达。

【制剂】 注射剂：100 mg/5 ml；200 mg/10 ml；400 mg/20 ml。

【贮藏】 避光，贮于2～8 ℃，不可冷冻。

雷妥莫单抗
(racotumomab)

别名：Vaxira

本品为鼠源性单克隆抗体，目前已在古巴和阿根廷上市用于治疗转移性或复发性肺癌。

【CAS】 946832-34-4

【简介】 神经节苷脂集中于哺乳动物的细胞表面，在细胞的生长和增殖过程中起着重要的作用。NGc 神经节苷脂在健康人的组织和体液中几乎检测不到，但在几种人类肿瘤（包括肺癌、乳腺癌、黑色素细胞瘤、结肠癌、神经外胚层的儿科肿瘤）中，NGcGM3 神经节苷脂却会高度表达。本品为特异性单克隆抗体，可模拟 NGc 神经节苷脂，激发针对肿瘤抗原 NGcGM3 的免疫反应，从而产生被动的抗体治疗作用。作为肿瘤治疗性疫苗，本品可用于黑色素瘤、乳腺癌及肺癌患者。本品还可激发免疫反应，识别并直接杀死肿瘤细胞。用法为皮下注射，每 14 d 一次，2 月后改为每月 1 次。不良反应主要为注射部位反应，全身反应少见，并呈自限性，常为流感样症状、寒战。

司妥昔单抗
(siltuximab)

别名：Sylvant

本品是从中国仓鼠卵巢细胞培养生成的 IL-6 单克隆抗体。

【CAS】 541502-14-1

【药理作用】 本品与人体的 IL-6 结合，并阻滞 IL-6 与可溶性和膜结合 IL-6 受体的结合。IL-6 可参与多种生理过程，例如免疫球蛋白的分泌。在 MCD (multicentric Castleman's disease) 患者中 IL-6 的过度产生与全身性症状有关。

【体内过程】 1. 吸收 MCD 患者给予本品后（11 mg/kg，每 3 周 1 次，经 1 h 静脉滴注），C_{max} 出现于静脉滴注结束时。在稳态时，平均 C_{max} 为 332 μg/ml(CV:42%)，C_{min} 为 84 μg/ml(CV:78%)。

用每 3 周 1 次给药方案，在第 6 次静脉滴注时达稳态，稳态 AUC 为单次给药的 1.7 倍。多次给药后，在 2.8～11 mg/kg 剂量范围时，本品的药动学与剂量接近正比关系。

2. 分布 基于群体药动学分析，体重 70 kg 男性受试者中央室的分布容积为 4.5 L(CV20%)。

3. 消除 本品的清除率为 0.23 L/d。静脉滴注 11 mg/kg 后，终末 $t_{1/2}$ 为 20.6 d（范围：14.2～29.7 d）。

【适应证】 人类免疫缺陷病毒（HIV）阴性和人疱疹病毒-8（HHV-8）阴性的多中心卡斯特莱曼病（MCD）患者的治疗。

【不良反应】 1. 皮肤 皮肤瘙痒、色素沉着、湿疹、银屑病、皮肤干燥。

2. 感染 上呼吸道感染、下呼吸道感染。

3. 血液和淋巴系统 血小板减少。

4. 全身反应 水肿、体重增加。

5. 胃肠道 便秘。

6. 代谢 胆固醇升高、三酰甘油升高、尿酸升高。

7. 呼吸系统 口咽疼痛。

8. 泌尿系统 肾功能损伤。

9. 神经系统 头痛。

10. 血管 高血压。

【妊娠期安全等级】 C。

【禁忌与慎用】 1. 妊娠期妇女只有潜在的益处大于对胎儿伤害的风险时才可使用。

2. 尚未明确本品是否可经乳汁分泌，哺乳期妇女应权衡本品对其的重要性，选择停药或停止哺乳。

3. 儿童用药的安全性及有效性尚未确定。

【药物相互作用】 肝中 CYP 酶可被感染、炎症刺激和细胞因子包括 IL-6 向下调节。本品治疗的患者中 IL-6 的信号传导受到抑制，可能恢复 CYP 酶活性至较高水平，导致 CYP 底物的代谢比用本品治疗前增加。正在使用治疗指数窄的 CYP 底物治疗的患者，在开始或终止本品治疗时，需进行治疗性监测（如华法林、环孢素、茶碱），并调整剂量。在停止治疗后本品对 CYP 酶活性的影响可能持续几周。谨慎与 CYP3A4 底物（如口避孕药、洛伐他汀、阿托伐他汀）合用。

【剂量与用法】 推荐剂量为 11 mg/kg，经 1 h 静脉滴注，每 3 周 1 次。

【用药须知】 1. 存在严重感染的患者在感染解决前不要给予本品，因可能掩盖急性炎症的体征和症状包括发热和急性期反应标志物受到抑制（如 C-反应蛋白，CRP）。接受本品的患者应严密监视感染的发生。

2. 接受本品的患者不能接种活疫苗，因为对 IL-6 抑制的作用可能干扰对抗原的正常免疫反应。

3. 如患者发生严重超敏性反应，永久停止静脉滴注本品。

4. 如患者发生轻至中度静脉滴注反应停应停止静脉滴注。如反应已消除，可用较低静脉滴注速率重新开始静脉滴注。还可考虑使用抗组胺药、对乙酰氨基酚和皮质激素。如干预后患者仍不能耐受，应终止静脉滴注。

5. 治疗场所应能提供复苏设备、药物和受过复苏训练的人员。

6. 在临床试验中曾有胃肠道穿孔报道，尽管没有在 MCD 患者中进行过试验。如患者存在 GI 穿孔的症状应及时评估。

【制剂】 注射剂(粉)：100 mg；400 mg。

【贮藏】 避光，贮于 2～8 ℃。不可冷冻。

奥妥珠单抗

(obinutuzumab)

别名：Gazyvaro、Afutuzumab

本品为抗 CD_{20} 单克隆抗体。

【CAS】 949142-50-1

【ATC】 L01XC15

【理化性状】 1. 分子式：$C_{6512}H_{10060}N_{1712}O_{2020}S_{44}$

2. 分子量：146.1kDa

【用药警戒】 1. 本品可导致乙型肝炎复发，某些病例还可能出现急性重型肝炎、肝功能衰竭，甚至导致死亡。因此，治疗前应排除乙型肝炎感染。

2. 本品可导致进行性多灶性白质脑病(PML)，可致命。

【药理作用】 1. 本品是一种单克隆抗体，靶向前 B 淋巴细胞和成熟 B 淋巴细胞的表面上表达的 CD_{20} 抗原。

2. 本品介导 B-细胞溶解是通过：

(1) 参与免疫效应细胞。

(2) 通过直接地激活细胞内死亡信号通路。

(3) 激活补体级联反应。

3. 免疫效应细胞的机制包括抗体-依赖细胞的毒性和抗体-依赖细胞的吞噬作用。

【体内过程】 在稳态时，本品的分布容积约为 3.8 L。本品的消除由一个线性清除率途径和一个时间依赖性非线性清除率途径组成。随着本品治疗进展，时间依赖性途径的影响减小，提示有靶点介导的药物分布(TMDD)。终末清除率和 $t_{1/2}$ 分别约为 0.09(46%)L/d 和 28.4(43%)d。

【适应证】 与苯丁酸氮芥合用，治疗既往未经治疗过的慢性淋巴性白血病患者。

【不良反应】 1. 严重不良反应包括乙型肝炎复发、进行性多灶性白质脑病、输液反应、肿瘤溶解综合征、感染、中性粒细胞减少、血小板减少。

2. 常见不良反应包括静脉滴注反应、中性粒细胞减少、血小板减少、贫血、发热、咳嗽和肌肉骨骼疾病。

【妊娠期安全等级】 C。

【禁忌与慎用】 1. 妊娠期妇女只有潜在的益处大于对胎儿伤害的风险时才可使用。

2. 尚未明确本品是否可通过乳汁分泌，哺乳期妇女应权衡本品对其的重要性，选择停药或停止哺乳。

3. 儿童用药的安全性及有效性尚未确定。

【剂量与用法】 1. 本品只能静脉滴注，不可静脉推注。预先使用糖皮质激素、对乙酰氨基酚和抗组胺药，以预防输液反应，具体方案见下表。

2. 6 个疗程推的荐剂量(28 d 一疗程)

(1) 在第 1 疗程的第 1 d 给予 100 mg，静脉滴注速度为 25 mg/h，不可加快静脉滴注的速度。

(2) 第 2 d 给予 900 mg，静脉滴注速度为 50 mg/h，每隔半小时增加 50 mg/h，最大速度为 400 mg/h。

(3) 第 8 d 和 15 d 给予 1000 mg，在第 2～6 疗程的第 1 d 给予 1000 mg。静脉滴注速度为 100 mg/h，每隔半小时增加 100 mg/h，最大速度为 400 mg/h。

3. 配制方法　抽取所需本品剂量注入 0.9% 氯化钠注射液 PVC 或非-PVC 聚烯烃静脉滴注袋，不要使用其他稀释剂(例如 5% 葡萄糖注射液)。

预先给药方案

治疗周期	预防给药人群	预先给予药物及剂量	给药时机
首个周期的第 1 d、2 d	所有患者	静脉给予地塞米松 20 mg 或甲强龙 80 mg	在静脉滴注本品前至少 1 h 前完成
		口服对乙酰氨基酚 650～1000 mg	至少在开始本品静脉滴注前 30 min 服用
		抗组胺药(如苯海拉明 50 mg)	
首个治疗周期的第 8 d、第 15 d、第 2～6 个周期的第 1 d	所有患者	口服对乙酰氨基酚 650～1000 mg	至少在开始本品静脉滴注前 30 min 服用
	前次静脉滴注输液反应≥1 级	抗组胺药(如苯海拉明 50 mg)	至少在开始本品静脉滴注前 30 min 服用
	前次静脉滴注输液反应≥1 级或下次治疗前淋巴细胞计数＞25×10^9/L	静脉给予地塞米松 20 mg 或甲强龙 80 mg	在静脉滴注本品前至少 1 h 前完成

(1) 准备第1疗程的第1 d(100 mg)和第2 d(900 mg)静脉滴注溶液。从小瓶抽吸4 ml本品注射液,注入此4 ml注射液至100 ml的0.9%氯化钠注射液中,即为第1 d使用的静脉滴注溶液;剩余的36 ml(900 mg)注入250 ml的0.9%氯化钠注射液为第2 d使用的输液。在2～8 ℃可贮存24 h。使用前放置至室温后,立即使用。

(2) 准备首个疗程第8 d和15 d和第2疗程第1 d的静脉滴注溶液。从小瓶抽吸40 ml的本品注射液注入250 ml的0.9%氯化钠注射液中。

(3) 通过轻轻倒置混合稀释液。不要摇动或冻结。

【用药须知】 1. 使用本品前用糖皮质激素、对乙酰氨基酚和抗组织胺预先给药。静脉滴注期间严密监视,如出现过敏反应,应中断或终止静脉滴注。

2. 使用前预先给予抗高尿酸血症药物和充分水化,尤其是肿瘤负荷高和(或)高循环淋巴细胞计数患者。并纠正电解质异常,肾功能和液体平衡。

3. 监测患者的感染的症状和体征。强烈建议中性粒细胞减少患者治疗期自始至终接受抗微生物药预防感染。应考虑到预防病毒和真菌感染。

4. 应定期监测全血细胞计数和出血的征象,如发生出血,可能需要静脉滴注血液制品。

5. 本品治疗前和治疗期间应避免接种活病毒疫苗。

6. 静脉滴注期间可能发生低血压。一次静脉滴注前12 h和静脉滴注期间及静脉滴注后1 h,可考虑暂停抗高血压治疗。

【制剂】 注射液:1000 mg/40 ml。

【贮藏】 避光,贮于2～8 ℃。不可冷冻。

尼妥珠单抗

(nimotuzumab)

别名:泰欣生、BIOMAb EGFR、Biocon、TheraCIM、CIMYM、Theraloc、Oncoscience、CIMAher

本品为抗EGFR抗体。

【CAS】 828933-51-3;780758-10-3

【药理作用】 EGFR是分子量为170 kDa的跨膜糖蛋白,其胞内区具有特殊的酪氨酸激酶活性。EGFR的过度表达可改变细胞周期的调控(加快细胞增殖),阻止细胞凋亡,促进血管生成,增强细胞迁移性、侵袭性和转移性。本品可在体内或体外培养细胞中阻断EGF与其受体EGFR的结合,并对EGFR过度表达的肿瘤具有有效的抗血管生成、抗增殖和促凋亡作用。体内和体外试验结果均显示了本品有抗肿瘤增殖的作用,还具有抗血管生成和促进肿瘤细胞凋亡的特性。

【体内过程】 静脉注射本品50 g、100 g、200 g和400 mg,其对应的清除$t_{1/2}$分别为62.92 h、82.60 h、302.95 h和304.52 h。用药后24 h内,不同剂量给药随尿排出量占注射剂量的比例分别为:21.08%、28.20%、27.36%、33.57%。本品主要分布于肝脏、脾脏、心脏、肾脏和胆囊,其中肝脏摄取量最高。动物药动学数据证实给药后24 h肿瘤组织内的药物浓度最高。

【适应证】 本品与放疗联合适用于治疗EGFR阳性表达的Ⅲ/Ⅳ期鼻咽癌。使用本品前,患者应先确认其肿瘤细胞EGFR表达水平,EGFR中度、高度表达的患者推荐使用本品。检验操作应由熟练掌握EGFR检测试剂盒检测技术的实验室完成。检验中的某些失误,如使用较差的组织样本、未能严格遵从操作规程、使用不当的对照等均可能得出不可靠的结果。

【不良反应】 1. 本品的不良反应主要表现为发热、血压下降、恶心、头晕、皮疹。

2. 少见的不良反应有肌肉痛、语言障碍、口干、潮红、下肢无力、嗜睡、丧失方向感、肌酐水平升高、白细胞减少、血尿、胸痛、口唇发绀。这些不良反应可自行缓解或使用常规剂量的镇痛药和(或)抗组胺药对症治疗。

【妊娠期安全等级】 C。

【禁忌与慎用】 1. 对本品过敏者禁用。

2. 妊娠期妇女只有潜在的益处大于对胎儿伤害的风险时才可使用。

3. 尚未明确本品是否可经乳汁分泌,哺乳期妇女应权衡本品对其的重要性,选择停药或停止哺乳。最后一次给药后至少60 d内禁止哺乳。

4. 18岁以下儿童用药的安全性及有效性尚未确定。

【剂量与用法】 将本品100 mg本品稀释于0.9%氯化钠注射液250 ml中,于前臂静脉滴注,静脉滴注60 min以上。第一次给药时间为放射治疗的第1 d,于放疗前完成,以后每周一次,共8次。患者同时接受规范的鼻咽癌放射治疗。

【用药须知】 1. 本品冻融后抗体的大部分活性将丧失,故在贮藏和运输过程中严禁冷冻。本品稀释于0.9%氯化钠注射液后,在2～8 ℃可保持稳定12 h,在室温下可保存8 h。储存时间超过上述时间,则应弃去,不宜继续使用。

2. 本品必须在有经验的临床医师指导下使用。

【制剂】 注射剂:50 mg/10 ml。

【贮藏】 避光,贮于2～8 ℃。切勿冷冻。

帕妥珠单抗
(pertuzumab)

别名:Perjeta

本品是通过 DNA 工程从哺乳动物(中国仓鼠卵巢)细胞中得到人 HER2 单克隆抗体。是第一个被称作"HER 二聚化抑制剂"的单克隆抗体。分子量 148 kDa。

【CAS】 380610-27-5

【ATC】 L01XC13

【用药警戒】 1. 本品可导致亚临床和临床的心衰,治疗前及治疗期间定期评价左心室功能,如出现左心室功能降低,应停药。

2. 本品可导致胎儿死亡和出生缺陷,妊娠期妇女禁用。

【药理作用】 本品与 HER2 受体胞外结构域Ⅱ区结合,配体依赖性抑制 HER2 与其他 HER 家族成员包括 EGFR、HER3 和 HER4 的异源二聚化。本品可抑制促分裂原活化蛋白激酶、磷酸肌醇-3-激酶,而阻止配体启动的细胞内信号传导,导致细胞生长停滞和凋亡。另外本品还有抗体依赖性的细胞毒作用。

【体内过程】 剂量在 2~25 mg/kg 之间,本品的药动学呈线性。平均清除率为 0.24 L/d,$t_{1/2}$ 为 18 d。给予负荷剂量 840 mg,之后每 3 周 420 mg,在首次给予负荷剂量时达稳态。

【适应证】 与曲妥珠单抗和多西他赛合用,治疗既往未曾接受抗-HER2 治疗或化疗的 HER2 阳性的转移性乳癌患者。

【不良反应】 1. 整体感觉及注射部位反应 疲乏、无力、外周水肿、黏膜炎、发热。

2. 皮肤 脱发、皮肤干燥、皮疹、掌-足综合征。

3. 消化系统 腹泻、消化不良、恶心、呕吐、便秘、胃炎、食欲降低。

4. 血液系统 中性粒细胞减少、白细胞减少、贫血、发热性中性粒细胞减少、血小板减少。

5. 免疫系统 过敏反应。

6. 神经系统 周围神经病变、头痛、头晕、味觉障碍、失眠。

7. 肌肉骨骼 肌痛、关节痛。

8. 呼吸系统 咳嗽、鼻衄、呼吸困难。

9. 眼 流泪。

10. 实验室检查 ALT 升高。

【妊娠期安全等级】 D。

【禁忌与慎用】 1. 对本品过敏者禁用。

2. 妊娠期妇女禁用。

3. 尚未明确本品是否可经乳汁分泌,哺乳期妇女应权衡本品对其的重要性,选择停药或停止哺乳。

4. 目前尚无有关儿童使用本品的有效性和安全性研究,故不推荐儿童使用。

【药物相互作用】 与曲妥珠单抗、多西他赛合用,未见相互作用。

【剂量与用法】 初始剂量为 840 mg,经 60 min 静脉滴注完毕。其后每 3 周 420 mg,经 30~60 min 静脉滴注。本品只能静脉滴注,不可快速静脉注射。

【用药须知】 1. 育龄期妇女在治疗前应排除妊娠的可能性,治疗期间应采取有效避孕措施。

2. 治疗期间监测左心室功能,如出现左心室功能降低,应降低剂量或停药。

3. 本品可导致过敏反应,应准备好抢救设备和药品。

4. 治疗前应检测患者是否存在 HER2 过度表达,确定 HER2 过度表达者方可使用本品治疗。

【制剂】 注射剂:420 mg/14 ml。

【贮藏】 避光,贮于 2~8 ℃,避免强烈振摇,不可冷冻。

雷莫芦单抗
(ramucirumab)

别名:Cyramza

本品为 VEGFR2 拮抗剂。

【CAS】 947687-13-0

【理化性状】 1. 分子式:$C_{6374}H_{9864}N_{1692}O_{1996}S_{46}$

2. 分子量:143.6kDa

【用药警戒】 本品可导致严重的出血,可致命。如发生严重出血,应永久停药。

【药理作用】 本品能特异性与 VEGFR2 结合,阻止其与 VEGFR 配体、VEGF-A、VEGF-C、VEGF-D 的结合,抑制配体刺激的 VEGFR2 的活化,进而抑制配体诱导的细胞增殖和人类内皮细胞的迁移。动物实验本品可抑制血管新生。

【体内过程】 晚期胃癌患者给予 8 mg/kg 每 2 周 1 次,给药 3 次后,C_{min} 为 50 μg/ml(6~228 μg/ml),给药 6 次后为 74 μg/ml(14~234 μg/ml)。

【适应证】 1. 用于晚期胃癌或胃-食管结合部腺癌,曾接受氟尿嘧啶或铂类化疗后病情仍然进展者。

2. 转移性非小细胞癌(2014 年年底新增的适应证)。

【不良反应】 1. 严重不良反应包括出血、高血压、胃肠穿孔、输液反应、影响伤口愈合、可逆性后部白质脑病综合征、肝硬化恶化。

2. 临床试验中常见的不良反应包括腹泻、低血钠、头痛、高血压。

3. 少见不良反应包括中性粒细胞减少、鼻衄、肠梗阻、动脉血栓。

【妊娠期安全等级】 C。

【禁忌与慎用】 1. 对本品过敏者禁用。

2. 妊娠期妇女只有潜在的益处大于对胎儿伤害的风险时才可使用。

3. 尚未明确本品是否可经乳汁分泌，哺乳期妇女应权衡本品对其的重要性，选择停药或停止哺乳。

4. 目前尚无有关儿童使用本品的有效性和安全性研究，故不推荐儿童使用。

【剂量与用法】 1. 治疗胃癌，推荐剂量为 8 mg/kg，经 60 min 静脉滴注，每 2 周 1 次。本品不可静脉快速注射。

2. 治疗非小细胞肺癌，推荐剂量为 10 mg/kg，经 60 min 静脉滴注，每 3 周 1 次，应在给予多西他赛前静脉滴注完毕。

3. 一次静脉滴注前应给予 H_1 受体拮抗剂(如苯海拉明)，对于出现 1 或 2 级输液反应者，降低静脉滴注速度 50%，在下次静脉滴注前应另外给予地塞米松和对乙酰氨基酚。出现 3 或 4 级输液反应者，应永久停药。

4. 如尿蛋白≥2 g/24 h，应暂停用药，尿蛋白降低至＜2 g/24 h 后，以 6 mg/kg(治疗胃癌)或 8 mg/kg(治疗非小细胞肺癌)的剂量重新开始治疗；如再次出现尿蛋白≥2 g/24 h，应暂停用药，尿蛋白降低至＜2 g/24 h 后，以 5 mg/kg(治疗胃癌)或 6 mg/kg(治疗非小细胞肺癌)的剂量重新开始治疗。尿蛋白＞3 g/24 h 者或发生肾病综合征者，应永久停药。

【用药须知】 1. 本品有可能损害胎儿，育龄期妇女在治疗期间应采取有效避孕措施。

2. 如出现严重高血压，应暂停用药，直至血压得到控制。如抗高血压治疗不能控制血压，则永久停药。

3. 择期手术前应停用本品直至伤口愈合。

4. 发生动脉血栓、胃肠穿孔、3 或 4 级出血者，应永久停药。

5. 本品只能用 0.9%氯化钠注射液稀释至 250 ml 后静脉滴注，禁用含葡萄糖的注射液稀释。稀释后在 2～8 ℃可保存 24 h，室温下可保存 4 h。

6. 推荐使用 0.22 μm 的滤膜，单独液路静脉滴注本品，静脉滴注本品前后均应使用 0.9%氯化钠注射液冲洗管路。

【制剂】 注射剂：100 mg/10 ml；500 mg/50 ml。

【贮藏】 避光，贮于 2～8 ℃，避免剧烈振摇，不可冷冻。

地诺单抗

(denosumab)

别名：Denosumabum、Prolia、狄诺塞麦、Xgeva

本品是通过遗传工程从哺乳动物(中国仓鼠卵巢)细胞中得到人 IgG2 单克隆抗体，对人 RANKL(即核因子 κB 配体受体激活剂)有特异性亲和力，是特异性靶向 RANK 配体的药物。

【CAS】 615258-40-7

【ATC】 M05BX04

【理化性状】 1. 分子式：$C_{6404}H_{9912}N_{1724}O_{2004}S_{50}$

2. 分子量：144.7kDa

【药理作用】 破骨细胞在体内参与骨的再吸收过程，核因子 κB 配体受体激活剂(RANKL)是破骨细胞生成、存活以及发挥功能所必需的跨膜可溶性蛋白。本品在破骨细胞和其前体细胞表面与 RANKL 结合，使得 RANKL 与 RANK 受体结合受阻，阻止破骨细胞的生成、存活以及功能的发挥，减少骨的再吸收从而增加皮质骨和松质骨的骨量和强度。

【体内过程】 1. 健康男性和女性志愿者(n＝73，18～64 岁)禁食至少 12 h 后单次皮下注射本品 60 mg，平均血药峰值(C_{max})为 6.75 μg/ml，达 C_{max} 的平均时间为 10 d。本品在体内完全消除需 4～5 个月，平均 $t_{1/2}$ 为 25.4 d，平均 AUC 至 16 周为 316 (μg・d)/ml。

2. 每 6 个月多次皮下注射本品 60 mg，未观察到本品在体内蓄积和药动学特征变化。

3. 群体药动学分析表明本品药动学特征不受年龄、种族以及体重等影响。

【适应证】 1. 用于治疗绝经妇女的骨质疏松症(伴有高危骨折)。

2. 用于治疗前列腺癌患者的骨丢失(接受雄激素阻断治疗所致)。

3. 用于治疗乳腺癌患者的骨丢失(接受芳香化酶抑制剂治疗所致)。

【不良反应】 1. 严重不良反应 低钙血症、严重感染、皮肤反应、下颌骨坏死。

2. 常见不良反应 贫血、心绞痛、房颤、眩晕、上腹痛、胃肠胀气、胃食管反流性疾病、外周水肿、无力、膀胱炎、上呼吸道感染、肺炎、带状疱疹、高胆固醇血症、腰痛、四肢痛、骨痛、脊椎关节炎、坐骨神经痛、失眠、皮疹、瘙痒。

3. 本品停药后最常见的不良反应 背痛和

便秘。

4. 其他不良反应　药物超敏反应(皮疹,荨麻疹,面部水肿和红斑),一旦出现上述症状,应立即进行医学观察。

5. 其他　上市后不良反应,包括严重症状性低血钙、皮疹、荨麻疹、面部水肿或红斑。

【妊娠期安全等级】 X。

【禁忌与慎用】 1. 禁用于妊娠期妇女、低钙血症患者以及对本品任一成分过敏的患者。

2. 同时服用免疫抑制剂或伴有免疫功能低下的患者慎用。

3. 老年人以及肾功能不全患者无必要调整剂量,对于重度肾功能不全和正在接受透析治疗的患者应进行血钙监测,同时注意补充钙和维生素 D。

4. 目前尚未有关儿童使用本品的有效性和安全性研究,故不推荐儿童使用。

5. 尚未明确本品是否可经乳汁分泌,哺乳期妇女应权衡本品对其的重要性,选择停药或停止哺乳。

【药物相互作用】 1. 与贝利木单抗合用可增强免疫抑制作用,相互作用明显,应密切监测。

2. 与普拉曲沙合用,会增加免疫抑制作用和感染的风险,应监测不良反应。

3. 慎与利纳西普等免疫抑制剂合用,以免增加严重感染的风险。

4. 与托法替尼合用,会增加托法替尼的毒性和不良反应,尤其是可能增加严重感染的风险,应密切监测。

【剂量与用法】 1. 由专业医疗人员每六个月在患者上臂、大腿上部以及腹部皮下注射本品 60 mg。

2. 接受本品治疗的同时,每天需服用 1000 mg 钙以及至少 400 IU 维生素 D。

【用药须知】 1. 在接受本品治疗时,应避免使用其他与本品活性成分相似的药物[如 Xgeva 与 Prolia 均为本品制剂(安进公司生产的本品的商品名)]。

2. 如果患者漏用本品,则应尽早补用,并在补用后的六个月再行使用。

3. 患有低钙血症的患者在接受本品治疗前应纠正低钙血症;易诱发低钙血症(重度肾功能不全、正在接受透析治疗的患者)和体内矿物质紊乱的患者在接受本品治疗时,应对体内血钙以及矿物质(磷和镁)水平进行临床监测,同时服用适量的钙片和维生素 D。

4. 使用本品可导致严重感染如皮肤感染、腹部感染、泌尿道感染以及耳感染,接受本品治疗的患者一旦发现有严重感染体征或症状时应立即寻求医学观察。与免疫抑制剂或损伤免疫系统的药物合用可增加发生严重感染的风险。发生严重感染的患者使用本品需权衡利弊。

5. 接受本品治疗的患者较安慰剂组患者更易出现皮炎、湿疹等皮肤反应,一旦出现严重的皮肤反应,应立即停止给药。

6. 使用本品可发生下颌骨坏死(ONJ),一般伴随拔牙或延迟愈合的局部感染发生。有 ONJ 风险因子的患者接受本品治疗前应进行常规口腔检查和适当预防性牙科处理,治疗期间需保持良好的口腔卫生。

7. 使用本品可致明显的骨代谢抑制。骨代谢的长期抑制可致骨坏死、非典型骨折以及骨折愈合延迟,故使用本品的患者需监测上述症状。

【制剂】 ①预装注射器:60 mg/1 ml;②注射液:60 mg/1 ml(Prolia);120 mg/1.7 ml(Xgeva)。

【贮藏】 避光,贮于 2～8 ℃,避免强烈振摇,不可冷冻。

尼洛鲁单抗

(nivolumab)

别名:Opdivo

本品为首个 IgG4 单克隆抗体,美国 FDA 于 2014 年 12 月批准上市。

【CAS】 946414-94-4

【药理作用】 本品与 T 细胞上的 PD-1 受体的配体 PD-L1 和 PD-L2 结合,可抑制 T 细胞的增殖和细胞因子的生成。在一些肿瘤中,PD-1 配体上调,并通过此通路抑制 T 细胞对肿瘤细胞免疫监视的活化。本品是 IgG_4 单克隆抗体,与 PD-1 受体结合,抑制 PD-1 受体与其配体 PD-L1 和 PD-L2 的相互作用,从而解除 PD-1 介导的对免疫监视的抑制作用。在大鼠,本品可使肿瘤体积缩小。

【体内过程】 基于群体药动学分析,本品的清除率为 9.5 ml/h,稳态分布容积为 8.0 L,$t_{1/2}$ 为 26.7 d,给予 3 mg/kg,每 2 周 1 次,12 周后达稳态,蓄积率为 3 倍。在剂量 0.1～10 mg/kg,每 2 周 1 次之间,暴露量与剂量呈线性。

【适应证】 用于无法手术切除的或转移性黑色素瘤,使用伊马替尼治疗仍进展者或存在 BRAF V600 基因阳性而使用 BRAF 抑制剂病情仍进展者。

【不良反应】 1. 严重不良反应包括免疫介导的肺炎、结肠炎、肾炎、肝炎,甲状腺功能减退、甲状腺功能亢进及其他免疫相关的不良反应。

2. 常见不良反应包括皮疹、咳嗽、上呼吸道感染、外周水肿。

3. 少见室性心律失常、虹膜睫状体炎、输液反应、头晕、外周及感觉神经病、剥脱性皮炎、多形性红斑、白癜风、银屑病。

4. 实验室检查常见淀粉酶升高、脂肪酶升高、ALT 及 AST 升高、ALP 升高、低血钠、高血钾。

【妊娠期安全等级】 D。

【禁忌与慎用】 1. 未对中、重度肝功能不全患者进行研究，不推荐使用。

2. 妊娠期妇女禁用。

3. 尚未明确本品是否经乳汁分泌，哺乳期妇女应权衡本品对其的重要性，选择停药或停止哺乳。

4. 儿童用药的安全性及有效性尚未确定。

【剂量与用法】 1. 推荐剂量为 3 mg/kg，经 60 min 静脉滴注，每 2 周 1 次。用 0.9%氯化钠注射液或 5%葡萄糖注射液稀释至 1～10 mg/ml 后静脉滴注。

2. 如出现 2 级以上肺炎、2～3 级以上结肠炎、ALT 或 AST(3～5)×ULN、总胆红素(1.5～3)×ULN、肌酐(1.5～6)×ULN 或较基线升高 1.5 倍及其他 3 级以上不良反应，应暂停用药，直至恢复至 0～1 级。

3. 如出现 3 或 4 级肺炎、4 级结肠炎、ALT 或 AST＞5×ULN、总胆红素＞3×ULN、肌酐≥6×ULN、其他 3 级以上不良反应复发、危及生命的 4 级不良反应、不能耐受 12 周内皮质激素减量至相当于泼尼松 12 mg、2 或 3 级不良反应 12 周内不能缓解至 0～1 级者，应永久停药。

【用药须知】 1. 治疗前先测定肝肾功能，治疗期间定期监测。

2. 本品有胚胎毒性，育龄期妇女在开始本品治疗前应排除妊娠，治疗期间应采取有效避孕措施，直至治疗结束后至少 5 个月。

3. 治疗期间定期监测甲状腺功能。

【制剂】 注射液：40 mg/4 ml；100 mg/10 ml。

【贮藏】 贮于 2～8 ℃，切勿冷冻。

潘博立珠单抗
(pembrolizumab)

别名：Keytruda、lambrolizumab

本品为首个 PD-1 人源化单抗，为 IgG4κ 免疫球蛋白，分子量约为 149 kD。美国 FDA 于 2014 年 9 月批准上市。

【CAS】 1374853-91-4

【药理作用】 与 T 细胞上的 PD-1 受体的配体 PD-L1 和 PD-L2 结合，可抑制 T 细胞的增殖和细胞因子的生成。在一些肿瘤中 PD-1 配体上调，并通过此通路抑制 T 细胞的对肿瘤细胞免疫监视的活化。本品与 PD-1 受体结合，抑制 PD-1 受体与其配体 PD-L1 和 PD-L2 的相互作用，从而解除 PD-1 介导的对免疫监视的抑制作用，包括对抗肿瘤作用的抑制作用。在大鼠，本品可使肿瘤体积缩小。

【体内过程】 基于群体药动学分析，本品的清除率为 0.22 L/d，稳态分布容积为 8.0 L，$t_{1/2}$为 26 d，每 3 周 1 次，18 周后达稳态，蓄积率为 2.1 倍。在剂量 2～10 mg/kg，每 3 周 1 次之间，暴露量与剂量呈线性。

【适应证】 用于无法手术切除的或转移性黑色素瘤，使用伊马替尼治疗仍进展者或存在 BRAF V600 基因阳性使用 BRAF 抑制剂病情仍进展者。

【不良反应】 1. 严重不良反应包括免疫介导的肺炎、结肠炎、肾炎、肝炎、垂体炎、甲状腺功能减退、甲状腺功能亢进及其他免疫相关的不良反应。

2. 常见不良反应包括疲乏、寒战、发热、恶心、呕吐、便秘、腹泻、腹痛、咳嗽、呼吸困难、皮疹、瘙痒、白癜风、食欲降低、关节痛、四肢痛、肌痛、腰痛、头痛、头晕、贫血、失眠、上呼吸道感染。

3. 实验室检查常见高血糖、低血钠、低蛋白血症、ALT 及 AST 升高、甘油三酯升高。

【妊娠期安全等级】 D。

【禁忌与慎用】 1. 未对中、重度肝功能不全患者进行研究，不推荐使用。

2. 妊娠期妇女禁用。

3. 尚未明确本品是否经乳汁分泌，哺乳期妇女应权衡本品对其的重要性，选择停药或停止哺乳。

4. 儿童用药的安全性及有效性尚未确定。

【剂量与用法】 1. 推荐剂量为 2 mg/kg，经 30 min 静脉滴注，每 3 周 1 次。先用 2.3 ml 注射用水溶解本品注射剂，避免剧烈振摇，之后用 0.9%氯化钠注射液稀释至 1～10 mg/ml 后静脉滴注。

2. 如出现 2 级以上肺炎、2～3 级以上结肠炎、全身性垂体炎、2 级肾炎、ALT 或 AST(3～5)×ULN、总胆红素(1.5～3)×ULN、3 级甲状腺功能亢进及其他 3 级以上不良反应，应暂停用药，直至恢复至 0～1 级。

3. 如出现 3 或 4 级肺炎、4 级结肠炎、ALT 或 AST＞5×ULN、总胆红素＞3×ULN、3 或 4 级肾炎、严重或 3 级以上不良反应复发、危及生命不良反应、3 或 4 级输液反应、2 或 3 级不良反应 12 周内不能缓解至 0～1 级，应永久停药。

【用药须知】 1. 治疗前先测定肝肾功能，治疗期间定期监测。

2. 本品有胚胎毒性，育龄期妇女在开始本品治疗前应排除妊娠，治疗期间应采取有效避孕措施，直至治疗结束后至少 4 个月。

3. 治疗期间定期监测甲状腺功能。

【制剂】 注射剂(粉)：50 mg。

【贮藏】 贮于 2～8 ℃。

博利那单抗

(blinatumomab)

别名：Blincyto

本品为首个双特异性抗体，含 504 个氨基酸，分子量约为 54 kDa。美国 FDA 于 2014 年 12 月批准上市。

【CAS】 853426-35-4

【用药警戒】 1. 本品可致细胞因子释放综合征，可致命，如出现，应立即停药。

2. 本品可致神经毒性，可能会很严重甚至可致命，如出现，应立即停药。

【药理作用】 本品是一个双特异性指向 CD^{-19} 定向 CD_3 的 T-细胞衔接器，可结合至表达于 B-系来源细胞表面上的 CD_{19} 和表达于 T 细胞表面的 CD_3。本品通过连接 T 细胞受体的上 CD_3 和良性或恶性 B 细胞上的 CD_{19} 而活化内源性 T 细胞。本品可调节肿瘤细胞和 T 细胞之间的突触形成，上调细胞黏附分子，释放细胞炎症因子，产生细胞溶解蛋白，促进 T 细胞增殖，可造成 CD_{19}^{+} 细胞的重新定向溶解。

【体内过程】 1. 在成年患者中剂量范围在一日 5～90 $\mu g/m^2$ 之间，本品的药动学呈线性。连续静脉滴注后，在一天内血药浓度达稳态并保持稳定。稳态血药浓度与剂量近似正比。复发/难治性 ALL 患者给予 9 μg/d 和 28 μg/d，平均稳态血药浓度分别为 211 pg/ml 和 621 pg/ml。

2. 分布容积为约为 4.52 L，尚未确定本品的代谢途径。像其他蛋白治疗药，预计本品可降解为肽和氨基酸。

3. 全身清除率为 2.92 L/h，$t_{1/2}$ 为 2.11 h。尿中排泄的本品可忽略不计。

4. 体重、体表面积、性别和年龄不影响本品的药动学。中度肾损伤的患者(Ccr 为 30～59 ml/min)的清除率约为正常肾功能者的一半。本品清除率的个体差异很大，变异系数达 95.6%，故中度肾功能不全的患者的清除率基本在肾功能正常的患者中所观察到的范围内。对严重肾损伤的患者(Ccr＜30 ml/min)或用血液透析患者尚无可用信息。

【适应证】 用于治疗费城染色体阴性的复发性或难治性前体 B 细胞急性淋巴细胞白血病。

【不良反应】 1. 严重不良反应包括细胞因子释放综合征、神经毒性、感染、肿瘤溶解综合征、对驾驶和操作机械的能力的影响、肝酶升高、白质脑病。

2. 常见不良反应包括发热性中性粒细胞降低、贫血、血小板降低、白细胞降低、恶心、便秘、腹泻、腹痛、呕吐、发热、外周水肿、疲乏、寒战、胸痛、细胞因子释放综合征、各种病原体感染、脓肿、ALT 及 AST 升高、体重增加、低血钾、低血镁、高血糖、食欲降低、低血磷、腰痛、骨痛、四肢痛、关节痛、头痛、头晕、失眠、咳嗽、呼吸困难、皮疹、低血压、高血压。

3. 少见不良反应包括白细胞升高、淋巴细胞降低、心动过速、注射部位水肿、细胞因子风暴、免疫球蛋白降低、胆红素升高、肝酶升高、肿瘤溶解综合征、低蛋白血症、脑病、感觉异常、失语症、惊厥、记忆力损害、认知障碍、语言障碍、意识混乱、定向障碍。

4. 本品可致细胞因子释放综合征，可致命，如出现，应立即停药。

【妊娠期安全等级】 C。

【禁忌与慎用】 1. 对本品过敏者禁用。

2. 未对肝功能不全患者进行研究。

3. 尚未明确本品是否经乳汁分泌，哺乳期妇女应权衡本品对其的重要性，选择停药或停止哺乳。

4. 尚无 Ccr≤30 ml/min 的研究资料。

5. 儿童用药的安全性及有效性尚未确定。

【药物相互作用】 开始本品治疗时，可出现一过性细胞因子释放增加，可抑制 CYP 的活性，首个疗程的前 9 d 及第二个疗程的前 2 d 发生药物相互作用的可能性较高，尤其是经 CYP 代谢的治疗窗窄的药物。

【剂量与用法】 1. 体重＞45 kg 者，在第 1～7 d，一日 9 μg/kg，第 8～28 d，一日 28 μg/kg，静脉滴注，休息 2 周后开始第 2 个疗程，一日剂量为 28 μg/kg，连用 28 d，休息 2 周，此后如是继续后边的疗程，最多用 5 个疗程。

2. 在每个疗程首次给予本品或提高剂量时，应在给予本品前 1 h 静脉给予 20 mg 地塞米松。

3. 本品需取所需量用 0.9%氯化钠注射液稀释至 240 ml 后使用输液泵恒速静脉滴注，经 24 min(静脉滴注速度 10 ml/min)或 48 min(静脉滴注速度 5 ml/min)输完。推荐使用 0.2 μm 终端滤器。静脉滴注结束后不可冲洗管路，否则可致超量。

4. 剂量调整

(1) 出现 3 级细胞因子释放综合征，暂停用药直至恢复后，以一日 9 μg/kg 重新开始，如无复发的毒性，可在第 8 d 提高剂量至 28 μg/kg；出现 4 级细胞因子释放综合征，应永久停药。

(2) 如果出现 1 次以上的癫痫发作应永久停药；

如出现3级神经毒性，应暂停用药，恢复至1级以下至少3 d后，以一日9 μg/kg重新开始，如无复发的毒性，可在第8 d提高至28 μg/kg；如毒性复发或恢复时间大于7 d，应永久停药。

（3）如出现3级其他毒性，暂停用药，恢复至1级以下后，以一日9 μg/kg重新开始，如无复发的毒性，可在第8 d提高至28 μg/kg；如恢复时间大于14 d，或出现4级其他毒性，应永久停药。

【用药须知】 1. 治疗期间应监测中性粒细胞计数，如中性粒细胞计数持续降低，应暂停用药。

2. 本品可导致中枢神经系统损害，包括癫痫和意识丧失，用药期间患者不能驾驶车辆和操作机械。

3. 治疗期间应监测肝功能，如出现ALT或AST升高至5×ULN以上或胆红素升高至3×ULN以上，应暂停用药。

【制剂】 注射剂（粉）：35 mg。

【贮藏】 避光，贮于2～8 ℃，切勿冷冻。

达拉木单抗
(daratumumab)

别名：Darzalex

本品为抗CD_{38}的人IgG1κ单克隆抗体。是通过DNA技术，由中国仓鼠的卵巢细胞产生的，分子量为148 kDa。

【CAS】 945721-28-8

【药理作用】 CD_{38}是跨膜糖蛋白，表达于包括多发性骨髓瘤在内的造血细胞和其他类型细胞及其组织细胞的表面，具有多种功能，如受体介导的黏附、信号传导、调节环化酶和水解酶的活性。本品为抗CD_{38}的单克隆抗体，与CD_{38}结合后，通过诱导Fc介导的交联、补体依赖细胞毒性、免疫介导的肿瘤细胞溶解、抗体依赖性细胞介导的细胞毒作用、抗体依赖性胞吞作用等抑制表达CD_{38}的肿瘤细胞的生长。

【体内过程】 静脉滴注的剂量在1～24 mg/kg间，AUC升高的比例大于剂量增加的比例，增加剂量或重复用药后，清除率会降低，显示存在靶介导的药动学。每4周滴注一次，约5个月后达稳态。清除率为171.4(±95.3) ml/d，分布容积为4.7(±1.3 L)，$t_{1/2}$为18(±9)d。

【适应证】 用于治疗曾经蛋白酶体抑制剂和免疫抑制剂在内的三线药物治疗的多发性骨髓瘤。

【不良反应】 1. 临床试验中发现的不良反应包括输液反应、疲乏、发热、寒战、咳嗽、鼻塞、呼吸困难、腰痛、关节痛、骨骼肌痛、四肢痛、上呼吸道感染、鼻咽炎、肺炎、恶心、腹泻、便秘、呕吐、食欲降低、头痛、高血压。

2. 实验室检查可见贫血、血小板减少、中性粒细胞减少、淋巴细胞减少。

【妊娠期安全等级】 动物实验有致畸性。

【禁忌与慎用】 1. 对本品过敏者禁用。

2. 单克隆抗体可经乳汁分泌，哺乳期妇女应权衡本品对其的重要性，选择停药或停止哺乳。

3. 儿童用药的安全性和有效性尚未确定。

【药物相互作用】 与抗肿瘤药、免疫抑制药合用可增强本品的免疫抑制作用。

【剂量与用法】 1. 给予本品前1 h，静脉给予甲强龙100 mg或等效的中长效皮质激素，口服0.65～1 g对乙酰氨基酚，口服或静脉给予抗组胺药（如苯海拉明25～50 mg）。

2. 本品的推荐剂量为16 mg/kg，每周一次，连用8周，第9周至第24周，每2周一次，从第25周开始，每4周一次，直至疾病进展。

3. 为预防迟发性过敏反应，应在给予本品后的第1 d和第2 d口服甲强龙20 mg或等效的中长效皮质激素。

4. 本品应单独使用静脉管路滴注，应使用0.2 μm或0.22 μm的在线滤器。首次用药，抽取所需剂量稀释于0.9%氯化钠注射液1000 ml中，初始滴注速度为50 ml/h，如无输液反应，每小时可增加滴注速度50 ml/h，最大滴注速度为200 ml/h。第2次用药，抽取所需剂量稀释于0.9%氯化钠注射液500 ml中，初始滴注速度为50 ml/h，如无输液反应，每小时可增加滴注速度50 ml/h，最大滴注速度为200 ml/h。从第3次开始，抽取所需剂量稀释于0.9%氯化钠注射液500 ml中，初始滴注速度为50 ml/h，如无输液反应，每小时可增加滴注速度100 ml/h，最大滴注速度为200 ml/h。

5. 如出现轻中度输液反应，应暂停用药，症状好转后，以≤25 ml/h的速度重新开始，如未再次出现输液反应，可按上述方案增加滴注速度；如出现重度输液反应，症状缓解至≤2级，以≤25 ml/h的速度重新开始，如未再次出现输液反应，可按上述方案增加滴注速度，如再次出现3级以上输液反应，重复上述步骤，第3次出现3级以上输液反应，应永久停药。

【用药须知】 1. 使用本品时可发生输液反应，应预防给予皮质激素、对乙酰氨基酚和抗组胺药。

2. 本品与红细胞上的CD38结合，可导致Coombs试验出现假阳性。

3. 本品增加包括带状疱疹病毒在内的病毒感染的机会，在本品治疗1周后应给予抗病毒药物预防带状疱疹复发，共用 3 个月。

4. 本品为单克隆抗体，可被血清蛋白电泳或免疫固定分析捕获，可影响对存在 IgGκ 的骨髓瘤蛋白的患者反应和疾病进展的判断。

5. 育龄期妇女在治疗期间应采取有效的避孕措施，直至治疗结束后至少 3 个月。

【制剂】 注射剂：100 mg/5 ml；400 mg/20 ml。

【贮藏】 避光，贮于 2～8 ℃，严禁冷冻和振摇。

地奴昔单抗
(dinutuximab)

别名：Unituxin

本品是由鼠类变异的重链和轻链区域与人类恒定的重链 IgG1 和轻链 κ 组成的嵌合单克隆抗体。本品与糖脂二唾液酸神经节苷脂（GD2）结合，产生于鼠类骨髓瘤细胞系 SP2/0。

【CAS】 1363687-32-4

【用药警戒】 1. 本品可导致严重的输液反应，发生率高达 26%，严重者可致命。因此，滴注本品前应充分水化，并给予抗组胺药。滴注过程中及滴注结束后 4 h 监测患者输液反应的症状和体征，如出现严重输液反应，应暂停用药；如出现严重过敏反应，应立即停药，永不再用。

2. 在大部分患者中，本品可引起严重的神经性疼痛，可预先在滴注过程中及在滴注结束后 2 h 给予类阿片镇痛药。如给予镇痛药仍不能缓解者、严重感觉神经病、中重度运动神经病，应停药。

【药理作用】 本品与糖脂 GD2 结合。糖脂表达于包括中枢神经系统和外周神经系统正常细胞的神经外胚层和神经母细胞瘤细胞。本品结合于 GD2 细胞表面，通过抗体依赖性细胞毒反应（ADCcr）和补体依赖性细胞毒反应（CDC），诱导 GD2 细胞溶解。

【体内过程】 本品的药动学参数是由本品与粒细胞-巨噬细胞集落刺激因子（GM-CSF）、白细胞介素-2（IL-2）和 13-顺式-维 A 酸（RA）合用的临床试验中得出的。在试验中，27 名高危神经细胞瘤儿童接受本品治疗，以每小时 17.5 mg/m² 的速度静脉滴注 10～20 h，连续 4 d，每 28 d 一疗程，进行 5 个疗程。C_{max} 为 11.5 μg/ml（CV = 20%），在稳态分布为 5.4 L，清除率为 0.21 L/d，并且随着体重增加而升高，终末 $t_{1/2}$ 为 10 d。

【适应证】 联合粒细胞-巨噬细胞集落刺激因子（GM-CSF）、白细胞介素-2（IL-2）和 13-顺式-维 A 酸（RA），用于治疗对多种一线治疗药物至少有部分效应的儿童高风险神经细胞瘤。

【不良反应】 1. 严重不良反应包括感染、输液反应、低钾血症、低血压、疼痛、发热、毛细血管渗漏综合征。

2. 常见的不良反应（≥25%）包括疼痛、发热、血小板减少症、淋巴细胞减少、输液反应、低血压、低钠血症、ALT 升高、贫血、呕吐、腹泻、低钾血症、毛细血管渗漏综合征、嗜中性粒细胞减少症、荨麻疹、低蛋白血症、AST 升高、低钙血症。

【妊娠期安全等级】 根据其作用机理，本品可能引起胎儿损害。

【禁忌与慎用】 1. 对本品过敏的患者禁用。

2. 哺乳期妇女用药期间应停止哺乳。

3. 老年人、肝功能不全、肾功能不全患者的安全性和有效性尚未明确。

【药物相互作用】 尚不明确。

【剂量与用法】 1. 每个疗程前，应有适当的血液、呼吸以及肝、肾功能方面的检查。每次用药前应预先水化。

2. 推荐剂量为一日 17.5 mg/m²，经 10～20 h 静脉滴注，连续使用 4 d，5 个疗程。

3. 前半小时滴注速度为每小时 0.875 mg/m²，继后可逐渐增大到每小时 1.75 mg/m²。

4. 出现或中度不良反应，例如暂时性的皮疹、发热、寒战、局部荨麻疹，可将滴注速率降低 50%，滴注速度最大 1.75 mg/(m²·h)。

5. 无其他血管神经性水肿症状的中度支气管痉挛，可降低滴注速率 50%并密切观察；如果症状缓解可继续滴注；未缓解则静脉注射氢化可的松 1 mg/kg（最大剂量 50 mg），调整本品的速率至每小时 0.875 mg/m² 并加强监护；如上述反应复发，应永久停药。

6. 中度或重度但是不危及生命毛细血管渗漏综合征，可降低滴注速率 50%；如出现危及生命的毛细血管渗漏综合征，应永久停药。

7. 如出现低血压，应降低滴注速率 50%，保持血压稳定 2 h 后，可增加至每小时 1.75 mg/m²。

8. 如发生全身性感染，停止用药直到症状消失，再进行下一疗程。

9. 如出现眼部神经性障碍，降低滴注速度 50%；若发生眼部病损，则永久停药。

10. 如出现 3 或 4 级过敏反应、3 或 4 级血清病、给予镇痛药仍出现 3 及以上疼痛、4 级感觉神经病变、3 级感觉神经病变积极治疗仍持续 2 周以上、2 级周围运动神经病、视觉部分或完全丧失、尽管补充液体入量仍出现 4 级低血钠，应永久停药。

11. 本品应用 0.9%氯化钠注射液稀释，轻轻转动输液瓶（袋）以混合均匀，不能振摇。本品只能静脉滴注，不可静脉注射。

【用药须知】 1. 本品可出现严重输液反应和过敏性反应，比如滴注后 24 h 内发生面部或嘴唇肿胀、荨麻疹、呼吸困难、头昏目眩等，应在给药前给予适当处理，根据严重程度调整滴注速度。

2. 本品可导致重度疼痛和运动神经病，例如麻木、麻刺感、灼热、虚弱等。根据严重程度调整剂量。

3. 本品可导致毛细血管渗漏综合征，严重者应立即停药停药，并给予支持治疗。

4. 本品可导致低血压，每次滴注前应监测血压，滴注过程中如出现血压较基线降低 15% 以上，应立即停药，并给予支持治疗。

5. 监测患者感染的症状和体征，如发生感染，应暂停用药，直至感染完全控制。

6. 使用本品会出现眼部神经障碍，例如视物模糊、畏光、眼睑下垂、复视、瞳孔大小不对称，使用过程中密切监测患者眼部神经受损的症状，如出现，应按剂量与用法中调整剂量。

7. 治疗过程中应定期监测外周全血细胞计数。

8. 治疗过程中应定期血钾、血钠、血钙等，发现异常及时进行纠正。

9. 育龄期妇女用药期间和末次用药 2 个月内应采取有效的避孕措施。

【制剂】 注射剂：17.5 mg/5 ml。

【贮藏】 避光，贮于 2～8 ℃，禁止冻结或振摇。

厄罗珠单抗

(elotuzumab)

别名：Empliciti

本品为抗 SLAMF7（Signaling Lymphocytic Activation Molecule Family member 7）的人源化单克隆抗体。是通过 DNA 技术而由 NS0 细胞产生的，分子量为 148.1 kDa。

本品含小鼠抗体的补体决定区 MuLuc63，移植至人 IgG1 重链和 κ 轻链的结构上。

【CAS】 915296-00-3

【药理作用】 SLAMF7 表达于骨髓瘤细胞，也表达于自然杀伤细胞、浆细胞，还低水平表达于造血系分化细胞的特异性免疫细胞亚种。

本品通过 SLAMF7 和 Fc 受体途径直接活化自然杀伤细胞，本品也靶向骨髓瘤细胞的 SLAMF7，促进自然杀伤细胞与其之间的相互作用，通过抗体依赖性细胞毒性强化对骨髓瘤细胞的杀伤作用。在体内和体外，本品与来那度胺合用，可提高抗肿瘤活性。

【体内过程】 本品的药动学呈非线性，AUC 升高的比例大于剂量增加的比例，显示存在靶介导的药动学。本品静脉滴注 10 mg/kg，按治疗方案与来那度胺合用，稳态血药谷值为 194 μg/ml，剂量从 0.5 mg/kg 增加至 20 mg/kg，清除率会从 17.5(ml·kg)/d降低至 5.8(ml·kg)/d。根据群体药动学分析，稳态 C_{max} 须经 82.4 d 才能完全被清除。

【适应证】 与来那度胺及地塞米松合用，用于治疗曾经三线药物治疗的多发性骨髓瘤。

【不良反应】 1. 临床试验中发现的常见不良反应包括输液反应、疲乏、腹泻、发热、便秘、咳嗽、周围神经病、食欲降低、上呼吸道感染、鼻咽炎、肺炎、呕吐、四肢痛、体重减轻、口咽痛、白内障、血压升高或降低、心率加快或减慢。

2. 少见的不良反包括胸痛、过敏反应、感觉减退、情绪改变、盗汗。

3. 实验室检查常见淋巴细胞减少、白细胞减少、血小板减少、低蛋白血症、ALP 升高、血糖升高、低血钙、碳酸氢盐降低、高血钾。

【禁忌与慎用】 1. 来那度胺是强致畸药，本品须与来那度胺合用，故妊娠期妇女禁用。

2. 单克隆抗体可经乳汁分泌，哺乳期妇女应权衡本品对其的重要性，选择停药或停止哺乳。

3. 儿童用药的安全性和有效性尚未确定。

【剂量与用法】 1. 本品的推荐剂量为一次 10 mg/kg，与来那度胺、地塞米松合用，28 d 一周期。具体方案见表“本品与来那度胺、地塞米松合用的给药方案”。

2. 本品应使用输液泵经 0.2～1.2 μg 的滤器给药，首次给药的初始静脉滴注速度为 0.5 ml/min，如无输液反应，经 30 min 后，可增加至 1 ml/min，如仍无输液反应，可增加至 2 ml/min；第 2 次给药的初始静脉滴注速度为 1 ml/min，如无输液反应，经 30 min 后，可增加至 2 ml/min；第 3 次以后，静脉滴注速度为 2 ml/min。但本品的滴注速度不能＞2 ml/min。

如出现≥2 级的输液反应，应暂停用药，给予适当的支持治疗，恢复至 0 或 1 级后，再以 0.5 ml/min 的速度开始给药，每 30 min 可增加滴注速度 0.5 ml/min，如不再出现输液反应，可按上述步骤增加滴注速度。

本品与来那度胺、地塞米松合用的给药方案

治疗周期	第 1 和第 2 周期				自第 3 周期以后			
治疗周期中的第几天	1	8	15	22	1	8	15	22
本品的剂量(mg/kg)	10	10	10	10	10		10	
来那度胺(25 mg),口服	第 1～21 d				第 1～21 d			
地塞米松(mg),给予本品前 3～24 h 口服	28	28	28	28	28	40	28	40
地塞米松(mg)给予本品前 45～90 min 静脉给予	8	8	8	8	8		8	
苯海拉明(mg)(或等效的 H_1-受体拮抗剂),给予本品前 45～90 min 给予,口服或静脉给予	25～50	25～50	25～50	25～50	25～50		25～50	
雷尼替丁(mg)(或等效的 H_2-受体拮抗剂),给予本品前 45～90 min 静脉给予	50	50	50	50	50		50	
对乙酰氨基酚(mg),给予本品前 45～90 min 口服	650～1000	650～1000	650～1000	650～1000	650～1000		650～1000	

经 4 个周期治疗而未出现输液反应的患者,最大滴注速度可提高至 5 ml/min。

3. 配制方法:用注射用水溶解本品,溶解时不可振摇,完全溶解后须放置 5～10 min,抽取所需剂量,溶于 0.9%氯化钠注射液或 5%葡萄糖注射液 230 ml 中,供滴注用。溶解后的本品可在 2～8 ℃避光保存 24 h。

【用药须知】 1. 使用本品时可能会发生输液反应,应预防性给予皮质激素、对乙酰氨基酚和抗组胺药。

2. 本品会增加机会感染的发生率,治疗中应监测感染的症状和体征,如发生感染,应及时治疗。

3. 本品为单克隆抗体,可被血清蛋白电泳或免疫固定分析捕获,可影响对存在 IgGκ 的骨髓瘤蛋白的患者反应和疾病进展的判断。

4. 本品可增加发生肿瘤的发病率,应密切监测患者继发肿瘤的可能。

5. 本品由肝毒性,如出现转氨酶≥3×ULN,应暂停治疗,待恢复至基线后,可考虑重新开始。

6. 育龄期妇女及男性患者的性伴侣在治疗期间均应采取有效的避孕措施。

【制剂】 注射剂(粉):300 mg;400 mg。

【贮藏】 避光,贮于 2～8 ℃,严禁冷冻和振摇。

奈昔图单抗
(necitumumab)

本品为抗 EGFR 的 IgG1κ 单克隆抗体。是通过 DNA 技术而由哺乳动物 NS0 细胞产生的,分子量为 144.8 kDa。

【CAS】 906805-06-9

【ATC】 L01XC22

【用药警戒】 本品与吉西他滨、顺铂合用可导致心搏骤停而死亡,治疗过程中应密切监测患者的电解质情况,包括血钾、血镁和血钙,如发现异常应及时纠正。

【药理作用】 本品与 EGFR 结合,阻断其与配体的结合。EGFR 的表达和活化与恶性肿瘤进展、诱导血管新生及抑制凋亡有关。体外实验显示,本品可使 EGFR 内在化和降解,对 EGFR 表达的细胞,本品有抗体依赖性细胞毒性。动物实验显示,本品可增强吉西他滨和顺铂的抗肿瘤活性。

【体内过程】 本品的药动学呈剂量依赖性,在 21 d 为一治疗周期的第 1 d、第 8 d 给予 800 mg,总体清除率为 14.1 ml/h,稳态分布容积为 7.0 L,$t_{1/2}$ 为 14 d,估计给药 100 d 后达稳态。

【适应证】 与吉西他滨、顺铂合用,一线用于治疗鳞状非小细胞肺癌(NSCLC)

【不良反应】 1. 严重的不良反应包括心搏骤停、低血镁、静脉和动脉血栓、皮肤毒性、输液反应、增加非鳞状非小细胞肺癌的死亡率。

2. 临床试验中发现的不良反

(1) 皮肤　皮疹、痤疮样皮炎、痤疮、瘙痒、皮肤干燥、皲裂。

(2) 胃肠道　恶心、腹泻、胃炎。

(3) 呼吸系统　咯血、肺栓塞。

（4）神经系统　头痛。

（5）血管　静脉血栓。

（6）其他　甲沟炎、体重减轻、结膜炎。

3. 实验室检查常见低血钾、低血镁、低血钙、低血磷。

【妊娠期安全等级】 根据其作用机制，本品对胎儿有害。

【禁忌与慎用】 1. 尚未明确本品是否可经乳汁分泌，哺乳期妇女使用时应停止哺乳至治疗结束至少 3 个月。

2. 儿童用药的安全性及有效性尚未确定。

3. 临床试验中未纳入重度肾功能不全的患者，上述患者慎用。

【剂量与用法】 1. 成人，本品的推荐剂量为一次 800 mg，经 60 min 静脉滴注，3 周为一治疗周期，在第 1 d 和第 8 d 给药，在给予吉西他滨和顺铂前给予本品。

2. 首次使用出现 1 或 2 级输液反应的患者，此后一次滴注前应给予苯海拉明、对乙酰氨基酚和皮质激素。出现 1 级输液反应时，应降低滴注速度 50%；出现 2 级输液反应时，暂停滴注，给予处理，恢复至 0 或 1 级时，降低滴注速度 50% 重新开始；出现 3 级以上输液反应者，应永久停药。

3. 出现 3 级皮疹或痤疮样皮疹，应暂停用药，直至恢复至≤2 级，以 400 mg 重新开始，至少使用一个疗程，如症状再无恶化，之后的疗程可增加剂量至 600 mg 或 800 mg。如 3 级皮疹或痤疮样皮疹持续 6 周不能缓解，应永久停药。

4. 不能耐受 400 mg 的患者、皮肤出现 3 级硬结或纤维化的患者、出现 4 级皮肤毒性的患者应永久停药。

5. 静脉输液的配制。本品 0.9% 氯化钠注射液稀释至 250 ml 后静脉滴注，不用使用含葡萄糖或其他电解质的输液稀释，轻轻转动输液袋，使混合均匀，不可振摇，稀释后的本品在室温下可保存 4 h，2～8 ℃下保存不超过 24 h。

【用药须知】 1. 使用本品时可能会发生输液反应，如出现，应暂停或减慢滴注，并给予适当处置。

2. 本品可导致严重的电解质紊乱，应密切监测患者的电解质情况，及时纠正电解质失衡，检测应一直持续到停用本品至少 8 周后。

3. 如患者出现危及生命的动、静脉血栓，应立即停止治疗。

【制剂】 注射剂：800 mg/50 ml。

【贮藏】 遮光，贮于 2～8 ℃，不可冷冻。

阿特珠单抗

(atezolizumab)

别名：Tecentriq

本品是一重组人单克隆抗体，系非糖基化的 IgG1κ，分子量约为 145 kDa。

【CAS】 1380723-44-3

【药理作用】 PD-L1（程序性死亡配体-1）表达于肿瘤细胞和（或）被肿瘤浸润的免疫细胞上，在肿瘤微环境中抑制抗肿瘤免疫反应。PD-L1 与 T 细胞和抗原呈递细胞上的 PD-1 及 B7.1 受体相结合，会抑制细胞毒 T 细胞活性、T 细胞增殖和细胞因子产生。本品为单克隆抗体，可与 PD-L1 结合，阻断其与 PD-1 和 B7.1 受体的作用，从而使 PD-L1/PD-1 介导的免疫抑制作用得以释放，包括抗肿瘤免疫反应的活化，而不会诱导抗体依赖性细胞的细胞毒性。在同源小鼠肿瘤模型中，阻断 PD-L1 活性可导致肿瘤生长减缓。

【体内过程】 1. 本品的清除率为 0.20 L/d，稳态分布容积为 6.9 L，终末 $t_{1/2}$ 为 27 d。多剂量给药 6～9 周（2～3 个疗程）后可达到稳态。全身蓄积量分别为 AUC、C_{max} 和 C_{min} 的 1.91、1.46 和 2.75 倍。

2. 年龄、体重、性别、抗治疗性抗体（ATA）阳性、白蛋白水平、肿瘤负荷、地区或种族、轻至中度肾功能不全、轻度肝功能不全、PD-L1 表达水平或 ECOG 状态对本品的全身暴露均没有具有临床意义的显著影响。重度肾功能不全或中、重度肝功能不全对本品的药动学影响尚不清楚。

【适应证】 适用于治疗局部晚期或转移性尿路上皮膀胱癌。

1. 接受含铂类药物化疗方案治疗期间或治疗后病情仍在进展者。

2. 接受含铂类药物辅助治疗 12 个月内病情仍进展者。

【不良反应】 1. 严重不良反应包括免疫相关性肺炎、免疫相关性肝炎、免疫相关性结肠炎、免疫相关性内分泌疾病、其他免疫相关性疾病、感染、输液反应。

2. 临床试验中发现的不良反应包括恶心、腹痛、便秘、腹痛、腹泻、疲乏、发热、外周水肿、尿路感染、食欲降低、腰痛、关节痛、血尿、呼吸困难、咳嗽、皮疹、瘙痒。

3. 常见的实验室检查异常包括淋巴细胞降低、低血钠、贫血、ALP 升高、肌酐升高、ALT 及 AST 升高、低蛋白血症。

【禁忌与慎用】 1. 根据其作用机制，本品对胎儿可能有害。动物研究显示 PD-L1/PD-1 通路的抑制作用可能导致发育中胎儿免疫相关排斥的风险增加，从而导致胎儿死亡。育龄妇女如需使用本品，应告知其潜在风险，在治疗期间和末次剂量后至少 5 个月内应采取有效避孕措施。

2. 尚不清楚本品是否经乳汁排泌，因人 IgG 可排泌于乳汁中，考虑到本品有导致母乳喂养婴儿发生严重不良反应的风险，建议哺乳期妇女在治疗期间和末次剂量后至少 5 个月内不要哺乳。

3. 儿童用药的安全性和有效性尚未建立。

4. 尚无中、重度肝功能不全患者使用本品的安全性资料。

【剂量与用法】 本品的推荐剂量为 1200 mg，稀释至 250 ml 0.9% 氯化钠注射液中。静脉滴注 60 min 以上，每 3 周给药 1 次，直至疾病恶化或发生无法接受的毒性反应。如果首次静脉滴注能够耐受，之后滴注时间可以调整为 30 min 以上。但不可快速静脉注射。

【用药须知】 1. 用药前应仔细检查药液有无颗粒及变色，如果出现浑浊、变色或有颗粒则不能使用。

2. 本品须稀释后使用，配置时轻轻倒置使混合均匀，请勿振摇。

3. 本品仅可使用 0.9%氯化钠注射液稀释。

4. 本品稀释后请立即使用。从稀释开始至滴注完毕，本品在室温下储存时间最多不超过 6 h，2～8 ℃下储存最多不超过 24 h。

5. 本品不可与其他药物通过同一通路滴注。

6. 使用本品有发生免疫相关不良反应的风险，治疗可能中断或终止，某些情况可能需要使用激素治疗。用药期间如果出现以下情况请及时就诊：咳嗽或原有症状加重、胸痛或气短、黄疸、严重恶心或呕吐、右腹疼痛、昏睡或容易发生瘀肿或出血、腹泻、严重腹痛、内分泌疾病（垂体炎、甲状腺功能亢进或减退、肾上腺功能不全、1 型糖尿病）、脑膜炎、肌无力综合征/重症肌无力或格林-巴利综合征的症状和体征、眼睛毒性、胰腺炎、感染、滴注相关反应、皮疹。

7. 本品可能引起免疫相关性肺炎，使用中应注意监测。如发生 2 级肺炎，应暂停使用本品，给予糖皮质激素，如 1～2 mg/(kg・d)泼尼松或等效剂量的其他药物治疗直至恢复。如发生 3 或 4 级肺炎则应永久停用本品。

8. 本品可能引起免疫相关性肝炎，使用中应注意监测肝炎的症状和体征，治疗前和治疗期间定期监测 AST、ALT 和胆红素。如发生 2 级肝炎，AST 或 ALT 超过正常上限 3～5 倍或总胆红素超过正常上限 1.5～3 倍，应暂停使用本品，给予糖皮质激素，如 1～2 mg/(kg・d)泼尼松或等效药物治疗直至恢复。如发生 3 或 4 级肝炎，AST 或 ALT 超过正常上限 5 倍或总胆红素超过正常上限 3 倍，则应永久停用本品。

9. 本品可能引起免疫相关性结肠炎，使用中应注意监测是否存在腹泻或结肠炎的症状和体征。发生 2 级腹泻或结肠炎应暂停使用本品，如症状持续超过 5 d 或复发，给予 1～2 mg/(kg・d)泼尼松或等效药物。3 级腹泻或结肠炎应暂停使用本品，静脉给予甲泼尼龙 1～2 mg/(kg・d)，症状改善后转为口服。2 级和 3 级腹泻或结肠炎，当症状改善至 0 级或 1 级后，逐渐减小激素用量，减量总时长应超过 1 个月。如在 12 周内恢复至 0 级或 1 级，且一日激素剂量已降至≤10 mg 口服泼尼松的水平，可重新开始使用本品治疗。如发生 4 级腹泻或结肠炎则应永久停用本品。

10. 使用本品的患者曾发生免疫相关甲状腺疾病、肾上腺功能不全、垂体炎和 1 型糖尿病，包括糖尿病酮症酸中毒。使用本品应注意监测内分泌疾病的临床症状和体征，根据临床需要给予糖皮质激素和激素替代治疗。垂体炎 2 级或 3 级需暂停使用本品，4 级则应永久停用。使用本品治疗前和治疗期间应定期监测甲状腺功能，甲状腺功能检查异常而无临床症状的患者可使用本品。有临床症状的甲状腺功能减退者，应暂停使用本品，并根据需要给予甲状腺激素替代治疗。对有临床症状的甲状腺功能亢进者，应暂停使用本品并根据需要给予抗甲状腺药物。当甲状腺功能减退或甲状腺功能亢进的症状得以控制，且甲状腺功能恢复后再重新使用本品治疗。对有临床症状的肾上腺功能不全患者，应暂停使用本品，并静脉给予甲泼尼龙 1～2 mg/(kg・d)，症状改善后转为口服泼尼松或等效药物 1～2 mg/(kg・d)。当症状改善至≤1 级后，逐渐减小激素用量，减量总时长应超过 1 个月。如在 12 周内恢复至≤1 级，且一日激素剂量已降至≤10 mg 口服泼尼松的水平，替代治疗稳定，患者根据需要可重新开始使用本品。≥3 级高血糖（空腹血糖＞250～500 mg/dl）者应暂停使用本品，可给予胰岛素治疗，待血糖控制良好后再重新开始使用本品。

11. 使用本品可导致其他免疫相关不良反应，如脑膜脑炎、肌无力综合征/重症肌无力、格林-巴利综合征、眼睛炎症毒性和胰腺炎，包括血清淀粉酶和脂肪酶水平升高。使用本品应注意监测脑膜炎或脑炎的临床症状和体征，发生任何级别的脑膜炎或脑炎则永久停用本品，静脉给予甲泼尼龙

12 mg/(kg·d)或等效药物，待症状改善后可转为口服泼尼松 60 mg/(kg·d)或等效药物。当症状改善至≤1 级后，再逐渐减小激素用量，减量总时长应超过 1 个月。使用本品应注意监测运动和感觉神经病变的症状，发生任何级别的肌无力综合征/重症肌无力或格林-巴利综合征均应永久停用本品。根据需要决定是否给予药物干预，如泼尼松 1～2 mg/(kg·d)口服治疗。发生 2 级眼睛炎症毒性，应暂停使用本品，如发生 3 或 4 级眼睛炎症毒性则应永久停用本品。

12. 使用本品应注意监测急性胰腺炎的临床症状和体征，如血清淀粉或脂肪酶水平升高≥3 级(>2.0×ULN)，或发生 2 级或 3 级胰腺炎则应暂停使用本品，静脉给予甲泼尼龙 1～2 mg/(kg·d)或等效药物，症状改善后再转为口服泼尼松或等效药物 1～2 mg/(kg·d)。如果血清淀粉酶和脂肪酶水平在 12 周内改善至≤1 级，胰腺炎的症状已恢复，且一日激素剂量已降至 ≤10 mg 口服泼尼松的水平，可重新开始使用本品治疗。4 级胰腺炎或任何级别复发性胰腺炎均应永久停用本品。

13. 使用本品应注意监测患者感染的症状和体征，疑似或确定的细菌性感染者给予抗菌药物治疗。发生≥3 级感染则应暂停使用本品。

14. 临床试验中曾有患者发生严重滴注反应。发生轻度或中度滴注反应者可中断给药或减慢滴注速率，如发生 3 或 4 级滴注反应则应永久停用本品。

15. 使用本品者如发生 3 级皮疹应暂停使用，如发生 4 级皮疹应永久停用本品。

【制剂】 注射剂：1200 mg/20 ml。

【贮藏】 遮光，贮于 2～8 ℃，严禁冷冻或振摇。

阿非鲁单抗

(avelumab)

别名：Bavencio

本品是一重组人单克隆抗体，为 PD-L1 拮抗抗体。

【CAS】 1537032-82-8。

【理化性状】 本品为重组人 IgG1 λ 单克隆抗体，分子量约为 147 kDa。注射液为无菌、无防腐剂、无热原的透明、无色至淡黄色溶液，pH 为 5.0～5.6。

【药理作用】 PD-L1(程序性死亡配体-1)表达于肿瘤细胞和肿瘤浸润免疫细胞上，在肿瘤微环境中可抑制抗肿瘤免疫反应。PD-L1 与 T 细胞和抗原呈递细胞上的 PD-1 和 B7.1 受体结合，抑制细胞毒 T 细胞活性、T 细胞增殖和细胞因子产生。本品可与 PD-L1 结合，拮抗 PD-L1 与受体 PD-1 和 B7.1 的作用，从而使 PD-L1 对包括抗肿瘤免疫反应的免疫抑制得以释放。体外研究显示，本品可诱导抗体依赖性的细胞毒性(ADCC)。在同源小鼠肿瘤模型中，抑制 PD-L1 活性可导致肿瘤生长减缓。

【体内过程】 1. 1629 位患者，每 2 周给予本品 1～20 mg/kg。研究数据显示，在 10～20 mg/kg 剂量范围内，本品的暴露量与剂量成正比。多剂量给药，血药浓度约 4～6 周(2～3 个疗程)后达到稳态。全身蓄积量约 1.25 倍。10 mg/kg 的剂量下，稳态分布容积平均为 4.72 L。本品主要经蛋白质水解消除，群体药动学研究显示，用量 10 mg/kg，本品的总清除率为 0.59 L/d，终末 $t_{1/2}$ 为 6.1 d。一项事后分析显示，Merkel 细胞癌(MCC)患者使用本品清除率随时间推移而降低，与基线值相比，平均降低 41.7%(CV%为 40.0%)。

2. 群体药动学分析表明，体重与本品的总清除率正相关，年龄、性别、种族、PD-L1 状态、肿瘤负荷、轻中重度肾功能不全和轻中度肝功能不全对本品的药动学均无临床意义的影响。重度肝功能不全患者使用本品研究数据有限，尚无法确定重度肝功能不全对本品的药动学影响。

【适应证】 用于 12 岁及以上儿童和成人转移性 MCC 的治疗。

【不良反应】 1. 临床试验显示发生率≥10%的不良反应包括疲乏、输注相关不良反应、外周水肿、肌肉骨骼痛、关节痛、腹泻、恶心、便秘、腹痛、呕吐、皮疹、瘙痒、食欲不振、体重下降、咳嗽、呼吸困难、头晕、头痛、高血压、AST 及 ALT 升高、脂肪酶升高、淀粉酶升高、胆红素升高、高血糖、贫血、淋巴细胞减少、血小板减少、中性粒细胞减少。

2. 免疫介导不良反应包括肺炎、肝炎、结肠炎、肾上腺功能减退、甲状腺疾病(甲状腺功能减退或甲状腺功能亢进)、1 型糖尿病、肾炎和肾功能不全、心肌炎(包括致死病例)、导肌炎、银屑病、关节炎、剥脱性皮炎、多形性红斑、类天疱疮、垂体功能减退、眼葡萄膜炎、格林-巴利综合征和全身性炎症反应。

【禁忌与慎用】 1. 根据其作用机制，本品对胎儿可能有害。动物研究显示 PD-L1/PD-1 通路的抑制作用可能导致发育中胎儿免疫排斥的风险增加，从而导致胎儿死亡。育龄妇女如需使用本品或用药期间怀孕，应告知其潜在风险，育龄期妇女在治疗期间和末次剂量后至少 1 月内采取有效避孕措施。

2. 本品是否经人乳汁分泌、对婴儿及产乳影响均尚不清楚。因包括抗体在内的许多药物均可经乳汁分泌，考虑到本品导致母乳喂养婴儿发生严重不良反应的风险，建议哺乳期妇女在治疗期间和末次剂量后至少 1 月内暂停哺乳。

3. 12 岁及以上儿童患者使用本品的安全性和有效性已经确定，研究显示，年龄和体重对本品的稳态暴露无临床意义的影响。12 岁及以上儿童患者使用本品的推荐剂量与成年人相同。12 岁以下儿童使用本品的安全性和有效性尚未建立。

4. 临床研究中未包括足够数量的老年人。因此，老年人使用本品是否与年轻人存在差异尚无法确定。

【药物相互作用】 尚无相关数据。

【剂量与用法】 1. 本品的推荐剂量为 10 mg/kg，静脉滴注，输注时间至少需 60 min。每 2 周给药 1 次，直至疾病恶化或发生无法接受的毒性反应为止。

2. 预先用药　前 4 次滴注本品前需要预先使用抗组胺药和对乙酰氨基酚，之后根据之前输注反应表现或严重程度判断是否需要预先用药。

3. 如发生不良反应建议调整剂量，详见下表。

根据不良反应严重程度调整剂量表

治疗相关不良反应	不良反应严重程度	剂量调整
肺炎	2 级	停用本品，当激素逐渐减量后肺炎完全或部分缓解(0～1 级)后，再恢复使用本品
	3 或 4 级或再次发生 2 级	永久停用本品
肝炎	AST 和(或)ALT 超过正常上限 3～5 倍或总胆红素超过正常上限 1.5～3 倍	停用本品，当激素逐渐减量后肝炎完全或部分缓解(0～1 级)后，再恢复使用本品
	AST 和(或)ALT 超过正常上限 5 倍或总胆红素超过正常上限 3 倍	永久停用本品
结肠炎	2 或 3 级腹泻或结肠炎	停用本品，当激素逐渐减量后结肠炎或腹泻完全或部分缓解(0～1 级)后，再恢复使用本品
	4 级腹泻或结肠炎或再次发生 3 级腹泻或结肠炎	永久停用本品
内分泌疾病(包括但不限于甲状腺功能减退、甲状腺机能亢进、肾上腺功能不全、高血糖)	3 或 4 级	停用本品，当激素逐渐减量后内分泌疾病完全或部分缓解(0 或 1 级)后，再恢复使用本品
肾炎和肾功能不全	血清肌酐超过正常上限 1.5～6 倍	停用本品，当激素逐渐减量后肾炎和肾功能不全完全或部分缓解(0～1 级)后，再恢复使用本品
	血清肌酐超过正常上限 6 倍	永久停用本品
其他免疫介导的不良反应[包括但不限于心肌炎、肌炎、银屑病、关节炎、剥脱性皮炎、多形性红斑、类天疱疮、垂体机能减退、葡萄膜炎、吉兰—巴雷综合征、大疱性皮炎、斯—约综合征(SJS)/中毒性表皮坏死松解症(TEN)、胰腺炎、横纹肌溶解症、重症肌无力、组织细胞坏死性淋巴腺炎、脱髓鞘疾病、血管炎、溶血性贫血、垂体炎、虹膜炎和脑炎]	以下任一： 上述未提及的免疫介导的不良反应，中或重度临床体征或症状 3 或 4 级内分泌疾病	临床评估期间停用本品，当激素逐渐减量后免疫介导的不良反应完全或部分缓解(0～1 级)后，再恢复使用本品
	以下任一： 危及生命的不良反应(内分泌疾病除外) 严重的免疫介导的不良反应再次发生 每天需要泼尼松或同等药物剂量≥10 mg，时间超过 12 周 2 或 3 级免疫介导的不良反应，持续 12 周或更长	永久停用本品
滴注相关不良反应	1 或 2 级	中断滴注或减慢滴注速率
	3 或 4 级	永久停用本品

4. 配制方法与注意事项

(1) 用前应仔细检查药液有无颗粒及变色，如果出现浑浊、变色或有颗粒则不能使用。

(2) 抽取所需剂量的本品，加入 0.9%氯化钠注射液 250 ml 中稀释。

(3) 配制时轻轻倒置使混合均匀，避免起泡或过度用力振摇。

(4) 配制好的溶液再次进行检查，确保溶液澄清、无色且不含颗粒物。

(5) 本品稀释后应避光保存，从稀释开始至滴注完毕，本品室温储存(25 ℃以下)时间最多不超过 4 h，2～8 ℃下储存最多不超过 24 h。如果稀释液置于冰箱保存，滴注前放置使之达到室温。

(6) 稀释液请勿冻结或振摇。

(7) 使用的输液器要求具有无菌、无热原、低蛋白吸附的管路过滤器(孔径 0.2 μm)。

(8) 本品不可与其他药物通过同一通路输注。

【用药须知】 1. 使用本品有发生免疫介导不良反应的风险，治疗可能中断或终止，某些情况可能需要使用激素治疗。用药期间如果出现以下情况请及时就诊：咳嗽、胸痛或呼吸急促，或原有症状加重；黄疸、严重恶心或呕吐、右腹疼痛、嗜睡或容易发生瘀伤或出血；腹泻、严重腹痛；肾上腺功能不全、甲状腺机能减退、甲状腺机能亢进和糖尿病；尿量减少、血尿、踝部水肿、食欲不振和其他肾功能不全的症状和体征。

2. 本品可引起严重的甚至危及生命的输注相关不良反应。在最初 4 次输注前需预先给予抗组胺药和对乙酰氨基酚，并监测以下输注相关不良反应的症状和体征：发热、寒战、发红、低血压、呼吸困难、喘息、背痛、腹痛和荨麻疹。发生轻度或中度输注反应者可中断给药或减慢输注速率，如发生重度(3 级)或危及生命(4 级)输注反应则应永久停用本品。

【制剂】 注射剂：200 mg/10 ml。

【贮藏】 避光，贮于 2～8 ℃下，不得冷冻或振摇。

2.7 酶类及生物制剂

门冬酰胺酶

(asparaginase)

别名：左旋门冬酰胺酶、爱施巴、天门冬酰胺酶、Elspar、L-asparaginase、Leunase、Erwinaze

本品系从大肠埃希菌或菊欧氏杆菌(Erwinia chrysanthemi)培养液中提取的一种酶制剂。其分子量高达 136000。

【CAS】 9015-68-3

【ATC】 L01XX02

【理化性状】 配伍禁忌：本品不能接触橡胶。药品注册信息推荐其不能和其他药物混合。

【药理作用】 1. 有些肿瘤细胞依靠宿主提供其生长繁殖必需的门冬酰胺。本品可将门冬酰胺分解成门冬氨酸和氨、使肿瘤细胞缺乏必需的营养。在此种状态下，使其他抗肿瘤药得以发挥更有力的抗癌作用。因此，本品不宜单用，也不宜用于维持治疗，必须在联合化疗方案中发挥作用。

2. 本品可能对 G_1 期细胞具有特异性。

3. 近悉，人白血病细胞中也含有门冬酰胺合成酶，供其自需。可见对本品耐药的现象已经存在。但是，这并不影响本品在联合化疗中所起到的辅助作用。

【体内过程】 本品口服易遭胃酸破坏，肌内注射的血药峰值仅及静脉注射的一半。静脉注射后，其血浆消除 $t_{1/2}$ 差异很大(8～30 h)，肌内注射后的 $t_{1/2}$ 约为 49 h 本品在淋巴中的浓度为血浆的 20%。不进入脑脊液，几乎不在尿中出现。

【适应证】 1. 主要治疗急性淋巴细胞白血病。

2. 对急性粒细胞白血病、急性单核细胞白血病和难治的淋巴瘤也有一定疗效。

【不良反应】 1. 可能产生过敏反应，表现为发热、寒战、呕吐、血压下降，甚至出现休克。

2. 其他过敏反应有皮疹和支气管痉挛。培门冬酶的过敏反应较之少见，为本品的 30%(应删除)。

3. 肝功能受损、脂肪肝、血氨升高、纤维蛋白原和凝血因子下降，血小板减少、贫血和出血。

4. 可见到蛋白尿、氮质血症、水肿。

5. 也可能发生严重急性胰腺炎、糖尿病。

6. 也可能发生后部可逆性脑病综合征，甚至导致死亡。

7. 以上不良反应均已达到停药的指征，切不可疏忽。

8. 还可发生食欲缺乏、恶心、呕吐和腹泻、乏力、头痛、偶可出现嗜睡、昏睡、不安、意识和定向障碍等。

【妊娠期安全等级】 C。

【禁忌与慎用】 1. 对本品或甘露醇过敏者、儿童、骨髓抑制者、低蛋白血症、有糖尿病和胰腺炎史者禁用。

2. 肝肾功能不全、合并感染(包括水痘)以及有凝血功能障碍者慎用。

3. 尚未明确本品是否可经乳汁分泌，哺乳期妇女应权衡本品对其的重要性，选择停药或停止哺乳。

【药物相互作用】 1. 实验证实，先使用本品可削弱甚至完全消除后给予的甲氨蝶呤对抗癌细胞的作用，因此不可合用。

2. 本品可通过暂时降低甲状腺素结合蛋白的浓度而干扰甲状腺功能试验。

【剂量与用法】 不同的病种、不同的治疗方案，本品的剂量差异较大。

1. 在开始使用长春新碱和泼尼松(或泼尼松龙)后的第 22 d 开始静脉注射本品 1000 U/(kg · d)，连用 10 d。或者在使用长春新碱和泼尼松(或泼尼松龙)期中，肌内注射 6000 U，从疗程的第 4 d 开始，每 3 d 给药 1 次，连用 9 d。

2. 美国推荐剂量为 6000 U/m^2，3 次/周，静脉滴注、静脉注射或肌内注射。

3. 本品做静脉滴注时，以 0.9%氯化钠注射液或 5%葡萄糖注射液稀释，至少在 30 min 输完。最好仿效柔红霉素的注射方法。

4. 静脉注射以 0.9%氯化钠注射液 20～40 ml 稀释，肌内注射每 10000 U 的本品用 0.9%氯化钠注射液 2 ml 稀释，每个注射部位注射量不应超过 2 ml，如注射量＞2 ml，须分次注射于不同部位。

【用药须知】 1. 为防止严重的过敏事件发生，合用本品前应先做皮试。其方法是，将含有本品 1～10 U 的 0.9%氯化钠注射液 0.1 ml 做皮内注射，观察 30 min 至数小时无异常反应后始可开始使用本品。

2. 鉴于本品和甲氨蝶呤的相互作用，当本品和其他抗癌药组成联合化疗时，本品总是在其他药物用后才使用本品。

3. 应避免皮肤、黏膜和眼直接接触药物。

4. 药液配制后应尽快使用。

【制剂】 注射剂(粉)：10000 U(含有甘露醇)。

【贮藏】 密封，贮于 2～8 ℃。

拉布立酶
(rasburicase)

别名：Fasturtec

本品为重组尿酸氧化酶。

【CAS】 134774-45-1

【ATC】 V03AF07

【用药警戒】 1. 本品可导致过敏反应，包括超敏反应，发生严重过敏反应的患者应立即停药，永久停用。

2. 本品可造成某些患者高铁血红蛋白症，发生者立即永久停药。

3. G-6-PD 缺乏者禁用。发生溶血的患者立即永久停药，开始本品治疗前，应筛查 G-6-PD。

4. 本品在室温下可促进血样中的尿酸分解，血样应放置于预冷的肝素管中，并立即放入冰水浴中，在 4 h 内分析。

【药理作用】 1. 白血病和淋巴瘤的患者以及对其治疗中常并发高尿酸血症。核酸的分解是恶性细胞群加快更新的结果，导致嘌呤代谢增加，使血液中尿酸的浓度增高。

2. 对癌症的积极治疗可带来细胞溶解增多，伴随嘌呤代谢物的释放。此种肿瘤溶解综合征的特征包括严重的高尿酸血症、高磷酸盐血症、高钾血症、高钙血症和急性肾功能衰竭。仅就高尿酸血症而言，当尿中的尿酸浓度超饱和时，所形成的尿酸结晶就会造成肾功能受损。既往临床治疗高尿酸血症均使用传统药物别嘌醇，但疗效不太满意，甚至还有不利的一方面，黄嘌呤比尿酸更难溶。

3. 本品为基因工程产生的尿酸氧化酶。此酶可催化尿酸氧化，形成尿囊素，后者的溶解度为尿酸的 5～10 倍，易于排泄。遗憾的是，人体缺乏这种酶。

【体内过程】 静脉滴注本品 0.2 mg/(kg · d)，约 2～3 d 可达稳态血药浓度，$t_{1/2}$ 约为 19 h。儿童和青少年较成人的清除率高。肝肾功能不全患者不必调整剂量。开始静脉滴注本品后的 24 h 可使尿酸浓度降至 2～3 mg/d 以下。

【适应证】 治疗和预防血液恶性肿瘤患者的急性高尿酸血症，尤适用于化疗所致高尿酸血症。

【不良反应】 1. 常见的有发热、恶心、呕吐和皮疹。

2. 较少发生腹泻、头痛和过敏。

【禁忌与慎用】 1. 对本品过敏者、妊娠期妇女和 G6 PD 缺乏者禁用。

2. 有变应性反应史者应小心慎用。

3. 尚未明确本品是否可经乳汁分泌，哺乳期妇女应权衡本品对其的重要性，选择停药或停止哺乳。

4. 儿童用药的安全性及有效性尚未确定。

【剂量与用法】 推荐成人剂量为 0.2 mg/(kg · d)，加入 0.9%氯化钠注射液 50 ml 中，于 30 min 左右输完。一个疗程为 5～7 d。

【用药须知】 1. 使用本品不影响化疗药物给药时间，但不能同时使用同一根输液管，免发生配伍不相容性。

2. 有资料表明，使用本品有可能诱导抗体产生。不过，大多数患者在使用本品一个疗程后，如有需要，可以换用别嘌醇。

【制剂】 注射剂(粉)：1.5 mg。

【贮藏】 密封、避光贮于 2～8 ℃下。

培门冬酶
(pegaspargase)

别名：培加帕酶、Oncaspa、Peg-L-门冬酰胺酶

本品为聚乙二醇(peg)与门冬酰胺酶的共价结合物。

【CAS】 130167-69-0

【ATC】 L01XX24

【药理作用】 本品抗肿瘤的作用机制与门冬酰胺酶相同。由于本品经 peg 的修饰后具有很高的底物专一性，因而克服了门冬酰胺酶的免疫原性和引起严重过敏反应的危险性。此外，本品的 $t_{1/2}$ 较长，可大大延长给药的间隔时间。

【体内过程】 本品起效慢，一般在肌内注射后14 d始见起效。可分布于胸水和腹水中，V_d为2.1 L/m²。其代谢部位与门冬酰胺酶相似，通过血蛋白酶的分解和吞噬细胞系统的消除。其消除$t_{1/2}$为5.73 d，几乎不经肾排出。

【适应证】 1. 用于急性淋巴细胞白血病。

2. 用于非霍奇金淋巴瘤。

【不良反应】 1. 主要为恶心、呕吐、腹痛和腹泻。

2. 多数患者的凝血酶原时间和凝血因子Ⅰ出现异常。

3. 还可见发热、体重减轻、嗜睡、精神错乱、血脂异常、低血钙和氮质血症。

4. 可见皮肤瘙痒、皮疹、水泡、紫癜、红斑、指甲发白和脱发。

5. 国外还报道可能发生过敏反应(速发型和迟发型)，表现为呼吸困难、支气管痉挛、红斑、关节痛、发热、寒战和水肿。

【妊娠期安全等级】 C。

【禁忌与慎用】 1. 对本品过敏者、胰腺炎患者或有胰腺炎病史者、使用门冬酰胺酶时有明显出血者和哺乳期妇女禁用。

2. 对门冬酰胺酶过敏者、糖尿病患者或血糖高于正常者、肝功能不全患者慎用。

3. 尚未确定本品是否经乳汁分泌，哺乳期妇女应权衡本品对其的重要性，选择停药或停止哺乳。

【药物相互作用】 1. 本品可抑制细胞复制，从而阻断甲氨蝶呤的抗肿瘤作用。

2. 因本品可损耗血清蛋白，故可增强高蛋白结合率药物的毒性。

3. 使用本品后患者可能有出血或栓塞倾向，故合用香草醛、肝素、双嘧达莫、阿司匹林及其他NSAIDs时应特别谨慎。

4. 本品可增加活疫苗感染的风险，故在使用本品时应禁用活疫苗，白血病患者在化疗结束后至少3个月才能接种活疫苗。

【剂量与用法】 1. 成人　①肌内注射：一次2500 U/m²，每2周1次，与化疗药物同时使用。②静脉滴注：治疗慢性粒细胞白血病原始细胞危象，一次200 U，每周2次；治疗非霍奇金淋巴瘤，一次100 U，每周1次，使用3周后改为一次200 U，每周2次，再连用5周。

2. 儿童　①肌内注射：体表面积达0.6 m²者，一次肌内注射2500 U/m²，每2周1次；体表面积＜0.6 m²者，一次82.5 U/kg，每2周1次。②静脉滴注的剂量同肌内注射。

【用药须知】 1. 给药前先做皮试。

2. 本品一般不单用，应与其他细胞毒药物合用。

3. 为减少不良反应的发生，应尽可能采用肌内注射的方法；必须静脉滴注者，可用100 ml 0.9%氯化钠注射液或5%葡萄糖注射液稀释药物，应在1～2 h输完。

4. 如肌内注射药液超过了2 ml，应采取多点注射，每一点不得超过2 ml。

【制剂】 注射剂：2500 U/5 ml；3750 U/5 ml。

【贮藏】 贮于2～8 ℃，不可冷冻；室温下保存，不得超过48 h。

地尼白介素-2
(denileukin diftitox)

别名：Ontak

本品为一种重组DNA衍生的细胞毒融合蛋白，利用基因重组把白喉毒素A和B段基因与白介素-2基因连接，在大肠埃希菌表达系统中产生。

【CAS】 173146-27-5

【ATC】 L01XX29

【用药警戒】 1. 本品可导致严重输液反应、毛细血管渗漏综合征和视力减退。

2. 给予本品应有抢救设施及心肺复苏的人员，发生严重输液反应，应立即永久停药。

3. 毛细血管渗漏综合征可导致死亡，治疗前和治疗中监测患者体重、水肿、血压和血浆蛋白水平。

【药理作用】 本品是一种为了指引白喉毒素针对表达IL-2受体细胞的杀细胞作用而设计的融合蛋白，人的IL-2受体具有3种类型：低亲和力的(CD_{25})、中等亲和力的(CD_{122}、CD_{132})和高亲和力的(CD_{25}、CD_{122}、CD_{132})。这个受体的高亲和力通常只有在被激活的T淋巴细胞、B淋巴细胞和巨噬细胞上才能发现。在某些白血病和淋巴肉瘤[包括皮肤T细胞淋巴瘤(CTCL)1]中可见表达1个或以上IL-2受体亚单位的恶性细胞。研究显示，本品可干扰细胞表面的高亲和力IL-受体，并抑制细胞的蛋白合成，导致细胞在几小时内死亡。除脉管系统外，肝和肾是本品的主要分布和集聚的地方。

【体内过程】 以下有关本品的药动学参数是在患淋巴肉瘤患者使用本品[3～31 μg/(kg·d)]后测出的。在临床试验中，按照方案静脉滴注本品。给予第1个剂量后，本品显示出二室模型，其分布$t_{1/2}$约2～5 min，终末期$t_{1/2}$约70～80 min。全身暴露量个体间存在差异，但与剂量成比例。CL接近1.5～2.0 ml/min，V_d与循环血液量近似(0.06～0.08 L/kg)。在第1次和第5次剂量之间无蓄积。针对本品的抗体已显示出对 CL 的明显影响。性别、年龄对药动学无明显影响。

【适应证】 治疗顽固的、复发的皮肤 T 细胞淋巴瘤(T-cell lymphoma,TCL)。

【不良反应】 1. 全身反应　可见发热、寒战、感染、疼痛、头痛、胸痛、流感样综合征和注射部位反应。

2. 心血管系统　可见低血压、血管扩张、心动过速、血栓事件、高血压和心律失常。

3. 消化系统　可见恶心、呕吐、畏食、腹泻或便秘、消化不良和吞咽困难。

4. 实验室检查　可见贫血、血小板计数减少、白细胞计数减少、低蛋白血症、肌酐升高、转氨酶升高、水肿、低钙血症、体重减轻、脱水和低钾血症。

5. 神经系统　可见头晕、知觉减退、神经衰弱、精神错乱和失眠。

6. 呼吸系统　可见呼吸困难、咳嗽、咽炎、鼻炎和肺病。

7. 皮肤　可见皮疹、瘙痒和出汗。

8. 泌尿系统　可见血尿、蛋白尿和脓尿。

9. 急性过敏反应,表现有低血压、腰痛、呼吸困难、血管扩张、皮疹、胸痛、胸紧、心动过速、吞咽困难、喉痉挛、晕厥、变态反应和过敏反应(anaphylaxis)。

10. 毛细血管渗漏综合征,常于静脉滴注开始的两周内发生,水肿和低血压是主要表现,存在心血管病者一般较易发生,常为自限性,必要时对症处理,应监测血压和血清蛋白水平。

11. 其他少见的严重不良事件还有镜下血尿、急性肾功能衰竭、胰腺炎、口腔溃疡、甲状腺功能亢进、甲状腺炎和甲状腺功能减退。

【妊娠期安全等级】 C。

【禁忌与慎用】 1. 对本品或任何组方成分如白喉毒素、白介素-2 或赋形剂过敏者禁用。

2. 有严重药物过敏史、严重心血管疾病患者禁用。

3. 儿童用药的安全性和有效性尚未确立。

4. 尚未明确本品是否可经乳汁分泌,哺乳期妇女应权衡本品对其的重要性,选择停药或停止哺乳。

【剂量与用法】 1. 本品仅供静脉滴注,每 21 d 中连续给药 5 d,剂量为 9 μg/(kg・d)或 18 μg/(kg・d),至少在 15 min 内输完。

2. 如发生与静脉滴注有关的不良反应,根据反应轻重程度决定是否停药或减量,有报道可将静脉滴注时间延长至 80 min 以上,但尚无临床经验可言。

【用药须知】 1. 必须由临床经验丰富、技术熟练的专科医生负责本品的使用工作,必须配备有急救的设备和药物,并熟悉心肺复苏技术。

2. 使用本品期间,常发生与静脉滴注有关的反应,其发生率高达 69%。主要是过敏型症候群和流感型症候群,后者的发生率高达 91%,静脉滴注几小时后即可发生,其表现为发热、寒战、哮喘、腹痛、肌痛、关节痛,大多数属于轻、中度,可给予解热药和其他对症处理。

3. 免疫原性资料表明,在 ELISA 检测中,部分患者对本品的抗体反应呈现阳性,故常见变态反应或过敏反应,其免疫原自然排除不了大肠埃希菌的表达系统和白喉疫苗。

4. 87%的淋巴肉瘤患者都可表现出低蛋白血症,17%属于中、重度,注射本品后 1～2 周可达到最低点,因此,每一疗程开始前就应测定血清蛋白,至少要达到 3.0 g/dl 时才可开始使用本品。

5. 本品为贮于－10 ℃下的冻存溶液,临用前,可置于 2～8 ℃环境下解冻,一般不超过 24 h,如在室温下解冻,一般不超过 1～2 h;不过,在配制药液时,一定要在室温下(25 ℃)进行。配制前,可以轻轻旋动,混匀溶液;但不可强烈振摇。在 2～8 ℃中取出时,药液是浑浊的,室温下静置则变为澄清。澄清的溶液可供使用,如变色或可见到颗粒状物质则不能使用。本品解冻后,不可再次冰冻,因此,在决定使用时始可解冻。

6. 盛装配制好的输液只能使用塑料容器(因玻璃容器可吸附药物)。先从小瓶中抽取要使用的药量,注入容器中,然后抽取适量的稀释液注入容器中,至少使药液达到 15 μg/ml,轻轻旋匀,供用。

7. 配制好的输液必须在 6 h 内使用,未完用的药液应立即弃之。

【制剂】 注射剂:300 μg/2 ml。

【贮藏】 避光,贮于－10 ℃(冰冻)。

重组人白介素-11
(recombinant human interleukin-11)

别名:重组人白细胞介素-11、吉巨芬、巨和粒、迈格尔、依星、Oprelvekin、IL-11

本品是应用基因重组技术制备的一种促血小板生长因子。

【药理作用】 本品可直接刺激造血干细胞和巨核祖细胞的增殖,诱导巨核细胞的成熟分化,增加体内血小板的生成,提高血液中的血小板数目,而血小板的功能则无明显改变。临床前研究表明,体内应用本品后发育成熟的巨核细胞在超微结构上完全正常,生成的血小板的形态、功能和寿命也均正常。

【体内过程】 皮下注射单剂量本品 50 μg/kg,

C_{max}为(17.4±5.4)ng/ml,T_{max}为(3.2±2.4)h,终末$t_{1/2}$为(6.9±1.7)h。给男性和女性健康受试者皮下或静脉注射单剂量 25 μg/kg,结果提示,两者药动学参数没有差别。皮下注射的生物利用度为 65%～80%。未见体内药物的蓄积现象。在大鼠模型中,放射标记的本品给药后很快从血浆中清除,并分布到一些血液灌流量大的组织器官中。肾脏是主要的清除途径。但随尿液排出的原药很少,提示药物在排泄前已被代谢。

【适应证】 用于实体瘤和非髓性白血病化疗后3级、4级血小板减少症的治疗。实体瘤及非髓性白血病患者在前一个疗程化疗后如发生 3 级、4 级血小板减少症(即血小板≤50×10^9/L),在下一个疗程化疗前使用本品,可以减少患者因血小板减少而引起的出血和对血小板静脉滴注的依赖性。同时存在白细胞减少症的患者,必要时可合并使用粒细胞集落刺激因子。

【不良反应】 1. 大部分不良反应均为轻、中度,且停药后均能迅速消退。

2. 约有 10%的患者出现乏力、疼痛、腹痛、感染、瘀斑、肌痛、骨痛、神经紧张及脱发。

3. 全身反应　水肿、头痛、寒战、发热及中性粒细胞减少性发热。

4. 心血管系统　心动过速、血管扩张、心悸、晕厥、房颤或房扑。

5. 神经系统　眩晕、失眠。

6. 消化系统　恶心、呕吐、黏膜炎、便秘、消化不良、腹泻、口腔白色念珠菌感染。

7. 呼吸系统　呼吸困难、鼻炎、咳嗽、咽炎、胸腔积液。

8. 皮肤　皮疹、皮肤色素减退、剥脱性皮炎。

9. 其他　偶见一过性视物模糊、结膜充血、眼出血、弱视、感觉异常、脱水。

【禁忌与慎用】 1. 对本品过敏者、妊娠期妇女、儿童禁用。

2. 对妊娠期妇女目前尚没有合适的临床对照试验。因此,除非临床意义超过对胎儿的潜在危险,妊娠期妇女一般不宜使用。

3. 对血液制品及大肠埃希菌表达的其他生物制剂有过敏史者慎用。

4. 器质性心脏病,尤其是有充血性心衰或房颤、房扑史者应慎用。

5. 尚未明确本品是否可经乳汁分泌,哺乳期妇女应权衡本品对其的重要性,选择停药或停止哺乳。

【药物相互作用】 本品合用粒细胞集落刺激因子,对两者的疗效不会产生不良影响。

【剂量与用法】 1. 推荐皮下注射剂量为 50 μg/kg,于化疗结束后 24～48 h 开始给药,也可在发生血小板减少症后应用。

2. 用前以 1 ml 注射用水稀释后立即皮下注射,1 次/日,一疗程 7～14 d。血小板计数恢复后应及时停药。

【用药须知】 1. 配制时,应将注射用水沿瓶壁推入,轻微振摇,不可过度摇动。

2. 本品应在化疗后使用,不能在化疗前或化疗中使用。

3. 给药期间,应定期检查血常规,隔日 1 次,当血小板>100×10^9/L 时,应及时停药。

4. 用药期间,应常注意毛细管渗漏综合征的表现,如体重增加、浮肿、浆膜腔积液。

5. 本品应在富有经验的医生指导下应用。

6. 过量可引起水钠潴留、房颤,应及时减量或停药。

【制剂】 ①注射剂:2400 万 U(3 mg)。②注射剂(冻干粉):600 万 U(0.75 mg)。

【贮藏】 避光,贮于 2～8 ℃。

重组改构人肿瘤坏死因子
(recombinant mutant human tumor necrosis factor)

别名:纳科思,rmhTNF

本品是通过基因工程对天然的肿瘤坏死因子进行结构改造而成。

【药理作用】 肿瘤坏死因子是迄今发现的抗肿瘤活性最强的细胞因子,可引起肿瘤细胞坏死和凋亡,破坏肿瘤血液供应,并有免疫调节功能,与化疗药合用还能增加化疗药的疗效。本品是用基因工程技术对天然的肿瘤坏死因子进行结构改造,并用重组技术生产,与天然肿瘤坏死因子相比,本品的不良反应大大降低,疗效明显提高。抗肿瘤机制有:①直接杀伤肿瘤细胞;②破坏肿瘤组织的血液供应;③介导机体的免疫调节;④增强放疗、化疗的敏感性。

【适应证】 用于肺癌等多种恶性实体瘤的治疗。单独用药或与化疗、放疗、手术联合。本品可防止肿瘤细胞扩散,提高手术、放疗、化疗的成功率,改善恶性肿瘤患者的一般状况,提高生活质量。

【不良反应】 1. 不良反应较轻,主要为注射局部疼痛、红肿、硬结,少数患者有发热。患者一般均能耐受,治疗结束后均能自行缓解,故不必做特殊处理。

2. 除个别患者出现一过性轻度肝功能、肾功能损害外,未见有严重肝肾功能、心电图异常以及低血压等不良反应发生。

3. 天然肿瘤坏死因子为多效应细胞因子，改构后其性质和特点有可能会发生较复杂的变化，由此可能对造血系统、免疫系统及神经系统等产生不良反应和长期后续效应，特别对某些肿瘤可能具有潜在的促进作用，发生与自身免疫性相关的疾病等，因此对本品可能发生的远期和潜在不良反应需给予密切关注。

【禁忌与慎用】 1. 对本品过敏者禁用。

2. 过敏体质，特别是对肽类药品或生物制品有过敏史者慎用。

3. 缺乏本品在妊娠期妇女使用的经验，因此除非在病情特别需要时，应避免使用。

4. 缺乏本品在儿童使用的经验，因此除非在病情特别需要时，应避免使用。

5. 缺乏本品在老年患者使用的经验，因此，老年患者应慎用。

6. 尚未明确本品是否可经乳汁分泌，哺乳期妇女应权衡本品对其的重要性，选择停药或停止哺乳。

【剂量与用法】 1. 肌内注射时，每支药物用 2 ml 注射用水溶解，一次给予 400 万 U/m^2，第 1～7 d 及第 11～17 d 每天用药 1 次，21 d 为一个周期，连续两个周期为一个疗程。

2. 亦可用 2 ml 注射用水溶解后，进行瘤体内注射或注入胸腹腔内。

【用药须知】 由于本品的某些潜在不良反应尚无试验资料加以证实或排除，因此，在使用本品期间，应密切观察肝肾功能、血液系统、神经系统的变化，如发现异常，应及时停药。

【制剂】 注射剂(冻干粉)：500 万 U。

【贮藏】 避光，贮于 2～8 ℃。

尿多酸肽
(uroacitides)

别名：喜滴克、CDA-2

本品由我国合肥制药公司开发，系从人尿液中提取的多种有机酸和多种分子量在 6000D 以下的多肽组成的无菌水溶液。主要成分有马尿酸、苯乙酰谷氨酰胺、4-羟基苯乙酸、5-羟基吲哚乙酸和多肽等。

【药理作用】 本品是从健康人尿中分离、提取和纯化的含有多种有机酸和多肽的静脉注射剂，其作用机制至今尚未明确。体内外实验研究表明，本品能够诱导多种肿瘤(实体瘤和血液肿瘤)细胞向正常细胞的分化作用，抑制肿瘤生长和增殖，改善生活质量，延长生存期。此外，本品还具有诱导肿瘤细胞凋亡、逆转耐药、防止肿瘤复发和转移、增强放疗敏感性等作用，且毒性反应明显低于传统的细胞毒药物。

【适应证】 与化疗药物联合应用，可用于晚期乳腺癌、非小细胞肺癌的辅助治疗。

【不良反应】 1. 主要为胃肠道反应，表现为恶心、呕吐、腹泻、食欲缺乏、腹胀等，多数为Ⅰ～Ⅱ度，可自行恢复。可给予对症处理。

2. 外周静脉给药时可能有静脉刺激症状，产生静脉炎，采用锁骨下静脉滴注时静脉刺激明显减轻。

【药物相互作用】 与其他药物之间是否产生相互作用，目前尚未见到报道。

【禁忌与慎用】 1. 身体极度衰竭者慎用。

2. 缺乏妊娠期妇女使用本品的资料，妊娠期妇女使用前应权衡利弊。

3. 尚未明确本品是否可经乳汁分泌，哺乳期妇女应权衡本品对其的重要性，选择停药或停止哺乳。

4. 儿童用药的安全性及有效性尚未确定。

【剂量与用法】 1. 注射液一次 200～300 ml，1 次/日。单药治疗，15 d 为一周期，共 2～3 周期；与放、化疗联合使用，本品应在放、化疗前 7 d 开始用药，再与放、化疗联合应用，8 d 为一周期，共 2～3 周期。

2. 将本品注射液与氯化钠注射液或 5% 葡萄糖注射液，按 1∶1 稀释后静脉滴注(有条件时尽量用锁骨下静脉滴注)，静脉滴注速速以原药 100 ml/h 为宜。

【用药须知】 1. 用药前应注意检查药品有效期及药液是否有浑浊或沉淀。

2. 采用深静脉给药，如锁骨下置管静脉滴注，可明显减轻静脉炎。

【制剂】 注射剂：100 ml(含马尿酸 300 mg、苯乙酰谷氨酰胺 350 mg、4-羟基苯乙酸 50 mg、5-羟基吲哚乙酸 10 mg 和多肽 150 mg)。

【贮藏】 避光，贮于 2～8 ℃。

重组人 p53 腺病毒
(recombinant human adenovirus p53)

别名：Gendicine、rh ad-p53

本品由我国深圳市赛百诺基因技术公司开发，于 2004 年 1 月在我国首次上市。

【药理作用】 本品通过腺病毒感染，将 p53 基因导入肿瘤细胞以表达 p53 蛋白，从而发挥抑制细胞分裂，诱导肿瘤细胞凋亡的作用。本品对正常细胞不会造成损伤。高表达的 p53 蛋白能有效地刺激机体产生特异性抗肿瘤反应。本品经局部注射可吸引 T 淋巴细胞等肿瘤杀伤性细胞聚集在瘤组织中。动物实验表明，局部或全身注射本品后 1 h 内，本品就可进入肿瘤细胞。注射后3 h，p53基因就开始表达，并生成p53蛋白；注射后12 h其表达率为47%，到第3 d可达到高峰，第5 d降至30%，在14 d内仍可检测到。3周后，进入细胞内的重组腺病毒DNA即被降解。本品主要分布在局部，在其他组织和器官中难以检出。从尿液、粪便和胆汁中未检出本品。

【适应证】 本品与放疗联合治疗现有的疗法无效的晚期鼻咽癌患者。

【不良反应】 1. 部分患者用药后会出现Ⅰ～Ⅱ度自限性发热。

2. 有些患者会出现寒战、注射局部疼痛、出血。

3. 偶见恶心、呕吐、腹泻和应激性变态反应。

【禁忌与慎用】 1. 对本品过敏者、妊娠期妇女禁用。

2. 正患有全身感染、发热等中毒症状者禁用。

3. 现在患有癌症且有可能或有可疑转移迹象者应权衡使用本品的利弊。

4. 尚未明确本品是否经乳汁分泌，哺乳期妇女应权衡本品对其的重要性，选择停药或停止哺乳。

5. 儿童用药的安全性及有效性尚未确定。

【药物相互作用】 有效的抗病毒药物不可与本品合用。

【剂量与用法】 1. 本品应在放射治疗前72 h开始向瘤内注射，1次/周，一次10^{12} VP，4周一疗程。根据病情，可使用1～2个疗程

2. 决定使用时才从冰箱（-20 ℃）中取出本品，待完全融化后，轻轻混匀，尽可能不使药液接触药盖。

3. 直径≥4 cm的肿瘤，使用0.9%氯化钠注射液稀释至4 ml；直径≤4 cm的肿瘤，则稀释至2 ml，向瘤组织内局部多点注射。

【用药须知】 1. 本品必须在有经验的专科医生指导下使用。

2. 用药后如出现发热，可酌情给予一般解热药。

3. 初步研究表明，腺病毒载体具有较强的免疫原性和一定的细胞毒性，如用量过大或给药方式不当，可引起严重的不良反应，如寒战、发热以及局部反应等；但如控制好注射剂量，采用局部给药的方式，基本上是安全的。

4. 本品中尚存有一定量的复制型腺病毒，这对免疫抑制的患者来说，可引起严重的后果。因此，使用过程中仍应密切注意可能发生的各种不良反应，并备好急救措施。

5. 本品为瘤内注射药，使用前应充分考虑可能会发生肿瘤转移。

6. 本品在-20 ℃下保存，使用前必须充分考虑好，一经取出，就不可再放进冰箱，因本品不可反复解冻和融化。

【制剂】 注射剂：2 ml（含重组腺病毒p53基因颗粒10^{12} VP）。

【贮藏】 避光，贮于-20 ℃以下。

重组人5型腺病毒

(recombinant human adenovirus type 5)

别名：安柯瑞

本品为删除E1B-55 kD和E3区基因片段（78.3-85.8 mu）后重组的人5型腺病毒颗粒。

【药理作用】 本品是利用基因工程技术删除人5型腺病毒E1B-55 kD和E3区部分基因片段而获得的一种溶瘤性腺病毒，该病毒可在肿瘤细胞中选择性复制而导致肿瘤细胞的裂解。

【体内过程】 豚鼠体内实验中，分为低剂量组（1.0×10^{11} $TCID_{50}$/kg）、中剂量组（5.0×10^{11} $TCID_{50}$/kg）、高剂量组（1.0×10^{12} $TCID_{50}$/kg）和对照组（给予等量赋形剂，含10%甘油的磷酸盐缓冲液）4组，各组剂量设置分别为动物（裸鼠）有效剂量的2、10和20倍（以体重kg计），或5.3、26.7和53.3倍（以体表面积m^2计）。对各组豚鼠采用无菌皮下注射给药，1次/日，连续注射15 d。分别在第1次注射后第16 d和30 d，处死各组的一半动物，取心、肝、脾、肺、肾、脑和颈淋巴结等组织，提取DNA，针对病毒基因设计特异性引物，进行PCR扩增，查看病毒核酸在以上组织中的分布情况。结果显示，给药局部（颈部）及颈淋巴结有本品分布，但无蓄积现象；心、肝、脾、肺、肾及脑组织均未检测到本品分布。荷瘤裸鼠体内实验表明，本品连续5 d在移植瘤内注射，在停药后第1 d，4 d，10 d，25 d均未发现本品在除被注射肿瘤以外的其他器官分布。

【适应证】 对常规放疗或放疗加化疗治疗无效，并以氟尿嘧啶、顺铂化疗方案进行姑息治疗的晚期鼻咽癌患者可试用本品，可与前述化疗方案联合使用。

【不良反应】 1. 常见不良反应包括流感样症状，如发热、乏力和（或）寒战24%（9/37），注射部位疼痛，黏膜病变，晕厥，肾功能衰竭，面部水肿和食欲不振。

2. 其他还有恶心、呕吐、腹泻、腹痛、支气管炎、胃肠炎、肝炎、膀胱炎和结膜炎，一般为自限性，停药后可自行恢复。

【禁忌与慎用】 1. 有同类生物制剂过敏史者、恶性血液系统疾病者、有未经控制的活动性感染者、正在使用抗病毒药物或大剂量糖皮质激素者、免疫缺陷和免疫抑制者禁用。

2. 妊娠期妇女禁用。

3. 尚无儿童用药资料，不推荐儿童使用。

4. 尚未明确本品是否可经乳汁分泌，哺乳期妇女应权衡本品对其的重要性，选择停药或停止哺乳。

【药物相互作用】 本品属可复制型病毒，勿与抗病毒药物、免疫抑制剂、大剂量糖皮质激素同时使用。

【剂量与用法】 本品与化疗药物同步使用，直接瘤内注射，1 次/日，连续 5 d，21 d 为 1 个周期，最多不超过 5 个周期。

1. 根据肿瘤体积大小以及病灶的多少决定本品注射剂量，具体方法如下。

(1) 只有 1 个浅表病灶

①如病灶最大径≤5 cm，注射本品 5.0×10^{11} vp/d(1 支)；②如病灶最大径≤10 cm，注射本品 1.0×10^{12} vp/d(2 支)；③如病灶最大径>10 cm，注射本品 1.5×10^{12} vp/d(3 支)。

(2) 有 2 个浅表病灶　①如两病灶最大径之和≤10 cm，分别各注射本品 1 支，共 1.0×10^{12} vp/d(2 支)；②如两病灶最大径之和>10 cm，注射本品 1.5×10^{12} vp/d(3 支)，各病灶分配量应根据肿瘤病灶的大小，按比例注射。

(3) 有 3 个或 3 个以上浅表病灶　注射本品 1.5×10^{12} vp/d(3 支)，各病灶分配量应根据肿瘤病灶的大小，按比例注射。

2. 使用前将本品从－20 ℃保存环境取出，室温下完全融化后，轻轻混匀。一般用 0.9%氯化钠注射液将本品稀释至肿瘤总体积的 30%，也可根据具体肿瘤情况适度调整。从肿瘤边缘皮下进针，将药液均匀地注入肿瘤边缘及瘤内。如肿瘤体积≤10 cm^3，于整个瘤体内放射状均匀注射；如肿瘤体积>10 cm^3，将瘤体平分为五个象限，一日向一个象限注射。

【用药须知】 1. 本品仅限于鼻咽癌高发地区三级甲等医院使用，且需要在有肿瘤基因或病毒治疗经验的医生指导下使用。

2. 本品为瘤内注射用药，使用时应考虑穿刺导致肿瘤转移的可能性。

3. 本品为乳白色混悬液，如遇浑浊、沉淀等现象或药瓶出现裂缝、破损时禁用。本品开启后应一次用完。

4. 本品需－20 ℃冷冻保存，取出后应尽快使用，避免反复冻融或室温放置过久而导致药效下降。

5. 操作时避免使药液产生泡沫，如本品与皮肤或物品表面意外接触，应立即用 75%乙醇擦拭，再以清水冲洗。如本品溅入眼睛、口和鼻等黏膜，立即用清水反复冲洗。

6. 注射操作所用注射器、容器等物品需经消毒处理后废弃。

7. 应严格按本说明书中的用法用量使用本品，不得随意增减剂量或改变给药途径。

【制剂】 注射剂：5.0×10^{11} vp/0.5 ml。

【贮藏】 －20 ℃保存和运输。

A 群链球菌
(streptococcus A group)

本品为经青霉素处理的 A 群溶血性链球菌。

【药理作用】 经试验证明 A 群链球菌具有直接杀伤肿瘤细胞，激活宿主细胞免疫的功能，并可提高 T 细胞和 NK 细胞活性；与化疗合用可提高疗效并可能有减轻化疗药对骨髓抑制的作用，可调节 T 细胞亚群使 T_3、T_4、及 T_4/T_8 比值全面上升。

【适应证】 配合手术、放疗或化疗，用于恶性肿瘤的辅助治疗。

【不良反应】 1. 皮下注射部位可出现不同程度疼痛、红肿硬结、水疱等，反复注射时应注意避开同一部位，疼痛剧烈时可用 2%利多卡因稀释本品。

2. 可能有发热、过敏反应。必要时对症处理，发生过敏反应时应及时停药。

3. 可能有轻度、暂时性的血色素或红细胞减少，也可能有轻度、暂时性的白细胞增多。

4. 很少有血中 ALP、ALT、AST 上升现象，若发生此类反应，应采取停药等适当措施。

5. 可出现食欲不振、恶心、呕吐、腹泻等症状。

【禁忌与慎用】 1. 有青霉素过敏史者禁用。

2. 患有心脏病、肾脏病，特别是患过风湿性心脏病的患者禁用。

3. 本人或其直系亲属有容易产生哮喘、皮疹、荨麻疹等情况者禁用。

4. 妊娠期妇女、哺乳期妇女及儿童用药的安全性尚未确定。

【剂量与用法】 1. 肌内或皮下注射　起始剂量为 1 KE，逐日或隔日递增 1 KE，第 5 d 增至 2～5 KE，第 6 d 起一日均用 5 KE；视耐受情况，剂量可增至 10 KE/d(一般皮下注射量不宜超过 5 KE，充分摇匀后注射)。给药满 30 d 为一个疗程，根据患者情况，可考虑第二个疗程，每周 2～3 次，一次 2～5 KE，连续 4 周。

2. 瘤内或肿瘤边缘注射　可先皮下注射一日或隔日一次，起始剂量为 1 KE，逐次递增 1 KE，第 5 d 增至 2～5 KE；对体表肿瘤病灶视肿瘤大小和患者情况掌握，瘤内或肿瘤边缘多点注射，一次 5～20 KE，每周1次，视患者耐受情况可适当加大剂量，4周为一疗程，两次瘤内注射间隔期间应继续肌内或皮下注射1次/日，2～10 KE/d。对腔内肿瘤病灶，瘤内注射可由有经验的专科医师借助器官镜慎重进行。稀释液量可根据患者情况由医生掌握。

3. 腔内注射

(1) 胸腔内注射　可先肌内或皮下注射1 KE/d，逐日或隔日递增至2～5 KE/d后开始同时腔内注射，一次5～10 KE，用10～20 ml 0.9%氯化钠注射液溶解，1～2次/周，4周为一个疗程。腔内注射后应让患者变换体位，以增加药液与病灶接触面积。

(2) 浆膜腔内注射　第1次1 KE，第2次2 KE，第3次5 KE，维持量一次5～10 KE，用10～20 ml 0.9%氯化钠注射液溶解，悬浮后进行注射，2～3次/周，2周为一个疗程。

【用药须知】 1. 本品含有青霉素，使用前应进行青霉素皮试，使用时应注意观察过敏反应的发生。如发生休克样症状，应立即停药对症治疗。停药一周以上者，再使用本品须重新做青霉素皮试，给药剂量仍宜从小剂量开始，慎重用药。

2. 每一瓶制品溶解后，应按规定一次用完，不得多次使用。

3. 腔内注射治疗恶性胸水时，应先抽尽胸水。

4. 一日内不要采用两种途径给药，尽量在时间上相隔，保证用药开始后每3 d之内有1次注射。

【制剂】 注射剂(粉)：1 KE；5 KE。

【贮藏】 贮于2～8 ℃。

短棒杆菌

(corynebacterium parvum)

【药理作用】 本品系革兰阳性厌氧菌，不产生外毒素。本品是短棒杆菌的死菌苗，具有非特异性的免疫增强作用。它能激活巨噬细胞，增强吞噬功能和细胞内溶酶体酶活力，诱导产生TNF和IL-1。对细胞免疫和体液免疫亦显调节作用。本品与化疗药物合用治疗恶性肿瘤，可改善症状，延长患者生存期，减少肿瘤的转移。用药后，肿瘤有可能不再长大，甚至缩小。

【适应证】 主要用于癌性胸水，结合手术治疗早、中期肺癌。可配合常规治疗方法进行乳腺癌、鼻咽癌、晚期肺癌、黑色素瘤以及癌症的体表转移灶的治疗。本制剂对银屑病、再生障碍性贫血、女阴白斑、感染性哮喘等也有一定疗效。

【不良反应】 1. 注射局部常有肿痛、硬结，持续约两周，有时出现一过性发热。

2. 胸腔注射可有一过性反应加重及发热，可对症处理。

【禁忌与慎用】 1. 发热38 ℃以上，重症心血管患者，肝、肾功能异常者禁用。

2. 妊娠期妇女、哺乳期妇女及儿童用药的安全性尚未确定。

【剂量与用法】 1. 一般为皮下或肌内注射。腔内注射以0.9%氯化钠注射液进行适当稀释。瘤内或瘤周采用下述剂量，多点注射以减轻局部反应。初次注射0.5～1.0 ml，以后可酌情逐次增加0.5 ml，直至2 ml。肌内、腔内及多点注射可酌情增量，最多4.0 ml(皮下不宜超过2.0 ml)。

2. 女阴白斑等可在患部涂抹，1次/日，1.0～2.0 ml/d；如症状减轻，可根据需要，延长用药间隔。

【用药须知】 1. 治疗前后，宜作血、尿常规及免疫指标等检查，出现血、尿常规检查不正常或免疫指标持续下降者停用，注射当日勿过度疲劳。

2. 用前须充分摇匀，有摇不散的凝块时勿用。

【制剂】 注射剂：2 ml，含菌1.2×10^{10}个。

【贮藏】 贮于2～8 ℃。

重组人血管内皮抑制素

(recombinant human endostatin)

别名：恩度、Endostar

本品为我国研制的抗肿瘤药物，于2006年5月在我国上市。

【药理作用】 本品为血管抑制类生物制品，通过抑制形成血管的内皮细胞迁移来达到抑制肿瘤新生血管的生成，从而阻断肿瘤的营养供给，达到抑制肿瘤增殖或转移的目的。体外实验表明，本品对人微血管内皮细胞株HHEC的迁移、血管生成有抑制作用，并能明显抑制鸡胚尿囊膜血管生成，提示本品具有一定的体外抗血管生成作用。此外，本品对人肺腺癌细胞SPC-A4有一定的生长抑制作用。体内实验表明，本品对鼠肿瘤模型显示了广谱的抑瘤活性(S180肉瘤、H22肝癌)并有抗人异种移植肿瘤(SPC-A4肺腺癌、SGC7901胃癌、Hela宫颈癌、SMMC-7721和Bel7402肝癌)的活性。

【体内过程】 健康志愿者单次30 min内静脉滴注本品30 mg/m^{2}和60 mg/m^2，及120 min内静脉滴注120 mg/m^{2}和210 mg/m^2，静脉滴注速度分别为1 mg/(m^2·min)和2 mg/(m^2·min)，及1 mg/(m^2·min)和1.75 mg/(m^2·min)，其终末消除$t_{1/2}$为10 h左右。CL约为2.8 L/h。本品在正常人体内、研究剂量范围内呈近似线性药动学，可以用线性模型预测不同剂量、静脉滴注速度和时间的血药浓度。静脉滴注速度、静脉滴注时间和总剂量均可影响 AUC 和 C_{max}水平。肿瘤患者每天于 2 h 内静脉滴注本品，连续 28 d，个体间 AUC 差异很大。谷浓度随给药次数增加有持续增高的趋势，总剂量和静脉滴注次数可影响峰浓度和谷浓度水平。正常小鼠静脉给药后泌尿排泄系统的浓度最高，肾、尿液、肺和肝浓度高于血浆，其他组织均低于血浆，肌肉、脂肪和脑浓度最低。荷瘤小鼠静脉注射本品后全身分布与正常小鼠相近，肿瘤组织中分布不高，与肌肉和脂肪组织浓度相近。

【适应证】 联合酒石酸长春瑞滨和顺铂化疗方案用于治疗初治或复治的Ⅲ/Ⅳ期非小细胞肺癌患者。

【不良反应】 1. 少数患者常在用药初期出现轻度疲乏、胸闷、心慌，绝大多数不良反应经对症处理后可见减轻，不影响继续用药，极个别病例会因上述症状持续而停药。

2. 临床试验期间发生心脏不良反应的患者共有 30 例(6.38%)，主要表现为用药后的第 2～7 d 内出现心肌缺血，一般均为轻、中度，未危及患者生命，其中 6.4‰的患者症状较为明显，但均为可逆性，且多数不影响本品的继续使用，不需要对症治疗即可缓解。

3. 因心脏反应而停止治疗者仅占 2.1‰。常见的心脏不良反应症状有窦性心动过速、轻度 ST-T 改变、房室传导阻滞、房性期前收缩、偶发室性期前收缩等，常见于有冠心病高血压病史患者。为确保患者安全，建议在临床应用过程中定期检测心电图，对有心脏不良反应的患者使用心电监护，对有严重心脏病史疾病未控者应在临床医生指导下慎重使用。

4. 偶见腹泻、肝功能异常，主要包括无症状性转氨酶升高、黄疸，主要为轻度及中度，罕见重度。此不良反应均为可逆，轻度患者不必对症处理，中、重度经减缓静脉滴注速度或暂停药物使用后，适当对症处理可缓解，仅有少数需要对症治疗，但通常不影响药物的继续使用。

5. 皮肤及附件的过敏反应，表现为全身斑丘疹，伴瘙痒。此不良反应为可逆，暂停使用药物后可缓解。发热、乏力，多为轻、中度。

6. 在多中心的临床研究中，接受本品治疗的 470 例患者中，未观察到与药物不良反应相关的死亡病例。

【禁忌与慎用】 1. 对本品过敏者、妊娠期妇女禁用。

2. 本品尚无儿童用药的研究资料。

3. 过敏体质或对蛋白类生物制品有过敏史者慎用。

4. 心、肾功能不全患者慎用。

5. 有严重心脏病或病史者，如充血性心力衰竭、难以控制的心律失常、需药物控制的心绞痛、临床确诊的心瓣膜疾病、心肌梗死以及难以控制的难以控制的高血压慎用。

6. 尚未明确本品是否可经乳汁分泌，哺乳期妇女应权衡本品对其的重要性，选择停药或停止哺乳。

【药物相互作用】 1. 未系统研究过本品与其他药物的相互作用。

2. 在临床使用时，应注意勿与可能影响本品酸碱度的其他药物或溶液混合使用。

【剂量与用法】 1. 本品经静脉给药，临用时将本品加入 0.9%氯化钠注射液 250～500 ml 中，匀速静脉滴注，静脉滴注时间 3～4 h。

2. 与 NP 化疗方案联合给药时，本品在治疗周期的第 1～14 d，1 次/日，一次 3.75 × 106 U/m^2 (7.5 mg/m^2)，连续给药 14 d，休息 1 周，再继续下一个周期的治疗。

3. 通常可进行 2～4 个周期的治疗。建议患者在能耐受的情况下尽可能延长使用本品的时间。

【用药须知】 1. 对有严重心脏病史的老年肿瘤患者，应在医师严密观察下应用。

2. 本品为无色澄明液体，如遇有浑浊、沉淀等异常现象，则不得使用。包装瓶有损坏、过期失效不能使用。

3. 本品临床使用过程中应定期检测心电图，出现心脏不良反应者应进行心电监护。.

【制剂】 注射剂：15 mg。

【贮藏】 避光，贮于 2～4 ℃。有效期 18 个月。

治疗用卡介苗

(BCG for therapeutic use)

本品为高浓度的卡介菌。

【药理作用】 本品于膀胱内给药后，可促进局部急性炎症和膀胱上皮细胞及膀胱固有层组织细胞和白细胞浸润的亚急性肉芽肿反应。局部炎症反应可减少和清除浅表性膀胱癌病变。本品的抗肿瘤效应可能是 T 淋巴细胞依赖性的，但确切机制尚未明确。

【体内过程】 卡介菌局部吸收，由淋巴进入体内，在淋巴结内繁殖、增生后，随血液进入肝脏和脾脏，导致肝脾肿大。在此繁殖并储存，激活免疫细胞和补体系统，形成特异免疫反应。增强身体的免疫机能，体内的卡介菌又被激活的免疫反应清除。膀胱灌注时，卡介菌附着于膀胱壁，引起局部水肿，呈急性炎症变化，继后逐渐自愈，吸收入血的卡介菌如上述可激活免疫系统。

【适应证】 用于治疗原发性或复发性膀胱原位癌，预防 Ta 和 T1 期的膀胱乳头状瘤经尿道切除后的复发。

【不良反应】 1. 卡介苗全身性反应，表现为发热、肺炎、肝炎、外泌尿系生殖器官异常、肉芽肿性炎症、败血症、循环不良、呼吸困难、弥散性血管内凝血。

2. 局部症状包括尿频、尿急、血尿、排尿困难。

3. 可出现低热，常于治疗后 2～3 h 出现，可持续数天，不必处理。

4. 个别患者可出现乏力、关节痛、发热、尿道炎、前列腺炎、附睾炎、睾丸炎。

5. 极个别患者会出现卡介菌性肺炎或肺炎。

【禁忌与慎用】 1. 有免疫缺陷或损害者、正在使用免疫抑制剂者、正接受放射治疗者慎用，有引起全身性卡介苗疾病的风险。

2. 严重慢性疾病（心、脑、血管、慢性肾病）者禁用。

3. 对卡介苗过敏者禁用。

4. 发热、急性传染病，包括结核患者，应治愈后再使用本品。

5. 妊娠期妇女禁用。

6. 哺乳期妇女使用时应停止哺乳。

7. 儿童用药的安全性及有效性尚未确定。

【药物相互作用】 1. 本品为活菌制剂，治疗期间避免使用杀菌药品。

2. 与免疫抑制剂、皮质激素合用，有导致全身性卡介菌病的风险。

【剂量与用法】 本品 120 mg，溶于 40～50 ml 0.9％氯化钠注射液中，充分摇匀，按外科导尿术，将导尿管插入膀胱腔，通过导尿管将本品的药液注入膀胱。注入后让患者不断变换体位，如左侧、右侧、仰卧、俯卧，各体位均保持 30 min 后，排除药液。年老体弱者剂量减半。一般在手术后 1～2 周进行，每周 1 次，6 周后改为每 2 周 1 次，3 次后，再改为每月 1 次，共用一年。每半年检查一次，是否有复发，必要时可重复使用 1～2 年

【用药须知】 1. 对膀胱容量小的患者，本品可增加膀胱痉挛的风险。

2. 本品可影响结核菌素试验的敏感性，建议治疗前排除结核感染。

3. 灌注本品时，应注意操作者的防护，溅出的液体应先用 5％次氯酸钠溶液处理，再用水冲洗，所有使用的物品均按生物性危险废品处理。

4. 灌注后 6 h 内患者排出的尿液，均应谨慎按生物性危险废品处理。

5. 尿道手术或损伤后 1 周内不能给予本品。

【制剂】 膀胱灌洗用粉剂：60 mg。

【贮藏】 避光，贮于 2～8 ℃。

抗肿瘤免疫核糖核酸

(immunoglobulin RNA of anti cancer)

本品是用相应的癌组织免疫健康羊（牛）后，从羊（牛）的肝、脾、淋巴结等淋巴组织提取的核糖核酸。

【药理作用】 本品为肿瘤特异性免疫治疗药物，能将供者的特异性免疫应答能力传递给患者的淋巴细胞，提高人体对肺癌特异性体液和细胞免疫反应；同时还具有介导细胞毒作用的能力。

【适应证】 用于治疗与所用免疫癌组织相对应的各类癌症；对术后患者或与放疗、化疗结合使用，效果更佳。

【不良反应】 可引起过敏反应，多数患者可有轻度发热、乏力及头痛，注射局部可引起疼痛、红肿、甚至硬块。严重者应停用。

【禁忌与慎用】 1. 对本品过敏者禁用。

2. 妊娠期妇女、儿童及老年人慎用。

3. 尚未明确本品是否可分泌到乳汁中，哺乳期妇女慎用。如确需使用，应选择停药或停止哺乳。

【药物相互作用】 应避免同时与免疫抑制剂合用。

【剂量与用法】 皮下注射。一次 2～4 mg，1 次/日，一日或隔日注射，3 个月为一疗程或遵医嘱。临用前加灭菌注射用水 2 ml 溶解，在淋巴组织丰富的腋窝和腹股沟处皮下多点注射。

【制剂】 注射剂（粉）：2 mg（抗胃癌），2 mg（抗肺癌），2 mg（抗胃癌、抗肺癌），2 mg（抗乳腺癌、抗肠癌、抗肺癌、抗肝癌），2 mg（抗肝癌、抗乳腺癌、抗肺癌、抗胃癌、抗肠癌、抗胰腺癌），2 mg（抗鼻咽癌、抗肠癌、抗肺癌、抗肝癌、抗乳腺癌、抗食道癌、抗胃癌），4 mg（抗肝癌、抗胃癌、抗肺癌、抗肠癌、抗乳腺癌），4 mg（抗结肠癌、抗胃癌、抗肺癌、抗肝癌、抗乳腺癌、抗食道癌、抗直肠癌）。

【贮藏】 避光，贮于 20 ℃。

2.8　铂类药

顺铂

(cisplatin)

别名：顺氯氨铂、氯氨铂、Cis-platinum、Platinex、Platistil、Platistin

本品为重金属铂的络合物，有类似烷化剂的作用。

【CAS】 15663-27-1

【ATC】 L01XA01

【理化性状】 1. 本品为黄色粉末，或黄色或橙黄色结晶。微溶于水，几乎不溶于乙醇，略溶于二甲基甲酰胺。

2. 化学名：*cis*-Diamminedichloroplatinum

3. 分子式：$(NH_3)_2PtCl_2$

4. 分子量：300.1

5. 结构式

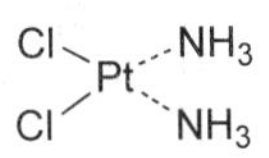

6. 配伍禁忌：本品在重亚硫酸盐或偏亚硫酸氢盐存在时迅速降解。所以，本品与含重亚硫酸盐或偏亚硫酸氢盐作为防腐剂的制剂混合可能导致活性丧失。碳酸氢钠也会降低溶液中本品的活性，有时会产生沉淀。有报道称，本品与氟尿嘧啶混合时，稳定性下降，1.2～1.5 h 可降解 10%。当有甘露醇和氯化钾存在时，依托泊苷和本品的 0.9%氯化钠注射液混合有沉淀析出；但是，当稀释液是 5%葡萄糖 0.45%氯化钠时，则不发生沉淀。有报道称，0.1%的本品和塞替派的 5%葡萄糖注射液混合，4 h 内出现沉淀。随着紫杉醇的浓度和温度不同，本品和紫杉醇的不相容性也随之改变。本品能和金属铝反应，从而导致效能下降和沉淀形成，含有金属铝的注射针头、注射器、输液管、输液装置等都不应用于配制和注射本品。

7. 稳定性：本品在水溶液中的分解主要由于水中对氯离子可逆的置换作用，氯化钠溶液中本品的稳定性提高，是由于氯化钠溶液中存在过量的氯离子。有报道称，本品 0.9%的氯化钠注射液 1 h 内药物损失 3%，此后即达平衡并在室温稳定 24 h 强光下稳定性降低，一般光线下影响较小。推荐本品与甘露醇和硫酸镁的混合糖盐溶液（5%葡萄糖 0.45%氯化钠注射液中）存储于 PVC 袋中，室温下应 48 h 内使用，4 ℃冷藏可贮藏 4 d，冷冻－15 ℃最多可贮藏达 30 d。然而溶液中含有 600 μg/ml 或更高浓度的本品在冷冻时，会有沉淀析出，逐渐缓慢复溶。

【用药警戒】 1. 本品应在有资格且肿瘤化疗药物的使用经验的医生的监督下使用。使用地点应有足够的诊断和治疗设施以进行治疗和处理并发症。

2. 蓄积性的肾毒性非常严重，其他剂量相关毒性为骨髓抑制、恶心及呕吐。

3. 耳毒性常发生于儿童，表现为耳鸣和或丧失高频听力，偶可致聋。

4. 还可发生过敏样反应，表现为面部水肿、支气管痉挛、心动过速及低血压，可发生于给药后数分钟，给予肾上腺素、皮质激素和抗组胺药，可改善症状。

【药理作用】 1. 尽管尚未完全确定本品的作用机制，但其生化特性是类似双功能烷化剂的。

2. 本品产生抗肿瘤活性必须具备电荷中性和顺式构型。在血浆中呈现相当高的氯浓度时，本品被认为是非电离的，可让药物的通路穿过细胞膜。在细胞内的氯浓度处于低浓度时，本品的氯配体被水取代，导致阳电荷的本品络合物形成，从而有了毒性，使本品成为具有抗癌活性的药物。

3. 本品可结合 DNA 并抑制 DNA 的合成，蛋白质和 RNA 也受到抑制，但不广泛。本品很可能通过在特殊碱基序列区域的结合，在 DNA 内产生链内和链间交联；还可形成 DNA 蛋白质。尽管链内或链间 DNA 交联在本品抗癌活性上的相对价值尚待确定，但链间交链似乎与药物的细胞毒关联很紧。

4. 本品可增强肿瘤免疫原性，这可能涉及本品的抗癌活性；还具有免疫抑制作用，激发宿主对抗肿瘤的免疫效应；此外还具有放射增敏作用和抗微生物作用。

【体内过程】 本品静脉给药后，以双相方式从血浆中消除，总铂 $t_{1/2}$ 分别为 25～49 min 和 58～73 h。大量的铂与血浆蛋白结合。本品集中于肝、肾、大小肠，进入脑脊液中极少。主要随尿排出，但不完全并延迟排出，有 50%的用量在 5 d 内随尿排尽；此后几个月仍可从组织中检出铂的存在。本品经腹膜腔给药也易于吸收。

【适应证】 1. 主要用于转移性睾丸癌和卵巢癌，为治疗睾丸癌最有效的药物之一。

2. 与博来霉素、长春新碱合用可使 70%播散性非精原细胞睾丸癌患者获长期生存。

3. 与多柔比星（或柔红霉素）、一种烷化剂（如环磷酰胺）合用治疗转移性卵巢癌已有令人满意的疗效。

4. 对膀胱癌、宫颈癌、头颈部瘤、骨髓瘤、非小细胞肺癌和胃癌也有一定的疗效。

5. 本品与常用抗癌药之间无交叉耐药。

【不良反应】 1. 单剂量给药后，出现肾、骨髓和耳不良反应占用药者的 1/3。

2. 对肾小管产生毒性，表现为蛋白尿、管型尿，BUN、肌酐和血清尿酸水平升高，尿素廓清率降低。一般用药开始后第 2 周出现，与剂量有关，且有蓄积性。

3. 最常见的不良反应有恶心、呕吐，可严重到必须停药的程度。

4. 骨髓抑制可见白细胞和血小板减少，多发生于剂量超过 100 mg/(m^2·d)时。约在给药后第 18～23 d 发生，大多数于第 39 d 恢复。

5. 儿童的耳毒性较严重，可发生耳鸣、高频听力减退，甚至耳聋。

6. 还可出现电解质紊乱，特别是低镁血症和低钙血症可能发生(可能肾毒性造成)，还会见到高尿酸血症。

7. 外周神经病表现为视神经炎、视盘水肿以及癫痫发作。

8. 过敏反应、过敏样反应、心功能异常、脱发、味觉丧失也可能发生。

9. 本品有“三致”作用。

【妊娠期安全等级】 D。

【禁忌与慎用】 1. 对任一铂剂过敏者、骨髓抑制患者、肾功能不全患者、听力不全患者禁用。

2. 有心脏病史、癫痫病史以及一般药物过敏史者慎用。

3. 本品可通过乳汁分泌，哺乳期妇女使用时应停止哺乳。

4. 儿童用药的安全性及有效性尚未确定。

【药物相互作用】 1. 合用其他具有耳毒性、肾毒性药物时会增加耳毒性和肾毒性。

2. 本品对肾功能的影响也会影响其他经肾排出药物的药动学。

3. 本品可能降低抗惊厥药的效应。

【剂量与用法】 1. 静脉给药，单剂量 50～120 mg/m^2，或者 15～20 mg/(m^2·d)，连用 5 d，间隔 3～4 周重复给药。具体安排如下：①睾丸肿瘤，20 mg/(m^2·d)，连用 5 d，每 3～4 周 1 次；②卵巢肿瘤，50 mg/(m^2·d)，连用 5 d，或给予单剂量 100 mg/m^2，每 4 周 1 次；③膀胱癌，对于晚期病例，应根据以前放疗或化疗的程度，给予 50～70 mg/m^2，每 3～4 周 1 次。对于以前已接受过充分治疗的病例，开始给予 50 mg/m^2，每 4 周 1 次；此后，还应继续给予本品 1 mg/kg，每周 1 次，连用 6 周；然后，每 3 周 1 次；④头颈部癌，80～120 mg/m^2，每 3 周 1 次；或第 1 d 和第 8 d 各用 50 mg/m^2，每 4 周一疗程；⑤非小细胞肺癌，75～120 mg/m^2，每 3～6 周 1 次；⑥宫颈癌：50～100 mg/m^2，每 3 周 1 次，有经验指出，50 mg 用量的疗效似乎与高剂量相等。

2. 另一给药方法是，剂量超过 100 mg 时，可用 0.9%氯化钠注射液 250 ml 溶化药物后，于 30 min 输完，不过，接受药物的患者要有良好的肾功能，并在用药前 6 h 补充 0.9%氯化钠注射液或 5%葡萄糖氯化钠注射液 1000～2000 ml。

3. 为了促进利尿，可将甘露醇 37.5 g 加入输液中，替代方法是，在输入本品之前，立即输入 10%甘露醇。

【用药须知】 1. 根据患者的排尿情况，一般均应在给予本品之前几小时内先补液 1000～2000 ml，在一次给予本品后，也必须维持补液达 24 h。

2. 用药期间，应定期做血常规、肾功能、肝功能、神经系功能及听力方面的检查。并作出适当的剂量调整。白细胞计数和血小板计数如未恢复，不应重复疗程。

3. 记录一日液体出入量。

4. 含铝的针头或注射用器具与本品接触会产生沉淀，应避免。

5. 本品有强刺激作用，静脉滴注时应防止药液外溢，可仿效柔红霉素的注射方法。

6. 本品对皮肤或黏膜均有刺激作用，如不慎接触，应立即用肥皂、清水冲洗。

【制剂】 ①注射剂：10 mg/2 ml；20 mg/20 ml；30 mg/6 ml；5 mg/50 ml。②注射剂(粉)：10 mg；20 mg；30 mg。③大容量注射剂：100 ml 含顺铂 0.1 g 与氯化钠 0.9 g。

【贮藏】 密封、避光，贮于室温下。

卡铂

(carboplatin)

别名：碳铂、卡波铂、伯尔定、Paraplatin、Carboplat、Ercar

本品为顺铂的类似物。

【CAS】 41575-94-4

【ATC】 L01XA02

【理化性状】 1. 本品为无色结晶性粉末。略溶于水，极微溶于乙醇和丙酮。

2. 化学名：*cis*-Diammine(cyclobutane-1,1-dicarboxylato)platinum

3. 分子式：$C_6H_{12}N_2O_4Pt$

4. 分子量：371.3

5. 结构式

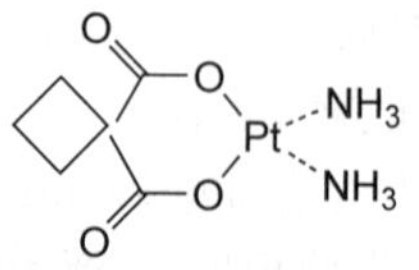

6. 配伍禁忌：本品与铝反应生成沉淀导致效能丧失。本品配制或给药时避免应用含铝的针头、注射器、导管或输液装置。

7. 稳定性：使用 0.9%氯化钠注射液稀释本品并在 25 ℃保存，24 h 后，药物损失大约是初始浓度的 5%。用较低浓度的氯化钠稀释降解相应减少，但是如果用 5%葡萄糖稀释，本品似乎比较稳定。作者建议含氯化钠的静脉滴注液不适宜用于本品，不仅药物活性会损失而且很可能会使本品转化为顺铂，从而增加毒性。对此，厂商提出不同看法，他们发现本品在 0.9%氯化钠注射液中 24 h 后，依据药品组成的不同，仅有 0.5%或 0.7%转化为顺铂。但本品降解总量没有测定。另一项研究中作者计算得出 25 ℃时，本品在 0.9%氯化钠中降解 5%所用时间是 29.3 h，而在水中是 52.7 h。因此得出结论当需要长时间连续静脉滴注时，本品不应使用 0.9%氯化钠稀释。本品在 5%葡萄糖溶液中 25 ℃避光贮存与 PVC 袋中可稳定 7 d。

【用药警戒】 1. 本品应在有资格且有抗肿瘤药物使用经验的医生指导下使用，应有足够的医疗处理设施以处理并发症及治疗。

2. 骨髓抑制与剂量相关，可非常严重，导致感染和(或)出血。贫血可累加，可能需要输血。呕吐是另一剂量相关的不良反应。

3. 给药数分钟后可发生类超敏样反应，可给予肾上腺素、皮质激素和抗组胺药减轻症状。

【药理作用】 同顺铂。比顺铂的抗癌活性强，毒性较低。

【体内过程】 静脉给药后显示双相消除。几乎全部以原药随尿排出，24 h 内约可排出 70%的用量。蛋白结合率约为 30%。铂的 $t_{1/2}$ 为 5 d 或更长。完整的本品终末 $t_{1/2}$ 约为 3～6 h。

【适应证】 1. 类似顺铂。单用或合用其他抗癌药。

2. 也用于其他实体性肿瘤。

【不良反应】 1. 类似顺铂。肾毒性和胃肠毒性较顺铂轻。

2. 可逆性骨髓抑制仍为限制剂量的不良反应，血小板数多于给药后第 14～21 d 达到最低，约在第 35 d 恢复，白细胞数的恢复可能较为缓慢。

【妊娠期安全等级】 D。

【禁忌与慎用】 同顺铂。

【剂量与用法】 1. 本品可在 15～60 min 内进行静脉滴注。

2. 起始剂量可用 360 mg/m^2 或 400 mg/m^2，以后根据骨髓和肾功能情况予以调整，每 4 周 1 次。

3. 与其他抗癌药合用时，本品剂量酌减。

4. Ccr＜60 ml/min 会使正在接受本品治疗的患者骨髓抑制的危险性增高，严重的白细胞减少、中性粒细胞减少和血小板减少的发生率达到 25%。应予调整剂量：①Ccr＝41～59 ml/min，给予 250 mg/m^2。②Ccr＝16～40 ml/min，给予 200 mg/m^2。

5. 针对卵巢癌患者(已治或未治)，以首次单剂量或上次单剂量为基数(100%)，按患者血常规情况调整剂量如下表。

根据血常规调整卡铂剂量表

血小板/mm^3	中性粒细胞/mm^3	剂量调整
＞100000	＞2000	125%
50～100000	500～2000	不必调整
＜50000	＜500	75%

【用药须知】 1. 用药期间，应定期作血常规、肾功能、肝功能、神经系功能及听力方面的检查。

2. 白细胞计数和血小板计数如未恢复，不应重复疗程。

3. 含铝的针头和注射用具与本品接触会产生沉淀，应避免。

4. 静脉给药要防止药液外溢，可仿效柔红霉素的注射方法以避免。

5. 药液对皮肤和黏膜有强烈刺激，如不慎接触，应以肥皂、清水冲洗。

【制剂】 ①注射剂：50 mg/10 ml；100 mg/10 ml；150 mg/15 ml。②注射剂(粉)：50 mg；100 mg。

【贮藏】 密封、避光贮于室温下。

奥沙利铂

(oxaliplatin)

别名：乐沙定、Eloxatine

本品是含有铂而类似顺铂的化合物，属于拮抗 DNA 的抗肿瘤药物。法国于 1996 年上市，我国已批准上市。

【CAS】 61825-94-3

【ATC】 L01XA03

【理化性状】 1. 本品为白色或几乎白色结晶性粉末。微溶于水，几乎不溶于无水乙醇，极微溶于甲醇。

2. 化学名：[(1*R*,2 *R*)-1,2-Cyclohexanediamine-*N*,*N'*]-[oxalato(2-)-*O*,*O'*]platinum

3. 分子式：$C_8H_{14}N_2O_4Pt$

4. 分子量：397.3

5. 结构式

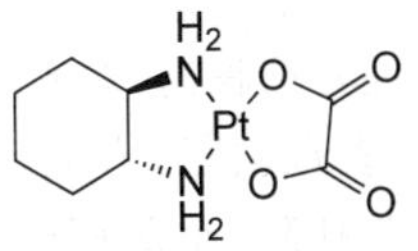

6. 配伍禁忌：生产商指出本品不能和含氯溶液(包括氯化钠)或者碱性药物或溶液混合。他们也推

荐在静脉滴注其他任何药物前使用5%葡萄糖冲洗输液管。本品接触铝可能降解。

【用药警戒】 给药数分钟后可发生超敏反应，可给予肾上腺素、皮质激素和抗组胺药减轻症状。

【药理作用】 本品在体内体外均有广谱抗肿瘤活性，对耐顺铂的肿瘤细胞亦具有细胞毒作用。其作用机制在于能使肿瘤细胞内DNA形成链间和链内交联，从而中断DNA的合成，最终产生细胞毒性，发挥抗肿瘤的功用。临床证实，本品与氟尿嘧啶有协同作用。

【体内过程】 1. 活化后的奥沙利铂衍生物以非结合的铂片段存在于血浆超滤液中，给予本品后可超滤的铂浓度的下降呈三相模式，包括两个相对短的分布相（$t_{1/2\alpha}$为0.43 h，$t_{1/2\beta}$为16.8 h）和一个相对长的终末消除相（$t_{1/2\gamma}$为391 h）。本品以85 mg/m^{2}单次静脉滴注2 h后可超滤铂的C_{max}为0.814 μg/ml，分布容积为440 L。个体间和个体内暴露量（AUC）的变异度为中度到低度（分别为23%和6%），可超滤的铂浓度及临床安全有效性之间的相关关系尚未建立。

2. 静脉给药2 h，所给予的铂剂，有15%仍存在于血循中，其余85%迅速分布于组织中或随尿排出。重复给药未见药物蓄积。本品通过非酶代谢，降解为多种活性代谢物和失活代谢物，这些代谢物大部分随尿排出，给药后5 d内随尿排出54%的总铂，粪便中仅2%。肾功能不全患者的排出明显减少。肝功能不全患者对药物的代谢和消除有无影响尚待评估。

【适应证】 与氟尿嘧啶和亚叶酸联合应用：一线应用治疗转移性结直肠癌；辅助治疗原发肿瘤完全切除后的Ⅲ期（Duke's C期）结肠癌。

【不良反应】 1. 自主神经系统　常见面色潮红。

2. 全身　很常见发热、疲劳、过敏性反应（常见过敏反应例如皮疹，尤其是荨麻疹、结膜炎、鼻炎、支气管痉挛、血管神经性水肿、低血压以及过敏性休克）、无力、疼痛、体重增加（辅助治疗）、胸痛、体重减轻（转移癌治疗）；少见免疫过敏反应、血小板减少、溶血性贫血。

3. 中枢以及外周神经系统　很常见外周感觉神经病变、头痛、感觉异常；常见头晕、运动神经炎、假性脑膜炎；少见构音障碍。

4. 胃肠道　很常见腹泻、恶心、呕吐、口腔炎、黏膜炎、腹痛、便秘、食欲缺乏；常见消化不良、胃食道反流、呃逆；少见肠梗阻、小肠梗阻、结肠炎，包括由难辨梭菌引起的腹泻。

5. 代谢营养　常见脱水；少见代谢性酸中毒。

6. 肌肉骨骼　很常见腰痛；常见关节痛、骨痛。

7. 血液系统　很常见鼻出血；常见出血、血尿、血栓性深静脉炎、肺栓塞、直肠出血。

8. 精神　很常见抑郁、失眠；常见紧张。

9. 免疫系统　很常见感染。

10. 呼吸系统异常　很常见呼吸困难、咳嗽；常见鼻炎、上呼吸道感染；少见间质性肺病，肺纤维化。

11. 皮肤以及皮下组织　很常见皮肤异常、脱发；常见皮肤剥脱（例如掌足综合征）、红斑疹、皮疹、过度出汗、皮肤附属组织异常。

12. 其他感觉器官　很常见味觉异常；少见耳毒性、耳聋。

13. 肾脏以及泌尿系统　常见排尿困难、尿频和排尿异常。

14. 眼睛　常见结膜炎、视力异常；少见视敏度一过性减低、视野的异常、视神经炎。

15. 实验室检查　很常见贫血、中性粒细胞减少、血小板减少、白细胞减少、淋巴细胞减少；常见发热性中性粒细胞减少、中性粒细胞减少合并败血症；很常见ALP水平升高、胆红素升高、血糖异常、LDH升高、低钾血症、肝酶水平升高、血清钠异常；常见血肌酐水平升高。

16. 肝胆异常　极少见肝窦阻塞综合征，或与此类症状相关的包括紫癜性肝病、肝结节状再生性增生和窦周纤维化在内的组织学异常。由此，临床表现可能包括门静脉高压症和（或）转氨酶升高。

【妊娠期安全等级】 D。

【禁忌与慎用】 1. 对本品过敏者、妊娠期妇女、重度肾功能不全患者、已患有周围神经病者、听力受损者以及骨髓抑制或重症血液疾病患者禁用。

2. 对于重度肝功能不全患者尚无研究。对于治疗开始时肝功能检查不正常的患者人群，应用本品，未出现急性毒性的增加。在临床研究中，对肝功能异常者不需要进行特别的剂量调整。

3. 尚未明确本品是否可经乳汁分泌，哺乳期妇女应权衡本品对其的重要性，选择停药或停止哺乳。

4. 儿童用药的安全性及有效性尚未确定。

【药物相互作用】 参见顺铂。

【剂量与用法】 1. 成人静脉给予85 mg/m^2，每2周1次。在给予氟尿嘧啶前2～6 h先注射本品。溶于5%葡萄糖注射液250～500 ml中，持续静脉滴注2～6 h。同时静脉滴注亚叶酸200 mg/m^2，在静脉滴注本品结束时给予氟尿嘧啶400 mg/m^2，经2～4 min快速静脉注射，接着给予氟尿嘧啶600 mg/m^2，经22 h静脉滴注。第2 d，仅给予亚叶酸和氟尿嘧啶剂量与方法同上。

2. 如果患者出现毒性反应，根据其严重程度推荐以下方法调整本品的剂量。

(1) 如果出现持续的 2 级毒性，应将本品的剂量从 85 mg/m² 降低至 75 mg/m²（治疗转移性结直肠癌）或 65 mg/m²（Ⅲ期结肠癌）；如持续 3 级毒性不能缓解，应考虑停药。氟尿嘧啶与亚叶酸的方案不必改变。

(2) 如果出现 3 或 4 级胃肠道毒性（给予预防药物仍出现）、4 级神经毒性、3 或 4 级血液学毒性，应暂停给药，直至中性粒细胞≥1.5×10^9/L，且血小板≥75×10^9/L 后，本品的剂量降低至 75 mg/m²（治疗转移性结直肠癌）或 65 mg/m²（治疗Ⅲ期结肠癌），氟尿嘧啶静脉快速注射的剂量降低至 300 mg/m²，静脉滴注的剂量降低至 500 mg/m²，重新开始。

3. 对于轻、中度肾功能不全患者，不必调整剂量；重度肾功能不全患者应降低剂量至 65 mg/m²。

【用药须知】 1. 用药期间应定期勤查血常规。如发现白细胞总数<3×10^9/L 和（或）血小板计数<100×10^9/L，应停药。

2. 应定期监测视力、听力以及肝肾功能，严重受损者应停药。

3. 密切观察周围神经功能状况，如出现感觉异常和（或）感觉迟钝，应停药。

4. 如出现明显过敏反应或严重腹泻，应立即停药。

5. 药物过量尚无解毒剂可供使用。出现用药过量时，不良反应会加剧，应开始血液学监测，并进行对症治疗。

【制剂】 ①注射剂：100 mg/100 ml。②注射剂（粉）：50 mg；100 mg。③大容量注射剂：100 ml 含奥沙利铂 50 mg 与甘露醇 5.1 g。

【贮藏】 避光，贮于室温下。

奈达铂
(nedaplatin)

别名：奈达帕汀、奥先达、Nedaplait、Aqupla

本品为顺铂类似物。

【CAS】 95734-82-0

【理化性状】 1. 化学名：*cis*-Diammine(glycolato-O1,O2)platinum

2. 分子式：$C_2H_8N_2O_3Pt$

3. 分子量：303.2

4. 结构式

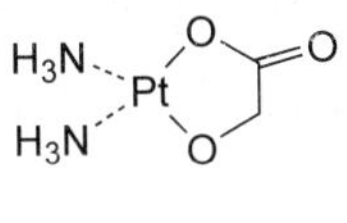

【药理作用】 本品的肾毒性和胃肠道反应均比顺铂轻。本品与核苷反应，生成与顺铂一样的核苷-铂络合物，从而阻断 DNA 的复制。本品在体内外均具有明显的抗肿瘤作用。对小鼠肿瘤细胞株 LU-99、RERF-LC-AI 和 CcrRE-CEN 的 50%抑制肿瘤细胞增殖浓度都在 1 μg/nl 以下，比顺铂稍弱。对小鼠 L1210、P388、M5076、B16、Colon26 和 Lewis 肺癌及大鼠的 Walker256 肿瘤的延长寿命率及化疗指数皆与顺铂、卡铂相似；对人体乳腺癌株 MX-1、H-31，胃癌株 H-23、ST-15，肺癌株 LU-61 等的抑制作用比顺铂强。

【体内过程】 本品静脉注射后，血药浓度迅速降低，几乎不与血浆蛋白结合。肾脏和膀胱中的药物浓度比血药浓度高，对肝脏药物代谢系统几乎无影响。本品大部分（92%）随尿液排出，肿瘤患者可随尿液排出 48%。

【适应证】 1. 用于头颈部癌、小细胞肺癌、非小细胞肺癌。

2. 也用于肾盂输尿管癌、前列腺癌、睾丸肿瘤、卵巢癌和子宫颈癌。

3. 对乳腺癌、胃癌、食管癌有效率较低。

【不良反应】 1. 严重不良反应

(1) 过敏性休克　出现过敏性休克症状（潮红、呼吸困难、畏寒、血压下降等），应细心观察，发现异常应立即停药并做适当的处理。

(2) 骨髓抑制　表现为红细胞减少、贫血、白细胞减少、中性粒细胞减少、血小板减少、出血倾向，应密切观察末梢血常规，发现异常，应延长给药间隔、减量或停药并进行适当的处理。

(3) 肾功能异常　出现血尿素氮、血肌酐升高，肌酐清除率下降，β_2-球蛋白升高，以及血尿、蛋白尿、少尿、代偿性酸中毒及尿酸升高等，发现异常，对于是否继续给药，应慎重考虑。

(4) 阿-斯综合征（Adams-Stokes Syndrome）有报道因使用该品引起阿-斯综合征而死亡的病例。

(5) 听觉障碍、听力低下、耳鸣　本品可引起耳神经系统毒性反应，表现为听觉障碍、听力低下、耳鸣。用药期间应进行适当的听力检查并观察患者的状态，发现异常应停药并做适当的处理；治疗前用过其他铂类制剂的、给药前就有听力低下、肾功能低下的患者应特别注意。

(6) 间质性肺炎　对于伴有发热、咳嗽、呼吸困难、胸部 X 线异常的间质性肺炎患者，应密切观察，发现异常应终止给药，并给予肾上腺皮质激素等药物进行适当的处理。

(7) 抗利尿激素分泌异常综合征(SIADH)　表现为低钠血症,低渗透压血症,尿中钠离子排泄增加,伴有高张尿、意识障碍等,发现这些症状应终止给药,并采取限制水分摄取等适当的方法处理。

2. 常见不良反应

(1) 神经系统　痉挛、头痛、手足发冷等末梢神经功能障碍。

(2) 肾脏　BUN 升高(11.4%)、血清肌酐清除率低、血尿、蛋白尿、少尿、代偿性酸中毒、β2 小球蛋白升高、尿酸升高。

(3) 消化系统　恶心、呕吐(74.9%)、食欲不振(59.5%)、腹泻肠梗阻、腹痛、便秘、口腔炎等。

(4) 循环系统　心电图异常(心动过速、ST 波低下),心肌受损。

(5) 呼吸系统　呼吸困难。

(6) 泌尿系统　尿痛、排尿困难。

(7) 过敏　湿疹、潮红、皮疹等。

(8) 肝脏　AST 升高(11.9%)、胆红素升高、AL-P 上升、LDH 升高、ALT 升高(12.3%)、血清总蛋白减少、人血白蛋白降低。

(9) 电解质　钠、钾、氯等电解质异常。

(10) 其他如脱发、全身性疲倦、发热、静脉炎、浮肿、潮红、疱疹、白细胞增多(一过性)。

【禁忌与慎用】 1. 对铂严重过敏者、妊娠期妇女禁用。

2. 严重骨髓抑制的患者禁用。

3. 重度肾功能不全患者禁用。

4. 听力损害者、肝肾功能不全患者、合并感染者、水痘患者及老年人慎用。

5. 儿童用药的安全性及有效性尚未确定。

6. 尚未明确本品是否可经乳汁分泌,哺乳期妇女应权衡本品对其的重要性,选择停药或停止哺乳。

【药物相互作用】 1. 本品与氮芥类、抗代谢类、生物碱类、抗生素类抗肿瘤药物合用时,可加重骨髓抑制。

2. 氨基糖苷类抗生素可加重本品的肾毒性及耳毒性。

【剂量与用法】 1. 将 100 mg/m^2 本品溶于 0.9%氯化钠注射液或 5%葡萄糖注射液 300 ml 中,静脉滴注 60 min 以上,给药后继续进行 1000 ml 的 0.9%氯化钠注射液静脉输液,每 4 周给药 1 次。

2. 老年患者首剂宜为 80 mg/m^2。

【用药须知】 1. 使用本品期间,应定期复查血常规、肝肾功能和心电图等,注意各种并发症的发生。

2. 大量补充液体,使用甘露醇及呋塞米等可加速药物排泄,保护肾功能。

3. 本品为金属络合物,不可与其他抗癌药物混合静脉滴注。

4. 本品与铝反应可产生沉淀,降低活性。

5. 本品遇光、热均易分解,应避免日光直射与高温。

6. 应防止静脉滴注给药漏出血管,因会引起局部硬结与坏死。

【制剂】 注射剂(粉):10 mg;50 mg;100 mg。

【贮藏】 避光,贮于室温下。

洛巴铂

(lobaplatin)

别名:乐铂、络铂、洛铂、D-19466

【CAS】 135558-11-1;131374-93-1

【理化性状】 1. 本品为白色粉末。

2. 化学名:2-(Aminomethyl) cyclobutyl] methanamine 2-hydroxypropanoic acid platinum salt

3. 分子式:$C_9H_{18}N_2O_3Pt$

4. 分子量:397.3

5. 结构式

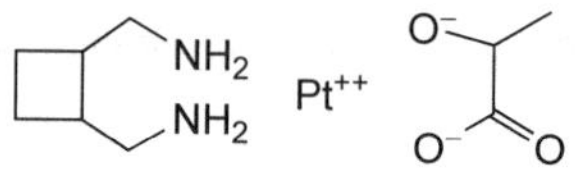

【药理作用】 本品是第三代铂类抗肿瘤药物,可与 DNA 结合,引起链间交叉和 DNA 变性。此外,本品还能延迟或抑制 DNA 修复。本品能影响原癌基因表达,而原癌基因的表达与肿瘤的发生、凋亡和细胞增殖有关。实验证实,本品对多种动物和人肿瘤细胞株有明显细胞毒作用,对顺铂产生抗药性的细胞株本品仍有一定作用。

【体内过程】 静脉注射本品后,血清中游离铂的药时曲线与参见完整的洛铂,在血液循环中没有或很少有代谢产物存在。洛铂的两种立体异构体的药时曲线也完全相同。用药患者的血清总铂和游离铂的药时曲线,在 1 h 内相似;在 11 h 后,血循环中约 25%的总铂与血清蛋白结合。游离铂的终末 $t_{1/2}$ 为 (131±15)min,总铂为(6.8±4.3)d。游离铂标准化平均血浆清除率(1.73 m^2)约为(125±14)ml/min,总铂为(34±11)ml/min。游离铂平均分布容积为(0.28±0.51)L/kg,总铂为(4.8±2.61)L/kg。本品主要经肾脏排出。

【适应证】 用于治疗不能手术的转移性乳腺癌、转移性小细胞癌、慢性粒细胞白血病。

【不良反应】 1. 血液　常见血小板减少、白细胞减少。约有 26.9%实体瘤患者的血小板计数低于 50×10^9/L。在已进行大剂量化疗的卵巢癌患者中，血小板减少发生率达 75%。血小板降低常在注射后 2 周开始，下降后 1 周恢复到 100×10^9/L。在 15%的患者中白细胞低于 2×10^9/L。血常规改变呈可逆性，但可引起继发的不良反应（如血小板减少引起出血、白细胞减少引起感染）。

2. 胃肠道　约 34.3%的患者出现呕吐，但仅有 6.7%的患者较严重。约 14.8%的患者出现恶心（建议使用止吐药进行预防）。3.5%的患者出现腹泻。<10%的患者出现便秘。

3. 精神神经系统　约 1.3%的患者出现感觉异常。不足 0.5%的患者出现神经病变、神经痛、耳毒性及精神错乱和视觉异常等。

4. 泌尿生殖系统　因大多数患者不需要大量输液和（或）强制利尿，故罕见肾功能异常。但食欲缺乏患者用药后，若伴有液体摄入不足、严重呕吐等，则可引起急性肾功能衰竭。

5. 肝脏　偶见轻度可逆性 AST 和 ALT 升高。

6. 过敏反应　约 1.9%的患者出现过敏性反应（如疹状紫癜、皮肤潮红、皮肤反应）。这些反应常出现在过去大量使用铂类化合物治疗的卵巢癌患者中。在慢性粒细胞白血病患者中，未见该不良反应。

7. 其他　本品与其他烷化剂相似，在体内外试验中，表现出有致突变作用，目前尚未进行致癌试验，但这类烷化剂一般都有潜在的致畸和致癌作用。亦可能对男性生育能力产生影响。

【禁忌与慎用】 1. 对本品及其他铂类过敏者、有凝血障碍者（可增加出血的危险性）、妊娠期妇女、肾功能不全患者、有骨髓抑制者禁用。

2. 细菌或病毒感染患者（可使感染扩散或恶化），胃肠道功能紊乱者（可使病情恶化），有神经系统疾病病史（特别是外周神经病或癫痫）者，肝功能不全患者慎用。

3. 儿童用药的安全性及有效性尚未确定。

4. 尚未明确本品是否可经乳汁分泌，哺乳期妇女应权衡本品对其的重要性，选择停药或停止哺乳。

【药物相互作用】 参见顺铂。

【剂量与用法】 使用前用 5 ml 注射用水溶解，此溶液应在 4 h 内应用（存放温度 2～8 ℃）。静脉注射按体表面积一次 50 mg/m²，再次使用时应待血液毒性或其他毒性完全恢复，推荐应用间隔为 3 周。如毒性反应恢复较慢，可延长使用间隔。治疗持续时间应根据肿瘤的反应而定。最少应使用 2 个疗程。如肿瘤开始缩小，可继续进行治疗，总数可达 6 个疗程。如使用后发生严重的不良反应，应减小剂量至 40 mg/m²。

【用药须知】 1. 本品抗肿瘤效果与顺铂、卡铂的作用相当或者更好，毒性作用与卡铂相同。用洛铂后若患者发生严重的不良反应，必要时应减少剂量。

2. 氯化钠可促使本品降解，与含氯化钠的注射液呈配伍禁忌。

3. 若每 4 周注射 1 次，最大耐受剂量（MTD）为 60 mg/m²。对于肾功能正常的患者，当总给药时间为 5 d 时，报道的 MTD 稍微增高（达 85 mg/m²），此时，血小板减少程度（或 MTD）与肌酐清除率有关。

4. 本品无特异性解毒药。如过量，应对患者大量输液、强制性利尿，并进行严密监护和对症处理。

5. 有生育能力的女性，在本品治疗期间，应避孕，并在治疗终止后 6 个月内也应避孕。

【制剂】 注射剂（粉）：50 mg。

【贮藏】 密闭、避光，25 ℃以下保存。

沙铂

(satraplatin)

【CAS】 129580-63-8

【ATC】 L01XA04

【理化性状】 1. 本品为白色多孔性固体，易溶于水。

2. 化学名：(*OC*-6-43)-Bis(acetato)amminedichloro(cyclohexylamine)platinum

3. 分子式：$C_{10}H_{22}Cl_2N_2O_4Pt$

4. 分子量：500.3

5. 结构式

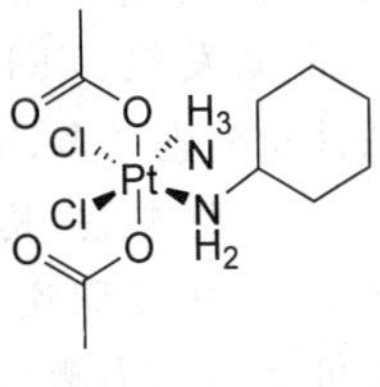

【简介】 本品为第 1 个口服有效的铂类抗肿瘤药，商品名为 Spera。本品为顺铂的类似物，一般特征与顺铂相似，但本品口服给药吸收良好。用于治疗先前化疗失败的前列腺癌，也可用于肺癌和卵巢癌。

米铂

(miriplatin)

别名：Miripla

本品为铂类抗肿瘤药，2010 年 1 月 20 日在日本上市。

【CAS】 141977-79-9

【理化性状】 1. 本品为白色至浅黄色粉末，难溶于水。

2. 化学名：[(1*R*,2*R*)-1,2-Cyclohexanediamine]bis(myristato)platinum

3. 分子式：$C_{34}H_{68}N_2O_4Pt \cdot H_2O$

4. 分子量：782.01

5. 结构式

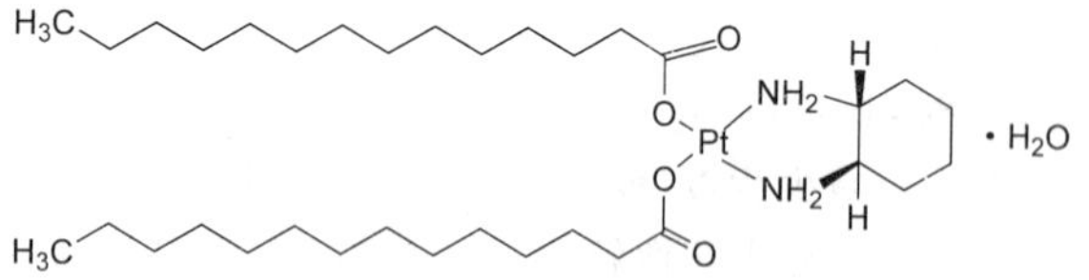

【药理作用】 本品是溶于专用碘化油、肝动脉内给药的抗癌药物，肝动脉内给药后滞留于肿瘤部位，混悬液中的铂成分可长时间缓慢释放进入血液或组织中，铂二价化合物与 DNA 结合，通过阻止 DNA 合成抑制癌细胞增殖，起到抗癌效果。

【体内过程】 研究结果表明，血浆中的铂浓度与本品给药总剂量之间无明显的剂量依赖关系。动脉导管给予本品 70 mg，本品的 C_{max} 为(5.3～14.2) ng/ml，T_{max} 为 7～183 d，$t_{1/2}$ 为 18.4～707.2 d，本品的血浆铂浓度低于顺铂(约为顺铂的 1/100～1/500)，但 $t_{1/2}$ 更长。这些患者的肿瘤缩小持续时间长达 3 个月，这与碘化油混悬液中铂成分缓慢释放而发挥出持续稳定的药效特性有关。在Ⅱ期临床试验中，对 11 例肝癌患者药动学研究结果表明，患者肿瘤组织中的铂浓度远高于非肿瘤组织，溶于碘化油混悬液中的本品缓慢释放进入血液循环并能选择性作用于肿瘤组织。

【适应证】 用于治疗肝细胞癌。

【不良反应】 常见发热、CRP 升高、转氨酶升高、食欲缺乏、嗜酸性粒细胞增多、葡萄糖苷酶升高。

【禁忌与慎用】 1. 对本品、其他含铂药物或碘类药物有过敏史者、重度甲状腺疾病患者(本品专用混悬液为碘化合物可能会因为碘摄入增加而加重病情)、妊娠或可能妊娠的妇女禁用。

2. 儿童用药的安全性及有效性尚未确定。

3. 尚未明确本品是否可经乳汁分泌，哺乳期妇女应权衡本品对其的重要性，选择停药或停止哺乳。

【剂量与用法】 将 70 mg 本品溶于 3.5 ml 本品专用混悬液中，通过插入肝动脉内的导管注射进肝脏，直至药液充满肿瘤血管内时结束。给药上限为一次 6 ml(含本品 120 mg)，且需重复给药时要经 4 周以上的观察期。

【制剂】 注射剂(粉)：70 mg，混悬液 4 ml。

【贮藏】 贮于 2～8 ℃。

2.9　光动力药

光动力作用是指在光敏剂参与下，在光的作用下，使有机体细胞或生物分子发生机能或形态变化，严重时导致细胞损伤和坏死作用，而这种作用必须有氧的参与，所以又称光敏化-氧化作用，在化学上称这种作用为光敏化作用，在生物学及医学上称之为光动力作用，用光动力作用治病的方法，称为光动力疗法(photodynamic therapy，PDT)。光动力疗法是以光、光敏剂和氧的相互作用为基础的一种新的疾病治疗手段，光敏剂(光动力治疗药物)的研究是影响光动力治疗前景的关键所在。光敏剂是一些特殊的化学物质，其基本作用是传递能量，它能够吸收光子而被激发，又将吸收的光能迅速传递给另一组分的分子，使其被激发而光敏剂本身回到基态。随着第一个光敏剂卟吩姆钠(porfimer sodium)于 1993—1997 年在美国、加拿大、欧盟、日本及韩国陆续被批准上市，PDT 领域的研究、开发和应用迅速活跃起来。近年来，随着新的光动力治疗药物的研发成功及激光设备技术的提高，PDT 又迎来了前所未有的发展高峰。国际上，已批准上市或正在临床研究的新的光敏剂近十种。同时，PDT 也被用于非肿瘤型疾病，如尖锐湿疣、牛皮癣、鲜红斑痣、类风湿关节炎、眼底黄斑病变、血管成型术后再狭窄等疾病的治疗。

替莫泊芬
(temoporfin)

别名：Foscan、m-THPC

本品是第二代光敏剂。商品 Foscan 为爱尔兰 Biolitec 药厂出品。

【CAS】 122341-38-2

【ATC】 L01XD05

【理化性状】 1. 化学名：3,3′,3″,3‴-(2,3-Dihydroporphyrin-5,10,15,20-tetrayl)tetraphenol

2. 分子式：$C_{44}H_{32}N_4O_4$

3. 分子量：680.74

4. 结构式

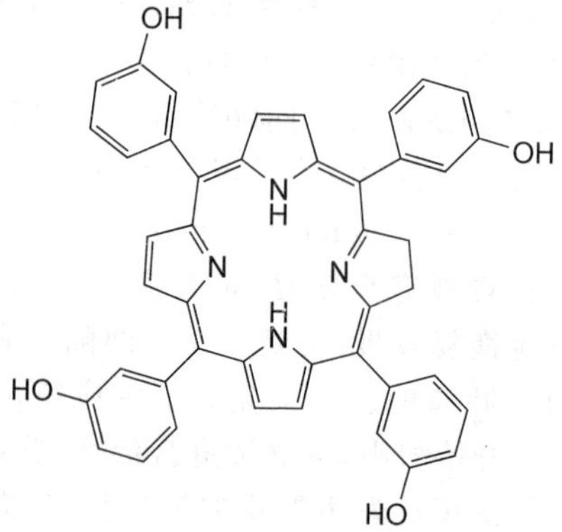

【药理作用】 肿瘤对本品的选择性高，经肿瘤组织选择性摄取后，浓度可高达正常组织的 14 倍。药物在肿瘤组织中通过波长为 652 nm 的激光照射后，使周围的介质产生大量活性氧物质（如单线态氧、氧负离子等），进而使肿瘤细胞氧化死亡。本品集中分布于肿瘤组织的血管间隙和肿瘤细胞中，主要破坏肿瘤组织的血管壁和直接杀伤肿瘤细胞，在肿瘤细胞中则主要集中于细胞质而非细胞核中。

【体内过程】 本品于静脉滴注 0.15 mg/kg 后，2～4 h 可达 C_{max}，血药浓度呈现双峰现象。本品的清除极为缓慢，其 $t_{1/2}$ 为 65 h。本品的 V_d 大，居于全身体液和细胞外液之间。本品不会在一般组织中集中，其蛋白结合率为 85%～87%，主要与脂蛋白和清蛋白结合。本品的血药浓度在静脉滴注药物后约 15 d 开始下降，并逐渐恢复到患者可以接触户外光照的情况。人体对本品清除的资料有限，动物研究表明，本品大部分经肝胆排泄至粪便中。两个主要代谢物是以结合的方式代谢的，都经胆汁排出，不进行肠肝循环。

【适应证】 本品用于不适于接受放疗、手术、化疗或治疗无效的晚期头、颈部鳞状细胞癌患者进行姑息治疗。

【不良反应】 1. 本品本身无毒。经光动力激活后，比第一代光敏剂的不良反应轻、皮肤光敏性低，在剂量降低的同时，毒性也会降低。

2. 注射部位可能发生疼痛、刺激、灼热，但时间不会太长即可缓解。

3. 经激光照射后，沿着治疗区域的周围会出现水肿、出血、疼痛、溃疡、瘢痕形成，还有可能引起感染。

4. 静脉滴注本品后，如不慎接触到阳光或室内直接的强光，皮肤会发红、起泡、色素加深、红斑、出血、灼痛、坏死。

5. 全身可能出现恶心、呕吐、贫血、口腔溃疡、便秘、眩晕。

6. 本品经光动力学治疗不会使肿瘤细胞对随后的光动力治疗（PDT）、化疗和放疗产生耐受性。

【禁忌与慎用】 1. 对本品及其中所含乙醇和丙二醇过敏者、妊娠期妇女、儿童禁用。

2. 如患有卟啉症或其他因光照而使病情加重的疾病应禁用。

3. 如果肿瘤患者正在通过一条静脉进行抗肿瘤治疗时，本品不可通过同一条静脉给药。

4. 如再过 30 d 将进行手术的患者不应接受此治疗。

5. 如已经或正在进行另一种光敏治疗的患者禁用。

6. 尚未明确本品是否可经乳汁分泌，哺乳期妇女应权衡本品对其的重要性，选择停药或停止哺乳。

【药作相互作用】 本品不可与局部使用的氟尿嘧啶同时使用。

【剂量与用法】 1. 本品供静脉滴注，使用药品包装里所附带有过滤器的输液管，药液不必稀释，输液管也不用冲洗。一次给予 0.15 mg/kg，静脉滴注时间不可少于 6 min。如有必要，4 周后可再次给药。

2. 给药后 4 d 再进行激光照射，入射的光剂量为 20 J/cm^2，在 100 mW/cm^2 条件下向肿瘤表面释放辐射，照射的范围不超出病变边缘 0.5 cm。

3. 一个区域只能照射 1 次，遇有多个区域时，可以分次照射。

【用药须知】 1. 本品的光动力治疗仅由肿瘤中心富有光动力治疗经验的专科医师施行。

2. 总的说来，用药后 15 d 不可接触户外光照，其具体安排如下：①用药后的第 1 d，24 h 内停留在暗室里；②第 2～7 d，逐渐恢复室内灯光的亮度，但要避免窗外的阳光射进来，也要避开直接照射的灯光（如阅读罩灯）。这几天内如必须外出，就一定穿深色衣服，戴宽边墨镜，大块双层黑布将头、颈肩全盖上，手脚露出部位都要包裹避光。如不慎使裸露的皮肤接触到光照，就会感到皮肤发热、眼痛、头痛，此时应立即躲开，走进阴暗的地方；室内强光也会产生同样的不良反应；③第 8～14 d，第 8 d 可以开始外出，停留在阴暗处（阴天更好），如在光照下停留 10～15 min 后 24 h 内皮肤不发红，就可在这一周内逐渐增加接触光照的时间，但要说明的是，不可直接暴露于阳光下；④第 15 d 和以后，对光的敏感逐渐恢复正常，可以试着让手背接受直接阳光 5 min，24 h 后如果不发生异常，皮肤不发红，以后就可逐渐增加暴露于阳光下的时间；但如有反应，就应延长避光的时间。

3. 市售的防晒乳膏不能隔离光照。

4. 静脉滴注药物时，应避免药液外溢，如万一漏出，应包裹好这个部位，绝对不能接触光照。

5. 如不慎过量静脉滴注了本品，激光照射可能使更深的肿瘤组织坏死（推荐的剂量造成的坏死浅一些），弊大于利，因而可以考虑不进行激光照射，等 4 周后再重新给药。

6. 不经过光照的本品，几乎没有细胞毒性作用，经激光激活的本品才具有活性。

7. 有些血氧测定器产生的波长可能接近本品光动力所使用的光，因此，每 10～15 min 就要更换测定血氧的部位。

8. 在已经接受本品 30 d 内，如有必要进行急症手术，应避免无影灯光的直接照射。

9. 给药后 15～30 d 不可驾车或操作机械。

10. 本品中含有 40%的乙醇，对肝病、慢性酒精中毒、癫痫、脑病患者有害，并可能增加或降低其他药物的作用。

11. 本品开启后应即使用，未用完的药液应弃之。

【制剂】 注射剂：4 mg/1 ml；14 mg/3.5 ml；20 mg/5 ml。

【贮藏】 贮于 25 ℃以下，有效期 4 年。

他拉泊芬
(talaporfin)

别名：Laserphyrin

本品为新的抗肿瘤药物，于 2004 年 6 月首次在日本上市。

【CAS】 110230-98-3（talaporfin）；220201-34-3（talaporfin sodium）

【理化性状】 1. 化学名：*N*-{[(7*S*，8*S*)-3-Carboxy-7-(2-carboxyethyl)-13-ethenyl-18-ethyl-7，8-dihydro-2，8，12，17-tetramethyl-21*H*，23*H*-porphin-5-yl]acetyl}-L-aspartate

2. 分子式：$C_{38}H_{41}N_5Na_4O_9$

3. 分子量：803.7

4. 结构式

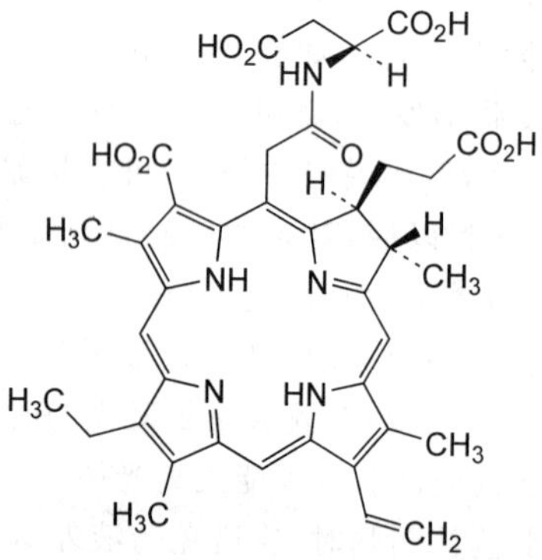

【药理作用】 本品在半导体激光装置照射下产生单线态氧($^1O_2$)，此单线态氧可直接杀伤肿瘤细胞，或者损伤肿瘤内的血管，继而产生抗肿瘤作用。

【体内过程】 静脉注射本品 40 mg/m² 后 4～6 h 血药浓度可达到 20 μg/ml，$t_{1/2\alpha}$ 为(14.6±2.96)h，$t_{1/2\beta}$ 为(138±21.4)h。总 CL 为(19.0±3.8)ml/(m²·h)，平均 V_{ss} 为(3.26±0.51)L。通过超滤法体外测定本品 5 μg/ml 和 10 μg/ml 浓度时的蛋白结合率约为 100%。本品在人体内不被代谢。

【适应证】 用于不能接受手术根治或必须保留肺功能而不能接受其他治疗的早期肺癌。

【不良反应】 1. 主要表现为咳嗽、咳痰、血痰、咽喉痛和发热，以及 C 反应蛋白、ALT、BUN 升高。

2. 可见倦怠、胸部不适、腹泻、蛋白尿、低钙血症、心电图异常，还可出现皮肤瘙痒。

3. 严重的不良反应是激光照射后，肉芽生成导致呼吸道变窄引发呼吸困难。

【禁忌与慎用】 1. 对本品过敏者、妊娠期妇女禁用。

2. 呼吸道癌症患者、肝功能不全患者、老年和婴幼儿均慎用。

3. 尚未明确本品是否可经乳汁分泌，哺乳期妇女应权衡本品对其的重要性，选择停药或停止哺乳。

【药物相互作用】 使用本品者如合用光敏药物，在激光照射后易生成肉芽导致呼吸道狭窄，引发呼吸困难。

【剂量与用法】 向注射剂中加入 0.9%氯化钠注射液 4 ml，使之充分溶解，避光并尽快使用。静脉注射一次 40 mg/m²，注射后 4～6 h 用激光照射病灶的部位。

【用药须知】 1. 使用本品后 2 周内，应避免日光或荧光直接照射，室内光照应控制在 500 lx 以下。重复使用本品，必须停药 1 个月以上，并严密观察是否出现光过敏反应。

2. 本品对早期肺癌不同病变的治疗显效率为 85.7%，有效率为 95.2%；对早期肺癌的不同病例的治疗显效率为 84.2%，有效率为 94.7%。

【制剂】 注射剂(冻干粉)：100 mg。

【贮藏】 避光，贮于 2～8 ℃。

氨基乙酰丙酸甲酯
(methyl aminolevulinate)

本品为光动力药物。

【CAS】 33320-16-0

【ATC】 L01XD03

【理化性状】 1. 化学名：Methyl 5-amino-4-oxo-pentanoate

2. 分子式：$C_6H_{11}NO_3$

3. 分子量：145.16

4. 结构式

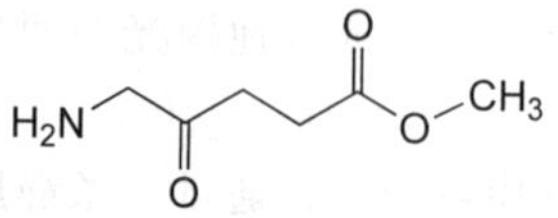

盐酸氨基乙酰丙酸甲酯
(methyl aminolevulinate hydrochloride)

别名：美特维克，MetvixMAL

〖CAS〗 79416-27-6

〖理化性状〗 1. 化学名:Methyl 5-amino-4-oxo-pentanoate hydrochloride (1∶1)

2. 分子式:$C_6H_{11}NO_3 \cdot HCl$

3. 分子量:181.6

【药理作用】 本品被异常细胞选择性吸收,并选择性地积累于肿瘤组织中,使肿瘤细胞内达到高浓度的卟啉。在刺激卟啉产生光敏感化物质(photosensitizer)并使用 Cure light 灯(专用红光源)照射时,药物被激活,光能被光敏感化物质吸收并输送氧分子,氧分子进一步转化成高活性的细胞毒物质—单体氧。

【适应证】 用于治疗表浅性或非高度角化和非色素沉着光化性角化病,包括浅表性基底细胞癌(superficial basal cell carcinoma,BSS)、结节性基底细胞癌(nodosity basal cell carcinoma,nBSS)。

【不良反应】 1. 多见局部刺激、灼热、结痂、刺痛、红斑。

2. 常见瘙痒、水泡、皮肤感染、溃疡、化脓和脱皮。

3. 少见荨麻疹。

【禁忌与慎用】 1. 对本品过敏者禁用。

2. 妊娠期妇女和儿童禁用。

3. 高度角化的基底细胞癌不应使用本品。

4. 已有色素沉着或高度浸润的基底细胞癌,尚无治疗经验。

5. 尚未明确本品是否可经乳汁分泌,哺乳期妇女应权衡本品对其的重要性,选择停药或停止哺乳。

【剂量与用法】 1. 使用光照之前,先除去局部的硬痂和鳞屑,然后在病变部位涂抹本品乳膏(不超出边缘 5～10 mm),厚度约 1 mm。用遮光衣物覆盖用药区域。

2. 3 h 后,用 0.9% 氯化钠注射液冲洗光照区,采用 CE 红光灯(此灯可将强光、蓝光和紫外线减到最小),持续光谱为 570～670 nm,强度为 200 mW/cm^2,光剂量为 75 J/cm^2 使药物活化。

3. 可能还要使用窄谱的红光,以便使累积的卟啉得到相同的激活。开始每周 1～2 次,12 周后每周 1 次。

4. 在光照前和治疗期间,局部喷射普鲁卡因,可使病损区的刺激和疼痛缓解。

5. 治疗 3 个月后,应通过组织切片评估疗效。

【用药须知】 1. 红光应集中照射病变部位,不能超出皮损以外 5～10 mm 的表面范围。如有多个病损区域,可同时分别接受治疗。

2. 皮损部位可能于 1～2 周内完全愈合。如果需要,可重复多次治疗。

3. 可与其他治疗方法联合使用。

4. 本品含有花生油,对其敏感者慎用。

5. 正常的皮肤接触本品可能过敏。

6. 本品不可接触眼睛。

7. 治疗 10 d 内不可让病损区接受直接的阳光照射。

8. 本品开启后,应在 1 周内使用。

9. 治疗期间,不应驾车或操作机械。

【制剂】 乳膏:0.32 g/2 g。

【贮藏】 贮于 2～8 ℃。保质期 1 年。

卟吩姆钠

(porfimer sodium)

别名:泡非美钠、Photofrin

【CAS】 97067-70-4;87806-31-3

【ATC】 L01XD01

【理化性状】 1. 分子式:$C_{68}H_{74}N_8O_{11}$(n=0)

2. 分子量:1179.3(n=0)

【药理作用】 本品是以猪血中的卟啉二盐酸盐为原料合成的卟啉醚及酯结合的聚合物,是对肿瘤有亲和性和光敏性,与特定波长的激光并用,作为抗肿瘤的新疗法。静脉给予本品后,肿瘤细胞比正常细胞摄取本品更多,而且滞留性也好。对本品滞留的肿瘤部位进行光照,本品吸收光能而被激活。光能可使组织中的氧转变成活性氧,活性氧抑制线粒体的酶系统而抑制细胞内呼吸,引起肿瘤细胞变性坏死。

【体内过程】 本品吸收呈双相性。人血中 $t_{1/2}$ 长达 250 h,提示有蓄积性。40～72 h 内从多种组织清除,但肿瘤、皮肤、网状内皮系统组织,如肝和脾中需要较长时间才能清除。体外,本品与人血清的蛋白结合率约 90%,20～100 μg/ml 内结合不呈浓度依赖性。

【适应证】 不能用手术及其他根治疗法的肺癌、子宫颈癌或需非手术治疗的患者,在内镜下能观察到病灶的全貌、可能进行激光照射的下列疾病:早期肺癌(0 期或Ⅰ期)、浅表性食管癌、浅表性早期胃癌、宫颈癌初期及发育异常。

【不良反应】 有抗癌用光敏剂的共同性不良反应,遵医嘱酌情应用。本品治疗的患者有眼部不适的报道,通常对阳光、亮光或汽车头灯敏感。光动力学疗法(PDT)后患者会主诉胸骨下胸痛,可能会很剧烈,可短期使用阿片类镇痛药。

【妊娠期安全等级】 C。

【禁忌与慎用】 1. 卟啉症患者、气管(食管)或支气管食管瘘患者、肿瘤侵蚀到较大血管的患者、梗阻性支气管内损伤引起的急性严重呼吸窘迫患者、食管或胃静脉曲张或食管溃疡直径>1 cm 的患者禁用。

2. 尚未明确本品是否可经乳汁分泌，哺乳期妇女应权衡本品对其的重要性，选择停药或停止哺乳。

3. 儿童用药的安全性及有效性尚未确定。

4. 重度肝功能不全及对本品的清除降低，须监测其光敏反应至用药后 90 d。

【药物相互作用】 1. 与其他增敏剂，如四环素类、磺胺类药物、吩噻嗪系、磺酰脲类、噻嗪类利尿剂、灰黄霉素、氟喹诺酮类等合用，可能增加光敏反应的风险。

2. 二甲亚砜、β-胡萝卜素、乙醇、甲酸酯和甘露醇、血栓素 A_2 抑制剂可能降低光动力疗法的活性。

【剂量与用法】 用 5%葡萄糖注射液溶解。静脉注射，2 mg/kg，静脉注射后 48～72 h 后以激光照射病灶。

【用药须知】 1. 本品注射至少 30 d 内，皮肤和眼睛应避免阳光直射或室内光线照射。平均白光透光率<4%的时候，患者户外活动应穿防护服，戴墨镜。

2. 肝功能不全患者，光敏性可能持续超过 90 d。

3. 光动力学疗法可能引起眼睛易感性、胸痛、呼吸性窘迫或食管狭窄。

4. 应在 PDT 2～4 周后开始放疗；放疗后 4 周开始 PDT。

【制剂】 注射剂(粉)：75 mg。

【贮藏】 贮于 20～25 ℃。

2.10　酪氨酸激酶抑制剂

酪氨酸激酶是一类催化 ATP 上 γ-磷酸转移到蛋白酪氨酸残基上的激酶，能催化多种底物蛋白质酪氨酸残基磷酸化，在细胞生长、增殖、分化中具有重要作用。迄今发现的蛋白酪氨酸激酶中多属于致癌 RNA 病毒的癌基因产物，也可由脊椎动物的原癌基因产生。酪氨酸激酶在肿瘤的发生及发展过程中起着极其重要的作用，以酪氨酸激酶为靶点进行药物研发已成为国际上抗肿瘤药物研究的热点。酪氨酸酶抑制剂在临床上通过抑制肿瘤细胞的损伤修复、使细胞分裂阻滞在 G_1 期、诱导和维持细胞凋亡、抗新生血管形成等多途径中，以实现抗肿瘤效果。

阿乐替尼
(alectinib)

别名：Alecensa

本品为酪氨酸激酶抑制剂。

【CAS】 417716-92-8

1. 化学名：9-Ethyl-6，6-dimethyl-8-[4-(4-morpholinyl)-1-piperidinyl]-11-oxo-6，11-dihydro-5*H*-benzo[*b*]carbazole-3-carbonitrile

2. 分子式：$C_{30}H_{34}N_4O_2$

3. 分子量：482.62

4. 结构式

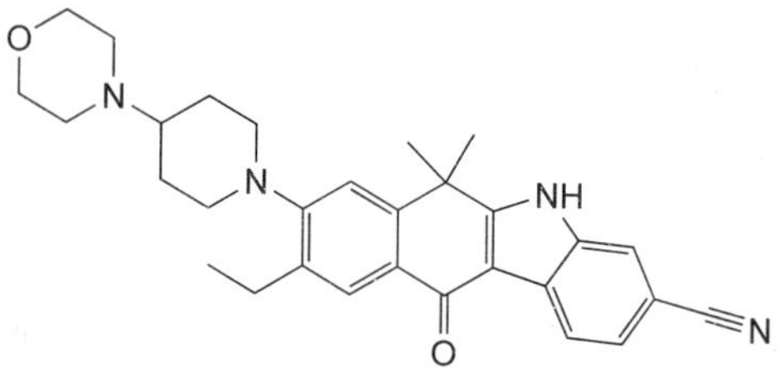

盐酸阿乐替尼
(alectinib hydrochloride)

〖理化性状〗 1. 本品为白色或浅黄色粉末或团块，pK_a 为 7.05。

2. 化学名：9-Ethyl-6，6-dimethyl-8-[4-(4-morpho-linyl)-1-piperidinyl]-11-oxo-6，11-dihydro-5*H*-benzo[*b*]carbazole-3-carbonitrile hydrochloride

3. 分子式：$C_{30}H_{34}N_4O_2 \cdot HCl$

4. 分子量：519.08

【药理作用】 本品为针对 ALK 和 RET 的酪氨酸激酶抑制剂。本品可抑制 ALK 的磷酸化及 ALK 介导的下游信号传导蛋白 STAT3 和 AKT 的活化，通过阻滞 ALK 的融合、增殖和激活突变，从而降低多种肿瘤细胞的生存能力。主要代谢产物 M4 与原药一样有生物活性。

体内外试验中，本品及 M4 对多种 ALK 突变的肿瘤有效，包括对克唑替尼耐药的非小细胞肺癌。

【体内过程】 1. 吸收　非小细胞肺癌患者口服本品后，其 T_{max} 约为 4 h。空腹服用的绝对生物利用度约为 37%。高脂肪餐可增加本品及 M4 总暴露量 3.1 倍。口服 600 mg，2 次/日，7 d 后本品及 M4 的血药浓度可达稳态，本品及 M4 的蓄积率均为 6 倍。本品及 M4 的稳态 C_{max} 分别为 665 ng/ml 和 246 ng/ml。$AUC_{0\text{-}12h}$ 分别为 7430(ng・h)/ml 和 2810(ng・h)/ml。剂量在 460～900 mg 之间，本品的暴露量与剂量呈线性。

2. 分布　本品和 M4 的分布容积分别为 4016 L 和 10093 L，两者的蛋白结合率均>99%，且与浓度无关。脑脊液中的浓度与血浆中本品的游离浓度相似。

3. 代谢　本品主要经 CYP3A4 代谢成活性产物

M4，稳态时 M4 与原药暴露量的比值为 0.4。血循环中主要为原药和 M4，占总放射性的 76%。M4 可经 CYP3A4 进一步代谢。

4. 排泄　空腹给予放射性示踪的本品后，98%的放射性物质随粪便排泄，其中 84%为原药，6%为 M4。随尿排泄的放射性不足 0.5%。本品及 M4 的清除率分别为 81.9 L/h 和 217 L/h，$t_{1/2}$分别为 33 h 和 31 h。

【适应证】 用于间变性淋巴瘤激酶阳性，经克唑替尼治疗病情仍然进展的或不能耐受该药的非小细胞肺癌。

【不良反应】 1. 严重不良反应包括肝毒性、心动过缓、严重肌病及肌酸磷酸激酶升高、胎儿毒性。

2. 常见不良反应包括疲劳、便秘、水肿、肌痛、咳嗽、皮疹、恶心、头痛、腹泻、关节痛或肌痛、食欲缺乏、体重增加、呕吐、视力丧失。

3. 实验室检查常见 AST 及 ALT 升高、ALP 升高、肌酸磷酸激酶升高、高血糖、低血钙、低血钾、肌酐升高、低血磷、低血钠、贫血、淋巴细胞减少。

【妊娠期安全等级】 动物实验本品有胚胎毒性。

【禁忌与慎用】 1. 本品及其代谢物在大鼠乳汁中浓度高于母鼠血浆，基于本品对哺乳婴儿严重不良反应的潜在风险，哺乳期妇女治疗期间应停止哺乳。

2. 儿童用药的安全性和有效性尚未明确。

3. 重度肾功能不全及终末期肾病患者的安全性尚未明确。

4. 中、重度肝功能不全者的安全性尚未明确。

【药物相互作用】 强效 CYP3A 抑制剂合诱导剂对本品无明显影响。

【剂量与用法】 1. 推荐剂量　口服，2 次/日，一次 600 mg，进餐时服用。

2. ALT 或 AST 升高＞5×ULN，总胆红素≤2×ULN，暂停用药，直至 ALT 或 AST 恢复＜3×ULN，降低剂量至一次 450 mg，2 次/日；在此剂量下，仍出现 ALT 或 AST 升高至＞5×ULN，总胆红素≤2×ULN，暂停用药，直至 ALT 或 AST 恢复＜3×ULN，降低剂量至一次 300 mg，2 次/日；在此剂量下，仍出现 ALT 或 AST 升高至＞5×ULN，总胆红素≤2×ULN，应永久停药。

3. ALT 或 AST 升高＞3×ULN，总胆红素＞2×ULN，应永久停药。

4. 总胆红素升高＞3×ULN，暂停用药，直至总胆红素＜1.5×ULN，降低剂量至一次 450 mg，2 次/日；在此剂量下，仍出现总胆红素＞3×ULN，暂停用药，直至总胆红素＜1.5×ULN，降低剂量至一次 300 mg，2 次/日；在此剂量下，仍出现总胆红素＞3×ULN，应永久停药。

5. 如出现与治疗有关的间质性肺炎，应永久停药，

6. 如出现症状性心动过缓，应暂停用药，直至恢复至无症状或心率大于 60 次/分，如证实是其他药物引起的并且停用或调整其剂量后，可重新按原剂量给药；如证实不是其他药物引起的，或虽证实是其他药物引起的但未调整其剂量，应降低本品剂量至 450 mg，2 次/日，如在此剂量下仍出现症状性心动过缓，应暂停用药，直至恢复至无症状或心率大于 60 次/分，再降低剂量至 300 mg，2 次/日，如在此剂量下仍出现症状性心动过缓，应永久停药。

7. 如出现致命性性心动过缓，应永久停药；如证实是其他药物引起的并且停用或调整其剂量后，直至恢复至无症状或心率大于 60 次/分，再降低剂量至 450 mg，2 次/日，并密切监测，如再复发则应永久停药。

8. 如出现肌酸磷酸激酶＞5×ULN，应暂停用药，直至肌酸磷酸激酶恢复至基线或≤2.5×ULN，应重新以原剂量开始；如出现肌酸磷酸激酶＞10×ULN 或第 2 次出现肌酸磷酸激酶＞5×ULN，应暂停用药，直至肌酸磷酸激酶恢复至基线或≤2.5×ULN，再降低剂量至 450 mg，2 次/日。

【用药须知】 1. 治疗的前 2 个月，应每周监测一次肝功能，继后定期监测，如出现肝毒性，应调整剂量。

2. 如出现呼吸道症状恶化，应立即停药，并评估患者是否存在间质性肺炎，如确诊间质性肺炎，应永久停药。

3. 治疗期间应常规监测心率和血压，如出现心动过缓，应进行评估，并根据其严重程度调整剂量。

4. 治疗的第 1 个月，应每 2 周检测一次肌酸磷酸激酶，继后定期监测，并根据其升高程度调整剂量。告知患者向医生报告：包括任何无法解释的肌痛、触痛及无力等症状。

5. 育龄期女性在治疗期间及治疗结束后至少 1 周内应采取有效避孕措施。男性患者的性伴侣应采取有效避孕措施至治疗结束后至少 3 个月。

【制剂】 胶囊剂：150 mg。

【贮藏】 贮于 30 ℃。

乐伐替尼

(lenvatinib)

本品为酪氨酸激酶受体（RTK）抑制剂。

【CAS】 417716-92-8

【理化性状】 1. 化学名：4-[3Chloro-4-(N′-cyclopropylureido) phenoxy]-7-methoxyquinoline-6-carboxamide

2. 分子式：$C_{21}H_{19}ClN_4O_4$

3. 分子量：426.85

甲磺酸乐伐替尼
(lenvatinib mesylate)

〖理化性状〗 1. 本品为白色至淡黄色粉末，微溶于水，几乎不溶于乙醇。

2. 化学名：4-[3Chloro-4-(N′-cyclopropylureido) phenoxy]-7-methoxyquinoline-6-carboxamide methanesulfonate

3. 分子式：$C_{21}H_{19}ClN_4O_4 \cdot CH_4O_3S$

4. 分子量：522.96

5. 结构式

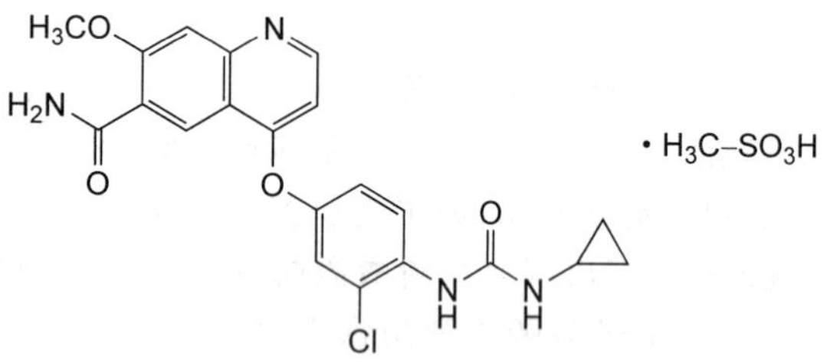

【药理作用】 本品是RTK的抑制剂，可抑制血管内皮生长因子(VEGF)受体VEGFR1(FLT1)，VEGFR2(KDR)和VEGFR3(FLT4)的激酶活性。还可抑制涉及病理性的血管生成、肿瘤生长以及肿瘤进展的其他相关RTKs，如成纤维细胞生长因子(FGF)受体FGFR1、2、3和4，血小板衍生生长因子受体α(PDGFR-α)、KIT和RET。

【体内过程】 1. 吸收　口服本品后，其 T_{max} 为1～4 h。食物不影响本品吸收，但可减慢吸收速率和延迟中位 T_{max}，从2 h延迟至4 h。住院的实体瘤患者，单次或多次服用本品，1次/日，剂量在3.2～32 mg之间时，与 C_{max} 和AUC成正比，蓄积率为0.96(20 mg)～1.54(6.4 mg)。

2. 分布　体外显示，本品的血浆蛋白结合率为98%～99%(0.3～30 μg/ml)，血液-血浆浓度比范围为0.589～0.608(0.1～10 μg/ml)。基于体外研究数据，本品是P-糖蛋白和乳腺癌耐药蛋白(breast cancer drug resistance protein，BCRP)的底物，但不是有机阴离子转运体-1(OTA1)、OTA3、有机阴离子转运多肽(OATP)1B1、OATP1B3、有机阳离子转运体-1(OCT1)、OCT2或胆盐输出泵的底物。

3. 代谢　CYP3A是本品的主要代谢酶之一。在人体中测定本品代谢主要经酶(CYP3A和醛氧化酶)和非酶两种途径。

4. 消除　本品达 C_{max} 后血药浓度呈双指数下降。终末 $t_{1/2}$ 约为28 h。6例实体瘤患者接受单次放射性标记的本品，10 d后随粪便和尿中排除的放射性物质分别约64%和25%。

【适应证】 用于局部复发或转移性、进展性、放射性碘-难治性分化型甲状腺癌患者的治疗。

【不良反应】 1. 常见不良反应包括高血压、低血压、疲劳、腹泻、恶心、胃炎、腹痛、便秘、口干、食欲缺乏、呕吐、体重减轻、脱水、味觉障碍、关节痛、肌痛、头痛、头晕、掌足综合征、蛋白尿、脱发、角化过度、呼吸困难、鼻衄、咳嗽、失眠、牙或口腔感染、尿路感染、Q-T间期延长。

2. 严重不良反应包括高血压、心功能不全、动脉血栓栓塞事件、肝毒性、蛋白尿、肾衰竭和肾功能损伤、胃肠道穿孔和瘘管形成、Q-T间期延长、低钙血症、可逆性后部白质脑病综合征、出血事件、促甲状腺激素抑制障碍。

3. 实验室检查可见AST及ALT升高、低血钾、低血钙、肌酐升高、脂肪酶升高。

【妊娠期安全等级】 根据其作用机理，本品有胚胎毒性。

【禁忌与慎用】 1. 本品及其代谢物在大鼠乳汁中浓度高于母鼠的血药浓度，基于本品对哺乳婴儿可导致严重不良反应的潜在风险，哺乳期妇女使用时，应暂停哺乳。

2. 儿童用药的安全性及有效性尚未明确。

【药物相互作用】 本品与CYP3A和P-gp抑制剂和诱导剂、BCRP抑制剂合用，不必调整剂量。

【剂量与用法】 1. 推荐剂量，口服，1次/日，一次24 mg(二粒10 mg胶囊和一粒4 mg胶囊)。每天应在同一时间服用，如漏服，应在12 h内补服，如离下次服药时间不足12 h，则跳过这次剂量。

2. 轻、中度肾或肝功能不全患者不必调整剂量，重度肾或肝功能不全患者，推荐剂量1次/日，一次14 mg。

3. 如出现2或3级不能耐受的不良反应或4级实验室检查异常，应暂停用药，直至恢复至0或1级后，降低剂量至20 mg，1次/日；在此剂量下如仍出现上述不良反应，应暂停用药，直至恢复至0或1级后，降低剂量至14 mg，1次/日；在此剂量下如仍出现上述不良反应，应暂停用药，直至恢复至0或1级后，再降低剂量至10 mg，1次/日。

【用药须知】 1. 开始本品治疗前及治疗期间应定期评估血压，治疗期间虽然进行了足够的抗高血压治疗，患者仍出现3级高血压，暂停用药，恢复至

≤2 级后，降低剂量重新开始；如出现危及生命的高血压，应停药。

2. 如出现 4 级心功能不全或出血，应停药；如出现 3 级心功能不全或出血，应暂停用药，直至恢复至 0 或 1 级，降低剂量再重新开始给药。

3. 如出现动脉血栓事件，应停药。

4. 如出现 3 或 4 级肝肾毒性，应暂停用药，直至恢复至 0 或 1 级，降低剂量重新开始治疗。肝功能衰竭者应停药。

5. 如 24 h 蛋白尿≥ 2 g，暂停用药，直至 24 h 蛋白尿<2 g，降低剂量重新开始治疗。如发生肾病综合征，应停药。

6. 如出现胃肠穿孔或瘘管形成，应永久停药。

7. 如出现≥3 级 Q-T 间期延长，应暂停用药，直至恢复至 0 或 1 级，降低剂量重新开始。

8. 如出现可逆性后部白质脑病综合征，应暂停用药，完全缓解后，降低剂量再重新开始给药。

9. 育龄期妇女在用药期间及治疗结束后至少 2 周内，应采取有效的避孕措施。此外，本品可损害男性的生殖能力。

【制剂】 胶囊剂：4 mg；10 mg。

【贮藏】 贮于 25 ℃，短程携带允许 15～30 ℃。

伊马替尼
(imatinib)

本品属于 Bcr-Abl 酪氨酸激酶抑制剂，是一种新型抗肿瘤药，临床用其甲磺酸盐。

【CAS】 152459-95-5

【ATC】 L01XE01

【理化性状】 1. 化学名：α-(4-Methyl-1-piperazinyl)-3′-{[4-(3-pyridyl)-2-pyrimidinyl] amino}-*p*-tolu-*p*-toluidide

2. 分子式：$C_{29}H_{31}N_7O$

3. 分子量：493.6

4. 结构式

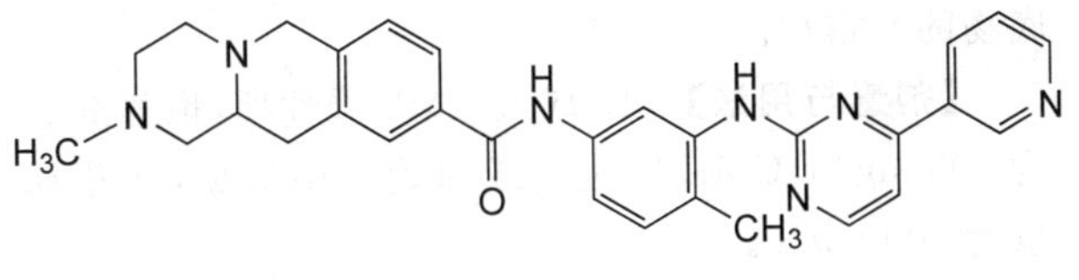

甲磺酸伊马替尼
(imatinib mesylate)

别名：Gleevec、Glivec、格列卫

〖CAS〗 220127-57-1

〖理化性状〗 1. 本品为白色至类白色、浅褐色或浅黄色结晶性粉末，溶于≤pH5.5 的缓冲液中，极微溶于或难溶于中性或碱性缓冲液中。溶于二甲基亚砜，微溶于甲醇及乙醇，不溶于辛醇、丙酮及乙腈。

2. 化学名：α-(4-Methyl-1-piperazinyl)-3′-{[4-(3-pyridyl)-2-pyrimidinyl] amino}-*p*-tolu-*p*-toluidide methanesulfonate

3. 分子式：$C_{29}H_{31}N_7O \cdot CH_4O_3S$

4. 分子量：589.7

【药理作用】 本品可抑制 Bcr-Abl 酪氨酸激酶，这种组成异常的酪氨酸激酶是由慢性粒细胞白血病(chronic myelogenous leukemia，CML)患者异常的费城染色体产生的。它在 Bcr-Abl 阳性细胞株以及费城染色体阳性(Ph^+)源于 CML 的新鲜白细胞中抑制增生和诱导凋亡。在使用体外的外周血和骨髓标本进行的集落测定时，本品显示出抑制 CML 患者 Bcr-Abl 集落。在体外试验中，本品也能抑制横断鼠骨髓细胞 Bcr-Abl 和处于原始细胞危象的 CML 患者源于 Bcr-Abl 阳性白细胞株的肿瘤生长。本品也是血小板衍生的生长因子(platelet-derived growth factor，PDGF)和干细胞因子的酪氨酸激酶受体、c-kit 的抑制剂，还能抑制 PDGF 和 SCF 介导的细胞活性。体外研究证实，本品还能抑制胃肠间质瘤(gastrointestinal stromal tumors，GIST)细胞(表达激活的 c-kit 突变)增生和诱导凋亡。

【体内过程】 1. 口服本品后易于吸收，给药后 2～4 h 可达 C_{max}。平均绝对生物利用度为 98%。健康志愿者口服本品后，药物及其代谢物 *N*-脱甲基衍生物的消除 $t_{1/2}$ 分别为 18 h 和 40 h。其平均 AUC 随剂量 25～1000 mg 呈比例增加。在重复给药时，本品的药动学无明显改变。当本品每天给药时，累积为稳态时的 1.5～2.5 倍。在本品达到临床相应浓度时，其蛋白结合率为 95%，大部分与清蛋白和 α_1 酸性糖蛋白结合。在患有 CML 和 GIST 的患者中，药动学是相似的。

2. 本品主要通过 CYP3A4 代谢，其他如 CYP1A2、CYP2D6、CYP2C9 和 CYP2C19 在本品的代谢中仅发挥极小的作用。人体血循中主要的代谢物是通过 CYP3A4 为主的代谢形成 *N*-脱甲基哌嗪衍生物。体外研究显示，该衍生物的代谢与原药相似。代谢物的 AUC 为原药的 15%。接近用药量的 81%在 7 d 内随粪便排出 68%，随尿液排出 13%，其中原药占 25%(尿液中 5%，粪便中 20%)，其余为代谢物。50 岁、体重 50 kg 的患者，其清除率为 8 L/h；50 岁、体重 100 kg 者的清除率为 4 L/h。

【适应证】 1. 用于治疗近期诊断的、具有 Ph^+ 慢性髓性白血病(CML)处于慢性期的成年患者。

2. 还适用于经干扰素 α 治疗无效的、处于原始细胞危象加速期的 Ph^+ 的 CML 患者。

3. 本品还可用于干细胞移植或耐干扰素 α 治疗后复发的 Ph^+ CML 的儿童(未作对照观察)。

4. 本品还可治疗患有 Kit(CD_{117})而不能切除和(或)转移的恶性胃肠间质瘤(GIST)(未作对照观察)。

【不良反应】 1. 可能发生的不良反应多为轻、中度。新近诊断的患者中因此而停药者占 3.1%,使用干扰素 α 治疗无效的慢性期患者占 4%,加速期占 4%,处于原始细胞危象的患者占 5%。

2. 最常见的不良反应有水肿(严重外周水肿的发生率为 1.1%～6%)、恶心、呕吐、肌肉痛性痉挛、肌肉骨骼痛、腹泻和皮疹。局部和全身的液体潴留,包括胸腔积液、腹水、肺水肿、有或没有周围水肿的体重快速增加。这些都似乎与剂量有关,较常见于原始细胞危象加速期的患者,也常见于老年患者。少数可能严重,甚或危及生命。较常见乏力、头痛、关节痛、腹痛、鼻咽炎、胃肠道出血、消化不良、咳嗽、咽喉痛、上呼吸道感染、头晕、发热、失眠、抑郁、焦虑、流感、畏食、盗汗、瘙痒、低血钾、肺炎、寒战、鼻窦炎、胸痛和肝毒性。

3. 生化检查　中性粒细胞减少、血小板减少、贫血、肌酐水平增高、胆红素水平增高、ALP 升高、AST 和 ALT 升高、CPK 升高、LDH 升高。

4. 心血管系统　少见心衰、心动过速、高血压、低血压、面红、指端发冷,罕见心包炎、血栓形成、栓塞。

5. 皮肤　较常见脱发、皮肤干燥,少见剥脱性皮炎、大疱疹、指甲病、皮肤色素增加、紫癜、银屑病、水泡疹、斯-约综合征、急性全身发疹的脓疱病、急性发热性嗜中性粒细胞皮肤病。

6. 消化系统　较常见便秘、腹胀、胃食管反流、口腔溃疡,少见胃溃疡、胃肠炎、胃炎,罕见结肠炎、肠梗阻、胰腺炎、憩室炎、胃肠穿孔、肿瘤出血和肿瘤坏死。

7. 血液系统　少见各类细胞减少,罕见再生障碍性贫血。

8. 肝胆系统　少见肝炎,罕见肝功能衰竭。

9. 代谢和营养　少见低磷血症、脱水、痛风、食欲不振、体重减轻,罕见高钾血症、低钠血症。

10. 肌肉骨骼　较常见关节肿胀;少见坐骨神经痛、关节肌肉强直,罕见缺血性坏死或髋骨坏死。

11. 神经和精神方面　较常见感觉异常、耳鸣;少见抑郁、焦虑、眩晕、周围神经病、嗜睡、偏头痛、记忆力减退;少见颅内压升高、脑积水(包括死亡)、精神错乱、惊厥;罕见中枢神经系统出血。

12. 泌尿生殖系统　少见肾功能衰竭、尿频、血尿、乳房增大、月经过多、性功能减退。

13. 呼吸系统　罕见间质性肺炎、肺纤维化。

14. 眼和视力　较常见结膜炎、视物模糊,少见结膜出血、眼干,罕见黄斑水肿、视盘水肿、视网膜出血、青光眼、玻璃体出血。

15. 感染　少见败血病、单纯疱疹病毒感染、带状疱疹。

16. 超敏反应　罕见血管神经性水肿。

【妊娠期安全等级】 D。

【禁忌与慎用】 1. 对本品过敏者和 3 岁以下的儿童禁用。

2. 尚未明确本品是否可经乳汁分泌,哺乳期妇女应权衡本品对其的重要性,选择停药或停止哺乳。

【药物相互作用】 1. 当本品合用 CYP3A4 抑制剂(如酮康唑、伊曲康唑、红霉素、克拉霉素)时,可使本品的血药浓度升高。

2. 当本品合用 CYP3A4 诱导剂(如利福平、苯妥英、地塞米松、卡马西平、巴比妥酸盐)时,可使本品的血药浓度降低。

3. 本品可分别增加辛伐他汀(CYP3A4 底物)的 C_{max} 和 AUC 2 倍和 3.5 倍,说明本品是 CYP3A4 的抑制剂。

4. 当本品合用苯二氮䓬、二氢吡啶钙离子通道阻滞剂时,可使后者的血药浓度升高;当本品合用治疗窗窄的 CYP3A4 底物(如环孢素或匹莫齐特)时,应特别注意。

5. 由于华法林是通过 CYP3A4 和 CYP2C9 代谢的,使用本品并需用抗凝血治疗的患者应接受低分子量肝素。

6. 体外研究表明,在与抑制 CYP3A4 活性相似的浓度下,本品可以抑制 CYP2D6 的活性。当 CYP2D6 底物合用本品时,可能增加全身与 CYP2D6 底物的暴露量。

【剂量与用法】 1. 成人 CML 慢性期,推荐剂量为 400 mg/d,CML 加速期或原始细胞危象,推荐剂量为 600 mg/d。

2. 儿童在干细胞移植后 CML 复发的或干扰素-α 治疗无效的 Ph^+ 慢性期,推荐剂量为 260 mg/(m^2 · d)。

3. 不能切除的和(或)转移的恶性 GIST,推荐剂量为 400 mg/d 或 600 mg/d。

4. 轻、中度肝功能不全患者应从 400 mg/d 开始,重度者应从 300 mg/d 开始。

5. 病情如果没有恶化或者并无不能接受的情况出现，可以持续给药。

6. 在有下列情况存在时：在任何时段病情有恶化；在至少 3 个月的治疗后尚未获得满意的疗效；治疗 6～12 个月后未获得细胞生成的效应或失去了以前已经获得的血液学或细胞生成的效应，处于 CML 慢性期的成人，剂量可从 400 mg/d 加至 600 mg/d；处于加速期或原始细胞危象者，可从 600 mg/d 加至 800 mg/d。儿童的 CML 慢性期如出现以上成人的情况，如临床有指征，可从 260 mg/(m^2 · d)加至 340 mg/(m^2 · d)。

7. 如果胆红素上升到高于正常上限(ULN)或转氨酶＞5×ULN，应停药，直到胆红素回到低于 1.5×ULN 或转氨酶回到低于 2.5×ULN，可将成人剂量从 400 mg 降至 300 mg 或从 600 mg 降至 400 mg，继续给药；与之相对应，儿童可从 260 mg 降至 200 mg 或从 340 mg 降至 260 mg。

8. 如出现了血液学反应，调整剂量的方法如下。①CML 慢性期的开始剂量为 400 mg(儿童为 260 mg)或 GIST 的开始剂量为 400 mg 或 600 mg，如出现绝对中性粒细胞数(ANC)＜1.0×10^9/L 和(或)血小板＜50×10^9/L，应停药，直到：a. ANC≥1.5×10^9/L 和血小板≥75×10^9/L，再用原先开始的剂量(400 mg 或 600 mg)恢复治疗；b. 如果 ANC 和血小板又分别重现＜1.0×10^9/L 和＜50×10^9/L，应重复第 1 步和减量恢复治疗(如成人开始剂量为 400 mg，儿童开始剂量为 260 mg，应分别减量至 300 mg 和 200 mg；如成人开始剂量为 600 mg，则减量至 400 mg)。②CML 加速期和原始细胞危象的开始剂量为 600 mg，出现 ANC＜0.5×10^9/L 和(或)血小板＜10×10^9/L(至少在治疗 1 个月发生)，首先应核查细胞减少是否与白血病有关；如与白血病无关，应将剂量减至 400 mg，如细胞减少持续 2 周，应进一步减至 300 mg；如细胞减少持续 4 周，应停药，直至 ANC≥1.0×10^9/L 和血小板≥20×10^9/L，然后恢复剂量至 300 mg。

【用药须知】 1. 对于有水潴留的患者，可给予利尿剂和(或)其他支持措施，必要时停药。

2. 必须在治疗 CML 或胃肠间质瘤经验丰富的医师指导下使用本品。

3. 不能整片吞服的患者，可以将药片分散溶于一杯水中或苹果汁中，待完全溶散后立即口服。

【制剂】 ①片剂：100 mg；400 mg。②胶囊剂：100 mg。

【贮藏】 贮于 15～30 ℃。

舒尼替尼
(sunitinib)

本品为多激酶抑制剂。

【CAS】 557795-19-4

【ATC】 L01XE01

【理化性状】 1. 化学名：*N*-[2-(Diethylamino) ethyl]-5-[(Z)-(5-fluoro-2-dihydro-2-oxo-3*H*-indol-3-ylidine)methyl]-2,4-dimethyl-1*H*-pyrrole-3-carboxamide

2. 分子式：$C_{22}H_{27}FN_4O_2$

3. 分子量：398.47

4. 结构式

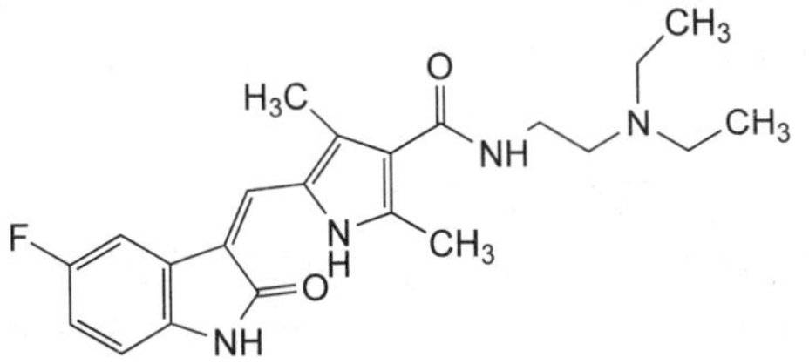

苹果酸舒尼替尼
(sunitinib malate)

别名：Sutent

〖CAS〗 341031-54-7

〖理化性状〗 1. 本品为黄色至橙色粉末，在 pH1.2～6.8 的溶液中，溶解度超过 25 mg/ml。pK_a 为 8.95。

2. 化学名：Butanedioic acid, hydroxy-(2*S*)-compound with *N*-[2-(diethylamino)ethyl]-5-[(*Z*)-(5-fluoro-2-dihydro-2-oxo-3*H*-indol-3-ylidine) methyl]-2,4-dimethyl-1*H*-pyrrole-3-carboxamide(1∶1)

3. 分子式：$C_{22}H_{27}FN_4O_2 \cdot C_4H_6O_5$

4. 分子量：532.6

【用药警戒】 本品可导致肝毒性，严重者可致死。

【药理作用】 1. 本品能抑制多个受体酪氨酸激酶(RTK)，其中某些受体酪氨酸激酶参与肿瘤生长、病理性血管形成和肿瘤转移的过程。本品可抑制血小板衍生生长因子受体(PDGFRα 和 PDGFRβ)、血管内皮生长因子受体(VEGFR1、VEGFR2 和 VEGFR3)、干细胞因子受体(KIT)、Fms 样酪氨酸激酶-3(FLT3)、1 型集落刺激因子受体(脑脊液-1 R)和神经胶质细胞系衍生的神经营养因子受体(RET)。生化和细胞测定证实，本品能抑制这些受体酪氨酸激酶(RTK)的活性，并在细胞增殖测定中证明了本品的抑制作用。生化和细胞测定表明，其主要代谢物与本品活性相似。

2. 在表达受体酪氨酸激酶靶点的肿瘤模型的体内试验中，本品能抑制多个受体酪氨酸激酶（PDGFR β、VEGFR2、KIT）的磷酸化进程。在某些动物肿瘤模型中显示出抑制肿瘤生长或导致肿瘤消退，和（或）抑制肿瘤转移的作用。体外实验结果表明本品能抑制靶向受体酪氨酸激酶（PDGFR、RET 或 KIT）表达失调的肿瘤细胞生长，体内试验结果表明，其能抑制 PDGFRβ-和 VEGFR2-依赖的肿瘤血管形成。

【体内过程】 1. 吸收　一般在口服给药后 6～12 h 可达 C_{max}。进食对本品的生物利用度无影响。与食物同服或不同服均可。

2. 分布　体外实验表明，本品及其主要活性代谢物的血浆蛋白结合率分别为 95%和 90%，且在 100～4000 ng/ml 范围内与浓度无关。本品的表观分布容积为 2230 L。在 25～100 mg 的剂量范围内，AUC 和 C_{max}随剂量成比例增加。

3. 代谢　本品主要经 CYP3A4 代谢，产生的主要活性代谢物被 CYP3A4 进一步代谢。其主要活性代谢物占总暴露量的 23%～37%。主要随粪便排泄。剂量的 61%随粪便排出，而经肾脏排泄的原药和代谢物约占给药剂量的 16%。清除率为 34～62 L/h，患者间的变异系数为 40%。

4. 消除　健康志愿者单剂量口服本品后，本品和主要活性代谢物的终末 $t_{1/2}$ 分别为 40～60 h 和 80～110 h。一日重复给药后，本品可蓄积 3～4 倍，而其主要代谢物蓄积 7～10 倍，在 10～14 d 内本品和主要活性代谢物达稳态浓度。第 14 d 血浆中本品和主要活性代谢物的总浓度为 62.9～101 ng/ml。一日重复给药或按治疗方案重复周期给药，未发现本品和主要活性代谢物的药动学有明显的变化。

5. 受试的健康志愿者和实体瘤患者的药动学相似，包括胃肠道间质瘤（GIST）和晚期转移性肾细胞癌（MRCcr）患者。群体药代动学分析表明，年龄、体重、肌酐清除率、人种、性别或 ECOG 体力状态评分对本品或其活性代谢物的药动学无临床意义的影响。

轻、中度肝功能不全的患者在接受本品治疗时，不必调整初始剂量。本品及其主要代谢产物主要经肝脏代谢。与肝功能正常的受试者相比，本品在轻度（Child-Pugh A 级）或中度（Child-Pugh B 级）肝功能不全的受试者中系统暴露量相似。未对重度（Child-Pugh C 级）肝功能不全患者进行研究。

与肾功能正常（Ccr＞80 ml/min）的受试者相比，本品在重度肾功能不全（Ccr＜30 ml/min）的受试者中系统暴露量相似。

轻度、中度及重度肾功能不全的患者接受本品不必调整初始剂量。后续剂量调整应基于患者安全性及耐受性。血液透析的终末期肾病患者（ESRD）不必调整初始剂量。本品在血液透析的终末期肾病患者中的暴露量比肾功能正常的患者低 47%。因此，后续剂量可能需根据患者的安全性和耐受性逐步比初始剂量增加一倍。

【适应证】 1. 甲磺酸伊马替尼治疗失败或不能耐受的胃肠间质瘤（GIST）。

2. 不能手术的晚期肾细胞癌（RCC）。

3. 不能手术切除的进展性、晚期胰腺神经内分泌肿瘤。

【不良反应】 1. 最常见的不良反应（≥20%）包括疲劳、乏力、腹泻、恶心、黏膜炎和（或）口腔炎、呕吐、消化不良、腹痛、便秘、高血压、皮疹、掌-足综合征、皮肤颜色改变、味觉改变、食欲缺乏和出血。

2. 严重的不良反应包括左心室功能障碍、Q-T 间期延长、出血、高血压。

3. 4 级实验室检查异常包括尿酸升高、脂肪酶升高、中性粒细胞和淋巴细胞减少、血红蛋白降低、血小板减少、淀粉酶水平升高、ALT 升高、肌酸激酶水平升高、肌酐升高、血糖升高，血钙下降、血磷升高、血钾升高和血钠降低。

【妊娠期安全等级】 D。

【禁忌与慎用】 1. 对本品过敏者、妊娠期妇女禁用。

2. 尚未明确本品是否可经乳汁分泌，哺乳期妇女应权衡本品对其的重要性，选择停药或停止哺乳。

3. 儿童用药的安全性及有效性尚未确定。

【药物相互作用】 1. CYP3A4 强效抑制剂，如酮康唑，可升高本品的血药浓度。建议选择对此类酶没有或只有最小抑制作用的合用。如果必须与 CYP3A4 强效抑制剂同时应用时，需要考虑降低本品剂量。

2. CYP3A4 诱导剂，如利福平，可降低本品的血药浓度。建议选择对此类酶没有或只有最小诱导作用的合用。如果必须与 CYP3A4 诱导剂同时应用时，需要考虑增加本品剂量。

3. 体外研究结果表明本品不会诱导或抑制主要的 CYP 酶。对人肝微粒体和肝细胞 CYP 亚型（CYP1A2、CYP2A6、CYP2B6、CYP2C8、CYP2C9、CYP2C19、CYP2D6、CYP2 E1、CYP3A4/5 和 CYP4A9/11）的体外研究表明，本品及其主要活性代谢物不会与依赖这些酶代谢的药物发生有临床意义的相互作用。

【剂量与用法】 1. 本品治疗胃肠间质瘤和晚期肾细胞癌的推荐剂量是口服 50 mg，1 次/日，服药 4 周，停药 2 周（4/2 给药方案）。与食物同服或不同服均可。

2. 剂量调整

(1) 建议根据药物在个体中的安全性和耐受性情况，以 12.5 mg 为幅度，增加或减少以调整剂量。

(2) CYP3A4 强效抑制剂（如酮康唑）可升高本品的血药浓度。建议在合用时，选择对此类酶没有或只有最小抑制作用的药物。如果必须与 CYP3A4 强效抑制剂合用，应考虑降低本品的剂量，最小可至 37.5 mg/d。

(3) CYP3A4 诱导剂（如利福平）可降低本品的血药浓度。建议合用时，选择对此类酶没有或只有最小诱导作用的药物。如果必须与 CYP3A4 诱导剂合用，应考虑增加本品的剂量，但最大剂量不应超过 87.5 mg，1 次/日。如果增加本品剂量，应仔细监测患者的毒性反应。

【用药须知】 1. 本品具有肝毒性，可能导致肝脏衰竭或死亡。在治疗开始前、每个治疗周期、以及临床需要时都应监测肝功能（ALT、AST、胆红素）。当出现 3 级或 4 级药物相关的肝功能受损时，应中断用药，若无法恢复则应终止治疗。当患者在随后的肝功能化验中显示肝功能指标严重下降，或出现其他的肝功能衰竭症状时，不可重新开始给药治疗。本品在 ALT 或 AST＞2.5×ULN 或者肝转氨酶大于 5.0×ULN 的患者中的安全性尚未明确。

2. 若出现充血性心力衰竭（CHF）的临床表现，建议停止使用本品。无充血性心力衰竭临床证据但射血分数＜50％以及射血分数低于基线 20％的患者，也应停止本品治疗或降低剂量。

3. 上市后曾报告心血管事件，包括心力衰竭、心肌功能障碍和心肌病，部分具有致死性。在本品临床研究中，排除了治疗前 12 个月内发生心脏事件的患者，如心肌梗死（包括严重或不稳定型心绞痛）、冠状动脉/外周动脉旁路移植术、有症状的充血性心力衰竭、脑血管意外或一过性缺血发作或肺栓塞的患者。目前尚未明确伴随上述疾病的患者发展为药物相关性左心室功能障碍的风险是否会增高。建议医生权衡用药风险及其潜在获益。此类患者接受本品治疗时，应仔细监测其充血性心力衰竭的临床症状和体征，也应考虑进行基线和定期 LVEF 评估。对于没有心脏危险因素的患者，应考虑进行基线射血分数的评估。

4. 研究显示，本品可延长 Q-T 间期，且呈剂量依赖性。Q-T 间期延长可能会导致室性心律失常的风险增加，包括尖端扭转型室性心动过速。接受本品治疗的患者中，观察到不到 0.1％的患者出现尖端扭转型室性心动过速。本品应慎用于已知有 Q-T 间期延长病史的患者、服用抗心律失常药物的患者或者有相关基础心脏疾病、心动过缓和电解质紊乱的患者。应用本品时，应考虑在治疗期间定期监测心电图和电解质（血镁和血钾）。

5. 应对高血压患者进行血压监测，并根据需要进行标准的降压治疗。如果发生严重高血压，建议暂时停用本品，直至高血压得到控制。

6. 上市后曾有报告出血事件，涉及胃肠道、呼吸系统、肿瘤、泌尿道和脑出血，部分为致死性。

7. 建议进行基线甲状腺功能的实验室检查，甲状腺功能低下的患者在接受本品治疗之前应给予相应的标准治疗。所有患者在接受本品治疗时，应密切监测甲状腺功能低下的症状和体征。应对有甲状腺功能低下症状和体征的患者进行甲状腺功能的实验室监测，并相应给予标准治疗。

8. 曾有报告，接受本品治疗的患者出现伤口愈合缓慢。建议正在进行重大外科手术的患者暂停给药，以预防该现象发生。但对于重大外科手术后何时开始治疗的临床经验有限。因此，应根据接受重大外科手术后患者的康复程度以后，再判断是否重新开始给药。

9. 临床研究中偶见下颌骨坏死（ONJ），上市后用药也曾报告 ONJ。大部分出现 ONJ 的患者均既往使用或同时使用双磷酸盐静脉给药，这是已确认的可能引起 ONJ 的风险因素。因此，无论合并给药或序贯给予本品和双磷酸盐静脉给药，均需特别注意。

给予侵入性牙科手术也被确认会引起 ONJ 的风险因素。在给予本品治疗前，应考虑进行牙科检查及适当的预防性措施。既往使用或同时使用双磷酸盐静脉给药、侵入性牙科手术的患者应避免接受本品治疗。

10. 临床研究中偶见肿瘤溶解综合征，部分伴致命后果，上市后用药经验也曾有报告。这部分风险患者通常为接受本品治疗前具有高肿瘤负荷，应给予严密监测，依照临床实际情况给药。

11. 对于经历应激如手术、创伤或严重感染的患者，建议医生在对本品开具处方时应监测患者的肾上腺功能的情况。

12. 接受本品治疗的患者应在每个治疗周期开始时检查全血细胞计数（CBCs）、血小板计数、血生化（包括血磷）指标。

【制剂】 胶囊剂：12.5 mg；25 mg；37.5 mg；50 mg。

【贮藏】 贮于 25 ℃，短程携带允许 15～30 ℃。

吉非替尼

(gefitinib)

别名：易瑞沙、Iressa

本品系苯胺喹唑啉衍生物，是一种选择性表皮生长因子受体（epidermal growth factor receptor，EGFR）-酪氨酸激酶抑制药。

【CAS】 184475-35-2

【ATC】 L01XE02

【理化性状】 1. 化学名：*N*-（3-Chloro-4-fluorophenyl）-7-methoxy-6-［3-（morpholin-4-yl）propoxy］quinazolin-4-amine

2. 分子式：$C_{22}H_{24}ClFN_4O_3$

3. 分子量：446.9

4. 结构式

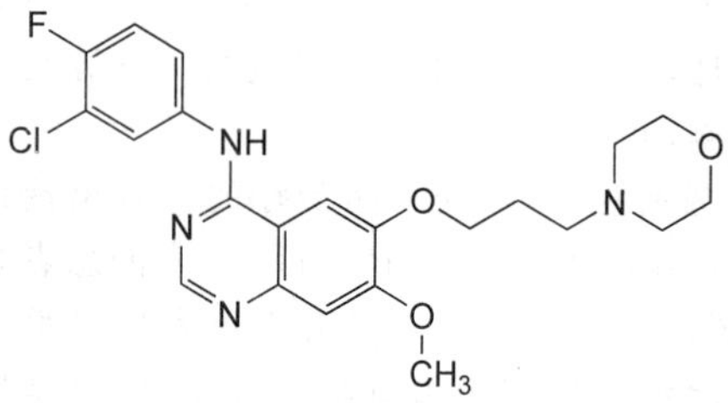

【药理作用】 本品通过与三磷酸腺苷竞争性结合，抑制EGFR细胞内的酪氨酸激酶域和EGFR的自磷酸化作用，并阻断信号传递，从而抑制EGFR的活性。动物实验证实，本品在体内具有抑制肿瘤的活性。临床试验证实，本品可阻碍肿瘤的生长、转移和血管生成，促进肿瘤细胞凋亡，对晚期或转移性非小细胞肺癌具有抗肿瘤活性，可改善临床症状。

【体内过程】 本品口服后3～7 h可达C_{max}，服药10 d后可达C_{ss}。健康志愿者口服100 mg/d，连服3 d，其每天的平均AUC分别为502（μg·h）/L、737（μg·h）/L和994（μg·h）/L；进展期恶性肿瘤患者口服50～700 mg/d，其AUC值差异较大，2周后，其AUC值增至首日的2～7倍。进食对药物吸收的影响不明显。本品的蛋白结合率高达90%，V_d为1400 L。主要在肝内经CYP3A4代谢为5种代谢物，只有氧-去甲基吉非替尼具有活性，约相当于原药的7%。本品主要随粪便排出，亦可随尿液排出。其消除$t_{1/2}$为6～49 h。

【适应证】 作为二线或三线药物，用于治疗既往接受化疗（主要指铂类和紫杉烷类）失败的局部晚期转移性非小细胞肺癌。

【不良反应】 1. 约有1%患者可发生间质性肺炎，其中33%可因此而致命。伴发肺纤维化、间质性肺炎、肺尘病、放射性肺炎和药物诱发性肺炎的患者，导致死亡的危险性增加。

2. 偶见转氨酶或ALP升高，与剂量相关，但可逆转。

3. 常见腹泻，亦见恶心、呕吐、畏食和口腔黏膜炎。

4. 常见皮肤干燥、瘙痒、皮疹、痤疮，一般在用药1个月内出现，通常可逆转。

5. 可能引起结膜炎、弱视、睫毛异常生长和角膜溃疡。

【妊娠期安全等级】 D。

【禁忌与慎用】 1. 对本品过敏者、妊娠期妇女和儿童禁用。

2. 细菌和病毒的感染者（可使病情恶化）、重度肾功能不全患者、肝功能不全患者、间质性肺病（间质性肺炎、肺炎及肺泡炎）患者和骨髓抑制者均应慎用本品。

3. 尚未明确本品是否可经乳汁分泌，哺乳期妇女应权衡本品对其的重要性，选择停药或停止哺乳。

【药物相互作用】 1. 明显抑制CYP3A4的药物（如酮康唑、伊曲康唑）可降低本品的代谢，增高本品的血药浓度。

2. 能诱导CYP3A4的药物（如苯妥英、利福平）会增强本品的代谢，降低本品的血药浓度。

3. 可升高胃液pH值的药物（如雷尼替丁等组胺H_2-受体拮抗药）可能会降低本品的血药浓度。

4. 本品合用华法林会增加出血的风险，应监测INR和PT的比值（INR/PT有可能升高）。

【剂量与用法】 成人口服250 mg/d，加大剂量并不能提高疗效。老年人、一般肾功能不全患者和因肿瘤肝脏转移引起的中、重度肝功能不全患者，均不必调整剂量。

【用药须知】 1. 应定期监测血常规和肝功能。

2. 用药期间，患者如出现发热、气促和咳嗽，并有加重趋势，应及时停药，查找原因。如证实患者已染上间质性肺炎，不应再使用本品。

3. 如出现皮疹等过敏反应，应停药。

4. 如新发生眼部疼痛的患者，应停药。如出现了睫毛生长的位置异常，可先予以清除，再按正常剂量服药。

5. 如出现皮疹和腹泻，可能是药物过量，应及时停药，并对症处理。

【制剂】 片剂：250 mg。

【贮藏】 贮于30 ℃以下。

厄罗替尼

(erlotinib)

本品属于1型人表皮生长因子受体/表皮生长因子受体（HER1/EGFR）酪氨酸激酶抑制剂。

【CAS】 183321-74-6

【ATC】 L01XE03

【理化性状】 1. 化学名：*N*-（3-Ethynylphenyl）-

6,7-bis(2-methoxyethoxy)quinazolin-4-amine

2. 分子式：$C_{22}H_{23}N_3O_4$

3. 分子量：393.44

4. 结构式

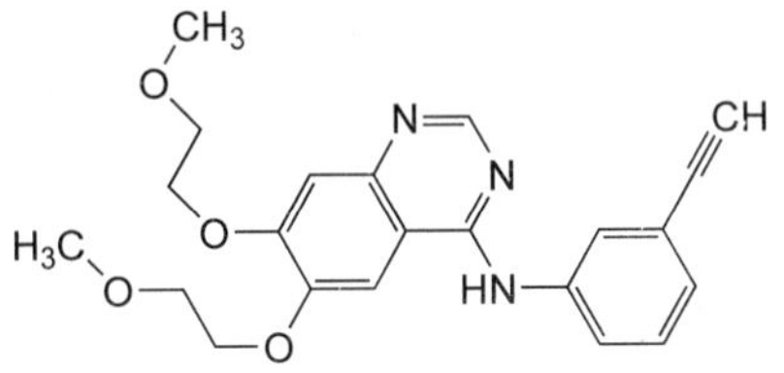

盐酸厄罗替尼
(erlotinib hydrochloride)

别名：特罗凯、Tarceva

〖CAS〗 183319-69-9

〖理化性状〗 1. 化学名：*N*-(3-Ethynylphenyl)-6, 7-bis(2-methoxyethoxy) quinazolin-4-amine hydrochloride

2. 分子式：$C_{22}H_{23}N_3O_4 \cdot HCl$

3. 分子量：429.9

【药理作用】 本品通过抑制表皮生长因子受体酪氨酸激酶的自磷酸化反应，阻抑信号传导，从而达到抑制癌细胞增殖的作用。

【体内过程】 1. 口服本品后约可吸收 60%的用量，如与食物同服，其生物利用度可提高到 100%，但应分开给予。

2. 本品在肝内主要经 CYP3A4 途径进行广泛代谢，小部分则通过 CYP1A2 途径代谢。本品主要经胆汁随粪便排出 83%的原药及其代谢产物，随尿液排出者约为 8%。

【适应证】 局部晚期或转移性非小细胞肺癌且至少化疗失败一次的患者。

【不良反应】 1. 胃肠道　有胃肠道穿孔报告，但不常见(少于 1%)，部分病例产生致命的后果。消化道出血的病例报道常见(包括部分死亡病例)，一些与同时服用华法林有关。这些报道包括消化器官溃疡出血(胃炎、胃与十二指肠溃疡)、呕血、便血、黑粪症以及结肠炎出血。

2. 肾脏　可发生急性肾功能衰竭或肾功能不全，包括死亡，伴有或不伴有低血钾症。

3. 肝脏　临床试验中常见肝功能检查异常(包括 ALT、AST、胆红素升高)。大部分为轻到中度，呈一过性或与肝转移有关。罕见肝功能衰竭(包括死亡)。混杂因素包括先前存在的肝脏疾病或合用肝毒性药物。

4. 眼睛　接受本品治疗的患者非常罕见的角膜溃疡或穿孔。角膜炎和结膜炎在本品治疗中经常发生。睫毛生长异常包括睫毛向内生长、过度生长和睫毛变粗等。

5. 呼吸道、胸部和纵隔　有发生严重的间质性肺病(包括死亡)的报道。常见鼻衄。

6. 皮肤和皮下组织　接受本品治疗患者最常报告的不良反应为皮疹，一般表现为轻到中度的红斑和脓疱性丘疹，多发生或加重于身体阳光暴露部位。对于要暴露在阳光下的患者，建议穿上保护性的衣服，和(或)使用防晒霜(例如含矿物质)。

常见皮肤开裂，多不严重，大部分与皮疹和皮肤干燥有关。其他可见轻度的皮肤反应如色素沉着，但不常见(少于 1%)。已有大疱性，水泡性和剥脱性皮炎的报告，包括非常罕见的斯-约综合征或中毒性表皮坏死松解症，有些情况下可致命。

临床试验中常见甲沟炎，罕见睫毛/眉毛变化以及脆甲和松甲。

【妊娠期安全等级】 D。

【禁忌与慎用】 1. 具有生育能力的男性或女性，在治疗期间和完成治疗周期后至少两周内不可使用本品。

2. 尚未明确本品是否可经乳汁分泌，哺乳期妇女应权衡本品对其的重要性，选择停药或停止哺乳。

3. 儿童使用本品的安全性和有效性尚未确定。

【药物相互作用】 1. CYP3A4 抑制剂酮康唑与本品合用会增加本品的 AUC 的 2/3，因此，当本品与其他 CYP3A4 强抑制剂如阿扎那韦、克拉霉素、茚地那韦、伊曲康唑、奈法唑酮、奈非那韦、利托那韦、沙奎那韦、替利霉素和伏立康唑合用时，应密切监测本品的血药浓度。

2. CYP3A4 诱导剂利福平与本品合用会降低本品 AUC 的 2/3，因此，当本品与其他 CYP3A4 诱导剂如卡马西平、苯巴比妥、苯妥英、利福布汀、利福喷汀和贯叶连翘(圣约翰草，St. John's wort)合用时，有必要考虑增加本品的用量。

3. 同时使用本品和华法林，可能使某些患者的 INR 升高并出血，合用时应进行常规监测。

【剂量与用法】 1. 本品的推荐剂量为 150 mg/d，饭前 1 h 或饭后 2 h 服用。治疗应坚持到病情加重或产生不能耐受的毒性反应。

2. 如同时使用一种 CYP3A4 抑制剂，可以一次减少用量 50 mg；如同时使用一种 CYP3A4 诱导剂，日剂量可以＞150 mg。

【用药须知】 1. 接受本品治疗的患者偶有报道可发生严重的间质性肺病，包括致命的情况。怀疑为间质性肺病的患者的诊断报告包括肺炎、放射性肺炎、过敏性肺炎、间质性肺炎、间质性肺病、闭塞性细支气管炎、肺纤维化、急性呼吸窘迫综合征、肺浸润和牙槽炎。症状在服用本品后 5 d～9 个月(中位时间 39 d)出现。大多数病例合并有其他引起间质性肺病的因素,如同时或既往的化疗、既往放疗、之前存在的间质性肺病、转移性肺疾病或肺部感染。一旦出现新的急性发作或进行性的不能解释的肺部症状如呼吸困难、咳嗽和发热时,应暂停治疗并进行评价。一旦确诊间质性肺病,则应停药,必要时给予适当的治疗。

2. 接受本品治疗的患者可能发生腹泻,中度或重度腹泻应给予洛哌丁胺治疗。部分患者可能需要减量。对严重或持续的脱水相关腹泻、恶心、食欲缺乏或者呕吐,患者需停药并对脱水采取适当的治疗措施。

3. 接受本品治疗的患者可出现肝肾综合征、急性肾功能衰竭(包括死亡)和肾功能不全。有些由基线肝功能不全引起,有些与腹泻、呕吐和(或)食欲缺乏症引起的脱水或联合化疗有关。罕见伴随低钾血症和肾功能衰竭(包括致命)的严重脱水发生。对发生严重性腹泻或持续性腹泻、甚至脱水的患者,特别是存在高危险因素的患者群(例如同时接受化疗、有其他症状或疾病、或有包括年龄偏大等其他基础因素的患者群),应中断本品的治疗,并采取适当措施对患者进行静脉补液。对脱水患者应在补液的同时进行肾功能及血电解质包括血钾的监测,建议定期监测有脱水风险患者的肾功能和血清电解质。

4. 在胰腺癌临床试验中,本品合用吉西他滨,心肌梗死或心肌缺血、脑血管病、微血管溶血性贫血的发生率高。

5. 本品治疗期间罕见肝功能衰竭(包括死亡)。混杂因素包括既往肝脏疾病或合用肝毒性药物。因此,这类患者应定期进行肝功能检查。出现重度重肝功能异常者应停药。发现肝功能异常持续加重时,应考虑中断和(或)降低剂量同时增加肝功能检查监测频率。治疗前检查正常的情况下,如果总胆红素＞3×ULN 和(或)转氨酶＞5×ULN,则应暂停或停止使用本品。

6. 接受本品治疗的患者出现胃肠道穿孔的风险增加,但不常见(部分病例可发生致命的后果)。同时合并使用抗血管生成药、皮质激素类药物、NSAIDs、和(或)紫杉类药物为基础的化疗,或者既往有消化性溃疡或憩室疾病史的患者风险更高。出现胃肠道穿孔的患者应永久停药。

7. 有报道本品可致大疱性,水泡性和剥脱性皮炎,包括非常罕见的斯-约综合征、中毒性表皮坏死松解症,可致命。如患者出现严重的大疱性,水泡性和剥脱性皮炎的症状,应暂停或停用本品。

8. 使用本品治疗有非常罕见的角膜穿孔或角膜溃疡的报道。还观察到的其他眼部异常包括异常睫毛生长、干燥性角膜结膜炎或疱疹性角膜炎,这些也是发生角膜穿孔或溃疡的危险因子。如患者出现急性眼科异常或加重,例如眼睛疼痛,应应暂停或停用本品。

9. 在接受本品治疗的患者中有报道表明,与香豆素类抗凝药包括华法林的相互作用导致 INR 升高和出血事件增加,部分病例产生致命后果。应对使用香豆素类抗凝药的患者的凝血时间和 INR 变化进行定期监测。

10. 本品片剂中含有乳糖,因此,患有罕见遗传病半乳糖不耐受、Lapp 乳糖酶缺乏症或葡萄糖-半乳糖吸收不良的患者不应使用本品。

【制剂】 片剂:25 mg;100 mg;150 mg。

【贮藏】 贮于 30 ℃以下。

尼罗替尼

(nilotinib)

别名:达希纳、Tasigna

【CAS】 641571-10-0

【ATC】 L01XE08

【理化性状】 1. 化学名:4-Methyl-*N*-[3-(4-methyl-1*H*-imidazol-1-yl)-5-(trifluoromethyl) phenyl]-3-[(4-pyridin-3-ylpyrimidin-2-yl) amino]benzamide

2. 分子式:$C_{28}H_{22}F_3N_7O$

3. 分子量:529.5

4. 结构式

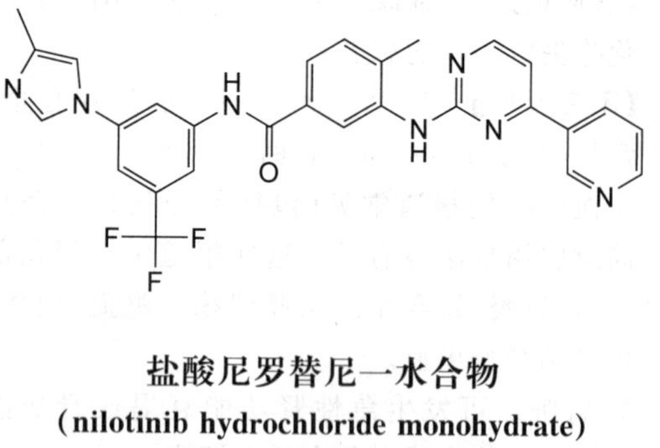

盐酸尼罗替尼一水合物

(nilotinib hydrochloride monohydrate)

〖CAS〗 923288-90-8

〖理化性状〗 1. 本品为白色至轻微淡黄色或轻微黄绿色粉末。

2. 分子式:$C_{28}H_{22}F_3N_7O \cdot HCl \cdot H_2O$

3. 分子量:584.0

【用药警戒】 1. 本品可导致 Q-T 间期延长。本品给药前和给药中,应监测血钾或血镁,并纠正其失衡。给药7 d后,ECGs检测基线Q-T间期,此后定期监测并在调整剂量后监测。

2. 接受本品患者有猝死的报道。低血钾、低血镁和Q-T间期延长患者不可给药。

3. 避免与已知能延长Q-T间期的药物和强效CYP3A4抑制剂合用。

4. 避免饭前2 h及饭后1 h服用。

【药理作用】 1. 体外研究表明,本品可降低慢性粒细胞白血病(CML)细胞系的K-562和KU812 F及表达野生型BCR-ABL的前B-细胞系Ba/F3的BCR-ABL的自主磷酸化,其IC_{50}分别为42、60和23 nmol/L;并可抑制细胞增殖,IC_{50}分别为11,8和23 nmol/L,且药效强于伊马替尼(伊马替尼对BCR-ABL酪氨酸激酶自主磷酸化的IC_{50}分别为470,399和231 nmol/L;对细胞增殖的IC_{50}分别为272,80和643 nmol/L)。对发生BCR-ABL突变的、耐伊马替尼的细胞,本品仍可有效抑制其BCR-ABL酪氨酸激酶的自主磷酸化,减少细胞的增殖。

2. 研究结果还表明,本品对其他CML细胞系的作用强度也高于伊马替尼,对伊马替尼敏感的KBM5和KBM7细胞增殖的抑制作用比伊马替尼强43～60倍(IC_{50}分别为1113 vs 48015 nmol/L和413 vs 259 nmol/L),更重要的是,本品还可以阻断耐伊马替尼的CML细胞系KBM5-STI571 R110和KBM7-STI571 R110的增殖,IC_{50}分别为21418 Lmol/L和9712 nmol/L。

3. 对两种费城染色体阳性(Ph^+)的急性原始淋巴细胞白血病细胞系Z-119和Z-181,本品的抑制细胞增殖作用强度比伊马替尼高30～40倍(IC_{50}分别为1913和116 nmol/L vs 620和6319 nmol/L);而且,本品对这些细胞系的p-190BCR-ABL酪氨酸激酶磷酸化的抑制作用也明显大于伊马替尼:本品在浓度为125 nmol/L时即可完全抑制该磷酸化过程,而伊马替尼的完全抑制浓度为2500 nmol/L。

【体内过程】 1. 健康受试者口服本品400 mg后,血药峰值大约出现在药后4 h,$t_{1/2}$约为16 h,故认为本品1次/日或2次/日服用为宜。本品口服后不能完全吸收,没有明显的药物或其代谢物体内潴留现象。有2/3以上的给药剂量以原药排出,代谢物主要为羧酸衍生物。高脂饮食能明显提高本品的生物利用度。单剂口服400 mg后的耐受性尚好,有轻微的头痛症状,但可自行缓解。

2. CML或Ph^+ ALL患者1次/日或2次/日口服本品,50～1200 mg/d,结果在剂量低于400 mg/d时,药效随给药剂量的增加而增强;但当用药量超过400 mg/d后,药效与剂量的曲线趋于平缓。

【适应证】 1. 新诊断的Ph^+的慢性粒细胞白血病慢性期(Ph^+ CML-CP)。

2. 对伊马替尼耐药或不能耐受的成人Ph^+慢性粒细胞白血病急性期(CML-AP)和慢性期。

【不良反应】 1. 严重不良反应包括骨髓抑制、Q-T间期延长、猝死、胰腺炎和血清脂肪酶升高、肝毒性、电解质异常。

2. 临床试验中发现的不良反应分列如下。

(1) 感染和传染病　少见肺炎、尿路感染、胃肠炎、咽炎;异常罕见脓血症、支气管炎、单纯疱疹、白色念珠菌病。

(2) 血液和淋巴系统　常见血小板减少(慢性期28%,加速期37%)、中性粒细胞减少(28%,37%)、贫血(8%,23%);常见发热性中性粒细胞减少、全血细胞减少。

(3) 内分泌　少见甲状腺功能亢进;罕见甲状腺功能减退、甲状腺炎。

(4) 代谢和营养　常见低镁血症、高钾血症、高血糖、食欲不振、体重增加;少见低钾血症、低钠血症、低钙血症、低磷血症、脱水、食欲减低、食欲增加;罕见糖尿病、高钙血症、高磷血症。

(5) 精神　常见失眠;少见抑郁、焦虑;罕见方向感丧失、混乱。

(6) 神经系统　常见头痛(15%)、头昏、感觉异常;少见颅内出血、偏头痛、震颤、感觉减退、感觉过敏;罕见脑水肿、意识丧失、视觉神经炎、外周神经炎。

(7) 眼　常见眼睛出血、视觉敏锐度受损、眼窝外周水肿、结膜炎、眼刺激症状、眼干;罕见视神经盘水肿、复视、视物模糊、畏光、眼睛肿胀、眼睑炎、眼痛。

(8) 耳和迷路　常见眩晕;罕见听觉损伤、耳痛。

(9) 心脏　常见心悸、Q-T间期延长;少见心衰、心绞痛、房颤、心包积液、冠状动脉疾病、心脏扩大症、心杂音、心动过缓;罕见心肌梗死、心室功能异常、心包炎、心脏扑动、期外收缩。

(10) 血管　常见高血压、潮红;少见高血压危象、血肿;罕见出血性休克、低血压、静脉栓塞。

(11) 呼吸系统　常见呼吸困难、运动性呼吸困难、咳嗽、发声困难;少见肺水肿、胸膜积液、间质性肺病、胸膜疼痛、胸膜炎、鼻衄、咽喉疼痛、咽喉炎;罕见肺动脉高压。

(12) 消化系统　常见恶心、便秘、腹泻、呕吐、腹痛、腹部不适、消化不良、胃肠胀气;少见胰腺炎、胃肠道出血、黑便、腹胀、口腔溃疡、胃食管反流、口腔炎、口干;罕见溃疡穿孔、腹膜后出血、呕血、胃溃疡、溃疡性食管炎、不完全肠梗阻。

(13) 肝胆系统 常见转氨酶水平升高、胆红素水平升高；少见肝炎；罕见肝毒性、肝肿大、黄疸。

(14) 皮肤和皮下组织 常见皮疹、瘙痒、脱发、盗汗、湿疹、红斑、多汗、皮肤干燥；少见剥脱性皮炎、瘀斑、面部水肿；罕见结节性红斑、皮肤溃疡、瘀点、光敏反应。

(15) 肌肉骨骼系统 常见肌痛、关节痛、肌肉痉挛、骨痛、肌肉骨骼性胸痛、肌肉骨骼疼痛；少见肌无力；罕见关节炎、关节肿胀。

(16) 肾和泌尿系统 少见排尿困难、尿急、遗尿、尿频、肌酐水平升高；罕见肾功能衰竭、血尿、尿失禁。

(17) 生殖系统和乳腺 少见乳腺疼痛、男子女性型乳房、勃起障碍。

(18) 全身性异常 常见疲劳、虚弱、外周水肿、发热；少见胸痛、面部水肿、下肢水肿、感冒样症状、寒战、不适。

(19) 实验室检查 常见脂肪酶升高、血淀粉酶升高、ALT升高、AST升高、血胆红素升高、ALP升高、γ-GT升高、肌酸磷酸激酶升高、血糖升高、体重降低、体重增加；少见乳酸脱氢酶升高、血糖降低、血肌酐升高、血尿素升高、肌钙蛋白增加、血钾降低、游离胆红素增加。

【妊娠期安全等级】 D。

【禁忌与慎用】 1. Q-T间期延长综合征、低血钾、低血镁、妊娠期妇女、计划怀孕的女性、半乳糖/乳糖不耐性患者禁用。

2. 骨髓抑制、肿瘤溶解综合征、肝损害、胰腺炎病史、血清脂肪酶检查已确诊胰腺炎的患者、胃全切除术患者慎用。

3. 尚未在儿童或青少年中进行临床研究。故不推荐用于治疗未满18岁的患者。

4. 转氨酶>2.5×ULN或胆红素>1.5×ULN的肝功能不全患者，不推荐使用本品治疗。

5. 尚未明确本品是否可经乳汁分泌，哺乳期妇女应权衡本品对其的重要性，选择停药或停止哺乳。

【剂量与用法】 1. 推荐剂量 2次/日，间隔约12 h，用水送服。不能吞咽胶囊患者，可将胶囊内容物置于一茶匙苹果沙司中，并于15 min内立即服用，不可储存。本品可与造血生长因子，如促红细胞生成素或粒细胞集落刺激因子合用，也可与羟基脲或阿那格雷合用。

2. 新诊断的 Ph^+ CML-CP，300 mg，2次/日，口服。

3. 耐药或不耐受伊马替尼的 Ph^+ CML-CP 或 CML-AP 患者，可口服400 mg，2次/日。

4. 如ECGs示Q-Tc>480 ms，应停药，监测血清钾、镁，必要时补充至正常范围；Q-Tc恢复到<450 ms且较基线增加不超过20 ms内时，重新开始；如果2周后Q-Tc在450～480 ms，应减量到400 mg，1次/日；如果减量至400 mg，1次/日后，Q-Tc仍>480 ms，应停药；剂量调整后，约7 d内应重复监测ECG。

5. 根据中性粒细胞和血小板减少调整剂量，ANC<1.0×10^9/L和(或)血小板计数<50×10^9/L时，应停药，并监测血细胞计数；2周内ANC>1.0×10^9/L且血小板计数>50×10^9/L时，则以原先的剂量重新开始给药；如果血细胞计数偏低超过了2周，就应减量至400 mg，1次/日。

6. 根据脂肪酶、淀粉酶、胆红素和(或)肝转氨酶检查异常调整剂量，如胆红素升高≥3级，应停药，并监测胆红素；如果恢复到≤1级，就以400 mg，1次/日重新开始给药。如肝转氨酶升高≥3级，应停药，并监测转氨酶；如果恢复到≤1级，就应以400 mg，1次/日重新开始给药。

【药物相互作用】 1. 体外实验表明，本品是CYP3A4、CYP2C8、CYP2C9、CYP2D6和UGT1A1的竞争性抑制剂，又是CYP2B6、CYP2C8和CYP2C9的诱导剂。正在使用香豆素(CYP2C9和CYP3A4的底物)治疗的患者中，应该增加对INR的监测。

2. 本品通过CYP3A4代谢，抑制或诱导CYP3A4的药物，会显著增加或降低本品的血药浓度，应避免合用。

3. 本品的溶解度具有pH依赖性，高pH条件下溶解度会降低。不推荐质子泵抑制剂与本品合用，如必须合用，应分开给药。

4. 本品与能抑制P-糖蛋白的药物合用，可能升高本品的血浓度，应予谨慎。

5. 本品应避免与延长Q-T间期的药物(如抗心律失常药)合用。

【用药须知】 1. 服用本品期间不可接种疫苗，避免与近期接种过活疫苗(如通过鼻吸入的流感疫苗)的患者接触。

2. 为降低割伤、青肿、损伤的机会，避免使用锐利物体，如剃刀、指甲剪；避免使用有可能损伤身体的运动器械。

3. 本品可使患者易于感染或存在的感染恶化，应勤洗手；避免与感染人群接触。

4. 尚未进行过本品对驾驶能力和操作机器能力影响的研究。不良反应中如头昏、恶心和呕吐，在本品治疗期间是有可能出现的，所以驾驶或操作机器时应该谨慎。

【制剂】 胶囊剂：150 mg；200 mg。

【贮藏】 贮于 20～25 ℃。

达沙替尼
(dasatinib)

别名：Sprycel

【CAS】 302962-49-8

【ATC】 L01XE06

【理化性状】 1. 本品为白色至类白色粉末，不溶于水，微溶于甲醇和乙醇。

2. 化学名：*N*-(2-Chloro-6-methylphenyl)-2-[[6-[4-(2-hydroxyethyl)-1-piperazinyl]-2-methyl-4-pyrimidinyl]amino]-5-thiazolecarboxamide，monohydrate

3. 分子式：$C_{22}H_{26}ClN_7O_2S \cdot H_2O$

4. 分子量：488.01

5. 结构式

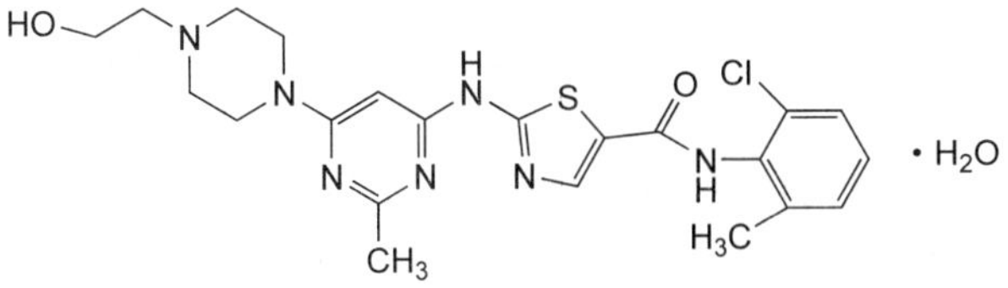

【药理作用】 1. 本品可抑制 BCR-ABL 激酶和 SRC 家族激酶以及许多其他选择性致癌激酶，包括 c-KIT、ephrin(EPH)受体激酶和 PDGFβ 受体。本品是一种强效的、次纳摩尔(subnanomolar)的 BCR-ABL 激酶抑制剂，其在 0.6～0.8 nmol/L 的浓度下具有较强的活性。它与 BCR-ABL 酶的无活性及有活性构型均可结合。

2. 体外研究中，本品在各种伊马替尼敏感和耐药疾病的白血病细胞系中均具有活性。这些非临床研究的结果表明，本品可以克服由下列原因导致的伊马替尼耐药：BCR-ABL 过度表达、BCR-ABL 激酶区域突变、激活包括 SRC 家族激酶(LYN，HCK)在内的其他信号通道，以及多药耐药基因过度表达。此外，本品可在次纳摩尔浓度下抑制 SRC 家族激酶。

3. 在使用鼠 CML 模型单独进行的体内试验中，本品能防止慢性期 CML 向急变期进展，同时延长了荷瘤小鼠(源于生长在不同部位的患者 CML 细胞系，包括中枢神经系统)的生存期。

【体内过程】 1. 吸收　本品口服后可被快速吸收，在 0.5～3 h 内达到 C_{max}。口服后，在 25～120 mg，2 次/日的剂量范围内，平均 AUC 的增加大约与剂量的增加呈正比。总体平均终末 $t_{1/2}$ 约为 5～6 h。

来自健康受试者的数据表明，在高脂饮食 30 min 后单次给予本品 100 mg 可使平均 AUC 增加 14%。服用本品 30 min 前给予低脂饮食可使本品的平均 AUC 增加 21%。所观察到的食物作用并不能代表与临床相关暴露的改变。

2. 分布　本品具有较大的表观分布容积(2505 L)，表明本品可以广泛地分布于血管外。体外试验表明，本品在临床相关的浓度下与血浆蛋白的结合率大约为 96%。

3. 代谢　本品在人体内被广泛代谢，有多个酶参与了代谢产物的形成。在接受 100 mg[^{14}C]标记本品的健康受试者中，原药占血循环中放射性标记物的 29%。血药浓度和在体外测定的活性表明，本品的代谢产物不太可能在所观察到的药物药理学活性中发挥主要作用。CYP3A4 是主要负责本品的代谢酶。本品是 CYP3A4 的一种较弱的时间依赖性抑制剂。在治疗浓度下，本品不能抑制 CYP1A2、2A6、2B6、2C8、2C9、2C19、2D6 或 2 E1。本品对 CYP 酶无诱导作用。

4. 清除　本品主要随粪便清除，大部分是以代谢产物的形式。单次口服[^{14}C]标记的本品后，大约 89%的剂量在 10 d 内被清除，其中分别有 4%和 85%的放射性标记物于尿液和粪便中被回收。尿液和粪便中的原药分别占给药剂量的 0.1%和 19%。

5. 中度肝功能不全患者，平均 C_{max}和的 AUC 与正常肝功能者相比，分别降低 47%和 8%。重度肝功能不全患者，平均 C_{max}和的 AUC 与正常肝功能者相比，分别降低 43%和 28%。

【适应证】 本品用于治疗对伊马替尼耐药，或不耐受的费城染色体阳性(Ph^+)慢性粒细胞白血病(CML)慢性期、加速期和急变期(急粒变和急淋变)的成年患者。

【不良反应】 1. 严重不良反应包括骨髓抑制、液体潴留、出血事件、Q-T 间期延长、充血性心力衰竭、左心室功能降低、心肌梗死、肺动脉高压。

2. 常见的不良反应包括体液潴留(包括胸腔积液)、腹泻、头痛、恶心、皮疹、呼吸困难、出血、疲劳、骨骼肌疼痛、感染、呕吐、咳嗽、腹痛和发热。与药物相关的、发热性中性粒细胞减少症的发生率为 5%。

3. 实验室检查常见中性粒细胞减少、血小板减少、贫血、低血磷、低血钾、低血钙、AST 及 ALT 升高、肌酐升高、胆红素升高。

【妊娠期安全等级】 D。

【禁忌与慎用】 1. 对本品过敏者禁用。

2. 妊娠期妇女禁用。

3. 哺乳期妇女应权衡本品对其的重要性，选择停药或停止哺乳。

4. 尚未在儿童或青少年中进行的临床研究。所以不推荐用于治疗未满 18 岁的患者。

【药物相互作用】 1. 体外研究表明，本品是 CYP3A4 的底物。本品与强效 CYP3A4 抑制剂（例如酮康唑、伊曲康唑、红霉素、克拉霉素、利托那韦、泰利霉素）同时使用可增加本品的暴露量。因此，在接受本品治疗的患者中，不推荐经全身给予强效的 CYP3A4 抑制剂。

2. 每晚给予 600 mg 的利福平（强效 CYP3A4 诱导剂），连续给药 8 d 后，本品的 AUC 会降低 82%。其他能够诱导 CYP3A4 活性的药物（例如地塞米松、苯妥英、卡马西平、苯巴比妥或含贯叶连翘的中草药制剂）可能也会增加本品的代谢并降低本品的血药浓度。因此，不推荐强效 CYP3A4 诱导剂与本品同时使用。在需要接受利福平或其他 CYP3A4 诱导剂的患者中，应当使用其他酶诱导作用较低的药物。

3. 长期使用 H_2-受体拮抗剂或质子泵抑制剂（例如法莫替丁和奥美拉唑）抑制胃酸分泌很有可能会降低本品的暴露量。在一项针对健康受试者的单次给药研究中，在单次给予本品前 10 h 给予法莫替丁可使本品暴露量降低 61%。在接受本品治疗的患者中，应当考虑使用抗酸药替换 H_2-受体拮抗剂或质子泵抑制剂。

4. 非临床数据证实，本品的溶解度依赖于 pH 值。在健康受试者中，氢氧化铝/氢氧化镁抗酸药与本品同时使用可使本品的 AUC 降低 55%，C_{max}降低 58%。然而，在给予本品前 2 h 给予抗酸药时，未观察到本品的血药浓度或暴露量发生相关的变化。因此，抗酸药可在本品给药前 2 h 或给药后 2 h 服用。

5. 本品与 CYP3A4 底物同时使用可能会增加 CYP3A4 底物的暴露量。在一项针对健康受试者的研究中，单次给予 100 mg 的本品可以使辛伐他汀（已知的一种 CYP3A4 底物）的 AUC 和 C_{max}分别增加 20%和 37%。不能排除多次给予本品后会增加这种作用的可能性。因此，本品与已知具有较窄治疗指数的 CYP3A4 底物同时使用时应当谨慎，这些底物包括阿司咪唑、特非那定、西沙必利、匹莫齐特、奎尼丁、苄普地尔或麦角生物碱类（麦角胺，双氢麦角胺）。

【剂量与用法】 片剂应整片吞服，不可压碎或掰开服用。

1. Ph^+加速期或急变期 CML、骨髓或淋巴急变期 CML、Ph^+ ALL 的患者推荐起始剂量为 140 mg，1 次/日。

2. 剂量调整

(1) 与强效 CYP3A4 诱导剂合用，应考虑增加本品剂量，并密切监测不良反应。

(2) 与强效 CYP3A4 抑制剂合用，应考虑降低本品剂量，服用 100 mg 剂量者，应减少 20 mg；服用 140 mg 者应减少 40 mg。如停用 CYP3A4 抑制剂，经 1 周的冲洗期后再恢复原剂量。

(3) CML 和 Ph^+ ALL 患者如疗效不佳，可增加剂量至 140 mg/d 或 180 mg/d。

(4) 慢性期 CML 患者如出现 ANC＜0.5×10^9/L 或血小板＜50×10^9/L，应暂停用药，如在 7 d 内恢复，再以原剂量重新开始治疗；如恢复时间超过 7 d，待恢复后再以 80 mg/d 的剂量重新开始治疗；如在 80 mg/d 的剂量下仍出现 ANC＜0.5×10^9/L 或血小板＜50×10^9/L，应暂停用药，待恢复后再以 50 mg/d 的剂量重新开始治疗；如在 50 mg/d 的剂量下仍出现 ANC＜0.5×10^9/L 或血小板＜50×10^9/L，应停药（包括对伊马替尼耐药的患者）。

(5) 加速期或急变期 CML、Ph^+ ALL 患者，如出现 ANC＜0.5×10^9/L 或血小板＜50×10^9/L，应检查（骨髓活检）是否与白血病有关，如无关，待恢复后以原剂量重新开始治疗；如再次出现，应暂停用药直至恢复后，再重新以 80 mg/d 的剂量开始治疗；如 ANC 或血小板的降低与白血病有关，应调整剂量至 180 mg/d。

(6) 如出现严重的非血液学毒性，可暂停用药直至恢复后，再适当降低剂量重新开始治疗。

【用药须知】 1. 本品治疗会伴随有贫血、中性粒细胞减少症和血小板减少症发生。在进展期 CML 或 Ph^+ ALL 患者中，这些事件比慢性期 CML 患者更为常见。前 2 个月内应每周进行 1 次全血细胞计数，随后每月 1 次，或在有临床指征时进行。骨髓抑制通常都是可逆的，通过暂时停药或降低剂量即可。

2. 本品可导致出血，可致命。如果患者同时服用抑制血小板功能的药物或抗凝剂，那么应当谨慎。

3. 本品可导致体液潴留。出现提示胸腔积液症状（例如呼吸困难或干咳）的患者应当进行胸部 X 线的评价。重度的胸腔积液可能需要接受胸腔穿刺和吸氧。体液潴留事件的常规处理方法是支持治疗，包括使用利尿剂和短期的激素治疗。虽然本品在老年患者中的安全性特点与其在年轻人群中类似，但是年龄高于 65 岁的患者更有可能出现体液潴留和呼吸困难事件，应当对其进行严密的观察。

4. 体外数据表明，本品有可能会延长心室复极（Q-T 间期）。应当慎用于出现或可能出现 Q-Tc 延长的患者。这些患者包括低钾血症或低镁血症的患者、先天性 Q-T 延长综合征的患者、正在服用抗心律失常药物或其他可以导致 Q-T 间期延长药物的患者，以及接受累积高剂量蒽环类药物治疗的患者。在给予本品治疗前应当纠正低钾血症或低镁血症。

5. 接受本品治疗的 258 例患者中有 5.8%报告心脏不良反应，其中包括 1.6%的患者报告心肌病、充血性心力衰竭、舒张功能不全、致死性心肌梗死以及左心功能不全。对于那些伴有心功能不全体征或症状的患者应进行监测并给予适当治疗。

6. 本品片剂含乳糖一水合物。患有罕见的遗传性半乳糖耐受不良、Lapp 乳糖酶缺乏症或葡萄糖-半乳糖吸收不良的患者不应服用本品。

7. 尚未进行研究来评价本品对驾驶和操作机器能力的影响。应当告知患者在接受本品治疗期间可能会出现一些不良反应，例如眩晕或视物模糊。因此，在驾驶汽车或操作机器时应当特别谨慎。

8. 临床试验中推荐在开始本品治疗前，伊马替尼至少应停用 7 d。

【制 剂】 片剂：20 mg；50 mg；70 mg；80 mg；100 mg；140 mg。

【贮藏】 贮于 20～25 ℃，短程携带允许 15～30 ℃。

泼那替尼
(ponatinib)

本品为酪氨酸激酶抑制剂，2012 年上市，但 2013 年 10 月 31 日美国 FDA 因本品可引起危及生命的血栓和血管狭窄而暂停本品销售，而同年 12 月 20 日要求产品说明书增加黑框警告后继续上市销售。

【CAS】 943319-70-8

【ATC】 L01XE24

【理化性状】 1. 化学名：3-(2-Imidazo[1,2-*b*]pyridazin-3-ylethynyl)-4-methyl-*N*-[4-[(4-methylpiperazin-1-yl) methyl]-3-(trifluoromethyl) phenyl] benzamide

3. 分子式：$C_{29}H_{28}ClF_3N_6O$

4. 分子量：569.02

5. 结构式

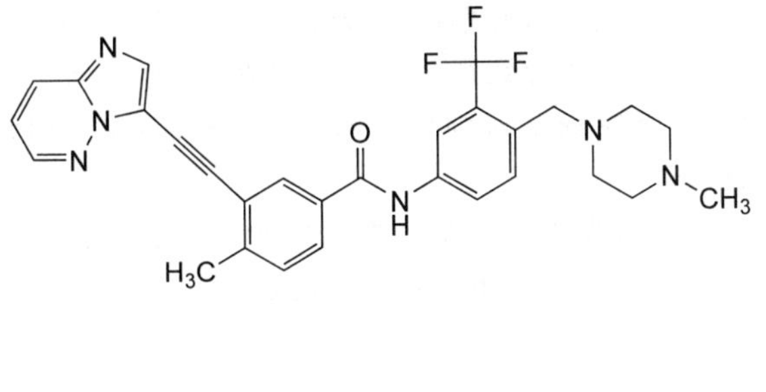

盐酸泼那替尼
(ponatinib hydrochloride)

别名：Iclusig

〖理化性状〗 1. 本品为几乎白色至黄色粉末，pK_a为 2.77 和 7.8，pH 为 1.7、2.7、7.5 的缓冲液中溶解度分别为 7790 μg/ml、3.44 μg/ml、0.16 μg/ml。

2. 化学名：3-(2-Imidazo[1,2-*b*] pyridazin-3-ylethynyl)-4-methyl-*N*-[4-[(4-methylpiperazin-1-yl) methyl]-3-(trifluoromethyl) phenyl] benzamide hydrochloride

3. 分子式：$C_{29}H_{28}ClF_3N_6O \cdot HCl$

4. 分子量：606.5

【用药警戒】 1. 本品可导致动静脉血栓，包括心肌梗死、卒中、颅内大静脉狭窄以及严重的周围血管病，须紧急手术进行血管重建。

2. 治疗前应评估动静脉血栓的风险，一旦发现血栓形成或血管狭窄的迹象，应立即停药。

3. 本品可导致心力衰竭，甚至死亡。应密切监测心功能，如发现心力衰竭或原有心力衰竭恶化，应立即停药。

4. 本品可导致肝毒性、肝功能衰竭，甚至死亡，应密切监测肝功能，如出现可疑肝毒性，应立即停药。

【药理作用】 体外研究显示，本品可抑制 ABL 与 T315 I突变的 ABL 酪氨酸激酶活性，半抑制浓度(IC_{50})分别为 0.4、2.0 nmol/L，在 0.1～20 nmol/L，亦可抑制其他致癌激酶的活性，包括血管内皮生长因子受体(VEGFR)、血小板衍生生长因子受体(PDGFR)、纤维母细胞生长因子受体(FGFR)、生促红素人肝细胞(Eph)受体、胞质酪氨酸激酶 Src 家族(SFK)、酪氨酸激酶膜受体基因(C-kit)、原癌基因(RET)、促血管生成素Ⅰ型酪氨酸激酶受体 2(TIE2)和 FMS 样的酪氨酸激酶 3(FLT3)。

【体内过程】 1. 本品的绝对生物利用度尚未明确。口服给药后 6 h 内可观察到血药峰值。体外血浆蛋白结合率＞99%。癌症患者口服 45 mg，1 次/日，连服 28 d，稳态时分布容积的几何平均值为 1223 L。

2. 至少 64%的本品剂量经由Ⅰ相和Ⅱ相代谢。体外研究显示，Ⅰ相代谢酶主要为 CYP3A4，其次为 CYP2C8、CYP2D6 和 CYP3A5；本品也通过酯酶和(或)酰胺酶进行代谢。

3. 癌症患者口服 45 mg，1 次/日，连用 28 d，其终末消除 $t_{1/2}$ 约为 24(12～66)h。主要随粪便排泄。

【适应证】 1. 成人 T315 I-阳性的慢性粒细胞

白血病(CML)(慢性期、加速期、急变期)或 T315 I-阳性的费城染色体阳性的急性成淋巴细胞性白血病(Ph^+ ALL)。

2. 不适合其他酶抑制剂治疗的成人慢性粒细胞白血病的慢性期、加速期、急变期或 Ph^+ ALL。

【不良反应】 1. 严重不良反应包括血管阻塞、心力衰竭、肝毒性、高血压、胰腺炎、神经性病变、眼毒性、出血、液体潴留、心律失常、骨髓抑制。

2. 最常见的(≥20%)非血液学不良反应包括高血压、皮疹、腹痛、疲劳、头痛、皮肤干燥、便秘、关节痛、恶心、发热。最常见的、导致停药的不良反应包括血小板减少(4%)和感染(1%)。

3. 导致须进行剂量调整的常见不良反应包括血小板减少、中性粒细胞减少、脂肪酶升高、腹痛、胰腺炎、ALT 升高、AST 及 γ-GT 升高。

【妊娠期安全等级】 D。

【禁忌与慎用】 1. 妊娠期妇女禁用。

2. 尚未明确本品是否可经乳汁分泌,哺乳期妇女权衡利弊,选择停药或停止哺乳。

3. 未满 18 岁的儿童用药的安全性及有效性尚未确定。

【药物相互作用】 1. 强效 CYP3A 抑制剂可升高本品的 AUC 和 C_{max}。反之,强效 CYP3A 诱导剂可降低本品的 AUC 和 C_{max}。

2. 体外证实,本品为 P-糖蛋白、乳腺癌耐药蛋白(BCRP)和胆盐输出泵(BSEP)的抑制剂。

3. 本品溶解度具有 pH 依赖性,高 pH 条件可使溶解度降低。

【剂量与用法】 1. 推荐剂量　起始剂量为 45 mg,1 次/日,口服,但 59%的患者治疗中须要减量到 30 mg/d 或 15 mg/d。已完成主要细胞生成反应的 CML 慢性期和加速期患者需要 45 mg,1 次/日。如果 3 个月(90 d)无效应,应考虑停药。是否与食物同服均可,片剂应整片吞服。

2. 中性粒细胞减少(ANC<1.0×10^9/L)和血小板减少(<50×10^9/L)应调整剂量。ANC<1×10^9/L或血小板<50×10^9/L。

(1) 第 1 次发生,停药,恢复到 ANC≥ 1.5×10^9/L 和血小板≥75×10^9/L 后,以 45 mg/d 的剂量重新开始。

(2) 第 2 次,停药,恢复到 ANC≥1.5×10^9/L 和血小板≥75×10^9/L 后,以 30 mg/d 的剂量重新开始。

(3) 第 3 次,停药,恢复到 ANC≥1.5×10^9/L 和血小板≥75×10^9/L 后,以 15 mg/d 的剂量重新开始。

3. 转氨酶升高至>3×ULN(2 级或更高),若剂量在 45 mg 时发生,应停药,监测肝功能,恢复到≤1 级(<3×ULN),以 30 mg/d 的剂量重新开始给药;若剂量在 30 mg 时发生,应恢复到≤1 级,以 15 mg/d 的剂量重新开始给药。若剂量在 15 mg 时发生转氨酶升高>3×ULN(2 级或更高),应停药。如出现 AST 或 ALT≥3×ULN 且胆红素升高>2×ULN,ALP2×ULN,应停药。

4. 处于胰腺炎和脂肪酶升高时

(1) 无症状的 3 或 4 级脂肪酶升高(>2×ULN)或无症状的、放射学检查证实胰腺炎(2 级):若剂量在 45 mg 时发生,应停药,如恢复到≤1 级(<1.5×ULN)时,应以 30 mg 重新开始;若剂量在 30 mg 时发生,应停药,如恢复到≤1 级,应以 15 mg 重新开始;若剂量在 15 mg 时发生,应停药。

(2) 有症状的 3 级胰腺炎,如剂量在 45 mg 发生,应停药,如脂肪酶升高恢复至<1 级或症状完全消退,以 30 mg 重新开始。

(3) 发生在剂量为 30 mg 时,如脂肪酶升高恢复<1 级或症状完全消退,应以 15 mg 重新开始。

(4) 发生在剂量为 15 mg 时,应停药。

(5) 4 级胰腺炎,应停药。

5. 与强效 CYP3A 合用时或肝功能不全患者(Child-Pugh A,B 或 C),推荐剂量应降低至 30 mg,1 次/日。

【用药须知】 1. 本品可致严重的动静脉血栓、肝毒性,治疗前应仔细权衡利弊。

2. 用药期间监测血压,如发生高血压,应及时治疗。

3. 治疗前 2 月,每 2 周检测一次脂肪酶,有胰腺炎病史或饮酒者应加强监测。如出现脂肪酶升高伴腹痛,应立即评价是否发生胰腺炎。

4. 监测患者神经毒性的症状,如感觉迟钝、感觉过敏、感觉异常、不适、灼烧感、神经痛、无力等。如怀疑神经病变应停药进行评估。

5. 本品可导致严重视神经毒性,可致盲。治疗期间应定期检查眼科情况。

6. 本品可导致严重并危及生命的出血,常伴 4 级血小板减少,如发生应立即停药。

7. 监测患者液体潴留情况,并积极治疗。

8. 监测患者心率,如有异常应停药进行评估。

9. 本品可导致严重的骨髓抑制,治疗的前 3 月应每 2 周检查全血细胞计数,如临床需要,可调整剂量。

10. 晚期患者可发生严重的肿瘤溶解综合征,本品治疗前应充分水化,纠正高尿酸。

11. 本品可影响伤口愈合，大手术前应至少停用本品 1 周，术后视恢复情况开始重新治疗。

【制剂】 片剂：15 mg；45 mg。

【贮藏】 贮于 20～25 ℃。

拉帕替尼
(lapatinib)

本品是小分子 4-苯胺基喹唑啉类受体酪氨酸激酶抑制剂。

【CAS】 231277-92-2

【ATC】 L01XE07

1. 化学名称：*N*-(3-Chloro-4-{[(3-fluorophenyl) methyl] oxy} phenyl)-6-[5-({[2-(methylsulfonyl) ethyl]amino}methyl)-2-furanyl]-4-quinazolinamine

2. 分子式：$C_{29}H_{26}ClFN_4O_4S$

3. 分子量：581.06

4. 结构式

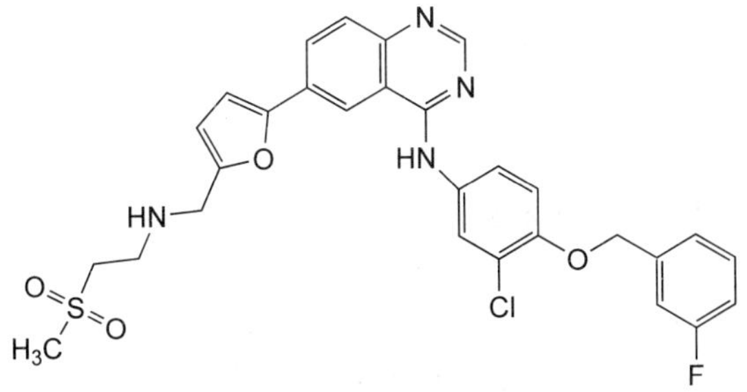

二对甲苯磺酸拉帕替尼
(lapatinib ditosylate)

别名：Tykerb

〖CAS〗 388082-78-8

〖ATC〗 L01XE07

1. 本品为黄色固体，水中溶解度 0.007 mg/ml，在 25 ℃的 0.1 mol/L HCl 中溶解度为 0.001 mg/ml。

2. 化学名称：*N*-(3-chloro-4-{[(3-fluorophenyl) methyl] oxy} phenyl)-6-[5-({[2-(methylsulfonyl) ethyl] amino} methyl)-2-furanyl]-4-quinazolinamine bis(4-methylbenzenesulfonate) monohydrate

3. 分子式：$C_{29}H_{26}ClFN_4O_4S \cdot (C_7H_8O_3S)_2 \cdot H_2O$

4. 分子量：943.5

【用药警戒】 在临床试验中和上市后曾发生肝毒性。还曾报道本品可致严重肝毒性，甚至导致死亡，但未确定死亡与本品的因果关系。

【药理作用】 本品是小分子 4-苯胺基喹唑啉类受体酪氨酸激酶抑制剂（Kiapp 估计值分别为 3 nmol/L 和 13 nmol/L），可抑制表皮生长因子受体(ErbB1)和人表皮因子受体 2(ErbB2)，解离 $t_{1/2}$＞300 min。在体外和在各种动物模型中，本品可抑制 ErbB(其可促进肿瘤细胞生长)。

在一项体外研究中，本品和氟尿嘧啶(卡培他滨的活性代谢物)在 4 种受试的肿瘤细胞株中联合使用，显示有累加作用。在含曲妥珠单抗介质中生长的细胞株中，证实本品有抑制肿瘤细胞生长作用。在体外，本品对长期生长在含有曲妥珠单抗介质中的乳腺癌细胞株具有显著活性。这些体外研究表明，这两种药物间无交叉耐药性。

激素受体阳性的乳腺癌细胞[存在 ER(雌激素受体)和(或)PgR(孕激素受体)]共表达 HER2，对内分泌治疗有耐药趋势。相似的，最初缺乏 EGFR 或 HER2 的激素受体阳性的乳腺癌细胞，向上调节这些受体蛋白，导致肿瘤细胞对内分泌治疗耐药。

【体内过程】 1. 吸收　口服吸收不完全，且个体差异大，血药浓度平均延迟 0.25 h(范围 0～1.5 h)，约 4 h 可达峰值 C_{max}，$t_{1/2}$ 为 24 h。一日给药，6～7 d 内可达稳态。在一日给药 1250 mg 后，其平均 C_{max}(95%可信区间)为 2.43 μg/ml(1.57～3.77 μg/ml)，AUC 为 36.2(μg・h)/ml(23.4～56 (μg・h)/ml。分开服用较一日 1 次的 AUC 增加 1 倍。与食物同服，AUC 增加 3～4 倍。

2. 分布　本品与白蛋白和 α_1-酸糖蛋白结合率高(＞99%)。体外研究表明，本品是转运乳腺癌抗癌蛋白(BCRP，ABCG2)和 P-糖蛋白的底物。在体外，本品临床有效浓度可抑制转运蛋白 BCRP、P-糖蛋白以及肝摄取转运蛋白 OATP1B1。

3. 代谢　主要经肝脏中 CYP3A4 和 CYP3A5 代谢，小部分经 CYP2C19 和 CYP2C8 生成各种氧化代谢物，＜10%本品血药浓度或＜14%原药及代谢产物随粪便排泄。

4. 消除　本品在推荐剂量单次给药后，其终末 $t_{1/2}$ 为 14.2 h；多次给药后，有效 $t_{1/2}$ 延长至 24 h。经肾排泄极微(＜2%)，粪便中回收率约为口服剂量的 27%(3%～67%)。

5. 未进行年龄，性别，或种族对本品的药动学影响的研究。

【适应证】 1. 用于联合卡培他滨治疗 HER2 过度表达的、既往曾接受过包括蒽环类、紫杉醇、曲妥珠单抗治疗的晚期或转移性乳腺癌。

2. 与来曲唑合用治疗激素受体阳性、HER2 过度表达的转移性乳腺癌，且适应激素治疗的绝经后妇女。

【不良反应】 1. 与卡培他滨合用＞10%的不良反应有恶心、腹泻、口腔炎、消化不良、掌跖肌触觉不良、皮疹、皮肤干燥、黏膜炎症、四肢痛、腰痛、呼吸困难及失眠等。

2. 实验室检查异常：血红蛋白、血小板、中性粒细胞降低，总胆红素、AST、ALT升高。

3. 与来曲唑合用的不良反应有恶心、腹泻、呕吐、食欲缺乏、皮疹、皮肤干燥、脱发、搔痒、指甲异常、疲倦、虚弱、头痛、鼻衄，总胆红素、AST、ALT升高。

4. 个别患者可能出现左心室射血分数下降、间质性肺疾病/肺炎、肝损害等严重不良反应。

5. 上市后报道的不良反应有超敏反应、过敏反应及包括甲沟炎在内的指甲疾患。

【妊娠期安全等级】 D。

【禁忌与慎用】 1. 对本品及其他成分严重过敏患者禁用。

2. 对已经或可能发生Q-Tc延长患者，应慎用。

3. 儿童用药的安全性和有效性尚未确定。

4. 妊娠期妇女使用本品可能损害胎儿，慎用。应用本品期间，育龄妇女应采取有效避孕措施，避免怀孕，如妊娠期间服用本品或服用本品期间怀孕，应告知妊娠期妇女对胎儿的伤害。

5. 尚未明确本品是否可经乳汁分泌，哺乳期妇女使用本品应权衡利弊，选择停药或停止哺乳。

6. 临床试验，老年人与年轻受试者安全性和有效性无显著差异，但不除外个别过敏体质患者。

7. 未曾对肾受损或正在进行血液透析患者进行专门的临床研究，考虑本品经肾消除极少，肾功能不全可能不会影响其体内药动学。

8. 因本品主要经肝脏代谢，重度肝功能不全可升高药物的血药浓度，因此，重度肝功能不全的患者应慎用。

【药物相互作用】 1. 本品在体外，可抑制CYP3A4、CYP2C8和P-糖蛋白；在体内，又是一种弱效的CYP3A4抑制剂。当本品与治疗窗窄的CYP3A4、CYP2C8或P-糖蛋白底物的药物合用时，应小心谨慎并考虑降低合用药物的剂量。

2. 本品在体外对CYP1A2、CYP2C9、CYP2C19和CYP2D6或UGT酶无明显抑制作用，临床意义尚未明确。

3. 本品应避免与强效CYP3A4抑制剂（如酮康唑、伊曲康唑、克拉霉素、阿扎那韦、茚地那韦、奈法唑酮、利托那韦、沙奎那韦、泰利霉素、伏立康唑）合用，因其可升高本品的血药浓度。如酮康唑，200 mg，2次/日，合用7 d后，本品的AUC、$t_{1/2}$分别增加2.6倍、0.7倍；葡萄柚汁可增加本品的血药浓度，应避免合用。还应避免与强效CYP3A4诱导剂（如地塞米松、苯妥英、卡马西平、利福平、利福布汀、利福喷汀、苯巴比妥、贯叶连翘）合用，因其可促进本品代谢。如卡马西平一次100 mg，2次/日，3 d后改为一次200 mg，2次/日，共用17 d，本品的AUC会降低72%。

4. 本品与咪达唑仑（CYP3A4底物）合用，咪达唑仑口服、静脉给药，其24 h曲线下面积（AUC）分别增加45%、22%。

5. 本品如合用口服剂量的地高辛（P-糖蛋白底物），可使后者的AUC增加约2.8倍。合用本品前及合用过程中，应监测地高辛的血药浓度。当地高辛血药浓度＞1.2 ng/ml时，地高辛剂量应减半。

6. 本品与紫杉醇（CYP2C8和P-糖蛋白的底物）合用时，紫杉醇的AUC_{24h}可增加23%。由于研究设计局限性，紫杉醇增加的血药浓度幅度可能被低估。

7. 本品是P-糖蛋白的底物，与P-糖蛋白的抑制剂合用时，本品的血药浓度可能升高，应谨慎合用。

8. 本品溶解度依赖于pH值，高pH值时溶解度低。然而，如与奥美拉唑（一种质子泵抑制剂）合用，40 mg，1次/日，合用7 d，本品稳态血药浓度未出现临床意义上的降低。

【剂量与用法】

1. 推荐方案

（1）HER2阳性的转移性乳腺癌患者　推荐剂量1250 mg（5片），1次/日，第1～21 d连续服用，第1～14 d与卡培他滨2000 mg/（m^2 · d）（口服，2次/日）合用，21 d一疗程。本品应餐前或餐后至少1 h服用，应一日顿服，不推荐分次服用。卡培他滨应餐时或餐后30 min内服用。如漏服，患者不必补服。连续治疗直至病情进展或出现不可耐受的毒性。

（2）激素受体阳性、HER2阳性转移乳腺癌患者　推荐剂量1500 mg（6片），口服，1次/日，与来曲唑合用，来曲唑推荐剂量为2.5 mg，1次/日。本品餐前或餐后至少1 h服用，应一日顿服，不推荐分次服用。

2. 剂量调整

（1）心脏事件　按美国国家癌症研究所不良反应常用名词标准（NCI CTCAE），患者左心室射血分数（LVEF）2级或更高和患者LVEF减低低于美国国家癌症研究所的正常下限时，应停药。如患者的LVEF恢复正常和无症状时，最少2周后可再次给药。与卡培他滨合用时，可再次给予本品1000 mg/d；与来曲唑合用时，可再次给予本品1250 mg/d。

（2）肝功能不全　重度肝功能不全（Child-Pugh Class C）患者需减量。HER2阳性转移乳腺癌患者。

剂量从 1250 mg/d 减至 750 mg/d；激素受体阳性，HER2 阳性转移性乳腺癌患者，剂量从 1500 mg/d 减至 1250 mg/d，预计患者的 AUC 可调整至正常范围。但重度肝功能不全的患者剂量调整无临床数据支持。

(3) 与强效 CYP3A4 抑制剂(参见"相互作用")合用　避免与强效 CYP3A4 抑制剂、葡萄柚汁合用。如必须合用，根据药动学研究，本品的剂量应减至 500 mg/d，其 AUC 可能在未用强效 CYP3A4 抑制剂前的正常范围，但尚无临床数据支持。如停用强效抑制剂，剂量应调整至推荐剂量前，约有 1 周缓冲期。

(4) 与强效 CYP3A4 诱导剂(参见"药物相互作用")合用　避免与强效 CYP3A4 诱导剂合用，如必须合用时，且患者能耐受，HER2 阳性转移性乳腺癌患者，剂量可增至 4500 mg/d；或激素受体阳性，且 HER2 阳性转移乳腺癌的患者，给予 5500 mg/d，AUC 可能在未用强诱导剂前的正常范围，但尚无临床数据支持。若停用强效诱导剂，本品的剂量应降至推荐剂量。

(5) 当患者发生 NCI CTCAE 2 级或更高的不良事件时，应关注其他毒性的产生，并予暂停给药。当不良事件改善至 1 级或更低之时，才可重新给予 1250 mg/d。如毒性再次发生，与卡培他滨合用时，再次给予较低剂量 1000 mg/d；或与来曲唑合用时，再次给予较低剂量 1250 mg/d。

【用药须知】 1. 本品可引起 LVEF 降低，左心室功能不全患者慎用，开始本品治疗前及治疗期间应对所有患者进行评价，确保患者的 LVEF 在美国国家癌症研究所的正常范围内。

2. 本品可导致严重肝毒性甚至死亡，肝毒性可发生于开始治疗的数日至数月，开始治疗前及治疗中每 4～6 周检查肝功能，如临床需要可随时检查。如出现严重肝损害，停止治疗，永不再用。

3. 治疗过程中，发生腹泻包括严重腹泻，应及时服用止泻药。严重腹泻需口服或静脉补充电解质和液体，暂停或停止治疗。

4. 临床试验中本品可延长 Q-T 间期，已有或可能发生 Q-Tc 延长的患者慎用。可能发生 Q-Tc 延长的情况包括：低血钾、低血镁、先天性长 Q-T 综合征、正在服用抗心律失常药或其他导致 Q-T 间期延长的药物、高剂量蒽环类抗癌药蓄积等。开始本品治疗前应纠正低血钾或低血镁。

5. 可与其他药物引起相互作用，用药前患者应告知医师其服用的其他药物，包括处方药、非处方药或草药，如抗生素和抗真菌药、抗惊厥药、钙通道阻滞剂(治疗心脏疾病或高血压)、抗抑郁药物、抑酸药、HIV(AIDS)治疗药等。

6. 药物过量无特异性解毒剂。因其肾排泄少，高血浆蛋白结合率，血液透析不能有效清除。

7. 尚未进行本品和芳香化酶抑制剂合用与含曲妥珠单抗化疗方案治疗转移性乳腺癌的比较研究。

【制剂】 片剂：250 mg。

【贮藏】 贮于 25 ℃下，短程携带时允许 15～30 ℃。

索拉非尼
(sorafenib)

本品是小分子受体酪氨酸激酶抑制剂。

【CAS】 284461-73-0

【ATC】 L01XE05

【理化性状】 1. 化学名：4-[4-[[4-Chloro-3-(trifluoromethyl)phenyl]carbamoylamino] phenoxy]-*N*-methyl-pyridine-2-carboxamide

2. 分子式：$C_{21}H_{16}ClF_3N_4O_3$

3. 分子量：464.83

4. 结构式

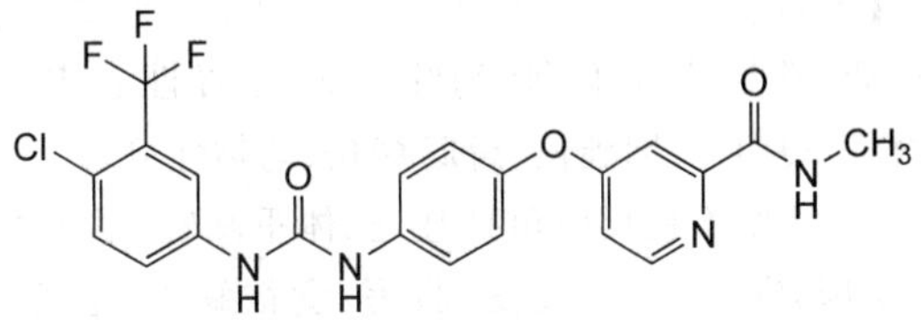

甲苯磺酸索拉非尼
(sorafenib tosylate)

别名：多吉美、Nexavar

〖理化性状〗 1. 本品为白色至黄色或棕色固体，几乎不溶于水，微溶于甲醇，溶于 PEG 400。

2. 化学名：4-[4-[[4-Chloro-3-(trifluoromethyl) phenyl] carbamoylamino] phenoxy]-*N*-methyl-pyridine-2-carboxamide 4-methylbenzenesulfonate

3. 分子式：$C_{21}H_{16}ClF_3N_4O_3 \cdot C_7H_8O_3S$

4. 分子量：637.0

【药理作用】 本品是多种激酶抑制剂，在体外或体内均可抑制肿瘤细胞增殖，包括小鼠肾细胞癌、RENCA 模型和无胸腺小鼠移植多种人肿瘤模型，并抑制肿瘤血管生成。

【体内过程】 1. 吸收　与口服液比较，片剂平均相对生物利用度为 38%～49%。本品的清除 $t_{1/2}$ 约为 25～48 h。与单剂量给药相比，重复给药 7 d 可达到 2.5～7 倍的蓄积。给药 7 d 后，血药浓度可达稳态，平均血药浓度峰谷比<2。口服后约 3 h 可达

血药峰值。中度脂肪饮食与禁食状态下的生物利用度相似。高脂饮食时，本品的生物利用度较禁食状态时降低 29%。当口服剂量超过 0.4 g，2 次/日，平均 C_{max} 和 AUC 的升高与剂量呈非线性关系。

2. 分布　在体外，本品与人血浆蛋白结合率为 99.5%。

3. 代谢　本品主要在肝脏内通过 CYP3A4 介导的氧化作用代谢，除此之外，还有 UGT1A9 介导的葡萄糖酸苷化代谢。血药浓度达到稳态时，原药在血浆中约占 70%～85%的比例。本品有 8 个已知代谢产物，其中 5 个在血浆中被检出。本品在血浆中的主要循环代谢产物为吡啶类-*N*-氧化物。体外试验表明，该物质的效能与原药相似，在血浆中占 9%～16%。

4. 消除　口服 100 mg(溶液剂)后，96%的药物在 14 d 内被消除，其中 77%随粪便排泄，19%以葡萄糖酸苷代谢产物的形式随尿液排泄。有 51%的原药随粪便排泄，尿液中未发现原药。

【适应证】 1. 治疗不能手术的晚期肾细胞癌。

2. 治疗无法手术或向远处转移的原发肝细胞癌。

【不良反应】 1 严重不良反应包括心肌缺血、心肌梗死、掌足综合征、斯-约综合征、中毒性表皮坏死综合征、Q-T 间期延长、胃肠穿孔、药物性肝炎。

2. 常见不良反应包括疲乏、体重减轻、掌足综合征、皮疹、皮肤干燥、脱发、腹泻、食欲缺乏、恶心、便秘、呕吐、肝功能异常、腹痛、低血磷、低血钙、血小板减少、低血钾、高血压、关节痛、出血、呼吸困难、贫血。

3. 上市后有导致肝功能衰竭甚至死亡的报道，另外有超敏反应、血管神经性水肿、下颌骨坏死、横纹肌溶解、肺间质样改变。

【妊娠期安全等级】 D。

【禁忌与慎用】 参见拉帕替尼。

【药物相互作用】 1. 尚未见到 CYP3A4 诱导剂影响本品代谢的临床资料。但推测 CYP3A4 诱导剂(如利福平、贯叶连翘、苯妥英、卡马西平、苯巴比妥和地塞米松)可能会加快本品的代谢，因而降低本品的血药浓度。

2. 酮康唑是 CYP3A4 的强效抑制剂，健康男性志愿者使用酮康唑 1 次/日，连续 7 d，并合用本品单剂量 50 mg，本品的平均血药浓度并未改变。所以本品和 CYP3A4 抑制剂之间不存在药物代谢的相互作用。

3. 华法林是 CYP2C9 的底物，合用本品和华法林的患者，其平均 PT、INR 值并未改变。但患者合用华法林时应定期监测 INR 值。

4. 临床试验中，本品和其他常规剂量的抗肿瘤药物可进行合用，包括吉西他滨、奥沙利铂、多柔比星和伊立替康。本品不影响吉西他滨和奥沙利铂的代谢。本品和多柔比星合用时可引起肝癌患者体内阿霉素的平均 AUC 值增加 21%。本品和伊立替康合用时，伊立替康的活性代谢产物 SN-38(通过 UGTIA1 酶代谢)的 AUC 会升高 67%～120%，伊立替康的 AUC 会升高 26%～42%。

【剂量与用法】 口服，以一杯温开水送服。一次 0.4 g，2 次/日，空腹或随低脂、中脂饮食服用。如出现皮肤毒性反应，本品的用量应减为 1 次/日或隔日 1 次，一次 0.4 g。

【用药须知】 1. 掌足综合征和皮疹是本品最常见的不良反应。皮疹和掌足综合征通常多为 NCICTC(国际肿瘤通用毒性标准)1 到 2 级，且多于开始服用本品后的 6 周内出现。对皮肤毒性反应的处理包括局部用药以减轻症状，暂时性停药和(或)进行剂量调整。对于皮肤毒性反应严重且反应持久的患者可能需要永久停药。严重掌足综合征应永久停药。

2. 服用本品的患者会增加高血压的发病率。药物相关的高血压多为轻到中度，且多在开始服药后的早期阶段出现，用常规的降压药物即可控制。应常规监控血压，如有需要则按照标准治疗方案进行治疗。对应用降压药物后仍严重或持续的高血压或出现高血压危象的患者应考虑永久停药。

3. 服用本品治疗后可能会增加出血的风险。严重出血并不常见。一旦出血应予治疗，建议考虑永久停药。

4. 部分同时服用本品和华法林治疗的患者偶发出血或凝血时间国际标准化比值(INR)升高。对合用华法林的患者应常规监测凝血时间、INR 值并注意临床出血迹象。

5. 服用本品对伤口愈合的影响未进行专门的研究。建议须要进行大手术的患者暂停本品，手术后患者何时再应用本品的临床经验有限，因此，决定患者再次服用前应先从临床考虑，确保伤口愈合。

6. 在试验中，治疗相关的心肌缺血或心肌梗死在本品组的发生率(2.9%)高于安慰剂组(0.4%)。不稳定的冠心病患者和近期的心肌梗死患者没有入组该试验。对于发生心肌缺血和(或)心肌梗死的患者应该考虑暂时或永久停止本品的治疗。

7. 本品主要经肝脏消除，其在肝功能严重受损的患者体内的暴露量会升高。和通过 UGITAI 途径代谢的药物(如伊立替康)合用时应予注意。

【制剂】 片剂:0.2 g。

【贮藏】 贮于 25 ℃下,短程携带时允许 15～30 ℃。

阿法替尼
(afatinib)

别名:Giotrif、Tomtovok、Tovok

本品是小分子受体酪氨酸激酶抑制剂。

【CAS】 850140-72-6

【ATC】 L01XE13

1. 化学名:*N*-[4-[(3-Chloro-4-fluorophenyl)amino]-7-[[(3S)-tetrahydro-3-furanyl]oxy] 6-quinazolinyl]-4(dimethylamino)-2-butenamide

2. 分子式:$C_{24}H_{25}ClFN_5O_3$

3. 分子量:485.94

4. 结构式

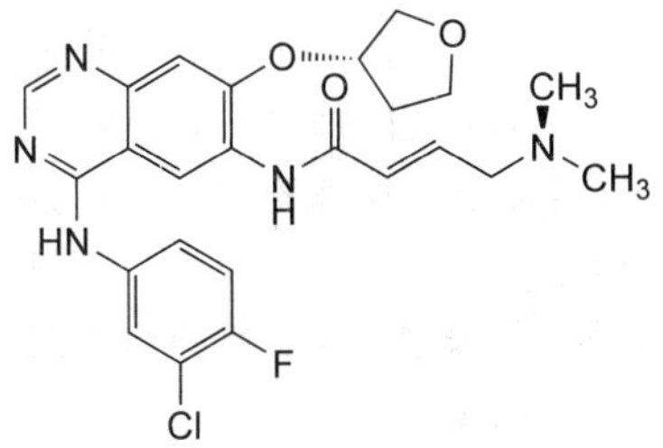

双马来酸阿法替尼
(afatinib dimaleate)

别名:Giotrif、Giotrif、Tomtovok、Tovok

〖CAS〗 439081-18-2

1. 本品为白色至棕黄色粉末,有吸湿性,溶于水。

2. 化学名:2-Butenamide, *N*-[4-[(3-chloro-4-fluorophenyl)amino]7-[[(3S)-tetrahydro-3-furanyl]oxy]-6-quinazolinyl]-4-(dimethylamino)-,(2*E*)-,(2*Z*)-2-butenedioate(1∶2)

3. 分子式:$C_{32}H_{33}ClFN_5O_{11}$

4. 分子量:718.1

【药理作用】 1. 本品与 EGFR(ErbB1)、HER2(ErbB2)和 HER4(ErbB4)激酶结构域共价结合,不可逆地抑制酪氨酸激酶的自身磷酸化,导致 ErbB 信号的下调。

2. 本品在体外对野生型 EGFR 细胞株的增殖或 EGFR 外显子 19 缺失突变或外显子 21 L858 R 突变,包括某些继发的 T790M 突变型细胞株的自身磷酸化有抑制作用,在治疗浓度下,至少暂时对上述细胞株有抑制作用。此外,在体外本品可抑制表达 HER2 细胞株的增殖。

3. 在移植表达野生型 EGFR 或 HER2 肿瘤的大鼠或在 EGFRL858 R/T790M 双突变体的肿瘤模型的大鼠中,本品可抑制肿瘤的生长。

【体内过程】 1. 吸收和分布　口服后,T_{max}为 2～5 h。剂量在 20～50 mg 间,C_{max}、AUC 的增加稍高于剂量增加的比例。片剂生物利用度为 92%,与口服液相当。蛋白结合率为 95%。高脂肪餐增加本品 C_{max}50%,增加 AUC 39%。

2. 代谢和消除　循环中主要为本品的蛋白结合物,代谢产物极其微量。主要随粪便排泄(85%),随尿液排泄仅 4%。本品消除 $t_{1/2}$为 37 h,重复服用 8 d 后达稳态,C_{max}的蓄积率为 2.8 倍,AUC 的蓄积率为 2.1 倍。

【适应证】 用于转移性非小细胞肺癌,治疗前须用 FDA 推荐的方法确定肿瘤存在 EGFR 外显子 19 缺失或外显子 21(L858 R)替代突变。

【不良反应】 1. 严重不良反应包括腹泻、肝毒性、间质性肺病、大疱性或剥脱性皮炎、角膜炎。

2. 常见不良反应按系统分列如下。

(1) 消化系统　腹泻、胃炎、唇炎。

(2) 皮肤　皮疹、痤疮样皮炎、瘙痒、皮肤干燥。

(3) 感染　甲沟炎、膀胱炎。

(4) 代谢和营养　食欲降低、体重减轻。

(5) 呼吸系统　鼻衄、鼻溢。

(6) 全身感觉　发热。

(7) 眼　结膜炎。

(8) 实验室检查　转氨酶升高、低血钾。

【妊娠期安全等级】 D。

【禁忌与慎用】 1. 妊娠期妇女禁用。

2. 尚未明确本品是否可经乳汁分泌,哺乳期妇女应权衡本品对其的重要性,选择停药或停止哺乳。

3. 儿童用药的安全性和有效性尚未明确。

4. 未对重度肝肾功能不全患者进行研究,应慎用,并密切监测。

【药物相互作用】 同时服用 P-糖蛋白抑制剂可升高本品的血药浓度,P-糖蛋白诱导剂则可降低本品的血药浓度。

【剂量与用法】 1. 口服,一次 40 mg,1 次/日,餐前至少 1 h 或餐后至少 2 h 服用。如果漏服,距下次服用大于 12 h,应尽快补服,不足 12 h,则不能补服。

2. 如出现 3 级及以上不良反应、2 级以上腹泻或连续腹泻 2 d 以上需用止泻药、2 级皮肤反应持续 7 d 以上或不能耐受、肾功能不全 2 级或以上,应暂停用药，恢复后，应降低剂量重新开始。

3. 如出现危及生命的大疱、水疱及剥脱性皮炎，肺间质性疾病、严重的肝损害、持续角膜溃疡、症状性左心室功能不全、不能耐受 20 mg/d 的剂量，应永久停药。

4. 与 P-糖蛋白抑制剂合用，如不能耐受，应降低剂量 10 mg，耐受后可恢复原剂量；与 P-糖蛋白诱导剂合用，应增加剂量 10 mg，停用与 P-糖蛋白诱导剂 2～3 d 后，应恢复原剂量。

【用药须知】 1. 本品导致的腹泻可引起脱水，甚至致命，患者可服用止泻药，如腹泻严重，应暂停用药。

2. 本品可导致肝损害，治疗期间应定期检查肝功能，出现严重肝损害者应停药。

3. 本品可导致角膜炎，佩戴隐形眼镜是危险因素之一。如出现角膜炎，应评价继续治疗的益处和风险。

4. 育龄期女性应采取有效避孕措施，直至治疗结束后 12 周。

【制剂】 片剂：20 mg；30 mg；40 mg。

【贮藏】 贮于 25 ℃下，短程携带时允许 15～30 ℃。

卡博替尼
(cabozantinib)

本品为多靶点酪氨酸激酶抑制剂。

【CAS】 849217-68-1

【理化性状】 1. 化学名：*N*-(4-(6,7-Dimethoxyquinolin-4-yloxy) phenyl)-*N'*-(4-fluorophenyl) cyclopropane-1,1-dicarboxamide

2. 分子式：$C_{28}H_{24}FN_3O_5$

3. 分子量：501.51

苹果酸卡博替尼
(cabozantinib malate)

别名：Cometriq，Cabometyx

【CAS】 1140909-48-3

【理化性状】 1. 本品为白色至类白色固体，难溶于水。

2. 化学名：*N*-(4-(6,7-Dimethoxyquinolin-4-yloxy) phenyl)-*N'*-(4-fluorophenyl) cyclopropane-1,1-dicarboxamide,(2*S*)-hydroxybutanedioate

3. 分子式：$C_{28}H_{24}FN_3O_5 \cdot C_4H_6O_5$

4. 分子量：635.6

5. 结构式

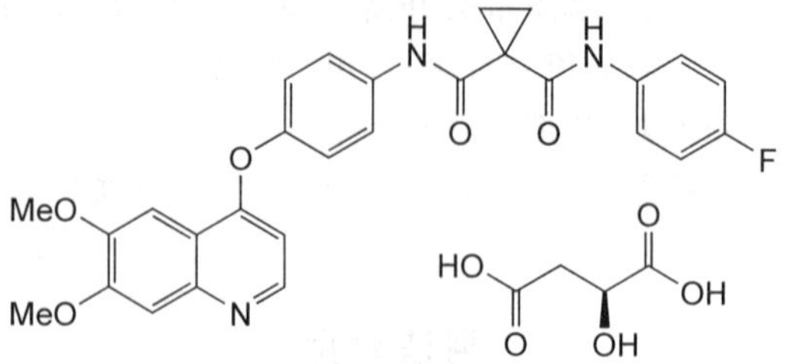

【用药警戒】 1. 本品可致胃肠穿孔和瘘管形成，如出现上述不良反应，应即停药。

2. 本品可致严重且有时是致命性的出血（包括咯血、胃肠道出血）。应随时监测患者出血的症状和体征，严重出血者禁用本品。

【药理作用】 体外生化和（或）细胞学分析显示，本品可抑制 RET、肝细胞生长因子受体（MET）、血管内皮生成因子受体 1（VEGFR-1）、VEGFR-2、VEGFR-3、干细胞生长因子受体（KIT）、酪氨酸激酶受体（TRKB）、FMS 样酪氨酸激酶 3（FLT-3）、AXL（Anexelekto）以及上皮生长因子样域酪氨酸激酶 2（TIE-2）的酪氨酸激酶活性，以上激酶受体在正常细胞和肿瘤细胞生长过程中均起着重要作用，上述受体异常表达在多种肿瘤的发生和发展过程中发挥着重要作用（包括抑制肿瘤细胞凋亡，参与肿瘤性血管生成及侵袭等病理过程）。本品通过抑制上述激酶的活性而发挥抗肿瘤作用，杀死肿瘤细胞，减少转移并抑制肿瘤血管的新生。

【体内过程】 1. 吸收　群体药动学分析显示，本品 $t_{1/2}$ 约为 55 h，分布容积约为 349 L，药物稳态清除率约为 4.4 L/h。口服本品后，血浆中位达峰时间（T_{max}）为 2～5 h。与单次给药相比，口服 140 mg/d，共 19 d，体内暴露量可增加 4～5 倍（基于 AUC），并于第 15 d 达稳态。

健康受试者接受本品单次口服 140 mg，高脂饮食与空腹状态服药相比，前者的 C_{max} 和 AUC 分别比后者增加 41％和 57％。

2. 分布　本品与血浆蛋白的结合率高（≥99.7％）。

3. 代谢　体外研究显示，本品为 CYP3A4 的底物，CYP3A4 抑制剂会降低其代谢产物 *N*-氧化物的形成（＞80％），而 CYP2A9 抑制剂则对本品的代谢影响较小（＜20％），CYP1A2、CYP2A6、CYP2B6、CYP2C8、CYP2C19、CYP2D6 及 CYP2 E1 对本品无代谢作用。

4. 排泄　给予健康受试者单剂放射性标记的本品后，可从尿中回收约 27％的放射活性物质，粪便中回收约 54％。

【适应证】 用于治疗进展性、转移性甲状腺髓样癌。

【不良反应】 1. 致命性不良反应　出血、肺炎、败血症、瘘管、心搏骤停、呼吸衰竭及不明原因的死亡。

2. 临床试验中常见的不良反应　腹泻、口腔炎、掌足综合征、体重减轻、食欲不振、恶心、疲乏、口腔痛、发色变化、味觉障碍、高血压、腹痛及便秘。

3. 最常见的(＞25％)实验室异常　AST 和(或)ALT 升高、淋巴细胞减少、ALP(ALP)升高、低钙血症、中性粒细胞减少、血小板减少、低磷血症及高胆红素血症。

4. 其他不良反应　腹痛、吞咽困难、消化不良、痔疮、脱水、关节痛、肌肉痉挛、淋巴细胞减少、低钙血症、疲乏、头痛、头晕、感觉异常、虚弱、外周感觉神经病、焦虑、皮疹、皮肤干燥、脱发、红斑、角化过度、低血压。

5. 导致永久性停药的不良反应　低血钠、脂肪酶升高、掌足综合征、腹泻、疲乏、高血压、恶心、胰腺炎、气管瘘管形成及呕吐。

6. 甲状腺激素水平升高　接受本品治疗的患者在首次剂量后，与接受安慰剂的患者比较，前者约有57％患者的甲状腺激素水平较后者升高 19％。

【妊娠期安全等级】 D。

【禁忌与慎用】 1. 不推荐用于中度及重度肝功能不全患者。

2. 基于其作用机理，妊娠期妇女使用本品可致胎儿损伤。如患者在妊娠期使用本品或用药期间怀孕，应告知患者对胎儿产生伤害的可能性。

3. 尚未明确本品是否通过乳汁分泌，根据本品对母体的重要性，选择停药或停止哺乳。

4. 儿童的有效性及安全性尚未确定。

5. 临床试验中未纳入足够数量的 65 岁以上的老人，因而无法确定他们的不良反应是否与年轻患者存在差异。

【药物相互作用】 1. 健康受试者给予强 CYP3A4 抑制剂酮康唑(400 mg/d，共 27 d)，可增加本品单剂量暴露量($AUC_{0\sim inf}$)约 38％，服用本品时，应避免同服强 CYP3A4 抑制药(如酮康唑、伊曲康唑、克拉霉素、阿扎那韦、茚地那韦、奈法唑酮、奈非那韦、利托那韦、沙奎那韦、泰利霉素、伏立康唑)。

2. 健康受试者给予强 CYP3A4 诱导剂利福平(600 mg/d，共 31 d)，可降低本品单剂量暴露量($AUC_{0\sim inf}$)约 77％，应避免同服 CYP3A4 诱导剂(如地塞米松、苯妥英钠、卡马西平、利福平、利福布汀、利福喷汀、苯巴比妥、贯叶连翘制剂)。

3. 在人肝微粒体酶系中，本品为 CYP2C8 非竞争性抑制剂、CYP2C9 混合型抑制剂、CYP2C19 及 CYP3A4 弱竞争性抑制剂。

在培养的人肝细胞中，本品为 CYP1A1 mRNA 诱导剂，但对 CYP1A2、CYP2B6、CYP2C8、CYP2C9、CYP2C19 或 CYP3A4 mRNA 或其同工酶系无影响。

4. 在实体瘤患者中，本品稳态血药浓度(≥100 mg/d，共服药至少 21 d)显示，对单剂量罗格列酮(CYP2C8 底物)血浆暴露量(C_{max}和 AUC)无影响。

5. 为 P-糖蛋白转运活性抑制药，但并非其底物。因此，本品可能增加 P-糖蛋白的底物血药浓度。

【剂量与用法】 1. 本品的推荐剂量为 140 mg/d(80 mg 一剂，20 mg 三剂)，不能与食物同服(饭前至少 1 h 或饭后至少 2 h 后服用)，持续治疗，直至疾病恶化或发生不能接受的毒性。本品胶囊应整个吞服，不能打开胶囊。不能同时服用抑制 CYP 酶活性的食物(如葡萄柚或葡萄柚汁)或营养补充剂。

出现 NCI CTCAE 4 级血液学毒性反应、≥3 级非血液学毒性反应或不能耐受的 2 级毒性反应须暂停使用本品。不良反应改善(如恢复至极限或改善至 1 级)后按以下方法调节剂量。

(1) 原使用剂量为 140 mg/d，重新以 100 mg/d 的剂量开始。

(2) 原使用剂量为 100 mg/d，重新以 60 mg/d 的剂量开始。

(3) 原使用剂量为 60 mg/d，如能耐受重新以 60 mg/d 的剂量开始，否则停止使用。

2. 如出现下列情况[如内脏出血或瘘管形成、严重出血、严重动脉血栓时间(如心肌梗死、脑梗死)、肾病综合征、恶性高血压、高血压危象、无法控制的持续性高血压、下颌骨坏死、可逆性后部白质脑病综合征(RPLS)]，均应永久停止使用本品。

3. 避免同时服用强效 CYP3A4 抑制剂(如酮康唑、伊曲康唑、克拉霉素、阿扎那韦、奈法唑酮、沙奎那韦、泰利霉素、利托那韦、茚地那韦、奈非那韦、伏立康唑)。

4. 需要与强效 CYP3A4 抑制剂合用的患者，应降低本品剂量 40 mg(如 140 mg/d 降低至 100 mg 或 100 mg/d 降低至 60 mg)。停用 CYP3A4 强效抑制剂前 2～3 d，恢复原来的剂量。

5. 如有替代方法，避免同时使用强效 CYP3A4 诱导剂(如苯妥英、卡马西平、利福平、利福布汀、利福喷汀、苯巴比妥、贯叶连翘)。

6. 需要与强效 CYP3A4 诱导剂合用的患者，应增加本品剂量 40 mg(如 140 mg/d 增加至 180 mg 或 100 mg/d 增加至 140 mg/d)。停用 CYP3A4 强效诱导剂前 2～3 d,应恢复原来的剂量。日剂量不能超过 180 mg。

【用药须知】 1. 本品可致胃肠穿孔及瘘管形成的发生率分别为 3%和 1%,均非常严重,一例致命。非胃肠道瘘管形成包括气管和食管,2 例死亡。

2. 本品可致严重和致命性的出血,3 级出血事件发生率高于安慰剂。近期有出血或咯血病史的患者禁用本品。

3. 与安慰剂比较,本品可增加血栓事件的发生率(静脉血栓栓塞 6%vs. 3%,动脉血栓 2%vs. 0%),如患者发生急性心肌梗死或其他临床明显的动脉血栓并发症,应停止使用本品。

4. 有报道本品可致伤口并发症。择期手术前至少 28 d 停止本品治疗。术后伤口愈合后恢复治疗。伤口裂开或有伤口愈合并发症需医疗干预的患者,应暂停使用本品。

5. 本品可致 1 级或 2 级高血压,开始治疗前及本品治疗中应规律性监测血压。未充分控制的高血压,暂停使用,控制后,降低剂量重新开始本品治疗。抗高血压治疗无法控制的严重高血压,应停止使用本品。

6. 下颌骨坏死,表现为下颌痛、骨髓炎、骨炎、骨腐蚀、牙齿或牙周感染、牙痛、牙龈溃疡或糜烂、持续性下颌痛或口腔或下颌手术后愈合缓慢。开始本品治疗前及治疗期间应定期进行口腔检查。建议患者养成良好的口腔卫生习惯。对于侵入性齿科操作来说,如有可能,应在择期手术前暂停本品治疗至少 28 d。

7. 在本品治疗的患者中,有 50%发生掌足综合征,其中 13%严重(3 级)。不能耐受的 2 级掌足综合征就应当暂停使用;3～4 级 PPES,在病情改善至 1 级后,可降低剂量重新开始治疗。

8. 本品治疗的患者中有 4 例发生蛋白尿,包括 1 例肾病综合征。在本品治疗期间应规律性地监测尿蛋白,发生肾病综合征的患者应停用本品。

9. 本品治疗的患者中有 1 例发生 RPLS,这是一种皮层下血管神经性水肿的综合征,可经 MRI 进行定性诊断。如患者出现癫痫、头痛、视觉异常、意识混乱或心理功能的改变,应进行 RPLS 评估。发生 RPLS 的患者应停用本品。

10. 本品治疗期间及治疗结束后 4 个月,应采取有效的避孕措施。

【制剂】 ① 胶囊:20 mg;80 mg。② 片剂:20 mg,40 mg,60 mg。

【贮藏】 贮于 25 ℃下,短程携带时允许 15～30 ℃。

克唑替尼

(crizotinib)

别名:赛可瑞、Xalkori

本品为受体酪氨酸激酶抑制剂,是第一个对间变性淋巴瘤激酶(ALK)进行靶向治疗的药品,

【CAS】 877399-52-5

【理化性状】 1. 本品为白色至淡黄色粉末,pK_a为 9.4(哌啶阳离子)和 5.6(吡啶阳离子),水溶液的 pH 为 1.6～8.2,溶解度由大于 10 mg/ml 降至低于 0.1 mg/ml。在 pH7.4 时,辛醇/水分配系数的对数值(log)为 1.65。

2. 化学名:(*R*)-3-[1-(2,6-Dichloro-3-fluorophenyl) ethoxy]-5-[1-(piperidin-4-yl)-1*H* pyrazol-4-yl]pyridin-2-amine

3. 分子式:$C_{21}H_{22}Cl_2FN_5O$

4. 分子量:450.34

5. 结构式

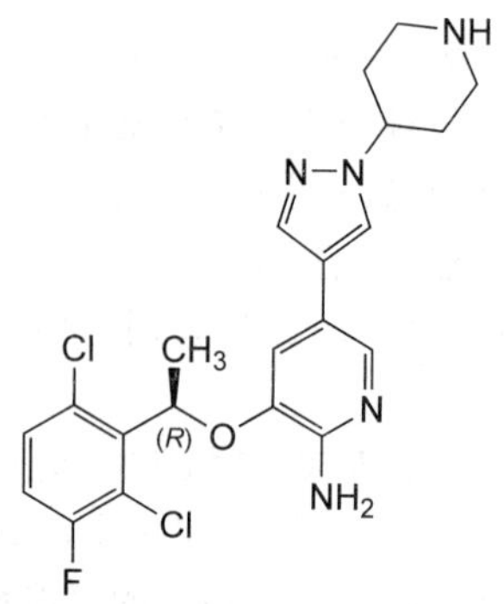

【药理作用】 本品是受体酪氨酸激酶包括 ALK、肝细胞生长因子受体(HGFR,c-Met)、RON(Recepteur d'Origine Nantais)抑制剂。ALK 易位(结构染色体畸变)能影响 ALK 因子导致致癌的融合蛋白的表达。ALK 融合蛋白的形成使影响细胞分化和生长的基因表达激活和信号通路失调,得以促成肿瘤细胞增殖和存活乃至表达这些蛋白。本品通过结合到 ALK 酶的 ATP 结合位点上,抑制 ATP 的结合和自磷酸化作用,此作用对酶的激活是必需的。

【体内过程】 1. 单剂量口服本品后,中位 T_{max} 为 4～6 h,1 次/日,一次 100～300 mg,2 次/日的药动学呈线性。250 mg,2 次/日,15 d 内达稳态,中位血清蓄积率为 4.8。剂量在 200～300 mg,2 次/日,稳态时全身暴露量(C_{min}和 AUC)的增加高于剂量增加的比例。口服单剂量 250 mg,平均绝对生物利用度为 43%(32%～66%)。高脂肪餐可降低本品的 AUC 和 C_{max}约 14%。

2. 静脉注射本品 50 mg 后,即从血浆广泛分布

到各组织中，分布容积为 1772 L，体外证实，血浆蛋白结合率为 91%，与血药浓度无关。

3. 本品主要通过 CYP3A4/CYP3A5 代谢，而主要代谢途径为哌啶环的氧化形成克唑替尼内酰胺和 *O*-脱烷基化物，继后 *O*-脱烷基代谢产物共轭结合。本品是时间依赖性 CYP3A 抑制剂。

4. 给予单剂量本品，患者血浆平均 $t_{1/2}$ 约为 42 h。健康志愿者给予放射性标记的本品，尿中和粪便中分别回收 22% 和 63% 的放射性物质，原药分别占 2.3% 和 53%。单剂量口服 250 mg，表观清除率为 100 L/h；250 mg，2 次/日达稳态后表观清除率为 60 L/h。达稳态后清除率降低可能是由于多剂量给药后本品对 CYP3A 的抑制作用所致。

5. 本品大部分在肝脏代谢，肝功能不全时可能升高本品的血药浓度，而临床试验中未包含肝功能不全患者。

轻、中度肾功能不全患者与肾功能正常者的药动学相似。重度肾功能不全患者资料有限，终末期肾病者尚无资料。口服本品 250 mg，2 次/日，达稳态后，亚洲人比非亚洲人 C_{max} 和 AUC 分别高 57% 和 50%。

【适应证】 用于治疗通过 FDA 批准的检测方法（Vysis ALK Break-Apart FISH 探针试剂盒）诊断为 ALK 阳性的局部晚期或转移的非小细胞肺癌（NSCLC）。

【不良反应】 1. 本品普遍耐受良好，最常见的 1～2 级的不良反应（≥25%）有视觉障碍、恶心、腹泻、呕吐、水肿、便秘。至少有 4% 的患者可发生 3～4 级不良反应，包括 ALT 升高和中性粒细胞减少症。

2. 159 例（62%）患者有视觉障碍的报道，包括视力缺损、闪光幻觉、视物模糊、玻璃体漂浮物、畏光、复视，这些事件普遍开始于给药的前两周内。

3. 在患者中发生的≥2% 的严重不良事件包括肺炎、呼吸困难、肺栓塞。

4. 本品还引起肺炎，肝脏实验室检验异常，Q-T 间期延长，应警惕。

【妊娠期安全等级】 D。

【禁忌与慎用】 1. 重度肾功能不全患者及终末期肾病、肝功能不全患者慎用。

2. 基于其作用机理，妊娠期妇女使用本品可致胎儿损伤。如患者在妊娠期使用本品或用药期间怀孕，应告知患者对胎儿产生伤害的可能性。

3. 尚未明确本品是否可经乳汁分泌，哺乳期妇女应权衡本品对其的重要性，选择停药或停止哺乳。

4. 儿童的有效性及安全性尚未确定。

【药物相互作用】 1. 本品是 CYP3A 中效抑制剂，在人肝微粒体中主要经 CYP3A 代谢。强效 CYP3A 抑制剂（克拉霉素，伏立康唑）能升高本品的血药浓度，强效 CYP3A 诱导剂（如卡马西平、苯巴比妥、利福平）则使其血药浓度降低。能提高胃 pH 值的药物（如质子泵抑制剂、H_2-受体拮抗药、抗酸剂）都可降低本品的溶解度，减少其生物利用度，均不推荐与本品合用。

2. 强效 CYP3A 诱导剂（包括但不限于卡马西平、苯巴比妥、苯妥英、利福布汀、利福平及贯叶连翘）可降低本品的血药浓度。

3. 本品体内外均能抑制 CYP3A，应减少合用主要经 CYP3A 代谢药物的剂量。避免与治疗指数窄的 CYP3A 底物（如环孢素、二氢麦角胺、麦角胺、芬太尼、他克莫司）合用。

4. 体外研究表明，本品可抑制 CYP1A2、CYP2B6、CYP2C8、CYP2C9、CYP2C19 或 CYP2D6 底物的代谢，而诱导 CYP1A2 或 CYP3A 底物的代谢。

【剂量与用法】 1. 推荐口服，一次 250 mg，2 次/日。胶囊应整粒吞服，可与食物同服。

2. 剂量调整

（1）出现 3 级血液学毒性（淋巴细胞减少除外，除非伴机会性感染）时应暂停给药，直到≤2 级时才恢复给予原来的剂量；出现 4 级血液学毒性应暂停给药，直到≤2 级，改以一次 200 mg，2 次/日的剂量恢复治疗；如果再次出现 4 级血液学毒性应暂停给药，直到≤2 级，改以一次 250 mg，1 次/日的剂量恢复治疗；如果第 3 次出现 4 级血液学毒性，应永久停药。

（2）3 或 4 级的 ALT 或 AST 升高伴总胆红素升高≤1 级，应暂停给药，直至恢复到≤1 级，再以一次 200 mg，2 次/日的剂量恢复治疗。

4. 2、3、4 级 ALT 或 AST 升高伴总胆红素 3 或 4 级升高（无胆汁淤积或溶血）、肺炎、4 级 Q-T 间期延长，均应永久停药。

5. 3 级 Q-T 间期延长，暂停治疗，直至恢复≤1 级后，以 200 mg，2 次/日的剂量恢复治疗。

【用药须知】 1. 接受本品治疗的患者中常见胃肠道不良反应。对需要治疗的患者可给予包括使用标准的止吐药和（或）止泻剂或缓泻药的支持疗法。

2. 应告知患者视觉的变化如感觉闪光、视物模糊、光敏性或悬浮物这些常见的不良反应。这些反应在治疗的前两周最常见。患者应将这些感觉告知医生。

3. 服用本品期间，当感到有视觉障碍、头晕或疲劳的患者，在驾驶和操纵机械时应小心操作。

4. 服用本品期间避免服用葡萄柚或葡萄柚汁。

5. 育龄期患者在治疗期间应采取适当的避孕措施，并持续至完全结束治疗后至少 90 d。

【制剂】 胶囊剂：200 mg；250 mg。

【贮藏】 贮于 20～25 ℃。

芦索替尼
(ruxolitinib)

本品为酪氨酸激酶抑制剂，是首个专门用于骨髓纤维化的治疗药物。

【CAS】 941678-49-5

【理化性状】 1. 化学名：(*R*)-3-(4-(7*H*-Pyrrolo[2,3*d*]pyrimidin-4-yl)-1*H*-pyrazol-1-yl)-3-cyclopentylpropanenitrile

2. 分子式：$C_{17}H_{18}N_6$

3. 分子量：306.37

4. 结构式

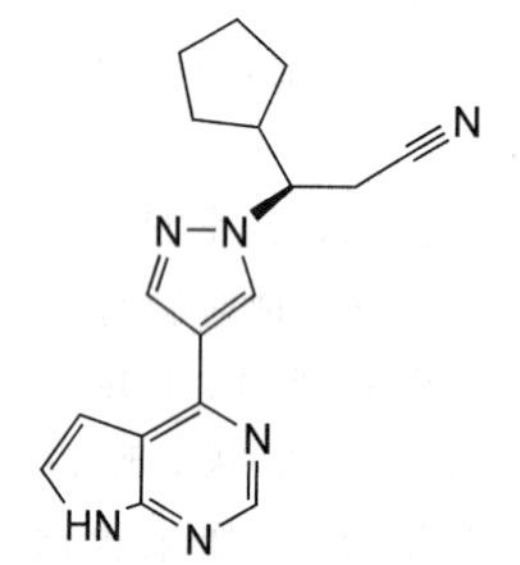

磷酸芦索替尼
(ruxolitinib phosphate)

别名：Jakafi

〖CAS〗 1092939-17-7

〖理化性状〗 1. 本品为白色或灰白色、淡粉色粉末。可溶于 pH1～8 的缓冲液。

2. 化学名：(*R*)-3-(4-(7*H*-Pyrrolo[2, 3*d*]pyrimidin-4-yl)-1*H*-pyrazol-1-yl)-3-cyclopentyl-propanenitrile phosphate

3. 分子式：$C_{17}H_{18}N_6 \cdot H_3PO_4$

4. 分子量：404.36

【药理作用】 本品是一种激酶抑制剂，可抑制 Janus 酪氨酸激酶（JAKs）JAK1 和 JAK2 的活性，JAK1/2 介导一系列细胞因子和生长因子的信号通路，而这些细胞因子对造血和免疫功能有重要作用。JAK 信号通路涉及 STATs(信号传导与转录活化因子)对细胞因子受体的补充和激活，随后 STATs 定位至细胞核，从而发挥调节基因表达的作用。骨髓纤维化(MF)是一种骨髓增生性肿瘤(MPN)，其发生与 JAK1 和 JAK2 信号失调相关。

【体内过程】 1. 吸收　本品口服后吸收迅速，吸收率可达 95%，服药后 1～2 h 可达 C_{max}。单剂量 5～200 mg 范围内，平均 C_{max} 和 AUC 与剂量成正比。高脂饮食对本品药动学的改变没有临床意义，观察结果显示，高脂饮食下其平均 C_{max} 中度减低(24%)，平均 AUC 基本无明显变化(仅增加 4%)。

2. 分布　体外研究表明，本品血浆蛋白结合率约为 97%，且主要与白蛋白结合。骨髓纤维化患者中的稳态表观分布容积为 53～65 L。

3. 代谢　体外研究表明，本品主要经 CYP3A4 代谢。血循环中主要为原形药物，约占 60%，在健康受试者中 2 个主要活性代谢物分别约占原药的 25% 和 11%，药理活性分别为原药的 1/5 和 1/2。所有活性代谢物的药效约占原药的 18%。

4. 消除　本品肾排泄率<1%，其代谢物 74%随尿液排泄，22%随粪便排泄。本品的平均消除 $t_{1/2}$ 约为 3 h，本品加代谢物总的平均 $t_{1/2}$ 约为 5.8 h。

性别和种族对本品的药动学参数无显著影响，但男性的清除率(22.1 L/h)略高于女性(17.7 L/h)。

【适应证】 本品用于治疗中危或高危骨髓纤维化患者，包括原发性骨髓纤维化和真性红细胞增多症以及原发性血小板增多症引起的骨髓纤维化。

【不良反应】 1. 最常见的血液系统不良反应有血小板减少(69.7%)、贫血(96.1%)和中性粒细胞减少(18.7%)，且呈剂量相关性。

2. 常见的非血液系统不良反应如下。

(1) 瘀伤(23.2%)，包括挫伤、淤血、血肿、注射部位血肿、眼眶周围血肿、血管穿刺处血肿、淤青倾向、瘀斑、紫癜。

(2) 头晕(18.1%)，包括头昏、体位性头晕、眩晕、平衡障碍、梅尼埃病、内耳迷路炎。

(3) 头痛(14.8%)。

(4) 泌尿系感染(9%)，包括尿道感染、膀胱炎、尿脓毒症、肾炎、脓尿、细菌尿、经鉴定的细菌尿、尿检亚硝酸盐阳性。

(5) 体重增加(7.1%)。

(6) 胃肠胀气(5.2%)。

(7) 带状疱疹(1.9%)，包括带状疱疹和疱疹后遗神经痛。

【妊娠期安全等级】 C。

【禁忌与慎用】 1. 尚未明确本品是否经人乳分泌。但本品及其代谢物可经泌乳大鼠的乳汁分泌，乳汁浓度是血药浓度的 13 倍。鉴于本品潜在的严重不良反应，所以哺乳期妇女应权衡本品对其的重要性，选择停止用药或停止哺乳。

2. 儿童用药的安全性和有效性尚未确定。

3. 血小板计数在(100～150)×10⁹/L 之间的中度[Ccr=(30～59)ml/min]或重度[Ccr=(15～29)ml/min]肾功能不全患者以及正在透析的终末期肾病患者需要减少本品剂量。

4. 血小板计数在(100～150)×10⁹/L 之间的任何程度肝功能不全的患者都需要减少本品剂量。

【药物相互作用】 1. 健康受试者的药动学研究表明,本品与强效 CYP3A4 抑制剂(如波普瑞韦、克拉霉素、泰利霉素、考尼伐坦、葡萄柚汁、茚地那韦、伊曲康唑、酮康唑、伏立康唑、泊沙康唑、洛匹那韦/利托那韦、那非那韦、利托那韦、沙奎那韦、特拉匹韦、米贝拉地尔、奈法唑酮)合用时,对血小板计数≥100×10⁹/L 的患者,推荐本品的起始剂量为一次 10 mg,2 次/日,在密切监测安全与疗效的前提下,可谨慎增加剂量。对血小板计数<100×10⁹/L 的患者,应避免与强 CYP3A4 抑制剂合用。

2. 与 CYP3A 诱导剂(如利福平)同时服用时,本品不必调整剂量。在安全有效的前提下,密切监测患者情况,可以逐渐增加剂量。

【剂量与用法】 1. 本品口服给药,食物对用药无影响。

2. 血小板计数>200×10⁹/L 的患者,本品的起始剂量为一次 20 mg,口服,2 次/日;血小板计数在(100～200)×10⁹/L 之间的患者,起始剂量为一次 15 mg,口服,2 次/日。

3. 在血小板计数减少时,首先应减少剂量,但血小板计数低于 50×10⁹/L 时应中断治疗,待血小板计数恢复到此水平后可重新用药,或者根据血小板计数水平增加剂量。中断治疗后重新起用本品时应较中断前一次至少减少 5 mg,2 次/日。可使用的最大剂量如下:①血小板计数≥125×10⁹/L 时,最大剂量一次 20 mg,2 次/日;②血小板计数在(100～125)×10⁹/L 时,最大剂量一次 15 mg,2 次/日;③血小板计数在(75～100)×10⁹/L 时,最大剂量一次 10 mg,2 次/日,至少用药两周,计数稳定后可增加至一次 15 mg,2 次/日;④血小板计数在(50～75)×10⁹/L 时,最大剂量一次 5 mg,2 次/日,维持至少两周,稳定后可增加至一次 10 mg,2 次/日;⑤血小板计数<50×10⁹/L 时,应停用本品。

4. 根据血小板水平调节剂量见下表(血小板计数减少时的剂量调节方案)。

5. 若疗效不佳,在血小板和中性白细胞计数正常的情况下,可以一次 5 mg,2 次/日的增幅一直增加到最大剂量 25 mg,2 次/日。治疗开始后的最初 4 周不应增加剂量,且调整后至少 2 周内不应再增加剂量。开始治疗 6 个月后如脾脏未缩小或症状未改善应停止治疗。

6. 对肾功能不全患者的剂量调整

(1) 血小板计数(100～150)×10⁹/L,中度[Ccr=(30～59)ml/min]或重度[Ccr=(15～29)ml/min]肾功能不全患者,推荐本品起始剂量 10 mg,2 次/日,在密切监测安全与疗效的前提下,可谨慎增加剂量。

(2) 肾透析终末期患者,血小板计数(100～200)×10⁹/L,推荐起始剂量 15 mg;血小板计数>200×10⁹/L,推荐起始剂量 20 mg。如需要血液透析,应在透析后给药。密切监测安全与疗效的前提下,可谨慎增加剂量。

(3) 不需要透析的终末期肾病(Ccr<15 ml/min)患者、有中或重度肾功能不全且血小板计数<100×10⁹/L 的患者应避免使用本品。

7. 对血小板计数(100～150)×10⁹/L 的肝功能不全患者,推荐本品的起始剂量为一次 10 mg,2 次/日,在密切监测安全与疗效的前提下,可谨慎增加剂量。

8. 除血小板减少症之外,由于其他原因需要停止治疗时,可逐渐减量,例如 2 次/日,一次减 5 mg,每周减量 1 次。

9. 对不能口服给药的患者,可经鼻饲管给药,将本品片剂放入大约 40 ml 水中,搅拌大约 10 min,在药物溶解后 6 h 内,使用注射器经鼻饲管(先用约 75 ml 的水冲洗鼻饲管)给药。但经鼻饲管给药的疗效尚未进行评价。

【用药须知】 1. 起始剂量取决于患者的血小板计数值。开始治疗前必须检测全血细胞计数(CBC)和血小板计数,此后每 2～4 周监测 1 次直到药物剂量稳定,随后应按临床和检测指标调整剂量。必须安全有效地逐渐调整剂量。

血小板计数减少时的剂量调节方案

血小板计数	原剂量 25 mg	原剂量 20 mg	原剂量 15 mg	原剂量 10 mg	原剂量 5 mg
(100～125)×10⁹/L	降低至 20 mg,2 次/日	降低至 15 mg,2 次/日	维持原剂量	维持原剂量	维持原剂量
(75～100)×10⁹/L	降低至 10 mg,2 次/日	降低至 10 mg,2 次/日	降低至 10 mg,2 次/日	维持原剂量	维持原剂量
(50～75)×10⁹/L	降低至 5 mg,2 次/日	降低至 5 mg,2 次/日	降低至 5 mg,2 次/日	降低至 5 mg,2 次/日	维持原剂量
<50×10⁹/L	停用	停用	停用	停用	停用

2. 必须注意，治疗前血小板计数＜200×10^9/L的患者在治疗期间更容易出现血小板减少。

3. 血小板减少通常是可逆的，可采取减量或暂时停药的方法。如有临床指征，也可静脉滴注血小板。

4. 出现贫血的患者可以输血，也可考虑调整剂量。

5. 中性粒细胞减少(ANC＜0.5×10^9/L)通常是可逆的，可暂时停药使其恢复。

6. 过量尚无解毒剂可用。本品不能经透析清除，但不排除有些活性代谢产物能通过透析清除。

7. 超量用药可能增强骨髓抑制作用，包括白细胞减少、贫血、血小板减少。如已超量可给予适当的对症治疗。

【制剂】 片剂(以芦索替尼计)：5 mg；10 mg；15 mg；20 mg；25 mg。

【贮藏】 贮于 20～25 ℃，短程携带时允许15～30 ℃。

瑞格非尼

(regorafenib)

别名：Stivarga。

本品为一种新型的多激酶抑制剂。

【CAS】 755037-03-7

【ATC】 L01XE21

【理化性状】 1. 本品为类白色固体，几乎不溶于水中，微溶于乙腈、甲醇、乙醇、乙酸乙酯，难溶于丙酮。

2. 化学名：4-[4-({[4-Chloro-3-(trifluoromethyl)phenyl]carbamoyl}amino)-3-fluorophenoxy]-*N*-methylpyridine-2-carboxamide monohydrate

3. 分子式：$C_{21}H_{15}ClF_4N_4O_3 \cdot H_2O$

4. 分子量：500.83

5. 结构式

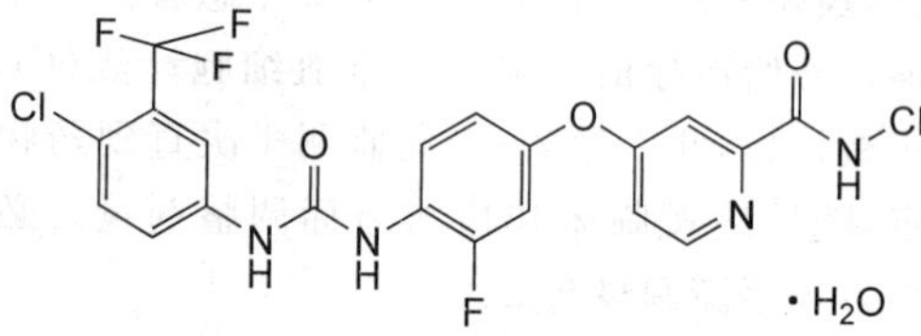

【用药警戒】 临床试验中观察到，本品可致严重且有时是致命性的肝毒性，开始治疗前及治疗期间，应监测肝功能。根据肝功能或肝细胞坏死的严重程度和持续时间，以确定降低剂量重新开始给药或停止治疗。

【药理作用】 本品为小分子多激酶抑制剂，对正常细胞，肿瘤血管新生细胞以及维护肿瘤细胞生长环境均有抑制作用。在体外实验分析中，本品及其主要活性代谢产物 M-2、M-5 能抑制多种存在于细胞内及细胞表面的激酶，包括 RET、VEGFR1、VEGFR2、VEGFR3、KIT、a-PDGFRl、β-PDGFR、FGFR1、FGFR2、TIE(血管内皮细胞特异蛋白)2、DDR2(鼠盘状结构域受体 2)、Trk2A(神经母细胞瘤过度表达神经营养素受体)、Eph2A(促红细胞生成素产生肝细胞受体 A2)、RAF-1(微管的解聚激活有丝分裂原蛋白激酶)、BRAF(人丝氨酸/苏氨酸蛋白激酶)、BRAF(人丝氨酸/苏氨酸蛋白激酶)V600E、SAPK(应激激活蛋白激酶)2 及 PTK(蛋白酪氨酸激酶)5 等。人肿瘤异种移植模型证明了本品能抗肿瘤血管新生，抑制肿瘤细胞生长，从而达到抗肿瘤的目的。

【体内过程】 1. 早期实体瘤患者单剂口服160 mg，约 4 h 可达血药峰值 2.5 μg/ml，平均 AUC 为 70.4 为(μg・h)/ml，剂量大于 60 mg 时，稳态 AUC 升与剂量增加不成比例。达稳态时 C_{max} 为 3.9 μg/ml，此时 AUC 为 58.3(μg・h)/ml。AUC 及 C_{max} 波动幅度为 35%～44%。片剂的相对生物利用度为口服溶液的 69%～83%。

在食物对药物吸收的影响试验中，24 位健康受试者分为 3 组，分别在禁食、进食高脂饮食或低脂饮食下口服单剂 160 mg。后二者与禁食组相比，结果高脂饮食组(945 cal，54.6 g 脂肪)和低脂饮食组(319 cal，8.2 g 脂肪)的 AUC 分别升高了 48% 和 36%，而高脂饮食组的活性代谢产物 M-2、M-5 的 AUC 则分别降低了 20% 和 51%；低脂饮食组的活性代谢产物 M-2、M-5 的 AUC 则分别降低 40% 和 23%。

2. 本品给药后 24 h 内进入肝肠循环多次出现血药峰值，其血浆蛋白结合率高，达 99.5%。

3. 本品经 CYP3A4 及 UGT1A9 代谢。人体内主要代谢产物为 M-2 和 M-5，两者均有体外活性，且在达稳态时血药浓度与原药相近，两者的血浆蛋白结合率分别为 99.8% 及 99.5%。

单剂口服 160 mg 后，本品及其活性代谢产物 M-2 平均血浆 $t_{1/2}$ 分别为 28 h(14～58 h) 和 25 h(14～32 h)，而 M-5 $t_{1/2}$ 较长，为 51 h(32～70 h)。

4. 给予单剂 120 mg 放射性标记的本品后，12 d 内，粪便中可回收 71% 的放射性物质(原药 47%，代谢产物 24%)，尿中可回收 19% 的放射性物质(17% 为葡糖醛酸化合物)。

5. 对 14 名患有肝细胞癌(HCC)或轻度肝功能不全(Child-Pugh 分级 A)的受试者进行本品、M-2、M-5 的药动学研究，其中 4 人患有 HCC 或中度肝功能不全(Child-Pugh 分级 B),10 人为实体瘤患者,肝功能正常。单剂给药 100 mg,结果并未发现轻度肝功能不全患者的暴露量较肝功能正常者之间有差异。未对重度肝功能不全的患者(Child-Pugh 分级 C)进行研究。

6. 给予 10 名轻度肾功能不全患者[Ccr(60～89)ml/min]及 18 名肾功能正常者 160 mg/d,连续服药 21 d,并未发现肾功能不全对血药浓度产生影响。对于中度肾功能不全患者[Ccr(30～59)ml/min)的研究资料有限,未对重度肾功能不全患者及终末期肾病患者进行研究。

【适应证】 用于转移性直肠癌,经氟尿嘧啶、奥沙利铂和伊立替康为基础的治疗、抗 VEGF 治疗无效的患者及经抗 EGFR 治疗无效的 KRAS 野生型患者。

【不良反应】 1. 严重不良反应　肝毒性、出血、皮肤毒性、高血压、心肌缺血及心肌梗死、可逆性后部白质脑病综合征、胃肠穿孔。

2. 常见的不良反应　虚弱、疲劳、食欲缺乏、手足皮肤反应、腹泻、黏膜炎、体重减轻、感染、高血压和发音困难、疼痛、发热、皮疹、出血、头痛。

3. 临床试验中发生率低于 10%的不良反应　脱发、味觉障碍、骨骼肌强直、口干、甲状腺功能减退、震颤、胃食管反流、肠瘘。

4. 实验室异常　贫血、血小板减少、中性粒细胞减少、血小板减少、低钙血症、低钾血症、低钠血症、低磷血症、高胆红素血症、AST 和 ALT 升高、INR 升高、脂肪酶升高、淀粉酶升高。

【妊娠期安全等级】 D。

【禁忌与慎用】 1. 肝细胞癌及轻、中度肝功能不全患者与正常肝功能者本品及其活性代谢产物的暴露量无明显差异,不必调节剂量。重度肝功能不全患者不推荐使用。

2. 基于其作用机理,妊娠期妇女使用本品可致胎儿损伤。如患者在妊娠期使用本品或用药期间怀孕,应告知患者对胎儿的伤害的可能性。

3. 尚未明确本品是否通过乳汁分泌,根据本品对母体的重要性,选择停药或停止哺乳。

4. 18 岁以下儿童的有效性及安全性尚未确定。

5. 轻度肾功能不全患者与肾功能正常者本品及其活性代谢产物的暴露量无明显差异,不必调节剂量。中度肾功能不全患者资料有限,未对重度肾功能不全患者及终末期肾病患者进行研究。

【药物相互作用】 1. 应避免与强效 CYP3A4 诱导剂(如利福平、苯妥英、卡马西平、苯巴比妥、及贯叶连翘制剂)合用,因能降低本品的暴露量,增加主要活性代谢产物 M-5 的暴露量。

2. 2 例健康受试者口服本品 160 mg/d,7 d 后服用利福平(强效 CYP3A4 诱导剂)600 mg/d,共 9 d,结果体内原药的 AUC 降低 50%,M-5 的 AUC 增加 264%,而 M-2 无变化。

3. 应避免与强效 CYP3A4 抑制剂(如克拉霉素、葡萄柚汁、伊曲康唑、酮康唑、泊沙康唑、泰利霉素及伏立康唑)合用,因能增加本品的暴露量,降低主要活性代谢产物 M-5、M-2 的暴露量。

18 位健康受试者口服本品 160 mg/d,5 d 后服用酮康唑(强效 CYP3A4 抑制剂)400 mg/d,18 d,本品的 AUC 增加 33%,M-2 与 M-5 AUC 均降低 93%。

4. 体外实验表明,本品竞争性地抑制 CYP1A2、CYP2B6、CYP2C19、CYP3A4、UGT1A9 及 UGT1A1 的活性。

5. 体外实验表明,本品可抑制 ABCG2(乳腺癌耐药蛋白)及 ABCB1(P-糖蛋白)的活性。

6. 11 位患者在口服推荐剂量的本品至少 7 d 后接受伊立替康治疗 5 d,结果显示,伊立替康的 AUC 升高了 28%,其代谢产物 SN-38 的 AUC 升高了 44%。

【剂量与用法】 1. 推荐剂量为 160 mg,1 次/日,连服 21 d,休息 1 周,28 d 为一治疗周期,连续治疗直至疾病进展或出现不能耐受的毒性。

每天应在同一时间服用,整片吞服,与低脂肪(不超过 30%)早餐同服。不能在同一天服用 2 倍剂量以弥补前一天忘服的剂量。

2. 剂量调整

(1) 下列情况下暂停用药:①出现 2 级手、足皮肤反应(掌足综合征)复发或降低剂量 7 d 内无改善,出现 3 级手、足皮肤反应,最少停药 7 d;②症状性 2 级高血压;③3～4 级不良反应。

(2) 下列情况下降低剂量至 120 mg:①第 1 次出现 2 级手、足皮肤反应;②3～4 级不良反应恢复后;③出现 3 级 AST 和或 ALT 升高,评估潜在的益处大于肝毒性的风险后,以此剂量重新开始治疗。

(3) 下列情况下降低剂量至 80 mg:①120 mg 的剂量下手、足皮肤反应复发;②120 mg 剂量下 3～4 级不良反应恢复后(肝毒性除外)。

(4) 下列情况下永久停止使用本品:①不能耐受 80 mg 的剂量;②AST 或 ALT 升高 20×ULN 以上;③AST 或 ALT 升高 3×ULN 以上伴胆红素升高 2×ULN 以上;④尽管剂量降低至 120 mg,AST 或 ALT 升高 5×ULN 以上;⑤出现 4 级不良反应,除非潜在的益处大于风险,否则不能重新开始治疗。

【用药须知】 1. 本品可导致致命性肝损害,开始本品治疗前应进行肝功能检查(ALT、AST 及胆红素),治疗中,在前 2 月至少每 2 周监测 1 次。然后每月监测 1 次,临床需要时,可增加监测频率。肝功能出现过异常者每周监测 1 次,直至肝功能指标不超过 3×ULN。根据肝毒性的严重程度和持续时间,暂时停用本品或永远停止本品。

2. 本品可增加出血事件的发生率,在发生严重或危及生命的出血者应永远停止使用本品。接受华法林的患者,更应频繁的监测 INR 水平。

3. 本品可导致手足皮肤反应及皮疹,根据皮肤毒性的严重程度和持续时间,暂停或永远停用本品。

4. 本品可致高血压,甚至高血压危象,大多发生于在首个治疗周期。高血压未足够控制前不能开始本品治疗。治疗开始前 6 周,每周监测血压,然后每治疗周期监测,如临床需要,增加监测频率。

5. 本品可增加心肌缺血和心肌梗死的发生率,新发心肌缺血或急性心肌梗死发作,暂停使用本品,急性心肌缺血缓解后,如潜在的益处大于风险,才可重新开始本品治疗。

6. 本品临床试验中发生 1 例可逆性后部白质脑病综合征,如发生上述症状,应行 MRI 进行诊断,停用本品。

7. 本品可致胃肠穿孔或瘘管形成,如发生此类不良反应,应永久停止本品。

8. 未进行本品对伤口愈合的正式研究,因为 VEGF 受体抑制剂可损害伤口愈合,择期手术至少 2 周前停用本品。术后根据伤口的愈合情况,开始本品治疗。伤口裂开的患者应停止使用本品。

9. 本品治疗期间及治疗结束后 2 个月,应采取有效的避孕措施。

【制剂】 片剂:40 mg。

【贮藏】 贮于 25 ℃下,短程携带时允许 15～30 ℃。原瓶贮存,不要取出干燥剂,用后拧紧瓶盖,开盖后 28 d,弃去未服完的片剂。

凡地他尼
(vandetanib)

别名:Caprelsa

本品是一种合成的苯胺喹唑啉化合物。

【用药警戒】 据报道,本品可引起 Q-T 间期延长,尖端扭转型室性心动过速,猝死。不可用于低钙血症、低钾血症、低镁血症或 Q-T 间期延长综合征。

【药理作用】 本品对血管上皮生长因子受体(VEGFR)和表皮生长因子受体(EGFR)均有抑制作用,是多靶点酪酸激酶抑制剂(TKI),不仅作用于肿瘤细胞 EGFR、VEGFR 和 RET 酪氨酸激酶,还可选择性地抑制其他的酪氨酸激酶以及丝氨酸/苏氨酸激酶。

【体内过程】 1. 在甲状腺髓样癌患者中,300 mg/d 一次的剂量,平均清除率约为 13.2 L/h,平均分布容积约为 7450 L,中位血浆 $t_{1/2}$ 为 19 d。

2. 口服本品后,吸收缓慢,平均达峰时间 6 h(4～10 h),多次给药后本品约呈 8 倍蓄积,约 3 个月才达稳态。本品暴露量不受食物影响。

3. 口服给[^{14}C]标记的本品,在血浆、尿和粪便中检测到的本品及其代谢产物 *N*-氧化物和 *N*-去甲基凡德他尼。*N*-去甲基凡德他尼,主要是由 CYP3A4 代谢产生,凡德他尼-*N*-氧化物通过黄素加单氧合酶 FMO1、FMO3 代谢形成。

【适应证】 治疗不能切除的局部晚期或转移的有症状或进展的甲状腺髓样癌。

【不良反应】 1. 报道的最常见的药物不良反应(>20%)有腹泻、红疹、痤疮、恶心、高血压、头痛、疲劳、上呼吸道感染、食欲缺乏、腹痛。最常见的实验室检查异常(>20%)为血钙降低,ALT 升高,血糖降低。

2. 本品可引起尖端扭转型室性心动过速,皮肤反应和渗出性多形性红斑,间质性肺病,局部缺血的脑血管事件,出血,心力衰竭,腹泻,甲状腺功能减退症,可逆性后部脑白质脑病综合征等不良反应,应警惕。

【妊娠期安全等级】 D。

【禁忌与慎用】 1. 先天性 Q-T 间期延长综合征者禁用。

2. 不推荐中、重度肝功能不全患者应用。

【药物相互作用】 1. CYP3A4 诱导剂能改变本品的血药浓度。避免与强效 CYP3A4 诱导剂(如地塞米松、苯妥英、卡马西平等),贯叶连翘提取物同时给药。

2. 避免与抗心律失常药(如胺碘酮、丙吡胺、普鲁卡因胺、索他洛尔等)和其他可延长 Q-T 间期的药物(如:氯喹、克拉霉素、氟哌啶醇、美沙酮、莫西沙星等)同时给药。

【剂量与用法】 1. 推荐剂量为 300 mg,1 次/日,口服。持续治疗直到不再从治疗中受益或出现不可耐受的毒性。

2. 本品不可压碎后服用。如不能整片吞服,将药片分散在盛有少量不含二氧化碳的水中,搅拌约 10 min 直到药片分散(不会完全溶解)。分散体应立即服下,也可通过鼻饲或胃造瘘口给药,不可用其他液体溶解。

3. 中、重度肾功能不全患者应降低剂量至

200 mg。

4. 在校正 Q-T 间期事件时，如 Fridericia(Q-TcF)＞500 ms，应暂停用药；在 Q-TcF 低于 450 ms 后，才可降低剂量，恢复用药。

出现≥3 级的毒性反应，应暂停用药，直至毒性完全缓解或改善到 1 级，才可降低剂量，恢复用药。

因为本品的 $t_{1/2}$ 长达 19 d，延长的 Q-T 间期不会很快恢复，应给予适当监测，并可将 300 mg 的剂量降低到 200 mg 或 100 mg。

【用药须知】 1. 本品是否与食物同服均可。如漏服且距下次给药时间＜12 h 则不必补服。

2. Q-T 间期延长，肾脏损害，肝脏损害患者需调整剂量。

3. 65 岁以上老年人不必调整初始剂量。年龄在 75 岁以上患者的数据尚有限。

【制剂】 片剂：100 mg；300 mg。

【贮藏】 贮于 25 ℃。

阿西替尼

(axitinib)

别名：Inlyta

本品为酪氨酸激酶抑制剂。

【CAS】 319460-85-0

【理化性状】 1. 本品是种白色至浅黄色粉末。pK_a 为 4.8。在本品浓度超过 0.2 μg/ml 时，其水溶液的 pH 为 1.1～7.8。

2. 化学名：*N*-Methyl-2-[3-((*E*) 2-pyridin-2-yl-vinyl)-1*H*-indazol-6-yl sulfanyl]-benzamide

3. 分子式：$C_{22}H_{18}N_4OS$

4. 分子量：386.47

5. 结构式

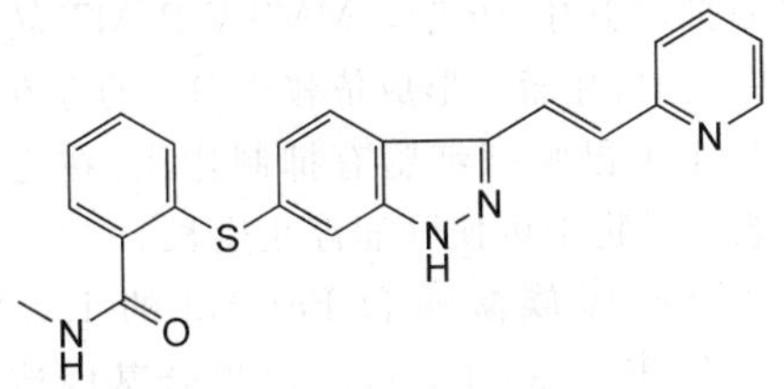

【药理作用】 本品在治疗浓度下可以抑制包括血管内皮生长因子(VEGFR)-1、VEGFR-2 和 VEGFR-3 在内的受体。这些受体涉及到病理性的血管生长、肿瘤生长和进展。在体外和小鼠模型的实验中证实，本品可抑制 VEGF 介导的内皮细胞的繁殖和存活。在肿瘤移植的小鼠模型中显示，本品可抑制肿瘤增长和 VEGFR-2 的磷酸化。

【体内过程】 1. 吸收　单次口服给药剂量 5 mg，平均达峰时间为 2.5～4.1 h。给药后 2～3 d 达到稳态。口服 5 mg 本品的生物利用度是 58%。

相比于隔夜禁食，服药伴随中度脂肪餐后可降低 10% 的 AUC，而伴随高脂肪餐可增加 19% 的 AUC。本品是否与食物同服均可。

2. 分布　本品高度结合(＞99%)血浆蛋白，主要与白蛋白和 α_1-酸性糖蛋白结合。晚期肾细胞癌患者(n = 20)在进食状态下，2 次/日，一次 5 mg，C_{max} 和 $AUC_{0\text{-}24}$ 分别是 27.8(79%) ng/ml 和 265(77%)(ng·h)/ml。清除率和表观分布容积分别为 38 L/h 和 160 L。

3. 代谢　本品的血浆 $t_{1/2}$ 是 2.5～6.1 h。其代谢主要通过肝脏 CYP3A4/CYP3A5，此外，少部分通过 CYP1A2\CYP2C19 和 UGT1A1 代谢。

4. 清除　口服 5 mg 放射性标记的本品，可从粪便中回收约 41% 的放射性物质，从尿液中回收约 23%，从粪便中回收 12% 的原药，而尿中未检测到。尿中的羧酸和亚砜代谢物占大多数。血浆中的 *N*-葡萄糖酸苷代谢物占 50%，原药和亚砜代谢物各占 20%。而这两种代谢物均无体外效应。

【适应证】 适用于其他方法治疗无效的晚期肾细胞癌。

【不良反应】 1. 最常见(≥20%)不良反应为腹泻、高血压、疲乏、食欲减低、恶心、发音困难、掌足综合征、体重减轻、呕吐、乏力和便秘。

2. 常见不良反应(发生率＜10%)为头晕、上腹部疼痛、肌痛、脱水、鼻出血、贫血、痔疮、血尿、耳鸣、脂肪酶升高、肺栓塞、直肠出血、咯血、下肢深静脉血栓形成、视网膜静脉阻塞/血栓形成、红细胞增多症、短暂性脑缺血发作和可逆性后部白质脑病综合征(reversible posterior leukoencephalopathy syndrome，RPLS)。

3. 可发生动脉栓塞、静脉血栓栓塞事件、出血，严重者可致死。

4. 其他不良反应包括胃肠道穿孔和瘘管形成、甲状腺功能障碍、伤口愈合延迟、蛋白尿、肝酶升高。

【妊娠期安全等级】 D。

【禁忌与慎用】 1. 曾观察到高血压包括高血压危象。开始服用本品前应充分控制血压，必要时进行监测和使用抗高血压药物进行治疗。对持续高血压，须降低本品剂量。

2. 曾观察到动脉和静脉血栓事件并可能致死。这些事件风险增加的患者慎用。

3. 曾报道出血事件，包括致命性事件。有凝血障碍者或使用抗凝血药的患者慎用。

4. 曾发生胃肠道穿孔和瘘管，包括死亡。有胃肠道穿孔或瘘管风险患者慎用。

5. 妊娠期妇女禁用。

6. 哺乳期妇女应权衡本品对其的重要性，选择停药或停止哺乳。

7. 儿童用药的安全性及有效性尚未确定。

8. 未对重度肝功能不全患者进行研究，需慎用。

【药物相互作用】 1. 避免与强效 CYP3A4/CYP3A5 抑制剂（如酮康唑、伊曲康唑、克拉霉素、阿扎那韦、茚地那韦、奈法唑酮、利托那韦、沙奎那韦、泰利霉素和伏立康唑）如不可避免，降低一半剂量。

2. 避免与强效 CYP3A4/CYP3A5 诱导剂（如利福平、地塞米松、苯妥英钠、卡马西平、苯巴比妥、利福喷汀）。否则，须加大剂量。

3. 当与抗高血药药品合用时，须增加抗高血压药的剂量。

【剂量与用法】 1. 推荐起始口服剂量为 5 mg，2 次/日。可根据个体安全性和耐受性调整剂量。约间隔 12 h 给予本品，是否与食物同服均可。片剂要用水整片吞服。

2. 如连续 2 周未出现≥2 级的不良反应，血压在未服用抗高血压药的情况下正常者，可增加剂量至 7 mg，2 次/日，如连续两周仍能耐受，可增加至 10 mg，2 次/日。

3. 当需要减量时，推荐减至一次 3 mg，2 次/日；当需要再次减量时，可减至一次 2 mg，2 次/日。

4. 如同时服用强效 CYP3A4/CYP3A5 抑制剂，应降低一半剂量，当停用强效 CYP3A4/CYP3A5 抑制剂时，须在强效 CYP3A4/CYP3A5 抑制剂的 3～5 个半衰期之后再恢复本品用量。

5. 对中度肝功能不全的患者，起始剂量减半，继后根据个体对本品的安全性和耐受性调整。

【用药须知】 1. 患者在服用本品时，须监测血压。当患者使用抗高血压药后，仍然出现持续的高血压，则须降低本品的剂量。

2. 有心血管疾病的患者，使用时须慎重。

3. 有报道使用本品期间可发生甲状腺功能减退，须使用甲状腺激素替代治疗，因此用本品治疗开始前及使用过程中，须监测甲状腺功能。

4. 择期手术前至少 24 h 停止本品。

5. 曾观察到可逆性 RPLS。如发生 RPLS 体征或症状，应永久终止使用本品。

6. 用本品治疗开始前及使用过程中均须定期监测蛋白尿。对中度至严重蛋白尿应降低剂量或暂时中断用本品治疗。

7. 用本品治疗可能会导致肝酶升高，因此，使用本品治疗开始前和使用过程中，须定期监测 ALT、AST 和胆红素。

8. 应忠告有生育能力的妇女，本品对胎儿有潜在危害，接受本品时应避免妊娠。

【制剂】 片剂：1 mg；5 mg。

【贮藏】 贮于 20～25 ℃下。短程携带时允许 15～30 ℃。

博舒替尼
(bosutinib)

别名：bosutinib

本品为酪氨酸激酶抑制剂。

【CAS】 380843-75-4

【ATC】 L01XE14

【理化性状】 1. 本品是种白色至黄色棕色粉末。pH＜5 时易溶于水，pH＞5 时，溶解度迅速降低。

2. 化学名：3-Quinolinecarbonitrile，4-[(2，4-dichloro-5 methoxyphenyl) amino]-6-methoxy-7-[3-(4-methyl-1-piperazinyl)propoxy]-，hydrate(1∶1)

3. 分子式：$C_{26}H_{29}Cl_2N_5O_3 \cdot H_2O$

4. 分子量：548.46

5. 结构式

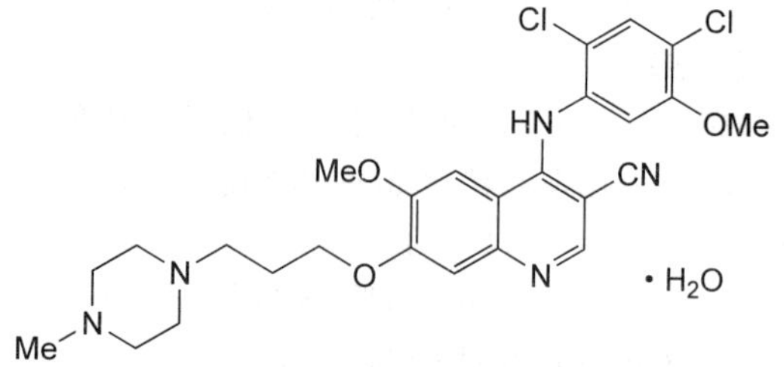

【药理作用】 1. 本品可抑制引发 CML 的 Bcr-Abl 激酶，同时抑制 Src 族激酶包括 Src、Lyn 和 Hck。对伊马替尼耐药经鼠骨髓表达的 18 个 Bcr-Abl，本品抑制其中 16 个。MMTV-PyMT 转基因大鼠乳腺癌模型，肿瘤的形成依赖于 Src 的存在。本品对 50%以上大鼠肿瘤细胞有抑制作用，在之前存在肿瘤的老年动物中可使肿瘤停止生长。

2. 对 Src 家族激酶和 Bcr-Abl 的 IC_{50} 分别为 100 nmol/L，90 nmol/L。bcr-abl 融合基因造成连续的酪氨酸激酶活化，而这是 CML 发展的决定性因素。bcr-abl 融合基因对本品高度敏感，与第一代酪氨酸及酶抑制剂伊马替尼耐比较，本品阻断 Bcr-Abl 的磷酸化，只需更低的浓度。

3. 在 CML 治疗中，伊马替尼耐药是非常棘手的问题，本品抑制 CML 细胞系及转染子 Bcr-Abl 的 IC_{50} 在埃摩尔范围内，较伊马替尼低 1～2 个数量级。对 BCR-ABL 基因扩增导致的伊马替尼耐药，本品依然有效。对 Y253 F、E255 K 及 D276 G 基因变异导致的耐药，本品也一样有效。

【体内过程】 1. 吸收　单剂量给予本品 500 mg，进食时服用，中位达峰时间（T_{max}）为 4～6 h，剂量在 200～800 mg 间 AUC 和 C_{max} 与剂量成正比，15 d 后平均 C_{max} 为（200±12）ng/ml，平均 AUC 为 3650±425（ng·h）/ml。进食高脂饮食后服用 C_{max} 和 AUC 分别升高 1.8 倍和 1.7 倍。

2. 分布　CML 患者单剂量给予本品 500 mg，进食时服用，表观分布容积为（6080±1230）L。蛋白结合率高（94%），且与血药浓度无关。体外研究显示本品是 P-糖蛋白底物。尚未对其他转运通道进行研究。

3. 本品主要在肝脏中经 CYP3A4 代谢，循环中主要代谢产物为本品的氧化脱氯产物和 *N*-去甲基化物及少量本品的氮氧化物。所有代谢产物均无活性。

4. 给予 CML 患者单剂量本品 500 mg，于进食时服用，平均消除 $t_{1/2}$ 为（22.5±121.7）h，平均清除率（189±1248）L/h，放射标记的本品跟踪显示，91.3%随粪便中排出，3%随尿中排出。

5. 18 名肝功能不全患者（Child-Pugh A、B 及 C 级）和 9 名健康志愿者分别给予单剂量本品 200 mg，肝功能不全患者较健康志愿者的 C_{max} 分别升高 2.4、2.0、1.5 倍，AUC 升高 2.3、2、1.9 倍，轻度肾功能不全患者 AUC 降低 35%，中度肾功能不全患者 AUC 降低 60%。

【适应证】 用于治疗成人慢性、加速或急变期费城染色体阳性的慢性粒细胞性白血病（CML），对之前的治疗的耐药或不能耐受的患者。

【不良反应】 1. 严重不良反包括胃肠道毒性、骨髓抑制、肝毒性、液体潴留。

2. 临床试验中常见不良反应按系统分列如下。

(1) 消化系统　腹泻、恶心、呕吐、腹痛。

(2) 血液　中性粒细胞减少、贫血、血小板减少。

(3) 全身感觉　发热、疲乏、无力、水肿。

(4) 感染　呼吸道感染、鼻咽炎。

(5) 实验室检查　AST 及 ALT 升高。

(6) 肌肉骨骼　关节痛、腰痛。

(7) 神经系统　头痛、头晕。

(8) 呼吸系统　呼吸困难、咳嗽。

(9) 皮肤　皮疹、瘙痒。

3. 少见不良反应包括发热性中性粒细胞减少、心包积液、心包炎、耳鸣、胃炎、胃肠道出血、急性胰腺炎、胸痛、肝毒性、过敏反应、过敏性休克、肺炎、流感、支气管炎、高血钾、脱水、Q-T 间期延长、磷酸激酶升高、肌酐升高、肌痛、感觉异常、急性肾功能衰竭、胸腔积液、急性肺水肿、呼吸衰竭、肺动脉高压、荨麻疹、痤疮、多形性红斑、剥脱性皮炎、药疹。

【妊娠期安全等级】 D。

【禁忌与慎用】 1. 对本品过敏者禁用。

2. 妊娠期妇女禁用。

3. 尚未明确本品是否经乳汁分泌，哺乳期妇女应权衡本品对其的重要性，选择停药或停止哺乳。

4. 儿童用药的安全性及有效性尚未确定。

【药物相互作用】 1. 避免与中效、强效 CYP3A4 或 P-糖蛋白抑制剂合用，因可使本品血药浓度明显升高。

2. 避免中效、强效 CYP3A4 诱导剂合用，因可明显降低本品的血药浓度。

3. 兰索拉唑可升高本品的血药浓度，避免合用，可选择 H_2-受体拮抗剂替代。

4. 本品可能升高 P-糖蛋白底物，如地高辛的血药浓度。

【剂量与用法】 1. 推荐口服剂量为 500 mg，1 次/日，进餐时服用。如果漏服的剂量超过 12 h，不能补服，则按预定时间下次服用。

2. 治疗 8 周未达到完全血液学反应或 12 周时未达到完全细胞遗传学缓解，且无 3 级及以上毒性反应者，应考虑剂量增加至 600 mg。

3. 如转氨酶升高≥5×ULN，暂停用药，直至恢复至＜2.5×ULN，重新以 400 mg 的剂量开始。如恢复时间超过 4 周，应停药。如转氨酶升高≥3×ULN 伴胆红素升高≥2×ULN，ALP＜2×ULN，应停药。

4. 如出现 3～4 级腹泻，应暂停用药，直至恢复至≤1 级，重新以 400 mg 的剂量开始。

5. 其他中、重度毒性反应，如临床需要可暂停用药，直至恢复后，再重新以 400 mg 的剂量开始，如情况适宜，可升高至 500 mg。

6. 如 ANC＜1000×10^6/L，或血小板＜50000×10^6/L，应暂停用药，2 周内恢复者，应以原剂量开始，对 2 周后恢复者，应降低 100 mg 的剂量。如复发，在恢复后，再次降低 100 mg。本品低于 300 mg 的有效性尚未评价。

7. 肝功能不全患者推荐剂量为 200 mg，肾功能不全患者推荐剂量为 300 mg。

【用药须知】 1. 本品可能会导致肝酶升高，因此，用本品治疗开始前和使用过程中，须定期监测 ALT、AST 和胆红素。

2. 育龄期女性治疗期间应采取有效避孕措施，并至少坚持到治疗结束 1 月后。

【制剂】 片剂：100 mg；500 mg。

【贮藏】 贮于 20～25 ℃。短程携带时允许 15～30 ℃。

帕唑帕尼
(pazopanib)

本品为酪氨酸激酶抑制剂。

【CAS】 444731-52-6

【ATC】 L01XE11

【理化性状】 1. 化学名：5-[[4-[(2,3-Dimethyl-2*H*-indazol-6 yl) methylamino]-2-pyrimidinyl]amino]-2-methylbenzenesulfonamide

2. 分子式：$C_{21}H_{23}N_7O_2S$

3. 分子量：437.51

4. 结构式

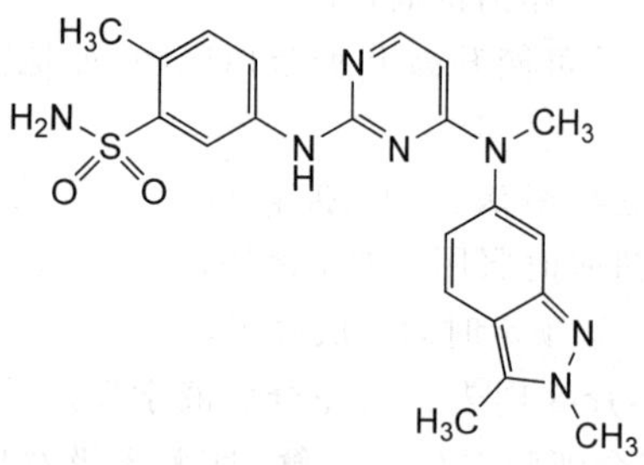

盐酸帕唑帕尼
(pazopanib hydro chloride)

别名：Votrient

〖CAS〗 444731-52-6

〖理化性状〗 1. 本品为白色至浅黄色固体。溶解度依赖于 pH 值，pH4 以上本品几乎不溶于水。

2. 化学名：5-[[4-[(2,3-Dimethyl-2*H*-indazol-6 yl) methylamino]-2-pyrimidinyl] amino]-2-methylbenzenesulfonamide monohydrochloride

3. 分子式：$C_{21}H_{23}N_7O_2S \cdot HCl$

4. 分子量：473.99

【用药警戒】 本品可导致肝毒性，可致命，使用期间监测肝功能，一旦发现异常，应停药。

【药理作用】 本品是血管内皮生长因子受体(VEGFR)-1、VEGFR-2、VEGFR-3、血小板衍生生长因子(PDGFR)-α 及(PDGFR)-β、纤维母细胞生长因子受体(FGFR)-1 和(FGFR)-3、细胞因子受体(Kit)、白细胞介素(PGFR)-2 受体包括 T-细胞激酶(Itk)、白细胞特异性蛋白酪氨酸激酶的多重酪氨酸激酶抑制剂。在体外，本品抑制配体诱导的 VEGFR-2、Kit 和 PDGFR-β 受体的自磷酸化作用；在体内，本品抑制 VEGF-1 和 VEGFR-2 磷酸化作用和血管新生。

【体内过程】 1. 吸收　口服后 2～4 h 可达血药峰值。口服 800 mg/d 后，其 AUC 为 1037(h · μg)/ml，C_{max} 为 58.1 μg/ml。给予 400 mg 压碎片，比整片吞服 $AUC_{0\text{-}72h}$ 增加 48%，C_{max} 大约增加 1 倍，T_{max} 降低 2 h。食物增加本品的暴露量，低、高脂饮食均增加 AUC 和 C_{max} 约 2 倍。

2. 分布　本品的蛋白结合率 99% 以上，体外研究显示，本品是 P-糖蛋白和乳腺癌耐药蛋白的底物。

3. 代谢　本品主要由肝脏 CYP3A4 代谢，小部分经 CYP1A2 和 CYP2C8 代谢。

4. 消除　服用 800 mg 推荐剂量后，平均 $t_{1/2}$ 30.9 h，本品主要随粪便中排出，经肾脏排泄＜4%。

【适应证】 1. 用于治疗晚期肾细胞癌的治疗。

2. 曾经化疗过的软组织肉瘤。

【不良反应】 1. 常见不良反应有腹泻、高血压、毛发颜色改变、恶心、疲乏、食欲缺乏和呕吐。

2. 严重的不良反应包括肝毒性、Q-T 间期延长、尖端扭转型心动过速、出血、动脉血栓形成、胃肠穿孔等。

3. 临床试验中发现的不良反应包括脱发、胸痛、味觉障碍、消化不良、面部水肿、掌跖红肿疼痛、蛋白尿、皮疹、皮肤色素减退、体重减少等。

【妊娠期安全等级】 D。

【禁忌与慎用】 1. 重度肝功能不全患者不推荐使用。

2. 原有 Q-T 间期延长者慎用。

3. 6 个月内曾发生咯血、颅内出血、胃肠道出血的患者禁用。

4. 有动脉血栓史者禁用。

5. 妊娠期妇女禁用。

6. 尚未明确本品是否经乳汁分泌，哺乳期妇女应权衡本品对其的重要性，选择停药或停止哺乳。

7. 儿童用药的安全性及有效性尚未确定。

【药物相互作用】 1. 体外研究显示，本品主要经 CYP3A4 代谢，少量经 CYP1A2 和 CYP2C8 代谢。CYP3A4 强抑制剂(如酮康唑、利托那韦、克拉霉素)可升高本品的血药浓度。如必须合用应降低剂量至 400 mg，根据毒性，可能需进一步调整剂量。服药期间应避免用葡萄柚汁，因为葡萄柚汁也是 CYP3A4 的强效抑制剂。

2. 利福平可降低本品的血药浓度，尽量避免合用。

3. 本品是 CYP3A4、CYP2C8 和 CYP2D6 的弱抑制剂，对 CYP1A2、CYP2C9、CYP2C19 无影响。经 CYP3A4、CYP2C8、CYP2D6 代谢治疗窗窄的药物应尽量避免与本品合用。

【剂量与用法】 1. 推荐剂量为 800 mg，1 次/日，饭前至少 1 h，或饭后 2 h 服用。如漏服一剂，距下次服用时间不足 12 h，不能补服。

2. 晚期肾细胞癌的起始剂量为 400 mg，1 次/日，根据耐受情况以 200 mg 的梯度递增或递减。

3. 中度肝功能不全患者一日剂量降低 200 mg，重度肝功能不全患者尚无研究资料。

【用药须知】 1. 用药期间监测电解质，并及时补充。

2. 监测患者充血性心率衰竭的症状和体征，定期检查左心室功能。

3. 监测微血管病、动静脉血栓的症状和体征，如出现，应永久停药。

4. 监测胃肠穿孔和瘘管形成的症状和体征。

5. 如出现可逆性后部白质脑病综合征，永久停药。

6. 如出现高血压，应给予正规治疗，如不能控制血压，应降低本品剂量或暂停使用。

7. 择期手术前 7 d 应停用本品，术后伤口愈合后，再重新开始本品治疗。

8. 本品可能导致甲状腺功能减退，建议监测甲状腺功能。

9. 治疗前和治疗期间应监测患者尿常规，如尿蛋白>3 g/24 h，应暂停用药；如降低剂量重新开始后，仍出现尿蛋白>3 g/24 h 者，应永久停药。

10. 本品可导致严重感染，甚至可致命。应监测患者感染的症状和体征。如发生感染可给予适当治疗，严重感染可暂停本品治疗。

【制剂】 片剂：800 mg。

【贮藏】 贮于 20～25 ℃。短程携带时允许 15～30 ℃。

色瑞替尼

(ceritinib)

别名：Zykadia

本品为酪氨酸激酶抑制剂。2014 年 4 月美国 FDA 批准上市。

【CAS】 1032900-25-6

【理化性状】 1. 本品是种白色至类白色或浅黄色或浅棕色粉末。pK_a 为 9.7 和 4.1。

2. 化学名：5-Chloro-*N*4-[2-[(1 methylethyl) sulfonyl]phenyl]-*N*2-[5-methyl-2-(1-methylethoxy)-4-(4-piperidinyl)phenyl]-2,4-pyrimidinediamine

3. 分子式：$C_{28}H_{36}ClN_5O_3S$

4. 分子量：558.14

5. 结构式

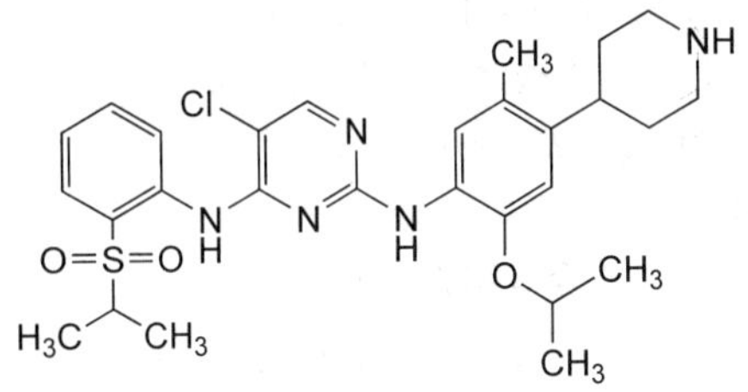

【药理作用】 1. 本品可抑制间变性淋巴瘤激酶(anaplasticlymphoma kinase，ALK)、胰岛素样生长因子-1 受体(IGF-1 R)、胰岛素受体(InsR)、ROS_1 受体，其中对 ALK 抑制作用最强。本品可抑制 ALK 的自体磷酸化、ALK 介导下游信号传递蛋白 STAT3 和 ALK 依赖性肿瘤细胞的增殖。

2. 本品对表达 EML4-ALK 和 NPM-ALK 融合蛋白的细胞系增殖有抑制作用，对 EML4-ALK 阳性的大鼠和小鼠异种移植的非小细胞肺癌(NSCLC)的抑制作用呈剂量依赖性。对克唑替尼耐药的异种移植的 NSCLC，本品对其抑制作用亦呈剂量依赖性。

【体内过程】 1. 吸收　单剂量口服后，T_{max} 约 4～6 h，剂量在 50～750 mg 间，C_{max}、AUC 与剂量成正比，多剂量服用后，其暴露量增加大于剂量增加的比例。口服的生物利用度尚未明确。食物可增加本品的吸收，高脂肪餐可增加本品的 AUC 73%，C_{max} 41%，低脂肪餐可增加 AUC 58%，C_{max} 43%。

2. 分布　口服 750 mg，1 次/日，约 15 d 可达稳态，3 周后的蓄积率为 6.2。蛋白结合率为 97%，与浓度无关。单剂量服用 750 mg 后，表观分布容积为 4230 L，优先分布进入红细胞。体外证实，血液-血浆浓度比为 1.35。

3. 代谢　本品主要通过 CYP3A 代谢，口服后，循环中主要为原药。

4. 消除　本品的 $t_{1/2}$ 为 41 h，稳态时的平均清除率(33.2 L/h)低于单剂量服用 750 mg 的清除率(88.5 L/h)。92.3%的给药剂量随尿液排泄，其中 68%为原药，随粪便排泄的仅为给药剂量的 1.3%。

5. 其他　年龄、性别、种族及体重对本品药动学无影响。轻度肝功能不全患者的暴露量与正常者无异，未对中度和重度肝功能不全患者进行研究。轻、中度肾功能不全患者的暴露量与正常者无差异，未对重度肾功能不全患者进行研究。

【适应证】 用于对克唑替尼耐药或不能耐受的间变性淋巴瘤激酶阳性的非小细胞肺癌。

【不良反应】 1. 严重不良反应包括严重的胃肠道毒性、Q-T 间期延长、肝毒性、心动过缓。

2. 常见不良反应包括恶心、呕吐、腹痛、腹泻、便秘、食管疾病、食欲降低、皮疹、间质性肺炎。

3. 实验室检查常见血红蛋白降低、ALT 及 AST 升高、胆红素升高、肌酐升高、血糖升高、脂肪酶升高、血磷降低、总蛋白降低。

【妊娠期安全等级】 D。

【禁忌与慎用】 1. 禁用于 Q-T 间期延长的患者。

2. 妊娠期妇女禁用。

3. 尚未明确本品是否经乳汁分泌，哺乳期妇女应权衡本品对其的重要性，选择停药或停止哺乳。

4. 儿童用药的安全性及有效性尚未确定。

5. 中度肝功能不全患者，重度肾功能不全患者慎用。

【药物相互作用】 1. 本品主要经 CYP3A4 代谢，也是 P-糖蛋白的底物。CYP3A4 强抑制剂(如酮康唑、利托那韦、克拉霉素)可升高本品的血药浓度。如必须合用应降低剂量 150 mg。

2. 利福平等 CYP3A4 诱导剂可降低本品的血药浓度，尽量避免合用。

3. 本品是 CYP3A 和 CYP2C9 的抑制剂，避免与经 CYP3A4 和 CYP2C9 代谢治疗窗窄的药物(阿芬太尼、环孢素、双氢麦角胺、麦角胺、芬太尼、匹莫齐特、西罗莫司、他克莫司、华法林、苯妥英)合用。如必须合用，应考虑降低上述药物的剂量，并监测血药浓度。

【剂量与用法】 1. 推荐剂量为 750 mg，1 次/日空腹服用。如漏服一剂，而距下次服用时间不足 12 h，不能补服。

2. 如出现 ALT 或 AST 升高 5×ULN，且总胆红素升高不超过 2×ULN，应暂停用药，直至 ALT 或 AST 恢复至≤3×ULN，降低剂量 150 mg，重新开始治疗。

3. 出现 ALT 或 AST 升高 3×ULN，且总胆红素升高超过 2×ULN，但无胆汁淤积或溶血，应永久停药。

4. 如出现间质性肺炎或肺炎，应永久停药。

5. 如两次心电图 Q-Tc 间期大于 500 ms，应暂停用药，直至 Q-Tc 间期≤481 ms 或恢复至基线，降低剂量 150 mg 重新开始治疗。

6. 如出现 Q-Tc 间期延长伴尖端扭转型心动过速或多发性室性心动过速或严重心率失常的症状和体征，应永久停药。

7. 尽管预先给予止吐药和止泻药，仍然出现严重的恶心、呕吐、腹泻，应暂停用药直至缓解，降低 150 mg 剂量重新开始。

8. 尽管降糖治疗，血糖仍持续≥250 mg/dl，应暂停用药直至血糖得到控制，降低剂量 150 mg 重新开始给药；如降低 150 mg 剂量，仍不能很好地控制血糖，应停药。

9. 如出现不危及生命的症状性心动过缓，应暂停用药直至症状消失或心率大于 60 次/分，评价引起心动过缓的原因，降低剂量。

10. 患者同时服用可导致心动过缓或低血压的药物出现须干预或危及生命临床明显的心动过缓，应暂停用药直至症状消失或心率大于 60 次/分。如可能调整影响心脏和血压的合并用药，应降低剂量 150 mg 重新开始给药，并密切监测。

11. 患者未同时服用可导致心动过缓或低血压的药物，应永久停药。

12. 尽量避免与强效 CYP3A4 抑制剂合用，如必需合用，应降低剂量 150 mg。

【用药须知】 1. 育龄期妇女在治疗期间和治疗结束后 2 周，应采取有效避孕措施。

2. 每月进行肝功能检测，定期监测心电图和电解质，出现电解质异常应及时纠正，出现肝功能异常和 Q-T 间期异常，需停药或降低剂量。

3. 定期监测血糖，如出现血糖升高，可给予降糖药物治疗，并调整剂量。

4. 避免与可导致心动过缓的药物合用，如出现心动过缓，须调整剂量或停药。

5. 监测患者间质性肺炎的症状和体征，如出现，应永久停药。

【制剂】 胶囊剂：150 mg。

【贮藏】 贮于 25 ℃下。短程携带时允许 15～30 ℃。

依鲁替尼

(ibrutinib)

别名：Imbruvica、

本品为酪氨酸激酶抑制剂。2014 年 4 月美国 FDA 批准上市。

【CAS】 936563-96-1

【理化性状】 1. 本品是种白色至类白色固体。易溶于二甲基亚砜，溶于甲醇，几乎不溶于水。

2. 化学名：1-[(3*R*)-3-[4-Amino-3-(4-phenoxyphenyl)-1*H*-pyrazolo[3,4*d*]pyrimidin-1-yl]-1-piperidinyl]-2-propen-1-one

3. 分子式：$C_{25}H_{24}N_6O_2$

4. 分子量：440.50

5. 结构式

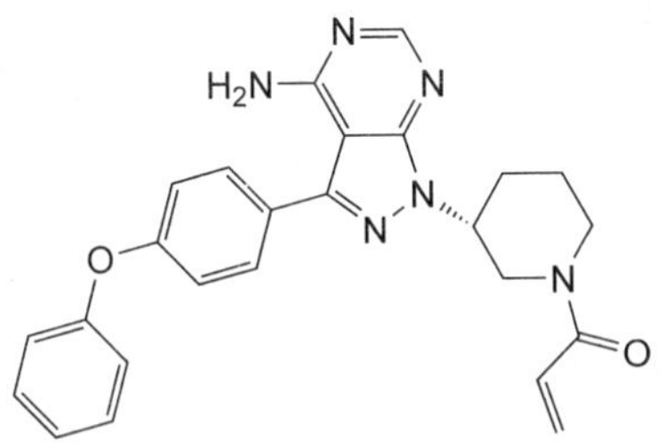

【药理作用】 本品与 BTK 的活性部位的半胱氨酸残基结合，导致 BTK 酶的活性受到抑制。BTK 是 B 细胞抗原受体和细胞因子通路的信号传递分子。BTK 通过 B 细胞表面受体信号传递可活化 B 细胞的迁移、趋化性和黏附性。非临床试验可显示本品可抑制恶性 B 细胞的增殖和生存。

【体内过程】 1. 吸收　口服后，T_{max} 约为 1～2 h，剂量由低剂量直至 840 mg，暴露量与剂量成正比。口服 560 mg 的稳态 AUC 为 953±705(ng·h)/ml。口服 42 mg 的稳态 AUC 为 680±517(ng·h)/ml。食物可增加 AUC 2 倍，C_{max} 2～4 倍。

2. 分布　蛋白结合率为 97.3%，与浓度无关。分布容积为 10000 L。

3. 代谢　本品主要通过 CYP3A 代谢，少量经 CYP2D6 代谢，活性代谢产物 PCI-45227 作用为原药的 1/15，稳态时原药与活性代谢产物的血药浓度比为 1∶2.8。

4. 消除　本品的 $t_{1/2}$ 为 4～6 h，清除率为 1000 L/h。主要以代谢产物随粪便排泄。

5. 其他　年龄、性别、种族及体重对本品药动学无影响。中度肝功能不全患者暴露量升高 6 倍。轻、中度肾功能不全患者的暴露量与正常者无异，未对重度肾功能不全需透析者进行研究。

【适应证】 1. 用于套细胞淋巴瘤。

2. 用于慢性淋巴细胞白血病。

3. 用于 17 p 缺失的慢性淋巴细胞白血病。

【不良反应】 1. 严重不良反应包括严重的出血、感染、血细胞毒性、房颤、继发性肿瘤。

2. 临床试验中常见不良反应分列如下。

(1) 胃肠道　腹泻、便秘、恶心、胃炎、腹痛、食欲缺乏。

(2) 感染　上呼吸道感染、鼻窦炎、皮肤感染、肺炎、泌尿道感染。

(3) 全身感觉　发热、疲乏、外周水肿、无力、寒战。

(4) 呼吸系统　咳嗽、口咽痛、呼吸困难。

(5) 皮肤　挫伤、皮疹、瘀斑。

(6) 骨骼肌　骨骼肌痛、关节痛、肌肉痉挛。

(7) 神经系统　头晕、头痛、周围神经病变、焦虑、失眠。

(8) 代谢和营养　食欲降低。

(9) 其他　新发肿瘤、撕裂伤、高血压。

3. 实验室检查常见血红蛋白降低、血小板降低、中性粒细胞减少。

【妊娠期安全等级】 D。

【禁忌与慎用】 1. 妊娠期妇女禁用。

2. 尚未明确本品是否经乳汁分泌，哺乳期妇女应权衡本品对其的重要性，选择停药或停止哺乳。

3. 儿童用药的安全性及有效性尚未确定。

4. 中、重度肝功能不全患者慎用。

【药物相互作用】 1. 本品主要由 CYP3A4 代谢。CYP3A4 强抑制剂酮康唑，可升高本品的 C_{max} 29 倍，升高 AUC 24 倍，应避免合用。

2. 利福平等强效 CYP3A4 诱导剂可降低本品的血药浓度，应避免合用。

【剂量与用法】 1. 本品应在每一天的同一时间服用，胶囊应整粒吞服。

2. 套细胞淋巴瘤　560 mg，1 次/日。如出现 3 级或以上毒性，或 3 级或以上中性粒细胞减少伴发热或感染，或 4 级以上血液毒性，应暂停给药，直至恢复至 1 级或基线时，应降低剂量 140 mg；如再次出现，就再次降低 140 mg，以后出现毒性，以此类推。

3. 慢性淋巴细胞白血病可用 420 mg，1 次/日。如出现毒性按上述方案调整剂量。

4. 不推荐与强效 CYP3A 抑制剂长期合用，如需短期使用强效 CYP3A 抑制剂，应暂停本品。如与中效 CYP3A 抑制剂合用，应降低剂量 140 mg，并严密监测患者的毒性反应。

5. 如漏服一剂，如在同一天内应尽快补服，继后按预定时间服用。

【用药须知】 育龄期妇女在治疗期间，应采取有效避孕措施。

【制剂】 胶囊剂：140 mg。

【贮藏】 贮于 25 ℃下。短程携带允许 15～30 ℃。

达拉非尼

(dabrafenib)

本品为激酶抑制剂。

【CAS】 1195765-45-7

【ATC】 L01XE23

【理化性状】 1. 化学名：*N*-{3-[5-(2-Aminopyrimidin-4-yl)-2-*tert*-butyl-1, 3-thiazol-4-yl]-2-fluorophenyl}-2,6-difluorobenzenesulfonamide

2. 分子式：$C_{23}H_{20}F_3N_5O_2S_2$

3. 分子量：519.56

4. 结构式

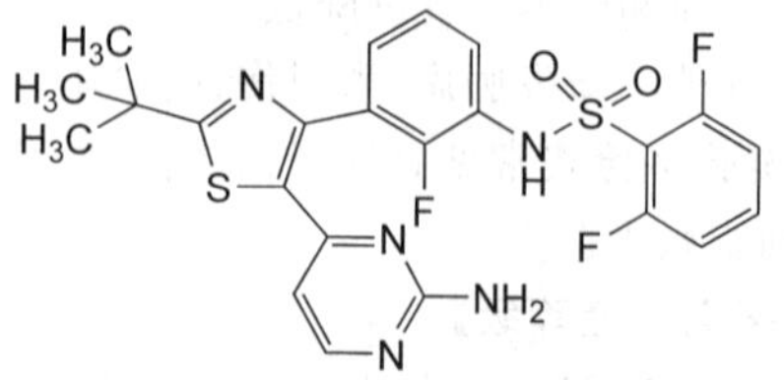

甲磺酸达拉非尼
(dabrafenib mesylate)

别名：Tafinlar

〖CAS〗 1195768-06-9

〖理化性状〗 1. 本品为白色或略带颜色固体，pK_a为 6.6、2.2 和 1.5。pH 为 1 时极微溶于水，pH 为 4 以上时几乎不溶于水。

2. 化学名：*N*-{3-[5-(2-Aminopyrimidin-4-yl)-2-*tert*-butyl-1, 3-thiazol-4-yl]-2-fluorophenyl}-2, 6-difluorobenzenesulfonamide methanesulfonate salt

3. 分子式：$C_{23}H_{20}F_3N_5O_2S_2 \cdot CH_4O_3S$

4. 分子量：615.68

【药理作用】 1. 本品抑制 BRAF V600E、BRAF V600 K 和 BRAF V600D 酶的 IC_{50} 分别为 0.65 nmol/L、0.5 nmol/L 和 1.84 nmol/L，抑制野生型 BRAF 和 CRAF 激酶的 IC_{50} 分别为 3.2 和 5.0 nM，在高浓度下对 SIK1、NEK11 和 LIMK1 也有抑制作用。一些突变型 BRAF 基因可导致 BRAF 的活化，从而刺激肿瘤细胞生长。在体内和体外，本品对 BRAF V600 突变阳性的黑色素瘤细胞均有抑制作用。

2. 本品和曲美替尼在 AS/RAF/MEK/ERK 通路中可抑制不同的酪氨酸激酶，两者合用对 BRAF V600 突变阳性的黑色素瘤细胞的抑制作用会增强。

【体内过程】 1. 吸收　口服本品后，T_{max} 为 2 h，绝对生物利用度为 95%。口服单剂量如为 12～300 mg，暴露量与剂量成正比。口服 150 mg，2 次/日，蓄积率为 0.73，稳态 AUC 个体差异为 38%。高脂肪餐会增加本品 C_{max} 51%，T_{max} 延迟 3.6 h。

2. 分布　本品蛋白结合率为 99.7%，表观分布容积为 70.3 L。

3. 代谢　本品的代谢主要经 CYP2C8 和 CYP3A4 酶介导形成羟基-达拉非尼。羟基-达拉非尼经 CYP3A4 进一步氧化形成羧基-达拉非尼之后，再分泌进入胆囊和尿液。羧基-达拉非尼脱羧基形成去甲基-达拉非尼，再经 CYP3A4 氧化代谢。羟基-达拉非尼的终末 $t_{1/2}$(10 h)与原药平行。羧基-达拉非尼和去甲基-达拉非尼的 $t_{1/2}$ 较长(21～22 h)。羟基-达拉非尼和去甲基-达拉非尼均有活性。

4. 消除　本品口服后 $t_{1/2}$ 为 8 h，单次服用后表观清除率为 17.0 L/h，2 次/日服用，2 周后清除率为 34.4 L/h。本品以代谢产物随排泄粪便 71%，随尿液排泄 23%。

【适应证】 BRAF V600E 或 V600 K 突变阳性而无法切除的或转移黑色素瘤，V600 K 突变阳性而无法切除的或转移黑色素瘤须与曲美替尼合用。

【不良反应】 1. 严重不良反应包括新发的恶性肿瘤、出血、静脉血栓、心肌病、眼毒性、严重的发热反应、严重皮肤毒性、高血糖。

2. 临床试验中报道的最常见不良反应(≥30%)有角化过度、脱发、掌足综合征、皮疹、头痛、发热、关节痛、肌痛、腰痛、乳头状瘤、皮肤鳞状细胞癌、角化棘皮瘤、咳嗽、便秘、鼻咽炎。

3. 实验室检查常见高血糖、低血磷、ALP 升高、低血钠。少见白细胞减少、淋巴细胞减少、中性粒细胞减少、血小板减少、AST 级 ALT 升高、ALP 升高、胆红素升高、γ-GT 升高、低蛋白血症、低血钾、肌酐升高、低血镁、高血钾、高血钙、低血钙。

4. 与曲美替尼合用发生的不良反应包括胰腺炎、间质性肾炎、发热、寒战、疲乏、水肿、盗汗、痤疮样皮炎、瘙痒、日光性角化病、红斑、恶心、呕吐、腹泻、便秘、腹痛、口干、头晕、口咽痛、肌痛、四肢痛、食欲降低、透水、失眠、尿道感染、肾功能衰竭、视物模糊、一过性失明、蜂窝织炎、毛囊炎、甲沟炎、多汗、高血压、Q-T 间期延长。

【妊娠期安全等级】 D。

【禁忌与慎用】 1. 根据本品的作用机理，本品可导致胚胎毒性，妊娠期妇女禁用。

2. 尚未明确本品是否通过乳汁排泌，哺乳期妇女应权衡本品对其的重要性，选择停药或停止哺乳。

3. 18 岁以下儿童用药的安全性及有效性尚未明确。

【药物相互作用】 1. 本品主要经 CYP2C8 和 CYP3A4 代谢，强效 CYP2C8 和 CYP3A4 的抑制剂可升高本品的血药浓度，强效诱导剂可降低本品的血药浓度，尽量避免合用。如不可避免，应监测患者不良反应增加和疗效降低的情况。

2. 本品可诱导 CYP3A4 和 CYP2C9，经 CYP3A4 和 CYP2C9 的药物，如咪达唑仑(CYP3A4 底物)、S-华法林(CYP2C9 底物)和 R-华法林(CYP3A4/CYP1A2 底物)、地塞米松、口服避孕药的血药浓度均可被本品降低，应避免合用，必须合用时应密切监测。

【剂量与用法】 1. 治疗前须确认患者肿瘤中存

在 BRAFV600E 突变或 V600 K 突变。

2. 推荐给药剂量方案为口服 150 mg，2 次/日，间隔约 12 h。作为单药服用，或与曲美替尼合用，餐前至少 1 h 或餐后 2 h 服用。不要打开、压碎或破坏本品的胶囊。与曲美替尼联合给药时，在每天相同时间或早晨或傍晚给予本品，在每天的同一时间服用曲美替尼。

3. 剂量调整

（1）对新原发性皮肤恶性肿瘤，不必调整剂量；发生 RAS 突变阳性的非皮肤恶性肿瘤患者永久终止本品治疗。

（2）如出现不可耐受的毒性，须降低剂量，详见下表。

根据毒性调整本品和曲美替尼的剂量表

	本品的剂量	曲美替尼的剂量
首次降低剂量	100 mg，2 次/日	1.5 mg，1 次/日
第二次降低剂量	75 mg，2 次/日	1 mg，1 次/日
第三次降低剂量	50 mg，2 次/日	—
之后的剂量调整	如不能耐受 50 mg 的剂量，永久停药	如不能耐受 1 mg 的剂量，永久停药

（3）根据毒性反应调整本品和曲美替尼的治疗方案，详见下表。

【用药须知】 1. 本品推荐剂量持续治疗直到疾病进展或出现不可耐受的毒性。

不良反应的严重程度		本品的治疗方案	曲美替尼的治疗方案
发热	38.5～40 ℃	暂停给药，直至恢复，以原剂量或将低剂量重新开始	不必调整
	高于 40 ℃	暂停用药，直至恢复，降低剂量重新开始	暂停给药，直至恢复，以原剂量或将低剂量重新开始
	发热合并脱水、寒战、低血压、肾功能衰竭	永久停药	
皮肤	不能耐受的 2 级毒性	停药 3 周，如恢复，降低剂量重新开始	停药 3 周，如恢复，降低剂量重新开始
	3～4 级皮肤毒性	停药 3 周，如未恢复，永久停药	停药 3 周，如未恢复，永久停药
心脏	无症状，左心室功能降低 10%以上或低于正常下限	不必调整	停药 4 周，如恢复，降低剂量重新开始，如未恢复，永久停药
	症状性心力衰竭或左心室功能降低 20%以上	暂停给药，恢复后，以原剂量重新开始	永久停药
静脉血栓	无并发症的深静脉血栓或肺栓塞	不必调整剂量	停药 3 周，如恢复至 0～1，级，降低剂量重新开始；如无改善，永久停药
	危及生命的肺栓塞	永久停药	永久停药
眼毒性	2～3 级视网膜色素上皮脱离	不必调整	停药 3 周，如恢复至 0～1，级，降低剂量重新开始；如无改善，永久停药
	视网膜静脉阻塞	不必调整	永久停药
	葡萄膜炎、虹膜炎	停药 6 周，如恢复至 0～1，级，以原剂量重新开始；如无改善，永久停药	不必调整
肺	间质性肺炎/肺病	暂停用药，如恢复至 0～1，级，以原剂量重新开始；如无改善，永久停药	永久停药
其他	不能耐受的 2 级或 3 毒性	暂停用药，如恢复至 0～1，级，以原剂量重新开始；如无改善，永久停药	停药 3 周，如恢复至 0～1，级，以原剂量重新开始；如无改善，永久停药
	首次出现 4 级毒性	暂停用药，如恢复至 0～1，级，降低剂量重新开始或永久停药	暂停用药，如恢复至 0～1，级，降低剂量重新开始或永久停药
	4 级毒性复发	永久停药	永久停药

2. 本品含磺胺结构，G6 PD 缺乏的患者，可出现溶血性贫血，密切监测此类患者溶血性贫血的症状。

3. 本品可导致表皮鳞状细胞癌（cuSCC），应每 2 月检查皮肤情况，至停药后 6 个月。临床试验中手术切除 cuSCC 的患者未进行剂量调整或中断治疗。

4. 育龄期妇女在治疗期间及治疗结束后至少 2 周内应采取有效避孕措施。

5. 治疗期间应定检查血糖及电解质，如临床需要随时检查。

6. 本品可导致新发恶性肿瘤。

【制剂】 片剂：50 mg；75 mg。

【贮藏】 原包装密闭贮于 25 ℃下，短程携带时允许 15～30 ℃。

曲美替尼

(trametinib)

本品为有丝分裂原蛋白酶（mitogen-activated protein kinase，MEK）1 和 MEK2 抑制剂。2014 年 1 月美国 FDA 批准上市。

【CAS】 871700-17-3

【ATC】 L01XE25

【理化性状】 1. 化学名：*N*-(3-{3-Cyclopropyl-5-[(2-fluoro-4-iodophenyl)amino]-6，8-dimethyl-2，4，7-trioxo-3，4，6，7-tetrahydropyrido[4，3-*d*]pyrimidin-1(2*H*)-yl}phenyl)acetamide

2. 分子式：$C_{26}H_{23}FIN_5O_4$

3. 分子量：615.39

4. 结构式

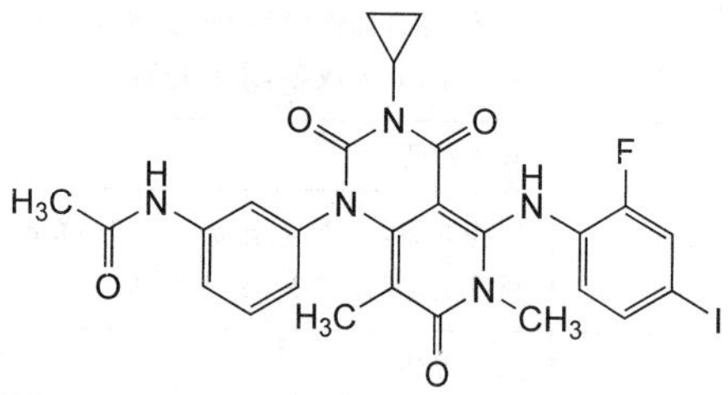

二甲亚砜曲美替尼

(trametinib dimethyl sulfoxide)

别名：Mekinist

〖理化性状〗 1. 本品是种白色至类白色粉末。pH 为 2～8 时，难溶于水。

2. 化学名：*N*-[3-[3-Cyclopropyl-5-[(2-fluoro-4-iodophenyl) amino]-3，4，6，7-tetrahydro-6，8-dimethyl-2，4，7-trioxopyrido[4，3-*d*] pyrimidin-1(2*H*)-yl]phenyl]-，compound with 1，1′-sulfinylbis[methane] (1∶1)

3. 分子式：$C_{26}H_{23}FIN_5O_4 \cdot C_2H_6OS$

4. 分子量：693.53

【药理作用】 本品可逆性地抑制有丝分裂原活化的细胞外信号调节激酶 1（MEK1）和 2 的激活和活性。MEK 蛋白是细胞外信号相关激酶（ERK）途径的上游调节因子，可促进细胞的增殖。BRAF V600E 突变造成 BRAF 通路的活化，其中也包括 MEK1 和 MEK2 的活化。在体内和体外，本品均可抑制 BRAF V600 突变阳性的黑色素瘤细胞的生长。与达拉替尼合用可提高疗效。

【体内过程】 1. 吸收　口服本品后，T_{max} 为 1.5 h，服用 2 mg 的片剂，其绝对生物利用度为 72%，单剂量服用 0.125～10 mg，C_{max} 与剂量成正比，而 AUC 的增加高于剂量增加的比例。重复服用 0.125～4 mg/d，C_{max} 和 AUC 均与剂量成正比。稳态时，患者间 AUC 和 C_{max} 的个体差异分别为 22% 和 28%。高脂肪餐会增加降低 AUC 24%，降低 C_{max} 70%，T_{max} 延迟约 4 h。

2. 分布　本品的蛋白结合率为 97.4%，表观分布容积为 214 L。

3. 代谢　本品主要通过脱乙酰作用、单氧化作用和或葡糖醛酸化代谢。脱乙酰作用可能是通过水解酶介导，如羧基-酯酶或酰胺酶。单剂量给予放射性标记的本品后，循环中约 50% 为原药，重复给药后原药在血浆中可占 75%。

4. 消除　消除 $t_{1/2}$ 为 3.9～4.8 d，表观清除率为 4.9 L。给予放射性标记的本品后，>80% 的放射性随粪便排出，<20% 随尿液排出，随尿液排出的原药 <0.1%。

5. 其他　年龄、性别、种族、体重等对本品药动学无影响。轻度肝功能不全及中、重度肾功能不全对本品药动学无临床意义的影响。未对中、重度肝功能不全患者进行过研究。

【适应证】 用于治疗 BRAF V600E 或 V600 K 突变阳性而无法切除或转移性黑色素瘤。对于 V600 K 突变阳性而无法切除或转移性黑色素瘤需与达拉替尼合用。

【不良反应】 1. 严重不良反应包括新发原发性恶性肿瘤、出血、心肌病、静脉血栓、眼毒性、间质性肺病、严重皮肤毒性、严重发热、血糖升高。

2. 常见不良反应包括痤疮样皮炎、皮疹、瘙痒、甲沟炎、腹痛、腹泻、胃炎、淋巴水肿、高血压、出血。

3. 少见不良反应包括心动过缓、口干、毛囊炎、脓疱疹、蜂窝织炎、横纹肌溶解、头晕、味觉障碍、视物模糊、眼干。

4. 实验室检查常见 AST 及 ALT 升高、白蛋白降低、贫血、磷酸激酶升高。

5. 与达拉替尼合用的不良反应，参见达拉替尼项下。

【妊娠期安全等级】 D。

【禁忌与慎用】 参见达拉替尼。

【药物相互作用】 与达拉替尼合用，未见相互作用。与达拉替尼联合使用时，参见达拉替尼的相互作用。

【剂量与用法】 1. 推荐剂量为 2 mg，1 次/日。

2. 根据毒性反应调整剂量和治疗方案，参见达拉替尼项下。

【用药须知】 参见达拉替尼。

【制剂】 片剂：0.5 mg；1 mg；2 mg。

【贮藏】 防潮，避光，贮于 2～8 ℃。禁止冷冻。

威罗非尼
(vemurafenib)

别名：Zelboraf

本品是小分子、口服有效的激酶抑制剂。

【CAS】 918504-65-1

【ATC】 L01XE15

【理化性状】 1. 本品为白色至类白色结晶性固体，难溶于水性介质。

2. 化学名：Propane-1-sulfonic acid {3-[5-(4-chlorophenyl)-1*H*-pyrrolo[2,3-*b*]pyridine-3-carbonyl]-2,4-difluoro-phenyl}-amide

3. 分子式：$C_{23}H_{18}ClF_2N_3O_3S$

4. 分子量：489.9

5. 结构式

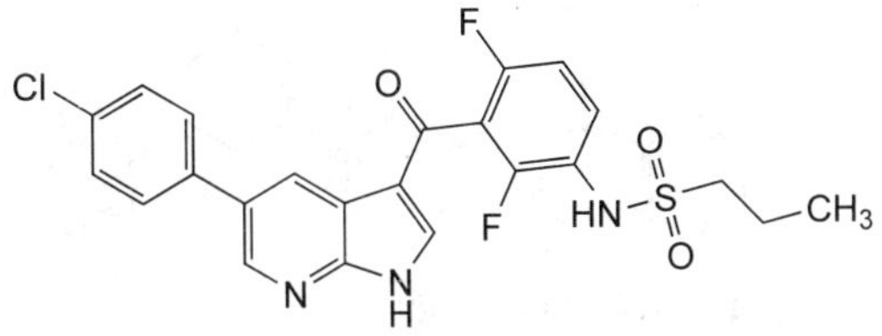

【药理作用】 本品抑制 BRAF 丝氨酸-苏氨酸激酶、BRAFV600E 的某些突变形式激酶。相似浓度的本品也可抑制其他激酶，如 CRAF、AFAF、野生型 RAF、SRMS、MAP4 KS 和 FGR。临床前试验证明，它能选择地阻断 RAF/MEK/ERK 通道的 BRAF 突变黑色素瘤细胞，并能引起 BRAF 突变的异体移植瘤缩小。

【体内过程】 458 例 BRAF 突变阳性的转移性黑素瘤患者的药动学数据表明，960 mg，2 次/日，给药 15 d 的本品药动学符合一室分布模型，以一级吸收和消除。在 240～960 mg 的剂量范围内，稳态时本品呈线性药动学特征。

1. 吸收　本品的生物利用度尚未明确，转移性黑色素瘤患者口服 960 mg，15 d，2 次/日，T_{max} 约为 3 h，C_{max} 为 62±17 μg/ml，AUC_{0-12} 为 170(μg·h)/ml，平均蓄积率为 7.36。口服 960 mg，2 次/日，15～22 d 达稳态。达稳态后血药浓度稳定（晨起服药前浓度和服药后 2～4 h 的比率平均为 1.13）食物对本品的影响尚未明确，临床试验中未考虑食物的影响。

2. 分布　本品与人类血浆中的白蛋白和 α_1-酸糖蛋白高度结合（>99%），转移的黑色素瘤患者的表观分布容积约 106 L。

3. 代谢　口服[^{14}C]标记的本品 960 mg，48 h 内血浆中原药占 95%，代谢产物占 5%。

4. 排泄　口服 960 mg 后，尿中回收 1%的给药剂量，粪便中回收 94%。表观清除率约为 31 L/d（个体差异 32%），消除 $t_{1/2}$ 约为 57 h（95% CI：30～120 h）。

5. 其他　轻、中度肝肾功能不全患者药动学参数与正常者相似，重度肝肾功能不全患者纳入试验数量有限，无法提供可供参考的剂量调整方案。

【适应证】 1. 用于治疗通过 FDA 批准的诊断试验诊断为 BRAFV600E 阳性突变、无法手术切除或转移的黑色素瘤。

2. 治疗 BRAFV600E 阳性的 Erdheim-chester 病。

【不良反应】 1. 严重不良反应包括表皮鳞状细胞癌、过敏反应、皮肤反应、Q-T 间期延长，肝脏实验室检查异常、光敏性、眼部反应、新发的恶性肿瘤瘤等不良反应。

2. 临床试验中报道的最常见不良反应（≥30%）有关节痛、皮疹、脱发、疲劳、光敏反应、恶心、瘙痒和皮肤乳突状瘤。

3. 发生率≥10%不良反应包括皮肤过度角化、全身斑丘疹、光线性角化病、皮肤干燥、红斑、丘疹样皮疹、瘙痒、斑丘疹、关节痛、四肢痛、肌痛、骨骼肌肉痛、腰痛、外周水肿、发热、无力、疲乏、恶心、呕吐、腹泻、便秘、头痛、味觉障碍、皮肤乳头状瘤、皮肤鳞状细胞癌、脂溢性角化病、升高、食欲降低、咳嗽、晒伤。

4. 其他不良反应（<10%）包括 10%不良反应包括掌足综合征、毛发角化病、结节性红斑、斯-约综合征、关节炎、头晕、外周神经病变、神经麻痹、良性肿瘤、恶心肿瘤、未分化肿瘤（包括囊肿和息肉）、基底细胞瘤、体重增加、视网膜静脉阻塞、葡萄球膜炎、血管炎、房颤。

5. 实验室检查异常包括 γ-GT、ALT、AST、ALP 及胆红素升高。

【妊娠期安全等级】 D。

【禁忌与慎用】 1. 基于本品的作用机理，本品可导致胚胎毒性，妊娠期妇女禁用。

2. 尚未明确本品是否通过乳汁排泌，哺乳期妇女应权衡本品对其的重要性，选择停药或停止哺乳。

3. 18 岁以下儿童用药的安全性及有效性还不清楚。

4. 重度肝脏和肾脏功能不全患者慎用。

5. 不推荐用于电解质失衡未纠正者、Q-T 间期延长者。

6. 本品不能治疗野生型 BRAF 黑色素瘤。

【药物相互作用】 1. 本品为中效 CYP1A2 抑制剂，弱效 CYP2D6 抑制剂和弱效 CYP3A4 诱导剂。

2. 本品能改变由 CYP1A2、CYP2D6 和 CYP3A4 代谢的药物的血药浓度，不建议联合应用经上述酶代谢的治疗窗窄的药物。

3. 本品导致同服的华法林 AUC 增加 18%。

4. 强效 CYP3A4 抑制剂(如酮康唑、伊曲康唑、克拉霉素、阿扎那韦、奈法唑酮、沙奎那韦、利托那韦、茚地那韦、奈非那韦、伏立康唑)或诱导剂(如苯妥英、卡马西平、利福平、利福喷汀、苯巴比妥、利福布丁)能改变本品血药浓度，应谨慎合用。

5. 禁与能延长 Q-T 间期的药物合用。

【剂量与用法】 1. 推荐剂量 960 mg，2 次/日，首剂早晨服用，第 2 剂 12 h 后的晚间服用。是否与食物同服均可。用一杯水整片吞服，不可咀嚼或压碎片剂。

2. 剂量调整

(1) 出现 1 或 2 级(可耐受)不良反应，维持 960 mg，2 次/日的剂量。

(2) 2(可耐受)或 3 级不良反应，第 1 次出现，暂停治疗，直至恢复为 0～1 级后，以 720 mg，2 次/日的剂量开始；第 2 次出现，以 480 mg 剂量开始，第 3 次出现，停止治疗。

(3) 4 级不良反应，第 1 次出现，暂停治疗，直至恢复为 0～1 级后，以 480 mg，2 次/日的剂量开始；第 2 次出现，停止治疗。

【用药须知】 1. 本品推荐剂量持续治疗直到疾病进展或出现不可耐受的毒性。

2. 如漏服，距下次给药时间＞4 h 才可补服。不可同时服用 2 倍剂量，每天应在同一时间用药。

3. 本品可致过敏反应，包括严重的超敏反应，如出现严重过敏反应，应永久停药。

4. 本品可导致 Q-T 间期延长，如出现需要减少剂量、中断治疗或停药。纠正危险因素后 Q-T 间期仍＞500 ms 且与治疗前相比延长＞60 ms 的患者永久停药。治疗期间应定期监测电解质情况，包括血钾、血镁及血钙等。

5. 本品可导致表皮鳞状细胞癌(SCC)，应每 2 月检查皮肤情况，至停药后 6 月。临床试验中手术切除 SCC 的患者未进行调整剂量或中断治疗。

6. 本品可导致严重的皮肤反应，如发生，应永久停药。

7. 治疗期间应每月检查肝功能，如临床需要随时检查。

8. 本品可导致光敏性，可能需要降低剂量或停药。

9. 本品可导致葡萄膜炎，可能需眼用皮质激素和扩瞳药治疗。

10. 本品可导致新发恶性肿瘤。

【制剂】 片剂：240 mg。

【贮藏】 原包装密闭贮于 20～25 ℃。短程携带允许 15～30 ℃。

拉多替尼
(radotinib)

别名：Supectr

本品是小分子、口服有效的酪氨酸激酶抑制剂。

【CAS】 926037-48-1

【理化性状】 1. 化学名：4-Methyl-*N*-[3-(4-methylimidazol-1-yl)-5-(trifluoromethyl)phenyl]-3-[(4-pyrazin-2-yl-pyrimidin-2-yl)amino]benzamide

3. 分子式：$C_{27}H_{21}F_3N_8O$

4. 分子量：530.50

5. 结构式

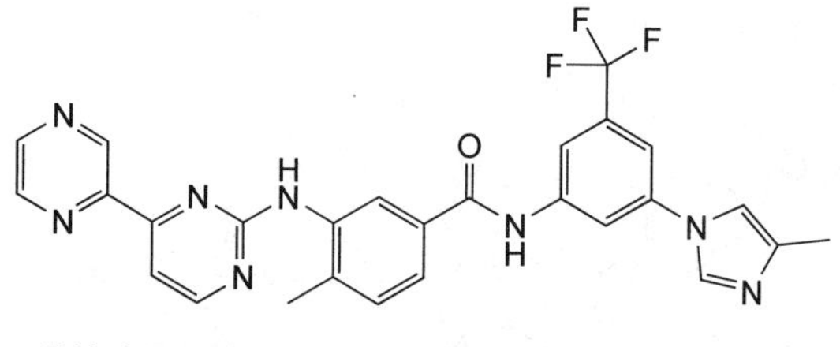

【简介】 本品为酪氨酸激酶 Bcr-Abl 和血小板源生长因子受体抑制剂。用于治疗慢性粒细胞性白血病，2012 年在韩国上市，是首个在亚洲首先上市的酪氨酸激酶抑制剂。胶囊剂：100 mg；200 mg。

柠特达尼
(nintedanib)

本品为酪氨酸激酶抑制剂。2014 年 12 月美国 FDA 批准上市，欧盟 2014 年 11 月批准上市。

【CAS】 656247-17-5

【理化性状】 1. 化学名：Methyl(3Z)-3-{[(4-{methyl[(4-methylpiperazin-1-yl)acetyl]amino} phenyl) amino] (phenyl) methylidene}-2-oxo-2, 3-dihydro-1*H*-indole-6-carboxylate

2. 分子式：$C_{31}H_{33}N_5O_4$

3. 分子量：539.62

乙磺酸柠特达尼
(nintedanib esylate)

别名：Ofev、Vargatef

〖理化性状〗 1. 本品为亮黄色粉末。

2. 化学名：1*H*-Indole-6-carboxylic acid, 2, 3-dihydro-3-[[[4-[methyl [(4-methyl-1-piperazinyl) acetyl] amino] phenyl] amino] phenylmethylene]-2-oxo-, methylester, (3*Z*)-, ethanesulfonate(1：1)

3. 分子式：$C_{31}H_{33}N_5O_4 \cdot C_2H_6O_3S$

4. 分子量：649.76

5. 结构式

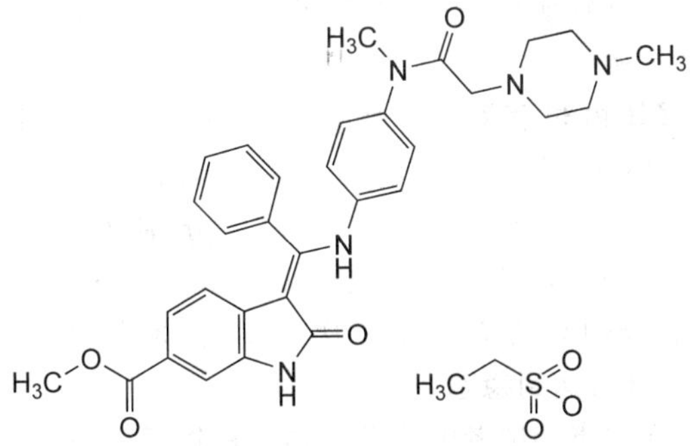

【药理作用】 1. 本品为小分子多种受体酪氨酸激酶和非受体酪氨酸激酶的抑制剂，本品对下列酪氨酸激酶有制剂作用：血小板源性生长因子受体 α 和 β、成纤维生长因子受体 1-3、血管内皮生长因子受体(VEGFR)1-3。上述受体均参与特发性纤维化的病理过程，本品通过竞争性与上述受体的 ATP 配体结合口袋结合而阻止细胞内信号传导，从而抑制纤维母细胞增殖、迁移和转化。本品对血管内皮细胞生长因子受体-3、非受体酪氨酸激酶 Lck、Lyn、Src 也有抑制作用，但对这些受体的抑制作用是否与治疗特发性肺纤维化有关尚未明确。

2. 血管内皮生长因子受体、血小板源性生长因子受体 α 和 β、成纤维细胞生长因子受体 1-3，这 3 种受体在血管生成和肿瘤生长过程中均发挥着重要作用。阻断这些受体，可导致血管生成受到抑制，而血管生成在肿瘤生长中起着关键作用。

【体内过程】 1. 吸收 本品的药动学呈线性，暴露量与剂量成比例增加，多次给药后，AUC 的蓄积率为 1.76 倍。给药一周后，血药浓度达稳态。进餐时服用本品，2～4 h 达血药峰值，口服本品 100 mg，由于转运效应和首过效应，绝对生物利用度仅为 4.7%。进食可增加本品的暴露量约 20%，T_{max} 延迟约 2 h。

2. 分布 本品呈双相分布，静脉注射后，分布容积为 1050 L。蛋白结合率约 97.8%。血液中的浓度与血浆浓度的比值为 0.87。

3. 代谢 本品主要经酯酶水解代谢形成 BIBF1202，BIBF1202 进一步经 UGT1A1、UGT1A7、UGT1A8、UGT1A10 代谢形成 BIBF1202 葡萄糖酸苷。仅极小部分经 CYP3A4 代谢。

4. 排泄 总体清除率为 1390 ml/min，肾清除率为 20 ml/min，$t_{1/2}$ 为 8.5 h。口服给药后 24 h 内，0.05%的给药剂量以原药随尿液排泄，而静脉给药后为 1.4%。口服后本品大部分(93.4%)以 BIBF1202 的形式随粪便排泄。

【适应证】 1. 联合多西他赛用于一线化疗失败后的局部晚期或转移性复发性非小细胞肺癌，肿瘤组织学检查为腺癌患者的治疗(截至发稿时欧盟批准的适应证)。

2. 治疗特发性肺纤维化(截至发稿时欧盟、美国 FDA 批准的适应证)。

【不良反应】 1. 严重不良反应包括肝酶升高、为肠道功能紊乱或穿孔、动脉栓塞、出血。

2. 常见不良反应包括腹痛、恶心、呕吐、腹泻、食欲降低、肝酶升高、头痛、体重减轻、高血压。

【妊娠期安全等级】 D。

【禁忌与慎用】 1. 不推荐中、重度肝功能不全患者使用。

2. 未对重度肾功能不全患者进行研究，应慎用。

3. 妊娠期妇女禁用。

4. 尚未明确本品是否经乳汁分泌，哺乳期妇女应权衡本品对其的重要性，选择停药或停止哺乳。

5. 儿童用药的安全性及有效性尚未确定。

【药物相互作用】 1. 本品为 P-糖蛋白底物，很小程度上也是 CYP3A4 底物，酮康唑可升高本品的暴露量 60%。与强效 CYP3A4 抑制剂合用时，应密切监测本品的不良反应，可能须暂停本品治疗或降低剂量。

2. 强效 CYP3A4 诱导剂可明显降低本品的血药浓度，应避免合用。

3. 本品为 VEGFR 抑制剂，可增加出血的风险，完全抗凝的患者如合用，应密切监测出血的症状，调整抗凝药的剂量。

【剂量与用法】 1. 治疗肺癌 200 mg，2 次/日，与多西他赛 75 mg/m², 1 次/日合用，出现肝损害时应降低剂量。

2. 治疗肺纤维化

(1) 推荐剂量为 150 mg，每 12 h 一次，进餐时服用，胶囊剂应整粒吞服。

（2）如漏服一剂，不需补服，按预定时间服用下次剂量。每天剂量不能超过 350 mg。

（3）如患者出现 ALT 或 AST 为(3～5)×ULN，无肝损害的症状，应暂停用药，或降低剂量至 100 mg，2 次/日，之后可在增加剂量至 150 mg，2 次/日。

（4）如患者出现 ALT 或 AST(3～×5)ULN，并伴肝损害的症状或 ALT 或 AST＞5×ULN，应停止本品的治疗。

【用药须知】 1. 治疗前先测定肝功能，治疗前 3 个月，每月监测一次，之后每 3 个月检测一次。

2. 本品常见腹泻、恶心、呕吐等不良反应，不能耐受者可能需降低剂量。

3. 本品有胚胎毒性，育龄期妇女在开始本品治疗前应排除妊娠，治疗期间应采取有效避孕措施，直至治疗结束后 3 个月。

4. 本品有导致动脉血栓的风险，谨慎用于心血管病患者，一旦患者出现急性心肌缺血的症状，应考虑停药。

5. 本品可导致胃肠道穿孔，一旦出现胃肠道穿孔，应立即停药。胃肠道穿孔风险高的患者在治疗前应权衡利弊。

6. 本品增加出血的风险，出血风险高的患者在治疗前应权衡利弊。

7. 吸烟可降低本品的暴露量，可能会导致治疗失败，应劝导患者戒烟。

【制剂】 片剂：100 mg；150 mg。

【贮藏】 贮于 25 ℃，短程携带允许 15～30 ℃。

埃克替尼
(icotinib)

本品为酪氨酸激酶抑制剂，是我国第一个自主研发的小分子靶向抗肿瘤药，2011 年 6 月中国 SFDA 批准上市。

【CAS】 1204313-51-8

【理化性状】 1. 化学名：*N*-(3-Ethynylphenyl)-7，8，10，11，13，14-hexahydro［1，4，7，10］tetraoxacyclododecino［2，3-*g*］quinazolin-4-amine

2. 分子式：$C_{22}H_{21}N_3O_4$

3. 分子量：391.42

4. 结构式

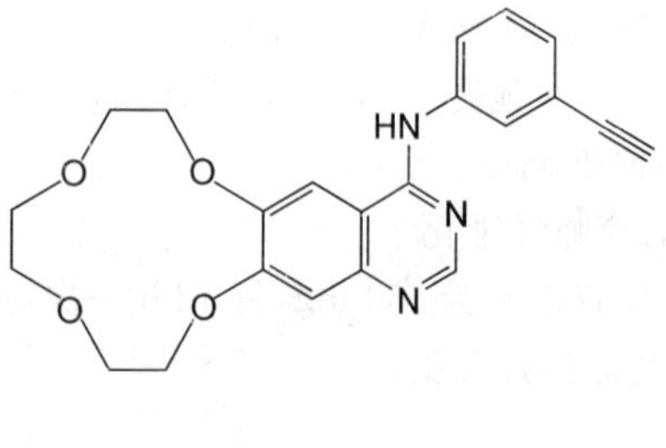

盐酸埃克替尼
(icotinib hydrochloride)

别名：凯美纳

〖CAS〗 610798-31-7

〖理化性状〗 1. 化学名：*N*-(3-Ethynylphenyl)-7，8，10，11，13，14-hexahydro［1，4，7，10］tetraoxacyclododecino［2，3-*g*］quinazolin-4-amine hydrochloride

2. 分子式：$C_{22}H_{21}N_3O_4 \cdot HCl$

3. 分子量：427.88

【药理作用】 本品为选择性表皮生长因子受体(EGFR)酪氨酸激酶抑制剂，在所测试的 88 种激酶中，500 nmol/L 下的本品只对 EGFR 野性型及突变型有明显的抑制作用，对其他激酶均无抑制作用，提示本品是一个高选择性的 EGFR 激酶抑制剂。体外研究和动物实验表明，本品可抑制多种人肿瘤细胞株的增殖。

【体内过程】 1. 吸收　晚期非小细胞肺癌(NSCLC)患者单次口服 125 mg 后本品吸收迅速，达峰时间为 0.5～4 h，平均 C_{max} 分别为 1400±547.52 ng/ml，平均 AUC 为 3.4±1.21(h·mg)/L。晚期 NSCLC 患者给予一次 125 mg，3 次/日，连服 7～11 d 可达到稳态。

在健康受试者中给予高热量食物可显著增加本品的吸收，C_{max} 可增加 59%，AUC 可增加 79%。

2. 分布　空腹和餐后服用本品的平均分布容积分别为 355 L 和 113 L，提示其可广泛分布于组织中。

3. 代谢　本品在肝脏中主要通过 CYP2C19 和 CYP3A4 代谢，本品对 CYP2C9 和 CYP3A4 有明显的抑制作用，未发现对大鼠肝 CYP 酶有明显的诱导作用。

4. 消除　空腹和餐后服用本品总的血浆清除率分别为 46 L/h 和 22 L/h。本品主要随粪便与尿液排泄(79.5%)，其中粪便排泄占 74.7%。排出形式以代谢产物为主(81.4%)，原药占 18.6%。

尚未针对特殊人群如老年人、儿童、肝、肾功能不全人群进行药动学研究。

【适应证】 本品单药适用于治疗既往接受过至少一个化疗方案失败后的局部晚期或转移性非小细胞肺癌(NSCLC)，既往化疗主要是指以铂类为基础的联合化疗。

【不良反应】 1. 皮肤及其附属组织　皮疹、甲沟炎、皮肤干燥、瘙痒、掌足综合征、指甲改变、皲裂、脱发。

2. 消化系统　腹泻、口腔溃疡、恶心、腹痛、便秘、口腔黏膜炎。

3. 肝胆　转氨酶升高、胆红素升高、肝功能异常。

4. 血液和淋巴　白细胞降低、中性粒细胞降低、血红蛋白降低、血小板降低。

5. 泌尿系统　肌酐升高、蛋白尿、尿中白细胞升高。

6. 呼吸系统　咳嗽、上呼吸道感染。

7. 全身　疼痛、发热、头痛、头晕。

【禁忌与慎用】 1. 对本品过敏者禁用。

2. 妊娠期妇女禁用。

3. 尚未明确本品是否经乳汁分泌，哺乳期妇女应权衡本品对其的重要性，选择停药或停止哺乳。

4. 儿童用药的安全性及有效性尚未确定。

5. 重度肝功能不全患者禁用。

【药物相互作用】 体外试验表明，本品主要通过 CYP2C19 和 CYP3A4 代谢，对 CYP2C9 和 CYP3A4 有明显的抑制作用，未发现对 CYP 酶有明显诱导作用。

因此，在与下列药物合用时应注意潜在的药物相互作用：CYP2C19 诱导剂（如氨鲁米特）和 CYP3A4 诱导剂（如萘夫西林、奈韦拉平、苯巴比妥和利福霉素类）；CYP2C9 底物（如华法林）和 CYP3A4 底物（如苯二氮䓬类、钙通道阻滞剂、那格列奈、麦角碱等）。

【剂量与用法】 口服，一次 125 mg，3 次/日。当患者出现不能耐受的皮疹、腹泻等不良反应时，可暂停（1～2 周）用药直至症状缓解或消失后，重新以原剂量开始；对氨基转移酶轻度升高（ALT、AST 低于 100 IU/L）的患者可继续服药，但应密切监测；对氨基转移酶升高比较明显（ALT 及 AST 在 100 IU/L 以上）的患者，可暂停给药并密切监测氨基转移酶，当氨基转移酶恢复（ALT 及 AST 均低于 100 IU/L，或正常）后可恢复给药。

【用药须知】 1. 治疗前先测定肝功能，治疗期间定期检查肝功能，特别是在用药的前一个月内。

2. 治疗期间密切监测间质性肺病发生的迹象，如果患者出现新的急性发作或进行性加重的呼吸困难、咳嗽，应中断本品的治疗，立即进行相关检查。当证实有间质性肺病时，应停止用药，并对患者进行相应的治疗。

【制剂】 片剂：125 mg。

【贮藏】 遮光、密封保存。

尼达尼布

(nintedanib)

本品为小分子酪氨酸激酶抑制剂。

【CAS】 656247-17-5

【ATC】 L01XE3

【理化性状】 1. 化学名：Methyl(3*Z*)-3-{[(4-{methyl[(4-methylpiperazin-1-yl)acetyl]amino}phenyl)amino](phenyl)methylidene}-2-oxo-2,3-dihydro-1*H*-indole-6-carboxylate

2. 分子式：$C_{31}H_{33}N_5O_4$

3. 分子量：539.62

4. 结构式

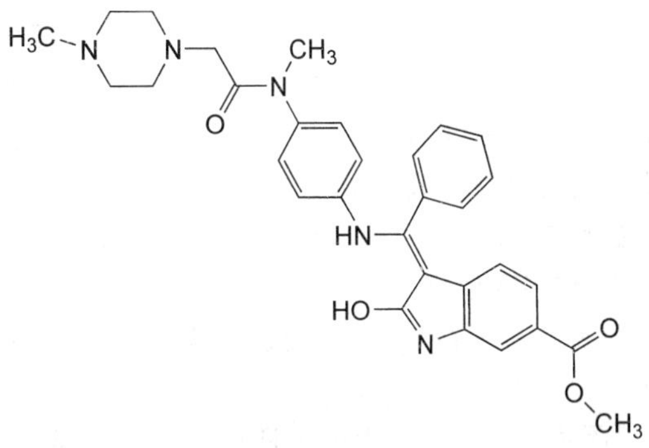

乙磺酸尼达尼布

(nintedanib esylate)

别名：Ofev、Vargatef

〖理化性状〗 1. 本品为亮黄色粉末。

2. 化学名：1*H*-Indole-6-carboxylic acid, 2,3-dihydro-3-[[[4-[methyl[(4-methyl-1-piperazinyl)acetyl]amino]phenyl]amino]phenylmethylene]-2-oxo-, methyl ester, (3*Z*)-, ethanesulfonate(1∶1)

3. 分子式：$C_{31}H_{33}N_5O_4 \cdot C_2H_6O_3S$

4. 分子量：649.76

【药理作用】 本品为受体酪氨酸激酶和非受体酪氨酸激酶的多重抑制剂。其抑制的受体包括血小板源生长因子受体（PDGFR）α 和 β、成纤维细胞生长因子受体 1-3（FGFR）、血管内皮生长因子受体（VEGFR）1-3、FMS 样酪氨酸激酶-3（FLT3），其中 FGFR、PDGFR 和 VEGFR 参与特发性纤维化的病理过程。本品与上述受体的 ATP 结合口袋结合，阻止细胞内的信号传导，从而抑制纤维母细胞的增殖、迁移和转化，上述过程是特发性肺纤维化病理过程中的关键机制。另外本品尚对 Lck、Lyn、Src 家族的非受体酪氨酸激酶具有抑制作用，但抑制这些激酶对特发性肺纤维化的作用尚未明确。

【体内过程】 1. 吸收 餐后口服本品 2～4 h 达 C_{max}，100 mg 的剂量的生物利用度为 4.7%，因首过效应，生物利用度大幅降低。剂量与暴露量成正比，多次给药后蓄积率为 1.7 倍，口服 1 周后达稳态。餐后服用较空腹服用，暴露量增加 20%，吸收延迟约 2 h。

2. 分布 本品呈双相分布，静脉滴注分布容积为 1050 L。血浆蛋白结合率约 97.8%。

3. 代谢 本品主要经酯酶裂解为游离酸部分 BIBF1202，后者经 UGT 酶（UGT1A1、UGT1A7、UGT1A8 和 UGT1A10）催化进一步葡糖醛酸化。仅有一小部分经 CYP3A4 进行生物转化，经此途径的代谢物因浓度极低，在人的血浆中无法检测到。

4. 消除 本品的有效半衰期为 9.5 h，静脉滴注后清除率为 1390 ml/min。口服给药后 24 h 尿中以原药回收 0.05% 的给药剂量，而静脉注射后回收 1.4%。大部分以 BIBF1202 随粪便排泄（93.4%），其肾清除率为 20 ml/min。

【适应证】 1. 用于治疗特发性肺纤维化。

2. 与多西他赛合用，治疗一线化疗之后用于组织学诊断为腺癌的、局部晚期或转移性、或局部复发性非小细胞肺癌。

【不良反应】 1. 严重不良反应包括超敏反应、胃肠道障碍甚至穿孔、胚胎毒性、动脉血栓、出血的风险增加。

2. 临床试验中报告的常见不良反应包括腹泻、恶心、腹痛、呕吐、肝酶升高、食欲降低、头痛、体重降低、高血压。

【妊娠期安全等级】 D。

【禁忌与慎用】 1. 中、重度肝功能不全者禁用。

2. 本品有胚胎毒性，妊娠期妇女禁用。

3. 哺乳期妇女使用时，应暂停哺乳。

4. 儿童用药的安全性及有效性尚未明确。

5. 轻、中度肾功能不全者不必调整剂量，重度肾功能不全者尚无资料可考。

【药物相互作用】 1. 本品为 P-糖蛋白的底物，少量经 CYP3A4 代谢，酮康唑可升高本品的暴露量 60%，本品与强效 CYP3A 抑制剂（如酮康唑、伊曲康唑、泊沙康唑、克拉霉素、泰利霉素、利托那韦等）合用时，应密切监测不良反应，可能需要暂停用药或降低剂量。

2. 本品禁与强效 CYP3A 诱导剂（如利福平、苯妥英、贯叶连翘等）合用，因可降低本品的暴露量 50%。

3. 本品为 VEGFR 抑制剂，可导致出血的风险增加，完全抗凝的患者使用时应密切监测出血的征象，必要时调整抗凝药的剂量。

【剂量与用法】 1. 治疗特发性纤维化的推荐剂量为口服 150 mg，每 12 h 一次，本品应在进餐时服用，胶囊应整粒吞服。如漏服一剂，不可补服，按预定时间服用下次剂量，一日最大剂量不可超过 300 mg。用于肺癌，推荐剂量为 100～200 mg，2 次/日。

2. 如出现 ALT 和（或）AST（3～5）×ULN，且无肝损害的症状，应暂停用药或降低剂量至 100 mg，每 12 h 一次，如肝酶恢复至基线，可重新增加剂量至 150 mg，每 12 h 一次。如 ALT 和（或）AST（3～5）×ULN，并伴严重肝损害的症状，应永久停药；如 ALT 和（或）AST＞5×ULN，亦应永久停药。

【用药须知】 1. 开始本品治疗前应检查肝功能，治疗头 3 个月每月检查一次，继后每 3 月检查一次，出现肝功能异常者应调整剂量。

2. 腹泻是本品最常见的不良反应，严重腹泻者可能须暂停用药或降低剂量。腹泻者可给予补液和洛哌丁胺，如仍腹泻不止，应降低剂量或暂停用药，待恢复正常后再以 100 mg，每 12 h 一次开始，如能耐受，可增加至 150 mg，每 12 h 一次。如严重腹泻虽经治疗仍无好转，应永久停药。

3. 本品常可引起恶心和呕吐，可给予止吐药，如有严重恶心和呕吐，应降低剂量或暂停用药，待恢复后再以 100 mg，每 12 h 一次，如能耐受，可增加至 150 mg，每 12 h 一次。如严重恶心和呕吐虽经治疗仍未好转，应永久停药。

4. 本品有胚胎毒性，使用本品期间及治疗结束后至少 3 个月，育龄期妇女应采取有效的避孕措施。

5. 本品可增加动脉血栓形成的风险，具有心血管疾病高危因素的患者慎用，如出现急性心肌缺血的症状，应立即停药。

6. 本品有导致胃肠穿孔的风险，近期进行过外科手术的患者慎用。如发生胃肠穿孔，应立即停药。存在胃肠穿孔风险的患者在使用本品前应充分权衡利弊。

7. 本品溢出血管外可导致组织坏死，推荐使用锁骨下中心静脉给药。

8. 吸烟可降低本品的暴露量，应劝导患者在本品治疗期间戒烟。

【制剂】 胶囊剂：100 mg；150 mg。

【贮藏】 贮于 25 ℃，短程携带允许 15～30 ℃。

奥司替尼

(osimertinib)

别名：Tagrisso

本品为酪氨酸激酶抑制剂。

【CAS】 1421373-65-0

1. 化学名：*N*-(2-{2-Dimethylaminoethyl-methylamino}-4-methoxy-5-{[4-(1-methylindol-3-yl) pyrimidin-2-yl]amino}phenyl)prop-2-enamide

2. 分子式：$C_{28}H_{33}N_7O_2$

3. 分子量：499.62

4. 结构式

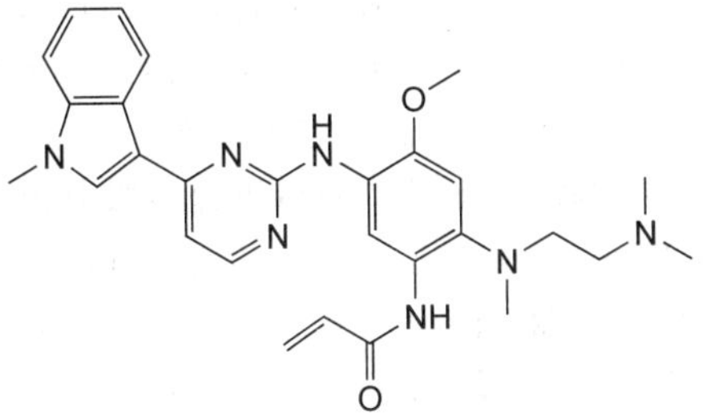

甲磺酸奥司替尼
(osimertinib mesylate)

〖理化性状〗 1. 化学名：*N*-(2-{2-Dimethylaminoethyl-methylamino}-4-methoxy-5-{[4-(1-methylindol-3-yl) pyrimidin-2-yl] amino} phenyl) prop-2-enamide mesylate salt

2. 分子式：$C_{28}H_{33}N_7O_2 \cdot CH_4O_3S$

3. 分子量：596

【药理作用】 本品为 EGFR 激酶抑制剂，可与 EGFR(T790M、L858 R、外显子 19 缺失)结合，结合浓度仅及与野生型 EGFR 结合浓度的 1/9。在细胞培养和动物肿瘤移植模型中，本品对非小细胞肺癌细胞株 EGFR 变异株(T790M/L858 R、L858 R、T790M/外显子 19 缺失和外显子 19 缺失)有抗肿瘤活性，对野生型 EGFR 有较低程度的抑制作用。两种活性代谢产物(AZ7550 和 AZ5104，循环中约占原药的 10%)与原药有相似的药理作用。AZ7550 的作用强度与原药相似，AZ5104 对外显子 19 缺失、T790M 突变的 EGFR 作用强 8 倍，对野生型 EGFR 的作用强 15 倍。在体外试验中，本品在治疗浓度对 HER2、HER3、HER4、ACK1 和 BLK 有抑制作用。

【体内过程】 1. 吸收　本品的口服剂量在 20～240 mg 之间，AUC 和 C_{max} 与剂量成正比，药动学呈线性。每天口服 1 次，15 d 后达稳态，蓄积率为 3 倍，C_{max} 为 C_{min} 的 1.6 倍。本品口服后的中位 T_{max} 为 6 h (3～24 h)。高热量、高脂肪餐可升高 AUC 和 C_{max} 分别为 19%和 14%。

2. 分布　本品的稳态分布容积为 986 L，蛋白结合率可能很高。

3. 代谢　本品主要经 CYP3A 氧化和脱氨基代谢，口服后血浆中可检出两种活性代谢产物(AZ7550 和 AZ5104，循环中约占原药的 10%)，与原药有相似的药理作用。

4. 排泄　本品主要随粪便排泄(68%)，少部分随尿液排泄(14%)。原药仅占排泄总量的 2%。本品的终末 $t_{1/2}$ 为 48 h，清除率为 14.2 L/h。

【适应证】 用于治疗 EGFR T790M 突变阳性的转移性非小细胞肺癌。

【不良反应】 1. 常见不良反应包括腹泻、恶心、食欲缺乏、便秘、胃炎、皮疹、皮肤干燥、指甲毒性、眼睛症状(眼干、视物模糊、角膜炎、白内障、眼刺激感、睑炎、眼痛、流泪、飞蚊症)、咳嗽、疲乏、腰痛、头痛、肺炎、静脉血栓。

2. 实验室检查可见低血钠、高血镁、贫血、淋巴细胞减少、中性粒细胞减少。

【妊娠期安全等级】 本品有胚胎毒性。

【禁忌与慎用】 1. 尚未明确本品是否可经乳汁分泌，哺乳期妇女治疗期间应停止哺乳。

2. 儿童用药的安全性和有效性尚未明确。

3. 重度肾功能不全及终末期肾病患者的安全性尚未明确。

4. 中、重度肝功能不全的患者安全性尚未明确。

【药物相互作用】 1. 本品禁止与强效 CYP3A 抑制剂合用，包括大环内酯类抗生素(如泰利霉素)、抗真菌药(如伊曲康唑)、蛋白酶抑制剂(如利托那韦)、奈法唑酮，强效 CYP3A 抑制剂均可明显升高本品的血药浓度，如必须合用，应密切监测患者的不良反应。

2. 本品禁止与强效 CYP3A 诱导剂(利福平、卡马西平、贯叶连翘)合用，强效 CYP3A 诱导剂可能会降低本品的血药浓度。

3. 本品禁止与治疗窗窄的 CYP3A、乳腺癌耐药蛋白(BCRP)或 CYP1A2 的底物(包括但不限于环孢素、芬太尼、奎尼丁、麦角生物碱)合用，因本品可影响上述药物的血药浓度。

【剂量与用法】 开始本品治疗前，应检测确定患者是否存在 EGFR T790M 突变。

1. 推荐剂量　口服，1 次/日，一次 80 mg，空服或进餐时服用均可。如漏服，不可补服，按原治疗方案服用下次剂量。不能服用片剂者，本品 1 片可分散于约 50 ml 不含糖的水中服用或经胃管注入，然后用 100～200 ml 水冲洗容器后服用。

2. 如出现肺纤维化和或肺炎，应永久停药。

3. 两次心电图检测 Q-Tc 间期>500 ms 时，应暂停用药，直至 Q-Tc 间期<480 ms 时，方可降低剂量至 40 mg，重新开始。

4. 如出现 Q-Tc 间期延长，或致命性心律失常的症状和体征，应永久停药。

5. 左心室射血分数(LVEF)较基线降低 10%且低于 50%时，应暂停用药 4 周，如恢复至基线，可重新开始治疗，如未能恢复至基线，应永久停药。

6. 如出现症状性心力衰竭，应永久停药。

7. 如出现 3 级以上不良反应，应暂停用药 3 周，如恢复至 2 级以下，可恢复用药(40 mg 或 80 mg/d)，如在 3 周内不能恢复至 2 级以下，应永久停药。

【用药须知】 1. 如患者出现呼吸系统症状(呼吸困难、咳嗽、发热)，应暂停用药，评估患者是否发生了间质性肺病，如有，则应永久停药。

2. 治疗前应检测患者的 LVEF，治疗期间应每 3 个月检查 1 次，并根据检查结果调整剂量。

3. 育龄期女性在治疗期间及治疗结束后至少 6 周内应采取有效避孕措施。男性患者的性伴侣也应采取有效避孕措施至治疗结束后至少 4 个月。

【制剂】 片剂：40 mg；80 mg。

【贮藏】 贮于 25 ℃，短程携带允许 15～30 ℃。

2.11　其他抗肿瘤药和抗肿瘤辅助药

本节收录了重金属络合物、蒽醌类、吖啶及新上市的其他抗肿瘤药和几种减轻抗肿瘤药所致不良反应的几种药物。

丙卡巴肼
(procarbazine)

别名：甲基苄肼、甲苄肼

本品属甲基化烷化剂。

【CAS】 671-16-9

【理化性状】 1. 化学名：*N*-Isopropyl-α-(2-methylhydrazino)-*p*-toluamide

2. 分子式：$C_{12}H_{19}N_3O$

3. 分子量：221.3

4. 结构式

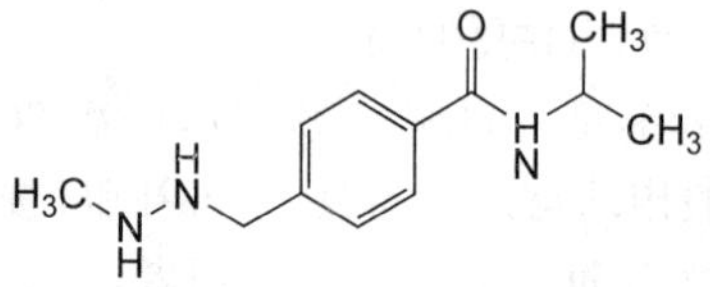

盐酸丙卡巴肼
(procarbazine hydrochloride)

别名：Natulan、Natulanar、Matulane

【CAS】 366-70-1

【理化性状】 1. 化学名：*N*-Isopropyl-α-(2-methylhydrazino)-*p*-toluamide hydrochloride

2. 分子式：$C_{12}H_{19}N_3O \cdot HCl$

3. 分子量：257.8

【用药警戒】 本品应在有肿瘤化疗经验的医生指导下使用，使用地点应配备足够的设备和药品以发现本品的实验室检查异常，并处理本品的不良反应。

【药理作用】 本品在体内释放甲基正离子与 DNA 结合，抑制蛋白质和核酸合成，抑制有丝分裂。与其他抗肿瘤药物之间无交叉耐药性。当其他抗肿瘤药已失去作用时，本品可能还有效。

【体内过程】 本品口服后迅速被吸收。可透过血-脑屏障，进入脑脊液中。$t_{1/2}$ 约为 10 min。主要在肝肾内快速代谢。随尿排出者仅 5%的原药，其余被氧化成 *N*-异丙对苯酰胺酸随尿排出，24 h 内约排出用量的 70%。还有一部分分解为二氧化碳和甲烷经肺呼出。在体内氧化裂解期间形成的过氧化氢可以解释药物作用的某些方面。

【适应证】 与氮芥、长春新碱、泼尼松合用(MOPP)，主要用于治疗霍奇金淋巴瘤，还可治疗其他淋巴瘤(包括蕈样肉芽肿病)以及脑肿瘤、骨髓瘤、黑色素瘤、肺癌、真性红细胞增多症和网状细胞肉瘤。

【不良反应】 1. 最常见的不良反应有恶心、呕吐(有的患者会逐渐耐受)和骨髓抑制。白细胞和血小板减少可能延迟发生，在用药后 4 周达到最低，一般在 6 周内恢复。还可能出现贫血、溶血和出血。

2. 神经毒性也常见，如失眠、昏睡、抑郁、神经不安或精神错乱、共济失调、头痛、幻觉和头晕，还可能出现周围神经病，如感觉异常和反射迟钝。震颤、惊厥、昏迷、心动过速、直立性低血压。

3. 其他还有发热、肌痛、肺纤维化或肺炎、血尿、尿频。

4. 皮肤反应有皮炎、瘙痒、色素沉着。还会发生视力下降、不育、肝功能受损。

5. 本品有“三致”作用。

【妊娠期安全等级】 D。

【禁忌与慎用】 1. 对本品过敏者、骨髓功能不全患者禁用。

2. 肝肾功能不全患者应慎用，而肝肾功能严重不全患者禁用。

3. 嗜铬细胞瘤、癫痫以及心脑血管患者应慎用。

4. 尚未明确本品是否可经乳汁分泌，哺乳期妇女使用本品时应停止哺乳。

5. 儿童使用本品不良反应的发生率及严重性均较成人高，剂量应个体化。

【药物相互作用】 1. 本品是一种弱 MAOI，可能与其他药物和代谢物产生反应，虽然罕见，但必须常予关注。

2. 本品可能增强其他中枢神经系统抑制药的镇静作用。

3. 饮酒可发生双硫仑样反应。

4. 本品可能增强抗高血压药的降压作用。

【剂量与用法】 1. 在联合治疗方案中，成人或儿童均可于第 1 d 和第 14 d 给予本品 100 mg/m^2，每 4～6 周为一个疗程。

2. 在英国的建议，如果口服单剂量 50 mg/d，每天可增加 50 mg，直至 300 mg/d，分次口服；美国的建议方案则是，第 1 周，2～4 mg/kg，继而增加至 4～6 mg/kg。以上的用量都要持续到最好的疗效，或者出现了白细胞减少、血小板减少和毒性表现产生。维持剂量通常是 50～100 mg/d 或 1～2 mg/kg，直至累计剂量至少达 6 g 为止。对儿童，开始给予 50 mg/(m^2·d)，增加至 100 mg/m^2 后再根据效应调整用量。

【用药须知】 1. 用药期间，每 3～4 d 应检查血常规，每周应检查肝肾功能。

2. 骨髓功能严重受损，出现中枢神经系统毒性、白细胞＜4000/mm^3、血小板＜100000/mm^3 或口腔炎时，应停药。

3. 如患者经放疗或已使用有骨髓抑制作用的化疗药物，应延长给予本品的时间间隔至 1 个月以上。

【制剂】 片剂：50 mg(基质)。

【贮藏】 密封、避光保存。

安吖啶

(amsacrine)

别名：胺苯吖啶、Amekrin、Amsidine

本品为第一个吖啶类抗肿瘤药。

【CAS】 51264-14-3

【ATC】 L01XX01

【理化性状】 1. 化学名：4′-(Acridin-9-ylamino) methanesulphon-*m*-anisidide

2. 分子式：$C_{21}H_{19}N_3O_3S$

3. 分子量：393.5

4. 结构式

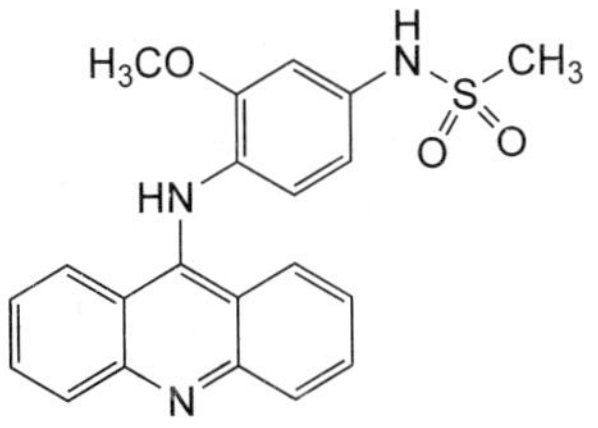

5. 配伍禁忌：本品不溶于 0.9%的氯化钠注射液和其他含氯的溶剂，主要是由于其盐酸盐在水溶液的溶解小。安吖啶会与某些塑料制品反应。

【药理作用】 本品通过嵌入 DNA 和抑制核酸合成而发挥抗肿瘤作用。本品还对细胞膜产生作用。处于 G_2 期和 S 期的细胞可能对其作用最敏感。

【体内过程】 本品口服难吸收。静脉给药后的终末 $t_{1/2}$ 约为 5～8 h。在肝内代谢，主要经胆汁排出，大部分为代谢物。蛋白结合率约为 98%。

【适应证】 用于成人急性白血病诱导缓解和维持治疗，特别适合于急性非淋巴细胞白血病。

【不良反应】 1. 骨髓抑制严重，常须限制剂量。白细胞约在开始用药后第 12 d 降至最低，常在第 25 d 恢复。全血细胞减少可能出现。

2. 恶心、呕吐、腹泻、口炎(有时严重)，也有脱发的报道。

3. 可能发生肝毒性，有致死的报道。

4. 可引起肾功能不全、癫痫大发作、心律失常，尤其低钾血症患者和此前曾接受过蒽环类(如多柔比星)的患者更易发生。

5. 本品具有刺激性，可能发生静脉炎，使用高浓度静脉注射时，常致局部组织坏死。

【禁忌与慎用】 1. 对本品过敏者、妊娠期妇女、癫痫患者、肝功能不全患者和心脏病患者禁用。

2. 肾功能不全、低血钾患者慎用。

3. 儿童用药的安全性及有效性尚未确定。

4. 尚未明确本品是否可经乳汁分泌，哺乳期妇女应权衡本品对其的重要性，选择停药或停止哺乳。

【药物相互作用】 1. 合用利尿药或肾毒性药物(如氨基糖苷类)可能因加重低钾血症而加重心脏毒性。

2. 环孢素可增强免疫抑制，对一些耐药肿瘤患者可考虑合用。

3. 本品与减毒活疫苗合用可能导致死亡。

【剂量与用法】 1. 首先用所附乳酸和二甲乙胺配制药物，然后用 5%葡萄糖注射液 500 ml 稀释于 1～1.5 h 输完。

2. 用于诱导缓解，可用 90 mg/(m^2·d)，连用 5～8 d。根据效应，可间隔 4 周重复疗程，如患者情况可以耐受，下一疗程可加量为 120 mg/(m^2·d)。

3. 维持治疗可用单剂量 150 mg/m^2 或分为 3 次给药，连用 3 d，每 3～4 周重用。如有必要，根据反应调整用量。

4. 必须在粒细胞数恢复到＞1500/mm^3，血小板数恢复到＞100000/m^2，才可重复疗程。

【用药须知】 1. 用药期间，应定期检查血常规、肝肾功能、电解质、心电图以及中枢神经系统功能。

2. 肝肾功能不全应减量20%～30%。

3. 如出现严重的中枢神经系统、心血管系统或其他险情均应中止治疗。

4. 不可用氯化钠溶液或其他含氯溶液稀释药物，因本品盐酸盐不易溶解；也不能让本品接触塑料制品。

5. 阿昔洛韦钠、两性霉素B、氨曲南、头孢他啶、头孢曲松钠、西咪替丁、呋塞米、更昔洛韦钠、肝素钠、甲泼尼松龙琥珀酸钠或盐酸甲氧氯普胺与本品同溶于5%葡萄糖注射液中会产生沉淀。

【制剂】 注射剂：75 mg/1.5 ml。

【贮藏】 密封、避光，贮于室温中。

榄香烯

(elemene)

本品的主要成分是以β-榄香烯为主的榄香烯类化合物。经充分乳化制成灭菌制剂。

【药理作用】 本品可抑制肿瘤细胞生长，提高免疫功能，促进机体对肿瘤的排斥反应，还有升高白细胞，降低放疗、化疗的毒性反应，并可缓解癌性疼痛。

【体内过程】 本品药动学呈二室模型。口服后5.59 h可达血药峰值。分布迅速，消除速度为10.5～19.25 h。本品口服吸收较差，生物利用度为18.8%。静脉给药后，肺、脾、肝和淋巴组织药物分布较多，其中以肺部为最高。不论静脉注射或口服，药物均可透过血-脑屏障。肿瘤组织也有一定的分布。药物随呼气排出较多，随尿、粪便排出者占67%以上。

【适应证】 1. 癌性胸腔和腹腔积液。

2. 浅表性肿瘤和消化道癌。

【不良反应】 1. 部分患者用药后发热，大多在38.5 ℃左右，甚至更高。给予退热药后可迅速消退。

2. 腔内用药可致局部刺激、疼痛，加用局麻药可免除。

3. 约有30%患者发生静脉炎，可采用锁骨下静脉穿刺给药，或将本品成倍稀释快速静脉注射，注完后再用0.9%氯化钠注射液灌洗静脉，以缓解刺激。

4. 0.06%～0.07%的患者会出现过敏反应。

【禁忌与慎用】 1. 对本品过敏者、妊娠期妇女禁用。

2. 严重心、肾功能不全、高热或胸、腹水并感染者慎用。

3. 儿童用药的安全性及有效性尚未确定。

4. 尚未明确本品是否可经乳汁，哺乳期妇女应权衡本品对其的重要性，选择停药或停止哺乳。

【剂量与用法】 1. 胸腔注射 抽尽胸水，先注入利多卡因注射液5～10 ml和地塞米松5～10 mg。一次使用本品乳剂400～600 mg与等量0.9%氯化钠注射液混合后注入，1～3次一疗程。注入后更换体位，使药物广泛接触胸膜内壁。

2. 腹腔注射 如上准备方法，取本品500～800 mg与0.9%氯化钠注射液1500～2000 ml混合后注入，1～3次为一疗程。

3. 局部注射 先用利多卡因多点瘤体局麻，3～5 min后再将药液注入瘤体中，一次50～70 mg。

4. 静脉滴注 一次400～700 mg，1次/日。选较粗静脉，采用Y形输液管，先以0.9%氯化钠注射液打通静脉，再快速输入药液。用药前半小时先给予口服泼尼松一次，静脉滴注中可加入地塞米松5～10 mg，以防发生过敏。

【用药须知】 1. 据329例临床证实，本品对癌性胸水的有效率为74.8%，对癌性腹水的有效率为75%，对宫颈癌及诸多肿瘤的淋巴结和皮下转移的有效率达63.5%。

2. 本品无骨髓抑制作用，对心、肝、肾无毒性。

3. 部分患者初次用药后，可有轻微发热，多在38 ℃以下，于给药之前30 min口服泼尼松或解热镇痛药可预防或减轻发热。

4. 本品腔内注射时可致少数患者疼痛，使用前应根据患者的具体情况使用局麻药，可减轻或缓解疼痛，使患者能够耐受。

【制剂】 注射乳剂：25 mg/5 ml；100 mg/20 ml。

【贮藏】 避光，密封贮于阴凉处。

贝沙罗汀

(bexarotene)

别名：Targretin

本品属于视黄醇类药物。

【CAS】 153559-49-0

【ATC】 L01XX25

【理化性状】 1. 化学名：*p*-[1-(5,6,7,8-Tetrahydro-3,5,5,8,8-pentamethyl-2-naphthyl) vinyl] benzoic acid

2. 分子式：$C_{24}H_{28}O_2$

3. 分子量：348.5

4. 结构式

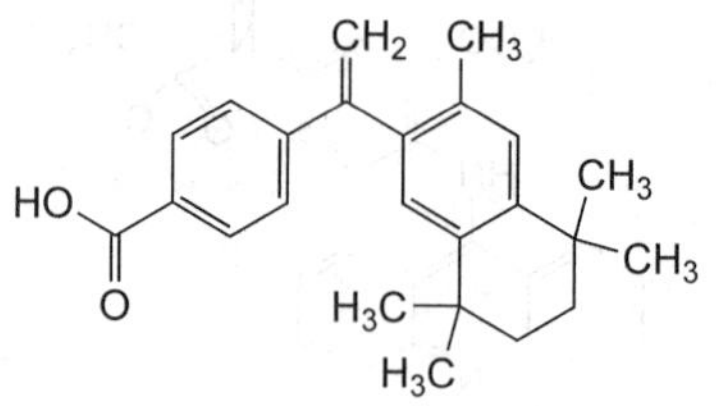

【用药警戒】 本品可导致胎儿先天畸形，妊娠期妇女禁用。

【药理作用】 本品可选择性地结合并激活视黄醇类 X 受体亚型（retinoid X receptors，RXRs，包括 RXRα、RXRβ 和 RXRγ）。RXRs 可形成具有各种不同受体配体[如视黄酸受体（retinoic acid receptors，RARs）、维生素 D 受体、甲状腺受体以及过氧化物酶体增殖物活化受体（peroxisome proliferators-activated receptors，PPARs）]的杂二聚体。它们一旦被激活，这些作为调节基因表达转录因子的受体功能就会调控细胞的分化和增殖。体外试验表明，本品能抑制某些造血和鳞状上皮细胞起源的肿瘤细胞系的生长。在某些活体动物模型中，它还可诱导肿瘤退化。本品治疗皮肤 T 细胞淋巴瘤（cutaneous T cell lymphoma，CTCL）的确切作用机制尚不明了。

【体内过程】 1. 本品口服后约 2 h 可达 T_{max}，其终末 $t_{1/2}$ 约为 7 h。在晚期肿瘤患者中进行的研究显示，在治疗范围内，单剂量和少累积的多剂量，其药动学均接近线性。在接受本品 75 mg 和 300 mg 时，给予含脂肪食物与给予葡萄糖溶液相比，脂肪餐引起的血浆 AUC 和 C_{max} 分别升高 35% 和 48%。本品与血浆蛋白的结合率高达 99% 以上。

2. 已在血浆中发现本品的 4 种代谢物：6-羟基和 7-羟基贝沙罗汀及 6-氧化和 7-氧化贝沙罗汀。体外试验提示，CYP3A4 主要产生氧化代谢物，进一步可能葡糖醛酸结合。本品主要经肝胆系统清除，而 2 型糖尿病患者的清除是通过肾脏。

【适应证】 用于治疗患皮肤 T 细胞淋巴瘤且对以前使用的药物耐药的患者。

【不良反应】 1. 可见脂质异常（三酰甘油、总胆固醇和低密度脂蛋白胆固醇升高、高密度脂蛋白胆固醇降低）、甲状腺功能减退。

2. 头痛、虚弱、皮疹、皮肤干燥、白细胞减少和贫血。

3. 恶心、腹痛、腹泻、胰腺炎和肝功能检查异常。

4. 白内障、变态反应、肌肉痉挛、感染、周围水肿和精神错乱。

【妊娠期安全等级】 X。

【禁忌与慎用】 1. 对本品过敏者、对视黄醇类过敏者、计划受孕的妇女禁用。

2. 肝肾脏功能受损、糖尿病、高脂血症、甲状腺功能减退、骨髓抑制、胆道疾病慎用。

3. 光敏感者、酗酒者慎用。

4. 尚未明确本品是否可经乳汁，哺乳期妇女应权衡本品对其的重要性，选择停药或停止哺乳。

5. 儿童用药的安全性及有效性尚未确定。

【药物相互作用】 1. 酮康唑、依曲康唑、红霉素、吉非贝齐、葡萄柚汁以及其他 CYP3A4 抑制剂均会使本品血药浓度升高。

2. 利福平、苯妥英、苯巴比妥及其他 CYP3A4 诱导剂则会降低本品血药浓度。

3. 本品可降低他莫昔芬的血药浓度 35%。

4. 本品可能会降低口服避孕药的避孕效果，建议在服用本品期间采取其他避孕措施。

【剂量与用法】 1. 首次剂量为 300 mg/(m^2·d)，于进餐时服用。

2. 如出现毒性反应，可将本品的剂量调整到 200 mg/(m^2·d)，或 100 mg/(m^2·d)，甚或暂时停药。待药物毒性被控制后，可谨慎地将剂量再向上调整。如果在治疗 8 周后未见治疗效果，且患者能很好地耐受首次剂量，就可以在仔细监控下，将剂量逐渐增加到 400 mg/(m^2·d)。

3. 治疗期间，只要患者能获益，就应该继续给予本品。

【用药须知】 1. 本品对三酰甘油、高密度脂蛋白胆固醇和总胆固醇的作用在治疗停止后是可逆的，通常在减少剂量或给予抗血脂药治疗后可以减轻。

2. 对具有胰腺炎危险因素（如曾患胰腺炎、未得到控制的高脂血症、过度饮酒、未得到控制的糖尿病、胆道疾病及使用可能升高三酰甘油水平或与胰腺毒性有关的药物）的患者，通常不应使用本品。

3. 肝功能不全患者会明显减少对本品的清除。

4. 限定维生素 A 的补充量，以避免发生可能出现的叠加毒性作用。

5. 本品会增强胰岛素和口服降糖药的作用，从而引起低血糖。

6. 本品可能具有光敏性，在接受本品时，尽量不要暴露于日光和人造紫外光下。

【制剂】 胶囊剂：75 mg。

【贮藏】 防潮、避光，贮于 2～25 ℃。

替莫唑胺

(temozolomide)

别名：Temodar

本品为咪唑四嗪（imidazotetrazine）衍生物，2012 年在国外上市的新抗肿瘤药。

【CAS】 85622-93-1

【ATC】 L01AX03

【理化性状】 1. 化学名：3，4-Dihydro-3-methyl-4-oxoimidazo [5，1-*d*] [1，2,-3，5] tetrazine-8-carboxamide

2. 分子式：$C_6H_6N_6O_2$

3. 分子量：194.2

4. 结构式

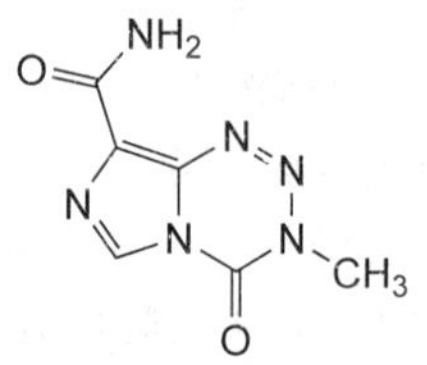

【药理作用】 本品是一种前药，直到进入体内水解成 MTIC[5-(3-甲基三氮烯-1-基)咪唑-4-酰胺]后才具有抗肿瘤活性。MTIC 的细胞毒作用主要表现为 DNA 分子上鸟嘌呤第 6 位氧原子上的烷基化以及第 7 位氮原子的烷基化。通过甲基化加成物的错配修复，发挥细胞毒作用。

【体内过程】 临床前数据提示本品能迅速通过血-脑屏障，进入脑脊液。成年患者口服本品后，被迅速吸收，最早在服药后 20 min 就可达到血药峰浓度(平均时间为 0.5～1.5 h)。血浆清除率、分布容积和 $t_{1/2}$ 都与剂量无关。本品的蛋白结合率低(10%～20%)，因此估计不会与蛋白结合率高的药物发生相互作用。口服[^{14}C]-本品后 7 d 内粪便内排泄 0.8%，表明药物是完全吸收的。口服后，24 h 尿内的原形药占剂量的 5%～10%左右，其余是以 AIC(4-氨基-5-咪唑-盐酸羧酰胺)形式或其他极性代谢物随尿排泄。

【适应证】 1. 新诊断的多形性胶质母细胞瘤，开始先与放疗联合治疗，随后作为辅助治疗。

2. 常规治疗后复发或进展的多形性胶质母细胞瘤或间变性星形细胞瘤。

【不良反应】 1. 感染　口腔白色念珠菌病，单纯疱疹，感染，咽炎，伤口感染、流感样症状。

2. 血液和淋巴系统　常见白细胞减少，淋巴细胞减少，中性粒细胞减少，血小板减少；少见贫血，发热性中性粒细胞减少

3. 内分泌　少见类库欣氏综合征。

4. 代谢和营养　常见食欲缺乏、高血糖、体重降低；少见低血钾、ALP 增加、体重增加。

5. 精神　常见焦虑、情绪不稳定、失眠，少见激越、情感淡漠、行为异常、抑郁、幻觉。

6. 神经系统　常见头痛、头晕、失语、平衡障碍、注意力不能集中、意识模糊、意识减低、惊厥、记忆缺陷、神经病、瞌睡、言语障碍、震颤；少见共济失调、认知障碍、言语困难、锥体外系反应、步态异常、轻偏瘫、感觉过敏、感觉减退、神经病、周围神经病、癫痫持续状态。

7. 眼睛　常见视物模糊；少见眼痛、偏盲、视觉障碍、视力降低、视野缺损。

8. 耳和迷路　常见听力损害；少见耳痛、听觉过敏、耳鸣、中耳炎。

9. 心血管　常见浮肿、下肢浮肿、出血；少见高血压、脑出血、心悸、深静脉血栓形成、浮肿、周围性水肿、肺栓塞。

10. 呼吸、胸和纵隔　常见咳嗽、呼吸困难；少见肺炎、上呼吸道感染、鼻充血、鼻窦炎、支气管炎。

11. 胃肠道　常见便秘、恶心、呕吐；少见腹痛、腹泻、消化不良、吞咽困难、口腔炎。

12. 皮肤及皮下组织　常见脱发、皮疹；少见皮炎、皮肤干燥，红斑、瘙痒、光敏反应、异常色素沉着、皮肤脱落、出汗增加。

13. 肌肉骨骼和结缔组织　常见关节痛、肌无力；少见腰痛、肌肉骨骼疼痛、肌痛、肌病。

14. 肾和泌尿系统　常见尿频、尿失禁；少见排尿困难。

15. 生殖系统和乳腺　少见阳痿、闭经、乳房痛、月经过多、阴道出血、阴道炎。

16. 全身和给药部位　常见疲乏、发热、疼痛、过敏反应、放射损伤、面部浮肿、味觉异常；少见潮红、热潮红、无力、病情恶化、僵直、舌变色、嗅觉倒错、口渴。

17. 实验室检查　常见转氨酶升高。

【妊娠期安全等级】 D。

【禁忌与慎用】 1. 对本品过敏者、骨髓抑制者、儿童禁用。

2. 对达卡巴嗪过敏者禁用，因该药亦代谢为 MTIC(亦有称为 AIC)。

3. 重度肝肾功能不全患者慎用。

4. 尚无 3 岁以下多形性胶质母细胞瘤患儿使用本品的临床经验；对于 3 岁以上胶质瘤儿童，使用本品的临床经验有限。

5. 老年患者(70 岁以上)发生中性粒细胞减少及血小板减少的可能性较大。

6. 尚未明确本品是否可经乳汁分泌，哺乳期妇女应权衡本品对其的重要性，选择停药或停止哺乳。

【药物相互作用】 1. 丙戊酸可使本品的清除减少 5%。

2. 其他可导致骨髓抑制的药物联合应用时，骨髓抑制可能加重。

【剂量与用法】 1. 新诊断的多形性胶质母细胞瘤的成人患者

(1) 同步放化疗期　口服本品，一日剂量为 75 mg/m^2，共 42 d，同时接受放疗(6 Gy 分 30 次)。随后接受 6 个周期的本品辅助治疗。根据患者的耐

受程度可暂停用药，但不须降低剂量。同步放化疗期如果符合以下条件(即绝对中性粒细胞计数≥1.5×10^9/L，血小板计数≥100×10^9/L，非血液学毒性≤1 级(除外脱发、恶心和呕吐)，本品可连续使用 42 d，最多 49 d。治疗期间每周应进行全血细胞计数。在同步化疗期间应按血液学和非血液学毒性程度暂停或终止服用本品：①如 ANC 为$(0.5\sim1.5)\times10^9$/L，应暂停本品治疗，如 ANC<0.5×10^9/L，应终止本品的治疗；②如血小板计数≥$(10\sim100)\times10^9$/L，应暂停本品治疗，如血小板计数<10×10^9/L，应终止本品的治疗；③如出现 2 级非血液学毒性，应暂停本品治疗，如出现 3 或 4 级非血液毒性，应终止本品的治疗。

(2) 辅助治疗期　本品同步放化疗期结束后 4 周，再进行 6 个周期的本品辅助治疗：①第 1 周期的本品剂量是 150 mg/m^2，1 次/日，共 5 d，然后停药 23 d；②第 2 周期开始时，如果第 1 周期非血液学毒性≤2 级(除脱发、恶心和呕吐外)、ANC≥1.5×10^9/L 和血小板计数≥100×10^9/L，则剂量可增至一日 200 mg/m^2。如果第 2 周期的剂量没有增加，在以后的周期中也不应增加剂量；③除出现毒性外，以后各周期的剂量维持在一日 200 mg/m^2。

治疗期间的第 22 d(首剂本品后 21 d)应进行全血细胞的计数。如 ANC<1.0×10^9/L、血小板计数<50×10^9/L 或 3 级非血液学毒性，原服用 200 mg 剂量者可降低至 150 mg，原服用 100 mg 剂量者可降低至 100 mg。

2. 常规治疗后复发或进展为多形性或间变性星形细胞瘤的患者

(1) 成人患者　以前未接受过化疗的患者，每 28 d 周期中，本品口服的剂量是一日 200 mg/m^2，共 5 d。以前曾接受过化疗的患者，本品的起始剂量是一日 150 mg/m^2，如果下个周期第 1 d 的 ANC>1.5×10^9/L 且血小板计数≥100×10^9/L 时，则第 2 周期的剂量应增为一日 200 mg/m^2，并根据 ANC 和血小板计数的最低值调整本品的剂量。

(2) 儿童　在≥3 岁的患儿中，每 28 d 周期中，本品的口服剂量是一日 200 mg/m^2，共 5 d。以前曾接受过化疗患儿，本品的起始剂量是一日 150 mg/m^2，共 5 d；如果没有出现毒性，下个周期的剂量可增至一日 200 mg/m^2。

3. 治疗可继续到病变出现进展，最多为 2 年。

4. 所有接受本品治疗的患者应空腹(进餐前至少 1 h)服用本品。不能打开或咀嚼本品胶囊剂，应用一杯水整粒吞服。如果胶囊有破损，应避免皮肤或黏膜与胶囊内粉状内容物接触。

服用本品前后可使用止吐药。如果服药后出现呕吐，当天不能服用第 2 剂。

【用药须知】 1. 轻、中度肝功能不全患者的药动学类似肝功能正常者，不必调整剂量。

2. Ccr 为 36～130 ml/(min·m^2)的患者并不影响本品的清除。

3. 老年人和女性有较高的骨髓抑制危险性，厂家未做剂量调整的建议。

4. 接受本品治疗期间卡氏肺囊虫性肺炎发生率可能较高。不管何种治疗方案，都应密切观察本品治疗的全部患者(特别是同时接受皮质激素治疗患者)发生卡氏肺囊虫性肺炎的可能性。

5. 一旦过量可能会出现骨髓抑制，包括持续的全血细胞降低，可能导致再生障碍贫血，且在一些病例中导致了致命的结果，必要时应采取支持性措施。

6. 服用本品的患者应采取有效的避孕措施。本品具有遗传毒性，因此在治疗过程及治疗结束后 6 个月之内，男性应避孕。由于接受本品治疗有导致不可逆性不育的可能，在接受该治疗之前应冰冻保存精子。育龄期妇女应采取有效避孕措施至停止本品治疗 6 个月后。

【制 剂】 ①胶囊剂：5 mg；20 mg；100 mg；140 mg；180 mg；250 mg。②注射剂(粉)：100 mg。

【贮藏】 胶囊剂密封、避光保存，注射剂贮于 2～8 ℃。

阿曲诺英

(alitretinoin)

别名：阿利维 A 酸、Panretin、Panrexin

本品(9-顺-视黄酸)是维生素 A 的衍生物，为天然产生的内源性视黄醛。

【CAS】 5300-03-8

【ATC】 L01XX22

【理化性状】 1. 化学名：(2*E*，4*E*，6*Z*，8*E*)-3，7-Dimethyl-9-(2，6，6-trimethyl-1-cyclohexen-1-yl)-2，4，6，8-nonatetraenoic acid

2. 分子式：$C_{20}H_{28}O_2$

3. 分子量：300.4

4. 结构式

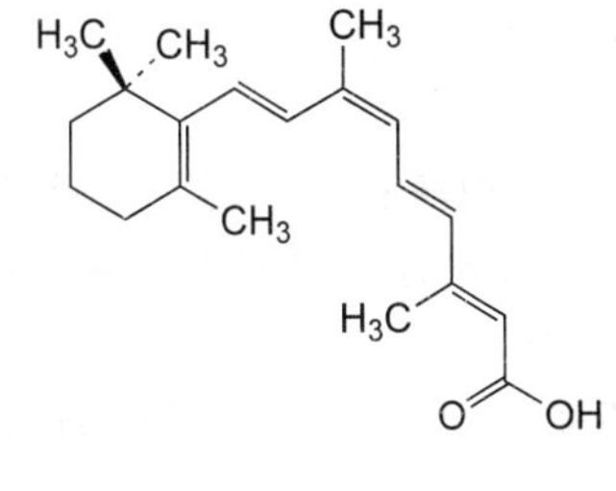

【药理作用】 本品可结合并激活细胞内的视黄酸受体(RAR)(如 RAR_{α}、RAR_{β}、RAR_{γ})和视黄醛 X 受体(RXR)(如 RAR_{α}、RAR_{β}、RAR_{γ}),从而增强基因转录。本品治疗与卡波西肉瘤有关损害的实际作用机制尚未完全阐明;不过,本品似乎可以影响基因表达,从而抑制细胞增殖,诱导细胞分化,激发健康细胞和癌细胞的凋亡。体外证实,本品可抑制卡波西肉瘤细胞生长。

【体内过程】 局部应用本品后,未从血浆中检出本品及其代谢物的明显浓度。体外证实本品通过 CYP2C9、CYP3A4、CYP1A1 和 CYP1A2 代谢。

【适应证】 局部治疗与卡波西肉瘤有关的皮肤损害。

【不良反应】 1. 常见皮疹、瘙痒、剥脱性皮炎、皮肤病(表皮脱落、表皮裂开、结痂、排出液体、焦痂和渗出)。

2. 有胚胎毒性并致畸。

3. 有光敏反应(包括日光或人工日光灯管)。

4. 可能发生严重的局部皮肤反应(如严重的红斑、水肿和起泡)。

【妊娠期安全等级】 D。

【禁忌与慎用】 1. 对本品过敏者禁用。

2. 有过敏性皮炎史者慎用。

3. 尚未明确本品是否可经乳汁分泌,哺乳期妇女应权衡本品对其的重要性,选择停药或停止哺乳。

4. 18 岁以下未成年人用药的安全性和有效性尚未确定。

【药物相互作用】 1. 动物实验证实,本品与二乙甲苯酰胺(diethyltoluamide)合用,可增加后者的毒性。

2. 在接受抗病毒药(包括蛋白酶抑制剂在内的抗逆转病毒药)、大环内酯类抗生素或唑类抗真菌药的患者中使用本品凝胶剂,并未发现相互作用。

【剂量与用法】 1. 局部使用本品 0.1%凝胶,应在用前沐浴或淋浴之后等候 20 min。局部用药后应使之干燥 3~5 min 后才能穿衣。用药后至少 3 h 内不能沐浴或淋浴。

2. 仅在局部病损区使用充分的凝胶,2 次/日。根据耐受情况,用药次数可逐渐增加到 3~4 次。如用药范围已产生毒性,用药次数应减少。如已产生严重刺激则应停药,直至刺激感消除后才可恢复用药。

3. 患者感到用药有益处,就可持续给药。有些患者在超过 14 周治疗后才见到效应。在临床研究中有用到 175 周的。

【用药须知】 本品凝胶不可接触眼、鼻孔、口、唇、阴道、阴茎头、直肠和肛门。

【制剂】 局部凝胶剂:1%。

【贮藏】 密封、避光保存。

雷佐生

(razoxane)

别名:丙亚胺、丙二胺亚胺、抗癌-173、Razoxin

【CAS】 21416-87-5

【理化性状】 1. 化学名:(±)-4,4′-Propylenebis(piperazine-2,6-dione)

2. 分子式:$C_{11}H_{16}N_4O_4$

3. 分子量:268.3

4. 结构式

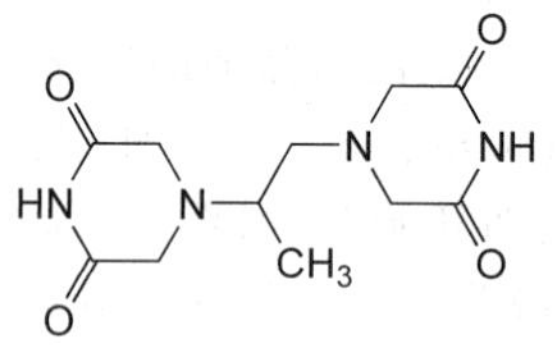

【简介】 本品为具有酰化作用的抗肿瘤药物,具有双内酰亚胺结构,能与核酸、蛋白质中的氨基、巯基产生酰化作用。本品为细胞周期特异性药物,在细胞生长的有丝分裂前期和有丝分裂早期(G_2~M)起抑制作用;还能抑制肿瘤边缘血管的发生;并有增强放疗的作用。口服后约 2 h 可达血药峰值,能透过血-脑屏障,$t_{1/2}$为 3.5 h。本品在体内广泛代谢,具有肠肝循环。主要随尿排出。临床以本品合用放疗治疗卡波西肉瘤。治疗肉瘤一般口服 50~150 mg,2 次/日,在治疗急性白血病和卡波西肉瘤时用量较高。不良反应主要有骨髓抑制、胃肠障碍、皮肤反应和脱发,本品还可加重放疗的不良反应。有报道,本品可引起继发性恶性疾病。对本品过敏者、非恶性疾病患者、肝功能不全、消化道溃疡、妊娠期妇女及哺乳期妇女禁用。用药期间,应定期监测血常规。片剂:25 mg;50 mg。密闭,避光保存。

美司钠

(mesna)

别名:巯乙磺酸钠、Uromitexan

本品是含有半胱氨酸的化合物,本身无抗肿瘤作用,但却是抗肿瘤治疗中一种极为重要的辅助用药。

【CAS】 19767-45-4

【ATC】 R05CB05;V03AF01

【理化性状】 1. 本品为白色或淡黄色,吸湿结晶性粉末。易溶于水,微溶于乙醇,几乎不溶于环已烷。10%水溶液的 pH 为 4.5～6.0。

2. 化学名：Sodium 2-mercap-toethanesulphonate

3. 分子式：$C_2H_5NaO_3S_2$

4. 分子量：164.2

5. 结构式

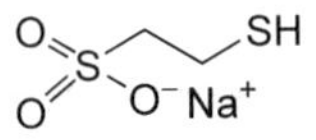

6. 配伍禁忌和稳定性：室温条件下，与异环磷酰胺同贮存与聚乙烯静脉滴注袋 7 h，或室温或 4 ℃条件下同贮存于聚丙烯注射器 4 周，无降解。而后续实验发现，在这两个温度条件下异环磷酰胺浓度贮存 7 d 后降低约 3%，4 周后降低约 12%。另一研究发现，贮藏于聚乙烯静脉滴注袋中的本品与环磷酰胺混合液 4 ℃条件下，可 48 h 内保持稳定，室温条件下 6 h 保持稳定。据报道本品与铂类化合物具有不相容性，如卡铂和顺铂。

【药理作用】 本品具有巯基(SH)，可与环磷酰胺等在体内所产生的有毒代谢产物丙烯醛结合形成无毒化合物，经尿道排出时，不会对膀胱产生出血性膀胱炎。

【体内过程】 本品经口服或静脉给药后，迅速随尿排出原药及其代谢产物美司钠二硫化物(dimesna)。原药及其代谢物的 $t_{1/2}$ 分别约为 20 min 和 70 min。

【适应证】 预防环磷酰胺、异环磷酰胺和曲磷胺在抗癌治疗中所产生的泌尿道毒性。

【不良反应】 1. 胃肠道反应可能有恶心、呕吐、腹痛和腹泻。

2. 其他可见痛、乏力、四肢痛、抑郁、低血压和皮炎。

【妊娠期安全等级】 B。

【禁忌与慎用】 1. 对本品或含有巯基的化合物过敏者禁用。

2. 抑郁症患者慎用。

3. 妊娠期妇女只有潜在的益处大于对胎儿伤害的风险时才可使用。

4. 尚未明确本品是否经乳汁分泌，哺乳期妇女应权衡本品对其的重要性，选择停药或停止哺乳。

5. 儿童用药的安全性及有效性尚未确定。但本品注射液中含苯甲醇，可导致儿童严重的不良反应，甚至可致命。

【剂量与用法】 1. 如环磷酰胺等抗癌采用静脉注射法时，一次本品的用量为抗癌药的 20%，共给药 3 次，在与化疗同时，化疗后 4 h 和化疗后 8 h 给予，也可在化疗后 4 h 和 6 h 口服化疗药的 40%以替代后两次用药。

2. 如抗癌药持续 24 h 静脉滴注，本品首次静脉注射抗癌药用量 20%，继而在 24 h 中静脉滴注与抗癌药用量相等的本品，在以后的 12 h 中再静脉滴注 60%的本品。

【用药须知】 1. 在尿酮体诊断试验中，本品可使之出现假阳性。

2. 在尿红细胞诊断试验中，本品可使之出现假阳性或假阴性。

3. 给予本品时，应进行水化，以保持足够的尿量，如出现血尿，应降低剂量或停用本品。

4. 本品的注射剂可用 0.9%氯化钠注射液、5%葡萄糖注射液、乳酸林格注射液稀释。

【制 剂】 ① 注射剂：400 mg/4 ml；1000 mg/10 ml。②片剂：400 mg。

【贮藏】 室温下保存。

沙利度胺

(thalidomide)

别名：Thalomid、Immunoprin、Talidex、Talizer、反应停。

【CAS】 50-35-1

【ATC】 L04AX02

【理化性状】 1. 本品为白色至类白色结晶性粉末，无臭，溶于二甲亚砜，难溶于水和乙醇。

2. 化学名：3-(4-Amino-1-oxo-1，3-dihydro-2*H*-isoindol-2-yl)piperidine-2，6-dione

3. 分子式：$C_{13}H_{10}N_2O_4$

4. 分子量：258.2

5. 结构式

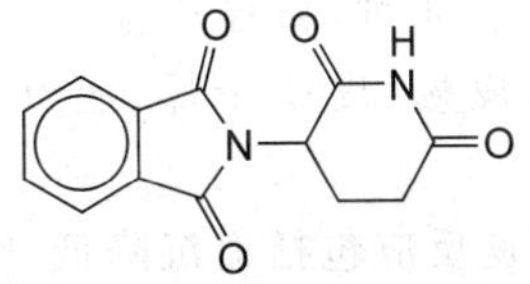

【用药警戒】 1. 本品禁用于妊娠期妇女，可导致新生儿出生缺陷。

2. 本品治疗的多发性骨髓瘤患者发生深静脉血栓和肺栓塞的风险明显增高，与地塞米松合用风险升高。应教育患者立即报告发生的症状，如气短、胸痛或上肢或下肢肿胀。尚未知预防性给予抗凝药或抗血小板药是否降低深静脉血栓的风险，应在仔细评估患者的风险因素后决定是否预防用药。

【药理作用】 本品的确切作用机制尚未阐明。本品具用免疫调节、抗炎和抗肿瘤作用。本品的免疫调节作用可能是通过抑制过度表达的 TNF-α，并且下调参与白细胞移行的选择性细胞表面黏附分子。其免疫调节作用还可能包括抑制巨噬细胞合成前列腺素、调节外周单核细胞释放白细胞介素-10、白细胞介素-12。本品治疗多发性骨髓瘤，可升高循环中自然杀伤细胞的数量，升高白细胞介素-2、干扰素-γ的水平。体外实验中，本品可抑制移植脐动脉模型的血管新生。

【体内过程】 1. 吸收　本品口服吸收缓慢，给药后 2～5 h 可达 C_{max}。C_{max} 的增加低于剂量增加的比例。高脂肪餐对 AUC 和 C_{max} 影响不大，但延长 T_{max} 约 6 h。

2. 分布　(＋)-(R)-和(-)-(S)-沙利度胺的蛋白结合率分别为 55％和 66％。在 HIV 阳性的男性患者中的药动学研究表明，本品可分布至精液中。

3. 代谢　循环中主要为原药，本品既不是 CYP 的抑制剂、诱导剂，也不是 CYP 的底物。

4. 消除　单剂量服用本品 50～400 mg，半衰期分别为 5.5～7.3 h，截止第 8 d，回收 93.6％的放射性物质，其中尿中回收 91.9％，主要为本品的水解代谢产物，粪便中回收不足 2％。尿中排泄的原药可忽略不计(＜给药剂量的 3.5％)。

【适应证】 用于治疗多发性骨髓瘤和麻风结节性红斑。

【不良反应】 1. 严重不良反应　致畸性、动静脉血栓、困倦、周围神经病、头晕和体位性低血压、中性粒细胞减少、白细胞减少、HIV 病毒载量升高、血小板减少、心动过缓、斯-约综合征、中毒性表皮坏死松解症、肿瘤溶解综合征、癫痫、过敏反应。

2. 临床试验中常见的不良反应包括低血钙、意识混乱、焦虑、激惹、震颤、头晕、疲乏、发热、体重增加、体重降低、白细胞降低、中性粒细胞降低、便秘、恶心、口干、厌食、水肿、血栓栓塞、房颤、心肌缺血、肌痛、关节痛、皮疹、皮肤干燥、胆红素升高、肌肉无力。

3. 少见不良反应包括血沉降低、嗜酸性粒细胞增多、粒细胞减少、低血色素性贫血、白血病、白细胞增多、红细胞平均体积升高、红细胞异常、脾肿大、血小板减少、腹胀、发热、光敏反应、上肢痛、心动过缓、高血压、低血压、外周血管病、体位性低血压、心动过速、厌食、食欲降低、消化不良、肝肿大、打嗝、胀气、肠梗阻、呕吐、肝酶升高、肝淀粉样病变、胆红素升高、尿素氮升高、肌酐升高、紫绀、糖尿病、水肿、电解质紊乱、高血糖、高血钾、高尿酸、低血磷、低蛋白血症、乳酸脱氢酶升高、转氨酶升高、关节炎、骨触痛、肌张力亢进、腿痛性痉挛、肌痛、肌肉无力、骨膜病、思维异常、失眠、激惹、灼痛感、嘴边感觉异常、意识混乱、抑郁、欣快感、感觉过敏、健忘、神经质、神经痛、神经炎、神经病变、感觉异常、精神病、咳嗽、肺气肿、鼻衄、肺栓塞、肺啰音、上呼吸道感染、声音改变、痤疮、脱发、皮肤干燥、湿疹、剥脱性皮炎、鱼鳞病、毛囊增厚、皮肤坏死、脂溢性皮炎、出汗、瘙痒、水疱性皮疹、弱视、耳聋、眼干、眼痛、耳鸣、肌酐清除率降低、血尿、睾丸炎、蛋白尿、脓尿、尿频。

4. 上市后报道的不良反应包括白细胞计数降低包括发热性中性粒细胞减少、凝血时间改变、慢性髓细胞性白血病、结节硬化型霍奇金淋巴病、红白血病、淋巴水肿、淋巴细胞减少、宿醉效应、病窦综合征、心电图异常、肺动脉高压、胃肠穿孔、胆管堵塞、胃溃疡、口疮、胃炎、听力损害、过敏反应、严重感染、病毒感染、高血钙、低血钠、低血镁、碱性磷酸酶升高、肿瘤溶解综合征、黏液水肿、自杀倾向、帕金森氏症、意识丧失、癫痫、卒中、腕管综合征、雷诺综合症、偏头痛、足下垂、肾功能衰竭、少尿、遗尿、闭经、性功能障碍、乳溢、男性乳房女性化、子宫出血、胸腔积液、间质性肺病、多形性红斑、结节性红斑、中毒性表皮坏死松解症、紫癜、瘀斑、复视、眼球震颤。

【孕期安全等级】 X。

【禁忌与慎用】 1. 对本品过敏者禁用。

2. 深静脉血栓形成、肺动脉栓塞、中性粒细胞减少、血小板减少患者慎用。

3. 尚未明确本品是否可经乳汁分泌，哺乳期妇女应权衡本品对其的重要性，选择停药或停止哺乳。

4. 12 岁以下儿童用药的安全性和有效性尚未确定。

【药物相互作用】 1. 阿片类、抗组胺药、抗精神病药、抗焦虑药及其他中枢神经系统抑制剂(包括乙醇)可增强本品的镇静作用，应避免合用。

2. 本品可导致心动过缓，慎与其他能导致心动过缓的药物合用，包括钙通道拮抗剂、β-受体拮抗剂、α-受体拮抗剂、地高辛、H_2-受体拮抗剂(如法莫替丁、西咪替丁)、锂盐、三环类抗抑郁药、神经肌肉阻滞剂(氯化琥珀胆碱)。

3. 慎与能导致周围神经病变的药物合用，如硼替佐米、胺碘酮、顺铂、多西他赛、紫杉醇、长春新碱、双硫仑、苯妥英、甲硝唑、乙醇)。

4. 口服避孕药可增加血栓栓塞的风险，尚不清楚与本品合用是否风险增加，故应谨慎合用。与其他增加血栓栓塞性风险的药物合用应谨慎。

5. 服用本品同时服用口服避孕药，加用 HIV-蛋白酶抑制剂、灰黄霉素、莫达非尼、青霉素类、利福平、利福喷丁、苯妥英、卡马西平或贯叶连翘制剂，可降低口服避孕药的作用，合用时，育龄期女性应采取两种以上有效避孕措施。

【剂量与用法】 1. 治疗多发性骨髓瘤　与地塞

米松合用，28 d 为一周期，每次 200 mg，睡前服，至少在晚餐 1 h 后，用水送服。地塞米松 40 mg，第 1～4 d、9～12 d 和 17～20 d 服用，每 28 d 一个周期。如果出现便秘、困倦或周围神经病变，可考虑暂停用药或降低剂量。

2. 麻风结节性红斑　对于侵犯皮肤的麻风结节性红斑，推荐口服 100～300 mg，1 次/日，睡前服，至少在晚餐 1 h 后，用水送服，严重者可增加剂量至 400 mg。体重＜50 kg 的患者，需要降低剂量。对于伴中、重度神经炎的麻风结节性红斑，可同时使用皮质激素，神经炎得到控制之后，皮质激素可逐渐减量。本品应服用至症状和体征消失之后，然后每 2～4 周降低剂量 50 mg，减量过程需要 3～6 月。减量过程中，如出现复发，应给予最低维持剂量。

【用药须知】 1. 本品是一种严重的致畸药，孕妇和计划怀孕的妇女均绝对禁用。育龄期女性在使用本品前 4 周、使用过程中及结束治疗后至少 4 周，应采取有效的避孕措施。

2. 男性患者在整个治疗期间、暂停用药期间以及停止治疗的 4 周之内都应使用安全套避孕。男性患者服用本品期间不应捐献精液。

3. 使用过程中及结束治疗后至少 4 周，患者不能献血，因为血液中携带的本品可导致胎儿畸形。

4. 本品会导致显著的中性粒细胞减少和血小板减少。患者在使用本品治疗多发性骨髓瘤的前 12 周内，应每 2 周进行一次全血细胞计数监测，之后则每月一次。患者可能需要暂停用药和(或)下调剂量。

4. 多发性骨髓瘤患者合并使用本品和地塞米松时可导致 4 级中性粒细胞减少的发生率升高。如果发生中性粒细胞减少，应考虑使用生长因子对患者进行治疗。

5. 多发性骨髓瘤患者合并使用本品和地塞米松时可导致 3 级和 4 级血小板减少的发生率升高。建议患者和医生观察出血体征和症状(包括瘀斑和鼻衄)，特别是在合用易导致出血的药物时。必要时可能需要降低本品的剂量。

6. 本品主要的剂量限制性毒性包括中性粒细胞减少和血小板减少，因此本品与其他骨髓抑制性药物合用时应谨慎。

7. 使用本品联合治疗的多发性骨髓瘤患者曾发生静脉血栓栓塞事件。合并使用促红细胞生成素或曾有血栓病史的患者发生血栓的风险可能更高。因此，接受本品和地塞米松治疗的多发性骨髓瘤患者应谨慎使用促红细胞生成素或可能会使血栓风险升高的其他药物(如激素替代治疗)。血红蛋白浓度高于 12 g/dl 时应停用促红细胞生成素。建议患者和医生观察血栓的症状和体征。应告知患者如果出现症状(如气短、胸痛、手臂或大腿肿胀)应寻求医疗救治。建议使用预防性的抗凝血药物，特别是对于存在其他血栓风险因素的患者。请在谨慎评价个体患者的潜在风险因素后再决定是否采取抗凝的预防措施。

如果患者发生了任何血栓事件，必须停止治疗并开始标准的抗凝治疗。一旦患者经抗凝治疗后病情得以稳定并且血栓事件的并发症已得到控制，可按原来的剂量(根据获益/风险评估)重新开始本品的治疗。在本品治疗期间，患者应持续进行抗凝治疗。

接受本品治疗的患者中曾有心肌梗死的报告，特别是那些存在风险因素的患者。对存在已知风险因素(包括曾发生血栓)的患者应进行密切监测，并采取措施最大程度地降低所有可控性的风险因素(如抽烟、高血压和高脂血症)。

8. 有发生严重皮肤反应，包括斯-约综合征(SJS)和中毒性表皮坏死松解症(TEN)的报道，这些事件可以产生致命后果。如剥脱性或大疱性皮疹或可疑的斯-约综合征和中毒性表皮坏死松解症，必须停止用药，并且在这些反应缓解后不得重新开始用药。

9. 曾有在本品治疗期间出现致命性肿瘤溶解综合征的病例报道。在治疗前具有高肿瘤负荷的患者有发生肿瘤溶解综合征的风险，应对这些患者进行密切监测并采取适当的预防措施。

10. 临床试验中，本品可增加 HIV 阳性患者的病毒载量，HIV 阳性的患者，前 3 个月，每月检查一次病毒载量，继后每 3 个月检查一次。

11. 本品可导致心动过缓，监测患者心动过缓患者症状，如出现症状性心动过缓，应降低剂量或停药。

12. 上市后有诱发癫痫的报道，有癫痫病史、高危因素的患者应密切监测。

13. 本品会诱导严重的周围神经病变，前 3 个月，每月检查一次周围神经病变的症状和体征，继后每半年检查一次。

14. 本品可导致过敏反应，表现为斑点状红疹，可伴发热、心动过缓和低血压。

15. 本品可导致困倦和头晕。因此，建议在驾驶和操作机器时应谨慎。

【制剂】 ①胶囊剂：25 mg；50 mg；100 mg；150 mg；200 mg。②片剂：25 mg；50 mg。

【贮藏】 贮于 20～25 ℃，短程携带允许 15～

30 ℃。

来那度胺

(lenalidomide)

别名：Revlimid

本品为沙利度胺的类似物。

【CAS】 191732-72-6

【ATC】 L04AX04

【理化性状】 1. 化学名：3-(4-Amino-1-oxo-1,3-dihydro-2*H*-isoindol-2-yl)piperidine-2,6-dione

2. 分子式：$C_{13}H_{13}N_3O_3$

3. 分子量：259.3

4. 结构式

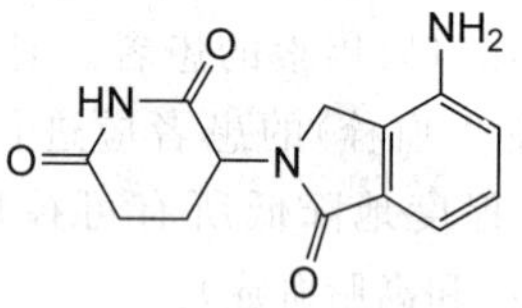

【用药警戒】 1. 本品禁用于妊娠期妇女，可导致新生儿出生缺陷。

2. 本品可致明显的中性粒细胞和血小板减少，骨髓异常综合征患者应在治疗前 8 周，每周监测全血细胞计数，随后每月监测至少 1 次。患者可能需暂停和或降低剂量，可能需输血液制品和或生长因子。

3. 本品治疗的多发性骨髓瘤患者发生深静脉血栓和肺栓塞的风险明显增高，应教育患者立即报告发生的症状，如气短、胸痛或上肢或下肢肿胀。尚未知预防性给予抗凝药或抗血小板药是否降低深静脉血栓的风险，应在仔细评估患者的风险因素后决定是否预防用药。

【药理作用】 本品具有很强的特征性，如具有抗肿瘤生长、免疫调节和抗血管生长作用。本品可抑制致炎细胞因子分泌，但却加强来自周围单核细胞的抗炎细胞因子的分泌。本品可抑制具有各种不同效应的细胞(某些，但非所有的)增殖。在细胞株试验中，本品在抑制 namalwa 细胞(一种人的缺少一个染色体 5 的 B 细胞淋巴瘤细胞株)是有效的，但抑制 KG-1 细胞(缺少一个染色体 5 的人的成熟细胞株)和其他不缺少染色体 5 的细胞株的作用非常弱。本品还可通过诱导细胞周期停滞和凋亡来抑制患者的多发性骨髓瘤细胞以及 MM.1S 细胞(一种人多发性骨髓瘤细胞株)的生长。本品可抑制环氧化酶 1 的表达，但不抑制环氧化酶 2。

【体内过程】 本品口服后迅速被吸收，给药后 0.625～1.5 h 可达血药峰值。与食物同服，其 AUC 无改变，但血药峰值约下降 36%。本品的药动学属于线性，随着剂量增加，C_{max} 和 AUC 也随之成比例地增加。使用推荐的剂量方案，多剂量并不引起药物蓄积。尚未在骨髓增生异常综合征(myelodysplastic syndrome, MDS)患者中取样。在多发性骨髓瘤患者中，于第 1 d 和 28 d 给药后的 0.5～4 h 之间出现 C_{max}，其 AUC 和 C_{max} 均随单剂量和多剂量的增加而成比例地增加。多发性骨髓瘤患者的 AUC 比正常人高 37%。本品的蛋白结合率为 30%。本品在人体内的代谢尚未进行研究，在健康受试者中，约有 2/3 的给药量以原药随尿液排出。其消除 $t_{1/2}$ 接近 3 h。

【适应证】 用于治疗骨髓增生异常综合征和多发性骨髓瘤。

【不良反应】 1. 血液和淋巴系统　血小板减少、中性粒细胞减少、粒细胞减少、淋巴细胞减少、贫血、白细胞减少、发热性中性粒细胞减少和全血细胞减少。

2. 皮肤和附属组织　瘙痒、皮疹、皮肤干燥、挫伤、盗汗、汗多、淤血、红斑。

3. 胃肠系统　腹泻、便秘、恶心、腹痛、呕吐、上腹痛、口干、稀便。

4. 呼吸系统及胸部　鼻咽炎、咳嗽、呼吸困难、咽头炎、鼻出血、劳累性气喘、鼻炎、支气管炎、肺栓塞、呼吸窘迫、缺氧和胸腔积液。

5. 全身反应　疲劳、发热、周围水肿、虚弱、水肿、头痛、僵直、胸痛。

6. 肌肉骨骼　关节痛、腰痛、肌无力、肌肉痛性痉挛、肢痛、肌痛。

7. 神经系统　头痛、头晕、失眠、抑郁、感觉异常、精神错乱、震颤、味觉障碍、周围神经病变。

8. 感染　上呼吸道感染、呼吸道感染、肺炎、尿路感染、窦炎、蜂窝织炎和败血症。

9. 代谢与营养　低钾、畏食、低钙、低镁、高血糖、低氮尿和体重下降。

10. 其他　ALT 升高、排尿困难、心悸、获得性甲状腺功能亢进、多器官衰竭和视物模糊。

11. 心血管系统　房颤、高血压、深静脉血栓形成、肺动脉高压、周围肿胀和晕厥。

【妊娠期安全等级】 X。

【禁忌与慎用】 1. 对本品过敏者禁用。

2. 深静脉血栓形成、肺动脉栓塞、中性粒细胞减少、血小板减少、肾功能不全患者慎用。

3. 尚未明确本品是否可经乳汁，哺乳期妇女应权衡本品对其的重要性，选择停药或停止哺乳。

4. 18 岁以下儿童用药的安全性和有效性尚未确定。

【药物相互作用】 1. 体外证实,本品既不诱导也不抑制 CYP 途径。

2. 本品合用华法林虽然可见 PT、INR 有所改变,但无实际影响。

3. 地高辛合用本品虽然 AUC 没有明显改变,但地高辛的 C_{max} 可升高 14%,因此,应常监测地高辛的血药浓度,并调整其剂量。

【剂量与用法】 1. 治疗骨髓增生异常综合征

(1) 开始用水服用本品 10 mg/d,患者不可咬破胶囊。

(2) 本品通过肾脏排泄,肾功能不全患者应调整剂量。老年人的肾功能更可能有所减退,也必须选择适合的剂量。

(3) 剂量持续或调节应根据临床和检验的结果,主要根据开始使用上述剂量后血小板减少和中性粒细胞减少的情况进行调节:① 如血小板基数≥100000/μl,当血小板降至<50000/μl 时,应中断本品的治疗;如恢复到≥50000/μl,剂量可恢复到 5 mg/d;②如血小板基数<100000/μl,当血小板降至基数的 50%时,应中断本品的治疗;③如血小板基数≥60000/μl,恢复到≥50000/μl 时,剂量可恢复到 5 mg/d;④ 如血小板基数≤60000/μl,恢复到≥30000/μl 时,剂量可恢复到 5 mg/d;⑤如开始服用 10 mg/d,4 周后出现血小板减少,当血小板降至<30000/μl 或静脉滴注血小板情况下<50000/μl 时,应中断本品的治疗;如恢复到≥30000/μl(无止血失败),剂量可恢复到 5 mg/d;⑥剂量为 5 mg/d 而发生血小板减少,当血小板降至<30000/μl 或静脉滴注血小板情况下<50000/μl 时,应中断本品的治疗;如恢复到≥30000/μl(无止血失败),剂量可恢复到隔日 5 mg;⑦如开始服用 10 mg/d,4 周后出现中性粒细胞减少,当基数≥1000/μl 给药后降至<750/μl 时,应中断本品的治疗;如恢复到≥1000/μl,剂量可恢复到 5 mg/d;⑧当中性粒细胞降至<500/μl 达 7 d 或<500/μl 伴有发热(38.5 ℃)时,应中断本品的治疗;如恢复到≥500/μl 时,剂量可恢复到 5 mg/d;⑨如在服用 5 mg/d 期间,导致中性粒细胞<500/μl 超过 7 d,或<500/μl 伴有发热(38.5 ℃)时,应中断本品的治疗;如恢复到≥500/μl 时,剂量可恢复到隔日 5 mg。

2. 治疗多发性骨髓瘤

(1) 推荐开始口服 25 mg/d,连用 21 d,患者不可咬开胶囊,28 d 一疗程。地塞米松的用法是在第 1～4 d、第 9～12 d 和第 17～20 d,口服 40 mg/d,28 d 一疗程,连用 4 个疗程,然后每 28 d 的第 1～4 d 口服 40 mg。

(2) 治疗期间的剂量调节:①当血小板降至<30000/μl 时,应中断本品的治疗,每周进行全血细胞检查;如恢复到≥30000/μl 时,剂量可恢复到 15 mg/d;②以后每次血小板降低,都应中断本品的治疗;如恢复,剂量可恢复到 5 mg/d;③血小板<30000/μl,恢复到≥30000/μl 时,恢复剂量不可低于 5 mg/d;④当中性粒细胞降至<1000/μl 时,应中断本品的治疗,加用粒细胞集落刺激因子,每周进行全血细胞检查,如中性粒细胞恢复到≥1000/μl 而仅有的毒性是中性粒细胞减少,剂量可恢复到 25 mg/d;如中性粒细胞恢复到≥1000/μl 而还有其他的毒性,剂量只可恢复到 15 mg/d;⑤以后一次血小板降低,都应中断本品的治疗;如恢复,剂量可恢复到 5 mg/d;中性粒细胞由<1000/μl 恢复到≥1000/μl 时,剂量恢复不可低于 5 mg/d。

【用药须知】 1. 本品是一种严重的致畸药,妊娠期妇女和计划怀孕的妇女均绝对禁用。

2. 男性患者在整个治疗期间、暂停用药期间以及停止治疗的 4 周之内都应使用安全套避孕。男性患者服用本品期间不应捐献精液。

3. 本品会导致显著的中性粒细胞减少和血小板减少。患者在使用本品治疗多发性骨髓瘤的前 12 周内,应每 2 周进行一次全血细胞计数监测,之后则每月一次。患者可能需要暂停用药和(或)下调剂量。

4. 多发性骨髓瘤患者合并使用本品和地塞米松时可导致 4 级中性粒细胞减少的发生率升高。如果发生中性粒细胞减少,应考虑使用生长因子对患者进行治疗。

5. 多发性骨髓瘤患者合并使用本品和地塞米松时可导致 3 级和 4 级血小板减少的发生率升高。建议患者和医生观察出血的体征和症状(包括瘀斑和鼻出血),特别是在合用易导致出血的药物时。必要时可能需要降低本品的剂量。

6. 本品主要的剂量限制性毒性包括中性粒细胞减少和血小板减少,因此本品与其他骨髓抑制性药物合用时应谨慎。

7. 使用本品联合治疗的多发性骨髓瘤患者曾发生静脉血栓栓塞事件。合并使用促红细胞生成素或曾有血栓病史的患者发生血栓的风险可能更高。因此,接受本品和地塞米松治疗的多发性骨髓瘤患者应谨慎使用促红细胞生成素或可能会使血栓风险升高的其他药物(如激素替代治疗)。血红蛋白浓度高于 12 g/dl 时应停用促红细胞生成素。建议患者和医生观察血栓的症状和体征。应告知患者如果出现症状(如气短、胸痛、手臂或大腿肿胀)应寻求医疗救治。建议使用预防性的抗凝血药物，特别是对于存在其他血栓风险因素的患者。请在谨慎评价个体患者的潜在风险因素后再决定是否采取抗凝的预防措施。

如果患者发生了任何血栓事件，必须停止治疗并开始标准的抗凝治疗。一旦患者经抗凝治疗后病情得以稳定并且血栓事件的并发症已得到控制，可按原来的剂量（根据获益/风险评估）重新开始本品的治疗。在本品治疗期间，患者应持续进行抗凝治疗。

接受本品治疗的患者中曾有心肌梗死的报告，特别是那些存在风险因素的患者。对存在已知风险因素（包括曾发生血栓）的患者应进行密切监测，并采取措施最大程度地降低所有可控性的风险因素（如吸烟、高血压和高脂血症）。

8. 曾有过发生血管神经性水肿和严重皮肤反应，包括斯-约综合征（SJS）和中毒性表皮坏死松解症（TEN）的报道，这些事件可以产生致命后果。既往使用沙利度胺时曾发生过 4 级皮疹的患者应避免使用本品。如发生 2～3 级皮疹，应考虑暂停或停止用药。如发生血管神经性水肿、4 级皮疹、剥脱性或大疱性皮疹或可疑的斯-约综合征和中毒性表皮坏死松解症，必须停止用药，并且在这些反应缓解后不得重新开始用药。

9. 曾有在本品治疗期间出现致命性肿瘤溶解综合征的病例报道。在治疗前具有高肿瘤负荷的患者有发生肿瘤溶解综合征的风险，应对这些患者进行密切监测并采取适当的预防措施。

10. 本品在用于慢性淋巴细胞性白血病和淋巴瘤的临床试验中曾发生燃瘤反应（tumor flare reaction），表现为淋巴结肿大触痛、低热、疼痛和皮疹。因此不建议使用本品治疗慢性淋巴细胞性白血病和淋巴瘤，除非是在具备良好监测条件的临床试验中。

11. 在对既往接受过治疗的多发性骨髓瘤患者进行的临床试验中，与对照组相比，本品/地塞米松组继发肿瘤的发生率有所升高。非侵袭性继发性肿瘤包括基底细胞癌或鳞状细胞皮肤癌。

在开始本品治疗前需考虑继发肿瘤的发生风险。在治疗前及治疗期间应使用规范癌症筛查手段以评估患者继发肿瘤的可能性并酌情予以相应治疗。

12. 曾有甲状腺功能减退和甲状腺功能亢进的病例报告，应考虑对甲状腺功能进行监测。

13. 本品的结构与沙利度胺相似，已知后者会诱导严重的周围神经病变。因此，不能排除长期使用本品发生神经毒性的可能性。

14. 本品胶囊剂中含有乳糖。对乳糖不能耐受患者，应评估使用本品治疗的风险效益比。

15. 在本品治疗期间和停药后 1 周内，患者不应献血。

16. 未研究本品对驾驶或操作机器能力的影响。本品可能对驾驶或操作机器能力有轻到中度的影响。在本品使用者中曾有疲劳、头晕、嗜睡和视物模糊的报告。因此，建议在驾驶和操作机器时应谨慎。

【制剂】 胶囊剂：5 mg；10 mg；15 mg；25 mg。

【贮藏】 贮于 15～30 ℃。

阿米福汀

(amifostine)

别名：氨磷汀、Ethyol

本品为顺铂的解毒剂。

【CAS】 20537-88-6（amifostine）；63717-27-1（amifostine monohydrate）

【ATC】 V03AF05

【理化性状】 1. 化学名：*S*-[2-(3-Aminopropylamino)ethyl]dihydrogen phosphorothioate

2. 分子式：$C_5H_{15}N_2O_3PS$

3. 分子量：214.2

4. 结构式

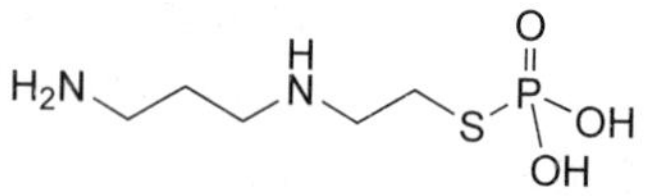

【药理作用】 本品是一种前药，在组织中经 ALP 去磷酸化以释放硫醇代谢物而发挥药理作用。研究发现，这些代谢物可降低顺铂累积的肾脏毒性和对正常口腔组织产生的辐射毒性作用。本品能区别地保护正常组织，这种作用相对于肿瘤而言，应归因于正常组织毛细管内的 ALP 活性较高，pH 值较高和血管供应较佳，从而使药物能更快地进入细胞内和更迅速地产生具有活性的硫醇代谢物。在正常组织中，高浓度的硫醇代谢物可以和顺铂的代谢物结合，从而解除其毒性。这些硫醇代谢物还可以清除因接触顺铂或者辐射所产生的再活化的活性氧自由基。本品不会改变顺铂化疗或者放射疗法的效果。

【体内过程】 本品可迅速从血浆中清除，其分布 $t_{1/2}<1$ min，消除 $t_{1/2}$ 约为 8 min。在给药之后 6 min，血浆中残留的本品不及 10%。本品被迅速地代谢为具有活性的游离硫醇代谢物。随后生成活性低于游离硫醇的二硫化代谢物。在 10 秒钟内快速推注本品 150 mg/m² 后 1 h，原药及其两个代谢物的

CL_r较低，原药、硫醇和二硫化物的 CL 平均值分别为给药剂量的 0.69%、2.64%和 2.22%。经静脉内静脉滴注本品后 5～8 min，可在骨髓细胞中检测出游离的硫醇代谢物。

【适应证】 1. 用于降低晚期卵巢癌或者非小细胞肺癌患者反复使用顺铂时的累积肾毒性。

2. 用于降低头颈部癌症患者接受术后放疗（辐射窗包括腮腺部分）导致中、重度口腔干燥症的发生率。

【不良反应】 1. 全身　可见发热、寒战和强直，罕见过敏反应。

2. 心血管系统　低血压、心动过速、心动过缓、期外收缩、胸痛、心肌缺血、心肌梗死。偶有心房颤动/扑动、室上性心动过速、一过性高血压和高血压加重；心搏骤停罕见。

3. 呼吸系统　呼吸困难、缺氧、胸部发紧、呼吸暂停。

4. 过敏反应　皮疹、荨麻疹、喉头水肿和类过敏反应，有时达到严重程度，甚至发生致命的多形性红斑、剥脱性皮炎、斯-约综合征和中毒性表皮坏死松解症。

5. 泌尿系统　据报道，在低血压期间或低血压后，可发生尿潴留和罕见的肾功能衰竭。

6. 神经系统　罕见忧虑、癫痫发作和晕厥。

7. 其他　将本品用作放疗保护剂时所致严重皮肤反应的发生率比用作化疗保护剂时的发生率更高。

【妊娠期安全等级】 C。

【禁忌与慎用】 1. 对本品和氨硫醇（aminothiol）类化合物过敏者禁用。

2. 低血压患者或者脱水未纠正的患者禁用。

3. 儿童和 65 岁以上老人用药的安全性和有效性尚未确定。

4. 估计化疗可以治愈或已产生明显存活效益的恶性肿瘤（如源于生殖细胞的恶性肿瘤）患者，不必使用本品。

5. 年长患者，患有心血管或脑血管疾病，如缺血性心脏病、心律不齐、充血性心力衰竭、有卒中或短暂性缺血性发作病史的患者应慎用本品。

6. 尚未明确本品是否可经乳汁，哺乳期妇女应权衡本品对其的重要性，选择停药或停止哺乳。

7. 儿童用药的安全性及有效性尚未确定。

【药物相互作用】 预先使用地塞米松或者甲氧氯普胺，对本品的药动学没有影响。

【剂量与用法】 1. 用于减少化疗时的累积肾毒性，推荐的起始剂量为一次 910 mg/m^2，1 次/日，在化疗前 30 min 开始给药，经 15 min 静脉滴注。如果患者血压正常且无症状，可以开始输入足量的本品（900 mg/m^2）。如果不能耐受足量的本品，在随后的化疗周期中，应将本品剂量减到 740 mg/m^2。

2. 用于减少头颈部照射引起的中、重度口腔干燥，推荐的本品剂量为 200 mg/m^2，1 次/日，在放射治疗前 15～30 min 开始，于 3 min 内静脉滴注。

3. 在静脉滴注本品之前，应给患者补足水分，每 5 min 监控血压 1 次。

4. 建议提前与本品一起使用止吐药，包括静脉注射 20 mg 地塞米松和 5-HT_3受体拮抗剂。根据使用的化疗药物不同，可能需要多次的止吐药。

【用药须知】 1. 接受本品治疗的患者，要在用药前 24 h 停用抗高血压药物。在静脉滴注期间和用药后，应注意监控血压，因为停用抗高血压药物及静脉输液等原因会使高血压加重。

2. 在静脉滴注本品时，患者应保持仰卧位。在输药期间，应每 5 min 监控血压 1 次，之后根据临床情况进行监控。

3. 重要的是，以 910 mg/m^2 静脉滴注本品的持续时间不要超过 15 min，因为本品的给药时间过长，不良反应的发生率就会增高。

4. 如果发生低血压，应将患者置于垂头仰卧位，并使用专用的静脉通道静脉滴注 0.9% 氯化钠注射液。

5. 对有低血钙风险的患者，要监控血清钙水平。必要时，可以补钙。

6. 如果发生严重的急性变态反应，应该立即并且永久性地停用本品。

7. 如果出现注射部位或照射窗口之外的病原不明的皮肤反应或黏膜损害，或者手心或脚底出现水肿或大疱样病变，就要考虑停用本品，并且请皮肤科会诊和做活体检查。只有经过适当的皮肤病学评估后，才可以重新使用本品。

8. 已证实，家兔接受本品 50 mg/kg（大约为人用剂量的 65%）时，具有胎毒性。在妊娠期间，只有在证明本品对胎儿的潜在获益超过潜在危险时，才能使用这种药物。

【制剂】 注射剂（粉）：500 mg。

【贮藏】 贮于 10～25 ℃。

右雷佐生

(dexrazoxane)

别名：右丙亚胺、Eucardion

本品为雷佐生的右旋异构体，属于哌嗪乙二胺四乙酸的衍生物。

【CAS】 24584-09-6

【ATC】 V03AF02

【理化性状】 1. 化学名：(+)-(S)-4,4′-Propylenebis(piperazine-2,6-dione)

2. 分子式：$C_{11}H_{16}N_4O_4$

3. 分子量：268.3

4. 结构式

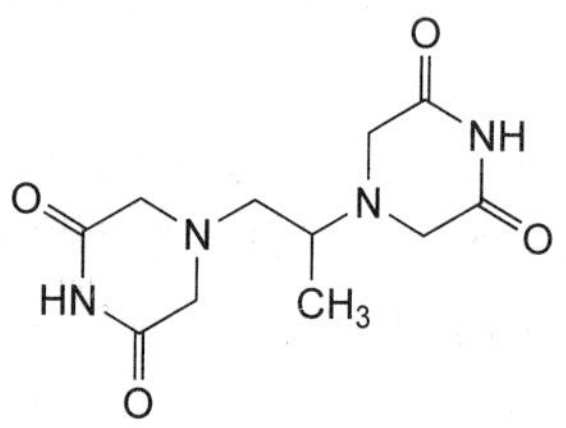

【药理作用】 本品原药并非有效的螯合剂，但在细胞内可水解成开环形式后则具有螯合作用，能与铁和其他重金属及多柔比星复合物螯合，从而抑制自由基的产生，发挥保护心肌细胞的作用。

【体内过程】 本品经静脉给药后，其 AUC 为 0.25～1.70 μg/(ml·h)，可进入胸水，在肝、肾中的浓度最高，蛋白结合率低于 2%。其分布 $t_{1/2}$ 为 3～30 min，V_d 为 22～22.4 L。有 3 种代谢物，一种二元酸二酰胺裂解产物，两种一元酸单胺环产物，是否有活性尚不确切。原药的消除 $t_{1/2}$ 为 2～4 h。CL 为 3.35 L/(m²·h)时肾脏的排泄率为 40%～60%。本品的总 CL 约为 290 ml/min，仅少量经胆道排泄。能否进入乳汁不详。

【适应证】 用于减少或减轻蒽环类抗肿瘤药引起的心脏毒性。

【不良反应】 1. 骨髓抑制为本品最主要的毒性，亦可见贫血和凝血障碍。

2. 可能引起三酰甘油增高，并增加血清铁浓度，降低血清锌和钙，同时促进铁、锌和钙随尿液排出。

3. 可见恶心、呕吐、畏食、胃肠道不适、腹泻和转氨酶升高。还有血淀粉酶升高的报道，但引起胰腺炎的可能性很小。

4. 局部可发生炎症，亦见皮下坏死和脂膜炎。高剂量可致脱发。

5. 有引起过敏反应的个例报道。

【妊娠期安全等级】 C。

【禁忌与慎用】 1. 对本品过敏者禁用。

2. 同时使用骨髓抑制药的患者慎用。

3. 尚未明确本品是否可经乳汁分泌，哺乳期妇女应权衡本品对其的重要性，选择停药或停止哺乳。

4. 儿童用药的安全性及有效性尚未确定。

【剂量与用法】 成人用量为多柔比星剂量的 10 倍。从开始给予本品计算，至少 30 min 后方可使用多柔比星。应缓慢静脉推注或快速静脉滴注。既往使用了亚硝基脲的患者，本品最大耐受量为 750 mg/m²；而既往未用过亚硝基脲的患者，其最大耐受量为 1250 mg/m²。

【用药须知】 1. 用药前后和用药期间，应定期监测血常规、血清铁和锌。

2. 注射溶液的配制，先以浓度为 0.167 mol 的乳酸钠注射液将本品配制成 10 mg/ml 的溶液，然后用 0.9%氯化钠注射液或 5%葡萄糖注射液将本品稀释成 1.3～5 mg/ml 备用。稀释后的溶液在 2～8 ℃条件下可稳定 6 h。

3. 本品不可用于非蒽环类抗肿瘤药引起的心脏毒性。

4. 虽然本品对心脏有保护作用，但不能消除心脏中毒的风险，对多柔比星累积剂量达 300 mg/m² 的患者，即使使用本品，亦应密切关注心脏毒性的发生。

【制剂】 ①片剂：25 mg；50 mg。②注射剂(粉)：250 mg；500 mg。

【贮藏】 贮于 10～25 ℃。

索布佐生

(sobuzoxane)

别名：索布佐山，Perazolin

本品为细胞周期特异性药物。

【CAS】 98631-95-9

【理化性状】 1. 化学名：4,4′-Ethylenebis[1-(hydroxymethyl)-2,6-piperazinedione] bis(isobutyl carbonate)

2. 分子式：$C_{22}H_{34}N_4O_{10}$

3. 分子量：514.5

4. 结构式

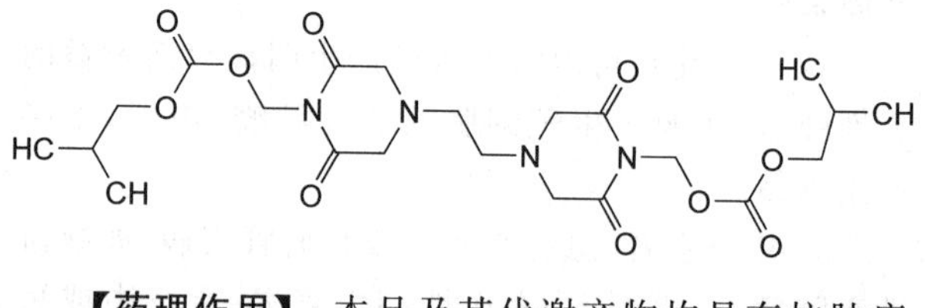

【药理作用】 本品及其代谢产物均具有抗肿瘤活性，为细胞周期特异性药物，主要作用于 G_2 期细胞。实验研究表明，本品不作用于核酸合成系统，亦无 DNA 链切断修复作用。但通过对死亡细胞形态的观察，发现细胞形态出现异常膨胀、矮小细胞和发育不全的有丝分裂等。现认为其作用机制主要是抑制拓扑异构酶Ⅱ的活性。但与其他拓扑异构酶抑制剂的作用原理不完全相同。本品对小鼠肿瘤白血病 P388 和 L1210，Lewis 肺癌、B16 黑素瘤、结肠癌

Colon38 和 Colon26、M5076 肉瘤和裸鼠移植物性人乳腺癌 MX-1、小细胞肺癌 LX-1 等都具有强有力的抗肿瘤活性。

【体内过程】 以[^{14}C]标记的本品给大鼠口服，血药浓度维持时间较长，在组织中的分布以肾、肝、消化道为最多，120 h 后几乎全部被消除。随粪便排出 60%；随尿液排出 30%，全属代谢产物，无原药。

【适应证】 用于缓解恶性淋巴瘤、成人 T 细胞白血病、淋巴瘤的症状与体征。

【不良反应】 1. 可见白细胞减少、血小板减少、贫血、出血。

2. 恶心、呕吐、食欲不振、腹泻。

3. 少数患者可出现 ALT、AST 升高和血浆总蛋白降低。

4. 还可发生脱发、味觉异常、疲倦、皮炎和热感等。

【禁忌与慎用】 1. 对本品过敏者、严重骨髓抑制者、妊娠期妇女禁用。

2. 胃肠道溃疡或有出血史者慎用，

3. 轻度骨髓抑制、肾功能不全、合并感染和水痘患者慎用。

4. 老年人、育龄期妇女慎用。

5. 尚未明确本品是否可经乳汁分泌，哺乳期妇女应权衡本品对其的重要性，选择停药或停止哺乳。

6. 儿童用药的安全性及有效性尚未确定。

【药物相互作用】 1. 本品与其他抗肿瘤药或放射疗法合用可加重骨髓抑制。

2. 本品与丝裂霉素、长春新碱、氟尿嘧啶、顺铂、环磷酰胺、阿糖胞苷有相加效果，而与巯嘌呤、硫鸟嘌呤有拮抗作用。

【剂量与用法】 通常成人口服 1600 mg/(m^2·d)或 1100 mg/m^2，1 次或分 2 次服，连用 5 d，停药 2～3 周，为一个周期。剂量可增加到 2400 mg/(m^2·d)。疗程可重复。Ccr＜40 ml/min 者剂量减半。

【用药须知】 用药期间，须密切观察血常规及肝肾功能。

【制剂】 颗粒剂：800 mg/1.0 g。

【贮藏】 避光，贮于室温下。

三氧化二砷

(arsenic trioxide)

别名：亚砷酸、Arsenious acid、Trisenox

本品属于含砷化合物。

【CAS】 1327-53-3(arsenic trioxide)；7784-45-4(arsenic triiodide)

【ATC】 L01XX27

【理化性状】 1. 化学名：Diarsenic trioxide

2. 分子式：As_2O_3

3. 分子量：197.8

4. 结构式

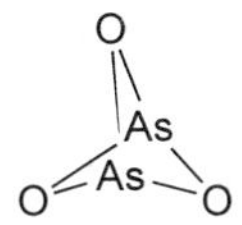

【用药警戒】 1. 本品应在有急性白血病治疗经验的医生指导下使用。

2. 急性早幼粒细胞白血病患者在治疗中可发生急性早幼粒细胞白血病分化综合征(APLS)，表现为发热、呼吸困难、体重增加、肺浸润及胸水或心包积液伴或不伴白细胞升高。该综合征可致命，一经确诊，应立即给予大剂量激素(地塞米松 10 mg 静脉注射，2 次/日)，不考虑白细胞计数，并持续至少 3 d，直至症状和体征减轻。大多数患者在治疗 APLS 时无必要停用本品。

3. 本品可致 Q-T 间期延长及完全房室传导阻滞，Q-T 间期延长可导致尖端扭转型心动过速，可致命。

4. 开始本品治疗前应检查心电图、血清电解质(钾、钙和镁)、血清肌酐，如有电解质异常，应先纠正，如可能停用延长 Q-T 间期的药物。Q-Tc 大于 500 ms 者，在开始本品治疗前，应进行校正测量，行连续心电图重新评价 Q-Tc，Q-Tc＜460 ms 才可开始治疗。本品治疗过程中，血钾应保持 4 mmol/L 以上，镁浓度保持 1.8 mg/dl 以上。

【药理作用】 本品可显著抑制人肝癌细胞株 SMMC-7721 细胞生长，其机制与诱导肝癌细胞发生凋亡有关，而这类的凋亡又与给药剂量及时间相关。细胞周期分析显示，本品在 1 μg/ml 浓度下作用 24～72 h，可使细胞生长受阻于 G_2/M 期。经本品处理 4 d 后的食管癌细胞株 EC-8712 和 EC-171，可出现显著的凋亡特征。本品可用作急性早幼粒细胞白血病(acute promyelocytic leukemia，APL)的二线治疗药物，较适用于经全反式维 A 酸及化疗治疗后的复发病例或无效应的病例，但其作用机制尚未明确。

【体内过程】 本品经静脉给药后广泛分布于各组织中，并分泌进入乳汁。停药时检测组织中砷的含量，由高至低依次为：皮肤、卵巢、肝、肾、脾、肌肉、睾丸、脂肪和脑等。停药 4 周后，脑组织中砷含量有所增加，皮肤含量与停药时基本相同，其他组织中砷含量均有所下降。静脉滴注本品 8 h 后可达 C_{max}。本品的血浆清除迅速，每天随尿液排砷量约为每天给药量的 1%～8%。停药后尿液排砷量即开始下降,1～2 个月可下降 25%～75%。

【适应证】 1. 用于急性早幼粒细胞白血病。

2. 用于晚期原发性肝癌。

【不良反应】 主要为国外报道的不良反应。

1. 本品治疗 APL 期间,近 50%的患者白细胞明显增多,还可发生贫血、血小板减少、中性粒细胞减少和发热。

2. 可引起 Q-T 间期延长、完全性房室传导阻滞、室性心动过速、尖端扭转型室速、水肿、心包积液和体重增加。

3. 可见头昏、头痛、疲劳、周围神经感觉异常、抽搐、震颤、昏迷、脑梗死和假性脑瘤。

4. 可引起酸中毒、低血钾、低血镁、高血钾、低血钙和高血糖。

5. 较多见恶心、呕吐、畏食、腹泻、便秘和腹痛。

6. 可能引起转氨酶、ALP 和胆红素水平升高。个例报道可出现门脉高压,还有可能因严重肝中毒而死亡。

7. 可见咳嗽、呼吸困难、鼻出血、低氧血症、胸腔积液和肺炎。

8. 可发生皮肤干燥、皮疹、瘙痒、面部潮红、手掌角质化、Johnson 综合征(表现发热、呼吸困难、体重增加、肺部浸润、胸腔或心包积液)。

9. 还可能引起肌痛、关节痛、骨痛和肌无力。

【妊娠期安全等级】 D。

【禁忌与慎用】 1. 对本品或其他砷剂过敏者禁用。

2. 患有心血管疾病者、糖尿病患者、患有周围神经病或有此病史者、低钾血症或低镁血症患者或同时使用排钾利尿药者和肝肾功能不全患者均慎用。

3. 本品可分泌至乳汁,哺乳期妇女使用本品时应停止哺乳。

【药物相互作用】 本品合用硫利达嗪或齐拉西酮会增加心脏毒性(Q-T 间期延长、尖端扭转型室速)。

【剂量与用法】 1. 用于急性早幼粒细胞白血病。

(1) 成人,静脉滴注 5～10 mg,用 5%葡萄糖注射液或 0.9%氯化钠注射液 500 ml 稀释后静脉滴注,1 次/日,4～6 周一疗程。

(2) 儿童,静脉滴注 0.16 mg/kg,用法同上。

2. 用于晚期原发性肝癌　静脉滴注 7～8 mg,用 5%葡萄糖注射液或 0.9%氯化钠注射液 500 ml 稀释后静脉滴注 3～4 h,1 次/日,2 周一疗程,休息 1～2 周可进行下一疗程。

【用药须知】 1. 本品不可与其他药物混合,开封后应立即使用,未用完部分应弃去。

2. 本品静脉滴注时间一般为 1～2 h,如出现急性血管收缩反应,可将静脉滴注时间延长至 3～4 h。

3. 肝功能异常是因白血病细胞浸润所致者,可在护肝治疗同时使用本品。

4. 出现肝、肾功能损害时应立即停药,并进行对症处理,待功能恢复正常后再继续使用本品。

5. 本品过量可用二巯基丙醇抢救。

【制剂】 注射液(粉):10 mg/10 ml。

【贮藏】 避光,贮于常温下,勿冷冻。

阿扎胞苷

(azacitidine)

别名:Vidaza、5-Azacitidine

本品属于脱甲基或低甲基物质的胞苷嘧啶核苷类似物,属于孤儿药(orphan drug),于 2004 年在美国被批准首次上市,是第一个专门用于治疗骨髓增生异常综合征的药物。

【CAS】 320-67-2

【理化性状】 1. 化学名:4-Amino-1-β-D-ribofuranosyl-1,3,5-triazin-2(1*H*)-one

2. 分子式:$C_8H_{12}N_4O_5$。

3. 分子量:244.2

4. 结构式

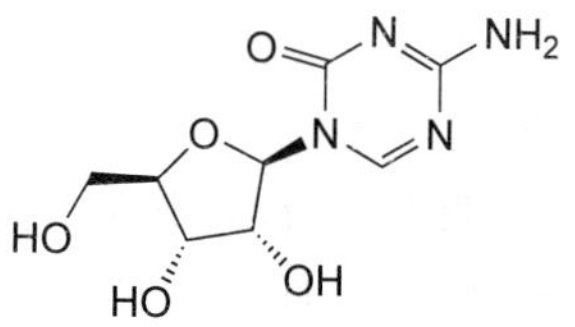

【药理作用】 本品可抑制 DNA 甲基转移酶,后者在新合成的 DNA 甲基化中起作用,也就是说,此酶被抑制后就会导致合成低甲基化的 DNA。此低甲基化的 DNA 可使分化和增殖的关键基因得以恢复正常功能,导致分裂细胞快速凋亡。

【体内过程】 1. 皮下给予本品单剂量 75 mg/m^{2}后,吸收迅速。给药后约 30 min 可达 C_{max}(750±403)ng/ml,皮下给药后的生物利用度约为静脉给药的 89%,但目前并不主张静脉给药。

2. 目前所知,本品可能经肝代谢其少部分(具体数量不详)被吸收的药量,随尿液排出是本品及其代谢产物的主要消除途径,接近给药总量的 85%。其平均 $t_{1/2}$ 为(41±8)min。

【适应证】 本品适用于骨髓增生异常综合征(myelodysplastic syndrome,MDS),可治疗 5 种 MDS 亚型(难治性贫血,难治性贫血伴环形铁粒幼细胞增多和同时伴有中性粒细胞减少症、血小板减少症或需要输血，难治性贫血伴有原始细胞增多，难治性贫血伴有原始细胞增多-转变型和慢性骨髓单核细胞性白血病）中任何一种亚型的患者。

【不良反应】 1. 骨髓抑制和其他血液学反应：所有的患者都会出现严重的骨髓抑制和其他血液学反应，表现为白细胞于第 12～14 d 降至最低，偶见抑制持续超过几周。

2. 常见恶心、腹泻、呕吐和其他胃肠道反应，静脉持续静脉滴注可见减轻。

3. 皮肤黏膜反偶见黏膜炎及皮肤红疹。

4. 神经系统常见肌肉疼痛，少见虚弱、嗜睡及昏迷。

5. 罕见肝毒性，但可能严重。

6. 偶见暂时性发热。

【妊娠期安全等级】 D。

【禁忌与慎用】 1. 晚期恶性肝脏肿瘤患者禁用。

2. 有可能怀孕的妇女在使用本品期间应避孕，接受本品治疗的男性也应采取避孕措施。

3. 尚未明确本品是否可经乳汁分泌，哺乳期妇女应权衡本品对其的重要性，选择停药或停止哺乳。

4. 儿童使用本品的有效性和安全性尚未确定。

【药物相互作用】 与其他药物之间是否产生相互作用，目前尚未见到报道。

【剂量与用法】 1. 本品供皮下注射。推荐的起始剂为 75 mg/(m^2·d)，连续给药 7 d，4 周一疗程。两个疗程后如果未出现效应，且患者除了恶心和呕吐外并未出现其他毒性反应时，剂量可以增加到 100 mg/(m^2·d)。治疗至少应持续 4 个疗程，但欲获得完全或部分效应可能需要 4 个以上的疗程。如果患者继续受益，治疗可以一直持续下去。

2. 给药期间，如果出现不能释放的血清重碳酸盐减少（＜20 mmol/L），或出现血尿素氮或肌酐水平升高，则应减少剂量或延长两次给药的间期。

3. 调整剂量应以实验室的血液学指标、肾功能和（或）血电解质指标为依据，并必须参考药品说明书中的有关叙述。因为老年患者多有可能出现肾功能不全，尤其要密切关注。

【用药须知】 1. 本品对既往已存在重度肝功能不全的患者具有潜在的肝毒性，故对有肝脏病史的患者必须非常小心，定期检查肝功能。此外，伴有肾功能不全的患者也应密切监测其肾功能。

2. 每一疗程开始之前均应进行全血细胞计数，如有必要，还应增加全血细胞计数的测定频率，以监测患者对本品治疗的反应。

3. 为了减轻患者因用药后所产生的恶心与呕吐，可以在一次给药之前使用止吐药进行预处理。

4. 上市的本品是单剂量的无菌冻干粉末，注射前应使用无菌注射用水 4 ml 注入小瓶中，继而将瓶子上下颠倒 2～3 次，然后轻轻旋转小瓶直至混匀。剂量＞4 ml 时应平分注射于两个不同的部位。可注射于大腿、腹部或上臂，部位应轮流更换。一次注射的部位应与旧的注射部分至少相隔 2.54 cm，不可注入有触痛的、有伤痕的、红的或硬的部位。

5. 室温条件下，制备后的混悬液必须在 1 h 内给药；如果冷藏，可在 8 h 内使用。将混悬液从冰箱中拿出后，至少需要 30 min 使混悬液达到室温后才能给药。为了在临时给药时能使用均匀的混悬液，应将注射器导致 2～3 次，然后在两个手掌之间轻轻滚动 30 s，使注射器内的混悬液达到均匀。

【制剂】 注射剂（粉）：100 mg（内含甘露醇 100 mg）。

硼替佐米
(bortezomib)

别名：万珂、Velcade、Cytomib

本品为一种硼酸二肽衍生物，是 26S 蛋白酶体的选择性抑制药。

【CAS】 179324-69-7

【ATC】 L01XX32

【理化性状】 1. 化学名：*N*-((1*S*)-1-Benzyl-2-{[(1*R*)-1-(dihydroxyboranyl)-3-methyl-butyl]amino}-2-oxoethyl)pyrazinecarboxamide

2. 分子式：$C_{19}H_{25}BN_4O_4$

3. 分子量：384.2

4. 结构式

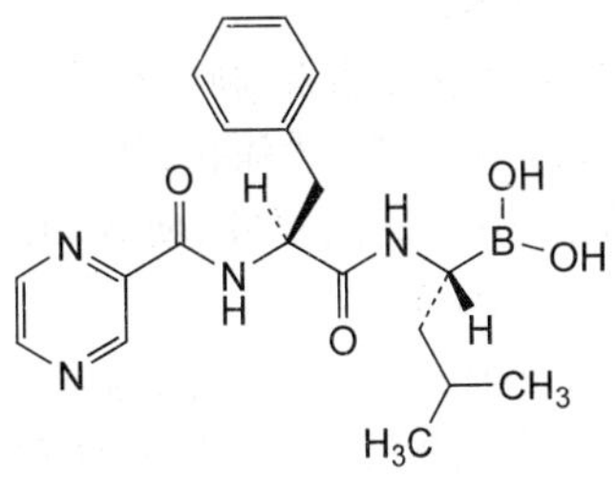

5. 稳定性　未开封的本品注射剂，25 ℃原盒避光保存，有效期内保持稳定。本品注射剂不含抗菌性防腐剂。溶解的溶液应于 8 h 内给药，并应保存于原始容器或给药注射器内。溶液暴露于正常室内光线的总时间应不超过 8 h。

【药理作用】 1. 26S 蛋白酶体是一种存在于所

有真核细胞中的多催化活性蛋白酶，可降解与泛素结合的蛋白质，使多种与细胞完整性(如细胞周期控制、细胞凋亡、转录因子活化和 ATP 肿瘤因子生长)有关的调节蛋白被有序降解，如细胞周期蛋白、细胞周期依赖性激酶(cyclin dependent kinase，CDK)抑制剂和 IkB[核因子 kB(nuclear transcription fator-k B，NF-kB)的蛋白抑制剂]，从而使细胞有丝分裂有序进行。

2. 本品为第一代蛋白酶体抑制剂。通过抑制26S蛋白酶体而使这些调节蛋白稳定，使其调节作用被抑制，最终破坏细胞增殖，促进细胞凋亡。凋亡可发生于细胞内有 p21 和 p27 存在时，且不受 p53 状态的影响。本品还可通过抑制 IkB 的降解，阻断 NF-kB 活化，从而有可能提高细胞对凋亡的敏感性，并降低对细胞毒药物的耐受性。

【体内过程】 静脉用药 1 h 后可达 C_{max}。不管单次或多次给药，其药效都可维持 48～72 h。动物研究显示，本品分布广泛，其中以肝脏和胃肠道的药物浓度最高，皮肤和肌肉组织最低，而眼、睾丸和中枢神经系统中则未见分布。本品的蛋白结合率约为83%，V_d>500 L。本品在肝内广泛(通过 CYP3A4、CYP2D6、CYP2C19、CYP2C9 和 CYP1A2)代谢。静脉给药 15 min 后，大部分随尿液和粪便排出。给多发性骨髓瘤患者静脉注射本品 1.3 mg/m^2，平均血药浓度达 509 μg/ml(109～1300 μg/ml)，Ccr 为 31～169 ml/min。晚期肿瘤患者在接受首剂 1.45～2.00 mg/m^{2}后的平均消除 $t_{1/2}$为 9～15 h。

【适应证】 用于至少使用过 2 种以上疗法而病情却出现恶化的多发性骨髓瘤。

【不良反应】 1. 可引起水肿、低血压、头痛、眩晕、嗜睡、失眠和焦虑。

2. 可发生不适、虚弱、乏力和周围神经病变。

3. 血液系统恶性肿瘤患者可能出现低钠血症和低钾血症以及脱水。

4. 咳嗽、上呼吸道感染、肺炎和呼吸困难。

5. 可见关节痛、腰痛、骨痛、肌肉痉挛和肌肉疼痛。

6. 胃肠道常见恶心、呕吐、便秘、腹泻、畏食、腹痛、消化不良和味觉异常。

7. 常见血小板减少，少见白细胞减少和贫血。

8. 还可发生视物模糊、发热、皮疹和瘙痒。

【妊娠期安全等级】 D。

【禁忌与慎用】 1. 本品含有硼和甘露醇赋形剂，对本品、硼或甘露醇过敏患者禁用。

2. 尚未明确本品是否可经乳汁分泌，哺乳期妇女应权衡本品对其的重要性，选择停药或停止哺乳。

3. 以下疾病的患者慎用：①有过敏反应或过敏样反应史；②正在使用可引起周围神经病变或血压降低的药物；③肝脏疾病或肝血流量减少；④电解质失衡；⑤低血压尤其是直立性低血压；⑥骨髓抑制；⑦脱水；⑧现患或曾患周围神经病变或其他神经性疾病；⑨肾功能不全。

4. 本品不可鞘内给药，可致死。

5. 儿童用药的安全性及有效性尚未确定。

【剂量与用法】 1. 成人可一次静脉注射 1.3 mg/m^2，2 次/周，连用两周，停药 1 周为一个疗程(即第 1 d、4 d、8 d 和 11 d 给药，第 12～21 d 停药)。

2. 肝功能不全患者的 CL 可能降低，需调整剂量。

3. 发生 3 级非血液学的或任何 4 级血液学的毒性(不包括下面讨论的神经病变 时，应暂停本品治疗。一旦毒性症状得到缓解，可以重新开始本品的治疗，剂量减少 25%(例如：1.3 mg/m^2 降低到 1.0 mg/m^2；1.0 mg/m^{2}降低到 0.7 mg/m^2)。

4. 如果患者发生与本品治疗有关的神经痛或周围感觉神经病变，应按下表推荐的调整剂量进行治疗。如果患者本身患有严重的神经病变，应权衡利弊后方可使用本品。

发生与本品治疗有关的神经痛或者外周感觉神经病时推荐的剂量调整方案

外周神经病症状和体征的严重程度	用法用量调整
1 级(感觉异常或者反射丧失)，不伴有疼痛或者功能丧失	维持原剂量
1 级，伴有疼痛或者 2 级(功能障碍，但不影响日常生活)	剂量降至 1.0 mg/m^2
2 级，伴有疼痛或者 3 级(不影响日常生活)	暂停本品的治疗直至毒性缓解后恢复本品的治疗，剂量降至 0.7 mg/m^2，并且改为每周注射一次
4 级(永久的感觉丧失，功能障碍)	停止本品的治疗

【用药须知】 1. 请在医生指导下使用。本品为抗肿瘤药物，配制时应小心，戴手套操作以防皮肤接触。

2. 使用本品治疗可能会导致周围神经病变，主要是感觉神经，但也有极少感觉运动神经病变的报道。以前就存在周围神经病变症状(脚或手有麻木、疼痛或灼烧感)或周围神经病变体征的患者在使用本品治疗期间，其神经病变的症状(包括>3 级)可能加重。建议监测此类患者神经病变的症状，如灼烧感、感觉过敏、感觉减退、感觉异常、不适感或神经痛。如果患者出现新的周围神经病变或其症状加重，本品的剂量和治疗方案则必须进行调整。

3. 本品可导致低血压。如果已知患者有晕厥的病史、患者正在服用能导致低血压的药物或者患者脱水，建议患者慎用本品。可以通过调整抗高血压药物、补液或使用盐皮质类激素和（或）拟交感神经药物治疗直立性或体位性低血压。

4. 使用本品有发生急性充血性心力衰竭或加重、恶化，和（或）发生左心室射血分数降低的报告，其中包括无左心室射血分数降低风险或危险系数极低患者的报告。应对存在此危险的患者或有心脏疾病的患者进行密切监测。

5. 同时服用多种其他药物的患者和有严重基础疾病的患者有罕见发生急性肝功能衰竭的报告。其他的肝脏不良事件包括肝酶升高、高胆红素血症和肝炎。停止使用本品后，上述改变可能是可逆的。对这些患者再次给药的信息有限。

6. 罕见患者发生病因不明的急性弥散性浸润性肺部疾病的报告，例如肺炎，间质性肺炎，肺浸润性和急性呼吸窘迫综合征（ARDS），严重者可致死。对于新出现的肺部疾病症状或症状恶化的患者，应迅速诊断并及时救治。

7. 本品可导致血小板减少，通常在每个疗程的第 11 d 血小板可降至最低值，而在下一个疗程中得到恢复。平均来说，血小板计数降低和恢复可贯穿 8 个疗程，并且未观察到累积血小板减少的现象。平均血小板计数最低值约为基线的 40%。在一次给药前应对血小板计数进行监测。当血小板计数＜25000/μl，应停止治疗，剂量降低后可重新开始。已有因本品引起的血小板降低造成胃肠或大脑内出血的报道，此类患者应考虑输血。

8. 本品可能引起恶心、腹泻、便秘和呕吐，有时需要使用止吐药和止泻药治疗。如果患者脱水，应补充体液和电解质。因为患者接受本品治疗可能引起呕吐和腹泻，应告知患者采取适当的措施以避免脱水。应告知患者如果出现眩晕、头晕或虚脱应咨询医生。

9. 本品是细胞毒药物，并且可以快速杀死恶性细胞，可能引起肿瘤溶解综合征。在治疗前肿瘤负荷高的患者风险高。

10. 本品通过肝酶代谢，所以本品在肝功能不全患者体内的清除可能下降。这类患者在使用本品治疗时应严密监测其毒性。

11. 肾功能不全不会影响本品的药动学。因此，肾功能不全的患者不必调整本品的剂量。由于透析会降低本品的浓度，故应该在透析结束后再给予本品。

12. 本品会引起疲劳、头晕或视物模糊。故出现上述症状的患者，不建议驾驶及操作机械。

【制剂】 注射剂：3.5 mg/10 ml。

【贮藏】 贮于 30 ℃以下。

卡非佐米
(carfilzomib)

别名：Kyprolis

本品是继硼替佐米后的第二代蛋白酶体抑制剂。

【CAS】 868540-17-4

【ATC】 L01XX45

【理化性状】 1. 本品为结晶质，几乎不溶于水，极微溶解于酸性介质。

2. 化学名：(2S)-*N*-((*S*)-1-((*S*)-4-Methyl-1-((*R*)-2-methyloxiran2-yl)-1-oxopentan-2-lcarbamoyl)2-phenylethyl)-2-((*S*)-2-(2-morpholinoacetamido)4-phenylbutanamido)-4-methylpentanamide

3. 分子式：$C_{40}H_{57}N_5O_7$

4. 分子量：719.9

5. 结构式

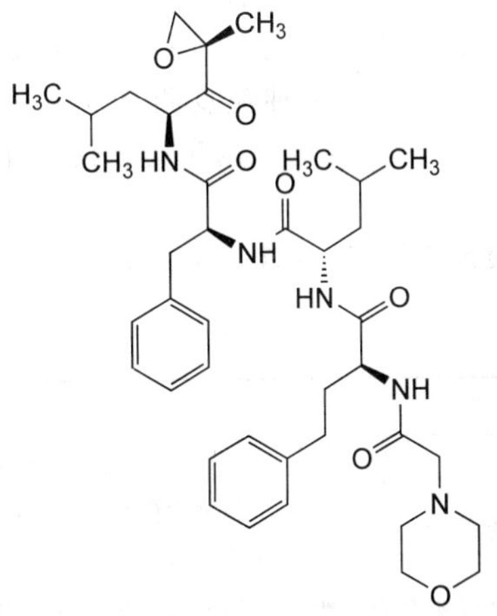

【药理作用】 1. 26S 蛋白体酶是一种蛋白质复合物，能够降解泛激素蛋白。蛋白体酶的重要作用是调节细胞内特殊蛋白的浓度，从而维持细胞内环境的稳定。26S 蛋白酶由 1 个 20S 核心部分和 2 个 19S 的调控部分组成。20S 核心内侧的 2 个环（β 环）分别有 3 个活性位点（β1、β2 和 β5），这些活力位点与蛋白酶体的 3 种主要蛋白水解活力有关[分别为后谷氨酰水解肽（PGPH）、胰蛋白酶样作用和糜蛋白酶样作用]。蛋白进入核心部分后逐步被降解成含 3～25 个氨基酸的多肽，并依次被其他的细胞肽酶水解。

2. 本品为四肽环氧酮蛋白酶体抑制剂，不可逆转与 20S 蛋白酶 *N*-末端苏氨酸含活性位点相结合。本品主要靶点为构成蛋白酶体（c20S）和免疫蛋白酶上（i20S）的糜蛋白酶样（CT-L）亚基，通过选择性抑制蛋白酶体的糜蛋白酶样活性，从而诱导肿瘤细胞死亡。在体外试验中，本品在实体瘤和血液肿瘤细胞中显示抗增殖和凋亡活性。动物实验显示，本品可抑制血液和组织中蛋白酶体活性，并延缓多发性骨髓瘤、血液肿瘤和实体瘤模型中的肿瘤生长。

【体内过程】 1. 单剂量静脉给予本品 27 mg/m² 后，本品的 C_{max} 和 AUC 分别为 4232 ng/mL 和 379 (ng·h)/ml。重复给予 15 和 20 mg/m²，AUC 和 $t_{1/2}$ 在首个疗程的第 1 d，15 d 或 16 d 相似，提示没有蓄积。本品在 20～36 mg/m² 时，呈剂量依赖性。

2. 给予本品 20 mg/m² 后，平均稳态分布容积为 28 L。体外试验结果显示，本品血药浓度为 0.4～4 μmol/L 时，血浆蛋白结合率平均为 97%。

3. 本品在肝脏迅速而广泛代谢，代谢产物卡非佐米多肽片段和二醇主要分布于血浆和尿液中，肽酶裂解和环氧水解为主要代谢途径。CYP 起次要作用。代谢产物没有生物活性。

4. 静脉给予本品 15 mg/m² 后，可迅速从全身清除，$t_{1/2}$<1 h，全身清除率为 151～263 L/h，远超肝血流，提示本品主要经肝外清除。

【适应证】 用于治疗既往已至少接受过 2 种药物治疗（硼替佐米和 1 种免疫调节剂），并有证据显示在完成末次治疗后 60 d 内疾病恶化的难治性的多发性骨髓瘤。

【不良反应】 1. 临床试验中，本品最常见（发生率≥30%）的不良反应为疲劳、贫血、恶心、血小板减少、呼吸困难、腹泻和发热。

2. 应警惕本品下列不良反应：心搏骤停、充血性心力衰竭、心肌缺血、肺动脉高压、肺组织的并发症、输液反应、肿瘤溶解综合征、血小板减少症、心脏毒性和肝功能衰竭。

【妊娠期安全等级】 D。

【禁忌与慎用】 1. 尚未明确本品是否可经乳汁分泌，哺乳期妇女应权衡本品对其的重要性，选择停药或停止哺乳。

2. 儿童用药的安全性及有效性尚未确定。

3. Ⅲ或Ⅳ级心力衰竭的患者的安全性尚未明确。

【药物相互作用】 本品主要通过肽酶裂解和环氧水解代谢，因此，本品不会受到同时服用的 CYP 酶抑制剂和诱导剂影响。

【剂量与用法】 1. 本品应经 2～10 min 进行静脉注射，每周连续注射 2 d，持续 3 周（即在第 1、2、8、9、15、16 d 注射），然后停药 12 d，每 28 d 为一疗程。在第一疗程，起始剂量为 20 mg/m²，如果耐受，在第二疗程可将剂量增到 27 mg/m²，并在后期治疗中维持此剂量。治疗可持续直至疾病恶化或直到出现不可接受的毒性。

2. 如出现毒性，应根据毒性级别调整剂量，详见下表。

根据毒性反应调整剂量表

毒性	处理方法
3 或 4 级中性粒细胞减少或 4 及血小板减少	暂停用药，如在下次给药前完全恢复，维持原剂量不变；如果在下次给药前中性粒细胞减少恢复至 2 级，血小板减少恢复至 3 级，应降低剂量（从 27 mg/m² 降低至 20 mg/m²，或从 20 mg/m² 降低至 15 mg/m²），如能耐受，在医生的允许下，可逐渐增加至原剂量
心脏毒性 3 或 4 级充血性心力衰竭、左心室功能降低或心肌缺血	暂停给药，直至恢复至基线后降低剂量（从 27 mg/m² 降低至 20 mg/m²，或从 20 mg/m² 降低至 15 mg/m²）重新开始治疗 如能耐受，在医生的允许下，可逐渐增加至原剂量
肺动脉高压	暂停给药，直至恢复至基线后降低剂量（从 27 mg/m² 降低至 20 mg/m²，或从 20 mg/m² 降低至 15 mg/m²）重新开始治疗。如能耐受，在医生的允许下，可逐渐增加至原剂量
出现 3 或 4 级肺部并发症	暂停给药，直至恢复至基线后降低剂量（从 27 mg/m² 降低至 20 mg/m²，或从 20 mg/m² 降低至 15 mg/m²）重新开始治疗。如能耐受，在医生的允许下，可逐渐增加至原剂量
如出现 3 或 4 级转氨酶升高、胆红素升高或其他肝脏异常	暂停给药，直至恢复至基线后降低剂量（从 27 mg/m² 降低至 20 mg/m²，或从 20 mg/m² 降低至 15 mg/m²）重新开始治疗。如能耐受，在医生的允许下，可逐渐增加至原剂量
肌酐升高>2 倍基线值	暂停给药，直至恢复至 1 级或基线后监测肾功能，如系本品引起的肾损伤，降低剂量（从 27 mg/m² 降低至 20 mg/m²，或从 20 mg/m² 降低至 15 mg/m²）重新开始治疗；如不是本品引起的，以原剂量开始治疗 如能耐受，在医生的允许下，可逐渐增加至原剂量
3 或 4 级周围神经病	暂停给药，直至恢复至基线后降低剂量（从 27 mg/m² 降低至 20 mg/m²，或从 20 mg/m² 降低至 15 mg/m²）重新开始治疗。如能耐受，在医生的允许下，可逐渐增加至原剂量
其他 3 或 4 级毒性	暂停给药，直至恢复至基线后降低剂量（从 27 mg/m² 降低至 20 mg/m²，或从 20 mg/m² 降低至 15 mg/m²）重新开始治疗。如能耐受，在医生的允许下，可逐渐增加至原剂量

【用药须知】 1. 静脉滴注本品前后均应使用0.9%氯化钠注射液或5%葡萄糖注射液冲洗输液管路。

2. 本品可导致输液反应，表现为发热、寒战、关节痛、肌痛、面部潮红、面部水肿、呕吐、无力、低血压、晕厥、气短、血管神经性水肿等，可发生于静脉滴注本品后的即刻或静脉滴注结束后24 h内。给予本品前可服用地塞米松预防。

3. 本品可导致肿瘤溶解综合征，多发性骨髓瘤和肿瘤负荷高的患者风险大。给予本品前患者应充分水化，监测肿瘤溶解综合征的症状，如出现，应立即停药，直至症状消退。

4. 治疗期间应定期监测中性粒细胞和血小板计数，及肝肾功能。

5. 在治疗期间育龄期妇女应采取有效的避孕措施。

【制剂】 注射剂(粉)：60 mg。

【贮藏】 贮于2～8 ℃，原盒避光保存。

阿那格雷
(anagrelide)

别名：氯喹咪唑酮、阿那格利

【CAS】 68475-42-3

【ATC】 L01XX35

【理化性状】 1. 化学名：6，7-Dichloro-1，5-dihydroimidazo[2，1-*b*]quinazolin-2(3*H*)-one

2. 分子式：$C_{10}H_7Cl_2N_3O$

3. 分子量：256.09

4. 结构式

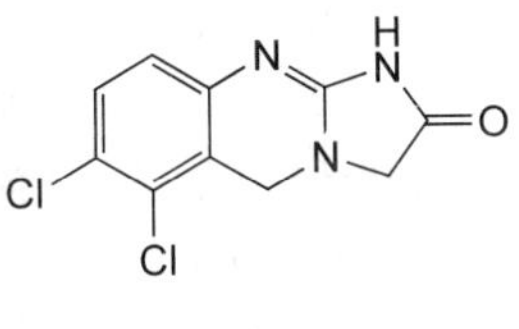

盐酸阿那格雷
(anagrelide hydrochloride)

别名：安归宁、Agrylin、Thromboreductin、Xagrid

〖CAS〗 58579-51-4

〖理化性状〗 1. 本品为类白色粉末。极微溶于水，略溶于二甲基亚砜及二甲基甲酰胺。

2. 化学名：6，7-Dichloro-1，5-dihydroimidazo[2，1-*b*] quinazolin-2 (3*H*)-one monohydrochloride-monohydrate

3. 分子式：$C_{10}H_7Cl_2N_3O \cdot HCl \cdot H_2O$

4. 分子量：310.55

【药理作用】 本品是降血小板药，其具体作用机制尚未明确，可能是通过减少巨核细胞过度成熟而减少血小板生成。高于降血小板剂量给药时，本品可抑制血小板聚集，机制是抑制环磷腺苷磷酸二酯酶活性，使血小板环腺苷磷酸浓度下降。

【体内过程】 本品口服2.3～6.9周起效，1 h达血药峰值浓度，生物利用度为75%。进食可使本品曲线下面积轻度减少，达峰浓度时间延迟2 h。表观分布容积为12 L/kg。药物大部分在肝脏代谢，已知4种有活性的代谢产物。本品肾脏排泄率为72%～90%，3%～18%随粪便排泄，总体清除率为9 L/h。原药的血浆 $t_{1/2}$ 为1.3 h，终末消除 $t_{1/2}$ 为76 h。中度肝功能不全患者暴露量增加8倍。重度肾功能不全患者(Ccr<30 ml/min)药动学无明显改变。

【适应证】 美国FDA批准用于特发性血小板增多症及真性红细胞增多症并发血小板增多。但对于由其他骨髓增生性疾病如骨髓纤维化和骨髓增生异常综合征伴随血小板增高亦可应用。

【不良反应】 1. 心血管系统　心悸、胸痛、心动过速、周围性水肿、血管扩张、心力衰竭、脑血管意外、心肌梗死、心肌病、心脏肥大、完全性房室传导阻滞、心包炎及心室颤动。在健康志愿者中有发生直立性低血压的倾向。

2. 中枢神经系统　头痛、晕眩、感觉异常、癫痫发作、梦魇及注意力涣散。

3. 呼吸系统　呼吸困难，有报道出现肺部浸润、肺纤维化、肺动脉高压及咳嗽。

4. 肌肉骨骼系统　肌无力。

5. 胃肠道　腹泻、腹痛、恶心、胃肠胀气、呕吐、消化不良、胰腺炎、胃溃疡及十二指肠溃疡。

6. 血液系统　有报道出现贫血、血小板减少(血小板计数在7～14 d内开始下降)、瘀斑及淋巴瘤。有引起出血、血栓形成的个案报道。本品对血红蛋白、白细胞计数、网织红细胞计数、凝血酶原时间(PT)及出血时间无显著影响。

7. 皮肤　皮疹、荨麻疹。

【妊娠期安全等级】 C。

【禁忌与慎用】 1. 对本品过敏者，中、重度功能不全的患者禁用。

2. 心血管疾病患者，轻度肝功能不全患者慎用。

3. 对于妊娠期妇女尚无足够的对照研究，妊娠期妇女只有在潜在的益处大于对胎儿伤害的风险时才可使用。

4. 本品是否经乳汁排泌尚未明确，哺乳期妇女应权衡本品对其的重要性后，选择停药或停止哺乳。

5. Q-T间期延长者禁用。

【药物相互作用】 1. 本品禁与能延长Q-T间

期的药物(包括但不限于克拉霉素、氯喹、氟哌啶醇、美沙酮、莫西沙星、普鲁卡因胺、胺碘酮、匹莫齐特)。

2. 本品为磷酸二酯酶-3 抑制剂,禁与作用机制相同的药物(如西洛他唑、氨力农、米力农)合用。

3. 本品与阿司匹林合用可增加出血的风险,尽量避免合用。

4. 本品主要经 CYP1A2 代谢,与 CYP1A2 抑制剂(氟伏沙明、环丙沙星)合用时应密切监测,根据反应调整剂量。

5. 奥美拉唑(CYP1A2 诱导剂)可降低本品的暴露量,可能须增加本品的剂量。

6. 本品轻度抑制 CYP1A2 的活性,经此酶代谢的药物(茶碱、氟伏沙明、昂丹司琼)的血药浓度可能会升高。

【剂量与用法】 1. 成人常规剂量　口服给药起始剂量为一次 0.5 mg,4 次/日或一次 1 mg,2 次/日。1 周后可进行剂量调整,但一周中日剂量最多增加 0.5 mg。最大剂量不超过 10 mg/d,单剂量不超过一次 2.5 mg。

2. 肾功能不全时应减量给药。

3. 儿童常规剂量　口服给药用于 6 岁以上儿童,起始剂量为 0.5 mg,顿服。1 周后可进行剂量调整,但一周中日剂量最多增加 0.5 mg。最大剂量不超过 10 mg/d,单剂量不超过一次 2.5 mg。

【用药须知】 1. 禁用其他治疗方案(羟基脲、α干扰素)的患者可使用本品。

2. 1.5～3 mg/d 的剂量对大多数患者有效。

3. 应在使用本品治疗的第 1 周每隔 2 日及在达到维持剂量前至少每周 1 次监测血小板计数。

4. 治疗期间应定期监测肝功能。

【制剂】 ① 胶囊剂:0.5 mg;1 mg。② 片剂:0.5 mg。

【贮藏】 密闭,贮于 25 ℃下。短程携带时允许 15～30 ℃。

伏林司他
(vorinostat)

别名:伏瑞斯特、Zolinza

本品是第一个组蛋白去乙酰化酶抑制剂类抗肿瘤药物,供口服给药。

【CAS】 149647-78-9

【ATC】 L01XX38

【理化性状】 1. 本品为白色到浅橘黄色粉末,无手性中心,不具有吸湿性。极微溶于水,微溶于乙醇、异丙醇或丙酮,易溶于二甲亚砜,不溶于二氯甲烷。差式扫描热量法测定熔点为 161.7(内温)～163.9 ℃。饱和溶液的 pH 为 6.6,pK_a为 9.2。

2. 化学名:*N*-hydroxy-*N*′-phenyloctanediamide

3. 分子式:$C_{14}H_{20}N_2O_3$

4. 分子量:264.32

5. 结构式

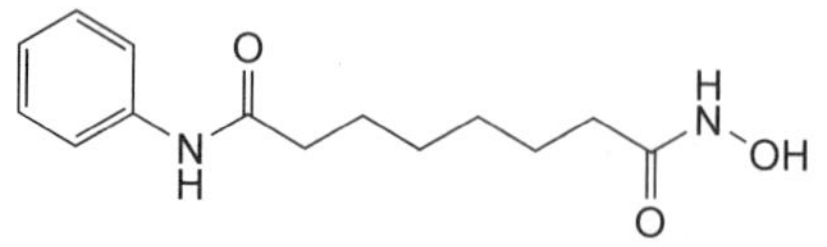

【药理作用】 1. 组蛋白去乙酰化酶(HDAC)抑制剂是一类在转录水平调控基因表达的化合物,能够引起肿瘤细胞生长停滞,诱导肿瘤细胞分化和凋亡。本品是第一个组蛋白去乙酰化酶抑制剂类抗肿瘤药物。

2. 本品在纳摩尔浓度(IC_{50}<86 nmol/L)抑制去乙酰化酶 HDAC1、2、3(ClassI)或 6(ClassII)活性。这些酶可催化乙酰基从蛋白质,如组蛋白、转录蛋白的赖氨酸残端消除,在一些癌细胞中 HDACs 过度表达或 HDACs 异常聚集于致瘤的转录因子,引起核小体的核心组蛋白低乙酰化。组蛋白低乙酰化可导致染色质结构浓缩,并抑制基因的转录。本品可抑制 HDAC 活性,使乙酰化的组蛋白蓄积,从而导致染色质结构开放和转录被激活。在体外,本品可引起乙酰化的组蛋白蓄积并且诱导细胞周期停滞和(或)一些变异细胞凋亡。本品抗瘤的作用机制尚不完全清楚。

【体内过程】 1. 本品单剂量 400 mg,与高脂肪餐同时口服给药后,曲线下面积(AUC)、血药峰值(C_{max})、中位达峰时间(T_{max})的平均标准差分别为(5.5±1.8)(μmol·h/L)、1.2±0.62 μmol/L 和 4(2～10)h。在禁食状态,口服单剂量 400 mg 本品平均 AUC、C_{max}和中位 T_{max}分别为(4.2±1.9)(μmol·h/L)、(1.2±0.35)μmol/L、1.5(0.5～10)h。因此,与禁食状态相比,高脂肪餐导致口服本品的吸收广度增加(33%),吸收速率中度降低(T_{max}延迟 2.5 h)。然而,这些小的影响对临床意义不大。临床试验中,CTCL 患者进食时服用本品。口服给予多剂量 400 mg,AUC、C_{max}和中位 T_{max}分别为(6.0±2.0)(μmol·h/L)、(1.2±0.53)μmol/L、4(0.5～14)h。

2. 在浓度范围为 0.5～50 μg/ml 时,本品蛋白结合率为 71%。

3. 本品主要代谢途径包括 β-氧化后的葡糖醛酸化和水解作用。人的血清中可检测到无药理学活性的两个代谢产物,葡糖醛酸化物和 4-苯胺基-4-氧代丁酸。人类肝微粒体的体外研究表明,CYP 的生物转化可忽略不计。

4. 本品主要以代谢产物形式排泄，尿液中的回收原药不足 1%。稳态时平均给药剂量的(16±5.8)%以伏林司他-O-葡糖苷酸，(36±8.6)%以 4-苯胺基-4-氧代丁酸从尿中回收。原药及两个无活性代谢物在尿中的总回收率平均约占给药剂量的(52±13.3)%。本品及其 O-葡糖醛酸代谢产物的平均终末 $t_{1/2}$ 为 2.0 h，4-苯胺基-4-氧代丁酸为 11 h。

5. 本品在 400 mg 剂量下的稳态 C_{max}(1.2 μmol/L；IC_{50}＞75 μmol/L)不是 CYP 酶的抑制剂。人类肝细胞基因表达研究检测显示，本品在高于药理学相关浓度(≥10 μmol/L)时可能抑制 CYP2C9 和 CYP3A4 活性。因此，本品不太可能影响其他药物的药动学。因本品不通过 CYP 途径消除，推测与已知的 CYP 抑制剂或诱导剂同服可能不会发生药物间的相互作用。然而尚未进行正式的临床研究。

6. 体外研究表明，本品不是人 P-糖蛋白(P-gp)的底物，另外，本品在高达 100 μmol/L 的浓度时对人类 P-gp 介导的长春碱(P-gp 底物)转运无抑制作用。因此，与本品在 2 μM(C_{max})时的、人体药理学相关的血药浓度下不太可能抑制 P-gp。

7. 年龄、性别、种族对本品药动学无明显影响。

【适应证】 用于治疗其他两种系统疗法治疗时或治疗后病情进展，持续或复发的转移性皮肤 T 淋巴细胞瘤(CTCL)。

【不良反应】 1. 胃肠道症状、全身症状、血液学的异常、味觉异常为 4 类最常见的药物相关性不良反应。肺栓塞和贫血为最常见与药物相关的严重不良反应。

2. 临床试验中常见的不良反应包括疲劳、腹泻、恶心、味觉障碍、血小板减少症、食欲缺乏、体重降低、肌肉痉挛、脱发、口干、血肌酐升高、寒战、呕吐、便秘、头晕、贫血、食欲降低、外周性水肿、头痛、瘙痒、咳嗽、上呼吸道感染、发热。严重不良事件(不论因果关系)包括肺栓塞，鳞状细胞癌，贫血。

3. 临床试验中导致停药的不良事件(不涉及其因果关系)包括贫血、血管神经性水肿、衰弱、胸痛、表皮剥脱性皮炎、死亡、深部静脉血栓形成、缺血性发作、嗜睡、肺栓塞和脊髓损伤。

4. 接受 400 mg，1 次/日剂量的 CTCL 患者，10.5%(9/86)因为不良事件需要调整剂量，这些不良事件包括血清肌酸酐增加、食欲降低、低血钾、白细胞减少、恶心、嗜中性白细胞减少症、血小板减少、呕吐。发生首次不良事件导致减量的中位时间为 42 d(范围：17～263 d)。

5. 实验室检查异常包括血糖升高、血肌酐瞬间升高、蛋白尿。尚不知道这些实验室检查异常对临床有何实际意义。

6. 临床试验中有脱水等严重的药物相关不良事件的报道，建议患者一日饮水至少 2 L，以充分达到水化。

7. 非 CTCL 群体中报道的药物相关严重不良事件包括视物模糊、无力、低血钠、肿瘤出血、吉兰-巴雷综合征、肾功能衰竭、尿潴留、咳嗽、咯血、高血压、血管炎等，以上不良反应在 CTCL 患者中未观察到。个体不良事件发生率在非 CTCL 患者中较高。

【妊娠期安全等级】 D。

【禁忌与慎用】 1. 重度肝功能不全的患者、妊娠期妇女禁用。

2. 轻、中度肝功能不全的患者慎用。重度肝功能不全的患者不良事件发生率和严重程度均高于肝功能正常者。

3. 哺乳期妇女应谨慎用药，权衡利弊决定停止哺乳或停止给药。

4. 本品在儿童用药的安全性和有效性尚未建立。

5. 临床试验中全部 CTCL 患者(n=107)，46%为年龄≥65 岁，15%为≥70 岁，这些老年受试者和年轻受试者的安全和有效性不完全相同，其他报道的临床经验年龄和年轻患者中在反应上无明显区别，但不排除老年个体敏感性较强。

【药物相互作用】 1. 在接受本品和香豆素衍生物类抗凝血药联合给药的患者中，观察到凝血酶原时间(PT)和国际标准化比率(INR)延长。同时服用时，应监测患者的 PT 和 INR。

2. 在本品和其他 HDAC 抑制剂(如丙戊酸)同时给药的患者中，有严重血小板减少和胃肠道出血的报道。开始给药的前 2 个月内每 2 周检测患者的血小板计数。

【剂量与用法】 1. 推荐剂量 400 mg，1 次/日，进食时服用。只要无证据证明疾病进展或出现难以耐受的毒性就应持续治疗。本品的胶囊不应打开或压碎服用。

2. 如患者不耐受，可降低剂量至 300 mg，1 次/日，进食时服用。如有需要，剂量也可再降低至 300 mg，1 次/日，每周连用 5 d，进食时服用。

【用药须知】 1. 应指导患者饮用流体每天至少 2 L，以预防脱水，如出现过度的呕吐和腹泻应立即就诊。

2. 告知患者注意观察深部静脉血栓形成的相关体征，如有任何发展为深部静脉血栓的证据应通知医师。如发生罕见的出血应立即进行治疗。

3. 本品过量无特殊解救方法。一旦过量，给予常规疗法，如清除胃肠道未吸收的药物，临床监测体征，如需要，给予支持治疗。尚未知本品是否可透析清除。

4. 本品胶囊不可打开或压碎。应避免皮肤或黏膜直接接触胶囊内粉末。如果接触，用水充分冲洗。

5. 本品有肺栓塞和深部静脉血栓形成的风险，医师应该警惕这些不良反应的体征和症状。

6. 接受本品治疗的患者能引起剂量相关血小板减少和贫血。如果血小板计数和（或）血红素在接受本品治疗期间降低，应调整剂量或中断治疗。

7. 本品使用中有胃肠道紊乱，包括恶心、上吐下泻的报道，并且可能需要使用止吐药和止泻药治疗。应给予水和电解质预防脱水。在给予本品治疗前应充分控制先前存在的恶心，呕吐和腹泻。

8. 本品在肝功能不全患者中的研究数据有限。基于这些结果，轻、中度肝功能不全的患者应用本品治疗时应谨慎。

9. 接受本品治疗的患者，尤其糖尿病或潜在的糖尿病患者，应监测血糖。

10. 密切监测血细胞计数和生化，包括电解质、葡萄糖和血肌酐应在开始治疗后的前 2 个月及随后治疗中每 2 周检测 1 次。电解质监测包括血钾、血镁、血钙。给予本品前应矫正低钾血症或低镁血症，应对有症状的患者（患者有恶心、呕吐、腹泻、流体失衡或有心脏方面的症状）进行监测。

11. 尚无本品在肾功能不全患者中的试验数据，肾脏不是本品主要排泄器官。

【制剂】 胶囊剂：100 mg。

【贮藏】 贮于室温 20～25 ℃下，短程携带时允许 15～30 ℃。

兰瑞肽

(lanreotide)

别名：索马杜林、Somatuline

本品为一种生长抑素类似物，其结构与奥曲肽类似。

【CAS】 108736-35-2（lanreotide）；127984-74-1（lanreotide acetate）

【ATC】 H01CB03

【理化性状】 1. 化学名：3-(2-Naphthyl)-D-alanyl-L-cysteinyl-L-tyrosyl-D-tryptophyl-L-lysyl-L-valyl-L-cysteinyl-L-threoninamide cyclic (2 → 7)-disulfide

2. 分子式：$C_{54}H_{69}N_{11}O_{10}S_2$

3. 分子量：1096.3

4. 结构式

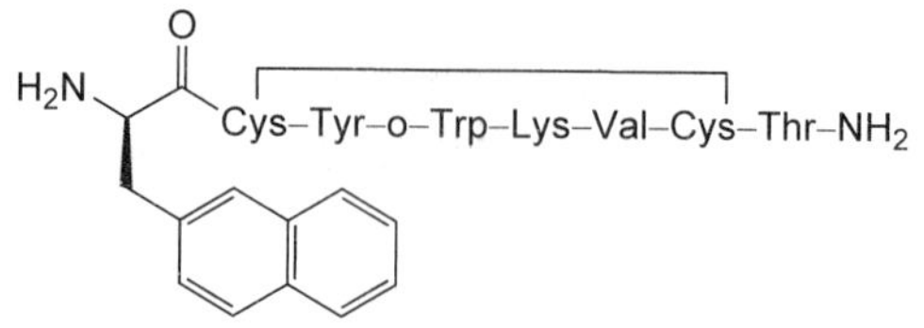

醋酸兰瑞肽

(lanreotide acetate)

〖CAS〗 127984-74-1

〖理化性状〗 分子式：$C_{54}H_{69}N_{11}O_{10}S_2 \cdot x(C_2H_4O_2)$

【药理作用】 1. 本品可抑制体内多种激素的分泌，如生长激素（growth hormone，GH）、胰岛素、促甲状腺激素刺激激素（thyrotropic-stimulating hormone，TSH）、胰高糖素、促胃液素、胰岛素样生长因子-1（insulin-like growth factor，IGF-1）以及其他胃肠激素。本品抑制生长激素分泌的作用较生长抑素的作用强而持久，抑制胰岛素和胰高糖素释放的作用与生长抑素相当。本品对垂体和胰腺生长抑素受体具有极高的亲和力，对中枢的类阿片受体的亲和力较弱，这使其在抑制生长激素和消化道激素分泌方面具有特异作用，并提高患者对药物的耐受性，故适用于肢端肥大症的长期治疗。

2. 本品还具有抗肿瘤作用，其机制是通过直接诱导抑制细胞分裂的信号而抑制生长抑素受体为阳性的肿瘤增生，对生长抑素受体为阴性的肿瘤，本品可能是通过下调肿瘤生长刺激因子水平而发挥间接的抗肿瘤增生作用。

【体内过程】 1. 本品的微粒缓释制剂肌内注射后第一阶段就开始迅速释放，且释放量较大，这就可促使血药浓度快速上升，在给药后（1.4±0.8）h 到达第一个 C_{max}（0.8±3.8）μg/L。然后通过酶分解共聚体缓慢释放，可于（1.9 ± 1.8）d 达第 2 个 C_{max}（2.5 ± 0.9）μg/L。本品的绝对生物利用度为（46.1±16.7）%。

2. 健康成年男子肌内注射本品后 2 h 起效。对体内激素分泌的抑制作用持续时间长短不一，血浆 TSH 及胰岛素为 4 d，游离 T_4 为 2～4 d，生长激素为 6 d，血浆 IGF-1 为 4～14 d。TSH 分泌型腺瘤患者注射单剂量本品 30 mg，15 d 内血浆 TSH 水平均处于基础水平以下，肢端肥大症患者肌内注射后作用可持续 10～14 d。肌内注射后的消除 $t_{1/2}$ 约为 4.5 d。重复用药几个月后未见药物积蓄现象。健康成年人皮下注射本品普通制剂后的 V_d 为 0.74 L/kg，血浆 CL 为 0.5 L/(kg·h)，消除 $t_{1/2}$ 的为 90 min。

【适应证】 1. 用于对症治疗类癌。

2. 用于肢端肥大症，尤其是经外科手术和(或)放疗后生长激素分泌异常时。

3. 用于促甲状腺素分泌型垂体腺瘤。

4. 其他类型肿瘤如绝经期的乳腺癌、神经内分泌肿瘤和直肠癌等。

【不良反应】 1. 可见恶心、呕吐、畏食、腹胀、腹痛和腹泻，长期使用有可能导致无症状胆结石。

2. 罕见血糖水平紊乱。

3. 注射部位有时可能发生疼痛，并伴有局部红斑。

【禁忌与慎用】 1. 对本品过敏者、妊娠期妇女、儿童均禁用。

2. 有对奥曲肽及其他生长抑素过敏史者、有胆囊疾病或胆石症史者、肝肾功能不全患者、糖尿病患者以及继发于胃肠道疾病的腹泻患者均慎用。

3. 尚未明确本品是否可经乳汁分泌，哺乳期妇女应权衡本品对其的重要性，选择停药或停止哺乳。

【药物相互作用】 本品可降低环孢素在小肠内的吸收，使其血药浓度降低。

【剂量与用法】 1. 肌内注射使用本品的微粒制剂。①治疗类癌，肌内注射一次 30 mg，每 10 d 一次，共用 4 次；②治疗肢端肥大症，肌内注射一次 30 mg，每 10～14 d 一次，可持续用药 19 个月。对疗效不佳者，可增至一次 60 mg，每 10～14 d 给药 1 次，可见生长激素和胰岛素样生长因子的水平恢复正常。本品血药浓度＞1 μg/ml 时才足以抑制生长激素的分泌；③TSH 分泌型垂体腺瘤，肌内注射一次 30 mg，每 10～14 d 一次，3～6 个月一疗程。本品血药浓度＞1 μg/ml才有治疗作用；④绝经期乳腺癌，与他莫昔芬(一次 30 mg，1 次/日)，肌内注射本品一次 20 mg，每周 1 次，或一次 30 mg，每 2 周 1 次。

2. 皮下注射使用本品的非微粒制剂。①神经内分泌肿瘤，起始皮下注射一次 0.75 mg，每 8 h 一次，以后每周用量加倍，治疗 2 周后的用量应为一次 3 mg，每 8 h 一次。以后的维持剂量尚待确定。②结/直肠癌，国外有报道，使用较大剂量，一次 6 mg，3 次/日，连用 60 d，治疗 24 例此类患者，耐受性良好。

【用药须知】 1. 治疗肢端肥大症，应定期监测 TSH、血浆生长激素-IGF-1 及生长抑素，每 3 个月 1 次。并行垂体 CT 扫描，每 6 个月 1 次。

2. 治疗类癌，应定期监测尿羟-吲哚乙酸，并进行腹部和肠部 CT 扫描。

3. 治疗 TSH 分泌型腺癌，应定期监测 TSH、游离 T_4 及 T_3。

4. 长期使用本品，建议治疗前和治疗期间每 6 个月进行一次胆囊超声波检查。

5. 肝肾功能不全患者应定期检查肝肾功能。

6. 还应定期测定血糖、催乳素和空腹血浆胰岛素水平。

7. 治疗类癌前必须先排除梗阻性肠道肿瘤。

8. 如出现明显的脂肪泻，可使用胰腺提取物治疗。

9. 有报道称，双八面体蒙脱石可减轻本品所致的腹泻和腹部痉挛。

10. 在正规治疗开始前，应先进行试验性注射，观察用药后生长激素的分泌情况和类癌的相关症状。对反应不敏感者应权衡是否应采用本品治疗。

11. 糖尿病患者必须先控制好血糖水平。对非糖尿病患者在用药时一时出现的血糖升高，不必使用胰岛素。

12. 患者在用药期间及停药后 3 个月内均应避孕。

13. 过量使用本品，可引起胃肠道反应及电解质失衡。

【制剂】 注射剂(粉)：30 mg。

【贮藏】 贮于 2～8 ℃。

甘氨双唑钠

(sodium glycididazole)

别名：中国咪唑、希美纳、Chinese Miso

本品为硝基咪唑类化合物。

【理化性状】 1. 本品为类白色至微黄色的疏松块状物或粉末，无臭，味苦，遇光色渐变黄。

2. 化学名：*N*，*N*-双[(2-甲基-5-硝基-1 H-咪唑-1-基)-乙氧羰甲基]甘氨酸钠三水和物。

3. 分子式：$C_{18}H_{22}N_7NaO_{10}·3H_2O$

4. 分子量：537.45

5. 结构式

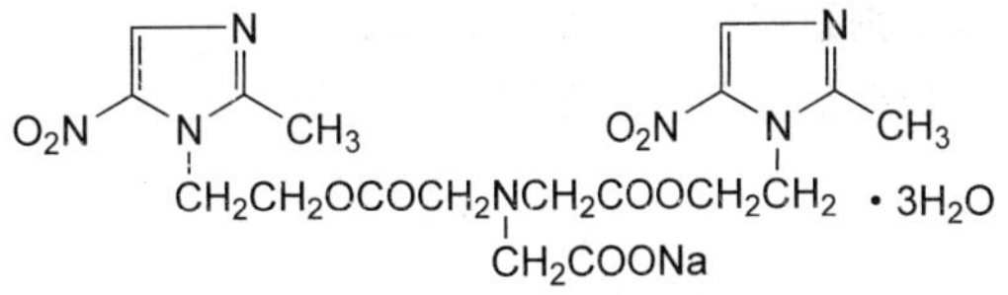

【药理作用】 本品为肿瘤放疗增敏剂，具有亲水性和亲肿瘤细胞的桥式化学结构，可将射线对准肿瘤缺氧细胞 DNA 的损伤固定，抑制其 DNA 损伤的修复，从而提高肿瘤缺氧细胞对辐射的敏感性。

【体内过程】 静脉滴注本品后血药浓度即刻达到峰值，随后迅速下降，4 h 后一般已测不出原药。

本品在体内迅速代谢为甲硝唑，给药后 1～3 h，其代谢产物甲硝唑可达峰值，24～48 h 已测不出甲硝唑。剂量为 800 mg/m^{2}时的 C_{max} 为(36.54±9.62)μg/ml，$t_{1/2\beta}$ 为（0.9956 ± 0.5）h，AUC 为（25.38 ± 7.1）(μg · h)/ml。给药后 4 h 内可随尿排液出给药量的 53.1%～77.5%。其平均蛋白结合率为（14.2±2.2）%。

【适应证】 用于头颈部肿瘤、食管癌、肺癌等实体肿瘤进行放射治疗的患者。

【不良反应】 1. 有时会出现 ALT、AST 轻度升高。

2. 可见心悸、气短、窦性心动过速和轻度 ST 段改变。

3. 偶尔出现过敏反应、瘙痒和皮疹。

4. 还可发生恶心、呕吐和便秘。

【禁忌与慎用】 1. 对本品过敏者、妊娠期妇女、儿童禁用。

2. 重度肝肾功能和心脏功能不全患者禁用。

3. 尚未明确本品是否可经乳汁分泌，哺乳期妇女应权衡本品对其的重要性，选择停药或停止哺乳。

【剂量与用法】 静脉滴注，按体表面积一次 800 mg/m^{2}于放射治疗前将药物加入 0.9%氯化钠注射液 100 ml 中充分摇匀后，于 30 min 内滴完，给药后 60 min 内进行放射治疗，放疗为隔日 1 次，每周 3 次。

【用药须知】 1. 本品必须伴随放射治疗使用，单独使用本品无抗癌作用。

2. 使用本品如发生过敏反应，应立即停止给药并采取适当措施。

3. 使用本品时应定期监测肝功能和心电图，特别是肝功能、心功能异常者。

4. 包装破损或稀释液不澄明者禁止使用。

5. 老年患者用药参照成人用法与用量，不必调整剂量。

6. 尚无药物过量的特殊解救方法，如发生此类情况，可按一般药物过量的处理方法解救。

【制剂】 注射剂(粉)：0.25 g。

【贮藏】 密封，贮于阴凉干燥处。

氯氧喹

(chloroxoquinoline)

别名：安体舒

本品为肿瘤细胞 DNA 合成抑制剂。

【CAS】 68189-43-5

【药理作用】 本品对肿瘤细胞的 DNA 合成具有抑制作用，其作用方式属于操作 DNA 模板型。人成骨肉瘤细胞体外抗肿瘤试验显示，作用 24 h 的 IC_{50} 为（9.32 ± 0.84）μg/ml，48 h 为（2.44 ± 0.28）μg/ml，72 h 为（1.74 ± 0.18）μg/ml，均低于 10 μg/ml。本品对荷瘤动物(S_{180})的化疗（环磷酰胺、5-氟尿嘧啶）具有明显的协同增效作用，且具有镇痛作用，属于中枢性镇痛，无依赖性。

【体内过程】 本品胃肠道吸收快而完全，健康志愿者的体内过程符合口服给药二室开放模型，经 1.25 h 血药浓度达峰值，$t_{1/2\alpha}$ 为(2.0±0.9)h，$t_{1/2\beta}$ 为(20.2±1.5)h。鼻咽癌患者体内过程结果符合一级吸收和二室开放模型，T_{max} 为 1.6 h，$t_{1/2\alpha}$ 为（1.9±0.6)h，$t_{1/2\beta}$ 为(16.9±1.3)h。其蛋白结合率约为 37.5%，体内分布广泛而均匀，部分在体内代谢，以代谢物及原药形式随尿液排出，消除 $t_{1/2}$ 约为 54 h。

【适应证】 1. 用于乳腺癌、肺癌和原发性肝癌等的治疗。

2. 本品可与放疗，或环磷酰胺、氟尿嘧啶等其他抗肿瘤化疗药物合用，有增效作用。

3. 本品也在放疗或其他药物化疗间歇期间或肿瘤手术前、后服用。

【不良反应】 1. 可见胃部不适、食欲欠佳、恶心和呕吐。

2. 白细胞和血红蛋白减少。

【禁忌与慎用】 1. 对本品过敏者、妊娠期妇女禁用。

2. 儿童不良反应尚未明确，用药应谨慎。

3. 尚未明确本品是否可经乳汁分泌，哺乳期妇女应权衡本品对其的重要性，选择停药或停止哺乳。

【药物相互作用】 1. 本品具有中枢神经抑制作用，与中枢抑制药合用时，后者剂量应酌减。

2. 本品具有肝药酶诱导作用，可能因此而产生的药物相互作用。

【剂量与用法】 口服一次 400 mg，3 次/日；或以体重计，给予 20～30 mg/(kg · d)，分 3 次服，儿童用量酌减。每周服药 6 d，4 周一疗程。

【用药须知】 长期服用时，应定期检查血常规及肝功能。

【制剂】 胶囊剂：0.2 g。

【贮藏】 避光，贮于室温下。

替吡法尼

(tpifarnib)

本品为特异性法尼酰基转移酶抑制剂（farnesyltransferase inhibitor）。

【CAS】 192185-72-1

【理化性状】 1. 化学名：(*R*)-6-(Amino(4-

chlorophenyl)(1-methyl-1*H*-imidazol-5-yl)methyl)-4-3-chlorophenyl)-1-methyl-2(1*H*)-quinolinone

2. 分子式：$C_{27}H_{22}Cl_2N_4O$

3. 分子量：489.4

4. 结构式

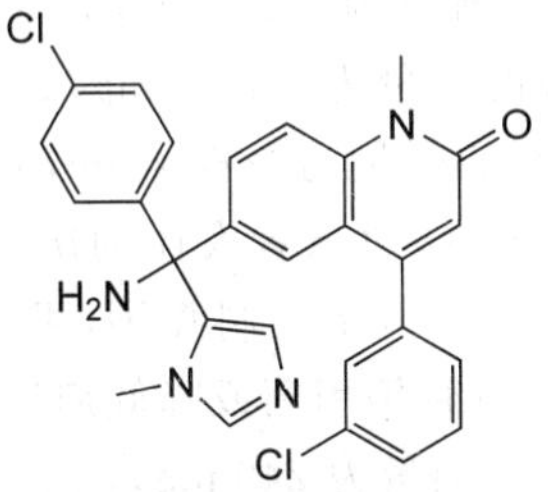

【简介】 用于治疗新诊断为急性非粒细胞白血病的年龄≥65 岁患者，商品名为 Zarnestra。本品可以增强细胞毒性治疗药物的抗肿瘤效应，前期研究已经证明，本品移性乳腺癌患者中可发挥作用并且可以将新辅助化疗方案(多柔比星-环磷酰胺，AC)对乳腺癌的病理完全缓解率(pathologic complete response)提高到 25%。但国内有文献指出本品在腺癌治疗领域的应用还需要进一步的研究。

奈拉替尼
(neratinib)

本品为酪氨酸激酶抑制剂。

【CAS】 698387-09-6。

【理化性状】 1. 化学名：(*E*)*N*-{4-[3-Chloro-4-(pyridin-2-yl methoxy) anilino]-3-cyano-7- ethoxyquinolin-6-yl}-4(dimethylamino)but-2-enamide。

2. 分子式：$C_{30}H_{29}ClN_6O_3$

3. 分子量：557.04

4. 结构式如下：

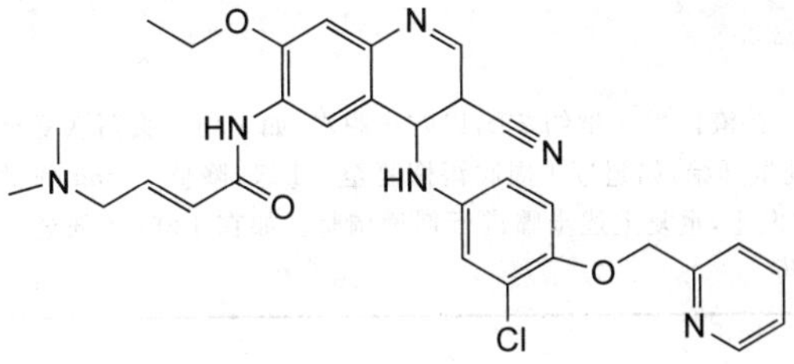

马来酸奈拉替尼
(neratinib maleate)

别名：Nerlynx

〖理化性状〗 1. 本品为类白色至黄色粉末，在 pH1.2 的水溶液中难溶(32.90 mg/ml)，在 pH>5.0 的水溶液中几乎不溶(≤0.08 mg/ml)。

2. 化学名：(*E*)*N*-{4-[3-Chloro-4-(pyridin-2-yl methoxy) anilino]-3-cyano-7- ethoxyquinolin-6-yl}-4(dimethylamino)but-2-enamide maleate。

3. 分子式：$C_{19}H_{17}F_6N_7O \cdot C_4H_4O_4$

4. 分子量：673.11

【药理作用】 本品为激酶抑制剂，能不可逆地与 EGFR、HER2、HER4 结合。体外实验显示，本品可降低 EGFR 和 HER2 的自体磷酸化，抑制 MAPK 和 AKT 向下游进行信号传导，从而起到抗肿瘤作用。本品的体内代谢产物 M_3、M_6、M_7 和 M_{11} 均有药理活性。动物实验显示，本品可抑制小鼠移植的表达 HER_2 和 EGFR 肿瘤的生长。

【体内过程】 1. 吸收　本品在剂量 40～400 mg 时，药动学呈非线性，AUC 的增加低于剂量增加。口服本品后，M_3、M_6、M_7 的血药浓度在 2～8 h 达峰值。高脂肪餐可升高本品的 C_{max} 1.7 倍，升高 AUC 2.2 倍。标准早餐升高本品的 C_{max} 1.2 倍，升高 AUC1.1 倍。

2. 分布　本品的稳态分布容积为 6433L，蛋白结合率>99%，且与浓度无关，主要与血浆白蛋白和 α_1-酸性糖蛋白结合。

3. 代谢　本品主要经 CYP3A4 代谢，少部分经黄素单加氧酶代谢。本品口服后，循环中主要为原药。健康志愿者口服 240 mg/d，达稳态后，M_3、M_6、M_7、$M_1$1 的暴露量(AUC)分别占原药暴露量(AUC)的 15%、33%、22%、4%。

4. 消除　口服 200 mg 放射性标记的本品，粪便和尿液中回收的剂量分别占 97.1%和 1.13%，服药后 96 h 回收 61%，10 d 可回收 98%。

【适应证】 在使用曲妥珠单抗后，本品可用于辅助治疗成人 HRE_2 过度表达的早期乳腺癌。

【不良反应】 1. 严重不良反应为腹泻和肝毒性。

2. 常见的不良反应包括腹泻、恶心、呕吐、腹痛、胃炎、腹胀、口干、疲乏、血转氨酶升高、胆红素升高、尿路感染、体重减轻、食欲降低、脱水、肌肉痉挛、皮疹、鼻衄、指甲异常、皮肤皲裂。

【禁忌与慎用】 1. 动物实验证实，本品有胚胎毒性，孕妇禁用。

2. 尚未明确本品是否经人乳汁排泌，鉴于其可能的不良反应，建议哺乳期妇女使用本品期间及末次剂量后 1 个月内请勿哺乳。

3. 儿童使用本品的安全性和有效性尚未确立。

【药物相互作用】 1. 与兰索拉唑(质子泵抑制剂)合用，本品的 C_{max} 降低 71%，AUC 降低 65%，应避免合用。预期 H_2-受体拮抗剂也会有相同的作用，本品也应避免与之合用。与抗酸药合用时，应间隔至少 3 h 服用。

2. 酮康唑可升高本品的 C_{max} 321%，AUC 升高 481%，增加中毒的风险，本品应避免与中效、强效 CYP3A4 抑制剂合用（如波普瑞伟、克拉霉素、可比司他、考尼伐坦、丹诺普韦-利托那韦、地尔硫䓬、埃替格韦-利托那韦、葡萄柚汁、艾代拉利司、茚地那韦-利托那韦、伊曲康唑、酮康唑、洛匹那韦-利托那韦、奈法唑酮、奈非那韦、帕他瑞韦-利托那韦、泊沙康唑、利托那韦、沙奎那韦-利托那韦、替拉那韦-利托那韦、醋竹桃霉素、伏立康唑、阿瑞吡坦、西咪替丁、环丙沙星、克霉唑、克唑替尼、环孢素、决奈达隆、红霉素、氟康唑、氟伏沙明、伊马替尼、托非索泮、维拉帕米）。

3. 与利福平合用，本品的 C_{max} 降低 76%，AUC 降低 87%，本品应避免与中效、强效 CYP3A4 诱导剂（如利福平、卡马西平、苯妥英、米托坦、恩扎鲁胺、贯叶连翘、波生坦、依法韦仑、依曲韦林、莫达非尼）合用。

4. 本品可升高 P-糖蛋白底物地高辛的血药浓度，合用时应密切监测地高辛的血药浓度，并根据血药浓度调整地高辛的剂量。本品可能抑制达比加群酯和非索非那定的转运。

【剂量与用法】 1. 在前两个疗程（56 d）中，推荐使用洛哌丁胺预防腹泻，开始服用本品时至第 14 天，洛哌丁胺的剂量为一次 4 mg，3 次/日，第 15～56 d，洛哌丁胺的剂量为一次 4 mg，2 次/日，第 57～365 d，洛哌丁胺的剂量为一次 4 mg，需要时服用，调整洛哌丁胺的剂量，使患者大便的次数为每天 1～2 次。如果洛哌丁胺不能控制腹泻，可以加用其他治疗腹泻药物，也可暂停用药或降低剂量。

2. 本品推荐剂量为 240 mg，1 次/日，口服，进餐时服用，连用 1 年。本品的片剂不可掰开或压碎服用，每天应在同一时间服用。如漏服，不用补服，第 2 天按原定时间服用。

3. 剂量调整　如发生不良反应，请按下表调整剂量。

按照不良反应严重程度剂量调整表

不良反应	剂量调整
一般性不良反应	如出现 3 级不良反应，应暂停用药 3 周，直至恢复至≤1 级，降低剂量至 200 mg，重新开始，如上述情况再次发生，暂停用药 3 周，直至恢复至≤1 级，降低 40 mg 剂量重新开始，每次出现按上述步骤和剂量调整，如果患者不能耐受 120 mg 的剂量，应永久停药 如出现 4 级不良反应，应永久停药
1 级腹泻（每天排便次数较基线增加小于 4 次）	调整治疗腹泻的药物的剂量，调整饮食
2 级腹泻（每天排便次数较基线增加 4～6 次，持续小于 5 d）	保持约 2 L 的液体摄入，以避免脱水
3 级腹泻（每天排便次数较基线增加≥7 次，大便失禁、需住院治疗、自理能力受限，持续<2 d）	暂停用药，恢复至<1 级后，重新以原剂量开始，并同时服用洛哌丁胺
4 级腹泻（致命性腹泻，需紧急干预）	永久停药
3 级 ALT 升高（>5～20×ULN）或 3 级胆红素升高（>3～10×ULN）	暂停用药，直至恢复至≤1 级，评价是否其他原因导致。如在 3 周内恢复至≤1 级，降低 40 mg 剂量重新开始，如在此剂量下，仍出现，应永久停药
4 级 ALT 升高（>20×ULN）或 4 级胆红素升高（>10×ULN）	永久停药
其他不良反应（脱水、发热、低血压、肾功能衰竭、3 或 4 级中性粒细胞减少） 2 级腹泻持续≥5 d 3 级腹泻持续>2 d	暂停用药，每天保持液体摄入量约 2 L，以防止脱水，如 1 周内腹泻恢复至≤1 级，重新以原剂量开始，如超过 1 周腹泻恢复至≤1 级，降低 40 mg 剂量重新开始。如再次发生，重复上述步骤进行剂量调整。如在 120 mg 剂量下仍发生，应永久停药

4. 轻中度肝功能不全的患者不必调整剂量，重度肝功能不全的患者推荐剂量为一次 80 mg，1 次/日。

【用药须知】 1. 告诉患者，本品可导致严重的腹泻，应适当补充水分和电解质。

2. 开始治疗前应检测患者总胆红素、ALT、AST 及碱性磷酸酶水平，治疗头 3 个月，每月检查一次，继后每 3 个月检查一次。

3. 本品可导致胆红素升高，告诉患者，如出现皮肤、巩膜黄染，应及时报告医生。

4. 育龄期女性在治疗期间及治疗结束后至少 1 个月，应采取有效的避孕措施。

5. 在治疗期间及治疗结束后至少 3 个月，男性患者的性伴侣应采取有效的避孕措施。

【制剂】 片剂：40 mg。

【贮藏】 贮于 20～25 ℃，短程携带允许 15～30 ℃。

尼拉帕尼
(niraparib)

【CAS】 1038915-60-4。

【理化性状】 1. 化学名：2-{4-[(3S)-Piperidin-3-yl]phenyl}-2*H*(没错)indazole 7-carboxamide。

2. 分子式：$C_{19}H_{20}N_4O$。

3. 分子量：320.39。

4. 结构式如下：

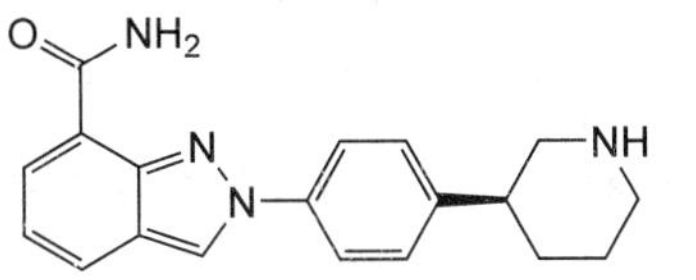

甲苯磺酸尼拉帕尼单水合物
(niraparib tosylate monohydrate)

别名：Zejula

本品为新的口服多聚 ADP 核糖聚合酶(PARP)抑制剂。

〖理化性状〗 1. 本品为白色至类白色结晶性固体，无吸湿性，溶解度与 pH 有关。

2. 化学名：2-{4-[(3S)-piperidin-3-yl] phenyl}-2*H*indazole 7-carboxamide 4-methylbenzenesulfonate hydrate (1:1:1)。

3. 分子式：$C_{19}H_{20}N_4O \cdot C_7H_8N_4O_4S \cdot H_2O$。

4. 分子量：510.61。

【药理作用】 本品为 PARP，包括 $PARP_1$、$PARP_2$、$PARP_3$ 的抑制剂。PARP 涉及到正常细胞的内稳定，如 DNA 的转录、细胞循环的调节和 DNA 的修复。本品通过抑制 PARP 的活性，促进生成 PARP-DNA 复合物，从而扰乱细胞的内稳定，最终导致细胞死亡。

【体内过程】 1. 吸收　口服单剂量本品 300 mg 后，其 C_{max} 为 804(±403)ng/ml，剂量在 30～400 mg 之间时，其 AUC、C_{max} 与剂量成正比，口服 21 d 后的蓄积率约为 2 倍。本品口服的生物利用度约为 73%，约 3 h 达血药峰值。高脂肪餐不影响本品的吸收。

2. 分布　表观分布容积为 1220(±1114)L。一项研究中发现，肿瘤患者的表观分布容积约为 1074 L。蛋白结合率为 83%。

3. 代谢　本品主要经羧酸酯酶代谢为无活性代谢产物，此代谢产物进一步经葡萄醛酸化代谢。

4. 消除　多剂量给予本品 300 mg，平均 $t_{1/2}$ 为 36 h，肿瘤患者的平均清除率为 16.2 L/h。给予放射性标记的本品，21 d 内尿中回收 47.5%(33.4%～60.2%)，粪便中回收 38.8%(28.3%～47.0%)的放射性物质。尿中和粪便中回收的原药分别占给药剂量的 11%和 19%。

【适应证】 用于治疗以铂类为基础的化疗有效的复发性卵巢上皮癌、输卵管癌、原发性腹膜癌。

【不良反应】 1. 严重不良反应包括骨髓异常增生综合征和(或)急性淋巴细胞白血病、骨髓抑制、心脏毒性。

2. 常见血小板减少、贫血、中性粒细胞减少、白细胞减少、心悸、恶心、便秘、呕吐、腹痛、口腔黏膜炎、腹泻、消化不良、口干、疲乏、食欲降低、尿路感染、ALT 和(或)AST 升高、肌痛、腰痛、关节痛、头痛、头晕、感觉障碍、失眠、焦虑、鼻咽炎、呼吸困难、咳嗽、皮疹、高血压、血红蛋白降低。

3. 少见心动过速、周围水肿、低血钾、支气管炎、结膜炎、γ-GGT 升高、血肌酐升高、碱性磷酸酶升高、体重减轻、抑郁、鼻衄。

【孕期安全等级】 根据其作用机制，本品对胎儿有害。

【禁忌与慎用】 1. 孕妇禁用。

2. 尚不清楚是否分泌至乳汁中，鉴于其严重的不良反应，哺乳期妇女使用时应停止哺乳至治疗结束后至少 1 个月。

3. 儿童用药的安全性与有效性尚未确定。

4. 轻、中度肾功能不全的患者不必调整剂量，重度肾功能不全、终末期肾病患者的安全性及有效性尚未明确。

5. 轻度肝功能不全的患者不必调整剂量，中、重度肝功能不全患者的安全性尚未明确。

【药物相互作用】 未进行药物相互作用的研究，口服推荐剂量后，本品及其代谢产物对 CYP 系统没影响，也不是 P-糖蛋白的底物。

【剂量与用法】 1. 推荐剂量为 300 mg，1 次/d，空腹或进餐时服用均可。本品胶囊剂应在每天同一时间整粒吞服。睡前服可减少恶心的发生率。在以铂类为基础的化疗方案结束后 8 周内应开始本品的治疗。如漏服或服药后呕吐，不必补服，按预定时间服用下次剂量。

2. 如出现≥3 级的非血液性不良反应，暂停用药，如 28 d 内不良反应得到缓解，以 200 mg 重新开始治疗，如在此剂量下，仍出现≥3 级的非血液性不良反应，应暂停用药，如 28 d 内不良反应得到缓解，以 100 mg 重新开始治疗，如在此剂量下，仍出现≥3 级的非血液性不良反应，在 28 d 内未见缓解者，应永久停药。

3. 首次出现血小板计数＜100000/μl，暂停用药，如 28 d 内血小板计数恢复至≥100000/μl，以原剂量或降低剂量至 200 mg，重新开始；如果首次出现血小板计数＜75000/μl，应暂停用药，如 28 d 血小板计数恢复至≥100000/μl，应降低剂量至 200 mg，重新开始。再次出现血小板计数<100000/μl 时，应暂停用药，如 28 d 内血小板计数恢复至≥100000/μl，应降低剂量至 200 mg，重新开始；在此剂量下，仍出现上述情况，暂停用药，如 28 d 内血小板计数恢复至≥100000/μl，应降低剂量至 100 mg，重新开始。如在 28 d 内血小板计数不能恢复至≥100000/μl 或在 100 mg 剂量下仍出现血小板计数≥100000/μl，应永久停药。

4. 如出现中性粒细胞计数<1000/μl 或血红蛋白<8 g，应暂停用药，如 28 d 内中性粒细胞计数恢复至>1000/μl 或血红蛋白恢复至>9 g/dl，应降低剂量至 200 mg，重新开始；如果再出次出现上述情况，应暂停用药，如 28 d 内中性粒细胞计数恢复至>1000/μl 或血红蛋白恢复至>9 g/dl，应降低剂量至 100 mg，重新开始。如在 28 d 内中性粒细胞计数不能恢复至>1000/μl 或血红蛋白>9 g/dl 或在 100 mg 剂量下仍出现中性粒细胞计数<1000/μl 或血红蛋白<8 g/dl，应永久停药。

5. 出现血小板计数≤10000/μl，应考虑输注血小板，如果同时服用抗血小板药、抗凝药，应考虑停止合用这些药物，或输注较高剂量的血小板。

【用药须知】 1. 本品可导致骨髓异常增生综合征（请核实病名）和（或）急性淋巴细胞白血病，严重者可致命。如确诊上述疾病，应立即停药。

2. 本品可导致骨髓抑制，治疗的头一个月内，每周检测全血细胞计数，以后每月一次，如临床需要，随时检查。

3. 本品可导致高血压甚至高血压危象，治疗的头一年内，每月检测血压和心率，之后定期检查。患冠状动脉供血不足、心律失常、高血压的患者，更应密切监测，高血压患者可能需要调整抗高血压药的剂量。

4. 本品有胚胎毒性，治疗期间及治疗结束后至少 6 个月，育龄期妇女应采取有效的避孕措施。

【制剂】 胶囊剂：100 mg。

【贮藏】 贮于 20～25 ℃，短程携带允许 15～30 ℃。

依那德尼
(enasidenib)

本品为异柠檬酸脱氢酶 2 抑制剂。

【CAS】 1446502-11-9。

【理化性状】 1. 化学名：2-Methyl-1-[(4-[6-(trifluoromethyl) pyridin-2-yl]-6-{[2-(trifluoromethyl) pyridin-4-yl]amino}1,3,5-triazin-2-yl) amino] propan-2-ol。

2. 分子式：$C_{19}H_{17}F_6N_7O$。

3. 分子量：473.38。

4. 结构式如下：

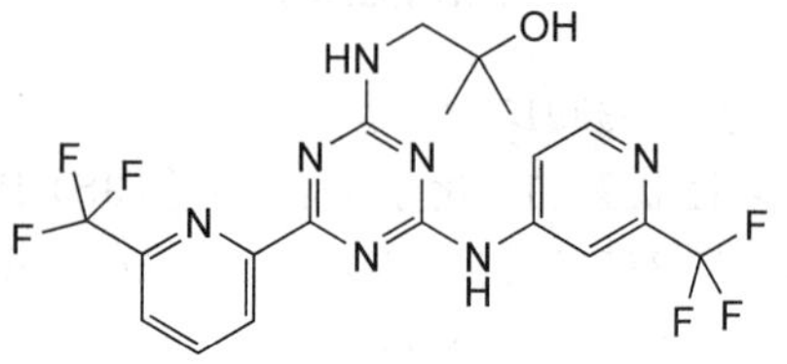

甲磺酸依那德尼
(enasidenib mesylate)

别名：Idhifa

【理化性状】 1. 本品几乎不溶于水（溶解度≤74 μg/ml）。

2. 化学名：2-Methyl-1-[(4-[6-(trifluoromethyl) pyridin-2-yl]-6-{[2-(trifluoromethyl) pyridin-4-yl] amino} 1, 3, 5-triazin-2-yl) amino] propan-2-ol meth-anesulfonate

3. 分子式：$C_{19}H_{17}F_6N_7O \cdot CH_3SO_3H$

4. 分子量：569.48

【用药警戒】 使用本品后可能出现分化综合征，如不及时进行治疗可致命，该综合征的症状包括发热、呼吸困难、急性呼吸窘迫、肺浸润、胸腔积液、心包积液、体重快速增加、外周水肿、淋巴结病、骨痛、肝肾或多器官功能异常等，如出现上述症状，应及时给予皮质激素治疗，并检测血流动力学参数，直至症状完全消失。

【药理作用】 本品为异柠檬酸脱氢酶 2(IDH_2)抑制剂，其对变异型 IDH_2（包括 R140Q、R172S 和 R172K）的抑制浓度是对野生型 IDH_2 抑制浓度 1/40，甚至更低。通过抑制变异型 IDH2，导致羟戊二酸水平降低，并诱导骨髓分化。在急性淋巴细胞白血病患者的血样中，本品可降低羟戊二酸水平，还可降低原始细胞计数，并增加成熟的骨髓细胞的百分比。

【体内过程】 1. 吸收　单次口服本品 100 mg 后，其平均 C_{max} 为 1.3 μg/ml，T_{max} 为 4 h，口服本品的生物利用度约为 57%。如每天口服 100 mg，29 d 后可达稳态，稳态 C_{max} 为 13 μg/ml。在日剂量为 50～450 mg 之间时，AUC 与剂量成正比。

2. 分布　本品的分布容积为 55.8 L。体外研究显示，本品的蛋白结合率为 98.5%，其代谢产物 AGI-16903 的蛋白结合率为 96.6%。

3. 代谢　原药在循环中约占 89%，脱烷基代谢产物 AGI-16903 约占 10%。体外实验显示，本品的代谢经多种 CYP（如 CYP1A2、CYP2B6、CYP2C8、CYP2C9、CYP2C19、CYP2D6 和 CYP3A4）和葡糖醛酸转移酶（UGTs）（如 UGT1A1、UGT1A3、

UGT1A4、UGT1A9、UGT2B7 和 UGT2B15）催化，AGI-16903 也经多种酶（如 CYP1A2、CYP2C19、CYP3A4、UGT1A1、UGT1A3 和 UGT1A9）进行代谢。AGI-16903 是 P-糖蛋白和 BCRP 的底物，本品却不是的。

4. 消除　本品的终末 $t_{1/2}$ 为 137 h，总体清除率为 0.74 L/h。粪便中排泄 89%，其中原药占 34%，尿中排泄 11%，其中原药占 0.4%。

【适应证】 用于异柠檬酸脱氢酶-2 突变的复发性或难治性急性淋巴细胞白血病。

【不良反应】 1. 严重不良反应为分化综合征。

2. 常见的不良反应包括恶心、腹泻、呕吐、食欲降低、肿瘤溶解综合征、非感染性白细胞升高、味觉障碍、血胆红素升高、血钙降低、血磷降低、血钾降低。

【禁忌与慎用】 1. 动物实验证实，本品有胚胎毒性，孕妇禁用。

2. 建议哺乳期妇女使用本品期间及末次剂量后 1 个月内请勿哺乳。

3. 儿童使用本品的安全性和有效性尚未确立。

【剂量与用法】 1. 推荐剂量　100 mg，1 次/日，口服，空腹或进餐时服用均可。疾病无进展者或能耐受者应至少持续治疗 6 个月，等待临床起效。本品的片剂不可掰开或压碎服用，每天应在同一时间服用。如漏服，或服药后呕吐，应尽快补服，第 2 天按原定时间服用。

2. 剂量调整　如发生不良反应，请按下表调整剂量。

按照不良反应严重程度剂量调整表

不良反应	剂量调整
分化综合征	如怀疑分化综合征，应开始全身性使用皮质激素，监测血流动力学参数 如患者出现严重的肺部症状，须插管或机械通气。如尽管使用了皮质激素，肾功能异常持续超过 48 h，应停药，待症状和体征恢复至＜2 级后再重新开始给药
非感染性白细胞升高（＞30×10⁹/L）	开始使用羟基脲进行标准化治疗。如果经羟基脲治疗无效，应暂停用药，直至白细胞计数＜30×10⁹/L 后，再以 100 mg 的剂量重新开始给药
胆红素＞3×ULN，持续＞2 周，不伴转氨酶或其他肝功能异常	应降低剂量至 50 mg，待胆红素＜2×ULN 后，再恢复剂量至 100 mg
其他 3 级及以上毒性及与治疗相关的肿瘤溶解综合征	应停用本品，直至恢复至 2 级以下，再降低剂量至 50 mg。如毒性降低至 1 级以下，可恢复剂量至 100 mg 如 3 级及以上毒性复发，应永久停用本品

【用药须知】 1. 告诉患者，如出现可疑分化综合征的症状，如发热、咳嗽、胸闷、骨痛、体重快速增加、四肢肿胀，应立即就医。

2. 本品可导致肿瘤溶解综合征，告诉患者保持足够的液体摄入，经常进行血液化验检查。

3. 本品可导致胆红素升高，告诉患者，如出现皮肤、眼睛黄染，应及时报告医生。

4. 育龄期女性在治疗期间及治疗结束后至少 1 个月，应采取有效的避孕措施。

【制剂】 片剂：50 mg；100 mg。

【贮藏】 贮于 20～25 ℃，短程携带允许 15～30 ℃。

噻唑呋林

(tiazofurin)

别名：噻唑羧胺核苷、核糖唑胺、Riboxamide、TCAR

本品为 IMP（肌苷酸）脱氢酶抑制剂。

【CAS】 60084-10-8

【ATC】 L01XX18

【理化性状】 1. 化学名：(1*R*)-1-[4-(Ainocarbonyl)-1,3-thiazol-2-yl]-1,4-anhydro-D-ribitol

2. 分子式：$C_9H_{12}N_2O_5S$

3. 分子量：260.3

4. 结构式

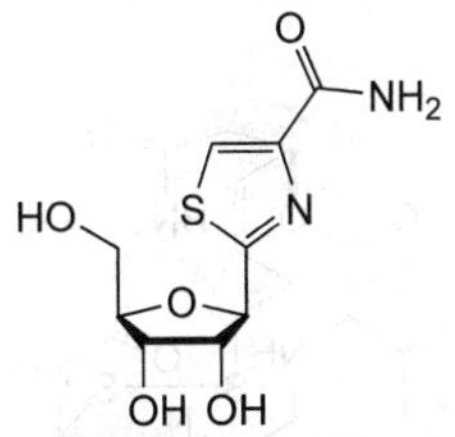

【药理作用】 本品在体内转变为辅酶Ⅱ（NADP）的同类物即噻咪 4-羧酰胺腺嘌呤双核苷酸（TAD），对磷酸肌苷脱氢酶（IMPDH）发生强力非竞争性抑制，从而阻止该酶促进鸟苷酸的产生。而在白血病细胞中此酶含量比正常细胞为高。本品对鼠类瘤细胞敏感性远高于正常细胞。对白血病疗效好，13 例中 5 例获完全缓解（CR），3 例获部分缓解（PR）。

【体内过程】 人体吸收相 $t_{1/2}$ 为 15 min 除相 $t_{1/2}$ 为 4～8 h。尿中回收率 9%。

【适应证】 用于治疗白血病。

【药理作用】 本品在体内转变为辅酶Ⅱ（NADP）的同类物，即噻咪 4-羧酰胺腺嘌呤双核苷酸（TAD），它对磷酸肌苷脱氢酶（IMPDH）可发生强力非竞争性抑制，从而阻止该酶促进鸟苷酸的产生。

但在白血病细胞中，此酶含量比正常细胞为高。本品对鼠类瘤细胞敏感性远高于正常细胞。本品对白血病疗效好，13 例中 5 例获完全缓解(CR)，3 例获部分缓解(PR)。

【体内过程】 人体吸收相 $t_{1/2}$ 为 15 min，消除相 $t_{1/2}$ 为 4～8 h。尿中回收率为 9%。

【剂量与用法】 静脉注射，一般成人 1.65 mg/(m^2·d)。连用 5 d，每 3 周重复，或遵医嘱。

【制剂】 注射剂：0.5 mg。

【贮藏】 密闭保存。

罗米地辛
(romidepsin)

别名：Istodax

本品是继伏林司他后，经美国 FDA 获准上市的第 2 个 HDAC 抑制剂。

【CAS】 128517-07-7

【理化性状】 1. 本品是一种双环缩酚酸肽(bicyclic depsipeptide)，在室温下为白色粉末。

2. 化学名：(1*S*,4*S*,7*Z*,10*S*,16*E*,21*R*)-7-Ethylidene-4,21-diisopropyl-2-oxa-12,13-dithia-5,8,20,23-tetrazabicyclo[8.7.6]tricos-16-ene-3,6,9,19,22-pentone

3. 分子式：$C_{24}H_{36}N_4O_6S_2$

4. 分子量：540.7

5. 结构式

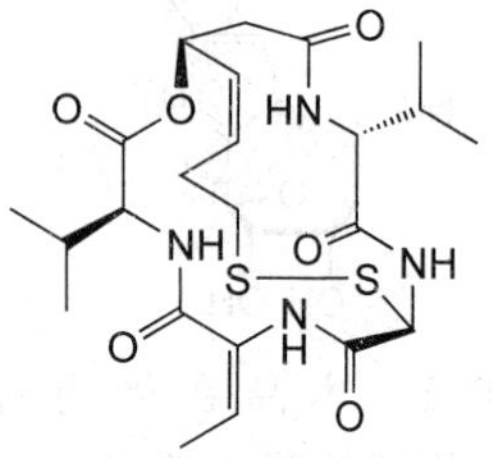

【药理作用】 本品是一种组蛋白去乙酰化酶(histone deacetylase，HDAC)抑制剂。HDAC 拮抗剂的作用是催化组织蛋白或非组织蛋白(如转录因子)中的赖氨酸残基去乙酰化，从而调控细胞中基因的表达，发挥治疗作用。体外实验发现，纳摩尔水平的本品即可引起乙酰化的组织蛋白蓄积，诱使部分癌细胞株的生长停滞和凋亡。

【体内过程】 1. 本品在晚期癌症患者中，4 h 内静脉给药剂量为 1.0～24.9 mg/m^2 时，表现为线性药动学。28 d 周期的第 1 d、8 d、15 d 经 4 h 以上静脉给予 14 mg/m^2 的皮肤 T 淋巴细胞瘤(CTCL)患者，血药峰值和 $AUC_{0\sim inf}$ 的几何平均值分别为 377 ng/ml 和 1549(ng·h)/ml。

2. 本品血药浓度为 50～1000 ng/ml 时，血浆蛋白结合率高达 92%～94%，α_1-酸性糖蛋白(AAG)为主要结合蛋白。

3. 体外研究表明，本品主要经 CYP3A4 代谢，也有少部分药物经 CYP3A5、CYP1A1、CYP2B6 及 CYP2C19 代谢。治疗浓度下，本品对 CYP1A2、CYP2C9、CYP2C19、CYP2 E1 或 CYP3A4 无竞争性抑制作用。28 d 治疗周期的第 1 d、8 d 和 15 d 经 4 小时静脉给予 14 mg/m^2 的 CTCL 患者，$t_{1/2}$ 约为 3 h。重复给药后没有观察到蓄积。群体药动学研究并没有发现年龄、性别或种族(白人/黑人)对代谢的影响。肝肾功能不全对药物代谢的影响尚缺乏足够的研究数据，中至重度肝功能不全或终末期肾病患者使用须谨慎。

【适应证】 用于接受过至少 1 次系统治疗的 CTCL、周围 T 细胞淋巴瘤。适应证应基于应答率，总生存数(如临床获益的改善)尚未证实。

【不良反应】 1. 常见的不良反应包括恶心、乏力、感染、呕吐、食欲缺乏、低镁血症、腹泻、发热、贫血、血小板数减少、味觉障碍、便秘、中性粒细胞减少等。

2. 临床试验中严重不良反应包括感染、败血症及发热、室上性心律失常、中性粒细胞减少、疲劳、水肿、中枢神经系统感染、室性心律失常、呕吐、发热、白细胞减少和血小板减少。大部分死亡病例为病情恶化。

【妊娠期安全等级】 D。

【禁忌与慎用】 1. 中、重度肝功能不全及终末期肾病患者用药应谨慎。

2. 儿童用药的安全性及有效性尚未确定。

3. 尚未明确本品是否可经乳汁分泌，哺乳期妇女应权衡本品对其的重要性选择停药，或停止哺乳。

【药物相互作用】 1. 本品与华法林合用可使 PT 及 INR 延长。虽然本品与香豆素及其衍生物的潜在相互作用尚未正式确立，但同时使用时，医师应密切监测患者的 PT 和 INR。

2. 本品应尽可能避免与强效 CYP3A4 抑制剂合用。与中效 CYP3A4 抑制剂合用时应谨慎。与强效 CYP3A4 诱导剂(如地塞米松、卡马西平、苯妥英、利福平、利福布汀、利福喷汀、苯巴比妥)合用可能降低本品浓度，应尽量避免合用。患者还应避免服用含贯叶连翘的制剂。

3. 本品是一种转运 P-糖蛋白(P-gp)的底物。若与 P-gp 抑制剂合用可能升高本品的血药浓度，应谨慎使用。

【剂量与用法】 1. 本品用于至少接受过 1 次全身治疗的皮肤 T 细胞淋巴瘤患者。28 d 为一个疗程，推荐在 28 d 的第 1 d、8 d、15 d 静脉滴注 14 mg/m²达 4 h 以上。若患者耐受且能持续获益，应予持续治疗。

2. 若患者出现 2 或 3 级毒性反应，治疗应推迟，直至患者毒性反应≤1 级或恢复至正常状态（基线），再次用药剂量为 14 mg/m²。若 3 级毒性再次出现，治疗应暂缓，直至毒性≤1 级或恢复至正常状态（基线），此后剂量均减至 10 mg/m²。如患者首次出现 4 级毒性，治疗应推迟，直至毒性≤1 级或基线，再次使用剂量均应减至 10 mg/m²。减量后再次发生 3 或 4 级毒性反应，应终止使用本品。

3. 若患者发生 3 级或 4 级中性粒细胞减少或血小板减少，治疗应暂停，直至中性粒细胞≥1.5×10^9/L 和（或）血小板计数≥75×10^9/L 或恢复至基线，再次使用剂量为 14 mg/m²。发热（≥38.5 ℃）伴 4 级中性粒细胞或血小板减少症需血小板输血者，治疗应推迟，直至相应血细胞减少恢复至≤1 级或基线，剂量均应减为 10 mg/m²。

【用药须知】 1. 由于存在 Q-T 间期延长的风险，给予本品前血钾和血镁应在正常范围内。

2. 治疗可能引起心电图与血液学的改变如血小板减少、白细胞减少症（中性粒细胞和淋巴细胞）及贫血，因此，这些血液学参数应同步监测，必要时须调整剂量。临床发现治疗中可能发生紧急心电图形态变化（包括 T 波和 ST 段变化），这些变化的临床意义目前尚不知晓。在有先天性长 Q-T 间期综合征，严重心血管疾病史，服用抗心律失常或致严重 Q-T 间期延长药物患者的治疗中，应监测心电图、电解质。

3. 应告知育龄妇女本品可能降低雌激素类避孕药的作用。

【制剂】 注射剂（粉）：10 mg。

【贮藏】 贮于 20～25 ℃。

去甲斑蝥素

(norcantharidin)

别名：依尔康、利佳

【CAS】 5442-12-6

【理化性状】 1. 本品为无色结晶性粉末，无臭，稍有刺激性。略溶于水及乙醇，易溶于热水、丙酮。

2. 分子式：$C_8H_8O_4$

3. 分子量：168.2

4. 结构式

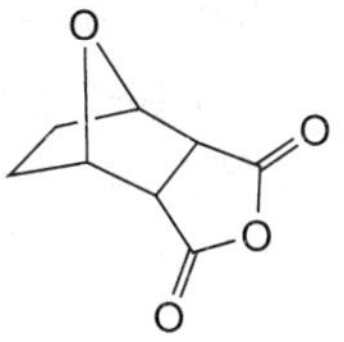

【药理作用】 本品系根据鞘翅目芫菁科昆虫斑蝥之抗癌有效成分斑蝥素（Canthridin，CTD）的化学结构，去 1，2 位甲基人工合成的化合物。能抑制癌细胞 DNA 合成，干扰癌细胞分裂，造成 M 期阻滞，破坏癌细胞骨架及超微结构，提高癌细胞的呼吸抑制率和溶酶体活性。体外实验证明，对宫颈癌 Hela 细胞的解体率或抑制率为 75%～100%，对食管鳞癌 CaEs-17、肝癌 BEL-7402 细胞和肝癌 SMMC-7721 细胞的解体率或抑制率为 45%～52%，对小鼠腹水 H22 肝癌细胞的抑制率为 40%～50%，并能诱导人肝癌细胞 BEL-7402 凋亡。本品能提高免疫功能，增强 NK 细胞活性，并有一定的升高白细胞作用。

【体内过程】 用 ^{3}H-去甲斑蝥素给小鼠灌胃，吸收较快，15 min 至 2 h 在肾、肝、瘤体、胃肠、心、肺中均有较高的浓度。静脉给药后，在胆、肝、肾、心、肺中有较高的分布。主要自尿道排出，24 h 大部分排泄完毕，体内各脏器滞留药量甚微，因而蓄积中毒的可能性较小。

【适应证】 1. 对消化系统肿瘤疗效较好，如原发性肝癌、食管癌、胃癌、贲门癌、肠癌。

2. 对肺癌、乳腺癌、卵巢癌等也有一定疗效。

3. 也可用于肝炎、肝硬化及白细胞低下者。

【不良反应】 不良反应少见。静脉给药一日超过 20 mg，或口服一日超过 30 mg，部分患者可出现恶心、呕吐、头晕等症状，减量或停药即可消失。

【剂量与用法】 1. 口服 5～15 mg，3 次/日，1 个月为一疗程，一般可维持 3 个疗程。

2. 静脉滴注或静脉注射 10～20 mg，加入 5% 葡萄糖注射液 250～500 ml 中，静脉滴注，或加入 5%葡萄糖注射液 10～20 ml，缓慢静脉推注，1 个月为一疗程。

【制剂】 ①注射剂：10 mg/2 ml。②片剂：5 mg。

【贮藏】 贮于 25 ℃。

香菇多糖

(lentinan)

别名：香菇糖、香菇菌多糖、瘤停能、天地欣、能治难

【CAS】 37339-90-5

【ATC】 L03AX01

【理化性状】 1. 本品为白色多孔性固体，易溶于水。

2. 分子式：$C_{42}H_{72}O_{36}$

3. 分子量：1153.0

4. 结构式

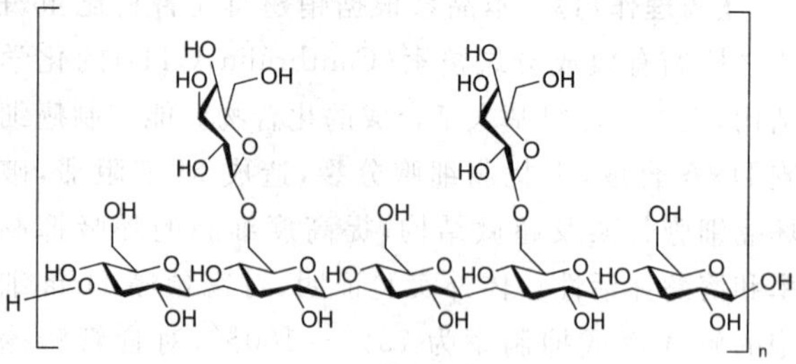

【药理作用】　本品具有免疫增强作用,其机制在体内虽无直接杀伤肿瘤细胞的作用,但可通过增强机体的免疫功能而发挥抗肿瘤活性。在体内能使脾脏和腹腔的 NK 细胞活性增强,诱生干扰素与本品剂量相关,其活性与白细胞介素类或干扰素诱导剂有协同作用。另有证明,本品在体外可增强脱氧胸腺嘧啶核苷的抗艾滋病毒的活性。本品与抗肿瘤药合用,可起到增敏作用,尤其与替加氟合用时,其实验动物生存期较单用替加氟组都明显延长。

【体内过程】　本品的体内药动学与葡聚糖等多糖体类似,给正常小鼠、大鼠和狗用药后,不久血中浓度迅速降低,然后缓慢下降,呈双相型变化。5 min 后主要分布于肝、脾、肺、肾等处,连续给药与单次给药体内分布相同,主要随尿液排泄。几乎不能通过胎盘。也不进入乳汁中。

【适应证】　1. 抗肿瘤　与放疗、化疗、手术配合,主要用于不宜手术或复发的胃肠道肿瘤。本品加放疗、化疗治疗小细胞肺癌、乳腺癌、恶性淋巴瘤等。也可用于癌性胸腹水的治疗。

2. 抗病毒　可用于乙型肝炎及获得性免疫缺陷综合征(艾滋病)等。

3. 抗感染　应用于具有耐药性的肺结核,也用于治疗老年人慢性支气管炎。

4. 用于慢性肝炎、消化道肿瘤放疗及化疗的辅助治疗。

【不良反应】　1. 部分患者有时出现食欲缺乏、恶心、呕吐、胸闷、气短、头痛、头晕、皮疹、出汗、发热、肌内注射部位轻微疼痛。可对症处理,严重者停药即可。

2. 偶见白细胞和血红蛋白减少症,很少见到过敏性休克。要特别注意用药后出现寒战、脉搏不规则、血压下降、口内异常感、呼吸困难等,发生过敏性休克者应立即停药,并给予急救处理。

【禁忌与慎用】　1. 风湿性心脏病患者禁用。

2. 过敏体质者慎用。

3. 妊娠期妇女、儿童慎用。

4. 尚未明确本品是否可经乳汁分泌,哺乳期妇女慎用。如确需使用,应选择停药或停止哺乳。

【药物相互作用】　本品与维生素 A 制剂混合,会使注射剂浑浊,应避免合用。

【剂量与用法】　1. 抗肿瘤

(1) 口服　一次 10～12.5 mg,2 次/日,3 个月为 1 个疗程。

(2) 肌内注射　2～4 mg/d,连用 10～20 d。

(3) 静脉注射　一次 1～2 mg,每周 1～2 次或遵医嘱。同时可口服替加氟,400 mg/m^2,也可静脉滴注 FT-207,一次 0.6～1 g。

2. 癌性胸腹水　本品 4 mg 溶于 0.9%氯化钠注射液 10 ml,每周 1 次,胸腹腔内给药共 4 次,同时给替加氟,400～800 mg/d 口服或静脉滴注。

3. 辅助治疗乙型肝炎、艾滋病　4 mg,肌内注射,1 次/日,8 周为 1 个疗程。

【临床新用途】　1. 病毒性肝炎　本品注射液 2 ml,肌内注射,1 次/日,8 周一疗程;或 20 mg,静脉滴注,每周 3 次,联合阿德福韦酯口服,10 mg/d,1 月一疗程。

2. 慢性阻塞性肺病　在常规抗炎、祛痰、平喘的基础上给予本品 1 mg/d,静脉滴注,连用 4 周。

3. 银屑病　口服,一次 20 mg,2 次/日,连用 2 月,破损处加用皮质激素软膏局部涂抹。

4. 尖锐湿疣　先用 CO_2 激光治疗去除疣体,次日开始口服 12.5 mg,早晚各 1 次。

5. 扁平疣　7.5～12.5 mg,2 次/日,2 月一疗程。

6. 小儿反复呼吸道感染　本品 15～45 mg,分 2～3 次服,3 月一疗程。

7. 口腔溃疡　口服 5 mg,2 次/日,连用 7 d。

【制剂】　①片剂:2.5 mg。②注射剂:2 mg/2 ml。

【贮藏】　室温保存。

曲贝替定

(trabectedin)

本品为一种新型的 DNA 结合药物,由海洋被囊动物 *Ecteinascidia turbinata* 提取而获。

2007 年 EMA 批准其在欧洲首次上市。后又被批准在欧洲和加拿大等地区治疗复发卵巢癌。而 FDA 于 2015 年 10 月 23 日始批准其在美国上市。

【CAS】　114899-77-3

【ATC】　L01CX01

【理化性状】　1. 化学名:(1′*R*,6*R*,6a*R*,7*R*,13*S*,14*S*,16*R*)-6′,8,14-Trihydroxy-7′,9-dimethoxy-4,10,23-trimethyl-19-oxo-3′,4′,6,7,12,13,14,16-octahydrospiro[6,16-(epithiopropano-oxymethano)-7,13-imino-6a*H*-1,3-dioxolo[7,8]isoquino[3,2-*b*][3]benzazocine-20,1′(2′*H*)-isoquinolin]-5-yl acetate

2. 分子式：$C_{39}H_{43}N_3O_{11}S$

3. 分子量：761.8

4. 结构式

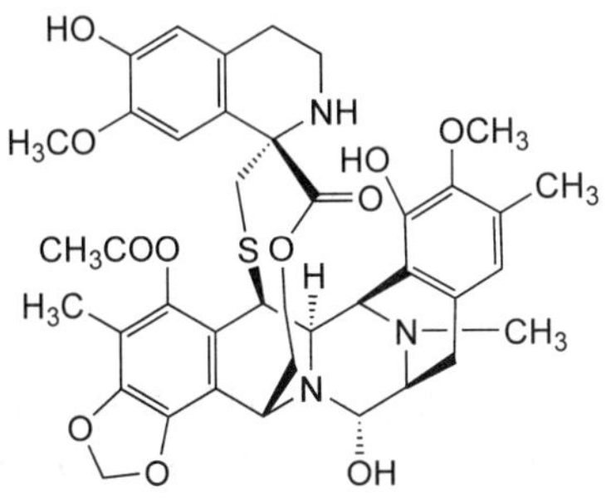

【药理作用】 本品是一种烷化剂，能与特异性的 DNA 小沟区的鸟嘌呤残基结合，形成加合物，造成 DNA 螺旋向小沟区弯曲。加合物的形成启动级联事件，可影响 DNA 结合蛋白的活性，包括一些转录因子和 DNA 修复通路，造成细胞周期的扰动，最后导致细胞凋亡。

【体内过程】 1. 分布　静脉滴注本品后有一个快速消除相，继后是一个呈指数方式的缓慢消除相。药动学参数与剂量成正比。每 3 周给药 1 次，未发现蓄积。蛋白结合率约为 97%，稳态分布容积为 5000 L。

2. 代谢　本品主要在肝脏经 CYP3A 代谢。尿液和粪便中排泄的原药可忽略不计。

3. 消除　静脉滴注放射性标记的本品，给药后 24 h，粪便和尿液中分别回收 58% 和 6% 的放射性物质。

【适应证】 用于治疗曾使用过蒽环类治疗的不能手术切除的或转移的脂肪肉瘤、平滑肌肉瘤、复发性卵巢癌。

【不良反应】 1. 严重不良反应包括超敏反应、脓毒血症、横纹肌溶解、肝毒性、心肌病、溢出导致组织坏死。

2. 临床试验中报告的不良反应包括恶心、呕吐、便秘、腹泻、疲乏、外周水肿、食欲降低、呼吸困难、头痛、关节痛、肌痛、失眠。

3. 实验室检查常见 ALT 及 AST 升高、ALP 升高、低蛋白血症、肌酐升高、肌酸磷酸激酶升高、胆红素升高、贫血、中性粒细胞减少、血小板减少。

【禁忌与慎用】 1. 对本品过敏者禁用。

2. 基于其药理作用，可能对胎儿有害，妊娠期妇女避免使用。

3. 尚未明确本品是否可经乳汁分泌，哺乳期妇女使用时，应暂停哺乳。

4. 儿童用药的安全性及有效性尚未明确。

5. 尚无胆红素高于正常上限的肝功能不全患者的用药资料。

【药物相互作用】 1. 酮康唑可升高本品的暴露量 66%，本品禁与强效 CYP3A 抑制剂（如酮康唑、伊曲康唑、泊沙康唑、克拉霉素、泰利霉素、利托那韦等）合用。使用本品期间禁止进食葡萄柚或葡萄柚汁。

2. 利福平可降低本品的暴露量 31%，本品禁与强效 CYP3A 诱导剂（利福平、苯妥英、贯叶连翘等）合用。

【剂量与用法】 1. 本品的推荐剂量为 1.5 mg/m^2，经 24 h 连续静脉滴注，每 21 d 一次。一次使用本品前 30 min 须静脉给予 20 mg 地塞米松。

2. 如不良反应持续应延迟给药 3 周以上、出现严重肝损害，或降低剂量至 1.0 mg/m^2 仍出现不可耐受的反应时，应永久停药。

3. 根据实验室检查结果和不良反应按下表调整剂量。

根据实验室检查结果和不良反应调整剂量表

实验室检查结果或不良反应	延迟不超过 3 周给药	降低剂量至 1.0 mg/m^2
血小板计数	$<100\times10^9/L$	$<25\times10^9/L$
中性粒细胞计数	$<1.5\times10^9/L$	$<1\times10^9/L$ 伴发热或感染或 $<0.5\times10^9/L$ 持续 5 d 以上
总胆红素	>ULN	>ULN
AST 或 ALT	>2.5×ULN	>5×ULN
ALP	>2.5×ULN	>2.5×ULN
肌酸磷酸激酶	>2.5×ULN	>2.5×ULN
左心室射血功能降低	低于正常或有心肌病的临床症状	绝对值降低 10% 上并低于正常值，或有心肌病的临床症状
其他非血液学毒性	3 或 4 级	3 或 4 级

4. 首先加入注射用水 20 ml，振摇使充分溶解，溶液应呈无色至浅黄棕色。抽取所需剂量稀释于 0.9% 氯化钠注射液或 5% 葡萄糖注射液 500 ml 中，经中心静脉滴注，应使用 0.2 μm 的终端滤器。

【用药须知】 1. 女性患者在治疗期间及治疗结束后 2 个月内，应采取有效避孕措施；男性患者的性伴侣应采取有效避孕措施至治疗结束后 5 个月。

2. 每次给药前及治疗期间应定期评价中性粒细胞计数。如中性粒细胞降低，应推迟给药和或降低剂量。

3. 每次给药前及治疗期间定期检查肌酸磷酸激酶水平，如>2.5×ULN，应推迟给药，如出现横纹肌溶解，应永久停药。

4. 每次给药前及治疗期间定期检查肝功能，如出现肝损害，应推迟给药和(或)调整剂量。

5. 本品溢出血管外可导致组织坏死，推荐使用锁骨下中心静脉给药。

【制剂】 注射剂(粉)：1 mg。

【贮藏】 贮于 2～8 ℃。

秋水仙胺

(colchamine)

别名：脱甲酰秋水仙碱、阿马因

【CAS】 477-30-5

【ATC】 L01Ccr01

【理化性状】 1. 本品为苍黄色棱柱结晶(乙酸乙酯-乙醚)，熔点 186 ℃，溶于酸性水，乙醇，乙醚，三氯甲烷及苯。

2. 化学名：(*S*)-1, 2, 3, 10-Tetramethoxy-7-methylamino-6, 7-dihydro-5*H*-benzo [*a*] heptalen-9-one

3. 分子式：$C_{21}H_{25}NO_5$

4. 分子量：371.4

5. 结构式

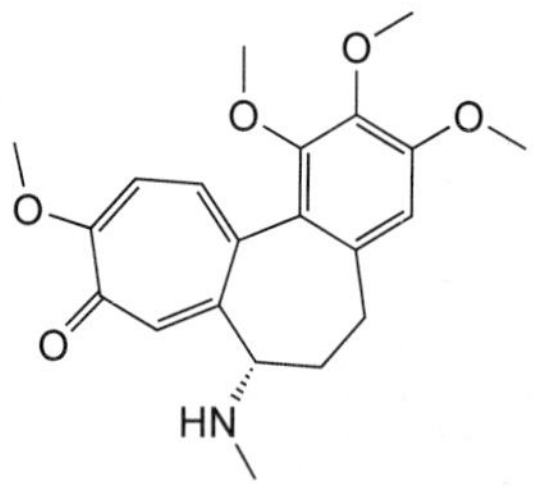

【简介】 本品来源于百合科植物秋水仙 *Colchicum autummale* L.。本品具有抗肿瘤作用，为抗细胞有丝分裂的抗肿瘤药。能选择性地抑制粒细胞，对小鼠、大鼠肿瘤有一定程度的抑制作用。且本品有抗流感病毒、抗生育及防治动脉粥样硬化作用。临床用于皮肤癌、慢性粒细胞白血病，对基底细胞癌、鲍文氏病变(鳞状细胞原位癌)有效。本品毒性比秋水仙碱低，对小鼠的毒性仅为水仙碱的 1/30～1/40。有恶心、呕吐、腹泻、脱水、瘙痒、骨髓抑制及黄疸等毒性不良反应。

氯尼达明

(lonidamine)

【CAS】 50264-69-2

【ATC】 L01XX07

【理化性状】 1. 化学名：1-(2,4-Dichlorobenzyl)-1*H*-indazole-3-carboxylic acid

2. 分子式：$C_{15}H_{10}Cl_2N_2O_2$

3. 分子量：321.2

4. 结构式

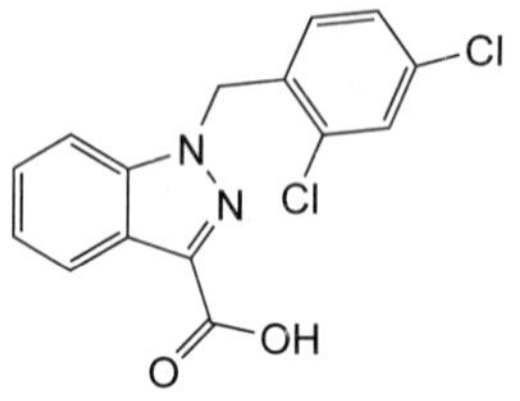

【简介】 本品是通过抑制肿瘤细胞线粒体功能而发挥作用的抗肿瘤药。口服治疗多种实体瘤，包括肺、乳腺、前列腺和脑肿瘤。常用剂量 450～900 mg/d，分 3 次服用。肌痛是常见的不良反应，其他不良反应包括睾丸疼痛、听觉障碍、胃肠道功能紊乱、困倦、虚弱和结膜炎伴畏光，但有报道本品不引起骨髓抑制，不导致口腔炎或脱发。由德国 Angelopharm 首创，于 1986 年在意大利上市，1990 年在葡萄牙上市，主要用于肿瘤治疗，特别是肺癌、乳腺癌、结直肠癌和肾癌，与放疗和其他治疗手段一起使用。其对正常组织的毒性较特殊，没有一般的抑制肿瘤细胞分裂药物的骨髓毒性，肝肾毒性也较低。

米托胍腙

(mitoguazone)

别名：丙脒腙、丙双脒腙、Methyl-GAG、NSC-32946

【CAS】 459-86-9

【ATC】 L01XX16

【理化性状】 1. 化学名：(2*E*,2′*E*)-2,2′-(1*E*,2*E*)-Propane-1,2-diylidene dihydrazine carboximidamide

2. 分子式：$C_5H_{12}N_8$

3. 分子量：184.2

4. 结构式

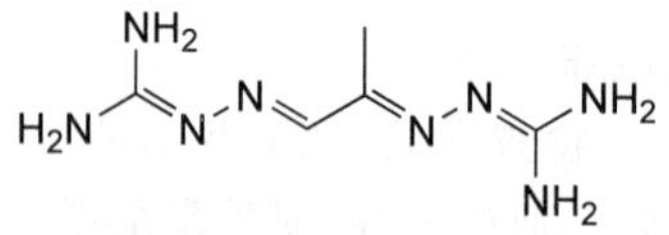

【简介】 临床用其盐酸盐。本品可嵌入 DNA 影响核酸合成，亦可抑制多胺的生物合成而产生细胞毒作用。临床用于治疗白血病，通常更多用于急性非淋巴母细胞性白血病。亦可用于治疗实体瘤。用于急性非淋巴母细胞性白血病，静脉滴注给药，80～300 mg/d，连续给药 3～5 d；本品亦可肌内注射，用于治疗实体瘤，一个疗程总量可达 4～6 g。本品毒性较大，治疗指数较低，可产生低血糖。本品对骨髓有抑制作用，一般粒细胞减少和血小板减少在停药后可逆转，胃肠道反应常见，尚可引起皮炎、红斑、结膜炎、耳鸣、听力下降等，对局部有刺激性。给药时将其溶于含葡萄糖的溶液内静脉滴注为宜，以防在输液中发生低血糖。注射液：0.1 g/1 ml。

瑞博西克
(ribociclib)

【CAS】 1211441-98-3。

【理化性状】 1. 化学名：7-Cyclopentyl-N，N-dimethyl-2-{[5-(piperazin-1-yl) pyridin-2-yl]amino}-7*H*-pyrrolo[2,3-*d*]pyrimidine-6-carboxamide (1/1)

2. 分子式：$C_{23}H_{30}N_8O$

3. 分子量：434.55

4. 结构式

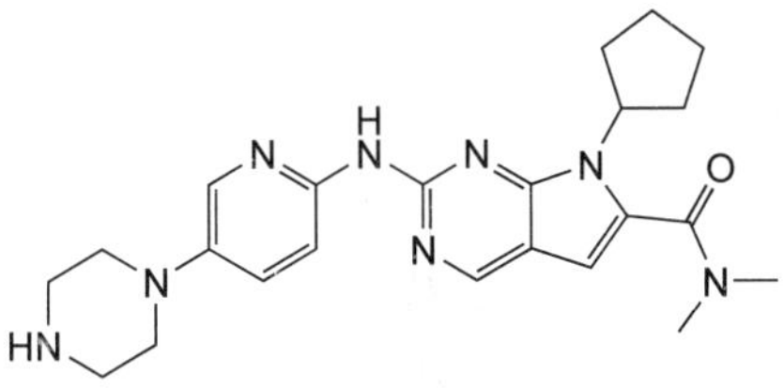

琥珀酸瑞博西克
(ribociclib succinate)

别名：Kisqali

〖理化性状〗 1. 化学名：Butanedioic acid—7-cyclopentyl-N， N-dimethyl-2-{[5-(piperazin-1-yl) pyridin-2-yl] amino}-7*H*-pyrrolo[2，3-*d*] pyrimidine-6-carboxamide (1/1)

2. 分子式：$C_{23}H_{30}N_8O$，$C_4H_6O_4$

3. 分子量：7501.0

【药理作用】 脊髓性肌萎缩(SMA)患者由于SMN1基因发生了功能失活性突变，不能表达正常SMN蛋白(运动神经元存活蛋白)，同源的SMN_2基因也只能表达少量的全长SMN蛋白。本品为被修饰的反义寡核苷酸，其呋喃核糖环的2位羟基被2′-O-2-甲氧乙基所代替，磷酸盐链被硫代磷酸链所代替，可与SMN_2外显子7的剪切位点结合。转基因SMA动物模型体外分析和研究显示，本品可使mRNA转录过程中的外显子7增加，从而产生全长的SMN蛋白。临床研究显示本品可显著提高SMA患者的运动功能。

【体内过程】 1. 吸收　本品向脑脊液(CSF)中鞘内注射后，从CSF向中枢神经系统(CNS)组织中分布，血浆谷浓度远低于脑脊液谷浓度，血浆中平均T_{max}为1.7～6.0 h。血浆中平均C_{max}和AUC与剂量成正比。

2. 分布　鞘内注射后，本品经CNS和外周组织分布，如骨骼肌、肝脏和肾脏。

3. 代谢　主要经核酸外切酶(3′和5′)介导的水解作用代谢，本品不是CYP的代谢底物、抑制剂或诱导剂。

4. 消除　本品平均终末$t_{1/2}$，CSF中约为135～177 d，血浆中约为63～87 d。本品及其短链代谢产物主要随尿排出，24 h尿中回收仅占给药剂量的0.5%。

【适应证】 与芳香酶抑制剂合用，作为绝经后妇女雌激素受体阳性、HER_2受体阴性的晚期乳腺癌的内分泌治疗。

【不良反应】 1. 本品治疗最常见的不良反应为下呼吸道感染、上呼吸道感染和便秘。

2. 晚发型患者使用本品最常见的不良反应是头痛(50%)、背痛(41%)和腰椎穿刺后综合征(41%)，大多发生在穿刺后5 d内。

【禁忌与慎用】 1. 某些反义寡核苷酸类药物可导致凝血机能异常和血小板减少，使用本品者可能存在较高的出血风险。

2. 某些反义寡核苷酸类药物可导致肾毒性。

3. 孕妇使用本品尚无适当的数据。动物研究显示，怀孕小鼠和兔皮下注射本品，对胎仔的生长发育没有不良影响。

4. 本品是否经乳汁分泌、对婴儿及泌乳影响均尚不清楚。临床若需使用，应慎重权衡利弊。

5. 新生儿至17岁患者使用本品的有效性和安全性已经确定。

6. SMA主要累及儿童和青少年。因此，尚无老年患者使用本品的经验。

【药物相互作用】 尚无相关资料。

【剂量与用法】 1. 口服，1次/日，一次600 mg，空腹或进食后服用均可。连服21 d，休息7 d，28 d为一治疗周期。与来曲唑合用时，来曲唑连服28 d，与其他芳香化酶抑制剂合用时，应参考其说明书。

2. 本品和来曲唑应在每天的同一时间服用，比如清晨。本品应整片吞服，不可压碎或掰开服用，如果服用本品后呕吐或漏服1剂，不必补服，按预定时间服用下次剂量。

3. 根据毒性调节剂量

(1)如ANC≥1.0×10^9/L，不必调整剂量；如ANC$(0.5～1.0)\times10^9$/L，暂停用药，直至ANC≥1.0×10^9/L，以原剂量重新开始，如果再次出现上述情况，暂停用药，直至ANC≥1.0×10^9/L，降低剂量

至 400 mg/d；如出现发热性中性粒细胞减少，暂停用药，直至 ANC≥1.0×10^9/L，降低剂量至 400 mg/d；如 ANC <500/mm^3，，暂停用药，直至 ANC≥1.0×10^9/L，降低剂量至 400 mg/d。

(2)如 AST 和或 ALT 升高>(3～5)×ULN，暂停用药，直至恢复至基线水平，以原剂量重新开始，如果再次出现上述情况，暂停用药，直至恢复至基线水平，降低剂量至 400 mg/d；如 AST 和或 ALT 升高>(5～20)×ULN，暂停用药，直至恢复至基线水平，降低剂量至 400 mg/d，如再次出现上述情况，应停药；如 AST 和或 ALT 升高>20×ULN，应永久停药。

(3)如 Q-Tc>480 ms，暂停用药，直至恢复至<481 ms，以原剂量重新开始，如果再次出现上述情况，暂停用药，直至恢复至基线水平，降低剂量至 400 mg/d；如 Q-Tc>500 ms(至少两次心电图确认)，暂停用药，直至恢复至<481 ms，降低剂量至 400 mg/d。

(4)如出现其他 1 或 2 级毒性，不必调整剂量，如出现 3 级毒性，暂停用药，直至恢复至≤1 级，重新以原剂量开始，如再次出现上述情况，降低剂量至 400 mg/d。

4. 本品应避免与强效 CYP3A 抑制剂合用，如必须合用，应降低本品剂量至 400 mg/d，停用强效 CYP3A 抑制剂至少 5 个半衰期后，应恢复原来剂量。

5. 中、重度肝功能不全的患者，推荐剂量为 400 mg/d。

【用药须知】 1. 本品仅可鞘内注射使用。每瓶均为单剂量使用，未用完者请舍弃。

2. 本品应置于原包装盒内冷藏保存。如果没有冷藏设备，30 ℃以下避光且保留在原包装盒中，最长可保存 14 d。

3. 本品从冰箱中取出后，保持原包装者可再放回冰箱。如果已从原包装中取出，在不超过 25 ℃的室温条件下，从冰箱中取出至使用时长最多不超过 30 h。

4. 给药前将药品放至室温，请勿加热。

5. 从瓶内抽取出本品后应在 4 h 内使用。

6. 用前应注意检查是否有颗粒物或变色。

7. 注射前，先抽取 5 ml 脑脊液。

8. 根据患者状况考虑是否给予镇静。

9. 考虑使用超声或其他影像技术辅助鞘内注射，特别是年幼者。

10. 使用脊椎麻醉针鞘内注射本品，注射时间 1～3 min。请勿在有感染或炎症的皮肤部位使用。

11. 每次用药前及根据临床需要进行以下实验室检查，如血小板计数、凝血酶原时间、活化部分凝血活酶时间和尿蛋白定量检测。尿蛋白检测以晨起第一次尿为佳，如尿蛋白浓度超过 0.2 g/L，应复查并进一步评估。

12. 对 126 例患者进行免疫原性反应检测以评估抗药抗体(ADAs)。5 例(4%)出现了治疗相关的 ADAs，其中 3 例为一过性的，2 例考虑为永久性的。ADAs 对本品临床疗效、不良反应或药动学的影响尚缺乏充足的数据。

13. 尚未进行本品致癌性的长期研究。体外(Ames 和 CHO 细胞染色体畸变)和体内(小鼠骨髓微核)致突变性试验结果均为阴性。动物生育力研究结果显示，未观察到本品对男性和女性生育力有不良影响。

14. 如果负荷剂量给药时间推迟或漏用，发现后应尽快给予，两次用药间隔时间至少 14 d，之后按计划用药。如果维持剂量给药时间推迟或漏用，发现后应尽快给予，之后每 4 个月用药 1 次。

【制剂】 片剂：200 mg。

【贮藏】 贮于 20～25 ℃。

艾日布林

(eribulin)

别名：艾瑞布林、Halaven

本品是一种从黑色软海绵(*Halichondria okadai*)中提取的具有化疗作用的化合物。

【CAS】 253128-41-5

【ATC】 L01XX41

【理化性状】 1. 化学名：2-(3-Amino-2-hydroxypropyl) hexacosahydro-3-methoxy-26-methyl-20,27-bis(methylene) 11,15-18,21-24,28-triepoxy-,9-ethano-12,15-methano-9*H*,15*H*-furo(3,2-*i*) furo(2′,3′-5,6) pyrano(4,3-*b*)(1,4) dioxacyclopentacosin-5-(4*H*)-one

2. 分子式：$C_{40}H_{59}NO_{11}$

3. 分子量：729.9

4. 结构式

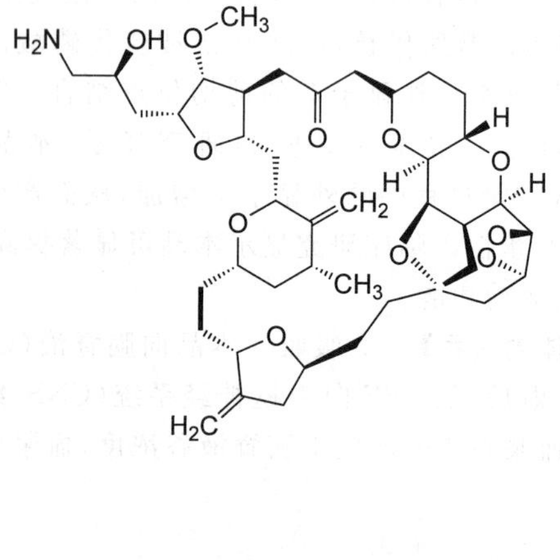

甲磺酸艾日布林

(eribulin mesylate)

〖CAS〗 441045-17-6

〖理化性状〗 1. 分子式：$C_{40}H_{59}NO_{11} \cdot CH_4O_3S$

2. 分子量：826.0

3. 稳定性：配制本品时注意用 0.9%氯化钠注射液稀释，不能将本品稀释于葡萄糖溶液或含葡萄糖的输液内，不能与其他药物同时静脉滴注。本品或其稀释液应置于冰箱内冷藏，且本品稀释液只供使用一次，未用完部分应丢弃。

【药理作用】 本品为新型微管动力学抑制剂，具有独特的作用机制，能直接与微管蛋白结合，抑制微管蛋白聚合和微管的组装。本品通过对微管的抗有丝分裂作用，破坏有丝分裂的纺锤体，阻滞细胞于 G_2/M 周期，抑制微管生长，促使细胞凋亡，从而发挥抗肿瘤作用。

【体内过程】 本品在 0.25～4.0 mg/m^2 剂量范围的人体药动学为线性模式。平均消除 $t_{1/2}$ 约为 40 h，平均分布容积为 43～114 L/m^2，平均清除率为 1.16～2.42 L/(h · m^2)。在本品浓度为 100～1000 ng/ml 时，人体血浆蛋白结合率为 49%～65%。多次用药后的药动学与单次用药相似，每周用药未见体内药物蓄积，其药动学参数与患者性别、年龄及种族无关。本品抑制人肝微粒体内 CYP3A4 酶，升高 CYP3A4 底物的血药浓度。体外试验表明，本品是药物流出转运蛋白 P-gp 的弱抑制剂。本品主要随粪便排泄(为给药剂量的 82%)，其次随尿液排泄(为用药剂量的 9%)。本品主要以原药随粪便和尿液排出体外，粪便和尿液中的原药分别占 88%和 91%。

【适应证】 本品适用于既往至少接受过 2 次化疗(蒽环类化疗药和紫杉烷类化疗药为基础的化疗方案)的转移性乳腺癌患者。

【不良反应】 1. 最常见不良反应(发生率＞25%)有中性粒细胞减少、外周神经病变、贫血、疲劳、脱发、恶心和便秘。

2. 其他不良反应(发生率 5%～10%)有流泪增多、消化不良、腹痛和口干等胃肠道症状，注射部位周边水肿，上呼吸道感染，低血钾，肌无力，味觉障碍，眩晕，失眠和抑郁，皮疹。

【妊娠期安全等级】 D。

【禁忌与慎用】 1. 尚未对胚胎及胎儿的毒性试验研究，故妊娠期妇女、准备怀孕妇女禁用。

2. 尚未确定 18 岁以下儿童和 65 岁以上老年人使用本品的安全性及有效性，儿童与老人应慎用。

3. 重度肝、肾功能不全患者慎用。

4. 尚未明确本品是否可经乳汁分泌，哺乳期妇女应权衡本品对其的重要性，选择停药或停止哺乳。

【剂量与用法】 1. 21 d 为一疗程，第 1 d、8 d 静脉滴注本品，一次推荐剂量为 1.4 mg/m^2，2～5 min 输完。

2. 对肝功能不全和中度肾功能不全患者(Ccr 为 30～50 ml/min)应减少剂量。推荐剂量：轻度肝功能不全患者，1.1 mg/m^2；中度肝功能不全患者，0.7 mg/m^2；中度肾功能不全患者，1.1 mg/m^2。

3. 每次用药前应视周围神经病变和全血细胞计数调整剂量。

【用药须知】 1. 注意监测外周血细胞计数，尤其是中性粒细胞计数。嗜中性粒细胞计数变化适当调整剂量。若中性粒细胞计数＜1×10^9/L 以及血小板计数＜75×10^9/L 时，应停止用药。

2. 周围神经病变易导致患者终止接受本品治疗，应注意观察。

3. 使用本品过量时，尚无已知的解毒方法，故需防止药物过量使用。

【制剂】 注射剂：1 mg/2 ml。

【贮藏】 贮于 25 ℃下，原盒保存，不可冻结。

帕利夫明

(palifermin)

别名：凯望斯、Kepivance

本品是重组的角质细胞生长因子(KGF)类似物，为含有 140 个氨基酸的蛋白质，分子量为 16.3 kD。

【CAS】 162394-19-6

【ATC】 V03AF08

【药理作用】 1. KGF 是成纤维生长因子家族的内源性蛋白，与 KGF 受体结合后，可引起上皮细胞的增殖、分化和迁移。KGF 受体存在于许多组织的上皮细胞中，包括舌、口腔黏膜、食管、胃、肠、唾液腺、肺、肝、胰腺、肾、膀胱、乳腺、皮肤(毛囊、皮脂腺)及眼睛的晶状体。造血系统的细胞不存在于 KGF 受体。内源性 KGF 由间质细胞分泌，内皮组织受伤后，内源性 KGF 会向上调节。

2. 动物实验表明，本品可增加内皮细胞的增殖，增加舌、口腔黏膜和胃肠道黏膜的厚度。本品可使接受化疗药物的动物提高生存率，增加体重。

【体内过程】 健康志愿者单次静脉注射 20～250 μg/kg，肿瘤患者静脉注射 60 μg/kg，前 30 min 内血药浓度降低 95%。在 1～4 h 内，血药浓度会有轻微升高，血管外给药，药动学呈线性。单剂量给予

60 μg/kg，肿瘤患者的清除率比健康志愿者高 2～4 倍，稳态分布容积高 2 倍，但 $t_{1/2}$ 相似（4.5 h，3.3～5.7 h）。连续给药 3 d，未发现蓄积。

【适应证】 本品是皮肤黏膜上皮细胞的生长因子，用于接受骨髓毒性化疗药物治疗，且需要造血干细胞支持的恶性血液病患者，以降低严重口腔黏膜炎的发病率并缩短其持续时间。

【不良反应】 1. 常见不良反应有水肿、疼痛、发热、唇舌增厚或染色、关节疼痛、皮疹、瘙痒、红斑、味觉改变、感觉迟钝、感觉过敏、脂肪酶升高。

2. 上市后报道的不良反应包括白内障、阴道水肿或红斑、掌足综合征。

【妊娠期安全等级】 C。

【禁忌与慎用】 1. 妊娠期妇女只有潜在的益处大于对胎儿伤害的风险时才可使用。

2. 尚未明确本品是否经乳汁分泌，哺乳期妇女应权衡本品对其的重要性，选择停药或停止哺乳。

3. 肝功能不全患者慎用。

4. 儿童用药的安全性及有效性尚未确定。

【药物相互作用】 1. 本品与肝素，包括低分子量肝素，可升高本品的暴露量 5 倍，避免与肝素合用。如果通过肝素封管的静脉输入本品，在输入本品前后用 0.9%氯化钠注射液冲洗输液管路。

2. 本品不能在输入骨髓毒性药物的 24 h 内给予，否则会增加黏膜炎的严重程度。

【剂量与用法】 1. 推荐剂量为 60 μg/kg，快速静脉注射，在化疗的前 3 d 及后 3 d 给予，共 6 剂。化疗前的最后一剂应在化疗前的 24～48 h 给予，化疗后的首剂在造血干细胞静脉滴注的当天给予，距化疗结束应大于 4 d。

2. 本品用注射用水稀释至 5 mg/ml 后静脉快速注射，稀释的本品应立即使用。稀释前本品可在室温避光放置 1 h。

【用药须知】 1. 非血液性恶性肿瘤患者的安全性和有效性尚未确定。

2. 动物实验，本品可促进肿瘤生长。

【制剂】 注射剂（粉）：6.25 mg。

【贮藏】 避光，贮于 2～8 ℃。

维莫德吉
(vismodegib)

别名：Erivedge

本品是一种生物碱。

【CAS】 879085-55-9

【ATC】 L01XX43

【理化性状】 1. 本品为白色至棕褐色粉末，pH 为 7 时，溶解度为 0.1 μg/ml，pH 为 1 时为 0.99 mg/ml。p*K*a 为 3.8。

化学名：2-Chloro-*N*-(4-chloro-3-(pyridin-2-yl) phenyl)-4-(methylsulfonyl) benzamide

2. 分子式：$C_{19}H_{14}Cl_2N_2O_3S$

3. 分子量：421.30

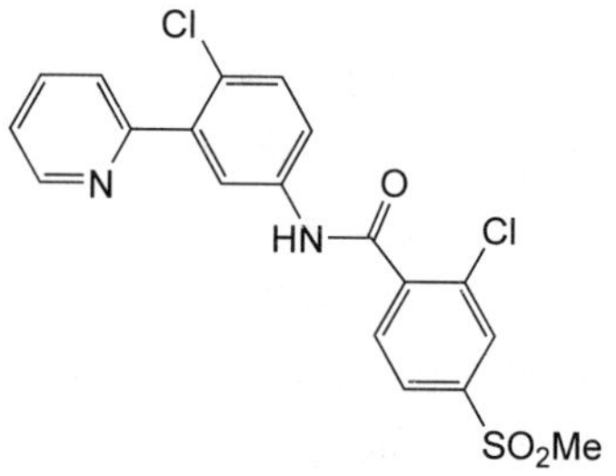

【用药警戒】 本品可导致胎儿损伤和出生缺陷，妊娠期妇女及有可能怀孕的女性禁用。

【药理作用】 本品是刺猬途径的抑制剂。本品结合并抑制 Smoothened 蛋白，后者是涉及刺猬信号传导的跨膜蛋白。

【体内过程】 1. 单次给药，本品的生物利用度为 31.8%。单剂量给予 270 mg 或 540 mg，暴露量增加不成比例，提示吸收有饱和现象。稳态暴露量不受食物影响。

2. 分布容积为 16.4～26.6 L，蛋白结合率大于 99%，主要与白蛋白和 α1-酸糖蛋白结合，与 α1-酸糖蛋白结合呈饱和状态。

3. 本品及代谢产物主要经肝脏途径清除，粪便中回收给药剂量的 82%，尿液中回收 4.4%。消除 $t_{1/2}$ 为 4 d。

【适应证】 用于转移性基底细胞癌、不能手术或放疗的基底细胞癌及手术后复发的基底细胞癌。

【不良反应】 1. 全身感觉 疲乏。

2. 消化系统 恶心、呕吐、腹痛、腹泻。

3. 肌肉骨骼 肌肉痉挛、关节痛。

4. 神经系统 味觉障碍、味觉丧失。

5. 皮肤 脱发。

6. 代谢与营养 食欲缺乏、体重减轻。

7. 实验室检查 低血钠、低血钾。

【妊娠期安全等级】 D。

【禁忌与慎用】 1. 对本品或其他类似磷酸盐过敏者禁用。

2. 16 岁以下儿童用药的安全性及有效性尚未确定。

3. 肝、肾功能不全者的安全性尚未确定。

4. 尚未明确本品是否可经乳汁分泌，哺乳期妇女应权衡本品对其的重要性，选择停药或停止哺乳。

【药物相互作用】 1. P-糖蛋白抑制剂可升高本品的血药浓度，导致不良反应增加。

2. 升高上消化道 pH 值的药物（质子泵抑制剂、H_2-受体拮抗剂、抗酸药）可降低本品的生利用度。

3. 本品是 CYP2C8、CYP2C9、CYP2C19 和乳腺癌耐药蛋白的抑制剂。

【剂量与用法】 推荐剂量为 150 mg，1 次/日，是否与食物同服均可，胶囊应整粒吞服。

【用药须知】 1. 育龄期女性使用本品前应排除妊娠的可能性，治疗期间及治疗结束后 7 月应采取有效避孕措施。在治疗期间及治疗结束后 2 月，男性患者的性伴侣应采取有效避孕措施。

2. 本品可导致骨髓抑制，尽管给予支持治疗，仍出现危及生命的并发症，应停药。

3. 治疗期间，具生育能力的男性和女性患者均应采取有效的避孕措施。

【制剂】 胶囊剂：150 mg。

【贮藏】 贮于 20～25 ℃，短程携带时允许 15～30 ℃。

米伐木肽
(mifamurtide)

别名：Mepact

本品为合成的胞壁二肽衍生物，是 20 多年来唯一批准上市的治疗骨肉瘤的新药。目前在欧洲、冰岛上市销售。

【CAS】 83461-56-7

【ATC】 L03AX15

【理化性状】 1. 化学名：2-[(*N*-{(2*R*)-[(2-Aetamido-2，3-dideoxy-D-glucopyranos-3-yl) oxy]-propanoyl}-L-alanyl-D-isoglutaminyl-L-alanyl) amino] ethyl (2*R*)-2，3-bis (hexadecanoyloxy) propyl hydrogen phosphate

2. 分子式：$C_{59}H_{109}N_6O_{19}P$

3. 分子量：1237.5

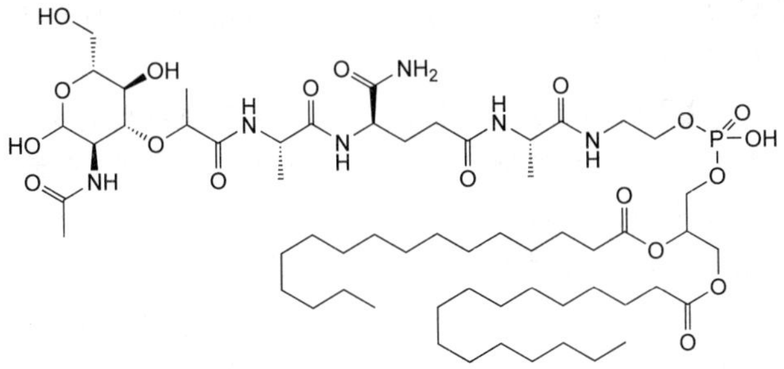

【药理作用】 本品与天然的胞壁酰二肽的免疫刺激效应一样，但 $t_{1/2}$ 长。NOD2 是模式识别受体，存在于多种白细胞上，主要存在于单核细胞和巨噬细胞中。NOD2 可识别细菌的壁酰二肽，本品与 NOD2 结合后，刺激细菌感染，活化白细胞，刺激 TNF-α、白细胞介素-1、白细胞介素-6、白细胞介素-8、白细胞介素-12 及其他细胞因子的产生，活化的白细胞攻击肿瘤细胞。

【体内过程】 静脉滴注本品脂质体后，本品从血浆中迅速清除，集中于肺、肝、脾、鼻咽、甲状腺等部位。终末 $t_{1/2}$ 为 18 h，11～12 周后再次使用，未发现蓄积。

【适应证】 用于治疗非转移性、可切除的骨肉瘤。

【不良反应】 常见发热、呕吐、疲乏、心动过速、感染、贫血、食欲缺乏、头痛、腹泻、便秘。

【禁忌与慎用】 1. 肝功能不全患者慎用，因尚无研究数据如何调整剂量。

2. 正在服用环孢素、他克莫司的患者禁用。

3. 2 岁以下小儿的安全性及有效性尚未确定。

4. 妊娠期妇女禁用。

5. 尚未明确本品是否经乳汁分泌，哺乳期妇女应权衡本品对其的重要性，选择停药或停止哺乳。

【药物相互作用】 1. 理论上环孢素、他克莫司可影响本品对巨噬细胞的作用。

2. 体外实验，NSAIDs 可拮抗本品的作用。

3. 与多柔比星等脂溶性药物应分开使用。

4. 长期使用皮质激素可影响本品的作用，不推荐与本品合用。

【剂量与用法】 1. 推荐剂量为 2 mg/m^2，经 1 h 静脉滴注，手术切除骨肉瘤，与化疗合用，每周 2 次，一次至少间隔 3 d，治疗 12 周，然后改为每周 1 次，治疗 24 周，共计治疗 36 周，静脉滴注 48 次。

2. 本品不能静脉快速注射，使用前应用 0.9%氯化钠注射液稀释，过滤后使用。本品为混悬乳剂，稀释后呈白色或类白色。

【用药须知】 1. 如患者有哮喘史、慢性阻塞性肺病史，使用本品前应给予支气管扩张药。如发生严重的呼吸道反应，应停药。

2. 本品促进炎症反应，有自身免疫性疾病、炎症或结缔组织病者慎用，并密切监测。

3. 有不稳定心脏病患者，使用时应密切监测，如出现恶化，应停药。

4. 本品可导致过敏反应，有时不易与炎症进展区分，应密切监测患者。

5. 治疗期间定期监测肝、肾功能。

【制剂】 注射剂（混悬用粉剂）：4 mg。

【贮藏】 贮于2～8 ℃。

奥拉帕尼

(olaparib)

别名:Lynparza

本品为新的口服多聚ADP核糖聚合酶(PARP)抑制剂,美国FDA于2014年12月批准上市。

【CAS】 763113-22-0

【ATC】 L01XX46

【理化性状】 1. 本品为结晶性固体,在生理pH下,水中溶解度约为0.1 mg/ml。

2. 化学名:4-[(3-{[4-(Cyclopropylcarbonyl)piperazin-1-yl]carbonyl}-4-fluorophenyl) methyl]phthalazin-1(2*H*)one

3. 分子式:$C_{24}H_{23}FN_4O_3$

4. 分子量:434.46

5. 结构式

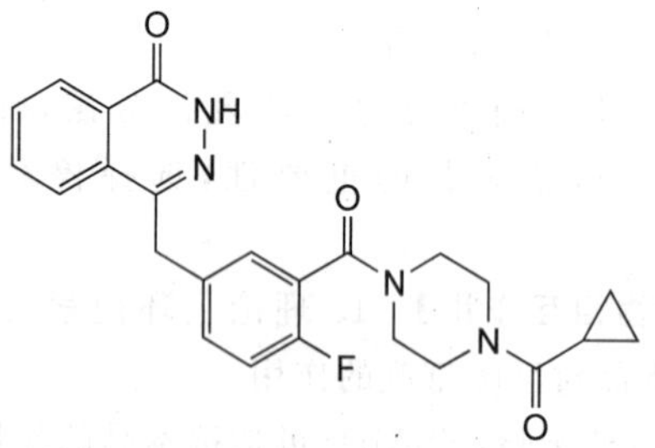

【药理作用】 本品为PARP,包括PARP1、PARP2、PARP3的抑制剂。PARP涉及正常细胞的内稳定,如DNA的转录、细胞循环的调节和DNA的修复。本品通过抑制PARP的活性,促进生成PARP-DNA复合物,从而扰乱细胞的内稳定,最终导致细胞死亡。

【体内过程】 1. 吸收　口服后1～3 h达血药峰值,多剂给药无明显蓄积,3～4 d后达稳态。高脂肪餐可延迟本品的吸收,但对本品的吸收程度无明显影响。

2. 分布　稳态分布容积为(167±196)L,蛋白结合率为82%。

3. 代谢　体外研究显示本品主要通过CYP3A4代谢。给予女性患者放射性标记的本品,循环中主要为原药(70%),粪便和尿液中排泄的原药分别为给药剂量的15%和6%,提示本品在体内进行广泛的代谢。代谢产物主要为氧化代谢所产生,随后进行葡糖醛酸化或硫酸化。

4. 排泄　终末$t_{1/2}$为(11.9±4.8)h,血浆清除率为(8.6±7.1)L/h。给予放射性标的本品,7 d内随粪便排出42%,随尿液排出44%的放射性物质。

【适应证】 用于BRCA基因突变的晚期卵巢癌,经三线或更多药物治疗无效者。

【不良反应】 1. 常见不良反应包括贫血、腹痛、食欲降低、恶心、呕吐、腹泻、消化不良、味觉障碍、疲乏、鼻咽炎、关节痛、肌痛、腰痛、头痛、咳嗽、皮炎、皮疹。

2. 少见不良反应包括胃炎、外周神经病、发热、低血镁、高血糖、焦虑、抑郁、失眠、排尿困难、尿失禁、外阴病变、皮肤干燥、瘙痒、高血压、静脉栓塞及热潮红。

3. 实验室检查常见白细胞降低、血红蛋白降低、中性粒细胞降低、血小板降低、肌酐升高。

【妊娠期安全等级】 D。

【禁忌与慎用】 1. 未对肝功能不全患者进行研究,不推荐使用。

2. 未对中、重度肾功能不全患者进行研究,不推荐使用。

3. 妊娠期妇女禁用。

4. 尚未明确本品是否经乳汁分泌,哺乳期妇女应权衡本品对其的重要性,选择停药或停止哺乳。

5. 儿童用药的安全性及有效性尚未确定。

【药物相互作用】 1. 与其他骨髓抑制药合用,骨髓抑制作用增强,抑制时间延长。

2. CYP3A抑制剂可明显升高本品的血药浓度,应避免合用,如必须合用,应降低本品的剂量。

3. CYP3A诱导剂,如利福平,可明显降低或升高本品的血药浓度,应避免合用。

【剂量与用法】 治疗前应检测患者是否存在BRCA基因突变。

1. 推荐剂量为400 mg,2次/日。胶囊剂应整粒吞服,如漏服不必补服,按预定时间服用下次剂量。

2. 如出现不能耐受的不良反应,可降低剂量至200 mg,2次/日;最低剂量为100 mg,2次/日。

3. 尽量避免与CYP3A中效或强效抑制剂合用,如必须合用,本品的剂量应降至200 mg,2次/日(与CYP3A中效抑制剂合用)或150 mg,2次/日(与CYP3A强效抑制剂合用)

【用药须知】 1. 治疗前先测定全血细胞计数,治疗期间每月监测1次。如出现血液学毒性,应暂停使用,每周监测全血细胞计数,恢复后可重新开始。但如出现MDS或AML,应永久停药。

2. 本品有胚胎毒性,育龄期妇女在开始本品治疗前应排除妊娠,治疗期间应采取有效避孕措施,直至治疗结束后至少1个月。

3. 治疗期间监测肺炎的症状和体征,如确诊肺炎，应停药。

【制剂】 胶囊剂：50 mg。

【贮藏】 贮于 25 ℃，短程携带允许 15～30 ℃。

卢卡帕尼
(rucaparib)

别名：Rubraca

本品为聚腺苷二磷酸核糖聚合酶（PARP）抑制剂。

【CAS】 283173-50-2。

【理化性状】 1. 卢卡帕尼樟脑磺酸盐为白色至淡黄色粉末，在生理 pH 范围，溶解度较低，约为 1 mg/ml，溶解度与 pH 无关。

2. 化学名：8-Fluoro-2-{4-[(methylamino)methyl]phenyl}-1,3,4,5-tetrahydro-6*H*-azepino[5,4,3-cd]indol-6-one

3. 分子式：$C_{19}H_{18}FN_3O$

4. 分子量：323.37

5. 结构式

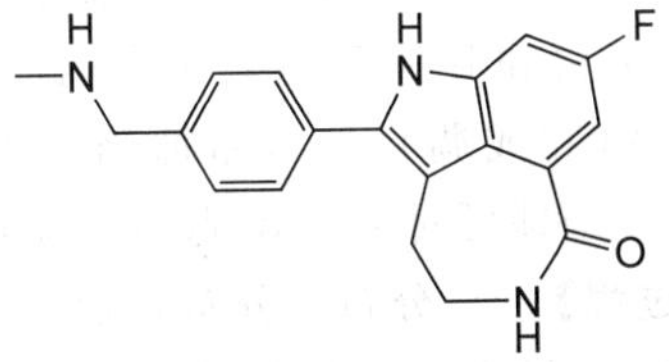

樟脑磺酸卢卡帕尼
(rucaparib camsylate)

别名：Rubraca

【理化性状】 1. 本品为白色至淡黄色粉末，在生理 pH 范围，溶解度较低，约为 1 mg/ml，溶解度与 pH 无关。

2. 化学名：8-fluoro-2-{4-[(methylamino)methyl]phenyl}-1,3,4,5-tetrahydro-6*H*-azepino[5,4,3-cd]indol-6-one ((1S,4R)-7,7dimethyl-2-oxobicyclo[2.2.1]hept-1-yl)methanesulfonic acid salt

3. 分子式：$C_{19}H_{18}FN_3O \cdot C_{10}H_{16}O_4S$

4. 分子量：555.67

5. 结构式

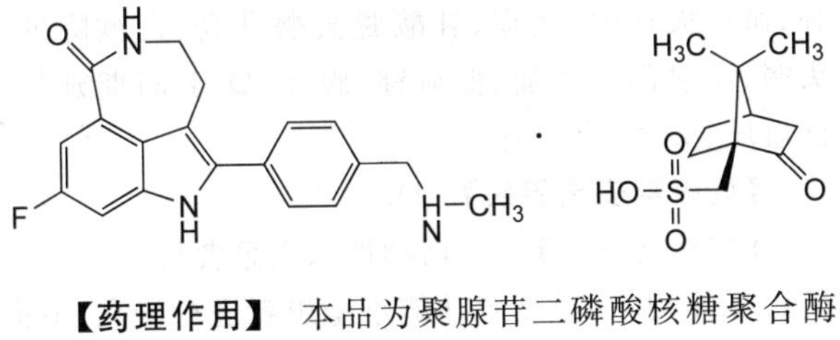

【药理作用】 本品为聚腺苷二磷酸核糖聚合酶（PARP）抑制剂，包括 PARP-1、PARP-2 和 PARP-3，它们在 DNA 修复中发挥作用。体外研究表明，本品诱导的细胞毒性可能涉及抑制 PARP 酶活性和增加 PARP-DNA 复合物的形成，导致 DNA 损伤、细胞凋亡和细胞死亡。在具有 BRCA1/2 和其他 DNA 修复基因缺陷的肿瘤细胞系中曾观察到本品诱导的细胞毒性增加。在具有或不具有 BRCA 缺陷的小鼠异种移植人类肿瘤模型中，本品可抑制肿瘤生长。

【体内过程】 剂量在 240～840 mg 范围内，每日服用 2 次，本品显示线性药动学特征，具有时间依赖性且和剂量成正比。在推荐剂量下，稳态时平均 C_{max} 为 1940 ng/ml（CV% 为 54%），$AUC_{0-12\,h}$ 为 16900(ng·h)/ml(CV% 为 54%)，蓄积率为 3.5～6.2 倍。单剂量静脉注射本品 12～40 mg，平均终末 $t_{1/2}$ 为 17 h。

1. 吸收　在推荐剂量下，平均 T_{max} 为 1.9 h，速释剂型的绝对生物利用度平均为 36%（30%～45%）。与空腹相比，高脂饮食时本品的 C_{max} 增加 20%，$AUC_{0-24\,h}$ 增加 38%，T_{max} 延迟 2.5 h。

2. 分布　单剂量静脉注射本品 12～40 mg，稳态分布容积 113～262 L。体外研究显示，在治疗浓度下，本品的血浆蛋白结合率为 70%，优先分布于红细胞中，血液与血浆浓度比为 1.83。

3. 代谢　体外研究显示，本品主要经 CYP2D6 代谢，少量经 CYP1A2 和 CYP3A4 代谢。

4. 消除　单剂量口服本品 600 mg，平均终末 $t_{1/2}$ 为 17～19 h。每次 600 mg，2 次/日，连续服用，表观清除率为 15.3～79.2 L/h。单剂量静脉注射本品 12～40 mg，清除率为 13.9～18.4 L/h。

【适应证】 作为单一疗法用于治疗已经用两种或两种以上化学疗法治疗的有害 BRCA 突变[种系和(或)体细胞]相关的晚期卵巢癌患者。

【不良反应】 1. 常见不良反应包括恶心、呕吐、便秘、腹泻、腹痛、疲乏、无力、贫血、味觉障碍、食欲不振、呼吸困难。

2. 少见眩晕、中性粒细胞减少、疹(包括皮疹、红斑疹、斑丘疹和皮炎)、光敏反应、瘙痒(包括瘙痒和全身瘙痒)、掌跖红肿综合征和发热性中性粒细胞减少。

3. 实验室检查常见肌酐升高、ALT 升高、AST 升高、胆固醇升高、血红蛋白降低、淋巴细胞减少、绝对中性粒细胞计数减少、血小板减少。

【禁忌与慎用】 1. 孕妇使用本品尚无临床数据，根据其作用机制及动物研究结果，孕妇使用本品可引起胎儿损害。育龄期妇女使用本品期间及末次剂量后 6 个月内应采取有效的措施避孕。

2. 本品是否经人乳汁分泌、对婴儿及泌乳影响均尚无相关数据。鉴于其可能的不良反应，建议哺乳期妇女使用本品期间及末次剂量后2周内暂停哺乳。

3. 儿童使用本品的安全性和有效性尚未确立。

【药物相互作用】 尚未相关数据。

【剂量与用法】 1. 本品的推荐剂量为600 mg，2次/日，是否与食物同服均可。直至疾病进展或出现不能耐受的毒性反应为止。

2. 如发生不良反应，可考虑停药或降低剂量，请按下表调整剂量。

推荐的剂量调整

剂量减少	剂量
起始剂量	600 mg，2次/日
首次减少剂量	500 mg，2次/日
第二次减少剂量	400 mg，2次/日
第三次减少剂量	300 mg，2次/日

【用药须知】 1. 据报道使用本品治疗曾有患者发生脊髓增生异常综合征(MDS)和(或)急性髓样白血病(AML)。使用本品前应测定全血细胞计数基线值，之后每月进行监测。既往化疗的患者直至血液学毒性恢复至≤1级后，方可开始使用本品。血液学毒性延长者应暂停使用本品，每周监测血细胞计数直至恢复。如4周后仍未恢复至≤1级，应由血液学专家进行进一步检查，包括骨髓和血样细胞遗传学分析。如确诊为MDS和(或)AML，停用本品。

建议患者使用本品期间，如出现下述症状应就诊：乏力、疲劳、发热、体重减轻、反复感染、淤青、容易出血、气喘、尿液或便中有血和(或)实验室检查发现血细胞计数偏低，或需要输血。

2. 本品可能会增加光敏性，建议患者使用本品期间采取适当的措施防晒。

3. 育龄妇女在使用本品前建议先进行妊娠试验，排除妊娠。

4. 如果漏服或者服药后呕吐，请勿补服，仍按原定时间服用即可。

5. 本品无特异性解毒剂，如发生过量，应采取对症支持治疗。

【制剂】 片剂：200 mg；300 mg。

【贮藏】 20～25 ℃室温保存，短程携带允许15～30 ℃。

贝利司他

(belinostat)

别名：Beleodaq

本品为新的口服多聚ADP核糖聚合酶(PARP)抑制剂，美国FDA 2014年12月批准上市。

【CAS】 (2*E*)-*N*-Hydroxy-3-[3-(phenylsulfamoyl)phenyl]prop-2-enamide

【ATC】 L01XX46

【理化性状】 1. 本品白色或类白色粉末，微溶于水和聚乙二醇400，易溶于乙醇。电位滴定法测得的pK_a为7.87和8.71，紫外法测得的为7.86和8.59

2. 化学名：(2*E*)-*N*-Hydroxy-3-[3-(phenylsulfamoyl)phenyl]prop-2-enamide

3. 分子式：$C_{15}H_{14}N_2O_4S$

4. 分子量：318.35

5. 结构式

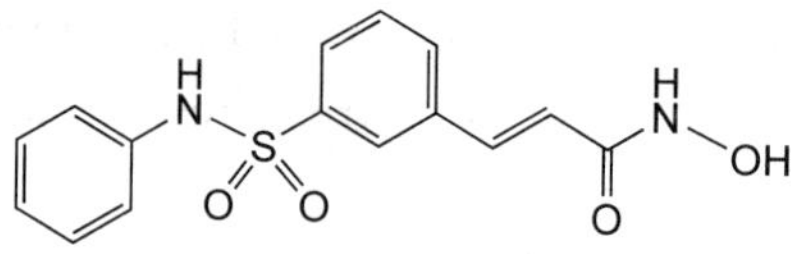

【药理作用】 本品为组蛋白去乙酰化酶(HDAC)抑制剂。HDAC可催化乙酰基从蛋白质，如组蛋白、转录蛋白的赖氨酸残端消除。本品可使乙酰化的组蛋白和其他蛋白蓄积，导致变异细胞的细胞周期停滞和或凋亡。本品抑制在纳摩尔水平(<250 nmol/L)即可对HDAC起到抑制作用。

【体内过程】 1. 分布　分布容积与体液量大致相等，提示本品很少分布于组织内，蛋白结合率为92.9%～95.8%。

2. 代谢　本品主要通过UGT1A1代谢，少部分经CYP2A6、CYP2C9和CYP3A4代谢为贝利司他酰胺和贝利司他酸。负责催化形成甲基贝利司他、3-(磺酰苯胺)-苯酸的酶尚未明确。

3. 排泄　主要以代谢产物随尿液排泄，原药仅占不足2%。清除率为1240 ml/min，消除$t_{1/2}$为1.1 h。

【适应证】 用于复发或难治性外周T细胞淋巴瘤。

【不良反应】 1. 严重不良反应包括血液学毒性、肝毒性、胃肠道毒性、感染、肿瘤溶解综合征。

2. 常见不良反应包括疲乏、恶心、发热、恶心、呕吐、贫血、便秘、腹泻、呼吸困难、皮疹、咳嗽、外周水肿、血小板减少、瘙痒、乳酸脱氢酶升高、食欲降低、头痛、注射部位疼痛、低血钾、腹痛、Q-T间期延长、低血压、头晕、静脉炎。

【妊娠期安全等级】 D。

【禁忌与慎用】 1. 活动性感染患者禁用。

2. 未对中、重度肾功能不全患者进行研究，不推荐使用。

3. 妊娠期妇女禁用。

4. 尚未明确本品是否可经乳汁分泌，哺乳期妇女慎用。如确需使用，应选择暂停哺乳。

5. 儿童用药的安全性及有效性尚未确定。

6. 对 Ccr≤39 ml/min 者尚无合适的推荐剂量，应慎用。

【药物相互作用】 1. 本品主要经 UGT1A1 代谢，应避免与 UGT1A1 抑制剂合用。

2. 与华法林合用无临床意义的相互作用。

【剂量与用法】 1. 推荐剂量为 1 g/m^2，经 30 min 静脉滴注，1 次/日，连用 5 d 后休息，21 d 为一治疗周期。

2. 每疗程治疗开始前血小板计数应≥50×10^9/L，ANC≥1×10^9/L；如首次出现 ANC＜0.5×10^9/L 和（或）血小板＜25×10^9/L，降低 25％的剂量；如再次出现上述血液学毒性，停药。

3. 首次出现 3 或 4 级非血液学毒性降低 25％的剂量，如再次出现，应停药。

4. UGT1A1＊28 等位基因纯合子的患者应降低剂量至 0.75 g/m^2。

5. 抽取 9 ml 注射用水加入至本品的安瓿中，轻轻转动安瓿使成浓度为 50 mg/ml 的溶液，此溶液可在室温保存 12 h。按体表面积计算所需本品 50 mg/ml 的溶液的体积，抽取至 0.9％氯化钠注射液中，此溶液应在 36 h 内输完。使用 0.22 μm 的终端滤器，经 30 min 静脉输入，如出现静脉滴注部位疼痛或与输液相关的其他反应，静脉滴注时间可延长至 45 min。

【用药须知】 1. 治疗前先测定全血细胞计数，治疗期间每周监测 1 次。如出现血液学毒性，应暂停使用。

2. 本品有胚胎毒性，育龄期妇女在开始本品治疗前应排除妊娠，治疗期间应采取有效避孕措施，直至治疗结束后至少 1 个月。

3. 治疗前及治疗期间每周监测肝功能，根据肝毒性的严重性，选择暂停用药或永久停药。

4. 晚期疾病及肿瘤负荷高的患者发生肿瘤溶解综合征的风险大，应给予适当处置。

【制剂】 注射剂（粉）：500 mg。

【贮藏】 贮于 20～25 ℃，短程携带允许 15～30 ℃。

艾代拉里斯

(idelalisib)

别名：Zydelig

本品为磷脂酰肌醇(-3)激酶（PI3 Kδ）抑制剂。2014 年 7 月美国 FDA 批准上市。

【CAS】 870281-82-6

【ATC】 L01XX47

【理化性状】 1. 本品为白色至类白色固体。水中溶解度与 pH 有关，pH 为 5～7 时，溶解度＜0.1 mg/ml，pH 为 2 时，溶解度＞0.1 mg/ml。

2. 化学名：5-Fluoro-3-phenyl-2-[(1*S*)-1-(9*H*-purin-6-ylamino)propyl]quinazolin-4(3*H*)-one

3. 分子式：$C_{22}H_{18}FN_7O$

4. 分子量：415.42

5. 结构式

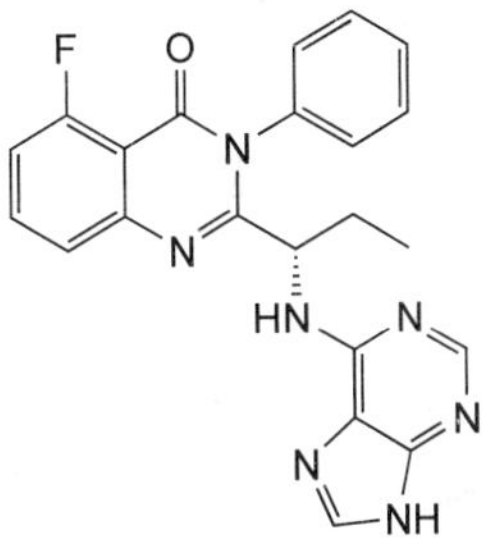

【用药警戒】 1. 本品引起严重的或致命的肝毒性发生率约为 14％，治疗前及治疗期间监测患者的肝功能，如果临床需要，应降低剂量或停药。

2. 本品引起严重的或致命的腹泻或结肠炎发生率约为 14％，应监测患者腹泻和结肠炎的症状，如临床需要，应降低剂量或停药。

3. 本品治疗的患者可发生严重的肺炎。应监测患者肺部症状及间质性浸润，如临床需要，应降低剂量或停药。

4. 本品治疗的患者可发生严重的肠穿孔，如发生肠穿孔，应立即停药。

【药理作用】 本品为 PI3 Kδ 抑制剂，而 PI3 Kδ 表达于正常和恶性 B 细胞中。本品诱导恶性 B 细胞和原发性肿瘤细胞的细胞凋亡和增殖。本品抑制几种细胞信号传导途径，包括 B 细胞受体、CXCR4 和 CXCR5 信号通路，这些信号通路涉及 B 细胞的移行和寻靶至淋巴结和骨髓。本品抑制淋巴瘤细胞的趋化性和黏附性，从而降低瘤细胞的生存能力。

【体内过程】 1. 吸收　空腹服用后，其 T_{max} 约 1.5 h，剂量在 50～350 mg，2 次/日，暴露量不随剂量增加的比例而增加。高脂肪餐可增加本品 AUC 1.4 倍，本品是否与食物同服均可。

2. 分布　本品蛋白结合率大于 84％，稳态分布容积为 23 L，其血液-血浆浓度比为 0.7。

3. 代谢　本品主要通过醛氧化酶和 CYP3A 代谢为 GS-563117，少量经 UGT1A4 代谢。已知 GS-563117 无活性。

4. 消除　本品的终末 $t_{1/2}$ 为 8.2 h，稳态时的清除率为14.9 L/h。单剂量给予150 mg[^{14}C]标记的本品，14%的给药剂量随尿液排泄，78%随粪便排泄。GS-563117分别占粪便和尿液排泄量的44%和49%。

5. 年龄、性别、种族及体重对本品药动学无影响。肝功能不全患者的暴露量增加，肾功能不全患者的暴露量与正常者无异。

【适应证】 1. 复发性慢性淋巴细胞白血病。

2. 复发性滤泡B细胞非霍奇金淋巴瘤。

3. 复发性小淋巴细胞性淋巴瘤。

【不良反应】 1. 严重不良反应包括肝毒性、严重腹泻或结肠炎、肺炎、肠穿孔、严重皮肤反应、超敏反应、中性粒细胞减少。

2. 常见不良反应包括恶心、呕吐、腹泻、便秘、胃食管反流性疾病、头痛、发热、寒战、肺炎、鼻黏膜充血、皮疹、败血症、支气管炎、鼻窦炎、泌尿道感染、关节痛。

3. 实验室检查常见中性粒细胞降低、血小板减少、淋巴细胞降低、AST及ALT升高、γ-GT升高、甘油三酯升高、血糖升高、血糖降低、低血钠。

【妊娠期安全等级】 D。

【禁忌与慎用】 1. 对本品过敏者禁用。

2. 妊娠期妇女禁用。

3. 尚未明确本品是否经乳汁分泌，哺乳期妇女应权衡本品对其的重要性，选择停药或停止哺乳。

4. 儿童用药的安全性及有效性尚未确定。

【药物相互作用】 1. 本品主要经CYP3A4代谢，CYP3A4强效抑制剂可升高本品的AUC 1.8倍。如必须合用，应监测本品的毒性，如出现毒性，应降低剂量。

2. 强效CYP3A4诱导剂可降低本品的AUC75%，应避免合用。

3. 本品是CYP3A4强效抑制剂，避免与经CYP3A4代谢的药物合用。

【剂量与用法】 1. 推荐剂量为150 mg，2次/日，整片吞服，是否与食物同服均可。

2. 如出现毒性反应，应按下表调整剂量。

【用药须知】 1. 育龄期妇女在治疗期间和治疗结束后1月，应采取有效避孕措施。

2. 本品毒性严重，并可致命，应严密监测。参见以上【用药警戒】。

【制剂】 片剂：100 mg；150 mg。

【贮藏】 贮于20～30 ℃下。短程携带时允许15～30 ℃。

根据毒性反应调整剂量表

	毒性反应	剂量调整方案
肺炎		出现任何肺炎的症状均应停药
ALT/AST	＞3～5×ULN	维持原剂量，每周至少监测一次直至ALT/AST≤1×ULN
	＞5～20×ULN	暂停用药，每周至少监测一次直至ALT/AST≤1×ULN后，维持原剂量每周至少监测一次直至缓解
	＞20×ULN	永久停药
总胆红素	＞1.5～3×ULN	维持原剂量，每周至少监测一次直至ALT/AST≤1×ULN
	＞3～10×ULN	暂停用药，每周至少监测一次直至ALT/AST≤1×ULN后，以100 mg，2次/日的剂量开始
	＞10×ULN	永久停药
腹泻	中度腹泻	维持原剂量，每周至少监测一次直至缓解
	严重腹泻或需住院治疗	暂停用药，每周至少监测一次直至缓解后，以100mg，2次/日的剂量开始
	危及生命的腹泻	永久停药
中性粒细胞减少	ANC(1.0～1.5)×10^9/L	维持原剂量
	ANC(0.5～1.0)×10^9/L	维持原剂量，每周至少监测一次
	ANC＜0.5×10^9/L	暂停用药，每周至少监测一次直至≥0.5×10^9/L
血小板减少	血小板计数(50～75)×10^9/L	维持原剂量
	血小板计数(25～50)×10^9/L	维持原剂量，每周至少监测一次
	血小板计数＜25×10^9/L	暂停用药，每周至少监测一次直至≥25×10^9/L

注：中度腹泻：每天排便次数较基线增加4～6次；重度腹泻：每天排便次数较基线增加≥7次。

坦罗莫司

(temsirolimus)

别名：驮瑞塞尔，Torisel，替西罗莫司。

本品为 mTOR 抑制剂，是西罗莫司的脂化物，为一种抗肿瘤药。

【CAS】 162635-04-3

【理化性状】 1. 本品为白色至类白色粉末，本品无吸湿性，易溶于乙醇，几乎不溶于水，无可电离的官能团，且其溶解性与 pH 值无关。

2. 化学名：(3*S*，6*R*，7*E*，9*R*，10*R*，12*R*，14*S*，15*E*，17*E*，-19*E*，21*S*，23*S*，26*R*，27*R*，34a*S*)-9，10，12，13，14，21，22，23，24，25，26，27，32，33，34，34a-Hexadecahydro-9，27-dihydroxy-3-{(1*R*)-2-[(1*S*，3*R*，4*R*)-4-hydroxy-3-methoxycyclohexyl]-1-methylethyl}-10，21-dimethoxy-6，8，12，14，20，26-hexamethyl-23，27-epoxy-3 H-pyrido[2，1-c]-[1，4]oxaazacyclohentriacontine-1，5，11，28，29(4*H*，6*H*，31*H*)-pen-tone 4′[2，2-bis(hydroxymethyl)propionate]

3. 分子式：$C_{56}H_{87}NO_{16}$

4. 分子式：1030.30

5. 结构式

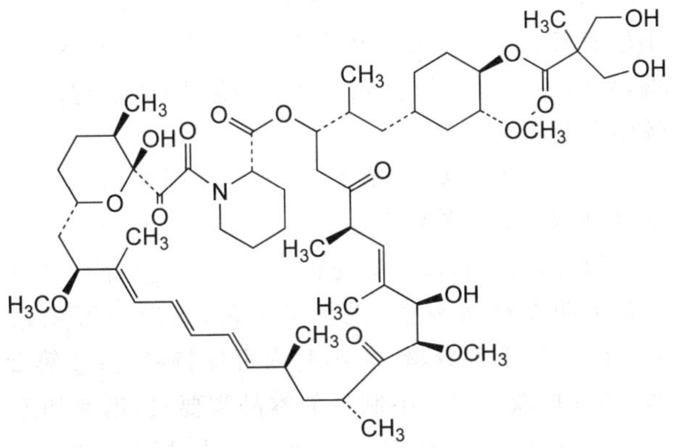

【药理作用】 本品是一种 mTOR(哺乳动物西罗莫司靶蛋白)的抑制剂。其与细胞内的一种蛋白(FKBP-12)结合，而蛋白药物复合物可抑制控制细胞分裂的 mTOR 的活性。对 mTOR 活性的抑制作用导致肿瘤细胞生长停滞在 G1 期。当 mTOR 被抑制，其磷酸化 PI3 激酶/AKT 通路中 mTOR 下游靶蛋白 p70S6 k 和 S6 核糖体蛋白的能力被阻断。在肾细胞癌细胞株体外研究中，本品可抑制 mTOR 的活性，导致缺氧诱导因子 HIF-1 和 HIF-2α 和血管内皮生长因子水平降低。

【体内过程】 1. 在癌症患者中给予单剂量 25 mg 后，平均 C_{max} 为 585 ng/ml(变异系数，CV = 14%)，平均 AUC 为 1627(ng·h)/ml(CV=26%)。C_{max} 出现于静脉滴注结束时。剂量在 1～25 mg 时，本品的暴露量以小于正比例方式增高，而西罗莫司暴露量的增高则与剂量成正比例。在癌症患者中，单次 25 mg 静脉剂量后，西罗莫司的 AUC 为本品 AUC 的 2.7 倍，主要是由于西罗莫司的 $t_{1/2}$ 较长之故。

2. 癌症患者单次 25 mg 静脉给药后，本品的平均稳态分布容积为 172 L。本品和西罗莫司均广泛地分布于血液有形成分中。

3. CYP3A4 是形成 5 种本品代谢物的主要同工酶。西罗莫司是人静脉给药后的主要活性代谢物。其余代谢物少于 10%。本品是 CYP2D6 和 3A4 的抑制剂。

4. 消除　本品主要随粪便消除。在单次给予[^{14}C]标记本品后，约 82%放射性物质在 14 天内消除，尿和粪便中分别回收 4.6%和 78%的放射性。在癌症患者中单次给予 25 mg 后，平均 CV 清除率为 16.2(22%)L/h。本品血药浓度表现出双指数下降，本品和西罗莫司平均 $t_{1/2}$ 分别为 17.3 h 和 54.6 h。

【适应证】 用于治疗晚期肾细胞癌(RCcr)。

【不良反应】 1. 本品最常见(≥30%)不良反应有皮疹、虚弱、黏膜炎、恶心、水肿和食欲缺乏。常见(≥30%)实验室异常有贫血、高血糖、高脂血症、淋巴细胞减少、ALP 升高、血清肌酐升高、低磷血症、血小板减少症、AST 升高和白细胞减少症。

2. 常见不良反应(>10%)包括无力、水肿、疼痛、发热、体重减轻、头痛、胸疼、发冷、黏膜炎、食欲缺乏、恶心、腹泻、腹痛、便秘、呕吐、感染(脓肿、支气管炎、蜂窝织炎、单纯疱疹、带状疱疹)、尿道感染、咽炎、鼻炎、腰痛、关节痛、肌痛、呼吸困难、咳嗽、鼻衄、皮疹、瘙痒、指甲病症、皮肤干燥、痤疮、味觉障碍、失眠、抑郁。

3. 低于 10%的不良反应包括致命性的肠穿孔、结膜炎、过敏反应、血管神经性水肿、肺炎、上呼吸道感染、伤口愈合困难、间质性肺病(罕见致命性)、高血压、静脉血栓[包括深静脉血栓、肺栓塞(包括致命性的)]、血栓性静脉炎。

4. 实验室检查异常包括血红蛋白、淋巴细胞、中性粒细胞、血小板降低，ALP、AST、肌酐、血糖升高，血磷、血钾降低，总胆红素、总胆固醇、甘油三酯升高。

5. 上市后及其他临床经验　由于报道中的人数容量不确定，尚未建立下列不良反应与本品的确切联系。胸膜渗漏、血流动力学上显著的需要干涉的心包积液、抽搐、横纹肌溶解、斯-约综合征、复杂区域性疼痛综合征(交感反应性营养不良)、药物渗出导致的肿胀、疼痛、发热和红斑。

【妊娠期安全等级】 D。

【禁忌与慎用】 1. 胆红素>1.5×ULN患者中禁用。

2. 对本品或其代谢物、吐温80或本品的任何其他组份有超敏反应(包括辅料)的患者应慎用。

3. 妊娠期妇女禁用。

4. 本品是否排泄至人乳汁中尚未明确，由于在动物研究中显示西罗莫司(本品的活性代谢物)有致癌性的潜能，应根据药物对母体的重要性，选择暂停哺乳或停药。

5. 本品在儿童中的安全性和有效性尚未确定。

6. 临床研究未纳入足够数量的65岁及以上的患者以确定他们的反应是否与年轻者有异。

【药物相互作用】 1. 本品与利福平(强效CYP3A4/5诱导剂)同时给药，静脉给药后本品 C_{max} 和AUC无显著影响，但是降低西罗莫司的 C_{max} 降低65%，AUC降低56%。若无其他选择，应考虑调整剂量。

2. 本品与酮康唑(强效CYP3A4抑制剂)同时给药，对本品 C_{max} 或AUC无明显影响。但是西罗莫司的AUC升高3.1倍，C_{max} 升高2.2倍。若无其他选择，应考虑调整剂量。

3. 本品25 mg与地昔帕明(CYP2D6底物)同时给药，后者血药浓度不受影响。预计本品与CYP2D6或CYP3A4的底物无临床意义的相互作用。

4. 贯叶连翘可能不可预测地降低本品血浆浓度。接受本品治疗患者不应同时用贯叶连翘制剂。

【剂量与用法】 1. RCcr患者，25 mg，每周1次，静脉滴注时间介于30～60 min。直至病情进展或不能耐受。患者使用本品前应提前30 min预防性的静脉注射25～50 mg的苯海拉明(或类似抗组胺药)。

2. 调整剂量/中断用药

(1) 中性粒细胞绝对计数(ANC)<1000/mm³，血小板计数<75000/mm³、或出现NCI CTCAE 3级或以上不良反应，应暂停使用本品。一旦毒性消除至2级或更低，可重新开始使用，剂量降低幅度为每周5 mg，但不低于每周15 mg。

(2) 肝功能不全的患者应谨慎使用本品。如轻度肝功能不全的患者[胆红素>(1～1.5)×ULN或AST>ULN，但胆红素≤ULN]必须使用本品，则应降低剂量至每周15 mg。胆红素>1.5×ULN患者则禁用。

(3) 应避免同时使用强CYP3A4抑制剂(如酮康唑、伊曲康唑、克拉霉素、阿扎那韦、印地那韦、奈法唑酮、那非那韦、利托那韦、沙奎那韦、泰利霉素和伏立康唑)。葡萄柚汁也应避免，因其可能增加西罗莫司的血药浓度(本品的主要代谢物)。必须同时与一种强效CYP3A4抑制剂合用，根据药动学研究，应考虑剂量降低至每周12.5 mg。该剂量预计调整AUC至单独使用本品范围。但是在接受强效CYP3A4抑制剂患者中无相关剂量调整的临床资料。如终止强效抑制剂治疗，本品的剂量应调整回到开始强CYP3A4抑制剂使用前所用剂量，应有约1周的冲洗期。

(4) 应避免同时合用强效CYP3A4诱导剂(如地塞米松、苯妥英、卡马西平、利福平、利福布汀、苯妥英钠)。如患者必须与强效CYP3A4诱导剂合用，根据药动学研究，应考虑剂量从每周25 mg增加直至每周50 mg。该剂量预计调整AUC至单独使用本品的范围。但是无相关接受强效CYP3A4诱导剂患者中剂量调整的临床资料。如终止强效诱导剂，调整剂量至强效CYP3A4诱导剂合用前所用剂量，应有在约1周冲洗期。

3. 配制方法

(1) 在运输和配制过程中。应避免室内光线和阳光过度照射。当溶液和容器允许时，非肠道给药的药品在给药前应检视有无颗粒物质和变色。

(2) DEHP增塑剂二-2-乙基己基苯二甲酸酯(DEHP)可能从PVC静脉滴注袋或装置浸出，为减小患者暴露，本品最终稀释液应被贮存在瓶内(玻璃，聚丙烯)或塑料袋(聚丙烯，聚烯烃)和通过聚乙烯给药装置给药。

(3) 稀释方法：①第1步，需先用附带的1.8 ml稀释剂混合，最终浓度30 mg/3 ml(10 mg/mL)，倒转药瓶混合均匀，放置充足的时间使气泡消除，溶液应是澄明至略微浑浊，无色至黄色，无肉眼可见颗粒，在25 ℃下稀释液24小时内可保持稳定；②第2步，精确抽取步骤一中制备的本品需要量，迅速加至250 ml的0.9%氯化钠注射液中。通过倒置输液袋或瓶混合溶液，避免振荡引起泡沫。用药前检视有无颗粒物与变色，在静脉滴注期间注意避光。

4. 注意事项

(1) 最终稀释液应在6小时内给药。

(2) 本品静脉滴注时间为30至60 min，每周1次。最好用输液泵确保药物静脉滴注准确。

(3) 静脉滴注容器材料应由玻璃，聚烯烃或聚乙烯制成，以避免药物损失和萃取DEHP。静脉滴注器应配合适的过滤器，不含DEHP或PVC，若使用了含PVC的给药装置，确保不含有DEHP成分，输液线路应配置不大于5 μm孔径的过滤器以确保大于5 μm的颗粒不被输入。如果给药装置没有过滤器，应在药品进入血管前增加聚醚砜过滤器(如终端过滤器)。可用不同的孔径范围从 0.2 μm 到 5 μm 的终端过滤器。不推荐终端和线内过滤器同用。

(4) 稀释液含吐温 80，其能增加从 PVC 萃取 DEHP 的速率。应考虑到在稀释和给药时，包括接触 PVC 容器后的贮藏时间等。

本品未稀释时不应直接加入至水性溶液中。直接加入至水性溶液将导致药物沉淀。加入静脉滴注溶液前应先与稀释液混合。建议本品与稀释液混合后，于氯化钠注射液中给药。未曾评估本品在其他静脉滴注溶液中的稳定性。未曾评估与其他药物或营养药物于氯化钠注射液中混合的稳定性，应避免上述情况。本品在酸或碱中均可降解，应避免与能改变溶液 pH 的药物合用。

【用药须知】 1. 超敏性反应或输液反应表现不仅仅限于面红、胸痛、呼吸困难、低血压、呼吸暂停、意识丧失，还可能发生过敏反应。这些反应可在第一次输液或后续输液中发生。在输液过程中全程监护患者并给予适当支持疗法，当严重输液反应发生后，应立即停药并予适当医学治疗。

在静脉注射本品开始前应给予患者一种 H_1-抗组织胺药。对抗组胺超敏患者，或因其他医疗原因不能接受抗组胺药的患者中应谨慎使用本品。

如患者静脉滴注期间发生超敏反应，应停止静脉滴注并观察至少 30～60 min(取决于反应严重程度)。给予 H_1-受体拮抗剂(如苯海拉明)后，可恢复治疗。若先前没有预防性给药(参见“剂量与用法”)，重新静脉滴注前约 30 min 则给予一种 H_1-受体拮抗剂(例如苯海拉明)和(或)一种 H_2-受体拮抗剂(例如静脉注射法莫替丁 20 mg 或静脉注射雷尼替丁 50 mg)，然后可在较慢速率恢复静脉滴注(直至 60 min)。

发生严重或危及生命的反应的患者，继续静脉滴注本品前应进行效益风险评估。

2. 在 110 例正常或不同程度功能不全患者的一项Ⅰ期剂量递增研究中评价本品的安全性和药动学。基线胆红素＞1.5×ULN 患者比基线胆红素≤1.5×ULN 患者出现更大毒性。由于死亡风险的提高，在胆红素＞1.5×ULN 患者中，≥3 级不良反应和死亡，包括由于进展性疾病死亡的发生率更高。

轻度肝功能不全患者慎用。AST 或胆红素水平升高的患者，本品及其代谢物西罗莫司的浓度升高，轻度肝功能不全患者(胆红素＞1 至 1.5×ULN 或 AST＞ULN 但胆红素≤ULN)如必须给予本品，应降低剂量至每周 15 mg。

3. 使用本品很可能导致血糖升高，可能需要增加口服降糖药的剂量或开始接受胰岛素和(或)口服降糖药治疗。本品治疗前和治疗期间应定期检验血糖。建议患者报告过度口渴或排尿量或次数增加的情况。

4. 使用本品可能导致免疫抑制。应仔细观察患者感染的发生，包括机会性感染。

5. 接受本品治疗患者中有间质性肺疾病导致死亡的病例。有些患者无症状或极轻微症状，CT 扫描或胸片可检测到渗出液，其他症状如呼吸困难、咳嗽、缺氧和发热。有些患者需要终止本品，并开始皮质激素和(或)抗生素治疗，而有些患者可继续治疗，不必另外干预。建议患者及时报告任何新发或恶化的呼吸症状，定期评估肺 CT 或胸片。

6. 使用本品可能导致血清甘油三酯和胆固醇升高。可能需要开始服用降脂药物或增加降脂药物剂量。本品治疗前和治疗期间应定期检验血清胆固醇和甘油三酯。

7. 使用本品的患者中有发生致命性肠穿孔病例。这些患者有发热、腹痛、代谢性酸中毒、血便、腹泻和(或)急腹症。应建议患者及时报告任何新发或恶化的腹痛、血便。

8. 急性进展性，有时出现致命性的急性肾功能衰竭，与疾病本身进展的关系尚未明确，某些病例对透析无治疗反应。

9. 本品可导致伤口愈合异常，所以在围手术期间应谨慎使用。

10. 中枢神经系统肿瘤患者(原发性中枢神经系统肿瘤或转移)和(或)接受抗凝治疗患者使用本品发生颅内出血的风险增高(包括致命性的后果)。

11. 与舒尼替尼的合用可导致剂量限制毒性(3 或 4 级红斑丘疹和痛风或蜂窝织炎需要住院治疗)。

12. 本品治疗期间应避免使用活疫苗和与接受活疫苗人们密切接触。活疫苗包括鼻内流感、麻疹、腮腺炎、风疹、口服脊髓灰质炎、卡介苗、黄热病、水痘和 TY21a 伤寒疫苗。

13. 有关妊娠无足够的对照研究，然而基于作用机理，妊娠期妇女使用本品可导致胎儿损伤。妊娠期间使用本品或本品治疗期间怀孕，应告知患者对胎儿的毒性。建议有育龄期妇女在本品治疗期间和治疗停止后 3 个月内避免妊娠。

男性使用本品治疗前应咨询其对胎儿和精子的影响，治疗期间其伴侣应采取可靠的避孕措施，末次剂量后继续避孕 3 个月。

14. 基于Ⅲ期临床试验，老年患者更易出现包括腹泻、水肿和肺炎的不良反应。

15. Ⅲ期试验中，每周检查全细胞计数(CBCs)，每 2 周检查生化。

16. 对本品静脉过量给药无特殊治疗。在Ⅰ和Ⅱ期试验中曾给予癌症患者重复静脉剂量高达 220 mg/m²。剂量大于 25 mg，几种严重不良事件包括血栓形成、肠穿孔、间质性肺疾病、癫痫发作和精神病的风险增高。

【制剂】 注射剂：25 mg/ml，多余 0.2 ml 以确保能抽取药品足量，稀释剂为 1.8 ml。

【贮藏】 避光，贮于 2～8 ℃。

依维莫司

(everolimus)

别名：飞尼妥、Afinitor

本品是一种西罗莫司靶蛋白（mTOR）抑制剂，属于抗肿瘤药。

【CAS】 159351-69-6

【ATC】 L04AA18

【理化性状】 1. 化学名(3*S*，6*R*，7*E*，9*R*，10*R*，12*R*，14*S*，15*E*，-17*E*，19*E*，21*S*，23*S*，26*R*，27*R*，34a*S*)-9，10，12，13，14，21，22，23，24，25，-26，27，32，33，34，34a-Hexadecahydro-9，27-dihydroxy-3-{(1*R*)-2-[(1*S*，3*R*，4*R*)-4-(2-hydroxyethoxy)-3-methoxycyclohexyl]-1-methylethyl}-10，21-dimethoxy-6，8，12，14，20，26-hexamethyl-23，27-epoxy-3*H*-pyrido[2，1-*c*][1，4]oxaazacyclohentriacontine-1，5，11，28，29(4*H*，6*H*，31*H*)-pentone

2. 分子式：$C_{53}H_{83}NO_{14}$

3. 分子量：958.2

4. 结构式

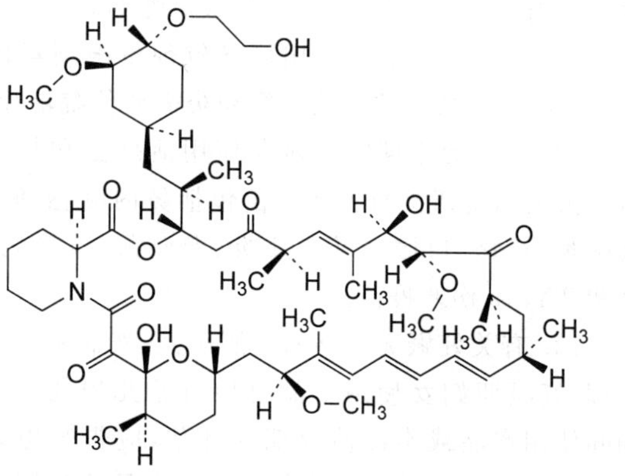

【药理作用】 1. 本品为哺乳动物西罗莫司靶蛋白(mTOR)抑制剂——一种丝氨酸-苏氨酸激酶，而 mTOR 则处于 PI3 K/AKT 路径的下游。几种人的肿瘤存在 mTOR 路径失调。本品与细胞内蛋白 FKBP-12 结合，导致复合物形成受到抑制，mTOR 激酶的活性受到抑制。

2. 本品可降低 S6 核糖体蛋白激酶、真核延伸因子 4 E 结合蛋白(4 E-BP)的活性，4 E-BP 是 mTOR 下游的效应器，涉及蛋白合成。

3. 另外，本品还可以抑制低氧可诱导因子(如 HIF-1)的表达，减少血管内皮生长因子(EGFR)的表达。本品对 mTOR 的抑制可以减少细胞增殖、血管发生以及葡萄糖摄取。

【体内过程】 1. 吸收　晚期肿瘤患者口服本品后 1～2h 即可达血药峰值，单剂量给予 5 mg 和 10 mg，其 C_{max} 与剂量成正比。在 20 mg 剂量下，C_{max} 增加的比例小于剂量增加的比例，但 AUC 在 5～70 mg 之间时则与剂量成正比。1 次/日口服，两周内可达稳态。

2. 分布　健康志愿者进食高脂肪膳食可延迟单剂量本品 T_{max} 的中位数 1.25 小时，降低血药峰值 60%，减少血药浓度-时间曲线下面积 16%。多剂量筛选肾移植患者，高脂肪食物延迟 T_{max} 中位数约 1.75 小时，还分别降低了 C_{max} 53%和 AUC21%。肝功能不全的患者，本品的表观清除率明显低于健康受试者，因此，肝功能不全患者的剂量应该减半。由于口服生物利用度的变量和狭窄的治疗指数，监测本品的血药浓度很重要。本品蛋白结合率约为 74%。

3. 代谢　人体中已发现 6 种代谢产物，包括 3 种单羟基代谢产物，2 种开环水解产物，1 种磷酸卵磷脂共轭化合物。这些较原药活性低 100 倍的代谢产物在动物实验中也存在。

4. 排泄　给予单剂量本品 3 mg 又同时服用环孢素的患者，80%的放射性物质随粪便排除，5%随尿排除。未在粪便和尿中检测出原药。本品消除 $t_{1/2}$ 约为 30h。群体药动学研究未发现对肾功能有影响。中度肝功能不全患者的 AUC 为肝功正常者的 2 倍，须降低剂量，尚未进行重度肝功能不全对本品影响的研究，本品不能用于重度肝功能不全患者。年龄和性别对本品清除率无影响。

【适应证】 1. 治疗舒尼替尼或索拉非尼治疗失败的晚期肾细胞癌。

2. 需要治疗但无法进行根治性手术切除的管膜下巨细胞星形细胞瘤(subependymal giant cell astrocytoma，SEGA)。

【不良反应】 1. 严重不良反应　非感染性肺炎及感染。

2. 常见不良反应(发生率≥30%)　口炎、感染、虚弱、疲乏、咳嗽和腹泻。常见 3/4 级不良反应(发生率≥3%)为感染、呼吸困难、疲乏、口炎、脱水、肺炎、腹痛和虚弱。最常见的实验室异常(发生率≥50%)是贫血、高胆固醇、高甘油三酯、高血糖、淋巴细胞减少和肌酐增加。最常见 3/4 级实验室异常(发生率≥3%)为淋巴细胞减少、高血糖、贫血、低磷酸盐血症和高胆固醇血症。

3. 临床试验中高于安慰剂的不良反应　口腔炎、腹泻、恶心、呕吐、感染、无力、疲乏、周围水肿、发热、黏膜炎、咳嗽、呼吸困难、鼻出血、肺炎、皮疹、瘙痒、皮肤干燥、食欲缺乏、味觉异常、头痛、四肢痛。

4. 少见不良反应

(1) 胃肠道疾病　腹痛、口干、痔疮、吞咽困难。

(2) 一般疾病和给药部位情况　体重降低、胸痛、寒战、伤口愈合不良。

(3) 呼吸、胸和纵隔疾病　胸腔积液、咽喉痛、鼻漏。

(4) 皮肤和皮下组织疾病　手-足综合征、指甲疾病、红斑、甲折断、皮肤病变、痤疮样皮炎。

(5) 代谢和营养疾病　糖尿病加重、新发糖尿病。

(6) 精神疾病　失眠。

(7) 神经系统疾病　眩晕,感觉异常。

(8) 眼疾病　眼睑水肿,结膜炎。

(9) 血管疾病　高血压。

(10) 肾和泌尿疾病　肾功能衰竭。

(11) 心脏疾病　心动过速,充血性心衰。

(12) 肌肉骨骼和结缔组织疾病　下颚痛。

(13) 血液学疾病　出血。

【妊娠期安全等级】　D。

【禁忌与慎用】　1. 未对重度肝功能不全(C 级)患者进行评估,该人群应避免使用。

2. 对西罗莫司衍生物或对任何辅料有过敏反应者禁用。

3. 本品是否经人乳汁排泌尚不明确。因为许多药物能进入乳汁中,且本品对婴儿可产生严重不良反应,哺乳期妇女使用时应权衡利弊,选择终止哺乳或停药。

4. 儿童用药的安全性和有效性尚未确定。

【药物相互作用】　1. 本品是 CYP3A4 的底物,也是 CYP3A4 的竞争性抑制剂和 CYP2D6 的混合抑制剂,而且也是多药流出泵 P-糖蛋白底物和中抑制剂。应避免与强效 CYP3A4 抑制剂合用(如酮康唑、伊曲康唑、克拉霉素、阿扎那韦、奈法唑酮、沙奎那韦、泰利霉素、利托那韦、茚地那韦、奈非那韦及伏立康唑),也要避免与强效 CYP3A4 诱导剂或 P-糖蛋白抑制剂合用。例如,在健康受试者中,当本品与下列药物合用时较单独使用本品治疗时的暴露量明显增加。

(1) 酮康唑(强效 CYP3A4 抑制剂和 P-糖蛋白抑制剂)分别增加本品的 C_{max} 和 AUC 3.9 和 15.0 倍。

(2) 红霉素(中效 CYP3A4 抑制剂和 P-糖蛋白抑制剂)分别增加本品的 C_{max} 和 AUC 2.0 和 4.4 倍。

(3) 维拉帕米(中效 CYP3A4 抑制剂和 P-糖蛋白抑制剂)分别增加本品的 C_{max} 和 AUC 2.3 和 3.5 倍。

2. 在健康受试者中,本品与利福平(一种 CYP3A4 强诱导剂)同时给药,与单独本品治疗比较分别降低本品 AUC 和 C_{max} 64%和 58%。

3. 在健康受试者中研究表明,本品和 HMG-CoA 还原酶抑制剂阿伐他汀(一种 CYP3A4 底物)和普伐他丁(一种非 CYP3A4 底物)间无临床上有意义的药动学相互作用,群体药动学分析也监测到辛伐他汀(一种 CYP3A4 底物)对本品的清除率无影响。

4. 葡萄柚汁及其他已知能抑制 CYP 及 P-糖蛋白活性的食物,可能增加本品的暴露量,在治疗期间应避免服用。贯叶连翘(圣约翰草)不可预测地降低本品的暴露量,应避免合用。

【剂量与用法】　1. 服用方法　本品应在每天同一时间口服,与食物同服与否均可。本品片剂应整片吞服,用一杯水送服。片剂不能咀嚼或压碎服用。对于不能吞咽的患者,本品应充分分散于一杯水中(约 30 ml),服用前轻轻搅拌。服药杯应用同体积水冲洗,冲洗后的液体也需全部喝完,以保证剂量的准确性。

2. 晚期肾细胞癌推荐剂量

(1) 推荐剂量为 10 mg,一日同一时间服用,只要临床可见益处,持续治疗,直到无效或出现不能耐受的毒性反应。严重或无法坚持的不良反应可能需要减少剂量或暂时停药,如需减量,建议剂量为 5 mg,1 次/日。

(2) 中度肝功能不全患者(Child-Pugh 级别 B),减量至 5 mg/d,未对重度肝功能不全患者进行评价,该人群避免使用。

(3) 慎与中效 CYP3A4 和或 P-糖蛋白抑制剂合用(如安普那韦、福沙那韦、阿瑞吡坦、红霉素、氟康唑、维拉帕米、地尔硫䓬),如需合用,降低剂量至 2.5 mg/d,如欲增加至 5 mg/d,应考虑患者的耐受程度。如果停用中效 CYP3A4 和或 P-糖蛋白抑制剂,约需经 2～3 天的冲洗期,再增加剂量,可恢复至与中效 CYP3A4 和或 P-糖蛋白抑制剂合用前的剂量。

(4) 尽量避免与强效 CYP3A4 诱导剂合用(如苯妥英、卡马西平、利福平、利福喷汀、苯巴比妥)。如必须合用,本品的剂量应从 10 mg/d,以 5 mg 的增幅升高至 20 mg/d(基于药动学数据)。该剂量调整基于本品单独服用时的 AUC 进行的预测,但无临床数据支持。如强效 CYP3A4 诱导剂停用，应恢复至单独服用本品时的剂量。

3. SEGA 患者推荐的剂量

(1) 体表面积分别为 0.5～1.2 m^2、1.3～2.1 m^2 和≥2.2 m^2 时，剂量分别为 2.5 mg、5 mg 和 7.5 mg，1 次/日。

(2) 患者需要根据血药浓度、耐受性、个体反应及同时使用的其他药物，包括具 CYP3A4 诱导作用的抗癫痫药进行剂量调整。治疗 3 月后评价 SEGA 的体积，以后每 3 月评价一次。根据 SEGA 的体积、相应的谷值及耐受性考虑剂量调整。谷值 3 ng/ml 时也能观察到治疗效果，所以如果治疗效果可以接受，就不必增加剂量。

(3) 未对<3 岁或体表面积<0.58 m^2 者进行研究。用于 SEGA，理想的疗程尚未明确。

(4) 慎与中效 CYP3A4 抑制剂和或 P-糖蛋白抑制剂合用(如安普那韦、福沙那韦、阿瑞吡坦、红霉素、氟康唑、维拉帕米、地尔硫䓬)，如需合用，应降低本品剂量约 50%，以保持谷值在 5～10 ng/ml 之间。如果接受 2.5 mg/d 者需降低剂量，考虑隔日给药。

(5) 加用中度 CYP3A4 和或 P-糖蛋白抑制剂后约 2 周进行治疗浓度监测，根据患者监测结果调整剂量。如停用中度 CYP3A4 和或 P-糖蛋白抑制剂，恢复单独使用本品时的剂量，2 周后进行谷值测定。

(6) 尽量避免与强效 CYP3A4 诱导剂合用，如必须合用，本品剂量应加倍，继后的剂量应根据治疗浓度监测剂量个体化。如停用强诱导剂，本品的剂量应恢复至单独应用时的剂量，2 周后评价血药谷值。

(7) 应对推荐使用本品者常规进行治疗药物浓度监测。2 周评价 1 次谷值，并调整剂量使谷值介于 5～10 ng/ml 之间。谷值大于 10 ng/ml 的安全性资料有限，如果患者谷值介于 10～15 ng/ml，且耐受性及治疗效果良好，不必调整剂量。如果谷值>15 ng/ml，则应降低剂量。如果谷值<5 ng/ml，每两周增加 2.5 mg/d。调整剂量 2 周后应监测血药谷值。

【用药须知】 1. 本品的疗效是根据 SEGA 的体积改变来确定的。尚未证明本品可改善相关症状、提高总体生存率。

2. 本品应在一日相同时间口服，进食后或空腹服用均可。

3. 在妊娠妇女中无足够的和对照良好的研究，但是，根据作用机制，当给予妊娠妇女时本品可能引起胎儿危害。如果妊娠期间使用本品或如果服用本品的患者妊娠时，应忠告患者对胎儿的潜在危害。应建议育龄妇女在使用本品和治疗结束后 8 周应采取有效避孕措施。

4. 尚未确定老年和较年轻患者间反应的差别，但不能除外某些老年个体敏感性更大的可能性。老年患者不必调整剂量。

5. 尚未在肾功能降低患者中用本品进行临床研究。预计肾损伤不影响药物暴露量，不建议肾损伤患者调整本品的剂量。

6. 本品可能发生过敏反应，症状包括(但不限于)过敏、呼吸困难、脸红、胸痛或血管神经性水肿(如气道或舌肿胀，伴或不伴呼吸损伤)。

7. 非感染性肺炎是西罗莫司衍生物的毒性反应，在随机的晚期肾细胞癌的研究中，本品治疗的患者非感染性肺炎发生率为 14%。CTC 3 级和 4 级非感染性肺炎发生率分别为 4%和 0。曾观察到致命性案例。建议患者及时报告任何新发呼吸症状或原有症状恶化。

8. 本品的免疫抑制作用可能会使患者发生细菌、真菌、病毒或原虫感染，包括条件致病菌感染。

9. 使用本品治疗的患者曾有发生口腔溃疡、口炎和口腔黏膜炎者。在临床研究中，约 44%患者发生口腔溃疡、口炎或口黏膜炎，大多为 CTC 1 和 2 级。建议局部治疗，但应避免使用乙醇或过氧化氢进行口腔清洗，因为其可能加重病情。不应用抗真菌药物治疗，除非已明确诊断真菌感染。

10. 在临床试验中曾报道血清肌酐普通程度升高。建议本品治疗开始前和治疗中定期监护肾功能，包括测定血尿素氮或血清肌酐。

11. 在临床试验中曾报道发生高血糖、高脂血症和高甘油三酯血症。建议本品治疗开始前和治疗中定期监测空腹血清葡萄糖和血脂谱形。如情况许可，患者开始使用本品前应达到最优血糖和血脂控制。

12. 在临床试验中曾报道血红蛋白、淋巴细胞、嗜中性粒细胞和血小板降低。建议本品治疗开始前和治疗期中定期监测全血细胞计数。

13. 用本品治疗期间，应避免接种活疫苗或密切接触曾接种活疫苗者。活疫苗实例如滴鼻流感疫苗、麻疹疫苗、腮腺炎疫苗、风疹疫苗、口服小儿麻痹症疫苗、卡介苗、黄热病疫苗、水痘病毒疫苗和伤寒 TY21a 疫苗。患有 SEGA 的儿童应考虑开始本品治疗前，按时接受常规疫苗接种。

【制剂】 片剂：2.5 mg；5 mg；10 mg。

【贮藏】 原包装、避光、防潮，贮于 25 ℃，短程携带允许 15～30 ℃。远离儿童保存本品，若药片已碎，请勿使用。

阿柏西普
(aflibercept)

别名：Eylea、Zaltrap、Ziv-aflibercept、VEGF Trap

本品为血管内皮生长因子(VEGF)抑制剂，本品有供玻璃体注射的和供静脉滴注的注射剂上市。

【CAS】 862111-32-8

【ATC】 S01LA05

【理化性状】 1. 本品为一重组融合蛋白，由VEGFR-1 和 VEGFR-2 的胞外区融合到人免疫球蛋白 G1(IgG1)的恒定区(Fc)而成。

2. 分子式：$C_{4318}H_{6788}N_{1164}O_{1304}S_{32}$

3. 分子量：115kDa

【用药警戒】 1. 静脉联合给予本品与伊替立康，可导致严重甚至致命性出血(包括胃肠道出血)。治疗过程中应监测患者出血的症状和体征，严重出血者禁用本品静脉注射剂。

2. 静脉给予本品可导致胃肠穿孔，严重者甚至致命，一旦发生，应立即停药并予紧急处理。

3. 静脉给予本品可导致伤口愈合不良，一旦发生，应停药。

4. 择期手术前至少停用本品 4 周，大型手术至少停用本品 4 周后，且伤口完全愈合后才能开始使用本品治疗。

【药理作用】 血管内皮生长因子-A(VEGF-A)和胎盘生长因子(PlGF)是血管生成因子 VEGF 家族的成员，其对内皮细胞有促进有丝分裂、增加趋化性和血管通透性的作用。VEGF 通过存在于内皮细胞表面的两个受体酪氨酸激酶——VEGFR-1 和 VEGFR-2 而起作用。PlGF 只与白细胞表面的 VEGFR-1 结合，而 VEGF-A 对这些受体的激活则可能导致新生血管的形成并增加血管通透性。

本品作为可溶性诱饵受体与 VEGF-A 和 PlGF 结合，因此，可抑制这些同源性 VEGF 受体的结合和被激活。

【体内过程】 1. 本品向玻璃体内给药后局部作用于眼睛。在与年龄相关的湿性黄斑变性(age-related macular degeneration，AMD)患者中，给药剂量的一部分与眼内内源性 VEGF 形成无活性的阿柏西普-VEGF 复合物。一经吸收进入体循环，本品则以游离的形式(未结合到 VEGF)成为血浆中的一部分，而较大部分则与 VEGF 结合，从而形成稳定的 VEGF 复合物。

2. 湿性 AMD 的患者每只眼玻璃体内可注射本品 2 mg，1～3 d 内血浆中游离药物的平均 C_{max} 为 0.02 μg/ml(0～0.054 μg/ml)。在给患者玻璃体内注射本品 2 mg 后，体内游离药物的平均 C_{max} 比结合到全身 VEGF 的半数所需本品的量要低 100 多倍。静脉注射本品后，游离药物的分布容积约为 6 L。

3. 静脉滴注本品 2～9 mg/kg，血浆中本品呈游离的浓度与剂量呈线性。静脉滴注 4 mg/kg，每 2 周 1 次，其终末 $t_{1/2}$ 约为 6 d(4～7 d)，给药 2 次后，血浆中游离的本品可达稳态，其蓄积比为 1.2。

4. 年龄、性别、种族对本品药动学无影响，体重低于 50 kg 者，静脉滴注后本品游离于血浆中的浓度较体重为＞50～100 kg 者高 29%。肾功能对本品的清除无影响，轻、中度肝功能不全患者对本品药动学也无改变，但未对重度肝功能不全患者进行研究。

【适应证】 1. 视网膜中央静脉阻塞(CRVO)引起的黄斑水肿。

2. 与氟尿嘧啶、亚叶酸、伊替立康合用治疗耐药的或经奥沙利铂治疗仍然处于进展性的转移性结肠癌、直肠癌。

3. 治疗新生血管性(湿性)AMD。

【不良反应】 1. 玻璃体内注射剂

(1) 在接受本品治疗的患者中报道的最常见不良反应(≥5%)有结膜出血、眼痛、白内障、玻璃体脱离、玻璃体漂浮物、眼内压升高。

(2) 玻璃体内注射后发生而与注射过程中有关的严重不良反应(＜0.1%)包括眼内炎、外伤性白内障、眼内压升高。

(3) 本品能引起眼内炎，视网膜剥离，眼内压增高，动脉血栓栓塞事件(非致命卒中和心肌梗死、血管性死亡)，应警惕。

2. 静脉用注射剂

(1) 严重不良反应包括出血、胃肠穿孔、伤口愈合不良、高血压、瘘管形成、动脉血栓、蛋白尿、腹泻、脱水、中性粒细胞减少、可逆性后部白质脑病综合征。

(2) 常见不良反应包括尿道感染、白细胞减少、中性粒细胞减少、血小板减少、食欲降低、脱水、头痛、高血压、鼻衄、呼吸困难、口咽疼痛、鼻漏、腹泻、胃炎、腹痛、痔疮、直肠出血、肛门痛、掌足综合征、皮肤色素沉着、蛋白尿、肌酐升高、疲乏、无力、AST 及 ALT 升高、体重增加。

3. 与所有治疗用蛋白质一样，接受本品治疗的患者有出现免疫反应的可能性。

【妊娠期安全等级】 C。

【禁忌与慎用】 1. 玻璃体内注射剂禁用于眼睛或眼周感染，活动性眼内炎症，或对本品或其中任何辅料过敏者。

2. 妊娠期妇女只有潜在的益处大于对胎儿伤害的风险时才可使用。

3. 哺乳期妇女应权衡本品对其的利弊选择停药或停止哺乳。

4. 儿童用药的安全性及有效性尚未确定。

5. 未经控制的严重高血压患者禁用本品静脉注射剂。

【药物相互作用】 与伊立替康、氟尿嘧啶无相互作用。

【剂量与用法】 1. 玻璃体内注射剂

(1) 治疗新生血管性(湿性)ADM,推荐剂量为2 mg(0.05 ml),初始用药每4周给药1次,玻璃体内注射,连续3次(12周),随后每8周1次。任何人群用药都不必调整剂量。

(2) 视网膜中央静脉阻塞(CRVO)引起的黄斑水肿,推荐剂量为2 mg(0.05 ml),玻璃体内注射,每4周1次。

2. 静脉用注射剂用于治疗结肠癌或直肠癌

(1) 本品 4 mg/kg,经 1 h 静脉滴注,每 2 周1次,在给予含伊替立康治疗方案前给予本品,直至病程进展或出现不能耐受的毒性反应。

(2) 如发生严重出血、胃肠穿孔、伤口愈合不良、瘘管形成、高血压危象或高血压性脑病、动脉血栓、肾病综合征或血栓性微血管病、可逆性后部白质脑病综合征,应停药。

(3) 复发或未控制的严重高血压应暂停用药,控制后永久降低剂量至2 mg/kg。

(4) 如出现蛋白尿,暂停用药,待蛋白尿低于2 g/24 h后再重新开始治疗,如复发,暂停用药,直至恢复至低于2 g/24 h,永久降低剂量至2 mg/kg。

(5) 静脉滴注前,用0.9%氯化钠注射液或5%葡萄糖注射液稀释本品至0.6～8 mg/ml,经0.2 μm聚醚砜滤器,经1 h静脉滴注,不能使用聚偏二氟乙烯滤器。不能快速静脉注射,不能与其他药物混合。

【用药须知】 1. 玻璃体内注射药物,包括本品,可导致眼内炎症和视网膜剥离,患者应立即报告任何眼内炎症或视网膜剥离提示性症状,并进行适当处理。

2. 玻璃体内注射本品可于60分钟内引起眼内压急性升高,而在使用其他VEGF抑制剂重复玻璃体内给药后也曾报道眼内压持续升高现象,故应监测患者眼内压和视神经乳头的灌注状况并作出适当处理。

3. 使用VEGF抑制剂(包括本品)后有动脉血栓栓塞事件(ATEs)的潜在风险。

4. 本品静脉滴注可导致高血压,治疗期间应监测患者血压。

5. 静脉给药治疗前及在每疗程开始前均应监测全血细胞计数,如中性粒细胞计数降至≤1.5×10^9/L,应暂停本品治疗,直至恢复至>1.5×10^9/L后再重新开始治疗。

6. 定期监测患者尿蛋白情况,如出现蛋白尿,按以上【剂量与用法】所示调整剂量。

7. 本品静脉滴注可导致严重的腹泻,65岁以上者发生率高,应密切监测。

8. 如出现可逆性后部白质脑病综合征的症状,应行MRI检查以确诊,停药后常在数天内恢复,个别患者会遗留下后遗症或死亡。

【制剂】 ①玻璃体内注射剂:2 mg/0.05 ml;②静脉用注射剂:100 mg/4 ml;200 mg/8 ml。

【贮藏】 避光贮于2～8 ℃,不可冷冻。

泊马度胺

(pomalidomide)

别名:Pomalyst、Imnovid

本品为沙利度胺的类似物。

【CAS】 19171-19-8

【ATC】 L04AX06

【理化性状】 1. 化学名:(*RS*)-4-Amino-2-(2,6-dioxopiperidin-3-yl)isoindole-1,3-dione

2. 分子式:$C_{13}H_{11}N_3O_4$

3. 分子量:273.24

4. 结构式

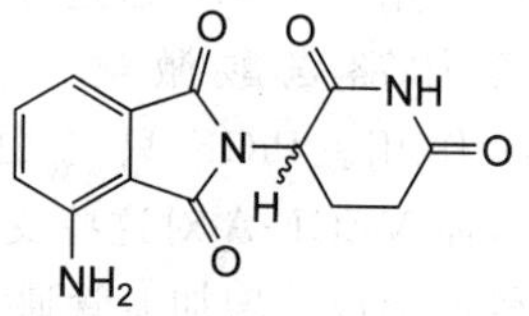

【用药警戒】 1. 本品禁用于妊娠期妇女,因可导致新生儿出生缺陷。育龄期妇女使用时应采取两种有效避孕措施,直至治疗结束后4周。

2. 本品治疗的患者发生深静脉血栓、肺栓塞及心肌梗死的风险明显增高,应给予预防用药。

【药理作用】 本品是沙利度胺的类似物,属于免疫调节剂,具有抗肿瘤活性。本品可抑制肿瘤细胞增殖,诱导细胞凋亡。本品对来那度胺耐药的多发性骨髓瘤细胞也有抑制作用。本品还可增强T细胞和自然杀伤细胞介导的免疫反应,抑制促炎性细胞因子的产生(如TNF-α和IL-6),动物实验和体外试验显示,本品有抗血管新生作用。

【体内过程】 1吸收　口服本品后2～3 h可达

血药峰值，其AUC与剂量成正比。多发性骨髓瘤患者单次口服4 mg，1次/日或与地塞米松合用，AUC为400(ng・h)/ml，C_{max}为75 ng/ml。多剂量给药后，本品的蓄积率为27%～31%。

2. 分布　本品的稳态分布容积为62～138 L。本品可分布至精液中，浓度为血药浓度的67%。蛋白结合率为12%～44%，与血药浓度无关。本品是P-糖蛋白的底物。

3. 代谢　本品主要经CYP1A2和CYP3A4代谢，少量经CYP2C19和CYP2D6羟基化代谢。

4. 消除　在健康志愿者中，本品的$t_{1/2}$为9.5 h，多发性骨髓瘤患者为7.5 h，总体清除率为7～10 L/h。给予单剂量[^{14}C]标记的本品2 mg，尿和粪便中分别排出73%和15%的放射性物质，原药分别为2%和8%。

【适应证】 与地塞米松合用用于治疗经来那度胺或一种蛋白酶体抑制剂治疗或最后一次治疗60 d内病情仍进展的多发性骨髓瘤。

【不良反应】 1. 血液和淋巴系统　中性粒细胞减少、贫血、血小板减少、白细胞减少、发热性中性粒细胞减少、淋巴细胞减少、全血细胞减少。

2. 皮肤和附属组织　瘙痒、皮疹、皮肤干燥、盗汗、多汗。

3. 胃肠系统　腹泻、便秘、呕吐、腹痛、肝功能衰竭。

4. 呼吸系统及胸部　呼吸困难、咳嗽、鼻衄、口咽痛、排痰性咳嗽、间质性肺病、肺栓塞、呼吸衰竭、支气管痉挛。

5. 全身反应　疲劳、乏力、周围水肿、发热、寒战、多器官衰竭、过敏反应。

6. 肌肉骨骼　腰痛、胸痛、肌肉痉挛、关节痛、骨痛、肌无力、四肢痛。

7. 神经系统　头痛、头晕、震颤、周围神经病变、焦虑、意识混乱。

8. 感染　上呼吸道感染、肺炎、尿路感染、败血症、病毒感染。

9. 代谢与营养　高血钙、低血钾、食欲缺乏、低血钙、低血钠、高血糖、脱水、低血钾。

10. 心血管系统　房颤、心肌梗死、深静脉血栓形成、心绞痛、充血性心力衰竭。

11. 其他　ALT升高、血红蛋白降低、肌酐升高、高胆红素血症、体重增加、体重减轻、肾功能衰竭、肿瘤溶解综合征。

【妊娠期安全等级】 X。

【禁忌与慎用】 1. 对本品过敏者禁用。

2. 深静脉血栓形成、肺动脉栓塞、中性粒细胞减少、血小板减少、肾功能不全者慎用。

3. 尚未明确本品是否可经乳汁，哺乳期妇女应权衡本品对其的重要性，选择停药或停止哺乳。

4. 18岁以下儿童用药的安全性和有效性尚未确定。

【药物相互作用】 1. 本品与CYP1A2抑制剂(氟伏沙明)、强效CYP3A4/CYP3A5和P-糖蛋白抑制剂(酮康唑)合用时，血药浓度明显升高，本品单独与酮康唑合用时，血药浓度并不升高。本品尽量避免同时与CYP1A2(氟伏沙明、环丙沙星)和强效CYP3A4/CYP3A5和P-糖蛋白抑制剂合用，无法避免时，本品的剂量应降低50%。尚无CYP1A2抑制剂对本品的影响进行的研究报道，合用时可能须降低剂量。

2. 吸烟可能会降低本品的血药浓度。

3. 尚未进行CYP1A2诱导剂对本品的影响的研究。

【剂量与用法】 1. 推荐起始剂量为空腹口服4 mg/d，连用21 d，胶囊应整粒吞服，28 d一疗程。

2. 治疗期间的剂量调节：①当血小板降至＜25000/μl时，应中断本品的治疗，每周进行全血细胞检查；如恢复到≥50000/μl时，以3 mg/d的剂量重新开始；②以后一次血小板降低至＜25000/μl时，都应中断本品的治疗；如恢复，降低1 mg的剂量重新开始；④当中性粒细胞降至＜500/μl时或降至＜1000/μl伴发热≥38.5 ℃，应中断本品的治疗，每周进行全血细胞检查，如中性粒细胞恢复到≥500/μl，以3 mg/d的剂量重新开始；以后一次中性粒细胞降低至＜500/μl时，都应中断本品的治疗；如恢复，降低1 mg的剂量重新开始。

【用药须知】 1. 本品是一种严重的致畸药，妊娠期妇女和计划怀孕的妇女均绝对禁用。

2. 男性患者在整个治疗期间、暂停用药期间以及停止治疗的4周之内都应使用安全套避孕。男性患者服用本品期间不应捐献精液。

3. 治疗期间及治疗结束后1个月内，患者不能捐献血液。

4. 本品会导致显著的中性粒细胞减少和血小板减少。患者在使用本品治疗多发性骨髓瘤的前8周内，应每周进行一次全血细胞计数监测，之后则每月一次。患者可能需要暂停用药和(或)下调剂量。

5. 使用本品治疗的多发性骨髓瘤患者曾发生静脉血栓栓塞事件。接受本品治疗的患者中曾有心肌梗死的报告，特别是那些存在风险因素的患者。对存在已知风险因素(包括曾发生血栓)的患者应进行密切监测，并采取措施最大程度地降低所有可控性的风险因素(如吸烟、高血压和高脂血症)，对高风险患者可给予预防性用药。

6. 本品可导致肝功能衰竭甚至死亡，每月监测肝功能，如出现肝酶升高，应暂停用药，直至恢复，重新用药需降低剂量。

7. 服用本品的患者有出现血管神经性水肿、严重皮肤反应的报道，如出现，应永久停药。

8. 曾有在本品治疗期间出现致命性肿瘤溶解综合征的病例报道。在治疗前具有高肿瘤负荷的患者有发生肿瘤溶解综合征的风险，应对这些患者进行密切监测并采取适当的预防措施。

9. 在开始本品治疗前须考虑继发肿瘤的发生风险。在治疗前及治疗期间应使用规范癌症筛查手段以评估患者继发肿瘤的可能性并酌情予以相应治疗。

10. 本品会诱导严重的周围神经病变。因此，不能排除长期使用本品发生神经毒性的可能性。

11. 本品可导致头晕和意识混乱，应避免服用其他可导致头晕和意识混乱的药物。

【制剂】 胶囊剂：1 mg；2 mg；3 mg；4 mg。

【贮藏】 贮于 20～25 ℃，短程携带允许 15～30 ℃。

帕比司他
(panobinostat)

【CAS】 404950-80-7

【ATC】 L01XX42

【理化性状】 1. 化学名：(2*E*)-*N*-Hydroxy-3-[4-({[2-(2-methyl-1*H*-indol-3-yl) ethyl] amino} methyl)phenyl]acrylamide

2. 分子式：$C_{21}H_{23}N_3O_2$

3. 分子量：349.43

4. 结构式

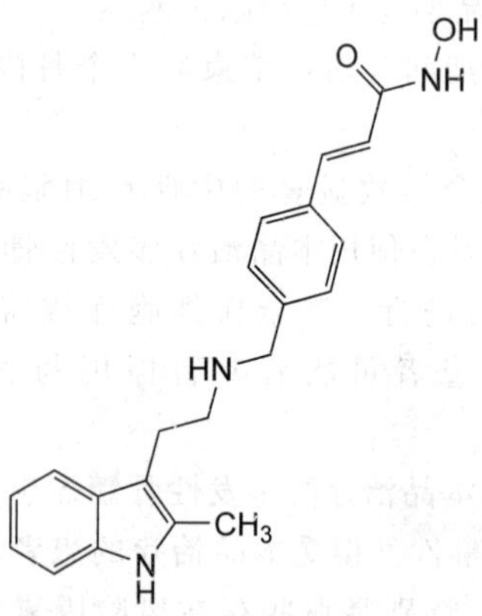

乳酸帕比司他
(panobinostat lactate)

别名：Farydak

〖理化性状〗 1. 本品为白色、浅黄色或浅棕色粉末。

2. 化学名：2-Hydroxypropanoicacid，compd. with 2-(*E*)-*N*-hydroxy-3-[4[[[2-(2-methyl-1*H*-indol-3-yl)ethyl]amino]methyl]phenyl]-2-propenamide(1∶1)

3. 分子式：$C_{21}H_{23}N_3O_2 \cdot C_3H_6O_3$

4. 分子量：439.51

【用药警示】 1. 接受本品治疗的患者中 25% 会发生严重腹泻，监测患者临床症状，根据其严重程度，可以给予抗腹泻治疗，并暂停用药、降低剂量或永久停药。

2. 接受本品治疗的患者可能出现严重的、甚至是致命性的心脏缺血事件、严重心律失常和心电图的变化。心律失常可以因电解质紊乱而加剧。在治疗前及治疗期间应加强监测电解质和心电图。

【药理作用】 本品为组蛋白乙酰化酶(HDAC)抑制剂，在纳摩尔浓度下即可抑制 HDAC 的活性。HDAC 可催化从组蛋白和一些非组蛋白的赖氨酸残基除去乙酰基团。抑制 HDAC 的活性可增加组蛋白的乙酰化，这种外遗传改变可导致核染色质的松弛，导致转录激活。在体外，本品可造成乙酰化组蛋白和其他蛋白质的积累，诱导转录细胞的细胞周期停滞和(或)凋亡。在异种移植的小鼠中，本品可导致组蛋白乙酰化水平升高。相比之下，本品对肿瘤细胞的毒性更高于对正常细胞的毒性。

【体内过程】 1. 吸收　本品口服的绝对生物利用度约为 21%。口服后 2 h 可达 C_{max}。C_{max} 和 AUC 与剂量大致呈线性。

相比空腹条件下，晚期肿瘤患者在进食高脂肪餐后服用，本品的 C_{max} 和 AUC_{0-48} 分别约增加 44% 和 16%，中位 T_{max} 亦延迟 2.5 h。

本品在水中的溶解度呈 pH 依赖性，pH 越高溶解度越低。尚未在体外或在临床试验中评估可升高胃内 pH 的药物对本品的影响，但在模拟生理为基础的药动学(PBPK)模型中未观察到升高胃内 pH 的药物对本品的吸收有明显影响。

2. 分布　本品的蛋白结合率为 90%，且与浓度无关。本品是 P-糖蛋白的底物。

3. 代谢　本品在体内被广泛代谢。主要通过还原、水解、氧化和葡糖醛酸化进行生物转化。经 CYP3A 代谢的部分占总肝脏消除的约 40%。在体外，经 CYP2D6 和 CYP2C19 途径代谢的量很小。在体外，UGT1A1、UGT1A3、UGT1A7、UGT1A8、UGT1A9 和 UGT2B4 负责本品的葡糖醛酸化。

4. 消除　单剂量口服[^{14}C]标记的本品，29%～51%给予的放射性物质随尿排出，44%～77% 随粪便排泄。随尿和粪便排泄的原药，粪便中<3.5%，尿液中<2.5%。

清除率（CL/F）约 160 L/h，终末消除 $t_{1/2}$ 约为 37 h。清除率的个体差异为 65%，也有报道，肿瘤患者长期服用蓄积率可达 2 倍。

5. 体表面积、年龄、性别、种族对本品的药动学无临床意义的影响。

轻、中度肝功能不全的患者，AUC 分别升高 43%和 105%，尚未对重度肝功能者进行研究。

轻、中度和重度肾功能不全的患者，AUC 分别升高 64%、99%和 59%，C_{max}升高的程度与 AUC 相似。

【适应证】　与硼替佐米和地塞米松合用，用于治疗多发性骨髓瘤，患者至少经 2 套包括硼替佐米和免疫调节剂的方案治疗。

【不良反应】　1. 严重不良反应包括腹泻、心脏毒性、出血、骨髓抑制、感染、肝毒性、胚胎毒性。

2. 常见不良反应包括心律失常、腹泻、恶心、呕吐、疲劳、外周水肿、发热、体重减轻、食欲缺乏。

3. 少见不良反应包括乙型肝炎、甲状腺功能减退、高血糖、脱水、液体潴留、高尿酸血症、低镁血症、头晕、头痛、晕厥、震颤、味觉障碍、心悸、低血压、高血压、体位性低血压、咳嗽、呼吸困难、呼吸衰竭、肺啰音、哮鸣音、腹痛、消化不良、胃炎、唇炎、腹胀、口干、胀气、结肠炎、胃肠疼痛、皮疹、红斑、关节肿胀、肾功能衰竭、尿失禁、寒战、失眠。

4. 实验室检查常见血小板减少、贫血、中性粒细胞减少、白细胞减少、淋巴细胞减少、肌酐升高、低血钾、低血钠、低血磷、低血钙、胆红素升高、低血钙、高血磷、高血镁。

【妊娠期安全等级】　本品可导致胎儿损害。

【禁忌与慎用】　1. 重度肝功能不全者禁用。

2. 哺乳期妇女使用时应停止哺乳。

3. 儿童用药的安全性及有效性尚未确定。

【药物相互作用】　1. 强效 CYP3A 抑制剂可升高本品的 C_{max}、$AUC_{0\text{-}48}$ 62% 和 73%，如与强效 CYP3A 抑制剂（如酮康唑、波普瑞韦、克拉霉素、考尼伐坦、茚地那韦、伊曲康唑、洛匹那韦-利托那韦、奈法唑酮、那非那韦、泊沙康唑、利托那韦、沙奎那韦、替拉瑞韦、泰利霉素、伏立康唑）合用，应降低剂量至 10 mg。

2. 服用本品期间避免使用杨桃、石榴、石榴汁、葡萄柚、葡萄柚汁，上述食物可抑制 CYP3A，导致本品的血药浓度升高。

3. 强效 CYP3A 诱导剂可降低全身暴露量约 70%，本品应避免强效 CYP3A 诱导剂合用。

4. 本品可明显升高 CYP2D6 底物的血药浓度，应避免与治疗指数窄的 CYP2D6 底物（如阿托西汀、地昔帕明、右美沙芬、美托洛尔、奈必洛尔、奋乃静、托特罗定、文拉法辛）合用。如必须合用，经监测 CYP2D6 底物的血药浓度和患者的不良反应。

5. 不推荐与抗心律失常药（包括但不限于胺碘酮、丙吡胺、普鲁卡因胺、奎宁丁、索他洛尔）、其他能导致 Q-T 间期延长的药物（包括但不限于氯喹、卤泛群、克拉霉素、美沙酮、莫西沙星、苄普地尔、匹莫齐特）合用。

【剂量与用法】　1. 本品的推荐剂量为 20 mg，口服，隔日 1 次，应在同一时间服用，空腹或餐后服用均可。与硼替佐米和地塞米松合用，具体方案见下表。

本品与硼替佐米和地塞米松合用给药方案表

第 1～8 个周期（21 d 为一个治疗周期）	治疗周期的第几天给药					治疗周期的第几天给药					第 3 周
本品	1		3		5	8		10		12	休息
硼替佐米（1.3 mg/m^2，静脉注射）	1			4		8			11		休息
地塞米松（20 mg，餐后口服）	1	2		4	5	8	9		11	12	休息
第 9～16 个周期（21 d 为一个治疗周期）											
本品	1		3		5	8		10		12	休息
硼替佐米（1.3 mg/m^2，静脉注射）	1					8					休息
地塞米松（20 mg，餐后口服）	1	2				8	9				休息

2. 如出现毒性反应，按下表降低剂量，调整幅度为 5 mg。

出现毒性反应调整剂量表

<table>
<tr><td rowspan="3">血小板减少</td><td><50×10⁹/L CTCAE 3 级</td><td><50×10⁹/L CTCAE 3 级伴出血</td><td colspan="2"><25×10⁹/L CTCAE 4 级</td></tr>
<tr><td>维持原剂量，至少每周 1 次监测血小板计数</td><td>暂停用药，至少每周 1 次监测血小板计数直至血小板计数≥50×10⁹/L，以 15 mg 的剂量重新开始</td><td colspan="2">暂停用药，至少每周 1 次监测血小板计数直至血小板计数≥50×10⁹/L，以 15 mg 的剂量重新开始</td></tr>
<tr><td>维持硼替佐米的剂量</td><td colspan="3">暂停硼替佐米直至血小板计数恢复至≥75×10⁹/L，如果仅有 1 剂未服即可恢复，以原剂量重新开始；如果须停止连续的 2 剂以上或在同一治疗周期内出现 2 次，应降低硼替佐米的剂量</td></tr>
<tr><td rowspan="3">中性粒细胞计数</td><td>ANC 为 0.75～1.0×10⁹/L，CTCAE 3 级</td><td>ANC 为 0.5～0.75×10⁹/L，CTCAE 3 级（或 2 级多次出现）</td><td>ANC<1.0×10⁹/L（CTCAE 3 级）伴发热性中性粒细胞减少</td><td>ANC<0.5×10⁹/L，CTCAE 4 级</td></tr>
<tr><td>维持本品剂量</td><td>暂停用药直至 ANC≥1.0×10⁹/L，以原剂量重新开始</td><td>暂停用药直至发热性中性粒细胞减少恢复，且 ANC≥1.0×10⁹/L，降低剂量重新开始</td><td>暂停用药直至 ANC≥1.0×10⁹/L，降低剂量重新开始</td></tr>
<tr><td colspan="2">维持硼替佐米的剂量</td><td colspan="2">暂停硼替佐米直至发热性中性粒细胞减少恢复，且 ANC≥1.0×10⁹/L，如果仅有 1 剂未服即可恢复，以原剂量重新开始；如果需停止连续的 2 剂以上或在同一周期内出现 2 次，应降低硼替佐米的剂量</td></tr>
<tr><td rowspan="2">贫血</td><td colspan="4">Hb<80 g/L CTCAE 3 级</td></tr>
<tr><td colspan="4">暂停用药直至 Hb≥100 g/L，降低剂量重新开始</td></tr>
<tr><td rowspan="3">腹泻</td><td colspan="2">中度腹泻，大便 4～6 次/日，CTCAE2 级</td><td>严重腹泻（≥7 次大便/d），须静脉补液或住院治疗，CTCAE 3 级</td><td>危及生命的腹泻，CTCAE 4 级</td></tr>
<tr><td colspan="2">暂停用药，恢复后以原剂量开始</td><td>暂停用药，恢复后降低剂量重新开始</td><td>永久停药</td></tr>
<tr><td colspan="2">可考虑暂停硼替佐米，恢复后以原剂量开始</td><td>暂停使用硼替佐米，恢复后降低剂量重新开始</td><td>永久停用硼替佐米</td></tr>
<tr><td rowspan="2">恶心或呕吐</td><td colspan="2">严重恶心 CTCAE 3/4 级</td><td colspan="2">严重或危及生命的呕吐 CTCAE 3/4 级</td></tr>
<tr><td colspan="2">暂停本品，恢复后降低剂量重新开始</td><td colspan="2">暂停本品，恢复后降低剂量重新开始</td></tr>
</table>

注：CTCAE（Common Terminology Criteria For Adverse Events）为不良反应通用标准。

3. 如出现其他 CTC3/4 级不良反应，应暂停用药，直至恢复至基线或小于 1 级后，降低剂量重新开始，如再次出现 CTC3/4 级不良反应，应暂停用药，直至恢复至基线或小于 1 级后，再次降低剂量重新开始用药。

4. 轻度肝功能不全者的推荐剂量为 15 mg，中度肝功能不全者推荐剂量为 10 mg，中度肝功能不全者应避免使用。

5. 与强效 CYP3A 抑制剂合用时的推荐剂量为 10 mg。

6. 如果漏服，在 12 h 内可以补服。

【用药须知】 1. 在治疗开始前和治疗期间，应每周至少监测一次，检测全血细胞计数，开始治疗前血小板计数应≥100×10⁹/L，ANC 应≥1.5×10⁹/L。

2. 在治疗开始前和治疗期间应监测心电图，开始治疗前 Q-TcF<450 ms，如 Q-TcF≥480 ms，应暂停本品治疗，纠正电解质异常，如不能纠正 Q-T 间期延长，则应永久停药。

3. 在治疗开始前和治疗期间，应监测电解质，包括血钾和血镁。

4. 育龄期女性在治疗期间及治疗结束至少 1 个月内应采取有效避孕措施，男性患者的性伴侣应采取有效避孕措施至治疗结束后至少 3 个月。

5. 本品可增加感染的发生率，如发生感染应进行针对性的治疗，如感染严重，可暂停本品的治疗。如患者存在活动性感染，不应开始本品的治疗。

6. 治疗前及治疗期间，应定期监测肝功能，并根据肝功能情况调整剂量。

【制剂】 胶囊剂：10 mg；15 mg；20 mg。

【贮藏】 避光贮于 20～25 ℃，短程携带允许 15～30 ℃。

索尼吉布

（sonidegib）

本品是一种 Smoothened（Smo）拮抗剂，可抑制 Hh 信号的传导通路。

【CAS】 956697-53-3

【理化性状】 1. 本品为白色至类白色粉末，几乎不溶于水。

2. 化学名：*N*-{6-[(2*R*,6S)-2,6-Dimethylmorpholin-4-yl] pyridin-3-yl}-2-methyl-4′-(trifluoromethoxy)-[1,1′-biphenyl]-3-carboxamide

3. 分子式：$C_{26}H_{26}F_3N_3O_3$

4. 分子量：485.5

5. 结构式

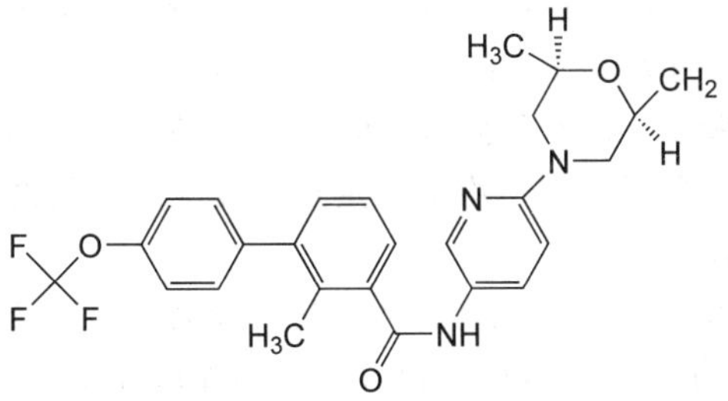

磷酸索尼吉布
(sonidegib phosphate)

别名：Odomzo

〖理化性状〗 1. 本品为白色至类白色粉末。

2. 化学名：*N*-[6-(*cis*-2,6-Dimethylmorpholin-4-yl)pyridine-3-yl]-2-methyl-4′-(trifluoromethoxy) [1,1′-biphenyl]-3 carboxamide diphosphate

3. 分子式：$C_{26}H_{26}F_3N_3O_3$，$2H_3PO_4$

4. 分子量：681.49

【用药警戒】 1. 妊娠期妇女服用本品可引起胚胎死亡或严重的胚胎发育缺陷，动物实验显示本品有胚胎和胎儿毒性，可致胎儿畸形。

2. 注意检测在初次治疗前育龄期女性的妊娠状况，建议在接受本品治疗期间及之后的至少 20 个月内育龄期妇女应采取有效的避孕措施。

3. 建议服用本品的男性在治疗期间和末次剂量后至少 8 个月使用避孕套，避免使性伴侣怀孕。

【药理作用】 本品是刺猬信号通路抑制剂，结合并抑制参与刺猬信号通路的跨膜转运平滑肌蛋白，从而抑制信号传导。

【体内过程】 1. 吸收　口服本品后，吸收低于 10%，癌症患者在空腹条件下单次服用本品(剂量在 100～3000 mg)，T_{max} 为 2～4 h。单次剂量在 100～400 mg 的范围内，AUC 和 C_{max} 与剂量呈正比，但在 >400 mg 时，则低于剂量增加的比例。口服本品 4 个月后可达到稳态，达稳时预计蓄积率为 19 倍。在 200 mg/d，1 次/日时，平均稳态血药浓度为 1030 ng/ml，$AUC_{0\text{-}24h}$ 为 22 (μg・h)/ml，C_{min} 为 890 ng/ml。高脂饮食(在 1000 卡路里中约 50%来源于脂肪)增加本品的暴露量(AUC_{inf} 和 C_{max})7.4～7.8 倍。

2. 分布　表观稳态分布容积(V_{ss}/F)约为 9166 L。在体外，本品的血浆蛋白结合率高(>97%)，且与浓度无关。体外研究表明本品不是 P-糖蛋白、多药耐药相关蛋白-2、乳腺癌耐药蛋白的底物。

3. 代谢　本品主要通过 CYP3A 代谢，循环中主要为原药(占循环钟总放射性的 36%)。

4. 排泄　本品及其代谢产物主要通过肝脏清除，吸收后的本品 70%通过粪便裂隙，30%通过肾脏排泄，在尿中未检测到原药。群体药动学模型分析本品的消除 $t_{1/2}$ 约 28 d。

【适应证】 用于治疗成年患者的局部晚期基底细胞癌(BCcr)，手术或放射治疗后复发，或不适合手术或放射治疗的患者。

【不良反应】 1. 常见不良反应包括肌痉挛、肌痛、脱发、瘙痒、味觉障碍、头痛、疲乏、疼痛、恶心、腹泻、腹痛、呕吐、体重减轻、食欲减退。

2. 实验室检查常见肌酐升高、肌酸激酶(CK)升高、高血糖、脂肪酶升高、ALT 及 AST 升高、贫血、淋巴细胞减少。

【孕期危险等级】 X。

【禁忌与慎用】 1. 妊娠期妇女禁用。

2. 本品是否经乳汁分泌尚不清楚，哺乳期妇女使用时应暂停哺乳至治疗结束 20 个月。

3. 儿童患者用药的安全性及有效性尚未明确。

【药物相互作用】 1. 强效 CYP3A 抑制剂(如酮康唑、沙奎那韦、泰利霉素、伊曲康唑、伏立康唑、泊沙康唑、奈法唑酮)可明显升高本品的血药浓度，应避免合用。

2. 中效 CYP3A 抑制剂(如红霉素、阿扎那韦、氟康唑、地尔硫䓬)可明显升高本品的血药浓度，应避免合用，如必须合用，中效 CYP3A 抑制剂的使用不能超过 14 d，并密切监测本品的不良反应，特别是肌肉骨骼的反应。

3. 中效和强效 CYP3A 诱导剂(如卡马西平、依法韦仑、莫达非尼、苯巴比妥、苯妥英钠、利福平、利福喷汀、贯叶连翘)可明显降低本品的血药浓度，应避免合用。

【剂量与用法】 1. 本品的推荐剂量为 200 mg，1 次/日，空腹口服，至少餐前 1 h 或餐后 2 h 服用。如果漏服，不必补服，按照计划服用下一次剂量。

2. 如出现严重的或不能耐受的骨骼肌反应、首次肌酸激酶(CK)升高至(2.5～10)×ULN、再次 CK 升高至(2.5～5)×ULN，应暂停用药，恢复后，重新开始治疗。

3. 如出现 CK＞2.5×ULN 伴肾功能恶化、CK＞10×ULN、再次 CK＞5×ULN、再次出现严重的或不能耐受的骨骼肌反应，应永久停药。

【用药须知】 1. 本品可导致胎儿死亡或严重的出生缺陷。在服用本品之前应排除妊娠。在治疗期间及停药后 20 个月内应采取有效的避孕措施。对于男性，即使做了输精管结扎，也须在服用本品期间及停药后 8 个月内使用避孕套，以避免性伴侣暴露于本品。

2. 用药过程中出现新的肌肉痉挛或恶化、肌肉疼痛或压痛、黑尿或尿量减少时，应及时告知医生，并通过实验室检查检测肌肉问题和肾脏功能。

3. 服用本品期间及停药 20 个月内不能捐献血液及其血液制品。

4. 服用期间及停药后 8 个月内应避免捐精。

【制剂】 胶囊剂：200 mg。

【贮藏】 贮于 25 ℃下，短程携带允许 15～30 ℃。放在儿童不能触及的地方。

西达本胺
(chidamide)

别名：爱谱沙、Epidaza

本品是全球首个获准上市的亚型选择性组蛋白去乙酰化酶口服抑制剂，也是中国首个授权美国等发达国家专利使用的原创新药。

【CAS】 743420-02-2

【理化性状】 1. 化学名：*N*-(2-Amino-5-fluorophenyl)-4-[[[1-oxo-3-(3-pyridinyl)-2-propen-1-yl]amino]methyl]-benzamide

2. 分子式：$C_{22}H_{19}FN_4O_2$

3. 分子量：390.4

4. 结构式

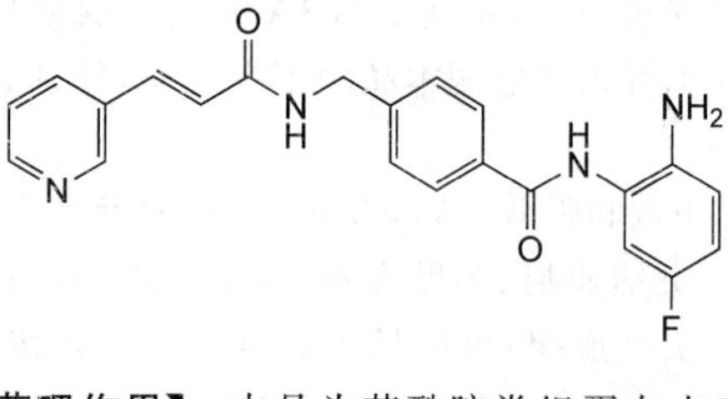

【药理作用】 本品为苯酰胺类组蛋白去乙酰化酶(histone deacetylase，HDAC)亚型的选择性抑制剂，主要针对第Ⅰ类 HDAC 中的 1、2、3 亚型和第Ⅱb 类的 10 亚型，具有对肿瘤异常表观遗传功能的调控作用。通过抑制相关 HDAC 亚型以增加染色质组蛋白的乙酰化水平而引发染色质重塑，并由此改变多条信号传递通路基因的表达(即表观遗传改变)，进而抑制肿瘤细胞周期、诱导肿瘤细胞凋亡，同时对机体细胞免疫具有整体调节活性，诱导和增强自然杀伤细胞(NK)和抗原特异性细胞毒 T 细胞(CTL)介导的肿瘤杀伤作用。本品还通过表观遗传调控机制，诱导肿瘤干细胞分化、逆转肿瘤细胞的上皮间充质表型转化(EMT)，进而恢复耐药肿瘤细胞对药物的敏感性和抑制肿瘤转移、复发。

【体内过程】 1. 吸收　在 33 例 T 细胞淋巴瘤患者中对本品的药动学进行了研究。单次餐后口服 30 mg 本品后，平均 T_{max} 约为 4 h，平均 C_{max} 约为 60 ng/ml，平均 AUC_{0-t} 约为 660(ng・h)/ml，平均终末 $t_{1/2}$ 约为 17 h。连续多次口服本品 30 mg 与单次服药相比，第 8 次服药后的 AUC_{0-t} 值平均升高 1.8 倍。进餐后服用平均暴露量是空腹服用相同剂量的 2.3 倍。

2. 分布　本品在人体内具有较大的表观分布容积，提示药物在体内广泛分布。体外研究结果表明，在 20～150 ng/ml 浓度范围，本品的蛋白结合率为 89.1%～99.3%。

3. 代谢和清除　服药后 168 h 内随尿液和粪便排出量占给药剂量的(80.2±9.5)%，绝大部分于前 72 h 排除。本品吸收后大部分经过肾脏随尿液排出，占给药剂量的(67.6±12.7)%，其中原药约为 39.4%，随粪便排出给药剂量的(12.6±7.7)%，绝大部分为原药。在人体尿液和粪便中除原药外，共发现 5 个主要代谢产物，代谢途径主要有两种，分别为不同位置的氧化和酰胺键水解。

4. 特殊人群　动物研究和人体外研究显示，肝脏是本品清除的主要途径。群体药动学研究显示，轻度肝、肾功能不全不会明显影响本品的药动学。尚缺乏中、重度肝、肾功能不全患者的药动学数据，建议相关患者谨慎服用本品。

【适应证】 用于既往至少接受过一次全身化疗的复发或难治性的外周 T 细胞淋巴瘤。

【不良反应】 1. 血液学　血小板计数减少、白细胞或中性粒细胞计数减少、血红蛋白降低。

2. 全身反应　乏力、发热、感染。

3. 胃肠道　腹泻、恶心和呕吐、肠穿孔。

4. 代谢及营养　食欲下降、低钾血症、低钙血症、乳酸酸中毒。

5. 心脏　心源性猝死、Q-Tc 间期延长、心包积液。

6. 肝脏　肝功能异常。

7. 肾脏　肾功能异常。

8. 其他不良反应　头晕、皮疹。

【禁忌与慎用】 1. 对本品或其任何成分过敏患者、妊娠期妇女、严重心功能不全患者[纽约心脏病学会(NYHA)心功能不全分级Ⅳ级]禁用本品。

2. 有活动性出血、咯血或新发血栓性疾病的患者,应避免使用本品。

3. 中、重度肝或肾功能不全的患者慎用。

4. 有 Q-Tc 间期延长病史、先天性 Q-T 延长综合征患者、正在服用抗心律失常药物或者其他可能延长 Q-Tc 药物的患者,应慎用。

5. 尚未明确本品是否可经乳汁分泌,哺乳期妇女使用时应停止哺乳。

6. 儿童用药的安全性及有效性尚未确定。

【药物相互作用】 1. 体外研究显示本品对 CYP 酶各主要亚型均无明显的抑制和诱导作用。

2. 在本品治疗期间避免同时使用对凝血功能有影响的药物。

【剂量与用法】 1. 推荐剂量为 30 mg,每周服用 2 次。2 次服药间隔不应少于 3 d(如周一和周四、周二和周五、周三和周六等),早餐后 30 min 服用。若病情未进展或未出现不能耐受的不良反应,建议持续服药。

2. 在使用本品前,应进行血常规检查,相关指标满足以下条件方可开始用药:中性粒细胞绝对值≥1.5×10^9/L,血小板≥75×10^9/L,血红蛋白≥9.0 g/dl。

3. 用药期间需定期检测血常规(通常每周一次)。在用药过程中应根据不良反应情况调整用药,包括暂停用药并对症处理、降低剂量或停止本品治疗。针对血液学及非血液学不良反应的剂量调整原则如下。

(1) 血液学不良反应的处理和剂量调整:①出现 3 级或 4 级中性粒细胞减少(中性粒细胞计数<1.0×10^9/L)时,暂停用药。如果出现 3 级中性粒细胞减少伴体温高于 38.5 ℃或 4 级中性粒细胞减少,则应给予 G-CSF 等细胞因子治疗。应定期检测血常规(隔天一次或至少每周两次),待中性粒细胞绝对值恢复至≥1.5×10^9/L,并经连续两次检查确认,可继续本品治疗。如之前的不良反应为 3 级,恢复用药时可采用原剂量或剂量降低至一次 20 mg;如此前的不良反应为 4 级,恢复用药时剂量应降低至一次 20 mg;②出现 3 级或 4 级血小板减少(血小板计数<50.0×10^9/L)时,暂停用药,给予白介素 11 或促血小板生成素(TPO)治疗;如血小板计数<25.0×10^9/L 或有出血倾向时,应考虑给予成分输血治疗。应定期检测血常规(隔天一次或至少每周两次),待血小板恢复至≥75.0×10^9/L,并经连续两次检查确认,可继续本品治疗:如之前的不良反应为 3 级,恢复用药时可采用原剂量或剂量降低至一次 20 mg;如此前的不良反应为 4 级,恢复用药时剂量应降低至一次 20 mg;③出现 3 级或 4 级贫血(血红蛋白降低至<8.0 g/dl)时,暂停用药,使用红细胞生成素(EPO)治疗;当血红蛋白<5.0 g/dl 时,应给予成分输血。应定期检测血常规(隔天一次或至少每周两次),待血红蛋白恢复至≥9.0 g/dl,并经连续两次检查确认,可继续本品治疗:如之前的不良反应为 3 级,恢复用药时可采用原剂量或剂量降低至一次 20 mg;如之前的不良反应为 4 级,恢复用药时剂量应降低至一次 20 mg;④针对以上血液学不良反应进行处理和剂量降低后,如果再次出现 4 级血液学不良反应或 3 级中性粒细胞减少伴体温高于 38.5 ℃,应永久停止本品治疗。

(2) 非血液学不良反应的处理和剂量调整,如果出现 3 级非血液学不良反应,应暂停用药并给予对症治疗。应根据具体不良反应情况,定期进行相关项目的检查和监测,待不良反应缓解至≤1 级时可恢复用药,但剂量应降低至一次 20 mg。如降低剂量后再次发生≥3 级不良反应,应停止治疗。用药过程中如果出现 4 级非血液学不良反应,应永久停止本品治疗。

【用药须知】 1. 服用本品治疗时,可能会出现血小板计数减少、白细胞计数减少、血红蛋白浓度降低等血液学不良反应。建议每周进行一次血常规检查。当出现≥3 级血液学不良反应时,应进行对症处理和暂停用药,至少隔天进行一次血常规检查,待相关血液学不良反应缓解至用药条件后可以恢复用药。

2. 在服用本品前,如果 γ-GT、ALT 或 AST>2.5×ULN,建议暂缓用药,待相关指标降至正常值时再进行首次药物服用。在用药过程中应至少每 3 周检测一次肝功能相关指标,如果出现≥3 级肝功能指标异常,需暂停用药,进行对症治疗,增加肝功能指标检查频率,直至不良反应缓解至≤1 级或用药前水平,恢复用药时应减量使用。

3. 建议在用药过程中应至少每 3 周检测一次肾功能指标,如果某一项肾功能检测指标出现≥3 级异常情况,应暂停用药,进行对症处理,增加相关肾功指标检查频率,直至不良反应缓解至≤1 级或用药前水平,恢复用药时应减量使用。

4. 在Ⅱ期临床试验中,1 例经多疗程放疗和化疗治疗后复发的 NK/T 鼻型患者,在服药前出现高热、双手臂肿胀并逐渐加重,服用本品 3 次后仍持续高热且双臂肿胀疼痛加重,突发呼吸急促并加重,5 h 后呼吸心搏骤停,分析认为心源性猝死可能性大。由于缺乏相关检查数据,尚无法确定死亡与服用本品的关系。在本品用药过程中,应定期进行心脏安全性相关指标监测,包括不仅限于心电图和心脏超声检查等。

5. 本品可导致 Q-Tc 间期延长，建议在首次服用本品前，如果血钾、血钙或血镁检查指标异常，则应在相关指标恢复至正常后方可用药。在本品用药过程中，建议每 3 周进行一次心电图和电解质检查。如出现 Q-Tc＞500 ms，应暂停用药，增加心电图检查频率，待异常缓解或排除后，降低剂量重新开始。

6. 服用本品的患者可能出现少量或极少量心包积液，不伴有临床症状，建议在本品用药过程中，每 6 周进行一次心脏超声检查，以便对心包积液情况进行监测。如出现较严重的异常，应暂停用药，增加心脏超声检查频率，待异常缓解或排除，并咨询心脏专科医生的意见后，降低剂量重新开始。

7. 在本品用药过程中，应注意是否出现发热或呼吸道、泌尿道、皮肤等各系统感染症状，如有症状应尽快进行相应检查和对症治疗。

8. 目前尚不明确静脉血栓与服用本品的关系。与本品作用机制相似的药物已有导致血栓栓塞事件的报道，建议在本品用药过程中，注意血栓发生的可能。如出现血栓相关症状或体征，应及时诊断和治疗，医生可根据综合情况，做出继续服用或停用本品的决定。

9. 本品可能会对男性生殖能力产生一定的不良影响。男性患者在接受本品治疗期间及治疗后 3 个月内，应避免生育计划。

【制剂】 片剂：5 mg。

【贮藏】 遮光、密封，贮于 25 ℃以下。

血卟啉

(hematoporphyrin)

别名：喜泊分

【CAS】 14459-29-1

【理化性状】 1. 化学名：7，12-Bis(1-hydroxyethyl)-3，8，13，17-tetramethyl-21*H*，23*H*-porphine-2，18-dipropanoic acid

2. 分子式：$C_{34}H_{38}N_4O_6$

3. 分子量：598.69

4. 结构式

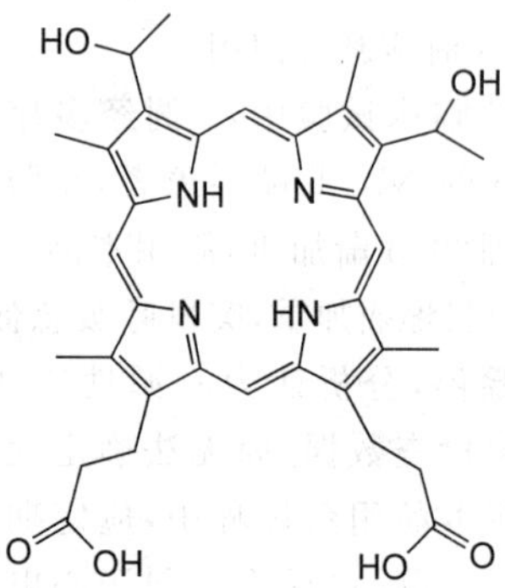

【药理作用】 本品和激光联合应用，能杀伤癌细胞。

【适应证】 本品适用于治疗口腔、膀胱等部位及浅表癌症。

【不良反应】 个别患者可出现暴露部位红肿、严重恶心，部分患者可出现一过性肝、肾功能损伤。

【禁忌与慎用】 1. 皮肤划痕试验阳性者禁用。

2. 肿瘤晚期，并有扩散至其他部位者禁用。

3. 光导纤维不能到达的深部肿瘤禁用。

4. 儿童、妊娠期妇女及哺乳期妇女的用药安全性尚未明确。

【药作相互作用】 本品不可与局部使用的氟尿嘧啶同时使用。

【剂量与用法】 用药前将冻结药品置室温避光下溶化，取原液在患者前臂作皮肤划痕试验，观察 15 min，如无红肿硬结，则按体重一次 5 mg/kg 加入 0.9%氯化钠注射液 250 ml 中行静脉滴注。经 48～72 小时，观察荧光并进行激光治疗，如需进行第 2 次治疗，应相隔 1 个月。

【用药须知】 1. 本品只能在有条件的医疗单位内使用，用药后患者应严格避光 1 个月。以免在曝光部位产生红肿、色素沉着等光敏反应，一旦发生，可给予抗过敏药物及外用皮质激素。

2. 临床用药时必须注意控制给药剂量和次数，密切观察肝、肾功能及红细胞的变化。

【制剂】 注射液：25 mg/5 ml；100 mg/20 ml。

【贮藏】 遮光、密闭，0 ℃以下保存。

米哚妥林

(midostaurin)

别名：Rydapt

本品为口服多激酶抑制剂。

【CAS】 120685-11-2

【ATC】 L01XE39

【理化性状】 1. 化学名：*N*-[(2*S*，3*R*，4*R*，6*R*)-3-Methoxy-2-methyl-16oxo-29-oxa-1，7，17- triazaoctacyclo[12.12.2.12，6.07，28.08，13.015，19.020，27.021，26] nonacosa-8，10，12，14，19，21，23，25，27nonaen-4-yl]-*N*-methylbenzamide

2. 分子式：$C_{35}H_{30}N_4O_4$

3. 分子量：570.64

4. 结构式

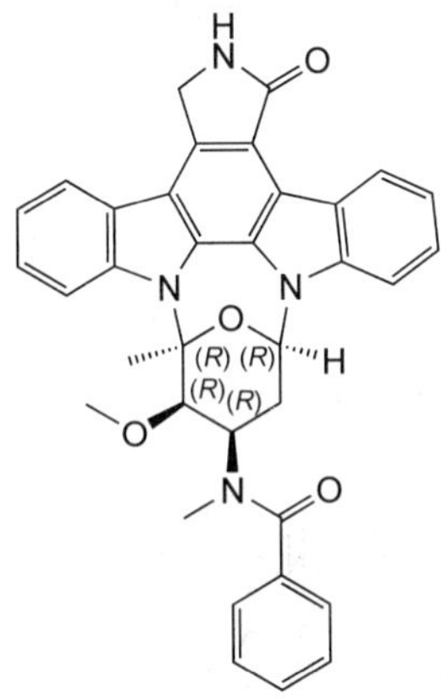

【药理作用】 本品为多种酪氨酸受体激酶抑制剂。体外实验显示本品及活性代谢产物 CGP62221 和 CGP52421 对野生型 FLT_3、突变型 FLT_3（ITD 和 TKD）、KIT（野生型和 D816V 突变型）、PDGFRα/β 和 $VEGFR_2$ 的活性均有抑制作用。本品可抑制 FLT_3 受体发信号和细胞增殖，从而诱导表达 ITD 和 TKD 突变 FLT_3 的或过度表达 FLT_3 和 PDGF 的白细胞凋亡。本品还可抑制 KIT 发信号、细胞增殖及细胞凋亡引起的肥大细胞释放组胺。

【体内过程】 1. 吸收　空腹口服本品，T_{max} 为 1～3 h，进食标准餐、高脂肪餐后服用本品 AUC 较空腹时分别增加 1.2 倍和 1.6 倍，而 C_{max} 分别降低 20%和 27%，T_{max} 延迟至 2.5～3 h。本品的药动学呈时间依赖性，C_{min} 在服用本品的 1 周内升高，然后降低，28 d 达稳态。CGP62221 的药动学与原药相似，CGP52421 的血药浓度在 1 个月后呈持续升高的趋势。

2. 分布　本品的表观分布容积为 95.2 L（31%）。体外实验显示，本品主要分布于血浆中，本品及活性代谢产物的蛋白结合率均大于 99.8%，本品主要与 $α_1$-酸性糖蛋白结合。

3. 代谢　本品主要经 CYP3A4 代谢。循环中 CGP62221 和 CGP52421 分别占总放射性的(28±2.7)%和(38±6.6)%。

4. 消除　本品、CGP62221 和 CGP52421 的 $t_{1/2}$ 分别为 21 h、32 h 和 482 h，粪便中回收 95%给药的剂量，91%为代谢产物，4%为原药。尿中仅回收 5%的给药剂量。

【适应证】 1. 用于治疗 FLT3 突变阳性的急性髓性白血病（AML）。与阿糖胞苷和柔红霉素诱导、阿糖胞苷巩固治疗合用。

2. 用于治疗进展性系统性肥大细胞增多症（ASM）、系统性肥大细胞增多症伴血液肿瘤（SM-AHN）、肥大细胞白血病（MCL）。

【不良反应】 1. 严重不良反应为肺毒性。

2. 常见恶心、呕吐、口腔黏膜炎、痔疮、便秘、腹痛、发热性中性粒细胞降低、瘀斑、头痛、骨骼肌痛、关节痛、鼻衄、设备相关性感染、上呼吸道感染、活化凝血活酶时间延长、多汗、肾功能受损、失眠。

3. 少见蜂窝织炎、真菌感染、血尿酸升高、震颤、眼睑水肿、高血压、心包积液、皮肤干燥、血栓形成。

4. 实验室检查常见淋巴细胞减少、白细胞减少、贫血、血小板减少、中性粒细胞减少、高血糖、碱性磷酸酶升高、低血钙、脂肪酶升高、血尿酸升高、γ-GT 升高、转氨酶升高、低血钠、胆红素升高、低蛋白血症、低血钾、血肌酐升高、低血镁、低血磷、高血钾、淀粉酶升高。

【孕期安全等级】 根据其作用机制，本品对胎儿有害。

【禁忌与慎用】 1. 孕妇禁用。

2. 尚不清楚是否分泌至乳汁中，鉴于其严重的不良反应，哺乳期妇女使用时应停止哺乳至治疗结束后至少 4 个月。

3. 儿童用药的安全性与有效性尚未确定。

4. 对本品过敏者禁用。

【药物相互作用】 1. 在合用的第 1 周，强效 CYP3A 抑制剂可明显升高本品的血药浓度，应尽量避免合用，如必须合用，对于 SM 患者在第 1 周时，应密切监测毒性，对于 AML 在每个治疗周期均应密切监测毒性。

强效 CYP3A 抑制剂包括波普瑞伟、克拉霉素、可比司他、考尼伐坦、利托那韦及含有其的复方制剂、地尔硫䓬、西柚汁、艾代拉里司、伊曲康唑、酮康唑、奈法唑酮、奈非那韦、泊沙康唑等。

2. 强效 CYP3A 诱导剂（如利福平、卡马西平、苯妥英、贯叶连翘等）可明显降低本品的血药浓度，导致治疗失败，禁止合用。

【剂量与用法】 1. AML 推荐剂量为 50 mg，2 次/日，进餐时服用。在阿糖胞苷和柔红霉素诱导的治疗周期的第 8～21 d 服用、在大剂量阿糖胞苷巩固治疗的第 8～21 d 服用。

2. ASM、SM-AHN 和 MCL 的推荐剂量为 100 mg，2 次/日，进餐时服用。如出现严重不良反应根据下表调整剂量。

根据不良反应调整剂量表

毒性或不良反应	剂量调整方案
非 MCL 患者 ANC＜$1×10^9$/L，或基线 ANC 为 0.5～$1.5×10^9$/L，经本品治疗后 ANC＜$0.5×10^9$/L	暂停用药直至 ANC 恢复至≥$1×10^9$/L，以 50 mg，2 次/日的剂量重新开始，如能耐受可增加剂量至 100 mg，2 次/日，如果 ANC 降低持续＞21 d，应永久停用本品

续表

毒性或不良反应	剂量调整方案
非 MCL 患者血小板计数＜50×10^9/L，基线血小板计数 50～75×10^9/L，经本品治疗后基线血小板计数＜25×10^9/L	暂停用药，直至血小板计数恢复至≥50×10^9/L，以 50 mg，2 次/日的剂量重新开始，如能耐受可增加剂量至 100 mg，2 次/日，如果血小板计数降低持续＞21 d，应永久停用本品
非 MCL 患者血红蛋白＜80 g/L，或基线血红蛋白为 80～100 g/L，经本品治疗后发生危及生命的贫血	暂停用药，直至血红蛋白恢复至≥80 g/L，以 50 mg，2 次/日的剂量重新开始，如能耐受可增加剂量至 100 mg，2 次/日，如果血红蛋白降低持续＞21 d，应永久停用本品
尽管给予止吐药，仍出现 3 或 4 级恶心、呕吐	暂停用药 3 d，以 50 mg，2 次/日的剂量重新开始，如能耐受可增加剂量至 100 mg，2 次/日
3 或 4 级非血液学毒性	暂停用药，直至毒性恢复至≤2 级，以 50 mg，2 次/日的剂量重新开始，如能耐受可增加剂量至 100 mg，2 次/日

【用药须知】 1. 本品可导致严重的恶心、呕吐，服用本品前应给予止吐药。

2. 本品应尽量间隔 12 h 服用，胶囊剂应整粒吞服，如果漏服，或服药时发生呕吐，不必补服，按预定时间服用下次剂量。

3. 与其他能延长 Q-T 间期的药物合用时，应监测心电图。

4. 本品有胚胎毒性，治疗期间及治疗结束后至少 4 个月，育龄期妇女及男性患者的性伴侣应采取有效的避孕措施。

5. 本品有肺毒性，可导致间质性肺炎，如发现间质性肺炎的症状和体征，应立即停药。

【制剂】 胶囊剂：25 mg。

【贮藏】 防潮，贮于 20～25 ℃，短程携带允许 15～30 ℃。

文尼克垃

(venetoclax)

别名：Venclexta

本品为 BCL-2 抑制剂，2016 年 4 月 11 日美国 FDA 批准上市。

【CAS】 1257044-40-8

1. 本品为黄色或暗黄色固体。

2. 化学名：4-(4-{[2-(4-Chlorophenyl)-4,4-dimethyl-1-cyclohexen-1-yl]methyl}-1-piperazinyl)-*N*-({3-nitro-4-[(tetrahydro-2*H*-pyran-4-ylmethyl)amino]phenyl}sulfonyl)-2-(1*H*-pyrrolo[2,3-*b*]pyridin-5-yloxy)benzamide

3. 分子式：$C_{45}H_{50}ClN_7O_7S$

4. 分子量：868.44

5. 结构式

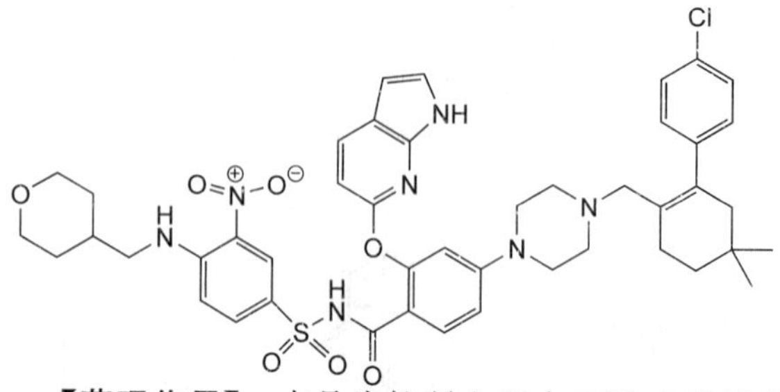

【药理作用】 本品为抑凋亡蛋白 BCL-2 的选择性抑制剂。慢性淋巴细胞性白血病细胞存在 BCL-2 过度表达。BCL-2 能介导肿瘤细胞的生存以及对其他化疗药物的耐药性。本品通过直接与 BCL-2 蛋白结合，置换促凋亡蛋白如 BIM，触发线粒体外膜通透性，活化半胱天冬酶，帮助恢复细胞凋亡的过程。在非临床实验中，本品对表达 BCL-2 的肿瘤具有细胞毒性。

【体内过程】 1. 吸收　本品的剂量在 150～800 mg 之间时，稳态 AUC 与剂量成正比。餐后口服，其 T_{max} 约为 5～8 h，低脂肪餐后服用本品 400 mg，稳态 C_{max} 为 2.1±1.1 μg/mL，AUC_{0-24} 为 32.8± 16.9(μg・h)/ml。较空腹而言，低脂肪餐可升高本品的暴露量 3.4 倍，高脂肪餐可升高 5.1～5.3 倍。

2. 分布　本品的蛋白结合率＞99%，表观分布容积为 256～321 L，血液与血浆的浓度比为 0.57。

3. 代谢　本品主要经 CYP3A4/CYP3A5 代谢，M27 为血浆中的主要代谢产物，其生物活性低于原药的 1/58。

4. 排泄　本品的 $t_{1/2}$ 为 26 h。给予放射性标记的本品，＞99.9%的放射性物质随粪便排泄，其中原药占给药剂量 20.8%。

【适应证】 用于治疗 17 p 缺失的慢性淋巴细胞白血病。

【不良反应】 1. 严重不良反应包括肿瘤溶解综合征、中性粒细胞减少。

2. 临床试验中发现的不良反应按系统分列如下。

(1) 血液与淋巴系统　中性粒细胞减少、贫血、血小板减少、发热性中性粒细胞减少。

(2) 胃肠道　腹泻、恶心、呕吐、便秘。

(3) 整体感觉　疲乏、发热、外周水肿。

(4) 感染　上呼吸道感染、肺炎。

(5) 代谢与营养　低血钾。

(6) 肌肉与骨骼　腰痛。

(7) 中枢神经系统　头痛。

(8) 呼吸系统　咳嗽。

3. 实验室检查　低血钾、低血磷、低血钙、尿酸升高。

【妊娠期安全等级】 根据其机理本品有胚胎毒性。

【禁忌与慎用】 1. 尚未明确本品是否可经乳汁分泌，哺乳期妇女使用本品时应停止哺乳。

2. 儿童用药的安全性和有效性尚未明确。

3. 重度肾功能不全(Ccr ＜30 ml/min)患者的安全性尚未明确。

4. 重度肝功能不全者的安全性尚未明确。

【药物相互作用】 1. 中、强效 CYP3A 抑制剂及 P-糖蛋白抑制剂(如红霉素、环丙沙星、地尔硫䓬、决奈达隆、氟康唑、胺碘酮、红霉素、环孢素、非洛地平、替格瑞洛等)可明显升高本品的血药浓度，应根据剂量与用法中的方法调整剂量。

2. 服用本品期间应避免服用葡萄柚汁、杨桃及酸橙。

3. 中、强效 CYP3A 诱导剂(如卡马西平、苯妥英、利福平及贯叶连翘)可明显降低本品的血药浓度，应避免合用。

4. 本品可升高华法林的 C_{max} 和 AUC 18%～28%，与华法林合用时，应密切监测 INR 值。

5. 体外实验显示，本品可降低 P-糖蛋白底物在小肠的吸收，本品应尽量避免与治疗窗窄的药物合用，如必须合用，P-糖蛋白底物应在至少在服用本品前 6 h 服用。

【剂量与用法】 1. 开始本品治疗前，应检测确定患者是否存在 17 p 突变。本品应在每天同一时间饭后服用，片剂应整片吞服。第 1 周剂量为 20 mg，1 次/日，第 2 周增加至 50 mg，第 3 周增加至 100 mg，第 4 周增加至 200 mg，从第 5 周起剂量为 400 mg。

2. 如出现毒性，应按表“发生毒性时的处理方案”中所示处理。

3. 在剂量提升阶段，禁止与强效 CYP3A 抑制剂合用，在提升至最大剂量后，尽量避免与强效 CYP3A 抑制剂合用，如不能避免，应最少降低剂量 75%。在停用强效 CYP3A 或 P-糖蛋白抑制前 2～3 d，恢复本品的剂量。

4. 应避免与中效 CYP3A 或 P-糖蛋白抑制合用，如不能避免，应至少降低剂量 50%，在停用中效 CYP3A 或 P-糖蛋白抑制前 2～3 d，恢复本品的剂量。

5. 如果漏服不超过 8 h，应尽快补服；如果超过 8 h，则不用补服，第 2 d 按原定时间服用。

【用药须知】 1. 本品可迅速缩小肿瘤，可导致肿瘤溶解综合征。患者治疗前及治疗中应采取预防措施，包括多饮水，给予抗尿酸药。应监测患者血液生化检测，如有异常应立即纠正。必要时可暂停用药。

2. 本品治疗前、治疗中及治疗后，不可接种减毒活疫苗，治疗结束后 B 细胞正常时方可接种。

3. 育龄期女性在治疗前应排除妊娠，治疗期间应采取有效避孕措施。

发生毒性时的处理方案

毒性及其分级	处　理
一次血液生化检查或症状提示肿瘤溶解综合征	暂停第 2 d 的剂量，如在停药 24～48 h 内缓解，以原剂量重新开始
	血液生化检查需 48 h 以上缓解，降低剂量重新开始。剂量在≥200 mg 时发生毒性时，应降低剂量 100 mg，剂量在 100 mg 时，降低剂量至 50 mg，剂量在 50 mg 时，降低剂量至 20 mg，剂量在 20 mg 时，降低剂量至 10 mg。在剂量升高阶段，降低的剂量应维持 1 周后提升剂量
	一次出现肿瘤溶解综合征的临床症状，缓解后，降低剂量重新开始，剂量调整方法同上
首次发生 3 或 4 级非血液学毒性	暂停用药，恢复至≤1 级后，以原剂量重新开始
第 2 次及以后 3 或 4 级非血液学毒性	暂停用药，缓解后，降低剂量重新开始，剂量调整方法同上
首次发生 3 或 4 中性粒细胞减少伴感染或发热，或 4 级血液学毒性(不包括淋巴细胞减少)	暂停用药，如临床需要可给予 G－CSF，恢复至≤1 级后，以原剂量重新开始
第 2 次及以后发生 3 或 4 级中性粒细胞减少伴感染或发热，或 4 级血液学毒性(不包淋巴细胞减少)	暂停用药，如临床需要，可考虑使用 G－CSF，恢复至≤1 级后，降低剂量，剂量调整方法同上

注：对于剂量降低至 100 mg 以下超过 2 周的患者应考虑停用本品。

【制剂】 片剂:10 mg;50 mg;100 mg。

【贮藏】 贮于 30 ℃以下。

马蔺子素

(irisquinone)

【CAS】 56495-82-0

【理化性状】 1. 化学名:6-甲氧基-2-△$^{10'}$-顺十七烯-1,4-苯醌

2. 分子式:$C_{24}H_{38}O_3$

3. 分子量:374.56

4. 结构式

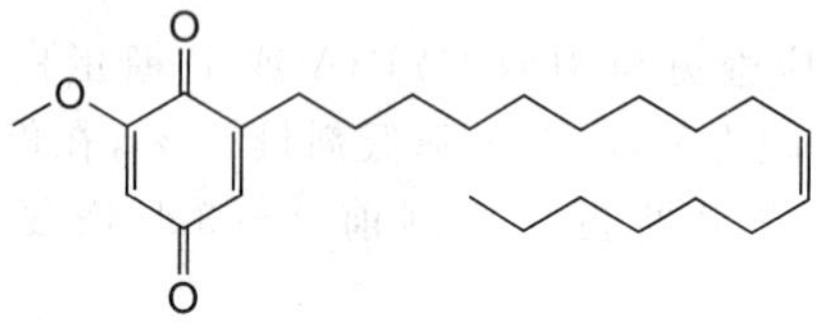

【药理作用】 本品为放射增敏剂,对人宫颈癌、小鼠艾氏腹水瘤、小鼠淋巴细胞白血病等细胞株、荷瘤动物肿瘤及乏氧细胞的生长有放射增敏作用。其作用机制为:抑制恶性肿瘤细胞呼吸,降低耗氧量;选择性降低恶性肿瘤细胞内谷胱甘肽含量;抑制恶性肿瘤细胞 DNA 合成及断裂后的修复;阻滞恶性肿瘤细胞生长周期于对射线敏感的 G_1 期。

【体内过程】 带瘤小鼠口服本品后其血药浓度呈双室模型,$t_{1/2\alpha}$ 为 0.096 h,$t_{1/2\beta}$ 为 73.72 h,分布容积为 0.150 L,表明本品吸收速度快,消除时间长;组织分布情况表明,本品在消化道内滞留时间长,12 h 时瘤体内放射性最高,24 h 时血药浓度仍维持在该水平,肺和胸腺中也有较高放射性,脑和肌肉最低。本品一次给药后,半小时后尿中已有较高放射性排出,24 h 后粪及尿中的排出率分别为 14.8% 和 30.3%。

【适应证】 本品为放射增敏剂,用于放射治疗的肺癌、食道癌和头颈部癌等的放射治疗。

【不良反应】 部分患者有轻度胃肠道反应,如恶心、呕吐、腹泻等,其发生率较单纯放射治疗时高,一般不影响继续用药,个别反应患者,可减量或对症治疗,饭后服用可减轻胃肠道反应。

【剂量与用法】 饭后口服,2 次/日,一次 110 mg,分别于放疗前、后服用。小儿酌减。本品应在接受放疗前 2～3 d 开始服用,连续服用直至放疗结束。

【用药须知】 1. 在放疗期间应持续服药,以免影响疗效。

2. 因本药可引起恶心、呕吐、腹泻,建议从小剂量开始服用(55～110 mg/d);若出现以上反应可对症治疗,对症治疗药物不影响本品的疗效。

3. 本品宜饭后服用,以减少胃肠反应发生。

【制剂】 胶囊剂:55 mg。

【贮藏】 避光,密闭,在阴凉干燥处保存。

甲基斑蝥胺

(methylcantharidinimide)

本品为斑蝥素的衍生物。

【CAS】 76970-78-0

【理化性状】 1. 本品为白色针状结晶,无臭;易溶于三氯甲烷、丙酮、乙酸乙酯;可溶于乙醇、热水;微溶于水、石油醚。

2. 化学名:(3a*S*,4*R*,7*S*,7a*R*)-2,3a,7a-Trimethyl-4,5,6,7-tetrahydro-octahydro-1*H*-4,7-poxyisoindole-1,3-dione

3. 分子式:$C_{11}H_{15}O_3N$

4. 分子量:209.24

5. 结构式

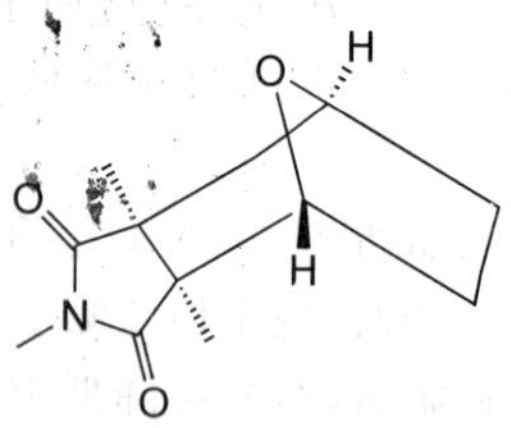

【药理作用】 本品对多种动物移植性肿瘤都有抑制作用,抗瘤谱较广。其主要作用机制是干扰核酸和蛋白质合成,从而抑制肿瘤细胞的生长繁殖;同时能增强巨噬细胞的吞噬功能并抑制抗体生成,对机体免疫功能有一定的影响。

【体内过程】 本品口服易被吸收,生物利用度为 87.9%,在小鼠体内的分布以肝、胆内最多,肿瘤组织亦有较高浓度,$t_{1/2}$ 为 43.3 min,主要随尿排泄。

【适应证】 用于原发性肝癌。

【不良反应】 1. 胃肠道反应 恶心、呕吐、食欲不振等。

2. 泌尿道反应 尿频、尿急、尿痛等膀胱刺激症状,尿液镜检可见红细胞、白细胞或管型尿。

【禁忌与慎用】 1. 对本品过敏者禁用。

2. 肾功能不全患者禁用。

3. 妊娠期妇女及哺乳期妇女慎用。

【剂量与用法】 口服,3～4 次/日,一次 50～100 mg,1～3 个月为 1 疗程,最大剂量为 200～400 mg/d。

【用药须知】 1. 如出现不良反应,停药 1～2 周不良反应即可自行消失。

2. 对原发性肝癌疗效比氟尿嘧啶、斑蝥素高，毒性亦较低。单用本品治疗肝癌、小剂量半年生存率为18.9%，大剂量为57.1%。

3. 与氟尿嘧啶、塞替派合用可使肝癌患者的生存率提高到66.7%。

4. 泌尿系统疾病的患者，易出现尿路刺激，应注意多饮水，并经常检查尿常规。

【制剂】 片剂：10 mg；25 mg。

【贮藏】 避光，密封，阴凉干燥处保存。

亚胺醌

(diaziquone)

别名：癌抑散、环胺醚醌、地丫醌、二胺醌

【CAS】 56-10-0

【理化性状】 1. 本品为粉红色或棕红色疏松状或块状粉末。

2. 化学名：3,6-Bis(carboxyamino)-2,5-diaziridinyl-1,4-benzoquinone

2. 分子式：$C_{16}H_{20}N_4O_6$

3. 分子量：364.35

4. 结构式

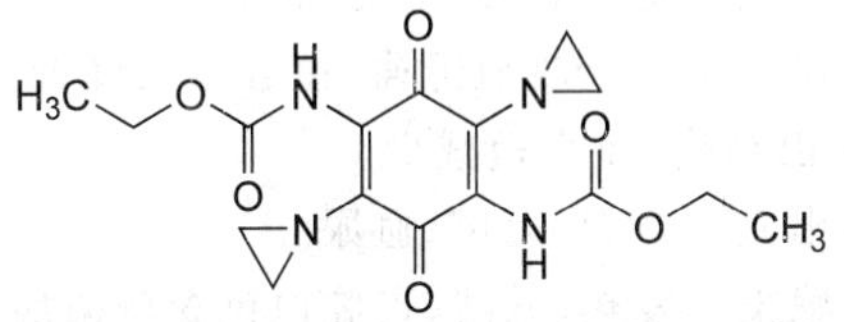

【药理作用】 本品为乙烯亚胺类化合物。实验证明，其对多种小鼠、大鼠移植性肿瘤有效。本品具有脂溶性，可透过血-脑屏障进入中枢神经系统，与其他烷化剂一样具有烷化及DNA交连作用。本品在乏氧细胞的NADPH酶系统中还原的速度较在富氧细胞中更为迅速，因此本品和丝裂霉素一样具有生物还原性烷化作用(bioreductive alkylation)。此外，本品在体外与星状细胞瘤细胞一起培养，则可使该细胞的线粒体受损。

【适应证】 对原发性脑瘤有一定疗效，并可减少急性白血病患者脑脊液中恶性细胞数，亦可作为放疗增敏剂与放疗合用。

【体内过程】 静脉注射后广泛分布于肝、肾、前列腺、膀胱、卵巢，亦可达到胸、腹腔，极少通过血-脑屏障。$t_{1/2}$为2 d以上，若合用利尿剂$t_{1/2}$可明显缩短。本品主要由肾排泄，通过肾小球过滤或部分由肾小管分泌，用药后96 h内25%～45%随尿排出。腹腔内注射后腔内器官浓度为静脉给药的2.5～8.0倍。

【不良反应】 骨髓抑制，可见白细胞及血小板减少，并可引起恶心、呕吐等胃肠道症状，少数患者可出现肝功能损害。

【禁忌与慎用】 1. 肾功能不全的患者及妊娠期妇女禁用。

2. 老年患者肾小球滤过率及肾血浆流量减少，药物排泄率减低，故慎用。如肾功能正常，可给予全量的70%～90%。

3. 哺乳期妇女的安全性及有效性尚未明确。

【剂量与用法】 10 mg/d，加入0.9%氯化钠注射液10～20 ml中，行静脉注射。总量200～400 mg为一疗程。或40 mg/m²，每3周1次。

【用药须知】 1. 治疗期间监测外周血常规、肝、肾功能、末梢神经毒性及听力表现等变化，必要时减少剂量或停药，并进行相应的治疗。

2. 避免合用有肾毒性或耳毒性的药物，如氨基糖苷类抗生素、两性霉素B、头孢噻吩、呋塞米等。

3. 静脉滴注时需避光。

【制剂】 注射剂(粉)：10 mg。

【贮藏】 避光，密闭保存。

2.12 放射性抗肿瘤药

二氯化镭223

(Ra223 dichloride)

别名：Xofigo

本品为放射性治疗药物。

【CAS】 444811-40-9

【ATC】 V10XX03

【药理作用】 本品的活性来自于发射的α粒子的同位素镭223，同位素镭223能模拟钙在骨转换区与骨内矿物质羟磷灰石形成复合物，如在骨转移肿瘤中。α粒子发射的高线性能量(80 keV/μm)可导致临近细胞中双链DNA的断裂，而产生对骨转移肿瘤的抗肿瘤作用。来自本品的α粒子<100 μm(<10个细胞的直径)，故对周围正常组织损伤有限。

【体内过程】 本品注射后，镭223迅速从血液中清除，主要分布于骨骼，或分泌进入肠道。注射后15 min，血浆中的放射性剩余约20%，4 h后剩余5%，24 h后剩余不足1%。注射后10 min可在骨骼和小肠中检测到放射性物质。注射后4 h骨骼与小肠的放射性物质各占61%和49%。其他器官，如心脏、肝、肾、膀胱及脾未见对放射性物质的摄取。

【适应证】 用于症状性骨转移和无已知内脏转移的去势抵抗性前列腺癌患者的治疗。

【不良反应】 临床试验中的不良反应有全血细胞减少、恶心、呕吐、腹泻、外周水肿、肾损害甚至肾功能衰竭、贫血、白细胞减少、淋巴细胞减少、血小板减少、中性粒细胞减少、脱水、注射部位反应。

【妊娠期安全等级】 X。

【禁忌与慎用】 1. 本品禁用于女性。

2. 儿童用药的安全性及有效性尚未确定。

3. 肝功能不全患者慎用。

【药物相互作用】 尚未进行与其他药物相互作用的研究。

【剂量与用法】 1. 推荐剂量为 50 kBq/kg，间隔 4 周注射 1 次，经 1 min 静脉缓慢注射。共注射 6 次。

2. 注射本品前后，用 0.9% 氯化钠注射液冲洗输液管道。

【用药须知】 1. 本品为放射性药品，运输和储存应遵守有关规定。

2. 使用本品患者的排泄物，包括呕吐物，可对他人造成影响，患者应单独使用卫生间，一次使用完，应多次冲洗。

3. 本品可使患者长期处于放射线下，有导致肿瘤和遗传缺陷的可能。

4. 本品可导致骨髓抑制，尽管给予支持治疗，仍出现危及生命的并发症，应停药。

5. 本品与化疗联合使用的安全性及有效性尚未确定。

6. 治疗期间，具有生育能力的男性患者的性伴侣应采取有效的避孕措施，一直到本品治疗结束后至少 6 个月。

【制剂】 注射剂：6000 kBq/6 ml。

【贮藏】 贮于 40 ℃以下，原包装或辐射性防护包装内储存。

钐^{153}乙二胺四甲基膦酸

(samarium^{153} lexidronam)

别名：Quadramet

本品为放射性治疗药物。

【ATC】 V10BX02

【理化性状】 1. 化学名：Pentasodium samarium (^{153}Sm) *N*, *N*, *N'*, *N'*-tetrakis (phosphonatomethyl) ethane-1, 2-diamine

2. 分子式：$C_6H_{12}N_2Na_5O_{12}P_4{}^{153}Sm$

3. 分子量：695.93

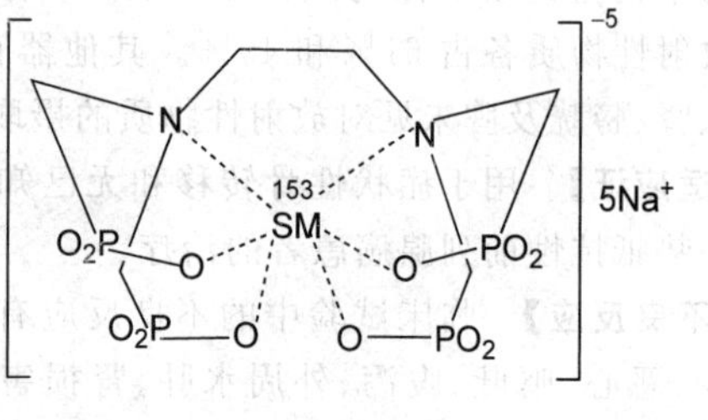

【药理作用】 本品与骨骼亲和力强，并且集中于与羟磷灰石有关的骨转换的区域。临床试验显示本品在骨转移病灶蓄积，病灶与正常骨组织的比例为 5∶1，本品缓解骨转移疼痛的机制尚未明确。

【体内过程】 1. 人的蛋白结合率尚未明确，动物实验中蛋白结合率低于 0.5%。在生理 pH 下＞90% 的本品以 ^{153}Sm[EDTMP]$^{-5}$ 存在，＜10% 的以 ^{153}SmH[EDTMP]$^{-4}$ 存在。

2. 静脉注射后，血液中放射性物质的清除呈双指数方式。前 30 min，血液中的放射性物质降低至 15%(±8%)，$t_{1/2}$ 为 5.5 min，30 min 后，血液中放射性物质的清除减缓，$t_{1/2}$ 为 65.4 min。注射后 5 h 血液中的放射性物质低于注射的 1%。人体中未检测到本品的代谢产物。

3. 静脉注射后，放射性物质从尿中排泄，前 6 h 排除 34.5%(±15.5%)，总体上说，转移病灶越多，排出的放射性越少。

【适应证】 用于成骨细胞的骨转移病灶的止痛。

【不良反应】 1. 全身感觉 爆发性疼痛。

2. 心血管 胸痛、心律失常、低血压、高血压。

3. 消化系统 恶心、呕吐、腹痛、腹泻。

4. 血液系统 凝血障碍、血红蛋白降低、白细胞减少、淋巴结病、血小板减少。

5. 出血 鼻衄、瘀斑、血尿。

6. 感染 发热、寒战、口腔白色念珠菌病、肺炎。

7. 肌肉骨骼 肌无力、病理性骨折。

8. 神经系统 头晕、感觉异常、脊髓受压、卒中。

9. 呼吸系统 咳嗽增加、支气管炎。

10. 皮肤 紫癜、皮疹。

【妊娠期安全等级】 D。

【禁忌与慎用】 1. 对本品或其他类似磷酸盐过敏者禁用。

2. 16 岁以下儿童用药的安全性及有效性尚未确定。

3. 骨髓抑制者慎用。

4. 尚未明确本品是否可经乳汁分泌，哺乳期妇女应权衡本品对其的重要性，选择停药或停止哺乳。

【药物相互作用】 尚未进行与其他药物相互作用的研究。

【剂量与用法】 1. 推荐剂量为 1.0 mCi/kg，经 1 min 通过安全的导管静脉缓慢注射，之后用 0.9% 氯化钠注射液冲洗导管。

2. 注射本品前，应对放射性物质的活度定量检测。

3. 注射后患者不能离开，直至患者的放射性符合当地管理部门的规定后，患者才能离开。

4. 注射前至少饮用 500 ml 水，注射后尽量避免饮水，以减少对膀胱的损害。

【用药须知】 1. 本品为放射性药品，运输和储存应遵守有关规定。

2. 注意避免患者排泄的尿液的放射性污染。

3. 本品可导致骨髓抑制，尽管给予支持治疗，仍出现危及生命的并发症，应停药。

4. 治疗期间，具有生育能力的男性和女性患者均应采取有效的避孕措施。

【制剂】 注射剂：5550MBq(150 mCi)/3 ml。

【贮藏】 贮于－20～10 ℃下，密封于铅容器内。

2.13　抗化疗致吐药

昂丹司琼

(ondansetron)

别名：恩丹西酮、Amilene

本品属高选择性 5-羟色胺受体拮抗药，本应归属于胃肠系统用药，因常与抗肿瘤药同时使用以制止化疗中的剧烈呕吐，故于此述之。临床用其盐酸盐，商品名枢复宁、Zofran。

【CAS】 99614-02-5；116002-70-1

【ATC】 A04AA01

【理化性状】 1. 本品为白色至类白色粉末。略溶于水，极易溶于酸性溶液。

2. 化学名：(±)-1，2，3，9-Tetrahydro-9-methyl-3-(2-methylimidazol-1-ylmethyl)-carbazol-4(9*H*)-one

3. 分子式：$C_{18}H_{19}N_3O$

4. 分子量：293.4

5. 结构式

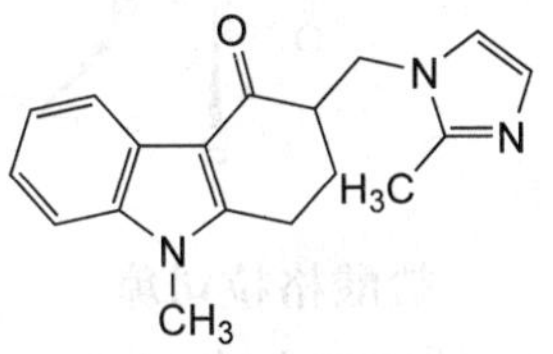

盐酸昂丹司琼

(ondansetron hydrochloride)

〖CAS〗 99614-01-4；103639-04-9

〖理化性状〗 1. 本品为白色或类白色粉末。略溶于水和乙醇。微溶于二氯甲烷；可溶于甲醇。

2. 分子式：$C_{18}H_{19}N_3O \cdot HCl \cdot 2H_2O$

3. 分子量：365.9

4. 配伍禁忌：在聚丙烯注射器中盐酸昂丹司琼与地塞米松磷酸钠高浓度时混合不相容。在 50 ml 静脉输液容器中，较低浓度(昂丹司琼的浓度为 640 μg/ml 和地塞米松磷酸钠浓度为 400 μg/ml)的溶液冷藏 30 d 性质稳定。在 4 ℃或 23 ℃时，本品与其他多种药物在塑料注射器中贮藏 24 h；以及在室温下，本品与几种抗肿瘤药物(如阿糖胞苷、达卡巴嗪、多柔比星、依托泊苷或甲氨蝶呤)在 PVC 输液袋中贮藏 48 h 相容性已有报道。

【药理作用】 1. 在外周与中枢神经 5-HT_3受体之间，阻断迷走神经传入通路上的 5-HT_3受体，发挥强有力的止吐作用。因对其他神经介质如多巴胺、去甲肾上腺素和乙酰胆碱的受体无生理作用，故可增强胃的排空能力。

2. 现在还无法肯定本品对化疗药物引起的呕吐所起到的止吐作用是属中枢性，抑或周围性，还是两者兼有。然而，细胞毒化疗似乎会引起小肠的肠嗜铬细胞释放 5-HT。在人体内，使用顺铂后尿的 5-羟吲哚乙酸(5-hydroxyindoleaceticacid，5-HIAA)排出增加是与呕吐的开始平行发生的。这种释放出来的 5-HT 可能就是通过 5-HT_3受体刺激迷走传入而引发呕吐反射的。

【体内过程】 本品口服后快速被吸收。口服 8 mg 后 1.5～2 h 可达血药峰值。由于有首过代谢之故，绝对生物利用度约为 60%。体内广泛分布，体外证实，蛋白结合率为 70%～75%。健康青年人的本品清除率为 6 ml/min；老年人稍低(4～5 ml/min)，而生物利用度则稍高(65%)，此乃由于肝代谢功能降低之故。青年的终末 $t_{1/2}$约为 3 h，老年人则为 5 h。这种差异并不必考虑减少用量；不过，重度肝功能不全患者的生物利用度可能达到 100%，清除明显缓慢，$t_{1/2}$可达 15～22 h，此时，限量是有必要的。

【适应证】 1. 预防细胞毒化疗和放疗引起的严重恶心、呕吐。

2. 也用于手术后的恶心和呕吐。

【不良反应】 1. 免疫系统　罕见速发型过敏反应，有时为严重的过敏反应。

2. 神经系统　常见头疼；少见癫痫发作、运动障碍(包括无明确持续性临床后遗症的锥体外系反应，例如肌张力障碍、动眼神经危象、运动障碍)。在快速静脉给药过程中可出现头晕。

3. 眼部　罕见在静脉给药过程中的一过性视觉障碍(例如，视物模糊)；非常罕见一过性失明。报告的大多数失明病例均在 20 min 之内恢复。多数患者接受过顺铂等化疗药物治疗。据报道一些一过性失明病例起因于脑皮质。

4. 心脏　少见心律不齐、伴或不伴 ST 段降低的胸痛、心动过缓。

5. 血管　常见温热或潮红的感觉，少见低血压。

6. 呼吸、胸部和纵隔　少见呃逆。

7. 胃肠道　常见便秘。

8. 肝胆　少见无症状性的肝功能检查指标升高，常见于接受顺铂化疗的患者。

9. 给药部位　常见静脉注射部位的局部反应。

【妊娠期安全等级】 B。

【禁忌与慎用】 1. 对本品过敏者。

2. 本品可分泌至乳汁，哺乳期妇女应权衡本品对其的重要性，选择停药或停止哺乳。

【药物相互作用】 1. 与地塞米松或甲氧氯普胺合用，收效更好。

2. 本品是通过肝 CYP 酶代谢，因此，凡是能诱导或抑制酶的药物都有可能改变其清除率，因而也改变其 $t_{1/2}$。但尚无足够的资料提出如何调整或有无必要调整剂量。

3. 在人体中，卡莫司汀、依托泊苷和顺铂并不影响本品的代谢。

【剂量与用法】 用于预防化疗药物所致的呕吐。

(1) 成人　①通常放疗和化疗前使用剂量为 8 mg，化疗前立即缓慢静脉注射或肌内注射本品 8 mg；②某些病例(使用高致吐性细胞毒药和(或)极高处方剂量；存在患者个体相关因素，如先前进行细胞毒性药治疗时出现呕吐的年轻患者、女性患者，等等)需要更高的初始剂量，可缓慢静脉注射或肌内注射 8 mg，然后间隔 4 h 缓慢静脉注射或肌内注射 8 mg，2 次；或缓慢静脉注射或肌内注射 8 mg，然后 1 mg/h 连续静脉滴注 24 h，或在化疗前至少 15 min 缓慢静脉滴注 32 mg；③化疗前，如加注单剂 20 mg 地塞米松磷酸钠，静脉滴注，可加强本品对高度催吐化疗引起呕吐的疗效；④继续治疗(预防迟发性或延迟性呕吐)，次日每 12 h 口服本品 8 mg，共 2～3 d，最长可能达 5 d。

(2) 儿童和青少年(6 月～17 岁)　①治疗化疗引起的恶心呕吐的用药剂量的计算可基于体表面积或者体重。静脉滴注时，可使用 25～50 ml 0.9％氯化钠注射液或其他相容性溶液稀释，静脉滴注时间不小于 15 min。②化疗前以 5 mg/m^2 或 0.15/kg 的剂量静脉滴注，静脉滴注的剂量不得超过 8 mg。口服制剂可以在 12 h 后开始使用，一次 4 mg，2 次/日，最多可连服 5 d，不得超过成人的用药剂量。

(3) 老年患者、肾功能不全患者　对本品耐受性良好，不必调整剂量、用药次数和给药途径。

(4) 中、重度肝功能不全患者　清除率显著下降，$t_{1/2}$ 也显著延长，因此，上述患者的用药剂量一日不应超过 8 mg。

【用药须知】 1. 静脉注射过快可能导致视物模糊，应缓慢注射。

2. 中、重度肝功能不全者，必须减量给药。

【临床新用途】 1. 肠易激综合征，口服 16 mg，3 次/日，大便调节明显较好，可控制以腹泻为主的症状。

2. 胆汁淤积性瘙痒，8 mg，用药后 30 min 瘙痒完全消失，并可维持 4 h 以上。

【制剂】 ①注射剂(粉)：4 mg；8 mg。②注射剂：2 mg/1 ml；4 mg/2 ml；8 mg/4 ml。③片剂：4 mg。④大容量注射剂：50 ml 含 8 mg 昂丹司琼与 0.45 g 氯化钠，50 ml 含按昂丹司琼计 8 mg 与葡萄糖 2.5 g 100 ml 含昂丹司琼 8 mg 与氯化钠 0.9 g，100 ml 含昂丹司琼 8 mg 与葡萄糖 5.0 g。

【贮藏】 避光，贮于 2～30 ℃。

格拉司琼

(granisetron)

本品为昂丹司琼的类似物。

【CAS】 109889-09-0

【ATC】 A04AA02

【理化性状】 1. 化学名：1-Methyl-*N*-(9-methyl-9-azabicyc-lo[3.3.1]non-3-yl)-1*H*-indazole-3 carboxamide

2. 分子式：$C_{18}H_{24}N_4O$

3. 分子量：312.41

4. 结构式

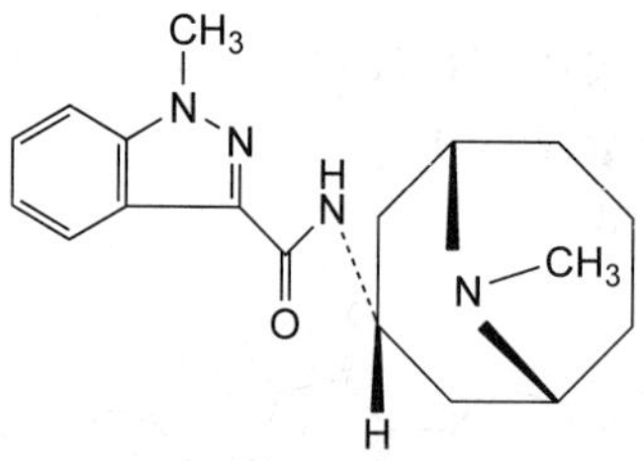

盐酸格拉司琼

(granisetron hydrochloride)

别名：康泉、凯特瑞、Kytril、Kevatril、Kytril-forinfusion

〖CAS〗 107007-99-8

〖理化性状〗 1. 本品为白色或几乎白色粉末。易溶于水，略溶于二氯甲烷，微溶于甲醇。1％水溶液的 pH 为 4.0～6.5。

2. 化学名：1-Methyl-*N*-(9-methyl-9-azabicyc-lo[3.3.1]non-3-yl)-1*H*-indazole-3-carboxamide hydro-

chloride

3. 分子式：$C_{18}H_{24}N_4O \cdot HCl$

4. 分子量：348.9

5. 结构式

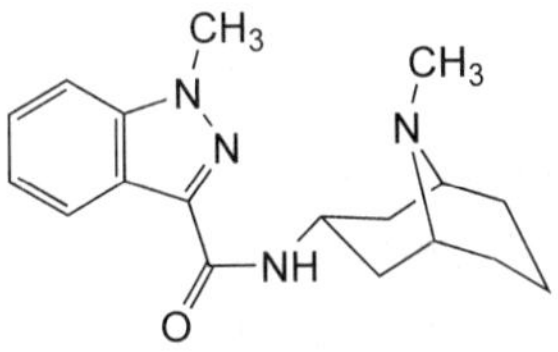

【药理作用】 同昂丹司琼，本品是一种高选择性的 5-HT_3受体拮抗剂。

【体内过程】 本品口服后吸收迅速，给药后 2 h 可达血药峰值。分布容积约为 200 L。其药动学个体差异明显。正常人的消除 $t_{1/2}$ 约为 3～4 h，癌症患者则为 9～12 h。肝内代谢，主要代谢物为 7-羟化物。随尿排出的原药不到 20%，余以代谢物随尿、粪便排出。

【适应证】 用于放射治疗、细胞毒类药物化疗引起的恶心和呕吐。

【不良反应】 1. 常见的不良反应仅为头痛和便秘，但多数为轻至中度。

2. 偶有过敏反应，个别较重（如过敏性休克）。其他过敏反应还包括出现轻微皮疹。

3. 临床试验中还发现肝转氨酶一过性升高，但仍在正常范围。

【妊娠期安全等级】 B。

【禁忌与慎用】 1. 妊娠期妇女只有潜在的益处大于对胎儿伤害的风险时才可使用。

2. 尚未明确本品是否可经乳汁分泌，哺乳期妇女慎用。如确需使用，应选择停止哺乳。

3. 肠梗阻患者禁用。

【剂量与用法】 1. 静脉滴注　3 mg，用 0.9% 氯化钠注射液或 5% 葡萄糖注射液 20～50 ml 稀释后在化疗前于至少 5 min 输完。或将药物配成 15 ml 药液，在不少 30 s 的时间内进行静脉推注。大多数患者 1 次用药，持续作用可达 72 h。以上剂量，在必要时，24 h 内可重复 1～2 次，每天不应超过总量 9 mg。美国对成人和 2 岁以上的儿童均使用较低的剂量 10 μg/kg，注射方法同上。

2. 手术预防　用 1 mg 本品稀释成 5 ml 溶液，于 30 s 内缓慢推注。麻醉诱导前和术后各用 1 次。

3. 口服　首剂于化疗开始前 1 h 给药，成人一次 2 mg，12 h 后给予第 2 剂。

4. 贴剂　于化疗前 24 h 贴于上臂外侧皮肤无破溃处，一次 1 贴，化疗结束后 48 h 后去除，根据化疗周期的长短，本品最长可在 7 d 后去除。

【用药须知】 1. 本品仅在放化疗或手术当天使用（贴剂需提前 24 h），延长使用时间并无益处。

2. 由于本品可减慢消化道运动，故消化道运动障碍患者使用本品时应严密观察。

【制剂】 ① 注射剂（粉）：3 mg。② 注射液：3mg/3ml。③片剂：1 mg。④贴剂：34.3 mg，每 24 h 可释放 3.1 mg 的本品。

【贮藏】 避光贮于 2～30 ℃。

雷莫司琼
(ramosetron)

本品为选择性 5-HT_3受体拮抗药。

【CAS】 132036-88-5

【理化性状】 1. 化学名：(-)-(*R*)-1-Methylindol-3-yl4，5，6，7-tetrahydro-5-benzimidazolyl ketone

2. 分子式：$C_{17}H_{17}N_3O$

3. 分子量：279.33

4. 结构式

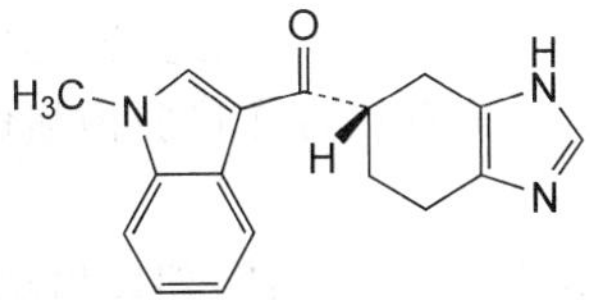

盐酸雷莫司琼
(ramosetron hydrochloride)

别名：奈西雅、Nasea

〖CAS〗 132907-72-3

〖理化性状〗 1. 化学名：(-)-(*R*)-1-Methylindol-3-yl4，5，6，7-tetrahydro-5-benzimidazolyl ketone hydrochloride

2. 分子式：$C_{17}H_{17}N_3O \cdot HCl$

3. 分子量：315.8

【药理作用】 本品具有强力的、持久的 5-HT_3受体阻断作用，能有效地抑制化疗药物诱发的呕吐。其作用机制是，顺铂等抗肿瘤药可使 5-HT 从消化道的嗜铬细胞中游离出来，与存在于消化道黏膜（尤其是回肠黏膜）的迷走神经传入末梢中的 5-HT_3受体结合，进而刺激呕吐中枢，诱发呕吐。本品正是通过阻断此处的 5-HT_3受体而发挥止吐作用，本品对外周 5-HT_3受体的抑制作用比对中枢与 5-HT_3受体的抑制作用要强。动物实验显示，本品阻断 5-HT_3受体的作用较格拉司琼和昂丹司琼强。

【适应证】 1. 预防抗恶性肿瘤药物引起的恶心和呕吐。

2. 也适用于肠易激综合征。

【不良反应】 1. 可发生过敏样性状(发生率不明确);有时出现休克,过敏样症状(情绪不振、胸内苦闷感、呼吸困难、喘鸣、颜面润红、发红、瘙痒、发绀、血压降低等),所以要密切观察,发现异常时应停止给药,采取适当措施。

2. 可见头昏、头痛、潮热、舌麻木、腹泻、胆红素和转氨酶水平升高。

【禁忌与慎用】 1. 对本品或其他 5-HT_3受体拮抗药过敏者、妊娠期妇女、儿童禁用。

2. 心血管疾病患者、肝肾功能不全患者慎用。

3. 尚未明确本品是否可经乳汁分泌,哺乳期妇女慎用。如确需使用,应选择停止哺乳。

【剂量与用法】 1. 一般口服 0.1 mg,1 次/日,在化疗药物给药前 1 h 服用,可根据年龄和病情适当增减剂量。

2. 也可静脉注射 0.3 mg,1 次/日,疗效不佳时可重复给药 1 次。

【用药须知】 1. 本品不可与甘露醇、布美他尼、呋塞米配伍。

2. 本品仅限用于化疗所致恶心、呕吐的预防。

3. 本品口腔崩解片可在口腔内崩解,但应再用水送服。

4. 口服仅用于事前预防,如已出现恶心、呕吐,就必须静脉注射给药。

【制剂】 ①口腔崩解片:0.1 mg。②注射剂:0.3 mg。

【贮藏】 避光、密闭,室温下保存。

吲地司琼
(indisetron)

本品为 5-HT_3受体拮抗药,于 2004 年在日本首次上市。

【CAS】 141549-75-9

【理化性状】 1. 化学名:*N*-(3,9-Dimethyl-endo-3,9-diazabicyclo[3.3.1]non-7-yl)-1*H*-indazole-3-carboxamide

2. 分子式:$C_{17}H_{23}N_5O$

3. 分子量:313.3

4. 结构式

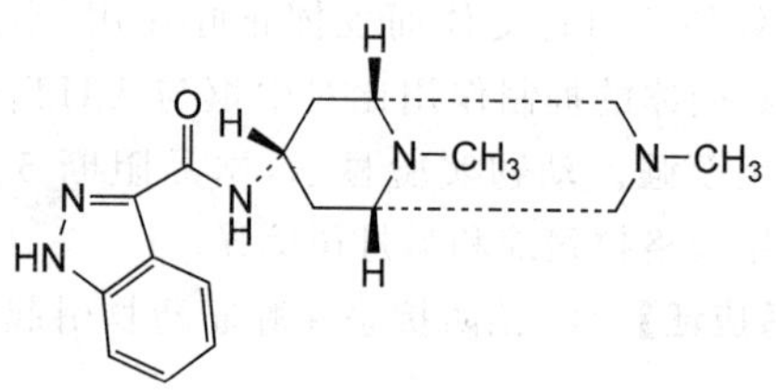

盐酸吲地司琼
(indisetron hydrochloride)

别名:Sinseron

〖CAS〗 160472-97-9

〖理化性状〗 1. 化学名:*N*-(3,9-Dimethyl-endo-3,9-diazabicyclo[3.3.1]non-7-yl)-1*H*-indazole-3-carboxamide dihydrochloride

2. 分子式:$C_{17}H_{23}N_5O \cdot 2HCl$

3. 分子量:386.3

【药理作用】 参见雷莫司琼。

【体内过程】 本品口服后吸收迅速。空腹给予本品 8 mg 约经(1.21±0.46)h 可达 C_{max}[(59.0±20.3)ng/ml],AUC 为(438.4±238.1)(ng·h)/ml,$t_{1/2}$为(4.40±1.68)h。本品主要经肝代谢。空腹给予单剂量本品 8 mg 后 48 h,尿液中原药、羟基化物、脱甲基化物及羟化脱甲基化物的含量分别为 12.5%、32.9%、8.1%和 6.3%。

【适应证】 预防癌症化疗引起的恶心和呕吐。

【不良反应】 1. 主要不良反应有发热、头痛、腹泻。

2. 可见 ALT、AST 和胆红素升高。

【禁忌与慎用】 1. 对本品或其他 5-HT 受体拮抗药过敏者、妊娠期妇女、儿童均禁用。

2. 重度肝功能不全患者慎用。

3. 尚未明确本品是否可经乳汁分泌,哺乳期妇女应权衡本品对其的重要性,选择停药或停止哺乳。

【剂量与用法】 成人口服一次 8 mg,1 次/日,于抗癌药物使用前 0.5～2 h 给药。

【用药须知】 本品仅限用于化疗药物引起恶心和呕吐。

【制剂】 片剂:8 mg。

【贮藏】 避光、密闭,室温下保存。

多拉司琼
(dolasetron)

本品是选择性 5-HT_3受体拮抗剂。

【CAS】 115956-12-2

【ATC】 A04AA04

【理化性状】 1. 化学名:(6*R*,8*R*,9a*S*)-3-Oxoperhydro-2*H*-2,6-methanoquinolizin-8-yl indole-3-carboxylate

2. 分子式:$C_{19}H_{20}N_2O_3$

3. 分子量:324.37

4. 结构式

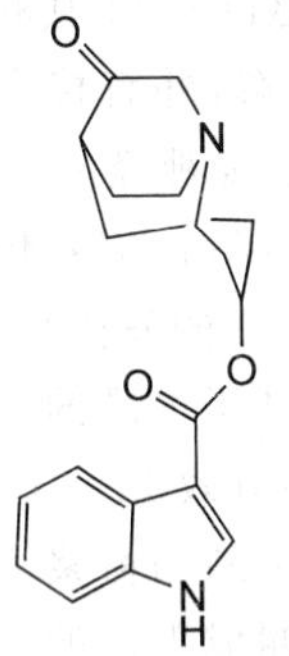

甲磺酸多拉司琼

(dolasetron mesylate)

别名：Anzemet

〖CAS〗　115956-13-3

〖理化性状〗　A04AA04

1. 化学名：(6*R*，8 r，9a*S*)-3-Oxoperhydro-2*H*-2，6-methanoquinolizin-8-yl indole-3-carboxylate methanesulphonate

2. 分子式：$C_{19}H_{20}N_2O_3 \cdot CH_4O_3S$

3. 分子量：420.5

【药理作用】　本品作用于 5-HT_3 受体，对其他 5-HT 受体没有活性，对多巴胺受体具有低亲和力。5-HT_3 受体位于周围迷走神经和中枢最后化学受体触发区的神经末梢。一般认为，化疗药物通过小肠嗜铬细胞释放 5-HT，然后，释放出来的 5-HT 激活位于迷走传出神经上的 5-HT_3 受体，激起呕吐反射，引起恶心和呕吐。本品通过拮抗 5-HT_3 受体而达到止吐的作用。

【体内过程】　静脉给予本品后迅速被清除($t_{1/2}$ <10 min)，并全部代谢成活性代谢产物氢多拉司琼。从多拉司琼还原成氢多拉司琼是通过普遍存在的羰基还原酶介导的，之后的氢多拉司琼羟基化主要通过 CYP2D6 催化完成，而氢多拉司琼的 *N*-氧化则依靠 CYP3A4 和黄素单氧合酶起作用。以氢多拉司琼随尿液排出的量占静脉给药量的 53%，其他随尿液排出的代谢物有葡糖醛酸结合物和 *N*-氧化物。氢多拉司琼迅速出现在血浆中，静脉给药后 0.6 h 可达 C_{max}。平均消除 $t_{1/2}$ 为 7.3 h。氢多拉司琼通过多个途径消除，主要以葡糖醛酸结合物和羟化物随尿液排出。在静脉给予 50～200 mg，氢多拉司琼显示出线性动力学，与静脉滴注的速度无关。2/3 的用量随尿液排出，1/3 随粪便排出。本品广泛分布，其 V_d 为 5.8 L。其蛋白结合率为 69%～77%，而与 α_1-酸性糖蛋白的结合率为 50%。氢多拉司琼的药动学是线性的，性别不同并无差异。

【适应证】　1. 用于预防癌症化疗(包括高剂量顺铂)引起的恶心和呕吐。

2. 预防手术后的恶心和呕吐。

【不良反应】　1. 全身症状　可见头痛、发热、乏力、头晕、寒战、嗜睡。

2. 消化系统　腹泻、腹痛、便秘、消化不良、畏食，罕见胰腺炎。

3. 血液系统　贫血，罕见紫癜、部分凝血活酶时间(partial thromboplastin time，PTT)升高、凝血酶原时间延长、血尿、鼻出血。

4. 心血管系统　可见低血压，罕见水肿、周围水肿、直立性低血压、心肌缺血、胸痛、一度房室传导阻滞、晕厥、严重心动过缓、心悸、房扑、房颤、结性或窦性心动过速和心电图改变。

5. 皮疹、汗多、味觉颠倒、视力异常、耳鸣、畏光。

6. 实验室检查　罕见 ALP 升高、高胆红素血症、转氨酶升高。

7. 肌肉与骨骼　肌痛、关节炎。

8. 神经系统　眩晕、感觉异常、震颤、共济失调、抽搐、激动、人格解体，罕见精神错乱、焦虑、噩梦。

9. 泌尿系统　尿多、排尿困难、急性肾功能衰竭。

10. 给药静脉的局部疼痛、灼热、周围缺血、静脉炎或血栓性静脉炎。

【妊娠期安全等级】　B。

【禁忌与慎用】　1. 对本品过敏者、严重心血管病患者、胃肠道梗阻者禁用。

2. 尿路不畅通者慎用。

3. 2 岁以下幼儿禁用。

4. 本品应慎用于过去曾经发生或可能发生心电图 Q-T 间期延长的患者，包括低钾、低镁血症患者，正在使用易致电解质异常的利尿药、患有先天性 Q-T 综合征、正在使用抗心律失常的药物或其他可致 Q-T 间期延长的药物以及累积高剂量蒽环类抗肿瘤治疗药物的患者。

5. 尚未明确本品是否可经乳汁分泌，哺乳期妇女慎用。如确需使用，应选择停止哺乳。

【药物相互作用】　1. 合用西咪替丁可使氢多拉司琼的血药浓度升高 24%。

2. 合用利福平可降低氢多拉司琼水平 28%。

【剂量与用法】　1. 用于化疗　①成人，于化疗前 30 min 静脉注射 1.8 mg/kg，对大多数患者来说，可给予固定的剂量 100 mg，于 0.5 min 内注完，也可用 0.9%氯化钠注射液 50 ml 稀释本品注射液后 15 min 内作静脉滴注。②2～16 岁儿童，于化疗前 30 min 静脉注射 1.8 mg/kg，最高剂量可达 100 mg，用法同上，也可作静脉滴注。

2. 用于手术　①成人，于麻醉终止前15 min静脉注射12.5 mg，也可在恶心、呕吐出现时立即给予。②2～16岁儿童，同法静脉注射0.35 mg/kg，最高剂量可达12.5 mg；儿童也可采用口服法，方法和剂量同上。

3. 静脉滴注　也可将静脉注射的剂量使用静脉滴注的方法给药，可用0.9%氯化钠注射液50 ml稀释本品注射液于15 min内输完，在输前或输后均用0.9%氯化钠注射液冲洗输液管路。

4. 口服　成人在化疗前1 h服用100 mg，2～16岁儿童口服1.8 mg/kg，最大剂量为100 mg。

【用药须知】 1. 静脉注射或静脉滴注，均不可合用任何其他供注射的药物。

2. 本品和其他选择性5-HT_3受体拮抗药之间存在交叉过敏现象。

【制剂】 注射剂：12.5 mg/1 ml；100 mg/5 ml。

【贮藏】 贮于15～30 ℃。

帕洛诺司琼
(palonosetron)

本品为5-HT_3受体拮抗药。

【CAS】 135729-56-5

【ATC】 A04AA05

【理化性状】 1. 化学名：(3a*S*)-2,3,3a,4,5,6-Hexahydro-2-[(3*S*)-3-quinuclidinyl]-1*H*-benz[*de*]isoquinolin-1-one

2. 分子式：$C_{19}H_{24}N_2O$

3. 分子量：296.41

4. 结构式

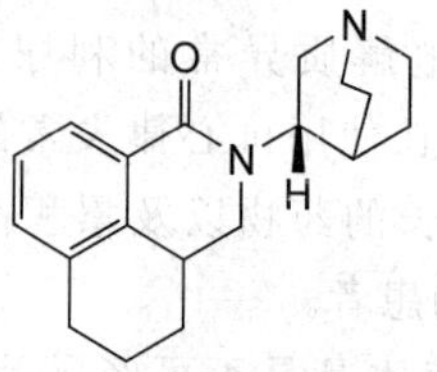

盐酸帕洛诺司琼
(palonosetron hydrochloride)

别名：Aloxi

【CAS】 135729-62-3

【理化性状】 1. 化学名：(3a*S*)-2,3,3a,4,5,6-Hexahydro-2-[(3*S*)-3-quinuclidinyl]-1*H*-benz[*de*]isoquinolin-1-one hydrochloride

2. 分子式：$C_{19}H_{24}N_2O \cdot HCl$

3. 分子量：332.9

【药理作用】 本品对5-HT_3受体有高度选择性阻断作用，可阻断呕吐反射中枢外周神经元的突触前5-HT_3受体的兴奋，并直接影响中枢神经系统内5-HT_3受体传递的迷走神经传入后区的作用，阻断肠道中迷走神经末梢，阻止信号传递到5-HT_3受体触发区，减少呕吐和恶心的发生率，但对已发生的恶心与呕吐效果较差。基于本品的$t_{1/2}$较长，故对化疗诱发的急、慢性呕吐均有效。

【体内过程】 本品的血浆$t_{1/2}$长达40 h，约有一半的药物在肝内代谢成失活的6-*S*-羟基帕洛诺司琼和*N*-*O*-帕洛诺司琼。约有80%的药物随尿液排出，其中40%为原药，50%为代谢物。本品是否被分泌进入乳汁，尚未明确。

【适应证】 1. 预防化疗引起的急性和延迟性恶心与呕吐。

2. 预防手术后的恶心与呕吐。

【不良反应】 1. 胃肠道　常见便秘；少见腹泻、腹痛、消化不良和口干。

2. 中枢神经系统　可见头痛；罕见头昏、失眠、疲乏或无力、焦虑。

3. 心血管系统　偶见低血压、心动过缓或非持续性心动过速；罕见高血压、心肌缺血、Q-T间期延长和期前收缩。

4. 泌尿生殖系统　偶见尿潴留。

5. 肌肉骨骼系统　罕见关节痛。

6. 肝脏　罕见血清氨基转移酶升高。

7. 眼　罕见眼刺激和弱视。

8. 过敏反应　罕见过敏性皮炎或非特异性皮疹。

9. 其他　罕见疲乏、运动病和耳鸣。

10. 代谢/内分泌系统　有高钾血症的报道。

【妊娠期安全等级】 B。

【禁忌与慎用】 1. 对本品过敏者、儿童禁用。

2. 对其他5-HT_3受体拮抗药过敏或发生其他严重不良反应者、患有心血管病者、有导致心脏Q-T间期延长的因素（如低镁血症、低钾血症、使用抗心律失常药物或可引起Q-T间期延长的药物、曾使用过蒽环类抗肿瘤药）的患者均慎用。

3. 尚未明确本品是否可经乳汁分泌，哺乳期妇女应权衡本品对其的重要性，选择停药或停止哺乳。

【药物相互作用】 合用其他可延长Q-T间期延长的药物可加重Q-T间期延长的症状。

【剂量与用法】 化疗前20～30 min静脉注射本品30 μg/kg（半min注完），较低的剂量效果不佳。

【用药须知】 1. 本品不宜和其他药物配合注射。

2. 本品的$t_{1/2}$长，7 d内无需重复给药。

3. 给药前后均应静脉滴注 0.9%氯化钠注射液。

4. 正在服用排钾利尿药时，应先纠正低血钾。

【制剂】 注射剂：250 μg/5 ml。

【贮藏】 避光，贮于 30 ℃以下干燥处。

托烷司琼
(tropisetron)

别名：普洛林、呕必停、Navoban

本品为高选择性 5-羟色胺 3（5-HT_3）受体拮抗药。

【CAS】 89565-68-4

【ATC】 A04AA03

【理化性状】 1. 化学名：1α*H*，5α*H*-Tropan-3α-yl indole-3-carboxylate

2. 分子式：$C_{17}H_{20}N_2O_2$

3. 分子量：284.4

4. 结构式

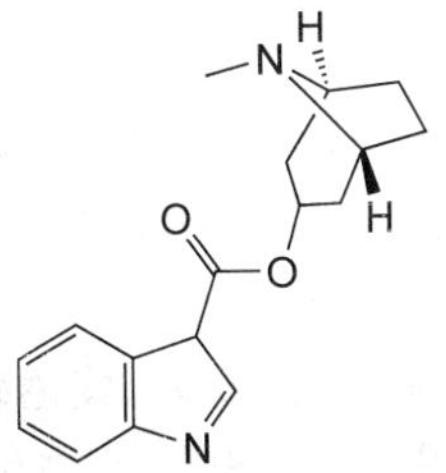

盐酸托烷司琼
(tropisetron hydrochloride)

〖CAS〗 105826-92-4

〖理化性状〗 1. 本品为白色或几乎白色的粉末。易溶于或溶于水，难溶于乙醇，极微溶于二氯甲烷。

2. 分子式：$C_{17}H_{20}N_2O \cdot HCl$

3. 分子量：320.8

【药理作用】 与昂丹司琼不同的是，本品具有双重作用，除选择性阻断周围神经元中的 5-HT_3受体外，还可直接阻断中枢 5-HT_3受体而抑制极后区迷走神经兴奋。

【体内过程】 1. 本品口服后吸收迅速且完全，其绝对生物利用度与给药剂量相关，给药 5 mg 时约为 60%，给药 45 mg 时几乎为 100%。口服本品 100 mg 后 2～3.5 h 可达 C_{max}21.7 μg/L；静脉注射时峰值为 82～84 μg/L，作用可维持 24 h。约有 71%的本品以非特异的方式与蛋白结合（主要为 α_1-糖蛋白）。成人 V_d为 400～600 L；儿童则较小，3～6 岁者为 145 L，7～15 岁者约为 265 L。本品吲哚环的 5、6、7 位羟化后，再与葡糖醛酸或硫酸结合，然后随尿液或胆汁排出。

2. 本品的代谢与 CYP2D6 有关，其代谢物与 5-HT_3受体的亲和力极弱，几乎无活性。健康者静脉给药后的消除 $t_{1/2}$约为 7.3 h，口服给药后约为 8.6 h；代谢不良者静脉给药后约为 30 h，口服给药后约为 42 h。代谢正常者，约有 8%本品以原药、70%以代谢物形式随尿液排出，约有 15%完全以代谢物形式随粪便排出；代谢不良者，随尿液排出的原药多于代谢正常者。代谢正常者，总体 CL 为 1000 ml/min，经肾清除约 10%；代谢不良者仅为 100～200 ml/min，但 CL_r 不变，此种 CL 降低导致消除 $t_{1/2}$ 延长 4～5 倍，AUC 升高 5～7 倍，而 C_{max}和 V_d无显著差异。儿童给药后，其绝对生物利用度和终末 $t_{1/2}$与健康人相似。老年人的药动学参数与年轻人无差异。

【适应证】 防治因抗肿瘤药物引起的恶心和呕吐。

【不良反应】 1. 在常规剂量下，本品的不良反应多为一过性。

2. 最常见头痛、便秘，代谢不良者发生率较高；常见头晕、疲劳、腹痛、腹泻。

3. 个例可发生Ⅰ型变态反应。与其他 5-HT_3受体拮抗药相似，个别可出现虚脱、晕厥、心血管意外，但因果关系不明确。

【禁忌与慎用】 1. 对本品或其他 5-HT_3受体拮抗药过敏者、妊娠期妇女、重度肝肾功能不全患者禁用。

2. 2 岁以上儿童可应用本品预防化疗药物所致恶心和呕吐，但不推荐用于术后的恶心和呕吐。

3. 心血管疾病患者、肝肾功能不全患者慎用。

4. 尚未明确本品是否可经乳汁分泌，哺乳期妇女应权衡本品对其的重要性，选择停药或停止哺乳。

【药物相互作用】 1. 与氟哌啶醇或地塞米松合用，可提高本品的疗效，降低不良反应。

2. 利福平、保泰松、苯巴比妥等肝酶诱导剂可加速本品代谢，使其疗效降低。

3. 西咪替丁等酶抑制剂对本品的血药浓度影响极小。

【剂量与用法】 1. 成人，防治抗肿瘤药物引起的恶心与呕吐，疗程第 1 d，于化疗前将本品 5 mg 溶入注射用水 100 ml 中静脉滴注，15 min 左右输完；或行静脉注射，应于 3～5 min 注完。疗程的第 2～6 d，一次 5 mg，至少应在早餐前 1 h 服用，每日一次。反应轻微可缩短疗程。也可参照以上方法，全程采用口服法。

2. 2 岁以上儿童，推荐静脉给药 0.1 mg/(kg・d)，最高可达 5 mg/d。其给药方法同成人。

【用药须知】 1. 给药期间,应监测血压、心率、血常规和肝功能。

2. 也可用 0.9%氯化钠注射液、林格液或 5%葡萄糖注射液稀释本品注射剂。

3. 未经控制的高血压患者,本品的日剂量不宜超过 10 mg。

4. 用药期间,不宜驾车或机械操作。

5. 多次大剂量给药后,可能出现幻视,高血压患者血压可能升高,应对症处理,并持续监测生命体征。

【制剂】 ①胶囊剂:5 mg。②注射液:2 mg/2 ml;5 mg/5 ml。③大容量注射剂:100 ml 含托烷司琼 5 mg 与氯化钠 0.9 g,100 ml 含托烷司琼 2 mg 与葡萄糖 5 g。④胶囊剂:5 mg。

【贮藏】 避光,贮于 30 ℃以下干燥处。

阿扎司琼

(azasetron)

别名:阿扎西隆、那扎色创

本品为高选择性 5-羟色胺 3($5\text{-}HT_3$)受体拮抗药。

【CAS】 123040-69-7

【理化性状】 1. 化学名:*N*-(1-Azabicyclo[2.2.2]octan-8-yl)-6-chloro-4-methyl-3-oxo-1,4-benzoxazine-8-carboxamide

2. 分子式:$C_{17}H_{20}ClN_3O_3$

3. 分子量:349.81

4. 结构式

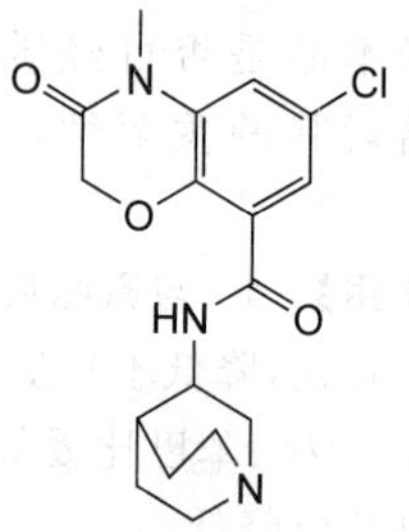

盐酸阿扎司琼

(azasetron hydrochloride)

【CAS】 123040-16-4

【理化性状】 1. 化学名:*N*-(1-Azabicyclo[2.2.2]octan-8-yl)-6-chloro-4-methyl-3-oxo-1,4-benzoxazine-8-carboxamide hydrochloride

2. 分子式:$C_{17}H_{20}ClN_3O_3 \cdot HCl$

3. 分子量:386.26

4. 配伍禁忌:本品与碱性注射剂如呋塞米注射剂、甲氨蝶呤注射剂、氟尿嘧啶注射剂混合易发生浑浊或析出结晶,故应将本品先用氯化钠注射液稀释后,方可与上述碱性药物配伍使用。本品与地西泮注射液配伍会出现浑浊或产生沉淀,应避免与之配伍使用。

【药理作用】 参见格拉司琼。对大鼠大脑皮质 $5\text{-}HT_3$受体亲和性的研究表明,本品亲和力比甲氧氯普胺强 410 倍,比昂丹司琼强 2 倍。

【体内过程】 健康男性志愿者静脉注射本品 10 mg 后,3 min 的血浆中原形药的浓度为 190.5 μg/ml,其药动学呈线性。本品呈双向消除,α 相和 β 相的 $t_{1/2}$分别为 0.13 h 和 4.3 h。对接受顺铂治疗的恶性肿瘤患者,静脉注射本品 10 mg 后,终末 $t_{1/2}$为(7.3±1.2)h,较健康人长。原形药 24 h 随尿排泄量为剂量的(64.3±15)%。

【适应证】 用于治疗由服用抗恶性肿瘤药(顺铂等)引起的恶心、呕吐等消化道症状。

【不良反应】 1. 神经系统　偶有头痛、头重、焦虑、烦躁感。

2. 消化系统　偶有口渴。

3. 循环系统　偶有脸部苍白、冷觉、心慌。

4. 肝脏　偶有 ALT、AST 值升高。

5. 皮肤　偶有发疹。

6. 其他　偶有发热、畏寒、疲倦感、双足痉挛。

【禁忌与慎用】 1. 根据动物生殖毒性试验结果,妊娠期妇女除非必要,不宜使用。

2. 小儿使用的安全性尚未确立,故小儿禁用。

3. 尚未明确本品是否可经乳汁,哺乳期妇女应权衡本品对其的重要性,选择停药或停止哺乳。

4. 肠道梗阻患者禁用。

【剂量与用法】 1. 注射剂　一次 10 mg,用 40 ml 0.9%氯化钠注射液稀释后,于化疗前 30 min 缓慢静脉注射。或使用大容量注射剂,于化疗前 30 min 静脉滴注。

2. 片剂　10 mg,于化疗前 60 min 口服。对高度催吐的化疗药物引起的严重呕吐,可于化疗后 8～12 h 加服 5～10 mg。

【用药须知】 1. 本品主要自肾脏排泄,因老年人肾功能不全,使用本品后持续血药浓度较高,可能易出现头痛、头重等不良反应。故老年人使用时须注意观察其状态,一旦发生不良反应,应减量(例如减至 5 mg)。

2. 本品只限用于治疗抗恶性肿瘤药(顺铂等)引起的恶心、呕吐。

3. 本品见光易分解,启封后应立即使用,注意避光。

【制剂】 ①片剂:10 mg。②注射液:10 mg/2 ml。③大容量注射剂:50 ml 含盐酸阿扎司琼 10 mg 与氯化钠 0.45 g，100 ml 含盐酸阿扎司琼 10 mg 与氯化钠 0.9 g。

【贮藏】 遮光，密闭保存。

阿立必利
(alizapride)

别名：阿立札必利、阿列必利、Litican、Lyostene、Nagir、Plitican、Vergentan

本品为强效止吐药。

【CAS】 59338-93-1

【ATC】 A03FA05

【理化性状】 1. 化学名：*N*-[(1-Allylpyrrolidin-2-yl) methyl]-6-methoxy-1*H*-benzo[*d*][1, 2, 3] triazole-5-carboxamide

2. 分子式：$C_{16}H_{21}N_5O_2$

3. 分子量：315.37

4. 结构式

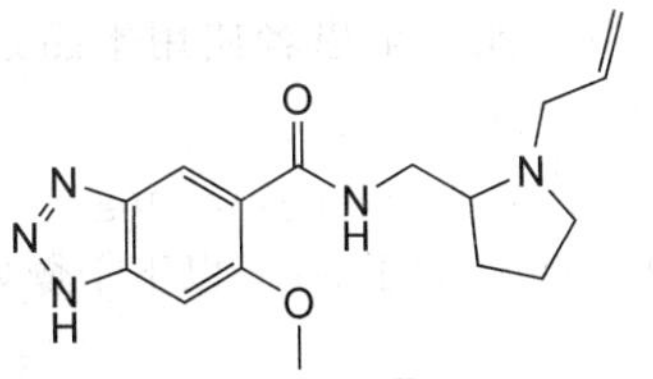

【药理作用】 本品是一种抗多巴胺能药物，其化学结构和药理作用与甲氧氯普胺（胃复安）相似，为强效止吐药。本品能拮抗中枢多巴胺 D_2 受体，大剂量时则可选择性地拮抗 5-羟色胺 3（5-HT_3）受体，从而起到止吐作用。临床研究表明，本品用作止吐药治疗接受多种化疗方案的患者比甲氧氯普胺更加有效且毒性更小，但本品在治疗接受强烈致吐化疗的癌症患者时所显示的止吐活性相对较弱，并不优于其他有效的止吐药（如昂丹司琼或格拉司琼）。同时，动物研究表明，本品尚能拮抗阿扑吗啡和二氢麦角生物碱的催吐作用，且作用较甲氧氯普胺强。此外，本品还具有轻微的中枢性精神抑制作用。另据报道，大剂量时对动物有微弱的交感神经阻滞作用。

【体内过程】 本品口服或注射吸收均良好，口服和肌内注射的生物利用度为 81%～87%。禁食的情况下口服本品 100 mg（片剂）后 0.7 h 可达血药峰值，平均达峰值为 740 ng/ml；服用相同剂量的口服溶液可达到更高的峰值水平（0.6 h 内达到 930 ng/ml）。肌内注射本品 100 mg 后 20～30 min 可达血药峰值，峰值为 850 ng/ml。静脉注射本品 100 mg，注射结束后即达血药峰值，浓度水平超过 2000 ng/ml。给予本品直肠栓剂（100 mg）后 1.3 h，可达血药峰值 600 ng/ml。本品静脉注射后，中枢和外周部位的分布容积分别为 36 L 和 61 L。静脉注射、肌内注射或口服（片剂）剂量的大约 80% 可在 5 d 内以原药随尿排出，直肠栓剂给药后大约 62% 以原药随尿排出。是否可经乳汁排泄尚未明确。本品的消除 $t_{1/2}$ 为 3 h，总体清除率约为每 500 ml/min。

【适应证】 1. 主要用于肿瘤化疗引起的恶心及呕吐。

2. 用于术后恶心及呕吐，对接受矫形外科治疗的患者有效。

【不良反应】 罕见类似酰苯胺类作用的过敏反应，局部或全身肌肉痉挛等神经系统反应，以及闭经、溢乳等内分泌系统反应。

【禁忌与慎用】 1. 癫痫或其他中枢神经系统疾病、对甲氧氯普胺过敏者、患高血压、心脏病或有心律失常史的患者，特别是老人、正在接受地西泮治疗的患者或曾使用地西泮或其他药物（包括甲氧氯普胺）治疗时发生过锥体外系反应的患者、重度肾功能不全患者、消化性溃疡疾病（本品和激素联合用药时）慎用。

2. 本品以原形经尿排出，故重度肾功能衰竭患者应减少剂量或延长给药间隔。

3. 妊娠期妇女只有明确需要时才可使用。

4. 尚未明确本品是否可经乳汁分泌，哺乳期妇女慎用。如确需使用，应选择停止哺乳。

【药物相互作用】 1. 本品与皮质激素合用于化疗诱发的呕吐时，能增强疗效。

2. 本品与溴哌利多合用时，可加重锥体外系的不良反应。其机制可能为两药的抗多巴胺能作用相叠加。

【剂量与用法】 1. 口服给药　100～200 mg/d，分 2 次服用。第一次在用抗癌药之前服用；第二次在用抗癌药之后 4～8 h 服用。儿童一日 2～4 mg/kg，可增加至 10 mg/kg。

2. 肌内注射　用法与用量同口服给药。

3. 静脉注射　用药与用量同口服给药。

【用药须知】 本品主要自肾脏排泄，因老年人肾功能不全，使用本品应减量。

【制剂】 ①片剂：50 mg。②注射剂（粉）：50 mg。

【贮藏】 遮光，密闭保存。

阿瑞匹坦
(aprepitant)

别名：Emend

本品为神经激肽-1（neurokinin-1，NK-1）受体拮抗药，于 2003 年 3 月首次在美国上市，被列为化疗止吐药。

【CAS】 170729-80-3

【ATC】 A04AD12

【理化性状】 1. 化学名：3-[((2*R*,3*S*)-3-(*p*-Fluorophenyl)-2-{[(α*R*)-α-methyl-3,5-bis(trifluoromethyl)benzyl]oxy}morpholino)methyl]-Δ2-1,2,4-triazolin-5-one

2. 分子式：$C_{23}H_{21}F_7N_4O_3$

3. 分子量：534.4

4. 结构式

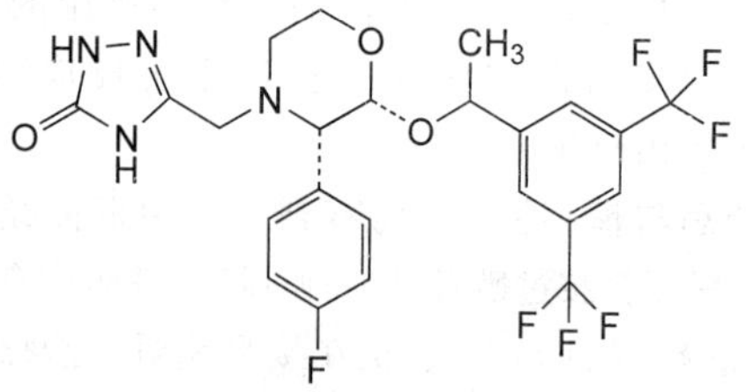

【药理作用】 本品为高亲和性的选择性人P物质/神经激肽-1(Neurokinin 1,NK1)受体拮抗药，对5-羟色胺、多巴胺和糖皮质激素受体几乎毫无亲和力，因此显著不同于已知的许多止吐药。研究说明，本品还可增强5-羟色胺受体抑制剂昂丹司琼和糖皮质激素地塞米松的止吐作用。临床研究证实，本品可抑制顺铂所引起的急性和延迟性呕吐。

【体内过程】 本品的平均绝对生物利用度为60%～65%，正常进食不影响生物利用度。其T_{max}约为4 h，蛋白结合率>95%，V_{ss}为70 L，血浆CL约为62～90 ml/min，终末$t_{1/2}$为9～13 h。给药后可广泛代谢，其代谢途径主要经CYP3A4，少量经CYP1A2和2C19代谢。

【适应证】 防治致吐性化疗药物所引起的急性或延迟性恶心和呕吐。

【不良反应】 1. 可见疲乏、衰弱、头昏、发热和脱水。

2. 上腹不适、嗳气、腹痛、腹泻、胃炎、烧心、畏食、恶心和呕吐。

3. 还可出现头痛、失眠，中性粒细胞减少。

【禁忌与慎用】 1. 对本品过敏者、妊娠期妇女、儿童禁用。

2. 尚未明确本品是否可经乳汁分泌，哺乳期妇女应权衡本品对其的重要性，选择停止哺乳。

【药物相互作用】 1. 本品不能与CYP3A4的底物如匹莫齐特、特非那定、阿司咪唑和西沙必利等合用，因为这些底物的血药浓度会过度升高，严重者可能危及生命。

2. 已知化疗药中经由CYP3A4代谢的药物有紫杉醇、伊立替康、异环磷酰胺、多西他赛、依托泊苷、长春瑞滨、长春碱、长春新碱，但在临床研究中，与本品合用最频繁的有依托泊苷、长春瑞滨和紫杉醇，未因药物相互作用而调整这3种抗癌药物的剂量。其他几种抗癌药情况如何，研究不多，尚未明确。

【剂量与用法】 本品作为止吐方案中的一种药物，其用法是：①第1 d于化疗前1 h口服本品125 mg，口服地塞米松12 mg，静脉注射昂丹司琼32 mg；②第2 d早晨口服本品80 mg，口服地塞米松12 mg；③第3 d早晨口服本品80 mg，口服地塞米松8 mg；④第4 d早晨口服地塞米松8 mg。

【用药须知】 1. 本品合用华法林会导致INR显著降低，因此，长期服用华法林的患者，应在给予本品后的2周内仔细监测INR，尤其在给予本品的第7～10 d内更要严密关注。

2. 本品可能影响避孕药的作用，建议用其他替代的避孕措施。

3. 重度肝功能不全患者使用本品是否安全，数据不足，临床应慎重考虑。

【制剂】 胶囊剂：80 mg；120 mg。

【贮藏】 避光，贮于30 ℃以下干燥处。

福沙匹坦
(fosaprepitant)

本品为阿瑞匹坦的前体药物。

【CAS】 172673-20-0

【ATC】 A04AD12

【理化性状】 1. 化学名：[3-[[(2*R*,3*S*)-2-[(1*R*)-1-[3,5-Bis(trifluoromethyl)phenyl]ethoxy]-3-(4-fluorophenyl)morpholin-4-yl]methyl]-5-oxo-2H-1,2,4-triazol-1-yl]phosphonic acid

2. 分子式：$C_{23}H_{22}F_7N_4O_6P$

3. 分子量：614.4

4. 结构式

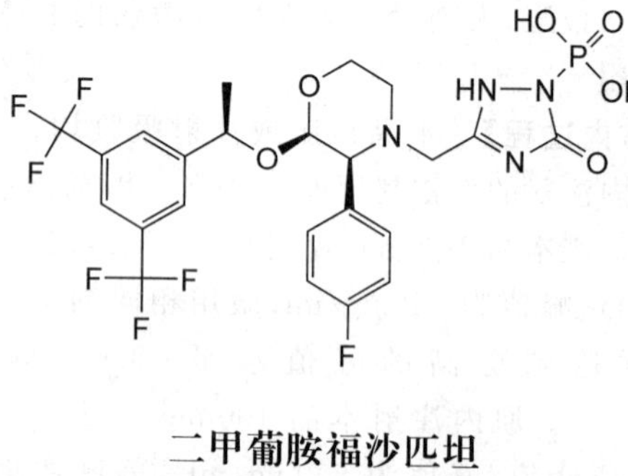

二甲葡胺福沙匹坦
(fosaprepitant dimeglumine)

别名：Emend、Ivemend

本品为阿瑞匹坦的前体药物。

〖CAS〗 172673-20-0(fosaprepitant);265121-04-8(fosaprepitant dimeglumine)

〖ATC〗 A04AD12

〖理化性状〗 1. 本品为白色至类白色无定型粉末。

2. 化学名:1-Deoxy-1(methylamino)-D-glucitol [3-[[(2*R*,3*S*)-2-[(1*R*)-1-[3,5-bis(trifluoromethyl) phenyl] ethoxy]-3-(4-fluorophenyl)-4 morpholinyl] methyl]-2,5-dihydro-5-oxo-1*H*-1,2,4-triazol-1-yl] phosphonate (2∶1)(salt)

3. 分子式:$C_{23}H_{22}F_7N_4O_6P \cdot 2(C_7H_{17}NO_5)$

4. 分子量:1004.83

5. 结构式

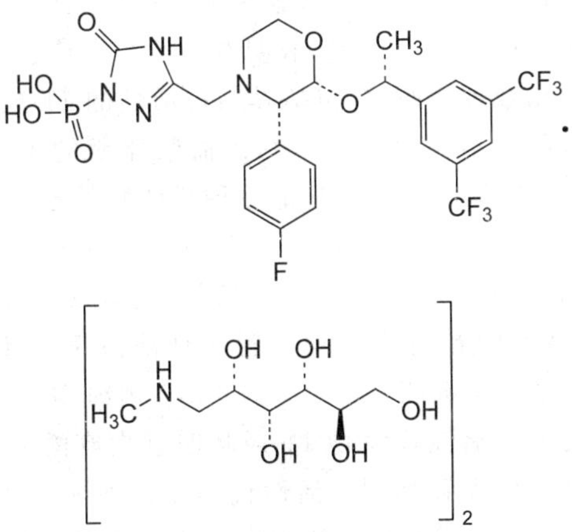

【配伍禁忌】 禁与含多价阳离子的溶液配伍,如林格注射液。

【药理作用】 本品为在体内迅速转化为阿瑞吡坦而起作用。

【体内过程】 经 15 min 静脉滴注本品 115 mg后,阿瑞吡坦的 AUC 为(31.7±14.3)(μg·h)/ml,C_{max}为(3.27±1.16)(μg·h)/ml。本品静脉滴注 115 mg 与口服阿瑞吡坦 125 mg 的阿瑞吡坦暴露量相当。经 20 min,静脉滴注本品 150 mg,阿瑞吡坦的 AUC 为 37.38(±14.75)(μg·h)/ml,C_{max}为 4.15(±1.15)(μg·h)/ml。余参见阿瑞吡坦。

【适应证】 与其他止吐药合用防治致吐性化疗药物所引起的急性或延迟性恶心和呕吐。

【不良反应】【药物相互作用】【禁忌与慎用】 参见阿瑞吡坦。

【剂量与用法】 1. 方案 1 化疗当日,于化疗前 30 min,经 20～30 min 静脉滴注本品 150 mg,并在化疗前口服地塞米松 12 mg 和 5-HT_3受体拮抗剂;第 2 d 口服地塞米松 8 mg;第 3～4 d 口服地塞米松 8 mg,2 次/日。

2. 方案 2 化疗当日,于化疗前 30 min,经 20～30 min 静脉滴注本品 115 mg,并在化疗前口服地塞米松 12 mg 和 5-HT_3受体拮抗剂;第 2 d 口服,阿瑞吡坦 80 mg,地塞米松 8 mg;第 3 d 口服地塞米松 8 mg,2 次/日,阿瑞吡坦 80 mg,第 4 d 口服地塞米松 8 mg,2 次/日。

3. 方案 3 化疗当日,于化疗前 30 min,经 20～30 min 静脉滴注本品 115 mg,并在化疗前口服地塞米松 12 mg 和 5-HT_3受体拮抗剂;第 2～3 d 口服,阿瑞吡坦 80 mg。

4. 本品应用 0.9% 氯化钠注射液稀释至 1 mg/ml 后静脉滴注。

【用药须知】 参见阿瑞吡坦。

【制剂】 注射剂(粉):115 mg;150 mg。

【贮藏】 贮于 2～8 ℃。

大麻隆

(nabilone)

别名:纳必隆、Cesamet

本品是人工合成的大麻酚类似物。

【CAS】 51022-71-0

【ATC】 A04AD11

【理化性状】 1. 化学名:(±)-(6a*R*,10a*R*)-3-(1,1-Dimethylheptyl)-6a,7,8,9,10,-10a-hexahydro-1-hydroxy-6,6-dimethyl-6*H*-benzo[*c*]chromen-9-one

2. 分子式:$C_{24}H_{36}O_3$

3. 分子量:372.5

4. 结构式

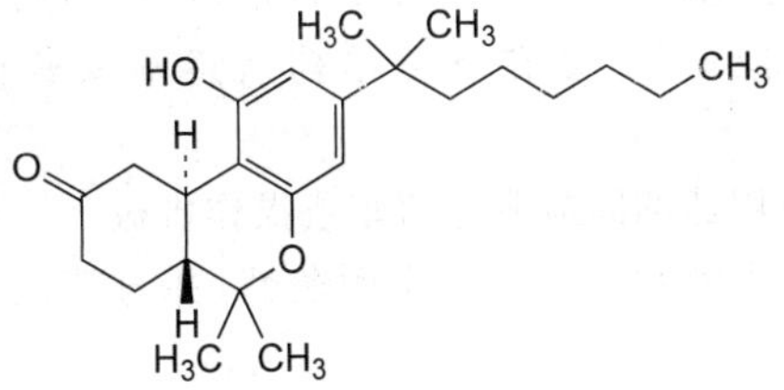

【药理作用】 本品具有四氢大麻酚的某些药理活性,尤其是对中枢神经系统的作用,但没有天然大麻酚样的心动过速和其他心血管系统的不良反应。本品的止吐作用比丙氯拉嗪强,其作用部位在前脑和延髓,这与常用的止吐药不一样。试验证实,本品具有抗焦虑作用,本品 2 mg 的抗焦虑作用相当于安定 5 mg 的抗焦虑作用。

【体内过程】 本品口服进入小肠后才能被吸收,快速广泛分布于全身各种组织中。口服本品的生物利用度为 95.6%。口服后 60～90 min 可出现止吐作用,持续 8～12 h。口服本品 2 mg 后约 2 h 可达

C_{max}10 ng/ml。大部分本品在肝内迅速代谢成一种或多种活性代谢物，其中包括由本品9位酮基还原而形成的异构甲醇。约有65%本品随粪便排出，20%随尿液排出。本品是否被分泌进入乳汁尚未明确。本品原药的消除 $t_{1/2}$ 约为2 h，代谢物的 $t_{1/2}$ 约为3.5 h。

【适应证】 1. 主要用于治疗癌症化疗所引起的恶心和呕吐。

2. 手术后的恶心和呕吐。

3. 用于治疗焦虑症。

【不良反应】 1. 可发生口干、头晕、眩晕、头痛、嗜睡或睡眠障碍、镇静、欣快感、注意力下降、焦虑、视物模糊、直立性低血压、共济失调、幻觉、定向力障碍和肢体麻木。

2. 有可能成瘾。

【禁忌与慎用】 1. 对本品或其他大麻酚类过敏者、重度肝功能不全患者、妊娠期妇女禁用。

2. 轻、中度肝功能不全患者、儿童、老年人、高血压患者、低血压患者、心脏病患者以及有精神病史者均慎用。

3. 尚未明确本品是否可经乳汁，哺乳期妇女应权衡本品对其的重要性，选择停药或停止哺乳。

【药物相互作用】 1. 本品合用地西泮或其他中枢神经系统抑制药可增加中枢抑制作用。

2. 本品与乙醇合用时，可增加中枢抑制作用。

【剂量与用法】 1. 成人口服一次1 mg，2次/日。

2. 国外静脉给药，一次0.5 mg，控制焦虑。

3. 国外口服2～8 mg/d，分次服用，用于治疗焦虑。

【用药须知】 1. 国外资料报道，用药后出现的直立性低血压，多在重复给药后逐渐减轻或不再明显。

2. 用药期间应避免驾车或操作机械。

3. 患者对本品易产生耐药性，并与其他大麻酚有交叉耐药性。

【制剂】 胶囊剂：1 mg。

【贮藏】 密闭、避光保存。

屈大麻酚
(dronabinol)

别名：四氢大麻酚、Tetrahydrocannabinol

本品是存在于大麻(Cannabissativa L.)中的主要精神活性物质，系经化学合成，并以麻油制成圆形软明胶胶囊供口服。

【CAS】 1972-08-3

【ATC】 A04AD10

【理化性状】 1. 化学名：(-)-(6a*R*，10a*R*)-6，6，9-Trimethyl-3-pentyl-6a，7，8，10a-tetrahydro-6*H*-benzo[*c*]chromen-1-ol

2. 分子式：$C_{21}H_{30}O_2$

3. 分子量：314.47

4. 结构式

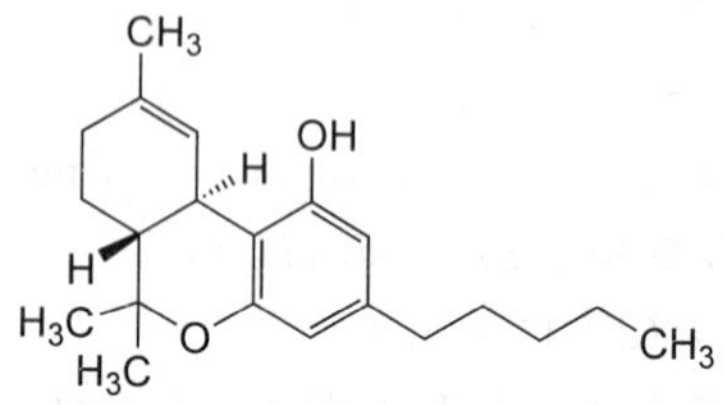

【药理作用】 本品是大麻素受体 CB_1 和 CB_2 的部分激动剂。

【体内过程】 本品口服后全身利用度仅为静脉注射给药的10%～20%，表明本品可产生首过代谢。已鉴定出数种代谢物，包括具精神活性的11-羟基四氢大麻醇。本品分布容积约为血浆体积的100倍。本品、11-羟基代谢物及其他数种代谢物约于口服后2～3 h达血药峰值。口服后72 h内粪中可回收约50%剂量；尿中可回收10%～15%，包括原药及代谢物，正常人的肾清除率约为肾小球滤过率的1/10。本品的消除呈双相，α相 $t_{1/2}$ 约4 h，β相约25～36 h。本品的主要活性代谢物11-羟基四氢大麻醇的血药浓度与原药大致相同。活性代谢物的血浆终末 $t_{1/2}$ 约15～18 h。因此长期使用本品可引起本品及其代谢物蓄积中毒。

【适应证】 1. 用于化疗引起恶心和呕吐的癌症患者，而用常规止吐药治疗无明显疗效者。

2. 用于艾滋病患者因食欲不振而导致的体重减轻。

【不良反应】 最常见报道的不良反应是中枢神经系统反应。按其发生率下降的次序为嗜睡、眩晕、思维模糊和短暂的协调、感觉与知觉功能紊乱。

【禁忌与慎用】 1. 禁用于已知对屈大麻酚或麻油过敏的患者禁用。

2. 本品可提高中枢拟交感神经活性，高血压和心脏病患者应慎用。应慎用于躁狂、抑郁或精神分裂症患者，因使用本品可掩盖这些疾病的症状。正在接受其他抗精神病药物的患者慎用本品。

3. 妊娠期妇女仅在确有必要时应用。

4. 本品可分泌至乳汁，并且浓度较高，哺乳期妇女使用时应停止哺乳。

【药物相互作用】 不应与乙醇、镇静药、催眠药或致幻药合用。

【剂量与用法】 1. 用于止吐　最好在化疗前

1～3 h 服用初剂量 5 mg/m²，然后在化疗后每 2～4 h 给药一次，4～6 次/日。如果 5 mg/m² 的剂量无效，也无明显不良反应，则剂量可增加 2.5 mg/m² 直至最大剂量一次 15 mg/m²。然而应注意，因为在此最大剂量时精神症状的发生率明显增加。

2. 用于刺激食欲　口服 2.5 mg，2 次/日，在午餐和晚餐前服用，如不能耐受，可降低至 2.5 mg，1 次/日，在晚餐前或睡前服用。

【用药须知】 1. 因本品极易被滥用，禁用于非癌症化疗所致的恶心呕吐。

2. 本品对精神状态有明显影响，故接受本品治疗时应警告患者不要在开车、操作复杂的机器或从事需判断声音的活动。

【制剂】 胶囊剂：2.5 mg；5 mg；10 mg。

【贮藏】 密闭、避光保存。

奈妥吡坦-帕洛诺司琼
(netupitant and palonosetron)

别名：Akynzeo

【理化性状】 1. 奈妥吡坦

(1) 本品为白色至类白色结晶性粉末，易溶于甲苯和丙酮，溶于异丙醇、乙醇，极微溶于水。

(2) 化学名：2-[3，5-bis (Trifluoromethyl) phenyl]-*N*，2 dimethyl-*N*-[4-(2 methylphenyl)-6-(4-methylpiperazin-1-yl) pyridin-3-yl] propanamide

(3) 分子式：$C_{30}H_{32}F_6N_4O$

(4) 分子量：578.61

(5) 结构式

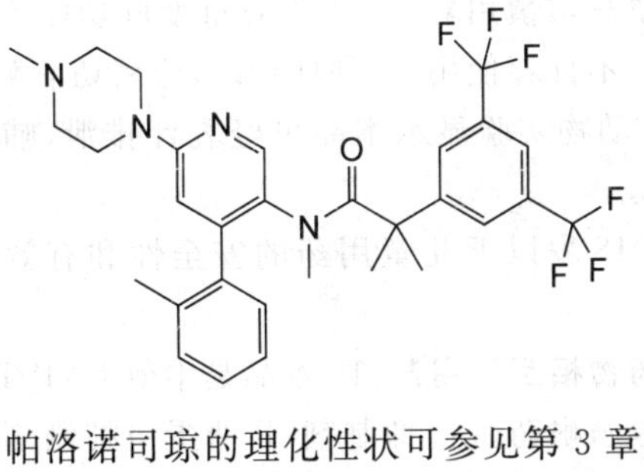

2. 帕洛诺司琼的理化性状可参见第 3 章其条目项下。

【药理作用】 奈妥吡坦为 P 物质/神经激肽 1 受体拮抗；帕洛司琼为 5-HT_3受体拮抗剂。

【体内过程】 帕洛诺司琼的药动学可参见其条目项下。

1. 吸收　口服本品后，奈妥吡坦的 T_{max} 为 5 (2～12) h，C_{max} 为 434 (CV 56%) ng/ml 和 AUC 14401(ng·h)/ml (CV51%)。奈妥吡坦的剂量在 10～300 mg 之间，暴露量增加大于剂量的增加，剂量在 300～450 mg 之间，暴露量与剂量成正比。奈妥吡坦的分布容积为(1982±906) L。浓度在 10～1300 ng/ml 间，本品的蛋白结合率大于 99.5%。在 100～2000 ng/ml 间，奈妥吡坦的代谢产物(M_1、M_2 及 M_3)的蛋白结合率大于 97%。

2. 代谢　奈妥吡坦吸收后广泛代谢，形成三种代谢产物，去甲基代谢产物 M_1、*N*-氧化代谢产物 M_2、羟甲基代谢产物 M_3。三种代谢产物均有活性。奈妥吡坦主要经 CYP3A 代谢，小部分经 CYP2C9 和 CYP2D6 代谢。

3. 排泄　奈妥吡坦的血药浓度呈多指数方式下降，清除率为(20.3±9.2) L/h。$t_{1/2}$ 为(80±29) h。

单剂量给予放射性标记的奈妥吡坦，120 h 内粪便和尿液中共回收给药剂量的一半，336 h 内尿中回收 3.95%，粪便中回收 70.7% 的给药剂量。30 d 内尿中回收 4.7%，粪便中回收 86.5% 的给药剂量。

【适应证】 用于化疗药所致的恶心、呕吐。

【不良反应】 可见消化不良、疲乏、便秘、红斑、头痛、ALT 及 AST 升高、总胆红素升高。

【妊娠期安全等级】 C。

【禁忌与慎用】 1. 未对重度肝、肾功能不全患者进行研究，此类患者避免使用。

2. 尚未明确本品是否经乳汁分泌，哺乳期妇女应权衡本品对其的重要性，选择停药或停止哺乳。

3. 儿童用药的安全性及有效性尚未确定。

【药物相互作用】 1. 奈妥吡坦是中效 CYP3A4 抑制剂，可升高经 CYP3A4 代谢的药物的血药浓度，本品对 CYP3A4 的抑制作用可持续数天。

2. 单剂量的奈妥吡坦可在 4 d 内增加地塞米松的暴露量 2 倍，对 4 d 之后的影响尚未进行评价。

3. 奈妥吡坦可明显升高咪达唑仑的血药浓度。

4. 本品可升高经 CYP3A4 代谢的化疗药的血药浓度，这些药物包括多西他赛、紫杉醇、依托泊苷、伊立替康、环磷酰胺、异环磷酰胺、伊马替尼、长春碱、长春新碱。

5. 本品不太可能明显影响含左炔诺孕酮和炔雌醇的口服避孕药的作用。

6. 奈妥吡坦主要经 CYP3A4 代谢，强效 CYP3A4 诱导剂可降低奈妥吡坦的血药浓度。

7. 强效 CYP3A4 抑制剂可明显升高奈妥吡坦的血药浓度，但单剂量服用本品时，不必调整剂量。

8. 帕洛诺司琼的相互作用可参见其条目项下。

【剂量与用法】 1. 高致吐化疗药引起的恶心、呕吐　化疗前 1 h 服用本品胶囊 1 粒，化疗前 30 min 服用地塞米松 12 mg，第 2～4 d 地塞米松剂量改为 8 mg。

2. 蒽环类、环磷酰胺等导致的恶心、呕吐　化疗前 1 h 服用本品胶囊 1 粒，化疗前 30 min 服用地塞米松 12 mg，首日服用地塞米松，之后不必再服。

【用药须知】 参见帕洛诺司琼。

【制剂】 胶囊剂：含奈妥吡坦 300 mg，帕洛诺司琼 0.5 mg。

【贮藏】 贮于 20～25 ℃，短程携带允许 15～30 ℃。

罗拉吡坦

(rolapitant)

本品为止吐药。

【CAS】 552292-08-7。

【ATC】 A04AD14。

【理化性状】 1. 化学名：((5*S*,8*S*)-8-{[(1*R*)-1-[3, 5-Bis (trifluoromethyl) phenyl] ethoxy] methyl]}-8- phenyl1,7-diazaspiro[4.5]decan-2-one。

2. 分子式：$C_{25}H_{26}F_6N_2O_2$。

3. 分子量：500.48。

4. 结构式如下：

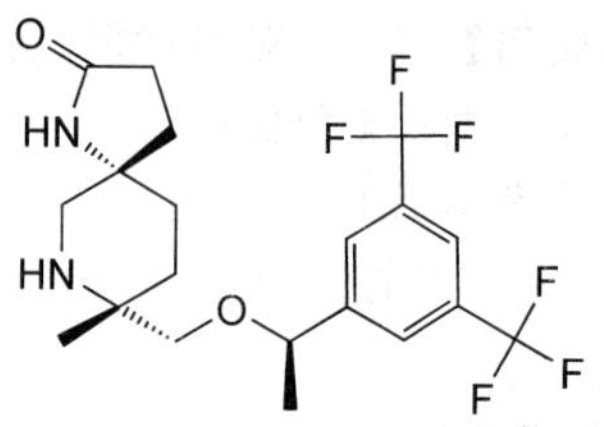

盐酸罗拉吡坦

(rolapitant hydrochloride)

别名：Varubi

本品为沙立度胺的类似物。

〖理化性状〗 1. 本品为白色至类白色粉末，低 pH 值下水中溶解度大，易溶于乙醇。

2. 化学名：((5*S*, 8*S*)-8-{[(1*R*)-1-[3, 5-Bis (trifluoromethyl) phenyl] ethoxy] methyl]}-8-phenyl1, 7-diazaspiro [4.5] decan-2-one monohydrochloride monohydrate

3. 分子式：$C_{25}H_{26}F_6N_2O_2 \cdot HCl, H_2O$

4. 分子量：554.95

5. 结构式

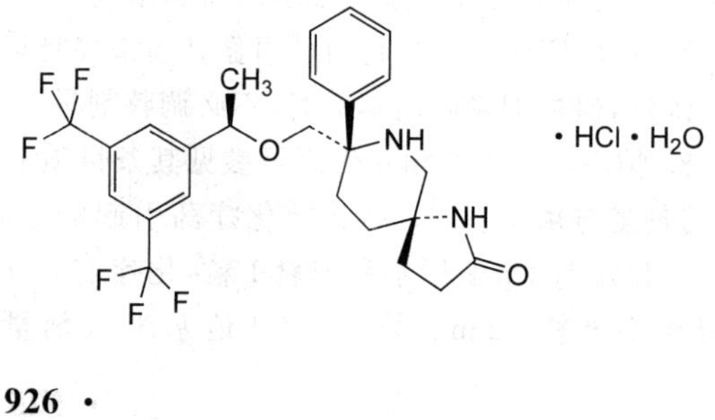

【药理作用】 本品是人类 P 物质/NK1 受体的竞争性拮抗剂，对 NK2、NK3 或其他受体或离子通道无亲和力。

【体内过程】 1. 吸收　健康志愿者口服 180 mg 后约 4 h 可达血药峰值，C_{max} 为 968 ng/ml。在 4.5～180 mg 间剂量与暴露量成正比。9～45 mg，1 次/日，多次口服的蓄积率为 5 倍。高脂肪餐不影响本品的吸收。

2. 分布　在健康志愿者中，本品的表观分布容积为 460 L，肿瘤患者为 387 L。蛋白结合率为 99.8%。

3. 代谢　本品主要经 CYP3A4 代谢成活性代谢产物 M_{19}，血液循环中主要为 M_{19}，其 T_{max} 为 120 h，$t_{1/2}$ 为 158 h。

4. 消除　本品的 $t_{1/2}$ 为 169～183 h，清除率为 0.96 L/h。本品主要经肝胆途径排泄，给予[^{14}C]标记的本品，6 周内尿和粪便中分别回收 14.2% 和 73% 的给药剂量。

【适应证】 与其他止吐药物合用，用于控制成人由化疗药物导致的恶心及呕吐。

【不良反应】 1. 与高致吐化疗药合用时相对安慰剂的不良反应包括中性粒细胞减少、呃逆、腹痛。

2. 与中等致吐化疗药合用时相对安慰剂的不良反应包括食欲降低、中性粒细胞减少、头晕、呼吸困难、尿道感染、胃炎、贫血。

【妊娠期安全等级】 动物实验未发现本品有毒性。

【禁忌与慎用】 1. 尚未对重度肝功能不全者进行研究，不推荐使用，必须使用时，应密切监测。

2. 动物实验显示本品可经乳汁排泄，哺乳期妇女慎用。

3. 18 岁以下儿童用药的安全性和有效性尚未确定。

【药物相互作用】 1. 本品是中效 CYP2D6 抑制剂、乳腺癌耐药蛋白抑制剂、P 糖蛋白抑制剂。单次服用本品，7 d 内可使右美沙芬的暴露量升高 3 倍。本品禁与硫利达嗪合用；必须与匹莫齐特合用时应监测 Q-T 间期。本品禁与治疗窗窄的 CYP2D6 底物合用。

2. 本品应避免与治疗窗窄的乳腺癌耐药蛋白底物（甲氨蝶呤、托泊替康、依诺替康）合用。瑞舒伐他汀与本品合用时，应使用最低有效剂量。

3. 本品可升高地高辛的血药浓度，合用时应监测地高辛的血药浓度。

4. 强效 CYP3A4 诱导剂（如利福平）可明显降低

本品的血药浓度，长期服用该类药物者应避免使用本品。

【剂量与用法】 剂量与用法见下表。

	第 1 d	第 2 d	第 3 d	第 4 d
预防顺铂为基础的高致吐化疗药导致的恶心、呕吐				
本品	180 mg，化疗前 1～2 h 口服	无		
地塞米松	20 mg，化疗前 30 min 服用	8 mg，2 次/日	8 mg，2 次/日	8 mg，2 次/日
5-HT_3 受体拮抗剂	参照具体药物的说明书使用	无		

续表

	第 1 d	第 2 d	第 3 d	第 4 d
预防蒽环类、环磷酰胺为基础的中等致吐化疗药导致的恶心、呕吐				
本品	180 mg，化疗前 1～2 h 口服	无		
地塞米松	20 mg，化疗前 30 min 服用	无		
5-HT_3 受体拮抗剂	参照具体药物的说明书使用	参照具体药物的说明书使用		

【制剂】 片剂：90 mg。

【贮藏】 贮于 20～25 ℃，短程携带允许 15～30 ℃。

附　恶性肿瘤常用联合化疗方案

治疗方案	药物和用药方法	给药周期	适应证
ABCM	多柔比星，第 1 d，30 mg/m^2，静脉注射 卡莫司汀，第 1 d，30 mg/m^2，静脉注射 环磷酰胺，第 22～25 d，100 mg/m^2，口服 美法仑，第 22～25 d，6 mg/m^2，口服	42 d	多发性骨髓瘤
ABVD	多柔比星，第 1、15 d，25 mg/ m^2，静脉注射 博来霉素，第 1、15 d，10000 IU/m^2，静脉注射 长春碱，第 1、15 d，6 mg/m^2，静脉注射 达卡巴嗪，第 1、15 d，375 mg/m^2，静脉注射	28 d	淋巴瘤
AC	多柔比星，第 1 d，60 mg/m^2，静脉注射 环磷酰胺，第 1 d，600 mg/m^2，静脉注射	21 d(4 个周期一些研究用到了 8 个周期)	乳腺癌
AC ＋紫杉醇	多柔比星，第 1 d，60 mg/m^2，静脉注射 环磷酰胺，第 1 d，600 mg/m^2，静脉注射 紫杉醇，第 1 d，175 mg/m^2，静脉注射	21 d (或更长 4 个周期)	乳腺癌
AC ＋曲妥珠单抗	多柔比星，第 1 d，60 mg/m^2，静脉注射 环磷酰胺，第 1 d，600 mg/m^2，静脉注射 曲妥单抗，第 1 d 给予负荷剂量 4 mg/kg，静脉注射，然后，每周 1 次，2 mg/kg，静脉注射	21 d(6 个周期)	乳腺癌 (HER2 过度表达)
ACE	多柔比星，第 1 d，45 mg/m^2，静脉注射 环磷酰胺，第 1 d，1 g/m^2，静脉注射 依托泊苷，第 1～5 d，50 mg/m^2，静脉注射	21 d	小细胞肺癌
AT	多柔比星，第 1 d，60 mg/m^2，静脉注射 紫杉醇，第 1 d，200 mg/m^2，静脉注射	21 d(4 周期)	乳腺癌
AT	多柔比星，第 1 d，50 mg/m^2，静脉注射 多西他赛，第 1 d，75 mg/m^2，静脉注射	21 d(长至 8 个周期)	乳腺癌(转移性)
BEAM(小 BEAM)	卡莫司汀，第 1 d，60 mg/m^2，静脉注射 依托泊苷，第 2～5 d，75 mg/m^2，静脉注射 阿糖胞苷，第 2～5 d，2 次/日，100 mg/m^2，静脉注射 美法仑，第 6 d，30 mg/m2，静脉注射	通常 28～42 d	淋巴瘤(补救)
BEP	博来霉素，第 2、9、16 d，30000 IU，静脉注射 依托泊苷，第 1～5 d，100 mg/m^2，静脉注射 顺铂，第 1～5 d，20 mg/m^2，静脉注射	21 d(4 个周期)	睾丸癌

续表

治疗方案	药物和用药方法	给药周期	适应证
CAF	环磷酰胺，第 1 d，500 mg/m^2，静脉注射 多柔比星，第 1 d，50 mg/m^2，静脉注射 氟尿嘧啶，第 1 d，500 mg/m^2，静脉注射	21 d	乳腺癌
CAF	环磷酰胺，第 1 d，500 mg/m^2，静脉注射 多柔比星，第 1 d，50 mg/m^2，静脉注射 氟尿嘧啶，第 1、8 d，500 mg/m^2，静脉滴注	每 3～4 周为一周期	乳腺癌
CAP	环磷酰胺，第 1 d，750 mg/m^2，静脉注射 多柔比星，第 1 d，50 mg/m^2，静脉注射 泼尼松，第 1～5 d，40 mg/m^2，口服	28 d	慢性淋巴细胞白血病
CAP	环磷酰胺，第 1 d，500 mg/m^2，静脉注射 多柔比星，第 1 d，50 mg/m^2静脉注射 顺铂，第 1 d，50 mg/m^2（从 600 mg/m^2、45 mg/m^2和 50 mg/m^2剂量中选择最佳剂量），静脉注射	21 d（6 个周期）	卵巢癌
CAV	环磷酰胺，第 1 d，900 mg/m^2，静脉注射 多柔比星，第 1 d，45 mg/m^2，静脉注射 长春新碱，第 1 d，2 mg，静脉注射	21 d（6 个周期）	小细胞肺癌
CAV	环磷酰胺，第 1 d，1000 mg/m^2，静脉注射 多柔比星，第 1 d，45～50 mg/m^2，静脉注射 长春新碱，第 1 d，1.4 mg/m^2，静脉注射	每 3 周为一周期	小细胞肺癌
MF	丝裂霉素，第 1 d，8～10 mg/m^2，静脉注射 氟尿嘧啶，第 1～5 d，750～1500 mg/m^2，静脉滴注	每 4 d 周为一周期	胃肠道癌
CHOP	环磷酰胺，第 1 d，750 mg/m^2，静脉注射 多柔比星，第 1 d，50 mg/m^2，静脉注射 长春新碱，第 1 d，1.4 mg/m^2（最大 2 mg），静脉注射 泼尼松，第 1～5 d，100 mg/m^2，口服	21 d（6～8 个周期）	淋巴瘤，慢性淋巴细胞性白血病
CMF	环磷酰胺，第 1～14 d，100 mg/m^2，口服 甲氨蝶呤，第 1、8 d，40 mg/m^2，静脉注射 氟尿嘧啶，第 1、8 d，600 mg/m^2，静脉注射	28 d	乳腺癌
CMF	环磷酰胺，第 1 d，600 mg/m^2，静脉注射 甲氨蝶呤，第 1 d，40 mg/m^2，静脉注射 氟尿嘧啶，第 1 d，600 mg/m^2，静脉注射	21 d	乳腺癌
CMF	环磷酰胺，第 1 d，750 mg/m^2，静脉注射 甲氨蝶呤，第 1、8 d，40 mg/m^2，静脉注射 氟尿嘧啶，第 1、8 d，600 mg/m^2，静脉注射	28 d	乳腺癌
CMF	环磷酰胺，第 1、8 d，600 mg/m^2，静脉注射 甲氨蝶呤，第 1、8 d，40 mg/m^2，静脉注射 氟尿嘧啶，第 1、8 d，600 mg/m^2，静脉滴注	每 4 周为一周期	乳腺癌
CMV	顺铂，第 2 d，100 mg/m^2，静脉注射 甲氨蝶呤，第 1、8 d，30 mg/m^2，静脉注射 长春碱，第 1、8 d，4 mg/m^2，静脉注射	21 d	膀胱癌
COP	环磷酰胺，第 1、8 d，600 mg/m^2，静脉注射 长春新碱，第 1、8 d，1.4 mg/m^2，静脉注射 泼尼松，第 1～14 d，40 mg/m^2，口服	每 3～4 周为一周期	非霍奇金淋巴瘤

续表

治疗方案	药物和用药方法	给药周期	适应证
BACOP	博来霉素，第 15、22 d，10000 IU/m^2，静脉注射 多柔比星，第 1、8 d，25 mg/m^2，静脉注射 环磷酰胺，第 1、8 d，650 mg/m^2，静脉注射 长春新碱，1.4 mg/m^2，第 1、8 d，静脉注射 泼尼松，第 15～28 d，60 mg/m^2，口服	每 4 周为一周期	非霍奇金淋巴瘤
PBV	顺铂，第 3、4 d，50 mg/m^2，静脉滴注 博来霉素，第 1、8 d，10 mg/m^2，肌内注射 长春碱酰胺，第 1、8 d，3 mg/m^2，静脉注射	每 3 周为一周期	食管癌
PF	顺铂，第 1 d(水化)，100 mg/m^2，静脉滴注 氟尿嘧啶，第 1～5 d，1 g/m^2，静脉滴注	每 3～4 周为一周期	宫颈癌
PF	顺铂，第 1～5 d，20 mg/m^2，静脉滴注或顺铂，第 1 d(水化)，100 mg/m^2，静脉滴注 氟尿嘧啶，第 1～5 d，1 g/m^2，静脉滴注	每 3～4 周为一周期	食管癌
PF	顺铂，第 1 d(水化)，100 mg/m^2，静脉滴注 氟尿嘧啶，第 1～5 d，1 g/m^2，静脉滴注	每 4 周为一周期	头颈部癌
PBM	顺铂，第 1～5 d，20 mg/m^2，静脉滴注 博来霉素，第 3～7 d，10 mg/m^2，肌内注射 甲氨蝶呤，第 14、21 d，200 mg/m^2，静脉注射 亚叶酸钙，15 mg/m^2，每 6 h 口服一次，给药 8 次(甲氨蝶呤用药后 24 h 开始)	每 4 周为一周期	头颈部癌
COP(CVP)	环磷酰胺，第 1 d，800 mg/m^2，静脉注射 长春新碱，第 1 d，2 mg，静脉注射 泼尼松，第 1～5 d，60 mg/m^2，口服，然后第 6～8 d 逐渐减量	21 d(6 个周期)	淋巴瘤(最初报道的此方案使用 14 d 周期)
CP	顺铂，第 1 d，100 mg/m^2，静脉注射 环磷酰胺，第 1 d，600 mg/m^2，静脉注射 或卡铂，第 1 d，300 mg/m^2，静脉注射 环磷酰胺，第 1 d，600 mg/m^2，静脉注射	28 d(6 个周期)	卵巢癌
CYVADIC	环磷酰胺，第 1 d，500 mg/m^2，静脉注射 长春新碱，第 1、5 d，1.5 mg/m^2，静脉注射 多柔比星，第 1 d，50 mg/m^2，静脉注射 达卡巴嗪，第 1～5 d，250 mg/m^2，静脉注射	21 d	肉瘤(此方案有在第 1 d 仅使用长春新碱的报道)
Dartmouth-治疗方案	达卡巴嗪，第 1～3 d、22～24 d，220 mg/m^2，静脉注射 顺铂，第 1～3 d、22～24 d，25 mg/m^2，静脉注射 卡莫司汀，第 1 d，150 mg/m^2，静脉注射 他莫昔芬，10 mg，2 次/日，口服	42 d	黑色素瘤(转移性)
DHAP	地塞米松，第 1～4 d，40 mg，口服或静脉注射 阿糖胞苷，第 2 d，2 g/m^2，经 3 h 静脉注射，12 h 后重复一次 顺铂，第 1 d，100 mg/m^2，经 24 h 静脉注射	21～28 d	淋巴瘤(补救)
EAP	依托泊苷，第 4～6 d，120 mg/m^2，静脉注射 多柔比星，第 1、7 d，20 mg/m^2，静脉注射 顺铂，第 2、8 d，40 mg/m^2，静脉注射	21～28 d	胃癌
EAP	依托泊苷，第 1～3 d，120 mg/m^2，静脉滴注 多柔比星，第 1、8 d，20 mg/m^2，静脉注射 顺铂，第 4～6 d，30 mg/m^2，静脉滴注	每 4 周为一周期	胃肠道癌
EC	依托泊苷，第 1～3 d，100 mg/m^2，静脉注射 卡铂，第 1 d，450 mg/m^2，静脉注射	28 d	小细胞肺癌

续表

治疗方案	药物和用药方法	给药周期	适应证
EC	依托泊苷,第 1～3 d,100 mg/m²,静脉注射 卡铂,第 1 d,325 mg/m²,静脉注射	21 d	非小细胞肺癌
CF	亚叶酸钙,第 1～5 d,100～200 mg/m²,静脉滴注 氟尿嘧啶,第 1～5 d,600 mg/m²,静脉注射	每 4 周为一周期	胃肠道癌
PVB	顺铂,第 1 d(水化),50 mg/m²,静脉滴注 长春新碱,第 1 d,1 mg/m²,静脉注射 博来霉素,第 1～3 d,20000 IU/m²,肌内注射	每 3 周为一周期	宫颈癌
PVB	长春新碱,第 1 d,2 mg,静脉注射 博来霉素,第 2、9、16 d,10 mg/m²,肌内注射 顺铂,第 1 d(水化),50～70 mg/m²,静脉滴注	每 3～4 周为一周期	睾丸肿瘤
PP	紫杉醇,第 1 d,135 mg/m²,静脉滴注 顺铂,第 1 d(水化),75 mg/m²,静脉滴注	每 3 周为一周期	卵巢癌
ECF	表柔比星,第 1 d,50 mg/m²,静脉注射 顺铂,第 1 d,60 mg/m²,静脉注射 氟尿嘧啶,200 mg/m²,连续每天一次静脉注射	21 d(最多 8 个周期)	胃癌
EDAP	依托泊苷第 1～4 d,100～200 mg/m²,连续静脉注射 地塞米松,40 mg,第 1～5 d,口服或静脉注射 阿糖胞苷,第 5 d,1 g/m²,静脉注射 顺铂,第 1～4 d,20 mg/m²,连续静脉注射	21～28 d	多发性骨髓瘤(补救) 淋巴瘤
EMA-CO (或 EMA-EP)	依托泊苷,第 1、2 d,100 mg/m²,静脉注射 甲氨蝶呤,第 1 d,300 mg/m²,经 12 h 静脉注射 亚叶酸,第 2 d 开始,15 mg,2 次/日,口服或肌内注射,给药 4 次 放线菌素 D,第 1、2 d,500 μg,静脉注射,另加环磷酰胺,第 8 d,600 mg/m²,静脉注射,长春新碱,第 8 d,1 mg/m²,静脉注射或依托泊苷,第 8 d,150 mg/m²,静脉注射,顺铂,第 8 d,75 mg/m²,静脉注射	14 d	妊娠期滋养层肿瘤
EP	顺铂,第 1 d(水化),60 mg/m²,静脉滴注 依托泊苷,第 1～3 d,120 mg/m²,静脉滴注 或顺铂,第 1～3 d,25 mg/m²,静脉滴注 依托泊苷,第 1～3 d,100 mg/m²,静脉滴注	每 3～4 周为一周期	小细胞肺癌
EP(PE)	依托泊苷,第 1～3 d,80 mg/m²,静脉注射 顺铂,第 1 d,80 mg/m²,静脉注射	21 d	小细胞肺癌(标准剂量,另外有其他治疗方法)
EP(PE)	依托泊苷,第 1～5 d,80 mg/m²,静脉注射 顺铂,第 1～5 d,27 mg/m²,静脉注射	21 d	小细胞肺癌(高剂量)
EP(PE)	依托泊苷,第 1 d,100 mg/m²,静脉注射,然后,第 2～4 d,200 mg/m²,口服,顺铂,第 1 d,75 mg/m²,静脉注射	21 d	小细胞肺癌
EPOCH	依托泊苷,第 1～4 d,50 mg/m²,连续静脉注射 长春新碱,第 1～4 d,400 μg /m²,连续静脉注射 多柔比星,第 1～4 d,10 mg/m²,连续静脉注射 环磷酰胺,第 5 d,750 mg/m²,静脉注射 泼尼松,第 1～5 d,60 mg/m²,口服	21 d	淋巴瘤(补救)
ESHAP	依托泊苷,第 1～4 d,40 mg/m²,静脉注射 甲泼尼龙,第 1～5 d,250～500 mg,静脉注射 顺铂,第 1～4 d,25 mg/m²,连续静脉注射 阿糖胞苷,第 5 d,2 g/m²,静脉注射	21～28 d(可用到 8 个周期)	淋巴瘤(补救)

续表

治疗方案	药物和用药方法	给药周期	适应证
FAM	氟尿嘧啶，第 1、8、29、36 d，600 mg/m^2，静脉注射 多柔比星，第 1、29 d，30 mg/m^2，静脉注射 丝裂霉素，第 1 d，10 mg/m^2，静脉注射	56 d	胃癌 胰腺癌
FAMTX	氟尿嘧啶，第 1 d，1.5 g/m^2，静脉注射 多柔比星，第 15 d，30 mg/m^2，静脉注射 甲氨蝶呤，第 1 d，1.5 g/m^2，静脉注射，给予氟尿嘧啶 1 h 前给药 亚叶酸，15 mg/m^2，每 6 h 口服一次，给药 3 d，在甲氨蝶呤给药后 24 h 给予	28 d	胃癌
FOLFIRI	依立替康，第 1 d，180 mg/m^2，静脉注射 亚叶酸，第 1 d，200 mg/m^2，静脉注射 氟尿嘧啶，第 1 d，400 mg/m^2，静脉推注，然后，2.4 g/m^2，经 46 h 连续静脉滴注（如果耐受，从第 3 周期开始增加剂量到 3 g/m^2）	14 d	结肠癌、直肠癌
FOLFOX4	奥沙利铂，第 1 d，85 mg/m^2，静脉注射 亚叶酸，第 1、2 d，200 mg/m^2，静脉注射 氟尿嘧啶，第 1、2 d，400 mg/m^2，静脉推注，然后，600 mg/m^2，连续静脉滴注	14 d	结肠癌、直肠癌（配合下文 FOLFOX6 给药方案，也存在其他不同的 FOLFOX 给药方案还可与贝伐单抗或西妥昔单抗合用）
FOLFOX6	奥沙利铂，第 1 d，100 mg/m^2，静脉注射 亚叶酸，第 1 d，200 mg/m^2，静脉注射 氟尿嘧啶，第 1 d，400 mg/m^2，静脉推注，然后，2.4 g/m^2，经 46 h 连续静脉滴注（如果耐受，从第 3 周期增加剂量到 3 g/m^2）	14 d	结肠癌、直肠癌
5Fu/亚叶酸	氟尿嘧啶，第 1～5 d，370 mg/m^2，静脉注射 亚叶酸，第 1～5 d，200 mg/m^2，静脉注射	28～35 d	结肠癌、直肠癌
5Fu/亚叶酸（Mayo 治疗方案，Poon 治疗方案）	氟尿嘧啶，第 1～5 d，425 mg/m^2，静脉滴注 亚叶酸，第 1～5 d，20 mg/m^2，静脉滴注	28～35 d	胃癌 结肠癌、直肠癌
5Fu/亚叶酸（de Gramont 治疗方案）	氟尿嘧啶，第 1、2 d，400 mg/m^2，静脉推注，然后，600 mg/m^2，连续静脉滴注 亚叶酸，第 1、2 d，200 mg/m^2，静脉滴注	14 d	结肠癌、直肠癌
吉西他滨＋顺铂	吉西他滨，第 1、8、15 d，1 g/m^2，静脉注射 顺铂，第 2 d，70 mg/m^2，静脉注射	28 d	膀胱癌（转移性）
ICE(ICbE)	异环磷酰胺，第 1 d，5 g/m^2，经 24 h 静脉注射（联合美司钠） 卡铂，第 1 d，400 mg/m^2，静脉注射 依托泊苷，第 1～3 d，100 mg/m^2，静脉注射	28 d（6 个周期）	小细胞肺癌
IFL（Douillard 1 周治疗方案）	依立替康，第 1 d，80 mg/m^2，静脉注射 氟尿嘧啶，第 1 d，2.3 g/m^2，连续静脉滴注 亚叶酸，第 1 d，500 mg/m^2，静脉注射	7 d	结肠癌、直肠癌
IFL（Douillard 2 周治疗方案）	依立替康，第 1 d，180 mg/m^2，静脉注射 氟尿嘧啶，第 1、2 d，400 mg/m^2，静脉推注，然后，600 mg/m^2，连续静脉滴注 亚叶酸，第 1、2 d，200 mg/m^2，静脉注射	14 d	结肠癌、直肠癌
AD	多柔比星，90 mg/m^2，中心静脉连续静脉滴注 96 h 顺铂，第 1 d（水化），120 mg/m^2，静脉滴注	每 4 周为一周期	骨肉瘤

续表

治疗方案	药物和用药方法	给药周期	适应证
IFL (Saltz 治疗方案)	依立替康，125 mg/m²，静脉注射 氟尿嘧啶，500 mg/m²，静脉注射 亚叶酸，20 mg/m²，静脉注射，每周 1 次，连续 4 周	42 d	结肠癌、直肠癌
CVADIC	环磷酰胺，第 1 d，500 mg/m²，静脉注射 长春新碱，第 1、5 d，1.5 mg/m²，静脉注射 多柔比星，第 1 d，50 mg/m²，静脉注射 达卡巴嗪，第 1～5 d，250 mg/m²，静脉滴注	每 3 周为一周期	软组织肉瘤
Hyper-CVAD	方案 A： 环磷酰胺，第 1～3 d，300 mg/m²，每 12 h 静脉注射一次 多柔比星，第 4 d，50 mg/m²，静脉注射 长春新碱，第 4、11 d，2 mg，静脉注射 地塞米松，第 1～4 d 和 11～14 d，40 mg，静脉注射或口服 中枢神经系统预防： 甲氨蝶呤，第 2 d，12 mg，鞘内注射和阿糖胞苷，第 8 d，100 mg，鞘内注射 方案 B： 甲氨蝶呤，第 1 d，200 mg/m²，经 2 h 静脉滴注，然后，800 mg/m²，经 24 h 静脉滴注 亚叶酸，15 mg，在甲氨蝶呤给药后 24 h 开始，每 6 h 静脉注射一次，连续给药 8 次（如果甲氨蝶呤水平高，增加到每 6 h 50 mg） 甲泼尼龙，第 1～3 d，50 mg，每 12 h 静脉注射一次 阿糖胞苷，第 2、3 d，3 g/m²，每 12 h 静脉注射一次	方案 A 4 个周期和方案 B 方案 4 个周期交替使用，尽可能短疗程周期 A 方案预防中枢神经系统 的周期数根据预计的中枢神经系统疾病的风险程度而定	淋巴瘤，成人急性成淋巴细胞白血病（此方案有选择性变动，包括 A 方案中，柔红霉素 60 mg/m² 替代多柔比星，不用甲泼尼龙，而在方案 B 中加用口服碳酸氢盐，另外，甲氨蝶呤和亚叶酸剂量做简化处理原方案 A 中的美司钠常常不用
M2	长春新碱，第 1 d，30 μg/kg，静脉注射 卡莫司汀，第 1 d，500 μg/kg，静脉注射 环磷酰胺，第 1 d，10 mg/kg，静脉注射 美法仑，第 1～4 d，250 μg/kg，口服或第 1～7 d，100 μg/kg，口服，或第 1～10 d，100 μg/kg，口服 泼尼松，第 1～7 d，1 mg/kg，口服，然后，一旦出现高钙血症或骨疾病持续存在，逐渐减量并在第 21 d 停药	35 d	多发性骨髓瘤
MACOP-B		12 周	淋巴瘤
MIC	丝裂霉素，第 2 d，6 mg/m²，静脉注射 异环磷酰胺，第 2 d，3 g/m²，静脉注射 顺铂，第 1 d，120 mg/m²，静脉注射	21 d	非小细胞肺癌
MIC	丝裂霉素，第 1 d，6 mg/m²，静脉注射 异环磷酰胺，第 1 d，3 g/m²，静脉注射 顺铂，第 1 d，50 mg/m²，静脉注射	21 d	非小细胞肺癌
MOPP	氮芥，第 1、8 d，6 mg/m²，静脉注射 长春新碱，第 1、8 d，1.4 mg/m²（最大 2 mg），静脉注射 丙卡巴肼，第 1～14 d，100 mg/m²，口服 泼尼松，第 1、4 疗程时，第 1～14 d，40 mg/m²，口服	28 d（6 个周期）	淋巴瘤，霍奇金淋巴瘤
M-VAC	甲氨蝶呤，第 1、15、22 d，30 mg/m²，静脉注射 长春碱，第 2、15、22 d，3 mg/m²，静脉注射 多柔比星，第 2 d，30 mg/m²，静脉注射 顺铂，第 2 d，70 mg/m²，静脉注射	通常 28 d	膀胱癌

续表

治疗方案	药物和用药方法	给药周期	适应证
MVP	丝裂霉素，第 1、2 周期中第 1 d，第 3 周期中第 15 d，8 mg/m^2，静脉注射 长春碱，第 1 周期第 1 d，4 mg/m^{2}第 1 周期，第 8 d，2 mg/m^{2}第 1 周期第 15、22 d，4.5 mg/m^{2}第 2 周期和以后的周期，第 1、15 d，4.5 mg/m^{2}静脉注射 顺铂，第 1 d，120 mg/m^2，静脉注射	28 d	非小细胞肺癌（新辅助疗法）
MVP	丝裂霉素，第 1、2 周期的第 1 d，第 3 周期的第 15 d，8 mg/m^2，静脉注射 长春地辛，第 1、8、15、22 d，第 2 周期的第 1 d，然后每 2 周，直到第 15 周，3 mg/m^2，静脉注射 顺铂，第 1 d，120 mg/m^2，静脉注射 3 个周期	28 d	非小细胞肺癌（新辅助疗法）
MVP	丝裂霉素，第 1、2 周期的第 1 d，第 3 周期的第 15 d，8 mg/m^2，静脉注射 长春瑞滨，25 mg/m^2，每周 1 次，给药 16 周 顺铂，第 1 d，120 mg/m^2，静脉注射，给药 3 个周期	28 d	非小细胞肺癌（新辅助疗法）
PP	顺铂，第 1 d(水化)，50 mg/m^2，静脉滴注 多柔比星，第 1 d，40～50 mg/m^2，静脉注射 环磷酰胺，第 1 d，500 mg/m^2，静脉注射	每 3～4 周为一周期	卵巢癌
PAC	顺铂，第 1 d，50 mg/m^2，静脉注射 多柔比星，第 1 d，50 mg/m^2，静脉注射 环磷酰胺，第 1 d，500 mg/m^2，静脉注射	21 d(6 个周期，可一直到 8 个周期)	胸腺瘤
PA	紫杉醇，第 1 d，150 mg/m^2，静脉滴注 多柔比星，第 1 d，50～60 mg/m^2，静脉注射	每 3 周为一周期	乳腺癌
紫杉醇＋卡铂	紫杉醇，第 1 d，175 mg/m^2，静脉注射 卡铂，第 1 d，静脉注射，通过 Calvert 公式调整剂量使 AUC 为 7.5 mg/(ml · min)	21 d(6 个周期)	卵巢癌
紫杉醇＋顺铂	紫杉醇，第 1 d，135 mg/m^2，连续静脉注射超过 24 h 顺铂，第 1 d，75 mg/m^2，静脉注射	21 d(6 个周期)	卵巢癌
紫杉醇(标准)＋曲妥单抗	紫杉醇，第 1 d，175 mg/m^2，静脉注射 曲妥单抗，第 1 d 给予负荷剂量 4 mg/kg，然后，2 mg/kg，每周 1 次，静脉注射	21 d	乳腺癌（HER2 过度表达）
紫杉醇(每周)＋曲妥单抗	紫杉醇，第 1 d，90 mg/m^2，静脉注射 曲妥单抗，第 1 d 给予负荷剂量 4 mg/kg，然后，2 mg/kg，每周一次，静脉注射	7 d	乳腺癌（HER2 过度表达）
PE	见 EP		
EP	顺铂，第 1 d，60 mg/m^2，静脉滴注 依托泊苷，第 1～3 d，120 mg/m^2，静脉滴注 或 顺铂，第 1～3 d，25 mg/m^2，静脉滴注 依托泊苷，第 1～3 d，100 mg/m^2，静脉滴注	每 3～4 周为一周期	非小细胞肺癌
PCV	丙卡巴肼，第 8～21 d，60 mg/m^2，口服 洛莫司汀，第 1 d，110 mg/m^2，口服 长春新碱，第 8、29 d，1.4 mg/m^2，静脉注射	42～56 d	神经胶质瘤（佐药）

续表

治疗方案	药物和用药方法	给药周期	适应证
ProMACECytaBOM	泼尼松，第1～14 d，60 mg/m^2，口服 多柔比星，第1 d，25 mg/m^2，静脉注射 环磷酰胺，第1 d，650 mg/m^2，静脉注射 依托泊苷，第1 d，120 mg/m^2，静脉注射 阿糖胞苷，第8 d，300 mg/m^2，静脉注射 博来霉素，第8 d，5000 IU/m^2，静脉注射 长春新碱，第8 d，1.4 mg/m^2，静脉注射 甲氨蝶呤，第8 d，120 mg/m^2，静脉注射 亚叶酸，25 mg/m^2，甲氨蝶呤给药后24 h开始，每6 h口服1次，给药4次	21 d	淋巴瘤
PVB	见VBP		
SMF	链佐星，第1、8、29、36 d，1 g/m^2，静脉注射 丝裂霉素，第1 d，10 mg/m^2，静脉注射 氟尿嘧啶，第1、8、29、36 d，600 mg/m^2，静脉注射	56 d	胰腺癌
Stanford V疗法	多柔比星，第1、15 d，25 mg/m^2，静脉注射 长春碱，第1、15 d，6 mg/m^2，静脉注射 氮芥，第1 d，6 mg/m^2，静脉注射 长春新碱，第8、22 d，1.4 mg/m^2(最大2 mg)，静脉注射 依托泊苷，第15、16 d，60 mg/m^2，静脉注射 泼尼松，40 mg/m^2，隔日一次，口服10周，然后，逐渐减量至隔日一次口服10 mg	28 d(3个周期)	霍奇金淋巴瘤
VAD	长春新碱，第1～4 d，400 μg，静脉注射 多柔比星，第1～4 d，9 mg/m^2，静脉注射 地塞米松，第1～4、9～12、17～20 d，40 mg，口服	28 d(通常4个周期)	多发性骨髓瘤
VBAP	长春新碱，第1 d，1 mg，静脉注射 卡莫司汀，第1 d，30 mg/m^2，静脉注射 多柔比星，第1 d，30 mg/m^2，静脉注射 泼尼松，第1～4 d，60 mg/m^2，口服或羟嗪(一般给予100 mg口服剂量)	21或28 d	多发性骨髓瘤
VBP	长春碱，第1、2 d，150 μg/kg，静脉注射 博来霉素，第2、9、16 d，30000 IU，静脉注射 顺铂，第1～5 d，20 mg/m^2，静脉注射	21 d	生殖细胞癌(卵巢癌，睾丸癌)
VCMP	长春新碱，第1 d，1 mg，静脉注射 美法仑，第1～4 d，9 mg/m^2，口服 环磷酰胺，第1 d，500 mg/m^2，静脉注射 泼尼松或羟嗪，第1～4 d，60 mg/m^2，口服	28 d	多发性骨髓瘤
VeIP	长春碱，第1、2 d，110 μg/kg，静脉注射 异环磷酰胺(与美司钠合用)，第1～5 d，1.2 g/m^2，静脉注射 顺铂，第1～5 d，20 mg/m^2，静脉注射	21 d(4个周期)	生殖细胞癌(尤其是睾丸癌)
VIP	依托泊苷，第1～5 d，75 mg/m^2，静脉注射 异环磷酰胺(与美司钠合用)，第1～5 d，1.2 g/m^2，静脉注射 顺铂，第1～5 d，20 mg/m^2，静脉注射	21 d(4个周期)	生殖细胞癌(尤其是睾丸癌)
VIP	依托泊苷，第1～4 d，75 mg/m^2，静脉注射 异环磷酰胺，第1～4 d，1200 mg/m^2，静脉滴注 顺铂，第1～4 d，20 mg/m^2，静脉滴注	每4周为一周期	小细胞肺癌
TP(Taxol+PDD)	顺铂，第1 d(水化)，75 mg/m^2，静脉滴注 紫杉醇，第1 d，135 mg/m^2，静脉滴注	每3周为一周期	非小细胞肺癌

续表

治疗方案	药物和用药方法	给药周期	适应证
NP	长春瑞滨，第 1、8 d，25 mg/m^2，静脉注射 顺铂，第 1 d（水化），100 mg/m^2，静脉滴注	每 3 周为一周期	非小细胞肺癌
GP	双氟胞苷，第 1、8、15 d，1 g/m^2，静脉注射 顺铂，第 2 d，100 mg/m^2，静脉滴注	每 4 周为一周期	非小细胞肺癌

第3章 麻醉药及其辅助用药
Anesthetics and Its Adjuvant Drugs

根据麻醉药的作用和不同的给药方式，可将其分为两类——全身麻醉药和局部麻醉药。两者都为顺利施行外科手术提供了必要的保证。

机体吸收了全身麻醉药后，产生中枢神经系统抑制，导致意识丧失而致周身痛觉消失以及各种生理反射减弱甚或完全消失；此外，还有骨骼肌松弛等表现。

全身麻醉药以其使用方式不同可分为吸入麻醉药和静脉麻醉药。

顾名思义，局部麻醉药只在局部起作用，用药后使局部失去痛觉及其他感觉。

为了增强全身麻醉药的效能，有时还须配合使用某些麻醉辅助用药。

3.1　全身麻醉药

全身麻醉药（全麻药）可抑制中枢神经系统，引起意识丧失，使之对疼痛感觉消失。理想的麻醉药是要产生失去知觉、镇痛和松弛肌肉的作用，适用于所有外科手术，且可被代谢为无作用的物质，迅速被排泄。在安全浓度下，所有的麻醉药都不可能满足这么多需求，通常是要使用几种药物才能获得这几种需求的情况，同时还要把毒性的危险性限制至最低程度。

任何麻醉药的效能都要依靠其达到脑中的能力。吸入性麻醉药必须能从肺泡腔转移到血中，然后进入脑中发挥效能；恢复则是麻醉药从脑向外排出的功能表现。注射用麻醉药也一样要依靠其透过血-脑屏障的能力，恢复则是通过再分布和排泄所支配的。

【不良反应】 1. 全身麻醉药引起的不良反应有不随意肌运动、呃逆、咳嗽、支气管痉挛、低血压、心律失常、呼吸抑制、苏醒反应、轻度低温、术后恶心和呕吐。

2. 恶性高热虽然罕见，却是吸入性全身麻醉药（主要是卤化碳氢化合物）引起致死性并发症的潜在原因。处理方法可参见骨骼肌松弛药丹曲林中的描述。有些麻醉药可使心肌对β-肾上腺素能刺激产生敏感。

【药物相互作用】 1. 在使用某些麻醉药的同时给予肾上腺素、异丙肾上腺素或其他拟交感神经药物可能使心肌对β-肾上腺素能刺激的敏感度增强。

2. 同时使用麻醉药和ACEIs、MAOIs、抗高血压药、三环类抗抑郁药、抗精神病药或β受体拮抗药可能引起明显低血压。

3. 吸入麻醉药可能加重竞争性神经肌肉阻滞药的不良反应。

4. 同时使用麻醉药和中枢神经系统抑制药（如术前用药）可能产生协同作用，因此，应使用较小剂量的全身麻醉药。

【用药须知】 1. 正在接受皮质激素治疗的患者，在麻醉药的作用下可能发生低血压。如患者需要皮质激素治疗，必须安排在术前或术后使用。

2. 长期使用某些药物（如阿司匹林、口服抗凝血药、雌激素、MAOIs或锂剂）的患者，在较大的择期手术之前，应对正在长期使用的药物减量或停药。

3. 慢性病如糖尿病或高血压病患者在使用麻醉药之前必须调整药物剂量。

4. 对患有心脏、呼吸系统疾病的患者或肝肾功能不全患者，必须谨慎使用麻醉药。

5. 在全身麻醉后至少24 h内不可驾车或进行其他危险工作。

6. 应避免麻醉前饮酒。

3.1.1　吸入麻醉药

绝大多数吸入麻醉药均为挥发性液体，只有氧化亚氮属于气体。

吸入麻醉药的效力常以最小肺泡浓度（MAC）表示。吸入麻醉药的MAC就是在一个大气压下的最小肺泡浓度，能使50%受试者在受到伤害性刺激时不再产生运动性反应时的肺泡浓度。氧化亚氮可降低MAC，其他因素包括年龄、体温以及合用的药物如阿片类镇痛药也都会影响MAC的值。

吸入麻醉的深度取决于脑中麻醉药分压的高低，而麻醉的诱导和苏醒的速度则取决于组织中麻醉药张力变化的速度。

脑中麻醉药的分压与动脉血中的分压总是很接近的，其所受到的影响来自两个方面：①机体方面，肺部的血流量和通气状态决定药物的吸收量，如果每分钟的肺血流量大和肺通气量大，动脉血中麻醉药的分压就会迅速上升，反之则趋于缓慢；②药物方面，影响的大小取决于麻醉药在动脉血中的溶解度，分配系数大的麻醉药，其溶解度就大（使苏醒趋于缓慢），反之则小。

吸入麻醉药在动脉血中的溶解度通常以血液/气体（血/气）分配系数来表示，这是指在同样的压力下麻醉药于血中和在肺泡气中浓度的关系。分配系数大的麻醉药如乙醚，对血液有较大的亲和力，其血/气分配系数为12.0，即血液中溶解的乙醚12.0倍于肺泡气中的浓度。吸入麻醉药的可控性与在血液中溶解度的大小呈反比。分配系数小的麻醉药（如氧化亚氮）在血液中溶解度小（血/气分配系数为0.47），可通过肺泡气中的麻醉药与肺循环血液中的麻醉药进行迅速运转，故麻醉诱导期短，停吸后苏醒也快。

吸入麻醉药中，以异氟烷、恩氟烷较为安全。氟烷起效最迅速。氧化亚氮麻醉作用较弱，常与氧气作为恩氟烷等麻醉的辅助麻醉措施。乙醚易燃易爆，当前只做偶用。

绝大多数吸入麻醉药都对呼吸道产生刺激作用，使分泌物增多；对心脏产生抑制作用，使血压下降；对肝脏具有损害作用，使血清转氨酶上升；此外，还都可能产生恶性高热症。这些都是用药前后以及用药中应关注的问题。

理想的吸入性全麻药应当有以下特点。

1. 麻醉作用为可逆性、无蓄积作用。

2. 安全范围广，无环境污染。

3. 麻醉作用强，可使用低浓度。

4. 诱导及清醒迅速、舒适、平稳。

5. 化学性质稳定，与其他药物接触时不产生毒性物质。

6. 在体内代谢率低，代谢产物无毒性。

7. 不产生爆炸。

8. 制作简易，易提纯、价廉。

9. 产生良好的肌松作用。

10. 能抑制不良的自主神经反射。

11. 具有松弛支气管的作用。

12. 无臭味、无气道刺激作用。

13. 对呼吸、循环抑制轻。

14. 不增加心肌对儿茶酚胺的应激性。

15. 对肝肾无毒性。

16. 无依赖性、无成瘾性。

17. 无致癌、致畸作用。

氟烷

(halothane)

别名：三氟氯溴乙烷、三氟乙烷、Fluothane

本品为吸入性麻醉药。

【CAS】 151-67-7

【ATC】 N01AB01

【理化性状】 1. 本品为无色、透明、质重而具有类似三氯甲烷香气的液体，无局部刺激性。MAC 为 0.77%。

2. 化学名：(*RS*)-2-Bromo-2-chloro-1,1,1-trifluoroethane

3. 分子式：$CHBrClF_3$

4. 分子量：197.4

5. 结构式

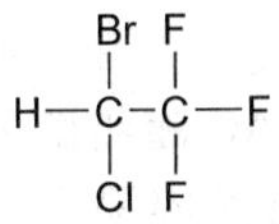

6. 配伍禁忌：有水分的时候，氟烷和许多金属起反应。接触氟烷蒸气或液体的橡胶和某些塑料会变质退化。

7. 稳定性：氟烷含有 0.01%（质量分数）的麝香草酚作为稳定剂，有些商业制剂可能也含有 0.00025%（质量分数）的氨水。麝香草酚不和氟烷一起挥发，因此在挥发罐里蓄积。在任何残留液体中呈黄色，褪色的氟烷应当丢弃。

【药理作用】 1. 血/气分配系数为 2.3。麻醉作用比乙醚强，诱导期短，苏醒快。

2. 有降低脑代谢，扩张脑血管，松弛支气管平滑肌的作用。

3. 对黏膜无刺激性，不易引起分泌物过多、咳嗽、喉痉挛等不良反应。

【体内过程】 吸入后，大部分从肺排出，约有 20% 药物于排出前在肝内转化为非挥发性的三氯乙酸、三氟乙醛、三氟乙醇、溴化物和氯化物等代谢产物。

【适应证】 用于全身麻醉。

【不良反应】 1. 参见全身麻醉药的引言。

2. 对呼吸系统可产生抑制作用。

3. 本品对心血管系统也会产生抑制作用，超量使用时，更易导致心动过缓和血压下降。心搏骤停和心律失常亦有报道。还可使心肌对拟交感胺的敏感性增高。

4. 对肝损害的表现从肝功能受损直至发生肝炎、肝坏死（多发生于重复使用本品后），因此，其应用近年来已受到限制，多以恩氟烷代之。

5. 可能引起恶性高热、寒战、恶心和呕吐。

【妊娠期安全等级】 C。

【禁忌与慎用】 1. 禁用于已有休克、心肌炎、心肌病、颅内高压、恶性高热或有高热家族史患者以及接受剖宫产的产妇。嗜铬细胞瘤手术亦不可选用本品。

2. 有过敏史，患有急、慢性肝病，胆道疾病，以及接受肝胆手术的患者均应禁用或慎用本品。

3. 本品可降低产妇子宫的肌张力，还可增加产后出血，不宜用于产科，但却并不绝对禁忌。麦角新碱可对抗其此种作用。

4. 尚未明确本品是否可分泌到乳汁中，哺乳期妇女慎用。如确需使用，应暂停哺乳。

5. 因本品的 MAC 随年龄的增加而相应减小，老年人使用常规剂量容易导致低血压和心功能不全。

【药物相互作用】 1. 参见全身麻醉药的引言。

2. 行氟烷麻醉时，如同时使用儿茶酚胺类药物可致严重心律失常。

3. 本品可提高患者对氯丙嗪、利血平和六甲溴铵的敏感性，发生严重低血压。麻醉前 10～14 d 应停用以上这 3 种药。

4. 本品合用碳酸氢钠可诱发代谢性碱中毒、严重低血压。

5. 在氟烷麻醉下吸入氧化亚氮，可见平均动脉压、右房压、全身血管阻力升高，瞳孔扩大。

6. 氟烷虽无明显的肌松弛作用，但一般认为可增强非去极化肌松药的作用。在与筒箭毒碱合用时，氟烷应减量 1/3～1/2，否则易导致低血压。

7. 据报道，1 例因使用氟烷诱发肝功能受损的患者在使用苯妥英后发生中毒。

【剂量与用法】 1. 全麻诱导，吸入浓度为 0.5%～3%，吸入量视麻醉需要而定。儿童诱导时使用的浓度是 1.5%～2%。其 MAC 老年人为 0.64%，婴儿为 1.08%。

2. 全麻维持，吸入浓度为 0.5%～1.5%。

3. 控制性降压，吸入浓度 2%左右。

4. 与其他吸入或静脉麻醉药合用时，氟烷的吸入浓度应相应降低。

5. 可采用关闭式、半关闭式或滴入法。

【用药须知】 1. 参见全身麻醉药的引言。

2. 在 3～6 个月内，不可重复使用氟烷麻醉。

3. 已知或怀疑对本品敏感的患者不应使用本品或其他卤化吸入麻醉药。

4. 单用本品进行全身麻醉时，由于第 2 期较长，骨骼肌强烈震颤，因而常用基础麻醉药或静脉麻醉药辅助之。

5. 应避免过量吸入。采用复合麻醉可减少本品吸入的浓度。

6. 不可使用不合格的氟烷，轻者可引起肝功能受损、三叉神经麻痹、流涎，重者可死于肝昏迷或并发低血压综合征。

7. 停止吸入后 15 min 内可望意识恢复。

8. 吸入本品前先给予阿托品，可降低迷走神经张力，防止发生心律失常或严重低血压。

【制剂】 液体剂：20 ml；100 ml；250 ml。

【贮藏】 1. 避光贮于冷暗处，用后将盖拧紧。

2. 氟烷可腐蚀铜器，应避免接触。

恩氟烷
(enflurane)

别名：安氟醚、易使宁、安利迷、Ethrane、Alyrane

本品为吸入性麻醉药。

【CAS】 13838-16-9

【ATC】 N01AB04

【理化性状】 1. 本品为无色挥发性液体，有果香，不燃不爆，性稳定。MAC 为 1.68%（中年人为 1.7%，儿童为 2.5%）。

2. 化学名：2-Chloro-1-(difluoromethoxy)-1,1,2-trifluoroethane

3. 分子式：$C_3H_2ClF_5O$

4. 分子量：184.5

5. 结构式

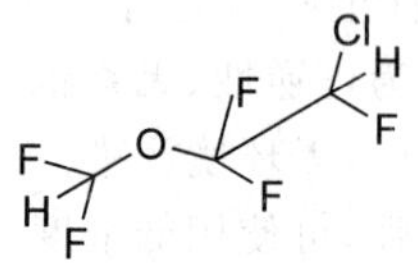

【药理作用】 1. 血/气分配系数为 1.9。麻醉诱导和苏醒均较快，有较好的肌肉松弛和镇痛作用。

2. 不增加心肌对肾上腺素和去甲肾上腺素的敏感性。

3. 不增加呼吸道腺体分泌，有扩张支气管作用。

【体内过程】 吸入本品后，80%以上以原药随呼气排出；极少部分（2.5%～10%）在肝内转化为无机和有机氟化物随尿液排出。

【适应证】 用于全身麻醉。

【不良反应】 1. 参见全身麻醉药的引言。

2. 轻度刺激唾液腺和呼吸道分泌，抑制咽反射。发生哮喘和支气管痉挛均有报道。

3. 深麻醉或浅麻醉而伴有低碳酸血症时，可发生面部和上肢阵挛性抽搐。

4. 可能发生白细胞总数升高或恶性高热，手术后可能出现寒战、恶心和呕吐。

5. 和使用其他氟化麻醉药一样，本品也会引起呼吸抑制、心律失常和低血压。

6. 与氟烷相比，本品对中枢神经系统的刺激作用和使心肌对拟交感胺的敏感性均低于氟烷。

7. 血中氟化物浓度可见上升，但导致肾损害似乎罕见。

8. 肝转氨酶上升，肝脏受损已有报道。

【妊娠期安全等级】 B。

【禁忌与慎用】 1. 禁用于对氟烷类麻醉药高敏，或在使用氟烷类麻醉药或化学结构类似的物质后产生不明原因的发热症状者。

2. 癫痫和颅内压过高者亦禁用。

3. 严重心、肝、肾病患者慎用。

4. 尚未明确本品是否可分泌到乳汁中，哺乳期妇女慎用。如确需使用，应暂停哺乳。

5. 因本品的 MAC 随年龄的增加而相应减小，老年人使用常规剂量容易导致低血压和心功能不全。

【药物相互作用】 1. 参见全身麻醉药的引言。

2. 有增强非去极化肌松药的作用，合用时，应减少肌松药的用量。

3. 不能与麻黄碱或儿茶酚胺类合用。

【剂量与用法】 1. 全麻诱导，吸入浓度为2%～2.5%。5～14岁儿童，吸入浓度为2%。年龄较小或极其紧张者，本品的浓度可能需要增至3%～4%。

2. 全麻维持，吸入浓度为1.5%～2%。

3. 与其他吸入或静脉麻醉药合用时，本品的吸入浓度应做相应降低。

【用药须知】 1. 参见全身麻醉药的引言。

2. 对子宫平滑肌有松弛作用，用于分娩、剖宫产或引产时可使失血量增多。

3. 麻醉期中，不宜过度通气，以免引起动脉二氧化碳分压($PaCO_2$)过低。

4. 最好能使用专用蒸发器，以便准确指示并调节吸入浓度。

5. 使用氟烷后，短期内不宜使用本品。

【制剂】 液体剂：250 ml。

【贮藏】 室温保存。

异氟烷

(isoflurane)

别名：异氟醚、活宁、Forane

本品为恩氟烷的异构体。

【CAS】 26675-46-7

【ATC】 N01AB06

【理化性状】 1. 本品为无色透明液体，有类似醚的刺激性臭，性稳定。MAC为1.3%(老年人为1.05%，婴儿为1.87%)。

2. 化学名：2-Chloro-2-(difluoromethoxy)-1,1,1-trifluoroethane

3. 分子式：$C_3H_2ClF_5O$

4. 分子量：184.5

5. 结构式

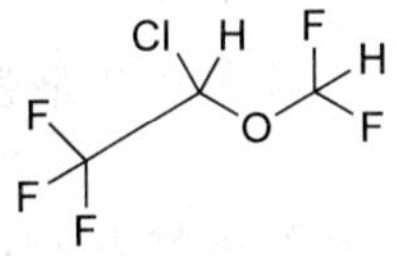

【药理作用】 1. 其药理作用与恩氟烷相似。停吸后苏醒较之更快。血/气分配系数为1.4。

2. 本品对脑血流量与颅内压的影响小于氟烷和恩氟烷。

3. 对心肌的抑制弱，使周围血管阻力降低，血压下降。

4. 呼吸抑制作用较恩氟烷轻，对肝肾功能的影响较恩氟烷小。

5. 有肌肉松弛作用，能增强肌松药的作用。

【体内过程】 1. 在血液和组织中的溶解度低，经肺摄入和排出都很迅速。

2. 在体内代谢很少，仅占吸入量的0.17%～0.20%，代谢产物主要为无机氟化物，次为氟化乙酸，均随尿液排出。

【适应证】 用于全身麻醉，尤其适用于癫痫、嗜铬细胞瘤、支气管哮喘、糖尿病、心血管疾病以及重症肌无力等患者的手术麻醉。

【不良反应】 1. 参见全身麻醉药的引言。

2. 和使用其他氟化麻醉药一样，本品也可引起呼吸抑制、低血压、心律失常和恶性高热，但较恩氟烷轻。患者使用本品诱导，不如使用氟烷时平静，可能与其辛辣刺激味道有关。

3. 对呼吸道有轻度刺激，诱导期可能出现咳嗽、屏气、喉痉挛，苏醒期可能发生肢体活动、寒战、恶心、呕吐。

4. 也可使心肌对拟交感胺的敏感性增高，但其作用较恩氟烷弱。

【妊娠期安全等级】 C。

【禁忌与慎用】 1. 使用氟烷或其他氟化物吸入麻醉出现肝损害者，不可再用本品施行麻醉。对卤化麻醉药有交叉过敏者亦禁用。

2. 有个人或家族恶性高热史者应禁用。

3. 据国外资料报道，2岁以下儿童的用药安全性尚未确定，故儿童慎用。

4. 妊娠期妇女尽量避免使用(剖宫产除外)。

5. 尚未明确本品是否可分泌到乳汁中，哺乳期妇女慎用。如确需使用，应暂停哺乳。

6. 因本品的MAC随年龄的增长而相应降低，故老年人用药易致低血压及心功能抑制。

【剂量与用法】 1. 全麻诱导吸入浓度为1.5%～3%，维持浓度为1.0%～1.5%，吸入量视麻醉需要而定。儿童使用剂量同成人。

2. 可采用高流量、低流量、紧闭循环式麻醉。

【用药须知】 1. 参见全身麻醉药的引言。

2. 合用巴比妥类、镇痛药、肌松药(包括本品在内)均应适当减量。

3. 如与氧化亚氮、静脉麻醉药和肌松药复合使用，可减轻上述"不良反应"第"2"项。

4. 冠心病患者如有必要使用本品，必须保证充分供氧，并避免深麻醉。

【制剂】 液体剂：100 ml。

【贮藏】 避光贮于冷暗处，用后将盖拧紧。

七氟烷
(sevoflurane)

别名：七氟醚、七氟异丙甲醚、Sevofrane

本品为吸入性麻醉药。

【CAS】 28523-86-6

【ATC】 N01AB08

【理化性状】 1. 本品为挥发性液体，对热、强酸稳定，不燃烧，不爆炸。其 MAC 老年人为 1.4%，新生儿为 3.3%；在氧和氧化亚氮混合气体中的 MAC 为 0.66%，在纯氧中为 1.7%。

2. 化学名：1,1,1,3,3,3-Hexafluoro-2-(fluoromethoxy)-propane

3. 分子式：$C_4H_3F_7O$

4. 分子量：200.1

5. 结构式

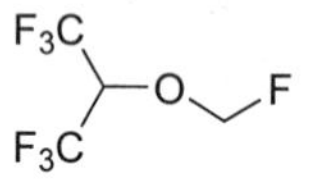

【药理作用】 1. 作用强度与恩氟烷相似，相当于氟烷的 1/2。血/气分配系数为 0.63。

2. 诱导时间比恩氟烷、氟烷短，苏醒时间三者差异不大。

3. 其镇痛，肌松作用与恩氟烷和氟烷相同。

4. 呼吸抑制作用较氟烷小，对心血管系统的影响比异氟烷小，对脑血流量、颅内压的影响与异氟烷相似。

【体内过程】 1. 本品血浆消除 $t_{1/2}$ 呈三相：2.7 min，9.04 min，30.7 min。

2. 主要经呼气排泄，停吸后 1 h 约有 40% 以原药随呼气排出。

3. 一部分在体内被代谢为无机氟随尿液排出，其代谢率为 2.89%，高于恩氟烷，低于氟烷。

【适应证】 用于全身麻醉。

【不良反应】 1. 参见全身麻醉药的引言。

2. 主要不良反应为血压下降、心律失常、恶心、呕吐，发生率约为 13%。

3. 可能发生恶性高热，与损及体温中枢有关。如已发生应立即停药，并予对症处理。

【妊娠期安全等级】 B。

【禁忌与慎用】 1. 对卤化麻醉药过敏者禁用本品。

2. 肝胆疾病、肾功能不全及产科麻醉均应慎用。

3. 对妊娠数周内的妇女、一个月内曾因使用全麻而有肝损害者应慎用。

4. 尚未明确本品是否可分泌到乳汁中，哺乳期妇女慎用。如确需使用，应暂停哺乳。

5. 因本品的 MAC 随年龄的增长而相应减少，故老年人用药易致低血压及心脏功能下降。

【药物相互作用】 1. 参见全身麻醉药的引言。

2. 本品有增强肌松药的作用，合用时后者应减量。

【剂量与用法】 1. 麻醉诱导常以 50%～70% 的氧化亚氮与本品 2.5%～4% 混合吸入。儿童吸入本品浓度达 7% 时，通常 2 min 内可达到外科麻醉效果。

2. 麻醉维持应使用最低肺泡有效浓度，一般 <4%。

3. 可采用高流量、低流量、紧闭循环式麻醉。

【用药须知】 参见全身麻醉药的引言。

【制剂】 液体剂：250 ml。

【贮藏】 避光贮于冷暗处，用后将盖拧紧。

甲氧氟烷
(methoxyflurane)

别名：二氟二氯乙基甲醚、甲氧氟乙烷、甲醚、Penthrane

本品为吸入性麻醉药。

【CAS】 76-38-0

【ATC】 N02BG09

【理化性状】 1. 本品为透明、几乎无色、有特臭的低黏度液体。含有适宜的稳定剂。沸点约 105 ℃。溶于水(1∶500)，可混溶于乙醇、丙酮、三氯甲烷、乙醚以及不挥发油中。

2. 化学名：2,2-Dichloro-1,1-difluoro-1-methoxyethane

3. 分子式：$C_3H_4Cl_2F_2O$

4. 分子量：165.0

5. 结构式

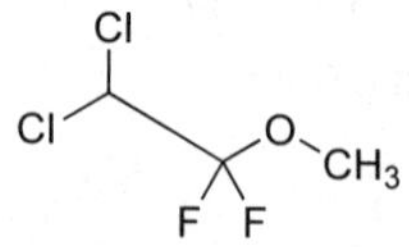

【药理作用】 1. 全麻作用最强，浅麻醉时即有明显镇痛作用。

2. 由于血/气分配系数为 13，麻醉诱导期(约 20 min)和苏醒期均长，常伴有兴奋期，有时在静脉麻醉或基础麻醉后以本品做全麻的维持。

3. 全麻较深时，骨骼肌松弛良好，故可增强非去极化肌松药的肌松作用。无子宫肌松作用。

4. 全麻时，皮下血管收缩，皮肤显得苍白，手术区渗血少。

5. 随麻醉加深，心肌收缩力减弱，心动过缓，心输出量和血压均下降。

6. 呼吸抑制作用较氟烷强，但对呼吸道无刺激性。

【体内过程】 吸入后，50%～70%在肝内转化成游离的氟化物、草酸、二氟甲氧乙酸和二氯乙酸，随尿液排出。

【适应证】 全身麻醉。

【不良反应】 1. 参见全身麻醉药的引言。

2. 由于本品的呼吸抑制作用较强，常需配合辅助呼吸。

3. 对肝功能也有损害，但恢复较快；曾有手术后肝坏死的报道，值得警惕。

4. 肾脏可能受到损害，使血流灌注量减少，肾血管阻力上升，并可发生多尿性肾病。

【妊娠期安全等级】 C。

【禁忌与慎用】 1. 剖宫产、心功能不全、休克、心律失常者慎用，肾病患者禁用。

2. 急、慢性肝脏疾病禁用或慎用。

3. 尚未明确本品是否可分泌到乳汁中，哺乳期妇女慎用。如确需使用，应暂停哺乳。

【药物相互作用】 1. 参见全身麻醉药的引言。

2. 与利血平有明显的相互作用，麻醉前应停用利血平 10～14 d。

【剂量与用法】 作为全麻维持，吸入浓度应<2%。

【用药须知】 1. 参见全身麻醉药的引言。

2. 不可合用具有肾毒性的药物。

3. 长期使用酶诱导剂可增强本品在肝内的代谢，因而使肝毒性逐渐加重。

4. 使用本品期间，如必须使用肾上腺素或其他拟交感神经药物应特别注意。

【制剂】 液体剂：20 ml；150 ml。

【贮藏】 避光贮于冷暗处，用后将盖拧紧。

地氟烷

(desflurane)

别名：去氟烷、地氟醚、Suprane

本品为吸入性麻醉药。

本品于 1992 年上市，为异氟烷的氟代氯化物。MAC 为 5.6%～6%(国外报道：老年人为 6%，婴儿为 11%)。

【CAS】 57041-67-5

【ATC】 N01AB07

【理化性状】 1. 化学名：(±)-2-Difluoromethyl 1,2,2,2-tetrafluoroethyl ether

2. 分子式：$C_3H_2F_6O$

3. 分子量：168.0

4. 结构式

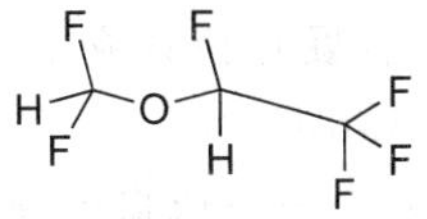

【药理作用】 1. 血/气分配系数为 0.42，比其他含氟吸入麻醉药均低，故麻醉诱导及苏醒均快。

2. 与异氟烷相似，本品亦有抑制神经肌肉功能的作用。

3. 降低血压，增加右室充盈压，抑制呼吸，对肝、肾功能无损害。

【体内过程】 本品较氟烷和异氟烷吸入迅速，排出也快，体内的生物转化极少。

【适应证】 成人手术时的麻醉诱导和麻醉维持，婴儿和儿童只可做麻醉维持。

【不良反应】 1. 参见全身麻醉药的引言。

2. 本品用于麻醉诱导时可引起咳嗽、痰多、呼吸困难、喉痉挛。用于麻醉维持时可引起头痛、心动过缓或心动过速、高血压、心律失常、恶心、呕吐、流涎、窒息、呼吸困难、咳嗽、喉痉挛和结膜炎，多数属于轻度或一过性。

3. 用于麻醉维持，如浓度加大可使血压下降。

【妊娠期安全等级】 B。

【禁忌与慎用】 1. 偶然发生呼吸道过敏(咳嗽、屏气、喉痉挛和流涎)的儿童禁用。

2. 有个人或家族恶性高热史者禁用。

3. 尚未明确本品是否可分泌到乳汁中，哺乳期妇女慎用。如确需使用，应暂停哺乳。

【药物相互作用】 1. 参见全身麻醉药的引言。

2. 苯二氮䓬类和阿片类镇痛药可减少本品的 MAC。因此，对正在接受前两药的患者只能使用低剂量的本品。

3. 本品可增强肌松药阿曲库铵的作用。

4. 在使用本品期间，应慎用肾上腺素和其他拟交感神经药物。

【剂量与用法】 1. 应使用专用雾化吸入器。

2. 麻醉前曾用过某些阿片类镇痛药的成人，本品的起始剂量为 3%，每增加 2～3 次呼吸，剂量应增加 0.5%～1%。

3. 成人剂量为 2.5%～8.5%，儿童剂量为 5.2%～10%，单用或加用氧化亚氮或氧均可达到手术维持麻醉所需的深度。

4. 因本品的 MAC 随年龄的增加而相应减小，故老年人使用本品应调整给药剂量。

【用药须知】 1. 参见全身麻醉药的引言。

2. 成人静脉注射硫喷妥钠或丙泊酚施行麻醉后，应以本品 0.5～1.0MAC 为开始剂量，并混入氧或氧化亚氮/氧中使用。

3. 已知或怀疑有脑脊液压力增高者，应用本品的浓度应≤0.8MAC。

4. 冠心病、心率快或血压高的患者不应单用本品做麻醉诱导，应合用静脉给药的阿片类或催眠药。

【制剂】 液体剂：240 ml。

【贮藏】 避光贮于冷暗处，用后将盖拧紧。

氧化亚氮

(nitrous oxide)

别名：笑气、N_2O

本品为吸入性麻醉药。

【CAS】 10024-97-2

【ATC】 N01AX13

【理化性状】 1. 本品为无色气体，无臭或无味。0 ℃且 760 mmHg 的压力下，1 L 的质量约为 1.97 g。20 ℃在 760 mmHg 的压力下，1 体积可以溶解于 1.4 体积的水中。易溶于乙醇，可溶于乙醚和油脂中。

2. 分子式：N_2O

3. 分子量：44.01

【药理作用】 1. 麻醉诱导和苏醒均很迅速。对呼吸道无刺激性，不损害内脏。

2. 镇痛作用较强，但麻醉效力弱，肌肉松弛不完全，多与其他麻醉药合用。

3. 本品可使肾血流量减少，有 α-肾上腺素能作用，但不增加心肌对儿茶酚胺的敏感性。

【体内过程】 本品极易被摄取进入血液，几乎不在体内分解，绝大部分以原药迅速经肺呼出，少量经皮肤排出。

【适应证】 1. 麻醉诱导及麻醉维持的辅助用药。

2. 用于分娩镇痛。

【不良反应】 1. 参见全身麻醉药的引言。

2. 吸入浓度过高，可带来缺氧的危险。

3. 吸入超过 12 h 可产生骨髓抑制，导致巨幼细胞贫血。吸入 3～4 d 可致白细胞减少，多形核白细胞和血小板减少最先出现。

4. 本品吸入后可弥散进入含有气体的腔，使腔内压力升高，容积增大。

5. 麻醉后，有较高的恶心、呕吐发生率。

6. 本品有可能导致周围神经病。

7. 有兴奋交感神经的作用。

【禁忌与慎用】 1. 原发或继发性宫缩无力、产程延长以及仰卧位出现低血压综合征的产妇，禁用本品镇痛。

2. 肠梗阻、空气栓塞、气胸、气脑造影等体内闭合性空腔处于危险情况的患者禁用，因为本品吸入后可弥散进入这些被充气的腔内。

3. 尚未明确本品是否可分泌到乳汁中，哺乳期妇女慎用。如确需使用，应暂停哺乳。

【剂量与用法】 1. 吸入本品前应先吸入高流量氧，停吸本品后，立即吸入纯氧 15～20 min，以防发生弥散性缺氧。

2. 麻醉诱导和维持，吸入浓度为 50%～70%，多与其他吸入或静脉全麻药合用。

3. 吸入浓度 30%～50%有镇痛作用，与 50%～70%氧混合，面罩下持续或间断吸入。

4. 吸入浓度不应超过 70%。

5. 氧化亚氮复合氧气用于儿童的全身麻醉和镇痛，剂量同成人。

【用药须知】 1. 参见全身麻醉药的引言。

2. 当使用本品延长麻醉带来险情时，必须给氧，以阻止弥散性缺氧，补充肺泡内的氧浓度。

3. 本品和氧的等分混合物不应用于有意识减退的头部损伤、上颌表面损伤、减压病和重度镇静的患者。

4. 术前用镇痛药、硫喷妥钠行麻醉诱导时的呼吸抑制，如再吸入本品，可使呼吸抑制加重。

5. 给肿瘤患者吸入 66%的本品，可使平均颅内压升高 26.7 mmHg，如果先给予地西泮或硫喷妥钠，则可阻断氧化亚氮引起的脑血流量增加，从而防止颅内压升高。

【制剂】 钢瓶装液化气体。

【贮藏】 置于耐压钢瓶内，在凉暗处保存。

麻醉乙醚

(anaesthetic ether)

别名：乙醚、Aether Anaestheticus、Ether、Ether Anesthesicus

本品为吸入性麻醉药。

【CAS】 60-29-7

【ATC】 N01AA01

【理化性状】 1. 本品为无色、流变、高度易燃、高度挥发性的液体，带有特殊甜的刺激味道。溶于水(1∶12)，可混溶于乙醇、三氯甲烷、二氯甲烷、石油醚、苯酚以及不挥发油和挥发油，还可溶于盐酸。遇热或明火极易燃烧和爆炸，手术操作中禁用电刀、电灼或电凝器。MAC 为 1.92%。

2. 分子式：$(C_2H_5)_2O$

3. 分子量:74.12

4. 稳定性:乙醚挥发性很强,易燃,其蒸气与氧气、氧化亚氮或者空气混合达到一定浓度的时候会爆炸。不要在明火或者有任何可以产生火花的电子设备环境下使用本品。有静电产生的环境下要小心使用。

【药理作用】 1. 血/气分配系数为12.0,由于血中的乙醚分压上升缓慢,使药物不易进入脑组织,导致麻醉诱导期延长,临床上常利用其在体内再分布的特点,除诱导期外,在维持期中可采用间断分次给药法,以延续浅麻醉状态。

2. 可使麻醉进入三期,对中枢神经系统产生不规则的下行性抑制,首先抑制大脑皮质和脑干网状结构,其次脊髓下部,继而延及皮质下中枢,最后才抑制延脑生命中枢,所以说麻醉乙醚是比较安全的。但因其麻醉诱导期和苏醒期长,且有明显的兴奋期,一般均采用复合麻醉。

3. 在吸入麻醉过程中会出现流涎、流泪,呼吸道分泌物增多,大脑皮质开始抑制,其他反射依然存在,此为镇痛期,一般不在此期手术。

4. 当意识完全消失时,对刺激表现出过度兴奋,呼吸不规则,肌张力增强,各种反射亢进,说明已进入兴奋期。

5. 当抑制作用延及脊髓时,各种反射随之消失,瞳孔先缩小继而扩大,眼球固定,呼吸及脉搏频率减缓,呼吸加深而有规律,继之肌肉松弛,表明已进入外科麻醉期第 3 级,此级仅用于手术必要时,否则,属于麻醉过深。

【体内过程】 1. 吸入的乙醚约 90%以上经肺呼出,仅极少部分被肝微粒体酶代谢,降解为乙醇、乙醛和乙酸随尿液排出。

2. 由于脑组织血流量大,类脂质较多,故乙醚首先分布于脑组织中,其次分布到中等血流量的肝、肾和肌肉组织中,最后才分布到血流量最小的脂肪组织中并大量蓄积。停吸乙醚后,体内各器官组织内的药物浓度逐渐下降,而蓄积于脂肪和肌肉组织中的乙醚则不断释放入血,进行体内再分布。

【适应证】 用于全身麻醉。

【不良反应】 1. 参见全身麻醉药的引言。

2. 因对呼吸道黏膜刺激性较强,易增加腺体分泌,如不及时清除黏液或痰液则有引起下呼吸道阻塞的可能。

3. 可引起子宫肌肉松弛,易造成分娩出血量增多,并可抑制胎儿呼吸。

4. 可能引起胆汁分泌减少,导致肝损害,术后出现黄疸。

5. 乙醚蒸气浓度如>30%(小儿 15%,婴儿更低),可影响心脏传导系统,甚至导致心搏骤停。

6. 低血容量休克、心搏出量减少、肝肾等脏器供血不足以及外周血管处于收缩状态的患者,脑内的血流量相对增高,此时易致乙醚过量而中毒。

7. 本品可能引起恶性高热、血糖升高和代谢性酸中毒。

【禁忌与慎用】 1. 禁用于急性上呼吸道感染、肺部炎性感染、代谢性酸中毒、严重的肝肾功能不全、明显的黄疸、颅内压明显升高者、糖尿病患者、消化道或呼吸道梗阻患者,以及手术中需用电刀者。

2. 慢性呼吸道感染应慎用。

【药物相互作用】 1. 参见全身麻醉药的引言。

2. 与新霉素合用可加重呼吸抑制。

3. 本品可使血中促肾上腺皮质激素、皮质激素、醛固酮、生长激素、促黄体激素、甲状腺素和儿茶酚胺的浓度升高,应避免合用上述药物。

4. 不可合用普萘洛尔等 β 受体拮抗药,因可导致心脏抑制、心动过缓。

5. 氨基糖苷类抗生素可增强本品的肌松作用。

【剂量与用法】 1. 按手术需要决定用量,麻醉诱导浓度为 10%~15%,三期麻醉维持为 5%,均为容积浓度。小儿诱导浓度为 4%~6%,年龄愈小浓度应愈低,维持则用 3%~4%。

2. 熟悉乙醚全麻中各期(级)的临床征象,作为药物用量的依据。

【用药须知】 1. 参见全身麻醉药的引言。

2. 为防止本品对黏膜的刺激,可于施行麻醉 1 h 前皮下注射吗啡 15 mg 和阿托品 0.5 mg,以减少呼吸道的分泌。阿托品最大量 0.6 mg,儿童可予 0.02 mg/kg,体重<5 kg 的婴儿用 0.05~0.1 mg;同时,还可减少乙醚的用量。

3. 合用肌松药时,乙醚的用量应减少 1/3~1/2。

4. 为了预防恶心、呕吐,吸入乙醚前必须禁食 8 h 以上。

5. 一般可于停吸半小时左右初醒。

6. 本品气味不佳,刺激气道,诱导、苏醒慢,术后常发恶心、呕吐,明显黄疸,血糖升高。

【制剂】 液体剂:100 ml;150 ml;250 ml。

【贮藏】 1. 应避光密闭贮存,贮存两年后应予检查,符合质量标准时可供使用。

2. 本品能溶解有机物,不可与软木、橡胶制品或火漆接触。

3. 本品如已氧化生成过氧化物更易引起爆炸,切不可再供药用。如欲防止氧化,可于其中加入微量的没食子酸丙酯或对苯二酚，其量不可超过0.02 mg/ml。

环丙烷
(cyclopropane)

别名：Trimethylene

本品为吸入性麻醉药。

【CAS】 75-19-4

【理化性状】 1. 本品为具有特殊臭、辛辣口感的无色高度可燃气体。易溶于乙醇，可溶于不挥发油。在15 ℃可溶于水(1∶2.7)。

2. 分子式：C_3H_6

3. 分子量：42.08

4. 稳定性：环丙烷与氧气或空气的混合物在一定浓度下有爆炸性。不要在有任何明火或者易产生火花的电子设备的情况下使用本品。在有可能产生静电时要特别注意。

【简介】 本品为吸入性麻醉药。MAC为9.2%。可用于镇痛、麻醉诱导和维持。其产生骨骼肌松弛过程中，无刺激性，诱导和恢复均迅速。由于本品具有爆炸性，给药的路径必须严密封闭，本品比其他吸入麻醉药呼吸抑制作用更强，使心脏对肾上腺素和其他拟交感神经药物的敏感程度提高。恶性高热症已有报道。术后常见恶心、呕吐和头痛。心脏病和支气管哮喘患者使用本品时必须审慎。术前使用阿托品有利于降低迷走神经张力。在使用本品麻醉中，如再用肾上腺素和拟交感神经药物应特别小心。给予本品后，可增强竞争性神经肌肉阻滞作用。贮藏于加压的金属罐中。

3.1.2　静脉麻醉药

经静脉注射后能产生全身麻醉的药物称为静脉麻醉药。这类药物不挥发、不燃烧、不爆炸，麻醉诱导迅速，其作用出现的时间受循环时间的影响，用量的个体差异很大，应注意控制其用量和注射速度。与吸入麻醉药相比，麻醉深度不易掌握，排出缓慢。静脉麻醉药不宜单独使用，常用于吸入麻醉的诱导和复合全身麻醉。

硫喷妥钠
(thiopental sodium)

别名：戊硫巴比妥钠、Sodium Pentothal、Pentothal

本品为短效巴比妥类麻醉药。

【CAS】 76-75-5(thiopental)；71-73-8(thiopental sodium)

【ATC】 N01AF03；N05CA19

【理化性状】 1. 本品为白色至米色结晶性粉末，或淡黄色至淡黄绿色吸湿性粉末。可能有难闻臭味。其溶液用石蕊试纸检测呈现碱性，久置时降解，沸腾时产生沉淀。溶于水和乙醇，不溶于乙醚、石油醚和苯酚。本品的水溶液(1∶40)呈强碱性(pH9.5～11.2)，有蒜样臭味。

2. 化学名：Sodium 5-ethyl-5-(1-methylbutyl)-2-thiobarbiturate

3. 分子式：$C_{11}H_{17}N_2NaO_2S$

4. 分子量：264.3

5. 结构式

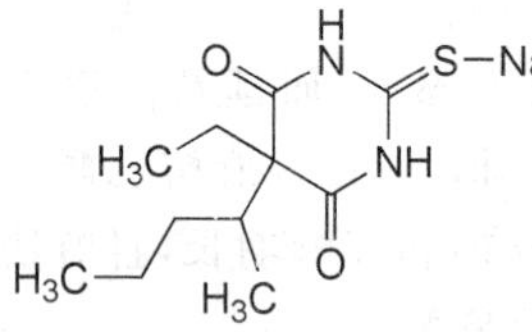

6. 配伍禁忌：硫喷妥钠溶液与酸和氧化物不能配伍，这些物质包括一些抗菌药、神经肌肉松弛剂以及镇痛药。常见不能配伍的化合物包括硫酸阿米卡星、青霉素盐、头孢匹林钠、磷酸可待因、硫酸麻黄碱、枸橼酸芬太尼、格隆溴铵、硫酸吗啡、乳酸喷他佐辛、乙二磺酸丙氯拉嗪、氯琥珀胆碱盐和氯筒箭毒碱。

有报道在PVC和丙酸纤维素给药系统发生硫喷妥钠损失，但是另一项研究没有发现严重损失。

【用药警戒】 本品有成瘾性。

【药理作用】 1. 脂溶性较高，易透过血-脑屏障，麻醉作用迅速。静脉注射后10～30 s，脑内即达有效浓度，意识丧失，但持续时间短，约为10～30 min。本品一般无刺激，麻醉诱导平稳。

2. 直接抑制呼吸中枢作用较明显，其抑制程度与用量密切相关。还可抑制心肌和血管运动中枢，降低外周阻力，明显降低颅内压和眼内压。

3. 能提高心肌对肾上腺素和其他拟交感神经药物的敏感性。

4. 几乎无镇痛作用，肌松作用短暂且不完全。

5. 单用本品的诱导剂量后10～30 min即可恢复，或伴随短时间的欲睡状态。

【体内过程】 1. 静脉注射后，血液灌注丰富的组织如脑、心、肝、肾在1 min内，药物即可达峰值。

2. 静脉注射后，药物即与血浆蛋白结合，血液呈酸性时结合较少，一般结合率在80%以上。可通过胎盘屏障，亦可分泌进入乳汁。

3. 成人的 $t_{1/2}$ 为10～12 h(儿童为6 h)。在肝内代谢，经脱烃、脱硫转化为巴比妥酸随尿液排出，以原药排出者仅占1%～2%。

【适应证】 1. 用于基础麻醉、麻醉诱导和复合麻醉；也可单独用于门诊诊断检查或短小手术麻醉。

2. 用于各种原因引起的惊厥。

【不良反应】 1. 参见全身麻醉药的引言。

2. 对呼吸中枢有明显的抑制作用，可见呼吸浅、慢、不规则，甚至出现呼吸暂停。

3. 本品不刺激呼吸道，但因可提高副交感神经的紧张度，易引起咳嗽、喉及支气管痉挛。麻醉前使用阿托品可起到预防作用。

4. 对心血管系统有明显的抑制作用，可致血压下降和心律失常。

5. 少数患者可出现过敏反应，如皮疹、面红、血管神经性水肿。

6. 可抑制贲门括约肌，引起食物反流和误吸；还可影响胃肠张力和胃液分泌。

【妊娠期安全等级】 C。

【禁忌与慎用】 1. 低血压、脱水、严重贫血、高钾血症、重症肌无力、黏液性水肿、心肝肾功能不全以及妊娠期高血压综合征患者禁用。

2. 呼吸道梗阻性疾病、严重哮喘、肌强直等患者禁用。

3. 血压偏低或偏高以及颅内压高的患者慎用(缓慢静脉注射，严密观察)。

4. 本品可少量泌入乳汁，有研究认为哺乳对婴儿的影响可忽略不计。

5. 新生儿慎用。

6. 老年人使用本品应减少剂量。

【药物相互作用】 1. 参见全身麻醉药的引言。

2. 习惯饮酒或使用其他中枢神经系统抑制药的患者，使用本品的常用量可能难以起到预期的麻醉效果，必须另外加用其他麻醉药。

3. 不可同时使用吗啡，以免加深呼吸抑制。

4. 本品与吩噻嗪类抗精神病药物合用，可引起低血压。

5. 本品能提高心肌对肾上腺素的敏感性，可致心律失常。

6. 巴比妥类可使吩噻嗪类(尤其是异丙嗪)引起兴奋的发生率升高。与抗组胺药赛克力嗪合用亦然。

7. 同时合用氧化亚氮，必须大大降低为麻醉而使用的本品剂量。

8. 正在接受磺胺异噁唑的患者，必须降低本品的用量。

【剂量与用法】 1. 短小手术　以 2.5%溶液缓慢静脉注射(约 4～6 ml/min)，少量多次，直至患者睫毛反射消失，轻刺皮肤无反射时停注，开始手术。

2. 全麻诱导　静脉注射方法同上，一般用量达 4～8 mg/kg 时可进入意识丧失的全麻状态。

3. 基础麻醉　多用于儿童，常用量为 10～20 mg/kg，肌内注射。

4. 抗惊厥　静脉注射，一次 0.05～0.1 g，儿童减量。

【用药须知】 1. 参见全身麻醉药的引言。

2. 应在临用前配成 2.5%的溶液，溶液不稳定，遇热、氧、二氧化碳、酸性溶液或日光就被破坏，产生沉淀、浑浊、变色或有臭蛋味，应弃之不用。

3. 为防止严重呼吸抑制，应做好人工呼吸及其他急救措施准备。

4. 本品的 2.5%水溶液呈强碱性，静脉注射时如外漏可致组织坏死，如误入动脉，可产生血管痉挛、血栓形成，甚至肢端坏死。

5. 对巴比妥类过敏者，不宜使用本品。

6. 切忌剂量过大，注射过快；给药剂量应注意个体化。一般成人一次用量不超过 0.5 g。

7. 正在服用磺胺异噁唑的患者如同时使用本品，应调整本品剂量，可改为小量多次。

【制剂】 注射剂(粉)：1 g。

【贮藏】 避光，避热，置于阴凉处。

氯胺酮

(ketamine)

本品为静脉全麻药，临床常用其盐酸盐。

【CAS】 6740-88-1

【ATC】 N01AX03

【理化性状】 1. 化学名：(±)-2-(2-Chlorophenyl)-2-methylaminocyclohexanone

2. 分子式：$C_{13}H_{16}ClNO$

3. 分子量：237.73

4. 结构式

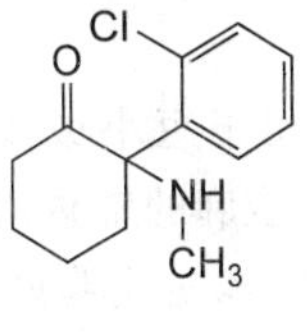

盐酸氯胺酮

(ketamine hydrochloride)

别名：凯他敏、Ketalar

〖CAS〗 1867-66-9

〖理化性状〗 1. 本品为白色或类白色结晶性粉末。易溶于水和甲醇，溶于乙醇。10%的水溶液 pH 为 3.5～4.1。

2. 化学名：(±)-2-(2-Chlorophenyl)-2-methylaminocyclohexanone hydrochloride

3. 分子式：$C_{13}H_{16}ClNO \cdot HCl$

4. 分子量：274.2

5. 配伍禁忌：本品与可溶性的巴比妥类不能配伍。美国注册药物信息建议，在需要使用地西泮和氯胺酮的时候，应分别给予，不能在同一容器混用。

【用药警戒】 12%的患者会出现下述反应，表现为舒适的梦幻状态、生动的想象、幻觉及精神错乱，一些病例可伴意识混乱、兴奋、非理性行为，持续时间一般为数小时，极少数患者甚至在术后24 h出现。为减少这种反应，可给予小剂量短效或超短效巴比妥类。如在门诊使用本品，患者必须完全清醒且有成年人陪伴才能离开。

【药理作用】 1. 本品的作用与巴比妥类不同，可选择性地阻断痛觉传导，主要抑制大脑的联络径路和阻断丘脑皮质间的通路，激活边缘系统，而对脑干网状结构影响较轻。

2. 给药后，表情迅速淡漠，或呈浅睡眠和近事遗忘。

3. 镇痛作用明显，但意识却基本或部分存在，称之为"分离-麻醉"。

4. 麻醉过程中，患者处于不动状态，体位反射消失，而肌张力却见增强，称之为"倔强状态"或"僵柱状态"。

【体内过程】 1. 静脉注射本品后，其 $t_{1/2\alpha}$ 为10～15 min。这表明本品麻醉作用是通过从中枢神经系统到周围组织的再分配和肝的生物转化成活性代谢物去甲氯胺酮(其作用相当于氯胺酮的1/3)而终止的。稳态分布容积为3 L/kg，蛋白结合率为45%～50%。

2. 其他代谢途径包括环己酮环的水解以及与葡糖醛酸的结合。其 $t_{1/2\beta}$ 约为2.5 h。

3. 其代谢物主要随尿液排出，出现在尿液中的原药仅占5%。

【适应证】 常用于短小或浅表手术、小儿基础麻醉、全麻诱导及非全麻的辅佐用药，或复合全麻。

【不良反应】 1. 参见全身麻醉药。

2. 部分患者可能出现精神异常，甚至谵妄，尤其在苏醒期中出现噩梦、幻觉、错觉，并伴有躁动和谵妄现象。必要时可静脉注射少量短效巴比妥类(与氯胺酮不能使用同一注射器)或苯二氮䓬类，可减轻反应的程度，或避免发生严重不良反应。

3. 心功能不全或血容量不足者使用本品可引起周围血管阻力和血压下降。

4. 由于兴奋心血管系统，可能使血压短暂升高，心率增快和心输出量增加。也可能使眼内压升高，眼球震颤或凝视(术前使用哌替啶、阿托品或短效巴比妥类可以防止)。

5. 可出现短暂轻微的呼吸抑制，如超量或注射过快可使呼吸明显抑制，甚至呼吸暂停。

【禁忌与慎用】 1. 有精神病史、癫痫和甲状腺功能亢进病史者禁用。

2. 有高血压和脑血管意外史者，颅内压增高、颅内肿瘤患者禁用。

3. 青光眼患者禁用。

4. 妊娠期妇女使用本品的安全性尚未建立，不建议使用。

5. 尚未明确本品是否可分泌到乳汁中，哺乳期妇女慎用。如确需使用，应暂停哺乳。

6. 老年人由于肝、肾、心功能减退，剂量选择应慎重，宜从较低的剂量开始。

【药物相互作用】 1. 参见全身麻醉药的引言。

2. 先用地西泮，后给予本品，可使本品的 $t_{1/2}$ 延长。

3. 本品可增强巴比妥类麻醉镇痛剂的中枢抑制作用。

4. 可增强氯筒箭毒碱的神经肌肉阻滞作用。

【剂量与用法】 1. 成人全麻诱导，静脉注射1～2 mg/kg(注射速度应慢，1 min内)；全麻维持，一次静脉注射0.5～1 mg/kg，可重复2～3次，一次间隔7～10 min。静脉注射困难时也可肌内注射，一次可用4～6 mg/kg，必要时可重复半量。

2. 小儿基础麻醉，一次肌内注射4～6 mg/kg，必要时再注射半量。

【用药须知】 1. 遇呼吸抑制时，应使用辅助呼吸，切不可使用呼吸兴奋剂。

2. 对咽喉和支气管施行特殊治疗操作或手术时，必须加用肌松药。

3. 地西泮-氯胺酮静脉复合麻醉施行心内直视手术已受到临床的重视。

【临床新用途】 1. 急性疼痛的治疗和预防性镇痛　在外科手术的围手术期，静脉使用本品0.1～0.2 mg/(kg·h)；控制镇痛时，本品10 mg加0.5 mg咪达唑仑3～5 min间歇单次给药；关节腔内小剂量注射本品10 mg可产生术后镇痛效果。

2. 癌性疼痛　本品冲击疗法100～500 mg/d，持续3～5 d直到第8周。

3. 神经病理性疼痛　采用本品周期性间断给药，开始0.25～0.5 mg/kg，3次/d，静脉或口服；或0.8 mg/(kg·d)，或100 mg/d，持续给药；或开始静脉内一次给药0.5 mg/kg，30 min后以2 mg/h开始，逐步增加剂量至有效；或开始 0.1 mg/kg(静脉内快速注射）或 0.5 mg/kg（皮下快速注射），然后每 15 min 静脉或每 30～45 min 皮下重复给药 1 次，直到疼痛缓解；或开始 10 mg/h，接着逐步增加剂量达 20 mg/h 并维持 4 d 左右，用来治疗局部疼痛综合征；或从第 1 d 的 100 mg/d 逐步增加到第 5 d 的 500 mg/d，疼痛仍未缓解者则应停药。

4. 预防带状疱疹　在使用利多卡因和维生素 B_{12} 及曲安奈德同时＋本品 0.25 mg/kg 或 0.5 mg/kg 行椎旁神经阻滞，各穿刺点分别推注 2.5 ml，每 3 日 1 次，5 次一疗程。

5. 抑郁症　本品 1 mg/kg 和异丙酚、芬太尼进行诱导麻醉。

6. 重症哮喘急性发作　本品 2 mg/kg 静脉注射，2 min 内注射完，继而给予 2～3 mg/(kg·h)静脉滴注。

【制剂】 注射液：10 mg/1 ml；50 mg/1 ml；100 mg/2 ml；100 mg/10 ml；200 mg/20 ml。

【贮藏】 贮于冷暗处，如有沉淀禁用。

依托咪酯
(etomidate)

别名：乙咪酯、甲苄咪唑、嘧羧酯、Hypnomidate

本品系咪唑类衍生物，属于催眠性全麻药。

【CAS】 33125-97-2

【ATC】 N01AX07

【理化性状】 1. 本品为白色或类白色粉末。熔点约 68 ℃。极微溶于水，易溶于乙醇和二氯甲烷。

2. 化学名：*R*-(＋)-Ethyl 1-(α-methylbenzyl) imidazole-5-carboxylate

3. 分子式：$C_{14}H_{16}N_2O_2$

4. 分子量：244.3

5. 结构式

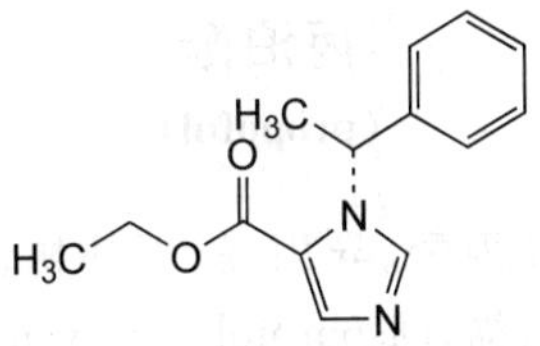

【药理作用】 1. 抑制脑干网状上行激活系统，阻断与乙酰胆碱相关的突触传递，对脊髓神经元有易化或脱阻抑作用。无肌松作用。可使颅内压和脑血流量下降。

2. 静脉注射后 20 s 即产生麻醉作用(强度为硫喷妥钠的 12 倍)，持续 5 min；作用随剂量的增加而相应延长。

3. 大剂量快速静脉注射可出现呼吸抑制，收缩压略下降，心率稍增快，对冠脉有轻度扩张作用，无镇痛作用。

4. 对肝、肾无毒性。可抑制肾上腺皮质的功能。不引起组胺释放。可降低眼内压。

【体内过程】 1. 静脉注射后，本品迅速从中枢神经系统再分配到体内其他组织。药动学复杂，呈二室或三室模型。

2. 静脉注射本品后，约有 76.5% 与血浆蛋白结合，在肝内和血浆内迅速代谢为无活性的酸性产物。

3. 代谢物绝大部分随尿液排出，约 10% 经胆道排泄，仅 3% 以原药随尿液排出。$t_{1/2}$ 为 4 h。

【适应证】 静脉麻醉药，主要用于年老、体弱、心功能较差患者的麻醉诱导。

【不良反应】 1. 参见全身麻醉药的引言。

2. 约有 15%～30% 发生注射部位疼痛，可能引起肌痉挛、震颤、强直和运动不协调。

3. 术后恶心、呕吐发生率较高。未做麻醉前用药的患者可能出现精神错乱。

4. 由于本品可抑制肾上腺皮质功能，在麻醉维持中，仅限于做麻醉诱导。

5. 诱导期中可能产生轻微肌阵挛，重者出现抽搐。预先使用地西泮或哌替啶，既可防止局部疼痛，又能减少肌阵挛发生。

6. 可引起过敏反应。

【妊娠期安全等级】 C。

【禁忌与慎用】 1. 禁用于重症监护患者的镇静。

2. 有癫痫病史和重度肝、肾功能不全者禁用。

3. 本品有潜在的卟啉生成作用，应慎用于卟啉症患者。

4. 本品分泌到乳汁中的量极低，现有的数据表明基本不影响哺乳。

5. 老年人使用本品易发生心脏抑制，慎用。

6. 肝硬化者如使用本品应减少剂量。

【药物相互作用】 1. 参见全身麻醉药的引言。

2. 本品如作为氟烷的麻醉诱导，后者用量应减少。

3. 其他镇静药可增强本品的催眠作用，在接受抗精神病药、镇静药或类阿片药物的患者中，应减量使用本品。

4. 静脉注射本品前，如先应用氟哌利多或芬太尼，可减少或减轻肌阵挛发作。

【剂量与用法】 成人静脉注射本品 0.3 mg/kg，于 15～60 s 内注毕。儿童剂量比标准成人剂量增加 30%。

【用药须知】 1. 参见全身麻醉药的引言。

2. 本品不宜用于皮质功能减退的患者。

3. 静脉注射宜选肘静脉进行(不在手背静脉给药),且不应在同一个部位重复,这样可以避免或减少注射部位疼痛。

【制剂】 注射液:2 mg/1 ml。

【贮藏】 宜避光贮存。

羟丁酸钠

(sodium oxybate)

别名:γ-羟基丁酸钠、Sodium Hydroxybutyrate、Xyrem

本品为静脉麻醉药。

【CAS】 502-85-2

【理化性状】 1. 本品为白色至类白色结晶性粉末,在水中极易溶解。

2. 化学名:Sodium 4-hydroxybutyrate

3. 分子式:$C_4H_7NaO_3$

4. 分子量:126.1

5. 结构式

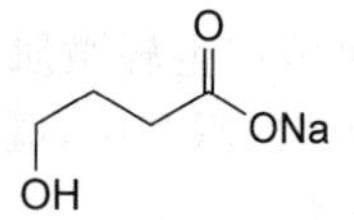

【用药警戒】 本品为中枢神经系统抑制剂,临床试验中,在推荐剂量下患者可出现明显呼吸抑制。单独滥用本品或与其他中枢性抑制剂联合滥用,可导致中枢神经系统反应,包括癫痫、呼吸抑制、意识降低、晕厥及死亡。

【药理作用】 1. 抑制中枢神经系统,静脉注射10 min后即可进入类似自然睡眠的麻醉状态,作用一般持续2 h,有时可达5～7 h。

2. 本品虽可使呼吸频率减慢,但呼吸量却见增大,不影响脑血流量,不升高颅内压。

3. 可兴奋副交感神经,使心率明显减慢,唾液和呼吸道分泌物增多。

4. 肌松作用不佳,无镇痛作用,对肝、肾无毒性。

5. 可增加子宫收缩的频率和强度。

【体内过程】 口服吸收后大部分迅速在肝内代谢为二氧化碳和水,前者经肺呼出,仅有2%以原药形式在尿液中出现。其终末 $t_{1/2}$ 约为20～23 min。体内基本无蓄积。可透过血-脑屏障和胎盘屏障。

【适应证】 主要用于儿童、年老、体弱患者的麻醉诱导、复合麻醉、基础麻醉,亦可用于诊断性检查如脑室造影和心导管术。尤其适用于颅脑手术、伴心率较快的心脏手术、休克及危重患者。

【不良反应】 1. 参见全身麻醉药的引言。

2. 单用本品或静脉注射过速可致肌肉抽动、兴奋、谵妄,甚至呼吸停止。

3. 可致血钾降低,不随意运动增强,可出现锥体外系症状以及血压升高和心率减慢等倾向。

4. 单用本品可能出现副交感神经功能亢进,呼吸道分泌物增多,麻醉前给予足量阿托品可以防止。

5. 有时出现恶心、呕吐。

【妊娠期安全等级】 C。

【禁忌与慎用】 1. 低钾血症、严重高血压、心动过缓、子痫、碱血症、房室传导阻滞、癫痫患者、慢性酒精中毒、琥珀酸半醛脱氢酶缺陷病患者禁用。

2. 传导阻滞及心率低于50/min患者慎用。

3. 尚未明确本品是否可分泌到乳汁中,哺乳期妇女慎用。如确需使用,应暂停哺乳。

4. 对儿童的有效性尚未确定。

【药物相互作用】 1. 参见全身麻醉药的引言。

2. 本品可增强阿片类镇痛药和肌松药的作用。

3. 苯二氮䓬类和抗精神病药可增强本品的作用。

4. 使用本品期间禁止饮酒。

【剂量与用法】 1. 缓慢静脉注射,成人,60～80 mg/kg。全麻如转浅,可追加半量。总量应<8.0 g。肝功能不全患者剂量减半。

2. 儿童按80～100 mg/kg给药。

【用药须知】 1. 参见全身麻醉药的引言。

2. 与酸性较强的药液(如异丙嗪、缩宫素)接触会产生沉淀。

3. 锥体外系反应常可自行消失,必要时可给予硫喷妥钠缓解。术前使用巴比妥类可起到预防锥体外系反应的作用。

4. 术前使用阿托品可预防呼吸道分泌物增多。

【制剂】 注射液:2.5 g/10 ml;0.25 g/1 ml。

【贮藏】 贮于3～25 ℃。

丙泊酚

(propofol)

别名:二异丙酚、异丙酚、丙扑拂、得普利麻、普鲁弗尔、普鲁泊福、Disoprofol、Diprivan

本品为烷基酚类短效静脉麻醉药。

【CAS】 2078-54-8

【ATC】 N01AX10

【理化性状】 1. 本品为无色或淡黄色的澄清液体。极微溶于水,可混溶于己烷和甲醇。

2. 化学名:2,6-Bis(1-methylethyl)phenol

3. 分子式:$C_{12}H_{18}O$

4. 分子量:178.3

5. 结构式

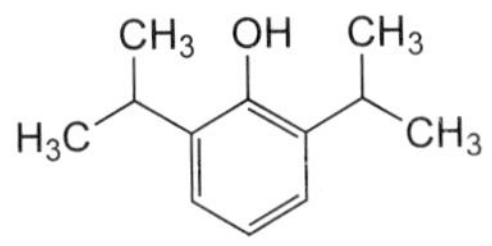

【用药警戒】 本品在使用过程中应严格按无菌操作进行，虽然注射剂含乙二胺四乙酸二钠作为抑菌剂，可抑制意外污染后12 h内的微生物生长，但本品可支持细菌生长。如怀疑污染，应弃去不用。有报道称未严格按无菌操作使用本品，导致发热、感染、其他危及生命的疾病，甚至死亡。

【药理作用】 1. 麻醉强度为硫喷妥钠的1.8倍，作用快(用药后40 s左右入睡)，持续时间短(约8 min苏醒)。

2. 对循环系统有抑制作用，表现在血压下降，但对心率影响不大。

3. 使颅内压降低，脑耗氧量及血流量减少。镇痛作用极微弱，与其他中枢神经抑制药合用有协同作用。

4. 可降低眼内压。无肝、肾毒性，不释放组胺，不抑制皮质功能。

【体内过程】 1. 静脉注射本品后2 min，即可达血药峰值并分布全身，10 min后血药浓度迅速下降。

2. 本品$t_{1/2\alpha}$为1.8～8.3 min，主要在肝内与葡糖醛酸结合而被代谢，$t_{1/2\beta}$为30～60 min，代谢物随尿液排出。

3. V_d为2.83 L/kg，血浆蛋白结合率为98%。可透过胎盘屏障，进入胎儿体内。

【适应证】 1. 本品主要用于全麻诱导和维持，尤其适用于短小手术。

2. 本品常与硬膜外或脊髓麻醉同时应用，也常与镇痛药，肌松药及吸入性麻醉药合用，适用于颅脑和眼科手术。

3. 在诊断操作中，在局麻中，在接受机械通气的成年患者中，可用本品提供镇静。

【不良反应】 1. 参见全身麻醉药的引言。

2. 可产生呼吸抑制，有时出现呼吸暂停可持续30～60 s。

3. 发热已见于文献报道。长时间使用后可见尿液变色。

4. 扩张外周血管，使血压下降。

5. 过敏样反应已有报道。

6. 可引起注射部位疼痛和静脉炎。

7. 恢复期可能出现恶心、呕吐和头痛。

8. 麻醉诱导时可能出现轻度兴奋状态。可能引起迟发性精神错乱。

9. 儿童使用本品由于延长镇静可发生严重反应，甚至致死。

【妊娠期安全等级】 B。

【禁忌与慎用】 1. 对本品过敏者和接受电休克的患者禁用。

2. 3岁以下儿童、妊娠期妇女和产妇，颅内压高或脑循环障碍者禁用。

3. 心血管系统疾病、呼吸系统疾病、癫痫、肝肾疾病患者以及老年、体弱患者慎用。脂肪代谢障碍者亦应慎用。

4. 不推荐产科使用本品(包括剖宫产)。

5. 本品可分泌到乳汁中，哺乳期妇女不建议使用。

【药物相互作用】 1. 参见全身麻醉药的引言。

2. 与芬太尼合用，可使本品的血药浓度升高，增强本品的镇静、麻醉和心肺的抑制作用。

3. 本品与阿曲库铵或琥珀胆碱合用可导致心动过缓和心搏停止。

4. 与阿片类药物合用可使呼吸抑制加深。

5. 如与氧化亚氮或氟烷合用，本品应减量。

【剂量与用法】 1. 全麻诱导时，成人使用2.0～2.5 mg/kg，每10 s静脉注射本品40 mg，直至意识消失；年老、体弱、美国麻醉医师协会(ASA)体力状态分级Ⅲ或Ⅳ级患者，每10 s静脉注射20 mg。年老、体弱者仅用1.0～1.5 mg/kg。当采用静脉滴注作为麻醉维持时，其滴注速度为每小时6～12 mg/kg，年老、体弱者减半。

2. >3岁儿童可于20～30 s静脉注射2.5～3.5 mg/kg本品作为麻醉诱导，必要时调整剂量；采用麻醉维持时每小时可给予9～15 mg/kg。

3. 在诊断和手术中用作镇静，开始可滴注6～9 mg/(kg・h)，共用3～5 min；也可缓慢静脉注射(1～5 min注完)0.5～1.0 mg/kg。镇静维持可滴注1.5～4.5 mg/(kg・h)，高危患者应减少用量20%。

4. 接受机械通气的成人使用本品镇静，每小时可给予0.3～4.0 mg/kg。如镇静的持续时间超过3 d，应监测血药浓度，不宜将本品用作儿童镇静。

【用药须知】 1. 参见全身麻醉药的引言。

2. 用药前应做好机械通气准备，并建立静脉通路。

3. 静脉注射时，应选大静脉可减轻注射部位疼痛。

4. 使用前应充分摇匀本品，开瓶后立即使用，不可存放后再用。

5. 对颅内压增高的患者必须使用本品时，给药宜缓，以免脑灌注压降低。

6. 术前可使用抗毒蕈碱药，因为本品并不引起迷走神经抑制。

【临床新用途】 1. 用于无痛内镜检查和无痛人流的麻醉。本品按 1～1.5 mg/kg 静脉缓慢推注，待患者入睡，睫毛反射消失，即停止。

2. 难治性癫痫持续状态。地西泮 0.2～0.5 mg/kg，苯妥英钠 12～15 mg/kg 静脉注射，同时给予本品 1～2 mg/kg，然后在 EEG 的持续监测下，给予麻醉剂量的本品 2～3 mg/kg，使其处于麻醉状态，同时进行机械通气防止呼吸抑制。

3. 慢性失眠。采用具有浓度控制滴注功能的微量注射泵泵注本品，预设效应浓度 3 μg/L，本品滴注 2 h，期间血压维持在术前值的±20%，停药后患者自主睡眠，患者自然苏醒后撤去监测。

4. 治疗布比卡因的中枢及心脏毒性。本品 5 min 内静脉匀速泵注 50 mg/kg 可治疗严重系统毒性。

5."用于无抽搐电休克治疗。采用开放静脉通路，以阿托品 0.5 mg 静脉注射，并给予本品 2 mg/kg，药物经肘正中静脉 30 s 匀速注毕。"

6. 用于肩、髋关节脱位复合麻醉。肌内注射阿托品 0.5 mg，30 min 后进行静脉穿刺输入复方氯化钠，面罩吸氧、静脉缓慢推注芬太尼 1～2 μg/kg，时间 30 s 以上，3 min 后再静脉注射本品 2～2.5 mg/kg。

7. 脑保护作用。常规麻醉诱导后持续静脉滴注本品 4～6 mg/(kg · h)。

【制　剂】 注射液：20 mg/2 ml；50 mg/5 ml；100 mg/10 ml。

【贮藏】 贮于 15～30 ℃。

磷丙泊酚二钠

(fospropofol disodium)

别名：Lusedra

本品为静脉用镇静催眠药，是丙泊酚的水溶性前体药物。

【CAS】 258516-87-9

【ATC】 N01AX10

【理化性状】 1. 化学名称：2，6-Diisopropylphenoxymethyl phosphate，disodium salt

2. 分子式：$C_{13}H_{19}O_5PNa_2$

3. 分子量：332.24

4. 结构式

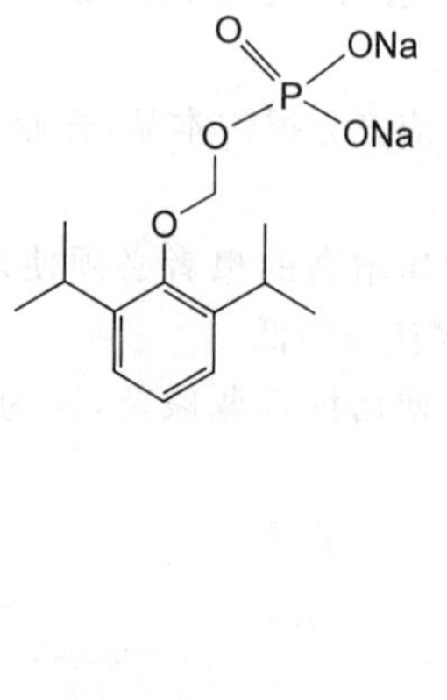

【药理作用】 本品为丙泊酚的水溶性前体药物，静脉注射后被 ALP 代谢为有活性的丙泊酚。每 1 mmol 本品可代谢生成 1 mmol 的丙泊酚。

【体内过程】 1. 本品注射后，被迅速代谢为其活性产物丙泊酚，剂量越大 T_{max} 越短，二者的 C_{max} 和 $AUC_{0-\infty}$ 都与给药剂量呈正相关。后者的浓度-时间曲线呈双指数下降。

2. 本品的表观分布容积较低，为(0.33±0.069) L/kg，而其活性代谢产物丙泊酚的表观分布容积比较高，为 5.8 L/kg，二者主要与白蛋白结合，且血浆蛋白结合率都很高(98%)，但本品不影响丙泊酚与白蛋白的结合。

3. 本品在体内被 ALP 完全水解为丙泊酚、甲醛和磷酸盐。给予本品推荐剂量后，甲醛和磷酸盐的水平与内源性的水平相当。甲醛被甲醛脱氢酶等不同的酶进一步代谢为甲酸，过量的甲酸则被氧化为 CO_2。丙泊酚的主要代谢物为丙泊酚葡糖酸苷，对苯二酚硫酸盐以及对苯二酚葡糖酸苷。

4. 单剂量给予[^{14}C]标记的本品 400 mg，192 h 后，尿液中回收约 71% 的放射性，机体总清除率(CL)为(0.280±0.053)L/(kg · h)，健康受试者的终末消除 $t_{1/2}$ 为(0.81±0.08)h，住院患者为(0.88±0.08)h。活性代谢产物丙泊酚的表观总清除率健康受试者为(1.95±0.345)L/(kg · h)，$t_{1/2}$ 为(2.06±0.77)h，住院患者为(2.74±0.80)L/(kg · h)，二者相差不大。

5. 本品的药动学不受种族、性别、年龄、肾功能不全或 ALP 的影响，其活性代谢产物丙泊酚的药动学也不受种族、性别、年龄或肾功能不全的影响。但对于肝功能不全对药动学的影响尚未进行充分的研究，所以对肝功能不全患者应谨慎用药。

【适应证】 用于成年患者诊断或治疗过程中的麻醉监护。

【不良反应】 1. 常见的严重不良反应主要有呼吸抑制、低氧血症、对刺激或疼痛无感觉、低血压。在支气管镜检查中更容易出现上述不良反应，而做结肠镜检查和外科小手术时发生率较低。

2. 最常见的不良反应为感觉异常和瘙痒。初始注射 5 min 后，患者的会阴部位常见短暂的轻、中度感觉异常，如灼烧感、麻木感、刺痛感，但不必治疗。

3. 此外还常见恶心、呕吐、头痛、操作性疼痛，临床上常因感觉异常和咳嗽而停药。

【妊娠期安全等级】 B。

【禁忌与慎用】 1. 无禁忌。

2. 虽然动物实验表明本品并不影响胚胎发育，建议妊娠期妇女仅在确实需要的情况下方可使用。

3. 可能会抑制新生儿的呼吸以及心血管系统，阵痛和分娩时不推荐使用。

4. 代谢活性产物丙泊酚可经母乳分泌，哺乳期妇女不推荐使用。

5. 由于尚未对 18 岁以下患者使用本品的安全性以及有效性进行研究，所以不推荐 18 岁以下患者使用。

6. 肝功能不全对药动学的影响尚未进行充分的研究，所以肝功能不全患者应慎用。

【药物相互作用】 本品在与其他镇静催眠药和麻醉镇痛药合用时，对心、肺功能的抑制作用具有叠加性。

【剂量与用法】 1. 静脉推注给药　所有使用本品的患者均需辅助供氧。本品需剂量个体化，并根据患者镇静情况逐渐增加剂量。

2. 正常剂量　18～65 岁或患有轻度系统性疾病[美国麻醉医师协会(ASA)分级 P1 或 P2]的患者，按 6.5 mg/kg 的剂量静脉推注，为达到预期镇静效果，需要时可追加 1.6 mg/kg(初始剂量的 25%)。如成年人体重＞90 kg，按 90 kg 给药，如体重＜60 kg，按 60 kg 给药，否则达不到所需镇静效果。初始剂量不能超过 16.5 ml，追加剂量不能超过 4 ml。临床研究中，阿片类镇痛药(枸橼酸芬太尼，50 μg，静脉注射)在给予本品前 5 min 给予，其给药方案见下表。

18～65 岁患有轻度全身性疾病(ASA 分级 P1 或 P2)的患者给药方案

体重(kg)	初始剂量		追加剂量，不能超过每 4 min 一次	
	mg	ml	mg	ml
≤60	385	11	105	3
61～63	402.5	11.5	105	3
64～65	420	12	105	3
66～68	437.5	12.5	105	3
69～71	455	13	105	3
72～74	472.5	13.5	122.5	3.5
75～76	490	14	122.5	3.5
77～79	507.5	14.5	122.5	3.5
80～82	525	15	140	4
83～84	542.5	15.5	140	4
85～87	560	16	140	4
88～89	577.5	16.5	140	4
≥90	577.5	16.5	140	4

注：本表中的剂量取最接近的 0.5 ml，因此，可能与推荐的按体重计算的剂量有轻微差异。

3. 修正剂量　对于 65 岁以上或患有严重的系统性疾病(ASA 分级 P3 或 P4)的患者，初始剂量以及追加剂量都按正常剂量的 75%给药，其给药方案见下表。

年龄≥65 岁或患有严重系统疾病患者的给药方案

体重(kg)	初始剂量		追加剂量，不能超过每 4 min 一次	
	mg	ml	mg	ml
≤60	297.5	8.5	70	2
61～62	297.5	8.5	70	2
63～64	315	9	87.5	2.5
65～66	315	9	87.5	2.5
67～69	332.5	9.5	87.5	2.5
70～73	350	10	87.5	2.5
74～77	367.5	10.5	87.5	2.5
78～80	385	11	105	3
81～84	402.5	11.5	105	3
85～87	420	12	105	3
88～89	437.5	12.5	105	3
≥90	437.5	12.5	105	3

注：本表中的剂量取最接近的 0.5 ml，因此，可能与推荐的按体重计算的剂量有轻微差异。

4. 配制方法及注意事项

(1) 使用本品前需检查是否有不溶性微粒或变色，如有异常不得使用。配制时要严格按照无菌操作，本品为单次使用制剂，如有剩余应遗弃。注射时应根据患者的实际情况，逐步调整剂量，只有在患者对语言或光照有反应时，方可给予追加剂量且频率不得超过每 4 min 一次。患者处于镇静状态时要给予辅助供氧。

(2) 本品与以下液体可配伍使用。5%葡萄糖注射液、5%葡萄糖和 0.2%氯化钠注射液、5%葡萄糖和 0.45%氯化钠注射液、0.9%氯化钠注射液、乳酸钠林格注射液、乳酸钠林格和 5%葡萄糖注射液、0.45%氯化钠注射液、5%葡萄糖 0.45%氯化钠和 10%氯化钾注射液。

(3) 在注射前禁止与其他药物或液体混合，本品与盐酸咪达唑仑和盐酸哌替啶存在配伍禁忌。与其他药物的相容性尚无足够研究资料。

(4) 通过安全、畅通的外周静脉给予本品，使用普通输液器即可，注射前后都要用 0.9%氯化钠注射液冲洗输液管路。

【用药须知】 1. 初始注射后，患者常见会阴部位短暂的轻、中度感觉异常，如灼烧感、麻木感，刺痛感，但不必治疗。

2. 本品仅限于接受过全身麻醉培训且未参与诊断或治疗的医务人员使用，麻醉后要对患者进行实时监测，保持气道通畅。辅助供氧，心脏复苏等抢救设备应随时处于待命状态。患者在镇静过程中及苏醒过程中必须严密监测早期低血压、呼吸暂停、气道阻塞和或血氧饱和度下降的征象。

3. 本品可导致自主呼吸消失和呼吸暂停。正常剂量时，小于1%的患者出现呼吸暂停，当剂量增大时，出现呼吸暂停的患者达到3%。注射本品时应辅助供氧，本品用量必须个体化并逐渐增量至获得预期疗效。对于65岁以上或患有严重的全身性疾病者，应酌情减量。与其他麻醉药或镇静催眠药合用时，应考虑到其对心肺功能抑制作用的叠加性。呼吸抑制可能需要辅助通气。

4. 本品可导致低氧血症，正常剂量时，4%的患者出现低氧血症，剂量增大时，出现低氧血症者可达27%。采取适当的体位和辅助吸氧可降低低氧血症风险。

5. 可导致患者对触觉或疼痛无反应。结肠镜检查中反应差或完全无反应(183名患者中有7例，4%)的持续时间为2～16 min，支气管镜检查中(149名患者中有24例，16%)，为2～20 min。

6. 心肌功能退化、血管张力降低的患者或血管内容积降低的患者，发生低血压的风险增加。使用本品过程中，应准备安全的静脉插管和补液，可能需要其他的药物维持血压。

【制剂】 注射液：1050 mg/30 ml。

【贮藏】 贮于室温下，短程携带允许15～30 ℃。

丙泮尼地

(propanidid)

别名：普尔安、丙潘尼地、Epontol

本品属丁香酚类，为超短时静脉全麻药。

【CAS】 1421-14-3

【ATC】 N01AX04

【理化性状】 1. 本品难溶于水，溶于20%聚乙基海狸香油(cremophos. EL)。

2. 化学名：Propyl 4-diethylcarbamoylmethoxy-3-methoxyphe-nylacetate

3. 分子式：$C_{18}H_{27}NO_5$

4. 分子量：337.4

5. 结构式

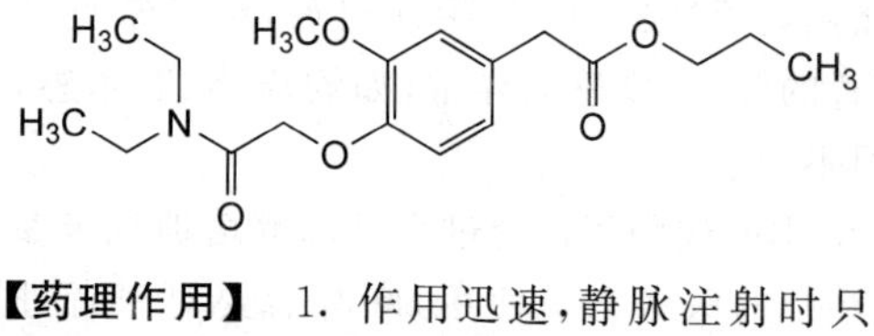

【药理作用】 1. 作用迅速，静脉注射时只需1次臂脑循环患者即可入睡，深度麻醉持续时间仅3～4 min，5～6 min后开始苏醒。

2. 镇痛作用较弱或不明显。

【体内过程】 1. 本品进入体内后，被血液中和肝内的胆碱酯酶分解成无活性的代谢产物。血浆蛋白结合率为40%。$t_{1/2\alpha}$为3 min，$t_{1/2\beta}$为10 min。

2. 90%本品于2 h内随尿液排出，6%随粪便排出，微量分解成CO_2被呼出。

【适应证】 用于短小手术、全麻诱导以及各种检查、外科处置等麻醉。

【不良反应】 1. 诱导中可出现不自主的肌肉抽动；麻醉后常见恶心呕吐。

2. 对呼吸系统有明显影响，常先有半分钟呼吸频率加快，继后出现呼吸表浅甚至暂停。

3. 对循环系统也有影响，表现在心率增快、外周血管扩张、一过性血压下降；甚至出现ST段下降、暂时性房室传导阻滞。

4. 注射部位疼痛和血栓性静脉炎。

5. 有促组胺释放作用，可能出现过敏反应，如红斑、浮肿、支气管痉挛及溶血现象。

【禁忌与慎用】 1. 对本品过敏者禁用。

2. 禁用于心律失常和心功能不全患者。

3. 慎用于老年体弱患者。

【药物相互作用】 1. 参见全身麻醉药的引言。

2. 麻醉前先用阿托品可避免不自主的肌肉抽动。

3. 对正在使用β受体拮抗药的患者如应用本品，可引起完全性房室传导阻滞。

4. 本品可增强琥珀胆碱的肌肉松弛作用，使呼吸抑制延长。

【剂量与用法】 1. 临床使用以等量0.9%氯化钠注射液稀释。

2. 成人静脉注射5～7 mg/kg，于20 s内注完，追加剂量为首剂的1/2～3/4。

【用药须知】 1. 参见全身麻醉药的引言。

2. 本品不宜用于长时间麻醉。

3. 麻醉前，应做好辅助呼吸和急救器材的准备工作。

4. 为避免发生静脉炎，可选较大静脉注射。

5. 注射时，不可误入动脉内。

【制剂】 注射液：0.5 g/10 ml。

【贮藏】 室温下贮存。

依诺伐

(innovar)

别名：氟芬合剂、Thalamonal

本品由强安定药氟哌利多和强效镇痛药芬太尼

按 50∶1 组成的制剂，为最常用的神经安定镇痛合剂。

【药理作用】 1. 氟哌利多能增强芬太尼的镇痛作用，拮抗其催吐、收缩平滑肌、支气管痉挛及减慢心率等不良反应。

2. 静脉注射后可使患者精神恍惚，活动减少，表情淡漠，闭眼似睡，但对呼噜能发生反应，痛觉丧失，可称为“神经安定镇痛麻醉”。

3. 静脉注射后 2～7 min 生效，10～12 min 达血药峰值并维持 30 min，有效时间 3～4 h。

【适应证】 1. 用于各种手术的麻醉前给药，尤其适用于体弱者的颅脑及胸科手术，以及年老、中毒性休克患者。

2. 用于局麻、神经阻滞及硬膜外麻醉的辅助麻醉以及各种特殊检查。

【不良反应】 1. 参见全身麻醉药的引言。

2. 常见者有氟哌利多的锥体外系症状、血压下降和由芬太尼引起的呼吸抑制、心动过缓等。

【禁忌与慎用】 本品禁用于新生儿和婴幼儿、妊娠期妇女和剖宫产手术、嗜酒者、震颤麻痹综合征以及癫痫患者。

【剂量与用法】 1. 将每毫升含氟哌利多 2.5 mg 和枸橼酸芬太尼 0.05 mg 的合剂用注射用水稀释至 10 ml，此称为“稀释合剂”。

2. 成人静脉注射稀释合剂一次 2～3 ml，儿童一次 1 ml，间隔 5～8 min 一次，根据患者的反应及手术时间决定用量。

【制剂】 注射液：每毫升含氟哌利多 2.5 mg 及枸橼酸芬太尼 0.05 mg。

【贮藏】 室温下贮存。

3.2 局部麻醉药

这类药物作用于身体局部的神经末梢或神经干，可阻滞神经冲动的产生和传导，从而抑制触觉、压觉和痛觉；增加用药浓度，还可以抑制运动神经功能。其作用可逆，随着药效消失，神经功能即可完全恢复。局部麻醉药（局麻药）不会对神经纤维和细胞构成任何损害。局麻药主要分为酯类和酰胺类，两类的化学结构均由一个芳香环、一个中间链和一个氨基组成。

【适应证】 1. 表面麻醉　将渗透性能强的局麻药液直接涂抹、喷射或滴于机体各种器官的黏膜表面，适用于口腔、鼻、咽、喉、眼以及尿道、膀胱等部位的手术。

2. 浸润麻醉　将药液注射于皮内、皮下组织或手术野深部，以阻断手术部位的神经传导。

3. 神经干阻滞麻醉　将药液注射于外周神经干附近，以阻断神经传导，使相关神经所支配的区域产生麻醉作用。常用于口腔、面部、四肢等处的手术。

4. 蛛网膜下腔阻滞麻醉（简称脊麻）　将药液自低位腰椎间注入蛛网膜下腔，麻醉该部位的脊神经根、背根神经节及脊髓表面部分，产生不同程度的阻滞。常用于下腹部和下肢手术。

5. 硬膜外腔阻滞麻醉（简称硬膜外麻醉）　将药液注射入硬脊膜外腔，阻滞脊神经根，使其支配的区域产生暂时性麻痹。上自颈部，下至下肢的手术，尤其是腹部的手术，都适合采用此种麻醉方式。几种主要局麻药的特性见下表。

几种主要局麻药的特性

分类	起效速度	维持时间	蛋白结合率（%）	相对麻醉效能（h）
布比卡因	中～慢	长	95	8
依替卡因	快	长	95	4～6
利多卡因	快	中	66	2
甲哌卡因	快	中	78	2
丙胺卡因	快	中	55	2
盐酸普鲁卡因	慢	长	76	8～10
氯普鲁卡因	快	短	快速水解	1～2
丁卡因	慢	短	6	1

主要局麻药的选用见下表。

几种主要局麻药的选用

药名	硬膜外麻醉	脊麻	浸润	神经干阻滞	表面麻醉	
					眼	全身
布比卡因	√	√	√	√	√	
依替卡因	√		√	√		
利多卡因	√	√	√	√	√	√
甲哌卡因	√	√	√	√		
丙胺卡因	√		√	√		√
盐酸普鲁卡因		√	√	√		
氯普鲁卡因		√	√	√		
丁卡因		√	√		√	

【不良反应】 局麻药的不良反应一般是由于工作疏忽，将药物注入血管、用量过大、速度过快、代谢降解缓慢或注入血管致密组织中导致血药浓度急剧上升所引起的。舌及其周围组织麻木可能是全身不良反应的早期表现，应予注意。

1. 中枢神经系统和心血管系统　开始出现兴奋作用，如焦虑不安、恐惧、烦躁、紧张、头晕、耳鸣、瞳孔缩小、视物模糊、震颤、肌肉抽动、惊厥（此时可用地西泮或硫喷妥钠解救）、恶心、呕吐、寒战，如患者抽搐停止，就可能进入抑制状态，出现意识丧失，呼吸抑制或暂停。

局麻药中如含有肾上腺素，可能会引起焦虑、心悸、头晕、震颤、心动过速、心绞痛和高血压。个别还可能发生肺水肿、房颤。自布比卡因用于临床以来，其心脏毒性已引起广泛的注意。一般局麻药引起的中枢毒性多在心脏毒性之前先发生，而布比卡因则恰与此相反。再者，中毒剂量的布比卡因所引起的心脏抑制，进行心脏复苏非常困难；而当罗哌卡因中毒时，心肺复苏则容易得多。

2. 过敏反应　局麻药可引起Ⅰ型和Ⅳ型过敏反应。Ⅳ型反应一般罕见，使用酯类与使用酰胺类相比，前者较多发生。然而，严重而致死的过敏反应不仅酯类局麻药（如丁卡因和普鲁卡因）可引起，酰胺类（如丙胺卡因和利多卡因）也可以引发。文献报道1例使用甲哌卡因行颈椎旁麻醉导致死亡，认为是不耐受所致。在牙科麻醉期中遇到的低血压通常是血管迷走神经的反应，与所使用局麻药的类型无关；事前使用阿托品或地西泮可以防止发生。罕见的过敏反应有血管神经性水肿、皮疹、荨麻疹、水疱、瘙痒、哮喘，甚至可能出现导致血压下降和死亡的过敏样反应。在酰胺类和酯类局麻药之间无交叉过敏现象。尽管有人认为局麻前先做皮内试验的价值如何尚存有争议，但目前国内各大小医院几乎仍在坚持皮内试验，特别是盐酸普鲁卡因注射液。据国外资料，有些市售的布比卡因、依替卡因、利多卡因、丙胺卡因、普鲁卡因、丙氧卡因和丁卡因都含有亚硫酸盐，该盐在易感人群中可能诱发过敏、哮喘发作，甚至危及生命；有哮喘病史者较易引发更为严重的哮喘。

3. 其他不良反应　局麻药的局部注射部位可能出现短暂性烧灼感（罕见持续性）、疼痛、皮肤变色、组织发炎、肿胀、神经炎、神经组织崩解、组织坏死和腐肉形成。在接受脊麻的患者中可能发生无菌性脑膜炎，偶可导致持久性甚至致死性麻痹。

【禁忌与慎用】 1. 患有中枢神经系统或脊髓的严重疾病如脑膜炎、脊液阻断、颅内或脊髓出血、肿瘤、脊髓灰质炎、梅毒、结核或脊髓代谢性损伤的患者均忌用硬膜外（包括骶管）麻醉或脊麻，但神经干阻滞麻醉不在其列。

2. 硬膜外或蛛网膜下腔穿刺困难的脊椎畸形、由于腰穿导致的创伤性出血、动脉硬化症、动脉阻塞性疾病、伴有脊髓牵连的恶性贫血、严重贫血、恶病质或濒死的病情、肠梗阻、长期腰痛、术前长期头痛或有偏头痛史、高或低血压、情绪不稳、精神紧张以及癔症，原则上禁用硬膜外（包括骶管）麻醉或脊麻，如病情需要，应慎重权衡其利弊。

3. 肥胖者的骶裂孔触知困难，容易造成骶管阻滞麻醉失败。因此，骶管阻滞麻醉一般不适于极肥胖者。

4. 脊麻禁用于心脏代偿失调、大量胸腔积液、腹腔内压升高、内脏穿孔、急性腹膜炎和胃肠出血患者。

5. 脊麻和硬膜外麻醉慎用或禁用于具有出血倾向（凝血机制异常）、低纤维蛋白原血症及正在接受抗凝治疗的患者。对这些患者进行脊麻或硬膜外穿刺可能引起蛛网膜下腔或硬膜外出血，从而导致神经性后遗症。

6. 在长期使用可干扰血管舒缩调节的氯丙嗪或其他抗精神病药物的患者或既往已有血管舒缩不稳定的患者，一般不应接受脊麻或硬膜外麻醉。

7. 局部或全身性病毒性疾病、败血症或菌血症均禁用脊麻。严重休克患者不可应用任何局麻药，直至休克已被控制。

8. 含有肾上腺素的局麻药避免用于对肾上腺素过敏的患者，也不应用于指、趾、耳、鼻、阴茎等部位。

9. 一般而言，局麻药可迅速透过胎盘，在用于硬膜外、宫颈旁、女性阴部或骶管阻滞麻醉时，可引起对母体，胎儿和新生儿不同程度的毒性。对产妇、胎儿和新生儿的不良反应还涉及中枢神经系统、外周血管张力和心脏功能的改变，因此，剂量必须适当。

10. 脊麻或硬膜外麻醉可引起母体低血压，适当快速静脉输液，抬高双下肢和左侧卧位有助于预防低血压。应持续监护胎儿心律，尤当宫颈旁阻滞时，应予心电监护。产妇在接受硬膜外、蛛网膜下腔、宫颈旁、阴部阻滞麻醉时，如用药浓度过高，可增加对产钳的需求。在给产妇进行宫颈旁阻滞时有可能将药液直接注入胎儿体内，导致胎儿酸中毒和心动过缓，偶然还可导致围生期死亡。胎儿出现心动过缓多与使用酰胺类局麻药行宫颈旁阻滞导致酸中毒有关，发生率为20%～30%，因此，应予重视。

【药物相互作用】 1. 酯类局麻药的代谢可受到胆碱酯酶的抑制，可发生全身毒性。

2. 酯类局麻药普鲁卡因和丁卡因在体内会被水解成氨基苯甲酸衍生物，可能拮抗氨基水杨酸和磺胺类的活性，故酯类局麻药不可与氨基水杨酸或磺胺类同时合用。

3. 酰胺类局麻药如布比卡因、罗哌卡因或利多卡因与抗心律失常药合用可加重心肌抑制。

4. 分娩中期如已使用含有肾上腺素的局麻药施行硬膜外或宫颈旁阻滞，产后又使用缩宫药物，可能引起严重高血压。

【用药须知】 1. 麻醉期间，应严密监测患者的血压、心电图、呼吸和神志。

2. 作为脊麻使用的局麻药溶液应先与脑脊液混合后再推入。

3. 麻醉前必须准备好各种抢救器材。如吸氧装置、麻醉机、呼吸装置、应急药品，包括硫喷妥钠、地西泮和咪达唑仑、氯化琥珀胆碱、盐酸麻黄碱、阿托品等。

4. 溶液的 pH 与局麻药浸润有关的疼痛可用碳酸氢钠缓冲溶液调至生理 pH 来减轻。虽然缓冲本身不会影响麻醉的效果，但溶液的碱化可降低局麻药的溶解度，引起沉淀。为了增强稳定性，局麻药溶液通常在酸性 pH 下制备，因此，推荐如果溶液被缓冲应马上使用(含肾上腺素的溶液应达到酸性 pH)。

为了减少局麻药对静脉的刺激和血栓性静脉炎，可加快起效速度和延长阻滞时间，也有报道可对静脉内区域麻醉的溶液进行相似的 pH 调节。但是，利多卡因在碱性 pH 下能降低表面张力而改变悬滴大小，如果这种溶液是通过计滴装置而非容量泵滴注，则有可能使剂量减少。有报道碱化溶液用于剖宫产的硬膜外阻滞的起效更快、阻滞更深。

碱化通过增加脂溶性非离子化游离碱基的比例也可用于加速外周神经阻滞的起效时间，但是用于硬膜外阻滞的作用多有变化。

【贮藏】 局麻药均应在 15～30 ℃条件下避光贮藏，例外的是盐酸丁卡因注射液应避光在 2～8 ℃条件下保存，但应避免冻结。

3.2.1　酯类局部麻醉药

普鲁卡因
(procaine)

别名：奴佛卡因、Novocaine

本品为短效酯类局麻药。

【CAS】 59-46-1

【ATC】 C05AD05；N01BA02；S01HA05

【理化性状】 1. 化学名：2-Diethylaminoethyl 4-aminobenzoate

2. 分子式：$C_{13}H_{20}N_2O_2$

3. 分子量：236.31

4. 结构式

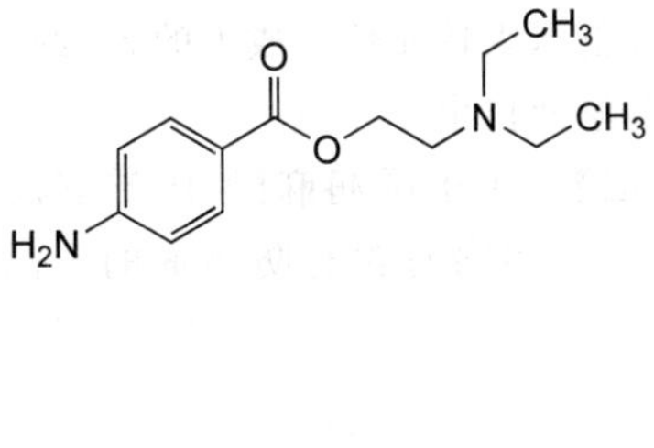

盐酸普鲁卡因
(procaine hydrochloride)

〖CAS〗 51-05-8

〖理化性状〗 1. 本品为白色结晶性粉末或无色晶体。极易溶于水，溶于乙醇。2%水溶液的 pH 为 5.0～6.5。

2. 化学名：2-Diethylaminoethyl 4-aminobenzoate hydrochloride

3. 分子式：$C_{13}H_{20}N_2O_2 \cdot HCl$

4. 分子量：272.8

5. 配伍禁忌：据报道，本品与氨茶碱、巴比妥类、硫酸镁、苯妥英钠、碳酸氢钠及两性霉素 B 不能配伍。

6. 溶液的稳定性：本品在含镁、钾和钙盐的心脏停搏液中的降解呈温度依赖性。溶液在 6 ℃贮藏温度下的保存期限是 5 周。当贮藏温度为-10 ℃时增加到 9 周。在液面上部用二氧化碳代替氮气并不影响普鲁卡因的稳定性。

【药理作用】 1. 本品能阻断各种神经冲动的传导，首先抑制触觉、痛觉和压觉，在加大浓度时还能抑制运动神经。

2. 静脉注射本品时对中枢神经有抑制作用。

3. 本品对组织无刺激性，其扩散性和穿透性均较差。注入组织后，约于 1～3 min 出现局麻作用，可维持 45～60 min。其局麻作用会突然消失，患者可由无痛转为剧痛。

4. 本品具有血管扩张作用，易被吸收入血，加入血管收缩药后可延缓其吸收。

【体内过程】 1. 用药 2～5 min 后局麻作用开始出现，平均作用持续时间约 1 h。

2. 因本品可使局部血管扩张，故常配用肾上腺素，以减缓本品的吸收。

3. 本品通过血浆胆碱酯酶快速且几乎完全被水解成对氨苯甲酸和二乙基氨基乙醇；后者可进一步代谢降解，前者约有 80%以原形和结合的形式随尿液排出。

4. 肝、肾功能不全患者水解代谢较慢。

【适应证】 1. 主要用于浸润麻醉。

2. 也用于阻滞麻醉和脊麻以及各种封闭疗法和穴位封闭。

3. 表面麻醉主要用于膀胱黏膜。

4. 口服用于缓解神经衰弱、神经衰弱综合征及植物神经功能紊乱的症状。

【不良反应】 1. 参见局部麻醉药的引言。

2. 脊麻时常遇血压下降。可在麻醉前肌内注射盐酸麻黄碱 10～20 mg，或在麻醉起效前静脉滴注适量液体可起到一定的预防作用。如血压已经下降，可用盐酸麻黄碱 3～9 mg 缓慢静脉注射，可望血压上升；如有必要，每 3～4 min 重复一次。

【妊娠期安全等级】 C。

【禁忌与慎用】 1. 参见局部麻醉药的引言。

2. 儿童使用本品的毒性反应常比成人严重，故应慎用。

【药物相互作用】 参见局部麻醉药的引言。

【剂量与用法】 1. 浸润麻醉，用 0.25%～1.0% 等渗液，每小时<1.5 g。

2. 神经传导阻滞，用 2%溶液，每小时<1 g；硬膜外阻滞用 2%溶液，每小时<0.75 g，一次极量均为 1.0 g。药液中均于临用前酌加肾上腺素（100 ml 药液中加入 0.1%肾上腺素 0.2～0.4 ml）。

3. 蛛网膜下腔阻滞，成人 150 ml/次，浓度 3%～5%溶液。

4. 穴位封闭，0.25%～0.5%溶液。

5. 表面麻醉，限用于膀胱黏膜，以 4%溶液从尿道灌入；亦可用于气管、支气管黏膜，以 1%～2%等渗液从声门喷入。

6. 胃肠疼痛和幽门痉挛，1～2 g/d，分次口服。

7. 静脉复合麻醉，成人常以 1 mg/(kg·min) 速度滴注，老年人及肝功能不全患者酌减。因其麻醉效能低，必须与全麻、安定、镇痛、肌松药联合应用。

8. 缓解神经衰弱，口服，20 mg/日（1 次服用或分 2 次服用），连续服用 12 d 为一个疗程，停药 18 d 继续服用下一个疗程。

【用药须知】 1. 参见局部麻醉药的引言。用前须做皮试。

2. 对发生惊厥的患者，可给予地西泮、咪达唑仑或硫喷妥钠解救。

3. 预先给予口服地西泮 10 mg，可能起到防止发生惊厥的作用。

4. 对本品有过敏史的患者可选用酰胺类局麻药。

5. 使用本品前，必须严密检查药液，如有浑浊、变色（盐酸普鲁卡因注射液会因水解而呈黄色，并分解出对氨基苯甲酸和 β-二乙氨基乙醇，从而失去麻醉作用）和结晶出现则不应使用。

6. 本品可用 0.9%氯化钠注射液（不宜用葡萄糖注射液）稀释。

7. 未用完的药液不可保留再用。

【临床新用途】 1. 支气管哮喘，本品 3～5 mg/kg（最高剂量<10 mg/kg），加入 10%葡萄糖注射液 100 ml 中，缓慢静脉滴注，1 次/日；对严重持续哮喘状态可于 6 h 后重复使用。

2. 电光性眼炎，2%本品溶液点眼。

3. 促进腹部手术后肠蠕动，静脉滴注本品 1 g，1 次/日。

以上给药前应先做皮试。

【制剂】 ① 注射剂（粉）：0.15 g；0.5 g；1 g。② 注射液：25 mg/10 ml；40 mg/2 ml；5 ml/0.1 g；100 mg/20 ml；100 mg/10 ml。③ 大容量注射液：250 ml 含本品 2.5 g 与氯化钠 2.25 g；250 ml 含本品 5 g 与氯化钠 2.25 g。④片剂：0.1 g。

【贮藏】 室温保存。

氯普鲁卡因
(chloroprocaine)

别名：尼塞卡因、Nesacaine、Piocaine、Nesacainese

本品为局麻药，系普鲁卡因的衍生物。

【CAS】 133-16-4

【ATC】 N01BA04

【理化性状】 1. 化学名：2-Diethylaminoethyl 4-amino-2-chlorobenzoate

2. 分子式：$C_{13}H_{19}ClN_2O_2$

3. 分子量：270.76

4. 结构式

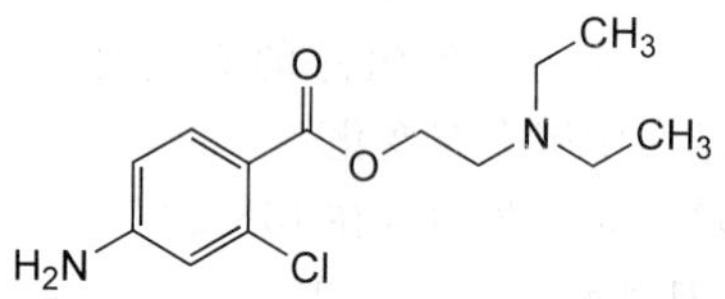

盐酸氯普鲁卡因
(chloroprocaine hydrochloride)

〖CAS〗 3858-89-7

〖理化性状〗 1. 本品为白色无臭结晶性粉末。溶于水（1∶20），溶于乙醇（1∶100），极微溶于三氯甲烷，几乎不溶于乙醚。溶液用石蕊检测呈酸性。

2. 化学名：2-Diethylaminoethyl 4-amino-2-chlorobenzoate hydrochloride

3. 分子式：$C_{13}H_{19}ClN_2O_2 \cdot HCl$

4. 分子量：307.2

【药理作用】 类似普鲁卡因，作用持续时间短。给药后 6～12 min 起效，维持时间 30～60 min。毒性仅及普鲁卡因的 1/2，而局麻作用则高于 1.5 倍。

【体内过程】 入血后迅速被胆碱酯酶水解，代谢速度比普鲁卡因快 4 倍。成人的 $t_{1/2}$ 约 23 s。主要以代谢物随尿液排出。

【适应证】 用于浸润麻醉、阻滞麻醉和硬膜外麻醉（包括骶管阻滞）；含有防腐剂的本品制剂不可用于硬膜外麻醉。

【不良反应】 参见局部麻醉药的引言。

【妊娠期安全等级】 C。

【禁忌与慎用】 1. 参见局部麻醉药的引言。

2. 尚未明确本品是否可分泌到乳汁中，哺乳期妇女慎用。如确需使用，应暂停哺乳。

3. 本品及其代谢产物大部分经肾排泄，肾功能不全者中毒的风险增加。老年人肾功能降低，应尽量从较低的剂量开始给药。

【药物相互作用】 参见局部麻醉药的引言。

【剂量与用法】 1. 浸润麻醉使用 0.5%～1%溶液。

2. 外周阻滞麻醉使用 1%～2%溶液。

3. 硬膜外麻醉使用 2%溶液，一次最大用量 1 g。

【用药须知】 1. 参见局部麻醉药的引言。

2. 本品不可用于脊麻。

【制剂】 ①注射剂(粉)：0.1 g；0.5 g。②注射液：20 mg/2 ml；40 mg/2 ml；100 mg/10 ml；200 mg/10 ml；300 mg/10 ml；400 mg/20 ml；600 mg/20 ml。

【贮藏】 室温保存。

可卡因
(cocaine)

别名：古柯碱

本品为人类发现的第一种具有局麻作用的天然生物碱。由于毒性大并易于成瘾，近代已被其他局麻药所取代。

【CAS】 50-36-2

【ATC】 N01BC01；R02AD03；S01HA01；S02DA02

【理化性状】 1. 化学名：(1*R*，2*R*，3*S*，5*S*)-2-(Methoxycarbonyl)tropan-3-yl benzoate

2. 分子式：$C_{17}H_{21}NO_4$

3. 分子量：303.35

4. 结构式

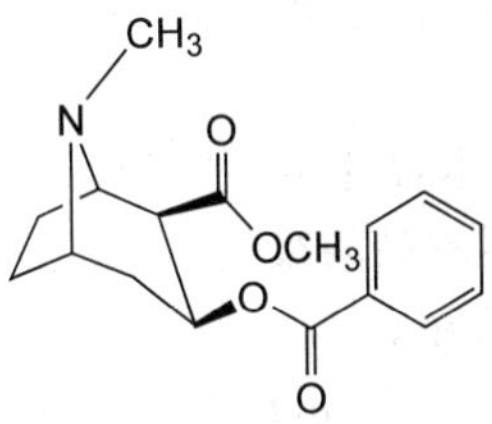

盐酸可卡因
(cocaine hydrochloride)

〖CAS〗 53-21-4

〖理化性状〗 1. 本品为无色晶体或白色结晶性粉末。溶于水(1∶0.5)，溶于乙醇(1∶3.5)，溶于三氯甲烷(1∶15)，溶于甘油，不溶于乙醚。

2. 化学名：(1*R*，2*R*，3*S*，5*S*)-2-(Methoxycarbonyl)tropan-3-yl benzoate

3. 分子式：$C_{17}H_{21}NO_4 \cdot HCl$

4. 分子量：339.8

5. 稳定性：本品溶液受碱的不利影响。

6. 配伍禁忌：本品溶液与苯酚是否存在配伍禁忌，现有数据有疑问。一些报道，用苯酚保存的盐酸可卡因滴眼剂没有物理配伍禁忌。1973 年 BPC 记载，盐酸可卡因与苯酚不能配伍，但是建议盐酸可卡因和 0.5%苯酚的水溶液在 0～37 ℃下贮藏一年并无物理配伍禁忌的表现，但是 pH 有下降，温度较高时的变化最大，提示有化学变化，推荐这种溶液应在阴凉处贮藏。

【药理作用】 1. 为长效酯类局麻药，脂溶性高，穿透力强，亲神经组织。麻醉作用强度为普鲁卡因的 10～15 倍，起效迅速，维持时间长达 3 h 左右，毒性比普鲁卡因高 10～12 倍。

2. 对中枢神经系统有明显抑制作用；对心脏呈奎尼丁样作用，对心脏收缩性抑制较强，毒性较大；对血管平滑肌有直接松弛作用。

【体内过程】 1. 可从所有应用的部位(包括黏膜和胃肠道)吸收，当这些部位有炎症时吸收增加。与香烟同吸可快速被吸收。

2. 本品主要在肝和血浆被酯酶水解代谢，并有部分在肝内脱甲基。本品及其代谢物随尿液排出，其中的原药占 10%。本品可透过血-脑屏障，并在中枢神经系统中蓄积。进入中枢神经系统中的本品不会快速被代谢，急性中毒时，脑中的药物浓度高于血药浓度。本品还可透过胎盘，进入乳汁。

【适应证】 仅用于口、咽、鼻腔的表面麻醉。

【不良反应】 1. 参见局部麻醉药的引言。

2. 小剂量兴奋大脑皮质，产生欣快感，连用易产生成瘾性。

3. 大剂量可使呼吸、血管运动和呕吐中枢兴奋，严重者出现惊厥，继而由兴奋转为抑制，最终因呼吸、循环衰竭而亡。

【妊娠期安全等级】 C。

【禁忌与慎用】 参见局部麻醉药的引言。

【药物相互作用】 1. 参见局部麻醉药的引言。

2. 不可合用肾上腺素。既无必要，而且还有增加心律失常(包括心室纤颤)和高血压危象的可能性。

【剂量与用法】 1%～4%溶液用于口、咽、鼻腔黏膜涂抹和喷雾，一次最大用量不能超过 1 mg/kg。

【用药须知】 1. 参见局部麻醉药的引言。

2. 本品为麻醉药品，应严加管理。

3. 因对角膜有很强的损害作用，眼科早已不再使用，而以丁卡因或丙美卡因取代之。

【制剂】 外用溶液：(4%) 4 ml；10 ml。(10%) 4 ml；10 ml。

【贮藏】 贮于 20～25 ℃。

丁卡因
(tetracaine)

别名：地卡因、的卡因、潘托卡因、四卡因、Amethocaine、Dicaine、Pantocaine

本品为长效酯类局麻药，脂溶性高，穿透力强。

【CAS】 94-24-6

【ATC】 C05AD02；D04AB06；N01BA03；S01HA03

【理化性状】 1. 本品为白色或淡黄色蜡状固体。熔点 41～46 ℃。极微溶于水，溶于乙醇(1∶5)，溶于三氯甲烷或乙醚(1∶2)，溶于苯酚。

2. 化学名：2-Dimethylaminoethyl 4-butylaminobenzoate

3. 分子式：$C_{15}H_{24}N_2O_2$

4. 分子量：264.4

5. 结构式

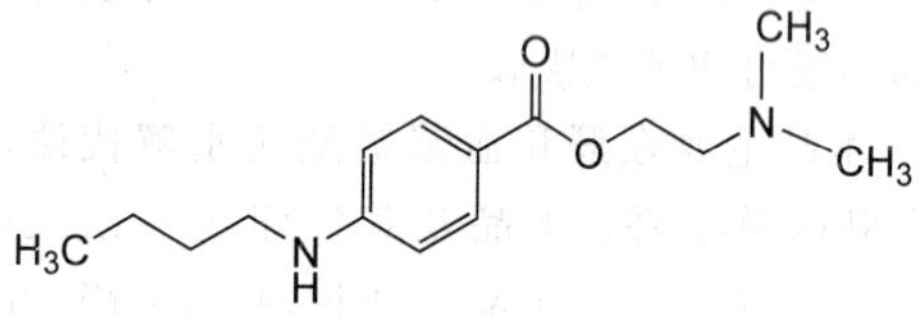

盐酸丁卡因
(tetracaine hydrochloride)

〖CAS〗 136-47-0

〖理化性状〗 1. 本品为精细、白色、无臭、吸湿性、多晶型结晶性粉末。易溶于水，溶于乙醇。1%水溶液的 pH 为 4.5～6.5。

2. 分子式 $C_{15}H_{24}N_2O_2 \cdot HCl$

3. 分子量：300.8

【药理作用】 1. 其局麻作用的强度是盐酸普鲁卡因的 16 倍，作用持续时间是盐酸普鲁卡因的 8 倍。

2. 0.5%溶液所产生的局麻作用与丙美卡因相似。滴药后 25 s 内产生局麻作用，局部用于黏膜表面则在 5～10 min 内产生作用，作用可持续 0.5 h。

【体内过程】 本品可经黏膜及破损的皮肤处吸收，大部分药物经肝代谢为对丁氨基苯甲酸和二甲胺基乙醇，然后再予降解或结合随尿液排出。

【适应证】 1. 用于眼压测定、角膜镜检查、角膜异物的摘除和缝合，也用于眼科的各种检查和诊断以及短小手术的局部麻醉。

2. 用于鼻和咽喉的局部麻醉，也用于各种内镜检查前，以防止喉和食管反流。

3. 也可用于脊麻、硬膜外阻滞麻醉。

【不良反应】 1. 参见局部麻醉药的引言。

2. 溶液高于 0.5%时可产生虫蛰感。极少发生局部特异质反应如流泪、畏光、结膜水肿。

3. 长时间使用可引起角膜上皮坏死脱落，不利于损伤愈合。

4. 超量使用可使本品迅速吸收，导致血药浓度升高，发生心跳骤停，如不及时抢救，可危及生命。

5. 其他全身不良反应表现参见局部麻醉药的引言。

【妊娠期安全等级】 C。

【禁忌与慎用】 1. 参见局部麻醉药的引言。

2. 本品禁用于 3 岁以下儿童。

3. 老年人使用本品应减量。

4. 肝功能不全时应减量。

5. 尚未明确本品是否可分泌到乳汁中，哺乳期妇女不建议使用。

【药物相互作用】 参见局部麻醉药的引言。

【剂量与用法】 1. 0.5%溶液用于眼的局部麻醉。

2. 0.25%～0.5%溶液用于鼻和咽喉的局部麻醉以及在内镜检查前防止胃和食管反流，也可通过喷雾经口吸入 0.5%溶液。其总剂量不能超过 20 mg。或可将本品胶浆剂 2 g 左右滴于患者舌根部，令患者做吞咽动作，可立即起到麻醉作用，同时将本品适量涂于胃镜管或扩张器的表面(起润滑作用)即可操作。

3. 脊麻可使用本品的 0.3%～0.5%溶液，总剂量 10～15 mg。

4. 硬膜外麻醉用 0.2%～0.3%溶液，总剂量 75～90 mg，极量 100 mg。

5. 外周阻滞麻醉用 0.2%～0.3%溶液，总剂量 50～70 mg。

6. 1 毫升本品溶液中，加入 0.1%肾上腺素 0.06 ml，可延迟本品的吸收，本品也常与盐酸普鲁卡因或利多卡因合用。

7. 片剂，一次 10 mg，或遵医嘱，于上消化道内镜检查前口含溶化。

8. 用于男性尿道时(如尿道扩张、膀胱镜检查、逆行肾盂造影、经尿道进行前列腺切除术、导尿术等)，先将尿道口洗净消毒，将软管插入尿道，将本胶浆剂挤入(约 5 g)，以阴茎夹夹住，2 min 后即可插入膀胱镜等器械进行镜检或手术。用于女性尿道时基本方法相同。

9. 用于妇科阴道检查时，将软管插入阴道，挤入本品胶浆剂约 3 g，同时可在扩张器或其他器械上涂上本品少许以增加润滑减少阴道损伤。

10. 用于人工流产时，可将本品胶浆剂挤在宫颈口上，2 min 左右宫颈松弛，即可手术。

11. 用于直肠镜检可将软管插入肛门，挤出本品胶浆剂约 3 g，同时在扩张器或其他器械上涂上本品少许，即可进行检查。肛门直肠镜检需扩肛时本品不能达到使肛门括约肌松弛的目的。

12. 用于肛门或肛裂时，直接将本品胶浆剂涂在肛门上即可。

【用药须知】 1. 参见局部麻醉药的引言。

2. 本品用于眼时，不主张长时间使用，尤其让患者自己用药时，更应再三警告。否则，会导致严重的角膜炎，持久的角膜浑浊、瘢痕形成和视力减退。

3. 应特别警惕全身毒性反应，中枢神经系统和心脏兴奋，然后进入抑制状态。

4. 当发生过敏反应时，应立即停药。

【临床新用途】 1. 预防人工流产综合征，将 0.125%本品药液均匀地喷洒于子宫颈内口黏膜处，待 1～2 min 后即可手术。

2. 真菌性角膜溃疡，0.5%本品液滴眼后，用氟康唑 20～30 mg 研粉，涂创面，用眼垫封盖 8 h，2 次/日，并口服中药。

【制剂】 ①注射剂（粉）：10 mg；25 mg；50 mg。②片剂：10 mg。③胶浆剂：（1%）70 mg/1.5 g。

【贮藏】 室温保存。

丙美卡因

(proxymetacaine)

别名：Proparacaine、Fluoracaine、Alcaine

本品为酯类表面麻醉药，临床用其盐酸盐。

【CAS】 499-67-2

【ATC】 S01HA04

【理化性状】 1. 化学名：2-Diethylaminoethyl 3-amino-4-propoxybenzoate

2. 分子式：$C_{16}H_{26}N_2O_3$

3. 分子量：294.39

4. 结构式

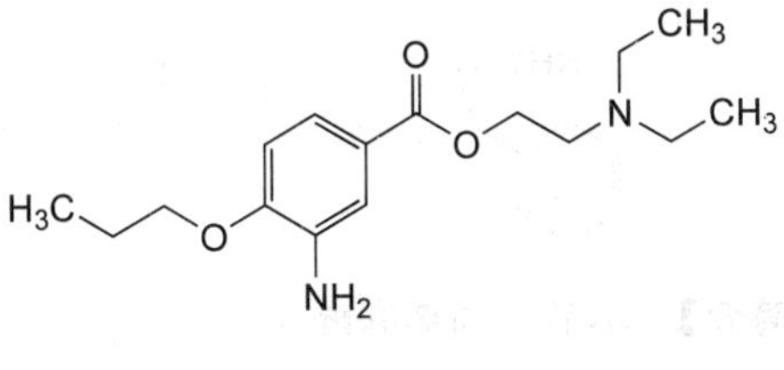

盐酸丙美卡因

(proxymetacaine hydrochloride)

〖CAS〗 5875-06-9

〖理化性状〗 1. 本品为白色至米色或微浅黄色无臭结晶性粉末。溶于水、温乙醇和甲醇，不溶于乙醚和苯酚。

2. 化学名：2-Diethylaminoethyl 3-amino-4-propoxybenzoate hydrochloride

3. 分子式：$C_{16}H_{26}N_2O_3 \cdot HCl$

4. 分子量：330.9

【药理作用】 1. 本品起效快，作用持续时间短。与其他局麻药之间不存在交叉致敏作用。

2. 0.5%本品溶液对眼产生的局麻作用类似同等浓度的丁卡因。

3. 用 0.5%溶液滴眼后，20 s 内即见局麻作用出现，作用可持续 15 min 以上。

【体内过程】 本品亦在肝内被酯酶水解，其代谢物随尿液排出。

【适应证】 1. 用于眼压测定、前房角膜镜检查、角膜异物的摘除和缝合；也用于眼的各种检查、诊断以及短小手术的局部麻醉。

2. 含有荧光素的本品溶液在以上检查中可对眼内病损部位及异物起到标示作用。

3. 在注射普鲁卡因施行眼内或眼眶手术之前，可先用本品行表面麻醉。

4. 本品可单独用于白内障摘除和青光眼手术，但是术前应频繁滴药，以达到足够的麻醉深度和必要的持续时间。

【不良反应】 1. 参见局部麻醉药的引言。

2. 在滴药几小时后可能出现刺激和虫蛰感。

3. 对其他局麻药滴眼产生过敏时，使用本品可能是安全的，但也有可能立即发生严重的角膜反应，表现为快速、强烈和弥漫性角膜炎；灰色的毛玻璃出现，大面积坏死上皮脱落，有时出现角膜后弹性层炎；角膜糜烂软化以及结膜充血和出血也有报道。

4. 过敏性、接触性皮炎和指尖裂伤也有发生。

【妊娠期安全等级】 C。

【禁忌与慎用】 1. 参见局部麻醉药的引言。

2. 对患有心脏病、甲状腺功能亢进或具有过敏史的患者应谨慎使用或限制使用本品。对本品过敏者禁用。

3. 不提倡长时间使用本品，因有可能延迟伤口愈合，发生角膜浑浊和视力减退。

4. 虽罕见，但有可能出现中枢抑制。

5. 妊娠期妇女使用本品的安全性尚未建立，建议妊娠期妇女仅在确实需要的情况下方可使用。

6. 尚未明确本品是否可分泌到乳汁中，哺乳期妇女慎用。如确需使用，应暂停哺乳。

7. 儿童用药的安全性和有效性尚未建立。但有作为儿童眼部局麻药的文献报道。

【药物相互作用】 参见局部麻醉药的引言。

【剂量与用法】 1. 在眼压测量前立即滴用0.5%溶液1～2滴。

2. 在开始摘除异物之前2～3 min滴用1～2滴，或者每5～10 min滴药1次，共1～3次。

3. 行青光眼或白内障手术时，每5～10 min滴药1次，共5～7次。

【用药须知】 1. 参见局部麻醉药的引言。

2. 使用本品后，不可按压眼睛，直到麻醉作用消失。

3. 如过量，争取在毒性反应处于兴奋期时迅速抢救，其处理同普鲁卡因。

【制剂】 滴眼液：75 mg/15 ml。

【贮藏】 室温保存。

氨苯丁酯
(butamben)

别名：布坦本、氨基苯甲酸丁酯、Butyl aminobenzoate

【CAS】 94-25-7

【理化性状】 1. 化学名：Butyl 4-aminobenzoate

2. 分子式：$C_{11}H_{15}NO_2$

3. 分子量：193.24

4. 结构式

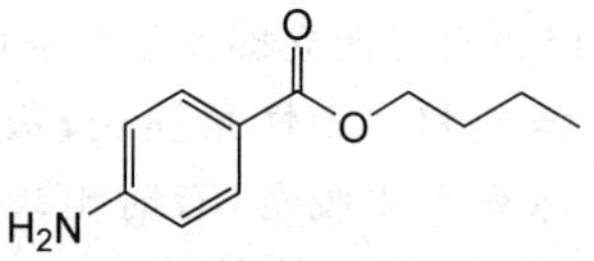

【简介】 本品为一种对氨基苯甲酸酯，是一种用于皮肤和黏膜表面麻醉的局部麻醉药。也用于缓解肛门直肠病变引起的疼痛和瘙痒。据报道其对完整黏膜的作用强于普鲁卡因。

地美卡因
(dimethocaine)

别名：二甲卡因、拉罗卡因、Larocaine

【CAS】 94-15-5；553-63-9(HCl)

【理化性状】 1. 化学名：(3-Diethylamino-2,2-dimethylpropyl)-4-aminobenzoate

2. 分子式：$C_{16}H_{26}N_2O_2$

3. 分子量：278.39

4. 结构式

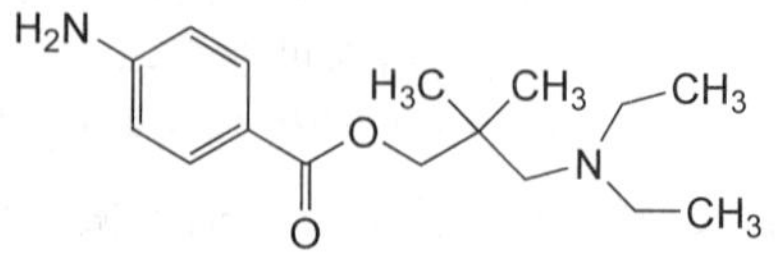

【简介】 本品为局部麻醉药，其作用类似可卡因，麻醉效应为可卡因的一半。

美布卡因
(metabutoxycaine)

别名：Primacaine

【CAS】 3624-87-1

【理化性状】 1. 化学名：2-Diethylaminoethyl 3-amino-2-butoxybenzoate

2. 分子式：$C_{17}H_{28}N_2O_3$

3. 分子量：308.42

4. 结构式

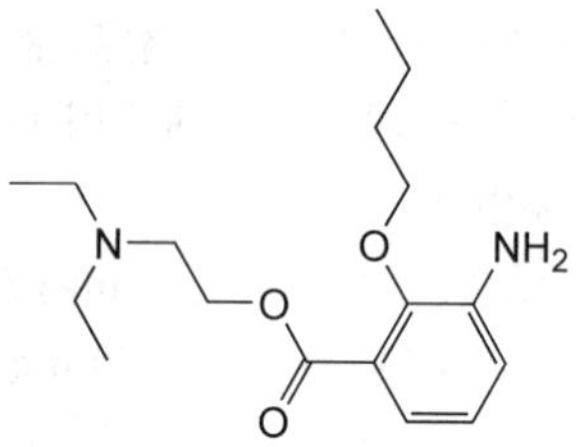

【简介】 本品为局部麻醉药，主要用于牙科操作的麻醉。

匹多卡因
(piridocaine)

别名：哌啶卡因、Lucaine

【CAS】 87-21-8

【理化性状】 1. 化学名：2-(2-Piperidinyl)ethyl 2-aminobenzoate

2. 分子式：$C_{14}H_{20}N_2O_2$

3. 分子量：248.32

4. 结构式

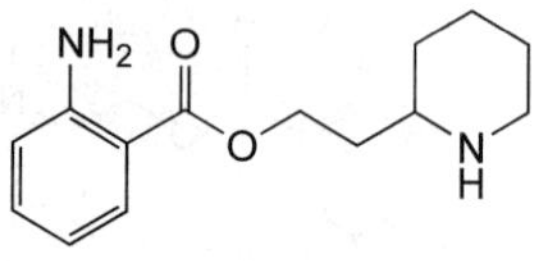

【简介】 本品为局部麻醉药。

美普卡因
(meprylcaine)

别名:Epirocain

【CAS】 495-70-5

【理化性状】 1. 化学名:Benzoic acid (2-methyl-2-propylaminopropyl) ester

2. 分子式:$C_{14}H_{21}NO_2$

3. 分子量:235.32

4. 结构式

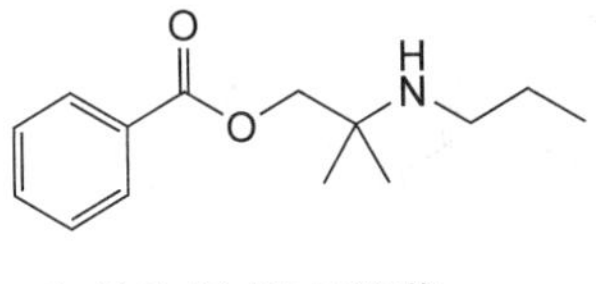

【简介】 本品为局部麻醉药。

美布他明
(metabutethamine)

别名:间布他明

【CAS】 4439-25-2

【ATC】 N01BA01

【理化性状】 1. 化学名:2-(2-Methylpropylamino)ethyl 3-aminobenzoate

2. 分子式:$C_{13}H_{20}N_2O_2$

3. 分子量:236.31

4. 结构式

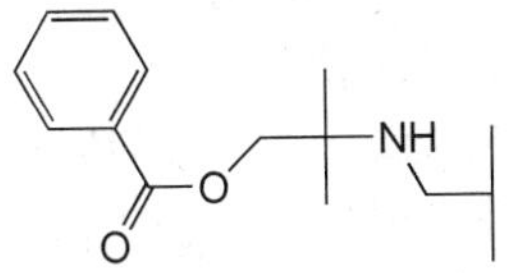

【简介】 本品为局部麻醉药。

奥索卡因
(orthocaine)

别名:俄妥卡因

【CAS】 536-25-4

【理化性状】 1. 化学名:3-Amino-4-hydroxybenzoic acid methyl ester

2. 分子式:$C_8H_9NO_3$

3. 分子量:167.16

4. 结构式

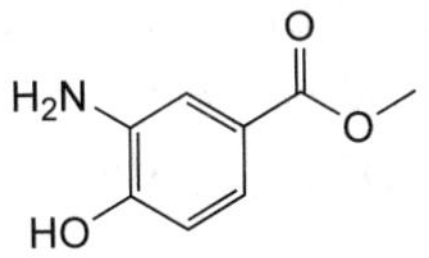

【简介】 本品为局部麻醉药。

利索卡因
(risocaine)

【CAS】 94-12-2

【理化性状】 1. 化学名:4-Aminobenzoic acid propyl ester

2. 分子式:$C_{10}H_{13}NO_2$

3. 分子量:179.2

4. 结构式

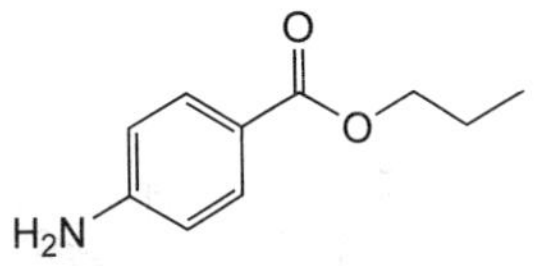

【简介】 本品为局部麻醉药。

阿米卡因
(amylocaine)

别名:Stovaine

【CAS】 644-26-8

【理化性状】 1. 化学名:Benzoic acid [1-(dimethylaminomethyl)-1-methylpropyl] ester

2. 分子式:$C_{14}H_{21}NO_2$

3. 分子量:235.3

4. 结构式

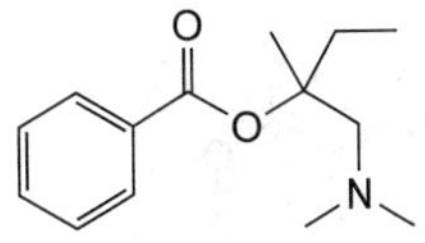

【简介】 本品为首个人工合成的局部麻醉药。主要用于脊椎麻醉。

环美卡因
(cyclomethycaine)

别名:环甲卡因

【CAS】 139-62-8

【理化性状】 1. 化学名:4-(Cyclohexoxy) benzoic acid 3-(2-methyl-1-piperidinyl)propyl ester

2. 分子式:$C_{22}H_{33}NO_3$

3. 分子量:359.5

4. 结构式

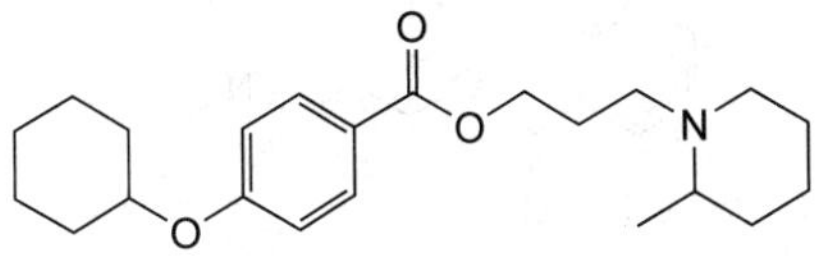

【简介】 本品为局部麻醉药。

海克卡因
(hexylcaine)

别名：Cyclaine、Osmocaine

【CAS】 532-77-4

【理化性状】 1. 化学名：1-Cyclohexylaminopropan-2-yl benzoate

2. 分子式：$C_{16}H_{23}NO_2$

3. 分子量：261.36

4. 结构式

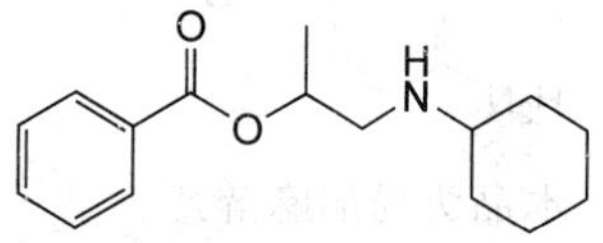

【简介】 本品为局部麻醉药。

异布卡因
(isobucaine)

【CAS】 14055-89-1

【理化性状】 1. 化学名：[2-Methyl-2-(2-methylpropylamino)propyl] benzoate

2. 分子式：$C_{15}H_{23}NO_2$

3. 分子量：249.35

4. 结构式

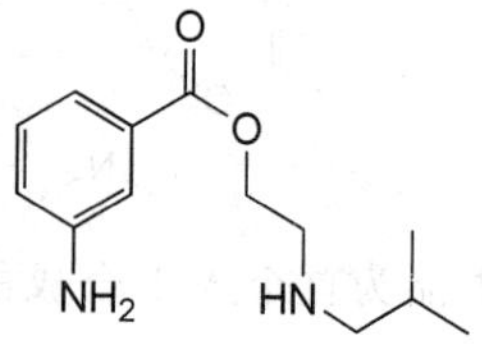

【简介】 本品为局部麻醉药。

哌罗卡因
(piperocaine)

【CAS】 136-82-3

【理化性状】 1. 化学名：3-(2-Methylpiperidin-1-yl)propyl benzoate

2. 分子式：$C_{16}H_{23}NO_2$

3. 分子量：261.36

4. 结构式

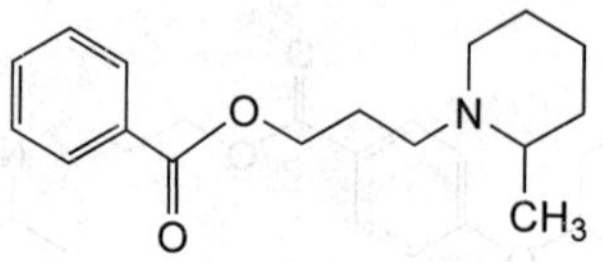

【简介】 本品为局部麻醉药。

布他卡因
(butacaine)

本品为对氨苯乙酯局麻药。

【CAS】 149-16-6 (butacaine); 149-15-5 (butacaine sulfate)

【理化性状】 1. 化学名：3-Dibutylamino-propyl 4-aminobenzoate sulphate

2. 分子式：$C_{18}H_{30}N_2O_2$

3. 分子量：711.0

4. 结构式

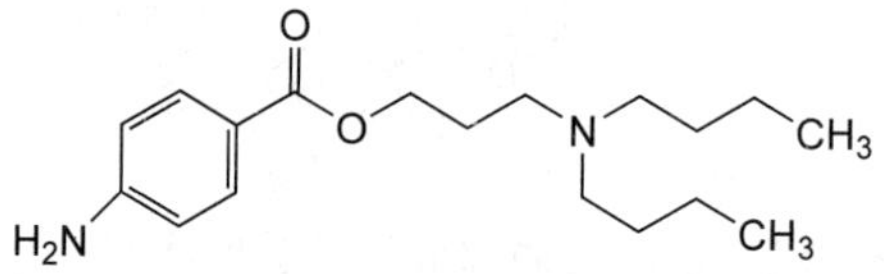

【简介】 4%的本品溶液用于缓解牙痛。也可制成滴耳剂和滴鼻剂。

丙氧卡因
(propoxycaine)

本品为对氨苯甲酸乙酯局部麻醉药。

【CAS】 86-43-1

【理化性状】 1. 化学名：2-Di-ethylaminoethyl 4-amino-2-propoxybenzoate

2. 分子式：$C_{16}H_{26}N_2O_3$

3. 分子量：294.38

4. 结构式

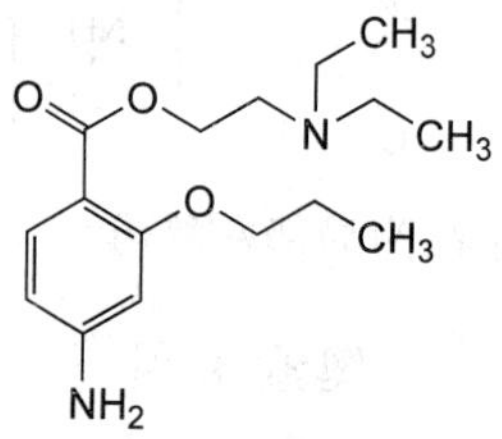

盐酸丙氧卡因
(propoxycaine hydrochloride)

〖CAS〗 550-83-4

〖理化性状〗 1. 本品为白色无臭晶状固体，溶于水(1∶2)，溶于乙醇(1∶10)，溶于乙醚(1∶80)，几乎不溶于丙酮和三氯甲烷。2%水溶液的 pH 约为 5.4。

2. 化学名：2-Di-ethylaminoethyl 4-amino-2-propoxybenzoate hydrochloride

3. 分子式：$C_{16}H_{26}N_2O_3 \cdot HCl$

4. 分子量：330.9

【简介】 本品起效快，作用持续时间比普鲁卡因长。制成含有 0.4%本品、2%普鲁卡因和血管收缩药的溶液用于包括牙科在内的浸润麻醉。一处局部的用量为 7.2 mg，整个口腔的用量为 36 mg。避光保存。

苯佐卡因

(benzocaine)

别名：阿萘司台辛、氨苯甲酸乙酯、苯卡因、Anaesthesin、Ethyl Aminobenzoate、Benzocainan

本品能以多种制剂形式进行表面麻醉。

【CAS】 94-09-7

【ATC】 C05AD03；D04AB04；N01BA05；R02AD01

【理化性状】 1. 本品为无色晶体或白色结晶性粉末。熔点 89～92 ℃。极微溶于水，易溶于乙醇。

2. 化学名：Ethyl 4-aminobenzoate

3. 分子式：$C_9H_{11}NO_2$

4. 分子量：165.2

5. 结构式

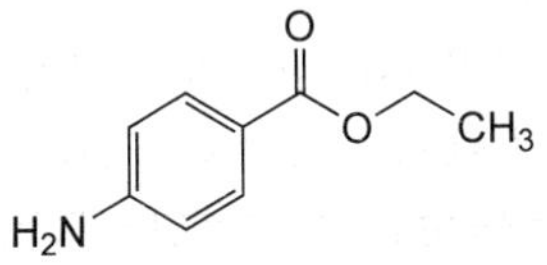

【用药警戒】 FDA 收到本品引起的有可能危及生命的严重不良事件——高铁血红蛋白血症(MetHb)的报告。MetHb 可降低红细胞在全身输送氧气的能力。MetHb 的体征和症状包括皮肤、口唇和甲床出现白色、灰色或蓝色，呼吸急促、乏力、意识错乱、头痛、头晕、恶心以及心率的变化。这些症状可能发生在使用本品的几分钟至 1～2 h，首次使用和多次使用都可能发生。在罕见的情况下，MetHb 还可以导致麻痹、昏迷甚至死亡。MetHb 的发生涉及本品的凝胶剂和溶液剂的各种规格，主要发生人群是 2 岁及 2 岁以下儿童，主要使用本品的凝胶剂缓解出牙的不适。

FDA 建议 2 岁以下儿童不要使用本品，除非在医生的建议和监督下。另外，成人使用本品的凝胶剂和溶液剂缓解口腔疼痛应严格按照产品说明书使用，并将本品放在儿童不能接触的地方。

【药理作用】 具有表面麻醉减轻疼痛和止痛、止痒的作用。

【体内过程】 本品局部使用吸收少，表面麻醉 15～30 s 可起效，局部涂擦 7.5%的凝胶剂 7 min 内起效，作用持续 12～15 min(单剂量表面麻醉)、3～5 h(局部使用 10%或 20%的凝胶)。本品通过肝脏代谢，少量经肾脏以原药形式随尿液排出。

【适应证】 1. 用于暂时减轻较小面积的烧伤、晒伤、较小的刀伤或擦伤、昆虫咬伤或较轻的皮肤刺激等引起的痛和痒。

2. 外阴切开术、外阴瘙痒、痔，也可用于延迟男性射精的脱敏剂所引起的痛或痒。

3. 暂时减轻外耳道的非炎性疼痛。

4. 口含片可用于减轻牙痛、牙龈痛、蚀牙刺激痛和出牙痛。

【不良反应】 1. 较少发生荨麻疹、血管神经性水肿、接触性皮炎、灼热感和虫蜇感。

2. 婴儿可能出现高铁血红蛋白血症。

【妊娠期安全等级】 C。

【禁忌与慎用】 1. 参见局部麻醉药的引言。

2. 有高铁血红蛋白血症病史者禁用。

3. 对本品过敏者禁用。

【剂量与用法】 1. 含片　含服，5 次/日。必要时可重复，但不应超过 3 d，一般不应用于＜3 岁的儿童，除非在医生的指导下给药。

2. 20%耳用溶液　滴入外耳道，一次 4～5 滴，必要时，每隔 1～2 h 可重复 1 次。

3. 20%凝胶剂、糊剂、软膏和喷雾剂(溶液)　可用于口、鼻、咽喉黏膜、痔以及气管插管术的镇痛和麻醉。这些制剂也用于其他局部。

【用药须知】 1. 口腔黏膜用药后 1 h 内不可进食。

2. 小儿用药应严防发生不良反应，用量以最小有效剂量为宜。

【制剂】 ①含片：6 mg。②凝胶剂：5.6 g/28 g；7.5 g/100 g。③ 耳用溶液：20 g/100 ml。

【贮藏】 避光、密封保存。

3.2.2　酰胺类局部麻醉药

布比卡因

(bupivacaine)

别名：麻卡因、丁吡卡因、雅布比卡因、丁哌卡因、Marcaine、Carbstesin、Sensorcaine

本品为长效酰胺类局部麻醉药。

【CAS】 2180-92-9

【ATC】 N01BB01

【理化性状】 1. 化学名：1-Butyl-*N*-(2，6-dimethylphenyl)-2-piperidinecarboxamide

2. 分子式：$C_{18}H_{28}N_2O$

3. 分子量：288.43

4. 结构式

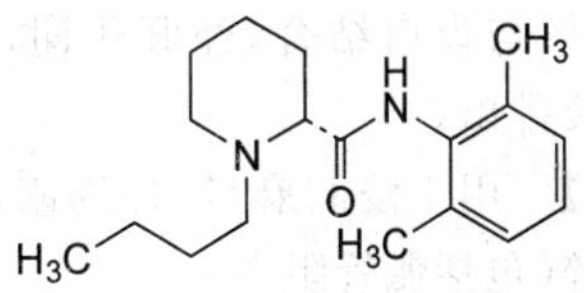

盐酸布比卡因
(bupivacaine hydrochloride)

〖CAS〗 18010-40-7 (anhydrous bupivacaine hydrochloride); 14252-80-3 (bupivacaine hydrochloride monohydrate)

〖理化性状〗 1. 本品为白色、无臭结晶性粉末。易溶于水和乙醇，微溶于丙酮和三氯甲烷。1%水溶液的pH为4.5～6.0。

2. 化学名：1-Butyl-*N*-(2,6-dimethylphenyl)-2-piperidinecarboxamide hydrochloride

3. 分子式：$C_{18}H_{28}N_2O \cdot HCl$

4. 分子量：342.9

5. 溶液的稳定性：布比卡因和芬太尼的混合溶液(含或不含肾上腺素)的稳定性：在便携式滴注泵内，枸橼酸芬太尼与布比卡因的混合物在0.9%氯化钠溶液中于3℃或23℃下贮存30 d时，是相容和稳定的。另一项为期56 d的试验考察了在PVC包装袋中，枸橼酸芬太尼、布比卡因和肾上腺素的单一及混合溶液在不同温度和光照或黑暗条件下的稳定性。试验前3 d，枸橼酸芬太尼与布比卡因均被吸附至PVC上，但是后来的浓度保持相对恒定。低温冷冻可减少布比卡因的浓度变化，但是对枸橼酸芬太尼无影响。由于肾上腺素分解增加，含肾上腺素的溶液酸性增大，低温冷冻可明显减少这一变化。高压灭菌使所有药物的浓度进一步降低。研究的所有溶液中都没有沉淀现象出现。

【用药警戒】 有0.75%本品的注射液用于产妇硬膜外麻醉时导致难以复苏的心搏骤停或死亡的报道，故不推荐用于产科麻醉。

【药理作用】 1. 局部麻醉强度为普鲁卡因的16倍，作用持续时间是其8倍，在组织中弥散快而广。

2. 5%盐酸布比卡因溶液用于牙科麻醉，约2～10 min开始起效，作用持续7 h。

3. 0.25%或0.5%溶液用于硬膜外(包括骶管阻滞)或外周阻滞麻醉，约4～7 min开始起效，15～25 min作用达高峰，作用可持续3～7 h；如用0.75%溶液行硬膜外阻滞麻醉，能更快地产生作用，并可达到较好的运动神经阻滞，其作用可持续6～9 h。

【体内过程】 1. $t_{1/2}$为1.5～5.5 h，新生儿为8 h。胎儿药物浓度为母体的1/4。本品还可弥散进入脑脊液中。稳态分布容积为(73±26)L/kg。

2. 约95%与蛋白结合，经肝代谢，约5%～6%以原药随尿液排出。

【适应证】 用于浸润麻醉，外周阻滞麻醉，脊麻和硬膜外麻醉(包括骶管阻滞)。

【不良反应】 1. 参见局部麻醉药的引言。

2. 偶见兴奋和低血压反应。

3. 本品误入血管或超量使用均可引起循环虚脱、惊厥和室性心律失常。一旦发生意外，复苏比较困难。应加倍注意。

4. 血药浓度达到1.6 mg/ml时，首先出现神经毒性和心血管毒性反应。

【妊娠期安全等级】 C。

【禁忌与慎用】 1. 参见局部麻醉药的引言。

2. 重度肝肾功能不全、低蛋白血症、卟啉症、失控性癫痫、房室传导阻滞、恶性高热患者禁用本品，也不可作为静脉内和区域麻醉用。

3. <12岁儿童慎用。

4. 酸中毒，低氧血症，高钾血症患者应慎用。

5. 宫颈旁阻滞不可使用本品。0.75%本品溶液不宜用于产科的硬膜外阻滞。

6. 本品可分泌到乳汁中，哺乳期妇女如确实需要使用应考虑暂停哺乳。

7. 老年人使用本品应减量。患有高血压的老年人使用本品发生低血压的风险增加。

【药物相互作用】 1. 参见局部麻醉药的引言。

2. β受体拮抗药可使本品的血药浓度升高。

【剂量与用法】 1. 注射剂

(1) 一般一次1～3 mg/kg，极量一次200 mg或单次最大剂量150 mg，必要时，每2 h加用50 mg。

(2) 硬膜外阻滞　①颈、上胸部可使用0.25%溶液；②上下腹部、肛门、会阴和下肢等处手术使用0.5%～0.75%溶液。

(3) 浸润麻醉　可用0.1%溶液，一次用量150～175 mg，加或不加肾上腺素。

(4) 神经干阻滞麻醉　可用0.5%～0.75%溶液，加或不加肾上腺素。

(5) 蛛网膜下腔阻滞麻醉　用0.5%～0.75%溶液，剂量按需而定。

(6) 球后神经阻滞　使用单剂量5～30 mg(2～4 ml)。

2. 注射用脂质体

(1) 囊肿切除术　7 ml浸润麻醉手术周围，1 ml用于手术表面麻醉，总剂量8 ml(106 mg)。

(2) 痔疮切除术　用0.9%氯化钠注射液将本品20 ml(133 mg)稀释至30 ml，肛门括约肌浸润麻醉，把肛门括约肌看成表盘，在偶数点分别注射5 ml。

【用药须知】 参见局部麻醉药的引言。

【制剂】 ①注射液：10 mg/10 ml；12.5 mg/5 ml；25 mg/5 ml；37.5 mg/5 ml；75 mg/10 ml；37.5 mg/2 ml。

②注射用脂质体：133 mg/10 ml；266 ml/20 ml。

【贮藏】 注射剂遮光，密闭保存；注射用脂质体贮于 2～8 ℃，禁止冷冻和过热。

左布比卡因
(levobupivacaine)

别名：Chirocaine

本品为酰胺类局部麻醉药。本品于 2000 年 3 月在美国首次上市。为钠通道阻滞药。

【CAS】 27262-47-1

【ATC】 N01BB10

【理化性状】 1. 化学名：(*S*)-1-Butyl-*N*-(2,6-dimethylphenyl) piperidine-2-carboxamide

2. 分子式：$C_{18}H_{28}N_2O$

3. 分子量：288.4

4. 结构式

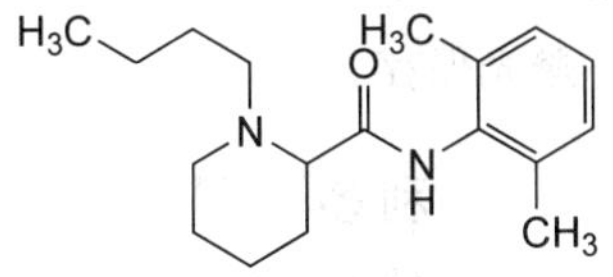

盐酸左布比卡因
(levobupivacaine hydrochloride)

〖CAS〗 27262-48-2

〖理化性状〗 1. 分子式：$C_{18}H_{28}N_2O \cdot HCl$

2. 分子量：324.9

【药理作用】 1. 动物研究显示，本品对中枢神经系统和心脏的毒性均低于布比卡因，而致心律失常的剂量比布比卡因高。

2. 两种药物导致中枢神经系统毒性的剂量和血药浓度均较产生心脏毒性的相应值低。

3. 临床上，神经功能丧失的顺序依次为疼痛、温度、触觉、本体感觉和骨骼肌紧张性。

【体内过程】 硬膜外给予本品后 30 min 可达血药峰值。在肝内经 CYP3A4、CYP1A2 广泛代谢。代谢物主要随尿液排出，余随粪便排出。经静脉滴注后的清除率为每小时 39 L。消除 $t_{1/2}$ 约为 3.3 h，终末 $t_{1/2}$ 约为 1.3 h。本品与布比卡因的平均消除率、分布容积和终末 $t_{1/2}$ 值均相近。用于硬膜外和臂丛阻滞麻醉时，两药的药动学也相似。

【适应证】 适用于外科和产科局部或区域麻醉，控制术后疼痛。

【不良反应】 1. Ⅱ/Ⅲ期临床研究表明，本品不良反应的发生率为 78%。

2. 可发生恶心(21%)、呕吐(14%)、头痛(7%)、术后疼痛(18%)、瘙痒(9%)、眩晕(6%)、发热(17%)、贫血(12%)、便秘(7%)、低血压(31%)和胎儿宫内窒息(5%)。

【妊娠期安全等级】 B。

【禁忌与慎用】 1. 参见局部麻醉药的引言。

2. 本品禁用于静脉区域麻醉和产科的宫颈旁阻滞，0.75%溶液也禁用于产科的硬膜外阻滞。

3. 对本品或其他酰胺类局麻药过敏者，重度肝、肾功能不全患者，低蛋白血症患者禁用。

4. 老年人、体弱者或急性疾病患者使用本品应减量。

5. 12 岁以下儿童用药的安全性及有效性尚未确定。

6. 尚未明确本品是否可分泌到乳汁中，哺乳期妇女慎用。如确需使用，应暂停哺乳。

【药物相互作用】 1. CYP3A4 酶诱导剂和酶抑制剂，CYP1A2 酶诱导剂和抑制剂都会影响本品的代谢。

2. 未发现本品与吗啡、芬太尼、可乐定及舒芬太尼之间的相互作用。

【剂量与用法】 本品剂量与用法见下表。

	浓度(%)	剂量(ml)	剂量(mg)	运动神经阻滞
外科麻醉				
外科手术	0.5～0.75	10～20	50～150	中度～完全
剖宫产	0.5	20～30	100～150	中度～完全
外周神经	0.25～0.5	30 (0.4 ml/kg)	75～150 (1～2 mg/kg)	中度～完全
眼科	0.75	5～15	37.5～112.5	中度～完全
局部浸润	0.25	60	150	未使用
疼痛控制				
分娩止痛(硬膜外麻醉)	0.25	10～20	25～50	轻～中度
术后疼痛(硬膜外滴注)	0.125～0.25	4～10 ml/h	5～25 mg/h	轻～中度

手术期间硬膜外麻醉的剂量可增加至 375 mg。术内阻滞和术后控制疼痛的最高日剂量为 695 mg；术后硬膜外滴注的最高日剂量为 570 mg；臂丛阻滞的单次注射的最高日剂量为 300 mg。

【用药须知】 1. 临床研究显示，本品用于缓解分娩疼痛所需的最小有效局麻浓度与布比卡因无显著差异，用于其他方面也显示等效。

2. 本品的心脏毒性明显低于布比卡因。

【制剂】 注射液：37.5 mg/5 ml；50 mg/10 ml。

【贮藏】 避光保存。

依替卡因

(etidocaine)

别名：依替杜卡因、Duranest

本品为长效酰胺类局麻药。

【CAS】 36637-18-0

【ATC】 N01BB07

【理化性状】 1. 化学名：(±)-2-(*N*-Ethylpropylamino)-butyro-2′,6′-xylidide

2. 分子式：$C_{17}H_{28}N_2O$

3. 分子量：276.4

4. 结构式

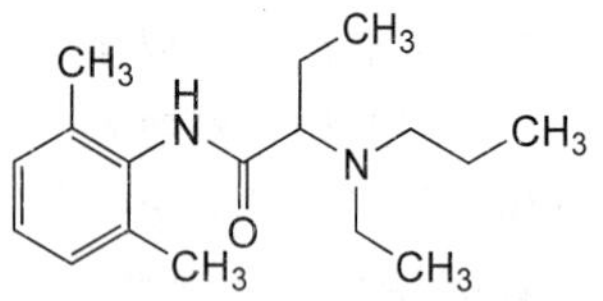

盐酸依替卡因

(etidocaine hydrochloride)

〖CAS〗 36637-19-1

〖理化性状〗 1. 分子式：$C_{17}H_{28}N_2O \cdot HCl$

2. 分子量：312.9

【用药警戒】 本品用于浸润麻醉和神经阻滞麻醉，只能由精通剂量相关毒性诊断与治疗、能处理阻滞过程中的急性事件的医生进行，并准备好氧气、抢救药物以及心肺复苏设备。延缓正确处理剂量相关毒性、肺换气不足等可导致的酸中毒、心脏骤停，甚至死亡。

【药理作用】 本品与布比卡因的作用类似。用药后2～4 min开始起效，持续时间较布比卡因稍长。其作用强度是利多卡因的4倍，毒性则与利多卡因相似。对运动神经的作用强，且在感觉神经起作用之前产生。对内脏手术中引起的疼痛和不快感无抑制作用。

【体内过程】 1. 用药后吸收迅速，于2～8 min开始起效，在20 min内可见到完全的运动和感觉阻滞。作用持续时间4.5～13 h。

2. 在给药100～200 mg行外周和硬膜外阻滞时，平均血药峰值约为0.5～0.64 μg/ml。

3. 本品吸收入血后，迅速分布到全身各个组织中，其分布容积大于布比卡因。在血药浓度为0.5～1.0 μg/ml时，本品约有94%～96%与蛋白结合。

4. 本品可透过胎盘，胎儿血药浓度为母体的20%～30%。

【适应证】 用于浸润麻醉、外周阻滞、脊麻和硬膜外麻醉(包括骶管阻滞)。

【不良反应】 参见局部麻醉药。

【妊娠期安全等级】 B。

【禁忌与慎用】 1. 参见局部麻醉药的引言。

2. 14岁以下儿童使用本品的安全性尚未确定。

3. 严重休克或心脏传导阻滞者慎用。

4. 老年人、体弱者、急性疾病患者使用本品应减量。

5. 尚未明确本品是否可分泌到乳汁中，哺乳期妇女慎用。如确需使用，应暂停哺乳。

【剂量与用法】 1. 1%本品溶液用于硬膜外麻醉、脊麻浸润麻醉和外周阻滞麻醉，用量为5～40 ml(5～40 mg)。

2. 本品可适量配合肾上腺素应用。

【用药须知】 参见局部麻醉药的引言。

【制剂】 注射液：300 mg/30 ml；300 mg/20 ml；27 mg/1.8 ml。

【贮藏】 避光保存。

利多卡因

(lidocaine)

别名：利度卡因、Lignocaine、赛罗卡因、塞洛卡因、Aritmal、Nurocain、Lidoderm、

本品为中效酰胺类局麻药。

【CAS】 137-58-6

【ATC】 C01BB01；C05AD01；D04AB01；N01BB02；R02AD02；S01HA07；S02DA01

【理化性状】 1. 本品为白色至微黄色结晶性粉末，有特殊臭。熔点66～69 ℃。几乎不溶于水，极易溶于乙醇和三氯甲烷，易溶于乙醚和苯酚，溶于油。

2. 化学名：2-Diethylaminoaceto-2′,6′-xylidide

3. 分子式：$C_{14}H_{22}N_2O$

4. 分子量：234.3

5. 结构式

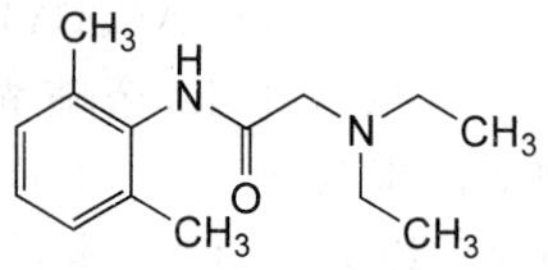

盐酸利多卡因

(lidocaine hydrochloride)

〖CAS〗 73-78-9 (anhydrous lidocaine hydrochloride)；6108-05-0 (lidocaine hydrochloride monohydrate)

〖理化性状〗 1. 本品为白色、无臭结晶性粉末。熔点74～79 ℃。极易溶于水和乙醇，溶于三氯甲烷，

不溶于乙醚。

2. 分子式：$C_{14}H_{22}N_2O \cdot HCl \cdot H_2O$

3. 分子量：288.8

4. 配伍禁忌：有报道盐酸利多卡因溶液与两性霉素 B、磺胺嘧啶钠、美索比妥钠、头孢唑林钠或苯妥英钠不能配伍。

酸稳定性药物（如盐酸肾上腺素、酒石酸去甲肾上腺素或异丙肾上腺素）在与盐酸利多卡因混合后几小时内开始变质，因为利多卡因溶液可使混合溶液的 pH 升高，超过了上述药物保持稳定性的最大 pH。这种临时制作的混合物应在制备后马上使用。

5. 溶液的 pH：与局麻药浸润有关的疼痛可用碳酸氢钠缓冲溶液调至生理 pH 来减轻。虽然缓冲本身不会影响麻醉的效果，但溶液的碱化可降低局麻药的溶解度，引起沉淀。为了增强稳定性，局麻药溶液通常在酸性 pH 下制备，因此，推荐如果溶液被缓冲应马上使用。

为了减少局麻药静脉刺激和血栓性静脉炎、加快起效速度和延长阻滞时间，也有报道对静脉内区域麻醉的溶液进行相似的 pH 调节。但是，利多卡因在碱性 pH 下能降低表面张力而改变悬滴大小，如果这种溶液是通过计滴装置而非容量泵滴注，则有可能使剂量减少。有报道碱化溶液用于剖宫产的硬膜外阻滞时起效更快、阻滞更深。

碱化通过增加脂溶性非离子化游离碱基的比例也曾用于加速外周神经阻滞的起效，但是用于硬膜外阻滞的效果多变。

6. 稳定性：虽然在热带条件下，盐酸利多卡因和肾上腺素注射液中的利多卡因含量在运输和贮藏期间没有下降，但是某些样品中的肾上腺素含量在几个月后几乎降至零，因此，在热带应考虑分开供应干粉和溶剂。

有报道贮藏在 PVC 容器中的缓冲的心脏停搏液中的利多卡因含量在室温时有下降。而贮藏在 4 ℃时则无下降。这种下降可能是因为利多卡因 pH 依赖性地吸附在塑料上，当利多卡因溶液贮藏在玻璃瓶中时不发生。

【药理作用】 1. 对神经细胞穿透力强，扩散性广，起效快。其作用强度高于普鲁卡因 4 倍。持续时间较其长 1 倍。

2. 对中枢神经系统有兴奋和抑制作用。

3. 本品还具有抗心律失常作用，另做专述。

4. 2%本品溶液用于硬膜外麻醉时，作用持续时间为 100 min。

5. 1%～2%溶液用于骶管麻醉时，作用持续时间为 75～135 min。

6. 5%溶液 1 ml 用于脊麻时，运动麻醉可持续 100 min，感觉麻醉可持续 140 min；用量为 1.5～2 ml 时可提供有效脊麻 2 h。

7. 可增加心肌细胞膜对 K^+ 的通透性，促进 K^+ 外流，故能：①降低心肌自律性，明显抑制浦肯野纤维自律性；②缩短有效不应期，从而减少或消除折返的发生；③提高心室的致颤阈；④通过阻滞 Na^+ 内流，可使单向传导阻滞变为双向传导阻滞而中断折返通路，但对缺血组织或室内传导早已有阻滞者，本品可减慢传导速度甚或加重传导阻滞。

【体内过程】 1. 本品可通过胃肠道、黏膜和受损的皮肤迅速被吸收，肌内注射本品也可迅速被吸收，完好的皮肤吸收极少。

2. 静脉注射本品后，迅速且广泛分布到高度灌注的组织中，接着再分布到骨骼肌和脂肪丰富的组织中。蛋白结合率与本品的血药浓度有关，血药浓度升高，蛋白结合率下降。血药浓度为 1～4 μg/ml 时，蛋白结合率为 60%～80%。

3. 静脉注射本品后，血药浓度迅速下降，其 $t_{1/2\alpha}$ 为 10 min，$t_{1/2\beta}$ 为 1～2 h。如滴注给药超过 24 h，其 $t_{1/2}$ 可见延长。

4. 本品在肝内迅速代谢，约有 90%的剂量经脱烷基形成两种代谢产物甘氨酸二甲苯胺（GX）和单乙基甘氨酸二甲苯胺（MEGX），两者可能起到治疗和毒性的作用。由于两者的 $t_{1/2}$ 较原药长，特别是 GX，在延长滴注时可能产生蓄积。进一步的代谢物和 10%的原药随尿液排出。心力衰竭、酒精性肝硬化或慢性肝炎患者的肾清除率下降。同时使用改善肝血流量药物或酶诱导剂也可影响本品的清除。肾功能不全虽不影响本品的清除，但活性代谢物的蓄积可能产生毒性。

5. 本品可透过血-脑屏障和胎盘屏障，还可分布进入乳汁中。

【适应证】 1. 主要用于表面麻醉、阻滞麻醉及硬膜外麻醉，也用于浸润麻醉。

2. 本品可用于急性心肌梗死后室性早搏和室性心动过速，亦可用于洋地黄类中毒、心脏外科手术及心导管引起的室性心律失常。本品对室上性心律失常通常无效。

3. 贴片用于缓解疱疹后神经痛。

4. 凝胶剂用于经尿道施行检查和治疗需局部麻醉者。

5. 胶浆剂主要用于表面麻醉（包括在胸腔镜检查或腹腔手术时做黏膜麻醉用）。

6. 气雾剂用于皮肤和黏膜的局部麻醉，可用于口、鼻腔黏膜小手术、口腔科拔牙手术、脓肿切开术，可使咽喉气管等部位表面麻醉以降低反应性，使气管镜、喉镜、胃镜的导管易于插入。

7. 漱口剂用于缓解口腔、咽部黏膜的刺激或炎症引起的疼痛，如扁桃体切除术后；支气管镜、食道镜检查的表面麻醉；上消化道的疼痛如食管炎。

【不良反应】 1. 参见局部麻醉药。

2. 某些商品含有亚硫酸盐，易感者可能发生过敏反应。

3. 静脉使用本品可作用于中枢神经系统，引起嗜睡、感觉异常、肌肉震颤、惊厥昏迷及呼吸抑制等不良反应。

4. 静脉使用可引起低血压及心动过缓。血药浓度过高，可引起心房传导速度减慢、房室传导阻滞以及抑制心肌收缩力和心输出量下降。

5. 其毒性反应与血药浓度有关，见下表。

血药浓度（μg/ml）	临床表现	血药浓度（μg/ml）	临床表现
3	头晕	12	惊厥
4	口、舌麻木	15	深昏迷
6	视物不清	20	呼吸停止
8	全身抽搐	25	中枢神经系统严重抑制

【妊娠期安全等级】 B。

【禁忌与慎用】 1. 参见局部麻醉药的引言。

2. 对本品过敏、阿-斯综合征、预激综合征患者禁用。

3. 低血容量、心脏传导阻滞或其他传导障碍患者不应使用本品。

4. 充血性心力衰竭、心动过缓、呼吸抑制或肝肾功能不全的患者慎用。

5. 新生儿用药可引起中毒，本品在早产儿的 $t_{1/2}$ 较正常婴儿长，故新生儿和早产儿慎用。

6. 老年人因药物清除率降低而 $t_{1/2}$ 延长，对中枢神经系统和心脏影响的风险增加。

7. 本品可透过胎盘屏障，与胎儿的蛋白结合率高于成人，也可导致胎儿心动过缓或心动过速、新生儿高铁血红蛋白血症，故妊娠期妇女慎用。

8. 本品可分泌进入乳汁中，但国外资料显示是安全的，通常可以母乳喂养。

【药物相互作用】 1. 参见局部麻醉药的引言。

2. 本品与西咪替丁合用可降低本品的肾清除率。

3. 巴比妥类可促进本品代谢，使本品的局麻作用减弱，呼吸暂停发生率增高。

4. 本品与氧化亚氮等全麻药合用，作用增强，后者应减量10%～28%。

5. β受体拮抗药可抑制本品的排泄，提高血药浓度，并可能发生中毒。

6. 乙酰唑胺、袢利尿药、噻嗪类利尿药所产生的低钾血症会拮抗本品的局麻作用。

【剂量与用法】 1. 局部麻醉用

(1) 表面麻醉　咽喉区可用2%～4%溶液喷雾，一次用量不得超过100 mg。尿道灌注可用1%～2%溶液，一次不得超过200 mg。

(2) 浸润麻醉　可用本品0.25%～0.5%溶液（可加入肾上腺素），一次用量不超过0.4 g。

(3) 神经传导阻滞与硬膜外麻醉　可用本品1%～2%溶液（可加入肾上腺素）。

(4) 为了把毒性反应的可能性限制在最低程度，儿童使用浓度以0.5%～1%为宜；在施行静脉区域麻醉时，可用不含肾上腺素的0.5%溶液，剂量应为50～300 mg(10～60 ml)。美国建议成人最大剂量为4 mg/kg，儿童为3 mg/kg。

(5) 贴剂　贴于患处12 h后去除，每24 h一次，最多可同时使用3贴。

(6) 凝胶剂　用于经尿道检查的麻醉，先用少量凝胶涂于尿道外口，约1 min后，将管头插入尿道外口，按需要剂量缓缓注入尿道。男性患者同时按摩尿道球部3～5 min后再次注入。使用剂量：膀胱镜检查术，膀胱镜下的活检、插管、取异物，激光、电灼及碎石治疗术等为20 ml。男性尿道扩张术、留置导尿术及拔除导尿管术等一般用量为10～15 ml。

(7) 胶浆剂　成人常用来涂抹于食管、咽喉气管或尿道等导管的外壁；妇女做阴道检查时可用棉签蘸5～7 ml涂于局部；尿道扩张术或膀胱镜检查时用量200～400 mg。

(8) 气雾剂　口、鼻腔、咽喉部小手术，局部喷雾2次，间隔1～2 min，一次3喷，每喷4.5 mg，总量27 mg。喷后1～2 min后手术；胃镜、喉镜镜检插管，咽喉部喷雾2次，间隔3 min，一次2喷，总量18 mg；气管镜检查，咽喉部喷雾2次，间隔1～2 min，一次2喷，总量27 mg。成人一次用量不得超过100 mg(22喷)。

(9) 眼用凝胶剂　眼科检查前，滴眼，一次2滴，如操作时间长，可重复使用。

(10) 漱口剂　用于口腔麻醉，漱口后吐出，或徐徐咽下。用于咽部麻醉，漱口后咽下。

用于黏膜疼痛，成人，推荐剂量为5～10 ml，6次/日，日最大剂量不超过60 ml；用于插管前麻醉，插管前10～15 ml；上消化道病症，一次5～15 ml，一口吞服，6次/日。12岁以下儿童，用于黏膜疼痛不超过4 mg/kg，不超过4次/日；3岁以下儿童可用棉签蘸取本品涂于患处，一日不超过 4 次。

2. 抗心律失常

(1) 静脉注射、滴注　先以一次 50～100 mg 或 1～2 mg/kg 静脉注射，见效后再给 1～4 mg/min 静脉滴注，以 2 mg/min 最为适宜，持续滴注一般不超过 24 h。静脉注射时可快速(30 s 内)注入，注射后无效时，再每隔 5～10 min 注射 1 次，至效应出现为止，但 1 h 内总量不可超过 200～300 mg。

(2) 肌内注射　可对心肌梗死患者入院前进行急救，于上臂三角肌注射 4 mg/kg。

【用药须知】 1. 参见局部麻醉药的引言。

2. 由于毒性反应强于普鲁卡因，用于局麻的本品剂量较普鲁卡因小 1/3～1/2，用量必须适当控制。

3. 由于本品弥散性强，麻醉平面难以掌握，故不宜用于脊麻。

4. 因硬膜外用量较大，为防止大量药物误入血管或蛛网膜下腔，应首先注入试验剂量 3～5 ml 溶液，经仔细观察证实确已注入硬膜外时，再全量施行硬膜外麻醉。

5. 大量误服本品后，可立即滴注 10% 葡萄糖注射液，促其排泄。

6. 本品易产生耐受性，多次用药后，剂量应小幅逐步增加。

7. 在使用本品前，对低血钾患者应先补钾。

8. 贴剂只能用于完整皮肤，皮肤破溃处禁用。

9. 本品治疗心律失常时宜静脉给药，且必须较长时间连续滴注，以维持有效治疗浓度，注意逐渐停药。

10. 不含防腐剂或肾上腺素的本品方可供静脉给药。

11. 肝病或心力衰竭患者应用本品时的 $t_{1/2}$ 可延至 10～12 h，必须使用者应减量。

12. 给予同等剂量时，充血性心力衰竭患者的血药浓度比正常人要高，易中毒。

【临床新用途】 1. 丛集性头痛　用本品 1 mg/kg 加入 10% 葡萄糖注射液 250 ml，于 1 h 内给予静脉滴注，1 次/日。症状消失后继续用药 7 d。另一方法是用 4% 本品溶液 1 ml 滴入患侧鼻孔，仰头平卧 3 min；如未缓解，可再用 1 次。

2. 难治性呃逆　用本品 100 mg 从莫菲管加入少量输液中输入，然后再用本品 500 mg 加入 10% 葡萄糖注射液 250 ml 中缓慢滴注。呃逆控制后维持用药 1～2 d。

3. 糖尿病神经痛　用本品 5 mg/kg 加入 0.9% 氯化钠注射液，于 30 min 内滴注，可缓解症状。

4. 胃镜插管　用 2% 本品 5 ml，口含 5 min 缓慢咽下，10 min 后插管，可替代 2% 地卡因喷雾麻醉，预防咽部刺激征。

5. 重症哮喘　用 2% 本品溶液 2 ml，雾化吸入，4 次/日；2～4 周后再用 4% 本品溶液 2.5 ml，4 次/日，可减少皮质激素用量 80%～100%。

6. 抑制琥珀胆碱引起的血钾增高　用 2% 本品溶液 1.6～2 mg/kg，能有效抑制血钾增高。

【制剂】 ①凝胶剂：0.2 g/10 g；0.4 g/20 g。②气雾剂：2.4%。③注射液：4 mg/2 ml；20 mg/1 ml；100 mg/5 ml；400 mg/20 ml。④眼用凝胶剂：17.5 mg/5 ml。⑤漱口剂：200 mg/100 ml。⑥胶浆剂：0.4 g/20 g。⑦贴剂：0.5%。

【贮藏】 密闭，室温下保存。

罗哌卡因
(ropivacaine)

别名：耐乐品、Narop、Naropin

本品为 1996 年新上市的酰胺类局麻药。

【CAS】 84057-95-4

【ATC】 N01BB09

【理化性状】 1. 化学名：(S)-2′,6′-Dimethyl-1-propylpiperidine-2-carboxanilide

2. 分子式：$C_{17}H_{26}N_2O$

3. 分子量：274.4

4. 结构式

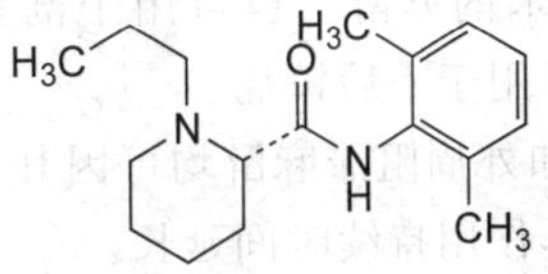

盐酸罗哌卡因
(ropivacaine hydrochloride)

【CAS】 98717-15-8 (anhydrous ropivacaine hydrochloride)；132112-35-7 (ropivacaine hydrochloride monohydrate)

【理化性状】 1. 本品为白色结晶性粉末。溶于水。1% 水溶液的 pH 为 4.5～6.0。

2. 化学名：(S)-2′，6′-Dimethyl-1-propylpiperidine-2-carboxanilide hydrochloridemonohydrate

3. 分子式：$C_{17}H_{26}N_2O \cdot HCl \cdot H_2O$

4. 分子量：328.9

甲磺酸罗哌卡因
(ropivacaine mesylate)

别名：蒙安达、力蒙乐

【CAS】 854056-07-8

【理化性状】 1. 本品为白色或类白色结晶性

粉末。

2. 化学名：(S)-2′,6′-Dimethyl-1-propylpi-peridine-2-carboxanilide mesylate

3. 分子式：$C_{17}H_{26}N_2O \cdot CH_3SO_3H$

4. 分子量：370.51

【药理作用】 1. 本品属于纯左旋异构体，较右旋体的毒性低，其结构介于布比卡因和甲哌卡因之间，作用持续时间较长为其特点。除局麻作用外，还具有收缩血管作用。

2. 和布比卡因一样，本品对神经纤维也具有特异的阻滞作用。仅用最低的浓度，就可在感觉和运动阻滞方面起到良好的作用。

3. 以本品施行硬膜外麻醉时，产生感觉阻滞的起始时间和作用持续时间均类似布比卡因；但在运动阻滞方面，则较之起效晚，作用持续时间较短，强度较低。

4. 肌肉松弛作用比较满意。

【体内过程】 1. 本品主要在肝内通过 CYP1A 介导的芳烃羟化作用进行代谢。代谢物随尿液排出，出现在尿中的原药仅占 1%。有些代谢物也具有活性，但较原药低。

2. 本品的蛋白结合率约为 94%。$t_{1/2}$ 为 1.8 h。可透过胎盘屏障。

【适应证】 1. 硬膜外麻醉，尤其适合于胸部、下腹部、下肢手术的麻醉。也可用于剖宫产和分娩时的镇痛。还可用于术后镇痛。

2. 浸润和外周阻滞麻醉均可因其具有收缩血管的作用而使其作用持续时间延长。

【不良反应】 1. 参见局部麻醉药的引言。

2. 随着神经阻滞作用的产生，可能出现的不良反应有低血压(39%)、恶心(25%)和感觉减退。

3. 与布比卡因相比，本品对中枢神经系统、心血管系统以及对胎儿的不良反应均低于前者。

【妊娠期安全等级】 B。

【禁忌与慎用】 1. 参见局部麻醉药的引言。

2. 对任一酰胺类过敏的患者均应禁用。

3. 妊娠期妇女使用本品的安全性尚未建立，妊娠期妇女慎用。

4. 尚未明确本品及其代谢产物是否可分泌到乳汁中，动物研究显示幼鼠一日摄入本品量约为母鼠剂量的 4%。

5. 儿童用药的安全性和有效性尚未建立。

6. 肝、肾功能不全、老年人用药后可增加毒性风险，应慎用。

【药物相互作用】 1. 参见局部麻醉药的引言。

2. 酶抑制剂氟伏沙明和维拉帕米可抑制 CYP1A 同功酶，使本品血药浓度升高。

3. 合用全麻药、阿片类镇痛药、结构与酰胺类局麻药相似的药物，均可使本品的不良反应加重。

【剂量与用法】 用量以盐酸盐计(甲磺酸盐 11.92 mg 相当于盐酸盐 10 mg)。

1. 本品使用的浓度为 0.2%～1.0%，根据注射部位和所采用的手术而定。老年人、儿童、急性病或体弱患者应减量。在开始使用本品进行硬膜阻滞麻醉之前，应先使用含有肾上腺素的利多卡因作为试验剂量，以防止药物进入血管内。

2. 手术麻醉

(1) 腰丛硬膜外阻滞的用量是 75～150 mg(0.5%溶液 15～30 ml)或 112.5～187.5 mg(0.75%溶液 15～25 ml)或 150～200 mg(1.0%溶液 15～20 ml)；用于剖宫产的剂量为 100～150 mg(0.5%溶液 20～30 ml)或 112.5～150 mg(0.75%溶液 15～20 ml)。

(2) 胸丛硬膜外阻滞用于术后缓解疼痛的剂量是 25～75 mg(0.5%溶液 5～15 ml)或 37.5～112.5 mg(0.75%溶液 5～15 ml)；实际所用的剂量根据注射的水平而定。

(3) 外周神经阻滞用于臂丛神经的剂量是 175～250 mg(0.5%溶液 35～50 ml)。

(4) 用于浸润麻醉和区域阻滞的剂量可达到 200 mg(0.5%溶液 40 ml)或 225 mg(0.75%溶液 30 ml)。

3. 处理急性疼痛，可使用 0.2%溶液；用于浸润可使用 0.5%溶液。

(1) 腰丛硬膜外阻滞的剂量是开始推注 20～40 mg(10～20 ml)，间隔 30 min 后，再给予 20～30 mg(10～15 ml)。另一供临床选用的方法虽然可以每小时给予 12～20 mg(6～10 ml)作为持续硬膜外滴注，但在治疗分娩疼痛时，剂量则可达到 28 mg(14 ml)。

(2) 胸丛硬膜外阻滞可每小时给予 8～16 mg(4～8 ml)持续硬膜外滴注。

(3) 浸润麻醉可用 2～200 mg(0.2%溶液 1～100 ml)或 5～200 mg(0.5%溶液 1～40 ml)。

【用药须知】 1. 参见局部麻醉药的引言。

2. 本品不可与碱性物质配伍应用，因可导致沉淀反应。

3. 一旦出现低血压，可即时静脉注射麻黄碱 5～10 mg。

【制剂】 (1) 盐酸盐：①注射液：5 mg/10 ml；20 mg/10 ml；50 mg/10 ml；100 mg/10 ml。②注射剂(粉)：75 mg。③大容量注射液：100 ml 含盐酸罗

哌卡因 0.2 g 与氯化钠 0.86 g。(2)甲磺酸盐:①注射液:23.8 mg/10 ml;24 mg/10 ml;89.4 mg/10 ml;119.2 mg/10 ml;　120 mg/10 ml;　47.7 mg/20 ml;178.8 mg/20 ml;178.8 mg/30 ml。②注射剂(粉):23.8 mg;89.4 mg;119.2 mg。③大容量注射液:100 ml 含甲磺酸罗哌卡因 238 mg 与氯化钠 860 mg;100 ml 含甲磺酸罗哌卡因 240 mg 与氯化钠 0.86 g。

【贮藏】 室温保存。

甲哌卡因
(mepivacaine)

别名:卡波卡因、Carbocaine、Tevacaine

本品为作用持续时间居中的局麻药。

【CAS】 96-88-8

【ATC】 N01BB03

【理化性状】 1. 化学名:(1-Methyl-2-piperidyl) formo-2′,6′-xylidide

2. 分子式:$C_{15}H_{22}N_2O$

3. 分子量:246.35

4. 结构式

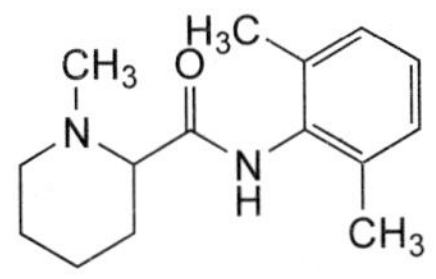

盐酸甲哌卡因
(mepivacaine hydrochloride)

〖CAS〗 1722-62-9

〖理化性状〗 1. 本品为白色、无臭结晶性固体。易溶于水和甲醇,极微溶于三氯甲烷,几乎不溶于乙醚。2%水溶液的 pH 约为 4.5。

2. 化学名:(1-Methyl-2-piperidyl) formo-2′,6′-xylidide hydrochloride

3. 分子式:$C_{15}H_{22}N_2O \cdot HCl$

4. 分子量:282.8

【药理作用】 1. 其局麻作用强,无扩张血管作用。

2. 行硬膜外麻醉时,于 7～15 min 后起效,作用持续 115～150 min;用于骶管阻滞时,作用持续 105～170 min。

3. 用于牙科麻醉,上颌 1～4 min 起效,下颌 0.5～2 min 起效。

【体内过程】 1. 本品 78%与蛋白结合。成人 $t_{1/2}$ 约为 2～3 h,新生儿约 9 h。

2. 本品迅速在肝内代谢,<10%原药随尿液排出,几种代谢物也经肾排出。>50%代谢物进入胆汁,而且很可能进行肠肝循环,随粪便排出的代谢物仅占小量。本品可透过胎盘屏障。

【适应证】 用于表面麻醉、阻滞麻醉、硬膜外(包括骶管)麻醉、浸润麻醉(包括牙科麻醉),常在腹部及会阴部手术中使用。

【不良反应】 1. 参见局部麻醉药的引言。

2. 有些市售品加入了亚硫酸盐,可能出现包括哮喘在内的过敏反应。有哮喘史或其他过敏史者应特别注意。

【妊娠期安全等级】 C。

【禁忌与慎用】 1. 参见局部麻醉药的引言。

2. 妊娠期妇女使用本品的安全性尚未建立,建议妊娠期妇女仅在确实需要的情况下方可使用。

3. 尚未明确本品是否可分泌到乳汁中,哺乳期妇女慎用。如确需使用,应暂停哺乳。

4. 老年人使用本品应减量。

【药物相互作用】 参见局部麻醉药的引言。

【剂量与用法】 1. 牙科麻醉　使用 2%溶液 0.7～1 ml。

2. 表面麻醉　用其 1%～2%溶液,但使用其他药物如利多卡因更有效。

3. 阻滞麻醉　使用 1%的溶液 40 ml,1.5%的 30 ml,2%的 20～24 ml。

4. 硬膜外麻醉　用其 1%溶液 15～30 ml,1.5%溶液 10～25 ml(150～375 mg),也可用其 2%溶液 10～20 ml(200～400 mg)。

5. 不含肾上腺素的本品高比重溶液也可用于脊髓麻醉。

6. 儿童局部麻醉最大剂量不超过 5～6 mg/kg,小于 3 岁或体重不足 14 kg 者用药浓度不超过 2%。

【用药须知】 参见局部麻醉药的引言。

【制剂】 注射液:54 mg/1.8 ml;400 mg/20 ml。

【贮藏】 室温保存。

丙胺卡因
(prilocaine)

本品为作用持续时间居中的酰胺类局麻药,临床用其盐酸盐。

【CAS】 721-50-6

【ATC】 N01BB04

【理化性状】 1. 化学名:2-Propylaminopropiono-*o*-toluidide

2. 分子式:$C_{13}H_{20}N_2O$

3. 分子量:220.3

4. 结构式

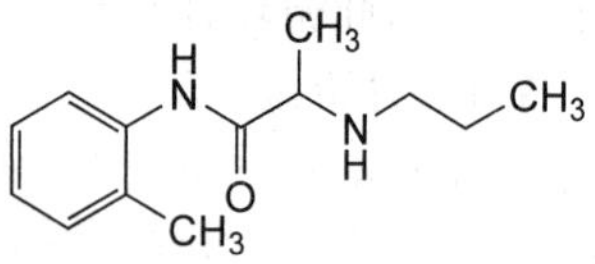

盐酸丙胺卡因
(prilocaine hydrochloride)

别名：Citanest、Xylonest

〖CAS〗 1786-81-8

〖理化性状〗 1. 本品为白色结晶性粉末或无色晶体。熔点为 168～171 ℃。易溶于水和乙醇，极微溶于丙酮。

2. 分子式：$C_{13}H_{20}N_2O \cdot HCl$

3. 分子量：256.8

4. 溶液 pH 的作用可参考局部麻醉药用药须知。

【药理作用】 与利多卡因相似，而作用持续时间稍长，蓄积性较小，毒性较低。

【体内过程】 1. 用于牙科，2 min 内开始起效，有持续 10～15 min 的牙髓麻醉作用。

2. 用于下牙槽神经阻滞，3 min 内开始起效，软组织平均麻醉持续时间为 2.5 h。

3. 本品血药浓度达 0.5～1 μg/ml 时，接近 55% 可与蛋白结合。本品可透过血-脑屏障和胎盘屏障。

4. 本品主要在肝内代谢，也在肾内代谢，大部分代谢产物随尿液排出，仅 1% 原药随尿液排出。出现在尿中的主要代谢产物称作邻甲苯胺(*O*-toluidine)，一般认为这种代谢物可引起高铁血红蛋白血症。本品还可进入乳汁。

【适应证】 主要用于外周阻滞麻醉和浸润麻醉(包括牙科)。尤其适用于不能使用肾上腺素的患者。

【不良反应】 1. 参见局部麻醉药的引言。

2. 用量过大(＞600 mg)易致高铁血红蛋白血症，出现心动过速、头痛、眩晕和无力。可用亚甲蓝 1 mg/kg 解救。

【妊娠期安全等级】 B。

【禁忌与慎用】 1. 参见局部麻醉药的引言。

2. 贫血或具有高铁血红蛋白血症病史者禁用。

3. ＜1 岁儿童禁用。＜10 岁儿童慎用。

4. 本品禁用于产科的宫颈旁阻滞。

【药物相互作用】 1. 参见局部麻醉药的引言。

2. 如同时使用磺胺类药，即使只有低剂量的本品也会引起高铁血红蛋白血症。

【剂量与用法】 1. 对牙科的浸润麻醉可使用 4% 溶液，开始用量为 1～2 ml(40～80 mg)，总用量不可超过 600 mg。

2. 一般浸润麻醉可用 1%～2% 溶液，总量亦应＜600 mg。

3. ＜10 岁儿童必要时也可使用，但用量不宜超过 40 mg。

【用药须知】 1. 参见局部麻醉药的引言。

2. 本品不必加入肾上腺素，故适用于对肾上腺素过敏者。

【制剂】 注射液：400 mg/20 ml。

【贮藏】 室温保存。

辛可卡因
(cinchocaine)

别名：Cinkain、地布卡因、沙夫卡因、纽白卡因、Dibucaine(USP)、Sovcaine、Nupercaine、Percaine

本品为酰胺类局麻药，临床用其盐酸盐。

【CAS】 85-79-0

【ATC】 C05AD04；D04AB02；N01BB06；S01HA06

【理化性状】 1. 本品为白色至近白色的粉末，有轻微特征臭。熔点为 62.5～66 ℃。溶于水(1∶4600)，溶于乙醇(1∶0.7)，溶于三氯甲烷(1∶0.5)，溶于乙醚(1∶1.4)，溶于 1 mol/L 盐酸。遇光后变黑。

2. 化学名：2-Butoxy-*N*-(2-diethylaminoethyl)quinoline-4-carboxamide

3. 分子式：$C_{20}H_{29}N_3O_2$

4. 分子量：343.5

5. 结构式

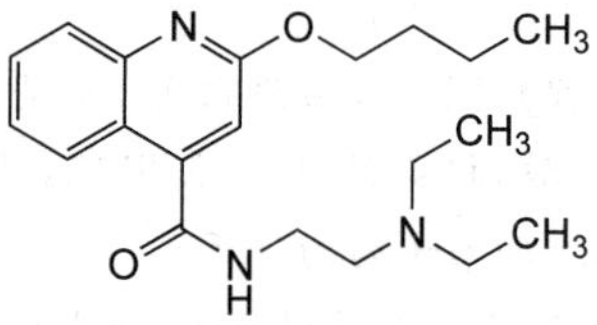

盐酸辛可卡因
(cinchocaine hydrochloride)

〖CAS〗 61-12-1

〖理化性状〗 1. 本品为无色或白色至近白色结晶，或白色至近白色结晶性粉末。无臭，略有吸湿性，遇光后变黑。易溶于水、乙醇、丙酮和三氯甲烷。溶液的 pH 约为 5.5。

2. 分子式：$C_{20}H_{29}N_3O_2 \cdot HCl$

3. 分子量：379.9

【药理作用】 局麻效力强，作用持续时间长(2～6 h)，而毒性则比普鲁卡因高 15～20 倍。易于透过黏膜。

【适应证】 1. 用于表面面积较小的烧伤、晒伤、较小的刀伤或擦伤、昆虫咬伤或较轻的皮肤刺激等引起的痛和痒。

2. 减轻痔疮引起的疼痛、刺痒和灼热感。

3. 由于本品毒性强,国外早已不将其用于其他方式的局麻。

【不良反应】【禁忌与慎用】【药物相互作用】 参见局部麻醉药的引言。

【剂量与用法】 1. 1%软膏可用于肛门、直肠或体表局部皮肤。

2. 0.5%乳膏可用于肛门、直肠或体表局部皮肤。

3. 24 h 内使用本品,成人总量不可超过 30 g 制剂。

【用药须知】 本品不可接近眼部,更不可误入眼内。

【制剂】 ①软膏剂:1%。②乳膏剂:0.5%。

【贮藏】 避光、密封保存。

奥昔卡因

(oxetacaine)

别名:Oxethazaine

本品为长效酰胺类局麻药。

【CAS】 126-27-2

【ATC】 C05AD06

【理化性状】 1. 化学名:2,2′-(2-Hydroxyethylimino)bis[*N*-(αα-dimethylphenethyl)-*N*-methylacetamide]

2. 分子式:$C_{28}H_{41}N_3O_3$

3. 分子量:467.6

4. 结构式

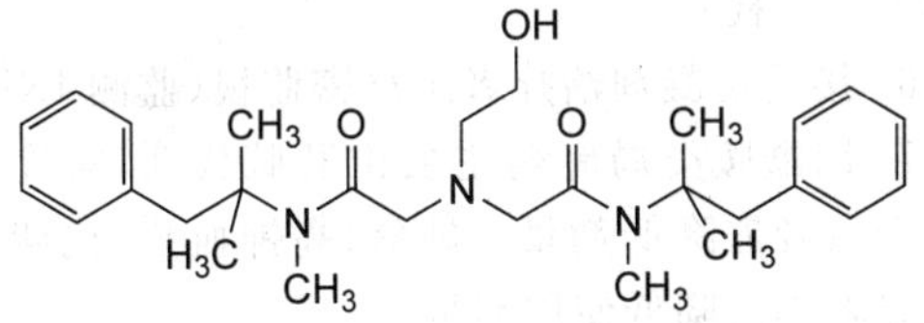

盐酸奥昔卡因

(oxetacaine hydrochloride)

〖CAS〗 13930-31-9

〖理化性状〗 1. 本品为白色类白色粉末。几乎不溶于水,易溶于甲醇,极易溶于三氯甲烷,溶于乙酸乙酯。

2. 化学名:2,2′-(2-Hydroxy-ethylimino)bis[*N*-(αα-dimethylphenethyl)-*N*-methylacetamide] hydrochloride

3. 分子式:$C_{28}H_{41}N_3O_3 \cdot HCl$

4. 分子量:504.1

【简介】 将本品制成软膏或栓剂可减轻痔痛。本品与抗酸剂合用可缓解胃食管反流症的症状。

布坦卡因

(butanilicaine)

别名:甲氯卡因

【CAS】 3785-21-5

【ATC】 N01BB05

【理化性状】 1. 化学名:2-(Butylamino)-*N*-(2-chloro-6-methylphenyl)acetamide

2. 分子式:$C_{13}H_{19}ClN_2O$

3. 分子量:254.76

4. 结构式

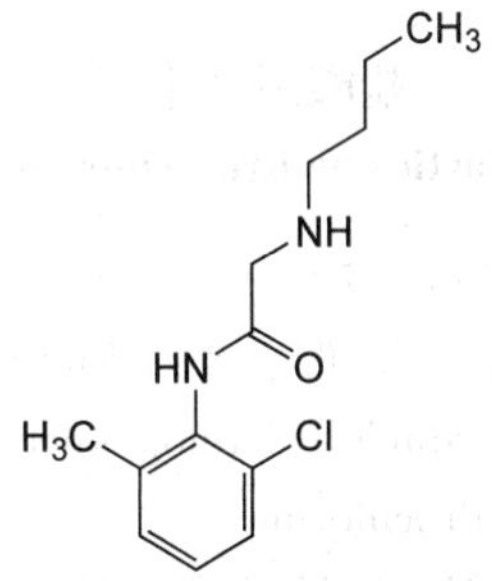

【简介】 本品为酰胺类局部麻醉药。

美索卡因

(trimecaine)

别名:三甲卡因、Mesdicain、Mesocain、Mesokain

【CAS】 616-68-2

【理化性状】 1. 化学名:2-Diethylamino-*N*-(2,4,6-trimethylphenyl)acetamide

2. 分子式:$C_{15}H_{24}N_2O$

3. 分子量:248.36

4. 结构式

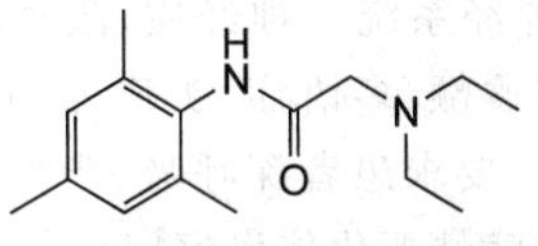

【简介】 本品为酰胺类局部麻醉药。起效时间为 15 min,可维持 60～90 min,本品不但用于局部麻醉,还可用于预防和治疗室性心律失常。禁用于低血容量、低血压、心脏传导性疾病、恶性高热的患者。

阿替卡因

(articaine)

本品为酰胺类局麻药。

【CAS】 23964-57-0

【ATC】 N01BB08

【理化性状】 1. 化学名：4-Methyl-3-[2-(propylamino)-propionamido]-2-thiophenecarboxylic acid, methyl ester

2. 分子式：$C_{13}H_{20}N_2O_3S$

3. 分子量：284.37

4. 结构式

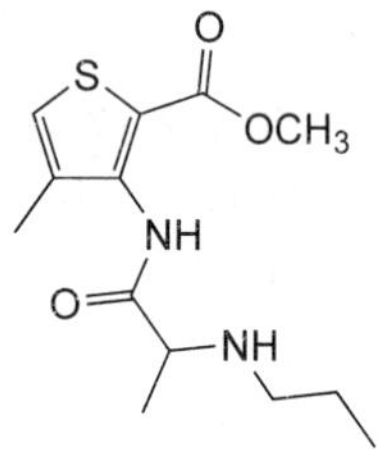

盐酸阿替卡因

(articaine hydrochloride)

〖CAS〗 23964-57-0

〖理化性状〗 1. 化学名：4-Methyl-3-[2-(propylamino)-propionamido]-2-thiophenecarboxylic acid, methyl ester hydrochloride

2. 分子式：$C_{13}H_{20}N_2O_3S \cdot HCl$

3. 分子量：320.84

【药理作用】 本品具有酰胺功能基团，可以在注射部位阻断神经冲动沿神经纤维的传导，起局部麻醉作用。

【体内过程】 颊黏膜注射后 30 min 内本品血药浓度达峰值。消除 $t_{1/2}$ 约为 110 min。本品主要由肝脏代谢，剂量的 5%～10%以原药随尿液排出。

【适应证】 口腔用局部麻醉剂，特别适用于涉及切骨术及黏膜切开的外科手术过程。

【不良反应】 1. 如同所有的口腔麻醉剂，使用本品患者有可能出现晕厥。

2. 中枢神经系统　神经质、激动不安、呵欠、震颤、忧虑、眼球震颤、多语症、头痛、恶心、耳鸣。如出现以上症状，应要求患者深呼吸，严密监视以防中枢神经抑制造成病情恶化伴发癫痫。

3. 呼吸系统　呼吸急促，然后呼吸过缓，可能导致呼吸暂停。

4. 心血管系统　心动过速、心动过缓、心血管抑制伴随动脉低血压，可能导致虚脱、心律失常（室性期前收缩、室颤）、房室传导阻滞。以上心脏表现可能导致心脏停搏。

【妊娠期安全等级】 C。

【禁忌与慎用】 1. 对局麻药或本品其他成分过敏者禁用。

2. 严重房室传导阻滞而无起搏器的患者禁用。

3. 经治疗未控制的癫痫、卟啉病患者禁用。

4. 本品极微量分泌于乳汁，但麻醉结束后，可以继续哺乳。

5. 不推荐用于 4 岁以下儿童。

【药物相互作用】 本品注射剂含肾上腺素，可参见肾上腺素的相互作用。

【剂量与用法】 1. 局部浸润或神经阻滞麻醉，口腔内黏膜下注射给药。注射前请重复抽回血以检查是否误入血管，尤其行神经阻滞麻醉时。注射速度不得超过 1 ml/min。

2. 剂量

(1) 成人必须根据手术需要注射适当的剂量。对于一般性手术，通常给药剂量为 1/2～1 支注射剂。本品最大用量不超过 7 mg/kg。

(2) 4 岁以上儿童必须根据儿童的年龄、体重、手术类型使用不同的剂量。本品最大用量不超过 5 mg/kg。

(3) 老年人剂量减半。

【用药须知】 1. 本品注射剂含 1/100000 肾上腺素，高血压或糖尿病患者慎用，本品可能引起局部组织坏死。

2. 可出现各种咬合（唇、颊、黏膜、舌）危险，建议患者在感觉恢复前不要咀嚼口香糖或食物。

3. 避免注射于感染及炎症部位（局部麻醉效果降低）。

4. 先行注射 5%～10%的剂量试验是否存在过敏反应。

5. 缓慢注射，严禁注射于血管中，注射前必须反复做抽回血检查。

6. 接受抗凝剂治疗者须严密监视（监测 INR）。

7. 因酰胺类局麻药主要由肝脏代谢，重度肝功能不全患者需降低剂量。缺氧、高钾血症、代谢性酸中毒患者亦需降低使用剂量。

【制剂】 注射液：4%，含肾上腺素 1/100000。

【贮藏】 避光，25 ℃以下保存。

3.2.3 其他局部麻醉药

达克罗宁

(dyclonine)

别名：Sucrets

本品为局部麻醉药。

【CAS】 586-60-7

【ATC】 N01BX02；R02AD04

【理化性状】 1. 化学名：4′-Butoxy-3-piperidinopropiophenone

2. 分子式：$C_{18}H_{27}NO_2$

3. 分子量：289.4

4. 结构式

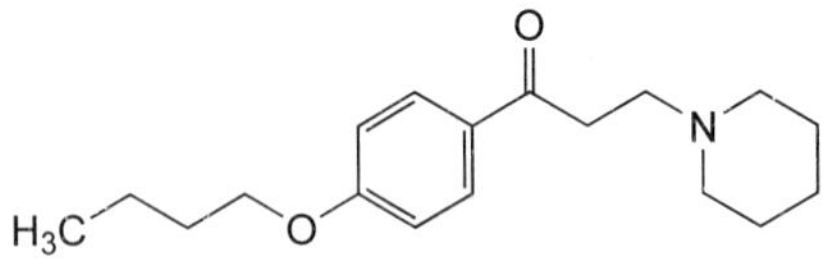

盐酸达克罗宁

(dyclonine hydrochloride)

〖CAS〗 536-43-6

〖理化性状〗 1. 本品为白色结晶或白色结晶性粉末，有轻微臭。溶于水(1∶60)，溶于乙醇(1∶24)，溶于三氯甲烷(1∶2.3)，溶于丙酮，几乎不溶于乙醚和己烷。1%水溶液的 pH 为 4.0～7.0。

2. 化学名：4′-Butoxy-3-piperidinopropiophenone hydrochloride

3. 分子式：$C_{18}H_{27}NO_2 \cdot HCl$

4. 分子量：325.9

【药理作用】 本品的毒性较普鲁卡因低，而局部麻醉作用较强。因皮下注射有刺激性，故不宜用于浸润麻醉。其对皮肤和黏膜的穿透力强，作用迅速。

【体内过程】 0.5%或 1%的本品溶液涂于局部黏膜，2～10 min 内产生局部麻醉作用，麻醉效果能持续约 30 min。

【适应证】 1. 本品口服含片用于暂时性缓解轻微的咽喉肿痛、口腔及牙龈炎症。同时，本品与薄荷脑组成固定的复方制剂，患者可自我给药，用于暂时缓解口腔、咽喉轻微刺激、疼痛以及普通感冒或吸入刺激物引发的咳嗽。

2. 作为局部麻醉剂，本品还用于喉镜检查、支气管窥镜检查、食管镜检查或气管内插管术前。但口服液在美国已经不再市售。

【不良反应】 1. 本品毒性低，罕见发生过敏反应，但会产生轻微刺痛感。局部麻醉剂的过敏表现为迟发性皮肤病变、荨麻疹、肿胀以及水肿。无法通过皮肤试验来测定是否存在药物过敏。

2. 给药过量或药物吸收迅速会导致全身性毒性反应，包括中枢神经系统及心血管系统的不良反应。中枢神经系统不良反应包括兴奋和(或)抑郁、神经质、眩晕、视物模糊、癫痫后震颤、意识丧失、嗜睡、甚至呼吸停止。心血管不良反应包括心肌抑制、低血压、心动过缓、心搏骤停。

【妊娠期安全等级】 C。

【禁忌与慎用】 1. 对本品所含成分及辅料过敏者禁用。

2. 有个人或家族过敏史者慎用。

3. 由于本品存在快速的全身性吸收，故黏膜损伤和(或)涂布部位有感染者慎用。

4. 本品应用于妊娠期妇女的安全性尚未明确，故妊娠期妇女只有潜在收益大于其对胎儿的风险时才可使用。

5. 2 岁以下儿童使用本品的安全性尚未确立。

【药物相互作用】 胶浆剂勿与碘造影剂合用，因为碘沉淀物干扰胃镜视野。

【剂量与用法】 1. 口服含片　将含片 1 片含于口中，令其缓慢溶解(禁止咀嚼)，用于暂时缓解轻微咽喉肿痛及口腔炎症。如有需要，每隔 2 h 再次给药，但一日最多不能超过 10 片。

2. 胶浆剂　用时振摇，于胃镜检查前将本品 8～10 ml 含于咽喉部，片刻后慢慢吞下，约 10～15 min 后可行胃镜检查。

【用药须知】 1. 本品含片用于自我给药不能超过 2 d，2 岁以下儿童无临床医师指导禁止自我服药。

2. 服药后如疼痛、刺激未见缓解甚至病情加重或出现皮疹，应立即就医。

【制剂】 ①口服含片：1.2 mg；2 mg；3 mg。②胶浆剂：0.1 g/10 ml。

【贮藏】 密闭室温下保存。

普莫卡因

(pramocaine)

别名：Pramoxine

本品为表面麻醉的局麻药。

【CAS】 140-65-8

【ATC】 C05AD07；D04AB07

【理化性状】 1. 化学名：4-[3-(4-Butoxyphenoxy)propyl]morpholine

2. 分子式：$C_{17}H_{27}NO_3$

3. 分子量：293.4

4. 结构式

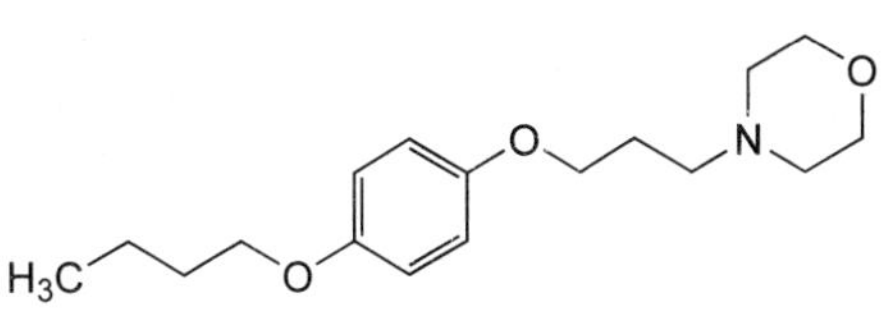

盐酸普莫卡因

(pramocaine hydrochloride)

〖CAS〗 637-58-1

〖理化性状〗 1. 本品为白色或类白色的结晶性粉末。可有微弱芳香臭。易溶于水和乙醇，溶于三氯甲烷（1∶35），极微溶于乙醚。1%水溶液的pH约为4.5。

2. 化学名：4-[3-(4-Butoxyphenoxy) propyl] morpholine hydrochloride

3. 分子式：$C_{17}H_{27}NO_3 \cdot HCl$

4. 分子量：329.9

【简介】 单用本品，或与皮质激素或其他药物配合应用。以1%的浓度可制成多种制剂，缓解皮肤、肛门直肠疾病的瘙痒和疼痛。局部使用后可发生灼热感和刺痛。本品不可用于鼻和眼。密封保存。

附　复方局部麻醉药一览表

通用名称	适应证	剂量与用法	制剂
利多卡因-丙胺卡因	用于浅表皮肤（6 mm以内）的各种外科手术、穿刺（腰穿、静脉穿刺）、小儿各种疫苗、预防针、医疗美容（美容注射、激光治疗、文身、文眉、文唇、毛发移植、金丝埋线）等的麻醉；生殖器黏膜手术麻醉；尖锐湿疣、生殖器疱疹、腿部溃疡清创术处理前镇痛；皮肤瘙痒、带状疱疹后神经痛的止痛、止痒	除治疗尖锐湿疣单纯涂药外，其他需局部涂药加封包。皮肤小手术及穿刺：1.5 g/10 cm^2，涂药时间1～5 h。分层移植术：1.5～2 g，涂药时间2～5 h。生殖器黏膜切除术：5～10 g，涂药时间5～10 min。尖锐湿疣手术：适量涂药，10 min后手术	乳膏剂：5 g；30 g
利多卡因-丙胺卡因	用于牙周袋刮治和或根面平整术的局部麻醉	用产品附带的钝头给药器涂于需治疗的龈缘，然后灌入牙周袋中，直至溢出，30 s后可进行治疗。麻醉约持续20 min，如麻醉变浅，可重复给药，日最大剂量不超过8.5 g	凝胶剂：1.7 g
复方甘菊利多卡因	用于牙龈、唇以及口腔黏膜的炎症性疼痛。缓解乳牙和智齿萌出过程中所出现的局部症状及由于佩戴正畸矫治器所致的局部症状。作为佩戴义齿后所出现的疼痛不适及刺激性和（或）过敏性反应的辅助性治疗	牙龈或口腔黏膜炎症性疼痛，3次/日，一次涂约0.5 cm凝胶于疼痛或发生炎症的牙龈区，稍加按摩；治疗与佩戴义齿有关的症状或病损，可用约豌豆大小的凝胶，按摩患处	凝胶剂：10 g
复方利多卡因	肛肠科及外科手术切口部位的局部浸润麻醉，手术麻醉、术后镇痛等	1. 手术麻醉，用于肛肠科疾病，做肛门周围浸润麻醉，一般用量15～20 ml；用于普外科、妇产科等手术科室做局部浸润麻醉，根据切口大小，一般用量15～20 ml。2. 术后镇痛，用于肛肠科疾病，于手术结束后在切口边缘皮下浸润注射，一般用量10～20 ml；用于普外科及其他外科手术，于缝合切口前将药物均匀注入切口缘皮下，一般用量5～20 ml	注射液：每支（5 ml）含盐酸利多卡因40 mg、薄荷脑6.5 mg或每支（10 ml）含盐酸利多卡因80 mg、薄荷脑13 mg
双氯芬酸钠-利多卡因	用于缓解风湿性关节炎、关节炎、滑囊炎、肌腱炎、坐骨神经痛、痛风引起的严重疼痛	成人通常，1次/日，一次1支，在臀部肌内注射，严重疼痛者可每天注射2次，间隔为几小时，变换注射部位给药。严重的疼痛减退后应改为口服止痛药	1. 注射剂（粉）：双氯芬酸钠75 mg与利多卡因20 mg。2. 注射液：2 ml含双氯芬酸钠75 mg和盐酸利多卡因（以利多卡因计）20 mg
利多布比卡因	用于眼科手术中局部或区域性周围神经的麻醉（如眼球外、球后或面部麻醉）	1. 眼球后麻醉，2～5 ml，其中一部分注射于眼球后，剩余部分阻断面部神经。2. 眼球周麻醉，一般剂量为6～12 ml	注射液：10 ml含盐酸利多卡因100 mg与盐酸布比卡因37.5 mg
布比卡因-肾上腺素	参见利多布比卡因	参见利多布比卡因	注射液：①每毫升含二十万分之一的肾上腺素和2.5 mg布比卡因。10 ml；30 ml；50 ml。②每毫升含二十万分之一的肾上腺素和5 mg布比卡因10 ml；30 ml；50 ml
甲哌卡因肾上腺素	用于口腔及牙科治疗中的局部浸润麻醉	成人一次治疗限用1～3剂。具体情况视麻醉范围及所用麻醉技术而定。注射速度应不超过每分钟1 ml	注射液：盐酸甲哌卡因20 mg/ml；肾上腺素0.01 mg/ml，1.8 ml

续表

通用名称	适应证	剂量与用法	制剂
利多卡因丁卡因	1. 乳膏剂用于皮肤科操作的局部麻醉，包括填充物注射、脉冲染料激光治疗、面部激光修整、激光文身去除 2. 贴剂用于浅静脉穿刺或皮肤科操作的局部麻醉	仅用于成人完整的皮肤。1. 乳膏剂　填充物注射、脉冲染料激光治疗、面部激光修整手术前 20～30 min，涂于患处 1 mm 厚。激光文身去除，手术前 60 min 涂于患处 1 mm 厚 2. 贴剂　静脉穿刺前 20～30 min 贴于需穿刺处；皮肤科操作前 30 min，贴患处	①乳膏剂：含利多卡因和丁卡因均为 7%，30 g；60 g；100 g。②贴剂：含两药各 70 mg

3.3　骨骼肌松弛药

骨骼肌松弛药（肌松药）以其能降低骨骼肌（横纹肌）紧张度而被用作全身麻醉的辅助用药。按其作用机制的不同可分为三类：①中枢作用肌松药；②直接作用肌松药；③神经肌肉阻滞药。尽管作用机制各异，但这类药物的共同作用是缓解骨骼肌痉挛及其所引起的肌肉疼痛。

3.3.1　中枢作用肌松药

通常，这类药物对中枢神经系统都有选择性作用，原则上被用于减轻痛性肌阵挛和强直。其作用机制可能源于其中枢抑制作用，主要抑制脊髓的多突触反射，并影响肌肉牵张反射的神经元活性，从而产生肌松作用。这种作用主要发生在脑干外侧网状结构区域。

巴氯芬
(baclofen)

别名：力奥来素、氯苯氨丁酸、氯苯氨酸、Baclospas、Neurospas、Lioresal

本品为 γ-氨基丁酸的类似物，有骨骼肌松弛作用。

【CAS】　1134-47-0

【ATC】　M03BX01

【理化性状】　1. 本品为白色至米色的无臭或几乎无臭结晶性粉末，微溶于水，极微溶于甲醇，不溶于三氯甲烷。

2. 化学名：(*RS*)-Amino-3-(4-chlorophenyl) butyric acid

3. 分子式：$C_{10}H_{12}ClNO_2$

4. 分子量：213.7

5. 结构式

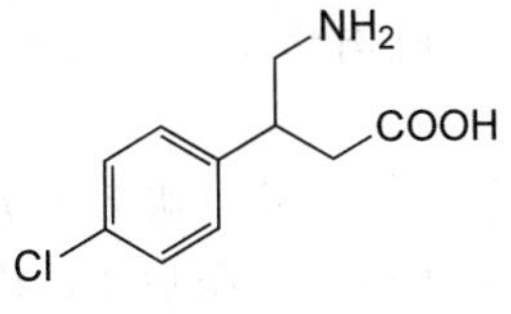

【用药警戒】　突然停止鞘内注射本品会出现高热、精神状态改变、肌强直严重反弹、肌肉强直甚至横纹肌溶解、多器官功能衰竭以及死亡。

【药理作用】　1. 本品可干扰兴奋性神经递质谷氨酸和门冬氨酸的释放，减少脊髓中单突触伸肌和多突触屈肌反射的传递，从而达到骨骼肌松弛的作用。

2. 本品还对产生中枢抑制的棘上位点起作用。可减轻不随意肌痉挛以及对被动运动的抵抗，对脊髓损伤所引起的痉挛以及较大脑损伤所引起的痉挛更为敏感。

3. 本品虽为 γ-氨基丁酸的类似物，但却无激活该受体的作用。

【体内过程】　1. 本品口服后迅速几乎完全被吸收，约在口服后 3 h 达血药峰值，吸收的速率和程度因人而异，甚至与剂量成反比。

2. 本品可透过血-脑屏障，脑脊液中的药物浓度相当于血药浓度的 12%。蛋白结合率 30%。

3. 约有 80%用量的原药随尿液排出，约有 15%在肝内被代谢。血中终末 $t_{1/2}$ 约为 3～4 h，脑脊液中的 $t_{1/2}$ 约为 5 h。

【适应证】　主要用于各种疾病引起的肌痉挛和强直，如多发性硬化以及感染、外伤、肿瘤、脊髓损伤或疾病以及其他原因引起的脊髓性肌痉挛。还可用于僵人综合征。

【不良反应】　1. 常见短暂的嗜睡、疲倦、头晕和共济失调，继续用药后可望消失。

2. 还可发生口干、味觉改变、感觉异常、语言不清、眼球震颤、视物模糊、恶心、胃肠不适、便秘或腹泻、失眠、头痛、耳鸣、震颤、欣快、幻觉、精神抑郁、精神错乱、低血压、尿频、心肺功能抑制、血糖改变、肝功能异常、皮疹、瘙痒、肾功能受损以及强直加重。

【妊娠期安全等级】　C。

【禁忌与慎用】　1. 对本品过敏者、心肺功能极差者、肝肾功能明显不全患者、急性卟啉症患者、妊娠期妇女、<10 岁儿童禁用。

2. 消化性溃疡，心、肺、肝、肾功能不全者以及有癫痫病史者慎用。

3. 哺乳期妇女使用时应暂停哺乳。

【药物相互作用】 1. 乙醇和其他中枢神经系统抑制药可能增加本品的抑制作用。

2. 合用锂剂可能导致运动过度症状加重。

3. 合用三环类抗抑郁药可加重乏力感。

4. 已经接受抗高血压药的患者如加用本品可增加降压作用。

5. 本品合用左旋多巴可致头痛、幻觉、精神错乱和恶心。

【剂量与用法】 1. 进餐时或餐后口服，开始给予 5 mg，3 次/日，连用 3 d；继而给药 10 mg，3 次/日，连用 3 d；再给予 15 mg，3 次/日，连用 3 d；持续此剂量直到获得理想的疗效或将剂量提高到 20 mg，3 次/日。

2. 英国制定的儿童用量为 0.75～2 mg/(kg·d)，<10 岁的儿童的最高日剂量为 2.5 mg/kg。一般从一次 2.5 mg 开始，4 次/日，每 3 d 加量一次，直至获得理想的疗效。建议每天的维持剂量是：

(1) 1～2 岁给予 10～20 mg。

(2) 2～6 岁给予 20～30 mg。

(3) 6～10 岁给予 30～60 mg。

3. 肾功能不全患者每天应减量 5 mg。

4. 持续用药 6～8 周尚未获明显疗效者，应逐渐减量停药。

5. 对口服未获充分的疗效或不耐口服者可考虑持续鞘内滴注。在开始鞘内滴注之前必须逐渐停用任何一种正在使用的抗强直药物。在正式开始鞘内滴注之前，应先进行甄别试验，以确定患者对鞘内推注是否有阳性的临床效应。甄别试验用的鞘内注射液应稀释至 50 μg/ml，其用法如下：采用往返吸注脊髓麻醉法（即在腰穿针进入蛛网膜下腔时，见脑脊液进入注射器与药物混合后再向腔内推注药液，用量 1 ml，不少于 1 min 注完）。观察患者 4～8 h。如果效应不充分，24 h 后可进行第 2 次推注 75 μg/1.5 ml。如果效应仍然不充分，24 h 后可进行第 3 次推注 100 μg/2 ml。如患者对推注 100 μg 仍无反应，就不适合长期接受鞘内滴注。

如患者对试验推注有反应，可在 24 h 后将试验剂量加倍，于 24 h 内向鞘内滴注；如推注后的效应可维持 12 h 以上，开始滴注的剂量仍然使用最后一次的试验剂量而不应加倍。在第一次 24 h 鞘内滴注后，每 24 h 可加量 10%～30%，直至获得满意的临床疗效。为了尽可能将肌张力维持在接近正常的水平，把痉挛的发作次数和严重程度尽可能减到最小。在开始治疗的几个月中，应随时根据患者情况调整用量。维持用量为 12～1500 μg/d，大多数患者适用 300～800 μg/d。有限的经验可达 1000 μg/d。必要时，应滴定给药个体化，使用最小剂量达到最好的疗效。在治疗期中，应严密监护患者，并准备好齐全的抢救措施。

【用药须知】 1. 本品片剂供口服，注射剂供鞘内注射，不可进行静脉注射或肌内注射。

2. 鞘内注射用药对<18 岁的儿童尚未证实其安全性。

3. 患有脑血管疾病的老年患者使用本品更可能引起常见的不良反应，应倍加注意。

4. 糖尿病患者使用本品可能引起血糖水平上升。

5. 患有低张力膀胱括约肌患者可能加重尿潴留。

6. 本品可致嗜睡或其他神经症状，用药期间不应登高、驾车或操作机械。

7. 突然停药会引起撤药综合征，如较重不良反应已出现，至少在 1～2 周（或更长）内逐渐减量，直至停药。

【制剂】 ①片剂：5 mg；10 mg；25 mg。②注射液：10 mg/5 ml；10 mg/20 ml。

【贮藏】 ①片剂：密封保存。②注射液：不必冷藏，不可冻结，不可加热灭菌，贮于 30 ℃以下。

氯唑沙宗

(chlorzoxazone)

别名：氯噁唑、氯羟苯噁唑、Paraflex、Escoflex、Chlorbenzoxazolimone

本品为具有镇静作用的中枢性肌松药。

【CAS】 95-25-0

【ATC】 M03BB03

【理化性状】 1. 本品为白色或几乎白色，几乎无臭的结晶性粉末。微溶于水，几乎不溶于乙醇、异丙醇和甲醇，溶于氢氧化物和氨的碱溶液。

2. 化学名：5-Chlorobenzoxa-zol-2(3*H*)-one

3. 分子式：$C_7H_4ClNO_2$

4. 分子量：169.6

5. 结构式

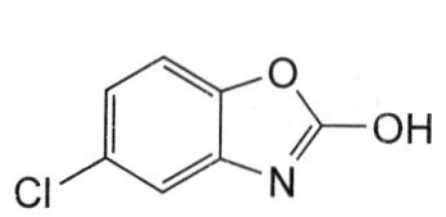

【药理作用】 本品主要在脊髓和脑皮质下区产生作用，从而抑制肌肉痉挛。本品在复方制剂中具有镇痛作用。

【体内过程】 1. 本品口服后可完全被吸收，于 1～2 h 后达血药峰值。口服后 1 h 开始起效，持续 3～4 h。

2. 本品在肝内快速被代谢，其主要代谢物为 6-羟氯唑沙宗。

3. 主要以葡糖醛酸结合物随尿液排出。$t_{1/2}$约为 1 h。

【适应证】 用于骨骼肌疾病引起的痛性肌肉痉挛，如纤维组织炎、肌炎、脊椎炎和肌肉劳损等的辅助治疗。

【不良反应】 1. 最常见者有嗜睡、头晕。

2. 偶然引起胃肠刺激和出血。

3. 其他不良反应尚有头痛、过度兴奋。

4. 罕见过敏反应如皮疹、瘀斑、瘀点、荨麻疹和瘙痒。

5. 更罕见的有血管神经性水肿或过敏样反应、黄疸和肝功能受损。

6. 超量可致胃肠不适、头晕、头痛、嗜睡、不适、无力，继而明显肌张力减弱、低血压和呼吸抑制。应尽早洗胃、催吐，然后给予活性炭和支持疗法。

【妊娠期安全等级】 C。

【禁忌与慎用】 1. 对本品不耐受者和肌无力患者禁用。儿童禁用。

2. 妊娠期妇女使用本品的安全性尚未建立，临床上应权衡利弊确定是否使用。

3. 肝功能不全、精神抑郁者、有消化性溃疡或过敏样反应史者慎用。

4. 老年人使用本品可能加重器质性脑病症状。

【药物相互作用】 乙醇和其他中枢神经系统抑制剂可增强本品的中枢神经系统抑制作用。

【剂量与用法】 1. 成人起始口服一次 500 mg，3～4 次/日，继后减量为一次 250 mg，3～4 次/日。

2. 厂家尚未公布儿童可用的安全剂量。

【用药须知】 1. 服药期间不可登高、骑车、驾车或进行机械操作。

2. 如出现黄疸、肝功能异常，应停药。

3. 服用本品的患者，其尿液可能为橘黄色或淡粉红色，因为代谢产物含酚。

【制剂】 片剂：250 mg；500 mg。

【贮藏】 密封保存。

卡立普多

(carisoprodol)

别名：卡来梯、肌安宁、异氨甲丙二酯、异丙眠尔通、Carisoma、Rela、Somadril、Isopropylmeprobamate

本品为中枢性肌松药。

【CAS】 78-44-4

【ATC】 M03BA02

【理化性状】 1. 本品为白色或几乎白色的细微粉末。熔点 92～95 ℃。极微溶于水，易溶于乙醇、丙酮和二氯甲烷。

2. 化学名：2-Methyl-2-propyltrimethylene carbamate isopropylcarbamate

3. 分子式：$C_{12}H_{24}N_2O_4$

4. 分子量：260.3

5. 结构式

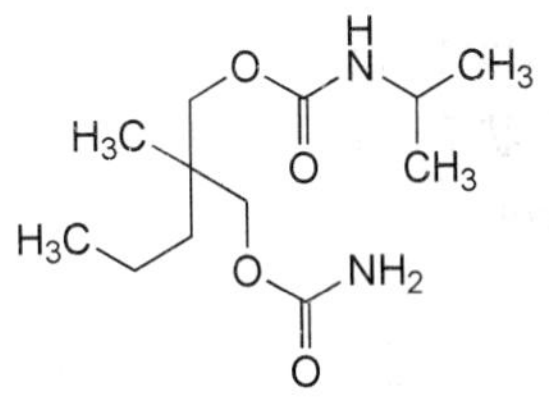

【药理作用】 本品的作用机制尚不清楚，可能与其镇静作用有关。

【体内过程】 1. 口服给药后 1.5～2 h，本品的血药浓度达峰值。

2. 本品在肝脏经 CYP2C19 代谢为甲丙氨酯，其$t_{1/2}$约为 2 h，甲丙氨酯的$t_{1/2}$约为 10 h。

3. 本品经肾及非肾途径清除。

【适应证】 用于痛性肌肉痉挛的短期辅助治疗。

【不良反应】 1. 常见困倦、头晕、头痛。

2. 过去未使用过本品的患者，在口服首剂后几分钟内可能发生特应性反应。其症状包括极度无力和中枢障碍，通常可持续数小时。

3. 可能发生短时间的四肢麻木。

4. 与其代谢物甲丙氨酯存在交叉过敏反应。

5. 过量可致木僵、昏迷、休克和呼吸抑制，但极少导致死亡。

【妊娠期安全等级】 C。

【禁忌与慎用】 1. 妊娠期妇女、＜16 岁儿童禁用。

2. 肝、肾功能不全患者慎用。

3. 65 岁以上老年人使用本品的安全性尚未明确。

4. 哺乳期妇女使用时应暂停哺乳。

【药物相互作用】 1. 酒精和其他中枢神经系统抑制药均可增强本品的中枢抑制作用。

2. 本品通过 CYP2C19 代谢为甲丙氨酯，CYP2C19 的抑制剂（奥美拉唑、氟伏沙明）和诱导剂（利福平、贯叶连翘）可影响本品的代谢。小剂量阿司匹林对 CYP2C19 也有诱导作用。

【剂量与用法】 口服，一次 0.25～0.35 g，4 次/日，其中一剂在睡前服，推荐最大疗程 2～3 周。

【用药须知】 参见氯唑沙宗。

【制剂】 片剂：0.25 g；0.35 g。

【贮藏】 密封保存。

美芬新
(mephenesin)

别名：麦酚生、甲酚甘油醚、Decontractyl

本品为中枢性肌松药。

【CAS】 59-47-2

【ATC】 M03BX06

【理化性状】 1. 化学名：3-(*O*-Tolyloxy)propane-1,2-diol

2. 分子式：$C_{10}H_{14}O_3$

3. 分子量：182.2

4. 结构式

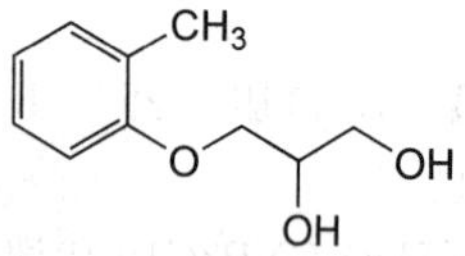

【药理作用】 本品属中间神经元阻断剂，主要抑制脊髓多突触反射的作用超过抑制单突触反射。

【体内过程】 本品口服后迅速从胃肠道吸收。广泛分布于体内大部分组织。主要在肝内代谢，大量代谢物及少量原药随尿液排出。

【适应证】 主要用于缓解肌肉痉挛。

【不良反应】 1. 常见倦怠、嗜睡、无力、食欲缺乏、恶心、呕吐。

2. 罕见变态反应。

3. 超剂量可致视力障碍、运动共济失调、低张力、低血压和呼吸麻痹。

【禁忌与慎用】 1. 对本品过敏者、血卟啉症患者、妊娠期妇女和儿童禁用。

2. 肝、肾功能不全者慎用。

【药物相互作用】 1. 本品可增强镇痛药的作用。

2. 酒精和具有中枢神经系统抑制作用的药物可增强中枢神经系统的抑制作用。

【剂量与用法】 成人常用1～3 g/d，分次口服。

【用药须知】 参见氯唑沙宗。

【制剂】 片剂：0.5 g。

【贮藏】 密封保存。

美索巴莫
(methocarbamol)

别名：肌松酰胺醇、氨甲酰甘油愈创木酚醚、Myolaxene、Robaxin、Tresortil

本品为中枢性肌松药，为美芬新的类似物。

【CAS】 532-03-6

【ATC】 M03BA03

【理化性状】 1. 本品为白色粉末，无臭或有轻微特异臭。熔点约94 ℃，或者如果之前是精细粉末，熔点约90 ℃。20 ℃时溶于水(1∶40)，微溶于三氯甲烷，只有加热时溶于乙醇，不溶于n-己烷和苯酚。

2. 化学名：2-Hydroxy-3-(2-methoxyphenoxy)propyl carbamate

3. 分子式：$C_{11}H_{15}NO_5$

4. 分子量：241.2

5. 结构式

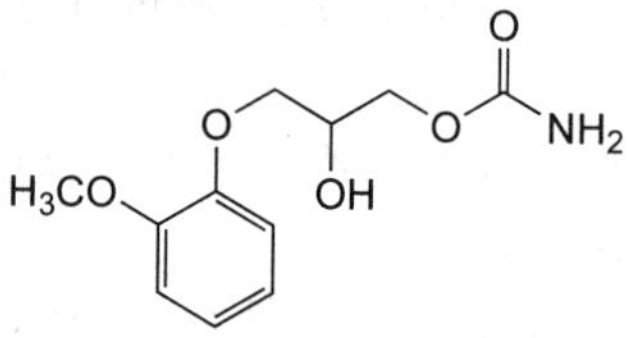

【药理作用】 参见美芬新。

【体内过程】 本品口服后迅速被吸收，约在半小时后起效，2 h后达血药峰值。$t_{1/2}$约为1～2 h。在肝内通过脱烷基和羟基化被代谢，与葡糖醛酸和硫酸结合主要随尿液排出，见于粪便中的量很少。

【适应证】 1. 主要用于辅助缓解局部肌肉痛性痉挛。

2. 可合用一般镇痛药或NSAIDs治疗损伤所致的肌肉骨骼疼痛。

【不良反应】 1. 口服可引起恶心、食欲缺乏、头晕、目眩、共济失调、嗜睡、多动、焦虑、精神错乱、视物模糊、发热、头痛、惊厥，高敏反应包括皮疹、瘙痒、血管神经性水肿、结膜炎和鼻充血。

2. 注射本品可致面红和金属味、共济失调、重视、眼球震颤、眩晕、晕厥、低血压、心动过缓以及过敏症。注射部位坏死和血栓性静脉炎也有发生。

3. 本品还有抗毒蕈碱作用。

【妊娠期安全等级】 C。

【禁忌与慎用】 1. 尚未明确本品是否可分泌到乳汁中，哺乳期妇女慎用。如确需使用，应暂停哺乳。

2. <12岁儿童的用药安全性亦未建立，应禁用。

3. 重症肌无力、脑损伤或具有癫痫病史者禁用。

4. 肝、肾功能不全者慎用。

【药物相互作用】 参见氯唑沙宗。

【剂量与用法】 1. 口服　成人常用一次1.5 g，4次/日，2～3 d后可给予维持量4 g/d。一般一次750 mg，3次/日，即可产生充分的疗效。

2. 肌内注射　一次800 mg，间隔8 h，两侧臀部交替注射。

3. 静脉给药　1～3 g/d，每天不超过3 g，推注宜缓，每分钟不超过300 mg；也可静脉滴注，以0.9%氯化钠注射液或 5%葡萄糖注射液稀释，滴注时和输毕 10～15 min，患者应保持卧位。

4. 老年人应减半给药。

【用药须知】 1. 静脉注射时不可猛推。谨防药液外漏。

2. 余参见氯唑沙宗。

【制剂】 ① 片剂：750 mg。② 注射液：1000 mg/10 ml。

【贮藏】 密封贮于 15～30 ℃。

环苯扎林

(cyclobenzaprine)

别名：胺苯庚烯、Flexeril、Flexiban、Yurelax

本品为中枢性肌松药，其结构类似三环类抗抑郁药。

【CAS】 303-53-7

【理化性状】 1. 化学名：3-(5*H*-Dibenzo[*a*,*d*]cyclohepten-5-ylidene)-*N*,*N*-dimethylpropylamine

2. 分子式：$C_{20}H_{21}N$

3. 分子量：275.39

4. 结构式

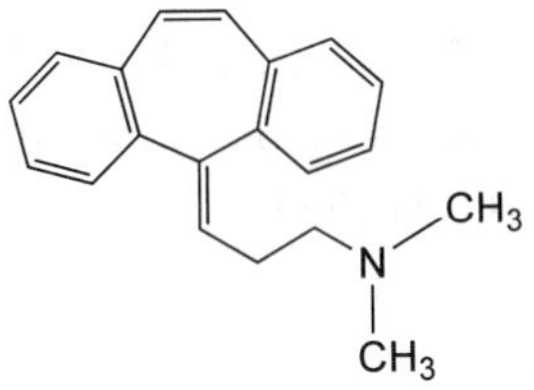

盐酸环苯扎林

(cyclobenzaprine hydrochloride)

〖CAS〗 6202-23-9

〖理化性状〗 1. 本品为白色至米色、无臭的结晶性粉末。易溶于水、乙醇和甲醇，几乎不溶于异丙醇，微溶于三氯甲烷和二氯甲烷，不溶于烃类。

2. 化学名：3-(5*H*-Dibenzo[a,d]cyclohepten-5-ylidene)-*NN*-dimethylpropylamine hdrochloride

3. 分子式：$C_{20}H_{21}N \cdot HCl$

4. 分子量：311.8

【药理作用】 本品主要在脑干起作用，以降低影响 α 和 γ 运动系统的强直性躯体的运动功能。可能包括脊髓部位的其他功能。

【体内过程】 1. 本品口服后迅速并几乎完全被吸收。不过，剂量相同，个体的血药浓度却有差异。

2. 蛋白结合率为 93%。$t_{1/2}$ 约为 1～3 d。

3. 本品在肝内广泛代谢，主要代谢为葡糖醛酸结合物随尿液排出。有些原药经胆汁随粪便排出。

【适应证】 主要用于局部痛性肌肉痉挛的辅助治疗。

【不良反应】 1. 最常见的有嗜睡、口干、头晕，其他常见的还有乏力、消化不良、视物模糊、味觉改变、恶心和失眠。

2. 全身不适、多汗、肌痛、腹痛，便秘罕见。

3. 可见呕吐、食欲缺乏、腹泻、胃肠痛、胃炎、腹胀、舌水肿、肝功能异常，罕见黄疸、肝炎和胆汁淤积。

4. 可见心动过速、心律失常、血管扩张、心悸、低血压；血管神经性水肿、荨麻疹、面部水肿、瘙痒、皮疹和过敏症。

5. 中枢不良反应可见共济失调、眩晕、发音不准、张力升高、惊厥、颤搐、定向力障碍、精神不振、焦虑、思维异常、噩梦、幻觉、兴奋、感觉异常和复视。

【妊娠期安全等级】 B。

【禁忌与慎用】 1. 心肌梗死后恢复期、心律失常、心脏传导阻滞和充血性心力衰竭患者禁用。

2. <15 岁儿童禁用。

3. 哺乳期妇女和青光眼、前列腺增生患者慎用。

4. 妊娠期妇女使用本品的安全性尚未建立，建议妊娠期妇女仅在确实需要的情况下方可使用。

5. 老年人慎用，如确需使用时应注意从小剂量开始并缓慢滴定。

6. 轻度肝功能不全者慎用，中、重度肝功能不全者不建议使用。

【药物相互作用】 1. 两周内服用过 MAOIs 的患者如使用本品可致高热、惊厥，甚至死亡。

2. 参见氯唑沙宗。

3. 抗胆碱药可增强本品的抗胆碱作用。

【剂量与用法】 1. 单剂量口服后 1 h 开始起效，疗效持续 12～24 h。

2. 成人常用一次 10 mg，3 次/日，一日不可超过 60 mg，疗程不可超过 2～3 周。

【用药须知】 1. 参见氯唑沙宗。

2. 如患者出现严重的心血管系统的不良反应，应立即停药。

【制剂】 片剂：10 mg。

【贮藏】 密封保存于 15～30 ℃。

替扎尼定

(tizanidine)

别名：米噻二唑、痉痛停、Sirdalud、Siralud、Zanaflex

本品为中枢性肌松药。

【CAS】 51322-75-9

【ATC】 M03BX02

【理化性状】 1. 化学名：5-Chloro-*N*-(2-imidazolin-2-yl)-2,1,3-benzothiadiazol-4-ylamine

2. 分子式：$C_9H_8ClN_5S$

3. 分子量：253.71

4. 结构式

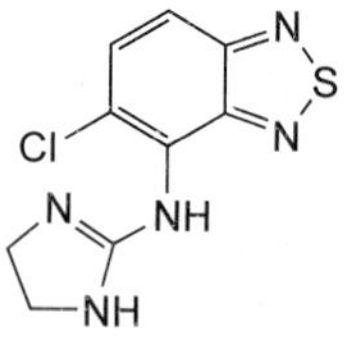

盐酸替扎尼定
(tizanidine hydrochloride)

〖CAS〗 51322-75-9

〖理化性状〗 1. 化学名：5-Chloro-*N*-(2-imidazolin-2-yl)-2,1,3-benzothiadiazol-4-ylamine hydrochloride

2. 分子式：$C_9H_8ClN_5S \cdot HCl$

3. 分子量：290.2

【药理作用】 主要作用于脊髓，抑制神经末梢的兴奋性氨基酸释放，抑制多突触反射，从而产生肌松作用。

【体内过程】 本品口服后迅速且完全被吸收。约在2～3 h后可达血药峰值。其蛋白结合率为30%左右。主要在肝内被代谢，并随尿液排出。$t_{1/2}$为3～5 h。

【适应证】 1. 缓解脊髓或脑原性急性疼痛引起的肌痉挛。

2. 用于治疗多发性硬化或慢性脊髓病等引起的慢性肌痉挛。

【不良反应】 1. 常见头晕、乏力、嗜睡、口干和恶心，与剂量大小有关。

2. 剂量大时，除可见到上述不良反应更多地发生外，还可出现失眠、低血压和心动过缓，罕见肝功能异常。

【妊娠期安全等级】 C。

【禁忌与慎用】 1. 哺乳期妇女、儿童及肝功能不全者应慎用。

2. 妊娠期妇女使用本品的安全性尚未建立，建议妊娠期妇女仅在确实需要的情况下方可使用。

3. 老年人、肾功能不全患者慎用。

4. 禁止本品与氟伏沙明或环丙沙星(CYP1A2抑制剂)同时使用。

【药物相互作用】 1. 参见氯唑沙宗。

2. 本品合用降压药、利尿药偶可引起低血压和心动过缓。

3. 临床研究显示本品与氟伏沙明或环丙沙星同时使用时药动学参数(AUC、$t_{1/2}$、C_{max}、口服生物利用度)有所升高，而血浆清除率有所减低。这种药动力学相互作用可能导致严重的不良事件。

【剂量与用法】 1. 缓解痛性肌痉挛　成人口服6～12 mg/日，3次分服，重症可于睡前加服2～4 mg。

2. 治疗神经性疾病所致的肌痉挛　开始6 mg/日，3次分服，间隔3～7 d，日剂量可增加2～4 mg，直至出现最佳疗效。最适合的日剂量为12～24 mg/日，3～4次分服，最高不得超过36 mg/日。

【用药须知】 参见氯唑沙宗。

【制剂】 片剂：2 mg；4 mg；6 mg。

【贮藏】 密封保存于15～30 ℃。

奥芬那君
(orphenadrine)

别名：邻甲苯海那明、Disipaletten、Norflex

本品为中枢性肌松药，结构类似抗组胺药苯海拉明。

【CAS】 83-98-7

【ATC】 M03BC01

【理化性状】 1. 化学名：*N*-dimethyl-2-[(2-methylphenyl)-phenyl-methoxy]-ethanamine

2. 分子式：$C_{18}H_{23}NO$

3. 分子量：269.38

4. 结构式

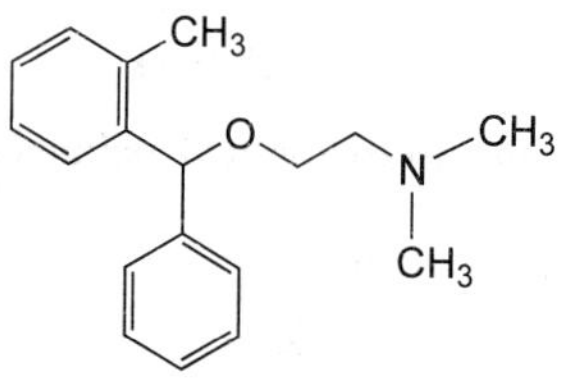

枸橼酸奥芬那君
(orphenadrine citrate)

〖CAS〗 4682-36-4

〖理化性状〗 1. 本品为白色或类白色结晶性粉末。略溶于水，微溶于乙醇。

2. 化学名：(*RS*)-Dimethyl[2-(2-methylbenzhydryloxy)ethyl]amine dihydrogen citrate

3. 分子式：$C_{18}H_{23}NO \cdot C_6H_8O_7$

4. 分子量：461.5

盐酸奥芬那君
(orphenadrine hydrochloride)

别名：Disipal

〖CAS〗 341-69-5

〖理化性状〗 1. 本品为白色或类白色结晶性粉末。易溶于水和乙醇。

2. 化学名：(*RS*)-Dimethyl [2-(2-methylbenzhydryloxy)ethyl]-amine hydrochloride

3. 分子式：$C_{18}H_{23}NO \cdot HCl$

4. 分子量：305.8

【药理作用】 本品对脑和脊髓运动中枢起作用使骨骼肌松弛。本品还有较弱的外周抗胆碱和抗组胺作用，但镇静作用弱。

【体内过程】 本品口服吸收较好。广泛在肝内代谢，$t_{1/2}$约为 14 d。

【适应证】 用于缓解局部痛性肌痉挛的辅助用药。常与其他药物合用控制动脉硬化引起的特发性或脑炎后的震颤麻痹。

【不良反应】 1. 因本品具有抗胆碱作用，故可能发生口干、皮肤干燥、兴奋和视物模糊。

2. 过量可致尿潴留。

【妊娠期安全等级】 C。

【禁忌与慎用】 1. 闭角型青光眼、重症肌无力、心动过速和尿潴留患者禁用。

2. 儿童使用本品的安全性尚未建立。

3. 尚未明确本品是否可分泌到乳汁中，哺乳期妇女慎用。如确需使用，应暂停哺乳。

4. 妊娠期妇女使用本品的安全性尚未建立，建议妊娠期妇女仅在确实需要的情况下方可使用。

【药物相互作用】 1. 抗胆碱药可增强本品的抗胆碱作用。

2. 本品合用右丙氧酚或吩噻嗪类药物，偶可发生低血糖。

【剂量与用法】 1. 口服，成人常用一次 100 mg，2 次/日。

2. 静脉注射或肌内注射，一次 60 mg，2 次/日。

【用药须知】 参见氯唑沙宗。

【制剂】 ①片剂：100 mg。②注射液：60 mg/2 ml；300 mg/10 ml。

【贮藏】 密封保存于 15～30 ℃。

乙哌立松

(eperisone)

别名：乙苯哌丁酮、妙纳、Myonal、Sunbazon、Atines

本品为中枢性肌松药。

【CAS】 64840-90-0

【ATC】 M03BX09

【理化性状】 1. 化学名：4′-Ethyl-2-methyl-3-piperidinopropiophenone

2. 分子式：$C_{17}H_{25}NO$

3. 分子量：259.4

4. 结构式

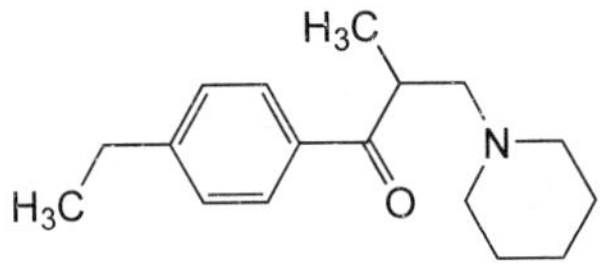

盐酸乙哌立松

(eperisone hydrochloride)

〖CAS〗 56839-43-1

〖理化性状〗 1. 化学名：4′-Ethyl-2-methyl-3-piperidinopropiophenone hydrochloride

2. 分子式：$C_{17}H_{25}NO \cdot HCl$

3. 分子量：295.8

4. 结构式

【药理作用】 主要抑制脊髓反射，使骨骼肌松弛，尚有扩张血管、松弛血管平滑肌作用和一般镇痛作用。

【体内过程】 本品口服后吸收完全，2 h 后可达血药峰值。广泛在肝内被代谢。$t_{1/2}$为 1.6～1.8 h。

【适应证】 主要用于肩周炎、腰痛和颈肩腕综合征的局部肌痉挛和强直。

【不良反应】 1. 常见胃部不适、恶心、呕吐、食欲缺乏、头痛、乏力、共济失调。

2. 偶会发生皮疹、失眠。

【禁忌与慎用】 1. 妊娠期妇女、儿童以及肝功能不全者慎用。

2. 老年人应酌情减少用量并加强观察。

3. 动物实验本品可经乳汁分泌，哺乳期妇女使用时应暂停哺乳。

【剂量与用法】 1. 餐后服用可望减轻不良反应。

2. 口服给药，成人一次 50 mg，3 次/日。

【用药须知】 参见氯唑沙宗。

【制剂】 片剂：50 mg。

【贮藏】 密封保存于 15～30 ℃。

美他沙酮

(metaxalone)

别名：间噁酮、间沙龙、Skelaxin

本品为中枢性肌松药。

【CAS】 1665-48-1

【理化性状】 1. 化学名：5-(3,5-Xylyloxymethyl)oxazolidin-2-one

2. 分子式：$C_{12}H_{15}NO_3$

3. 分子量：221.3

4. 结构式

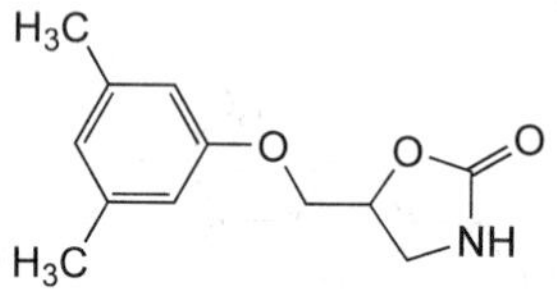

【药理作用】 本品可阻断脊髓多突触通路，并具有镇静作用，兼有解热镇痛和抗胆碱的作用。

【体内过程】 本品可从胃肠道吸收。在肝内代谢，其代谢物随尿液排出，$t_{1/2}$为2～3 h。

【适应证】 辅助缓解骨骼肌疾病的痛性肌痉挛。

【不良反应】 参见氯唑沙宗。

【禁忌与慎用】 1. 妊娠期妇女、儿童以及肝、肾功能不全者慎用。

2. 尚未明确本品是否可分泌至乳汁中，哺乳期妇女使用时应暂停哺乳。

【药物相互作用】 参见氯唑沙宗。

【剂量与用法】 成人口服一次 0.8 g，3～4 次/日。

【用药须知】 1. 参见氯唑沙宗。

2. 以硫酸铜试验测试尿糖时，本品可能使之出现假阳性。

【制剂】 片剂：0.8 g。

【贮藏】 密封保存于 15～30 ℃。

氯苯甘油氨酯
(chlorphenesin carbamate)

别名：氯苯甘油醚、氨甲酸氯苯甘油醚、Maolate、Rinlaxer

本品为中枢性肌松药。

【CAS】 104-29-0 (chlorphenesin)；886-74-8 (chlorphenesin carbamate)

【理化性状】 1. 化学名：3-(4-Chlorophenoxy) propane-1,2-diol 1-carbamate

2. 分子式：$C_{10}H_{12}ClNO_4$

3. 分子量：245.7

4. 结构式

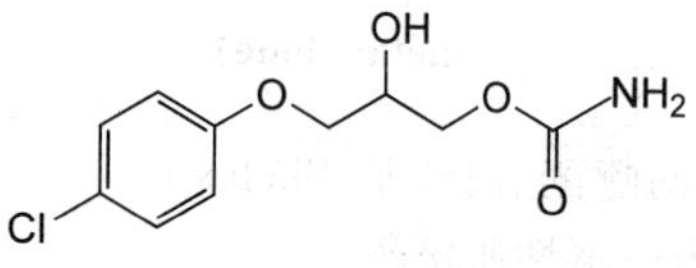

【药理作用】 参见美芬新。

【体内过程】 本品口服后迅速完全地从胃肠道吸收。部分在肝内代谢。主要以葡糖醛酸结合物随尿液排出。

【适应证】 辅助缓解炎症、外伤所引起的局部痛性肌痉挛。

【不良反应】 1. 常见嗜睡、头晕、恶心、头痛、乏力、精神错乱、激动、失眠。

2. 过敏反应已有报道。

3. 极少报道血液系统的不良反应。

【禁忌与慎用】 1. 妊娠期妇女、儿童以及肝功能不全患者慎用。

2. 哺乳期妇女使用时应暂停哺乳。

【药物相互作用】 参见氯唑沙宗。

【剂量与用法】 成人开始口服一次 0.8 g，3 次/日，起效后，维持剂量一次 0.4 g，2～4 次/日。

【用药须知】 参见氯唑沙宗。

【制剂】 片剂：0.4 g。

【贮藏】 密封保存于 15～30 ℃。

氟喹酮
(afloqualone)

别名：Arofuto、Aflospan

本品为中枢性骨骼肌松弛药。

【CAS】 56287-74-2

【理化性状】 1. 化学名：6-Amino-2-fluoromethyl-3-*o*-tolylquinazolin-4(3*H*)-one

2. 分子式：$C_{16}H_{14}FN_3O$

3. 分子量：283.3

4. 结构式

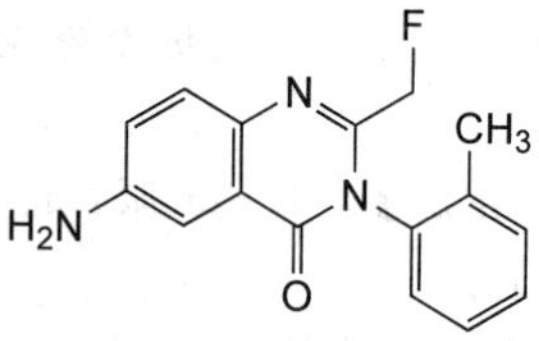

【简介】 本品口服治疗由骨骼肌疾病引起的肌肉痉挛，亦具有一定的镇静作用。常见不良反应有嗜睡、头晕、头痛、共济失调、胃肠道障碍。偶见无力、耳鸣、尿频、过敏和光敏反应。成人口服一次 20 mg，3 次/日。用药须知参见氯唑沙宗。

普立地诺
(pridinol)

别名：Parks 12、Loxeen，Lyseen。

本品为中枢性肌松药。临床用其盐酸盐及甲磺酸盐。

【CAS】 511-45-5

【ATC】 M03BX03

【理化性状】 1. 化学名：1，1-Diphenyl-3-(piperidin-1-yl)propan-1-ol

2. 分子式：$C_{20}H_{25}NO$

3. 分子量：295.4

4. 结构式

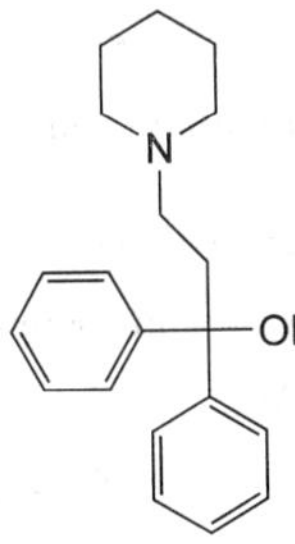

甲磺酸普立地诺
(pridinol mesylate)

〖CAS〗 6856-31-1

〖理化性状〗 1. 化学名：1，1-Diphenyl-3-piperidinopropan-1-ol methanesulphonate

2. 分子式：$C_{20}H_{25}NO \cdot CH_3SO_3H$

3. 分子量：391.5

盐酸普立地诺
(pridinol hydrochloride)

〖CAS〗 968-58-1

〖理化性状〗 1. 化学名：1，1-Diphenyl-3-piperidinopropan-1-ol hydrochloride(1∶1)

2. 分子式：$C_{20}H_{25}NO \cdot HCl$

3. 分子量：331.88

【简介】 适应证参见氟喹酮。成人开始口服 2～8 mg，3 次/日，然后减量至 4～8 mg/日维持，也可用于肌内注射。还可组合成局部用制剂。由于其盐酸盐具有抗毒蕈碱作用，可用于治疗帕金森病。

托哌酮
(tolperisone)

别名：甲基哌丙酮、甲哌酮、甲苯哌丙酮、Naismeritin、Mydocaom、Muscalm

本品为中枢性肌松药。

【CAS】 728-88-1

【ATC】 M03BX04

【理化性状】 1. 化学名：2，4′-Dimethyl-3-piperidinopropiophenone

2. 分子式：$C_{16}H_{23}NO$

3. 分子量：245.36

4. 结构式

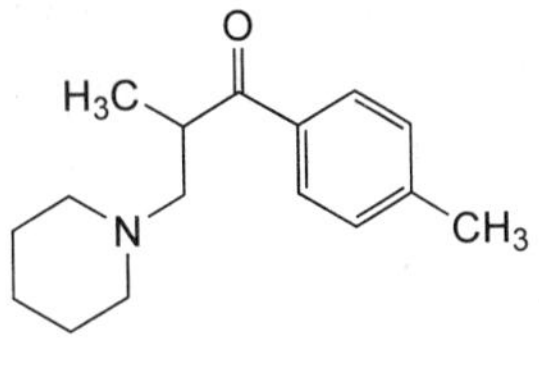

盐酸托哌酮
(tolperisone hydrochloride)

〖CAS〗 3644-61-9

〖理化性状〗 1. 化学名：2，4′-Dimethyl-3-piperidinopropiophenone hydrochloride

2. 分子式：$C_{16}H_{23}NO \cdot HCl$

3. 分子量：281.82

【简介】 用于缓解肌痉挛和强直。成人常用一次 50～150 mg，3 次/日；也可注射给药。

硫秋水仙苷
(thiocolchicoside)

别名：Coltramyl

本品为肌肉松弛药。

【CAS】 602-41-5

【ATC】 M03BX05

【理化性状】 1. 化学名：3，10-Di(demethoxy)-3-glucopyranosyloxy-10-methylthiocolchicine

2. 分子式：$C_{27}H_{33}NO_{10}S$

3. 分子量：563.6

4. 结构式

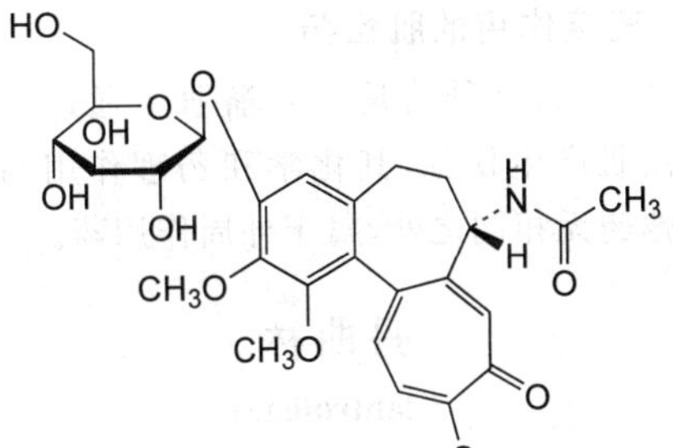

【简介】 由于本品具有拟 GABA 和产甘氨酸的作用，可用于缓解肌肉痛性痉挛的辅助治疗。成人开始口服 16 mg/日，分 2 次给予。也可肌内注射，8 mg/日，分 2 次给予。还可制成软膏或乳膏外用。本品可能发生光敏反应。

环拉氨酯
(cyclarbamate)

别名：Casmalon、Cyclopentaphene、Cassenne

【CAS】 5779-54-4

【理化性状】 1. 化学名：Cyclopentane-1，1-diyldimethanediyl bis(phenylcarbamate)

2. 分子式：$C_{21}H_{24}N_2O_4$

3. 分子量：368.43

4. 结构式

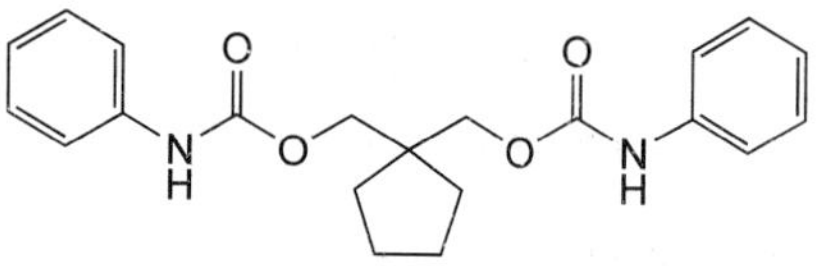

【简介】 本品为甲丙氨酯衍生物，为中枢性肌肉松弛药及镇静药。

非尼拉多
(fenyramidol)

别名：Phenyramidol、Cabral

【CAS】 553-69-5

【ATC】 M03BX30

【理化性状】 1. 化学名：1-Phenyl-2-(pyridin-2-ylamino)ethanol

2. 分子式：$C_{13}H_{14}N_2O$

3. 分子量：214.26

4. 结构式

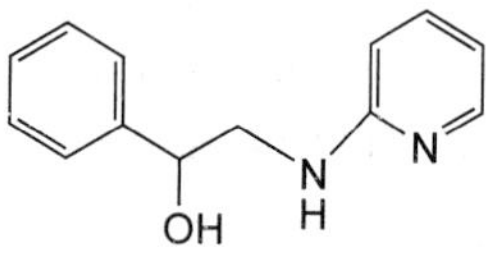

【简介】 本品为肌肉松弛药。

3.3.2 直接作用的肌松药

顾名思义，这种药是在骨骼肌上通过直接作用而使骨骼肌产生松弛，其化学和药理作用与其他骨骼肌松弛药无相同之处，属于外周作用药。

丹曲林
(dantrolene)

别名：Dantamacrin、Dantrium

本品为乙内酰脲的衍生物，为直接作用于骨骼肌的肌松药。

【CAS】 7261-97-4

【ATC】 M03CA01

【理化性状】 1. 化学名：1-{[5-(4-Nitrophenyl)-2-furyl] methylideneamino} imidazolidine-2，4-dione

2. 分子式：$C_{14}H_9N_4O_5$

3. 分子量：314.25

4. 结构式

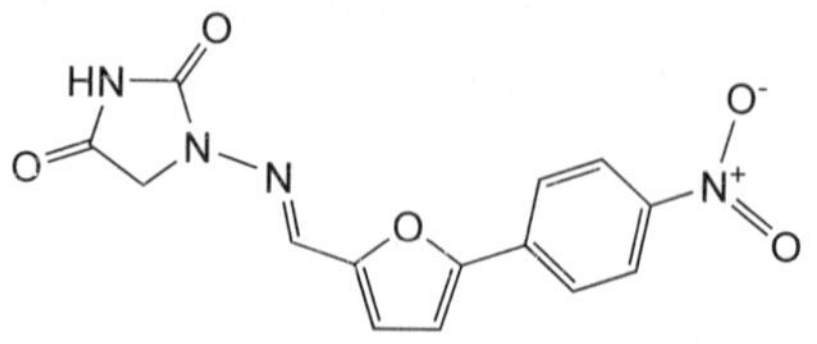

丹曲林钠
(dantrolene sodium)

〖CAS〗 14663-23-1(anhydrous dantrolene sodium)；24868-20-0 (dantrolene sodium hemiheptahydrate)

〖ATC〗 M03CA01

〖理化性状〗 1. 化学名：Hydrated 1-[[[5-(4-nitrophenyl)-2-furanyl] methylene] amino]-2，4-imidazolidinedione sodium salt

2. 分子式：$C_{14}H_9N_4NaO_5$

3. 分子量：337.24(无水物)

4. 结构式

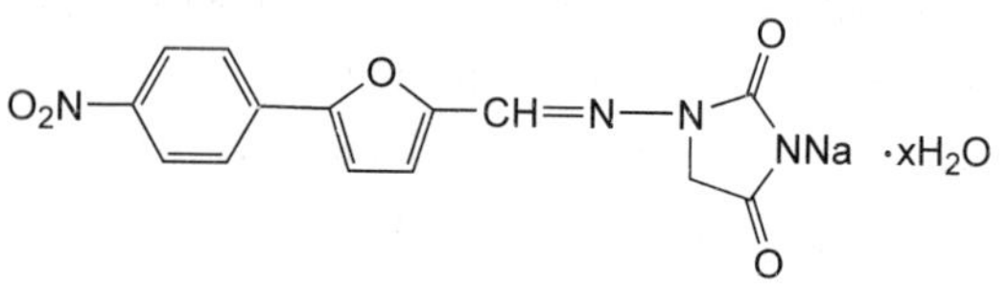

【用药警戒】 本品有肝毒性，致死或非致死性肝炎均有报道。不同给药剂量均可发生，就报道的发生率而言，日剂量 400 mg 者远低于 800 mg 及以上剂量者。即使是短期使用大剂量发生严重肝损伤的风险也会增加。女性、35 岁以上及合并使用其他药物者发生肝损伤的风险较高。因此，用药期间应注意监测肝功能。若使用本品 45 d 后没有达到治疗目的应停用。建议使用最低的有效剂量。

【药理作用】 本品对骨骼肌的直接松弛作用可能是因其对肌质网释放钙具有抑制作用，从而干扰肌肉收缩。

【体内过程】 1. 口服后平均从胃肠道吸收约 35%，吸收 $t_{1/2}$ 成人为 1.1 h，儿童为 1.4 h。

2. 大量药物可与血浆蛋白结合。药物能迅速透过胎盘屏障。单次口服本品 100 mg 后的 $t_{1/2}$ 成人为 8.7 h，儿童为 7.3 h。

3. 本品主要在肝内代谢为 5-羟基衍生物，少量原药以及代谢物经尿液和胆汁排出。

【适应证】 1. 主要用于治疗与麻醉有关的肌强直和恶性高热。

2. 文献报道可有效地治疗神经阻滞剂恶性综合征，超量苯乙肼所致暴发性高代谢反应。但这些疗法尚未获得美国 FDA 批准。

【不良反应】 1. 本品不良反应种类较多，且迅速出现，持续时间较短。

2. 最常见者有嗜睡、头晕、疲劳、肌肉无力、不适。

3. 腹泻，有时严重到必须停药。胃肠道反应还有恶心、呕吐、食欲缺乏、便秘、腹痛和消化道出血。

4. 呼吸困难、心动过速和血压波动也有报道。

5. 皮疹(常呈痤疮型)、瘙痒也较常见。

6. 寒战、发热、头痛、精神紧张、意识模糊、视物模糊、精神压抑、吞咽困难、语言障碍和癫痫发作。

7. 也可能发生尿频、血尿、结晶尿、尿潴留、尿失禁。

8. 罕见但却严重的有肝毒性(可能致死)、胸腔积液伴心包积液。

9. 严重的不良反应可能与静脉给药治疗恶性高热有关。

【妊娠期安全等级】 C。

【禁忌与慎用】 1. 必须利用强直以维持体位或功能的患者，或者患有急性肌痉挛、活动性肝病的患者均应禁用本品。

2. ＜5 岁的儿童口服本品的安全性尚未确定。

3. 有可能怀孕的妇女不应使用本品，除非可能的利大于弊。

4. 本品可分泌到乳汁中，哺乳期妇女不应使用本品。

5. 患有心、肺疾患的患者应慎用，病情严重者应禁用。

【药物相互作用】 1. 在使用维拉帕米的同时静脉给予本品，可导致严重高钾血症和心肌抑制。

2. 乙醇或其他中枢抑制药可增强本品的中枢神经系统的不良反应。

3. 合用雌激素可能增加肝脏受损的可能性。

【剂量与用法】 1. 肌强直　成人开始口服 25 mg/日，每隔 4～7 d 增加一次剂量，约在 7 周内将剂量逐渐增至最大剂量 100 mg，4 次/日，或者增至所期望的疗效已经出现。给药 4～7 周如未见明显疗效应停药。美国规定儿童开始口服 0.5 mg/kg，1 次/日，逐渐加量，直至 2 mg/kg，3 次/日；英国则不主张儿童使用此药。

2. 恶性高热　开始 1 mg/kg，快速静脉注射，必要时可重复，直至总用量达到 10 mg/kg 为止，同时配合支持疗法。也可口服 1～2 mg，4 次/日，直至危象被阻止已达 3 d；还可采用同样的方法于手术前用药 1～2 d，对有可能发生恶性高热的患者可起到预防作用。此外，还可在打算施行全麻之前 75 min 开始静脉滴注本品 2.5 mg/kg，持续给药 60 min，也能产生预防作用。在麻醉和手术期间，如已观察到恶性高热的征象，可进一步使用上法治疗。

3. 本品注射用粉针 20 mg 需加入 60 ml 注射用水溶解，不能使用 5%葡萄糖注射液、0.9%氯化钠注射液及其他酸性注射液溶解。

4. 本品注射用混悬剂每支需加入注射用水 5 ml，充分混匀后，静脉推注，最小剂量为 1 mg/kg，如症状无好转，继续静脉推注本品，累积剂量可达 10 mg/kg。预防手术中恶性高热，剂量为 2.5 mg/kg，至少经 1 min 静脉推注。在手术前至少 75 min 给予。

5. 文献报道　①有效地治愈了几例神经阻滞剂恶性综合征；②成功地治愈了 1 例苯乙肼严重超量所致暴发性过度代谢反应；③术前用药，可明显减轻术中使用琥珀胆碱所致肌肉成束反应并减轻术后肌痛的发生率。不过，这些疗法尚未获得美国 FDA 认可。

【用药须知】 用药期间，如只观察到肝功能异常而未见疗效，应停药；如主要的疗效已经出现，仍应继续给药或重新开始用药。

【制　剂】 ① 胶囊剂：25 mg；50 mg；100 mg。②注射剂(粉)：20 mg。③注射用混悬液：250 mg。

【贮藏】 密封保存于 15～30 ℃。

3.3.3　神经肌肉阻滞药

又称外周作用肌松药，可使骨骼肌达到完全松弛，有利于外科手术顺利施行。按其作用方式，其下又可分为：(1)竞争性(非去极化)阻滞药：本组药物进入机体后，在神经肌肉接头的运动终板上与乙酰胆碱竞争而占据胆碱受体，使乙酰胆碱不能与受体结合，而与受体结合的本组药物并不产生“去极化”作用(乙酰胆碱有此作用)，因而使肌肉不能收缩而趋于松弛，抗胆碱酯酶药可与之对抗；(2)去极化阻滞药：这类药物也能与受体结合，产生去极化作用，开始作用强，出现肌肉束状震颤，由于其去极化作用时间较乙酰胆碱持久，使受体对乙酰胆碱的反应性降低，导致肌肉兴奋后而转为松弛，抗胆碱酯酶药不能与之拮抗。

筒箭毒碱

(tubocurarine)

本品为一种双苄基异喹啉生物碱。存在于防己科植物中，为筒箭毒的主要有毒成分之一。

【CAS】 57-95-4

【ATC】 M03AA02

【理化性状】 1. 本品水中的溶解度为 50 mg/ml(22 ℃)，易溶于甲醇、乙醇，不溶于吡啶、三氯甲烷、苯、丙酮。

2. 化学名：6，6′-Dimethoxy-2，2，2′，2′-tetra-

methyltubocuraran-2,2′-diium-7′,12′-diol

3. 分子式：$C_{37}H_{41}N_2O_6$

4. 分子量：609.73

5. 结构式

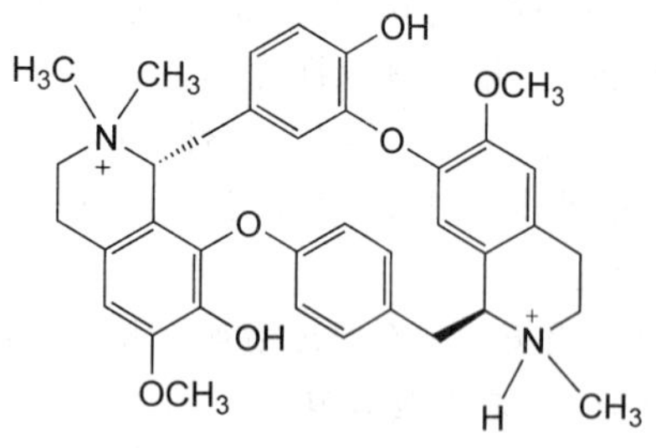

氯筒箭毒碱
(tubocurarine chloride)

别名：氯化筒箭毒碱、管箭毒碱、Curarin、Tubarine、d-Tubocurarine Chloride

本品为非去极化神经肌肉阻滞药，为(+)-筒箭毒碱的氯化物。

〖CAS〗 57-94-3(anhydrous tubocurarine chloride)；6989-98-6(tubocurarine chloride pentahydrate)

〖理化性状〗 1. 本品为白色或淡黄白色至灰白色，结晶性粉末。溶于水(1∶20)，溶于乙醇(1∶45)。

2. 化学名：(+)-7′, 12′-Dihydroxy-6, 6′-dimethoxy-2, 2′, 2′-trimethyltubocuraranium dichloride pentahydrate

3. 分子式：$C_{37}H_{42}Cl_2N_2O_6 \cdot 5H_2O$

4. 分子量：771.7

【药理作用】 本品为竞争性烟碱样受体拮抗药，能与运动终板上的烟碱样受体相结合，阻止乙酰胆碱对运动终板膜所起的除极作用，使骨骼肌松弛。首先由眼部开始，继而肢体、颈部、躯干，最后达到肋间肌松弛，出现腹式呼吸。剂量过大会抑制膈肌，使膈肌全部麻痹。本品对神经节及肾上腺髓质有一定的阻断作用，从而引起血压下降和心率减慢。如果静脉注射过快，可引起组胺释放，会出现血压下降、支气管痉挛、支气管腺体及唾液腺分泌增多。本品可使凝血功能减退。

【体内过程】 1. 静脉注射单剂常用量本品后，迅速产生肌肉松弛作用，2～5 min 内作用最强；肌内注射后，松弛作用可能在 10～25 min 内开始。静脉注射单剂量后就足以产生完全的松弛作用，持续 25～90 min。本品有 40%～45%与血浆蛋白结合，透过胎盘的药量很小。

2. 注射进入体内的药物，33%～75%以原药随尿液排出；约 11%进入胆汁；约 1%在肝内脱甲基，其代谢产物亦进入胆汁。

【适应证】 1. 使进行外科、产科和耳科全麻手术达到肌肉完全松弛。

2. 为气管插管和内镜插管提供帮助。

3. 缓解破伤风的肌痉挛和惊厥。还可用于狂犬病或士的宁中毒。

4. 诊断肌无力。因具有一定的危险性，仅在其他诊断难以确定时才使用本品进行试验。

【不良反应】 1. 过快静脉注射本品，或超剂量，或多剂量，均可继组胺释放和神经节阻断之后出现低血压，组胺释放可导致过多流涎，注射部位出现风团并发热。还可引起支气管痉挛或其他过敏症状。神经节被阻断则可导致胃肠活动和张力减弱。长时间的呼吸暂停是超剂量的严重后果。

2. 可能发生过敏反应。

3. 在采取头低脚高位进行手术中，可能使胃内容物流入气道。

4. 偶可引起恶性高热。

【妊娠期安全等级】 D。

【禁忌与慎用】 1. 对本品过敏和组胺释放的患者以及重症肌无力患者禁用。

2. 呼吸抑制，心、肺、肝功能不全(或异常征象)和内分泌功能低下者均应慎用。

【药物相互作用】 1. 利多卡因、普鲁卡因胺、奎尼丁、维拉帕米和镁均可增强本品的神经肌肉阻滞作用，甚至导致呼吸抑制和窒息。

2. 某些抗感染药物可增强本品的神经肌肉阻滞作用，最常涉及的有氨基糖苷类、林可胺类、多黏菌素类和两性霉素 B，其次还有四环素类。

3. 抗胆碱酯酶药物如新斯的明和依酚氯胺对本品有拮抗作用。

4. 抗癫痫药如卡马西平和苯妥英可使患者对本品产生耐药性。

5. 吗啡、氯胺酮可以增强本品的神经肌肉阻滞作用。

6. 与其他肌松药合用可增强肌松作用。

7. 氟烷、恩氟烷、异氟烷和七氟烷均可增强本品的肌松作用。

【剂量与用法】 1. 本品常在 1～1.5 min 内静脉注射，婴儿和其他不能进行静脉注射的患者可肌内注射与静脉注射相同的用量。

2. 给药必须个体化。肝功能不全患者可能需要高于功能正常患者的用量。

3. 作为全身麻醉的辅助用药，成人一般开始静脉注射 6～9 mg；必要时，可在 3～5 min 后再给予 3～4.5 mg；如需延长肌松作用，可再给 3 mg。一般情况下，可按 0.165 mg/kg 计算。作用持续时间为

20～40 min。当吸入乙醚或甲氧氟烷作全麻时，本品仅用常用量的 1/3；吸入环丙烷时则仅用常用量的 1/5。

4. 辅助电休克可缓慢静脉注射 0.165 mg/kg，辅助通气则用 0.0165 mg/kg。

5. 诊断重症肌无力可给予 0.004 ～ 0.033 mg/kg，如用药后明显的肌无力症状持续存在，应给予拮抗药。严密观察可能出现的呼吸抑制。

6. 儿童用量为 0.045 mg/kg，新生儿和早产儿则仅用 0.02～0.025 mg/kg，随后的补充剂量为开始剂量的 20%。

【用药须知】 1. 应准备好急救药品和器械。如出现长时间的呼吸暂停，应尽快给氧和气管插管，直至自主呼吸已充分恢复为止。此外，还可使用新斯的明或依酚氯铵抢救，同时合用硫酸阿托品。

2. 本品主要随尿液排出，肾功能不全患者使用剂量应低于常用量。

3. 烧伤患者对本品耐药，应根据具体情况适当增加剂量。

4. 如发生严重低血压，应予补充液体，并慎用升压药。应使患者保持有利于静脉回流的体位。

5. 在使用神经肌肉阻滞药之前先给予抗组胺药，在阻止发生哮喘或支气管痉挛方面具有明显作用。

6. 呼吸性酸中毒和低钾血症可使本品的药效增强。体温升高可增强去极化神经肌肉阻滞药的作用，反之则见减弱。

7. 所有神经肌肉阻滞药均不可与碱性溶液（如硫喷妥钠）配伍。

8. 合用卤化吸入全麻药时，本品应适当减量。

9. 给本品前先用适量阿托品，可防止过多流涎。

10. 肝功能不全患者能对抗本品的作用，用量应适当增加。

【制剂】 注射液：3 mg/ml。

【贮藏】 贮于 15～30 ℃，避免冰冻。

泮库溴铵
(pancuronium bromide)

别名：潘龙、本可松、潘克罗宁、潘佛隆、巴活朗、Pavulon、Pavolne、Mioblock

本品为合成的非去极化神经肌肉阻滞药。

【CAS】 15500-66-0

【ATC】 M03AC01

【理化性状】 1. 本品为白色或乳白色结晶，或结晶性粉末。微溶于水和丙酮，略溶于乙醇。

2. 化学名：1，1′-（3α，17β-Diacetoxy-5α-androstan-2β，16β-ylene）bis（1-methylpiperidinium）dibromide

3. 分子式：$C_{35}H_{60}Br_2N_2O_4$

4. 分子量：732.7

5. 结构式

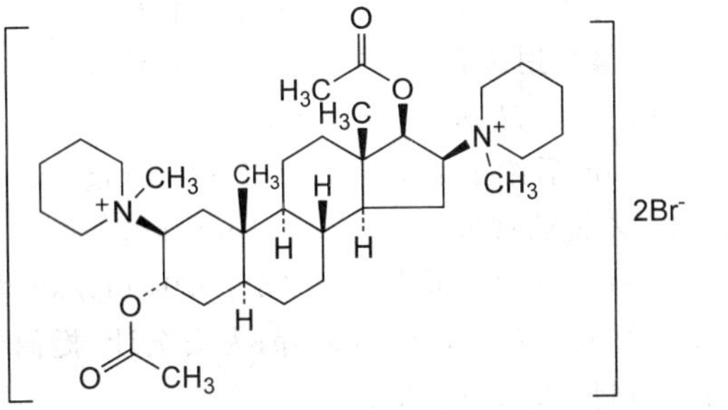

【药理作用】 1. 本品的药理作用与氯筒箭毒碱相同，其肌松作用为氯筒箭毒碱的 8～10 倍。作用持续时间约为 1 h。

2. 与氯筒箭毒碱不同的是，本品没有神经节阻断作用。

3. 本品虽具有甾的结构，但无激素作用。

【体内过程】 1. 静脉注射本品 0.06 mg/kg 后，在 2～3 min 内即可达到适合内镜插管的肌肉松弛程度。使用剂量 0.06 mg/kg 后，其骨骼肌松弛作用于 35～45 min 开始减弱。本品约有 80% 与血浆蛋白结合，而主要是与 γ 球蛋白结合。

2. 血药浓度以三期方式下降。正常成人的终末 $t_{1/2}$ 约为 2 h，肝和（或）肾功能不全患者的 $t_{1/2}$ 可能延长。小量的药物在肝内代谢成微具肌松作用的代谢物，大部分以原药随尿液排出。

【适应证】 1. 参见氯筒箭毒碱。

2. 本品可控制苏醒期寒战。

3. 用于蛇咬后的肌痉挛和角弓反张。

【不良反应】 1. 参见氯筒箭毒碱。

2. 可能发生心动过速和血压升高。

3. 本品无或仅有极低的组胺释放，因而过敏反应相对较少，但心动过缓、低血压、支气管痉挛和其他心血管虚脱症状仍有发生。

4. 本品虽可引起恶性高热，但见于文献报道者仅 1 例。

【妊娠期安全等级】 C。

【禁忌与慎用】 1. 参见氯筒箭毒碱。

2. 儿茶酚胺的血浓度高或正在接受拟交感神经药物的患者应禁用或慎用。

3. 肾功能衰竭患者禁用。

4. 妊娠期妇女使用本品的安全性尚未确立，医师应权衡对妊娠期妇女的利弊，决定是否应用。

5. 尚未明确本品是否可分泌到乳汁中，哺乳期妇女慎用。如确需使用，应暂停哺乳。

【药物相互作用】 1. 参见氯筒箭毒碱中的第"1、2、3、6、7"项。

2. 与恩氟烷合用后，神经肌肉功能恢复的时间比使用其他吸入麻醉药要延迟一些。

3. 樟磺咪芬可增强本品的肌松作用。

【剂量与用法】 1. >1 个月的儿童和成人开始可静脉注射本品 0.06～0.1 mg/kg，如有必要，可于 30～60 min 后给予维持剂量 0.02～0.1 mg/kg。

2. 内镜插管可用 0.06～0.1 mg/kg。

3. 新生儿开始可给予 0.03～0.04 mg/kg，如有必要可补充 0.01～0.02 mg/kg；为安全计，提倡先给予试验剂量 0.02 mg/kg。

【用药须知】 参见"氯筒箭毒碱"中的第"1、2、5、6、7、8、9"项。

【制剂】 注射液：1 mg/ml；2 mg/ml。

【贮藏】 避光贮于 2～8 ℃。

苯磺酸阿曲库铵

(atracurium besilate)

别名：阿曲可宁、卡肌宁、Tracrium

本品为短或中等时效非去极化神经肌肉阻滞药。

【CAS】 64228-81-5

【ATC】 M03AC04

【理化性状】 1. 本品为白色至米色固体。含不少于 5.0%也不多于 6.5%的反-反异构体，不少于 34.5%也不多于 38.5%的顺-反异构体，和不少于 55.0%也不多于 60.0%的反-反异构体。

2. 化学名：2，2′-(3，11-Dioxo-4，10-dioxatridecamethylene) bis (1，2，3，4-tetrahydro-6，7-dimethoxy-2-methyl-1-veratryl-isoquinolinium) di (ben-zenesulphonate)

3. 分子式：$C_{53}H_{72}N_2O_{12} \cdot 2C_6H_5O_3S$

4. 分子量：1243.5

5. 结构式

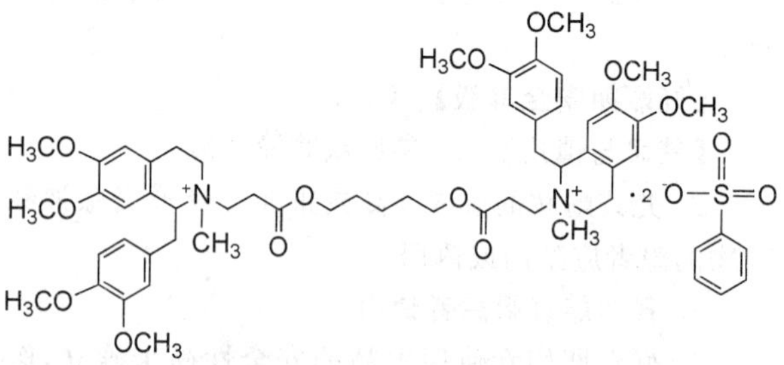

【药理作用】 参见氯筒箭毒碱。

【体内过程】 1. 静脉注射本品 0.4～0.5 mg/kg 后约 2 min 开始起效，作用持续 15～30 min。正常成人在给予单剂量 0.3 或 0.6 mg/kg 后，其分布容积平均为 160 ml/kg(120～188 ml/kg)。本品约有 82%与血浆蛋白结合，其透过胎盘的药量很小。

2. 本品的血浆浓度以双相方式下降。平均 $t_{1/2\alpha}$ 为 2～3.4 min，平均 $t_{1/2\beta}$ 为 20 min。其代谢产物 *N*-甲四氢罂粟碱的消除 $t_{1/2}$ 为 3 h。大部分本品以代谢物形式分别在 5 h 和 7 h 内经尿和胆汁排出。肝肾功能正常的患者对本品的清除率为 5.1～6.1 ml/(kg·min)，肾功能不全患者为 6.3～6.7 ml/(kg·min)。

【适应证】 1. 使进行外科、产科和耳科全麻手术达到肌肉完全松弛。

2. 为气管插管和内镜插管提供帮助。

3. 缓解破伤风的肌痉挛和惊厥。还可用于狂犬病或士的宁中毒。

4. 尤其适用于肝、肾功能不全患者。

【不良反应】 1. 参见氯筒箭毒碱"不良反应"中的第"1、2、3"项。

2. 偶见心血管反应如心率和血压的改变，但一般轻微且短暂。

3. 严重的不良反应可能与 *N*-甲四氢罂粟碱有关。

4. 与卤化吸入麻醉药合用可能导致恶性高热。

5. 与氯筒箭毒碱截然不同的是，体温降低可使本品作用增强。

6. 仅有 0.001%接受本品的患者出现心搏骤停。

7. 少数患者，特别是具有心血管病史者可能发生必须治疗的低血压。

【妊娠期安全等级】 C。

【禁忌与慎用】 1. 参见氯筒箭毒碱。

2. 对本品过敏者禁用。

3. 妊娠期妇女使用本品的安全性尚未建立，妊娠期妇女仅在利大于弊的情况下方可使用。

4. 尚未明确本品是否可分泌到乳汁中，哺乳期妇女慎用。如确需使用，应暂停哺乳。

【药物相互作用】 参见氯筒箭毒碱中的"2、6、7"项。

【剂量与用法】 1. 成人与年龄>1 个月的儿童开始静脉注射 0.3～0.6 mg/kg，如有必要再给予 0.08～0.2 mg/kg。

2. 对心血管疾病患者开始用药应在 1 min 内缓慢静脉注射。

3. 合用卤化吸入麻醉药，低体温患者(如接受心肺体外循环的患者)的用量应酌减。

4. 肝、肾功能不全患者可以给予常用量。

【用药须知】 1. 参见氯筒箭毒碱中的第“1、3、4、5、7”项。

2. 大剂量使用本品较易引起组胺释放，故应严密观察过敏反应的表现。

【制剂】 注射液：10 mg/ml。

【贮藏】 避光贮于 2～8 ℃。

苯磺酸顺阿曲库铵

(cisatracurium besilate)

本品为中时效非去极化神经肌肉阻滞药。阿曲库铵有 10 个光学异构体，本品乃其中之一。

【CAS】 96946-42-8

【ATC】 M03AC11

【理化性状】 1. 化学名：(1*R*, 1′*R*, 2*R*, 2′*R*)-2, 2′-(3, 11-Dioxo-4, 10-dioxatridecamethylene) bis (1, 2, 3, 4-tetrahydro-6, 7-dimethoxy-2-methyl-1-veratrylisoquinolinium) dibenzenesulfonate

2. 配伍禁忌：神经肌肉阻滞剂，通常和碱性溶液不相容，例如巴比妥类的硫喷妥钠。不应使用同一只针筒或同一个针头给予神经肌肉阻滞剂和其他药物。

厂家声明顺阿曲库铵与酮咯酸氨丁三醇或丙泊酚乳剂存在配伍禁忌；此外，含有 5% 的葡萄糖的乳酸林格注射液或乳酸林格液不宜用于稀释要滴注的顺阿曲库铵。

3. 稳定性：在一项稳定性研究中，2 mg/ml 或 10 mg/ml 浓度的顺阿曲库铵(苯磺酸盐)贮藏在原装玻璃瓶 4 ℃下无论是否避光可稳定保存至少 90 d；贮藏在 23 ℃ 的类似溶液可稳定保存至少 45 d。2 mg/ml 的溶液 4 ℃或 23 ℃贮藏在塑料注射器中可稳定保存至少 30 d。0.1 mg/ml，2 mg/ml 或 5 mg/ml 的溶液于 5%葡萄糖注射液或 0.9%氯化钠注射液在 PVC 袋中 4 ℃下可稳定保存至少 30 d；5 mg/ml 溶液在 23 ℃也可稳定保存至少 30 d。

【简介】 本品作用强度为苯磺酸阿曲库铵的 4 倍。其 ED_{95} 为 0.05 mg/kg。本品对植物神经的作用弱，无心血管不良反应。其药动学类似苯磺酸阿曲库铵，不释放组胺。静脉注射 2 倍 ED_{95} 量 5 min 起效，时效 45 min。增大至 4 和 8 倍 ED_{95} 量，其起效时间缩短为 2～3 min，时效分别延长至 70 和 90 min。消除 $t_{1/2}$ 为 23 min，清除率为 5 ml/(kg · min)，无蓄积现象。其肌松作用可被新斯的明逆转，使恢复指数由原来的 14 min 缩短至 3 min。和苯磺酸阿曲库铵一样，也靠霍夫曼消除，产生 *N*-甲四氢罂粟碱。本品的作用比阿曲库铵强，用量相对减少。又本品不经酶水解，因此，产生的 *N*-甲四氢罂粟碱比苯磺酸阿曲库铵低。

维库溴铵

(vecuronium bromide)

别名：诺科隆、溴化万科罗宁、万可松、Norcuron、Musculax

本品为非去极化神经肌肉阻滞药。

【CAS】 50700-72-6

【ATC】 M03AC03

【理化性状】 1. 本品为白色或乳白色结晶，或结晶性粉末。微溶于水和丙酮，略溶于乙醇。

2. 化学名：1-(3α, 17β-Diacetoxy-2β-piperidino-5α-androstan-16β-yl)-1-methylpiperidinium bromide

3. 分子式：$C_{34}H_{57}BrN_2O_4$

4. 分子量：637.7

5. 结构式

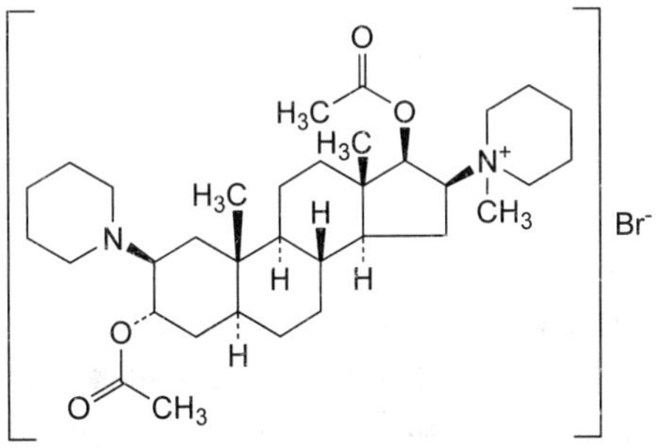

6. 配伍禁忌：含有本品 1 mg/ml 的溶液和呋塞米存在明显的不相容性。

神经肌肉阻滞剂，通常和碱性溶液不相容，例如巴比妥类的硫喷妥钠。不应使用同一只针筒或同一个针头给予神经肌肉阻滞剂和其他药物。

【药理作用】 参见泮库溴铵。

【体内过程】 1. 静脉注射后 1.5～2 min 开始起效，作用持续时间 20～30 min，个体间存在差异。本品约有 60%～90%与血浆蛋白结合。透过胎盘的药量很小。

2. 本品和苯磺阿曲库铵一样，其血浆浓度也以双相方式下降，$t_{1/2\alpha}$ 为 3.3～9 min，$t_{1/2\beta}$ 为 31～80 min。本品部分在肝内代谢，大部分原药和代谢物经胆汁随粪便排出，小部分随尿液排出。肾功能正常的患者对本品的清除率为 2.9～6.4 ml/(kg · min)，肾功能不全患者为 2.5～4.5 ml/(kg · min)，肝功能异常者为 0.79～2.7 ml/(kg · min)。

【适应证】 参见氯筒箭毒碱中的第“1、2、3”项。

【不良反应】 1. 与其他非去极化神经肌肉阻滞药相比，本品具有最低的组胺释放作用。

2. 仅有很轻微的心血管反应。

3. 本品对处于低体温患者的肌松作用增强。

4. 烧伤患者对本品耐药。

5. 长时间大量滴注本品可能引起肌无力延迟出现，这固然与大量用药有关，也涉及其代谢物3-去乙酰维库溴铵。

6. 参见氯筒箭毒碱。

【妊娠期安全等级】 C。

【禁忌与慎用】 1. 对本品过敏者禁用。

2. 肝、肾功能不全者禁用或慎用。

【药物相互作用】 参见氯筒箭毒碱中的第"1、2、3、6、7"项。

【剂量及用法】 1. 为便于插管可静脉注射本品0.08～0.1 mg/kg。

2. 用于其他方面有时须使用较高剂量(0.15～0.3 mg/kg)。

3. 用于剖宫产或新生儿手术的剂量不应超过0.1 mg/kg。

4. 必要时给予维持剂量0.02～0.03 mg/kg或0.01～0.015 mg/kg。

5. 维持剂量也可以滴注本品0.05～0.08 mg/(kg·h)，但必须事先静脉推注本品0.04～0.1 mg/kg。

6. 对正在减肥的患者，其用量酌减。

7. >5个月的儿童可使用成人用量；不过，>1岁的儿童对本品可能具有更快的效应，用于插管的剂量应低于成人。新生儿或<5个月的儿童开始应给予试验剂量0.01～0.02 mg/kg，依据反应情况继续给药。

8. 合用吸入全麻药时，本品应适量减量。

【用药须知】 参见氯筒箭毒碱中的第"1、2、5、6、7"项。

【制剂】 注射剂(粉)：4 mg；10 mg。

【贮藏】 避光，防潮贮于15～30 ℃。

哌库溴铵

(pipecuronium bromide)

别名：溴哌雄醋酯、哌可松、阿端、Pipecurium Bromide、Arduan

本品为长效非去极化神经肌肉阻滞药。

【CAS】 52212-02-9 (anhydrous pipecuronium bromide)；68399-57-5 (pipecuronium bromide dihydrate)

【ATC】 M03AC06

【理化性状】 1. 化学名：1,1,1′,1′-Tetramethyl-4,4′-(3α,17β-diacetoxy-5α-androstan-2β,16β-diyl)dipiperazinium dibromide

2. 分子式：$C_{35}H_{62}Br_2N_4O_4$

3. 分子量：762.7

4. 结构式

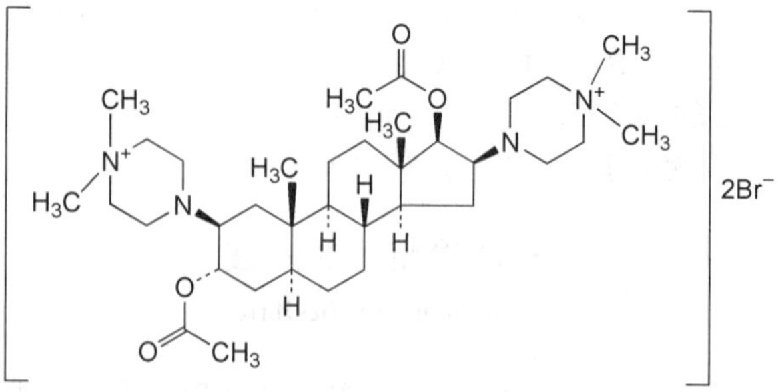

【药理作用】 1. 参见氯筒箭毒碱。

2. 组胺释放作用不明显。

3. 几乎无迷走或交感作用。

【体内过程】 静脉注射后2～3 min起效，作用持续时间30～120 min。本品主要(约85%)随尿液排出。

【适应证】 参见氯筒箭毒碱。尤其适用于心血管疾病患者。

【不良反应】 1. 参见泮库溴铵。

2. 心血管系统的不良反应不明显，其他方面尚罕见报道。

【妊娠期安全等级】 C。

【禁忌与慎用】 1. 参见氯筒箭毒碱。

2. 对本品过敏者禁用。

3. 肾功能衰竭患者禁用。

4. 妊娠期妇女使用本品的安全性尚未建立，妊娠期妇女使用应权衡利弊。

5. 尚未明确本品是否可分泌到乳汁中。

6. 老年人用药的起效时间比成年人延迟50%，但药效持续时间没有区别。

【药物相互作用】 1. 卤化吸入全麻药可增强本品的肌松作用。

2. 参见氯筒箭毒碱。

【剂量与用法】 1. 成人开始静脉注射0.05～0.085 mg/kg，重复可给起始剂量的1/4，不超过1/3～1/2。

2. 合用吸入全麻药时应减量。

3. Ccr < 40 ml/min时，使用剂量应减至<0.04 mg/kg。

4. 儿童用量建议为0.08～0.09 mg/kg，新生儿用量建议为0.05～0.06 mg/kg。以上剂量在外科手术中临床时效为25～35 min，必要时追加初始剂量的1/3，可延长25～35 min的肌松效应。由于个体差异大，建议使用外周神经刺激器检测肌松情况。必要时可使用新斯的明或阿托品拮抗肌松作用。

【用药须知】 1. 参见氯筒箭毒碱中的第"1、7、8"项。

2. 体温过低可以延长本品的作用时间。

3. 低血钾、洋地黄中毒、利尿治疗、高镁血症、低钙血症、低蛋白血症、脱水、酸中毒、高碳酸血症和恶病质可以加强或延长本品的作用。

4. 手术时间少于 90 min 或可能延长呼吸机使用时间的重症患者不推荐使用本品。

5. 本品可缩短部分凝血活酶时间和凝血酶原时间。

【制剂】 注射液：10 mg/5 ml；20 mg/10 ml。

【贮藏】 避光贮于 2～8 ℃。

罗库溴铵
(rocuronium bromide)

别名：爱可松、Esmeron、Zemuron

本品为非去极化神经肌肉阻滞药。

【CAS】 119302-91-9

【ATC】 M03AC09

【理化性状】 1. 本品为米色或灰黄色，稍易吸湿性粉末。易溶于水和无水乙醇。1%水溶液的 pH 为 8.9～9.5。

2. 化学名：1-(17β-Acetoxy-3α-hydroxy-2β-morpholino-5α-androstan-16β-yl)-1-allylpyrrolidinium bromide

3. 分子式：$C_{32}H_{53}BrN_2O_4$

4. 分子量：609.7

5. 结构式

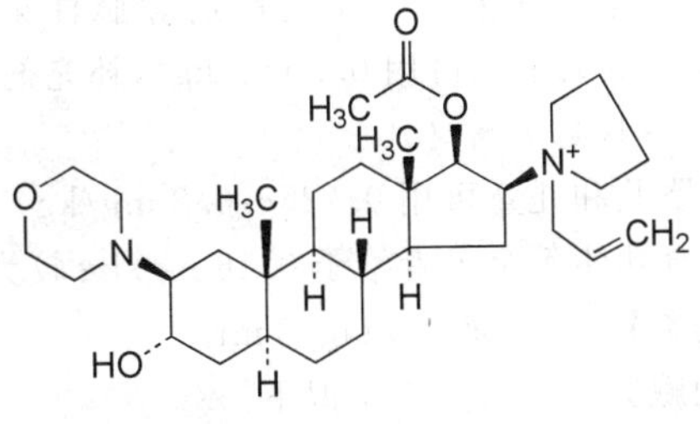

【药理作用】 参见氯筒箭毒碱。

【体内过程】 1. 静脉注射后 1～2 min 起效，作用持续 30～50 min。

2. 其血药浓度呈现三室模型。起始分布期的 $t_{1/2}$ 为 1～2 min，继为较缓慢的分布期，其 $t_{1/2}$ 为 14～18 min。约有 30%药物与血浆蛋白结合。

3. 消除 $t_{1/2}$ 约为 1.4 h。24 h 内随尿液排出的药物占 30%，其余大部分经代谢后随胆汁排出。

【适应证】【不良反应】【药物相互作用】【用药须知】 参见氯筒箭毒碱。

【妊娠期安全等级】 C。

【禁忌与慎用】 1. 参见氯筒箭毒碱。

2. 妊娠期妇女使用本品的安全性尚未建立，妊娠期妇女使用应权衡利弊。

3. 尚未明确本品是否可分泌到乳汁中，哺乳期妇女使用应权衡利弊。

4. 患有胆道疾病、重度肝功能不全和肾功能衰竭的患者慎用。

【剂量与用法】 1. 成人开始静脉注射 0.6 mg/kg，维持剂量为 0.15 mg/kg(静脉注射)；也可以滴注方式维持肌肉松弛，其剂量为 0.3～0.6 mg/(kg·h)。

2. 婴儿或>1 个月的儿童亦可给予与成人相似的剂量，维持用药的次数可能更多一些。

3. 与卤化吸入全麻药合用，剂量酌减。

4. 肝、肾功能不全者应调整剂量。

【制剂】 注射液：50 mg/5 ml；100 mg/10 ml。

【贮藏】 避光贮于 2～8 ℃。

戈拉碘铵
(gallamine triethiodide)

别名：弛肌碘、三碘季铵酚、Flaxedil、Relaxan

为非去极化神经肌肉阻滞药。

【CAS】 153-76-4 (gallamine)；65-29-2 (gallamine triethiodide)

【ATC】 M03AC02

【理化性状】 1. 本品为白色，易潮湿的无臭非结晶性粉末。极易溶于水，略溶于乙醇，极微溶于三氯甲烷，2%的水溶液的 pH 为 5.3～7.0。

2. 化学名：2,2′,2″-(Benzene-1,2,3-triyltrioxy)tris(tetraethylammonium) tri-iodide

3. 分子式：$C_{30}H_{60}I_3N_3O_3$

4. 分子量：891.5

5. 结构式

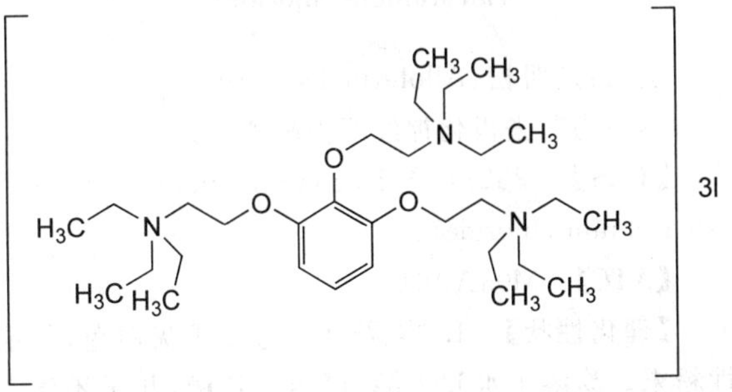

【药理作用】 与氯筒箭毒碱相似，但其作用较弱，本品 80 mg 与氯筒箭毒碱 15 mg 等效。

【体内过程】 静脉注射后迅速起效，3 min 内可达最高效应，作用持续时间约为 15～20 min，药物可分布到体内各种组织中，不被代谢而随尿液排出。

【适应证】【药物相互作用】【用药须知】 参见氯筒箭毒碱。

【不良反应】 1. 常见心动过速，偶有血压升高。

2. 与氯筒箭毒碱相比，其组胺释放作用虽较弱，但仍有过敏反应的报道。给予本品 1 ml/kg，约有 50% 患者的每分钟呼吸量（RMV）下降，给予 1.5 ml/kg，RMV 下降者则上升为 75%。

3. 参见氯筒箭毒碱。

【妊娠期安全等级】 C。

【禁忌与慎用】 1. 对本品或其他含碘药物过敏者禁用。

2. 重症肌无力患者禁用。

3. 有心动过速或高血压病史者慎用或禁用。

4. 肾功能不全或处于休克状态的患者禁用。

5. 妊娠期妇女使用本品的安全性尚未建立。

6. 尚未明确本品是否可分泌到乳汁中，哺乳期妇女使用应权衡利弊。

7. 参见氯筒箭毒碱。

【剂量与用法】 1. 为安全计，开始静脉注射本品 20 mg 作为试验剂量；成人首剂常用 80～120 mg，必要时，补充 20～40 mg，儿童的剂量为 1.5 mg/kg，新生儿为 0.6 mg/kg。

2. 也可采用低剂量逐步给药，成人首剂静脉注射 1 mg/kg，最高剂量可达 100 mg；如有必要，30～40 min 后可补充 0.5～1 mg/kg。

3. 本品可供肌内注射，还可适量配合玻璃酸酶。

4. 合用乙醚时本品应减量 40%，合用甲氧氟烷或环丙烷减量 20%。

【制剂】 注射液：20 mg/ml。

【贮藏】 避光，贮于阴凉处。

阿库氯铵
(alcuronium chloride)

别名：爱肌松、Alloferin、Dialferin

本品为非去极化神经肌肉阻滞药。

【CAS】 23214-96-2（alcuronium）；15180-03-7（alcuronium chloride）

【ATC】 M03AA01

【理化性状】 1. 本品为白色或浅灰白色，结晶性粉末。易溶于水和甲醇，可溶于乙醇，几乎不溶于环己烷。

2. 化学名：*NN′*-Diallylbisnortoxiferinium dichloride

3. 分子式：$C_{44}H_{50}Cl_2N_4O_2$

4. 分子量：737.8

5. 结构式

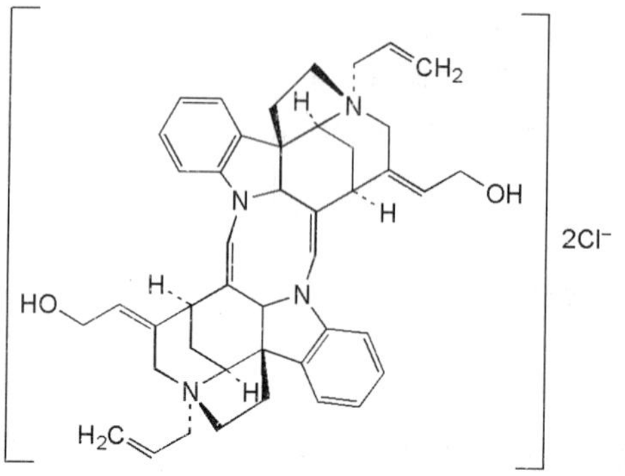

【药理作用】 参见氯筒箭毒碱，其效应较之强 1.5～2 倍。

【体内过程】 静脉注射后 30 s 即可起效，作用持续时间为 20～30 min。广泛分布，不被代谢，主要随尿其次经胆汁排出。其清除 $t_{1/2}$ 约为 3 h。

【适应证】【药物相互作用】【用药须知】 参见氯筒箭毒碱。

【不良反应】 1. 与氯筒箭毒碱相比，其组胺释放作用虽较弱，但仍有过敏反应的报道。

2. 参见氯筒箭毒碱。

【妊娠期安全等级】 C。

【禁忌与慎用】 1. 对本品过敏者禁用。

2. 肾功能不全者慎用。

3. 妊娠期妇女使用本品的安全性尚未建立。

4. 尚未明确本品是否可分泌到乳汁中，哺乳期妇女使用应权衡利弊。

5. 参见氯筒箭毒碱。

【剂量与用法】 1. 成人首剂静脉注射 0.2～0.25 mg/kg（大手术可用 0.3 mg/kg），补充剂量为首剂的 1/6～1/4。

2. 婴儿和儿童可用 0.125～0.2 mg/kg。

3. 肾功能不全患者给予 0.16 mg/kg 较为合适。

【制剂】 注射液：10 mg/2 ml。

【贮藏】 避光，贮于室温下。

多库氯铵
(doxacurium chloride)

别名：杜什氯铵、Nuromax

本品为长效去极化神经肌肉阻滞药。

【CAS】 133814-18-3（doxacurium）；106819-53-8（doxacurium chloride, meso isomer）；83348-52-1（doxacurium chloride, total racemate）

【ATC】 M03AC07

【理化性状】 1. 化学名：A mixture of the (1*R*, 1′*S*, 2*S*, 2′*R*), (1*R*, 1′*R*, 2*S*, 2′*S*), and (1*S*, 1′*S*,

2R，2′R）stereoisomers（a meso isomer and two enantiomers respectively）of1，1′，2，2′，3，3′，4，4′-octahydro-6，6′，7，7′，8，8′-hexamethoxy-2，2′-dimethyl-1，1′-bis（3，4，5-trimethoxybenzyl）-2，2′-[butanedioyl-bis（oxytrimethylene）] di-isoquinolinium dichloride

2. 分子式：$C_{56}H_{78}Cl_2N_2O_{16}$

3. 分子量：1106.1

4. 结构式

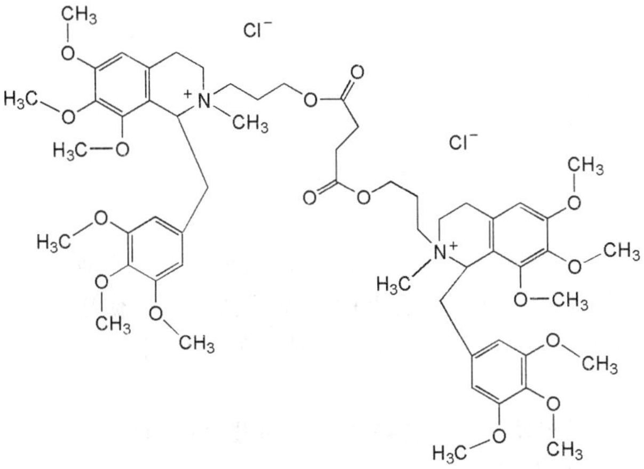

【药理作用】 参见氯筒箭毒碱。属双季铵苄喹啉类。其作用强度是非去极化神经肌肉阻滞药中最强的一种。

【体内过程】 本品静脉注射后约 5 min 起效，作用持续时间为 100 min。不被代谢，主要随尿和极少随粪便排出。其消除 $t_{1/2}$ 为 2 h。

【适应证】 参见氯筒箭毒碱。

【不良反应】 1. 几乎没有组胺释放作用。

2. 对心血管的不良反应很轻微。

【妊娠期安全等级】 C。

【禁忌与慎用】 1. 对本品过敏者禁用。

2. 妊娠期妇女使用本品的安全性尚未建立，妊娠期妇女使用应权衡利弊。

3. 尚未明确本品是否可分泌到乳汁中，哺乳期妇女慎用。如确需使用，应暂停哺乳。

4. 参见氯筒箭毒碱。

【药物相互作用】 参见氯筒箭毒碱。

【剂量与用法】 1. 成人首剂给予静脉注射 0.05 mg/kg；维持剂量为 0.005～0.01 mg/kg。较长时间的手术可给予 0.08 mg/kg，3.5 min 起效，作用可持续 2.5～3 h。

2. 气管插管可用 0.05～0.06 mg/kg。

3. 肾功能不全患者用药后，其作用持续时间与肾功能正常者相比，差异并不明显。

【用药须知】 1. 参见氯筒箭毒碱。

2. ED_{95} 为 0.025～0.03 mg/kg。

3. 剂量个体化，儿童、老年人、体弱者剂量酌减。

【制剂】 注射液：5 mg/5 ml。

【贮藏】 避光贮于室温。

氯二甲箭毒

(dimethyltubocurarine chloride)

别名：氯甲左箭毒、氯甲二甲左箭毒次碱、左旋氯甲箭毒、银不换 Ⅱ、Dimethyl-L-curine Dimethochloride

本品是从植物 *Cyclea hainanensis* 中提取的生物碱，经甲基化处理而得。为非去极化神经肌肉阻滞药。

【CAS】 3335-58-9

【ATC】 M03AA04

【理化性状】 1. 本品为乳白色结晶性粉末，易溶于水或乙醇，不溶于乙醚或三氯甲烷。加热至 220 ℃时会被分解放出气体。

2. 化学名：6，6′，7′，12′-Tetramethoxy-2，2，2′，2′-tetramethyltubocuraran-2，2′-diium dichloride

3. 分子式：$C_{40}H_{48}Cl_2N_2O_6$

4. 分子量：723.74

5. 结构式

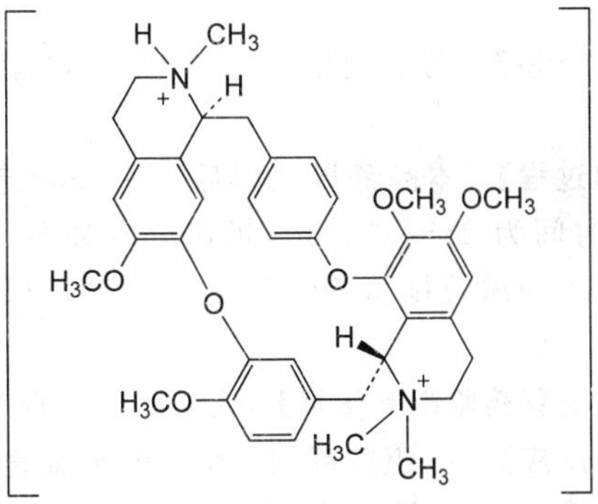

【药理作用】 与氯筒箭毒碱相似，其作用与之相比，为氯筒箭毒碱的 1.4 倍。

【体内过程】 静脉注射后起效快，作用持续时间为 30～60 min，迅速分布，不被代谢，主要随尿液排出。清除 $t_{1/2}$ 约为 2.5 h。

【适应证】【药物相互作用】【用药须知】 参见氯筒箭毒碱。

【不良反应】 1. 血压轻度上下波动，心率稍见增快，呼吸速率减慢。

2. 参见氯筒箭毒碱。

【妊娠期安全等级】 C。

【禁忌与慎用】 1. 对本品过敏者禁用。

2. 参见氯筒箭毒碱。

【剂量与用法】 成人首剂静脉注射 0.4～

0.5 mg/kg,然后根据需要适量补充药量。

【制剂】 注射液:10 mg/2 ml。

【贮藏】 避光贮于室温。

碘二甲箭毒

(dimethyltubocurarine iodide)

别名:Metocurine Iodide

为长效非去极化神经肌肉阻滞药。

【CAS】 5152-30-7(metocurine);7601-55-0(metocurine odide)

【ATC】 M03AA04

【理化性状】 1. 化学名:(+)-6,6′,7′,12′-Tetramethoxy-2,2,2′,2′-tetramethyltubocuraranium di-iodide

2. 分子式:$C_{40}H_{48}I_2N_2O_6$

3. 分子量:906.6

4. 结构式

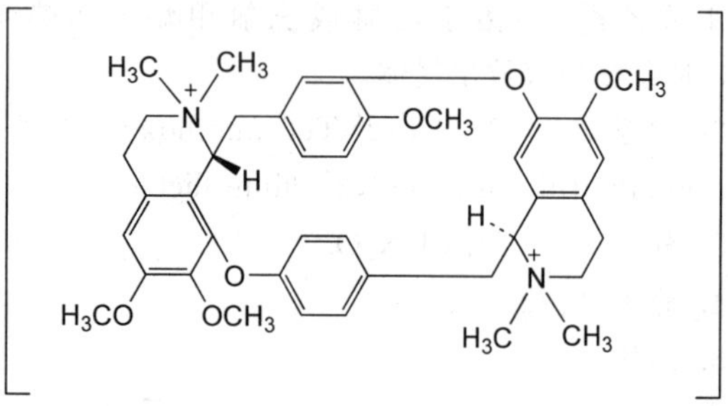

【药理作用】 与氯筒箭毒碱相似,其效应较之强1倍。

【体内过程】 本品静脉注射后1～4 min起效,作用持续时间为25～90 min。迅速全身分布,不被代谢,48 h内随尿液排出50%,2%随胆汁排出。消除$t_{1/2}$为3.6 h。

【适应证】【药物相互作用】 参见氯筒箭毒碱。

【不良反应】 1. 组胺释放作用虽低于氯筒箭毒碱,但因有碘的成分,仍有过敏反应发生。

2. 心血管的不良反应较少发生。

3. 参见氯筒箭毒碱。

【妊娠期安全等级】 C。

【禁忌与慎用】 1. 对本品或碘过敏者禁用。

2. 参见氯筒箭毒碱。

【剂量与用法】 1. 成人首剂静脉注射0.15～0.4 mg/kg,如有必要,可补充使用0.5～1 mg。

2. 在电惊厥期间可总共使用本品2～3 mg。

【用药须知】 1. 低体温(如心肺体外循期间)可使本品肌松作用轻度减弱。

2. 参见氯筒毒碱。

【制剂】 注射液:40 mg/20 ml。

【贮藏】 避光贮于室温。

米库氯铵

(mivacurium chloride)

别名:美维松、Mivacurine

为短效非去极化神经肌肉阻滞药。

【CAS】 106861-44-3(mivacurium chloride,total racemate)

【ATC】 M03AC10

【理化性状】 1. 化学名:(E)-1,1′,2,2′,3,3′,4,4′-octahydro-6,6′,7,7′-tetramethoxy-2,2′-dimethyl-1,1′-bis(3,4,5-trimethoxybenzyl)-2,2′-[oct-4-enedioylbis(oxytri-methylene)]

di-isoquinolinium dichloride

2. 分子式:$C_{58}H_{80}Cl_2N_2O_{14}$

3. 分子量:11002

4. 配伍禁忌:神经肌肉阻滞剂,通常和碱性溶液不相容,例如巴比妥类的硫喷妥钠。不应使用同一只针筒或同一个针头给予神经肌肉阻滞剂和其他药物。

【药理作用】【药物相互作用】【用药须知】 参见氯筒箭毒碱。

【体内过程】 静脉注射后2.5 min起效,作用持续时间仅10～20 min,药物入血后被胆碱酯酶灭活。肝、肾功能不全者药物随尿和胆汁排出减缓。

【适应证】 由于本品仅具有短效,故主要用于内镜或气管插管。

【不良反应】 1. 由于对迷走神经或神经节无阻断作用,在手术中,任一迷走刺激均会导致心动过缓。

2. 由于组胺释放,可能出现短暂性面红、心动过速、支气管痉挛和一过性低血压。

3. 参见氯筒箭毒碱。

【妊娠期安全等级】 C。

【禁忌与慎用】 1. 对本品过敏者禁用。

2. 肝、肾功能不全者或血浆胆碱酯酶缺乏者应慎用。

3. 妊娠期妇女使用本品的安全性尚未建立,妊娠期妇女使用应权衡利弊。

4. 尚未明确本品是否可分泌到乳汁中,哺乳期妇女慎用。如确需使用,应暂停哺乳。

【剂量与用法】 1. 成人首剂0.07～0.15 mg/kg,在15 s内静脉注射(哮喘或心脏病者可在1 min内静脉注射),间隔15 min可给予维持剂量0.1 mg/kg。

2. 2～12岁儿童首剂给予0.1 mg/kg,6～7 min后可给予维持剂量0.1 mg/kg。

3. 老年患者适当减少用量。

4. 肝、肾功能不全或血浆胆碱酯酶缺乏者应减少用量。

【制剂】 注射液：2 mg/5 ml。

【贮藏】 避光，贮于室温。

氯化琥珀胆碱
(suxamethonium chloride)

别名：琥胆、司可林、Succinylcholine Chloride、Scoline、Anectine

本品为去极化神经肌肉阻滞药。每 1 mg 琥珀胆碱相当于 1.37 mg 氯化琥珀胆碱二水合物，1.24 mg 无水氯化琥珀胆碱。

【CAS】 306-40-1 (suxamethonium)；55-94-7 (suxamethonium bromide)；71-27-2 (anhydrous suxamethonium chloride)；6101-15-1(suxamethonium chloride dihydrate)；541-19-5(suxamethonium iodide)

【ATC】 M03AB01

【理化性状】 1. 本品为白色或几乎白色，易吸湿性，结晶性粉末。易溶于水，微溶于乙醇。

2. 化学名：2,2′-Succinyldioxybis(ethyltrimethylammonium) dichloride dihydrate

3. 分子式：$C_{14}H_{30}Cl_2N_2O_4 \cdot 2H_2O$

4. 分子量：397.3

5. 结构式

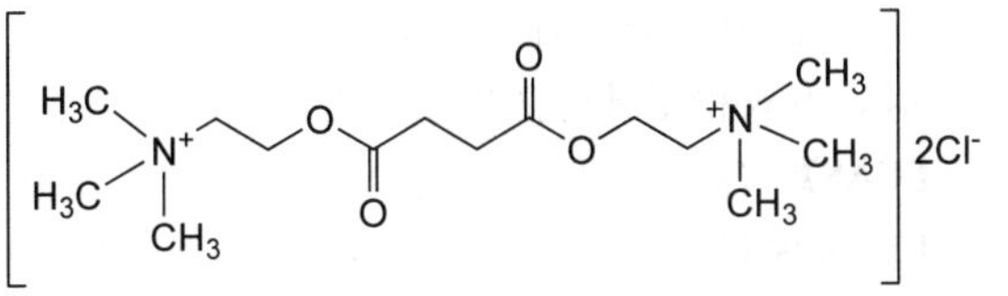

6. 配伍禁忌：神经肌肉阻滞剂，通常和碱性溶液不相容，例如巴比妥类的硫喷妥钠。不应使用同一只针筒或同一个针头给予神经肌肉阻滞剂和其他药物。

7. 稳定性：一项关于氯琥珀胆碱 20 mg/ml 的水溶液的研究显示超过 40 ℃比 25 ℃的分解速度更快，未缓冲的溶液最稳定的 pH 范围是 3.75～4.50。假设在生产、运输和贮藏的常规条件下，注射液保存在室温 4～6 周效力丧失分别为 7%～9%。如果为缓冲装置，氯琥珀胆碱注射液必须贮藏在室温和 USP29 版规定的 pH 限制条件(3.0～4.5)；保存时间不应超过 4 周。

【用药警戒】 已有本品在外表健康，之后确诊患有骨骼肌肌病(最常见的为 Duchenne's 肌营养不良)的儿童中使用后，出现急性横纹肌溶解症状伴高钾血症，继而发生室性心律失常、心搏骤停，甚至死亡的报道。建议本品仅在儿童紧急插管时使用。当外表健康的儿童使用本品后出现心搏骤停时，不应考虑通气不足或麻醉过量，而应立即对高钾血症进行治疗。

【药理作用】 1. 本品在神经肌肉接合处结合运动终板的胆碱能受体，引起产生短暂性成束的去极化，从而起到乙酰胆碱激动剂的作用。

2. 本品通过乙酰胆碱酯酶对抗降解，于是，去极化和运动终板的不敏感期均延长。这样就可以阻止复极化，继而产生去极化和弛缓的肌肉麻痹。这种起始的去极化阻断一般称作Ⅰ相阻断。

3. 运动非常迅速的肌肉如面部的肌肉首先受到影响，接着就轮到四肢，腹部和胸部的肌肉，最后受影响的是膈肌。恢复则是逆向的。当神经肌肉接合处积累大量本品时(如过量使用或延长使用)，阻断的性质就会变成类似竞争性阻断的特性，这就是通常所说的Ⅱ相阻断或双重阻断。这可能是由于延长的神经肌肉阻滞和呼吸暂停引起的。

【体内过程】 1. 给正常成人静脉注射 10～30 mg 本品，在 0.5～1 min 内肌肉即可完全松弛，作用持续时间约 3 min，肌内注射后约在 2～3 min 起效，作用持续时间为 10～30 min。本品透过胎盘的量很小，临床经验证明，可用于产科。

2. 本品迅速被代谢(主要通过血浆胆碱酯酶)成琥珀胆碱和胆碱。琥珀胆碱仅有氯化琥珀胆碱活性的 1/20，并产生出非去极化的而不是去极化的阻断作用。一小部分(10%)琥珀胆碱以原药随尿液排出，而大部分则被继续水解成无活性的琥珀酸盐和胆碱。

【适应证】 参见氯筒箭毒碱，尤其适用于短小手术和插管。

【不良反应】 1. 本品的神经肌肉阻滞作用是通过血浆中的胆碱酯酶终止，如果此酶不正常或活性很低就会引起长时间的呼吸抑制或呼吸暂停。在过量或重复使用本品后也会产生呼吸暂停。

2. 在去极化阻断开始后，本品就会产生短暂的肌束震颤。在肌束震颤之后的肌肉受损害可能引起横纹肌溶解、肌红蛋白血症和肌红蛋白尿症。

3. 有些患者在手术后产生肌痛，但与肌束震颤和严重程度并无直接关系。

4. 在腹肌的肌束震颤之后可使胃内压短暂上升。

5. 眼内压也可能短暂上升。事先注射少量非去极化肌松药可避免。

6. 骨骼肌的去极化可使血清钾立即上升，对某些患者来说，这可能具有严重的后果。

7. 本品的迷走神经和副交感神经兴奋可能引起心动过缓、其他心律失常和低血压，随着血钾水平的上升还可能加重。一般在重复给药前先给予阿托品可以避免此种不良反应。

8. 由于交感神经节受到刺激，可引起心动过速和血压上升。

9. 本品可使唾液、支气管分泌物、胃液分泌增加和其他毒蕈碱作用增强。事先给予阿托品可以避免。

10. 肥大细胞引起的组胺直接释放可能出现，但并非过敏反应的主要机制。面红、皮疹、支气管痉挛和休克已有报道。

11. 在遗传因素的影响下，本品还可能引起恶性高热。可立即给氧并快速静脉注射丹曲林钠2 mg/kg，连续给药直至症状消失或达最大剂量10 mg/kg，同时纠正酸中毒，控制高血钾，降温并维持尿量。

【妊娠期安全等级】 C。

【禁忌与慎用】 1. 多发性硬化、破伤风、肾功能衰竭、有机磷中毒、遗传性或其他原因所致低胆碱酯酶血症，恶性高热症家族史，青光眼、视网膜脱离、眼穿刺伤、白内障患者及其手术。高钾血症(尤其儿童常导致心搏骤停)，骨折、外伤、烧伤、瘫痪和软组织挤压伤，肿瘤所引起的上运动神经元病变和弥漫性下运动神经元病变等均属禁用之列。

2. 对本品或其他任何一种神经肌肉阻滞药过敏者禁用。

3. 先天性肌强直或营养不良性肌强直患者禁用。

4. 患有心、肺疾病者，根据病情轻重禁用或慎用。

5. 妊娠期妇女使用本品的安全性尚未建立，建议妊娠期妇女仅在确实需要的情况下方可使用。

6. 尚未明确本品是否可分泌到乳汁中，哺乳期妇女慎用。如确需使用，应暂停哺乳。

7. 建议本品仅在儿童紧急插管时使用。

【药物相互作用】 1. 参见氯筒箭毒碱。

2. 抗肿瘤药如环磷酰胺、氮芥、噻替派和曲他胺均可延长本品的作用持续时间。

3. 由于甲氧氯普胺、班布特罗或苯乙肼均对胆碱酯酶具有强的抑制作用，故本品可因合用甲氧氯普胺或苯乙肼等而增强其松弛作用，导致呼吸暂停时间延长。

【剂量与用法】 1. 本品用量必须个体化，在麻醉诱导后，可首先静脉注射本品的试验剂量0.1 mg/kg(约5～6 mg)。对本品具有正常代谢能力的患者，一般不会发生呼吸抑制；代谢能力不足者则可出现呼吸麻痹，以致必须插管给氧。

2. 成人常用量为0.3～1.1 mg/kg，静脉注射。根据试验剂量的反应，也可使用1.0～1.5 mg/kg。补充用量为首剂的50%，甚至更高(>50%)。

3. 成人也可肌内注射2.5～4 mg/kg，儿童可肌内注射2～2.5 mg/kg，最高剂量不可超过150 mg。

4. 为了较长时间地维持药物的肌松作用，也可以持续滴注本品2～5 mg/min，但总用量不可超过200～500 mg。

5. 肾功能衰竭患者不必调整用药剂量。

6. 严重肝病或肝硬化的患者因血浆假胆碱酯酶活性降低，用药剂量应酌减。

【用药须知】 1. 参见氯筒箭毒碱。

2. 新斯的明或依酚氯铵不能拮抗本品的作用，当患者出现呼吸麻痹时，应争取时间，进行气管插管，给氧抢救。

3. 必须个体化用药，采取滴定方式，防止过量的险情发生。接受神经肌肉阻滞药的患者，应给予辅助呼吸措施，直至药物效应消失为止。

【制剂】 注射液：50 mg/1 ml；160 mg/2 ml。

【贮藏】 贮于2～8 ℃。

溴化氨酰胆碱

(hexcarbacholine bromide)

别名：己氨胆碱、印巴梯、Imbretil

本品为双相型神经肌肉阻滞药。

【CAS】 306-41-2

【理化性状】 1. 化学名：*N*，*N*，*N*，*N'*，*N'*，*N'*-Hexamethyl-4，13-dioxa-3，14-dioxa-5，12-diazahexadecane-1，16-diaminium bromide

2. 分子式：$C_{18}H_{40}Br_2N_4O_4$

3. 分子量：536.35

4. 结构式

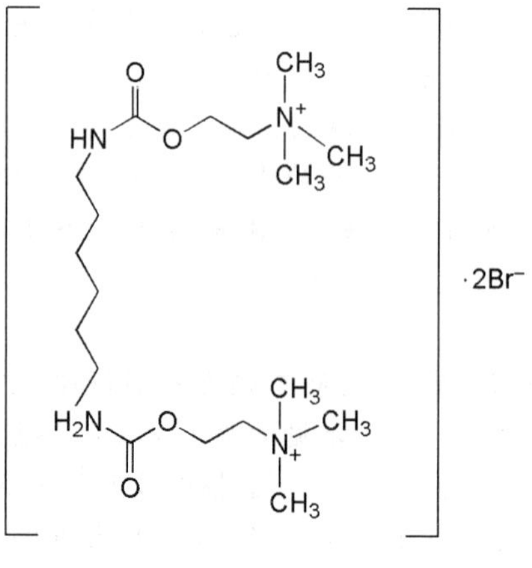

【简介】 其神经肌肉阻滞开始时为去极化阻断

（Ⅰ相），继而发展为Ⅱ相阻断。静脉注射后可产生弱肌纤维成束收缩，使眼内压、颅内压升高。本品不在体内代谢，几乎全部以原药经肾排出，因此，肾功能衰竭患者不可使用。本品无自主神经节阻断作用，对心血管系统无明显的不良影响，也不释放组胺。本品的肌松强度为氯筒箭毒碱的 3～5 倍，适用于肾功能良好的心脏病患者。静脉注射后 2～3 min 即可出现作用，4～6 min 可达血药峰值，可维持肌松作用 30～40 min，然后逐渐减弱，其时效长，恢复慢。首次给予 2～4 mg，根据手术时间调整用药量，1 h 内手术给予 0.04～0.06 mg/kg，＞1 h 给予 0.06～0.08 mg/kg。吸入性麻醉药能提高本品的肌松作用。

法扎溴铵
(fazadinium)

别名：速松定、肌之定、法萨得宁、Fazadon

本品为非去极化型神经肌肉阻滞药。

【CAS】 49564-56-9

【ATC】 M03AC08

【理化性状】 1. 化学名：(*E*)-Bis(3-methyl-2-phenylimidazo [3, 2] pyridin-4-ium-1-yl) diazene dibromide

2. 分子式：$C_{28}H_{24}Br_2N_6$

3. 分子量：604.3

4. 结构式

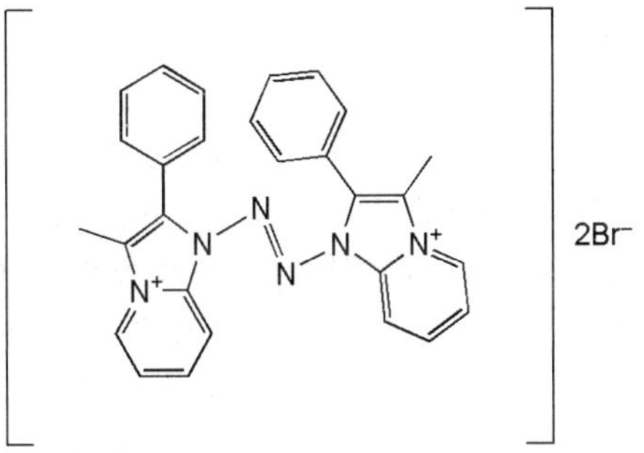

【药理作用】 本品的肌松效应为氯筒箭毒碱的 1/2。静脉注射后 1～2 min 起效，持续 30～50 min。本品有轻度的神经节阻断作用，静脉注射后可出现轻微的脉搏增快和血压下降，少数患者可出现心动过速或高血压。一般不释放组胺，故适用于哮喘患者。血钾浓度不变。反复给药有一定蓄积作用。新斯的明为有效的拮抗剂。

【体内过程】 口服给药 4 h 后，约 30％随尿液排出，40～48 h 内可排出 60％～80％，少量可透过胎盘屏障。静脉注射 1.5 mg/kg，$t_{1/2}$ 约 76 min，平均血浆清除率 132 ml/min，约 50％的药物以原药在 24 h 内随尿液排出。

【适应证】 用于外科手术时麻醉辅助用药，如短小手术。剖宫产手术可用。

【不良反应】 可发生心动过速，其作用较神经肌肉阻滞更长，注射部位可发生局部刺激，在儿童中尤为明显，支气管痉挛和荨麻疹偶有发生。

【剂量与用法】 静脉注射，初始剂量为 0.75～1 mg/kg，继续给药为初始剂量的 1/4，可延长作用时间 1～20 min。

【注射剂】 注射液：25 mg/2 ml。

【贮藏】 遮光，密闭保存。

注：其他神经肌肉阻滞药还有肌安松、汉肌松、傣肌松和八角枫碱（消旋毒藜碱），临床久已不用，故略。

3.4　麻醉期中可能使用的其他药

除上述神经肌肉阻滞药可作为麻醉辅助用药外，还有一些药物在实施麻醉期中有时也是不可或缺的，这里仅就这些药物在麻醉中所具有的作用简要概述之。

3.4.1　麻醉镇痛药及其拮抗药

吗啡、哌替啶、芬太尼和美沙酮是目前较常应用的麻醉性镇痛药。这类药物的作用机制主要在于兴奋中枢的阿片受体，产生强烈的镇痛作用；与此同时，也会出现呼吸抑制和心动过缓；在给患者带来欣快感的同时，也可能给患者造成依赖性之苦。

这类药物被广泛用作术前的麻醉辅助用药，也是复合全身麻醉药的重要组成部分，还是术后镇痛的有力保证。吗啡除具有扩张外周血管、降低血管阻力之外，还有降低呼吸中枢对肺部传入刺激的敏感性，从而减弱反射性呼吸的过度兴奋，有利于急性左心功能衰竭的防治。哌替啶因其具有奎尼丁样和组胺释放作用，近年来已较少用于临床麻醉，失去了麻醉中替代吗啡首选的头衔。芬太尼的镇痛作用较强，且不良反应少，已广泛用于临床麻醉。阿芬太尼、舒芬太尼、瑞芬太尼都具有较佳的药动学和药效学依据，国外用于临床麻醉已有多年。

为解救麻醉性镇痛药过量，临床主要使用阿片受体拮抗剂纳洛酮，可及时缓解呼吸抑制。

3.4.2　非麻醉性镇痛药

用于麻醉期镇痛的非麻醉性镇痛药主要有曲马多和可乐定。曲马多虽与阿片受体的亲和力较弱，但可通过抑制痛觉传递而产生镇痛作用，由于其对呼吸功能及心血管系统无不良影响，已广泛用于术后镇痛。近年发现中枢性抗高血压药可乐定可通过兴奋中枢 α-肾上腺素能受体而产生镇痛作用，如在术前应用，可减少麻醉性镇痛药的用量。

3.4.3　拟胆碱能药和抗胆碱能药

常在麻醉期使用的拟胆碱药即抗胆碱酯酶药。这类药物通过抑制胆碱酯酶，使胆碱能神经末梢释放的乙酰胆碱破坏减少，集聚的乙酰胆碱得以发挥N，M受体的作用。这类药物中的新斯的明和依酚氯铵对骨骼肌的兴奋作用最强，常用于拮抗过量的非去极化骨骼肌松弛药(注意，不能拮抗去极化松弛药)。

麻醉期中常使用的抗胆碱药主要是阿托品、东莨菪碱(常用量0.2～0.6 mg)和山莨菪碱。阿托品不仅可用于术前预防，也用于术中对抗迷走神经兴奋；必要时，还与新斯的明合用以拮抗非去极化肌松药的作用。东莨菪碱的心血管作用虽较阿托品弱，但中枢抑制作用较强，常用于术前以减慢心率。山莨菪碱可解除小血管痉挛，常用于休克患者，改善其微循环。

3.4.4　肾上腺素能受体激动药

这类药物中常用于临床麻醉的有以下药物。①肾上腺素：主要用于救治术中过敏性休克，复苏心、肺、脑，体外循环停机后防治低心输出量综合征。②异丙肾上腺素：麻醉期中主要用于治疗阿托品疗效不佳的心动过缓，治疗术中出现的Ⅱ度房室传导阻滞，心脏直视手术后低心输出量综合征的治疗，还可用于心脏移植手术后维持去神经心脏的心率。③多巴胺：给术中休克患者维持循环稳定和肾功能的保护，也可用于心脏手术低心输出量综合征的治疗。④重酒石酸间羟胺：常与多巴胺合用以纠正低血压。⑤去氧肾上腺素：常用于室上性心动过速引起的低血压或低血压伴心动过速。⑥多巴酚丁胺：临床麻醉中常用于心脏手术后防治低心输出量综合征。

3.4.5　肾上腺素能受体拮抗药

这类药物中常用于临床麻醉的有以下药物。①α-受体拮抗药：酚妥拉明在临床麻醉中常用于嗜铬细胞瘤急性高血压，也可合用正性肌力药物治疗低心排血量综合征以减轻后负荷；酚苄明常用于嗜铬细胞瘤患者的术前准备；乌拉地尔常用于麻醉诱导期、麻醉维持期和恢复期的高血压反应。②β受体拮抗药：目前常用艾司洛尔于手术中控制高血压，特别适用于治疗冠心病合并高血压病患者，以减缓心率，降低心肌需氧量；又可于术中控制心律失常(尤其嗜铬细胞瘤或甲亢引起的室上性心律失常)；还可合用酚妥拉明控制嗜铬细胞瘤术中出现的高血压危象和心动过速。③α，β受体拮抗药：拉贝洛尔为目前常用药。临床常用其控制嗜铬细胞瘤患者的高血压。

3.4.6　钙通道阻滞药

临床麻醉中常用的这类药物有：维拉帕米(Ⅰ类)、硝苯地平、尼卡地平和尼莫地平(Ⅱ类)以及地尔硫䓬(Ⅲ类)。Ⅰ类药主要用于控制术中室上性心律失常，Ⅱ类药主要用于控制诱导期、苏醒期以及嗜铬细胞瘤术中出现的高血压；尼卡地平因其具有扩张冠状动脉，降低外周血管阻力和心肌氧需，更适用于冠状动脉搭桥术，且对体外循环心内直视手术中心肌缺血再灌注所致损伤具有保护作用。

3.4.7　血管扩张药

临床麻醉已越来越重视和应用血管扩张药，因其具有减轻心脏前、后负荷，增加心排血量，改善心功能等作用。具有这些作用且常用于临床麻醉的有：α-受体拮抗药，钙通道阻滞药，直接扩张血管平滑肌的药物(如硝酸酯类、硝普钠)以及其他扩张血管药如前列腺素E_1。这些药物可依其各自具的特性选用于：①特殊手术中；②防治缺血性心脏病的急性发作；③急性心功能不全或心脏手术后低心排血量综合征。

3.4.8　利尿药

临床麻醉中常用的利尿药为袢利尿药(如呋塞米等)和渗透性利尿药甘露醇，前者适用于体外循环心脏手术或肾移植手术后保护受损的肾功能，还可降低颅内压，防治脑水肿；后者常用于颅脑损伤、颅内手术及脑复苏中降低颅内压。

3.4.9　强心药

强心药可分为强心苷、非强心苷和儿茶酚胺3类。临床麻醉中最常使用的强心苷是去乙酰毛花苷(西地兰D)，用其治疗急性左心力衰竭竭、急性肺水肿和房颤。目前常用的非强心苷有氨力农、米力农，常用其治疗传统药物无效的严重心力衰竭，尤其适用于心内手术后低心排血量综合征；米力农较氨力农的正性肌力作用强10～30倍。儿茶酚胺类药包括肾上腺素、异丙肾上腺素等。

3.4.10　其他有关药物

抗心律失常药(如利多卡因、艾司洛尔、维拉帕米、地尔硫䓬)，防治应激性溃疡的H_2-受体拮抗药，止吐药昂丹司琼，防治支气管痉挛的氨茶碱，呼吸兴奋药洛贝林，止血药氨甲环酸和鱼精蛋白，抗凝血药肝素和华法林，还有糖皮质激素、电解质溶液和血浆代用品等均为麻醉科常备的药物。

第4章 镇痛、解热、抗炎和抗痛风药
Analgesics, Antipyretics, Anti-infammatory, and Anti-gouty Drugs

这一章里的药物都与疼痛有关，但分列于 3 节中的药物除有程度不等的镇痛作用外，究其性质和机制而言却有着较大的差异。镇痛药主要指一般所说的麻醉性镇痛药，其中包括具有阿片受体激动作用的和非成瘾性的镇痛药。解热镇痛、抗炎、抗风湿药除兼有解热、镇痛作用外，大多数都具有抗炎、抗风湿作用，单纯用于治疗风湿病的药物只占极少数（如金制剂）。抗痛风药是在抗痛风的基础上产生镇痛作用的。除了抗痛风药的临床指征比较专指之外，前两类药物不少都有可兼用的情况，如镇痛药右丙氧芬与对乙酰氨基酚、阿司匹林组成复方片剂以缓解轻、中度疼痛，属于 NSAIDs 的芬布芬可兼治急性痛风外，还用于术后镇痛的辅助用药。因此，熟悉这一章中每种药物各个作用方面的特点十分重要。既要保证合理的合用，也要适当掌握相关药物的兼用范围，更要防止配伍不当和滥用现象。

4.1　镇痛药

镇痛药作用于中枢神经系统，选择性地解除或缓解各种疼痛，但不影响其他感觉（触觉、听觉等）和意识的清醒。在解除疼痛的同时，也能使伴随疼痛而产生的不安、恐惧等不愉快情绪得以减轻。应用镇痛药可防止剧烈疼痛引起的严重生理功能紊乱。

镇痛药主要是阿片类药物。本类药物为天然的阿片生物碱或其衍生物。随着阿片受体的发现和大量合成的麻醉性镇痛药问世，现在已将能与阿片受体结合并产生不同程度激动效应的天然的或合成的物质，统称为阿片类药物。其中代表药物为吗啡，是公元 106 年从阿片中分离出来的天然生物碱。1939 年，第一个合成的麻醉性镇痛药哌替啶问世。1940 年合成烯丙吗啡，并发现他具有拮抗吗啡的作用，可作为吗啡中毒的解毒药，且其本身也具有镇痛作用。在此基础上，进一步开发了吗啡的纯粹拮抗剂纳洛酮及一些具有激动-拮抗作用的混合型镇痛药。然而，这类药物具有成瘾性，反复应用易引起耐受性和依赖性。当停用本类药物或使用特异性拮抗剂（如纳洛酮）时，可出现戒断综合征。随着药理学的研究进展，近些年来又开发了一些非成瘾性镇痛药，为临床提供了一系列可供选择的药物。

疼痛是机体受到伤害后的反应，其性质和部位在临床诊断上具有重要的参考价值。所以，在未确诊前不要轻率地使用镇痛药，以免掩盖疾病的真相，延误诊断和治疗。镇痛药多限用于剧烈的疼痛，尤其是急性剧痛，且一般不宜长期应用和用于头痛、牙痛、痛经等的止痛。同时，要遵守特殊药品管理规定，正确使用和管理本类药品，防止非法滥用或作为海洛因（毒品）成瘾的替代品。

4.1.1　阿片受体激动剂型镇痛药

阿片类镇痛药的镇痛作用是通过作用于中枢神经系统的阿片受体而产生的。这些药物与中枢神经系统的阿片受体结合，模拟内源性镇痛物质（如脑啡肽、内啡肽）的功能，激活体内抗痛系统而产生镇痛作用。

根据阿片类的不同药理作用，现已发现阿片受体有 μ、κ 和 δ 型，每一型又可向下分出若干亚型，这些亚型可为研究提供方便，临床用药中并无指导意义。这类镇痛药最值得关注的问题是，镇痛作用与成瘾性常伴随而行，难解难分。舒芬太尼、埃托啡的镇痛作用强度比吗啡强数千甚至上万倍，但由于成瘾性，使其应用受到严格限制。以往认为，脊髓是激动剂的镇痛作用部位，现在始知受体介导的镇痛涉及脊髓和脑。近年来，相继推出了属于混合型激动-拮抗剂的新药如喷他佐辛、纳布啡、布托啡诺等。这些药物的共同特点是：①既是 κ 激动剂，同时在不同程度上又是 μ 拮抗剂；②呼吸抑制作用较弱；③与吗啡相比，成瘾性较小。

根据来源不同，本类药物可分成以下 3 大类。

1. 阿片类生物碱　以吗啡为代表。此外还有可待因、那可丁和罂粟碱。

2. 半合成阿片类镇痛药　如纳布啡（纳布芬）、丁丙诺啡（布宁那芬）、氢吗啡酮和羟吗啡酮。

3. 合成的阿片类镇痛药　依据化学结构不同又可分为以下 4 类。

（1）苯哌啶类　如哌替啶、阿法罗定、芬太尼、舒芬太尼和阿芬太尼等。

（2）二苯甲烷类　如美沙酮、右丙氧芬。

（3）吗啡烷类　如左啡诺、布托啡诺。

（4）苯并吗啡烷类　如喷他佐辛、非那佐辛。以上各种药物对阿片受体的不同亚型具有不同程度的选择性作用，有些药物则具有部分激动-拮抗作用，如喷他佐辛与烯丙吗啡。而纳洛酮、纳曲酮则是临床应用的纯阿片受体拮抗药。

【用药警戒】 1. 本类为管制药品，容易滥用，开具本类药物前，须评估患者滥用或成瘾的风险。有药物滥用史的个人或家庭成员或精神疾病患者（如严重抑郁），滥用的风险较高。应注意监测接受本品患者滥用、误用及成瘾的症状。

2. 本品可导致呼吸抑制，可致命。

3. 乙醇可增强本品药物的作用，本类药物不能与乙醇或含乙醇的饮料同服。

吗啡

(morphine)

别名：美施康定、美菲康、Kadian、DepoDur、Duramorph、Roxanol、MS-Contin

本品为阿片受体激动剂。

【CAS】 57-27-2(anhydrous morphine)；6009-81-0(morphine monohydrate)

【ATC】 N02AA01

【理化性状】 1. 本品 pK_a 为 7.9

2. 化学名：7,8-Didehydro-4,5-epoxy-17-methylmorphinan-3,6-diol

3. 分子式：$C_{17}H_{19}NO_3$

4. 分子量：285.3

5. 结构式

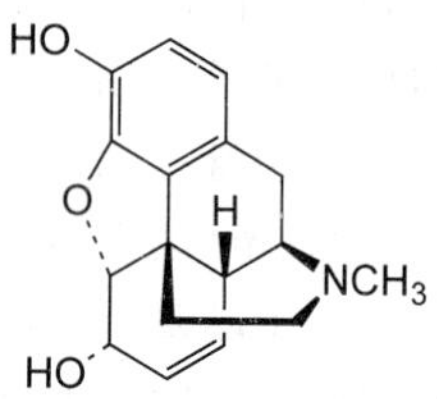

盐酸吗啡

(morphine hydrochloride)

〖CAS〗 52-26-6(anhydrous morphine hydrochloride)；6055-06-7(morphine hydrochloride trihydrate)

〖理化性状〗 1. 本品为无色、柔软针状的立方体，或白色或几乎白色的结晶性粉末。在干燥的空气中会风化。溶于水，微溶于乙醇，几乎不溶于甲苯。

2. 分子式：$C_{17}H_{19}NO_3 \cdot HCl \cdot 3H_2O$

3. 分子量：375.8

硫酸吗啡

(morphine sulfate)

〖CAS〗 64-31-3(anhydrous morphine sulfate)；6211-15-0(morphine sulfate pentahydrate)

〖理化性状〗 1. 本品为白色或几乎白色的结晶性粉末。溶于水，极微溶于乙醇，几乎不溶于甲苯。

2. 分子式：$(C_{17}H_{19}NO_3)_2 \cdot H_2SO_4 \cdot 5H_2O$

3. 分子量：758.8

4. 配伍禁忌：吗啡的盐类对 pH 的变化敏感，在碱性条件下易于析出沉淀。与吗啡的盐类有配伍禁忌的包括氨茶碱、巴比妥钠和苯妥英钠。其他的配伍禁忌(有时适用于特别处方)包括：①阿昔洛韦钠与硫酸吗啡溶液混合后 2 h 形成沉淀；②盐酸氯丙嗪注射液，由于硫酸吗啡注射液中含有氯甲酚而沉淀；③硫酸吗啡 1 mg/ml 加入到含有 400 μg/ml 盐酸多柔比星脂质体注射液的 5% 右旋糖酐中会导致浊度变化；④ 1 mg/ml 或 16 mg/ml 的氟尿嘧啶与 1 mg/ml 的硫酸吗啡在 5% 葡萄糖注射液或 0.9% 氯化钠注射液中混合时，立即形成沉淀；⑤呋塞米与硫酸吗啡溶液混合后 1 h 形成沉淀；据研究结果报道，本品与肝素钠有配伍禁忌；⑥最近的一项研究表明，只有硫酸吗啡的浓度大于 5 mg/ml 时，才与肝素钠有配伍禁忌，且用 0.9% 的氯化钠溶液来稀释混合物，而不是用水，可预防两者配伍禁忌的出现；⑦盐酸哌替啶与盐酸吗啡混合时出现配伍禁忌；⑧乙二磺酸丙氯拉嗪注射液，硫酸吗啡注射液中有苯酚成分，混合后会立即出现沉淀；⑨当 12.5 mg 盐酸异丙嗪被吸入到含 8 mg 硫酸吗啡的注射器中会出现浑浊；⑩当盐酸米诺环素和盐酸四环素溶液与硫酸吗啡在 5% 的葡萄糖注射液中混合时，会从浅黄变成浅绿。

5. 稳定性：静脉注射用的硫酸吗啡溶液相对稳定。在一项研究中发现，含有 40 μg/ml 和 400 μg/ml 硫酸吗啡的溶液在 4 ℃ 或 23 ℃ 下贮藏 7 d 后，含量仍能达到原始浓度的 90% 以上，不论是否遮光。用市售的注射液或将粉末溶于 0.9% 氯化钠溶液或 5% 葡萄糖溶液制备的硫酸吗啡溶液贮藏在 PVC 袋或玻璃瓶中，其稳定性无差别。进一步的研究发现，氯化钠或葡萄糖的 10 mg/ml 或 5 mg/ml 硫酸吗啡溶液贮藏在便携式输液泵中，在 23 ℃ 下 30 d 还能保留原始浓度的 95% 以上。溶于 0.9% 氯化钠溶液的 2 mg/ml 硫酸吗啡溶液在聚丙烯注射器中室温放置，不论是否遮光，都可稳定 6 周，然而相同浓度的溶液中若含有 0.1% 偏亚硫酸氢钠，则在相同时间内会丧失其 15% 的效能。在暗处的玻璃注射器中贮藏这样的溶液，不论其中含不含偏亚硫酸氢钠，其稳定性均不令人满意。

酒石酸吗啡

(morphine tartrate)

〖CAS〗 302-31-8(anhydrous morphine tartrate)；6032-59-3(morphine tartrate trihydrate)

〖理化性状〗 1. 分子式：$(C_{17}H_{19}NO_3)_2 \cdot C_4H_6O_6 \cdot 3H_2O$

2. 分子量：774.8

【药理作用】 本品具有强大的镇痛作用和中枢抑制作用，也有某种程度的兴奋作用。主要激动 μ 型阿片受体，也可能在 κ 和 δ 受体上起作用。此外，尚有以下作用。

1. 抑制咳嗽中枢,有较强的镇咳作用。

2. 抑制呼吸中枢,降低呼吸中枢对 CO_2 的敏感性。

3. 抑制血管运动中枢,同时促进组胺的释放,使外周血管扩张,血压下降;扩张脑血管,使颅内压升高。

4. 兴奋平滑肌,使胃肠道及其括约肌张力增加,肠蠕动减慢,可引起便秘,起止泻作用;能使输尿管、膀胱、胆道平滑肌张力增加,可导致尿潴留,诱发胆绞痛。

5. 兴奋延髓催吐化学感受区,引起恶心、呕吐。还有缩瞳作用。

【体内过程】 1. 口服易于吸收,但在肝和肠内进行广泛的首关消除,生物利用度约为25%,血药浓度不高。口服硫酸吗啡控释片后2～3 h可达血药峰值,作用持续时间为12 h,$t_{1/2}$ 为3.5 h。

2. 注射给药吸收迅速。肌内注射10 mg后20 min可达血药峰值。分布容积为3.2 L/kg,可分布于全身各组织,但主要分布于肾、肝、肺及脾脏,脑及肌肉浓度较低。可透过胎盘屏障。$t_{1/2}$ 为2.1～2.9 h。蛋白结合率约为35%。

3. 主要在肝内与葡糖醛酸结合而失活。大部分以代谢物随尿液排出,10%经胆汁随粪便排出,亦可随乳汁排出。90%的用量在24 h内排出体外。

【适应证】 1. 镇痛的应用范围广,对各种疼痛,如钝痛、锐痛或绞痛均有良好疗效,但对持续性钝痛较间歇性钝痛效果更好。适用于严重创伤、战伤、烧伤、心肌梗死等引起的剧痛。用于治疗平滑肌痉挛引起的剧烈疼痛如胆囊、输尿管和胃肠绞痛时,应与阿托品等解痉药物合用。

2. 作为全麻及麻醉辅助剂。

3. 吗啡有明显的镇静作用,可明显改善患者的焦虑、恐惧情绪和改善睡眠。适用于缓减术前紧张、焦虑和恐惧。

4. 心源性哮喘是由于左心衰竭引起的急性肺水肿,肌内注射或静脉注射吗啡可产生良好的治疗效果。其作用机制可能是由于吗啡扩张外周血管,减轻心脏负荷,因而有利于消除肺水肿。小剂量的吗啡可降低呼吸中枢对 CO_2 的反应性,使哮喘缓解。其镇静作用有利于消除患者的恐惧、不安。但禁用于伴有休克、昏迷、痰液过多的严重肺部疾患。

5. 适用于急、慢性腹泻以减轻症状。如为感染性腹泻,则应同时加用抗菌药物。

【不良反应】 1. 常引起便秘,偶然发生恶心、呕吐。

2. 可出现尿潴留,尤多见于原有前列腺增生的患者。

3. 可产生直立性低血压。

4. 可出现呼吸抑制,增加颅内压。可能需用拮抗剂,以对抗抑制。

5. 患者可有行为改变,如坐立不安、兴奋和失眠。

6. 亦可产生嗜睡、头晕、出汗和面红。

7. 可发生过敏反应,如皮疹、瘙痒。

8. 可产生耐受性,但各人产生的速度不同。

9. 连续反复多次应用易产生成瘾性,一旦停药,即出现戒断症状,表现为流泪、流涕、兴奋、震颤、呕吐、腹泻,甚至虚脱、意识丧失等。成瘾者为获得用阿片生物碱后的欣快感及避免停药后戒断症状的痛苦,常不择手段获取该类药物(称为"强迫性觅药行为")。

10. 由于此类药物使人体反应性降低,故可掩盖病情。

11. 过量可引起急性中毒,出现昏迷、呼吸深度抑制、瞳孔极度缩小呈针尖样(吗啡中毒特征)、尿潴留、严重缺氧和血压下降,最后死于呼吸麻痹。无专用设备时,采用人工呼吸、给氧,并应用吗啡拮抗剂纳洛酮或烯丙吗啡。

【妊娠期安全等级】 C。

【禁忌与慎用】 1. 对本品过敏者禁用。

2. 颅脑损伤或开颅术后禁用该类药物。

3. 因可增加兴奋性,故对惊厥患者、急性乙醇中毒者应避免使用。

4. 严重呼吸抑制,如支气管哮喘、肺气肿、肺源性心脏病、严重阻塞性肺疾病患者均应禁用。

5. 禁用于分娩止痛,因能通过胎盘或乳汁抑制胎儿或新生儿呼吸,并能延长产程。

6. 重度肝、肾功能不全者禁用。

7. 甲状腺功能减退者慎用。

8. 低蛋白血症、糖尿病、消化道和泌尿道阻塞性或感染性疾病患者慎用。

9. 本品可经乳汁分泌,哺乳期妇女使用时应暂停哺乳。

10. 儿童用药的安全性和有效性尚未建立。

【药物相互作用】 1. 吩噻嗪类、三环抗抑郁药及溴化新斯的明能增强本品的镇痛、镇静和呼吸抑制作用。

2. 本品合用MAOIs(包括B型MAOIs)可发生严重致命的反应。必须停用MAOIs14 d后始可使用本品。

3. 氟烷可使吗啡的呼吸抑制更明显。

4. 抗胆碱药可拮抗吗啡所致的呼吸抑制作用。

5. 多巴胺可拮抗吗啡的镇痛作用。

6. 与利尿药(包括氢氯噻嗪类)合用可加重直立性低血压反应。

7. 由于吗啡能兴奋脊髓,故不应同时使用具有脊髓兴奋作用的中枢兴奋药,如戊四氮、二甲弗林等,以免引起惊厥。

【剂量与用法】 1. 皮下、肌内注射或口服5～10 mg,1～3次/日。极量:皮下或肌内注射一次20 mg,60 mg/日,口服一次30 mg,100 mg/日。

2. 静脉注射一次2.5～15 mg,用注射用水稀释至4～5 ml,缓慢注入(持续4～5 min),并须备有吗啡拮抗剂和辅助呼吸设备。

3. 控释片个体差异较大,可从每12 h服30 mg开始,必要时增加到每12 h给予60 mg,视止痛效果增减剂量。控释片必须完整吞服,不可嚼碎再服。

4. 儿童可皮下注射一次0.1～0.2 mg/kg,或缓慢静脉注射一次0.05～0.1 mg/kg。

5. 注射用缓释脂质体用于大手术的止痛,可在手术前或剖宫产术脐带结扎后于硬膜外给予。可不经稀释或用0.9%的氯化钠注射液稀释至5 ml后注射,推荐剂量10～15 mg。

6. 用于治疗腹泻可用无水吗啡45%的乙醇口服液,儿童0.25～0.5 ml/kg,成人5～10 ml,1～4次/日。

7. 吗啡口服液,10～30 mg,4次/日。

8. 栓剂可经直肠给药,成人常用量为一次10～20 mg,每4 h给药1次。

【用药须知】 1. 连用3～5 d即产生耐药性,一周以上可成瘾。

2. 慎用于婴幼儿和老年人,早产新生儿勿用。

3. 不宜用于皮质功能不全、前列腺增生、排尿困难等患者。

4. 药液不得与氨茶碱、巴比妥类等碱性液、溴或碘化物、碳酸氢钠、氧化剂(如高锰酸钾)、植物收敛剂、氢氯噻嗪、肝素钠、苯妥英钠、呋喃妥因、新生霉素、甲氧西林、氯丙嗪、异丙嗪、哌替啶、磺胺嘧啶、磺胺甲噁唑以及铁、铝、镁、银、锌化合物等接触,以免发生浑浊沉淀。

5. 应用大量吗啡进行静脉全麻时,常和神经安定药合用,诱导中可发生低血压,手术开始后遇到外来刺激时血压又会骤升,应及早对症处理。

6. 吗啡注入硬膜外腔或蛛网膜下腔后,应监测呼吸及循环功能,前者24 h,后者12 h。

7. 参见阿片受体激动剂型镇痛药的用药警戒。

【制剂】 ①片剂:5 mg;10 mg;20 mg;30 mg。②控释片(硫酸盐):10 mg;15 mg;30 mg;60 mg;100 mg;200 mg。③注射液:5 mg/0.5 ml;10 mg/1 ml;20 mg/1 ml;50 mg/5 ml。④缓释片:30 mg;60 mg。⑤注射用缓释脂质体:10 mg/1 ml;15 mg/1.5 ml。⑥45%乙醇口服液:2 mg/5 ml。⑦缓释胶囊剂:30 mg;45 mg;60 mg;75 mg;90 mg;120 mg。⑧口服液:20 mg/ml;30 ml;120 ml;240 ml;30 mg/10 ml。⑨栓剂:10 mg。

【贮藏】 ①片剂、缓释片:遮光、密封保存。②注射用缓释脂质体贮于2～8 ℃。③口服液、控释片、胶囊剂:遮光,防潮,贮于25 ℃,短程携带允许15～30 ℃。

哌替啶
(pethidine)

别名:Meperol、度冷丁、杜冷丁、麦啶、利多尔、地美露、Dolantin、Meperidine、Demerol

本品系苯基哌啶衍生物,为人工合成的阿片类镇痛药。药理作用与吗啡基本相似,主要激动μ型阿片受体。

【CAS】 57-42-1

【ATC】 N02AB02

【理化性状】 1. 化学名:Ethyl 1-methyl-4-phenylpiperidine-4-carboxylate

2. 分子式:$C_{15}H_{21}NO_2$

3. 分子量:247.33

4. 结构式

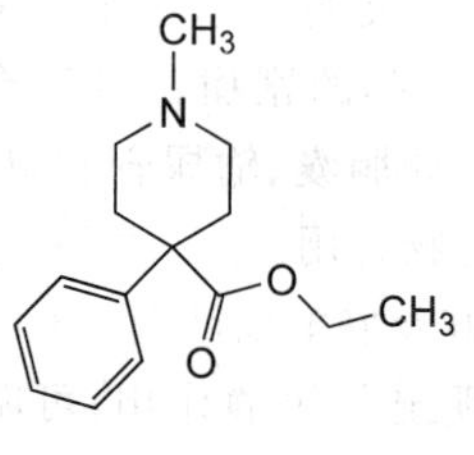

盐酸哌替啶
(pethidine hydrochloride)

〖CAS〗 50-13-5

〖理化性状〗 1. 本品为精细的白色无臭结晶性粉末。极易溶于水,溶于乙醇,略溶于乙醚。

2. 化学名:Ethyl 1-methyl-4-phenylpiperidine-4-carboxylate hydrochloride

3. 分子式:$C_{15}H_{21}NO_2 \cdot HCl$

4. 分子量:283.8

5. 配伍禁忌:本品的水溶液呈酸性,与巴比妥类有配伍禁忌。早期研究发现,本品与其他药物,包括氨茶碱、肝素、甲氧西林、硫酸吗啡、呋喃妥因钠、苯妥英钠、碘化钠、磺胺嘧啶钠和磺胺异噁唑二乙醇胺等药物合用时变浑浊。当盐酸二甲胺四环素或者盐酸四环素与盐酸哌替啶的5%葡萄糖注射液混合时，注射液颜色会从浅黄色变为浅绿色。在同类研究中还发现，当其与头孢哌酮钠或美洛西林混合时，会立即出现沉淀，与萘夫西林钠混合后，先出现浑浊，但经搅拌溶液可立即澄清；本品与阿昔洛韦、亚胺培南、呋塞米、盐酸多柔比星脂质体以及伊达比星存在配伍禁忌。头孢唑啉钠溶液和盐酸哌替啶溶液在5%葡萄糖注射液中混合后，25 ℃贮藏5 d后变为浅黄色，该混合液在4 ℃至少保存20 d后仍然稳定。

6. 稳定性：100 mg/ml的本品注射液使用5%和4%的葡萄糖、0.9%氯化钠注射液稀释至300 mg/L之后，在室温下至少可以稳定保存24 h。

【药理作用】 1. 中枢神经系统

(1) 镇静作用，比天然阿片类弱，产生睡眠的可能性较小。

(2) 镇痛作用，弱于吗啡，其效价强度约为吗啡的1/10～1/8，持效时间较短，为2～4 h。在治疗剂量时可产生明显的镇痛作用。

(3) 呼吸抑制作用，其程度与等效镇痛剂量的吗啡相等。

(4) 催吐作用，能兴奋延髓化学感受器(CT_2)的触发点，并增强前庭器官的敏感性。

2. 外周作用

(1) 本品具有平滑肌兴奋作用，但导致痉挛的作用较轻是其主要优点，口服效果较好，因此，在一般情况下优于吗啡。

(2) 中度提高胃肠平滑肌及括约肌张力，减少推进性蠕动，但作用时间短，很少引起便秘或尿潴留。

(3) 引起奥狄氏括约肌痉挛，导致胆道内压升高，但较吗啡的作用弱。

(4) 可使颅内压升高，还可产生直立性低血压。

(5) 对妊娠末期子宫收缩无影响，不对抗缩宫素收缩子宫的作用，故不改变子宫的节律性收缩，也不延缓产程。

(6) 治疗量对支气管平滑肌无影响，大剂量可引起支气管平滑肌收缩。

【体内过程】 本品口服或注射均易于吸收。口服给药约50%经肝首过代谢，因此，口服的效果仅为注射的1/2。口服或肌内注射后1～2 h可达血药峰值。约40%与血浆蛋白结合。$t_{1/2}$约为3.2 h。主要在肝内代谢为哌替啶酸和具有中枢兴奋作用的去甲哌替啶，而后以结合或非结合形式随尿液排出。本品能透过胎盘屏障，并可随乳汁排出。

【适应证】 1. 缓解中、重度疼痛　用于创伤性剧痛、手术后疼痛及晚期癌症疼痛。因有成瘾性故不宜用于慢性钝痛。

2. 麻醉前给药及人工冬眠(常同氯丙嗪、异丙嗪合用)　可消除患者术前紧张、恐惧情绪，并减少麻醉药用量。

3. 急性左心衰竭引起的肺水肿和心源性哮喘。

4. 内脏绞痛(如胆绞痛、肾绞痛)　常与阿托品或亚硝酸酯(如硝酸甘油)合用，以抵消其对平滑肌及括约肌的兴奋作用。

【不良反应】 1. 常发生头晕、恶心、呕吐、出汗和面红。

2. 可产生精神错乱、低血压和定向障碍。

3. 呼吸抑制和惊厥可能致命。

4. 可出现耐受性和成瘾性，但较吗啡轻。

5. 注射后常有局部反应，但极少发生全身过敏反应。

6. 静脉注射可能引起心率增快。

【妊娠期安全等级】 B。

【禁忌与慎用】 1. 肝功能不全、颅内压增高、阻塞性肺疾病患者及支气管哮喘患者禁用。

2. 哺乳期妇女和对本品过敏者不宜使用。

3. 儿童用药的安全性和有效性尚未建立。

【药物相互作用】 1. 患者正在服用其他麻醉性镇痛药、镇静药、苯二氮䓬类药、乙醇、MAOIs及三环类抗抑郁药等，同时使用哌替啶可产生严重的反应(如呼吸抑制、低血压、深度镇静和昏迷)。

2. 能与阿托品及其他抗胆碱药产生协同作用，使两者作用均增强。

3. 与抗高血压药合用，可致血压过度下降，重度眩晕与昏厥。

4. 尼可刹米可拮抗本品的镇痛作用。

【剂量与用法】 1. 成人一般口服50～100 mg，3次/日，必要时每4 h可用到100 mg。极量一次200 mg，600 mg/日。儿童一般口服1～1.5 mg/kg，1岁以下儿童不宜使用。

2. 皮下或肌内注射，成人一次25～100 mg，极量一次150 mg，600 mg/日。必要时3～4 h可重复给药。

3. 也可缓慢静脉注射，25～50 mg，4 h后可重复。

4. 手术后镇痛，必要时，每2～3 h皮下或肌内注射1次。

5. 产科镇痛，当规则的宫缩出现时，尽快皮下或肌内注射50～100 mg，如有必要，1～3 h后可重复给药，24 h最大剂量为400 mg。

6. 手术前用药可于术前1 h皮下或肌内注射25～100 mg，儿童用量为0.5～2 mg/kg。

7. 作为氧化亚氮-氧麻醉的辅助用药，本品可缓慢静脉注射 10～25 mg。

【用药须知】 1. 患者正在接受其他中枢神经抑制药时，本品宜减量。

2. 老年患者或体弱者应减量。

3. 已用本品的患者，术后走动可产生体位性低血压，应防跌倒致伤。

4. 人工冬眠时，氯丙嗪可显著增强本品的镇静作用，也同时增强呼吸抑制和降低血压的作用，应予注意。

5. 可能引起癫痫的急性发作。

6. 颅脑损伤、脑脊液压力升高或呼吸功能障碍有明显缺氧以及休克患者，会使本品的呼吸抑制作用增加，必须十分重视。出现呼吸抑制时，宜采用纳洛酮 0.4 mg 对抗。

7. 出现过度兴奋症状时，可给予巴比妥对抗。

8. 参见阿片受体激动剂型镇痛药的用药警戒。

【制剂】 ① 片剂：25 mg；50 mg。② 注射液：50 mg/1 ml；100 mg/2 ml。

【贮藏】 密封、遮光保存。

芬太尼
(fentanyl)

别 名：Subsys、Abstral、Actiq、Duragesic、Fentora、Ionsys、Lazanda、Onsolis、Sublimaze

本品为合成的强效麻醉性镇痛药。主要起 μ 阿片类激动剂作用。

【CAS】 437-38-7

【ATC】 N01AH01；N02AB03

【理化性状】 1. 本品为白色或类白色多晶型粉末，几乎不溶于水，易溶于乙醇、甲醇。

2. 化学名：*N*-(1-Phenethyl-4-piperidyl) propionanilide

3. 分子式：$C_{22}H_{28}N_2O$

4. 分子量：336.5

5. 结构式

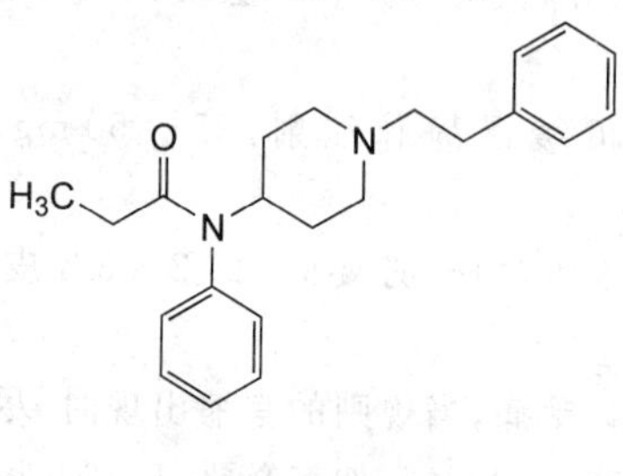

枸橼酸芬太尼
(fentanyl citrate)

〖CAS〗 990-73-8

〖理化性状〗 1. 本品为白色结晶性粉末或白色发光结晶。略溶于水，微溶于三氯甲烷，可溶于甲醇。

2. 化学名：*N*-(1-Phenethyl-4-piperidyl) propionanilide dihydrogen citrate

3. 分子式：$C_{22}H_{28}N_2O \cdot C_6H_8O_7$

4. 分子量：528.6

5. 配伍禁忌：本品不能与硫喷妥钠和美索比妥钠配伍。使用萘夫西林钠后，接着给予本品和氟哌利多时，静脉输液管内出现粗的白色沉淀。而本品单独与萘夫西林钠混合时，没有沉淀产生。当本品在 PVC 容器内与氟尿嘧啶混合时，其含量可迅速、显著减少。这是由于在碱性混合液中，芬太尼被 PVC 吸附的缘故。因此，推测本品与任何强碱性药物混合时，均会使其疗效降低。

6. 稳定性：一项为期 48 h 的试验显示，在玻璃或 PVC 容器内，本品在 5%葡萄糖或 0.9%氯化钠溶液中，于室温和正常光照强度下，可稳定存在。由患者控制的释药装置，30 h 释放的本品浓度保持相对恒定。本品注射液用 0.9%氯化钠注射液稀释至 20 μg/ml 后，在便携式滴注泵的 PVC 贮存器内，于 3 ℃或 23 ℃下，可稳定贮存 30 d。

在便携式滴注泵内，本品与布比卡因的混合物在 0.9%氯化钠溶液中于 3 ℃或 23 ℃下贮存 30 d 时，是相容和稳定的。另一项为期 56 d 的试验考察了在 PVC 包装袋中，本品、布比卡因和肾上腺素的单一及混合溶液于不同温度和光照或黑暗条件下的稳定性。前 3 d，本品与布比卡因均被吸附至 PVC 上，但是后来的浓度保持相对恒定。低温冷冻可减少布比卡因的浓度变化，但对本品无影响。由于肾上腺素分解增加，含肾上腺素的溶液酸性增大，低温冷冻可明显减少这一变化。高压灭菌使所有药物的浓度进一步降低。在研究的所有溶液中，均未出现沉淀现象。

在玻璃容器中，本品、盐酸氯胺酮和氟哌利多的混合物在 0.9%氯化钠溶液中，于 25 ℃可稳定贮存至少 30 d，3 种药物浓度的微小降低是由于水解反应或吸附作用。在 PVC 袋中贮存时，混合物在 4 ℃和 25 ℃均显示相容性，30 d 后，药物浓度的轻微增加可能是水分由包装袋渗出或蒸发的结果。

在 PVC 容器中，当与碱性药物混合时，本品极不稳定。

盐酸芬太尼
(fentanyl hydrochloride)

〖CAS〗 1443-54-5

〖理化性状〗 1. 分子式：$C_{22}H_{28}N_2O \cdot HCl$

2. 分子量：372.9

【药理作用】 1. 镇痛　本品镇痛效力较吗啡强 80～100 倍。起效快，但维持时间短，静脉注射后几乎立刻生效，3～5 min 可达血药峰值，持效 30～60 min。肌内注射后约 7 min 起效。维持 1～2 h。能抑制呼吸，但持续时间比哌替啶短。心血管的抑制作用较轻。

2. 诱导麻醉　用于麻醉前给药。作为麻醉辅助药，可与全身麻醉药或局部麻醉药合用于各种手术。

【体内过程】 本品比吗啡更具有脂溶性，静脉注射 0.1 mg 后几乎立即起效。平均持效时间为 30～60 min。在肝内通过脱烷基和羟基化进行代谢，原药和代谢物主要随尿液排出。血浆蛋白结合率为 80%～85%，$t_{1/2}$约为 4 h。其短效作用可能是由于药物的再分布，而非代谢和排泄所致。

【适应证】 1. 用于镇痛，辅助全身麻醉。

2. 用于麻醉诱导和维持。

3. 与抗精神病药如氟哌利多伍用，可诱导安定镇痛状态，此时，患者对周围淡漠无反应，并能与外科医生合作。

4. 在对重症监护病房里的患者进行机械通气时，本品可用作呼吸抑制剂。

【不良反应】 1. 一般不良反应与吗啡相似，有眩晕、恶心、呕吐等。

2. 长期应用可产生依赖性，但成瘾性较弱。

3. 大剂量或静脉注射时，可能产生胸壁肌强直。可用纳洛酮或肌松药对抗。静脉注射过快时，可出现呼吸抑制和延迟性呼吸抑制。

【妊娠期安全等级】 C。

【禁忌与慎用】 1. 禁用于支气管哮喘、慢性阻塞性肺疾病、重症肌无力以及有呼吸抑制的患者。

2. 脑部肿瘤或颅脑损伤引起昏迷的患者禁用。

3. 2 岁以下小儿禁用。

4. 心律失常者慎用。

5. 本品可通过乳汁分泌，哺乳期妇女使用时应暂停哺乳。

【药物相互作用】 1. MAOIs 能增强本品的作用，可引起严重低血压、呼吸停止、休克等，两者不可合用，用过 MAOIs 的患者，停药不足两周者不得使用本品。

2. 本品与中枢抑制药，如巴比妥类、吩噻嗪类、三环类抗抑郁药、抗焦虑药、麻醉药等合用均可加强本品的作用，联合使用时应适当调整剂量。

【剂量与用法】 1. 麻醉前给药　于手术前 30～60 min 肌内注射 0.05～0.1 mg。

2. 麻醉辅助或麻醉诱导　成人首次静脉注射 0.05～0.1 mg。每隔 2～3 min 重复给药 1 次，直到效果满意。危重患者和老年人用量应减量至 0.025～0.05 mg。麻醉辅助维持量 0.025～0.05 mg，静脉注射或肌内注射。

3. 静脉复合麻醉　首次剂量可达 0.2～0.3 mg，总剂量可达 0.5～2 mg。

4. 各种剧痛　一般肌内注射一次 0.1 mg。

5. 儿童用药　2 岁以下禁用，2～12 岁按体重给予 0.002～0.003 mg/kg。

6. 难治性慢性疼痛　使用透皮贴剂，每小时可用 0.025～0.1 mg。

7. 口腔黏膜贴片　起始剂量为 0.2 mg，贴于口腔内侧黏膜 15 min，可吸吮，但不可咀嚼贴片，根据疼痛发作情况增加剂量。

8. 舌下喷剂　起始剂量为 0.1 mg，喷于舌下，根据疼痛发作情况增加剂量。

9. 口腔贴膜　起始剂量为 0.2 mg，贴于口腔内侧黏膜，按压 5 s，5 min 后可饮水，但不可咀嚼或吞咽贴膜，贴膜在 15～30 min 内溶解，在此期间不可用手指、舌头移动贴膜或者进食。根据疼痛发作情况增加剂量。

10. 舌下含片　舌下含服，直至片剂完全溶解，此前不能饮水与进食。

【用药须知】 1. 本品药液有一定的刺激性，不得吸入气管、支气管与黏膜接触，也不得涂敷于皮肤和黏膜表面。

2. 硬膜外注入本品作为止痛，一般 4～10 min 起效，20 min 脑脊液的药物浓度可达峰值，同时可引起全身瘙痒，作用持续 3.3～6.7 h，而且仍有呼吸减慢和潮气量减少的可能，应及时处理。

3. 参见阿片受体激动剂型镇痛药的用药警戒。

4. 纳洛酮能对抗本品的呼吸抑制和镇痛作用。

5. 年老体弱的患者首次剂量应适当减量。

【制剂】 ①注射液：0.1 mg/2 ml；0.5 mg/5 ml。②复方注射液：枸橼酸芬太尼 0.2 mg，氟哌啶醇 10 mg。③口腔黏膜贴片：0.2 mg；0.4 mg；0.6 mg；0.8 mg；1.6 mg。④透皮贴剂：2.1 mg；2.5 mg；4.2 mg；5 mg；8.4 mg；12.6 mg。⑤舌下喷剂：0.1 mg；0.2 mg；0.4 mg；0.6 mg；0.8 mg；1.6 mg。⑥口腔贴膜：0.2 mg；0.4 mg；0.6 mg；0.8 mg；1.2 mg。⑦鼻喷剂：0.1 mg；0.4 mg。⑧舌下含片：0.2 mg；0.3 mg；0.4 mg；0.6 mg；0.8 mg。

【贮藏】 ①注射剂：遮光保存。②舌下喷剂、口腔黏膜贴片、透皮贴剂、舌下含片：贮于 20～25 ℃，短程携带允许 15～30 ℃。③鼻喷剂：贮于不超过 25 ℃。

舒芬太尼
(sufentanil)

别名：噻哌苯胺

本品为苯哌啶衍生物，结构与作用类似芬太尼。

【CAS】 56030-54-7

【ATC】 N01AH03

【理化性状】 1. 本品为白色或类白色粉末。几乎不溶于水，易溶于乙醇和甲醇。

2. 化学名：*N*-{4-(Methoxymethyl)-1-[2-(2-thienyl)ethyl]-4-piperidyl} propionanilide

3. 分子式：$C_{22}H_{30}N_2O_2S$

4. 分子量：386.6

5. 结构式

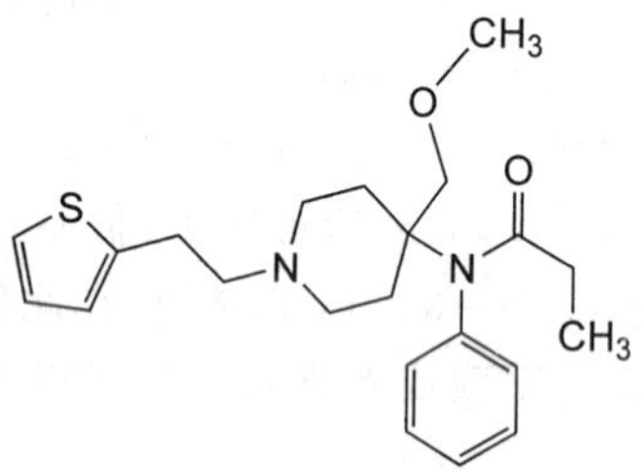

枸橼酸舒芬太尼
(sufentanil citrate)

别名：Sufenta

〖CAS〗 60561-17-3

〖ATC〗 N01AH03

〖理化性状〗 1. 本品为白色粉末。溶于水，略溶于乙醇、丙酮和三氯甲烷，易溶于甲醇。

2. 化学名：*N*-{4-(Methoxymethyl)-1-[2-(2-thienyl)ethyl]-4-piperidyl} propionanilide citrate

3. 分子式：$C_{22}H_{30}N_2O_2S \cdot C_6H_8O_7$

4. 分子量：578.7

【药理作用】 1. 本品为强效麻醉性镇痛药。其镇痛作用强度为芬太尼的 5～10 倍。当剂量达到 8 μg/kg 时，可产生深度麻醉。主要作用于 μ 受体。

2. 与芬太尼相比，本品起效较快，麻醉和换气抑制恢复亦较快。

【体内过程】 本品注射后起效快，但持效时间短。能从脑等组织迅速再分布于脂肪组织，终末消除 $t_{1/2}$ 约为 2.5 h。血浆蛋白结合率为 92.5%。主要在肝内和小肠内代谢。用量的 80% 于 24 h 内排出体外。

【适应证】 1. 用作全身麻醉时辅助镇痛。

2. 在需要辅助通气时，本品用作主要的麻醉药。

【不良反应】 1. 与芬太尼相似，可引起呼吸抑制、奥狄括约肌痉挛、骨骼肌强直。

2. 偶有恶心、呕吐、支气管痉挛、心动过速、心律失常、瘙痒、红斑。

3. 反复应用可成瘾。

【妊娠期安全等级】 C。

【禁忌与慎用】 参见芬太尼。

【药物相互作用】 参见芬太尼。尚未明确本品是否可经乳汁，哺乳期妇女慎用，确实需要时，应暂停哺乳。

【剂量与用法】 1. 麻醉辅助镇痛　麻醉时间长约 2 h 者，1～2 μg/kg。麻醉时间长约 2～8 h 者，2～8 μg/kg。

2. 麻醉诱导或维持麻醉　10～30 μg/kg，分次给予。初次剂量 2～5 μg/kg 通常可引起意识丧失。

【用药须知】 1. 参见芬太尼。

2. 本品为短效镇痛药，可与氧化亚氮、氧合用。

3. 本品对心血管的作用与芬太尼相似，但阻断因手术刺激引起的高血压似乎更有效。

4. 本品不引起组胺释放和血中儿茶酚胺升高，故在平衡麻醉中可使循环保持稳定。

5. 老年与虚弱的患者应适当减量。

6. 参见阿片受体激动剂型镇痛药的用药警戒。

【制 剂】 注射液：50 μg/1 ml；75 mg/1 ml；100 μg/2 ml；250 μg/5 ml。

【贮藏】 遮光保存。

瑞芬太尼
(remifentanil)

别名：瑞捷、瑞米芬太尼、Ultiva

本品为麻醉性镇痛药。

【CAS】 132875-61-7

【ATC】 N01AH06

【理化性状】 1. 化学名：3-[4-Methoxycarbonyl-4-[(1-oxopropyl) phenylamino]-1-piperidine] propanoic acid methyl ester

2. 分子式：$C_{20}H_{28}N_2O_5$

3. 分子量：376.45

4. 结构式

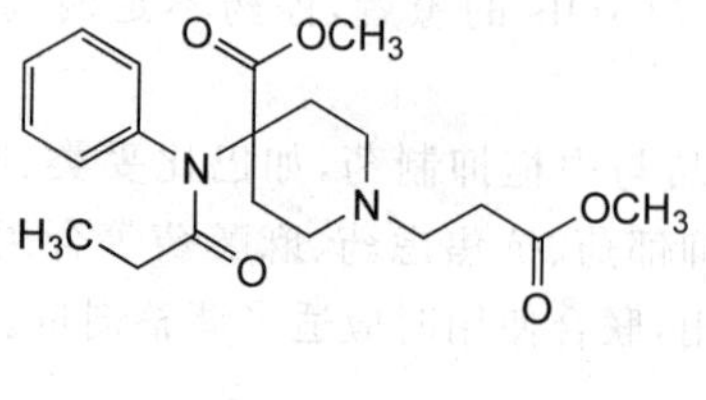

盐酸瑞芬太尼
(remifentanil hydrochloride)

〖CAS〗　132539-07-2

〖理化性状〗　1. 化学名：3-[4-Methoxycarbonyl-4-[(1-oxopropyl) phenylamino]-1-piperidine] propanoic acid methyl ester，hydrochloride salt

2. 分子式：$C_{20}H_{28}N_2O_5 \cdot HCl$

3. 分子量：412.9

【药理作用】　本品属于阿片受体激动剂，选择性地作用于 μ 受体，具有典型的阿片样效应。其作用特点是起效快、去效极快，与药量和时间无关，且不需要药物去逆转其阿片样作用。本品的相对效价是芬太尼的 50～100 倍，阿芬太尼的 20～50 倍。

【体内过程】　本品应用后发挥最大镇痛效应的时间为 1～3 min，单次静脉给药后，镇痛作用可持续 3～10 min。其蛋白结合率为 92%，分布 $t_{1/2}$ 约 1 min，V_d为 30～60 L。本品在血液和组织中迅速被酯酶代谢为失活代谢物。全身 CL 为 40～60 ml/(kg・min)，体内无积蓄，90%随尿液排出，能否被分泌进入乳汁尚不清楚。原药的消除 $t_{1/2}$ 为 3～10 min。

【适应证】　用于全麻诱导及全麻过程中的镇静和镇痛。

【不良反应】　主要表现有恶心、呕吐、心动过缓、呼吸困难、低血压和肌肉强直，停药或减量后可见消失。

【妊娠期安全等级】　C。

【禁忌与慎用】　1. 对本品或其他芬太尼衍生物过敏者以及 2 岁以下儿童禁用。

2. 美国麻醉师标准Ⅲ/Ⅳ级患者、肥胖患者、重度肝功能不全、心力衰竭、低血容量以及体质衰弱者慎用。

3. 甲状腺功能低下、头部损伤、颅内压增高和肺部疾病患者亦慎用。

4. 动物实验本品可经乳汁分泌，哺乳期妇女使用时应暂停哺乳。

【药物相互作用】　1. 本品与巴比妥类、苯二氮䓬类、中枢性肌松药、水合氯醛、乙氯维诺、阿片类和羟丁酸钠合用，可加重呼吸抑制。

2. 本品合用硫喷妥钠、异氟烷和丙泊酚等麻醉药具有协同作用，合用时应将后者减量至原剂量的 56%～75%，并做个体化调整。

【剂量与用法】　1. 成人　静脉滴注负荷剂量 0.5～1 μg/kg，给药时间应＞1 min，维持剂量为 0.25～4 μg/(kg・min)，必要时可用到 2 μg/(kg・min)，或间断静脉注射 0.25～4 μg/kg。

2. 老年人　初始剂量为成人剂量的一半，维持剂量酌减，缓慢静脉滴注。

3. 肥胖患者　应减少剂量，按标准体重给药。

4. 大于 2 岁儿童　剂量同成人。

【用药须知】　1. 给药前后和用药期间，应监测血压、脉搏和呼吸频率。

2. 定期分析动脉血气。

3. 有心血管疾病患者应监测心电图。

4. 参见阿片受体激动剂型镇痛药的用药警戒。

5. 本品主要用于全身麻醉，但不推荐单独使用。

6. 本品禁用于硬膜外或鞘内(IT)注射。

7. 本品不可与血液、血清和血浆等用同一个途径给药。

8. 应在 MAOIs 停用 14 d 之后，可开始使用本品，并先试以小剂量，否则可发生不可预料的严重不良反应。

9. 本品可致呼吸抑制和窒息，应在监测呼吸及心血管功能的情况下并完备辅助设施始可给药。若已出现呼吸抑制，可先将滴注速度降低 50%，或暂停给药，并应辅助呼吸。

10. 本品可能引起剂量依赖性低血压和心动过缓，可预先给予适量的抗胆碱药。如已出现心动过缓，可降低滴注速率，也可合用升压药和抗胆碱药。

11. 本品可能引起肌肉强直，且与剂量大小有关，可减量或降低滴注速率，也可事先给予肌松药预防。

12. 手术结束时，应将给药速率降至 0.05 μg/(kg・min)，可有效控制术后痛。对术后疼痛不推荐静脉注射，且在间隔 5 min 后加快滴注速度不宜超过 0.025 μg/(kg・min)。

13. 本品用药过量的表现有呼吸抑制、胸壁肌强直、癫痫、缺氧、低血压和心动过缓。如症状明显，应及时停药并进行对症处理。

14. 给药停止后，应将输液器中残存的药物清洗排空，以免残药继续入血，引起不良反应。

15. 参见阿片受体激动剂型镇痛药的用药警戒。

【制剂】　注射剂(粉)：1 mg；2 mg；5 mg(以瑞芬太尼计)。

【贮藏】　贮于 2～25 ℃。

乙酰阿法甲基芬太尼
(acetylalphamethylfent)

【CAS】　101860-00-8

【理化性状】　1. 化学名：*N*-phenyl-*N*-[1-(1-

thiophen-2-ylpropan-2-yl)-4-piperidyl]propanamide

2. 分子式：$C_{21}H_{28}N_2OS$

3. 分子量：356.5

4. 结构式

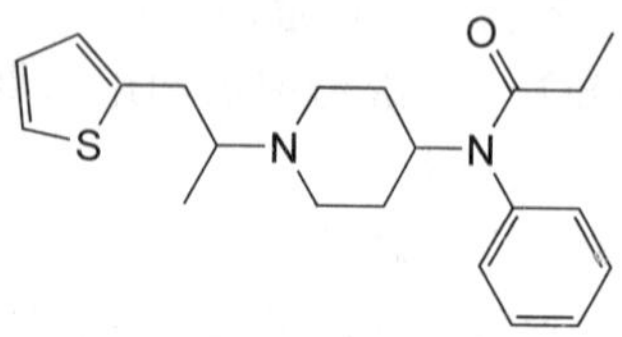

【简介】 本品是一种强效镇痛药，药效类似于芬太尼。最初出现于1980年的美国黑市，其药效类似于芬太尼，可产生瘙痒、头晕和严重性呼吸抑制障碍等不良反应。

阿法罗定

(alphaprodine)

别名：阿尔法丙啶、安依痛、甲替啶、安那度、Anadol、Nisentil、α-Prodine

本品结构类似哌替啶。

【CAS】 25312-58-7

【理化性状】 1. 化学名：(3*S*，4*R*)-1，3-Dimethyl-4-phenyl-4-propionyloxy-piperidine

2. 分子式：$C_{16}H_{23}NO_2$

3. 分子量：261.36

4. 结构式

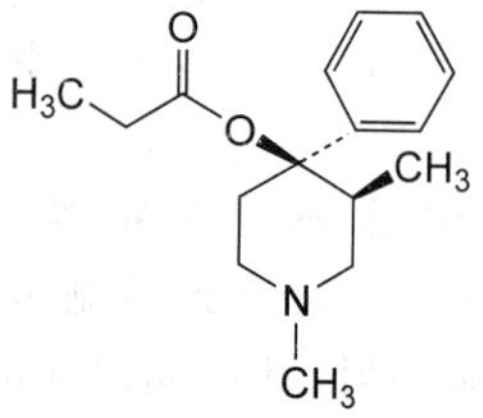

盐酸阿法罗定

(alphaprodine hydrochloride)

〖CAS〗 561-78-4

〖理化性状〗 1. 分子式：$C_{16}H_{23}NO_2 \cdot HCl$

2. 分子量：297.8

【药理作用】 本品镇痛作用为哌替啶的2倍，其特点是起效较快，维持时间较短。皮下注射后5～10 min出现镇痛作用，持续1～2 h。

【适应证】 1. 适用于中、重度疼痛的短时间止痛，如外科、五官科小手术、分娩及泌尿科的器械检查等。

2. 与阿托品合用于胃肠道、泌尿道平滑肌痉挛性疼痛。

【不良反应】 1. 轻微头昏、无力或多汗、瘙痒。

2. 静脉注射可引起年老体弱及肺病患者呼吸抑制，但作用时间较短。

3. 有成瘾性，但较轻。

【禁忌与慎用】 1. 对本品过敏者、妊娠期妇女禁用。

2. 阻塞性肺疾病患者禁用。

3. 年老体弱者慎用。

4. 分娩止痛亦应谨慎使用。

【药物相互作用】 1. 与中枢神经系统抑制药物合用可能导致呼吸抑制、血压下降及深度镇静或昏迷。

2. 与巴比妥类合用于临产孕妇，可能引起新生儿窒息。

3. 氯丙嗪可增强本品的镇痛作用。

【剂量与用法】 1. 皮下注射　一次0.4～1.2 mg/kg，最初剂量不超过60 mg/日。

2. 肌内注射　成人10～20 mg，2次/日。

3. 静脉注射　一次10～20 mg，必要时用。极量：一次30 mg，60 mg/日。

4. 儿童剂量　一次0.2～0.4 mg/kg。

【用药须知】 1. 不可与巴比妥钠同时应用于产前，以免加重呼吸抑制作用而引起新生儿窒息。

2. 连续应用易于成瘾，故不宜长期使用。

3. 参见阿片受体激动剂型镇痛药的用药警戒。

【制剂】 注射液：10 mg/1 ml；20 mg/1 ml；40 mg/1 ml。

【贮藏】 遮光保存。

美沙酮

(methadone)

别名：美散痛、阿米酮、非那酮、Metadone、Phenadone

本品为二苯庚烷衍生物。

【CAS】 76-99-3

【ATC】 N07BC02

【理化性状】 1. 化学名：(±)-6-Dimethylamino-4，4-diphenylheptan-3-one

2. 分子式：$C_{21}H_{27}NO$

3. 分子量：309.4

4. 结构式

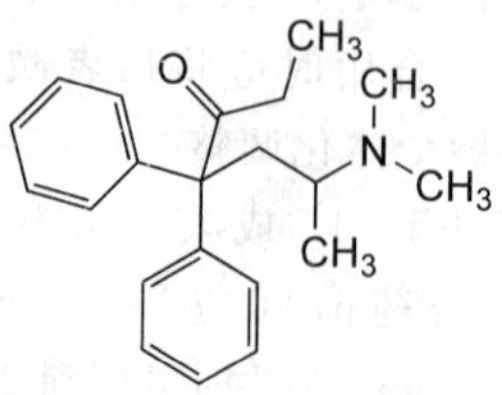

盐酸美沙酮
(methadone hydrochloride)

〖CAS〗 1095-90-5

〖理化性状〗 1. 本品为无臭无色结晶或白色结晶性粉末。可溶于水，易溶于乙醇和三氯甲烷，几乎不溶于乙醚和甘油，1%水溶液 pH 为 4.5～6.5。

2. 化学名：(±)-6-Dimethylamino-4,4-diphenylheptan-3-one hydrochloride

3. 分子式：$C_{21}H_{27}NO \cdot HCl$

4. 分子量：345.9

5. 配伍禁忌：有充分证据显示，本品和羟基苯甲酸酯的溶液可稳定配伍，但当将含有羟基苯甲酸酯的糖浆与本品临时混合，制备本品 1 mg/ml 的糖浆时，存在出现沉淀的危险性。以 0.1%羟基苯甲酸甲酯而不是三氯甲烷为防腐剂的本品糖浆(含本品 5 mg/ml)，在室温可稳定存放至少 4 个月。

【药理作用】 1. 本品镇痛作用强度与吗啡相等，约为哌替啶的 10 倍。其主要优点是镇痛作用强，持续时间长，口服效果好，且适用于慢性疼痛。口服 30～60 min、皮下或肌内注射 10～20 min 起效，持效 4～5 h。

2. 本品对咳嗽中枢有明显的抑制作用。

【体内过程】 1. 本品易于从胃肠道吸收，口服后约 4 h 达血药峰值，71%～87%与血浆蛋白结合，$t_{1/2}$约为 15 h。广泛分布于各组织中，并能透过胎盘。

2. 本品可与某些组织包括脑组织的蛋白质牢固结合，反复用药后产生一定的蓄积作用。

3. 主要在肝内通过 *N*-脱甲基进行代谢，代谢物随尿、粪便排出，约 21%以原药随尿液排出。尿偏酸性(pH 为 5.2)时比偏碱性(pH 为 7.0)时有利于药物清除。

【适应证】 1. 适用于各种疼痛，如创伤、手术后、晚期肿瘤及各种原因引起的剧烈疼痛。

2. 用于海洛因成瘾时脱毒，称为“美沙酮疗法”。

3. 可用于某些顽症，如肺癌引起的干咳。

【不良反应】 1. 常见头痛、眩晕、恶心、出汗、嗜睡。

2. 本品具有中等程度的依赖性，反复用药后出现蓄积作用，产生耐受性和成瘾性。戒断症状与吗啡相似，但出现较迟，程度稍轻。

3. 过量时可引起中毒，导致双目失明。

4. 与吗啡相似，可引起呼吸抑制、便秘、胆道痉挛和缩瞳。

【妊娠期安全等级】 C。

【禁忌与慎用】 1. 对本品过敏者禁用。

2. 呼吸功能不全患者以及幼儿禁用。

3. 本品可通过乳汁分泌，哺乳期妇女使用时应暂停哺乳。

【药物相互作用】 1. 苯妥英钠和利福平可加速本品的代谢，并可促进戒断症状出现。

2. 巴比妥类药物可加强本品的作用，合用时应减量。

3. 用西咪替丁治疗消化性溃疡时，可增强本品的镇痛作用。

【剂量与用法】 1. 成人口服 5～10 mg，3 次/日。

2. 皮下或肌内注射，一次成人 5～10 mg，必要时，隔 3～4 h 给药 1 次。

3.“美沙酮疗法”须在专门戒毒机构内，由专门医师指导用药，一般 15～40 mg/日，不超过 21 d，并按个体反应调整用量。

【用药须知】 1. 本品长期应用可出现便秘、出汗、淋巴细胞增多等。久用可成瘾。过量时主要的危险是肺通气量降低。急性中毒的治疗同吗啡。

2. 对胎儿呼吸有抑制作用，故产前不宜使用。

3. 本品不供静脉注射。

4. 参见阿片受体激动剂型镇痛药的用药警戒。

【制剂】 ①片剂：2.5 mg；5 mg；7.5 mg；10 mg。②注射剂(粉)：7.5 mg。③口服液：2 mg/10 ml；5 mg/10 ml；10 mg/10 ml。

【贮藏】 密封、遮光保存。

二氢埃托啡
(dihydroetorphine)

本品系我国合成的具有 μ 受体激动作用的麻醉性镇痛药。

【CAS】 14357-76-7

【理化性状】 1. 化学名：(5*R*,6*R*,7*R*,9*R*,13*S*,14*R*)-7-[(*R*)-2-Hydroxypentan-2-yl]-6-methoxy-17-methyl-4,5-epoxy-6,14-ethanomor-phinan-3-ol

2. 分子式：$C_{25}H_{33}NO_4$

3. 分子量：413.55

4. 结构式

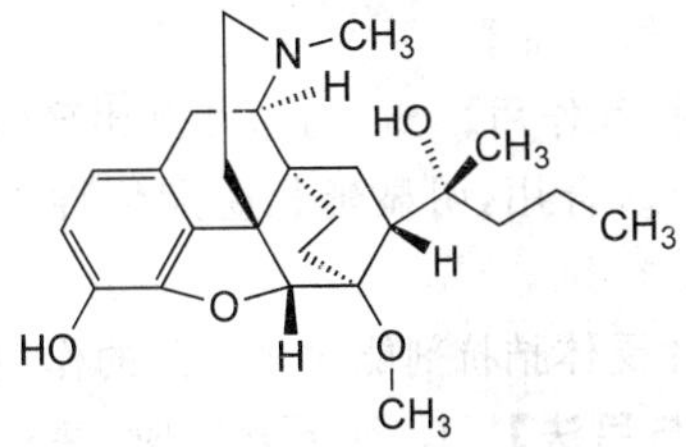

盐酸二氢埃托啡
(dihydroetorphine hydrochloride)

〖CAS〗 155536-45-1

〖理化性状〗 1. 本品为白色片状结晶，无臭，味甜。

2. 分子式：$C_{25}H_{33}NO_4 \cdot HCl$

3. 分子量：450.0

【药理作用】 1. 本品具有高效镇痛作用，其镇痛强度为吗啡的数百倍至千倍，临床的有效量仅为吗啡的 1/500～1/1000。

2. 本品有较强的镇静及平滑肌解痉作用。

3. 呼吸抑制作用相对轻于吗啡。

4. 反复用药可产生耐受性和依赖性，主要表现为精神依赖性。口服效果差。

【体内过程】 口服首过代谢明显，收效差。起效较快，维持时间较短，肌内注射和舌下给药 10～15 min 起效，维持 1～3 h。

【适应证】 1. 用于各种急性疼痛的镇痛。

2. 作为麻醉性镇痛药，用于静脉麻醉或静脉复合全麻。

3. 适用于各种晚期癌症疼痛使用吗啡或哌替啶无效者。

4. 用于平滑肌痉挛引起的疼痛如胰腺炎急性发作、胆结石、尿结石以及胃肠痉挛。

5. 内窥镜检查的术前用药。

【不良反应】 1. 不良反应较少，可有嗜睡、恶心、出汗、头晕、甚至呕吐等反应，用药后走动容易出现。出现这些反应时，应让患者卧床休息，一般无须特殊处理，可自行缓解。偶见呼吸减慢(9～11 次/分)，用呼吸兴奋药尼可刹米或吸氧可纠正。

2. 个别老年人可出现尿潴留。

3. 超量用药可产生急性中毒，主要表现为呼吸抑制、瞳孔缩小、昏迷。呼吸停止是其致死原因。

【禁忌与慎用】 1. 对本品过敏者、妊娠期妇女禁用。

2. 婴幼儿、未成熟新生儿禁用。

3. 脑外伤神志不清者或肺功能不全患者禁用。

4. 肝、肾功能不全患者慎用，必须酌减用量。

5. 尚未明确本品是否可经乳汁分泌，哺乳期妇女使用时应暂停哺乳。

【药物相互作用】 1. 与司可巴比妥(100 mg)或地西泮(5 mg)合用，明显延长晚期癌性疼痛的止痛时间。

2. 阿片受体拮抗剂能对抗本品的作用。

【剂量与用法】 1. 舌下含服时，注意勿将药片吞咽，否则无效。

2. 常用剂量一次 20～40 μg，15 min 后疼痛可明显减轻。可视需要 2～3 h 后可重复给药。有时允许使用一次极量 60 μg，180 μg/d。连续用药不得超过 3 d。晚期癌症不得超过 1 周。

3. 用于麻醉诱导，缓慢静脉注射 0.1～0.2 μg/kg 及氟哌啶醇 2.5～5 mg，用于静脉复合麻醉，首次缓慢静脉注射 0.3～0.6 μg/kg，以后每 60 min 追加半量，手术结束前 60 min 停止给药。

4. 内窥镜检查术前肌内注射 1 次(10 μg)，极量 15 μg。术后应让患者坐或卧 30 min。

【用药须知】 1. 本品过量致中毒时，应及时进行人工呼吸，加压给氧，必要时肌内注射或静脉注射盐酸纳洛酮 0.4 mg 或氢溴酸烯丙吗啡 10 mg，以对抗本品的呼吸抑制作用。

2. 国家卫计委规定本品不得用作海洛因成瘾时脱毒治疗的替代药。

3. 参见阿片受体激动剂型镇痛药的用药警戒。

【临床新用途】 人工流产术中止痛　术前 10～15 min，用本品 40 μg 舌下含化，总有效率达 96.66%，可见到宫颈转软，较松弛，具有一定的肌肉松弛作用。

【制剂】 ①片剂(供舌下含服)：20 μg；40 μg。②注射液(粉)：10 μg；20 μg。

【贮藏】 密封、遮光保存。

羟考酮
(oxycodone)

别名：氢考酮、酯氢可酮、羟二氢可待因

本品为吗啡衍生物。

【CAS】 76-42-6

【ATC】 N02AA05

【理化性状】 1. 化学名：6-Deoxy-7,8-dihydro-14-hydroxy-3-*O*-methyl-6-oxomorphine; (-)-(5*R*, 6*S*, 14*S*)-4, 5-Epoxy-14-hydroxy-3-methoxy-9a-methylmorphinan-6-one

2. 分子式：$C_{18}H_{21}NO_4$

3. 分子量：315.4

4. 结构式

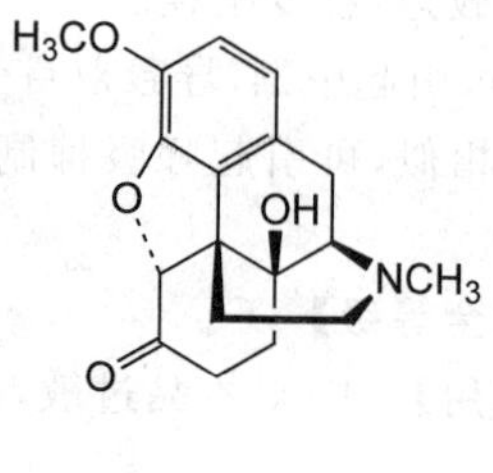

盐酸羟考酮
(oxycodone hydrochloride)

别名：奥施康定、Oxycontin

〖CAS〗 124-90-3

〖理化性状〗 1. 本品为白色至米色、无臭、易吸湿的晶体或粉末。溶于水，微溶于乙醇。

2. 化学名：7，8-Dihydro-14-hydroxycodeinone hydrochloride

3. 分子式：$C_{18}H_{21}NO_4 \cdot HCl$

4. 分子量：351.8

对苯二酸羟考酮
(oxycodone terephthalate)

别名：Endone、Proladone

〖CAS〗 25333-72-6

〖理化性状〗 1. 化学名：4，5α-Epoxy-14-hydroxy-3-methoxy-17-methylmorphinan-6-one 1，4-benzenedicarboxylate (2∶1) salt

2. 分子式：$(C_{18}H_{21}NO_4)_2 \cdot C_8H_6O_4$

3. 分子量：796.9

【药理作用】 本品属于阿片类镇痛药，还具有镇咳作用。

【体内过程】 本品口服可吸收。在体内被代谢为去甲羟考酮和较少的羟氢吗啡酮。两种代谢物均与葡糖醛酸结合，连同原药随尿液排出。本品的消除 $t_{1/2}$ 为 2～3 h。

【适应证】 本品常与阿司匹林或对乙酰氨基酚等组成复方制剂，用于镇痛、镇咳。

【不良反应】【药物相互作用】 参见其他阿片类镇痛药。

【禁忌与慎用】 1. 参见其他阿片类药物。

2. 卟啉症患者禁用。

3. 妊娠期妇女禁用。

4. 哺乳期妇女应权衡本品对其的重要性，选择停药或停止哺乳。

【剂量与用法】 1. 用于缓解中、重度疼痛，口服 5 mg，每 6 h 给药 1 次。

2. 含有本品 30 mg 的栓剂可作为直肠用药，每 6～8 h 给药 1 次。

【用药须知】 参见吗啡和阿片受体激动剂型镇痛药的用药警戒。

【制剂】 ①片剂：5 mg。②栓剂：30 mg。

【贮藏】 密封贮存。

氢吗啡酮
(hydromorphone)

别名：二氢吗啡酮、Dihydromorphenone

本品为半合成的吗啡衍生物。

【CAS】 466-99-9

【ATC】 N02AA03

【理化性状】 1. 化学名：4，5-α-Epoxy-3-hydroxy-17-methyl morphinan-6-one

2. 分子式：$C_{17}H_{19}NO_3$

3. 分子量：285.34

4. 结构式

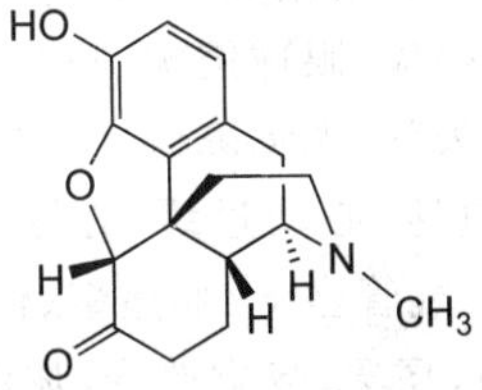

盐酸氢吗啡酮
(hydromorphone hydrochloride)

别名：Exalgo、Dilaudid、Dilaudid-HP

〖CAS〗 71-68-1

〖理化性状〗 1. 本品为白色或近白色结晶性粉末。易溶于水，微溶于乙醇，几乎不溶于二氯甲烷。

2. 化学名：4，5α-Epoxy-3-hydroxy-17-methylmorphinan-6-one hydrochloride。

3. 分子式：$C_{17}H_{19}NO_3 \cdot HCl$

4. 分子量：321.8

【药理作用】 本品属于阿片类镇痛药。

【体内过程】 1. 吸收

(1) 缓释片口服后血药浓度经 6～8 h 逐渐升高，之后血药浓度维持 18～24 h，T_{max} 为 12～16 h，平均 $t_{1/2}$ 为 11 h，剂量在 8～64 mg 之间，药动学呈线性。一日 1 次给药，3～4 d 后达稳态，稳态血药浓度约为单剂量给药的 2 倍。

(2) 片剂及口服液口服后吸收迅速，首过效应明显，生物利用度约 24%，0.5～1 h 达血药峰值。

2. 分布　静脉注射后，稳态分布容积为 302.9 L，提示组织中广泛分布。本品蛋白结合率约 8%～19%。

3. 代谢　口服即释剂型后，本品经广泛的首过效应，主要在肝内被葡糖醛酸化形成氢吗啡酮-3 葡糖酸苷，后者在血浆中与原药的时间过程相似，比原药的血药浓度高 35～40 倍。

4. 排泄　约 75% 的给药剂量经尿液排泄，主要为代谢产物，分别约有7%和1%的原药经尿液和粪便排泄。

5. 中度肝功能不全患者暴露量增加4倍，中度肾功能不全患者暴露量增加2倍，重度肾功能不全患者增加4倍，且 $t_{1/2}$ 延长至40 h。

【适应证】 用于缓解疼痛。

【不良反应】 1. 严重不良反应　包括呼吸抑制及呼吸暂停、循环抑制、休克、心搏骤停。

2. 常见不良反应　包括头重脚轻、头晕、镇静、恶心、呕吐、大汗、潮红、烦躁不安、欣快感、口干及瘙痒。

3. 少见不良反应　包括无力、头痛、躁动、震颤、不协调的肌肉运动、情绪改变、肌肉僵硬、感觉异常、肌肉震颤、视物模糊、眼球震颤、瞳孔缩小、一过性幻觉及定向障碍、失眠、视觉障碍、颅内压升高、面部潮红、寒战、心动过速、心动过缓、心悸、虚弱、晕厥、低血压、高血压、支气管痉挛、喉痉挛、便秘、胆道痉挛、食欲缺乏、腹泻、痉挛、味觉改变、尿潴留、抗利尿作用、荨麻疹、皮疹、出汗。

4. 注射剂可出现注射部位反应。

【妊娠期安全等级】 C。

【禁忌与慎用】 1. 对本品或焦亚硫酸盐过敏者禁用。

2. 意识受损或昏迷的患者禁用。

3. 麻痹性肠梗阻患者、存在其他胃肠道梗阻或狭窄的患者禁用。

4. 对阿片类药物不耐受者禁用。

5. 严重呼吸抑制者禁用。

6. 急性或严重的支气管痉挛无监护设备或无复苏设备时禁用。

7. 本品可通过乳汁排泌，哺乳期妇女不推荐使用。

【药物相互作用】 1. 与其他中枢神经系统抑制药如乙醇、镇静催眠药、抗焦虑镇痛药合用，可增强这些药物的作用，并已有致死的报告。

2. 与抗胆碱药合用有增加尿潴留和严重便秘的风险，可导致麻痹性肠梗阻。

3. 与MAOIs合用，可增加本品的作用，停用前者14 d后才可开始本品的治疗。

4. 纳洛酮可对抗本品的呼吸抑制作用。

【剂量与用法】 本品的剂量应个体化。

1. 皮下或静脉注射　1～2 mg，如需要，可每2～3 h给药1次。

2. 静脉注射　起始剂量为0.2～1 mg，每2～3 h给药1次。老年患者及体弱者应从0.2 mg开始。

3. 口服液及片剂　起始剂量为2～4 mg，每4 h服药1次，老年患者应从低剂量开始。

4. 缓释片　应每24 h服用1次，一日在相同时间服用，整片吞服，不可压碎和咀嚼服用。需从其他药物转为本品缓释片治疗者，应以下表中的等效剂量的50%开始，根据患者反应调整剂量。

常见成瘾性药物等效剂量表

原用药物	等效的药物大约剂量
本品	12 mg
可待因	200 mg
氢可酮	30 mg
美沙酮	20 mg
吗啡	60 mg
羟考酮	30 mg
羟吗啡酮	20 mg

注：本表所列等效转换仅适用于从其他药物转至本品的缓释片

5. 芬太尼贴剂0.025 mg/h转为本品的起始剂量为12 mg，每24 h给药1次。

6. 中度肝功能不全患者及重度肾功能不全患者应以常规剂量的25%开始，中度肾功能不全患者以常规剂量的50%开始。

【用药须知】 1. 本品可导致致命性的呼吸抑制，须密切监测患者呼吸抑制的症状。

2. 儿童易发生过量致死。

3. 慢性阻塞性肺疾病患者使用本品应密切监测，如有可能，换用其他治疗方法。

4. 对走动的患者，本品可致严重低血压，甚至晕厥。特别是失血或使用中枢性镇静剂（如吩噻嗪或全身麻醉药）的患者，开始本品治疗或增加剂量时应监测患者低血压的症状。

5. 颅脑损伤或颅内肿瘤的患者使用本品应密切监测镇静和呼吸抑制的症状，特别是在开始治疗时和增加剂量时。

6. 本品缓释片含焦亚硫酸钠，可导致过敏反应。

7. 本品可诱发癫痫或使癫痫恶化，应监测有癫痫病史者。

8. 需要停药时应逐渐减量，不可骤然停药。

9. 本品可损害脑力或体力，服用本品期间不能驾车或操作危险性机械。

10. 如过量，可使用纳洛酮或纳曲酮对抗。

11. 参见阿片受体激动剂型镇痛药的用药警戒。

【制剂】 ①缓释片：8 mg；12 mg；16 mg；32 mg。②片剂：8 mg。③口服液：1 mg/1 ml。④注射液：1 mg/ml；2 mg/ml；4 mg/ml；50 mg/5 ml。

【贮藏】 ①口服剂型：贮于25 ℃，短程携带允许

15～30 ℃。②注射液：贮于 20～25 ℃，短程携带允许 15～30 ℃。

羟吗啡酮
(oxymorphone)

别名：羟二氢吗啡酮、Dihydrohydroxymorphinone、Numorphan

本品为半合成的吗啡衍生物。

【CAS】 76-41-5

【理化性状】 1. 化学名：4，5α-Epoxy-3，14-dihydroxy-17-methylmorphinan-6-one

2. 分子式：$C_{17}H_{19}NO_4$

3. 分子量：301.34

4. 结构式

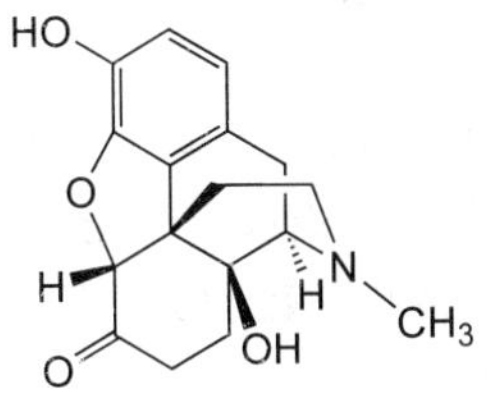

盐酸羟吗啡酮
(oxymorphone hydrochloride)

别名：Opana、Opana ER

〖CAS〗 357-07-3

〖理化性状〗 1. 本品为白色或近白色粉末，无臭。易溶于水，几乎不溶于乙醚和乙醇。37 ℃时 pKa 为 8.17 和 9.54。

2. 化学名：4，5α-Epoxy-3，14-dihydroxy-17-meth-ylmorphinan-6-one hydrochloride

3. 分子式：$C_{17}H_{19}NO_4 \cdot HCl$

4. 分子量：337.80

【药理作用】 本品属于阿片类镇痛药。

【体内过程】 1. 吸收　肠道外给药后，在 5～10 min 内迅速起效，维持时间约 3～6 h。口服生物利用度约 10%，多剂量给药后 3 d 达稳态。高脂肪餐增加本品 C_{max} 约 38%，片剂、缓释片应在餐前至少 1 h 或餐后至少 2 h 服用。

2. 分布　静脉注射后，稳态分布容积为 (3.08±1.14)L/kg。蛋白结合率 10%～12%。

3. 代谢　本品在肝脏被广泛代谢，主要通过还原反应或与葡糖醛酸共轭结合形成活性及无活性代谢产物，两种主要的代谢产物为羟吗啡酮-3 葡糖酸苷和 6-羟基吗啡酮。羟吗啡酮-3 葡糖苷酸的 AUC 比原药高 90 倍，其药理活性尚不清楚。6-羟基吗啡酮在动物上有镇痛作用。单剂量给药后，6-羟基吗啡酮的 AUC 约为原药的 70%，但达稳态后两者的 AUC 相似。

4. 排泄　肝、肾功能正常者，<1% 的给药剂量以原药形式从尿液中排泄，33%～38% 以羟吗啡酮-3 葡糖苷酸，<1% 以 6-羟基吗啡酮从尿液中排泄。给药 5 d 内尿液和粪便中回收约 90% 的给药剂量。在健康志愿者，平均终末 $t_{1/2}$ 为 (1.3±0.7)h，平均系统清除率为 (2.0±0.5)L/min。

5. 老年患者 AUC 较年轻者高 40%。

6. 轻度肝功能不全患者生物利用度增加 1.6 倍，中度肝功能不全患者增加 3.7 倍，重度肝功能不全患者增加 12.2 倍。

7. 轻、中、重度肾功能不全患者生物利用度分别增加 26%、57% 和 65%。

【适应证】 用于缓解中、重度疼痛。

【不良反应】【药物相互作用】 参见氢吗啡酮。

【妊娠期安全等级】 C。

【禁忌与慎用】 1. 对本品过敏者禁用。

2. 中、重度肝功能不全患者禁用。

3. 尚不知晓本品是否可分泌到乳汁中，哺乳期妇女慎用。

4. 参见氢吗啡酮。

【剂量与用法】 剂量应个体化。老年患者及体弱者应从低剂量开始，缓慢增加剂量。

1. 注射剂　皮下或静脉注射，起始剂量为 1～1.5 mg，如需要，每 4～6 h 可重复 1 次。静脉注射，起始剂量为 0.5 mg，谨慎增加剂量至疼痛完全缓解。分娩止痛，0.5～1 mg，肌内注射。

2. 栓剂　5 mg，每 4～6 h 给药 1 次。

3. 片剂　起始剂量为 10～20 mg，每 4～6 h 给药 1 次，老年患者，肝、肾功能不全患者，应以 5 mg 开始。

4. 缓释片　起始剂量为 5 mg，每 12 h 给药 1 次，整片吞服，不可压碎和咀嚼服用。需从其他药物转为本品缓释片治疗者，应以下表中的转换系数计算本品起始剂量，然后根据患者反应调整剂量。

常见几种成瘾性镇痛药转换系数

本品	1
氢可酮	0.5
美沙酮	0.5
吗啡	0.333
羟考酮	0.5

注：本表所列等效转换仅适用于从其他药物转至本品的缓释片，起始剂量过高，可造成致命性不良反应

5. 轻度肝功能不全患者及 Ccr≤50 ml/min 者

应以常规剂量的50%开始。

【用药须知】 参见氢吗啡酮和阿片受体激动剂型镇痛药的用药警戒。

【制剂】 ①缓释片：5 mg；7.5 mg；10 mg；15 mg；20 mg；30 mg；40 mg。②片剂：5 mg；10 mg。③栓剂：5 mg。④注射液：1 mg/1 ml；15 mg/10 ml。

【贮藏】 ①口服剂型：贮于25 ℃，短程携带允许15～30 ℃。②注射液：贮于25 ℃，短程携带允许15～30 ℃。③栓剂：贮于2～8 ℃。

醋托啡
(acetorphine)

别名：乙酰氧戊甲吗啡

【CAS】 25333-77-1

【理化性状】 1. 化学名：4，5α-Epoxy-7α-(1-hydroxy-1-methylbutyl)-6-methoxy-17-methyl-6，14-endo-ethenomorphinan-3-yl acetate

2. 分子式：$C_{27}H_{35}NO_5$

3. 分子量：453.58

4. 结构式

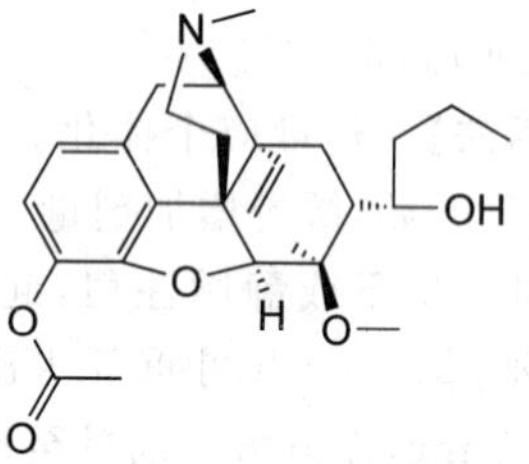

【简介】 本品为吗啡类似物，镇痛作用比吗啡强8700倍。主要用于大型动物的麻醉。

左啡诺
(levorphanol)

别名：左吗喃、羟甲左吗喃、Levo Dromoran

本品为半合成的吗啡衍生物。

【CAS】 77-07-6

【理化性状】 1. 化学名：17-Methylmorphinan 3-ol

2. 分子式：$C_{17}H_{23}NO$

3. 分子量：257.37

4. 结构式

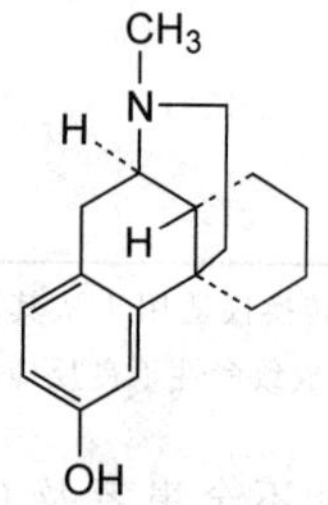

酒石酸左啡诺
(levorphanol tartrate)

〖CAS〗 76-41-5

〖理化性状〗 1. 本品为白色结晶性粉末，易溶于水和乙醚，不溶于三氯甲烷。

2. 化学名：17-Methylmorphinan 3-ol tartrate (1：1)(salt) dihydrate

3. 分子式：$C_{17}H_{23}NO \cdot C_4H_6O_6 \cdot 2H_2O$

4. 分子量：443.5

5. 配伍禁忌：与含下列药品的溶液有不相容性：氨茶碱、氯化铵、异戊巴比妥钠、氯噻嗪钠、肝素钠、甲氧西林钠、呋喃妥因钠、新生霉素钠、苯巴比妥钠、奋乃静、戊巴比妥钠、苯妥英钠、司可巴比妥钠、碳酸氢钠、碘化钠、磺胺嘧啶钠、磺胺甲基异噁唑二乙醇胺、硫喷妥钠。

【药理作用】 本品属于阿片类镇痛药。

【体内过程】 1. 吸收　静脉注射后，本品的血药浓度以3次方指数函数的方式降低，终末$t_{1/2}$约为11～16 h，清除率0.78～1.1 L/(kg·h)，给药3 d后达稳态。

口服后快速吸收，约1 h达血药峰值，相对生物利用度尚不确定。稳态血药浓度为单次服药的2～5倍，与患者的清除率有关。因本品$t_{1/2}$较长，长期服用可致很高的血药浓度，在1项研究中，单次服用2 mg，血药浓度为5～10 ng/ml，重复给予20～50 mg/日，血药浓度达50～100 ng/ml。

2. 分布　静脉注射后快速分布，且进行重新分布，稳态分布容积10～13 L/kg，蛋白结合率40%。

3. 代谢与排泄　动物实验显示，本品广泛在肝内代谢，葡糖苷酸代谢产物主要经肾排泄，长期用药可在血浆蓄积，浓度可达原药的5倍。

4. 年龄、性别及肝、肾功能不全对药动学的影响尚未确定。

【适应证】 用于缓解中、重度疼痛及术后疼痛。

【不良反应】 临床试验中报告的不良反应按系统分类如下。

1. 整体感觉　腹痛、口干、大汗。

2. 心血管系统　心搏骤停、休克、低血压、心动过速、心动过缓、心悸、期外收缩。

3. 消化系统　恶心、呕吐、消化不良、胆道收缩。

4. 神经系统　昏迷、自杀企图、抽搐、抑郁、头晕、意识混乱、嗜睡、异常做梦、思维异常、神经质、戒断症状、运动功能减退、运动障碍、运动过度、中枢神经系统刺激症状、人格障碍、健忘、失眠。

5. 呼吸系统　呼吸暂停、发绀、通气不足。

6. 皮肤及其附属物　瘙痒、荨麻疹、皮疹、注射部位反应。

7. 泌尿生殖系统　肾功能衰竭、尿潴留、排尿困难。

【妊娠期安全等级】 C。

【禁忌与慎用】 1. 对本品过敏者禁用。

2. 肝病患者慎用。

3. 本品是否通过乳汁排泌尚不清楚，哺乳期妇女应权衡本品对其的重要性，选择停药或停止哺乳。

4. 不推荐用于胆道手术止痛。

5. 18 岁以下儿童的有效性及安全性尚未确定。

【药物相互作用】 1. 与其他中枢神经系统抑制药如乙醇、镇静催眠药、抗焦虑镇痛药合用，可增强这些药物的作用。

2. 虽未观察到本品与 MAOIs 存在相互作用，但也不推荐两者合用。

【剂量与用法】 本品的剂量应个体化。老年患者及体弱者应从低剂量，缓慢增加剂量。

1. 静脉注射，起始剂量最大为 1 mg，分次缓慢注射，如需要，每 3～6 h 重复 1 次。

2. 皮下或肌内注射，起始剂量最大为 1～2 mg，每 6～8 h 给药 1 次。

3. 口服，起始剂量为 2 mg，每 6～8 h 给药 1 次。

4. 老年患者、轻度肝功能不全患者及 Ccr≤50 ml/min 者应以常规剂量的 50％开始。

【用药须知】 参见氢吗啡酮和阿片受体激动剂型镇痛药的用药警戒。

【制剂】 ①片剂：2 mg。②注射液：2 mg/1 ml；20 mg/10 ml。

【贮藏】 贮于 25 ℃，短程携带允许 15～30 ℃。

喷他佐辛
(pentazocine)

别名：镇痛新、戊唑星、Fortal

本品为苯吗吩烷衍生物。

【CAS】 359-83-1

【ATC】 N02AD01

【理化性状】 1. 本品为白色或类白色的粉末，呈多晶型。几乎不溶于水，溶于乙醇，易溶于二氯甲烷。

2. 化学名：(2*R*＊，6*R*＊，11*R*＊)-1，2，-3，4，5，6-Hexahydro-6，11-dimethyl-3-(3-methylbut-2-enyl)-2，6-methano-3-benzazocin-8-ol

3. 分子式：$C_{19}H_{27}NO$

4. 分子量：285.4

5. 结构式

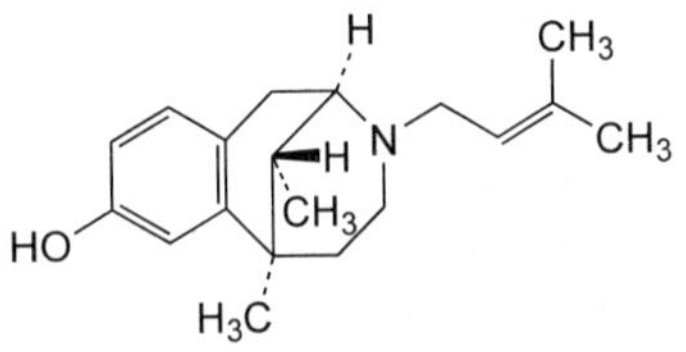

盐酸喷他佐辛
(pentazocine hydrochloride)

别名：Fortal

〖**CAS**〗 2276-52-0；64024-15-3

〖**理化性状**〗 1. 本品为白色或类白色的粉末。呈多晶型。略溶于水和二氯甲烷，溶于乙醇。

2. 分子式：$C_{19}H_{27}NO \cdot HCl$

3. 分子量：321.9

乳酸喷他佐辛
(pentazocine lactate)

别名：Talwin

〖**CAS**〗 17146-95-1

〖**理化性状**〗 1. 本品为白色至淡黄色的粉末。略溶于水、乙醇和三氯甲烷，易溶于甲醇。

2. 分子式：$C_{19}H_{27}NO \cdot C_3H_6O_3$

3. 分子量：375.5

4. 配伍禁忌：有报道，乳酸喷他佐辛注射液与可溶性巴比妥类药物和包括碳酸氢钠在内的其他碱性物质有配伍禁忌。地西泮、氯氮草、格隆溴铵和萘夫西林钠也有报道与乳酸喷他佐辛有配伍禁忌。

【药理作用】 1. 本品为阿片受体激动/拮抗型镇痛药，既有阿片受体的激动效应，又有弱的拮抗作用，按等效剂量计算，其镇痛效力为吗啡的 1/3。

2. 呼吸抑制作用约为吗啡的 1/2，增加剂量至 30 mg 以上，呼吸抑制作用并不按比例增加。

3. 对胃肠道平滑肌的作用与吗啡相似，可干扰胃肠排空，但对胆道括约肌的作用弱，升高胆道压力的作用较轻。

4. 对心血管的作用与吗啡不同，大剂量时使血压升高，心率加速。

5. 本品尚有一定的拮抗阿片受体作用，故成瘾性很小，为非麻醉性镇痛药。

【体内过程】 口服易于吸收，但因有明显的首过代谢，生物利用度仅为 11％～32％。口服后 1～3 h 可达血药峰值。皮下或肌内注射吸收良好，15～60 min 可达血药峰值。血浆蛋白结合率约为 60％。$t_{1/2}$ 约为 2.1 h(肌内注射)。主要在肝内代谢，60％～70％以代谢物随尿液排出，小部分以原药随尿液排出。

【适应证】 1. 因其成瘾性小,故可口服用于各种慢性剧痛。

2. 亦可用作麻醉辅助剂。

【不良反应】 1. 较常见的不良反应有嗜睡、眩晕、恶心。口服后可引起胃肠道不适、食欲缺乏、呕吐。

2. 可引起视幻觉、噩梦、思维障碍和发音困难等拟似精神病作用,但在治疗剂量范围内少见。

3. 偶有失眠、焦虑、口干、便秘、视物模糊、呼吸抑制、尿潴留、血压上升、心率加快。

4. 静脉注射大剂量时罕见癫痫大发作样惊厥。曾有本品成瘾的报道。

5. 可产生耐受性和依赖性,尤其在非胃肠给药时。

【妊娠期安全等级】 C。

【禁忌与慎用】 1. 对本品过敏者以及 12 岁以下儿童禁用。

2. 呼吸抑制,如慢性肺疾病患者,应慎用。

3. 由于本品能增加心脏负荷,故不适用于心肌梗死引起的疼痛。

4. 头部外伤、颅内损伤、颅内压升高及有癫痫倾向的患者禁用。胆道手术、肝、肾功能不全的患者应谨慎使用。

5. 本品可通过乳汁分泌,哺乳期妇女使用时应暂停哺乳。

【药物相互作用】 1. 本品能增强镇静催眠药、抗焦虑药及抗忧郁药的作用。

2. 本品能减弱其他麻醉性镇痛药的麻醉镇痛作用,但不能拮抗吗啡或哌替啶中毒,甚至可加重中枢抑制。

3. MAOIs 也能增强本品的作用。

【剂量与用法】 1. 口服　成人一次 25～100 mg,4～6 次/日,一日不超过 600 mg。6～12 岁儿童一次 25 mg,4～6 次/日。

2. 肌内注射　成人一次 30～60 mg,必要时 4～6 次/日,一日的总量不超过 360 mg。儿童的最大单剂量不超过 1 mg/kg。

3. 静脉注射　成人一次 30 mg,儿童最大单剂量不超过 0.5 mg/kg。

【用药须知】 1. 本品易于被滥用,应进行药学监护。

2. 应尽量避免皮下注射,因可致组织损伤。

3. 产妇应用可使新生儿暂时呼吸停顿。

4. 长期连续服用可产生依赖性和戒断症状。过量可用纳洛酮对抗。

5. 正在应用麻醉性镇痛药的患者不应给予喷他佐辛,因本品可促进戒断症状出现。

6. 参见阿片受体激动剂型镇痛药的用药警戒。

【制剂】 ①片剂:25 mg;50 mg。②胶囊剂:25 mg。③注射剂(乳酸盐,粉):15 mg;30 mg;45 mg;60 mg。④注射液:30 mg/1 ml。

【贮藏】 密封、遮光保存。

地佐辛

(dezocine)

别名:加罗宁

本品为一新合成的、结构类似于喷他佐辛的阿片 κ 受体部分激动剂。

【CAS】 53648-55-8

【ATC】 N02AX03

【理化性状】 1. 本品为白色或类白色粉末,呈多晶型。几乎不溶于水,溶于乙醇,易溶于二氯甲烷。

2. 化学名:(5*R*,11*S*,13*R*)-13-Amino-5-methyl-5,6,7,8,9,10,11,12-octahydro-5,11-methanobenzo[10]annulen-3-ol

3. 分子式:$C_{16}H_{23}NO$

4. 分子量:245.36

5. 结构式

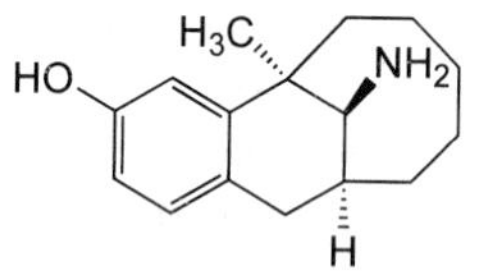

【药理作用】 本品能缓解术后疼痛,其镇痛强度、起效时间和作用持续时间与吗啡相当。当稳态血药浓度超过 5～9 ng/ml 时,产生缓解术后疼痛的作用,当平均峰浓度达到 45 ng/ml 时则出现不良反应。出现最大镇痛作用的时间比血药浓度达峰时间晚 20～60 min。

【体内过程】 1. 注射本品可完全快速吸收,肌内注射 10 mg 达峰时间为 10～90 min,平均血药浓度为 19 ng/ml(10～38 ng/ml)。5 min 内静脉注射 10 mg,平均终末 $t_{1/2}$ 为 2.4 h(1.2～7.4 h),平均分布容积为 10.1 L/kg(4.7～20.1 L/kg),平均全身清除率为 3.3 L/(h·kg)[1.7～7.2 L/(h·kg)]。剂量超过 10 mg 时,呈非线性代谢。静脉注射 5、10 mg,剂量与血药浓度呈正比,但静脉注射 20 mg 以上,AUC 升高的比例大于剂量增加的比例。

2. 给药剂量的 2/3 由尿液排泄,其中 1% 为原药,剩余的是葡糖酸苷的共轭物。未对本品的蛋白结合率进行研究。静脉注射 10 mg 本品,肝硬化患者的全身清除率无变化,但分布容积与 $t_{1/2}$ 比正常者延长 30%～50%,尚不知晓本品的游离浓度在肝硬化病人中是否发生变化。未对肾功能不全对本品的药代动力学影响进行研究。本品主要是以葡糖苷酸的共轭物由尿液排泄，故肾功能不全患者应减量，慎用本品。

【适应证】 需要使用阿片类镇痛药治疗的各种疼痛。

【不良反应】 1. 恶心、呕吐、镇静及注射部位反应发生率为 3%～9%，头晕发生率在 1%～3%。

2. 少见不良反应包括出汗、寒战、脸红、血红蛋白低、水肿、高血压、低血压、心律不齐、胸痛、苍白、血栓性静脉炎、口干、便秘、腹泻、腹痛、紧张、焦虑、神志不清、叫喊、错觉、睡眠差、头痛、谵妄、抑郁、呼吸抑制、呼吸系统症状、肺不张、复视、语言含糊、视物模糊、尿频、尿等待、尿潴留、瘙痒、红斑等。

3. 未明确因果关系的不良事件有 ALP 及 ALT 升高、呃逆、耳充血、耳鸣。

【妊娠期安全等级】 C。

【禁忌与慎用】 1. 对本品过敏者禁用。

2. 妊娠期注射本品的安全性尚未确定，仅在权衡利弊后，对胎儿有利的情况下方可使用。

3. 在分娩过程中使用本品的安全性尚不清楚，认为对母婴有必要时方可使用本品。

4. 尚未确定本品是否通过乳汁排泄，哺乳期妇女不推荐使用本品。如确需使用，应选择停药或停止哺乳。

5. 18 岁以下患者用药的安全性和有效性尚未确定。

【药物相互作用】 1. 本品能增强镇静催眠药、抗焦虑药及抗忧郁药的作用。

2. 本品能减弱其他麻醉性镇痛药的麻醉镇痛作用。但不能拮抗吗啡或哌替啶中毒，甚至可加重中枢抑制。

【剂量与用法】 1. 肌内注射　推荐成人单剂量为 5～20 mg。但临床研究中的初始剂量为 10 mg。应根据患者的体重、年龄、疼痛程度、身体状况及服用其他药物的情况调节剂量。必要时每隔 3～6 h 给药一次，最高剂量一次 20 mg，不超过 120 mg/日。

2. 静脉注射　初始剂量为 5 mg，以后 2.5～10 mg/2～4 h。

【用药须知】 1. 本品注射液含有焦亚硫酸钠，硫酸盐对于某些易感者可能引起致命性过敏反应和严重哮喘。

2. 本品具有阿片拮抗剂的性质，对麻醉药有躯体依赖性的患者不推荐使用。

3. 本品为强效阿片类镇痛药应在医院内使用，以便及时发现呼吸抑制和进行适当治疗。

4. 对于脑损伤、颅内损伤或颅内压高的患者，使用本品产生呼吸抑制可能会升高脑脊液压力。对此类患者仅在必要时使用，应尤为注意。

5. 本品可引起呼吸抑制，患有呼吸抑制、支气管哮喘、呼吸梗阻的患者使用本品要减量。

6. 本品经过肝脏代谢和肾脏排泄，肝、肾功能不全患者应用本品应低剂量。

7. 胆囊手术者慎用本品。

8. 使用本品的患者在药物作用存在时，不应开车或操作危险的机器。

9. 阿片类镇痛药、普通麻醉剂、镇静药、催眠药或其他中枢神经系统抑制剂（包括乙醇）与本品合用会产生叠加作用。因此，联合治疗时，一种或全部药物的剂量都应减少。

10. 本品与乙醇和（或）其他中枢神经系统抑制剂合用可能对患者产生危害，不在医疗环境控制下，乙醇成瘾或服用此类药物的患者慎用本品。

11. 本品溶液变色或有沉淀则停止使用。

12. 本品为阿片受体混合型激动-拮抗剂，比纯阿片类药物如吗啡、哌替啶滥用倾向低。但所有这类药物对某些人均有滥用倾向，尤其是曾经滥用阿片类药物或依赖者。

【制剂】 注射液：5 mg/1 ml。

【贮藏】 遮光，密闭保存。

依他佐辛
(eptazocine)

别名：尹安佐辛

本品为阿片类镇痛药。

【CAS】 72522-13-5

【理化性状】 1. 化学名：(5*R*，11*S*，13*R*)-13-Amino-5-methyl-5，6，7，8，9，10，11，12-octahydro-5，11-methanobenzo[10]annulen-3-ol

2. 分子式：$C_{15}H_{21}NO$

3. 分子量：231.33

4. 结构式

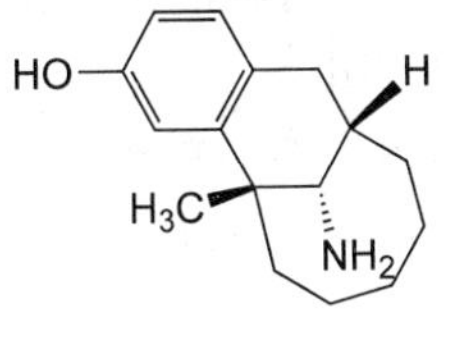

氢溴酸依他佐辛
(eptazocine hydrobromide)

别名：Sedapain

〖CAS〗 72150-17-5

【理化性状】 1. 本品为白色结晶或结晶性粉末，无臭，味苦，易溶于水或甲醇，略溶于乙醇，难溶于冰醋酸或丙酮，几不溶于苯，熔点为 207～210 ℃。

2. 化学名：(5*R*,11*S*,13*R*)-13-Amino-5-methyl-5,6,7,8,9,10,11,12-octahydro-5,11-methanobenzo[10]annulen-3-ol hydrobromide (1∶1)

3. 分子式：$C_{15}H_{21}NO \cdot HBr$

4. 分子量：312.24

5. 配伍禁忌：本品注射液与巴比妥类药物有配伍禁忌。

【药理作用】 本品为中枢性镇痛药，通过与阿片κ受体结合抑制痛觉传导。

【体内过程】 健康成人皮下或肌内注射 15 mg，20～30 min 后达到血药峰值。主要代谢物为本品的葡糖醛酸化合物及 *N*-脱甲基物、9-双氢氧化合物。主要排泄途径为肾脏，一般在服用后 24 h 内 82.5%从尿液中排出。

【适应证】 用于镇痛，尤其是癌性疼痛及手术后疼痛。

【不良反应】 1. 严重的不良反应包括休克、呼吸抑制及依赖性。

2. 其他不良反应

(1) 神经系统：偶有出冷汗、头晕、昏睡、头重脚轻及头痛。极少有不安感、不适感、激动、失眠、耳鸣、多语、肢体麻木。

(2) 消化系统：偶有恶心、呕吐、口渴的感觉。极少有胃部不适感和呃逆。

(3) 心血管系统：偶有燥热感、心悸。极少有脉频、面部泛红、血压上升及寒冷感。

(4) 注射部位：偶有注射部位疼痛感，极少有产生红肿和硬结的现象。

(5) 其他：极少有发热和淋巴结肿胀。

【妊娠期安全等级】 C。

【禁忌与慎用】 1. 对本品过敏者禁用。

2. 严重的呼吸抑制者、颅脑外伤或颅内疾病易昏迷者、颅内压增高者禁用。

3. 妊娠期妇女只有在潜在的益处大于对胎儿伤害的风险时，才可使用。

4. 动物实验显示本品可经乳汁排泌，哺乳期妇女应权衡利弊，如确需使用，应选择停药或停止哺乳。

5. 儿童用药的安全性和有效性尚未建立。

6. 胆道疾病者慎用。

【药物相互作用】 1. 中枢性镇痛药（喷他佐辛、盐酸丁丙诺啡、酒石酸布托啡诺等）可使本品作用增强，必须合用时，应对其中一种或两种药物减量后，谨慎给药。

2. 苯二氮䓬衍生物及其他的镇静药（地西泮、硝西泮、美达西泮等）、中枢抑制剂（镇静剂等）（巴比妥酸盐如苯巴比妥等）、乙醇等可使本品作用增强，必须合用时，应对其中一种或两种药物减量后慎重给药。

3. 本品在大剂量情况下，对吗啡有拮抗作用。

【剂量与用法】 成人一次肌内注射或皮下注射本品 15 mg，或遵医嘱，可根据症状酌量增减。

【用药须知】 1. 可能发生恶心，呕吐，眩晕及头重脚轻，所以给门诊患者注射本品后，应让其充分休息，在确认无异常后，方可使其离开。

2. 由于可能出现嗜睡、眩晕及头轻脚重，应告诫患者在注射本品期间，不宜驾车、操纵机器及其他从事危险的工作。

3. 本品为阿片受体混合型激动-拮抗剂，比纯阿片类药物如吗啡、哌替啶滥用倾向低。但所有这类药物对某些人均有滥用倾向，尤其是那些曾经滥用阿片类药物或依赖者。

【制剂】 注射液：15 mg/1 ml。

【贮藏】 遮光，密闭保存。

哌腈米特

(piritramide)

别名：Dipidolor、Piridolan、Pirium

本品为阿片类镇痛药。

【CAS】 302-41-0

【ATC】 N02AC03

【理化性状】 1. 白色结晶或结晶性粉末，无臭，味苦，易溶于水或甲醇，略溶于乙醇，难溶于冰醋酸或丙酮，几不溶于苯，熔点 207～210 ℃

2. 化学名：1-(3-Cyano-3,3-diphenyl-propyl)-4-(1-piperidyl)piperidine-4-carboxamide

3. 分子式：$C_{27}H_{34}N_4O$

4. 分子量：430.6

5. 结构式

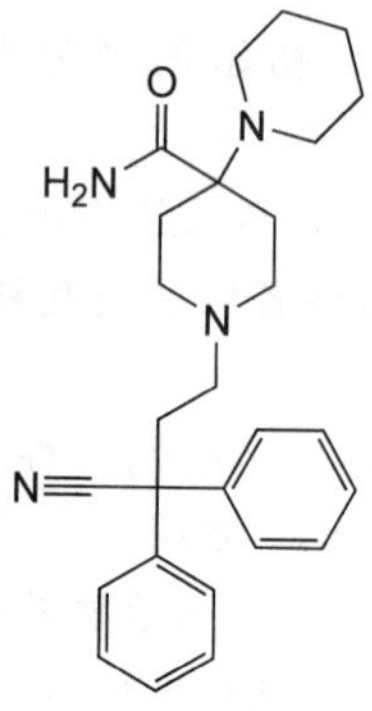

【简介】 本品为中枢性镇痛药，通过与阿片 κ 受体结合抑制痛觉传导。用于镇痛，尤其是癌性疼痛及手术后疼痛，不良反应类似吗啡。另外，本品有致血卟啉症作用，急性血卟啉症患者禁用。

右丙氧芬
(dextropropoxyphene)

别名：Dextropropoxiphene、Propoxyphene

本品结构类似美沙酮。

【CAS】 469-62-5

【ATC】 N02AC04

【理化性状】 1. 化学名：(＋)-(1*S*, 2*R*)-1-Benzyl-3-dimethylamino-2-methyl-1-phenylpropyl pro-pionate

2. 分子式：$C_{22}H_{29}NO_2$

3. 分子量：339.5

4. 结构式

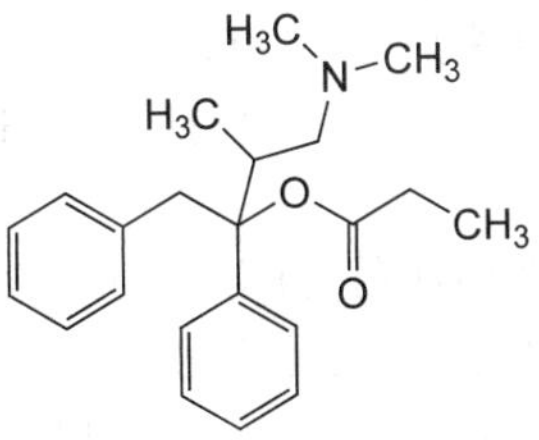

盐酸右丙氧芬
(dextropropoxyphene hydrochloride)

别名：达尔丰、Dolene、Darvon

〖CAS〗 1639-60-7

〖理化性状〗 1. 本品为白色无臭结晶性粉末。易溶于水，溶于乙醇、丙酮和三氯甲烷，几乎不溶于乙醚和苯酚。

2. 分子式：$C_{22}H_{29}NO_2 \cdot HCl$

3. 分子量：375.9

萘磺酸右丙氧芬
(dextropropoxyphene napsilate)

别名：Darvon-N、Dexzofen

〖CAS〗 17140-78-2 (anhydrous dextropropoxyphene napsilate)；26570-10-5 (dextropropoxyphene napsilate mono-hydrate)。

〖理化性状〗 1. 本品为白色或类白色结晶性粉末，无臭，味苦。极微溶于水，溶于乙醇(1∶15)、三氯甲烷(1∶10)，溶于丙酮和甲醇。

2. 分子式：$C_{22}H_{29}NO_2 \cdot C_{10}H_8O_3S \cdot H_2O$

3. 分子量：565.7

【药理作用】 本品主要与阿片 μ 受体结合，其作用与美沙酮相似，镇痛作用较弱，仅用于缓解轻、中度疼痛。几乎无镇咳作用。

【体内过程】 口服后迅速吸收，具有首过效应，生物利用度为 30%～70%。主要在肝内代谢为去甲丙氧芬后随尿液排出。表观分布容积为 10～26 L/kg。口服清除率为 1.3～3.6 L/min，全身性清除率为 0.6～1.2 L/min。本品 $t_{1/2}$ 为 14.6(8～24)h，代谢物去甲丙氧酚的 $t_{1/2}$ 为 22.9 h。

【适应证】 用于缓解轻、中度疼痛。多与解热镇痛药(如对乙酰氨基酚、阿司匹林)组成复方片剂。

【不良反应】 1. 可发生嗜睡、头晕、头痛、恶心、呕吐、乏力。

2. 滥用可产生躯体和精神依赖性。

3. 较少见的有便秘、腹痛、皮疹、头痛，偶见虚弱、欣快感、发音困难和轻度视力障碍。

4. 过量中毒表现为呼吸抑制、极端困倦乏力，随之昏迷、瞳孔缩小、局部或全身抽搐、心脏传导异常、心律失常、肺水肿，甚至出现呼吸暂停和心搏停止。有过量致死的报告，过量中毒与去甲丙氧芬蓄积有关。乙醇和其他中枢抑制药可加重过量中毒。

5. 静脉注射时可引起中毒性精神病。

【妊娠期安全等级】 C。

【禁忌与慎用】 1. 对本品过敏者禁用。

2. 其他禁忌与慎用参见美沙酮。

【药物相互作用】 1. 与其他中枢神经系统抑制药如乙醇、镇静催眠药、抗焦虑镇痛药合用，可增强这些药物的作用，并有致死的报告。

2. 可增强口服抗凝剂华法林的抗凝血作用。

3. 阿司匹林、对乙酰氨基酚能增强本品的镇痛作用。

4. 纳洛酮可对抗本品的呼吸抑制作用。

【剂量与用法】 用于慢性风湿性关节炎、偏头痛等。一次口服本品盐酸盐 65 mg，或本品萘磺酸盐 100 mg，4～6 h 可重复给药。

【用药须知】 1. 本品不可注射使用。

2. 如过量，可使用纳洛酮 0.4 mg 对抗。

3. 参见阿片受体激动剂型镇痛药的用药警戒。

【制剂】 ①胶囊剂(盐酸右丙氧芬)：32 mg；65 mg。②片剂(萘磺酸右丙氧芬)：50 mg；100 mg。

【贮藏】 密封、遮光保存。

曲马多
(tramadol)

别名：反胺苯环醇、马伯龙、奇曼丁、舒敏、Tramal、Mabron、Tramcontin、Zumadol、Trodon

本品为非阿片类中枢性镇痛药。

【CAS】 27203-92-5

【ATC】 N02AX02

【理化性状】 1. 化学名：(±)-*trans*-2-Dimethylaminomethyl-1-(3-methoxyphenyl) cyclohexanol

2. 分子式：$C_{16}H_{25}NO_2$

3. 分子量：263.37

4. 结构式

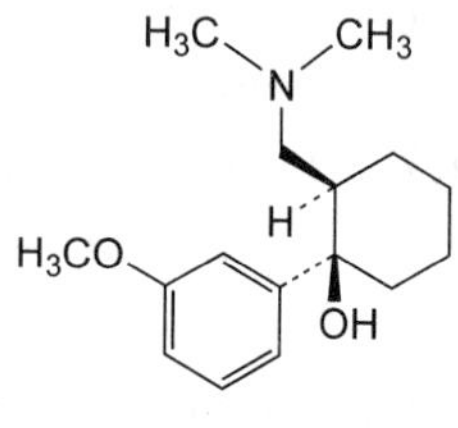

盐酸曲马多
(tramadol hydrochloride)

〖CAS〗 22204-88-2；36282-47-0

〖理化性状〗 1. 本品为白色结晶性粉末。易溶于水和甲醇，极微溶于丙酮。

2. 化学名：(±)-*trans*-2-Dimethylaminomethyl-1-(3-methoxyphenyl) cyclohexanol hydrochloride

3. 分子式：$C_{16}H_{25}NO_2 \cdot HCl$

4. 分子量：299.8

5. 配伍禁忌：本品注射液与地西泮、双氯芬酸钠、吲哚美辛、咪达唑仑、吡罗昔康、保泰松和赖氨酸阿司匹林注射液不相容。一份研究还发现，本品的注射液(稀释至 400 μg/ml)与阿昔洛韦和克林霉素混合液不相容。

【药理作用】 1. 本品具有较弱的 μ 受体激动作用，与 μ 受体的亲和力为吗啡的 1/6000，其镇痛作用约为吗啡的 1/3。并能抑制去甲肾上腺素和 5-HT 再摄取。

2. 镇咳作用约为可待因的 1/2，呼吸抑制作用弱。

3. 尚有轻微的罂粟碱样的解痉作用，但对胃肠道、尿道的动力无影响，不引起便秘。

4. 对心血管及肝、肾功能无影响，也不引起欣快、幻觉、组胺的释放。

【体内过程】 口服吸收迅速，吸收相 $t_{1/2}$ 约 30 min，2 h 可达血药峰值。口服的生物利用度为 64%，栓剂的生物利用度为 70%。$t_{1/2}$ 约 6 h。在肝内代谢，24 h 内约有 80%代谢物及原药随尿液排出。

【适应证】 可用于中度和严重急慢性疼痛，如创伤、产科、外科手术、诊断探查产生的疼痛和癌症疼痛等。

【不良反应】 1. 与其他镇痛药相似，可能出现多汗(尤其静脉注射太快时)、头晕、恶心、呕吐、纳差、口干、疲劳、嗜睡、精神迟钝，尤其在患者处于精神紧张时，不良反应更易出现。

2. 较少发生皮疹、低血压和排尿困难。

3. 静脉注射过快可有颜面潮红、发热、多汗、一过性心动过速。

4. 连续使用本品可产生药物依赖性，避免滥用。

【妊娠期安全等级】 C。

【禁忌与慎用】 1. 禁用于催眠药、镇痛药或其他作用于中枢神经系统药物的急性中毒。

2. 嗜酒者禁用，哺乳期妇女慎用或不用。

3. 对本品或任一阿片类制剂敏感者禁用。

4. 肝、肾功能不全或心脏病患者慎用。

【药物相互作用】 1. 与作用类似的中枢神经系统药物合用时，可增强其镇痛作用。

2. 与巴比妥类药物合用，可延长其镇痛作用。

3. 与地西泮合用，可增强其镇痛作用。

【剂量与用法】 1. 口服一次 50 mg，一般可用 50 mg 至 100 mg，2～3 次/日。一日最高总量为 400 mg。

2. 皮下、肌内注射、静脉注射一次 50～100 mg，也可稀释后静脉滴注，总量同上。

3. 直肠栓剂一次 100 mg，一日最多用 4 次。

【用药须知】 1. 超剂量可引起坐立不安、焦虑、震颤及反射亢进，并有抑制呼吸的可能性。

2. 中毒而致惊厥，可用地西泮减轻症状。

3. 纳洛酮亦可中和本品的作用，用作解毒药。

4. 司机和操纵机器者用药后应停止工作。

5. 滴剂中含有 20%乙醇，对乙醇过敏者不宜服用。

6. 不得和 MAOIs 合用。

【制剂】 ①片剂：50 mg。②胶囊剂：50 mg。③注射剂(粉)：50 mg；100 mg。④注射液：50 mg/2 ml；100 mg/2 ml。⑤大容量注射液：50 ml 含盐酸曲马多 50 mg 与氯化钠 0.45 g；100 ml 含盐酸曲马多 100 mg 与氯化钠 0.9 g；100 ml 含盐酸曲马多 50 mg 与氯化钠 0.9 g；50 ml 含盐酸曲马多 50 mg 与葡萄糖 2.5 g；100 ml 含盐酸曲马多 0.1 g 与葡萄糖 5 g。⑥缓释片：100 mg；150 mg。⑦栓剂：100 mg。⑧泡腾颗粒：50 mg。⑨缓释胶囊：50 mg；100 mg。⑩滴剂：500 mg/5 ml。

【贮藏】 密封、置于 30 ℃。

阿尼利定
(anileridine)

别名：阿尼里丁、阿尼替啶、氨苄哌替啶、氨苄杜

冷丁、安痛定、Leritine

本品为阿片类镇痛药，临床用其盐酸盐和磷酸盐。

【CAS】 144-14-9

【ATC】 N01AH05

【理化性状】 1. 本品为白色或类白色结晶性粉末，无臭，味苦。溶于水（1∶5）和乙醇（1∶80）。几乎不溶于三氯甲烷和乙醚。5%水溶液的 pH 为 2.5～3.0。

2. 化学名：Ethyl 1-[2-(4-aminophenyl)ethyl]-4-phenylpiperidine-4-carboxylate

3. 分子式：$C_{22}H_{28}N_2O_2$

4. 分子量：352.47

5. 结构式

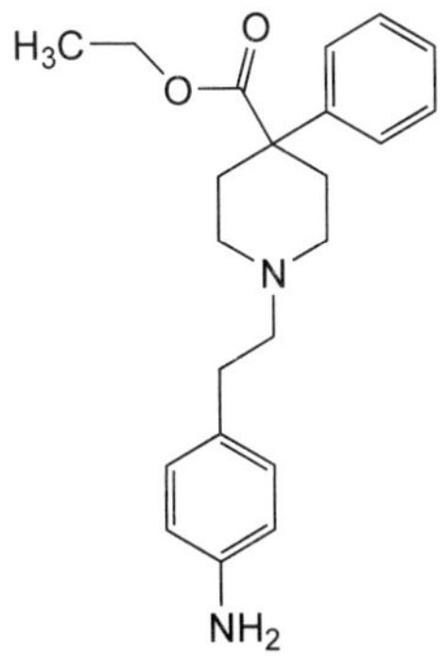

【药理作用】 本品为阿片受体激动剂，作用与哌替啶相似。镇痛强度介于吗啡与哌替啶之间。有较弱的抗组胺和解痉作用，不引起便秘。

【体内过程】 给药后（口服或注射），15 min 起效，作用维持 2～3 h。主要在肝脏代谢，极少部分经尿排泄。

【适应证】 可用于缓解中度和严重急慢性疼痛，也可用于辅助麻醉。

【不良反应】 偶见恶心、呕吐、一过性低血压及心动过缓、头晕、流汗、感觉发热、口干、视力障碍、瘙痒、欣快感、躁动、神经质、兴奋。

【妊娠期安全等级】 C。

【禁忌与慎用】 1. 呼吸抑制、头部损伤、颅内肿瘤及对本品过敏者禁用。

2. 12 岁以下儿童慎用。

3. 重度肝功能不全患者、严重中枢神经系统抑制、昏迷、颅内压升高者、黏液腺瘤、艾迪生病、急性酒精中毒、精神错乱、痉挛及正在服用 MAOIs 的患者禁用。

4. 妊娠期妇女只有潜在的益处大于对胎儿伤害的风险时才可使用。

5. 尚未明确本品是否可经乳汁分泌，哺乳期妇女使用时应暂停哺乳。

【药物相互作用】 慎与其他阿片类药物、镇静药、吩噻嗪类药物或麻醉药合用，可加重呼吸抑制和循环抑制。

【剂量与用法】 1. 用于止痛，一次口服 25 mg，或肌内注射或皮下注射 25～50 mg，必要时 4～6 h 可重复用药。对严重疼痛可一次肌内注射 75～100 mg，一日不超过 200 mg。

2. 用于辅助麻醉，本品注射液应稀释后，缓慢静脉注射。成人，50～100 mg 加入 5%葡萄糖注射液 500 ml 中，缓慢注射稀释后的本品 5～10 mg，然后以更缓慢的速度静脉滴注（约 0.6 mg/min，根据患者的需要和反应而定）。

【用药须知】 1. 本品快速静脉注射超过 10 mg，可造成严重的呼吸抑制、低血压和心搏骤停，因此，本品注射剂不可不经稀释直接静脉注射，除非情况极度紧急。余参见哌替啶。

2. 参见阿片受体激动剂型镇痛药的用药警戒。

【制剂】 ①片剂（盐酸盐）：25 mg（以阿尼利定计）。②注射液（磷酸盐）：25 mg/1 ml（以阿尼利定计）。

【贮藏】 遮光，贮于 15～30 ℃，避免过热。

布桂嗪

(bucinnazine)

别名：布桂利嗪、丁酰肉桂哌嗪、强痛定、Bucinperazine、Fortanodyn

本品为中等强度的镇痛药，临床用其盐酸盐。

【CAS】 17730-82-4

【ATC】 N01AH05

【理化性状】 1. 化学名：1-(4-Cinnamylpiperazin-1-yl)butan-1-one

2. 分子式：$C_{17}H_{24}N_2O$

3. 分子量：272

4. 结构式

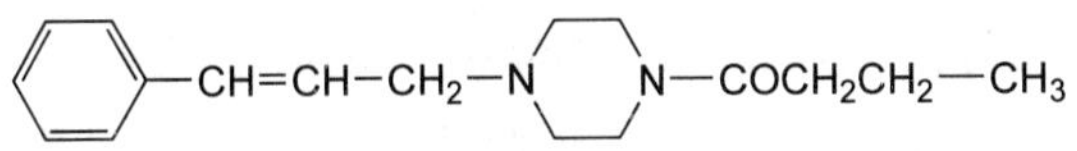

盐酸布桂嗪

(bucinnazine hydrochloride)

〖理化性状〗 1. 本品为白色结晶性粉末，有异臭，味苦。本品在水或三氯甲烷中易溶，在乙醇中溶解，在苯中不溶。熔点为 204～208 ℃，熔融时同时分解。

2. 化学名：1-(4-Cinnamylpiperazin-1-yl)butan-

1-one hydrochloride

3. 分子式：$C_{17}H_{24}N_2O \cdot HCl$

4. 分子量：308.85

【药理作用】 本品为速效镇痛药，镇痛作用为吗啡的1/3，但比解热镇痛药强，为氨基比林的4～20倍。对皮肤、黏膜、运动器官（包括关节、肌肉、肌腱等）的疼痛有明显的抑制作用，对内脏器官疼痛的镇痛效果较差。无抑制肠蠕动作用，对平滑肌痉挛的镇痛效果差。与吗啡相比，本品成瘾小。

【体内过程】 本品皮下注射10 min起效，镇痛效果维持3～6 h。皮下注射后20 min血药浓度达峰值。本品主要以代谢形式从尿液与粪便中排出。

【适应证】 临床用于治疗偏头痛、三叉神经痛、牙痛、炎症性疼痛、神经痛、月经痛、关节痛、外伤性疼痛、手术后疼痛以及晚期癌性疼痛（属二阶梯镇痛药）等。

【不良反应】 1. 偶有恶心、眩晕或困倦、黄视、全身发麻感等，停药后症状即可消失。

2. 本品引起依赖性的倾向与吗啡类药相比为低，据临床报道，连续使用本品，亦可产生耐受性和成瘾性，故不可滥用。

【剂量与用法】 1. 皮下或肌内注射，成人一次50～100 mg，1～2次/日。疼痛剧烈时用量可酌增。

2. 对于慢性中、重度癌性疼痛患者，剂量可逐渐增加。首次及总量可以不受常规剂量的限制。

【用药须知】 有成瘾性，滥用现象曾相当严重，故应严格管理使用。

【制剂】 ①片剂：30 mg；60 mg。②注射液：50 mg/2 ml；100 mg/2 ml。

【贮藏】 遮光，贮于15～30 ℃，避免过热。

右吗拉胺

(dextromoramide)

别名：右吗拉米、右吗酰胺、Dimorlin

本品为强效阿片受体激动药，临床常用其酒石酸盐，商品名为吗散痛、Palfium。

【CAS】 357-56-2

【ATC】 N02AC01

【理化性状】 1. 化学名：(＋)-1-(3-Methyl-4-morpholino-2,2-diphenylbutyryl) pyrrolidine

2. 分子式：$C_{25}H_{32}N_2O_2$

3. 分子量：392.5

4. 结构式

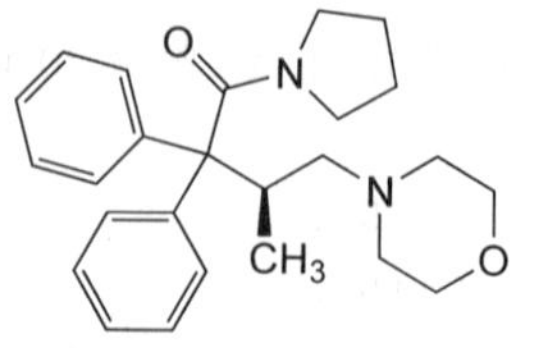

酒石酸右吗拉胺

(dextromoramide tartrate)

〖CAS〗 2922-44-3

〖理化性状〗 1. 本品为白色或类白色结晶性或无定型粉末，溶于水，略溶于乙醇，1%的水溶液pH为3.0～4.0。

2. 分子式：$C_{25}H_{32}N_2O_2 \cdot C_4H_6O_6$

3. 分子量：542.6

【药理作用】 本品的作用类似美沙酮，同属吗啡衍生物。其镇痛作用较吗啡强，但其镇静作用轻微，不会引起便秘。

【体内过程】 本品口服、皮下或肌内注射、直肠给药均可。口服后20～30 min起效，作用可维持2～3 h。肌内注射或皮下注射起效快，但维持时间仅1～2 h。相等剂量下，口服和注射给药起效快，镇痛效果相似，但注射给药维持时间短，而口服给药维持时间相对较长，引发的不良反应也较少。

【适应证】 用于各种剧痛（如外伤、手术、癌症引起的），也用于镇咳。

【不良反应】 1. 可出现恶心、呕吐、便秘、头晕、嗜睡、镇静、兴奋、轻度呼吸抑制、低血压、心动过缓。

2. 本品有药物依赖性，治疗剂量下即可出现躯体和精神依赖性，并可持续1～2周。长期用药者一旦停药可出现戒断综合征。

3. 反复给药后即可出现耐受性。

【禁忌与慎用】 1. 对吗啡过敏者、妊娠期妇女、呼吸功能不全患者、颅脑损伤者、颅内压增高者、急性酒精中毒和震颤性谵妄者、不明原因的急腹症及惊厥患者、重度肝功能不全患者均禁用。

2. 肝、肾功能不全的老年患者、甲状腺功能减退者、肾上腺皮质功能低下者、休克患者、尿道及前列腺病变者慎用。

3. 哺乳期妇女使用时应暂停哺乳。

【药物相互作用】 1. 本品合用中枢神经系统抑制药可增加中枢抑制作用。

2. 合用其他吗啡衍生物、苯二氮䓬类药物、巴比妥类可增加呼吸抑制，并可致死。

3. 本品与阿片受体拮抗药合用时，后者可竞争性地拮抗阿片受体，降低本品疗效，并出现戒断综合征。

【剂量与用法】 1. 成人　口服一次 5～7.5 mg，严重疼痛可增至一次 20 mg，于餐前和餐后 2 h 服用，必要时，可重复使用，肌内注射一次 5 mg，必要时可增至一次 15 mg，皮下注射同肌内注射，直肠给药一次 10 mg。

2. 儿童　一次用量不超过 80 μg/kg，用法同成人。

【用药须知】 1. 本品为麻醉药品，必须严格管理，不可滥用。

2. 用药期间，不应驾车或进行机械操作。

3. 用药后应平卧半小时，避免低血压和心动过缓。

4. 本品仅可短期使用。

5. 本品过量可引起呼吸抑制，甚至死亡。

6. 参见阿片受体激动剂型镇痛药的用药警戒。

【制剂】 ①片剂：5 mg；10 mg。②注射液：5 mg/1 ml；10 mg/1 ml。③栓剂：10 mg。

【贮藏】 遮光、密封，贮于干燥处。

醋美沙朵
(acetylmethadol)

别名：阿醋美沙朵、乙酰美沙酮

【CAS】 509-74-0

【理化性状】 1. 化学名：(±)-6-(Dimethylamino)-4,4-diphenyl-3-heptanyl acetate

2. 分子式：$C_{23}H_{31}NO_2$

3. 分子量：353.5

4. 结构式

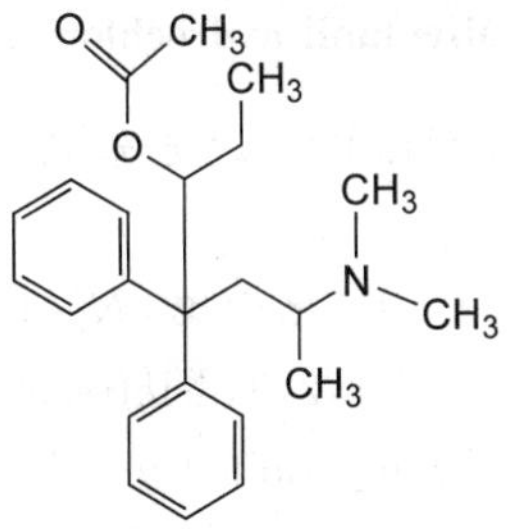

【简介】 本品为美沙酮的衍生物，是四种光学异构体的混合物。参见左醋美沙朵。

左醋美沙朵
(levacetylmethadol)

别名：阿法美沙醇、Levomethadyl Acetate、Orlaam、LAAM

本品因可导致危及生命的心律失常，于 2002 年从欧洲撤市。

【CAS】 1477-40-3；43033-72-3(hydrochloride)

【ATC】 N07BC03

【理化性状】 1. 化学名：(3*S*,6*S*)-(6-Dimethylamino-4,4-diphenyl-heptan-3-yl) acetate

2. 分子式：$C_{23}H_{31}NO_2$

3. 分子量：353.5

4. 结构式

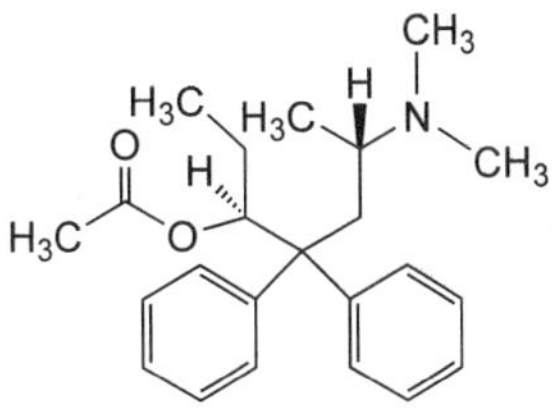

【药理作用】 本品是合成的阿片受体激动药，其结构与美沙酮相似。虽然本品有镇痛和其他阿片受体激动药的特征性作用，但本品特殊的适应证是治疗阿片的依赖性。其治疗阿片成瘾的作用机制为：首先它封闭或代替吗啡型阿片受体，并抑制阿片成瘾者的戒断症状。其次，长期口服本品，能产生足够的阻断通常剂量非肠道的阿片类用药的耐受能力。研究证明，本品治疗比用美沙酮对阿片影响的改变较小，而且成瘾性较小。本品的作用出现缓慢，使其不易成瘾，因为成瘾者追求即刻强烈的作用。本品需要肝脏生物转化才能充分发挥其临床效果，口服作用会比注射作用缓慢，因此，不能满足对静脉成瘾者的需要。本品和美沙酮均可终止患者对麻醉药的依赖，但许多人为此须长期应用本品。当患者已经戒除了成瘾的药物，则应慎重考虑停用本品的时机。否则过早停用本品将导致吸毒者不能控制，旧病复发。因此，本品须长期连续使用。

【体内过程】 本品口服经首过效应，代谢成为去甲基的代谢产物去甲-LAAM。接着 *N*-去甲基成为二去甲基 LAAM。这些代谢产物也是阿片受体激动药，而且比原药作用更强。LAAM 对阿片受体的作用比美沙酮缓慢（美沙酮通常作用时间可持续 24 h，服本品后 24 h 才显效，但可持续 48～72 h）。由于其长效，可每周服药 3 次。

【适应证】 适用于阿片类毒瘾者的戒毒。

【不良反应】 1. 胃肠道反应如腹痛、便秘、腹泻、口干、恶心和呕吐。

2. 呼吸道反应如咳嗽、鼻炎、呵欠。

3. 皮肤反应如皮疹、出汗。

4. 泌尿生殖系统反应如射精困难、阳痿。

5. 其他可见心动过缓、关节痛、视物模糊、衰弱无力、腰痛、寒战、水肿、流感综合征和不适等。

6. 本品可使一些患者心电图 QTc 间期延长。

【禁忌与慎用】 肝、肾功能不全患者，妊娠和育龄妇女慎用，哺乳期妇女及 18 岁以下毒瘾者也不宜使用本品。

【药物相互作用】 1. 药酶诱导剂如利福平、苯巴比妥、苯妥英钠及卡马西平等可降低血浆美沙酮的浓度，因而可引起戒断症状。

2. 药酶抑制剂如西咪替丁、红霉素、酮康唑及本品的拮抗剂纳洛酮或混合型激动-拮抗药（如喷他佐辛）可使患者出现戒断症状。

3. 本品治疗期间，禁用哌替啶或右丙氧芬。因为它们的代谢产物毒性更大。

【剂量与用法】 1. 成人口服一般每周 3 次，每周一、三、五或二、四、六，两种给药方案均有一个 72 h 的剂量间隔。在本周二和周六之间，在 72 h 间隔之间，可增加给药的剂量或小量增补美沙酮。有些患者，隔日服用效果可能更好（隔日疗法）。本品不能每天给药，否则可能过量。

2. 对耐受性不明的毒瘾者，本品开始剂量可用 20～40 mg，每周 3 次或隔日 1 次。以后可调整增加 5～10 mg。一般剂量调整后须 2 周才能达到稳态浓度。不宜经常调整剂量。对给药方案的调整取决于个体对增加本品剂量的耐受性以及对本品代谢产物积累到稳定的水平所需要的时间。

3. 美沙酮依赖者可能需要本品的首剂量更高，这种患者以本品开始，每周 3 次代替美沙酮的维持剂量应是一般剂量的 1.2～1.3 倍，但首剂量不应超过 120 mg，而且以后剂量以 48 或 72 h 间隔给药量应按患者的临床反应调节。

4. 为了尽早定好有效剂量，对某些耐受程度不明者可先用美沙酮，经几周美沙酮治疗之后再改用本品。多数患者用本品 60～90 mg，每周 3 次。临床最低剂量为一次 10 mg，最高一次 140 mg，对某些患者用药间隔超过 72 h 则需增加剂量。如某患者采用周一、三、五给药时间表，要求周日停药，推荐其周五剂量增加 5～10 mg，直到超过周一、三剂量的 40%，或最高达 140 mg，如果周五剂量调整之后停药，宁可小量增补美沙酮，而不要连续 2 d 给予本品。推荐本品最大总量每周 3 次剂量是 140-140-140 mg，或 130-130-180 mg，或隔日给予 140 mg。

【用药须知】 1. 在本品治疗期间暂不从事驾驶工作。

2. 乙醇与本品有危险的相互协同作用。

3. 重复用药可发生耐受性和躯体依赖性，戒断综合征一般出现在长期用药停药时，但本品发作缓慢，病程较长，症状较轻。

4. 本品用药后至少几日内患者感觉不到显著药效。

5. 每天服用本品可引起蓄积或过量中毒。本品过量时，可用纳洛酮拮抗，一般需要重复给药或缓缓连续静脉给药。

【制剂】 口服液：4740 mg/474 ml。

【贮藏】 密封贮存。

阿芬太尼
(alfentanil)

别名：埃芬太尼、阿芬他尼、四唑芬太尼、奥芬太尼、Alfenta、Rapifen、R-39209

本品为芬太尼的衍生物，临床用其盐酸盐。

【CAS】 71195-58-9

【ATC】 N01AH02

【理化性状】 1. 化学名：*N*-{1-[2-(4-Ethyl-5-oxo-4,5-dihydro-1*H*-1,2,3,4-tetrazol-1-yl) ethyl]-4-(methoxymethyl) piperidin-4-yl }-*N*-phenylpropanamide

2. 分子式：$C_{21}H_{32}N_6O_3$

3. 分子量：416.5

4. 结构式

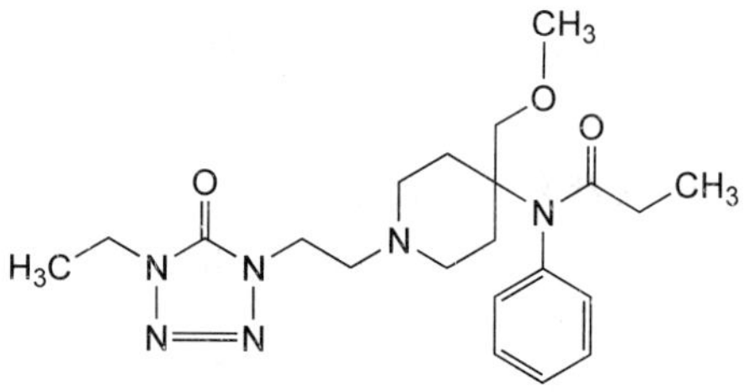

盐酸阿芬太尼
(alfentanil hydrochloride)

〖CAS〗 (69049-60-5)（无水物）；(70879-28-6)（一水合物）

〖理化性状〗 1. 化学名：*N*-{1-[2-(4-Ethyl-5-oxo-4,5-dihydro-1*H*-1,2,3,4-tetrazol-1-yl) ethyl]-4-(methoxymethyl) piperidin-4-yl }-*N*-phenylpropanamide monohydrochloride, monohydrate

2. 分子式：$C_{21}H_{32}N_6O_3 \cdot HCl \cdot H_2O$

3. 分子量：470.99

【药理作用】 本品为阿片受体激动剂，为超短时强效镇痛药，其起效快，作用时间短。注射后 1 min 镇痛作用最大，对呼吸频率和经肺泡供氧的抑制作用一般只持续数分钟。对心血管的作用与芬太尼相似。

【体内过程】 在体内分布过程属于三室模型，尤其在单次大剂量注射时。给患者单剂量 100 μg/kg 静脉注射，其分布 $t_{1/2}$ 为 3.7 min，消除 $t_{1/2}$ 为 1～2 h，表观分布容积为 91 ml/kg，年龄超过 40 岁的患者，随年龄增加其清除率和从深部组织的再分布呈线性降低。血浆蛋白结合率 92%。肝硬化者的清除率为每分钟(1.6±1.0)ml/kg，明显低于正常人。本品几乎全部经肝脏代谢，以原药随尿液中排出的剂量小于 1%，肝排泄系数为 0.3～0.6。妊娠妇女应用本品时，$t_{1/2}$ 和肝排泄系数与正常妇女无明显区别。

【适应证】 适用于短时手术的麻醉和全身麻醉的诱导和维持。

【不良反应】 参见芬太尼。

【禁忌与慎用】 1. 禁用于支气管哮喘、呼吸抑制和重症肌无力及高敏性患者。

2. 妊娠期妇女及心律失常患者慎用。

【药物相互作用】 1. 巴比妥类、镇静药、阿片类药、吸入麻醉药(恩氟烷、异氟烷)会增强本品的作用。

2. 红霉素、地尔硫䓬、氟康唑可抑制参与本品代谢的 CYP3A，从而降低本品的代谢，使本品作用时间延长，毒性增加。应通过监测患者的反应来调整剂量。

3. 美索比妥、硫喷妥钠与本品合用时，呼吸抑制作用可增加。

4. 纳曲酮与本品竞争阿片受体，从而引起阿片戒断症状。

5. 丙泊酚可改变本品的代谢，从而增加本品的毒性(如呼吸抑制、低血压、心动过缓等)。

6. 利福布汀能诱导 CYP 酶，加快本品的代谢，从而降低本品的作用。

7. 术前长期使 β 受体拮抗药(如醋丁洛尔、倍他洛尔、贝凡洛尔、比索洛尔、卡替洛尔、塞利洛尔、艾司洛尔、拉贝洛尔、左布诺洛尔、美托洛尔、纳多洛尔、氧烯洛尔)的患者，使用本品会增加心动过缓的发生率。

8. 乙醇会增加肝脏对本品的代谢，从而降低本品的治疗效果。

【剂量与用法】 1. 对有自主呼吸者，起始静脉注射 8～20 μg/kg，每 5～20 min 可追加 3～5 μg/kg 或给予 0.5～1 μg/(kg・min)。

2. 有辅助呼吸的成人和儿童，20～50 μg/kg，每 5～20 min 可追加 3～15 μg/kg。

【用药须知】 1. 在临床麻醉中主要用作复合全身麻醉的组成部分，本品能引起呼吸抑制和窒息，须在呼吸和心血管功能监测及辅助设施完备的情况下，由有资格和有经验的麻醉医师给药。

2. 务必在 MAOIs(如呋喃唑酮、丙卡巴肼)停用 14 d 以上方可给药，而且应先试用小剂量(1/4 常用量)，否则会发生严重的并发症，临床表现为多汗、肌肉僵直、血压先升高后剧降、呼吸抑制、发绀、昏迷、高热、惊厥，终致循环虚脱而死亡。

3. 快速静脉注射可引起胸壁和腹壁肌肉强直而影响通气，可用肌肉松弛药处理。

4. 由于其药动学特点，本品反复或大剂量注射后，可在用药后 3～4 h 出现延迟性呼吸抑制，临床上应引起警惕。

5. 虽然大量快速静脉注射能使神志消失，但患者的应激反应依然存在，常伴有术中知晓。

6. 参见阿片受体激动剂型镇痛药的用药警戒。

【制　剂】 注射液：1 mg/2 ml；2.5 mg/5 ml；5 mg/10 ml；10 mg/20 ml。

【贮藏】 贮于 20～25 ℃。

烯丙罗定
(allylprodine)

别名：丙烯普鲁汀、烯丙苯哌啶

【CAS】 25384-17-2

【理化性状】 1. 化学名：(1-Methyl-4-phenyl-3-prop-2-enylpiperidin-4-yl) propanoate

2. 分子式：$C_{18}H_{25}NO_2$

3. 分子量：287.4

4. 结构式

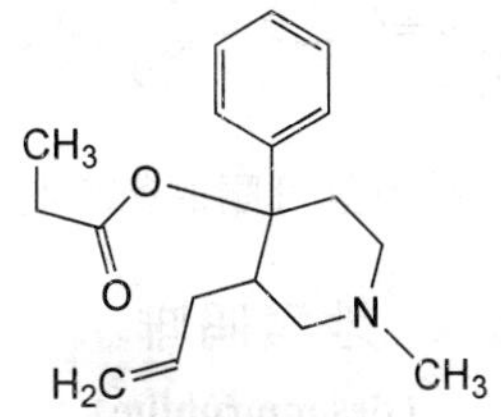

【简介】 作用较吗啡强 23 倍，不良反应与其他阿片类药物相似，呼吸抑制作用强，并可致命。

贝齐米特
(bezitramide)

别名：Burgodin

【CAS】 15301-48-1

【ATC】 N02AC05

【理化性状】 1. 化学名：4-[4-(2-Oxo-3-propanoyl-2,3-dihydro-1*H*-benzimidazol-1-yl) piperidin-1-yl]-2,2-diphenylbutanenitrile

2. 分子式：$C_{31}H_{32}N_4O_2$

3. 分子量：492.62

4. 结构式

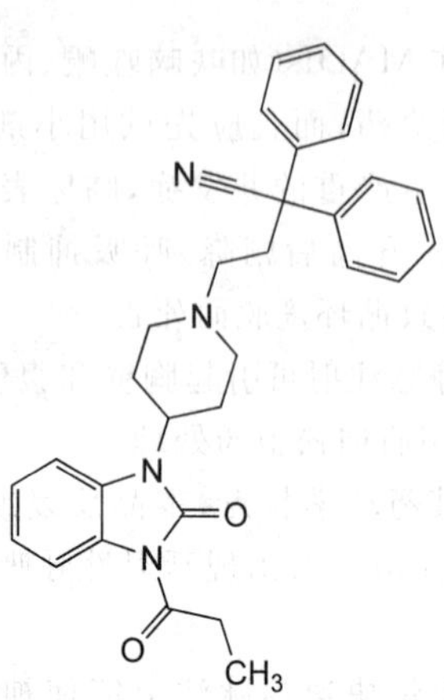

【简介】 本品为麻醉性镇痛药，属前体药物，因有过量服用致死的病例于2004年退市。

可多克辛
(codoxime)

【CAS】 7125-76-0

【理化性状】 1. 化学名：(((4,5α-Epoxy-3-methoxy-17-methylmorphinan-6-ylidene)amino)oxy) acetic acid

2. 分子式：$C_{20}H_{24}N_2O_5$

3. 分子量：372.42

4. 结构式

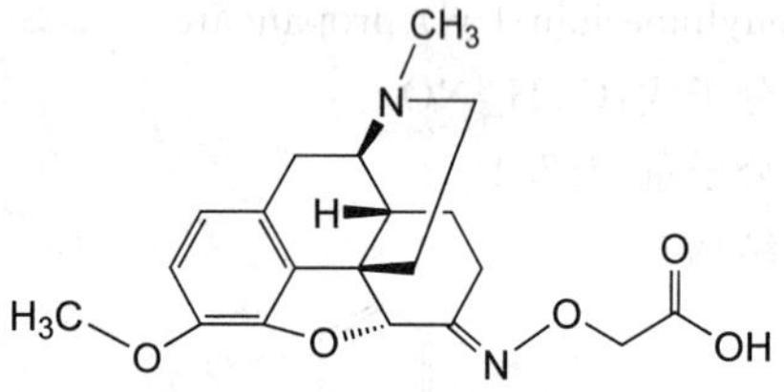

【简介】 本品为氢可酮的衍生物。

地索吗啡
(desomorphine)

别名：Permonid

【CAS】 427-00-9

【理化性状】 1. 化学名：4,5-α-Epoxy-17-methylmorphinan-3-ol

2. 分子式：$C_{17}H_{21}NO_2$

3. 分子量：271.35

4. 结构式

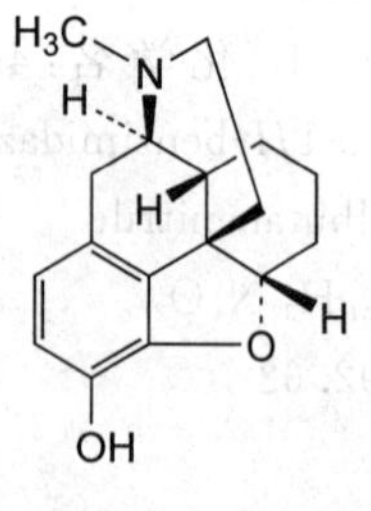

【简介】 本品为吗啡衍生物，起效迅速，作用为吗啡的8～10倍。

地恩丙胺
(diampromide)

【CAS】 552-25-0

【理化性状】 1. 化学名：*N*-[2-(Methyl-(2-phenylethyl)amino)propyl]-*N*-phenylpropanamide

2. 分子式：$C_{21}H_{28}N_2O$

3. 分子量：324.46

4. 结构式

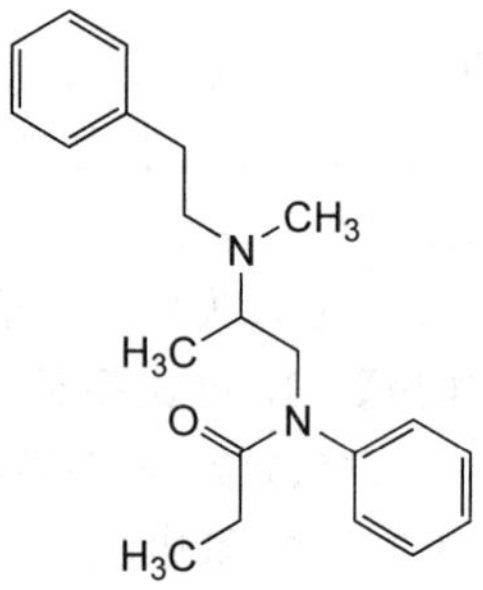

【简介】 本品为芬太尼的开环类似物，作用与吗啡相当。

二乙噻丁
(diethylthiambutene)

别名：噻吩丁烯胺、Thiambutene、Themalon、Diethibutin

【CAS】 86-14-6

【理化性状】 1. 化学名：*N*,*N*-Diethyl-4,4-dithiophen-2-yl-but-3-en-2-amine

2. 分子式：$C_{16}H_{21}NS_2$

3. 分子量：291.48

4. 结构式

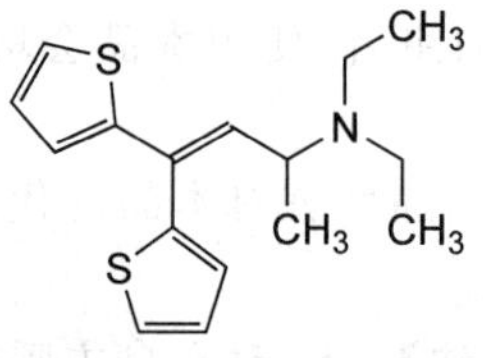

【简介】 本品为阿片类似物，20世纪50年代主要在日本用于动物麻醉，2013年的生产量为0。

双氢吗啡
(dihydromorphine)

别名：饱吗啡、羟二氢吗啡、氢吗啡醇、Paramorfan、Paramorphan

【CAS】 509-60-4

【理化性状】 1. 化学名：3，6-Dihydroxy-（5α，6α）-4，5-epoxy-17-methylmorphinan

2. 分子式：$C_{17}H_{21}NO_3$

3. 分子量：287.35

4. 结构式

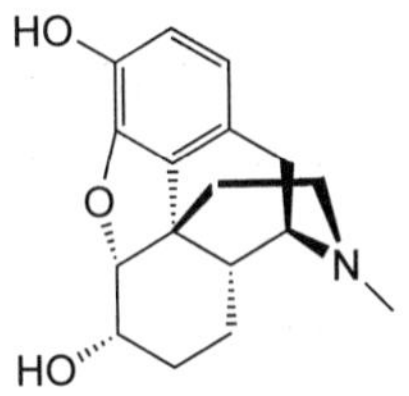

【简介】 本品为半合成吗啡衍生物，是强效阿片受体激动药，具有麻醉性镇痛作用，镇痛强度为吗啡的 1.2 倍，起效较吗啡迅速，作用时间稍长，达 4～7 h。用于中至重度疼痛。

地美沙朵
(dimenoxadol)

【CAS】 509-78-4

【理化性状】 1. 化学名：2-（Dimethylamino）ethyl 2-ethoxy-2，2-diphenylacetate

2. 分子式：$C_{20}H_{25}NO_3$

3. 分子量：327.42

4. 结构式

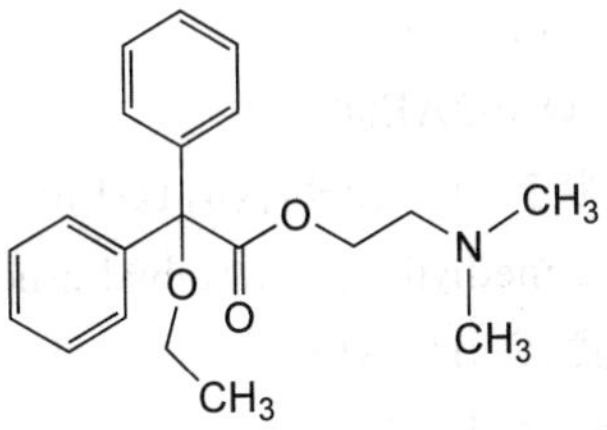

【简介】 本品结构类似美沙酮，为二苯乙醇酸的衍生物。

地美庚醇
(dimepheptanol)

别名：Methadol、Racemethadol

【CAS】 545-90-4

【理化性状】 1. 化学名：（±）-6-Dimethylamino-4，4-diphenylheptan-3-ol

2. 分子式：$C_{21}H_{29}NO$

3. 分子量：311.46

4. 结构式

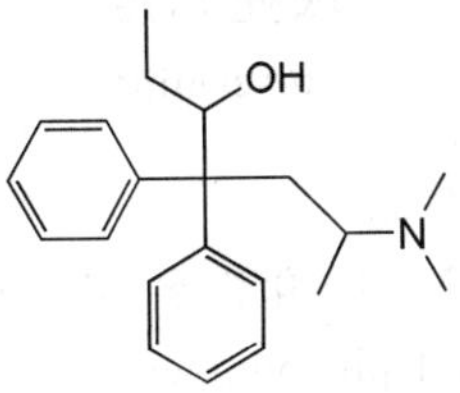

【简介】 本品为合成的阿片类镇痛药，是美沙酮的衍生物。

二甲噻丁
(dimethylthiambutene)

别名：Ohton、Aminobutene、Dimethibutin、Kobaton、Takaton、Dimethibutin

【CAS】 524-84-5

【理化性状】 1. 化学名：（*RS*）-*N*，*N*-Dimethyl-4，4-dithiophen-2-yl-but-3-en-2-amine

2. 分子式：$C_{14}H_{17}NS_2$

3. 分子量：263.42

4. 结构式

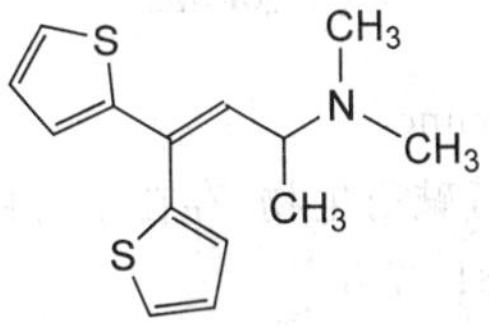

【简介】 本品为阿片类镇痛药，在日本主要用于动物麻醉。

丁酸吗苯丁酯
(dioxaphetyl butyrate)

别名：Amidalgon、Spasmoxal

【CAS】 467-86-7

【理化性状】 1. 化学名：Ethyl 4-morpholin-4-yl-2，2-di(phenyl) butanoate

2. 分子式：$C_{22}H_{27}NO_3$

3. 分子量：353.45

4. 结构式

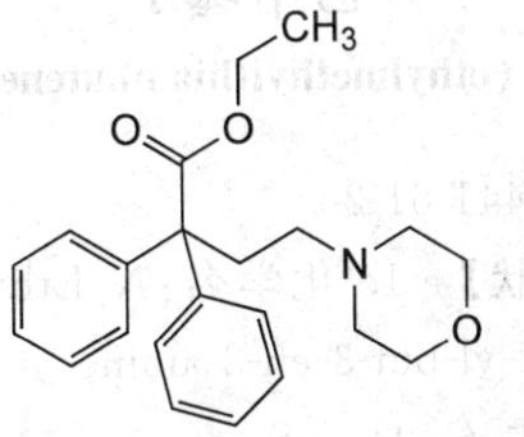

【简介】 本品是二苯乙酸衍生物，为阿片类镇痛药。

地匹哌酮
(dipipanone)

别名：Pipadone

【CAS】 467-83-4

【理化性状】 1. 化学名：4，4-Diphenyl-6-（1-piperidinyl）-heptan-3-one

2. 分子式：$C_{24}H_{31}NO$

3. 分子量：349.52

4. 结构式

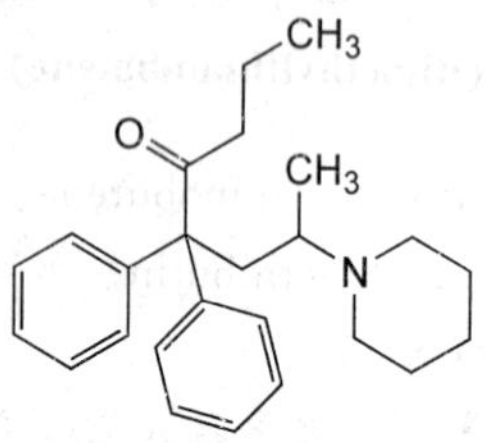

【简介】 本品为强效阿片类镇痛药。常与止吐药赛克利嗪合用，以减少本品的不良反应。

芽子碱

(ecgonine)

别名：Ecgonine

本品为莨菪碱衍生物，存在于古柯叶中。

【CAS】 481-37-8

【理化性状】 1. 化学名：(1*R*,2*R*,3*S*,5*S*)-3-Hydroxy-8-methyl-8-azabicyclo [3.2.1] octane-2-carboxylic acid

2. 分子式：$C_9H_{15}NO_3$

3. 分子量：185.22

4. 结构式

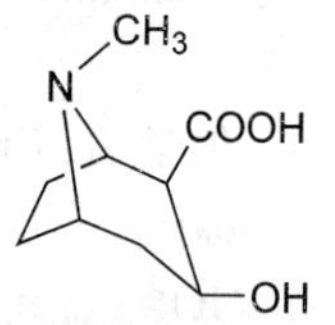

【简介】 本品为中枢兴奋剂，有成瘾性。

乙甲噻丁

(ethylmethylthiambutene)

【CAS】 441-61-2

【理化性状】 1. 化学名：*N*-Ethyl-*N*-methyl-4, 4-dithiophen-2-yl-but-3-en-2-amine

2. 分子式：$C_{15}H_{19}NS_2$

3. 分子量：277.45

4. 结构式

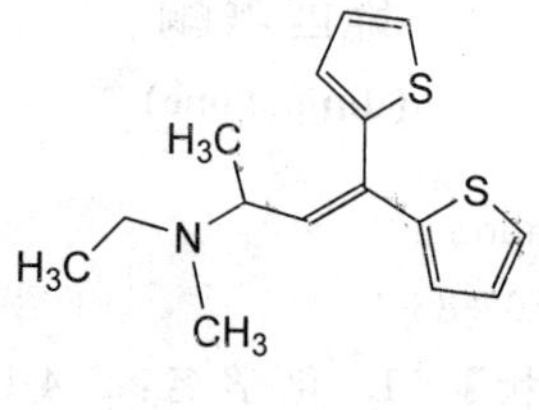

【简介】 本品为阿片类镇痛药。

依托尼秦

(etonitazene)

本品为苯骈咪唑类镇痛药。

【CAS】 911-65-9

【理化性状】 1. 化学名：2-(*p*-Ethoxybenzyl)-1-diethylaminoethyl-5-nitrobenzimidazole

2. 分子式：$C_{22}H_{28}N_4O_3$

3. 分子量：396.48

4. 结构式

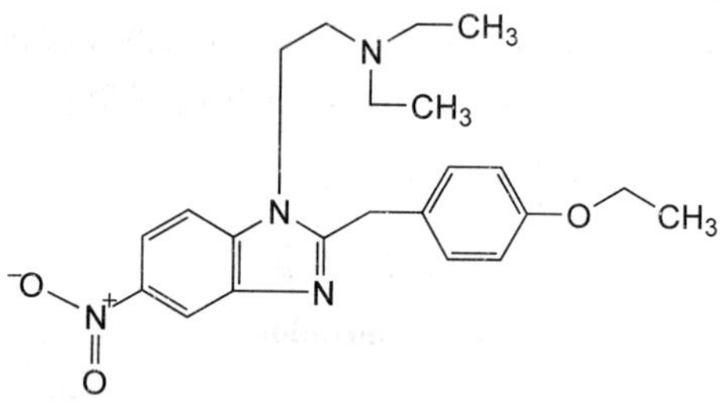

【简介】 本品成瘾性与吗啡相似，呼吸抑制作用比吗啡强。

埃托啡

(etorphine)

【CAS】 14521-96-1

【ATC】 QN02AE90

【理化性状】 1. 化学名：6,14-Endoetheno-7 a(1-(*R*)-hydroxy-1 methylbutyl)-tetrahydro-norori-pavine

2. 分子式：$C_{25}H_{33}NO_4$

3. 分子量：411.53

4. 结构式

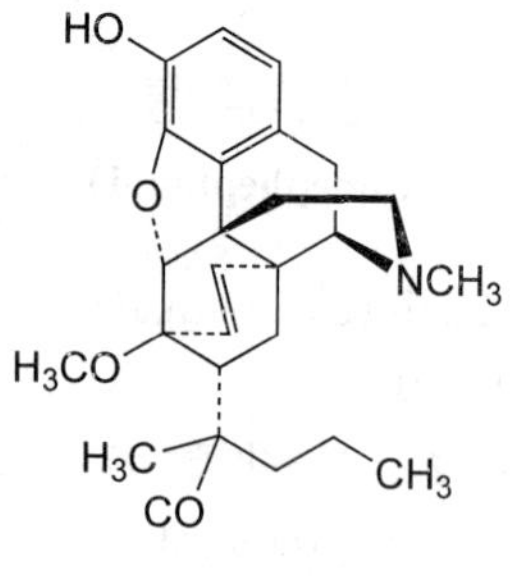

【简介】 本品为半合成阿片类镇痛药，镇痛作用为吗啡的1000～3000倍。常用于大象等动物麻醉。

依托利定

(etoxeridine)

【CAS】 469-82-9

【理化性状】 1. 化学名：Ethyl 1-[2-(2-hydroxyethoxy)ethyl]-4-phenylpiperidine-4-carboxylate

2. 分子式：$C_{18}H_{27}NO_4$

3. 分子量：321.41

4. 结构式

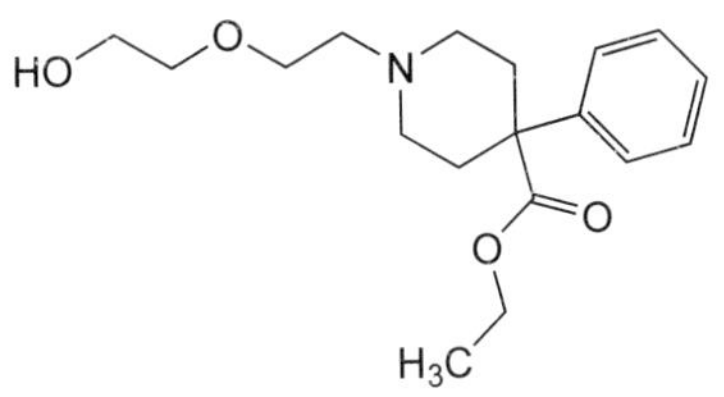

【简介】 本品为哌替啶衍生物。

呋替啶

(furethidine)

别名：Isonipecoticacid

【CAS】 2385-81-1

【理化性状】 1. 化学名：Ethyl 1-[2-(oxolan-2-ylmethoxy)ethyl]-4-phenylpiperidine-4-carboxylate

2. 分子式：$C_{21}H_{31}NO_4$

3. 分子量：361.47

4. 结构式

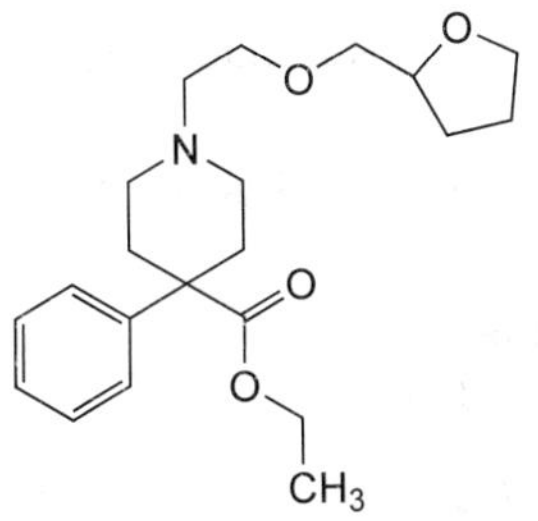

【简介】 本品为哌替啶衍生物。

海洛因

(heroin)

别名：海洛英、白粉、Diacetylmorphine、Morphine Diacetate、Diacetylmorphine、二乙酰基吗啡

【CAS】 561-27-3

【ATC】 N07BC06

【理化性状】 1. 化学名：(5α，6α)-7，8-Didehydro-4，5-epoxy-17-methylmorphinan-3，6-diol diacetate

2. 分子式：$C_{21}H_{23}NO_5$

3. 分子量：369.41

4. 结构式

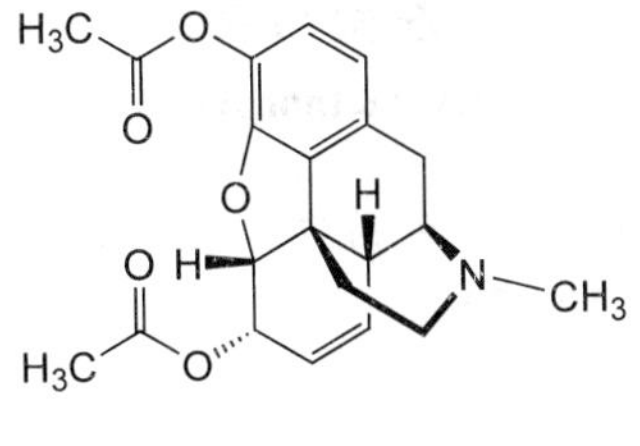

【简介】 本品用于心脏病、外伤、手术后的剧痛。因为有强烈的成瘾性，也被用作强效毒品。口服后，本品经过首过代谢，脱去乙酰基，转化为吗啡。如果通过注射，本品就可免去首过效应，因为其比吗啡有更强的亲脂性，因此，可以迅速通过血-脑屏障，在大脑里，它会转化为 3-单乙酰吗啡和 6-单乙酰吗啡，后者会转化为吗啡，与大脑中的 μ 阿片受体结合，发挥药效。本品自身和该受体的结合力弱。

氢可酮

(hydrocodone)

别名：二氢可待因酮、Dihydrocodeinone、Dicodid、Hycodan

本品为半合成的麻醉、镇痛和镇咳药物，多以复方制剂上市（参见本章复方制剂的附表）。

【CAS】 125-29-1

【ATC】 R05DA03

【理化性状】 1. 化学名：4，5a-Epoxy-3-methoxy-17-methylmorphinan-6-one

2. 分子式：$C_{18}H_{21}NO_3$

3. 分子量：299.36

4. 结构式

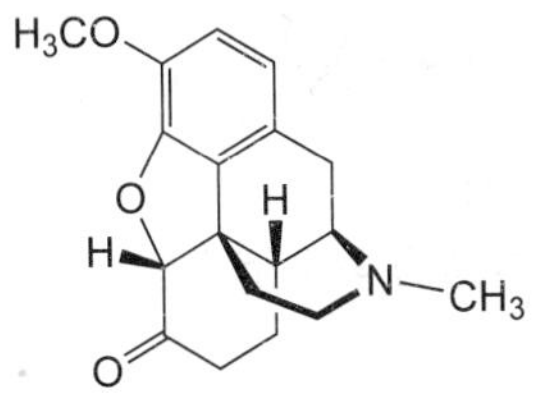

【药理作用】 本品是一种菲衍生物，为阿片类镇痛剂。常用制剂为酒石酸盐氢可酮，主要用于缓解刺激性咳嗽。该药常与对乙酰氨基酚合用来缓解中、重度疼痛。

【体内过程】 可能在肝脏代谢。大部分随尿液排泄。健康成人 $t_{1/2}$ 为 3.8 h。

【适应证】 用于镇咳以及中度至重度疼痛。

【不良反应】 1. 常见恶心、呕吐、便秘、嗜睡、意识混乱、中枢神经系统异常、心血管疾病、口干、出汗、脸红、性欲降低、瞳孔缩小、惊厥。

2. 严重不良反应为呼吸抑制。

【妊娠期安全等级】 C。

【禁忌与慎用】 1. 妊娠期妇女只有潜在的益处大于对胎儿伤害的风险时才可使用。

2. 颅外伤、急性酒精中毒、惊厥性疾病、颅内压升高、老年人、衰弱者、甲状腺功能低下、肾上腺皮质功能不全、哮喘、肾或肝损害、前列腺肥大、低血压、休克、炎症或阻塞性肠道疾病、重症肌无力、药物依赖的患者，小于 1 岁的儿童，哺乳期妇女慎用。

【剂量与用法】 镇痛，皮下注射一次 5～15 mg，必要时 4～6 h 重复 1 次，极量 45 mg/日。镇咳，口服，一次 5～20 mg。

【用药须知】 1. 本品会影响驾车和机械操作能力。

2. 参见阿片受体激动剂型镇痛药的用药警戒。

【制剂】 ① 注射液：5 mg/1 ml；10 mg/1 ml。②片剂：5 mg；10 mg。

【贮藏】 密闭贮藏。

氢吗啡醇

(hydromorphinol)

别名：14-Hydroxydihydromorphine

【CAS】 2183-56-4

【理化性状】 1. 化学名：(5α，6α)-3，6，14-Trihydroxy-4，5-epoxy-17-methylmorphinan

3. 分子式：$C_{17}H_{21}NO_4$

4. 分子量：303.35

5. 结构式

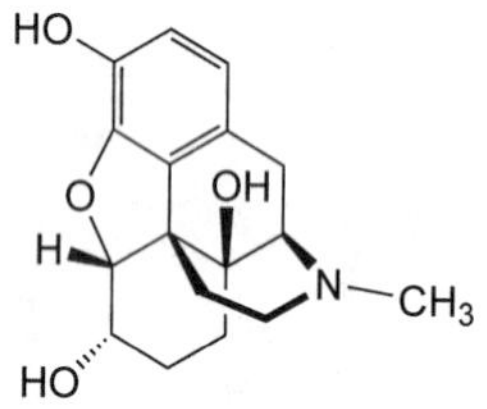

【简介】 本品为吗啡衍生物，$t_{1/2}$ 较长，临床用其酒石酸盐。

羟哌替啶

(hydroxypethidine)

别名：Bemidone

【CAS】 468-56-4

【理化性状】 1. 化学名：Ethyl 4-(3-hydroxyphenyl)-1-methyl-piperidine-4-carboxylate

2. 分子式：$C_{15}H_{21}NO_3$

3. 分子量：263.33

4. 结构式

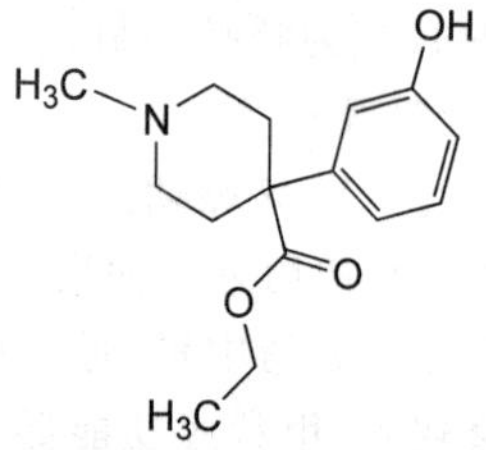

【简介】 本品为哌替啶衍生物，作用为哌替啶的 1/3。

异美沙酮

(isomethadone)

别名：Isoamidone

【CAS】 466-40-0；5341-49-1（HCl）；26594-41-2（(*R*)-form）；561-10-4（(*S*)-form）；7484-81-2（(*S*)-form（HCl））

【理化性状】 1. 化学名：(±)-6-(Dimethylamino)-5-methyl-4，4-diphenyl-3-hexanone

2. 分子式：$C_{21}H_{27}NO$

3. 分子量：309.4

4. 结构式

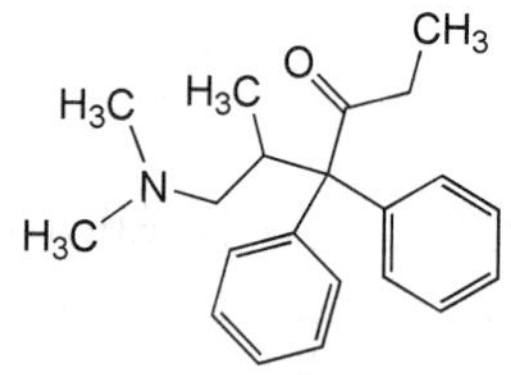

【简介】 本品为美沙酮的光学异构体。

凯托米酮

(ketobemidone)

别名：Cliradon、Ketogan、Ketodur、Cymidon、Ketorax

【CAS】 469-79-4

【ATC】 N02AB01

【理化性状】 1. 化学名：1-[4-(3-Hydroxyphenyl)-1-methyl-4-piperidyl]propan-1-one

2. 分子式：$C_{15}H_{21}NO_2$

3. 分子量：247.37

4. 结构式

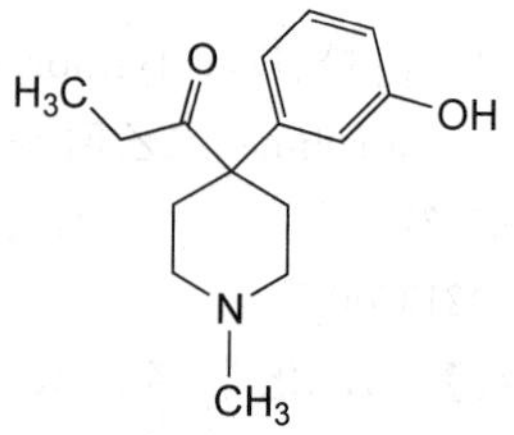

【简介】 本品为强效阿片类镇痛药，有部分 *N*-甲基-D-d 冬氨酸受体拮抗剂作用，可用于其他阿片类镇痛药无效的疼痛。

左美沙芬

(levomethorphan)

本品为美沙芬的左旋体。

【CAS】 125-70-2

【理化性状】 1. 化学名：(9*R*，13*R*，14*R*)-3-

Methoxy-17-methylmorphinan

2. 分子式：$C_{18}H_{25}NO$

3. 分子量：271.40

4. 结构式

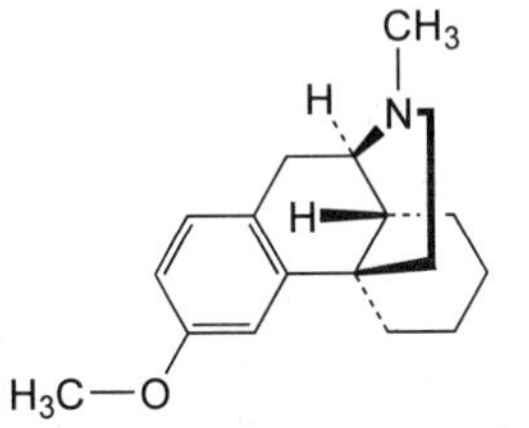

【简介】 美沙芬的左旋体和右旋体药理作用截然不同，右旋体为镇咳药，而本品为镇痛药，作用与羟甲左吗南相似，但效力较差，而且必须在肝脏去甲基后才有活性。

左芬啡烷

(levophenacylmorphan)

【CAS】 10061-32-2

【理化性状】 1. 化学名：(-)-3-Hydroxy-*N*-phenacyl-morphinan

2. 分子式：$C_{24}H_{27}NO_2$

3. 分子量：361.48

4. 结构式

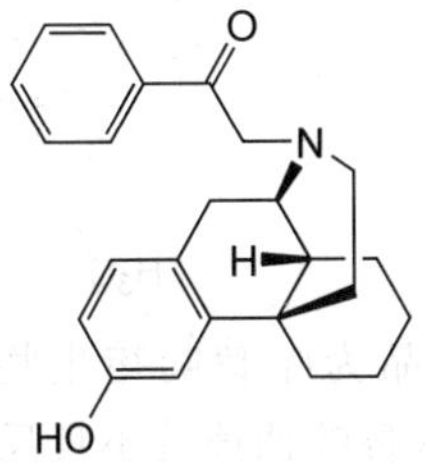

【简介】 本品为吗啡衍生物，作用约为吗啡的10倍。

美他佐辛

(metazocine)

【CAS】 3734-52-9

【理化性状】 1. 化学名：1，2，3，4，5，6-Hexahydro-3，6，11-trimethyl-2，6-methano-3-benzazocin-8-ol

2. 分子式：$C_{15}H_{21}NO$

3. 分子量：231.33

4. 结构式

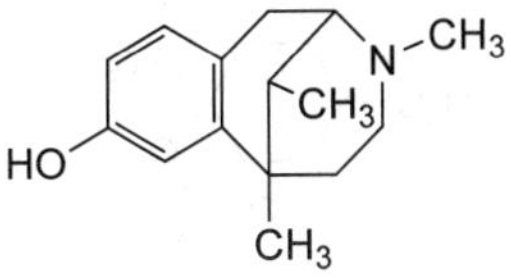

【简介】 本品为喷他佐辛类似物，因可引起烦躁不安和幻觉，限制了其临床使用。

甲地索啡

(methyldesorphine)

【CAS】 16008-36-9

【理化性状】 1. 化学名：(5α)-6，17-Dimethyl-6，7-didehydro-4，5-epoxymorphinan-3-ol

2. 分子式：$C_{18}H_{21}NO_2$

3. 分子量：283.36

4. 结构式

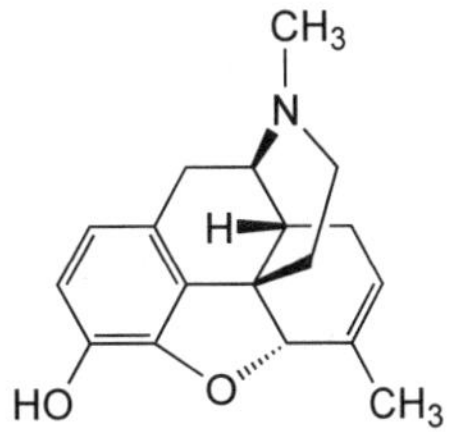

【简介】 本品为吗啡衍生物，镇痛作用较吗啡强15倍。

甲二氢吗啡

(methyldihydromorphine)

【CAS】 7732-92-5

【理化性状】 1. 化学名：(5α，6α)-6-Methoxy-17-methyl-4，5-epoxymorphinan-3-ol

3. 分子式：$C_{18}H_{23}NO_3$

4. 分子量：301.38

5. 结构式

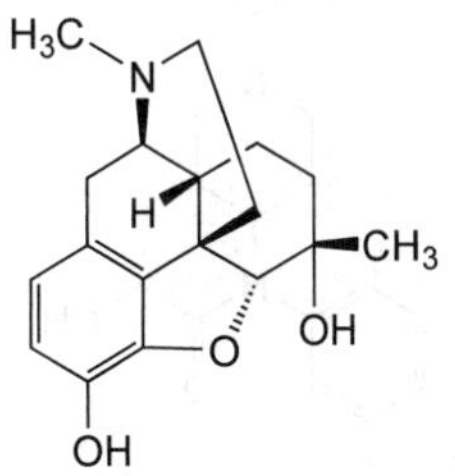

【简介】 本品为吗啡衍生物，作用强度为吗啡的6～9倍。

3-甲基芬太尼

(3-methylfentanyl)

别名：美芬达尼、Mefentanyl

本品为高选择性的 μ 阿片受体激动剂，成瘾性为海洛因的1000倍。

【CAS】 42045-86-3

【理化性状】 1. 化学名：(*RS*)-*N*-(3-Methyl-1-

phenethyl-4-piperidyl)-*N*-phenyl-propanamide

2. 分子式：$C_{23}H_{30}N_2O$

3. 分子量：350.5

4. 结构式

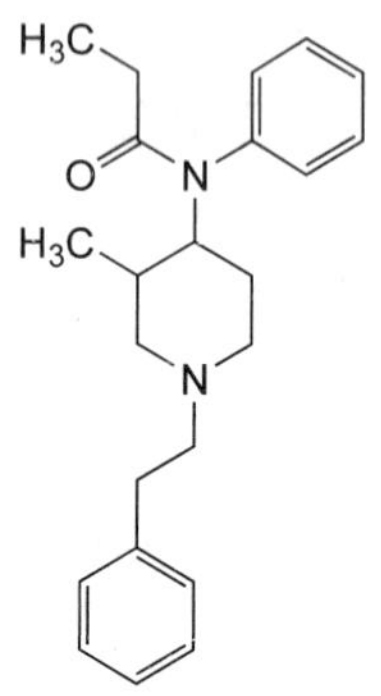

【简介】 本品为芬太尼衍生物，镇痛作用为芬太尼的 10～15 倍。不良反应与芬太尼相似，但呼吸抑制作用强，可致命。

α-甲基硫代芬太尼
(apha-methylthiofentanyl)

【CAS】 103963-66-2

【理化性状】 1. 化学名：*N*-Phenyl-*N*-[1-(1-thiophen-2-ylpropan-2-yl)-4-piperidyl]propanamide

2. 分子式：$C_{21}H_{28}N_2OS$

3. 分子量：356.5

4. 结构式

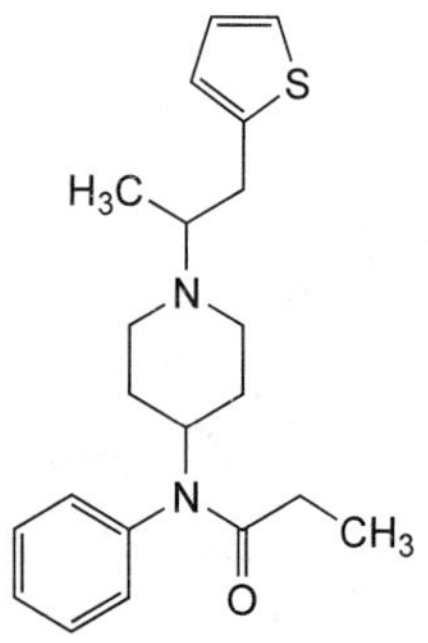

【简介】 本品为芬太尼衍生物，20 世纪 80 年代出现于美国黑市。

美托酮
(metopon)

别名：甲基二氢吗啡酮

【CAS】 143-52-2

【理化性状】 1. 化学名：5β-Methyl-7，8-dihydromorphin-6-one

2. 分子式：$C_{18}H_{21}NO_3$

3. 分子量：299.37

4. 结构式

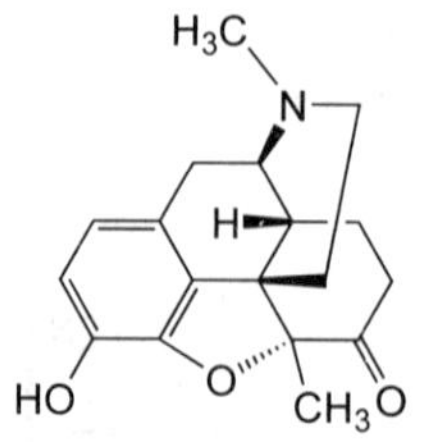

【简介】 本品为二氢吗啡酮的甲基衍生物。口服生物利用度极低，但作用时间较二氢吗啡酮长，不良反应较吗啡轻，较少产生恶心和呼吸抑制。曾有片剂、胶囊剂及栓剂上市，但现主要用于实验室研究。

吗哌利定
(morpheridine)

【CAS】 469-81-8

【理化性状】 1. 化学名：Ethyl 1-(2-morpholin-4-ylethyl)-4-phenyl-piperidine-4-carboxylate

2. 分子式：$C_{20}H_{30}N_2O_3$

3. 分子量：346.47

4. 结构式

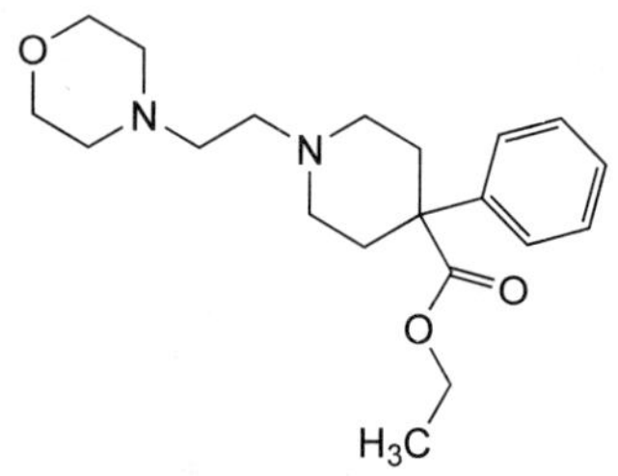

【简介】 本品为哌替啶衍生物，镇痛作用为哌替啶的 4 倍，无哌替啶抽搐的不良反应。

1-甲基-4-苯基-4-哌啶丙酸酯
(1-methyl-4-phenylpiperidin-4-yl propanoate)

本品是一种在 1940 年由罗氏的研发人员研制出来的类阿片镇痛药。

【CAS】 13147-09-6

【理化性状】 1. 化学名：(1-Methyl-4-phenylpiperidin-4-yl) propanoate

3. 分子式：$C_{15}H_{21}NO_2$

4. 分子量：247.33

5. 结构式

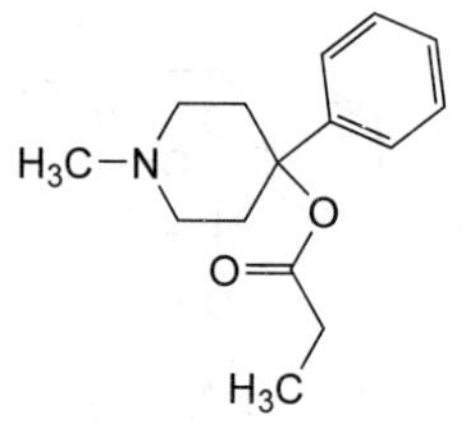

【简介】 这种药物在 1977 年由一名 23 岁的马里兰州化学系学生巴里·金德斯顿(Barry Kidston)第一次作为毒品合成。在医学上并没有被使用，不过却被作为一种毒品而非法生产。药效为吗啡 70%。

麦罗啡

(myrophine)

别名：Myristylbenzylmorphine

【CAS】 467-18-5

【理化性状】 1. 化学名：7，8-Didehydro-4，5α-epoxy-17-methyl-3-(phenylmethoxy)-morphinan-6-ol tetradecanoate

2. 分子式：$C_{38}H_{51}NO_4$

3. 分子量：585.82

4. 结构式

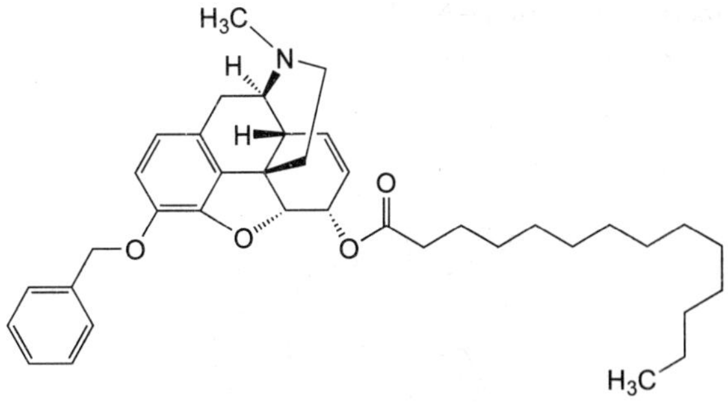

【简介】 本品为吗啡的前药，在体内被代谢为吗啡，起效较慢，作用时间长。易引起组胺样反应，如瘙痒、皮疹，本品不易成瘾，可用来治疗其他药物成瘾性患者的疼痛。

尼可吗啡

(nicomorphine)

别名：Vilan、Subellan、Gevilan、MorZet

【CAS】 639-48-5

【ATC】 N02AA04

【理化性状】 1. 化学名：7，8-Didehydro-4，5-epoxy-17-methyl-(5α，6α)-，di-3-pyridinecarboxylate

2. 分子式：$C_{29}H_{25}N_3O_5$

3. 分子量：495.53

4. 结构式

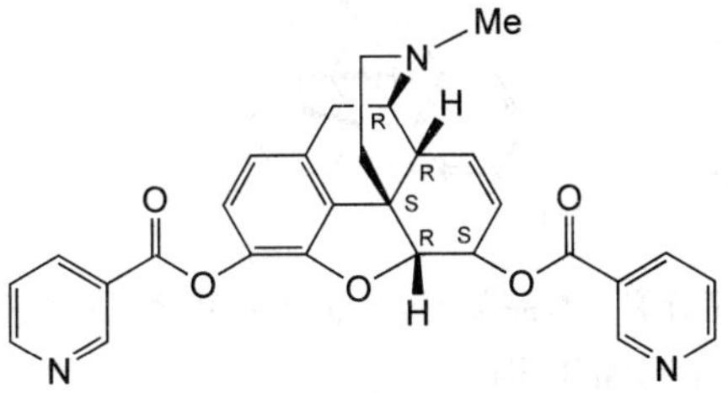

【简介】 本品作用为吗啡的 2～3 倍，不良反应与吗啡相似，用于手术后疼痛、癌性疼痛、慢性疼痛及其他神经性疼痛。初始剂量为 5～10 mg，每 3～5 h 给药 1 次。注射液：10 ml/ml。片剂：5 mg；10 mg。栓剂：10 mg。

诺美沙朵

(noracymethadol)

【CAS】 1477-39-0

【ATC】 5633-25-0 (noracymethadol hydrochloride)；7645-01-4(noracymethadol gluconate)

【理化性状】 1. 化学名：6-(Methylamino)-4，4-diphenyl-3-heptanyl acetate

2. 分子式：$C_{22}H_{29}NO_2$

3. 分子量：339.47

4. 结构式

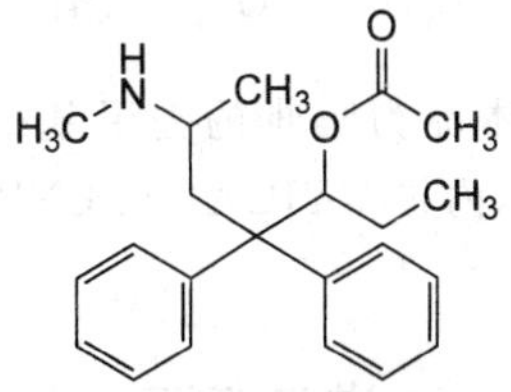

【简介】 本品为半合成的美沙酮类似物，作用与美沙酮相似，恶心、头晕等不良反应较少。但本品从未上市销售。由于其在国家麻醉药品目录中，故保留其资料。

去甲美沙酮

(normethadone)

别名：Cophylac、Dacartil、Eucopon、Mepidon、Noramidone、Normedon、Desmethylmethadone、Phenyldimazone

【CAS】 467-85-6 (normethadone)；847-84-7 (normethadone HCl)

【ATC】 R05DA06

【理化性状】 1. 化学名：6-Dimethylamino-4，4-diphenyl-hexan-3-one

2. 分子式：$C_{20}H_{25}NO$

3. 分子量：295.42

4. 结构式

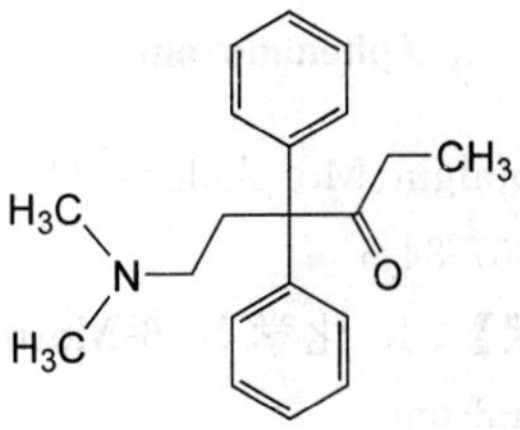

【简介】 本品为美沙酮衍生物，作用为美沙酮的1/3～1/2，起效慢，作用时间长。可用于镇痛和止咳。

去甲吗啡

(normorphine)

【CAS】 466-97-7

【理化性状】 1. 化学名：3,6α-Dihydroxy-4,5α-epoxy-7,8-didehydromorphinan

2. 分子式：$C_{16}H_{17}NO_3$

3. 分子量：271.31

4. 结构式

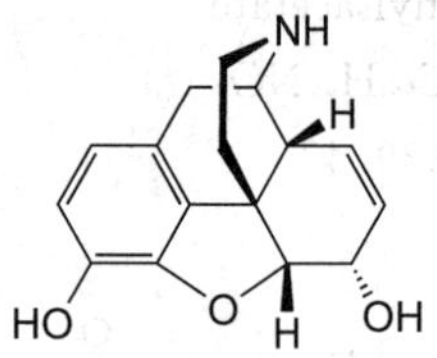

【简介】 本品为吗啡的去甲基衍生物，其本身作用微弱，在体内被CYP3A4和CYP2C8代谢为吗啡而起作用。

诺匹哌酮

(norpipanone)

别名：Hexalgon

【CAS】 561-48-8

【理化性状】 1. 化学名：4,4-Diphenyl-6-(1-piperidinyl)-3-hexanone

2. 分子式：$C_{23}H_{29}NO$

3. 分子量：335.48

4. 结构式

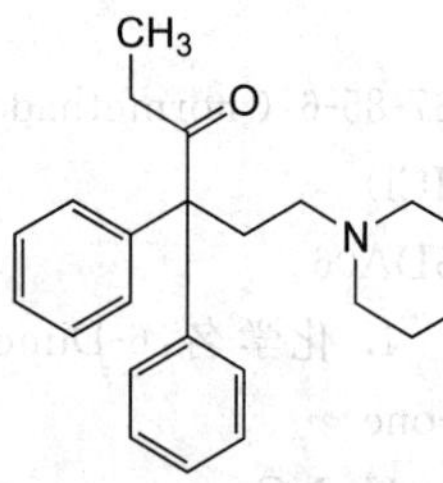

【简介】 本品为美沙酮的类似物。

苯吗庚酮

(phenadoxone)

别名：Heptalgin、Morphidone、Heptazone

【CAS】 467-84-5

【理化性状】 1. 化学名：6-Morpholin-4-yl-4,4-diphenylheptan-3-one

2. 分子式：$C_{23}H_{29}NO_2$

3. 分子量：351.48

4. 结构式

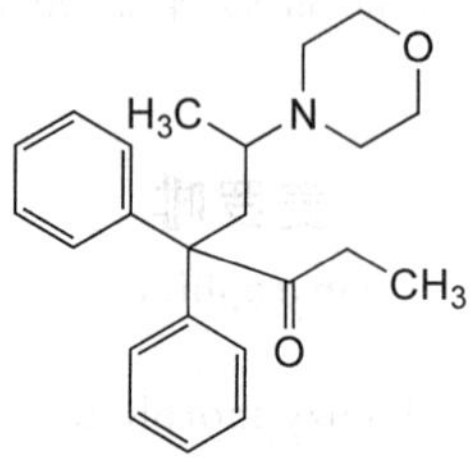

【简介】 本品为美沙酮类似物。

非那丙胺

(phenampromide)

【CAS】 129-83-9

【理化性状】 1. 化学名：*N*-(1-Methyl-2-piperidin-1-ylethyl)-*N*-phenylpropanamide

2. 分子式：$C_{17}H_{26}N_2O$

3. 分子量：274.20

4. 结构式

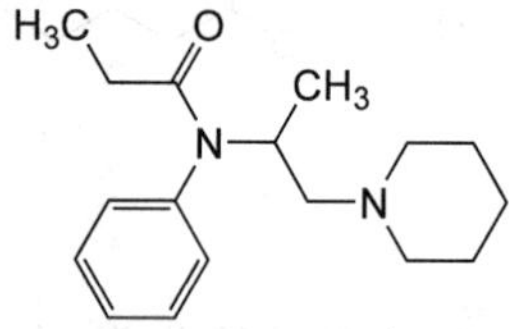

【简介】 本品60 mg的作用约相当于50 mg可待因。

非诺啡烷

(phenomorphan)

【CAS】 468-07-5

【理化性状】 1. 化学名：17-(2-Phenylethyl)morphinan-3-ol

2. 分子式：$C_{24}H_{29}NO$

3. 分子量：347.49

4. 结构式

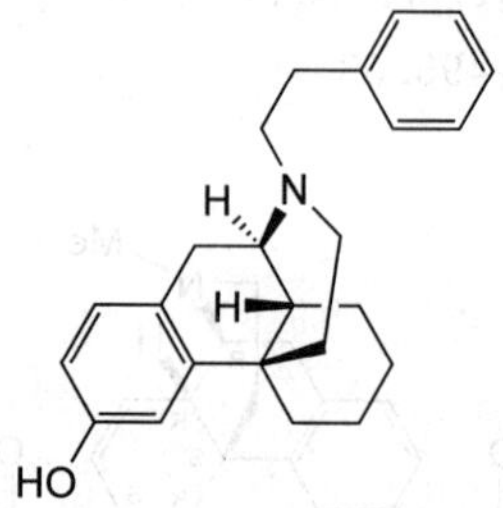

【简介】 本品属于丁酸苯乙酯类强效镇痛药。为羟甲左吗喃作用的10倍。

匹米诺定

(piminodine)

别名:皮米诺定、去痛定、Alvodine

本品为哌替啶的衍生物,为强效麻醉性镇痛药,镇痛作用较哌替啶强 5 倍,与吗啡大致相同。

【CAS】 13495-09-5

【理化性状】 1. 化学名:Ethyl 1-(3-anilinopropyl)-4-phenylpiperidine-4-carboxylate

2. 分子式:$C_{23}H_{30}N_2O_2$

3. 分子量:366.5

4. 结构式

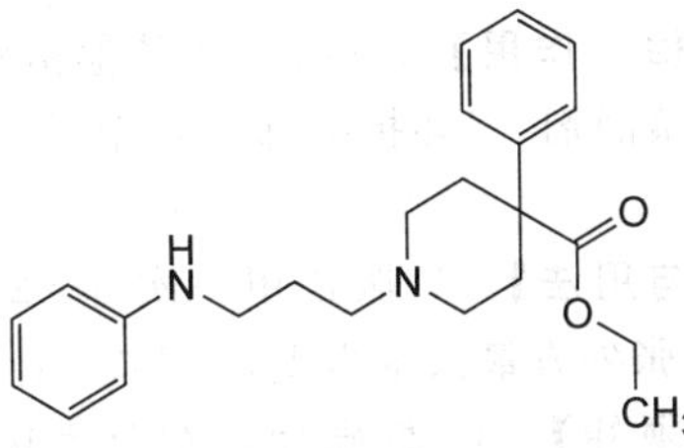

【药理作用】 本品为强效麻醉性镇痛药,镇痛作用较哌替啶强。

【适应证】 用于胆囊炎合并胆结石、胰腺炎、癌症等引起的剧痛。

【不良反应】 有轻度晕厥、口干、出汗、恶心、呕吐、头痛、便秘、心动过速、直立性低血压,用量过大可致瞳孔散大、惊厥、呼吸困难。

【禁忌与慎用】 具有明显的依赖性,不宜连续使用。

【剂量与用法】 1. 皮下注射或肌内注射 一次 10～20 mg,必要时每 4 h 给药一次。

2. 口服 一次 25～50 mg。

【用药须知】 参见阿片受体激动剂型镇痛药的用药警戒。

【制剂】 ①片剂:25 mg。②注射液:10 mg/1 ml。

【贮藏】 遮光保存。

普罗庚嗪

(proheptazine)

【CAS】 77-14-5

【理化性状】 1. 化学名:1,3-Dimethyl-4-phenylazepan-4-yl propionate

2. 分子式:$C_{17}H_{25}NO_2$

3. 分子量:275.39

4. 结构式

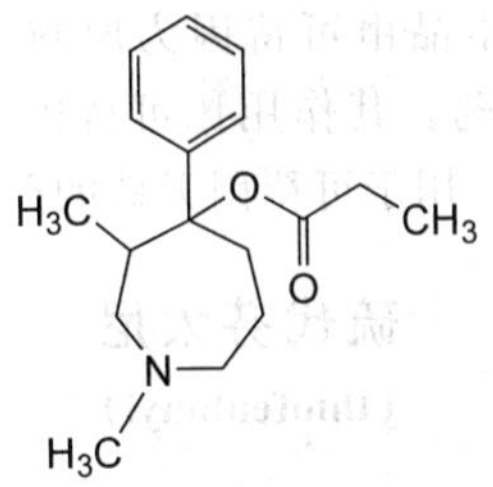

【简介】 本品为阿片类镇痛药。

丙哌利定

(properidine)

【CAS】 561-76-2

【理化性状】 1. 化学名:Isopropyl 1-methyl-4-phenylpiperidine-4-carboxylate

2. 分子式:$C_{16}H_{23}NO_2$

3. 分子量:261.36

4. 结构式

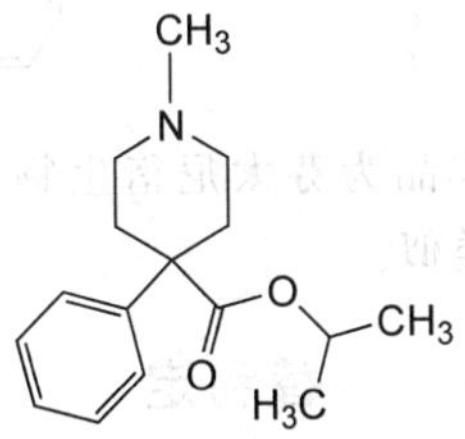

【简介】 本品为哌替啶衍生物。

醋氢可酮

(thebacon)

别名:乙酰可待因、乙酰可待酮、醋氢可待酮、酰氢可待因

【CAS】 466-90-0

【ATC】 R05DA10

【理化性状】 1. 本品为白色针状结晶。熔点 154 ℃。在乙醇、乙醚、三氯甲烷等多种有机溶剂和稀醋酸中溶解。在水中几乎不溶。其盐酸盐为白色结晶。熔点 132～135 ℃(同时分解)。在水中极易溶解,在热水中稳定。

2. 化学名:6,7-Didehydro-4,5α-epoxy-3-methoxy-17-methylmorphinan-6-ol acetate

3. 分子式:$C_{20}H_{23}NO_4$

4. 分子量:341.40

5. 结构式

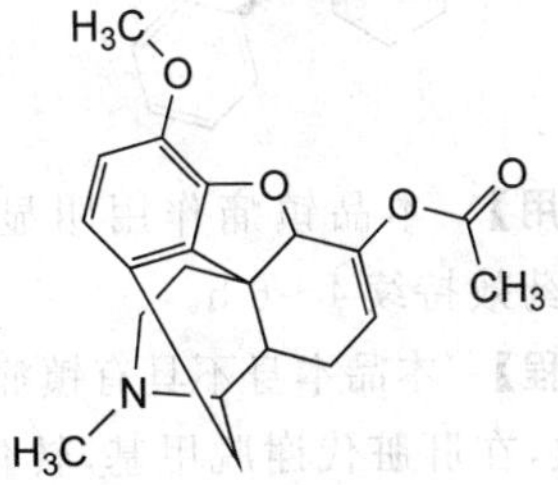

【简介】 本品由可待因为原料制得，为强效中枢麻醉性镇咳药。其作用比可待因强4倍，并有较强的镇痛作用。用于可待因无效的严重咳嗽。

硫代芬太尼
(thiofentanyl)

【CAS】 1165-22-6

【理化性状】 1. 化学名：*N*-Phenyl-*N*-{1-[2-(2-thienyl)ethyl]piperidin-4-yl}propanamide

2. 分子式：$C_{20}H_{26}N_2OS$

3. 分子量：342.5

4. 结构式

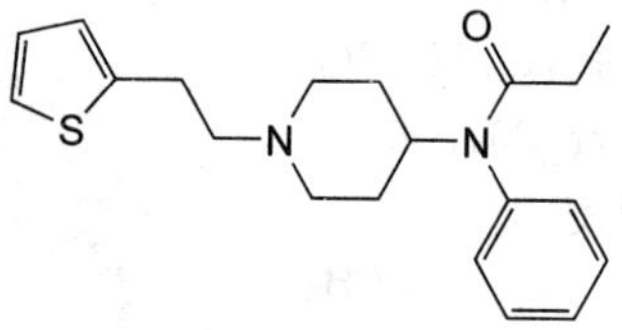

【简介】 本品为芬太尼衍生物，其作用及不良反应与芬太尼类似。

替利定
(tilidine)

别名：痛立定、Tilidin、Valoron、Valtran

本品为强效镇痛药。

【CAS】 51931-66-9

【ATC】 N02AX01

【理化性状】 1. 本品熔点58～59 ℃，其(1*R*,2*R*)构型体，熔点56～57 ℃，其(1*RS*,2*RS*)构型体，沸点95.5～96 ℃(1.33 Pa)。其盐酸盐为吸湿性针状结晶，熔点175～176 ℃。

2. 化学名：Ethyl(1*R*,2*S*;1*S*,2*R*)-2-(dimethylamino)-1-phenylcyclohex-3-ene-1-carboxylate

3. 分子式：$C_{17}H_{23}NO_2$

4. 分子量：273.37

5. 结构式

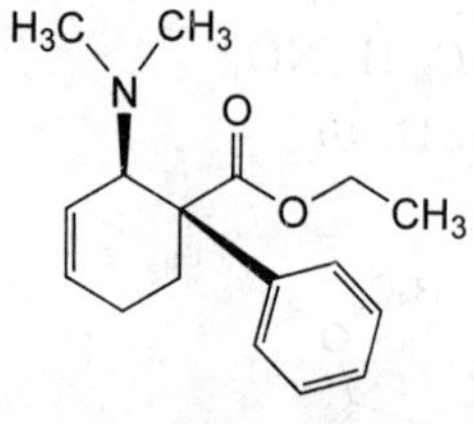

【药理作用】 本品镇痛作用明显，使用后5～20 min起效，药效持续4～6 h。

【体内过程】 本品本身不具有镇痛效应，口服后迅速完全吸收，在肝脏代谢脱甲基，转化为具有镇痛活性的去甲替利定，后者进一步代谢生成双去甲替利定。去甲替利定是本品的主要活性代谢产物，去甲替利定起主要镇痛作用，它是弱阿片μ受体的特异性激动剂，与脑区的阿片受体结合后，能使传递痛觉的P物质减少，产生中枢性镇痛作用。因此，肝病患者口服本品后，不能起到镇痛作用，或镇痛作用甚微。

【适应证】 1. 镇痛解痉，适用于慢性关节痛、恶性肿瘤疼痛、消化道痉挛性疼痛、尿道及胆道疼痛、术后疼痛、矫形、外伤、妇科疾病、口腔疾病引起的疼痛、神经痛，尤其用于三叉神经痛。

2. 在德国还用于治疗不宁腿综合征。

【不良反应】 眩晕、恶心、呕吐、精神恍惚，罕见腹泻、腹痛。

【药物相互作用】 与乙醇及其他镇痛剂、巴比妥类药物、镇静剂、三环抗抑郁药合用时可增强中枢抑制作用。

【剂量与用法】 口服常用一次5～20 ml，15～80 ml/d，每张处方最大量为105～560 ml。

【用药须知】 1. 妊娠期妇女及肾功能不全者禁用。

2. 驾驶员慎用。

3. 参见阿片受体激动剂型镇痛药。

【制剂】 口服液：1 g/10 ml。

【贮藏】 贮于15～30 ℃。

三甲利定
(trimeperidine)

别名：二甲异度冷丁、双甲哌利定、三甲哌啶

【CAS】 64-39-1

【理化性状】 1. 化学名：(2*S*,5*R*)-1,2,5-Trimethyl-4-phenylpiperidin-4-yl propionate

2. 分子式：$C_{17}H_{25}NO_2$

3. 分子量：275.39

4. 结构式

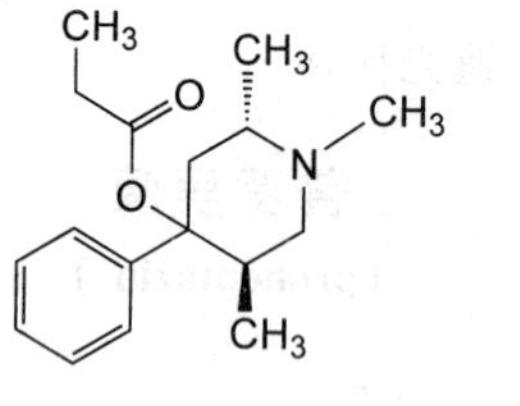

【简介】 本品为哌替啶衍生物，其不良反应与哌替啶相似。

尼可待因
(nicocodine)

别名：Lyopect、Tusscodin

本品为阿片类镇痛药。

【CAS】 3688-66-2

【ATC】 58263-01-7

【理化性状】 1. 化学名：(5α，6α)-3-Methoxy-17-methyl-7，8-didehydro-4，5-epoxymorphinan-6-yl nicotinate

2. 分子式：$C_{24}H_{24}N_2O_4$

3. 分子量：404.46

4. 结构式

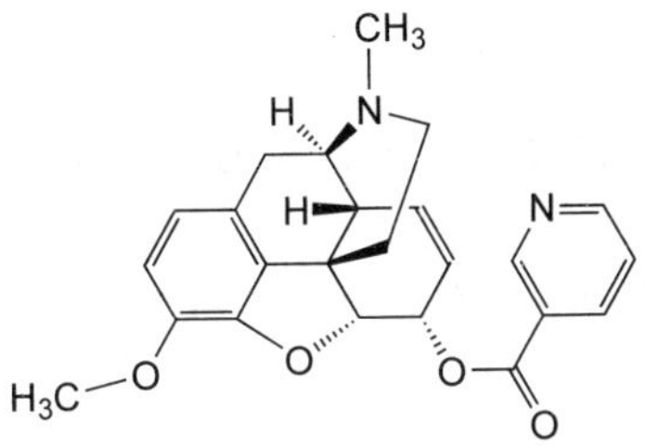

【简介】 用于止咳和镇痛，剂型有糖浆和片剂，作用与氢可酮相当，但起效更为迅速。不良反应与其他阿片类药物相似。

4.1.2　阿片受体部分激动剂镇痛药

丁丙诺啡
(buprenorphine)

别名：布诺啡、叔丁啡、Temegesic

本品为阿片受体激动-拮抗剂。

【CAS】 52485-79-7

【ATC】 N02AE01；N07BC01

【理化性状】 1. 化学名：(6*R*，7*R*，14*S*)-17-Cyclopropylmethyl-7，8-dihydro-7-[(1*S*)-1-hydroxy-1，2，2-trimethylpropyl]-6-*O*-methyl-6，14-ethano-17-normorphine

2. 分子式：$C_{29}H_{41}NO_4$

3. 分子量：467.6

4. 结构式

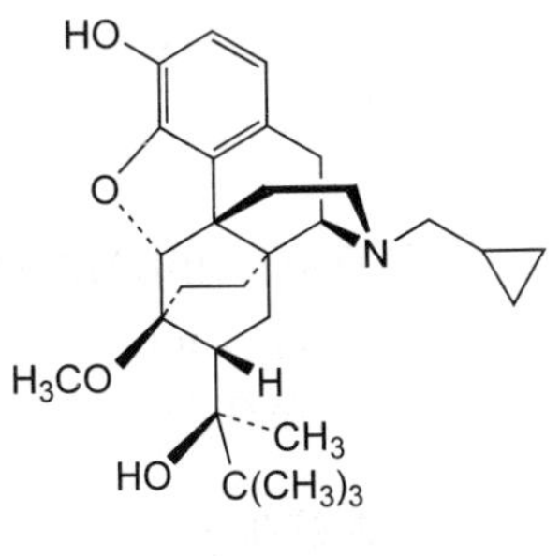

盐酸丁丙诺啡
(buprenorphine hydrochloride)

别名：Buprenex、Buprex

〖CAS〗 53152-21-9

〖理化性状〗 1. 本品为白色或类白色结晶性粉末。略溶于水，溶于乙醇，几乎不溶于环己烷，易溶于甲醇。

2. 分子式：$C_{29}H_{41}NO_4 \cdot HCl$

3. 分子量：504.1

【药理作用】 本品可激动 μ 和 κ 阿片受体，并可拮抗 δ 阿片受体。其镇痛强度为吗啡的 25～50 倍，为哌替啶的500倍。肌内注射本品 0.4 mg 的镇痛作用相当于 10 mg 的吗啡，作用持续时间较长。呼吸抑制出现较慢，但持续时间较长。此外，本品可舌下给药，作用迅速而持久。

【体内过程】 通过不同的给药途径均易于吸收。口服后首关效应大，生物利用度仅 16%。舌下含服 2 h 可达血药峰值，15～45 min 起效，持效 6～8 h。生物利用度 50%。肌内注射后，血药浓度迅速达到峰值，5 min 可起效，持效 4～6 h。蛋白结合率为 96%。本品能透过血-脑屏障和胎盘屏障。主要以原药经胆汁排出，在肝内代谢为 *N*-脱烷基丁丙诺啡随尿液排出。

【适应证】 1. 用于中、重度疼痛，如癌症、手术后、心肌梗死后的疼痛。

2. 可用于吗啡或海洛因成瘾的脱毒治疗(仅限于舌下含片)。

【不良反应】 1. 与吗啡相似，最常见的有嗜睡、恶心、呕吐、出汗和眩晕。

2. 产生依赖性的可能性较吗啡低，但我国已有对本品依赖的临床报道。

3. 呼吸抑制、欣快、缩瞳、口干也可发生。

4. 有麻醉性拮抗作用，如果正在应用其他麻醉性镇痛药的患者使用本品时，可能会产生戒断症状。

【妊娠期安全等级】 C。

【禁忌与慎用】 1. 对本品过敏者禁用。

2. 分娩期慎用。

【药物相互作用】 1. 与其他阿片类镇痛，特别是中枢性神经抑制药合用，可产生相互作用。

2. 应避免合用 MAOIs。

3. 合用地西泮可出现心肺功能衰竭。

4. 合用口服抗凝药可出现紫癜。

【剂量与用法】 1. 肌内注射或缓慢静脉注射成人一次 0.3～0.6 mg，必要时 6～8 h 重复 1 次。

2. 舌下给药　每 6～8 h 含服 0.4～0.8 mg。

3. 透皮贴剂　用于不能口服的患者，5～20 mg，每 24 h 更换 1 贴。

4. 经皮释药贴膏　起始剂量为 5 μg/h，口服吗啡 30～80 mg/d 者，起始剂量为 10 μg/h，口服吗啡

>80 mg/d 者,起始剂量为 20 μg/h,均为每 7 d 更换一次贴膏。

【用药须知】 1. 不推荐用于儿童。

2. 用于海洛因成瘾脱毒治疗,须在专门机构内按特定用药方案,由专科医师给予。

【制剂】 ①注射液:0.15 mg/1 ml;0.3 mg/1 ml;0.6 mg/2 ml。②舌下含片:0.2 mg;0.4 mg;0.5 mg;1 mg;2 mg。③透皮贴剂:5 mg;10 mg;20 mg。④经皮释药贴膏:5 μg/h;10 μg/h;15 μg/h;20 μg/h。

【贮藏】 遮光贮存。

布托啡诺

(butorphanol)

别名:环丁羟吗喃、环丁甲二羟吗喃、Moradol、Stadol

本品属于菲衍生物。

【CAS】 42408-82-2

【ATC】 N02AF01

【理化性状】 1. 化学名:(-)-17-(Cyclobutylmethyl)morphinan-3,14-diol

2. 分子式:$C_{21}H_{29}NO_2$

3. 分子量:327.47

4. 结构式

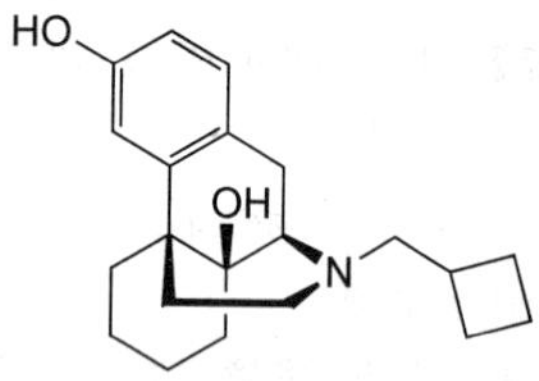

酒石酸布托啡诺

(butorphanol tartrate)

〖CAS〗 58786-99-5

〖理化性状〗 1. 本品为白色粉末。其溶液呈微酸性。略溶于水,不溶于乙醇、三氯甲烷、乙醚、乙酸乙酯和己烷,微溶于甲醇,溶于稀酸。

2. 化学名:(-)-17-(Cyclobutylmethyl) morphinan-3,14-diol hydrogen tartrate

3. 分子式:$C_{21}H_{29}NO_2 \cdot C_4H_6O_6$

4. 分子量:477.5

【药理作用】 本品作用与喷他佐辛相似。其镇痛效力为吗啡的 3.5~7 倍,可缓解中、重度疼痛。对平滑肌的兴奋作用弱。可增加肺动脉压、肺血管阻力、全身动脉压和心脏的负荷,因而不能用于心肌梗死的疼痛。

【体内过程】 口服可吸收,但首过效应明显。肌内注射后吸收迅速而完全,10~15 min 起效,持续 3~4 h。肌内注射后 30~60 min 可达血药峰值。稳态分布容积为 50 L/kg。$t_{1/2}$ 为 2.5~4 h。血浆蛋白结合率为 80%。主要在肝内代谢为无活性的羟布托啡诺,大部分随尿液排出,11%经胆道排出,5%以原药随尿液排出。本品可透过胎盘屏障,可进入乳汁。

【适应证】 1. 用于缓解中、重度疼痛,如术后、外伤、癌症、肾或胆绞痛等。

2. 可用于产前疼痛。

3. 亦可用于术前或作为麻醉前给药。

【不良反应】 1. 最常见的不良反应是嗜睡、恶心、出汗。

2. 偶见头痛、眩晕、头昏、飘浮感、嗜睡、精神紊乱等。

3. 偶见幻觉、异常梦境、人格解体、心悸和皮疹。

4. 呼吸抑制较吗啡轻,最大呼吸抑制在成人出现于剂量超过 4 mg 时,其抑制程度并不随剂量增高而加重。纳洛酮可拮抗其呼吸抑制作用。

5. 对阿片类药物依赖的患者,使用本品可诱发戒断症状。

【妊娠期安全等级】 C。

【禁忌与慎用】 1. 对本品过敏者禁用。

2. 心血管、肾、呼吸和肝脏功能不全者慎用。

3. 哺乳期妇女使用时应暂停哺乳。

【药物相互作用】 参见吗啡。

【剂量与用法】 1. 用于中、重度疼痛 可肌内注射 1~4 mg,或静脉注射 0.5~2 mg,每 3~4 h 给药 1 次。

2. 麻醉前用药 可于手术前 60~90 min 肌内注射本品 2 mg。

3. 老年人或肝、肾功能不全者应减量,儿童用药量尚未确定。

【用药须知】 1. 胆囊病变、头部损伤、颅内压增高、情绪不稳定者或对一些药物容易产生依赖成瘾者,尽量避免应用。

2. 儿童不宜使用。

3. 有成瘾性。

4. 超剂量的毒性反应可用纳洛酮治疗。

【制剂】 注射液:1 mg/1 ml。

【贮藏】 密封、遮光保存。

美普他酚

(meptazinol)

别名:美普齐诺、美他齐诺、消痛定、Meptid、Meptidol

本品为 μ 阿片受体激动-拮抗剂。

【CAS】 54340-58-8

【理化性状】 1. 化学名：3-(3-Ethyl-1-methylperhydroazepin-3-yl)phenol

2. 分子式：$C_{15}H_{23}NO$

3. 分子量：233.35

4. 结构式

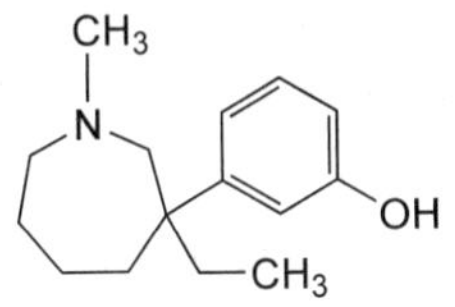

盐酸美普他酚

(meptazinol hydrochloride)

〖CAS〗 59263-76-2(meptazinol hydrochloride)；34154-59-1(±-meptazinol hydrochloride)

〖理化性状〗 1. 本品为白色或类白色粉末，极易溶于水和甲醇，易溶于乙醇，极微溶于丙酮，溶于稀碱溶液。

2. 化学名：3-(3-Ethyl-1-methylperhydroazepin-3-yl)phenol hydrochloride

3. 分子式：$C_{15}H_{23}NO \cdot HCl$

4. 分子量：269.8

【药理作用】 本品既是 μ 阿片受体激动剂，也是其拮抗剂，其镇痛作用强度低于或相当于喷他佐辛。注射本品 100 mg 疗效相当于 15 mg 吗啡或 100 mg 哌替啶。呼吸抑制发生率较低，仅在作为麻醉前用药及进行麻醉的患者观察到呼吸减弱。无明显的成瘾性和欣快感，滥用的可能性相当低。

【体内过程】 口服后迅速吸收，0.5～2 h 可达血药峰值。由于广泛的首过代谢，其生物利用度很低(8.69%)。肌内注射后 30 min 可达血药峰值。血浆蛋白结合率较低(仅 27.1%)。$t_{1/2}$ 平均为 2 h。本品在体内广泛代谢，主要代谢物为葡糖醛酸结合物。排出迅速，在最初 9 h 内用量的 50%以代谢物随尿液排出。

【适应证】 适用于中、重度疼痛，如术后疼痛、产科疼痛及肾绞痛。

【不良反应】 1. 常见的为胃肠道反应，如恶心、呕吐，但便秘罕见。嗜睡和头晕也较常见。

2. 使用过量则引起呼吸抑制，可用纳洛酮对抗。

3. 可出现依赖性和戒断综合征。

【禁忌与慎用】 1. 对本品过敏者、妊娠期妇女或哺乳期妇女禁用。

2. 呼吸严重抑制及肝、肾功能不全的患者慎用。

【药物相互作用】 参见丁丙诺啡第"1,2,3"项。

【剂量与用法】 1. 口服　成人一次 200 mg，必要时 1 次/4 h。

2. 肌内注射　成人一次 75～100 mg，必要时 2～4 h 重复 1 次。

3. 静脉注射　一次 50～100 mg，缓慢注入，必要时 2～4 h 重复 1 次。

【用药须知】 1. 本品作用不易被纳洛酮对抗。

2. 本品作用持续时间较吗啡短。

【制剂】 ①片剂：200 mg。②注射剂(粉)：200 mg。

【贮藏】 密封、遮光保存。

纳布啡

(nalbuphine)

别名：环丁甲羟氢吗啡、Nubain

本品为菲(phenanthrene)衍生物。

【CAS】 20594-83-6

【ATC】 N02AF02

【理化性状】 1. 化学名：(-)-(5*R*,6*S*,14*S*)-9a-Cyclobutylmethyl-4,5-epoxy-morphinan-3,6,14-triol

2. 分子式：$C_{21}H_{27}NO_4$

3. 分子量：357.44

4. 结构式

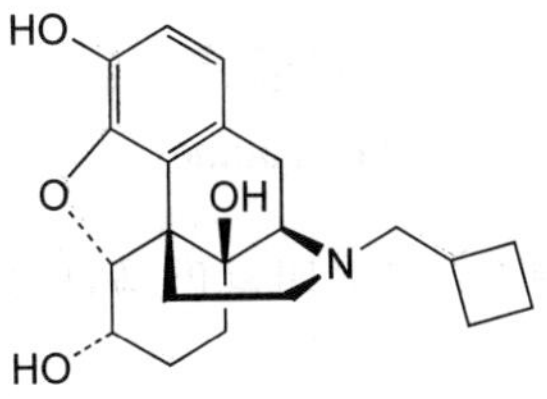

盐酸纳布啡

(nalbuphine hydrochloride)

〖CAS〗 23277-43-2

〖理化性状〗 1. 化学名：(-)-(5*R*,6*S*,14*S*)-9a-Cyclobutylmethyl-4, 5-epoxy-morphinan-3, 6, 14-triol hydrochloride

2. 分子式：$C_{21}H_{27}NO_4 \cdot HCl$

3. 分子量：393.9

4. 配伍禁忌：有报道本品和萘夫西林钠、地西泮、戊巴比妥钠或马来酸硫代拉嗪有配伍禁忌。

【药理作用】 本品为阿片受体激动-拮抗型镇痛药。其镇痛作用、作用开始时间和持续时间基本类似吗啡或稍弱。肌内注射 10 mg 引起的镇痛作用相当于 10 mg 吗啡。皮下或肌内注射 15 min 出现镇痛作用，持续 3～6 h。本品不增加心脏负荷，不升高血压。抑制呼吸的作用与等效量的吗啡相同，但剂量超过 30 mg 时不再进一步抑制呼吸。本品对胃肠道的作用参见喷他佐辛。

【体内过程】 本品首过效应明显。皮下或肌内注射后 30 min 可达血药峰值。$t_{1/2}$ 约为 3～5 h。在肝内代谢，原药主要随粪便排出，约 7%用量的原药、结合物和代谢物随尿液排出。

【适应证】 用于减轻各种中、重度疼痛。

【不良反应】 1. 不良反应少，较常见的有嗜睡、出汗、头痛、恶心、呕吐、眩晕、口干等。偶有幻觉及其他拟似精神病反应，但比喷他佐辛发生要少。

2. 可能产生耐受性和依赖性。

【妊娠期安全等级】 B。

【禁忌与慎用】 1. 对本品过敏者和哺乳期妇女禁用。

2. 参见吗啡。

【药物相互作用】 参见吗啡。

【剂量与用法】 皮下、肌内注射或静脉注射，一次 10 mg，必要时 3～6 h 重复。最大剂量一次 20 mg，160 mg/日。

【用药须知】 1. 过量中毒时可用纳洛酮治疗。

2. 不宜长期用药，可能有成瘾性。

【制剂】 注射液：10 mg/1 ml；20 mg/2 ml。

【贮藏】 密封、遮光贮存。

4.1.3 非成瘾性镇痛药

罗通定

(rotundine)

别名：颅痛定、左旋四氢巴马汀、左旋延胡索乙素、L-Tetrahydropalmatine

本品为千金藤属植物块根中提取的一种生物碱。

【CAS】 10097-84-4

【理化性状】 1. 本品为白色或微黄色的结晶，无臭，无味，遇光受热易变黄。溶于三氯甲烷，略溶于乙醇和乙醚，不溶于水，易溶于稀硫酸。

2. 化学名：5,8,13,13*a*-Tetrahydro-2,3,9,10-tetramethoxy-6*H*-dibenzo[*a*,*g*] quinolizine

3. 分子式：$C_{21}H_{25}NO_4$

4. 分子量：355.4

5. 结构式

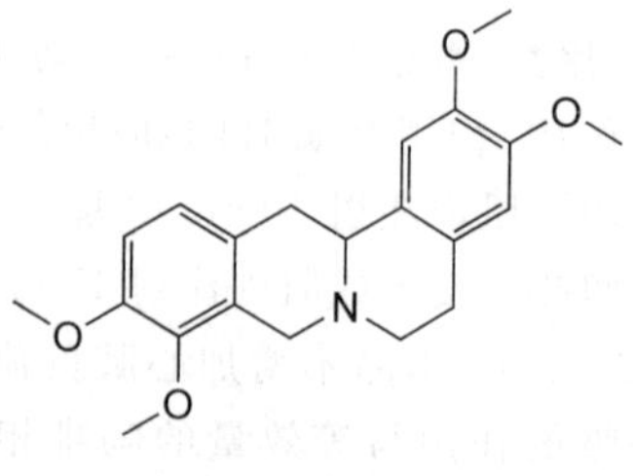

【药理作用】 本品具有镇痛、镇咳、催眠等作用。本品毒性低，不良反应少，应用安全。当达到镇痛作用时，能同时出现轻度的催眠作用，因而特别适用于因疼痛而不能入睡的患者。对慢性持续性痛及内脏钝痛效果较好，对急性锐痛、癌症晚期疼痛效果较差。

【体内过程】 口服吸收完全，15 min 可吸收 40%～50%，10～30 min 起效，持效 2～5 h。体内分布依次为脂肪、肺、肝和肾。皮下注射 12 h 后随尿液排出约 80%。

【适应证】 1. 胃肠道及肝胆系统疾病引起的疼痛、月经痛、分娩后疼痛。

2. 轻度的外伤和手术后疼痛。

3. 头痛性失眠和痉挛性咳嗽。

4. 各种原因所致心律失常。

【不良反应】 可有嗜睡、眩晕、乏力、恶心等。大剂量对呼吸中枢有抑制作用，有时可引起锥体外系症状。

【禁忌与慎用】 1. 对本品过敏者、妊娠期妇女禁用。

2. 哺乳期妇女使用时应暂停哺乳。

3. 儿童有效性及安全性尚未确定。

【剂量与用法】 1. 镇痛　口服 60～120 mg，1～4 次/日，皮下或肌内注射，一次 60～90 mg。

2. 催眠　30～90 mg，睡前服。

3. 镇咳　口服 30 mg，2～3 次/日，显效后维持用药 1～2 d 再停药。

4. 治疗心律失常（新用途）　以本品注射液 1.5～2.0 mg/kg 加入 50%葡萄糖注射液稀释至 20 ml 于 2 min 内缓慢静脉注射，7 d 为一疗程，治疗期间每天用Ⅱ导联心电图监测。总有效率 88%。

【制剂】 ①片剂：30 mg；60 mg(盐酸盐)。②注射液：60 mg(硫酸盐)/2 ml。

【贮藏】 密封，贮于室温下。

四氢帕马汀

(tetrahydropalmatine)

别名：延胡索乙素

【药理作用】 有镇痛、镇静、催眠及安定作用。镇痛作用不及哌替啶，但比一般解热镇痛药强。

【适应证】 1. 胃肠、肝胆系统疾病的钝痛止痛效果好，对外伤等剧痛效果差。

2. 用于分娩及痛经止痛。

3. 催眠、镇静作用较好，服后 20～30 min 入睡，持续 5～6 h，无后遗作用，故可用于暂时性失眠。

【不良反应】 偶有眩晕、恶心。大剂量对呼吸中枢有一定抑制作用，有时还可引起锥体外系症状。

【禁忌与慎用】 妊娠期妇女慎用。

【剂量与用法】 1. 镇痛　口服，一次 100～150 mg，2～4 次/日。口服后 10～30 min 即出现镇痛作用，持续 2～5 h。皮下注射，一次 60～100 mg。痛经，口服，一次 50 mg。

2. 催眠与镇静　口服，一次 100～200 mg。

【制剂】 ①片剂：50 mg。②注射液：60 mg/2 ml；100 mg/2 ml。

【贮藏】 遮光保存。

奈福泮
(nefopam)

别名：甲苯噁唑辛、苯并噁唑辛、平痛新、肌舒平、Ajan、Acupan

本品为非阿片类镇痛药。

【CAS】 13669-70-0

【ATC】 N02BG06

【理化性状】 1. 化学名：3,4,5,6-Tetrahydro-5-methyl-1-phenyl-1*H*-2,5-benzoxazocine

2. 分子式：$C_{17}H_{19}NO$

3. 分子量：253.34

4. 结构式

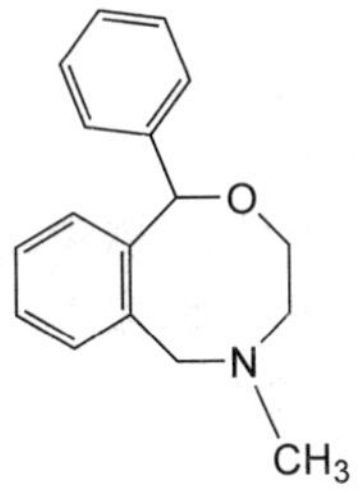

盐酸奈福泮
(nefopam hydrochloride)

〖CAS〗 23327-57-3

〖理化性状〗 1. 化学名：3,4,5,6-Tetrahydro-5-methyl-1-phenyl-1*H*-2, 5-benzoxazocine hydrochloride

2. 分子式：$C_{17}H_{19}NO \cdot HCl$

3. 分子量：289.8

【药理作用】 本品具有中枢性镇痛作用，还具有某种程度的抗毒蕈碱和拟交感作用。

【体内过程】 口服易于吸收，1～3 h 可达血药峰值。肌内注射 20 mg 后 1.5 h 可达血药峰值。约 73%与血浆蛋白结合。$t_{1/2}$ 约 4 h。极大部分在体内代谢，主要随尿液排出，约 8%随粪便排出。

【适应证】 1. 适用于外伤疼痛、手术后疼痛、肌痛、牙痛及癌性疼痛。

2. 也可用于急性胃炎、胆道蛔虫症、输尿管结石等引起的内脏平滑肌绞痛。

3. 局部麻醉、针麻等辅助用药。

【不良反应】 1. 可有食欲缺乏、恶心、呕吐、出汗、嗜睡、失眠、眩晕、头痛、口干、视物模糊、心动过速、皮疹等不良反应。

2. 偶有欣快感和惊厥。

【禁忌与慎用】 1. 对本品过敏者、妊娠期妇女禁用。

2. 有惊厥史及心肌梗死的患者禁用。

3. 青光眼、尿潴留及肝、肾功能不全者慎用。

4. 本品可通过乳汁分泌，哺乳期妇女使用时应暂停哺乳。

5. 儿童有效性及安全性尚未确定。

【药物相互作用】 1. 接受 MAOIs 治疗的患者不宜同时应用本品。

2. 本品可能增加抗毒蕈碱药物的不良反应或拟交感药的活性。

【剂量与用法】 1. 成人口服一次 20～60 mg，3 次/日。

2. 肌内注射或缓慢静脉注射一次 20 mg，必要时每 6 h 给药 1 次。

【制剂】 ①片剂：20 mg。②胶囊剂：20 mg。③注射液：20 mg/1 ml；20 mg/2 ml。

【贮藏】 密封保存。

齐考诺肽
(ziconotide)

别名：Prialt

本品是在食鱼的海蜗牛中发现的天然锥体肽，为具有 25 种氨基酸和含有 3 个二硫化物桥的多元肽。本品属于一种亲水分子，在水中游离可溶。注射剂无菌，不含防腐剂，是使用一种微型输液器进行鞘内(IT)滴注的等张溶液。

【CAS】 107452-89-1

【ATC】 N02BG08

【理化性状】 1. 化学名：L-Cysteinyl-L-lysylglycyl-L-lysylglycl-L-alanyl-L-lysyl-L-cystei-nyl-L-seryl-L-arginyl-L-leucyl-L-methionyl-L-tyrosyl-L-α-aspartyl-L-cysteinyl-L-cysteinyl-L-threonylglycyl-L-seryl-L-cysteinyl-L-arginyl-L-serylglycyl-L-lysyl-L-cysteinamide cyclic(1→16),(8→20),(15→25)-tris(disulfide)

2. 分子式：$C_{102}H_{172}N_{36}O_{32}S_7$

3. 分子量：2639.1

乙酸齐考诺肽
(ziconotide acetate)

〖理化性状〗 1. 分子式 $C_{102}H_{172}N_{36}O_{32}S_7 \cdot C_2H_4O_2$

2. 分子量:2699.2

【用药警戒】 在使用本品期间,可能发生精神症状和神经系统功能衰减。有精神病史的患者禁用本品。对所有用药的患者都应频繁监护认知能力是否减退,是否有幻觉和精神或意识改变的表现。在发生神经或精神不良事件时,如撤药不会带来不良影响,应暂停用药或立即停药。

【药理作用】 本品可特异性、可逆性抑制脊髓背角上Ⅰ、Ⅱ层的与疼痛传递有关的Aδ、C神经纤维末梢的*N*-型电压敏感性钙通道,可阻止脊髓初级疼痛传入神经元上钙离子的涌入,抑制神经递质如P物质、降钙素基因相关肽以及谷氨酸等的释放,从而阻止或降低疼痛信号的传导。本品不与阿片类受体结合,其并无拮抗阿片类拮抗剂的药理作用。在动物模型中,鞘内给予本品,可增强阿片类诱导的胃肠活动减弱,但不会增强吗啡诱导的呼吸抑制。在接受本品的大鼠中,同时给予吗啡,可增强镇痛作用。本品合用吗啡并不能防止大鼠对吗啡产生耐受性。

【体内过程】 1. 在给慢性疼痛患者鞘内滴注本品1～10 μg后进行了脑脊液(CSF)的药动学研究,并在静脉注射本品0.3～10 μg/(kg·d)后进行药动学研究,结果见下表。

本品的药动学参数

途径	液体	例数	CL(ml/min)	V_d(ml)	$t_{1/2}$
IT	CSF	23	0.38±0.56	155±263	4.6±0.9
IV	血浆	21	270±44	30460±6366	1.3±0.3

在鞘内滴注本品1～10 μg 1 h后,CSF中的AUC为83.6～608(ng·h)/ml,变异较大,且具有剂量依赖性。本品在慢性疼痛患者中,以0.1～7.0 μg/h的滴注速度持续滴注本品5或6 d,有56%的患者血药浓度低于检测限。可以预知,如能以较快的速度进行鞘内滴注,较有可能测得血药浓度。在追踪测定达9个月的患者中,在鞘内滴注本品数月后,其血药浓度一直保持不变。本品的蛋白结合率为50%,其V_d接近140 ml。

2. 本品在多个肽的位点上通过内肽酶分解。在持续鞘内滴注期间,本品从CSF中进入全身循环后,可通过广泛分布于大多数器官(如肾、肺、肝、肌肉等)的不同的肽酶和蛋白酶而降解成肽及多种游离氨基酸。体外证实,本品极少在人和动物的CSF和血液水解。静脉滴注后仅从人的尿液中收集到小于1%的本品。

【适应证】 用于治疗不能耐受其他镇痛药或其他疗法无明显作用(如镇痛药或IT吗啡)的严重的慢性疼痛。

【不良反应】 1. 全身　腹痛、虚弱、意外伤害、腰痛、导管相关性并发症、导管部位疼痛、蜂窝织炎、胸痛、寒战、发热、流感样综合征、头痛、感染、乏力、颈痛、颈项强直和病毒感染。

2. 心血管系统　高血压、低血压、直立性低血压、晕厥、心动过速和血管舒张。

3. 消化系统　恶心、呕吐、食欲缺乏、腹泻、口干、便秘、消化不良和胃肠道障碍。

4. 代谢和营养　磷酸肌酸激酶水平升高、失水、水肿、低血钾、周围水肿和体重减轻。

5. 肌肉和骨骼　关节炎、关节痛、肌痉挛、肌痛和肌无力。

6. 神经系统　头晕、眩晕、嗜睡、精神错乱、共济失调、步态不稳、记忆力减退、张力亢进、言语障碍、语言不能、幻觉、紧张不安、噩梦、激动、焦虑、脑脊液异常、抑郁、思想难集中、感觉迟钝、感觉过敏、不合作、失眠、思维迟钝、脑膜炎、神经痛、妄想、反射减退、木僵、震颤和惊厥。

7. 呼吸系统　支气管炎、哮喘、咳嗽加重、呼吸困难、咽炎、肺炎和鼻炎。

8. 皮肤　皮肤干燥、荨麻疹、皮疹和出汗。

9. 泌尿系统　尿失禁、尿潴留、尿路感染、少尿。

10. 感觉异常　复视、畏光、味觉颠倒、耳鸣和视力减退。

11. 血液系统　贫血、瘀斑。

【妊娠期安全等级】 C。

【禁忌与慎用】 1. 对本品过敏者用。

2. 儿童用药的安全性和有效性尚未确定。

3. 65岁以上老年人应从低剂量开始,应慎用。

4. 尚未明确本品是否可经乳汁分泌,哺乳期妇女使用时应暂停哺乳。

【剂量与用法】 1. 开始鞘内滴注不可超过2.4 μg/d(0.1 μg/h),并根据患者的临床效应以确定适合的滴速。

2. 根据效应滴定剂量,剂量可增至2.4 μg/d(相当于0.1 μg/h),每周不可超过2～3次,约在第21 d时,最高剂量可达19.2 μg(0.8 μg/h)。一次加量应低于2.4 μg/d(相当于0.1 μg/h),增加的次数不可超过2～3次。

3. 以上的慢速鞘内滴注所引起的不良反应和由

于不良反应而致停药的发生率较低，但如有镇痛的紧急需要，亦可冒一定的风险去加快鞘内滴注。

4. 使用本品前，应详细阅读本品的使用说明书，正确配制输液。

【用药须知】 1. 本品必须在鞘内滴注经验丰富的医师指导下审慎进行。

2. 本品仅供鞘内滴注，不可静脉注射。

3. 有 3%的本品使用者发生脑膜炎，医护人员和患者本身都应注意脑膜炎的症状和体征，以及脑膜炎的可疑表现（如恶心、呕吐、发热、抽搐、头痛和颈强直），争取尽快发现，提早治疗。一旦明确脑膜炎的诊断，应立即停用本品，并给予有效的抗炎治疗。

4. 使用本品期间，可能会产生自杀、自杀意念和自杀企图，对过度抑郁、语言极少的患者应特别注意防范。

5. 用药期间，可能发生木僵和其他神经精神异常，如同时合用抗癫痫药、抗精神病药、镇静药或利尿药，可能使患者的意识水平下降更趋明显。

6. 用药期间，应监测血清磷酸肌酸激酶水平（开始每两周的前一个月和以后每月的适当时候检测），此不良反应多见于男性患者，更多地在用药的前两个月内发生。患者如出现肌痛、肌无力、肌痉挛、虚弱或体力活动能力减弱，说明已有明显的磷酸肌酸激酶水平升高，应减量或停药。

7. 生化检查，约有 40%用药者的磷酸肌酸激酶水平升高，有 11%患者的水平≥正常上限 3 倍，当极度升高（17000～27000 IU/L）时，有 2 例（2/1254）发生了肾功能衰竭，1 例（1/1254）发生了横纹肌溶解。

8. 在用药期间，患者应避免操作机械和驾驶车辆，更不可进行一些危及生命或身体安全的工作。

9. 在临床试验中，尽管总是突然停药，但未见因停药而产生反弹和不良反应。

【制剂】 注射液：100 μg/1 ml；200 μg/2 ml；500 μg/5 ml；500 μg/20 ml。

【贮藏】 贮于 2～8 ℃。

氟吡汀

(flupirtine)

别名：Katadolone

本品为中枢性镇痛药。

【CAS】 56995-20-1

【ATC】 N02BG07

【理化性状】 1. 化学名：Ethyl 2-amino-6-(4-fluorobenzylamino)-3-pyridylcarbamate

2. 分子式：$C_{15}H_{17}FN_4O_2$

3. 分子量：304.32

4. 结构式

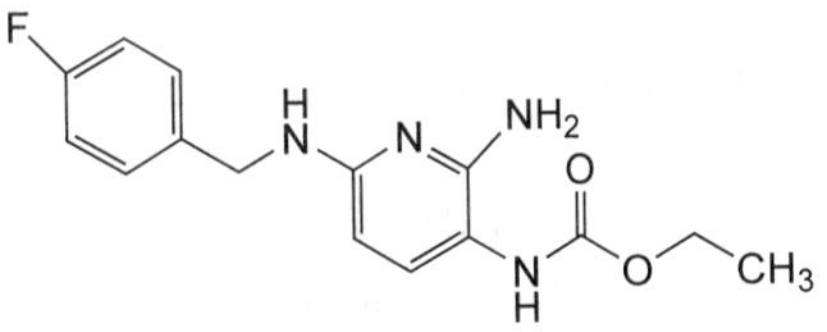

马来酸氟吡汀

(flupirtine maleate)

〖CAS〗 75507-68-5

〖理化性状〗 1. 化学名：Ethyl 2-amino-6-(4-fluorobenzylamino)-3-pyridylcarbamate maleate

2. 分子式：$C_{15}H_{17}FN_4O_2 \cdot C_4H_4O_4$

3. 分子量：420.4

【药理作用】 本品的镇痛作用介于美沙酮和对乙酰氨基酚之间，中枢镇痛作用强于外周镇痛作用。其镇痛机制不同于阿片类镇痛药，几乎与阿片受体没有亲和力，与 5-羟色胺的机制也无关，可能与肾上腺素 α_1 受体机制相关。本品成瘾的可能性较小，且其镇痛作用不被纳洛酮所拮抗。除镇痛外，本品尚有某种程度的解热和抗炎作用。

【体内过程】 本品口服后迅速被吸收，给药后 20～30 min 即可起效，其作用可持续 3～5 h。口服的生物利用度约为 90%。直肠给药的生物利用度约为 70%。本品进入体内后广泛分布，可透过血-脑屏障。主要在肝内代谢，约有 70%的用药量随尿液排出（主要以代谢物形式，少量为原药），其余部分随粪便和乳汁排出。其 $t_{1/2}$ 为 8～11 h。

【适应证】 用于手术、外伤、烧伤引起的疼痛。

【不良反应】 常见的有疲乏、头晕、恶心、胃部不适、便秘或腹泻、多汗、口干、转氨酶升高和视觉障碍。

【禁忌与慎用】 1. 对本品过敏者、肝性脑病患者、肾功能不全者、低蛋白血症患者、胆汁淤积者、妊娠期妇女禁用。

2. 肝硬化或老年患者慎用。

3. 哺乳期妇女使用时应暂停哺乳。

【药物相互作用】 本品可增强抗凝血药、镇静药的作用，还可增强乙醇的作用。

【剂量与用法】 1. 成人口服一次 100 mg，3～4 次/日，严重疼痛者可口服一次 200 mg，3 次/日。日最高剂量为 600 mg。

2. 直肠给药一次 150 mg，3～4 次/日，严重疼痛者剂量不变，一日给药 6 次。

【用药须知】 1. 持续用药不可超过 8 d。

2. 日剂量达到 600 mg 时，有产生情绪恶劣或嗜药倾向。

【制剂】 ①胶囊剂：100 mg。②栓剂：150 mg。

【贮藏】 遮光、密封，贮于干燥处。

异丙吡仑

(isopropiram)

本品为中枢性镇痛药。

【理化性状】 1. 化学名：*N*-(2-甲基-2-哌啶基-乙基)-*N*-(2-吡啶基)丙酰胺

2. 分子式：$C_{16}H_{25}N_3O$

3. 分子量：275.4

富马酸异丙吡仑

(isopropiram fumarate)

〖理化性状〗 1. 分子式：$C_{16}H_{25}N_3O \cdot C_4H_4O_4$

2. 分子量：391.45

3. 结构式

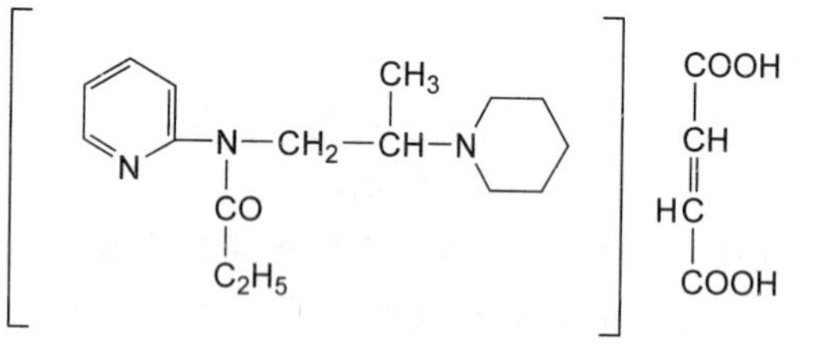

【药理作用】 本品激活抑制脊柱侧索释放疼痛传递物质的途径，导致内因子超级化，与 μ 阿片受体结合后抑制 5-羟色胺及去甲肾上腺素的释放，从而消除疼痛反应。

【体内过程】 小鼠以氚标记的本品灌胃后，通过胃肠道吸收，其放射强度 4 h 达到峰值，以胆、肝、心、肺和肾的放射性较高，放射性强度的下降各组织与血液呈平行关系。组织中的放射性以胆囊最高。静脉给药后，在粪便中也测出放射性，说明本品存在肝肠循环，以 10 mg/kg 给兔和 5 mg/kg 给狗静脉注射，对受试动物的呼吸和循环系统影响不大，但随着剂量的增加，对心脏有一定的抑制作用，其作用强度、时间长短与剂量成正比。

【适应证】 用于神经痛、胆绞痛以及烧伤、癌症及术后疼痛。

【不良反应】 可有胃部不适、恶心和嗜睡等反应。

【禁忌与慎用】 1. 妊娠期妇女禁用。

2. 婴儿禁用。

3. 分娩止痛慎用。

4. 哺乳期妇女使用时应暂停哺乳。

【剂量与用法】 口服一次 50～100 mg，1～2 次/日。

【用药须知】 一日剂量不能超过 450 mg。

【制剂】 片剂：50 mg。

【贮藏】 遮光，密封保存。

科博肽

(cobratide)

别名：Cobratoxin、Alpha-神经毒素、克痛宁、眼镜蛇神经毒素、Cobra Neurotoxin Proteins

本品为中枢性镇痛药。

【CAS】 12584-83-7

【理化性状】 1. 本品为白色或类白色冻干块状物或粉末，有引湿性，易溶于水。

2. 分子式：$C_{277}H_{435}N_{97}O_{98}S_8$

3. 分子量：6956.7

【药理作用】 本品的有效成分为眼镜蛇毒神经毒素，与 *N* 型乙酰胆碱受体有高度的亲和力，能阻止神经肌肉接头神经冲动信号的传递，影响试验动物脑内乙酰胆碱的代谢，并能提高人、鼠脑内脑啡肽的含量，其镇痛作用可能与此有关。本品长期应用无依赖性和耐受性，动物实验结果显示，本品与吗啡、哌替啶等阿片类药物无交叉耐受现象。可完全替代吗啡等阿片类药物用于晚期癌性疼痛等重度疼痛的治疗。

【适应证】 用于晚期癌性疼痛、慢性关节痛、坐骨神经痛、神经性头痛、三叉神经痛、麻风反应神经痛等慢性疼痛的治疗，尤其适用于慢性、顽固性、持续性疼痛的治疗。

【不良反应】 1. 部分患者有口干、头晕、恶心、一过性血压下降，一般无须特殊处理。

2. 治疗量较安全，剂量过大可引起膈肌麻痹而使呼吸运动抑制。

3. 部分患者初用时疼痛可能短时加重，继续用药即可显效。

【禁忌与慎用】 1. 妊娠期妇女及哺乳期妇女禁用。

2. 幼儿慎用。

3. 过敏体质、青光眼及高热患者禁用。

4. 严重肾病、严重高血压、冠心病患者慎用。

【药物相互作用】 1. 本品与吗啡、哌替啶等阿片类药物及布洛芬、双氯芬酸等 NSAIDs 有协同作用，但毒性并无增加。

2. 阿托品等 M 胆碱受体拮抗药、抗胆碱酯酶药能完全拮抗本品的镇痛作用，骨骼肌松弛药可增强本品的呼吸肌麻痹作用，这几类药物均不能与本品同时使用。

【剂量与用法】　肌内注射，临用前加注射用水溶解，140～280 μg/d，一次 140 μg。用药间隔应大于 6 h，连续用药 10 d 后应停药 1～2 d。

1. 癌性疼痛　首次注射 140 μg，140～280 μg/d，10 d 为一疗程，隔 1～2 d 再进行第二疗程治疗。治疗初期若效果不显著可与原治疗剂量的镇痛药物合用，逐日减少镇痛药物的用量，至第 3 或第 4 天完全停用原镇痛药物，单用本品维持疗效。

2. 各种慢性、顽固性和持续性疼痛　肌内注射一次 140 μg，1～2 次/日，10 d 为一疗程，隔 1～2 d 再进行第二疗程治疗。治疗初期若效果不显著可与解热镇痛药合用，在第一疗程的第 3～4 d 停用合用药物，以后单用本品维持疗效，疼痛控制后可改为维持量，每 2～3 d 注射 140 μg 以巩固疗效，维持适当时间后可考虑停药。

3. 急性疼痛　本品与阿片类药物或 NSAIDs 合用可增强其镇痛作用，延长镇痛作用时间，一次用量为 140 μg，140～280 μg/d。由于本品起效较慢，一般不宜单独用于急性疼痛的治疗。

4. 内脏疼痛、肝、肾、胃肠引起的疼痛　肌内注射一次 140 μg，140～280 μg/d，与 NSAIDs 或阿片药物合用可提高疗效。

【用药须知】 1. 不应超量用药。

2. 部分病例用药早期效果欠佳，应坚持按疗程用药，多可取得显著效果。

3. 连续超量用药可能引起呼吸抑制，此时应停药并用胆碱酯酶抑制剂如新斯的明缓解。

【制剂】　①注射液(粉)：70 μg；140 μg。②注射液：70 μg/2 ml。

【贮藏】　遮光，凉暗处保存。

【附】　阿片类药物依赖的脱瘾疗法：

阿片类药物具有强有力的镇痛作用，临床上不可或缺。由于可产生的欣快感，加之临床上有必要反复使用，因此，易于成瘾。当停止药物或使用充足的拮抗药时，可能出现戒断综合征。

对阿片类成瘾的戒除包括脱瘾、康复和后续照管三阶段，这里仅对脱瘾进行讨论。目前，主要采用同类药物进行替代疗法，逐步减少依赖，最后达到脱瘾。

1. 采用美沙酮短期脱瘾　美沙酮本身也可产生依赖性，如果患者对美沙酮已产生依赖性，就应选用其他替代药物。美沙酮的治疗原则是：单一用药，逐日递减，先快后慢，只减不加。一日口服 1 次，首日 30～50 mg，最多不超过 60 mg。继后一日递减，开始减至首日的 20%，减至 10 mg 时，改为每 1～3 d 减少 1 mg，或者一日递减 5 mg，当减至 10 mg 时，改为每 1～3 d 减少 1 mg。如果首次剂量小于 20 mg，则一日递减 1 mg。整个递减约需 14～21 d。

2. 阿片脱瘾法　本法既可用于二乙酰吗啡(海洛因)或其他被滥用药物，也可对阿片本身脱瘾。其方法是采用 4 种规格的药片(分别含阿片 100 mg，50 mg，25 mg 和单纯赋形剂)。第 1～4 d，一次口服 100 mg，一日 2～3 次，第 5～8 d，一次口服 50 mg，2～3 次/日，第 9～12 d，一次口服 25 mg，2～3 次/日，第 13～16 d，口服赋形剂片 1 片，2～3 次/日。

3. 可乐定 10 日脱瘾法　我国生产专供脱瘾的口服片名为"盐酸苯氨咪唑啉片"成分为盐酸可乐定，其最大优点是本身不可能成瘾。一日最高剂量可用到 14～17 μg/kg，3 次分服。10 d 为一疗程。首日剂量不要太大，约为最高剂量的 2/3，第 2～4 d 增加到最高剂量，第 5 天开始逐日递减 20%，一直用到第 10 天。

4.2　解热镇痛、抗炎、抗风湿药

解热镇痛药是一大类具有解热、镇痛，且大多数还具有抗炎、抗风湿的作用。由于此类药物具有激素样抗炎、抗风湿作用，但与激素类的化学结构不同，因此，又被称为 NSAIDs。

根据化学结构，分为以下 9 类：①水杨酸类，包括阿司匹林、水杨酸钠等；②乙酰苯胺类，包括对乙酰氨基酚、非那西丁等；③吡唑酮类，包括安乃近、氨基比林、保泰松等；④邻氨基苯甲酸类；⑤芳基乙胺类；⑥芳基丙胺类；⑦昔康类；⑧COX-2 抑制剂类；⑨金制剂。虽然上述各类药物在化学结构上互不相关，但是在药理作用上却具有共同特性，即有解热、镇痛、抗炎及抗风湿作用。目前认为，他们起作用的共同基础，都是通过抑制花生四烯酸代谢的环氧酶，使前列腺素(PG)的合成受到抑制，从而产生治疗作用。

当组织受到损伤、发生炎症或过敏反应时，就可能会产生并释放一些化学物质如缓激肽、组胺、5-羟色胺以及 PG 等。这些物质作用于痛觉感受器引起疼痛。PG 本身致痛作用较弱，但可使痛觉感受器对组胺、缓激肽等致痛物质的敏感性提高，因而增强这些物质的致痛作用。解热镇痛药可抑制炎症部位 PG 的合成，因而具有镇痛作用。此外，亦不能除外中枢性镇痛机制。此类药物的镇痛作用属于中等强度，对头痛、肌肉痛、关节痛、牙痛等钝痛有效，但对创伤性剧痛和内脏平滑肌痉挛引起的疼痛(痛经例外)几乎无效。在常用量时，不会引起精神或情绪改变，也无镇静、催眠作用，长期服用极少成瘾。镇痛的作用部位主要在外周，即致痛原因所在的局部。

本组药物中除乙酰苯胺类外，均有较强的抗炎、抗风湿作用。主要用于治疗风湿关节炎、类风湿关节炎。其抗炎作用的机制尚无定论，可能与抑制环氧酶而减少 PG 的合成有关。非特异性致炎物质及抗原等可刺激 PG 合成，PG 可使局部血管扩张，毛细血管通透性增加，大量 PG 还可促使白细胞外渗，从而导致局部组织红、肿、热、痛等炎症病理改变。当局部的 PG 合成受到抑制后，炎症改变即可消退。此外，本组药物还可能通过抑制缓激肽的生成，以及稳定溶酶体、抑制溶酶体酶的释放而发挥抗炎作用。

【用药警戒】 1. NSAIDs 可增加严重心血管血栓形成的风险，包括心肌梗死、脑卒中，可致命，这种风险与治疗时长有关。患有心血管疾病或存在心血管风险因素者风险高。

2. 本品禁用于冠状动脉旁路搭桥术的围手术期疼痛。

3. NSAIDs 增加严重胃肠道不良事件的风险，包括出血、溃疡及穿孔，可致命。可发生于治疗中的任何时间，且无预兆，老年患者风险高。

4.2.1　水杨酸类

阿司匹林

(aspirin)

别名：乙酰水杨酸、醋柳酸、巴米尔、Acetylsalicylic Acid、A. S. A

本品是一种水杨酸盐，NSAIDs。

【CAS】 50-78-2

【ATC】 A01AD05；B01AC06；N02BA01

【理化性状】 1. 本品为白色结晶性粉末或无色结晶，无臭或略带醋酸臭，味微酸，遇湿气即缓慢水解。微溶于水，易溶于乙醇。

2. 化学名：2-Acetoxy-benzoic acid

3. 分子式：$C_9H_8O_4$

4. 分子量：180.2

5. 结构式

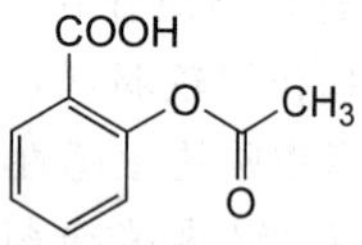

【药理作用】 1. 镇痛作用　主要是通过抑制 PG 及其他能使痛觉对机械性或化学性刺激敏感的物质（如缓激肽、组胺）的合成而产生的，属于外周性镇痛药。但不能排除中枢镇痛（可能作用于下视丘）的可能性。

2. 抗炎作用　确切机制尚不清楚，可能由于本品作用于炎症组织。通过抑制 PG 或其他能引起炎性反应的物质（如组胺）的合成而起作用的，抑制溶酶体酶的释放及白细胞活力等也可能与其有关。

3. 解热作用　可能通过作用于下视丘体温调节中枢引起外周血管扩张，皮肤血流加速，出汗，使散热加快而起解热作用，此种中枢性作用可能与 PG 在下视丘的合成受到抑制有关。

4. 其抗风湿作用　其作用机制除解热、镇痛作用外，主要在于抗炎作用。

5. 抗血小板聚集作用（小剂量）　低浓度本品不可逆地抑制血小板前列腺素环氧化酶（COX），减少血小板中血栓素 A_2（TXA_2）的生成，影响血小板的聚集及抗血栓形成，达到抗凝作用。

【体内过程】 1. 口服后吸收迅速且完全。吸收率和溶解度与胃肠道 pH 有关。食物可降低吸收速率，但不影响吸收量。肠溶片吸收慢。本品与碳酸氢钠同服吸收较快。吸收后分布于各组织，并渗入关节腔、脑脊液中。

2. 本品的蛋白结合率低，但水解后的水杨酸盐蛋白结合率为 65%～90%。成人的分布容积达到 170 ml/kg。血药浓度高时，蛋白质上的结合部位就会达到饱合，分布容积随之增加。$t_{1/2}$ 为 15～20 min。水杨酸盐的 $t_{1/2}$ 长短则取决于剂量的大小和尿的 pH，一次服小剂量时约为 3.1～3.5 h，大剂量（1 g）时可达 9 h，反复用药时还可能延长。一次口服本品 0.65 g 后，乳汁中水杨酸盐的 $t_{1/2}$ 为 3.8～12.5 h。

3. 本品在胃肠道、肝及血液内大部分很快水解为水杨酸盐，然后在肝内代谢。代谢物主要为水杨尿酸及葡糖醛酸结合物，小部分氧化为龙胆酸。

4. 本品大部分以结合的代谢物、小部分以游离的水杨酸随尿排泄。服用量较大时，未经代谢的水杨酸的排泄量增多。个体间可有很大的差别。尿的 pH 对排泄速度有影响，在碱性尿中排泄速度加快，而且游离的水杨酸量增多，在酸性尿中则相反。

【适应证】 1. 镇痛、解热　可缓解轻、中度疼痛，如头痛、牙痛、神经痛、肌肉痛及月经痛，也用于感冒、流感等的退热。

2. 抗炎、抗风湿　为治疗风湿热的首选药物。本品不能去除风湿的基本病理改变，也不能预防心脏损害及其他合并症。如已有明显心肌炎，一般都主张先用肾上腺皮质激素，在风湿症状控制之后，停用激素之前，加用本品治疗，以减少停用激素后引起的反跳现象。

3. 关节炎　除风湿性关节炎外，本品也用于治疗类风湿关节炎、骨关节炎、强直性脊柱炎、幼年型关节炎以及其他非风湿性炎症的骨骼肌肉疼痛。

4. 抗血栓　由于具有抗血小板聚集作用，可用于预防短暂性脑缺血发作、心肌梗死、心房颤动、人工心脏瓣膜或动静脉瘘及其他手术后的血栓形成。也可用于治疗不稳定型心绞痛。

5. 儿科用于皮肤黏膜淋巴结综合征(川崎病)的治疗。

【不良反应】 1. 胃肠道反应(发生率39%) 较常见的有恶心、呕吐、上腹部不适或疼痛。较少见或很少见的有胃肠道出血或溃疡发作。有溃疡形成者或服药量大者,出血量可能更多。

2. 支气管痉挛性过敏反应 表现为呼吸短促、呼吸困难或哮喘、胸闷。

3. 皮肤过敏反应 皮疹、荨麻疹、皮肤瘙痒等。

4. 肝、肾功能损害 与剂量大小有关,尤其在剂量过大时更易发生。损害均是可逆性的,停药后可恢复。

5. 超量或中毒表现

(1) 轻度 表现为头痛、头晕、耳鸣、耳聋、恶心、呕吐、腹泻、嗜睡、精神紊乱、多汗、呼吸深快、烦渴、手足不自主运动(多见于老年人)、视物障碍等。

(2) 重度 可出现血尿、抽搐、幻觉、重症精神紊乱、呼吸困难、无名热等,儿童精神及呼吸障碍更明显,过量时实验室检查可有脑电图异常、酸碱平衡改变(呼吸性碱中毒或代谢性酸中毒)、低血糖或高血糖、酮尿、低钠血症、低钾血症及蛋白尿。

6. 12岁以下儿童在病毒感染时服用本品或其他水杨酸盐可能引起瑞耶(Reye's syndrome)综合征。

【妊娠期安全等级】 C,最后3个月为D。

【禁忌与慎用】 1. 对本品过敏者禁用。

2. 有溃疡病或其他活动性出血的患者禁用。

3. 血友病或血小板减少症患者禁用。

4. 有哮喘及其他过敏性反应时慎用。

5. G6PD缺陷者(本品偶见引起溶血性贫血)慎用。

6. 痛风患者慎用,因本品可影响其他排尿酸药的作用。

7. 肝功能不全和肝硬化患者易出现不良反应,应慎用。

8. 心功能不全或高血压患者慎用。

9. 肾功能衰竭时慎用。

10. 12岁以下儿童病毒感染时,不推荐使用本品或其他水杨酸盐。

11. 长期大量用药时应定期检查红细胞压积、肝功能及血清水杨酸含量。

12. 哺乳期妇女使用时应暂停哺乳。

【药物相互作用】 1. 与其他NSAIDs合用时胃肠道不良反应增加,还可增加其他部位出血的危险。本品与对乙酰氨基酚长期大量合用有引起肾脏病变的可能。

2. 与任何可引起低凝血酶原血症、血小板减少、血小板聚集功能降低或胃肠道溃疡出血的药物合用时,均可加重凝血障碍,增加出血的危险性。

3. 与抗凝药、溶栓药合用,可增加出血的危险性。

4. 尿碱化药、抗酸药可增加本品自尿中排泄,使血药浓度下降。但当本品血药浓度已达稳定状态而停用碱性药物,又可使本品血药浓度升高到毒性水平。

5. 尿酸化药可减少本品的排泄,使其血药浓度升高。本品血药浓度已达稳定状态的患者加用尿酸化药后,可能导致本品血药浓度升高,毒性反应增加。

6. 糖皮质激素可增加水杨酸盐的排泄,本品与激素长期合用,当激素减量或停药时可出现水杨酸反应,甚至有增加胃、肠溃疡和出血的危险性。

7. 胰岛素或口服降糖药的降糖效果可因与合用大量本品而加强、加速。

8. 与甲氨蝶呤合用时,可减少甲氨蝶呤与血浆蛋白的结合,减少其随尿的排泄,使血药浓度升高,毒性反应加重。

9. 本品可降低丙磺舒或磺吡酮的排尿酸作用,此外,丙磺舒可降低水杨酸盐自肾脏的清除率,从而使后者的血药浓度升高。

【剂量与用法】 1. 成人用于解热、镇痛 口服一次0.3～0.6 g,3次/日,必要时每4 h服药1次;抗风湿,3～5 g/d,分4次口服;抑制血小板聚集则应用小剂量,如75～150 mg,1次/日。建议一日服用100 mg(相当于1片阿司匹林肠溶片)。

2. 儿童解热、镇痛 一日按体表面积1.5 g/m²,分4～6次口服,或一次按体重5～10 mg/kg,或一次按每岁60 mg,必要时4～6 h服药1次。用于抗风湿,一日按体重80～100 mg/kg,分3～4次口服,如12周未获疗效,可根据血药浓度调整用量。有些病例需增至一日130 mg/kg。

3. 用于小儿皮肤黏膜淋巴结综合征(川崎病) 开始一日按体重80～100 mg/kg,分3～4次口服,热退2～3 d后改为一日30 mg/kg,分3～4次口服,连服2个月或更久,血小板增多、血液呈高凝状态期间,一日5～10 mg/kg,1次顿服。

【用药须知】 1. 应与食物同服,以减少对胃肠道的刺激。

2. 外科手术患者,应在术前5 d停用,以免引起凝血障碍。

3. 用于治疗关节炎时,剂量应逐渐增加,直到症状缓解，达有效血药浓度后开始减量，但用量的调整不宜频繁，一般不超过每周1次，水杨酸类药血药浓度达稳态一般需要7 d。

4. 儿童、老年人或虚弱患者出汗过多，易致虚脱，已有脱水的患者(尤其是儿童)应减少剂量。

5. 过量时的处理包括催吐或洗胃，给予活性炭，纠正高热，水、电解质、酸碱失衡以及酮症等，保持血糖正常，监测水杨酸盐血药浓度降至中毒水平以下。给予大量碱性药利尿可促使本品排泄，但不应给予碳酸氢钠口服。严重过量者可考虑进行血液透析或腹膜透析等。如有出血，给予维生素K，必要时输血。

【临床新用途】 1. 先兆子痫　口服150 mg/d，其抗凝血作用可明显改善病情，对母婴无害。

2. 预防妊娠毒血症　口服60 mg/d，对初妊娠期妇女及妊毒症高危状态均有效。

3. 胆道蛔虫病　口服1 g，儿童减量，2～3次/日，连用2～3 d，阵发性绞痛停止24 h后停用，然后进行驱虫治疗。

4. 月经过多　月经过多与子宫内膜或肌层合成与释放过多的PGI_2和PGE有关，本品可抑制血小板聚集，引起子宫血管扩张，因而可治疗月经过多。

5. 腹泻　大多数患者使用本品可预防对食物不耐受的腹泻、腹痛、胃肠胀气、恶心、呕吐。对预防辐射性腹泻、婴幼儿腹泻及其他原因导致的腹泻也有很好作用。

6. 支气管哮喘　本品0.3～1.2 g口服1 h后呼吸困难缓解，最大呼吸流速明显升高，用其他方法不易控制的哮喘，可试用本品。

7. 乳糜泻　于餐前5～15 min口服本品0.65 g(进餐后服用无效)。

8. 糖尿病周围神经病变　35 mg/(kg·d)，分3次口服，3周为一疗程。可使肢体疼痛、麻木等症状减轻或消失。

9. 春季结膜炎　儿童，5 mg/kg，分4次口服，成人，一次50 mg，4次/日。2周为一疗程。一般连续用药1～2个疗程。

10. 黑矇症　本品500 mg/d，分3次口服。此症发生可能与视网膜动脉栓塞有关。阿司匹林抑制不正常的血小板聚集，从而用之有效。

11. 失眠　在服用本品的起初3夜中，可大大增加总的睡眠时间，其主要作用在下半夜。机制为本品置换了血浆中的色氨酸，而使它更好地通过血-脑屏障，在后半夜产生更多的5-羟色胺，其安眠作用要延迟4 h。对偶发性失眠至少在用药起初3晚上效果最显著。一般用量为50 mg。

12. 老年性皮肤瘙痒　口服一次300 mg，3次/日，1周为一个疗程。其机制，有人认为皮肤受凉可引起血管收缩和儿茶酚胺从感觉神经末梢释放，导致血小板聚集，引起PG和5-羟色胺释放而致瘙痒。本品可抑制PG合成及血小板聚集，从而控制瘙痒。

13. 糖尿病　口服本品125 mg/d，每日上午顿服，共2周，血糖值分别下降1.13 mmol/L。本品可能促进内源性胰岛素分泌及肝糖原合成，抑制肠道对糖的吸收和促进组织对糖的摄取。

14. 预防直肠、结肠腺癌　长期小剂量服用本品可预防直肠、大肠腺癌。

15. 预防乳腺癌　可降低乳腺癌发生率20%。

16. 预防卵巢癌　小于100 mg，每周3次，服用6个月，可降低60%发病率。

【制剂】 ①片剂0.075 g；0.3 g；0.5 g。②肠溶片：0.025 g；0.03 g；0.1 g；0.3 g。③栓剂：0.1 g；0.15 g；0.3 g；0.5 g。④复方阿司匹林片(APC)：每片含阿司匹林0.2268 g，非那西丁0.162 g，咖啡因0.035 g。

【贮藏】 密封、防潮、遮光保存。

精氨酸阿司匹林
(acetylsalicylate arginine)

别名：精氨酸乙酰水杨酸、Arginine Aspirin

本品为阿司匹林与精氨酸的复盐。

【理化性状】 本品为白色结晶性粉末，味微苦。易溶于水。

【药理作用】 作用参见阿司匹林，具有良好的解热、镇痛及抗炎作用。其特点为易溶于水，可肌内注射。

【体内过程】 参见阿司匹林。

【适应证】 用于发热、头痛、神经痛、牙痛、肌肉痛、创伤性疼痛、手术后疼痛及风湿病、类风湿关节炎等引起的发热和疼痛。

【不良反应】 1. 偶有轻微胃肠道反应。

2. 肌内注射时可引起轻度疼痛。

【妊娠期安全等级】 D。

【禁忌与慎用】 1. 3个月以下婴儿不宜使用。

2. 有阿司匹林过敏史者禁用。

3. 有药物过敏史或特异体质者慎用。

4. 哺乳期妇女使用时应暂停哺乳。

【剂量与用法】 成人肌内注射1.0 g，1～2次/日；儿童一日10～25 mg/kg。临用时每瓶加入灭菌注射用水或0.9%氯化钠注射液2～4 ml，溶解后应立即使用，不可搁置。

【用药须知】 老年、体弱或儿童体温超过40 ℃

时，谨防体温陡降，大汗而致虚脱。

【制剂】 注射剂(粉)：0.5 g；1.0 g(相当于阿司匹林 0.25 g；0.5 g)。

【贮藏】 密封保存。

赖氨酸阿司匹林

(acetylsalicylate lysine)

别名：赖氨酸乙酰水杨酸、赖氨匹林、Venopirin、Aspegic、Aspisol

本品为阿司匹林与赖氨酸的复盐。

【CAS】 62952-06-1

【理化性状】 1. 本品为白色结晶性粉末，无臭，味微苦，遇湿、热及光不稳定。易溶于水，微溶于甲醇，几乎不溶于乙醇、乙醚、三氯甲烷。水溶液 pH 为 5.0～6.0。

2. 分子式：$C_{15}H_{22}N_2O_6$

3. 分子量：326.3

【药理作用】 作用参见阿司匹林，因易溶于水，可用于肌内注射或静脉注射。肌内注射后 35 min 约有 50%被吸收，血药浓度可维持 36～120 min。本品对多种原因引起的发热与疼痛有较好疗效。

【体内过程】 静脉注射后血药浓度约为口服的 1.8 倍。

【适应证】 1. 用于感冒发热、呼吸道感染等引起的发热。

2. 风湿痛、关节痛、神经痛、手术后疼痛、癌性疼痛等。

【不良反应】 1. 偶有出汗、胃部不适、恶心、呕吐等。

2. 少数患者可出现荨麻疹、哮喘等变态反应。

【妊娠期安全等级】 D。

【禁忌与慎用】 参见阿司匹林。

【剂量与用法】 成人肌内注射或静脉注射 0.9～1.8 g，2 次/日，儿童 10～25 mg/(kg・d)。临用时每支用 4 ml 注射用水或 0.9%氯化钠注射液溶解。

【用药须知】 参见精氨酸阿司匹林。

【制剂】 注射剂(粉)：每瓶 0.9 g(相当于阿司匹林 0.5 g)；0.5 g(相当于阿司匹林 0.28 g)。

【贮藏】 密封保存。

卡巴匹林钙

(carbasalate calcium)

别名：阿司匹林钙脲、素客同、速炎痛，Carbaspirin

本品为阿司匹林钙和尿素结合的盐。

【CAS】 5749-67-7

【ATC】 B01AC08；N02BA15

【理化性状】 1. 化学名：Calcium bis[2-(acetoxy)benzoate]urea

2. 分子式：$C_{19}H_{18}CaN_2O_9$

3. 分子量：458.4

4. 结构式

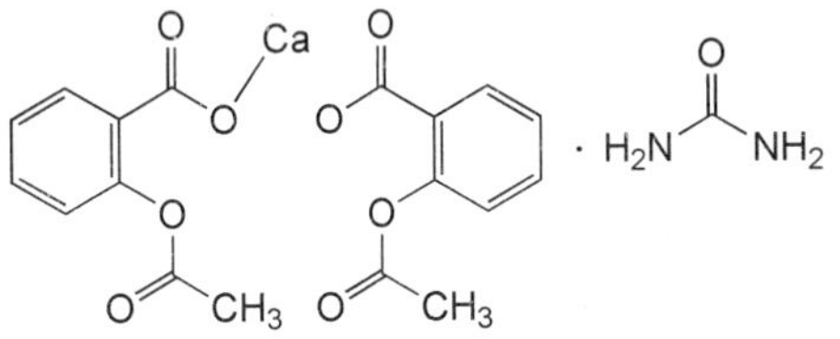

【药理作用】 本品具有解热、镇痛、抗炎和抑制血小板聚集的作用。其解热镇痛作用比阿司匹林强，不良反应较少。

【体内过程】 本品极易溶解，口服后迅速吸收。进入血液循环中很快水解为阿司匹林，服药后 19.6 min 阿司匹林可达 C_{max}。本品生物利用度高，能与血浆蛋白广泛结合，迅速分布于全身各组织中。其代谢方式与阿司匹林相同。

【适应证】 用于感冒、发热、头痛、牙痛、神经痛、肌肉痛、腰痛和痛经。

【不良反应】 1. 可能引起胃痛、胃肠道少量出血，经常服用可导致贫血。

2. 其他不良反应参见阿司匹林。

【禁忌与慎用】 1. 对本品或其他 NSAIDs 过敏者、活动性消化性溃疡、有长期胃痛史者、肝功能不全患者、有出血倾向者、正在使用抗凝血药物者、月经量多者、血友病或血小板减少者、妊娠期妇女、哺乳期妇女以及 12 岁以下儿童均禁用。

2. 有过敏史者、术前患者、G6PD 缺乏者、心功能不全者、肾功能不全者以及老年人均应慎用。

【药物相互作用】 1. 与其他 NSAIDs 合用时胃肠道不良反应增加，还可增加其他部位出血的险情。本品与对乙酰氨基酚长期大量合用有引起肾脏病变的可能。

2. 与任何可引起低凝血酶原血症、血小板减少、血小板聚集功能降低或胃肠道溃疡出血的药物合用时，均可加重凝血障碍，使出血的危险性加大。

3. 与抗凝药、溶栓药合用可增加出血的危险性。

4. 尿碱化药、抗酸药可增加本品自尿中的排出，使血药浓度降低。但当本品血药浓度已达稳态而停用碱性药物时，又可使本品的血药浓度升高到具有毒性的水平。

5. 尿酸化药可减少本品的排泄，使其血药浓度升高。本品血药浓度已达稳定状态的患者加用尿酸化药后，可能导致本品血药浓度升高，毒性反应加重。

6. 糖皮质激素可增加水杨酸盐的排泄，本品与激素长期合用期间，当激素减量或停药时可出现水杨酸反应，甚至有增加胃肠溃疡和出血的危险性。

7. 胰岛素或口服降糖药的降糖效果可因合用本品而加强。

8. 与甲氨蝶呤合用时，可减少甲氨蝶呤与蛋白的结合，减少其随尿排泄，使血药浓度升高，毒性反应加重。

9. 本品可降低丙磺舒或磺吡酮的排尿酸作用，此外，丙磺舒可降低水杨酸盐自肾脏的清除率，从而使后者的血药浓度升高。

【剂量与用法】 1. 成人口服一次 0.6～1.2 g，如有必要，可在 4 h 后重用药 1 次。24 h 内不得超过 3.6 g。

2. 12 岁以上儿童口服一次 0.25～0.3 g，2～4 h 可重用药 1 次。

【用药须知】 1. 本品应当用水冲服，但不可使用含有乙醇的饮料。

2. 拔牙前后不可立即服用本品。

3. 不可长期服用本品，以免产生蓄积。

4. 如症状不减轻，可考虑适当加量。

5. 如出现胃痛、过敏反应，应停药。

【制剂】 颗粒剂：0.6 g；1.0 g。

【贮藏】 密封，贮于阴凉干燥处。

双水杨酯

(salsalate)

别名：双水杨酸酯、水杨酸水杨酸酯、Salicylsalicylic Acid、Sasapyrin

本品为水杨酸衍生物。

【CAS】 552-94-3

【ATC】 N02BA06

【理化性状】 1. 化学名：*O*-(2-Hydroxybenzoyl) salicylic acid

2. 分子式：$C_{14}H_{10}O_5$

3. 分子量：258.2

4. 结构式

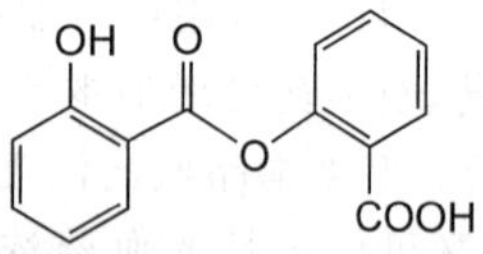

【药理作用】 作用类似阿司匹林，具有解热、镇痛及抗炎作用。

【体内过程】 本品在胃内不溶解，口服后在小肠吸收，一个分子的本品可水解成 2 个分子水杨酸。水解除在小肠进行外，也在原药被吸收后进行。进一步的代谢过程参见阿司匹林。

【适应证】 1. 用于风湿热、急慢性风湿性关节炎。

2. 治疗头痛、神经痛、牙痛、月经痛、腰痛及感冒发热等。

【不良反应】 可发生恶心、呕吐、消化不良、困倦、耳鸣等不良反应，但对胃刺激性小，胃肠道不适及大便隐血等明显比阿司匹林少。

【妊娠期安全等级】 C。

【禁忌与慎用】 1. 尚未明确本品是否可经乳汁分泌，哺乳期妇女使用时应暂停哺乳。

2. 12 岁以下儿童不宜服用本品。

【药物相互作用】 参见阿司匹林。

【剂量与用法】 成人口服 0.3～0.9 g，2～3 次/日。

【用药须知】 参见阿司匹林。

【制剂】 片剂：0.3 g；0.5 g。

【贮藏】 密封保存。

二氟尼柳

(diflunisal)

别名：氟苯水杨酸、二氟苯水杨酸、Dolobid、Unisal

本品为水杨酸衍生物。

【CAS】 22494-42-4

【ATC】 N02BA11

【理化性状】 1. 本品为白色结晶，在中性和酸性条件下几乎不溶于水(14.5 mg/L)。

2. 化学名：5-(2,4-Difluorophenyl)-2-hydroxybenzoic acid

3. 分子式：$C_{13}H_8F_2O_3$

4. 分子量：250.2

5. 结构式

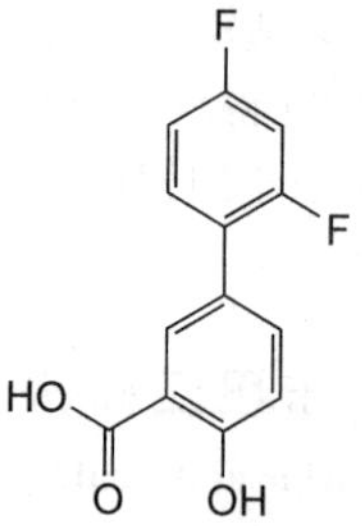

【药理作用】 本品具有解热、镇痛、抗炎及促尿酸排泄作用。本品治疗骨关节炎最为有效，也是扭伤及外科小手术的有效镇痛剂。口服耐受比阿司匹林好，作用时间也较长，每天口服 2 次即可。

【体内过程】 口服易于吸收，单剂量达血药峰值约需 2～3 h。血浆蛋白结合率为 99%，$t_{1/2}$ 约为 11 h。在体内不被代谢成水杨酸，而主要与葡糖醛酸结合后随尿液排出，见于乳汁中的药物浓度约为血药浓度的 2%～7%。由于 $t_{1/2}$ 长，几天的大剂量给药后可达到稳态血药浓度。本品在滑膜液中的药物浓度约为血药浓度的 70%。

【适应证】 1. 治疗骨关节炎。

2. 减轻扭伤及外科小手术的疼痛。

【不良反应】 1. 常见不良反应为胃肠障碍，但发生率较阿司匹林为低。

2. 据报道，可引起消化道溃疡及出血，也可发生皮疹、瘙痒、眩晕、困倦、头痛及耳鸣等。

【妊娠期安全等级】 C。

【禁忌与慎用】 1. 禁用于对本品过敏患者。

2. 使用阿司匹林或其他 NSAIDs 发生哮喘、溃疡及过敏反应者禁用。

3. 禁用于冠状动脉旁路搭桥术的围手术期疼痛。

4. 妊娠期妇女只有在益处大于对胎儿伤害的风险时，才可使用。

5. 本品可通过乳汁分泌，哺乳期妇女应权衡本品对母亲的重要性，选择停药或停止哺乳。

6. 12 岁以下儿童的有效性及安全性未定，不推荐使用。

【药物相互作用】【用药须知】 参见本类药物引言。

【剂量与用法】 成人首次 500 mg，以后一次 250～500 mg，2 次/日。如 1 次给予负荷剂量就可缩短达到稳态浓度的时间。

【制剂】 片剂：0.25 g；0.5 g。

【贮藏】 遮光保存。

贝诺酯

(benorilate)

别名：扑炎痛、苯乐来、醋胺苯醋柳酯、乙酰水杨酸对乙酰胺苯酯、Benorylate、Vetedol、Benoral、Duvium

本品为对乙酰氨基酚的乙酰水杨酸酯。

【CAS】 5003-48-5

【ATC】 N02BA10

【理化性状】 1. 本品为白色或类白色、无臭或几乎无臭、结晶性粉末。几乎不溶于水，微溶于乙醇和甲醇，溶于丙酮和三氯甲烷。

2. 化学名：4-Acetamidophenyl *O*-acetylsalicylate

3. 分子式：$C_{17}H_{15}NO_5$

4. 分子量：313.3

5. 结构式

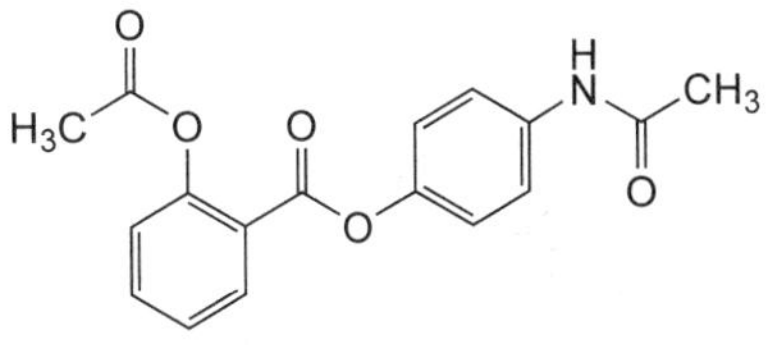

【药理作用】 本品具有抗炎、镇痛及解热作用。不良反应比阿司匹林少，患者易于耐受，作用时间比阿司匹林或对乙酰氨基酚长。

【体内过程】 口服后不经变化直接由胃肠道吸收，迅速达到有效浓度。吸收后水解成水杨酸及对乙酰氨基酚，$t_{1/2}$ 为 1 h。主要以水杨酸和对乙酰氨基酚的代谢物形式从尿液排出。

【适应证】 1. 类风湿关节炎，急慢性风湿性关节炎、风湿痛。

2. 感冒发热、头痛、神经痛、手术后疼痛等。

【不良反应】 可发生呕吐、消化不良、胃烧灼感、便秘、嗜睡、头晕等不良反应。过量时可有耳鸣及耳聋。

【禁忌与慎用】 1. 对本品或阿司匹林过敏者以及妊娠期妇女禁用。

2. 肝、肾功能不全及消化道溃疡患者慎用。

3. 不宜给予 12 岁以下的儿童。

4. 哺乳期妇女使用时应暂停哺乳。

【药物相互作用】【用药须知】 参见阿司匹林。

【剂量与用法】 1. 成人

(1) 类风湿、风湿性关节炎　口服，4 g，一日早晚饭后各 1 次；骨关节炎：2 g，2 次/日。

(2) 解热镇痛　口服，一次 0.5～1.5 g，3～4 次/日。

2. 儿童　25 mg/(kg · d)，分 4 次口服。

3. 老年患者　口服一次 2 g，2 次/日，或早晨 2 g，晚上 4 g，一日不超过 6 g。

【临床新用途】 创伤和术后炎性肿胀　口服本品 60 mg/kg，3 次/日，连用 1 周。

【制剂】 片剂：0.5 g。

【贮藏】 密封、遮光保存。

水杨酸镁

(magnesium salicylate)

别名：Magan

【CAS】 18917-89-0 (anhydrous magnesium salicylate)；18917-95-8 (magnesium salicylate tetrahydrate)

【理化性状】 1. 本品为白色无臭、易风化的结晶性粉末。可溶于水和乙醇，微溶于乙醚，易溶于甲醇。

2. 分子式：$C_{14}H_{10}MgO_6 \cdot 4H_2O$

3. 分子量：370.6

4. 结构式

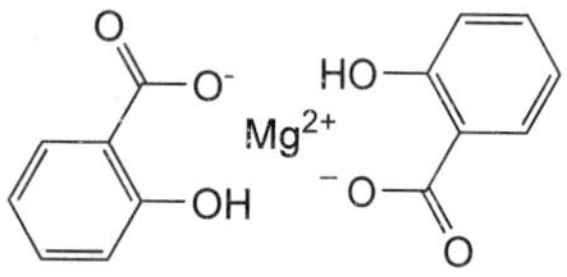

【药理作用】 本品的镇痛、解热和抗炎作用类似阿司匹林。不良反应少，患者较易接受。

【体内过程】【适应证】【药物相互作用】【用药须知】 参见阿司匹林。

【不良反应】 少数患者用药后可能发生上腹不适、恶心，偶有眩晕、耳鸣，一般能耐受。

【禁忌与慎用】 1. 对本品或水杨酸盐类过敏者、妊娠期妇女禁用。

2. 肝、肾功能不全、消化性溃疡患者禁用。

3. 哺乳期妇女使用时应暂停哺乳。

【剂量与用法】 1. 镇痛、解热　可口服 300～600 mg，每 4 h 服药 1 次。一日不应超过 3.5 g。

2. 治疗关节疾病　可给予 0.5～1 g 口服，3～4 次/日。

【制剂】 片剂：0.25 g。

【贮藏】 密封保存。

三水杨酸胆碱镁

(choline magnesium trisalicylate)

别名：柳胆镁、Trilisate

本品为水杨酸胆碱与水杨酸镁复合物。

【CAS】 64425-90-7

【理化性状】 1. 分子式：$C_{26}H_{29}O_{10}NMg$

2. 分子量：539.8

【药理作用】 本品作用类似阿司匹林，其疗效可与阿司匹林、吲哚美辛、布洛芬相比，而不良反应较少，无明显的黏膜损害及胃肠道出血。

【体内过程】 口服易于吸收，达血药峰值约需 2 h，$t_{1/2}$为 9～17 h。

【适应证】 用于退热、镇痛和炎症疾患（如类风湿关节炎、骨关节炎等）。

【不良反应】 可致便秘、消化不良、胃肠道不适、头痛、耳鸣、皮疹等。

【妊娠期安全等级】 C。

【禁忌与慎用】 1.12 岁以下儿童不宜使用本品。

2. 对水杨酸盐类过敏者禁用。

3. 水杨酸可经乳汁分泌，哺乳期妇女使用时应暂停哺乳。

【药物相互作用】【用药须知】 参见阿司匹林。

【剂量与用法】 成人口服一次 2～3 片，2 次/日，老年人用量宜减。

【制剂】 片剂：每片含水杨酸胆碱 293 mg 及水杨酸镁 362 mg（相当于水杨酸 500 mg）。

【贮藏】 密封保存。

乙水杨胺

(ethenzamide)

别名：邻乙氧苯甲酰胺、止痛灵、美可得、Chlormezanone、Ethoxy、Benzamide

本品属于水杨酸类 NSAIDs。

【CAS】 938-73-8

【ATC】 N02BA07

【理化性状】 1. 本品为白色或几近白色的几乎无嗅无味的结晶性粉末。

2. 化学名：2-Ethoxybenzamide

3. 分子式：$C_9H_{11}NO_2$

4. 分子量：165.18

5. 结构式

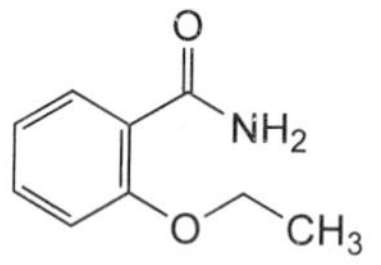

【药理作用】 本品作用于下丘脑下部，通过抑制体内 PG 的合成而发挥镇痛作用，并作用于中枢神经系统，增大末梢血流量，从而使热量散发，体温下降。本品可使血管通透性减弱，其机制为抑制体内 PG 合成，抑制 ATP 产生，使炎症反应所必需的能量不足而显示抗炎作用，同时还有抗透明质酸酶、抗渗出作用。

【体内过程】 口服本品 1 g 后，30 min 后血药浓度达峰值，C_{max}(17.2±3)μg/ml，$t_{1/2}$约 80 min。

【适应证】 用于缓解神经痛、头痛、牙痛、腰痛、风湿痛、关节痛、类风湿关节炎、痛经等的疼痛症状。

【不良反应】 1. 较常见的有恶心、呕吐、上腹部不适或疼痛等胃肠道反应。

2. 较少见或罕见的有胃肠道出血或溃疡，表现为血性或柏油样便，胃部剧痛或呕吐血性或咖啡样物，多见于大剂量服药患者。

3. 支气管痉挛性过敏反应，表现为呼吸困难或哮喘。

4. 皮肤过敏反应，表现为皮疹、荨麻疹、皮肤瘙痒等。

5. 还可出现血尿、眩晕和肝脏损害。

【禁忌与慎用】 1. 对本品过敏者禁用。

2. 妊娠期妇女禁用。

3. 哮喘、鼻息肉综合征、以及对阿司匹林和其他解热镇痛药过敏者禁用。

4. 血友病或血小板减少症、溃疡病活动期患者禁用。

5. 痛风、肝、肾功能不全、心功能不全、鼻出血、月经过多以及有溶血性贫血史的患者慎用。

6. 发热伴脱水的患儿慎用。

7. 过敏体质者慎用。

8. 哺乳期妇女使用时应暂停哺乳。

【药物相互作用】 1. 本品不宜与抗凝血药（如双香豆素、肝素）及溶栓药（链激酶）合用。

2. 抗酸药如碳酸氢钠可增加本品自尿中的排泄，使血药浓度下降，故不宜合用。

3. 本品与糖皮质激素（如地塞米松）合用，可增加胃肠道不良反应。

4. 本品可加强口服降糖药及甲氨蝶呤的作用，不应合用。

【剂量与用法】 口服，一次 0.5 g，1～3 次/日。

【用药须知】 1. 本品为对症治疗药，用于止痛不超过 5 d，症状未缓解，请咨询医师或药师。

2. 不能同时服用其他含有解热镇痛药的药品（如某些复方抗感冒药）。

3. 年老体弱患者应在医师指导下使用。

4. 服用本品期间不得饮酒或含有乙醇的饮料。

5. 如服用过量或出现严重不良反应，应立即就医。

【制剂】 片剂：0.25 g；0.5 g。

【贮藏】 遮光、密封，贮于干燥处。

呱西替柳
(guacetisal)

别名：醋柳愈酯、哌西替沙、醋柳醋、救赛替沙

本品为阿司匹林与愈创木酚形成的酯，属于 NSAIDs。

【CAS】 55482-89-8

【ATC】 N02BA14

【理化性状】 1. 化学名：2-Methoxyphenyl 2-aceto-xybenzoate

2. 分子式：$C_{16}H_{14}O_5$

3. 分子量：286.28

4. 结构式

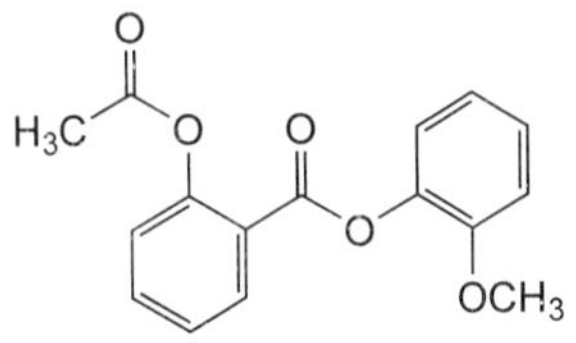

【药理作用】 本品能延缓缓激肽的支气管痉挛作用，抑制 PG 的合成，稳定溶酶体膜，防止溶酶体酶外溢，因而具有抗炎作用。本品尚具有化痰作用。服药后吸收良好并迅速进入血液循环，受酯酶作用形成水杨酸愈创木酚酯，然后在肝脏分解成水杨酸和愈创木酚。

【体内过程】 本品在胃肠道内部分转变为水杨酸愈创木酚酯、愈创木酚及水杨酸。大部分被吸收后以水杨酸和水杨酸愈创木酚酯的形式分布在脑、肌肉、脂肪、睾丸、血浆、心、肝、脾、肺、肾中。主要以水杨酸的形式经肾排泄，水杨酸愈创木酚酯与血浆蛋白结合率为 25.8%。

【适应证】 用于由感冒、急性支气管炎及慢性支气管炎急性发作等引起的头痛、发热、咳嗽、多痰等症状的对症治疗。

【不良反应】 偶见食欲不佳、上腹不适、血小板减少、血清丙氨酸氨基转移酶升高等。

【禁忌与慎用】 1. 对水杨酸制剂和本品过敏者禁用。

2. 胃、十二指肠溃疡、消化道出血、肝硬化患者慎用。

3. 妊娠期妇女及哺乳期妇女慎用。

【药物相互作用】 1. 本品能增强香豆素等抗凝血剂的作用，若合用时应慎用。

2. 抗酸药如碳酸氢钠等可加速本品自尿中的排泄，不宜合用。

【剂量与用法】 成人口服，一次 0.5 g，2～3 次/日。直肠给药，栓剂一次 1.2 g，1～2 次/日。儿童酌减。

【用药须知】 1. 不可空腹服用，特别是大剂量或长期应用本品时。

2. 如伴有感染症状时，根据需要可酌情加抗感染药物治疗。

【制剂】 ①胶囊剂：0.5 g。②混悬剂：0.165 g。③栓剂：0.5 g；1.2 g。

【贮藏】 遮光，贮于室温。

水杨酸甲酯
(methyl salicylate)

别名：冬青油

本品提取自杜鹃花科植物白株木（俗称冬青）树

的枝叶。

【CAS】 119-36-8

【理化性状】 1. 本品为无色至淡黄色液体，有药草的特殊气味，味甜而辣，熔点 −8.6 ℃，沸点 218 ～224 ℃（沸腾时部分分解）。

2. 化学名：Methyl 2-hydroxybenzoate

3. 分子式：$C_8H_8O_3$

4. 分子量：152.15

5. 结构式

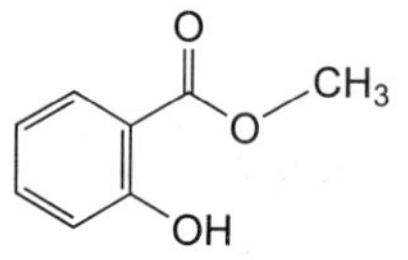

【药理作用】 局部涂擦有扩张皮肤血管的作用，促进局部血液循环，并反射性地影响相应部位皮肤、肌肉、神经及关节，从而起到抗炎、镇痛及止痒的作用。

【适应证】 外用可促进局部血液循环，用于肌肉痛、关节痛及神经痛。

【不良反应】 偶见皮肤刺激如烧灼感，或过敏反应如皮疹、瘙痒等。

【剂量与用法】 1. 气雾剂，使用时喷头距患处皮肤 5～10 cm 处揿压阀门，持续喷射 2～3 s，若需重复使用，应间隔半分，但不得超过 3 次/日。

2. 软膏剂，涂患处，3 次/日。

【用药须知】 1. 避免接触眼睛和其他黏膜（如口、鼻等）。

2. 用药部位如有烧灼感、瘙痒、红肿等情况应停药，并将局部药物洗净，必要时向医师咨询。

3. 气雾剂使用前轻轻振摇。

4. 不得用于皮肤破溃处。

5. 使用与贮存时勿靠近明火或易燃品。

6. 气雾剂一次喷射时间不应超过 3 s，以免发生冻伤。

7. 对本品过敏者禁用，过敏体质者慎用。

【制剂】 ①气雾剂：5 mg/1 g。②软膏剂：每支 40 g，每 100 g 含水杨酸甲酯 10 ml、薄荷脑 5.8 g、桉叶醇 2 ml、松节油 1.5 ml。

【贮藏】 遮光，密封保存。

水杨酸钠

(sodium salicylate)

别名：邻羟基苯甲酸钠

本品归属于 NSAIDs，为阿司匹林的代谢产物。

【CAS】 54-21-7

【ATC】 N02BA04

【理化性状】 1. 本品为白色鳞片或粉末，无气味，久露光线中变粉红色。溶于水、甘油，不溶于醚、三氯甲烷、苯等有机溶剂。遇火可燃。

2. 化学名：6-Chloro-4-hydroxy-2-methyl-*N*-2-pyridyl-2*H*-thieno [2, 3-*e*] [1, 2]-thiazine-3-carboxamide 1,1-dioxide

3. 分子式：$C_7H_5NaO_3$

4. 分子量：160.10

5. 结构式

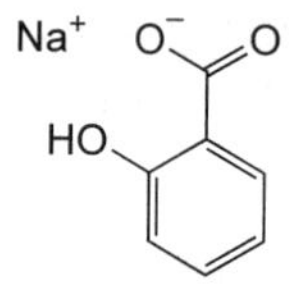

【药理作用】 其作用机制与阿司匹林相似，通过抑制 COX，减少 PG 的合成，起到抗炎、抗风湿和解热镇痛作用。其抗炎、抗风湿作用与阿司匹林相似，但解热、镇痛作用较弱。本品无抗血小板聚集作用。

【体内过程】 本品为阿司匹林的代谢产物，口服后吸收迅速、完全，可分布于全身各组织，也能渗入关节腔和脑脊液。在肝脏代谢，代谢产物主要为水杨尿酸和葡糖醛酸结合物，小部分为龙胆酸。根据阿司匹林的药动学研究发现，水杨酸的血浆蛋白结合率为 65%～90%，主要从肾脏排泄，小剂量服用时 $t_{1/2}$ 为 2～3 h，大剂量时则可达 20 h 以上。

【适应证】 用于风湿热及类风湿关节炎的治疗，现已少用。

【不良反应】 本品的主要不良反应是胃肠道反应和水杨酸反应，表现为恶心、呕吐、头痛、眩晕、耳鸣及听力、视力减退。

【禁忌与慎用】 1. 对水杨酸类药过敏者禁用。

2. 妊娠期妇女禁用。

3. 肝、肾功能不全者慎用。

4. 消化性溃疡患者慎用。

5. 本品可经乳汁分泌，哺乳期妇女使用时应暂停哺乳。

6. 儿童有效性及安全性尚未确定。

【药物相互作用】 1. 本品与其他水杨酸类药物合用时，可增强它们的毒性。

2. 本品与双香豆素合用时，因从血浆蛋白结合部位置换后者，提高游离型双香豆素血浓度，增强其抗凝作用，易致出血。

3. 本品也可置换磺脲类降血糖药甲苯磺丁脲，增强其降血糖作用，易致低血糖反应。

4. 与肾上腺皮质激素合用，也因蛋白置换而使激素抗炎作用增强，但诱发溃疡的作用也增强。

5. 本品减少甲氨蝶呤从肾小管分泌而增强其毒性。

6. 与呋塞米合用，因竞争肾小管分泌系统而使水杨酸排泄减少，造成蓄积中毒。

【剂量与用法】 口服，一次 0.5～1.0 g，3 次/日。

【用药须知】 1. 同服碳酸氢钠可使本品血药浓度下降而降低疗效。

2. 注意高钠对疾病的影响。

【制剂】 片剂：0.3 g；0.5 g。

【贮藏】 应遮光、密闭保存。

氨芬酸

(amfenac)

临床用其钠盐。

【CAS】 51579-82-9

【理化性状】 1. 化学名：2-Amino-3-benzoylphenylacetic acid

2. 分子式：$C_{15}H_{13}NO_3$

3. 分子量：369.3

4. 结构式

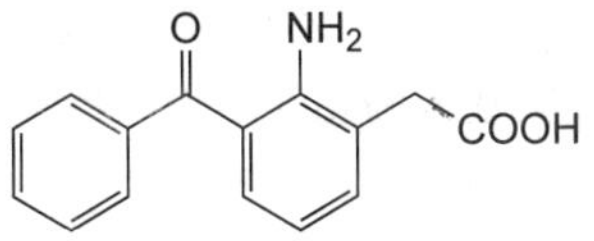

【简介】 本品具有抗炎、镇痛、解热作用。作用机制是抑制 PG 的生物合成与阿司匹林相似。用于慢性类风湿关节炎、变形性关节炎、腰痛、肩周炎及手术后、外伤后的抗炎镇痛。偶有消化道反应和皮肤过敏反应。口服，一次 50 mg，4 次/日，饭后服用。消化性溃疡、严重血液异常、重度肝肾功能不全、心功能不全患者及妊娠期妇女禁用。胶囊剂：50 mg。

水杨酸咪唑

(imidazole salicylate)

别名：Selezon、Fluenzen

【CAS】 36364-49-5

【理化性状】 1. 化学名：2-Hydroxybenzoic acid compd. with 1*H*-imidazole (1∶1)

2. 分子式：$C_{10}H_{10}N_2O_3$

3. 分子量：206.2

【简介】 本品为水杨酸的衍生物，可用于治疗发热和呼吸道和耳鼻喉科的炎性疾病。一般口服 2.25 g/d，分次服。也可制成直肠栓剂使用。局部可使用 5%的凝胶剂，以减轻肌肉和风湿痛。

4.2.2 乙酰苯胺类

对乙酰氨基酚

(paracetamol)

别名：醋氨酚、扑热息痛、必理通、Acetaminophen、Panadol、Tylenol

本品为非那西丁在体内的主要代谢产物。

【CAS】 103-90-2

【ATC】 N02BE01

【理化性状】 1. 本品为白色结晶性粉末。略溶于水，易溶于乙醇，极微溶于二氯甲烷。25 ℃时 pKa 为 9.51。

2. 化学名：*N*-(4-Hydroxyphenyl) acetamide

3. 分子式：$C_8H_9NO_2$

4. 分子量：151.2

5. 结构式

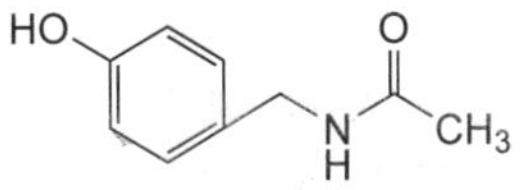

6. 稳定性：本品对温度、光线和潮湿稳定，25 ℃下溶液在 pH 值 4～7 时稳定。

【药理作用】 本品的解热、镇痛作用类似阿司匹林，但抗炎、抗风湿作用差。

【体内过程】 口服后吸收迅速而完全，血药浓度达峰值时间为 10～60 min，作用时间约 3～5 h。主要在肝脏代谢，大部分与葡糖醛酸及硫酸结合从尿液中排出。$t_{1/2}$ 约为 1～4 h。肝药酶可使本品产生少量羟化代谢产物。在正常情况下，可与肝内谷胱甘肽结合而解毒。应用本品过量时因谷胱甘肽贮存被耗竭，此代谢物即与肝细胞大分子结合，从而引起肝坏死。

【适应证】 1. 用于治疗感冒发热。

2. 用于关节痛、神经痛、头痛、偏头痛等。

3. 对阿司匹林过敏或不耐受阿司匹林的患者尤为适用，如血友病、出血性疾病、使用抗凝药治疗的患者，消化性溃疡和胃炎患者。

【不良反应】 1. 食欲缺乏、恶心、呕吐、出汗、腹痛较常见。

2. 偶尔发生变性血红蛋白血症而出现发绀，偶有过敏性皮疹、药物热、溶血性贫血和血小板减少。

3. 过量时(一次 8～15 g)可引起致命性肝损害，亦可引起急性肾小管坏死。

【妊娠期安全等级】 B。

【禁忌与慎用】 1. 肝和肾功能不全患者慎用。

2. 过敏性疾病、溶血性贫血和血小板减少者慎用。

3. 嗜酒者慎用。

【药物相互作用】 1. 合用其他肝毒性药物可加重本品的肝毒性。

2. 肝药酶诱导剂如巴比妥类、利福平、卡马西平等,可加重本品的肝毒性。

3. 甲氧氯普胺等可增加本品吸收。

4. 丙磺舒可减少本品的排泄,升高本品的血药浓度。

5. 考来烯胺可减少本品的吸收。

【剂量与用法】 1. 成人口服一次 0.25~0.5 g,3~4 次/日。

2. 儿童用量见下表。

儿童根据年龄、体重的推荐剂量表

体重		年龄	单次剂量(mg)	日剂量(mg)
磅	kg			
6~11	2.0~5.4	0~3 月	40	200
12~17	5.5~7.9	4~11 月	80	400
18~23	8.0~10.9	12~23 月	120	600
24~35	11.0~15.9	2~3 岁	160	800
36~47	16.0~21.9	4~5 岁	240	1200
48~59	22.0 -26.9	6~8 岁	320	1600
60~71	27.0~31.9	9~10 岁	400	2000
72~95	32.0~43.9	11 岁	480	2400

12 岁以上儿童,10~15 mg/kg,每 4~6 h 给药 1 次。

3. 成人和儿童也可使用栓剂。

【用药须知】 由于对乙酰氨基酚属于非处方药,在自我药疗中难免过量,加之含有本品的复方制剂很多,各厂家都以自己的商品名上市销售,因而造成重复用药乃至中毒的事件,国内外屡见不鲜。因此,熟悉本品的解毒方法是很有必要的。

1. 及时处理是极为重要的,甚至在症状尚不明显之前就开始采取措施,所有患者必须收院治疗。

2. 必须充分洗胃,尤其在过去 2 h 内曾超量服药,同时给予足够的支持疗法。

3. 给予活性炭,以减少胃肠道对药物的吸收,尤其在多药超量的情况下。如果要让患者口服乙酰半胱氨酸或蛋氨酸,最好先清除胃内的活性炭,以免妨碍解毒药的吸收。

4. 乙酰半胱氨酸是首选解毒药。

5. 在超量服用本品的头 8 h 期间使用乙酰半胱氨酸最有效。近期研究证明,迟于 24 h,甚至 36 h 给药仍然可获得解毒的效果,而且认为迟给药还比较安全。此外,已经发生暴发性肝功能衰竭的患者,通过给予乙酰半胱氨酸,可减少发病率和病死率。

6. 蛋氨酸是乙酰半胱酸的替代品,在超量使用了对乙酰氨基酚后,尽可能快地使用蛋氨酸也很有效。但是,晚就诊就可能无效,且在使用对乙酰氨基酚 10 h 以上才开始用药,肝损害的发生率和严重程度都比较高,而且还可能激发肝性脑病。

7. 蛋氨酸一般要在使用对乙酰氨基酚 10~12 h 内开始口服 2.5 g,每 4 h 服药 1 次,连用 4 次。国外也将蛋氨酸静脉给药。

8. 从理论上讲,组胺 H_2 受体拮抗剂如西咪替丁,能阻断 CYP 系统,故可当作乙酰半胱氨酸的辅助治疗药。但实际效果有待进一步证实。

【制剂】 ①片剂:0.3 g;0.5 g。②口服液:2.4 g/100 ml。③颗粒剂:0.1 g/1 g。④灌肠液:0.1 g/2 ml;0.2 g/2 ml。⑤注射液:0.25 g/2 ml。⑥滴液:0.08 g/0.8 ml;5 g/15 ml。⑦栓剂:0.15 g;0.3 g。⑧胶囊剂:0.3 g。

【贮藏】 密封、遮光保存。

非那西丁

(phenacetin)

别名:对乙酰氨基苯乙醚、Acetohenetidin

本品为对氨基苯酚衍生物。

【CAS】 62-44-2

【ATC】 N02BE03

【理化性状】 1. 化学名:*N*-(4-Ethoxyphenyl)acetamide

2. 分子式:$C_{10}H_{13}NO_2$

3. 分子量:179.2

4. 结构式

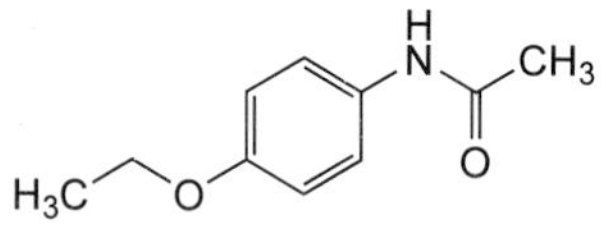

【药理作用】 本品具有解热、镇痛作用,但无抗炎、抗风湿作用。

【体内过程】 本品在肝内主要代谢为对乙酰氨基酚,小部分则脱乙酰而成对氨基苯乙醚,进一步代谢成亚氨基醌后能使血红蛋白氧化成高铁血红蛋白,量大时可出现发绀,甚至出现严重缺氧症状,尤以儿童多见。

【适应证】 本品主要用于解热、镇痛,由于毒性较大,目前已被对乙酰氨基酚所代替,现仅用于某些复方制剂中。

【不良反应】 本品毒性较大,长期或过量应用可发生溶血性贫血、高铁血红蛋白血症,肾乳头坏死和肾盂转移性细胞癌。

【禁忌与慎用】 1. 对本品过敏者、妊娠期妇女禁用。

2. 肝、肾功能不全者禁用。

3. 有溶血性疾病或其他血液疾病病史者禁用。

4. 老人和儿童慎用。

5. 哺乳期妇女使用时应暂停哺乳。

【剂量与用法】 1. 扑尔感冒片　每片含非那西丁 0.162 g，氯苯那敏 0.002 g，阿司匹林 0.2268 g，咖啡因 0.0324 g。成人服一次 1～2 片，3 次/日。

2. 索米痛片(去痛片) 每片含氨基比林 0.15 g，非那西汀 0.2 g，苯巴比妥 0.015 g，咖啡因 0.05 g。用于头痛、牙痛、关节痛或痛经等，口服，必要时 1 片/次。

【用药须知】 1. 由于毒性大，现已不单独使用。

2. 本品的复方制剂也不可过多服用。

【制剂】 参见剂量与用法。

【贮藏】 密封、遮光保存。

丙帕他莫
(propacetamol)

本品为对乙酰氨基酚的前药。

【CAS】 66532-85-2

【ATC】 N02BE05

【理化性状】 1. 化学名：*N*，*N*-Diethyl-，4-(acetylamino)phenyl ester

2. 分子式：$C_{14}H_{20}N_2O_3$

3. 分子量：264.32

4. 结构式

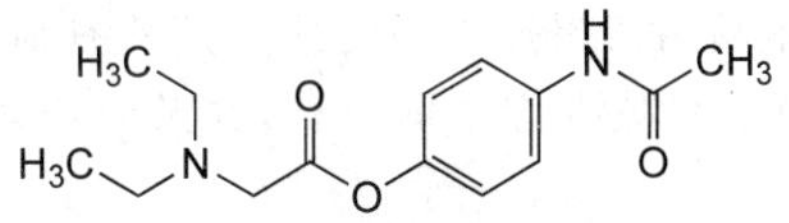

盐酸丙帕他莫
(propacetamol hydrochloride)

别名：丹纾

〖CAS〗 66532-86-3

〖理化性状〗 1. 化学名：*N*，*N*-Diethyl-，4-(acetylamino)phenyl ester，monohydrochloride

2. 分子式：$C_{14}H_{20}N_2O_3 \cdot HCl$

3. 分子量：300.78

【药理作用】 本品为对乙酰氨基酚的前药，注射后入血迅速被水解，释出对乙酰氨基酚，故适应证与对乙酰氨基酚相同。

【体内过程】 本品主要在肝内代谢，有 60%～80%与葡糖醛酸结合后随尿液排出，约有 20%～30%与硫酸结合后亦随尿液排出。约有 5%以原药排出。约有 4%被 CYP 酶转化为一种与谷胱甘肽结合的代谢物。

【适应证】 本品在临床急需静脉给药治疗疼痛或高热时，其他给药方式不适合的情况下，用于中度疼痛的短期治疗，尤其是外科手术后疼痛。也可用于发热的短期治疗。

【不良反应】 常见不良反应主要是注射部位局部疼痛(10%)。发生率低于万分之一的不良反应有头晕、身体不适、红斑或荨麻疹等轻度过敏反应、血小板减少、白细胞减少、贫血、低血压、转氨酶升高和接触性皮炎。有发生急性休克和医护人员发生接触性皮炎以及严重过敏反应的报道。

【禁忌与慎用】 对本品及对乙酰氨基酚过敏的患者、重度肝功能不全患者、Ccr<30 ml/min 的患者及小于 15 岁的儿童禁用。

【剂量与用法】 1. 本品临用前必须先用适量 0.9%氯化钠注射液完全溶解。将 1 g 的本品溶于 50 ml 或将 2 g 的本品用 100 ml 的 0.9%氯化钠注射液稀释后使用(最终浓度为 20 mg/ml)，在 15 min 内滴注完毕。

2. 成人及 15 岁以上儿童　静脉注射或静脉滴注，一次 1～2 g，2～4 次/日，给药间隔最少不得短于 4 h，日剂量不超过 8 g。

3. 对于体质虚弱的成人一次给药剂量为 1 g。

【用药须知】 1. 本品严格使用于年龄在 15 岁以上的少年及成人。

2. 本品仅为对症治疗药，在使用本品的同时，应尽可能针对病因进行治疗。

3. 对阿司匹林过敏者一般对本品不发生过敏反应，但有报告在因阿司匹林过敏发生哮喘的病人中，少数(<5%)患者应用对乙酰氨基酚后发生轻度支气管痉挛。

4. 本品不应和其他含对乙酰氨基酚成分的药物联合应用。

5. 如给药剂量超过推荐剂量会产生严重肝损害。

6. 患有肝脏疾病或有大量饮酒习惯的人应慎用，有肾脏疾病或肾功能不全者应慎用。

7. 应用本品后出现红斑或水肿症状应立即停药。

8. 有医护人员发生接触性皮炎和严重过敏反应的报道，因此，医护人员配制药品时应采用必要防护措施。

9. 对诊断的干扰　①血糖测定，应用葡萄糖氧化酶/过氧化酶法测定时可得假性低值，而用已糖激酶/6-磷酸脱氢酶法测定时则无影响；②血清尿酸测定，应用磷钨酸法测定时可得假性高值；③测定尿5-羟吲哚醋酸(5-HIAA)，用亚硝基奈酚试剂作定性过筛试验时可得假阳性结果，定量试验不受影响；④肝功能试验，大剂量或长期使用时，凝血酶原时间、血清胆红素、LDH、血清转氨酶均可增高。

10. 给药注意　临用前应先用适量0.9%氯化钠注射液(或所附专用溶媒枸橼酸钠溶液)，用力振摇使药物完全溶解，并立即使用。如出现浑浊或有悬浮结晶时不能使用。勿快速或大量静脉滴注。由于可能引起配伍禁忌，勿与其他药物在同一容器内混合后使用。

【制剂】　注射剂(粉)：1 g。

【贮藏】　密封、遮光保存。

4.2.3　吡唑酮类

安乃近

(metamizole sodium)

别名：诺瓦经、罗瓦而精、Analgin、Novalgin

20世纪40年代以前，本品一直是国内外临床最常用的镇痛解热药之一。由于严重的不良反应，西方各国于20世纪40年代末相继停用本品，一般药物书籍中也不再收录。我国于1982年公布的被淘汰的127种药品中仅涉及本品的复方片剂，而其他制剂(如注射剂)仍沿用至今。世界上的发展中国家至今多继续使用本品。

按WHO规定，安乃近并非通用名，美他米唑(metamizole)才是本品的通用名，临床用其钠盐，商品名安乃近。但此名已传用太久，似乎已难纠正。

【CAS】　68-89-3(anhydrous dipyrone)；5907-38-0 (dipyrone monohydrate)

【ATC】　N02BB02

【理化性状】　1. 本品为白色或类白色结晶性粉末。极易溶于水，溶于乙醇。

2. 化学名：Sodium *N*-(2,3-dimethyl-5-oxo-1-phenyl-3-pyrazolin-4-yl)-*N*-methylaminomethane sulphonate monohydrate

3. 分子式：$C_{13}H_{16}N_3NaO_4S \cdot H_2O$

4. 分子量：351.4

5. 结构式

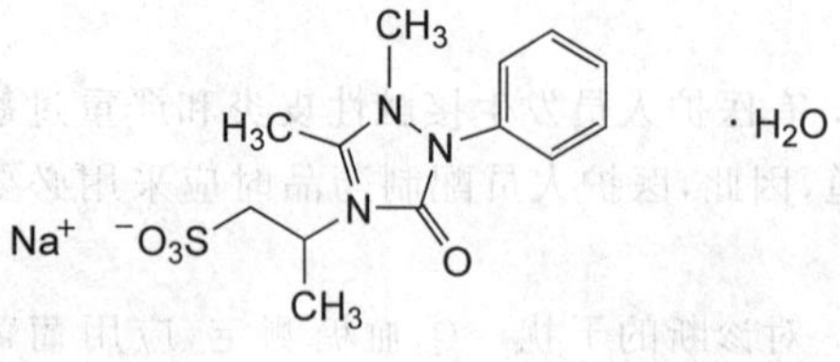

【药理作用】　本品为氨基比林与亚硫酸钠的加成物，具有较强的解热和镇痛作用，尤以退热作用较为显著。其特点为易溶于水，作用较快，可供注射用。

【适应证】　1. 适用于感冒发热时的退热。一般不作为首选药，仅在急性高热且病情危重，又无其他有效药物可用的情况下，用于紧急退热。

2. 可用于头痛、急性关节炎、风湿性神经痛、牙痛、肌肉痛等。

【不良反应】　1. 可引起变态反应，如皮疹、药物热，严重者可发生剥脱性皮炎，甚至引起死亡。偶有因过敏性休克而产生呼吸衰竭。

2. 长期应用可引起粒细胞减少、血小板减少性紫癜、再生障碍性贫血。

3. 注射部位常有红肿和疼痛，甚至发生无菌性脓肿。

【禁忌与慎用】　1. 对本品或吡唑酮类过敏者、妊娠期妇女、有血液病史者禁用。

2. 老年人和儿童慎用。

3. 哺乳期妇女使用时应暂停哺乳。

【药物相互作用】　不可混合其他药物注射。

【剂量与用法】　1. 口服　成人一次0.5 g，3次/日。

2. 滴鼻　小儿退热常以10%～20%溶液滴鼻，5岁以下1次每鼻孔1～2滴，5岁以上适当加量。

3. 肌内注射　成人深部臀肌内注射，一次0.25～0.5 g。儿童一次5～10 mg/kg。

【用药须知】　1. 由于本品可引起多种严重不良反应，临床上应首选其他镇痛退热药，以减少险情发生。

2. 本品用药超过1周时应定期检查血常规，一旦发生粒细胞减少应立即停药，并及时应用抗生素预防感染。

【制剂】　①片剂：0.25 g；0.5 g。②滴鼻剂：10%～20%溶液。③注射液：0.25 g/1 ml；0.5 g/2 ml。

【贮藏】　密封、遮光保存。

氨基比林

(aminophenazone)

别名：匹拉米洞、Aminopyrazolin、Pyramidon、Amidopyrine

本品为第1种用于临床的吡唑酮类药物。

【CAS】　58-15-1

【ATC】　N02BB03

【理化性状】　1. 化学名：4-Dimethylamino-1,5-

dimethyl-2-phenyl-4-pyrazolin-3-one

2. 分子式：$C_{13}H_{17}N_3O$

3. 分子量：231.3

4. 结构式

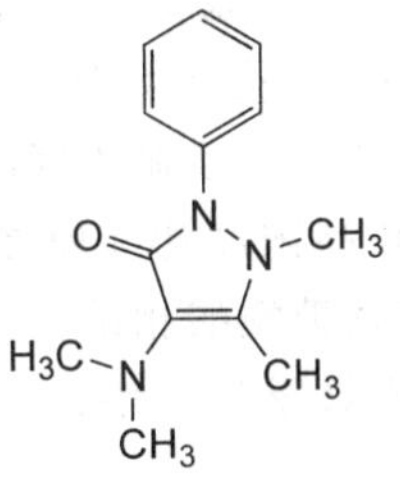

【药理作用】 具有较强的镇痛、解热及抗炎作用，对消化道无刺激性，不引起消化道出血。由于本品可引起致命的粒细胞缺乏症，我国已于 1982 年规定，不单独应用，仅与其他药品配合，组成复方制剂。

【体内过程】 口服易于吸收，2 h 可达血药峰值。血浆 $t_{1/2}$ 约为 1～4 h。大部分在肝内脱甲基成为具有活性的 4-氨基安替比林。进一步乙酰化转为 *N*-乙酰氨基安替比林而失活，随尿液排出。

【适应证】 用于退热、镇痛，如头痛、偏头痛、痛经、肌肉痛、牙痛和关节痛。

【不良反应】 1. 剂量稍大常引起大量出汗、呕吐、心率加速、皮疹、药物热、口腔炎。有时常用量也会使特异体质患者发生同样的不良反应。

2. 少数在使用治疗剂量时即可引起严重的粒细胞减少和再生障碍性贫血。

【禁忌与慎用】 1. 对本品或吡唑酮类过敏者、妊娠期妇女禁用。

2. 有血液病史或其他药物过敏者禁用。

3. 老年、体弱、儿童、高热患者均应慎用。

4. 哺乳期妇女使用时应暂停哺乳。

【剂量与用法】 参见制剂的介绍。

【用药须知】 在可以使用其他替代药时，尽可能不使用本品。

【制剂】 常用的复方制剂及用法如下。

1. 散痛（优散痛）片：每片含氨基比林 0.1 g，安替比林 0.1 g，非那西丁 0.125 g，咖啡因 0.05 g。成人服 1 片/次，3 次/日。

2. 去痛（索密痛）片：每片含氨基比林 0.15 g，非那西丁 0.15 g，苯巴比妥 0.015 g，咖啡因 0.05 g。成人服 1 片/次，3 次/日。5 岁以上儿童一次服 1/2 片，3 次/日。

3. 氨非咖（PPC）片：每片含氨基比林 0.1 g，非那西丁 0.15 g，咖啡因 0.03 g。成人服 1～2 片/次，3 次/日。

【贮藏】 密封、遮光保存。

保泰松

(phenylbutazone)

别名：布他唑立丁、布他酮、Butazolidin、Butadion

本品为吡唑啉酮衍生物。

【CAS】 50-33-9 (phenylbutazone)；129-18-0 (phenylbutazone sodium)；4985-25-5 (phenylbutazone piperazine)

【ATC】 M01AA01；M02AA01

【理化性状】 1. 本品为白色至米色无臭结晶性粉末。极微溶于水，溶于乙醇，易溶于丙酮和乙醚。

2. 化学名：4-Butyl-1，2-diph enylpyrazolidine-3，5-dione

3. 分子式：$C_{19}H_{20}N_2O_2$

4. 分子量：308.4

5. 结构式

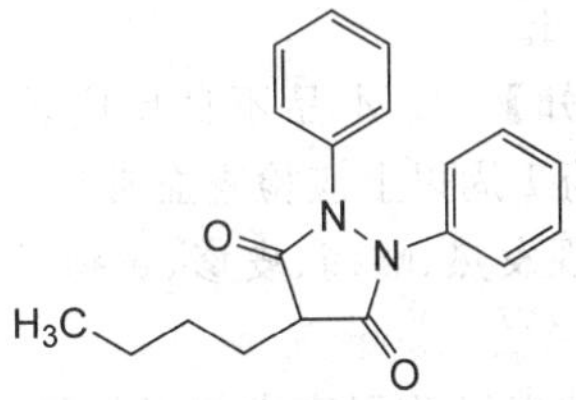

【药理作用】 本品具有解热、镇痛及抗炎作用，因其毒性较大，一般不作解热镇痛之用。本品尚具有促尿酸排泄作用。

【体内过程】 口服易于吸收，2 h 可达血药峰值，约 98%与血浆蛋白结合。全身广泛分布，可扩散进入滑膜液，可透过胎盘，少量可进入中枢神经系统和乳汁中。主要在肝内经氧化代谢或与葡糖醛酸结合，$t_{1/2}$ 约为 70 h。主要随尿液排出，约 25%随粪便排出。

【适应证】 1. 用于治疗风湿性疾病，如强直性脊柱炎、骨关节炎、类风湿关节炎及莱特尔病等。

2. 用于治疗急性痛风。

【不良反应】 1. 消化系统可见恶心、呕吐、胃肠道不适，也可引起腹泻，严重者可发生消化性溃疡及胃肠出血、肝炎、黄疸、胰腺炎。

2. 泌尿系统可见血尿、肾炎、肾功能衰竭。

3. 血液系统可见白细胞减少、溶血性贫血、血小板减少症。最严重的为骨髓抑制和再生障碍性贫血。

4. 变态反应可见哮喘、多形性红斑，剥脱性皮炎。

5. 其他还有钠潴留所致的水肿，眩晕、头痛、视物模糊，甲状腺肿。

【妊娠期安全等级】 C。

【禁忌与慎用】 1. 对本品或其他 NSAIDs（包括

阿司匹林)过敏者禁用。

2. 有溃疡病史和消化道出血史者禁用。

3. 高血压、心脏病患者慎用。

4. 肝、肾功能不全者慎用。

5. 儿童禁用,老年患者慎用。

【药物相互作用】 1. 本品可抑制香豆素类抗凝药的代谢,使出血症状增多。

2. 本品可抑制磺酰脲类降血糖药的代谢,并可将其从血浆蛋白结合部位上置换出来,因而明显增强其作用,引起血糖过低。

3. 本品与骨髓抑制作用的药物合用时,毒性明显增加。

【剂量与用法】 1. 成人口服一次 100～200 mg,3 次/日,饭后服。

2. 老年患者应减少剂量,症状改善后改为100～200 mg/d。

3. 如1周内症状无改善即应停药。维持剂量不超过 400 mg/d。

【用药须知】 1. 本品不良反应较大,且很快出现,因此,服药1周以上应检查血常规。

2. 如出现发热、喉痛、皮疹、黄疸及柏油样大便,应立即停药。

3. 参见本类药物引言中的用药警戒。

【制剂】 片剂:100 mg。

【贮藏】 密封、遮光贮存。

羟布宗

(oxyphenbutazone)

别名:羟保松、羟基保泰松、坦特利尔、Tanderil

本品为保泰松的羟基衍生物。

【CAS】 129-20-4

【ATC】 M01AA03;M02AA04;S01BC02

【理化性状】 1. 本品为白色或类白色结晶性粉末,无臭或几乎无臭,味苦。在丙酮中易溶,在乙醇、乙醚或三氯甲烷中溶解。在水中几乎不溶,在碱性溶液中溶解。熔点 96 ℃。

2. 化学名:(*RS*)-4-Butyl-1-(4-hydroxyphenyl)-2-phenylpyrazolidine-3,5-dione

3. 分子式:$C_{19}H_{20}N_2O_3$

4. 分子量:324.38

5. 结构式

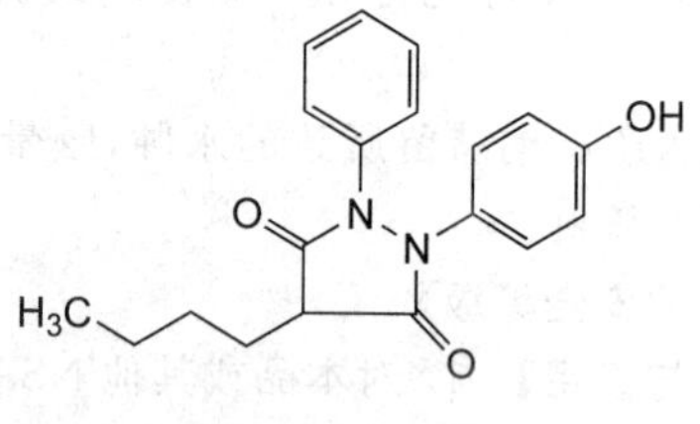

【药理作用】 作用与保泰松基本相似,有解热、镇痛、抗风湿及消炎作用,但无保泰松的排尿酸作用。

【体内过程】 口服吸收迅速且完全,2 h 达血药峰值浓度。约 98%与血浆蛋白结合,可再缓慢释出,故作用持久,血浆 $t_{1/2}$ 长达数日。本品能透过滑液膜,滑液腔内药物浓度可达血浓度的 50%,停药后关节组织中可保持较高浓度达 3 周之久。本品主要由肝药酶代谢,并与葡糖醛酸相结合。仅有 1%原药由尿液排出。其肾小管重吸收率较高。长期应用有蓄积性。

【适应证】 1. 适用于活动性类风湿关节炎、强直性脊柱炎、增生性骨关节病。

2. 偶用于恶性肿瘤、结核病及急性血吸虫病、丝虫病等寄生虫病引起的高热。

【不良反应】 1. 胃肠道反应　可有恶心、呕吐、胃部不适或腹泻等,个别病例可发生胃及十二指肠溃疡,有时并发出血、穿孔。

2. 骨髓抑制　可引起粒细胞减少、血小板减少,重者可致再生障碍性贫血。

3. 水、钠潴留　本品能促进肾小管对 Na^+ 及水的重吸收,可引起水、钠潴留而致组织水肿,故高血压、心力衰竭病人禁用。

4. 过敏反应　偶见荨麻疹、皮肤瘙痒、剥脱性皮炎、药物热,甚至过敏性休克。

5. 肝、肾损害　偶致肝炎和肾炎。

6. 可出现甲状腺肿和黏液性水肿,是由于本品抑制甲状腺摄取碘所致。

【妊娠期安全等级】 C。

【禁忌与慎用】 1. 高血压、严重心脏病、消化性溃疡者及肝、肾功能不全患者、水肿、白细胞减少者禁用。

2. 对本品过敏者禁用。

3. 儿童禁用,老年患者慎用。

【药物相互作用】 参见保泰松。

【剂量与用法】 口服,一次 0.1 g,3 次/日,日剂量不超过 0.4 g。1 周后减量,维持量 0.1～0.2 g/d。

【用药须知】 1. 本品长期应用可有蓄积,1 周后需减量。

2. 本品对骨髓有抑制作用,用药期间应定期检查血常规。

3. 血卟啉增多症患者服用本品可加重症状,应避免服用。

4. 服用本品期间应限制食盐摄入量。

5. 参见本类药物引言中的用药警戒。

【制剂】 片剂:0.1 g。

【贮藏】 密封、遮光贮存。

阿扎丙宗

(azapropazone)

别名：吖丙吡唑酮、炎爽痛、Apazone、Cinnamin、Pentosol、Prolix、Prolixan、Prolixana、Rheumox

本品为吡唑酮类 NSAIDs。

【CAS】 13539-59-8

【ATC】 M01AX04

【理化性状】 1. 化学名：(*RS*)-5-Dimethylamino-9-methyl-2-prop-2-enylpyrazolo[1,2-*a*][1,2,4] benzotriazine-1,3-dione

2. 分子式：$C_{16}H_{20}N_4O_2$

3. 分子量：300.36

4. 结构式

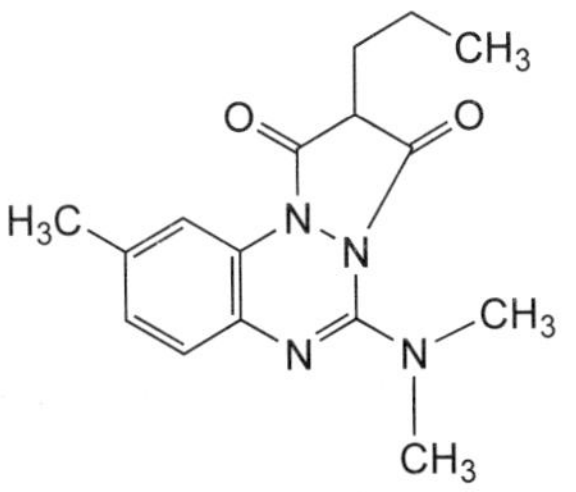

【药理作用】 1. 广泛的研究表明，本品对炎症介质的产生，对白细胞和防止软骨损伤具有多种作用。在体外，本品对黄嘌呤氧化酶活性和各种多形核白细胞(PMN)功能，包括聚集、脱颗粒、游走，超氧化物阴离子和过氧化氢的产生均有抑制作用。在这些体外试验中，本品的有效浓度低于抑制 PG 合成所需的浓度(>100 μM)。体外抑制溶酶体酶释放的浓度低于抑制 PMN 和 PG 生成所需的浓度(1～10 μM)。

2. 口服本品可抑制大鼠由分枝杆菌佐剂诱导的关节炎的进展，其疗效与布洛芬、甲芬那酸、保泰松相当。腹腔注射本品(20 mg/kg 或 40 mg/kg)可抑制局部注射福马林引起的足跖肿胀，腹腔注射本品 5 mg 能减轻足跖关节炎。

3. 经 3 种动物模型实验证实，本品能在体内抑制 PMN 的功能。口服剂量为 100 mg/kg 的本品能明显抑制中性粒细胞移行进入受损伤或有炎症的组织。在所用的各模型中，与未经处理的对照组比较，经本品处理的动物，组织损伤均见减轻。

4. 对人使用水疱抽吸技术，表明本品能抑制 PMN 的游走。在临床能产生对中性粒细胞游走和功能的抑制作用。

5. 本品导致胃肠道溃疡和出血的倾向较低，可能与以下因素有关：①本品在胃内吸收很慢，且其独特的理化特性可使吸收快的羧酸类 NSAIDs 对黏膜细胞的刺激减轻到最小；②对黏膜保护性物质 PG 合成的抑制作用很弱；③本品对溶酶体酶的释放有稳定作用；④本品显示出抗氧化作用和对氧自由基可产生抑制作用，从而保护细胞膜。

【体内过程】 1. 口服 600 mg，2 次/日，5 d 达到稳态血药浓度 60～150 μg/ml。单次给予本品 300 mg，类风湿关节炎患者关节滑液中浓度约为 10 μg/ml，1.5 g/d，给药 5 d 之后，其稳态浓度在 70～106 μg/ml 范围内。滑膜组织浓度为 10～30 μg/ml，表明本品能分布到炎症部位。

2. 本品口服后几乎完全从胃肠道吸收，生物利用度接近 80%。本品的血浆蛋白结合率大于 99%。本品能蓄积于人体炎症组织，60%以上以原药经肾排泄。其主要代谢物 8-羟基阿扎丙宗无毒性，仅有很弱的抗炎作用。

【适应证】 适用于急性痛风性关节炎的治疗，以及血尿酸过多或复发性痛风性关节炎患者(须给予降尿酸药物的治疗)。也可用于类风湿关节炎、骨关节炎、强直性脊柱炎。

【不良反应】 对光过敏、水肿、胃肠道出血、肺泡炎、库姆斯氏试验阳性(应停药)。

【妊娠期安全等级】 C。

【禁忌与慎用】 1. 急性消化性溃疡、肾功能不全患者禁用。

2. 妊娠、肝脏疾病患者慎用，长期治疗应进行监测。

3. 心力衰竭者、老年患者、有消化性溃疡病史者亦慎用。

4. 儿童的有效性及安全性尚未确定。

【药物相互作用】 1. 本品与苯妥因，磺胺类、甲氨蝶呤、甲苯磺丁脲有相互作用。

2. 本品能竞争华法林的结合部位，合用时应监测 INR。

【剂量与用法】 口服 1.2 g/d，分 2 次或 4 次服。急性痛风 24 h 内分次给 2.4 g，然后 1.8 g/d，再减至 1.2 g/d，直到症状缓解。老年人早、晚各给 300 mg，如肾功能正常，增加到最大剂量 900 mg/d。

【用药须知】 参见本类药物引言中的用药警戒。

【制剂】 片剂：0.3 g；0.6 g。

【贮藏】 遮光，密闭贮存。

非普拉宗

(feprazone)

别名：戊烯松、戊烯保泰松、Prenazone

本品为保泰松的衍生物，属吡唑酮类 NSAIDs。

【ATC】 M02AA16

【理化性状】 1. 化学名：4-(3-Methylbut-2-enyl)-1,2-di(phenyl)pyrazolidine-3,5-dione

2. 分子式：$C_{20}H_{20}N_{2}O_{2}$

3. 分子量：320.4

4. 结构式

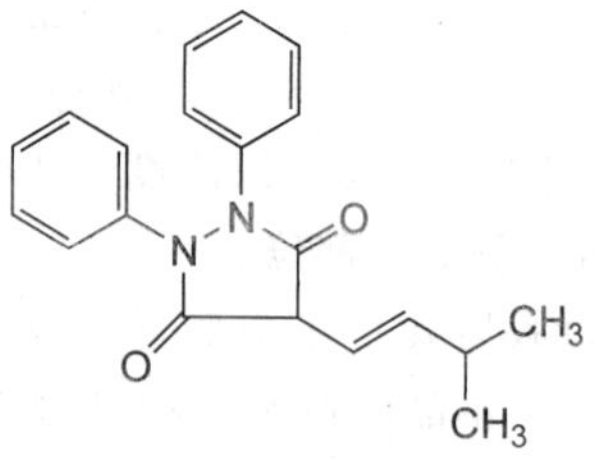

【药理作用】 作用与保泰松相似，有较好的镇痛、抗炎作用及一定的解热作用。作用机制与抑制PG合成有关。本品疗效优于保泰松、吲哚美辛、阿司匹林，不良反应轻微，胃肠道耐受性良好。

【体内过程】 口服后经胃肠道迅速吸收，4～6 h达到血药浓度峰值。进入血液后大部分与血浆蛋白结合。血浆 $t_{1/2}$ 约为20 h。在体内转化后，以代谢物的形式随尿液排泄。

【适应证】 可用于治疗轻到中度疼痛、发热、类风湿关节炎、风湿性关节炎、骨关节炎、肩周炎、腰痛、肌纤维组织炎、血栓性静脉炎、牙周组织炎，亦可用于上呼吸道感染。

【不良反应】 1. 少数患者可见食欲缺乏、恶心、呕吐、头痛、皮疹、全身瘙痒及面部水肿等，但比保泰松明显少而轻微，一般不影响继续治疗，停药后即自行消失。

2. 本品尚可能引起黄疸、肾病、血液系统损害及耳鸣等不良反应。

【禁忌与慎用】 1. 肝、肾功能不全患者禁用。

2. 出血性疾病患者禁用。

3. 对本品过敏者禁用。

4. 心、肝、肾功能不全患者，以及血液系统疾病和消化性溃疡患者慎用。

【药物相互作用】 本品可增强香豆素类口服抗凝药、胰岛素、磺酰脲类口服降糖药、甲氨蝶呤和苯妥英钠的作用。合用时须减量慎用。

【剂量与用法】 口服，开始剂量为一次200 mg，2～3次/日，维持量为100～200 mg/d。

【用药须知】 1. 本品主要对症治疗，在症状严重时可适量短期服用。本品能引起黄疸、肾脏或血液系统损害，儿童、青少年少服或不服。

2. 参见本类药物引言中的用药警戒。

【制剂】 片剂：50 mg；100 mg；200 mg。

【贮藏】 遮光、密封保存。

4.2.4 邻氨基苯甲酸类

甲芬那酸

(mefenamic acid)

别名：甲灭酸、扑湿痛、Ponstan、Ponstel、Ponstyl

本品为邻氨苯甲酸衍生物，属于 NSAIDs。

【CAS】 61-68-7

【ATC】 M01AG01

【理化性状】 1. 本品为白色至米色结晶性粉末。几乎不溶于水，微溶于乙醇和甲醇，略溶于三氯甲烷，可溶于碱性溶液。

2. 化学名：*N*-(2,3-Xylyl)anthranilic acid

3. 分子式：$C_{15}H_{15}NO_{2}$

4. 分子量：241.3

5. 结构式

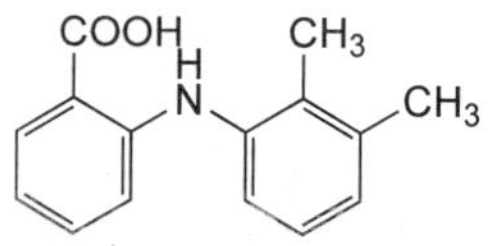

【药理作用】 本品具有解热、镇痛和抗炎作用，但镇痛作用较强，抗炎作用较弱。

【体内过程】 口服后迅速被吸收，约2 h可达血药峰值，$t_{1/2}$ 为2～4 h。48 h内约有用量的50%以结合的代谢物随尿液排出。20%以非结合型代谢物随粪便排出。

【适应证】 1. 适用于风湿性关节炎和类风湿关节炎。

2. 用于治疗中度疼痛，如头痛、牙痛、神经痛、月经痛、分娩后疼痛等。

【不良反应】 1. 可发生胃肠道不适、腹泻、消化不良、恶心等，还有引起消化道溃疡及出血的报道。

2. 皮疹、嗜睡、眩晕、溶血性贫血、粒细胞缺乏症、血小板减少性紫癜及巨幼细胞性贫血。

3. 过量时可出现中枢神经系统毒性，表现为惊厥，偶有昏迷。

【妊娠期安全等级】 C。

【禁忌与慎用】 1. 对本品过敏者禁用。

2. 胃肠炎、溃疡病及癫痫患者禁用。

3. 肝、肾功能不全的患者慎用。

4. 支气管哮喘患者慎用。

5. 高血压患者慎用。

6. 哺乳期妇女使用时应暂停哺乳。

7. 14岁以下儿童的有效性及安全性尚未确定。

【药物相互作用】 1. 本品可将华法林从血浆蛋白结合部位上置换出来，使后者血药浓度升高。

2. 本品可对抗螺内酯的利尿作用。

3. 本品可使胰岛素的需求量增加。

【剂量与用法】 成人及 14 岁以上少年首剂口服 500 mg，以后每 6 小时服用 250 mg。连续用药不宜超过 1 周。

【用药须知】 1. 发生腹泻时应停药。

2. 参见本类药物引言中的用药警戒。

【制剂】 ①片剂：250 mg。②胶囊剂：250 mg。

【贮藏】 密封、遮光贮存。

氟芬那酸

(flufenamic acid)

别名：氟灭酸、Arlef

【CAS】 530-78-9(flufenamic acid)；61891-34-7(flufenamate aluminium)；16449-54-0 (flufenamate aluminium)

【ATC】 M01AG03

【理化性状】 1. 化学名：*N*-(ααα-Trifluoro-*m*-tolyl)anthranilic acid

2. 分子式：$C_{14}H_{10}F_3NO_2$

3. 分子量：281.2

4. 结构式

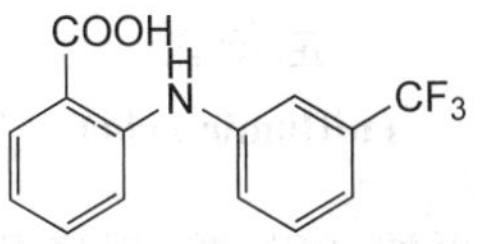

【药理作用】 本品具有镇痛、抗炎及解热作用。

【体内过程】 口服后吸收缓慢，6～8 h 可达血药峰值，$t_{1/2}$ 约为 9 h。经羟化、结合而代谢，随尿液和粪便排出。

【适应证】 1. 用于缓解轻至中度疼痛。

2. 用于原发性痛经。

3. 外用治疗非感染性亚急性湿疹、慢性湿疹、慢性单纯性苔藓等皮肤疾病。

【不良反应】 1. 最常见的有胃部不适、恶心、呕吐、腹泻等，也可诱发胃溃疡及消化道出血。

2. 偶有皮疹、眩晕、耳鸣、白细胞减少、转氨酶升高。

【禁忌与慎用】 1. 对本品过敏者、妊娠期妇女禁用。

2. 卟啉症、消化性溃疡患者应禁用。

3. 肾功能不全、哮喘患者慎用。

4. 哺乳期妇女使用时应暂停哺乳。

5. 儿童的有效性及安全性尚未确定。

【药物相互作用】 参见甲氯芬那酸。

【剂量与用法】 1. 口服　一次 100～200 mg，2～4 次/日。

2. 外用　成人一次取适量乳膏涂于患处，2 次/日。

【用药须知】 1. 用药期间，应定期检查血常规，注意粪便颜色，严防消化道出血。

2. 参见本类药物引言中的用药警戒。

【制剂】 ①片剂：200 mg。②乳膏剂(氟芬那酸丁酯)：250 mg/5 g；500 mg/10 g。

【贮藏】 密封、遮光保存。

甲氯芬那酸

(meclofenamic acid)

别名：抗炎酸

本品为邻氨基苯甲酸衍生物，属于 NSAIDs。

【CAS】 644-62-2

【ATC】 M01AG04；M02AA18

【理化性状】 1. 本品为白色或类白色，无臭或几乎无臭的结晶性粉末。几乎不溶于水，微溶于乙醇和三氯甲烷，略溶于乙醚，可溶于二甲基甲酰胺和 1 mol/L 氢氧化钠。

2. 化学名：*N*-(2,6-Dichloro-*m*-tolyl)anthranilic acid

3. 分子式：$C_{14}H_{11}Cl_2NO_2$

4. 分子量：296.1

5. 结构式

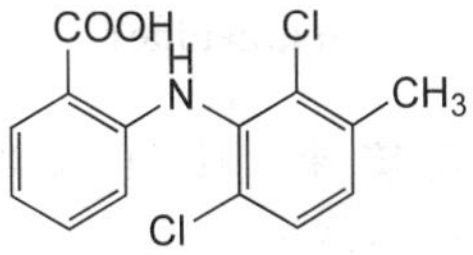

甲氯芬那酸钠

(meclofenamate sodium)

别名：Meclodol、Meclomen

〖CAS〗 6385-02-0

〖理化性状〗 1. 本品为白色至乳白色，无臭或几乎无臭结晶性粉末。易溶于水，因为部分水解反应和吸收二氧化碳的结果，溶液有时浑浊。水溶液在 pH 为 15 以上时澄清。微溶于三氯甲烷，几乎不溶于乙醚，可溶于甲醇。

2. 分子式：$C_{14}H_{10}Cl_2NNaO_2 \cdot H_2O$

3. 分子量：336.1

【药理作用】 具有镇痛、抗炎及解热作用。其镇痛作用与阿司匹林相似，抗炎作用比阿司匹林强。治疗关节强直性脊柱炎与吲哚美辛一样有效。

【体内过程】 口服吸收迅速而完全，0.5～1 h 可达血药峰值。血浆蛋白结合率在 99% 以上。$t_{1/2}$ 为 2～4 h。经氧化、羟化、脱氨及与葡糖醛酸结合而代谢，活性代谢产物之一为3-羟甲基甲芬那酸，主要以代谢物随尿液排出，20%～30%随粪便排出。

【适应证】　适用于风湿性关节炎、类风湿关节炎、骨关节炎、强直性脊柱炎等。

【不良反应】　1. 最常见者为胃肠道障碍，如腹泻、恶心、呕吐及腹痛。消化道溃疡及出血也有报道。

2. 亦可发生皮疹及瘙痒。

【禁忌与慎用】　1. 对本品过敏者、妊娠期妇女禁用。

2. 出血性疾病、心血管病、消化道溃疡患者慎用。

3. 儿童用药的安全性和有效性尚未确定。

【药物相互作用】　1. 与阿司匹林或其他NSAIDs可能存在交叉过敏性。

2. 本品可增强华法林的抗凝作用。

【剂量与用法】　成人口服200～400 mg/d，3～4次分服。开始用小剂量，逐渐增加，但剂量不得超过400 mg/d。

【用药须知】　参见氟芬那酸。

【制剂】　①胶囊剂：50 mg；100 mg。②片剂：250 mg。

【贮藏】　密封、遮光保存。

格拉非宁
(glaphenine)

别名：苯胺喹啉、甘氨苯喹、Glaphenine、Glifanan、Glifann

本品为邻氨基苯甲酸衍生物。

【CAS】　3820-67-5

【ATC】　N02BG03

【理化性状】　1. 化学名：2，3-Dihydroxypropyl *N*-(7-chloro-4-quinolyl)anthranilate

2. 分子式：$C_{19}H_{17}ClN_2O_4$

3. 分子量：372.8

4. 结构式

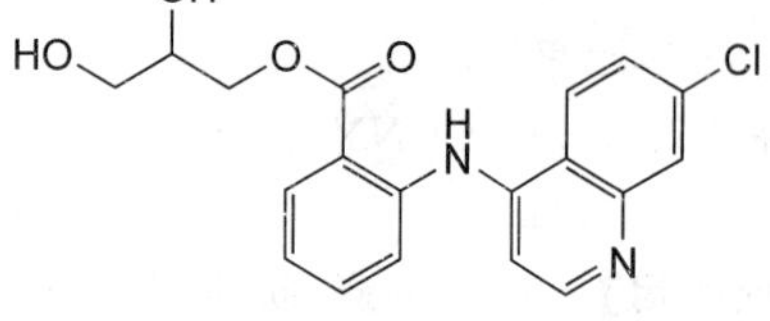

【药理作用】　其镇痛与抗炎作用比阿司匹林强。镇痛作用出现迅速，对各种类型疼痛均有效，无成瘾性。

【体内过程】　口服吸收迅速，12 h可达血药峰值，$t_{1/2}$约为75 min。在体内被水解后代谢为格拉非宁酸和羟基格拉非宁酸，随尿液和胆汁排出。

【适应证】　1. 适用于由炎症引起的牙痛、关节痛、腰背痛、神经痛、头痛。

2. 也可用于治疗手术后疼痛。

【不良反应】　1. 可有恶心、呕吐、腹泻、胃痛、困倦、皮疹、发热等。

2. 有报道指出，超剂量可引起肾功能衰竭、间质性肾炎以及肝毒性。

3. 有的患者可出现含有本品的肾结石。

【禁忌与慎用】　1. 参见氟芬那酸。

2. 妊娠期妇女禁用。

3. 哺乳期妇女使用时应暂停哺乳。

4. 儿童有效性及安全性尚未确定。

【药物相互作用】　参见甲氯芬那酸。

【剂量与用法】　成人口服0.6～1.2 g/d，2～4次/日。

【用药须知】　1. 服用夫洛非宁过敏的患者禁服本品，因两药可发生交叉反应。

2. 发生过敏反应时立即停药。

3. 参见本类药物引言中的用药警戒。

【制剂】　片剂：0.3 g；0.6 g。

【贮藏】　密封、遮光贮存。

尼氟酸
(niflumic acid)

别名：尼氟灭酸、氟尼酸、理痛灵、氮氟灭酸、乃富利、Nifluril、Actol、Niflam

【CAS】　4394-00-7

【ATC】　M01AX02；M02AA17

【理化性状】　1. 化学名：2-(ααα-Trifluoro-*m*-toluidino)nicotinic acid

2. 分子式：$C_{13}H_9F_3N_2O_2$

3. 分子量：282.2

4. 结构式

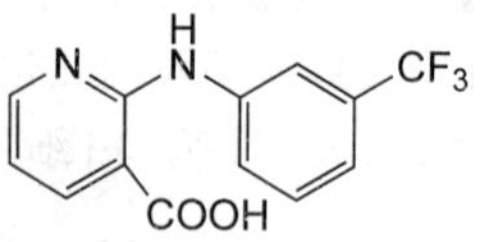

【药理作用】　本品具有镇痛和抗炎作用。其抗炎作用可与吲哚美辛相比。

【体内过程】　口服或直肠给药迅速被吸收，直肠给药后约1 h可达血药峰值。

【适应证】　1. 适用于风湿性关节炎、类风湿关节炎、骨关节炎、急性痛风性关节炎、风湿性脊柱炎、滑膜炎、急性血栓性浅静脉炎等。

2. 用于骨折、创伤、挫伤以及妇产科和五官科术后镇痛。

【不良反应】 1. 不良反应包括胃肠道功能障碍、恶心、呕吐、胃灼热、腹泻或便秘、血尿、白细胞减少等。

2. 偶有头痛、头晕、皮疹、瘙痒和肾功能受损。

【禁忌与慎用】 1. 对本品过敏者、妊娠期妇女禁用。

2. 肾功能不全患者、有药物过敏史者慎用。

3. 消化性溃疡患者禁用。

4. 哺乳期妇女使用时应暂停哺乳。

5. 儿童有效性及安全性尚未确定。

【药物相互作用】 参见甲氯芬那酸。

【剂量与用法】 1. 成人口服 250 mg，3 次/日，餐后服用。病情严重，一日可用 1500 mg。

2. 局部应用 2.5%乳膏或 3%软膏。

3. 栓剂，塞入直肠，一次 1 枚，睡前用。

【用药须知】 1. 遇有过敏情况应即停药。

2. 长期使用应定期检查血、尿常规和肾功能。

3. 参见本类药物引言中的用药警戒。

【制剂】 ①片剂：250 mg。②栓剂：500 mg。③乳膏：2.5%。④软膏：3%。

【贮藏】 密封、遮光保存。

依托芬那酯

(etofenamate)

别名：氟灭酸酯、醇醚氟灭酸酯、优迈、Rheumon

本品属于灭酸类 NSAIDs。

【CAS】 30544-47-9

【ATC】 M02AA06

【理化性状】 1. 化学名：2-(2-Hydroxyethoxy) ethyl *N*-(ααα-trifluoro-m-tolyl) anthranilate

2. 分子式：$C_{18}H_{18}F_3NO_4$

3. 分子量：369.3

4. 结构式

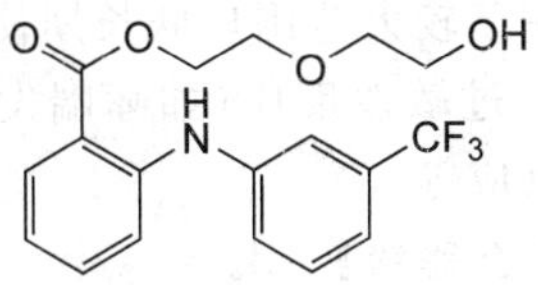

【药理作用】 本品具有抑制 COX 和脂氧化酶，降低 PG 和其他炎症介质而发挥抗炎镇痛作用。本品可经皮肤吸收，其活性成分能有效地转移到炎症部位，减轻局部肿胀，并有较好的耐受性。

【体内过程】 使用本品乳膏剂 300 mg 后 12～14 h 可达血药浓度峰值，肾功能不全者的血药峰值与健康者相同。外用本品的生物利用度具有高度的个体差异，在同一个体的不同用药部位，不同的皮肤湿度也有差异。在血液、尿液、滑液、滑膜组织中可检测到本品，药物对炎症部位及滑膜组织、滑液有高度亲和力，在滑膜组织中的浓度是血药浓度的 50%。其蛋白结合率为 98%～99%。本品乳膏剂的 $t_{1/2}$ 约为 3.3 h，药物在炎症组织中存在的时间更长。本品以代谢物及其结合物形式经肾、胆汁和粪便排出。

【适应证】 用于治疗骨骼、肌肉系统及软组织风湿疾病，如肌肉风湿痛、肩周炎、腰痛、坐骨神经痛、腱鞘炎、滑囊炎、脊柱和关节软组织劳损、各种慢性关节炎、外伤或挫伤、扭伤等。

【不良反应】 1. 可见过敏反应，如皮疹、瘙痒、红斑、肿胀、水疱。

2. 胃肠不适、胃痛、消化性溃疡。

3. 大面积用药后可能引起头痛、眩晕、上腹不适，可将药物清洗掉，以减少药物吸收。

【禁忌与慎用】 1. 对本品和其他 NSAIDs 过敏者禁用，鼻炎、荨麻疹、血管神经性水肿、哮喘患者禁用，妊娠期妇女和儿童禁用。

2. 有凝血障碍史者、高血压和心脏病患者、有消化道功能障碍和胃肠溃疡病史者、肝肾功能不全患者均慎用。

【剂量与用法】 外用，根据疼痛部位大小，一次可用乳膏 1～2 g，3～4 次/日，连用 7～14 d。

【用药须知】 1. 本品仅可用于完整皮肤上，不可用于皮损处或有炎症、湿疹的部位。

2. 本品不可接触黏膜和眼睛。

3. 用药处如出现发红或瘙痒应停药。

4. 如误服了乳膏，应立即洗胃并催吐，给予活性炭。

【制剂】 乳膏剂：20 g；40 g。

【贮藏】 密闭，贮于阴凉处。

4.2.5 芳基乙胺(酸)类

双氯芬酸

(diclofenac)

别名：双氯灭酸、二氯芬酸、Abitren、Detyl、Diclophenac

本品为苯乙酸衍生物。

【CAS】 15307-86-5

【ATC】 D11AX18；M01AB05；M02AA15；S01BC03

【理化性状】 1. 化学名：[2-(2, 6-Dichloroanilino) phenyl] acetic acid

2. 分子式：$C_{14}H_{11}Cl_2NO_2$

3. 分子量：296.1

4. 结构式

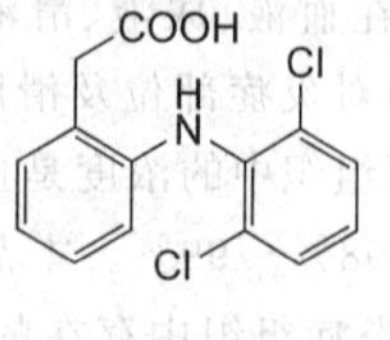

双氯芬酸二乙胺

(diclofenac diethylamine)

别名：扶他林

〖CAS〗 78213-16-8

〖理化性状〗 1. 本品为白色或类白色结晶性粉末。略溶于水和丙酮，易溶于乙醇和甲醇，几乎不溶于 1 mol/L 氢氧化钠。

2. 分子式：$C_{18}H_{22}Cl_2N_2O_2$

3. 分子量：369.3

双氯芬酸吡咯烷乙醇盐

(diclofenac epolamine)

〖CAS〗 119623-66-4

〖理化性状〗 1. 分子式：$C_{14}H_{11}Cl_2NO_2 \cdot C_6H_{13}NO$

2. 分子量：411.3

双氯芬酸钾

(diclofenac potassium)

别名：凯扶兰、依林

〖CAS〗 15307-81-0

〖理化性状〗 1. 本品为白色或微黄色、轻度吸湿性的结晶性粉末。略溶于水，溶于乙醇，微溶于丙酮，易溶于甲醇。

2. 分子式：$C_{14}H_{10}Cl_2KNO_2$

3. 分子量：334.2

双氯芬酸钠

(diclofenac sodium)

别名：双氯灭痛、双氯高灭酸钠、奥尔芬、Olfen、Voltaro、Voltaren

〖CAS〗 15307-79-6

〖理化性状〗 1. 本品为白色至类白色、吸湿性结晶性粉末。略溶于水，溶于乙醇，几乎不溶于三氯甲烷和乙醚，易溶于甲醇。

2. 分子式：$C_{14}H_{10}Cl_2NNaO_2$

3. 分子量：318.1

【药理作用】 本品为一种新型抗炎镇痛药，具有镇痛、抗炎及解热作用。其作用比阿司匹林强，与吲哚美辛（消炎痛）相当。本品一日口服 75～150 mg，对风湿性关节炎、骨关节炎和关节粘连性脊柱炎的镇痛抗炎效果与阿司匹林、布洛芬、吲哚美辛、酮洛芬、萘普生等相似。

【体内过程】 使用本品口服液、直肠栓剂或通过肌内注射本品均可迅速被吸收。当使用肠溶片时，尤其与食物同服时，吸收则趋于缓慢。尽管口服本品吸收迅速且完全，2 h 可达血药峰值，但首关代谢明显，进入全身循环的药物仅达 50%。本品也可经皮肤吸收。在治疗浓度时，蛋白结合率高于 99%。可渗进滑膜液中，一直可以保留到血药浓度下降时。可分布进入乳汁中，但量很低，不至于将危害带给接受哺乳的婴儿。终末血浆 $t_{1/2}$ 约为 1～2 h。主要的代谢物为羟双氯芬酸，代谢物与葡糖醛酸和硫酸结合后随尿液和胆汁排出。

【适应证】 1. 主要用于类风湿关节炎、骨关节炎及其他风湿性疾病。

2. 也用于急性痛风及癌症、软组织损伤、手术后疼痛。

3. 各种原因引起的发热。

4. 滴眼剂用于白内障摘除术时预防术中缩瞳和治疗术后炎症。

5. 外用用于缓解肌肉、软组织和关节的轻至中度疼痛。如缓解肌肉、软组织的扭伤、拉伤、挫伤、劳损、腰背部损伤引起的疼痛以及关节疼痛等。也可用于骨关节炎的对症治疗。

【不良反应】 1. 胃部不适、恶心、呕吐、胃痛等，发生率约 12%，有 2% 的患者因此而停药。偶有发生消化性溃疡的报道。

2. 其他不良反应可有皮疹、瘙痒、水肿、眩晕、头痛、困倦、黄疸及出血倾向等。

3. 偶可发生严重肾损害。

4. 局部使用偶可出现局部不良反应：过敏性或非过敏性皮炎如丘疹、皮肤发红、水肿、瘙痒、小水疱、大水疱或鳞屑等。

5. 局部使用本品而导致全身不良反应的情况较少见，若将其用于较大范围皮肤长期使用，则可能出现一般性皮疹、过敏性反应（如哮喘发作、血管神经性水肿、光敏反应等）。

【妊娠期安全等级】 B。

【禁忌与慎用】 1. 对本品或其他 NSAIDs 过敏者禁用。

2. 肝、肾功能不全者慎用。

3. 有溃疡病史的患者慎用。

4. 对丙二醇、异丙醇过敏者禁用本品外用制剂。

5. 妊娠后期应避免使用。

【药物相互作用】 1. 本品能引起地高辛和碳酸锂血药浓度升高。

2. 阿司匹林能降低本品的生物利用度。

3. 在已经接受其他 NSAIDs 或抗凝药(包括低剂量肝素)的患者中,不应静脉注射本品。

【剂量与用法】 1. 口服 成人一次 25~50 mg,3 次/日,饭后服,儿童 2~3 mg/(kg · d),分次服用,缓释片和缓释胶囊,75 mg,1 次/日,必要时可增至 75 mg,2 次/日。

2. 肌内注射 一次 50 mg,1 次/日。

3. 眼科用药

(1) 预防白内障摘除术中缩瞳:术前 2 h 内滴眼 4 次,一次 1 滴。

(2) 治疗白内障摘除术后炎症:术后 24 h 开始滴眼,1 滴/次,4 次/日,连续治疗 10~14 d(参见眼科用药本品项下)。

4. 外用

(1) 喷雾剂 用于缓解局部疼痛及炎症,适用于四肢急性软组织损伤,如肌肉、肌腱、韧带、关节囊挫伤等及膝关节骨性关节炎。根据疼痛部位大小,距皮肤 2~3 cm,局部喷涂 2~3 遍/次(约 1~3 ml)。并轻轻揉擦 3~4 次。如中度至严重疼痛和肿胀,可适当增加剂量,一日总剂量不超过 15 ml。四肢急性软组织损伤疗程为 7 d,膝关节骨性关节炎疗程为 14 d。

(2)凝胶剂、乳膏剂 按照痛处面积大小,使用适量本品,轻轻揉搓,使本品渗透皮肤,3~4 次/日。

【用药须知】 1. 遇有严重过敏者,应立即停药。

2. 用药期间,定期检查大便隐血,谨防引起胃肠道出血。

3. 参见本类药物引言中的用药警戒。

4. 由于局部应用也可全身吸收,故应严格按照说明书规定剂量使用,避免长期大面积使用。

5. 外用制剂不得用于破损皮肤或感染性创口,避免接触眼睛和其他黏膜(如口、鼻等)。

6. 如使用本品 7 d,局部疼痛未缓解,请咨询医师或药师。

【临床新用途】 眼科应用:白内障手术、屈光手术、青光眼手术、激光治疗、眼外伤等均可应用 0.1% 本品滴眼液,具有抗炎,防止术中瞳孔缩小及术后囊样黄斑水肿,并有止痛作用。

【制 剂】 ① 片剂:25 mg。② 胶囊:25 mg;50 mg。③ 栓剂:50 mg。④ 注射液:50 mg/2 ml。⑤滴眼液:0.1%。⑥缓释片:75 mg。⑦缓释胶囊:75 mg。⑧ 喷雾剂:0.2 g/20 ml。⑨ 气雾剂:0.375 g/30 g;0.75 g/60 g;80 mg/8 ml。⑩凝胶剂:1%。⑪贴片:50 mg。⑫乳膏剂:0.75 g/25 g。⑬含片:2 mg。⑭搽剂:1%。

【贮藏】 密封、遮光贮存。

单氯芬那酸

(monoclofenamic acid)

别名:氯芬那酸、抗炎灵、抗风湿灵、氯灭酸、Clofenamic Acid

本品属于苯乙酸类 NSAIDs。

【CAS】 4295-55-0;13278-36-9

【理化性状】 1. 本品为浅黄绿色有光泽结晶性粉末。熔点 167~172 ℃,易溶于丙酮、乙醚,溶于乙醇,略溶于三氯甲烷,不溶于水。无味,有刺激臭。在空气中易吸湿。

2. 化学名:2-(3-Chloroanilino)benzoic acid

3. 分子式:$C_{13}H_{10}ClNO_2$

4. 分子量:247.7

5. 结构式

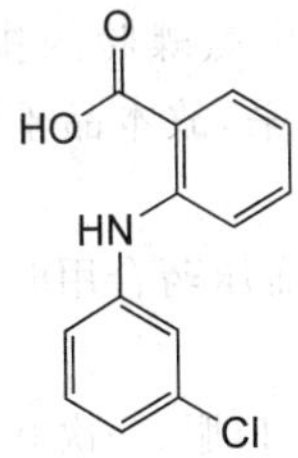

【药理作用】 本品能抑制环氧酶,减少前列腺素的合成,具有抗炎、镇痛及解热作用。

【体内过程】 吸收缓慢,口服后 6 h 达血药峰值,$t_{1/2}$ 为 9 h。

【适应证】 用于类风湿关节炎、骨关节炎及其他原因关节炎的关节肿痛,并可缓解其他疾病所致的轻、中度疼痛。

【不良反应】 1. 常见头晕、头痛、嗜睡、恶心、呕吐及腹泻等。

2. 个别患者出现皮疹、尿道刺痛,可同服 1 倍量碳酸氢钠以减少刺激。

3. 也可发生胃肠道溃疡及出血,偶引起溶血性贫血、骨髓抑制、一过性肝、肾功能异常。

【禁忌与慎用】 1. 对阿司匹林及其他非甾体抗炎药有过敏者、炎症性肠道疾病、消化性溃疡患者禁用。

2. 本品易通过胎盘,且对胎鼠有毒性,可致轻度骨骼畸形,骨化延迟,故妊娠期妇女不宜服用。

3. 尚未明确本品是否可经乳汁分泌,哺乳期妇女使用时应暂停哺乳。

4. 儿童用药的安全性及有效性尚未确定。

5. 有支气管痉挛、过敏性鼻炎或荨麻疹的患者不宜使用。

6. 老年人肾功能减退，会增加毒性，宜减小剂量。

【药物相互作用】 1. 本品可加强抗凝药和溶栓药的作用，合用时须加强监测凝血功能，必要时调整用量，但对血小板聚集功能影响较小。

2. 使用本品时饮酒可增加胃肠道反应，并有致溃疡的危险。

3. 本品与呋塞米合用时，后者的排钠和降压作用减弱。

4. 本品与维拉帕米、硝苯地平合用时，本品的血药浓度升高。

5. 本品可增高地高辛的血药浓度，合用时须注意调整地高辛的剂量。

6. 本品可增强抗糖尿病药（甲苯磺丁脲）的作用。

7. 丙磺舒可降低本品的排泄，增加血药浓度，从而增加毒性，故合用时宜减少本品剂量。

8. 本品可降低甲氨蝶呤的排泄，增高其血药浓度，甚至可达中毒水平，故本品不应与中等剂量或大剂量甲氨蝶呤合用。

9. 本品与抗高血压药合用时可影响后者的降压效果。

【剂量与用法】 口服，一次 0.2～0.4 g，3 次/日。

【用药须知】 1. 本品不宜与其他 NSAIDs 合用。

2. 本品与阿司匹林及其他 NSAIDs 之间可能存在交叉过敏。

3. 急需镇痛时可空腹服，吸收快；长期用药宜与食物同服。宜用一满杯水送服，以免药品停留在食管引起局部刺激。长期用药须定期随诊。

【制剂】 片剂：0.2 g。

【贮藏】 遮光，密封保存。

醋氯芬酸
(aceclofenac)

别名：爱芬、贝速清、分可靖、风宁、加贝速清、俊能、莱亿芬、美洛芬、美诺芬、舒力、维朴芬、喜力特、乙酰氯芬酸、Airtal、Biofenac

【CAS】 89796-99-6

【ATC】 M01AB16，M02AA25

【理化性状】 1. 本品为白色或类白色结晶性粉末。几乎不溶于水，溶于乙醇，极易溶于丙酮。

2. 化学名：[*O*-(2，6-Dichloroanilino) phenyl] acetate glycolic acid ester；2-(2，6-Dichlo-roanalino) phenylacetoxyacetic acid

3. 分子式：$C_{16}H_{13}Cl_2NO_4$

4. 分子量：354.2

5. 结构式

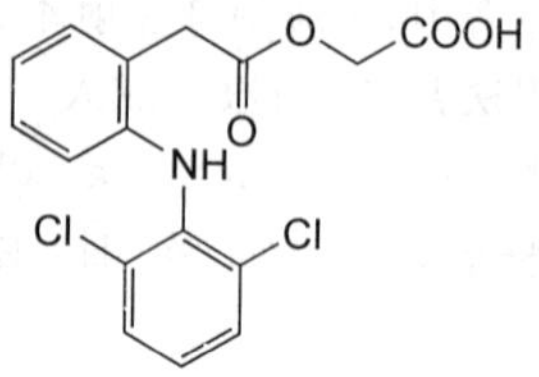

【药理作用】 本品为 NSAIDs，作用类似于双氯芬酸，具有抗炎、镇痛作用。其作用机制主要是通过抑制 COX 活性而减少 PG 的合成。此外，本品尚可促进软骨修复。

【体内过程】 本品口服后吸收迅速而完全，1.25～3 h 达血药峰值。生物利用度接近 100%。血浆蛋白结合率大于 99.7%。在滑膜液中的浓度为血药浓度的 60%，分布容积约 30 L。本品在肝脏代谢为双氯芬酸及活性极微的 4-羟基醋氯芬酸，约 2/3 的药物主要以结合形式的羟基化代谢物随尿液排泄，尿中原药仅占给药量的 1%，清除率约为 6 L/h。平均消除 $t_{1/2}$ 为 4～4.3 h。

【适应证】 用于骨关节炎、类风湿关节炎及强直性脊柱炎等引起的疼痛和炎症的症状治疗。

【不良反应】 1. 常见不良反应（>1%） 消化不良（7.5%）、腹痛（6.2%）、腹泻、恶心、肝酶升高。

2. 偶见不良反应（0.1%～1%） 头晕、腹胀、胃炎、呕吐、便秘、溃疡性口腔黏膜炎、瘙痒、皮疹、皮炎、血尿素氮升高、血肌酐升高。

3. 罕见不良反应（<0.1%） 心悸、脉管炎、抑郁、多梦、嗜睡、失眠、头痛、疲乏、感觉障碍、震颤、味觉倒错、水肿（包括颜面水肿）、体重增加、高钾血症，腓肠肌痉挛、间质性肾炎、肝炎、ALP 升高、胃肠出血、胃肠溃疡、出血性腹泻、胰腺炎、柏油样大便、贫血、血小板减少、中性粒细胞减少、潮红、紫癜、湿疹、重度皮肤黏膜过敏，视觉异常。

【妊娠期安全等级】 B。

【禁忌与慎用】 1. 对本品、双氯芬酸过敏者，因阿司匹林或其他 NSAIDs 引起的哮喘、支气管痉挛、急性鼻炎或荨麻疹，或对该类药过敏者均禁用。

2. 有或疑似胃、十二指肠溃疡，以及有胃、十二指肠溃疡复发史，胃肠道出血或凝血障碍，严重心力衰竭，重度肝、肾功能不全患者禁用。

3. 妊娠晚期妇女禁用。哺乳期妇女不宜使用。

4. 儿童用药的安全性和有效性尚未确定，故不宜使用。

5. 溃疡性结肠炎、克罗恩病或其他胃肠道疾病，脑血管出血，系统性红斑狼疮（SLE），卟啉病及有造血和凝血障碍病史，有低血容量危险，有体液潴留倾向(因体液潴留和水肿导致高血压或心脏病恶化),感染患者均慎用。

6. 轻、中度肝、肾功能不全患者,轻、中度心功能不全患者,老年患者慎用。

【药物相互作用】 1. NSAIDs 可增强抗凝药的活性,增加使用抗凝药的患者胃肠道出血的风险,因其可抑制血小板聚集和损害胃肠道黏膜。故应避免与香豆素类口服抗凝药、噻氯匹定、氯吡格雷、血栓溶解药及肝素合用。

2. NSAIDs 可抑制甲氨蝶呤在肾小管分泌,导致后者清除率降低,血药浓度升高,从而导致毒性增加。故在高剂量甲氨蝶呤治疗期间,应避免使用本品。当使用低剂量甲氨蝶呤时,也应注意可能出现的药物相互作用,尤其是肾功能不全患者。如 24 h 内合用,应警惕。

3. 某些 NSAIDs 可抑制锂盐的肾消除,导致血清锂浓度升高,故应避免与锂盐合用。

4. NSAIDs 与环孢素或他克莫司合用,由于肾脏 PG 合成减少,可增加肾毒性,故合用时应密切监测肾功能。

5. NSAIDs 与保钾利尿药合用,可升高血钾浓度,故合用时应监测血钾。

6. 与阿司匹林和其他 NSAIDs 合用,可使不良反应的发生率增加,应谨慎。

7. NSAIDs 与 ACEIs 合用,有增加失水患者急性肾功能衰竭的危险。

8. NSAIDs 和阿仑膦酸盐均可引起胃肠道刺激,合用时应谨慎。

9. NSAIDs 与钙通道阻滞药合用,可能增加胃肠道出血的风险和(或)减弱后者的降压作用,合用时应监测胃肠道出血的体征和症状,如虚弱、恶心和便血等。

10. NSAIDs 与选择性 5-HT 再摄取抑制药合用,可能增加出血的风险。

11. NSAIDs 与伊班膦酸盐合用,可能引起胃肠道不适。

12. NSAIDs 与左氧氟沙星或氧氟沙星合用,可能增加中枢神经系统兴奋和癫痫发作的风险。

13. 本品可能会引起低血糖,与降糖药合用时,应考虑调整降糖药的剂量。

14. NSAIDs 可减弱利尿药(呋塞米、布美他尼等)的利尿作用,可能的作用机制是抑制 PG 的合成。

15. NSAIDs 可减弱噻嗪类利尿药的降压作用。本品与苄氟噻嗪合用未发现其对降压作用的影响。

16. 本品与血浆蛋白结合后可与其他血浆蛋白结合率高的药物发生置换,故与这些药物合用时须谨慎。

17. 本品主要通过 CYP2C9 代谢,故可能有与苯妥英、地高辛、西咪替丁、甲苯磺丁脲、保泰松、胺碘酮、咪康唑和磺胺苯吡唑发生药物相互作用的风险。

18. 与食物同服血药浓度达峰值时间延长,但吸收不受食物影响。

【剂量与用法】 1. 成人推荐最大剂量为 200 mg/d,分 2 次服用,早晚各 1 次。

2. 轻、中度肾功能不全患者不必调整剂量。

3. 轻、中度肝功能不全患者应减量,推荐初始剂量为 100 mg/d。

4. 老年人一般不必减量。用药期间应密切观察可能出现的不良反应。

【用药须知】 1. 本品可于进餐时服用,至少用半杯水送服,分散片还可用温水分散后服用。

2. 用药后出现头晕和其他中枢神经系统障碍的患者应避免驾驶及操作机械。

3. 若要进行大便潜血试验,应在试验前停药 2～4 d。

4. 正接受利尿药治疗的患者,有出现低血容量的危险,故应慎用本品。

5. 尚无人过量用药的研究数据。用药过量可能出现恶心、呕吐、胃痛、头痛、头晕、嗜睡。若发生药物过量,可洗胃、重复给予活性炭,必要时可使用抗酸药或进行其他对症治疗。

6. 本品可使大便潜血试验假阳性(愈创木脂测定法)。

7. 长期用药应定期检查肝、肾功能和血细胞计数。

8. 参见本类药物引言中的用药警戒。

【制剂】 ①片剂:50 mg;100 mg。②分散片:100 mg。③肠溶片:25 mg;100 mg。④胶囊剂:50 mg;100 mg。

【贮藏】 遮光、密闭,干燥处保存。

复方双氯芬酸钠

(compound diclofenac sodium)

别名:蒙洛英

本品为双氯芬酸钠和对乙酰氨基酚的复方制剂。

【用药警戒】 1. 参见本类药物引言中的用药警戒。

2. 本品含苯甲醇,禁止用于儿童肌内注射。

【药理作用】 双氯芬酸钠为苯乙酸衍生物,具有镇痛、抗炎、解热作用。其镇痛作用比阿司匹林和吲哚美辛强,为阿司匹林的 26～50 倍,系外周型镇痛药。特点为药效强，不良反应轻，剂量小，个体差异小。对乙酰氨基酚具有良好的解热、镇痛作用。与阿司匹林比较，解热作用相似，镇痛作用较弱，几无抗炎作用。两药具有协同作用。

【体内过程】 给药后吸收迅速，对乙酰氨基酚吸收后渗入全身体液，在肝脏代谢，经肾脏排泄，血浆 $t_{1/2}$ 为 1～4 h，双氯芬酸钠吸收后与血浆蛋白的结合率达 99%，经尿液及胆汁排泄，平均血浆 $t_{1/2}$ 为 1.2～1.8 h。

【适应证】 用于各种发热性疾病的发热及肾绞痛、重症类风湿关节炎及骨关节炎、急性痛风、急性外伤、骨折及手术后引起的急性疼痛的对症治疗。

【不良反应】 1. 偶见胃肠道反应，如上腹部疼痛、恶心、呕吐、腹泻、腹胀、消化不良等。

2. 偶见中枢神经系统反应，如头痛、头晕等。

3. 偶见皮疹及肝酶 ALT 和 AST 升高。

4. 少数病例可见注射部位不适，如注射部位疼痛、硬结。极个别病例可见注射部位脓肿、坏死。

【妊娠期安全等级】 X。

【禁忌与慎用】 1. 已知对本品、乙酰水杨酸或其他 NSAIDs 过敏的患者禁用。

2. 服用阿司匹林或其他 NSAIDs 后诱发哮喘、荨麻疹或过敏反应的患者禁用。

3. 禁用于冠状动脉搭桥手术(CABG)围手术期疼痛的治疗。

4. 有应用 NSAIDs 后发生胃肠道出血或穿孔病史的患者禁用。

5. 有活动性消化道溃疡(出血)或既往曾复发溃疡(出血)的患者禁用。

6. 重度心力衰竭患者禁用。

7. 妊娠期妇女禁用。

8. 哺乳期妇女使用时应暂停哺乳。

9. 3 岁以下小儿禁用。

10. 老年患者慎用。

11. 有高血压和(或)心力衰竭(如液体潴留和水肿)病史的患者应慎用。有胃肠道系统溃疡病史者慎用。

12. 心、肝、肾功能不全的患者慎用。

13. 本品可抑制血小板凝集，延长出血时间，故有出血时间延长疾患的患者慎用。

【药物相互作用】 1. 双氯芬酸钠可使 NSAIDs 的血药浓度升高，故不宜与其他 NSAIDs 同时长期使用。

2. 阿司匹林可降低双氯芬酸钠的血药浓度，并增加对乙酰氨基酚的肾毒性。

【剂量与用法】 深部肌内注射，1 次/日，一次 1～2 ml，必要时 2 次/日，于两侧臀部分别注射。疗程不超过 2 d。年老、体弱的高热患者酌情减量，或遵医嘱。

【用药须知】 1. 逾量可出现双氯芬酸钠及对乙酰氨基酚所致的肝毒性症状，应尽快给予护肝解毒药乙酰半胱氨酸等。

2. 避免与其他 NSAIDs，包括选择性 COX-2 抑制剂合用。

3. 根据控制症状的需要，在最短治疗时间内使用最低有效剂量，可以使不良反应降到最低。

4. 本品和所有 NSAIDs 一样，可导致新发高血压或使已有高血压症状加重，其中的任何一种都可导致心血管事件的发生率增加。服用噻嗪类或髓袢利尿剂的患者服用 NSAIDs 时，可能会影响这些药物的疗效。高血压病患者应慎用 NSAIDs，包括本品。在开始本品治疗和整个治疗过程中应密切监测血压。

5. NSAIDs，包括本品可能引起致命的、严重的皮肤不良反应，例如剥脱性皮炎、斯-约综合征(SJS)和中毒性表皮坏死松解症(TEN)。这些严重事件可在没有征兆的情况下出现。应告知患者严重皮肤反应的症状和体征，在首次出现皮肤皮疹或过敏反应的其他征象时，应停用本品。

6. 使用本品期间，出现眩晕或其他中枢神经系统紊乱时应避免驾驶车辆或操作机械。

7. 参阅双氯芬酸钠与对乙酰氨基酚项下的注意事项。

【制剂】 注射液：2 ml 含双氯芬酸钠 25 mg 与对乙酰氨基酚 0.15 g。

【贮藏】 遮光，密闭贮于 15～30 ℃。

双氯芬酸钠-米索前列醇

(diclofenac sodium and misoprostol)

别名：奥湿克、Arthrotec、奥斯克

本品为双氯芬酸钠和米索前列醇的复方制剂。

【用药警戒】 1. 本品可导致流产、早产或出生缺陷、子宫破裂，妊娠期妇女禁用。

2. 下列情况可用于育龄期妇女　①开始本品治疗前 2 周，血液检查证实未怀孕；②采取有效的避孕措施；③已正确理解本品对怀孕的影响；④在月经的第 2、3 d 开始本品治疗。

3. NSAIDs 可增加严重心血管血栓事件、心肌梗死、脑卒中的风险，甚至可致命，用药时间越长风险越高，心血管疾病患者或存在心血管风险因素的患者风险高。本品禁用于冠状动脉旁路移植术围手术期疼痛。

4. NSAIDs 可导致严重胃肠道不良反应，包括出血、溃疡、胃或肠穿孔，可致命。上述不良反应可发生于治疗的任何时间，且无预兆，年老者风险高。

【药理作用】 本品含双氯芬酸钠和米索前列醇，前者有抗炎、止痛和解热作用，后者对胃和十二指肠黏膜有保护作用。双氯芬酸钠为苯乙酸类 NSAIDs，主要通过抑制 COX 来阻断花生四烯酸合成 PG，也可抑制脂氧化酶来阻断花生四烯酸转化为白三烯，从而发挥抗炎作用。但同其他抗炎药一样，双氯芬酸钠的不良反应以胃肠道症状和黏膜损伤居首位，原因在于双氯芬酸钠抑制胃肠黏膜生理性 COX-1，导致对局部有保护作用的 PG 合成减少。本品中的米索前列醇是一种合成的 PGE_1 类似物，具有抑制胃酸分泌，增加重碳酸盐和黏液含量，及增加胃黏膜血流量等作用，因而对胃黏膜有保护作用。补充这种外源性前列腺素，可预防或减少双氯芬酸钠对胃黏膜产生的不良影响，且不影响双氯芬酸钠的抗炎、止痛和解热作用。有研究表明，本品的疗效与双氯芬酸、吡罗昔康及萘普生相当，但对胃、十二指肠黏膜的保护作用则优于这三种药物。

【体内过程】 本品单次或多次使用，双氯芬酸钠和米索前列醇之间不产生药动学的相互影响。本品的生物效应与两种成分单独使用时相当。

【适应证】 用于类风湿关节炎、骨关节炎伴 NSAIDs 引发胃肠道溃疡风险高的患者。

【不良反应】 常见不良反应为腹痛、腹泻、消化不良、恶心、腹胀。余参见双氯芬酸钠和米索前列醇。

【妊娠期安全等级】 X。

【禁忌与慎用】 1. 对本品或其他 NSAIDs 过敏者禁用。

2. 妊娠期妇女及计划怀孕的妇女禁用。

3. 哺乳期妇女慎用。

4. 儿童的有效性及安全性尚不明确。

【药物相互作用】 参见双氯芬酸钠。

【剂量与用法】 1. 骨性关节炎　口服 100 mg/0.4 mg，2 次/日；或 150 mg/0.4 mg，2 次/日，最大剂量 150 mg/0.6 mg，3 次/日。

2. 类风湿关节炎　100 mg/0.4 mg，2 次/日；或 150 mg/0.4 mg，2 次/日；或 150 mg/0.6 mg，3 次/日，最大剂量 200 mg/0.8 mg，4 次/日。

【用药须知】 1. 遇有严重过敏者，应立即停药。

2. 用药期间，定期检查大便隐血，谨防引起胃肠道出血。

【制剂】 ①片剂：50 mg/0.2 mg；75 mg/0.2 mg。

【贮藏】 防潮、贮于 25 ℃以下。

吲哚美辛
(indometacin)

别名：消炎痛、吲哚新、久保新、Indomethacin、Indocin、Inteban

本品为吲哚乙酸衍生物，为常用的 NSAIDs 之一。

【CAS】 53-86-1

【ATC】 C01EB03；M01AB01；M02AA23；S01BC01

【理化性状】 1. 本品为白色或黄色结晶性粉末。几乎不溶于水，略溶于乙醇。

2. 化学名：[1-(4-Chlorobenzoyl)-5-methoxy-2-methylindol-3-yl]acetic acid

3. 分子式：$C_{19}H_{16}ClNO_4$

4. 分子量：357.8

5. 结构式

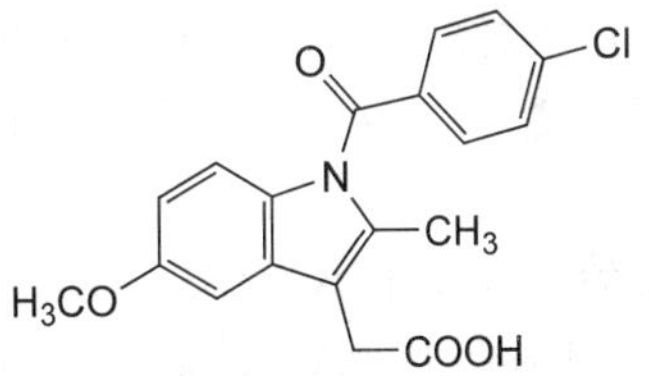

6. 稳定性：在碱性溶液中不稳定。

吲哚美辛钠
(indometacin sodium)

〖CAS〗 74252-25-8

〖理化性状〗 1. 化学名：1-(4-Chlorobenzoyl)-5-methoxy-2-methylindole-3-acetate, trihydrate

2. 分子式：$C_{19}H_{15}ClNNaO_4 \cdot 3H_2O$

3. 分子量：433.8

4. 配伍禁忌：本品注射剂可用无防腐剂的 0.9% 氯化钠注射液或注射用水溶解。不能使用含有葡萄糖的注射液。在 pH 小于 6 时溶解，会产生吲哚美辛沉淀。本品与盐酸妥拉唑林、7.5%和 10%葡萄糖溶液、葡萄糖酸钙、多巴酚丁胺、多巴胺、西咪替丁、硫酸庆大霉素、左氧氟沙星和硫酸妥布霉素之间有配伍禁忌。pH 小于 6 时可能是造成本品与这些药物发生配伍禁忌的原因。

5. 稳定性：溶解后浓度 500 μg/ml，于 2～6 ℃下可稳定贮藏 14 d。

【药理作用】 本品是最强的 COX 抑制剂之一，具有镇痛、抗炎及解热作用。其抗炎作用比阿司匹林强，但在可耐受的剂量下，其疗效并未证明比阿司匹林优越。

【体内过程】 口服后吸收迅速而完全，约 2 h 可达血药峰值（口服控释胶囊约 4 h 达峰）。$t_{1/2}$ 为 2.6～11.2 h。血浆蛋白结合率为 99%。在肝脏和肾脏内代谢，主要以葡糖醛酸结合随尿液排出，少量随粪便排出，也可进入乳汁中。早产新生儿口服本品吸收差且不完全。含铝和镁的抗酸剂可减慢其吸收。

【适应证】 1. 用于治疗炎性疼痛，如类风湿关节炎、风湿性关节炎、强直性脊柱炎、骨关节炎、急性痛风以及关节周围疾病如滑囊炎和肌腱炎。仅在其他 NSAIDs 无效时才考虑应用。一般不作为解热、镇痛的长期应用。

2. 在处理术后疼痛中，本品可用作阿片类的辅助剂。

3. 用于痛经、偏头痛、胆绞痛、输尿管结石引起的疼痛及难治性和癌症发热。

4. 用于治疗肾小球肾炎、肾病综合征、早产儿动脉导管未闭及预防习惯性流产等。

5. 还可用于矫形术后的炎症、疼痛和水肿。

【不良反应】 1. 不良反应发生率高达 35%～50%。

2. 常见的有头痛、眩晕、困倦、幻觉、精神错乱及胃肠道反应，如恶心、呕吐、食欲缺乏、胃痛、腹泻等。

3. 妊娠的后 3 个月服药可使胎儿动脉导管闭锁，引起持续性肺动脉高压。

4. 偶见消化道溃疡及出血。

5. 胰腺炎、肝损害、再生障碍性贫血、粒细胞减少、血小板减少也会发生。

6. 过敏反应，如皮疹、哮喘、结节性红斑、血管神经性水肿、脱发、呼吸困难等罕见报道。

【禁忌与慎用】 1. 对本品过敏者、年龄＜14 岁儿童以及妊娠期妇女禁用。

2. 对阿司匹林过敏的患者也应禁用，因可能发生交叉过敏。

3. 老年患者、消化道溃疡患者、肾功能不全者、出血性疾病患者、癫痫及精神病患者均应慎用。

4. 哺乳期妇女使用时应暂停哺乳。

【药物相互作用】 1. 阿司匹林可减弱本品的作用，两者不宜合用。

2. 丙磺舒抑制肾小管分泌本品，减少本品的肾排出，使其血药浓度及毒性增高，而本品则可减弱丙磺舒的排尿酸作用，故两者不宜合用。

3. 本品可拮抗螺内酯的利尿作用。

4. 吲哚美辛可减低锂盐的肾清除率，如需合用应减小锂盐的剂量。

5. 合用氨苯蝶啶可引致肾功能损害。

【剂量与用法】 1. 成人　口服普通片剂或口服液 25 mg，2～3 次分服，饭时或饭后服。必要时可增至 100～150 mg/d，3～4 次/日。口服控释胶囊 25 mg，2 次/日，必要时可增至 50 mg，2 次/日。缓释胶囊或缓释片，75 mg，1 次/日。

2. 治疗急性痛风　成人口服 50 mg，3～4 次/日。

3. 喷雾剂外用　可根据需要一日喷擦患处局部数次，喷药后立即以附带的钢球按摩患处，以加速血液循环，加快减轻疼痛。注意不可将喷雾剂用于破损伤口、面部、眼睛及黏膜组织，儿童易过敏，不宜使用，喷药后不必用绷带包扎患处。

4. 治疗早产婴儿的动脉导管未闭

（1）采用胃管纳入，用本品 0.1～0.3 mg/kg，鼻饲，每 8 h 给药 1 次，一般用药 2～3 次。用药后 20～30 h 可使动脉导管关闭。

（2）国外资料采用本品钠盐，用药 3 次，两个间隔时间分别为 12 h 和 24 h，药物用注射用水或不含防腐剂的 0.9% 氯化钠注射液配制，于 5～10 s 内静脉注射。剂量以本品基质计，出生不到 48 h 的早产儿，第 1 次给予 200 μg/kg，随后的 2 次各给 100 μg/kg，出生 2～7 d 者，3 次均给予 200 μg/kg，大于 7 d 者，首次 200 μg/kg，随后 2 次各用 250 μg/kg。在疗程后 48 h，如导管仍开放或已闭再开放，可重复一个疗程。如仍无效，应考虑手术。

5. 栓剂　一次 1 枚，1 次/日。

6. 巴布膏　贴用于患部关节或疼痛部位，1～2 次/日。

7. 软膏剂和乳膏剂　涂于痛处，用手轻揉局部使药物渗入皮肤，涂药处再用热敷效果更好，2～3 次/日。

8. 贴片　贴用于患部关节或疼痛部位，1 次/日。

【用药须知】 1. 较长期用药者，应定期检查血常规和肝、肾功能。

2. 大便隐血逐日加重，应考虑停药。

3. 突然发生腹部剧痛，血压下降，应考虑到胃肠道穿孔的可能。

4. 明显的过敏反应须停药。

5. 外用制剂不能用于皮肤破溃处。

6. 参见本类药物引言中的用药警戒。

【临床新用途】 1. 儿童神经性尿频　饭后口服本品 1 mg/kg，3～7 d 为一疗程。

2. 婴儿遗传性肾性尿崩症　本品 2～3 mg/(kg·d)，与噻嗪类利尿药合用可提高疗效。

3. 慢性肾炎和肾病综合征　口服本品

150 mg/d，用药 2 周后减量，对长期大量蛋白尿有效。

4. 急性肾功能衰竭多尿期　口服本品 25～50 mg，3 次/日，可使尿量迅速减少。

5. 肾和输尿管绞痛　口服本品 50 mg，3 次/日，同时口服硝苯地平 10 mg，用药后 20 min 缓解。

6. 预防抗生素耳毒性　注射药物前 1 h，口服本品 25 mg。

7. 癌性和结核性胸膜炎　口服本品 25 mg，3 次/日，3～4 周为一疗程，可促进腹水吸收、退热，无不良反应。

8. 电光性眼炎　0.5%本品混悬液滴眼。

9. 卡托普利所致干咳　口服本品 25 mg，3 次/日。

10. 支气管哮喘　口服 25～50 mg，3 次/日，症状缓解后改为 25 mg/d，1～2 周为一疗程。

11. 急性肺炎　口服 25～50 mg，3 次/日，直至炎症消退。

12. 门静脉高压　口服 50 mg，可使门静脉压下降 7%。

13. 急性水肿型胰腺炎　可加速退热及缓解腹痛。

14. 放射性食管炎　口服本品 50 mg，3 次/日，可减轻症状及食管损害程度。

15. 结核性胸膜炎　在抗结核治疗的基础上加用口服本品 25 mg，3 次/日，3～4 周为一疗程。尤其适用于不能用糖皮质激素治疗者。

16. 流行性出血热多尿期　口服本品 25 mg，3 次/日，连用 3 d。可迅速减少尿量，安全渡过多尿期。

17. 早产儿动脉导管未闭　口服 0.2 mg/kg，24 h 后可重复，直至剂量达到 0.6 mg/kg 为止。也可用本品 0.1～0.3 mg/kg 灌肠，每 12 h 给药 1 次，总剂量小于 0.6 mg/kg。

18. 婴儿生理性腹泻　口服本品 25 mg，3 次/日，10 d 为一疗程，可连用 1～2 个疗程。可使大便次数减少，大便成形。

19. 秋季腹泻　一日口服本品 0.1～0.3 mg/kg，分 3 次服，连用 2～3 d。复方氨基酸注射液 500 ml 静脉滴注，1 次/日，疗程 1～3 d，所有患者均常规给予抗感染、补充水电解质等对症支持治疗。

20. 少精症　饭后口服本品 25 mg，3 次/日，2～3 个月为一疗程。

21. 早产　口服 50 mg，2 次/日，早产症状消失后停药或改为 25 mg/d 维持治疗。

22. 羊水过多　口服 2～2.2 mg/kg，分数次服，1～4 周为一疗程。

23. 春季结膜炎　口服本品 12.5～25 mg，3 次/日，3～6 d 为一疗程，显效后停药，同时常规使用滴眼剂。

24. 青光眼-睫状体炎综合征　口服本品 25 mg，3 次/日，一般 3～5 d 可使眼压降低至正常。

25. 慢性荨麻疹　口服本品 25 mg，3 次/日，1 周为一疗程，总有效率 80%。

26. 血管淋巴样增生伴嗜酸性粒细胞增多　口服本品 25 mg，3 次/日，肿物消失后，改为 25 mg，2 次/日维持治疗。

27. 带状疱疹　以 1%的本品溶液涂患处，2～4 次/日，可减轻症状，有效率 90%。

28. 高尿钙　口服本品 25 mg，3 次/日，可使尿钙明显降低。

29. 肾小球肾炎　口服本品 25 mg，3 次/日，1 周为一疗程。急性肾炎 3～4 d 后肾炎症状明显改善，1～2 个疗程血尿和蛋白尿全部消失，管型尿多数消失。

30. 盗汗　口服本品 0.1～0.3 mg/kg，3 次/日。

31. 沙门菌性胃肠炎　用药后 24 h 症状缓解。

32. 缓解艾滋病症状　口服 150 mg/d。

33. 前列腺炎　口服本品 25～50 mg，3 次/日，7 d 为一疗程，有效率 88%。

34. 尿道综合征　本品 25 mg，硝苯地平 10 mg，地西泮 2.5 mg，均 3 次/日，总有效率 100%。

35. 耳后瘀血斑（Bartter 综合征）　口服本品 25～50 mg，3 次/日，10 个月为一疗程，可使血钾升高，症状改善。

36. 急性虹膜睫状体炎　口服本品 25～50 mg，3 次/日，阿托品滴眼液散瞳，合用青霉素 80 万 U，地塞米松 10 mg，阿米卡星 400 mg，加 5%葡萄糖注射液 500 ml 中静脉滴注，1 次/日，地塞米松 2.5 mg，球结膜下单次注射，症状改善后服中药汤剂，1 剂/日，总有效率 95%。

37. 大咯血　口服本品 50 mg，1 次/日，连用 3 d。

38. 频繁遗精　口服本品 25～50 mg，3 次/日，或 50 mg，每晚睡前服，共 10 d。

39. 糖尿病　口服本品 25 mg，3 次/日，有降血糖作用。本品仅作为辅助治疗。

【制剂】　①片剂：25 mg。②胶囊剂：25 mg；50 mg。③控释胶囊：75 mg。④栓剂：25 mg；50 mg；100 mg。⑤喷雾剂：400 mg/40 g。⑥缓释片：75 mg。⑦乳膏：100 mg/10 g。⑧口服混悬液：20 mg/10 ml。

⑨巴布膏：每片（14 cm×10 cm）含膏体 13 g，每克膏体含吲哚美辛 3.5 mg。⑩缓释胶囊：25 mg；75 mg。⑪软膏 1%。⑫搽剂：0.2 g/20 ml。⑬贴片：每贴（7 cm×10 cm）含膏量 3.5 g，含吲哚美辛 35 mg，7.2 cm×7.2 cm，含吲哚美辛 12.5 mg。

【贮藏】 密封、遮光贮存。

吲哚美辛法尼酯

（indomethacin farnesil）

别名：Infree

本品是由脂溶性法尼醇与吲哚美辛经酯化形成的一个前体药物。

【CAS】 85801-02-1

【理化性状】 1. 化学名：(2*E*，6*E*)-3，7，11-Trimethyldodeca-2，6，10-trien-1-yl [1-(4-chlorobenzoyl)-5-methoxy-2-methyl-1*H*-indol-3-yl]acetate

2. 分子式：$C_{34}H_{40}ClNO_4$

3. 分子量：562.14

4. 结构式

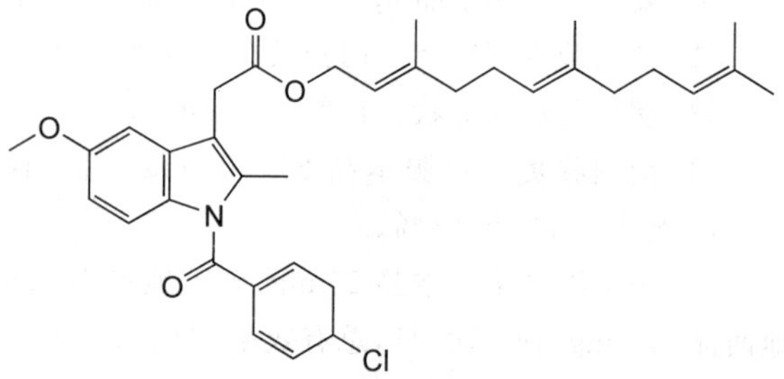

【药理作用】 本品是一种新型 NSAIDs，由脂溶性法尼醇与吲哚美辛经酯化形成，能良好地分布于炎性组织，并显示出高度的亲和力。口服本品后一部分可在炎症部位转化成为活性形式，即吲哚美辛，抑制 COX，从而抑制 PG 的生物合成，而发挥解热、镇痛、抗炎作用。

【体内过程】 5 名健康志愿者于餐后单次口服 200 mg，血药达峰时间为 5～6 h，药物在 24 h 后从血中消失。以一次 200 mg，2 次/日连续应用后，未见有组织内蓄积，也未见到药动学参数改变。本品于禁食 12 h 后应用，其吸收显著下降，于标准餐后应用则吸收可达饱和。5 名志愿者口服本品 200 mg 后，尿液中未测出原药，可测出去苯甲酰基吲哚美辛（给药剂量的 4.5%）和去甲吲哚美辛（1.9%）。72 h 内的尿液排出量约占给药剂量的 10%。

【适应证】 类风湿关节炎、增生性骨关节病、腰痛、肩周炎及颈肩臂综合征。

【不良反应】 1. 胃肠道反应　主要为胃肠功能紊乱（9.9%），如胃部不适或沉重感、胃痛等。

2. 神经系统反应　偶见头痛、头晕、耳鸣、疲倦等。

3. 其他　偶有心悸、皮疹、面部水肿、瘙痒；实验室检查有 ALT 和 BUN 升高。

【禁忌与慎用】 1. 妊娠期妇女和可能妊娠者禁用。

2. 有溃疡病或溃疡病史，血运障碍，肝、肾功能不全患者不宜使用。

3. 对本品、吲哚美辛或水杨酸类化合物如阿司匹林等具高敏性者、心功能不全、高血压、胰腺炎、癫痫、帕金森病、支气管哮喘、系统性红斑狼疮、溃疡性结肠炎、克罗恩病及老年患者不宜使用。

4. 儿童用药的安全性尚未建立。

【药物相互作用】 参见吲哚美辛。

【剂量与用法】 成人一次 200 mg，2 次/日，一般在早、晚餐后服用，剂量可根据年龄及症状的严重程度适当调整。

【用药须知】 1. 长期用药，应定期进行血常规以及肝、肾功能检查。

2. 本品可导致头晕、嗜睡，对驾驶人员和操作机械的人员应提醒。

3. 参见本类药物引言中的用药警戒。

【制剂】 胶囊剂：100 mg。

【贮藏】 密封、遮光保存。

阿西美辛

（acemetacin）

别名：Rheutrop、Peran、Emflex、Tilur

本品为吲哚美辛的羟乙酸衍生物。

【CAS】 53164-05-9

【ATC】 M01AB11

【理化性状】 1. 化学名：*O*-[(1-*p*-Chlorobenzoyl-5-methoxy-2-methyl indol-3-yl)acetyl] glycolic acid

2. 分子式：$C_{21}H_{18}ClNO_6$

3. 分子量：415.8

4. 结构式

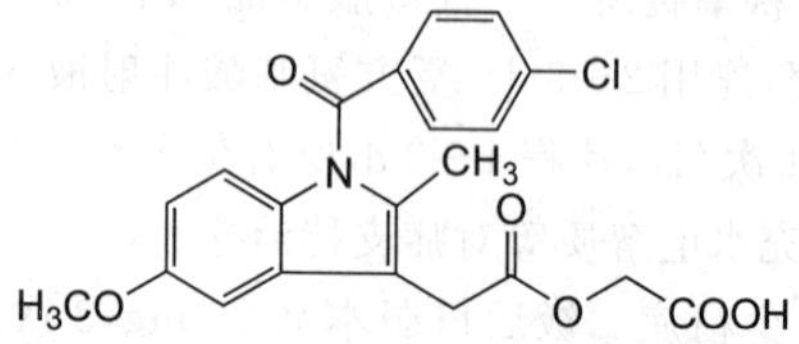

【药理作用】 本品口服后经肝脏代谢，其主要活性代谢产物为吲哚美辛。因此，其作用与之相同，但其对胃肠道的刺激较轻。

【体内过程】【药物相互作用】 参见吲哚美辛。

【适应证】 1. 参见吲哚美辛。

2. 主要治疗类风湿关节炎、骨关节炎、腰痛、术后疼痛和炎症。

【不良反应】 1. 可发生胃部不适、恶心、呕吐。

2. 少数可见头痛、头晕、面部浮肿、心悸和皮疹。

【禁忌与慎用】 1. 对本品过敏者、妊娠期妇女禁用。

2. 消化性溃疡、重度肝、肾功能不全、重症血液病患者禁用。

3. 有 NSAIDs 过敏史或哮喘史者慎用。

4. 哺乳期妇女使用时应暂停哺乳。

【剂量与用法】 一般口服 120～180 mg/d，分 3 次给予；缓释胶囊，90 mg，1 次/日。

【用药须知】 参见本类药物引言中的用药警戒。

【制剂】 ① 胶囊剂：30 mg。② 缓释胶囊：90 mg。

【贮藏】 密封、遮光保存。

舒林酸

(sulindac)

别名：苏林大、硫茚酸、奇诺力、Clinoril、Arthrocine、Imbaral

本品结构与吲哚美辛相关。

【CAS】 38194-50-2

【ATC】 M01AB02

【理化性状】 1. 本品为黄色、多晶型、结晶性粉末。极微溶于水和乙醚，略溶于乙醇，溶于二氯甲烷，溶于氢氧化钠稀溶液。

2. 化学名：(*Z*)-[5-Fluoro-2-methyl-1-(4-methylsulphinylbenzylidene) inden-3-yl]acetic acid

3. 分子式：$C_{20}H_{17}FO_3S$

4. 分子量：356.4

5. 结构式

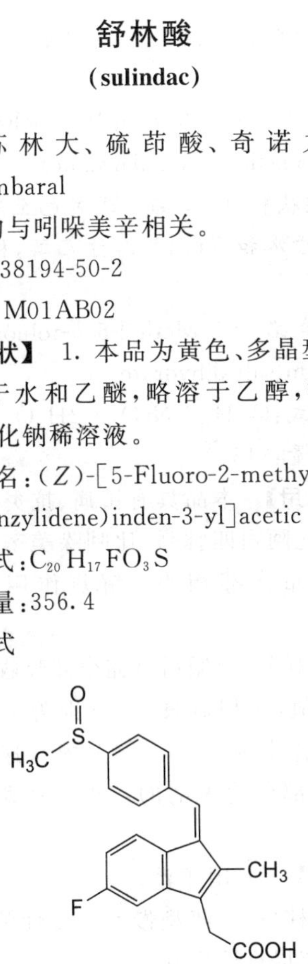

【药理作用】 本品具有镇痛、抗炎及解热作用。其抗炎强度为吲哚美辛的 1/2，其治疗作用类似吲哚美辛。本品的耐受较好，较少引起胃刺激和消化性溃疡，头痛、头昏等中枢症状也较少。舒林酸是一个前药，其生物活性是其硫化代谢物所产生的，后者具有较长的 $t_{1/2}$，可一日服用 2 次。

【体内过程】 口服后约 90% 被吸收，24 h 可达血药峰值。在体内通过可逆性降解代谢成硫化合物代谢物，具有生物活性，不可逆氧化则代谢成砜代谢物。$t_{1/2}$ 为 7.8～16.4 h，血浆蛋白结合率为 98%。约 50% 以砜及其结合物和原药及其代谢物随尿液排出，后者也可从胆汁中排出，并存在肠肝循环。

【适应证】 1. 用于治疗类风湿关节炎、强直性脊柱炎、骨关节炎。

2. 用于治疗急性痛风及肩关节疼痛等。

【不良反应】 1. 约 10% 患者出现胃肠道反应，但一般较轻，最常见的有恶心、便秘、腹痛。胃肠出血少见。偶见肝功能异常、黄疸、胰腺炎。

2. 10% 患者出现困倦，眩晕、头痛、精神紧张等中枢神经系统症状。

3. 对阿司匹林过敏的患者使用本品时，也有可能引起严重的反应。

4. 还可发生皮疹、瘙痒、发热、血小板和白细胞减少等。

【禁忌与慎用】【用药须知】 参见吲哚美辛。

【药物相互作用】 二甲亚砜能降低本品活性代谢物的血药浓度，两者合用会引起周围神经病。

【剂量与用法】 成人口服 100～200 mg，2 次/日，饭后服。

【制剂】 ① 片剂：100 mg；200 mg。② 胶囊剂：100 mg。

【贮藏】 密封、遮光保存。

苄达明

(benzydamine)

别名：炎痛静、消炎灵、祛炎痛、Difflam、Benizyrin、Tantam、Opalgyne

本品属于 NSAIDs。

【CAS】 642-72-8

【ATC】 A01AD02；G02Ccr03；M01AX07；M02AA05

【理化性状】 1. 化学名：3-(1-Benzyl-1 *H*-indazol-3-yloxy)-*NN*-dimethylpropylamine

2. 分子式：$C_{19}H_{23}N_3O$

3. 分子量：309.4

4. 结构式

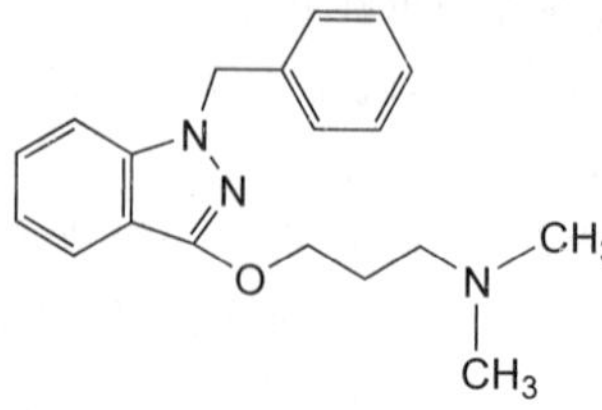

盐酸苄达明
(benzydamine hydrochloride)

〖CAS〗 132-69-4

〖理化性状〗 1. 本品为白色结晶性粉末。极易溶于水，易溶于乙醇和三氯甲烷，几乎不溶于乙醚。

2. 化学名：3-(1-Benzyl-1 *H*-indazol-3-yloxy)-*NN*-dimethylpropylamine hydrochloride

3. 分子式：$C_{19}H_{23}N_3O \cdot HCl$

4. 分子量：345.9

【药理作用】 本品具有镇痛、解热及抗炎作用。抗炎作用与保泰松相似或稍强，尚有罂粟碱样解痉作用。可口服、肌内注射或静脉注射，以减轻疼痛和炎性疾病。亦可局部用其乳膏或喷雾剂用于肌肉骨骼痛和软组织疾病。可用漱口剂减轻口腔和咽喉的炎性疾病。

【适应证】 临床用于治疗手术及外伤所致的各种炎症以及关节炎、气管炎、咽喉炎等，可与抗生素或磺胺类合用。

【不良反应】 1. 胃肠道反应如食欲不振、胃部不适、腹泻等，较为常见。

2. 可引起白细胞减少。

3. 超过剂量可发生焦虑、不安、幻觉和惊厥。

4. 口腔局部用药后可引起麻木和刺痛感。

【禁忌与慎用】 1. 对本品过敏者、妊娠期妇女禁用。

2. 哺乳期妇女使用时应暂停哺乳。

3. 参见吲哚美辛。

【药物相互作用】 参见吲哚美辛。

【剂量与用法】 1. 成人口服 25～50 mg，3次/日，饭后服。

2. 本品0.15%水溶液可缓解口腔和咽喉的炎症。一次15 ml，3～4次/日。

【用药须知】 1. 本品外用制剂不可接触眼睛。

2. 口腔用药刺激太重应停用。

3. 参见本类药物引言中的用药警戒。

【制剂】 ①片剂：25 mg。②漱口剂：0.15%。

【贮藏】 遮光保存。

托美汀
(tolmetin)

本品是吡咯醋酸的衍生物，其结构类似吲哚美辛。

【CAS】 26171-23-3

【ATC】 M01AB03；M02AA21

【理化性状】 1. 化学名：(1-Methyl-5-*p*-toluoyl-pyrrol-2-yl)acetate

2. 分子式：$C_{15}H_{14}NO_3$

3. 分子量：257.3

4. 结构式

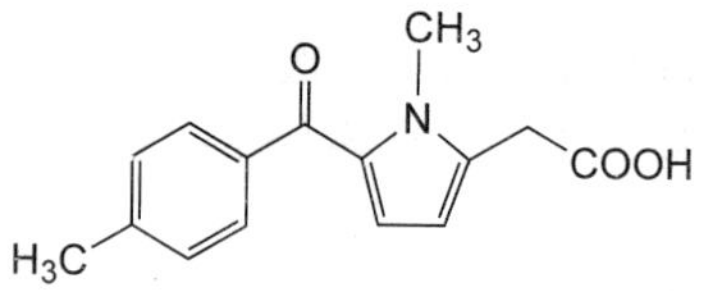

托美汀钠
(tolmetin sodium)

别名：托美丁钠、痛灭定、甲苯酰吡咯乙酸钠、Tolectin

〖CAS〗 35711-34-3(anhydrous tolmetin sodium)；64490-92-2(tolmetin sodium dihydrate)

〖理化性状〗 1. 本品为浅黄色至浅橙色结晶性粉末。易溶于水和甲醇，微溶于乙醇，极微溶于三氯甲烷。

2. 化学名：(1-Methyl-5-*p*-toluoylpyrrol-2-yl) acetate sodium salt dihydrate

3. 分子式：$C_{15}H_{14}NNaO_3 \cdot 2H_2O$

4. 分子量：315.3

【药理作用】 本品具有镇痛、抗炎及解热作用。其抗炎作用比阿司匹林强，比吲哚美辛或保泰松弱。镇痛作用与布洛芬相当。解热作用与阿司匹林相当。

【体内过程】 口服后可完全被吸收，30～60 min可达血药峰值，双相血浆 $t_{1/2}$ 分别为1～2 h和5 h。血浆蛋白结合率为99%。24 h内从尿液中排出达99%，其中大部分为失活的二羧酸代谢物及其葡糖醛酸结合物。

【适应证】 1. 用于治疗骨关节炎、类风湿关节炎、强直性脊柱炎、少年型慢性多发性关节炎以及髋关节或膝关节退行性病变。

2. 用于治疗非关节性疼痛，可有效地减轻外伤、疾病及手术引起的软组织疼痛以及内脏合并症引起的疼痛。

【不良反应】 1. 最常见的有上腹部疼痛、消化不良、恶心、呕吐，偶见胃肠溃疡及出血。

2. 中枢神经系统可见神经过敏、焦虑、失眠、困倦、视物模糊等，均少见，其发生率和严重程度均比吲哚美辛低。耳鸣、耳聋、眩晕、头痛的发生率亦比阿司匹林为低。

3. 过敏反应偶有皮疹、荨麻疹。

4. 曾有发生过敏性休克的报道。

【妊娠期安全等级】 C。

【禁忌与慎用】【药物相互作用】【用药须知】 参见吲哚美辛。

【剂量与用法】 1. 成人　开始口服 400 mg，3 次/日，饭后服。通常 1 周内显效，以后按个体需要调整剂量，剂量范围为 600～1800 mg/d，分 3～4 次给予。治疗非关节性疼痛时，剂量为 600 mg/d。

2. 儿童　推荐剂量为 20 mg/(kg・d)，维持剂量 15～30 mg/(kg・d)。

【制剂】 片剂：200 mg。

【贮藏】 密封、遮光贮存。

丁苯羟酸

(bufexamac)

别名：丁苯乙肟、贝肤漫、可润、皮炎灵、Droxaryl、Droxarol、Feximac

【CAS】 2438-72-4

【ATC】 M01AB17；M02AA09

【理化性状】 1. 本品为白色或类白色结晶性粉末。几乎不溶于水，溶于二甲基甲酰胺，微溶于乙酸乙酯和甲醇。

2. 化学名：2-(4-Butoxyphenyl) acetohydroxamic acid

3. 分子式：$C_{12}H_{17}NO_3$

4. 分子量：223.3

5. 结构式

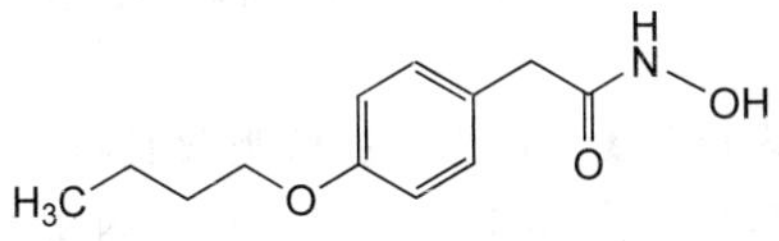

【药理作用】 本品为 NSAIDs，具有镇痛、抗炎及解热作用。其抗炎镇痛作用与保泰松相似。

【体内过程】 本品口服吸收迅速，约 75%以葡糖醛酸结合形式而排泄。$t_{1/2}$ 为 36 h。本品排出快，24 h 内可完全排出体外。

【适应证】 1. 用于治疗类风湿关节炎、骨关节炎等。用于治疗类风湿关节炎，早晨四肢强直和功能活动改善比疼痛减轻更明显。

2. 其软膏或乳膏可用于风湿性和外伤性疾患的局部治疗，亦可用于湿疹和神经性皮炎。

【不良反应】 1. 口服对胃肠道有刺激，有消化道溃疡史的患者尤为明显。可发生变态反应，如皮疹、接触性皮炎等。

2. 乳膏外用可产生局部刺痛和烧灼感。

【禁忌与慎用】 1. 对本品过敏者、妊娠期妇女禁用。

2. 肝病、消化性溃疡患者禁用。

3. 哺乳期妇女使用时应暂停哺乳。

4. 儿童的有效性及安全性尚未确定。

【药物相互作用】【用药须知】 参见吲哚美辛。

【剂量与用法】 成人口服 0.75～1.5 g/d，3～4 次分服，连服 1 个月。

【制剂】 ① 片剂：0.25 g。② 软膏剂或乳膏剂：5%。

【贮藏】 密封、遮光贮存。

酮咯酸

(ketorolac)

别名：酮洛来克、酮洛酸、痛力克、痛力消、Eleadol、Acular

本品为二氢吡咯羧酸衍生物，其结构类似吲哚美辛。

【CAS】 74103-06-3

【ATC】 M01AB15；S01BC05

【理化性状】 1. 化学名：(±)-5-Benzoyl-2，3-dihydro-1*H*-pyrrolizine-1-carboxylic acid

2. 分子式：$C_{15}H_{13}NO_3$

3. 分子量：255.27

4. 结构式

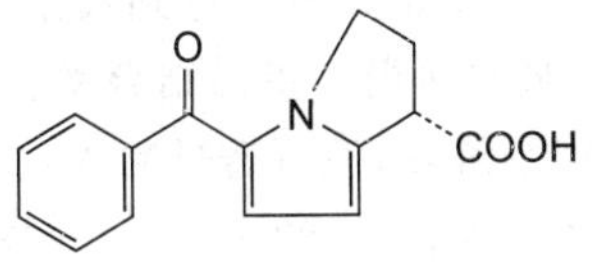

酮咯酸氨丁三醇

(ketorolac trometamol)

【CAS】 74103-07-4

【理化性状】 1. 本品为白色至米色结晶性粉末。易溶于水和甲醇，微溶于乙醇、无水乙醇和四氢呋喃，几乎不溶于丙酮、乙腈、丁醇、二氯甲烷、二噁烷、乙酸乙酯、己烷和甲苯。

2. 化学名：(±)-5-Benzoyl-2，3-dihydro-1*H*-pyrrolizine-1-carboxylic acid compound with 2-amino-2-(hy-droxymethyl)-1，3-propanediol(1：1)

3. 分子式：$C_{15}H_{13}NO_3 \cdot C_4H_{11}NO_3$

4. 分子量：376.4

【用药警戒】 1. NSAIDs可增加严重心血管血栓事件、心肌梗死、脑卒中的风险，甚至可致命，用药时间越长风险越高，心血管疾病患者或存在心血管风险因素的患者风险高。本品禁用于冠状动脉旁路移植术围手术期的疼痛。

2. NSAIDs可导致严重胃肠道不良反应，包括出血、溃疡、胃或肠穿孔，可致命。上述不良反应可发生于治疗的任何时间，且无预兆，年老者风险高。

3. 本品仅短期用于中、重度急性疼痛，口服和注射加起来的疗程不超过5 d。

4. 本品不能用于围手术期疼痛，不能用于轻微疼痛或长期疼痛，剂量超过40 mg/d，镇痛效应不增加，而发生严重不良事件的风险增加。

5. 本品禁用于重度肾功能不全患者，因体液耗竭可导致肾功能衰竭。

6. 禁用于分娩镇痛，因本品可导致胎儿流产及抑制宫缩，本品禁用于哺乳期妇女，本品可导致新生儿严重不良反应。

7. 本品禁用于正在使用阿司匹林或其他NSAIDs的患者，NSAIDs相关不良反应会累加。

8. 65岁以上老年患者、体重＜50 kg者及中度血肌酐升高者需降低剂量。

【药理作用】 本品具有镇痛、抗炎、解热及抑制血小板聚集作用，镇痛作用近似阿司匹林，肌内注射本品30～90 mg，其镇痛作用近似中等量吗啡（6～12 mg）。

【体内过程】 肌内注射或口服本品氨丁三醇盐后均可吸收。在生理pH下，该盐离解形成阳离子酮咯酸分子，此分子的亲水性低于该盐。酮咯酸的血药峰值约在30～60 min内可达到。某些个体，肌内注射比口服的吸收缓慢。蛋白结合率为99%。酮咯酸不易透过血-脑屏障，但可透过胎盘，少量药物可分布进行乳汁中。终末$t_{1/2}$约为4～6 h，老年人为6～7 h，肾功能不全患者为9～10 h。主要与葡糖醛酸结合和羟基化代谢，约有90%原药和代谢物随尿液排出，其余随粪便排出。

【适应证】 1. 主要用于中、重度疼痛，如术后疼痛、骨折、扭伤、牙痛及癌性疼痛等。

2. 也可缓解急性肾绞痛和胆绞痛。

【不良反应】 1. 常见胃肠道不良反应，如腹部不适、恶心、呕吐、腹痛、腹泻。

2. 偶有抑制血小板功能作用，使出血时间延长，具有可逆性。

【妊娠期安全等级】 C。

【禁忌与慎用】 1. 对本品过敏者禁用。

2. 活动性消化性溃疡、重度肾功能不全和任何原因引起出血的患者禁用。

3. 哺乳期妇女使用时应暂停哺乳。

【药物相互作用】 1. 本品不可合用其他NSAIDs，因可使潜在的不良反应加重。

2. 本品可使体内锂的清除减少，血清锂浓度上升。

【剂量与用法】 1. 肌内注射　首剂30 mg，以后15 mg/6 h，首日最大用量为150 mg，以后120 mg/d。连用不超过5 d。

2. 口服　一次10 mg，每4～6 h 1次，最大用量为40 mg/d。

【制剂】 ①片剂：10 mg。②注射液：30 mg/5 ml。

【贮藏】 密封、遮光贮存。

依托度酸

(etodolac)

别名：罗丁、依特、Lodine、Etolac

本品为吡喃羧酸类NSAIDs。

【CAS】 41340-25-4

【ATC】 M01AB08

【理化性状】 1. 化学名：1,8-Diethyl-1,3,4,9-tetrahydropyrano[3,4-*b*]indol-1-ylacetic acid

2. 分子式：$C_{17}H_{21}NO_3$

3. 分子量：287.4

4. 结构式

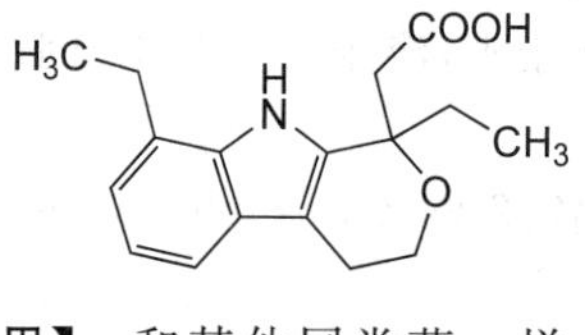

【药理作用】 和其他同类药一样，本品是通过阻断COX的活性，抑制PG的合成而发挥抗炎、解热和镇痛作用。本品在治疗剂量时，选择性地抑制COX-2，对COX-1的影响较小，所以胃肠道的不良反应较少。

【体内过程】 本品口服后吸收良好，无明显的首过效应，生物利用度＞80%。12 h内给药不超过600 mg时，其AUC与给药量呈正比。在推荐剂量下，本品的血药浓度个体差异大。单次给药200～600 mg，在(80±30) min内，其C_{max}为(14±4)～(37±9)μg/ml。口服本品400 mg缓释片，在服药后3～12 h内，其峰值为8.6 μg/ml。其血浆蛋白结合率＞99%。本品在肝内代谢，16%的给药量随粪便排出。其血浆CL平均为(47±16)ml/(kg·h)，消除$t_{1/2}$为(7.3±4)h，血液透析不能清除本品。

【适应证】 1. 缓解手术后、拔牙后疼痛及痛经，减轻骨关节炎、类风湿关节炎、强直性脊柱炎、痛风性关节炎的症状。

2. 缓解风湿病的软组织肿痛症状。

【不良反应】 1. 可见恶心、呕吐、便秘或腹泻、消化不良、腹胀、胃炎、黑便、畏食、口干、口炎、嗳气、十二指肠炎、结肠炎、黄疸、肝炎、肝功能异常、肠溃疡、胰腺炎、伴或不伴出血的消化性溃疡。

2. 可见面色潮红、高血压、心悸、晕厥、充血性心力衰竭、过敏性血管炎。

3. 可发生头晕、抑郁、焦虑、失眠或嗜睡。

4. 可见粒细胞缺乏、贫血、出血时间延长、瘀斑、全血细胞减少、血小板减少、浮肿、血尿素氮和肌酐升高，有糖尿病史者血糖可见升高，还有发生哮喘者。

5. 可有排尿困难或尿频、肾小球肾炎、肾盂肾炎、肾功能衰竭、肾乳头坏死。

6. 可见寒战、发热、胸痛、胸闷、视物模糊、畏光、耳鸣。

7. 还可发生过敏反应和类过敏反应，如皮疹、瘙痒、血管神经性水肿、多汗、荨麻疹、紫癜、水疱样皮疹、斯-约综合征，多形性红斑。

【妊娠期安全等级】 C。

【禁忌与慎用】 1. 对本品或其他 NSAIDs 过敏者、使用 NSAIDs 后曾发生消化性溃疡或出血者禁用。

2. 肾功能不全患者、高血压、心力衰竭、液体潴留患者、有支气管哮喘史者、有上消化道病史者、肝功能不全患者、凝血功能障碍者慎用。

3. 尚未明确本品是否可经乳汁分泌，哺乳期妇女使用时应暂停哺乳。

4. 18 岁以下儿童的有效性及安全性尚未确定。

【药物相互作用】 1. 本品可降低环孢素、甲氨蝶呤、地高辛和锂的 CL，使后者血药浓度升高。

2. 抗酸药可使本品的 C_{max} 下降 15%～20%，但不影响 T_{max}。

3. 本品可能降低 β 受体拮抗药的抗高血压作用。

4. 本品可能降低 ACEIs 的降压和利尿作用。

5. 本品合用抗凝药，可增加出血的危险性。

6. 本品合用依替巴肽（血小板聚集抑制药），可出现体表或内脏出血。

7. 与低分子肝素或低分子量肝素合用，可降低血小板功能，如患者接受麻醉，发生蛛网膜下腔和硬膜外血肿的危险性增加。

8. 本品合用阿仑膦酸钠时，可增加对胃肠道的刺激作用。

9. 本品合用酮咯酸可引起严重胃肠道不良反应。

10. 动物实验证实，本品合用 β 葡聚糖可产生胃肠道不良反应。

11. 本品合用棉酚可发生胃肠道不良反应。

12. 本品合用钙通道阻滞药或氯吡格雷可增加胃肠道出血的危险。

13. 与氧氟沙星、左氧氟沙星合用，发生惊厥的危险性增加。

14. 本品合用免疫抑制剂有导致急性肾功能衰竭的危险。

【剂量与用法】 1. 急性疼痛　口服一次 0.2～0.4 g，必要时每 6～8 h 给药 1 次，一日总量不可超过 1 g，体重＜60 kg 者，剂量不应超过 0.02 g/kg。

2. 骨关节炎　口服一次 0.2 g，3～4 次/日，或一次 0.3 g，2～4 次/日，或一次 0.4 g，2～3 次/日，或一次 0.5 g，2 次/日，日最高剂量不得超过 1.2 g，维持剂量 0.6 g/d。如使用本品缓释剂可服 0.4～1.0 g/d。

3. 类风湿关节炎，口服一次 0.3 g，2～3 次/日，或一次 0.4～0.5 g，2 次/日，一日总量不超过 1.0 g。

4. 缓释剂型　根据体重，0.4～1.0 g，1 次/日。

【用药须知】 1. 本品的使用剂量应个体化，应能耐受。

2. 长期使用者，尤其老年人，应调整剂量。

3. 用药期间，如出现明显的肝、肾功能不全表现，应立即停药。

4. 本品过量尚缺特效解毒药，应尽早洗胃，服用活性炭，并进行对症处理。

5. 参见本类药物引言中的用药警戒。

【制剂】 ①片剂：0.2 g；0.4 g；0.5 g。②胶囊剂：0.2；0.3 g。③缓释片剂：0.4 g；0.5 g；0.6 g。

【贮藏】 遮光，密封保存。

桂美辛

(cinmetacin)

别名：吲哚拉新、吲哚新、桂吲乙酸

本品为芳基乙酸类 NSAIDs。

【CAS】 20168-99-4

【理化性状】 1. 化学名：{5-Methoxy-2-methyl-1-[(2*E*)-3-phenylprop-2-enoyl]-1*H*-indol-3-yl} acetic acid

2. 分子式：$C_{21}H_{19}NO_4$

3. 分子量：349.38

4. 结构式

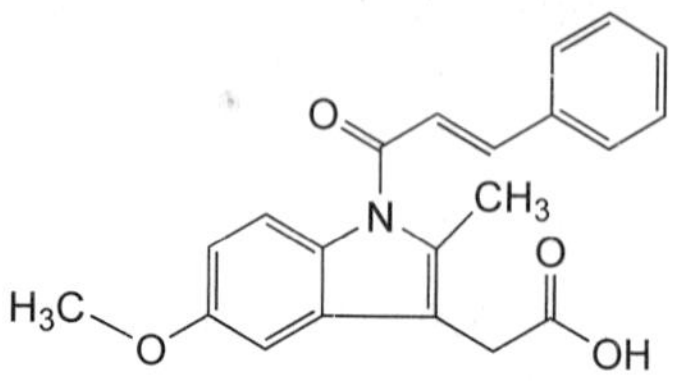

【药理作用】 本品作用机制为通过对 COX 的抑制而减少前列腺素(PG)的合成，抑制炎症活性物质的作用，而产生镇痛作用，抑制白细胞的趋化性及溶酶体的释放，从而抑制炎性症状。由于抑制下视丘体温调节中枢前列腺素合成和释放，引起外周血管扩张及出汗，使散热增加而产生解热作用。

【体内过程】 本品口服吸收好，起效快。

【适应证】 用于急、慢性风湿性关节炎，类风湿关节炎、强直性脊柱炎以及其他炎症性疼痛。

【不良反应】 1. 胃肠道　恶心、呕吐。

2. 血液系统　粒细胞减少等，偶有再生障碍性贫血。

【禁忌与慎用】 1. 对本品或阿司匹林或其他 NSAIDs 过敏者禁用。

2. 消化道溃疡患者禁用。

3. 震颤麻痹患者禁用。

4. 精神病患者禁用。

5. 支气管哮喘患者禁用。

6. 肝、肾功能不全患者禁用。

7. 妊娠期妇女禁用。

8. 尚未明确本品是否可经乳汁分泌，哺乳期妇女使用时应暂停哺乳。

9. 18 岁以下儿童的有效性及安全性尚未确定。

10. 老年患者易发生肾脏毒性，应慎用。

【药物相互作用】 1. 与对乙酰氨基酚的长期合用可增加肾脏毒性，与其他 NSAIDs 合用时，消化道出血发病率增高。

2. 与阿司匹林或其他水杨酸类药合用时并不能加强疗效，而胃肠不良反应则明显增多，由于抑制血小板聚集的作用加强，可增加出血倾向。

【剂量与用法】 口服，一次 300 mg，3 次/日，必要时一次增加至 600 mg。

【用药须知】 1. 为减少药物对胃肠道的刺激，应饭后服用或与食物同时服用。

2. 对其他 NSAIDs 过敏者也可能对本品过敏。

3. 本品解热作用强，退热迅速，故防止大汗和虚脱，应补充足量液体。

4. 本品对血小板聚集有抑制作用，可使出血时间延长。

【制剂】 胶囊剂：150 mg。

【贮藏】 遮光、密封保存。

氯那唑酸

(lonazolac)

别名：氯那唑酸钙、Lonazolac Calcium

本品为苯乙酸类 NSAIDs，常用其钙盐。

【CAS】 75821-71-5

【ATC】 M01AB09

【理化性状】 1. 化学名：[3-(4-Chlorophenyl)-1-phenyl-1*H*-pyrazol-4-yl]acetic acid

2. 分子式：$C_{17}H_{13}ClN_2O_2$

3. 分子量：312.75

4. 结构式

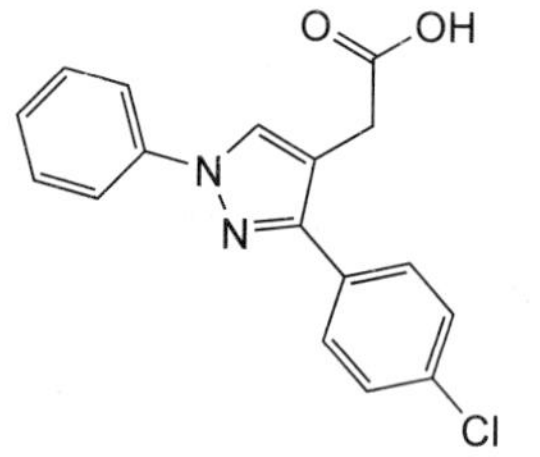

【药理作用】 本品为高效抗风湿、抗炎药，具有抗炎、镇痛和消肿作用。

【体内过程】 口服后在胃肠道吸收良好而且迅速。

【适应证】 用于缓解关节和脊柱各种炎症性风湿病的疼痛，如关节炎、强直性脊柱炎、各种软组织风湿病，如肌紧张、肌痛、腰痛、坐骨神经痛，以及外伤性疼痛，如扭伤、脱臼和手术后疼痛。

【剂量与用法】 口服，一次 0.2 g，3 次/日。若较长时间使用则，一次 0.2 g，2 次/日。栓剂可于早、晚各用一枚塞入肛门。

【不良反应】 口服偶见胃痛、恶心、呕吐。使用栓剂时偶见肛门周围局部刺激。罕见眩晕、头痛。少数出现皮肤瘙痒、发红。

【禁忌与慎用】 1. 急、慢性胃肠炎，胃肠溃疡或心、肝、肾严重功能不全患者不宜使用。

2. 妊娠期妇女及 14 岁以下儿童禁用。

3. 哺乳期妇女使用时应暂停哺乳。

【用药须知】 1. 本品不宜长期使用。

2. 参见本类药物引言中的用药警戒。

【制剂】 ①片剂：0.2 g。②栓剂：0.4 g。

【贮藏】 贮于室温下。

4.2.6　芳基丙胺(酸)类

布洛芬

(ibuprofen)

别名：异丁苯丙酸、异丁洛芬、芬必得(缓释、

Fenbid)、拔怒风、Ibu、Brufen、Dolibu、Ebufac

本品为丙酸衍生物。

【CAS】 15687-27-1

【ATC】 C01EB16；　G02CC01；　M01AE01；M02AA13

【理化性状】 1. 本品为白色至米色结晶性粉末，微臭。几乎不溶于水，极易溶于乙醇、丙酮、三氯甲烷和甲醇，微溶于乙酸乙酯。

2. 化学名：2-(4-Isobutylphenyl) propionic acid

3. 分子式：$C_{13}H_{18}O_2$

4. 分子量：206.3

5. 结构式

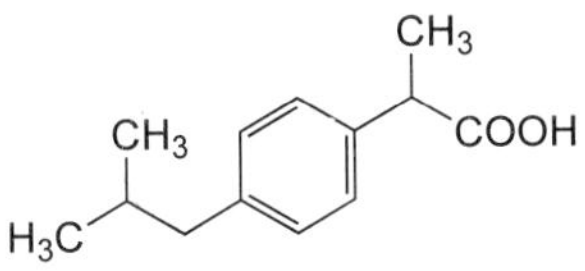

赖氨酸布洛芬
(ibuprofen lysine)

〖CAS〗 57469-77-9

〖理化性状〗 1. 化学名：Lysine 2-(4-isobutylphenyl) propionate

2. 分子式：$C_{19}H_{32}N_2O_4$

3. 分子量：352.5

精氨酸布洛芬
(ibuprofen arginine)

〖CAS〗 57469-82-6

〖理化性状〗 1. 化学名：Arginine 2-(4-isobutylphenyl) propionate

2. 分子式：$C_{19}H_{32}N_4O_4$

3. 分子量：380.48

【药理作用】 本品能抑制 PG 的合成，具有镇痛、抗炎及解热作用。对血小板的黏着和聚集反应有抑制作用，并延长出血时间。其抗炎作用与阿司匹林等效。用于类风湿关节炎，本品 0.8～1.6 g/d 和阿司匹林 3～6 g/d 等效，而胃肠道不良反应比阿司匹林少。治疗骨关节炎，本品像吲哚美辛一样有效而不良反应较少。

【体内过程】 口服迅速吸收，45～90 min 达血药峰值。$t_{1/2}$ 为 1.9 h。血浆蛋白结合率为 90%～99%。本品排出迅速，60%随尿液排出（1%为原药，14%为结合的布洛芬），40%代谢物经胆汁随粪便排出，进入乳汁者极少，本品可经直肠或皮肤吸收。无蓄积。

【适应证】 1. 风湿性关节炎、类风湿关节炎、骨关节炎、强直性脊柱炎。

2. 软组织损伤、腰背痛、偏头痛、痛经及手术后疼痛。

3. 急性痛风。

【不良反应】 1. 胃肠道反应比阿司匹林、吲哚美辛为少。可出现上腹部不适、恶心、呕吐、腹泻、腹痛。

2. 消化道溃疡、出血、肝功能异常也偶有报道。

3. 还会发生头痛、眩晕、耳鸣、水肿、抑郁、困倦、失眠、视物模糊、皮疹等。

4. 偶有肾功能损害、粒细胞减少和血小板减少。

【妊娠期安全等级】 C。

【禁忌与慎用】 1. 对本品过敏者或活动性溃疡病患者禁用。

2. 对阿司匹林及其他 NSAIDs 所致的血管神经性水肿和哮喘或其他变态反应的患者禁用。

3. 14 岁以下儿童慎用。

4. 肝、肾功能不全、出血性疾病以及接受香豆素治疗的患者慎用。

【药物相互作用】 1. 参见吲哚美辛。

2. 吗氯贝胺可增强本品的药效。

【剂量与用法】 1. 成人　常释剂型，一次 0.2～0.4 g，3～4 次/日，饭时服用。可根据病情适当增减剂量。最高剂量为 2.4 g/d。缓释剂型，一次 0.2～0.4 g，2 次/日。

2. 儿童　一日 20 mg/kg，3～4 次/日。1 岁以下或体重不到 7 kg 的儿童不得服用本品。

3. 注射剂　用于镇痛，0.4～0.8 g，静脉滴注至少 30 min，如需要每 6 h 给药 1 次；用于解热，0.4 g，静脉滴注至少 30 min，之后 400 mg/4～6 h 或 100～200 mg/4 h。

4. 栓剂　1～3 岁儿童，一次 1 粒（塞肛门内）。若持续疼痛或发热，可间隔 4～6 h 重复用药 1 次，24 h 不超过 4 次。

5. 凝胶剂、乳膏剂及搽剂　依患处面积大小，用适量，轻轻揉搓，3～4 次/日。

【用药须知】 1. 在众多 NSAIDs 中，本品较易耐受。

2. 外用制剂不能用于皮肤破溃处。

3. 参见本类药物引言中的用药警戒。

【临床新用途】 1. 内耳眩晕症　口服本品 0.1 g，3 次/日，饭后服，剂量可酌情增至 0.6～0.9 g/d，症状缓解后减量，连用 3～15 d。

2. 流行性腮腺炎　口服本品 10 mg/kg，3 次/日，利巴韦林 5 mg/kg，肌内注射，早晚各 1 次，复方大青叶注射液 2 ml，肌内注射，2 次/日。需在腮腺肿胀

24 h 内开始治疗，如体温过高，可对症处理。

【制剂】 ①片剂：0.1 g；0.2 g。②胶囊：0.1 g。③注射剂：0.4 g；0.8 g。④咀嚼片：0.05 g。⑤缓释胶囊：0.3 g；0.4 g。⑥栓剂：50 mg。⑦口服液：1%。⑧口服混悬液：0.1 g/5 ml；0.6 g/30 ml；1.2 g/60 ml；0.5 g/25 ml；2 g/100 ml；2.4 g/100 ml。⑨颗粒剂（精氨酸）：0.4 g；0.6 g。⑩缓释片：0.2 g；0.3 g。⑪糖浆剂：0.2 g/10 ml；0.4 g/20 ml；1.8 g/90 ml。⑫混悬滴剂：0.8 g/20 ml；0.6 g/15 ml。⑬口腔崩解片：0.05 g；0.1 g；0.2 g。⑭颗粒剂：0.1 g；0.2 g。⑮凝胶剂：0.75 g/15 g。⑯搽剂：2.5 g/50 ml。⑰缓释混悬液：3 g/100 ml。⑱干混悬剂：1.2 g/34 g。⑲外用乳膏：5 g/100 g。

【贮藏】 密封保存。

右旋布洛芬

(dexibuprofen)

别名：清芬

本品系布洛芬的右旋体。

【CAS】 51146-56-6

【ATC】 M01AE14

【理化性状】 1. 本品为白色至米色结晶性粉末，微臭。几乎不溶于水，极易溶于乙醇、丙酮、三氯甲烷和甲醇，微溶于乙酸乙酯。

2. 化学名：(S)-2-(4-Isobutylphenyl) propanoic acid

3. 分子式：$C_{13}H_{18}O_2$

4. 分子量：206.3

5. 结构式

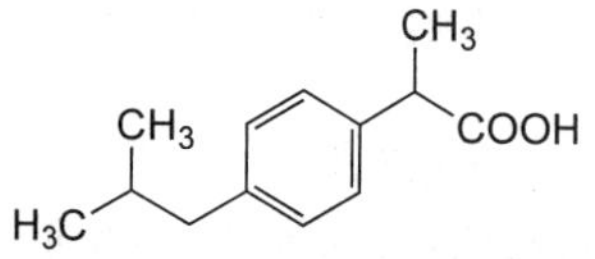

【药理作用】 右旋布洛芬与布洛芬的作用和用途相同，但前者剂量 150 mg 和 300 mg 分别与后者 200 mg 和 400 mg 疗效相当，在安全性和药动学特性方面优于布洛芬。

【体内过程】 在体内，60%左旋体可以转换为右旋体。

【适应证】 1. 缓解类风湿关节炎、骨关节炎、脊柱关节病、痛风性关节炎、风湿性关节炎等各种慢性关节炎急性发作期或持续性关节肿痛的病症，无病因治疗及控制病程的作用。

2. 治疗非关节性的各种软组织风湿性疼痛，如肩痛、腱鞘炎、滑囊炎、肌痛及运动后损伤性疼痛等。

3. 急性的轻、中度疼痛，如手术后、创伤后、劳损后、疼痛以及原发性痛经、牙痛、头痛等。

4. 对成人和儿童的发热有解热作用。

【不良反应】 一般表现为胃肠道不适或皮疹、头痛、耳鸣等，偶见转氨酶升高。

【妊娠期安全等级】 C。

【禁忌与慎用】 1. 已知对本品过敏的患者禁用。

2. 服用阿司匹林或其他 NSAIDs 后诱发哮喘、荨麻疹或过敏反应的患者禁用。

3. 禁用于冠状动脉搭桥手术（CABG）围手术期疼痛的治疗。

4. 使用 NSAIDs 后发生胃肠道出血或穿孔病史的患者禁用。

5. 有活动性消化道溃疡/出血，或者既往曾复发溃疡/出血的患者禁用。

6. 重度心力衰竭患者禁用。

7. 肝、肾功能不全、出血性疾病以及接受香豆素治疗的患者慎用。

【药物相互作用】【用药须知】 参见布洛芬。

【剂量与用法】 1. 成人 一次 0.2～0.4 g，2～3 次/日，饭时服用。

2. 1～3 岁儿童 多用栓剂，一次 1 粒（塞肛门内），3 岁以上儿童，一次 2 粒。若持续疼痛或发热，可间隔 4～6 h 重复用药 1 次，24 h 不超过 4 次。

【制剂】 ①片剂：0.2 g。②胶囊：0.15 g。③混悬剂：2 g/100 ml。④栓剂：0.05 g。

萘普生

(naproxen)

别名：消痛灵、Naprosyn、Proxen、Anapvox

本品为苯丙酸衍生物。

【CAS】 22204-53-1

【ATC】 G02Ccr02；M01AE02；M02AA12

【理化性状】 1. 本品为白色至米色，几乎无臭的结晶性粉末。几乎不溶于水，溶于乙醇、无水乙醇和三氯甲烷，略溶于乙醚。

2. 化学名：(+)-2-(6-Methoxy-2-naphthyl) propionic acid

3. 分子式：$C_{14}H_{14}O_3$

4. 分子量：230.3

5. 结构式

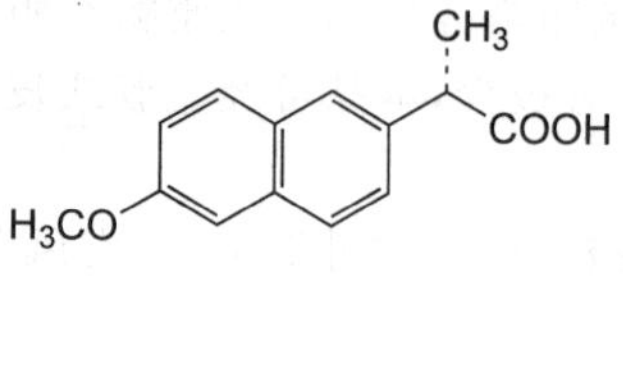

萘普生钠
(naproxen sodium)

〖CAS〗 26159-34-2

〖理化性状〗 1. 本品为白色至奶油色结晶性粉末。溶于水和甲醇,略溶于乙醇,极微溶于丙酮,几乎不溶于三氯甲烷和甲苯。

2. 分子式:$C_{14}H_{13}NaO_3$

3. 分子量:252.2

【药理作用】 1. 本品具有镇痛、抗炎及解热作用。镇痛效果与阿司匹林相近,但作用时间较长(78 h),抗炎作用比阿司匹林强。不良反应少,通常较易耐受,对肿瘤性发热有很强的解热作用,用药后可使体温很快降至正常。

2. 在同类药物中,萘普生与芬布芬等效,比布洛芬、酮洛芬更有效。

【体内过程】 口服后吸收迅速而完全,24 h(钠盐口服后12 h)血药浓度可达峰值。$t_{1/2}$为12～15 h。在治疗浓度下,蛋白结合率在99%以上。约95%的用药量随尿液排出,其中10%为原药,其余为代谢物。经肠道排出不到5%。药物可渗进滑膜液和透过胎盘,少量可随乳汁分泌。食物可减少本品的吸收速率,但不影响吸收程度。

【适应证】 1. 风湿性关节炎、类风湿关节炎、骨关节炎、脊柱炎和急性痛风。

2. 各种疾病(感染性发热除外)引起的疼痛及发热。

【不良反应】 1. 常见消化不良、恶心、呕吐、腹部不适及胃烧灼感等,偶有消化道溃疡、出血及黄疸。

2. 可见头痛、困倦、眩晕、耳鸣,偶见视物障碍。

3. 偶尔可致粒细胞减少、血小板减少、间质性肾炎、肾病综合征。

【妊娠期安全等级】 B。

【禁忌与慎用】 1. 对本品或其他NSAIDs过敏者禁用。

2. 有消化道溃疡及其病史者禁用。

3. 肝、肾功能不全的患者慎用。

4. 正在接受抗凝治疗和已有出血倾向的患者应慎用。

5. 哺乳期妇女使用时应暂停哺乳。

【药物相互作用】【用药须知】 参见吲哚美辛。

【剂量与用法】 1. 用于风湿性疾病,成人开始口服250 mg,2次/日,逐渐调整到500～750 mg/d,2次分服。

2. 用于5岁以上儿童的年轻型类风湿关节炎,10 mg/(kg·d),2次分服。

3. 用于急性痛风,开始口服750 mg,以后250 mg/8 h。

4. 用于痛经或其他轻、中度疼痛,开始可口服500 mg,以后每隔6～8 h口服250 mg。最高限量为1250 mg/d。

【制剂】 片剂:0.1 g;0.2 g;0.25 g。

【贮藏】 密封、遮光保存。

酮洛芬
(ketoprofen)

别名:酮基布洛芬、苯酮苯丙酸、优洛芬、Profenid、Alrheumat、Airheumun

本品为吡嗪烷羧酸衍生物。

【CAS】 22071-15-4

【ATC】 M01AE03;M02AA10

【理化性状】 1. 本品为白色或类白色结晶性粉末。熔点94～97 ℃,几乎不溶于水,易溶于乙醇、丙酮和二氯甲烷。

2. 化学名:(*RS*)-2-(3-Benzoylphenyl) propionic acid

3. 分子式:$C_{16}H_{14}O_3$

4. 分子量:254.3

5. 结构式

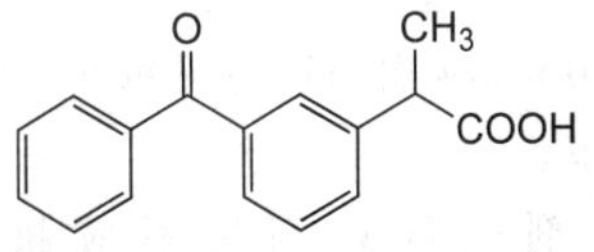

【药理作用】 本品具有镇痛、抗炎及解热作用。治疗风湿性关节炎、骨关节炎时,本品(25 mg,4次/日)的疗效与同剂量的吲哚美辛相似,而不良反应较轻,用于类风湿关节炎时,口服本品150 mg/d或布洛芬1.2 g/d,对减轻疼痛和关节肿胀以本品为优,而对晨僵、握力与对乙酰氨基酚相比,两药无明显差别。本品能抑制血小板聚集,延长出血时间。

【体内过程】 1. 口服后易于吸收,血药浓度达峰时间为0.52 h。进食时服药不改变总生物利用度,但吸收速率减慢。$t_{1/2}$约为1.54 h。血浆蛋白结合率为99%。滑膜液内可达一定浓度。主要与葡糖醛酸结合,大部分随尿液排出,少量随粪便排出。

2. 肌内注射或直肠给药吸收良好。

3. 皮肤局部应用仅吸收少量。

【适应证】 1. 风湿性、类风湿关节炎、骨关节炎、强直性脊柱炎和急性痛风。

2. 肌痛、外伤疼痛等轻、中度疼痛。

3. 外用局部治疗由风湿或外伤引起的关节、肌腱、韧带和肌肉的疼痛以及炎症和创伤，包括关节炎、关节周炎、关节滑膜炎、肌腱炎、腱鞘滑膜炎、黏液囊炎、挫伤、扭伤、拉伤、脱位、膝半月板损伤、斜颈、腰疼等。也用于治疗由静脉炎、淋巴管炎、淋巴结炎、红斑和皮炎引起的疼痛和炎症。

【不良反应】 1. 常见消化不良、恶心、呕吐、腹痛、便秘、食欲缺乏，偶见消化道溃疡及出血。

2. 通常有头痛、头晕、耳鸣、听力障碍。

3. 偶见粒细胞减少、再生障碍性贫血。

4. 尚有发生皮疹、水肿、肾功能损害等。

5. 外用制剂可发生皮肤过敏反应，如皮炎、湿疹、日光性皮炎、荨麻疹。

【妊娠期安全等级】 B。

【禁忌与慎用】 参见萘普生。

【药物相互作用】 1. 阿司匹林可降低本品的血浆蛋白结合率，使其血药浓度升高。丙磺舒也有阿司匹林的类似作用，故本品不宜与这两种药物合用。

2. 华法林与本品合用可增加患者的出血倾向，故两者不宜合用。

3. 氢氯噻嗪与本品合用可减少尿钾和氯的分泌，并且可导致肾血流减少而出现肾功能衰竭的可能。

【剂量与用法】 1. 成人口服 50～100 mg，2 次/日，或 50 mg，4 次/日，也可每 6～8 h 口服 25～50 mg，饭后服。

2. 缓释剂一日总剂量不应超过 200 mg，1 次/日。

3. 凝胶剂　一日在皮肤上搽涂 1～2 次或根据需要适当增加次数，一次 3～5 cm 或更多，取决于所涉及区域的大小。轻轻按摩，以帮助吸收。

4. 搽剂　均匀涂搽于患处，一次 1～3 ml，2～3 次/日。

【用药须知】 参见吲哚美辛。

【制剂】 ①胶囊剂：25 mg；50 mg；75 mg。②缓释胶囊：100 mg；150 mg；200 mg。③片剂：25 mg；50 mg。④凝胶剂：0.9 g/30 g；0.6 g/20 g；0.3 g/10 g。⑤搽剂：0.9 g/30 ml。⑥缓释小丸：0.6964 g/1 g。

【贮藏】 密封、遮光保存。

右酮洛芬

(dexketoprofen)

别名：右旋酮洛芬、(S)-(+)-酮洛芬、(S)-(+)-2-(3-苯甲酰基苯基)丙酸

本品为酮洛芬的右旋体。

【CAS】 22161-81-5

【ATC】 M01AE17

【理化性状】 1. 本品为无色结晶，熔点 69～71 ℃。

2. 化学名：(2S)-2-[3-(Benzoyl)phenyl]propanoic acid

3. 分子式：$C_{16}H_{14}O_3$

4. 分子量：254.3

右酮洛芬氨丁三醇

(dexketoprofen trometamol)

别名：萘拉兰、优百芬、健都

〖CAS〗 156604-79-4

〖理化性状〗 1. 本品为白色结晶，有刺激性特臭，在水中和甲醇中易溶，不溶于乙醚。

2. 化学名：2-Amino-2-(hydroxymethyl)-1,3-propanediol (S)-3-benzoyl-alpha-methylbenzeneacetate

3. 分子式：$C_{20}H_{25}NO_6$

4. 分子量：375.42

【药理作用】 参见酮洛芬。

【体内过程】 本品口服吸收迅速、完全，食物影响其生物利用度，健康受试者单次服用 12.5 mg 或 25 mg，可在 0.25～0.75 h 血药浓度达峰值，峰浓度分别为 1.4 mg/L 和 3.1 mg/L，本品在血浆中主要以原药、羟化代谢物和相应的葡糖醛酸代谢物的形式存在。约 70%～80% 的药物主要以葡糖醛酸结合物形式在服药后 12 h 随尿液排泄。

【适应证】 本品适用于治疗不同病因的轻、中度疼痛，如类风湿关节炎、骨关节炎、强直性脊柱炎、痛风性关节炎等的关节痛，以及痛经、牙痛、手术后痛、癌性疼痛、急性扭伤或软组织挫伤疼痛和感冒发热引起的全身疼痛等各种急慢性疼痛。

【不良反应】 最常见的不良反应是胃烧灼感、胃痛、头痛及眩晕，偶见恶心、呕吐、腹泻、便秘、瘙痒、焦虑、心悸、失眠、寒战、四肢浮肿及皮疹等，多为轻、中度。极少出现或偶尔复发胃十二指肠溃疡和消化道出血。

【妊娠期安全等级】 B。

【禁忌与慎用】 1. 已知对本品过敏的患者禁用。

2. 服用阿司匹林或其他 NSAIDs 后诱发哮喘、荨麻疹或过敏反应的患者禁用。

3. 禁用于冠状动脉搭桥手术(CABG)围手术期疼痛的治疗。

4. 有应用 NSAIDs 后发生胃肠道出血或穿孔病史的患者禁用。

5. 有活动性消化道溃疡、出血,或者既往曾复发溃疡、出血的患者慎用。

6. 重度心力衰竭患者禁用。

7. 16 岁以下儿童禁用。

8. 哺乳期妇女使用时应暂停哺乳。

【药物相互作用】 1. 饮酒或与其他 NSAIDs 合用时增加胃肠道不良反应及出血倾向,长期与对乙酰氨基酚合用时可增加对肾脏的毒性。

2. 与肝素、双香豆素等抗凝药及血小板聚集抑制药合用时有增加出血的危险。

3. 与呋塞米合用时,后者的排钠和降压作用减弱。

4. 与维拉帕米、硝苯地平合用时,本品的血药浓度增高。

5. 本品可增高地高辛的血药浓度,合用时须注意调整地高辛的剂量。

6. 本品可增强口服抗糖尿病药的作用。

7. 本品与抗高血压药合用时可影响后者的降压效果。

8. 本品不应与丙磺舒合用,因后者可明显降低本品肾脏清除率(降低 66%)和血浆蛋白结合率(降低 28%),导致血药浓度增高,有引起中毒的危险。

9. 本品可降低甲氨蝶呤的排泄,增高其血药浓度,甚至可达中毒水平,故本品不应与中等或大剂量的甲氨蝶呤合用。

【剂量与用法】 给药剂量可根据疼痛的类型,程度和时间长短而异。通常一次 12.5～25 mg,3～4 次/日,或遵医嘱。宜饭后服或与食物同服。一日最大剂量不超过 100 mg。

【用药须知】 参见吲哚美辛。

【制 剂】 ① 胶 囊 剂: 12.5 mg。② 片 剂: 12.5 mg。

【贮藏】 密封、遮光保存。

非诺洛芬

(fenoprofen)

别名:苯氧布洛芬、苯氧苯丙酸、Fenopron、Nalfon、Nalgesic

本品为苯丙酸衍生物。

【CAS】 31879-05-7

【ATC】 M01AE04

【理化性状】 1. 化学名:(±)-2-(3-Phenoxyphenyl)propanoic acid

2. 分子式:$C_{15}H_{14}O_3$

3. 分子量:242.27

4. 结构式

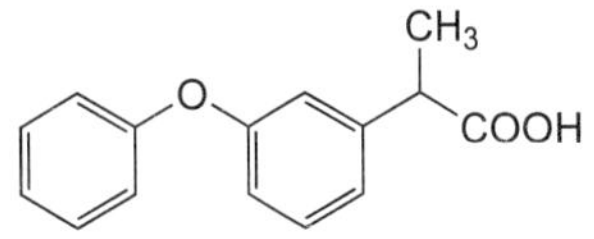

非诺洛芬钙

(fenoprofen calcium)

〖CAS〗 34597-40-5 (anhydrous fenoprofen calcium); 53746-45-5(fenoprofen calcium dihydrate)

〖理化性状〗 1. 本品为白色结晶性粉末。微溶于水、甲醇和正己烷,几乎不溶于三氯甲烷。

2. 化学名:Calcium (±)-2-(3-phenoxyphenyl) propionate dihydrate

3. 分子式:$(C_{15}H_{13}O_3)_2Ca \cdot 2H_2O$

4. 分子量:558.6

【药理作用】 本品具有镇痛、抗炎及解热作用。用于类风湿关节炎时,本品(2.4 g/d)的疗效与阿司匹林(6 g/d)的疗效无明显差别,但不良反应更少,一日口服本品 2.4 g 的疗效与口服萘普生 500 mg 相等,但不良反应较多。

【体内过程】 本品口服吸收迅速,生物利用度为 85%,食物可减慢吸收并减少吸收量。血药浓度达峰时间为 12 h。$t_{1/2}$ 约 2.5 h。血浆蛋白结合率>99%。用药量的 90%以葡糖醛酸结合于 24 h 内随尿液中排出。

【适应证】 1. 用于治疗类风湿关节炎、骨关节炎、强直性脊柱炎和急性痛风。

2. 用于减轻中等程度的疼痛和退热。

【不良反应】 1. 约有 15%的患者发生腹部不适、消化不良、便秘和恶心。

2. 其他可见皮疹、耳鸣、头晕、困倦、精神错乱等。

【禁忌与慎用】 参见布洛芬。

【药物相互作用】 1. 参见吲哚美辛。

2. 阿司匹林可降低本品的血药浓度。

【剂量与用法】 成人口服 300～600 mg,3～4 次/日。

【用药须知】 参见吲哚美辛。

【制剂】 胶囊剂:200 mg;400 mg。

【贮藏】 密封保存。

噻洛芬酸

(tiaprofenic acid)

别名：异噻酮布洛芬、苯噻丙酸、安得返、Surgam、Surgamyl、Tiafen、Turganil

本品为丙酸衍生物。

【CAS】 33005-95-7

【ATC】 M01AE11

【理化性状】 1. 本品为白色或类白色结晶性粉末。几乎不溶于水，易溶于乙醇、丙酮和二氯甲烷。

2. 化学名：2-(5-Benzoyl-2-thienyl) propionic acid

3. 分子式：$C_{14}H_{12}O_3S$

4. 分子量：260.3

5. 结构式

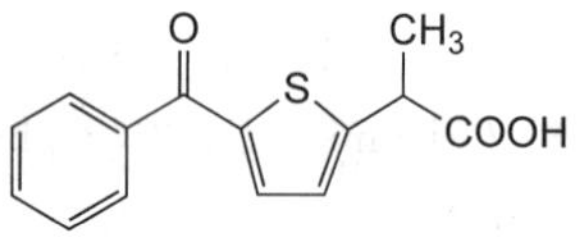

【药理作用】 本品有镇痛、解热和抗炎作用。其镇痛效果优于双氯芬酸。

【体内过程】 口服后可自胃肠道吸收，血药浓度达峰时间约 1.5 h。$t_{1/2}$约为 2 h。肌内注射本品的缓血酸胺盐后 30 min 起效，13 h 内作用最强。血浆蛋白结合率约 98%。主要以原药和与葡糖醛酸结合随尿液排出，24 h 内排出服用量的 45%～55%。少量从胆道排出。乳汁中可显示极少量。

【适应证】 1. 主要用于风湿性关节炎、骨关节炎、类风湿脊柱炎。

2. 用于术后炎症及疼痛、扭伤、其他软组织损伤。

【不良反应】 1. 可见消化不良、恶心、呕吐、腹痛、腹泻、胃灼热感、胃炎、肠胀气、口炎、便秘等。罕见胃溃疡、消化道出血及穿孔的报道。

2. 可引起膀胱炎、膀胱刺激征和其他尿道症状。

3. 还可见头痛、嗜睡及皮疹、光敏、荨麻疹、瘙痒或血管神经性水肿等变态反应。

【禁忌与慎用】 1. 对本品和其他 NSAIDs 过敏者、妊娠期妇女禁用。

2. 胃或十二指肠溃疡患者，重度肝、肾功能不全患者禁用。

3. 有尿道及前列腺疾病者或已出现尿道症状的用药者禁用。

4. 有过敏史、哮喘发作史以及荨麻疹、过敏性鼻炎的患者，均禁用。

5. 哺乳期妇女使用时应暂停哺乳。

6. 儿童的有效性及安全性尚未确定。

【药物相互作用】 1. 与血浆蛋白广泛结合的药物如磺胺类、抗凝血药、降糖药、苯妥英钠及强效利尿剂等合用时，会使本品的血药浓度增高，要调整本品的剂量。

2. 参见吲哚美辛。

【剂量与用法】 1. 口服　成人 200 mg，3 次/日。长期治疗时，由第 4 日开始，降低剂量至一次 100 mg。缓释剂型 600 mg，1 次/日。肾功能不全的老年患者给予 200 mg，2 次/日。

2. 肌内注射　200～400 mg/d，最大剂量 600 mg/d，分 3 次注射。

【用药须知】 参见吲哚美辛。

【制剂】 ①片剂：100 mg；200 mg；300 mg。②缓释胶囊剂：300 mg。③缓释片剂：300 mg。④注射剂(粉)：200 mg。

【贮藏】 遮光保存。

奥沙普秦

(oxaprozin)

别名：苯噁丙酸、噁丙秦、奥沙新、诺德伦、诺碧松、诺松、Oxaprozine、Deflam、Daypro、Actirin

本品为丙酸衍生物。

【CAS】 21256-18-8

【ATC】 M01AE12

【理化性状】 1. 本品为白色至浅黄白色的结晶性粉末，有轻微气味，熔点 162～163 ℃。微溶于乙醇，不溶于水，pKa 为 4.3。

2. 化学名：3-(4,5-Diphenyloxazol-2-yl) propionic acid

3. 分子式：$C_{18}H_{15}NO_3$

4. 分子量：293.3

5. 结构式

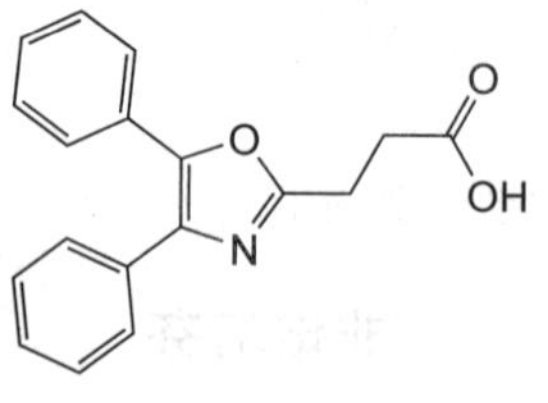

【药理作用】 本品为长效 NSAIDs，具有镇痛、抗炎及解热作用。用于类风湿关节炎时，本品(1.2 g/d)的疗效与阿司匹林(3.9 g/d)几乎相同。对消化道损伤轻微，而且药效具有持久性。

【体内过程】 本品口服后吸收良好，血药浓度在 3～4 h 达峰值，食物能降低吸收速度而不影响吸收程度。一日一次服药和分二次服药的血药浓度、达稳态时间基本相似。本品 $t_{1/2}$ 约为 50 h，一次服药后 5 d 内尿液中排泄率为 31%～38%，15 d 内为 60%，尿内含有原药及其他代谢物，连续多次服药后原药排泄逐渐减少。

【适应证】 用于风湿性关节炎、类风湿关节炎、骨关节炎、强直性脊柱炎、肩周炎、颈肩腕综合征、痛风及外伤和手术后等的镇痛。

【不良反应】 类似其他 NSAIDs，但通常比阿司匹林少。

【妊娠期安全等级】 B。

【禁忌与慎用】 1. 禁用于消化性溃疡、严重肝、肾疾病患者、对其他 NSAIDs 过敏患者、粒细胞减少症、血小板减少症、儿童及妊娠期妇女。

2. 哺乳期妇女使用时应暂停哺乳。

3. 余参见吲哚美辛。

【药物相互作用】【用药须知】 参见吲哚美辛。

【剂量与用法】 1. 治疗类风湿，成人常用口服剂量为一次 1.2 g，1 次/日。低体重者可减量至 0.6 g，1 次/日。

2. 解热镇痛，口服，一次 0.2～0.4 g，1 次/日。

【制 剂】 ① 片 剂：0.2 g；0.6 g。② 胶 囊 剂：0.2 g。

【贮藏】 贮于 25 ℃，短程携带允许 15～30 ℃。

芬布芬

(fenbufen)

别名：联苯丁酮酸、苯酮酸、Lederfen、Bufemid、Naponoy

本品为苯丙酸衍生物。

【CAS】 36330-85-5

【ATC】 M01AE05

【理化性状】 1. 本品为白色细微结晶性粉末。极微溶于水，略溶于乙醇、丙酮和二氯甲烷。

2. 化学名：4-(Biphenyl-4-yl)-4-oxobutyric acid

3. 分子式：$C_{16}H_{14}O_3$

4. 分子量：254.3

5. 结构式

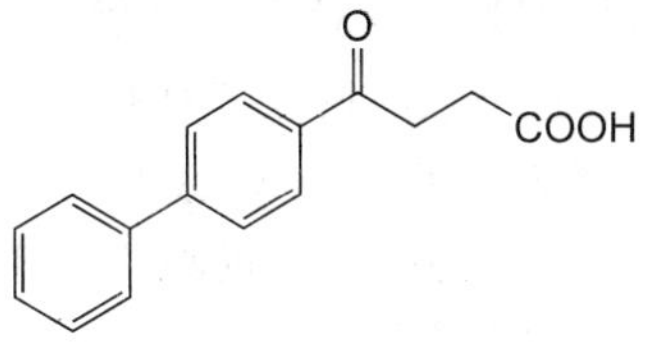

【药理作用】 本品具有镇痛、抗炎及解热作用。消炎镇痛作用比阿司匹林强，比吲哚美辛弱，但胃肠道安全性较大。

【体内过程】 口服易于吸收，约 70 min 血药可达峰值，在体内被代谢成活性产物，原药和代谢物的 $t_{1/2}$ 为 10 h 或更长。主要随尿液排出。血浆蛋白结合率达 99%以上。

【适应证】 1. 用于治疗风湿性关节炎、类风湿关节炎、骨关节炎、强直性脊柱炎和急性痛风。

2. 用于缓解牙痛、外伤疼痛及手术后疼痛。

【不良反应】 1. 少数患者有恶心、胃痛、头晕、困倦、白细胞数微降、多形性红斑等。

2. 个别患者出现转氨酶升高。

【禁忌与慎用】 1. 妊娠期妇女禁用。

2. 14 岁以下儿童禁用。

3. 消化性溃疡患者慎用。

4. 哺乳期妇女使用时应暂停哺乳。

【药物相互作用】 1. 参见吲哚美辛。

2. 阿司匹林有可能降低本品及其代谢物的血药浓度。

【剂量与用法】 成人口服 600～900 mg/d，分 1 次或 2 次服用。可分别于早、晚各口服 450 mg，或早晨服 300 mg，晚间服 600 mg。

【用药须知】 参见吲哚美辛。

【制剂】 ①片剂：150 mg；300 mg。②胶囊剂：150 mg；300 mg。

【贮藏】 密封、遮光保存。

联苯乙酸

(felbinac)

别名：Flexfree、Target、Traxam、非必拉克

本品为芬布芬的活性代谢产物。

【CAS】 5728-52-9

【ATC】 M02AA08

【理化性状】 1. 本品为白色结晶粉末。

2. 化学名：Biphenyl-4-ylacetic acid

3. 分子式：$C_{14}H_{12}O_2$

4. 分子量：212.2

5. 结构式

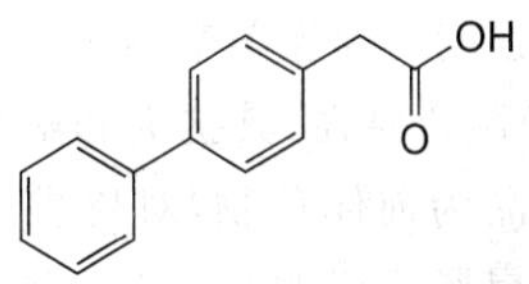

【药理作用】 本品是芬布芬的活性代谢物。口服可引起消化道功能障碍，因此，制成透皮吸收的软膏。软膏剂可以使药物不通过全身血液循环而直接

向炎症部位移行，并具有较高的疗效和安全性。

【适应证】 用于治疗各种关节炎、骨关节疼痛、软组织炎症、外伤后肿胀、疼痛等。

【不良反应】 本品偶见皮肤瘙痒感、发红及刺激感。罕见皮炎和水疱，如症状严重应停药。

【禁忌与慎用】 1. 对本品过敏者禁用。

2. 眼及黏膜处禁用。

3. 慎用于伴有感染的炎症。

【剂量与用法】 一次 1 g，2～4 次/日，若有多处损伤涂擦本品，一日总量不得超过 25 g。

【制剂】 ① 凝胶剂：0.3 g/10 g。② 搽剂：0.3 g/10 ml。

【贮藏】 密封、遮光保存。

洛索洛芬

(loxoprofen)

本品属于苯丙酸类 NSAIDs。

【CAS】 68767-14-6

【理化性状】 1. 化学名：(±)-2-{4-[(2-Oxocyclopentyl) methyl]phenyl} propanoic acid

2. 分子式：$C_{15}H_{17}O_3$

3. 分子量：246.3

4. 结构式

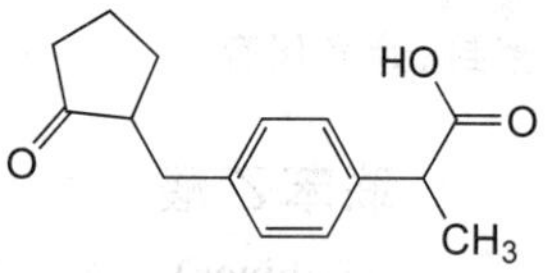

洛索洛芬钠

(loxoprofen sodium)

别名：倍珞、乐松、洛克、Loxonin、Xilofen

〖CAS〗 80382-23-6；87828-36-2(二水合物)

〖理化性状〗 1. 化学名：Sodium(±)-2-{4-[(2-Oxocyclopentyl) methyl]phenyl} propanoic acid

2. 分子式：$C_{15}H_{17}O_3Na \cdot 2H_2O$

3. 分子量：304.3

【药理作用】 本品与其他 NSAIDs 的作用机制相同。其镇痛强度是吲哚美辛的 10～20 倍，也比选择性 COX-2 抑制药要强，其抗炎和解热作用与吲哚美辛相当。本品为前体药物，对胃黏膜的刺激作用较弱。口服经胃肠道吸收后，在肝内迅即转化成反式-羟基(SRS 配位)活性代谢物。此活性代谢物主要通过抑制 COX，减少 PG 的生物合成，抑制中性粒细胞向炎症部位的趋向性及抑制趋向因子的形成而发挥治疗作用。

【体内过程】 本品口服后迅速被吸收，在肝内代谢为反式-羟基活性代谢物。单剂量口服 60 mg 后约 30 min 可达 C_{max} 5.04 μg/ml，AUC 为(6.70±0.26)(μg·h)/ml。其血浆蛋白结合率约为 97%，$t_{1/2}$ 约为 1.22 h。反式-羟基代谢物的 T_{max} 约为 50 min，峰浓度约为 0.85 μg/ml，AUC 为(2.02±0.05)(μg·h)/ml，血浆蛋白结合率约为 92.8%，$t_{1/2}$ 约为 1.31 h。本品主要分布于肝、肾和皮肤，其他细胞外间隙及四肢的炎性组织中浓度较高，在关节中的浓度持续时间较长，而在脑组织和骨骼肌中的浓度较低。80%本品以原药或反式-羟基代谢物的葡糖醛酸结合物形式快速随尿液排出，其余 10%随粪便排出。服药后 8 h 约可排出给药剂量的一半，服药 24 h 后血液中基本检测不到药物。连续给药未见积蓄。

【适应证】 1. 用于治疗类风湿关节炎、强直性脊柱炎、骨关节炎和痛风性关节炎、腰痛、颈肩腕综合征、纤维肌痛、肩周炎和肱骨外上髁炎(网球肘)。

2. 用于手术后、外伤后及拔牙后的镇痛和消炎。

3. 用于急性上呼吸道炎症的解热和镇痛。

【不良反应】 1. 可见嗳气、恶心、呕吐、畏食、消化不良、胃部不适、胃灼热、腹胀、腹痛、口腔炎、便秘或腹泻。偶见消化性溃疡、胃肠道出血。

2. 可见 AST、ALT 和 ALP 水平升高，偶见黄疸和突发性肝炎。

3. 可出现失眠、嗜睡、头痛和头晕，还可见嗜酸粒细胞增多、白细胞和血小板减少、溶血性贫血和再生障碍性贫血。

4. 可能引起哮喘、间质性肺炎，也可见水肿、急性肾功能衰竭、肾病综合征和间质性肾炎。

5. 可出现皮疹、瘙痒，偶发荨麻疹，也可引起斯-约综合征。

6. 还可引起发热、心悸、体温过低、四肢厥冷和虚脱，甚至有发生休克的报道。

7. 长期服用本品或其他 NSAIDs 可导致女性暂时性不育。

8. 偶见血尿素氮、肌酐水平升高。

【禁忌与慎用】 1. 对本品过敏者或有过敏史者、对阿司匹林过敏或有阿司匹林哮喘史者、消化性溃疡患者、严重血液系统疾病患者、肝功能不全患者、重度肾功能不全患者、严重心功能不全患者、妊娠期妇女、儿童均应禁用。

2. 支气管哮喘患者，有消化性溃疡病史者，轻、中度血液系统异常或有既往史者，轻、中度心功能不全或有既往病史者，血容量不足或正在使用利尿药的患者均应慎用。

3. 哺乳期妇女使用时应暂停哺乳。

【药物相互作用】 1. 本品可增强磺酰脲类药物的降血糖作用。

2. 本品可增强香豆素类药物的抗凝血作用。

3. 本品可增强氟喹诺酮类药物抑制中枢神经系统内 γ-氨基丁酸与受体的结合，从而诱发癫痫。

4. 本品可升高锂的血药浓度，易致中毒。

5. 本品可抑制肾脏 PG 的生物合成，减少水、钠的排泄，因而可减弱噻嗪类利尿药的降压和利尿作用。

【剂量与用法】 1. 镇痛、消炎 成人口服 60 mg，3 次/日，急性炎症疼痛也可顿服 60～120 mg。

2. 急性上呼吸道感染的解热、镇痛 成人口服一次 60 mg，2 次/日，一日最大剂量为 180 mg。

3. 老年人应从低剂量开始给药。

【用药须知】 1. 长期用药时，应定期检查血、尿常规及肝、肾功能。

2. 本品应避免与其他 NSAIDs 合用，以减少不良反应。

3. 感染性疾病患者使用本品，可能会掩盖感染引发的症状。因此，这类患者必须同时给予抗感染药物。

4. 当不良反应增多或严重时，应考虑及时停药。

5. 参见本类药物引言中的用药警戒。

【制剂】 ①片剂：60 mg。②胶囊剂：60 mg。

【贮藏】 遮光、密封，贮于干燥处。

普拉洛芬

(pranoprofen)

别名：吡喃洛芬、普南扑灵、Niflan、Difen

本品系丙酸衍生物，属于 NSAIDs。

【CAS】 52549-17-4

【ATC】 S01BC09

【理化性状】 1. 化学名：α-Methyl-5*H*-[1]-benzopyrano[2,3-b]pyridine-7-acetic acid

2. 分子式：$C_{15}H_{13}NO_3$

3. 分子量：255.3

4. 结构式

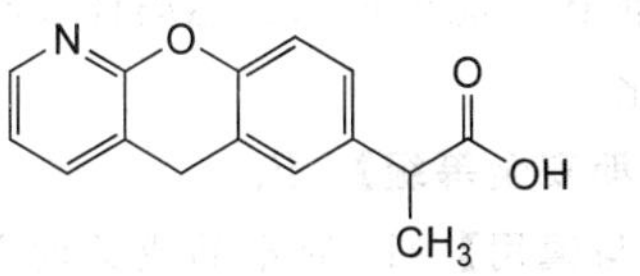

【药理作用】 本品主要抑制 PG 的生物合成而发挥解热、镇痛和抗炎作用。对家兔的实验证实，其抑制作用比吲哚美辛、布洛芬、阿司匹林更强，但对正常体温几无影响，在脂多糖(LPS)引起家兔发热的实验中，糖浆剂口服给药，其解热作用呈剂量依赖性。

【体内过程】 本品口服后吸收迅速。健康成人餐后单剂量口服本品片剂 75 mg，1.9 h 后达 C_{max} (3.59±1.04) μg/ml，AUC 为 (9.29±0.55)(μg·h)/ml，健康儿童(1～10 岁)单剂量口服本品糖浆剂 3 mg/kg，0.5 h 后达 C_{max} (8.77 μg/ml)，$AUC_{0\sim8}$ 为 14.39(μg·h)/ml。本品主要在肝内与葡糖醛酸结合而代谢。给药后 24 h 内，原药及葡糖醛酸结合物分别随尿液排出 1.3%和 84%。给家兔两眼滴入本品滴眼液，30 min 后眼组织内的药物浓度由高到低依次为：角膜、结膜、巩膜前部、眼外肌、前房水、虹膜、巩膜后部。药物在晶体、血液和肝脏的分布非常少，而玻璃体中几乎没有。

【适应证】 1. 用于慢性类风湿关节炎、骨性关节炎、腰痛症、肩周炎、颈肩腕综合征、牙周炎、痛风等的消炎和镇痛。

2. 手术、外伤及拔牙后的镇痛和消炎。

3. 急性上呼吸道感染的解热和镇痛(也可用糖浆剂)。

4. 本品滴眼液用于外眼部以及眼前段炎症性疾病(包括眼睑炎、结膜炎、角膜炎、巩膜炎、眼前段色素层炎等)的对症治疗。

【不良反应】 1. 消化系统可出现腹泻、口炎、胃灼热，偶见食欲缺乏、恶心、呕吐、胃痛、腹痛、便秘等，也可出现消化性溃疡或出血等严重不良反应，罕见 AST、ALT、ALP 及 BUN 水平升高。

2. 神经系统可出现眩晕、头痛、困倦、疲乏，罕见失眠。

3. 血液系统可引起白细胞减少、血小板减少及血小板功能低下(出血时间延长)，还可出现溶血性贫血等严重不良反应。

4. 呼吸系统可引起哮喘发作。

5. 皮肤可见重型大疱性多形性红斑(斯-约综合征)、中毒性表皮坏死松解症(Lyell 症)等严重不良反应。

6. 本品滴眼液经眼给药可引起眼部刺激感、结膜充血、眼痒、眼睑发红及肿胀、眼睑炎、眼分泌物增多、流泪、弥漫性表层结膜炎、异物感、结膜水肿等。

7. 可引起皮疹(如荨麻疹)、皮肤瘙痒等过敏反应。

8. 其他还可发生体温过度下降、虚脱、四肢湿冷、浮肿、耳鸣、休克等。

【禁忌与慎用】 1. 对本品及其他 NSAIDs 过敏者、妊娠期妇女和消化性溃疡、严重血液系统异常、重度肝肾功能不全、严重心功能不全和严重高血压患者禁用。

2. 以下患者慎用 ①支气管哮喘;②有消化性溃疡史;③血液系统异常或有既往史;④有出血倾向;⑤轻、中度肝、肾功能不全或有既往史;⑥轻、中度心功能不全;⑦轻、中度高血压;⑧系统性红斑狼疮;⑨溃疡性结肠炎;⑩节段性回肠炎。

【药物相互作用】 1. 本品的血浆蛋白结合率高,可增加香豆素类抗凝药(如华法林等)和磺酰脲类降糖药(如甲苯磺丁脲等)的血药浓度。

2. 本品可减少碳酸锂经肾的排泄,合用时血锂浓度升高,可能引起锂中毒。

3. 氟喹诺酮类抗菌药可抑制中枢神经系统内抑制性神经递质 γ-氨基丁酸(GABA)与受体的结合,诱发癫痫。而本品可增强氟喹诺酮类药的上述作用,从而诱发癫痫。

4. 本品可抑制肾脏生物合成 PG,导致体内水钠潴留,因此,可减弱噻嗪类利尿药的利尿和降压作用。

【剂量与用法】 1. 成人口服一次 75 mg,3 次/日。

2. 滴眼液,一次 1～2 滴,4 次/日。

【用药须知】 1. 本品应避免与其他消炎镇痛药合用。

2. 使用本品可能会掩盖感染的症状,故用于感染性炎症时,应合用适当的抗菌药并注意观察治疗效应。

3. 用药期间,如出现严重不良反应,应立即停药并进行适当处理。

4. 成人通常口服本品片剂或胶囊剂,儿童宜服糖浆剂。

5. 本品口服制剂不宜空腹服用,可于饭后服药。

6. 参见本类药物引言中的用药警戒。

【制剂】 ① 片剂:75 mg。② 胶囊剂:75 mg。③滴眼液:5 mg/5 ml。

【贮藏】 遮光,贮于室温下。

氟比洛芬

(flurbiprofen)

别名:氟布洛芬、欧可芬、平风、Ocufen、Flurofen

本品属于丙酸类 NSAIDs。

【CAS】 5104-49-4

【ATC】 M01AE09;M02AA19;S01BC04

【理化性状】 1. 本品为白色结晶性粉末。几乎不溶于水,溶于乙腈,易溶于无水乙醇、丙酮、乙醚或甲醇。

2. 化学名:2-(2-Fluorobiphenyl-4-yl) propionic acid

3. 分子式:$C_{15}H_{13}FO_2$

4. 分子量:244.3

5. 结构式

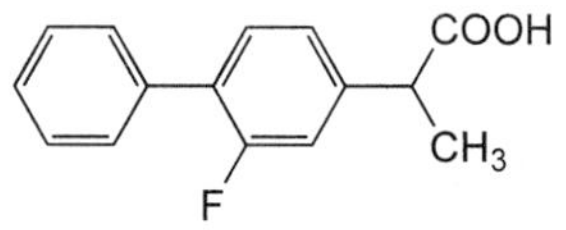

【药理作用】 本品主要通过抑制 COX 而起作用,和其他 NSAIDs 一样,具有镇痛、抗炎和解热作用。其抗炎和镇痛作用分别比阿司匹林强 250 倍和 50 倍,且优于布洛芬。本品尚可轻度抑制血小板的黏附和聚集。基于本品能抑制 PG,故其滴眼液可用于抑制白内障手术时瞳孔缩小。

【体内过程】 本品口服后吸收迅速,经 1.5 h 可达 C_{max},3 d 后可达稳态。本品广泛分布于全身组织,少量可透过血-脑屏障,并可进入乳汁。血浆蛋白结合率高达 99%。本品在肝中代谢,其原药及代谢物随尿液和粪便排出。血浆 $t_{1/2}$ 为 5 h,年龄对 $t_{1/2}$ 无明显影响。

【适应证】 1. 主要用于治疗类风湿关节炎、骨关节炎及强直性脊柱炎。

2. 也用于软组织扭伤和轻、中度术后痛,以及牙痛和痛经。

3. 本品的滴眼液用于激光小梁成形术后的炎症反应以及其他眼前段炎症,防治白内障人工晶体植入术后的黄斑囊样水肿,治疗巨乳头性结膜炎,以及抑制内眼手术中的瞳孔缩小及其术后抗炎。

【不良反应】 1. 胃肠道不良反应包括恶心、呕吐、腹痛、腹胀、便秘或腹泻,胃肠道出血较常见,还可能出现转氨酶水平升高。

2. 偶发头痛、头晕、嗜睡等中枢不良反应。

3. 动物实验中可引起肾乳头坏死,人类使用亦可能有此作用。

4. 滴眼液可发生局部刺痛、不适、烧灼感。

5. 其他还可能出现尿路感染样症状、皮炎、皮疹和视力变化。

【妊娠期安全等级】 B。

【禁忌与慎用】 1. 对本品或其他 NSAIDs 过敏

者、活动性消化性溃疡患者禁用。

2. 活动性单纯性疱疹性角膜炎的患者禁用本品滴眼液。

3. 有过敏性体质者和儿童禁用。

【药物相互作用】 1. 本品合用野甘菊可加重胃肠系统和肾脏的不良反应，因后者亦有抑制 PG 的作用。

2. 本品可降低锂的 CL，增加锂中毒的危险性。

3. 本品合用甲氨蝶呤可使后者的 CL 降低。

4. 本品可抑制磺酰脲类的代谢，因而可增加发生低血糖的危险性。

5. 本品合用环孢素，可增加后者的毒性，出现肾功能受损、胆汁淤积和感觉异常。

6. 本品合用氧氟沙星或左氧氟沙星，可能因抑制 γ-GABA，使中枢神经系统兴奋，诱发癫痫。

7. 本品合用阿司匹林可使本品的血药浓度降低 50%，生物利用度下降。

8. 由于本品可减少肾脏 PG 的生成，当与噻嗪类或袢利尿药合用时，可使利尿和降压的作用降低。

9. 本品合用保钾利尿药可使利尿作用降低，并可能出现高钾血症或中毒性肾损害。

10. 本品可降低 β 受体拮抗药的降压作用。

11. 本品合用 ACEIs 时，可使后者降压和促尿钠排泄作用降低。

12. 本品合用香豆素类、依替巴肽、低分子量肝素、茴茚二酮、苯茚二酮及华法林等抗凝药可能增加出血危险性。

13. 本品合用钙通道阻滞药时，可能引起胃肠道出血。

14. 本品合用酮咯酸可增加胃肠道出血和(或)穿孔的风险。

15. 本品合用免疫抑制药可能引起急性肾功能衰竭。

16. 本品不会干扰噻吗洛尔的降眼压作用。

【剂量与用法】 1. 口服　成人一次 50 mg，3～4 次/日，必要时可加量，但不可超过 300 mg/d，口服缓释片推荐剂量为 0.1 g，早、晚各 1 片。

2. 静脉注射　一次 50 mg，每 4～6 h 给药 1 次。

3. 滴眼

(1) 内眼手术时的瞳孔缩小及其术后炎症，术前 2 h 开始滴药，一次 1 滴，1 次/0.5 h，共用 4 次/日，术后次日起一次 1 滴，4 次/日，连用 2～3 周。

(2) 激光小梁成形术等术后抗炎，一次 1 滴，1 次/4 h，4 次/日，连用 7 d。

【用药须知】 1. 口服缓释片应整片吞服，不应咬碎。

2. 本品和阿仑膦酸钠都会刺激胃肠道，应避免合用。

3. 本品滴眼液与其他滴眼液同时使用，两者应间隔 15 min。

4. 本品无抗菌作用，在使用本品滴眼液时可能掩盖眼部的急性感染症状，应在抗感染的同时使用本品。

5. 为了防止凝血功能异常，建议在手术前停用本品 2 周。

6. 对本品无特效解毒药，如服药过量，应及时洗胃，纠正血电解质紊乱。

7. 参见本类药物引言中的用药警戒。

【制剂】 ①片剂：50 mg；100 mg。②缓释片：100 mg；200 mg。③注射剂(粉)：50 mg。④滴眼液：1.5 mg/5 ml；3 mg/10 ml。

【贮藏】 遮光、密封保存。

阿明洛芬

(alminoprofen)

别名：必灭风、阿氨布洛芬、阿米洛芬、阿米诺芬、烯氨苯丙酸、烯氨洛芬、米兰芬、Minalfene

本品为苯丙酸类 NSAIDs。

【CAS】 39718-89-3

【ATC】 M01AE16

【理化性状】 1. 化学名：2-[4-(2-Methylprop-2-enylamino)phenyl]propanoic acid

2. 分子式：$C_{13}H_{17}NO_2$

3. 分子量：219.28

4. 结构式

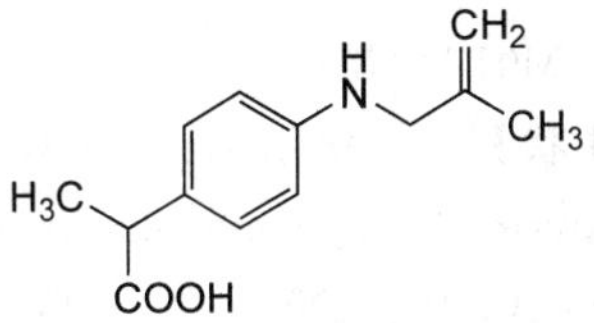

【药理作用】 本品属苯胺酸衍生物，具有镇痛、消炎、解热作用。其解热、抗炎作用与布洛芬相当，而镇痛作用强于布洛芬。本品具有消炎活性和很强的抗渗出能力，因此，能预防急性积液，对全身性多关节炎也有治愈作用。

【体内过程】 本品在消化道吸收迅速，给药 300 mg 以后，在 0.5～1.5 h 内达到血药峰浓度。$t_{1/2}$ 约为 3 h。重复给药后，在一周内最高血药浓度保持稳定，由于本品 $t_{1/2}$ 较短，最低血药浓度很低。血浆蛋白结合率超过 97.5%。主要以游离形式或与葡糖醛酸结合后随尿液排出。

【适应证】 用于慢性腰椎风湿性关节炎、神经根炎、肌腱炎、牙科手术、外伤(骨折、挫伤、扭伤)、产后子宫绞痛等症的短期对症治疗。

【不良反应】 1. 神经系统可引起嗜睡和头痛。

2. 胃肠道症状中发生率最高的是恶心、呕吐、胃肠道不适和胃痛,最严重的不良反应是消化道溃疡和出血。

3. 此外有皮疹和瘙痒,还可见转氨酶暂时升高。

【禁忌与慎用】 1. 胃、十二指肠溃疡,肝功能不全或严重肾功能衰竭患者禁用。

2. 动物实验表明,本品有致畸作用,故妊娠期妇女禁用。

3. 儿童用药的安全性和有效性尚未明确,故15岁以下儿童不可使用。

【剂量与用法】 进餐时口服,600～900 mg/d,首次300 mg,以后视疗效减少剂量。在治疗子宫绞痛时,450～600 mg/d,分2次服用。

【用药须知】 1. 本品、阿司匹林和其他化学结构类似的药物可发生交叉过敏反应。

2. 参见本类药物引言中的用药警戒。

【制剂】 片剂:150 mg。

【贮藏】 遮光、密封,贮于干燥处。

吡洛芬

(pirprofen)

别名:灵加消、吡咯布洛芬、吡丙芬、吡咯芬、Rengasil

本品为布洛芬的衍生物,为强效NSAIDs。1990年因严重肝毒性从世界范围内撤市。

【CAS】 31793-07-4

【ATC】 M01AE08

【理化性状】 1. 化学名:2-[3-Chloro-4-(2,5-dihydro-1*H*-pyrrol-1-yl)phenyl]propanoic acid

2. 分子式:$C_{13}H_{14}ClNO_2$

3. 分子量:251.7

4. 结构式

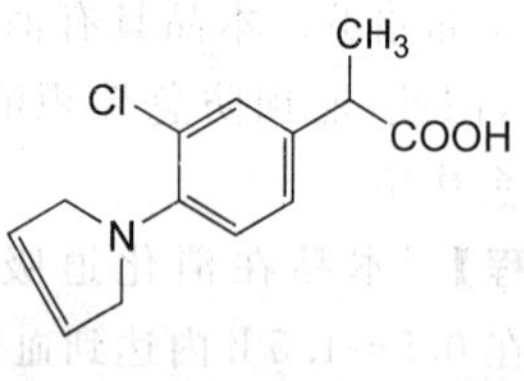

【药理作用】 动物实验和大量临床研究表明,本品能抑制PG合成酶,并对白细胞的趋化性、血小板的黏着和聚集有抑制作用。其镇痛作用较水杨酸类药物强10倍,但其抗风湿疗效不如后者。用于风湿性关节炎及类风湿关节炎,可使一些典型症状(如静止和运动时的疼痛、清晨僵直、关节压痛和肿胀)有明显的改善,功能也有提高,对一些非风湿病所致的中、重度疼痛亦能发挥可靠的镇痛作用。本品与其他NSAIDs不同点为,对关节软骨无不良影响,因而特别适用于需长期治疗的骨关节疾病。

【体内过程】 本品口服吸收迅速而完全,且不受食物和抗酸剂的影响。分布于体内各组织,能通过关节腔,少量透过血-脑屏障,也可透过胎盘屏障,可进入乳汁。$t_{1/2}$约6 h,血浆蛋白结合率为99.8%。一次服药量约80%在24 h内以代谢物的形式自肾脏排泄,约5%以原药自肾脏排泄,约8%以代谢物形式随粪便排泄。本品口服与肌内注射时的生物利用度相同,不受首过效应的影响。肌内注射400 mg,C_{max}为32.6 μg/ml,T_{max}为3.9 h。

【适应证】 风湿病及风湿性关节炎、类风湿关节炎、关节粘连性脊柱炎、腰痛和坐骨神经痛以及非风湿病引起的中至重度疼痛。

【不良反应】 1. 偶见恶心、胸口灼热、上腹疼痛或腹泻。

2. 在超过2个月的治疗中,偶见消化性溃疡及ALT、AST短暂升高。

3. 偶见轻度药物性红斑的报道,可自行恢复。

4. 注射时偶见局部疼痛,如发生应立即停止注射。

【禁忌与慎用】 1. 消化道溃疡、重度肝、肾功能不全,对水杨酸类以及其他抑制PG合成酶的药物过敏者禁用。

2. 有出血倾向及正在接受抗凝药物治疗的患者、有消化道溃疡病史者、有胃肠道出血病史者、妊娠期妇女及14岁以下儿童慎用。

3. 哺乳期妇女使用时应暂停哺乳。

【药物相互作用】 1. 本品可增强血小板凝集抑制剂的作用。

2. 与中枢神经抑制药合用,可增强镇痛效应。

3. 与皮质激素合用虽可增强疗效,但也可诱发溃疡出血。

【剂量与用法】 1. 肌内注射　1次/日,400 mg。严重者可2次/日或注射400 mg另外再口服,一日不得超过1200 mg。

2. 口服　2次/日,一次400 mg,维持量为600 mg/日。严重病例,3次/日,一次400 mg,连服1～2周。

3. 用于短时镇痛　一次口服400 mg。

【用药须知】 1. 肾功能不全的患者剂量酌减。

2. 服用本品要大量饮水，餐中或餐后服。

3. 参见本类药物引言中的用药警戒。

【制剂】 ①胶囊剂：200 mg；400 mg。②注射剂（粉）：400 mg。

【贮藏】 遮光、密闭保存。

舒洛芬

(suprofen)

别名：噻丙吩、噻酮布洛芬、Sutoprofen、Suprol、Surfrex Profenal

本品为苯乙酸类 NSAIDs。

【CAS】 40828-46-4

【ATC】 M01AE07

【理化性状】 1. 化学名：(*RS*)-2-[4-(2-Thienylcarbonyl) phenyl]propanoic acid

2. 分子式：$C_{14}H_{12}O_3S$

3. 分子量：260.3

4. 结构式

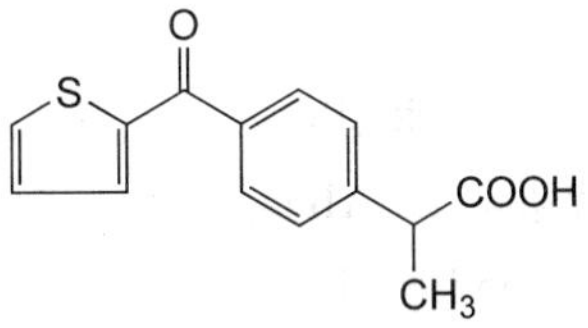

【药理作用】 本品可通过抑制 PG 合成、并直接干扰或拮抗 PG 的效应而起作用。其镇痛活性大于抗炎活性。动物实验及临床观察表明，本品的镇痛作用比其他外周镇痛药如吲哚美辛、酮洛芬、托美丁、保泰松强。各种动物模型证明，本品还能抑制炎症的红疹、发热及水肿等。作用机制是通过抑制 PG 合成酶，并直接干扰或拮抗 PG 的效应而发挥作用。

【体内过程】 本品口服吸收迅速，自胃肠道吸收并广泛分布于各组织，能透过关节腔，亦可通过血-脑屏障和胎盘屏障。主要在肝中代谢，从肾脏排泄。健康人口服 200～400 mg 后，约 30 min 产生明显镇痛作用，T_{max} 为 1 h，$t_{1/2}$ 约 2 h，作用持续 4 h。血浆蛋白结合率高，体外试验证明苯妥英钠、华法林和甲苯磺丁脲存在时，不影响本品的血浆蛋白结合率。胃内食物及牛奶会降低本品的吸收率和血药浓度峰值。本品与抗酸药同服不会降低其主要生物利用度。

【适应证】 适用于类风湿关节炎、增生性骨关节病、急性痛风以及手术后、创伤、分娩等引起的轻、中度疼痛或其他病因引起的疼痛，如肌肉痛、牙痛、痛经等。滴眼液临床用于预防白内障手术中瞳孔缩小及治疗术后炎症反应等，也可用于治疗隐形眼镜引起的巨乳头性结膜炎。

【不良反应】 1. 本品一般极易耐受，可见恶心、食欲缺乏、腹泻等，罕见并发消化道溃疡。偶有头痛、眩晕。

2. 过敏体质者可诱发皮疹、鼻炎、哮喘。本品的不良反应比吲哚美辛、酮洛芬弱。

3. 滴眼液可有局部刺激感，烧灼感。

【禁忌与慎用】 1. 对水杨酸类或其他 NSAIDs 过敏者、患活动性消化性溃疡者禁用。

2. 肝、肾功能不全、妊娠期妇女及 14 岁以下儿童慎用。

3. 哺乳期妇女使用时应暂停哺乳。

【药物相互作用】【用药须知】 参见布洛芬。

【剂量与用法】 1. 口服　一次 200 mg，3～4 次/日。老人及 14 岁以下儿童酌减。严重疼痛者，可酌情增加到一次 400 mg。

2. 滴眼　1%的滴眼液，3～4 次/日。

【制剂】 ①胶囊剂：200 mg。②滴眼液：0.1%。

【贮藏】 密封，贮于阴凉干燥处。

4.2.7　昔康类

本类药物为新型 NSAIDs，具有镇痛、抗炎及解热作用。作用机制与抑制 PG 合成有关。临床上主要用于风湿性关节炎、类风湿关节炎、强直性脊柱炎，也用于腰肌劳损、肩周炎等的治疗。此外，本类药物尚具有促尿酸排泄作用，故还可用于治疗急性痛风。

吡罗昔康

(piroxicam)

别名：炎痛喜康、安尔克、吡氧噻嗪、吡啶苯噻酰胺、特乐思特、Feldene、Geldene

本品为昔康衍生物。

【CAS】 36322-90-4

【ATC】 M01AC01；M02AA07；S01BC06

【理化性状】 1. 本品为米色至浅褐色或者浅黄色的无臭粉末。极微溶于水、稀酸和大多数有机溶剂，微溶于乙醇和碱性溶液。

2. 化学名：4-Hydroxy-2-methyl-*N*-(2-pyridyl)-2*H*-1,2-benzothiazine-3-carboxamide 1,1-dioxide

3. 分子式：$C_{15}H_{13}N_3O_4S$

4. 分子量：331.3

5. 结构式

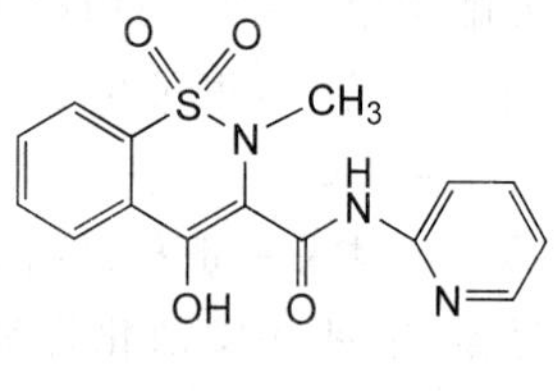

吡罗昔康β-环糊精复合物

(piroxicam betadex)

别名：喜来通

〖CAS〗 96684-40-1

〖理化性状〗 1. 分子式：$(C_{15}H_{13}N_3O_4S)_2 \cdot (C_{42}H_{70}O_{35})_5$

2. 分子量：6337.6

【药理作用】 本品为新型长效 NSAIDs，作用机制与抑制 PG 合成有关，具有强效的解热、镇痛、抗风湿作用，并具有与阿司匹林相似的抑制血小板聚集作用。其特点为服用量小，疗效优于吲哚美辛和布洛芬，作用迅速而持久。本品还可抑制软骨中的黏多糖酶和胶原酶活性，减轻炎症反应及对软骨的破坏。但本品只能缓解疼痛和炎症，不能改变各种关节炎病程的进展，所以必要时还需合用糖皮质激素进行治疗。

【体内过程】 口服易于吸收，3～5 h 可达血药峰值。$t_{1/2}$为 35～45 h，血浆蛋白结合率约为 99%。约 90%的用量在肝内经羟化及与葡糖醛酸结合而代谢，随尿液和粪便排出。

【适应证】 1. 适用于治疗风湿性关节炎、类风湿关节炎、强直性脊柱炎及腰肌劳损、肩周炎等。

2. 也用于急性痛风的治疗。

【不良反应】 1. 本品胃肠道反应较为多见，有恶心、呕吐、胃部不适、腹痛、腹泻、便秘，也可引起消化性溃疡、胃肠道出血，甚至穿孔。

2. 本品能抑制血小板聚集，延长出血时间。

3. 偶见眩晕、头痛、困倦和水肿、鼻出血、肝功能异常、粒细胞减少、再生障碍性贫血等，停药后一般可自行消失。

【妊娠期安全等级】 C。

【禁忌与慎用】 1. 对本品或其他 NSAIDs 过敏者、儿童禁用。

2. 有胃肠道出血或消化性溃疡病史者禁用。

3. 肝、肾功能不全者慎用。

【药物相互作用】 1. 参见吲哚美辛。

2. 阿司匹林可使本品的血药浓度降低 80%。

3. 抗病毒药利托那韦可使本品血药浓度升高，使毒性增加。

【剂量与用法】 1. 口服　①抗风湿，成人一次 20 mg，1 次/日。饭后服。总量一般不超过 40 mg/d。一日 30 mg 长期服用，会增加胃肠道不良反应。②急性痛风，推荐剂量为 40 mg/d，连用 4～6 d。饭后服用或与抗酸药同服。

2. 肌内注射　一次 10～20 mg，1 次/日。

3. 外用　涂于患部皮肤或关节表面皮肤，用手按揉，使透入皮内至表面光洁为度。1～2 次/日。用量可根据患处面积决定。

【用药须知】 1. 长期服用应定期检查血常规和肝、肾功能。

2. 参见本类药物引言中的用药警戒。

【制剂】 ①片剂（或胶囊剂）：10 mg；20 mg。②注射液：10 mg/1 ml；20 mg/2 ml。③凝胶剂：50 mg/10 g；60 mg/12 g。④搽剂：0.5 g/50 ml。⑤软膏剂：0.1 g/10 g。⑥贴片：16 mg/贴。

【贮藏】 密封、遮光保存。

伊索昔康

(isoxicam)

别名：异嗯噻酰胺、Pacyl

本品属昔康类 NSAID。

【CAS】 34552-84-6

【理化性状】 1. 化学名：2*H*-1，2-Benzothiazine-3-carboxamide，4-hydroxy-2-methyl-*N*-(5-methyl-3-isoxazolyl)-，1，1-dioxide

2. 分子式：$C_{14}H_{13}N_3O_5S$

3. 分子量：335.3

4. 结构式

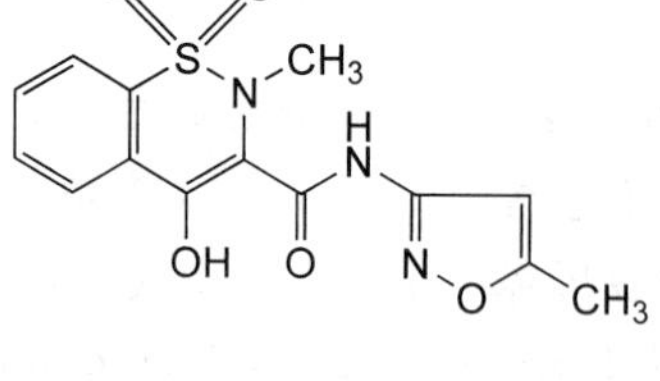

【药理作用】 本品具有镇痛、抗炎及解热作用。用于类风湿关节炎时，本品 200 mg/d 的疗效与萘普生 250 mg/d 及布洛芬 900 mg/d 相近。与吲哚美辛的疗效近似，但不良反应较少。

【体内过程】 口服后 4～8 h 可达血药峰值，$t_{1/2}$为 21～70 h，血浆蛋白结合率为 95%～98%。主要以代谢物，小部分以原药随尿液排出。

【适应证】 1. 风湿性和类风湿关节炎、变应性关节炎、多关节炎、强直性脊柱炎、肩周炎。

2. 坐骨神经痛、创伤及手术后疼痛。

3. 急性痛风发作。

【不良反应】 1. 胃肠道反应常见，偶可引起消化性溃疡。

2. 可有头晕、皮疹、水肿等。

【禁忌与慎用】【药物相互作用】【用药须知】 参见吡罗昔康。

【剂量与用法】 成人口服一次 200 mg，必要时可增至一次 300 mg，1 次/日。但一日不超过 400 mg。

【制剂】 胶囊剂：100 mg。

【贮藏】 密封、遮光保存。

替诺昔康

(tenoxicam)

别名：噻吩昔康、特诺昔康、Tilcotil、Liman、Mobiflex、Rexalgan

本品属于昔康类 NSAIDs。

【CAS】 59804-37-4

【ATC】 M01AC02

【理化性状】 1. 本品为黄色、多晶型、结晶性粉末。几乎不溶于水，极微溶于无水乙醇，略溶于二氯甲烷，溶于酸性和碱性溶液。

2. 化学名：4-Hydroxy-2-methyl-*N*-(2-pyridyl)-2*H*-thieno[2,3-*e*][1,2] thiazine-3-carboxamide 1,1-dioxide

3. 分子式：$C_{13}H_{11}N_3O_4S_2$

4. 分子量：337.4

5. 结构式

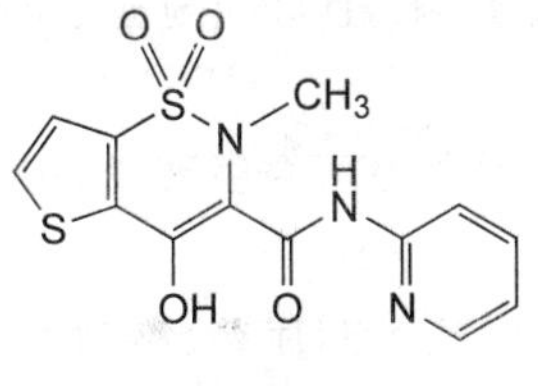

【药理作用】 本品具有较好的镇痛、消炎和解热作用，并可抑制血小板聚集。其作用和机制与吡罗昔康相同。镇痛活性强，起效快，作用持续时间长，作用强于吲哚美辛、双氯芬酸；解热活性强于阿司匹林而弱于吡罗昔康和双氯芬酸。

【体内过程】 本品口服后迅速被吸收。给药后 30 min 就开始发挥镇痛作用。用药后 2～4 h 可达血药峰值。10～15 d 始达稳态血药浓度。血浆蛋白结合率约为 98.5%。$t_{1/2}$ 约为 60～75 h。本品在体内全部代谢失活，代谢物随尿液和粪便排出。

【适应证】 临床用于治疗各种非炎症性疼痛，尤其是偏头痛、痛经、胆绞痛和肾绞痛。

【不良反应】 1. 与其他昔康类相比，本品不良反应较少，涉及胃肠道的占 11.4%，神经系统占 2.8%，皮肤占 2.5%。

2. 还有心悸、耳鸣、白细胞减少和血红蛋白降低的报道。

【禁忌与慎用】【药物相互作用】【用药须知】 参见吡罗昔康。

【剂量与用法】 用于肌肉骨骼痛和各种类型的关节炎，成人口服 20 mg，1 次/日，一般连用 7 d，重症者可连用 14 d。

【制剂】 片剂：20 mg。

【贮藏】 密封、遮光保存。

氯诺昔康

(lornoxicam)

别名：罗诺昔康、劳洛克西、达路、可塞风、Xefo

本品归属于 NSAIDs，为噻嗪类衍生物。

【CAS】 70374-39-9

【ATC】 M01AC05

【理化性状】 1. 化学名：6-Chloro-4-hydroxy-2-methyl-*N*-2-pyridyl-2*H*-thieno[2,3-*e*][1,2]-thiazine-3-carboxamide 1,1-dioxide

2. 分子式：$C_{13}H_{10}ClN_3O_4S_2$

3. 分子量：371.8

4. 结构式

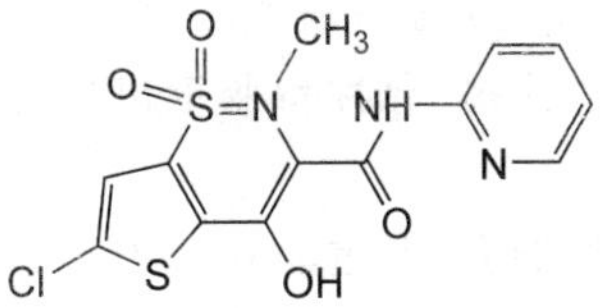

【药理作用】 1. 本品通过抑制 COX 活性，进而抑制 PG 合成。本品并不抑制 5-脂质氧化酶的活性，因而不抑制白三烯的合成，也不能将花生四烯酸向 5-脂质氧化酶途径分流。本品对 COX-1 和 COX-2 具有同等强度的抑制力。

2. 本品还可激活阿片神经肽系统，从而发挥中枢镇痛作用。本品还具有解热作用，所需要的剂量为抗炎剂量的 10 倍。患者对本品的耐受性与双氯芬酸钠相似，比吲哚美辛好。术后止痛采用本品，非胃肠给药时，比阿片类药物的耐受性好。

【体内过程】 1. 本品口服后吸收迅速而完全。

单次口服 4 mg 后 2.5 h 可达 C_{max}(280 μg/L)。治疗牙痛于 2 h 可达最大效应,治疗骨关节炎、类风湿关节炎时,7～14 d 可达最大效应,单次口服治疗牙痛时,药效可持续 8 h。口服控释制剂的 T_{max} 为 1.6～3 h,口服溶液则为 0.5 h。肌内注射的生物利用度为 87%。

2. 本品主要分布于滑膜液中,V_d 为 0.1～0.2 L/kg,血浆蛋白结合率高达 99.7%。本品主要在肝内经羟基化代谢成失活的 5-羟基氯诺昔康。肝功能不全时,可见主要代谢产物蓄积,重度肾功能不全时,可见肠肝循环增加。约有 42% 随尿液排出,其中主要为代谢物,约有 50% 随粪便排出。原药和 5-羟基氯诺昔康的消除 $t_{1/2}$ 分别为 4 h 和 11 h。

【适应证】 1. 用于手术后的急性疼痛、外伤引起的中、重度疼痛、神经痛、腰痛及晚期癌性疼痛。

2. 也用于骨关节炎、类风湿关节炎、强直性脊柱炎、痛风性关节炎及腱鞘炎。

【不良反应】 1. 最常见为恶心、呕吐、烧心、胃痛和消化不良,还可见胃胀、腹泻、味觉障碍、口干、躁动、心悸、血压升高、寒战、多汗、白细胞和血小板减少、排尿困难。

2. 可见头痛、眩晕、嗜睡、皮肤潮红、注射部位疼痛、发热和刺痛。

3. 个别患者会发生消化性溃疡、出血和穿孔。

【禁忌与慎用】 1. 18 岁以下儿童禁用。

2. 对本品和其他 NSAIDs 过敏者禁用本品注射液。

3. 出血性疾病患者、有出血倾向者、脑出血或疑似脑出血者、大量失血或脱水者禁用本品注射剂。

4. 消化性溃疡、急性胃肠道出血患者禁用本品注射液。

5. 妊娠期妇女、严重心功能不全患者禁用本品注射液。

6. 重度肝、肾功能不全患者禁用。

7. 轻、中度肝、肾功能不全患者慎用本品注射液。

8. 有胃肠道疾病或消化性溃疡病史者、骨髓抑制者、高血压者、因体液潴留而致心脏病加重者、哮喘患者均慎用。

9. 哺乳期妇女使用时应暂停哺乳。

【药物相互作用】 1. 本品能增加锂的血药浓度,合用时应调整用量。

2. 本品能增加甲氨蝶呤的 AUC。

3. 西咪替丁可减少本品的代谢,使本品的血药浓度升高。

4. 本品可使地高辛的 CL 降低,中毒的危险性增加,地高辛又可使本品的稳态 C_{max} 降低,$t_{1/2\beta}$ 延长。两者合用时均应调整剂量。

5. 本品可使华法林的血药浓度显著升高,从而增强其抗凝作用。

6. 本品与 β 受体拮抗药合用时,由于扩张血管的肾性前列腺素生成减少,因而使后者的降压作用降低。

7. 本品可使 ACEIs 的降压和促尿钠排泄作用降低。

8. 本品可降低袢利尿药的降压、利尿作用。

9. 本品不可合用酮咯酸,因可增强对胃肠道的刺激,可能导致消化性溃疡、消化道出血或穿孔。

10. 本品合用茴茚二酮、双香豆素、依替贝肽或钙通道阻滞药可增加出血的危险性。

11. 本品合用环孢素时,可使后者中毒的危险性增加。

12. 本品合用左氧氟沙星,可增加发生惊厥的危险性。

【剂量与用法】 1. 口服 ①关节炎,成人一次 4 mg,3 次/日或一次 8 mg,2 次/日;②慢性疼痛,一次 8 mg,2 次/日;③急性疼痛,根据疼痛的轻重程度确定单次或多次给药,但一日剂量不可超过 32 mg;④术后疼痛,一次 4～8 mg。

2. 静脉注射 用于术后疼痛,一次 8 mg,如必要可重复给药,一日最大剂量不可超过 24 mg。其后剂量为一次 8 mg,1～2 次/日,最高日剂量不得超过 16 mg。

3. 肌内注射 剂量参见静脉注射。

【用药须知】 1. 食物可延迟、降低口服本品的吸收。

2. 本品不可合用阿仑膦酸钠,因可增加对胃肠道的刺激。

3. 本品与噻嗪类利尿药、格列本脲合用应调整用量。

4. 本品注射液(冻干粉)应使用随本品提供的注射用水溶解,肌内注射时间＞5 s,静脉注射时间应＞15 s。

5. 轻、中度肾功能不全患者应调整剂量。

6. 参见本类药物引言中的用药警戒。

【制剂】 ①片剂:4 mg;8 mg。②注射剂(粉):8 mg。

【贮藏】 片剂应遮光、密闭保存,注射剂应贮于 25 ℃。

安吡昔康

(ampiroxicam)

别名：安碧罗康、Flucam

本品为昔康类 NSAIDs。

【CAS】 99464-64-9

【理化性状】 1. 本品为白色或微黄色结晶性粉末，无臭，无味。在冰醋酸中易溶解，在甲醇或乙醚中难溶，在乙醇中微溶，在水中不溶。熔点约 156 ℃（熔融同时分解）。

1. 化学名：(*RS*)-Ethyl 1-[2-methyl-1,1-dioxo-3-(pyridin-2-ylcarbamoyl) benzo [e] thiazin-4-yl] oxyethyl carbonate

2. 分子式：$C_{20}H_{21}N_3O_7S$

3. 分子量：447.46

4. 结构式

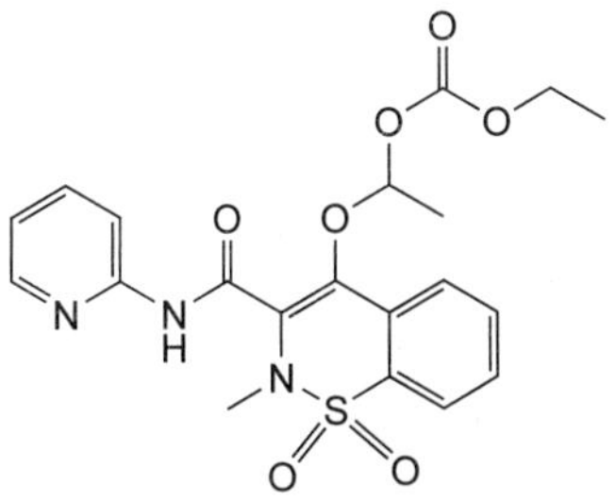

【药理作用】 本品为吡罗昔康的前体药物。其作用机制是由于它具有其活性体吡罗昔康抑制 COX 的作用，从而抑制 PG 的合成。

【体内过程】 1. 单次口服本品 13.5 mg、20 mg、27 mg 后的血药峰值随剂量增加而增大，与口服吡罗昔康相比，达峰时间稍迟，但显示同样的生物利用度。口服吸收，几乎不受饮食及合用制酸剂的影响。口服本品 1 次/日连用 14 d，第 7 d 血浆中吡罗昔康浓度达到初次给药后血药浓度的 3.4～4.3 倍的稳定水平。尿中主要为 5′-羟基吡罗昔康(5%)及其葡糖醛酸化合物(约 17%～18%)。

2. 慢性风湿病患者以 27 mg/d，连服 6 周，可维持 5～5.7 μg/ml 吡罗昔康的稳定血药浓度。此时关节中平均浓度约为血药浓度的 53%。

【适应证】 1. 缓解手术后、拔牙后疼痛及痛经，减轻骨关节炎、类风湿关节炎、强直性脊柱炎、痛风性关节炎的症状。

2. 缓解软组织风湿的肿痛症状。

【不良反应】 1. 可有胃部和腹部疼痛、不适、食欲不振、嗳气、胃灼热、胃炎、腹泻、便秘、口腔炎、口角炎，少见舌炎、大便潜血等。

2. 有时可出现白细胞增多、红细胞减少、血红蛋白减少、血细胞压积减少等。偶见 ALT、γ-GT、ALP、尿素氮升高，出现蛋白尿等。

3. 可见皮疹、瘙痒，少见湿疹、潮红等。要密切观察，出现异常应停药进行适当处置。

4. 少见困倦、眩晕、头痛等。

5. 有时出现水肿，少见口渴、唾液增多、乏力、发热、鼻出血、视物模糊等。

【妊娠期安全等级】 C。

【禁忌与慎用】 1. 消化性溃疡患者，严重的血液异常患者，重度肝、肾功能不全的患者，严重心功能不全患者，重症高血压患者，对本品或吡罗昔康过敏的患者，阿司匹林哮喘或其他 NSAIDs 诱发哮喘的患者或有哮喘既往史的患者禁用。

2. 有消化性溃疡既往史患者，有血液异常既往史患者，有肝、肾功能不全既往史患者，支气管哮喘患者，老年患者慎用。

3. 儿童的有效性及安全性尚未确定。

【药物相互作用】 参见吡罗昔康。

【剂量与用法】 口服，一般成人为 27 mg，1 次/日，可根据年龄、病情适当增减。

【用药须知】 1. 本品只能作为消炎镇痛的对症治疗，并非病因疗法。

2. 慢性疾病应用本品时，必须注意：①长期应用时须定期检查尿、血、肝功能及大便潜血试验，发现异常应减量或停药并做适当处置；②要考虑药物疗法以外的其他治疗。

3. 急性疾病应用本品时，要注意：①原则上应避免长期应用同一药物；②应针对病因进行治疗。

4. 应用本品期间应密切观察患者，注意不良反应。

5. 避免与其他抗炎镇痛药合用。

6. 已有消化性溃疡穿孔、胃肠道出血等报告，故应注意发现患者，尤其是老年患者的不良反应，并应从最小剂量开始慎重使用。

7. 参见本类药物引言中的用药警戒。

【制剂】 胶囊剂：13.5 mg；27 mg。

【贮藏】 遮光，密封保存。

美洛昔康

(meloxicam)

别名：Mobic

本品归属于昔康类 NSAIDs。

【CAS】 71125-38-7

【ATC】 M01AC06

【理化性状】 1. 本品为黄色蜡样固体，几乎不溶于水，溶于强酸和强碱溶液，微溶于甲醇，pK_a 为 1.1 和 4.2。

2. 化学名：4-Hydroxy-2-methyl-*N*-(5-methyl-2-thiazolyl)-2-*H*-1, 2-benzothiazine-3- carboxamide-1, 1-dioxide

3. 分子式：$C_{14}H_{13}N_3O_4S_2$

4. 分子量：351.4

5. 结构式

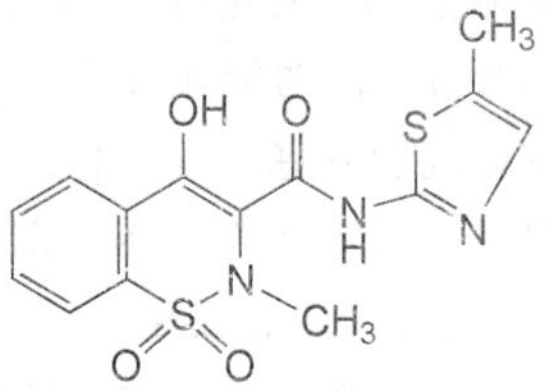

【药理作用】 抑制 PG 合成，对 COX-2 有选择性抑制作用。本品具有较强的抗炎、镇痛和退热作用。

【体内过程】 1. 吸收　本品口服或经直肠给药都能很好地吸收。口服的生物利用度为 89%，其中片剂与胶囊具生物等效性。镇痛抗炎起效时间为 30 min。每日剂量为 7.5 mg 和 15 mg 时，血药浓度分别为 0.4～1 mg/L 和 0.8～2 mg/L。达稳态血药浓度的时间为 3～5 d。连续治疗一年以上的患者，体内药物浓度和初次进入稳定状态的患者相似。

2. 分布　本品易进入滑液，浓度接近在血浆浓度的 50%。与血浆蛋白结合率大于 99%。本品分布容积小，平均为 11 L，个体间差异可达到 30%～40%。

3. 代谢　本品在肝脏中代谢，代谢物无活性，50%经肾脏(尿液)排出，其余经胆道(粪便)排出。$t_{1/2}$ 为 20 h。肝功不全或轻、中度肾功不全对本品药动学无明显影响。平均血浆清除率为 8 ml/min，老年人的清除率降低。

4. 排泄　本品几乎完全以代谢物的形式排出，经尿或粪便的排泄量相等。从粪便中排泄的原药少于剂量的 5%，只有痕量原药随尿排出。

【适应证】 1. 用于骨关节炎症状加重时的短期症状治疗。

2. 用于类风湿性关节炎和强直性脊柱炎的长期症状治疗。

3. 外用用于缓解骨关节炎和软组织损伤(扭、挫伤等)的炎症症状、体征，如疼痛、肿胀等。

【不良反应】 1. 胃肠道　常见消化不良、腹痛、恶心、腹泻，偶见食管炎、结肠炎等。约 0.1%发生严重胃肠道反应(包括溃疡、出血、穿孔等)。

2. 肝脏　约 10%的患者可出现肝酶升高，停药后可恢复。

3. 肾脏　可能引起肾损害，约 0.4%的患者可出现轻度血肌酐或尿素氮异常，停药后可消失。

4. 神经系统　可出现头晕、头痛，还有可能出现眩晕、耳鸣、嗜睡等反应。

5. 血液系统　可引起贫血等不良反应。国外已有口服本药出现白细胞减少症的报道，但极罕见。

6. 心血管系统　可引起水肿、血压升高、心悸、潮红等。

7. 其他　可出现瘙痒、口炎、荨麻疹、光过敏、皮疹等。

8. 外用少部分患者出现局部瘙痒或皮疹。

【妊娠期安全等级】 C。

【禁忌与慎用】 1. 18 岁以下儿童禁用本品。

2. 对阿司匹林或非甾体抗炎药过敏者及本品过敏者禁用。

3. 用后出现哮喘、鼻腔息肉、血管神经水肿或荨麻疹等症状的患者禁用。

4. 活动性消化性溃疡患者禁用。

5. 重度肝功能不全者禁用。

6. 动物实验本品可经乳汁分泌，哺乳期妇女使用时应停止哺乳。

7. 未透析的严重肾衰竭、出血性疾病和直肠炎患者禁用。

8. 既往有胃肠疾病或溃疡史的患者、正在使用抗凝药治疗的患者、幽门螺杆菌感染者、有凝血功能障碍史者、因体液潴留和水肿而加重的高血压或心脏疾病患者、重度肾功能不全者慎用。

【药物相互作用】 参见氯诺昔康。

【剂量与用法】 1. 口服或肌内注射。肌内注射仅限成人在治疗的最初几天内使用。

(1)骨关节炎　一次 7.5～15 mg，1 次/日。

(2)类风湿关节炎　一次 15 mg，1 次/日。根据治疗反应，剂量可减至 7.5 mg/d。

2. 直肠用药　一日 15 mg(一枚栓剂，15 mg/枚)，根据治疗后反应，剂量可减至 7.5 mg/d(一枚栓剂，7.5 mg/枚)。

3. 外用　涂于患处，视病情需要一日使用 1 g (相当于本品 5 mg)，分 3～4 次使用，或根据患部面积大小酌情增减，涂后反复揉擦至干。一日最大用量不能超过 3 g。

【用药须知】 1. 用药前后及用药时监测肝肾

功能。

2. 血红蛋白浓度明显降低，大便潜血试验阳性，黑便等症状出现时应停药。

3. 有食管炎、胃炎和（或）消化性溃疡患者在开始使用本品时应先确保治愈这些疾病。有这类病史的患者使用本品，应定期注意这些疾病的复发可能。

4. 有胃肠道症状或胃肠道疾病史的患者（如溃疡性结肠炎、局限性回肠炎），应监测消化道不适的症状，特别是胃肠道出血的可能。

5. 与使用其他的 NSAIDs 一样，胃肠道出血、溃疡或穿孔可在本品治疗的任何时期出现，个别情况下可致命，可伴或不伴先兆症状，患者可有或无严重的胃肠道疾病史。对老年患者胃肠道出血、溃疡或穿孔的后果更为严重。

6. NSAIDs 包括本品可能会引起严重皮肤不良反应和严重的有生命威胁的过敏反应（如过敏性反应）。在这些情况下，应停止使用本品并进行仔细观察。

7. NSAIDs 可能导致钠、钾和水潴留以及影响利尿剂的促尿钠作用，使心衰或高血压患者症状加重。

8. NSAIDs 对在维持肾灌注中起支持作用的肾前列腺素的合成有抑制作用。对于肾血流和血容量减少的患者，使用 NSAIDs 可能使潜在的肾衰出现失代偿障碍。然而，停止使用 NSAIDs 治疗后，可恢复到治疗以前的状态。这一风险可能与下列患者有关：老年患者、充血性心脏衰竭患者、肝硬化患者、肾病综合征患者或肾功能衰患者及使用利尿治疗的患者、以及因行大外科手术而导致血容量减少的患者。在治疗初期对上述患者的利尿容量和肾功能应仔细监控。

9. 和其他 NSAIDs 一样，本品可能会掩盖基础感染性疾病的症状。

10. 使用本品，和任何已知抑制环氧合酶或前列腺素合成的药物一样，可能会损伤生育力，因此准备妊娠的妇女不推荐使用本品。对妊娠困难或正接受不孕检查的妇女，应停用本品。

11. 参见本类药物引言中的用药警戒。

【制剂】 ①片剂：7.5 mg；15 mg。②胶囊剂：7.5 mg。③注射剂：15 mg/1.5 ml。④栓剂：7.5 mg；15 mg。⑤凝胶剂：50 mg/10 g。

【贮藏】 贮于 30℃以下。

4.2.8　COX-2 抑制剂类

NSAIDs 是非选择性的，对 COX 的两个同型体（COX-1 和 COX-2）均有不同程度的抑制作用。一般认为 COX-1 可以保护胃黏膜并维持肾血流，血小板中虽也有 COX-1 存在，但在使用 COX-2 选择性抑制剂的正常剂量下，不会影响血小板的聚集和出血时间。COX-2 主要介导疼痛和炎症反应，是 NSAIDs 抗炎、镇痛作用的靶酶。患有类风湿关节炎患者的滑膜液中含有这两种 COX。因此，从以上两个方面看，能选择性抑制 COX-2 的药物必然在治疗类风湿疾病的前提下，还能保护胃黏膜，不至于像非选择性的 COX 那样，一方面可治疗类风湿，但却同时又常引起胃肠道的不良反应，甚至出血。选择性 COX-2 抑制剂的问世，给类风湿疾病的治疗带来了一个大突破。

然而，随着基础和临床研究的发展，越来越多的证据表明，COX-2 也具有一定的生理作用。选择性 COX-2 抑制剂在减少胃肠道不良反应的同时，可能带来心血管系统等更严重的不良反应的发生。多项研究结果表明，患者服用罗非昔布、塞来昔布等选择性 COX-2 抑制剂后出现心脏病发作、脑卒中，及其他严重后果的可能性成倍增加。数项大规模前瞻性研究都对 COX-2 抑制剂的风险效益比提出了质疑，目前 COX-2 抑制剂效果与实际安全性仍有待进一步确定。因此，综合考虑每种药物给患者带来的利益和风险，权衡利弊后用药，以减少不良反应的发生。

尼美舒利

(nimesulide)

别名：美舒宁、尼蒙舒、先乐克

本品为选择性 COX-2 抑制剂。

【CAS】 51803-78-2

【ATC】 M01AX17；M02AA26

【理化性状】 1. 本品从乙醇中得到为褐色结晶，熔点 144～147 ℃。

2. 化学名：*N*-(4-Nitro-2-phenoxyphenyl) methanesulfonamide

3. 分子式：$C_{13}H_{12}N_2O_5S$

4. 分子量：308.3

5. 结构式

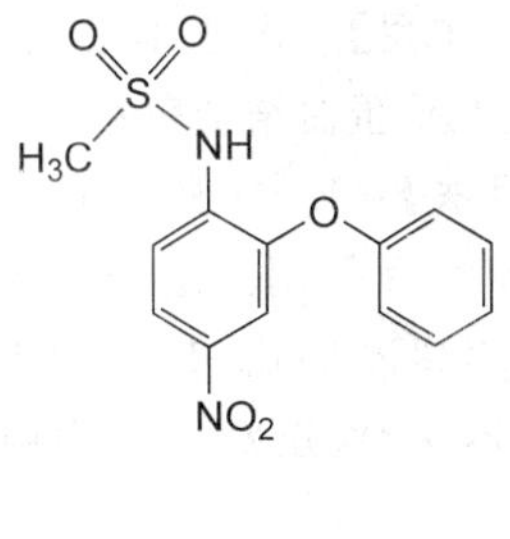

【用药警戒】 本品治疗急性疼痛及原发性痛经的益处超过风险，但不建议用于治疗骨关节炎(欧盟提示的风险)。

【体内过程】 本品口服0.1 g，其达血药峰值时间为1.22～2.75 h，$t_{1/2}$为2～3 h，作用可持续6～8 h。本品几乎全部通过肾脏排泄，即使多次服用也不会出现蓄积现象。

【适应证】 用于手术和急性创伤后的疼痛以及炎症、耳鼻咽部炎症引起的疼痛、原发性痛经、上呼吸道感染引起的发热等症状的治疗。局部使用用于缓解局部的疼痛及炎症，例如骨关节炎、急性软组织损伤。

【不良反应】 1. 主要有胃灼热、恶心、胃痛等，但症状轻微、短暂，很少需要中断治疗。极少情况下，患者出现过敏性皮疹。

2. 另需注意本品如同其他NSAIDs一样可能产生头晕、嗜睡、消化道溃疡或肠道出血以及斯-约综合征等。

3. 局部使用少数患者出现局部皮疹和过敏性反应。

【禁忌与慎用】 1. 已知对本品或本品制剂中任何成分过敏者禁用。

2. 对乙酰水杨酸或其他NSAIDs有过敏史者(支气管痉挛、鼻炎、风疹)禁用。

3. 禁用于冠状动脉搭桥手术(CABG)围手术期疼痛的治疗。

4. 对本品有肝毒性反应史者禁用。

5. 有应用NSAIDs后发生胃肠道出血或穿孔病史的患者禁用。

6. 患有活动性消化性溃疡或出血，脑血管出血或其他活动性出血或出血性疾病者，或者既往曾复发溃疡或出血的患者禁用。

7. 严重凝血障碍者、严重心力衰竭患者、重度肾功能不全患者、肝功能不全的患者禁用。

8. 尚无实验证实对胎儿是否有毒性，不推荐妊娠妇女应用。

9. 尚不清楚本品是否通过母乳排泄，不推荐哺乳期妇女应用。

10. 禁用于12岁以下儿童。

【药物相互作用】 由于本品血浆蛋白结合率高，可能会置换其他蛋白结合药物。

【剂量与用法】 1. 口服　成人，一次0.05～0.1 g，2次/日，餐后服用。缓释制剂，一次0.2 g，1次/日。疗程不超过15 d。13岁以上儿童用药常用剂量为5 mg/(kg·d)，分2～3次服用。

2. 外用　凝胶剂，一次2～4 g，涂于患处，并轻轻揉擦，3～4次/日。

【用药须知】 1. 根据控制症状的需要，在最短治疗时间内使用最低有效剂量，可使不良反应降到最低。如果治疗无效请终止本品的治疗。

2. 长期应用应监测肝、肾、心功能。

3. 罕见本品引起严重肝损害的报道，致死性报道更为罕见。

4. 服用本品治疗期间出现肝损伤症状(如食欲缺乏、恶心、呕吐、腹痛、疲倦、尿赤)的患者及肝功能检查出现异常的患者应该终止治疗，并不应继续服用本品。有报道显示本品短期服用后引起肝损害，其中绝大多数属于可逆性病变。

5. 服用本品治疗期间须避免同时使用已知的肝损害性药物与过量饮酒，因为任何一种因素均可能增加本品肝损害的风险。

6. 服用本品治疗期间，应建议患者避免使用其他镇痛药物。不推荐联合应用其他NSAIDs，包括选择性COX-2抑制剂。

7. 胃肠道出血、溃疡和穿孔的风险可能是致命的。无论患者是否具有消化道方面的病史、伴有或不伴有预兆症状，本品在治疗期间内的任何时间均有可能导致患者出现消化道出血、溃疡或穿孔。如果出现消化道出血或溃疡，应终止本品的治疗。对于伴有包括消化性溃疡史、消化道出血史、溃疡性结肠炎或克隆氏病在内的消化道疾病的患者，应谨慎使用本品。老年患者使用NSAIDs出现不良反应的频率增加，尤其是胃肠道出血和穿孔，其风险可能是致命的。

8. 对肾功能不全或心功能不全的患者应谨慎使用本品，因为本品可能导致肾功能损害。一旦发生肾功能损害，应终止本品的治疗。

9. 由于本品可影响血小板的功能，因此，对于伴有出血倾向的患者应谨慎使用。然而，本品不能作为阿司匹林预防心血管事件方面的替代品。

10. NSAIDs可能掩盖潜在细菌感染引起的发热。

11. 本品可能损害女性的生育能力，因此，不推荐用于准备受孕的女性。对于受孕困难或正在进行不孕原因检查的女性患者，应考虑终止使用本品。

12. 针对多种COX-2选择性或非选择性NSAIDs持续时间达3年的临床试验显示，本品可能引起严重心血管血栓性不良事件、心肌梗死和脑卒中的风险增加，其风险可能是致命的。所有的NSAIDs，包括COX-2选择性或非选择性药物，可能有相似的风险。有心血管疾病或心血管疾病危险因素的患者，其风险更大。即使既往没有心血管症状，医生和患者也应对此类事件的发生保持警惕。应告知患者严重心血管安全性的症状和(或)体征以及如果发生应采取的步骤，患者应该警惕诸如胸痛、气短、无力、言语含糊等症状和体征，而且当有任何上述症状或体征发生后应该马上寻求医生帮助。

13. 和所有 NSAIDs 一样，本品可导致新发高血压或使已有的高血压加重，其中的任何一种都可导致心血管事件的发生率增加。服用噻嗪类或髓袢利尿剂的患者服用 NSAIDs 时，可能会影响这些治疗的疗效。高血压病患者应慎用 NSAIDs，包括本品。在开始本品治疗和整个治疗过程中应密切监测血压。有高血压和(或)心力衰竭(如液体潴留和水肿)病史的患者应慎用。

14. NSAIDs，包括本品可引起可能致命的、严重的皮肤不良反应，例如剥脱性皮炎、斯-约综合征(SJS)和中毒性表皮坏死松解症(TEN)。这些严重事件可在没有征兆的情况下出现。应告知患者严重皮肤反应的症状和体征，在第一次出现皮肤皮疹或过敏反应的任何其他征象时，应停用本品。

15. 本品凝胶剂只适用于完整的皮肤表面，禁用于破损皮肤或开放性创伤口。不能入口和用于黏膜。

【制剂】 ①胶囊剂：0.1 g。②缓释胶囊：0.2 g。③颗粒剂：0.05 g；0.1 g。④片剂：0.05 g；0.1 g。⑤缓释片：0.2 g。⑥干混悬剂：0.05 g；0.1 g。⑦口腔崩解片：0.1 g。⑧凝胶剂：0.3 g/10 g。

【贮藏】 密闭，在干燥处保存。

塞来昔布

(celecoxib)

别名：塞来考昔、西乐葆、塞内昔布、Searle、Celebrex

本品属于含有磺胺取代基的二芳基取代的吡唑衍生物。为 COX-2 选择性抑制剂。

【CAS】 169590-42-5

【ATC】 L01XX33；M01AH01

【理化性状】 1. 化学名：*p*-[5-*p*-Tolyl-3-(trifluoromethyl)pyrazol-1-yl]benzenesulfonamide

2. 分子式：$C_{17}H_{14}F_3N_3O_2S$

3. 分子量：381.4

4. 结构式

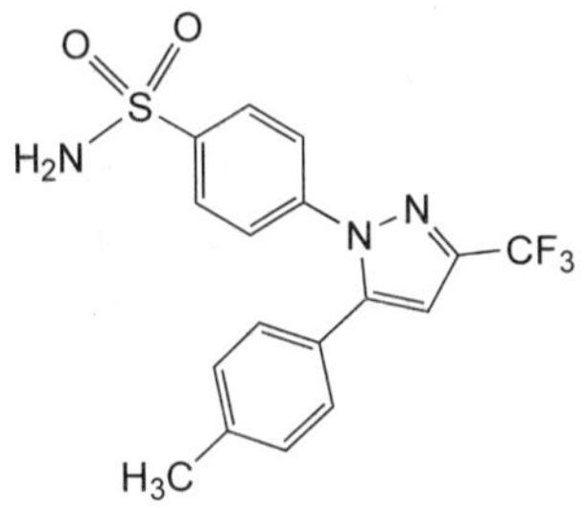

【药理作用】 本品选择性抑制 COX-2，治疗剂量对人体 COX-1 无明显影响。具有镇痛解热和抗炎作用。

【体内过程】 本品口服吸收快而完全，约 3 h 达血药峰值。在肝内通过 CYP2C9 代谢，随尿和粪便排出。其 $t_{1/2}$约为 11 h。

【适应证】 1. 骨关节炎和类风湿关节炎。

2. 强直性脊柱炎症状。

3. 家族性腺病性息肉病。

【不良反应】 1. 较常见的有头痛、上呼吸道感染、消化不良、腹泻、腹痛、鼻窦炎、意外操作损伤、腰痛、失眠、咽炎、胃肠胀气、皮疹、周围水肿、鼻炎和头晕。

2. 极少出现 ALT 和 AST 升高。

3. 包括过敏样反应(anaphylactoid reactions)在内的敏感反应可能致死，如有可察觉的迹象，应立即停药，进行及时救治。

4. 本品可能与其他 NSAIDs 或磺胺类药物存在交叉过敏反应，应予注意。

5. 本品可能引起消化性溃疡和出血以及严重心血管不良反应，应提高警惕。

6. 本品对肾的影响与原型 NSAIDs 相似，应考虑对肾的直接损伤和间接影响(即 PG 维持肾血流灌注的失代偿)。特别处于这种风险中的患者包括心力衰竭患者，肝、肾功能不全或脱水患者，接受利尿剂或 $ACEI_S$的患者以及老年患者。

7. 偶见体液潴留和水肿。已存在水肿、高血压或心力衰竭的患者应慎用本品，注意观察。

【妊娠期安全等级】 C。

【禁忌与慎用】 1. 参见以上不良反应叙述中提及的一些问题。

2. 对本品和其他 NSAIDs 或磺胺类过敏者禁用。

3. 有过敏反应史如过敏性休克、皮疹、荨麻疹、血管神经性水肿、支气管痉挛、严重鼻炎病史者禁用。

4. 重度肝、肾功能不全患者不宜使用。

5. 疑有 CYP2C9 代谢不良者，本品的血药浓度可能升高而致毒性反应，应慎用。

6. 哺乳期妇女使用时应暂停哺乳。

7. <18 岁儿童暂不使用。

【药物相互作用】 1. 肝药酶抑制剂如氟康唑等可能使本品的血药浓度升高，反之，肝药酶诱导剂如巴比妥类药物或利福平等可能使本品的血药浓度降低。

2. 被 CYP2D6 代谢的药物如恩卡尼可能与本品存在潜在的药动学相互作用。

3. ACEIs 或袢利尿剂合用本品，可能随液体的平衡作用而拮抗前者的降压作用。

4. 与 NSAIDs 存在药理学相互作用。本品合用阿司匹林比单用本品更易引起胃肠道出血。

5. 本品与锂存在药动学相互作用。

6. 本品合用华法林可能引起出血。

【剂量与用法】 1. 治疗骨关节炎　成人口服 200 mg/d，1 次或 2 次分服。治疗类风湿关节炎，成人口服 100～200 mg，2 次/日。

2. 治疗以上两种疾病　使用一次 200 mg，2 次/日，并不比 100 mg，2 次/日的疗效更好，不过，对某些类风湿关节炎患者一次 200 mg，2 次/日，确可收到更好的疗效。

3. 治疗家族性腺病性息肉病，800 mg/d。

【用药须知】 1. 骨关节炎复发者用药后，一般 1～2 d 即见缓解。

2. 体重<50 kg 老人，开始治疗应给予最小剂量。

3. 黑人与白人相比，AUC 可增加约 40%。

4. 慢性肾功能不全患者的 AUC 约减少 40%。

5. 参见本类药物引言中的用药警戒。

【制　剂】 胶囊剂：50 mg；100 mg；200 mg；400 mg。

【贮藏】 密封、遮光保存。

罗非昔布

(rofecoxib)

别名：万络、Vioxx

本品和塞来昔布一样，亦属 COX-2 选择性抑制剂。研究证实，本品可使心血管事件危险性升高，默克公司已于 2004 年 9 月 30 日宣布在全世界范围内召回万络。

【CAS】 162011-90-7

【ATC】 M01AH02

【理化性状】 1. 化学名：4-[*p*-(Methylsulfonyl)phenyl]-3-phenyl-2(5*H*)-furanone

2. 分子式：$C_{17}H_{14}O_4S$

3. 分子量：314.4

4. 结构式

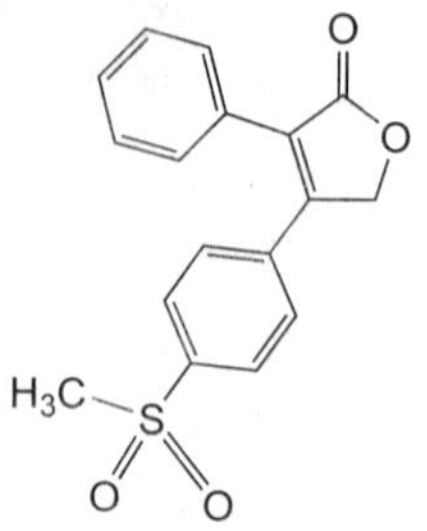

【药理作用】 本品具有解热、镇痛和抗炎作用，但不抑制血小板聚集。作用机制与塞来昔布相同。

【适应证】 主要用于缓解骨关节炎症状和体征，缓解疼痛及原发性痛经。

【不良反应】 1. 常见有上呼吸道感染、腹泻、恶心、头痛、胃灼热、消化不良、上腹痛、下肢水肿、高血压、眩晕、流感样综合征、尿道炎、鼻窦炎、腰痛、虚弱和支气管炎。

2. 参见塞来昔布。

【妊娠期安全等级】 C。

【禁忌与慎用】【用药须知】 参见塞来昔布。

【药物相互作用】 1. 本品与 ACEIs、NSAIDs、锂盐、华法林的相互作用与塞来昔布相同。

2. 本品与利福平或所有非特异性肝药酶诱导剂存在药动学相互作用。

3. 本品与甲氨蝶呤存在药动学相互作用。

【剂量与用法】 1. 治疗骨关节炎，成人开始口服 12.5 mg，1 次/日。根据疗效和需要，可调整剂量，口服 25 mg，1 次/日，疗效更佳。

2. 治疗疼痛和痛经，可给予 50 mg，1 次/日。一般持续用药不超过 5 d。

【制剂】 片剂：12.5 mg；25 mg。

【贮藏】 密封、遮光保存。

伐地昔布

(valdecoxib)

别名：Bextra、伐地考昔

本品为第二代 COX-2 抑制剂，于 2001 年 4 月首次在美国上市。2005 年因增加心肌梗死和脑卒中的风险而撤市。

【CAS】 181695-72-7

【ATC】 M01AH03

【理化性状】 1. 化学名：*p*-(5-Methyl-3-phenyl-4-isoxazolyl)benzenesulfonamide

2. 分子式：$C_{16}H_{14}N_2O_3S$

3. 分子量：314.4

4. 结构式

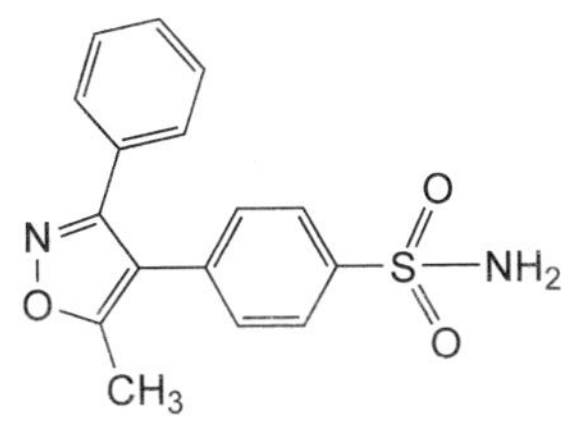

【用药警戒】 2004 年 12 月，FDA 公布了伐地昔布新的不良反应信息：警告本品可能增加致死性皮肤不良反应的风险，同时警告行冠状动脉旁路移植术（CABG）的患者不宜使用本品。

【药理作用】【禁忌与慎用】 参见塞来昔布。

【体内过程】 口服可吸收，约 3 h 可达血药峰值。与食物同服，达峰时间会延后 1～2 h。生物利用度约为 80%。本品主要通过 CYP3A4、CYP2C9 代谢，约 70%以代谢物随尿液排出。消除 $t_{1/2}$ 为 8～11 h。

【适应证】 用于原发性痛经、手术后疼痛、骨关节炎和类风湿关节炎。

【不良反应】 本品发现有严重皮肤反应，如剥脱性皮炎，Stevens-Johnson 综合征和中毒性表皮坏死松解症，以及其他的过敏反应，包括过敏性休克和血管神经性水肿也时有发生。由于本品严重皮肤反应的风险和对心血管的不利影响，促使其在 2005 年 4 月全球市场的停药。

【药物相互作用】 1. 合用阿司匹林可使消化性溃疡的发生率增高。

2. 本品可能增强华法林的抗凝作用。

3. 本品可降低锂盐的肾清除率。

4. 本品可能减弱 ACEIs 和利尿药的抗高血压作用。

5. CYP3A4、CYP2C9 抑制剂可能会升高本品的血药浓度。

【剂量与用法】 1. 治疗骨关节炎或风湿性关节炎，成人口服 10 mg，1 次/日。

2. 用于术后痛或痛经，口服 20 mg，1 次/日。

【用药须知】 1. 参见塞来昔布。

2. 肝、肾功能不全患者可适当调整剂量。

【制剂】 片剂：10 mg；20 mg。

【贮藏】 密封、遮光贮存。

帕瑞昔布
(parecoxib)

本品是伐地昔布的水溶性前体药物。

【CAS】 198470-84-7

【ATC】 M01AH04

【理化性状】 1. 化学名：*N*-{[*p*-(5-Methyl-3-phenyl-4-isoxazolyl) phenyl] sulfonyl}-propionamide

2. 分子式：$C_{19}H_{17}N_2O_4S$

3. 分子量：370.43

4. 结构式

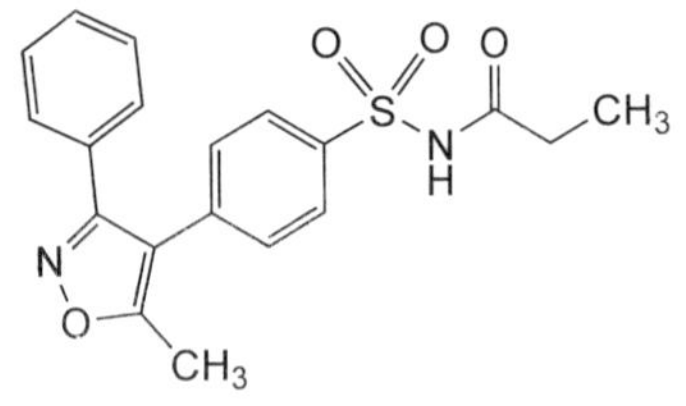

帕瑞昔布钠
(parecoxib sodium)

别名：Dynastat

〖CAS〗 197502-82-2

〖理化性状〗 1. 化学名：*N*-{[*p*-(5-Methyl-3-phenyl-4-isoxazolyl) phenyl] sulfonyl}-propionamide sodium

2. 分子式：$C_{19}H_{17}N_2NaO_4S$

3. 分子量：392.4

【药理作用】 本品在体内可迅速完全转化为伐地昔布而起作用。

【体内过程】 本品起效迅速，血浆 $t_{1/2}$ 为 0.3～0.7 h，在体内被肝酯酶迅速水解为活性代谢物伐地昔布。静脉注射本品后的伐地昔布 C_{max} 比肌内注射后高，且 T_{max} 较早（分别为 0.5 h 和 1.5 h）。伐地昔布的 AUC 和 C_{max} 随剂量成比例增加，且与镇痛作用的起效和持续时间有关。

【适应证】 用于术后疼痛的短期治疗。

【不良反应】 1. 本品最常见的不良反应有恶心、呕吐和瘙痒。

2. 与所有 NSAIDs 一样，使用本品者可在无预兆的情况下发生严重的消化道溃疡。

【禁忌与慎用】 1. 对本品过敏者、妊娠期妇女、有活动性消化道出血的患者禁用。

2. 阿司匹林诱发的哮喘患者、对阿司匹林等 NSAIDs 或其他 COX-2 抑制剂过敏者禁用。

3. 有体液潴留及高血压和心力衰竭患者、CABG 后的患者、有消化道出血史者慎用。

4. 哺乳期妇女使用时应暂停哺乳。

5. 儿童的有效性及安全性尚未确定。

【药物相互作用】 1. 本品与阿司匹林合用可增加发生胃溃疡的危险。

2. 本品可增加华法林的抗凝作用。

3. 本品可降低锂盐的消除。

4. 本品可减弱 ACEIs 和利尿剂的抗高血压

作用。

5. CYP3A4 和 CYP2C9 酶抑制剂可增加本品的血药浓度。

【剂量与用法】 静脉注射　起始剂量为 40 mg，以后可根据需要每 6～12 h 增加 20～40 mg，最高日剂量为 80 mg。

【用药须知】 1. 由于静脉注射和肌内注射给药以外的其他给药方式（如关节内给药、硬膜内给药）的研究缺乏，因此，不应使用其他给药方式。

2. 由于应用本品超过 3 d 的临床经验有限，建议临床连续使用不超过 3 d。

3. 由于较高剂量的本品、其他 COX-2 抑制剂以及 NSAIDs 可能增加不良反应发生率，对接受本品治疗的患者在剂量增加后应进行评估，在剂量增加而疗效并未随之改善时，应考虑选择其他治疗。

4. 根据控制症状的需要，在最短治疗时间内使用最低有效剂量，可以使不良反应降到最低。

5. 长期使用选择性 COX-2 抑制剂可增加心血管系统及血栓相关不良事件的风险。尚未确定单剂量治疗的风险程度以及导致风险增加的具体治疗周期。

6. 针对多种 COX-2 选择性或非选择性 NSAIDs 持续时间达 3 年的临床试验显示，此类药物可能引起严重心血管血栓性不良事件、心肌梗死和卒中的风险增加，其风险可能是致命的。所有的 NSAIDs，包括 COX-2 选择性或非选择性药物，可能有相似的风险。

有心血管疾病或心血管疾病危险因素的患者，其风险更大。即使既往没有心血管症状，医生和患者也应对此类事件的发生保持警惕。应告知患者严重心血管安全性的症状和（或）体征以及如果发生应采取的步骤。

患者应该警惕诸如胸痛、气短、无力、言语含糊等症状和体征，而且当有任何上述症状或体征发生后应该马上寻求医生帮助。

如果患者具有发生心血管事件的高危因素（如高血压、高脂血症、糖尿病、吸烟），采用本品治疗前应认真权衡利益/风险。

7. 和所有 NSAIDs 一样，此类药物可导致新发高血压或使已有的高血压症状加重，其中的任何一种都可导致心血管事件的发生率增加。服用噻嗪类或髓袢利尿剂的患者服用 NSAIDs 时，可能会影响这些药物的疗效。

8. 高血压病患者应慎用 NSAIDs，包括本品。在开始本品治疗和整个治疗过程中应密切监测血压。

9. 在上市后的使用中有接受本品后短时间内发生严重低血压的病例。其中的一些病例是在没有过敏反应征兆的情况下发生的。医生应该做好治疗严重低血压的准备。

10. 如果患者在接受本品治疗期间，特定临床症状恶化，应进行适当检查，并考虑停止本品治疗。除冠状动脉搭桥术外，本品未在心血管血运重建术中进行过研究；其他手术的研究仅纳入了 ASA（美国麻醉协会）分级 Ⅰ～Ⅲ级的患者。

11. 由于选择性 COX-2 抑制剂缺少抗血小板作用，它不能替代阿司匹林用于预防心血管血栓栓塞类疾病。因此，治疗期间不能中止抗血小板治疗。

12. 本品治疗中曾有患者出现上消化道并发症［穿孔、溃疡以及出血（PUBs）］，其中有些导致严重结果。因此，应对以下患者进行密切关注：同时服用 NSAIDs 的患者可能引发胃肠道并发症；老年人，服用其他 NSAIDs 或阿司匹林或有过胃肠道疾病病史（如溃疡或胃肠道出血）的患者。当本品钠与阿司匹林（包括低剂量）同时服用时，患者出现胃肠道不良事件的风险会进一步增加（胃肠道溃疡或其他胃肠道并发症）。

13. 在使用所有 NSAIDs 治疗过程中的任何时候，都可能出现胃肠道出血、溃疡和穿孔的不良反应，其风险可能是致命的。这些不良反应可能伴有或不伴有警示症状，也无论患者是否有胃肠道不良反应史或严重的胃肠事件病史。当患者服用该药发生胃肠道出血或溃疡时，应停药。老年患者使用 NSAIDs 出现不良反应的频率增加，尤其是胃肠道出血和穿孔，其风险可能是致命的。

14. 本品已在口腔科、骨科、妇科（主要是子宫切除手术）以及冠状动脉搭桥术中进行了研究。但缺少在其他类型手术中的研究，如胃肠道或泌尿道手术。

15. 上市后临床监测显示，接受本品治疗的患者有发生严重皮肤反应的报道，包括多形性红斑，剥脱性皮炎和斯-约综合征（Stevens-Johnson syndrome），其中有些是致命的。此外，上市后临床监测显示，接受伐地昔布（本品的活性代谢产物）的患者有出现中毒性表皮坏死松解症的致死性报告，不能排除使用本品发生该不良反应的可能。患者在治疗早期出现上述不良事件的风险最高；大部分患者在治疗开始后第一个月出现上述反应。

医生应采取适当措施监测治疗中的任何严重皮肤反应，如增加患者访视。应告知患者如果出现任何突发的皮肤状况，立即向医生报告。

患者一旦出现皮疹、黏膜损伤或其他超敏征兆，应停止本品治疗。和其他药物一样，包括选择性 COX-2 抑制剂在内的 NSAIDs 都可能引起严重皮肤反应。但与其他 COX-2 选择性抑制剂相比，伐地昔布严重皮肤不良事件的报道比率更高。有磺胺类药物过敏史的患者可能更易产生皮肤反应。但没有磺胺类药物过敏史的患者也可能产生严重皮肤反应。

16. 根据上市后经验，使用伐地昔布或本品均可发生超敏反应（过敏反应和血管性神经水肿）。其中一些反应主要发生在有磺胺类药物过敏史的患者中。一旦出现过敏迹象，应停止本品治疗。

17. 上市后临床监测，有接受本品治疗的患者出现急性肾功能衰竭的报道。由于本品抑制前列腺素合成可能导致肾功能恶化以及体液潴留，因此用于肾功能不全、高血压、心脏功能不全、肝功能不全以及其他具有体液潴留倾向的患者时，应予以密切观察。

18. 脱水的患者开始使用本品治疗时，应予以密切注意。建议先为此类患者补充足够的水分，再采用本品治疗。

19. 和其他抑制前列腺素合成的药物一样，在使用本品的部分患者中曾观察到体液潴留及水肿的发生。因此，本品应慎用于在心功能不全、已存在水肿或其他有体液潴留倾向或由于体液潴留而加重病情的情况下，包括正在接受利尿剂治疗或其他存在低血容量风险的患者。如果这些患者临床情况恶化，应采取适当措施，包括停用本品。

20. 和所有 NSAIDs 一样，本品可导致新发高血压或加重已有的高血压，其中的任何一种都可以导致心血管事件的发生率增加。高血压患者应慎用 NSAIDs，包括本品。在开始使用本品治疗和整个治疗过程中应密切监测血压。如果血压明显升高，应考虑替代治疗。

21. 中度肝功能不全（Child-Pugh 评分：7～9）的患者接受本品治疗时应予以密切注意。如果在治疗过程中，患者发生上述任何器官的功能减退，应严密监测并考虑停用本品治疗。

22. 本品可能掩盖发热和其他炎症症状。应用 NSAIDs 及本品钠的非临床研究中均有软组织感染加重的个案报道。术后患者接受本品治疗时应密切观察手术切口是否出现感染迹象。

23. 本品钠与华法林或其他口服抗凝血药同时使用时，应密切观察。

24. 和其他已知的抑制环氧化酶或前列腺素合成的药物一样，对有受孕计划的妇女不推荐使用本品。

25. 目前无本品对驾驶车辆和操纵机器能力影响的研究。若患者在接受本品治疗后出现头晕、眩晕或嗜睡等症状，则应停止驾驶车辆或操纵机器。

26. 参见本类药物引言中的用药警戒。

【制剂】 注射剂（冻干粉）：20 mg；40 mg。

【贮藏】 贮于室温下。

艾瑞昔布

(imrecoxib)

别名：恒杨

本品是选择性 COX-2 抑制剂。

【理化性状】 1. 化学名：1-正丙基-3-(4-甲基苯基)-4-(4-甲磺酰基苯基)-2,5-二氢-1*H*-2-吡咯酮

2. 分子量：$C_{21}H_{23}NO_3S$

3. 分子量：369.48

【药理作用】 本品通过抑制 COX 发挥镇痛作用。体外试验显示，本品对 COX-2 的抑制作用强于 COX-1，其对 COX-2 抑制作用的选择性高于吲哚美辛，略强或相当于美洛昔康，但低于塞来昔布。

【体内过程】 1. 本品符合二室药代动力学模型。单次给药 30 mg、60 mg、90 mg 和 200 mg 四个剂量组 AUC 和 C_{max} 与剂量呈线性。

2. 空腹状态下，口服单剂量本品后约 2 h 可达到 C_{max}，人血浆中主要为羟基代谢产物 M1 和羧基代谢产物 M2。空腹状态下，原药的血浆 $t_{1/2}$ 约为 20 h。餐后给药的 AUC 和 C_{max} 明显大于空腹给药，但 T_{max} 和 $t_{1/2}$ 无显著性差异。多次给药在体内无蓄积。

【适应证】 本品用于缓解骨关节炎的疼痛症状，适用于男性及治疗期间无生育要求的妇女。

【不良反应】 1. 常见不良反应（发生率大于 1%）有上腹不适、大便潜血、ALT 升高。

2. 少见药物不良反应（发生率 0.1%～1%）有：腹痛、便秘、消化道溃疡、恶心、呕吐、胃灼热、慢性浅表性胃炎、剑突下阵发性疼痛、胃糜烂、胃底或胃体出血点、皮疹、浮肿、胸闷、心悸、镜下血尿、BUN 升高、白细胞下降、AST 升高，尿蛋白、尿糖和尿红细胞均可为阳性。

【禁忌与慎用】 1. 妊娠期妇女、产妇及育龄期妇女和治疗期间有生育要求的妇女应禁用。

2. 已知对本品或其他昔布类药物及磺胺过敏的患者禁用。

3. 服用阿司匹林或其他 NSAIDs 后诱发哮喘、荨麻疹或过敏反应的患者禁用。

4. 禁用于冠状动脉搭桥手术(CABG)围手术期疼痛的治疗。

5. 有应用非甾体抗炎药后发生胃肠道出血或穿孔病史的患者禁用。

6. 有活动性消化道溃疡或出血,或者既往曾复发溃疡或出血的患者禁用。

7. 重度心力衰竭患者禁用。

8. 儿童有效性及安全性尚未确定。

9. 哺乳期妇女使用时应暂停哺乳。

【药物相互作用】 1. 本品是选择性 COX-2 抑制剂,研究表明其在人体内主要由 CYP2C9 代谢。体外酶抑制试验结果表明,本品对 CYP1A2、CYP2C9、CYP2C19、CYP2D6、CYP2 E1、CYP3A4 抑制作用很弱。

2. 体外酶抑制试验中本品浓度为 50 μM 时,对主要经 CYP2C9 代谢的药物格列吡嗪和华法林的羟化代谢抑制作用很弱。

【剂量与用法】 口服 餐后用药。成人常用剂量为一次 0.1 g,2 次/日,疗程 8 周。多疗程累积用药时间暂限定在 24 周内(含 24 周)。

【用药须知】 1. 长期使用本品可能引起严重心血管血栓性不良事件、心肌梗死和脑卒中的风险增加,且可能是致命。所有 NSAIDs,包括 COX-2 选择性或非选择性药物,可能有相似的风险。有心血管疾病或心血管疾病危险因素的患者,其风险更大。为了使接受本品治疗的患者发生心血管不良事件的潜在风险最小化,应尽可能在最短疗程内使用最低有效剂量。即使既往没有心血管症状,医生和患者也应对此类事件的发生保持警惕。应告知患者严重心血管安全性的症状和(或)体征以及如果发生应采取的步骤。

患者应该警惕诸如胸痛、气短、无力、言语含糊等症状和体征,而且当有任何上述症状或体征发生后应该马上就诊。

2. 和所有 NSAIDs 一样,本品可导致新发高血压或使已有的高血压症状加重,其中的任何一种都可导致心血管事件的发生率增加。服用噻嗪类或髓袢利尿剂的患者服用 NSAIDs 时,可能会影响这些药物的疗效。高血压病患者应慎用 NSAIDs,包括本品。在开始本品治疗和整个治疗过程中应密切监测血压。

3. NSAIDs 包括本品,应用后可能引起严重的可能致命的胃肠道事件,包括胃、小肠或大肠的出血、溃疡和穿孔。

4. 本品尚未在肾功能不全的患者中进行相关研究,故不建议肾功能不全的患者使用。

长期使用 NSAIDs 会导致肾乳头坏死和其他肾脏损害。肾功能不全、心力衰竭、肝功能不全的患者、使用利尿剂和 ACEIs 的患者以及老年患者风险高。

5. 在现有的对照临床研究中,尚无在进展期肾脏疾病的患者中应用本品的资料。故不推荐在进展期肾脏疾病患者中应用本品。如必须使用本品,建议密切监测患者的肾功能。

6. NSAIDs,包括本品可能引起致命的、严重的皮肤不良反应,例如剥脱性皮炎、斯-约综合征和中毒性表皮坏死松解症。这些严重事件可在没有征兆的情况下出现。应告知患者严重皮肤反应的症状和体征,在第一次出现皮肤皮疹或过敏反应的其他征象时,应停用本品。

7. 本品尚未在肝功能不全的患者中进行相关研究,故不建议肝功能不全的患者使用。

8. 哮喘患者可能因阿司匹林过敏而诱发哮喘。有阿司匹林诱发哮喘史的患者,使用阿司匹林会导致严重的可能致命的支气管痉挛。由于这些阿司匹林过敏的患者中,阿司匹林和其他非甾体类抗炎药物之间的交叉反应(包括支气管痉挛)已有报道,故本品不应用于此类型的阿司匹林过敏患者,在伴有哮喘的患者中应用本品也要谨慎。

【制剂】 片剂:0.1 g。

【贮藏】 遮光、密封,25 ℃以下干燥处保存。

依托昔布

(etoricoxib)

别名:依托考昔、安康信、安痛易、Arcoxia

【CAS】 202409-33-4

【ATC】 M01AH05

【理化性状】 1. 化学名:5-Chloro-6′-methyl-3-[4-(methylsulfonyl)phenyl]-2,3′-bipyridine

2. 分子式:$C_{18}H_{15}ClN_2O_2S$

3. 分子量:368.84

4. 结构式

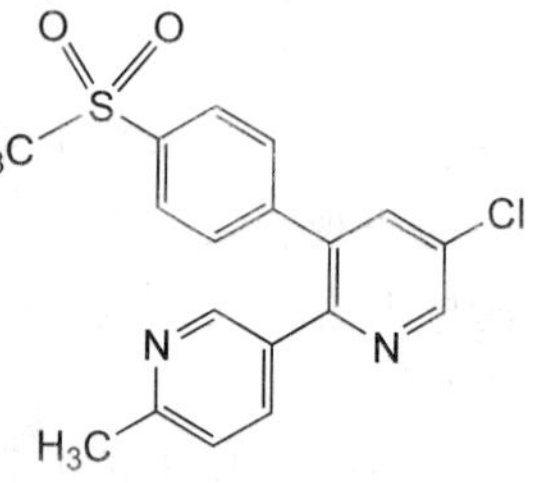

【药理作用】 1. 本品是具有口服活性的选择性

COX-2 抑制剂。根据临床药理研究，在本品每日 150 mg 剂量之内，对 COX-2 的抑制作用呈现剂量依赖性，但对 COX-1 无抑制作用。

2. 临床试验中受试者分别接受本品一日 120 mg(1 次/日)、萘普生 500 mg(2 次/日)或安慰剂，检测胃黏膜活检标本中 PG 合成水平。同安慰剂相比，本品并未抑制胃黏膜中的 PG 合成，而萘普生抑制了胃黏膜的 PG 合成约 80%。这些研究进一步支持本品是 COX-2 的选择性抑制剂。

3. 在多剂量研究中，受试者一日服用本品 150 mg(共 9 日)，与安慰剂相比，出血时间没有受到影响，单剂量服药 250 mg 或 500 mg 对出血时间也没有影响。体内研究显示，在 150 mg 剂量下，血药浓度达到稳态时，体外花生四烯酸或胶原介导的血小板聚集均未受到抑制，这些结果与本品的 COX-2 选择性一致。

【体内过程】 1. 吸收　本品口服吸收良好。平均口服生物利用度接近 100%，在成人空腹口服 120 mg，1 次/日达到稳态时，在给药约 1 h 后达血药峰值(几何平均数 $C_{max}=3.6\ \mu g/ml$)。$AUC_{0\text{-}24\ h}$ 几何平均数为 37.8(μg·h)/ml。本品的药动学在临床剂量范围呈线性。

一日服用 120 mg，正常进餐对其吸收程度及吸收速率无明显影响。

在 12 名健康受试者中，无论单独给药，还是与氢氧化镁/铝抗酸剂合用或与碳酸钙抗酸剂(具有约 50 mEq 的酸中和能力)合用，本品的药动学相似(AUC 相当，C_{max} 变化在 20%以内)。

2. 分布　在 0.05～5 μg/ml 的浓度范围内，92%与血浆蛋白结合，稳态时的分布容积(Vd_{ss})约为 120 L。本品可通过大鼠和兔的胎盘，以及大鼠的血-脑屏障。

3. 代谢　本品代谢完全，随尿液排泄的原药不足 1%。主要代谢途径是由 CYP 酶催化，形成 6′-羟甲基衍生物。

在人体中已发现 5 种代谢产物。其主要代谢产物为 6′-羧酸衍生物，由 6′-羟甲基衍生物进一步氧化形成。这些主要代谢产物或检测不出活性，或仅有微弱活性。这些代谢产物均不抑制 COX-1。

4. 排泄　在健康个体中，静脉给予单剂量 25 mg 放射标记的本品。70%的放射活性可在尿中检出，20%的放射活性在粪便中检出，多数以代谢产物的形式存在。只有不足 2%药物以原药排出体外。

本品的清除几乎都是先经过代谢再由肾脏排泄。给予本品 120 mg，1 次/日，7 d 内可达稳态浓度。蓄积比约为 2，相应的蓄积 $t_{1/2}$ 约为 22 h。血浆清除率约为 50 ml/min。

【适应证】 1. 治疗骨关节炎急性期和慢性期的症状和体征。

2. 治疗急性痛风性关节炎。

【不良反应】 1. 发生率介于 0.1%～2.0%之间的不良反应如下。

(1) 感染　单纯疱疹、感染、咽炎、鼻窦炎、葡萄球菌感染、扁桃体炎。

(2) 免疫系统异常　季节性过敏。

(3) 代谢和营养异常　糖尿病。

(4) 精神性异常　焦虑症、抑郁。

(5) 神经系统异常　腕管综合征、感觉异常、嗜睡、血管迷走神经性晕厥、震颤。

(6) 眼部异常　眼睑炎、结膜炎、眼痛、视物模糊。

(7) 耳部和迷路异常　耳鸣。

(8) 心脏异常　心悸。

(9) 血管异常　舒张期高血压、潮红、潮热。

(10) 呼吸、胸廓和纵隔异常　咳嗽、呼吸困难、啰音、鼻窦充血、喘鸣。

(11) 胃肠道异常　腹胀、口疮性口炎、肠鸣音异常、排便习惯改变、便秘、口干、排便频繁、胃炎、舌炎、肠易激综合征、口腔溃疡、口腔痛、干呕、牙痛。

(12) 皮肤和皮下组织异常　水疱、皮下囊肿、皮炎、湿疹、多汗、皮疹、斑丘疹、酒渣鼻、皮肤溃疡。

(13) 骨骼肌肉和结缔组织异常　颈部疼痛、骨质疏松、关节周围炎、肩袖综合征、肌腱炎、足趾异常。

(14) 肾脏和泌尿系统异常　肾结石、夜尿症、多尿。

(15) 生殖系统和乳腺异常　勃起功能障碍、阴道出血。

(16) 全身反应和给药部位异常　乏力、面部水肿、关节扭伤、皮肤裂伤。

2. 发生率≤0.1%的不良反应如下。

(1) 感染　脓肿、蜂窝织炎、肺炎、术后伤口感染、肾盂肾炎、鼻窦炎、葡萄球菌感染。

(2) 良性肿瘤和非特异性增生(包括囊肿和息肉)　膀胱恶性肿瘤、乳腺恶性肿瘤、恶性黑素瘤、非霍奇金淋巴瘤、子宫肌瘤。

(3) 神经系统异常　脑血管意外、癫痫大发作、颅内出血、椎管狭窄、蛛网膜下腔出血、晕厥、一过性脑缺血发作。

(4) 心脏异常　心绞痛、心律失常、心房颤动、心搏停止、冠心病、充血性心力衰竭、缺血性心脏病、二尖瓣回流、不稳定性心绞痛。

(5) 血管异常　深静脉栓塞、高血压危象、低血容量性休克、腔隙性梗死。

(6) 呼吸、胸廓和纵隔异常　呼吸困难、肺动脉栓塞、呼吸功能不全。

(7) 胃肠道异常　胃食管反流性疾病、胃溃疡出血、肠憩室炎、胰腺炎、上消化道出血、呕吐。

(8) 肝胆异常　AST 及 ALT 升高、胆囊炎、胆结石。

(9) 骨骼肌肉和结缔组织异常　关节痛、胸痛、髋关节炎、膝关节炎、膝关节痛、骨关节炎、类风湿关节炎、肩部回旋肌群损伤。

(10) 肾脏和泌尿系统异常　肾绞痛、尿路结石。

(11) 一般反应和给药部位异常　胸部紧缩感、发热。

(12) 损伤、中毒和用药过程中的并发症　药物过量、股骨骨折、髋部骨折、肱骨骨折、车祸、肌腱断裂、腕骨骨折。

3. 本品上市后有下列不良反应的报道。

(1) 血液或淋巴系统异常　血小板减少症。

(2) 免疫系统异常　过敏反应，包括过敏性或类过敏反应(包括休克)。

(3) 代谢和营养紊乱　高钾血症。

(4) 精神异常　失眠、意识错乱、幻觉、烦乱不安。

(5) 神经系统异常　味觉障碍。

(6) 呼吸或胸部和纵隔异常　支气管痉挛。

(7) 胃肠道异常　腹痛、口腔溃疡、消化道溃疡包括穿孔和出血(主要发生在老年患者)。

(8) 肝胆异常　肝炎、黄疸。

(9) 皮肤和皮下组织异常　血管神经性水肿、瘙痒、红斑、斯-约综合征、中毒性表皮坏死松解症、风疹。

(10) 肾脏和泌尿系统异常　肾功能受损，包括肾功能衰竭。

【禁忌与慎用】 1. 对本品任何一种成分过敏者禁用。

2. 有活动性消化道溃疡或出血、既往曾复发溃疡或出血的患者禁用。

3. 既往服用阿司匹林或其他 NSAIDs 后诱发哮喘、荨麻疹或过敏反应的患者禁用。

4. 充血性心力衰竭患者[纽约心脏病学会(NYHA)心功能分级Ⅱ-Ⅳ]禁用。

5. 确诊的缺血性心脏病，外周动脉疾病和(或)脑血管病(包括近期进行过冠状动脉旁路移植术或血管成形术的患者)的患者禁用。

6. 本品和其他已知可抑制前列腺素合成的药物一样，可引起动脉导管提前闭合，妊娠期妇女应避免使用。

7. 本品可随哺乳期大鼠乳汁分泌。尚不清楚是否经人类乳汁分泌，哺乳期妇女应权衡利弊，选择停药或停止哺乳。

【药物相互作用】 1. 长期使用华法林治疗稳定的患者，应用本品 120 mg/d，凝血酶原时间、国际标准化比率(INR)约增高 13%。对接受华法林或类似药物治疗的患者，开始用本品治疗或改变治疗方案时，应当监测 INR 值，尤其是在初始的几日。

2. 利福平是肝代谢的强诱导剂，本品与之合用可使本品血浆曲线下面积(AUC)降低 65%。当本品与利福平合用时应考虑到其相互作用。

3. 当本品使用剂量大于 90 mg/d 并与甲氨蝶呤合用时，应考虑监测甲氨蝶呤相关的毒性反应。

4. NSAIDs 包括 COX-2 选择性抑制剂可以降低利尿剂，ACEIs 和血管紧张素Ⅱ拮抗剂的降压效应。当本品与这些药物同时应用时，应考虑其相互作用。

5. 正在使用 NSAIDs 包括选择性 COX-2 抑制剂治疗的肾功能不全的患者(例如：老年患者或低血容量的患者，包括那些正在接受利尿剂治疗的患者)，合用血管紧张素转换酶抑制剂或血管紧张素Ⅱ拮抗剂可能会导致肾功能的进一步受损，包括可能出现的急性肾功能衰竭，但这些影响通常是可逆的。因此，合用应该谨慎，尤其是老年患者。

6. 有报道表明，非选择性 NSAIDs 和 COX-2 选择性抑制剂可升高锂盐的血浆水平。对同时服用本品和锂盐的患者，应考虑到此种相互作用。

7. 本品可以与预防心血管事件的小剂量阿司匹林同时应用。然而与小剂量阿司匹林合用时，胃肠道溃疡或其他并发症发生率比单独使用本品时有所增加。在稳定状态下，本品 120 mg，1 次/日对小剂量的阿司匹林(81 mg，1 次/日)的抗血小板活性没有影响。

8. 连续 21 d 同时应用本品 60 mg 及含有 35 μg 的乙炔雌二醇(EE)和 0.5～1 mg 的炔诺酮口服避孕药，可使 EE 稳定状态下的 $AUC_{0\text{-}24\,h}$ 增加 37%，本品 120 mg 及同样的口服避孕药同时或间隔 12 h 服用。可使 EE 稳定状态下的 $AUC_{0\text{-}24\,h}$ 增加 50%～60%。在选择合适的口服避孕药与本品同时服用时，需考虑到 EE 浓度的升高。EE 浓度的升高会增加口服避孕药相关不良事件(如女性发生静脉血栓性栓塞的危险)的发生率。

9. 连续 28 d 同时使用本品 120 mg 和含有结合型雌激素(0.625 mg 的倍美力)的激素替代治疗，可使非结合的雌酮，马烯雌酮和 17-β-雌二醇的平均稳态 $AUC_{0\text{-}24\,h}$ 分别增加 41%、76%和 22%。对本品长期用药推荐剂量(60 mg 和 90 mg)与之合用还未进行研究。在选择绝经后激素替代治疗与本品同时服用时，需考虑到雌激素浓度的升高。

10. 本品对泼尼松、泼尼松龙或地高辛的药动学无临床意义的影响。

11. 抗酸剂和酮康唑(CYP3A4 强抑制剂)对本品的药动学无临床意义的影响。

【剂量与用法】 1. 骨关节炎　推荐剂量为 30 mg，1 次/日。对于症状不能充分缓解的患者，可以增加至 60 mg，1 次/日。在使用本品 60 mg，1 次/日，4 周以后疗效仍不明显时，应考虑其他治疗方法。

2. 急性痛风性关节炎　推荐剂量为 120 mg，1 次/日。本品 120 mg 只适用于症状急性发作期，最长使用 8 d。

3. 轻度肝功能不全患者(Child-Pugh 评分 5～6)，本品使用剂量不应超过 60 mg，1 次/日。中度肝功能不全患者(Child-Pugh 评分 7～9)，应当减量，不应超过每隔一日 60 mg 的剂量。且可以考虑 30 mg，1 次/日的使用剂量，对重度肝功能不全患者(Child-Pugh 评分＞9)，目前尚无临床或药动学资料。

4. 患有晚期肾脏疾病(Ccr＜30 ml/min)的患者不推荐使用本品。对于轻、中度肾功能不全(Ccr≥30 ml/min)患者不需要调整剂量。

【用药须知】 1. 选择性 COX-2 抑制剂的心血管危险性可能会随剂量升高和用药时间延长而增加，所以应尽可能缩短用药时间和使用一日最低有效剂量。应定期评估患者症状的缓解情况和患者对治疗的反应。

对于有明显的心血管事件危险因素(如高血压、高血脂、糖尿病、吸烟)或末梢动脉病的患者，在接受本品治疗前应经过谨慎评估。

即使既往没有心血管症状，医生和患者也应对此类事件的发生保持警惕。应告知患者严重心血管安全性的症状和(或)体征以及如果发生应采取的步骤。

患者应该警惕诸如胸痛、气短、无力、言语含糊等症状和体征，而且当有任何上述症状或体征发生后应该马上寻求医生帮助。

2. 因为选择性 COX-2 抑制剂对血小板不具有作用，因此，不可以此类药物替代阿司匹林用于预防心血管疾病，本品是此类药物中的一种，并不能抑制血小板凝集，所以不能停止抗血小板治疗。

3. 选择性 COX-2 抑制剂和 NSAIDs 与阿司匹林(即使是低剂量)合用时发生胃肠道不良事件(胃肠道溃疡或其他胃肠道并发症)的危险性增高。目前尚未有长期临床试验充分评估比较选择性 COX-2 抑制剂与阿司匹林合用和 NSAIDs 与阿司匹林合用对胃肠道安全性差异。

4. 对晚期肾脏疾病患者，不推荐用本品治疗。Ccr＜30 ml/min 的患者应用本品的临床经验非常有限。如必须用本品开始治疗这些患者，建议密切监测患者的肾功能。

5. NSAIDs 的长期使用可导致肾乳头坏死和其他肾脏损伤。肾脏分泌的 PG 可能对维持肾灌注起到代偿作用。因此，在肾脏灌注受损时，使用本品可导致 PG 生成减少，继而使肾血流量减少，从而损害了肾功能。最有可能发生这种反应的病患包括已患有明显肾功能不全，失代偿性心功能衰竭或肝硬化的患者，对上述患者应考虑监测肾功能。

对明显脱水征象的患者，应当谨慎使用本品。建议在开始用本品治疗前补充水分。

6. 与其他已知能抑制 PG 合成的药物一样，一些患者服用本品后出现体液潴留、水肿和高血压。对原有水肿、高血压或心力衰竭的患者，使用本品时应考虑到体液潴留、水肿或高血压的可能性。所有 NSAIDs，包括本品与新发和复发性的充血性心力衰竭有关。尤其在高剂量时，服用本品可能比其他 NSAIDs 和选择性 COX-2 抑制剂使用者，常发生较为严重的高血压，因此，使用本品治疗期间，要特别注意监测血压。如果血压明显升高，须考虑其他治疗。

7. 在所有使用 NSAIDs 治疗过程中的任何时候，都可能出现胃肠道出血、溃疡和穿孔的不良反应，甚至可能是致命的。这些不良反应可能伴有或不伴有警示症状，也无论患者是否有胃肠道不良反应史或严重的胃肠事件病史。医生应当注意到某些患者可能会发生与治疗无关的上消化道溃疡或溃疡并发症。除了治疗因素既往有胃肠道穿孔、溃疡和出血史的患者，包括有溃疡性大肠炎，克罗恩病的病史患者以及年龄大于 65 岁的患者发生出血的危险性较高，应慎用，以免病情恶化。

8. 在服用本品一日 60 mg 和 90 mg 治疗 1 年的患者中，约有 1%曾出现 AST 和(或)ALT 升高(约为正常值上限的 3 倍或以上)。在与活性药物进行比较的临床试验中，用本品一日 60 mg 和 90 mg 治疗的患者中 AST 和(或)ALT 升高的发生率与用萘普生一日 100 mg 治疗组相似，但要明显低于双氯芬酸 150 mg 组的发生率。在用本品治疗的患者中，AST 和(或)ALT 升高都能恢复。而且在患者持续接受治疗的情况下，约半数患者 AST 和(或)ALT 恢复正常。

对症状和(或)体征提示肝功能异常，或经化验证实肝功能异常的患者，应评估有无肝功能持续异常。如果肝功能持续异常(正常值上限的 3 倍)，应停用本品治疗。

9. 对正在服用本品的老年人和肾脏、肝脏或心脏功能障碍的患者，应当维持适当监测。如果治疗过程中出现恶化，应采取适当的措施，包括终止治疗。

10. 据上市后的报道，与使用 NSAIDs 和某些选择性 COX-2 抑制剂有关的严重皮肤反应，包括剥脱性皮炎、斯-约综合征和中毒性表皮坏死松解症、风疹在内的部分致命性反应极为罕见。这些严重事件可在没有任何预兆的情况下发生。

11. 本品可掩盖感染的发热体征。尤其给正在进行抗感染治疗的患者应用本品时应注意。

【制剂】 片剂：30 mg；60 mg；90 mg；120 mg。

【贮藏】 遮光、密封，30 ℃以下干燥处保存。

罗美昔布

(lumiracoxib)

别名：Prexige、鲁米昔布

本品为选择性 COX-2 抑制剂，因其肝毒性 2007 年从澳大利亚首先撤市。目前还有部分国家继续在使用，包括墨西哥、厄瓜多尔等。

【CAS】 220991-20-8

【ATC】 M01AH06

【理化性状】 1. 化学名：{2-[(2-Chloro-6-fluorophenyl)amino]-5-methylphenyl}acetic acid

2. 分子式：$C_{15}H_{13}ClFNO_2$

3. 分子量：293.72

4. 结构式

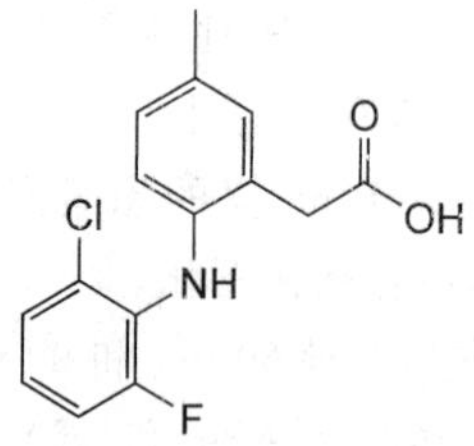

【简介】 本品口服生物用度为 74%～90%，血浆蛋白结合率>98%。主要在肝脏由 CYP2C9 介导的氧化和水解代谢，$t_{1/2}$ 为 5～8 h。妊娠期安全等级 C。

4.2.9　金制剂

金硫苹果酸钠

(sodium aurothiomalate)

别名：Gold Sodium Thiomalate、Sodium Aurothio Succinate

本品的含金量为 44.5%～46.0%，其 10%水溶液的 pH 为 6.0～7.0。

【CAS】 12244-57-4(anhydrous xNa)；39377-38-3(disodium monohydrate)

【ATC】 M01CB01

【理化性状】 1. 本品为金硫代苹果酸[(硫代硫酸金钠)丁二酸]单钠和二钠的混合物，以干燥的无乙醇和无甘油物质计算，分别含有 44.8%～49.6 和 49.0%～52.5%的金。

2. 结构式

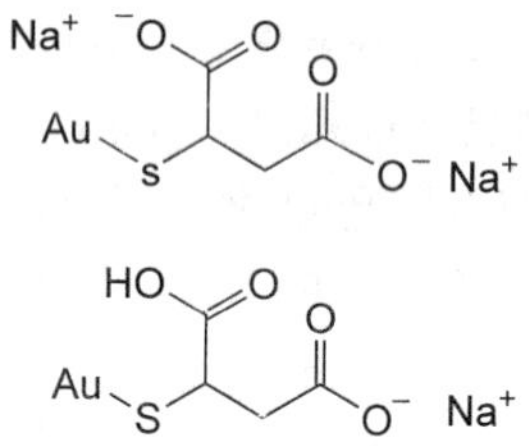

【药理作用】 金制剂治疗关节炎的机制未明，对免疫反应的作用，认识也不一致，且不确定。类风湿关节炎患者可出现巨噬细胞及多形核白细胞的吞噬活性增加，此种现象可被金制剂所抑制。因此，有人认为应用金制剂有抗菌作用，可消除疾病的细菌感染，能直接抑制多形核白细胞及巨噬细胞内的溶酶体酶。

【体内过程】 本品肌内注射后被快速吸收，血浆蛋白结合率为 85%～95%。每周给予 50 mg，约 5～8 周始可达到金的稳态血药浓度(3～5 μg/ml)。广泛分布于全身(包括滑膜液)，可在体内蓄积。金的血清 $t_{1/2}$ 为 5～6 d，在有效剂量使用一个疗程之后可见延长。停药后直到一年仍可从尿中检出金的存在。本品主要随尿液排出，较少见于粪便中。金可通过母体进入胎儿体中，也可分布进入乳汁中。

【适应证】 主要用于活动进展性类风湿关节炎、进展性青少年慢性关节炎，还可用于银屑病性关节炎。

【不良反应】 1. 本品可引起广泛的不良反应，

必须审慎使用，约有 1/3 的用药者会出现各种不同的不良反应。

2. 5%的用药者会发生严重的不良反应，而且某些不良反应是致命的。

3. 最常见的不良反应涉及皮肤和黏膜瘙痒，口炎（常有金属味）是最突出的。

4. 具有瘙痒的皮疹常在肌内注射本品后 2～6 个月发生，可能需要停药。

5. 涉及皮肤和黏膜的其他不良反应包括红斑、斑丘疹、多形性红斑、荨麻疹、湿疹、脂溢性皮炎、苔癣样皮炎、脱发、剥脱性皮炎、舌炎、咽炎、阴道炎、光敏反应和金质沉着病。

6. 血液毒性反应有嗜酸粒细胞增多、血小板减少、白细胞减少，粒细胞减少和再生障碍性贫血。

7. 对肾的不良反应有轻度短暂的蛋白尿，并可能导致严重的蛋白尿、血尿和肾病。

8. 其他还有肺纤维化、中毒性肝炎、胆汁淤积性黄疸、周围神经炎、脑炎、精神异常、发热和肠炎。

9. 眼内可能有金的沉着。

10. 注射本品可能出现血管舒张或亚硝酸盐样反应，伴有乏力、面红、心悸和呼吸困难，还可有局部刺激症状。

11. 有时在开始用药时关节痛加重。

【禁忌与慎用】 1. 对本品过敏者及妊娠期妇女禁用。

2. 金制剂对卟啉症患者不安全，应避免使用。

3. 多形性红斑、系统性红斑狼疮、坏死性小肠结肠炎和肺纤维化患者禁用。

4. 肝、肾功能不全患者和老年人应慎用，重度肝、肾功能不全患者禁用。

5. 有血液病史者、既往有重金属中毒史者不应使用金制剂，任何严重虚弱的患者也不应使用。

6. 哺乳期妇女使用时应暂停哺乳。

【药物相互作用】 1. 当金制剂与具有肝毒性、肾毒性和骨髓抑制药物合用时，会增加毒性的风险。

2. 金制剂合用普鲁卡因胺、二巯基丙醇或 *N*-乙酰半胱氨酸时会增加肾或血液不良反应的风险。

【剂量与用法】 1. 注射液供深部肌内注射，由于有可能出现血管舒张反应，在一次注射后，应轻轻按摩注射部位，并让患者保持卧位 10 min，并严密观察 30 min。

2. 第 1 周，开始肌内注射 10 mg，试验患者的耐受性。如果满意，每周继续给予 25～50 mg，直至获得明显减轻时，再将用药间期增加到 4～6 周，在症状减轻后，治疗可以持续 5 年。在总量未达到 300～500 mg 之前，病情不可能获得改善。

3. 在总用量达到 1 g 时，如未获得较大的疗效，应停药，继续使用的替代药应无毒性。

4. 在使用维持剂量时病情又见反复，可将给药间期减为 1 周，直至病情改善，其间不再延长间期，如缩短间期仍无效应换用替代品。避免复发是极为重要的，因为使用第 2 个疗程的金制剂一般是无效的。

5. 治疗青少年进展性慢性关节炎，建议开始每周 1 mg/kg，最大剂量可达到 50 mg/周（合适的试验剂量是开始用量的 1/10～1/5，试验剂量可使用 2～3 周），随着病情减轻，给药的间期可适当延长。用药 20 周如病情不见改善，可轻度增加剂量或改用其他抗风湿药。

6. 开始使用金制剂时，还可以继续服用 NSAIDs。

【用药须知】 1. 天疱疮和类天疱疮主要治疗药物应当是皮质激素，但当患者不耐受或禁用激素时，金制剂就可被用作替代品。

2. 在每次注射药物之前，应检查尿蛋白。

3. 应告诫患者，当出现咽或舌痛、金属味、紫癜、皮疹、颊溃疡、瘙痒、鼻出血、牙龈出血、月经过多、发热、消化不良、腹泻、容易挫伤以及不明原因的疲劳，均应随时向医生报告。

4. 由于金制剂不良反应多而且严重，一般留作抗风湿的二线药物，不可作一线药物使用。

【制 剂】 注射液：1 mg/1 ml；3 mg/1 ml；5 mg/1 ml；10 mg/1 ml；20 mg/1 ml；50 mg/1 ml。

【贮藏】 密封、遮光贮存。

金硫葡糖

(aurothioglucose)

别名：葡糖硫金、Goldthiogluoose、Solganal、Aureotan、Gold-50

本品含金量为 50%。

【CAS】 12192-57-3

【ATC】 M01CB04

【理化性状】 1. 本品为黄色无臭或几乎无臭的粉末。水溶液长时间静置不稳定。可通过添加少量醋酸钠使其稳定。1%水溶液的 pH 值约为 6.3，易溶于水，几乎不溶于乙醇、丙酮、三氯甲烷和乙醚。

2. 化学名：(1-Thio-D-glucopyranosato)gold

3. 分子式：$C_6H_{11}AuO_5S$

4. 分子量：392.2

5. 结构式

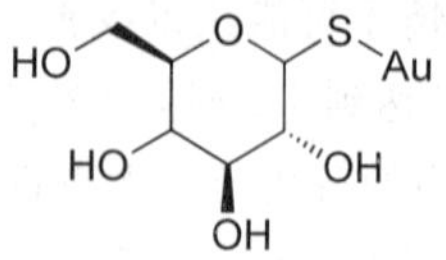

【药理作用】【适应证】【不良反应】【禁忌与慎用】【药物相互作用】【用药须知】 参见金硫苹果酸钠。

【体内过程】 参见金硫苹果酸钠。吸收较缓慢且更不规律。

【剂量与用法】 1. 本品供肌内注射，开始一周10 mg，逐渐增加到一周 50 mg，持续治疗直至总用量达到 0.8～1 g。如病情有所改善又未出现毒性，就可改为每 3～4 周给予 50 mg。

2. 6～12 岁儿童可给予成人用量的 1/4，一次最大用量为 25 mg。

【制剂】 注射剂(油性混悬液)：50 mg/1 ml。

【贮藏】 密封、遮光贮存。

金诺芬
(auranofin)

别名：醋硫葡金、Ridaura

【CAS】 34031-32-8

【ATC】 M01CB03

【理化性状】 1. 化学名：(1-Thio-β-D-glucopyranosato)(tri-ethylphosphine) gold 2, 3, 4, 6-tetraacetate

2. 分子式：$C_{20}H_{34}AuO_9PS$

3. 分子量：678.5

4. 结构式

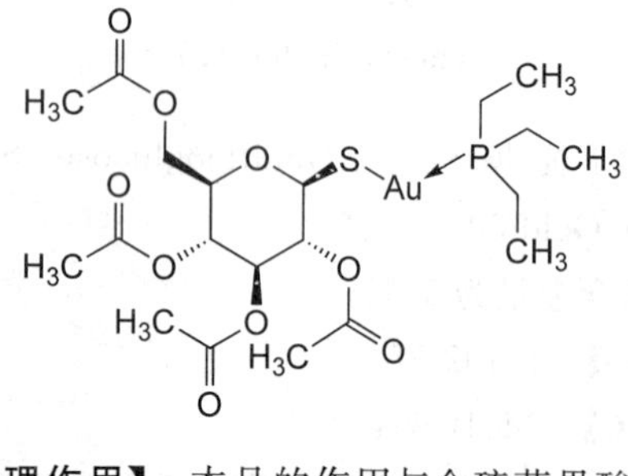

【药理作用】 本品的作用与金硫苹果酸钠相似。

【体内过程】 口服后仅可吸收约 25%的金。60%的金分布在血浆中，37%在红细胞内，3%在细胞膜里。治疗 2～3 个月后，金始可达到稳态血药浓度(0.5 μg/ml)。在稳态时，平均终末 $t_{1/2}$ 约为 26 d，而生物 $t_{1/2}$ 为 81 d。单次用药，2/3 于 10 d 排出，其余可延续 6 个月之久。连续治疗半年，终末血浆 $t_{1/2}$ 约为 26 d。约 15%随尿液排出，85%随粪便排出。

【适应证】 可供口服治疗进展性类风湿关节炎。此种口服制剂比肌内注射的毒性轻，但疗效差得多。

【不良反应】 1. 胃肠道常见恶心和腹痛，约有50%患者出现稀便或腹泻，并因此而停药，发生胃炎者也有报道。

2. 皮肤黏膜常见皮疹、瘙痒等。

3. 其他不良反应如贫血、粒细胞和血小板减少亦有报道。

【妊娠期安全等级】 C。

【禁忌与慎用】 1. 对本品过敏者禁用。

2. 肾炎、活动性肝病患者禁用。

3. 有炎性肠道疾患或有特异性反应史者慎用。

4. 哺乳期妇女使用时应暂停哺乳。

5. 参见金硫苹果酸钠。

【药物相互作用】【用药须知】 参见金硫苹果酸钠。

【剂量与用法】 口服 初始剂量 3 mg/d，与食物同服；2 周后增至 6 mg/d，顿服或 2 次分服，若服用 6 个月效果仍不明显，剂量可增加至 9 mg/d，分 3 次服用；9 mg/d 连服 3 个月效果仍不明显，应停止用药。

【制剂】 ①片剂(或胶囊)：3 mg。②薄膜片：3 mg(含金 0.87 mg)。

【贮藏】 密封、遮光贮于室温。

4.2.10 其他解热、镇痛和抗炎药

萘丁美酮
(nabumetone)

别名：萘普酮、Relafen、Relifex

本品为一无活性的前药，其结构类似萘普生。

【CAS】 42924-53-8

【ATC】 M01AX01

【理化性状】 1. 本品为白色或类白色结晶性粉末。几乎不溶于水，略溶于乙醇和甲醇，易溶于丙酮。

2. 化学名：4-(6-Methoxy-2-naphthyl) butan-2-one

3. 分子式：$C_{15}H_{16}O_2$

4. 分子量：228.3

5. 结构式

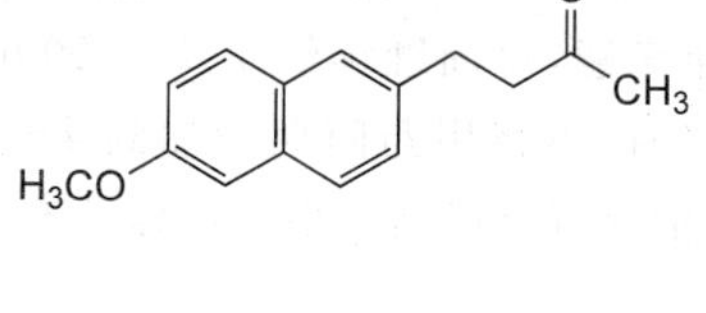

【药理作用】 本品进入体内后被代谢成具有活性的代谢物6-甲氧基-2-萘乙酸，为PG合成的强效抑制剂，具有镇痛、解热和抗炎作用。其抗炎作用虽不及双氯芬酸、吲哚美辛、萘普生和吡罗昔康，但较阿司匹林和芬布芬强。

【体内过程】 本品口服后易于吸收。口服后3～6 h其主要活性代谢物6-甲氧基-2-萘乙酸可达血药峰值。血浆蛋白结合率为99%以上。血浆 $t_{1/2}$ 为24 h。本品在肝内代谢，80%代谢物随尿液排出，10%见于粪便中。

【适应证】 用于缓解骨关节炎和类风湿关节炎相关的疼痛和炎症。

【不良反应】 1. 参见吲哚美辛。

2. 主要有胃肠道反应、头痛、头晕，罕见皮疹，均较轻微而且短暂。

【妊娠期安全等级】 C。

【禁忌与慎用】 1. 对本品过敏者禁用。

2. 活动性消化性溃疡和重度肾功能不全患者禁用。

3. 哺乳期妇女使用时应暂停哺乳。

【药物相互作用】【用药须知】 参见吲哚美辛。

【剂量与用法】 成人每晚口服 1 g，病情严重可于晨间加服 0.5～1 g。老年人一日用量不可超过 1 g。

【制剂】 片剂：0.5 g。

【贮藏】 遮光保存。

咪唑酯
(imidazate)

别名：艾咪达特、Selezen

【CAS】 152628-00-7

【理化性状】 1. 化学名：1*H*-Benzimidazole-5-carboxylicacid，7-methyl-2-propyl-，methyl ester

2. 分子式：$C_{13}H_{16}N_2O_2$

3. 分子量：232.3

4. 结构式

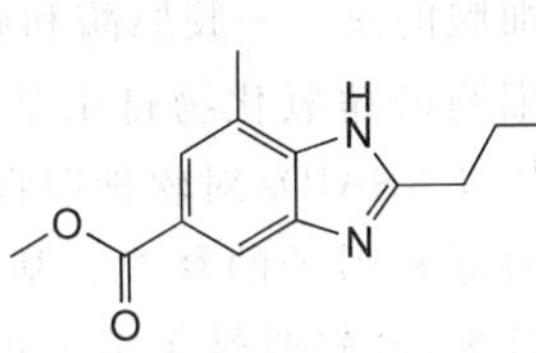

【药理作用】 本品具有镇痛、解热和抗炎作用，也能抑制血小板聚集，延长出血时间，防止血栓形成。本品并不抑制中枢COX，其作用机制待定。

【体内过程】 口服或直肠给药均能快速吸收，1.5～2 h可达血药峰值。血浆 $t_{1/2}$ 为 6～8 h。广泛分布于全身各种组织中。本品主要在肝内代谢，随尿液排出。

【适应证】 参见萘丁美酮。

【不良反应】 1. 可发生胃肠功能紊乱、眩晕、凝血时间延长。

2. 偶见消化道出血。

3. 皮疹、血管神经性水肿、鼻塞、哮喘等过敏现象。

4. 偶发过敏性休克。

【禁忌与慎用】 1. 对本品过敏者、妊娠期妇女禁用。

2. 消化性溃疡、急性胃肠道出血，对其他NSAIDs和咪唑衍生物过敏者禁用。

3. 哺乳期妇女使用时应暂停哺乳。

【药物相互作用】 参见吲哚美辛。

【剂量与用法】 1. 口服 成人，0.5～1.5 g，1～2 次/日；6～12 岁儿童，给予 0.25～0.5 g，1～2 次/日；老年患者用量酌减。

2. 直肠给药 栓剂(含 0.5 g 或 0.75 g)，前者用 1～3 枚/日，后者 1～2 枚。老年人和儿童可使用 0.1 g 栓剂，1～3 枚/日。

3. 肌内注射 成人，0.5～1.0 g/d，1 次或 2 次分用。老年人和儿童酌减。

4. 外用 一日数次少许涂敷。

【制剂】 ①片剂：0.5 g；0.75 g。②栓剂：0.1 g；0.5 g；0.75 g。③注射剂：0.5 g/2 ml。④凝胶剂：5 g/100 g。

【贮藏】 遮光保存。

阿克他利
(actarit)

别名：凯迈思、阿克泰妥、阿他利特、Moba、Mover

本品不同于传统的镇痛药和NSAIDs。

【CAS】 18699-02-0

【理化性状】 1. 化学名：(*p*-Acetamidophenyl) acetic acid

2. 分子式：$C_{10}H_{11}NO_3$

3. 分子量：193.2

4. 结构式

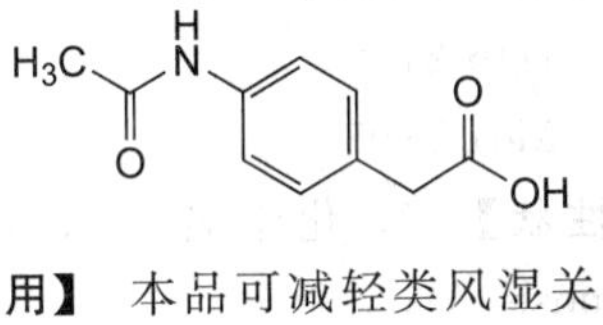

【药理作用】 本品可减轻类风湿关节炎的临床

症状，发病早期应用疗效较好。与传统镇痛药或NSAIDs不同的是，本品并无镇痛和抗炎作用。动物实验显示，本品可控制关节炎病变的发展，可能与抑制患者关节腔滑膜细胞的IL-1 b、IL-6、TNF-α和间质胶原酶的产生有关，但具体机制不明。

【体内过程】 本品口服吸收迅速。给予100～800 mg后约2 h可达C_{max}。血浆蛋白结合率为7%～20%。给药24 h后，几乎全部以原药随尿液排出。$t_{1/2}$约为1 h。

【适应证】 类风湿关节炎。

【不良反应】 1. 可出现心悸、头昏、头痛、嗜睡、麻痹感。

2. 可能发生间质性肺炎、肺纤维化。

3. 可见皮疹、湿疹、天疱疮样病变、瘙痒、脱发等。

4. 口干、嗳气、恶心、呕吐、食欲不振、消化不良、胃痛、腹泻，甚至发生胃溃疡。

5. 可发生贫血，白细胞、血小板和粒细胞减少。

6. 可见ALT、AST、ALP升高。

7. 还可发生肾病综合征、急性肾功能不全、血尿、蛋白尿、血尿素氮、肌酐、尿*N*-乙酰-β-*d*-氨基葡糖苷酶升高。

8. 发热、水肿、乏力、口炎、口唇肿胀、视力减退、复视、耳鸣也偶有发生。

【禁忌与慎用】 1. 对本品过敏者、妊娠期妇女、儿童、血友病患者、血小板减少者、重度肾功能不全患者均应禁用。

2. 有消化性溃疡史者、肝、肾功能不全患者慎用。

3. 老年患者，尤其肾功能较差者慎用。

4. 哺乳期妇女使用时应暂停哺乳。

【剂量与用法】 口服　成人300 mg/d，分3次用。老年人宜从一次100 mg开始，2次/日。

【制剂】 片剂：100 mg。

【贮藏】 遮光、密封，贮于干燥处。

氨基葡萄糖

(glucosamine)

别名：葡糖胺、培古力、奥泰灵、葡立、Chitosamine、Viartril-S

本品是天然的氨基单糖，为人体关节软骨基质中合成蛋白聚糖所必需的物质。

【CAS】 3416-24-8

【ATC】 M01AX05

【理化性状】 1. 化学名：2-Amino-2-deoxy-β-D-glucopyranose

2. 分子式：$C_6H_{13}NO_5$

3. 分子量：179.2

4. 结构式

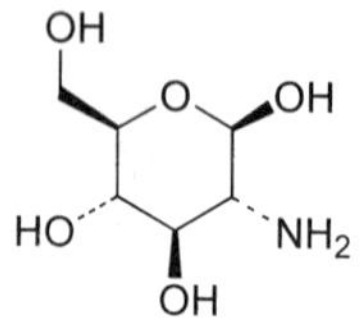

硫酸氨基葡萄糖

(glucosamine sulfate)

别名：D-氨基葡萄糖硫酸盐、D-硫酸氨基葡萄糖

〖CAS〗 29031-19-4

〖理化性状〗 1. 化学名：D-Glucose，2-amino-2-deoxy-，6-(hydrogen sulfate)

2. 分子式：$C_6H_{13}NO_5 \cdot H_2SO_4$

3. 分子量：228.2

盐酸氨基葡萄糖

(glucosamine hydrochloride)

〖CAS〗 66-84-2

〖理化性状〗 1. 化学名：2-Amino-2-deoxy-β-D-glucopyranose hydrochloride

2. 分子式：$C_6H_{13}NO_5 \cdot HCl$

3. 分子量：215.63

硫酸氨基葡萄糖钾

(glucosamine potassium sulfate)

〖CAS〗 31284-96-5

〖理化性状〗 1. 化学名：2-Deoxy-2-sulfoamino-D-glucose potassium salt

2. 分子式：$C_6H_{13}NO_5 \cdot KH_2SO_4$

3. 分子量：297.32

【药理作用】 本品可刺激关节软骨细胞产生具有正常多聚体的糖蛋白，此种糖蛋白可抑制某些可损害关节软骨细胞的酶——胶原酶和磷脂酶A_2等，还可抑制损伤细胞的超氧化物自由基的产生，并防止皮质激素及某些NSAIDs对软骨细胞的损害，从而减少受损细胞内毒素因子的释放。基于以上作用，本品可以直接抗炎，减轻骨性关节炎的疼痛和改善关节功能，并减缓关节炎病程的进展。其最大特点是，不会引起因PG受抑制而引发的不良反应。

【体内过程】 本品口服后约可吸收90%，迅速分布于全身各组织，尤其对关节软骨组织的亲和力强，可弥散到关节软骨基质，达到软骨细胞。给药

4 h 后可达 C_{max}。口服本品硫酸盐后 1～8 h 内，分布于肝、肾、胃壁、小肠、脑、骨骼、肌肉和关节软骨中的药物呈递增趋势，24 h 后测出的浓度始见下降。本品的血浆蛋白结合率<10%。其代谢在肝内进行。10%的用量随尿液排出，11%随粪便排出，其余部分以二氧化碳形式随呼气排出。其 $t_{1/2}$ 约为 18 h。

【适应证】 防治各种类型的骨性关节炎，包括膝、髋部的大关节及手腕和踝小关节。

【不良反应】 1. 较少发生轻微、短暂的胃肠道反应，如恶心、便秘、腹胀和腹泻。

2. 部分患者可能发生过敏反应，如皮疹、瘙痒和红斑。

【禁忌与慎用】 1. 对本品过敏者禁用。

2. 妊娠期妇女不宜使用，妊娠早期尤应避免。

3. 尚无儿童安全用药的资料。

4. 哺乳期妇女使用时应暂停哺乳。

【药物相互作用】 1. 本品可削弱抗糖尿病药物的作用，原因在于本品可抑制胰岛素的分泌。

2. 本品可减弱多柔比星、依托泊苷、替尼泊苷的作用，因为葡萄糖调节的应激蛋白导致拓扑异构酶的表达降低。

【剂量与用法】 口服　成人可一次 250～500 mg(硫酸盐，相当于盐酸盐 240～480 mg)，3 次/日或 750 mg，2 次/日，一般 4～12 周一疗程，病情需要可延长，每年可重复治疗 2～3 个疗程。

【用药须知】 1. 宜于进餐时服药。

2. 定期进行血生化测定，影像学评估关节间隙。

3. 定期评估患者在休息时和活动时关节痛的状况。

【制剂】 ①胶囊剂：250 mg；750 mg(硫酸氨基葡萄糖)。②片剂：240 mg；480 mg(盐酸氨基葡萄糖)；250 mg(硫酸氨基葡萄糖)。③颗粒：240 mg(盐酸氨基葡萄糖)；250 mg(硫酸氨基葡萄糖)。

【贮藏】 遮光、密闭，贮于室温下。

奥古蛋白

(orgotein)

别名：超氧化物歧化酶、潘乐新、肝蛋白、奥美蛋白、Superoxide Dismutase、SOD

本品是由猪、牛、羊的肝和红细胞等组织为原料分离提取而制得的一种水溶性蛋白质，为一种肽链大分子金属酶。

【CAS】 9054-89-1

【药理作用】 需氧生物的体内普遍存在分子氧，因能接受电子而派生出自由基，因而它也是正常生理、病理或毒理反应中的介质或产物。氧在被机体利用的过程中会产生许多含氧代谢物，它们可损伤生物大分子和细胞，造成疾病或引起衰老。自由基的主要毒性是直接损伤细胞膜，使细胞膜磷脂内的不饱和脂肪酸过氧化，也使内质网、溶酶体和线粒体等生物膜的结构破坏，导致一系列功能紊乱。生物体在漫长的进化过程中产生一套抗氧化防御体系以抵制氧的毒性作用。这些防御体系包括超氧化物歧化酶、过氧化氢酶、谷胱甘肽过氧化酶、维生素 C、维生素 E 和尿酸等。本品是催化发生歧化 O_2 反应的酶，可使 O_2 无害化，可阻止毒性较大的脂质过氧化物的形成。

【适应证】 可用于前列腺癌或膀胱癌放射治疗后遗症、类风湿关节炎。

【不良反应】 注射后少数患者可出现局部疼痛、荨麻疹和蛋白尿等。

【禁忌与慎用】 对本品过敏者禁用。

【剂量与用法】 1. 肌内注射　用于慢性风湿性关节炎，一次 8 mg，每周 3～4 次。

2. 关节腔内注射　用于骨关节炎，一次 4 mg，每 2 周 1 次。

3. 深部肌内注射　用于放射治疗后遗症如放射性膀胱炎，一次 4 mg 在放疗后 0.5 h 注射。

【用药须知】 本品是一种有效药用酶，但不能泛用。机体内 SOD 的分布和含量均有一定范围和水平，处于一动态平衡水平。SOD 过少或过多都对机体不利。各种精神病患者血液中 SOD 水平较正常人约高 27%，应引起注意。

【制剂】 注射剂(粉)：4 mg；8 mg。

【贮藏】 贮于 2～8 ℃。

双醋瑞因

(diacerein)

别名：安必丁、Artrodar、Diacetylrhein

本品为 IL-1β 抑制剂。

【CAS】 13739-02-1

【ATC】 M01AX21

【理化性状】 1. 本品为橙黄色长针晶(丙酮中结晶为橙色，甲醇中结晶为黄色)。

2. 化学名：4，5-Diacetyloxy-9，10-dioxo-anthracene-2-carboxylic acid

3. 分子式：$C_{19}H_{12}O_8$

4. 分子量：368.29

5. 结构式

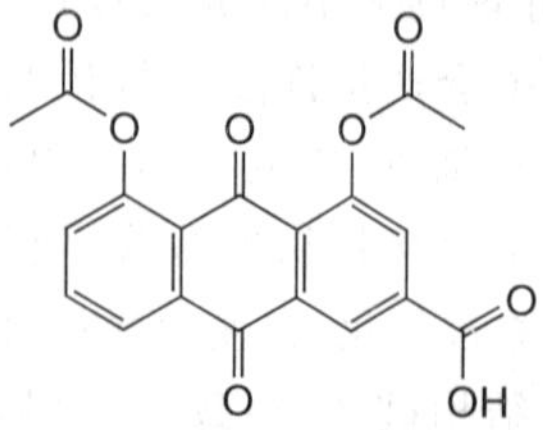

【药理作用】 本品为骨关节炎 IL-1β 的抑制剂。经细胞实验及动物实验证实，本品可诱导软骨生成、具有止痛、抗炎及解热作用，本品不抑制 PG 的合成，对骨关节炎有延缓疾病进程的作用。

【体内过程】 在动物和人体内，本品被口服后在进入体循环之前，先经脱乙酰基作用生成活性代谢产物大黄酸。健康成人单次口服给药后达血药峰值时间约为 2.4 h，血浆蛋白结合率＞99％，血浆 $t_{1/2}$ 约为 4.2 h，本品表观生物利用度为 35％～56％。代谢产物大黄酸主要经肾脏排泄，小部分也经胆汁排泄。

【适应证】 用于治疗退行性关节疾病、骨关节炎及相关疾病。

【不良反应】 轻度腹泻是本品最常见的不良反应（发生率约 7％），一般会在治疗后的最初几天内出现，多数情况下会随着继续治疗而自动消失。上腹疼痛的发生率为 3％～5％，恶心或呕吐则少于 1％。服用本品偶尔会导致尿液颜色变黄，这是本品的特性，无任何临床意义。

【禁忌与慎用】 1. 已知对本品过敏或有蒽醌衍生物过敏史的患者禁用。对曾出现过肠道不适（尤其是过敏性结肠炎）的患者，必须权衡使用本品的益处与风险。

2. 虽然动物实验并未显示本品对生殖或胎儿有任何毒性，但不应在怀孕期间服用本品。

3. 哺乳期妇女不应服用本品，因曾有少量本品衍生物进入母乳的报道。

4. 15 岁以下儿童的有效性及安全性尚未确定。

5. 超过 70 岁并且伴有重度肾功能不全（Ccr 为 10～30 ml/min）的老年患者，须剂量减半或遵医嘱。

【药物相互作用】 1. 在服用改善肠道转运和（或）肠道内容物性质的药物时，禁服本品。

2. 为提高本品的生物利用度应避免同时服用含有氢氧化铝和（或）氢氧化镁的药物。

3. 服用本品会增加使用抗菌药物和（或）化疗的患者患假膜性小肠结肠炎的可能性，因为抗菌药物和化疗会影响肠道的菌群。

【剂量与用法】 1. 长期治疗（不短于 3 个月）为 1～2 次/日，一次 50 mg，餐后服用。

2. 由于服用本品的前 2 周可能引起轻度腹泻，因此，建议在治疗的前 4 周内一日 50 mg，晚餐后口服。患者对药物适应后，剂量便应增加至 2 次/日，餐后口服。医生应根据疗效来决定治疗时间，但疗程不应短于 3 个月。

【用药须知】 1. 由于本品起效慢（于治疗后 2～4 周显效），患者曾连续服用本品 2 年而无任何安全问题。若治疗中需要合用其他药物进行长期治疗，应每 6 个月进行一次包括肝脏生化酶在内的全面血液及尿液化验。

2. 肾功能不全会影响本品的药动学，因此，建议在这种情况下（Ccr＜30 ml/min）减小剂量。

3. 饭后服用可以提高本品的吸收率（大约 24％），另一方面，严重的营养不良会降低本品的生物利用度。

4. 不良反应（例如加速肠道转运）的发生率与未吸收本品的量有关，在禁食或摄入食物很少时，服用本品会增加不良反应的发生率。泻药不应和本品共同服用。

【制剂】 胶囊剂：50 mg。

【贮藏】 密闭，贮于 15～25 ℃。置于儿童不能触及之处。

奥沙西罗

(oxaceprol)

本品为氨基酸衍生物。

【CAS】 33996-33-7

【ATC】 D11AX09；M01AX24

【理化性状】 1. 化学名：(4*R*)-1-Acetyl-4-hydroxy-L-proline

2. 分子式：$C_7H_{11}NO_4$

3. 分子量：172.16

4. 结构式

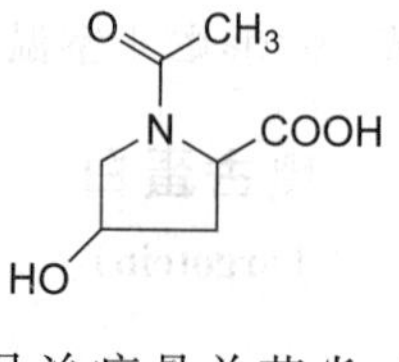

【简介】 本品治疗骨关节炎，作用与双氯芬酸等效。

高乌甲素

(lappaconitine)

别名：拉巴乌头碱、刺乌头碱

本品为从毛茛科植物高乌头根中提取到的一种生物碱。

【CAS】　32854-75-4

【理化性状】　1. 化学名：(1α，14α，16β)-20-乙基-1，14，16-三甲氧乌头烷-4，8，-9 三醇 4-[2-(乙酰氨基)苯甲酸酯]

2. 分子式：$C_{32}H_{44}N_2O_8$

3. 分子量：584.7

4. 结构式

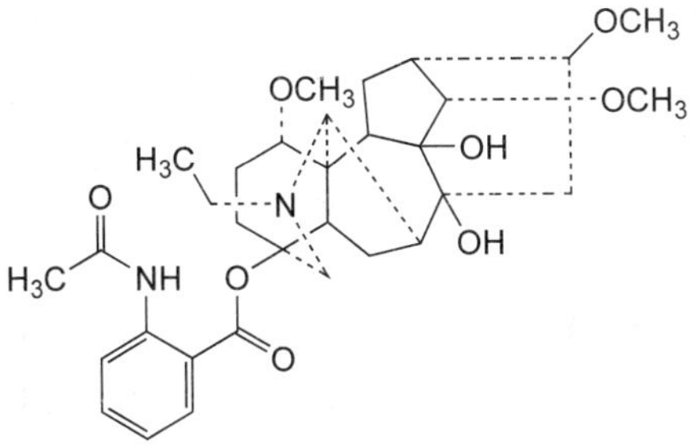

氢溴酸高乌甲素
(lappaconitine hydrobromide)

〖CAS〗　97792-45-5

〖理化性状〗　1. 本品为白色结晶、无臭、味苦，在甲醇中溶解，在水中微溶，在乙醇中极微溶解，在三氯甲烷中几乎不溶。熔点为 217～221 ℃，熔融时同时分解。

2. 化学名：(1α，14α，16β)-20-乙基-1，14，16-三甲氧乌头烷-4，8，-9 三醇 4-[2-(乙酰氨基)苯甲酸酯]氢溴酸盐一水化合物。

3. 分子式：$C_{32}H_{44}N_2O_8 \cdot HBr \cdot H_2O$

4. 分子量：683.64

【药理作用】　本品为非麻醉性镇痛药，具有较强的镇痛作用，镇痛起效慢，但维持时间长。另兼有解热、局部麻醉和消肿作用，无依赖性。本品与哌替啶相比，镇痛效果相当，起效时间稍慢，而维持时间较长，镇痛作用为解热镇痛药氨基比林的 7 倍。

【适应证】　用于中度以上的疼痛。

【不良反应】　1. 口服或注射，个别患者出现荨麻疹、心慌、胸闷、头晕等，停药后很快消失。

2. 贴片贴敷约 24 h 后，少数患者贴药局部皮肤出现轻度瘙痒，可不必中止用药，个别患者贴药出现恶心、胸闷、头晕、皮疹、心动过速，揭下贴片即可消失。

【禁忌与慎用】　1. 对本品中任何成分过敏者禁用。

2. 哺乳期妇女慎用。如确需使用，应选择停药或停止哺乳。

【剂量与用法】　1. 口服　一次 5～10 mg，1～3 次/日，餐后服用。

2. 肌内注射　一次 4 mg，1～2 次/日。

3. 静脉滴注　4～8 mg/d，溶于葡萄糖氯化钠注射液 500 ml 中静脉滴注。

4. 贴片贴于两耳后无头发处或肿痛局部皮肤完整处。一次两贴，儿童酌减。一次贴药有效时间可维持 72 h。

【用药须知】　本品中毒的早期表现是心电图的变化(可逆性)。

【制剂】　①片剂：5 mg；10 mg。②注射剂(粉)：4 mg；8 mg。③大容量注射液：250 ml 含氢溴酸高乌甲素 4 mg 与葡萄糖 12.5 g；250 ml 含氢溴酸高乌甲素 4 mg 与氯化钠 2.25 g。④注射液：4 mg/2 ml；8 mg/2 ml。⑤贴片：12 mg(高乌甲素)。

【贮藏】　密闭保存。

草乌甲素
(bulleyaconitine A)

别名：滇西嘟拉碱甲、必可泰

本品为毛茛科乌头属植物龙头乌头(*Aconitum Longtounense* T. L. Ming)中提取分离出来的生物碱。

【CAS】　107668-79-1

【理化性状】　1. 本品为白色粉末，易溶于乙醇、三氯甲烷、乙醚中，在水中不溶，在稀盐酸、稀硫酸中极易溶解。

2. 化学名：(1α，6α，14α，16α)-四氢-8，13，14-三醇-20-乙基-1，6，16-三甲氧基-4-甲氧甲基-8-乙醇氧基-14-(4-对甲氧基苯甲酯)-乌头烷

3. 分子式：$C_{35}H_{49}NO_9$

4. 分子量：627.76

5. 结构式

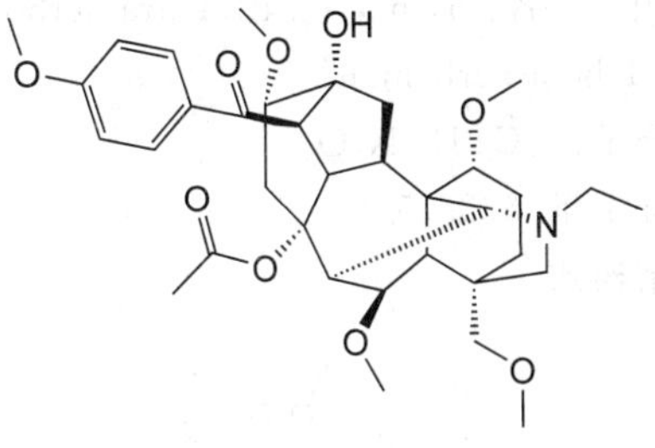

【药理作用】　本品具有较强的镇痛及明显的抗炎作用，其镇痛作用是中枢性的，并与脑内 5-HT 水平密切联系，起效时间比吗啡慢，但维持时间长，无成瘾性。其抗炎作用不通过肾上腺体系，而与抑制 PG 水平有关，本品有解热和局部麻醉作用。

【体内过程】　本品在肝及肾上腺含量最高，其次为肾、肺、脾及心脏，脑含量很低。给药后 4 h 各脏

器内含量降低50%。一次剂量在6 d内从尿内排除46%，从粪便内排除21.9%，尿液经检测未发现有代谢峰，表明进入人体内的本品均以原药排除。

【适应证】 主要用于治疗风湿性及类风湿关节炎、腰肌劳损、肩周炎、四肢扭伤、挫伤等。

【不良反应】 极少数患者用药后可出现短暂性轻度心慌、恶心、唇舌发麻及心悸等。

【禁忌与慎用】 1. 心脏病患者禁用。

2. 妊娠期妇女禁用。

3. 对本品过敏者禁用。

4. 哺乳期妇女使用时应暂停哺乳。

【剂量与用法】 1. 口服　一次0.4～0.8 mg，1～2次/日，饭后服。

2. 肌内注射　1～2次/日，一次0.2 mg。小儿、年老体弱者酌减。

【用药须知】 1. 用药间隔时间不宜少于6 h。

2. 出现不良反应时，可静脉注射高渗葡萄糖加维生素C，也可注射阿托品，并应减量或停用，反应极重者，可按乌头中毒处理，并停药。

【制剂】 ①片剂：0.4 mg。②注射液：0.2 mg/2 ml。③胶丸：0.2 mg。

【贮藏】 遮光、在阴凉处保存。

汉防己甲素
(tetrandrine)

别名：粉防己碱、汉防己碱、喜美林、金康

粉防己(*Stephaniae tetrandra*)根中提取的一种生物碱，属双苄基异喹啉类。

【CAS】 518-34-3

【理化性状】 1. 无色针状结晶(乙醚)。熔点217～218 ℃。几乎不溶于水、石油醚，溶于乙醚。

2. 化学名：6, 6′, 7, 12-Tetramethoxy-2, 2′-dimethyl-1-beta-berbaman

3. 分子式：$C_{38}H_{42}N_2O_6$

4. 分子量：622.75

5. 结构式

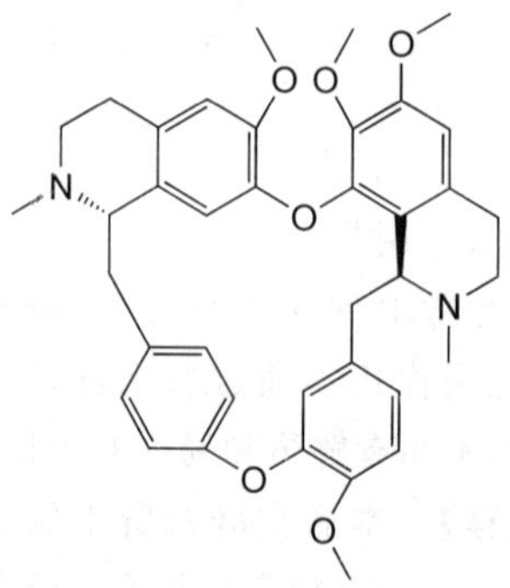

【药理作用】 本品通过降低过氧化物的释放和吞噬细胞的活性而起到镇痛作用，还能通过抑制肿瘤耐药细胞表面P-糖蛋白的过度表达，增加化疗药物在肿瘤细胞内的积累，增强肿瘤细胞对化疗药物的敏感性。本品可使矽肺胶原纤维松散、降解，脂类减少，微管结构消失、解聚，前胶原转化受阻，在间隙内出现新的细胞。

【体内过程】 本品吸收后，主要分布于肝、肺、肾脏等组织器官。体内代谢呈二室模型，大部分以原药存在，少部分代谢转化为汉甲素-*N*-氧化物异构体和*N*-2-去甲基汉防己甲素，体内$t_{1/2}$为90 min，CL为38.6(L·kg)/h。

【适应证】 用于风湿痛、关节痛、神经痛。与小剂量放射合用于肺癌，亦用于单纯矽肺Ⅰ、Ⅱ、Ⅲ期及各期煤矽肺。

【不良反应】 部分患者服药后会有轻度嗜睡、乏力、恶心、上腹部不适，长期口服可能会引起面部色素沉着，停药后可消退。

【禁忌与慎用】 1. 肝、肾等脏器发生器质性病变患者禁用。

2. 妊娠期妇女禁用。

3. 对本品过敏者禁用。

【药物相互作用】 1. 本品能减轻化疗药物引起的消化道反应与肢体麻木症状，并对化疗引起的血红蛋白与白细胞的损害有保护作用。

2. 本品可使环孢素的C_{max}增高。

【剂量与用法】 1. 抗风湿及镇痛　口服，一次20～40 mg，3次/日或肌内注射，30 mg，1次/日。

2. 抗肺癌　口服，一次30 mg，3次/日。

3. 抗矽肺　口服，一次60 mg～100 mg，3次/日或200～300 mg，用5%葡萄糖或0.9%氯化钠注射液稀释后，静脉缓慢注射或静脉滴注。用6 d，停药1 d，疗程3个月。

【用药须知】 1. 静脉注射时，有局部的暂时刺激痛，少数病人有色素沉着及鼻衄等出血倾向。

2. 服药期间每3个月复查一次肝功能、心电图等。

【制剂】 ①片剂：20 mg。②注射液：30 mg/2 ml。

【贮藏】 遮光，密封保存。

鹿瓜多肽
(cervus and cucumis polypeptide)

别名：骨益佳、丽生斯利、脉锐、绵舒、星邦健、星尤菲本品为复方制剂，为鹿科动物梅花鹿（*Cervus Nippon Temminck*）的骨骼和葫芦科植物甜瓜（*Cucumis melo L.*）的干燥成熟种子提取物。

【药理作用】 1. 本品中骨诱导多肽类生物因子可有效促进骨源性生长因子的合成，主要为促进其细胞有丝分裂、分化作用、趋化作用及溶骨活性，从而具有多种生物活性。甜瓜子提取物能降低骨折局部毛细血管通透性，减少炎性渗出，促进局部血运障碍的恢复，能降低全血黏度及红细胞聚集程度，改善骨痂局部的血液循环；此外，还能抑制PG的释放，从而具有镇痛作用。在促进骨折早期愈合中，甜瓜子提取物与补充的骨诱导多肽类生物因子具有协同促进骨源性生长因子合成的作用。

2. 机体内骨源性生长因子[骨形态发生蛋白(BMPs)、β-转化生长因子(TGF-β)、成纤维细胞生长因子(FGF)等]可影响骨形成和吸收。BMPs为一组酸性低分子量糖蛋白，能诱导血管周围游动的间充质细胞转化为不可逆性的骨系细胞（即软骨细胞和成骨细胞），从而促进骨痂形成，诱导新骨形成，促进骨折修复。TGF-β为一族具有多种功能的蛋白多肽，对成骨细胞及软骨细胞有促进分化或降低分化的双重调节作用，可促进细胞外基质合成及明显抑制新合成的基质降解，可作用于淋巴细胞和巨噬细胞，能缓解炎性反应的破坏性，以及协助巨噬细胞来源的某些细胞因子在组织修复中发挥作用。FGF为一组肝素黏合多肽，可刺激细胞的趋向移动、增殖及分化，增加胶原细胞合成的数量，促进骨胶原蛋白及非胶原蛋白的合成，增加骨钙素的合成。

3. 本品富含的多种游离氨基酸，可为骨细胞合成BMPs、TGF-β、FGF等骨源性生长因子提供原料，并促进其合成。此外，有机钙、磷离子可参与钙磷代谢，从而维持骨容量。

【适应证】 用于治疗风湿性关节炎、类风湿关节炎、强直性脊柱炎、多种类型骨折、创伤修复及腰腿疼痛等。

【不良反应】 1. 偶见皮疹、瘙痒、发热、寒战、头晕、恶心等过敏反应，如发生上述不良反应请酌情减少用量或停药。

2. 罕见斑丘疹、过敏性休克，出现症状时应停药并进行适当处理。

【禁忌与慎用】 1. 对本品过敏者禁用。

2. 过敏体质者慎用。

【剂量与用法】 1. 肌内注射　一次4～8 mg，8～16 mg/d，用适量注射用水稀释后注射。

2. 静脉滴注　一日16～24 mg，稀释于5%葡萄糖注射液或0.9%氯化钠注射液250～500 ml中后滴注。10～15 d为一个疗程。

【用药须知】 1. 采用静脉滴注给药时，本品宜单独使用，不宜与其他药物同时滴注。

2. 用药后如出现发热或皮疹，应酌情减量或停药。如长期伴有发热、皮疹，则应及时停药。

【制剂】 ①注射剂（粉）：4 mg；8 mg；16 mg；24 mg。②注射液：4 mg/2 ml；8 mg/4 ml。

【贮藏】 密闭，于凉暗处保存。

阿巴西普
(abatacept)

别名：阿贝西普、阿巴他赛、Orencia

本品属生物制剂类抗风湿药，是一种选择性T细胞共刺激阻断剂。

【CAS】 213252-14-3

【ATC】 L04AA24

【药理作用】 1. 本品是一种可溶性融合蛋白，由修饰的胞外结构区CTLA-4融合至人免疫球蛋白片段组成，并由哺乳动物细胞表达系统经DNA重组技术制成。本品结合至CD_{80}和CD_{86}在抗原提呈细胞上，因此，阻断CD_{28}介导T淋巴细胞的共刺激作用。

2. 在类风湿关节炎(RA)患者的滑膜囊中有激活的T淋巴细胞出现。本品可竞争性地与CD_{80}/CD_{86}结合，阻断其刺激通道，阻止或减少T细胞的活化，减少T细胞释放致炎因子，使炎性反应减轻。

【体内过程】 本品静脉给药后，血药峰值可达295 μg/ml，分布容积为0.07 L/kg，总体清除率为0.22 ml/(kg·h)，消除$t_{1/2}$为13 d。

【适应证】 本品可减轻类风湿关节炎疼痛症状，延缓骨结构破坏，改善关节功能。适用于对一种或多种改善病情抗风湿药（如甲氨蝶呤或肿瘤坏死因子拮抗剂）治疗无效的中度至重度活动性类风湿关节炎。

【不良反应】 本品与英利昔单抗有相似的不良反应。

1. 呼吸系统　可出现慢性支气管炎急性恶化、支气管炎、鼻咽炎、上呼吸道感染。

2. 泌尿生殖系统　可见泌尿道感染、肾盂肾炎。

3. 免疫系统　据报道有1.7%的患者产生抗体，也可出现输液反应（最常见的症状即头晕和头痛，尚未见到重度或极重度急性滴注反应的报道）。

4. 神经系统　可出现头痛。

5. 胃肠道　可出现恶心、憩室炎。

6. 皮肤　可出现蜂窝织炎。

7. 过敏反应　可见风疹、低血压和呼吸困难。

8. 其他　有出现恶性肿瘤(如乳腺癌、皮肤癌、膀胱癌、胆道癌、子宫内膜癌、宫颈癌、淋巴癌、黑色素瘤、骨髓增生异常综合征、肾癌、卵巢癌、前列腺癌、甲状腺癌和子宫癌)和感染性疾病的研究报道。

【妊娠期安全等级】 C。

【禁忌与慎用】 1. 对本品过敏者禁用。

2. 慢性阻塞性肺疾病(COPD)患者,潜在感染、慢性感染、局部感染或有感染史的患者(可能恶化),有导致感染和潜在因素的患者,隐性结核病患者等慎用。

3. 动物实验本品可经乳汁分泌,哺乳期妇女使用时应暂停哺乳。

【药物相互作用】 1. 与肿瘤坏死因子(TNF)抑制剂合用,可明显增加感染的发生率,故不推荐合用。

2. 与活菌疫苗或活病毒疫苗(如卡介苗活疫苗、麻疹病毒活疫苗、腮腺病毒活疫苗、脊髓灰质炎活疫苗、轮状病毒活疫苗、风疹病毒活疫苗、天花疫苗、伤寒疫苗、水痘病毒疫苗、黄热病疫苗)合用,可导致活疫苗的继发感染,并减弱免疫效果。不推荐使用本品后3个月内使用活疫苗。

【剂量与用法】 1. 体重在60 kg以下的成人,可在30 min内一次性静脉滴注500 mg,体重在60～100 kg者可一次滴注750 mg,体重在100 kg以上者可一次滴注1000 mg。在首剂后的第2周和第4周再各给药1次,此后则每4周给药1次。

2. 老年人的剂量同成人。

【用药须知】 1. 不推荐与阿那白滞素合用。

2. 儿童的剂量尚不明确。

【制剂】 注射剂(粉):250 mg。

【贮藏】 贮于2～8 ℃。

阿那白滞素
(anakinra)

别名:Kineret、Supartz

本品为白介素-1受体拮抗药。

【CAS】 143090-92-0

【ATC】 L04AC03

【理化性状】 1. 化学名:*N*2-l-methionyl-interleu-kin 1 receptor antagonist (human isoform x reduced)

2. 分子式:$C_{759}H_{1186}N_{208}O_{232}S_{10}$

3. 分子量:17257.6

【药理作用】 本品为重组非糖基化人白细胞介素-1(IL-1)受体拮抗剂,重组化合物不同于天然产生的非糖基化人IL-1受体拮抗剂,它加入了一条*N*-终端甲硫氨酸。天然IL-1受体拮抗剂主要由巨噬细胞产生,由单核细胞响应各种刺激(如内毒素、IL-1)而激活。它竞争性地结合Ⅰ型和Ⅱ型IL-1受体,至少部分阻断了IL-1α和IL-1β(大量证据表明,白细胞介素-1β与类风湿关节炎和感染性休克的发病机制有关)介导的细胞反应。虽然天然IL-1受体拮抗剂的结合亲和力与IL-1类似,但它缺乏IL-1的激动活性。在动物实验和体外研究中,要完全抑制IL-1的细胞/血流动力学作用,需要相对于IL-1的,较高浓度(达10000倍)的IL-1受体拮抗剂。因为对IL-1,仅5%受体能引起炎症反应,实际上所有细胞受体均必须阻断,以便产生对全身反应的足够抑制。

【体内过程】 本品皮下注射治疗类风湿关节炎,3～7 h后可达血药峰值。皮下注射的生物利用度为95%,主要经肾排泄,少量通过胆汁排泄,消除$t_{1/2}$为4～6 h。静脉注射后,主要分布于关节组织,也有少量分布于肾脏、脾脏、胆囊、肝脏和肠中,分布$t_{1/2}$为11 min。

【适应证】 1. 用于治疗一种或多种改善病情药治疗无效的中至重度活动性类风湿关节炎(RA),或与甲氨蝶呤联合用于治疗对单用本品或TNF阻滞剂治疗无效的中至重度活动性RA患者。

2. 用于冷吡啉相关周期性综合征。

【不良反应】 1. 心血管系统　有报道脓毒症患者使用本品可能发生心搏骤停,但相关性尚未最终确立。

2. 呼吸系统　据报道可出现鼻窦炎。

3. 免疫系统　有研究报道可出现本品抗体,但尚未见抗体影响本品疗效的报道。

4. 神经系统　可见头痛、疲乏。

5. 胃肠道　可出现恶心、腹泻和腹痛。

6. 血液系统　有报道0.3%患者绝对中性粒细胞计数降低至$\leqslant 1\times 10^9$/L。此外,可见白细胞总数、血小板和中性粒细胞计数轻度下降,嗜酸性粒细胞轻度升高,罕见报道一过性中性粒细胞减少(低于2%)。

7. 皮肤　常见轻度一过性的注射部位反应,表现为红斑、瘀血、瘙痒、炎症、疼痛和肿胀。

8. 其他　有出现感染(包括严重感染性疾病)的研究报道。

【妊娠期安全等级】 B。

【禁忌与慎用】 1. 对本品或大肠埃希菌提取蛋白过敏者、严重感染患者禁用。

2. 活动性感染、中性粒细胞减少(可能恶化)、免疫抑制或慢性感染、老年(感染发生率较高,且可能有更大的敏感性)患者应慎用。

3. 尚未明确本品是否可经乳汁分泌,哺乳期妇女使用时应暂停哺乳。

【药物相互作用】 本品与肿瘤坏死因子(TNF)抑制药(如阿巴他塞、阿达木单抗、依那西普、利妥昔单抗)合用,可使严重感染和中性粒细胞减少的风险增加,所以不推荐本品与 TNF 抑制药合用。

【剂量与用法】 1. 风湿性关节炎患者,皮下注射,推荐 100 mg/d,一日应在大约相同的时间给药。

2. 用于冷吡啉相关周期性综合征的新生儿,1～2 mg/kg,最大剂量为 8 mg/kg,皮下注射。

【用药须知】 1. 在室温环境和光线下,本品 4 mg/ml 或 36 mg/ml 与头孢曲松 20 mg/ml 在 0.9%氯化钠注射液中可稳定 4 h,但当混合物储存在 5%葡萄糖注射液达 4 h,则本品发生降解(且头孢曲松也有一些损耗)。

2. 本品不得与活疫苗合用。

3. 本品治疗 RA 的起效时间为 2～16 周,逾期无效的患者不宜继续使用。

【制剂】 注射液:100 mg/0.67 ml;150 mg/1 ml。

【贮藏】 遮光,贮于 2～8 ℃,切勿冷冻或摇动。

蜂毒

(apistoxin)

本品系蜂毒腺和副腺分泌的一种微黄色的透明液体,由多肽类、酶类、生物胺等物质组成。

【适应证】 本品用于风湿性关节炎、类风湿关节炎、强直性脊柱炎等风湿类疾病,亦可用于周围神经炎及神经痛等的辅助治疗。

【不良反应】 1. 常见局部红、肿、热、痒,不必处理,忌搔抓。

2. 少见荨麻疹,可停药或服用氯苯那敏。

3. 很少见眼睑水肿,可停药并服用氯苯那敏。

4. 全身发热、恶寒,在用量为 1.5 mg 以上时较易发生,持续使用可望减轻,必要时可适当应用解热镇痛药。

5. 极少发生血红蛋白尿、腹痛、腹泻、恶心呕吐、休克、耳鸣、头痛、头晕,应停药,必要时应采用对症措施。对休克者,需作如下处理:平卧、吸氧、皮下注射 1∶1000 肾上腺素 0.3～0.5 ml 或肌内注射肾上腺素 1 mg 或静脉滴注氢化可的松 200 mg(氢化可的松溶于 10%葡萄糖注射液 500 ml)。

【禁忌与慎用】 1. 对本品过敏者、肾功能衰竭、造血系统疾患及妊娠期妇女禁用。

2. 过敏体质者慎用。

【剂量与用法】 1. 皮下或肌内注射　首次用量 0.05 mg,如无不良反应,隔日递增 0.1～0.2 mg 至一次 0.25～0.5 mg,1 次/日或隔日 1 次,总剂量 10 mg 为一个疗程。儿童用量减半。

2. 注射部位,可在四肢部位皮下轮替注射;也可按不同患者痛点周围进行注射;穴位注射,参照中医经穴原则,在某些特定穴位经穴注射。

【用药须知】 1. 注射时应避开血管和神经干。

2. 穴位注射时,面部及手足位用量应少。

【制剂】 ①注射液:0.5 mg/2 ml。②注射剂(粉):0.5 mg,1 mg。

【贮藏】 密封,遮光,置阴凉干燥处。

蝎毒

(scorpion venom)

本品系由东亚钳蝎(*scorpionidae*)毒素蛋白配制的注射液。

【药理作用】 1. 本品具有镇痛作用,在大鼠甲醛法和小鼠扭体法两种主要镇痛药效学模型中,本品的镇痛作用强度分别相当于阿司匹林的 3600 倍和哌替啶的 56 倍。

2. 本品对动物急性炎症和亚急性炎症的急性反应期具有明显的拮抗作用。

3. 本品无蓄积性毒性,在Ⅰ、Ⅱ期临床研究中,治疗剂量范围内未观察到对基本生命体征产生明显的影响。

4. 本品长期使用无药物依赖性,是一种不同于阿片类药物的镇痛用生物制品。

5. 本品长期使用疗效具有积累增强作用。

【适应证】 用于风湿性或类风湿痛、肩周炎、骨关节痛、神经性疼痛、坐骨神经痛、三叉神经痛、腰腿痛及癌性疼痛等。

【不良反应】 注射局部可能出现发红等现象,属正常反应。

【禁忌与慎用】 妊娠期妇女、儿童、严重冠心病患者及其他危重病人慎用。

【剂量与用法】 肌内注射　1～2 次/日,10～20 μg/d,剂量一般不超过 40 μg,7～10 d 为一疗程。

【用药须知】 本品不宜与其他药物同时注射,以免发生不良反应。

【制剂】 注射液:1 ml 内含 20 μg 蝎毒蛋白。

【贮藏】 贮于 2～8 ℃。

青藤碱
(sinomenine)

本品系从来源于防己科植物青藤的根和茎、蝙蝠葛的叶中提取的生物碱。

【CAS】 115-53-7

【理化性状】 1. 本品为白色针状结晶,溶于乙醇、丙酮、三氯甲烷和稀碱,微溶于水、乙醚和苯。

2. 化学名:(9α,13α,14α) 7,8-Didehydro-4-hydroxy-3,7-dimethoxy-17-methylmorphinan-6-one

3. 分子式:$C_{19}H_{23}NO_4$

4. 分子量:329.39

5. 结构式

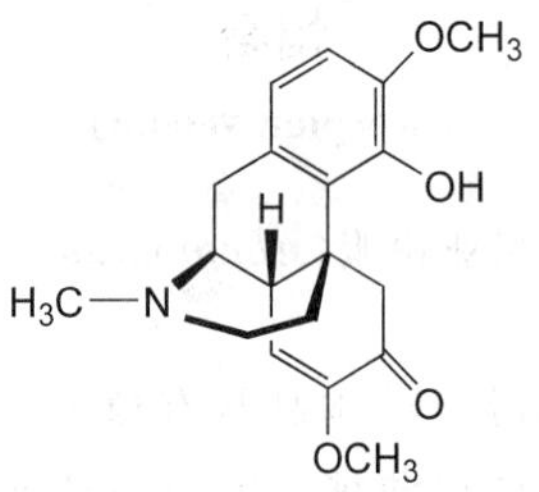

盐酸青藤碱
(sinomenine hydrochloride)

〖CAS〗 6080-33-7

〖理化性状〗 1. 本品为白色针状结晶,易溶于水。

2. 化学名:(9α,13α,14α)-4-Hydroxy-3,7-dimethoxy-17-methyl-7,8-didehydromorphinan-17-ium-6-one chloride

3. 分子式:$C_{19}H_{24}ClNO_4$

4. 分子量:365.85

【药理作用】 本品通过下丘脑-垂体-肾上腺系统,增强肾上腺皮质激素的分泌,起到非特异性抗炎作用;本品对大鼠蛋清性或甲醛性脚肿均有显著的抑制作用,当切除肾上腺或垂体时,其抗炎作用消失,这一实验说明本品对佐剂性关节炎有抗炎作用,并且这一作用与肾上腺和垂体密切相关。本品可提高痛阈,镇痛作用较强,小鼠热板法,电刺激以及家免热刺激法均证明,本品具有显著的镇痛作用。猴长期皮下注射本品,停药观察72 h,无任何异常反应,本品无成瘾性。

【适应证】 用于急性关节炎及类风湿关节炎。

【不良反应】 少数病人出现皮疹或白细胞减少现象,停药后即可消失。

【禁忌与慎用】 1. 对本品过敏者禁用。

2. 严重哮喘患者慎用。

3. 妊娠期妇女或哺乳期妇女慎用。

【药物相互作用】 与抗组胺药合用,镇痛作用消失。

【剂量与用法】 口服 一次20～80 mg,3次/日,饭前服或遵医嘱。1个月为一个疗程,类风湿病患者可连服2～3个疗程,病情缓解后,仍可继续服用一段时间以巩固疗程,剂量可适当减少。

【用药须知】 1. 由于本品具有较强的组胺释放作用,服药初期部分患者可能会出现关节短时间潮红、出汗、痛、肿、皮肤瘙痒等反应,这是本品独特的作用机制所引起的有效反应,一般不必处理,可自行消失(一过性),如不能耐受可适当减少剂量或遵医嘱。

2. 长期服用应定期检查血常规。

【制剂】 片剂:20 mg。

【贮藏】 密封贮存。

骨瓜提取物
(extraction of bone and melon)

本品为是由新鲜或冷冻的猪四肢骨和葫芦科植物甜瓜的干燥成熟种子的提取物制成的。

【药理作用】 本品含多种骨代谢的活性肽类。具有调节骨代谢,刺激成骨细胞增殖,促进新骨形成,以及调节钙、磷代谢,增加骨钙沉积,防治骨质疏松,具有抗炎、镇痛作用。余参见鹿瓜多肽。

【适应证】 用于风湿、类风湿关节炎、骨关节炎、腰腿疼痛、骨折创伤修复。

【不良反应】 可能出现发热或皮疹,如发生请酌情减少用量或停药。

【禁忌与慎用】 1. 对本品过敏者禁用。

2. 重度肾功能不全患者禁用。

【剂量与用法】 1. 肌内注射 一次10～25 mg,2次/日。

2. 静脉滴注 一次50～100 mg,加入250 ml 0.9%氯化钠注射液、5%或10%葡萄糖注射液中滴注,1次/日,20～30 d为一疗程。

【制剂】 ①注射液:10 mg/2 ml;25 mg/5 ml;50 mg/10 ml。②注射剂(粉):25 mg(以多肽类物质计)。

【贮藏】 密闭,25 ℃以下保存。

丹皮酚
(paeonol)

别名:芍药醇、牡丹酚

本品提取自毛茛科植物牡丹的干燥根皮。

【CAS】 552-41-0

【理化性状】 1. 本品为白色或微黄色有光泽的针状结晶或无色针状结晶(乙醇结晶),熔点 49～51 ℃,气味特殊,味微辣。易溶于乙醇和甲醇中,溶于乙醚、丙酮、苯、三氯甲烷及二硫化碳中,微溶于水,在热水中溶解,不溶于冷水,能随水蒸气挥发。

2. 化学名:2′-Hydroxy-4′-methoxyacetopheone

3. 分子式:$C_9H_{10}O_3$

4. 分子量:166.18

5. 结构式

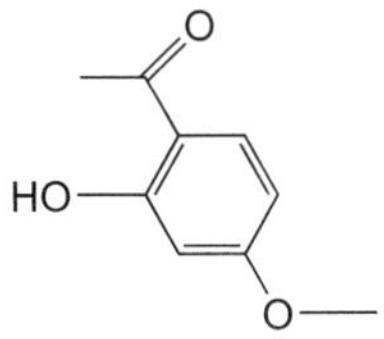

丹皮酚磺酸钠
(paeonolsilate sodium)

〖理化性状〗 1. 本品为白色或类白色结晶性粉末。本品在水中易溶,在甲醇或乙醇中微溶,在三氯甲烷、乙酸乙酯或丙酮中几乎不溶。

2. 化学名:2-甲氧基-4-羟基-5-乙酰基苯磺酸钠盐

3. 分子式:$C_9H_9NaO_6S$

4. 分子量:268.23

【药理作用】 本品具有镇痛、抗炎、解热和抑制变态反应的作用。对压尾、乙酸等物理或化学因素所致的疼痛,具有明显的镇痛作用。对由角叉菜胶、蛋清、甲醛、组胺、5-羟色胺、缓激肽、二甲苯及内毒素等所致的炎症反应,具有明显的抑制作用。对伤寒菌苗、三联疫苗等引起的体温升高,具有明显的解热作用。对Ⅱ、Ⅲ、Ⅳ型变态反应均具有抑制作用。

【适应证】 1. 用于发热、头痛、神经痛、肌肉痛、风湿性关节炎和类风湿关节炎的治疗。

2. 于各种湿疹、皮炎、皮肤瘙痒、蚊臭虫叮咬红肿等各种皮肤疾患,对过敏性鼻炎和防治感冒也有一定效果。

【不良反应】 耐受性好,尚未发现有不良反应的报道。

【禁忌与慎用】 1. 妊娠期妇女禁用,对本品过敏者禁用。

2. 过敏体质者慎用。

【剂量与用法】 1. 肌内注射　一次 0.1～0.2 g,1～2 次/日。

2. 穴位注射　一次 0.1～0.2 g。

3. 口服　成人一次 40～80 mg,小儿,1 mg/kg,3 次/日。抗风湿一疗程为 1～3 个月。

4. 外用　软膏剂涂敷患处,2～3 次/日;防治感冒可涂鼻下上唇处,鼻炎涂鼻腔内。

【用药须知】 1. 年老体弱或体温在 40 ℃以上者,解热时宜用小量,以免大量出汗引起虚脱,解热时应多喝水,以利排汗和降温,否则因出汗而造成水与电解质平衡失调或虚脱。

2. 用药部位如有烧灼感、红肿等情况应停药,并将局部药物洗净。

【制剂】 ①注射液:100 mg/2 ml;100 mg/2 ml。②片剂:40 mg。③软膏剂:10 g;15 g;20 g。

【贮藏】 遮光,密闭保存。

艾拉莫德
(iguratimod)

【CAS】 123663-49-0

【理化性状】 1. 本品为白色粉末。

2. 化学名:*N*-(3-Formamido-4-oxo-6-phenoxy-4*H*-chromen-7-yl)methanesulfonamide

3. 分子式:$C_{17}H_{14}N_2O_6S$

4. 分子量:374.37

5. 结构式

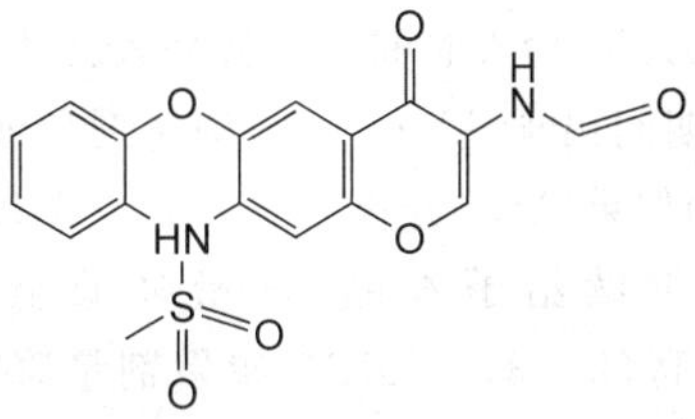

【药理作用】 在急、慢性的炎症模型(如大鼠角叉莱胶足跖肿胀模型、佐剂诱导关节炎模型)中,本品均显示出抗炎、镇痛的作用。

【适应证】 用于男性及治疗期间无生育要求的妇女的活动性类风湿关节炎。

【不良反应】 1 常见不良反应主要有白细胞减少、胃部不适、纳差、皮疹、上腹部不适、恶心、腹胀、胃痛、血小板减少、反酸、腹痛、胃胀、视物模糊、皮肤瘙痒、十二指肠炎、胃炎、大便潜血、脱发、失眠、心电图异常、月经失调、血红蛋白下降。

2. 少见不良反应主要有腹泻、消化不良、嗳气、胃溃疡、反流性食管炎、十二指肠溃疡、胃窦部出血、呕吐、发热、咳嗽、口干、口腔溃疡、面部水肿、皮肤水肿、疲乏、胸闷、胸痛、尿蛋白阳性、总胆红素升高、流感样症状、上呼吸道感染。

【禁忌与慎用】 1. 对本品过敏者禁用。

2. 重度肝功能不全患者禁用。

3. 妊娠期妇女及治疗期间有生育要求的妇女禁用。

4. 服用阿司匹林或其他 NSAIDs 后诱发哮喘、荨麻疹或过敏反应的患者禁用。

5. 有应用 NSAIDs 后发生胃肠道出血或穿孔病史的患者禁用。

6. 有活动性消化道溃疡/出血，或者既往曾复发溃疡/出血的患者禁用。

7. 哺乳期妇女使用时应暂停哺乳。

8. 儿童用药的安全性及有效性尚未确定。

9. 有肝脏损害和明确的乙型肝炎或者丙型肝炎血清学指标阳性的患者慎用。

10. 有活动性胃肠疾病的患者慎用。

11. 免疫缺陷、未控制的感染、肾功能不全、骨髓发育不良的患者慎用。

【药物相互作用】 本品对 CYP2D6、CYP1A2、CYP2C9、CYP2C19 和 CYP3A4 基本无抑制作用。

【剂量与用法】 口服，一次 25 mg，饭后服用，早、晚各 1 次。累积用药时间暂限定在 24 周内(含 24 周)。

【用药须知】 1. 临床试验中发现本品可引起可逆性的肝脏酶升高，服药初始阶段应定期检查 ALT、AST，检查间隔视病人情况而定。用药前及用药后每月检查 ALT，检查时间间隔视病人具体情况而定。如果用药期间出现 ALT 升高，调整剂量或中断治疗的原则：①如果 ALT 升高至(2～3)×ULN，在密切监测下可继续给予本品，剂量降低至 25 mg/d；②ALT 升高(2～3)×ULN，如果剂量降低后 ALT 仍维持在(2～3)×ULN 或以上，须停药，并加强护肝治疗且密切观察。

2. 需告知患者一旦发生黑便、贫血、异常胃和或腹疼痛等症状，及时通知医生并尽早去医院就诊，一旦确诊为胃溃疡或十二指肠溃疡，应立即停药并进行对症治疗。

3. 治疗期间接种免疫活疫苗的效果和安全性尚无临床资料，因此，服药期间不应使用免疫活疫苗。

4. 本品未进行系统的致癌性试验，故累积用药时间暂限定在 24 周内(含 24 周)。

【制剂】 片剂：25 mg。

【贮藏】 遮光，密闭保存。

辣椒碱

(capsaicin)

本品是辣椒中含有的一种极其辛辣的香草酰胺类生物碱。

【CAS】 404-86-4

【ATC】 M02AB01；N01BX04

【理化性状】 1. 本品为白色片状或针状晶体。

2. 化学名：(*E*)-*N*-[(4-Hydroxy-3-methoxyphenyl)methyl]-8-methylnon-6-enamide

3. 分子式：$C_{18}H_{27}NO_3$

4. 分子量：305.41

5. 结构式

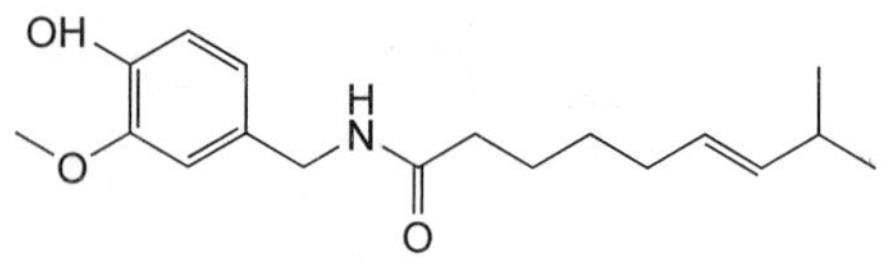

【药理作用】 本品主要是通过影响神经肽 P 物质的释放合成和贮存而起镇痛和止痒作用。P 物质是一种十一肽，是一种重要的神经传导介质，可把疼痛和瘙痒由外周神经传入脊髓神经和中枢神经。本品主要作用于 C 型感觉神经元上的 P 物质，而传导皮肤痛觉和病态瘙痒的正是 C 型神经纤维中的一些无髓慢传导纤维。局部外用本品作用于外周神经轴突，导致来自所有神经元(外周和中枢)P 物质的减少，从而实现镇痛和止痒的功效。

【适应证】 用于缓解骨关节炎、类风湿关节炎、强直性脊柱炎、纤维肌痛症、风湿性关节炎等所致的关节和(或)肌肉的疼痛；运动扭伤、拉伤引起的疼痛。

【不良反应】 偶有在用药部位产生烧灼感、刺痛感、皮疹、皮肤发红，但随着时间延长和反复用药，会减轻或消失。如果出现严重烧灼感，可停药，并用食用油除去残余药物，避免用热水清洗。

【禁忌与慎用】 1. 对本品及其成分过敏者禁用。

2. 过敏性皮肤者禁用。

3. 无妊娠期妇女及哺乳期妇女用药经验，故不推荐使用本品。

【剂量与用法】 成人及 2 岁以上儿童外用，根据疼痛部位大小，取适量用棉签均匀涂于患处，并轻轻按摩使药物被皮肤完全吸收，一般情况下，一次用 1～2 个黄豆粒大小的用量，3～4 次/日。如果药物用于手部区域，涂药后 30 min 方可洗手。

【用药须知】 1. 本品仅可用于完整皮肤，不用于皮肤损伤部位。

2. 使用该品后请用肥皂将手洗净，勿与眼睛与黏膜接触。

【制剂】 ①乳膏剂：2.5 mg/10 g；22.5 mg/30 g。②凝胶剂：7.5 mg/10 g；15 mg/20 g。

【贮藏】 遮光，密闭保存。

乙酰乌头碱

(acetylaconitine)

别名：新乌宁痛、3-乙乌头碱

【CAS】 77181-26-1

【理化性状】 1. 本品为白色片状或针状晶体。

2. 化学名：(16β)-3，8Bis(acetyloxy)-20-ethyl-13，15-dihydroxy-1，6，16-trimethoxy-4-(methoxymethyl)aconitan-14-yl benzoate

3. 分子式：$C_{36}H_{49}NO_{12}$

4. 分子量：687.78

5. 结构式

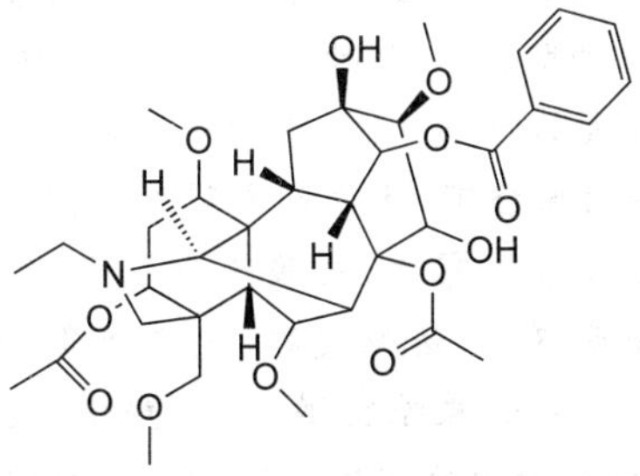

【药理作用】 本品可提高痛阈，为非麻醉性镇痛药，镇痛作用强于吗啡、阿司匹林，起效缓慢但维持时间较持久，且无耐受性和成瘾性。另外兼有解热、局部麻醉和消炎作用，可减缓炎症早期的毛细血管渗透性的增高，对炎性水肿、渗出及炎症增殖的肉芽组织增生均有抑制作用。

【体内过程】 口服易吸收，在体内以胆囊分布最多，主要由肾脏排出。

【适应证】 用于各种中等疼痛、肩部周围炎、颈椎病、风湿性关节炎、类风湿关节炎、腰痛及扭伤、三叉神经痛、坐骨神经痛、带状疱疹、小手术后疼痛。

【不良反应】 偶见有轻度头晕、恶心、呕吐、心悸、荨麻疹、寒战、胸闷等，但均可自行消失。

【禁忌与慎用】 1. 过敏体质者禁用。

2. 心脏病患者、儿童、老年人或体弱者慎用。

3. 无妊娠期妇女及哺乳期妇女用药经验，故不推荐使用本品。

【剂量与用法】 口服　一次 0.3 mg，1～2 次/日，餐后服用，两次用药间隔宜在 6 h 以上，儿童、老年人或体弱者宜减量。

【用药须知】 1. 对心脏病患者应严格掌握剂量，每天用药不宜超过 2 次，一次不超过 0.3 mg。

2. 如遇严重不良反应应及时停药，可注射阿托品和高渗葡萄糖注射剂。

【制剂】 片剂：0.3 mg。

【贮藏】 遮光，密闭保存。

牛磺酸

(taurine)

别名：牛胆酸、牛胆素

本品为含硫的磺酸，最早从牛黄中分离而得。

【CAS】 107-35-7

【理化性状】 1. 本品为白色或类白色结晶或结晶性粉末，无臭，溶于水，不溶于乙醇、乙醚。

2. 化学名：2-氨基乙磺酸

3. 分子式：$C_2H_7NO_3S$

4. 分子量：125.15

5. 结构式

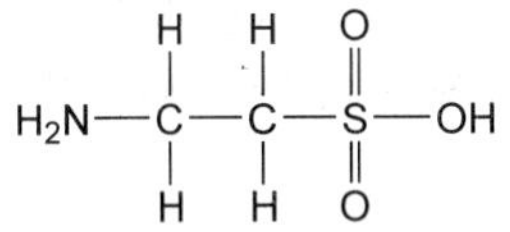

【药理作用】 1. 本品作为一种内源性氨基酸是中枢抑制性递质，能调节神经组织兴奋性，亦能调节体温，故有解热、镇静、镇痛、抗炎、抗风湿、抗惊厥等作用。此外，可提高机体非特异性免疫功能。

2. 本品能促进视网膜生长发育，缓解睫状肌痉挛，本品在房水和玻璃体中与还原性糖竞争性结合，使玻璃体中蛋白质避免糖化和氧化。

【适应证】 1. 用于缓解感冒初期的发热。

2. 用于牛磺酸代谢失调引起的白内障。也可用于急性结膜炎、疱疹性结膜炎、病毒性结膜炎的辅助治疗。

【不良反应】 滴眼偶见一过性刺激反应。

【禁忌与慎用】 对本品过敏者禁用。

【剂量与用法】 1. 口服　用于发热，1～2 岁一次 0.4 g，3～5 岁一次 0.6 g，6～8 岁一次 0.8 g，9～13 岁一次 1.0～1.2 g，14 岁以上儿童及成人一次 1.2～1.6 g，均 3 次/日服用。

2. 滴眼　一次 1～2 滴，3～5 次/日。

【用药须知】 1. 第一次使用本品前应咨询医师，治疗期间应定期到医院检查。

2. 使用本品滴眼剂若出现充血、眼痒、水肿等症状，应停药就医。

3. 滴眼剂打开后应在 4 周内用完，逾期请勿使用。

4. 滴眼时请勿使瓶口接触手和眼睛，使用后应将瓶盖拧紧，以免污染药液。

5. 口服仅用于发热初起、热度不高的患者。

6. 儿童必须在成人监护下使用。

【制剂】 ①片剂：0.4 g。②胶囊剂：0.4 g。③颗粒剂：0.4 g；0.8 g。④滴眼液：0.4 g/8 ml；0.5 g/10 ml。

【贮藏】 遮光、密封保存，放在儿童不能触及的地方。

帕戈斯
(pagosid)

【简介】 本品系魔鬼爪根的提取物。可用于风湿性及类风湿关节炎、强直性脊柱炎、关节退行性病变等风湿性疾病；也可用于镇痛（各种急、慢性疼痛，尤其是骨及软组织各种创伤引起的疼痛）。严重胃痛、消化道溃疡及严重胆囊病患者慎用。口服，3次/日，一次410～820 mg，温水吞服，4～8周为一个疗程，每个疗程至少维持4周。片剂：410 mg。干燥，遮光保存。

注：许多免疫抑制剂具有治疗风湿性关节炎的作用。

4.3　抗痛风药

痛风是一种嘌呤代谢紊乱引起的疾病。由于血中尿酸过多，可沉积在关节、肾脏及结缔组织，引起关节畸形、肾脏病变以及并发肾结石。痛风的急性发作是由于沉积在关节的尿酸盐结晶引起粒细胞局部浸润和炎症反应。抗痛风药可分为：①抑制尿酸生成药，如别嘌醇；②促进尿酸排泄药，如丙磺舒、硫氧唑酮、苯溴马隆；③抑制粒细胞浸润药，如秋水仙碱。此外，某些抗炎镇痛药，如吲哚美辛、保泰松、萘普生等也可用于急性痛风的治疗。

4.3.1　抑制尿酸生成药

别嘌醇
(allopurinol)

别名：别嘌呤醇、痛风宁、赛洛力、赛洛克、Adenock、Zyloric、Lopurin、Zyloprin

本品为次黄嘌呤的异构体，是抑制尿酸生成的主要药物。

【CAS】 315-30-0(allopurinol)

【ATC】 M04AA01

【理化性状】 1. 本品为松散白色至类白色粉末，仅有微臭。极微溶于水和乙醇，几乎不溶于三氯甲烷和乙醚，溶于氢氧化钾和氢氧化钠溶液。

2. 分子式：$C_5H_4N_4O$

3. 分子量：136.1

4. 结构式

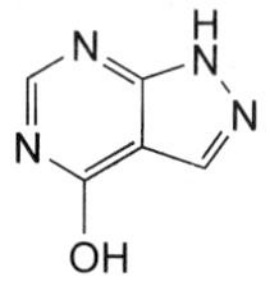

别嘌醇钠
(allopurinol sodium)

〖CAS〗 17795-21-0(allopurinol sodium)

〖理化性状〗 1. 本品为白色无定型粉末。

2. 分子式：$C_5H_3N_4NaO$

3. 分子量：158.09

4. 配伍禁忌：当别嘌醇钠以3 mg/ml溶于0.9%氯化钠的溶液中时，肉眼观察与硫酸阿米卡星、两性霉素B、卡莫司汀、头孢噻肟钠、氮芥、盐酸氯丙嗪、盐酸西咪替丁、克林霉素磷酸酯、阿糖胞苷、达卡巴嗪、盐酸柔红霉素、盐酸苯海拉明、盐酸多柔比星、盐酸多西环素、达哌啶醇、氟哌利多、氟尿苷、硫酸庆大霉素、乳酸氟哌啶醇、盐酸羟嗪、盐酸伊达比星、亚胺培南/西司他丁钠、甲泼尼龙、盐酸甲氧氯普胺、盐酸二甲胺四环素、盐酸纳布啡、硫酸奈替米星、盐酸昂丹司琼、盐酸哌替啶、丙氯拉嗪、异丙嗪、碳酸氢钠、链佐星、硫酸妥布霉素和长春瑞滨有配伍禁忌。

【药理作用】 本品能有效地抑制黄嘌呤氧化酶，阻止次黄嘌呤和黄嘌呤氧化生成尿酸，从而降低血中尿酸的浓度。血尿酸含量降低后，可减少尿酸盐在关节和肾脏的沉积，防止尿酸盐结石形成，并可促进尿酸盐结石的溶解，从而防止慢性痛风性关节炎的发生和发展。对促尿酸排泄的药物无效或不能耐受的患者，本品可能有效。

【体内过程】 口服后约可吸收90%，血药浓度达峰值时间为30～60 min，$t_{1/2}$为1～3 h。不与血浆蛋白结合。在2～3 h内转变成作用较弱的别黄嘌呤，其$t_{1/2}$为15 h以上。单剂量给药，6%～10%以原药、70%以别黄嘌呤随尿液排出，小部分原药随粪便排出。

【适应证】 1. 慢性痛风，尤其是痛风性肾病患者。

2. 用于白血病、真红细胞增多症、淋巴瘤、多发性骨髓瘤等疾病，以及肿瘤化疗、放疗所致的继发性高尿酸血症。

3. 预防尿酸和草酸钙结石的形成。

【不良反应】 1. 最常见的为皮疹（主要是斑丘疹），发生率为 3%～9%。

2. 常见恶心、呕吐、腹痛、腹泻等。发生率为 1%～3%。

3. 有手脚麻木、刺痛、乏力等周围神经炎表现。

4. 有可能发生血管炎、中毒性表皮坏死松解症、肝及肾功能损害、骨髓抑制、白细胞或全血细胞增多等，但均属偶见或罕见。

5. 偶可发生脱发、头痛、眩晕、嗜睡。

【妊娠期安全等级】 C。

【禁忌与慎用】 1. 对本品过敏者禁用。

2. 肝、肾功能不全患者慎用。

3. 本品及其代谢产物可经乳汁分泌，哺乳期妇女使用时应暂停哺乳。

【药物相互作用】 1. 本品能抑制巯嘌呤或硫唑嘌呤的代谢失活，导致毒性增大，合用时应减小后者的剂量至常规剂量的 1/4。

2. 本品能延长香豆素和口服降糖药氯磺丙脲的血浆 $t_{1/2}$，增强其作用，合用时应减小后者的剂量。

3. 本品能增加阿糖胞苷或环磷酰胺等抗肿瘤药的毒性，两药合用时出现贫血、恶心、紫癜、震颤等，应避免同时应用。

4. 本品可延长丙磺舒的血浆 $t_{1/2}$，丙磺舒则增加本品代谢物别黄嘌呤的排泄，两药合用时应减小丙磺舒的剂量，增加本品的剂量。

5. 本品与青霉素、氨苄西林合用时，可促使皮疹发生率上升，或加重皮肤损害，应避免联合使用。

6. 本品与尿酸化药物合用时，可增加肾结石形成的可能性。

7. 饮酒、噻嗪类利尿药等可增加尿酸浓度，使用本品时要调整剂量。

【剂量与用法】 1. 成人

（1）口服

①慢性痛风　开始 100 mg/d，分 2～3 次服，继后每隔 1 周增加 100 mg/d，直至血清尿酸浓度降至 60 μg/ml。

②轻度痛风　平均 200～300 mg/d，饭后服。

③较重的痛风　400～600 mg/d。

④继发性高尿酸血症　成人开始使用 200 mg，3 次/日，于化疗或放疗开始前 2～3 d 服用，并按需要调整剂量，常用剂量 300～400 mg/d。

⑤缓释片　起始剂量为 250 mg，1 次/日。

（2）静脉滴注　每天 200～400 mg/m²，最大剂量为每天 600 mg/m²。Ccr 为 10～20 ml/min 者，可给予每天 200～400 mg/m²；Ccr 为 3～9 ml/min 者，可给予每天 100 mg/m²；Ccr＜3 ml/min 者，可给予 100 mg/m²，适当延长给药间隔。

2. 儿童

（1）口服

①原发性高尿酸血症　一次 8 mg/(kg・d)。

②继发性高尿酸血症（抗肿瘤治疗时）　6 岁以内一次 50 mg，1～3 次/日；6～10 岁，一次 100 mg，1～3 次/日。

（2）静脉滴注　起始剂量为 200 mg/m²，可根据耐受性和反应调整剂量。

【用药须知】 1. 服药期间需大量饮水，以维持一日尿量在 2 L 以上，并使尿液呈中性或偏碱性，以促进尿酸排出。

2. 发现任何类型的皮疹，应立即停药。

3. 治疗初期，会使痛风发作更为频繁，应与秋水仙碱或吲哚美辛合用加以预防。

【制剂】 ①片剂：100 mg；200 mg。②缓释片：0.25 g。③注射剂（粉）：500 mg（钠盐）。

【贮藏】 密封、遮光贮存。

奥昔嘌醇

(allopurinol)

本品为黄嘌呤氧化酶抑制剂。

【CAS】 2465-59-0

【理化性状】 1. 化学名：1，5-Dihydro-4*H*-pyrazolo［3，4-*d*］pyrimidin-4-one

2. 分子式：$C_5H_4N_4O_2$

3. 分子量：152.1

4. 结构式

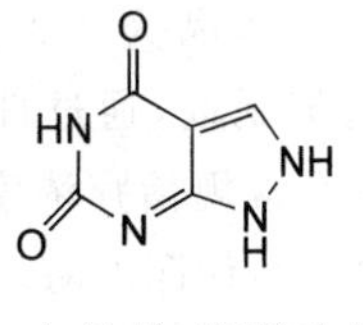

【药理作用】 本品为黄嘌呤氧化酶抑制药，是别嘌醇主要的活性代谢物，通过抑制黄嘌呤氧化酶而减少尿酸的生成，降低血浆和尿中的尿酸浓度。本品作用较别嘌醇稍弱。

【体内过程】 口服吸收良好。口服给药 6 周起效，有效血药浓度为 30～100 mmol/L。仅有少部分药物经肝脏代谢。肾脏清除率为 15～30 ml/min。$t_{1/2}$ 为 16～30 h。药物可经血液透析清除。

【适应证】 用于治疗高尿酸血症，对别嘌醇耐受不良者的痛风发作有效。

【不良反应】 1. 中枢神经系统可见头痛。

2. 胃肠道可见恶心和呕吐。

3. 余参见别嘌醇。

【妊娠期安全等级】【禁忌与慎用】【药物相互作用】【用药须知】 参见别嘌醇。

【剂量与用法】 起始剂量为 100 mg/d，根据耐受性和尿酸水平调整剂量，最大剂量为 800 mg/d。

【制剂】 片剂：100 mg。

【贮藏】 防潮，遮光贮于 15～25 ℃。

非布司他

(febuxostat)

别名：Adenuric、Febutaz、Uloric、非布索坦

本品为黄嘌呤氧化酶抑制剂。

【CAS】 144060-53-7

【ATC】 M04AA03

【理化性状】 1. 本品为白色结晶性粉末，无吸湿性，易溶于二甲基甲酰胺、溶于二甲亚砜，几乎不溶于水，难溶于乙醇，微溶于甲醇、乙腈。熔点 205～208 ℃。

2. 化学名：2-(3-Cyano-4-isobutoxyphenyl)-4-methyl-1,3-thiazole-5-carboxylic acid

3. 分子式：$C_{16}H_{16}N_2O_3S$

4. 分子量：316.37

5. 结构式

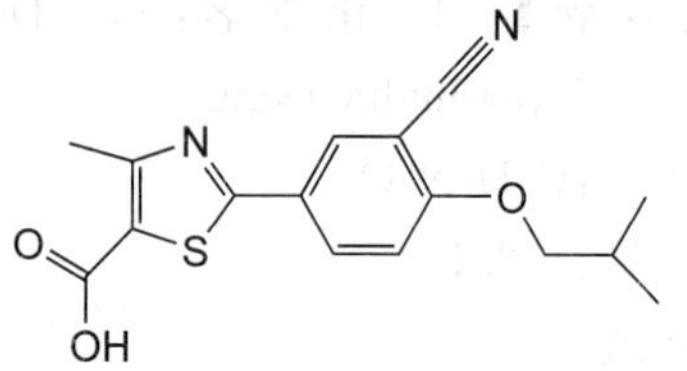

【药理作用】 1. 本品为 2-芳基噻唑衍生物，是一种黄嘌呤氧化酶抑制剂，通过抑制尿酸合成降低血清尿酸浓度。本品常规治疗浓度下不会抑制其他参与嘌呤和嘧啶合成与代谢的酶。

2. 健康受试者服用本品后，24 h 平均血清尿酸浓度出现剂量依赖性降低，黄嘌呤的血清平均浓度升高。此外，尿酸的一日总排泄量减少。同时，一日尿液中的黄嘌呤总排泄量增多。一日给药剂量为 40 mg 和 80 mg 时，24 h 平均血清尿酸浓度的降低率为 40%～55%。

【体内过程】 1. 吸收　口服给药后，本品吸收率至少为 49%(根据尿液中总回收的放射性标记物计算)。服药后 1～1.5 h 达血药峰值。多次口服本品 40 mg/d 或 80 mg/d，40 mg/d 的 C_{max} 是(1.6±0.6)μg/ml(n=30)，80 mg/d 的 C_{max} 是(2.6±1.7)μg/ml(n=227)。尚未进行本品片剂的绝对生物利用度研究。

服用本品 80 mg/d 并同时进食高脂肪餐，多次给药后 C_{max} 降低 49%，AUC 降低 18%。血清尿酸浓度降低无明显差异(进餐后 58%，空腹 51%)。因此，本品给药不必考虑食物因素。

单剂量给予 80 mg 合并抗酸剂(包括氢氧化镁、氢氧化铝)的试验提示本品吸收延迟约 1 h，C_{max} 降低 31%、AUC 降低 15%。相对于 C_{max}，AUC 与药效更有相关性，但 AUC 的改变无显著的临床意义。因此，服用本品不必考虑抗酸剂因素。

2. 分布　本品平均表观稳态分布容积(V_{ss}/F)大约是 50 L(CV 约 40%)。血浆蛋白结合率约 99.2%，40 mg 和 80 mg 剂量的血浆蛋白结合率无差异。

3. 代谢　本品被广泛代谢，通过与尿苷二磷酸葡糖苷酸转移酶(UGT)结合，通过 CYP 酶系统、非 CYP 系统进行氧化。UGT 包括 UGT1A1、UGT1A3、UGT1A9 和 UGT2B7，CYP 包括 CYP1A2、2C8 和 2C9。每种酶在本品代谢中作用的大小均不明确。异丁基侧链氧化生成 4 种具有药理学活性的羟基代谢产物，但其在血浆中的浓度比原药低很多。

尿液与粪便检测结果显示，本品在体内主要代谢产物有本品的酰基葡糖醛酸代谢产物(约占剂量的 35%)和氧化代谢产物 67M-1(约占剂量的 10%)、67M-2(约占剂量的 11%)和 67M-4(约占剂量的 14%)，其中 67M-4 是由 67M-1 代谢的二次代谢产物。

4. 消除　本品通过肝、肾途径消除。口服 80 mg，约 49%通过尿液排泄，包括原药(3%)、酰基葡糖醛酸代谢产物(30%)、已知的氧化代谢产物及其结合物(13%)、其他未知的代谢产物(3%)。除了随尿液排泄，大约 45%随粪便排泄，包括原药(12%)、酰基葡糖醛酸代谢产物(1%)、已知的氧化代谢产物及其结合物(25%)、其他未知的代谢产物(7%)。平均终末消除 $t_{1/2}$ 为 5～8 h。

5. 在轻度(Ccr 为 50～80 ml/min)、中度(Ccr 为 30～49 ml/min)或重度(Ccr 为 10～29 ml/min)的肾功能不全的受试者中，多次服用本品 80 mg，与肾功能正常受试者(Ccr＞80 ml/min)相比，C_{max} 无变化，AUC 与 $t_{1/2}$ 增加，但肾功能不全的 3 组中，结果相似。肾功能不全患者平均 AUC 值是正常者的 1.8 倍，3

种活性代谢物的平均 C_{max} 和 AUC 分别增加1倍和3倍。但是，肾功能不全患者的血清尿酸下降率与正常者类似（正常者是58%，重度肾功能不全患者是55%）。轻度至中度肾功能不全患者的药物剂量不必调整。

轻度（Child-Pugh A 级）或者中度（Child-Pugh B 级）肝功能不全患者，相对于正常肝功能者，多次服用本品80 mg，C_{max} 与 $AUC_{24\,h}$（总量与非结合部分）平均增加20%～30%。在不同的组别中，血清尿酸浓度下降率类似（健康组62%，轻度肝功能不全组49%，中度肝功能不全组48%）。轻度与中度肝功能不全患者的药物剂量不必调整。

【适应证】 适用于痛风患者高尿酸血症的长期治疗。不推荐用于无临床症状的高尿酸血症。

【不良反应】 1. 最常见的为皮疹、肝功能异常、恶心、关节痛。

2. 在Ⅱ期和Ⅲ期临床研究中，在给药剂量40～240 mg范围内，以下不良反应在受试者中发生率低于1%。

(1) 血液和淋巴系统 贫血、特发性血小板减少性紫癜、白细胞增多或减少、中性粒细胞减少、全血细胞减少、脾肿大、血小板减少。

(2) 心脏 心绞痛、心房颤动或心房扑动、心脏杂音、心电图异常、心悸、窦性心动过缓、心动过速。

(3) 耳和迷路 耳聋、耳鸣、眩晕。

(4) 眼 视物模糊。

(5) 胃肠道 腹胀、腹痛、便秘、口干、消化不良、肠胃胀气、大便频繁、胃肠不适、胃炎、胃食管反流、牙龈痛、咯血、胃酸过多、便血、口腔溃疡、胰腺炎、消化性溃疡、呕吐。

(6) 全身感觉 虚弱、胸痛或胸部不适、水肿、疲乏、感觉异常、步态异常、流行性感冒类症状、肿块、疼痛、口渴。

(7) 肝胆系统 胆结石、胆囊炎、肝脂肪变性、肝炎、肝肿大。

(8) 免疫系统 过敏反应。

(9) 感染 带状疱疹。

(10) 并发症 挫伤。

(11) 代谢及营养 食欲缺乏、食欲降低或增加、脱水、糖尿病、高胆固醇血症、高血糖、高脂血症、低钾血症、体重减轻或增加。

(12) 肌肉骨骼和结缔组织 关节炎，关节僵硬，关节肿胀，肌肉痉挛，抽搐，紧张，无力，骨骼痛或僵硬，肌痛。

(13) 神经系统 味觉异常、平衡异常、脑血管意外、格林巴利综合征、头痛、轻偏瘫、感觉迟钝、嗅觉减退、腔隙性脑梗死、昏睡、精神障碍、偏头痛、感觉异常、嗜睡、短暂性脑缺血发作。

(14) 精神疾病 烦躁、焦虑、抑郁、失眠、易怒、性欲减退、神经过敏、急性焦虑症、人格改变。

(15) 泌尿系统 血尿、肾结石、尿频、蛋白尿、肾功能衰竭、肾功能不全、尿急、尿失禁。

(16) 生殖系统和乳房 乳房疼痛、勃起功能障碍、男性乳房发育。

(17) 呼吸、胸及纵隔 支气管炎、咳嗽、呼吸困难、鼻衄、鼻腔干燥、鼻窦分泌过多、咽部水肿、呼吸道充血、喷嚏、咽喉发炎、上呼吸道感染。

(18) 皮肤及皮下组织 脱发、血管神经性水肿、皮炎、皮肤划痕症、瘀斑、湿疹、毛发颜色改变、毛发生长异常、多汗症、脱皮、瘀点、光过敏、瘙痒症、紫癜、皮肤变色或色素沉着、皮损、皮肤气味异常、荨麻疹。

(19) 血管 面红、高血压、低血压。

(20) 实验室指标 部分活化凝血活酶时间延长、肌酸升高、碳酸氢盐减少、钠增多、脑电图异常、血糖升高、胆固醇升高、三酯甘油升高、淀粉酶升高、钾增多、促甲状腺激素升高、血小板计数降低、红细胞比容降低、血红蛋白降低、红细胞平均体积增加、红细胞减少、肌酐升高、血尿素升高、血尿素氮/肌酐比值升高、肌酸磷酸激酶增加、ALP升高、乳酸脱氢酶升高、前列腺特异性抗原增加、尿量增多或减少、淋巴细胞计数减少、嗜中性粒细胞计数减少、白细胞升高或降低、凝血试验异常、低密度脂蛋白增高、凝血酶原时间延长、管型尿、尿白细胞阳性、尿蛋白阳性。

3. 对本品上市后药物的使用中，对药品的不良反应进行了鉴别。由于这些不良反应是从未知数量的患者中自发报告的，因此，不可能准确评估其发生频率或判断其与药物的因果关系。

(1) 肝胆异常 肝功能衰竭（有些是致命的）、黄疸、肝功能检查结果严重异常、肝脏疾病。

(2) 免疫系统异常 过敏反应。

(3) 肌肉骨骼和结缔组织异常 横纹肌溶解症。

(4) 精神异常 包括攻击性倾向的精神病行为。

(5) 肾脏和泌尿系统异常 肾小管间质性肾炎。

(6) 皮肤和皮下组织异常 全身性皮疹、斯-约综合征、皮肤过敏反应。

【妊娠期安全等级】 C。

【禁忌与慎用】 1. 正在接受硫唑嘌呤、巯嘌呤治疗的患者禁用。

2. 在妊娠期妇女中未进行充分的对照研究。所以唯有确认潜在益处大于对胎儿风险时，妊娠期间才能使用。

3. 对大鼠的研究发现本品可经乳汁排泄。但尚不清楚本品是否会经人乳排泄。由于很多药物可分泌到乳汁，因此，哺乳期妇女应慎用本品。如确需使用，应选择停药或停止哺乳。

4. 18 岁以下患者的安全性和有效性尚未确定。

5. 尚未对重度肝功能不全患者（Child-Pugh C 级）、重度肾功能不全患者、终末期肾病需要进行透析的患者进行研究，此类患者应谨慎使用。

【药物相互作用】 1. 本品是一种黄嘌呤氧化酶（XO）抑制剂。根据一项在健康受试者上开展的药物相互作用研究，本品改变茶碱（XO 的一种底物）在人体内的代谢。因此，本品与茶碱合用时应谨慎。

尚无本品与其他通过 XO 代谢的药物（如硫唑嘌呤、巯嘌呤）相互作用的研究。由本品引起的 XO 抑制可能会提高这些药物在血浆中的浓度，从而导致中毒。因此，本品禁用于正在接受硫唑嘌呤或巯嘌呤治疗的患者。

2. 未进行本品与细胞毒类化疗药物的相互作用研究。用细胞毒类药物化疗期间使用本品的安全性数据缺乏。

3. 基于在健康受试者体内进行的药物相互作用研究，本品与秋水仙碱、萘普生、吲哚美辛、氢氯噻嗪、华法林、地昔帕明合用时无显著相互作用。因此，本品可与这些药物合用。

4. 体外研究表明本品在治疗浓度时不会抑制 CYP1A2、2C9、2C19、2D6 或 3A4，也不会诱导 CYP1A2、2B6、2C9、2C19 或 3A4。因此，本品与通过这些 CYP 酶代谢的药物之间不太可能有药动学相互作用。

【剂量与用法】 起始剂量为 40 mg，1 次/日。如果 2 周后，血尿酸水平仍不低于 6 mg/dl（约 360 μmol/L），建议剂量增至 80 mg，1 次/日。给药时，不必考虑食物和抗酸剂的影响。

【用药须知】 1. 在服用本品的初期，经常出现痛风发作频率增加。这是因为血尿酸浓度降低，导致组织中沉积的尿酸盐动员。为预防治疗初期的痛风发作，建议同时服用 NSAIDs 或秋水仙碱。在使用本品期间，如果痛风发作，不必中止治疗。应根据患者的具体情况，对痛风进行相应治疗。

2. 在随机对照研究中，相比使用别嘌醇，使用本品治疗的患者发生心血管血栓事件（包括心血管死亡、非致死性心肌梗死、非致死性脑卒中）的概率较高，尚未确定本品与心血管血栓事件的因果关系。用药时注意监测心肌梗死和脑卒中的症状及体征。

3. 已有患者服用本品后出现致死性和非致死性肝功能衰竭的报告，尽管这些报告内确定它们之间因果关系的信息尚不充分。在随机对照研究中，观察到转氨酶可升高至正常上限的 3 倍以上。

首次使用本品之前，患者应该进行一次肝功能测试，将此结果作为基线水平。

对报告有疲劳、食欲缺乏、右上腹不适、酱油色尿或黄疸等可能表明肝损害症状的患者应及时进行肝功能检测。如果发现患者有肝功能异常（ALT 超过正常上限的 3 倍以上），应该暂停用药，并调查以确定可能的原因。本品不应该重新用于这些肝功能检查异常并没有其他合理解释的患者。

若患者的血清 ALT 超过正常上限的 3 倍以上，并且其血清总胆红素超过正常上限的 2 倍以上，同时排除其他的病因，则该患者此时正处于严重的药物诱发性肝损害的危险之中，这些患者不应该再重新使用本品。对于那些血清 ALT 或胆红素升高幅度较小且有其他合理解释的患者来说，采用本品治疗需慎重。

4. 尚无本品应用于继发性高尿酸血症患者（包括器官移植）的研究，因此，不建议将本品应用于尿酸显著升高的患者（如恶性疾病、Lesch-Nyhan 综合征）。少数病例显示，尿中黄嘌呤浓度明显升高后可在尿道沉积。

【制剂】 片剂：40 mg；80 mg。

【贮藏】 遮光、密封，不超过 25 ℃保存。

4.3.2 促进尿酸排泄药

丙磺舒

(probenecid)

别名：羧苯磺胺、Probexin、Solpurin、Benemid、Probalan

本品为重要的促进尿酸排泄药。

【CAS】 57-66-9

【ATC】 M04AB01

【理化性状】 1. 本品为白色或类白色结晶性细微粉末，近乎无味。几乎不溶于水和稀酸，溶于乙醇、丙酮、三氯甲烷和稀碱。

2. 化学名：4-(Dipropylsulphamoyl) benzoic acid

3. 分子式：$C_{13}H_{19}NO_4S$

4. 分子量：285.4

5. 结构式

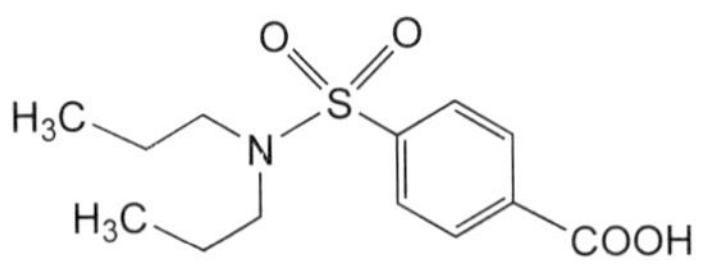

【药理作用】 本品能抑制肾小管对尿酸的重吸收，促进尿酸的排泄，从而降低血浆中的尿酸浓度，并减少尿酸盐在组织中的沉积，因此，具有抗痛风作用。但是，本品无镇痛、消炎作用，故对急性痛风无效。

【体内过程】 本品口服易于吸收，血药达峰值时间为 2～4 h。血浆 $t_{1/2}$ 与剂量有关，口服 500 mg 后为 4.2 h，剂量加大时可为 6～12 h。血浆蛋白结合率为 85%～95%。在肝内广泛被代谢，主要以葡糖醛酸结合及其他侧链氧化代谢物形式随尿液排出。

【适应证】 1. 治疗慢性痛风及与痛风有关的高尿酸血症。

2. 可作为青霉素等治疗的辅助药。

【不良反应】 1. 偶见头痛、胃肠道紊乱和皮疹。

2. 使痛风加重和形成尿酸结石。

3. 可发生肾病综合征、肝坏死、再生障碍性贫血、溶血性贫血，但均罕见。

【妊娠期安全等级】 B。

【禁忌与慎用】 1. 对本品过敏者和 2 岁以下儿童禁用。

2. 有消化性溃疡史的患者慎用。

3. 有肾结石者禁用。

4. 血质不调、尿酸肾结石及急性痛风发作的患者禁用。

【药物相互作用】 1. 水杨酸类能抑制本品的促尿酸排泄作用，特别在大剂量时，故两者不应合用。

2. 本品可抑制肾小管分泌青霉素，提高或延长后者的血药浓度。除青霉素类外，还可抑制肾脏对多种药物的排出，如苯磺唑酮、磺酰脲类、吲哚美辛、对氨水杨酸、甲氨蝶呤等，合用时可使这些药物排出减少，甚至使血药浓度过高而引起毒性反应。因此，合用时应减少上述药物的剂量。

3. 与磺胺类药有交叉过敏反应。

【剂量与用法】 1. 成人　①用于慢性痛风，开始给予 250 mg，2 次/日。1 周后可增至 500 mg，2 次/日。有的患者可能需要 1.5 g/d 或更多，最多可达 2 g/d。②用于辅助青霉素治疗，2 g/d。

2. 儿童(2 岁以上)　一次 40 mg/(kg·d)，分 2 次给予。

【用药须知】 1. 治疗慢性痛风时，如出现痛风急性发作时，可加用秋水仙碱。

2. 为避免尿酸排出时在尿道形成结石，应加服碳酸氢钠并大量饮水。

【制剂】 片剂：250 mg；500 mg。

【贮藏】 遮光保存。

磺吡酮

(sulfinpyrazone)

别名：苯磺唑酮、硫氧唑酮、Anturane、Anturano、Anturidin

【CAS】 57-96-5

【ATC】 M04AB02

【理化性状】 1. 本品为白色至类白色粉末。几乎不溶于水和石油醚，溶于乙醇和丙酮，溶于稀释碱。

2. 化学名：1，2-Diphenyl-4-(2-phenylsulphinylethyl)pyrazolidine-3，5-dione

3. 分子式：$C_{23}H_{20}N_2O_3S$

4. 分子量：404.5

5. 结构式

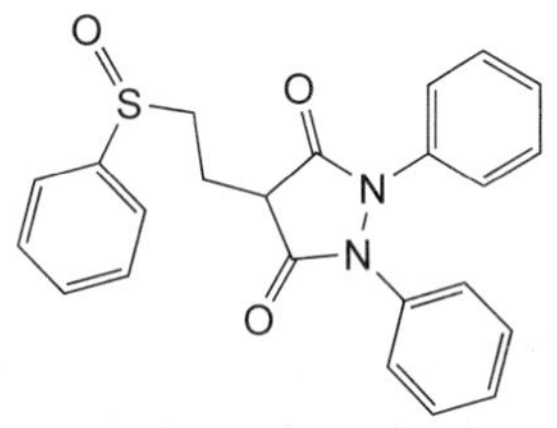

【药理作用】 本品能强力抑制肾小管对尿酸的重吸收，促进尿酸的排泄，是一种有效的促尿酸排泄药。本品尚能延长血小板寿命，抑制血小板的黏附和聚集。

【体内过程】 口服后吸收迅速而完全，约 1 h 达血药浓度峰值。血浆蛋白结合率在 95%以上。$t_{1/2}$ 约 3 h。2～4 h 内大部分以原药(25%～50%)，其余以羟基衍生物随尿液排出。

【适应证】 1. 用于慢性痛风尤其是痛风性关节炎的长期治疗。

2. 用于心肌梗死后，以减少死亡率。

【不良反应】 1. 本品与丙磺舒类似，可导致恶心、呕吐、腹泻及皮疹。

2. 可促使痛风的急性发作和加重消化道溃疡。

3. 偶有贫血、粒细胞减少及血小板减少的报道。

【妊娠期安全等级】 C。

【禁忌与慎用】 1. 对本品过敏者禁用。

2. 活动性消化性溃疡患者禁用。

3. 肾功能不全患者慎用。

4. 有消化性溃疡史的患者慎用。

5. 对保泰松过敏者，拟用本品时须极谨慎。

6. 儿童的有效性及安全性尚未确定。

【药物相互作用】 1. 水杨酸类拮抗本品的促尿酸排泄作用，故不应合用。

2. 本品能增强口服抗凝药、磺酰脲类降糖药的作用，如需合用，应谨慎对待。

【剂量与用法】 成人开始 100～200 mg/d，逐渐增加到 200～400 mg/d，2 次分服，最高 800 mg/d。用于预防心肌梗死意外死亡，可用 200 mg，3～4 次/日。

【用药须知】 1. 长期应用应定期检查血常规。

2. 服药初期的 2～3 周可加服碳酸氢钠并大量饮水，以防尿酸盐在尿道沉积。

【制剂】 片剂：100 mg。

【贮藏】 遮光保存。

苯溴马隆

(benzbromarone)

别名：苯溴香豆酮、溴酚呋喃、痛风利仙、立加利仙、Desuric、Exurate、Hipuric、Normurat、Urinorm

本品为苯骈呋喃衍生物，是一种强力促尿酸排泄药。

【CAS】 3562-84-3

【ATC】 M04AB03

【理化性状】 1. 本品为白色或淡黄色结晶性粉末。几乎不溶于水，微溶于乙醇，易溶于丙酮和二氯甲烷。

2. 化学名：3，5-Dibromo-4-hydroxyphenyl 2-ethylbenzofuran-3-yl ketone

3. 分子式：$C_{17}H_{12}Br_2O_3$

4. 分子量：424.1

5. 结构式

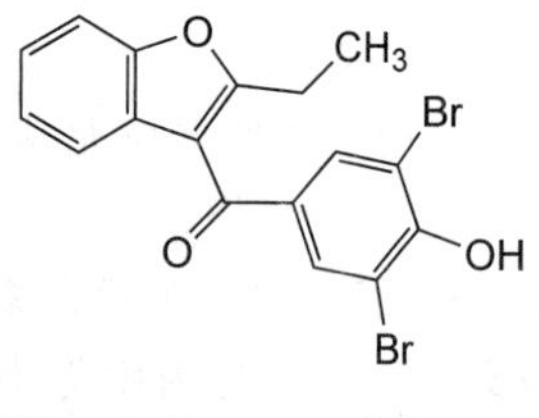

【用药警戒】 本品于 20 世纪 70 年代首先在法国上市，2003 年国际上报道该药导致严重肝毒性后，陆续在一些国家撤市，目前本品在德国和日本、新加坡等一些亚洲国家使用。据我国药品不良反应监测数据库分析显示，本品的严重不良反应中肝损害问题比较突出。故应从小剂量开始使用，避免同其他具有肝毒性的药物同时使用，治疗期间应定期监测肝功能。

【药理作用】 本品能阻断肾小管对尿酸的重吸收，促进尿酸排泄，从而降低血浆尿酸的浓度。具有很强的降低血尿酸作用。临床有效率达 89%。作用机制与丙磺舒相似，其促尿酸排泄作用强于丙磺舒，不仅能缓解疼痛，减轻红肿，而且能使痛风结节消散。

【体内过程】 本品口服后仅部分被吸收，6 h 可达血药峰值。在肝内代谢，主要随粪便排出，少量出现在尿液中。

【适应证】 主要用于治疗慢性痛风、特发性高尿酸血症以及继发性高尿酸血症。

【不良反应】 1. 可有胃肠道反应，尤其是腹泻。

2. 偶有皮疹、变应性结膜炎、砂性尿及肾绞痛，也可引起关节痛和急性痛风，尤其是未给秋水仙碱预防的患者。

【禁忌与慎用】 1. 对本品过敏者、妊娠期妇女及肾功能不全患者禁用。

2. 儿童的有效性及安全性尚未确定。

3. 哺乳期妇女使用时应暂停哺乳。

【药物相互作用】 1. 阿司匹林和其他 NSAIDs 可减弱本品排尿酸作用。

2. 大剂量本品可增加口服抗凝血药的作用。

【剂量与用法】 成人口服 100 mg，1 次/日，早餐后服。治疗开始可先服秋水仙碱 500 mg，2～3 次/日，以减少急性痛风发作。亦可加服碳酸氢钠 3 g/日，以保持尿液偏碱，利于尿酸结晶溶解。

【用药须知】 痛风加剧可用秋水仙碱治疗。

【制剂】 片剂：50 mg；100 mg。

【贮藏】 遮光保存。

培戈洛酶

(pegloticase)

别名：聚乙二醇重组尿酸酶、Krystexxa

本品为重组的哺乳动物聚乙二醇化尿酸特异性酶（聚乙二醇与四聚体酶交联物），其中聚乙二醇通过单甲醚共价键与尿酸酶结合。

【CAS】 885051-90-1

【ATC】 M04AX02

【理化性状】 尿酸酶通过单甲醚共价键与聚乙二醇结合，聚乙二醇相对分子量为 10 kDa，尿酸酶 cDNA 根据哺乳动物序列编码，每个尿酸酶亚单位的相对分子量约为 34 kDa，聚乙二醇重组尿酸酶平均相对分子量约为 540 kDa

【用药警戒】 1. 使用本品治疗过程中应密切关注过敏反应和输液反应，患者用药前应先给予皮质激素及抗组胺药物，并在给药后适当时间内密切监测。

2. 滴注前应监测患者血清尿酸水平，如血清尿酸超过 6 mg/dl，特别是连续 2 次测量值均高于 6 mg/dl，应考虑停药。

【药理作用】 本品主要成分是一种重组尿酸特异性酶，并通过催化氧化体内尿酸转化为尿囊素，从而降低血清尿酸的水平而发挥治疗作用，而尿囊素是一种惰性和水溶性的嘌呤代谢物，极易消除，主要由肾脏排泄。研究表明，血清尿酸水平随着药物浓度的增加而降低。

【体内过程】 1. 痛风患者单剂量静脉滴注本品 0.5～12 mg 后，本品的 C_{max} 与给药剂量成正比。

2. 本品的 C_{max} 与剂量增加成正比。分析显示，年龄、性别、体重、肌酐清除率对本品药动学无显著影响。显著影响清除率和分布容积的因素是体表面积和抗培戈洛酶抗体。

【适应证】 用于治疗常规治疗难治性的成人慢性痛风，不推荐用于无症状高尿酸血症的治疗。

【不良反应】 1. 严重不良反应包括过敏反应、输液反应、痛风发作、充血性心力衰竭。

2. ≥5%患者的最常见不良反应(按由高到低排列)为痛风发作、输液反应、恶心、挫伤或瘀血、鼻咽炎、便秘、胸痛、过敏反应、呕吐。

3. 在本品每 2 周 1 次治疗患者中 92%的患者产生抗培戈洛酶抗体，而安慰剂组为 28%。在本品治疗的 42%患者中也检测到了抗聚乙二醇抗体。与抗体未被检出或低抗体滴度患者比，在高抗培戈洛酶抗体滴度的患者中输液反应的发生率较高。

【妊娠期安全等级】 C。

【禁忌与慎用】 1. 已知的 G-6-PD 缺乏患者禁用，因为发生溶血症及高铁血红蛋白症的风险增加。

2. 对本品过敏者禁用。

3. 妊娠期妇女只有明确需要时才可使用。

4. 不推荐哺乳期妇女使用。

5. 18 岁以下儿童用药的安全性和有效性尚未确定。

【药物相互作用】 暂无本品与其他药物作用的研究数据。由于抗培戈洛酶抗体结合在药物的聚乙二醇部分，因此，也可能与其他聚乙二醇制品结合。抗聚乙二醇抗体对使用其他含有聚乙二醇药物治疗的患者的影响尚不明确。

【剂量与用法】 1. 剂量　成人患者静脉滴注 8 mg，每两周 1 次，一次输液时间应大于 2 h。最佳治疗持续时间尚未确定。

2. 给药准备　采用适当的无菌操作技术。从药瓶中抽取 1 ml 本品到无菌注射器中。丢弃瓶内剩余部分。注射到 1 袋 250 ml 静脉滴注用 0.9%氯化钠注射液或 0.45%氯化钠注射液中。不可用其他药物混合或稀释。倒置包含本品的稀释溶液袋数次，确保充分混合。不可振摇。输液袋内的本品稀释液 2～8 ℃和室温下 4 h 内稳定。但推荐稀释溶液冷藏，不可冷冻，遮光保存，并在 4 h 内用完。给药前，将本品稀释溶液放置至室温。无论是在药瓶或静脉输液中本品均禁止人工加热(如热水、微波)。

3. 给药　本品不可静脉注射。无治疗反应的患者发生过敏反应和输液反应的风险较高。滴注前监测血清尿酸水平，一旦高于 6 mg/dl，尤其当 2 次连续测量均高于 6 mg/dl 时，考虑停药。本品稀释后仅可通过重力输液、注射泵或滴注泵，经不少于 120 min 静脉滴注给药。给药前预处理(如抗组织胺药、皮质激素)，可使过敏反应和输液反应风险降低。

【用药须知】 1. 在接受本品治疗过程中应密切关注输液反应、过敏反应、痛风发作以及充血性心力衰竭的症状和体征。

2. 治疗过程中应密切关注过敏反应和输液反应，使用本品治疗前应先给予患者皮质激素类药物和抗组胺药物，滴注前应监测患者血清尿酸水平。尿酸水平高于 6 mg/dl 患者，尤其当 2 次连续水平高于 6 mg/dl 时，过敏反应发生的风险较高。

3. 任何一次滴注均可发生过敏反应，包括第一次滴注时，通常在开始滴注的 2 h 内出现。但也有迟发型超敏反应的报道，本品应以不少于 120 min 的速度缓慢滴注。

4. 出现输液反应，应减慢输液速度或停药，重新从较慢的速率开始。

5. 过敏反应和输液反应可发生在治疗的任何滴注期间。告知患者一些药物可预防或降低这些反应的严重程度。告知患者过敏反应的体征和症状包括喘鸣、口或舌水肿、血流动力学不稳定性、皮疹或荨麻疹。输液反应最常见的体征和症状包括荨麻疹(皮疹)、红斑(皮肤发红)、呼吸困难、面红、胸部不适、胸痛和疹。告知患者本品滴注期间或滴注后，发生过敏反应，应立即就医。

6. 本品开始治疗后可能发生痛风发作，因为血尿酸水平改变导致组织沉积的尿酸动员。推荐本品开始治疗至少 1 周前开始使用 NSAIDs 或秋水仙碱预防痛风发作，并持续治疗至少 6 个月，除非存在药物禁忌或患者不能耐受。痛风发作不必停药，个别患者需同时地加以适当控制。

7. 告知患者本品开始治疗后痛风发作的风险增

加，本品开始治疗的前几个月需规律服药以降低发作风险。如果痛风发作不需停用本品。

8. 无本品过量的报道。给药的最大剂量为单次静脉内 12 mg。因无特异性解毒药，对怀疑过量的患者应密切监测，采取一般支持疗法。

9. 使用本品后大于 4 周再使用本品的患者，由于本品的免疫原性，增加过敏反应和输液反应发生的可能，因此，再治疗的患者在使用过程中应严密监护。

【制剂】 注射液：8 mg/1 ml。

【贮藏】 本品注射液必须存放在纸盒内，2～8 ℃冷藏保存，遮光。勿摇晃或冷冻。不可超出有效期限使用。

来辛拉德
(lesinurad)

别名：Zurampic

本品为抗痛风药，2015 年 12 月 22 日获美国 FDA 批准上市。

【CAS】 878672-00-5

【ATC】 M04AB05

【理化性状】 1. 化学名：2-{[5-Bromo-4-(4cyclopropylnaphthalen-1-yl)-4*H*-1, 2, 4-triazol-3-yl]thio} acetic acid

2. 分子式：$C_{17}H_{14}BrN_3O_2S$

3. 分子量：404.28

4. 结构式

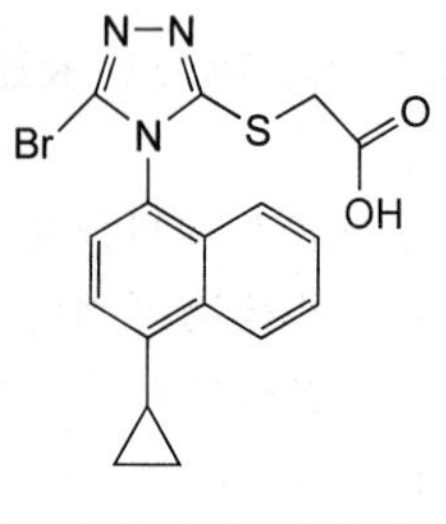

【用药警戒】 本品应与黄嘌呤氧化酶抑制剂合用，单独使用本品肾功能衰竭的发生率会明显升高。

【药理作用】 本品通过抑制肾脏中负责尿酸重吸收的转运蛋白的功能而降低尿酸水平。本品主要抑制尿酸转运蛋白 1(URAT1)和有机阴离子转运蛋白 4(OAT4)，其 IC_{50} 分别为 7.3 μm 和 3.7 μm。URAT1 主要负责尿酸在肾小管的重吸收。OAT4 是与利尿导致的高尿酸血症相关的转运蛋白。本品对位于肾脏近端小管上皮细胞的基底外侧膜上的尿酸重吸收转运蛋白 SLC2A9(Glut9)无作用。

【体内过程】 1. 吸收　本品口服的绝对生物利用度为 100%，口服后被迅速吸收，T_{max} 为 1～4 h。C_{max} 和 AUC 在剂量为 5～200 mg 之间时，与剂量成正比。进高脂肪餐时可降低 C_{max} 18%，但对 AUC 无影响。

2. 分布　本品的蛋白结合率高(>98%)，静脉给药后分布容积约为 20 L。

3. 代谢　本品主要由 CYP2C9 氧化代谢，代谢产物在血浆中的浓度较低(<原药的 10%)。尚不清楚代谢产物有无药理作用。本品在肝脏中可被代谢为一种氧化代谢产物，但很快被环氧化物水解酶清除，在血浆中检测不到此代谢物。

4. 消除　本品的 $t_{1/2}$ 约为 5 h，多次给药无蓄积，总体清除率为 6 L/h。单次给药 7 d 内，尿中可回收 63%的放射性物质，粪便中可回收 32%。尿中的放射性物质大部分在 24 h 内排出(>剂量的 60%)，尿中排泄的原药约占给药剂量的 30%。

【适应证】 与来黄嘌呤氧化酶抑制剂合用，用于降低痛风患者的尿酸水平。

【不良反应】 1. 可出现与肾脏相关的不良反应，包括肌酐升高、肾功能衰竭、肾结石。

2. 其他可能有头痛、流感、食管反流性疾病。

3. 心脏方面可出现心血管性死亡、非致命性心肌梗死、非致命卒中。

【禁忌与慎用】 1. 重度肾功能不全、终末期肾病、肾移植及透析患者禁用。

2. 肿瘤溶解综合征、累施-奈汉综合征(Lesch-Nyhan syndrome)患者禁用。

3. CYP2C9 乏代谢患者慎用。

4. 尚未明确本品是否可经乳汁分泌，哺乳期妇女应权衡本品对其的重要性，选择停药或停止哺乳。

5. 18 岁以下儿童用药的安全性和有效性尚未确定。

【药物相互作用】 1. CYP2C9 抑制剂(伏立康唑、胺碘酮)可升高本品的血药浓度，应谨慎合用。

2. CYP2C9 诱导剂(利福平、卡马西平)可明显降低本品的血药浓度，使本品失效。

3. 本品可降低 CYP3A 底物(西地那非、氨氯地平、阿托伐他汀)的血药浓度，合用时应密切监测 CYP3A 底物的效果。

4. 环氧化物水解酶抑制剂(丙戊酸)可影响本品的代谢，禁止合用。

5. 本品可影响雌激素类避孕药(包括口服剂、注射剂、植入剂)的效果，育龄期女性在使用本品期间应采取其他避孕措施。

6. 阿司匹林的剂量>325 mg/d，可降低本品的效果，但剂量≤325 mg/d 时，对本品的效果无影响。

【剂量与用法】 口服　早晨进餐时用水送服，一次 200 mg，与黄嘌呤氧化酶抑制剂如别嘌醇或非布司他合用。

【用药须知】 1. 本品不可单独使用，应与黄嘌呤氧化酶抑制剂如别嘌醇或非布司他合用。如停用黄嘌呤氧化酶抑制剂，也必须停用本品。

2. 服用本品期间应多饮水。

3. 服用本品期间应定期监测肾功能。

4. 开始服用本品时可能会出现痛风急性发作，开始本品治疗前可服用防止痛风急性发作的药物，如发生痛风急性发作，不必停用本品。

【制剂】 片剂：200 mg。

【贮藏】 避光、贮于 20～25 ℃，短程携带允许 15～30 ℃。

4.3.3　治疗急性痛风药

秋水仙碱

(colchicine)

别名：秋水仙素、Colchineos、COLC、Colcin

【CAS】 64-86-8

【ATC】 M04AC01

【理化性状】 1. 本品为淡黄色至淡绿黄色非结晶性片状、粉末或结晶性粉末。无味或近乎无味，遇光变黑。溶于水（1∶25），溶于乙醚（1∶220），易溶于乙醇和三氯甲烷。

2. 化学名：(*S*)-*N*-(5,6,7,9-Tetrahydro-1,2,3,10-tetramethoxy-9-ox-obenzo-[α] heptalen-7-yl) acetamide

3. 分子式：$C_{22}H_{25}NO_6$

4. 分子量：399.4

5. 结构式

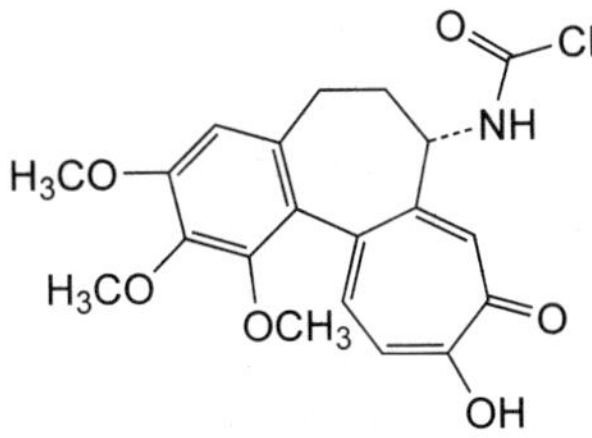

【药理作用】 本品通过：①和中性粒细胞微管蛋白的亚单位结合而改变细胞膜功能，包括抑制中性粒细胞的趋化、黏附和吞噬作用；②抑制磷脂酶 A_2，减少单核细胞和中性白细胞释放 PG 和白三烯；③抑制局部细胞产生 IL-6 等，从而达到控制关节局部的疼痛、肿胀及炎症反应。对痛风的急性发作有选择性的抗炎作用，一般在 1～2 h 内关节红肿、疼痛即可减轻，48～72 h 症状完全消失。本品能抑制细胞有丝分裂，具有抗肿瘤作用，但因毒性大现已少用。

【体内过程】 口服易于吸收，2 h 可达血药浓度峰值，血浆蛋白结合率为 31%。$t_{1/2}$ 为 35～90 min。本品部分在肝内去乙酰化，原药及其代谢物在胆汁中有很高的浓度，并经肝循环大部分随粪便排出，尿中排出 10%～36%。

【适应证】 用于治疗痛风性关节炎的急性发作（首选和经典药物）、预防复发性痛风性关节炎的急性发作。

【不良反应】 1. 本品毒性大，最常见的有恶心、呕吐、腹痛和腹泻。

2. 抑制骨髓造血功能，长时间用药可引起粒细胞和血小板减少、再生障碍性贫血。

3. 急性中毒可出现咽部灼痛、血性腹泻、血尿、少尿、休克等。

【妊娠期安全等级】 D。

【禁忌与慎用】 1. 对本品过敏者禁用。

2. 年老、体弱及伴有心、肝、肾或胃肠道疾患的患者慎用。

3. 儿童的有效性及安全性尚未确定。

4. 哺乳期妇女使用时，应暂停哺乳。

【药物相互作用】 1. 本品可增强中枢抑制药（如镇静催眠药、安定药、解热镇痛药及麻醉性镇痛药）的作用。

2. 本品可降低抗凝药、降压药的作用。

3. 本品合用环孢素可能发生肌痛及横纹肌溶解，尤其肾功能不全患者。

4. 在给肾移植患者采用本品治疗后，可使环孢素的血药浓度升高，产生肾毒性。

【剂量与用法】 1. 治疗急性痛风　①口服　首剂 0.5～1 mg，以后每 2～3 h 服 0.5 mg，直至剧痛缓解或出现胃肠道反应时停用。缓解急性发作需要的总量通常在 3～6 mg，最大总量不超过 8～10 mg。急性发作过后，若需第 2 个疗程，应间隔 3 d。一日 0.5～1.5 mg，分次服用，共 7 d；②静脉注射　首剂 1～2 mg，用 0.9% 氯化钠注射液 20 ml 稀释后缓慢注入。必要时，以后每 6 h 静脉注射 0.5 mg，24 h 内总量不超过 4 mg。静脉注射时药液必须避免漏出血管外。

2. 预防痛风急性发作　一日或隔日口服 0.5～1.0 mg。在应用别嘌醇促尿酸排泄药物治疗慢性痛风时，亦可同时给予本品作为预防用药。

【用药须知】 1. 本品不是镇痛剂，也不影响尿酸的代谢或排泄，因而对一般疼痛、炎症及慢性痛风均无效。

2. 胃肠道反应是严重中毒的前驱症状，一旦出现应立即停药。

3. 尽量避免静脉注射和长期口服给药，即使在痛风发作期也不要静脉和口服途经合用。

【制剂】 ① 片剂：0.5 mg。② 注射液：0.5 mg/1 ml；1 mg/1 ml。

【贮藏】 密封、遮光保存。

附　解热、镇痛药的复方制剂一览表

复方制剂	组分	剂型	适应证	用法用量
颠茄-阿片	每枚含颠茄、阿片分别为 16.2 mg/30 mg；16.2 g/60 mg	栓剂	用于缓解对非麻醉性镇痛药和间歇注射阿片制剂无反应的输尿管痉挛相关的中度到重度痛	成人，本品栓剂 1 枚，1～2 次/日，经直肠给药。不可超过一日 4 剂或遵医嘱。插入前将手指和栓剂弄湿。本品吸收依赖于人体水合作用，不依赖于体温。不推荐用于年龄≤12 岁儿童
羟考酮-布洛芬	每片含盐酸羟考酮 5 mg、布洛芬 400 mg	片剂	用于缓解急性中、重度疼痛	推荐剂量为 1 片，口服给药。24 h 内不可超过 4 片，用药不可超过 7 d
羟考酮-对乙酰氨基酚	每片含羟考酮、对乙酰氨基酚分别为 2.5 mg/325 mg；5 mg/325 mg；7.5 mg/325 mg；7.5 mg/500 mg；10 mg/325 mg；10 mg/650 mg	片剂	用于缓解急性中、重度疼痛	①通常成人剂量 1 片，每 6 h 服 1 次，按需给药。对乙酰氨基酚日总剂量不可超过 4 g ②停药需逐渐减量以避免身体依赖患者出现撤药体征和症状
	5 ml 含盐酸羟考酮 5 mg、对乙酰氨基酚 325 mg	口服液		通常成人剂量每 6 h 服 5 ml，按需给药。日总剂量不可超过 4 g 或 60 ml
	每粒含盐酸羟考酮 5 mg、对乙酰氨基酚 500 mg	胶囊剂		通常成人剂量每 6 h 服 1 粒，按需给药
羟考酮-阿司匹林	每片含盐酸羟考酮 5 mg、阿司匹林 325 mg	片剂	用于缓解急性中、重度疼痛	①通常剂量每 6 h 服 1 片，按需给药。最大日总剂量不可超过 12 片 ②停药需逐渐减量以避免身体依赖患者出现停药体征和症状
氢可酮-布洛芬	重酒石酸二氢可待因 7.5 mg、布洛芬 200 mg	片剂	用于缓解急性中、重度疼痛	短期(一般小于 10 d)控制急性疼痛，推荐剂量为 1 片，每 4～6 h 服 1 次，按需口服给药。24 h 不可超过 5 片。继续使用氢可酮可发展为耐受性，并且剂量相关不良反应的发生率增加
磷酸可待因-对乙酰氨基酚	每片含磷酸可待因、对乙酰氨基酚分别为 30 mg/300 mg；60 mg/300 mg；8.4 mg/500 mg；15 mg/300 mg	片剂	用于各种手术后疼痛、骨折、中度癌性疼痛、骨关节疼痛、牙痛、头痛、神经痛、全身痛、软组织损伤及痛经	根据疼痛的严重度和患者反应调整剂量。成人常用剂量：磷酸可待因，单次剂量 15～60 mg，24 h 最大剂量 360 mg，对乙酰氨基酚，单次剂量 300～1000 mg，24 h 最大剂量 4000 mg。可每 4 h 重复给药。基于以上剂量指导，处方医师需确定一次剂量给药片数和每 24 h 最大总片数量
布洛芬-磷酸可待因	每片含布洛芬 200 mg、磷酸可待因 12.5 mg	片剂	用于缓解急性中度疼痛	口服，成人首次剂量 2 片。如需再服，每 4～6 h 服 1～2 片。最大剂量一日 6 片
酒石酸双氢可待因-对乙酰氨基酚	每片含酒石酸双氢可待因 10 mg、对乙酰氨基酚 500 mg	片剂	用于缓解急性中度疼痛	口服，成人及 12 岁以上儿童 1～2 片/4～6 h，日最大量 8 片
丙氧氨酚复方片	每片含右丙氧芬 50 mg、对乙酰氨基酚 250 mg	片剂	用于缓解急性中度疼痛	成人 1～2 片/次，3～4 次/日，饭后服。儿童酌减或遵医嘱

续表

复方制剂	组分	剂型	适应证	用法用量
萘磺酸右丙氧芬-对乙酰氨基酚	每片含萘磺酸右丙氧芬、对乙酰氨基酚分别为 50 mg/325 mg；100 mg/650 mg	片剂	用于缓解急性中度疼痛	①根据疼痛严重程度、患者反应等剂量个体化 ②通常剂量为每 4 h 给予 100 mg/650 mg，最大剂量一日 50 mg/325 mg 的片剂 6 片 ③接受右丙氧酚与任何 CYP3 A4 抑制剂的患者，因为药物作用时间延长，应谨慎监测，必要时行剂量调整。老年患者和肝、肾功能不全患者应降低日总剂量 ④有规律地、一段时间内使用本品的患者，当不需疼痛治疗时，应逐渐地经过一段时间再停药，以避免阿片样药物的戒断综合征。一般，剂量可一日降低 25%～50%，密切监测撤药的症状和体征。如果发展为撤药反应，应恢复到先前剂量，再更慢地逐渐降低剂量，或通过增加降药时间间隔或减少剂量降低幅度或二者均调整
萘普生-磷酸可待因	每片含萘普生 150 mg、磷酸可待因 15 mg	片剂	用于缓解急性中度疼痛	1～2 片/次，3 次/日。或遵医生嘱，连续使用不超过 7 d
双氯芬酸钠-磷酸可待因	每片含双氯芬酸钠 25 mg、磷酸可待因 15 mg	片剂	用于缓解急性中度疼痛	成人 1～2 片/次，3 次/日，儿童 3.5～6 mg(每片按 40 mg 计算)/(kg·d)，在医生指导下，多次服用，连续使用不超过 7 d
阿司匹林-可待因	每片含阿司匹林、可待因分别为 325 mg/30 mg；325 mg/60 mg	片剂	用于缓解急性中度疼痛	通常成人剂量为 325 mg/30 mg 的片剂，1～2 片/次或 325 mg/60 mg 的片剂 1 片，每 4 h 服 1 次。应与食物或整杯牛奶或水服用，以减少胃刺激
酒石酸氢可酮-对乙酰氨基酚	每片含酒石酸氢可酮 5 mg、对乙酰氨基酚 500 mg	片剂	用于缓解急性中度疼痛	根据疼痛的严重度和患者反应调整剂量。氢可酮连续应用可产生耐受性并发展为剂量相关不良反应。成人通常剂量每 4～6 h 一次，1 或 2 片/次，按需给药。日总剂量不可超过 8 片
	15 ml 含酒石酸氢可酮 7.5 mg、对乙酰氨基酚 500 mg	口服溶液剂	用于缓解急性中度疼痛	①通常成人剂量为每 4～6 h 给予 1 餐匙，按需给药。成人日总剂量不可超过 6 餐匙 ②儿童通常每 4～6 h 给药 1 次，按需给药。按体重给药，平均个体剂量 0.27 ml/kg(0.135 mg/kg 重酒石酸二氢可待因酮，9 mg/kg 对乙酰氨基酚)。儿童日总剂量不可超过一日 6 剂。精确给药非常重要。家用茶匙或汤匙不是给药的适当量具，尤其当量取 1/2 或 3/4 茶匙时。强烈推荐使用标刻度的测量器具

续表

复方制剂	组分	剂型	适应证	用法用量
硫酸吗啡-盐酸纳曲酮	每粒含硫酸吗啡、盐酸纳曲酮分别为 20 mg/0.8 mg；30 mg/1.2 mg；50 mg/2 mg；60 mg/2.4 mg；80 mg/3.2 mg；100 mg/4 mg	胶囊剂	用于癌性疼痛的长期治疗	①起始剂量方案应个体化，考虑患者先前的止痛治疗经历。密切监测患者的呼吸抑制，尤其在起始治疗的首个 24～72 h 内。1 次/日（每 24 h）或 2 次/日（每 12 h）给药 ②首次使用的阿片类止痛药，以 20 mg/0.8 mg 胶囊开始治疗 ③接受口服吗啡制剂的患者可转向本品治疗，以口服吗啡日总剂量的一半，2 次/日，或以口服吗啡的日总剂量，1 次/日开始。本品给药频率超过每 12 h 的安全和有效性尚未建立 ④从其他注射用吗啡转向本品：通常以一日注射用吗啡的剂量 3 倍开始本品治疗 ⑤其他口服或注射用阿片类转为本品：一般，按吗啡需求量的一半为起始剂量，疼痛控制不充分时用即释吗啡补充治疗。因为本品制剂的缓释特性，本品第一次剂量应在任何即释阿片类药物最后一次给药后给予 ⑥增量和维持治疗：逐步增加本品剂量到足够止痛和不良反应最小的剂量，一日给药 1 次或 2 次。不断地再评估接受本品的患者的疼痛控制维持情况和不良反应。慢性治疗期，尤其非癌性相关疼痛（或与其他晚期病症相关的疼痛），应定期性评价继续使用麻醉性镇痛剂的必要性。如果疼痛水平增加时，调整本品剂量以降低疼痛水平时，须甄别疼痛增加的原因。因为本品的稳态血药浓度可持续 24～36 h，应每 1～2 d 调整本品的剂量。经历爆发性疼痛的患者需要调整剂量或用一种小剂量即释药物补救治疗。1 次/日，疼痛控制不充分患者，可考虑 2 次/日给药。如果观察到阿片类的相关不良反应，下一次剂量应减量。调整剂量获得疼痛控制和阿片类的相关不良反应平衡的剂量 ⑦不再需要本品治疗的患者，每 2～4 d 逐渐降低剂量，以预防躯体依赖性患者撤药的体征和症状。不可突然停药 ⑧胶囊应整粒吞服。因为存在致死剂量吗啡的快速释放和吸收的风险，胶囊内小丸不可压碎、溶解或咀嚼。本品的胶囊内容物可撒置于苹果沙司上，然后吞服。此法仅适合确保能不用咀嚼就能吞咽苹果沙司的患者。尚未知其他食物是否可代替苹果沙司（注意：将胶囊内容物洒于小量的苹果沙司上，不用咀嚼立即吞咽，漱口以保证所有内容物均被吞咽，内容物散洒于小量的苹果沙司上后，应丢弃胶囊未用的部分。）本品不可经鼻胃管或胃管给药

续表

复方制剂	组分	剂型	适应证	用法用量
丁丙诺啡-盐酸纳洛酮	每片含丁丙诺啡、盐酸纳洛酮分别为 1.4 mg/0.36 mg;5.7 mg/1.4 mg	舌下含片	用于阿片类药依赖性的戒断治疗	①本品一日剂量单次舌下给药，用于阿片类药物依赖的维持治疗。应用于已经开始丁丙诺啡舌下含片起始诱导的患者 ②从诱导期到维持期治疗的相应剂量：如诱导期丁丙诺啡的剂量为 8 mg，则维持期本品剂量为 5.7 mg/1.4 mg；如诱导期丁丙诺啡的剂量为 12 mg，维持期本品剂量为 8.5 mg/2.12 mg；如诱导期丁丙诺啡剂量为 16 mg，维持期本品剂量为 11.4 mg/2.8 mg ③本品适用于维持治疗，推荐靶剂量为 11.4 mg/2.8 mg，1 次/日 ④本品剂量应以 1.4 mg/0.36 mg 或 2.8 mg/0.72 mg 增量/减量渐进地调整到有效治疗水平并抑制阿片脱瘾的症状和体征 ⑤维持治疗时本品的一般一日剂量范围为 2.8 mg/0.72 mg ～ 17.1 mg/4.2 mg。高于此剂量范围证明无任何临床获益 ⑥本品舌下含片不可分割、咀嚼后服用。应置于舌下直到其溶解。溶解时间个体间有差异，平均溶解时间为 5 min。需要服用多于 1 片舌下含片时，同时将所有的片剂放于舌下不同位置。溶解前应保持片剂一直置于舌下，将片吞咽后药物生物利用度降低。在舌下含片完全溶解前不能进食或别饮用任何东西。为确保生物利用度的一致性，患者应保持同一服药方式
丁丙诺啡-盐酸纳洛酮	每片含丁丙诺啡、盐酸纳洛酮分别为 2 mg/0.5 mg;4 mg/1 mg;8 mg/2 mg;12 mg/3 mg	舌下薄膜	用于阿片类药物依赖性的戒断治疗	①本品应一日单次舌下给药，用于阿片类依赖的维持治疗。用于已经开始应用丁丙诺啡舌下含片开始诱导的患者 ②本品用于维持治疗。推荐目标剂量为一日 16 mg/4 mg，1 次/日 ③剂量应以 2 mg/0.5 mg 或 4 mg/1 mg 增量或减量渐进地调整到有效治疗水平并抑制阿片脱瘾的症状和体征 ④本品维持治疗的一日剂量范围为 4 mg/1 mg ～ 24 mg/6 mg。高于此剂量范围证明无任何临床获益 ⑤本品不可分割、咀嚼或吞咽。舌下薄膜置于舌下，在其完全溶解前保证一直置于舌下，并不可移动。需要服用多于 1 个舌下薄膜时，同时将另一舌下薄膜放于第一个薄膜的对侧。放置舌下薄膜的方式应尽可能减少重叠

续表

复方制剂	组分	剂型	适应证	用法用量
盐酸哌替啶-盐酸异丙嗪	1 ml 含盐酸哌替啶 25 mg、盐酸异丙嗪 25 mg	注射液	用于伴精神症状的疼痛及麻醉前给药	①用于镇痛，通常肌内给药。但在某些特殊情况下，可使用静脉内途径。当静脉内给药时，给药速度不可大于 1 ml/min ②成人，一次注射 1～2 ml(每组分 25～50 mg)，可每 3～4 h 重复 1 次。≤12 岁儿童，据体重，每组分 0.5 mg/kg，需要时每 3～4 h 重复一次 ③麻醉前给药，通常成人剂量为 2 ml(异丙嗪、哌替啶各 50 mg)。硫酸阿托品，0.3～0.4 mg 或氢溴酸东莨菪碱 0.25～0.4 mg，用灭菌溶液与本品混合于相同的注射器内。需要时，每隔 3～4 h 重复≤2 ml 剂量。辅助用于局部或全身麻醉时，通常剂量为 2 ml
盐酸右丙氧芬-阿司匹林-咖啡因	每粒含盐酸右丙氧芬 65 mg、阿司匹林 389 mg、咖啡因 32.4 mg	胶囊剂	用于缓解紧张性头痛	口服给药，通常剂量为每 4 h 服 1 次，1 粒/次，按需给药。盐酸右丙氧芬最大推荐剂量 390 mg/d。肝、肾功能不全的患者应减少日总剂量
阿司匹林-咖啡因-酒石酸双氢可待因	每粒含阿司匹林 356.4 mg、咖啡因 30 mg、双氢可待因 16 mg	胶囊剂	用于缓解紧张性头痛	根据疼痛的严重度和患者反应调整剂量。口服，每 4 h 服 1 次，2 粒/次，按需给药
异丁巴比妥-对乙酰氨基酚-咖啡因-磷酸可待因)	每粒含异丁巴比妥 50 mg、对乙酰氨基酚 325 mg、咖啡因 40 mg、磷酸可待因 30 mg	胶囊剂	用于缓解紧张性头痛	每 4 h 服 1 或 2 粒胶囊。日总剂量不可超过 6 粒。因为潜在的躯体依赖性，不推荐长期和反复使用
异丁巴比妥-阿司匹林-咖啡因-可待因	每粒含异丁巴比妥 50 mg、阿司匹林 325 mg、咖啡因 40 mg、可待因 30 mg	胶囊剂	用于缓解紧张性头痛	每 4 h 服 1 或 2 粒胶囊。日总剂量不可超过 6 粒。因为潜在的躯体依赖性，不推荐长期和反复使用
枸橼酸奥芬那君-阿司匹林、-咖啡因	每片含 25 mg、阿司匹林 325 mg、咖啡因 30 mg	片剂	用于缓解急性骨骼肌疼痛	口服 1～2 片，2～3 次/日
卡立普多-阿司匹林	每片含卡立普多 200 mg、阿司匹林 325 mg	片剂	用于缓解肌肉痉挛性的疼痛症状	口服 1～2 片，4 次/日
卡立普多-阿司匹林-磷酸可待因	每片含卡立普多 200 mg、阿司匹林 325 mg、磷酸可待因 16 mg	片剂	用于缓解肌肉痉挛性的疼痛症状	口服 1～2 片，4 次/日
甲丙氨酯-阿司匹林	每片含甲丙氨酯 200 mg、阿司匹林 325 mg	片剂	短期治疗疼痛伴紧张、焦虑	口服 1～2 片，3～4 次/日
喷他佐辛-阿司匹林	每粒含喷他佐辛 12.5 mg、阿司匹林 325 mg	胶囊剂	用于缓解中度疼痛	口服 2 粒，4 次/日
美索巴莫-阿司匹林	含美索巴莫 400 mg、阿司匹林 325 mg	片剂	用于缓解肌肉疼痛	12 岁以上患者，口服 2 粒，4 次/日
复方吲哚美辛	含吲哚美辛 4%，尿素 3.5%	软膏剂	用于肩周炎、肱骨外髁炎、腱鞘炎、关节炎、风湿性关节炎、闭合性软组织挫伤、增生性关节炎、关节扭伤、类风湿关节炎及颈椎综合征之上肢疼痛等	根据症状和部位一次用 1.5～2 g，涂于痛处，用手揉搽按摩，使药物渗入皮内，2～3 次/日，涂药处再用热敷效果更好

续表

复方制剂	组分	剂型	适应证	用法用量
复方吲哚美辛	组分为吲哚美辛、马来酸氯苯那敏、度米芬、鞣酸苦参碱、甘草、适量乙醇。25 ml;30 ml;50 ml	酊剂	用于日光性皮炎、接触性皮炎、丘疹性荨麻疹、湿疹、神经性皮炎、脂溢性皮炎、皮肤瘙痒、痤疮	用棉球蘸取适量药液涂搽于局部患处，并稍加按摩效果更佳。一日用药 2～3 次或遵医嘱
盐酸氨基葡萄糖-吲哚美辛	每片(粒)含吲哚美辛 25 mg、盐酸氨基葡萄糖 75 mg	片剂、胶囊剂	用于强直性脊柱炎、颈椎病，亦可用于肩周炎、风湿性或类风湿关节炎等	1～2 片/次,1～2 次/日,于进食或饭后即服
复方独活吲哚美辛	其组分为每粒含独活 50 mg、羌活 50 mg、木瓜 50 mg、牛膝 50 mg、吲哚美辛 25 mg、吡罗昔康 10 mg	胶囊剂	用于风湿性关节炎、类风湿关节炎、骨关节炎、关节强直性脊柱炎、各种急性肌肉骨骼疾病	口服,1 粒/次,2～3 次/日,首次加倍。饭后服用
复方吲哚美辛达克罗宁	吲哚美辛、达克罗宁	贴膏剂	消炎镇痛	贴患处,1 次/日
吲哚美辛-沙丁胺醇	每粒含吲哚美辛 70 mg、硫酸沙丁胺醇 1.2 mg	栓剂	用于痛经	直肠给药,1 粒/次,1 次/日
复方吲哚美辛三七冰片	每粒含吲哚美辛 15 mg、三七 200 mg、冰片 50 mg	栓剂	用于内痔的疼痛和出血	将药栓塞入肛门 2 cm 深处。成人 1 粒/次，1～2 次/日,或遵医嘱
吲哚美辛-呋喃唑酮	每粒含吲哚美辛 75 mg、呋喃唑酮 100 mg	栓剂	用于内痔、外痔、肛门肿胀、瘘管、肛裂等肛肠疾病及痔瘘手术后止痛	1 粒/次,1～2 次/日。临睡前或大便后塞入肛门
复方川芎吲哚美辛	主要成分为川芎、独活、木瓜、牛膝、吲哚美辛、吡罗昔康	胶囊剂	用于风湿性关节炎,类风湿关节炎,急、慢性肌肉、骨骼疾病疼痛,头痛,牙痛,痛经,手术后及创伤痛	口服,1 粒/次,2～3 次/日,首次加倍,饭后服
氨酚咖黄烷胺	每片含对乙酰氨基酚 250 mg、盐酸金刚烷 50 mg、咖啡因 15 mg、人工牛黄 10 mg	片剂	用于缓解普通感冒及流行性感冒引起的发热、头痛、四肢酸痛、咽痛等症状	口服,成人 1 片/次,2 次/日
氨酚美伪麻	每片含对乙酰氨基酚 325 mg、盐酸伪麻黄碱 30 mg、氢溴酸右美沙芬 15 mg	片剂	用于治疗和减轻感冒引起的发热、头痛、周身四肢酸痛、鼻塞、咳嗽等症状	口服,成人和 12 岁以上儿童,1 片/次,2 次/日,或白天每 6 h 服 1 次
苯酚伪麻	每片含对乙酰氨基酚 325 mg、盐酸伪麻黄碱 30 mg、盐酸苯海拉明 25 mg	片剂	用于治疗和减轻感冒引起的发热、头痛、周身四肢酸痛、鼻塞、咳嗽等症状	口服,成人和 12 岁以上儿童,睡前服 1 片
氨酚那敏三味浸膏	每粒含四季青叶干浸膏 125 mg、对乙酰氨基酚 100 mg、白英干浸膏 42 mg、马来酸氯苯那敏 1 mg、前胡干浸膏 33 mg	胶囊剂	用于治疗和减轻感冒引起的发热、头痛、周身四肢酸痛、鼻塞、咳嗽等症状	口服,成人,2～3 粒/次,3 次/日
氨酚烷胺咖敏	每粒含对乙酰氨基酚 250 mg、盐酸金刚烷胺 30 mg、咖啡因 15 mg、马来酸氯苯那敏 2 mg	胶囊剂	用于治疗和减轻感冒引起的发热、头痛、周身四肢酸痛、鼻塞、咳嗽等症状	口服,成人,1 粒/次,3 次/日
氨酚烷胺那敏	每粒含对乙酰氨基酚 150 mg、盐酸金刚烷胺 50 mg、马来酸氯苯那敏 1 mg	胶囊剂	用于治疗和减轻感冒引起的发热、头痛、周身四肢酸痛、鼻塞、咳嗽等症状	口服,5～12 岁儿童,1 粒/次,成人,2 粒/次。2 次/日

续表

复方制剂	组分	剂型	适应证	用法用量
氨酚伪麻与氨苯伪麻	日用片（氨酚伪麻片Ⅱ）每片含对乙酰氨基酚 325 mg、盐酸伪麻黄碱 30 mg；夜用片每片含对乙酰氨基酚 500 mg、盐酸伪麻黄碱 30 mg、盐酸苯海拉明 25 mg	片剂	用于治疗和减轻感冒引起的发热、头痛、周身四肢酸痛、鼻塞、咳嗽等症状	白天服白片，1 片/次，2 次/日。晚上（睡前）服蓝片，1 片/次，1 次/日
	每片含对乙酰氨基酚 125 mg、325 mg 或 500 mg，盐酸伪麻黄碱 30 mg	片剂		口服，成人 1～2 片/次，3 次/日，24 h 内不超过 4 次
	每粒胶囊含对乙酰氨基酚 250 mg 或 325 mg，盐酸伪麻黄碱 15 mg、30 mg	胶囊剂		口服，1～2 粒/次，3 次/日，24 h 不超过 4 次
氨酚伪麻	颗粒剂每包含对乙酰氨基酚 325 mg，盐酸伪麻黄碱 30 mg	颗粒剂	用于治疗和减轻感冒引起的发热、头痛、周身四肢酸痛、鼻塞、咳嗽等症状	口服，温开水冲服。成人 1 包/次，3 次/日，24 h 内不超过 4 次
	每 0.8 ml 含对乙酰氨基酚 80 mg、盐酸伪麻黄碱 7.5 mg	滴剂		口服。12～23 个月的儿童，一次用量为 1.2 ml，24～36 个月的儿童，一次用量为 1.6 ml，每 4～6 h 可重复用药，24 h 内不超过 4 次。用刻度滴管量取
氨酚伪麻美芬Ⅱ/氨麻苯美	日用片每片含对乙酰氨基酚 325 mg、盐酸伪麻黄碱 30 mg、氢溴酸右美沙芬 15 mg；夜用片每片含对乙酰氨基酚 325 mg、盐酸伪麻黄碱 30 mg、氢溴酸右美沙芬 15 mg、盐酸苯海拉明 25 mg	片剂	用于治疗和减轻感冒引起的发热、头痛、周身四肢酸痛、鼻塞、咳嗽等症状	口服，日用片：成人和 12 岁以上儿童及老人，白天每 6 h 服用 1 片，2 次/日。夜用片：成人和 12 岁以上儿童及老人、夜晚或临睡前服用 1 片
氨酚伪麻美那敏	每片含对乙酰氨基酚 325 mg、盐酸伪麻黄碱 30 mg、氢溴酸右美沙芬 15 mg、马来酸氯苯那敏 2 mg	片剂	用于治疗和减轻感冒引起的发热、头痛、周身四肢酸痛、鼻塞、咳嗽等症状	口服，成人和 12 岁以上儿童，每 6 h 服 1 次，1 片/次，24 h 不超过 8 片
氨酚伪麻那敏	每粒含对乙酰氨基酚 250 mg、盐酸伪麻黄碱 15 mg、马来酸氯苯那敏 1 mg	胶囊剂	用于治疗和减轻感冒引起的发热、头痛、周身四肢酸痛、鼻塞、咳嗽等症状	胶囊剂，成人 2 粒/次，3 次/日，或遵医嘱
	每片含对乙酰氨基酚 325 mg 或 500 mg，盐酸伪麻黄碱 30 mg、马来酸氯苯那敏 2 mg	片剂		片剂，成人 1 片/次，3 次/日。一日不超过 4 次
	口服液每毫升含对乙酰氨基酚 32 mg、盐酸伪麻黄碱 3 mg、马来酸氯苯那敏 0.2 mg	口服液		口服液，2～5 岁儿童，5 ml/d，6～11 岁儿童，10 ml/d，每 4～6 h 服 1 次，24 h 内不超过 4 次
	每片含对乙酰氨基酚 80 mg、盐酸伪麻黄碱 7.5 mg、马来酸氯苯那敏 0.5 mg	咀嚼片		咀嚼片，3～4 次/日。2～5 岁，2 片/次，6～11 岁，3 片/次，12 岁以上儿童及成人，4 片/次
氨金黄敏	每袋含对乙酰氨基酚 150 mg、盐酸金刚烷胺 50 mg、人工牛黄 10 mg、马来酸氯苯那敏 2 mg	颗粒剂（儿童用）	用于治疗和减轻感冒引起的发热、头痛、周身四肢酸痛、鼻塞、咳嗽等症状	口服，温水冲服，3 次/日。12 岁以下儿童用量如下：1～3 岁，体重 10～15 kg，0.5～1 包/次，1～3 岁，体重 10～15 kg，0.5～1 包/次，年龄 7～9 岁，体重 22～27 kg，1.5 包/次

续表

复方制剂	组分	剂型	适应证	用法用量
氨咖黄敏	每粒、片含对乙酰氨基酚 250 mg、咖啡因 15 mg、马来酸氯苯那敏 1 mg、人工牛黄 10 mg	胶囊剂、片剂	用于治疗和减轻感冒引起的发热、头痛、周身四肢酸痛、鼻塞、咳嗽等症状	口服,成人,一次 1～2 粒/片,3 次/日
	每 10 ml 含对乙酰氨基酚 125 mg、咖啡因 7.5 mg、马来酸氯苯那敏 1.5 mg、人工牛黄 5 mg、维生素 C 20 mg	口服液		口服,3 次/日。1～4 岁儿童,一次 5 ml;5～9 岁儿童,一次 10 ml;10 岁以上儿童,一次 15～20 ml
氨咖麻敏	每粒含对乙酰氨基酚 250 mg、咖啡因 30 mg、盐酸伪麻黄碱 30 mg、马来酸氯苯那敏 3 mg	胶囊剂	用于治疗和减轻感冒引起的发热、头痛、周身四肢酸痛、鼻塞、咳嗽等症状	口服,成人,1 粒/次,3 次/日
氨咖愈敏	每 10 ml 含对乙酰氨基酚 120 mg、马来酸氯苯那敏 1.125 mg、无水咖啡因 18.75 mg、愈创木酚甘油醚 37.5 mg	口服液	用于治疗和减轻感冒引起的发热、头痛、周身四肢酸痛、鼻塞、咳嗽等症状	口服,成人一次 10～20 ml,3 次/日。2～3 岁儿童,一次 4～5 ml;4～6 岁,一次 5～7 ml;7～9 岁,一次 7～9 ml;10～12 岁,一次 9～10 ml,3 次/日。若发热或疼痛不缓解,可每隔 4～6 h 再服 1 次,24 h 内不超过 4 次
贝敏伪麻	每片含贝诺酯 0.3 g、盐酸伪麻黄碱 30 mg、马来酸氯苯那敏 2 mg	片剂	用于治疗和减轻感冒引起的发热、头痛、周身四肢酸痛、鼻塞、咳嗽等症状	口服,成人,1 片/次,3 次/日
布洛伪麻	每片、粒、包含布洛芬 200 mg、盐酸伪麻黄碱 30 mg	片剂、胶囊剂、颗粒剂	用于治疗和减轻感冒引起的发热、头痛、周身四肢酸痛、鼻塞、咳嗽等症状	1～2 片(粒或包)/次,3 次/日。24 h 用量不超过 8 片(粒或包)
酚咖麻敏	每粒含对乙酰氨基酚 250 mg、咖啡因 30 mg、盐酸伪麻黄碱 15 mg、马来酸氯苯那敏 3 mg	胶囊剂	用于治疗和减轻感冒引起的发热、头痛、周身四肢酸痛、鼻塞、咳嗽等症状	口服,成人 1 粒/次,2 次/日
对乙酰氨基酚-咖啡因	每片含对乙酰氨基酚 500 mg、咖啡因 65 mg	片剂	用于治疗和减轻感冒引起的发热、头痛、周身四肢酸痛	口服,成人 1 片/次,若症状不缓解,间隔 4～6 h 可重复用药 1 次,24 h 内不超过 4 次
酚麻美敏	每粒含对乙酰氨基酚 325 mg、盐酸伪麻黄碱 30 mg、氢溴酸右美沙芬 10 mg、马来酸氯苯那敏 2 mg	胶囊剂	用于普通感冒或流行性感冒引起的发热。也用于缓解轻至中度疼痛,如头痛、偏头痛、牙痛、神经痛、肌肉痛、痛经及关节痛等	胶囊剂,成人和 12 岁以上儿童,每 6 h 服 1 次,1～2 粒/次,12 岁以下儿童遵医嘱
	每片含对乙酰氨基酚 325 mg、盐酸伪麻黄碱 30 mg、氢溴酸右美沙芬 15 mg、马来酸氯苯那敏 2 mg	片剂		片剂,12 岁以上儿童及成人,1～2 片/次,每 6 h 服 1 次,24 h 内不超过 4 次
	每包含对乙酰氨基酚 325 mg、盐酸伪麻黄碱 30 mg、氢溴酸右美沙芬 15 mg、马来酸氯苯那敏 2 mg。	颗粒剂		成人,1 包/次,每 6 h 服 1 次,24 h 内不超过 4 次
酚美愈伪麻	每毫升含对乙酰氨基酚 25 mg、盐酸伪麻黄碱 3 mg、氢溴酸右美沙芬 1.5 mg、愈创木酚甘油醚 10 mg	口服液	用于治疗和减轻感冒引起的发热、头痛、周身四肢酸痛、鼻塞、咳嗽等症状	口服,成人及 12 岁以上儿童,一次 20 ml,每 4～6 h 服 1 次,每 24 h 不超过 4 次。6～12 岁儿童用量减半,用药不超过 5 d
酚明伪麻	日用片每片含对乙酰氨基酚 500 mg、盐酸伪麻黄碱 30 mg;夜用片每片含对乙酰氨基酚 500 mg、盐酸伪麻黄碱 30 mg、盐酸苯海拉明 25 mg	片剂	用于治疗和减轻感冒引起的发热、头痛、周身四肢酸痛、鼻塞、咳嗽等症状	白天服日用片,1 片/次,2 次/日。晚上(睡前)服夜用片,1 片/次,1 次/日。日用片一日剂量不超过 3 片,夜用片不超过 1 片

续表

复方制剂	组分	剂型	适应证	用法用量
复方氨酚美沙	每毫升含对乙酰氨基酚 15 mg、氢溴酸右美沙芬 0.75 mg、盐酸甲基麻黄碱 0.45 mg、愈创甘油醚 4 mg、马来酸氯苯那敏 0.12 mg	糖浆剂	用于治疗和减轻感冒引起的发热、头痛、周身四肢酸痛、鼻塞、咳嗽等症状	成人一次 10 ml，3 次/日。儿童，3 次/日，用量如下：2～3 岁，12～15 kg，一次 2 ml；4～6 岁，16～21 kg，一次 3 ml；7～9 岁，22～27 kg，一次 4 ml；10～12 岁，28～32 kg，一次 5.5 ml；13～15 岁，34～40 kg，一次 6.5 ml。饭后服用。必要时睡前加服 1 次
复方氨酚那敏	每袋含对乙酰氨基酚 250 mg、咖啡因 15 mg、马来酸氯苯那敏 1 mg、人工牛黄 10 mg	颗粒剂	用于治疗和减轻感冒引起的发热、头痛、周身四肢酸痛、鼻塞、咳嗽等症状	12 岁以上儿童及成人，1～2 包/次，3 次/日，温水冲服
复方氨酚葡锌	成人型每片含对乙酰氨基酚 100 mg、葡萄糖酸锌 70 mg、盐酸二氧丙嗪 1 mg、板蓝根浸膏粉 250 mg	片剂（成人型）	用于治疗和减轻感冒引起的发热、头痛、周身四肢酸痛、鼻塞、咳嗽等症状	口服，成人 2 片/次，3 次/日（成人型）
	儿童型每片含对乙酰氨基酚 30 mg、葡萄糖酸锌 21 mg、盐酸二氧丙嗪 0.3 mg、板蓝根浸膏粉 75 mg	片剂（儿童型）	用于治疗和减轻感冒引起的发热、头痛、周身四肢酸痛、鼻塞、咳嗽等症状	口服，3 次/日（儿童型）。具体用量如下：2～3 岁，12～14 kg，1～2 片/次；4～6 岁，16～20 kg，2～3 片/次；7～9 岁，22～26 kg，3 片/次；10～12 岁，28～32 kg，4 片/次
复方氨酚烷胺	每片、粒、袋含对乙酰氨基酚 250 mg、盐酸金刚烷胺 100 mg、马来酸氯苯那敏 2 mg、人工牛黄 10 mg、咖啡因 15 mg	胶囊剂、颗粒剂、片剂	用于治疗和减轻感冒引起的发热、头痛、周身四肢酸痛、鼻塞、咳嗽等症状	成人，一次 1 片/粒(袋)，2 次/日
复方北豆根氨酚那敏	本品每片含对乙酰氨基酚 300 mg、马来酸氯苯那敏 3 mg、咖啡因 15 mg、北豆根提取物 50 mg、金银花提取物 30 mg、野菊花提取物 30 mg	片剂	用于治疗和减轻感冒引起的发热、头痛、周身四肢酸痛、鼻塞、咳嗽等症状	口服，成人 1～2 片/次，3 次/日
双扑伪麻	每粒含主要成分对乙酰氨基酚 250 mg、盐酸伪麻黄碱 15 mg、马来酸氯苯那敏 1 mg	胶囊剂	用于治疗和减轻感冒引起的发热、头痛、周身四肢酸痛、鼻塞、咳嗽等症状	口服，成人 2 粒/次，3 次/日，或遵医嘱
	每包含对乙酰氨基酚 325 mg、盐酸伪麻黄碱 30 mg、马来酸氯苯那敏 2 mg	颗粒剂		口服，成人 1～2 包/次，3 次/日，24 h 内不得超过 4 次
	每片含乙酰氨基酚 500 mg、盐酸伪麻黄碱 30 mg、马来酸氯苯那敏 2 mg	片剂		成人及 12 岁以上儿童，1 片/次，2 次/日
复方布洛伪麻	每片含布洛芬 200 mg、盐酸伪麻黄碱 30 mg	缓释片	用于治疗和减轻感冒引起的发热、头痛、周身四肢酸痛、鼻塞、咳嗽等症状	饭后口服，成人 2 片/次，2 次/日，整片吞服
复方酚咖伪麻	每粒含对乙酰氨基酚 150 mg、马来酸氯苯那敏 1.25 mg、盐酸氯哌丁 6 mg、盐酸伪麻黄碱 15 mg、咖啡因 12.5 mg、菠萝蛋白酶 1.6 万单位	胶囊剂	用于治疗和减轻感冒引起的发热、头痛、周身四肢酸痛、鼻塞、咳嗽等症状	口服，成人 2 粒/次，3 次/日。7～14 岁儿童减半，饭后服用

续表

复方制剂	组分	剂型	适应证	用法用量
复方锌布	每包含葡萄糖酸锌 0.1 g、布洛芬 0.15 g、马来酸氯苯那敏 2 mg	颗粒剂	用于治疗和减轻感冒引起的发热、头痛、周身四肢酸痛、鼻塞、咳嗽等症状	口服，3～5 岁儿童，半包/次；6～14 岁儿童，1 包/次；成人，2 包/次，3 次/日
	每片含葡萄糖酸锌 100 mg、布洛芬 150 mg、马来酸氯苯那敏 2 mg	片剂	用于治疗和减轻感冒引起的发热、头痛、周身四肢酸痛、鼻塞、咳嗽等症状	口服，成人 1 片/次，3 次/日。每 24 h 不超过 5 片
复方银翘氨敏	每粒含对乙酰氨基酚 113 mg、马来酸氯苯那敏 1.13 mg、连翘挥发油 0.00032 ml、薄荷油 0.00116 ml、维生素 C 53.23 mg、银翘浸膏 161.3 mg、荆芥挥发油 0.00024 ml	胶囊剂	用于治疗和减轻感冒引起的发热、头痛、周身四肢酸痛、鼻塞、咳嗽等症状	口服，成人 2 粒/次，3 次/日
咖酚伪麻	每片含主要成分对乙酰氨基酚 500 mg、盐酸伪麻黄碱 20 mg、咖啡因 10 mg	片剂	用于治疗和减轻感冒引起的发热、头痛、周身四肢酸痛、鼻塞、咳嗽等症状	口服，成人，1 片/次，3 次/日
复方酚咖伪麻	每粒含对乙酰氨基酚 150 mg、马来酸氯苯那敏 1.25 mg、盐酸氯哌丁 6 mg、盐酸伪麻黄碱 15 mg、咖啡因 12.5 mg、菠萝酶 1.6 万单位	胶囊剂	用于治疗和减轻感冒引起的发热、头痛、周身四肢酸痛、鼻塞、咳嗽等症状	成人，2 粒/次，3 次/日。7～14 岁儿童减半，饭后服用
复方氨酚肾素	每片含对乙酰氨基酚 250 mg、无水咖啡因 30 mg、盐酸去氧肾上腺素 5 mg、马来酸氯苯那敏 2 mg、维生素 B_1 3 mg	片剂	用于治疗和减轻感冒引起的发热、头痛、周身四肢酸痛、鼻塞、咳嗽等症状	每 4 h 服 1 次，24 h 不可超过 4 片，可以咀嚼、吞服或溶于水、果汁或其他液体，服后宜多饮开水。2～5 岁儿童，1 片/次；6～12 岁儿童，2 片/次
柳酚咖敏	每片含对乙酰氨基酚 150 mg、水杨酰胺 150 mg、盐酸去氧肾上腺素 5 mg、马来酸溴苯那敏 2.5 mg、无水咖啡因 20 mg	片剂	用于治疗和减轻感冒引起的发热、头痛、周身四肢酸痛、鼻塞、咳嗽等症状	口服，成人 1～2 片/次，2 次/日
氨酚曲麻	每片含对乙酰氨基酚 0.2 g、水杨酰胺 0.1 g、盐酸伪麻黄碱 30 mg、咖啡因 15 mg、盐酸曲普利啶 1.2 mg。	片剂	用于治疗和减轻感冒引起的发热、头痛、周身四肢酸痛、鼻塞等症状	口服，成人 1～2 片/次，2 次/日
复方对乙酰氨基酚(Ⅱ)	每片含对乙酰氨基酚 250 mg、异丙安替比林 150 mg、无水咖啡因 50 mg	片剂	用于普通感冒或流行性感冒引起的发热，也用于缓解轻至中度疼痛如头痛、关节痛、偏头痛、牙痛、肌肉痛、神经痛、痛经	6 岁以上儿童 0.5～1 片/次；成人 1～2 片/次，3 次/日。可以用水或饮料吞服
复方对乙酰氨基酚	每片含对乙酰氨基酚 126 mg、阿司匹林 230 mg、无水咖啡因 30 mg	片剂	用于普通感冒或流行性感冒引起的发热，也用于缓解轻至中度疼痛如头痛、关节痛、偏头痛、牙痛、肌肉痛、神经痛、痛经	6 岁以上儿童 0.5～1 片/次；成人 1～2 片/次，3 次/日。可以用水或饮料吞服
氨酚氯汀伪麻	每片含对乙酰氨基酚 0.5 g、盐酸伪麻黄碱 30 mg、富马酸氯马斯汀 0.335 mg	片剂	用于暂时缓解花粉症、过敏性鼻炎和普通感冒引起的发热、头痛、四肢酸痛、打喷嚏、流鼻涕、鼻塞、眼痒流泪等症	口服，成人 1 片/次，3 次/日

续表

复方制剂	组分	剂型	适应证	用法用量
复方氨酚甲麻	每毫升含对乙酰氨基酚 11.25 mg、氢溴酸右美沙芬 0.6 mg、马来酸氯苯那敏 93.75 μg、盐酸甲基麻黄碱 0.9375 mg、愈创木酚磺酸钾 2.5 mg、核黄素磷酸钠 33 μg、无水咖啡因 1.0 mg	口服液	缓解感冒早期的诸症状，如流涕、鼻塞、打喷嚏、咽喉痛、咳嗽、咳痰、恶寒、发热、头痛、关节痛、肌痛等	口服，4 次/日。儿童一次用量：3 个月以上～5 个月，3.0 ml；6 个月～未满 1 周岁，3.5 ml；1～2 岁，4.5 ml；3～6 岁，6.0 ml；7～10 岁，9.0 ml；11～14 岁，12.0 ml。 成人口服，4 次/日，一次 18 ml
特酚伪麻	每片含特非那定 15 mg、盐酸伪麻黄碱 15 mg、对乙酰氨基酚 162.5 mg	片剂	用于感冒引起的头痛、发热、四肢酸痛、鼻塞、流鼻涕、流泪、打喷嚏等症状	口服，成人 1～2 片/次，3 次/日
复方伪麻黄碱	每毫升含对乙酰氨基酚 32.5 mg、盐酸伪麻黄碱 3.0 mg、氢溴酸右美沙芬 1.5 mg	口服液	用于治疗由感冒引起的发热、头痛、周身四肢酸痛、流涕、鼻塞、咳嗽等症状	口服，成人及 12 岁以上儿童一次 10～20 ml，3～4 次/日，一次间隔均不少于 6 h，每天用量不超过 80 ml
复方伪麻黄碱	每粒含盐酸伪麻黄碱 90 mg、马来酸氯苯那敏 4 mg	胶囊剂	用于治疗由感冒引起的发热、头痛、周身四肢酸痛、流涕、鼻塞、咳嗽等症状	成人每 12 h 服 1 粒，24 h 内不应超过 2 粒
氨酚咖匹林	每片含阿司匹林 0.2268 g、对乙酰氨基酚 0.136 g、咖啡因 33.4 mg	片剂	用于发热、头痛、神经痛、牙痛等	口服，1～2 片/次，3 次/日
氯芬黄敏	双氯芬酸钠 15 mg、人工牛黄 15 mg、马来酸氯苯那敏 2.5 mg	片剂	用于感冒引起的头痛、发热、鼻塞、流涕、咽痛、痰多等症	口服，1～2 片/次，3 次/日
小儿贝诺酯维 B_1	每袋含贝诺酯 0.3 g、维生素 B_1 3 mg	片剂	用于小儿急、慢性发热和躯体性疼痛以及风湿性关节炎、类风湿关节炎、风湿热	口服，2～6 个月，一次 1/3～1/2 袋；6 个月～1 岁，一次 1/2 袋；1～3 岁，1 袋/次，2～3 次/日。温开水冲服
复方氨酚愈敏	每 1 ml 含有对乙酰氨基酚 12 mg、马来酸氯苯那敏 0.12 mg、盐酸甲基麻黄碱 0.48 mg、愈创木酚磺酸钾 3 mg、咖啡因 1.5 mg	口服液	用于感冒引起的头痛、发热、鼻塞、流涕、咽痛、痰多等症	口服，通常成人一次 10～20 ml(1/6～1/3 瓶)，老年人、儿童酌减或遵医嘱，3 次/日，可用开水冲服
复方柳安咖	每支(2 ml)含水杨酸钠 0.35 g、安替比林 0.1 g、咖啡因 0.05 g	注射剂	用于风湿、类风湿关节炎，急、慢性关节炎，痛风，疼痛，发热等	皮下注射或肌内注射，2 ml(1 支)/次，一日 1～2 次/日
复方氨林巴比妥	每支(2 ml)含氨基比林 0.1 g、安替比林 40 mg、巴比妥 18 mg	注射剂	用于急性高热时的紧急退热，对发热时的头痛症状也有缓解作用。	肌内注射。成人一次 2 ml，或遵医嘱。在监护情况下极量为 6 ml/d。2 岁以下小儿，一次 0.5～1 ml；2～5 岁，一次 1～2 ml；大于 5 岁，一次 2 ml。本品不宜连续使用
布洛芬-对乙酰氨基酚	每片含布洛芬 400 mg、对乙酰氨基酚 325 mg	片剂	用于治疗软组织损伤引起的疼痛，非关节性风湿病引起的疼痛，类风湿关节炎、骨关节炎、强直性脊柱炎等引起的疼痛，头痛，牙痛，痛经以及牙科、产科、矫形外科等手术后疼痛，耳鼻咽部炎症引起的疼痛，上呼吸道感染引起的发热症状	口服，成人 1 片/次，4～6 h 一次，一日最大量不得超过 8 片。儿童，该药须饭后服用，30 kg 以上的儿童每 8 h 服半片
复方布洛芬	每克含布洛芬 50 mg、薄荷脑 30 mg	凝胶剂	用于缓解局部疼痛，如肌肉痛、关节痛以及拉伤、扭伤和运动损伤疼痛和肿胀	涂于患处，轻轻按摩直到完全吸收。一日最多 3 次，两次用药间隔不得小于 4 h。12 岁以下儿童不推荐使用

续表

复方制剂	组分	剂型	适应证	用法用量
氨基比林-咖啡因	每片含氨基比林 0.15 g、咖啡因 40 mg	片剂	用于缓解感冒、上呼吸道感染引起的发热、头痛等症状，亦可用于神经痛、风湿痛、牙痛	口服，1～2 片，3 次/日
阿司匹林-咖啡因	每片含阿司匹林 300 mg、咖啡因 35 mg	片剂	用于普通感冒或流行性感冒引起的发热，也用于缓解轻至中度疼痛如头痛、关节痛、偏头痛、牙痛、肌肉痛、神经痛、痛经	口服，成人 2 片/次，3 次/日
阿司匹林-维生素 C	每片含阿司匹林 330 mg、维生素 C 200 mg	泡腾片	用于普通感冒或流感引起的发热，也用于缓解轻至中度疼痛如头痛、关节痛、偏头痛、牙痛、肌肉痛、神经痛、痛经	将药品放入温水中溶解后服用。成人，1～2 片/次，3 次/日；儿童：6～12 岁 1 片/次，3～5 岁儿童一次 1/2 片，3 次/日
阿咖酚	每包含阿司匹林 230 mg、对乙酰氨基酚 126 mg、咖啡因 30 mg	散剂	用于普通感冒或流行性感冒引起的发热，也用于缓解轻至中度疼痛如头痛、关节痛、偏头痛、牙痛、肌肉痛、神经痛、痛经	口服，成人 1 包/次，若持续发热或疼痛，可间隔 4～6 h 重复用药一次，24 h 内不超过 4 次
小儿氨酚黄那敏	每袋含对乙酰氨基酚 125 mg、马来酸氯苯那敏 0.5 mg、人工牛黄 5 mg	颗粒剂	用于缓解儿童普通感冒及流行性感冒引起的发热、头痛、四肢酸痛、打喷嚏、流鼻涕、鼻塞、咽痛等症状	1～3 岁，0.5～1 包/次，3 次/日；4～6 岁，1～1.5 包/次，3 次/日；7～9 岁 1.5～2 包/次，3 次/日；10～12 岁 2～2.5 包/次，3 次/日
氨酚氯雷伪麻	每片含对乙酰氨基酚 500 mg、氯雷他定 2.5 mg、硫酸伪麻黄碱 60 mg	缓释片	用于感冒引起的头痛、发热、打喷嚏、流鼻涕、鼻塞、咽喉不适、肌肉酸痛、乏力等症状及季节过敏性鼻炎	口服，成人及 12 岁以上儿童，1～2 片/次，每 12 h 服一次
氨酚沙芬	每毫升含对乙酰氨基酚 43.3 mg、氢溴酸右美沙芬 2.0 mg	口服液	用于缓解感冒引起的发热、咳嗽、头痛、咽喉痛和肌肉酸痛等症状	口服，成人和 12 岁以上儿童：需要时可每 6～8 h 服用一次，一次 15 ml(3 瓶盖)，一日不超过 45 ml(9 瓶盖)，或遵医嘱。瓶盖可做量杯用，每盖至刻线为 5 ml
氨非咖	每片含氨基比林 100 mg、非那西丁 150 mg、咖啡因 45 mg	片剂	用于发热、头痛、关节痛、神经痛、活动性风湿症及痛经等	口服，1 片/次，不推荐连续服用
氨酚甲硫氨酸	每粒含对乙酰氨基酚 0.25 g、甲硫氨酸 50 mg	胶囊剂	本品用于缓解感冒引起的发热和轻至中度疼痛，如头痛、肌肉痛、关节痛以及神经痛、偏头痛、痛经等症状	口服，成人及 12 岁以上儿童一次 0.6 g，3 次/日，一日最高剂量不宜超过 16 粒
复方阿司匹林	每片含阿司匹林 0.22 g、非那西丁 0.15 g 和咖啡因 35 mg	片剂	用于发热、头痛、神经痛、牙痛、月经痛、肌肉痛、关节痛	口服，成人，1～2 片/次，3 次/日，饭后服

第5章　中枢神经系统药物
Drugs of Central Nervous System

诸多内因和外因都可引起中枢神经系统活动出现异常，导致中枢神经或处于抑制状态，或处于过度兴奋状态，或处于昏迷状态，甚至出现惊厥或癫痫，所有针对这些神经系统异常表现的治疗药物将于本章中讨论。

5.1　大脑功能恢复药

本类药物能促进细胞对葡萄糖的利用，加强神经元代谢，提高学习和记忆能力。一般称为健脑益智药。大脑功能恢复药以吡拉西坦为代表，还包括奥拉西坦、茴拉西坦、艾地苯醌、吡硫醇、甲氯芬酯、胞磷胆碱、双氢麦角碱、盐酸二苯美仑等。实际上，许多周围血管扩张药，如尼莫地平、氟桂利嗪、倍他司汀、丁咯地尔、阿米三嗪/萝巴新和多贝斯等，也都具有恢复大脑功能的作用。

吡硫醇
(pyritinol)

别名：脑复新、Neuroxin

本品为维生素 B_6 的衍生物。

【CAS】 1098-97-1

【ATC】 N06BX02

【理化性状】 1. 化学名：5，5-Dihydroxy-6，6-dimethyl-3，3-dithiodimethylenebis（4-pyridylmethanol）

2. 分子式：$C_{16}H_{20}N_2O_4S_2$

3. 分子量：368.47

4. 结构式

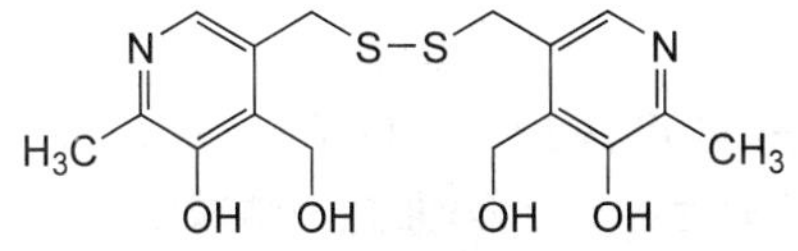

盐酸吡硫醇
(pyritinol hydrochloride)

别名：Pyrithioxine Hydrochloride

本品为维生素 B_6 的衍生物。

〖CAS〗 10049-83-9

〖理化性状〗 1. 化学名：5，5-Dihydroxy-6，6-dimethyl-3，3-dithiodimethylenebis（4-pyridylmethanol）dihydochloride monohydrate

2. 分子式：$C_{16}H_{20}N_2O_4S_2 \cdot 2HCl \cdot H_2O$

3. 分子量：459.4

【药理作用】 本品可促进大脑对葡萄糖、氨基酸的摄取和代谢，调整脑血流，改善脑代谢。可改善失眠、头晕、记忆力下降、注意力难以集中等症状。

【体内过程】 口服 2～4 h，血中浓度达峰值，在中枢神经系统内维持 1～6 h，并在体内完全代谢。

【适应证】 主要用于脑血管疾病如脑震荡综合征、脑外伤、脑炎、脑膜炎后遗症及老年性痴呆。

【不良反应】 毒性小，少数患者可出现皮疹、口干、食欲缺乏、恶心、呕吐、眩晕、头痛，停药后可恢复。动物实验中有致胎儿唇裂的倾向。静脉滴注可发生静脉炎。

【妊娠期安全等级】 X。

【禁忌与慎用】 1. 对本品过敏者禁用。

2. 肝功能不全者慎用。

3. 哺乳期妇女使用时，应暂停哺乳。

【剂量与用法】 1. 口服　成人 0.1～0.2 g，3 次/日；儿童 0.06～0.1 g，3 次/日。

2. 静脉滴注　一次 0.2～0.4 g，临用前用适量注射用水溶解，加入 5%葡萄糖注射液或 0.9% 氯化钠注射液 250～500 ml 中行静脉滴注，1 次/日。

【用药须知】 防止儿童滥用糖浆剂。

【制剂】 ①片剂：0.1 g。②糖浆剂：1%。③注射剂(粉)：0.1 g；0.2 g；0.4 g。④注射液：0.1 g/2 ml；0.1 g/5 ml；0.2 g/2 ml；0.2 g/5 ml。⑤胶囊剂：0.1 g。⑥大容量注射液：100 ml 含盐酸吡硫醇 0.2 g 与葡萄糖 5 g；100 ml 含盐酸吡硫醇 0.2 g 与氯化钠 0.9 g。

【贮藏】 避光室温下贮存。

甲氯芬酯
(meclofenoxate)

本品为临床常用的大脑功能恢复药。

【CAS】 51-68-3

【ATC】 N06BX01

【理化性状】 1. 化学名：2-Dimethylaminoethyl 4-chlorophenoxyacetate

2. 分子式：$C_{12}H_{16}ClNO_3$

3. 分子量：257.7

4. 结构式

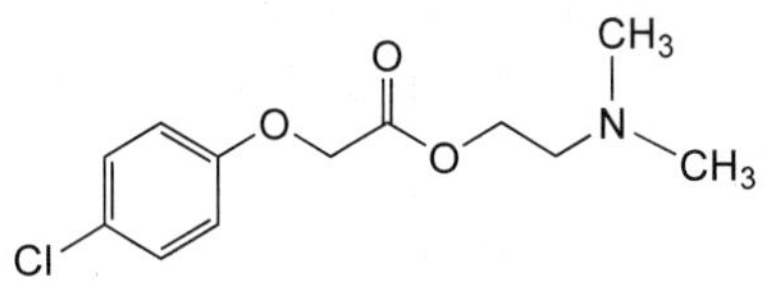

盐酸甲氯芬酯
(meclofenoxate hydrochloride)

别名：氯酯醒、遗尿丁、Cetrexin、Helfergin、Lucidril、Cerutil

〖CAS〗 3685-84-5

〖理化性状〗 1. 化学名：2-Dimethylaminoethyl 4-chlorophenoxyacetate hydrochloride

2. 分子式：$C_{12}H_{16}ClNO_3 \cdot HCl$

3. 分子量：294.2

【药理作用】 本品主要作用于大脑皮质，能促进脑细胞代谢，增加组织对糖类的利用，提高神经细胞的兴奋性。

【适应证】 1. 临床用于脑损伤卒中后昏迷，低氧状态下的意识障碍，老年性精神异常，痴呆，酒精中毒等。

2. 用于新生儿缺氧症、儿童遗尿症。

【不良反应】 1. 未发现明显的不良反应，偶见兴奋和(或)倦怠、胃部不适、失眠、血压波动。

2. 注射部位偶有疼痛。

【禁忌与慎用】 1. 过度兴奋或有锥体外系症状患者禁用。

2. 妊娠期妇女、哺乳期妇女慎用。

3. 高血压病患者慎用。

【剂量与用法】 1. 口服　成人一次 0.1～0.3 g，3 次/日；儿童 0.1 g，3 次/日。

2. 静脉注射或静脉滴注　临用前配制，以注射用水或 5%葡萄糖注射液稀释成 5%～10%溶液供静脉注射，或加入 5%葡萄糖注射液 250 ml 或 500 ml 中进行静脉滴注。成人 0.1～0.25 g，3 次/日；小儿 0.06～0.1 g，2 次/日。昏迷患者可直接肌内注射。

3. 新生儿可注入脐静脉，0.06 g，每 2 h 一次。

【用药须知】 本品易水解，配成溶液后，应立即使用。

【制剂】 ① 胶囊剂：0.1 g。② 注射剂(粉)：0.06 g；0.1 g；0.25 g。

【贮藏】 密封、避光贮存。

吡拉西坦

(piracetam)

别名：脑复康、酰胺吡酮、吡乙酰胺、Nootropil、Pyracetrop、Gabacet、Cerebrosteril

本品为 GABA 的类似物。

【CAS】 7491-74-9

【ATC】 N06BX03

【理化性状】 1. 本品为白色或几乎白色粉末。呈多晶型。易溶于水，溶于乙醇。

2. 化学名：2-(2-Oxopyrrolidin-1-yl)acetamide

3. 分子式：$C_6H_{10}N_2O_2$

4. 分子量：142.2

5. 结构式

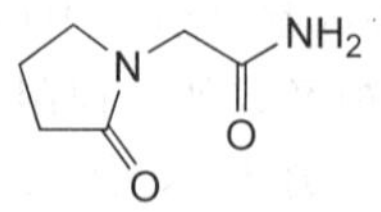

【药理作用】 本品可启动腺苷酸激酶，提高大脑 ATP/ADP 比值，增加大脑对氨基酸、蛋白质、葡萄糖的吸收和利用。促进大脑细胞代谢，提高大脑皮质抵抗缺氧的能力。

【体内过程】 口服吸收快，生物利用度＞90%，血药浓度达峰时间约 0.5 h，$t_{1/2}$为 5～6 h。

【适应证】 1. 脑缺氧、脑外伤引起的损害，也用于阿尔茨海默病、酒精中毒、脑血管意外后功能减退。

2. 药物中毒、一氧化碳中毒引起的记忆和思维障碍。

3. 用于儿童发育迟缓。

4. 适用于镰状细胞贫血和肌痉挛。

【不良反应】 1. 少见口干、食欲缺乏、呕吐、失眠、兴奋或皮疹。

2. 大剂量应用可出现失眠、头晕、呕吐、过度兴奋症状，停药后自行消失。

【禁忌与慎用】 1. 对本品过敏者、妊娠期妇女和新生儿禁用。

2. 锥体外系疾病、Huntington 舞蹈症者禁用。

3. 尚未明确本品是否可经乳汁分泌，哺乳期妇女慎用。

【药物相互作用】 本品与华法林联合应用时，可延长凝血酶原时间，并抑制血小板的聚集。在接受抗凝治疗的患者中，同时应用本品时应特别注意凝血时间，防止出血危险，并调整抗凝治疗药物的剂量和用法。

【剂量与用法】 1. 口服　成人 0.8～1.6 g，3 次/日，6 周为 1 个疗程；儿童酌情减量。症状缓解后改为 0.4～0.8 g，3 次/日。

2. 静脉滴注　剂量可达 8 g/d。

【制剂】 ①片剂：0.4 g；0.8 g。②注射剂(粉)：1 g；2 g；3 g；4 g。③ 注射液：0.5 g/5 ml；1 g/2 ml；2 g/10 ml；4 g/20 ml；8 g/20 ml。④ 胶囊剂：0.2 g；0.4 g。⑤大容量注射液：100 ml 含吡拉西坦 4 g 与葡萄糖 5 g；250 ml 含吡拉西坦 8 g 与氯化钠 2.25 g；200 ml 含吡拉西坦 8 g 与葡萄糖 10 g。⑥ 口服液：0.8 g/10 ml。

【贮藏】 避光贮存。

茴拉西坦

(aniracetam)

别名：阿尼西坦、Ampamet、Draganon、Sarpul

本品属促智药。

【CAS】 72432-10-1

【ATC】 N06BX11

【理化性状】 1. 化学名：1-(4-Methoxybenzoyl)-2-pyrrolidinone

2. 分子式：$C_{12}H_{13}NO_3$

3. 分子量：219.2

4. 结构式

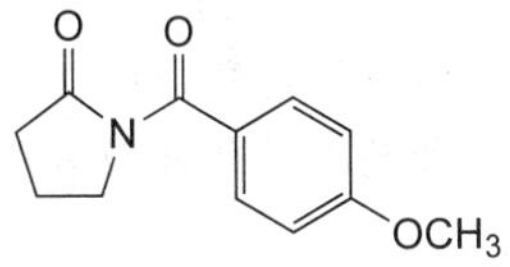

【药理作用】 本品有较强的促进记忆力功能。动物实验中，本品能促进大脑海马区乙酰胆碱的释放，增强胆碱能传递。对胆碱拮抗剂、脑缺血、电休克等仿真的记忆和学习功能损害有一定的逆转效应；本品对东莨菪碱造成的识别能力损伤也有效。临床应用表明，本品对阿尔茨海默病患者的认知功能和某些自觉症状有一定的改善作用。此外，用于治疗脑血管病所致思维功能下降也有较好的疗效。

【体内过程】 本品口服吸收完全，存在明显的首关效应，蛋白结合率约为 66%。$t_{1/2}$ 为 35 min。84%的用量随尿液排出，0.8%随粪便排出，另 11%以 CO_2形式呼出。

【适应证】 1. 脑血管病引起的各种精神症状。

2. 阿尔茨海默病。

【不良反应】 发生率低且不严重，常见的有激动、失眠、头痛、眩晕、腹泻、皮疹等，一般不需停药。

【禁忌与慎用】 1. 对本品过敏者禁用。

2. 妊娠期妇女、哺乳期妇女和儿童用药的安全性和有效性尚未确定。

【剂量与用法】 1. 用于痴呆病　口服 1000～1500 mg/d，2～3 次分服。

2. 治疗脑血管病引起的各种精神症状　口服 600～1500 mg/d，2～3 次分服。

3. 脑梗死、激动和(或)抑郁　口服 200 mg，3 次/日。

【用药须知】 本品可加重 Huntington 舞蹈病患者症状。

【制剂】 ①片剂：50 mg；100 mg；200 mg。②胶囊剂：100 mg；200 mg。③颗粒剂：100 mg；200 mg。

【贮藏】 避光贮存。

奥拉西坦

(oxiracetam)

别名：奥拉酰胺、羟氧吡醋胺、Neupan、Neuromet

本品作用与吡拉西坦相似。

【CAS】 62613-82-5

【ATC】 N06BX07

【理化性状】 1. 化学名：4-Hydroxy-2-oxo-1-pyrrolidineacetamide

2. 分子式：$C_6H_{10}N_2O_3$

3. 分子量：158.2

4. 结构式

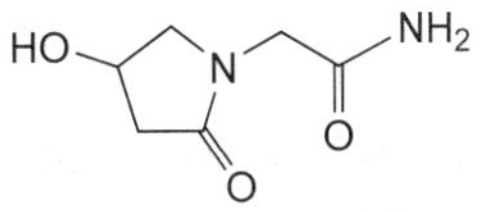

【药理作用】 本品可促进磷酰胆碱和磷酰乙醇胺合成，提高大脑中 ATP/ADP 的比值，使大脑中蛋白质和核酸的合成增加。可改善阿尔茨海默病和记忆障碍患者的记忆和学习能力。

【适应证】 用于脑损伤及其引起的神经功能缺失、记忆与智能障碍等症的治疗。

【不良反应】 不良反应少见，偶见皮肤瘙痒、恶心、精神兴奋、睡眠紊乱，但症状较轻，停药后可自行恢复。

【禁忌与慎用】 1. 对本品过敏者、重度肾功能不全患者禁用。

2. 轻、中度肾功能不全患者应慎用，必须使用本品时，须减量。

3. 妊娠期妇女及哺乳期妇女的安全性尚不明确，不应使用。

4. 儿童用药的安全性及有效性尚未确定。

【剂量与用法】 1. 口服　0.4～0.8 g，2～3 次/日。2～3 个月为一个疗程。

2. 静脉滴注　一次 4～6 g，1 次/日，用前溶于 5%葡萄糖注射液或 0.9%氯化钠注射液 100～250 ml 中，混匀后静脉滴注。可酌情增减用量。用药疗程为 2～3 周。

【用药须知】 1.1995 年，美国在Ⅱ期临床研究中，证明对阿尔茨海默病无效，已予撤出。

2. 患者出现精神兴奋和睡眠紊乱时，应减量。

【制剂】 ①片剂：0.4 g；0.8 g。②注射剂(粉)：1 g。③注射液：1 g/5 ml。④胶囊剂：0.4 g。

【贮藏】 避光贮存。

艾地苯醌

(idebenone)

别名：雅伴、羟癸甲氧醌、Avan

本品为脑代谢和精神症状改善药。

【CAS】 58186-27-9

【ATC】 N06BX13

【理化性状】 1. 化学名:2-(10-Hydroxydecyl)-5,6-dimethoxy-3-methyl-*p*-benzoquinone

2. 分子式:$C_{19}H_{30}O_5$

3. 分子量:338.4

4. 结构式

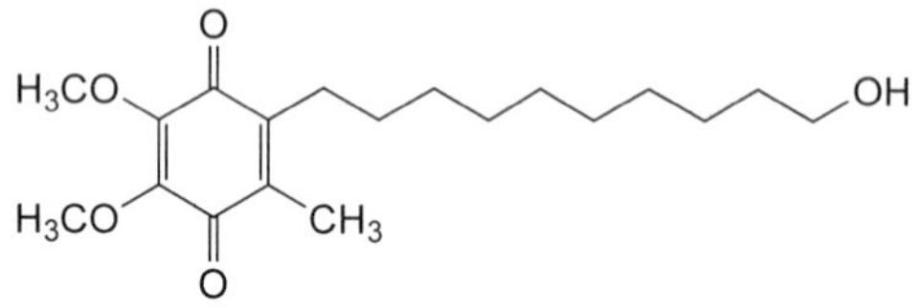

【药理作用】 本品具有抗氧化和清除自由基的活性,还可作为线粒体呼吸链中的电子载体,加强有氧呼吸。实验研究发现,本品对大鼠大脑缺血和中枢胆碱、5-HT功能下降导致的遗忘症和学习障碍有减轻作用。能抑制谷氨酸受体激动剂刺激引起的大鼠运动失调,改善脑部葡萄糖利用,刺激ATP形成。临床研究表明,本品对绝大多数中度阿尔茨海默病和脑血管疾病引起的痴呆患者的临床症状有改善作用。

【体内过程】 口服易吸收,食物能增加本品的吸收率。存在较明显的肠肝循环,所以血药浓度出现两个峰。分布广泛,在肠、肝和肾中的浓度高。主要在肝内代谢,代谢物经肾清除,$t_{1/2}$为2.6～21.7 h。

【适应证】 用于中度阿尔茨海默病和脑血管性疾病引起的痴呆。

【不良反应】 不良反应较轻,如胃部不适、呕吐、腹部绞痛、腹泻,一般不需停药和调整剂量。

【禁忌与慎用】 妊娠期妇女和哺乳期妇女慎用。

【剂量与用法】 成人口服30 mg,3次/日,饭后服用。

【用药须知】 长期服用要注意检查ALT、AST等。

【制剂】 片剂:30 mg;50 mg。

【贮藏】 避光贮存。

二苯美伦

(bifemelane)

【CAS】 90293-01-9(bifemelane);62232-46-6(bifemelane hydrochloride)

【ATC】 N06AX08

【理化性状】 1. 化学名:*N*-Methyl-4-[(α-phenyl-*o*-tolyl)oxy]butylamine

2. 分子式:$C_{18}H_{23}NO$

3. 分子量:269.4

4. 结构式

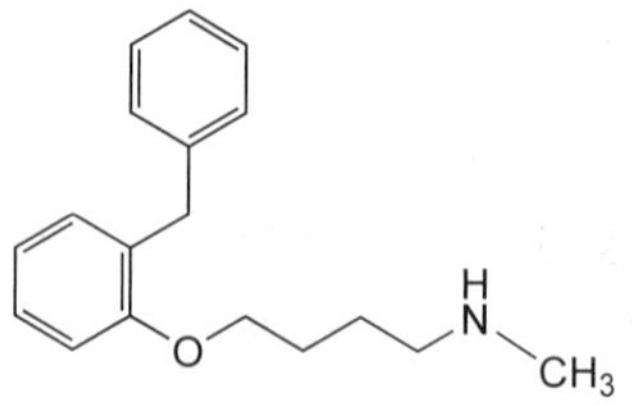

【药理作用】 1. 本品为脑代谢促进剂,可恢复缺氧时脑内乙酰胆碱的合成;改善脑内神经冲动传递,改善精神症状,促进智力恢复。

2. 能抑制脂质过氧化酶,对细胞膜有保护作用。

3. 促进脑内葡萄糖的代谢及利用,扩张脑血管,增加脑血流量。

【体内过程】 口服可吸收,5 h达血药峰值,血浆$t_{1/2}$为3.3 h,48 h内44%以结合形式的代谢产物随尿液排出。

【适应证】 用于阿尔茨海默病,脑梗死、脑出血后遗症伴情绪智能障碍。

【不良反应】 1. 食欲缺乏、胃部不适、烧心、嗳气、呕吐、腹泻等消化道反应。

2. 偶见ALT、AST上升。

3. 还可能出现头痛、耳鸣、不安、困倦、胸痛、皮疹、瘙痒。

【禁忌与慎用】 儿童及妊娠期妇女慎用。

【剂量与用法】 口服50 mg,3次/日。

【制剂】 片剂:50 mg。

【贮藏】 避光贮存。

γ-氨基丁酸

(γ-aminobutyric acid)

别名:γ-氨酪酸、加敏珑、Gammalon、4-Aminobutyric acid、GABA

【CAS】 56-12-2

【ATC】 N03AG03

【理化性状】 1. 化学名:4-Aminobutyric acid

2. 分子式:$C_4H_9NO_2$

3. 分子量:103.1

4. 结构式

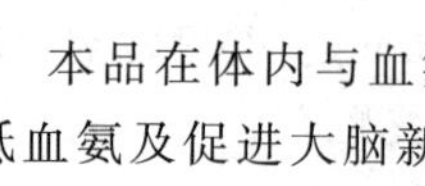

【药理作用】 本品在体内与血氨结合生成尿素排出体外,有降低血氨及促进大脑新陈代谢的作用。本品为一种中枢介质,能增强葡萄糖磷酸酯化酶的活性,利于脑细胞功能的恢复。

【适应证】 用于脑卒中后遗症、脑动脉硬化症、脑外伤后遗症及一氧化碳中毒所致昏迷的辅助治疗，亦可用于各型肝昏迷。

【不良反应】 偶见灼热感、恶心、头晕、失眠、便秘、腹泻。大剂量时可出现肌无力、运动失调、血压降低及呼吸抑制。

【禁忌与慎用】 1. 对本品过敏者禁用。

2. 妊娠期妇女、哺乳期妇女、儿童和老年人用药的安全性和有效性尚未建立。

【剂量与用法】 1. 用于脑卒中后遗症等　一次0.5～1.0 g，加于250～500 ml 0.9%氯化钠注射液中，缓慢静脉滴注。或口服，一次1 g，3次/日。

2. 用于肝昏迷　一次1～4 g，以5%～10%葡萄糖注射液250～500 ml稀释后于2～3 h内静脉滴注。

【用药须知】 1. 静脉滴注必须充分稀释后缓慢进行，以免引起血压急剧下降而导致休克。

2. 静脉滴注过程中如出现胸闷、呼吸急促、头晕、恶心等症状，应立即停药。

【制剂】 ①注射剂(粉)：0.5 g；1 g。②注射液：1 g/5 ml；2 g/10 ml。③大容量注射液：250 ml含γ-氨基丁酸0.5 g与氯化钠2.25 g；250 ml含γ-氨基丁酸1.0 g与氯化钠2.125 g。④片剂：0.25 g。

【贮藏】 密封、避光贮存。

胞磷胆碱

(citicoline)

别名：尼古林、胞胆碱、胞二磷胆碱、胞嘧啶核苷二磷酸胆碱、Nicholin、Citidine、Colite、CDPC

本品为胆碱和胞苷的衍生物，涉及卵磷脂的生物合成，本品为核苷衍生物。

【CAS】 987-78-0

【ATC】 N06BX06

【理化性状】 1. 化学名：Choline cytidine-5′-pyrophosphate

2. 分子式：$C_{14}H_{26}N_4O_{11}P_2$

3. 分子量：488.3

4. 结构式

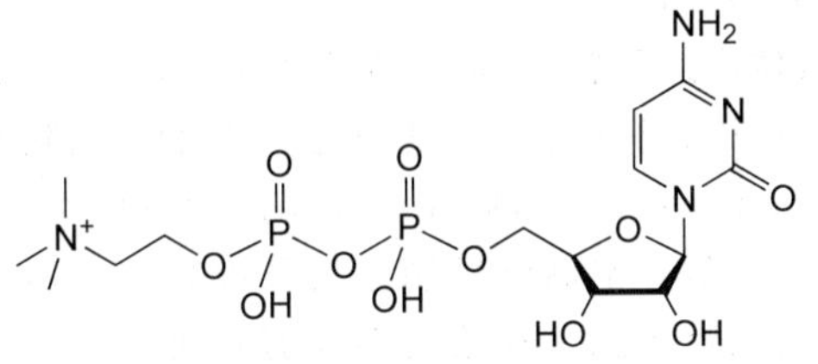

胞磷胆碱钠

(citicoline sodium)

〖CAS〗 33818-15-4

〖理化性状〗 1. 分子式：$C_{14}H_{25}N_4NaO_{11}P_2$

2. 分子量：510.3

【药理作用】 本品为核苷衍生物，可增强脑干网状结构、尤其是与意识密切相关的上行网状结构激动系统的功能；增强锥体系统的功能，改善运动麻痹；改善大脑循环，通过减少大脑血流阻力，增加大脑血流而促进大脑物质代谢，对促进大脑功能恢复和促进苏醒等具有一定作用。

【体内过程】 本品注射后血药浓度迅速下降，30 min降至注入时的1/3，1～2 h基本稳定，分布以肝内最多，占10%。在肝代谢为游离胆碱和胞苷二磷酸，主要经肾和肺清除，本品的$t_{1/2}$为3.5 h，主要代谢物胆碱的清除$t_{1/2}$为2 h。本品较难通过血-脑屏障，进入脑内的药物很少，仅占0.1%，但药物在脑内停留时间很长，注射后3 h内药物浓度达峰值，并在24 h内保持不变；而且损伤部位比正常部位、受损半球比未受损半球的胞磷胆碱含量明显升高。

【适应证】 1. 主要用于脑外伤和颅脑手术引起的意识障碍。

2. 其他中枢神经系统急性损伤引起的功能和意识障碍。

3. 震颤麻痹、神经性耳聋和耳鸣及催眠药中毒。

【不良反应】 1. 全身　偶见发热、倦怠、过敏样反应，严重者有过敏性休克的报告。

2. 心血管系统　偶见暂时性血压下降、心动过缓和心动过速。

3. 消化系统　偶见恶心、呕吐、食欲缺乏、胃痛、胃烧灼感、腹泻和肝功能异常。

4. 呼吸系统　有发生过敏性哮喘的报告，严重者可出现呼吸困难和喉水肿。

5. 神经系统　偶见眩晕、震颤、头痛、失眠、兴奋、烦躁不安和痉挛。

6. 皮肤五官　偶见皮疹及一过性复视。

【禁忌与慎用】 1. 妊娠期妇女慎用。

2. 对伴有脑出血、脑水肿和颅内压增高的严重急性颅脑损伤患者慎用。

3. 癫痫及低血压患者应慎用。

4. 有药物过敏史的患者慎用。

5. 尚未明确本品是否可经乳汁分泌，哺乳期妇女慎用。

【药物相互作用】 本品用于震颤麻痹患者时，不宜与左旋多巴合用，否则可引起肌僵直恶化。

【剂量与用法】 1. 肌内注射　0.1～0.3 g/d，分1～2次注射。

2. 静脉滴注　0.2～0.5 g/次，溶于5%或10%葡萄糖注射液500 ml后应用，5～10 d为一个疗程。

3. 口服　一次 0.25 g，3 次/日。

4. 静脉注射　一次 0.1～0.2 g，1 次/日。

5. 有数据证实，对催眠药中毒严重者可使用 2 g，最大可用到 4 g，持续静脉滴注，效果好。

【用药须知】 有严重脑干损伤与颅内出血时不宜大剂量应用，可改用小剂量并增加使用次数。

【制剂】 ①注射液：0.1 g/2 ml；0.2 g/2 ml；0.25 g/2 ml。②大容量注射液：50 ml 含 0.25 g 胞磷胆碱钠与 2.5 g 葡萄糖；100 ml 含胞磷胆碱钠 0.25 g 与葡萄糖 5.0 g；200 ml 含胞磷胆碱钠 0.5 g 与氯化钠 1.8 g；250 ml 含胞磷胆碱钠 0.25 g 与氯化钠 2.25 g；100 ml 含胞磷胆碱钠 0.5 g 与氯化钠 0.9 g。③注射剂(粉)：0.5 g。④片剂：0.25 g。

【贮藏】 遮光，密封保存。

乙酰谷酰胺

(aceglutamide)

别名：醋谷胺、Acetylglutamide

本品为谷氨酰胺的乙酰化合物。

【CAS】 12607-92-0

【理化性状】 1. 化学名：Pentakis(N^2-acetyl-L-glutaminato)tetrahydroxytrialuminium

2. 分子式：$C_{35}H_{59}Al_3N_{10}O_{24}$

3. 分子量：1084.8

4. 结构式

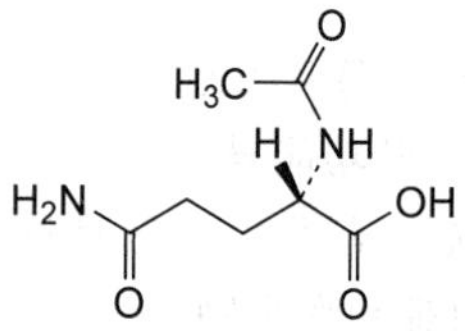

【药理作用】 本品能透过血-脑屏障，改善神经细胞代谢，维持神经良好的应激功能，并有降低血氨的作用。

【适应证】 1. 脑外伤、脑神经瘤，神经外科手术引起的昏迷、瘫痪、智力减退、记忆力障碍和思维不集中、神经性头痛和腰痛等。

2. 脊髓灰质炎后遗症、肝性脑病。

【不良反应】 不良反应较小，静脉注射时可引起血压下降。

【剂量与用法】 1. 肌内注射　0.1～0.3 g，2 次/日。

2. 静脉滴注　成人 0.25～0.75 g，用 5% 葡萄糖注射液稀释；儿童 0.1～0.5 g，1 次/日。

【制剂】 ①注射剂(粉)：0.1 g；0.25 g；0.3 g。②注射液：0.1 g/2 ml；0.25 g/5 ml；0.5 g/10 ml。③大容量注射液：100 ml 含乙酰谷酰胺 0.2 g 与葡萄糖 5 g；250 ml 含乙酰谷酰胺 0.5 g 与葡萄糖 12.5 g；250 ml 含乙酰谷酰胺 0.25 g 与氯化钠 2.25 g。

【贮藏】 避光贮存。

尼唑苯酮

(nizofenone)

别名：Ekonal

本品为新型咪唑类缺血性脑血管疾病改善药。

【CAS】 54533-85-6

【ATC】 N06BX10

【理化性状】 1. 化学名：(2-Chlorophenyl)(2-{2-[(diethylamino) methyl]-1*H*-imidazol-1-yl}-5-nitrophenyl)methanone

2. 分子式：$C_{21}H_{21}ClN_4O_3$

3. 分子量：412.87

4. 结构式

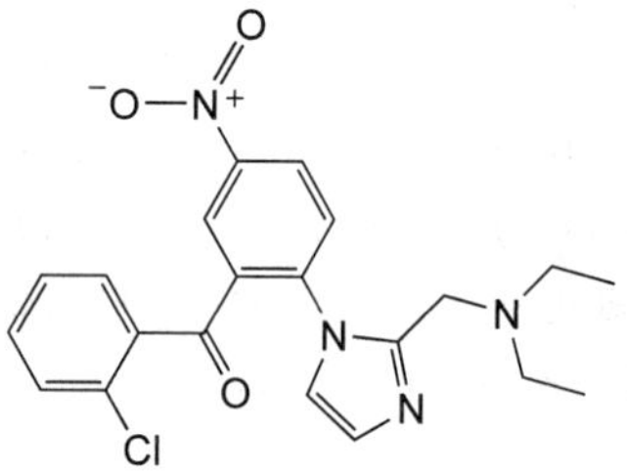

富马酸尼唑苯酮

(nizofenone fumarate)

〖CAS〗 54533-86-7

〖理化性状〗 1. 化学名：(2-Chlorophenyl)(2-{2-[(diethylamino) methyl]-1*H*-imidazol-1-yl}-5-nitrophenyl)methanone fumarate

2. 分子式：$C_{21}H_{21}ClN_4O_3 \cdot C_4H_4O_4$

3. 分子量：528.94

【药理作用】 本品可改善脑功能，抑制脑梗死形成，改善脑缺血后的脑电波及恢复锥体束功能。动物实验表明，本品可显著延长缺血或缺氧条件下脑细胞的生存时间，从而改善脑细胞在缺氧后引起的一系列症状。

【体内过程】 成人在静脉滴注 0.5～3.0 mg 后 30 min，血浆中的原药浓度变化呈二相型，消除 $t_{1/2}$ 分别为 0.3 h 和 0.5 h，脑血管障碍患者应用本品后与此大致相似。本品静脉滴注后肝内分布最高，其次为肺、肾、肾上腺。本品大部分随粪便排泄，其余随尿液排出。

【适应证】 用于治疗缺血性脑功能障碍，尤其是蛛网膜下腔出血的急性期及其他类型的脑出血所致的急性脑缺血。

【不良反应】 偶见意识低下、嗜睡、镇静、偏瘫，少见血压下降、贫血、血小板减少，ALT、AST、尿素氮升高，极少见呼吸抑制。

【禁忌与慎用】 1. 重症(Hunt 分级 4～5 级)患者禁用。

2. 老年患者易发生意识低下，出现时应减量。

3. 动物实验表明，胎仔死亡率增加、妊娠期延长和新生动物生存率降低，故妊娠期妇女应权衡利弊慎用。

4. 动物实验表明，本品可通过乳汁分泌，哺乳期妇女慎用。

5. 儿童用药的安全性尚未确立。

【药物相互作用】 饮酒或合用巴比妥类中枢抑制药可增强中枢抑制作用，若不得已合用时应慎重。

【剂量与用法】 静脉滴注　一次 5～10 mg，3 次/日。于发病 1 d 内开始给药，2 周为 1 个疗程。

【用药须知】 本品有镇静作用，故必须注意观察意识水平的变化，于给药时注意患者是否有呼吸受抑。

【制剂】 注射液：5 mg/2 ml。

【贮藏】 避光贮存。

普拉西坦

(pramiracetam)

别名：CI-879、Ectapram、Neupramir、Pramistar、Remen

本品为脑代谢改善药。

【CAS】 68497-62-1；75733-50-5(盐酸盐)；72869-16-0(硫酸盐)

【ATC】 N06BX16

【理化性状】 1. 本品为白色结晶性粉末。

2. 化学名：*N*-[2-(Diisopropylamino)ethyl]-2-(2-oxopyrrolidin-1-yl)acetamide

3. 分子式：$C_{14}H_{27}N_3O_2$

4. 分子量：269.38

5. 结构式

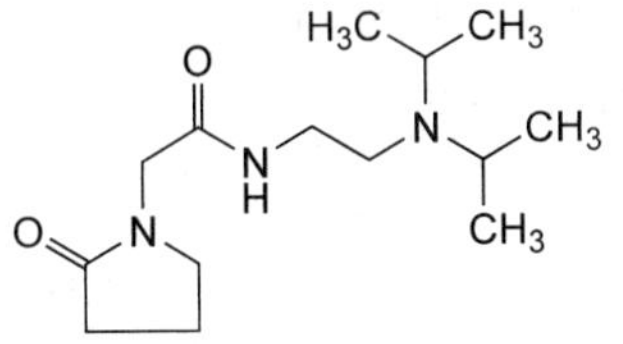

【简介】 本品为新的吡咯烷酮类脑功能改善药，适用于治疗记忆及识别功能减退、语言障碍。老年痴呆症(阿尔茨海默病)的治疗和预防。

乙胺硫脲

(antiradon)

本品为脑代谢改善药。

别名：抗利痛、溴脒硫乙胺、克脑迷

【CAS】 56-10-0

【理化性状】 1. 本品为白色结晶。熔点 194～195 ℃。易溶于水，能溶于乙醇。

2. 化学名：2-(2-Aminoethyl) isothiourea dihydrobromide

2. 分子式：$C_3H_9N_3S \cdot 2HBr$

3. 分子量：281.01

4. 结构式

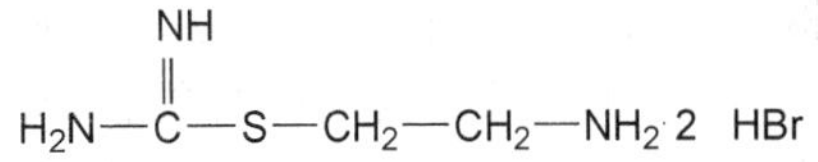

【药理作用】 本品为促进中枢神经细胞代谢药，其作用机制是在体内释放具有活性的巯基，参与脑细胞的氧化还原过程，从而促进和恢复脑细胞的代谢，迅速恢复代谢功能。此外还具有对抗中枢抑制药的作用。

【适应证】 用于外伤性昏迷、脑外伤后遗症，其他原因引起的昏迷，如一氧化碳中毒、脑缺氧，巴比妥类、地西泮等药物中毒及放射性损伤。

【不良反应】 有时可引起静脉炎或猩红热样皮疹，兼有发热，一般停药后即自愈，也可配合使用可的松类药物使其不良反应减轻或消除。

【禁忌与慎用】 1. 本品过敏者禁用。

2. 妊娠期妇女禁用，哺乳期妇女须用应暂停哺乳。

3. 严重冠状动脉病变患者禁用。

【剂量与用法】 静脉滴注：将 1～2 g 本品溶解于 5～10 ml 的同温 5% 葡萄糖注射液中，进一步用 500 ml 5% 葡萄糖稀释后，行静脉滴注。用于脑梗死、脑缺血、脑动脉硬化症、阿尔茨海默病不超过 1 g/d，30 d 为 1 个疗程，其他适应证 1～2 g/d。注射时严格以每分钟 40 滴的速度进行滴注。治疗 30 d 以上者，若继续用药请遵医嘱。

【用药须知】 1. 本品配伍稳定性试验显示，本品与 10% 葡萄糖注射液配伍后易水解，因此，本品临床使用时应在配制后 4 h，最好 2 h 内滴注完毕。

2. 当滴注速度过快时，可见面部及身体上半部发热或有腹痛，此时宜将滴注速度减慢。

3. 在 1 次或数次滴注后，局部可能出现红肿，但在 24～48 h 内即可消失。

【制剂】 注射剂(粉)：0.25 g；0.5 g；1.0 g。

【贮藏】 避光，密闭保存。

5.2 呼吸兴奋药

呼吸兴奋药是指主要兴奋延髓呼吸中枢的药物。这类药物能提高呼吸中枢神经系统的活动，在呼吸中枢受抑制时，作用尤为明显，在抢救垂危与濒死患者中的治疗上曾一度认为是不可缺少的。但随着呼吸衰竭病理生理的研究进展，目前对这类药物的作用已经有了新的认识，认为这类药物能引起中枢神经系统广泛而强烈的兴奋，甚至可发生惊厥，更严重时可随即转入抑制。值得关注的是，这种抑制状态是不能再用中枢兴奋药对抗的，否则，患者可因中枢抑制加重而死亡。对重症患者使用中枢兴奋药，只会增加消耗体内有限的能量，导致组织缺氧更为严重，弊多而利少。事实上，呼吸兴奋药的治疗作用已失去昔日的景况，现有被淘汰的趋势。因此，必须使用本类药物时，应注意掌握其适应证及剂量。

尼可刹米
(nikethamide)

别名：可拉明、二乙烟酰胺、Coramine

【CAS】 59-26-7

【ATC】 R07AB02

【理化性状】 1. 本品为无色或微黄色油状液体或结晶块状物。可与水和乙醇混溶。25%水溶液的 pH 为 6.0～7.8。

2. 化学名：*N*，*N*-Diethylpyridine-3-carboxamide

3. 分子式：$C_{10}H_{14}N_2O$

4. 分子量：178.2

5. 结构式

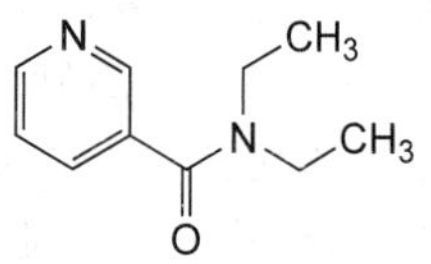

【药理作用】 本品主要直接兴奋延髓呼吸中枢，使呼吸加深加快，也可通过刺激颈动脉窦和主动脉体化学感受器，反射性地兴奋呼吸中枢，并提高呼吸中枢对二氧化碳的敏感性；对血管运动中枢的兴奋作用较弱；本品对呼吸肌麻痹者无效。由于本品的有效剂量就足以引起毒性，一些发达国家已放弃使用本品。

【体内过程】 口服或注射均易吸收。作用时间短，静脉注射 1 次仅维持作用 5～10 min。在体内部分转变为烟酰胺，再甲基化后随尿液排出。

【适应证】 1. 用于中枢性呼吸抑制及循环衰竭、吗啡中毒、严重传染病所致的呼吸衰竭的解救。

2. 用于吸入麻醉药中毒。

3. 本品的硫氰酸钙盐口服用作中枢兴奋药和用于低血压。

【不良反应】 1. 使用有效剂量就有可能产生毒性。

2. 大剂量时可出现血压升高、心悸、出汗、呕吐、震颤、心律失常、面部潮红及瘙痒。应及时停药防止出现惊厥。严重者可出现癫痫样惊厥，随之转入昏迷。

【禁忌与慎用】 1. 抽搐及惊厥患者禁用。

2. 妊娠期妇女、对本品过敏者及急性卟啉症禁用。

【剂量与用法】 1. 成人　皮下、肌内注射、静脉注射、静脉滴注均为一次 0.25～0.5 g，必要时 1～2 h 重复用药。

2. 小儿　常用量 6 个月以下一次 0.075 g，1 岁一次 0.125 g，4～7 岁一次 0.175 g，7 岁以上儿童可一次 0.25。

【用药须知】 1. 对巴比妥类药物中毒效果较差。

2. 惊厥发作时可静脉注射地西泮或硫喷妥钠。

【制剂】 注射液：0.25 g/2 ml；0.375 g/2 ml；0.5 g/2 ml。

【贮藏】 避光贮存。

多沙普仑
(doxapram)

别名：多普兰、吗乙苯咯、吗乙苯吡酮、Dopram

【CAS】 309-29-5

【ATC】 R07AB01

【理化性状】 1. 化学名：1-Ethyl-4-(2-morpholinoethyl)-3，3-diphenyl-2-pyrrolidinone

2. 分子式：$C_{24}H_{30}N_2O_2$

3. 分子量：378.5

4. 结构式

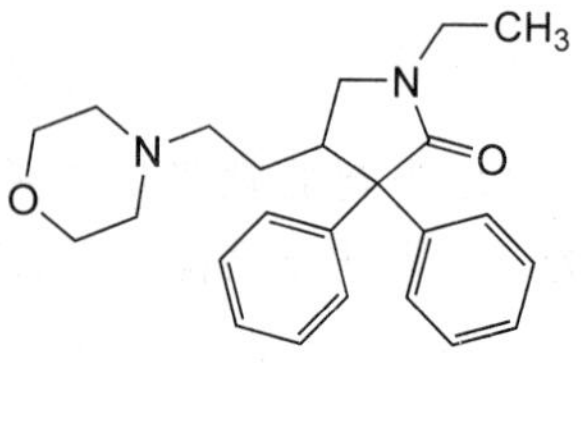

盐酸多沙普仑
(doxapram hydrochloride)

〖CAS〗 113-07-5(anhydrous doxapram hydrochloride);7081-53-0(doxapram hydrochloride monohydrate)

〖理化性状〗 1. 本品为白色或几乎白色结晶性粉末。略溶于水、乙醇和二氯甲烷。1%水溶液的 pH 为 3.5～5.0。

2. 化学名:1-Ethyl-4-(2-morpholinoethyl)-3,3-diphenyl-2-pyrrolidinone hydrochloride monohydrate

3. 分子式:$C_{24}H_{30}N_2O_2 \cdot HCl \cdot H_2O$

4. 分子量:433.0

5. 配伍禁忌:本品的注射剂不能与碱性溶液相容,如氨茶碱、呋塞米或硫喷妥钠。

【药理作用】 本品对中枢和呼吸的兴奋作用比尼可刹米强。小剂量刺激颈动脉体化学感受器反射性兴奋呼吸中枢,使呼吸加深加快,潮气量增加,并有轻度中枢兴奋作用。大剂量可直接兴奋呼吸中枢和桥脑的其他中枢,但对大脑皮质似无影响。在阻塞性肺疾病患者发生急性通气不全时,应用本品后,潮气量、血二氧化碳分压、氧饱和度均有改善。本品尚有轻度升高血压的作用,可能与增加儿茶酚胺释放有关。

【体内过程】 本品静脉注射后仅 20～40 s 即迅速起效,1～2 min 效应最显著,持续时间仅为 5～12 min。可能与从脑组织迅速再分布有关。口服可吸收,但肝内首过效应明显(约 60%被代谢)。口服能达稳态血药浓度。代谢产物与少量原形药随尿液排出。$t_{1/2}$ 3～4 h。

【适应证】 1. 改善类阿片诱发的呼吸抑制,而不影响止痛。

2. 治疗急性呼吸衰竭和术后呼吸衰竭。

【不良反应】 1. 本品安全范围较其他呼吸兴奋药大。一般不良反应似尼可刹米。

2. 可能出现胸痛、胸闷、喘鸣、呛咳;呼吸过快,偶有喉、支气管痉挛,呼吸窘迫。

3. 心律失常(心搏快而不规则),血压升高。

4. 头痛、眩晕、高热、神志不清或幻觉等。

5. 注射部位发生血栓性静脉炎及局部红、肿、痛。

6. 还会发生呕吐、腹泻、畏光、恶心、汗多。

7. 超量时可见惊厥,不能自控的震颤或躯体妄动,反射亢进。

8. 文献报道 1 例接受本品 24 h 静脉滴注的患者发生了急性肝坏死,经过 3 周肝功能恢复正常。

【妊娠期安全等级】 B。

【禁忌与慎用】 1. 心律失常、心脏病、冠心病、心力衰竭、重症高血压、嗜铬细胞瘤、脑血管意外的患者禁用。

2. 呼吸系统疾病,如气道堵塞、胸廓塌陷,呼吸肌轻瘫、气胸等引起的呼吸功能不全,有急性支气管哮喘发作史,肺栓塞、硅沉着病(硅肺)或肺纤维化呼吸受限等肺疾病患者禁用。

3. 神经系统疾病,如呼吸肌功能失常的呼吸衰竭、脑水肿、脑外伤、癫痫或其他诱因引起的惊厥发作亦禁用本品。

4. 尚未明确本品是否可经乳汁分泌,哺乳期妇女应慎用。

5. 12 岁以下儿童用药的安全性及有效性尚未确定。

【药物相互作用】 1. 本品能促使儿茶酚胺的释放增多,与咖啡因、哌醋甲酯、匹莫林、肾上腺素受体激动药合用时,增强中枢兴奋,易于引起紧张、激动、失眠,甚至惊厥和(或)心律失常。

2. 与 MAOIs 及拟交感胺类药物合用时,血压比单用任何一药时上升更高。

3. 肌肉松弛药的残余效应可暂时使本品的中枢兴奋作用隐而不显。

【剂量与用法】 1. 对术后呼吸抑制,常一次静脉注射 0.5～1.5 mg/kg,至少半分钟注完;可依病情需要,每隔 1 h 重复给药,总量不得超过 2 mg/kg。

2. 也可静脉滴注,开始给予 2～5 mg/min,以后视患者反应减到 1～3 mg/min,每天总量可达 4 mg/kg。对急性呼吸衰竭,可静脉滴注 1.5～4.0 mg/kg。

3. 本品游离碱可分次口服,300～600 mg/d。

【用药须知】 1. 不论静脉注射或静脉滴注均不可太快,因有引起溶血的危险。

2. 药液溢出或静脉滴注时间太长可导致血栓性静脉炎或局部刺激。

3. 应常规测血压、脉搏和深肌腱反射,防止用药超量。

4. 给药期间,应常测定动脉血气,以利于及时发现二氧化碳蓄积或呼吸性酸血症。

5. 在吸入全身麻醉(简称全麻)下,心肌对儿茶酚胺异常敏感;因此,应在氟烷、异氟烷等停用 10～20 min 后,才能使用拟交感胺。

6. 不得与碱性溶液如氨茶碱、呋塞米或硫喷妥钠药液配伍。

【制剂】 注射液:100 mg/5 ml。

【贮藏】 避光贮存。

戊四氮

(pentetrazole)

别名：戊四唑、五甲烯四氮唑、卡地阿唑、Cardiazol、Leptazol、Corazol

本品为类似多沙普仑的中枢和呼吸兴奋药。

【CAS】 54-95-5

【ATC】 R07AB03

【理化性状】 1. 化学名：6,7,8,9-Tetrahydro-5*H*-tetrazolo[1,5-*a*]azepine

2. 分子式：$C_6H_{10}N_4$

3. 分子量：138.2

4. 结构式

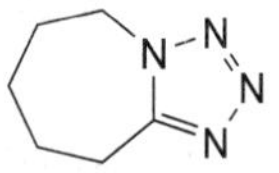

【药理作用】 本品能兴奋呼吸中枢和心血管运动中枢，其作用迅速而强烈，使呼吸加深加快，血压微升；剂量稍大，兴奋可扩展到大脑皮质和脊髓，引起惊厥。由于本品选择性差，毒性大，安全范围小，现已少用。

【体内过程】 易从胃肠道和注射部位吸收，并迅速分布于全身各组织中。在肝内代谢失活，75%的用量随尿液排出。

【适应证】 主要用于解救严重的巴比妥类药物及麻醉药中毒所引起的中枢性呼吸衰竭。

【不良反应】 注射后可出现心率减慢，稍过量可引起强烈的阵挛性惊厥。剂量过大反而出现呼吸抑制。

【禁忌与慎用】 1. 妊娠期妇女禁用。

2. 有癫痫或其他惊厥病史者禁用。

3. 急性心内膜炎及主动脉瘤患者禁用。

4. 急性卟啉症患者禁用。

5. 12岁以下儿童慎用。

【剂量与用法】 1. 皮下或肌内注射　0.05～0.1 g，每2 h一次。

2. 静脉注射　0.18～0.2 g，每2 h一次，以1～2 min注入0.1 g的速度缓慢注入。

【用药须知】 1. 本品不宜用于吗啡、普鲁卡因中毒急救。

2. 本品尚有止痒的作用。

【制剂】 注射液：0.1 g/1 ml。

【贮藏】 避光、贮存。

贝美格

(bemegride)

别名：美解眠、乙甲哌啶二酮、Megimide

【CAS】 64-65-3

【ATC】 R07AB05

【理化性状】 1. 化学名：4-Ethyl-4-methylpiperidine-2,6-dione

2. 分子式：$C_8H_{13}NO_2$

3. 分子量：155.2

4. 结构式

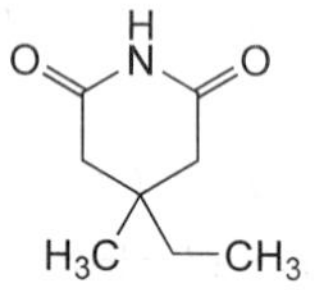

【药理作用】 作用类似戊四氮，但起效迅速，维持时间短。静脉注射后作用维持时间仅10～20 min，安全范围较大。

【适应证】 主要用于巴比妥类药物及其他催眠药，如格鲁米特、水合氯醛等的药物中毒，也可用于降低硫喷妥钠的麻醉深度，以加速其恢复。

【不良反应】 1. 大剂量可引起恶心、呕吐、腱反射亢进、肌肉抽搐，甚至惊厥。

2. 迟发毒性表现为情绪不安、精神错乱、幻视等。

【禁忌与慎用】 1. 妊娠期妇女、哺乳期妇女、儿童用药的安全性尚未确定。

2. 急性卟啉症禁用，因可能诱发急性发作。

【剂量与用法】 溶于适量的5%葡萄糖注射液中以每3～5 min 50 mg的速度缓慢静脉注射，至病情改善为止；或以50 mg加入5%葡萄糖注射液中静脉滴注，注入速度宜慢，以免引起惊厥。

【用药须知】 注射本品时，必须准备短效的巴比妥类药物，以便产生惊厥时解救。

【制剂】 注射液：50 mg/10 ml；50 mg/20 ml。

【贮藏】 避光、贮存。

二甲弗林

(dimefline)

【CAS】 1165-48-6

【ATC】 R07AB08

【理化性状】 1. 化学名：8-Dimethylaminomethyl-7-methoxy-3-methyl-2-phenylchromen-4-one

2. 分子式：$C_{20}H_{21}NO_3$

3. 分子量：323.39

4. 结构式

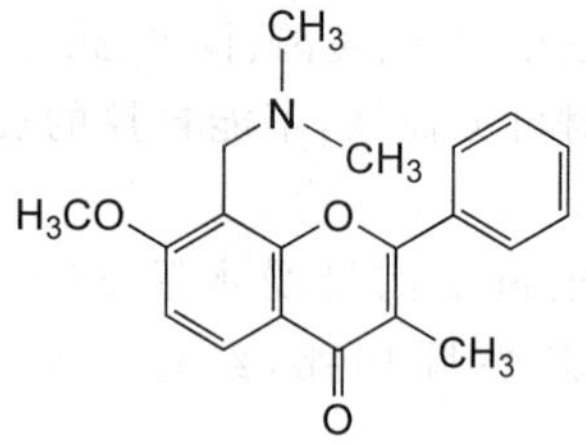

盐酸二甲弗林
(dimefline hydrochloride)

别名：回苏灵、Remeflin

〖CAS〗 2740-04-7

〖理化性状〗 1. 化学名：8-Dimethylaminomethyl-7-methoxy-3-methyl-2-phenylchromen-4-one hydrochloride

2. 分子式：$C_{20}H_{21}NO_3 \cdot HCl$

3. 分子量：359.8

【药理作用】 本品对呼吸中枢有较强的兴奋作用，其作用比尼可刹米强 100 倍，且起效较快。

【适应证】 主要用于解救各种传染病及中枢神经抑制药中毒所致的呼吸衰竭。也可用于外伤或手术引起的虚脱和休克。

【不良反应】 本品过量可引起恶心、呕吐，并易引起肌肉抽搐和惊厥，小儿尤易发生。静脉注射不宜太快。

【禁忌与慎用】 1. 肝肾功能不全患者、妊娠期妇女禁用。

2. 有惊厥史的患者慎用。

【剂量与用法】 1. 肌内注射　8 mg，1～2 次/日。静脉注射一次 8 mg，以 5%葡萄糖注射液稀释后缓慢注入。

2. 口服　8～12 mg，2～3 次/日。

【用药须知】 参见贝美格。

【制剂】 ①片剂：8 mg。②注射液：8 mg/2 ml。③注射剂(粉)：8 mg。

【贮藏】 避光、贮存。

洛贝林
(lobeline)

别名：山梗菜碱、祛痰菜碱、半边莲碱、Desista、Refrane

本品为反射性呼吸中枢兴奋药。

【CAS】 90-69-7

【理化性状】 1. 化学名：2-[6-(β-Hydroxyphenethyl)-1-methyl-2-piperidyl]acetophenone

2. 分子式：$C_{22}H_{27}NO_2$

3. 分子量：337.5

4. 结构式

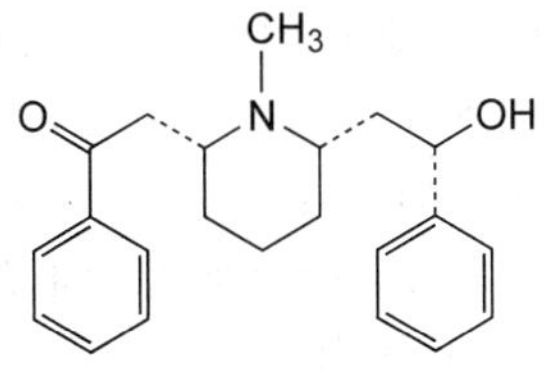

盐酸洛贝林
(lobeline hydrochloride)

〖CAS〗 134-63-4

〖理化性状〗 1. 本品为白色或几乎白色微晶型粉末。略溶于水，易溶于乙醇，可溶于二氯甲烷。1%水溶液的 pH 为 4.6～6.4。

2. 分子式：$C_{22}H_{27}NO_2 \cdot HCl$

3. 分子量：373.9

硫酸洛贝林
(lobeline sulfate)

〖CAS〗 134-64-5

〖理化性状〗 1. 分子式：$(C_{22}H_{27}NO_2)_2 \cdot H_2SO_4$

2. 分子量：773.0

【药理作用】 本品可选择性兴奋颈动脉体化学感受器而反射性兴奋呼吸中枢。作用持续时间短，安全范围较大。

【适应证】 1. 主要用于新生儿窒息，吸入麻醉药及其他中枢神经抑制药(如吗啡、巴比妥类药物)中毒，一氧化碳引起的窒息。

2. 也用于肺炎、白喉等传染病引起的呼吸衰竭。

【不良反应】 1. 恶心、呕吐、腹泻、呛咳、震颤、头痛、眩晕。

2. 剂量过大可引起心动过速、传导阻滞、血压下降、呼吸抑制、强直性阵挛性惊厥和昏迷。

【禁忌与慎用】 1. 妊娠期妇女禁用。

2. 低血压、心动过速或传导阻滞者禁用。

【剂量与用法】 1. 皮下或肌内注射　成人一次 3～10 mg，极量一次 20 mg，50 mg/d；儿童一次 1～3 mg。

2. 静脉注射　成人一次 3 mg，极量一次 6 mg，20 mg/d；儿童一次 0.3～3 mg。静脉注射应缓慢。必要时 30 min 可重复一次。

【用药须知】 本品曾用作口服戒烟药。

【制剂】 注射液：3 mg/1 ml；5 mg/1 ml；10 mg/1 ml。

【贮藏】 避光、贮存。

士的宁
(strychnine)

别名：士的年、番木鳖碱、Biodynamine

本品是从马钱(*Strychnos pierriana*)种子中提取的一种生物碱。

【CAS】 57-24-9

【理化性状】 1. 化学名：Strychnidin-10-one

2. 分子式：$C_{21}H_{22}N_2O_2$

3. 分子量：334.4

4. 结构式

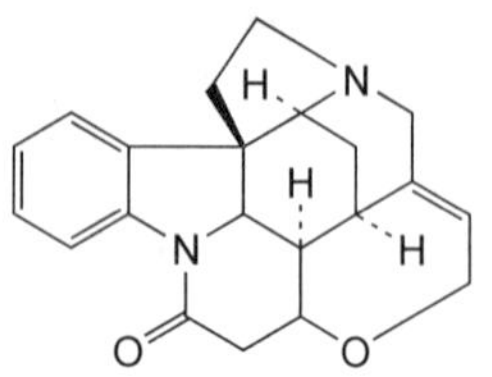

盐酸士的宁
(strychnine hydrochloride)

〖CAS〗 1421-86-9(anhydrous strychnine hydrochloride)；6101-04-8 (strychnine hydrochloride dihydrate)

〖理化性状〗 1. 分子式：$C_{21}H_{22}N_2O_2 \cdot HCl \cdot 2H_2O$

2. 分子量：406.9

硝酸士的宁
(strychnine nitrate)

〖CAS〗 66-32-0

〖理化性状〗 1. 分子式：$C_{21}H_{22}N_2O_2 \cdot HNO_3$

2. 分子量：397.4

硫酸士的宁
(strychnine sulfate)

〖CAS〗 60-41-3(anhydrous strychnine sulfate)；60491-10-3(strychnine sulfate pentahydrate)

〖理化性状〗 1. 分子式：$(C_{21}H_{22}N_2O_2)_2 \cdot H_2SO_4 \cdot 5H_2O$

2. 分子量：857.0

【药理作用】 本品能选择性提高脊髓的兴奋性，使脊髓反射的应激性提高，反射的时间缩短，神经冲动易于传导、骨骼肌的紧张度增加。本品是通过竞争性阻断脊髓前角内 Renshaw 细胞释放的突触后，抑制递质甘氨酸对前角运动神经元的抑制作用，即解除抑制而产生兴奋作用。本品对大脑皮质和视听区有一定的兴奋作用，还可调节自主神经功能，有利于造血干细胞增殖。过量可使中枢兴奋作用增强，导致全身骨骼肌挛缩，以至发生强直性惊厥。

【体内过程】 本品可从胃肠道和注射部位迅速吸收进入组织。在肝内迅速被氧化代谢。约有 20% 以原药形式随尿液排出。

【适应证】 1. 主要用于轻瘫、偏瘫和弱视。

2. 慎用于非酮性甘氨酸血症婴幼儿的缓解症状。

3. 近年试用于白细胞减少症和再生障碍性贫血，有一定的疗效。

4. 对抗链霉素引起的骨骼肌松弛。

【不良反应】 1. 本品排泄缓解，易蓄积过量，从而产生毒性反应。表现有面部和颈部的肌肉僵硬，痛苦面容，四肢强直，角弓反张，双脚内收。

2. 还可因喉肌、膈肌、肋间肌和腹肌僵硬导致呼吸停止，延髓麻痹而死亡。

3. 本品皮下注射 10 mg 即可致死。惊厥可反复发作，伴以抑制性间隙。感觉刺激如光亮可诱发惊厥再发作。

【禁忌与慎用】 1. 妊娠期妇女、肝肾功能不全患者禁用。

2. 高血压、重度动脉硬化、破伤风、甲状腺功能亢进患者禁用。

3. 哺乳期妇女使用时应暂停哺乳。

【剂量与用法】 1. 口服　1～3 mg，3 次/日，极量一次 5 mg，10 mg/d。

2. 皮下注射　一次可给予 1～3 mg。

3. 对抗链霉素所致骨骼肌松弛，口服 1 次/日，一次 1 mg。皮下注射极量为 5 mg。

【用药须知】 1. 吗啡中毒，因脊髓处于兴奋状态，不宜使用本品解救。

2. 解救本品中毒，可静脉注射地西泮 10 mg 或戊巴比妥钠 0.3～0.4 g，视病情可以考虑重复用药，但不可使用吗啡。给氧或插管给氧，将患者移至暗室，避免光刺激。

3. 严格限制用量是避免中毒的首要措施。

【制剂】 ①片剂：1 mg。②注射液：1 mg/1 ml；2 mg/1 ml。

【贮藏】 避光、贮存。

一叶萩碱
(securinine)

别名：叶萩碱

【简介】 本品作用类似士的宁，但较弱，毒性也相对较轻。动物实验表明，小剂量可增加心肌收缩力，并有抑制乙酰胆碱酯酶的作用。临床用于脊髓灰质炎及其后遗症、面神经麻痹，对神经衰弱、低血压、自主神经功能失调所引起的头晕、耳鸣和耳聋也有一定的疗效。本品可引起荨麻疹，注射部位刺痒、疼痛。成人一般可肌内注射 4～8 mg，1 次/日，14 次为一疗程；儿童酌减。治疗面神经麻痹多采用面部穴位注射，由针灸医师定穴位，每穴一次 0.8～

1.2 mg,1 次/日,12 次为一疗程。休息 2 d 再开始第 2 个疗程。注射剂:4 mg/1 ml(专供面部注射用);8 mg/1 ml。

香草二乙胺

(etamivan)

别名:益迷兴、Ethamivan、Emiv

【CAS】 304-84-7

【ATC】 R07AB04

【理化性状】 1. 化学名:*N*, *N*-Diethyl-4-hydroxy-3-methoxybenzamide

2. 分子式:$C_{12}H_{17}NO_3$

3. 分子量:223.26

4. 结构式

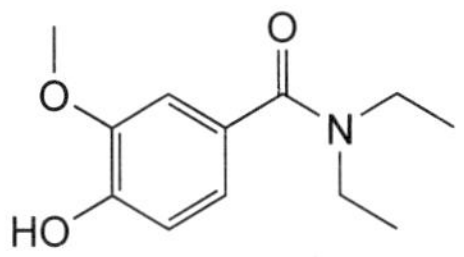

【简介】 本品能增加机体对二氧化碳的敏感性,作用时间短。临床用于中枢性呼吸和循环衰竭、麻醉药及其他中枢抑制药中毒。不良反应同尼可刹米,癫痫患者禁用。禁止与 MAOIs(如苯乙肼、异唑肼、环苯丙胺等)合用。一次静脉注射 0.5～2 mg/kg。注射液:100 mg/2 ml。

阿米苯唑

(amiphenazole)

别名:Daptazile

【CAS】 490-55-1

【理化性状】 1. 化学名:5-Phenyl-1,3-thiazole-2,4-diamine

2. 分子式:$C_9H_9N_3S$

3. 分子量:191.25

4. 结构式

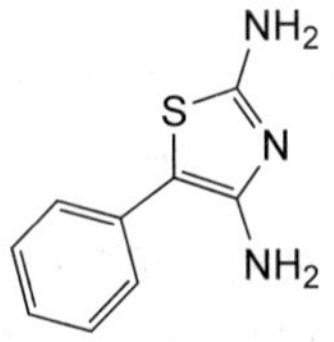

【简介】 本品为尼可刹米衍生物,兴奋呼吸中枢作用较尼可刹米强,并可口服,适用于伴有高碳酸血症的呼吸衰竭,并用于镇静药、麻醉药中毒。不良反应有失眠、恶心、手指抽搐,偶见皮疹。大剂量应用可致惊厥。静脉注射一次 100 mg,速度为 10 mg/min。口服,成人一次 100 mg,3～4 次/日。

氧

(oxygen)

【简介】 氧被吸入人体内后,随血液循环到达全身,满足组织细胞的需要。主要用于各种缺氧情况,如窒息、肺炎、肺水肿、心力衰竭、周围循环衰竭、麻醉药中毒、一氧化碳中毒等,为其他更有效的治疗争取时间。常用本品 93%～95%与 5%～7%的二氧化碳混合吸入。本品有助燃作用,应远离火源。

【临床新用途】 胆道蛔虫症。经十二指肠引流管注入氧 200～800 ml(儿童酌减),或以胃区略隆起而无疼痛为度,轻轻按摩腹部;腹胀消失半小时后再次注入少许氧后拔出十二指肠引流管。

氨

(ammonia)

【简介】 氨是一种具有刺激性的气体,溶于水内成为氨溶液(氨水)和氢氧化铵,吸入或口服氨溶液,可起到刺激呼吸道或胃黏膜,反射性地兴奋呼吸中枢和血液循环。醉酒者、昏厥者吸入本品后可产生苏醒作用。稀氨溶液为 100 ml 中含有氨 10 g 的澄清液体,供吸入用。25%的搽剂可外用于昆虫(包括蜈蚣)咬伤,含氨高效果更好。

芳香氨醑

(ammonia spirit aromatic)

本品为带芳香气味的氨的水醇溶液,是一种反射性呼吸兴奋药。

【理化性状】 本品是氨的水醇溶液。每 100 ml 的醑剂含约 1.9 g 的总氨和碳酸铵,对应于约 4 g。也含有柠檬油、薰衣草油、肉豆蔻油和 65%的乙醇。芳香氨醑是一种无色液体,但放置会逐渐变黄,有氨水刺鼻的气味和芳香的气味。

【用药警戒】 若不慎接触到眼部,立即用流动温水冲洗眼 20 min,包括眼睑和眼球均须进行彻底漂洗。体表暴露时应脱去污染的衣着,用大量的水冲洗患处。不抹擦暴露处或在暴露处涂药。

【药理作用】 本品通过对鼻黏膜、食管黏膜及胃底的外周兴奋感受器的作用来刺激形成反射呼吸兴奋。本品也作为抗酸剂和驱风剂(排除胃肠内的气体)。

【适应证】 本品作为一种温和的兴奋药来治疗或预防晕厥。

【不良反应】 可导致咳嗽、眼流泪,也可出现腹泻、呼吸困难、头痛、呕吐等。吸入高浓度的氨可引起肺部严重受损，但是吸入少量的本品尚未见引起毒性反应报道。如果本品接触到眼或皮肤，可能发生烧伤和刺激。烧伤眼可能会导致失明。罕见过敏反应。

【禁忌与慎用】 存在眼问题、呼吸系统疾病、心血管疾病和脑血管功能障碍患者慎用。

【剂量与用法】 本品可通过吸入给药。也可口服给药，2～4 ml，以至少 30 ml 的水稀释后服用。一般老年人用量与成人相同。

【用药须知】 本品不可接触眼和皮肤。若接触立即用流动温水冲洗 20 min，必要时通知医务人员紧急救治。

【制剂】 酯剂：1.9 g/100 ml。

【贮藏】 避光、贮于温度不超过 30 ℃。

二氧化碳
(carbon dioxide)

【CAS】 124-38-9

【ATC】 V03AN02

【理化性状】 本品为无色气体，在 20 ℃，气压 101 kPa 时溶于水(1∶1)

【药理作用】 当空气中本品含量超过正常(0.03%)时，能使呼吸加深加快；含量为 1%时，能使正常人呼吸量增加 25%；含量为 3%时，可使呼吸量增加 2 倍。而当含量为 25%时，则使呼吸中枢麻痹，并引起酸中毒。

【适应证】 1. 与氧按一定比例混合治疗低碳酸血症。

2. 低浓度用于治疗新生儿呼吸暂停。

3. 用于腹腔镜手术制造人工气腹。

4. 用于心外科手术喷入视野预防气体栓塞。

5. 固态二氧化碳用于冷冻疗法治疗疣。

6. 作为气雾剂的抛射剂，也用于置换药品容器的空气，防止药品氧化。

【不良反应】 吸入本品的浓度超过 6%，会引起头痛、头晕、意识混乱、心悸、血压升高、呼吸困难、呼吸的深度和频率增加、中枢神经系统抑制，更高浓度的本品可引起抽搐和意识丧失，皮肤接触固态的本品可导致冻伤。

【剂量与用法】 一般常规，吸入浓度不宜超过 7%，临床多以本品 5%～7%与氧 93%～95%混合吸入，用于急救、淹溺、吗啡和一氧化碳中毒及新生儿窒息。乙醚麻醉时，如加入含有本品 3%～5%的氧吸入，可使麻醉效率增加，并减少对呼吸道的刺激。

【用药须知】 1. 在室内使用气体时请保持室内通风，以防中毒或窒息。

2. 发现管道、减压阀等地方漏气时，请停止使用并尽快检修。

【贮藏】 气体钢瓶请存放在干燥、阴凉的地方，并远离热源和避免阳光直射，请将甲烷、乙炔等可燃气体与氧气、氧化亚氮等助燃气体分开存储。

樟脑磺酸钠
(sodium camphorsulfonate)

【CAS】 34850-66-3；21791-94-6

【理化性状】 1. 化学名：Sodium (±)-7, 7-dimethyl-2-oxobicyclo[2,2,1]heptane-1-methanesulphonate

2. 分子式：$C_{10}H_{15}NaO_4S$

3. 分子量：254.28

4. 结构式

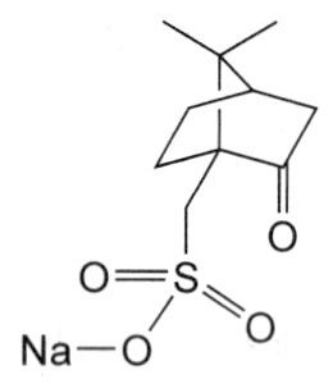

【简介】 本品为呼吸兴奋药，可刺激呼吸中枢，使呼吸兴奋。注射后吸收快，在肝内羟化形成樟脑代谢产物，后者与葡糖醛酸结合，从肾排出，可穿过胎盘屏障。用于呼吸循环衰竭。皮下、肌内或静脉注射，成人一次 50～100 mg。可引起恶心、呕吐。可用地西泮或短效巴比妥类药物来控制。注射液：50 mg/1 ml；100 mg/2 ml。遮光，密闭保存。

氧化樟脑
(vitacamphorae)

【理化性状】 1. 分子式：$C_{10}H_{14}O_2$

2. 分子量：166.2

3. 结构式

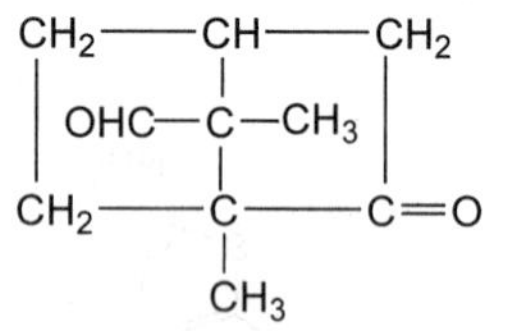

【简介】 本品可使家兔呼吸兴奋，使正常下降的血压及对水合氯醛诱致的血压下降均能使其逐渐得到恢复，对麻醉家兔在体心脏亦有兴奋作用，使心跳幅度加宽，收缩力加强。用药过量时可出现头痛、失眠、兴奋、颜面潮红和发汗等症状。用于中枢性呼吸困难及循环衰竭，也可用于各种疾病引起的心脏衰弱和呼吸困难。静脉注射、肌内注射或皮下注射。一次 1～2 ml。注射液：5 mg/1 ml；10 mg/2 ml；25 mg/5 ml。遮光，密闭保存。

5.3　镇静、催眠及抗焦虑药

本类药物包括用于减轻或解除紧张不安的镇静药，用于治疗失眠的催眠药与治疗焦虑症的抗焦虑药。根据化学结构和药理作用的不同，可将这类药物分为 3 类：苯二氮䓬类、巴比妥类药物和其他药物类。苯二氮䓬类原来主要用于抗焦虑，由于有良好的镇静与催眠作用，安全范围大，应用面又广，现在已取代了巴比妥类药物等镇静催眠药，成为镇静、催眠及抗焦虑药物中品种最多、应用最广的一类药物。

镇静、催眠及抗焦虑药长期连续应用可产生耐受性和依赖性，突然停药可导致严重的戒断症状。各种药物之间戒断症状的严重性不同，其差别取决于：①停药前用药剂量的大小；②活性代谢物消除 $t_{1/2}$ 的长短。应用大剂量时，突然停药将引起更严重的戒断症状。$t_{1/2}$ 短的药物所致的戒断症状不仅发生较早而且较为严重。$t_{1/2}$ 很短的药物，在用于失眠时即使在用药的间隔期间也可导致戒断症状。$t_{1/2}$ 长的药物，体内消除慢，可形成一定程度的“逐渐停药”，因而戒断症状出现较晚较轻。

对本类药物，应按“精神药品”加强管理，严格控制使用，并尽可能给予最低有效剂量；连续用药必须限制在短期治疗，可能时采取间歇给药；终止治疗时，应逐渐减小用药剂量，直至完全停药。有时还可使用作用时间长的药物替代作用时间短的药物，然后，再逐渐减小长时间作用药物的剂量。

全身麻醉药、抗精神病药、抗组胺药、阿片类镇痛药及乙醇等与本类药物合用时，能增强其中枢抑制作用，特别在与乙醇合用时，对中枢神经系统有协同抑制作用，可出现严重的后果。

使用本类药物，尤其是作用时间较长的药物后，常有延续效应，次晨出现头晕、困倦、精神不振和嗜睡等，应避免驾驶车辆和操作机械。

5.3.1　苯二氮䓬类

苯二氮䓬类是近 20 多年来开发的一类镇静、催眠、抗焦虑药，还具有中枢性肌肉松弛、抗惊厥、抗震颤等作用。此类药物在镇静、催眠方面与巴比妥类药物及其他类镇静、催眠药都有显著不同，过量服用一般不致引起生命危险，与香豆素类抗凝药也无相互干扰。因此，苯二氮䓬类事实上已取代了其他药物而成为镇静、催眠、抗焦虑的首选药物。

本类药物繁多，现已有数十种，应用较早且广泛的为地西泮（安定）；用于催眠的有硝西泮（硝基安定）、氟西泮（氟安定）和艾司唑仑（舒乐安定）等，其中的氟西泮似乎较少改变睡眠周期中的慢波睡眠相与快速动眼相（REM）的比例，比较合乎生理睡眠的过程。

$t_{1/2}$ 较长的药品，其代谢产物仍然有药理活性，如去甲西泮（nordazepam）的 $t_{1/2}$ 很长，有可能在次日早晨引起宿醉现象。近年来，相继开发了一些短 $t_{1/2}$ 的产品如奥沙西泮（oxazepam）、劳拉西泮（lorazepam）、替马西泮（temazepam）、咪达唑仑（midazolam）和三唑仑（triazolarn）等，其中咪达唑仑与三唑仑的 $t_{1/2}$ 最短，<5 h，其代谢产物多无活性，宿醉现象较少。短期应用时可能为较佳的催眠药。

本类药物的药理作用相似，药动学仅有程度上的差别。根据其临床用途可以分为以下几种。

1. 抗焦虑　如阿普唑仑（alprazolam）、氯氮䓬、氯䓬酸钾（dipotassium clorazepate）、哈拉西泮（halazepam）、劳拉西泮、奥沙西泮及普拉西泮（prazepam）。

2. 镇静、催眠　如氯氮䓬、氯䓬酸钾、地西泮（安定）、氟西泮、劳拉西泮、奥沙西泮、替马西泮、三唑仑及咪达唑仑。

3. 基础麻醉或麻醉前给药　如地西泮、劳拉西泮（口服或静脉注射）。

4. 抗惊厥　如氯硝西泮（clonazepam）、硝西泮、氯䓬酸钾、地西泮及劳拉西泮（注射用）。

5. 松弛骨骼肌　如地西泮（仅用于治疗，非典型的肌肉松弛药）。

6. 抗震颤　如氯氮䓬及地西泮。

7. 抗恐惧　如阿普唑仑、氯氮䓬（限注射用）、氯硝西泮、地西泮。

本类药物的临床适应证可以分为以下 3 类。

1. 抗焦虑　治疗焦虑或用于短期缓解焦虑症状。阿普唑仑、劳拉西泮（口服）和奥沙西泮也可作为焦虑伴有抑郁的联合治疗用药，但对日常生活中紧张应激状态引起的紧张兼焦虑无益。4 个月以上长期用药应慎重。

2. 镇静、催眠　氟西泮、替马西泮和三唑仑用于难以入眠、夜间多醒和（或）早醒的患者，劳拉西泮适用于焦虑或暂时性、环境性应激状态的失眠。长期每晚给药，氟西泮的有效性可维持到 28 d，替马西泮可维持至 35 d。每夜服用三唑仑，连续两周，常有觉醒时间延长而入睡时间缩短。

3. 麻醉前给药　麻醉前口服地西泮可减轻焦虑和紧张。成人静脉注射劳拉西泮可出现镇静、减轻紧张和导致顺应性遗忘，适用于某些内镜检查或心律失常转复。

地西泮
(diazepam)

别名：安定、苯甲二氮䓬、Diapam、Valium、Stesolid、Stesolin

本品为最早上市的苯二氮䓬类药。

【CAS】 439-14-5

【ATC】 N05BA01

【理化性状】 1. 本品为白色或几乎白色结晶性粉末。极微溶于水，溶于乙醇。

2. 化学名：7-Chloro-1，3-dihydro-1-methyl-5-phenyl-2*H*-1，4-benzodiazepin-2-one

3. 分子式：$C_{16}H_{13}ClN_2O$

4. 分子量：284.7

5. 结构式

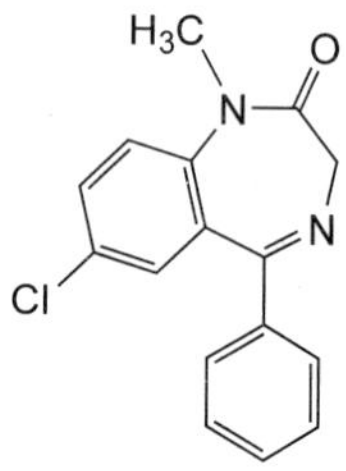

6. 配伍禁忌：已有报道本品和一些其他药物存在配伍禁忌。本品的注射制剂的生产商（Roche 等）建议不要将该药物与其他药物混合。用 0.9%氯化钠注射液溶解用于静脉滴注时，溶剂的量应>60 ml，否则会出现白色沉淀（本品水中溶解度低，沉淀为本品析出）。

7. 吸附作用：本品可以吸附于塑料制品之上，因此，在持续静脉滴注时可能会引起一些问题。溶液中 50%以上的本品可以吸附到 PVC 输液袋壁上，因此，应避免使用 PVC 输液袋。给药器材应尽可能减少 PVC 管的使用，而且还要避免使用含有丙酸纤维素的容量控制装置。适用于本品的静脉滴注容器、注射器和给药器材的材料包括玻璃、聚烯烃、聚丙烯和聚乙烯。

8. 稳定性：将本品注射制剂稀释后静脉滴注时要注意观察，因为可能会出现沉淀。在选择稀释剂和确定本品的浓度时要准照厂家的说明，所有溶液都应新鲜配制。

【药理作用】 本品为长效苯二氮䓬类药物，具有镇静、催眠、抗焦虑、抗惊厥和中枢性骨骼肌松弛作用。其作用机制在于增强脑中主要的抑制性神经递质 GABA 的效能而发挥作用，临床上常用于焦虑症的短期治疗。抗焦虑是本品及其他许多苯二氮䓬类药物的主要适应证，但其价值因依赖性问题受到限制。本品也用于失眠症的短期治疗，特别对焦虑性失眠更为有效，能缩短睡眠潜伏期，减少夜间觉醒次数，增加总睡眠时间。是外科手术、内镜检查或心脏复律前等的术前给药，可消除患者的紧张、焦虑和恐惧。

【体内过程】 口服吸收迅速而完全，0.5～2 h可达血药峰值，98%～99%与血浆蛋白结合。肌内注射吸收不规则，血药峰值为同剂量口服时的 60%。静脉注射后数分钟出现倦睡和言语不清。$t_{1/2}$为 1～2 d。在肝内主要代谢为活性代谢物去甲地西泮，其$t_{1/2}$为 2～5 d。连续应用可引起蓄积。本品及其代谢物脂溶性高，易透过血-脑屏障，也可透过胎盘，并可进入乳汁。主要以结合或非结合的代谢物形式随尿液排出。

【适应证】 1. 用于治疗焦虑症，亦能减轻短暂性情绪失调、功能性或器质性疾病和精神神经性疾病所致的焦虑或紧张状态。

2. 大剂量非胃肠给药能减轻脑性瘫痪综合征患者的肌痉挛和手足徐动症，控制癫痫持续状态，破伤风和其他癫痫发作的反复惊厥。

3. 用于手术前、电复律前及胃镜和食管镜等检查前的镇静，以达到暂时性记忆缺失。

4. 减轻骨骼肌的强直和痉挛，如腰肌劳损。

5. 控制热性惊厥、子痫前期和子痫发作及药物中毒性惊厥的辅助治疗。

6. 酒精戒断症状的治疗。

【不良反应】 1. 最常见的有嗜睡、镇静和运动失调，连续用药常可减轻。较少见的有眩晕、头痛、精神错乱、抑郁、言语模糊或构音障碍、性欲改变、震颤、视觉障碍、尿潴留或尿失禁、胃肠道功能障碍、流涎和遗忘等；偶见黄疸、血液疾病和过敏反应。

2. 有些患者可出现反常兴奋并导致敌意和攻击行为。

3. 静脉注射偶可发生呼吸抑制和低血压。

4. 偶可引起癫痫患者的癫痫发作，突然停止治疗也可导致癫痫发作。

【妊娠期安全等级】 D。

【禁忌与慎用】 1. 急性肺功能不全或睡眠呼吸暂停者禁用。

2. 慢性精神病、恐怖或强迫状态者禁用。

3. 闭角型青光眼和昏迷患者禁用。

4. 慢性呼吸功能不全、肝肾功能不全患者慎用。

5. 脑器质性改变，特别是动脉硬化、重症肌无力患者慎用。

6. 有嗜酒精或药物成瘾史患者慎用。

7. 本品及其代谢产物均可通过乳汁分泌，哺乳期妇女使用时应暂停哺乳。

【药物相互作用】 1. 具有中枢神经系统抑制作用的其他药物可增强本品的镇静、呼吸及心血管抑制作用，这些药物包括乙醇、抗抑郁药、抗组胺药、抗精神病药、全身麻醉药、阿片类镇痛药及其他催眠镇静药。

2. 西咪替丁能抑制本品和氯氮䓬的消除，但对劳拉西泮或奥沙西泮则无此作用，合用时须降低地西泮或氯氮䓬的剂量。

3. 双硫仑可抑制地西泮及氯氮䓬的消除，但对劳拉西泮或奥沙西泮则无此作用，合用时须降低地西泮及氯氮䓬的剂量。

4. 氟伏沙明与地西泮、阿普唑仑和溴西泮同用时，氟伏沙明的血药浓度显著升高，故可给服用氟伏沙明的患者优先选用如劳拉西泮或降低前者的剂量。

【剂量与用法】 1. 抗焦虑

(1) 口服　成人2.5～5 mg，3次/日，一日最大剂量30 mg。

(2) 肌内注射或静脉注射　成人剂量可达10 mg，需要时4 h后重复1次。

2. 催眠　成人5～10 mg，睡前服。

3. 术前给药

(1) 口服　成人5～20 mg，6个月以上儿童2～10 mg。

(2) 静脉注射　成人与儿童常用量为100～200 μg/kg。

4. 抗惊厥

(1) 灌肠　成人10～20 mg，儿童5～10 mg，适用于因发热或中毒引起的惊厥。

(2) 静脉注射　成人10～20 mg，2～4 min注入，需要时30～60 min后重复1次。一旦症状被控制，再给3 mg，24 h缓慢静脉滴注，以防复发。儿童剂量为200～300 μg/kg，或按每岁1 mg的剂量用药，静脉注射或肌内注射。

5. 治疗肌痉挛

(1) 口服　2～15 mg/d，分次服，严重痉挛症如大脑性麻痹，成人可增至60 mg/d，儿童可增至40 mg/d。

(2) 肌内注射或缓慢静脉注射　剂量为10 mg，需要时4 h后重复1次。大剂量用于破伤风，成人与儿童100～300 μg/kg，每隔1～4 h静脉注射一次。

6. 酒精戒断综合征　口服5～20 mg，需要时2～4 h后重复1次；也可第1天给予10 mg，3～4次/日，第2天给予5 mg，3～4次/日。如症状严重或出现震颤性谵妄，可肌内注射或静脉注射10～20 mg。

7. 治疗癫痫　成人一般口服15～30 mg/d，3次分服。

8. 静脉注射治疗癫痫持续状态

(1) 成人　初次给予10～20 mg，以不超过5 mg/min的速度缓慢静脉注射，必要时可在半小时后重复，或一次静脉注射后再予静脉滴注（加入5%葡萄糖注射液中），以24 h不超过100 mg为度。

(2) 儿童　①1个月至5岁儿童每2～5 min给予0.2～0.5 mg，最大剂量为5 mg。②2～5岁儿童，0.5 mg/kg。③>5岁儿童每2～5 min给予1 mg，最大剂量为10 mg，必要时，2～4 h后重复。④6～11岁儿童，0.3 mg/kg。⑤>12岁儿童，0.2 mg/kg。4～12 h后可重复。

【用药须知】 1. 静脉注射应缓慢，注速每分钟不超过0.5%溶液1 ml(5 mg)。注射后患者保持仰卧位至少1 h。

2. 老年人、体弱者剂量须减半，肝肾功能不全患者亦应酌减。

3. 本品在常规应用，甚至短期应用治疗剂量即可产生依赖性，突然停药可导致戒断症状，出现焦虑、不安、失眠、震颤，甚至惊厥。因此，用量应给予最低有效剂量；疗程应尽量短期（一般不超过4周）；停药时，即使常规应用很短几周也应逐渐减小剂量至停用。停药需要的时间可从4周至数月不等，但短期应用后两周可能足够。国外有的推荐一日剂量可按每两周减少0.5～2.5 mg的步骤逐渐减小剂量，直到减完为止。

4. 用量过大可能产生中枢神经系统抑制与昏迷，或产生反常兴奋，通常采用洗胃及对症支持疗法，也可用苯二氮䓬类拮抗药氟马西尼(flumazenil)治疗。

5. 本品的镇静作用在服药最初数日的延续效应明显，故应用时应避免从事驾驶或操纵机械。

6. 本品在水中微溶，注射液中含有丙二醇、乙醇、苯甲酸钠，加入到5%葡萄糖注射液或0.9%氯化钠注射液等输液中后，因溶媒系统的改变会使本品析出，产生浑浊，不推荐稀释后使用。所以临床在使用本品注射液时应肌内注射或缓慢静脉注射。因本品属于长效药，不应作连续静脉滴注。

7. 如果临床需要静脉滴注，本品注射液在加入溶媒时应缓慢，并边加边摇匀使之迅速分散，避免在输液中局部浓度过高而产生沉淀。1 ml本品注射液至少用30 ml的0.9%氯化钠注射液或5%葡萄糖注射液稀释。本品注射剂不可直接加入莫菲氏管中。

【制剂】 ①片剂：2.5 mg；5 mg。②注射液：10 mg/2 ml。

【贮藏】 密封保存。

氯拉䓬酸

(clorazepic acid)

本品属于长效苯二氮䓬类药。

【CAS】 23887-31-2；20432-69-3

【理化性状】 1. 化学名：7-Chloro-2,3-dihydro-

2，2-dihydroxy-5-phenyl-1*H*-1，4-benzodiazepine-3-carboxylic acid

2. 分子式：$C_{16}H_{11}ClN_2O_3$

3. 分子量：314.7

4. 结构式

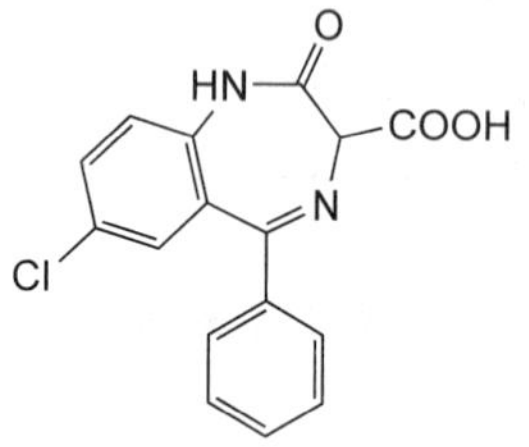

氯拉䓬酸一钾

(clorazepate monopotassium)

别名：Azene

〖CAS〗 5991-71-9

〖理化性状〗 1. 化学名：Potassium 7-chloro-2，3-dihydro-2-oxo-5-phenyl-1*H*-1，4-benzodiazepine-3-Carbox-ylate

2. 分子式：$C_{16}H_{10}ClKN_2O_3$

3. 分子量：352.8

氯拉䓬酸二钾

(dipotassium clorazepate)

别名：Nansius

〖CAS〗 57109-90-7

〖理化性状〗 1. 本品为淡黄色结晶性粉末，遇光后变暗。可溶于水，一旦放置可能会从溶液中沉淀，微溶于乙醇和异丙醇，几乎不溶于丙酮、三氯甲烷、二氯甲烷、乙醚和苯酚。

2. 化学名：Compound of Potassium 7-chloro-2，3-dihydro-2-oxo-5-phenyl-1*H*-1，4-benzo-diazepine-3-carboxylate with potassium hydroxide

3. 分子式：$C_{16}H_{11}ClK_2N_2O_4$

4. 分子量：408.9

【药理作用】 参见地西泮。

【体内过程】 在胃内低 pH 条件下迅速被脱羧形成去甲基西泮，并迅速被吸收。

【适应证】 短期治疗焦虑症，辅助治疗癫痫和乙醇戒断综合征。

【不良反应】 参见地西泮。

【禁忌与慎用】 1. 参见地西泮。

2. 卟啉症患者禁用。

3. 9 岁以下儿童禁用。

【药物相互作用】 参见地西泮。

【剂量与用法】 1. 在英国，一般口服钾盐 15 mg，夜间给予单剂，或 7.5 mg，3 次/日，治疗焦虑症；美国的剂量较高，给予钾盐 15～60 mg，分次服，或夜间单次服。

2. 治疗癫痫或酒精戒断综合征可口服 90 mg/d，分次用。

3. 老年人和体弱者减量。

【用药须知】 1. 本品在常规应用，甚至在短期应用治疗剂量下即可产生依赖性，突然停药可导致戒断症状，出现焦虑、不安、失眠、震颤，甚至惊厥。因此，用量应给予最低有效剂量，疗程应尽量短期（一般不超过 4 周）；停药时，即使常规应用很短几周也应逐渐减小剂量至停用。需要停药的时间可从 4 周至数月不等，但短期应用后，2 周可能足够。

2. 用量过大可能产生中枢神经系统抑制与昏迷，或产生反常兴奋，通常采用洗胃及对症支持疗法，也可用苯二氮䓬类拮抗药氟马西尼治疗。

3. 服用本品时应避免驾车或操纵机械。

【制剂】 片剂：15 mg；30 mg。

【贮藏】 密封、避光贮存。

氯噻西泮

(clothiazepam)

本品为短效噻二氮䓬类药物。

【CAS】 33671-46-4

【ATC】 N05BA21

【理化性状】 1. 化学名：5-(2-Chlorophenyl)-7-ethyl-1，3-dihydro-1-methyl-2*H*-thieno［2，3-*e*］-1，4-diazepin-2-one

2. 分子式：$C_{16}H_{15}ClN_2OS$

3. 分子量：318.8

4. 结构式

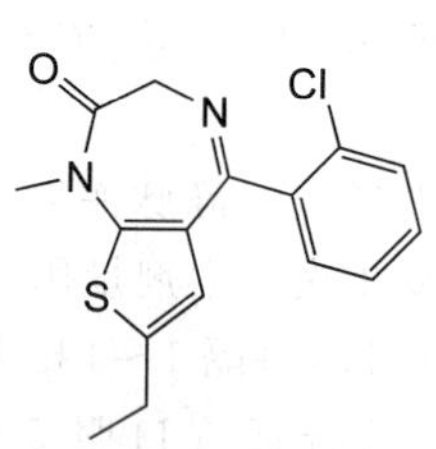

【药理作用】 参见地西泮。

【体内过程】 口服单剂量后，0.5～1.5 h 可达血药峰值。消除 $t_{1/2}$ 个体差异较大(4～18 h)。蛋白结合率＞99%。羟基氯噻西泮和去甲基氯噻西泮为本品的主要活性代谢物。口服和舌下含服的全身利用度没有差异，表明本品几乎不进行首关代谢，10 名肝硬化患者和对照组比较，尽管分布容积和清除率均见降低，但两组间的 $t_{1/2}$ 却无明显差异。慢性肾功能不全患者对本品的药动学无影响。

【适应证】 治疗焦虑症和失眠。

【不良反应】 参见地西泮。

【禁忌与慎用】 1. 参见地西泮。

2. 卟啉症患者禁用。

【药物相互作用】 参见地西泮。

【剂量与用法】 1. 治疗焦虑症　口服 5～15 mg/d,分次用,也有用到 60 mg/d 的。

2. 治疗失眠　睡前顿服 20 mg。

【制剂】 片剂:5 mg;10 mg;15 mg。

【贮藏】 密封、避光贮存。

去甲西泮
(nordazepam)

别名:Nordaz、Calmday

【CAS】 1088-11-5

【ATC】 N05BA16

【理化性状】

1. 化学名:7-chloro-1,3-dihydro-5-phenyl-2h-1,4-benzodiazepin-2-one

2. 分子式:$C_{15}H_{11}ClN_2O$

3. 分子量:270.71

4. 结构式

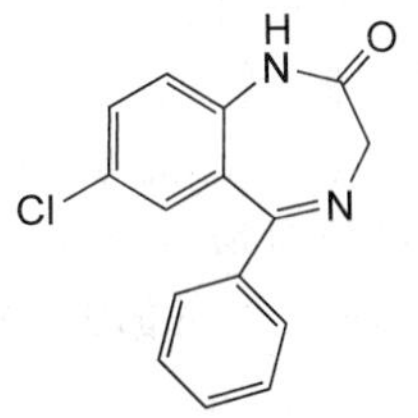

【简介】 本品为长效苯二氮䓬类药物。其作用机制类似地西泮。口服吸收快而完全。经肝代谢成奥沙西泮,仍有抗焦虑作用。治疗焦虑症和失眠均可口服 7.5～15 mg 顿服,日维持剂量为 3.75 mg。禁忌与地西泮相同,卟啉症亦为禁忌证。

氯氮䓬
(chlordiazepoxide)

别名:利眠宁、甲氨二氮䓬、Clopoxid

本品为长效苯二氮䓬类药物。

【CAS】 58-25-3

【ATC】 N05BA02

【理化性状】 1. 本品为几乎白色或淡黄色结晶性粉末。具多晶型。几乎不溶于水,略溶于乙醇。

2. 化学名:7-Chloro-2-methylamino-5-phenyl-3*H*-1,4-benzodiazepine 4-oxide

3. 分子式:$C_{16}H_{14}ClN_3O$

4. 分子量:299.8

5. 结构式

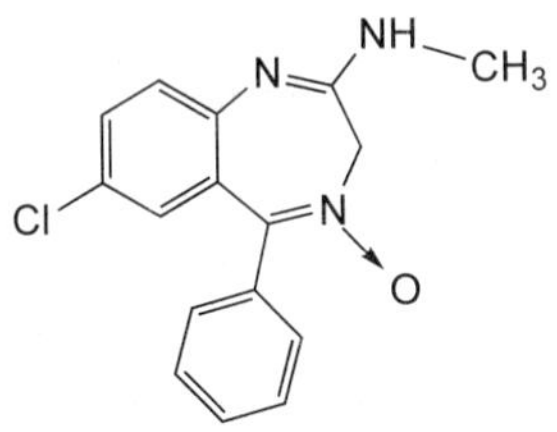

盐酸氯氮䓬
(chlordiazepoxide hydrochloride)

别名:利眠宁、Librium、Normide

〖CAS〗 438-41-5

〖理化性状〗 1. 本品为一种白色或微黄色结晶性粉末。具多晶型。溶于水,略溶于乙醇。

2. 分子式:$C_{16}H_{14}ClN_3O \cdot HCl$

3. 分子量:336.2

【药理作用】 本品作用类似地西泮,但较弱,具有镇静、催眠、抗焦虑、抗惊厥和肌肉松弛作用。常用于焦虑症和失眠症的短期治疗。但因可产生耐受性和依赖性,长期应用受到限制。

【体内过程】 口服与肌内注射几乎完全吸收,但肌内注射吸收较慢,口服 2～4 h 可达血药峰值,约 96%与血浆蛋白结合。$t_{1/2}$ 为 5～30 h。在肝内代谢成多种具有活性的代谢物,其主要活性代谢物为去甲西泮,其 $t_{1/2}$ 为 2～5 d。氯氮䓬能进入脑脊液和乳汁,也能透过胎盘。主要以结合的代谢物形式随尿液排出,小量随粪便排出。

【适应证】 1. 用于焦虑症和一般性失眠。

2. 用于麻醉前用药以减少焦虑和紧张。

3. 用于家族性、老年性和特发性动作性震颤、肌痉挛。

4. 酒精戒断综合征。

5. 与抗癫痫药合用治疗癫痫大发作或小发作。

【不良反应】 1. 常见嗜睡、头晕、恶心、便秘。大剂量可引起运动失调、尿闭、晕厥。

2. 长期应用可产生耐受性和依赖性,突然停药可引起震颤、兴奋、失眠等戒断症状。

3. 偶有皮疹、粒细胞减少、再生障碍性贫血及中毒性肝炎等。

【妊娠期安全等级】 D。

【禁忌与慎用】 1. 对本品过敏者、卟啉症患者禁用。

2. 年老体弱者及肝肾功能不全患者慎用。

3. 哺乳期妇女使用时应暂停哺乳。

【药物相互作用】 参见地西泮。

【剂量与用法】 1. 催眠　成人 10～20 mg,睡前服。

2. 抗焦虑或镇静 口服5～10 mg,3次/日。严重病例可增至一次20～25 mg。5岁以上儿童镇静用5 mg,1～3次/日。

3. 抗癫痫 10～20 mg,3次/日。

4. 解除肌痉挛 成人10～30 mg/d,分次服。昏迷抽搐,深部肌内注射或缓慢静脉注射25～50 mg,必要时2 h重复1次。

5. 麻醉前用药 肌内注射50～100 mg。

6. 控制急性酒精戒断症状 口服25～100 mg,需要时可重复给药,最大剂量可达300 mg/d。对重症患者,开始可用类似口服的剂量肌内注射或静脉注射。老年与体弱患者应减量至1/2或更少。

【用药须知】 参见氯拉䓬酸。

【制剂】 ①片剂:5 mg;10 mg。②注射剂(粉):50 mg;100 mg。

【贮藏】 密封、避光贮存。

阿普唑仑

(alprazolam)

别名:佳静安定、三唑安定、安适定、Xanax、Kalma、Ralozam

本品属于短效苯二氮䓬类药物。

【CAS】 28981-97-7(alprazolam)

【ATC】 N05BA12

【理化性状】 1. 本品为白色结晶性粉末。具多晶型。几乎不溶于水,略溶于乙醇和丙酮,易溶于二氯甲烷。

2. 化学名:8-Chloro-1-methyl-6-phenyl-4*H*-1,2,4-triazolo[4,3-*a*]-[1,4]benzodiazepine

3. 分子式:$C_{17}H_{13}ClN_4$

4. 分子量:308.8

5. 结构式

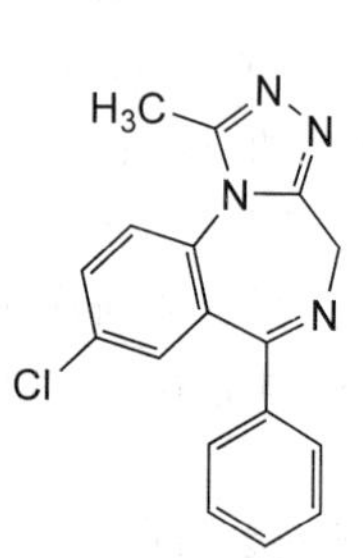

【药理作用】 本品与地西泮有相似的药理作用,但抗焦虑作用较强,并显示出抗抑郁活性。其抗抑郁的作用类似三环类抗抑郁药,且无三环类药物的不良反应,因此,已用于或试用于抑郁症,特别是伴有焦虑的抑郁症患者。但由于依赖性及停药戒断症状的严重性,限制了在这方面的应用。

【体内过程】 口服易于吸收,1～2 h达血药峰值,70%～80%与血浆蛋白结合。$t_{1/2}$为12～15 h。主要在肝内代谢成活性化合物2-羟基阿普唑仑(药理活性约为母药的1/2)及无活性的二苯甲酮。代谢物的血浆浓度很低。少量原药与代谢物随尿液排出。可透过胎盘,并可进入乳汁。

【适应证】 用于焦虑症及惊恐发作的治疗,也用于抑郁症、失眠及手术前镇静。

【不良反应】 1. 主要有嗜睡、头晕、注意力分散、口干、恶心、呕吐、食欲缺乏、便秘、心悸、视物模糊、疲劳、骨骼肌无力、瘙痒、言语模糊、记忆力减退、月经紊乱和尿潴留等。

2. 偶有兴奋激动、肌肉强直、失眠、幻觉、黄疸和皮疹等。一旦出现,应立即停药。

3. 长期服用可产生依赖性,突然停药可出现戒断症状。

【妊娠期安全等级】 D。

【禁忌与慎用】 1. 对本品过敏者禁用。

2. 闭角型青光眼、重症肌无力和肝肾功能不全患者禁用。

3. 18岁以下儿童慎用。

4. 哺乳期妇女使用时应暂停哺乳。

【药物相互作用】 参见地西泮。

【剂量与用法】 1. 抗焦虑 口服0.25～0.5 mg,3次/日,必要时增量至3～4 mg。老年人或体弱患者,开始口服0.25 mg,2～3次/日。治疗惊恐发作,剂量可达10 mg/d。

2. 催眠 0.4～0.8 mg,睡前服。

3. 抗抑郁 开始口服2～4 mg/d,分3次服;必要时,剂量可加至10 mg/d。

【用药须知】 1. 服用本品期间应避免驾驶机车或操纵机械,也不可饮酒。

2. 本品作用短暂,其戒断症状发生较早,且可能更严重,因而应短期用药。停药应逐渐减量。

【制剂】 片剂:0.25 mg;0.4 mg;0.5 mg;1 mg。

【贮藏】 避光、贮于室温下。

夸西泮

(quazepam)

别名:四氟硫安定、Prosedar、Selepam、Doral、Quazium

本品为长效苯二氮䓬类药物。

【CAS】 36735-22-5

【ATC】 N05CD10

【理化性状】 1. 本品为米色至淡黄色的粉末。

2. 化学名:7-Chloro-5-(2-fluorophenyl)-1,3-

dihydro-1-(2,2,2-trifluoroethyl)-1,4-benzodiazepine-2-thione

3. 分子式：$C_{17}H_{11}ClF_4N_2S$

4. 分子量：386.8

5. 结构式

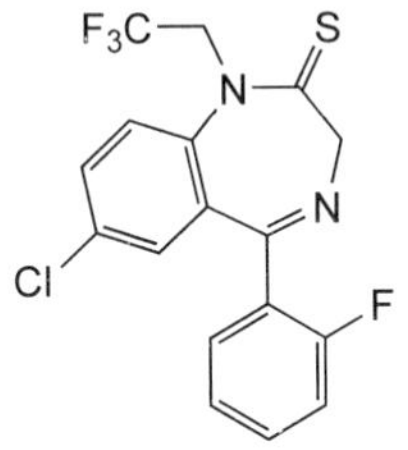

【药理作用】 本品与地西泮有相似的药理作用，主要用于催眠。本品能缩短睡眠潜伏期，减少觉醒次数和时间，延长睡眠总时间。Ⅱ期睡眠百分率增加，而 REM 睡眠和慢波睡眠减少。15 mg 和 30 mg 对催眠与睡眠状态与氟西泮相似，而不像三唑仑和替马西泮那样作用消除迅速，因而与短作用苯二氮䓬类药物相反，本品不发生反跳性失眠现象。

【体内过程】 口服后易于从胃肠道吸收，约 2 h 可达血药峰值，并分布全身组织，包括胎盘。在肝内代谢，其主要活性代谢产物为 2-氧夸西泮和 *N*-去烷基-2-氧夸西泮。两者的 $t_{1/2}$ 分别为 39 h 和 73 h，而原药的消除 $t_{1/2}$ 与 2-氧夸西泮相同。本品及其两个活性代谢物的蛋白结合率＞95%。主要以结合的代谢物形式随尿液排出，也可进入乳汁中。

【适应证】 用于各种类型失眠症的短期治疗，尤其适用于入睡困难、易醒、早醒及习惯性失眠。

【不良反应】 1. 一般剂量(15 mg)的本品耐受良好，很少有引起过度兴奋、精神错乱或遗忘等不良反应。引起运动失调的报道极少。

2. 剂量增大时不良反应增加，表现为白天困倦、头晕等。

【妊娠期安全等级】 C。

【禁忌与慎用】 儿童的有效性及安全性尚未确定。余参见地西泮。

【药物相互作用】 参见地西泮。

【剂量与用法】 一般剂量为 15 mg，睡前服。老年人或体弱患者剂量降至 7.5 mg 为宜。

【用药须知】 参见氯拉䓬酸。

【制剂】 片剂：7.5 mg；15 mg。

【贮藏】 密封、室温下贮存。

奥沙西泮
(oxazepam)

别名：去甲羟安定、氯羟氧二氮䓬、舒宁、Serenid、Serax、Adumbran、Parxiten

本品为地西泮的主要活性代谢产物。

【CAS】 604-75-1

【ATC】 N05BA04

【理化性状】 1. 本品为白色或几乎白色的结晶性粉末。几乎不溶于水，微溶于乙醇。

2. 化学名：7-Chloro-1,3-dihydro-3-hydroxy-5-phenyl-1,4-benzodiazepin-2-one

3. 分子式：$C_{15}H_{11}ClN_2O_2$

4. 分子量：286.7

5. 结构式

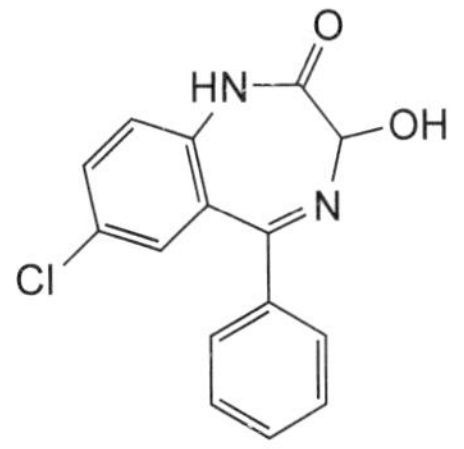

【药理作用】 本品为短效苯二氮䓬类药物，与地西泮有相似的药理作用，对肝功能的影响较小，因而更适用于老年人或伴有肝脏疾病的患者。

【体内过程】 口服易于吸收，约 3 h 达血药峰值，与血浆蛋白广泛结合。主要在肝内与葡糖醛酸结合代谢失活。经肾排出。$t_{1/2}$ 为 5～15 h。能透过胎盘，并在乳汁中检出。本品的消除不受肝脏疾病、年龄的影响。

【适应证】 1. 用于焦虑症及与焦虑症相关的失眠给予短期治疗。

2. 用于控制酒精戒断症状。

【不良反应】 1. 可见头晕、恶心、胃部不适、面部水肿等。

2. 长期应用可致依赖性，突然中断药物可出现戒断症状。

【妊娠期安全等级】 D。

【禁忌与慎用】 6 岁以下儿童的有效性及安全性尚未确定。余参见地西泮。

【药物相互作用】 参见地西泮。

【剂量与用法】 1. 治疗焦虑症及控制酒精戒断症状　常用剂量为 15～30 mg，3～4 次/日。老年人或体弱患者开始剂量为 10 mg，3 次/日。

2. 催眠　15～25 mg，睡前服，必要时偶可用至 50 mg。老年人、体弱者减量。

【用药须知】 1. 幼儿中枢神经系统对本品异常敏感。

2. 老年人中枢神经系统对本品较敏感。

3. 肝、肾功能不全患者能延长本品清除 $t_{1/2}$。

4. 癫痫患者突然停药可引起癫痫持续状态。

5. 严重的精神抑郁可使病情加重，甚至产生自杀倾向，应采取预防措施。

6. 避免长期大量使用而成瘾，如长期使用应逐渐减量，不宜骤停。

【制剂】 片剂：15 mg；30 mg。

【贮藏】 密封、室温下贮存。

劳拉西泮

(lorazepam)

别名：氯羟去甲安定、氯羟安定、氯羟二氮䓬、Almazine、Ativan、Loraz、Quait、Temesta

本品为短效苯二氮䓬类药物。

【CAS】 846-49-1

【ATC】 N05BA06

【理化性状】 1. 本品为白色或几乎白色的结晶性粉末。具多晶型。几乎不溶于水，略溶于乙醇，略溶或微溶于二氯甲烷。

2. 化学名：7-Chloro-5-(2-chlorophenyl)-1,3-dihydro-3-hydroxy-1,4-benzodiazepin-2-one

3. 分子式：$C_{15}H_{10}Cl_2N_2O_2$

4. 分子量：321.2

5. 结构式

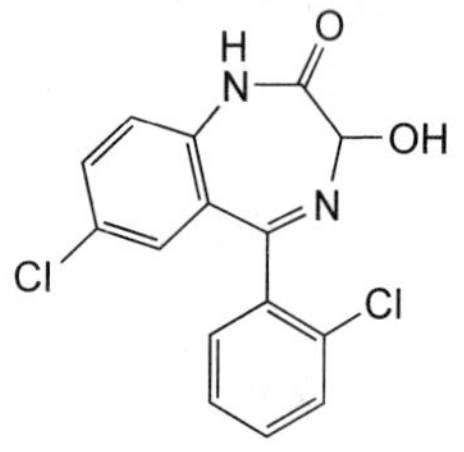

6. 配伍禁忌：劳拉西泮与莫拉司亭或氨曲南之间有明显的配伍禁忌。

7. 溶解度：静脉注射用的劳拉西泮在不同的液体（如水、葡萄糖注射液、乳酸林格注射液和氯化钠注射液）中溶解度不同，溶解度最大的是在葡萄糖注射液（5%）中，为 62 μg/ml，最小的是在氯化钠注射液（0.9%）中，为 27 μg/ml，这种溶解度的差异与液体的 pH 有关。据报道，商品化的注射液为了克服这种低溶解度的问题，在丙二醇中加入了聚乙二醇。但是将劳拉西泮注射液用氯化钠注射液（0.9%）稀释到浓度为 500 μg/ml 时，这种配制的溶液出现了沉淀。一个工作组的研究发现，用葡萄糖注射液（5%）作为稀释液，并将劳拉西泮的浓度控制在 0.08～1 mg/ml 之外，通过这些方式他们成功地解决了沉淀问题。有人提出混合物中的丙二醇可能导致出现这种异常的浓度效应。另一个研究组采纳了此建议，但是他们观察到如果用 4 mg/ml 的劳拉西泮配制注射液会出现沉淀现象，当使用 2 mg/ml 的劳拉西泮时，没有出现沉淀反应。该研究组也推荐在美国的本品的注射液的注册药物信息建议，混合物应该仅用 2 mg/ml 的注射液制备。

8. 吸收作用：据报道，本品溶液贮藏于聚氯乙烯或聚丙烯给药装置中会出现显著的损耗，贮藏于聚烯烃或玻璃制品中较适合。

【药理作用】 本品与地西泮有相似的药理作用，但作用较强。除抗焦虑和镇静作用外，还具有较强的抗惊厥作用。

【体内过程】 口服易于吸收，生物利用度约为 90%，约 2 h 可达血药峰值。肌内注射的吸收与口服相似。可透过血-脑屏障和胎盘，也可进入乳汁。$t_{1/2}$ 为 10～20 h。约 85% 与血浆蛋白结合。在肝内代谢成失活的葡糖醛酸结合物随尿液排出。

【适应证】 1. 短期治疗焦虑症及其相关的失眠症。

2. 癫痫持续状态。

3. 手术前的镇静。

4. 癌症化疗引起的恶心和呕吐。

【不良反应】 1. 最常见的不良反应为嗜睡、镇静和运动失调。

2. 大剂量或肠外给药可产生呼吸抑制及低血压。

3. 极个别病例服用本品后发生各类血细胞减少或血小板减少。

4. 常规应用即可产生依赖性，突然停药可出现戒断症状；症状发生较早，且特别严重。

【妊娠期安全等级】 D。

【禁忌与慎用】 1. 哺乳期妇女使用时应暂停哺乳。

2. 12 岁以下儿童慎用。

【药物相互作用】 参见地西泮。

【剂量与用法】 1. 口服

(1) 治疗焦虑症常用 0.5～2 mg，2～3 次/日，较大的 1 次剂量晚间服，极量 10 mg/d。

(2) 催眠用 1～4 mg，睡前服。

(3) 术前给药，成人 2～3 mg，手术前一晚上服，如有必要次晨再给予较小剂量。也可于术前 1～2 h 服用 2～4 mg。5～13 岁儿童 0.5～2.5 mg（0.05 mg/kg），至少手术前 1 h 服。

2. 肌内注射或静脉注射

(1) 治疗急性焦虑症，每 6 h 静脉注射 0.25～0.03 mg/kg。

(2) 术前给药，可于手术前 30～45 min 静脉注射 0.05 mg/kg，或术前 1～1.5 h 肌内注射。注射给药通常应在给药前稀释，静脉注射应以每分钟不超过 2 mg 的速度进行。

(3) 用于癫痫持续状态，单次剂量 4 mg，推荐的儿童剂量为该剂量的 1/2。老年人、体弱患者通常的剂量为一般成人的 1/2 或更小。

3. 化疗前　口服本品 1～2 mg，同时给予地塞米松，可防止呕吐。

【用药须知】 1. 静脉给药时须密切观察呼吸情况，特别是与其他抗癫痫药合用时更要小心。

2. 应避免长期应用，停药时应逐渐小剂量撤除。

【制剂】 ①片剂：0.5 mg；2 mg。②注射液：2 mg/1 ml；4 mg/2 ml。

【贮藏】 密封、室温下贮存。

氟西泮

(flurazepam)

别名：氟安定、氟二乙氨乙基安定。

本品为长效苯二氮䓬类药物。

【CAS】 17617-23-1

【ATC】 N05CD01

【理化性状】 1. 化学名：7-Chloro-1-(2-diethylaminoethyl)-5-(2-fluoroph enyl)-1,3-dihydro-1,4-benzodiazepin-2-one

2. 分子式：$C_{21}H_{23}ClFN_3O$

3. 分子量：387.9

4. 结构式

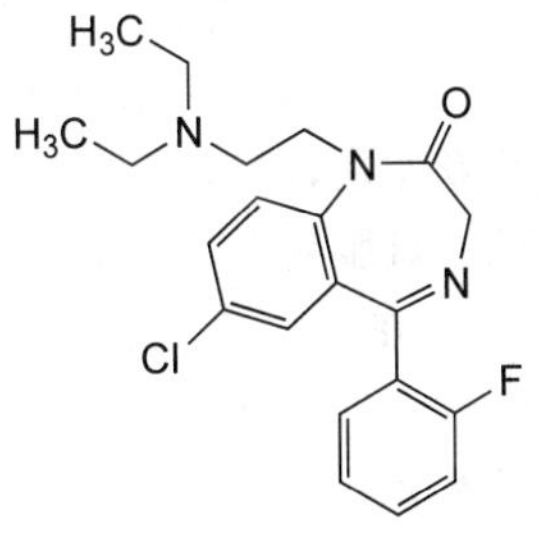

盐酸氟西泮

(flurazepam monohydrochloride)

别名：达马多尔、Dalmane、Dalmadorm

〖CAS〗 36105-20-1

〖理化性状〗 1. 本品为白色或几乎白色结晶性粉末。极易溶于水，易溶于乙醇。5%水溶液的 pH 值为 5.0～6.0。

2. 分子式：$C_{21}H_{23}ClFN_3O \cdot HCl$

3. 分子量：424.3

二盐酸氟西泮

(flurazepam dihydrochloride)

〖CAS〗 1172-18-5

〖理化性状〗 1. 本品为米色至黄色的结晶性粉末。无臭或有微弱臭。溶于水(1∶2)，溶于乙醇(1∶4)，溶于三氯甲烷(1∶2500)，溶于甲醇(1∶3)，溶于异丙醇(1∶69)，溶于乙醚和石油醚(1∶5000)，溶于苯酚(1∶2500)。水溶液的石蕊反应显示为酸性。

2. 分子式：$C_{21}H_{23}ClFN_3O \cdot 2HCl$

3. 分子量：460.8

【药理作用】 本品的药理作用与地西泮相似，但催眠作用更强，能明显改善入睡困难、减少觉醒次数、增加睡眠深度和睡眠时间。停药后不出现反跳性睡眠障碍。口服后平均 20 min 起效，维持 6～8 h。

【体内过程】 口服易于吸收，广泛分布于全身。在体内经首关代谢，主要以结合的代谢物形式随尿液排出。其主要代谢物 *N*-去烃基氟西泮仍有药理活性。$t_{1/2}$为 47～100 h。用药后 7～10 d 血药浓度达稳态，比第 1 天高 5～6 倍，因此，连续用药时，第 2、3 夜的临床效果逐渐增加，停药后药效可持续数夜。药物在体内的蓄积可引起头晕等延续效应。

【适应证】 用于各种失眠症(包括难治性失眠及各种慢性病伴有的失眠症)，特别适用于入睡困难、多醒及早醒的失眠。

【不良反应】 1. 延续效应如次晨倦睡等常见，尤以老年患者为多。

2. 偶有头痛、无力、运动失调、胃肠道功能障碍、口干、多梦、视物模糊、精神错乱、皮疹、胆汁淤积性黄疸、味觉异常等。

3. 长期用药可产生耐受性和依赖性，突然停药可出现戒断症状。用药期间避免驾驶或操纵机械。

【妊娠期安全等级】 D。

【禁忌与慎用】 1. 15 岁以下儿童禁用。

2. 闭角型青光眼、重症肌无力、卟啉症患者禁用。

3. 严重抑郁症、呼吸功能障碍和肝肾功能不全患者慎用。

4. 哺乳期妇女使用时应暂停哺乳。

【药物相互作用】 参见地西泮。

【剂量与用法】 成人口服 15～30 mg，睡前服。老年人、体弱患者开始 15 mg，根据反应适当加量。

【用药须知】 参见地西泮。

【制剂】 胶囊剂：15 mg；30 mg。

【贮藏】 密封、室温贮存。

氟硝西泮

(flunitrazepam)

别名：氟硝安定、罗眠乐、Darkene、Hyponodorm、Rohypnol

本品为短效苯二氮䓬类药物。

【CAS】 1622-62-4

【ATC】 N05CD03

【理化性状】 1. 本品为白色或浅黄色结晶性粉末。几乎不溶于水，微溶于乙醇，溶于丙酮。

2. 化学名：5-(2-Fluorophenyl)-1,3-dihydro-1-methyl-7-nitro-1,4-benzodiazepin-2-one

3. 分子式：$C_{16}H_{12}FN_3O_3$

4. 分子量：313.3

5. 结构式

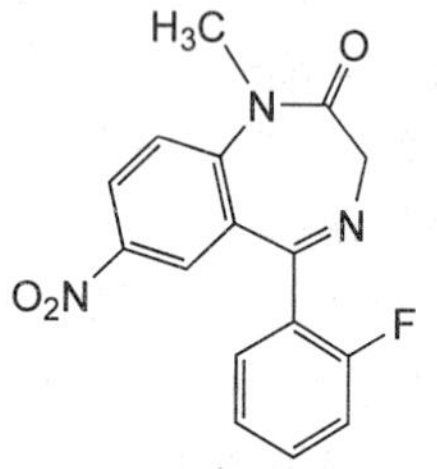

【药理作用】 本品与地西泮有相似的药理作用，但镇静催眠作用更显著，小剂量即可很快使患者入睡，维持5～7 h，夜间觉醒较少。

【体内过程】 本品口服易于吸收，血药浓度达峰时间不到1 h，77%～80%与血浆蛋白结合。在肝内广泛代谢，其主要代谢产物7-氨基氟硝西泮和*N*-去甲基氟硝西泮仍有药理活性，$t_{1/2}$约为22 h。主要以代谢物形式随尿液排出，可透过胎盘，并可进入乳汁。

【适应证】 适用于各种类型失眠的短期治疗，也用于术前给药及全身麻醉诱导。

【不良反应】 1. 少数患者可出现延续效应，偶见头晕、头痛、无力、运动失调、精神错乱、皮疹等。

2. 长期连续服用可产生依赖性，突然停药可出现戒断症状。

3. 麻醉诱导时大多数患者可有轻度呼吸抑制。

【妊娠期安全等级】 X。

【禁忌与慎用】 对本品过敏者、血卟啉症、闭角型青光眼、重症肌无力患者禁用。其他参见地西泮。

【药物相互作用】 参见地西泮。

【剂量与用法】 1. 口服　催眠，成人0.5～1 mg，睡前服，可加量至2 mg。老年人或体弱者开始剂量不宜超过0.5 mg。

2. 肌内注射或静脉注射　麻醉前给药(通常肌内注射)及麻醉诱导(通常缓慢静脉注射)剂量，成人1～2 mg(0.015～0.030 mg/kg)。

【用药须知】 出现延续效应的患者应避免驾驶或操纵机械。其余参见地西泮。

【制剂】 ①片剂：1 mg；2 mg。②注射剂(粉)：2 mg。

【贮藏】 密封、室温贮存。

艾司唑仑

(estazolam)

别名：舒乐安定、三唑氯安定、忧虑定、Surazepam、Eurodin

本品为短效苯二氮䓬类药物。

【CAS】 29975-16-4

【ATC】 N05CD04

【理化性状】 1. 化学名：8-Chloro-6-phenyl-4*H*-1,2,4-triazolo[4,3-*a*]-1,4-benzodiazepine

2. 分子式：$C_{16}H_{11}ClN_4$

3. 分子量：294.7

4. 结构式

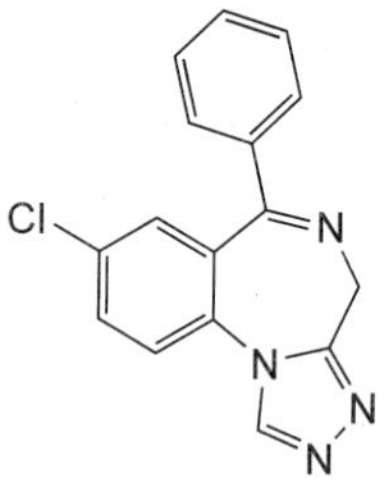

【药理作用】 本品与地西泮有相似的药理作用，催眠作用比地西泮强，服后入睡快而平静，睡眠时间延长，睡眠质量改善，醒后通常无不适感。本品尚有较强的抗惊厥作用，对癫痫发作有一定疗效。

【体内过程】 口服后平均2 h达血药峰值，蛋白结合率约为93%。在体内广泛代谢，主要代谢产物4-羟基艾司唑仑和1-氧艾司唑仑均无药理活性。这些代谢产物以游离或结合的形式随尿液排出，少量见于粪便中。排出物中仅有少量原药。

【适应证】 1. 用于各种类型失眠症的短期治疗。

2. 用于术前给药以减轻紧张和消除恐惧。

3. 用于癫痫大、小发作的辅助治疗。

【不良反应】 1. 可有头晕、无力、嗜睡、口干等不良反应。

2. 长期应用可产生依赖性，突然停药可出现戒断症状。其他参见地西泮。

【妊娠期安全等级】 X。

【禁忌与慎用】 1. 闭角型青光眼、重症肌无力患者禁用。

2. 哺乳期妇女使用时，应暂停哺乳。

3. 老年高血压及肝、肾功能不全患者慎用。

【药物相互作用】 参见地西泮。

【剂量与用法】 1. 催眠　1～2 mg，口服，睡前服。

2. 术前给药　2～4 mg，手术前 1 h 口服。

3. 抗癫痫　口服，2～4 mg，3 次/日。

【用药须知】 老年人或体弱患者应降低剂量。其余参见地西泮。

【制剂】 ① 片剂：1 mg；2 mg。② 胶囊剂：1 mg；2 mg。

【贮藏】 密封、室温贮存。

氯䓬酸
(clorazepate)

本品为长效苯二氮䓬类药物。

【CAS】 23887-31-2

【ATC】 N05BA05

【理化性状】 1. 化学名：7-Chloro-2，3-dihydro-2-oxo-5-phenyl-1*H*-1，4-benzodiazepine-3-carboxylic acid

2. 分子式：$C_{16}H_{11}ClN_2O$

3. 分子量：314.72

4. 结构式

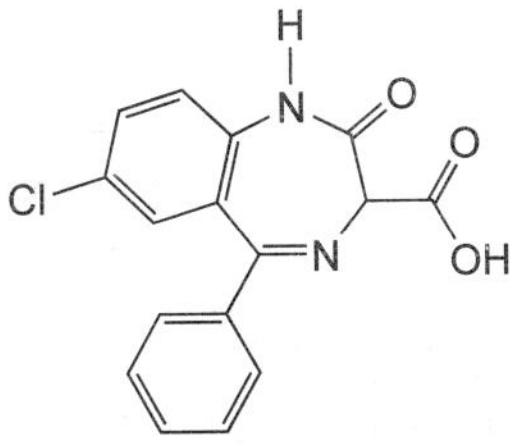

氯䓬酸钾
(dipotassium clorazepate)

别名：安定羧酸钾盐、二钾氯氮䓬、氯氮䓬钾、氯䓬酸二钾、水合酸安定

〖CAS〗 57109-90-7

〖理化性状〗 1. 本品为细小的黄色粉末，几乎无臭，易溶于大多数有机溶剂，难溶于水，水溶液不稳定，呈黄色澄清的碱性液体。

2. 化学名：1*H*-1，4-Benzodiazepine-3-carboxylic acid，7-chloro-2，3-dihydro-2-oxo-5-phenyl-potassium salt compound with potassium hydroxide(1∶1)

3. 分子式：$C_{16}H_{11}ClK_2N_2O_4$

4. 分子量：408.92

5. 结构式

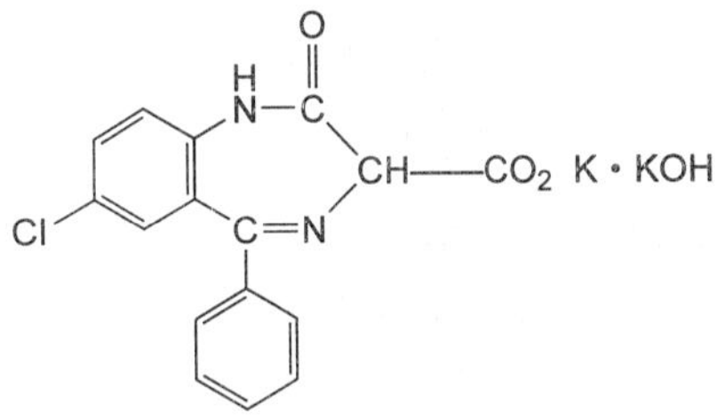

【药理作用】 参见地西泮。

【体内过程】 本品为口服吸收最快的苯二氮䓬类药之一，0.5～2 h 血药浓度达峰值。$t_{1/2}$ 长，其代谢产物去甲西泮，$t_{1/2}$ 为 30～100 h，5～14 d 达稳态血药浓度。经肾排泄，由于活性代谢物蓄积，消除缓慢。

【适应证】 用于抗焦虑、镇静、催眠、抗惊厥及缓解急性酒精戒断综合征。

【不良反应】 1. 较少见的不良反应有精神错乱、情绪抑郁、头痛、恶心、呕吐、排尿障碍等。老年人、体弱、幼儿、肝病和低蛋白血症患者，对本类药的中枢性抑制较敏感。

2. 注射用药时容易引起呼吸抑制、低血压、肌无力、心动过缓或心跳停止；高龄衰老、危重、肺功能不全及心血管功能不稳定等患者，静注过速或与中枢抑制药合用时，发生率更高，情况也更严重。

3. 本品过量可出现持续的精神错乱、嗜睡深沉、震颤、持续言语不清、站立不稳、心动过缓、呼吸短促或困难、严重肌无力。

4. 突然停药后多见睡眠困难，异常的激惹状态和神经质；少见或罕见腹部或胃痉挛、精神错乱、惊厥、肌肉痉挛、恶心或呕吐、颤抖、异常多汗。

【妊娠期安全等级】 D。

【禁忌与慎用】【药物相互作用】 参见地西泮。

【剂量与用法】 1. 成人

(1) 抗焦虑　口服一次 7.5～15 mg，2～4 次/日，或每晚睡前顿服 15 mg。

(2) 用于酒精戒断综合征　首次口服 30 mg，然后 15 mg，2～4 次/日，以后逐步减量。

(3) 抗惊厥　口服，初量 7.5 mg，3 次/日，需要时每周增加 7.5 mg，一日剂量最大不超过 90 mg。年老、体弱者减量。9～12 岁，首次 7.5 mg，2 次/日，以后每周增加 7.5 mg，一日总量不得超过 60 mg。12 岁以上同成人。

【用药须知】 老年人或体弱患者应慎用本品注射剂。其余参见地西泮。

【制剂】 ①片剂：3.75 mg；7.5 mg；11.25 mg；15 mg。②胶囊剂：3.75 mg；7.5 mg；11.25 mg。

【贮藏】 密封、室温下贮存。

硝西泮
(nitrazepam)

别名：硝基安定、Mogadon

本品为中效苯二氮䓬类药物。

【CAS】 146-22-5

【ATC】 N05CD02

【理化性状】 1. 本品为黄色的结晶性粉末。几乎不溶于水，微溶于乙醇。

2. 化学名：1，3-Dihydro-7-nitro-5-phenyl-2*H*-1，4-benzodiazepin-2-one

3. 分子式：$C_{15}H_{11}N_3O_3$

4. 分子量：281.3

5. 结构式

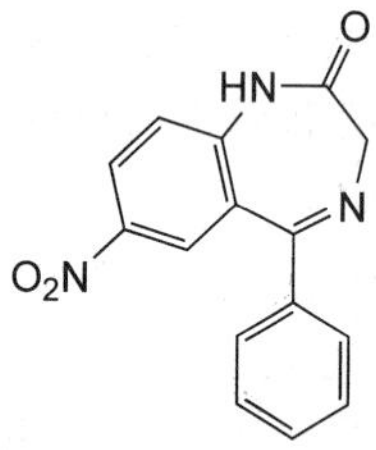

【药理作用】 本品药理作用与地西泮相似，其催眠作用尤为显著。口服后 30～60 min 入睡，维持 6～8 h。麻醉前给药时，能极为有效地减轻手术前恐惧所致的血管收缩反应。本品还具有较强的抗痉挛作用，可用于癫痫的辅助治疗，尤对婴儿期痉挛有效。

【体内过程】 口服易于吸收，2 h 可达血药峰值，与血浆蛋白广泛结合。$t_{1/2}$ 约为 24 h。可透过血-脑屏障和胎盘，仅微量从乳汁中排出。在肝内代谢，代谢物无明显活性。主要以结合或非结合的代谢物形式随尿液排出，约有用量的 20% 随粪便排出。

【适应证】 1. 用于镇静、催眠。

2. 用于术前、麻醉前镇静。

3. 用于癫痫的辅助治疗。

【不良反应】 1. 服用催眠剂量时，醒后可有嗜睡及轻微头痛。

2. 大剂量使用本品时，可引起患儿唾液及支气管分泌物增加；老年患者易出现眩晕、肌无力、运动失调、精神错乱、噩梦、激动、失眠等。

3. 长期应用可产生依赖性，突然中断给药可导致戒断症状。

【禁忌与慎用】 1. 妊娠早期禁用。哺乳期妇女慎用。

2. 闭角型青光眼、重症肌无力、卟啉症患者禁用。

3. 肺功能不全及呼吸系统功能障碍患者慎用。

【药物相互作用】 参见地西泮。

【剂量与用法】 1. 催眠 成人 5～10 mg，睡前服。老年人或体弱患者剂量不超过成人的 1/2。

2. 抗癫痫 成人 5～15 mg/d，分 3 次服。

【用药须知】 1. 曾有婴儿应用本品后发生吞咽困难、吸入性肺炎及死亡病例的报道，因此，只有其他抗癫痫药物控制发作失败时方可考虑应用本品，推荐剂量低于一日 0.8 mg/kg。

2. 应逐渐减小剂量而停药，以防止或减轻戒断症状发生。

3. 服药期间避免饮酒，不可驾车或操纵机械。

【制剂】 片剂：5 mg。

【贮藏】 密封保存。

氯普唑仑
(loprazolam)

别名：Dormonoct

本品为中效苯二氮䓬类药物。

【CAS】 61197-73-7

【ATC】 N05CD11

【理化性状】 1. 化学名：6-(2-Chlorophenyl)-2，4-dihydro-2-(4-methylpiperazin-1-ylmethylene)-8-nitroimidazo[1，2-*a*][1，4]benzodiazepin-1-one

2. 分子式：$C_{23}H_{21}ClN_6O_3$

3. 分子量：464.9

4. 结构式

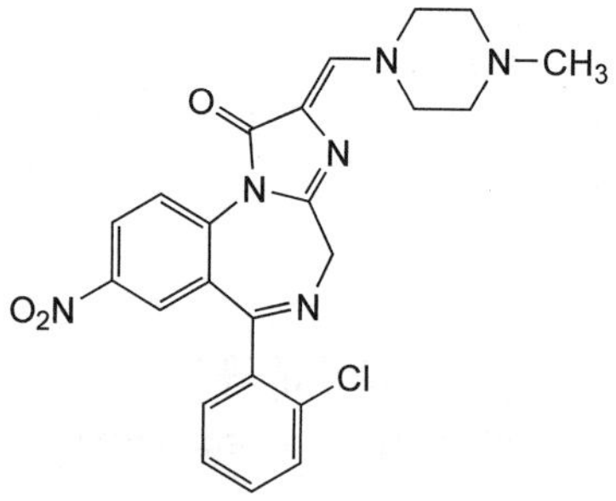

甲磺酸氯普唑仑
(loprazolam mesylate)

〖CAS〗 70111-54-5

〖理化性状〗 1. 本品为一种黄色的结晶性粉末。微溶于水、乙醇和三氯甲烷，极微溶于乙醚。

2. 化学名：6-(2-Chlorophenyl)-2，4-dihydro-2-(4-methylpiperazin-1-ylmethylene)-8-nitroimidazo[1，2-*a*][1，4]benzodiazepin-1-one methanesulphonate monohydrate

3. 分子式：$C_{23}H_{21}ClN_6O_3 \cdot CH_4O_3S \cdot H_2O$

4. 分子量：579.0

【药理作用】 本品药理作用与地西泮类似。因本品 $t_{1/2}$ 较短，且在体内不产生活性代谢产物，因而引起的延续效应较轻。

【体内过程】 口服后约 1 h 达血药峰值。80% 与血浆蛋白结合。在肝内代谢，代谢方式主要是呱嗪环的氧化。$t_{1/2}$ 为 4～15 h。原药及其代谢物随尿液和粪便排出，可进入乳汁。

【适应证】 适用于失眠症的短期治疗。

【不良反应】 1. 可有头痛、恶心、疲倦、视物模糊、共济失调等苯二氮䓬类共同的不良反应。

2. 长期应用可产生依赖性，突然中断给药可出现戒断症状。

【禁忌与慎用】 1. 急性呼吸功能不全、血卟啉症、闭角型青光眼、重症肌无力患者禁用。

2. 孕期禁用。

3. 肝功能不全患者慎用。

4. 哺乳期妇女使用时应暂停哺乳。

【药物相互作用】 参见地西泮。

【剂量与用法】 一般口服 1 mg，睡前服，必要时可增至 2 mg。老年人或体弱患者开始剂量以 0.5 mg 为宜，最大可增至 1 mg。

【用药须知】 应避免长期应用和突然停药。其余参见地西泮。

【制剂】 片剂：1 mg。

【贮藏】 密封、室温下贮存。

溴西泮

(bromazepam)

别名：溴吡二氮䓬、澳吡安定、宁神定、Lectopam、Lexotanil、Lexotan

本品为苯二氮䓬类抗焦虑药。

【CAS】 1812-30-2

【ATC】 N05BA08

【理化性状】 1. 本品为白色或淡黄色的结晶性粉末。几乎不溶于水，略溶于乙醇和二氯甲烷。

2. 化学名：7-Bromo-1,3-dihydro-5-(2-pyridyl)-1,4-benzodiazepin-2-one

3. 分子式：$C_{14}H_{10}BrN_3O$

4. 分子量：316.2

5. 结构式

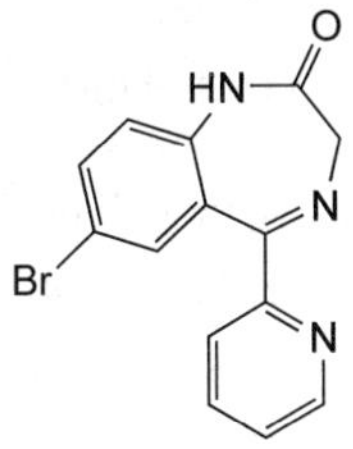

【药理作用】 本品的药理作用与地西泮相似，但较强。

【体内过程】 口服后吸收良好，1～4 h 达血药峰值，与血浆蛋白有很高的结合率。$t_{1/2}$ 为 8～32 h。主要以结合的无活性代谢物随尿液排出。

【适应证】 用于焦虑症或焦虑状态的短期治疗。

【不良反应】 1. 不良反应较少，可有疲倦、嗜睡、肌无力等。

2. 长期应用可致耐受性和依赖性。

【禁忌与慎用】 1. 妊娠期妇女禁用。

2. 重症肌无力、闭角型青光眼患者禁用。

3. 哺乳期妇女使用时应暂停哺乳。

【药物相互作用】 参见地西泮。

【剂量与用法】 一般成人口服 1.5～3 mg，3 次/日。也可 3～18 mg/d，分次服。老年患者应将剂量降低至少一半。

【用药须知】 中止治疗时应逐渐减低剂量。其余参见地西泮。

【制剂】 片剂：1.5 mg；3 mg；6 mg。

【贮藏】 密封、室温下贮存。

咪达唑仑

(midazolam)

别名：咪唑二氮䓬、速眠安、Dormicum、Hypnovel

本品为短效苯二氮䓬类药物。

【CAS】 59467-70-8

【ATC】 N05CD08

【理化性状】 1. 本品为白色或淡黄色结晶性粉末。几乎不溶于水，易溶于乙醇和丙酮，溶于甲醇。

2. 化学名：8-Chloro-6-(2-fluorophenyl)-1-methyl-4*H*-imidazo[1,5-*a*][1,4]benzodiazepine

3. 分子式：$C_{18}H_{13}ClFN_3$

4. 分子量：325.8

5. 结构式

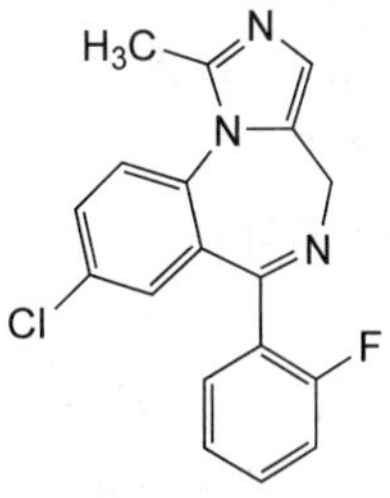

盐酸咪达唑仑

(midazolam hydrochloride)

〖CAS〗 59467-96-8

〖理化性状〗 1. 分子式:$C_{18}H_{13}ClFN_3 \cdot HCl$

2. 分子量:362.2

3. 配伍禁忌:有人对本品和一组其他药物之间的外观兼容性进行了超过4 h的研究。本品与茶苯海明、戊巴比妥钠、奋乃静、乙二磺酸丙氯拉嗪和盐酸雷尼替丁混合后立即出现白色沉淀。据报道,其与呋塞米、硫喷妥钠和肠外营养液之间也存在相似的配伍禁忌。其他研究者的报道指出,如果形成的混合物的pH等于或大于5,那么本品就可能形成沉淀。

4. 稳定性:注册药物信息指出,本品溶于0.9%的氯化钠注射液、5%的葡萄糖注射液或4%的葡萄糖加0.18%的氯化钠注射液,其溶液在室温下可24 h保持稳定,而含有相当于0.5 mg/ml碱基的相似溶液在4~6 ℃、24~26 ℃和39~41 ℃的温度条件下贮藏于玻璃瓶可在36 d内保持稳定。其他研究者发现,当把相当于1 mg/ml的碱基溶于0.9%的氯化钠注射液溶液贮藏于聚氯乙烯袋中时,至少在10 d内可保持稳定。药物信息建议不要将本品和乳酸钠静脉滴注复合物(Hartmann溶液)混合,因为这样会降低本品的效能。

马来酸咪达唑仑
(midazolam maleate)

〖CAS〗 59467-94-6

〖理化性状〗 1. 分子式:$C_{18}H_{13}ClFN_3 \cdot C_4H_4O_4$

2. 分子量:441.8

【药理作用】 本品的药理作用与地西泮相似,尚有较强的致遗忘作用。当用于术前给药或神志清醒镇静时,镇静起效时间约在肌内注射后15 min,最佳药效时间为20~60 min。而静脉注射的最佳药效时间为3~5 min。当静脉注射作为麻醉诱导时,在2~2.5 min引起麻醉。

【体内过程】 口服或肌内注射迅速吸收,达血药峰值时间为20~60 min。口服后的全身生物利用度较低。肌内注射的生物利用度高,通常高于80%~90%。血浆蛋白结合率约为90%。$t_{1/2}$为2 h。可透过血-脑屏障和胎盘。新生儿、老年人及有肝病的患者消除$t_{1/2}$延长。在肝内代谢,主要代谢产物1-羟甲基咪达唑仑比原药活性低,其$t_{1/2}$约为1 h。本品的代谢产物主要以葡糖醛酸结合形式随尿液排出。

【适应证】 1. 用于术前给药、镇静及全身麻醉诱导。

2. 用于失眠症的短期治疗,尤其适用于入睡困难的患者。

【不良反应】 1. 常见嗜睡、过度镇静、运动失调,可有头痛、恶心、呃逆、疲倦,偶见皮疹、黄疸等。

2. 肌内注射或静脉注射时,可有短暂的记忆缺失;静脉注射时可发生呼吸抑制与低血压。

3. 静脉注射后注射部位偶有疼痛、触痛及静脉炎发生。

【妊娠期安全等级】 D。

【禁忌与慎用】 1. 哺乳期妇女使用时,应暂停哺乳。

2. 严重抑郁症和精神病患者禁用。

3. 急性肺功能不全、急性闭角型青光眼、重症肌无力患者禁用。

4. 脑血管疾病及肝、肾功能不全患者慎用。

【药物相互作用】 参见地西泮。

【剂量与用法】 1. 手术镇静 适用于牙科、外科小手术及其他手术,一般静脉注射2.5~7.5 mg(约0.07 mg/kg),起始量2 mg,至少30 s缓慢静脉注射。必要时每隔2 min增加0.5~1.0 mg,直至达到麻醉要求。

2. 术前给药

(1) 5 mg(0.07~0.1 mg/kg),于手术前30~60 min肌内注射。

(2) 成人口服15 mg,老年人或体弱者7.5 mg,术前30~60 min服用。

3. 全身麻醉诱导 常用0.2 mg/kg缓慢静脉注射,未接受术前给药的患者至少使用0.3 mg/kg。7岁以上儿童的麻醉诱导剂量为0.15 mg/kg。

4. 催眠 口服,7.5~15 mg,睡前服。服用不超过2周。

【用药须知】 1. 老年人、体弱者,或与阿片类镇痛药合用时应减小剂量。

2. 给药过程中应监测患者的呼吸和心功能,谨慎控制剂量和速度。患者应取仰卧位。

【制剂】 ①片剂:15 mg。②注射液:2 mg/2 ml;5 mg/1 ml;10 mg/2 ml。

【贮藏】 避光贮存。

三唑仑
(triazolam)

别名:三唑安定、海乐神、Halcion

本品为短效苯二氮䓬类药物。

【CAS】 28911-01-5

【ATC】 N05CD05

【理化性状】 1. 本品为白色至米色几乎无臭的结晶性粉末。几乎不溶于水和乙醚，溶于乙醇（1∶1000），溶于三氯甲烷（1∶25），溶于 0.1 mol/L 的盐酸（1∶600）。

2. 化学名：8-Chloro-6-(2-chlorophenyl)-1-methyl-4*H*-[1,2,4]triazolo[4,3-*a*][1,4]benzodiazepine

3. 分子式：$C_{17}H_{12}Cl_2N_4$

4. 分子量：343.2

5. 结构式

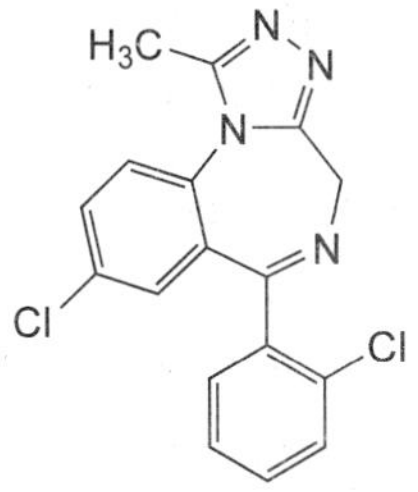

【药理作用】 本品的药理作用与地西泮相似，但催眠作用更强。双盲对照试验表明，本品 0.25～0.5 mg 的作用与硝西泮 5 mg、氟西泮 15～30 mg 大致相等。本品的不良反应较严重。

【体内过程】 口服吸收迅速而完全，2 h 可达血药峰值，约 89% 与血浆蛋白结合。$t_{1/2}$ 为 1.5～5.5 h。在肝内经羟化代谢，最终以结合的代谢物形式随尿液排出，仅少量以原药随尿液排出。游离的药物能透过胎盘，并可进入乳汁。

【适应证】 主要适用于难治性失眠症的短期治疗。

【不良反应】 1. 可发生嗜睡、头痛、运动失调、恶心、呕吐，偶有无力、记忆障碍、视物模糊、口干、便秘、腹泻、多梦、精神错乱等。

2. 常规应用下即可产生依赖性，突然停药症状会更严重。这可能归因于药物迅速消除引起的反跳现象。

3. 连续服药期间可出现焦虑、惊恐、偏执、遗忘及幻觉等症状。

【妊娠期安全等级】 X。

【禁忌与慎用】 1. 闭角型青光眼、重症肌无力患者禁用。

2. 儿童不宜使用。

3. 呼吸功能不全、肝肾功能不全、急性脑血管病、抑郁症及其他精神异常患者慎用。

4. 有抽搐史的患者慎用。

5. 动物实验显示本品可经乳汁排泄，哺乳期妇女使用时应暂停哺乳。

【药物相互作用】 参见地西泮。

【剂量与用法】 成人口服 0.25～0.5 mg，睡前服。连用不可超过 2 周。老年人或体弱患者剂量减半。

【用药须知】 中止治疗时应逐渐减少剂量。其余参见地西泮。

【制剂】 片剂：0.25 mg；0.5 mg。

【贮藏】 避光、室温下贮存。

溴替唑仑

(brotizolam)

别名：溴噻二氮䓬、Lendormin

本品为短效苯二氮䓬类药物。

【CAS】 57801-81-7

【ATC】 N05CD09

【理化性状】 1. 本品为白色或淡黄色的粉末。几乎不溶于水，微溶于乙醇和甲醇。

2. 化学名：2-Bromo-4-(2-chlorophenyl)-9-methyl-6*H*-thieno[3,2-*f*][1,2,4]triazolo[4,3-*a*][1,4]diazepine

3. 分子式：$C_{15}H_{10}BrClN_4S$

4. 分子量：393.7

5. 结构式

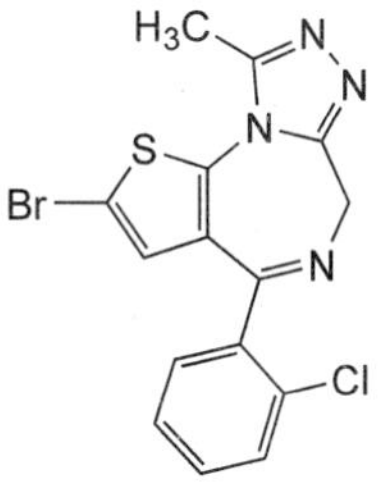

【药理作用】 本品与地西泮有相似的药理作用。本品在低剂量时即有良好的催眠作用，可加快入睡，减少觉醒次数，延长睡眠时间，但慢波睡眠和 REM 睡眠减少。

【体内过程】 口服后吸收迅速，0.5～2 h 可达血药峰值，蛋白结合率为 89%～95%。广泛被代谢，仅有不到用量 1% 的原药随尿液排出。主要代谢产物为 9-羟基溴替唑仑和 6-羟基溴替唑仑，以葡糖醛酸或硫酸结合形式随尿液排出。非结合代谢物的药理作用、消除 $t_{1/2}$ 与原药相似。口服量的 65% 经肾排出，约 22% 随粪便排出。本品的 $t_{1/2}$ 为 3.6～7.9 h。

【适应证】 适用于各种失眠症的短期治疗。

【不良反应】 1. 偶有发生胃肠不适、头痛、眩晕及顺行性遗忘等。

2. 大剂量可见醒后疲乏、注意力障碍。

3. 长期应用可产生依赖性，突然停药可出现戒断症状。

【妊娠期安全等级】 X。

【禁忌与慎用】 1. 哺乳期妇女使用时应暂停哺乳。

2. 重症肌无力、精神病患者禁用。

3. 闭角型青光眼患者禁用。

4. 急性呼吸功能不全、肝功能不全患者禁用。

5. 儿童用药的安全性和有效性尚未确定。

【药物相互作用】 见“地西泮”中的有关叙述。

【剂量与用法】 催眠，成人 0.25 mg，老年人 0.125 mg，睡前服。

【用药须知】 1. 见“地西泮”中的有关叙述。

2. 应避免长期应用，停药时应逐渐减小剂量，不可突然中断给药。

3. 服药期间避免驾车或操作机械。

【制剂】 片剂：0.25 mg。

【贮藏】 密封、室温下贮存。

卡马西泮

(camazepam)

别名：Albego、Limpidon、Paxor

本品为苯二氮䓬类药物。

【CAS】 36104-80-0

【ATC】 N05BA15

【理化性状】 1. 化学名：7-Chloro-1-methyl-2-oxo-5-phenyl-2,3-dihydro-1*H*-1,4-benzodiazepin-3-yl *N*,*N*-dimethylcarbamate

2. 分子式：$C_{19}H_{18}ClN_3O_3$

3. 分子量：371.8

4. 结构式

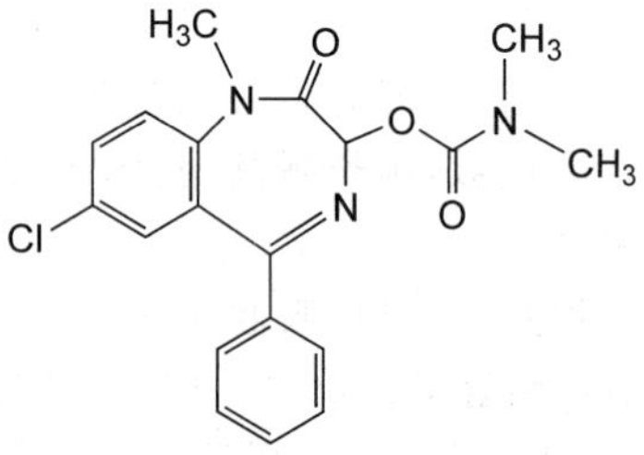

【简介】 本品为地西泮的代谢产物，与地西泮有相似的药理作用。还有抗焦虑作用强于催眠、抗惊厥及骨骼肌松弛作用。

珠氯唑仑

(ciclotizolam)

本品为苯二氮䓬类药物。

【CAS】 58765-21-2

【理化性状】 1. 化学名：2-Bromo-4-(*o*-chlorophenyl)-9-cyclohexyl-6*H*-thieno (3, 2-*f*)-s-triazolo (4,3-*a*)(1,4)diazepine

2. 分子式：$C_{20}H_{18}BrClN_4S$

3. 分子量：461.8

4. 结构式

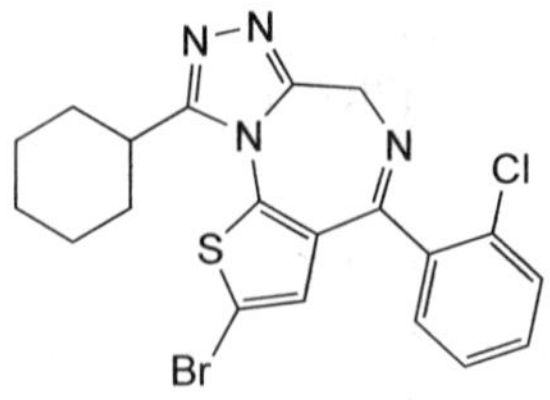

【简介】 本品为溴替唑仑衍生物，但较溴替唑仑作用低。

卡布西泮

(carburazepam)

本品为苯二氮䓬类药物。

【CAS】 59009-93-7

【理化性状】 1. 化学名：10-Chloro-6-methyl-5-oxo-2-phenyl-3,6-diazabicyclo[5.4.0]undeca-8,10,12-triene-3-carboxamide

2. 分子式：$C_{17}H_{16}ClN_3O_2$

3. 分子量：329.78

4. 结构式

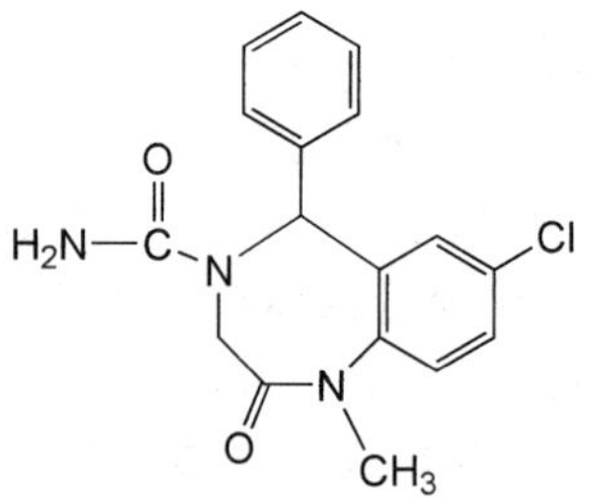

【简介】 本品为苯二氮䓬类催眠药。

西诺西泮

(cinolazepam)

别名：Gerodorm

本品为苯二氮䓬类药物。

【CAS】 75696-02-5

【ATC】 N05CD13

【理化性状】 1. 化学名：(*RS*)-3-[9-Chloro-6-(2-fluorophenyl)-4-hydroxy-3-oxo-2, 5-diazabicyclo[5.4.0]undeca-5,8,10,12-tetraen-2-yl]propanenitrile

2. 分子式：$C_{18}H_{13}ClFN_3O_2$

3. 分子量：357.8

4. 结构式

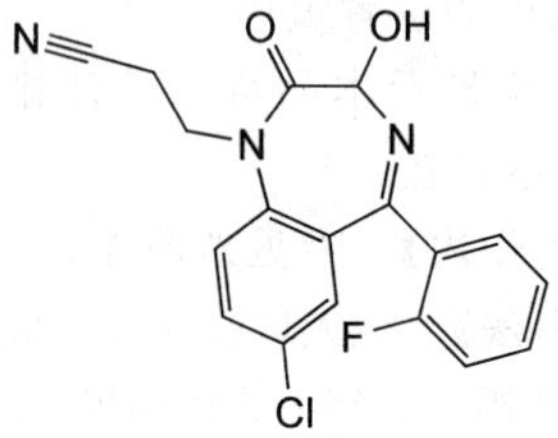

【简介】　本品主要用于催眠。

奥沙唑仑
(oxazolam)

别名：恶唑仑、Gerodorm、Oxazolazepam、甲噁安定、甲噁唑去甲安定、施宁本

本品为苯二氮䓬类药物。

【CAS】　24143-17-7

【ATC】　N05CD13

【理化性状】　1. 化学名：10-Chloro-2-methyl-11*b*-phenyl-2,3,7,11*b*-tetrahydrobenzo[*f*]oxazolo[3,2-*d*][1,4]diazepin-6(5*H*)-one

2. 分子式：$C_{18}H_{17}ClN_2O_2$

3. 分子量：328.80

4. 结构式

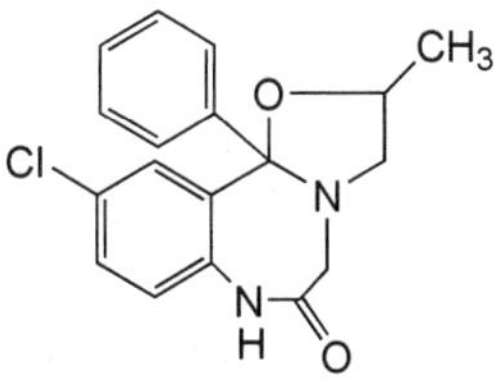

【药理作用】　本品作用于杏仁核、下丘脑的大脑边缘系统，对大脑皮质的激活系统没有影响。具有与地西泮同样的安静平稳作用，但毒性低，催眠、肌肉松弛、步履失调等抑制作用小。动物实验表明，对大鼠未见有躯体依赖，对狗有躯体依赖，但其程度低于地西泮。

【体内过程】　本品口服吸收迅速，达峰时间为30～60 min，代谢产物为*N*-去甲西泮及二苯甲酮类结合物，后者随尿排泄。*N*-去甲西泮的 $t_{1/2}$ 为61 h。

【适应证】　用于治疗焦虑、紧张、抑郁等情感障碍，也可用于神经官能症、自主神经功能失调、心身疾病及小儿癫痫等。

【不良反应】　常见的有嗜睡、眩晕、头痛、步履蹒跚、恶心、便秘、胃部不适及皮疹等。偶见肌张力低下及药物依赖。

【禁忌与慎用】　1. 闭角型青光眼、重症肌无力患者禁用。

2. 肝肾功能不全、脑器质性病变、身体衰弱者和小儿、妊娠期妇女、哺乳期妇女慎用。

【药物相互作用】　1. 与吩噻嗪、巴比妥类药物、MAOIs合用或饮酒，可加强本品的作用。

2. 与西咪替丁合用，会影响本品的清除率。

【剂量与用法】　抗焦虑等，口服，3次/日，一次10～20 mg。麻醉前给药通常在手术前给1～2 mg/kg。

【用药须知】　1. 参见地西泮。

2. 应避免长期应用，停药时应逐渐减小剂量，不可突然中断给药。

3. 服药期间避免驾车或操作机械。

【制剂】　①片剂：5 mg；10 mg；20 mg。②胶囊剂：10 mg。

【贮藏】　密封、室温下贮存。

环氯唑仑
(ciclotizolam)

【CAS】　58765-21-2

【理化性状】　1. 化学名：2-Bromo-4-(*o*-chlorophenyl)-9-cyclohexyl-6*H*-thieno(3,2-*f*)-*s*-triazolo(4,3-*a*)(1,4)diazepine

2. 分子式：$C_{20}H_{18}BrClN_4S$

3. 分子量：461.8

4. 结构式

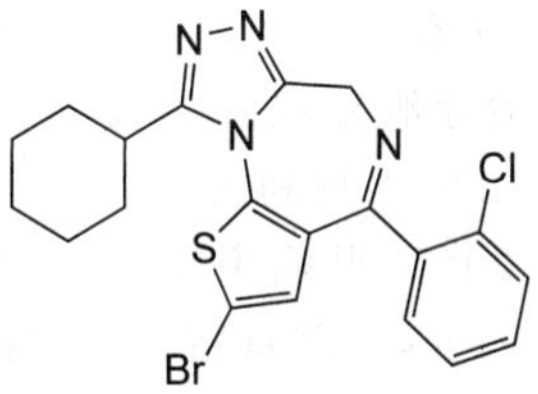

【简介】　本品作用与溴替唑仑相似，但药效较低。

环丙唑仑
(cyprazolam)

【CAS】　15687-07-7

【理化性状】　1. 化学名：10-Chloro-*N*-(cyclopropylmethyl)-3-hydroxy-2-phenyl-3,6-diazabicyclo[5.4.0]undeca-1,6,8,10-tetraen-5-imine

2. 分子式：$C_{19}H_{18}ClN_3O$

3. 分子量：339.8

4. 结构式

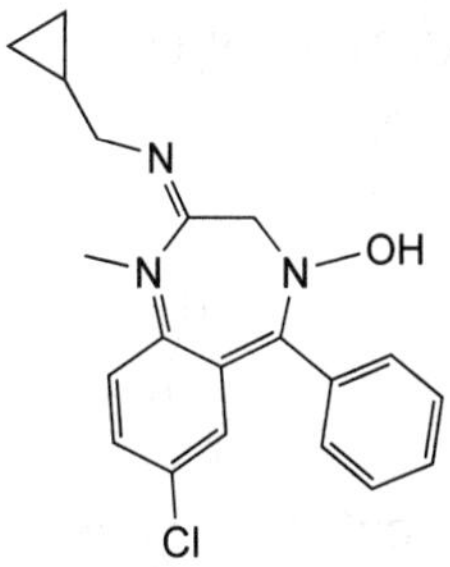

【简介】　本品有催眠、抗惊厥、肌肉松弛及麻醉作用。

地洛西泮
(delorazepam)

本品为在意大利上市的苯二氮䓬类抗焦虑药。

别名:Dadumir、Chlordesmethyldiazepam

【CAS】 2894-67-9

【理化性状】 1. 化学名:7-Chloro-5-(2-chlorophenyl)-1,3-dihydro-1,4-benzodiazepin-2(2*H*)-one

2. 分子式:$C_{15}H_{10}Cl_2N_2O$

3. 分子量:304.02

4. 结构式

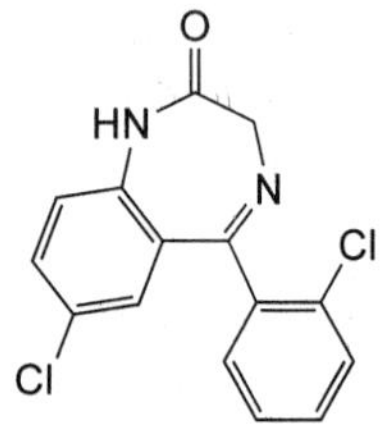

【简介】 本品抗焦虑作用强于劳拉西泮,可用于压抑恐惧症,在看牙医的前一天晚上给予较大剂量。还可用于治疗酒精戒断症状。口服吸收迅速,达峰时间在1～2 h,生物利用度约为77%,$t_{1/2}$很长,健康志愿者达204 h,肝病患者$t_{1/2}$可延长至395 h。口服一次0.5～2 mg。严重精神分裂症,中、重度肾功能不全患者禁用,肝病患者慎用。不良反应与其他苯二氮䓬类相似。

氯噁唑仑
(cloxazolam)

本品为在日本上市的苯二氮䓬类抗焦虑药。

别名:氯唑安定、氯噁去甲安定、氯噁唑氯安定、氯塞唑仑、Enadel、Tolestan

【CAS】 24166-13-0

【ATC】 N05BA22

【理化性状】 1. 化学名:13-Chloro-2-(2-chlorophenyl)-3-oxa-6,9-diazatricyclo[8.4.0.0^{2,6}] tetradeca-1(10),11,13-trien-8-one

2. 分子式:$C_{17}H_{14}Cl_2N_2O_2$

3. 分子量:349.2

4. 结构式

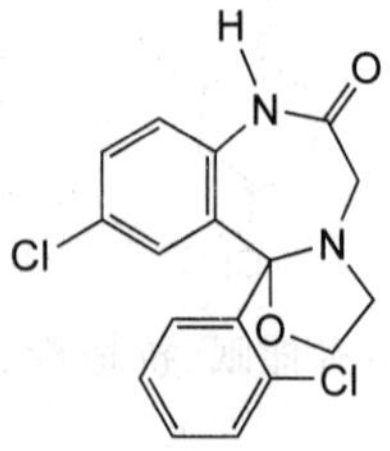

【简介】 本品作用相似于地西泮,但作用较地西泮强而迅速。主要用于治疗焦虑症和焦虑状态。口服3～12 mg/d,分次服。常见不良反应有口干、头晕、嗜睡等,注意事项参见地西泮。片剂:1 mg。

地莫西泮
(demoxepam)

【CAS】 963-39-3

【理化性状】 1. 化学名:7-Chloro-1,3-dihydro-5-phenyl-2*H*-1,4-benzodiazepin-2-one-4-oxide

2. 分子式:$C_{15}H_{11}ClN_2O_2$

3. 分子量:286.7

4. 结构式

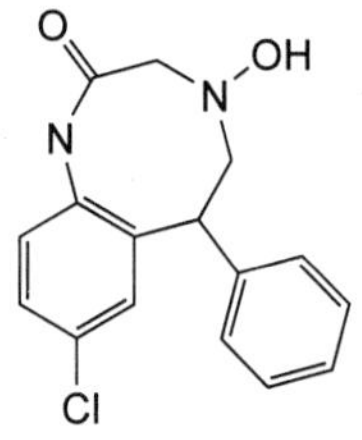

【简介】 本品为氯氮䓬的代谢产物,具有抗惊厥作用。

度氟西泮
(doxefazepam)

别名:Doxans

本品为氟西泮衍生物。

【CAS】 40762-15-0

【ATC】 N05CD12

【理化性状】 1. 化学名:9-Chloro-6-(2-fluorophenyl)-4-hydroxy-2-(2-hydroxyethyl)-2,5-diazabicyclo[5.4.0] undeca-5,8,10,12-tetraen-3-one

2. 分子式:$C_{17}H_{14}ClFN_2O_3$

3. 分子量:348.8

4. 结构式

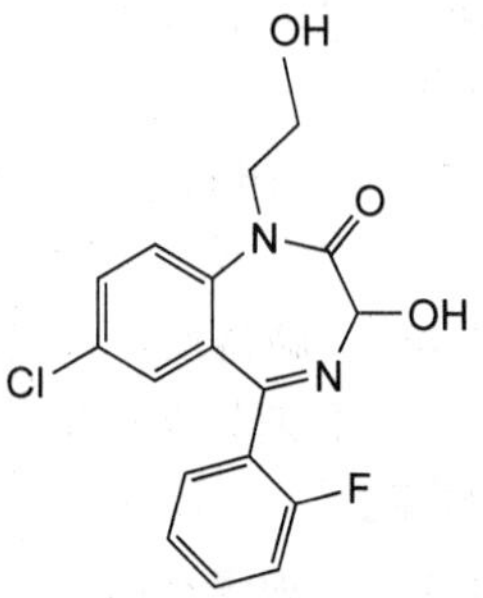

【简介】 本品具有较强的镇静、催眠作用,作用优于氟西泮。口服易吸收。用于治疗失眠症。每晚顿服10 mg或20 mg,开始用药或用量过高时可出现头晕、困倦、嗜睡。偶见共济失调、口干、恶心、腹泻、视物模糊等。对本品过敏及重症肌无力者禁用，妊娠期妇女、哺乳期妇女慎用。服药期间不可饮酒。长期大量服用可出现依赖性。

依法西泮
(elfazepam)

【CAS】 52042-01-0

【理化性状】 1. 化学名：7-Chloro-1-(2-ethylsulfonylethyl)-5-(2-fluorophenyl)-3*H*-1, 4-benzodiazepin-2-one

2. 分子式：$C_{19}H_{18}ClFN_2O_3S$

3. 分子量：408.87

4. 结构式

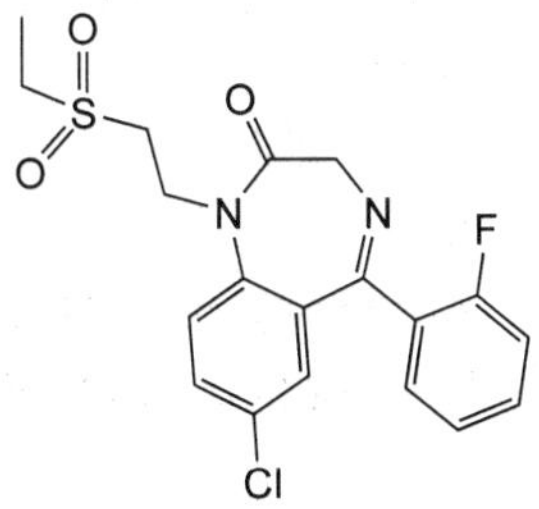

【简介】 本品具有镇静、催眠作用，在动物试验中可促进食欲，本品可促进胃酸分泌。

依替唑仑
(etizolam)

别名：乙噻二氮䓬、乙替唑仑、Etilaam、Etizest、Etizola、Sedekopan、Pasaden、Depas

【CAS】 40054-69-1

【ATC】 N05BA19

【理化性状】 1. 化学名：7-(2-Chlorophenyl)-4-ethyl-13-methyl-3-thia-1, 8, 11, 12-tetraazatricyclo[8.3.0.0^{2,6}] trideca-2(6),4,7,10,12-pentaene

2. 分子式：$C_{17}H_{15}ClN_4S$

3. 分子量：342.07

4. 结构式

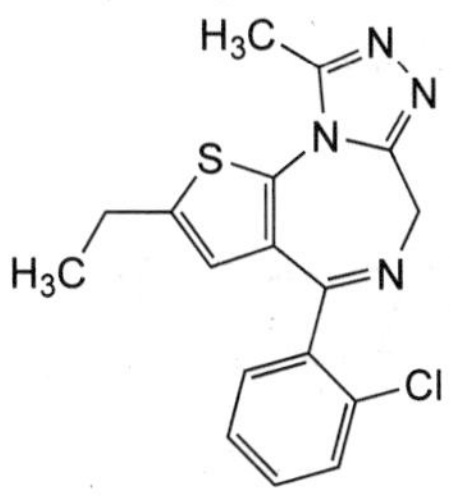

【药理作用】 动物实验证实，本品能抑制由于刺激下丘脑引起的定向性攻击反应，对脑内苯二氮䓬受体有较强的亲和力，显示强力的镇静、催眠和抗焦虑作用，延长人的总睡眠时间，抑制快速动眼期睡眠而无反跳现象。与丙咪嗪有相似的作用，能抑制大鼠脑内去甲肾上腺素的再摄取。此外，尚有肌肉松弛作用。

【体内过程】 口服吸收良好，达峰时间为 3 h，$t_{1/2}$为 6 h。反复给药未见蓄积。代谢产物为一羟基、二羟基化合物及葡糖醛酸结合物，通过粪便及尿液排出体外。

【适应证】 用于神经官能症和抑郁症的焦虑、紧张及心身疾病等。对精神分裂症的睡眠障碍有效。

【不良反应】 1. 常见困倦、头晕、口渴、便秘、心悸及步态失调等。

2. 偶见口渴、恶心、嗳气、食欲缺乏、便秘、倦怠感、无力感、肌肉松弛、腹泻、出汗、排尿障碍、呼吸困难感、心悸和站立时头晕等。

3. 大量连用时急剧减量或停药，罕见痉挛发作，偶见谵妄、震颤、失眠、焦虑、幻觉、妄想等戒断症状。

4. 精神分裂症等患者用药有时会出现兴奋、错乱、困倦、头晕，步态失调、头痛、头重、言语障碍、失眠，罕见焦躁、震颤、雾视。

5. 罕见 AST、ALT 上升，水肿，鼻塞、荨麻疹。

【禁忌与慎用】 1. 禁用于急性闭角型青光眼及重症肌无力患者。

2. 慎用于心、肝、肾脏疾病患者，脑器质性障碍患者(可使作用变强)，老年患者(易引起运动失调)和衰弱患者。

3. 妊娠期妇女服用同类药物地西泮，畸形儿的出生率明显较多，妊娠期妇女禁用。

4. 本类药物可通过乳汁分泌，引起新生儿嗜睡、体重减轻等，并可加深黄疸，哺乳期妇女用药时应暂停哺乳。

5. 小儿用药的安全性尚未确立。

【药物相互作用】 与吩噻嗪、巴比妥类药物、MAOIs 合用或饮酒，可加强本品的作用。

【剂量与用法】 1. 治疗神经疾病、抑郁症患者的焦虑、紧张、抑郁 口服，一次 1 mg，3 次/日。

2. 治疗心身疾病、颈椎病、腰痛、肌肉收缩性头痛所致的症状，口服，一次 0.5 mg，3 次/日。

3. 治疗睡眠障碍者，睡前 1 次服用，一次 1～3 mg，老年人一日最大剂量 1.5 mg。

【用药须知】 1. 参见地西泮。

2. 应避免长期应用，停药时应逐渐减小剂量，不可突然中断给药。

3. 服药期间避免驾车或操作机械。

【制剂】 片剂：0.5 mg；1 mg。

【贮藏】 密封、室温下贮存。

乙卡氟特
(ethyl carfluzepate)

【CAS】 65400-85-3

【理化性状】 1. 化学名：Ethyl 7-chloro-5-(2-fluorophenyl)-1-(methylcarbamoyl)-2-oxo-3*H*-1，4-benzodiazepine-3-carboxylate

2. 分子式：$C_{20}H_{17}ClFN_3O_4$

3. 分子量：417.8

4. 结构式

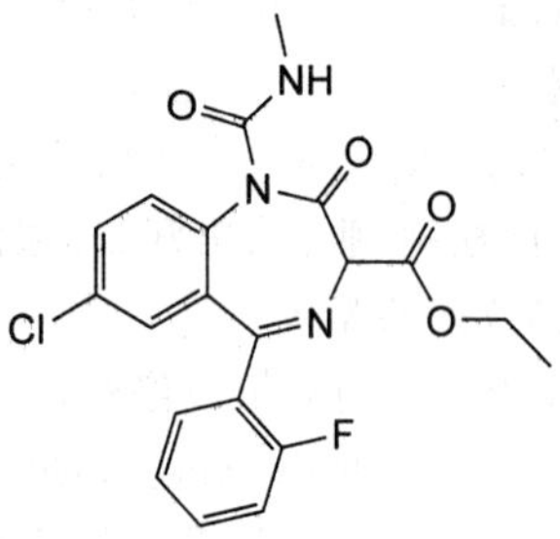

【简介】 本品为苯二氮䓬类药，主要用于催眠和镇静。

地革乙酯
(ethyl dirazepate)

【CAS】 23980-14-5

【理化性状】 1. 化学名：Ethyl 7-chloro-5-(2-chlorophenyl)-2-oxo-1，3-dihydro-1，4-benzodiazepine-3-carboxylate

2. 分子式：$C_{18}H_{14}Cl_2N_2O_3$

3. 分子量：377.22

4. 结构式

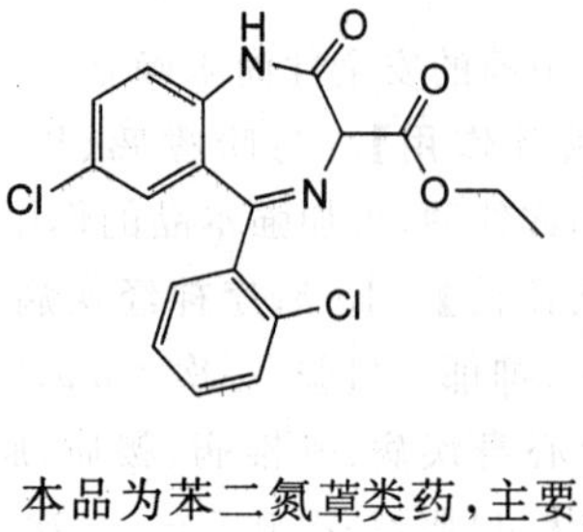

【简介】 本品为苯二氮䓬类药，主要用于催眠和镇静。

氯氟䓬乙酯
(ethyl loflazepate)

别名：Meilax、Ronlax、Victan

【CAS】 29177-84-2

【ATC】 N05BA18

【理化性状】 1. 化学名：Ethyl 9-Chloro-6-(2-fluorophenyl)-3-oxo-2，5-diazabicyclo[5.4.0]undeca-5，8，10，12-tetraene-4-carboxylate

2. 分子式：$C_{18}H_{14}ClFN_2O_3$

3. 分子量：360.7

4. 结构式

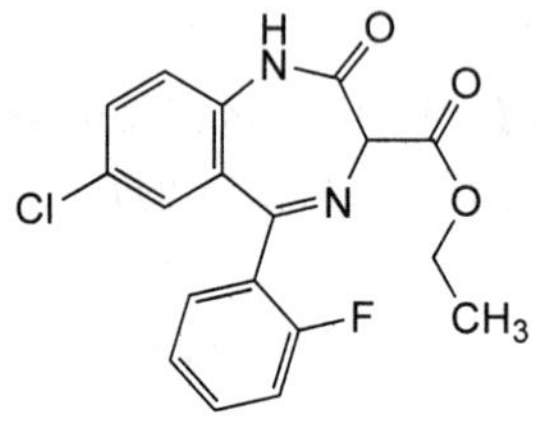

【药理作用】 本品具有抗焦虑、抗惊厥、镇静、催眠及肌肉松弛作用，作用机制相似于地西泮，但其作用强而持久，安全范围大。

【体内过程】 口服自胃肠道吸收，1.5 h达血药峰浓度，血浆 $t_{1/2}$ 为77 h。

【适应证】 用于神经官能症和心身疾病(十二指肠溃疡、慢性胃炎、高血压等)的焦虑状态和焦虑症。

【不良反应】 可见嗜睡、肌无力、健忘，偶见皮疹等。长期用药后停药过快可出现戒断症状。

【剂量与用法】 口服，成人常用量1次/日，2～4 mg/d，视患者年龄和病情而酌情增减。但老年人一日最大剂量为4 mg。

【用药须知】 参见地西泮。

【制剂】 片剂：2 mg。

【贮藏】 密封、室温下贮存。

氟乙西泮
(fletazepam)

【CAS】 34482-99-0

【理化性状】 1. 化学名：7-Chloro-5-(2-fluorophenyl)-1-(2，2，2-trifluoroethyl)-2，3-dihydro-1，4-benzodiazepine

2. 分子式：$C_{17}H_{13}ClF_4N_2$

3. 分子量：356.7

4. 结构式

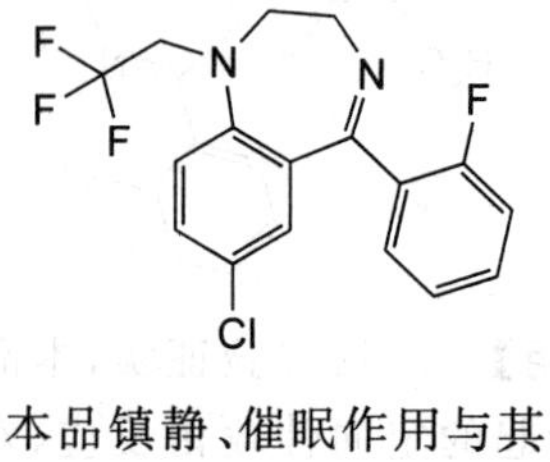

【简介】 本品镇静、催眠作用与其他苯二氮䓬类

药物相似，但肌肉松弛作用强大。

氟地西泮

(fludiazepam)

本品为在日本和中国台湾上市的苯二氮䓬类药物。

别名：Erispan、Fludiazepamum

【CAS】 3900-31-0

【ATC】 N05BA17

【理化性状】 1. 化学名：7-Chloro-5-(2-fluorophenyl)-1-methyl-1*H*-benzo[*e*][1,4]diazepin-2(3*H*)-one

2. 分子式：$C_{16}H_{12}ClFN_2O$

3. 分子量：302.7

4. 结构式

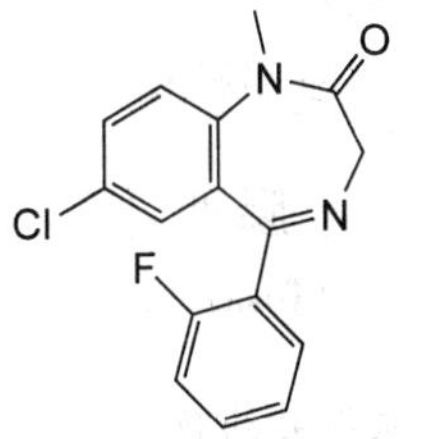

【药理作用】 本品抗焦虑作用及解除紧张作用强，很小剂量(0.75 mg/d)即有效。其抗焦虑作用比地西泮强(约 8 倍)，但镇静、催眠作用比地西泮弱(约为 1/4)。

【体内过程】 健康成人口服一次 0.25 mg，1 h 后达峰值(5.8 ng/ml)，$t_{1/2}$ 约 23 h，血中活性代谢物有 1-脱甲基物，其在血清中浓度的最高值为 1.7 ng/ml。

【适应证】 用于神经官能症时的焦虑、紧张、烦躁、抑郁、易疲劳及睡眠障碍。

【不良反应】 1. 大剂量长期使用，罕见药物依赖性产生。大量或连用过程中急剧停药，罕见痉挛，偶见谵妄、震颤、妄想等戒断症状。

2. 精神分裂症用药可出现兴奋、错乱，偶见困倦、头晕、头痛、头重，罕见振奋、焦躁、震颤、眼调节障碍、复视、谵妄、语言障碍。

3. 罕见黄疸，偶见口渴、食欲缺乏、恶心、嗳气、腹部不适、腹胀、便秘，罕见腹泻、软便、流涎增加、烧心。

4. 偶见皮疹，应停药。偶见疲劳、倦怠、无力感，罕见肌肉松弛。

5. 罕见性欲减退、排尿困难、嘶哑、喉梗塞感、舌尖刺痛感、手麻、出汗、微热、水肿、尿失禁、经前期紧张、毛发脱落。

【禁忌与慎用】 参见地西泮。

【药物相互作用】 与吩噻嗪类、巴比妥类药物等中枢神经抑制药，MAOIs 合用或饮酒会加强本品作用。

【剂量与用法】 口服　0.75 mg/d，分 3 次服，可适当增减。

【用药须知】 参见地西泮。

【制剂】 ①片剂：0.25 mg。②颗粒剂：1 mg/1 g。

【贮藏】 密封、室温下贮存。

氟他唑仑

(flutazolam)

本品为在日本上市的苯二氮䓬类药物。

别名：氟太唑仑、氟噁唑兰、Flutazolamum

【CAS】 27060-91-9

【理化性状】 1. 化学名：10-Chloro-11*b*-(2-fluorophenyl)-7-(2-hydroxyethyl)-3,5-dihydro-2*H*-[1,3]oxazolo[3,2-*d*][1,4]benzodiazepin-6-one

2. 分子式：$C_{19}H_{18}ClFN_2O_3$

3. 分子量：376.8

4. 结构式

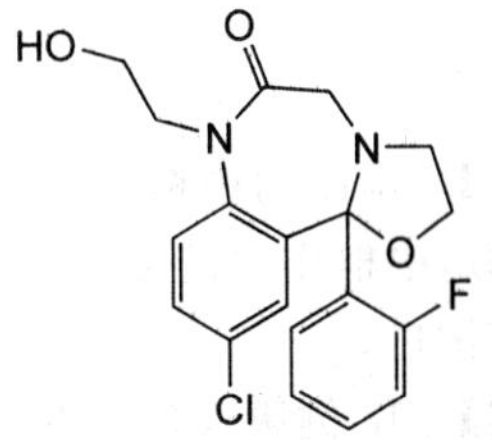

【药理作用】 作用相似于地西泮，抗焦虑作用几乎与地西泮相同，其肌肉松弛作用弱。

【体内过程】 口服后吸收迅速，约 1 h 达血药峰值，组织分布广，脑组织中药物浓度较高，并可通过胎盘屏障和乳汁分泌，消除 $t_{1/2}$ 约 3.5 h，主要通过肝代谢，经肾排泄。

【适应证】 主要用于肠易激综合征、慢性胃炎及胃溃疡、十二指肠溃疡引起的焦虑、紧张及抑郁等。

【不良反应】 常见有困倦、站立不稳、视物模糊、食欲缺乏、口干、血压下降、皮疹等不良反应，偶见转氨酶升高。长期大剂量用药可致依赖性，而突然停药可见戒断症状。

【禁忌与慎用】 1. 妊娠期妇女禁用。

2. 闭角型青光眼、重症肌无力患者禁用。

3. 婴幼儿禁用。

4. 哺乳期妇女使用时应暂停哺乳。

【药物相互作用】 参见地西泮。

【剂量与用法】 口服，通常 12 mg/d，分 3 次服。可根据年龄及病情适当调整剂量。

【用药须知】 老年人用药后易引起精神失常，年老体弱者慎用。

【制剂】 胶囊剂:4 mg。

【贮藏】 密封、室温下贮存。

氟托西泮
(flutoprazepam)

本品为在日本上市的苯二氮䓬类药物。

别名:氟环丙安定、Restas

【CAS】 25967-29-7

【理化性状】 1. 化学名:7-Chloro-1-cyclopropylmethyl-1, 3-dihydro-5-(2-fluorophenyl)-2*H*-1, 4-benzodiazepin-2-one

2. 分子式:$C_{19}H_{16}ClFN_2O$

3. 分子量:342.8

4. 结构式

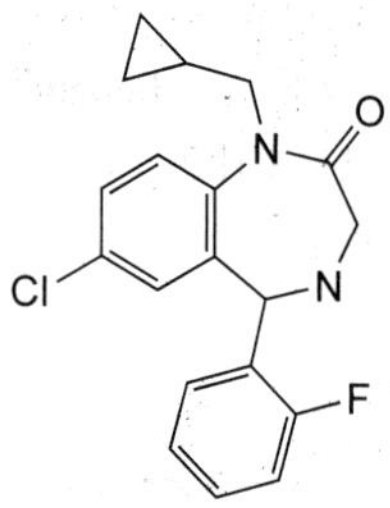

【药理作用】 本品的中枢药理作用与其他苯二氮䓬类药物类似,中枢作用的强度较地西泮强,持续时间长,安全范围广。

【体内过程】 1. 健康人口服本品后血浆内几乎不出现原药,主要为活性代谢物——*N*1 位脱烷基物,其浓度于口服后 4~8 h 达峰值,后渐减少,$t_{1/2}$ 为 190 h。

2. 口服后迅速从肠道吸收,立即分布到各脏器,在大、小鼠的肝、肾、心等分布较多动物实验显示本品可经乳汁排泄。

3. 本品的代谢主要在肝进行 *N*1 位脱烷基化、3 位羟基化、5 位苯基羟基化,在尿液与胆汁中主要以脱烷基-3-羟基物、脱烷基-4′-羟基物的葡糖醛酸结合物排泄,动物口服后 5 d 内总排泄率为 94%~97%。健康人口服后首先排出 3-羟基物,然后排泄脱烷基-3-羟基物。

【适应证】 用于神经官能症的不安、紧张、抑郁、易疲劳及睡眠障碍,心身疾病如高血压、胃及十二指肠溃疡、慢性胃炎或肠易激综合征时的不安、紧张、抑郁、易疲劳及睡眠障碍。

【不良反应】 1. 罕见药物依赖性,须仔细观察,慎用,不可超量,不可突然停药。

2. 偶见步履蹒跚、头晕、难以早起、头痛、头重、眼调节障碍、震颤、失眠、注意力集中困难、忧郁、意识朦胧,AST、ALT、ALP 升高,口渴、胃部不适、恶心、呕吐、食欲缺乏、便秘、腹泻,皮疹,肌肉张力降低而引起易疲劳、乏力、出汗。

3. 罕见尿失禁、尿频、眼睑水肿。

4. 罕见站立时头晕、心动过速、口苦、瘙痒。

【禁忌与慎用】 1. 妊娠期妇女禁用。

2. 闭角型青光眼、重症肌无力患者禁用。

3. 儿童用药的安全性尚未确定。

4. 哺乳期妇女使用时应暂停哺乳。

【药物相互作用】 1. 合用吩噻嗪衍生物、巴比妥类药物、MAOIs 或饮酒可增强本品的作用。

2. 西咪替丁可升高本品的血药浓度。

【剂量与用法】 成人口服 常用量 1 次/日,一次 2~4 mg,视年龄、症状适当增减,老年患者一日最多 4 mg。

【用药须知】 参见地西泮。

【制剂】 片剂:2 mg。

【贮藏】 密封、室温贮存。

膦西泮
(fosazepam)

本品为苯二氮䓬类药物。

【CAS】 35322-07-7

【理化性状】 1. 化学名:7-Chloro-1-(dimethylphosphorylmethyl)-5-phenyl-3*H*-1, 4-benzodiazepin-2-one

2. 分子式:$C_{18}H_{18}ClN_2O_2P$

3. 分子量:360.77

4. 结构式

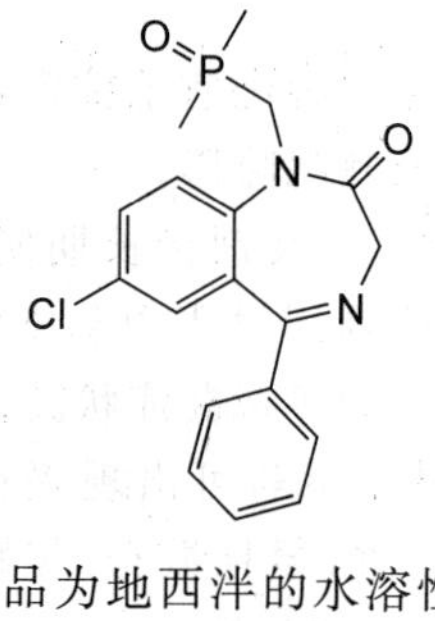

【简介】 本品为地西泮的水溶性盐。

吉达西泮
(gidazepam)

本品为前苏联开发上市的苯二氮䓬类药物。

【CAS】 129186-29-4

【理化性状】 1. 化学名:2-(9-Bromo-3-oxo-6-phenyl-2, 5-diazabicyclo[5.4.0]undeca-5, 8, 10, 12-etraen-2-yl)acetohydrazide

2. 分子式:$C_{17}H_{15}BrN_4O_2$

3. 分子量:387.2

4. 结构式

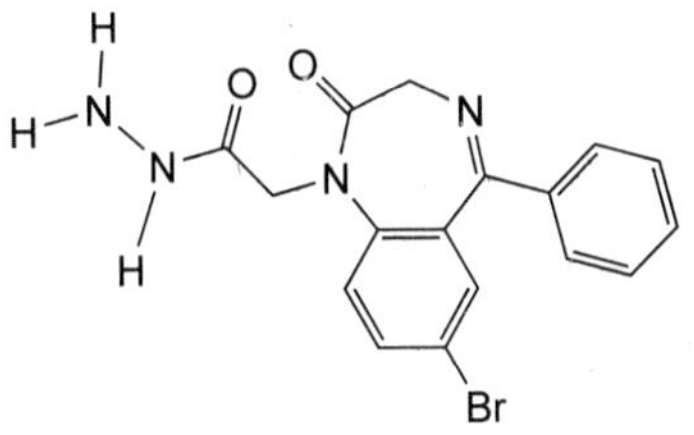

【简介】 本品为选择性催眠药,另外对一些心血管疾病有治疗价值。

吉立索泮
(girisopam)

【CAS】 82230-53-3

【理化性状】 1. 化学名:1-(3-Chlorophenyl)-7,8-dimethoxy-4-methyl-5*H*-2,3-benzodiazepine

2. 分子式:$C_{18}H_{17}ClN_2O_2$

3. 分子量:328.79

4. 结构式

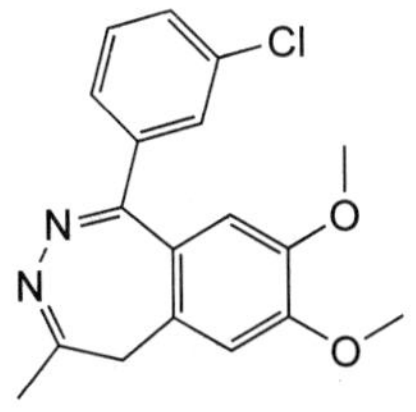

【简介】 本品为选择性催眠药,无镇静、抗惊厥和肌肉松弛作用。

哈拉西泮
(halazepam)

别名:氟乙安定、三氟安定、三氟甲安定、Pacinone、Pasipam、Paxipam

【CAS】 23092-17-3

【ATC】 N05BA13

【理化性状】 1. 化学名:7-Chloro-5-phenyl-1-(2,2,2-trifluoroethyl)-1,3-dihydro-2*H*-1,4-benzodiazepine-2-one

2. 分子式:$C_{17}H_{12}ClF_3N_2O$

3. 分子量:352.7

4. 结构式

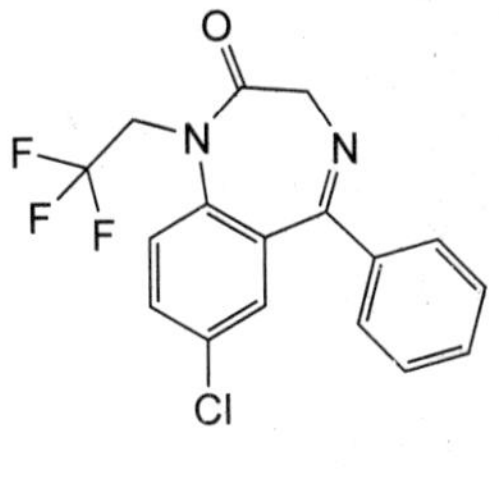

【药理作用】 本品为苯二氮䓬类衍生物,其结构与地西泮和氯氮䓬相似。临床前药理研究表明,本品对焦虑有较好的效果而毒性反应较地西泮和氯氮䓬少,另外还具有催眠、抗惊厥和肌肉松弛作用。

【体内过程】 本品口服吸收良好,达峰时间为1~3 h,主要在肝代谢为有药理活性的*N*-去甲西泮,仅有不足1%的原药随尿液排出。本品的消除$t_{1/2}$约为21 h,其活性代谢产物*N*-去甲西泮的$t_{1/2}$为45 h。

【适应证】 用于焦虑症或焦虑状态的短期治疗,也可用于失眠。

【不良反应】 常见的有困倦、嗜睡,少数有头痛、头晕、精神错乱、震颤、失眠、共济失调、抑郁、低血压、暂时性心动过速或心动过缓、呼吸抑制、口干、食欲缺乏、恶心、呕吐、便秘、腹泻、尿潴留、视物模糊。

【禁忌与慎用】 1. 禁用于对本品过敏者、闭角型青光眼及除焦虑症以外的其他精神障碍。

2. 慎用于肝、肾功能不全患者。

3. 不宜用于妊娠期妇女。

4. 儿童用药的安全性尚未确定。

5. 哺乳期妇女使用时应停止哺乳。

【药物相互作用】 不宜饮酒或同时使用其他中枢神经系统抑制剂。

【剂量与用法】 1. 抗焦虑　每天40~160 mg,分3~4次服。

2. 失眠　睡前0.5 h服20~40 mg。

3. 老年人初始剂量为20 mg/d,1~2次/日,根据临床疗效增加或减少剂量。

【用药须知】 参见地西泮。

【制剂】 ①片剂:20 mg;40 mg。②胶囊剂:5 mg;10 mg。

【贮藏】 密封、室温贮存。

伊氯西泮
(iclazepam)

别名:Clazepam

【CAS】 57916-70-8

【理化性状】 1. 化学名:7-Chloro-1-[2-(cyclopropylmethoxy)ethyl]-5-phenyl-1,3-dihydro-2*H*-1,4-benzodiazepin-2-one

2. 分子式:$C_{21}H_{21}ClN_2O_2$

3. 分子量:368.9

4. 结构式

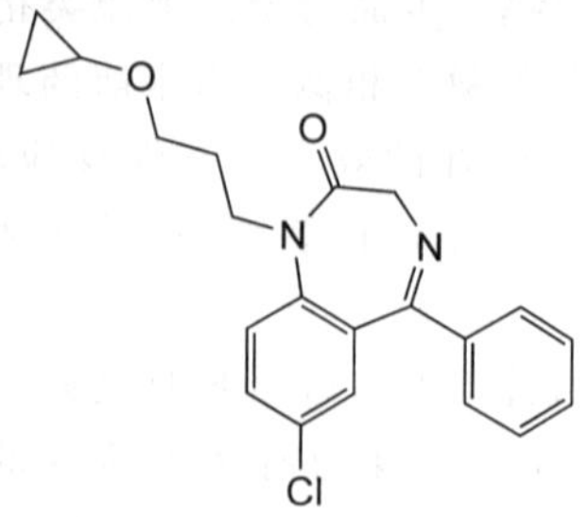

【简介】 本品与氯氮䓬相似。具有催眠和镇静作用。

凯他唑仑

(ketazolam)

别 名：Anseren、Ansieten、Nsietil、Marcen、Sedatival、Sedotime、Solatran、Unakalm

【CAS】 27223-35-4

【ATC】 N05BA10

【理化性状】 1. 化学名：11-Chloro-8,12*b*-dihydro-2,8-dimethyl-12*b*-phenyl-4*H*-[1,3]oxazino[3,2-*d*][1,4]benzodiazepine-4,7(6*H*)-dione

2. 分子式：$C_{20}H_{17}ClN_2O_3$

3. 分子量：368.8

4. 结构式

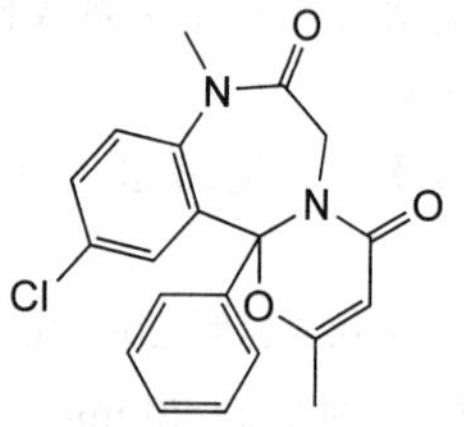

【简介】 本品具有抗焦虑、镇静、肌肉松弛和抗惊厥作用，主要用于治疗神经症的焦虑、紧张、抑郁、恐怖、睡眠障碍，也适用于药物与酒精依赖的戒断反应。可消除焦虑不安。15～60 mg/d，分次口服或睡前1次服。片剂：15 mg；30 mg。

氯芬氮䓬

(lofendazam)

别名：洛芬达占、氯芬氮䓬、洛芬达詹、洛芬扎姆、去甲异安定

【CAS】 29176-29-2

【理化性状】 1. 化学名：8-Chloro-1-phenyl-1,3,4,5-tetrahydro-2*H*-1,5-benzodiazepin-2-one

2. 分子式：$C_{15}H_{13}ClN_2O$

3. 分子量：272.73

4. 结构式

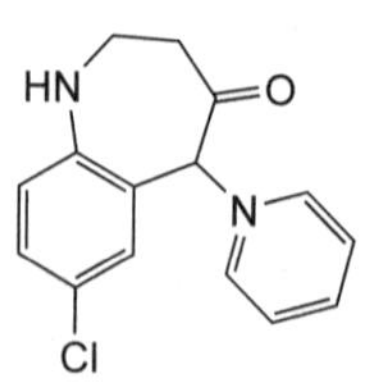

【药理作用】 本品为苯二氮䓬类药物，具有镇静及催眠作用。

氯甲西泮

(lormetazepam)

别名：Evamyl、Loramet、Minias、Noctamid、Noctamide、Nocton、Pronoctan

【CAS】 848-75-9

【ATC】 N05CD06

【理化性状】 1. 化学名：7-Chloro-5-(2-chlorophenyl)-3-hydroxy-1-methyl-1*H*-benzo[*e*][1,4]diazepin-2(3*H*)-one

2. 分子式：$C_{16}H_{12}Cl_2N_2O_2$

3. 分子量：335.2

4. 结构式

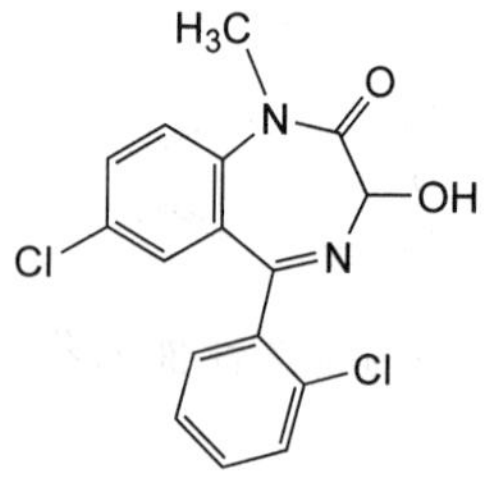

【药理作用】 本品为新的苯二氮䓬类催眠药物。本品的镇静作用、麻醉增强作用及肌肉松弛作用与常用的氟西泮效果相似，毒性甚低。

【适应证】 用于严重失眠的短期治疗。

【不良反应】 可见头晕、嗜睡、意识混乱、视物模糊或复视、步态不稳、健忘、肌无力、头痛、皮疹、腹泻、便秘、恶心、呕吐、腹痛、排尿困难、性欲改变、低血压、血液学异常、黄疸、不安或激惹、梦魇。

【妊娠期安全等级】 D。

【禁忌与慎用】 1. 儿童、对苯二氮䓬类过敏者、急性肺病、呼吸暂停综合征、重度肝功能不全、长期精神病、恐怖症、强迫症、肌无力者禁用。

2. 老年人、虚弱患者、肾功能降低者、肝功能降低者、呼吸系统疾病者、有酗酒或药物滥用史者、人格障碍、抑郁者禁用。

3. 本品可能通过乳汁分泌，不宜用于哺乳期妇女。

4. 妊娠期妇女禁用。

【药物相互作用】 1. 乙醇、抗精神病药、巴比妥

类药物、MAOIs、具有镇静作用的抗组胺药、其他催眠药、强效镇痛药、三环类抗抑郁药可增强本品作用。

2. 茶碱、咖啡因可减弱本品的镇静作用。

【剂量与用法】 0.5～1.5 mg,睡前服。

【用药须知】 参见地西泮。

【制剂】 片剂:0.5 mg。

【贮藏】 密封、室温贮存。

美达西泮

(medazepam)

别名:Nobrium、Rudotel、Raporan、Ansilan、Mezapam

【CAS】 2898-12-6

【ATC】 N05BA03

【理化性状】 1. 化学名:9-Chloro-2-methyl-6-phenyl-2,5-diazabicyclo[5.4.0]undeca-5,8,10,12-tetraene

2. 分子式:$C_{16}H_{15}ClN_2$

3. 分子量:270.8

4. 结构式

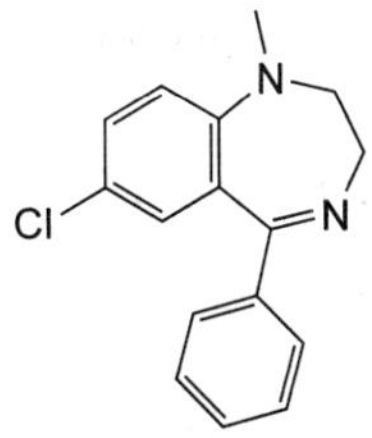

【简介】 本品为长效苯二氮䓬类药物,具镇静、催眠、肌肉松弛和抗惊厥作用。半衰期长达 36～200 h。

美氯西泮

(metaclazepam)

别名:Talis

【CAS】 84031-17-4

【理化性状】 1. 化学名:7-Bromo-5-(2-chlorophenyl)-2-(methoxymethyl)-1-methyl-2,3-dihydro-1*H*-1,4-benzodiazepine

2. 分子式:$C_{18}H_{18}BrClN_2O$

3. 分子量:393.7

4. 结构式

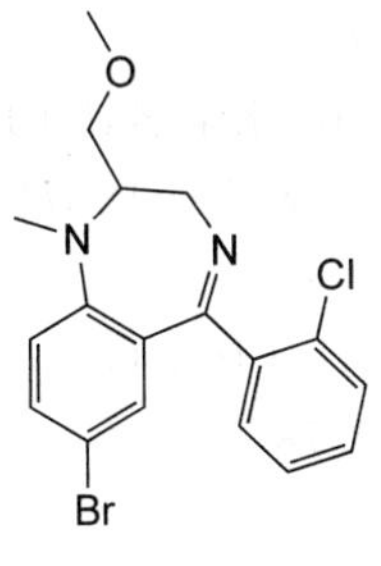

【简介】 本品为选择性苯二氮䓬类药物,主要用于催眠,肌肉松弛和抗惊厥作用较弱。

美沙唑仑

(mexazolam)

别名:Melex、Sedoxil

【理化性状】 1. 化学名:10-Chloro-11 b-(2-chlorop-henyl)-3-methyl-2,3,7,11 b-tetrahydro [1,3]oxazolo [3,2-*d*] [1,4]benzodiazepin-6(5*H*)-one

2. 分子式:$C_{18}H_{16}Cl_2N_2O_2$

3. 分子量:363.2

4. 结构式

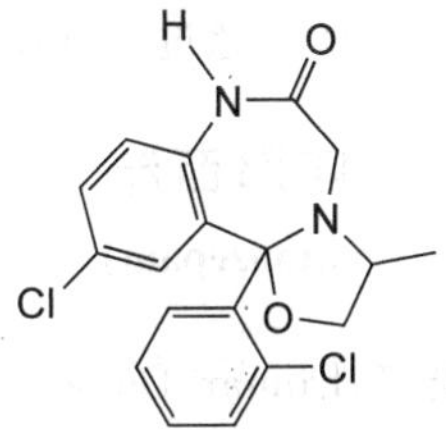

【简介】 本品为苯二氮䓬类药物,治疗数周后丧失抗焦虑活性,可能是因为产生耐受性的原因。本品通过 CYP3A4 代谢,他汀类可抑制本品的代谢。

诺替西泮

(nortetrazepam)

【CAS】 10379-11-0

【理化性状】 1. 化学名:7-Chloro-5-(1-cyclohexen-1-yl)-1,3-dilhydro-2*H*-1,4-benzodiazepin-2-one

2. 分子式:$C_{15}H_{15}ClN_2O$

3. 分子量:274.7

4. 结构式

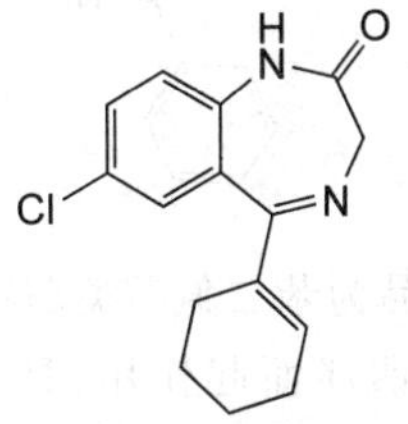

【简介】 本品为苯二氮䓬类药物,是四氢西泮的主要代谢产物。

芬纳西泮

(phenazepam)

本品为前苏联于 1974 年开发上市的苯二氮䓬类药物,现俄罗斯及独联体国家市场上有售。

【CAS】 51753-57-2

【理化性状】 1. 化学名:7-Bromo-5-(2-chlorophenyl)-1,3-dihydro-2*H*-1,4-benzodiazepin-2-one

2. 分子式：$C_{15}H_{10}BrClN_2O$

3. 分子量：349.61

4. 结构式

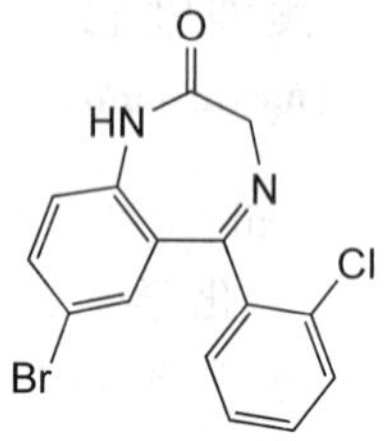

【简介】 本品为苯二氮䓬类药物。用于治疗癫痫、酒精戒断综合征及失眠。不良反应常见打嗝、头晕，突然停药可导致撤药综合征。口服，0.5 mg，2～3次/日，一日最大剂量不超过10 mg。

匹那西泮
(pinazepam)

别名：丙炔安定、Domar、Duna

【CAS】 52463-83-9

【ATC】 N05BA14

【理化性状】 1. 化学名：9-Chloro-6-phenyl-2-prop-2-ynyl-2,5-diazabicyclo[5.4.0]undeca-5,8,10,12-tetraen-3-one

2. 分子式：$C_{18}H_{13}ClN_2O$

3. 分子量：308.8

4. 结构式

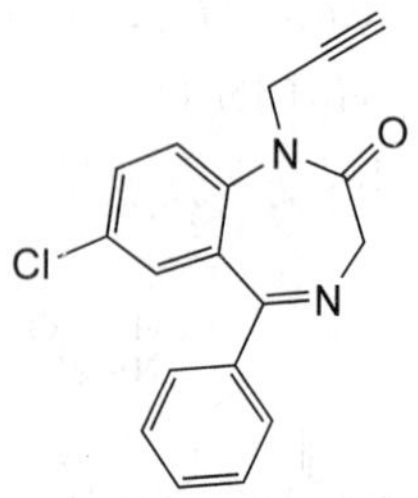

【简介】 本品为苯二氮䓬类药物，在体内代谢为去甲西泮和奥沙西泮而起作用，具有催眠、镇静、抗惊厥及肌松作用。

匹伏西泮
(pivoxazepam)

【CAS】 55299-10-0

【理化性状】 1. 化学名：(*RS*)-7-Chloro-2-oxo-5-phenyl-2,3-dihydro-1*H*-1,4-benzodiazepin-3-yl pivalate

2. 分子式：$C_{20}H_{19}ClN_2O_3$

3. 分子量：370.8

4. 结构式

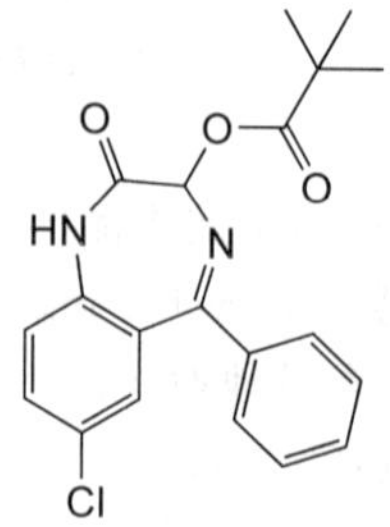

【简介】 本品为奥沙西泮衍生物。具有催眠、镇静作用，吸收快，镇静作用强。

普拉西泮
(prazepam)

别名：Centrac、Centrax、Demetrin、Lysanxia、Mono、Demetrin、Pozapam、Prasepine、Prazene、Reapam、Trepidan

【CAS】 2955-38-6

【ATC】 N05BA11

【理化性状】 1. 化学名：7-Chloro-1-(cyclopropylmethyl)-5-phenyl-1,3-dihydro-2*H*-1,4-benzodiazepin-2-one

2. 分子式：$C_{19}H_{17}ClN_2O$

3. 分子量：324.8

4. 结构式

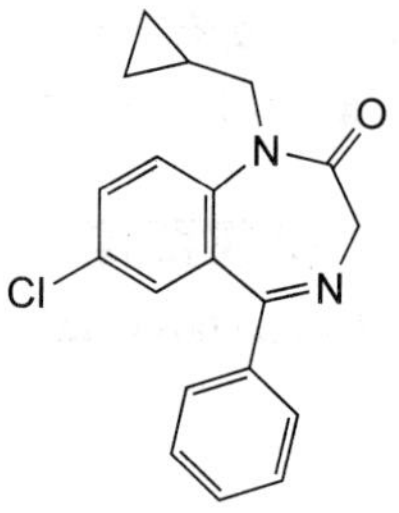

【简介】 作用类似地西泮，为长效的苯二氮䓬类药物去甲西泮的前体。主要用于治疗焦虑、紧张，也用于解除肌张力增高和肌痉挛状态。

丙氟西泮
(proflazepam)

【CAS】 52829-30-8

【理化性状】 1. 化学名：7-Chloro-1-(2,3-dihydroxypropyl)-5-(2-fluorophenyl)-3*H*-1,4-benzodiazepin-2-one

2. 分子式：$C_{18}H_{16}ClFN_2O_3$

3. 分子量：362.78

4. 结构式

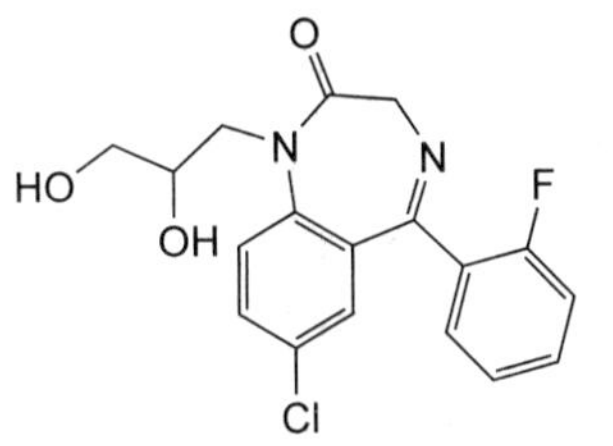

【简介】 本品为苯二氮䓬类药。

瑞氯西泮
(reclazepam)

【CAS】 76053-16-2

【理化性状】 1. 化学名：2-[7-Chloro-5-(2-chlorophenyl)-2,3-dihydro-1*H*-1,4-benzodiazepin-1-yl]-1,3-oxazol-4(5*H*)-one

2. 分子式：$C_{18}H_{13}Cl_2N_3O_2$

3. 分子量：374.2

4. 结构式

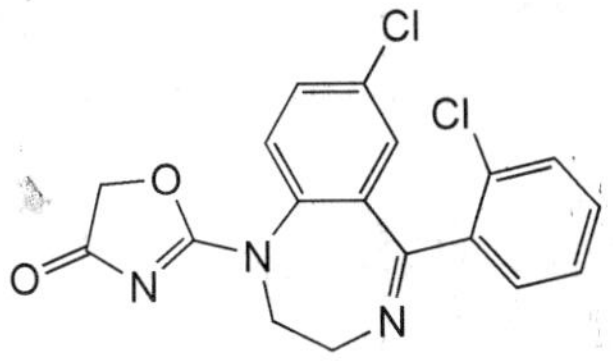

【简介】 本品为短效苯二氮䓬类药，主要用于催眠和镇静。

瑞咪唑仑
(remimazolam)

【CAS】 308242-62-8

【理化性状】 1. 化学名：Methyl 3-[(4*S*)-8-bromo-1-methyl-6-(pyridin-2-yl)-4*H*-imidazo[1,2-*a*][1,4]benzodiazepin-4-yl]propanoate

2. 分子式：$C_{21}H_{19}BrN_4O_2$

3. 分子量：439.3

4. 结构式

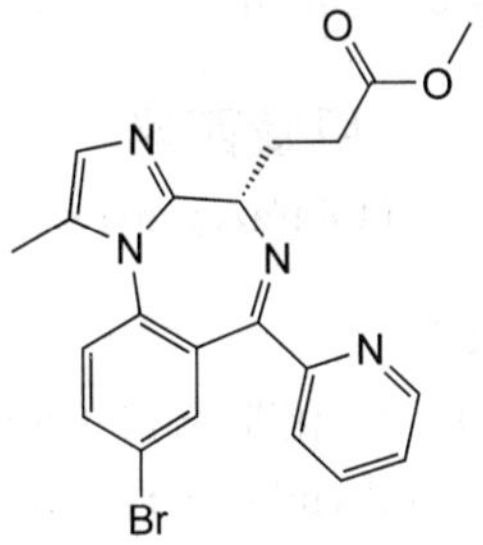

【简介】 本品为是一种新型超短效水溶性苯二氮䓬类衍生物。其镇静作用起效迅速、持续时间短，能迅速被组织酯酶水解为无活性的代谢产物，对心血管和呼吸系统影响小，患者认知能力恢复快且完全。

利马扎封
(rilmazafone)

【CAS】 99593-25-6

【理化性状】 1. 化学名：1-[4-Chloro-2-(2-chlorobenzoyl)phenyl]-5-[(glycylamino)methyl]-*N*,*N*-dimethyl-1*H*-1,2,4-triazole-3-carboxamide

2. 分子式：$C_{21}H_{20}Cl_2N_6O_3$

3. 分子量：475.3

4. 结构式

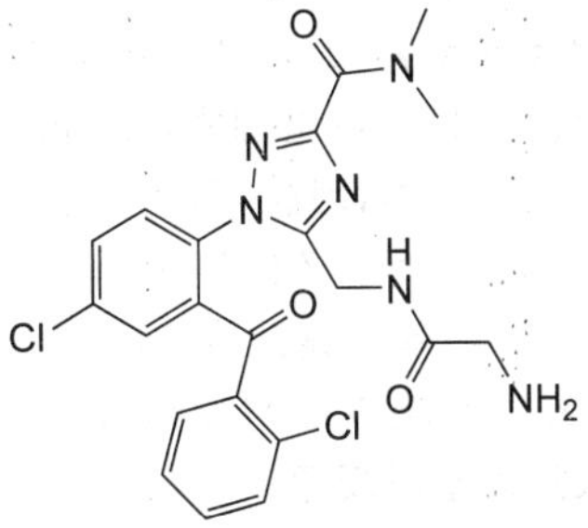

【简介】 本品为在日本上市的一种新型水溶性苯二氮䓬类衍生物。具有镇静、催眠作用。$t_{1/2}$ 为 10.5 h，随尿液排泄。

替马西泮
(temazepam)

别名：羟基安定、甲羟安定、替马安定、Restoril、Levanxol、Enhypnos

【CAS】 846-50-4

【ATC】 N05CD07

【理化性状】 1. 化学名：7-Chloro-1,3-dihydro-3-hydroxy-1-methyl-5-phenyl-1,4-benzodiazepin-2-one

2. 分子式：$C_{16}H_{13}ClN_2O_2$

3. 分子量：300.7

4. 结构式

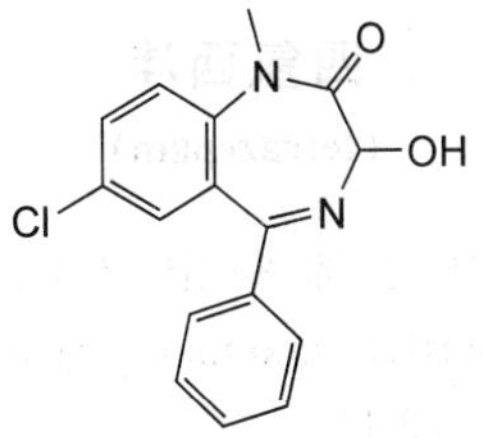

【药理作用】 本品为短效苯二氮䓬类药物，药理作用与地西泮相似，但 $t_{1/2}$ 较短，且在体内主要与葡糖醛酸结合而迅速消除，故日间嗜睡等延续效应较少发生。

【体内过程】 口服易于吸收，30 min 可达血药峰值，约 96%与血浆蛋白结合。$t_{1/2}$ 约为 15 h。在肝内代谢，主要以无活性的葡糖醛酸结合的形式随尿液排出。

【适应证】 主要用于治疗失眠症，也可用于抗焦虑和手术前给药。

【不良反应】 不良反应少，偶见嗜睡和后续效应较长。可有口干无力等，长期使用可产生依赖性。

【妊娠期安全等级】 X。

【禁忌与慎用】 1. 器质性脑病、心肺功能不全、肝肾功能不全、呼吸衰竭慎用。

2. 老年人和儿童易出现反常性反应，如易怒、焦虑、紧张状态等，用药剂量减半。

3. 哺乳期妇女慎用。

【药物相互作用】 1. 乙醇、吗啡衍生物及其他中枢神经系统抑制药，可增加本品中枢抑制作用，甚至呼吸抑制、心脏停搏，因此，不宜合用。

2. 与西咪替丁、西沙必利合用有增加嗜睡的可能。

3. 本品可影响苯妥英钠的血药浓度。

4. 丙磺舒可影响本品与葡糖醛酸结合，使本品代谢减慢，致过度嗜睡现象。

【剂量与用法】 1. 用于催眠 可口服 10～20 mg，睡前服，特殊情况可加量至 40 mg。老年患者 7.5 mg 已足够。

2. 手术前给药 成人 20～40 mg，术前 0.5～1 h 服用。儿童 1 mg/kg，最大剂量 30 mg。

【用药须知】 1. 药物过量可出现嗜睡、慌乱、反射反应减退或消失、呼吸减弱、血压过低等，甚至昏迷。治疗包括血压、心率等的监测，洗胃、输液、吸氧。血液透析没有效果。

2. 肝功能不全时消除 $t_{1/2}$ 轻微延长，肾功能不全须调整剂量。

3. 用药期间不宜从事驾驶、登高等有危险的工作。

【制剂】 ① 胶囊剂：10 mg；20 mg。② 片剂：7.5 mg；10 mg。

【贮藏】 密闭保存。

四氢西泮

(tetrazepam)

别名：甲环己烯安定、Clinoxan、Epsipam、Myolastan、Musaril、Relaxamand、Spasmorelax

【CAS】 10379-14-3

【ATC】 M03BX07

【理化性状】 1. 化学名：7-Chloro-5-cyclohex-1-en-1-yl-1-methyl-1，3-dihydro-2*H*-1，4-benzodiazepin-2-one

2. 分子式：$C_{16}H_{17}ClN_2O$

3. 分子量：288.77

4. 结构式

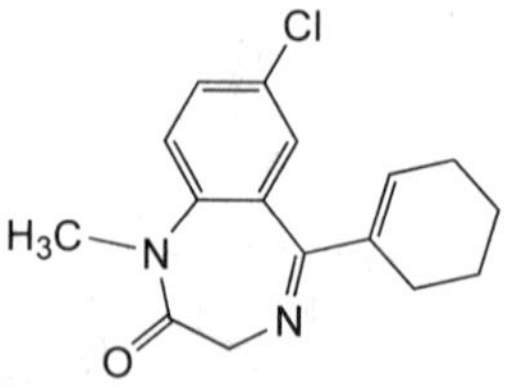

【简介】 本品为苯二氮䓬类药物，主要用于治疗肌痉挛。25～150 mg/d，分次服用，最大剂量不能超过 300 mg/d。本品可引起过敏反应，主要表现为皮疹，也可导致斯-约综合征、中毒性表皮坏死松解症、多形性红斑。

托非索泮

(tofisopam)

别名：Emandaxin、Grandaxin、Sériel

本品为在匈牙利首次上市的苯二氮䓬类药物。

【CAS】 22345-47-7

【ATC】 N05BA23

【理化性状】 1. 化学名：1-(3，4-Dimethoxyphenyl)-5-ethyl-7，8-dimethoxy-4-methyl-5*H*-2，3-benzodiazepine

2. 分子式：$C_{22}H_{26}N_2O_4$

3. 分子量：382.5

4. 结构式

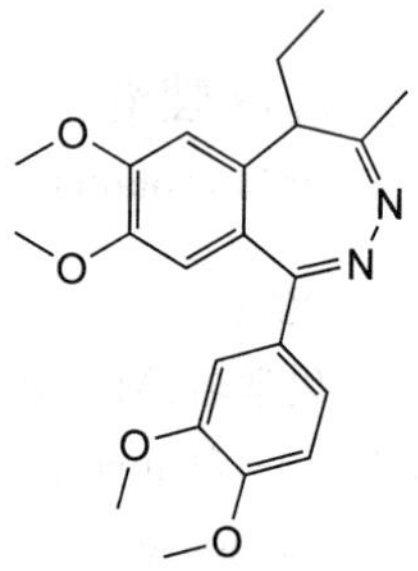

【简介】 本品主要用于抗焦虑，几乎无镇静、抗惊厥和肌肉松弛作用。一次 50 mg，3 次/日，口服；重症患者可用至 300 mg/d。

甲磺西泮

(tolufazepam)

【CAS】 86273-92-9

【理化性状】 1. 化学名：7-Chloro-5-(2-chlorophenyl)-1-[2-(4-methylphenyl)sulfonylethyl]-3*H*-1，4-benzodiazepin-2-one

2. 分子式：$C_{24}H_{20}Cl_2N_2O_3S$

3. 分子量：487.4

4. 结构式

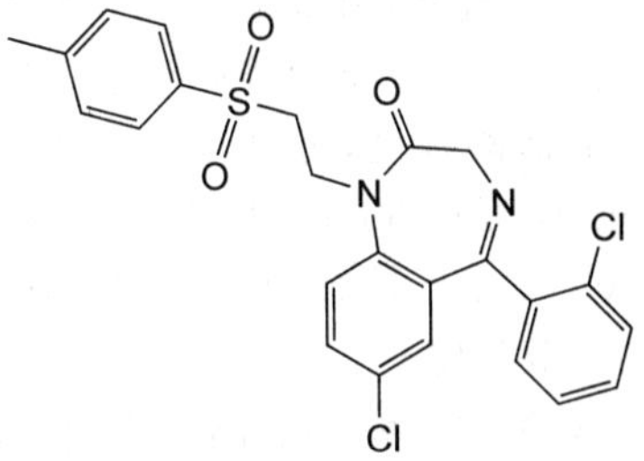

【简介】 本品为苯二氮䓬类药物。

三氟巴占
(triflubazam)

【CAS】 22365-40-8

【理化性状】 1. 化学名：1-Methyl-5-phenyl-7-(trifluoromethyl)-1*H*-1，5-benzodiazepine-2，4(3*H*，5*H*)-dione

2. 分子式：$C_{17}H_{13}F_3N_2O_2$

3. 分子量：334.29

4. 结构式

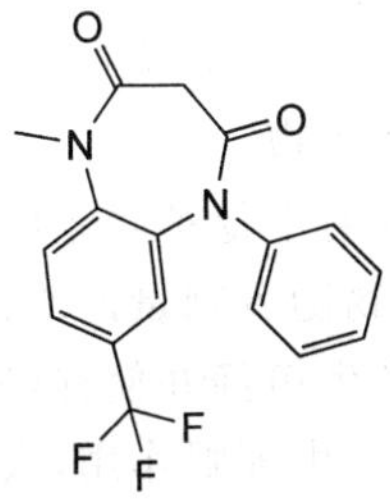

【简介】 本品为氯巴占衍生物，为长效苯二氮䓬类药物。

妥氯西泮
(tuclazepam)

【CAS】 51037-88-8

【理化性状】 1. 化学名：(*RS*)-7-Chloro-5-(2-chlorophenyl)-2，3-dihydro-1-methyl-1*H*-1，4-benzodiazepine-2-methanol

2. 分子式：$C_{17}H_{16}Cl_2N_2O$

3. 分子量：335.2

4. 结构式

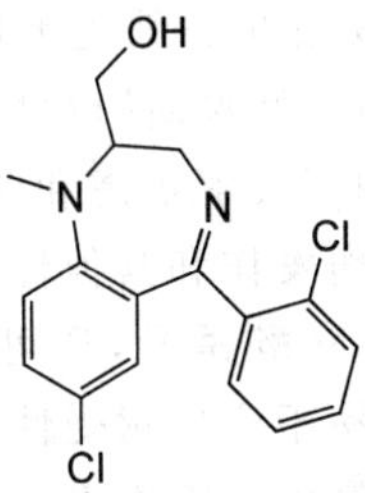

【简介】 本品为苯二氮䓬类药物，主用于镇静和催眠。

乌达西泮
(uldazepam)

【CAS】 28546-58-9

【理化性状】 1. 化学名：(2*Z*)-7-Chloro-5-(2-chlorophenyl)-1，3-dihydro-2*H*-1，4-benzodiazepin-2-one-*O*-allyloxime

2. 分子式：$C_{18}H_{15}Cl_2N_3O$

3. 分子量：360.24

4. 结构式

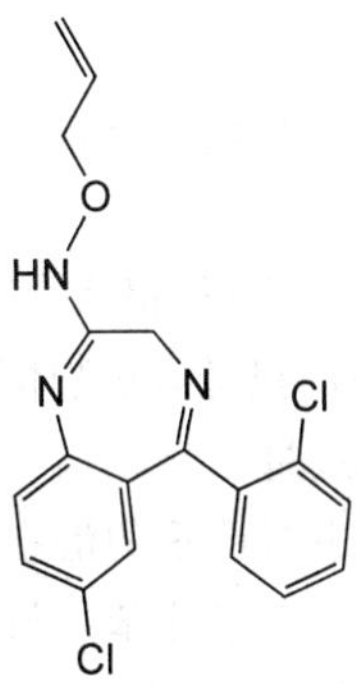

【简介】 本品为苯二氮䓬类药物，主要用于催眠和镇静。

5.3.2 苯二氮䓬类拮抗药

氟马西尼
(flumazenil)

别名：安乃醒、Anexate、Mazicon、Romazicon

本品是咪唑并苯二氮䓬衍生物，为苯二氮䓬类药物的选择性拮抗剂。

【CAS】 78755-81-4

【ATC】 V03AB25

【理化性状】 1. 本品为白色或几乎白色结晶性粉末。极微溶于水，易溶于二氯甲烷，略溶于甲醇。

2. 化学名：Ethyl 8-fluoro-5，6-dihydro-5-methyl-6-oxo-4*H*-imidazo[1，5-*a*][1，4]benzodiazepine-3-carboxylate

3. 分子式：$C_{15}H_{14}FN_3O_3$

4. 分子量：303.3

5. 结构式

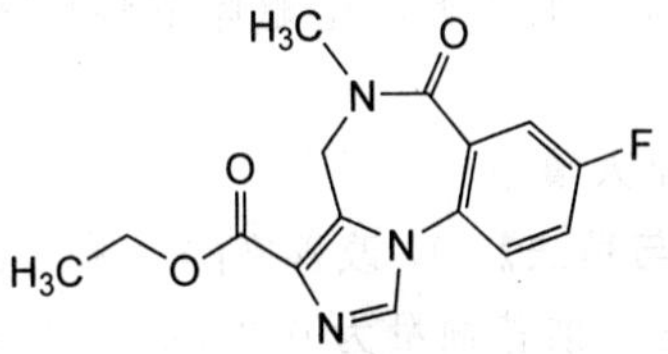

【药理作用】 本品通过与苯二氮䓬受体竞争性结合，起到拮抗苯二氮䓬类药物的中枢神经系统作

用。临床结果表明对80%的患者有改善作用。症状的恢复时间及改善程度与苯二氮䓬类药物的血浓度及本品的剂量有关。为使患者获得更好的改善，须多次给予本品。

【体内过程】 本品静脉注射后1～4 min即起效。在肝内广泛代谢成无活性的游离羧酸并与葡糖醛酸结合后，90%～95%随尿液排出，5%～10%见于粪便中。生物利用度约为20%。$t_{1/2}$为54 min。本品消除快，作用维持时间短。

【适应证】 1. 用于麻醉后，以改善苯二氮䓬类药物引起的精神运动功能障碍和缩短麻醉恢复时间。

2. 用于苯二氮䓬类药物过量的急救及鉴别诊断。

【不良反应】 1. 国外报道，多所医院已有使用本品引起死亡的病例报道，其具体原因如下。

(1) 本品使用过量。

(2) 患者本身患有严重的潜在疾病。

(3) 患者使用了大量非苯二氮䓬类药物(多半是环类抗抑郁药)。从理论上讲，这些都应该是可以避免的。

2. 最常见的严重不良反应是惊厥，因为患者正在依靠苯二氮䓬类对抗癫痫，一旦使用本品，使癫痫更为严重。因此，这类患者不宜使用本品。

3. 注射部位可能出现疼痛、皮疹、血栓性静脉炎。

4. 可见面红、口干、恶心、呕吐、头晕、兴奋、激动、精神错乱，一般症状较轻和短暂。

5. 快速注射偶见焦虑、心悸和恐惧感等。

6. 还可能出现眩晕、呼吸困难、震颤、失眠、情绪不稳定、通气过度、视野缺失、复视、感觉异常、一时性听力障碍、耳鸣、寒战、语言不清、心动过缓、心动过速、高血压和胸痛。

【妊娠期安全等级】 C。

【禁忌与慎用】 1. 尚未明确本品是否可经乳汁分泌，哺乳期妇女慎用。

2. 肝功能不全、头部损伤、药物或酒精依赖者慎用。

3. 对苯二氮䓬类产生躯体依赖性的患者不宜使用。

4. 老年人慎用。

【剂量与用法】 1. 改善麻醉后苯二氮䓬类药物引起的嗜睡　推荐剂量为0.2 mg，至少于15s内静脉注射，如未清醒，60s后再用0.2 mg，如仍需要可间隔60秒重复注射，直至总量达1 mg，偶可达2 mg。

2. 用于苯二氮䓬类中毒的急救　推荐的起始剂量为0.3 mg，至少于30 s内静脉注射。如在60 s内未达到要求的清醒程度，可再注射本品直到清醒或总量达3 mg，偶可达5 mg。如再出现嗜睡，可静脉滴注0.1～0.4 mg/h，滴速根据个体实际调节，直至达到要求的清醒程度。

【用药须知】 1. 本品消除快，作用维持时间短。所以为了使患者达到所希望的清醒状态、维持其有效血药浓度和疗效，常需反复多次给药。

2. 使用本品最需注意的是诱发癫痫，如发生惊厥可用苯二氮䓬类、苯妥英钠或巴比妥类药物对抗。

3. 接受神经节肌肉阻滞剂的患者，应在阻滞作用完全消失后才可使用本品。

4. 本品不能拮抗影响GABA能神经元的药物(如乙醇、巴比妥类药物或全麻药)的中枢神经系统作用，因为这些药物与苯二氮䓬受体无关。

5. 本品也不能逆转类阿片药物的作用。

【制剂】 注射液：0.2 mg/2 ml；0.5 mg/5 ml；1 mg/10 ml。

【贮藏】 避光、贮于室温下。

5.3.3　巴比妥类药物

巴比妥类药物对中枢神经系统可产生不同程度的抑制，同一种药物随着剂量的增加，作用也随之出现变化。小剂量产生镇静并使神经紧张性及兴奋性降低，稍大剂量可产生催眠作用，大剂量则有抗惊厥作用。苯巴比妥尚有抗癫痫作用，还能用于麻醉诱导。本类药物与镇痛药合用时，能减轻患者对疼痛的情绪反应。巴比妥类药物能抑制脑干网状结构上行启动系统，而其作用的出现时间及持续时间则与药物的脂溶性及消除方式有关。根据药物产生持续睡眠的时间，传统上将本类药物分为长效类、中效类、短效类及超短效类。

本类药物不论是常用剂量的长期应用，还是大剂量的短期应用都有可能产生依赖性。依赖性一旦存在，如突然中止给药就可引起特有的戒断综合征，症状出现快，且较严重。因此，应逐渐降低剂量缓慢停药。本类药物可引起嗜睡，服药者不应驾车或操纵机械。

本类药物可致胎儿心脏先天性畸形、面及手发育迟缓、兔唇、腭裂。妊娠期妇女禁用。

本类药物可用于缓解焦虑和紧张、减轻失眠，手术前给药，控制癫痫发作和其他惊厥；与镇痛药合用能缓解疼痛；用作麻醉诱导，还可用于精神病。但是，由于本类药物易于产生耐受性和依赖性，干扰其他药物的代谢，过量可出现中毒反应等缺点，作为催眠镇静药应用已日趋减少。

巴比妥

(barbital)

别名：Barbitone、Veronal、Medinal

【CAS】 57-44-3

【ATC】 N05CA04

【理化性状】 1. 化学名：5,5-Diethylpyrimidine-2,4,6(1*H*,3*H*,5*H*)-trione

2. 分子式：$C_8H_{12}N_2O_3$

3. 分子量：184.19

4. 结构式

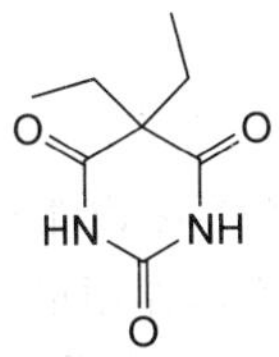

【简介】 本品为首个上市销售的巴比妥类药物，现已少用。

苯巴比妥

(phenobarbital)

别名：鲁米那、Phenobarbitone、Luminal

本品为长效巴比妥类药物。

【CAS】 50-06-6

【ATC】 N03AA02

【理化性状】 1. 本品为白色的结晶性粉末或无色结晶。在水中极微溶解；在乙醇中易溶。在碱性氢氧化物和碳酸盐及铵形成水溶性化合物。

2. 化学名：5-Ethyl-5-phenylbarbituric acid

3. 分子式：$C_{12}H_{12}N_2O_3$

4. 分子量：232.2

5. 结构式

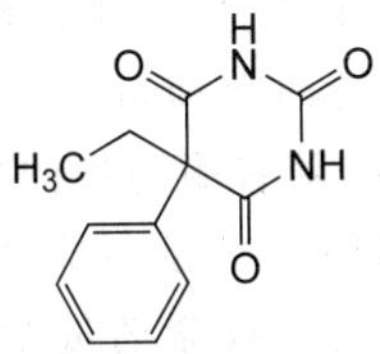

苯巴比妥钠

(phenobarbital sodium)

〖CAS〗 57-30-7

〖理化性状〗 1. 本品为白色、有吸湿性的结晶性粉末。易溶于不含二氧化碳的水（含少量二氧化碳的可能不溶）；溶于乙醇；几乎不溶于二氯甲烷。10%水溶液的 pH 不超过 10.2。

2. 分子式：$C_{12}H_{11}N_2NaO_3$

3. 分子量：254.2

4. 配伍禁忌：苯巴比妥钠与很多药物存在配伍禁忌，苯巴比妥可能从含有苯巴比妥钠混合物沉淀析出。这种沉淀作用取决于浓度和 pH，也取决于存在的其他溶剂。

【药理作用】 1. 本品具有镇静、催眠及抗惊厥作用。能加快入睡，延长睡眠总时间，但常伴有多梦。可用于单纯性失眠与焦虑不安。但作为催眠药，由于其 $t_{1/2}$ 长、蓄积作用及延续效应明显，现已少用，偶用于难治性失眠。

2. 本品常用于癫痫大发作，是重要的抗癫痫药物之一。也用于中枢兴奋药中毒、破伤风、脑炎等引起的惊厥。

3. 本品可诱导肝微粒体葡糖醛酸转移酶，促进胆红素与葡糖醛酸结合，使血浆中胆红素浓度降低，故可治疗新生儿胆红素脑病。

【体内过程】 口服易于吸收，约 45%与血浆蛋白结合，可分布于全身各组织和体液中。因其脂溶性较差，透过血-脑屏障速率低，可能需 1 h 或更长时间方可达到药物有效浓度，故起效慢。仅有部分药物在肝内代谢，在尿的 pH 正常时，约 25%以原药形式随尿液排出。在肾小管可部分重吸收，故消除慢，成人 $t_{1/2}$ 为 90～100 h，存在明显的个体差异。新生儿可明显延长，但儿童明显缩短（65～70 h），本品可透过胎盘屏障，并进入乳汁。其药物治疗浓度为 15～40 μg/ml（65～170 μmol/L）。

【适应证】 用于缓解焦虑和紧张、减轻失眠，手术前给药，控制癫痫发作和其他疾病所致惊厥（如热性惊厥），与镇痛药合用能缓解疼痛，用作麻醉诱导，并可用于精神病。此外，尚可试用于新生儿胆红素脑病、脑卒中引起的惊厥。

【不良反应】 1. 神经系统　常用量可引起嗜睡、头晕和头痛。有些患者（尤其是老年人）则出现兴奋。大剂量急性中毒时则表现为精神错乱、木僵、昏迷、虚脱、呼吸表浅和呼吸衰竭。过量或长期应用本品的慢性中毒可表现为头晕、语言不清、思维能力和判断能力受损、视力障碍。

2. 消化系统　肝炎、肝功能障碍、黄疸等。

3. 血液系统　个别患者可出现白细胞减少、血小板减少和粒细胞缺乏症。长期用药偶可导致叶酸缺乏或低钙血症，发生巨幼红细胞贫血或骨软化症者极少。

4. 循环系统　可有严重呼吸与心血管抑制、低血压和休克，直至肾衰竭和死亡。

5. 皮肤反应　可出现皮疹等变态反应，偶见剥脱性皮炎、多形性红斑及中毒性表皮坏死松解症。

6. 其他反应　久用可产生耐受性和依赖性。突然停药可引起戒断症状，如兴奋、焦虑、震颤，甚至惊厥。

7. 妊娠期妇女用药可致新生儿中毒、药物依赖性及类似维生素 K 缺乏的症状，也有胎儿致畸的报道。

【妊娠期安全等级】 D。

【禁忌与慎用】 1. 对本品过敏者禁用。

2. 严重肺功能不全、支气管哮喘患者禁用。

3. 颅脑损伤致呼吸中枢受抑制患者禁用。

4. 肝、肾功能不全或严重损害的患者慎用或禁用。

5. 卟啉症患者禁用。

6. 儿童与老年患者慎用。

7. 急性或未获控制的疼痛与精神抑郁患者应慎用。

8. 巴比妥类药物可经乳汁分泌，使用本类药物时应暂停哺乳。

【药物相互作用】 大部分报道的、与巴比妥类药物有相互作用的、且有临床意义的药物都涉及苯巴比妥，而其他巴比妥类药物似乎与其相同。当应用多种药物治疗时，要进行一系列相关药物的血药浓度测定。

1. 苯巴比妥可降低香豆素的血浆水平导致抗凝血活性降低。巴比妥类药物可以诱导肝微粒体酶，导致代谢增加，降低口服抗凝血药(华法林、醋硝香豆素、双香豆素、苯丙香豆素)的作用。如果有巴比妥类药物加入治疗或者停药，抗凝治疗稳定的患者可能需要调整抗凝血药物的剂量。

2. 巴比妥类药物可能通过诱导肝微粒体酶升高外源性皮质激素的代谢。当有巴比妥类药物加入治疗或停药时，正在接受稳定的皮质激素治疗的患者需要调整剂量。

3. 苯巴比妥可干扰灰黄霉素的口服吸收，从而降低其血浆水平。灰黄霉素血药浓度下降对治疗的影响虽尚未确定，但还是尽量避免合用巴比妥类药物。

4. 在巴比妥类药物停药两周后还能缩短多西环素的 $t_{1/2}$，其机制可能是通过诱导抗生素代谢的肝微粒体酶造成的。如果同时给予苯巴比妥和多西环素，应密切监测多西环素的临床效应。

5. 巴比妥类药物对苯妥英的代谢影响似乎是不一致的。一些研究者报道有促进作用，而另一些研究者报道却说没有影响。因为巴比妥类药物对苯妥英的代谢影响不可预测，如果同时服用，应更频繁的监测苯妥英和巴比妥类药物的血药浓度。丙戊酸钠和丙戊酸会降低巴比妥类药物的代谢，因此，应监测巴比妥类药物的血药浓度，并根据监测结果进行适当的剂量调整。

6. 合用其他中枢神经系统抑制药，如其他镇静药、催眠药、抗组胺药、乙醇，可能产生协同作用。

7. MAOIs 可能因为抑制巴比妥类药物的代谢，从而延长巴比妥类药物的作用时间。

8. 雌二醇经苯巴比妥预处理或与苯巴比妥合用会通过增加前者的代谢而降低其效果。目前，已经有报道指出，口服避孕药并同时服用抗癫痫药(如苯巴比妥)的妇女意外妊娠。因此建议服用苯巴比妥的妇女选择其他的避孕方法。

9. 减弱阿司匹林、保泰松的抗炎止痛作用。

10. 甘露醇、尿素等渗透性利尿药可促进巴比妥类药物的排泄，以尿素的作用最甚。

11. 活性炭是巴比妥类药物的有效吸附剂，合用时可使后者吸收显著减少。在后者中毒时可用前者解毒。

12. 双硫仑可抑制巴比妥类药物的代谢失活，使后者产生毒性反应。

【剂量与用法】 1. 镇静　成人口服 15～30 mg，1～3 次/日。

2. 催眠　成人 60～100 mg，睡前服。

3. 抗惊厥　成人给予 100～200 mg，肌内注射或缓慢静脉注射，必要时 6 h 后重复一次。儿童使用 3～5 mg/kg，肌内注射或缓慢静脉注射。注射剂临用前加灭菌注射用水适量使溶解，静脉注射时速度不超过 60 mg/min。

4. 抗癫痫　一次 100～200 mg，必要时可 4～6 h 重复一次。

5. 麻醉前给药　术前 0.5～1 h 肌内注射 100～200 mg。

【用药须知】 1. 巴比妥类药物为管制药品，可能会导致成瘾性，长期大剂量连续应用可能会产生心理和生理依赖性，随着耐药性的加剧，用药量接近中毒剂量；耐受的最大剂量不能超过常用剂量的 3 倍。此时，治疗剂量与致命剂量相差无几。所以应该谨慎应用，尤其是对有自杀倾向的抑郁症患者或有药物滥用史的患者。

巴比妥类药物的急性中毒症状包括步态不稳、口齿不清、持续性眼球震颤。慢性中毒的迹象包括精神错乱、判断力差、烦躁不安、失眠、躯体失调。

巴比妥类药物依赖的症状与慢性酒精中毒相似。如果一个人一定程度上出现醉酒状态，如果与其血液中的酒精含量不成比例，可以怀疑其是否应用了巴比妥类药物。如果摄入了酒精，巴比妥类药物的致死剂量也会大大降低。

巴比妥类药物戒断症状可以是严重的，还可能会导致死亡。轻微的戒断症状可能会出现在最后服用此类药物的8～12 h后。这些症状通常以下述顺序出现：焦虑、肌肉抽搐、手和手指震颤、渐进无力、头晕、视觉感知失真、恶心、呕吐，失眠、直立性低血压。突然停药的主要戒断症状（抽搐、谵妄）可能会在16 h内发生，并持续长达5 d。经过约15 d，戒断症状逐渐减弱。酗酒和滥用阿片类药物的人容易对巴比妥类药物产生滥用和依赖，而镇静药和安非他明滥用者也会对巴比妥类药物产生滥用和依赖。

巴比妥类药物的依赖源于超过治疗剂量的药物的反复和长期应用。其依赖特点包括：

（1）一种强烈的继续用药的愿望和需要。

（2）剂量增加的趋势。

（3）药物精神依赖的影响关系到个人主观意识和欣赏能力。

（4）身体需要保持一定的药物水平，药物停用时就会产生明显、具有典型特点的自身戒断综合征。

巴比妥类药物依赖的治疗包括用药的谨慎和逐步减量，患者可以使用多个不同的戒断方案予以消除依赖，但是所有的方案花费的时间都较长。一种方法是用30 mg苯巴比妥来代替患者所服用的100～200 mg的其他巴比妥类药物，每天苯巴比妥的服用量不得超过600 mg，分3～4次给药。戒断症状会发生在治疗的第1天，除了口服给药，也可肌内注射100～200 mg苯巴比妥。应用苯巴比妥稳定后，随着戒断治疗平缓顺利地进行，一日总剂量减少30 mg。该方案的修改因素包括患者开始治疗时的剂量和减少日剂量时患者的耐受程度。

婴幼儿身体依赖巴比妥类药物，可给予苯巴比妥3～10 mg/(kg・d)。戒断症状（多动、睡眠不安、震颤、反射亢进）缓解后，苯巴比妥的用量应逐渐减少，且在2周内完全停药。

2. 老年人或体弱者应用巴比妥类药物可能会产生显著的兴奋、抑郁、思维混乱。一些人反复应用巴比妥类药物会产生兴奋，而非抑郁。

3. 肝功能不全患者应用巴比妥类药物应谨慎且开始用药时应减少剂量，有肝昏迷迹象的患者禁用。

4. 在治疗癫痫时，即使给予很小的日剂量，突然停用本品也可能会导致癫痫持续状态。

5. 当肾病、心脏病、呼吸功能疾病、重症肌无力、黏液性水肿患者应用本品时应控制好剂量。为减少急性或慢性过量的可能性，任何时候都应该给予最小的有效剂量。

6. 本品可能通过酶诱导作用增加维生素D的代谢从而增加维生素D的需求，但极少有长期使用巴比妥类药物造成佝偻病和骨软化症的报道。

7. 胎儿在子宫内暴露于抗惊厥药物，可导致新生儿在早期由于凝血功能缺陷出现出血症状。所以应给予临产妇女或新生儿维生素K。

8. 长期应用巴比妥类药物的患者需要定期进行造血系统、肾、肝等器官的化验检查。

9. 急、慢性疼痛患者服用本品会掩盖病情。

10. 妊娠期妇女使用可对胎儿造成伤害，妊娠期最后3个月接受巴比妥类药物，婴儿出生后可发生戒断症状。如在妊娠期服用该类药物或在服用该类药物期间怀孕，患者应知晓对胎儿的潜在伤害。

11. 催眠剂量的巴比妥类药物不会明显抑制子宫的活动，麻醉剂量的药物会降低子宫的收缩力和收缩频率，分娩时应用镇静催眠药可能导致新生儿的呼吸抑制，早产儿特别容易受巴比妥类药物影响而产生镇静作用。如果在分娩过程中应用了巴比妥类药物，应配置急救设备。

分娩时，应用产钳和其他治疗干预时，巴比妥类药物的效果数据无法获得。而且，此类药物对儿童以后的生长、发育、机体功能成熟的影响尚不明确。

12. 巴比妥类药物的中毒剂量有很大差别。一般情况下，大多数此类药物口服1 g可以使一个成人产生严重的毒性，2～10 g的此类药物通常可致死。巴比妥类药物中毒可能与酒精中毒、溴化物中毒和各种神经系统疾病混淆。

巴比妥类药物急性过量会表现出中枢神经系统和呼吸系统抑制，进而可能产生潮式呼吸、反射消失、瞳孔轻微收缩（重度中毒者可能会出现麻痹性扩张）、少尿、心动过速、低血压、体温降低和昏迷。可能发生典型的休克综合征（呼吸衰竭、循环衰竭、呼吸停止、死亡）。

极度过量时，大脑中所有的电活动会停止，在这种情况下，一个"水平线"形状的脑电图产生，但这不能等同于临床死亡。这种效果是完全可逆的，除非发生缺氧性损害。如果涉及到精神上的创伤也应该考虑巴比妥类药物中毒的可能性。

可能发生的并发症有肺炎、肺水肿、心律不齐、充血性心力衰竭和肾衰竭。如果肾功能受损，尿毒症可能增加中枢神经系统对巴比妥类药物的敏感性。鉴别诊断应包括低血糖、脑外伤、脑血管意外、痉挛、糖尿病昏迷。

13. 药物过量的治疗方法

（1）开通气道，使用辅助呼气设备并吸氧。

（2）监测生命体征和体液平衡。

(3) 如果患者意识清醒且具有吞咽反射,可用催吐剂催吐,注意防止呕吐物误吸。催吐完成后,给予患者含有30 g活性炭的水溶液。

(4) 如果不能催吐,要进行洗胃,插管时使患者面部朝下。

(5) 如果需要,应进行液体疗法和其他治疗休克的标准疗法。

(6) 如果肾功能正常,利尿可能有助于消除巴比妥类药物。碱化尿液能增加本品和一些巴比妥类药物的肾排泄。

(7) 如果患者无尿或休克,血液透析可用于严重的巴比妥类药物中毒,但这种方法不建议作为常规方法。

(8) 患者应每30 min进行一次翻身。

(9) 若怀疑有肺炎要给予抗生素。

(10) 进行合理的护理,以防止坠积性肺炎、压疮及与意识状态改变相关的其他并发症。

【制剂】 ①片剂:10 mg;15 mg;30 mg;100 mg。②注射剂(粉):100 mg。

【贮藏】 密封保存。

异戊巴比妥

(amobarbital)

别名:阿米妥、Amylbarbitone、Amylad

本品为中效巴比妥类药物催眠药。

【CAS】 57-43-2

【ATC】 N05CA02

【理化性状】 1. 本品为白色结晶性粉末。极微溶于水,易溶于乙醇,可溶于二氯甲烷。可以和氢氧化物、碳酸盐及氨水形成可溶于水的复合物。

2. 化学名:5-Ethyl-5-isopentylbarbituric acid

3. 分子式:$C_{11}H_{18}N_2O_3$

4. 分子量:226.3

5. 结构式

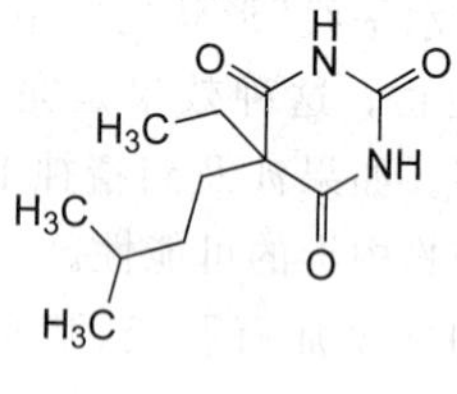

异戊巴比妥钠

(amobarbital sodium)

〖CAS〗 64-43-7

〖理化性状〗 1. 本品为一种白色、易潮解的颗粒状粉末。极易溶于不含二氧化碳的水(一小部分可能不溶),易溶于乙醇。10%水溶液的pH不超过11.0。

2. 分子式:$C_{11}H_{17}N_2NaO_3$

3. 分子量:248.3

4. 配伍禁忌:本品可能会从含有异戊巴比妥制剂中沉淀出来,这取决于浓度和pH。因此,有很多关于本品配伍禁忌的报道,尤其是和酸类及酸性盐。

【药理作用】 本品具有镇静、催眠和抗惊厥作用。脂溶性较强,易透过血-脑屏障,起效较快。口服后45～60 min入睡,可持续睡眠6～8 h。曾用于单纯性失眠、紧张、焦虑不安。因其不良反应及依赖性,现已少用。

【体内过程】 口服易于吸收,分布于全身各组织和体液中。约60%与血浆蛋白结合。主要在肝内代谢,约50%以3-羟基异戊巴比妥,30%以*N*-羟基异戊巴比妥随尿液排出(原药低于1%),约5%随粪便排出。$t_{1/2}$为20～25 h,新生儿明显延长。能透过胎盘,并少量进入乳汁。

【适应证】 1. 用于治疗严重而难治性失眠。

2. 用于控制癫痫持续状态。

3. 用于治疗破伤风、子痫、脑炎、中枢兴奋药中毒引起的惊厥。

【不良反应】 1. 常有嗜睡和运动失调。可有呼吸抑制、胃肠道功能障碍、精神错乱、皮疹等。偶有多形性红斑、剥脱性皮炎、肝炎、胆汁淤积及光敏等变态反应。

2. 超剂量可导致急性中毒,出现昏迷、呼吸及心血管抑制、低血压和休克,直至肾衰竭和死亡。

3. 静脉注射,特别是快速注射可发生低血压、休克、喉痉挛及呼吸暂停。

4. 长期应用可致依赖性,突然停药可产生戒断症状。

【妊娠期安全等级】 D。

【禁忌与慎用】 1. 严重肺功能不全、肝硬化、血卟啉病史、贫血、哮喘史、未控制的糖尿病、对本品过敏者禁用。

2. 老年人、体弱者、儿童慎用。

3. 精神抑郁的患者慎用。

4. 巴比妥类药物可经乳汁分泌,哺乳期妇女使用时应暂停哺乳。

5. 6岁以下小儿的安全性及有效性尚未确定。

【药物相互作用】 参见苯巴比妥。

【剂量与用法】 1. 催眠　成人给予100～200 mg,睡前服。连续应用一般限制在两周。

2. 抗惊厥　成人给予200～500 mg。儿童3～5 mg/kg,肌内注射或缓慢静脉注射。注射剂临用时用灭菌注射用水配成5%～10%溶液,静脉注射时速度不超过60 mg/min。

【用药须知】 参见苯巴比妥钠。

【制剂】 ①片剂：100 mg。②注射剂（粉）：100 mg；250 mg。

【贮藏】 密封保存。

戊巴比妥
(pentobarbital)

别名：Pentobarbitone、Nembutal

本品为中效巴比妥类药物催眠药。

【CAS】 76-74-4

【ATC】 N05CA01

【理化性状】 1. 本品为无色结晶或白色结晶性粉末。极微溶于水，易溶于无水乙醇。它可与强碱氢氧化物、碳酸盐和氨水形成水溶性复合物。

2. 化学名：5-Ethyl-5-(1-methylbutyl) barbituric acid

3. 分子式：$C_{11}H_{18}N_2O_3$

4. 分子量：226.3

5. 结构式

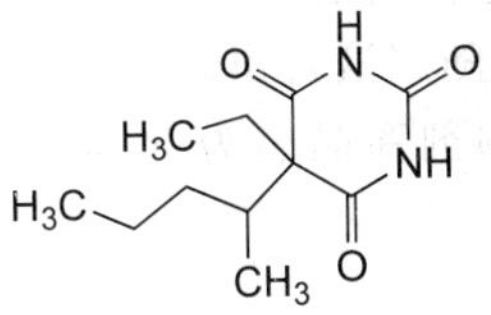

戊巴比妥钙
(pentobarbital calcium)

〖ATC〗 N05CA01

〖理化性状〗 1. 化学名：Calcium 5-ethyl-5-(1-methyl-butyl) barbiturate

2. 分子式：$(C_{11}H_{17}N_2O_3)_2Ca$

3. 分子量：490.6

戊巴比妥钠
(pentobarbital sodium)

〖CAS〗 57-33-0

〖理化性状〗 1. 本品为白色易潮的结晶性粉末。极易溶于水。新鲜配制的 10% 水溶液的 pH 为 9.6～11.0。

2. 化学名：Sodium 5-ethyl-5-(1-methylbutyl) barbiturate

3. 分子式：$C_{11}H_{17}N_2NaO_3$

4. 分子量：248.3

5. 配伍禁忌：有报道本品和许多的其他药物（尤其是酸和酸性盐）不能配伍。

【药理作用】 本品具有镇静、催眠和抗惊厥作用。

【体内过程】 口服易于吸收，60%～70% 与血浆蛋白结合。$t_{1/2}$ 为 15～50 h。主要以代谢物形式随尿液排出。

【适应证】 用作催眠药，也用于麻醉前给药。

【不良反应】 参见苯巴比妥。

【妊娠期安全等级】 D。

【禁忌与慎用】【药物相互作用】 参见苯巴比妥。

【剂量与用法】 1. 用于催眠　口服 100～200 mg，睡前服。

2. 麻醉前给药　于手术当日清晨服 100 mg，必要时术前半小时再服 100 mg。

3. 抗惊厥　深部肌内注射 150～200 mg，儿童 2～6 mg/kg，最大剂量一次 100 mg。或缓慢静脉注射，一次 100 mg，儿童和老年人需减量使用。只有紧急情况下，患者不能口服或采用其他给药方式时，才能静脉注射，注射时应监测患者血压、呼吸及心功能，并准备好心肺复苏所需的设备和除颤仪。

【用药须知】 参见苯巴比妥。

【制剂】 ①片剂：50 mg；100 mg。②注射剂（粉）：100 mg；500 mg。

【贮藏】 密封保存。

司可巴比妥
(secobarbital)

别名：丙烯戊巴比妥、速可眠、速可巴比妥、Quinalbartone、Seconal、Meballymal

本品为短效巴比妥类药物催眠药。

【CAS】 76-73-3

【ATC】 N05CA06

【理化性状】 1. 本品为白色、无定形的或结晶性的无臭粉末。极微溶于水，易溶于乙醇、乙醚和碱金属氢氧化物和碳酸盐的溶液，溶于三氯甲烷，溶于 0.5 mol/L 的氢氧化钠（1∶8.5）。饱和水溶液的 pH 大约是 5.6。

2. 化学名：5-Allyl-5-(1-methylbutyl) barbituric acid

3. 分子式：$C_{12}H_{18}N_2O_3$

4. 分子量：238.3

5. 结构式

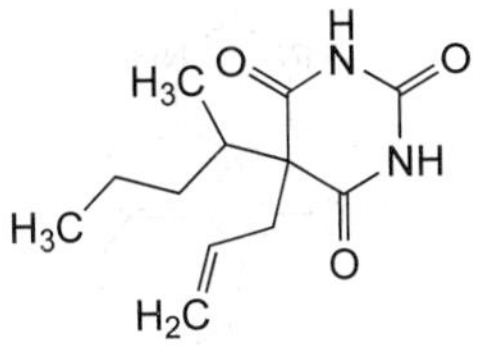

司可巴比妥钠
(secobarbital sodium)

别名：Seconalsodium、Quinlbarbitalsodium、Secogen

〖CAS〗 309-43-3

〖理化性状〗 1. 本品为白色、无臭、易潮解的粉末。极易溶于水，溶于乙醇，几乎不溶于乙醚。10%水溶液的 pH 为 9.7～10.5。溶液在静置时分解，加热可加速分解。

2. 化学名：Sodium 5-allyl-5-(1-methylbutyl)barbiturate

3. 分子式：$C_{12}H_{17}N_2NaO_3$

4. 分子量：260.3

5. 配伍禁忌：本品和许多其他的药物不能配伍，特别是酸和酸性盐。

【药理作用】 起效快，维持时间短。口服 10～15 min 起效，维持 3～4 h。

【体内过程】 口服易于吸收。在肝内经羟化代谢，$t_{1/2}$ 约为 30 h。主要以代谢物形式随尿液排出，尿液中仅有少量原药。

【适应证】 用于失眠症，尤其是入睡困难的患者。

【不良反应】 连续用药会产生耐受性，应用 1～2 周作用明显减低。其他不良反应参见苯巴比妥。

【妊娠期安全等级】 D。

【禁忌与慎用】 参见苯巴比妥。

【药物相互作用】 参见苯巴比妥。

【剂量与用法】 成人口服 100 mg，偶可用至 200 mg，睡前服。

【用药须知】 参见苯巴比妥。

【制剂】 胶囊剂：100 mg。

【贮藏】 密封保存。

环庚比妥
(heptabarb)

别名：Eudan、Medapan、Medomin、Noctyn、Heptabarbitone、Heptabarbital

【CAS】 509-86-4

【ATC】 N05CA11

【理化性状】 1. 化学名：5-Cyclohept-1-en-1-yl-5-ethylpyrimidine-2,4,6(1*H*,3*H*,5*H*)-trione

2. 分子式：$C_{13}H_{18}N_2O_3$

3. 分子量：250.3

4. 结构式

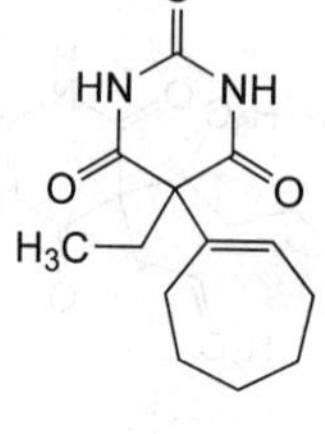

【简介】 本品为巴比妥类药物催眠药。在肝内代谢，$t_{1/2}$ 为 6.1～11.2 h，代谢产物随尿液排出。

环己巴比妥
(cyclobarbital)

别名：环巴比妥、Cyclobarbitol、Cyclobarbitone

【CAS】 143-76-0

【ATC】 N05CA10

【理化性状】 1. 化学名：5-(1-Cyclohexenyl)-5-ethyl-1,3-diazinane-2,4,6-trione

2. 分子式：$C_{12}H_{16}N_2O_3$

3. 分子量：236.27

4. 结构式

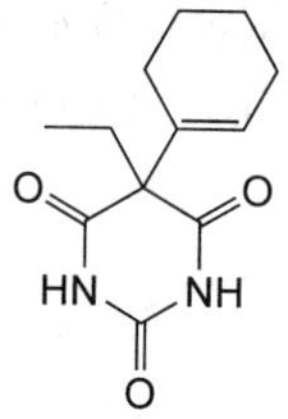

【简介】 本品为巴比妥类药物催眠药。在肝内代谢，代谢产物随尿液排出。本品 100 mg 与地西泮 10 mg 的复方制剂商品名为 Reladorm，在俄罗斯上市销售。

阿洛巴比妥
(allobarbital)

别名：二烯丙巴比妥、Allobarbitone、Cibalgine

【CAS】 52-43-7

【ATC】 N05CA21

【理化性状】 1. 化学名：5,5-Diprop-2-enyl-1,3-diazinane-2,4,6-trione

2. 分子式：$C_{10}H_{12}N_2O_3$

3. 分子量：208.2

4. 结构式

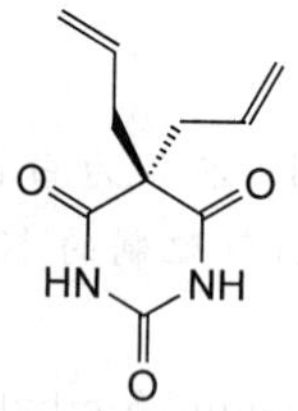

【简介】 本品为巴比妥类药物催眠药。现多与其他药物制成复方制剂，用于镇静催眠。

阿普比妥
(aprobarbital)

别名：Aprobarbitone、Oramon、Somnifaine、Allonal

【CAS】 77-02-1

【ATC】 N05CA05

【理化性状】 1. 化学名：5-Propan-2-yl-5-prop-2-enyl-1,3-diazinane-2,4,6-trione

2. 分子式：$C_{10}H_{14}N_2O_3$

3. 分子量：210.23

4. 结构式

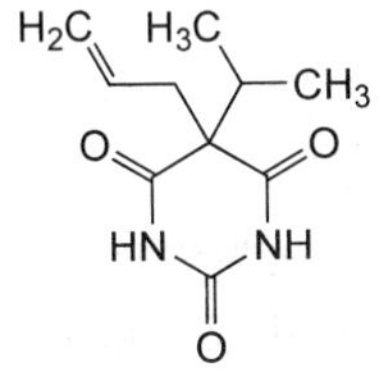

【简介】 本品为巴比妥类药物催眠药。现已少用。

甲苯比妥
(mephobarbital)

别名：Mebaral

本品为巴比妥类药物。

【CAS】 115-38-8

【ATC】 N03AA01

【理化性状】 1. 本品为白色，几乎无臭无味的粉末，微溶于水和乙醇，pK_a为 7.8，熔点 176 ℃。

2. 化学名：5-Ethyl-1-methyl-5-phenylbarbituric acid

3. 分子式：$C_{13}H_{14}N_2O_3$

4. 分子量：246.26

5. 结构式

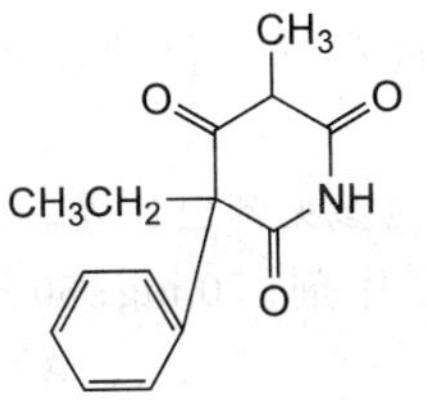

【用药警戒】 1. 如出现过敏反应症状如荨麻疹，呼吸困难，面部、唇、舌或咽喉肿胀，请立即寻求紧急医疗帮助。

2. 如出现严重不良反应，如意识混乱、幻觉、心率减慢或濒死感，请立即就医。

【药理作用】 1. 巴比妥类药物能够产生从兴奋到轻微镇静、催眠、深昏迷及所有程度的中枢神经系统异常状态，过量能导致死亡，足够高剂量的本类药物可诱导麻醉。巴比妥类药物能抑制感觉皮质，减少活动强度，改变小脑功能并产生嗜睡、镇静、催眠。此类药物也是呼吸抑制剂，呼吸抑制的程度依赖于剂量的大小。用催眠剂量产生的呼吸抑制作用与血压、心率都略有降低的生理睡眠所产生的抑制程度相似。

2. 本品能产生很强的镇静和抗惊厥作用，有相对温和的催眠作用，可以减少癫痫大发作和小发作的发病率。本品很少或不会导致嗜睡或精神不振，因此，当用来镇静或抗惊厥时，患者通常会更平静、更愉悦，更好地适应周围环境且不会影响智力。据报道，本品比苯巴比妥产生的镇静作用更弱。

【体内过程】 1. 巴比妥类药物是一种弱酸，吸收后能快速分布到所有的组织和体液中，在脑、肝和肾处有较高浓度，其脂溶性是体内分布的主导因素。约 50%本品的口服剂量从胃肠道吸收。本品治疗剂量的血药浓度尚未确定，$t_{1/2}$也未确定。口服给药后，30～60 min 见效，持续时间为 10～16 h。

2. 巴比妥类药物与血浆和组织蛋白有不同程度的结合，其结合程度与脂溶性相关。

3. 本品的主要代谢途径是经肝微粒体酶去甲基化形成苯巴比妥。苯巴比妥随尿液排出，或进一步代谢为对羟基苯巴比妥，从尿中以葡糖醛酸和硫酸的结合物的形式排出。约 75%单剂量口服的本品在 24 h 之内转化为苯巴比妥。因此，本品长期服用可能导致苯巴比妥在血浆中的积累。在本品长期治疗中，难以确定活性成分是本品还是苯巴比妥。

【适应证】 本品作为镇静药用于缓解焦虑、紧张和恐惧，作为抗惊厥药用于治疗癫痫的大、小发作。

【不良反应】 1. 发生率＞1%的不良反应是嗜睡。

2. 发生率＜1%的不良反应(按器官系统分组，发生率依次减少)为：

(1) 神经系统　激动、精神错乱、痉挛、共济失调、中枢神经系统抑制、梦魇、精神紧张、精神障碍、幻觉、失眠、焦虑、头晕、思维异常。

(2) 呼吸系统　肺换气不足、呼吸骤停。

(3) 心血管系统　心动过缓、低血压、晕厥。

(4) 消化系统　恶心、呕吐、便秘。

3. 其他不良反应包括头痛、过敏反应(血管神经性水肿、皮疹、剥脱性皮炎)发热、肝功能损害、苯巴比妥长期使用后的巨幼细胞贫血。

4. 本品可致药物滥用和依赖性。

【妊娠期安全等级】 D。

【禁忌与慎用】 1. 对巴比妥类药物过敏者和显现或潜在的卟啉病患者禁用。

2. 巴比妥类药物可少量分泌至乳汁中，哺乳期妇女使用时应暂停哺乳。

【剂量与用法】 1. 一般用于成人抗癫痫的剂量

为 400～600 mg/d;5 岁以下儿童,3～4 次/日,一次 16～32 mg;≥5 岁儿童,3～4 次/日,一次 32～64 mg。若癫痫在夜间发作,最好睡前服用本品,若在白天发作则白天服用。

治疗应从小剂量开始,逐步增量至少 4～5 d,直到确定最佳用量。如果患者正服用其他抗癫痫药物,应该在逐步减少其他药物用量的同时增加本品用量,防止因治疗改变而引起癫痫突然发作。同样的,当需要减少至维持剂量或停药时,应该经过 4～5 d 逐步减量。

2. 中老年人或身体虚弱者应降低剂量,因为这些患者可能对巴比妥类药物更为敏感。肾功能不全或者肝病患者应降低剂量。

3. 本品可与苯巴比妥合用,交替应用或同时应用均可。当两种药物同时服用时,用量均为其单独应用的一半左右,具体成人平均日剂量为苯巴比妥 50～100 mg,本品为 200～300 mg。

4. 本品也可与苯妥英钠合用,有些时候联合用药比单独使用任一药物的效果更好,因为苯妥英钠对神经运动型癫痫特别有效,但对于癫痫小发作几乎无效。两者合用时,可降低苯妥英钠的量,但本品应给与全剂量。平均一日 230 mg 苯妥英钠,再加上 600 mg 本品,能得到令人满意的效果。

5. 镇静　成人,3～4 次/日,一次 32～100 mg,最佳剂量为 50 mg;儿童,3～4 次/日,一次 16～32 mg。

【用药须知】 参见苯巴比妥。

【制剂】 片剂:32 mg;50 mg;100 mg。

【贮藏】 密封,避光贮于≤25 ℃。

仲丁比妥

(butabarbital)

别名:仲丁巴比妥、Secbutabarbital、Butisol、

【CAS】 125-40-6

【理化性状】 1. 化学名:5-Butan-2-yl-5-ethyl-1,3-diazinane-2,4,6-trione

2. 分子式:$C_{10}H_{16}N_2O_3$

3. 分子量:212.2

4. 结构式

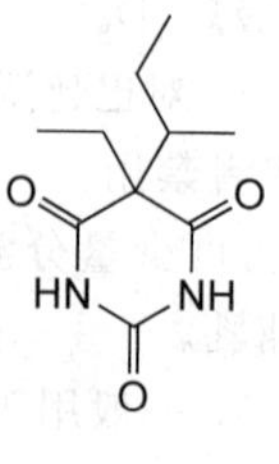

仲丁比妥钠

(butabarbital sodium)

〖CAS〗 43-81-7

〖理化性状〗 1. 本品为白色粉末,味苦,易溶于水和乙醇,几乎不溶于苯和乙醚。

2. 化学名:5-Butan-2-yl-5-ethyl-1,3-diazinane-2,4,6-trione sodium

3. 分子式:$C_{10}H_{14}N_2Na_2O_3$

4. 分子量:256.2

【药理作用】 本品为中效巴比妥类药物。

【体内过程】 口服易于吸收。在肝内代谢,$t_{1/2}$ 约为 100 h。主要以代谢物形式随尿液排出,尿液中几无原药。

【适应证】 用于镇静和催眠。

【不良反应】 不良反应包括激惹、意识混乱、运动功能亢进、共济失调、中枢抑制、梦魇、神经质、精神异常、幻觉、失眠、焦虑、头晕、思维异常、肺换气不足、呼吸暂停、心动过缓、低血压、晕厥、恶心、呕吐、便秘、头痛、过敏反应(血管神经性水肿、皮疹、剥脱性皮炎)、发热、肝损害。长期使用可致依赖性。

【妊娠期安全等级】 D。

【禁忌与慎用】 参见苯巴比妥。

【药物相互作用】 参见苯巴比妥。

【剂量与用法】 1. 镇静　口服,15～30 mg,3 或 4 次/日。

2. 催眠　口服,50～100 mg,睡前服。

3. 术前镇静　口服,50～100 mg,术前 60～90 min 服用。

4. 年老体弱者,肝、肾功能不全患者须降低剂量。

【用药须知】 参见苯巴比妥。

【制剂】 ① 片剂:30 mg;50 mg。② 口服液:30 mg/5 ml。

【贮藏】 密封贮于 20～25 ℃。

依沙比妥

(ethallobarbital)

别名:Butobarbitone、Butethal、Soneryl、Neonal

【CAS】 2373-84-4

【ATC】 N05CA20

【理化性状】 1. 化学名:5-Ethyl-5-prop-2-enyl-1,3-diazinane-2,4,6-trione

2. 分子式:$C_9H_{12}N_2O_3$

3. 分子量:196.2

4. 结构式

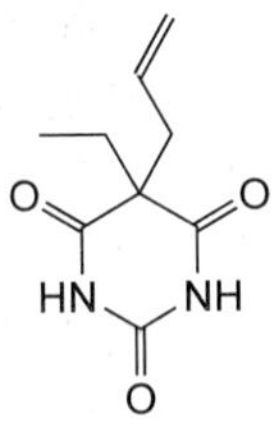

【简介】 本品为巴比妥类药物，主要用于镇静和催眠。

美索比妥
(methohexital)

别名：戊烷巴比妥、Brevital

本品属于速效、强效的巴比妥类麻醉药。

【CAS】 151-83-7；18652-93-2

【ATC】 N01AF01；N05CA15

【理化性状】 1. 本品为白色至浅黄色结晶粉末，无臭，熔点为 92～96 ℃。极微溶于水，微溶于乙醇、三氯甲烷和稀碱性溶液。

2. 化学名：(±)-5-Allyl-1-methyl-5-(1-methylpent-2-ynyl)barbituric acid；1-Methyl-5-(1-methyl-2-pentynyl)-5-(2-propenyl)-2,4,6(1*H*,3*H*,5*H*)-pyrimidinetrione

3. 分子式：$C_{14}H_{18}N_2O_3$

4. 分子量：262.3

5. 结构式

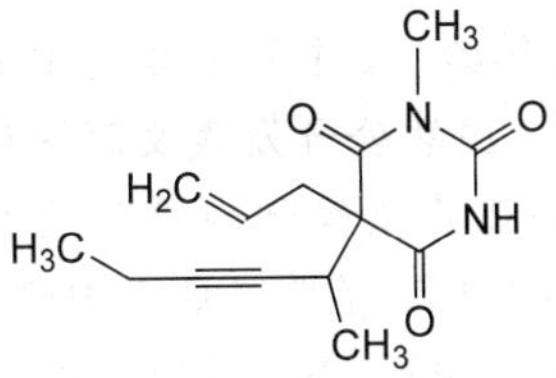

美索比妥钠
(methohexital sodium)

别名：甲己炔巴比妥钠、Brevital Sodium

〖CAS〗 309-36-4；22151-68-4；60634-69-7

〖理化性状〗 1. 本品为白色至近白色粉末，有吸湿性。

2. 分子式：$C_{14}H_{17}N_2NaO_3$

3. 分子量：284.29

4. 配伍禁忌：本品不能与酸性溶液配伍，包括一些抗菌药物、抗精神病药、神经肌肉阻滞剂、抗毒蕈药和镇痛药。常见不能配伍的药物包括硫酸阿托品、盐酸哌替啶、碘甲筒箭毒、枸橼酸芬太尼、硫酸吗啡、乳酸喷他佐辛、氯化琥珀胆碱、氯筒箭毒和复方乳酸钠注射液。应用不含防腐剂的注射液稀释本品，否则会产生沉淀。pH 改变可能导致游离巴比妥沉淀。巴比妥类药物，包括本品钠盐溶液的溶解度，只有在相对高的 pH(碱性)才可保持稳定。

5. 稳定性：本品稀释后在室温下可稳定 6 周，由于本品不含抑菌剂，用葡萄糖或氯化钠稀释后的溶液只能保存 24 h。

【用药警戒】 1. 本品仅能在医院或急救机构内使用，上述机构必须能提供持续监测呼吸(如脉搏血氧测定)及心功能复苏的药品及与年龄相适应的机械通气装置和插管设备，经训练过能使用上述设备并且精通通气技术的人员才有可能立即执行此项急救任务。对于深度镇静的患者，应有专人持续监护，且不应该是上述抢救措施的操作者。

2. 如出现过敏反应的症状和体征(如荨麻疹、呼吸困难、面部、唇、舌及咽喉肿胀)，应立即呼叫紧急救护。

3. 如出现严重不良反应(如注射时严重灼烧感或肿胀、癫痫(惊厥)、麻木或刺痛感、濒死感、心率过快、呼吸无力或浅呼吸、意识混乱、焦虑、麻醉结束后出现情绪不安感)，应立即告知医护人员。

【药理作用】 1. 本品的药效为硫喷妥钠的 2 倍，作用时间为其一半。静脉注射后可快速起效，在 1 个臂脑循环的循环时间(30s 内)内产生意识丧失作用。本品的诱导作用可产生与剂量相关的催眠作用(从轻睡眠发展为意识丧失)和顺行性遗忘症，但无痛觉缺失。巴比妥类药物(如本品、硫喷妥钠)对中枢神经系统发挥作用的确切机制尚未完全阐明。不过，目前认为是通过改变抑制的 $GABA_A$(GABA 是中枢神经系统最主要的抑制性神经递质)受体介导的突触传递，从而增加 γ-氨基丁酸活性有关，至少是部分相关。

2. 本品不作用于骨骼肌，当需要肌肉松弛时必须补充使用吸入麻醉剂或骨骼肌松弛药。巴比妥类药物仅具有轻微的镇痛作用，当存在痛觉应用此类药物时有可能引起兴奋。

【体内过程】 1. 静脉注射本品后，其药动学与硫喷妥钠相似，符合二室模型。给药后快速从血液分布到组织中(类似硫喷妥钠)，但消除相比硫喷妥钠快。

2. 成人常规诱导剂量静脉注射本品后，约在 30s 内发挥作用。对儿童行肌内注射或直肠给药后，其发挥作用(睡眠)的时间分别为 2～10 min 或 5～15 min。单剂量给药后，其作用的持续时间取决于药物在中枢神经系统的重新分布。本品的作用持续时间约为硫喷妥钠的 1/2。直肠给药后的绝对生物利用度约为 17%。

3. 本品在很大程度上不同于其他巴比妥类药物

麻醉药(如硫喷妥钠),并不浓集于脂肪库中。因此,比其他巴比妥类药物的蓄积作用要小,而且恢复迅速。在动物中,本品给药 24 h 后血液中即检测不到。

4. 有数据显示,本品的血药浓度在 3～5 μg/ml 时,50%的患者(EC_{50})中足以产生催眠作用。一些临床医师的经验说法是,本品血药浓度在 5～15 μg/ml 时即可产生麻醉作用。儿童肌内注射 10 mg/kg(5%的注射液),15 min 即达 3 μg/ml 的血药浓度。直肠给药后,本品的血药浓度呈剂量依赖性,当剂量保持一定时,由于进一步稀释,血药浓度趋向升高。直肠给予本品(1%注射液)25 mg/kg 后 15 min,可达 6.9～7.9 μg/ml 的血药浓度。

5. 静脉注射本品后,当即快速分布到全身所有组织和体液中,而脑和肝中则具有高浓度。继而血药浓度就会迅速下降,因为本品乃高脂溶性的药物,分布到全身体液和组织结合部位也包括了脂肪,并且在脑内聚集的高浓度药物亦快速释放而下降。高脂溶性的巴比妥类药物的麻醉效应的结束,更多地取决于重新分布而不是代谢作用。本品与硫喷妥钠相比,很少解离且脂溶性较低,但血浆蛋白结合能力两者却相似。静脉给药后,本品分布容积约为 1.13 L/kg,而稳态分布容积为 1.7 L/kg。本品易于快速通过胎盘屏障。巴比妥类药物分布到乳汁中的浓度比血浆浓度低很多。

6. 本品的消除 $t_{1/2}$ 约为 97 min。在肝中代谢,本品经脱甲基作用和氧化作用代谢。最重要的生物转化途径包括侧链氧化作用,此作用与生物活性结束有关。本品主要通过肾血管小球滤过排泄。

【适应证】 1. 成人

(1) 其他全身麻醉药应用前的静脉内麻醉诱导。

(2) 静脉内麻醉诱导和短时外科手术弱效吸入麻醉药(如氧化亚氮)的辅助麻醉;本品可静脉滴注或间歇静脉注射。

(3) 与其他胃肠外药物(通常为麻醉性镇痛药)合用,作为弱效吸入麻醉药(如氧化亚氮)的辅助麻醉,用于长时间外科手术。

(4) 伴随最低限度的痛性刺激的短时间外科手术、诊断和治疗性操作的静脉麻醉。

(5) 诱导催眠状态。

2. 年龄>1 个月的小儿及儿童

(1) 全身麻醉药使用前的直肠或肌内麻醉诱导。

(2) 直肠或肌内麻醉诱导和短时间外科手术的弱效吸入麻醉药的辅助麻醉。

(3) 伴随最低限度的痛性刺激的短时间外科手术、诊断和治疗性操作的直肠或肌内麻醉。

【不良反应】 1. 与本品有关的不良反应为其药理学效应的延伸,涉及到心血管系统(如循环抑制、血栓性静脉炎、低血压、心动过速、外周血管萎陷、心跳呼吸停止相关的惊厥)、呼吸系统(如呼吸抑制、呼吸暂停,心跳呼吸停止、喉痉挛、支气管痉挛、呃逆、呼吸困难)、神经系统(如骨骼肌震颤、注射部位周围神经损伤、癫痫发作、谵妄、坐立不安、焦虑——尤其在术后痛时)、消化系统(恶心、呕吐、腹痛、肝功能检查异常)、超敏反应(红斑、瘙痒、荨麻疹,过敏反应案例罕有报道),其他(注射部位疼痛、流涎、头痛和鼻炎)。

2. 静脉给药漏于血管外可能引起局部刺激症状,如疼痛、隆起、溃疡、坏死。本品误注入动脉内会产生末端坏疽。接受本品患者有血栓性静脉炎、注射部位周围神经损伤的报道。

【妊娠期安全等级】 B。

【禁忌与慎用】 1. 本品禁用于已存在着全身麻醉禁忌,如潜在的卟啉症,或已知对巴比妥类药物有过敏反应的患者。

2. 哮喘、梗阻性肺部疾病、严重的高血压或低血压、心肌病、充血性心力衰竭、严重贫血或肢端肥大症患者慎用。哮喘持续状态患者应用时尤其要谨慎。

3. 过度劳累或呼吸、循环、肾、肝、内分泌系统功能不全患者应用须谨慎。

4. 因巴比妥类药物可分布到乳汁,哺乳期妇女慎用。

5. 本品在年龄<1 个月的婴儿中的安全性和有效性尚未建立。虽然公开发表文献讨论了儿童的静脉内给药,本品在儿童静脉内给药的安全性和有效性尚未在良好的对照、前瞻性研究中建立。

【药物相互作用】 参见苯巴比妥。

【剂量与用法】 1. 本品可给成人直接静脉注射或连续静脉滴注,>1 个月儿童肌内注射或经直肠给药。

2. 所有途径给予麻醉药均须辅助通气和吸氧装置。因为可能发生心跳呼吸停止,在应用本品期间和使用本品后均应仔细观察患者。年龄和大小合适的复苏设备(如气管内插管和心脏复律装置、氧气、吸痰器和安全的静脉通路)并保证有资格使用上述设备的人员能立即到位。本品通常适用于麻醉前给药,可用于任何经过验证的麻醉前给药法。

3. 本品注射液应当新配制并立即应用。本品配制后的注射液在室温里可保持 24 h 化学稳定。

4. 稀释时不可用含有硫氯酚的稀释剂,首选灭菌注射用水,可选 5%葡萄糖注射液、0.9%氯化钠注射液,禁用乳酸林格注射液。

5. 稀释指导

(1) 配制 1%(10 mg/ml)静脉注射液可直接使用制剂中 500 mg 的规格,用 50 ml 注射液稀释即成,2.5 g 的制剂规格则先用 15 ml 注射液稀释,然后加入到 235 ml 注射液中,使之成为 250 ml。

当 2.5 g 的规格第一步被稀释时,输液管型瓶内被稀释的注射液应为黄色;而在进一步稀释成为 1% 的注射液时,则应为澄明、无色溶液,否则不可使用。

(2) 采用连续静脉滴注麻醉时,可将 500 mg 规格的本品加入到 250 ml 稀释液中配成 0.2%的注射液。按此法稀释时,为了避免低渗性推荐使用 5%葡萄糖注射液或等渗的 0.9%氯化钠注射液代替注射用水。

(3) 肌内给药　管型瓶内的药物可用 500 mg 的规格用以 10 ml 注射用水稀释;2.5 g 的规格则用 50 ml 注射用水稀释,使最终浓度均为 5%。

(4) 直肠给药　管型瓶内的药物可用 500 mg 的规格用以 50 ml 注射用水稀释,2.5 g 的规格则用 250 ml 注射用水稀释,使最终浓度均为 1%。

6. 给药剂量高度个体化。只有熟知本品用量与其他巴比妥类药物麻醉药存在区别的麻醉师才可开具本品。

(1) 成人　本品静脉内给药浓度不超过 1%。高浓度下肌肉运动发生率显著增加,并且可出现呼吸和血压不规则。分两步给药:①麻醉诱导。用 1% 注射液以 1 ml/5 min 的速度给药。可同时给予气态麻醉剂和(或)骨骼肌松弛药,所需的诱导剂量为 50～120 mg,平均约 70 mg,成人通常剂量为 1～1.5 mg/kg,诱导剂量常产生 5～7 min 麻醉;②麻醉维持。通过间歇注射 1%注射液 20～40 mg(1%溶液 2～4 ml),通常每 4～7 min 注射 1 次。或连续静脉滴注,平均给药速度为 0.2% 的注射液 3 ml/min (1 gtt/s)。每个患者的每分钟流量必须个体化。用于较长的外科手术,推荐逐渐降低给药速率。较长手术期间,其他非肠道给药的药物,通常为麻醉性镇痛药,常与本品联合使用。

(2) 儿童　本品 5%的浓度供肌内注射,或以 1%浓度行直肠给药。麻醉诱导时,肌内注射途径的通常剂量范围为 5%注射液 6.6～10 mg/kg;直肠给药时,通常诱导剂量为 1%注射液 25 mg/kg。

【用药须知】 1. 参见苯巴比妥。

2. 如果在注射期间观察到药液外渗,应中止注射直到外渗情况处理后。局部刺激可能起因于外渗。

3. 本品所有的给药途径都会有呃逆,咳嗽和(或)肌肉震颤等不良反应,可能会损伤到肺通气。

4. 诱导麻醉后可能发生暂时的低血压和心动过速。从本品麻醉中恢复迅速而平稳。禁食患者给药,术后恶心和呕吐发生率低。麻醉后战栗只在少数病例中发生。

5. 本品禁用于剖宫产术,但因为其脂溶性和缺乏蛋白结合能力,极易迅速通过胎盘。

6. 在有惊厥活动史尤其部分癫痫发作史的患者中本品可能会引发癫痫发作。无论何种途径给药均有呼吸暂停的报道。

7. 应警示患者,本品麻醉后 8～12 h 可能引起困倦,并可能损伤需要精神高度集中活动的执行能力(如操纵机械、驾驶车辆)。另外,接受本品的门诊治疗的患者出行时须有人陪伴。

【制剂】 注射剂(冻干粉):0.5 g;2.5 g。

【贮藏】 贮于 20～25 ℃。

苯烯比妥

(phenallymal)

别名:Alphenal、Efrodal、Prophenal、Sanudorm

【CAS】 115-43-5

【理化性状】 1. 化学名:5-Phenyl-5-prop-2-enyl-1,3-diazinane-2,4,6-trione

2. 分子式:$C_{13}H_{12}N_2O_3$

3. 分子量:244.2

4. 结构式

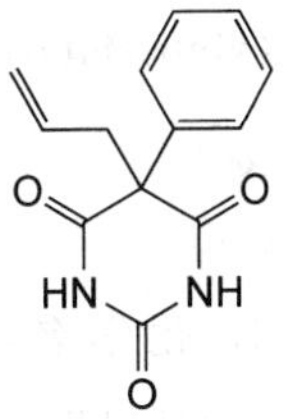

【简介】 本品为巴比妥类药物,用于抗惊厥和抗癫痫。

丙羟比妥

(proxibarbal)

【CAS】 2537-29-3

【ATC】 N05CA22

【理化性状】 1. 化学名:(*RS*)-5-Allyl-5-(2-hydroxypropyl)pyrimidine-2,4,6(1*H*,3*H*,5*H*)-trione

2. 分子式:$C_{10}H_{14}N_2O_4$

3. 分子量:226.2

4. 结构式

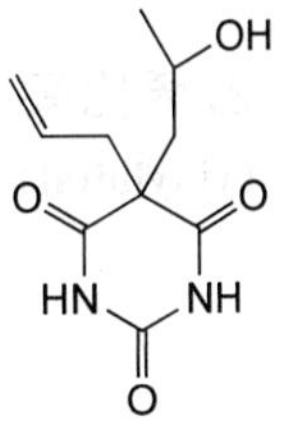

【简介】 本品为巴比妥类药物，用于抗焦虑和偏头痛，几乎无催眠作用。

他布比妥
(talbutal)

本品为异丁巴比妥的同分异构体。

【CAS】 115-44-6

【ATC】 N05CA07

【理化性状】 1. 化学名：(*RS*)-5-Allyl-5-sec-butylpyrimidine-2,4,6(1*H*,3*H*,5*H*)-trione

2. 分子式：$C_{11}H_{16}N_2O_3$

3. 分子量：224.26

4. 结构式

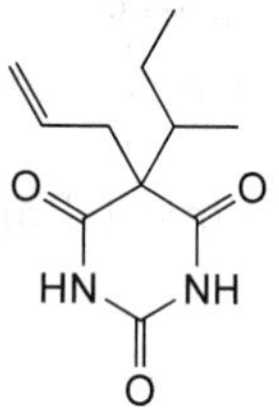

【简介】 本品为中、短效巴比妥类药物，用于镇静和催眠，大剂量可用于麻醉诱导。

戊烯比妥
(vinbarbital)

【CAS】 125-42-8

【ATC】 N05CA09

【理化性状】 1. 化学名：5-Ethyl-5-[(1*E*)-1-methylbut-1-en-1-yl] pyrimidine-2, 4, 6 (1*H*, 3*H*, 5*H*)-trione

2. 分子式：$C_{11}H_{16}N_2O_3$

3. 分子量：224.26

4. 结构式

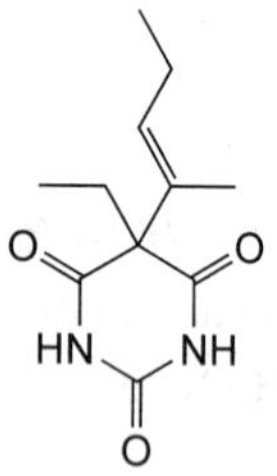

【简介】 本品为中、短效巴比妥类药物。

乙烯比妥
(vinylbital)

别名：butylvinal

【CAS】 2430-49-1

【ATC】 N05CA08

【理化性状】 1. 化学名：5-(1-Methylbutyl)-5-vinylpyrimidine-2,4,6(1*H*,3*H*,5*H*)-trione

2. 分子式：$C_{11}H_{16}N_2O_3$

3. 分子量：224.26

4. 结构式

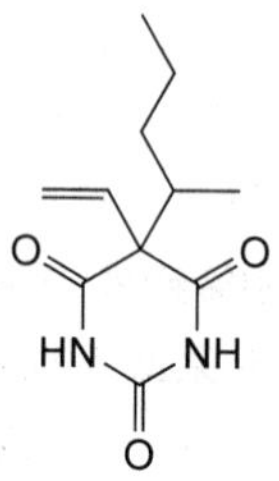

【简介】 本品为巴比妥类药物。

美沙比妥
(metharbital)

别名：Gemonil

【CAS】 50-11-3

【ATC】 N03AA30

【理化性状】 1. 化学名：5,5-Diethyl-1-methylpyrimidine-2,4,6(1*H*,3*H*,5*H*)-trione

2. 分子式：$C_9H_{14}N_2O_3$

3. 分子量：198.2

4. 结构式

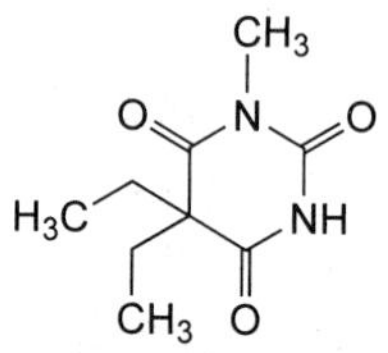

【简介】 本品为巴比妥类药物，在体内肝微粒体酶的作用下转变为巴比妥。其抗癫痫作用比苯巴比妥弱。用于治疗癫痫大发作，治疗婴儿阵挛性肌痉挛有效。口服：成人剂量一次 100～150 mg，3 次/日。儿童，一日 5～15 mg/kg。

5.3.4 氨基甲酸酯类

甲丙氨酯
(meprobamate)

别名：眠尔通、安宁、Miltown、Equanil

本品为丙二醇的衍生物。

【CAS】 57-53-4

【ATC】 N05BC01

【理化性状】 1. 本品为白色或几乎白色的结晶性或无定形性粉末。微溶于水，易溶于乙醇。

2. 化学名：2-Methyl-2-propyltrimethylene dicarbamate

3. 分子式：$C_9H_{18}N_2O_4$

4. 分子量:218.3

5. 结构式

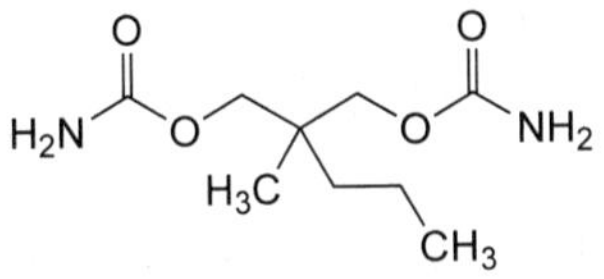

【药理作用】 本品具有抗焦虑、镇静、催眠、抗惊厥和中枢性肌肉松弛作用。治疗剂量时其镇静作用可能是肌肉松弛造成的,而不是直接的作用。因其作用较弱,现基本上已被苯二氮䓬类所替代。由于有较强的肌肉松弛作用,对焦虑症伴有肌肉紧张或急性发作者仍可选用。本品有时可用作肌肉松弛药,单独或与镇痛药合用治疗肌痉挛。

【体内过程】 口服易于吸收,1～3 h 达血药峰值。在体内广泛分布。$t_{1/2}$ 为 6～17 h。在肝内代谢,主要以无活性的羟基代谢物及其葡糖醛酸的结合形式随尿液排出,原药约占服用量的 10%。可透过胎盘屏障,并可在母乳中浓集,约可达到血药浓度的 4 倍。

【适应证】 1. 用于焦虑症与失眠症的短期治疗。

2. 焦虑症伴有肌痉挛。

【不良反应】 1. 嗜睡最常见。可有恶心、呕吐、腹泻、无力、头痛、眩晕、运动失调、视觉障碍、低血压、心动过速等。

2. 偶见皮疹、紫癜、再生障碍性贫血、血小板和粒细胞减少。

3. 超剂量可产生类似巴比妥中毒症状。

4. 久用可产生耐受性和依赖性,突然停药可引起失眠、震颤、运动失调、惊厥等戒断症状。

【妊娠期安全等级】 C。

【禁忌与慎用】 1. 卟啉症患者禁用。

2. 肝、肾、呼吸功能不全患者慎用。

3. 精神抑郁患者慎用。

4. 哺乳期妇女使用时应暂停哺乳。

【药物相互作用】 1. 其他中枢神经抑制药可增强本品的镇静作用。

2. 本品诱导肝药酶,其他通过肝药酶进行代谢的药物可增强作用。

【剂量与用法】 1. 抗焦虑 成人口服 400 mg,3 次/日。6～12 岁儿童:可给予 100～200 mg,2～3 次/日。

2. 催眠 成人口服 200～400 mg,睡前服。

3. 抗惊厥 成人肌内注射或静脉注射 400 mg,必要时 4～6 h 重复给药 1 次。老年患者的剂量不得超过一般成人的 1/2。

【用药须知】 1. 本品可引起嗜睡,受影响的患者不应驾车或操纵机械。

2. 突然停药可产生戒断症状,中止治疗时要逐渐减量。

【制剂】 ①片剂:200 mg。②注射剂(粉):100 mg。

【贮藏】 密封贮存。

依米氨酯

(emylcamate)

别名:艾米氨酯、氨基甲酸己酯、Striatran

本品为丙二醇的衍生物。

【CAS】 78-28-4

【ATC】 N05BC03

【理化性状】 1. 化学名:3-Methyl-3-pentanol carbamate

2. 分子式:$C_7H_{15}NO_2$

3. 分子量:145.2

4. 结构式

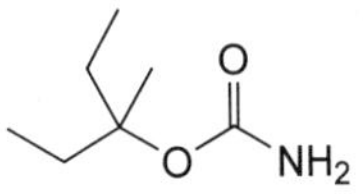

【简介】 作用类似甲丙氨酯,有抗焦虑、镇静和肌肉松弛作用。口服一次 200 mg,3～4 次/日。

炔己蚁胺

(ethinamate)

别名:凡眠特、瓦尔米、Valamin、Valmid

本品为丙二醇的衍生物。

【CAS】 126-52-3

【理化性状】 1. 化学名:(1-Ethynylcyclohexyl) carbamate

2. 分子式:$C_9H_{13}NO_2$

3. 分子量:167.2

4. 结构式

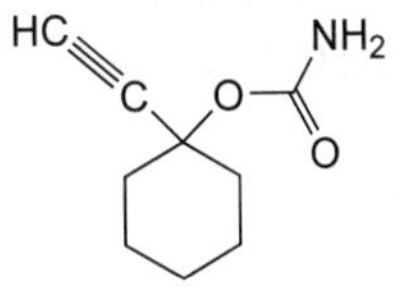

【药理作用】 本品为氨基甲酸酯类衍生物。具有镇静和催眠作用。作用快而维持时间短。

【体内过程】 本品口服后大部分在肝代谢,以葡糖醛酸结合物的形式从尿中排泄。

【适应证】 用于不易入睡者、对巴比妥类药物过敏或有肝病的失眠者。

【不良反应】 可见胃肠道症状,偶见皮疹等过

敏反应

【禁忌与慎用】 儿童、妊娠期妇女、哺乳期妇女慎用。

【剂量与用法】 一次0.5 g，睡前服。

【用药须知】 1. 久用本品可以成瘾。

2. 剂量过大可致心率减慢、血压降低，甚至因呼吸衰竭而死。

【制剂】 片剂：0.5 g。

【贮藏】 密封贮存。

己丙氨酯
(hexapropymate)

本品为丙二醇的衍生物。

【CAS】 358-52-1

【ATC】 N05CM10

【理化性状】 1. 化学名：1-Prop-2-yn-ylcyclohexyl carbamate

2. 分子式：$C_{10}H_{15}NO_2$

3. 分子量：181.23

4. 结构式

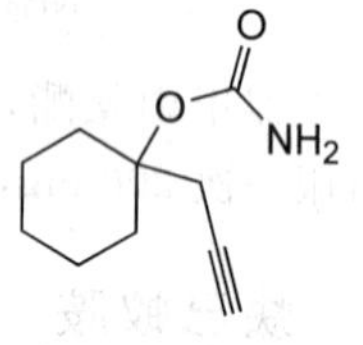

【简介】 本品为氨基甲酸酯类衍生物。曾用于治疗失眠症，现已被安全性更高的药物替代。

苯丙氨酯
(phenprobamate)

别名：强筋松、非氨酯、Felbumate、Gamaquil、Isotonil

本品为丙二醇的衍生物。

【CAS】 673-31-4

【ATC】 M03BA01

【理化性状】 1. 化学名：3-Phenylpropyl carbamate

2. 分子式：$C_{10}H_{13}NO_2$

3. 分子量：179.22

4. 结构式

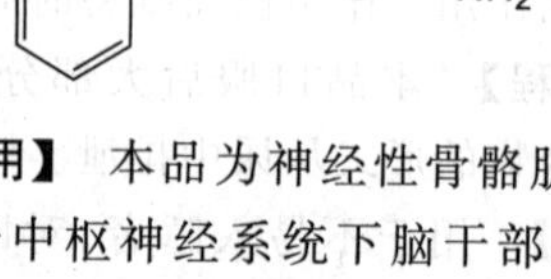

【药理作用】 本品为神经性骨骼肌松弛药及镇静药。作用于中枢神经系统下脑干部，能抑制多突触反射，阻断来自异常兴奋肌肉的神经传导，产生肌肉松弛作用，也作用于大脑皮质高位中枢，具有较弱的安定作用。本品还具有抗炎、镇痛、解热作用，其抗炎、镇痛、解热作用与保泰松相似。

【体内过程】 口服本品吸收快，口服2.4～3.2 g后48 h内7%原药随尿液排出，76%以代谢产物排出，其中76%为马尿酸。

【适应证】 用于一般焦虑及肌肉痉挛、肌肉强直等肌肉异常紧张引起的疼痛。

【不良反应】 偶有嗜睡、头晕、全身乏力、行走不稳、恶心、胃胀、腹痛、胃不适感及胃部钝痛。

【禁忌与慎用】 对本品过敏者禁用。

【剂量与用法】 口服，一次0.2～0.4 g，3次/日。抗焦虑，一次0.4～0.8 g，3次/日。宜饭后服用。

【制剂】 片剂：0.2 g。

【贮藏】 密封贮存。

丙环氨酯
(procymate)

【CAS】 13931-64-1

【理化性状】 1. 化学名：Carbamic acid 1-cyclohexylpropyl ester

2. 分子式：$C_{10}H_{19}O_2$

3. 分子量：185.26

4. 结构式

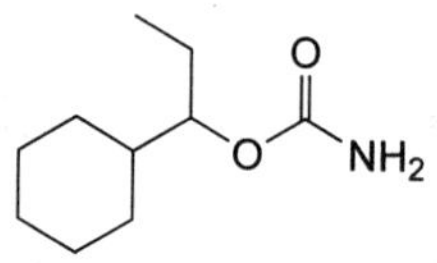

【简介】 本品为丙二醇的衍生物，用于镇静和催眠，剂量800～1200 mg/d。

泰巴氨酯
(tybamate)

【CAS】 4268-36-4

【理化性状】 1. 化学名：[2-(Carbamoyloxymethyl)-2-methylpentyl]*N*-butylcarbamate

2. 分子式：$C_{13}H_{26}N_2O_4$

3. 分子量：274.4

4. 结构式

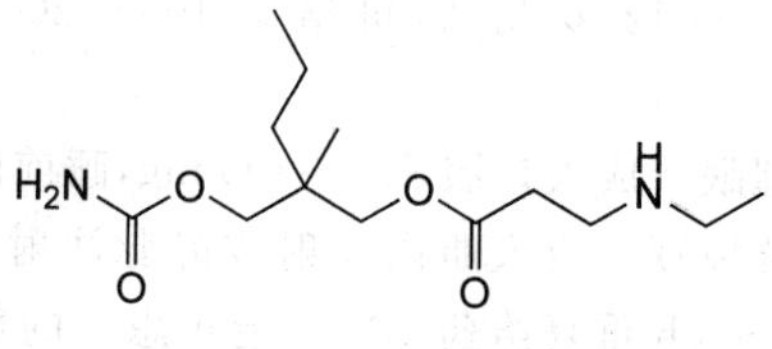

【简介】 本品为甲丙氨酯的前体。

5.3.5　神经活性甾体

醋布洛可
(acebrochol)

【CAS】　514-50-1

【理化性状】　1. 化学名：[(4*S*,6*R*,8*S*,9*S*,10*R*,13*R*,14*S*,17*R*)-4,6-Dibromo-10,13-dimethyl-17-[(2*R*)-6-methylheptan-2-yl]-2,3,4,5,6,7,8,9,11,12,14,15,16,17-tetradecahydro-1*H*-cyclopenta[*a*]phenanthren-3-yl] acetate

2. 分子式：$C_{29}H_{48}Br_2O_2$

3. 分子量：588.4

4. 结构式

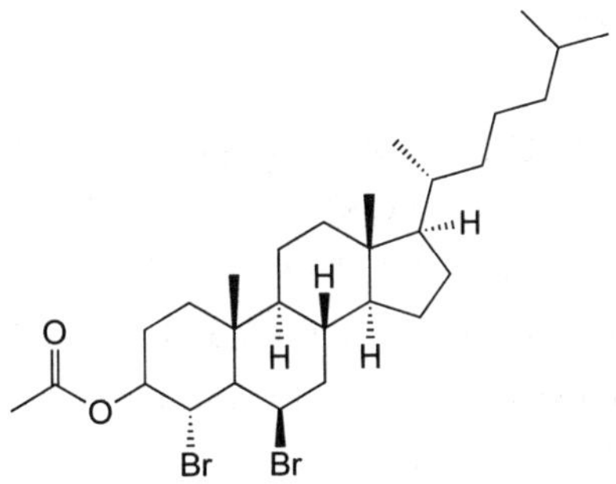

【简介】　本品为甾体类镇静药，用于镇静和催眠。

别孕烯醇酮
(allopregnanolone)

【CAS】　516-54-1

【理化性状】　1. 化学名：1-(3-Hydroxy-10,13-dimethyl-2,3,4,5,6,7,8,9,11,12,14,15,16,17-tetradecahydro-1*H*-cyclopenta[*a*] phenanthren-17-yl)ethanone

2. 分子式：$C_{21}H_{34}O_2$

3. 分子量：318.49

4. 结构式

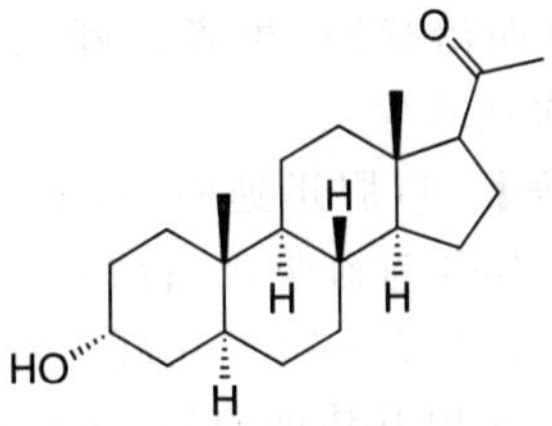

【简介】　本品是甾体类镇静药，为强效 $GABA_A$ 正向别构调节剂，有与苯二氮䓬类相似的镇静、催眠、抗惊厥及肌肉松弛作用。

阿法多龙
(alfadolone)

【CAS】　14107-37-0

【理化性状】　1. 化学名：(3*R*,5*S*,9*S*,14*S*)-3-Hydroxy-17-(2-hydroxyacetyl)-10,13-dimethyl-1,2,3,4,5,6,7,8,9,12,14,15,16,17-tetradecahydrocyclopenta[*a*]phenanthren-11-one

2. 分子式：$C_{21}H_{32}O_4$

3. 分子量：348.5

4. 结构式

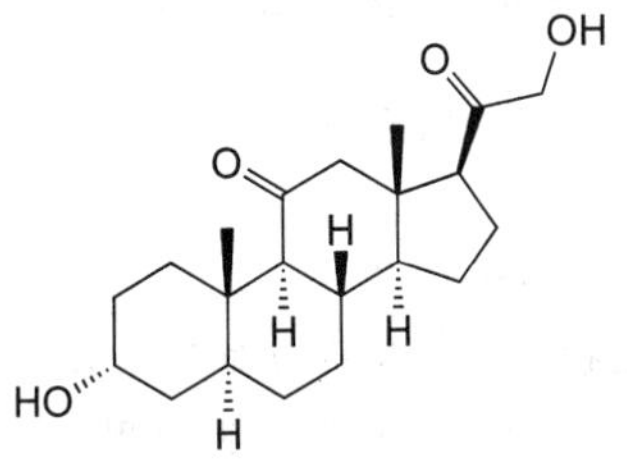

【简介】　本品为甾体类镇静药，是安泰酮(althesin，静脉用短效麻醉药)的成分之一，因严重的药物相互作用而撤市。

乙他诺隆
(eltanolone)

【CAS】　128-20-1

【理化性状】　1. 化学名：5β-Pregnan-3α-ol-20-one

2. 分子式：$C_{21}H_{34}O_2$

3. 分子量：318.5

4. 结构式

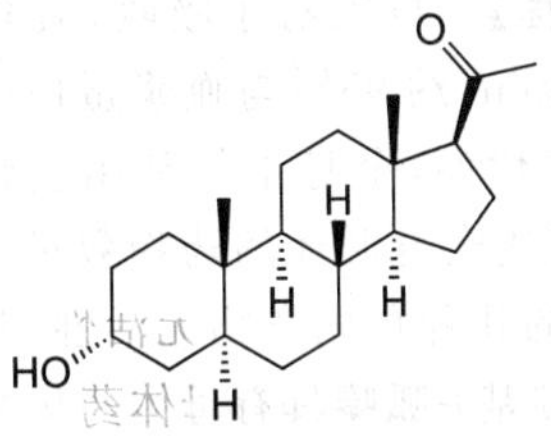

【简介】　本品为甾体类镇静药，是 $GABA_A$ 正向别构调节剂，有与苯二氮䓬类相似的镇静、催眠、抗惊厥及肌肉松弛作用。

5.3.6　其他镇静、催眠及抗焦虑药

丁螺环酮
(buspirone)

【CAS】　36505-84-7

【ATC】　N05BE01

【理化性状】　1. 化学名：8-[4-(4-Pyrimidin-2-ylpiperazin-1-yl)-butyl]-8-azaspiro[4.5]decane-7,9-dione

2. 分子式：$C_{21}H_{31}N_5O_2$

3. 分子量：385.51

4. 结构式

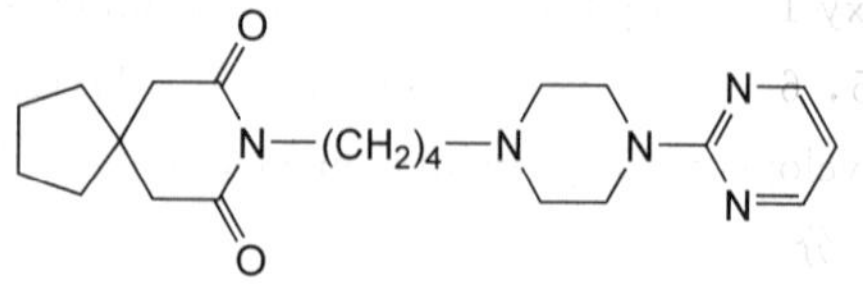

盐酸丁螺环酮

(buspirone hydrochloride)

别名：布斯哌隆、布斯帕、Travin、Buspar、Axoren、Ansicedo

〖CAS〗 33386-08-2

〖理化性状〗 1. 本品为白色或几乎白色的结晶性粉末。具多晶型。易溶于水和甲醇，几乎不溶于丙酮。

2. 化学名：8-[4-(4-Pyrimidin-2-ylpiperazin-1-yl)-butyl]-8-azaspiro[4.5]decane-7,9-dione hydrochloride

3. 分子式：$C_{21}H_{31}N_5O_2 \cdot HCl$

4. 分子量：422.0

【药理作用】 通过与脑内5-HT_{1A}受体的相互作用，影响5-HT_{1A}的神经传递而产生抗焦虑作用，基本上无镇静、抗惊厥和肌肉松弛作用。本品起效较慢，服药1周以上作用才逐渐明显。其优点是较少镇静，无欣快作用，产生依赖性的可能性也较小。

【体内过程】 口服易于吸收，血药浓度达峰时间为60～90 min，约95%与血浆蛋白结合。由于存在广泛的首关代谢，全身生物利用度较低。进食时服药可增加到达全身循环的药物数量。本品在肝内代谢，所产生的几种羟化产物无活性，其氧化去烷基产物1-(2-嘧啶基)-哌嗪具有母体药物20%～25%的抗焦虑效力。$t_{1/2}$为2～4 h。主要以代谢物形式随尿和粪便排出。

【适应证】 用于治疗焦虑症。

【不良反应】 可见眩晕、头痛、神经过敏、兴奋、感觉异常、睡眠障碍、恶心、胸痛、耳鸣、咽喉炎、鼻充血等。

【妊娠期安全等级】 B。

【禁忌与慎用】 1. 肝肾疾病患者慎用或禁用。

2. 对本品过敏者、癫痫患者禁用。

3. 动物实验显示本品可经乳汁排泄，哺乳期妇女使用时应暂停哺乳。

【药物相互作用】 1. 本品合用其他具有神经抑制作用的药物(如乙醇)可增强抑制作用。

2. 本品合用MAOIs可致高血压，禁止合用。

【剂量与用法】 开始口服5 mg，2～3次/日。此后，需要时可每隔2～3 d增加5 mg。推荐的最大日剂量为45 mg，分次服。

【用药须知】 1. 本品与苯二氮䓬类无交叉耐受性，亦不阻断其停药戒断症状，因此，在用丁螺环酮治疗前应逐渐停用苯二氮䓬类药物。

2. 使用本品期间不可驾车或操纵机械。

【制剂】 片剂：5 mg；10 mg。

【贮藏】 密封贮存。

佐匹克隆

(zopiclone)

别名：吡嗪哌酯、Imovane

本品为环吡咯酮化合物。

【CAS】 43200-80-2

【ATC】 N05CF01

【理化性状】 1. 本品为白色或淡黄色的粉末。几乎不溶于水和乙醇，略溶于丙酮，易溶于二氯甲烷。能溶解于稀释的无机酸。

2. 化学名：6-(5-Chloro-2-pyridyl)-6,7-dihydro-7-oxo-5*H*-pyrrolo[3,4-*b*]pyrazin-5-yl 4-methylpiperazine-1-carboxylate

3. 分子式：$C_{17}H_{17}ClN_6O_3$

4. 分子量：388.8

5. 结构式

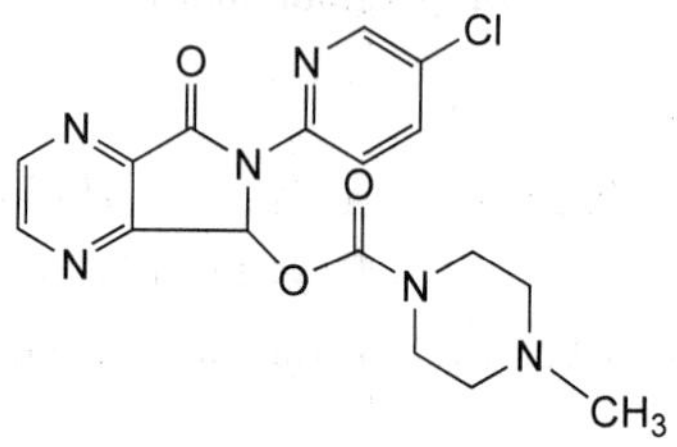

【药理作用】 本品与苯二氮䓬类相似，具有镇静、催眠、抗焦虑、抗惊厥和肌肉松弛作用，其作用机制是增强脑内γ-氨基丁酸(GABA)的活性。本品用于失眠症的短期治疗时，患者入睡快，睡眠时间延长，夜间觉醒次数减少。

【体内过程】 口服迅速吸收，血药浓度达峰时间为1.4 h，约45%与血浆蛋白结合，并迅速分布全身各组织。$t_{1/2}$为3.5～6 h。在肝内代谢，有2个主要代谢产物：N-去甲基佐匹克隆(无活性)和N-氧化物(有一定活性)，主要随尿液排出。本品可在唾液中排出，故有苦味感。

【适应证】 用于失眠症的短期治疗。

【不良反应】 1. 可见口苦、口干、乏力、嗜睡、头晕、头痛、恶心、呕吐、肌无力、遗忘和精神紊乱。

2. 长期应用可致依赖性，突然停药可出现戒断症状，如轻度激动、焦虑、反跳性失眠等。

【禁忌与慎用】 1. 对本品过敏者、妊娠期妇女禁用。

2. 呼吸功能不全与重症肌无力患者禁用。

3. 15 岁以下儿童不宜使用。

4. 脑器质性障碍及肝肾功能不全患者慎用。

5. 本品在乳汁中浓度较高，哺乳期妇女使用时应暂停哺乳。

6. 15 岁以下儿童不宜使用本品。

【药物相互作用】 参见地西泮。

【剂量与用法】 成人口服 7.5 mg，睡前服，严重病例可能需要 15 mg。老年人及肝功能不全患者治疗时应从 3.75 mg 开始。

【用药须知】 1. 与苯二氮䓬类相似，本品具有潜在的包括依赖性在内的不良反应，因此，其应用期限一般仍限制在 4 周。

2. 服用本品后应避免驾驶车辆或操纵机器。

【制剂】 片剂：7.5 mg。

【贮藏】 密封、避光贮存。

右佐匹克隆

(eszopiclone)

别名：艾司佐匹克隆、Lunesta

本品为佐匹克隆的右旋体。

【CAS】 138729-47-2

【ATC】 N05CF04

【理化性状】 1. 为白色至淡黄色结晶性粉末。无臭、味苦，易溶于二甲亚砜或氯，较易溶于冰醋酸或无水醋酸，难溶于甲醇、乙腈、丙酮或乙醇，极难溶于乙醚或异丙醇，几乎不溶于水

2. 化学名：(+)-(5*S*)-6-(5-chloropyridin-2-yl)-7-oxo-6,7-dihydro-5*H*-pyrrolo[3,4-*b*] pyrazin-5-yl 4-methylpiperazine-1-carboxylate

3. 分子式：$C_{17}H_{17}ClN_6O_3$

4. 分子量：388.8

5. 结构式

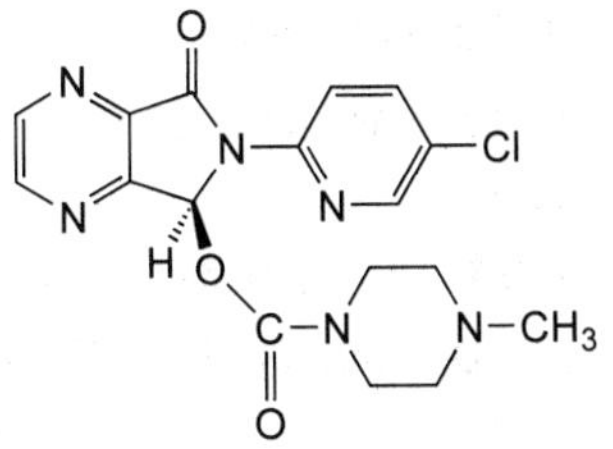

【药理作用】 本品是佐匹克隆的右旋体，作用机制可参见佐匹克隆。

【体内过程】 1. 吸收　口服本品后快速被吸收，约经 1 h 达到血药峰值。健康成人服用高脂食物后口服 3 mg 本品，药时曲线下面积(AUC)未发生变化，平均 C_{max} 降低 21%，T_{max} 延迟 1 h。$t_{1/2}$ 未发生变化，大约为 6 h。若在进食高脂食物过程中和之后立即服用本品，本品诱导睡眠作用可能会降低。

2. 分布　血浆蛋白结合率低，为 52%～59%。血液和血浆浓度的比值<1，提示本品非红细胞选择性摄取。

3. 代谢　口服后，本品通过氧化与去甲基化代谢。主要血浆代谢物为 *N*-氧化右佐匹克隆与 *N*-去甲基右佐匹克隆。*N*-去甲基右佐匹克隆与 GABA 受体结合率远低于右佐匹克隆，*N*-氧化右佐匹克隆与 GABA 受体结合不紧密。体外实验显示本品的代谢与 CYP3A4 与 CYP2 E1 相关。本品对 CYP1A2、2A6、2 C9、2 C19、2 D6、2 E1、3A4 无抑制作用。

4. 排泄　口服吸收后，本品的消除 $t_{1/2}$ 大约为 6 h。口服消旋佐匹克隆，剂量的 75% 以代谢物的形式随尿液排出。本品的消除与佐匹克隆相似，<10% 口服剂量的本品以原药随尿液排泄。

5. 与成人相比，65 岁以上的患者 AUC 增加 41%，$t_{1/2}$ 大约为 9 h，C_{max} 未发生明显变化。

6. 重度肝功能不全患者暴露量较正常者增加 2 倍。

【适应证】 用于失眠症的短期治疗。

【不良反应】 主要不良反应为口苦和头晕，其他如瞌睡、乏力、恶心和呕吐等轻度消化系统和中枢神经系统的不良反应一般持续时间短，症状轻微，不会影响受试者的生活和功能，可自行缓解，停药后症状即可消失。

【妊娠期安全等级】 C。

【禁忌与慎用】 1. 对本品及其成分过敏者、失代偿的呼吸功能不全患者、重症肌无力、重症睡眠呼吸暂停综合征患者禁用。

2. 尚未明确本品是否可经乳汁分泌，哺乳期妇女慎用。

3. 18 岁以下儿童用药的安全性及有效性尚未确立。

【药物相互作用】 1. 与神经肌肉阻滞药、中枢神经抑制药合用，镇静作用增强。

2. 甲氧氯普胺可升高本品的血药浓度。

3. 卡马西平可使本品的血药峰值升高，而卡马西平的血药峰值降低。

4. 红霉素可增加本品的 AUC 和 $t_{1/2}$，并伴有精神运动障碍。

5. 阿托品、利福平可使本品的血药浓度降低。

6. 与苯二氮䓬类催眠药合用可增加戒断症状。

【剂量与用法】 1. 本品应个体化给药，成人推荐起始剂量为入睡前 2 mg，由于 3 mg 可以更有效地延长睡眠时间，可根据临床要求起始剂量可以增加到 3 mg。

2. 主诉入睡困难的老年患者推荐起始剂量为睡前 1 mg，必要时可增加到 2 mg；睡眠维持障碍的老年患者推荐剂量为入睡前 2 mg。

3. 重度肝功能不全的患者应慎重使用本品，初始剂量为 1 mg。

4. 与 CYP3A4 强抑制剂合用，本品初始剂量不应＞1 mg，必要时可增加至 2 mg。

【用药须知】 1. 本品过量服用可导致深睡甚至昏迷。

2. 用药时间不宜过长，一般不超过 4 周，可间断使用。

3. 用药期间不宜驾车或从事机械操作。停药时须逐渐减量。

4. 用药期间禁止饮酒。

【制剂】 片剂：2 mg。

【贮藏】 密封、避光贮存。

唑吡坦
(zolpidem)

本品为咪唑并吡啶化合物。

【CAS】 82626-48-0

【ATC】 N05CF02

【理化性状】 1. 化学名：*N*, *N*-Dimethyl-2-(6-methyl-2-*p*-tolylimidazo[1,2-*a*]pyridin-3-yl)acetamide

2. 分子式：$C_{19}H_{21}N_3O$

3. 分子量：307.39

4. 结构式

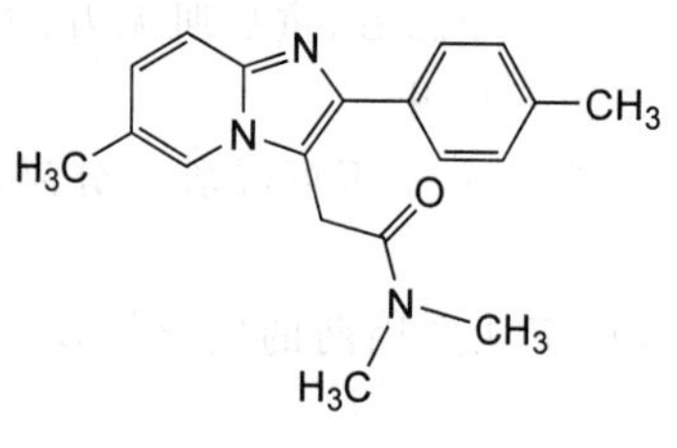

酒石酸唑吡坦
(zolpidem tartrate)

别名：诺宾、Stilnox、Ambien、Stilnoct

【CAS】 99294-93-6

【理化性状】 1. 本品为白色或几乎白色的、易潮解的结晶性粉末。微溶于水，几乎不溶于二氯甲烷，略溶于甲醇。

2. 化学名：*N*, *N*-Dimethyl-2-(6-methyl-2-*p*-tolylimidazo[1,2-*a*]pyridin-3-yl)acetamide hemitartrate

3. 分子式：$(C_{19}H_{21}N_3O)_2 \cdot C_4H_6O_6$

4. 分子量：764.9

【药理作用】 本品具有与苯二氮䓬类似的镇静作用，但抗焦虑、抗惊厥和肌肉松弛作用很小。本品通过选择性地与中枢神经系统的 ω_1-受体亚型的结合，从而产生药理作用。使用小剂量时，能缩短入睡时间，延长睡眠时间。起效快，持续时间短。在使用较大剂量时，第 2、3、4 相睡眠时间延长，REM 时间缩短。本品应用期限为 4 周。

【体内过程】 口服吸收迅速，血药浓度达峰时间为 0.3～3 h。肝的首过代谢为 35%，约 92% 与血浆蛋白结合，其绝对生物利用度约 70%。$t_{1/2}$ 为 2.4 h。作用可维持 6 h，主要以无活性的代谢物形式随尿(50%)和粪便(37%)排出。

【适应证】 用于失眠症的短期治疗。

【不良反应】 1. 常见的有头晕、嗜睡、头痛、恶心、腹泻和眩晕。

2. 偶有精神错乱、抑郁、幻觉、失眠、异常兴奋、呼吸困难、遗忘、视物模糊、呕吐、血压下降、皮疹等，其他参见地西泮。

【妊娠期安全等级】 B。

【禁忌与慎用】 1. 对本品过敏者、＜15 岁儿童禁用。

2. 阻塞性睡眠呼吸暂停综合征、重症肌无力、重度肝功能不全、急性呼吸功能不全伴呼吸抑制者禁用。

3. 抑郁型精神病患者、肝肾功能不全患者慎用。

4. 本品可通过乳汁分泌，哺乳期妇女使用时应暂停哺乳。

【药物相互作用】 1. 乙醇可增强本品的中枢抑制作用。

2. CYP3A4 抑制剂(如酮康唑)可能会增强本品的作用。

3. 抗精神病药物、安眠药、抗焦虑、抗抑郁药、麻醉性镇痛药，抗癫痫剂、麻醉药和具镇静作用的抗组胺药可能会加重中枢抑制作用。

4. CYP3A4 诱导剂(如利福平)可降低本品的作用。

【剂量与用法】 1. 常释剂型 成人男性口服 5～10 mg，女性口服 5 mg，睡前服；重症者可能需要 15～20 mg。

2. 缓释片 起始剂量男性 6.25 mg 或 12.5 mg，女性 6.25 mg，睡前服，如无效，可增加至 12.5 mg，睡前服，离预定起床时间至少有 7～8 h 时才能服用缓释制剂。

3. 口喷剂　一次 5～10 mg，睡前喷入口腔，不要喷入舌下。

4. 老年人、体弱或肝功能不全的患者应减量，起始剂量 5 mg，睡前服，需要时最大剂量 10 mg。

【用药须知】 1. 停药时应逐渐减小剂量，突然停药可能引起停药反应。

2. 用药期间避免驾驶车辆或操纵机器。

【制剂】 片剂：5 mg；10 mg。②缓释片：6.25 mg；12.5 mg。③口喷剂：5 mg/喷。

【贮藏】 密封、避光置于室温下。

扎来普隆
(zaleplon)

别名：Sonata

本品为吡唑啉并嘧啶衍生物。其结构与苯二氮䓬类或其他镇静催眠药都不相同。

【CAS】 151319-34-5

【ATC】 N05CF03

【理化性状】 1. 化学名：3′-(3-Cyanopyrazolo[1,5-*a*]pyrimidin-7-yl)-*N*-ethylacetanilide

2. 分子式：$C_{17}H_{15}N_5O$

3. 分子量：305.3

4. 结构式

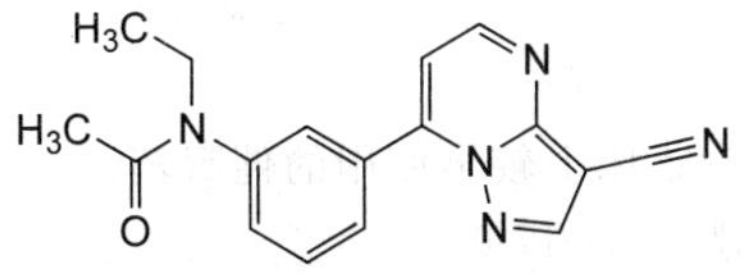

【药理作用】 本品与唑吡坦具有相似的药理学和药动学，都属于短效催眠药，也都与中枢苯二氮䓬 ω_1-受体上的 GABA 受体-氯化钠离子载体复合物具有相互作用。

【体内过程】 本品主要通过醛氧化酶进行广泛代谢，而以较低的程度通过 CYP3A4 代谢。本品可被吸收，比唑吡坦消除更迅速。

【适应证】 用于失眠症。

【不良反应】 1. 头痛、无力、头晕、恶心、消化不良、腹痛、嗜睡、肌痛、健忘、痛经、眼痛、焦虑、感觉异常、发热、疲倦、食欲缺乏、人格解体、感觉过敏、震颤、幻视、听觉过敏、嗅觉倒错、光敏反应、结肠炎、周围水肿、幻觉、眩晕、鼻出血和耳痛。

2. 记忆力和精神活动功能减退，3～4 h 可消失。

【妊娠期安全等级】 C。

【禁忌与慎用】 1. 对本品过敏者禁用。

2. 老年人和体弱者慎用。

3. 本品可少量经乳汁分泌，哺乳期妇女使用时应暂停哺乳。

4. 儿童用药的安全性和有效性尚未确定。

【药物相互作用】 1. 中枢抑制药物可增强本品的药理作用。

2. CYP3A4 诱导剂可使本品血药浓度降低。

3. CYP3A4 抑制剂可使本品血药浓度升高。

4. 西咪替丁有潜在的药动学(CYP3A4 和醛氧化酶抑制)相互作用，推荐本品的起始剂量为 5 mg。

5. 苯海拉明可能增加本品的中枢抑制作用。

【剂量与用法】 成人于睡前口服 10 mg，老年人减半服用。

【用药须知】 参见唑吡坦。

【制剂】 胶囊剂：5 mg；10 mg。

【贮藏】 密封、避光保存。

氯美噻唑
(clomethiazole)

别名：氯甲噻唑、Chlormethiazole、Hemineurine

【CAS】 533-45-9

【ATC】 N05CM02

【理化性状】 1. 本品为一种无色或微黄棕色液体，有特异臭。微溶于水，可与乙醇、三氯甲烷和乙醚混合。0.5%水溶液的 pH 为 5.5～7.0。

2. 化学名：5-(2-Chloroethyl)-4-methyl-1，3-thiazole

3. 分子式：C_6H_8ClNS

4. 分子量：161.7

5. 结构式

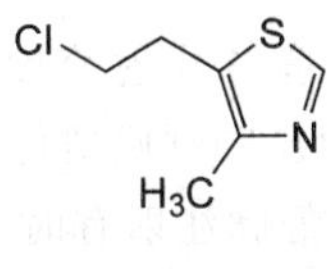

乙二磺酸氯美噻唑
(clomethiazole edisilate)

别名：Heminevrin、Distraneurin

〖CAS〗 1867-58-9

〖理化性状〗 1. 本品为有特异臭的白色结晶性粉末。易溶于水，溶于乙醇，几乎不溶于乙醚。

2. 化学名：5-(2-Chloroethyl)-4-methylthiazole ethane-1，2-disulphonate

3. 分子式：$(C_6H_8ClNS)_2 \cdot C_2H_6O_6S_2$

4. 分子量：513.5

5. 配伍禁忌：许多研究显示，氯美噻嗪乙二磺酸盐可以穿过或被静脉滴注袋等给药设备中的塑料吸收。该药还可能与塑料反应并将其软化。氯美噻嗪乙二磺酸盐的生产商指出，在儿童中长期输液时出现的血栓性静脉炎、发热和头痛等现象可能是由于该药与塑料静脉滴注设备或硅胶管发生反应引起的。因此，建议在儿童中静脉滴注该药时应使用电机驱动的玻璃注射器，而在成人中应用时应每24 h更换塑料静脉滴注设备，并使用特伏龙静脉套管。

【药理作用】 本品的具体作用机制尚不清楚，可能通过加强中枢神经系统γ-氨基丁酸(GABA)的传递而抑制中枢神经系统的兴奋性。此外，本品可抑制GABA和甘氨酸介导的中枢神经系统电兴奋。这种对甘氨酸介导的抑制作用是本品独有的，其他抗惊厥药(巴比妥类、苯二氮䓬类、苯妥英钠、丙戊酸)均无此作用。

【体内过程】 口服迅速吸收，15～90 min可达血药峰值。在体内广泛分布，约65%与血浆蛋白结合。有首过效应，在肝内代谢。$t_{1/2}$约为4～8 h，老年人和肝功能不全患者较为延长。主要以代谢物形式随尿液排出。可透过胎盘并进入乳汁。

【适应证】 1. 用于失眠症的短期治疗。

2. 治疗急性酒精戒断症状。

3. 控制癫痫持续状态、先兆子痫或子痫。

4. 用于局部麻醉时的镇静。

【不良反应】 1. 呼吸系统　可有鼻内麻刺感、喷嚏和结膜刺激，鼻咽与支气管分泌物增加。

2. 消化系统　可有恶心、呕吐等胃肠障碍。

3. 皮肤反应　可发生皮疹和荨麻疹。

4. 神经系统　可引起过度嗜睡，特别在大剂量时。有时伴有头痛。偶有过敏、异常兴奋或精神错乱。

5. 循环系统　静脉注射速度过快时，可导致心动过速、暂时性低血压和呼吸暂停。

6. 局部反应　静脉注射有时可发生静脉炎或血栓性静脉炎。

7. 本品可产生依赖性，特别是高于推荐剂量的长期应用。

【禁忌与慎用】 1. 对本品过敏者、妊娠期妇女禁用。

2. 急性肺功能不全患者禁用。

3. 慢性肺功能不全患者慎用。

4. 患有心、肝或肾病的患者慎用。

5. 哺乳期妇女使用时应暂停哺乳。

【药物相互作用】 1. 长期应用本品治疗酒精戒断综合征时，酒精成瘾者易转为对本品的依赖，可能发生严重中毒，出现深度昏迷和致命性呼吸抑制。

2. 西咪替丁可使本品的平均血浆清除率降低至原水平的69%，平均血药峰值和平均消除$t_{1/2}$明显增高，临床作用明显增强。

【剂量与用法】 1. 催眠　成人口服500 mg，睡前服。

2. 镇静　成人口服250 mg，3次/日。

3. 乙醇或药物成瘾戒断症状　一次750 mg，6 h一次，共2 d；然后一次500 mg，6 h一次，共3 d；再后一次250 mg，6 h一次，共4 d。

4. 痫前毒血症　开始静脉滴注0.8%溶液30～50 ml，滴速60滴/分，直到患者倦睡，然后减为10～15滴/分。

5. 癫痫持续状态　静脉滴注0.8%溶液40～100 ml(5～10 min以上)，直到惊厥被控制。

【用药须知】 1. 本品的依赖性与戒断症状类似巴比妥类药物。

2. 肠外给药时，要严格控制剂量，而且必须备有保持气道通畅的设备。

3. 本品可引起嗜睡，用药期间不应驾车或操纵机械。

【制　剂】 ①糖浆剂：250 mg/5 ml。②片剂：500 mg。③注射液：8 mg/1 ml。

【贮藏】 密封。贮于2～8 ℃。

水合氯醛

(chloral hydrate)

别名：水化氯醛、含水氯醛、Chloraldurat、Chloradorm、Noctec

本品为临床上较早使用的催眠药。

【CAS】 302-17-0

【ATC】 N05CC01

【理化性状】 1. 本品为无色透明晶体。极易溶于水，易溶于乙醇。10%水溶液的pH为3.5～5.5。

2. 化学名：2,2,2-Trichloroethane-1,1-diol

3. 分子式：$C_2H_3Cl_3O_2$

4. 分子量：165.4

5. 结构式

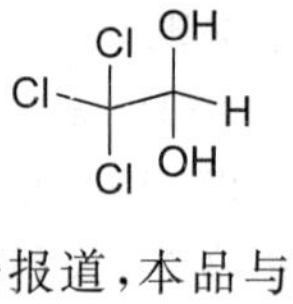

6. 配伍禁忌：据报道，本品与下述物质有配伍禁忌，包括碱金属、碱土、碱性碳酸盐、可溶性巴比妥类药物、硼砂、鞣酸、碘化物、氧化剂、高锰酸盐和乙醇(可能析出氯醇化物)。当与许多有机化合物(如樟脑、薄荷脑、安替比林、苯酚、麝香草酚和奎宁)研磨时会形成液态混合物。

【药理作用】 本品具有镇静、催眠和抗惊厥作用。用作催眠药，服后15～30 min产生作用，1 h达高峰，持续6～8 h。治疗剂量时对呼吸、血压影响轻微。体内消除快，较少产生延续效应。

【体内过程】 口服后迅速吸收，在红细胞、肝、肾及其他组织中迅速还原成活性代谢产物三氯乙醇，小部分氧化成无活性的三氯醋酸。三氯乙醇及其葡糖醛酸结合物和三氯醋酸随尿液和胆汁中排出。本品 $t_{1/2}$ 极短（仅数分钟），其药理作用主要由三氯乙醇产生。三氯乙醇可进入脑脊液、乳汁中，并透过胎盘到达胎儿，其 $t_{1/2}$ 为 7～11 h。

【适应证】 1. 用于失眠症的短期治疗。

2. 用于镇静和(或)术前给药，消除紧张不安，特别适用于儿童与老年患者。

3. 用于破伤风与士的宁中毒等引起的惊厥。

【不良反应】 1. 消化系统　口服可引起恶心、呕吐，长期服用可引起胃炎。

2. 神经系统　呼吸抑制及延续效应较巴比妥类药物为轻，但可出现嗜睡、头痛、运动失调等。偶见异常兴奋、精神错乱。

3. 其他反应　心律失常、酮尿症、蛋白尿、黄疸、皮疹和白细胞减少。大剂量对心肌、肝有损害。超剂量可引起类似巴比妥类药物的急性中毒，出现昏迷、呼吸抑制、血压下降、发绀等症状。

【妊娠期安全等级】 C。

【禁忌与慎用】 1. 有明显肝、肾功能不全或严重心脏病患者禁用。

2. 对本品过敏者禁用。

3. 胃炎和消化道溃疡患者慎用。

4. 呼吸功能不全患者慎用。

5. 本品可经乳汁分泌，哺乳期妇女使用时应暂停哺乳。

【药物相互作用】 1. 与其他中枢神经抑制药合用可增强中枢抑制作用。

2. 与乙醇合用时，可相互抑制其代谢，延长对中枢神经的抑制作用，还可引起血管扩张和血压下降。

3. 本品与华法林合用时，部分取代后者与血浆蛋白的结合，使其血药浓度暂时升高，抗凝作用增强。

4. 静脉注射呋塞米，可使服用本品的患者引起面红、出汗和血压改变。

【剂量与用法】 1. 用于催眠　成人口服 0.5～1.5 g，睡前服；儿童口服 30～50 mg/kg，睡前服，最大单次剂量 1 g。

2. 用于镇静　成人口服 250 mg，3 次/日；儿童一次 8 mg/kg，3 次/日。

3. 用于抗惊厥　成人一次 1.5 g，灌肠，必要时 6～8 h 重复使用；儿童一次 40 mg/kg，灌肠，总量不超过 1 g。

【用药须知】 1. 急性中毒者的治疗同巴比妥类药物中毒。

2. 久用可产生耐受性和依赖性，突然停药可产生戒断症状，停止治疗时要逐渐减量。

3. 受本品中枢抑制作用影响的患者应避免驾车或操纵机械。

【制剂】 ①10％水合氯醛糖浆：其中加有 20％单糖浆矫味及 20％淀粉（糊化成淀粉浆），以减少水合氯醛对胃肠道的刺激性。②水合氯醛合剂：内含 5％水合氯醛、5％溴化钠。

【贮藏】 密封、避光保存。

格鲁米特

(glutethimide)

别名：导眠能、Doriden

本品为哌啶三酮衍生物。

【CAS】 77-21-4

【ATC】 N05CE01

【理化性状】 1. 化学名：3-Ethyl-3-phenylpiperidine-2，6-dione

2. 分子式：$C_{13}H_{15}NO_2$

3. 分子量：217.3

4. 结构式

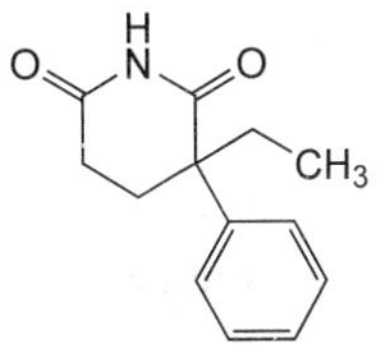

【药理作用】 本品具有镇静与催眠作用。口服约 30 min 起效，维持 4～8 h。

【体内过程】 口服后吸收不规则，1～6 h 可达血药峰值，约 50％与血浆蛋白结合。具有双相血浆 $t_{1/2}$，其终末相 $t_{1/2}$ 为 5～22 h。在肝内代谢，几乎完全以代谢物形式随尿液排出，约 2％在粪便中出现。脂溶性高，可在脂肪组织贮存。可透过胎盘，并在乳汁中微量存在。

【适应证】 用作镇静、催眠药及麻醉前给药。

【不良反应】 1. 常规剂量下可有口干、恶心、头痛、延续效应、视物模糊、运动失调、记忆力损害及异常兴奋。

2. 偶有皮疹、急性变态反应、造血功能障碍、出血、瘀斑、再生障碍性贫血及剥脱性皮炎。

3. 超剂量时可产生类似巴比妥酸类急性中毒症状（参见苯巴比妥）。

4. 长期应用可产生耐受性和依赖性，突然停药可产生类似巴比妥类药物的戒断症状。

【禁忌与慎用】 1. 卟啉症患者禁用。

2. 妊娠期妇女、12 岁以下儿童禁用。

3. 呼吸功能与肾功能不全患者慎用。

4. 闭角型青光眼、前列腺增生所致尿道阻塞、幽门-十二指肠阻塞、心律失常等疾病患者慎用。

5. 本品可经乳汁分泌，哺乳期妇女使用时应暂停哺乳。

【药物相互作用】 1. 本品能诱导肝微粒体酶，加速香豆素类抗凝药及其他一些药物的代谢失活，降低这些药的作用，并可引起维生素 D 缺乏症。

2. 其他中枢神经抑制药如巴比妥类药物、乙醇等能加强本品的作用，不宜与本品合用。

【剂量与用法】 1. 用于镇静　成人口服 250 mg，3 次/日。

2. 用于催眠　250～500 mg，睡前服。

3. 麻醉前给药　手术前一晚服 0.5 g，麻醉前 1 h 再服 0.5～1 g。

【用药须知】 1. 本品可引起嗜睡，受影响的患者不应驾车或操纵机械。

2. 突然停药可产生戒断症状，中止治疗时要逐渐减量。

3. 国外发达国家已较少使用本品，因不良反应较多且重。

【制剂】 片剂：250 mg。

【贮藏】 密封保存。

溴化物

(bromides)

临床上使用的溴化物包括溴化钾、溴化钠和溴化铵，俗称“三溴”。

【ATC】 N05CM11

【药理作用】 溴离子能加强大脑皮质的抑制过程，并能调整兴奋与抑制过程的平衡，产生镇静作用。

【体内过程】 口服易于吸收，广泛分布于全身。主要经肾排出。溴化物排出缓慢，24 h 从尿中仅排出用量的 20%，全部排出需 6 周或更长，故易在体内蓄积。

【适应证】 用于治疗神经衰弱、神经性失眠及精神兴奋与焦虑不安。

【不良反应】 本品不良反应少，但久用可导致蓄积中毒，出现溴痤疮疹、记忆力减退、嗜睡、乏力等。

【禁忌与慎用】 高血压、水肿、忌盐者禁用。妊娠期不可长期服用。

【剂量与用法】 口服 10% 溴化钾水溶液 5～10 ml 或三溴片 1～3 片，3 次/日，饭后服。三溴合剂 10 ml，3 次/日。

【用药须知】 中毒时除停药外，加服氯化钠或静脉注射 0.9% 氯化钠注射液以加速溴离子的排出。

【制剂】 ① 10% 溴化钾水溶液。② 三溴片：0.3 g(含溴化钠、溴化钾各 0.12 g，溴化铵 0.06 g)。③三溴合剂：每 100 ml 含溴化钠、溴化钾、溴化铵各 3 g。

【贮藏】 密封室温保存。

溴化钙

(calcium bromide)

本品为溴化物。

【CAS】 7789-41-5；22208-73-7(dihydrate)

【理化性状】 1. 分子式：$CaBr_2$

2. 分子量：199.89 (anhydrous)

【简介】 溴离子有抑制大脑皮质活动的作用，可用于一般镇静。钙离子也有镇静作用，两者联合可加强其镇静作用。用于神经衰弱及癫痫等。静脉注射，一次 0.25～0.5 g，0.75～1.5 g/d。本品宜加入 50% 葡萄糖注射液中缓慢推注，若直接注射必须缓慢，以免刺激血管。注射液：0.25 g/5 ml；0.3 g/5 ml；0.5 g/10 ml；0.6 g/5 ml。

乙氯维诺

(ethchlorvynol)

别名：Placidyl

本品属于叔甲醇。

【CAS】 113-18-8

【ATC】 N05CM08

【理化性状】 1. 本品为无色至黄色微黏稠的液体，有特征性刺激臭。遇光和空气后变暗。和水互不相溶，易与大多数有机溶剂混合。

2. 化学名：1-Chloro-3-ethylpent-1-en-4-yn-3-ol

3. 分子式：C_7H_9ClO

4. 分子量：144.6

5. 结构式

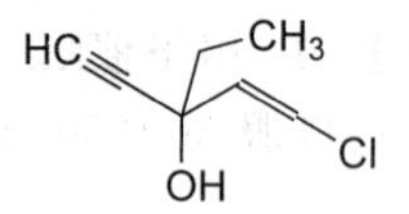

【药理作用】 本品的药理作用类似巴比妥类药物，具有镇静、催眠、抗惊厥及肌肉松弛作用。

【体内过程】 口服后快速吸收，2 h 可达血药峰值。广泛分布于全身各组织中，并在肝内广泛被代谢，可能在肾内进行某种程度的代谢。终末 $t_{1/2}$ 为 10～20 h。主要以代谢物和结合物随尿液排出。本品可透过胎盘。

【适应证】 主要用于失眠症的短期治疗(1 周)。现已明显被其他药物所取代。

【不良反应】 1. 常见胃肠道功能障碍、嗜睡、头痛、运动失调、面部麻木和视物模糊。

2. 偶发肌无力、晕厥。

3. 也可能发生皮疹等过敏反应。

4. 极少见到血小板减少和黄疸。

5. 剂量过大引起的急性中毒表现在呼吸抑制、血压下降和心动过缓。

【妊娠期安全等级】 C。

【禁忌与慎用】 1. 对本品过敏者及卟啉症患者禁用。

2. 肝、肾、肺功能不全患者,精神抑制者均慎用本品。

3. 哺乳期妇女使用时应暂停哺乳。

【药物相互作用】 1. 合用乙醇、巴比妥类药物等中枢神经抑制药和 MAOIs 均可加强抑制作用。

2. 合用香豆素类药物可使凝血酶原时间缩短。

3. 合用阿米替林可能引起短暂性谵妄。

【剂量与用法】 成人睡前口服 500 mg,根据病情,剂量调整为 200～1000 mg。与食物同服较宜。

【用药须知】 1. 如出现血小板明显减少或出血,应停药。

2. 本品的急性中毒,解救方法同巴比妥类药物。

【制剂】 片剂:500 mg。

【贮藏】 密封、置于室温下。

氯醛比林

(dichloralphenazone)

【CAS】 480-30-8

【ATC】 N05CC04

【简介】 本品多用作镇痛药组方中的一种成分,口服后,在水中分解为水合氯醛和安替比林。前者可镇静,后者可镇痛,国外治疗偏头痛的制剂中常含有此药,很少单用。口服后对胃稍有刺激。

右美托咪定

(dexmedetomidine)

本品为有效的 α_2 受体激动药。

【CAS】 113775-47-6

【ATC】 N05CM18

【理化性状】 1. 化学名:(*S*)-4-[1-(2,3-Xylyl)ethyl]imidazole

2. 分子式:$C_{13}H_{16}N_2$

3. 分子量:200.28

4. 结构式

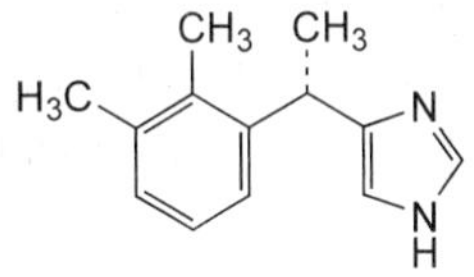

盐酸右美托咪定

(dexmedetomidine hydrochloride)

别名:Precedex

〖CAS〗 145108-58-3

〖理化性状〗 1. *化学名*:(*S*)-4-[1-(2,3-Xylyl)ethyl]imidazole hydrochloride

2. *分子式*:$C_{13}H_{16}N_2 \cdot HCl$

3. *分子量*:236.7

【药理作用】 本品对 α_2 受体的亲和力比可乐定高 8 倍。动物实验显示,缓慢静脉滴注低中剂量本品(10～300 mg/kg)对 α_2-受体具有选择性,如缓慢静脉滴注高剂量(1000 mg/kg)或快速静脉滴注,则同时对 α_1 和 α_2 受体起作用。体内给药证实,本品具有镇静、镇痛和抗焦虑作用。10 例健康者给予推荐剂量[(0.2～0.7) mg/kg]后,可见呼吸和氧饱和度正常,未见呼吸抑制。其镇静作用优于双氯芬酸和羟考酮。

【体内过程】 皮下或肌内注射后吸收快速,达峰时间为 1 h。静脉滴注后的分布 $t_{1/2}$ 约为 6 min,稳态分布容积约为 118 L。本品在体内被广泛代谢,代谢物主要随尿液排出。消除 $t_{1/2}$ 约为 2 h。消除率约为 39 L/h。

【适应证】 适用于重病监护治疗期间开始插管和使用呼吸机患者的镇静。

【不良反应】 常见的不良反应有低血压、恶心、心动过缓、组织缺氧和心房颤动。

【禁忌与慎用】 妊娠期妇女、哺乳期妇女慎用,重度心脏阻滞患者禁用。

【药物相互作用】 1. 七氟烷、异氟烷、丙泊酚、阿芬太尼、咪达唑仑可能提高本品的疗效,而未见本品与以上药物之间存在不良的相互作用。

2. 本品合用麻醉药、镇静药、催眠药和类阿片药物时,本品应减少剂量。

【剂量与用法】 1. 用于镇静　起始 10 min 内静脉注射负荷剂量 1 μg/kg,继后可静脉滴注维持剂量,以每小时 0.2～0.7 μg/kg 的速度给药。

2. 作为麻醉时的辅助用药　可给予 0.5～0.6 μg/kg,于麻醉诱导前 10～15 min 给药,静脉注射时间不应少于 1 min。作为麻醉时的辅助用药,也可于诱导麻醉前 1 h 肌内注射本品 0.5～1.5 μg/kg。用于白内障手术时，可给予 1 μg/kg。

3. 术后镇痛　一次可给予 0.4 μg/kg 静脉注射，24 h 内最多应用 5 次，如效果不佳，应改用吗啡。

【用药须知】 1. 本品连续静脉滴注不可超过 24 h。

2. 心脏功能明显障碍的患者在功能未恢复之前不宜使用本品。

3. 本品不影响罗库溴铵的神经肌肉阻滞作用。

【制剂】 注射液：200 μg/2 ml。

【贮藏】 避光贮于室温。

甲乙哌酮

(methyprylon)

别名：甲乙哌啶酮、甲普龙、脑罗得、Noludar

本品为哌啶酮类衍生物。1989 年和 1990 年分别从美国和加拿大撤市。

【CAS】 125-64-4

【ATC】 N05CE02

【理化性状】 1. 本品为白色或类白色结晶性粉末，微臭，味苦，熔点 74～77 ℃。溶于水、乙醇、三氯甲烷。

2. 化学名：(*RS*)-3,3-Diethyl-5-methylpiperidine-2,4-dione

3. 分子式：$C_{10}H_{17}NO_2$

4. 分子量：183.2

5. 结构式

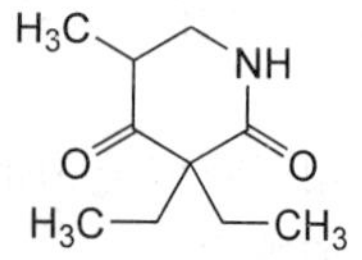

【药理作用】 作用与巴比妥类药物相似而较强。

【适应证】 适用于手术前镇静、精神紧张、焦虑、入睡困难和不能耐受巴比妥类药物的患者。

【体内过程】 口服后，$t_{1/2}$为(9.2±2.2) h，清除率为(11.91±4.42) ml/(h・kg)，稳态分布容积为(0.97±0.33) L/kg。

【不良反应】 恶心、呕吐、腹泻、嗜睡、眩晕、头痛、共济失调、皮疹等。少见白细胞下降。

【禁忌与慎用】 有间歇性卟啉症患者慎用。

【剂量与用法】 催眠，一次 0.2～0.4 g，睡前口服。镇静：一次 0.05～0.1 g，3～4 次/日。

【用药须知】 长期服用可产生耐受性和依赖性。

【制剂】 片剂：0.2 g。

【贮藏】 遮光，密闭保存。

吡乙二酮

(pyrithyldione)

别名：Benedorm, Didropyridine

本品为哌啶酮类衍生物。

【CAS】 77-04-3

【ATC】 N05CE03

【理化性状】 1. 化学名：3,3-Diethylpyridine-2,4(1*H*,3*H*)-dione

2. 分子式：$C_9H_{13}NO_2$

3. 分子量：167.2

4. 结构式

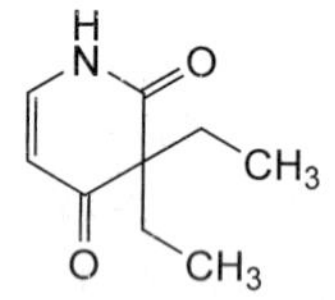

【简介】 本品主要用于镇静和催眠，现已少用。

氟喹酮

(afloqualone)

本品为喹唑啉酮衍生物，于 1973 年在日本首次上市。

【CAS】 56287-74-2

【理化性状】 1. 本品为淡黄色棱状结晶。溶于苯、甲苯，不溶于水、乙醇。熔点 195～196 ℃。

2. 化学名：6-Amino-2-(fluoromethyl)-3-(2-methylphenyl)quinazolin-4-one

3. 分子式：$C_{16}H_{14}FN_3O$

4. 分子量：283.3

5. 结构式

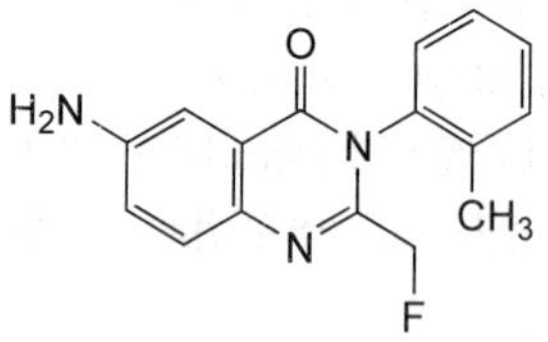

【药理作用】 本品通过激动 $GABA_A$的 β 亚型受体而起到镇静和肌肉松弛作用。

【适应证】 用于脑血管障碍、脑性麻痹、痉挛性脊髓麻痹、脊髓血管障碍、后纵韧带骨化症、多发性硬化、肌萎缩性侧索硬化症、脊髓小脑变性症、外伤后遗症(脊髓损伤、头部外伤)、术后后遗症(包括脑、脊髓肿瘤)及其他脑脊髓疾病引起的痉挛性麻痹。

【体内过程】 口服 20 mg 后约 1 h 达血药峰值。

【不良反应】 1. 可见步态不稳、头晕、嗜睡、头痛、头重、乏力感、倦怠感、耳鸣、尿频等。

2. 偶见皮疹等，应停药。偶见恶心、呕吐、食欲缺乏、腹痛、腹泻等。

【禁忌与慎用】 妊娠期妇女、婴儿及小儿哺乳期妇女用药的安全性尚未确立。

【剂量与用法】 口服，成人一次 20 mg，3 次/日。视年龄、症状适当增减。

【用药须知】 因本品可引起反射运动能力降低、瞌睡等，使用本品的患者不可从事汽车驾驶等有危险性的机械操作。

【制剂】 片剂：20 mg。

【贮藏】 遮光、密闭保存。

地普喹酮

(diproqualone)

本品为甲喹酮类似物。

【CAS】 36518-02-2

【理化性状】 1. 化学名：3-(2，3-Dihydroxy-propyl)-2-methyl-quinazolin-4-one

2. 分子式：$C_{12}H_{14}N_2O_3$

3. 分子量：234.25

4. 结构式

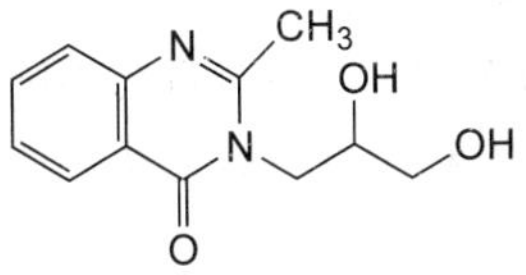

【简介】 本品通过激动 $GABA_A$ 的 β 亚型受体、拮抗所有的组胺受体、抑制环氧化酶-1 而起到镇静、抗焦虑、抗组胺及镇痛作用。

乙胺眠酮

(etaqualone)

别名：依他喹酮、乙喹酮

本品为甲喹酮类似物。

【CAS】 7432-25-9

【理化性状】 1. 化学名：3-(2-Ethylphenyl)-2-methyl-quinazolin-4-one

2. 分子式：$C_{17}H_{16}N_2O$

3. 分子量：264.3

4. 结构式

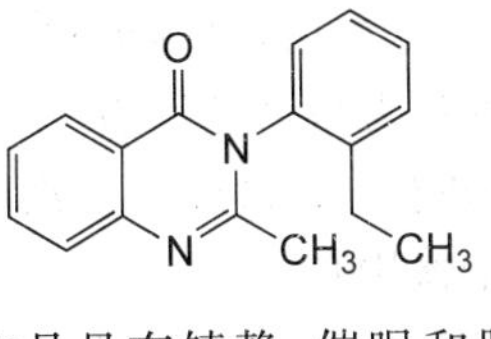

【简介】 本品具有镇静、催眠和肌肉松弛作用，主要用于治疗失眠症。

甲氯喹酮

(mecloqualone)

别名：Nubarene、Casfen

【CAS】 340-57-8

【理化性状】 1. 化学名：3-(2-Chlorophenyl)-2-methyl-quinazolin-4(3*H*)-one

2. 分子式：$C_{15}H_{11}ClN_2O$

3. 分子量：270.7

4. 结构式

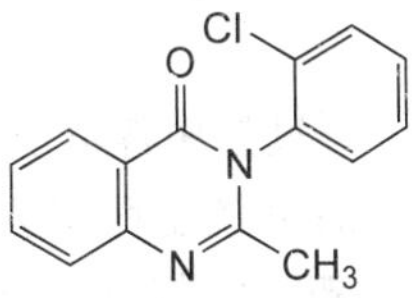

【简介】 本品为甲喹酮类似物，作用与甲喹酮相似，主要用于催眠，起效快，维持时间短。

甲喹酮

(methaqualone)

别名：安眠酮、海米那、眠可欣、Hyminal、Tuazolon

【CAS】 72-44-6

【ATC】 N05CM01

【理化性状】 1. 本品为白色结晶性粉末，无臭，有苦味。不溶于水，溶于乙醇。

2. 化学名：2-Methyl-3-*O*-tolyl-4(3*H*)-quinazolinon

3. 分子式：$C_{16}H_{14}N_2O$

4. 分子量：250.3

5. 结构式

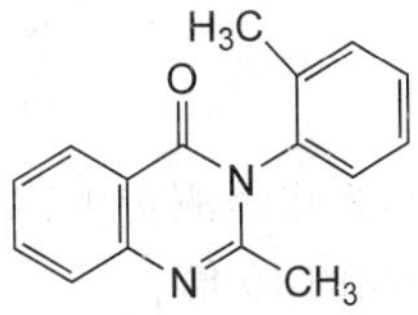

【药理作用】 本品为喹唑酮衍生物。作用于大脑皮质，催眠作用快。催眠效力相当于苯巴比妥的 3～8 倍。口服后 15～20 min 即可入眠，可持续 6～8 h，醒后无不适。临床多用于神经性失眠，伴有显著兴奋的精神病及破伤风痉挛等。也用于麻醉前给药。

【体内过程】 口服极易吸收，在服药后 10～30 min 发挥药效，可维持 6～8 h。本品的 $t_{1/2}$ 为 20～40 h。在肝代谢后与葡糖醛酸结合随尿液排出。

【适应证】 主要用于失眠、神经衰弱及麻醉前给药。

【不良反应】 1. 偶有轻度不适，如头晕、思睡等。少数患者出现皮疹、口舌或肢体麻木。个别患者有心悸、恶心、呕吐及全身无力等反应。

2. 连续应用较大剂量数周，可产生耐受性及依赖性，故不可滥用。有用至8～20 g致死者。

【禁忌与慎用】 1. 本品主要在肝代谢，肝功能不全患者慎用。

2. 动物实验表明有致畸作用，妊娠期妇女禁用。

3. 有精神病史及躯体有剧痛者不宜用。

【剂量与用法】 1. 催眠 口服，一次100～200 mg，临睡前服用。

2. 镇静 口服，一次100 mg，3次/日。小儿减量。

【用药须知】 1. 过量中毒可引起呼吸抑制。

2. 长期使用本品可产生耐受性和依赖性，应引起注意，连续使用一般不宜超过3个月。

【制剂】 片剂：100 mg；200 mg。

【贮藏】 遮光，密闭保存。

硝甲喹酮

(nitromethaqualone)

【CAS】 340-52-3

【理化性状】 1. 化学名：2-Methyl-3-(2-methoxy-4-nitrophenyl)-4(3*H*)-quinazolinone

3. 分子式：$C_{16}H_{13}N_3O_4$

4. 分子量：311.29

5. 结构式

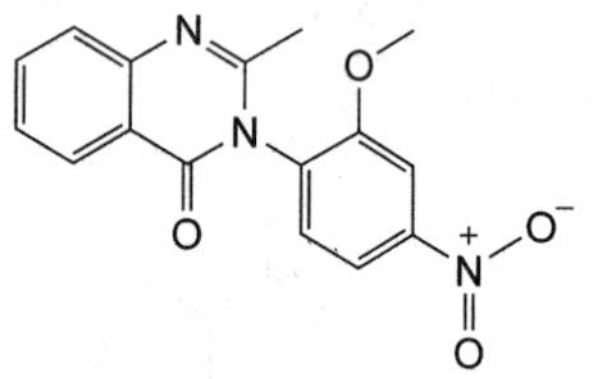

【简介】 本品为喹唑酮衍生物。作用与甲喹酮相似，作用为甲喹酮的10倍。

三聚乙醛

(paraldehyde)

别名：聚醋醛、聚乙醛、副醛、Paral

【CAS】 123-63-7

【ATC】 N05CC05

【理化性状】 1. 本品为无色流动性的液体，具有令人愉快的辛辣气味。熔点12.6 ℃，沸点128 ℃，难溶于水，溶于醇、醚和三氯甲烷中。

2. 化学名：2,4,6-Trimethyl-1,3,5-trioxane

3. 分子式：$C_6H_{12}O_3$

4. 分子量：132.16

5. 结构式

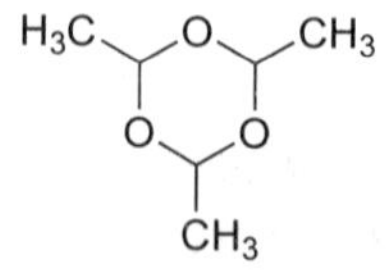

【药理作用】 药理作用与水合氯醛相似，但作用比水合氯醛更快更强。

【体内过程】 本品口服和肌内注射时均吸收良好。肌内注射后血清水平迅速上升，然后缓慢下降。用于催眠时，肌内注射2～3 min起效，5～15 min达到最大效应，30～60 min达血药峰值。直肠给药经1.5～2 h可达血药峰值。口服催眠10～15 min起效，作用可持续4～8 h。最小致死血药浓度约为500 mg/L。可分布于脑脊液中，其浓度约为血药浓度的75%。本品还可透过胎盘屏障。分布容积为1.73 L/kg。70%～80%由肝代谢，原药的消除$t_{1/2}$为7.4 h，肝功能不全时清除速度减慢。本品解聚成乙醛后被氧化成乙酸，最后分解成二氧化碳和水，大部分通过肺呼气而排泄，少量经尿液排泄。

【适应证】 1. 可用于失眠。

2. 尚有抗惊厥作用，用于破伤风、子痫、癫痫持续状态及解救惊厥药中毒。

【不良反应】 1. 口服对胃肠黏膜有刺激性。

2. 肌内注射时偶可引起无菌性脓肿和永久性坐骨神经损伤。

3. 静脉用药可出现肺出血、肺水肿、循环衰竭、呼吸窘迫和其他严重后果。

4. 长期使用可产生依赖性。剂量过大可抑制呼吸。本品已有引起死亡的报道。

【妊娠期安全等级】 C。

【禁忌与慎用】 禁用于产科麻醉、支气管肺病、肝功能不全、胃肠炎，尤其有溃疡者及对本品高度过敏者。

【药物相互作用】 1. 在动物模型中，本品与双硫仑合用可引起双硫仑样反应，两者禁止合用。

2. 月见草油可降低癫痫发作阈，增加惊厥的发生率，故月见草油不宜与本品合用。

3. 某些银杏制剂中含有具有神经毒性的4′-*O*-甲基吡哆醇，如果其数量足够多，就可导致惊厥，从而拮抗本品的作用。

4. 本品与乙醇合用，易导致代谢性酸中毒。故接受本品治疗的患者应避免饮酒。

【剂量与用法】 1. 口服 一次5～10 ml(可放入牛奶或果汁中饮用)。

2. 静脉注射 一次1～2 ml(只供急诊时使用，

用 0.9%氯化钠注射液稀释)。

3. 直肠给药　一次 5～10 ml(用温开水稀释至 30～50 ml)。

4. 肌内注射　一次 2～5 ml(臂部深部注射)。

【用药须知】 1. 对于癫痫持续状态用其他药物治疗无效时可经直肠给药(国外注射用剂型已停止生产)。直肠给药常用于儿童,但这种方式给药时剂量难以控制,且吸收很慢。

2. 盐酸氯丙嗪、丙氯拉嗪与本品注射剂不相容。

3. 本品溶液可使聚乙烯静脉内插管变软或将其溶解,应避免与橡胶或塑料制品接触,只能用玻璃注射器和玻璃容器。

4. 本品暴露于光或空气中可自然解聚为乙醛。为避免分解,所有形式的本品都应贮藏于阴凉避光处,最好是冷藏。微黄色的本品溶液已发生降解,若出现乙酸气味,也表明发生了氧化分解,均应弃去不用。

【制 剂】 ① 注射液:2 ml;5 ml。② 溶液剂:1 g/1 ml。

【贮藏】 遮光,密闭阴凉保存。

美托咪酯
(metomidate)

别名:Hypnodil、Nokemyl

【CAS】 5377-20-8

【理化性状】 1. 化学名:Methyl 1-(1-phenylethyl)-1*H*-imidazole-5-carboxylate

2. 分子式:$C_{13}H_{14}N_2O_2$

3. 分子量:230.26

4. 结构式

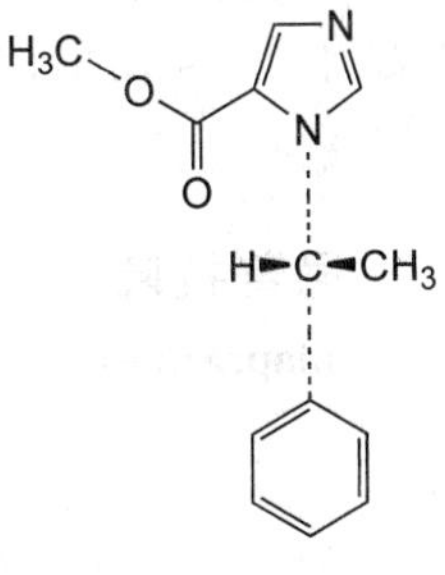

【简介】 本品为咪唑衍生物,用于镇静催眠。

培曲氯醛
(petrichloral)

别名:季戊四醇四氯醛

【CAS】 78-12-6

【理化性状】 1. 化学名:2,2,2-Trichloro-1-[3-(2,2,2-trichloro-1-hydroxyethoxy)-2,2-bis[(2,2,2-trichloro-1-hydroxyethoxy)methyl]propoxy]ethanol

2. 分子式:$C_{13}H_{16}Cl_{12}O_8$

3. 分子量:725.7

4. 结构式

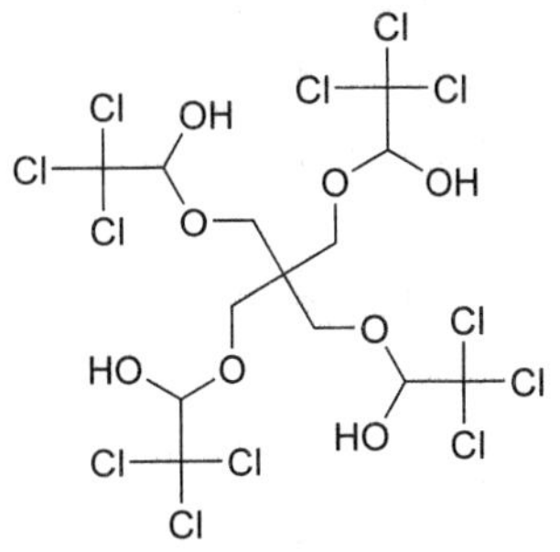

【简介】 本品为水合氯醛类似物,用于镇静催眠。

眠砜甲烷
(sulfonmethane)

别名:索佛那、Sulfonal

【CAS】 115-24-2

【理化性状】 1. 化学名:2,2-Bis(ethylsulfonyl)propane

2. 分子式:$C_7H_{16}O_4S_2$

3. 分子量:228.3

4. 结构式

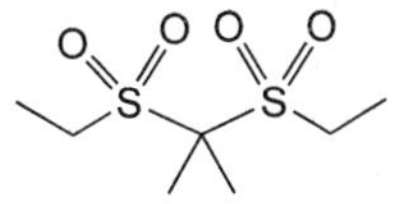

【简介】 本品为镇静催眠药,现已被更安全的药物取代。

三氯福司
(triclofos)

别名:三氯磷酯、三氯乙磷酸、磷酸三氯乙酯

【CAS】 306-52-5;8060-81-9

【ATC】 N05CM07

【理化性状】 1. 本品为无色或淡黄色油状透明液体,具有淡奶油味。

2. 化学名:2,2,2-Ttrichloroethanol dihydrogen phosphate

3. 分子式:$C_2H_4Cl_3O_4P$

4. 分子量:229.38

5. 结构式

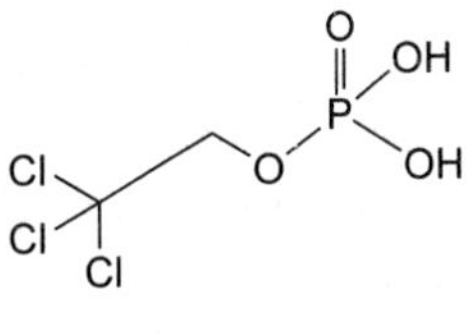

【简介】 本品为水合氯醛的衍生物，具有镇静，催眠作用，在体内分解成三氯乙醇而起作用。本品刺激性强，应用时必须稀释后用。催眠：成人一次1 g，睡前服。必要时可用至2 g。镇静：一次500 mg，1～2次/日。小儿1岁25～30 mg/kg，1～5岁250～500 mg，6～12岁0.5～1 g。常用量无毒性。严重心、肝、肾功能不全患者慎用。对心脏病、动脉硬化症、肾炎、肝脏疾病、发热性疾病及特异质者，尤其是消化性溃疡及胃肠炎患者，须慎用。口服4～5 g可引起急性中毒，致死量在10 g左右。长期服用有成瘾性与耐受性。片剂：750 mg。溶液剂：100 mg/ml。

舒沃占特
(suvorexant)

别名：Belsomra

本品为新型催眠药，2014年8月12日获得美国FDA批准上市。

【CAS】 1030377-33-3

【理化性状】 1. 本品为白色至类白色粉末，难溶于水。

2. 化学名：[(7*R*)-4-(5-Chloro-2-benzoxazolyl)hexahydro-7-methyl-1*H*-1,4-diazepin-1-yl][5-methyl-2-(2*H*-1,2,3-triazol-2-yl)phenyl]methanone

2. 分子式：$C_{23}H_{23}ClN_6O_2$

3. 分子量：450.92

4. 结构式

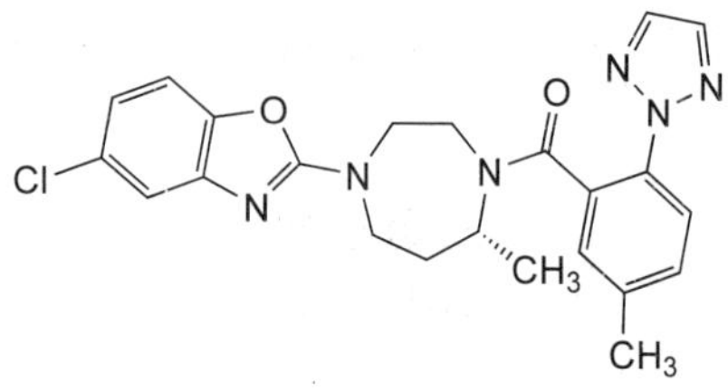

【药理作用】 本品为增食欲素受体拮抗药，增食欲素的神经肽信号系统是中枢觉醒的启动子。阻滞食欲肽A和B与OX1 R和OX2 R的结合就可抑制觉醒的启动。

【体内过程】 1. 吸收 空腹口服后2 h达血药峰值(30～360 min)，生物利用度约82%。进食高脂肪餐可延迟 T_{max} 1.5 h，但对 C_{max} 和AUC无影响。

2. 分布 本品分布容积约59 L，蛋白结合率高(>99%)，与白蛋白和 α_1 酸糖蛋白结合。

3. 代谢 本品主要经CYP3A代谢，少量经CYP2 C19代谢，循环中主要为原药和羟基代谢产物。代谢产物无活性。

4. 排泄 主要随粪便排泄，粪便中回收66%的给药剂量，尿中回收23%。第1次给药，3 d后达稳态。$t_{1/2}$ 约为12 h。

【适应证】 用于治疗失眠。

【不良反应】 1. 严重不良反应包括中枢神经抑制作用、对白天活动有影响、思维异常、行为改变、抑郁加重、自杀意念、睡眠瘫痪症、初醒幻觉、猝倒样综合征。

2. 临床试验中发现的常见不良反应为腹泻、口干、上呼吸道感染、头痛、嗜睡、头晕、梦魇、咳嗽。

【妊娠期安全等级】 C。

【禁忌与慎用】 1. 发作性睡眠症患者禁用。

2. 对于妊娠期妇女尚无良好对照研究，妊娠期妇女只有潜在的益处大于对胎儿伤害的风险时才可使用。

3. 本品及其代谢产物和通过大鼠乳汁分泌，尚不确定是否通过人类乳汁分泌，哺乳期妇女慎用。

4. 儿童有效性及安全性尚未确定。

5. 未对重度肝功能不全患者进行研究，不推荐此类患者使用。

【药物相互作用】 1. 乙醇可增强本品的中枢抑制作用。

2. 强效CYP3A诱导剂可降低本品的暴露量，故禁与强效CYP3A抑制剂合用。

3. 本品轻度升高地高辛的暴露量，合用时推荐监测地高辛血药浓度。

【剂量与用法】 睡前30 min服10 mg，如能耐受且无效，可增加剂量，最大剂量为20 mg。如与中效CYP3A抑制剂合用，推荐剂量为5 mg，最大剂量不超过10 mg。不推荐与强效CYP3A抑制剂合用。

【用药须知】 用药期间应监测患者自杀的意念和行为的改变。

【制剂】 片剂：5 mg；10 mg；15 mg；20 mg。

【贮藏】 贮藏于20～25 ℃，短程携带允许15～30 ℃。

尼普拉嗪
(niaprazine)

别名：Nopron

本品为哌嗪衍生物。1970年后在欧洲一些国家上市销售，包括法国、德国、卢森堡等。

【CAS】 27367-90-4

【ATC】 N05CM16

【理化性状】 1. 化学名：*N*-{4-[4-(4-Fluorophenyl)piperazin-1-yl]butan-2-yl}pyridine-3-carboxamide

2. 分子式：$C_{20}H_{25}FN_4O$

3. 分子量：356.44

4. 结构式

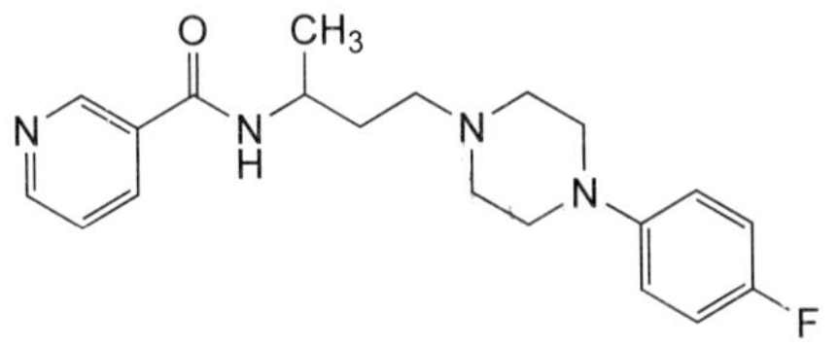

【简介】 本品为哌嗪类抗组胺药，镇静作用明显，多作为镇静药用于儿童。

雷美替胺
(ramelteon)

别名：Rozerem

本品为是第一种不会导致患者滥用药和产生药物依赖性的处方类催眠药。

【CAS】 196597-26-9

【ATC】 N05CH02

【理化性状】 1. 化学名：(*S*)-*N*-[2-(1，6，7，8 Tetrahydro-2*H*-indeno-[5，4-*b*] furan-8-yl) ethyl] propionamide

2. 分子式：$C_{16}H_{21}NO_2$

3. 分子量：259.34

4. 结构式

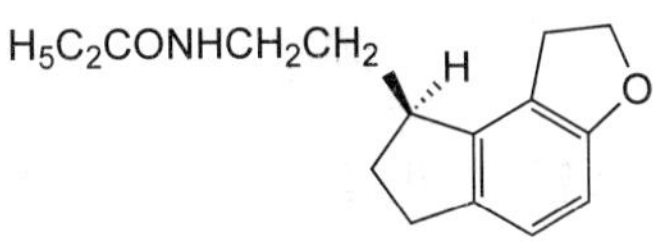

【药理作用】 本品为褪黑激素受体激动剂，对褪黑素 MT1 和 MT2 受体的亲和力＜MT3。MT1 和 MT2 受体负责睡眠的启动，褪黑素与之作用，可维持正常的睡眠-苏醒节律。主要代谢产物 M-Ⅱ 活性为原药的 1/10～1/5。

【体内过程】 1. 吸收　空腹口服后 0.75 h 达血药峰值(30～90 min)，尽管本品吸收率可达 84%，但因广泛的首关效应绝对生物利用度仅 1.8%。进食高脂肪餐可延迟 T_{max} 1.5 h，但对 C_{max} 和 AUC 无影响。

2. 分布　体外实验本品蛋白结合率为 82%，主要与白蛋白结合(70%)。本品不进入红细胞。

3. 代谢　本品主要经氧化代谢为羟基和羰基代谢产物，后者进一步与葡糖醛酸结合。本品主要经 CYP1A2 代谢，少量经 CYP2 C 亚族和 CYP3A4 代谢。血浆中有 4 种代谢产物，M-Ⅱ、M-Ⅳ、M-Ⅰ、M-Ⅲ，这些代谢产物迅速被清除。M-Ⅱ 的暴露量较原药高 20～100 倍。

4. 排泄　主要随尿液排泄，尿液中回收 84% 的给药剂量，粪便中回收 4%。给药后 96 h 完全被清除。终末 $t_{1/2}$ 为 1～2.6 h，每天服用未观察到蓄积。M-Ⅱ 的 $t_{1/2}$ 为 2～5 h，与浓度无关。给药后 24 h 血浆中原药和代谢产物的浓度均低于检测限值。

【适应证】 用于治疗失眠。

【不良反应】 1. 严重不良反应包括中枢抑制作用、过敏反应、思维异常、行为改变。

2. 临床试验中发现的常见不良反应为嗜睡、疲乏、头晕、恶心、失眠。

【妊娠期安全等级】 C。

【禁忌与慎用】 1. 中度肝功能不全患者慎用，重度肝功能不全患者禁用。

2. 对于妊娠期妇女尚无良好对照研究，妊娠期妇女只有潜在的益处大于对胎儿伤害的风险时才可使用。

3. 本品及其代谢产物可通过大鼠乳汁分泌，尚不确定是否通过人类乳汁分泌，哺乳期妇女慎用。

4. 儿童的有效性及安全性尚未确定。

5. 未对睡眠呼吸暂停患者进行研究，不推荐上述人群使用。

6. 使用本品发生血管神经性水肿者不可再用。

【药物相互作用】 1. 氟伏沙明(强效 CYP1A2 抑制剂)可升高本品 AUC190 倍，升高 C_{max} 90 倍，禁止合用。尚未进行弱效 CYP1A2 抑制剂对本品影响的研究，应谨慎合用。

2. 强效 CYP3A 抑制剂可升高本品的暴露量，应谨慎合用。

3. 强效 CYP3A 诱导剂可降低本品及代谢产物 M-Ⅱ 的暴露量，导致药效降低。

4. CYP2 C9 可明显升高本品的暴露量，应谨慎合用。

5. 多奈哌齐、多塞平可明显增加本品的暴露量，谨慎与本品合用。

6. 乙醇可导致困倦，慎与本品合用。

【剂量与用法】 睡前 30 min 服 8 mg，最大剂量不超过 8 mg/d。不能与高脂肪餐同服。

【用药须知】 1. 催眠药可导致复杂的行为，如驾车梦游，如出现，应考虑停药。乙醇、中枢神经抑制药可增加发生复杂行为的风险。

2. 服用本品期间应避免从事须集中精力的危险工作，如驾车、操作危险性的机械。

3. 一旦过量可采取洗胃和支持疗法，静脉补液，监测血压、呼吸和脉搏。血液透析不能清除本品。

【制剂】 片剂：8 mg。

【贮藏】 贮于 25 ℃，短程携带允许 15～30 ℃。

他司美琼
(tasimelteon)

别名：Hetlioz

本品为首个用于治疗盲人非 24 h 睡眠障碍的新药，2014 年 1 月获得美国 FDA 批准上市。

【CAS】 609799-22-6

【理化性状】 1. 化学名：(1*R*, 2*R*)-*N*-[2-(2, 3-Dihydrobenzofuran-4-yl) cyclopropylmethyl] propanamide

2. 分子式：$C_{15}H_{19}NO_2$

3. 分子量：245.32

4. 结构式

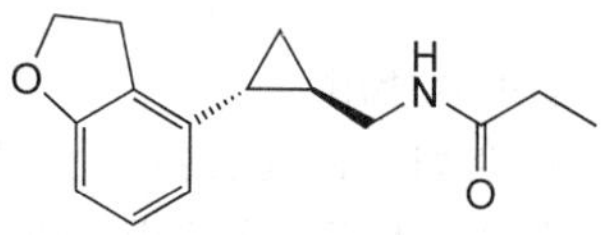

【药理作用】 本品为褪黑激素受体激动剂，对褪黑素 MT1 和 MT2 受体有激动作用。MT1 和 MT2 受体负责睡眠的启动，褪黑素与之作用，可维持正常的睡眠-苏醒节律。

【体内过程】 1. 吸收 空腹口服后 0.5～3 h 达血药峰值，进食高脂肪餐可延迟 T_{max} 1.75 h，C_{max} 降低 44%。

2. 分布 本品分布容积为 56～126 L，在治疗浓度下，蛋白结合率为 90%。

3. 代谢 本品在体内经氧化、氧化脱烷基化作用被广泛代谢，二氢呋喃环开环后，进一步被氧化成羧酸，之后进行酚醛葡糖醛酸化。CYP1A2 和 CYP3A4 是主要的代谢酶。代谢产物有活性。

4. 排泄 主要随尿液排泄，尿液中回收 80% 的给药剂量，粪便中回收 4%。仅在尿液中回收不足 1% 的原药。$t_{1/2}$ 为 (1.3±0.4) h，代谢产物的终末 $t_{1/2}$ 为 (1.3±0.5)～(3.7±2.2) h。

5. 老年人暴露量约为年轻患者 2 倍。女性暴露量较男性高 20%～30%。中度肝功能不全患者暴露量增加不足 2 倍。本品的清除率与肾功能关系不明显，肾功能不全患者不必调整剂量。吸烟者暴露量增加 40%。

【适应证】 治疗盲人非 24 h 睡眠障碍。

【不良反应】 常见头痛、转氨酶升高、梦魇、上呼吸道感染、泌尿道感染。

【妊娠期安全等级】 C。

【禁忌与慎用】 1. 轻、中度肝功能不全患者不必调整剂量，未对重度肝功能不全患者进行研究，不推荐使用。

2. 对于妊娠期妇女尚无良好对照研究，妊娠期妇女只有潜在的益处大于对胎儿伤害的风险时才可使用。

3. 本品及其代谢产物和通过大鼠乳汁分泌，尚不确定是否通过人类乳汁分泌，哺乳期妇女慎用。

4. 儿童有效性及安全性尚未确定。

【药物相互作用】 1. 强效 CYP1A2 抑制剂（如氟伏沙明）可升高本品的暴露量，禁止合用。

2. 强效 CYP3A 诱导剂（如利福平）可降低本品的暴露量，导致药效降低。

3. 吸烟可诱导 CYP1A2，导致本品暴露量降低。

【剂量与用法】 睡前服 20 mg，每天应在同一时间服用。

【用药须知】 1. 服用本品期间应避免从事须集中精力的危险工作，如驾车、操作危险性的机械。

2. 一旦过量可采取洗胃和支持疗法，静脉补液，监测血压、呼吸和脉搏。肾功能不全患者血液透析可清除本品，但尚不清楚过量时血液透析是否有效。

【制剂】 胶囊剂：20 mg。

【贮藏】 避光、防潮贮于 25 ℃以下，短程携带允许 15～30 ℃。

醋卡溴脲

(acecarbromal)

别名：乙酰溴米那、Acetyladalin、Acetylcarbromal、Abasin、Carbased、Paxarel、Sedacetyl、Sedanyl

【CAS】 77-66-7

【理化性状】 1. 化学名：*N*-(Acetylcarbamoyl)-2-bromo-2-ethylbutanamide

2. 分子式：$C_9H_{15}BrN_2O_3$

3. 分子量：279.13

4. 结构式

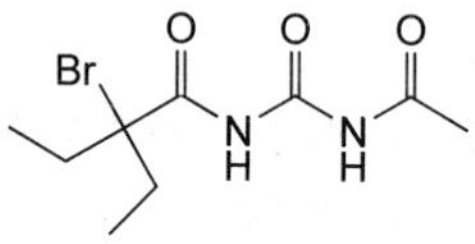

【简介】 本品为溴化物，用于镇静和催眠，主要在欧洲销售。

丙戊酰脲

(apronal)

别名：烯丙基异丙基乙酸脲、Apronalide

【CAS】 528-92-7

【ATC】 N05CM12

【理化性状】 1. 化学名：(*RS*)-*N*-Carbamoyl-2-propan-2-ylpent-4-enamide

2. 分子式：$C_9H_{16}N_2O_2$

3. 分子量：184.24

4. 结构式

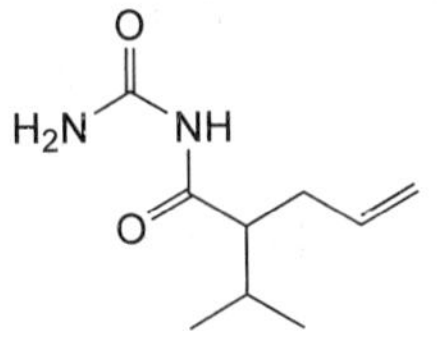

【简介】 本品为镇静和催眠药。

溴米索伐

(bromisoval)

别名:溴米那、bromvalerylurea

【CAS】 496-67-3;27109-49-5

【ATC】 N05CM03

【理化性状】 1. 化学名:(*RS*)-2-Bromo-*N*-carbamoyl-3-methylbutanamid

2. 分子式:$C_6H_{11}BrN_2O_2$

3. 分子量:223.07

4. 结构式

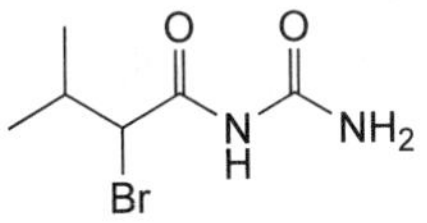

【简介】 本品为镇静和催眠药。长期使用可导致溴中毒。与普鲁卡因的复方制剂称爱茂尔,用于神经性呕吐和妊娠呕吐,也用于晕车、胃痉挛等呕吐。

卡溴脲

(carbromal)

别名:阿达林、Adalinum、Carbromal、Tildin、Bromadal

【CAS】 77-65-6

【ATC】 N05CM04

【理化性状】 1. 化学名:2-Bromo-*N*-carbamoyl-2-ethylbutanamide

2. 分子式:$C_7H_{13}BrN_2O_2$

3. 分子量:237.09

4. 结构式

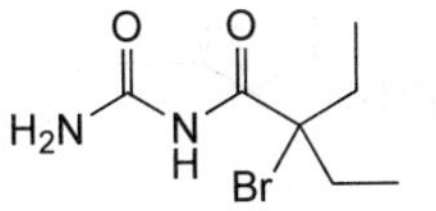

【简介】 本品为镇静和催眠药。长期使用可导致溴中毒。适用于神经衰弱、神经调节紊乱及各种原因引起的失眠症。镇静:一次 0.25 g,3 次/日。催眠:睡前服 0.5~1 g。片剂:0.5 g。

酚二唑

(fenadiazole)

别名:Hypnazol、Eudormil、Viodor

【CAS】 1008-65-7

【理化性状】 1. 化学名:2-(1,3,4-Oxadiazol-2-yl)phenol

2. 分子式:$C_8H_6N_2O_2$

3. 分子量:162.1

4. 结构式

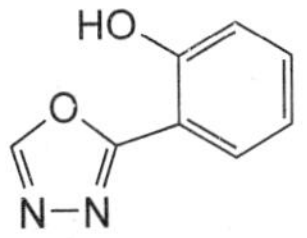

【简介】 本品为催眠药。

美芬诺酮

(mephenoxalone)

别名:美芬噁酮、甲苯噁酮、Dorsiflex、Moderamin、Control-OM

【CAS】 70-07-5

【ATC】 N05BX01

【理化性状】 1. 化学名:5-[(2-Methoxyphenoxy)methyl]-1,3-oxazolidin-2-one

2. 分子式:$C_{11}H_{13}NO_4$

3. 分子量:223.23

4. 结构式

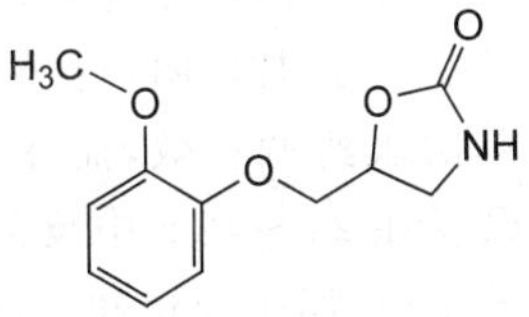

【简介】 本品具有肌松及抗焦虑作用。

5.4 抗偏头痛药

偏头痛具有反复发作的特点,典型的可持续 4~72 h。发作持续 72 h 以上者称为偏头痛持续状态。这种头痛是一种单侧搏动性疼痛,运动可使其加重,常足以严重到扰乱日常的活动。常伴随恶心、呕吐或其他胃肠道功能障碍,还可能畏光,害怕声响。典型的偏头痛是有先兆的,表现为视觉和感觉的症状,一般持续 1 h。头痛常直接发生在先兆之后,或者在 1 h 内,或者与先兆同时发生。此外,先兆之后可能不发生头痛。没有先兆的头痛(常见的偏头痛)更常见,约占 75%的偏头痛患者。在偏头痛病发作(有或无先兆)之前,预兆性症状就可能出现。家族性偏瘫性偏头痛是一种罕见的综合征,其间,先兆的偏头痛可能在综合征之前发生或伴随着语言不能、精神错乱和偏瘫。基底动脉性偏头痛是另一种具有先兆的偏头痛类型,其间,可能存在脑干障碍或伴有枕叶的症状如意识丧失、眩晕、共济失调、构音困难和复视。

偏头痛也称作血管神经性头痛。传统上认为，颅内血管收缩是引起先兆的原因，颅外血管扩张是产生头痛的原因。然而，血管异常状态似乎继发于神经系统发生的改变和血管活性物质（如 5-HT、儿茶酚胺、组胺、激肽、神经肽和前列腺素）的释放。

有几种因素可能激发偏头痛发作，那就是焦虑、身心压抑、睡眠方式的改变、绝食、某些食物和月经期。偏头痛也可能因使用药物而激发，如口服避孕药、雌激素和硝酸甘油。如果这些激发因素可以找到，就可能减少和避免发作。暗光和睡眠可能减轻发作，随着睡眠而倾向恢复。

发作早期使用简单的镇痛药（如阿司匹林和其他 NSAIDs 或对乙酰氨基酚）治疗都有效。有些镇痛组方中含有可待因，但不少人认为类阿片药物最好避免使用，特别是经常发作者。其他抗偏头痛制剂中还可能含有拟交感的血管收缩药异美汀和镇静药如氯醛比林。

如果延迟了早期治疗的机会，口服药物就会出现胃滞、恶心、呕吐，这些症状在发作过程中也是常见的。抗偏头痛的制剂常含有止吐药，常用的有布克力嗪、赛克力嗪、甲氧氯普胺和多潘立酮。如恶心、呕吐特别突出，就有必要直肠给药。

如一般镇痛药治疗无效，就有必要使用 5-HT 激动药如舒马曲坦。有证据表明，这类药物在发作的头痛阶段往往单次服药就有效，而在先兆阶段则常常无效。有些患者在 24～48 h 中反复发作，还可以使用其他如佐米曲坦、那拉曲坦和利扎曲坦，均为口服。这几种“曲坦”类药物较舒马曲坦的生物利用度高，但可比的临床数据还极少。如使用麦角胺，必须要用在症状开始出现之时，早期给药比较有效。由于麦角胺的口服生物利用度很低，发作时可能更低，有时采用舌下含服或直肠给药。麦角胺还可能加重恶心、呕吐，此时可加用吩噻嗪类止吐药。必要时，可选用供注射用的二氢麦角胺。

对迅速发作偏头痛的患者可以注射舒马曲坦或二氢麦角胺（参见麦角新碱的临床新用途）。如仍无效，可给予多巴胺拮抗药如甲氧氯普胺、氯丙嗪或丙氯拉嗪，在缓解急性发作的偏头痛中可能有效。延长的发作（偏头痛持续状态）可能需要静脉给予甲氧氯普胺和二氢麦角胺。其他可供单用或合用的药物有丙氯拉嗪、氯西嗪、皮质激素或哌替啶。类阿片激动拮抗药布托啡诺通过鼻腔喷雾给药正在提倡中，不过，其治疗价值有待进一步评估。

预防性治疗：如偏头痛发作频繁，1 个月 1～2 次，采用预防性治疗可以减少发作次数和（或）减轻疼痛程度，但不可能完全消除，患者依然需要另外的顿挫性或症状性治疗。选用合适的药很重要，一旦选中了最佳的预防药物，就要持续用药 3～6 个月。

主要药物有 β 受体拮抗药和三环类抗抑郁药，最常选用的是普萘洛尔，该药的主要不良反应是嗜睡。其他没有交感活性的 β 受体阻断药都可选用，如阿替洛尔、美托洛尔、纳多洛尔和噻马洛尔。必须牢记 β 受体阻断药与 $5\text{-}HT_1$ 激动药和麦角胺之间存在潜在的相互作用。苯噻啶（一种抗组胺药和 5-HT 拮抗药）是普萘洛尔理想的替代品。

其他可预防偏头痛的药物还有氟桂利嗪、维拉帕米，但其他钙通道阻滞药作用不明显。丙戊酸盐是 γ-氨基丁酸的激动药，可能有效。NSAIDs 也有使用价值。MAOIs 如苯乙肼也可用于预防，但应在其他药物均无效的难治病例始可使用。抗组胺药赛庚啶也可使用，尤其是儿童偏头痛的预防。其他可供选用的药物还有可乐定、环扁桃酯、吲哚拉明、龙牙草及麦角衍生物甲麦角林。

5.4.1 选择性 $5\text{-}HT_1$ 激动药

舒马曲坦

(sumatriptan)

别名：Imitrex、Imiject

本品为 5-HT 受体激动药。

【CAS】 103628-46-2

【ATC】 N02CC01

【理化性状】 1. 本品为白色至淡黄色粉末。极微溶于水。

2. 化学名：3-(2-Dimethylaminoethyl) indol-5-yl-*N*-methylmethanesulfonamide

3. 分子式：$C_{14}H_{21}N_3O_2S$

4. 分子量：295.4

5. 结构式

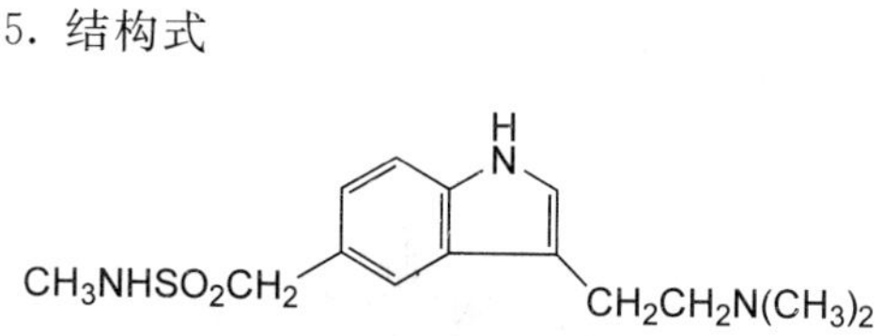

琥珀酸舒马曲坦

(sumatriptan succinate)

别名：Imigran、Sumadol、Sumigrene、Imitrex

〖CAS〗 103628-47-3(sumatriptan hemisuccinate)；103628-48-4(sumatriptan succinate)

〖理化性状〗 1. 本品为白色或几乎白色粉末。易溶于水，几乎不溶于二氯甲烷，略溶于甲醇。1% 的水溶液 pH 为 4.5～5.3。

2. 分子式：$C_{14}H_{21}N_3O_2S \cdot C_4H_6O_4$

3. 分子量：413.5

4. 稳定性：琥珀酸舒马曲坦片压碎溶于 3 种不同的果汁中，制成浓度为 5 mg/ml 舒马曲坦口服溶液，在温度 4 ℃，避光贮藏条件下，稳定性可至少维持 21 d。

【药理作用】 本品对血管 $5\text{-}HT_1$ 受体亚型具有选择性激动作用，而对 $5\text{-}HT_2$、$5\text{-}HT_3$ 受体亚型或 α_1、α_2 或 β-肾上腺素能、D_1、D_2、毒蕈碱、苯二氮䓬受体无亲和力或药理活性。本品可使头部动脉产生收缩作用。

【体内过程】 本品口服后吸收迅速但不完全，进行首关代谢。其绝对生物利用度很低(14%)。口服后约 2 h 可达血药峰值。皮下注射后 25 min 可达血药峰值，生物利用度高达 96%。蛋白结合率为 14%～21%。消除 $t_{1/2}$ 约为 2 h。在肝内主要被 A 型单胺氧化酶广泛代谢，主要以失活的吲哚醋酸衍生物及其葡糖醛酸结合物形式随尿液排出。本品及其代谢物也出现在粪便中。还有少量进入乳汁中。

【适应证】 用于治疗偏头痛和丛集性头痛。

【不良反应】 1. $5\text{-}HT_1$ 受体激动药如本品，最常见的不良反应有头晕、面红、无力、嗜睡、疲劳。

2. 可能发生恶心、呕吐。

3. 疼痛或刺痛感、沉重、发热、压抑、紧缩感也有报道。可能影响身体任一部位如喉部和胸部，而且可能是剧烈的。这些症状都可能是由于血管痉挛引起的，在偶然情况下，可导致严重的心血管事件，如心律失常、心肌缺血，甚至心肌梗死。

4. 个别患者出现脑血管症状。

5. 给药后很快出现血压短暂性上升。

6. 低血压、心动过缓或心动过速、心悸也有报道。

7. 视力障碍也有发生。

8. 偶见肝功能受损，引起癫痫发作(主要是有癫痫病史者)。

9. 过敏反应轻者皮疹，重者出现全身过敏反应。

10. 皮下注射局部疼痛常见。

11. 透皮贴剂可发生用药部位疼痛、刺痛、瘙痒、灼热而不适。

【妊娠期安全等级】 C。

【禁忌与慎用】 1. 对本品过敏者禁用。

2. 本品及其他同类药物不宜用于基底部或偏瘫的偏头痛。

3. $5\text{-}HT_1$ 受体激动药禁用于未经控制的高血压、缺血性心脏病，有心肌梗死、冠状动脉血管痉挛(变异型心绞痛)、周围血管疾病，既往曾有脑血管偶发事件或短暂性缺血发作史的患者。

4. 肝、肾功能不全患者应慎用，严重者禁用。

5. 有癫痫病史者慎用。

6. 本品可经乳汁分泌，哺乳期妇女使用时应暂停哺乳。

【药物相互作用】 1. 本品和其他 $5\text{-}HT_1$ 受体激动药不应合用麦角胺类药物或有关的制剂，因有增加血管痉挛的风险。

2. 患者已经接受了麦角胺类药物，在停用麦角胺类药物后至少 24 h 才能使用本品或利扎曲坦，至少 6 h 后才能使用佐米曲坦。

3. 在至少停用以上 $5\text{-}HT_1$ 受体激动药 6 h 后始可给予麦角类药物。

4. 两种 $5\text{-}HT_1$ 受体激动药不可同时使用。

5. $5\text{-}HT_1$ 受体激动药不可合用 MAOIs，在停用后者两周后才能使用前者。

6. 从理论上讲，$5\text{-}HT_1$ 受体激动药合用任一 SSRIs 都可能增加 $5\text{-}HT_1$ 综合征的风险。

7. 本品合用锂盐也有可能发生以上第 6 项同样的相互作用。

【剂量与用法】 1. 口服　起始口服 50 mg，个别患者需用 100 mg。肝功能不全患者给予 50 mg 是合适的。一般在给药后 30 min 见效。用药有效，但偏头痛复发时，可进一步给药，24 h 的用量可达到 300 mg。在美国，用量较低，起始只给予 25 mg，如难获疗效，第 2 次的用量可达到 100 mg。

2. 鼻腔给药　可望在用药后 15 min 左右见效。英国建议一个鼻孔给药 20 mg，美国用药则分 3 个层次——5 mg，10 mg，20 mg 喷入一个鼻孔。如症状复发，在首次给药后至少 2 h 再使用下一个 24 h 的用量。24 h 内不应超过 40 mg。

3. 皮下注射　可令患者自我皮下注射 6 mg，一般在 10～15 min 见效。如症状重现，至少在首次注射后 1 h 再注射 6 mg，24 h 内不超过 12 mg。本品的注射剂仅供皮下注射使用。

4. 治疗丛集性头痛，可采用皮下注射，剂量与偏头痛治疗相似。

5. 离子渗透经皮给药贴剂　将离子渗透经皮给药贴剂贴于上臂或大腿，按下开始按钮，红色 LED 灯被点亮，表示治疗开始。必须在贴敷后 15 min 内开始。治疗结束后，开始灯会熄灭，可去除贴剂。使用完的贴剂不能再用。如头痛未完全缓解，可在其他部位再用一次。24 h 内不能超过 2 次，每月使用超过 4 次的安全性和有效性尚未确定。

【用药须知】 1. 对急性发作的偏头痛，应尽可能快地使用本品。通过任何给药途径，如 1 次用药无效，就不再给第 2 次药。

2. 5-HT_1激动药不用于预防偏头痛发作。

3. 使用本品及类似药物之前，必须明确诊断，应注意排除其他潜在而严重的神经性疾病。

4. 绝经后妇女，40 岁以上的男性及具有缺血性心脏病因素的人，在使用本品或其他 5-HT_1 激动药之前应排除潜在的心血管疾病。

5. 用药期间，如发生胸痛、胸紧，应进行缺血性改变的充分检查。

6. 5-HT_1激动药会引起嗜睡，用药者不可驾车或操纵机械。

7. 对磺胺类药物过敏者，也可能对本品过敏。

【制剂】 ①片剂：25 mg；50 mg；100 mg。②胶囊剂：50 mg。③注射液：6 mg/0.5 ml。④鼻喷剂：5 mg；20 mg。⑤注射笔：一次注射提供 4 mg、6 mg 剂量。⑥离子渗透经皮给药贴剂：每小时释放 6.5 mg 本品，可持续 4 h。

【贮藏】 离子渗透经皮给药贴剂贮于 20～25 ℃，短程携带允许 15～30 ℃。不能置于冰箱中冷藏或冷冻。其他剂型，避热、避光，贮于 2～30 ℃。

佐米曲坦
(zolmitriptan)

别名：Zomig

本品为 5-HT_1 受体激动药之一。

【CAS】 139264-17-8

【ATC】 N02CC03

【理化性状】 1. 化学名：(*S*)-4-{3-[2-(Dimethylamino)ethyl]indol-5-ylmethyl}-1,3-oxazolidin-2-one

2. 分子式：$C_{16}H_{21}N_3O_2$

3. 分子量：287.4

4. 结构式

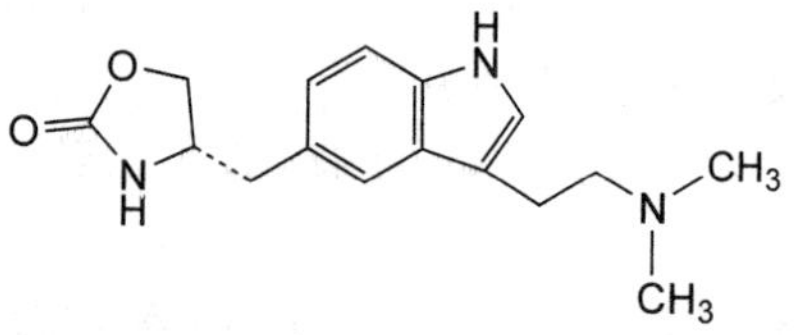

【药理作用】 类似舒马曲坦。

【体内过程】 口服后，本品的绝对生物利用度约为 40%～50%，2～3.5 h 可达血药峰值。蛋白结合率为 25%。本品在肝内代谢，主要代谢为吲哚乙酸 *N*-氧化物和 *N*-去甲同类物。*N*-去甲代谢物（183 C91）比母药的活性要强，这将使本品发挥更大的疗效。此代谢物主要通过 CYP1A2 介导，而 A 型 MAO 则对 *N*-去甲代谢物要进行进一步的代谢。多于 60% 的用量随尿液排出，主要为吲哚乙酸；随粪便排出者约 30%，主要为原药，消除 $t_{1/2}$ 为 2.5～3 h，肝病患者可见延长。

【适应证】 参见舒马曲坦。

【不良反应】 1. 参见舒马曲坦。

2. 有口干和肌痛的报道。

【妊娠期安全等级】 C。

【禁忌与慎用】 1. 参见舒马曲坦。

2. 沃-帕-怀综合征患者禁用。

【药物相互作用】 1. 参见舒马曲坦。

2. 接受 A 型 MAOIs 的患者如合用本品，24 h 用量应减至 7.5 mg。

3. 西咪替丁可抑制本品的代谢，合用时，本品 24 h 用量应减至 5 mg；与氟伏沙明或环丙沙星合用时，也应给予类似的减量，因为这些药都是针对 CYP1A2 的酶抑制剂。

【剂量与用法】 1. 英国的起始剂量为 2.5 mg，如 24 h 内症状持续或恢复，在第 1 次用药后，至少不少于 2 h 可给予第 2 次剂量。本品的最大剂量为 15 mg/d。中重度肝功能不全患者用量不得超过 5 mg/d。如果起始剂量 2.5 mg 疗效不满意，再次发作时可以给予 5 mg。

2. 美国的起始剂量为 1.25～2.5 mg，24 h 内最大用量为 10 mg，肝病患者的单剂量应<2.5 mg。

3. 鼻喷剂　推荐剂量为 2.5 mg，喷鼻，单次最大剂量 5 mg，1 日最大剂量 10 mg。

【用药须知】 参见舒马曲坦。

【制剂】 ①片剂：2.5 mg；5 mg。②鼻喷剂：2.5 mg；5 mg。

【贮藏】 避热、避光，贮于室温。

依来曲坦
(eletriptan)

别名：依立曲坦、Relpax

本品是一种选择性 5-$HT_{1B/1D}$受体激动药。

【CAS】 143322-58-1

【ATC】 N02CC06

【理化性状】 1. 化学名：3-{[(*R*)-1-Methyl-2-pyrrolidinyl]methyl}-5-[2-(phenylsulfonyl)ethyl]indole

2. 分子式：$C_{22}H_{26}N_2O_2S$

3. 分子量：382.5

4. 结构式

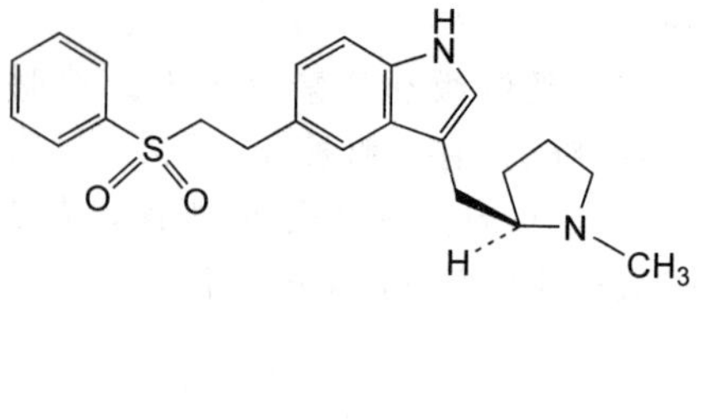

氢溴酸依来曲坦
(eletriptan hydrobromide)

〖CAS〗 177834-92-3

〖理化性状〗 1. 本品为白色至灰白色粉末，易溶于水。

2. 化学名：3-{[(*R*)-1-Methyl-2-pyrrolidinyl] methyl}-5-[2-(phenylsulfonyl)ethyl]indole hydrobro-mide

3. 分子式：$C_{22}H_{26}N_2O_2S \cdot HBr$

4. 分子量：463.4

【药理作用】 本品与 $5\text{-}HT_{1B}$、$5\text{-}HT_{1D}$ 和 $5\text{-}HT_{1F}$ 受体具有高度亲和力，与 $5\text{-}HT_{1A}$、$5\text{-}HT_{1E}$、$5\text{-}HT_{2B}$ 和 $5\text{-}HT_7$ 受体具有中度亲和力，与 $5\text{-}HT_{2A}$、$5\text{-}HT_{2C}$、$5\text{-}HT_3$、$5\text{-}HT_4$、$5\text{-}HT_{5A}$ 和 $5\text{-}HT_6$ 受体仅有极少或没有亲和力。本品与 α_1、α_2 或 β-肾上腺素能、多巴胺 D_1 或 D_2、毒蕈碱或类阿片受体均无亲和力。研究证实，5-HT 受体激动药可引起颅内血管收缩，对偏头痛有效。

【体内过程】 本品口服后易于吸收，约经 1.5 h 达 C_{max}。患中重度偏头痛患者的中位数 t_{max} 为 2 h。其绝对生物利用度接近 50%。给药时进食高脂餐后，其 AUC 和 C_{max} 分别增加 20% 和 30%。静脉给药后的 V_d 为 138 L，蛋白结合率为 85%。其 *N*-去甲基代谢物是唯一具有活性的代谢物，和原药一样，可导致血管收缩。尽管代谢物的 $t_{1/2}$ 约为 13 h，但 *N*-去甲基代谢物血药浓度仅为原药的 10%～20%，不可能起到原药的全部效应。本品主要通过 CYP3A4 代谢。其终末消除 $t_{1/2}$ 接近 4 h，平均 CL 接近 3.9 L/h，非肾清除占总清除的 90%。年龄对本品的药动学无影响。

【适应证】 治疗有或无急性发作先兆的成人偏头痛。

【不良反应】 1. 常见腰痛、寒战、发热、潮红、感觉异常，少见面部水肿、无力，罕见腹胀、脓肿、意外损伤、变态反应、流感样综合征、疝、口臭、低体温、类风湿、口吃和休克。

2. 常见心悸，少见高血压、周围血管病和心动过速，罕见心绞痛、心律失常、房室传导阻滞、低血压、晕厥、血栓性静脉炎、脑血管病、血管痉挛和室性心动过速。

3. 少见畏食、腹泻或便秘、嗳气、气管炎、腹胀、胃炎、胃肠不适、舌炎、涎多、肝功能试验异常，罕见牙龈炎、食欲增加、直肠病、口炎和舌水肿。

4. 罕见痛风、甲状腺腺病、甲状腺炎。

5. 罕见贫血、青紫、白细胞减少、淋巴腺病、紫癜。

6. 少见肌酐磷酸激酶水平上升、水肿、周围水肿和口渴，罕见 ALP 水平上升、胆红素血症、高血糖、体重增加或减少。

7. 少见关节痛、关节炎、关节病、骨痛和肌痛，罕见骨肿瘤、肌病和腱鞘炎。

8. 常见感觉减退、张力过强、眩晕，少见噩梦、焦虑、激动、情感淡漠、共济失调、精神错乱、人格解体、抑郁、欣快、感觉过敏、运动功能亢进、情绪不稳、失眠、神经衰弱、语言障碍，罕见步态异常、语言不能、精神型反应、痴呆、张力失常、复视、幻觉、痛觉过敏、运动功能低下、癔症、神经病、神经症、偏瘫、瘫痪和抽搐。

9. 常见咽炎，少见哮喘、呼吸困难、呼吸道感染和鼻炎，罕见气管炎、窒息感、咳嗽、鼻出血、呃逆、喉炎、过度换气、鼻炎、痰多。

10. 常见出汗，少见荨麻疹、皮疹，罕见脱发、皮肤干燥、剥脱性皮炎、大疱性皮疹、银屑病、皮肤变色和瘙痒。

11. 少见视力减退、结膜炎、眼干、耳痛、泪多、光敏感、味觉颠倒和耳鸣，罕见眼出血、中耳炎、嗅觉颠倒和上睑下垂。

12. 少见尿频、尿多、尿道炎和阳痿，罕见乳房痛、肾痛、白带、痛经和阴道炎。

【妊娠期安全等级】 C。

【禁忌与慎用】 1. 对本品过敏者、缺血性心脏病(如心绞痛、心肌梗死或无症状的心肌缺血)患者、有症状或检验结果持久不变的缺血性心脏病患者、冠脉痉挛(如变异型心绞痛或其他有潜在异常的心脏病)患者、<18 岁儿童禁用。

2. 患有周围血管疾病(包括缺血性肠病)、高血压、重度肝功能不全、基底动脉性偏头痛或偏瘫性周期性偏头痛患者禁用。

3. 凡具有心血管缺血性或血管痉挛记录者、吸烟者、高胆固醇血症、肥胖、糖尿病患者、确信有家族性冠心病史者、手术或生理性绝经期妇女或有严重药物性过敏史者慎用。

4. 40 岁以上的男性除非完全排除了冠心病，否则不可使用本品。

5. 哺乳期妇女使用时应暂停哺乳。

【药物相互作用】 1. 合用含有麦角的制剂可能引起持久的血管痉挛反应，因此，在使用本品后的 24 h 内，不可使用含有麦角的制剂。

2. 在使用具有强效 CYP3A4 抑制剂(如酮康唑、伊曲康唑、克拉霉素、利托那韦、奈非那韦、奈法唑酮、贯叶连翘)之后的 72 h 内不可使用本品。

【剂量与用法】 多数患者一次服用 40 mg，比一次服用 20 mg 的疗效好，但至少应间隔 2 h。首剂一次 20 mg 如无效，2 h 后可再服 40 mg。一次最高不可超过一次 80 mg，因可带来更多的不良反应。

【用药须知】 1. 必须确诊患有偏头痛始可使用本品。

2. 本品合用选择性 5-羟色胺再摄取抑制剂(SSRI)时，极少引起乏力、反射过度、共济失调，如临床有必要合用，应严密监护。

3. 过量使用本品，尚无特异的解毒药，应保持气道畅通、补氧和通气，24 h 内严密监护心血管系统。

【制剂】 片剂：20 mg；40 mg。

【贮藏】 贮于 15～30 ℃。

阿莫曲坦
(almotriptan)

本品为选择性 5-$HT_{1B/1D}$受体激动药。

【CAS】 154323-57-6

【ATC】 N02CC05

【理化性状】 1. 化学名：1-[({3-[2-(Dimethylamino)ethyl]indol-5-yl}methyl)sulfonyl]pyrrolidine

2. 分子式：$C_{17}H_{25}N_3O_2S$

3. 分子量：335.5

4. 结构式

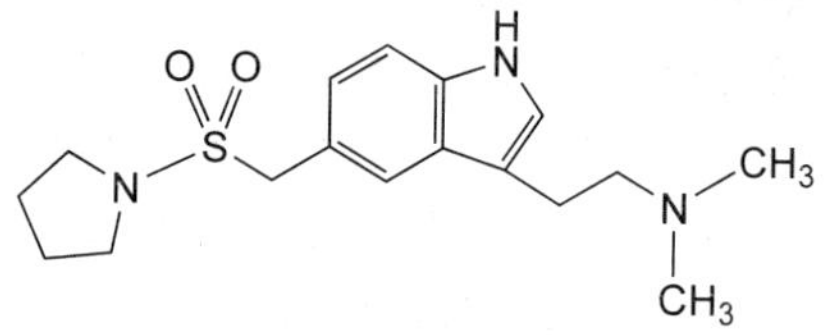

苹果酸阿莫曲坦
(almotriptan malate)

别名：Almogran

〖CAS〗 181183-52-8

〖理化性状〗 1. 本品为白色至浅黄色结晶性粉末，易溶于水。

2. 化学名：1-[({3-[2-(Dimethylamino)ethyl]indol-5-yl}methyl)sulfonyl]pyrrolidine malate(1∶1)

3. 分子式：$C_{17}H_{25}N_3O_2S \cdot C_4H_6O_5$

4. 分子量：469.6

【药理作用】 本品选择性调节某些颅侧血管的收缩，并可能与三叉神经血管系统发生相互作用，刺激三叉神经节后，继而抑制硬脑膜血管中的血浆蛋白外渗，可替代其他曲坦类药物用于治疗中度或严重偏头痛发作。本品对人体外周动脉几乎没有活性，引起人体冠脉痉挛效应的可能性也较舒马曲坦小。

【体内过程】 本品口服后吸收良好，1.5～3 h 达 C_{max}，口服生物利用度约为 70%，食物不影响本品的吸收。本品经单胺氧化酶 A(MAO-A)和 CYP 转化为无明显活性的代谢产物，主要随尿液排出，消除 $t_{1/2}$ 约为 3.5 h。

【适应证】 适用于治疗有或无先兆的偏头痛的急性发作治疗。

【不良反应】 1. 整体感觉　常见头痛，少见腹痛或腹部痉挛、无力、寒战、头痛、胸痛、颈痛、疲乏、颈项僵硬，罕见发热和光敏反应。

2. 心血管　少见血管扩张、心悸、心动过速、高血压、晕厥。

3. 消化系统　少见腹泻、呕吐、消化不良、肠胃炎、口渴，罕见结肠炎、食管反流、流涎。

4. 代谢　少见高血糖、磷酸激酶升高，罕见 γ-GT 升高、胆固醇升高。

5. 肌肉与骨骼　少见肌痛，罕见关节痛、关节炎、肌病及肌无力。

6. 神经系统　常见头晕、困倦，少见震颤、眩晕、焦虑、感觉迟钝、坐立不安、中枢神经系统刺激作用、颤抖，罕见梦境异常、注意力不集中、协调性异常、抑郁、欣快感、反射亢进、张力亢进、神经质、梦魇、眼球震颤及失眠。

7. 呼吸系统　少见咽炎、鼻炎、呼吸困难、喉头痉挛、鼻窦炎、支气管炎，罕见过度换气、喉炎、打喷嚏、鼻出血。

8. 皮肤　少见出汗、瘙痒、皮疹，罕见皮炎、红斑。

9. 特殊感觉　少见耳痛、耳鸣，罕见复视、眼干、眼痛、耳炎、嗅觉倒错、视野出现盲区、结膜炎、眼刺激感、听觉过敏、味觉改变。

10. 泌尿系统　少见痛经。

【妊娠期安全等级】 C。

【禁忌与慎用】 1. 有缺血性心脏病史或征兆(心肌梗死、心绞痛、无症状性局部缺血、难以控制的高血压)者，有脑血管意外、暂时性局部缺血发作或外周血管病患者，重度肝功能不全患者、基底动脉型、偏瘫性或眼肌麻痹性偏头痛患者均应禁用。

2. 妊娠期妇女、重度肾功能不全患者、轻中度肝功能不全患者、对磺胺类过敏者、其他神经系统疾病患者，以及治疗前有心血管疾病危险因素的患者均应慎用。

3. 老年人慎用。

4. 动物实验显示本品可经乳汁分泌，而且浓度高于血药浓度 7 倍，哺乳期妇女使用时应暂停哺乳。

【药物相互作用】 本品可与麦角胺、麦角衍生物、其他 $5\text{-HT}_{1B/1D}$ 激动药发生相互作用。

【剂量与用法】 偏头痛相关性头痛发作初期服用 12.5 mg，随水吞服。如果 24 h 内症状重现，则再服 12.5 mg。最短时间间隔为 2 h，最高日剂量为 25 mg。

【用药须知】 参见舒马曲坦。

【制剂】 片剂：12.5 mg。

【贮藏】 贮于室温下。

福伐曲坦

(frovatriptan)

别名：夫罗曲坦、Frova

本品为选择性 $5\text{-HT}_{1B/1D}$ 受体激动药。

【CAS】 158747-02-5

【ATC】 N02CC07

【理化性状】 1. 本品为白色至类白色粉末，易溶于水。

1. 化学名：(6*R*)-5, 6, 7, 8-Tetrahydro-6-methylamino-carbazole-3-carboxamide

2. 分子式：$C_{14}H_{17}N_3O$

3. 分子量：243.3

4. 结构式

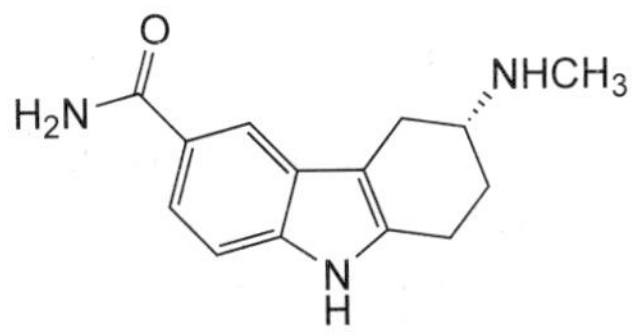

【药理作用】 本品对神经元 5-HT_{1D} 及血管选择性 5-HT_{1B} 受体有高度亲和力，对 5-HT_{1A}、5-HT_{1F} 和 5-HT_7 受体有中等亲和力，与苯二氮䓬结合位点无明显亲和力。主要作用于脑外动脉和颅内动脉，并抑制这些血管的过度扩张。本品对心脏功能和血压无影响，也不影响冠脉血流。

【体内过程】 口服吸收略差，口服单剂量本品 2.5 mg 后 t_{max} 为 2～4 h，生物利用度为 20%～30%，食物对吸收无明显影响，但可延迟 t_{max}。静脉注射 0.8 mg 后平均稳态 V_d 为 3.0～4.2 L/kg，与血浆蛋白结合率约为 15%。主要通过 CYP1A2 代谢，原药及其代谢产物随尿液（占 32%，其中 10% 为原药）和粪便（占 62%，其中 32% 为原药）排出体外。静脉注射后的平均 CL 为 130～220 ml/min，肾清除占总清除的 40%～45%。本品消除 $t_{1/2}$ 较长，约为 26 h，为同类药物中最长者，可能对持续时间较长的偏头痛发作会有特别好的疗效。

【适应证】 本品适用于成人有或无先兆性偏头痛急性发作的治疗。

【不良反应】 1. 最常见眩晕、感觉异常、头痛、口干、虚弱、潮红、胸痛、消化不良和骨骼痛等。

2. 严重的不良反应为心脏疾病，特别是有易发心脏病因素者，甚至可引起致命危险，但发生率很低，如冠脉痉挛、一过性心肌局部缺血、心肌梗死、卒中、血压升高、室性心动过速和心室颤动等，服药后若出现胸部、喉和颈部压迫感，则有可能为心脏病的前兆，应立即停药并采取措施。

【妊娠期安全等级】 C。

【禁忌与慎用】 1. 对本品过敏者、心绞痛、心肌梗死、脑卒中、外周局部缺血性疾病、偏瘫性或基底动脉型头痛、重度肝功能不全患者者均禁用。

2. 不推荐用于>65 岁和<18 岁的人群。

3. 动物实验本品及其代谢产物均可通过乳汁分泌，且浓度高于血药浓度，哺乳期妇女使用时应停止哺乳。

【药物相互作用】 1. 本品不与 MAOIs 或含贯叶连翘的制剂合用。

2. 与其他含麦角类药物及其他 5-HT_1 受体拮抗药之间合用时应至少间隔 24 h。

3. 与选择性 5-HT 再摄取抑制药如氟西汀、氟伏沙明和口服避孕药等合用应谨慎。

【剂量与用法】 推荐剂量为一次 2.5 mg，给药 2 h 后，头痛复发者可再次服用，日最高剂量为 7.5 mg。

【用药须知】 1. 本品只用于确诊为偏头痛患者，不作为偏头痛的预防药物使用。

2. 一般不对具有易于发生心脏疾病因素（如高血压、高胆固醇血症、吸烟、肥胖、糖尿病、冠心病家族史等）的患者使用本品，除非严密进行全程心脏监测。

3. 首剂最好在富有经验的医师监护下使用。

【制剂】 片剂：2.5 mg。

【贮藏】 贮于室温下。

利扎曲坦

(rizatriptan)

别名：Maxalt

本品是 5-羟色胺$_{1B/1D}$（$5\text{-HT}_{1B/1D}$）受体激动药。

【CAS】 144034-80-0

【ATC】 N02CC04

【理化性状】 1. 化学名：3-[2-(Dimethylamino)ethyl]-5-(1*H*-1,2,4-triazol-1-ylmethyl)indole monobenzoate; Dimethyl{2-[5-(1*H*-1, 2, 4-triazol-1-ylmethyl)indol-3-yl]ethyl}amine

2. 分子式：$C_{15}H_{19}N_5$

3. 分子量：269.3

4. 结构式

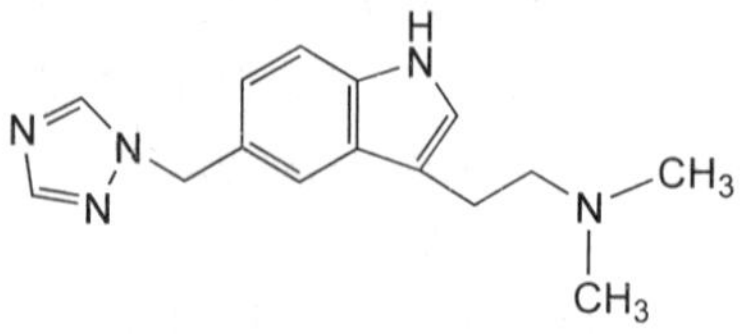

苯甲酸利扎曲坦
(rizatriptan benzoate)

别名：Maxalt

〖CAS〗 145202-66-0

〖理化性状〗 1. 本品为白色至类白色固体，25 ℃下水中溶解度42 mg/ml。

2. 化学名：3-[2-(Dimethylamino)ethyl]-5-(1*H*-1,2,4-triazol-1-ylmethyl) indole monobenzoate; Dimethyl{2-[5-(1*H*-1,2,4-triazol-1-ylmethyl) indol-3-yl]ethyl}amine monobenzoate

3. 分子式：$C_{15}H_{19}N_5 \cdot C_7H_6O_2$

4. 分子量：391.5

【药理作用】 本品作用类似舒马曲坦，其相同剂量比舒马曲坦更有效。用药后2 h内的反应率为60%～77%，疼痛减轻率为40%。

【体内过程】 本品口服后30 min起效，1.5～2 h达最高效应。服用10～40 mg后0.5～2.5 h可达C_{max}(5～91 ng/ml)。单剂量给药的作用持续时间为14～16 h。口服生物利用度为40%～50%。其蛋白结合率为14%。少量可分布于脑或脑脊液中。V_d为110～140 L(女性比男性少)。药物在肝内通过单胺氧化酶A的氧化脱氨作用代谢，代谢产物包括有吲哚乙酸衍生物(无活性)、*N*-单脱甲基利扎曲坦(有活性)、*N*-氧化衍生物(无活性)、6-羟基衍生物(无活性)及6-羟基硫酸共轭物(无活性)。24 h内8%～16%以原药排泄，51%转化为吲哚乙酸代谢物排泄。肾排出率为82%，CL为400 ml/min(无剂量依赖性)；12%随粪便排出。原药的消除$t_{1/2}$为2～3 h。

【适应证】 用于治疗急性偏头痛，对有或无先兆及与月经相关的偏头痛均有效，能减轻头痛、逆转功能性障碍。

【不良反应】 1. 可出现冠状动脉痉挛、一过性心肌缺血、心肌梗死、室性心动过速及心室颤动，尤其已有冠状动脉疾病危险因素存在的患者。常规剂量用药可使冠状动脉变窄约10%～20%。

2. 可见血压升高、胸痛，少见晕厥，罕见潜在致命性心脏病。

3. 常见一过性头晕、嗜睡和疲劳，程度较轻，发生率与剂量相关。

4. 可能出现偏头痛频率增加、头痛(用药过度所致)及撤药后头痛加剧。

5. 可见血清生长激素轻度上升。

6. 可见恶心(轻度、一过性)、口干、腹痛，其发生率与剂量相关。

7. 少见颈痛、强直。

【妊娠期安全等级】 C。

【禁忌与慎用】 1. 对本品过敏者、脑血管综合征(如脑卒中、短暂性脑缺血发作)患者、偏瘫或基底部偏头痛患者、缺血性心脏病患者或有心肌梗死病史者、周围血管疾病(包括缺血性肠病)患者、未经控制的高血压患者均禁用。

2. 不推荐12岁以下儿童使用。

3. 缺血性、血管痉挛性冠状动脉疾病患者慎用。

4. 存在冠状动脉性心脏病危险因素的患者(糖尿病、肥胖症、吸烟、高胆固醇、有冠状动脉疾病家族史的患者，40岁以上男性及绝经妇女)慎用。

5. 未确诊为偏头痛的患者和症状表现不典型的偏头痛患者慎用。

6. 肝、肾功能不全患者慎用。

7. 动物实验证明本品可经乳汁分泌，且浓度高于血药浓度，哺乳期妇女使用时应暂停哺乳。

【药物相互作用】 1. 普萘洛尔可使本品AUC增加70%、生物利用度增加。已使用普萘洛尔的患者，加用本品时应减量。

2. 其他5-HT_1受体激动药(如阿莫曲坦、佐米曲坦、那拉曲坦、舒马曲坦)、麦角类及含麦角胺的药物(如氢麦角胺、美西麦角)与本品合用时，血管收缩效应呈相加性，使血管痉挛反应的风险增加。在使用前者24 h内禁止使用本品。

3. 本品与选择性5-HT再摄取抑制药(SSRI)或西布曲明合用，可因相加作用导致过度的5-HT能兴奋。如必须合用本品和SSRI，须严密监测本品的不良反应(虚弱、反射亢进、共济失调)。因可出现5-羟色胺综合征，故不推荐本品与SSRI或西布曲明合用。

4. 与MAOIs合用，可因神经系统和周围组织的5-HT浓度增高，有可能出现5-羟色胺综合征(高血压、高热、肌阵挛、精神状态改变)。禁止两者合用，或MAOIs至少14 d后再使用本品。

5. 贯叶连翘有弱单胺氧化酶抑制作用，可能会加强本品的5-HT能效应，有可能引起5-羟色胺综合征或脑血管收缩(Call-Fleming综合征)。不推荐两者合用。

6. 本品不影响炔雌醇、依托孕烯、左炔诺孕酮、美雌醇、炔诺酮、炔诺孕酮的血药浓度。

7. 本品与美托洛尔、纳多洛尔无显著的药动学相互作用。

【用法与用量】 1. 开始口服 5 mg 或 10 mg，如无效可在 2 h 后重复给药。常规剂量为 5～10 mg，最高剂量为 30 mg/d。

2. 对已预防性服用普萘洛尔的患者，初始剂量为 5 mg，如无效可在 2 h 后重复给药。常规剂量为 5 mg，最高剂量为 15 mg/d。

【用药须知】 1. 用药前后及用药期间应监测血压、心率。

2. 食物可使本品的 t_{max} 延迟 1 h。

3. 本品口腔崩解片可在舌上溶解，随唾液吞服，不必额外饮水。

4. 在偏头痛急性发作时给药越快越好。

【制剂】 ①片剂：5 mg；10 mg。②口腔崩解片：5 mg；10 mg。

【贮藏】 密封，贮于 15～30 ℃。

那拉曲坦

(naratriptan)

别名：纳拉曲坦、Amerge

本品为抗偏头痛药，是选择性 5-羟色胺$_{1B/1D}$(5-HT$_{1B/1D}$)受体激动药。

【CAS】 121679-13-8

【ATC】 N02CC02

【理化性状】 1. 化学名：*N*-Methyl-3-(1-methyl-4-piperidyl)indole-5-ethanesulfonamide

2. 分子式：$C_{17}H_{25}N_3O_2S$

3. 分子量：335.5

4. 结构式

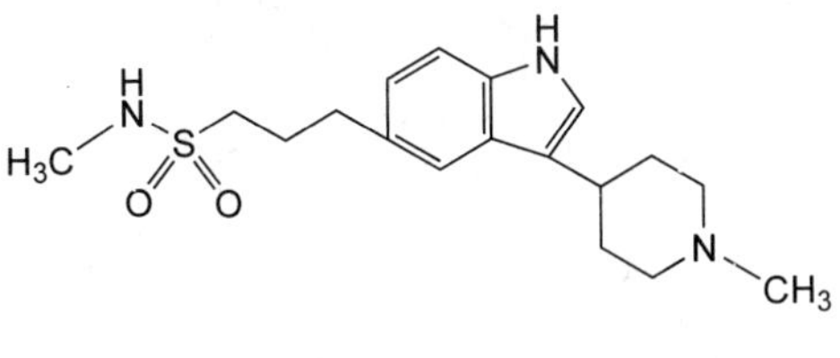

盐酸那拉曲坦

(naratriptan hydrochloride)

本品为抗偏头痛药，是选择性 5-羟色胺$_{1B/1D}$(5-HT$_{1B/1D}$)受体激动药。

【CAS】 121679-19-4；143388-64-1

【理化性状】 1. 本品为白色至浅黄色粉末，易溶于水。

2. 化学名：*N*-Methyl-3-(1-methyl-4-piperidyl)indole-5-ethanesulfonamide hydrochloride

3. 分子式：$C_{17}H_{25}N_3O_2S \cdot HCl$

4. 分子量：371.9

【药理作用】 本品对 5-HT$_{1A}$ 及 5-HT$_{1F}$ 有轻度激活作用，因其具有脑血管收缩、周围神经元的抑制和三叉神经-颈复合体二级神经元传导抑制作用，从而可抑制激活的伤害性三叉神经传入效应，起到控制偏头痛发作的作用。本品不增加动脉血压，但与轻微的剂量依赖性心动过缓有关。本品具有口服生物利用度高、消除 $t_{1/2}$ 长、药物耐受性好的特点。

【体内过程】 本品口服后 60 min 起效，单剂量口服药效可维持 24 h，t_{max} 为 2～3 h。成人单剂量口服 2.5～10 mg，C_{max} 为 11～46 ng/ml；12～16 岁的青少年单剂量口服 2.5 mg，C_{max} 为 8 ng/ml。生物利用度为 70%，女性(74%)稍高于男性(63%)，其蛋白结合率为 28%～31%，V_d 为 170～200 L。本品可有效地透过血-脑屏障。本品 50%在肝内代谢为非活性产物。本品以 50%原药、30%代谢产物的形式随尿液排出，CL 为 220 ml/min，成人消除 $t_{1/2}$ 为 5～6 h，肝、肾功能不全患者可延长至 7～20 h；青少年的消除 $t_{1/2}$ 与成人相似(单次口服 2.5 mg，消除 $t_{1/2}$ 为 4.5～5.5 h)。

【适应证】 用于中重度偏头痛(有或无先兆)急性发作的治疗。

【不良反应】 1. 罕见心悸、血压升高、快速型心律失常及心电图异常，所有曲坦类药物在常规剂量下均可使冠状动脉收缩约 10%～20%。

2. 可出现头晕、困倦、嗜睡、不适、疲乏等，用药期间，可能出现偏头痛发作次数增加及药物所致的头痛，可能呈剂量依赖性，每周剂量低至 7.5 mg 时仍可发生。停药后症状一般会有所改善。

3. 可出现恶心、唾液分泌减少等。偶见引起缺血性结肠炎，停药后症状迅速缓解。

【禁忌与慎用】 1. 对本品过敏者、妊娠期妇女及脑血管疾病(如短暂性脑缺血发作、脑卒中)患者、偏瘫型或基底动脉型偏头痛患者、缺血性心脏病(如心绞痛、心肌梗死或其他潜在的心血管疾病)及未控制的高血压患者、周围血管疾病(包括缺血性肠道疾病)患者、重度肝功能不全、肾功能不全(Ccr＜15 ml/min)者均禁用。

2. 具有发生冠心病危险因素的患者(如糖尿病、肥胖、吸烟、高胆固醇、高发的冠心病家族史及 40 岁以上的男性、手术或自然绝经妇女)慎用。

3. 先前未曾确诊为偏头痛的患者或目前症状不典型的偏头痛患者(应仔细排除潜在的严重神经系统疾病,如进行性脑血管意外、蛛网膜下腔出血等)慎用。

4. 轻、中度肝肾功能不全患者慎用。

5. 动物实验本品可经乳汁分泌,哺乳期妇女使用时应暂停哺乳。

【药物相互作用】 1. 本品与麦角衍生物及其他$5\text{-}HT_1$受体激动药(如舒马曲坦、阿莫曲坦、佐米曲坦)合用时,可增强收缩血管的效应,增加血管痉挛的危险。

2. 西布曲明与本品及其他5-羟色胺受体激动药合用时可导致5-羟色胺综合征(表现为精神障碍、激越、肌痉挛、反射亢进、战栗、震颤、腹泻和共济失调),应避免两者合用。单独使用5-HT类药物,于开始用药和增量时也可能出现5-HT综合征。

3. 贯叶连翘可能具有抑制5-HT再摄取、抑制单胺氧化酶及其他几种神经递质的药理活性,故贯叶连翘和5-HT受体激动药合用时存在潜在的增强5-HT能效应,有导致5-HT综合征的可能性,两者应避免合用。

4. 与口服避孕药(如炔雌醇等)合用时,本品的清除率可降低32%,V_d降低22%,而血药浓度则略有升高,但药效未发生改变。老年妇女使用激素替代治疗时不会影响本品的体内过程。

5. 5-HT受体激动药与选择性5-HT再摄取抑制药(SSRIs)合用时,可出现5-HT综合征,还可出现脑出血、脑血管痉挛和缺血性脑卒中。

【剂量与用法】 1. 成人口服　一次2.5 mg,急性发作时服用。如果头痛复发或缓解效果欠佳,4 h后可重复给药1次。24 h内最高剂量为5 mg。

2. 肝、肾功能不全患者的起始剂量为1 mg,24 h内最高剂量为2.5 mg。

【用药须知】 1. 心血管疾病患者使用本品时应监测血压及心率。

2. 本品不能与麦角衍生物或其他5-HT受体激动药同时使用,必须合用时应间隔24 h以上。

3. 本品不能与MAOIs同时使用,必须同时使用时应间隔两周以上。

4. 有冠心病危险因素的患者首剂应在严密的医疗监护下服用,并建议在服药后立即监测心电图。

【制剂】 片剂:2.5 mg。

【贮藏】 贮于室温下。

阿尼地坦

(alniditan)

【CAS】 155428-00-5

【理化性状】 1. 化学名:*N*-[(2*R*)-3,4-Dihydro-2*H*-chromen-2-ylmethyl]-*N*′-(1,4,5,6-tetrahydropyrimidin-2-yl)propane-1,3-diamine

3. 分子式:$C_{17}H_{26}N_4O$

4. 分子量:302.41

5. 结构式

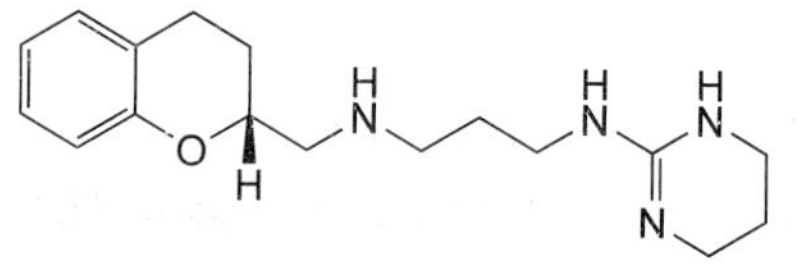

【药理作用】 本品为抗偏头痛药,是选择性5-羟色胺$_{1D}$($5\text{-}HT_{1D}$)受体激动药。

5.4.2 麦角制剂

麦角胺

(ergotamine)

别名:Lingraine、Ergomar、Ergotan

本品是从麦角中提取的一种生物碱。

【CAS】 113-15-5

【ATC】 N02CA02

【理化性状】 1. 化学名:(5′S)-5′-Benzyl-12′-hydroxy-2′methylergotaman-3′,6′,18-trione

2. 分子式:$C_{33}H_{35}N_5O_5$

3. 分子量:581.66

4. 结构式

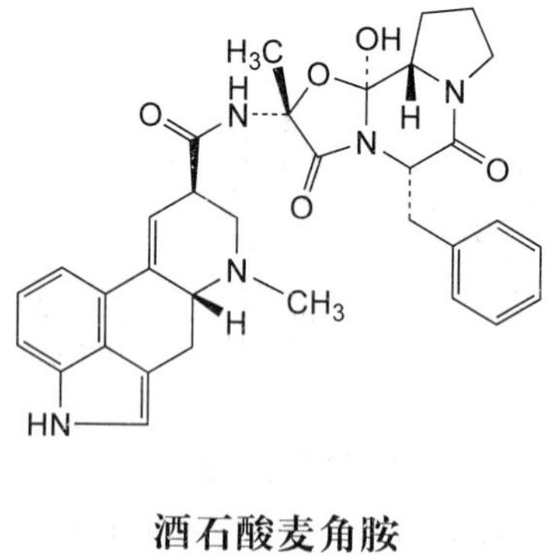

酒石酸麦角胺

(ergotamine tartrate)

〖CAS〗 379-79-3

〖理化性状〗 1. 本品为轻度吸湿的,无色晶体,或白色或接近白色结晶性粉末。包含2分子结晶化甲醇。微溶于乙醇。由于水解作用,其水溶液逐渐变浑浊，添加酒石酸可防止这种反应。0.25%的混悬液 pH 为 4.0～5.5。

2. 化学名：(5′S)-5′-Benzyl-12′-hydroxy-2′ methylergotaman-3′,6′,18-trione hemitartrate

3. 分子式：$(C_{33}H_{35}N_5O_5)_2 \cdot C_4H_6O_6$

4. 分子量：1313.4

【用药警戒】 强效 CYP3A4 抑制剂、蛋白酶抑制剂、大环内酯类抗生素可明显升高本品的血药浓度，可导致脑缺血、外周缺血，甚至可危及生命。本品禁与上述药物合用。

【药理作用】 本品具有明显收缩血管作用，还具有收缩子宫的作用，但较麦角新碱弱。

【体内过程】 1. 本品口服后很难吸收，当偏头痛发作时，由于胃呆滞，吸收更受影响。又因为高度的肝内首过代谢，使生物利用度明显受限。吸入或直肠给药虽见吸收有所改善，但生物利用度却未见明显提高。不管给药途径如何，个体间的吸收差异总是存在的。传统上认为咖啡因可改善本品的吸收，但是否如此尚未弄清。有时也合用甲氧氯普胺以改善本品的吸收。

2. 本品主要在肝内代谢，其代谢物主要随胆汁排出，仅有 4%见于尿中。本品可进入乳汁中。某些代谢物也具有活性。其消除呈双相，$t_{1/2}$ 分别为 2 h 和 21 h。

【适应证】 用于治疗偏头痛、丛集性头痛和直立性低血压。

【不良反应】 1. 本品的不良反应应归因于对中枢神经系统的影响，或者由于血管收缩并可能导致血栓形成。

2. 常见恶心、呕吐，有些患者可能发生腹痛。

3. 四肢无力和肌肉痛，还可能发生指(趾)麻木或刺痛。

4. 过敏者偶发局部水肿和痒。

5. 易感患者，特别是患有严重感染、肝病、肾病、阻塞性周围血管疾病的患者，在正常剂量下，都可能显示出急性或慢性中毒征象。

【妊娠期安全等级】 X。

【禁忌与慎用】 1. 对本品过敏者、严重或未经控制的高血压、严重或持久的脓毒症、周围血管病、冠心病、甲状腺功能亢进、肝肾功能不全患者均应禁用。

2. 贫血患者慎用。

3. 哺乳期妇女使用时，应暂停哺乳。

【药物相互作用】 1. 任一拟肾上腺素药都会增强本品的血管收缩作用。

2. 本品合用β-受体阻断药也会增加周围血管收缩的风险。

3. 本品与大环内酯类如红霉素合用可致麦角中毒。

4. 在停用任一 5-HT_1 激动药如舒马曲坦至少 6 h 后始可给予本品，因可造成血管痉挛。

5. 强效 CYP3A4 抑制剂可明显升高本品血药浓度，禁止合用。慎与中效 CYP3A4 抑制剂合用。

6. 蛋白酶抑制剂可明显升高本品的血药浓度，禁止合用。

【剂量与用法】 1. 本品常与咖啡因或赛克力嗪(cyclizine)组成复合制剂，咖啡因有助于吸收，后者为具有止吐作用的抗组胺药。

2. 一般口服本品酒石酸盐 1～2 mg，如有必要，1.5 h 后可重复。24 h 内的用量一般不超过 6 mg。有些厂家提出不超过 4 mg。还有的建议一次发作的总用量不超过 8 mg。每周剂量不超过 10 mg。

3. 在口服效果不佳或不适宜口服时可直肠给药 2 mg，如有必要，1 h 后可重复。24 h 内一般不超过 4 mg。每周剂量不超过 8 mg。

【用药须知】 1. 国外的口服制剂除含有麦角胺、咖啡因外，还含有颠茄碱 0.125 mg 和苯巴比妥钠 30 mg。

2. 一定要嘱咐患者按规定剂量和用法服用药物，切不可超量，谨防中毒。

3. 即使按推荐的剂量坚持服药，已经有麦角胺依赖性出现。

4. 有些超量的副作用表现类似偏头痛本身的症状，应仔细鉴别。

5. 四肢麻木、刺痛往往是中毒的先兆，应实时停药。

6. 本品不做预防用。

【制 剂】 ①片剂：0.5 mg；1 mg。②舌下含片：2 mg。

【贮藏】 密封、避光贮于 20～25 ℃。

美西麦角

(methysergide)

别名：Deseril

本品为半合成的麦角碱。

【CAS】 361-37-5

【ATC】 N02CA04

【理化性状】 1. 化学名：9,10-Didehydro-*N*-[1-

(hydroxymethyl) propyl]-1，6-dimethylergoline-8β-carboxamide

2. 分子式：$C_{21}H_{27}N_3O_2$

3. 分子量：353.5

4. 结构式

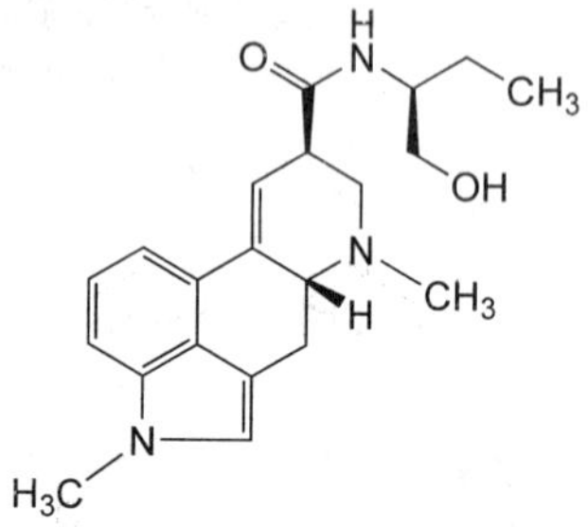

马来酸美西麦角
(methysergide maleate)

别名：Deserril、Sansert、Deseril

〖CAS〗 129-49-7

〖理化性状〗 1. 本品为白色或几乎为白色结晶性粉末，也可以为黄色或粉红色，无臭或几乎无臭。微溶于水或乙醇，不溶于三氯甲烷和乙醚。0.2%水溶液的 pH 为 3.7～4.7。

2. 分子式：$C_{21}H_{27}N_3O_2 \cdot C_4H_4O_4$

3. 分子量：469.5

【用药警戒】 长期治疗的患者可发生腹膜后纤维化、胸膜肺纤维化、心脏瓣膜纤维性增厚，所以本品不用作预防用药，使用时亦须密切监测。

【药理作用】 本品是一种强效的 5-HT 拮抗药，与麦角胺相比，仅有微弱的收缩血管和缩宫作用。

【体内过程】 本品口服后可迅速被吸收，约 1 h 可达血药峰值。在肝内广泛首关代谢为甲基麦角新碱。其原药和代谢物随尿液排出。

【适应证】 1. 预防严重再发的偏头痛。

2. 在丛集性期间预防头痛发作。

3. 对急性疼痛发作无效。且由于其不良反应，本品已较少被使用，仍然使用本品预防性治疗偏头痛复发，并用其阻止丛集期间的头痛发作。

4. 本品也可用于类癌综合征引起的腹泻。

【不良反应】 1. 胃肠道反应有恶心、呕吐和腹痛。

2. 中枢神经系统的不良反应有头晕、嗜睡、共济失调、失眠、虚弱、烦躁不安、轻微头痛、异常欣快和幻觉。

3. 周围或局部水肿、腿痉挛、体重增加。偶见皮疹、关节肌肉痛、中性粒细胞减少、嗜酸粒细胞增多。

4. 直立性低血压和心动过速已有报道。

5. 有些患者会发生动脉痉挛，表现为四肢感觉异常、心绞痛。如有此表现就应停药。

6. 下肢血管不够充盈，显示动脉痉挛或纤维化改变。在长期使用本品中已有腹膜后纤维化发生，并伴有腹部血管和输尿管阻塞，胸膜、肺的纤维化及心脏瓣膜纤维化改变。如发生纤维化应立即停药。腹膜后纤维化通常会逆转，其他纤维化改变逆转就显得慢一些。

【妊娠期安全等级】 X。

【禁忌与慎用】 1. 参见麦角胺。

2. 瓣膜性心脏病、肺胶原疾病、尿路疾病和体质虚弱者禁用。

3. 由于本品可增高胃的酸度，溃疡病患者慎用。

4. 麦角胺类可经乳汁分泌，哺乳期妇女使用时应暂停哺乳。

【药物相互作用】 1. 参见其他麦角生物碱。

2. 本品可逆转麻醉性镇痛药的作用。

【剂量与用法】 1. 成人开始于睡前口服 1 mg，在 2 周内逐渐加量至 2～6 mg，分次于进餐时服用。

2. 美国和其他一些国家，剂量以马来酸盐计，一般口服 4～8 mg，由于本品易于发生严重不良反应，应在住院的情况下给药，并进行严密监护。如给药 3 周仍无效，进一步治疗也不可能带来益处。

3. 持续治疗一般不超过 6 个月，停药 2～3 周后再继续下一个疗程。也有专家认为，中间不停顿，疗程不应超过 3 个月。

4. 用于类癌综合征所致腹泻必须使用高剂量(12～20 mg/d)。

5. 作为 5-HT 拮抗药，本品可望用于逆转 5-羟色胺综合征。

【用药须知】 1. 参见麦角胺。

2. 本品基质 1 mg 相当于马来酸盐 1.33 mg。

【剂量】 片剂：2 mg。

【贮藏】 密封、避光贮于室温下。

麦角胺咖啡因
(ergotamine caffeine)

别名：麦加

本品为酒石酸麦角胺和咖啡因的复方制剂。

【用药警戒】 酒石酸麦角胺与强效 CYP3A4 抑制药禁止合用，因严重和(或)致命的外周缺血与合用有关。

【药理作用】 本品为酒石酸麦角胺和咖啡因的复方制剂。麦角胺是一种 α 肾上腺素受体拮抗药，直接兴奋外周和脑血管的平滑肌，抑制血管舒缩中枢，使血管收缩，脑动脉的过度扩张与搏动恢复正常，从而使头痛减轻。麦角胺还可拮抗 5-羟色胺受体。咖啡因也可收缩脑血管，降低脑血流，与麦角胺制成复方制剂有协同作用。

【体内过程】 麦角胺口服吸收少(约 60%)而不规则，咖啡因可增加麦角胺的溶解度，促进麦角胺的吸收。口服后 1～2 h 起效，0.5～3 h 达血药峰浓度。本品在肝内代谢，90%转化为代谢物并随胆汁排出，少量原形物随尿液及粪便排出。消除 $t_{1/2}$ 约为 2 h。

【适应证】 1. 主要用于偏头痛发作早期，减轻头痛。

2. 也用于血管扩张性头痛、组胺引起的头痛等。

【不良反应】 1. 心血管系统　偶见脉搏微弱、心前区疼痛，少见或罕见胸痛。大剂量时可出现暂时性心律失常。

2. 精神神经系统　常见手、趾、面部麻木和刺痛感，可见四肢乏力，偶见感觉异常，少见或罕见焦虑、意识模糊(大脑缺血)、幻视(血管痉挛)。

3. 代谢/内分泌系统　常见脚和下肢肿胀(局部水肿)。

4. 肌肉骨骼系统　常见肌肉疼痛。

5. 胃肠道　可见腹痛、腹泻，少见或罕见胃痛、气胀。此外，也可见偏头痛发作时的恶心、呕吐等症状恶化。

6. 皮肤　大剂量时可出现瘙痒。

7. 其他　本品含咖啡因，长期使用可产生精神依赖，突然停药可出现反跳性头痛。

【妊娠期安全等级】 X。

【禁忌与慎用】 1. 对本品过敏者、肝肾功能不全患者、冠心病患者、高血压患者、心绞痛患者、活动期溃疡病患者)、甲状腺功能亢进者、脓毒血症患者、周围血管疾病患者禁用。

2. 老年人慎用。

3. 麦角胺有催产作用，妊娠期妇女使用本品会导致子宫收缩时间延长而流产。可能怀孕的妇女及妊娠期妇女禁用。

4. 已有报道麦角生物碱可在乳汁中分泌，导致乳儿麦角中毒，故用药期间应暂停哺乳。

【药物相互作用】 1. 酒石酸麦角胺与强效 CYP3A4 抑制药(包括蛋白酶抑制剂、大环内酯类抗生素)合用，可使酒石酸麦角胺血清浓度升高，可导致脑缺血和(或)四肢缺血的血管痉挛风险增加，严重和(或)致命的外周缺血也与合用有关，故以上药物禁止合用。

2. 异烟肼和甲丙氨酯能使咖啡因增效，使后者在脑组织内的浓度升高，在肝和肾内的浓度则降低。

3. 口服避孕药可能降低咖啡因的清除率。

4. 吸烟可增强本品致血管痉挛的作用。

5. 其余参见“酒石酸麦角胺”的“药物相互作用”。

【剂量与用法】 一次 1～2 片，在偏头痛刚发作时立即服用。如 30～60 min 后症状不能缓解，可再服 1～2 片。一日极量为 6 片，每周极量为 10 片。

【用药须知】 1. 本品无预防和根治偏头痛作用，只宜头痛发作时短期使用。

2. 本品在偏头痛刚发作时立即服用效果佳，在有先兆时服用效果更佳。偏头痛发作后不宜服用，发作高峰时服用效果也不佳。

3. 治疗期间应严密监测本品的不良反应，以免中毒。

4. 本品过量时可引起严重中毒。急性中毒症状表现为精神错乱、共济失调、惊厥、手足灰白发冷、感觉障碍，甚至因昏迷与呼吸麻痹而死亡。

【制剂】 片剂：每片含酒石酸麦角胺 1 mg，咖啡因 100 mg。

【贮藏】 密闭、避光，置阴凉干燥处保存。

【注】 可用于偏头痛治疗的麦角类药物还有双氢麦角碱和麦角新碱。

双氢麦角胺

(dihydroergotamine)

别名：二氢麦角胺、培磊新、氢化麦角胺、氢麦角胺、赛格乐、Diderget、Dihydergot、Dihydroergotaminum、Ergotex、Seglor、Migranal

【CAS】 511-12-6

【ATC】 N02CA01

【理化性状】 1. 化学名：(5′α)-9,10-dihydro-12′-hydroxy-2′-methyl-5′-(phenylmethyl)-ergotaman-3′,6′,18-trione。

2. 分子式：$C_{33}H_{37}N_5O_5$

3. 分子量：583.7

4. 结构式

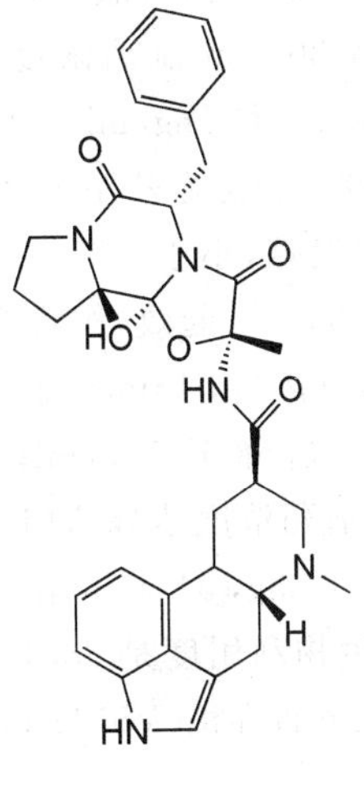

甲磺酸双氢麦角胺
(dihydroergotamine mesylate)

〖CAS〗 6190-39-2

〖ATC〗 N02CA01

〖理化性状〗 1. 本品为无色晶体或白色至类白色结晶性粉末。微溶于水和乙醇，略溶于甲醇。0.1%的水溶液 pH 为 4.4～5.4。

2. 化学名：(5′α)-9,10-dihydro-12′-hydroxy-2′-methyl-5′-(phenylmethyl)-ergotaman-3′, 6′, 18-trione monomethanesulfonate (salt)。

3. 分子式：$C_{33}H_{37}N_5O_5$，CH_4O_3S

4. 分子量：679.8

酒石酸双氢麦角胺
(dihydroergotamine tartrate)

〖CAS〗 5989-77-5

〖理化性状〗 1. 本品为无色晶体或白色至类白色结晶性粉末。极微溶于水，略溶于乙醇。0.1%的水混悬液 pH 为 4.0～5.5。

2. 化学名：Bis (5′ alpha-benzyl-9, 10alpha-dihydro-12′-hydroxy-2′-methylergotaman- 3′,6′,18-trione) (*R*-(*R**,*R**))-tartrate

3. 分子式：$(C_{33}H_{37}N_5O_5)_2 \cdot C_4H_6O_6$

4. 分子量：1317.4

【警示】 本品与 CYP3A4 抑制药合用，可使血管痉挛导致大脑缺血和(或)外周缺血的风险增加，甚至可导致死亡，故禁止合用。

【药理作用】 本品具有 α-肾上腺素受体拮抗作用，对血管运动中枢的抑制作用比麦角胺强，对脑血管具选择性松弛作用，能缓解脑血管痉挛。本品还可使扩张的颈外动脉血管收缩并降低其搏动的幅度。

【体内过程】 1. 本品口服吸收差，口服 10 mg、20 mg、30 mg 后 30 min 血药浓度达峰值，分别为 0.2ng/ml、0.6ng/ml 和 1ng/ml。口服 1～2.5mg，3 次/d，5 d 后，可望达稳态血药浓度(2～5ng/ml)。口服给药生物利用度低，小于 1%(0.17%～0.94%)；肌内注射后 15～30 min 起效，作用维持 3～4 h，静脉注射本品 lOpg/kg 后，15min 血药浓度达峰值(5.6ng/ml)，2 h 后降至 1ng/ml；皮下注射本品 0.5mg，4 min 后血药浓度达峰值(1.74ng/ml)；鼻内单剂使用本品 1 mg，54 min 血药浓度达峰值(1ng/ml)，相对生物利用度是 38.4%。总蛋白结合率为 93%。表观分布容积(Vd)为 14.5L/kg。

2. 本品在肝脏广泛代谢，口服后有首过效应。代谢产物有 8-羟基一氢麦角胺(有活性)、氢麦角酸(活性未知)、氢麦角酸酰胺(活性未知)。主要随粪便排泄，也可通过乳汁排泄，只有很少量的原药及其代谢产物随尿液排泄。

【适应证】 1. 用于偏头痛急性发作及血管性头痛。

2. 本品胃肠外给药可用于治疗直立性低血压。

【不良反应】 1. 心血管系统　可致血管痉挛而引发四肢痛和跛行；可出现短暂的心动过速；长期或大量用药可出现麦角中毒症状，表现为严重的肌肉痛、心绞痛、短暂的窦性心动过速或心动过缓、高血压或低血压。

2. 中枢神经系统　长期或大量用药可引起四肢感觉异常、下肢乏力、头痛、意识模糊、嗜睡，并可能出现惊厥。皮肤发冷或四肢麻木和针刺感是麦角中毒的前兆。

3. 消化系统　长期或大量用药可出现恶心、呕吐、上腹不适、腹泻、便秘等。

4. 肾脏　据报道，本品可导致急性肾功能衰竭，表现为皮肤色素沉着和表皮脱落、指甲变白、尿多或尿少，血尿素氮和肌酸酐明显升高。

5. 眼　慢性麦角中毒时可出现瞳孔缩小。

6. 呼吸系统　有报道长期服用本品可出现胸膜增厚或渗液、间质性肺炎，停药后症状均可消失。

7. 肌肉骨骼系统　反复静脉注射本品治疗每日发作的慢性头痛，可出现痉挛性腿痛。

8. 皮肤　慢性麦角中毒时可见局部水肿和瘙痒症，周围血管疾病患者可见外周坏疽的症状。

9. 其他　有报道，联用本品与肝素预防深静脉血栓形成时，可出现肠缺血和继发坏死，皮肤、肌肉坏死。

【妊娠期危险等级】 X。

【禁忌与慎用】 1. 对麦角生物碱过敏者、周围血管疾病患者、心肌梗死患者、冠心病患者、未控制的高血压患者、严重肝功能不全者、严重肾功能不全者、持续低血压、休克者、败血症患者、血管外科手术后患者、偏瘫性或基底动脉性偏头痛患者禁用。

2. 对其他麦角碱药物曾产生过依赖性的患者、存在脑血管意外的危险因素者慎用。

3. 本品有催产作用，妊娠妇女禁用。

4. 本品可随乳汁排泄，使乳儿出现呕吐、腹泻、脉弱、血压不稳等症状，哺乳期妇女用药期间应暂停哺乳。

【药物相互作用】 1. 本品与可卡因、肾上腺素、去甲肾上腺素、利多卡因、氯雷他定、米多君、二乙酰麦迪霉素、丙己君、伪麻黄碱、利托那韦、沙拉新等合用，可因协同作用而致血压骤升。

2. 本品与 5-HT_1 受体激动药(佐米曲坦、舒马曲坦、利扎曲坦、那拉曲坦)合用，可因协同作用而致血管痉挛反应延长。24 h 内使用过 5-HT_1 受体激动药的患者禁用本品。

3. 本品与右旋苯丙胺、西布曲明合用，可致 5-羟色胺综合征，表现为意识障碍、精神状态改变、出汗、震颤、肌阵挛、寒战、反射亢进及高血压，可能的机制为增加了突触的 5-羟色胺水平而使 5-羟色胺受体受到过度刺激。

4. 强效 CYP3A4 抑制药(如安泼那韦、那非那韦、沙奎那韦、茚地那韦、地拉韦啶、克拉霉素、地红霉素、依法韦仑、红霉素及醋竹桃霉素等)可减少本品代谢，导致麦角中毒或增加麦角中毒的危险，表现为恶心、呕吐、血管痉挛性缺血等，故禁止合用。

【剂量与用法】 1. 急性血管性头痛　出现头痛征象时给予本品 1 mg，肌内注射，每隔 1 h 重复 1 次，直至总量达 3 mg。每周总量不应超过 6 mg。或用鼻喷剂，每鼻孔一喷(0.5mg)，15min 如未缓解，可重复 1 次。

2. 直立性低血压　口服，常释剂型，一次 1～3 mg，2～3 次/日；或缓释胶囊一次 5 mg，1 次/日。

【用药须知】 1. 正使用其他血管收缩药或升压药的患者、24 h 内使用过其他麦角类药的患者禁用本品。

2. 本品口服吸收不佳，故治疗偏头痛时多采用注射。

3. 应避免持续使用本品，以避免药物蓄积中毒。

4. 国外已有纤维化反应的病例报道，如肺间质性改变、心肌、心脏瓣膜和腹膜后纤维化，与其对 5-羟色胺 2β 受体激动作用有关。有纤维化风险的患者，慎用本品。

5. 伴随摄入其他麦角生物碱及其衍生物，有出现麦角中毒症状(包括恶心、呕吐、腹泻、腹痛和外周血管收缩)的报道。

【制剂】 ①片剂：1 mg。②注射液：1 mg/1 ml；2 mg/1 ml。③缓释胶囊：5mg。④鼻喷剂：4 mg/3.5ml。

【贮藏】 避光贮于 25 ℃，注射液不能冷冻。

5.4.3　钙通道阻滞药

氟桂利嗪
(flunarizine)

【CAS】 52468-60-7

【ATC】 N07CA03

【理化性状】 1. 化学名：*trans*-1-Cinnamyl-4-(4,4′-difluorobenzhydryl) piperazine

2. 分子式：$C_{26}H_{26}F_2N_2$

3. 分子量：404.5

4. 结构式

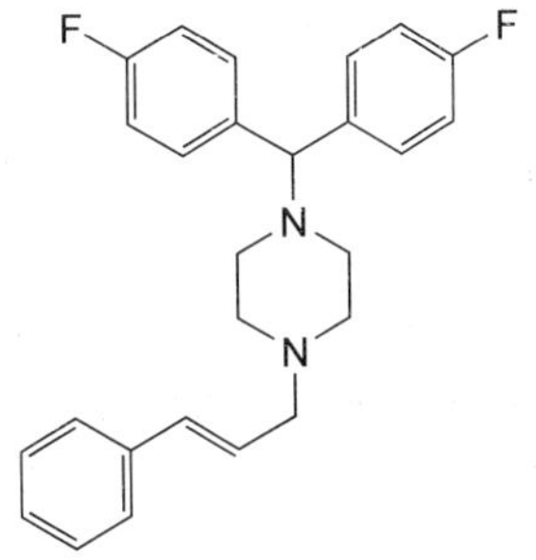

盐酸氟桂利嗪
(flunarizine hydrochloride)

别名：西比灵、Sibelium

〖CAS〗 30484-77-6

〖理化性状〗 1. 本品为白色或类白色吸湿性粉末。微溶于水、乙醇和二氯甲烷，略溶于甲醇。

2. 化学名：*trans*-1-Cinnamyl-4-(4,4′-difluorobenzhydryl) piperazine dihydrochloride

3. 分子式：$C_{26}H_{26}F_2N_2 \cdot 2HCl$

4. 分子量：477.4

【药理作用】 本品为选择性钙通道阻滞药，可阻滞过量的钙离子跨膜进入细胞内，防止细胞内钙超载造成的损伤。本品对心脏收缩和传导无影响。

【体内过程】 本品口服后易于吸收，2～4 h 可达血药峰值，连续服用 5～6 周达到稳定状态。90% 药物与血浆蛋白结合。本品在肝内充分代谢后，以原药和代谢产物经胆汁排出。平均消除 $t_{1/2}$ 为 18 d。

【适应证】 1. 典型(有先兆)或非典型(无先兆)偏头痛的预防性治疗。

2. 用于治疗由前庭功能紊乱引起的眩晕的对症治疗。

3. 用于脑动脉硬化、缺血性脑病、脑梗死后遗症、脑外伤后遗症。

【不良反应】 1. 最常见不良反应为嗜睡和疲惫，某些患者还可出现体重增加并伴有食欲增加。这些反应常为一过性。

2. 长期用药时，偶见下列严重不良反应。

(1) 抑郁症　有抑郁病史的女性患者尤易发生此种反应。

(2) 锥体外系反应　可见运动徐缓、强直、静坐不能、口颌运动障碍、震颤等，老年人较易发生。

3. 少见的不良反应报道有胃灼热感、恶心、胃痛。失眠、焦虑，其他还有乳溢、口干、肌肉疼痛及皮疹。

【禁忌与慎用】 1. 对本品过敏者、妊娠期妇女禁用。

2. 有抑郁症病史、帕金森病或其他锥体外系症状的患者禁用。

3. 本品可经乳汁分泌，哺乳期妇女使用时应暂停哺乳。

【药物相互作用】 1. 本品与乙醇、催眠药或镇静药合用可出现中枢神经系统的过度镇静。

2. 类似其他有镇静作用的抗组胺药。

【剂量与用法】 1. 预防偏头痛　对于65岁以下患者开始治疗时每晚给予10 mg，65岁以上患者每晚5 mg。如在治疗中出现抑郁、锥体外系反应和其他无法接受的不良反应，应及时停药。如在治疗2个月后未见明显改善，则应视为患者对此药无反应，也应停止用药。

疗效满意须维持治疗时，应减至每周给药5 d（剂量同上）。但即使预防性维持治疗的疗效显著，且耐受良好，在治疗6个月后也应停药，只有在复发时才应重新服药。

2. 治疗眩晕　10～20 mg/d，2～8周为一疗程。

3. 治疗晕动病，应在旅行开始前2 h口服30 mg，旅途中，每8 h给予15 mg。5～12岁儿童用量减半。

4. 治疗脑血管疾病和其他周围血管疾病常用25～50 mg，3次/日。欧洲用量为75 mg，1～3次/日。

【用药须知】 1. 极个别患者在治疗过程中疲惫现象会逐渐加剧，此时应停止治疗。

2. 过量服用时可能会出现镇静作用和乏力，有报道个例超剂量服用的人（一次服用达600 mg）出现嗜睡、激动和心动过速等症状。急性过量时可用活性炭、催吐药、洗胃及支持疗法等方法治疗。尚无已知特异的解毒药。

3. 驾驶车辆或操纵机械者应格外小心。

【临床新用途】 1. 间歇性跛行　口服本品10～20 mg/d。

2. 持发性耳鸣　睡前口服10 mg，10 d为一疗程。

3. 肠易激综合征　每晚口服10 mg。

4. 糖尿病性肾病　每晚口服10 mg。

5. 不宁腿综合征　睡前口服10 mg，15 d为一疗程。

6. 慢性肾功能不全　20 mg，2次/日，连服2周后，改为15 mg，睡前服，疗程6～8周。

7. 慢性荨麻疹　5 mg，2次/日，连服6 d。

8. 顽固性呃逆　10 mg，睡前服。

9. 癫痫　5～10 mg，1～2次/日，疗程6个月至1年。

【制剂】 胶囊剂：5 mg。

【贮藏】 避光、密封保存。

洛美利嗪
(lomerizine)

别名：希静、Migsis

本品为二苯哌嗪类钙通道阻滞药，临床常用其盐酸盐。

【CAS】 101477-55-8（lomerizine）；101477-54-7（lomerizine hydrochloride）

【理化性状】 1. 化学名：1-[Bis(4-fluorophenyl)methyl]-4-[2,3,4-trimethoxyphenylmethyl]

2. 分子式：$C_{27}H_{30}N_2O_3F_2$

3. 分子量：468.5

4. 结构式

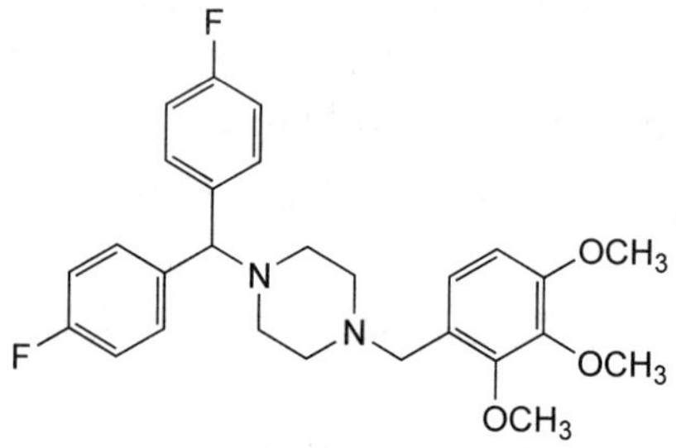

【药理作用】 本品对中枢神经系统和脑血管具有高度选择性，可使血管扩张，高度增加脑血流，抑制神经性炎症。本品对缺血和缺氧损伤的神经元具有直接的保护作用，具有抑制钙内流和氧化代谢及较强的扩张脑血管作用。

【体内过程】 健康志愿者饭后口服单剂量本品10 mg，4.8 h达到 C_{max}，消除 $t_{1/2}$ 为3.4 h。空腹给药与饭后给药比较，后者 T_{max} 缩短，但对其他药动学参数未见改变。重复给予健康志愿者本品10 mg，血药浓度可于第10 d达到稳态，第15 d开始下降，并于第41 d恢复治疗前浓度。主要代谢物为三甲氧基苯甲基的脱甲基化合物及其葡糖醛酸结合物和由哌嗪环的4位*N*-脱烷基化产生的二苯甲基哌嗪。动物实验表明，本品可进入胎仔和乳汁中（大鼠）。单次给药后5 d内分别有10%随尿液、85%随粪排出（大鼠、狗）。

【适应证】 主要治疗偏头痛和丛集性头痛，还可用于预防和治疗一些脑循环异常的疾病，如青光眼、眩晕和脑卒中等。

【不良反应】 1. 主要有困倦、眩晕、步态蹒跚、恶心、发热和 AST、ALT 上升。

2. 本品不易引起明显的外周血管不良反应，如低血压、心悸和反射性心动过速。

3. 本品对体内中枢多巴胺能神经传递的作用可以忽略，因此，仅有较小的锥体外系和抑郁等不良反应。

【禁忌与慎用】 1. 对本品过敏者、妊娠期妇女、颅内出血或有此趋向者、脑梗死急性期的患者均禁用。

2. 重度肝功能不全患者、疑有 Q-T 间期延长的患者、震颤麻痹患者、处于抑郁状态或有抑郁病史的患者和老年患者均慎用。

3. 尚无儿童使用本品的安全性资料。

4. 动物实验显示本品可经乳汁排泄，哺乳期妇女使用时应暂停哺乳。

【药物相互作用】 合并应用降压药会导致血压降低更为明显。

【剂量与用法】 成人口服一次 5 mg，2 次/日，早饭后及晚饭后或睡前服用，可根据病种或病情适当增减，但每天服用量不可超过 20 mg。

【用药须知】 1. 本品只适用于偏头痛发作（每月发作 2 次以上）引起日常生活障碍的患者。

2. 由于本品不是缓解头痛发作的药物，因此，在本品给药中发现头痛发作时，应根据需要使用头痛发作的治疗药（酒石酸麦角胺及咖啡因等）。

3. 使用本品要充分观察症状的变化，如果头痛发作消失、减轻或患者的日常生活障碍消失，应该中止给药；症状没有得到改善时，应该停止继续给药。

4. 本品会引起困倦，服药患者必须注意不要从事驾驶和机械操作等危险性工作。

【制剂】 片剂：5 mg。

【贮藏】 密封，阴凉干燥处保存。

苄环烷
(bencyclane)

别名：苄环庚烷、哈利多、Halidor、Fludilat

【CAS】 2179-37-5

【ATC】 C04AX11

【理化性状】 1. 化学名：3-(1-Benzylcycloheptyloxy)-*N*,*N*-dimethylpropylamine

2. 分子式：$C_{19}H_{31}NO$

3. 分子量：289.46

4. 结构式

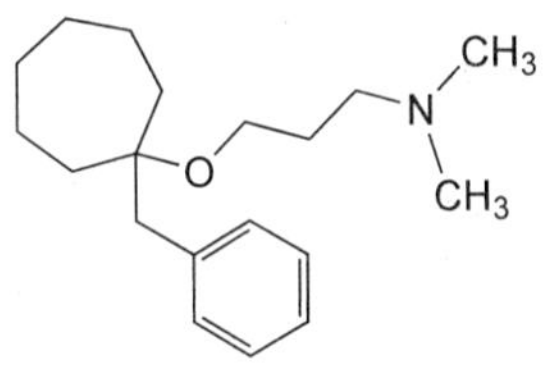

富马酸苄环烷
(bencyclane fumarate)

〖CAS〗 14286-84-1

〖理化性状〗 1. 化学名：3-(1-Benzylcycloheptyloxy)-*N*,*N*-dimethylpropylamine hydrogen fumarate

2. 分子式：$C_{19}H_{31}NO \cdot C_4H_4O_4$

3. 分子量：405.5

【药理作用】 本品具有血管扩张作用，对动脉压无明显影响，尚有局部麻醉作用，对中枢神经系统有镇静作用。用于血管痉挛引起的疾病，如心绞痛、脑动脉硬化、脑血管痉挛性头痛、偏头痛、冻疮及内脏痉挛性疾病。

【适应证】 参见以上作用所述，但主要用于周围和脑血管疾病。

【不良反应】 有眩晕、头痛、困倦、恶心、口渴、皮肤变态反应等。注射时有刺激性，可能出现虚脱。

【禁忌与慎用】 1. 对本品过敏者、妊娠期妇女禁用。

2. 严重循环衰竭和呼吸衰竭者禁用。

3. 哺乳期妇女使用时应暂停哺乳。

【剂量与用法】 1. 口服　一次 50～100 mg，2～4 次/日。

2. 肌内注射　50 mg，1～2 次/日。

3. 静脉滴注　100 mg，以 10 倍的 5% 葡萄糖注射液稀释后静脉滴注。

【用药须知】 本品有镇静作用，用药期间不宜驾车和操纵机械。

【制剂】 ①片剂 50 mg。②注射剂（粉）：50 mg。

【贮藏】 密封、避光贮存。

5.4.4　其他抗偏头痛药

异美汀
(isometheptene)

本品是一种间接的拟交感药。

【CAS】 503-01-5

【ATC】 A03AX10

【理化性状】 1. 化学名：1,5-Dimethylhex-4-enyl(methyl)amine

2. 分子式：$C_9H_{19}N$

3. 分子量：141.25

4. 结构式

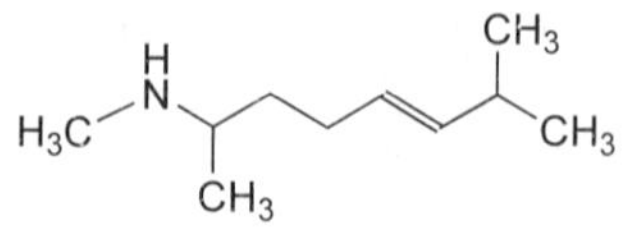

盐酸异美汀
(isometheptene hydrochloride)

别名：Octinum

〖CAS〗 6168-86-1

〖理化性状〗 1. 化学名：1，5-Dimethylhex-4-enyl(methyl)amine hydrochloride

2. 分子式：$C_9H_{19}N \cdot HCl$

3. 分子量：177.7

半乳糖二酸异美汀
(isometheptene mucate)

别名：Mucate

〖CAS〗 7492-31-1

〖理化性状〗 1. 本品为白色结晶粉末。极易溶于水，微溶于无水乙醇，极微溶于三氯甲烷，几乎不溶于乙醚。5%水溶液的 pH 为 5.4～6.6。

2. 分子式：$(C_9H_{19}N)_2 \cdot C_6H_{10}O_8$

3. 分子量：492.6

【药理作用】 本品具有收缩血管的作用。在某些镇痛的复方产品中含有本品，被用于治疗偏头痛。

【适应证】 主要用于治疗偏头痛，还用于缓解平滑肌痉挛。

【不良反应】 有时会出现类似肾上腺素的不良反应，如焦虑、呼吸困难、心动过速等。

【禁忌与慎用】 1. 本品有升压作用，不宜用于高血压、动脉硬化及心功能不全患者。

2. 本品会加重卟啉症的程度，故应禁用。

【药物相互作用】 1. 参见拟交感药的药物相互作用。

2. 在接受 MAOIs 的患者中使用本品会出现严重高血压。

3. 本品合用溴隐亭会发生高血压和危及生命的并发症。

【剂量与用法】 1. 治疗偏头痛　开始口服 130 mg，如有必要，以后每小时增加 65 mg，在 12 h 内最大的总用量为 325 mg。

2. 治疗平滑肌痉挛　一般口服 75～100 mg，3～4 次/日。

【用药须知】 参见其他拟交感药中的有关叙述。

【制剂】 复方胶囊剂（商品名 Midrin）：本品 65 mg，氯醛比林 100 mg，对乙酰氨基酚 325 mg。

【贮藏】 防潮、避光贮于室温下。

天麻素
(gastrodin)

本品是从兰科植物天麻的干燥根块提取的有效成分，现已能人工合成。

【CAS】 62499-27-8

【理化性状】 1. 本品为白色针状结晶或棱柱状丛晶。易溶于水、甲醇、乙醇，不溶于三氯甲烷和醚。

2. 化学名：4-Hydroxybenzyl alcohol 4-*O*-β-D-glucoside

3. 分子式：$C_{13}H_{18}O_7$

4. 分子量：286.27

5. 结构式

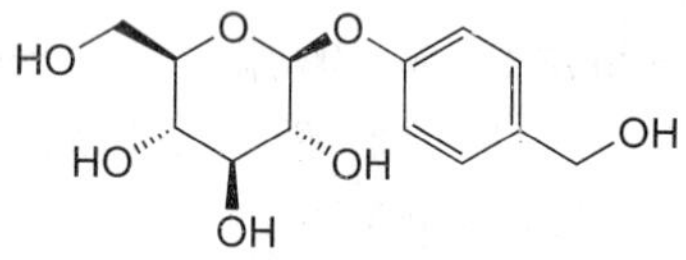

【药理作用】 药理实验表明，本品可恢复大脑皮质兴奋与抑制过程间的平衡失调，产生镇静、催眠和镇痛等中枢抑制作用。

【体内过程】 肌内注射或静脉滴注给药后，血药浓度高低与镇静作用时间一致，其消除 $t_{1/2}$ 为 4.44 h。在体内分布以肾最高，其次为肝、肺、心、脾及脑。主要随尿液排出，随尿液、粪便及胆汁排出的总量为给药剂量的 76.8%，其中 97%随尿液排出，主要在前 2 h，随胆汁和粪便排出很少。

【适应证】 用于神经衰弱、神经衰弱综合征及血管神经性头痛等症（如偏头痛、三叉神经痛、枕骨大神经痛等）亦可用于脑外伤性综合征、眩晕症如梅尼埃病、药物性眩晕、外伤性眩晕、突发性耳聋、前庭神经元炎、椎基底动脉供血不足等。

【不良反应】 有少数患者出现口鼻干燥、头晕、胃不适等症状，但不致影响患者接受用药，也毋须特殊处理。

【禁忌与慎用】 1. 对本品中任何成分过敏者禁用。

2. 妊娠期妇女、哺乳期妇女及儿童用药的安全性尚未确定。

【剂量与用法】 1. 口服　成人一次 50～100 mg，3 次/日。

2. 肌内注射　一次 200 mg，1～2 次/日。器质性疾病可适当增加剂量，或遵医嘱。

3. 静脉滴注　一次 600 mg，1 次/日，用 5%葡萄糖注射液或 0.9%氯化钠注射液 250～500 ml 稀释后使用。

【制剂】 ①片剂：25 mg；50 mg。②胶囊剂：25 mg；50 mg。③注射剂（粉）：100 mg；200 mg。④注射液：100 mg/1 ml；200 mg/2 ml。

【贮藏】 密闭，室温（10～30 ℃）保存。

乙酰天麻素
（acetagastrodin）

【CAS】 64291-41-4

【理化性状】 1. 本品为白色针状结晶性粉末，无臭，味苦。本品在三氯甲烷或丙酮中易溶，在乙醇中溶解，在水中不溶。

2. 化学名：β-D-Glucopyranoside，4-(hydroxymethyl)phenyl，2，3，4，6-tetraacetate

3. 分子式：$C_{21}H_{26}O_{11}$

4. 分子量：454.15

5. 结构式

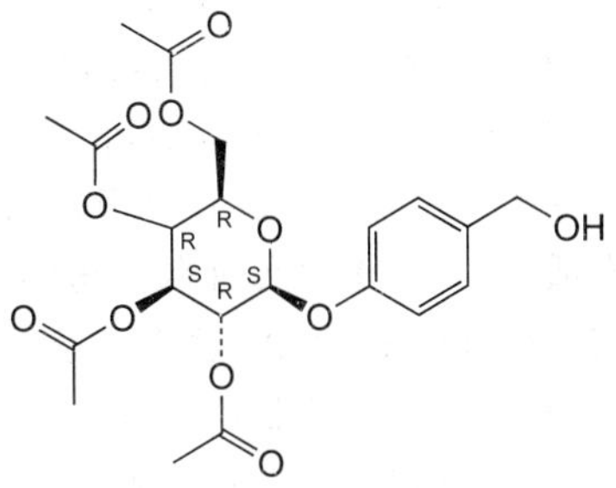

【简介】 药理作用同天麻素，用于失眠、神经衰弱及血管性头痛和神经性头痛等。口服，成人，用于镇静助眠，一次 100～200 mg，睡前半小时服用；用于头痛，一次 100 mg，3 次/日。片剂：25 mg；50 mg；100 mg。余参见天麻素。

豆腐果苷
（helicid）

本品是从云南山龙眼科植物萝卜树的果实中提取的有效成分单体糖苷。

【CAS】 80154-34-3

【理化性状】 1. 本品为白色针状、棒状或片状结晶性粉末，无臭，味微苦。在热水中溶解，在水、乙醇中略溶，在乙醚或三氯甲烷中不溶。熔点为 195～199 ℃。

2. 化学名：4-(β-D-Allopyranosyloxy)-benzaldehyde

3. 分子式：$C_{13}H_{16}O_7$

4. 分子量：：284.26

5. 结构式

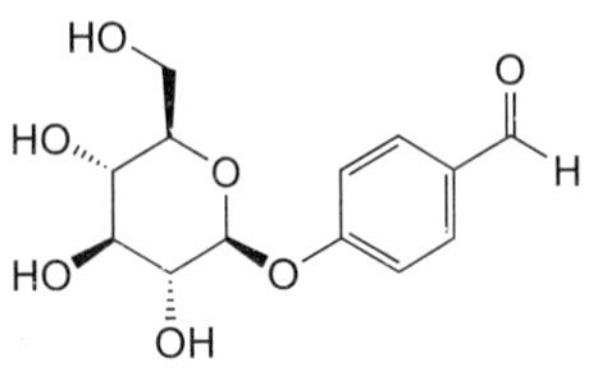

【简介】 本品对中枢神经系统作用与天麻素相似，但其镇静、催眠、镇痛的作用较天麻素强，对神经官能症引起的头痛、头晕、睡眠障碍的治疗作用显效快，一般用药 3～7 d 显效。服用本品可能有口干、嗜睡等轻微反应，一般可自行消失，不影响继续服药。用于神经衰弱、失眠、头痛、偏头痛等症的辅助治疗。口服，成人一次 25～75 mg，3 次/日。偶有口干、嗜睡、头昏等。片剂：25 mg；50 mg；75 mg。

5.5　抗癫痫药（抗惊厥药）

癫痫为神经系统的多发病和常见症状，患病率约 5%。是由多种原因引起的神经元异常高频放电所致。临床表现为反复发作的阵发性、暂时性脑功能失调。癫痫可分为原发性和继发性两大类。继发性癫痫除针对病因治疗外，与原发性癫痫一样，须服用抗癫痫药以控制发作。根据发作时的表现，可将癫痫分为强直-阵挛性发作（大发作）、失神性发作（小发作）、部分发作[包括简单的部分发作（不影响意识）和复杂的部分发作（影响意识）]及癫痫持续状态。

按照化学结构的不同，可将目前临床上使用的抗癫痫药分为以下 11 类：①乙内酰脲类，如苯妥英、美芬妥英、乙苯妥英；②酰胺类，如卡马西平；③巴比妥类药物，如苯巴比妥、扑米酮（扑痫酮）、异戊巴比妥钠；④琥珀酰亚胺类，如乙琥胺、甲琥胺、苯琥胺；⑤双酮类，如三甲双酮、对甲双酮；⑥侧链脂肪酸如丙戊酸钠；⑦乙酰脲类，如苯乙酰脲、苯丁酰脲；⑧苯二氮䓬类，如氯硝西泮、地西泮、硝西泮；⑨磺胺类，如乙酰唑胺、舒噻嗪；⑩激素类，如促肾上腺皮质激素、地塞米松、泼尼松；⑪其他，如三氯乙醛、水合氯醛、利多卡因、溴化物、米帕林。

根据临床用途，又可将抗癫痫药分为两类：①用于强直阵挛性与部分性发作的药；②广谱抗癫痫药。

选用抗癫痫药应遵循以下原则。①根据癫痫类型合理选药。癫痫的类型是选药的基本依据，明确患者的癫痫类型方可参照药物的应用范围以选择适当的治疗药物，如强直-阵挛性和部分性发作可选用苯妥英钠、卡马西平和丙戊酸钠作为第一线治疗药物;也可选用苯巴比妥。失神性发作可选用乙琥胺和丙戊酸钠为第一线治疗药物。②用药剂量个体化。一般自最低有效剂量开始,逐渐加量,直至控制发作而又不出现毒性反应。③停药或更换药物。一般应单独用药,控制不理想时再更换新药或联合用药。更换新药时应逐渐递减旧药,递增新药,最后过渡到完全改用新药。合并用药的目的是为了克服一种药物的不良反应和提高疗效,但不宜超过 3 种。此外,本类药物须长期服用,一般认为,大发作应在完全控制 2 年以上;小发作在 1 年以上方可考虑停药。停药时,要以数月时间逐渐撤除,突然停药可引起反跳性频繁发作或癫痫持续状态。④注意药物的毒性反应:长期服用抗癫痫药,可使肝功能、造血功能等受到损害,因此,治疗期间应定期进行血、尿及肝功能检查。⑤所有抗癫痫药都有致畸的危险,一些新抗癫痫药也难避免,正患有癫痫的妊娠期妇女,是否给予这类药,应由神经科专家权衡处理,不可轻率。

5.5.1　用于强直-阵挛性发作与部分性发作的药

苯妥英
(phenytoin)

别名:二苯乙内酰脲、Sodanton

本品为乙内酰脲类抗癫痫药。也用于治疗心律失常,为Ⅰb类抗心律失常药。

【CAS】 57-41-0

【ATC】 N03AB02

【理化性状】 1. 本品为白色或近白色的结晶性粉末。几乎不溶于水,微溶于乙醇,极微溶于二氯甲烷,溶解于碱性氢氧化物稀溶液。

2. 化学名:5,5-Diphenylimidazolidine-2,4-dione

3. 分子式:$C_{15}H_{12}N_2O_2$

4. 分子量:252.3

5. 结构式

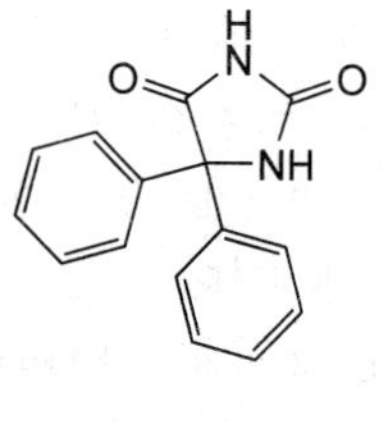

苯妥英钠
(phenytoin sodium)

别名:大仑丁、Dilantin、Epanutin

〖CAS〗 630-93-3

〖理化性状〗 1. 本品为白色的微有吸湿性的结晶性粉末。溶于水和乙醇,不溶于二氯甲烷。

2. 分子式:$C_{15}H_{11}N_2NaO_2$

3. 分子量:274.2

4. 配伍禁忌:苯妥英钠只能存在于 pH 为相当于碱性(10～12)的溶液中,已有报道当苯妥英钠与其他药物混合注射或静脉滴注时溶液透明度降低和形成苯妥英结晶沉淀;当加入肠内营养液时发生结合。当不慎以 5% 葡萄糖或葡萄糖氯化钠注射液(pH 为 4)配制成苯妥英钠溶液,苯妥英沉淀堵塞了植入性中央静脉导管通路,而局部静脉滴注 8.4% 的碳酸氢钠可增加溶媒的 pH 能成功清除这种堵塞。

【药理作用】 1. 本品能稳定发作阈,限制癫痫病灶异常放电的扩散。其作用机制是与电压依赖性 Na^+ 通道结合,并抑制该通道,因而阻止发作活动的高频放电的扩散。临床上主要用于强直阵挛性发作、简单的部分发作和复杂的部分发作。也用于除失神性和肌阵挛性发作外的其他类型的癫痫,如预防控制神经外科中或手术后以及头部外伤导致癫痫发作。静脉给药用于控制癫痫持续状态。控制强直阵挛性癫痫持续状态时,通常先静脉注射地西泮控制症状,随后静脉注射苯妥英钠预防复发。此外,本品还用于治疗三叉神经痛和心律失常。

2. 本品还有可靠的抗心律失常作用。其电生理类似利多卡因,主要作用位于希-浦系统。可抑制浦氏纤维的自律性,还能抑制强心苷中毒时滞后除极引起的触发活动,大剂量时可抑制窦房结的自律性。其膜效应与细胞外的 K^+ 浓度、血药浓度和心肌状态有关。当血钾浓度处于正常时,小量本品对传导不产生明显影响。当细胞外 K^+ 浓度低时,低浓度的本品就可增加 0 相除极速率,加快房室传导。反之,当细胞外 K^+ 浓度高时,高浓度的本品则可发挥抑制作用,不过,这种抑制的程度明显低于其他抗心律失常药。本品可缩短动作电位时程和有效不应期,但时程缩短明显,故有效不应期就相对延长。本品尚有阻滞 Ca^{2+} 内流的作用,还可与洋地黄竞争 Na^+,K^+-ATP 酶,抑制交感神经中枢。

【体内过程】 1. 口服吸收缓慢,但几乎可完全被吸收。食物可影响吸收的速度。一次口服后 4～8 h 可达血药峰值。广泛分布于全身。蛋白结合率为 90%。$t_{1/2}$ 为 20～30 h,个体差异较大。肌内注射反比口服吸收缓慢。本品具有肠肝循环。可透过胎盘,并进入乳汁。

2. 本品广泛在肝内代谢为失活的代谢物,主要为 5-(4-羟基苯基)5-苯基海因。主要作为羟基化代谢物以游离或结合的形式随尿液排出,少量随粪便排出。

排出的原药不足5%。由于本品可抑制自身的代谢，有时需要几周才可获得其稳态血药浓度。其有效治疗浓度为10～20 μg/ml，中毒血药浓度为>30 μg/ml。

3. 本品在代谢中可以饱和，因此，很快就受到与之竞争代谢途径的其他药物的抑制，这正是为什么有时仅给予小剂量本品就会见到血药浓度大大升高的原因。

【适应证】 1. 抗癫痫，控制癫痫持续状态，治疗三叉神经痛。

2. 主要用于洋地黄中毒所引起的室性和室上性心律失常及使用利多卡因尚未收效的心律失常。尤当低血钾时，本品可抑制或延缓除极。

3. 对心肌梗死、先天性心脏病手术、麻醉、电复律和心导管术所致心律失常也有效。

【不良反应】 1. 一般不良反应有食欲缺乏、恶心、呕吐和便秘，头痛、眩晕、暂时性神经过敏、失眠。在减小剂量或连续应用后有些反应可见减轻。可发生齿龈增生，特别是青年患者。多毛症偶有发生。

2. 变态反应常见皮疹和麻疹样疹。偶见大疱性、剥脱性或紫癜性皮疹。其他罕见的严重反应有红斑狼疮、多形性红斑、中毒性表皮坏死松解症、嗜酸粒细胞增多、淋巴结病、肝炎及白细胞减少、血小板减少及粒细胞缺乏。

3. 毒性反应可能发生小脑综合征、眼球震颤、复视、运动失调、严重精神错乱，运动不能和发作频率增加。超剂量时可导致低血压、呼吸抑制和昏迷。静脉注射速度太快可引起中枢神经系统抑制、低血压及心律失常和房室传导阻滞。

4. 长期治疗对精神功能和认知功能可产生轻微的影响，特别对儿童。此外，本品干扰维生素D和叶酸的代谢，偶可导致佝偻病、骨质软化病和巨幼红细胞贫血。可引起血糖升高。

5. 妊娠期服药可致新生儿血凝血酶减少，也有新生儿先天畸形的报道。

【妊娠期安全等级】 C。

【禁忌与慎用】 1. 房室传导阻滞、窦性心动过缓、低血压、心力衰竭及阿-斯综合征、对本品过敏者禁用。

2. 卟啉症患者禁用。

3. 肝功能不全和糖尿病患者慎用。

4. 低血压、心力衰竭和心肌梗死患者慎用静脉注射。

【药物相互作用】 1. 可使本品的血药浓度升高，毒性增大的药物包括氯霉素、双香豆素、异烟肼、磺胺苯吡唑、保泰松、苯丁酰脲、西咪替丁。

2. 可使本品血药浓度减低的药物有地西泮、氯硝西泮、卡马西平、苯巴比妥、乙醇。

3. 本品是酶诱导剂，可诱导某些药物的代谢，使其消除加快，作用减弱。受影响的药物包括一些抗生素如多西环素、抗凝药、皮质激素类、性激素类（特别是口服避孕药）、奎尼丁、氟哌啶醇、去甲阿米替林、洋地黄、安替比林及口服抗凝药。

4. 能诱发癫痫的药物有三环类抗抑郁药或吩噻嗪类抗精神病药，均可减弱本品的药理作用。

5. 本品静脉注射给药，可加强多巴胺的降压作用和利多卡因的心脏抑制作用。

6. 本品静脉注射也会增加普萘洛尔的心脏抑制作用。

【剂量与用法】 1. 抗癫痫　成人初始剂量为50～100 mg，2～3次/日，饭后服。必要时间隔7～10 d逐渐增加剂量，最大剂量500 mg/d。维持量为200～500 mg/d，分次服；儿童初始剂量为每天5 mg/kg，2～3次分服，维持剂量为每天4～8 mg/kg，2～3次/日。

2. 用于癫痫持续状态　成人推荐静脉注射剂量为10～15 mg/kg，以每分钟不超过50 mg的速度缓慢静脉注射。其后每6～8 h口服或静脉注射维持量100 mg；儿童和新生儿的静脉注射量为15～20 mg/kg，以每分钟不超过1～3 mg/kg的速度缓慢静脉注射。

3. 治疗三叉神经痛　100～200 mg，2～3次/日，饭后服。

4. 治疗心律失常　欲收速效，可静脉注射本品50～100 mg，注速为<50 mg/min，若无效，每5～10min重用一次，总用量不应超过1000 mg；口服，第1 d给予1000 mg，第2、3 d各500 mg，分3～4次服；继后可用300～500 mg维持。

【用药须知】 1. 久用暂停可引起发作频繁而且加剧，甚至诱发癫痫持续状态，故应逐渐减量停药。

2. 本品可影响维生素D的代谢，引起软骨病，治疗中应补充维生素D和叶酸。

3. 本品肌内注射吸收很慢，不宜用于癫痫持续状态的急症控制。

4. 注射剂为粉针剂，临用前适量加灭菌注射用水溶解。

5. 本品静脉注射宜缓慢，速度过快可引起危险的严重反应。静脉注射期应进行连续的心电图和血压监测。

6. 肌内注射吸收不规则、缓慢，且刺激性大，故不做肌内注射用。亦不作静脉滴注。

7. 本品呈强碱性，刺激性大，且易致栓塞，静脉注射时宜用注射用水稀释，且使用稍粗针头静脉注射。

8. 本品不可用葡萄糖注射液稀释，以免产生沉淀。

9. 应定期检查血常规和血药浓度，常查血压和脉搏。

10. 如发生心动过缓或心脏传导阻滞，可静脉注射阿托品。

【制剂】 ①片剂：50 mg；100 mg。②注射剂(粉)：100 mg；250 mg。

【贮藏】 避光、密封保存。

卡马西平

(carbamazepine)

别名：酰胺咪嗪、卡巴咪嗪、痛痉宁、Tegretol

【CAS】 298-46-4

【ATC】 N03AF01

【理化性状】 1. 本品为白色或类白色的结晶性粉末，具多晶型。极微溶于水，略溶于乙醇和丙酮，易溶于二氯甲烷。

2. 化学名：5*H*-Dibenz[*b*,*f*]azepine-5-carboxamide

3. 分子式：$C_{15}H_{12}N_2O$

4. 分子量：236.3

5. 结构式

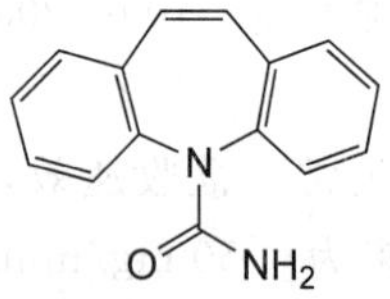

6. 配伍禁忌：因未稀释的混悬液可被 PVC 鼻饲管吸附，因此，卡马西平混悬液须与等体积稀释液混合后方可鼻饲。

美国 FDA 接到一份报道：一名患者先服用卡马西平混悬液，随后服用氯丙嗪溶液，在其粪便排出橘黄色胶块状物。后来的试验表明，将卡马西平混悬液与盐酸甲硫哒嗪溶液混合也可生成橡胶状的橘黄色块状物。

7. 稳定性：FDA 的研究指出，如果贮藏于潮湿条件下，本品片剂可能丧失 1/3 的效用。这是由于二水化合物的生成导致药片变硬从而引起溶解和吸收减弱。由于在一般环境中贮藏后可检测到二水化合物，因此，有人建议贮藏时应放置硅胶袋以避免本品片剂物理性质的改变。

【药理作用】 1. 本品是用于控制全身性强直阵挛性发作和部分性发作的第一线药物。其抗癫痫的疗效和作用机制同苯妥英钠，系通过抑制电压依赖性 Na^+ 通道而产生作用。本品对其他类型的癫痫也有效，但可加重失神性发作(小发作)和肌阵挛性发作。本品无痤疮、齿龈增生或多毛症等不良反应，更适合青少年和妇女患者。有效血药浓度为 4～12 μg/ml。

2. 本品是治疗情感性精神障碍的有效药物，可用于治疗躁狂抑郁症，能明显改善躁狂症状。

3. 本品也用于治疗三叉神经痛，并试用于舌咽神经痛及其他与神经病学有关的严重疼痛综合征，如脊髓痨及多发性硬化。

4. 本品尚有抗心律失常作用，能对抗由地高辛中毒引起的心律失常。还有奎尼丁样膜稳定作用，对室性或室上性期前收缩有效，可消除症状。

5. 本品具有抗利尿作用，临床用于尿崩症，可迅速减少尿量缓解口渴症状。

【体内过程】 口服后吸收缓慢而不规则，血药浓度达峰时间为 6～18 h。2～4 d 后可达稳定的血药浓度。在体内广泛分布，蛋白结合率约为 75%。在肝内广泛代谢，其主要代谢产物之一是具有活性的卡马西平 10,11-环氧化物。几乎完全以代谢物形式随尿液排出，少量随粪便排出。多次给药的 $t_{1/2}$ 为 10～20 h，单次给药为 30～60 h，说明其能诱导本身的代谢。儿童的 $t_{1/2}$ 明显缩短。本品可透过胎盘屏障，并可出现在乳汁中。

【适应证】 1. 复杂部分性发作(亦称精神运动性发作或颞叶癫痫)、全身强直-阵挛性发作、上述两种混合性发作或其他部分性或全身性发作，对典型或不典型失神发作、肌阵挛或失神张力发作无效。

2. 用于三叉神经痛和舌咽神经痛发作，亦用作三叉神经痛缓解后的长期预防性用药。也可用于脊髓痨和多发性硬化、糖尿病性周围性神经痛、患肢痛和外伤后神经痛及疱疹后神经痛。

3. 预防或治疗躁狂-抑郁症，对锂或抗精神病药或抗抑郁药无效的或不能耐受的躁狂-抑郁症，可单用或与锂盐和其他抗抑郁药合用。

4. 用于治疗中枢性部分性尿崩症，可单用或与氯磺丙脲或与氯贝丁酯等合用。

5. 治疗某些精神疾病包括精神分裂症性情感性疾病，顽固性精神分裂症及与边缘系统功能障碍有关的失控综合征。

6. 用于治疗不宁腿综合征(Ekbom 综合征)，偏侧面肌痉挛。

7. 用于治疗酒精戒断综合征。

【不良反应】 1. 早期常见眩晕、嗜睡和运动失调。这些也是本品血药浓度过高的症状，有时可随降低剂量持续治疗而消失。

2. 胃肠功能障碍可见口干、腹痛、恶心、呕吐、食欲缺乏、腹泻或便秘。

3. 偶有荨麻疹、全身性红斑疹、光敏反应、剥脱性皮炎、多形性红斑、斯-约综合征。

4. 偶见再生障碍性贫血、嗜酸粒细胞增多、白细胞增多或减少、血小板减少性紫癜、淋巴结病、脾大。

5. 肺炎及肝肾功能异常、黄疸和全身过敏性反应。

6. 还可能发生感觉异常、头痛、心律失常、充血性心力衰竭、低钠血症和水中毒。

7. 超剂量可迅速导致精神错乱、谵妄、昏迷、惊厥、呼吸抑制，甚至死亡。突然停药可引起癫痫发作加剧。

【妊娠期安全等级】 C。

【禁忌与慎用】 1. 对本品过敏者禁用。

2. 心、肝或肾功能不全患者禁用。

3. 卟啉症、房室传导阻滞和有骨髓抑制史者禁用。

4. 青光眼、血液病或有心、肝或肾病史者慎用。

5. 本品可经乳汁分泌，哺乳期妇女使用时应暂停哺乳。

【药物相互作用】 1. 本品为肝酶诱导剂，可诱导某些药物(如四环素类、口服抗凝剂、皮质激素类、性激素类特别是口服避孕药、抗精神病药如氟哌啶醇及叶酸等)的代谢，减低这些药物的疗效。

2. 正在服用或两周内服用过 MAOIs 的患者，同时服用本品时，可引起体温突然升高，血压急剧增高和严重惊厥。如必须服用本品，应在停用 MAOIs 2 周后服用。

3. 三环类抗抑郁药可增强本品的中枢神经系统抑制作用，减低本品抗惊厥作用，使癫痫发作频率增加。

4. 锂盐与本品可产生协同作用，合用时应注意调整剂量，避免出现毒性反应。

5. 维拉帕米、抗抑郁药、大环内酯类抗生素、异烟肼、西咪替丁可抑制本品的代谢，使其血药浓度升高，加重不良反应或毒性反应。

【剂量与用法】 1. 抗癫痫　从小剂量开始，并予以个体化。成人起始口服 100～200 mg，1～2 次/日，根据需要逐渐增量，每隔 1 周增加 200 mg，常用维持剂量 0.8～1.2 g/d，2～4 次分服。需要时偶可 1.6 g/d。儿童常用 10～20 mg/(kg·d)，替代的方法是：1 岁以内给 100～200 mg，1～5 岁 200～400 mg，5～10 岁 400～600 mg，10～15 岁 600 mg～1 g，2～4 次分服。

2. 治疗三叉神经痛　开始口服 100 mg，1～2 次/日，逐渐增量，常用维持量为 400～800 mg/d，2～4 次分服。必要时可达 1.6 g/d。

3. 抗躁狂或抗精神病，开始 200～400 mg/d，每周逐渐增加直至最大量 1.6 g，分 3～4 次服用。一日限量，12～15 岁，不超过 1 g；15 岁以上不超过 1.2 g；有少数用至 1.6 g。通常成人限量为 1.2 g，12～15 岁一日不超过 1 g，少数人须用至 1.6 g。

4. 治疗尿崩症　单用时 0.3～0.6 g/d，如与其他抗利尿药合用，0.2～0.4 g/d，分 3 次服用。

5. 治疗不宁腿综合征　第 1 周每晚睡前服 100 mg，以后 2 周依治疗反应与不良反应的情况，每周增加 100 mg，直至每晚服 300 mg，维持此量再服 2 周，总疗程 5 周。服药 3 周后临床症状可明显改善。效果满意后可逐渐减至维持量(100～200 mg)长期服用。

6. 治疗嗜酒者的戒断综合征　一次 200 mg，3～4 次/日。对严重的病例，最初几天剂量可增加(如加至一次 400 mg，3 次/日)。对有严重戒断症状的患者，治疗初期，本品应与镇静催眠药合用(如氯美噻唑、氯氮䓬)。急性期过后，本品可继续作为单独治疗用药。

【用药须知】 1. 应告知患者或其看护者，怎样认识肝、血液和皮肤毒性的征象，如发生发热、胸痛、皮疹、口腔溃疡、青肿或出血，应立即求医。

2. 如白细胞明显减少、进展，或伴有临床症状，在有合适替代药物的情况下，如有必要，应停用本品。

3. 要注意识别患有混合性发作的患者，包括全身失神性或非典型的失神性发作，给这类患者使用卡马西平，有可能加重全身性发作的风险。

4. 本品还可能加重失神性和肌阵挛性发作。

5. 突然停药可引起癫痫发作加剧。故应逐渐减量停用。

6. 治疗中应定期检查肝功能、血常规和尿常规。

【制　剂】 ①片剂：100 mg；200 mg。②控释片：200 mg。

【贮藏】 避光，密封保存。

奥卡西平
(oxcarbazepine)

别名：确乐多、Trileptal

本品为卡马西平的 10-酮基衍生物。

【CAS】 28721-07-5

【ATC】 N03AF02

【理化性状】 1. 化学名:10,11-Dihydro-10-oxo-5*H*-dibenz[*b*,*f*]azepine-5-carboxamide

2. 分子式:$C_{15}H_{12}N_2O_2$

3. 分子量:252.3

4. 结构式

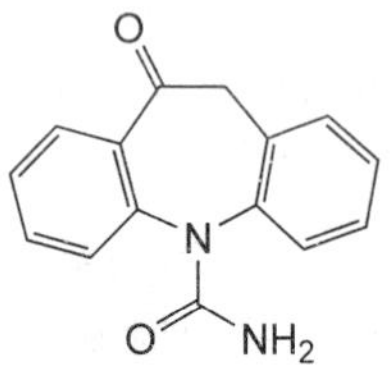

【药理作用】 本品作用与卡马西平相似。本品不诱导肝药物代谢酶,因而较少影响其他药物代谢,不易与其他药物发生相互作用。当患者对卡马西平有难以忍受的不良反应或明显的药物相互作用时,可用本品代替。

【体内过程】 口服后吸收良好,广泛分布。约40%与血浆蛋白结合。在肝内快速而广泛地代谢。其主要代谢产物10,11-二氢-10-羟基卡马西平仍具有抗癫痫活性。2~4 d可达稳态血药浓度。主要以代谢物(原药不足1%)随尿液排出。其 $t_{1/2}$ 为1~2.5 h,其单羟基代谢物的 $t_{1/2}$ 8~14 h。原药及其单羟代谢物能透过胎盘,也可进入乳汁。

【适应证】 1. 用于全身性强直-阵挛性发作和部分性发作。

2. 治疗三叉神经痛。

3. 治疗情感性精神障碍。

【不良反应】 1. 参见卡马西平。

2. 皮疹也有发生,但较卡马西平为少。

3. 大部分使用卡马西平发生皮肤过敏的患者能耐受本品。

4. 与卡马西平相比,本品可较高程度地降低血钠水平。

【妊娠期安全等级】 C。

【禁忌与慎用】 1. 对本品过敏者禁用。

2. 房室传导阻滞者禁用。

3. 本品可经乳汁分泌,哺乳期妇女使用时应暂停哺乳。

4. 5岁以下小儿的安全性和有效性尚未确定。

【药物相互作用】 1. 本品可降低雌激素的血药浓度,引起大出血并降低避孕效果。

2. 本品可明显降低左炔诺孕酮的生物利用度。

【剂量与用法】 成人开始口服300 mg/d,逐渐增加剂量,直至出现最好的临床效果。维持剂量:通常为600~1200 mg/d,2~3次分服。儿童开始剂量为15 mg/(kg·d),分次服,2 d后可增至30 mg/(kg·d),分次服。儿童最大推荐剂量为45 mg/(kg·d)。

【用药须知】 1. 和其他抗癫痫药一样,必须逐渐减量停药。

2. 中、重度肾功能不全患者应减量。

3. 接受本品治疗的患者,应避免饮酒以免发生累加的镇静作用。

4. 如果出现任何明显的骨髓抑制反应,应考虑停止用药。

5. 应对患者的自杀倾向和行为进行监测,并考虑进行适当的治疗。在出现自杀倾向和行为的信号时,应该建议患者(及其监护人)寻求医学帮助。

6. 心力衰竭的患者,应定期进行体重监测,以确定是否有液体潴留。如果有液体潴留或者心功能的恶化,应测定血清钠水平。如果明确有低钠血症,应限制液体的摄入。

7. 在开始用本品前应该测定血清钠水平,开始治疗以后大约两周再次测定血清钠水平。然后,在治疗的前3个月中,每隔1个月,或者根据临床需要测定血清钠水平。

8. 在使用过本品的患者中有过敏反应和包括咽喉、舌唇和眼睑在内的血管神经性水肿的病例报道。若有上述反应发生,应停药并换用其他药物治疗。

【制剂】 片剂:200 mg;300 mg;600 mg。

【贮藏】 密封、避光贮存。

加巴喷丁

(gabapentin)

别名:Neurontin、Aclonium

本品的结构与γ-氨基丁酸(GABA)类似,但并非GABA受体激动药。

【CAS】 60142-96-3

【ATC】 N03AX12

【理化性状】 1. 本品为白色到灰白色结晶性固体。易溶于水、酸性和碱性溶液中。其2%水溶液的pH为6.5~8。

2. 化学名:1-(Aminomethyl) cyclohexaneacetic acid

3. 分子式:$C_9H_{17}NO_2$

4. 分子量:171.2

5. 结构式

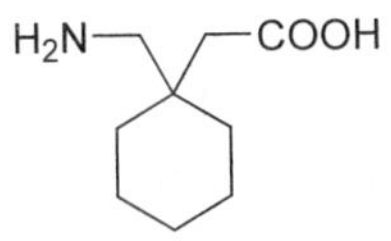

【药理作用】 本品与脑组织神经元上所结合的受体尚未确定，故其作用机制尚未弄清。在传统的抗癫痫药无效或患者不能耐受时，本品常用作辅助药物，研究表明，当加用加巴喷丁治疗时，发作频率明显减少，长期疗效满意，且不良反应较少。发作控制后，如果单用本品，仅部分患者有效。对失神性发作无效。

【体内过程】 本品通过可饱和的机制从胃肠道吸收，通常 3 h 可达血药峰值。1～2 d 可达稳态血药浓度。广泛分布全身，与血浆蛋白结合很少。$t_{1/2}$ 为 5～7 h。基本不在体内代谢，剂量的大部分以原药随尿液排出，其余随粪便排出。

【适应证】 1. 用于成人疱疹后神经痛的治疗。

2. 用于成人和 12 岁以上儿童伴或不伴继发性全身发作或部分性发作的辅助治疗。也可用于 3～12 岁儿童的部分性发作的辅助治疗。

【不良反应】 1. 常见倦睡、眩晕、运动失调、疲劳、眼球震颤、头痛、震颤、复视、鼻炎及恶心与呕吐。一般继续用药后这些反应可见减轻。

2. 偶有惊厥、咽炎、发声困难、体重增加、消化不良、遗忘、神经过敏等。

3. 极少发生胰腺炎，肝功能受损和斯-约综合征。

【妊娠期安全等级】 C。

【禁忌与慎用】 1. 对本品过敏者禁用。

2. 肾功能不全的患者慎用。

3. 急性胰腺炎的患者禁用。

4. 本品可经乳汁分泌，哺乳期妇女使用时应暂停哺乳。

【药物相互作用】 1. 氢氧化铝可降低本品的生物利用度大约 20%。服用氢氧化铝后 2 h 服用本品，生物利用度会下降大约 5%。因此，建议本品应在氢氧化铝服用后至少 2 h 服用。

2. 给予 60 mg 控释吗啡胶囊 2 h 后再给予 0.6 g 本品，本品的平均 AUC 比未用吗啡时增加 44%。

3. 本品可升高二氢可待因酮的暴露量，同时本品的暴露量也会升高。

【剂量与用法】 1. 疱疹后神经痛　第 1 d 一次性服用 0.3 g，第 2 d 服用 0.6 g，分 2 次服用，第 3 d 服用 0.9 g，分 3 次服用。随后，根据缓解疼痛的需要，可逐渐增加剂量至 1.8 g/d，分 3 次服用。

2. 癫痫　本品可与其他抗癫痫药物合用进行联合治疗。给药方法从初始低剂量逐渐递增至有效剂量。两次服药之间的间隔时间最长不能超过 12 h。为减少头晕、嗜睡等不良反应的发生，第 1 d 用药可在睡前服用。

(1) 12 岁以上患者　在给药第 1 d 可采用 1 次/日，一次 0.3 g，第 2 d 为 2 次/日，一次 0.3 g，第 3 d 为 3 次/日，一次 0.3 g，之后维持此剂量服用。

(2) 3～12 岁的儿童　起始剂量为一日 10～15 mg/kg，分 3 次服用，在大约 3 d 达到有效剂量。在 5 岁以上的患者本品的有效剂量为一日 25～35 mg/kg。3～4 岁儿童的有效剂量是一日 40 mg/kg。如有必要，剂量可增至一日 50 mg/kg。长期临床研究表明剂量增加到 50 mg/(kg·d)耐受性良好。

3. 12 岁以上的肾功能不全患者须根据 Ccr 调整剂量

(1) Ccr≥60 ml/min 者，300～1200 mg，3 次/日。

(2) Ccr 为 30～59 ml/min 者，200～700 mg，2 次/日。

(3) Ccr 为 15～29 ml/min 者，200～700 mg，1 次/日。

(4) 透析患者，一次透析后给予 125～350 mg，1 次/日。

【用药须知】 1. 停药时应逐渐减量，推荐为 7 d 以上，以防发作增加。

2. 肾功能不全的患者，服用本品必须减量。

3. 曾有服用本品发生出血性胰腺炎的报告。因此，如出现胰腺炎的临床症状(持续性腹痛、恶心、反复呕吐)，应立即停用本品，并进行全面体检，临床和实验室检查以期尽早诊断胰腺炎。

4. 对慢性胰腺炎的患者，尚无充分的使用本品的经验。

5. 同时使用吗啡治疗的患者，本品的血药浓度可能会升高。应仔细观察患者是否出现嗜睡等中枢神经系统抑制现象，应适当减少本品或吗啡的剂量。

6. 本品作用于中枢神经系统，可引起镇静、眩晕或类似症状，因此，即便按照规定剂量服用本品，也可降低反应速度，使驾驶能力、操纵复杂机器的能力和在暴露危险环境中工作的能力受到损害，特别在治疗初期、药物加量、更换药物时或者同时饮酒时。

【制剂】 胶囊剂：100 mg；300 mg；400 mg。

【贮藏】 室温下贮存。

依那加巴喷丁

(gabapentin enacarbil)

别名：Horizant

本品为加巴喷丁的前药。

【CAS】 478296-72-9

【理化性状】 1. 本品为白色至类白色结晶性粉末，水中溶解度 0.5 mg/ml，磷酸盐缓冲液(pH 6.3)中 10.2 mg/ml。

2. 化学名：{1-(1*RS*)-1-[(2-Methylpro-panoyl) oxy] ethoxy carbonyl amino methyl cyclohexyl} acetic acid

3. 分子式：$C_{16}H_{27}NO_6$

4. 分子量：329.39

5. 结构式

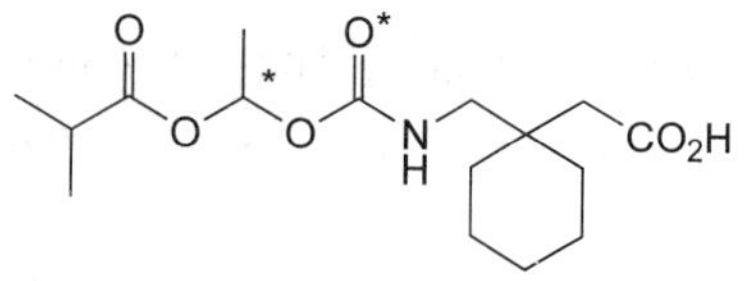

【药理作用】 本品为加巴喷丁的前体药物，其治疗作用来自加巴喷丁。治疗不宁腿综合征和疱疹后神经痛的确切机制尚不明确。但在痛觉缺失的动物模型中，加巴喷丁阻止痛觉超敏(对于无害的刺激引起的疼痛相关行为)和疼痛过敏(对疼痛刺激过度反应)。在几种神经疼痛模型的大鼠和小鼠中，加巴喷丁可阻止疼痛相关的反应(如脊柱神经结扎模型、脊髓损伤模型、急性带状疱疹感染模型)。加巴喷丁还降低周围炎症后疼痛相关的反应(角叉莱胶垫试验、福尔马林试验后期)，但不改变立即的疼痛相关行为(大鼠甩尾试验、足垫急性期)。这些模型与人类疼痛关系不明。

【体内过程】 1. 本品可制成缓释片，但不可和加巴喷丁互换服用，因两者的日剂量不同，且血药浓度迥异。

2. 疱疹后神经痛患者服用 600 mg，2 次/日，平均稳态 C_{max} 为 5.35 μg/ml，平均 $AUC_{24\,h}$ 约为 109(μg·h)/ml，C_{min} 为 3.63 μg/ml，平均峰谷比 1.5。本品的吸收与单羧酸转运蛋白(MCT-1)活化转运通道有关，MCT-1 在肠道内高度表达，而且不会因本品的高剂量而出现饱和。进餐后服用生物利用度约为 75%，空腹服用生物利用度约 42%～65%。低、中、高脂饮食分别增加暴露量 24%、34%和 44%。进食和空腹达到的 T_{max} 分别为 7.3 h 和 5.0 h，一日服用，2 d 可达稳态。血浆蛋白结合率<3%，表观分布容积 76 L。口服给药后，本品首关效应明显，被非特异性羧酸酯酶水解，主要在上皮细胞，少部分在肝。水解后生成加巴喷丁、二氧化碳、乙醛和异丁酸，血中本品浓度低，且存在时间短(相对加巴喷丁≤2%)游离的加巴喷丁几乎不被人类代谢。两者均不是 CYP450 (CYP1A2、CYP2A6、CYP2B6、CYP2C8、CYP2C9、CYP2C19、CYP2D6、CYP2E1 和 CYP3A4)的底物、抑制剂或诱导剂，本品也不是 P-糖蛋白的底物或抑制剂。本品水解为游离的加巴喷丁后，以原药经肾排泄，肾排泄通过有机阳离子转运体主动排泌。^{14}C 示踪显示尿中回收 94%的放射性物质，粪便中回收 5%。

3. 与食物同服后，血浆中加巴喷丁表观口服清除率 6.0～9.3 L/h，与进食无关，肾清除率为 5～7 L/h。消除 $t_{1/2}$ 为 5.1～6.0 h，剂量与多次给药对消除 $t_{1/2}$ 无影响。

【适应证】 1. 治疗成人原发性不宁腿综合征。

2. 还用于疱疹后神经痛。

【不良反应】 1. 本品可引起嗜睡状态、过度镇静及眩晕。

2. 与剂量相关的不良反应有嗜睡状态、过度镇静、眩晕、醉酒感、性欲减退、抑郁、头痛、外周水肿。

3. 还可引起恶心、口干、胃肠胀气、疲乏、易激惹、食欲及体重增加。

4. 可诱发药物超敏综合征。

【妊娠期安全等级】 C。

【禁忌与慎用】 儿童用药的安全性和有效性尚未确定。

【药物相互作用】 1. 本品(1200 mg，1 次/日)与西咪替丁(400 mg，4 次/日)同服，西咪替丁暴露量无变化，加巴喷丁 AUC 增加 24%，肾清除率降低 20%，这些变化无明显临床意义。

2. 萘普生是 MCT-1 的底物，本品的吸收也须通过 MCT-1。两者合用未发现相互影响。

【剂量与用法】 1. 不宁腿综合征

(1)推荐剂量 600 mg，1 次/日，下午 5 时服用，增加剂量并不增加疗效，但可增加副作用。如果不是在推荐时间服用，下一剂应在第 2 d 的推荐时间服用。

(2)须根据肾功能调整剂量：Ccr≥60 ml/min，600 mg/d；Ccr 为 30～59 ml/min，从 300 mg 起，如需要可增加至 600 mg/d；Ccr 为 15～29 ml/min，300 mg/d；Ccr<15 ml，300 mg，隔日 1 次。<15 ml 的透析患者不推荐使用。

2. 疱疹后神经痛

(1) 推荐剂量 600 mg，2 次/日。开始治疗的前

3 d,晨起服用 600 mg,第 2 天起增加剂量至 600 mg,2 次/日。不推荐剂量<1200 mg/d,增加剂量不增加疗效,而不良反应增加。如果漏服,无须补服,下次服用应在规定的时间。

(2) 须根据肾功能调整剂量

①Ccr≥60 ml/min 时,600 mg/d,上午服用,3 d 后给予维持剂量 600 mg,2 次/日,如需停药,减量至 600 mg/d,上午服用,1 周后停药。

②Ccr 在 30～59 ml/min 时,300 mg/d,上午服用,3 d 后给予维持剂量 300 mg,2 次/日,如需要可增加至 600 mg,2 次/日,如需停药,降至维持剂量,上午服用,1 周后停药。

③Ccr 在 15～29 ml/min 时,300 mg/d,1 次/日,上午服用,如需要可增加至 300 mg,2 次/日,上午服用。维持剂量 300 mg,2 次/日者,减量至 300 mg,上午服用,1 周后停药;维持剂量 300 mg,1 次/日者,如须停药,不必减量。

④Ccr<15 ml 时,300 mg,隔日 1 次,如需要可增加至 300 mg,1 次/日,均为上午服用。如须停药,不必减量。

⑤Ccr<15 ml 的透析患者,在一次透析完成后给予 300 mg,如需要可增加至 600 mg,如需停药,不必减量。

【用药须知】 1. 本品为缓释片,应整片吞服,不可切开、掰开或咀嚼服用,应与食物同服,不可与其他剂型的加巴喷丁互换。

2. 本品有镇静作用,服用本品期间禁止驾驶车辆和操作危险性机械。

3. 停药时须减量,1 周后停药。

4. 动物实验会增加肿瘤的发生率,对人体的影响尚不清楚。

5. 本品可增加自杀的思想和行为,应注意患者的言行。

【制剂】 缓释片剂:300 mg。

【贮藏】 原瓶保存于 25 ℃,防潮,不要弃去干燥剂,短期携带允许保存于 15～30 ℃。

氨己烯酸

(vigabatrin)

别名:喜保宁、思波平、Sabril

本品为抗癫痫药,属于由两个对映体组成的外消旋化合物。

【CAS】 60643-86-9

【ATC】 N03AG04

【理化性状】 1. 本品为白色或几乎白色的粉末。易溶于水。

2. 化学名:4-Aminohex-5-enoic acid

3. 分子式:$C_6H_{11}NO_2$

4. 分子量:129.2

5. 结构式

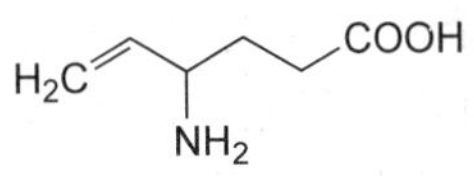

【用药警戒】 本品能引起婴儿、儿童和成人永久性视力损伤。由于对婴儿视力损伤的程度及发生频率不易评估,以下数据系根据成年患者用药经验而来:

1. 本品可导致 30%或更多成人患者承受永久性双侧向心性视野缩小,严重程度从轻度到重度不等。也能引起视野狭窄,致使视野半径限于 10°以内。也可损害视网膜中心,导致视力敏锐度降低。

2. 视力损伤事件不可预测,可能发生在开始治疗的数周甚至更短时间内,治疗期任意时间,治疗后数月或数年,且中止治疗后仍有恶化的可能。风险随剂量增大和暴露量蓄积而增大,但不能确定在何剂量或暴露量下不发生视力减退。

3. 发生视力损伤后,尽管停止用药,视力损伤仍有恶化的可能。

4. 由于视力损伤的风险,如很快表现出治疗失败或在开始治疗的 2～4 周并无实质的临床获益,应终止用于婴儿痉挛的治疗。

5. 婴儿和儿童除非视力损伤已经很严重,否则不易被发现。应在基线(开始治疗后不迟于 4 周)和治疗期间至少每 3 个月评估视力,一旦检测到源于本品的视力损伤就不可逆转。停药后 3～6 个月仍然要进行视力检测。

6. 家长和医护人员不易识别视力损伤,除非视力损伤很严重,即使不是特别严重的或难以被识别的视力损伤也会造成功能障碍。

7. 本品禁用于视力损伤风险高或存在其他不可逆转的视力损伤因素的患者,除非治疗效益明确大于风险。

8. 禁与其他能引起眼不良反应,如视网膜病变、青光眼的药物合用,除非效益明确大于风险。

9. 儿童较成人更易发生视力损伤,症状更严重,更易出现严重的功能丧失。

10. 由于可造成永久性的视力损伤,本品只能通过一种称为 SHARE 特殊限制的分配程序才可获得本品。只有在 SHARE 的注册登记过的处方医师和药房才可开具和分发本品。另外,本品只可分发给登记并适合 SHARE 所有条件的患者。

【药理作用】 1. 本品抗癫痫作用的确切机制尚不明确。目前认为与其不可逆地抑制 γ-氨基丁酸转氨酶(GABA-T)的活性有关，GABA 是中枢神经系统抑制性神经递质，而本品可提高中枢神经系统 GABA 的浓度，从而抑制 GABA-T 的活性。

2. 尚不清楚血药浓度和效应之间是否呈正相关。药物持续的效力可能依赖于酶的再合成速率，而非药物从体循环中的清除率。

【体内过程】 1. 单剂量 0.5～4 g/d 和重复 0.5～2.0 g/d，2 次给药后的药动学曲线呈线性。口服溶液剂与片剂间呈生物等效性。口服给药后基本完全吸收。单剂量给药后婴儿和儿童 T_{max} 约 2.5 和 1 h。多次给药后很少蓄积。

2. 与血浆蛋白不结合，广泛分布到全身。平均稳态分布容积为 1.1 L/kg(*CV* 为 20%)。

3. 本品代谢不显著。主经肾排泄。成人和婴儿 $t_{1/2}$ 分别为 7.5 和 5.7 h。本品诱导 CYP2 C9，但不诱导其他 CYP 酶。

4. 本品在健康老年患者(≥65 岁)肾清除率较健康年轻男性低 36%。群体药动学数据也证实此年龄上的差异。婴儿和儿童清除率为(2.4±0.8) L/h 和(5.7±2.5) L/h，成人 7 L/h。药动学在性别上无差异。

【适应证】 1. 潜在获益大于潜在视力损伤风险时，用于儿童婴儿性痉挛(IS)的单一疗法。

2. 治疗其他抗癫痫药无效的成人复杂部分性癫痫发作(CPS)。

【不良反应】 1. 警惕视力损伤，磁共振影像学异常、神经毒性包括手脚痉挛，口歪眼斜的症状和脱髓鞘疾病、自杀念头和行为、抗癫痫药的撤药反应、贫血、嗜睡和疲劳、周围神经病、体重增加、水肿等不良反应的发生。

2. 随机安慰剂对照的 IS 临床试验中，出现的不良反应有嗜睡、支气管炎、感染及急性中耳炎等，治疗组的发生率高于安慰剂组 5%。

3. 成人难治的 CPS 临床试验报道的不良反应有视物模糊、复视、眼部不适(视野或分辨力改变除外)、视力疲劳，胃肠道不良反应如腹泻、恶心、呕吐、便秘、上腹痛，全身不适，新陈代谢和营养不良，肌与骨骼的不适，神经系统紊乱，精神异常和胸部不适。

4. 上市后的严重不良事件涉及耳部、内分泌、胃肠道系统、全身、神经精神系统、呼吸系统、皮肤和皮下组织等。还有出生缺陷如先天性心脏病、先天性外耳缺陷、先天性血管瘤等，耳聋、胃肠道系统如胃肠道出血、食管炎等。

【妊娠期安全等级】 C。

【禁忌与慎用】 1. 本品可经乳汁分泌，哺乳期妇女使用时应暂停哺乳。

2. 不可与其他可引起视网膜病或青光眼等其他严重眼部不良反应的药物合用。

【药物相互作用】 1. 对照临床试验中本品可使苯妥英血浆水平平均减少 16%～20%。

2. 与苯巴比妥或丙戊酸钠之间无显著的药动学相互作用。根据群体药动学数据，卡马西平、氯氮草、扑痫酮、丙戊酸钠对本品血药浓度无影响。

3. 12 名健康受试者的临床试验中，氯硝西泮(0.5 mg)同服对本品(1.5 g，2 次/日)的血药浓度无影响。本品增加氯硝西泮平均 C_{max} 约 30%，降低氯硝西泮平均 T_{max} 约 45%。

4. 本品不太可能影响到甾体类激素口服避孕药的效应。

5. 本品可降低高达 90% 患者血浆的 ALT 和 AST 水平，一些患者中甚至检测不到。由于本品抑制 ALT 和 AST 酶活性可能影响利用此酶预测某种疾病，尤其用 ALT 检测早期肝损伤。本品可增加尿中氨基酸的含量，对诊断一些罕见的遗传性新陈代谢疾病(如 α-氨基己二酸尿)可能导致测试结果假阳性。

【剂量与用法】 1. 对婴儿性痉挛(1 个月至 2 岁)可 2 次/日，口服给药，是否与食物同服均可。初始剂量 50 mg/(kg·d)，分两次给药。每 3 d 以 25～50 mg/(kg·d)增量，逐渐加至 150 mg/(kg·d)。用量的粉末全部置于空杯中，每袋溶解在 10 ml 冷水或室温水中，用 10 ml 的口腔专用注射器给药。药物溶液浓度为 50 mg/ml。不同体重婴儿应遵循个体化给药剂量。

2. 本品主要经肾清除，尚无肾功能不全儿童的剂量调整数据，可参考肾功能不全成人患者的剂量调整方案。

(1) 轻度肾功能不全(Ccr 为 50～80 ml/min)，剂量降低 25%。

(2) 中度肾功能不全(Ccr 为 30～49 ml/min)，剂量降低 50%。

(3) 重度肾功能不全(Ccr 为 10～29 ml/min)，剂量降低 75%。

尚未对本品在透析患者中的清除率进行研究。

3. 血浆药物浓度监测优化治疗方案并无实际意义。如果决定中止本品治疗，剂量应逐渐减少。在 IS 患者的对照临床试验中，本品以每 3～4 d 25～

50 mg/kg 的剂量逐渐减少。

【用药须知】 1. 尚无本品过量致死报道。已报道的过量剂量为 3～90 g，大多在 7.5 g 和 30 g 之间。大部分症状为昏迷、意识不清、困倦、眩晕、精神异常、呼吸暂停或呼吸抑制、心动过缓、激动、易怒、混乱、低血压、行为异常等。无特异性解毒药，可采取常规救治措施应对中毒症状。体外试验证明，活性炭对本品的吸附作用不显著。尚不清楚本品过量能否通过血透清除。

2. 本品属非管制药，医师应谨慎评估患者的吸毒史，并密切追踪此类患者，观察其是否有误用、滥用本品的迹象。动物实验证明本品无明显的停药反应，但与所有的抗癫痫药一样，应逐渐撤药以使癫痫发作频率增加的风险降到最低。

3. 使用本品前，医师应与婴儿的护理者详细交流，确保护理者理解如何配制本品和怎样给婴儿使用本品。

【制剂】 颗粒剂：500 mg/包。

【贮藏】 贮于 20～25 ℃。

非尔氨酯

(felbamate)

别名：苯丙氨酯、Felbatol

本品为苯丙二氨基甲酸酯化合物。

【CAS】 25451-15-4

【ATC】 N03AX10

【理化性状】 1. 化学名：2-Phenyl-1，3-propanediol dicarbamate

2. 分子式：$C_{11}H_{14}N_2O_4$

3. 分子量：238.2

4. 结构式

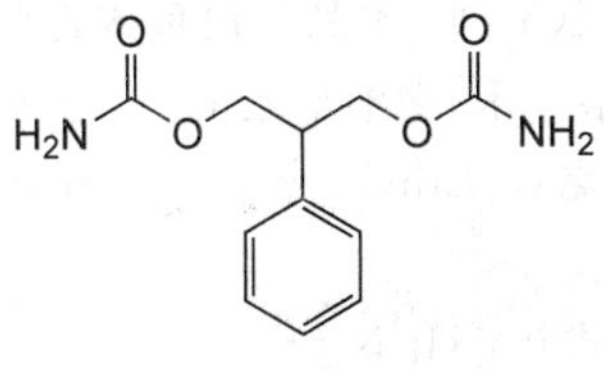

【用药警戒】 1. 本品可导致再生障碍性贫血，本品只能用于严重的癫痫，且其益处大于风险时方可使用。如出现骨髓抑制的证据，应立即停药。

2. 上市后有患者使用本品发生肝功能衰竭的报道，使用期间应密切监测肝功能，如转氨酶升高≥2×ULN，应立即停药。

【药理作用】 本品能提高发作阈，并阻止发作扩散，故具有抗癫痫作用。可单用或与其他抗癫痫药合用治疗难治性部分性发作。也作为辅助治疗用于儿童，控制伦-加(Lennox-Gastaut)综合征(一种非典型失神性癫痫)有关的发作。虽偶可引起再生障碍性贫血及急性肝功能衰竭的严重不良反应，但仍沿用于对其他药物无效的严重病例。

【体内过程】 口服吸收良好，1～6 h 达血药峰值，蛋白结合率为 22%～36%。在肝内部分被羟化和结合代谢成无活性的代谢产物。本品以代谢物和原药(约 49%)随尿液排出，4%以下见于粪便中。$t_{1/2}$ 为 14～23 h。

【适应证】 1. 治疗难治性部分性发作。

2. 用于伦-加综合征的辅助治疗。

【不良反应】 1. 常见的不良反应包括食欲缺乏、体重减轻、恶心、呕吐、皮疹、失眠、头痛、眩晕、倦睡和复视。

2. 曾有发生再生障碍性贫血及急性肝功能衰竭的个别报道，甚至致死。

3. 本品还可引起光敏反应，应告诫患者采取防止紫外线照射的措施。

【妊娠期安全等级】 C。

【禁忌与慎用】 1. 对本品过敏者、血液病和肝功能不全患者禁用。

2. 本品可经乳汁分泌，哺乳期妇女使用时应暂停哺乳。

3. 儿童仅用于治疗伦-加综合征。

【药物相互作用】 1. 本品与丙戊酸钠合用，丙戊酸钠的血药浓度升高。

2. 与苯巴比妥合用，两者的血药浓度均降低。

3. 与华法林合用，华法林的抗凝作用增强。

4. 与中枢神经系统抑制药(如抗组胺药、肌松药、镇静药、麻醉药、吩噻嗪类抗精神病药)或三环类抗抑郁药合用，会导致过度嗜睡。

5. 与苯妥英、磷苯妥英合用，本品的血药浓度降低，而后两者的血药浓度升高，毒性增加。

6. 与卡马西平合用，可相互降低生物学效应。

7. 与炔雌醇、美雌醇合用，可降低后两者的避孕效果。

8. 与乙醇合用，中枢神经抑制作用增强，可导致过度嗜睡。

【剂量与用法】 1. 成人及青少年开始口服 1.2 g/d，3～4 次分服，在严密监护下，2 d 内剂量可逐渐增至 2.4 g/d，最大可增至 3.6 g/d，3～4 次分服。

2. ＞2 岁儿童开始一日 15 mg/kg，3～4 次分服，2 d 内可增至一日 30 mg/kg。儿童每天最大推荐剂量为 45 mg/kg。

【用药须知】 1. 由于本品可引起致死性再生障碍性贫血和急性肝功能衰竭，故仅用于治疗其他抗癫痫药难治的严重的癫痫患者。

2. 治疗开始前及治疗期间应进行完整的血常规检查，注意再生障碍性贫血的发生。出现骨髓抑制时应即停药。

3. 应定期进行肝功能检查。

4. 停用本品或改用其他抗癫痫药时，均应逐步过渡，以免引起癫痫更频繁地发作。

【制剂】 ①片剂：400 mg；600 mg。②口服混悬液：600 mg/5 ml。

【贮藏】 密封、避光贮于室温下。

普罗加比

(progabide)

别名：卤加比、Halogabide

本品为γ-氨基丁酸(GABA)的类似物。

【CAS】 62666-20-0

【ATC】 N03AG05

【理化性状】 1. 化学名：4-[[(*Z*)-(4-Chlorophenyl)-(3-fluoro-6-oxo-1-cyclohexa-2，4-dienylidene) methyl]amino]butanamide

2. 分子式：$C_{17}H_{16}ClFN_2O_2$

3. 分子量：334.8

4. 结构式

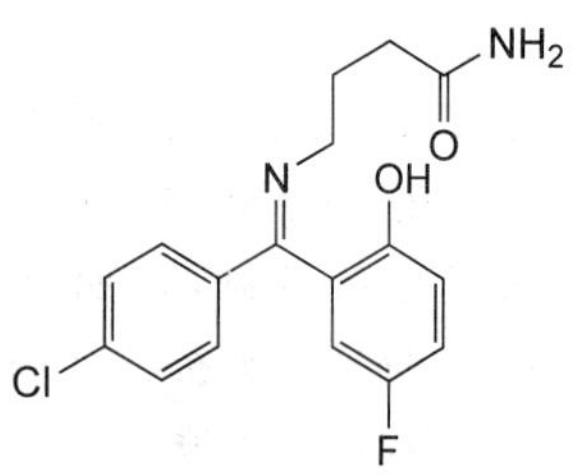

【药理作用】 本品可直接激动中枢神经系统的GABA受体，产生抑制性效应，从而降低神经元的兴奋性。可用于对其他抗癫痫药治疗无效的全身性强直-阵挛性发作和部分性发作。也用于肌阵挛性癫痫、伦-加综合征和婴儿痉挛症。

【体内过程】 口服吸收良好，2～3 h可达血药峰值。经肝首关代谢。口服生物利用度约为60%。在体内广泛代谢，部分通过酰胺基水解成对应的羧酸，也具有活性。约95%与血浆蛋白结合。主要以代谢物随尿液排出。$t_{1/2}$为10～12 h。

【适应证】 1. 用于全身性强直-阵挛性发作和部分性发作。

2. 可试用于痉挛症和帕金森病。

【不良反应】 1. 在治疗开始的几个月中，约9%患者肝酶值升高，甚至出现黄疸、肝炎、脑病，有些甚至死亡。

2. 其他不良反应有嗜睡、眩晕、疲劳及胃肠障碍，但通常是暂时的且与剂量有关。主要发生在治疗开始阶段。偶有神经过敏和情绪改变。

【禁忌与慎用】 1. 对本品过敏者、妊娠期妇女禁用。

2. 肝病、血液病特别是贫血患者禁用。

3. 卟啉症患者禁用。

4. 哺乳期妇女使用时应暂停哺乳。

【药物相互作用】 参见非尔氨酯。

【剂量与用法】 1. 抗癫痫　开始口服较小剂量逐渐增加到25～35 mg/(kg·d)的维持量，3～4次分服。用于儿童的较高维持剂量为一日35～45 mg/(kg·d)，3～4次分服。

2. 婴儿痉挛症　每日24 mg/kg。

3. 伦-加综合征　900～2100 mg/d，或遵医嘱。

【用药须知】 1. 肾功能不全患者应减低剂量50%。

2. 治疗期间特别治疗开始的6个月中，应定期进行肝功能监测。

【制剂】 片剂：150 mg；300 mg；600 mg。

【贮藏】 密封、避光贮于室温。

扑米酮

(primidone)

别名：扑痫酮、脱氧苯巴比妥、米苏林、Primaclone、Mysoline

本品为巴比妥类药物抗癫痫药。

【CAS】 125-33-7

【ATC】 N03AA03

【理化性状】 1. 本品为白色或近白色的结晶性粉末。极微溶于水，微溶于乙醇，溶于碱性溶液。

2. 化学名：5-Ethyl-5-phenylperhydropyrimidine-4,6-dione

3. 分子式：$C_{12}H_{14}N_2O_2$

4. 分子量：218.3

5. 结构式

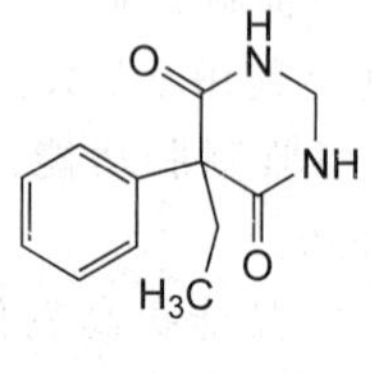

【药理作用】 本品在体内部分代谢成苯巴比妥和苯乙基丙二酰胺(PEMA)，后者也具有抗癫痫活

性。用于控制全身性强直-阵挛性发作和部分性发作，特别是复杂的部分性发作。也用于一些其他类型的癫痫如肌阵挛性发作，但对失神性发作疗效差。由于存在镇静作用，通常被保留用作对卡马西平、苯妥英钠或丙戊酸钠无效时的替代药。有时扑米酮单独使用或与β受体拮抗药合用于特发性震颤的治疗。

【体内过程】 口服易吸收，血药浓度达峰时间为3～4 h，达稳态血药浓度的时间需4～7 d。在体内广泛分布，仅小部分与血浆蛋白结合。$t_{1/2}$为10～15 h，比其主要代谢产物 PEMA 的 $t_{1/2}$ 24～28 h 为短。以原药(40%)与代谢物随尿液排出。可透过胎盘，并进入乳汁中。

【适应证】 1. 用于控制全身性强直-阵挛性发作和部分性发作，特别是复杂的部分性发作。

2. 用于一些其他类型的癫痫如肌阵挛性发作。

3. 用于特发性震颤的治疗。

【不良反应】 1. 常见的有恶心、呕吐、嗜睡、头痛、运动失调、眼球震颤和视觉障碍。

2. 偶见皮疹、白细胞和血小板减少、巨幼红细胞性贫血、骨质疏松和佝偻病。

3. 突然停药可导致癫痫持续状态。

【妊娠期安全等级】 D。

【禁忌与慎用】 1. 对本品过敏者禁用。

2. 卟啉症患者禁用。

3. 重度肝肾功能不全患者禁用。

4. 哺乳期妇女使用时应暂停哺乳。

【药物相互作用】 1. 本品部分在体内代谢为苯巴比妥，故有与其相同的相互作用。

2. 酶诱导剂可增强本品的代谢，故可升高苯巴比妥的血药浓度。

【剂量与用法】 1. 抗癫痫　成人和>8岁儿童第1～3 d，睡前口服100～125 mg；第4～6 d给予100～125 mg，2次/日；第7～9 d口服100～125 mg，3次/日；第10 d以后服维持量250 mg，3～4次/日，最大剂量为500 mg，4次/日。<8岁儿童开始125 mg/d，在1周内加量125 mg，维持量10～20 mg/(kg·d)，3～4次/日。

2. 用于特发性震颤　开始剂量为50 mg/d，必要时，2～3周内逐渐增加至750 mg/d。

【用药须知】 参见苯巴比妥。

【制剂】 片剂：50 mg；100 mg；250 mg。

【贮藏】 密封保存。

托吡酯

(topiramate)

别名：Topamax

本品属于果糖的氨基磺酸酯化合物。

【CAS】 97240-79-4

【ATC】 N03AX11

【理化性状】 1. 本品为一种白色至灰白色的粉末。易溶于二氯甲烷。

2. 化学名：2,3∶4,5-Di-*O*-isopropylidene-β-D-fructopyranose sulphamate

3. 分子式：$C_{12}H_{21}NO_8S$

4. 分子量：339.4

5. 结构式

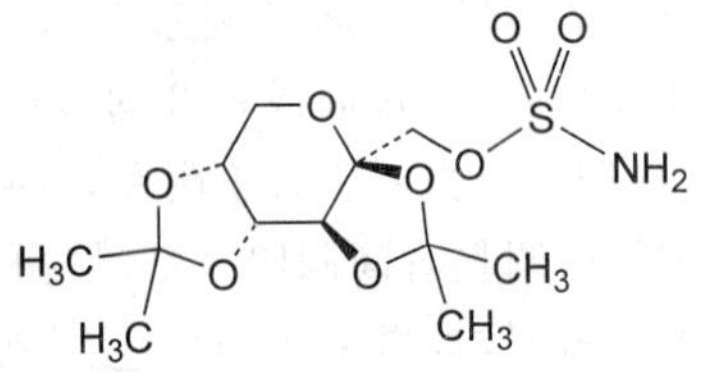

【药理作用】 1. 本品可以阻断电压依赖性钠通道。

2. 本品可拮抗谷氨酸受体的α-氨基-3羟基-5甲基-4异噁唑(AMPA)/红藻氨酸受体亚型。

3. 可增强γ-氨基丁酸对GABA-A受体的活性。

4. 可抑制碳酸酐酶的活性，特别是对同工酶Ⅱ和Ⅳ的抑制作用强。

【体内过程】 口服吸收良好，蛋白结合率约为15%。主要以原药随尿液排出。$t_{1/2}$为20～30 h。

【适应证】 1. 用于初诊为癫痫患者的单药治疗或曾经合并用药现转为单药治疗的癫痫患者。

2. 与其他抗癫痫药合用治疗成人及2～16岁儿童的部分性癫痫发作。

【不良反应】 1. 常见感觉异常、疲乏、恶心、腹泻、体重下降、味觉障碍、食欲缺乏症、食欲缺乏、失眠、感觉减退、注意力障碍、焦虑、嗜睡和表达性语言障碍。

2. 少见焦虑、遗忘、食欲缺乏、失语、忧郁、复视、情绪不稳、恶心、眼球震颤、言语表达障碍和体重减轻。

3. 有发生血栓栓塞的个案报道，其与本品间的相关性尚不明确。

【妊娠期安全等级】 C。

【禁忌与慎用】 1. 对本品过敏者禁用。

2. 行为障碍和认知缺陷患者、泌尿道结石患者、感觉异常者、肝肾功能不全患者慎用。

3. 本品可经乳汁分泌，哺乳期妇女使用时应暂停哺乳。

【药物相互作用】 1. 在其他抗癫痫药(苯妥英钠、磷苯妥英钠、卡马西平、丙戊酸、扑米酮、苯巴比

妥）基础上加用本品，一般不会改变它们的稳态血药浓度，但在个别情况下，在苯妥英钠基础上加用本品可升高苯妥英钠的浓度。苯妥英钠和卡马西平可降低本品的血药浓度。

2. 本品可降低地高辛的浓度。

3. 本品还可降低口服避孕药的效果。

4. 与乙酰唑胺、双氯非那胺、醋甲唑胺和多佐胺联合应用会增加泌尿系统结石的风险。

5. 禁与其他中枢神经药及酒精同时服用。

【剂量与用法】 1. 单药治疗

(1) ≥17 岁的患者，剂量调整应从每晚 25 mg 开始，服用 1 周。随后，每周或每 2 周增加剂量 25～50 mg，分 2 次服用。如果患者不耐受，可降低剂量增加量，或延长剂量调整时间间隔。剂量应根据临床疗效进行调整。成人，推荐日总量为 100 mg，最高为 500 mg。部分难治型癫痫患者可以耐受 1000 mg/d 剂量。上述推荐的剂量适用于所有成人包括老年人和无肾脏疾患的患者。

(2) 2～16 岁儿童，剂量调整应从每晚 0.5～1 mg/kg 开始，服用 1 周后，每间隔 1～2 周的日剂量递增 0.5～1 mg/kg（分 2 次服用）。如果儿童不耐受，可降低剂量增加量，或延长剂量调整时间间隔。剂量应根据临床疗效进行调整。本品单药治疗，推荐日总量为 3～6 mg/kg。近期诊断为部分性癫痫发作的儿童，日剂量曾达到过 500 mg/d。

2. 与其他抗癫痫药合用

(1) ≥17 岁的患者，推荐本品日总量为 400 mg/d，分 2 次服用。200 mg/d 的疗效不一致且低于 400 mg/d 的疗效。推荐治疗从 50 mg/d 开始，逐渐调整到有效剂量。尚未进行日剂量＜1600 mg 的研究。

(2) 2～16 岁儿童，推荐本品日总量为 5～9 mg/kg，分 2 次服用。剂量调整应从 25 mg 开始（或更少，日剂量 1～3 mg/kg），在晚间服用。然后每间隔 1 或 2 周日剂量增加 1～3 mg/kg（分 2 次给药）直到达到最佳的临床效应。剂量的调整应根据临床效应进行。

3. Ccr＜70 ml/min 者，剂量应减半，需要更长的时间增加至最佳剂量。

【用药须知】 1. 对于有或无癫痫发作或癫痫病史的患者。包括本品在内的抗癫痫药物应逐渐停药，以使发作频率增加的可能性减至最低。

2. 服用本品时应保持足够的饮水量，以减少肾结石发生的风险。在运动前或运动中，或处于较高温度环境中时，保持适当的饮水量可以减少与发热有关的不良事件。

3. 在使用本品的治疗中，曾观察到情绪障碍和抑郁的发生率有所增加。包括本品在内的抗癫痫药（AED）可能增加患者产生自杀观念或行为的风险。因此，应对服用本品患者的自杀意念和行为体征进行监测并给予治疗。应考虑让患者及其看护者在出现自杀意念或行为征兆时立即就医。

4. 若在使用本品时体重下降，可考虑补充膳食或增加进食。

5. 与所有抗癫痫药物一样，本品作用于中枢神经系统，可产生嗜睡、头晕或其他相关症状，也可能导致视觉障碍和（或）视物模糊。这些不良事件均可能使患者在驾驶汽车或操纵机器时发生危险，特别是处于用药早期的患者。

6. 有报道指出，接受本品治疗的患者中出现了假性近视和继发性闭角型青光眼的综合征，症状包括突发视力下降和（或）眼痛。眼科检查可发现近视、前房变浅、眼充血（发红）和眼压升高，伴有或不伴有瞳孔扩大。这些症状可能与眼部渗出物导致晶状体和虹膜的前移，以及继发性闭角型青光眼有关。症状一般在开始治疗的 1 个月内发生。与在 40 岁以下人群中发病率较低的原发性窄角型青光眼相比，在儿科及成人患者中均有与本品有关的继发性闭角型青光眼的报告。如出现继发性闭角型青光眼应立即停药，并采取适当措施降低眼压。任何病因引起的眼压升高，如果不进行治疗，可能导致严重的后遗症，包括永久失明。

7. 尽管重碳酸盐水平的降低可出现于治疗过程中的任何阶段，但一般出现于治疗早期，且通常为轻、中度（在成人剂量为 100 mg/d 或以上，儿童剂量约为 6 mg/kg，平均降低 4 mmol/L），极个别患者重碳酸盐水平降至 10 mmol/L 以下。易导致酸中毒的条件或治疗（如肾脏疾病、严重呼吸系统疾病、癫痫持续状态、腹泻、外科手术、酮体生成饮食或某些药物）可能会加强本品降低重碳酸盐水平的作用。

8. 建议在本品治疗中酌情进行包括血清重碳酸盐水平检测在内的适当评价。如有代谢性酸中毒出现并持续，应考虑降低剂量或逐渐停药。

【制剂】 ①胶囊剂：100 mg。②片剂：100 mg。

【贮藏】 密封保存。

舒噻美

(sultiame)

别名：硫噻嗪、磺斯安、Sulthiame

本品为碳酸酐酶抑制剂。

【CAS】 61-56-3

【ATC】 N03AX03

【理化性状】 1. 化学名：4-(Tetrahydro-2*H*-1,2-thiazin-2-yl) benzenesulphonamide *S*,*S*-dioxide

2. 分子式：$C_{10}H_{14}N_2O_4S_2$

3. 分子量：290.4

4. 结构式

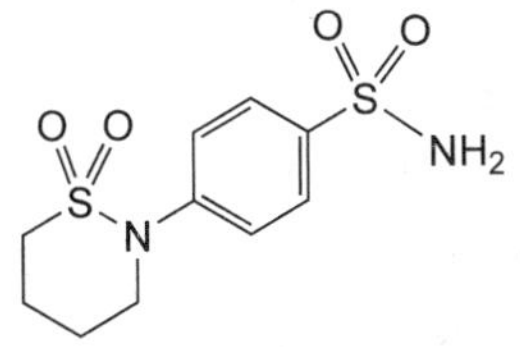

【药理作用】 本品通过抑制脑内碳酸酐酶，使脑细胞外、内的钠比率增大，从而稳定细胞膜。本品对小发作以外的多数类型癫痫均有效。单独应用作用较弱。通常作为辅助治疗药，与其他抗癫痫药合用。当与苯妥英钠合用时，可使复杂的部分性发作获得较好的控制。此外，本品能明显改善精神异常患者的行为紊乱。

【体内过程】 本品口服易吸收，1～5 h 可达血药峰值，24 h 内约 60%以原药随尿液排出。

【适应证】 主要用于治疗精神运动性发作，也可用于局限性发作或大发作的控制。常与其他抗癫痫药合用。

【不良反应】 1. 常见食欲缺乏、运动失调、面部和肢端感觉异常。

2. 因酸中毒引起的呼吸过度和呼吸困难也常见，尤其在儿童。

3. 也可见头痛、头晕、恶心、体重减轻、精神改变。

4. 偶见腹痛、皮疹、抑郁、失眠、白细胞减少及癫痫持续状态。

【禁忌与慎用】 1. 对本品过敏者、妊娠期妇女禁用。

2. 卟啉症患者禁用。

3. 肾病患者慎用。

4. 哺乳期妇女使用时应暂停哺乳。

【药物相互作用】 本品是苯妥英钠、苯巴比妥和扑米酮的强代谢抑制剂，合用时能升高这些药物的血药浓度，从而增强其作用。

【剂量与用法】 1. 成人　开始口服 100 mg，2 次/日，逐渐加量到 200 mg，3 次/日。

2. 儿童　开始 3～5 mg/(kg・d)，逐渐加量到 10～15 mg/(kg・d)，分次服。

【用药须知】 用药期间应密切监测血常规。

【制剂】 片剂：50 mg。

【贮藏】 密封保存。

乙苯妥英

(ethotoin)

别名：乙基苯妥英、乙苯吡唑酮、Peganone

本品为苯妥英类似物。

【CAS】 86-35-1

【ATC】 N03AB01

【理化性状】 1. 化学名：3-Ethyl-5-phenyl-imidazolidine-2,4-dione

2. 分子式：$C_{11}H_{12}N_2O_2$

3. 分子量：204.23

4. 结构式

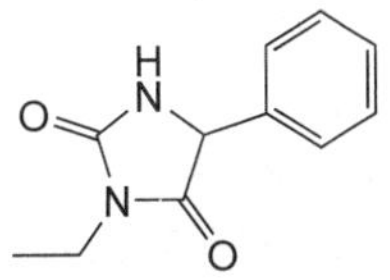

【药理作用】 本品作用类似苯妥英。

【体内过程】 本品口服后，吸收相当迅速，但吸收程度尚不清楚。血浆 $t_{1/2}$ 为 3～9 h，在肝代谢，形成 *N*-去乙基和羟基代谢物。代谢物经肾排泄，<5%以原形排泄。血浆蛋白结合率约 50%。

【适应证】 用于强直-阵挛性癫痫和部分复杂性癫痫发作。

【不良反应】 1. 罕见运动失调、齿龈增生、淋巴细胞减少。

2. 偶见恶心、呕吐、胸痛、眼球震颤、复视、发热、头晕、腹泻、头痛、失眠、疲乏、麻木、皮疹、斯-约综合征。

【妊娠期安全等级】 D。

【禁忌与慎用】 1. 对肝功能不全患者、血液病患者禁用。

2. 妊娠期妇女只有必须处理癫痫发作时方可使用。

3. 本品可经乳汁分泌，哺乳期妇女应权衡利弊，选择停药或停止哺乳。

【药物相互作用】 1. 避免与影响造血功能等药物合用。

2. 慎与香豆素类抗凝药合用。

【剂量与用法】 1. 成人　开始口服 0.25 g，4～6 次/日，饭后服，经数天逐渐加量到 2～3 g/d，低于 2 g 的剂量常无效。

2. 儿童　根据年龄和体重给药，初始剂量不能超过 0.75 g，维持剂量常为 0.5～1 g，少见需 2～3 g 者。

3. 如正在服用其他抗癫痫药，而在开始服用本品后，即应降低其他抗癫痫药的剂量。在强直-阵挛性发作时，合用苯巴比妥效果更好。

【用药须知】 1. 用药期间应密切监测患者自杀的意念和行为。

2. 用药期间有发生恶病质的风险，如发生全身无力、咽痛或其他症状，应警惕。

3. 本品可影响叶酸的代谢，导致巨幼细胞性贫血，应适当补充叶酸。

4. 治疗前及治疗期间应定期检查血细胞计数。

5. 如有临床症状提示肝损害，应进行肝功能检查，如有肝损害，应及时停药。

6. 急性中毒的症状包括嗜睡、视觉障碍、恶心、共济失调，大剂量可出现昏迷。治疗措施包括催吐、洗胃及支持疗法，恢复后，对造血系统进行评价。

【制剂】 片剂：250 mg。

【贮藏】 贮于 20～25 ℃。

磷苯妥英

(fosphenytoin)

本品是苯妥英的水溶性前药。

【CAS】 93390-81-9

【ATC】 N03AB05

【理化性状】 1. 化学名：5，5-Diphenyl-3-[(phosphonooxy)methyl]-2,4-imidazolidinedione

2. 分子式：$C_{16}H_{15}N_2O_6P$

3. 分子量：362.27

4. 结构式

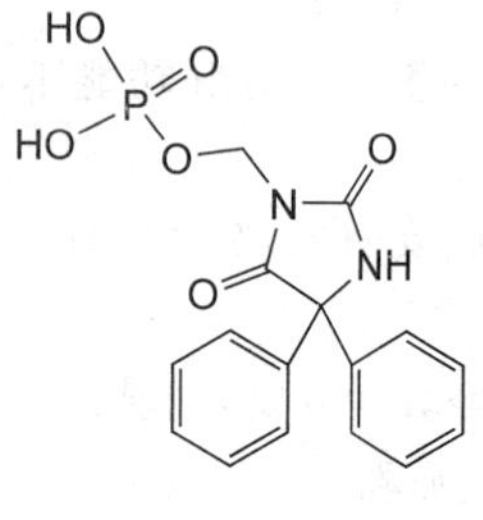

磷苯妥英钠

(fosphenytoin sodium)

别名：Cerebyx

〖CAS〗 92134-98-0

〖理化性状〗 1. 本品为白色粉末，37 ℃水中溶解度为 74 mg/ml。

2. 化学名：5，5-Diphenyl-3-[(phosphonooxy)methyl]-2,4-imidazolidinedione disodium salt

3. 分子式：$C_{16}H_{13}N_2Na_2O_6P$

4. 分子量：406.24

【用药警戒】 本品的静脉滴注速度不能超过 150 mg(以苯妥英钠计)/min，静脉滴注速度过高可导致低血压和心律失常。静脉滴注期间和静脉滴注后应监测患者心电图。

【药理作用】 本品经胃肠外给药后，转化为苯妥英钠而起抗癫痫作用。余参见苯妥英钠。

【体内过程】 1. 吸收　本品静脉滴注结束后即达血药峰值，$t_{1/2}$ 约为 15 min。肌内注射的生物利用度为 100%，30 min 后达血药峰值，血药浓度低于静脉注射，但持续时间较长，因本品须从注射部位吸收。

2. 分布　本品蛋白结合率高(95%～99%)，主要与白蛋白结合。本品与白蛋白结合可饱和，本品浓度增加可见结合率降低。本品可从蛋白结合部位置换出苯妥英。剂量增加，本品的分布容积增加，范围在 4.3～10.8 L。

3. 代谢和排泄　本品转化为苯妥英的 $t_{1/2}$ 约 15 min。确切的转化机制尚不清楚，磷酸酯酶可能起重要作用。本品不随尿液排泄。1 摩尔本品可代谢为 1 摩尔的苯妥英、磷酸和甲酸。苯妥英的进一步代谢参见苯妥英。

【适应证】 用于控制原发性癫痫患者的痉挛症状，预防并治疗神经外科手术中惊厥的发作。

【不良反应】 1. 临床试验中发现的不良反应按系统分述如下。

(1) 整体感觉　常见发热、注射部位反应、感染、寒战、面部水肿、注射部位疼痛，少见败血症、注射部位炎症、休克、注射部位水肿或出血、流感样综合征、心神不安、全身水肿、光敏反应、恶液质、隐球菌病。

(2) 心血管系统　常见高血压，少见心脏停搏、偏头痛、晕厥、颅内出血、心悸、窦性心动过缓、心房颤动、血栓性静脉炎、室性期外收缩、束支传导阻滞、心脏肥大、直立性低血压、肺栓塞、Q-T 间期延长、充血性心力衰竭。

(3) 消化系统　常见便秘，少见消化不良、腹泻、食欲缺乏、消化道出血、唾液分泌增加、肝功能异常、里急后重、舌水肿、吞咽困难、胃肠胀气、胃炎、肠梗阻。

(4) 内分泌系统　少见糖尿病、尿崩症。

(5) 血液及淋巴系统　少见血小板减少、贫血、白细胞升高、发绀、低色素性贫血、白细胞减少、淋巴结病、瘀斑。

(6) 代谢和营养　常见低血钾，少见高血糖、低血磷、碱中毒、酸中毒、脱水、高血钾、酮症。

(7) 骨骼与肌肉　常见肌无力，少见肌病、腿痛性痉挛、关节痛、肌痛。

(8) 神经系统　常见语言障碍、构音障碍、颅内高压、思维异常、神经质、感觉减退，少见意识混乱、抽搐、巴氏征阳性、口周麻木、偏瘫、张力减退、惊厥、锥体外系症状、失眠、脑膜炎、人格解体、中枢抑制、抑郁、运动功能减退、运动过度、脑水肿、麻痹、精神错乱、情绪不稳、昏迷、敌意、静坐不能、健忘、神经衰弱。

(9) 呼吸系统　常见肺炎；少见咽炎、鼻窦炎、换气过度、鼻炎、窒息、吸入性肺炎、哮喘、呼吸困难、肺不张、咳嗽、痰多、鼻出血、缺氧、咯血、支气管炎。

(10) 皮肤及其附属物　常见皮疹，少见斑丘疹、荨麻疹、出汗、皮肤染色、接触性皮炎、脓疱疮、皮肤结节。

(11) 特殊感觉　常见味觉反常，少见耳聋、视野缺损、眼痛、结膜炎、畏光、听力减退、瞳孔散大、嗅觉异常、耳痛、味觉丧失。

(12) 泌尿系统　少见尿潴留、少尿、排尿困难、阴道炎、蛋白尿、外阴水肿、肾衰竭、多尿、尿道痛、尿失禁、阴道白色念珠菌病。

2. 上市后有发生过敏反应的报道。

【妊娠期安全等级】　D。

【禁忌与慎用】　1. 对本品或其制剂成分、苯妥英或其他乙内酰脲药物过敏者禁用，心功能异常者禁用。

2. 妊娠期妇女禁用。

3. 苯妥英可经乳汁分泌，哺乳期妇女应权衡利弊，选择停药或停止哺乳。

4. 儿童的有效性及安全性尚未确定。

【药物相互作用】　1. 本品可降低地拉韦啶的效果，禁止合用。

2. 参见苯妥英钠。

【剂量与用法】　1. 本品剂量按等效的苯妥英钠计，本品 75 mg 相当于苯妥英钠 50 mg 等效剂量。下文中剂量均指等效的苯妥英钠剂量。

2. 在非紧急情况时静脉注射或肌内注射 10～20 mg/kg，维持剂量为 4～6 mg/(kg · d)。

3. 静脉滴注治疗癫痫发作的剂量为 15～20 mg/kg。静脉滴注前以 5%葡萄糖液或 0.9%氯化钠注射液稀释本品制剂，稀释后本品浓度范围为 1.5～25 mg/ml(苯妥英钠)，稀释液置于室温 8 h 或 2～8 ℃24 h 内稳定。

【用药须知】　1. 须严格限制磷摄入的患者，如重度肾功能不全患者，应慎用。

2. 本品静脉注射可导致感觉异常，也可致注射部位的远端刺痒、水肿及染色(紫色手套综合征)。

3. 参见苯妥英钠。

【制剂】　注射液(以苯妥英钠计)：100 mg/2 ml；500 mg/10 ml。

【贮藏】　贮于 20～25 ℃。

美芬妥因

(mephenytoin)

别名：Mesantoin

【CAS】　50-12-4

【ATC】　N03AB04

【理化性状】　1. 化学名：5-Ethyl-3-methyl-5-phenyl-imidazolidine-2,4-dione

2. 分子式：$C_{12}H_{14}N_2O_2$

3. 分子量：218.25

4. 结构式

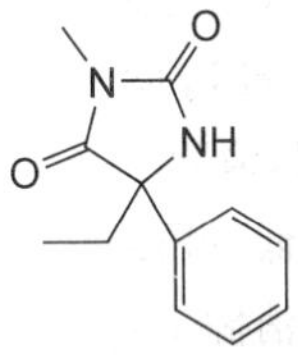

【简介】　本品乙内酰脲类抗惊厥药。

司替戊醇

(stiripentol)

别名：斯利潘托，Diacomit

本品芳香烯丙基醇类抗癫痫药。

【CAS】　49763-96-4

【ATC】　N03AX17

1. 化学名：4,4-Dimethyl-1-(3,4-methylenedioxyphenyl)-1-penten-3-ol

2. 分子式：$C_{14}H_{18}O_3$

3. 分子量：234.29

4. 结构式

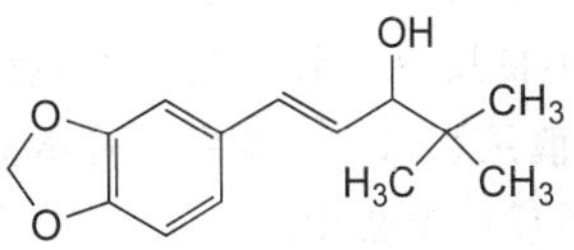

【药理作用】　在动物模型中，本品可对抗电击、戊四氮及荷苞牡丹碱诱导的癫痫，在啮齿目动物中，本品可增加大脑内氨基丁酸水平(GABA)，GABA 是哺乳动物脑内主要的抑制性神经递质。本品可抑制突触摄取 GABA 和(或)抑制 GABA 转氨酶。同时增加 GABA-A 受体介导的在未成熟大鼠海马区的传输，通过巴比妥样机制增加GABA-A受体氯离子通道的开放时长。本品可通过药物相互作用增强其他抗癫痫药（如卡马西平、丙戊酸钠、苯妥英及许多苯巴比妥类药物）的作用，同时还可以作用于其他抗癫痫药物代谢的同工酶，尤其是CYP3A4和CYP2C19。

【体内过程】 1. 吸收　本品吸收迅速，经1.5 h即可达到血药峰值。绝对生物利用度尚不清楚。吸收良好，给药剂量的大部分随尿排泄。

2. 分布　本品广泛与血浆蛋白结合（约99%）。

3. 代谢　本品在体内被代谢广泛，在尿液中发现有13种不同物质。主要被去甲基化和葡糖醛酸化代谢。体外试验表明，主要参与第一阶段代谢的CYP同工酶类为CYP1A2、CYP2C19和CYP3A4。

4. 排泄　本品大部分通过肾排泄。尿液中代谢产物占大部分口服剂量（约73%），有13%～24%的给药剂量以原药随粪便排泄。本品的全身暴露量与服用剂量成比例关系，在高剂量时，清除率明显下降。600 mg的日剂量清除率为40 L/(kg·d)，在2400 mg的日剂量时，清除率降低至8 L/(kg·d)。重复给药后清除率降低，可能是因为其代谢产物抑制CYP同工酶所致。消除 $t_{1/2}$ 为4.5～13 h，随剂量增高而延长。

【适应证】 本品与氯巴占或丙戊酸盐联合使用，治疗婴幼儿时期的肌阵挛性癫痫引发的全身性强直-阵挛性癫痫发作，氯巴占和丙戊酸盐在效果不显著时的辅助治疗。

【不良反应】 1. 最常见的不良反应　食欲缺乏、体重减轻（尤其是与丙戊酸钠合用时）、精神障碍、失眠、嗜睡、共济失调、肌张力障碍。

2. 常见的不良反应　中性粒细胞减少（停用后消失）。易怒、行为障碍、有攻击行为、对立行为，兴奋过度、睡眠障碍、运动功能亢进、恶心、呕吐、γ-GT升高（尤其是合用卡马西平和丙戊酸钠时）。

3. 少见的不良反应　复视（当与卡马西平合用时）、光敏性皮炎、皮疹、皮肤过敏、荨麻疹、疲劳。

4. 罕见不良反应　肝功能检查异常。

【禁忌与慎用】 1. 对本品或者本品胶囊中的其他成分有超敏反应者禁用。

2. 有谵妄发作的精神史者禁用。

3. 妊娠期妇女使用须权衡利弊，慎用。

【药物相互作用】 1. 潜在的药物相互作用对本品的影响

（1）其他抗癫痫药对本品药动学的影响尚不明确。

（2）大环内酯类抗生素和唑类抗真菌药为CYP3A4的抑制剂和作用底物，这些药物对本品代谢的影响尚不明确。同样的，本品对上述药物代谢的影响亦不明确。

（3）体外研究表明，CYP1A2、CYP2C19、CYP3A4和其他可能的酶催化本品的1相代谢反应。本品与抑制或诱导这些酶的药物合用时须谨慎。

2. 经CYP的相互作用

（1）这些相互作用已经在体外实验和临床试验中被部分证实。合并使用本品，丙戊酸钠、氯巴占的稳态水平增加，这一点成人与儿童相似，尽管个体差异比较大。

在治疗浓度下，本品显著抑制许多CYP同工酶（如CYP2C19、CYP2D6和CYP3A4），因此，可预测本品与其他药物的药动学相互作用。相互作用使得有效成分的血药浓度增加，而这些有效成分可能导致药理作用增强及不良反应增加。

（2）如果临床须合并使用本品与经CYP2C19代谢（西酞普兰、奥美拉唑）或CYP3A4代谢（如HIV蛋白酶抑制剂、抗组胺药、阿司咪唑、氯苯那敏、钙通道阻滞药、他汀类药物、口服避孕药、可待因）的药物，发生不良反应的风险增加，合并应用时应谨慎。建议监测血药浓度及不良反应，必要时进行剂量调整。

（3）由于严重不良反应的发生风险增加，应避免与治疗指数窄的CYP3A4的底物合用。

（4）关于本品对CYP1A2潜在抑制作用的数据有限，因此，不能排除与茶碱和咖啡因的相互作用。不推荐上述药物与本品合用。并不局限于药用产品，也有相当数量的针对儿童的食品和营养产品，如可乐饮料，其中含有一定量的咖啡因、巧克力和痕量的茶碱。

（5）由于本品在治疗浓度下体外可抑制CYP2D6，经过该同工酶代谢的药物如β受体拮抗药（普萘洛尔、卡维地洛、噻吗洛尔）、抗抑郁药（氟西汀、帕罗西汀、舍曲林、丙咪嗪、氯丙咪嗪）、抗精神病药（氟哌啶醇）、镇痛药（可待因、右美沙芬，曲马多）均可能与本品发生相互作用，可能需调节上述药物的剂量，个别患者需剂量滴定。

3. 因缺乏临床数据，与下列药物合用时应警惕：

（1）避免合并应用的药物（除非严格需要）：①麦角生物碱（麦角胺，双氢麦角胺），可导致四肢坏死性麦角中毒（抑制肝脏对麦角的消除）；②西沙比利、卤泛群、匹莫齐特、奎尼丁、苄普地尔。可发生心律失常和尖端扭转型室速，特别是突发性心律失常的发生风险增加；③免疫抑制药（他克莫司、环孢素、西罗莫司），免疫抑制药的血药浓度升高（肝代谢减少）；④他汀类药物（阿托伐他汀、辛伐他汀等），剂量依赖性不良反应风险增加，如横纹肌溶解症（因肝代谢减少之故）。

（2）需警惕的合并用药：①咪达唑仑、三唑仑、阿普唑仑，由于肝代谢减少，血浆中的苯二氮䓬类水平增加，从而导致过度镇静；②茶碱、咖啡因，本品抑制茶碱和咖啡因的肝代谢使其血浆水平增高，可能导致毒性。因此，应避免合用；③本品具有增强氯丙嗪的中枢抑制作用。

4. 本品对其他抗癫痫药物的影响

（1）本品对 CYP2C19 和 CYP3A4 的抑制作用可能会引起与苯巴比妥、扑痫酮、苯妥英钠、卡马西平、氯巴占、丙戊酸钠、地西泮、乙琥胺及塞加宾的药动学相互作用。其后果是这些抗癫痫药的血药水平升高，有超剂量的潜在风险。因此，与本品合并应用时建议监测其他抗癫痫药的血药浓度并做出适当的剂量调整。

（2）法国的一项研究发现，合用本品时托吡酯不必改变剂量或进行剂量调整。

（3）左乙拉西坦很大部分不经过肝代谢。因此，未发现本品与其之间的药动学相互作用。

【剂量与用法】 1. 剂量　根据患者的体重计算给药剂量，分 2～3 次服用。本品与氯巴占或丙戊酸盐联合辅助治疗开始时，应采取剂量递增的方式，经 3 d 达到 50 mg/(kg・d)的推荐剂量。

2. 本品与其他抗癫痫药合用时的剂量调整

（1）与氯巴占合用　在关键性研究中，当开始使用本品时，氯巴占日给药剂量为 0.5 mg/(kg・d)，分两次给药。如果出现不良反应或氯巴占超剂量给药（出现如幼儿嗜睡、肌张力低下、易怒现象）的症状，日剂量每周应减少 25%。在德拉韦综合征患儿中合用本品，氯巴占和去甲氯巴占的血药浓度可分别增加 2～3 倍和 5 倍。

（2）与丙戊酸钠合用　除了临床安全性的原因之外，加用本品时不必调整丙戊酸钠的日剂量。出现胃肠道不良反应如食欲缺乏、体重减轻时，丙戊酸钠的剂量每周应减少 30%。

（3）出现血细胞计数及实验室检查异常时，根据个体情况，权衡利弊后调整本品剂量或停用本品。

3. 本品应在进食时服用，因本品在酸性环境中很快降解。不能与牛奶或奶制品（酸奶、软奶油奶酪等）、碳酸饮料、果汁或含有咖啡因或茶碱的饮料同服。

4. 袋装粉剂比胶囊剂的 C_{max} 稍高，因此，制剂间生物不等效。若需要更换剂型应在临床监测下进行，以防出现耐受性问题。

5. 患有严重肌阵挛型癫痫（SMEI）的＜3 岁的婴儿使用本品时应个体化，且要考虑到潜在的临床收益和风险。在年幼患者中只有明确诊断为 SMEI 时才可使用本品辅助治疗。关于 12 个月以下的婴儿使用该药的数据有限。

6. 肝、肾功能不全的患者不推荐使用本品。

【用药须知】 1. 在治疗 Dravet 综合征时，本品不应与卡马西平、苯妥英钠或苯巴比妥合用。根据不良反应的发生情况，同时应用本品时应减少氯巴占或丙戊酸钠的日剂量。

2. 鉴于本品和丙戊酸钠合用时胃肠道的不良反应（消化不良、食欲缺乏、恶心、呕吐）的发生率增加，两药合用时应仔细监测患儿的生长速率。

3. 中性粒细胞减少可能与给予本品、氯巴占和丙戊酸钠有关。应在开始应用本品治疗前查血细胞计数，除非另有临床指征，应每 6 个月查一次血细胞计数。

4. 开始用药前应查肝功能，除非另有临床指征，应每 6 个月查一次肝功能。

5. 本品为 CYP2C19、CYP3A4 和 CYP2D6 的抑制剂，可以显著增加经过这些酶代谢的药物浓度，增加不良反应的发生风险。体外研究表明，CYP1A2、CYP2C19、CYP3A4 和其他可能的酶催化本品的 1 相代谢反应。本品与抑制或诱导这些酶的药物合用时须谨慎。

6. 由于关键的临床研究不包括 3 岁以下的儿童，因此，建议 6 个月至 3 岁的儿童应用本品治疗时应小心监测。

7. 怀孕期间不能停药，否则疾病的恶化会对患者及胎儿产生不利影响。育龄期妇女使用本品期间应采取有效避孕措施。

8. 哺乳期患者用药期间不推荐母乳喂养，如果需母乳喂养应仔细监测对婴儿可能的不良反应。

9. 考虑到患者基础疾病及长期服药，服用本品的患者不宜驾驶车辆和进行机械操作。

【制剂】 ①胶囊剂，250 mg。②口服混悬散剂：500 mg。

【贮藏】 原包装避光贮藏。

噻加宾

(tiagabine)

别名：替加平、Gabitril

本品为抗癫痫药，为第一个专一的 GABA 再摄取抑制剂

【CAS】 115103-54-3

【ATC】 N03AG06

1. 化学名：(-)-(*R*)-l-[4, 4-Bis (3-methyl-2-thienyl)-3-butenyljnipecotic acid

2. 分子式：$C_{20}H_{25}NO_2S_2$

3. 分子量：375.55

4. 结构式

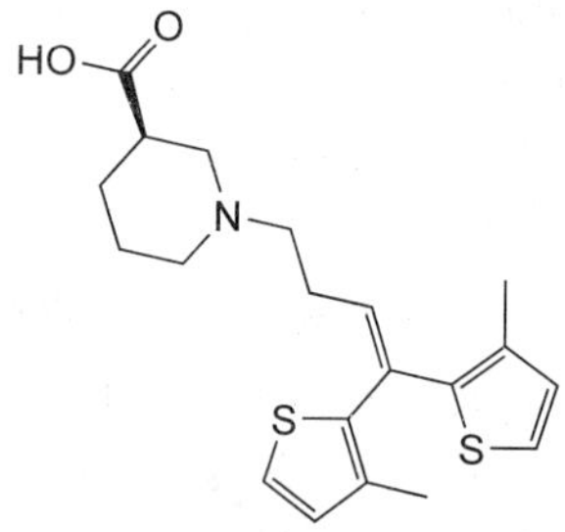

盐酸噻加宾
(tiagabine hydrochloride)

〖CAS〗 115103-54-3

〖理化性状〗 1. 化学名：(-)-(*R*)-l-[4,4-Bis(3-methyl-2-thienyl)-3-butenyljnipecotic acid hydrochloride

2. 分子式：$C_{20}H_{25}NO_2S_2 \cdot HCl$

3. 分子量：412.0

【药理作用】 本品通过对神经元及神经胶质细胞对 γ-氨基丁酸(GABA)再摄取的阻滞，增加突触部位 GABA 的水平，而达到抗惊厥作用。

【体内过程】 本品口服吸收快，0.5～2 h 可达血药峰值，生物利用度为 90%～95%，血浆蛋白结合率为 96%，平均消除 $t_{1/2}$ 为 5～8 h。本品通过肝 CYP 酶系统代谢，合并使用酶诱导剂可增加本品的消除，使其 $t_{1/2}$ 缩短。肝功能不全患者，其代谢降低。约 63%经粪便排出，25%随尿液排出。

【适应证】 一般作为辅助治疗，用于成人及 12 岁以上儿童难治性部分性癫痫发作。

【不良反应】 1. 不良反应可见困倦、头晕、头痛、疲乏、咽炎、呕吐、腹泻、易怒、注意力不集中。

2. 少见有弱视、眼炎、肌无力、肌痛、失眠、精神紊乱、抑郁、瘙痒、共济失调、感觉障碍。

3. 罕见有健忘、情绪不稳、兴奋、眼震、皮疹等。

【妊娠期安全等级】 C。

【禁忌与慎用】 1. 对本品过敏者禁用。

2. 妊娠期妇女只有明确需要时才可使用。

3. 本品可通过动物乳汁分泌，哺乳期妇女使用时应停止哺乳。

4. 12 岁以下儿童用药的安全性和有效性尚未确定。

【药物相互作用】 1. 肝酶诱导剂(苯妥英、卡马西平、苯巴比酮和扑米酮)可增强本品代谢，降低本品的血药浓度。

2. 本品在临床上并不能显著影响这些药物的血浆浓度：苯妥英、卡马西平、苯巴比妥、华法林、地高辛、茶碱、西咪替丁和口服避孕药。

3. 本品可使丙戊酸的血药浓度降低约 10%，然而无临床意义，也没有必要增加丙戊酸的剂量。

【剂量与用法】 初始剂量为 12 mg/d，分 2 次服用，每周可增加剂量 12～24 mg。通常有效剂量为 24～60 mg/d，分 2～4 次服用。肝功能不全患者须降低剂量。

【用药须知】 1. 无癫痫发作病史的患者使用本品可诱发癫痫。

2. 本品可导致自杀的行为和意念，监护者及医护人员应警惕此种风险。

3. 抗癫痫药不能突然停药，否则会增加癫痫发作的频率。

【制剂】 片剂：2 mg；4 mg；12 mg；16 mg。

【贮藏】 贮于 20～25 ℃。

三甲双酮
(trimethadione)

别名：解痉酮、三甲氧唑双酮、Tridione

【CAS】 127-48-0

【ATC】 N03AC02

1. 本品为无色或白色结晶，熔点 46 ℃，沸点 79 ℃，微具樟脑味，味微苦。溶于水，易溶于乙醚、乙醇和三氯甲烷。

2. 化学名：3,5,5-Ttrimethyl-1,3-oxazolidine-2,4-dione

3. 分子式：$C_6H_9NO_3$

4. 分子量：143.14

5. 结构式

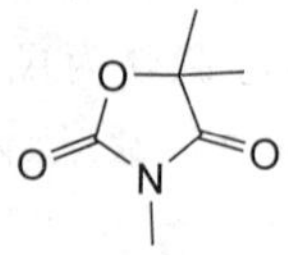

【药理作用】 本品能提高电惊厥阈值，对抗戊四氮引起的惊厥。能降低大脑皮质和间脑兴奋性，缩短其后放电活动。对于癫痫小发作作用较好。

【体内过程】 口服后很快由胃肠道和其他部位吸收，分布在体液中，不与蛋白结合，在肝被微粒体去甲基化成二甲双酮。二甲酮 $t_{1/2}$ 长达 10 d。主要

以二甲双酮随尿液排出，一日排出 35%～40%，3% 以原药随尿液排出。

【适应证】 本品用于治疗难于治愈的癫痫小发作，如伴有大发作时，需与适量的抗大发作药物合用。因毒副反应大，目前已不多用。

【不良反应】 不良反应较重，常见的有嗜睡、乏力、恶心、皮疹、脱发、畏光、昼盲等。还可引起白细胞和血小板减少、再生障碍性贫血、剥脱性皮炎、红斑狼疮、肾病综合征、肝炎、肌无力等。急性中毒可见共济失调、视物障碍及昏迷。治疗中如出现严重不良反应，须立即停药。

【禁忌与慎用】 妊娠期妇女及肝、肾和造血功能不全患者禁用。

【药物相互作用】 不宜与卡马西平合用。

【剂量与用法】 1. 成人　开始剂量 900 mg/d，分次服用，根据病情每周增加 300 mg，直至 1.8 g/d。

2. 儿童　2 岁以下 300 mg/d，2～6 岁 600 mg/d，分次服用。

【用药须知】 治疗小发作时，可能诱发大发作，须加用苯巴比妥为宜。

【制剂】 ①片剂：150 mg。②胶囊剂：300 mg。

【贮藏】 密闭储存。

拉科酰胺
(lacosamide)

别名：拉考沙胺、Vimpat

本品为新型 *N*-甲基-D-门冬氨酸受体甘氨酸结合位点拮抗剂。

【CAS】 175481-36-4

【ATC】 N03AX18

【理化性状】 1. 本品为白色至淡黄色粉末，几乎不溶于水。微溶于乙腈及乙醇。

2. 化学名：(*R*)-2-Acetamido-*N*-benzyl-3-metho-xypropionamide

3. 分子式：$C_{13}H_{18}N_2O_3$

4. 分子量：250.30

5. 结构式

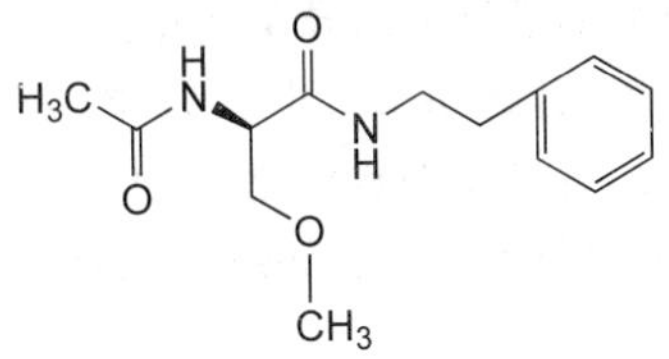

【药理作用】 本品在人体中确切的抗癫痫作用机制尚不清楚。在体外电生理学研究中，本品可选择性促进电压门控钠通道缓慢失活，从而稳定超兴奋神经元细胞膜和抑制神经元重复放电。本品可与脑衰蛋白介导调控蛋白-2(CRMP-2)结合，CRMP-2 是一种磷蛋白，主要在神经系统表达，参与神经分化，控制轴突产物。其与 CRMP-2 结合对抗癫痫的作用尚不清楚。

【体内过程】 1. 本品(片剂和注射剂)药动学研究包括健康受试者(年龄 18～87 岁)、部分癫痫发作成年患者、糖尿病神经病变成年患者、肝肾功能损伤受试者。

2. 给予本品(片剂和注射剂)口服后无首关效应，口服吸收完全，且不受食物影响。绝对生物利用度约 100%。口服后，t_{max} 为 1～4 h；消除 $t_{1/2}$ 为 13 h；每天两次重复给药，3 d 后达稳态。100～800 mg 剂量范围内药动学参数与剂量呈线性，个体间或个体自身差异性小。与本品相比，其代谢产物 *O*-去甲基代谢物，t_{max} 为 0.5～12 h，消除 $t_{1/2}$ 为 15～23 h。

3. 静脉内给药后，在静脉滴注结束时达 C_{max}。静脉滴注 30 min 或 60 min 与口服片剂生物等效。

4. 分布容积(V_d)约 0.6 L/kg，接近于总体液容积。血浆蛋白结合率<15%。

5. 本品(片剂和注射剂)主要经肾生物转化并从全身循环消除。口服或静脉内给予 100 mg ^{14}C 标记的本品，尿液中可回收约 95%给药剂量，粪便中回收<0.5%。排泄物主要为原药(约剂量的 40%)、*O*-去甲基代谢物(约 30%)和结构尚不清楚的极性片段(约 20%)，*O*-去甲基拉科酰胺约为 10%，且无已知的药理活性。

6. 本品为 CYP2C19 的底物，其他 CYP 亚型或非-CYP 酶在本品代谢中的作用尚不清楚。原药的消除 $t_{1/2}$ 约 13 h，不随剂量、多剂量或静脉内给药而改变。

7. 本品的对映体之间无互相转化。

【适应证】 1. 本品片剂适用于≥17 岁癫痫部分发作患者的辅助治疗。

2. 注射剂适用于上述患者暂时不能口服给药时。

【不良反应】 1. 在临床对照试验中，导致停药的最常见的不良反应为头晕、共济失调、呕吐、复视、恶心、眩晕、视物模糊。

2. 常见不良反应包括眩晕、复视、视物模糊、恶心、呕吐、腹泻、疲劳、步态障碍、无力、青肿、皮肤裂伤、头晕、头痛、共济失调、嗜睡、震颤、眼球震颤、平衡障碍、记忆力障碍、抑郁、瘙痒。

3. 本品在成年癫痫部分发作的患者接受 1～3 种抗癫痫药联合治疗对照临床试验中。观察到肝功能试验室检查异常。在本品治疗组有 0.7%(7/935)患者，ALT 升高≥3 倍，安慰剂组 0%(0/356)。一例健康受试者完成本品 10 d 治疗后，观察到转氨酶升高 20 倍伴肾炎(蛋白尿和管型尿)。病毒性肝炎检查阴性。无特殊治疗情况下，1 个月内转氨酶恢复正常。在此不良事件期间胆红素正常。肝炎/肾炎推测为受试者对本品的迟发型过敏性反应。

4. 其他少见不良反应包括中性粒细胞减少、贫血、心悸、耳鸣、便秘、消化不良、口干、口腔感觉减退、兴奋、发热、醉酒感、跌倒、肌肉痉挛、感觉异常、认知障碍、触觉减退、发音困难、注意力不集中、小脑综合征、精神错乱状态、情感改变、抑郁情绪。

5. 虽然本品注射剂可致注射部位疼痛或不适、刺激、红疹，但一般来说不良反应发生率与片剂相似。1 例接受 β 受体拮抗药治疗患者，接受本品注射剂 150 mg 静脉滴注 15 min 时，出现严重窦性心动过缓。停止本品静脉滴注后，迅速恢复正常。

【妊娠期安全等级】 C。

【禁忌与慎用】 1. 本品在哺乳的大鼠乳汁中分泌，尚不清楚本品(片剂和注射剂)是否可分泌到人类乳汁。因为许多药物可分泌到乳汁，应权衡本品对母体的重要性选择停药或停止哺乳。

2. 对人的宫内成长和分娩的影响尚不清楚，在大鼠可导致孕期延长。

3. 本品在年龄＜17 岁儿童中的安全性和有效性尚未建立。

4. 临床试验中，老年癫痫部分发作的受试者数目有限($n=18$)，不足以评价本品在此人群的有效性。不必根据年龄差异调整剂量。老年患者增加剂量应谨慎。

5. 重度肾功能不全的患者(Ccr≤30 ml/min)和终末期肾脏疾病患者的最大推荐剂量为 300 mg/d。本品可随血液透析有效清除。血液透析后，补充 50%剂量。在所有肾功能不全的患者中，增加本品剂量时应谨慎。

6. 轻、中度肝功能不全患者最大推荐剂量为 300 mg/d，此类患者增加剂量时应密切观察。未对重度肝功能不全患者的药动学进行评估，此类患者不推荐使用。

【药物相互作用】 1. 本品片剂和注射液与其他抗癫痫药(如左乙拉西坦、卡马西平、环氧化物、拉莫三嗪、托吡酯、奥卡西平、苯妥英、丙戊酸、苯巴比妥、加巴喷丁、氯硝西泮、唑尼沙胺)合用，无药动学相互作用。癫痫部分发作患者的对照临床试验中，亦无证据证明本品片剂和注射液与常用的抗癫痫药物有药物间相互作用。无药动学相互作用但不排除药效学相互作用的可能性，特别是与影响心脏传导功能的药物之间相互作用。

2. 在健康受试者中，本品与地高辛、二甲双胍、奥美拉唑均无药动学相互作用；口服避孕药(包括炔雌醇和左炔诺孕酮)不影响本品代谢，但本品可使健康受试者炔雌醇 C_{max} 增加 20%。

【剂量与用法】 1. 本品片剂是否与食物同服均可。

2. 癫痫部分发作患者可使用本品口服或静脉剂型开始治疗。初始剂量 50 mg，2 次/日。根据患者个体的反应及耐受性，每隔 1 周，一日可增加 100 mg (2 次/日)，直至达推荐维持剂量 200～400 mg/d。在临床试验中，一日 600 mg 剂量疗效并不高于 400 mg，且不良反应发生率较高。

3. 当本品从口服改为静脉给药时，一日开始总剂量与频次与口服时相同，静脉滴注时间 30～60 min，2 次/日，连用 5 d。

4. 在静脉给药治疗后期，患者若改为口服给药，日剂量和给药频次同注射剂。

5. 轻、中度肾功能不全患者不必调整剂量，重度肾功能不全(Ccr≤30 ml/min)和终末期肾病患者的最大推荐剂量为 300 mg/d。其片剂及注射剂型均可经血液透析清除，经 4 h 的血液透析后，其生物利用度降低约 50%，因此，透析后应补充 50%的给药剂量。所有肾功能不全患者在给药时须谨慎增加剂量。

6. 轻、中度肝功能不全患者一日最大推荐剂量为 300 mg，重度肝功能不全患者不推荐使用。肝、肾功能不全患者使用时须严密监控。

7. 本品注射剂可不稀释，或与稀释剂混合后使用。本品与 0.9%氯化钠注射液或 5%葡萄糖注射液或乳酸钠林格注射液在玻璃或 PVC 袋中混合后，在室温 15～30 ℃贮存至少 24 h，未发生物理稳定性和化学稳定性变化。尚未评估本品在其他稀释液中稳定性，发现有颗粒或变色禁止使用，未用完的注射剂剩余部分应丢弃。

【用药须知】 1. 在使用抗癫痫药物包括本品时，自杀行为或意念的风险增加。用药过程中，应密切注意上述患者抑郁症的发生或恶化、自杀行为或意念和(或)情感或行为的异常变化。

2. 本品可引起头晕、共济失调、眩晕，当剂量＞400 mg 时，其发生率也随之增加。当患者服用本品时，建议不要驾车，操作复杂的机械，或从事其他危险的活动。

3. 本品可引起心脏节律或传导异常，包括 P-R 间期延长，心房颤动和心房扑动，晕厥。本品与延长 P-R 间期药物合用时，有进一步延长 P-R 间期的可能。有传导问题或严重心脏病患者，如心肌缺血、心力衰竭者慎用；如必须使用，用药前及药物达稳态前，推荐监测心电图。糖尿病周围神经病变和（或）心血管疾病患者，易发生房性心律失常（心房颤动和扑动）。告知患者用药时注意自我监测，如有不适及时告知医师。

4. 与其他抗癫痫药物一样，本品需逐渐停药（最少 1 周时间），以使患者的癫痫发作频率增加的可能性降低到最小。

5. 应警惕本品引起的多器官超敏反应。如怀疑发生，立即停用本品，并改用其他药物治疗。

6. 本品（片剂和注射剂）在人类中过量研究的数据有限。临床发展过程中报道的意外过量的最高剂量为一日 1200 mg，非致命性。暴露于高于临床治疗剂量的本品患者与给予推荐剂量患者相比，不良事件发生类型无差异。本品过量，无特异性解毒剂。应进行标准净化程序，一般支持疗法包括监测患者生命体征，并观察患者的临床状态。血液透析可有效清除本品（全身暴露量 4 h 内减少 50%）。血液透析在少数已知过量案例不能执行，但可以根据患者的临床状态或在重度肾功能不全的患者中采用。

7. 无医师指导，禁止患者自己随意停药。

8. 本品为管制药物。人类药物滥用潜力研究中，单一剂量 200 mg、800 mg 本品，均可产生欣快感，与安慰剂组有显著差异。但推荐剂量本品，欣快感不良反应发生率<1%。临床试验中，在糖尿病神经性疼痛患者中，突然中止本品给药，不产生身体依赖性药物戒断综合征相关的症状或体征。人类中，本品能产生精神愉悦的不良反应，故不排除其具有心理依赖性。

【制剂】 ①片剂：50 mg；100 mg；150 mg；200 mg。②注射液：200 mg/20 ml(10 mg/1 ml)。

【贮藏】 贮于 20～25 ℃，短程携带允许 15～30 ℃。

卢非酰胺
(rufinamide)

别名：Banzel

本品为三唑类衍生物，结构上不同于其他的抗癫痫药。

【CAS】 106308-44-5

【ATC】 N03AF03

【理化性状】 1. 本品为白色晶体状、无臭、略带苦味的中性粉末。几乎不溶于水，微溶于四氢呋喃或甲醇，不溶于乙醇和乙腈。

2. 化学名：1-[(2,6-Difluorophenyl) methyl]-1*H*1,2,3-triazole-4 carboxamide

3. 分子式：$C_{10}H_8F_2N_4O$

4. 分子量：238.2

5. 结构式

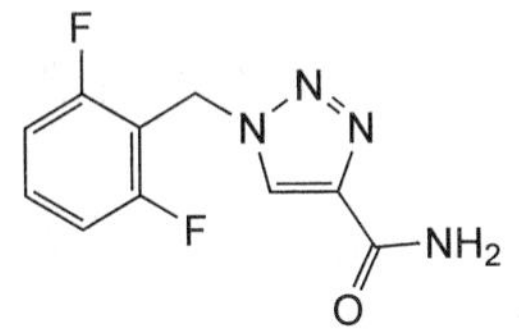

【药理作用】 本品发挥抗癫痫作用的确切机制尚未明确。体外研究结果表明，本品的主要作用机制是调节钠离子通道的活性，特别是延长该通道的失活状态。本品（≥1 μm）明显减慢皮质神经元的钠通道失活后的恢复时程并且限制钠依赖动作电位（EC_{50} 为 3.8 μm）的持续重复触发。

【体内过程】 1. 本品口服混悬剂与片剂生物等效。本品口服后吸收良好，不过吸收速率相对较慢，吸收程度则随剂量的增加而减少。多次给药后药动学无改变。本品主要通过代谢消除，主要代谢产物来自氨甲酰部分形成羧酸的水解过程，代谢途径不依赖 CYP 酶。无已知活性代谢物。血浆消除 $t_{1/2}$ 为 6～10 h。

2. 口服本品片剂后，无论进食与否，血药峰值（C_{max}）均出现在 4～6 h。随着剂量的增加，本品的生物利用度反见减少。根据泌尿系的排泄，单剂量口服 600 mg 本品，在进食的情况下吸收的程度至少为 85%。

3. 对本品及其代谢物可以从单剂量的数据预测到多剂量的药动学。每 12 h 给药一次，其 $t_{1/2}$ 为 6～10 h。稳态峰值大约是单次给药的 2～3 倍。食物可增加本品（单剂量 400 mg）吸收程度约 34%，增加峰值暴露量 56%，而 T_{max} 未见延长。临床试验是在进食条件下进行的，推荐本品与食物同服。

4. 只有一小部分本品（34%）与血浆蛋白结合，主要是白蛋白（27%），药物之间相互置换的风险较低。本品在红细胞和血浆之间均匀分布。表观分布容积随剂量或体表面积而变动。服用本品 3200 mg/d，其表观分布容积约为 50 L。

5. 本品在体内广泛代谢但无活性代谢产物。给予放射性标记本品后，有<2%的剂量在尿液中回收。其主要的生物转化途径是羧酸酯酶介导的水解羧胺基为酸性衍生物 CGP47292。另外尿液中检测到一些小代谢物。CYP 酶或谷胱甘肽不参与其生物转化过程。

6. 本品是一个弱 CYP2E1 抑制剂。并不显著抑制其他 CYP 酶。本品是一个弱 CYP3A4 酶诱导剂。体外研究显示，本品不能抑制 P-糖蛋白。

7. 根据放射性标记的研究，肾排泄是该药物消除的主要途径，占85%。从尿液中检出的代谢物，至少占剂量的66%是酸性代谢物CGP47292，有2%是原药。

8. 年龄、性别、种族对本品的药动学影响不明显。

【适应证】 辅助治疗≥4岁儿童和成人与伦-加综合征相关的癫痫发作。

【不良反应】 1. 4岁以上儿童或成人伦-加综合征患者服用本品辅助治疗时通常出现中枢神经系统反应。包括嗜睡（24.3%）、疲劳（9.5%）、眩晕（2.7%）、共济失调（5.4%）、步态障碍（1.4%），导致停药的中枢神经系统不良反应包括嗜睡（12.5%）和疲劳（1.4%）。

2. 临床试验中，本品片剂辅助治疗癫痫的所有剂量组（200～3200 mg/d），发生率高于安慰剂组的最常见的不良反应包括头痛、眩晕、疲劳、嗜睡、恶心。

3. 应用本品片剂辅助治疗儿童癫痫临床试验中，发生的不良反应包括瞌睡、呕吐、头痛、疲劳、眩晕、恶心、流行性感冒、鼻咽炎、食欲减少等。

4. 应用本品辅助治疗儿童癫痫的日剂量达45 mg/kg时，常见不良反应（≥3%）包括嗜睡、呕吐、头痛。

5. 应用本品（高至3200 mg/d）辅助治疗成人癫痫的临床试验中，不良反应包括头痛、眩晕、疲劳、恶心、嗜睡、复视、震颤、眼球震颤、视物模糊、呕吐、共济失调等。

6. 本品治疗的临床试验中导致停药的不良反应儿童与成人相似。儿童临床试验导致停药的不良反应包括抽搐、疲劳、呕吐。成人临床试验导致停药的不良反应包括头晕、疲劳、头痛、恶心、共济失调。

7. 其他不良反应按身体系统和发生频率分列如下。

（1）血液和淋巴系统　常见贫血，罕见淋巴结病、白细胞减少、中性粒细胞减少、缺铁性贫血、血小板减少。

（2）心脏　罕见束支传导阻滞、房室传导阻滞。

（3）代谢和营养障碍　常见食欲缺乏、食欲增加。

（4）泌尿系统　常见频尿，罕见尿失禁、排尿困难、血尿、肾结石、多尿症、遗尿、夜尿。

【妊娠期安全等级】 C。

【禁忌与慎用】 1. 家族性短QT综合征患者禁用。

2. 对于妊娠期妇女尚无足够的对照研究，只有在潜在的效益大于对胎儿的伤害时才能使用。动物实验表明本品对怀孕的动物有毒性。

3. 本品对阵痛及分娩的影响尚不明确。

4. 本品可能通过乳汁排泌，哺乳期妇女应根据本品对其的重要性，选择停止哺乳或停止用药。

5. <4岁的伦-加综合征患儿的有效性及安全性尚不明确，4～17岁的儿童的药动学与成人相似。

6. 肾功能不全患者（Ccr<30 ml/min）在服用本品时不必调整剂量。接受血液透析的患者可见本品的暴露量降低（大约30%）。因此，在透析过程中应该考虑调整本品的剂量。

7. 肝功能不全患者应用本品研究尚未进行。因此，重度肝功能不全的患者不推荐使用。轻、中度肝功能不全患者慎用。

【药物相互作用】 1. 体外研究显示，本品对大多数CYP酶无抑制作用或抑制作用微弱，是CYP2E1的弱抑制剂，CYP2E1的底物（如氯唑沙宗）的血浆水平可能被本品升高，但未进行临床研究。本品是CYP3A4的弱诱导剂，可降低CYP3A4底物的血药浓度。本品通过羧酸酯酶代谢，诱导羧酸酯酶的药物可增加本品的清除率。广谱诱导剂如卡马西平和苯巴比妥可轻度降低本品的代谢。羧酸酯酶抑制剂也可降低本品的代谢。

2. 药动学分析显示本品几乎不影响其他抗癫痫药物的平均稳态浓度，如卡马西平、拉莫三嗪、苯巴比妥、苯妥英、托吡酯、丙戊酸钠。

其他抗癫痫药与本品片剂的相互作用

同时使用的抗癫痫药	本品对同时使用药物的影响(1)	同时使用药物对本品的影响
卡马西平	降低7%～13%(2)	降低19%～26%依赖于卡马西平的浓度
拉莫三嗪	降低7%～13%(2)	无影响
苯巴比妥	升高8%～13%(2)	降低25%～46%(3)(4)依赖于苯巴比妥的剂量或浓度
苯妥英	升高7%～21%(2)	降低25%～46%(3)(4)依赖于苯妥英的浓度
托吡酯	无影响	无影响
丙戊酸	无影响	升高<16%～70%(3)与丙戊酸钠的浓度有关
扑米酮	未进行研究	降低25%～46%(3)(4)依赖于扑米酮的剂量或浓度
苯二氮䓬类(5)	未进行研究	无影响

注：(1) 根据本品片剂的最大推荐剂量预测

(2) 因为本品对其他抗癫痫药的影响与本品的血药浓度有关，儿童及成人血药浓度高者预测的最大变化

(3) 儿童在大剂量或高血药浓度时影响较大

(4) 苯巴比妥、扑米酮及苯妥英作为一个协变量（苯巴比妥类药物诱导剂），可检测这类药物对本品的清除影响

(5) 所有苯二氮䓬类药物均用来检测该类药物对本品（片剂）清除的影响

3. 强效 CYP 酶诱导剂，如卡马西平、苯妥英、扑痫酮和苯巴比妥似乎会增加本品的清除。由于本品的大部分清除是通过非 CYP 依赖途径，观察到的血液中水平下降不太可能完全归因于 CYP 酶的诱导。任何效应发生在儿童的身上，影响可能更为明显。

4. 根据药动学分析，丙戊酸钠可减少本品的清除。给予儿童丙戊酸钠可能使本品的浓度升高 70%。服用本品的患者在开始服用丙戊酸钠时应该从低剂量开始，逐渐增加到临床有效剂量。同样，服用丙戊酸钠的患者在开始服用本品时，起始日剂量应低于 10 mg/kg(儿童)或 400 mg(成人)。

5. 同时给予本品(800 mg，2 次/日，14 d)和 Ortho-Novum1/35®(炔诺酮-炔雌醇 1/35)，导致乙炔雌二醇 AUC_{0-24} 平均下降 22%，C_{max} 平均下降 31%；炔诺酮的 AUC_{0-24} 平均下降 14%，C_{max} 平均下降 18%。这种下降的临床意义尚不清楚。育龄女性患者应该注意，合并使用本品和激素类避孕药可能出现避孕失败。

6. 同时给予本品(400 mg，2 次/日)导致三唑仑的 AUC 降低 37%，C_{max} 降低 23%。但对奥氮平的 C_{max} 和 AUC 没有影响。

【剂量与用法】 1. ≥4 岁的伦-加综合征儿童治疗日剂量应从大约 10 mg/kg 开始，分 2 次服用，一次一半。以约 10 mg/kg 的增量，每隔 1 d 增量，直至目标日剂量 45 mg/kg 或 3200 mg，分 2 次服用，一次一半。无论剂量多少，都应等分成 2 份分次服用。

2. 成人治疗应从大约 400～800 mg 日剂量开始，分 2 次服用。每隔 1 d，剂量增加 400～800 mg，直至最大日剂量 3200 mg，一日剂量分 2 次服用。

3. 本品应与食物同服。

4. 本品片剂可以整片、半片或压碎后定量服用。

5. 本品混悬剂一次服用前须充分摇匀。服用本品混悬剂时应使用本品配套供应的接合管和标有刻度的口服剂量注射器。接合管应插入混悬剂瓶颈内，并使其在取药期间保持在瓶颈内。定量注射器应插入结合管，将瓶子倒置拉动注射器内芯抽取药液。一次用完应盖好瓶盖，当接合管在瓶颈内时确保瓶盖盖好。

6. 本品混悬剂配套提供两个注射器，如果一次剂量超过 20 ml 时，可使用两个注射器，或相同注射器抽取两次液体。一次给药结束，拉动和推动注射器内芯用水冲洗注射器。

【用药须知】 1. 正在服用丙戊酸钠的患者，本品起始日剂量应低于 10 mg/kg(儿童)或 400 mg(成人)。

2. 服用抗癫痫药包括本品可增加自杀想法或行为的风险。需要警惕患者在接受任何抗癫痫药时出现的抑郁症恶化的症状和体征，不寻常的情绪和行为的变化，或出现自杀的想法、行为。

3. 警惕本品与中枢神经系统相关的不良反应，包括嗜睡或疲劳、眩晕、步态异常、共济失调。

4. 应警惕本品引起的 Q-T 间期缩短、多器官超敏反应、抗癫痫药物的撤药综合征、癫痫持续状态、实验室检查异常(如白细胞减少症)。

5. 与其他抗癫痫药物相同，本品应逐渐撤药以避免诱导癫痫，使癫痫发作和癫痫持续状态的风险降低到最小。临床试验中每 2 d 剂量降低约 25% 直至停药。

6. 本品混悬剂不含有乳糖、谷蛋白和染料，包含糖类。

7. 临床试验中，1 例成年患者服用本品片剂 7200 mg 日剂量发生过量，无突出的体征或症状，未进行特殊治疗，此患者继续目标剂量。本品过量无特异性解毒药，利用诱导呕吐和洗胃法排除未吸收药物，保持气道通畅并配合一般支持疗法。

8. 服用本品期间避免饮酒和服用能引起困倦或头晕的药物。不可驾车、操纵重型机械或进行其他危险活动。

9. 保持本品混悬液瓶子直立，在打开瓶子 90 d 内服用完毕。

【制剂】 ①片剂：200 mg；400 mg。②口服混悬剂：40 mg/ml。

【贮藏】 ①片剂：防潮贮于 25 ℃，短程携带允许 15～30 ℃。②口服混悬剂：贮于 25 ℃下，短程携带允许 15～30 ℃。

吡仑帕奈

(perampanel)

别名：Fycompa。

本品是非竞争性 α-氨基-3 羟基-5 甲基-4 异噁唑受体(AMPAR)拮抗剂。

【CAS】 380917-97-5

【理化性状】 1. 本品为白色至略带黄色的白色粉末，易溶于 *N*-甲基吡咯烷酮，略溶于乙腈及丙酮，微溶于甲醇、乙醇和乙酸乙酯，极微溶于 1-辛醇、乙醚，几乎不溶于庚烷或水。

2. 化学名：2-(2-Oxo-1-phenyl-5-pyridin-2-yl-1, 2-dihydropyridin-3-yl) benzonitrile hydrate (4∶3)

3. 分子式：$C_{23}H_{15}N_3O \cdot 3/4\ H_2O$

4. 分子量：362.90 (3/4 水合物)

5. 结构式

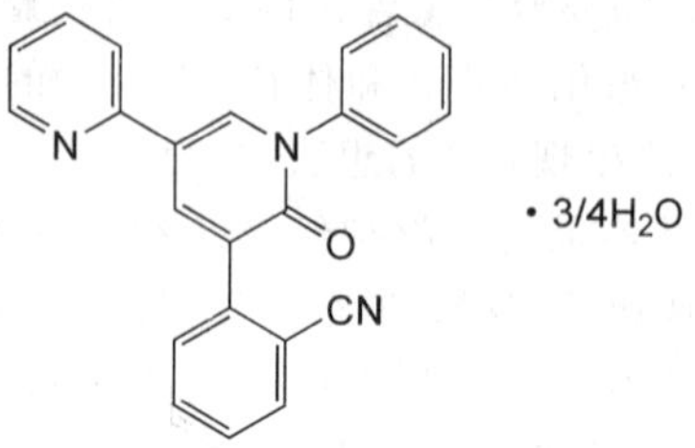

【用药警戒】 服用本品可发生严重的或危及生命的精神病和行为异常，包括攻击性、敌意、易激惹、发怒、杀人意念和威胁。患者此前可有或无精神病史、攻击性行为或同时使用近乎敌意或与攻击性相关的药物。服药期间或停药后，如出现上述反应或在情绪、行为和性格上出现患者不相称的改变时，应立即就医。密切监测患者，特别是在本品的滴定剂量期或高剂量下出现上述症状时即应减量，如症状加重或恶化应立即停药。

【药理作用】 本品为突触后神经细胞上 AMPA 型谷氨酸受体的非竞争性拮抗药。谷氨酸是中枢神经系统的一种主要的兴奋性神经递质，与许多由神经元过度兴奋导致的神经障碍有关。本品精确的抗癫痫机制尚未被完全阐明。

【体内过程】 1. 吸收　本品口服吸收快速而完全，几乎没有首过效应。空腹服用后的 T_{max} 为 0.5～2.5 h，食物不影响吸收程度(AUC)，但可减慢吸收速度。2～3 周可达稳态，单剂量给予 0.2～12 mg 和多次给药 1～12 mg 后，剂量与 AUC 呈线性关系。进食后服药可使 C_{max} 降低 28%～40%，T_{max} 延迟 2～3 h。

2. 分布　体外实验表明，血药浓度在 20～2000 ng/ml 范围时，其蛋白结合率 95%～96%，主要与白蛋白及 α_1 酸糖蛋白结合，血液血浆之比为 0.55～0.59。

3. 代谢　本品主要通过氧化及葡萄糖酸化进行代谢，氧化代谢主要由 CYP3A4 和(或)CYP3A5 介导，其他 CYP 酶也可能很小程度地参与代谢。给予放射性标记的本品，显示体循环中的原药占 74%～80%，而血浆中的代谢产物仅为少量。

4. 排泄　从尿中可回收 22%的放射性物质，粪便中占 48%。尿和粪便中主要为氧化产物和共轭代谢产物的混合物。本品 $t_{1/2}$ 约为 105 h，清除率约为 12 ml/min。

5. 轻度肝功能不全患者暴露量约可增加 50%，中度肝功能不全患者的暴露量可增加 2.55 倍，$t_{1/2}$ 大约会延长至 300 h。轻度肾功能不全患者较健康志愿者的清除率低 27%，AUC 则高 37%，但不必调节剂量。

6. 未进行重度肾功能不全和血透者的研究。男性(0.730 L/h)清除率大于女性(0.605 L/h)，不必根据性别调整剂量。

【适应证】 用于≥12 岁部分性癫痫发作患者的辅助治疗，无论患者是否伴有继发性全身发作。

【不良反应】 1. 导致停药的不良反应包括头晕、嗜睡、眩晕、易怒、攻击性、发怒、共济失调、步态不稳、视物模糊、激惹及构音障碍。

2. 常见不良反应有头晕、嗜睡、疲乏、激惹、跌倒、恶心、共济失调、平衡障碍、步态不稳、眩晕、体重增加。

3. 少见不良反应有眩晕、复视、视物模糊、便秘、呕吐、上呼吸道感染、挫伤、头部损伤、四肢损伤、皮肤裂伤、低血钠、腰痛、骨骼肌痛、肌痛、四肢痛、外周水肿、无力、共济失调、头痛、低血钠、感觉减退、感觉异常、攻击性、发怒、焦虑、精神错乱、欣快感、激惹、情绪改变、咳嗽及口咽痛。

【妊娠期安全等级】 C。

【禁忌与慎用】 1. 对本品有严重过敏史、重度肾功能障碍、终末期肾病或需要透析的患者不建议使用。

2. 对妊娠期妇女尚无足够良好对照的临床研究，只有潜在效益大于对胎儿的风险时才可使用。

3. 本品是否经人乳汁尚不明确，哺乳期妇女应慎用。

4. 12 岁以下儿童使用的安全性和有效性尚未确定。

【药物相互作用】 1. 本品可降低左炔诺孕酮的暴露量 40%，与口服或植入性含左炔诺孕酮的避孕药同时使用，可能使避孕药药效降低。建议另外选用其他非激素型避孕方式。

2. 与 CYP 酶诱导剂包括卡马西平、苯妥英或奥卡西平合用，本品的血药浓度会降低 50%～67%。合用时，应增加本品的起始剂量，在大剂量(8～12 mg)下未见影响抗癫痫效果。

3. 本品与中枢神经抑制药包括乙醇合用会增强中枢神经抑制作用。本品对复杂工作如驾驶等的影响与乙醇的损害作用有相加或相乘的作用，增加乙醇对患者机敏警觉的干扰并增加愤怒、意识错乱和抑郁水平。与其他中枢抑制剂何用也有类似作用。合用时应密切监测患者，应限制患者的活动，直至结束与中枢神经抑制药(苯二氮䓬类、麻醉药、苯巴土酸类、具镇静作用的抗组胺药)合用。建议患者不能驾驶车辆或操作机械，直至已有足够的经验判断是否对上述工作有指挥能力。

4. 体外人肝微粒体试验表明，本品可轻度抑制 CYP2C8、CYP3A4、UGT1A9 和 UGT2B7，对 CYP1A2、

CYP2A6、CYP2C9、CYP2C19、CYP2D6、CYP2E1、UGT1A1、UGT1A4 及 UGT1A6 无抑制作用。在人肝细胞的培养中，本品可轻度诱导 CYP2B6 和 CYP3A4/5，也可诱导 UGT1A1 和 UGT1A4，但对 CYP1A2 无诱导作用。

5. 单次给予本品 1 mg 与 CYP3A4 强抑制剂（如酮康唑）400 mg/d 同服，8 d 后，本品的 $t_{1/2}$ 可延长 15%，AUC 可增加 20%。

6. 给予本品 6 mg/d，20 d 后，可降低咪达唑仑 13%（CYP3A4 的底物）的 AUC 和 15% 的 C_{max}。

【剂量与用法】 1. 尚未使用具有酶诱导作用的、抗癫痫药的患者，给予的初始剂量为睡前 2 mg，1 次/日，然后以一日 2 mg 的增幅增加剂量，每周增加剂量不能超过 4～8 mg。老年患者在滴定剂量期增加剂量的频率不能超过每两周 1 次。推荐剂量为 8～12 mg，1 次/日。12 mg 较 8 mg 的剂量降低癫痫发作率的作用更强，但不良反应亦见增加。总之，需根据临床反应和耐受性进行剂量个体化调整。

2. 同时使用酶诱导剂（如苯妥英、卡马西平及奥氮平）的患者，初始剂量应为睡前 4 mg，1 次/日，并密切监测患者的反应。临床试验显示，抗癫痫药物这类患者的有效作用会大幅降低，表现在 12 mg 较 8 mg 降低癫痫发作频率的作用更强。如给患者另外加入或撤出也具有酶诱导作用的抗癫痫药物时，应密切监测患者的临床效应和耐受性，可能需要调整剂量。

3. 轻度和中度肝功能不全患者，暴露量会增加，$t_{1/2}$ 会延长，需要调整剂量。应从 2 mg/d 开始，以 2 mg/周的增幅，每两周增加 1 次剂量，直至达到目标剂量。轻度和中度肝功能不全患者最大推荐剂量为 6 mg/d 或 4 mg/d，不推荐重度肝功能不全患者使用本品。

4. 中度肾功能不全的患者使用本品应密切监测，根据临床效应和耐受性缓慢滴定剂量。不推荐重度肾功能不全患者或接受透析的患者使用本品。

【用药须知】 1. 服用本品的患者有发生严重的或危及生命的精神病和行为异常，包括攻击性、敌意、易激惹、发怒及杀人意念和威胁。如出现上述症状，应对本品减量，如症状严重或出现恶化，应立即停用本品。

2. 包括本品在内的抗癫痫药都会增加自杀的想法或行为。应监测使用抗癫痫药的患者发生抑郁或恶化、自杀的想法或行为和（或）任何反常的情绪或行为。

3. 本品可导致剂量相关性头晕、步态不稳或共济失调的发生。这些不良反应常发生于滴定剂量期，老年患者较年轻患者风险更高。

4. 本品可导致剂量依赖性嗜睡和疲乏，老年患者较年轻患者的发生率更高。

5. 应建议患者不要从事需要精神警觉的危险活动，如驾驶机动车或操作危险性大的机器，直至患者对上述活动已有了十足的掌控能力。

6. 在一些病例可在用药后发生跌倒，导致包括头部损伤和骨折等的严重损伤，老年患者较年轻患者跌倒的可能性更大。

7. 抗癫痫药突然撤药可增加癫痫的再发频率，本品的 $t_{1/2}$ 约 105 h，即使突然停药，血药浓度都会缓慢降低。总体来说，抗癫痫药应缓慢撤药，如果因为不良反应严重，可考虑紧急停药。

8. 本品无特异性解毒剂，如过量服用，建议应确保气道开放、吸氧和通气，监测心律和生命体征。

【制剂】 片剂：2 mg；4 mg；6 mg；8 mg；10 mg；12 mg。

【贮藏】 贮于 25 ℃，短程携带允许 15～30 ℃。

醋酸艾司利卡西平

(eslicarbazepine acetate)

别名：Zebinix

【CAS】 236395-14-5

【理化性状】 1. 本品为白色纸类白色结晶固体，无臭，难溶于水，易溶于有机溶剂。

2. 化学名：(10*S*)-10-(Acetyloxy)-10，11-dihydro-5*H*-dibenz[*b*,*f*]azepine-5-carboxamide

3. 分子式：$C_{17}H_{16}N_2O_3$

4. 分子量：296.32

5. 结构式

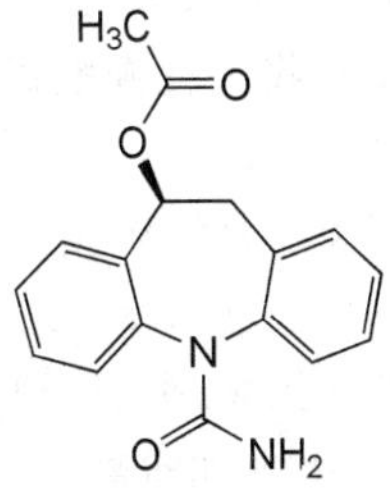

【药理作用】 本品在体内普遍转化为有治疗作用的艾司利卡西平，目前艾司利卡西平发挥抗惊厥作用的精确机制尚不明确，但认为与抑制钠通路电位差有关。

【体内过程】 1. 吸收　健康受试者和患者中，艾司利卡西平的药动学在剂量范围 400～1200 mg/d 之间，与剂量成正比。在癫痫患者中艾司利卡西平的表观血浆 $t_{1/2}$ 为 13～20 h。一日 1 次服药后 4～5 d 达到稳态。

本品口服后大部分检测不到，主要代谢物艾司利卡西平主要发挥本品的药效。口服给药后1～4 d艾司利卡西平达C_{max}。在尿中回收艾司利卡西平及其葡萄糖酸苷的量相当于给药剂量的90%以上。进食对本品口服后药动学无影响。

2. 分布　艾司利卡西平与血浆蛋白的结合相对较低(<40%)并与浓度无关。体外研究已证明华法林、地西泮、地高辛、苯妥英或甲苯磺丁脲的存在对本品血浆蛋白结合无影响。相似地，华法林、地西泮、地高辛、苯妥英或甲苯磺丁脲与蛋白的结合亦不受艾司利卡西平存在的影响。根据群体药动学分析，70 kg体重人群中艾司利卡西平的表观分布容积是61 L。

3. 代谢　本品通过水解大部分被迅速代谢为其主要活性物艾司利卡西平。艾司利卡西平占全身暴露的91%。次要活性代谢物*R*-利卡西平约占全身暴露量的5%，奥卡西平为1%。这些活性代谢物的无活性葡糖醛酸结合物占全身暴露的约3%。

人肝微粒体体外实验表明，艾司利卡西平对CYP1A2、CYP2A6、CYP2B6、CYP2D6、CYP2E1和CYP3A4的活性没有临床意义的抑制作用，而对CYP2C19只有中度抑制作用。艾司利卡西平对7-羟基香豆素的糖脂化和硫酸化作用无诱导作用。本品轻度激活UGT1A1介导的糖脂化作用。

人体中未观察到本品有明显的自身诱导代谢。

4. 排泄　本品代谢物主要通过肾以艾司利卡西平及其葡萄糖酸苷的形式排泄。艾司利卡西平及其葡萄糖酸苷占尿中代谢物的90%以上，约2/3为艾司利卡西平，1/3为葡萄糖酸苷；其他次要代谢物占10%。肾功能正常的健康受试者中，艾司利卡西平的肾清除(约20 ml/min)大大地低于肾小球滤过率，表明存在肾小管重吸收。在癫痫患者中艾司利卡西平的表观$t_{1/2}$为13～20 h。

【适应证】　用于部分性癫痫发作的辅助治疗。

【不良反应】　1. 常见不良反应为头晕、恶心、呕吐、共济失调、复视、嗜睡、头痛、视物模糊、眩晕、衰弱、疲乏、皮疹、发音困难和震颤。

2. 有服用本品发生严重皮肤反应包括斯-约综合征(SJS)的报告。如服用本品患者发生皮肤反应，除非明确反应与本品无关，否则终止服用。服用奥卡西平或本品有皮肤反应史的患者不应服用本品治疗。

3. 服用本品患者曾报道可发生多器官超敏性反应，可致命或危及生命。常见症状包括发热、皮疹、和(或)淋巴结病并累及其他系统，例如肝炎、肾炎、血液异常、心肌炎等，常伴嗜酸粒细胞增多。

4. 服用本品患者曾报道过敏反应和血管神经性水肿的罕见病例。如果患者用本品治疗后发生任何这些反应，应停止本品治疗。

5. 服用本品患者中可能发生显著的低钠血症(钠<125 mmol/L)，有的患者也同时出现低氯血症。根据低钠血症的严重程度，可能须要降低本品剂量或停药。

6. 实验室检查可见转氨酶升高，血红蛋白和血容量降低，总胆固醇、三酰甘油、低密度脂蛋白和肌酸磷酸激酶升高。

【妊娠期安全等级】　C。

【禁忌与慎用】　1. 肝功能不全患者禁用。

2. 对本品及奥卡西平过敏者禁用。

3. 本品可经乳汁分泌，哺乳期妇女使用时应停止哺乳。

4. 19岁以下儿童使用的安全性和有效性尚未确定。

【药物相互作用】　1. 本品可降低口服避孕药的效果。建议另外选用其他非激素型避孕方式。

2. 几种AEDs(抗癫痫药)(如卡马西平、苯巴比妥、苯妥英和扑米酮)可诱导本品代谢酶并导致艾司利卡西平血药浆浓度降低。

3. 本品可能抑制CYP2C19，CYP2C19并可使被此同工酶代谢药物(如苯妥英、氯巴占和奥美拉唑)的血药浓度升高。体内研究提示本品可能诱导CYP3A4，降低被此同工酶代谢药物的血药浓度(如辛伐他汀)。

4. 当华法林与本品合用时，应加强对患者INR的监测。

【剂量与用法】　1. 起始剂量为口服一次400 mg，1次/日，1周后增加至一次800 mg，1次/日。如无效并且能耐受，可增加至最大剂量一次1200 mg，1次/日。

2. 中、重度肾功能不全患者起始剂量为一次200 mg，1次/日，2周后增加至一次400 mg，1次/日。如无效并且能耐受，可增加至最大剂量一次600 mg，1次/日。

【用药须知】　参见奥卡西平。

【制剂】　片剂：400 mg。

【贮藏】　贮于20～25 ℃。

布瓦西坦

(brivaracetam)

别名：Briviacta

本品为非典型性抗癫痫药。

【CAS】　357336-20-0

【ATC】　N03AX23

【理化性状】 1. 本品为白色或类白色结晶性粉末，极易溶于水、缓冲液(pH1.2、4.5 和 7.4)、乙醇、甲醇、冰醋酸，易溶于乙腈和丙酮，溶于甲苯，极微溶于正己烷。

2. 化学名：(2*S*)-2-[(4*R*)-2-Oxo-4-propylpyrrolidin-1-yl]butanamide

3. 分子式：$C_{11}H_{20}N_2O_2$

4. 分子量：212.15

5. 结构式

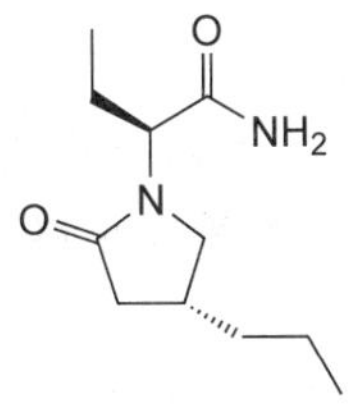

【用药警戒】 服用本品可增加患者自杀的意念和行为。患者的家庭成员及其看护者应警惕这种风险，一旦出现上述征象，应立即就医。

【药理作用】 本品的确切作用机制尚未阐明。本品在大脑中与突触小泡蛋白 2A(SV2A)有高亲和性和高选择性，可能是本品抗惊厥的作用机制。

【体内过程】 1. 口服后本品的吸收快速而且完全。剂量在 10～600 mg，药动学与剂量成正比。口服本品后，平均 T_{max} 约为 1 h(0.25～3 h)，高脂肪餐可延缓本品的吸收，但吸收度不变。高脂肪餐后服用本品片剂 50 mg，平均 C_{max} 降低 37%，T_{max} 延迟约 3 h，但 AUC_{0-t} 基本不变。

2. 分布本品血浆蛋白结合率低(≤20%)，分布容积为 0.5 L/kg，本品可快速分布于大多数组织中。

3. 代谢本品主要在酰胺部位水解形成相应的羧酸代谢产物，继后在丙烷侧链羟基化，形成羟基代谢产物。水解反应主要通过肝内和肝外的酰胺酶催化，而羟基化主要由 CYP2C19 介导。CYP2C19 乏代谢者和同时使用 CYP2C19 抑制剂的患者可能需降低剂量。另一种羟酸代谢产物是在羟基代谢产物的酰胺基团进行水解，或羧酸代谢产物的丙烷侧链羟基化得到的。代谢产物均无药理活性。

4. 排泄本品主要以代谢产物的形式随尿液排出。给药 72 小时内约 95%的给药剂量随尿液排出，其中原药占不到 10%，随粪便排泄＜1%的给药剂量。排泄的羧酸代谢产物占给药剂量的 34%。本品的终末半衰期约 9 h。

【适应证】 用于 16 岁以上部分发作性癫痫的辅助治疗。

【不良反应】 1. 严重不良反应包括自杀的意念和行为、神经系统反应、精神病、支气管痉挛和血管神经性水肿等过敏反应、戒断症状。

2. 常见恶心、呕吐、便秘、困倦、过度镇静、头晕、疲乏、小脑协调和平衡障碍、易激惹。注射剂可见味觉障碍、欣快感、注射部位疼痛。

3. 实验室检查少见白细胞降低、中性粒细胞降低。

【妊娠期安全等级】 C。

【禁忌与慎用】 1. 对本品过敏者禁用。

2. 终末期肾病的患者尚无资料，不推荐使用。

3. 动物实验本品可经乳汁分泌，哺乳期妇女使用时应停止哺乳。

4. 16 岁以下儿童用药的安全性及有效性尚未确定。

【药物相互作用】 1. 利福平可明显降低本品的的血药浓度，可能是通过诱导 CYP2C19 导致的。与利福平合用时，本品的剂量应加倍。

2. 本品可升高卡马西平活性代谢产物的血药浓度，但临床试验未发现安全性问题，本品与卡马西平合用时如出现不能耐受，可考虑降低卡马西平的剂量。

3. 本品可升高苯妥英的血药浓度，合用时或合用后停用苯妥英时，应密切监测患者。

4. 本品不会增强左乙拉西坦的作用。

【剂量与用法】 1. 推荐起始剂量为一次 50 mg，2 次/日。根据个体患者耐受性和治疗反应，剂量可调整至一次 25 mg，2 次/日至一次 100 mg，2 次/日。片剂和口服液空腹或进食后服用均可。口服液不可稀释后服用，应使用专用计量器具量取，家用汤匙不是合适的测量工具。

2. 不能口服给药的患者可使用本品的注射液，经 2～15 min 静脉注射。本品注射剂可不经稀释，或用 0.9%氯化钠注射液、乳酸林格氏注射液或 5%葡萄糖注射液稀释后静脉注射。剂量和用药频次与口服相同。

3. 肝功能不全的患者，推荐起始剂量为一次 25 mg，2 次/日，最大剂量是一次 75 mg，2 次/日。

【用药须知】 不可突然停用本品，以免癫痫发作频率增加。

【制剂】 ①片剂：10 mg；25 mg；50 mg；75 mg；100 mg。②口服溶液：10 mg/ml。③注射液：5 mg/5 ml。

【贮藏】 贮于 25 ℃以下，短程携带允许 15～30 ℃，口服液开封后，最多保存 5 个月。

5.5.2 广谱抗癫痫药

丙戊酸

(valproic acid)

别名：二丙二乙酸、Convulexette、Valproral

本品为广谱抗癫痫药。

【CAS】 99-66-1

【ATC】 N03AG01

【理化性状】 1. 本品为无色或微黄色、略黏稠的清亮液体。极微溶于水，可与乙醇和二氯甲烷混合，溶于碱性氢氧化物的稀释液。

2. 化学名：2-Propylpentanoic acid

3. 分子式：$C_8H_{16}O_2$

4. 分子量：144.2

5. 结构式

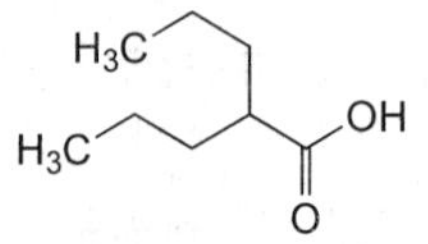

丙戊酸钠
(sodium valproate)

别名：敌百金、Depakene、Convalsofin、Convalex

〖CAS〗 1069-66-5

〖理化性状〗 1. 本品为白色或几乎白色，吸湿性、结晶性粉末。极易溶于水，微溶或易溶于乙醇。

2. 化学名：Sodium 2-propylvalerate

3. 分子式：$C_8H_{15}NaO_2$

4. 分子量：166.2

丙戊匹酯
(valproate pivoxil)

〖CAS〗 77372-61-3

〖理化性状〗 1. 化学名：Hydroxymethyl 2-propylvalerate pivalate

2. 分子式：$C_{14}H_{26}O_4$

3. 分子量：258.4

丙戊酸半钠
(valproate semisodium)

别名：双戊酸钠、Depakote、Valproate Semisodium

本品为丙戊酸与丙戊酸钠结合而成的稳定化合物。

〖CAS〗 76584-70-8

〖理化性状〗 1. 本品为白色粉末，有特异性臭。

2. 化学名：2-Propylvaleric acid—Sodium 2-propyl-valerate (1 ∶ 1); Sodium hydrogen *bis* (2-propylvalerate) oligomer

3. 分子式：$C_{16}H_{31}NaO_4$

4. 分子量：310.4

5. 结构式

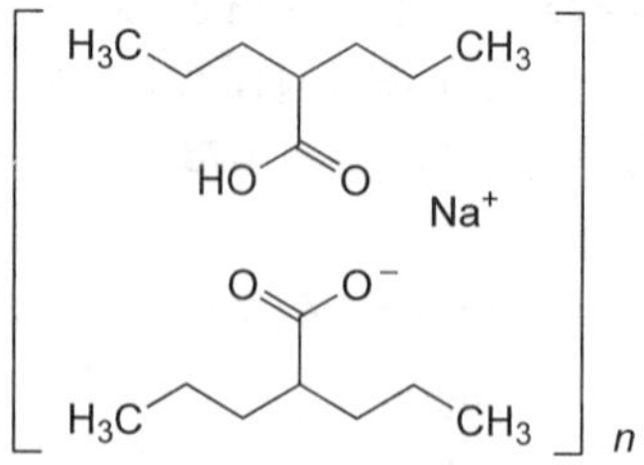

丙戊酸镁
(magnesium valproate)

〖CAS〗 62959-43-7

〖理化性状〗 1. 本品为白色结晶性粉末或颗粒，微有丙戊酸臭。在稀酸中略溶，在水及乙醇中微溶。

2. 化学名：Magnesium bis(2-propylpentanoate)

3. 分子式：$C_{16}H_{30}MgO_4$

4. 分子量：310.7

【用药警戒】 1. 本品有肝毒性，可导致肝功能衰竭而死亡，2岁以下患者，特别是合用多种抗癫痫药的患者风险高。

2. 线粒体DNA聚合酶γ基因突变导致的线粒体病（如Alpers Huttenlocher syndrome）患者使用本品发生肝功能衰竭而死亡的风险高。使用本品前应进行线粒体DNA聚合酶γ基因突变的筛查。

3. 怀孕期间胎儿暴露于本品可导致神经管缺陷和其他严重出生缺陷的风险升高。

4. 本品可导致危及生命的胰腺炎，患者及其看护者应观察胰腺炎的症状，包括腹痛、恶心、呕吐、食欲缺乏，如出现上述症状，应立即进行临床评价，如确诊胰腺炎，应立即永久停药。

【药理作用】 本品作用机制可能与γ-氨基丁酸（GABA）介导抑制有关。本品作为抗癫痫的第一线药物，广泛用于各型癫痫（包括失神性发作、肌阵挛性发作、强直阵挛性发作和部分性发作）的治疗。对失神性发作与强直-阵挛性发作同时存在的混合型癫痫也有效。也用于预防失神性癫痫持续状态。本品还是癫痫综合征的首选药物，可用于或试用于婴儿痉挛症和stiff-man（僵人）综合征。

【体内过程】 口服后吸收迅速而完全，血药浓度达峰时间为1～4 h。85%～95%与血浆蛋白结合。$t_{1/2}$为5～20 h。在肝内广泛代谢。其代谢可被其他肝酶诱导剂所增加，主要以代谢物随尿液排出，少量随粪便和呼气中排出。可透过胎盘，少量进入乳汁中。

【适应证】 适用于预防和治疗各种类型癫痫。对失神小发作、婴儿痉挛症、肌阵挛性及运动不能性发作疗效较好。

【不良反应】 1. 最常见食欲缺乏、消化不良、恶心、呕吐、腹泻、月经失调。

2. 偶有食欲增进和体重增加、震颤、嗜睡、眩晕、运动失调、精神错乱、出血时间延长、白细胞和血小板减少、骨髓抑制、过敏性皮疹、暂时性秃发、高氨血症、高血糖、胰腺炎、肝功能失调(包括肝功能衰竭和中毒性肝炎)。肝酶值升高虽常见,但为暂时性且与剂量有关。

3. 孕期服用有致新生儿畸形的报道。

【妊娠期安全等级】 D。

【禁忌与慎用】 1. 对本品过敏者禁用。

2. 有肝病病史者或有重度肝功能异常家庭史者禁用。

3. 有先天性代谢疾病、器质性脑病、严重的癫痫发作伴有智力发育迟缓,<2 岁的儿童可能处于肝中毒的危险中,应特别慎用。

4. 本品可经乳汁分泌,哺乳期妇女使用时应暂停哺乳。

【药物相互作用】 1. 肝酶诱导剂苯巴比妥、苯妥英钠和卡马西平等可增加本品的代谢,降低其血浓度;而丙戊酸钠又可抑制苯巴比妥的代谢。

2. 氯硝西泮与本品合用可引起失神性癫痫状态,故两者不应同时应用。

3. 氟哌啶醇、洛沙平、马普替林、MAOIs、吩噻嗪类、噻吨类和三环类抗抑郁药等与本品合用,可以增加中枢神经系统的抑制,拮抗本品的抗癫痫作用。

4. 本品与抗凝药如阿司匹林、华法林或肝素及溶血栓药合用,可能增加抗凝的效应,引起低凝血酶原症和抑制血小板聚积作用。

5. 碳青霉烯类可明显降低本品的血药浓度,导致本品治疗失败,禁止合用。

【剂量与用法】 1. 成人　开始剂量为 600 mg/d,2～3 次分服,逐渐加量至常用剂量 1.0～1.6 g/d,2～3 次分服。

2. 儿童　体重在>20 kg 者,每天 20～30 mg/kg;体重在<20 kg 者,每天 20 mg/kg,2～3 次分服。

3. 缓释片　一次 250 mg,2 次/日。

4. 静脉注射　成人,癫痫持续状态时静脉注射 400 mg,2 次/日。

【用药须知】 1. 用药期间避免饮酒。

2. 于进餐后立即服用,以减少药物对胃部的刺激。

3. 治疗前和治疗期间应定期检查血常规和肝功能,若出现肝功能失调的征象应即停药。

4. <3 岁患儿,尤其那些有先天性代谢疾病、器质性脑病、智力发育迟缓的患儿特别易受肝毒性的危害,应尽可能避免应用。

5. 停用或改用其他抗癫痫药时应逐渐过渡,以免增加发作频率。

【制剂】 ①片剂:100 mg;200 mg。②缓释片剂:500 mg。③糖浆剂:50 mg/ml。④注射液(粉):400 mg。

【贮藏】 密封,在干燥处保存。

丙戊酰胺
(valpromide)

别名:丙缬草酰胺、二丙基乙酰胺、癫健安、Dipropylacetamide、Depamide

本品为丙戊酸的酰胺衍生物。

【CAS】 2430-27-5

【ATC】 N03AG02

【理化性状】 1. 化学名:2-Propylvaleramide

2. 分子式:$C_8H_{17}NO$

3. 分子量:143.2

【药理作用】 本品具有广谱抗癫痫作用。临床上用于各型癫痫的治疗。

【体内过程】 本品口服后吸收缓慢,血药浓度达峰时间为 5～14 h。在肝内迅速而几乎完全代谢成丙戊酸。

【适应证】 用于各型癫痫的治疗。

【不良反应】 类似丙戊酸。

【妊娠期安全等级】【禁忌与慎用】【药物相互作用】【用药须知】 参见丙戊酸。

【剂量与用法】 1. 成人　口服 0.6～1.8 g/d,3 次分服。

2. 儿童　10～30 mg/(kg · d),3 次分服。

【制剂】 片剂:100 mg;200 mg。

【贮藏】 密封贮于干燥处。

注:复方癫痫片含丙戊酰胺和丙戊酸钠各 100 mg。成人口服一次 1～2 片,3 次/日。

拉莫三嗪
(lamotrigine)

别名:Lamictal

本品为苯基三嗪类化合物。

【CAS】 84057-84-1

【ATC】 N03AX09

【理化性状】 1. 化学名:6-(2,3-Dichlorophenyl)-1,2,4-triazine-3,5-diyldiamine

2. 分子式:$C_9H_7Cl_2N_5$

3. 分子量:256.1

4. 结构式

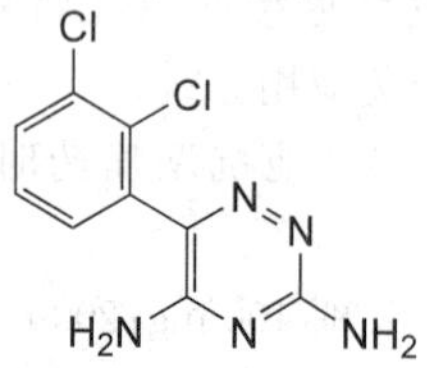

【用药警戒】 本品可导致严重的皮疹，甚至需住院治疗和停止用药。除年龄低以外，与丙戊酸合用、初始剂量大、超剂量用药可增加皮疹的发生率。危及生命的皮疹多发生于使用本品2～8周。但也有个别病例发生于长期治疗后(6个月)。如出现皮疹应停药，即使停药已不能阻止皮疹的进展。

【药理作用】 本品的作用机制与苯妥英钠相似，能阻断电压依赖性 Na^+ 通道，故具有广谱抗癫痫作用。本品对失神性发作、强直-阵挛性和部分性发作均有效。可单独应用，或作为辅助治疗药物，与其他抗癫痫药联合用于治疗有或没有继发性全身疾病的部分性发作；也可单独用于原发性的全身强直-挛性发作。对12岁以下儿童，仅限用于部分性发作的辅助治疗。本品单独用药对部分性和全身强直-挛性发作的疗效与卡马西平相等，对肌阵挛性发作、癫痫持续状态及伦-加综合征也有效，与丙戊酸钠合用于失神性发作和婴儿痉挛症已取得较好疗效。

【体内过程】 口服后吸收良好，2.5 h达血药峰值，广泛分布于全身组织。约55%与血浆蛋白结合。本品在肝内广泛代谢(并轻微诱导自身的代谢)，稳态 $t_{1/2}$ 约24 h。主要与葡糖醛酸结合随尿液排出。

【适应证】 1. 治疗失神性发作、强直-阵挛性和部分性发作。

2. 治疗癫痫持续状态。

3. 治疗伦-加综合征。

【不良反应】 1. 在开始治疗头4周可发生斑丘疹性皮疹。严重的皮肤反应(包括血管神经性水肿和斯-约综合征)罕见。

2. 还会发生胃肠功能障碍、头痛、嗜睡、眩晕、复视、兴奋过度、攻击性行为和运动失调，嗜睡、失眠、头晕、震颤，共济失调、视物模糊。

3. 罕见血液学异常(包括中性粒细胞减少症、白细胞减少、贫血、血小板减少症、全血细胞减少症和极罕见的再生障碍性贫血和粒细胞缺乏症)，淋巴结病。

4. 极罕见过敏综合征[包括的症状如发热、淋巴腺病、颜面水肿、血液及肝功能的异常、罕见弥漫性血管内凝血(DIC)和多器官功能衰竭]。站立不稳、幻觉、精神错乱、眼球震颤、非细菌性脑膜炎、兴奋、不安、运动紊乱、帕金森病加重、锥体外系作用、舞蹈病手足徐动症、癫痫发作频率增加、结膜炎、肝功能检查指标升高、肝功能异常、肝功能衰竭、狼疮样反应。

【妊娠期安全等级】 C。

【禁忌与慎用】 1. 对本品过敏者禁用。

2. 肝功能不全患者禁用。

3. 肾功能不全患者慎用。

4. 本品可经乳汁分泌，哺乳期妇女使用时应暂停哺乳。

【药物相互作用】 1. 利福平可降低本品的血药浓度。

2. MAOIs和三环类相关抗抑郁药合用可能会拮抗抗癫痫药的抗惊厥效应(惊厥发作阈值降低)，SSRIs和三环类抗抑郁药合用可能会拮抗抗癫痫药的抗惊厥效应(惊厥发作阈值降低)，抗癫痫药应避免与贯叶连翘合用。

3. 抗癫痫药与氯喹和羟氯喹合用可增加惊厥风险，甲氟喹可拮抗抗癫痫药的抗惊厥效应。

4. 利托那韦可降低本品的血药浓度。

5. 雌激素可降低本品的血药浓度，建议增加本品的给药剂量。

6. 抗癫痫药与奥利司他合用可增加惊厥的风险。

7. 去氧孕烯可升高本品的血药浓度。

8. 酶诱导剂(如卡马西平、苯妥英、苯巴比妥、扑米酮)可增强本品的代谢，丙戊酸则抑制其代谢。

9. 本品是肾小管分泌抑制剂，通过抑制OCT2蛋白实现。这可能会造成某些主要经肾小管分泌排泄的药物的血药浓度水平升高。不推荐本品与治疗指数窄的OCT2底物如多非利特联合使用。

【剂量与用法】 1. 常释剂型

(1) ≥13岁患者的剂量增加方案见下表。

本品常释型对于≥13岁患者的剂量增加方案

日期	正在使用丙戊酸的患者	正在使用卡马西平、苯妥英、苯巴比妥、扑米酮及丙戊酸的患者	正在使用卡马西平、苯妥英、苯巴比妥、扑米酮，未使用丙戊酸的患者
第1、2周	25 mg，隔日1次	25 mg，1次/日	50 mg/d
第3、4周	25 mg/d	50 mg/d	100 mg/d，分2次服
第5周起	每1～2周增加25～50 mg/d；	每2周增加50 mg/d	每1～2周增加100 mg/d

续表

日期	正在使用丙戊酸的患者	正在使用卡马西平、苯妥英、苯巴比妥、扑米酮及丙戊酸的患者	正在使用卡马西平、苯妥英、苯巴比妥、扑米酮，未使用丙戊酸的患者
维持剂量	与丙戊酸合用 100～200 mg/d；与丙戊酸及能诱导葡萄糖苷酸化的药物合用，100～400 mg/d（分 1～2 次服用）	225～375 mg/d（分 2 次服用）	300～500 mg/d（分 2 次服用）

(2) 用于 2～12 岁儿童的辅助治疗　开始口服 2 mg/(kg・d)，共 2 周，随后增至 5 mg/(kg・d)，共 2 周；维持剂量为 5～15 mg/(kg・d)，2 次分服。与丙戊酸钠合用时，开始 0.2 mg/kg，1 次/日，共 2 周，随后 0.5 mg/kg，1 次/日，共 2 周；此后用维持剂量，每天 1～5 mg/kg，1～2 次分服。

2. 缓释片

(1) ≥13 岁患者的剂量增加方案见下表。

本品缓释片对于≥13 岁患者的剂量增加方案

日期	正在使用丙戊酸的患者	正在使用卡马西平、苯妥英、苯巴比妥、扑米酮及丙戊酸的患者	正在使用卡马西平、苯妥英、苯巴比妥、扑米酮，未使用丙戊酸的患者
第 1、2 周	25 mg，隔日服用	25 mg，1 次/日	50 mg，1 次/日
第 3、4 周	25 mg，1 次/日	50 mg，1 次/日	100 mg，1 次/日
第 5 周	50 mg，1 次/日	100 mg，1 次/日	200 mg，1 次/日
第 6 周	100 mg，1 次/日	150 mg，1 次/日	300 mg，1 次/日
第 7 周	150 mg，1 次/日	200 mg，1 次/日	400 mg，1 次/日
维持剂量（第 8 周开始）	200～250 mg，1 次/日	300～400 mg，1 次/日	400～600 mg，1 次/日

(2) 从多药治疗转向本品单药治疗　本品的推荐剂量为 250～300 mg，1 次/日。按上标在剂量达到 500 mg/d 后，每周降低有酶诱导作用的抗癫痫药的剂量 20%，在停用有酶诱导作用的抗癫痫药 2 周后，每周降低本品的剂量不超过 100 mg/d，直至达到 250～300 mg，1 次/日的维持剂量。

(3) 与丙戊酸合用转为单用本品　按上表与丙戊酸合用达到 150 mg/d 的剂量后，每周降低丙戊酸 500 mg/d 直至其剂量降至 500 mg/d，维持 1 周；然后增加本品剂量至 200 mg/d，同时降低丙戊酸的剂量至 250 mg/d，并维持 1 周，最后增加本品剂量至 250～300 mg，同时停用丙戊酸钠。

(4) 从常释剂型转为缓释片　初始剂量与常释剂型相同。

3. 轻度肝功能不全患者不必降低剂量，中、重度肝功能不全患者的维持剂量应降低 50%，并根据临床反应调整。

【用药须知】 1. 治疗期间，特别是治疗的第 1 个月，应严密监测肝肾功能及凝血功能。

2. 如发生皮疹、发热、流感样综合征、嗜睡、癫痫发作控制无效，应考虑停药。

3. 停药应逐渐减量，缓慢进行。

4. 罕见伴随或不伴随永久性后遗症和(或)死亡的中毒性表皮坏死松解症。有证据表明，患者的多药治疗方案中合用丙戊酸盐会增加发生严重威胁生命的皮疹风险。

对其他抗癫痫药物(AEDs)有过敏史或皮疹史的患者，超过推荐初始剂量和(或)剂量递增速率，以及对其他 AEDs 有过敏史或皮疹史的患者可能会增加发生非严重皮疹的风险。

儿童最初发生的皮疹可能会被误认为是感染。在本品治疗的前 8 周，如果儿童出现皮疹和发热症状医师应该考虑有药物反应的可能性。

此外，发生皮疹总的危险性与下列因素很有关系：出现皮疹的所有患者(成人和儿童)都应迅速进行评估，并立即停用本品，除非可确诊皮疹与此药无关。对于在前期治疗中因出现皮疹而停用本品的患者，不推荐重新使用本品进行治疗，除非预期的利益大于潜在的风险。

5. 本品也曾发生过敏反应，部分是致命的或威胁生命的。其中有些反应会引起临床上的多器官功能衰竭/障碍，包括肝功能异常和弥漫性血管内凝血。即使皮疹不明显，也应注意预防过敏反应的早期表现(如发热、淋巴结病)，如出现早期反应的体征和症状，应立即评估患者；如不能确定另有病因，应停用本品。

在本品初始治疗之前，应告知患者可能预示严重医学事件的皮疹或其他过敏反应体征或症状(如发热、淋巴结病)，出现以上任何症状均因立即报告医师。

6. 在接受本品治疗的患者中可发生多器官功能衰竭，在有些病例中是致命的或不可逆的。

7. 已有血液系统功能障碍的报告，可能与过敏综合征有关或无关，包括中性粒细胞减少症、白细胞减少、贫血、血小板减少症、全血细胞减少症和罕见的再生障碍性贫血和单纯红细胞再生障碍性贫血。

8. 所有AEDs，包括本品，均可导致自杀意念或行为的风险增加。AEDs治疗的患者应监测抑郁、自杀意念或行为的出现或恶化和(或)任何情绪或行为的异常变化。

9. 无论是否服用治疗双相障碍药物，双相障碍患者可能会出现抑郁症状恶化和(或)自杀意念和行为(自杀)。接受本品治疗双相障碍的患者应密切监测其临床恶化(包括出现新症状)和自杀行为，尤其是在疗程开始或剂量改变时。

另外，曾有自杀行为或自杀意念的患者，以及在治疗开始之前表现出明显自杀意念的患者出现自杀意念或企图自杀的风险升高，在治疗期间应细心监测。

10. 本品会增加出现非细菌性脑膜炎的风险。因为由其他原因引起的未治疗的脑膜炎可能出现严重后果，应对患者评价脑膜炎的其他原因并适当治疗。

11. 有些含雌激素的口服避孕药会降低本品的血药浓度。对于多数服用本品的患者，开始或停止使用含雌激素的口服避孕药时有必要调整本品的剂量。

12. 与其他AEDs一样，本品不应突然停药。对于癫痫患者有可能增加癫痫发作的频率。

13. 本品上市后研究中，在一个4700名癫痫患者的队列研究(5747个暴露的患者)中报告了20例原因不明的猝死。

14. 由于本品与黑色素结合，且会随着时间在富含黑色素的组织蓄积。长期使用后会增加本品在这些组织引起毒性的可能性。虽然对周期性眼科监测没有特别的建议，但是处方医师应知道长期对眼部作用的可能性。

15. 在本品的临床试验中，可导致头晕和复视。因此，患者在驾驶和操作机器之前应该了解本品可能对他们的影响。

【制剂】 ①片剂：25 mg；50 mg；100 mg。②缓释片：25 mg；50 mg；100 mg；200 mg；250 mg；300 mg。

【贮藏】 密封、避光贮存。

唑尼沙胺

(zonisamide)

别名：唑利磺胺、Excegran

【CAS】 68291-97-4

【ATC】 N03AX15

【理化性状】 1. 化学名：1-(1,2-Benzoxazol-3-yl)methanesulphonamide

2. 分子式：$C_8H_8N_2O_3S$

3. 分子量：212.2

4. 结构式

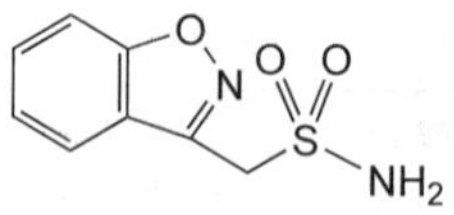

【药理作用】 本品为苯并异噁唑衍生物，能抑制癫痫病灶，阻滞癫痫发作放电的扩散速度。用于治疗对其他药物治疗无效的癫痫，特别是部分性发作。对原发性全身发作、混合型癫痫、肌阵挛性发作及癫痫综合征如伦-加综合征和韦斯特综合征有效。但通常用作其他第一线药物的辅助治疗。

【体内过程】 本品口服易吸收，血药浓度达峰时间为5～6 h，红细胞中药物浓度为血浆浓度的4～9倍。$t_{1/2}$为60 h。经肝代谢，随尿液排出。

【适应证】 用于各型癫痫的辅助治疗。

【不良反应】 1. 常见不良反应有皮疹、倦怠、头痛、眩晕、烦躁、抑郁、幻觉、平衡障碍、食欲缺乏、恶心、呕吐、腹痛、胃痛、腹泻、白细胞减少、贫血、血小板减少及肝酶值升高。

2. 少见的不良反应有视觉异常、体重减轻、发热、发汗、口炎和肾结石。

【妊娠期安全等级】 C。

【禁忌与慎用】 1. 对本品过敏者禁用。

2. 肝、肾功能不全患者慎用。

3. 驾车和机械操作者应慎用。

4. 本品可经乳汁分泌，哺乳期妇女使用时应暂停哺乳。

【药物相互作用】 1. MAOIs和三环类抗抑郁药可能会拮抗抗癫痫药的抗惊厥作用(惊厥发作阈值降低)；SSRIs和三环类可拮抗抗癫痫药的抗惊厥作用(惊厥发作阈值降低)。

2. 卡马西平或苯妥英可降低本品的血药浓度。

3. 抗癫痫药与氯喹和羟化氯喹合用可能会增加惊厥的风险，甲氟喹可拮抗抗癫痫药的抗惊厥作用。

4. 苯巴比妥可降低本品的血药浓度。

【剂量与用法】 1. 成人　开始口服100～200 mg/d，分次，1～2周可加量至200～400 mg/d，最大剂量600 mg/d。

2. 儿童　开始2～4 mg/(kg·d)，分次服，1～2周可加量至4～8 mg/(kg·d)，最大剂量12 mg/(kg·d)。

【用药须知】 1. 用药期间应进行血常规及肝、肾功能检查。

2. 不可急剧降低剂量或停药。

【制剂】 ①片剂：100 mg。②散剂：200 mg/1 g。

【贮藏】 密封、避光贮存。

氯硝西泮

(clonazepam)

别名：氯硝安定、利福全、Rivotril

本品为苯二氮䓬类抗癫痫药。

【CAS】 1622-61-3

【ATC】 N03AE01

【理化性状】 1. 本品为淡黄色晶体粉末。几乎不溶于水，微溶于乙醇和甲醇。

2. 化学名：5-(2-Chlorophenyl)-1,3-dihydro-7-nitro-1,4-benzodiazepin-2-one

3. 分子式：$C_{15}H_{10}ClN_3O_3$

4. 分子量：315.7

5. 结构式

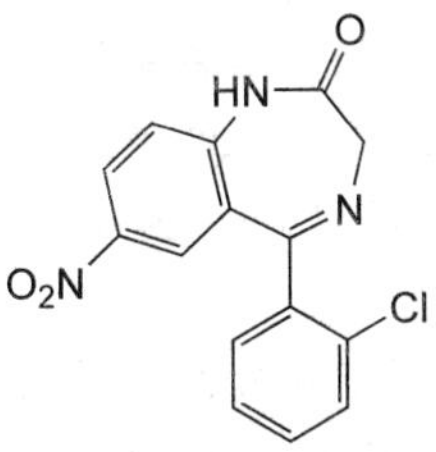

【药理作用】 本品的药理作用与地西泮相似，具有广谱抗癫痫作用。其抗惊厥的作用较强，能阻断癫痫病灶放电扩散，提高癫痫发作阈。对各型癫痫均有效。主要用于失神性发作、儿童肌阵挛性和运动不能性发作及僵人综合征。静脉注射可替代地西泮用于癫痫持续状态。也用于惊恐症和精神抑郁包括躁狂抑郁病的治疗。

【体内过程】 口服吸收良好，1～2 h 达血药峰值，约 86%与血浆蛋白结合。$t_{1/2}$ 为 20～40 h。在肝内广泛代谢，其主要代谢物为 7-氨基氯硝西泮，几乎无活性，几乎完全以游离或结合形式的代谢物随尿液排出。可透过胎盘，进入胎儿体内。

【适应证】 1. 治疗失神性发作。

2. 治疗儿童肌阵挛性和运动不能性发作。

3. 治疗僵人综合征。

4. 治疗癫痫持续状态。

5. 治疗惊恐症、精神抑郁(包括躁狂抑郁病)。

【不良反应】 1. 开始治疗时，约 50%患者出现嗜睡。少数患者有多涎和支气管分泌物过多，可引起幼儿呼吸障碍。

2. 其他不良反应有镇静、语音含糊、运动失调。偶见焦虑不安、行为紊乱、肝功能异常、健忘、白细胞和血小板减少和呼吸抑制。

3. 长期应用可产生耐受性和依赖性，突然停药可加剧癫痫发作，甚至诱发癫痫持续状态。

4. 混合型癫痫患者在用本品治疗时可引起强直-阵挛性发作频率增加。

【妊娠期安全等级】 D。

【禁忌与慎用】 1. 对本品过敏者禁用。

2. 重症肝病和急性闭角型青光眼患者禁用。

3. 本品可经乳汁分泌，哺乳期妇女使用时应暂停哺乳。

【药物相互作用】 1. 酶诱导剂可加强本品的代谢。

2. 乙醇会影响患者对本品的效应。

【剂量与用法】 1. 抗癫痫　口服：成人开始为 0.75～1 mg/d，此后逐渐增加，维持剂量为 4～8 mg/d，2～3 次分服；儿童开始为 10～20 μg/(kg・d)，此后逐渐增加，维持剂量为 100～200 μg/(kg・d)，2～3 次分服。

2. 控制癫痫持续状态　可予静脉注射，成人一次 1～4 mg；儿童一次 0.02～0.06 mg/kg，于 2 min 左右缓慢静脉注射。发作未能控制时，20 min 后可重复。必要时可缓慢静脉滴注。

【用药须知】 1. 停用或改用其他抗癫痫药均应逐渐减量过渡。

2. 混合型癫痫患者在用本品治疗时，可能引起强直-阵挛性发作频率增加，可配合使用能控制强直-阵挛性发作的药物。

【制剂】 ①片剂：0.5 mg；2 mg。②注射液：1 mg/1 ml，2 mg/2 ml。

【贮藏】 密封、避光保存。

氯巴占

(clobazam)

别名：氧异安定、Frisium、Urbanol

本品为长效苯二氮䓬类药物。

【CAS】 22316-47-8

【ATC】 N05BA09

【理化性状】 1. 本品为白色类白色结晶性粉末。微溶于水，略溶于乙醇，易溶于二氯甲烷。

2. 化学名：7-Chloro-1,5-dihydro-1-methyl-5-phenyl-1,5-benzodiazepine-2,4(3*H*)-dione

3. 分子式：$C_{16}H_{13}ClN_2O_2$

4. 分子量：300.7

5. 结构式

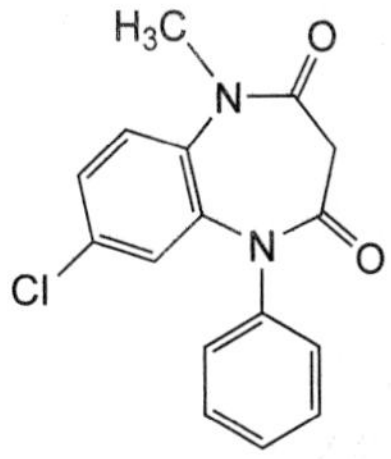

【药理作用】 本品的药理作用与地西泮相似，其镇静的不良反应很小，更适合用于成人癫痫的辅助治疗。本品对不同病因引起的癫痫患者的部分性发作和全身性发作均有效，但通常作为辅助用药。对可预测癫痫发作的患者(如月经性癫痫)可采用间歇治疗。间歇方法有助于预防耐受性的产生。

【体内过程】 口服易于吸收，1～4 h可达血药峰值，85%与血浆蛋白结合。在肝内通过脱甲基和羟基化作用进行代谢。原药和活性代谢物*N*-去甲基氯巴占的平均$t_{1/2}$分别为18 h和42 h。本品高度亲脂，迅速透过血-脑屏障。原药和代谢物主要随尿液排出。

【适应证】 适用于焦虑症和癫痫的治疗。

【不良反应】 1. 参见地西泮。

2. 偶有焦躁、抑郁和肌无力。

3. 偶有月经性癫痫患者服药后经期推迟的报道。

4. 突然停药可出现戒断症状，亦可加剧癫痫发作，故停药应逐渐减量过渡。

5. 个例报道，本品可致中毒性表皮坏死松解症。

【禁忌与慎用】 1. 对本品过敏者、妊娠期妇女禁用。

2. 严重肝病、急性闭角型青光眼和卟啉症患者禁用。

3. 本品可经乳汁分泌，哺乳期妇女使用时应暂停哺乳。

【药物相互作用】 参见地西泮。

【剂量与用法】 1. 治疗焦虑症　常用20～30 mg/d，分次服，或单次晚间服。

2. 用于癫痫的辅助治疗　剂量与用法同治疗焦虑症。

3. 3岁或>3岁儿童　推荐剂量为不超过成人剂量的1/2。

4. 老年人或体弱患者　推荐剂量为10～20 mg/d。

【用药须知】 1. 参见地西泮。

2. 如发生明显的皮肤反应，应即停药。

【制剂】 片剂：10 mg；20 mg。

【贮藏】 密封保存。

左乙拉西坦
(levetiracetam)

别名：Keppra

本品为吡咯烷乙酰胺的*S*-对映异构体，属于胆碱能激动剂。

【CAS】 102767-28-2

【ATC】 N03AX14

【理化性状】 1. 化学名：(S)-2-(2-Oxopyrrolidin-1-yl)butanamide

2. 分子式：$C_8H_{14}N_2O_2$

3. 分子量：170.2

4. 结构式

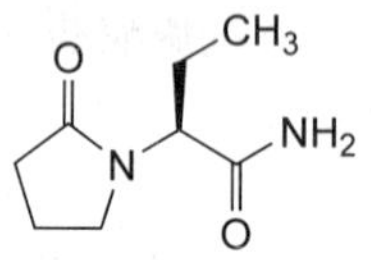

【药理作用】 在部分性和全身性癫痫发作的动物模型中，本品具有显著的保护作用。在慢性癫痫模型中，本品也显示出潜在的抗癫痫作用，并能有效地控制癫痫发作。本品可与中枢神经系统细胞膜选择性结合，但不作用于已确认的抗癫痫药活性位点，也不改变基本的细胞特性或正常的神经传递。

【体内过程】 本品口服后快速而完全被吸收，1～3 h可达血药峰值。食物不影响本品的吸收。蛋白结合率很低(10%)，本品在血液中经酶水解为失活代谢物，随尿液排出。$t_{1/2}$为6～8 h，老年人和肾功能不全患者可见延长。

【适应证】 用于部分性和继发全身性癫痫发作的辅助治疗，也可用于儿童(4～16岁)癫痫的辅助治疗。

【不良反应】 1. 本品耐受性较好。最常见的不良反应为嗜睡，乏力、头晕和头痛。

2. 其他可能发生食欲缺乏、健忘、焦虑、共济失调、抑郁、情绪不稳、攻击性行为、神经过敏、感觉异常、眩晕和复视。

3. 还可能引起肝功能和血液学参数异常。

【妊娠期安全等级】 C。

【禁忌与慎用】 1. 对本品过敏者禁用。

2. 老年人、肝肾功能不全患者慎用。

3. 本品可经乳汁分泌，哺乳期妇女使用时应暂停哺乳。

【药物相互作用】 未见本品与其他抗癫痫药、地高辛、华法林或口服避孕药之间存在相互作用。

【剂量与用法】 1. 成人开始口服500 mg；2次/日，如有必要，可加量至1000 mg/d，最大日剂量可达3000 mg。

2. 轻度肾功能不全患者(Ccr为50～79 ml/min)，一次500～1500 mg，2次/日；中度肾功能不全患者(Ccr为30～49 ml/min)，一次250～750 mg，2次/日；重度肾功能不全患者(Ccr<30 ml/min)，一次250～750 mg，2次/日；正在进行透析的晚期肾病患者，服用第一天推荐负荷剂量为750 mg，透析后，推荐给予250～500 mg附加剂量。

3. 4～11 岁的儿童和青少年(12～17 岁)体重≤50 kg 者的起始治疗剂量是 10 mg/kg,2 次/日。根据临床效果及耐受性,剂量可以增加至 30 mg/kg,2 次/日。剂量变化应以每 2 周增加或减少 10 mg/kg,2 次/日。应尽量使用最低有效剂量。儿童和青少年体重≥50 kg,剂量和成人一致。20 kg 以下的儿童,为精确调整剂量,起始治疗应使用口服溶液。

【用药须知】 1. 如需停止服用本品,建议逐渐停药。(例如:成人每隔 2～4 周,一次减少 500 mg,2 次/日;儿童应每隔两周,一次减少 10 mg/kg,2 次/日)。

2. 给药时,与食物同进与否均可。

3. 由于个体敏感性差异,在治疗初始阶段或者剂量增加后,会产生嗜睡或者其他中枢神经系统症状。因而,对于这些须要服用本品的患者,不推荐操作需要技巧的机器,如驾驶汽车或者操纵机械。

【制剂】 ①片剂:250 mg;500 mg;750 mg。②口服液:10%。

【贮藏】 密封保存。

5.5.3　用于失神性发作的药

甲琥胺

(methsuximide)

别名:Celontin、Petinutin

本品是琥珀酰亚胺类抗癫痫药。

【CAS】 77-41-8

【ATC】 N03AD03

【理化性状】 1. 本品为白色至灰白色结晶性粉末,在热水中微溶,易溶于乙醇。

2. 化学名:*N*,2-Dimethyl-2 phenylsuccinimide

3. 分子式:$C_{12}H_{13}NO_2$

4. 分子量:203.24

5. 结构式

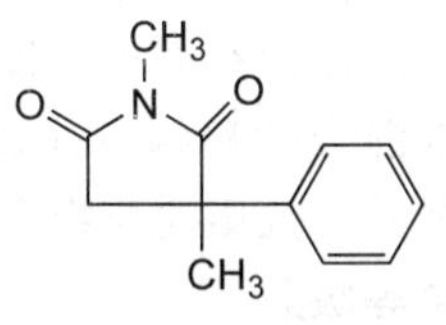

【药理作用】 本品可抑制失神发作(小发作)中脑电图表现的每秒 3 个周期的慢波,使癫痫发作频率减少,主要通过抑制运动皮质,提高中枢神经系统癫痫发作的阈值。

【体内过程】 1. 本品经胃肠道吸收,1～3 h 可达血药峰值。在一项研究中,平均血药峰值为 3 μg/ml(单剂量 600 mg 口服)和 6～7 μg/ml(单剂量 1.2 g 口服)。

2. 本品的血浆 $t_{1/2}$ 为 1～3 h,本品在肝通过 *N*-去甲基化被代谢为 *N*-去甲基甲琥胺(NDM)。中枢神经系统抑制作用可能归因于这种代谢物。在长期接受本品患者的一项研究中,NDM 的血药浓度达到同时存在的原药血药浓度的 700 倍。NDM 的治疗浓度为 10～40 μg/ml,超过 40 μg/ml 可引起中毒,已报道 150 μg/ml 的 NDM 可导致昏迷。

3. 虽然尚有许多未经确认的代谢物随尿排泄,但已知有<1%的原药随尿液排泄。

【适应证】 本品适用于控制其他药物难治的癫痫小发作(失神发作)。

【不良反应】 1. 胃肠系统不良反应包括恶心或呕吐、食欲缺乏、腹泻、体重下降、腹脘疼痛、便秘。

2. 血液系统不良反应包括嗜酸粒细胞增多症、白细胞减少、单核细胞增多、全血细胞减少伴或不伴骨髓抑制。

3. 神经系统不良反应包括嗜睡、共济失调或眩晕、易怒和焦虑、头痛、视物模糊、畏光、呃逆、失眠。心理异常包括意识错乱、烦躁不安、思维迟钝、抑郁、过度疑病行为和侵略性。罕见的还报道有精神病、自杀行为、幻听。

4. 皮肤系统不良反应包括荨麻疹,斯-约综合征和瘙痒性红疹。

5. 其他不良反应有蛋白尿,血尿、眶周水肿、充血。

【妊娠期安全等级】 C。

【禁忌与慎用】 1. 对琥珀酰亚胺类有超敏反应的患者应禁用本品。

2. 肝或肾病患者慎用。

3. 妊娠期妇女应权衡利弊后使用。

4. 本品是否经乳汁排泌尚不清楚,哺乳期妇女应权衡利弊,选择停药或停止哺乳。

【药物相互作用】 因为本品与其他抗癫痫药物合用可能有相互作用,应定期监测其他抗癫痫药的血药浓度(如本品可增加苯妥英和苯巴比妥的血药浓度)。

【剂量与用法】 1. 本品的最佳剂量必须通过试验才能确定。建议的剂量是第 1 周 300 mg/d。如果需要,可间隔 1 周增加剂量 300 mg/d,3 周后,提高到 1.2 g/d,因为患者的疗效和耐受性不同,根据每个患者的反应剂量应个体化。最佳剂量是本品刚好足够以控制癫痫发作,使不良反应最小。较小的胶囊(150 mg)有利于儿童给药。一些报道称,通常维持剂量每日 10 mg/kg 或 600 mg/m^2。

2. 当存在其他类型的癫痫伴失神发作(癫痫小发作)时,本品可与其他抗惊厥药合用。

【用药须知】 1. 血液病包括一些致命的后果,与琥珀酰亚胺类的使用有关,因此,应定期进行全血细胞计数检查。如出现感染症状和体征(如咽喉痛、发热),应考虑进行全血细胞计数检查。

2. 据报道,琥珀酰亚胺类可导致动物肝脏产生形态和功能的变化。因此,本品应谨慎给予已知有肝或肾病的患者。建议所有接受本品治疗的患者定期进行尿常规、肝功能检查。

3. 已报道使用琥珀酰亚胺类可引起系统性红斑狼疮,应警惕这种可能性。

4. 包括本品在内的抗癫痫药物(AEDs)可增加患者出现自杀想法或行为的危险。服用任何 AEDs 的患者应监测抑郁症的出现或恶化、自杀的念头和行为,和(或)情绪或行为的任何异常变化。应告知患者本人、监护者、家庭相关成员,抗癫痫药物会增加自杀念头和行为的风险,须警惕抑郁体征和症状,任何异常的情绪或行为上的改变,或出现自杀的念头、行为,或自我危害的思维;或出现可疑的行为,应立即报告给医疗服务提供者。

5. 临床报道显示,女性癫痫患者使用抗惊厥药和先天缺陷婴儿的发病率升高两者相关联。关于苯妥英和苯巴比妥的资料更多,本品对妊娠的影响可能类似于已知的抗惊厥药物。

6. 本品单独使用治疗混合型癫痫,可能会增加某些患者的癫痫大发作频率。

7. 与其他抗惊厥药合用,增加或减少剂量时,以及添加或停用其他药物时,要缓慢进行。抗惊厥药物突然停药可能导致失神发作(癫痫小发作)。

8. 对本品过量时的治疗应包括催吐(除非患者迅速变得反应迟钝、昏迷或抽搐)或洗胃,给予导泻剂、活性炭和一般的支持措施。炭血灌注法(charcoal hemoperfusion)可去除甲琥胺 *N*-去甲基代谢物。利尿和换血疗法无效。

9. 本品可引起头晕或瞌睡,因此,禁止驾车、操作机械或须保持任何清醒状态的活动,直到确定能安全完成这些活动时。

10. 服用本品期间避免饮用乙醇性饮料。

【制剂】 胶囊剂:150 mg;300 mg。

【贮藏】 贮于 25 ℃下,短程携带允许 15～30 ℃,避光,避免潮湿,避免超过 40 ℃。

乙琥胺

(ethosuximide)

别名:Zarontin、Suxinutin、Ethymal

本品为琥珀酰胺类抗癫痫药,是最常用的失神性发作的首选药物之一。

【CAS】 77-67-8

【ATC】 N03AD01

【理化性状】 1. 本品为白色、近白色的粉末或蜡状固体,具多晶型。易溶于水,极易溶于乙醇和二氯甲烷中。

2. 化学名:2-Ethyl-2-methylsuccinimide

3. 分子式:$C_7H_{11}NO_2$

4. 分子量:141.2

5. 结构式

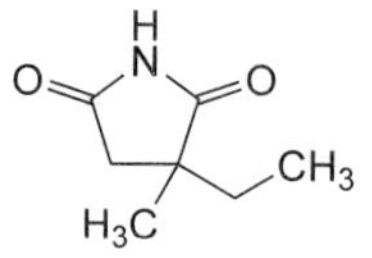

【药理作用】 本品主要用于失神性发作和阵挛性发作,而对强直-阵挛性和部分性发作无效。可与其他抗癫痫药一起用于混合型的癫痫发作。用于治疗失神性癫痫持续状态,有较好疗效。本品的优点是,安全、有效、无镇静作用,消除 $t_{1/2}$ 较长,一日单次用药即可控制发作。主要缺点为有一些偶见的严重不良反应,包括肝肾功能不全和红斑狼疮。本品能够提高癫痫发作阈,使发作频率减缓。

【体内过程】 口服易于吸收,血药浓度达峰时间为 1～4 h。广泛分布,与血浆蛋白结合不明显。成人 $t_{1/2}$ 约为 60 h,儿童约为 30 h。在肝内通过羟基化广泛代谢成为无活性的代谢物。主要以游离或结合的代谢物连同约 20％的原药随尿液排出。

【适应证】 1. 主要用于失神性发作和肌阵挛性发作。

2. 与其他抗癫痫药合用于混合型癫痫发作。

3. 用于治疗失神性癫痫持续状态。

【不良反应】 1. 恶心、呕吐、食欲缺乏、胃肠不适和腹痛。有时可引起肝肾功能异常。

2. 头痛、疲劳、嗜睡、眩晕、运动失调、呃逆和欣快。偶见运动困难、人格改变、抑郁、精神病。

3. 可发生皮疹、多型性红斑和红斑性狼疮。

4. 嗜酸粒细胞增多、白细胞减少、粒性白细胞和血小板减少,再生障碍性贫血也有报道。

5. 可能加重混合性癫痫发作患者的强直-阵挛性发作,故必须和其他抗癫痫药物合用。

【妊娠期安全等级】 C。

【禁忌与慎用】 1. 对本品过敏者及卟啉症患者禁用。

2. 肝、肾功能不全患者慎用。

3. 本品可经乳汁分泌,哺乳期妇女使用时应暂停哺乳。

【药物相互作用】 参见氨己烯酸。

【剂量与用法】 ＜6 岁儿童开始口服 250 mg,1 次/日;＞6 岁儿童及成人开始口服 250 mg,2 次/日。

此后可根据患者的反应逐渐增加到：<6 岁儿童，1 g/d；>6 岁儿童及成人，1.5 g/d。通常为每 4～7 d 增加 250 mg。

【用药须知】 1. 治疗期间应定期检查血常规和肝肾功能。

2. 应告知患者及其监护者有关本品的血液毒性的表现，如出现发热、胸痛、口腔溃疡、青紫、出血或严重皮疹，应立即求医。

3. 不可突然停药，否则可能使患者陷于失神性发作状态；降低剂量也应逐渐缓慢进行。

【制剂】 胶囊剂：250 mg。

【贮藏】 密封保存。

苯琥胺

(phensuximide)

别名：米浪丁、Fensuximide、Milontin

本品为琥珀酰胺类抗惊厥药。

【CAS】 86-34-0

【ATC】 N03AD02

【理化性状】 1. 本品为白色至灰白色结晶性粉末。无臭或仅有微臭。微溶于水，溶于乙醇，极易溶于三氯甲烷。

2. 化学名：*N*-Methyl-2-phenylsuccinimide

3. 分子式：$C_{11}H_{11}NO_2$

4. 分子量：189.2

5. 结构式

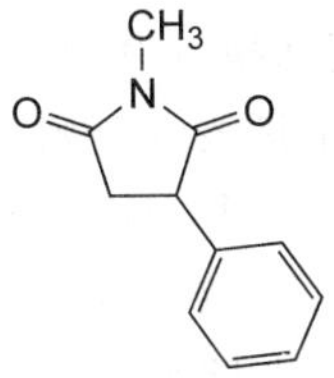

【药理作用】 本品作用类似乙琥胺，但较弱。

【体内过程】 口服易吸收，大部分随尿液和胆汁排出。

【适应证】 用于治疗失神性发作。

【不良反应】 最常见食欲缺乏、恶心、眩晕和倦睡；偶见尿频和有血尿的肾功能不全。

【妊娠期安全等级】【禁忌与慎用】【药物相互作用】 参见乙琥胺。

【剂量与用法】 成人和>6 岁儿童开始给予 0.5～1 g/d。分次口服，每 2～3 周增加 500 mg，直到总量不超过 3 g/d。<6 岁儿童开始 250 mg，2 次/日，每 2～3 周增加 250 mg，直到 1.5 g/d，分次服。

【用药须知】 参见乙琥胺。

【制剂】 片剂：250 mg；500 mg。

【贮藏】 密封保存。

5.6　抗震颤麻痹药

震颤麻痹(帕金森病，PD)为非遗传性进行性神经性疾患，其发病机制是由于中枢黑质-纹状体通路中多巴胺能神经元的退行性变，导致纹状体多巴胺(DA)缺乏，进而引起运动功能紊乱。临床表现有肢体震颤、肌肉强直、运动徐缓，约 1/3 患者可发生认知、知觉和记忆缺陷，甚至完全性痴呆，很多患者出现语言障碍、流涎、吞咽困难和脂溢性皮炎。由于本病的病理生理基础主要是黑质-纹状体通路变性所致纹状体 DA 缺乏，药物治疗可通过以下途径：补充外源性 DA 或其前体；促进 DA 释放，激动 DA-受体；抑制单胺氧化酶活性，减少 DA 降解和拮抗胆碱功能。根据药物作用的不同环节，将抗震颤麻痹药分为以下几类：①左旋多巴(L-dopa)及多巴脱羧酶(DDC)抑制剂；②抗毒蕈碱能药物；③多巴胺降解酶抑制剂；④多巴胺能激动剂；⑤其他药物。应当强调的是，现有的药物治疗都是对症性而无治愈效果。由于 PD 是一种慢性疾病，患者常需长期甚至终身用药，且大多数抗 PD 药物都有较严重的不良反应，因此，在选择药物治疗时，应强调个体化原则。总的要求是，从小剂量开始，逐渐增加剂量，不要急于在短期内完全控制症状，以减轻药物的不良反应。

5.6.1　左旋多巴与多巴脱羧酶抑制药

一般认为，PD 的发病机制是患者黑质纹状体中缺乏多巴胺(DA)。药物治疗的目的大多集中在提高中枢的黑质纹状体通路中的 DA 含量，以维持 DA 与乙酰胆碱间的动态平衡。然而，DA 不能透过血-脑屏障，故不能直接用来治疗 PD。20 世纪 60 年代初开始采用左旋多巴治疗 PD 是一重大突破，因为左旋多巴可以透过血-脑屏障。进入脑组织中的左旋多巴经 DDC 的脱羧作用就可转化成 DA，从而在脑组织中起治疗作用。周围性 DDC 抑制剂如苄丝肼、卡比多巴可阻断周围左旋多巴脱羧反应，使循环中的左旋多巴含量增高，因而其透过血-脑屏障进入脑组织中的量也相应提高。故近年来将 DDC 抑制剂与左旋多巴制成复合制剂如息宁(心宁美、帕金宁)和美多巴用于治疗 PD 患者，并获得了比较肯定的疗效。

左旋多巴

(levodopa)

别名：左多巴、Laevodopa、Laradopa、Dopar

本品是天然产生的一种氨基酸，为神经递质多巴胺的前体。

【CAS】 59-92-7

【ATC】 N04BA01

【理化性状】 1. 本品为白色或淡乳白色的结晶性粉末。微溶于水，易溶于 1 mol/L 盐酸，略溶于 0.1 mol/L 盐酸，几乎不溶于乙醇。溶于水制成 1% 的混悬液，pH 为 4.5～7.0。

2. 化学名：(-)-3-(3，4-Dihydroxyphenyl)-L-alanine

3. 分子式：$C_9H_{11}NO_4$

4. 分子量：197.2

5. 结构式

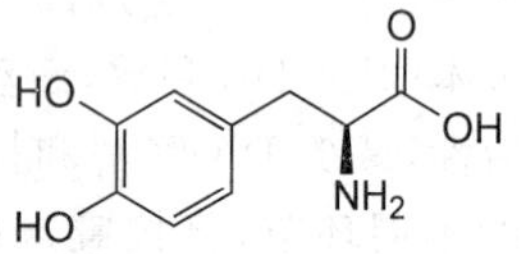

6. 稳定性：临时配制的口服溶液不稳定，所以应尽可能使用制药厂家生产的剂型。在一些国家有左旋多巴和苄丝肼的混悬水溶液，但是也推荐了一种可以供患者自己配制的左旋多巴和卡比多巴溶液的方法：1 L 溶液可以用 10 片含有 100 mg 左旋多巴和 25 mg 卡比多巴的标准片压碎，溶解在饮用水中配制，再加入 2 g 维生素 C 以增加本品的稳定性。

【药理作用】 与多巴胺不同，本品能透过血-脑屏障。进入中枢神经系统后，经多巴脱羧酶的作用转化成多巴胺，以补充低下的 DA 水平，改善震颤麻痹症状。DA 受体分为几种亚型：D_1受体与 cAMP 活性有关，D_2受体与 cAMP 活性无关。左旋多巴主要通过 D_2受体发挥作用。

【体内过程】 口服易自小肠吸收，吸收量的 95%以上在外周脱羧转化为多巴胺，仅约 1%进入脑组织。因此，一般须连续用药 2～3 周后才开始见效。为了减少左旋多巴在外周的转化，常同时加服 DDC 抑制剂如卡比多巴、苄丝肼等。DDC 抑制剂本身不易通过血-脑屏障，但在外周通过减少左旋多巴的降解，使进入脑内的左旋多巴量增加。$t_{1/2\beta}$ 为 1～3 h。80%以代谢物随尿液排出，极少量随粪便排出，也可经乳汁分泌。

【适应证】 1. 治疗震颤麻痹和震颤麻痹综合征。一般将左旋多巴和脱羧酶抑制剂合用。

2. 治疗肝性脑病。

3. 用于消化性溃疡病恢复期。

4. 用于控制痴呆症状。

5. 治疗神经性食欲缺乏。

6. 抗精神病药恶性综合征。

7. 诊断垂体和下丘脑生长激素分泌异常性疾病。

8. 用于病理性哭泣和大笑。

【不良反应】 本品不良反应较多。多为脱羧后形成的多巴胺引起。

1. 消化系统　剂量过大或加量过快时，由于 DA 兴奋延髓呕吐化学感受区，可出现恶心、呕吐、食欲缺乏。严重时引起腹痛、便秘和腹泻，胃溃疡病患者可并发消化道出血。餐后服药可减轻反应。

2. 心血管系统　可引起心悸、心律失常、直立性低血压、眩晕、短暂皮肤潮红。

3. 神经系统　在将要获得或获得最佳疗效后不久，常发生异常不自主运动，并累及口、舌、面部和颈部，严重者可出现躯干摇晃摆动及全身舞蹈样动作。有时可伴有头痛、瞳孔扩大和丛集性头痛发作。这些症状的出现可能与 DA 能神经元变性后 DA 受体超敏有关。

4. 精神与行为　精神障碍常见，可出现失眠、焦虑、欣快、躁狂、幻觉、妄想、激动不安、偏执狂等。多见于同时服用其他抗震颤麻痹药物尤其抗胆碱药物的老年患者。症状严重时应减少剂量或停药。

5. 呼吸系统　脑炎后震颤麻痹综合征患者服药后可发生呼吸障碍，症状包括咳嗽、声嘶、后鼻滴流、气喘、气促、呼吸减慢、呼吸加快、胸部受压等，这些症状可能与膈肌和肋间肌的运动障碍有关。

6. 症状波动　服药 3～5 年后，有 40%～80%的患者出现症状波动。通常从可预期的“剂量终末”加重发展到“开关”现象，即在 4～6 h 一次剂量期间，突然发生强烈的震颤麻痹性强直（“开”），几分钟后自动消失（“关”）；或症状波动于舞蹈性运动障碍与震颤麻痹性运动不能之间。确切原因不清楚，可能与多巴胺受体脱敏感、其他左旋多巴代谢物干扰对多巴胺的反应、血药浓度的波动及左旋多巴从血液向脑中转运的不规则等多种因素有关。为了减轻症状波动，可使用左旋多巴缓释剂或持续静脉滴注左旋多巴加 DDC 抑制药，改用其他 DA 受体激动药，也可调整用药方法，即仅增加服药次数而不增加或少增加药物剂量。

7. 其他不良反应　单剂量即可以引起血浆葡萄糖、胰岛素、胰高血糖素、生长激素水平升高。少数患者可有味觉丧失和改变、瞳孔缩小或瞳孔扩大、女性月经后出血、性欲增加，偶可致脱发。12 h 内应用 80～100 mg 本品的患者开始有高血压，继而出现数小时的低血压、窦性心动过速、症状性直立性低血压达 1 周以上。同时有意识模糊、易激动、失眠等，持续达 1 周以上。食欲缺乏和失眠可达 2～3 周。

【妊娠期安全等级】 C。

【禁忌与慎用】 1. 闭角型青光眼患者禁用。

2. 心、肺及内分泌疾病患者慎用。

3. 神经功能紊乱患者慎用。

4. 开角型青光眼患者慎用。

5. 有十二指肠溃疡史者亦应慎用。

6. 哺乳期妇女使用时应暂停哺乳。

7. 儿童用药的安全性及有效性尚未确定。

【药物相互作用】 1. 苯二氮䓬类可拮抗本品的抗震颤麻痹作用。

2. 苯妥英钠拮抗本品的抗震颤麻痹作用，必须合用时应加大左旋多巴剂量。

3. 三环类抗抑郁药与本品合用可致高血压危象。

4. 吡哆醇会加速本品在肝中转化为多巴胺，使进入脑的左旋多巴减少，减弱或消除本品的治疗效果。

5. 吩噻嗪类、丁酰苯类、硫杂蒽类或甲氧氯普胺与本品合用时可减弱本品的作用。

6. MAOIs 可阻止多巴胺的降解，增强其效应。但可导致心率加快和高血压危象，本品不宜与非选择性 MAOIs 合用。

7. 抗胆碱能药物与本品合用可相互加强作用，但抗胆碱能药因抑制胃排空，又可使本品吸收减少。

8. 可乐定因可刺激中枢肾上腺素能受体，故可能会抑制本品的作用。

9. 普萘洛尔可对抗多巴胺的 β 受体兴奋作用引起的心律失常，并可增强本品对震颤症状的疗效。

10. 利血平能耗竭神经末梢内多巴胺的贮存，故可减弱本品的疗效。

11. 全麻药与本品合用时易发生心血管意外。

【剂量与用法】 1. 抗震颤麻痹 口服常用量 0.25 g，2～3 次/日，根据患者的耐受性，以后每隔 3～7 d 增加 0.5～2 g/d，以出现期望的疗效且不出现严重不良反应为准。服药 2～3 周开始显效，维持量 3～5 g/d，分 3～4 次饭后服。

2. 用于治疗肝性脑病 0.2～0.6 g/d，加入 5% 葡萄糖注射液 500 ml 中缓慢静脉滴注，患者清醒后以 0.2 g/d，连用 1～2 d；鼻饲或灌肠，一次 2～5 g。

3. 用于治疗溃疡病 口服 25 mg，2 次/日，10 d 为一疗程，连用 1 个月。

4. 用于诊断生长激素分泌紊乱 禁食一夜，然后口服本品 500 mg，在 0～3 h 内测血清生长激素浓度。正常人血清生长激素应该升到 5 ng/ml 以上。

5. 心宁美的应用 开始口服心宁美(10∶100)，半片，3 次/日，以后一次增加 1 片，直至找到适合的剂量。一日最大剂量不可超过心宁美(25∶250)，4 片。

6. 美多巴的应用 美多巴 125 和美多巴 250 两种片剂(每片分别含左旋多巴 100 mg 和 200 mg 及苄丝肼 25 mg 和 50 mg)。开始口服美多巴 125，1 片/日，以后逐渐增量，最大不超过 8 片/日，3～4 次分服。疗效稳定后可改为美多巴 250，片数减半。

【用药须知】 1. 不能迅速停药。

2. 服用左旋多巴期间应尽量少进高蛋白饮食。

3. 正常人口服本品 500 mg 后，血浆葡萄糖、糖原、生长激素的浓度均可增高。

【制剂】 ①片剂：0.18 g；0.25 g；0.5 g。②胶囊剂：0.5 g。③注射剂：50 mg/20 ml。

【贮藏】 密封避光贮存。

卡比多巴
(carbidopa)

别名：卡别多巴、甲基多巴肼、Lodosin

本品为多巴脱羧酶抑制剂。

【CAS】 28860-95-9 (anhydrous)；38821-49-7 (monohydrate)

【理化性状】 1. 本品为白色或淡黄白色粉末。微溶于水，极微溶于乙醇，几乎不溶于二氯甲烷。溶于无机酸的稀溶液。

2. 化学名：(-)-L-α-Hydrazino-3，4-dihydroxy-α-methylhydrocinnamic acid monohydrate

3. 分子式：$C_{10}H_{14}N_2O_4 \cdot H_2O$

4. 分子量：244.2

5. 结构式

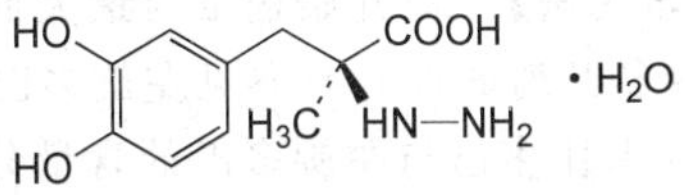

【药理作用】 本品不能透过血-脑屏障。与左旋多巴合用时，可抑制外周多巴脱羧转化成为多巴胺，使左旋多巴的 $t_{1/2}$ 由 45 min 延长至 3 h。由于左旋多巴在外周脱羧被抑制，进入中枢的量就会增加。在脑内转换成多巴胺，补充低下的多巴胺水平以缓解震颤麻痹症状。与左旋多巴合用，可使左旋多巴用量减少 75%，明显降低恶心、呕吐的发生率。

【体内过程】 口服后吸收迅速，随尿液排出，一般不能透过血-脑屏障，但能通过胎盘，也可随乳汁分泌。

【适应证】 与左旋多巴合用治疗 PD 以减少后者的用量并减少并发症。

【不良反应】 常见运动障碍和幻觉等不良反应。

【妊娠期安全等级】 C。

【禁忌与慎用】 1. 有心、肝、肺、肾疾病或精神病患者禁用。

2. 消化道出血者慎用。

【药物相互作用】 与左旋多巴合用治疗帕金森病。

【剂量与用法】 参见左旋多巴。

【用药须知】 参见卡比多巴-左旋多巴，一般不单独使用。

卡比多巴-左旋多巴

(carbidopa and levodopa)

别名：心宁美、信尼麦、Sinemet

【药理作用】 本品是由左旋多巴和卡比多巴按一定比例组成的复方制剂。卡比多巴可以抑制中枢神经系统以外的左旋多巴转化成为多巴胺。因此，会有更多的左旋多巴到达中枢神经系统，从而转化为多巴胺，故可以用于缓解多巴胺缺乏所致的震颤麻痹。

【体内过程】 参见两药的相关资料。

【适应证】 参见左旋多巴。

【不良反应】 1. 参见左旋多巴。

2. 组合剂较单用左旋多巴较少发生食欲缺乏、恶心，呕吐，因左旋多巴的用量减少了。

3. 组合剂可能使精神方面的副作用和锥体外系症状加重，而且可能出现更快更持久。

【妊娠期安全等级】 C。

【禁忌与慎用】 参见"左旋多巴"和"卡比多巴"中的"不良反应"项。

【药物相互作用】 参见左旋多巴。

【剂量与用法】 1. 开始剂量与最大剂量通常都是单用左旋多巴剂量的1/4(参见左旋多巴的剂量)。

2. 每片卡比多巴与左旋多巴的含量分别有3种规格(10 mg/100 mg；25 mg/250 mg；25 mg/100 mg)。最大剂量1 d 8片(每片25 mg/250 mg)。

3. Sinemet CR(息宁)为两药组合的控释片，两者的组合比为25∶250。

【用药须知】 1. 参见左旋多巴。

2. 切记不随意运动和精神改变比单用左旋多巴为常见，故必须注意观察患者。

【制剂】 片剂：25 mg/250 mg；10 mg/100 mg和25 mg/100 mg三种。

【贮藏】 密封、避光保存。

苄丝肼

(benserazide)

别名：羟苄丝肼

本品为外周多巴脱羧酶抑制剂。

【CAS】 322-35-0

【理化性状】 1. 化学名：2-Amino-3-hydroxy-2′-(2,3,4-trihydroxybenzyl)propionohydrazide

2. 分子式：$C_{10}H_{15}N_3O_5$

3. 分子量：257.2

4. 结构式

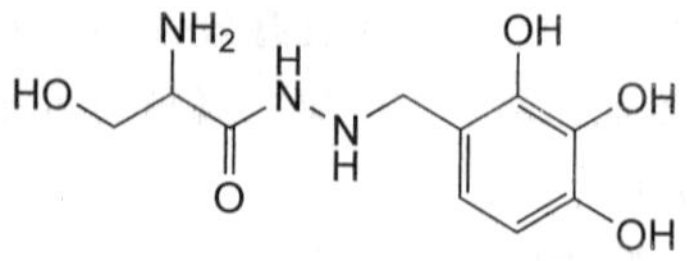

盐酸苄丝肼

(benserazide hydrochloride)

别名：色拉肼、Serazide

〖CAS〗 14919-77-8；14046-64-1

〖理化性状〗 1. 本品为白色、淡黄白色或橙白色结晶性粉末。具多晶型。易溶于水，极微溶于无水乙醇，几乎不溶于丙酮。1%水溶液的pH为4.0～5.0。

2. 分子式：$C_{10}H_{15}N_3O_5 \cdot HCl$

3. 分子量：293.7

4. 稳定性：本品在中性、碱性或强酸介质中不稳定。

【药理作用】 本品的药理作用与卡比多巴类似。

【体内过程】 口服吸收迅速，吸收率约58%，与左旋多巴合用吸收稍增加。不易透过血-脑屏障。以代谢物随尿液排出，12 h可排出90%。

【适应证】 与左旋多巴合用治疗PD，以减少后者的用量，减少并发症。

【不良反应】 不作单用，加入组合制剂。

【妊娠期安全等级】 C。

【禁忌与慎用】 厂家建议，25岁以下禁用。

【剂量与用法】 一般与左旋多巴合用，开始给左旋多巴100 mg，本品25 mg，3次/日，以后每隔2～3 d逐渐增加剂量，直至达满意疗效而无毒性反应，但一日剂量不宜超过250 mg，左旋多巴不超过1000 mg。

【用药须知】 参见左旋多巴-苄丝肼。

【制剂】 本品与左旋多巴组成的复方制剂称为美多巴(复方苄丝肼)。

【贮藏】 遮光，密封，在阴凉(不超过20 ℃)干燥处保存。

左旋多巴-苄丝肼

(levodopa and benserazide)

别名：美多巴、多巴丝肼

本品为左旋多巴与苄丝肼的复方制剂。

【药理作用】 本品是左旋多巴与苄丝肼按 4∶1 制成的复方制剂，在临床试验和治疗应用中已证明这一比例具有最佳疗效，与单独给予大剂量左旋多巴的效果相当。

【体内过程】 参见左旋多巴和多巴丝肼。

【适应证】 用于治疗帕金森病、症状性帕金森综合征(脑炎后、动脉硬化性或中毒性)，但不包括药物引起的帕金森综合征。

【不良反应】 1. 血液和淋巴系统　极个别病例报道有溶血性贫血、一过性白细胞减少和血小板减少。

2. 代谢和营养　食欲缺乏症。

3. 精神症状　可能出现抑郁，但这亦可能属于帕金森病和不宁腿综合征患者的一种临床表现。老年患者或者有类似病史的患者中可能发生激动、焦虑、失眠、幻觉、妄想和短暂性定向力障碍。

4. 神经系统　个别病例报道可出现味觉丧失或味觉障碍。在治疗后期，可能出现运动障碍(如舞蹈病样动作或手足徐动症)，减小用药剂量通常能使症状消除或耐受。随治疗时间的延长，也可能出现治疗反应的波动，包括：冻结发作、剂末恶化和"开-关"现象等。通常可以通过调整剂量或少量多次给药，来消除或者使其耐受，随后可逐步增加剂量来增强疗效。服用本品可导致嗜睡。

5. 心脏　偶见心律失常。

6. 血管　偶见直立性低血压，减少本品的剂量通常可改善。

7. 胃肠道　可见恶心、呕吐及腹泻。胃肠道不良反应主要发生在治疗的开始阶段，通过与食物或饮料同服或者缓慢增加剂量可以控制。

8. 皮肤和皮下组织　罕见瘙痒和皮疹等皮肤过敏反应。

9. 实验室检查　可见一过性肝转氨酶和 ALP 升高、γ-GT 升高、尿素氮升高。

10. 泌尿系统　尿液颜色可见改变，通常为淡红色，静置后颜色变深。

11. 其他　国外已有患者使用多巴胺受体激动剂类药物治疗帕金森病后出现病理性赌博、性欲增高和性欲亢进的病例报道，尤其在高剂量时，在降低治疗剂量或停药后一般可逆转。

【禁忌与慎用】 1. 已知对左旋多巴、苄丝肼或其赋型剂过敏的患者禁用。

2. 妊娠期妇女禁用。

3. 哺乳期妇女使用时应暂停哺乳。

4. 25 岁以下患者不宜补服。

5. 禁用于内分泌、肾(透析者除外)、肝功能代偿失调或心脏病、精神病、闭角型青光眼患者。

【剂量与用法】 1. 首次服用推荐量一次 1/2 片，3 次/日。以后每周的日服量增加 1/2 片。直至达到适合该患者的治疗量为止。如患者定期就诊，则用量可增加得更快，例如日剂量每周增加 2 次，一次增加 1/2 片，这样就能较快达到有效剂量，有效剂量通常为 2～4 片/d，分 3～4 次服用。每天的服用量很少需要超过 5 片者。

2. 平均维持量是 3 次/日，一次 1 片。然而，由于症状的改善可能有波动，因此，日剂量分配(就每位患者服用的剂量和服药的时间而言)视个别患者具体情况而定。如果患者在疗效上开始出现显著波动(如"开-关"现象)，这种状况通过服用本品 1/4 片常可得到显著改善。原则上日用量不改变，可用 1/4 片的本品部分或必要时全部取代原先的分配量，但要缩短间隔期：如原先服用 1/2 片时，可用 2 次服用各 1/4 片来取代；原先服用 1 片，可用分 4 次服用各 1/4 片来取代。

3. 如果过去服用左旋多巴治疗的患者须要改用本品，改变的方法是，每天服用本品的片数相当于患者目前日服左旋多巴 500 mg 的片剂或胶囊总数的一半减 1/2 片。例如，患者日服 2 g 左旋多巴(一日 4 片 500 mg 左旋多巴片剂或胶囊)，那么本品的剂量应该是 2－1/2 ＝1 片半。对所有患者来说，最首次剂量最低为一次 1/2 片，2 次/日。

【用药须知】 少数病例，在治疗初期就出现了较严重的不良反应，此时就不应再进一步增加剂量，甚至应当减量。但很少需要中断治疗。当不良反应消失或可以耐受时，日剂量可重新增加，但应更缓慢，如每 2～3 周仅增加 1/2 片。当患者服用本品超过了平时有效剂量(如 3 片/d 以上)，则剂量增加的间隔期需长些，因为药物在治疗上达到充分的效果是需要一定时间的。

【制剂】 ①片剂：左旋多巴 200 mg 与苄丝肼 50 mg。②胶囊剂：左旋多巴 200 mg 与苄丝肼 50 mg。

【贮藏】 遮光，密封，在阴凉(不超过 20 ℃)干燥处保存。

5.6.2　抗毒蕈碱药

苯海索

(trihexyphenidyl)

别名：安坦、Artane、Benzhexol、Trihexy

本品为叔胺抗毒蕈碱药。

【CAS】 144-11-6

【ATC】 N04AA01

【理化性状】 1. 化学名：1-Cyclohexyl-1-phenyl-3-piperidinopropan-1-ol

2. 分子式：$C_{20}H_{31}NO$

3. 分子量：301.5

4. 结构式

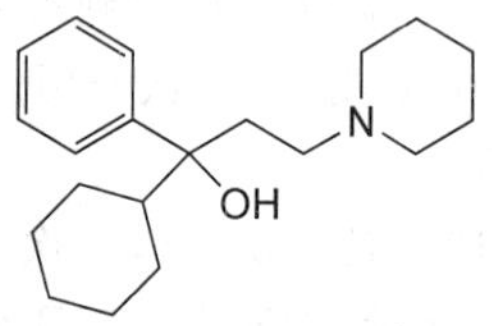

盐酸苯海索
(trihexyphenidyl hydrochloride)

〖CAS〗 52-49-3

〖理化性状〗 1. 本品为白色结晶性粉末。微溶于水，略溶于乙醇和二氯甲烷。1%的水溶液 pH 为 5.2～6.2。

2. 化学名：1-Cyclohexyl-1-phenyl-3-piperidinopropan-1-ol hydrochloride

3. 分子式：$C_{20}H_{31}NO \cdot HCl$

4. 分子量：337.9

【药理作用】 本品易于透过血-脑屏障，为选择性中枢抗毒蕈碱药，而外周抗毒蕈碱作用仅为阿托品的1/10～1/3。本品的疗效不如左旋多巴，主要应用于轻症帕金森病患者或不耐受左旋多巴或使用左旋多巴无效者。对脑炎后震颤麻痹综合征的震颤、强直症状有较好的改善作用。对吩噻嗪类药引起的锥体外系症状也有效，但对该类药物所致迟发性运动障碍无效，且尚有可能加重其症状。

【体内过程】 口服易于吸收，分布广泛。小剂量时 $t_{1/2}$ 为 1.7 h，大剂量为 3.7 h。以原形及代谢物随尿液排出。口服 1 h 后可显示出疗效。

【适应证】 1. 用于轻症震颤麻痹综合征或不耐受左旋多巴或使用左旋多巴无效者。

2. 用于治疗脑炎后震颤麻痹综合征。

3. 用于控制吩噻嗪类药物所致的锥体外系症状。

【不良反应】 1. 常见口干、视物模糊等。

2. 某些动脉硬化或特异体质患者，本品可能引起严重的精神障碍、兴奋、恶心、呕吐，这样患者开始给予小剂量，可能产生耐受性，然后逐渐加量，直至收效。

3. 有可能阻断中枢乙酰胆碱受体，使记忆和认知功能下降。

【妊娠期安全等级】 C。

【禁忌与慎用】 1. 对本品过敏者禁用。

2. 前列腺增生、膀胱颈梗阻、青光眼、幽门或十二指肠梗阻、狭窄性消化性溃疡、重症肌无力、巨结肠、贲门失弛缓症和有严重过敏反应史的患者禁用。

3. 脑内缺乏乙酰胆碱的帕金森病患者禁用。

4. 老年人长期应用容易促发青光眼。伴有动脉硬化者，对常用量的抗帕金森病药容易出现精神错乱、定向障碍、焦虑、幻觉及精神病样症状，应慎用。

5. 尚未明确本品是否可经乳汁分泌，哺乳期妇女慎用。

6. 儿童用药的安全性及有效尚未确定。

【药物相互作用】 1. 左旋多巴与本品合用时可增强疗效。但抗毒蕈碱药可延迟胃肠排空，使前者更易为胃酸破坏，故两药的给药时间应隔开 3 h。

2. 强心苷与本品合用时，前者如在胃肠道中停留时间延长，吸收随之增加，易致过量中毒。因此，合用时应选择吸收迅速的强心苷制剂。

3. 三环类抗抑郁药与本品合用时，可使前者不良反应加重。

4. 氟哌啶醇可能增强本品的抗毒蕈碱作用。

【剂量与用法】 1. 治疗自发性帕金森病　饭前或进餐时口服，开始 1 mg/d，3～4 次分服，根据患者效应，在几天内可逐渐增加 2 mg，6 mg，甚至 10 mg，一般常用 5～15 mg/d，极量 20 mg/d。晚期患者或脑炎后患者须用较大剂量。

2. 对药物所致锥体外系反应　一般使用 5～15 mg/d，也有给予 1 mg 即显疗效。

【用药须知】 1. 本品不能控制长期应用吩噻嗪类所致的迟发性运动障碍，且有可能加重症状，必须慎用。

2. 停用本品应逐渐减量，换用的药物则逐渐加量；不可突然停药。

【制剂】 ①片剂：2 mg；5 mg。②胶囊剂：5 mg。③糖浆剂：0.1%。

【贮藏】 密封保存。

二乙嗪
(diethazine)

别名：二乙氨苯嗪

【CAS】 60-91-3

【理化性状】 1. 化学名：Diethyl(2-phenothiazin-10-ylethyl)amine

2. 分子式：$C_{18}H_{22}N_2S$

3. 分子量：298.45

4. 结构式

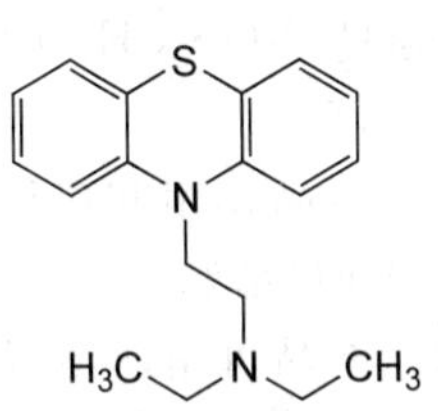

【简介】 本品属抗毒蕈碱药。临床用其盐酸盐,商品名地乃嗪、Dinezin、Eazamine hydrochloride。本品有中枢性抗毒蕈碱及镇静和镇痛作用,对震颤麻痹症有明显疗效,可改善肌强直、震颤及活动困难等症状。不良反应与阿托品类似,偶见粒细胞减少及粒细胞缺乏。起始剂量 0.1～0.5 g/d,4～5 次分服,逐渐增量至出现满意效果。片剂:0.25 g;0.5 g。注射剂:0.25 g。

丙环定
(procyclidine)

别名:环苯咯丙醇、开马君、卡马特灵、Kemadrin、Arpicolin

本品为叔胺抗毒蕈碱药。

【CAS】 77-37-2

【ATC】 N04AA04

【理化性状】 1. 化学名:1-Cyclohexyl-1-phenyl-3-(pyrrolidin-1-yl)propan-1-ol

2. 分子式:$C_{19}H_{29}NO$

3. 分子量:287.44

4. 结构式

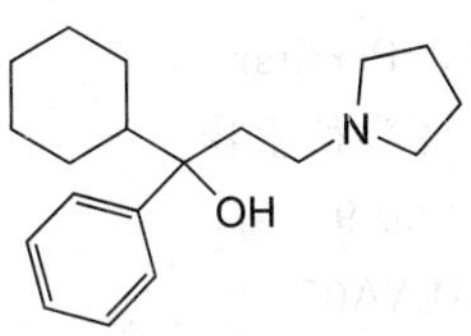

盐酸丙环定
(procyclidine hydrochloride)

〖CAS〗 1508-76-5

〖理化性状〗 1. 本品为白色结晶性粉末,无臭或几乎无臭。略溶于水,溶于乙醇,几乎不溶于丙酮和乙醚。1%的水溶液 pH 为 4.5～6.5。

2. 化学名:1-Cyclohexyl-1-phenyl-3-(pyrrolidin-1-yl)propan-1-ol hydrochloride

3. 分子式:$C_{19}H_{29}NO \cdot HCl$

4. 分子量:323.9

【药理作用】 药理作用类似苯海索,对平滑肌及腺体的作用较弱。

【体内过程】 口服可吸收,迅速从组织中消失。静脉注射后 5～20 min 起效,持效 4 h。

【适应证】 1. 用于震颤麻痹的对症治疗。

2. 用于减轻吩噻嗪类药物引起的锥体外系症状。

【不良反应】【禁忌与慎用】【药物相互作用】 参见苯海索。

【剂量与用法】 从小剂量开始,约 7.5 mg/d,分 3 次服;以后每 2～3 d 增加 2.5～5 mg,至最大有效量,为 20～30 mg/d。必要时可静脉注射 5～10 mg,可根据需要在 20 min 后重复注射 1 次,但日最大量不宜超过 20 mg。

【用药须知】 1. 参见苯海索。

2. 妊娠期妇女的安全使用尚未建立,尽可能避免使用。

【制剂】 ①片剂:5 mg。②注射剂(粉):10 mg。

【贮藏】 密封,防潮,避光贮存。

比哌立登
(biperiden)

别名:Tasmolin

本品为叔胺抗毒蕈碱药。

【CAS】 514-65-8

【ATC】 N04AA02

【理化性状】 1. 本品为白色、几乎无臭、结晶性粉末。几乎不溶于水,略溶于乙醇,易溶于三氯甲烷。

2. 化学名:1-(Bicyclo-[2.2.1]hept-5-en-2-yl)-1-phenyl-3-piperidinopropan-1-ol

3. 分子式:$C_{21}H_{29}NO$

4. 分子量:311.5

5. 结构式

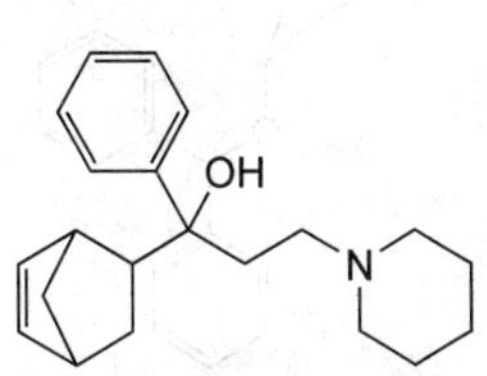

盐酸比哌立登
(biperiden hydrochloride)

别名:安克痉、二环己丙醇、Akineton、Ipsatol

〖CAS〗 1235-82-1

〖理化性状〗 1. 本品为白色结晶性粉末。微溶于水和乙醇;极微溶于二氯甲烷。0.2%水溶液的 pH 为 5.0～6.0。

2. 分子式:$C_{21}H_{29}NO \cdot HCl$

3. 分子量:347.9

【药理作用】【适应证】【不良反应】 同苯海索。

【体内过程】 口服后迅速吸收,经广泛的首过代谢,生物利用度仅30%。消除 $t_{1/2}$ 约20 h。

【妊娠期安全等级】 C。

【禁忌与慎用】【药物相互作用】 参见苯海索。

【剂量与用法】 成人一般口服2 mg,3次/日;老年患者1 mg,2次/日,逐渐增至2 mg,3次/日,极量为50 mg。乳酸盐用于静脉注射或肌内注射。一次2～5 mg;儿童0.04 mg/kg,24 h内不可超过4次。

【用药须知】 参见苯海索。

【制剂】 ①片剂:2 mg(盐酸盐)。②注射液:5 mg(乳酸盐)/1 ml。

【贮藏】 避光保存。

苯扎托品
(benzatropine)

别名:苯唑托品、苄托品、苯甲托品、Cogentin

本品为叔胺抗毒蕈碱药。

【CAS】 86-13-5

【ATC】 N04AC01

【理化性状】 1. 化学名:(1*R*,3*R*,5*S*)-3-Benzhydryloxytropane

2. 分子式:$C_{21}H_{25}NO$

3. 分子量:307.42

4. 结构式

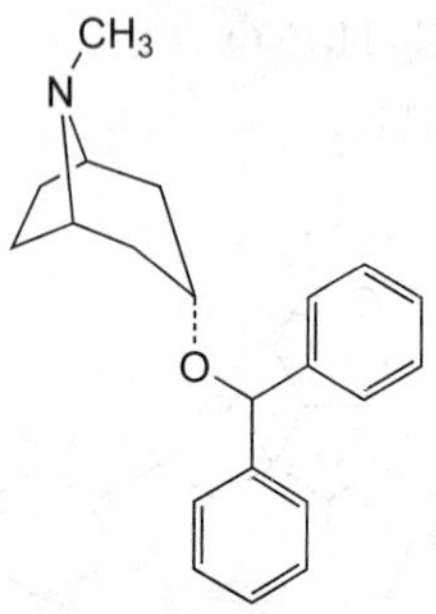

甲磺酸苯扎托品
(benzatropine mesylate)

本品为叔胺抗毒蕈碱药。

【CAS】 132-17-2

【理化性状】 1. 本品为白色结晶性粉末,无臭或几乎无臭。极易溶于水,极易溶于乙醇,几乎不溶于乙醚。

2. 化学名:(1*R*,3*R*,5*S*)-3-Benzhydryloxytropane methanesulphonate

3. 分子式:$C_{21}H_{25}NO \cdot CH_4O_3S$

4. 分子量:403.5

【药理作用】 本品作用和应用类似于苯海索。此外还具有抗组胺和局部麻醉作用。

【体内过程】 本品可由肠道吸收,作用时间较长,有蓄积性。

【适应证】 1. 用于震颤麻痹。

2. 用于诸多药物引起的锥体外系反应。

【不良反应】 1. 参见苯海索。

2. 偶可引起严重的精神错乱和不安。

【禁忌与慎用】 参见苯海索。

【药物相互作用】 参见阿托品。

【剂量与用法】 治疗从小剂量0.5～1 mg开始,继后每5～6 d增加0.5 mg。有效剂量一般为2～6 mg/d。

【用药须知】 1. 出现严重的精神错乱和不安时,应立即停药。

2. 妊娠期妇女的安全使用尚未确定,应避免应用。

3. 有心血管病史者一般对抗毒蕈碱药耐受很差,应换用苯海拉明较为安全。

【制剂】 ①片剂:1 mg;2 mg。②注射剂(粉):2 mg。

【贮藏】 密封贮存。

普罗吩胺
(profenamine)

别名:盐酸二乙异丙嗪、巴息多、Ethopropazine、Lysivane、Parsidol、Parsitan

本品为吩噻嗪类衍生物。

【CAS】 522-00-9

【ATC】 N04AA05

【理化性状】 1. 化学名:10-(2-Diethylaminopropyl)phenothiazine

2. 分子式:$C_{19}H_{24}N_2S$

3. 分子量:312.47

4. 结构式

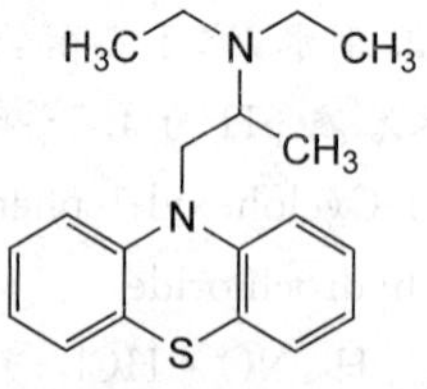

盐酸普罗吩胺
(profenamine hydrochloride)

【CAS】 1094-08-2

〖理化性状〗 1. 化学名：10-(2-Diethylamino-propyl)phenothiazine hydrochloride

2. 分子式：$C_{19}H_{24}N_2S \cdot HCl$

3. 分子量：348.9

【药理作用】 本品具有抗胆碱、抗肾上腺素、抗组胺作用，还有一定的局部麻醉和神经节阻断作用。临床用于改善震颤麻痹症状，包括吩噻嗪类药物引起的锥体外系症状。对迟发性运动障碍无效。

【适应证】 用于改善震颤麻痹症状，包括吩噻嗪类药物引起的锥体外系症状。

【不良反应】 1. 因本品为吩噻嗪的衍生物，故不良反应类似吩噻嗪类药物。

2. 易出现嗜睡、眩晕现象，其他不良反应有肌痉挛、腹部不适、恶心、感觉异常。

【禁忌与慎用】【药物相互作用】 参见阿托品。

【剂量与用法】 口服从小剂量开始，50 mg/d，1次或分 2 次服。根据患者用药后的反应，可逐渐加量至 500～600 mg/d，分多次口服。

【用药须知】 服药后不宜进行驾驶、操纵机械等需要精神集中的活动。

【制剂】 片剂：10 mg；50 mg。

【贮藏】 密封、避光贮存。

氯苯沙明

(chlorbenzoxamine)

别名：氯苯氧胺、Clorevan、Phenoxene、Systral

本品为苯海拉明类似物。

【CAS】 522-18-9

【ATC】 A03AX03

【理化性状】 1. 化学名：1-(2-[(2-Chlorophenyl)(phenyl)methoxy]ethyl)-4-(2-methylbenzyl) piperazine

2. 分子式：$C_{27}H_{31}ClN_2O$

3. 分子量：435.0

4. 结构式

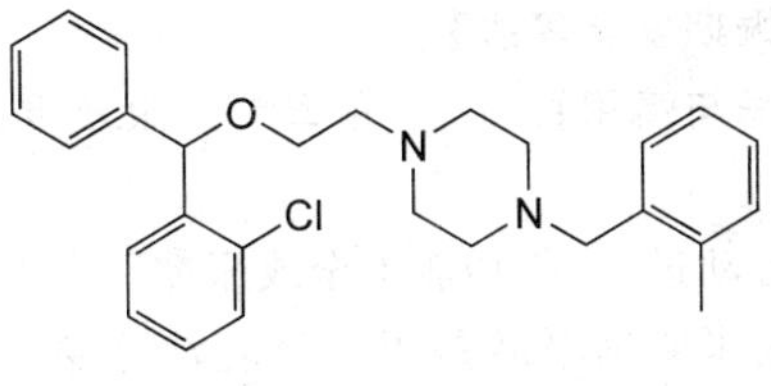

【简介】 有较弱的中枢性 M 受体阻断作用，也具有抗组胺、局部麻醉和骨骼肌松弛作用。临床上主要用于治疗帕金森病及抗过敏。应用需从小剂量开始，逐渐增加剂量，停药时也应逐渐减量，否则会使症状加剧。外周不良反应小，包括口干、扩瞳、视物模糊等，偶可见心动过速、恶心、呕吐、便秘等。停药后症状可消失。前列腺肥大、青光眼患者禁用。不宜与三环类抗抑郁药合用，以免加重不良反应。本品能阻断中枢神经乙酰胆碱受体，使记忆和认知功能下降，故不适用于脑内缺乏乙酰胆碱的帕金森-痴呆综合征患者。剂量为一次 50 mg，3 次/日。最大剂量可用至一次 100 mg。

赛克立明

(cycrimine)

别名：环戊丙醇、环戊哌丙醇、Pagitane

本品为抗胆碱药。

【CAS】 77-39-4

【理化性状】 1. 化学名：1-Cyclopentyl-1-phenyl-3-(piperidin-1-yl)propan-1-ol

2. 分子式：$C_{19}H_{29}NO$

3. 分子量：287.4

4. 结构式

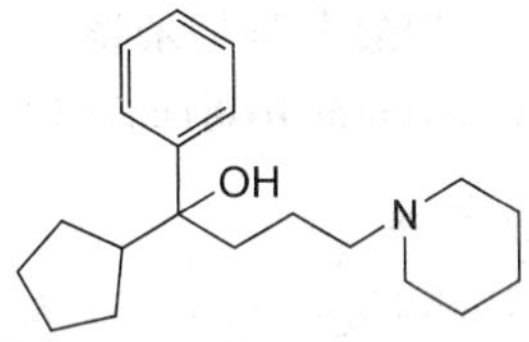

【药理作用】 本品具有较强的选择性中枢性胆碱受体阻断作用，使患者原胆碱能神经功能占优势的状态受到抑制，从而恢复多巴胺与乙酰胆碱递质的平衡而取得治疗作用。同时对周围性胆碱受体也有阻断作用，前者能减轻帕金森病或帕金森综合征的震颤、肌强直等症状，而后者则是导致不良反应的主要原因。本品是否能增加突触间隙中的多巴胺浓度尚未得到证实。另本品有抗组胺的作用。

【体内过程】 口服吸收好，2～3 h 血药浓度达高峰，$t_{1/2}$为 3～4 h，可透过血-脑屏障，代谢产物由尿中排出。

【不良反应】 参见苯海索。本品不良反应较苯海索为著。

【禁忌与慎用】 1. 心动过速、甲状腺功能亢进、心功能不全及肝肾功能不全患者慎用。

2. 有精神病者及便秘严重者慎用。

3. 禁与吩噻嗪类或三环类抗抑郁药合用。

4. 青光眼者禁用。

【剂量与用法】 一次 1.25～5 mg，3～4 次/日。

【制剂】 ①片剂：2.5 mg。②胶囊剂：5 mg。③糖浆剂：5 mg/5 ml。

【贮藏】 密封、避光贮存。

右苄替米特
(dexetimide)

本品为抗胆碱药。

【CAS】 21888-98-2

【ATC】 N04AA08

【理化性状】 1. 化学名:3-(1-Benzyl-4-piperidyl)-3-phenylpiperidine-2,6-dione

2. 分子式:$C_{23}H_{26}N_2O_2$

3. 分子量:362.5

4. 结构式

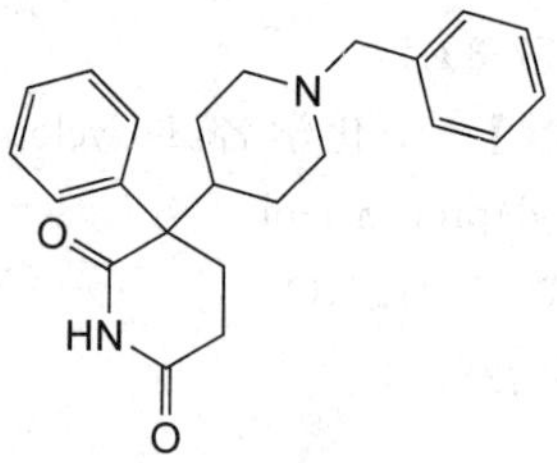

盐酸右苄替米特
(dexetimide hydrochloride)

本品为抗胆碱药。

〖CAS〗 21888-98-2

〖理化性状〗 1. 化学名:3-(1-Benzyl-4-piperidyl)-3-phenylpiperidine-2,6-dione monohydrochloride

2. 分子式:$C_{23}H_{26}N_2O_2 \cdot HCl$

3. 分子量:398.92

【药理作用】 本品有较强的中枢和外周抗胆碱能作用,具有起效较快、长效等特点。

【适应证】 治疗抗精神病药物引起的帕金森综合征。

【不良反应】 可能出现口干、呕吐、头痛、眩晕、视物模糊、瞳孔散大等。继续用药或减量常会自行消失,不需处理,有口干者,可饮水或口含硬糖以缓和症状,对于原发、并发迟发性运动障碍患者,用药后迟发性运动障碍可能加剧,极个别患者可能出现颜面水肿、烦躁不安,伴有濒死感,停药后症状会消失。

【剂量与用法】 成人,1次/日,一次0.55 mg,一日剂量不得超过1.10 mg。儿童剂量按体重调整。

【用药须知】 患有青光眼、前列腺肥大者及妊娠期妇女慎用。

【制剂】 片剂:0.55 mg。

【贮藏】 密闭保存。

奥芬那君
(orphenadrine)

别名:邻甲苯海拉明、地息巴

本品为抗胆碱药。

【CAS】 4682-36-4

【ATC】 M03BC01;N04AB02

【理化性状】 1. 化学名:*N*,*N*-Dimethyl-2-[(2-methylphenyl)-phenyl-methoxy]-ethanamine

2. 分子式:$C_{18}H_{23}NO$

3. 分子量:269.38

4. 结构式

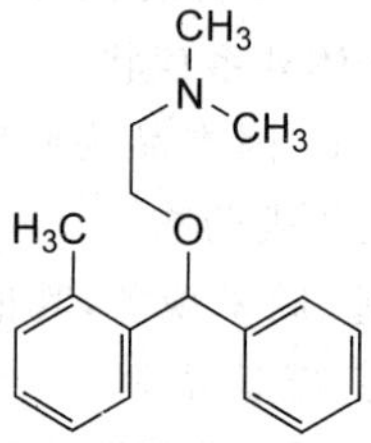

枸橼酸奥芬那君
(orphenadrine citrate)

〖CAS〗 83-98-7

〖理化性状〗 1. 化学名:*N*,*N*-Dimethyl-2-[(2-methylphenyl)-phenyl-methoxy]-ethanamine

2. 分子式:$C_{18}H_{23}NO \cdot C_6H_8O_7$

3. 分子量:461.5

【药理作用】 本品的结构与抗组胺药苯海拉明类似,作用于大脑和脊髓运动中枢,使骨骼肌松弛。本品尚具有较弱的外周抗胆碱和抗组胺作用,但镇静作用弱。本品对晕动病无效。

【体内过程】 口服吸收较好,大部分被代谢,平均血浆 $t_{1/2}$ 约为14 h。

【适应证】 临床主要用作解除局部肌肉痉挛性疼痛的辅助用药,也常与其他药物联合用于控制动脉硬化引起的特发性或脑炎后的帕金森病。

【不良反应】 本品的不良反应主要与其抗胆碱活性有关,常见的有视物模糊、口和皮肤干燥、轻度兴奋。

【妊娠期安全等级】 C。

【禁忌与慎用】 1. 闭角型青光眼及重症肌无力患者禁用。

2. 心动过速、心功能不全或尿潴留患者慎用。

3. 尚未明确本品是否可经乳汁分泌,哺乳期妇女使用时应停止哺乳。

4. 儿童用药的安全性及有效性尚未确定。

【药物相互作用】 本品与丙氧酚或吩噻嗪类药物合用,偶可发生低血糖。

【剂量与用法】 口服,成人,一次100 mg,2次/日。肌内或静脉注射,成人,一次60 mg,2

次/日。

【用药须知】 用本品期间避免进行注意力需高度集中的活动如驾驶、登高、精密仪器操作等。

【制剂】 ①片剂：100 mg。②注射液：60 mg/2 ml；300 mg/10 ml。

【贮藏】 密闭保存。

5.6.3　多巴胺降解酶抑制剂

DA 有两个主要降解酶，即儿茶酚 *O*-甲基转移酶（COMT）和 B 型单胺氧化酶（MAO-B）。抑制 COMT 和 MAO-B 的活性就可以延缓 DA 的降解过程，起到治疗 PD 的作用。

5.6.3.1　COMT 抑制剂

COMT 存在于人体大部分组织中，他促使 DA 代谢成为 3 氧位甲基多巴（3-OMD）。后者无抗 PD 作用，而且有可能削弱左旋多巴的作用。COMT 抑制剂能减少左旋多巴的肠和肝的代谢（首过代谢）和体循环中的代谢，因而可增加其生物利用度。结果使其口服后吸收增多，清除减少，血浆 $t_{1/2}$ 延长，进而使左旋多巴的 AUC 增大。脑内毛细血管内皮细胞的 COMT 是阻止左旋多巴进入脑内的酶性屏障，对其进行抑制就可促使左旋多巴进入脑内，3-OMD（能与左旋多巴竞争透过血-脑屏障的摄取）的血浆浓度也见降低。左旋多巴进入脑后仍会面临氧化甲基化问题，因此，具有中枢活性的 COMT 抑制剂才能使更多的左旋多巴转变成 DA。

托卡朋
(tolcapone)

别名：Tasmar

本品为第 1 个上市的 COMT 抑制剂。

【CAS】 134308-13-7

【ATC】 N04BX01

【理化性状】 1. 本品为黄色细粉或者混有块状物的细粉。不溶于水、正己烷，易溶于丙酮、四氢呋喃；略溶于三氯甲烷、二氯甲烷，溶于甲醇、乙酸乙酯。

2. 化学名：3，4-Dihydroxy-5-nitrophenyl（4-methylphenyl）methanone

3. 分子式：$C_{14}H_{11}NO_5$

4. 分子量：273.2

5. 结构式

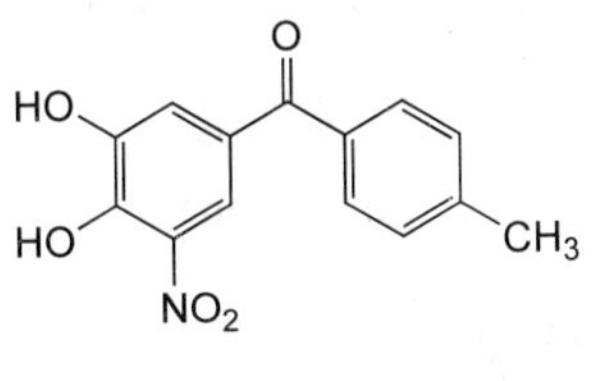

【用药警戒】 1. 本品可导致暴发性肝功能衰竭，甚至死亡，故仅用于左旋多巴-卡比多巴治疗无效，且无其他治疗方法时的帕金森综合征。如治疗 3 周未能显效，应及时停用本品。AST 或 ALT＞2×ULN 者不能开始本品的治疗，运动障碍和肌张力障碍的患者慎用本品。经本品治疗出现肝损伤的患者不可再次使用本品。

2. 在使用本品前应除外肝脏疾病，开始治疗前及治疗开始前 6 个月、增加剂量前、增加剂量后 6 个月，应定期（每 2～4 周 1 次）检查肝功能，6 个月后可根据临床症状定期检查。

【药理作用】 本品能透过血-脑屏障，故可抑制脑及周围组织中的 COMT，减少左旋多巴的代谢增加其生物利用度。本品能延长左旋多巴对有"开关现象"的 PD 患者的临床疗效，减少"关"的时间近 40%，明显改善患者的日常生活能力（按 UPDRS 标准评定）和生活质量，并减少左旋多巴的需求量。

【体内过程】 药动学在 50～400 mg 剂量范围内呈线性，且与左旋多巴-卡比多巴联合用药无关。

1. 吸收　本品口服后吸收迅速，其 T_{max} 约为 2 h。口服后，绝对生物利用度约 65%。在给予本品之前 1 h 或之后 2 h 内进食可降低相对生物利用度 10%～20%。在 100 mg 或 200 mg 3 次/日的剂量时，C_{max} 分别约为 3 μg/ml 和 6 μg/ml。

2. 分布　本品的稳态分布容积很小（9 L），在 0.32～210 μg/ml 的浓度范围内，其血浆蛋白结合率＞99.9%。体外试验显示本品主要与血清白蛋白结合。

3. 代谢　本品主要代谢途径是葡糖醛酸化，与葡糖醛酸轭合而失活。此外，本品也被 COMT 甲基化成为 3-氧-甲基-托卡朋。本品被代谢成为一种初级醇（甲基羟化），随后再被氧化成羧酸，体外试验显示氧化过程可能被 CYP3A4 和 CYP2A6 所催化。仅有很小量的本品降解成胺，随后发生 *N*-乙酰化。

4. 消除　口服 ^{14}C 标记的本品后，60% 的标记物随尿液排出，40% 随粪便排出。系统清除率约 7 L/h。本品在排泄之前几乎完全被代谢，仅很小量（占给药剂量的 0.5%）的原药随尿液排泄。本品清除 $t_{1/2}$ 为 2～3 h。

【适应证】 与左旋多巴合用治疗有"开关现象"的 PD 患者。

【不良反应】 1. 严重不良反应为暴发性肝功能衰竭。

2. 神经系统　常见抑郁、焦虑、嗜睡、感觉减退、震颤、语言障碍、眩晕、情绪不稳，偶见神经痛、记忆缺失（遗忘症）、锥体外系症状、敌意、性欲增加、躁狂反应、神经过敏、类偏执妄想反应、脑缺血、脑血管意外、妄想、性欲减退、神经病、情感淡漠、舞蹈病、手足徐动症、肌阵挛、精神病、思维异常、抽搐，罕见人格变态、谵妄、脑病、偏瘫、脑膜炎。

3. 消化系统　常见牙病，偶见吞咽困难、胃肠道出血、胃肠炎、口腔溃疡、流涎增多、大便异常、食管炎、胆石病、结肠炎、舌疾、直肠疾病，罕见胆囊炎、十二指肠溃疡、胃肠道肿瘤，胃动力缺乏。

4. 全身性反应　常见胁部疼痛、意外损伤、腹痛、感染、虚弱、体重减轻，偶见疝、疼痛、过敏反应、蜂窝织炎、真菌感染、病毒感染、癌症、寒战、细菌感染、赘生物、脓肿、面部水肿，罕见死亡。

5. 心血管系统　常见心悸，偶见高血压、血管扩张、心绞痛、心力衰竭、心房颤动、心动过速、偏头痛、主动脉狭窄、心律失常、动脉痉挛、心动过缓、脑出血、冠脉疾病、心搏骤停、心肌梗死、心肌缺血、肺栓塞，罕见动脉硬化、心血管疾病、心包积液、血栓形成。

6. 肌肉骨骼系统　常见肌痛、关节痛、肢体痛、骨折，偶见腱鞘炎、关节炎、关节疾病。

7. 泌尿生殖系统　常见尿淋漓、阳痿，偶见前列腺疾病、排尿困难、夜尿症、尿频、尿潴留、子宫疾病、阴道炎，罕见膀胱结石、卵巢癌、子宫出血。

8. 呼吸系统　常见支气管炎、咽炎、肺炎；偶见咳嗽增多、鼻炎、哮喘、鼻出血、呼吸性碱中毒、喉炎、呃逆；罕见窒息、缺氧、肺水肿。

9. 皮肤及附属组织　常见皮疹，偶见带状疱疹、瘙痒、脂溢性皮炎、皮肤褪色、湿疹、多形红斑、皮肤病、疖、单纯性疱疹、荨麻疹。

10. 特殊感觉　常见耳鸣、蓝视症、鼻窦炎，偶见复视、耳痛、眼出血、眼痛、流泪失常、中耳炎、嗅觉倒错，罕见青光眼。

11. 代谢和营养　常见水肿、高胆固醇血症、口渴、脱水。

12. 血液和淋巴系统　常见贫血，罕见白血病、血小板减少。

13. 内分泌系统　偶见糖尿病。

【妊娠期安全等级】 C。

【禁忌与慎用】 1. 患肝脏疾病的患者及 AST 或 ALT＞2×ULN 的患者禁用。

2. 重度肾功能不全的患者禁用。

3. 对本品及本品中任何其他成分过敏者禁用。

4. 有非创伤性横纹肌溶解病史的患者禁用。

5. 在某些疾病状态下曾出现过高热和意识模糊的患者禁用。

6. 本品不应与单胺氧化酶抑制剂（如苯乙肼及反苯环丙胺）合用。

7. 动物实验显示本品可分泌入母乳，哺乳期妇女使用本品时应停止哺乳。

8. 儿童用药的安全性及有效性尚未确定。

【药物相互作用】 本品不增加左旋多巴的血药峰值和达峰时间，但会延长左旋多巴的 $t_{1/2}$，并减少 3-OMD 的形成；一次给予本品 200 mg，可显著增加患者呈“开”状态的时间，给予 400 mg 疗效更为显著。

【剂量与用法】 推荐剂量为 100 mg，3 次/日。作为左旋多巴或卡比多巴治疗的辅助用药。白天的第 1 剂应与左旋多巴制剂白天的第 1 剂同时服用，此后约间隔 6 h 和 12 h 再服药。

【用药须知】 1. 据国外文献报道，在国外上市后的临床应用中发现本品可导致患者严重的、致命的、急性的肝细胞损害的情况，因此，在选择给予本品治疗的患者时，应极为慎重。如果 ALT 或 AST 一旦超过正常上限或出现肝功能损伤的临床症状及体征（持续性恶心、乏力、食欲缺乏、黄疸、尿色加深、瘙痒及右上腹不适等），应立即停药。

2. 可增加左旋多巴的生物利用度，因而可增加直立性低血压的发生率，需注意。尤其对曾有过低血压/晕厥发作史的患者，应更为谨慎。患者不要从坐或躺姿快速抬高体位，尤其已经保持这种姿势很长时间，更不能迅速转变体位，以防出现晕厥。

3. 服用本品后可能会出现不同程度的腹泻，通常在服药后 6～12 周出现，但部分患者也可能提前或延迟。服药期间如出现中至重度的腹泻患者，需停药。

4. 服用本品的患者可能出现幻觉，需注意监测。一旦发生幻觉，可通过减少左旋多巴的用量达到改善，如仍无明显好转，则需停药。

5. 运动障碍、肌张力降低、恶心及其他与左旋多巴有关的不良反应在服用本品时会加重。减少左旋多巴的剂量时，这些不良反应往往会减轻。

6. 若停用本品，医师应考虑增加患者一日左旋多巴的剂量，防止发生神经阻滞剂恶性综合征。

7. 本品及其代谢物呈黄色，可引起患者尿色无害性加深。

8. 在服用本品期间，可能出现反应力下降，不要驾车或操作复杂机器。

【制剂】 片剂：100 mg。

【贮藏】 避光、密闭贮于干燥处。

恩他卡朋

(entacapone)

别名：Comtan

本品是一种高选择性和强效的 COMT 抑制剂。

【CAS】 130929-57-6

【ATC】 N04BX02

【理化性状】 1. 化学名：(*E*)-2-Cyano-3-(3,4-dihydroxy-5-nitrophenyl)-*N*,*N*-diethylacrylamide

2. 分子式：$C_{14}H_{15}N_3O_5$

3. 分子量：305.3

4. 结构式

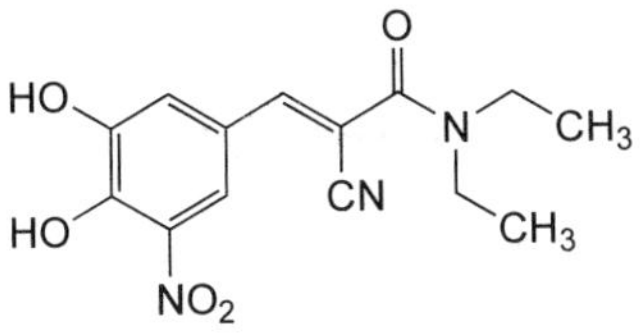

【药理作用】 本品很少通过血-脑屏障，主要在外周起作用。在已服卡比多巴-左旋多巴后服用本品，由于抑制了这些药物在外周的代谢，因而增加脑内左旋多巴、多巴胺和多巴胺代谢产物的水平，从而也可以显著减少(为了使纹状体多巴胺浓度提高所需的)左旋多巴的用量，以减少不良反应的发生。

【体内过程】 口服后可迅速吸收，并达到血药峰值，$t_{1/2}$约 30 min，生物利用度为 25%～46%。本品不会影响左旋多巴的血药峰值和峰值时间，但是会延长左旋多巴的血浆消除 $t_{1/2}$，使其 AUC 增加 40%～100%。还会减少 3-OMD 的形成，使其血浓度降低。主要通过非肾途径排出。

【适应证】 临床作为左旋多巴辅助药用于治疗震颤麻痹。

【不良反应】 1. 常见的不良反应有腹泻、帕金森病症状加重、头晕、腹痛、失眠、口干、疲乏、幻觉、便秘、肌张力障碍、多汗、运动功能亢进、头痛、腿部痉挛、意识模糊、噩梦、跌倒、直立性低血压、眩晕和震颤。

2. 血红蛋白、红细胞计数、红细胞压积轻度下降。

3. 有个案报道显示，本品合用左旋多巴与日间嗜睡和突然睡眠发作有关。

4. 个案报道胆汁淤积性肝炎，个案报道有神经阻滞剂恶性综合征、横纹肌溶解症。

5. 过量可引起惊厥和运动减弱。

【妊娠期安全等级】 C。

【禁忌与慎用】 1. 对本品过敏者禁用。

2. 嗜铬细胞瘤或有横纹肌溶解症病史者禁用。

3. 有神经阻滞剂恶性综合征病史者禁用。

4. 肝功能不全患者禁用。

5. 动物实验显示本品可经乳汁分泌，哺乳期妇女使用时应暂停哺乳。

6. 儿童用药的安全性和有效性尚未确定。

【药物相互作用】 1. 正在接受其他通过 COMT 代谢的药物(包括肾上腺素、阿朴吗啡、多巴酚丁胺、异丙肾上腺素、甲基多巴、去甲肾上腺素和利米特罗)慎用或不用本品。

2. 本品可加重左旋多巴诱发的直立性低血压。

3. 本品可能在胃肠道中与铁剂形成螯合物，两者必须使用时应至少隔开 3 h。

【剂量与用法】 成人口服 200 mg，3～4 次/日，同时口服左旋多巴-苄丝肼。

【用药须知】 1. 不可突然停用本品，必须缓慢减量停药。

2. 用药期间，不可驾车和操作机械。

【制剂】 胶囊剂：200 mg。

【贮藏】 密封保存。

5.6.3.2 MAO-B 抑制剂

司来吉兰
(selegiline)

别名：司立吉林、丙炔苯并胺、Deprenalin、Deprenyl、Carbex、Eldepryl、Movergan

本品是一种具有相对选择性的 MAO-B 抑制剂。

【CAS】 14611-51-9。

【ATC】 N04BD01

【理化性状】 1. 化学名：(*R*)-Methyl(α-methylphenethyl)prop-2-ynylamine

2. 分子式：$C_{13}H_{17}N$

3. 分子量：187.28

4. 结构式

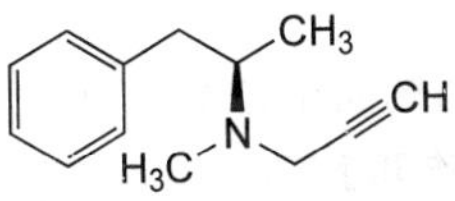

盐酸司来吉兰
(selegiline hydrochloride)

〖CAS〗 2079-54-1；14611-52-0(selegiline hydrochloride)

〖理化性状〗 1. 本品为白色或类白色结晶性粉末。易溶于水和甲醇，微溶于丙酮。2%的水溶液 pH 为 3.5～4.5。

2. 化学名：(*R*)-Methyl(α-methylphenethyl)prop-2-ynylamine hydrochloride

3. 分子式：$C_{13}H_{17}N \cdot HCl$

4. 分子量：223.7

【用药警戒】 抗抑郁药可增加儿童、青少年、成人严重抑郁症患者自杀的意念和行为。患者的家庭成员及其看护者应警惕这种风险，一旦出现上述征象应立即就医。

【药理作用】 本品能抑制黑质纹状体中的MAO-B，减少DA降解，从而增加DA在脑内的浓度，具有加强左旋多巴减轻PD患者症状的作用。与左旋多巴合用可减轻患者的"开关现象，并可减少左旋多巴用量的20%～30%。此外，本品能阻断1-甲基-4-苯基1,2,3,4四氢吡啶(MPTP)氧化成神经毒素，延缓病情发展。一般用作左旋多巴治疗的辅助用药。临床上将本品与抗氧化剂维生素E联合治疗震颤麻痹，称为DATATOP(deprenyland tocopherol antioxidative therapy of parkinsonism)方案。

【体内过程】 本品口服后吸收迅速，1 h达血药峰值。易透过血-脑屏障，$t_{1/2}$为40 h，经代谢后转化为苯丙胺和甲基苯丙胺随尿液排出。

【适应证】 1. 辅助左旋多巴治疗震颤麻痹。

2. 将本品与抗氧化剂维生素E联合治疗震颤麻痹。

3. 用于严重抑郁症。

【不良反应】 1. 无特殊不良反应，偶可出现焦虑、幻觉、运动障碍等。

2. 与左旋多巴合用时易出现上述现象，应减少剂量。

3. 少数患者出现恶心、低血压、肝转氨酶暂时性增高。

【妊娠期安全等级】 C。

【禁忌与慎用】 1. 胃溃疡、未控制的高血压、心律失常、心绞痛或精神病患者慎用。

2. 尚未明确本品是否可经乳汁分泌，哺乳期妇女使用时，应暂停哺乳。

3. 儿童用药的安全性及有效性尚未确定。

【药物相互作用】 1. 与苯乙肼相比，本品较少与食物中的酪胺发生相互作用，例如使用本品常用量极少发生高血压。但厂家已提出警戒，在较高剂量下，将会失去安全性。

2. 如不限制食物，本品仅在用量为10 mg/d时才可获得安全用药。

3. 本品即使是使用治疗剂量，当合用哌替啶时也会产生危及生命的相互作用。

4. 当本品合用三环类抗抑郁药或SSRIs时也有严重反应，甚至致死的报告。

【剂量与用法】 1. 左旋多巴治疗的辅助用药 口服一日总量10 mg，早饭和午饭时各服5 mg，2～3 d后，可试着减少卡比多巴-左旋多巴的剂量。本品剂量不应超过10 mg/d，以维持对MAO抑制作用的特异选择性。

2. 治疗严重抑郁症 使用本品的透皮贴剂，贴于干燥皮肤，起始剂量为6 mg/24 h，如需增加剂量，至少间隔2周，以3 mg/24 h的幅度增加剂量。

【用药须知】 本品用量应个体化，尤其在与卡比多巴-左旋多巴合用的时候。

【制剂】 ①片剂：5 mg；10 mg。②透皮贴剂：6 mg/24 h；9 mg/24 h；12 mg/24 h。

【贮藏】 密封、避光贮存。

雷沙吉兰
(rasagiline)

本品是第二代MAOIs。

【CAS】 1875-50-9

【ATC】 N04BD02

【理化性状】 1. 化学名：(*R*)-*N*-(Prop-2-ynyl)-2,3-dihydro-1*H*-inden-1-amine

2. 分子式：$C_{12}H_{13}N$

3. 分子量：171.23

4. 结构式

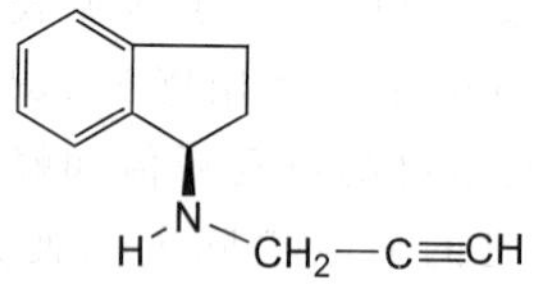

甲磺酸雷沙吉兰
(rasagiline mesylate)

别名：Azilect

〖CAS〗 161735-79-1

〖理化性状〗 1. 本品为白色至类白色结晶性粉末。易溶于水和乙醇，几乎不溶于辛醇。

2. 化学名：1*H*-Inden-1-amine，2，3-dihydro-*N*-2-propynyl-，(1*R*)-methanesulfonate

3. 分子式：$C_{12}H_{13}N \cdot CH_3SO_3H$

4. 分子量：267.34

【药理作用】 本品为不可逆的MAO-B选择性抑制剂，可增加纹状体细胞外多巴胺水平。在多巴胺能运动功能障碍模型中，本品通过提高多巴胺水平和间接增加多巴胺能活性发挥有效的活性。

【体内过程】 1. 吸收 口服本品能很快被吸收，约0.5 h可达血药峰值(C_{max})，单次给予给药的绝对生物利用度为36%。与高脂食物同服时，食物不影响本品的达峰时间(t_{max})，虽然C_{max}和AUC分别下降约60%和20%。由于AUC没有大幅度的改变，因此，本品是否与食物同服均可。

2. 分布 单次静脉给药的最大分布容积为243 L。以[^{14}C]标记的本品单次口服的血浆蛋白结合率为 60%～70%。

3. 代谢　本品排泄前几乎全部经过肝进行生物转化。主要通过两个途径进行代谢：*N*-脱烷基和(或)羟化，转化为 1-氨基茚满、3-羟基-*N*-炔丙基-1-氨基茚满和 3-羟基-1-氨基茚满。体外研究显示本品的代谢主要通过 CYP 酶系，CYP1A2 为主要的代谢酶。本品及其主要代谢物主要通过形成葡糖醛酸苷进行消除。

4. 排泄　主要随尿液排泄(62.6%)，其次随粪便排泄(21.8%)。给药后 38 d 可以回收给药量的 84.4%。只有不到 1%以原药随尿液排泄。剂量为 0.5～2 mg 时，其药动学呈线性，终末 $t_{1/2}$ 为 0.6～2 h。

5. 中度肝功能不全患者的 AUC 和 C_{max} 分别增加 80%和 38%。中至重度肝功能不全患者的 AUC 和 C_{max} 分别增加 568%和 83%。

中度肾功能不全(Ccr 为 50～80 ml/min)患者和中度肾功能不全(Ccr 为 30～49 ml/min)患者的药动学特征与健康志愿者的相似。

【适应证】 治疗震颤麻痹。

【不良反应】 1. 严重不良反应包括高血压、5-羟色胺综合征、低血压和(或)直立性低血压、运动障碍、幻觉和或精神病样行为、强迫行为、撤断后高热和(或)意识混乱、黑色素瘤。

2. 临床试验中发现的不良反应按系统分列如下

(1) 整体感觉　常见头痛、流感综合征、不适、颈痛、过敏反应、发热。

(2) 心血管系统　常见心绞痛，少见脑血管事件、心肌梗死。

(3) 消化系统　常见消化不良、食欲缺乏。

(4) 血液和淋巴系统　常见白细胞减少症。

(5) 骨骼肌系统　常见关节痛、关节炎。

(6) 神经系统　常见抑郁、眩晕。

(7) 呼吸系统　常见鼻炎。

(8) 特殊感觉　常见结膜炎。

(9) 皮肤及其附属物　常见接触性皮炎、疱疹、皮肤癌。

(10) 泌尿生殖系统　常见尿急。

【妊娠期安全等级】 C。

【禁忌与慎用】 1. 对本品或本品中任何组分过敏者禁用。

2. 使用其他 MAOIs 或哌替啶时禁用。在使用本品与使用其他 MAOIs 或哌替啶之间至少间隔 14 d。

3. 重度肝功能不全患者禁用。

4. 尚未明确本品是否可经乳汁分泌，哺乳期妇女慎用。

5. 儿童的有效性及安全性尚未确定。

【药物相互作用】 1. 哌替啶和 MAOIs(包括其他选择性 MAO-B 抑制剂)联合应用，可导致严重不良反应，甚至可致命。

2. 应避免与氟西汀和氟甲沙明联合应用。

3. 有关于 MAOIs(包括其他选择性 MAO-B 抑制剂)与拟交感神经药相互作用的报道。因此，鉴于本品的 MAO 抑制活性，不推荐其与拟交感神经药(如目前常用的含有麻黄碱或伪麻黄碱的鼻或口腔的减充血剂及感冒用药)联合应用。

4. 有关于非选择性 MAOIs 与右美沙芬相互作用的报道。因此，鉴于本品的 MAO 抑制活性，不推荐其与右美沙芬联合应用。

5. 有关于 MAOIs(包括其他选择性 MAO-B 抑制剂)与选择性 5-羟色胺再摄取抑制剂(SSRIs)、三环类和四环类抗抑郁药联合应用时出现严重不良反应的报道。因此，与抗抑郁药联合应用时应谨慎。

6. 本品作为长期服用左旋多巴的患者的辅助治疗时，左旋多巴对本品的清除率无显著影响。

7. 体外代谢研究显示，CYP1A2 是本品的主要代谢酶。联合服用本品和环丙沙星(CYP1A2 抑制剂)时，本品的 AUC 增加 83%。联合服用本品和胆茶碱(CYP1A2 酶底物)时，两者的药动学参数均不受影响。因此，CYP1A2 可能会改变本品的血浆水平，服药时须谨慎。

由于诱导 CYP1A2 酶代谢，吸烟患者的本品血药浓度有降低的可能。体外研究结果，本品不抑制 CYP1A2、CYP2A6、CYP2 C9、CYP2 C19、CYP2 D6、CYP2 E1、CYP3A4 和 CYP4A。

8. 恩他卡朋可使本品清除率增加 28%。

【剂量与用法】 1. 口服，不与左旋多巴联合用药时，一次 1 mg，1 次/日；与左旋多巴联合用药时推荐起始剂量为一次 0.5 mg，1 次/日，如患者能耐受，且未达到治疗效果，可增加剂量至一次 1 mg，1 次/日。

2. 与环丙沙星或其他 CYP1A2 抑制剂合用剂量不能超过 0.5 mg/d。

【用药须知】 轻度肝功能不全患者开始服用本品时须谨慎。中度肝功能不全患者应避免服用本品。患者由轻度肝功能不全转变为中度肝功能不全时应停药。

【制剂】 片剂：0.5 mg；1 mg。

【贮藏】 贮于 25 ℃，短程携带允许 15～30 ℃。

沙芬那胺
(safinamide)

别名：Xadago

本品为B型单胺氧化酶抑制剂。

【CAS】 133865-89-1

【ATC】 N04BD03

【理化性状】 1. 化学名：(S)-2-[[4-[(3-Fluorophenyl) methoxy] phenyl] methyl] aminopropanamide。

2. 分子式：$C_{17}H_{19}FN_2O_2$

3. 分子量：302.34

4. 结构式

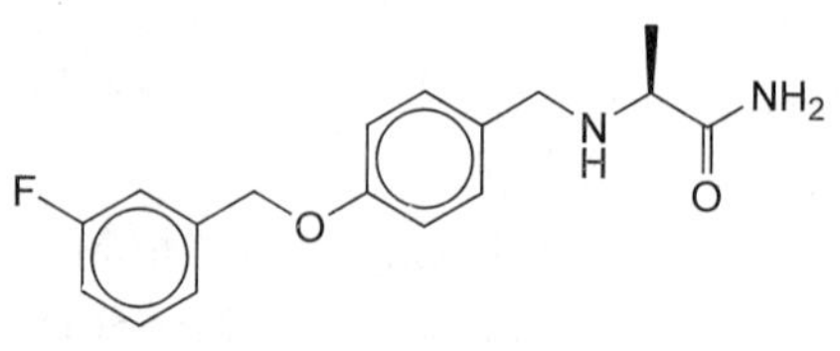

甲磺酸沙芬那胺
(safinamide mesylate)

〖理化性状〗 1. 本品为白色至类白色结晶性粉末，易溶于水、甲醇、二甲亚砜，难溶于乙醇，不溶于乙酸乙酯。

2. 化学名：(S)-2-[[4-[(3-fluorophenyl) methoxy] phenyl] methyl] aminopropanamide methanesulfonate (1:1)

3. 分子式：$C_{17}H_{19}FN_2O_2$，CH_4O_3S

4. 分子量：398.45

【药理作用】 本品为B型单胺氧化酶抑制剂，通过抑制脑内多巴胺的降解而增加脑内多巴胺的水平。

【体内过程】 1. 吸收 本品剂量在50～300 mg之间的药动学呈线性，空服本品后2～3 h可达C_{max}，绝对生物利用度约为95%，首过效应可忽略不计，餐后口服可轻度延迟本品的T_{max}，但不影响C_{max}和AUC。每天口服1次，5～6 d可达稳态。

2. 分布 本品的分布容积为165L，提示有大量的血管外分布，本品蛋白结合率为11%～12%。

3. 代谢 本品在人体内的大部分经三条途径被代谢(仅有约5%以原药随尿排泄)。第一条代谢途径是酰胺基团被氧化水解，形成沙芬那胺酸(NW-1153)；第二条途径是氧化裂解醚结合位置，形成*O*-去苯沙芬那胺(NW-1199)；第三条途径是氧化裂解胺结合醚位置，形成*N*-脱烷酸沙芬那胺(NW-1689)或主要代谢产物NW-1153。NW-1689继而与葡糖醛酸结合形成酰基葡醛糖苷。NW-1689是循环中的主要代谢产物，超过原药的血药浓度(为原药浓度的161%)，NW-1689酰基葡醛糖苷和NW-1153分别占原药暴露量的18%和11%。所有代谢产物均无活性，本品的代谢几乎不经CYP酶催化。

4. 消除 本品的总体清除率为4.6L/h，终末$t_{1/2}$约26～30 h。主要以代谢产物的形式随尿排泄。

【适应证】 用于辅助治疗服用左旋多巴/卡比多巴发生“开关”现象的帕金森病。本品单用治疗帕金森病无效。

【不良反应】 1. 常见的不良反应包括运动障碍、跌倒、恶心、失眠、体位性低血压、焦虑、咳嗽、消化不良、转氨酶升高。

2. 上市后有发生过敏反应的报道，表现为舌和齿龈肿胀、皮疹。

3. 严重不良反应包括高血压、5-羟色胺综合征、日常活动中入睡、运动障碍、幻觉、强迫动作、视网膜病变。

【妊娠期安全等级】 C。

【禁忌与慎用】 1. 妊娠妇女使用本品尚无相关数据。

2. 尚不明确本品是否经乳汁分泌，哺乳期妇女使用时应权衡利弊。

3. 儿童使用本品的安全性及有效性尚未确定。

4. 对本品过敏者、重度肝功能不全的患者禁用。

【药物相互作用】 1. 本品禁止与其他MAOIs包括利奈唑胺合用，在停用本品至少14 d后，才可使用其他MAOIs；反之亦然。

2. 本品禁止与阿片类药物(包括其衍生物，如美沙酮、丙氧氨酚、曲马多)合用，两者合用可导致致命性不良反应。至少停用本品14 d后，才能使用阿片类药物。

3. 本品禁止与色胺能药物合用，包括5-羟色胺-肾上腺素双重再摄取抑制剂、三环及四环类抗抑郁药、环苯扎林、贯叶连翘。至少停用本品14 d后，才能使用上述药物。

4. 本品与右美沙芬合用可导致精神病和行为异常，禁止合用。

5. 本品与拟交感神经药合用可发生高血压危象，禁止与哌甲酯、苯丙胺及其衍生物合用。在与含拟交感神经药的非处方药，包括鼻用、眼用药及感冒药时，应密切监测患者血压。

6. 服用本品的患者，应避免进食富含酪胺的食物(酿造、发酵、熏制、腌制食物)，以免发生高血压危象。

7. 本品及其代谢产物可抑制乳腺癌耐药蛋白的活性，与乳腺癌耐药蛋白的底物(如甲氨蝶呤、米托蒽醌、伊马替尼、依诺替康、拉帕替尼、瑞舒伐他汀、柳氮磺胺吡啶、拓扑替康等)时，应监测合用药物的毒性。

8. 抗精神病药、甲氧氯普胺可降低本品的作用，加重帕金森病的症状。

【剂量与用法】 1. 推荐剂量为 5 mg，1 次/日，口服，空腹或进餐后服用均可，根据患者服药后的效应和耐受性，2 周后可增加剂量至 10 mg，1 次/日。

2. 如果漏服，不须补服，按预定时间服用下次剂量即可。

3. 服用 10 mg 剂量者，如须停药，应先减量至 5 mg，1 周后可停药。

4. 中度肝功能不全的患者，最大剂量为 5 mg/d，如果患者的肝功能从中度恶化至重度，应停药。

【用药须知】 1. 本品可导致高血压或使原有高血压恶化，治疗期间应监测血压，可能需要调整降压药的剂量。

2. 服用本品期间应避免富含酪胺的食物。

3. 服用本品期间，在日常活动中可发生入睡，包括在驾驶车辆时入睡，如发生上述情况，应停药，如果继续服药，应避免驾车和操作危险性机械。

4. 本品可导致运动不能或原有的运动不能恶化，降低多巴胺或其他多巴胺能药物的剂量，可能会缓解上述症状。

5. 严重的精神病不能使用本品治疗，如治疗过程中患者出现精神病的症状或行为异常，应降低本品的剂量或停药。

6. 服用本品可导致强烈的赌博冲动、性冲动、消费冲动、进食欲望和其他的强迫行为，如发生上述反应，应降低本品的剂量或停药。

7. 突然停药可能会导致神经阻滞剂恶性综合征。

8. 动物实验，本品可导致视网膜退化和视网膜感光细胞减少，有视网膜退化、葡萄膜炎、遗传性视网膜病变、白化病、视网膜炎病史的患者或其他活动性视网膜病的患者慎用。

【制剂】 片剂：50 mg；100 mg。

【贮藏】 贮于 25 ℃，短程携带允许 15～30 ℃。

5.6.4 多巴胺能激动剂

溴隐亭

(bromocriptine)

别名：溴麦亭、溴麦角环肽、澳麦角隐亭、Bromopar、Parlodel、Pravidel

本品是一种多巴胺受体激动剂。

【CAS】 25614-03-3

【ATC】 G02CB01；N04BC01

【理化性状】 1. 化学名：(5′S)-2-Bromo-12′-hydroxy-2′-(1-methylethyl)-5′-(2-methylpropyl)-ergotaman-3′,6′,18-trione

2. 分子式：$C_{32}H_{40}BrN_5O_5$

3. 分子量：654.6

4. 结构式

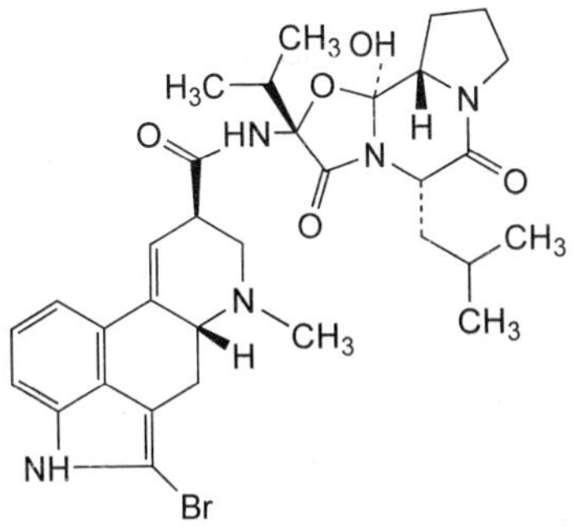

甲磺酸溴隐亭

(bromocriptine mesylate)

〖CAS〗 22260-51-1

〖理化性状〗 1. 本品为白色、微带色的细微结晶性粉末。几乎不溶于水，溶于乙醇，略溶于二氯甲烷，易溶于甲醇。1%的甲醇水溶液(2：8)pH 为 3.1～3.8。

2. 化学名：(5′S)-2-Bromo-12′-hydroxy-2′-(1-methylethyl)-5′-(2-methylpropyl)-ergotaman-3′,6′,18-trione methanesulphonate

3. 分子式：$C_{32}H_{40}BrN_5O_5 \cdot CH_4O_3S$

4. 分子量：750.7

【药理作用】 本品主要作用于 D_2 受体，具有抗震颤麻痹、抑制催乳素分泌、抑制生长激素释放的作用。小剂量本品与复方左旋多巴联合使用治疗早期震颤麻痹症，可取得良好疗效。两者合用时对黑质纹状体 DA 系统的突触前后神经元均有作用，也能兴奋突触自身受体，使受体维持正常功能，从而减轻症状波动。本品单独使用时，疗效不及左旋多巴，但优于苯海索；也可用于左旋多巴无效的病例。

【体内过程】 本品口服后被吸收 28%～30%，由于广泛的首关代谢，生物利用度仅有 6%。达血药峰值时间为 1.2 h，90%～96%的药物与血浆蛋白结合。经肝代谢，主要排出途径为胆汁，$t_{1/2}$ 为 30.5 h。

【适应证】 1. 与左旋多巴联合用于治疗早期震颤麻痹症。

2. 用于左旋多巴无效的病例。

3. 用于垂体瘤伴肢端肥大症或巨人症的辅助治疗。

4. 用于催乳素瘤所引起的高催乳素血症。

5. 用于分娩后，阻止泌乳。

【不良反应】 1. 本品不良反应的发生率高达 60%

以上，与剂量大小有关。与食物同进，可能减轻。

2. 用药早期可见恶心、呕吐、眩晕、直立性低血压甚至晕厥。

3. 可引起下肢血管痉挛，还可出现鼻充血、红斑性肢痛、心律失常、心绞痛加重、口干、便秘、腹泻、头痛、嗜睡、幻觉妄想、躁狂抑郁等。

4. 帕金森病患者可能发生运动障碍，肢端肥大症，可能出现胃肠道出血。

5. 长期用药可出现皮肤网状青斑、腹膜纤维化、胸膜增厚和积液。

6. 在使用较高剂量时还可能出现精神病、幻觉、妄想、精神错乱，但使用低剂量也可能发生。

【妊娠期安全等级】 C。

【禁忌与慎用】 1. 对麦角生物碱过敏者禁用。

2. 有严重精神病史者禁用。

3. 严重缺血性心脏患者禁用。

4. 周围血管疾病患者慎用。

5. 消化道溃疡患者慎用。

6. 本品可回乳，哺乳期妇女禁用。

【药物相互作用】 1. 红霉素、交沙霉素可提高本品的血药浓度。

2. 吩噻嗪类、丁酰苯类抗精神病药或 H_2 受体拮抗药与本品合用可升高催乳素浓度而降低疗效。

3. 降血压药与本品合用时降压作用可见增强。

【剂量与用法】 1. 震颤麻痹　开始口服 1.25 mg，2 次/日，以后逐渐增量，有效量常为 40～100 mg/d。

2. 高催乳素血症引起的溢乳闭经综合征　口服从小剂量开始，一次 1.25～2.5 mg，2～3 d 后增至一次 2.5 mg，2 次/日。多数患者 10～20 mg/d 有效。少数患者可能需要 100 mg。

3. 催乳素增多所致的经前期综合征　月经周期第 14 天开始口服，1.25 mg/d，逐渐增加至 2.5 mg/d，直至月经来潮。

4. 阻止产后泌乳或回乳　2.5 mg，2 次/日，连服 14 d。

5. 垂体催乳素腺瘤（不需手术切除的微腺瘤、巨大腺瘤术前用药或术后残留腺瘤）　从小剂量开始服用，逐渐增量，一般有效量为 7.5～60 mg/d。

6. 肢端肥大症或巨人症经手术、放疗未愈者　小剂量开始服用，有效量常为 7.5～20 mg/d。

【用药须知】 1. 药物的不良反应与用药剂量大小有关，且存在很大个体差异，减少剂量或停药后所有的反应均可消失。因此，给药后须密切观察，随时调整剂量。

2. 本品与乙醇合用可提高机体对乙醇的敏感性，增加胃肠道不良反应。服药期间不宜饮酒。

【制剂】 ①片剂：1 mg；2 mg；5 mg。②胶囊剂：5 mg；10 mg。

【贮藏】 密封、避光贮于 15 ℃以上。

培高利特
(pergolide)

别名：硫丙麦角林、Celance、Permax

本品属于半合成的麦角林类（ergoline）DA 激动剂。

【CAS】 66104-22-1

【ATC】 N04BC02

【理化性状】 1. 化学名：Methyl（8*R*，10*R*）-6-propylergolin-8-ylmethyl sulphide

2. 分子式：$C_{19}H_{26}N_2S$

3. 分子量：314.49

4. 结构式

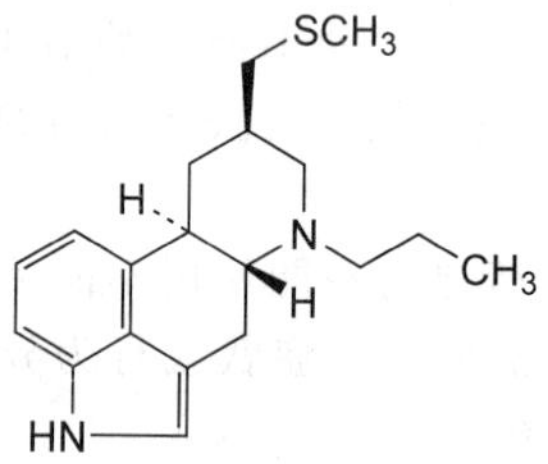

甲磺酸培高利特
(pergolide mesylate)

〖CAS〗 66104-23-2

〖理化性状〗 1. 本品为白色或类白色结晶性粉末。微溶于水、乙醇和二氯甲烷，极微溶于丙酮，略溶于甲醇。

2. 化学名：Methyl (8*R*，10*R*)-6-propylergolin-8-ylmethyl sulphide methanesulphonate

3. 分子式：$C_{19}H_{26}N_2S \cdot CH_4O_3S$

4. 分子量：410.6

【药理作用】 本品对 D_1 和 D_2 受体均有亲和力，具有直接的多巴胺能活性。其作用强度比溴隐亭高 10 倍。将本品（0.1～15 mg/d）作为左旋多巴的辅药用于 PD 患者时，患者活动不能和动作困难的程度减轻，呈"关"状态的时间缩短。当培高利特平均剂量为 2.5 mg/d 时，DA 的需要量可减少 33%；当平均剂量为 4.6 mg/d 时，DA 的用量可减少 78%。长期使用本品时，最佳疗效出现在用药后 2～12 个月，以后就向不佳的方向转变。

【体内过程】 口服吸收迅速，1～3 h 达血药峰值，$t_{1/2}$ 为 12～24 h，一次给药后 7 d 内可完全清除，代谢产物随尿液排泄量平均为50%，经呼吸道排出量为5%，其余的40%～50%随粪便排出。

【适应证】 1. 辅助性用于长期左旋多巴治疗效果减退出现的“开关”现象和“剂量终末”时的症状波动。

2. 用于治疗肢端肥大症。

3. 治疗催乳素瘤所引起的高催乳血症。

4. 用于阻止分娩后泌乳。

【不良反应】 1. 参见溴隐亭。

2. 不良反应主要有恶心、呕吐、便秘、眩晕、幻觉、鼻炎、动作困难、精神错乱、嗜睡，首剂直立性低血压及失眠。

3. 还会引起ECG改变、心悸及无症状性心律失常。

【妊娠期安全等级】 B。

【药物相互作用】 参见溴隐亭。

【剂量与用法】 开始2 d口服0.05 mg/d，继后3 d，每天增加0.1～0.15 mg，连用12 d，此后每3 d增加0.25 mg/d，直至达最高疗效。一般常用维持量为3 mg/d，3次分服，但亦可使用5 mg/d。

【用药须知】 1. 参见溴隐亭。

2. 应逐渐减量停药。

【制剂】 片剂：0.05 mg；0.25 mg；1 mg。

【贮藏】 密封贮于室温。

卡麦角林
(cabergoline)

别名：Dostinex

本品为麦角衍生物。

【CAS】 81409-90-7

【ATC】 G02CB03；N04BC06

【理化性状】 1. 本品为白色或类白色结晶性粉末，具多晶型。几乎不溶于水，易溶于乙醇，极微溶于正己烷。微溶于0.1 mol/L的盐酸。

2. 化学名：(8*R*)-6-Allyl-*N*-[3-(dimethylam-ino)-propyl]-*N*-(ethylcarbamoyl)ergoline-8-carboxamide

3. 分子式：$C_{26}H_{37}N_5O_2$

4. 分子量：451.6

5. 结构式

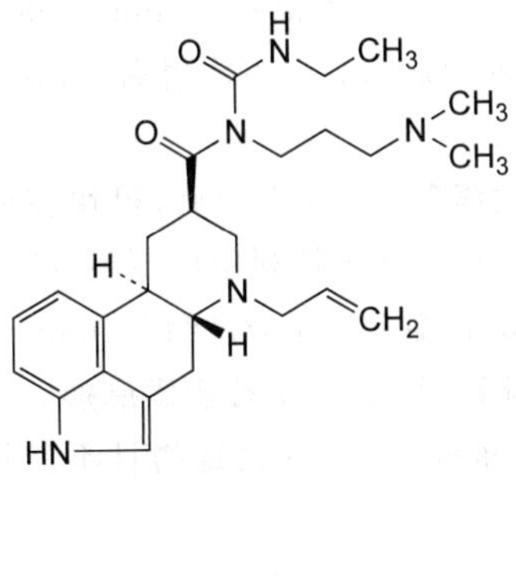

【药理作用】 本品具有DA受体激动作用，其特点是强力、长效并有选择性，与D_2受体有高度亲和力。作用与临床应用参见溴隐亭。用于高催乳素血症。给予卡麦角林后，由于DA受体受到刺激，可抑制泌乳素达2周。本品也有试用于乳腺癌。近年来，还用于治疗震颤麻痹。一些神经学家将其用于早期治疗以延缓左旋多巴的应用，而另一些人则将本品留待左旋多巴不再有效或不能耐受时使用。本品与左旋多巴同用时，对改善“开关”现象中的“关”期有较好效果。据报道，一日给卡麦角林1次就可显著改善患者的日常生活能力和UPDRS运动检查评分，并减少DA的需要量达18%，呈“开”状态的时间也明显增加。

【体内过程】 本品口服后可被吸收，达峰时间为0.5～4 h，消除$t_{1/2}$约为6 h。该药被广泛代谢成失活代谢物后，随尿液和粪便排出。

【适应证】 1. 用于治疗震颤麻痹。

2. 用于高催乳素血症。

3. 试用于乳腺癌。

【不良反应】 1. 参见溴隐亭。

2. 文献报道1例使用本品后16个月发生胸膜肺病，另2例发生胸腔积液和肺纤维化。

【妊娠期安全等级】 B。

【禁忌与慎用】 1. 参见溴隐亭。

2. 哺乳期妇女禁用。

【药物相互作用】 参见溴隐亭。

【剂量与用法】 开始治疗时，0.25 mg/周，以后每周增加0.5 mg。直至4.5 mg/周。

【用药须知】 1. 参见溴隐亭。

2. 有的患者不能耐受溴隐亭，却能耐受本品。

3. 在停止本品治疗至少1个月后方可怀孕。

【制剂】 片剂：0.25 mg。

【贮藏】 密封贮于室温。

罗匹尼罗
(ropinirole)

别名：累匹利洛、Requip

本品是一种非麦角的多巴胺D_2激动剂。

【CAS】 91374-21-9

【ATC】 N04BC04

【理化性状】 1. 化学名：4-[2-(Dipropylamino)ethyl]-2-indolinone

2. 分子式：$C_{16}H_{24}N_2O$

3. 分子量：260.4

4. 结构式

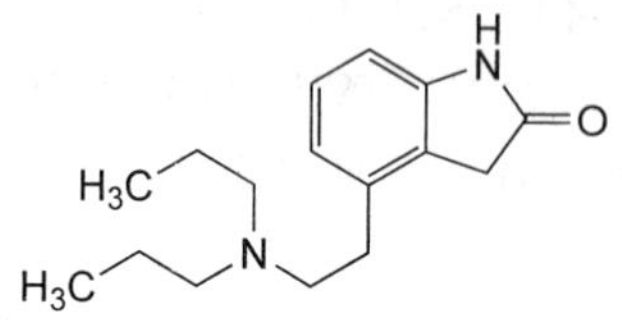

盐酸罗匹尼罗
(ropinirole hydrochloride)

〖CAS〗 91374-20-8

〖理化性状〗 1. 化学名:4-[2-(Dipropylamino) ethyl]-2-indolinone hydrochloride

2. 分子式:$C_{16}H_{24}N_2O \cdot HCl$

3. 分子量:296.8

【药理作用】 作用类似溴隐亭。单用或与左旋多巴合用治疗帕金森病。能显著缩短"关"的时间,改善 UPDRS 运动评分,减少左旋多巴的需求量(约 20%)。

【体内过程】 本品口服后迅速被吸收,1.5 h 可达血药峰值。食物可能减慢其速度。生物利用度约为 50%,蛋白结合率为 10%~40%。本品主要通过 CYP1A2 代谢,代谢物随尿液排出。平均消除 $t_{1/2}$ 约为 6 h。

【适应证】 用于震颤麻痹。

【不良反应】 参见溴隐亭。

【妊娠期安全等级】 C。

【禁忌与慎用】 1. 对本品过敏者和哺乳期妇女禁用。

2. 肝功能不全或重度肾功能不全患者禁用。

【药物相互作用】 1. 参见溴隐亭。

2. 高剂量雌激素可升高本品的血药浓度。

3. 酶诱导剂和酶抑制剂可使本品血药浓度降低或升高。

【剂量与用法】 成人通常开始口服 750 μg,3 次分服,进餐时服药更好。继后隔周增加 750 μg/d,直至达到最佳疗效,通常每天在 3~9 mg 范围内。如合用左旋多巴,本品可能需要使用较高的剂量。每天用量不可超过 24 mg。

【用药须知】 1. 参见溴隐亭。

2. 本品合用左旋多巴时,必须仔细确定左旋多巴最适宜的合用剂量,并注意个体化。

【制剂】 片剂(盐酸盐):250 μg;500 μg。

【贮藏】 密封贮于室温。

阿朴吗啡
(apomorphine)

别名:去水吗啡

本品是一种强效 DA 受体激动剂。

【CAS】 58-00-4

【ATC】 G04BE07;N04BC07

【理化性状】 1. 化学名:(6a*R*)-5,6,6a,7-Tetrahydro-6-methyl-4*H*-dibenzo[*de*, *g*] quinoline-10,11-diol

2. 分子式:$C_{17}H_{17}NO_2$

3. 分子量:267.32

4. 结构式

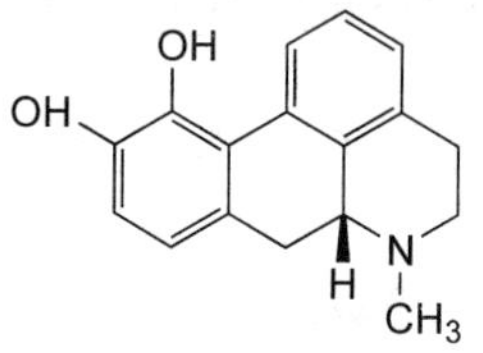

盐酸阿朴吗啡
(apomorphine hydrochloride)

〖CAS〗 314-19-2 (anhydrous apomorphine hydrochloride); 41372-20-7 (apomorphine hydrochloride hemihydrate)

〖理化性状〗 1. 本品为白色或微黄色至淡绿色的灰白色晶体或结晶性粉末,在空气中或光线下绿色更明显。略溶于水和乙醇。1%的水溶液 pH 为 4.0~5.0。

2. 化学名:(6a*R*)-5, 6, 6a, 7-Tetrahydro-6-methyl-4*H*-dibenzo [*de*, *g*] quinoline-10, 11-diol hydrochloride hemihydrate

3. 分子式:$C_{17}H_{17}NO_2 \cdot HCl \cdot 1/2H_2O$

4. 分子量:312.8

5. 稳定性:本品的水溶液在贮藏过程中会分解,如果溶液变绿色、棕色或有沉淀时,严禁使用。

【药理作用】 早在 19 世纪晚期,本品就开始用于催吐和治疗多种精神病,1951 年试用于治疗 PD 患者,20 世纪 70 年代进一步证实其治疗 PD 患者的作用,然而,因其会引起严重的恶心、呕吐及其他不良反应而限制了其临床应用。多潘立酮能减轻或者消除阿朴吗啡的许多不良反应,它的问世促进了本品在临床上的应用。本品在 15 min 或更短时间内可逆转 PD 患者的症状。皮下注射后,可在 60~90 min 内改善症状。

【体内过程】 口服给药后,很快在肝内近乎完全的首过代谢,故其生物利用度不足 5%。皮下给药后 5~10 min 达血药峰值,$t_{1/2}$ 约 30 min。

【适应证】 1. 用于治疗震颤麻痹。

2. 用于催吐,用于吞食毒物且不能接受洗胃的患者。但对麻醉药中毒病例无效，甚或加重中枢抑制，加重险情。

【不良反应】 1. 最常见的不良反应有恶心、呕吐、面色苍白、直立性低血压、多汗、运动徐缓、震颤不安、欣快，其他自主神经功能失调表现也较常见。

2. 对中枢神经系统有兴奋或抑制作用，可出现循环衰竭、呼吸抑制、昏迷甚至死亡。

【妊娠期安全等级】 C。

【禁忌与慎用】 1. 老年人体弱者禁用。

2. 严重心脏病、动脉硬化患者禁用。

3. 对阿片过敏者、中枢神经抑制病、痴呆症患者禁用。

4. 开放性肺结核患者禁用。

5. 胃和十二指肠溃疡患者禁用。

6. 尚未明确本品是否可经乳汁分泌，哺乳期妇女应权衡利弊选择停药或停止哺乳。

7. 儿童用药的安全性及有效尚未确定。

【药物相互作用】 多潘立酮能减轻或者消除本品的许多不良反应。

【剂量与用法】 1. 用于 PD　一次 0.5～2 mg，皮下注射，作用可维持 1～2 h。

2. 用于催吐　一次 2～5 mg，皮下注射，小儿按体重 0.07～0.1 mg/kg。极量一次 5 mg。

【用药须知】 1. 为提高疗效，注射前应先喝水，成人 250 ml。

2. 应定期进行肝、肾、造血和心血管功能的监测。

3. 合用本品和左旋多巴前应检查溶血性贫血，然后每 6 个月复查 1 次。

4. 禁用于士的宁或误吞入强酸或强碱等腐蚀剂的中毒，因其可加重士的宁中毒的程度，以及使受腐蚀的食管损害加剧。

5. 对麻醉药物中毒的患者，由于中枢已被抑制，本品常难奏效，甚至可能加重其抑制作用，故不宜使用。

【制剂】 注射液：5 mg/1 ml。

【贮藏】 密封保存。

麦角乙脲
(lisuride)

别名：Dopergin、Proclacam、Revanil

本品为部分合成的麦角碱制剂。

【CAS】 18016-80-3

【ATC】 G02CB02；N02CA07

【理化性状】 1. 化学名：1，1-Diethyl-3-(7-methyl-4，6，6a，7，8，9-hexahydro-indolo[4，3-*fg*]quinolin-9-yl)-urea

2. 分子式：$C_{20}H_{26}N_4O$

3. 分子量：338.45

4. 结构式

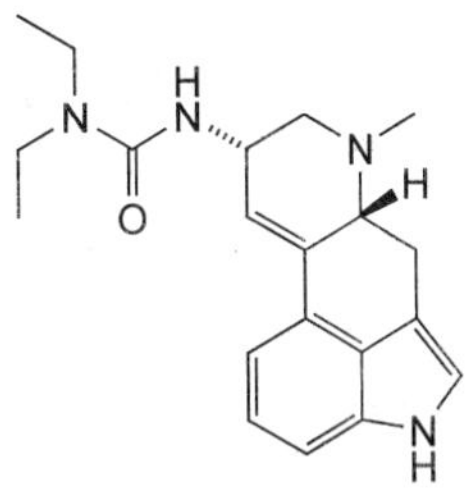

【简介】 本品为多巴胺受体激动剂，主要为 D_2 受体激动剂，对 D_1 受体有轻度激动作用；另外本品亦是一种 5-羟色胺抑制剂，用于治疗帕金森病、原发性和继发性断乳（泌乳停止）、产后泌乳停止、乳腺炎、乳溢、泌乳素诱发的闭经、其他泌乳素相关的环路紊乱。泌乳素诱发的女性不孕、高泌乳素血症性男性性欲紊乱、与高泌乳素水平有关的绝经期前不适、肢端肥大症。开始治疗时，于夜间口服 0.1 mg，以后每周增加一日量 0.2 mg，直至一次 0.4～1 mg，3 次/日。对反应有明显波动的患者，用量可加至一次 0.2～0.6 mg，6 次/日。不良反应有恶心、头痛、疲劳、眩晕、反应迟钝、出汗、呕吐等，特别是在治疗开始时，如剂量增加过快，还可出现噩梦、幻觉、类偏执狂反应、模糊状态。还可出现睡眠紊乱、皮肤反应和水肿。在帕金森病患者还可出现气短、肾功能异常和运动障碍。

吡贝地尔
(piribedil)

别名：泰舒达、Pronoran、Trivastal Retard、Trastal、Trivastan、Clarium

本品为多巴胺能激动剂。

【CAS】 3605-01-4

【ATC】 N04BC08

【理化性状】 1. 化学名：2-[4-(Benzo[1，3]dioxol-5-ylmethyl)piperazin-1-yl]pyrimidine

2. 分子式：$C_{16}H_{18}N_4O_2$

3. 分子量：298.34

4. 结构式

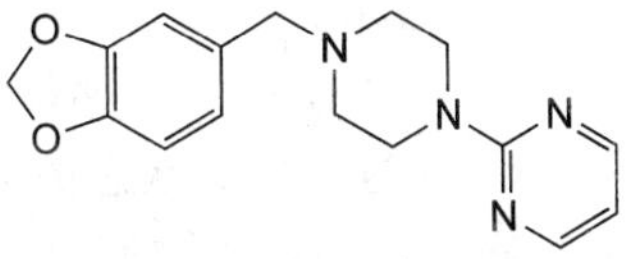

【药理作用】 本品可刺激大脑代谢，同时刺激

皮质电发生，增加氧消耗，提高大脑皮质组织 PO_2，增加循环血量；在人体，本品治疗期间出现以“多巴胺能”类型刺激脑皮质电发生，对多巴胺所致的各种功能具有临床作用。对于外周循环，本品可增加股血管血流量，这一作用机制可能是由于抑制交感神经张力所致。

【体内过程】 1. 本品吸收迅速，口服后 1 h 达 C_{max}。血浆清除为双相，第一时相 $t_{1/2}$ 1.7 h，第二时相较慢，其 $t_{1/2}$ 6.9 h。本品产生两种代谢产物，羟化衍生物和双羟化衍生物。

2. 本品主要随尿液排出，吸收的本品有 68%以代谢产物的形式经肾排出，25%经胆汁排出。50 mg 的本品缓释片剂在体内逐渐吸收，活性成分逐渐释放。作用持续超过 24 h。服药的 24 h 内有大约 50%经尿液排出，在 48 h 内全部排出。

【适应证】 1. 作为单一药物疗法或与左旋多巴合用治疗帕金森病，改善老年患者的病理性认知和感觉神经功能障碍，如注意力和(或)记忆力下降、眩晕。

2. 用于治疗动脉病变的痛性症状(步行时痛性痉挛)。

3. 用于治疗循环源性的眼科障碍。

【不良反应】 1. 轻微的消化道不适(恶心、呕吐、胀气)，可在剂量个体化调整后消失。

2. 服用本品有出现昏睡的报道，在极少个体中，日间出现过度的昏睡和突然进入睡眠状态。

3. 也可出现心理紊乱如意识混乱或激越，尽管比较罕见。这些症状可在停药后消失。

4. 血压紊乱(直立性低血压)或血压不稳非常少见。

5. 由于含有胭脂红，有可能引起过敏反应。

【禁忌与慎用】 1. 对本品中任何成分过敏者、心血管性虚脱、心肌梗死急性期禁用。

2. 不建议妊娠期妇女、哺乳期妇女及儿童使用。

【药物相互作用】 多巴胺能激动剂和精神安定类药(不包括氯氮平)之间存在着拮抗作用。

【剂量与用法】 1. 单独使用治疗帕金森病 150～250 mg/d，分 3～5 次服用。

2. 与左旋多巴合用治疗帕金森病 50～150 mg/d，分 1～3 次服用。

3. 其他适应证 50 mg/d，主餐后服用。严重病例 100 mg/d，分 2 次服用。

【用药须知】 1. 在使用本品进行治疗的患者中，有出现昏睡和突然进入睡眠状态的情况，特别是帕金森病患者。在日常的活动中间突然入睡，没有前兆的情况罕有报道。有必要告知患者有此类不良反应的可能，在服药治疗期间如果患者驾车或者是进行机器操作必须小心注意。曾经出现过昏睡或突然入睡的患者不可驾驶车辆或进行机器操作。应当考虑减少用药剂量或退出治疗。

2. 本品缓释片由于含有蔗糖成分，对于果糖不耐受，葡萄糖或半乳糖吸收不良或者蔗糖-异麦芽糖酶不足的患者不宜使用本品。

3. 在使用多巴胺能激动剂特别是本品进行治疗的帕金森病患者中已有病态赌博(强迫性赌博)、性欲亢进及性欲增加病例的报道。这些病例主要发生在使用高剂量治疗的患者中，如减少剂量或停止多巴胺能受体激动剂治疗后症状可逆转。

【制剂】 缓释片：50 mg。

【贮藏】 遮光、密闭保存。

普拉克索
(pramipexole)

本品为多巴胺受体激动剂。

【CAS】 104632-26-0

【ATC】 N04BC05

【理化性状】 1. 化学名：(S)-2-Amino-4,5,6,7-tetrahydro-6(propylamino)benzothiazole

2. 分子式：$C_{10}H_{17}N_3S$

3. 分子量：211.32

4. 结构式

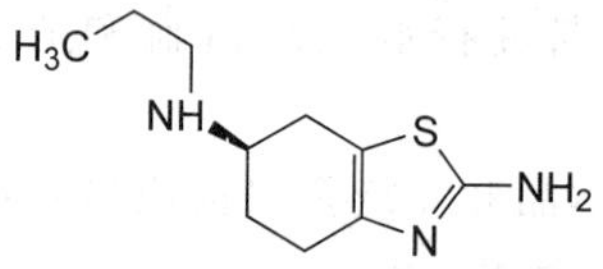

盐酸普拉克索
(pramipexole dihydrochloride)

别名：森福罗、Mirapex、Mirapexin、Sifrol

〖CAS〗 104632-25-9(anhydrous pramipexole hydrochloride)；191217-81-9(pramipexole hydrochloride monohydrate)

〖理化性状〗 1. 本品为白色至类白色粉末，熔点 296～301 ℃。易溶于水和甲醇，微溶于乙醇，几乎不溶于二氯甲烷。

2. 化学名：(S)-2-Amino-4,5,6,7-tetrahydro-6(propylamino)benzothiazole dihydrochloride monohydrate。

3. 分子式：$C_{10}H_{17}N_3S \cdot 2HCl \cdot H_2O$

4. 分子量：302.26

【药理作用】 1. 本品是一种多巴胺受体激动剂，与多巴胺受体 D_2 亚族结合有高度选择性和特异性，并具有完全的内在活性，对其中的 D_3 受体有优先亲和力。本品通过兴奋纹状体的多巴胺受体来减轻帕金森病患者的运动障碍。动物实验显示本品抑制多巴胺的合成、释放和更新。

2. 治疗不宁腿综合征的作用机制尚未明确。神经药理学证据提示可能与多巴胺能系统有关。

【体内过程】 1. 口服本品吸收迅速完全。绝对生物利用度高于 90%，最大血药浓度在服药后 1～3 h 之间出现。与食物同服不会降低本品吸收的程度，但会降低其吸收速率。本品显示出线性动力学特点，患者间血浆水平差异很小。

2. 在人体内，本品的血浆蛋白结合度很低（<20%），分布容积很大（400 L）。可观察到药物在大鼠脑组织中的浓度很高（大约为血浆浓度的 8 倍）。

3. 本品在男性体内的代谢程度很低。以原形从肾排泄是主要清除途径。[^{14}C]标记的药物大约有 90%是通过肾排泄的，粪便中的药物少于 2%。本品的总清除率大约为 500 ml/min，肾清除率大约为 400 ml/min。清除 $t_{1/2}$ 为 8～12 h。

【适应证】 1. 治疗特发性帕金森病的体征和症状，单独（无左旋多巴）或与左旋多巴合用。例如，在疾病后期左旋多巴的疗效逐渐减弱或者出现变化和波动时（剂末现象或“开关”波动），需要应用本品。

2. 治疗中、重度原发性不宁腿综合征。

【不良反应】 常见不良反应包括做梦异常、意识模糊、便秘、妄想、头晕、运动障碍、疲劳、幻觉、头痛、运动功能亢进、低血压、食欲增加（暴食、食欲过盛）、失眠、性欲障碍、恶心、外周水肿、偏执、病理性赌博、性欲亢进或其他异常行为、嗜睡、体重增加、突然睡眠发作、瘙痒、皮疹和其他过敏症状。

【禁忌与慎用】 1. 对本品中任何成分过敏者禁用。

2. 本品禁用于妊娠期，除非确实需要，例如，对胎儿潜在的益处大于风险时。

3. 由于本品抑制人催乳素的分泌，因此，它可抑制泌乳。本品是否可分泌到妇女乳汁中还未进行研究。由于缺乏人体数据，不应该在哺乳期内应用本品。然而，如果其应用不可避免的话，应暂停哺乳。

【药物相互作用】 1. 本品与血浆蛋白的结合程度很低（低于 20%），在男性体内几乎不发生生物转化。因此，本品不可能与影响血浆蛋白结合的其他药物相互作用。由于抗胆碱能药物主要通过生物转化清除，所以尽管本品与抗胆碱能药物的相互作用还未被研究，但可推测这种相互作用的可能性非常有限。

2. 本品与司来吉兰和左旋多巴没有药动学的相互作用。

3. 西咪替丁可以使本品的肾清除率降低大约 34%，可能是通过对肾小管阳离子分泌转运系统的抑制实现的。因此，抑制这种主动的肾清除途径或通过这种途径清除的药物，例如西咪替丁和金刚烷胺，可能与普拉克索发生相互作用并导致任何一种或两种药物的清除率降低。当这些药物与本品同时应用时，应考虑降低本品的剂量。当本品与左旋多巴合用时，建议在增加本品的剂量时降低左旋多巴的剂量，而其他抗帕金森病治疗药物的剂量保持不变。

4. 由于可能的累加效应，患者在服用本品的同时慎用其他镇静药物或乙醇。

5. 避免与抗精神病药物同时应用，预计会有拮抗作用。

【剂量与用法】 用水送服，是否与食物同服均可，即释剂型口服 3 次/日，缓释剂型 1 次/日。

1. 治疗帕金森病

（1）初始治疗　起始剂量为 0.375 mg/d，然后隔 5～7 d 增加至 0.75 mg/d，再隔 5～7 d 增加至 1.5 mg/d。如果患者可以耐受，应增加剂量以达到最大疗效。如果需要进一步增加剂量，应该以周为单位，每周加量 1 次，一次日剂量增加 0.75 mg。一日最大剂量为 4.5 mg。然而，应该注意的是，一日剂量高于 1.5 mg 时，嗜睡发生率增加。

（2）维持治疗　个体剂量应该在每天 0.375～4.5 mg 之间。在临床试验中有大约 5%的患者每天服用剂量低于 1.5 mg。当计划减少左旋多巴治疗时，每天服用剂量>1.5 mg 对晚期帕金森病患者可能有效，在本品加量和维持治疗阶段，建议根据患者个体的反应以减少左旋多巴用量。

（3）突然中止治疗　突然中止多巴胺能治疗会导致神经阻滞剂恶性综合征发生。因此，应该以每天减少 0.75 mg 的速度逐渐停药，直到日剂量降至 0.75 mg。此后应每天减少 0.375 mg。

（4）肾功能不全患者的用药　清除本品要依靠肾功能。对于初始治疗建议应用如下剂量方案：①Ccr>50 ml/min 的患者不必降低日剂量；②Ccr 介于 20～49 ml/min 之间的患者，本品的初始日剂量应分 2 次服用，一次 0.125 mg；③Ccr<20 ml/min 的患者，本品的日剂量应一次服用，从每天 0.125 mg 开始；④如果在维持治疗阶段肾功能降低，则以与 Ccr 下降相同的百分比降低本品的日剂量，例如，当 Ccr 下降 30%，则本品的日剂量也减少 30%。如果 Ccr 介于 20～49 ml/min 之间，日剂量应分两次服用；如果 Ccr<20 ml/min，一日剂量应 1 次服用。

（5）肝功能不全患者的用药　对肝功能不全的

患者可能不需要进行剂量调整,因为所吸收的药物中大约 90%是通过肾排泄的。然而,肝功能不全是否影响本品的清除尚不明确。

2. 治疗不宁腿综合征

(1) 推荐剂量为 0.125 mg,睡前 2～3 h 服用,如效果不明显,可隔 4～7 d 增量至 0.25 mg/d,再隔 4～7 d 增量至 0.5 mg/d,无证据显示超过此剂量更有效。

(2) 中、重度肾功能不全患者,向上调整剂量的时间间隔为 14 d。

【用药须知】 1. 幻觉为多巴胺受体激动剂和左旋多巴治疗的不良反应。应告知患者可能会发生幻觉(多为视觉上的)。对于晚期帕金森病,联合应用左旋多巴,可能会在本品的初始加量阶段发生运动障碍。如果发生上述不良反应,应该减少左旋多巴的用量。

2. 本品与嗜睡和突然睡眠发作有关,尤其对于帕金森病患者。在日常活动中的突然睡眠发作,有时没有意识或预兆,但是这种情况很少。必须告知患者这种不良反应,建议其在应用本品治疗的过程中要谨慎驾驶车辆或操作机器。已经发生过嗜睡和(或)突然睡眠发作不良反应的患者,必须避免驾驶或操作机器,而且应该考虑降低剂量或终止治疗。

3. 由于可能的累加效应,当患者在服用本品时应慎用其他镇静类药物或乙醇。

4. 在使用多巴胺受体激动剂包括本品的帕金森病患者中曾经报道过出现病理性赌博,性欲增高和性欲亢进。因此,应告知患者和护理人员可能会出现行为改变。可考虑减少剂量/逐渐中止治疗。

5. 应定期或在发生视觉异常时进行眼科检查。

6. 由于多巴胺能治疗与体位性低血压发生有关,建议监测血压,尤其在治疗初期。

【制剂】 ①片剂:0.125 mg;0.25 mg;0.5 mg;0.75 mg;1.0 mg;1.5 mg。②缓释片:0.375 mg;0.75 mg;1.5 mg;2.25 mg;3.75 mg;4.5 mg。

【贮藏】 密封,30 ℃以下避光保存。置于儿童接触不到的地方。

罗替戈汀

(rotigotine)

别名:Neupro

本品是一种非麦角素类的多巴胺受体激动剂,制成透皮贴剂供临床使用。

【CAS】 99755-59-6

【ATC】 N04BC09

【理化性状】 1. 化学名:(6S)-6-{Propyl[2-(2-thienyl)ethyl]amino}-5,6,7,8-tetrahydro-1-naphthalenol

2. 分子式:$C_{19}H_{25}NOS$

3. 分子量:315.48

4. 结构式

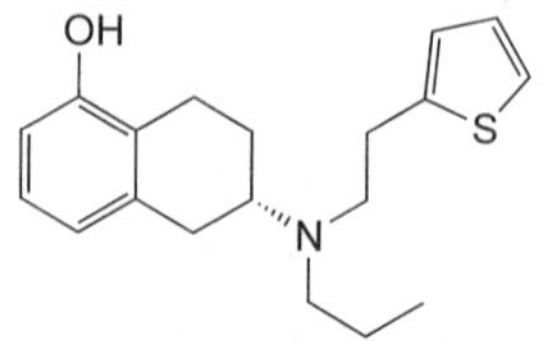

【药理作用】 本品治疗帕金森病的确切作用机制尚不清楚,一般认为与其激动大脑尾壳核内多巴胺受体有关。其治疗不宁腿综合征的确切作用机制也不清楚,被认为与其激动多巴胺受体有关。

【体内过程】 平均来说,在 24 h 内约 45%的本品(0.2 mg/cm^2)从贴剂中释放。本品主要以非活性共轭物形式排至尿液中。移除贴片后,血药浓度降低,终末 $t_{1/2}$ 为 5～7 h。药动学呈双相消除,初始 $t_{1/2}$ 为 3 h。

1. 吸收　单剂量 8 mg/24 h 用于躯干后,直至药物在血浆中被检出,有一个平均约 3 h 的滞后时间。t_{max} 一般出现在给药后 15～18 h,但血药峰值可在给药后 4～27 h 内出现。然而,观察不到浓度的特征峰。本品贴剂一日剂量范围为 1～24 mg/24 h 药动学与剂量成正比。在本品的临床疗效研究中,一日更换透皮给药部位(腹部、大腿、臀部、腰部、肩部或上臂),在 6 个月的维持治疗中测得的本品平均血药浓度稳定。针对患有帕金森病的患者,评估在稳态下,在不同使用部位上,其生物利用度的差异范围可由低于 1%(腹部 vs 臀部)到 64%(肩部 vs 大腿),在肩部使用部位的生物利用度高。

由于本品经皮肤吸收,食物不影响其吸收,因此,给药时不考虑进食时间。

对健康受试者给予本品,一日给药后的 2～3 d 内,受试者的血药浓度可达稳态。

2. 分布　重复给药后表观分布容积(V_d/F)约为 84 L/kg。在体外,本品血浆蛋白结合率约为 92%,体内约为 89.5%。

3. 代谢　本品经由共轭结合作用和去烷基化被大量代谢。静脉给药后,在人体血浆中的主要代谢产物为本品的硫酸盐共轭物、葡糖醛酸共轭物,*N*-去丙基硫酸盐共轭物及 *N*-去噻吩基共轭物。多种 CYP 同工酶、硫基转移酶及两种 UDP 葡糖醛酸基转移酶均可催化本品的代谢。

移除贴片后,血药浓度就会降低。药动学呈双相消除,初始 $t_{1/2}$ 为 3 h,终末期 $t_{1/2}$ 为 5～7 h。

4. 排泄　本品主要以非活性共轭物与 *N*-丙基代谢物排泄至尿液中（约 71%），少部分随粪便排泄（约 23%）。出现在尿液中的主要代谢物为本品的硫酸盐（占吸收量的 16%～22%）、葡糖醛酸化物（11%～15%）、*N*-去丙基硫酸盐代谢物（14%～20%）及 *N*-去噻吩基硫酸盐代谢物（10%～21%）。约 11%是以其他代谢物的形式经肾排出，有少量的本品共轭物由肾排出（低于吸收剂量的 1%）。

5. 特殊人群　中度肝功能不全（Child Pugh 分类 B 级）患者的本品血药浓度未出现相关变化。中度肝功能不全患者无需调整剂量。重度肝功能不全患者尚无资料可考。

轻度至重度肾功能不全（包括必须接受血液透析治疗的患者）患者的血药浓度未出现相关变化。未接受血液透析治疗的重度肾功能不全患者（即肌酸酐清除率为 15≤30 ml/min），对共轭物代谢产物的暴露量加倍。不建议进行剂量调整。

性别、年龄及种族对本品药动学无明显影响。

【适应证】 1. 用于治疗原发性帕金森病。

2. 用于治疗中至重度原发性不宁腿综合征（RLS）。

【不良反应】 1. 早期帕金森病患者

（1）在双盲、安慰剂对照，剂量反应性研究中、早期帕金森病患者在最高推荐剂量（6 mg/24 h）时的常见不良反应有恶心、呕吐、嗜睡、用药部位反应、头晕、食欲缺乏、多汗、失眠。

（2）在安慰剂对照、剂量反应性研究中，早期帕金森病患者给予本品贴剂 6 mg/24 h 治疗时出现的≥2%不良反应有耳鸣、恶心、呕吐、食欲缺乏、消化不良、用药部位反应、疲劳、外周水肿、上呼吸道感染、鼻窦炎、挫伤、尿白细胞阳性、心电图 T 波异常、体重下降、食欲缺乏、肌肉痉挛、头晕、直立性低血压、嗜睡、昏睡、平衡功能障碍、失眠、清晨过早觉醒、噩梦、抑郁症，勃起障碍、咽喉痛、呃逆，多汗、红疹、皮肤瘙痒。

（3）12%的患者在接受本品贴剂最高推荐剂量（6 mg/24 h）治疗时由于不良反应而停药，与之相比较，安慰剂组只有 6%。

2. 晚期帕金森病患者

（1）在临床研究中，晚期帕金森病患者给予 8 mg/24 h 本品贴剂，不良反应发生率≥2%的有恶心、呕吐、便秘、腹泻、用药部位反应、外周水肿、乏力，骨骼肌痛、关节痛，嗜睡、头晕、运动障碍、头痛、震颤、睡眠不佳，幻觉、梦魇，咳嗽、鼻塞、多汗、红斑、血管疾病、高血压。

（2）15%的患者由于不良反应导致停药，而安慰剂组只有 9%。

3. 不宁腿综合征

（1）不宁综合征患者给予 2 mg/24 h 或 3 mg/24 h 本品贴剂，不良反应发生率≥2%的有眩晕、头晕、口干、便秘、呕吐、消化不良，用药部位反应、体虚、鼻咽炎、鼻窦炎、血清铁蛋白下降、肌痉挛、头痛、嗜睡、头晕、睡眠不佳、睡眠障碍、噩梦、瘙痒、多汗、红疹、高血压、阵发性皮肤炽热感。

（2）24%的患者由于不良反应导致停药，而安慰剂组只有 3%。

4. 实验室异常包括血红蛋白降低、尿素氮升高、血糖降低。

【妊娠期安全等级】 C。

【禁忌与慎用】 1. 本品禁用于已证实对本品或经皮吸收系统赋形剂成分过敏的患者。

2. 进行核磁共振造影或心脏电复律时禁用。

3. 妊娠期妇女只有潜在的益处大于对胎儿伤害的风险时才可使用。

4. 本品会降低人类泌乳素分泌，且可能会抑制乳汁分泌。由于本品有分泌至人乳中的可能性且本品对哺乳的婴儿可能有不良反应，故应权衡药物对母体的重要性，选择停止哺乳或停药。

5. 老年人用药安全性和有效性与年轻患者无显著差异，反应性亦未观察到差异，但不能排除某些年长个体有较高的敏感度。

【药物相互作用】 1. 经 CYP 的相互作用

（1）体外研究显示多种 CYP 同工酶能够催化本品的代谢作用。未观察到本品代谢受到明显的抑制。若单一 CYP 同工酶受到抑制，其他同工酶可以催化本品的代谢。

（2）本品及 5-*O*-葡糖醛酸、去烷基和单羟基代谢物对 CYP1A2、CYP2 C9 和 CYP3A4 无抑制作用，但在治疗浓度下，对 CYP2 C19 和 CYP2 D6 有较低的抑制作用。

（3）在人类体外肝细胞中，本品并无诱导 CYP1A2、CYP2B6、CYP2 C9 和 CYP3A4 的迹象。

（4）本品由多重磺基转移酶和双重 UDP-葡糖醛酸基转移酶（UGT1A9 和 UGT2B15）进行代谢。由于有多种途径，故不会因为任一路径受到抑制而显著改变本品的血药浓度。

2. 在体外试验中，无本品从血浆蛋白结合位点置换华法林的可能性（反之亦然）。

3. 本品不影响 P-糖蛋白介导的地高辛的转运。

4. 本品（4 mg/24 h）与 CYP1A2、CYP2B6、CYP2 C9 和 CYP3A4 抑制剂西咪替丁（400 mg，bid）合用时，并不影响健康受试者的稳态药动学。

5. 本品（4 mg/24 h）与左旋多巴-卡比多巴（100 mg/25 mg,2 次/日）合并使用时，对本品的稳态药动学无影响，本品对左旋多巴-卡比多巴的药动学亦无影响。

6. 本品（3 mg/24 h）与口服避孕药合用（0.03 mg 炔雌醇，0.15 mg 左炔诺孕酮）不影响避孕药的药效学和药动学。

7. 本品与 CYP2 C19 选择性抑制剂奥美拉唑（40 mg/d）合用，对本品稳态药动学无影响。

8. 多巴胺拮抗剂如抗精神病药或甲氧氯普胺可能抵消本品的作用。

【剂量与用法】 每天贴 1 次。贴片应在每天同一时间贴于适当的部位。贴片在皮肤上保留 24 h，然后再另一部位更换一张新的贴片。如果患者忘记在每天用药时间更换贴片，或者贴片失去了黏性，应在一天中剩下的时间换用一张新的贴片。

1. 剂量 推荐剂量是指贴片所标注的剂量。

(1) 早期帕金森病 剂量应给从 2 mg/24 h 开始，依据患者的耐受程度及临床改善程度，每周递增 2 mg/24 h，直到有效剂量。早期帕金森病患者最低有效剂量为 4 mg/24 h。最高推荐剂量为 6 mg/24 h。

(2) 晚期帕金森病 剂量应从 4 mg/24 h 开始，依据患者的耐受程度及临床改善程度，每周递增 2 mg/24 h，最大剂量可达 8 mg/24 h。

(3) 不宁腿综合征 剂量应从 1 mg/24 h 开始，依据患者的耐受程度及临床改善程度，每周递增 2 mg/24 h，最大剂量可达 3 mg/24 h。

(4) 停药 本品贴剂应逐渐停药。一次将日剂量减少，最好隔天减量一次，直到完全停药。帕金森病患者日剂量最多减少 2 mg/24 h，不宁腿综合征患者日剂量最多减少 1 mg/24 h。

2. 使用方法

(1) 本品贴剂一日使用 1 次。贴片应该贴在腹前、大腿、臀部、腰部、肩部或上臂的洁净、干燥、无破损的皮肤表面。应避免在 14 d 内重复在同一部位使用贴片。不要将贴片用于发红、受到刺激或破损的皮肤上。

(2) 每张贴片都被包装在一个小袋内，打开包装后，应将贴片直接贴在皮肤上。在使用时须用掌力按压 30 s，以确保贴片与皮肤完全接触，尤其应注意边缘部分。如果本品用于多毛区，应在用药前至少 3 d 剃光用药部位毛发。

(3) 由于本品贴剂经透皮吸收，食物不影响其吸收，因此，使用不受用餐时间影响。有中度肝功能不全或轻至重度肾功能不全的患者无须调整剂量。当贴片从皮肤上脱落，应在该贴片 24 h 用药周期的剩余时间内更换一张新的贴片。

(4) 在贴上贴片后，应以肥皂和清水洗手以去除可能沾附的残余药物，并在洗手前小心不要触碰眼。

3. 移除贴剂

(1) 小心缓慢地撕除贴片。小心地将贴片对折（粘贴面对折互粘）然后丢弃，让孩童与宠物无法碰到。该贴片仍含有少量药物，有可能会伤害到孩童或宠物。

(2) 将粘贴处以肥皂和清水搓洗以移除残留于皮肤上的黏性物质。可使用婴儿油或矿物油去除剩余的黏胶。乙醇和其他溶剂（例如去光水）可能会造成皮肤发炎，故不宜使用。

(3) 以肥皂和清水搓洗双手。

(4) 皮肤移除处皮肤可能轻微发红，此症状会随时间消失。若持续有发炎或瘙痒感，应告知医师。

(5) 本品会导致恶心、呕吐及一般的胃肠道不适（如消化不良/腹部不适）。恶心和呕吐可能会频繁发生在治疗初期，可能需要调整剂量。

【用药须知】 1. 本品贴剂含有焦亚硫酸盐，可能会产生过敏反应（包括过敏症状），并使特定的潜在危险人群发生危及生命或不太严重的哮喘发作。目前亚硫酸盐过敏在一般人群中的发病率尚不清楚。哮喘患者比非哮喘患者更容易发生亚硫酸盐过敏。

2. 本品治疗的患者，曾报道在从事日常生活活动时睡着，包括在驾驶车辆时睡着，有时会因此发生意外。虽然报道称许多上述患者使用本品后嗜睡，但一些患者未觉察到警告信号，如过度嗜睡。其中一些嗜睡症状直到治疗一年后才发生。在最高推荐剂量（3 mg/24 h）治疗不宁腿综合征时，报道称 2% 的患者睡眠发作，安慰剂组患者无睡眠发作报告。

患者接受本品治疗后常发生嗜睡不良反应。在最高推荐剂量时，嗜睡的发生率不同，分别为早期帕金森病 16%，晚期帕金森病 4%，不宁腿综合征 6%。患者在用药期间驾驶、操作机器或高空作业时应谨慎。如果患者用药期间已经出现嗜睡症状应禁止进行以上活动。

危险因素包括同时使用镇静药及出现睡眠障碍。若患者发生日间嗜睡症状，或是在进行必须主动参与的活动（如谈话、进食等）时入睡，通常应停止使用本品。若继续使用本品，应告知患者不得驾驶车辆，或是避免从事其他可能造成危险的活动。关于减少剂量是否可以消除嗜睡症状的数据不充分。

3. 帕金森病患者给予本品治疗，幻觉的发生风险增加。在最高推荐剂量时，幻觉发生率差异为 4%，且这种差异随着剂量增加而增强。与 1% 的安慰剂组患者相比，3%的治疗组患者在最高推荐剂量时幻觉严重导致停药。本品上市后亦有幻觉报道。

4. 上市后的报道表明，在治疗期间或开始用药时或增加剂量时患者可能出现新的或恶化的精神状态和行为变化，这可能很严重，包括精神病样的行为。其他改善帕金森病症状的处方药物对精神和行为有相似的影响。这种不正常的思维和行为由一种或多种临床表现构成，包括偏执、妄想、幻觉、神志不清、精神病样行为、定向障碍、攻击性行为、躁动、谵妄。

患者本身有重大精神障碍的不应给予本品，因为有加剧原有精神病的风险。此外，某些用于治疗精神病的药物可能会加重帕金森病的症状，且可能会降低本品的疗效。

5. 病例报道指出，患者服用一种或多种增加中枢多巴胺受体激动剂，包括本品（一般用于治疗帕金森病），能体验到强烈的赌博欲望、性欲增加、有强烈的消费欲望、暴食，和（或）其他强烈的冲动，且无法控制这些冲动。有些报道指出，当剂量减少或停药时这些冲动停止。给予本品治疗时，患者可能无法识别这些异常行为，因此，医师应明确告知患者监护人密切关注新的或增加的这些症状。如果患者用药期间发生上述症状，医师应考虑降低剂量或停药。

6. 在临床研究及临床经验中，多巴胺受体激动剂似乎损害血压调节系统，导致直立性低血压，尤其在剂量递增期间。此外，帕金森病的患者似乎对姿势改变的反应能力受损。由于这些原因，帕金森病和 RLS 患者接受多巴胺受体激动剂治疗时通常需要仔细监测直立性低血压的症状和体征，尤其在剂量递增期间，应告知患者这种风险。

7. 有报道称，使用多巴胺受体激动剂的患者可发生晕厥，患者应警惕晕厥发生的可能性。由于对本品贴剂的研究排除了临床相关的心血管疾病患者，严重心血管疾病患者应用时应谨慎。

8. 有些患者接受本品治疗后仰卧位/站立位收缩压（>180 mmHg）和舒张压（>105 mmHg）会中、重度升高。晚期帕金森症患者收缩压和舒张压发生风险升高。对于不宁腿综合征患者，舒张压发生的风险会增加 4%。

所有患者（早、晚期帕金森病和不宁腿综合征患者）给予最高推荐剂量的本品贴剂，都会增加收缩压（≥20 mmHg）和舒张压（≥10 mmHg）轻至中度增加的发生率。收缩压和舒张压的下降可在卧位、站立位发生，从卧位到站立位也可观察到。故应在所有患者平卧、站立或从平卧到站立时测量血压，收缩压和舒张压的下降会更严重。

9. 给予本品治疗的患者在仰卧位和（或）站立位时可表现出脉搏加快（>100 次每分钟）。晚期帕金森症治疗组比安慰剂组发生率高 2%，不宁腿综合征患者高 5%。如患者存在心脑血管疾病，应考虑血压升高及脉搏增快带来的风险。

10. 早期帕金森症患者给予最高推荐剂量本品时，体重大幅增加的发生率高于安慰剂组。晚期帕金森病患者给予本品后体重增加超过基准体重 10%的发生率为 8%，而安慰剂组只有 1%。帕金森症患者体重增加还经常伴有血管神经性水肿，提示本品可能会导致大量的液体潴留。虽然临床研究中观察到帕金森病患者对体重增加有良好的耐受性，但是可能会对受体液潴留影响的患者（如充血性心力衰竭或肾功能不全），造成更大的影响。

给予本品最高推荐剂量，早、晚期帕金森患者血管神经性水肿的发生差异率分别为 1%和 8%。治疗剂量高于最高推荐剂量时治疗差异会进一步增加。

11. 本品可能会增强多巴胺能药物左旋多巴的副作用，并可能导致和（或）加重原有的运动障碍。在早期帕金森病患者中，给予本品最高推荐剂量，运动障碍发生率的差异为 7%，且这个比率随剂量增加。同样是这些患者给予最高推荐剂量本品，由于运动障碍而停药的风险增加。

12. 本品治疗的患者比安慰剂组患者用药部位反应发生率更高。在最高推荐剂量时，用药部位反应发生率的差异分别为：早期帕金森病 15%，晚期帕金森病 23%，不宁腿综合征 39%。给药部位反应呈现剂量依赖性，且导致停药的比例分别为 3%、2%及 12%。

用药部位反应多为轻度或中度。这些不良反应的症状和体征一般为局部红疹、水肿或用药部位瘙痒，且通常不需降低剂量。据报道，给药过程中一般皮肤反应（如过敏性皮疹，包括红斑、黄斑丘疹或瘙痒）的发生率较用药部位反应低。

在同一部位重复给药会导致刺激增加。如果患者出现持续的用药部位反应（超过几天），严重程度增加或皮肤反应向用药部位以外蔓延，应对患者个体用药风险受益进行评估。如果用药期间观察到全身反应，应停药。

13. 流行病学研究表明，帕金森病患者黑色素瘤的发病风险较普通人群高（约 6 倍）。风险增加是否是由于帕金森病或其他因素（如用于治疗帕金森病的药物），目前尚不清楚。鉴于上述原因，建议定期监测黑色素瘤。在理想的情况下，应有皮肤科医师定期进行皮肤检查。

14. 不宁腿综合征在治疗过程中可出现症状恶

化，导致总体症状的严重程度增加，症状发作时间提早。使用多巴胺能药物，包括本品，可能导致上述情况的发生。

15. 本品背衬层含有铝。为了避免皮肤灼伤，磁共振成像或心脏电复律前应先除去本品透皮贴片。

16. 热应用对经皮吸收系统的影响目前尚未经过研究。然而，热应用经证实可使其他经皮吸收产品的吸收提高数倍。应建议患者，避免将本品贴剂靠近外部热源（如电热毯、烤灯、桑拿浴、按摩缸、热水床及长时间的太阳直射）。

17. 在剂量迅速降低、骤然停药或改变抗帕金森病治疗时，曾有类似神经阻滞剂恶性综合征的症状报道（其特征表现为体温升高、肌肉僵硬、意识改变、横纹肌溶解症，和（或）自主神经失调，该症状无其他明显的病因。因此，建议在本品治疗末期，采取逐渐减量的方式停药。

18. 据报道，某些患者给予麦角衍生物多巴胺能药物治疗会出现腹膜后纤维化、肺浸润、胸腔积液、胸膜增厚、心包炎、心脏心瓣膜病。停药后上述症状虽可消退，但不可能完全消失。

虽然上述不良反应被认为是与这些化合物的麦角结构相关，然而其他非麦角类多巴胺激动剂是否引起上述不良反应尚不明确。

19. 使用本品期间应避免饮酒。酒精会增加睡意或在进行正常活动时突然出现入睡的趋向。

20. 目前无本品过量的临床研究报告。由于本品贴剂为经皮吸收系统，除非患者忘记移除前一天的贴片，否则临床应用上不大可能发生剂量过高的情形，应告知患者避免此种情况。

【制剂】 透皮贴剂：2 mg/24 h；4 mg/24 h；6 mg/24 h；8 mg/24 h。

【贮藏】 贮于 20～25 ℃，短程携带允许 15～30 ℃。将贴片从包装袋取出后，应立即使用。

伊曲茶碱

(istradefylline)

别名：Nouriast

本品为咖啡因类似物，2013 年 3 月在日本上市。

【CAS】 155270-99-8

【理化性状】 1. 本品为浅黄绿色结晶性粉末，熔点 192.9 ℃。

2. 化学名：8-[(*E*)-2-(3，4-Dimethoxyphenyl) vinyl]-1，3-diethyl-7-methyl-3，7-dihydro-1*H*-purine-2，6-dione

3. 分子式：$C_{20}H_{24}N_4O_4$

4. 分子量：384.43

5. 结构式

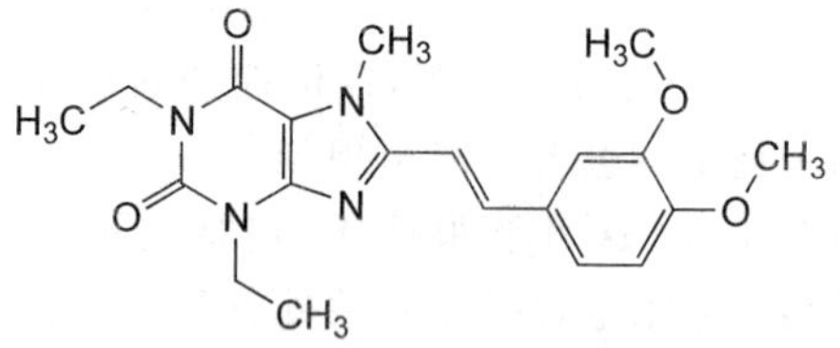

【药理作用】 本品为选择性腺苷 A_2A 受体拮抗剂。

【体内过程】 本品空腹用与进食后服用 AUC 与 C_{max} 无显著差异。蛋白结合率为 95%～97%。主要经 CYP1A1、CYP3A4 及 CYP3A5 代谢，循环中主要为原药。

【适应证】 1. 治疗特发性帕金森病的体征和症状。

2. 治疗中、重度原发性不宁腿综合征。

【不良反应】 1. 严重不良反应　为幻觉、妄想、谵妄、不安、抑郁恶化、受害妄想症、狂躁、激惹等精神症状。

2. 其他不良反应

(1) 心血管系统　室上性期外收缩、心律不齐、心悸、心肌梗死、直立性低血压、高血压。

(2) 消化系统　胃炎、胃溃疡、消化不良、腹胀、呕吐、上腹疼痛、食欲缺乏。

(3) 整体感觉　胸部不适、倦怠感、外周水肿、口渴、步行障碍。

(4) 肝　肝功能异常。

(5) 感染　支气管炎。

(6) 实验室检查　体重减轻，CPK 升高，胰蛋白酶升高，脂酶升高，血尿、蛋白尿、尿糖、血糖升高，ALP 升高，淀粉酶升高，AST、ALT、γ-GT 升高，LDH、胆红素升高，血压升高，心电图 T 波倒置，白细胞减少。

(7) 骨骼与肌肉　四肢痛、腰痛、变形性脊椎病。

(8) 神经系统　眩晕、头痛、失眠。

(9) 呼吸系统　咳嗽。

(10) 皮肤　荨麻疹、湿疹。

【禁忌与慎用】 1. 对本品过敏者禁用。

2. 本品禁用于妊娠期妇女和有可能妊娠的妇女。

3. 重度肝功能不全患者禁用。

4. 缺血性心脏病患者慎用。

5. 尚无儿童的使用经验。

【药物相互作用】 1. CYP3A4 抑制剂可升高本品的血药浓度，如同服须降低本品的剂量。

2. 本品可能增加 CYP3A4 底物（咪达唑仑、阿托伐他汀钙）的血药浓度。

3. 本品可能增加 P-糖蛋白底物(地高辛)的血药浓度。

4. 吸烟可诱导 CYP1A1 及 CYP1A2,可能降低本品的血药浓度。

【剂量与用法】 口服,1 次/日,20～40 mg,中度肝功能不全患者及同时服用强效 CYP3A4 的患者最大剂量为 20 mg/d。

【用药须知】 服用本品的患者不能驾车或从事危险性工作。

【制剂】 片剂:20 mg。

【贮藏】 避光保存。

5.6.5 其他抗震颤麻痹药

屈昔多巴
(droxidopa)

别名:Northera

本品为外周多巴脱羧酶抑制剂。

【CAS】 23651-95-8

【理化性状】 1. 化学名:(2*R*,3*S*)-2-Amino-3-(3,4-dihydroxyphenyl)-3-hydroxypropanoic acid

2. 分子式:$C_9H_{11}NO_5$

3. 分子量:213.19

4. 结构式

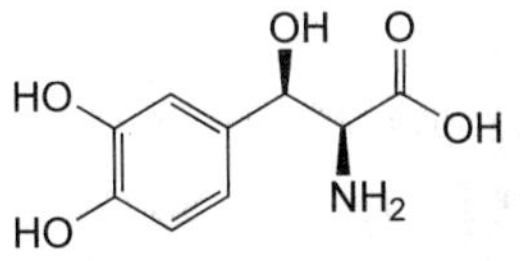

【用药警戒】 用药前及用药期间应监测卧位血压,增加剂量时更应频繁监测。升高床头可降低卧位高血压的风险,并监测此位置的血压。如升高床头无法控制前血压,应降低剂量或停药。

【药理作用】 本品是一种合成氨基酸,为无药理活性的去甲肾上腺素前体物质。在体内本品由 L-芳香氨基酸脱羧酶催化,转变成自然形式的去甲肾上腺素而分布于全身,可透过血-脑屏障进入脑组织。去甲肾上腺素是中枢神经系统和周围交感神经的一种重要神经递质。去甲肾上腺素缺乏可导致直立性低血压,帕金森病患者可出现僵直症状。本品可使脑内异常降低的去甲肾上腺素浓度恢复至正常水平,因而可改善去甲肾上腺素缺乏引起的各种症状,如直立性低血压所致头晕、头晕和乏力,帕金森病患者的步态僵直等。

【体内过程】 1. 吸收　健康受试者给药 1～4 h(平均约 2 h)后达 C_{max}。高脂肪餐对本品暴露量有中度影响,可使 C_{max} 下降 35%,AUC 下降 20%。另高脂肪餐可使 T_{max} 延迟约 2 h。

2. 分布　临床前研究显示本品可透过血-脑屏障。浓度为 100 ng/ml 时血浆蛋白结合率为 75%,浓度为 10000 ng/ml 时血浆蛋白结合率为 26%。表观分布容积约为 200 L。

3. 代谢　本品经儿茶酚通路代谢,不经 CYP 酶系统代谢。最初经儿茶酚氧位甲基转移酶(COMT)代谢为其主要代谢物 3-甲氧基-二羟苯丝氨酸,再经多巴脱羧酸酶(DDC)转换为去甲肾上腺素,或经二羟苯丝氨酸(DOPS)醛缩酶转换为原儿茶醛。口服给药后,去甲肾上腺素于 3～4 h 后达 C_{max},但数值常较低(<1 ng/ml),C_{max} 与剂量无相关性。尚不明确本品代谢产物的药理作用是否不同于去甲肾上腺素。

4. 排泄　本品平均消除 $t_{1/2}$ 约 2.5 h。本品及其代谢物主要经肾代谢消除。动物研究显示口服后 24 h,约 75%放射标记剂量随尿液排泄。

【适应证】 1. 改善由帕金森引起的步态僵直和直立性头晕。

2. 改善由 Shy-Drager 综合征或家族性淀粉样多神经病所致的直立性低血压、直立性头晕和晕厥。

3. 改善血液透析患者由于直立性低血压引发的头晕和乏力。

【不良反应】 1. 严重不良反应包括卧位高血压、高热、意识混乱、缺血性心脏病恶化、心律失常、充血性心力衰竭。

2. 常见不良反应为头痛、头晕、恶心、高血压。

【妊娠期安全等级】 C。

【禁忌与慎用】 1. 妊娠期妇女只有潜在的益处大于对胎儿伤害的风险时才可使用。

2. 本品可通过乳汁分泌,哺乳期妇女应权衡利弊,选择停药或停止哺乳。

3. 儿童的有效性及安全性尚未确定。

4. 尚无重度肾功能不全患者的用药经验,应慎用。

【药物相互作用】 1. 如其他升高血压的药物(去甲肾上腺素、麻黄碱、米多君、曲坦类)可增加卧位高血压的风险。

2. 与多巴脱羧酶抑制药合用,可能须降低本品的剂量。

【剂量与用法】 1. 改善由帕金森引起的步态僵直和直立性头晕　通常起始剂量为 100 mg,1 次/日,每隔 1 d 剂量递增 100 mg,直至适宜的维持剂量,标准维持剂量为一次 200 mg,3 次/日,根据患者年龄和症状可以增减用量,一日服药剂量不超过 900 mg。

2. 改善由帕金森引起的步态僵直和直立性头晕

通常起始剂量为 200～300 mg，2～3 次/日口服，每隔数天或 1 周递增剂量 100 mg，直至适宜的维持剂量。标准维持剂量为一次 100～200 mg，3 次/日，根据患者年龄和症状可以增减剂量，一日服药剂量不超过 900 mg。

3. 改善血液透析患者由于直立性低血压引发的头晕和乏力　成人，通常在血液透析前 30～60 min 口服 200～400 mg。根据患者年龄和症状可以酌减剂量，最大剂量不超过 400 mg。

【用药须知】 1. 本品制剂含酒石黄，在敏感患者中可出现变态反应（包括支气管哮喘）。尽管在普通人群中对酒石黄敏感的总发生率低，但在对阿司匹林过敏者中较为常见。

2. 上市后有使用本品出现类似神经阻滞剂恶性综合征（NMS）的报道。当本品剂量改变，或突然减少合用药左旋多巴剂量或停药左旋多巴时，应仔细监测患者，尤其当患者同时使用神经阻滞药时。

3. 本品可能恶化已存在的局部缺血性心脏病、心律失常、充血性心力衰竭。这类患者用药前应充分考虑潜在危险。

【制剂】 胶囊剂：100 mg；200 mg；300 mg。

【贮藏】 贮于 20～25 ℃，短程携带允许 15～30 ℃。

5.7　抗阿尔茨海默病药

阿尔茨海默病（Alzheimer dementia）又称早老性痴呆症，是一种中枢神经系统慢性退化性疾病。一般指发生于 65 岁以前的病例，以区别于老年性痴呆（>65 岁）。但研究发现，两者在临床表现及病理生理方面无明显区别。因此，通常将两者合称为老年性痴呆。老年性痴呆与老化有关，但与正常的老化应当有本质上的区别。一般认为，胆碱能功能受损与痴呆患者的脑功能障碍有密切的关系，其发病机制可能与遗传、环境等多种因素相关。

目前，老年性痴呆的药物治疗目的仅限于改善临床脑功能和延缓病情发展。主要的药物及其治疗途径包括以下几种。

1. 胆碱酯酶抑制剂　通过抑制乙酰胆碱的代谢，改善胆碱能神经传递，增强胆碱能活性。如他克林、加兰他敏等已作专述，本节仅补充叙述多奈哌齐。

2. 胆碱能受体激动药　可参见第 7 章的“7.1.1”。

3. 促进代谢，改善脑功能药　这类药物能促进细胞对葡萄糖的利用，加强神经元代谢，提高学习记忆能力。一般称为健脑益智药。包括吡拉西坦、奥拉西坦、茴拉西坦、胞磷胆碱等。

4. 包括几种钙通道阻滞药的周围血管扩张药如氟桂利嗪、尼莫地平、长春西丁等。

5.7.1　抗胆碱酯酶药

多奈哌齐
(donepezil)

本品是一种新型抗老年性痴呆药，为可逆性乙酰胆碱酯酶抑制剂。

【CAS】 120014-06-4

【ATC】 N06DA02

【理化性状】 1. 化学名：(±)-2-[(1-Benzyl-4-piperidyl)methyl]-5,6-dimethoxy-1-indanone

2. 分子式：$C_{24}H_{29}NO_3$

3. 分子量：379.49

4. 结构式

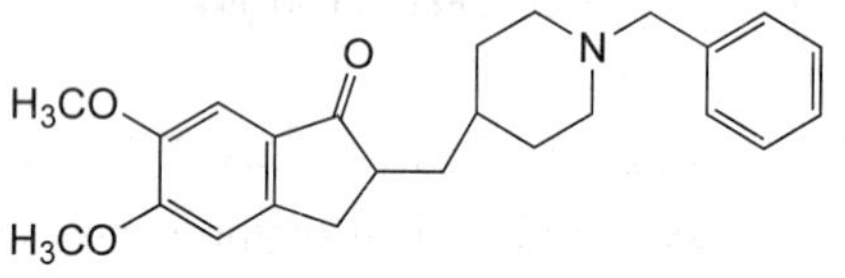

盐酸多奈哌齐
(donepezil hydrochloride)

别名：Aricept

〖CAS〗 120011-70-3；142057-77-0

〖理化性状〗 1. 化学名：(±)-2-[(1-Benzyl-4-piperidyl)methyl]-5,6-dimethoxy-1-indanone hydrochloride

2. 分子式：$C_{24}H_{29}NO_3 \cdot HCl$

3. 分子量：416.0

【药理作用】 本品选择性作用强，对乙酰胆碱酯酶的抑制活性是对丁酰胆碱酯酶的 1250 倍（他克林为 0.9），且主要在脑组织中起作用，而对心脏和小肠部位的作用小。相对于他克林来说，本品的作用更强，且无明显肝毒性。随机双盲安慰剂对照临床试验结果表明，阿尔茨海默病患者接受本品 5 mg/d 治疗 12 周后，其阿尔茨海默病评价指针（ADAS，包括记忆、空间定位、行为、语言等）明显改善。患者治疗后 24 周的二级有效指标，如日常生活活动（ADL）和简单精神状态测验（MMSE）等也见改善。

【体内过程】 口服吸收良好，3～4 h 达血药峰值。多次给药后，3 周内血药浓度达稳态，为峰值的 4～7 倍，血浆蛋白结合率达 96%。本品部分在肝内通过 CYP3A4，2D6 代谢为 4 种代谢物。约有 11% 的用量代谢为 6-*O*-去甲基多奈哌齐，与原药活性相似。10 d内，约有57%的用量以原药和代谢物随尿液排出，14.5%见于粪便中，28%在体内蓄积。代谢缓慢，$t_{1/2}$达70 h。

【适应证】 治疗阿尔茨海默病。

【不良反应】 1. 常见不良反应有恶心、呕吐、腹泻、食欲缺乏、失眠、肌痉挛、疲劳等，程度轻，发生率低，且随着时间的延长反应会减弱或消失，故不必调整剂量。

2. 少见癫痫、心动过缓、胃肠道出血、胃及十二指肠溃疡、血肌酸激酶浓度的轻微增高。

3. 罕见锥体外系症状、窦房传导阻滞、房室传导阻滞、肝功能异常，包括肝炎。

4. 幻觉、激动和攻击性行为已有报道。

5. 有报道超高剂量(8倍于最大推荐剂量)引起难产。

【妊娠期安全等级】 C。

【禁忌与慎用】 1. 对本品过敏者禁用。

2. 尚未明确本品是否可经乳汁分泌，哺乳期妇女慎用。

3. 儿童用药的安全性及有效尚未确定。

【药物相互作用】 1. 酶诱导剂和酶抑制剂可使本品血药浓度下降或上升。

2. 与其他拟胆碱药有协同作用。

3. 本品不改变茶碱、西咪替丁、华法林、地高辛的清除率。

4. 体外证实酮康唑和奎尼丁可抑制本品代谢。

【剂量与用法】 一般口服5 mg，1次/日。服用约1个月后可增至10 mg。推荐临睡前服用，以减少胃肠道不适，但对出现失眠现象的患者应在白天使用。

【用药须知】 1. 本品早上服与晚上服效果相同。

2. 本品不含吖啶基团，故不会引起肝毒性。

3. 本品可能成为治疗痴呆症的首选药物。

【制剂】 片剂：5 mg。

【贮藏】 密封室温下贮存。

石杉碱甲

(huperzine A)

别名：哈伯因

本品为可逆性乙酰胆碱酯酶抑制剂。

【CAS】 102518-79-6

【理化性状】 1. 化学名：(1*R*,9*S*,13*E*)-1-Amino-13-ethylidene-11-methyl-6-azatricyclo[7.3.1.0^{2,7}] trideca-2(7),3,10-trien-5-one

2. 分子式：$C_{15}H_{18}N_2O$

3. 分子量：242.32

4. 结构式

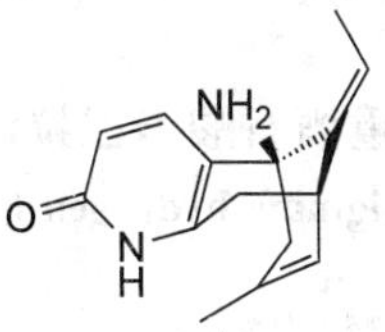

【药理作用】 本品为胆碱酯酶抑制剂，对胆碱酯酶具有选择性抑制作用，易通过血-脑屏障。具有促进记忆再现和增强记忆保持的作用。

【体内过程】 由于本品用量极小，目前尚无人体药动学研究的药物检测方法。动物实验表明，本品口服吸收迅速而完全，分布亦快，$t_{1/2\alpha}$为9.8 min，生物利用度高，排泄缓慢，$t_{1/2\beta}$为247.5 min，主要通过尿液以原形及代谢产物形式排出体外。

【适应证】 本品适用于良性记忆障碍，提高患者指向记忆、联想学习、图像回忆、无意义图形再认及人像回忆等能力。对痴呆患者和脑器质性病变引起的记忆障碍亦有改善作用。

【不良反应】 一般不明显，剂量过大时可引起头晕、恶心、胃肠道不适、乏力等反应，一般可自行消失，反应明显时减量或停药后缓解、消失。

【禁忌与慎用】 1. 癫痫、肾功能不全、机械性肠梗阻、心绞痛等患者禁用。

2. 心动过缓、支气管哮喘者慎用。

【剂量与用法】 口服，一次0.1～0.2 mg，2次/日。

【用药须知】 本品为可逆性胆碱酯酶抑制剂，其用量有个体差异，一般应从小剂量开始，逐渐增量。

【制剂】 片剂：0.05 mg。

【贮藏】 遮光，密封，在阴凉(不超过20 ℃)干燥处保存。

卡巴拉汀

(rivastigmine)

别名：利斯的明、艾斯能、Exelon

本品为可逆性乙酰胆碱酯酶抑制剂。

【CAS】 123441-03-2

【理化性状】 1. 化学名：(*S*)-3-[1-(Dimethylamino)ethyl]phenyl-*N*-ethyl-*N*-methylcarbamate

2. 分子式：$C_{14}H_{22}N_2O_2$

3. 分子量：250.34

4. 结构式

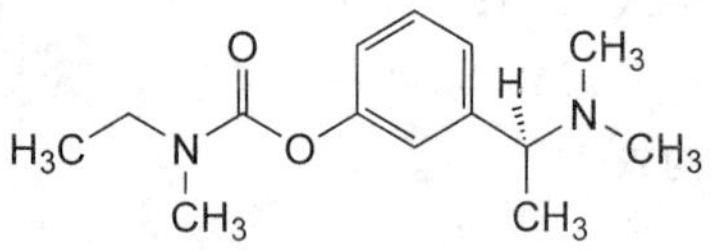

重酒石酸卡巴拉汀
(rivastigmine hydrogen tartrate)

〖CAS〗 123441-03-2

〖理化性状〗 1. 分子式：$C_{14}H_{22}N_2O_2 \cdot C_4H_6O_6$

2. 分子量：400.43

【药理作用】 阿尔茨海默病的病理改变主要累及从前脑基底部发出至大脑皮质和海马的胆碱能神经通路。已知这些通路与注意力、学习能力、记忆力及其他认知过程有关。本品是一种氨基甲酸类脑选择性乙酰胆碱酯酶抑制剂，通过延缓功能完整的胆碱能神经元对释放乙酰胆碱的降解而促进胆碱能神经传导。动物实验结果表明，本品能选择性增强脑皮质和海马等部位乙酰胆碱的效应。所以，本品可以改善阿尔茨海默病患者胆碱能介导的认知功能障碍。另外，胆碱酯酶抑制剂可以减慢淀粉样蛋白b-淀粉样前体蛋白(APP)片段的形成。本品通过与靶酶结合成共价复合物而使后者暂时丧失活性。人体服用3 mg后约1.5 h内，脑脊液(CSF)乙酰胆碱酯酶活性下降近40%。药物达到最大抑制作用后，该酶活性恢复至基础水平约需9 h。阿尔茨海默病患者CSF中本品对乙酰胆碱酯酶的抑制作用呈剂量依赖性，最高试验剂量为6 mg，2次/日。

【体内过程】 1. 本品口服后完全迅速吸收。约1 h达到血药峰值。服用3 mg的绝对生物利用度约36%。与食物同服可使其吸收t_{max}延长90 min，使其C_{max}降低、AUC增加近30%。

2. 分布　本品与血浆蛋白结合率较低(约40%)。容易通过血-脑屏障，分布容积为1.8～2.7 L/kg。

3. 代谢　主要通过胆碱酯酶介导的水解作用而迅速、广泛地代谢，血浆$t_{1/2}$约1 h。体外实验结果表明，这种代谢物仅有微弱的胆碱酯酶抑制作用(<10%)。体外和动物实验结果表明，大部分CYP酶很少参与本品的代谢。

4. 排泄　尿中未发现原药。其主要以代谢物通过肾脏排泄。服用24 h内大部分经肾迅速排泄(>90%)，仅有<1%的药物经粪便排泄。阿尔茨海默病患者体内未见本品或其代谢物蓄积。

【适应证】 用于治疗轻、中度阿尔茨海默型痴呆的症状。

【不良反应】 最常被报道的药物不良反应为胃肠道反应，包括恶心(38%)和呕吐(23%)，特别是在加量期。在临床试验中发现，女性患者更易于出现胃肠道反应和体重下降。

【妊娠期安全等级】 C。

【禁忌与慎用】 1. 已知对本品及其他氨基甲酸衍生物或制剂成分过敏的患者禁用本品。

2. 由于未进行相关研究，禁止用于重度肝功能不全的患者。

3. 心脏传导阻滞、尿路梗阻、癫痫、支气管哮喘者慎用。

4. 妊娠期妇女只有潜在的益处大于对胎儿伤害的风险时才可使用。

5. 尚未明确本品是否经乳汁分泌，哺乳期妇女应权衡利弊，选择停药或停止哺乳。

6. 儿童用药的安全性及有效尚未确定。

【药物相互作用】 1. 本品主要通过胆碱酯酶水解代谢。CYP很少参与其代谢。因此，本品与由这些酶代谢的其他药物间不存在药动学的相互作用。

2. 本品(单剂量3 mg)与地高辛、华法林、地西泮或氟西汀间无药动学相互作用。华法林所致凝血酶原时间延长不受本品影响。地高辛与本品联合应用后没有发现对心脏传导产生不良的影响。

3. 在阿尔茨海默病患者的临床研究中，本品与一些常用的处方药联合应用(如抗酸药、止吐药、抗糖尿病药、作用于中枢的降血压药、β受体拮抗药、钙通道阻滞药、影响心肌收缩力药、抗心绞痛药、NSAIDs、雌激素、镇痛药、地西泮、抗组胺药等)，未产生与临床有关的不良反应危险性增加。

4. 鉴于本品的药动学效应，本品不应该与其他拟胆碱能作用的药物联合应用，其还可能干扰抗胆碱能药物的活性。

5. 作为一种胆碱酯酶抑制剂，在麻醉期间，本品可以增强琥珀酰胆碱型肌肉松弛剂的作用。

【剂量与用法】 本品应2次/日口服，与早、晚餐同服。推荐起始剂量为1.5 mg，2次/日；如患者服用至少2周以后对此剂量耐受良好，可将剂量增至3 mg，2次/日；当患者继续服用至少2周以后对此剂量耐受良好，可逐渐增加剂量至4.5 mg，以至6 mg，2次/日。倘若治疗中出现不良反应(如恶心、呕吐、腹痛或食欲缺乏等)或体重下降，应将一日剂量减至患者能够耐受的剂量为止。最高推荐剂量为6 mg，2次/日。肾或肝功能不全患者不必调整剂量。

【用药须知】 1. 开始治疗和(或)增加剂量时可能发生胃肠道异常，例如恶心、呕吐和腹泻。降低剂量可改善。长时间呕吐或腹泻导致脱水体征或症状的患者，应该降低剂量或停药，并以静脉补液。

2. 阿尔茨海默病患者在使用胆碱酯酶抑制剂时可能发生体重下降，包括本品在内。本品治疗期间应密切监测患者的体重。

3. 体重低于50 kg的患者可能发生更多不良反应。更有可能因不良反应停止治疗。

4. 与其他拟胆碱能药物一样，当给予病态窦房结综合征(SSS)或其他心脏传导阻滞(窦房传导阻滞，房室传导阻滞)的患者服用本品时，必须格外谨慎。

5. 胆碱神经兴奋可以引起胃酸分泌增多，也可能会加重尿路梗阻和癫痫发作，当治疗有此种情况的患者时，建议慎重。

6. 同其他拟胆碱药物一样，有哮喘病史或其他阻塞性肺疾病的患者须慎用。

7. 与其他拟胆碱药一样。本品可能会使锥体外系症状加剧。曾发现使用本品治疗的痴呆伴帕金森患者的帕金森病症状加剧。特别是震颤。

8. 有临床上明显的肾功能不全或肝功能不全的患者可能发生更多不良反应。应该根据个体耐受性，密切监测推荐的给药剂量和递增剂量。

9. 阿尔茨海默病可能引起渐进性驾驶能力损伤或者影响使用机械的能力。本品可能引起头晕和失眠，主要是在开始治疗或增加剂量时。因此，仍应该常规由主治医师来评价阿尔茨海默病患者继续驾驶或操作机器的能力。

【制剂】 胶囊剂：1.5 mg；3 mg；4.5 mg；6 mg。

【贮藏】 贮于30 ℃以下。

5.7.2 胆碱能受体激动药

乙酰肉毒碱
(acetylcarnitine)

别名：乙酰卡尼汀、Acilen

【CAS】 5080-50-2

【ATC】 N06BX12

【理化性状】 1. 化学名：(*R*)-3-Acetyloxy-4-trimethylammonio-butanoate

2. 分子式：$C_9H_{17}NO_4$

3. 分子量：203.24

4. 结构式

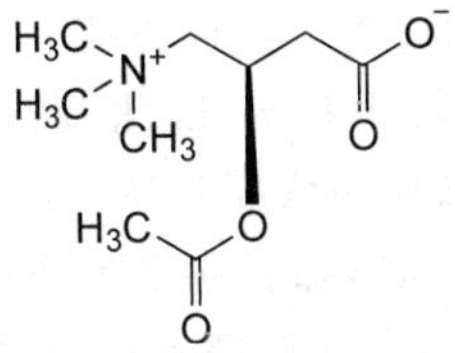

盐酸乙酰肉毒碱
(acetylcarnitine hydrochloride)

〖CAS〗 5080-50-2

〖理化性状〗 1. 化学名：(3-Carboxy-2-hydroxypropyl)trimethylammonium acetate (ester) chloride

2. 分子式：$C_9H_{17}NO_4 \cdot HCl$

3. 分子量：239.7

【药理作用】 乙酰肉毒碱是脂肪酸的线粒体载体，具有促进转乙酰功能，故有拟乙酰胆碱作用。还有促进神经生长因子作用。

【适应证】 1. 用于老年性痴呆症。

2. 用于心脑血管功能障碍和周围神经病。

【剂量与用法】 成人常用剂量0.5～1.5 g/d，分次口服。

【制剂】 片剂：0.5 g。

【贮藏】 密封室温下贮存。

地阿诺
(deanol)

别名：二甲氨乙醇、Demanol

本品为胆碱的前体。

【CAS】 108-01-0 (deanol)；3342-61-8 (deanol aceglumate)；3635-74-3 (deanol acetamidobenzoate)；968-46-7 (deanol benzilate)；71-79-4 (deanol benzilate hydrochloride)；15585-86-1 (deanol cyclohexylpropionate)；5988-51-2 (deanol tartrate)

【ATC】 N06BX04

【理化性状】 1. 化学名：2-Dimethylaminoethanol

2. 分子式：$C_4H_{11}NO$

3. 分子量：89.14

4. 结构式

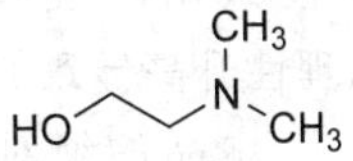

【药理作用】 本品易透过血-脑屏障，促进中枢乙酰胆碱的形成、调节多巴胺-乙酰胆碱中枢递质的功能平衡。起效慢，能兴奋中枢，使注意力集中，记忆力改善。

【适应证】 1. 用于老年性痴呆、儿童多动症等神经功能障碍。

2. 用于多巴胺功能亢进所致的运动障碍。

【剂量与用法】 成人常用剂量200～800 mg/d，分次口服。

【用药须知】 本品有多种盐及酯类，如乙酰谷氨酸地阿诺、环乙苯酸地阿诺、醋氨苯酸地阿诺等。

【制剂】 片剂：25 mg；50 mg。

【贮藏】 密封室温下贮存。

美金刚
(memantine)

本品为首个用于治疗阿尔茨海默病的门冬氨酸(NMDA)受体拮抗剂。

【CAS】 19982-08-2

【ATC】 N06DX01

【理化性状】 1. 化学名：1-Amino-3, 5-dimethyla-damantane

2. 分子式：$C_{12}H_{21}N$

3. 分子量：179.3

4. 结构式

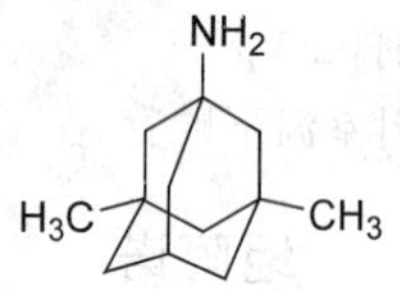

盐酸美金刚
(memantine hydrochloride)

别名：易倍申、忆必佳、Axura、Akatinol、Namenda、Ebixa、Abixa、Memox

〖CAS〗 41100-52-1

〖理化性状〗 1. 本品为白色至类白色粉末，易溶于水。

2. 化学名：1-Amino-3, 5-dimethyladamantane hydrochloride

3. 分子式：$C_{12}H_{21}N \cdot HCl$

4. 分子量：215.76

【药理作用】 本品是一种电压依赖性、中等程度亲和力的非竞争性 NMDA 受体拮抗剂。它可以阻断谷氨酸浓度病理性升高导致的神经元损伤。

【体内过程】 1. 本品的绝对生物利用度约为100%，t_{max}为 3～8 h，食物不影响本品的吸收。在10～40 mg 剂量范围内药动学呈线性。血浆蛋白结合率为 45%。

2. 约有 80%本品以原形存在于人体内。体内的主要代谢产物为 *N*-3,5-二甲基-葡糖醛酸苷、4-羟基美金刚和 6-羟基美金刚的同质异构体混合物及 1-亚硝基-3,5-二甲基-金刚烷胺。这些代谢产物都不具有 NMDA 拮抗活性。

3. 平均 84%的本品在 20 d 内排出体外，99%以上经肾排泄。本品的消除 $t_{1/2}$ 为 60～100 h。在肾功能正常的志愿者中，总体清除率为 170 ml/min，其中部分本品的肾清除率是通过肾小管分泌实现的。肾小管还可重吸收本品，可能与阳离子转运蛋白的参与有关。在尿液呈碱性的条件时，本品的肾清除率会下降到 1/7 至 1/9。而碱性尿液可见于饮食习惯骤然改变(如从肉食转为素食时)或摄入大量呈碱性的胃酸缓冲液时。

4. 在肾功能正常或不全(Ccr 为 50～100 ml/min)的老年志愿者中，Ccr 与本品的肾清除率显著相关。尚未研究肝脏疾病对本品药动学的影响。由于本品只有很小部分被代谢，且代谢产物不具有 NMDA 拮抗剂活性，因此，当存在轻中度肝功能障碍时，本品的药动学特性不会发生具有临床意义的改变。

【适应证】 治疗中重度至重度阿尔茨海默型痴呆。

【不良反应】 常见不良反应(发生率低于 2%)有幻觉、意识混乱、头晕、头痛和疲倦。少见的不良反应(发生率为 0.1%～1%)有焦虑、肌张力增高、呕吐、膀胱炎和性欲增加。

【妊娠期安全等级】 C。

【禁忌与慎用】 1. 目前尚无本品应用于肝功能不全患者的资料。

2. 癫痫患者、有惊厥病史或癫痫易感体质的患者慎用。

3. 妊娠期妇女明确需要时才可使用。

4. 尚不清楚本品是否可通过乳汁分泌，哺乳期妇女应权衡利弊，选择停药或停止哺乳。

5. 儿童的有效性及安全性尚未确定。

6. 尚无重度肾功能不全患者的用药经验，应慎用。

【药物相互作用】 1. 在合并使用 NMDA 拮抗剂时，左旋多巴、多巴胺受体激动剂和抗胆碱能药物的作用可能会增强，巴比妥类药物和神经阻滞剂的作用有可能减弱。本品与抗痉挛药物(如丹曲洛林或巴氯芬)合用时可以改变这些药物的作用效果，因此，须进行剂量调整。

2. 因为本品与金刚烷胺在化学结构上都是 NMDA 拮抗剂，因此，应避免合用，以免发生药物中毒性精神病。同样道理，也不应将本品与氯胺酮或右美沙芬合用。在已发表的一个报道中，本品与苯妥英合用可能风险增加。

3. 由于其他药物(如西咪替丁、雷尼替丁、普鲁卡因酰胺、奎尼丁、奎宁及尼古丁)与金刚烷胺共用相同的肾阳离子转运系统，因此，也有可能与本品产生相互作用，导致血药浓度升高。

4. 本品与氢氯噻嗪或含氢氯噻嗪的复方制剂合并应用时有可能使氢氯噻嗪的血清水平降低。

5. 本品在体外不抑制 CYP1A2、CYP2A6、CYP2 C9、CYP2 D6、CYP2 E1、CYP3A、环氧化物水解酶及单胺氧化酶的活性。

【剂量与用法】 1. 常释剂型

(1) 一日最大剂量 20 mg。为了减少不良反应的发生，在治疗的前 3 周应按每周递增 5 mg 剂量的方法逐渐达到维持剂量。具体如下：治疗第 1 周的剂量为 5 mg/d，晨服；第 2 周 10 mg/d，分 2 次服；第 3 周每天 15 mg/d，早上服 10 mg，下午服 5 mg；第 4 周开始以后服用推荐的维持剂量 20 mg/d，分 2 次服。片剂可空腹服用，也可随食物同服。

(2) 对于肾功能轻度不全(血清肌酐水平不超过 130 μmol/L)患者，不必调整剂量。对于中度肾功能不全(Ccr 为 40～60 ml/min)患者，应将本品剂量减至 10 mg/d。目前尚无本品用于重度肾功能不全(Ccr≤29 ml/min)患者的资料，因此，不推荐此类患者使用。

2. 缓释剂型　推荐起始剂量为 7 mg，1 次/日，每隔 1 周可增加 7 mg，最大剂量为 28 mg，1 次/日。胶囊应整粒吞服，不能掰开、咀嚼后服用。轻中度肾功能不全患者不必调整剂量，重度肾功能不全患者的目标剂量为 14 mg，1 次/日。

【用药须知】 1. 尿液 pH 升高的患者服用本品时必须进行密切监测。

2. 心肌梗死、失代偿性充血性心力衰竭和未有效控制的高血压患者应用本品的资料有限，因此，这些患者服用本品时应密切观察。

3. 中重度至重度阿尔茨海默型痴呆病通常会导致驾驶和机械操作能力的损害，而且本品可能改变患者的反应能力，因此，服用本品的患者在驾车或操作机械时要特别小心。

【制剂】 ①片剂：5 mg；10 mg。②缓释胶囊：7 mg；14 mg；21 mg；28 mg。③口服液：720 mg/360 ml。

【贮藏】 密封，室温(10～30 ℃)下保存。

5.8　戒除依赖性的药

尼古丁
(nicotine)

别名：Nicorette、Nicotrol

本品是从烟草中提取的生物碱。

【CAS】 54-11-5

【ATC】 N07BA01；QP53AX13

【理化性状】 1. 本品为无色至浅黄色油状液体，易溶于水和强碱溶液，具挥发性和吸湿性。

2. 化学名：(S)-3-[1-Methylpyrrolidin-2-yl]pyridine

3. 分子式：$C_{10}H_{14}N_2$

4. 分子量：162.23

5. 结构式

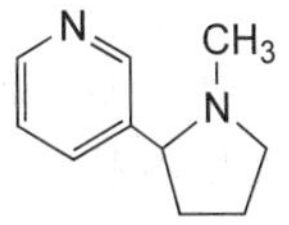

【药理作用】 1. 本品为戒烟药物，其主要药理学作用是刺激交感神经和副交感神经系统，从而产生相应的心血管效应，如使血压升高，心率加快，本品还可产生胆碱能作用，从而刺激中枢神经系统，使骨骼肌松弛，促进胃肠蠕动和分泌消化液。

2. 戒烟后常出现以下戒断症状，如烟瘾发作、易激惹、颓丧、生气、不安、精神紧张、焦虑、饥饿感、体重增加、注意力难以集中及睡眠障碍。在以安慰剂为对照的双盲临床试验中发现，在戒烟初期的数周或数月内，如采用本品替代治疗，无论是否同时采用心理疗法，戒烟成功率均显著增加，而且可明显减少戒断症状的发生。

【体内过程】 1. 吸收　如同从呼吸道吸入一样，尼古丁可迅速通过皮肤、黏膜吸收，并且广泛分布于机体组织内。

健康戒烟者(正在使用贴剂进行戒烟治疗)单次使用本品后，本品的吸收过程表现为在进行性血浆浓度升高前，首先有 1～2 h 的滞后时间，使用后 8～10 h 血浆达到坪浓度。使用 30 cm^2 的透皮贴剂，血药峰值可达 12.3 ng/ml。

静脉注射本品后，其清除 $t_{1/2}$ 为 2 h，但如果使用本品贴剂，贴膜揭去后，其血浆浓度的下降比预计的缓慢，这是由于揭去本品后，仍有 10% 的尼古丁通过皮肤进入血液循环系统。其血浆浓度与中度吸烟者(即 1 h 吸一只烟)的血浆浓度在同一范围内。

2. 分布　本品在体内分布广泛，其分布容积接近 180 L。它可通过血-脑屏障和胎盘，也可在乳汁中发现。血浆蛋白结合率低于 5%，可忽略不计。血浆总清除率为 0.92～2.43 L/min。

3. 代谢　本品主要通过肝的代谢清除。主要代谢产物为可替宁和可替宁-1'-*N*-氧化物。这两种代谢物都不具有药理活性。

4. 清除　本品的 $t_{1/2}$ 约为 2 h，血浆清除率为 0.92～2.43 L/min。只有少量(5%～10%)本品以原药从肾脏排出，排出量呈 pH 依赖性，在碱性条件下可以忽略不计。蓄积作用非常轻微。

【适应证】 有助于戒除吸烟，减轻本品依赖性吸烟者的成瘾行为和各种戒断症状。疗程应不超过 3 个月。戒烟后的远期疗效并不取决于本品，而主要取决于患者的毅力和是否接受了进一步的心理支持治疗。

【不良反应】 本品造成的不良反应,与吸烟时产生的不良反应相似。但是,吸烟还同时可带来其他危险性,如一氧化碳、刺激性气体及焦油产生的有害影响,且使用本品后体内本品的血浆浓度大大低于吸烟时的浓度,所以使用本品治疗时,不良反应并不明显。但是,若在使用本品时患者继续吸烟,则不良反应可能会频繁出现,并且更为明显。

1. 皮肤　使用本品贴剂会出现皮肤过敏,表现为使用部位灼痛、水肿、红斑、瘙痒、湿疹、荨麻疹和小水疱。症状多在 48 h 内消失,严重的红斑可持续 1～3 周。严重的不良反应常在治疗后 3～8 周出现。一旦出现严重或持续的皮肤过敏,应停止使用本品并就医。

2. 中枢神经系统　头痛(约 30%的患者有此症状)、头晕、恶心和睡眠障碍,罕见:注意力难以集中、做噩梦、疲劳、口干、意识不清、偏头痛、多汗、食欲增加、感觉异常、味觉障碍、视物模糊及震颤。

3. 心血管系统　偶见心悸、高血压、热潮红,罕见胸痛、呼吸困难、心律失常;如果已有心血管系统疾病,如冠心病(心绞痛)和(或)周围动脉闭塞性疾病(间歇性跛行),症状可能加重。

4. 胃肠道　偶见胃肠不适、呕吐、便秘、腹泻、腹胀和口干。

5. 其他　常见流感样症状,罕见运动功能障碍,背痛、关节痛、肌痛,极罕见全身性过敏反应,如全身性荨麻疹,血管神经性水肿和过敏样反应。

【妊娠期安全等级】 D。

【禁忌与慎用】 1. 本品不得用于非吸烟者、儿童或偶尔吸烟者。

2. 哺乳期妇女使用时应暂停哺乳。

3. 对尼古丁或本品任一成分已知或可疑过敏者禁用。

4. 全身性皮肤病患者禁用。

5. 不稳定型或恶化性心绞痛、急性心肌梗死、严重心律失常者禁用。

6. 近期出现脑卒中患者禁用。

【药物相互作用】 1. 吸烟者中发现的酶诱导现象并非由本品引起,而是烟草烟雾中的焦油化合物所致。这意味着停止吸烟后,尽管尼古丁可被本品所替代,但机体代谢及联合用药的药理作用仍会发生变化(正常化)。吸烟可降低某些药物的血清浓度,如安替比林、雌激素、去甲西泮、利多卡因、奥沙西泮、华法林、非那西丁、咖啡因、茶碱、丙咪嗪和喷他佐辛。

2. 吸烟产生的效应包括减弱普洛帕芬的镇痛作用,降低呋塞米的利尿作用,改变对普萘洛尔的药效学反应及降低 H_2-受体拮抗药治疗溃疡病的治愈率。

3. 吸烟和尼古丁都能增加循环中皮质醇和儿茶酚胺水平。硝苯地平、肾上腺素受体激动剂和阻断剂的剂量可能也需要进行适当调整。

4. 戒烟后,即使在体内部分尼古丁被本品替代的情况下,上述现象也可能消失。因此,正在接受上述药品治疗的患者停止吸烟时,可能需要对联合用药的剂量进行适当调整。由于尼古丁对交感神经和副交感神经系统产生多种药理学作用,因此,β 受体拮抗药的作用可能受到不同形式的影响。

【剂量与用法】 从使用本品开始,应要求患者完全停止吸烟。本品适用于年龄超过 18 岁的成年人。

1. 贴剂　1 次/日,1 片/次,并应贴用 24 h。由于每平方厘米本品所释出的尼古丁含量恒定,因此,治疗剂量仅根据贴剂接触皮肤的面积即可确定。为避免局部刺激皮肤,一日应选择不同的贴附部位。本品有 3 种剂量规格可供使用,即 52.5 mg/30 cm^2 的尼古丁透皮贴剂(戒烟贴 30)、35 mg/20 cm^2 的尼古丁透皮贴剂(戒烟贴 20)和 17.5 mg/10 cm^2 的尼古丁透皮贴剂(戒烟贴 10)。不允许通过剪切贴膜来调整剂量。对一日吸烟总量超过 20 支的吸烟者,通常使用戒烟贴 30;对一日吸烟总量不超过 20 支的吸烟者,通常使用戒烟贴 20 即可。戒烟贴 10 是用来在治疗末期减少剂量时使用。治疗开始时宜使用较大剂量的本品(戒烟贴 30 或 20),再按疗程逐渐减少剂量。也可根据患者在使用一段时间后的疗效来调整剂量。

对大量吸烟者,开始可使用戒烟贴 30,随后换用戒烟贴 20,最后改为戒烟贴 10。每一阶段的疗程约为 4 周。对于中度吸烟者,可使用戒烟贴 20 约 8 周,随后换用戒烟贴 10 约 4 周。在治疗期间,应防止患者摄入较原来吸烟时更多的尼古丁。除去保护铝箔后,将本品贴在清洁、干燥、完好无损的皮肤上(皮肤上应没有洗涤剂、乙醇或残留的软膏)。贴用部位最好是躯干、上臂或臀部。贴上后用手掌按压 10s。一日应选择不同部位贴用,疗程结束时,如果本品仍不能使患者停止吸烟,则应停止使用。

2. 咀嚼胶

(1) 成人剂量的选择应根据吸烟者对烟草的依赖程度而定,重度依赖的吸烟者及用 2 mg 尼古丁咀嚼胶无效者,应选用 4 mg 尼古丁咀嚼胶,其他选用 2 mg 尼古丁咀嚼胶。大部分吸烟者每天需用 8～12 片合适剂量的咀嚼胶。每天最大剂量不超过 24 片咀嚼胶。疗程长短因人而异,临床经验显示一个疗程至少需要 3 个月,然后逐渐减少咀嚼胶的用量。

当每天只需1～2片尼古丁咀嚼胶时，疗程便可结束，不主张使用尼古丁咀嚼胶超过1年。

(2) 为防止尼古丁戒断症状，或有吸烟欲望时，可使用1片咀嚼胶。开始时慢慢咀嚼，30 min后所有尼古丁会从咀嚼胶中释放出来。当咀嚼时，尼古丁透过口腔黏膜直接进入体内，吞咽下的尼古丁在胃中被分解而失去作用，并可引起不适，因此，不要强烈地咀嚼。如果在开始治疗的1～2 d内，仔细按照下列指示使用，便会习惯按正确的频度咀嚼，它会提供最佳尼古丁摄入量及避免咀嚼太快导致的不良反应，可能需要几天时间适应咀嚼胶的口味，但必须坚持。①将1片咀嚼胶放入口中，慢慢地咀嚼，一次咀嚼中间应间隔几秒钟；②咀嚼十下后，停止1～2 min，此时可将咀嚼胶置于唇旁或颊旁；③接着进行另一次十下的咀嚼及休息；④如是进行30 min，然后把咀嚼胶吐掉；⑤当适应咀嚼胶的口味后，可以根据个人的需要量增加咀嚼频度；⑥若无其他合适容器，请将使用完的咀嚼胶置于包装片的空泡中。

3. 尼古丁吸入器　是由吸嘴及尼古丁容器两部分组成。每支尼古丁容器内贮存有10 mg的尼古丁，其尼古丁的有效释放量为4 mg左右。尼古丁容器内还含有少量的薄荷醇，用于减轻尼古丁的刺激作用。使用时将尼古丁容器插入吸嘴中，将吸嘴的另一端放入口中吸气，尼古丁容器内的尼古丁将随吸入气流进入口腔中并被口腔黏膜所吸收。逐渐减量至停止。

4. 鼻喷剂　当吸烟者有吸烟欲望时，头稍后仰，将制剂喷入鼻孔，尼古丁可通过鼻黏膜吸收。鼻喷剂的初始剂量常为每小时喷1～2次，最高剂量为每天喷80次。

5. 舌下含片　舌下含服，每1～2 h含1～2片(2～4 mg)，一日最大剂量不得超过20片(40 mg)。4周后，用药剂量逐渐减少，直至停药。

【用药须知】 1. 尼古丁是毒性物质，如被迅速吸收，毫克剂量水平即有潜在的致命危险。

2. 使用本品时，应要求患者完全停止吸烟。应告诫患者，如果在使用本品时继续吸烟，将增加吸烟所带来的危害，包括心血管方面的不良反应。

3. 临床研究发现，少数患者使用本品贴剂后，可出现接触性过敏。对于这种患者，当使用其他含有尼古丁的产品包括烟草时，可能会再度出现接触性过敏。

4. 尚无关于本品间断使用效果的足够数据。不过，如果使用本品后出现长期失眠症状，可在贴用16 h后揭除(即夜间不使用)。

5. 有报道在已知有肌无力(如重症肌无力、肌无力综合征)病史患者使用本品后症状加重。

6. 对出现严重或持续性皮肤不良反应的患者，应建议中断治疗。

7. 戒烟可能导致行为改变。尚无资料显示适当剂量的尼古丁透皮贴剂会影响使用者的驾驶和机械操控能力。

【制　剂】 ①透皮贴剂：52.5 mg/30 cm^2；35 mg/20 cm^2；17.5 mg/10 cm^2。②咀嚼胶：2 mg；4 mg。③吸入器：每只含10 mg，释放剂量4 mg。④鼻喷剂：100 mg/10 ml，每喷0.5 mg。⑤舌下含片：2 mg。

【贮藏】 防潮，避光，贮于20～25 ℃，短程携带允许15～30 ℃。

丁胺苯丙酮

(bupropion)

别名：安非他酮、Amfebutamone

【CAS】 34841-39-9；34911-55-2

【ATC】 N06AX12

【理化性状】 1. 化学名：(±)-1-(3-Chlorophenyl)-2-[(1,1-dimethylethyl)amino]-1-propanone

2. 分子式：$C_{13}H_{18}ClNO$

3. 分子量：239.74

4. 结构式

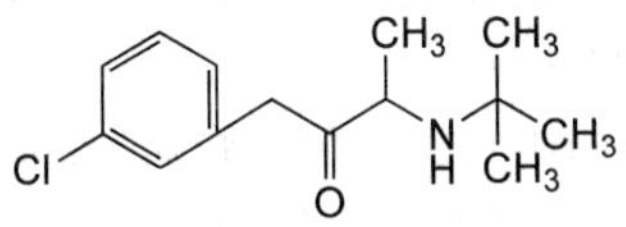

盐酸丁胺苯丙酮

(bupropion hydrochloride)

别名：Wellbutrin、Zyban、Aplenzin、Budeprion、Forfivo

【CAS】 31667-93-7

【理化性状】 1. 本品为白色结晶性粉末，极易溶于水。味稍苦，入口有局麻感。

2. 化学名：(±)-1-(3-Chlorophenyl)-2-[(1,1-dimethylethyl)amino]-1-propanone hydrochloride

3. 分子式：$C_{13}H_{18}ClNO \cdot HCl$

4. 分子量：276.2

【用药警戒】 1. 本品用于戒烟，可引起严重的神经反应。

2. 本品用于治疗抑郁症，可增加儿童和年轻患者自杀的企图和行为，应密切监测患者自杀的想法和行为。

【药理作用】 本品用于戒烟的确切机制尚不明

确。本品是相对弱效的去甲肾上腺素和多巴胺再摄取抑制剂。

【体内过程】 1. 本品口服后 3 h 达血药峰值，生物利用度低，动物实验显示本品的生物利用度仅为 5%～20%。口服 6 h 后羟基代谢产物的血药浓度达峰值，浓度约为原药的 10 倍。

2. 本品的蛋白结合率约 84%，羟基代谢产物的蛋白结合率与原药相同。四氢化代谢产物的蛋白结合率为原药的一半。

3. 在体内本品被广泛代谢，羟基代谢产物的活性约为原药的一半，虽然四氢化代谢产物的活性仅为原药的 1/5，但血药浓度高于原药。CYP2B6 是主要的代谢酶。

4. 口服放射性标记的本品，尿液和粪便中分别回收 87%和 10%的给药剂量，其中原药仅占 0.5%。本品的 $t_{1/2}$ 约为 21 h，羟基代谢产物的 $t_{1/2}$ 为 20 h，稳态 AUC 约为原药的 16 倍。

【适应证】 1. 用于戒烟。

2. 用于严重抑郁症。

3. 用于季节性情绪失调。

【不良反应】 1. 严重不良反应包括神经系统症状、年轻患者自杀的思想或行为、癫痫、高血压、轻度躁狂、闭角性青光眼、过敏反应。

2. 常见不良反应有颈痛、热潮红、高血压、口干、食欲增加、食欲缺乏、关节痛、肌痛、失眠、震颤、头晕、困倦、思维异常、支气管炎、瘙痒、皮肤干燥、皮疹、荨麻疹、口味反常。

3. 少见的不良反应包括腹痛、意外伤害、胸痛、颈痛、面部水肿、心悸、恶心、便秘、腹泻、口腔溃疡、口渴、焦虑、噩梦、注意力不集中、神经质、咳嗽、关节炎、鼻窦炎、咽炎、呼吸困难、鼻出血、耳鸣。

【妊娠期安全等级】 C。

【禁忌与慎用】 1. 癫痫患者禁用。

2. 暴食症、神经性食欲缺乏症患者禁用，此类患者服用本品易致癫痫发作。

3. 有惊厥病史或癫痫易感体质的患者慎用。

4. 应劝导妊娠期妇女主动戒烟，而不是通过药物治疗戒烟。

5. 本品及其代谢产物可通过乳汁分泌，哺乳期妇女应权衡利弊，选择停药或停止哺乳。

6. 儿童的有效性及安全性尚未确定。

7. 对本品过敏者禁用。

【药物相互作用】 1. 本品主要经 CYP2B6 代谢，噻氯匹定、氯吡格雷是 CYP2B6 抑制剂，可升高本品的血药浓度，降低本品羟基化代谢产物的血药浓度，可能需调整剂量。

2. 利托那韦、洛匹那韦和依法韦仑为 CYP2B6 诱导剂，可降低本品的血药浓度，可能需增加本品的剂量，但不能超过最大推荐剂量。

3. 卡马西平、苯巴比妥和苯妥英可能降低本品的血药浓度，可能须增加本品的剂量，但不能超过最大推荐剂量。

4. 本品及其代谢产物是 CYP2 D6 抑制剂，故本品可升高 CYP2 D6 底物的血药浓度，如文拉法新、去甲替林、丙咪嗪、地昔帕明、氟西汀、帕罗西汀、舍曲林、氟哌啶醇、利培酮、硫利达嗪、美托洛尔、普罗帕酮、氟卡尼。合用时须降低 CYP2 D6 底物的剂量。

5. 须经 CYP2 D6 活化的药物，如他莫西芬，与本品合用时可能须增加剂量。

6. 与其他能降低癫痫发作阈值的药物，如抗抑郁药、全身用皮质激素合用时应非常谨慎。

7. 本品治疗期间应尽量避免饮酒。

8. 禁止与 MAOIs 合用，停用 MAOIs 至少 14 d，方可开始本品的治疗，宜从小剂量开始。

9. 停止吸烟可影响一些药物的药动学，如茶碱、胰岛素、华法林，根据临床反应调整剂量。

10. 本品可导致苯丙胺类尿检出现假阳性。

11. 禁止与 MAOIs 合用，停用 MAOIs 至少 14 d 后，方可服用本品。

【剂量与用法】 1. 用于戒烟　口服 150 mg，1 次/日，服 3 d，第 4 天起 150 mg，2 次/日，共服用 2 周后可尝试停止吸烟。疗程 7～12 周，个别患者可能须延长疗程。本品的缓释片应整片吞服，是否与食物同服均可。

2. 用于严重抑郁症　口服 150 mg，1 次/日，4 d 后增加至 300 mg，晨起服用(缓释制剂)，或分两次服用(常释剂型)。

3. 用于季节性情绪失调　口服 150 mg，1 次/日，7 d 后增加至 300 mg，晨起服用(缓释制剂)，或分两次服用(常释剂型)。

4. 轻度肝功能不全患者应降低剂量或延长服用间隔时间，中、重度肝功能不全患者本品的剂量不能超过 150 mg，隔日 1 次。

5. 肾功能不全患者应降低剂量或延长服用间隔时间。

6. 正在服用本品的患者如须紧急使用利奈唑胺或静脉使用亚甲蓝抢救生命，应暂停服用本品，监测患者至少两周或直至利奈唑胺或静脉使用亚甲蓝治疗停止后 24 h。利奈唑胺或静脉使用亚甲蓝停止治疗后 24 h，可重新开始本品的治疗。

【用药须知】 本品可升高血压，治疗前应对血压进行评估，治疗期间应监测血压。

【制剂】 ①片剂：150 mg；300 mg；450 mg。②缓释片：150 mg；300 mg。

【贮藏】 防潮，避光，贮于 20～25 ℃，短程携带允许 15～30 ℃。

伐尼克兰
(varenicline)

别名：畅沛、Chantix、Champix

本品为尼古丁乙酰胆碱受体部分激动剂。

【CAS】 249296-44-4

【ATC】 N07BA03

【理化性状】 1. 化学名：7，8，9，10-Tetrahydro-6，10-methano-6*H*-pyrazino[2，3-*h*][3]benzazepine

2. 分子式：$C_{13}H_{13}N_3$

3. 分子量：211.3

4. 结构式

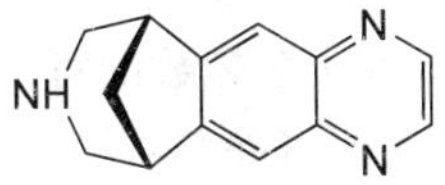

酒石酸伐尼克兰
(varenicline tartrate)

〖CAS〗 375815-87-5

〖理化性状〗 1. 本品为白色至淡黄色粉末，易溶于水。

2. 化学名：7，8，9，10-Tetrahydro-6，10-methano-6*H*-pyrazino[2，3-*h*][3]benzazepine，(2*R*，3*R*)-2，3-dihydroxybutanedioate(1∶1)

3. 分子式：$C_{13}H_{13}N_3 \cdot C_4H_6O_6$

4. 分子量：361.35

【用药警戒】 1. 使用本品的患者，有报道出现严重的神经精神症状，包括抑郁、自杀意念、自杀企图和完成自杀。此种表现可能与停止吸烟的患者的尼古丁戒断症状难以区分。抑郁情绪可能是尼古丁的戒断症状，在进行非药物戒烟的吸烟者中已经有过一些报告，并且偶有自杀想法的报告。不过，服用本品且继续吸烟的患者也曾出现上述部分症状。

2. 所有使用本品治疗的患者都应观察其神经精神症状，包括行为改变、敌意、激越、抑郁情绪和自杀相关事件，包括自杀意念、行为和企图自杀。如患者出现上述症状及非自身的典型性改变时，应立即停药，并联系医护人员。在大多数上市后报道病例中，患者停止服用本品后症状消失；不过在某些病例中，这些症状持续存在。因此，应对患者进行持续的监测并提供支持治疗，直到症状完全消除。

【药理作用】 1. 本品是烟碱型乙酰胆碱受体 $\alpha_4\beta_2$ 亚型的选择性部分激动剂，对神经中该受体具有高度亲和力。本品与 $\alpha_4\beta_2$ 受体结合产生激动作用，同时阻断尼古丁与该受体结合，这是本品发挥戒烟作用的机制。

2. 体外电生理学研究及体内神经化学研究显示，本品与神经 $\alpha_4\beta_2$ 烟碱型乙酰胆碱受体结合并激发受体介导的活动，但该作用明显弱于尼古丁。本品能阻断尼古丁对 $\alpha_4\beta_2$ 受体及中脑边缘多巴胺系统的激动作用，而这种烟碱的激动作用可能正是吸烟成瘾的中枢神经系统机制。本品对 $\alpha_4\beta_2$ 受体具有高度选择性，与该受体亚型的结合力强于与其他常见烟碱型受体($\alpha_3\beta_4$ ＞500 倍，α_7 ＞3500 倍，$\alpha_1\beta\gamma\delta$ ＞20000 倍)、非烟碱型受体及转运蛋白(＞2000 倍)的结合力。此外，本品与 5-HT_3 受体具有中等亲和力(Ki＝350 nM)。

【体内过程】 1. 吸收　本品口服给药吸收完全，全身生物利用度高。一般在口服给药后 3～4 h 可达血药峰值。健康志愿者多次口服给药后，血药浓度可在 4 d 内达到稳态。本品口服生物利用度不受食物和给药时间的影响。

2. 分布　本品分布于包括脑组织的各种组织中。稳态表观分布容积平均为 415 L(CV ＝ 50％)。本品血浆蛋白结合率低(≤20％)，与年龄及肾功能无关。在啮齿动物中，本品能通过胎盘并在乳汁中分泌。

3. 代谢　本品代谢率很低，92％以原药随尿液排出，不少于 10％以代谢产物排出。尿中的少量代谢产物包括伐尼克兰-*N*-氨基甲酰葡萄糖苷酸及羟基伐尼克兰。体循环中 91％为原药。

4. 排泄　本品的消除 $t_{1/2}$ 约为 24 h，其肾排泄主要通过肾小球滤过及肾小管借助于有机阳离子转运蛋白 OCT2 的主动分泌。

5. 药动学参数不因年龄、种族、性别、吸烟状况或合并用药的不同而发生有显著临床意义的变化。

6. 因本品基本不经肝代谢，肝功能不全患者应用该药时其药动学参数不受影响。

7. 对于轻度肾功能不全的受试者(Ccr＞50 ml/min 且≤80 ml/min)，本品的药动学参数无变化。与肾功能正常受试者(Ccr＞80 ml/min)相比，对于中度肾功能不全(Ccr≥30 ml/min 且≤50 ml/min)的患者，本品全身暴露量会增加 1.5 倍。对于重度肾功能损伤(Ccr＜30 ml/min)的受试者，本品的全身暴露量会增加 2.1 倍。对于患有终末期肾病(ESRD)的受试者，本品可经血液透析有效清除。

【适应证】 本品适用于成人戒烟。

【不良反应】 1. 无论是否接受戒烟治疗，戒烟本身即伴随多种症状。例如曾有报道试图戒烟的患者出现烦躁不安、情绪沮丧、失眠、易怒、挫折感、愤怒、焦虑、注意力无法集中、坐立不安、心率减慢、食欲增加或体重增加等。本品临床研究的设计及结果分析中未对所出现的不良事件与药物或尼古丁戒断相关性进行区分。常见不良反应按系统分列如下。

(1) 感染 少见支气管炎、鼻咽炎、鼻窦炎、真菌感染、病毒感染。

(2) 代谢与营养异常 常见食欲增加,少见食欲缺乏、烦渴。

(3) 精神异常 很常见梦境异常、失眠,少见惊恐、思维迟钝、思维异常、情绪不稳。

(4) 神经系统异常 很常见头痛,常见嗜睡、头晕、味觉障碍,少见震颤、共济失调、构音障碍、肌张力亢进、坐立不安、心境恶劣、感觉减退、味觉减退、嗜睡症、性欲增强、性欲减退。

(5) 心脏异常 少见心房颤动、心悸。

(6) 眼部异常 少见暗点、巩膜脱色、眼痛、瞳孔散大、畏光、近视、多泪。

(7) 耳及迷路异常 少见耳鸣。

(8) 呼吸系统、胸部及纵隔异常 少见呼吸困难、咳嗽、声音嘶哑、咽喉痛、咽喉刺激、呼吸道充血、鼻窦充血、后鼻滴流、鼻漏、打鼾。

(9) 胃肠道异常 很常见恶心,常见呕吐、便秘、腹泻、腹胀、胃部不适、消化不良、胃肠胀气、口干,少见呕血、便血、胃炎、胃食管反流性疾病、腹痛、排便习惯改变、大便异常、嗳气、溃疡性口炎、牙龈疼痛、舌苔厚腻。

(10) 皮肤及皮下组织异常 少见全身性皮疹、红斑、瘙痒症、痤疮、多汗、盗汗。

(11) 肌肉骨骼与结缔组织异常 少见关节僵硬、肌痉挛、胸壁痛、肋软骨炎。

(12) 肾与泌尿系统异常 少见糖尿、夜尿症、多尿。

(13) 生殖系统及乳房异常 少见月经过多、阴道分泌物、性功能紊乱。

(14) 全身异常及给药部位异常 常见疲劳,少见胸部不适、胸痛、发热、发冷、虚弱、昼夜节律睡眠紊乱、周身不适、囊肿。

(15) 检查 少见血压升高、心电图 ST 段压低、心电图 T 波波幅减低、心率加快、肝功能检查异常、血小板计数减少、体重增加、精液异常、C-反应蛋白升高、血钙降低。

2. 上市后报道的不良反应(与本品的因果关系尚未确定)包括抑郁、躁狂、精神异常、幻觉、偏执狂、妄想、杀人意念、攻击性、敌意、焦虑和惊恐,以及自杀意念、自杀企图与完成自杀,超敏反应包括血管神经性水肿,罕见且严重的皮肤反应包括斯-约综合征和多形性红斑;有服用本品治疗的患者出现包括缺血性和出血性事件在内的心肌梗死和脑血管意外的报告。

【妊娠期安全等级】 C。

【禁忌与慎用】 1. 对本品过敏者或使用本品发生严重皮肤反应者禁用。

2. 妊娠期妇女禁用。

3. 哺乳期妇女应权衡本品对母亲的重要性,选择停药或停止哺乳。

4. 18 岁以下青少年人群中的安全性及有效性数据有限。

【药物相互作用】 根据本品的特性及目前的临床经验,本品与其他药物间未发现有临床意义的相互作用。

1. 体外研究显示,对于主要由 CYP 酶代谢的化合物,本品改变其药动学参数的可能性不大;由于不到 10%的本品经代谢清除,本品对经 CYP 酶代谢的药物的药动学参数的影响不大。

2. 体外研究显示,治疗浓度的本品对人肾转运蛋白无抑制作用。因此,本品不太可能影响通过肾分泌清除的药物。

3. 本品不影响二甲双胍的药动学参数。二甲双胍亦不影响本品的药动学参数。

4. 同时应用本品及西咪替丁,本品的肾清除率降低,其全身暴露量提高 29%。肾功能正常的受试者或轻、中度肾功能损伤患者同时应用两药不需调整剂量。对于重度肾功能损伤患者,应避免两药同时应用。

5. 本品不改变地高辛的稳态药动学参数。

6. 本品不改变华法林的药动学参数。凝血酶原时间(以 INR 计)不受本品的影响。戒烟本身可能改变华法林的药动学。

7. 本品不改变丁胺苯丙酮的稳态药动学参数。

8. 将本品与尼古丁替代贴剂(NRT)同时给予吸烟者 12 d,研究最后 1 日检测的平均收缩压明显降低(平均 2.6 mmHg),该变化具有显著统计学意义。该研究中,联合治疗组恶心、头痛、呕吐、头晕、消化不良及疲劳的发生率高于单独应用 NRT 治疗组。

【剂量与用法】 1. 口服,第 1～3 d,0.5 mg(白色片),1 次/日,第 4～7 d:0.5 mg(白色片),2 次/日;第 8 d 至治疗结束,1 mg(淡蓝色片),2 次/日。

2. 患者应设定戒烟日期并在此日期前 1～2 周开始服用本品。对无法耐受本品不良反应的患者,可暂时或长期将剂量降至 2 次/日,一次 0.5 mg。

3. 本品应用水整片吞服，餐前餐后服用均可。患者应治疗 12 周。对于经 12 周治疗戒烟成功的患者，可考虑续加一个 12 周疗程，剂量仍为 2 次/日，一次 1 mg。对于初始治疗未成功或治疗后复吸的患者，目前尚无后续 12 周疗程的有效性资料。

4. 由于在戒烟疗程结束的最初阶段，患者的复吸风险较高。对于该类患者，可考虑在戒烟疗程结束时，逐渐减量至停药。在他人的建议和支持下，有戒烟意愿的患者，戒烟治疗更易成功。

5. 肾功能不全患者　轻度（Ccr＞50 ml/min 且 ≤80 ml/min）至中度（估测 Ccr≥30 ml/min 且 ≤50 ml/min）肾功能不全患者，不必调整剂量。中度肾功能不全且无法耐受不良反应的患者，可将剂量降至 1 次/日，一次 1 mg。重度肾功能不全患者（Ccr＜30 ml/min），推荐剂量为 1 mg，1 次/日。给药剂量应从 0.5 mg，1 次/日开始，3 d 后增加至每 1 mg，1 次/日。对于终末期肾病患者的临床经验有限，因此，不推荐在该人群中使用。

【用药须知】 1. 在接受本品治疗的患者中，有报告出现严重的神经精神症状，应对患者进行持续的监测并提供支持治疗，直到症状完全消除。

2. 有服用本品治疗的患者出现超敏反应的上市后报道，包括血管神经性水肿。临床症状包括面部、口部（舌头、嘴唇、牙龈）、四肢及颈部（咽和喉部）肿胀。此外，还有少见的危及生命的血管神经性水肿的报道，由于导致呼吸功能障碍需要紧急医疗处理，应告知患者，在出现上述症状应立即停药寻求医疗救助。

3. 有服用本品的患者出现罕见但严重的皮肤反应的报道，包括斯-约综合征和多形性红斑。由于这些皮肤反应可能危及生命，应告知患者一旦出现伴有黏膜病变的皮疹或其他任何超敏反应的迹象，应立即停药并联系医护人员。

4. 本品未在不稳定型心血管疾病或在筛选前 2 个月内发生心血管疾病的患者中进行研究。建议患者在出现新的或恶化的心血管疾病症状时应联系医护人员。患有心血管疾病的吸烟者使用本品时应权衡利弊。吸烟是心血管疾病的独立、重要的危险因素。与安慰剂相比，本品已被证实能有效提高长达 1 年的戒烟概率。

5. 在服用本品的患者中，有关于交通事故、未遂交通事故或其他意外伤害的报道。在有些病例中，患者在驾驶或操作机器期间出现嗜睡、头晕、意识丧失或注意力难以集中，从而导致损伤或引起可能造成损伤的担心。应建议患者，在了解服用本品可能会对他们产生的影响之前，应谨慎从事驾驶、操作机器或其他具有潜在危险的活动。

6. 在本品的治疗中，恶心是最常见的不良反应。恶心通常是轻至中度，且是一过性的，但是对于有些患者而言，恶心会持续数月。恶心的发生率与给药剂量有关。如患者无法耐受，建议减小剂量。

【制剂】 片剂：0.5 mg；1.0 mg。

【贮藏】 密封，贮于 30 ℃以下。

双硫仑
(disulfiram)

别名：二硫四乙秋兰姆、双硫醒、戒酒硫、Antabuse、Antabus

本品为解酒药。

【CAS】 97-77-8

【ATC】 N07BB01；P03AA04

【理化性状】 1. 本品为白色至类白色粉末，无臭，几乎无味。水中溶解度为 20 mg/100 ml，乙醇中溶解度为 3.8 g/100 ml。

2. 化学名：Bis(diethylthiocarbamoyl) disulfide

3. 分子式：$C_{10}H_{20}N_2S_4$

4. 分子量：296.54

5. 结构式

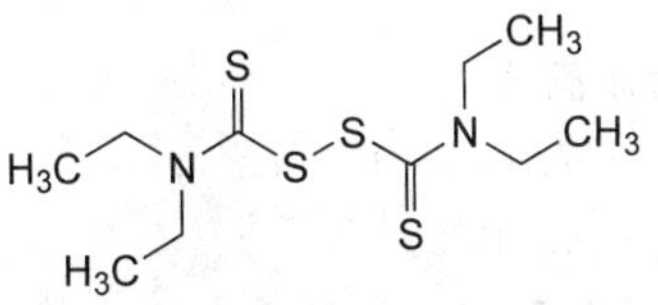

【用药警戒】 本品不可用于正处于酒精中毒状态的患者。

【药理作用】 乙醇在体内被乙醇脱氢酶氧化成乙醛，乙醛很快再被乙醛脱氢酶氧化。本品不可逆地抑制胞质内和线粒体内的乙醛脱氢酶，使饮酒者血中乙醛浓度升高 5～10 倍，产生强烈的不适感，让嗜酒者转而对饮酒产生厌恶和恐惧心理，从而放弃酗酒而达到戒酒目的。

【体内过程】 本品吸收和清除均缓慢，停止服用本品 1 周后饮酒仍可出现不适感。

【适应证】 用于治疗酒精依赖而愿意合作的酗酒者。

【不良反应】 可能引起痤疮样皮疹，荨麻疹，疲乏，震颤，不安，头痛，眩晕，口中有大蒜味或金属味，轻度胃肠不适。

【妊娠期安全等级】 C。

【禁忌与慎用】 1. 心肌病、冠心病、精神病及对本品、硫化橡胶过敏者禁用。

2. 尚未明确本品是否经乳汁分泌，哺乳期妇女应权衡本品对母亲的重要性，选择停药或停止哺乳。

3. 儿童的有效性及安全性尚不确定。

【药物相互作用】 可抑制肝药酶，因此，可干扰苯妥英、氯氮䓬及巴比妥类药物、异烟肼等药物的代谢。

【剂量与用法】 患者停用含酒精饮料至少12 h后才能服用本品。在治疗初期，一天最大剂量为500 mg，持续1～2周；以后的维持剂量为125～500 mg/d，取决于患者对不良反应的耐受性。

【用药须知】 用药者再饮酒后15～20 min，有剧烈头痛、潮红、焦虑、心动过速及胸前区痛；再过15～20 min可有恶心、呕吐、眩晕、无力、出汗、视物模糊、血压下降及呼吸困难，可持续2～6 h。以上反应，个体差异较大，少数严重者可意识丧失及惊厥，血压可降至休克水平，极个别可引起死亡。故治疗开始必须住院密切观察，并应警告患者，一旦开始服用本品，任何形式的酒精摄入均可引起不适甚至危及生命。

【制剂】 片剂：250 mg；500 mg。

【贮藏】 贮于20～25 ℃。

阿坎酸

(acamprosate)

本品为戒酒药。

【CAS】 77337-76-9

【ATC】 N07BB03

【理化性状】 1. 化学名：3-Acetamidopropane-1-sulfonic acid

2. 分子式：$C_5H_{11}NO_4S$

3. 分子量：181.21

4. 结构式

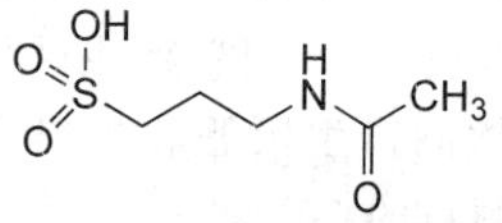

阿坎酸钙

(acamprosate calcium)

别名：Campral

〖CAS〗 77337-73-6

〖理化性状〗 1. 本品为白色、无臭的粉末，易溶于水，几乎不溶于水和二氯甲烷。

2. 化学名：Calcium bis[3-(acetylamino)propane-1-sulfonate]

3. 分子式：$(C_5H_{11}NO_4S)_2Ca$

4. 分子量：400.48

【药理作用】 本品戒酒作用的确切机制尚不明确。据推测长期饮酒可导致中枢兴奋和抑制的失衡。动物实验证实本品可与中枢神经递质谷氨酸和GABA相互作用，使中枢兴奋和抑制达到平衡。

【体内过程】 1. 本品口服的生物利用度约11%，5 d后达稳态，在666 mg，2次/日的剂量下，本品稳态C_{max}为350 ng/ml，T_{max}为3～8 h。食物可降低本品的暴露量，但无临床意义。

2. 本品的分布容积为72～109 L，蛋白结合率可忽略不计。

3. 本品在体内不被代谢。

4. 本品的$t_{1/2}$为20～33 h，主要经肾排泄。

【适应证】 用于治疗酒精依赖而愿意合作的酗酒者。

【不良反应】 常见不良反应包括意外伤害、无力、消化不良、腹泻、恶心、腹胀、焦虑、抑郁、头晕、口干、失眠、感觉异常、瘙痒、出汗。

【妊娠期安全等级】 C。

【禁忌与慎用】 1. 对本品过敏者禁用。

2. 重度肾功能不全患者禁用。

3. 尚未明确本品是否经乳汁分泌，哺乳期妇女慎用。

4. 儿童的有效性及安全性尚不确定。

【药物相互作用】 本品与地西泮、双硫仑无明显相互作用。

【剂量与用法】 推荐剂量为666 mg，3次/日，中度肾功能不全患者降低剂量至333 mg，1次/日。

【用药须知】 本品可导致抑郁和自杀倾向，应密切监测患者的精神症状。

【制剂】 片剂：333 mg(相当于阿坎酸300 mg)。

【贮藏】 贮于25 ℃以下，短程携带允许15～30 ℃。

5.9 其他

利鲁唑

(riluzole)

别名：力如太、Rilutek

【CAS】 1744-22-5

【ATC】 N07XX02

【理化性状】 1. 本品为白色至浅黄色粉末，极微溶于水和0.1 N的NaOH，极易溶于二甲基甲酰胺、二甲基亚砜和甲醇，难溶于0.1 N的HCl。

2. 化学名：2-Amino-6-(trifluoromethoxy)benzothiazole

3. 分子式：$C_8H_5F_3N_2OS$

4. 分子量：234.2

5. 结构式

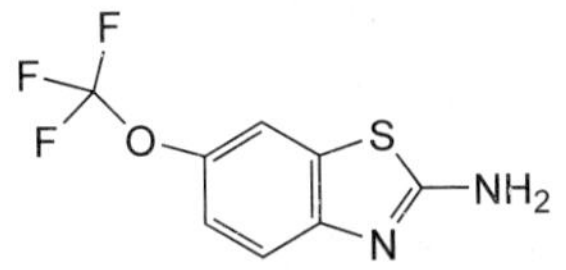

【药理作用】 1. 肌萎缩侧索硬化症(ALS)的发病机制尚未完全阐明,有学说认为谷氨酸在此疾病中是造成细胞死亡的原因之一。

2. 本品的作用机制尚不清楚,而可能与抑制谷氨酸释放、稳定电压依赖性钠通道的失活状态、干扰神经递质与兴奋性氨基酸受体结合后的细胞内事件有关。

3. 一项动物实验显示,本品能延长 ALS 转基因动物模型的存活时间。多种神经兴奋性损伤动物模型研究显示,本品具有神经保护作用。

4. 体外研究显示,本品能保护培养的大鼠运动神经元免受谷氨酸的兴奋性毒性损伤,并抑制缺氧引起的皮质细胞死亡。

【体内过程】 1. 吸收　本品口服后吸收迅速,并于 60～90 min 内达 C_{max}(173±72)ng/ml。大约给药剂量的 90%被吸收,绝对生物利用度为(60±18)%。在高脂饮食的同时服用本品,其吸收率及吸收程度会下降(C_{max}降低 44%,AUC 降低 17%)。重复给药时(50 mg,2 次/日,10 d),本品在血浆中蓄积至单次给药的 2 倍,并于 5 d 内达到稳态

2. 分布　本品在体内分布广泛,可通过血-脑屏障。分布容积约为(245±69)L,蛋白结合率约为 97%,主要与白蛋白及脂蛋白结合。

3. 代谢　本品主要以原形存在于血浆中,并由 CYP 广泛代谢继而糖脂化。CYP1A2 为本品的主要代谢酶。在尿中的主要代谢物为 3 种酚衍生物,1 种脲基衍生物及原药。

4. 排泄　$t_{1/2}$为 9～15 h。利鲁唑主要从尿液中排出。尿中总排泄率为给药剂量的 90%。葡糖醛酸衍生物占尿中代谢产物的 85%以上。原药仅占给药剂量的 2%。

5. 在轻度慢性肝功能不全的患者中,AUC 大约升高 1.7 倍,在中度慢性肝功能不全的患者中,大约升高 3 倍。

【适应证】 用于延长肌萎缩侧索硬化(ALS)患者的生命或延长其发展至需要机械通气支持的时间。

【不良反应】 1. 血液和淋巴系统　少见贫血,罕见严重中性粒细胞减少症。

2. 免疫系统　少见类过敏反应、血管神经性水肿。

3. 神经系统　常见头痛、眩晕、感觉异常、嗜睡。

4. 呼吸、胸部和纵隔　少见间质性肺病。

5. 心脏　常见心动过速。

6. 胃肠道　常见恶心、腹泻、腹痛、呕吐,少见胰腺炎。

7. 肝胆　常见肝功能检测异常。丙氨酸氨基转移酶的增高通常发生于本品治疗的前 3 个月内,其通常为一过性,且当治疗继续时,其水平在 2～6 个月内恢复至低于正常上限 2 倍。可伴有黄疸。在临床试验中 ALT 升高超过正常范围上限 5 倍的患者中止治疗后 ALT 水平在 2～4 个月内恢复至正常范围上限 2 倍以下。有发生肝炎的报道。

8. 整体感觉　常见乏力、疼痛。

【妊娠期安全等级】 C。

【禁忌与慎用】 1. 对本品过敏者禁用。

2. 肝脏疾病或基线转氨酶高于正常上限 3 倍者禁用。

3. 动物实验显示本品可经乳汁排泄,哺乳期妇女使用时应暂停哺乳。

4. 儿童的有效性及安全性尚不确定。

【药物相互作用】 CYP1A2 的抑制剂(如咖啡因、双氯芬酸、地西泮、尼麦角林、氯米帕明、丙咪嗪、氟伏沙明、非那西汀、茶碱、阿米替林及喹诺酮类)可能会降低本品的清除率,而 CYP1A2 的诱导剂(如吸烟、炭烤的食物、利福平及奥美拉唑)可能会增加本品的清除率。

【剂量与用法】 推荐剂量为口服 50 mg,2 次/日。

【用药须知】 1. 在治疗最初 3 个月,须每月检测 ALT,在第 1 年每 3 个月检测一次,以后每年一次。在发生 ALT 水平增高的患者,须进行更为频繁的 ALT 水平的检测。

如果 ALT 水平升高至 5×ULN 须停药。在发生 ALT 增加至 5×ULN 的患者尚无减量或再次给药的经验。不推荐再次给药。

2. 须警告患者向其医师报告所有的发热性疾病。发热性疾病的报告须提醒医师检查白细胞计数,如出现中性粒细胞减少,应停药。

3. 本品有导致间质性肺病的报道,其中一部分病例为严重病例。如果出现呼吸症状,例如干咳和(或)呼吸困难,应进行胸部 X 线检查,如果有提示间质性肺炎的发现(例如两侧肺弥散不透明),应立即停药。在大部分报道的病例中,停药和对症治疗后,症状消除。

【制剂】 ①片剂:50 mg。②胶囊剂:50 mg。

【贮藏】 贮于室温(10～30 ℃)下。

单唾液酸四己糖神经节苷脂

(monosialotetrahexosylganglioside)

别名:GM1

本品系自猪脑中提取制得的对神经细胞功能损伤具有作用的物质,临床常用其钠盐。

【CAS】 37758-47-7

【理化性状】 1. 化学名:(2*S*,4*S*,5*R*,6*R*)-5-acetamido-2-[(2*S*,3*R*,4*R*,5*S*,6*R*)-5-[(2*S*,3*R*,4*R*,5*R*,6*R*)-3-acetamido-5-hydroxy-6-(hydroxymethyl)-4-[(2*R*,3*R*,4*S*,5*R*,6*R*)-3,4,5-trihydroxy-6-(hydroxymethyl) oxan-2-yl] oxyoxan-2-yl] oxy-2-[(2*R*,3*S*,4*R*,5*R*,6*R*)-4,5-dihydroxy-6-[(*E*,2*R*,3*S*)-3-hydroxy-2-(icosanoylamino) icos-4-enoxy]-2-(hydroxymethyl) oxan-3-yl] oxy-3-hydroxy-6-(hydroxymethyl) oxan-4-yl] oxy-4-hydroxy-6-[(1*R*,2*R*)-1,2,3-trihydroxypropyl]oxane-2-carboxylic acid

2. 分子式:$C_{77}H_{139}N_3O_{31}$

3. 分子量:1602.93

【药理作用】 本品能促进由于各种原因引起的中枢神经系统损伤的功能恢复,对损伤后继发性神经退化有保护作用,对脑血流动力学参数及因损伤后导致脑水肿有积极的作用,可以通过改善细胞膜酶的活性减轻神经细胞水肿。动物实验显示本品可改善帕金森病所致的行为障碍。

【体内过程】 本品能以稳定的方式与神经细胞膜结合,引起膜的功能变化。给药后 2 h 在脑和脊髓测得放射活性高峰,4～8 h 后减半。药物的清除缓慢,主要通过肾排泄。

【适应证】 1. 用于治疗血管性或外伤性中枢神经系统损伤。

2. 治疗帕金森病。

【不良反应】 少数患者用本品后出现皮疹。

【禁忌与慎用】 1. 对本品过敏者禁用。

2. 遗传性糖脂代谢异常(神经节苷脂累积病,如家族性黑蒙性痴呆、视网膜变性病)禁用。

【剂量与用法】 1. 一般给予 20～40 mg/d,遵医嘱一次或分次肌内注射或缓慢静脉滴注。

2. 在病变急性期(尤其急性创伤),100 mg/d,静脉滴注,2～3 周后改为维持量,20～40 mg/d,一般 6 周。

3. 对帕金森病,首次剂量 500～1000 mg,静脉滴注,第 2 d 起 200 mg/d,皮下、肌内注射或静脉滴注,一般用至 18 周。

4. 皮下、肌内注射用药时,用注射用水溶解至 10 mg/ml;静脉滴注用药时,用 0.9%氯化钠注射液或 5%葡萄糖注射液溶解并稀释。

【制剂】 ①注射剂(粉):20 mg;40 mg;100 mg。②注射液:20 ml/2 ml;40 mg/2 ml;50 mg/5 ml;100 mg/5 ml。

【贮藏】 室温下保存。

阿莫达非尼

(armodafinil)

别名:Nuvigil

【CAS】 112111-43-0

【ATC】 N06BA07

【理化性状】 1. 本品为白色至类白色结晶性粉末,几乎不溶于水,微溶于丙酮,溶于甲醇。

2. 化学名:2-[(*R*)-(Dipenylmethyl)sulfinyl]acetamide

3. 分子式:$C_{15}H_{15}NO_2S$

4. 分子量:273.35

5. 结构式

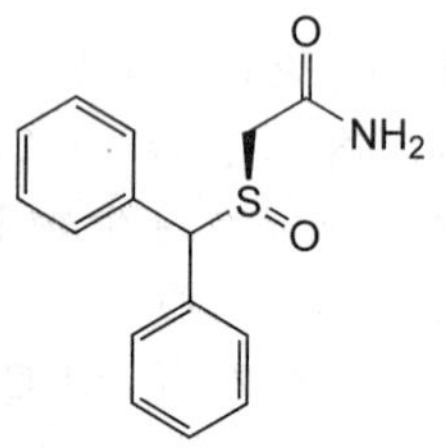

【药理作用】 1. 本品为莫达非尼的右旋异构体,本品或莫达非尼(消旋体)促醒的确切机制尚不明确。本品与莫达非尼具有相似的药理作用,但比莫达非尼的有效作用时间长。本品促醒的作用与苯丙胺相似。α_1 受体拮抗药哌唑嗪可增强本品的作用,但体外实验本品并无 α_1 受体拮抗作用。

2. 本品是间接的多巴胺受体激动药。体外试验证实,本品可与多巴胺转运蛋白结合,并抑制多巴胺的再摄取。余可参见莫达非尼。

【体内过程】 口服本品易吸收,禁食状态下达峰时间约为 2 h。食物对总生物利用度的影响极小,但在进食状态下达峰时间可能延迟 2～4 h,且食物可能影响起效和持效时间。给药 7 d 内血药浓度达稳态。AUC 为 20.1～66.2(μg・h)/ml,与血浆蛋白(主要是白蛋白)的结合率为 60%,表观分布容积约为 42 L。本品主要经肝代谢,酰胺水解是最重要的代谢途径,其次是经 CYP3A4/5 酶催化形成砜。口服后本品清除率约为 33 ml/min,消除 $t_{1/2}$ 约为 15 h。老年人体内的清除率下降。

【适应证】 用于阻塞性睡眠呼吸暂停(OSA)、嗜睡症导致的过度睡眠和倒班工作睡眠障碍(SWSD)患者的促醒。

【不良反应】 1. 心血管系统　心悸、心率增快。

2. 呼吸系统　呼吸困难。

3. 泌尿生殖系统　多尿。

4. 免疫系统　严重的不良反应有血管神经性水肿和过敏反应，还可见季节性变态反应。

5. 神经系统　头痛、眩晕、嗜睡、失眠、注意力障碍、震颤、偏头痛、感觉异常、神经质。

6. 精神　可见焦虑、抑郁、兴奋、神经质、情绪低沉。严重不良反应有自杀企图，还可见躁狂症、妄想症、幻觉。

7. 肝脏　可见 γ-谷氨酰转移酶升高。

8. 胃肠道　可见恶心、食欲缺乏、口干、呕吐、腹泻、消化不良、便秘、稀便、上腹痛。

9. 血液　有出现轻度全血细胞减少，停药后消失的个案报道。

10. 皮肤　可见接触性皮炎、多汗。严重不良反应有严重皮疹(包括斯-约综合征、中毒性表皮坏死溶解症、伴嗜酸性粒细胞增多和全身症状的药疹)。

11. 其他　可见疲劳、流感样综合征。

【妊娠期安全等级】 C。

【禁忌与慎用】 1. 对本品和莫达非尼过敏者禁用。

2. 尚未明确本品是否可经乳汁分泌，哺乳期妇女慎用。

3. 儿童用药的安全性和有效性尚不明确。

4. 有精神病、抑郁症、躁狂症病史者，有近期心肌梗死或不稳定型心绞痛史者，左心室肥大者，有使用中枢神经系统兴奋药造成左房室瓣脱垂综合征史者不推荐使用。

5. 老年患者应减量慎用。

【药物相互作用】 1. 本品可逆地抑制 CYP2C19 活性，使 CYP2C19 底物(如苯妥英、地西泮、普萘洛尔、奥美拉唑和氯米帕明)清除时间延长，与本品联用时须调整剂量并监测毒性。

2. 本品长期使用可诱导 CYP3A 活性，故可能会减弱 CYP3A 底物(如环孢素、炔雌醇、咪达唑仑和三唑仑)的药效，合用时应监测 CYP3A 底物的浓度并须调整剂量。

3. 由于本品的代谢清除与 CYP3A 有关，故与 CYP3A4/5 诱导药(如卡马西平、苯巴比妥、利福平)或抑制药(如酮康唑、红霉素)合用时可改变本品的血药浓度。

4. 本品与中枢神经系统兴奋药的相互作用尚不明确。但莫达非尼与哌甲酯或右安非他明联用，可使莫达非尼吸收延迟约 1 h。莫达非尼和氯米帕明联用不会改变任一药物的药动学参数。

5. 本品与 MAOIs 的相互作用尚不明确，两药合用时应谨慎。

6. 莫达非尼与华法林联用，对右旋和左旋华法林的药动学参数无显著影响，但不能排除药效学相互作用。故本品与华法林联用时，应经常监测凝血酶原时间或国际标准化比值。

7. 本品与酒精的相互作用尚不明确，用药期间避免饮酒。

8. 食物对本品的总生物利用度的影响极小，但可能影响起效和持续时间。

【剂量与用法】 1. OSA 或发作性睡病　一次 150～250 mg，1 次/日，早晨服用。

2. SWSD　一次 150 mg，1 次/日，在开始倒班工作前 1 h 给药。

3. 肝功能不全时剂量　重度肝功能不全的清除率下降，应减量。

4. 老年人剂量　由于老年患者对本品及其代谢物的清除率下降，应使用较小剂量。

【用药须知】 1. 用药后症状未缓解者，应避免驾驶或操作机械。

2. 出现多器官过敏反应。发热、皮疹、心肌炎、肝炎、肝功能异常、血液学异常(如嗜酸粒细胞增多、白细胞减少、血小板减少)、瘙痒和虚弱，血管神经性水肿或过敏样反应(如面部、眼、唇、舌或喉部肿胀；吞咽或呼吸困难，声嘶)或严重皮疹反应时，应立即停药。

3. 尚无用药过量的报道。莫达非尼用药过量最常见的症状为失眠，中枢神经系统症状(如烦躁不安、定向障碍、意识错乱、兴奋和幻觉)，消化系统症状(如恶心和腹泻)，心血管系统症状(如心动过速、心动过缓、高血压和胸痛)。处理用药过量。若无禁忌证，可催吐或洗胃。

【制剂】 片剂：50 mg；150 mg；250 mg。

【贮藏】 贮于 20～25 ℃。

莫达非尼
(modafinil)

别名：Alertec、Modavigil、Provigil

【CAS】 68693-11-8

【ATC】 N06BA07

【理化性状】 1. 本品为白色至类白色结晶性粉末，几乎不溶于水或环己烷，溶于丙酮和甲醇。

2. 化学名：2-[(Diphenylmethyl) sulfinyl]acetamide

3. 分子式：$C_{15}H_{15}NO_2S$

4. 分子量：273.35

5. 结构式

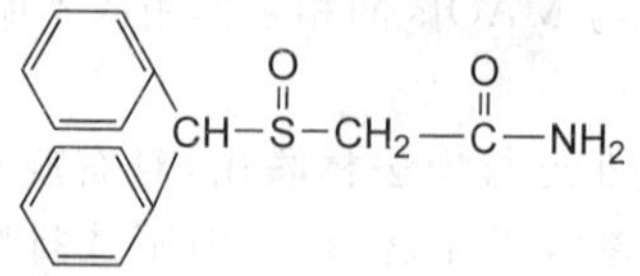

【药理作用】 1. 本品为1∶1的消旋体，本品促醒的确切机制尚不明确。动物实验本品可增加大脑内多巴胺的水平。在缺乏多巴胺转运蛋白的基因工程小鼠中，本品无促醒作用。本品的促醒作用不能被多巴胺受体拮抗剂氟哌啶醇拮抗，多巴胺合成抑制剂α-甲基对酪氨酸可拮抗苯丙胺的作用，但不能拮抗本品的作用。

2. 哌醋甲酯和苯丙胺可增强猫的整个大脑的神经活动，与上述两药相比，本品更能明显增强猫的大脑离散区域的神经活动。这些发现对人体的作用意义尚不清楚。

3. 本品除促醒和增加运动作用外，对人体还有精神兴奋、致欣快、改变情绪和情感、增强感知力和思维能力的作用。

【体内过程】 1. 吸收　口服本品迅速吸收，T_{max}为2 h。食物对总生物利用度的影响极小，但在进食状态下T_{max}可被延迟1 h，且食物可能影响起效和持效时间。*R*-莫非达尼的暴露量为*S*-莫达非尼的3倍。*R*-和*S*-异构体在体内不能相互转化。口服后2～4 d可达稳态。

2. 分布　本品的分布容积为0.9 L/kg，与血浆蛋白(主要是白蛋白)的结合率为60%。

3. 代谢　主要经肝代谢，酰胺水解是最重要的代谢途径，其次是*S*-氧化、芳香环羟基化和葡糖醛酸化。给予放射性标记的本品，11 d内回收81%的放射性物质，其中尿中回收80%，粪便中回收1%。尿中回收81%，尿中主要是莫达非尼酸，至少还有其他6种代谢物，但浓度都很低。仅莫达非尼酸和莫达非尼砜在血浆中达到一定的浓度，但均无活性。

成年患者在服用本品数周后，可见血药谷值降低，提示本品存在自身诱导作用，但降低的幅度无临床意义。参与自身诱导的酶为CYP3A4。莫达非尼砜因半衰期长，存在蓄积。

4. 消除　本品消除$t_{1/2}$约为15 h。老年人体内的清除率下降。

【适应证】 用于阻塞性睡眠呼吸暂停(OSA)、嗜睡症导致的过度睡眠和倒班工作睡眠障碍(SWSD)患者的促醒。

【不良反应】 1. 心血管系统　心悸、心率加快、高血压。

2. 呼吸系统　呼吸困难、鼻炎、咽炎、胸痛。

3. 泌尿生殖系统　多尿、尿酸轻度下降。

4. 免疫系统　严重的不良反应有血管神经性水肿和过敏反应，还可见季节性变态反应，多器官过敏反应。

5. 神经系统　头痛、眩晕、嗜睡、失眠、注意力障碍、震颤、偏头痛、感觉异常、运动障碍、运动功能亢进、肌张力过高。

6. 精神　可见焦虑、抑郁、兴奋、神经质、情绪低落。严重不良反应有自杀企图，还可见躁狂症、妄想症、幻觉。

7. 肝脏　可见肝功能异常。

8. 胃肠道　可见恶心、食欲缺乏、口干、呕吐、腹泻、消化不良、便秘、稀便、上腹痛、腹胀。

9. 血液　可见嗜酸粒细胞增多、粒细胞减少。

10. 皮肤　可见接触性皮炎、多汗症。严重不良反应有严重皮疹(包括斯-约综合征、中毒性表皮坏死溶解症、伴嗜酸粒细胞增多和全身症状的药疹)，多发生于用药后1～5周。

11. 其他　可见疲劳、流感样综合征、腰痛、鼻出血。

【孕期危险等级】 C。

【禁忌与慎用】 1. 对本品过敏者禁用。

2. 尚未明确本品是否可经乳汁分泌，哺乳期妇女慎用。

3. 儿童用药的安全性和有效性尚不明确。

4. 有精神病、抑郁症、躁狂症病史者，有近期心肌梗死或不稳定型心绞痛史者，左心室肥大者，有使用中枢神经系统兴奋药造成左房室瓣脱垂综合征史者不推荐使用。

5. 老年患者应减量慎用。

【药物相互作用】 1. 本品可逆地抑制CYP2 C19活性，使CYP2 C19底物(如苯妥英、地西泮、普萘洛尔、奥美拉唑和氯米帕明)清除时间延长，与本品联用时需调整剂量并监测毒性。

2. 本品长期使用可诱导CYP3A活性，故可能会减弱CYP3A底物(如环孢素、炔雌醇、咪达唑仑和三唑仑)的药效，合用时应监测CYP3A底物的浓度并须调整剂量。

3. 本品可减弱甾体类避孕药的效果，使用避孕药期间及停药后1个月，应停用本品或使用替代避孕方法。

4. 由于本品的代谢清除与CYP3A有关，故与CYP3A4/5诱导药(如卡马西平、苯巴比妥、利福平)或抑制药(如酮康唑、红霉素)联用时可改变本品的血浆浓度。

5. 本品与哌甲酯或右苯丙胺合用，可使本品的吸收延迟约1 h。本品和氯米帕明合用不会改变任一药的药动学参数。

6. 本品与单胺氧化酶抑制药的相互作用尚不明确，两药合用时应谨慎。

7. 本品与华法林联用，对华法林的药动学参数无显著影响，但不能排除药效学相互作用。故本品与华法林联用时，应经常监测凝血酶原时间或国际标准化比值。

8. 本品与乙醇的相互作用尚不明确，用药期间避免饮酒。

9. 食物对本品的总生物利用度的影响极小，但可能影响起效和持续时间。

【剂量与用法】 1. OSA 或嗜睡症　一次 200 mg，1 次/日，早晨服用。

2. SWSD　一次 200 mg，1 次/日，在开始倒班工作前 1 h 给药。

3. 肝功能不全患者　重度肝功不全(伴或不伴肝硬化)者的口服清除率下降，应减量。

4. 老年人剂量　由于老年患者对本品及其代谢物的清除率下降，应使用较小剂量。

【用药须知】 1. 用药后症状未缓解者应避免驾驶或操作机械。

2. 出现多器官过敏反应。发热、皮疹、心肌炎、肝炎、肝功能异常、血液学异常(如嗜酸粒细胞增多、白细胞减少、血小板减少)、瘙痒和虚弱，血管神经性水肿或过敏样反应(如面部、眼、唇、舌或喉部肿胀；吞咽或呼吸困难，声嘶)或严重皮疹反应时，应立即停药。

3. 用药过量最常见的症状为失眠，中枢神经系统症状(如烦躁不安、定向障碍、意识错乱、兴奋和幻觉)，消化系统症状(如恶心和腹泻)，心血管系统症状(如心动过速、心动过缓、高血压和胸痛)。处理用药过量。若无禁忌证，可催吐或洗胃。

【制剂】 片剂：50 mg；150 mg；200 mg；250 mg。

【贮藏】 贮于 20～25 ℃。

依替普利森

(eteplirsen)

别名：Exondys 51

本品为治疗杜氏肌营养不良症(DMD)的药物。

【CAS】 1173755-55-9

【理化性状】 1. 化学名：(P-Deoxy-P-(dimethylamino)](2′,3′-dideoxy-2′,3′-imino-2′,3′-seco)(2′a→5′)(C-m5U-C-C-A-A-C-A-m5U-C-A-A-G-G-A-A-G-A-m5U-G-G-C-A-m5U-m5U-m5U-C-m5U-A-G)，5′-(P-(4-((2-(2-(2-hydroxyethoxy)ethoxy) ethoxy) carbonyl)-1-piperazinyl)-N, N-dimethylphosphonamidate) RNA

2. 分子式：$C_{364}H_{569}N_{177}O_{122}P_{30}$

3. 分子量：10305.7

【药理作用】 本品为反义寡核苷酸，属于磷酰二胺吗啉代寡核苷酸(PMO)亚类，PMOs 为天然 DNA 和 RNA 中五元呋喃环被六元吗啉环取代的合成产物。本品可与抗肌萎缩蛋白 mRNA 前体外显子 51 结合，从而使具有该基因突变者在 mRNA 加工过程中跳过相应外显子区域，获得裁短的抗肌萎缩蛋白。研究数据证实经本品治疗后抗肌萎缩蛋白水平升高。

【体内过程】 1. 吸收　男童 DMD 患者单次或多次静脉输注本品后，其药时曲线相似，且呈多相衰减。大部分药物在 24 h 内消除。在每周 0.5～50 mg/kg 剂量范围内多次给药后，药动学性质近似，与剂量成正比例线性关系，在此剂量范围内没有显著的药物蓄积。C_{max} 和 AUC 个体差异介于 20%～55%之间。单次或多次静脉输注本品后，约在输注结束时(1.1～1.2 h)达 C_{max}。

2. 分布　体外研究数据表明，每周静脉输注 30 mg/kg 本品，本品蛋白结合率为 6%～17%，平均表观分布容积(V_{ss})为 600 ml/kg。输注结束后 24 h，其平均血药浓度约为 C_{max} 的 0.07%。

3. 代谢　经测试，包括人类在内的任何种属，本品均不经肝微粒体酶代谢。

4. 消除　每周静脉输注 30 mg/kg 本品，治疗 12 周后，总清除率为 339 ml/(kg · h)。静脉给药后 24 h 内，约 2/3 剂量经肾清除，消除 $t_{1/2}$ 约 3～4 h。

【适应证】 本品适用于基因确证突变导致 51 号外显子跳跃(exon 51 skipping)的杜氏肌营养不良症(DMD)。

【不良反应】 1. 常见的不良反应包括平衡障碍、呕吐、接触性皮炎、挫伤、表皮脱落、关节痛、皮疹、输注部位疼痛和上呼吸道感染。

2. 输注当天曾有一过性红斑、面部潮红和体温升高的报告。

【禁忌与慎用】 1. 妊娠期妇女使用本品尚无相关数据。

2. 本品是否经乳汁排泌、对婴儿及产乳影响均尚不清楚。临床若需使用，应慎重权衡利弊。

3. DMD 主要发生于儿童和青少年，尚无老年患者使用本品的经验。

4. 尚无肝、肾功能不全患者使用本品的临床研究。

【药物相互作用】 体外研究数据表明，本品对 CYP1A2、CYP2B6、CYP2C8、CYP2C9、CYP2C19、

CYP2D6 或 CYP3A4/5 无显著抑制作用，对 CYP2B6 或 CYP3A4 无诱导作用，对 CYP1A2 的诱导作用远低于典型诱导剂奥美拉唑。本品既不是人体主要转运蛋白（OAT1、OAT3、OCT1、OCT2、OATP1B1、OATP1B3、P-糖蛋白、BCRP、MRP2 和 BSEP）的底物也没有任何较大的抑制潜能。根据血浆蛋白结合、CYP 或药物转运蛋白相互作用以及微粒体代谢这些体外研究数据，预计本品在人体内发生药物相互作用的可能性极低。

【剂量与用法】 静脉滴注，30 mg/kg，一周 1 次，滴注时间 35～60 min。用 0.9%氯化钠注射液将本品稀释至 100～150 ml。本品注射剂不含防腐剂，稀释后应立即给药，且在稀释后 4 h 内完成滴注。如不能立即使用，稀释好的溶液在 2～8 ℃下最多可贮存 24 h。本品不可冻结。

【用药须知】 1. 本品为浓缩液，必须经稀释后方可使用。

2. 滴注本品前滴注部位可考虑应用局部麻醉霜。

3. 滴注本品前后均需使用 0.9%氯化钠注射液冲管。

4. 本品不可与其他药物混合，也不能通过同一静脉滴注通路滴注其他药物。

5. 如漏用本品，应按照用药计划尽快给予。

【制剂】 注射液：100 mg/2 ml；500 mg/10 ml。

【贮藏】 避光贮于 2～8 ℃，不可冻结。

纽司内森

(nusinersen)

别名：Spinraza

本品为治疗脊髓性肌萎缩症（SMA）的药物。

【CAS】 1258984-36-9

【理化性状】 1. 化学名：All-*P*-ambo-2′-*O*-(2-methoxyethyl)-5-methyl-P-thiouridylyl-(3′→5′)-2′-*O*-(2-methoxyethyl)-5-methyl-*P*-thiocytidylyl-(3′→5′)-2′-*O*-(2-methoxyethyl)-*P*-thioadenylyl-(3′→5′)-2′-*O*-(2-methoxyethyl)-5-methyl-P-thiocytidylyl-(3′→5′)-2′-*O*-(2-methoxyethyl)-5-methyl-*P*-thiouridylyl-(3′→5′)-2′-*O*-(2-methoxyethyl)-5-methyl-*P*-thiouridylyl-(3′→5′)-2′-*O*-(2-methoxyethyl)-5-methyl-P-thiouridylyl-(3′→5′)-2′-*O*-(2-methoxyethyl)-5-methyl-*P*-thiocytidylyl-(3′→5′)-2′-*O*-(2-methoxyethyl)-*P*-thioadenylyl-(3′→5′)-2′-*O*-(2-methoxyethyl)-5-methyl-*P*-thiouridylyl-(3′→5′)-2′-*O*-(2-methoxyethyl)-*P*-thioadenylyl-(3′→5′)-2′-*O*-(2-methoxyethyl)-P-thioadenylyl-(3′→5′)-2′-*O*-(2-methoxyethyl)-5-methyl-*P*-thiouridylyl-(3′→5′)-2′-*O*-(2-methoxyethyl)-*P*-thioguanylyl-(3′→5′)-2′-*O*-(2-methoxyethyl)-5-methyl-*P*-thiocytidylyl-(3′→5′)-2′-*O*-(2-methoxyethyl)-5-methyl-*P*-thiouridylyl-(3′→5′)-2′-*O*-(2-methoxyethyl)-*P*-thioguanylyl-(3′→5′)-2′-*O*-(2-methoxyethyl)guanosine

2. 分子式：$C_{234}H_{323}N_{61}O_{128}P_{17}S_{17}Na_{17}$

3. 分子量：7501.0

【药理作用】 SMA 患者由于 SMN1 基因发生了功能失活性突变，不能表达正常 SMN 蛋白（运动神经元存活蛋白），同源的 SMN2 基因也只能表达少量的全长 SMN 蛋白。本品为一被修饰的反义寡核苷酸，其呋喃核糖环的 2 位羟基被 2′-*O*-2-甲氧乙基所代替，磷酸盐链被硫代磷酸链所代替，可与 SMN2 外显子 7 的剪切位点结合。转基因 SMA 动物模型体外分析和研究显示，本品可使 mRNA 转录过程中的外显子 7 增加，从而产生全长的 SMN 蛋白。临床研究显示本品可显著提高 SMA 患者的运动功能。

【体内过程】 1. 吸收　本品向脑脊液（CSF）中鞘内注射后，从 CSF 向中枢神经系统（CNS）组织中分布，血浆谷浓度远低于脑脊液谷浓度，血浆中平均 T_{max} 为 1.7～6.0 h。血浆中平均 C_{max} 和 AUC 与剂量成正比。

2. 分布　鞘内注射后，本品经 CNS 和外周组织分布，如骨骼肌、肝脏和肾脏。

3. 代谢　主要经核酸外切酶（3′和 5′）介导的水解作用代谢，本品不是 CYP 酶的代谢底物、抑制剂或诱导剂。

4. 消除　本品平均终末 $t_{1/2}$，CSF 中约为 135～177 d，血浆中约为 63～87 d。本品及其短链代谢产物主要随尿液排出，24 h 尿中回收仅占给药剂量的 0.5%。

【适应证】 本品用于治疗儿童和青少年脊髓性肌萎缩症（SMA）。

【不良反应】 1. 本品治疗最常见的不良反应为下呼吸道感染、上呼吸道感染和便秘。

2. 晚发型患者使用本品最常见的不良反应是头痛（50%）、背痛（41%）和腰椎穿刺后综合征（41%），大多发生在穿刺后 5 d 内。

【禁忌与慎用】 1. 某些反义寡核苷酸类药物可导致凝血机能异常和血小板减少，使用本品者可能存在较高的出血风险。

2. 某些反义寡核苷酸类药物可导致肾毒性。

3. 妊娠期妇女使用本品尚无适当的数据。动物研究显示，怀孕小鼠和兔皮下注射本品，对胎仔的生长发育没有不良影响。

4. 本品是否经乳汁排泌、对婴儿及产乳影响均尚不清楚。临床若需使用，应慎重权衡利弊。

5. 新生儿至 17 岁患者使用本品的有效性和安全性已经确定。

6. SMA 主要累及儿童和青少年。因此，尚无老年患者使用本品的经验。

【药物相互作用】 尚无相关资料。

【剂量与用法】 鞘内注射，推荐剂量为一次 12 mg (5 ml)。注射时间 1～3 min。初次使用本品治疗者，共需给予 4 剂负荷剂量，前 3 剂每两剂之间间隔 14 d，第 4 剂需在第 3 剂用药 30 d 后给予。之后每 4 个月给予一次维持剂量。

【用药须知】 1. 本品仅可鞘内注射使用。每瓶均为单剂量使用，未用完者请舍弃。

2. 本品应置于原包装盒内冷藏保存。如果没有冷藏设备，30 ℃以下避光且保留在原包装盒中最长可保存 14 d。

3. 本品从冰箱中取出后，保持原包装者可再放回冰箱。如果已从原包装中取出，在不超过 25 ℃的室温条件下，从冰箱中取出至使用时长最多不超过 30 h。

4. 给药前将药品放至室温，请勿加热。

5. 从瓶内抽取出本品后应在 4 h 内使用。

6. 用前应注意检查是否有颗粒物或变色。

7. 注射前，先抽取 5 ml 脑脊液。

8. 根据患者状况考虑是否给予镇静。

9. 考虑使用超声或其他影像技术辅助鞘内注射，特别是年幼者。

10. 使用脊椎麻醉针鞘内注射本品，注射时间 1～3 min。请勿在有感染或炎症的皮肤部位使用。

11. 每次用药前及根据临床需要进行以下实验室检查　血小板计数、凝血酶原时间、活化部分凝血活酶时间和尿蛋白定量检测。尿蛋白检测以晨起第一次尿为佳，如尿蛋白浓度超过 0.2 g/L，应复查并进一步评估。

12. 对 126 例患者进行免疫原性反应检测以评估抗药抗体(ADAs)。5 例(4%)出现了治疗相关的 ADAs，其中 3 例为一过性的，2 例考虑为永久性的。ADAs 对本品临床疗效、不良反应或药动学的影响尚缺乏充足的数据。

13. 尚未进行本品致癌性的长期研究。体外(Ames 和 CHO 细胞染色体畸变)和体内(小鼠骨髓微核)致突变性试验结果均为阴性。动物生育力研究结果显示，未观察到本品对男性和女性生育力有不良影响。

14. 如果负荷剂量给药时间推迟或漏用，发现后应尽快给予，两次用药间隔时间至少 14 d，之后按计划用药。如果维持剂量给药时间推迟或漏用，发现后应尽快给予，之后每 4 个月用药 1 次。

【制剂】 注射液：12 mg/5 ml。

【贮藏】 避光，贮于 2～8 ℃，不可冻结。

第6章 治疗精神障碍药物
Drugs for Mental Aberration

精神障碍是临床常见的病症，涉及广泛，如人的心理、行为及生理发育上的障碍，其临床表现错综复杂。根据病因和临床表现不同可以将其分为以下几种。

1. 器质性(包括脑器质性和症状性)精神障碍。
2. 由于酒、药等物质滥用引致的精神障碍。
3. 精神分裂症。
4. 情感性精神障碍。
5. 神经症或与应激相关的精神障碍。
6. 伴随生理功能紊乱与躯体因素的行为障碍。
7. 成人的人格与行为障碍。
8. 精神发育迟滞。
9. 诸多不同类别的心理发育障碍。
10. 儿童与少年期行为与情绪障碍。

精神障碍的治疗多采取综合性措施，包括药物治疗、心理治疗、工作治疗及社区康复等诸多方面。药物治疗可有效地控制或减轻许多精神症状或行为异常，促使患者安静合作，从而有助于心理治疗和其他治疗的开展，在整体治疗中起着不可低估的作用。

治疗精神障碍的药物有很多，根据药理作用和化学结构的不同，可分为以下几种。

1. 精神兴奋药。
2. 抗精神病药。
3. 抗抑郁药。
4. 抗躁狂药。

在选用抗精神障碍药时，必须严格掌握其适应证和正确的用药原则及给药方法，临床上要极力防止滥用，避免患者发生依赖性。

6.1　精神兴奋药

这一组药物能提高中枢神经系统功能，促进脑细胞代谢，改善大脑功能，其作用部位在大脑皮质。

咖啡因
(caffeine)

别名：咖啡碱、茶素、Koffein

本品是一种甲基黄嘌呤，与茶碱同属于黄嘌呤。茶叶和咖啡中均含有此种天然成分。

【CAS】 58-08-2

【ATC】 N06BC01

【理化性状】 1. 本品为白色结晶性粉末，或丝光白色结晶。易升华。略溶于水，易溶于沸水，微溶于无水乙醇。溶于苯甲酸酯和水杨酸盐的浓碱溶液。

2. 化学名：1，3，7-Trimethylpurine-2，6(3*H*，1*H*)-dione

3. 分子式：$C_8H_{10}N_4O_2$

4. 分子量：194.2

5. 结构式

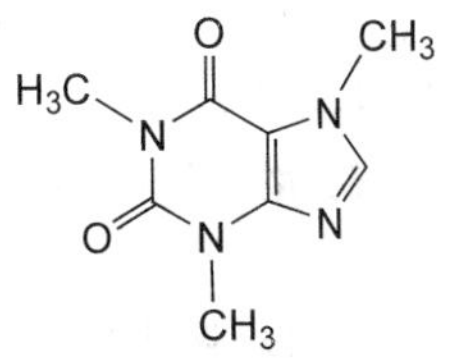

枸橼酸咖啡因
(caffeine citrate)

〖CAS〗 69-22-7

〖理化性状〗 1. 分子式：$C_8H_{10}N_4O_2 \cdot C_6H_8O_7$

2. 分子量：386.3

咖啡因水合物
(caffeine hydrate)

〖CAS〗 5743-12-4

〖理化性状〗 1. 本品为白色结晶性粉末，或丝光白色结晶。易升华。略溶于水，易溶于沸水，微溶于无水乙醇。溶于苯甲酸酯和水杨酸盐的浓碱溶液。

2. 分子式：$C_8H_{10}N_4O_2 \cdot H_2O$

3. 分子量：212.2

【药理作用】 本品可抑制细胞内磷酸二酯酶，增加细胞内 cAMP 含量，而 cAMP 又可激活蛋白激酶，从而又激活蛋白磷酸化酶，促进蛋白质磷酸化，由此而介导一系列生化和生理反应。使用小剂量时，作用于大脑皮质高位的中枢，促使精神兴奋，改善思维，消除疲劳，减轻睡意，提高大脑对外界的感应性。大剂量有扩张支气管作用，但较茶碱弱；此外，还有兴奋延脑呼吸中枢及血管运动中枢的作用。同时，又可舒张外周小动脉，与其兴奋血管运动中枢相对抗，故血压变化不大。本品还增加肾小球的血流量，减少肾小管的重吸收，有利尿作用，但作用不如利尿药显著。本品的不良反应多由于使用大剂量所致。

【体内过程】 1. 口服后迅速吸收，但不规则。可快速进入中枢神经，透过胎盘，并出现于唾液和乳汁中。分布容积为 0.61 L/kg。体内无蓄积。$t_{1/2}$ 为 3.5 h，$t_{1/2\beta}$ 为 6 h。在成人中，几乎在肝中完全经氧化、脱甲基、乙酰化而随尿液排出，尿液中仅有 1%～2%为原药。

2. 对本品吸收进入母乳的情况进行研究表明，口服本品 35～336 mg，体内血药峰值为 2.4～4.7 μg/ml，唾液中的峰值为 1.2～9.2 μg/ml，母乳中的峰值为 1.4～7.2 μg/ml。在此浓度下，母乳喂养婴儿每天可吸收本品 1.3～3.1 mg，虽然不会有危险，但已有报道可出现兴奋和睡眠差的情况。

【适应证】 1. 主要用于对抗急性感染中毒和酒精、催眠药、麻醉药、麻醉性镇痛药中毒所引起的中枢性循环衰竭和呼吸衰竭。

2. 防治未成熟初生儿呼吸暂停或阵发性呼吸困难。

3. 与麦角胺合用治疗偏头痛，与阿司匹林、对乙酰氨基酚制成复方制剂用于一般性头痛。

4. 与溴化物合用于神经官能症，使大脑皮质的兴奋过程和抑制过程得到调节而恢复平衡。

【不良反应】 1. 小剂量时一般未见不良反应，易感者可能出现轻度恶心、头痛或失眠。长期习惯性地过多服用，可出现呕吐、头痛、紧张、激动和焦虑。

2. 应用本品超过 500 mg 或大量饮用含咖啡因(茶、咖啡或可乐类)的饮料，可引起头痛、焦躁不安、过度兴奋、肌肉震颤、耳鸣、心悸，甚至肌肉抽搐、惊厥，但罕见致死性中毒。成人致死量一般为 10 g，其时血药浓度为 60～160 μg/ml，尿内出现红细胞或出现管形尿，有死于肝昏迷的报道。

3. 增加胃酸分泌，加重胃溃疡。

4. 妊娠期妇女大量摄入本品可引起流产、早产。

5. 长期大量摄入本品可导致耐受某些药理作用及突然停药所引起的兴奋、嗜睡和头痛等戒断症状。

【妊娠期安全等级】 C。

【禁忌与慎用】 1. 美国儿科学会认为本品在婴儿体内消除缓慢，可能因此而出现体内蓄积，婴儿经母乳摄入本品后呈现的兴奋和睡眠差可能与此有关。然而母亲服用适量咖啡因饮料(每天 2～3 杯)却没有此效应。哺乳期妇女应慎用。

2. 消化性溃疡患者禁用。

【药物相互作用】 本品广泛在肝内经 CYP 酶代谢，凡酶诱导剂或酶抑制剂均可影响本品代谢。

【剂量与用法】 口服，0.1～0.3 g，3 次/日。极量为 0.8 g，3 次/日。

【用药须知】 1. 中枢过度兴奋，可给予地西泮 5～10 mg。

2. 儿童不能养成饮用"可乐"类饮料的习惯。

3. 长期应用可能产生耐受性和依赖性。

【临床新用途】 麻醉后头痛　静脉注射或口服常用量，均可缓解麻醉后头痛。其机制是收缩已扩张的血管。

【制剂】 参见苯甲酸钠咖啡因。

【贮藏】 避光、防潮贮存。

苯甲酸钠咖啡因

(caffeine and sodium benzoate)

别名：安钠咖

【简介】 本品易溶于水，故多用作组方中的成分药。其药学资料均与咖啡因相同。本品口服 0.1～0.6 g，3 次/日；极量：0.8 g，3 次/日。皮下、肌内注射：①成人，0.25～0.5 g，2 次/日；②儿童，一次 6～12 mg/kg。制剂如下。

1. 苯甲酸钠咖啡因　①注射液：0.25 g/ml；0.5 g/2ml。②片剂：0.3 g。

2. 组合制剂　①咖溴合剂(巴氏合剂)：由咖啡因和溴化物配成的合剂，用于神经官能症，其比例根据患者情况而定，如抑制型者应加大咖啡因用量；兴奋型者应加大溴化物量。一般为 0.5%～5%溴化钠(钾)溶液 200 ml 中，加入安钠咖 0.05～2.0 g。②片剂：每片含安钠咖 0.02 g，溴化钠 0.3 g。用法为：10～15 ml，3 次/日或 1～2 片，3 次/日。

哌苯甲醇

(pipradrol)

别名：匹普鲁多

本品为精神兴奋药。

【CAS】 467-60-7

【ATC】 N06BX15

【理化性状】 1. 化学名：α-2-Piperidylbenzhydrol

2. 分子式：$C_{18}H_{21}NO$

3. 分子量：267.37

4. 结构式

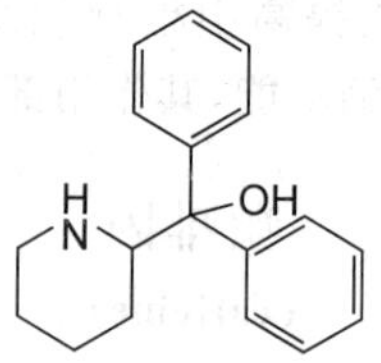

盐酸哌苯甲醇

(pipradrol hydrochloride)

别名：米拉脱灵、Meratran、Alertonic

〖CAS〗 71-78-3

〖理化性状〗 1. 化学名：α-2-Piperidylbenzhydrol hydrochloride

2. 分子式：$C_{18}H_{21}NO \cdot HCl$

3. 分子量：303.8

【药理作用】 本品对大脑皮质和皮质下中枢有轻度兴奋作用，能兴奋精神，对抗抑郁，作用比苯丙胺弱，不良反应也较少。

【适应证】 用于治疗轻度抑郁症和发作性睡病。

【不良反应】 1. 过量可引起失眠、恶心、呕吐、食欲缺乏、焦虑不安。

2. 也有头晕、皮疹、上腹部不适的报道。

【禁忌与慎用】 1. 妊娠期妇女、焦虑及烦躁不安者禁用。

2. 哺乳期妇女使用时应暂停哺乳。

【剂量与用法】 口服 1～2 mg，2～3 次/日，老年患者酌减。

【制剂】 片剂：1 mg。

【贮藏】 密封、避光贮于室温。

哌甲酯
(methylphenidate)

别名：哌醋甲酯、利他林、Ritalin

本品为精神兴奋药。

【CAS】 113-45-1

【ATC】 N06BA04

【理化性状】 1. 化学名：Methyl α-phenyl-2-piperidylacetate

2. 分子式：$C_{14}H_{19}NO_2$

3. 分子量：233.3

4. 结构式

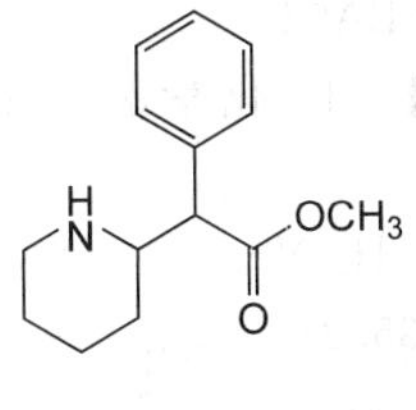

盐酸哌甲酯
(methylphenidate hydrochloride)

〖CAS〗 298-59-9

〖理化性状〗 1. 本品为白色、无臭、结晶性粉末。易溶于水和甲醇，可溶于乙醇，微溶于丙酮和三氯甲烷。石蕊试纸呈酸性。

2. 化学名：Methyl α-phenyl-2-piperidylacetate hydrochloride

3. 分子式：$C_{14}H_{19}NO_2 \cdot HCl$

4. 分子量：269.8

【用药警戒】 有药物滥用史者及酒精成瘾者慎用，长期滥用可导致耐受性和精神依赖性。滥用者一旦停药可导致严重的抑郁。

【药理作用】 本品能提高精神活动，消除抑郁症状，对大脑皮质和皮质下中枢及呼吸中枢有轻度兴奋作用，还直接兴奋交感神经。口服有轻微加快心率和升压作用。

【体内过程】 口服易于吸收。一次服用作用可维持 4 h 左右，约 80%代谢为利他林酸随尿液排出，余见于粪便中，排出的原药仅 1%。$t_{1/2}$为 2 h。

【适应证】 1. 类似右苯丙胺。

2. 用于各种抑郁症、轻度脑功能失调（多动综合征）、发作性睡病。

3. 用于巴比妥类药物、水合氯醛等中枢神经抑制药过量引起的昏迷。

【不良反应】 1. 偶有失眠、眩晕、头晕、头痛、运动障碍、恶心、食欲缺乏、心律失常和心悸。

2. 注射后可引起血压升高。有静脉注射产生心律失常或休克的报道。

3. 有产生精神依赖性的报道。

4. 可能发生皮疹等过敏反应。

【妊娠期安全等级】 C。

【禁忌与慎用】 1. 癫痫、高血压患者禁用。

2. 青光眼、激动性抑郁、过度兴奋者禁用。

3. 本品有抑制生长发育的报道，常发生在治疗期的几年内（特别是青春期以前），并与剂量及长期有关。儿童长期用药应谨慎。6 岁以下儿童避免使用。

4. 尚未明确本品是否可经乳汁分泌，哺乳期妇女使用时应暂停哺乳。

【药物相互作用】 类似右苯丙胺。

【剂量与用法】 1. 成人口服 10 mg，2～3 次/日。皮下、肌内注射或静脉注射 10 mg，1～3 次/日。

2. 儿童口服 5 mg，2 次/日，早、中饭前服用，然后按需递增 5～10 mg，不宜超过 40 mg/d。

【用药须知】 1. 进餐前服药较好。

2. 服用 MAOIs 者，应在停药 2 周后再用本品。

3. 儿童长期用药应记录生长发育情况，包括身高和体质量。

4. 用药时应定期监测血压和心率。

5. 开始用药的 4～6 周，应检查红细胞、白细胞、血小板计数，以后每半年检查 1 次。

【临床新用途】 1. 遗传性过敏性皮炎　口服本品 10 mg/d，每天加量 5 mg，直至止痒或总量达 45 mg/d，连用 2 周，有效率 84%。

2. 儿童遗尿症　年龄＜7 岁给 5～10 mg，＞8 岁给 10～15 mg，睡前 2 h 顿服。

3. 巴比妥类药物中毒　静脉注射或肌内注射本品 10 mg，可重复，以对抗前者的过度镇静作用。

【制剂】 ①片剂：10 mg。②注射剂（粉）：20 mg。

【贮藏】 密封、避光贮于室温。

匹莫林
(pemoline)

别名：苯异妥英、培脑灵、匹吗啉、Hyton、Kethamed、Volital

本品为精神兴奋药。

【CAS】 2152-34-3(pemoline)；68942-31-4(pemoline hydrochloride)；18968-99-5(magnesium pemoline)

【ATC】 N06BA05

【理化性状】 1. 化学名：2-Imino-5-phenyl-4-oxazolidinone

2. 分子式：$C_9H_8N_2O_2$

3. 分子量：176.2

4. 结构式

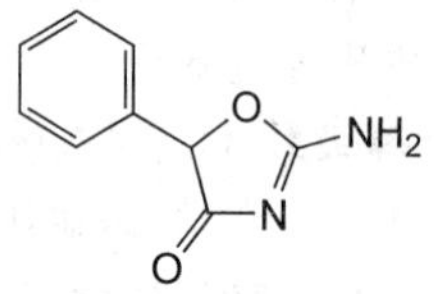

【用药警戒】 本品因可引起肝毒性的报道，使得本品在包括英国和美国在内的很多国家撤市。本品禁用于肝病患者。并且在使用过程中应有严格的监控措施。检查患者肝功能正常者方可用药，且在用药过程中，每 2 周应检测一次肝功能。若出现提示肝功能有恶化趋势的任何指标或临床症状和体征，应停用本品。

【药理作用】 作用类似右苯丙胺，其强度介于苯丙胺和哌甲酯之间。

【体内过程】 口服易于吸收，20～30 min 见效，2～4 h 后可达血药高峰，$t_{1/2}$ 约为 12 h。血浆蛋白结合率 50%。多次给药 2～3 d 后可达稳态血药浓度。部分在肝代谢，原形药和代谢产物经肾排出。

【适应证】 1. 用于治疗儿童多动症、轻度抑郁症及发作性睡病。

2. 也用于遗传性过敏性皮炎。

【不良反应】 1. 类似右苯丙胺，但拟交感作用较轻。

2. 已有肝毒性报道。有抽搐、舞蹈病和中性粒细胞减少的个例报道。

【妊娠期安全等级】 B。

【禁忌与慎用】 1. 肝、肾功能不全患者，癫痫患者禁用。

2. 对本品过敏者，有药物过敏或特应性反应史者禁用。

3. 6 岁以下儿童禁用。

4. 尚未明确本品是否可经乳汁分泌，哺乳期妇女使用时应暂停哺乳。

【药物相互作用】 1. 本品与 MAOIs 合用，可能会出现高血压危象。

2. 本品与抗癫痫药合用，可能会降低癫痫患者的癫痫发作阈值。

【剂量与用法】 1. 儿童多动症　每晨一次服 20 mg，若效果不显著，可隔 1 周增加 20 mg，至一日总量达 60 mg。为避免失眠，下午不服药。

2. 遗传性过敏性皮炎　开始口服 20 mg，每 2～3 d 递增 20 mg，至止痒或日剂量达 80 mg 为止，每周用 6 d，停药 1 d。

【用药须知】 1. 不应将用药后的过敏性皮炎误为遗传性过敏性皮炎。

2. 有报道指出，长期应用本品的临床有效剂量而出现的生长抑制是治疗的潜在不良反应，且呈剂量相关性。

【制剂】 片剂：20 mg。

【贮藏】 密封、避光贮于室温。

右苯丙胺
(dexamfetamine)

别名：右旋苯丙胺

本品为苯丙胺的右旋异构体，属于拟交感神经兴奋性胺类。

【CAS】 51-64-9

【ATC】 N06BA02

【理化性状】 1. 化学名：(S)-α-Methylphenethylammonium

2. 分子式：$C_9H_{13}N$

3. 分子量：135.21

4. 结构式

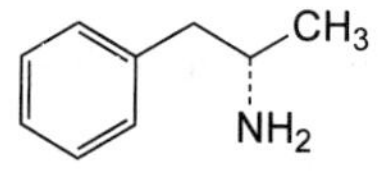

硫酸右苯丙胺
(dexamfetamine sulfate)

别名：Dexedrine、Dexamine

〖CAS〗 51-63-8

〖理化性状〗 1. 本品为白色或几乎白色、无臭或几乎无臭的结晶性粉末。易溶于水，微溶于乙醇，几乎不溶于乙醚。

2. 化学名：(S)-α-Methylphenethylammonium sulphate

3. 分子式：$(C_9H_{13}N)_2 \cdot H_2SO_4$

4. 分子量：368.5

【用药警戒】 本品滥用的概率较高。长期服用，可能致依赖性，须避免长期服药。特别要警惕就诊患者以非治疗的目的，将其分发给其他人。药物应按规定并少量地发给就诊患者使用。滥用本品可能导致突然死亡和严重的心血管不良反应事件。

【药理作用】 本品是一种直接作用的拟交感药，具有 α 和 β 受体激动作用，与麻黄碱相似。其不同的特点在于其具有兴奋中枢神经的作用，特别是对大脑皮质。外周作用包括升高收缩期和舒张期血压，并具有弱的支气管扩张和呼吸兴奋药作用。

【体内过程】 1. 口服本品后可迅速被吸收，并分布到大部分体内组织中，以脑和脑脊液中的药物浓度最高。这足以说明本品的中枢神经作用是较为突出的。部分在肝内代谢，大部分随尿排出的是原药。酸性尿时排出量增加。本品可分布进入乳汁中。

2. 在 12 个健康受试者体内对片剂和胶囊剂的药动学参数进行比较。缓释胶囊与速释片剂的生物利用度相似。给予 3 片 5 mg 的片剂，约 3 h 可达最大血药浓度，C_{max} 为 36.6 ng/ml；给予 1 粒 15 mg 的缓释胶囊，约 8 h 达最大血药浓度，C_{max} 为 23.5 ng/ml。片剂和胶囊剂的平均血浆 $t_{1/2}$ 相似，$t_{1/2}$ 约 12 h。12 名健康受试者给予本品缓释胶囊，进食（58～75 g 脂肪）或禁食状态下吸收速率和程度相似。

【适应证】 1. 治疗发作性睡病。

2. 辅助治疗＞6 岁的难治性多动症。

3. 用于治疗单纯性肥胖症。

【不良反应】 1. 常见不良反应均因中枢超兴奋所引起，如失眠、惊梦、紧张、坐立不安、易激惹、欣快感，继而疲劳和抑郁。

2. 还可能发生口干、食欲缺乏、腹部疼痛和其他胃肠道不适。

3. 还会出现头晕、头痛、震颤、出汗、心动过速、心悸，血压时高时低，性欲降低和阳痿。

4. 横纹肌溶解症所致肌肉损伤、肾损伤及精神异常也有报道。

5. 长期使用可致心肌病，但罕见。

6. 儿童如使用过久可引起发育延缓。

【禁忌与慎用】 1. 对本品过敏者、妊娠期妇女、老年体弱者或＜6 岁儿童禁用。

2. 中重度高血压在内的心血管病、冠心病、过度兴奋和神经官能症患者禁用。

3. 已知对甲状腺功能亢进患者、对拟交感神经胺过敏或特异体质的患者、青光眼患者禁用。

4. 激动状态患者，有药物滥用史者禁用。

5. 肾功能不全、情绪不稳定者慎用。

6. 尚未明确本品是否可经乳汁分泌，哺乳期妇女使用时应暂停哺乳。

【药物相互作用】 1. 不可合用 MAOIs 或停用 MAOIs 还不满 14 d 时，因可导致高血压危象。也可发生各种神经毒性和恶性高热，有时可为致命性的。

2. 合用 β 受体拮抗药可能引起严重高血压。

3. 本品可降低其他降压药的作用，如藜芦生物碱类、胍乙啶和类似药物。

4. 正在接受苯丙胺和三环类抗抑郁药的患者应注意监测对心血管的不良影响，如心律失常可能加重。

5. 酸性尿使药物随尿排泄增加，碱性尿则使排泄减少。

6. 本品可延迟乙琥胺、苯巴比妥和苯妥英的吸收。

7. 本品的兴奋作用可受到氯丙嗪、氟哌啶醇和锂的抑制。

8. 双硫仑可抑制本品的代谢和排出。

9. 拟交感药与挥发性麻醉药（如氟烷）可增加心律失常的风险。

10. 本品可增强哌替啶的镇痛效果。

11. 右丙氧芬过量，可增强本品中枢神经兴奋作用，可发生致命的惊厥。

12. 本品会引起血浆皮质激素水平显著升高，且在晚间时升高最为明显。

13. 本品会干扰尿中皮质激素的测定。

【剂量与用法】 1. 成人一般口服 5～10 mg/d，分次服，必要时，每周增加 5～10 mg，最高不超过 60 mg/d。老年患者应以 5 mg/d 开始，每周增加剂量不应超过 5 mg。

2. 多动症儿童给药应予个体化，≥6 岁者一般给予 5 mg，1～2 次/日，必要时，每周加量 5 mg，最高不超过 20 mg/d。不过，较大儿童可能需要 40 mg/d。

3. 用于单纯性肥胖，饭前半小时服 2.5～10 mg，2～3 次/日，6～8 周为一疗程。

【用药须知】 1. 将本品用作减肥药时，不能长期服用。

2. 本品易产生耐受性和依赖性，作为精神振奋药不可多次使用。

【制剂】 ①片剂：2.5 mg；5 mg；10 mg。②胶囊剂：5 mg；10 mg；15 mg。

【贮藏】 密封、避光贮于室温。

赖右苯丙胺

(lisdexamfetamine)

本品为中枢神经系统兴奋药。

【CAS】 608137-32-2

【ATC】 N06BA12

【理化性状】 1. 化学名：(2*S*)-2,6-Diamino-*N*-(1*S*)-1-methyl-2-phenylethyl hexanamide

2. 分子式：$C_{15}H_{25}N_3O$

3. 分子量：263.38

4. 结构式

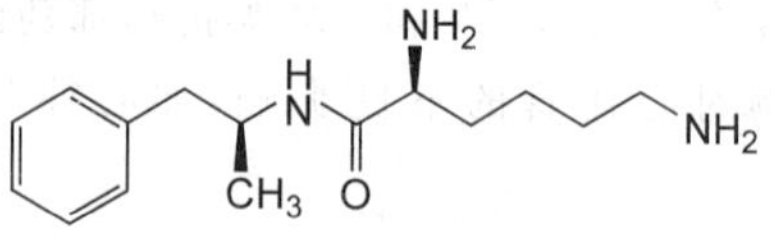

二甲磺酸赖右苯丙胺
(lisdexamfetamine dimesylate)

别名：Vyvanse

〖CAS〗 608137-33-3

〖理化性状〗 1. 本品为白色到类白色粉末，能溶于水(792 mg/ml)。

2. 化学名：(2*S*)-2,6-Diamino-*N*-(1*S*)-1-methyl-2-phenylethyl hexanamide dimethane-sulfonate

3. 分子式：$C_{15}H_{25}N_3O\cdot(CH_4O_3S)_2$

4. 分子量：455.60

【用药警戒】 中枢神经系统兴奋药(苯丙胺和含有哌醋甲酯的产品)具有滥用和依赖性的风险。开具本品前应估计到本品被滥用的可能性，并在治疗过程中评价过量和依赖性的体征。

【药理作用】 本品为右旋苯丙胺的前药。结构上是右旋苯丙胺与*L*-赖氨酸共价结合，形成无活性的物质，口服后经肠道快速吸收转变为右旋苯丙胺产生药效。苯丙胺属于非儿茶酚胺拟交感胺类，具有中枢神经系统兴奋活性。苯丙胺阻断去甲肾上腺素和多巴胺被突触前的神经元再摄取，并且增加这些单胺释放入神经元。在体外，原药不与去甲肾上腺素和多巴胺再摄取起重要作用的位点相结合。

【体内过程】 1. 曾在年龄6～12岁的注意缺陷多动症(ADHD)患者与健康成人志愿者中进行了本品口服给药后的药动学对比研究。18例6～12岁的ADHD患者，前一天晚上禁食8 h后，口服单剂量本品30 mg、50 mg、70 mg，右旋苯丙胺的T_{max}约为3.5 h，赖右苯丙胺的T_{max}约为1 h。年龄6～12岁患者口服单剂量30～70 mg本品后，本品的药动学呈线性。健康成人1次/日，连续服用7 d本品，稳态时右旋苯丙胺的AUC和赖右苯丙胺均无蓄积；健康成人口服单剂量70 mg本品胶囊后，未观察到食物对右旋苯丙胺的AUC和C_{max}产生影响，仅T_{max}延长约1 h。

2. 口服给药后，本品由胃肠道迅速被吸收。进入血液中的本品由于红细胞的水解而主要转化成右旋苯丙胺和L-赖氨酸。体外数据证明，红细胞对赖右苯丙胺的水解具有高负载。即使在低红细胞压积水平(正常的33%)也会产生大量的水解作用。本品不通过CYP酶代谢。6名健康受试者口服70 mg放射性标记的本品，120 h之内，约96%的口服放射剂量在尿中回收，仅0.3%在粪便中回收。在尿中回收的放射性本品，42%与苯丙胺相关，25%与马尿酸有关，2%与完整的赖右苯丙胺有关。未转化的本品血浆浓度低且短暂，给药8 h后一般检测不到。在志愿者的研究中，本品血浆消除$t_{1/2}$平均小于1 h。

3. 儿童(6～12岁)和青少年(13～17岁)ADHD患者与健康成人志愿者中本品药动学相似。在年龄65～75岁的成人体内，本品清除率下降。

4. 给予男性和女性相同剂量的本品，全身暴露量相似。成人55～64岁患者中，*d*-苯丙胺C_{max}和AUC女性比男性的分别高15%和13%。

【适应证】 用于治疗儿童ADHD，对患者可起到增加注意力、减少冲动性和过度兴奋的作用。

【不良反应】 1. 在儿童、青少年和(或)成人中，报道的最常见的不良反应(发生率≥5%)为焦虑、食欲缺乏、体重减轻、腹泻、头晕、口干、易怒、失眠、恶心、上腹痛、呕吐。

2. 6～12岁患者对照临床试验中，最常见的导致停药的不良反应为心室肥大(ECG示)、抽筋、呕吐、精神过度兴奋、失眠、皮疹。发生率≥2%的不良反应包括食欲降低、失眠、上腹痛、易怒、呕吐、体重减轻、恶心、口干、头晕、感情波动、皮疹、发热、瞌睡、抽筋。

3. 在13～17岁患者的对照临床试验中，最常见的导致停药的不良反应为易怒、食欲降低、失眠。发生率≥2%的不良反应包括食欲降低、失眠、体重减轻、口干。

4. 成人对照临床试验中最常见的导致停药的不良反应有失眠、心动过速、易怒、高血压、头痛、焦虑、呼吸困难。发生率≥2%的不良反应包括食欲降低、失眠、口干、腹泻、恶心、焦虑、紧张不安感等。此外，本品治疗的2.6%男性成人患者中有勃起功能障碍的报道(安慰剂组：0%)；在1.4%的女性受试者中观察到性欲降低(安慰剂组：0%)。

5. 本品可导致儿童体重减轻和生长缓慢。在6～12岁患者的对照临床试验中，接受本品30 mg、50 mg和70 mg的患者，在给药4周后，平均体重分别减轻0.9、1.9和2.5磅(1磅=0.45 kg)；安慰剂组体重则增加1磅。在13～17岁青少年患者的4周对照试验中，接受本品 30 mg、50 mg、70 mg 的患者平均体重分别减轻 2.7、4.3 和 4.8 磅，安慰剂组则增加 2.0 磅。

6. 本品可导致成人体重减轻。在对照成人试验中，接受本品 30 mg、50 mg 和 70 mg，4 周治疗后平均体重分别下降 2.8、3.1 和 4.3 磅。

7. 本品上市后报道的不良反应包括心悸、心肌病、瞳孔放大、复视、视调节困难、视物模糊、嗜酸粒细胞性肝炎、过敏反应、超敏反应、运动障碍、抽搐、抑郁、强迫性皮肤搔抓症、攻击行为、渗出型多形性红斑、血管神经性水肿、荨麻疹、癫痫发作。但尚未确定与本品用药的确切因果关系。

【妊娠期安全等级】 C。

【禁忌与慎用】 1. 禁用于已知对苯丙胺或本品的其他成分有超敏反应者。本品上市后已有过敏性反应、渗出型多形性红斑、血管神经性水肿和荨麻疹的报道。

2. 禁止与 MAOIs 联合给药，或在给予 MAOIs 最后剂量 14 d 内禁用本品，因可能发生高血压危象。

3. 在年龄 6～17 岁儿科 ADHD 患者中的安全性和有效性已经建立。年龄＜6 岁患者的安全性和有效性尚未建立。

4. 苯丙胺可分泌到人类乳汁。尚不知晓长期暴露于苯丙胺对婴儿神经发育的影响。因为乳儿有发生严重不良反应的可能，哺乳期妇女应考虑药物对母亲的重要性决定停止哺乳或停药。

5. 本品临床试验中，年龄≥65 岁受试者的数目有限，尚不知晓是否与年轻受试者不同。其他报道的临床经验在年老和年轻受试者中尚未见有不同的报道。一般来说，老年患者剂量选择应从剂量范围的低值开始，应考虑其降低的肝、肾或心脏功能和并发症或对其他治疗药物带来的不良影响。

【药物相互作用】 1. 维生素 C 和其他药物酸化尿液增加尿液排泄可降低苯丙胺的 $t_{1/2}$。碳酸氢钠及其他药物碱化尿液可降低尿液排泄，延长苯丙胺的 $t_{1/2}$。应相应地调整剂量。

2. 本品联合应用 MAOIs 和中枢神经系统兴奋剂能引起高血压危象。可能的结果包括死亡、卒中、心肌梗死、主动脉壁夹层形成、眼并发症、惊厥、肺水肿和肾衰竭。

3. 右旋苯丙胺及其代谢产物是否会抑制 P450 异构酶和其他酶活性的能力尚未完全阐明。体外微粒体试验证实，苯丙胺对 CYP2D6 的抑制能力较小，其代谢物对 CYP1A2、CYP2 D6 和 CYP3A4 的抑制能力也较小，但尚无对 CYP 酶抑制作用的体内研究。

4. 在药物相互作用研究中（n＝40），缓释胍法新（4 mg）与本品（50 mg）联合给药后，胍法新最高血药浓度可增加 19%，暴露量（AUC）增加 7%，但这些改变在临床上并无显著意义。本研究中，缓释胍法新与本品联合给药后，未观察到对 *d*-苯丙胺暴露量的影响。

5. 在文拉法辛 225 mg 和赖右苯丙胺 70 mg 的稳态药物相互作用研究中，*d*-苯丙胺的 $AUC_{0\text{-}tau}$ 和 C_{max} 下降 5%。文拉法辛的 $AUC_{0\text{-}tau}$ 和 C_{max} 分别增加 13%和 10%。

【剂量与用法】 1. 一般用法　本品应在早晨服用，是否与食物同服均可。因可能引起失眠，避免下午服用。可以下列方式给药。

（1）胶囊整粒吞服。

（2）打开胶囊，倒出全部内容物与一玻璃杯水混合。如粉末不能完全化开，可以用勺子搅拌使其完全溶于水。内容物应搅动直到完全分散。立即饮完全部的药水，不应贮存。活性成分一旦分散开即完全溶解。但当把药水饮尽后，胶囊的非活性成分就会残存在玻璃杯内。进餐不可少于 1 次/日，单个胶囊不可分开服用。

2. 剂量调整　年龄≥6 岁患者，推荐起始剂量 30 mg，1 次/日，早晨服用。以每周 10 mg 或 20 mg 的增量增加，直到上升到最大剂量 70 mg/d。患者应维持在最佳疗效剂量。

3. 在给予中枢神经系统兴奋药治疗的儿童、青少年或成人前，应评估存在心脏病（详细询问病史，如猝死或室性心律失常的家族史，并进行体检）的可能性。处方药物前应评估滥用风险，以降低中枢神经系统兴奋药物包括本品的滥用风险。开具处方后，应仔细做好患者用药记录，告知患者勿滥用，监测滥用和过量的体征，必要时重新评估。

【用药须知】 1. 本品属于苯丙胺的前药。为特殊管制药，容易被滥用或导致依赖性。应将本品放置在安全地方，以防误用和滥用。出售或赠送本品视为不合法行为。

2. 中枢神经系统兴奋药，包括本品或其他苯丙胺和含有哌醋甲酯的产品，均有滥用的高风险。包括在用药期间控制力受损，强迫性使用，不顾损伤继续应用，渴望使用。滥用的体征和症状可能包括心率、呼吸加快、血压升高、出汗、瞳孔散大、活动过度、坐立不安、失眠、食欲降低、协调障碍、震颤、面红、呕吐和（或）腹痛。此外，还观察到焦虑、精神病、敌意、攻击、自杀或杀人的意念。中枢神经系统兴奋药滥用者可能咀嚼、鼻吸、注射或使用其他未经批准能导致过量和死亡的给药途径。

3. 长期应用中枢神经系统兴奋药，包括本品治疗期间，可能发生耐受性和躯体依赖性，突然停药后的停药症状包括极度疲劳和抑郁。

4. 在成人应用中枢神经系统兴奋药推荐剂量治疗期间有发生猝死、卒中和心肌梗死的报道。心脏结构异常和其他严重心脏问题的儿童和青少年ADHD服用推荐剂量的中枢神经系统兴奋药有发生猝死的报道。心脏结构异常、心肌病、严重心律不齐、冠心病和其他严重心脏问题的患者要避免应用。在本品治疗期间发展为劳力性胸痛、不能解释的晕厥或心律失常的患者应进一步评价。

5. 中枢神经系统兴奋药能引起血压升高(平均升高 2～4 mmHg)和心率加快(平均增加 3～6 次/分)。监测所有患者可能发生的心动过速和高血压。

6. 警惕中枢神经系统兴奋药的精神病学的不良反应。

(1) 先前存在的精神病加剧　中枢神经系统兴奋药可能加剧先前存在的精神障碍的患者行为障碍和思维障碍。

(2) 诱导双相性精神障碍患者躁狂性发作　中枢神经系统兴奋药在双相性精神障碍患者能诱导混合的或狂躁的偶发事件。开始治疗前，对有发展为躁狂性发作危险因子的患者进行筛选。

(3) 新发的精神病或狂躁症状　推荐剂量的中枢神经系统兴奋药，在先前无精神疾病或躁狂症的儿童和青少年中能引起精神病或狂躁症状，如幻觉、妄想、躁狂症。如果此类症状发生，考虑中断中枢神经系统兴奋药的治疗。

7. 中枢神经系统兴奋药在儿童中能引起体重减轻和生长减慢。应用中枢神经系统兴奋药包括本品的儿童应密切监测生长状况(体重和身高)。

8. 服用本品期间不可驾车、操纵危险机械或从事其他危险活动。

9. 本品能影响其他药物作用，其他药物也能影响本品作用。服用本品期间应用其他药物能引起严重不良反应，尤其当正服用抗抑郁药包括 MAOIs 时。如不确定服用的为哪类药物应咨询医师或药师。正在服用的或新增的药物均应告知医师。

10. 应即时咨询正规的毒物控制中心，寻求最新过量治疗的指导和建议。个体患者对苯丙胺反应广泛不同。中毒症状可能在特异体质患者的低剂量即可发生。苯丙胺过量的症状包括坐立不安、震颤、反射亢进、呼吸迅速、意识混乱、喜好攻击、幻觉、恐怖状态、高热、横纹肌溶解症。中枢神经系统刺激经常出现疲劳和抑郁。其他反应包括心律不齐、高血压或低血压、循环衰竭、恶心、呕吐、腹泻和腹部痛性痉挛。致命的中毒前经常出现惊厥和昏迷。

【制剂】　胶囊剂：20 mg；30 mg；40 mg；50 mg；60 mg；70 mg。

【贮藏】　贮于 25 ℃，以密封、避光的容器分发。

苯丙胺
(amfetamine)

别名：安非他明、Amphetamine

本品为拟肾上腺素药物。

【CAS】　300-62-9

【ATC】　N06BA01

【理化性状】　1. 化学名：(*R*，*S*)-α-Methylphenethylamine

2. 分子式：$C_9H_{13}N$

3. 分子量：135.2

4. 结构式

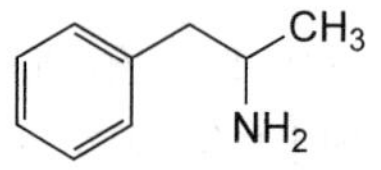

硫酸苯丙胺
(amfetamine sulfate)

别名：苯齐巨林、非那明、Benzedrine、Phenamine

〖CAS〗　60-13-9

〖理化性状〗　1. 本品为白色粉末。易溶于水，微溶于乙醇。

2. 化学名：(*R*，*S*)-α-Methylphenethylamine sulphate

3. 分子式：$(C_9H_{13}N)_2 \cdot H_2SO_4$

4. 分子量：368.5

5. 配伍禁忌：硫酸苯丙胺与碱溶液和钙盐不相容。

【药理作用】　作用类似右苯丙胺，对中枢有较强的兴奋作用，能兴奋大脑皮质、呼吸中枢及血管运动中枢，可使精神活动增加，提高情绪。

【体内过程】　口服吸收迅速。可对抗单胺氧化酶的代谢。在酸性环境下，大部分以原药随尿液排出；在碱性环境下，约 50% 以原药排出，其他以羟化代谢产物随尿排出。本品成人 $t_{1/2}$ 为 10～12 h，儿童 $t_{1/2}$ 为 6～8 h。

【适应证】　临床用于治疗发作性睡病、中枢神经抑制药中毒、抑郁症等。

【不良反应】　疲乏、眩晕、失眠、焦虑、口干、恶心、呕吐、出汗；大剂量可引起血压升高、心律失常，甚至发生虚脱和晕厥。

【禁忌与慎用】　1. 妊娠期妇女、心血管疾病、甲状腺功能亢进、神经衰弱、老年患者禁用。

2. 本品可浓集于母乳，若母亲滥用药物，可引起母乳喂养的婴儿过度兴奋和不易入睡。

3. 肾功能不全患者慎用。

【药物相互作用】 1. 不宜与 MAOIs 合用。

2. 参见右苯丙胺。

【剂量与用法】 1. 口服　5～10 mg，3 次/日。极量一次 20 mg，30 mg/d。

2. 皮下或肌内注射　一次 5～10 mg，极量一次 10 mg，2 次/日。

【用药须知】 1. 出现毒性反应时应立即停药。

2. 苯丙胺及其多种衍生物，如甲基苯丙胺（“冰毒”）和二甲基苯丙胺（“摇头丸”），可以产生较强的精神依赖性（瘾癖），在我国属于第一类精神药品，受到特殊管制，应用时注意。

【制剂】 ①片剂：5 mg。②注射液：5 mg/1ml。

【贮藏】 密封、避光贮于室温。

甲氧麻黄碱
(mephedrone)

【CAS】 1189805-46-6

【理化性状】 1. 化学名：(*RS*)-2-Methylamino-1-(4-methylphenyl)propan-1-one

2. 分子式：$C_{11}H_{15}NO$

3. 分子量：177.2

【简介】 甲氧麻黄为一种人工合成苯丙胺类的兴奋剂。英语俚语名为“drone”和“MCAT”。以片剂或粉剂形式供应。使用者可吞服、鼻吸或注射，能产生与 MDMA、苯丙胺和可卡因相似的效应。

去氧麻黄碱
(methamphetamine)

【CAS】 4846-07-5

【理化性状】 1. 化学名：(+/−)-Methamphetamine

2. 分子式：$C_{10}H_{15}N$

3. 分子量：149.2

4. 结构式

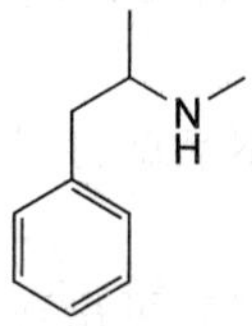

【简介】 本品是一种神经毒素和苯丙胺类精神兴奋药，用于治疗注意力缺陷多动障碍（ADHD）和肥胖症。本品以左旋和右旋两个对映体存在，右旋体的中枢神经系统刺激作用强于左旋，但高剂量时均可成瘾癖并产生相同的毒性症状。商品名为“Desoxyn”。娱乐场所被滥用于增加性欲，提高情绪，增强精力。

芬咖明
(fencamfamine)

别名：苯乙胺去甲樟烷、芬坎法明、Glucoenergan、Reactivan

【CAS】 1209-98-9

【ATC】 N06BA06

【理化性状】 1. 化学名：*N*-Ethyl-3-phenylbicyclo[2.2.1]heptan-2-amine

2. 分子式：$C_{15}H_{21}N$

3. 分子量：215.33

4. 结构式

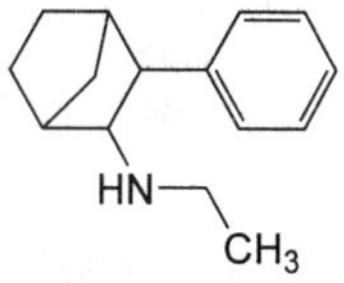

盐酸芬咖明
(fencamfamine hydrochloride)

别名：Glucoenergan、Reactivan

〖CAS〗 2240-14-4

〖理化性状〗 1. 化学名：*N*-Ethyl-3-phenylbicyclo[2.2.1]heptan-2-amine hydrochloride(1∶1)

2. 分子式：$C_{15}H_{21}N \cdot HCl$

3. 分子量：251.79

【简介】 本品安全性好，现尽管少用，但还在应用，用于治疗疲乏、嗜睡和注意力不集中。中枢不良反应少见，主要不良反应为口干。禁用于心脏疾病、心绞痛、失代偿性心力衰竭、青光眼、过度兴奋、甲状腺功能亢进患者。禁与 MAOIs 合用。

右哌甲酯
(dexmethylphenidate)

本品为哌醋甲酯的右旋体。

【CAS】 40431-64-9

【ATC】 N06BA11

【理化性状】 1. 化学名：(*R*,*R*′)-(+)-Methyl α-phenyl-2-piperidineacetate

2. 分子式：$C_{14}H_{19}NO_2$

3. 分子量：233.31

4. 结构式

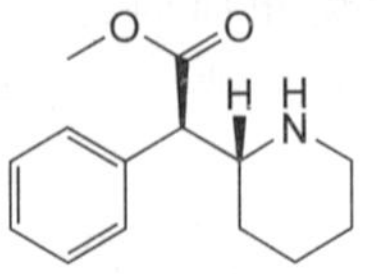

盐酸右哌甲酯

(dexmethylphenidate hydrochloride)

别名:Focalin、Focalin XR、Attenade

〖CAS〗 19262-68-1

〖理化性状〗 1. 本品为白色至类白色粉末。水溶液呈酸性,易溶于水和甲醇,溶于乙醇,微溶于三氯甲烷和丙酮。

2. 化学名:(*R*,*R*′)-(+)-Methyl α-phenyl-2-piperidineacetate hydrochloride

3. 分子式:$C_{14}H_{19}NO_2 \cdot HCl$

4. 分子量:269.77

【用药警戒】 本品慎用于有药物滥用史及酗酒的患者,有导致滥用的风险。长期滥用可导致精神依赖性、耐受性和行为异常。

【药理作用】 本品为哌醋甲酯的右旋体,是哌醋甲酯的主要药理学活性的对映体。通过抑制去甲肾上腺素和多巴胺的再摄取而起作用。治疗多动症的确切机制尚不清楚。

【体内过程】 1. 口服本品后迅速被吸收,空腹服用1～1.5 h达血药峰值。多次服用与单次服用药动学无明显差异。给予2.5 mg、5 mg和10 mg后,药动学呈线性。服用混旋的哌醋甲酯2倍的剂量后的暴露量与服用本品相当。进食高脂肪餐可延迟本品的 T_{max} 至2.9 h。本品的血药浓度呈指数方式下降。$t_{1/2}$约为2.2 h。

2. 本品在体内主要通过去酯化被代谢为*d*-利他林酸,代谢物活性很小或无活性。给予放射性标记的本品后,尿中回收90%的放射性,主要为*d*-利他林酸,占给药剂量的80%。

【适应证】 用于治疗多动症。

【不良反应】 1. 临床试验中发现的不良反应包括腹痛、发热、恶心、食欲缺乏。

2. 上市后报道的不良反应包括过敏反应和血管神经性水肿,但与本品的关系尚不明确。

3. 长期使用可引起成瘾性的表现。

【妊娠期安全等级】 C。

【禁忌与慎用】 1. 6岁以下儿童禁用。

2. 妊娠期妇女只有在益处大于对胎儿伤害的风险时才可使用。

3. 尚不明确本品是否经乳汁分泌,哺乳期妇女慎用。

4. 明显焦虑、紧张及激惹的患者禁用。

5. 对哌醋甲酯过敏者禁用。

6. 运动性抽搐或有多发性抽搐症家族史者禁用。

7. 青光眼患者禁用。

【药物相互作用】 1. 本品可减弱降压药的效果。慎与升压药合用。

2. 14 d内服用过MAOIs的患者禁用本品。

3. 参见哌醋甲酯。

【剂量与用法】 1. 未使用过醋哌甲酯的患者

(1) 片剂推荐剂量为一次2.5 mg,2次/日。每隔一周增加2.5～5 mg,最大剂量为20 mg/d。

(2) 缓释胶囊,儿童一次5 mg,早晨顿服,每隔一周增加5 mg,直至产生效应;成人,一次10 mg,早晨顿服,每隔一周增加10 mg的剂量,直至产生效应。缓释胶囊应整粒吞服。不能吞服胶囊者,可将胶囊内容物置于以汤匙苹果沙司上吞服,不能咀嚼胶囊内的小珠。

2. 正在使用醋哌甲酯的患者,以醋哌甲酯片剂的一半剂量开始,2次/日,最大剂量为20 mg/d。缓释胶囊以醋哌甲酯的日总剂量的半量开始,早晨顿服。

3. 如果症状反常恶化或发生其他不良影响,应减少剂量,如有必要,可停药。

【用药须知】 1. 儿童或成人,中枢性兴奋药均可导致严重的心脏问题,甚至死亡。

2. 本品可升高血压,加快心率。患有室性心律失常、新近发生过心肌梗死、高血压或心力衰竭的患者慎用。

3. 在开始本品治疗前应仔细评估病史(包括家族性猝死或室性心律失常),并进行体检排除心脏疾病。治疗期间出现胸痛、无法解释的晕厥或其他提示心脏疾病的症状,应立即进行心脏检查。

4. 中枢性兴奋极可能使原有精神病恶化。

5. 用中枢性兴奋药治疗多动症伴双相情感障碍者应特别谨慎,因可导致混合发作或躁狂发作。治疗前应对此类患者进行筛查,包括自杀、双相障碍及抑郁的家族史。

6. 常规剂量下本品就可引发精神病,如出现应考虑停药。

7. 本品治疗的患者可出现侵略性行为和敌意,应注意监控。

8. 长期使用本品可导致儿童生长迟缓。

9. 本品可降低癫痫患者的致痫阈,一旦发生癫痫,应立即停药。

10. 可导致长时间阴茎异常勃起及疼痛，如发生，应立即就医。

11. 中枢性兴奋药包括本品可导致周围血管病，包括雷诺综合征，降低剂量或停药常可恢复，但某些患者需治疗。

12. 长期治疗应定期监测白细胞和血小板计数。

【制剂】 ①片剂：2.5 mg；5 mg；10 mg。②缓释胶囊：5 mg；10 mg；15 mg；20 mg；25 mg；30 mg；35 mg；40 mg。

【贮藏】 贮于 25 ℃，短程携带允许 15～30 ℃。

苯甲锡林

(fenetylline)

别名：Captagon

本品为苯丙胺的前体药物。

【CAS】 3736-08-1

【ATC】 N06BA10

【理化性状】 1. 化学名：(*RS*)-1，3-Dimethyl-7-[2-(1-phenylpropan-2-ylamino)ethyl]purine-2，6-dione

2. 分子式：$C_{18}H_{23}N_5O_2$

3. 分子量：341.41

4. 结构式

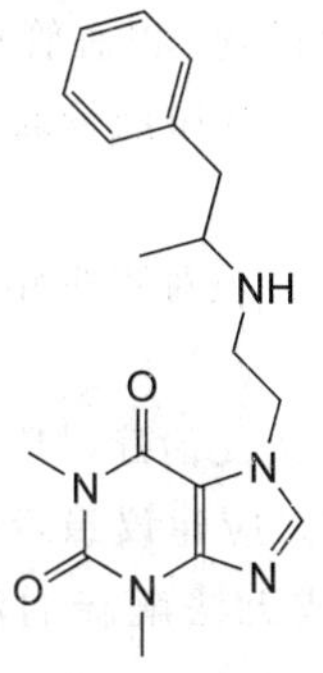

【简介】 本品在体内代谢为苯丙胺和茶碱而起作用，用于治疗多动症。长期使用易成瘾。

托莫西汀

(tomoxetine)

本品为哌醋甲酯的右旋体。

【CAS】 83015-26-3

【ATC】 N06BA09

【理化性状】 1. 化学名：(-)-*N*-Methyl-3-phenyl-3-(o-tolyloxy)-propylamine

2. 分子式：$C_{17}H_{21}NO$

3. 分子量：255.36

4. 结构式

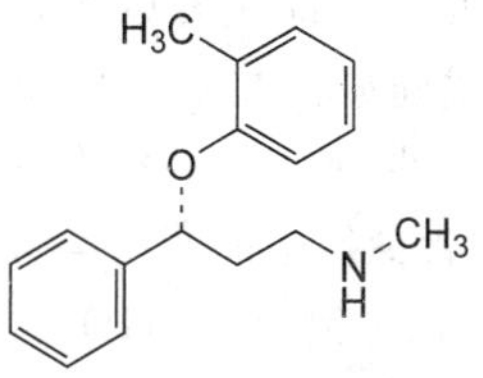

盐酸托莫西汀

(tomoxetine hydrochloride)

别名：择思达、Strattera、atomoxetine

〖CAS〗 83015-26-3

〖理化性状〗 1. 本品为白色至类白色固体，水中溶解度为 27.8 mg/ml。

2. 化学名：(-)-*N*-Methyl-3-phenyl-3-(o-tolyloxy)-propylamine hydrochloride

3. 分子式：$C_{17}H_{21}NO \cdot HCl$

4. 分子量：291.81

【用药警戒】 在 ADHD 的儿童或青少年中进行的短期研究发现，本品可增加产生自杀观念的风险。所有使用本品治疗的儿童应该对其自杀倾向，临床症状的恶化及异常的行为改变进行密切监控，特别是在治疗的最初阶段，或在剂量改变的治疗阶段。监控通常包括在治疗的最初 4 周内，与患者或其家庭成员或护理人员进行每周 1 次的面对面的联系，随后的 4 周每周 1 次的随访，以及第 12 周和 12 周以上有临床指征时进行随访。随后可通过电话随访。

【药理作用】 本品确切的作用机制尚不清楚。注意缺陷障碍(儿童多动症，ADHD)，目前多认为其发病机制与儿茶酚胺类神经递质多巴胺和去甲肾上腺素翻转效应降低有关。本品可选择性抑制去甲肾上腺素的突触前运转，增强去甲肾上腺功能，从而改善 ADHD 的症状，间接促进认知的完成和注意力的集中。对其他神经递质受体(如胆碱能、组胺、多巴胺、5-羟色胺及 α 肾上腺素受体)几乎无亲和力。

【体内过程】 1. 吸收　口服后迅速吸收，给药后 1～2 h 达血药峰值，在泛代谢者(EM)和乏代谢者(PM)中的绝对生物利用度分别约为 63％和 94％。食物不影响本品的绝对生物利用度，但可降低其吸收速率，使 C_{max} 下降约 37％，T_{max} 延迟约 3 h。

2. 分布　在治疗浓度下，本品的血浆蛋白结合率约为 98％，主要与血清白蛋白结合。表观分布容积为 0.85 L/kg，表明其主要分布于体液中。

3. 本品首先经过 CYP2D6 代谢，生成 4-羟基盐酸托莫西汀，形成的产物进一步与葡糖醛酸结合。代谢产物 4-羟基盐酸托莫西汀的药理作用与原药相似，血药浓度约为原药的 1％。对于成年 EM 和 PM，本品的平均 $t_{1/2}$ 分别为 5.2 h 和 21.6 h。PM 的 AUC

约为EM的10倍。本品主要以4-羟基托莫西汀-*O*-葡萄糖酸苷形式随尿液排泄(>80%),少量随粪便排泄(<17%),极少量以原形药物排泄(<3%)。在6岁以上儿童和青少年中的药动学与成人相似。

【适应证】 用于治疗ADHD。

【不良反应】 1. 常见不良反应包括腹痛、恶心、呕吐、心率加快、血压升高、食欲缺乏、头痛、嗜睡。

2. 少见心悸、心动过速、便秘、消化不良、体重减轻、疲乏、晨间早醒、兴奋、情绪不稳、皮疹。

3. 罕见四肢厥冷、射精失败、瘙痒。

【妊娠期安全等级】 C。

【禁忌与慎用】 1. 严重心血管疾病、闭角型青光眼、嗜铬细胞瘤或有嗜铬细胞瘤史的患者禁用。

2. 妊娠期妇女只有在益处大于对胎儿伤害的风险时才可使用。

3. 动物实验证明本品可经乳汁分泌,哺乳期妇女慎用。

【药物相互作用】 1. 与MAOIs合用可导致严重的甚至致命的反应,应禁止合用。

2. 本品主要通过CYP2D6途径代谢为4-羟基托莫西汀。在EM中,CYP2D6抑制剂可升高本品的稳态血药浓度。在EM中,合用CYP2D6抑制剂,如帕罗西汀、氟西汀和奎尼丁时,应调节本品的剂量。

3. 慎与抗高血压药、升压药(如多巴胺、多巴酚丁胺)或其他影响血压的药物合用。

4. 本品可加强全身使用沙丁胺醇或其他β_2-受体激动剂的作用,造成心率加快、血压升高,应谨慎合用。

5. 联合使用本品(60 mg,2次/日,服用12 d)和咪达唑仑(一种典型的CYP3A4底物,单剂量50 mg),咪达唑仑的AUC升高15%。不必调整通过CYP3A代谢的药物的剂量。

6. 体外实验显示,本品不影响华法林、阿司匹林、苯妥英钠或地西泮与人白蛋白的结合。同样,这些药物也不影响本品与白蛋白的结合。

7. 升高胃液pH的药物(氢氧化镁-氢氧化铝、奥美拉唑)不影响本品的生物利用度。

【剂量与用法】 1. 体重<70 kg的儿童和青少年　开始时,一日总剂量应为0.5 mg/kg,并且经至少3 d增加剂量至目标剂量一日约为1.2 mg/kg,可一日早晨单次服药或早晨和傍晚平均分为2次服用。一日剂量超过1.2 mg/kg并无益处。对儿童和青少年,一日最大剂量不应超过1.4 mg/kg或100 mg,选其中较小的一个剂量。

2. 体重>70千克的儿童、青少年　开始时,一日总剂量应为40 mg,并且经至少3 d增加剂量至目标剂量80 mg/d,一日早晨单次服药或早晨和傍晚平均分为2次服用。在继续使用2～4周后,如仍未达到最佳疗效,一日总剂量最大可以增加至100 mg,没有数据支持在更高剂量下会增加疗效。对体重超过70 kg的儿童和青少年,一日推荐总剂量最大为100 mg。

3. 肝功能不全患者的剂量调整　中度肝功能不全的患者(Child-Pugh分级B),初始和目标剂量应降至常规用量的50%。重度肝功能不全的患者(Child-Pugh分级C),初始和目标剂量应降至常规用量的25%。

4. 与强CYP2D6抑制剂联合使用的剂量调整

(1) 服用强CYP2D6抑制剂(如帕罗西汀、氟西汀、奎尼丁),且体重<70 kg的儿童和青少年,本品的初始剂量应为一日0.5 mg/kg,只有当4周后症状未见改善并且初始剂量有很好的耐受性时,才增加至通常的目标剂量一日1.2 mg/kg。

服用强CYP2D6抑制剂(如帕罗西汀、氟西汀、奎尼丁),且体重>70 kg的儿童、青少年和成年人,本品的初始剂量应为40 mg/d,如果4周后症状未见改善并且初始剂量有很好的耐受性,仅可增加至通常的目标剂量80 mg/d。

【用药须知】 1. 本品可使血压和心率增高,因此,患高血压、心动过速、心血管或脑血管疾病的患者应注意,在治疗前、增加剂量时和治疗中应定期测量脉搏和血压。

2. 治疗过程中必须对青少年患者的生长发育进行监测。

3. 患者在开始接受治疗时应被告知在极少数情况下可能发生障碍。应建议患者在出现瘙痒、黑尿、黄疸、右上腹压痛或无法解释的流感样症状时立即就医。

【制剂】 胶囊剂:10 mg。

【贮藏】 贮于25 ℃,短程携带允许15～30 ℃。

6.2　抗精神病药

抗精神病药又称强安定药或神经阻滞药,是主要用于治疗精神分裂症等重症精神病的一大类药物,通过阻断中脑边缘系统及中脑皮质通路的多巴胺(DA)受体,减低DA功能,从而发挥其抗精神病作用。能在不影响意识的条件下,有效地控制、减轻或消除精神病患者的许多阳性症状,如兴奋、攻击、违拗、幻觉、妄想、木僵等;但对已过急性期后出现的活动性减少、情感淡漠、意向缺乏和生活懒散等一系列症状则疗效欠佳。

根据药物结构的不同，可将抗精神病药分为以下几类。

1. 吩噻嗪类　如氯丙嗪、奋乃静、三氟拉嗪、氟奋乃静等。

2. 噻吨类　以氯普噻吨（泰尔登）为代表。

3. 丁酰苯类　以氟哌啶醇为代表。

4. 苯酰胺类　以舒必利为代表。

5. 二苯并二氮䓬类和苯并氧氮䓬类药物　以氯氮平为代表。

各类药物之间的总体疗效差别并不显著，但镇静效果及不良反应的程度则表现各异。

抗精神病药的不良反应较多，常产生锥体外系不良反应，主要表现为震颤麻痹综合征、静坐不能、急性肌张力障碍、迟发性运动障碍。前 3 种锥体外系反应多发生于治疗早期，可能是由于药物阻断黑质纹状体系统的 DA 受体，使 DA 功能减弱，乙酰胆碱功能相对增强，从而引起锥体外系功能失调。降低用药剂量或应用抗胆碱药如苯海索，可使症状减轻或消失。迟发性运动障碍多发生于治疗后数月或数年，症状复杂，治疗困难。重者往往影响到运动功能、自主神经功能、血常规变化及其他生命功能。

抗精神病药不应草率应用。使用者应对其适应证、剂量、给药方法及可能发生的不良反应、药物相互作用及对并发症的处理措施都要有明确的了解，尤其要注意给药的个体化原则。对老年人、体弱、低体重及伴发脑或躯体器质性疾病者更应充分考虑到患者对药物的耐受性问题（一般耐受性差）。

6.2.1　吩噻嗪类

本类药物又称苯并噻嗪类、硫氮杂蒽类，其效应系由于阻断中枢边缘系统的多巴胺 D_2 型受体所致。还可产生 α 肾上腺素能受体阻断作用，并可抵制下丘脑与脑垂体的内分泌。由于能抑制脑干网状结构上行系统而有镇静作用；抑制延脑的呕吐中枢而有镇吐作用。主要用于治疗急、慢性精神分裂症，躁狂症，反应性精神病及其他重症精神病的对症治疗，还可控制兴奋、攻击、幻觉、妄想、思维联想障碍和情绪冲动、木僵等症状。这类药物不适用于伴意识障碍的精神异常。

氯丙嗪

(chlorpromazine)

别名：氯普吗嗪、冬眠灵、阿密那金、可乐静、Aminazine

本品乃吩噻嗪类药物的典型代表。

【CAS】　50-53-3

【ATC】　N05AA01

【理化性状】　1. 本品为白色或奶白色粉末或蜡状固体，无臭或几乎无臭。熔点 56～58 ℃。几乎不溶于水，易溶于乙醇和乙醚，极易溶于三氯甲烷。

2. 化学名：3-(2-Chlorophenothiazin-10-yl) propyldimethylamine

3. 分子式：$C_{17}H_{19}ClN_2S$

4. 分子量：318.9

5. 结构式

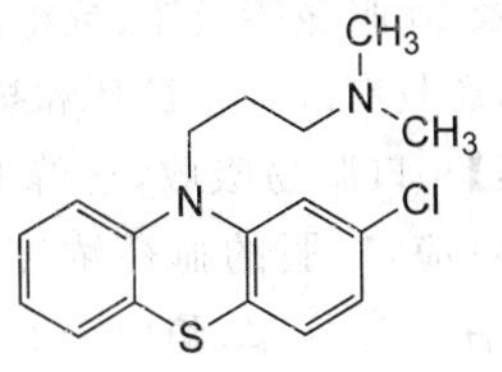

双羟萘酸盐氯丙嗪

(chlorpromazine embonate)

〖理化性状〗　1. 分子式：$(C_{17}H_{19}ClN_2S)_2 \cdot C_{23}H_{16}O_6$

2. 分子量：1026.1

盐酸氯丙嗪

(chlorpromazine hydrochloride)

别名：Thorazine、Wintermin、Klorpromex

〖CAS〗　69-09-0

〖理化性状〗　1. 本品为一种白色或几乎白色的结晶性粉末。在空气中或光照下分解。极易溶于水，易溶于乙醇。新鲜配制的 10% 水溶液的 pH 为 3.5～4.5。

2. 分子式：$C_{17}H_{19}ClN_2S \cdot HCl$

3. 分子量：355.3

4. 稀释：2.5% 的盐酸氯丙嗪溶液可以用 0.9% 氯化钠溶液稀释至 100 ml，前提是稀释后溶液的 pH 不要超过 6.7～6.8 的临界值。如果 0.9% 氯化钠溶液的 pH 是 7.0～7.2，那么稀释液的 pH 将是 6.4。

5. 配伍禁忌：已经有报道称，盐酸氯丙嗪注射液与其他一些化合物存在配伍禁忌，尤其当最终 pH 升高时，很有可能将氯丙嗪碱基沉淀下来。报道的和盐酸氯丙嗪存在配伍禁忌的药物包括氨茶碱、两性霉素 B、氨曲南、一些巴比妥类药物、丁二酸钠氯霉素、氯噻嗪钠、茶苯海明、肝素钠、硫酸吗啡（当和氯甲酚一起保存时）、一些青霉素类药物和瑞芬太尼。

美国 FDA 接到一份报道：一名患者先服用卡马西平混悬液（tegretol），随后服用氯丙嗪溶液（thorazine），在其粪便中发现橘黄色胶块状物。后来的试验表明，将卡马西平混悬液与盐酸硫利达嗪溶液混合也可生成橡胶状的橘黄色块状物。

6. 吸附作用：使用塑料灌注系统（配有PVC输液管的丙酸纤维素滴定管）滴入盐酸氯丙嗪7 h后会有约41%的药物从溶液中丢失，通过硅橡胶输液管经玻璃注射器滴入1 h后会有约79%的药物从溶液中丢失。用聚乙烯输液管和玻璃注射器滴入1 h后的药物损失可以忽略不计。

【药理作用】 本品可阻断中枢边缘系统的多巴胺D_2型受体，作用复杂多样，用途较广。具有抗精神分裂症、镇静、镇吐、降低体温及基础代谢、阻断α-肾上腺素能受体及M胆碱能受体、抗组胺、影响内分泌等作用。此外，还具有改善微循环和抗休克的作用。

【体内过程】 口服易吸收，达峰时间为2～4 h。有明显的首过效应，口服的血药浓度约为肌内注射的25%。吸收后全身分布，脑内药物浓度较血药浓度高4～5倍，可透过胎盘进入胎儿，血浆蛋白结合率>90%。在肝内广泛代谢，有的代谢物仍有药理活性，形成多种有活性或失活的代谢物。主要以代谢物形式从尿和粪便中排出。$t_{1/2}$为12～36 h。停药后6个月，尿内还可检出代谢物。治疗血药浓度为150～300 μg/ml。

【适应证】 1. 抗精神病　用于治疗急、慢性精神分裂症（尤其是焦虑激动和兴奋躁动症状突出的急性精神分裂症患者），躁狂性精神病，反应性精神病，更年期精神病。

2. 镇吐　用于各种疾病和药物引起的恶心、呕吐。也用于治疗顽固性呃逆。

3. 降温（“人工冬眠”）　在物理降温和其他药物配合下，使患者处于深睡状态，用于抢救中暑、持续高热。

4. 抗休克　作为辅助用药，本品还可用于治疗创伤性休克和中毒性休克。

【不良反应】 1. 一般不良反应　常见无力、嗜睡、口干、便秘、心悸、视物模糊、鼻塞、尿潴留等，偶见麻痹性肠梗阻。

2. 直立性低血压　大剂量给药时，由于α-肾上腺素能受体阻断作用，可出现直立性低血压。

3. 锥体外系反应　长期大剂量应用可致锥体外系症状，发生率约30%。除迟发性运动障碍外，应用抗胆碱药如苯海索（安坦）、苯扎托品、东莨菪碱，或适当减少用量，可使症状缓解。

4. 变态反应　可出现荨麻疹、接触性皮炎。偶见剥脱性皮炎、红斑狼疮样症状、急性肝炎样症状，并伴有肝实质细胞损害、肝功能异常及阻塞性黄疸。也可发生皮肤及眼部色素沉着，角膜和晶状体浑浊。

5. 内分泌系统　长期应用可致内分泌紊乱，表现为男性乳腺增生、泌乳、闭经、体重增加、儿童抑郁等。

6. 血液系统　可发生粒细胞减少、溶血性贫血、再生障碍性贫血、血小板减少性紫癜、白细胞减少，甚至粒细胞减少致死的报道多与过敏有关，常发生在治疗开始的4～10周。

7. 急性中毒反应　表现为昏迷、呼吸抑制、血压下降、休克、心肌损害和心搏骤停等症状。

8. 停药反应　长期大剂量应用，突然停药可出现恶心、呕吐、胃炎和震颤。

9. 偶可诱发癫痫。

10. 神经阻滞剂恶性综合征（亦称抗精神病药恶性综合征，neuroleptic malignant syndrome，NMS）是一种抗精神病药（还包括多巴胺拮抗药如甲氧氯普胺）引起的最严重的致死性不良反应。临床表现有高热，严重的锥体外系统反应包括肌肉僵直、自主神经功能障碍、意识不清；可能发生骨骼肌损害，并引起肌红蛋白尿，继而导致肾功能衰竭。然而，对这一综合征尚无一个统一的标准，当疑及此综合征时，应立即停药，采取积极的对症治疗，以制止病情恶化。

【妊娠期安全等级】 C。

【禁忌与慎用】 1. 有吩噻嗪类过敏史和骨髓抑制患者禁用。

2. 闭角型青光眼、前列腺增生及昏迷患者禁用。

3. 尿毒症、严重心血管疾病及肝功能不全的患者禁用。

4. 有癫痫史或有脑器质性病变的患者慎用。

5. 糖尿病、甲状腺功能低下者慎用。

6. 美国儿科学会认为，哺乳期的妇女应慎用，因已有相关研究发现母亲有溢乳现象，婴儿出现困倦、嗜睡和发育评分降低的表现。BNF认为，哺乳期的妇女除非在绝对必要的时候，否则应避免使用氯丙嗪等抗精神病药。

7. 很少有吩噻嗪类抗精神病药被推荐在儿童中使用，尤其值得注意的是吩噻嗪类衍生物对婴儿的影响，1岁以下婴儿不推荐使用。

【药物相互作用】 1. 中枢神经抑制药（如乙醇、全身麻醉药、催眠镇静药、阿片类镇痛药）与本品合用时，增强对中枢神经的抑制作用。应减少这些药物的用量。

2. 苯巴比妥可增加氯丙嗪在尿中的排出量，减低其抗精神病作用。

3. 苯妥英钠可加重抗精神病药引起的运动障碍。

4. 甲氧氯普胺（灭吐灵）能加重锥体外系反应。

5. 本品会降低胍乙啶及同类药的降压作用。

6. 含有镁、铝氢氧化物的抗酸剂可减少本品的吸收。

7. 与肾上腺素合用可导致明显的低血压和心动过速。

8. 与左旋多巴合用时，本品可抑制左旋多巴的抗震颤麻痹效应。

9. 与 MAOIs 或三环类抗抑郁药合用时，两者的抗胆碱能作用可相互增强并延长。

10. 同时应用可延长 Q-T 间期的抗心律失常药，会增加抗精神病药物引起室性心律失常的可能性。

11. 造影时应用甲泛葡胺之前，应停用本品，以免增加癫痫发作的风险。

【剂量与用法】 1. 治疗精神病

(1) 口服 25～75 mg，2～3 次/日，1～2 周内逐渐增至 400～600 mg/d，2～3 次分服。维持量 100～300 mg/d，2～3 次分服。年龄 1～12 岁的儿童，0.5 mg/kg，每 4～6 h 服用一次。但对于有精神病指征来说，大于 5 岁的儿童的口服用药量通常是成人剂量的 1/3～1/2，BNFC 则建议使用每剂 10 mg，3 次/日的给药方案。对于 1～5 岁和 5 岁以上的儿童，盐酸氯丙嗪的用量通常不要超过 40 mg/d 和 75 mg/d。如果出于挽救生命的考虑，可以对 1 岁以下的婴儿使用氯丙嗪。在某些国家，有针对儿童的含 25 mg 氯丙嗪的栓剂。

(2) 肌内注射可用于控制严重症状，一般一次 25～50 mg，深部肌内注射。年龄 1～12 岁的儿童，0.5 mg/kg，每 6～8 h 注射一次。

(3) 静脉注射偶可用于极度躁动患者，一次不超过 50 mg，用 0.9% 氯化钠注射液 20 ml 稀释，缓慢推注。

2. 止吐或止呃逆

(1) 成人　口服 12.5～50 mg，3～4 次/日；肌内注射一次可用 25～50 mg。如症状持续，可用本品 25～50 mg 加入 0.9% 氯化钠注射液 500 ml 中缓慢静脉滴注。

(2) 小儿　肌内注射或静脉滴注，剂量均为一次 0.5～1 mg/kg。

3. 手术前给药　25～50 mg 加哌替啶 50～100 mg，应于全身麻醉前 1 次肌内注射。

【用药须知】 1. 本品可阻断 α 肾上腺素能受体，大剂量口服时易于发生直立性低血压，尤其在注射给药后应卧床至少半小时。对已发生直立性低血压者，可用美芬丁胺（恢压敏）、去甲肾上腺素升压，但应禁用肾上腺素。因为肾上腺素或其他具有高度 β 受体激动作用的拟交感药物的 α 受体介导的血管收缩作用会被本品的 α 受体阻断作用削弱，导致无对抗作用的 β 肾上腺素能兴奋，反而加重低血压。

2. 苯海索可改善本品引起的锥体外系反应，但会降低抗精神病的疗效。值得注意的是，本品不可用于帕金森病患者。

3. 长期用药者，必须逐渐减量停药。

4. 过量服药，应立即洗胃，对症支持，无特效解毒药，透析不起作用。

5. 偶发猝死，可能因特异体质、心律失常，或因食物或痰液阻塞气道所致。遇此情况不可惊慌失措，应分析原因，采取对应措施。

【临床新用途】 1. 转复慢性心房颤动　可肌内注射本品 12.5 mg，2 次/日。疗效与其奎尼丁样作用有关。

2. 预防心源性哮喘夜间发作　于睡前服 12.5 mg。但对支气管哮喘无效。

3. 前列腺增生急性尿潴留　可肌内注射本品 50 mg，以后每晚口服 12.5 mg，早期用药疗效较好。

4. 治疗寻常疣　以本品 25 mg 加入 1% 普鲁卡因注射液 2 ml 中，注射母疣内，数天可消。

5. 难治性呃逆　口服本品 75 mg/d，3 次分服，次日减量为 50 mg/d，也可分别给予本品和山莨菪碱。

6. 偏头痛可肌内注射本品 6.25～12.5 mg。

【制剂】 ①片剂：12.5 mg；25 mg；50 mg。②注射液：10 mg/1 ml；25 mg/1 ml；50 mg/1 ml。③复方制剂：片剂每片含盐酸氯丙嗪及盐酸异丙嗪各 12.5 mg；注射液每 2 ml 含盐酸氯丙嗪及盐酸异丙嗪各 25 mg。④冬眠合剂：盐酸氯丙嗪、盐酸异丙嗪各 50 mg，哌替啶 100 mg，加入 5% 葡萄糖注射液中，静脉滴注，用于冬眠疗法。

【贮藏】 避光、密封保存。

奋乃静

(perphenazine)

别名：羟哌氯丙嗪、氯吩嗪、哌非那嗪、Trilafon、Phenazine、Dencentan

本品属于吩噻嗪类。临床也用其癸酸酯（decanoate）和庚酸盐（enanthate），前者 108.2 mg 相当于基质 78.3 mg；后者 100 mg 相当于基质 78.3 mg。两者均具有长效作用，供肌内注射用。

【CAS】 58-39-9

【ATC】 N05AB03

【理化性状】 1. 本品为白色或淡黄白色的结晶性粉末。几乎不溶于水，溶于乙醇，易溶于二氯甲烷，溶解于稀盐酸。

2. 化学名：2-{4-[3-(2-Chlorophenothiazin-10-yl)

propyl]piperazin-1-yl}ethanol

3. 分子式：$C_{21}H_{26}ClN_3OS$

4. 分子量：404.0

5. 结构式

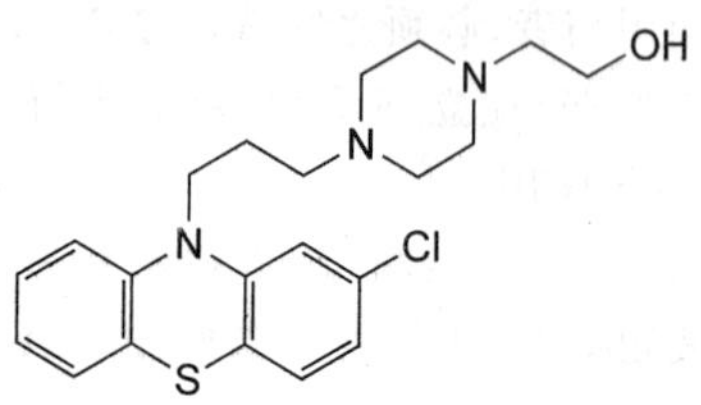

6. 配伍禁忌：据报道，本品与头孢哌酮钠及盐酸咪达唑仑不能配伍。

癸酸奋乃静

(perphenazine decanoate)

〖**ATC**〗 N05AB03

〖**理化性状**〗 1. 分子式：$C_{31}H_{44}ClN_3O_2S$

2. 分子量：558.2

庚酸奋乃静

(perphenazine enantate)

〖**CAS**〗 17528-28-8

〖**理化性状**〗 1. 分子式：$C_{28}H_{38}ClN_3O_2S$

2. 分子量：516.1

【**药理作用**】 本品作用类似氯丙嗪，在结构上，本品有一个哌嗪侧链。抗精神病作用、镇吐作用较强，镇静、M胆碱能受体阻断、α肾上腺素能受体阻断作用较弱。本品有抗焦虑、紧张、幻觉、妄想及改善淡漠的作用，对急性幻听、妄想、违拗、冲动具有较好的效果。

【**体内过程**】 1. 口服后分布至全身，经胆汁排泄，部分在肠道中重吸收，$t_{1/2}$为9 h。本品可通过脐血进入胎儿体内，也可从母乳中排出。本品具有高度的亲脂性与蛋白结合率。小儿与老年人对本品的代谢与排泄均明显降低。

2. 本品的癸酸酯和庚酸盐肌内注射后吸收缓慢，然后逐渐向体内释放，故可用作贮药注射（注射部位好比一个药物存库）。

【**适应证**】 1. 用于治疗各型精神分裂症，对妄想型、紧张型疗效较好，而控制兴奋躁动不如氯丙嗪。

2. 用于躁狂症、老年性精神病、中毒性精神病及神经官能症。

3. 用于治疗恶心、呕吐和呃逆。

【**不良反应**】 1. 与氯丙嗪的不良反应相似，且较易发生锥体外系反应。

2. 其他反应如口干、便秘、鼻塞、视物模糊、心悸、直立性低血压等则比氯丙嗪少见。偶见皮疹、皮炎，极罕见阻塞性黄疸、肝损害、粒细胞减少。

【**妊娠期安全等级**】 C。

【**禁忌与慎用**】 1. 基底神经节病变、帕金森病、帕金森综合征、骨髓抑制、青光眼、昏迷、对吩噻嗪类药过敏者禁用。

2. 患有心血管疾病（如心力衰竭、心肌梗死、传导异常）者应慎用。

3. 肝、肾功能不全患者应减量。

4. 癫痫患者应慎用。

5. 哺乳期妇女使用本品期间应停止哺乳。

6. 12岁以下儿童用量尚未确定。

【**药物相互作用**】 参见氯丙嗪。

【**剂量与用法**】 1. 治疗精神病　口服常用量4～8 mg，3次/日；重症精神病可增至30～60 mg/d，3次分服；肌内注射用于减轻急性精神病症状，开始一次5～10 mg，必要时每隔6 h增加5 mg，最大用量15～30 mg/d。

2. 控制恶心、呕吐　口服常用量4 mg，3次/日，必要时可服8 mg，3次/日；肌内注射一次5 mg，必要时偶可一次10 mg。

【**用药须知**】 参见氯丙嗪。

【**制剂**】 ①片剂：2 mg；4 mg。②注射液：5 mg/1 ml。

【**贮藏**】 避光、密封保存。

醋奋乃静

(acetophenazine)

别名：乙酰奋乃静、醋酰奋乃静、Tindal

本品为奋乃静的衍生物。

【**CAS**】 2751-68-0

【**ATC**】 N05AB07

【**理化性状**】 1. 化学名：1-[10-[3-[4-(2-Hydroxyethyl) piperazin-1-yl] propyl]-10*H*-phenothiazin-2-yl] ethanone

2. 分子式：$C_{23}H_{29}N_3O_2S$

3. 分子量：411.56

4. 结构式

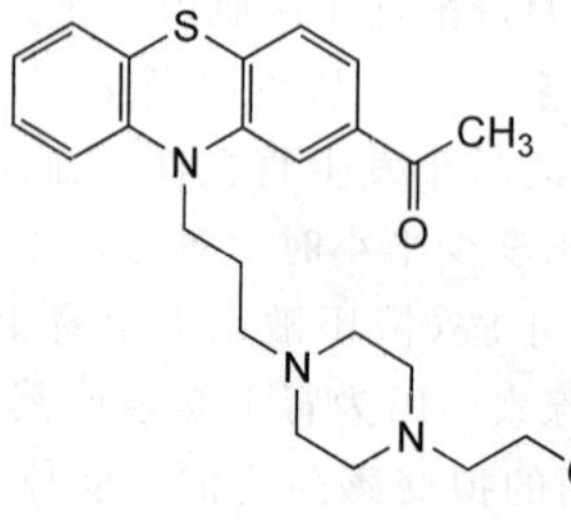

【**药理作用**】 参见氯丙嗪。

【适应证】 用于偏执型精神分裂症。

【不良反应】 1. 本品是抗精神病药中比较安全且无成瘾性的一种。但临床应用的周期长、用量大，也常引起一些不良反应。

2. 常见口干、流涎、鼻塞、乏力、嗜睡、上腹部不适、便秘、视物模糊、心悸、尿频等。

3. 内分泌改变　肥胖、溢乳、乳房肿胀感或肿大，个别有性功能减退。

4. 直立性低血压　大多发生在用药初期或大量用药时。用药期间变动体位时宜缓慢，一次服药后静卧 1～2 h。若出现头晕、目眩、心悸、出冷汗、面色苍白甚至直立性虚脱、跌倒等症状，轻症者只需平卧片刻即可恢复；重症者可平卧并同时肌内注射升压药如苯肾上腺素 10 mg 或哌醋甲酯 10～20 mg；也可将去甲肾上腺素 0.5～2 mg 加入葡萄糖溶液中静脉滴注。禁用肾上腺素。

5. 对肝功能的影响　常见 ALT 升高，多为一过性轻度升高，偶出现阻塞性黄疸。加用护肝药物或减量、停药后均可恢复。

6. 锥体外系反应　发生率为 20%～50%，表现如下。

(1) 急性肌张力障碍　多发生在用药初期或大剂量时，可肌内注射氢溴酸东莨菪碱 0.3～0.5 mg 或苯甲托品 2 mg，30～40 min 后症状可减轻或消失。

(2) 类震颤麻痹综合征　多在治疗 2～3 周时出现，服用盐酸苯海索或苯甲托品能使症状减轻。少数症状严重者需减量或停药。

(3) 静坐不能　多发生在用药 2～3 周或大剂量用药时。服用普萘洛尔、地西泮类药能减轻症状。

(4) 迟发性运动障碍　少见，系长期大量服药者偶尔出现的一种特殊而持久的锥体外系反应，其机制尚不清楚，应根据病情减量或换药。可试用普萘洛尔、碳酸锂、异丙嗪等治疗。抗胆碱药物会加重症状。

7. 过敏反应　个别人可出现药物性皮炎、皮疹、皮肤色素沉着、日光性皮炎。严重者可出现剥脱性皮炎。一旦发生应立即停药并积极抢救。

8. 偶见白细胞或粒细胞减少、癫痫样发作、眼压升高、角膜或晶状体浑浊等。

【禁忌与慎用】 1. 对本品有过敏史者，严重青光眼，锥体外系疾病及各种原因引起的中枢神经性抑制或昏迷者禁用。

2. 妊娠期妇女，支气管哮喘及肺功能不良者，造血功能不良者，严重心、肝、肾疾病及内分泌系统疾病患者，癫痫病史者禁用。

3. 原因未明的高热或感染慎用。

4. 哺乳期妇女使用时应暂停哺乳。

【剂量与用法】 1. 用药原则　用药前应做详细躯体和神经系统、精神状态检查。检测血常规、肝功能。查心电图，需要时做脑电图检查。用药过程中定期复查。用量视病情而定，但开始时均用小量，逐渐加量至有效治疗量，1～3 次/日。

2. 儿童　口服，2～4 mg/(kg·d)；肌内注射 2 mg/(kg·d)；静脉注射 0.5～1 mg/(kg·d)。

3. 成人　开始 20～60 mg/d，分 2～3 次口服，有效治疗量 200～600 mg/d，维持治疗量 100～400 mg/d。老年人依病情酌情减量。

【用药须知】 1. 长期应用突然停药会引起焦虑不安、消极、悲观、失眠、肌肉不适或原有精神症状加重。

2. 本药注射剂局部刺激性大，肌内注射可致局部肿痛、硬结或无菌性脓肿，可加用 1% 普鲁卡因作深部肌内注射。静脉注射易引起血栓性静脉炎，故稀释溶液要足够，注射速度宜缓慢，尽量减少血管内膜损伤。

3. 用药过程中要定期复查肝功能。出现黄疸应立即停药。

【制剂】 ①片剂：20 mg。②注射液：20 mg/2 ml。

【贮藏】 避光、密封保存。

卡奋乃静

(carfenazine)

别名：丙酰奋乃静

【CAS】 2622-30-2

【理化性状】 1. 本品马来酸盐为细黄色粉末，无臭或微臭。熔点 176～185 ℃，溶于水、乙醇，几乎不溶于三氯甲烷和乙醚

2. 化学名：1-(10-{3-[4-(2-Hydroxyethyl)piperazin-1-yl]propyl}-10*H*-phenothiazin-2-yl)propan-1-one

3. 分子式：$C_{24}H_{31}N_3O_2S$

4. 分子量：425.6

5. 结构式

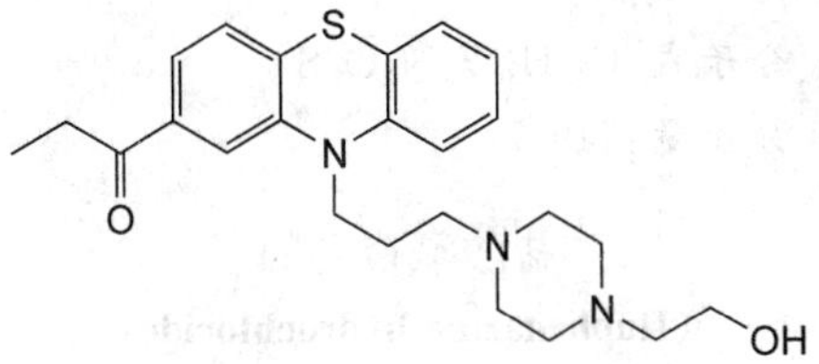

【简介】 本品以 2-氯吩噻嗪为原料制得，用于治疗慢性精神分裂症、妄想型精神分裂症、抗变态反应，作为安定药用。制剂有口服液、片剂。其不良反

应与氯丙嗪相同。

氟奋乃静

(fluphenazine)

别名：氟非纳嗪、Flumezin

和奋乃静一样，本品也有一个侧链结构。

【CAS】 69-23-8

【ATC】 N05AB02

【理化性状】 1. 化学名：2-{4-[3-(2-Trifluoromethylphenothiazin-10-yl)propyl]piperazin-1-yl}ethanol

2. 分子式：$C_{22}H_{26}F_3N_3OS$

3. 分子量：437.5

4. 结构式

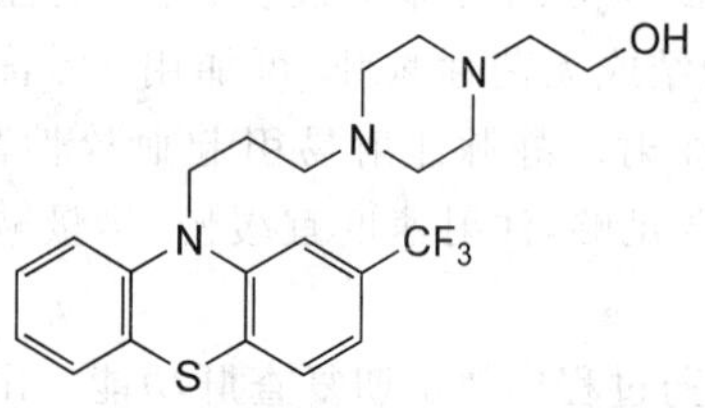

癸酸氟奋乃静

(fluphenazine decanoate)

别名：Anatensol

〖CAS〗 5002-47-1

〖理化性状〗 1. 本品为淡黄色黏稠液体或黄色固体。几乎不溶于水，极易溶于无水乙醇和二氯甲烷，易溶于甲醇。

2. 分子式：$C_{32}H_{44}F_3N_3O_2S$

3. 分子量：591.8

庚酸氟奋乃静

(fluphenazine enantate)

别名：Moditen

〖CAS〗 2746-81-8

〖理化性状〗 1. 本品为淡黄色黏稠液体或黄色固体。几乎不溶于水，极易溶于无水乙醇和二氯甲烷，易溶于甲醇。

2. 分子式：$C_{29}H_{38}F_3N_3O_2S$

3. 分子量：549.7

盐酸氟奋乃静

(fluphenazine hydrochloride)

别名：Pacinol、Permitil

〖CAS〗 146-56-5

〖理化性状〗 1. 本品为白色或几乎白色结晶性粉末。易溶于水，微溶于乙醇和二氯甲烷。

2. 分子式：$C_{22}H_{26}F_3N_3OS \cdot 2HCl$

3. 分子量：510.4

【药理作用】 本品是目前吩噻嗪类中作用最强的抗精神病药，其抗精神病作用的相对强度约为奋乃静的4倍，氯丙嗪的25倍。镇吐作用亦较两者为强。除有明显的抗幻觉、妄想作用外，对行为退缩、情感淡漠等症状有较好的疗效。用于慢性精神分裂症和单纯型疗效优于氯丙嗪。

【体内过程】 1. 口服吸收好，在肝中代谢，活性代谢产物为亚砜基、*N*-羟基衍生物，$t_{1/2\beta}$为13～24 h。本品具有高度亲脂性与高度的蛋白结合率，并可通过胎盘屏障进入胎血循环，亦可分泌入乳汁，小儿、老年人对本品的代谢与排泄均降低。

2. 本品的癸酸酯和庚酸盐经皮下或肌内注射后缓慢吸收，然后逐渐向体内释放，故可用作贮药注射(注射部位好似一个药物存库)。

【适应证】 1. 用于治疗急、慢性精神分裂症：对妄想型、紧张型效果显著。对缄默、违拗、淡漠、孤独等症状，作用比氯丙嗪强。

2. 用于治疗躁狂症、老年性精神病、中毒性精神病。

3. 用于治疗恶心、呕吐，效果良好。

【不良反应】 1. 参见氯丙嗪。

2. 一般不良反应较氯丙嗪少，但锥体外系反应比氯丙嗪、奋乃静多见。其中以静坐不能、震颤麻痹综合征最为常见；肌张力障碍、迟发性运动障碍少见，前者仅发生在注射的24 h内，后者通常发生在长期治疗后，尤其老年患者。

3. 偶见低血压，粒细胞减少、阻塞性黄疸。有时有严重恶心、呕吐反应，用苯扎托品治疗效果良好。

【妊娠期安全等级】 C。

【禁忌与慎用】 1. 参见氯丙嗪。

2. 本品可加重抑郁症，患有严重抑郁症者禁用。

3. 哺乳期妇女使用时应暂停哺乳。

4. 6岁以下儿童用药的安全性及有效性尚未确定。

【药物相互作用】 参见氯丙嗪。

【剂量与用法】 1. 治疗精神病，开始2～10 mg/d，可逐渐增加剂量至20 mg/d(老年患者为10 mg/d)，维持量1～5 mg/d。治疗开始有时采用本品盐酸盐肌内注射，一次1.25 mg，然后根据效应调整用量。一般开始肌内注射2.5～10 mg/d，分次，6～8 h一次，此用量相当于口服量的1/3～1/2。

2. 维持治疗精神分裂症或其他慢性精神病可深

部肌内注射本品癸酸酯或庚酸盐，一般 1～3 d 起效，2～4 d 出现显效。开始肌内注射 25 mg，然后每 2 周给药 1 次，根据效应调整剂量和给药的间隔时间；一般剂量为 12.5～100 mg，间隔时间为 5～6 周，如果剂量＞50 mg 时，向上增加的剂量应为 12.5 mg，不可一次陡增。维持剂量一般为 5～10 mg。

3. 本品盐酸盐也可供口服，开始 1 mg，2 次/日，必要时，可改为 2 mg，2 次/日。

【用药须知】 参见氯丙嗪。

【制剂】 ① 片剂：2 mg；5 mg。② 注射液：10 mg/2 ml(盐酸盐)；25 mg/2 ml(癸酸酯)。

【贮藏】 避光、密封保存。

布他哌嗪

(butaperazine)

别名：丁酰拉嗪、Repoise、Tyrylen

【CAS】 653-03-2

【ATC】 N05AB09

【理化性状】 1. 化学名：1-[10-[3-(4-Methylpiperazin-1-yl)propyl]phenothiazin-2-yl]butan-1-one

2. 分子式：$C_{24}H_{31}N_3OS$

3. 分子量：409.5

4. 结构式

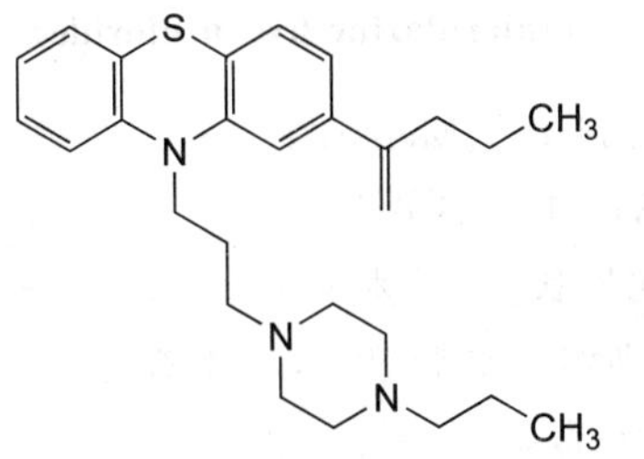

【简介】 本品为典型的吩噻嗪类抗精神病药，具有哌嗪侧链。

三氟拉嗪

(trifluoperazine)

别名：三氟比拉嗪、甲哌氯丙嗪、Fluperin、Novoflurazine、Terfluzine、Stelazine

本品为具有哌嗪侧链的吩噻嗪类药。

【CAS】 117-89-5

【ATC】 N05AB06

【理化性状】 1. 化学名：10-[3-(4-Methylpiperazin-1-yl)propyl]-2-trifluoromethylphenothiazine

2. 分子式：$C_{21}H_{24}F_3N_3S$

3. 分子量：407.4

4. 结构式

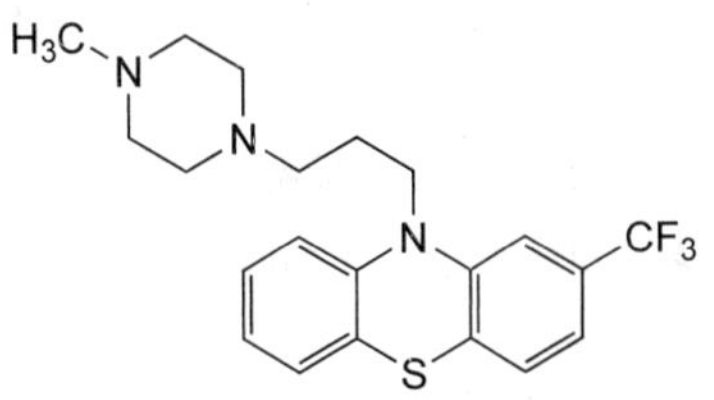

盐酸三氟拉嗪

(trifluoperazine hydrochloride)

〖CAS〗 440-17-5

〖理化性状〗 1. 本品为白色至淡黄色的、易潮的结晶性粉末。易溶于水，溶于乙醇，几乎不溶于乙醚。10%水溶液的 pH 为 1.6～2.5。

2. 化学名：10-[3-(4-Methylpiperazin-1-yl)propyl]-2-trifluoromethylphenothiazine dihydrochloride

3. 分子式：$C_{21}H_{24}F_3N_3S \cdot 2HCl$

4. 分子量：480.4

【药理作用】 本品作用类似氯丙嗪，但抗精神病作用和镇吐作用均较强，锥体外系反应比较多见。对消除幻觉、妄想，改善呆滞、木僵、淡漠、退缩等症状有较好效果，对兴奋、躁狂症状疗效差。对非精神病的情感障碍，如焦虑、紧张有疗效，但通常只用于对苯二氮䓬类产生耐受性的患者，且应短期应用低剂量。本品还可控制恶心、呕吐。

【体内过程】 口服吸收好，在肝中代谢，主要活性代谢产物为硫氧化物，*N*-去甲基和 7-羟基代谢物，$t_{1/2\beta}$ 约为 13 h。

【适应证】 1. 用于急性和慢性精神分裂症，尤其妄想型和紧张型。

2. 用于非精神病的情感障碍：通常只用于对苯二氮䓬类产生耐受性的患者，且应短期低剂量应用。

3. 用于控制恶心、呕吐。

【不良反应】 1. 参见氯丙嗪。

2. 本品较少引起镇静、低血压、低热或抗毒蕈碱作用，但锥体外系反应发生率较高，尤当剂量＞6 mg 时。

【妊娠期安全等级】 C。

【禁忌与慎用】 1. 参见氯丙嗪。

2. 6 岁以下儿童禁用。6 岁以上儿童易发生锥体外系症状，酌情减量。

【药物相互作用】 参见氯丙嗪。

【剂量与用法】 1. 治疗精神病　开始口服 5 mg，2 次/日，此后逐渐增加到常用剂量 15～20 mg/d，分次服，重症患者可用 40 mg/d。深部肌内注射可缓解急性精神病症状，1～3 mg/d，分次肌内注射。

2. 控制恶心、呕吐　1～2 mg，2 次/日，直至 6 mg/d，分次服。

【用药须知】 参见氯丙嗪。

【制剂】 ① 片剂：1 mg；5 mg。② 注射剂（粉）：1 mg。

【贮藏】 避光、密封保存。

三氟丙嗪
(triflupromazine)

别名：施必林、氟丙嗪、Vesprin、Fluopromazine、Adazine、Padil

【CAS】 146-54-3

【ATC】 N05AA05

【理化性状】 1. 本品为淡琥珀色的黏稠油状液体，长期贮藏可形成大量不规则的结晶。几乎不溶于水。

2. 化学名：*N*，*N*-Dimethyl-3-[2-(trifluoromethyl)phenothiazin-10-yl]propan-1-amine

3. 分子式：$C_{18}H_{19}F_3N_2S$

4. 分子量：352.4

5. 结构式

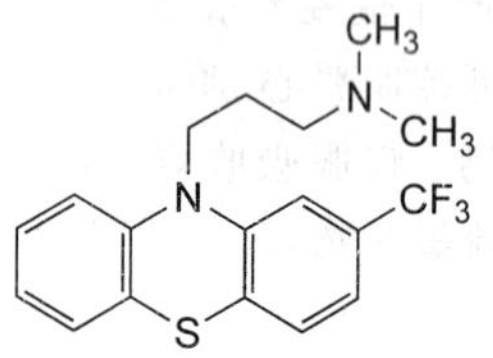

盐酸三氟丙嗪
(triflupromazine hydrochloride)

〖CAS〗 1098-60-8

〖理化性状〗 1. 本品为白色或淡黄褐色的结晶性粉末，有轻微的特殊臭。溶于水和乙醇（>1∶1），溶于三氯甲烷（1∶1.7），溶于丙酮，不溶于乙醚。

2. 分子式：$C_{18}H_{19}F_3N_2S \cdot HCl$

3. 分子量：388.9

【简介】 本品属吩噻嗪抗精神病药。临床用其盐酸盐，商品名 Psyquil、Siquil、Vesprin。作用、不良反应等均类似氯丙嗪，主要用于治疗精神病，控制恶心和呕吐。治疗精神病的常用量为 60～150 mg/d，肌内注射。控制恶心、呕吐可肌内注射 5～15 mg，必要时，4 h 后重复；静脉注射的用量为 1～3 mg，不超过 3 mg。2.5 岁以内的儿童肌内注射 0.2～0.25 mg/(kg・d)，最大用量为 10 mg/d。老年人和体弱者应减量。制剂：片剂：10 mg；25 mg；50 mg。注射液：10 mg/1 ml；20 mg/1 ml。

硫利达嗪
(thioridazine)

别名：甲硫达嗪、甲硫哌啶、硫醚嗪、Mellarils

本品为具有哌啶侧链的吩噻嗪类药。

【CAS】 50-52-2

【ATC】 N05AC02

【理化性状】 1. 本品为白色或几乎白色的粉末。几乎不溶于水，溶于乙醇，极易溶于二氯甲烷，易溶于甲醇。

2. 化学名：10-[2-(1-Methyl-2-piperidyl) ethyl]-2-methylthiophenothiazine

3. 分子式：$C_{21}H_{26}N_2S_2$

4. 分子量：370.6

5. 结构式

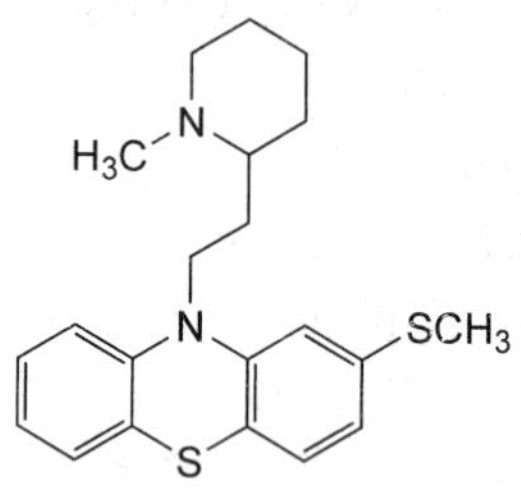

盐酸硫利达嗪
(thioridazine hydrochloride)

别名：Thioril、Mellarils

〖CAS〗 130-61-0

〖理化性状〗 1. 本品为白色或几乎白色的结晶性粉末。易溶于水和甲醇，溶于乙醇。1%水溶液的 pH 为 4.2～5.2。

2. 分子式：$C_{21}H_{26}N_2S_2 \cdot HCl$

3. 分子量：407.0

4. 配伍禁忌：盐酸硫利达嗪溶液（Mellaril）和卡马西平混悬液（Tegretol）混合可生成橡胶状的橘黄色块状物。

【药理作用】 1. 一般性质参见氯丙嗪。

2. 不同的是，本品几乎没有止吐作用。

【体内过程】 1. 本品易由胃肠道吸收，尽管有时不稳定，但它在肠壁进行重要的首关效应，也在肝内代谢，以许多有活性和无活性的代谢产物的形式由肾或胆汁排泄。其主要的代谢产物为美索达嗪，另一代谢产物硫酸达嗪也有一些活性。其环化磺基代谢产物似乎缺乏抗精神病作用，它与心血管的不良反应是否相关尚须进一步证实。

2. 本品达峰时间为 1.25～4 h，$t_{1/2}$ 为 21 h(6～

40 h)，个体差异极大。原药和代谢物的蛋白结合率均高。

【适应证】 1. 用于治疗急、慢性精神分裂症。

2. 用于治疗躁狂症、更年期精神病、中毒性精神病。

3. 用于治疗神经官能症。

【不良反应】 1. 参见氯丙嗪。

2. 本品抗毒蕈碱作用的发生率较高，但锥体外系反应的发生率较低。较少发生镇静，但较多引起低血压。可能产生心脏毒性，使 Q-T 间期延长。

3. 性功能障碍比较常见。

4. 长期用药可引起视网膜色素病变，视力减退，夜间更为明显，尤其在使用大剂量时，减量或停药可恢复。

【妊娠期安全等级】 C。

【禁忌与慎用】 1. 参见氯丙嗪。

2. 2 岁以下儿童禁用。

【药物相互作用】 参见氯丙嗪。

【剂量与用法】 1. 成人精神病　开始剂量 50～100 mg，3 次/日。严重病情可高达 800 mg/d。

2. 神经官能症　可给予 30～200 mg/d。

3. 儿童行为障碍　1～5 岁 1 mg/(kg・d)，5 岁以上 75～150 mg/d，分次服。

【用药须知】 参见氯丙嗪。

【制剂】 片剂：10 mg；25 mg；50 mg；100 mg；200 mg。

【贮藏】 避光、密封保存。

美索达嗪
(mesoridazine)

别名：甲砜达嗪、Lidanil、Serentil

本品为具有哌啶侧链的吩噻嗪类药。

【CAS】 5588-33-0

【ATC】 N05AC03

【理化性状】 1. 化学名：10-[2-(1-Methyl-2-piperidyl)ethyl]-2-(methylsulphinyl)phenothiazine

2. 分子式：$C_{21}H_{26}N_2OS_2$

3. 分子量：386.6

4. 结构式

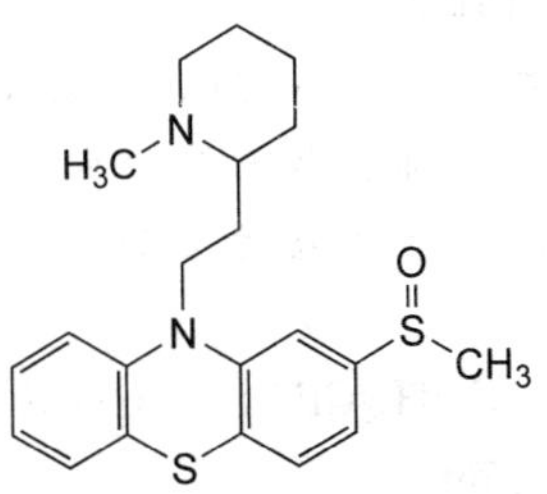

苯磺酸美索达嗪
(mesoridazine besilate)

〖CAS〗 32672-69-8

〖理化性状〗 1. 本品为白色至淡黄色的粉末，至多有一点微弱恶臭。溶于水(1∶1)，溶于乙醇(1∶11)，溶于三氯甲烷(1∶3)，溶于乙醚(1∶6300)，易溶于甲醇。新鲜配制的 1∶100 的溶液 pH 为 4.2～5.7。

2. 分子式：$C_{21}H_{26}N_2OS_2 \cdot C_6H_6O_3S$

3. 分子量：544.7

【药理作用】 本品为硫利达嗪的活性代谢产物，其抗精神病作用类似氯丙嗪和硫利达嗪。

【体内过程】 参见硫利达嗪。

【适应证】 主要用于精神分裂症及神经官能症。

【不良反应】 参见硫利达嗪。

【妊娠期安全等级】 C。

【禁忌与慎用】【药物相互作用】 参见硫利达嗪。

【剂量与用法】 1. 成人精神病，常用口服剂量为 50 mg，3 次/日；根据需要可逐渐加至 400 mg/d，分次服。

2. 肌内注射开始剂量 25 mg，必要时 30～60 min 重复注射，直到 200 mg/d。

【用药须知】 参见氯丙嗪。

【制剂】 ①片剂：10 mg；25 mg；50 mg；100 mg。②注射液：25 mg/1 ml。

【贮藏】 避光、密封保存。

哌泊噻嗪
(pipotiazine)

别名：安乐嗪、Pipothiazine

本品为具有哌啶侧链的吩噻嗪类药。

【CAS】 39860-99-6

【ATC】 N05AC04

【理化性状】 1. 化学名：2-{4-[3-(2-Dimethylsulphamoylphenothiazin-10-yl) propyl] piperazin-1-yl}ethanol

2. 分子式：$C_{24}H_{33}N_3O_3S_2$

3. 分子量：475.7

4. 结构式

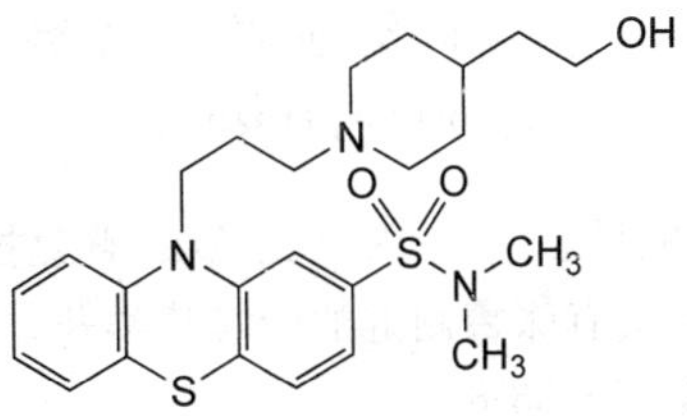

棕榈酸哌泊噻嗪
(pipotiazine palmitate)

别名:Piportil

〖CAS〗 37517-26-3

〖理化性状〗 1. 分子式:$C_{40}H_{63}N_3O_4S_2$

2. 分子量:714.1

【药理作用】 本品为较新的长效抗精神病药,具有较强的抗精神病作用和镇静作用。对兴奋、躁动、幻觉、妄想和行为退缩等症状均有较好的效果。还具有抗苯丙胺和抗组胺作用。主要用于慢性精神分裂症。对急性患者也有效。对拒绝服药难于维持治疗的患者尤为适宜。

【体内过程】 肌内注射后,在注射部位缓慢被吸收,在体内水解逐步释放药物而发挥药效。可用作贮药注射,1次注射可维持长效。

【适应证】 主要用于治疗慢性精神分裂症。

【不良反应】 1. 参见氯丙嗪。

2. 锥体外系反应较常见,其他尚有嗜睡、口干、视物模糊、泌乳、闭经、恶心、呕吐等。

3. 精神分裂症患者给药后可能发生躁狂症状,再次用药后又会再次发作。

4. 偶见不完全性右束支传导阻滞。

【禁忌与慎用】 1. 参见氯丙嗪。

2. 妊娠期妇女、对本品过敏者禁用。

3. 儿童用药的安全性和有效性尚未建立。

4. 哺乳期妇女使用时应暂停哺乳。

【药物相互作用】 参见氯丙嗪。

【剂量与用法】 1. 肌内注射　对于急性病情者可深部肌内注射本品10～20 mg/d,1次或2次分注。

2. 使用长效的本品棕榈酸酯　开始试验剂量为25 mg,如无反应,4～7 d后再给予25～50 mg,常用维持量为50～100 mg,每4周1次。最大维持量为200 mg。

3. 老年人　应减量,长效制剂开始肌内注射5～10 mg,根据病情审慎加量。

【用药须知】 1. 参见氯丙嗪。

2. 当前药市仅有本品棕榈酸酯供应。

【制剂】 注射液:25 mg/1 ml;50 mg/2 ml。

【贮藏】 避光、密封保存。

丙氯拉嗪
(prochlorperazine)

别名:甲哌氯丙嗪、丙氯比拉嗪、普氯拉嗪

本品为具有哌嗪侧链的吩噻嗪类药。

【CAS】 58-38-8

【ATC】 N05AB04

【理化性状】 1. 本品为透明的、淡黄色黏稠液体,对光敏感。极微溶于水,易溶于乙醇、三氯甲烷和乙醚。

2. 化学名:2-Chloro-10-[3-(4-methylpiperazin-1-yl)propyl]phenothiazine

3. 分子式:$C_{20}H_{24}ClN_3S$

4. 分子量:373.9

5. 结构式

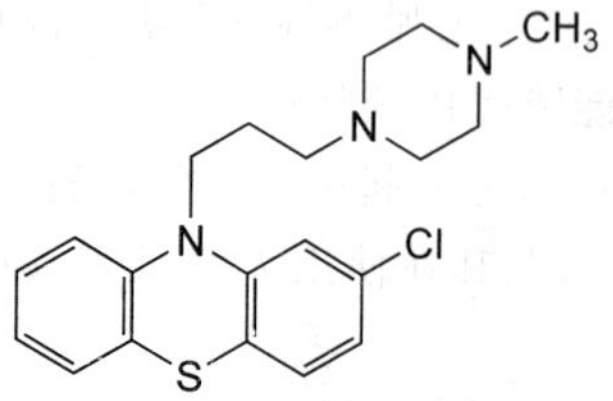

乙二磺酸丙氯拉嗪
(prochlorperazine edisilate)

别名:Compazine

〖CAS〗 1257-78-9

〖理化性状〗 1. 本品为白色至淡黄色无臭的结晶性粉末。溶于水(1∶2),溶于乙醇(1∶1500),不溶于三氯甲烷和乙醚。水溶液用石蕊检测呈酸性。

2. 分子式:$C_{20}H_{24}ClN_3S \cdot C_2H_6O_6S_2$

3. 分子量:564.1

马来酸丙氯拉嗪
(prochlorperazine maleate)

别名:Stemetil

〖CAS〗 84-02-6

〖理化性状〗 1. 本品为白色的或淡黄色的结晶性粉末。极微溶于水和乙醇。新鲜配制的饱和水溶液的pH为3.0～4.0。

2. 分子式:$C_{20}H_{24}ClN_3S \cdot 2C_4H_4O_4$

3. 分子量:606.1

甲磺酸丙氯拉嗪
(prochlorperazine mesylate)

别名:Stemetil

〖CAS〗 5132-55-8

〖理化性状〗 1. 本品为白色或几乎白色的、无臭或几乎无臭的粉末。极易溶于水,略溶于乙醇,微溶于三氯甲烷,几乎不溶于乙醚。2%的水溶液的pH为2.0～3.0。

2. 分子式:$C_{20}H_{24}ClN_3S \cdot 2CH_3SO_3H$

3. 分子量:566.2

4. 配伍禁忌：据报道，本品的乙二磺酸盐或甲磺酸盐与一些其他的化合物不能配伍。这些化合物包括氨茶碱、两性霉素 B、氨苄西林钠、氨曲南、一些巴比妥类药物、青霉素盐、葡萄糖酸钙、头孢噻吩钠、头孢美唑钠、丁二酸钠氯霉素、氯噻嗪钠、茶苯海明、肝素钠、琥珀酸氢化可的松、盐酸咪达唑仑和一些磺胺类药物。乙二磺酸丙氯拉嗪和硫酸吗啡不能配伍，这是由于阿片类物质中的一些成分中出现了苯酚。据报道，乙二磺酸丙氯拉嗪注射液和含有羟苯甲酯和羟苯丙酯作为防腐剂的氯化钠注射液不能配伍。但当氯化钠未加防腐剂或者作为防腐剂的是苯甲醇时，这种问题不会发生。据报道，甲磺酸丙氯拉嗪糖浆和三硅酸镁合剂不能配伍。

【药理作用】 本品作用与用途类似氯丙嗪。抗精神病作用比氯丙嗪强，比三氟拉嗪弱；有很强的抗恶心和止吐作用，包括偏头痛或耳性眩晕病引起的呕吐。

【体内过程】 口服吸收差，生物利用度低，首关代谢明显。口服后 1.5～5 h 可达血药峰值（1.6～7.6 ng/ml），$t_{1/2}$ 为 6.8～6.9 h。主要在肝内代谢消除。本品作用开始快，口服 30～40 min，直肠给药 60 min，肌内注射 10～20 min。作用维持时间为 3～4 h。

【适应证】 1. 用于治疗急、慢性精神分裂症，躁狂症及其他精神病。

2. 预防和治疗恶心、呕吐。

3. 用于耳性眩晕病、急性偏头痛及其他非精神病的焦虑、紧张等。

【不良反应】 1. 参见氯丙嗪。

2. 锥体外系反应较常见；严重的张力障碍反应已有报道，尤其儿童和青少年。

3. 可引起口干、瞳孔散大、尿潴留、胃肠运动减慢、心动过速等。亦有引起黄疸、白细胞减少的报道。

【禁忌与慎用】 1. 对本品过敏者、妊娠期妇女和年龄<2 岁儿童禁用。

2. 骨髓抑制患者禁用。

3. 老年患者应减量应用。

4. 肝病患者慎用。

5. 哺乳期妇女使用时应暂停哺乳。

【药物相互作用】 参见氯丙嗪。

【剂量与用法】 1. 口服多用本品甲磺酸盐或马来酸盐。

（1）用于精神病　开始 12.5 mg，2 次/日，连服 7 d，根据效应逐渐加量至 75～100 mg/d，有些患者可能需要 25～50 mg 的维持量。

（2）用于恶心、呕吐　5～10 mg，3 次/日。

（3）用于眩晕病　15～30 mg/d，分次服。

（4）用于急性偏头痛　首次 20 mg，必要时可再服 10 mg。

2. 肌内注射多用本品甲磺酸盐或乙二磺酸盐。

（1）用于精神病　12.5～25 mg，2～3 次/日。

（2）用于恶心、呕吐　5～10 mg，4～6 次/日，一日最高量 40 mg。

3. 马来酸盐也可制成栓剂直肠给药。

（1）用于恶心、呕吐　25 mg，2～3 次/日。

（2）用于精神病的用量同上。

【用药须知】 参见氯丙嗪。

【制剂】 ①片剂：5 mg；10 mg；25 mg。②注射液：5 mg/1 ml。③栓剂：2.5 mg；5 mg；25 mg。

【贮藏】 避光、密封保存。

左美丙嗪

(levomepromazine)

别名：Methotrimeprazine、Levopromazin、Nozinan

本品为吩噻嗪类抗精神病药。

【CAS】 60-99-1

【ATC】 N05AA02

【理化性状】 1. 本品为一种白色或微奶油色的结晶性粉末，无臭，或几乎无臭。几乎不溶于水，微溶于乙醇，易溶于三氯甲烷和乙醚。

2. 化学名：3-(2-Methoxyphenothiazin-10-yl)-2-methylpropyldimethylamine

3. 分子式：$C_{19}H_{24}N_2OS$

4. 分子量：328.5

5. 结构式

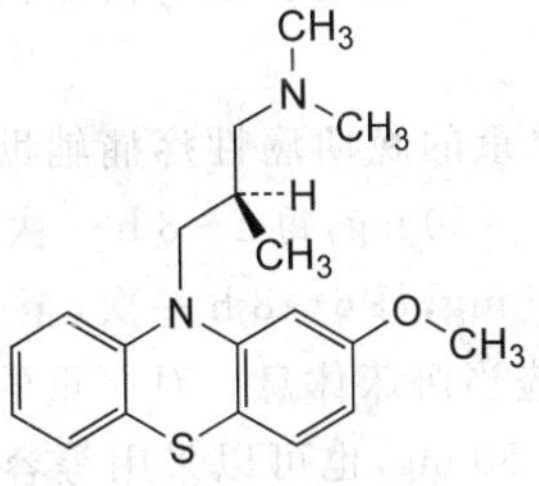

盐酸左美丙嗪

(levomepromazine hydrochloride)

别名：Veractil

〖CAS〗 1236-99-3

〖理化性状〗 1. 本品为白色或微黄色轻度易潮解的结晶性粉末。暴露于空气和光中会变质。易溶于水和乙醇。

2. 分子式：$C_{19}H_{24}N_2OS \cdot HCl$

3. 分子量：364.9

4. 配伍禁忌：据报道，本品与碱性溶液不能配伍。

马来酸左美丙嗪
(levomepromazine maleate)

别名：Levozin

〖CAS〗 7104-38-3

〖理化性状〗 1. 本品为白色或微黄色结晶性粉末。当暴露于空气和光时会变质。微溶于水和乙醇，略溶于二氯甲烷。在水中2%分散相的上清液pH为3.5～5.5。

2. 分子式：$C_{19}H_{24}N_2OS \cdot C_4H_4O_4$

3. 分子量：444.5

【药理作用】 其中枢神经系统作用类似氯丙嗪，其抗组胺作用类似异丙嗪。还具有镇痛作用。

【适应证】 1. 治疗各型精神病，包括精神分裂症。

2. 治疗非卧床患者的严重疼痛。

3. 作为手术前用药。

4. 控制坐立不安、激动和呕吐症状。

5. 针对晚期癌症患者辅助类阿片镇痛药用于镇痛。

【不良反应】 参见氯丙嗪，其镇静作用较强。

【禁忌与慎用】【药物相互作用】 参见氯丙嗪。

【剂量与用法】 1. 口服多用马来酸盐，注射则用盐酸盐，国外还使用双羟萘酸盐。

2. 治疗精神分裂症一般口服25～50 mg/d，分成3份，晚上的一份剂量较高。病情较差的患者可逐渐加量100～200 mg，如有必要，最高可达1 g/d。儿童使用本品易发生低血压和镇静，10岁儿童可给予马来酸盐12.5～25 mg/d，分次服；每天不可超过37.5 mg。

3. 用于严重的晚期癌性疼痛辅助镇痛，可口服马来酸盐12.5～50 mg，每4～8 h一次或肌内注射盐酸盐12.5～25 mg，每6～8 h一次，至少在开始的几次注射，患者应当卧床休息。对严重的激动患者，一次可肌内注射50 mg，也可以采用等容量的0.9%氯化钠注射液稀释后静脉注射。

4. 儿童使用肠外给药的经验很有限，建议给予盐酸盐0.35～3 mg/(kg·d)。

5. 控制急性疼痛可肌内注射盐酸盐10～20 mg，每4～6 h一次。术后镇痛，开始肌内注射量为2.5～7.5 mg。也可用于术前，于手术前45 min至3 h肌内注射2～20 mg。

【用药须知】 1. 参见氯丙嗪。

2. 本品可能引起直立性低血压，开始用量较大、年龄>50岁或接受注射给药者应特别注意。

3. 老年人使用本品必须减量，因可致严重低血压。

【制剂】 ①片剂：25 mg；50 mg。②注射剂(粉)：2.5 mg；5 mg；10 mg。③注射液：25 mg/1ml。

【贮藏】 避光贮存。

丙嗪
(promazine)

别名：普马嗪

【CAS】 58-40-2

【ATC】 N05AA03

【理化性状】 1. 化学名：*N*，*N*-dimethyl-3-(10*H*-phenothiazin-10-yl)-propan-1-amine

2. 分子式：$C_{17}H_{20}N_2S$

3. 分子量：284.4

4. 结构式

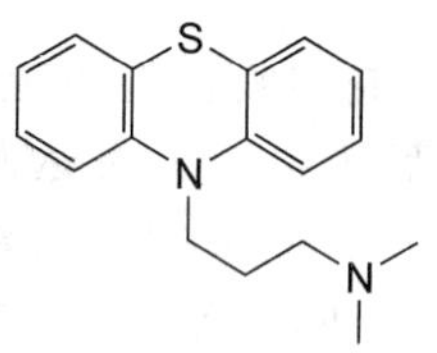

盐酸丙嗪
(promazine hydrochloride)

〖CAS〗 53-60-1

〖理化性状〗 1. 本品为白色或几乎白色的、轻微易潮的结晶性粉末。极易溶于水、乙醇和二氯甲烷。新鲜配制的5%水溶液的pH为4.2～5.2。

2. 分子式：$C_{17}H_{20}N_2S \cdot HCl$

3. 分子量：320.9

4. 配伍禁忌：据报道，盐酸丙嗪和一些化合物不能配伍，这些化合物包括氨茶碱、一些巴比妥类药物、青霉素钾、金霉素、氯噻嗪钠、茶苯海明、肝素钠、琥珀酸氢化可的松钠、苯妥英钠、泼尼松龙磷酸钠和碳酸氢钠。

【简介】 本品的一般性质类似氯丙嗪，但其抗精神病的作用相当弱，通常用于治疗激动和攻击行为，缓解难治性呃逆，还可减轻恶心和呕吐，尤其在分娩和手术后。临床常用其盐酸盐，商品名Prazine、Sparine，可供口服、肌内注射或静脉注射；还用其双羟萘酸盐，供口服。缓慢静脉注射的浓度不可超过25 mg/ml。治疗攻击性行为，可口服盐酸盐100～200 mg，4次/日，或肌内注射50 mg，必要时，6～8 h后重复。严重的攻击性行为，可缓慢静脉注射50 mg。控制恶心和呕吐，可肌内注射50 mg，也可口服。治疗难治性呃逆，肌内注射50 mg，必要时，可用

100 mg，每 4 h 一次。年老或体弱者应减量，开始口服 25 mg，必要时，可用 50 mg，4 次/日。控制攻击性行为或坐立不安可肌内注射 25 mg。其【体内过程】【不良反应】【药物相互作用】【用药须知】可参见氯丙嗪。片剂：25 mg；50 mg；100 mg。注射液：50 mg/1 ml。

氰美马嗪

(cyamemazine)

别名：Tercian

【CAS】 3546-03-0

【ATC】 N05AA06

【理化性状】 1. 化学名：10-(3-Dimethylamino-2-methyl-propyl) phenothiazine-2-carbonitrile

2. 分子式：$C_{19}H_{21}N_3S$

3. 分子量：323.5

4. 结构式

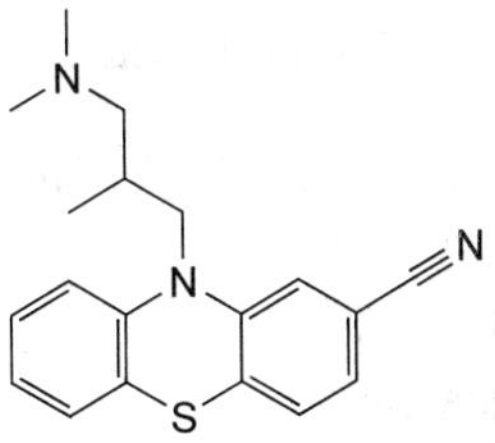

【简介】 本品的作用及不良反应等均类似氯丙嗪。可用于治疗各种精神异常，包括焦虑和攻击性行为。临床也用其酒石酸盐。一般用量为 25～600 mg/d，分次口服，一般夜间最后 1 次可安排较大剂量。也可肌内注射 25～200 mg/d。年老、体弱者应减量，并不可注射给药。

地西拉嗪

(dixyrazine)

别名：Esucos

【CAS】 2470-73-7

【ATC】 N05AB01

【理化性状】 1. 化学名：(*RS*)-2-[2-[4-(2-Methyl-3-phenothiazin-10-ylpropyl) piperazin-1-yl] ethoxy] ethanol

2. 分子式：$C_{24}H_{33}N_3O_2S$

3. 分子量：427.6

4. 结构式

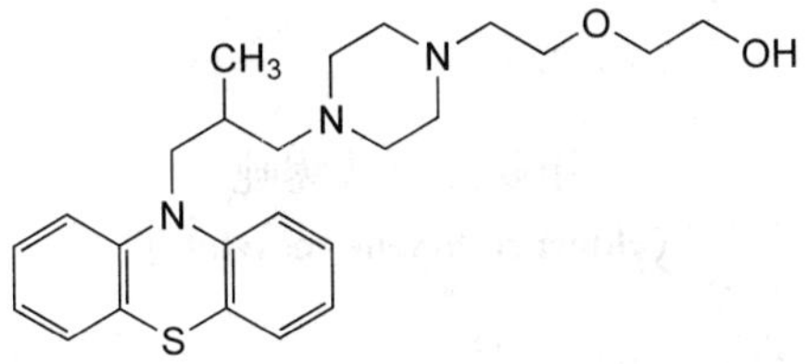

【简介】 本品为具有哌嗪侧链的吩噻嗪类药。其作用类似氯丙嗪，主要用于止吐。本品还具有镇静作用，故可治疗焦虑和攻击性行为。一般口服 20～150 mg/d，也可注射给药。

硫丙拉嗪

(thioproperazine)

别名：Majeptif

【CAS】 3546-03-0

【ATC】 N05AA06

【理化性状】 1. 化学名：*N*,*N*-Dimethyl-10-[3-(4-methylpiperazin-1-yl) propyl]phenothiazine-2-sulfonamide

2. 分子式：$C_{22}H_{30}N_4O_2S_2$

3. 分子量：446.6

4. 结构式

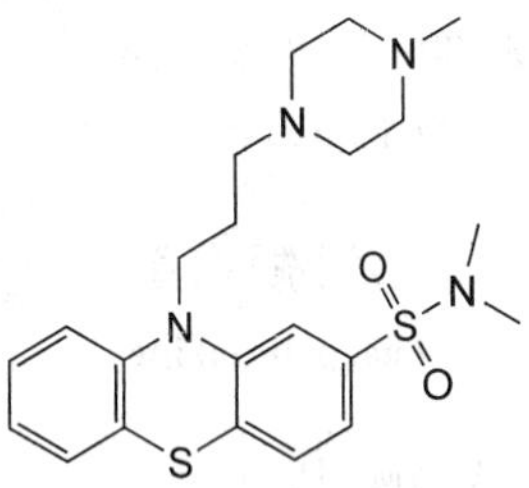

甲磺酸硫丙拉嗪

(thioproperazine mesylate)

〖CAS〗 2347-80-0

〖理化性状〗 1. 分子式：$C_{22}H_{30}N_4O_2S_2 \cdot 2CH_4O_3S$

2. 分子量：638.8

【简介】 本品为具有哌嗪侧链的吩噻嗪类药。作用类似氯丙嗪。临床用其甲磺酸盐，商品名 Mayeptil。用于治疗精神分裂症、躁狂症和其他精神病。一般口服 5 mg/d，必要时可加量，一般有效剂量为 30～40 mg，严重病例可用到 90 mg/d。

哌氰嗪

(periciazine)

别名：Neulactil、Nemactil

【CAS】 2622-26-6

【ATC】 N05AC01

【理化性状】 1. 化学名：10-[3-(4-Hydroxypiperidin-1-yl) propyl]-10*H*-phenothiazine-2-carbonitrile

2. 分子式：$C_{21}H_{23}N_3OS$

3. 分子量：365.5

4. 结构式

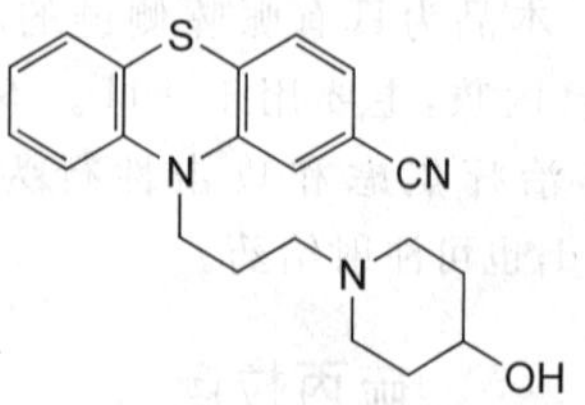

【简介】 本品为具有哌啶侧链的吩噻嗪类药。其作用、体内过程、不良反应和药物相互作用均类似氯丙嗪。用于治疗各种精神病，包括精神分裂症、攻击性行为和严重焦虑症。一般口服 15～30 mg，分 2 次，剂量较高的一次于夜间服。用于精神分裂症和严重精神病。开始可给予 75 mg/d，分次服，每周逐步加量 25 mg，最高可用到 300 mg/d。本品也可供肌内注射。>1 岁体重 10 kg 的儿童可给予 0.5 mg，体重每增加 5 kg，剂量增加 1 mg，最高总剂量为 10 mg。以后根据效应还可以逐渐加量。年老、体弱者应减量。妊娠期安全等级 C 级。本品主要通过肝代谢，肾排泄，$t_{1/2}$ 为 12 h。

乙酰丙嗪
(acepromazine)

别名：乙酰普马嗪、Plegicil

【CAS】 61-00-7

【ATC】 N05AA04

【理化性状】 1. 化学名：1-{10-[3-(Dimethylamino)propyl]-10*H*-phenothiazin-2-yl}ethanone

2. 分子式：$C_{19}H_{22}N_2OS$

3. 分子量：326.5

4. 结构式

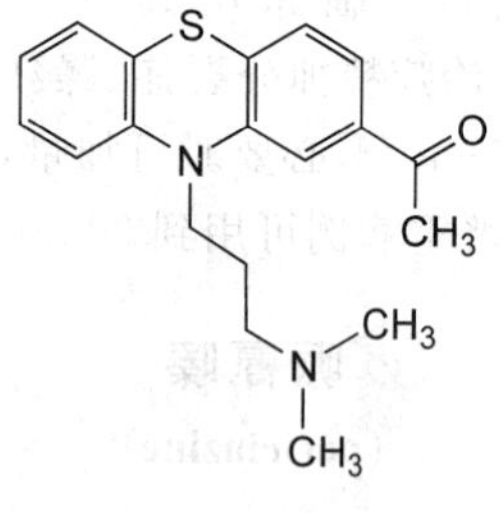

马来酸乙酰丙嗪
(acepromazine maleate)

别名：马来酸乙酰丙嗪、马来酸乙酰普马嗪、顺丁烯二酸乙酰丙嗪、顺丁酰二酸乙酰丙嗪

〖CAS〗 3598-37-6

〖理化性状〗 1. 本品为黄色无臭，或几乎无臭的结晶性粉末。溶于水和乙醇，易溶于三氯甲烷，微溶于乙醚。1%水溶液的 pH 为 4.0～4.5。

2. 化学名：10-(3-Dimethylaminopropyl) phenothiazin-2-yl methyl ketone hydrogen maleate

3. 分子式：$C_{19}H_{22}N_2OS \cdot C_4H_4O_4$

4. 分子量：442.5

【简介】 本品药理作用与氯丙嗪相似，抗精神病作用比氯丙嗪弱。用途同氯丙嗪，但疗效差。本品 20 mg 与异丙嗪 50 mg、哌替啶 100 mg、5%葡萄糖 250 ml 配伍制成冬眠合剂。口服：一次 10 mg，3 次/日。肌内注射：一次 20 mg。静脉滴注：一次 20 mg(稀释至每 1 ml 含 0.1～0.2 mg)。不良反应及局部刺激性较氯丙嗪少。制剂：片剂，10 mg；注射液，20 mg/2 ml。

6.2.2 噻吨类

本类药物的基本化学结构类似吩噻嗪类，唯一不同的是，在后者第 10 位上的氮原子被碳原子所取代。亦称作噻吨类。

氯普噻吨
(chlorprothixene)

别名：氯丙硫蒽、泰尔登、Tardan、Taractan

本品属于硫杂蒽类。

【CAS】 113-59-7

【ATC】 N05AF03

【理化性状】 1. 化学名：(*Z*)-3-(2-Chlorothioxanthen-9-ylidene)-*NN*-dimethylpropylamine

2. 分子式：$C_{18}H_{18}ClNS$

3. 分子量：315.9

4. 结构式

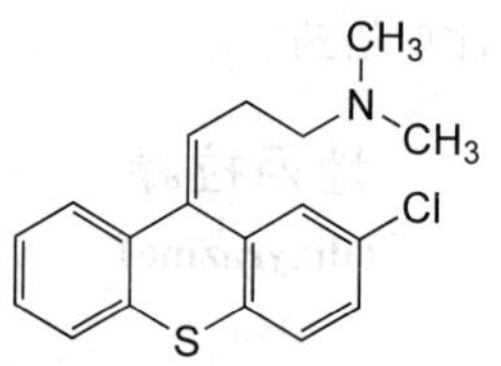

盐酸氯普噻吨
(chlorprothixene hydrochloride)

别名：Truxal、Minithixen

〖ATC〗 N05AF03

〖理化性状〗 1. 本品为白色或几乎白色的结晶性粉末。溶于水和乙醇，微溶于二氯甲烷。1%的水溶液的 pH 为 4.4～5.2。

2. 分子式：$C_{18}H_{19}Cl_2NS$

3. 分子量：352.3

甲磺酸氯普噻吨
(chlorprothixene mesylate)

〖ATC〗 N05AF03

〖理化性状〗 1. 分子式：$C_{19}H_{22}ClNO_3S_2 \cdot H_2O$

2. 分子量：430.0

【药理作用】 本品可通过阻断脑内神经突触后多巴胺受体而改善精神障碍；可阻断 α-肾上腺素受体而影响下丘脑和脑下垂体的激素分泌；抑制延脑的化学感受区起止吐作用；减少脑干上行激活系统引起镇静作用。本品作用与氯丙嗪相似，除有明显的镇静作用外，尚具有抗焦虑及抗抑郁作用。抗焦虑与抑郁作用比氯丙嗪强，但抗幻觉、妄想作用不如氯丙嗪。

【体内过程】 口服吸收快，血药浓度 1～3 h 可达峰值，$t_{1/2}$ 约为 30 h，主要在肝内代谢，大部分经肾排泄。

【适应证】 1. 用于治疗以抑郁、焦虑症状为主要表现的精神分裂症、更年期精神病、情感精神病性抑郁症。

2. 用于焦虑性神经官能症。

3. 也用于带状疱疹神经痛。

【不良反应】 1. 常见直立性低血压（甚至晕厥），肌肉僵直（以颈背部明显），双手或手指震颤或抽动，面、口或颈部的肌肉抽搐。

2. 迟发性运动障碍、皮疹或接触性皮炎较为少见。

3. 罕见的不良反应有粒细胞减少症、眼部细微沉积物感和黄疸。

4. 应高度重视的不良反应有视物模糊、便秘、出汗减少、头晕、萎靡、口干、光敏反应、鼻黏膜充血、心动过速、月经失调、性欲减退、排尿困难及乳腺肿胀。

5. 锥体外系反应较氯丙嗪少见。

【妊娠期安全等级】 C。

【禁忌与慎用】 1. 对本品过敏者禁用。

2. 对婴儿的影响尚不确定，建议哺乳期妇女用药期间停止哺乳。

3. 骨髓功能抑制、心血管疾病、肝功能异常、青光眼、震颤麻痹、前列腺增生、尿潴留、溃疡病和儿童呼吸系疾病均应慎用。

【药物相互作用】 1. 中枢神经抑制药如吸入全麻药或巴比妥类药物等静脉全麻药与本品合用时，对中枢神经的抑制作用增强。应将中枢神经抑制药的用量减少到常用量的 1/4～1/2。

2. 苯丙胺与本品合用时，苯丙胺的疗效降低。

3. 制酸药或泻药可减少本品的吸收。

4. 抗胆碱药与本品合用时药效可互相加强。

5. 肾上腺素与本品合用时，由于 α 受体被阻断，β 受体活动占优势，血压下降。

6. 本品可减低胍乙啶的抗高血压作用。

7. 本品可抑制左旋多巴的抗震颤麻痹作用。

8. 三环类或单胺氧化酶抑制药与本品合用时，镇静及抗胆碱效能可更显著。

【剂量与用法】 1. 治疗精神病

(1) 成人常用 25～50 mg，3～4 次/日；急性患者可达 600 mg/d。

(2) 儿童（推荐量）一日 1～2 mg/kg，分次服。对兴奋躁动者，可先肌内注射 90～150 mg/d，分次给予，控制急性症状后改为口服。

2. 治疗神经官能症　30～45 mg/d，分次服。但通常仅用于苯二氮䓬类无效的患者，且应短期、小剂量。

3. 用于带状疱疹神经痛　可口服一次 50 mg，4 次/日。

【用药须知】 1. 必须注意用量个体化，治疗应从小剂量开始，经数日至数月达到临床疗效时，应再巩固治疗数周，然后逐渐减量到较低的维持治疗量。

2. 长期接受治疗者须停药时，应注意在几周内徐缓减量。骤然停药有时会产生迟发性运动障碍、恶心、呕吐、震颤或头晕。

3. 使用大剂量或长期用药时，尤其是老年妇女，常可产生不易消退的迟发性运动障碍。

4. 避免皮肤与药物接触，以防止接触性皮炎。

5. 老年人、体弱者应减量给药。

6. 对吩噻嗪类或其他硫氮杂蒽类药物过敏者，对本品亦可能过敏。

【制剂】 ①片剂：12.5 mg；25 mg；50 mg。②注射液：30 mg/2 ml。

【贮藏】 避光、密封保存。

替沃噻吨
(tiotixene)

别名：氨砜噻吨、甲哌硫丙硫蒽、Thiothixene

本品为具有哌嗪侧链的噻吨类药。

【CAS】 5591-45-7；3313-26-6(tiotixene Z-isomer)

【ATC】 N05AF04

【理化性状】 1. 本品为白色至黄褐色几乎无臭的结晶。几乎不溶于水，溶于无水乙醇（1∶110），溶于三氯甲烷（1∶2），溶于乙醚（1∶120），微溶于丙酮和甲醇。

2. 化学名：(*Z*)-*NN*-Dimethyl-9-[3-(4-methylpiperazin-1-yl)propylidene]thioxanthene-2-sulphonamide

3. 分子式：$C_{23}H_{29}N_3O_2S_2$

4. 分子量：443.6

5. 结构式

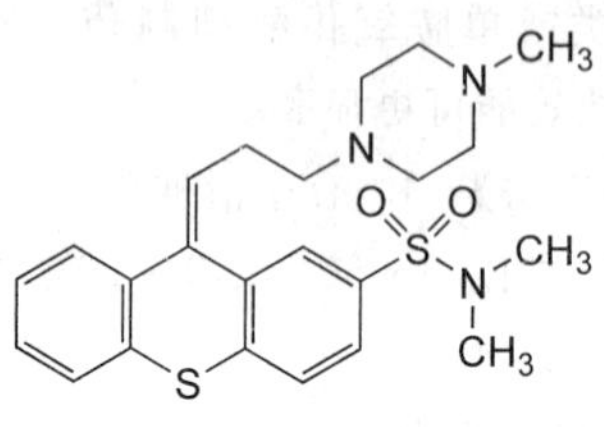

盐酸替沃噻吨
(tiotixene hydrochloride)

别名:Navane

〖CAS〗 58513-59-0 (anhydrous tiotixene hydrochloride); 49746-04-5 (anhydrous tiotixene hydrochloride, Z-isomer); 22189-31-7 (tiotixene hydrochloride dihydrate); 49746-09-0 (tiotixene hydrochloride dihydrate, Z-isomer)

〖理化性状〗 1. 本品为无水形式($C_{23}H_{29}N_3O_2S_2$, 2 HCl=516.5)或二水化物形式。白色的或几乎白色的结晶性粉末,有微臭。溶于水(1:8),溶于无水乙醇(1:270),溶于三氯甲烷(1:280),几乎不溶于丙酮、乙醚和苯酚。

2. 分子式:$C_{23}H_{29}N_3O_2S_2 \cdot 2HCl \cdot 2H_2O$

3. 分子量:552.6

4. 稳定性:硫酸羟喹和香草醛的稳定剂复合物能保护本品不被光降解。

【药理作用】 本品作用与氯丙嗪相似。镇静作用较弱,但抗精神病作用较氯丙嗪强,且具有抗焦虑及抗抑郁作用。本品的疗效优于氯普噻吨。

【体内过程】 口服吸收良好,1~3 h 可达血药峰值。$t_{1/2}$ 为 34 h。接受单剂量后 24 h 仍有较高的血药浓度。用药 8 周后血药浓度下降较快,但仍保持良好的量效关系,故认为一日 1 次给药即可。

【适应证】 1. 治疗急、慢性精神分裂症,对伴有孤独、淡漠、退缩症状的患者疗效较好,对消除幻觉、妄想亦有效。

2. 用于治疗精神病、抑郁症和焦虑性神经官能症。

【不良反应】 1. 锥体外系反应、静坐不能、肌张力障碍、类震颤麻痹等较为常见。

2. 其他不良反应有不安、失眠、口干、多汗、视物模糊、头晕、面部肌肉收缩、心悸、直立性低血压等。长期用药偶有晶体浑浊。

【妊娠期安全等级】 C。

【禁忌与慎用】 本品可能会分泌入乳汁,但浓度较低。哺乳期妇女使用时应暂停哺乳。

【药物相互作用】 参见氯普噻吨。

【剂量与用法】 1. 用于精神病

(1) 成人:① 口服 5 mg,2 次/日,逐渐增加到 20~30 mg/d。重症精神病一日可达 60 mg;② 肌内注射盐酸盐 4 mg,2~4 次/日,必要时一日可达 30 mg。

(2) 12 岁以上儿童用法用量同成人;病情稳定后应立即改为口服给药。

(3) 12 岁以下儿童的用法用量尚未确定,建议一日给予 120 mg/kg,分次服用;肌内注射。

2. 用于焦虑症 口服 2~12 mg/d。

【用药须知】 参见氯普噻吨。

【制剂】 ①片剂、胶囊剂:5 mg;10 mg。②注射液:4 mg/2 ml。

【贮藏】 密封、避光贮存。

氟哌噻吨
(flupentixol)

别名:三氟噻吨、孚岚素、Fluanxol、Depixol

本品为具有哌嗪侧链的噻吨类药。

【CAS】 2709-56-0

【ATC】 N05AF01

【理化性状】 1. 化学名:(*Z*)-2-{4-[3-(2-Trifluoromethylthioxanthen-9-ylidene) propyl] piperazin-1-yl}ethanol

2. 分子式:$C_{23}H_{25}F_3N_2OS$

3. 分子量:434.5

4. 结构式

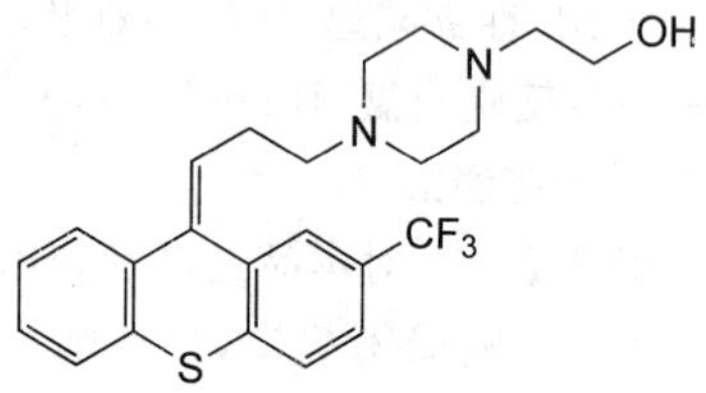

cis-form

癸酸氟哌噻吨
(flupentixol decanoate)

〖CAS〗 30909-51-4

〖理化性状〗 1. 本品为黄色黏稠的油状液体。极微溶于水,溶于乙醇,易溶于三氯甲烷和乙醚。

2. 分子式:$C_{33}H_{43}F_3N_2O_2S$

3. 分子量:588.8

盐酸氟哌噻吨
(flupentixol hydrochloride)

〖CAS〗 2413-38-9

〖理化性状〗 1. 本品为白色或几乎白色粉末。极易溶于水,溶于乙醇,几乎不溶于二氯甲烷。1%

水溶液的 pH 为 2.0～3.0。

2. 分子式：$C_{23}H_{25}F_3N_2OS \cdot 2HCl$

3. 分子量：507.4

【药理作用】 本品具有较强的抗精神病作用及较弱的镇静作用，尚具有某些兴奋作用、抗焦虑及抗抑郁作用。对精神分裂症的幻觉、妄想、退缩、淡漠、违拗等症状有较好效果，但控制兴奋、躁动效果较差。

【体内过程】 口服本品迅速被吸收，可能在肠壁内进行首关代谢，也广泛在肝内代谢。其大量代谢物随尿液、粪便排出；有证据显示存在肠肝循环。由于口服后的首关代谢，其所获血药浓度明显低于肌内注射氟哌噻吨癸酸酯。口服后达峰时间为 3～8 h。在体内广泛分布，并可透过血-脑屏障和透过胎盘，小量进入乳汁。

【适应证】 适用于无兴奋、无躁动的急慢性精神分裂症、抑郁症及抑郁性神经官能症。

【不良反应】 1. 参见氯丙嗪。

2. 锥体外系反应较常见，包括震颤、静坐不能、肌张力障碍等。通常在用药的第 1～2 周内产生。

3. 偶见皮疹、便秘、失眠、疲乏，较少引起镇静。

【禁忌与慎用】 1. 对本品过敏者、妊娠期妇女、严重肝肾疾病、心脏病患者禁用。

2. 儿童用药的安全性和有效性尚未建立。

3. 哺乳期妇女使用时应暂停哺乳。

【药物相互作用】 参见氯丙嗪。

【剂量与用法】 1. 用于精神病，开始口服 3 mg，2 次/日。常用剂量 3～9 mg，2 次/日。

2. 用于抑郁性神经官能症，常用 1 mg，2 次/日，最大剂量 3 mg/d；用至最大剂量，1 周内仍无效者应立即停药。

3. 深部肌内注射，本品癸酸酯，开始试用 20 mg，观察 5～10 d 以上，以后每隔 2～3 周注射 20～40 mg。

【用药须知】 参见氯普噻吨。

【制剂】 ① 片剂：0.5 mg；3 mg。② 注射液：20 mg/1 ml；40 mg/2 ml。

【贮藏】 密封、避光贮存。

氯哌噻吨

(clopenthixol)

别名：氯噻吨、Sordinol、Ciatyl

本品为硫杂蒽类抗精神病药。

【CAS】 982-24-1

【理化性状】 1. 本品为无色浆状物。易溶于甲醇，难溶于乙醚。

2. 化学名：2-(4-[3-(2-Chloro-9-thioxanthenylidene)propyl]-1-piperazinyl)ethanol

3. 分子式：$C_{22}H_{25}ClN_2OS$

4. 分子量：401.0

5. 结构式

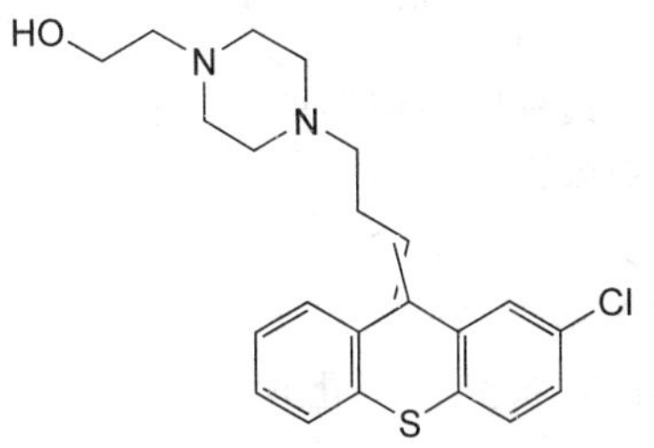

【药理作用】 1. 参见氯丙嗪。

2. 本品对多巴胺 D_1 和 D_2 受体均能发挥拮抗作用。

【体内过程】 1. 吸收和分布　口服本品片剂后，经 4 h 可达到血药峰值，$t_{1/2}$ 为 20 h，肌内注射其短效针剂后 4 h 起效，经 24～48 h 血药浓度可达峰值。肌内注射长效针剂后，血药峰值可维持 7 d 左右。$t_{1/2}$ 为 19 d，生物利用度为 44%。药物吸收后分布于脑、脊髓、肺、肝、肠道、肾及心脏，可少量通过胎盘屏障，并可分泌于乳汁中。

2. 代谢和消除　本品经肝代谢，代谢产物无药理活性，主要随粪便排泄。少量亦可随尿液排泄。

【适应证】 治疗各型精神分裂症。尤其适用于老年人及心功能不全患者。对儿童严重攻击性行为障碍疗效较好。

【不良反应】 1. 用药初期，常见锥体外系反应。

2. 嗜睡、口干、排尿困难、便秘、心动过速、直立性低血压较常发生。

【禁忌与慎用】 1. 对本品过敏者、妊娠期妇女禁用。

2. 重度肝肾功能不全患者、有癫痫史者、处于昏迷状态或酒精中毒者、巴比妥类药物或阿片类中毒者均应禁用。

3. 哺乳期妇女使用时应暂停哺乳。

【药物相互作用】 参见氟哌噻吨。

【剂量与用法】 1. 从小剂量开始口服，一次 10 mg，1 次/日，必要时，可逐渐加量至 75 mg/d，2～3 次分服。维持量 10～40 mg/d。

2. 癸酸酯注射剂为长效制剂，一般开始肌内注射 10～40 mg，以后可加量至 400 mg，每月 1 次。

3. 速效注射剂可行深部肌内注射 50～100 mg，一般每 72 h 注射 1 次，累积总量不得超过 400 mg。儿童不宜使用速效注射剂。

【用药须知】 参见氯普噻吨。

【制剂】 ①片剂:10 mg。②癸酸酯注射液:100 mg/1 ml;200 mg/1 ml。③速效注射液:50 mg/1 ml。

【贮藏】 避光,贮于 20 ℃。

珠氯噻醇

(zuclopenthixol)

本品为具有哌嗪侧链的噻吨类药,为氯哌噻吨的顺式异构体。

【CAS】 53772-83-1

【ATC】 N05AF05

【理化性状】 1. 化学名:(*Z*)-2-{4-[3-(2-Chloro-10 *H*-dibenzo[*b*,*e*]thiin-10-yli-dene) propyl] piperazin-1-yl}ethanol

2. 分子式:$C_{22}H_{25}ClN_2OS$

3. 分子量:401.0

4. 结构式

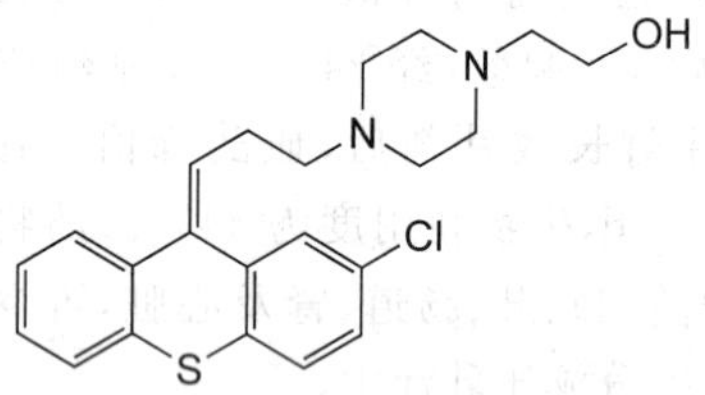

醋酸珠氯噻醇

(zuclopenthixol acetate)

〖CAS〗 85721-05-7

〖理化性状〗 1. 本品为黄色黏稠的油状液体。极微溶于水,极易溶于乙醇、二氯甲烷和乙醚。

2. 分子式:$C_{24}H_{27}ClN_2O_2S$

3. 分子量:443.0

癸酸珠氯噻醇

(zuclopenthixol decanoate)

别名:长效高抗素、Colopixoldepot

〖CAS〗 64053-00-5

〖理化性状〗 1. 本品为黄色黏稠油状液体。极微溶于水,易溶于乙醇和二氯甲烷。

2. 分子式:$C_{32}H_{43}ClN_2O_2S$

3. 分子量:555.2

盐酸珠氯噻醇

(zuclopenthixol hydrochloride)

别名:高抗素、Clopixol

〖CAS〗 58045-23-1

〖理化性状〗 1. 本品为米色的颗粒状粉末。极易溶于水,略溶于乙醇,微溶于三氯甲烷,极微溶于乙醚。1%水溶液的 pH 为 2.0~3.0。

2. 分子式:$C_{22}H_{25}ClN_2OS \cdot 2HCl$

3. 分子量:473.9

【药理作用】 参见氯丙嗪。

【体内过程】 1. 口服本品后,可从胃肠道吸收,经 3~6 h 达血药峰值,绝对生物利用度为 25%,在肝、肺、肠、肾中的浓度高,在大脑中的浓度低。血浆 $t_{1/2}$ 为 20 h。本品在肝中代谢,主要随粪便排出,少量自肾排出。

2. 肌内注射醋酸盐或癸酸酯后,经水解释放珠氯噻醇。肌内注射后很快就起效,作用持续 2~3 d,因此,它既能控制急性症状,又可避免重复注射。癸酸酯的作用持续时间更长,适合用作贮药注射。

【适应证】 用于治疗精神分裂症和具有激动和攻击行为的其他精神病(这类患者不可使用氟哌噻吨)。

【不良反应】 1. 参见氯丙嗪。

2. 较常发生嗜睡、头晕、心动过速、血压下降和锥体外系反应。

【禁忌与慎用】 1. 参见氯丙嗪。

2. 情绪淡漠或脱瘾者禁用。

【药物相互作用】 参见氟哌噻吨。

【剂量与用法】 1. 治疗精神病 一般口服盐酸盐 20~50 mg/d,分次服,重症可加量至 250 mg/d。

2. 醋酸盐用于急、慢性精神病 患者病情转剧时,深部肌内注射 50~150 mg,必要时,2~3 d 后可重复,至多重复 4 次,总用量不得超过 400 mg。如需要维持治疗,可在最后一次肌内注射后 2~3 d 开始口服盐酸盐,或换用癸酸酯。

3. 癸酸酯为长效制剂 开始肌内注射多先给一次试验剂量 100 mg(20%油溶液 0.5 ml)。根据试验肌内注射后 7 d 以上的观察,如无特异反应可再注射 100~200 mg 或更多,以后则每隔 2~4 周肌内注射 200~400 mg。根据病情可调整剂量,最大剂量为一次 600 mg。

【用药须知】 参见氯丙嗪。

【制剂】 ①盐酸盐片剂:25 mg。②醋酸盐注射液:50 mg/1 ml;100 mg/1 ml;200 mg/1 ml。③癸酸酯注射液:0.2 g/1 ml。

【贮藏】 避光,贮于 15 ℃。

6.2.3 丁酰苯类

氟哌啶醇

(haloperidol)

别名:氟哌丁苯、氟哌醇、卤吡醇、Serenace、Haldol

【CAS】 52-86-8

【ATC】 N05AD01

【理化性状】 1. 本品为白色或几乎白色的粉末。几乎不溶于水，微溶于乙醇、二氯甲烷和甲醇。

2. 化学名：4-[4-(4-Chlorophenyl)-4-hydroxypiperidino]-4′-fluorobutyrophenone

3. 分子式：$C_{21}H_{23}ClFNO_2$

4. 分子量：375.9

5. 结构式

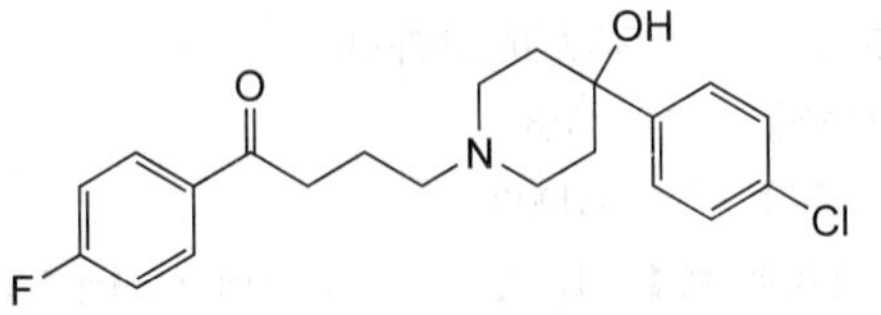

6. 配伍禁忌：乳酸氟哌啶醇溶于 0.9%的氯化钠注射液中，当最终的氟哌啶醇浓度大于或等于 1 mg/ml 时，将形成沉淀。

据报道，未稀释的本品注射液（5 mg/ml）与肝素钠（溶解于 0.9%氯化钠注射液或 5%葡萄糖注射液）、硝普钠（溶解于 5%葡萄糖注射液）、头孢美唑钠和苯海拉明不能配伍。将相同体积的浓度为 10 μg/ml 的莫拉司亭和浓度为 200 μg/ml 的乳酸氟哌啶醇混合后，在第 4 h 会出现沉淀。

7. 稳定性：联合使用苯甲醇和香草醛能够避免本品被光降解。

葵酸氟哌啶醇
(haloperidol decanoate)

〖CAS〗 74050-97-8

〖理化性状〗 1. 本品为白色或几乎白色的粉末。熔点大约是 42 ℃，几乎不溶于水，易溶于乙醇、二氯甲烷和甲醇。

2. 分子式：$C_{31}H_{41}ClFNO_3$

3. 分子量：530.1

【药理作用】 1. 本品能拮抗脑内多巴胺受体，抑制多巴胺能神经元的效应，并能增快增多脑内多巴胺的转化。此外，还能阻断 α 肾上腺素能受体产生相应的生理作用。本品的作用与氯丙嗪类似，但拮抗多巴胺受体的作用更强，具有较强的抗精神病作用和止吐作用，其相对作用强度约为氯丙嗪的 50 倍，而镇静作用、M 胆碱能受体拮抗和 α 肾上腺素能受体拮抗作用均较氯丙嗪为弱，因此，心血管不良反应较少，抗胆碱作用引起的不良反应也较轻。

2. 本品有良好的抗躁狂、抗幻觉、抗妄想作用，对控制兴奋、躁动效果尤著，对慢性退缩患者有一定激活作用。但对联想障碍、淡漠、抑郁、人格障碍等症状疗效差。本品还能消除不自主运动，还能减轻或消除伴有的精神症状。此外，本品对非精神病的情感障碍（如焦虑、紧张）和持续性呃逆亦有疗效。

【体内过程】 本品可迅速从胃肠道吸收。口服后 5 h、肌内注射后约 20 min 达血药峰值，$t_{1/2}$ 为 12～36 h。吸收入血后，约 92%与血浆蛋白结合，可分布全身，透过血-脑屏障，并可进入乳汁。在肝内代谢，其代谢物随尿液、粪便排出。有证据表明，本品存在肠肝循环。

【适应证】 1. 急、慢性精神分裂症尤其是攻击性和激动性行为的偏执型精神分裂症，躁狂症。

2. 伴有颅脑损伤和精神呆滞的精神病或儿童行为障碍。

3. 用于运动障碍性疾病如多发性抽动秽语综合征、慢性舞蹈症等。

4. 非精神病的情感障碍（如焦虑、紧张）。

5. 止吐和控制难治性呃逆。

【不良反应】 1. 在大剂量用药时，可出现锥体外系反应（尤其是甲状腺功能亢进患者）、震颤麻痹综合征、肌张力障碍、静坐不能等症状。在儿童和青少年中，易发生急性肌张力障碍。

2. 在长期用药中可引起迟发性运动障碍。还可出现口干、视物模糊、烦躁不安、焦虑和抑郁。

3. 偶见粒细胞减少、角膜和晶状体浑浊、胆汁淤积性肝炎及轻微低血压。

4. 超剂量可致角弓反张、抽搐和昏迷等急性脑病症状。一旦发现，应立即停药，并进行对症处理及支持疗法，适当应用抗胆碱能药。

【妊娠期安全等级】 C。

【禁忌与慎用】 1. 对本品过敏者、骨髓抑制、闭角型青光眼、中枢神经抑制或患心肝疾病者禁用。

2. 甲状腺功能亢进患者一般应避免应用。

3. 重症肌无力患者慎用。

4. 哺乳期妇女使用时应暂停哺乳。

【药物相互作用】 1. 参见氯丙嗪。

2. 服本品同时饮酒，易产生严重的低血压和（或）深度昏迷。使用其他中枢神经抑制药可加强中枢神经抑制作用。

3. 本品会降低苯丙胺的作用。

4. 抗癫痫药可增加本品的毒性反应。

5. 抗高血压药物与本品合用时，可使血压过度降低。

6. 抗胆碱能药与本品合用，虽可减少锥体外系不良反应，但有可能使眼压增高，或降低精神分裂症患者的血药浓度。

7. 肾上腺素与本品合用时，由于拮抗了 α 受体，使 β 受体的活动占优势，导致血压下降。

8. 甲基多巴与本品合用时，可导致精神错乱、意识障碍、思维迟缓与定向障碍。

9. 甲氧氯普胺与本品合用时，锥体外系反应发生率可能增高。

10. 苯妥英钠、苯巴比妥可明显降低本品的血药浓度。苯妥英钠还可能加重抗精神病药引起的运动障碍。

【剂量与用法】 1. 用于精神病　成人开始口服剂量为 2～4 mg，2～3 次/日，逐渐增至 8～12 mg，2～3 次/日。一般剂量为 20～30 mg/d，维持治疗 2～4 mg，2～3 次/日。儿童及老年人的剂量宜减半。控制急性症状可肌内注射 5～10 mg，2～3 次/日。必要时可用 20～30 mg 加入 5%葡萄糖注射液内静脉滴注。

2. 用于不自主运动　口服 1～2 mg，3 次/日。

3. 用于情感障碍　口服 0.5 mg，2 次/日。

4. 用于儿童行为障碍　一日口服 0.05 mg/kg。

5. 用于恶心、呕吐　一日可口服 1 mg，2 次/日。也可肌内注射 1～2 mg，2 次/日。

6. 本品亦可供静脉注射　将本品加入 25%葡萄糖注射液 20 ml 缓慢(1～2 min)推注。

7. 肌内注射的依据　本品的癸酸酯是一种新型长效制剂，肌内注射后贮留于组织中，经酯酶水解使本品游离而发挥作用。

【用药须知】 1. 本品用量应个体化，从小剂量开始，一般需经 3 周左右才显出较好的疗效。疗效明显后，在逐渐减至最低有效量，根据临床需要进行维持治疗。

2. 锥体外系症状为治疗初期最常见的不良反应，调整用量后可望减轻。有时，配合抗震颤麻痹药物可使锥体外系不良反应好转，但配合治疗不应超过 3 个月，否则将会升高迟发性运动障碍的发生率。

3. 长期使用本品或用量较大时，应注意观察迟发性运动障碍的早期症状。主要表现为口舌、颜面与下颌出现有节律性的不自主运动。舌在口内蠕动或颤抖，不断呷嘴，下颌呈咀嚼状。其中，舌部蠕动为识别这种障碍的先兆。

4. 恶心为本品毒性先兆之一，但有时会被止吐药掩盖而不易识别，须加以注意。

5. 儿童用药，特别要注意发生肌张力障碍。

6. 应注意接触性皮炎发生的可能。

7. 正在应用锂盐的患者使用本品应特别小心。

8. 突然停药，有时会促发抑郁发作；长期用药者需停药时，应在几周之内逐减药量，骤然停药可能诱发迟发性运动障碍。

9. 逾量中毒时无特殊的拮抗药，应予以洗胃、支持疗法与对症处理。处理血压降低可用去甲肾上腺素，不得使用肾上腺素。

【制剂】 ①片剂：1 mg；2 mg；4 mg。②注射液：5 mg/1 ml。③癸酸酯注射液：50 mg/1 ml。

【贮藏】 避光、密封保存。

三氟哌多

(trifluperidol)

别名：三氟哌丁苯、Triperidol

本品属丁酰苯类抗精神病药。

【CAS】 749-13-3

【ATC】 N05AD02

【理化性状】 1. 化学名：4′-Fluoro-4-[4-hydroxy-4-(3-trifluoromethylphenyl)piperidino]butyrophenone

2. 分子式：$C_{22}H_{23}F_4NO_2$

3. 分子量：409.4

4. 结构式

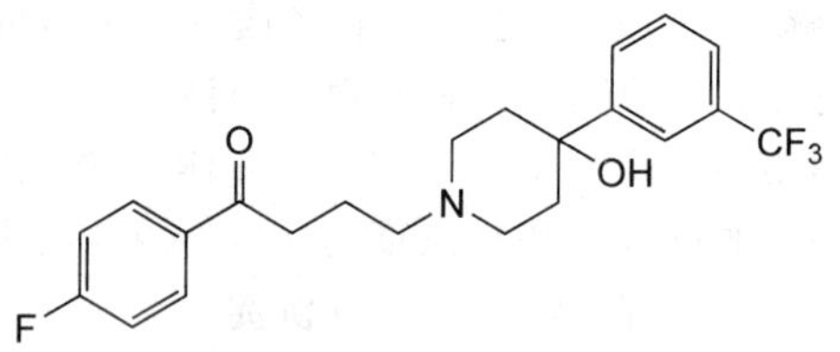

盐酸三氟哌多

(trifluperidol hydrochloride)

别名：Triperidol

〖CAS〗 2062-77-3

〖理化性状〗 1. 分子式：$C_{22}H_{23}F_4NO_2 \cdot HCl$

2. 分子量：445.9

【药理作用】 作用类似氟哌啶醇，其抗精神病作用更强，起效较快。其抗精神病有兴奋和抑制的双相特点。控制兴奋、躁动、行动紊乱等急性精神运动兴奋症状，作用较氟哌啶醇迅速；对改善孤独、淡漠、迟钝、呆滞等慢性退缩症状疗效较好。

【适应证】 主要用于精神分裂症。

【不良反应】 以锥体外系症状为多见。其他参见氟哌啶醇。

【禁忌与慎用】【药物相互作用】 参见氟哌啶醇。

【剂量与用法】 1. 口服　0.5 mg，2～3 次/日，日用量可增至 5～10 mg。

2. 肌内注射、静脉注射或静脉滴注　2.5～5 mg/d。控制精神运动兴奋可先用注射液，待症状改善后，改用片剂维持治疗。

【用药须知】 参见氟哌啶醇。

【制剂】 ①片剂：0.5 mg。②注射液：2.5 mg/1 ml。

【贮藏】 避光、密封保存。

氟哌利多

(droperidol)

别名：氟哌啶、达哌丁苯、达哌啶醇、Droleptan、Dridol

本品为丁酰苯类抗精神病药。

【CAS】 548-73-2

【ATC】 N01AX01；N05AD08

【理化性状】 1. 本品为白色或几乎白色的粉末。具多晶型。几乎不溶于水，略溶于乙醇，易溶于二氯甲烷和二甲基甲酰胺。

2. 化学名：1-{1-[3-(4-Fluorobenzoyl)propyl]-1,2,3,6-tetrahydro-4-pyridyl}-benzimidazolin-2-one

3. 分子式：$C_{22}H_{22}FN_3O_2$

4. 分子量：379.4

5. 结构式

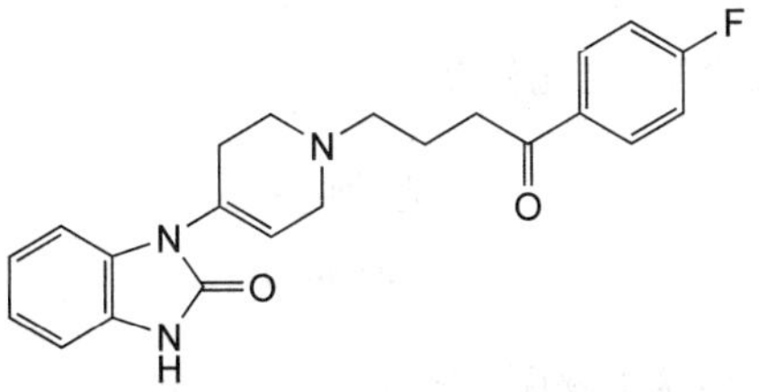

【药理作用】 本品作用类似氟哌啶醇，抗精神病作用和止吐作用较强；镇静作用较氯丙嗪弱，较氟哌啶醇强；对控制兴奋、躁动及消除幻觉、妄想有明显效果。本品具有神经安定作用及增强镇痛药的镇痛作用，在与强效镇痛药如芬太尼合用静脉注射时，可使患者产生一种特殊的麻醉状态，称为神经安定镇痛术。

【体内过程】 口服易吸收。肌内注射吸收迅速，几乎与静脉注射有相同的效果。作用时间 2～7 h。与血浆蛋白结合率高。终末 $t_{1/2}$ 约为 2.2 h。主要在肝内代谢。约 75%代谢物及约 1%原药随尿排出，约 22%随粪便排出，其中约 50%为原药。

【适应证】 1. 用于治疗精神分裂症、躁狂症的急性发作。

2. 用于大面积烧伤换药，各种内镜检查等。

3. 麻醉前给药，具有较好的抗精神紧张作用。

4. 用于止吐。

【不良反应】 1. 参见氟哌啶醇。

2. 可发生严重肌张力障碍等锥体外系反应。

【妊娠期安全等级】 C。

【禁忌与慎用】 1. 严重抑郁的患者禁用，因本品可加重症状。

2. 对本品过敏者禁用。

3. 儿童、青少年、老年和肝病患者慎用。

4. 哺乳期妇女使用时应暂停哺乳。

【药物相互作用】 参见氟哌啶醇。

【剂量与用法】 1. 控制急性精神病的兴奋躁动，可口服 5～20 mg/d；肌内注射 5～10 mg/d。

2. 麻醉前肌内注射 2.5～5 mg（于术前 30～60 min）。

3. 神经安定、镇痛可用本品 5 mg 加入芬太尼 0.1 mg，于 2～3 min 缓慢静脉注射，5～6 min 如尚未达到一级浅麻醉水平，可追加半量至全量。

4. 防止术后呕吐可肌内注射 50 mg 或缓慢静脉注射。

【用药须知】 参见氟哌啶醇。

【制剂】 ①片剂：10 mg。②注射液：5 mg/2 ml；10 mg/2 ml。

【贮藏】 避光保存。

溴哌利多

(bromperidol)

别名：Impromen、Tesopril、Bromidol

本品为丁酰苯类抗精神病药。

【CAS】 10457-90-6

【ATC】 N05AD06

【理化性状】 1. 本品为白色或几乎白色粉末。几乎不溶于水，微溶于乙醇，略溶于二氯甲烷和甲醇。

2. 化学名：4-[4-(4-Bromophenyl)-4-hydroxy-1-piperidyl]-1-(4-fluorophenyl)butan-1-one

3. 分子式：$C_{21}H_{23}BrFNO_2$

4. 分子量：420.3

5. 结构式

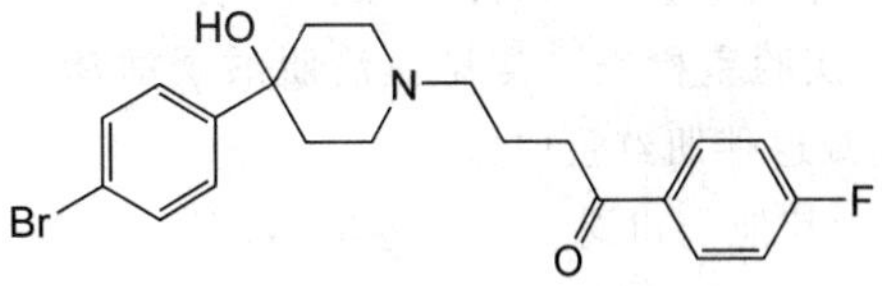

葵酸溴哌利多

(bromperidol decanoate)

别名：Impromen、Tesopril、Bromidol

〖CAS〗 75067-66-2

〖理化性状〗 1. 分子式：$C_{31}H_{41}BrFNO_3$

2. 分子量：574.6

【药理作用】 本品为丁酰苯类抗精神病药，作用于氟哌啶醇相似。

【体内过程】 健康成人口服本品 3 mg 后吸收迅速，服药后 4～6 h 达到血药峰值。$t_{1/2}$ 为 20.2～31.0 h。患者连服 28 d，9 mg/d（1 次或分 3 次服），检测早晨给药前的血药浓度，于第 7 d 后达到稳态。两种给药方法显示大致相同的血药浓度。健康成人口服本品 3 mg，在给药后 72 h 内随尿排出的本品葡糖醛酸结合物约占剂量的 18%，其大部分于给药后 24 h 内排出。

【适应证】 用于治疗精神分裂症。特别适用于精神分裂症的幻觉和妄想状态，显效迅速，作用持久。

【不良反应】 1. 循环系统　偶见血压下降、心动过速、心悸、胸闷等，应仔细观察。还可引起心电图 Q-T 间期延长，T 波变化等，异常时应减量或停药。

2. 马林综合征　可出现沉默少动、严重肌强直、吞咽困难、心动过速、血压变动、出汗等，继后如发热，应停药并降低体温、补充水分。

3. 肝脏　偶见肝功能异常。

4. 锥体外系症状　帕金森综合征、运动障碍、静坐不能、运动不能、吞咽障碍。长期给药偶见口周等不随意运动。

5. 眼　偶见眼调节障碍。长期或大量给药可引起角膜和晶状体浑浊及角膜等色素沉着。

6. 血液与内分泌系统　偶见贫血、白细胞减少、月经异常、体重增加或减少等，罕见男子女性型乳房、乳汁分泌，罕见抗利尿激素分泌异常综合征。

7. 消化系统　罕见肠麻痹，并转变为麻痹性肠梗阻。发生肠麻痹时应停药，并应注意本品可掩盖其恶心、呕吐症状。

8. 神经系统　可见睡眠障碍、焦虑、困倦、眩晕、步态蹒跚、头痛、头重，偶见感觉异常、性欲异常、痉挛发作，罕见意识障碍、抑郁等。

9. 实验室检查　常见血清肌酸磷酸激酶上升、肾功能减退伴肌红蛋白尿。

10. 其他　口渴、乏力、倦怠感，偶见鼻塞、发热、出汗、面部潮红、水肿、排尿困难、手足麻木、运动失调、直立性眩晕、皮疹。

【禁忌与慎用】 1. 禁用于昏迷患者或受巴比妥类药物等中枢神经系统抑制药强烈影响的患者、严重心力衰竭患者、帕金森病患者、对苯丁酮类化合物过敏的患者。

2. 慎用于肝功能不全的患者、心血管疾病、低血压患者或疑有上述疾病的患者(因可出现一过性血压下降)，癫痫等痉挛性疾病或有其病史的患者(因可降低痉挛阈值)，甲状腺功能亢进的患者(因易引起锥体外系症状)，老年人和小儿。药物过敏患者，伴脱水、营养不良等的虚弱患者(易引起神经阻滞药恶性综合征)亦应慎用。

3. 妊娠期妇女禁用。

4. 哺乳期妇女使用时，应暂停哺乳。

5. 小儿用药的安全性尚未确定。

【药物相互作用】 1. 与巴比妥类药物等中枢神经抑制药合用或饮酒，可相互增强作用，应减量慎用。

2. 本品可逆转肾上腺素的作用而使血压下降。

3. 与锂合用可引起心电图变化、严重锥体外系症状、持续性运动障碍、突发性神经阻滞药恶性综合征及不可逆性脑功能障碍。

【剂量与用法】 口服，通常成人 3～18 mg/d。可根据年龄、症状适当增减，最多一日可给 36 mg。

【用药须知】 本品可引起困倦，注意力、集中力、反射运动能力等降低，故用药期内应避免危险的机械操作。

【制剂】 ① 片剂：1 mg；3 mg；6 mg。③ 颗粒剂：10 mg。

【贮藏】 避光保存。

苯哌利多

(benperidol)

别名：苯哌唑酮、Frenactil、Anquil

【CAS】 983-42-6

【ATC】 N05AD07

【理化性状】 1. 本品为白色或几乎白色粉末。几乎不溶于水，微溶于乙醇，略溶于二氯甲烷和甲醇。

2. 化学名：1-{1-[4-(4-Fluorophenyl)-4-oxobutyl]piperidin-4-yl}-1,3-dihydro-2*H*-benzimidazol-2-one

3. 分子式：$C_{22}H_{24}FN_3O_2$

4. 分子量：381.4

5. 结构式

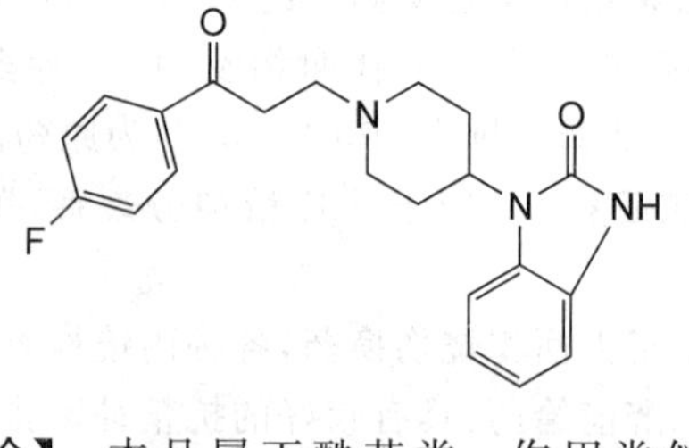

【简介】 本品属丁酰苯类。作用类似氟哌啶醇。常为口服 0.25～1.5 mg/d 治疗变态性行为。老年人或体弱者减量。在某些国家，口服或胃肠外给药治疗精神病。本品应避光贮存。

美哌隆

(melperone)

别名：Bunil

【CAS】 3575-80-2

【ATC】 N05AD03

【理化性状】 1. 化学名：1-(4-Fluorophenyl)-4-(4-methyl-1-piperidyl)butan-1-one

2. 分子式：$C_{16}H_{22}FNO$

3. 分子量：263.4

4. 结构式

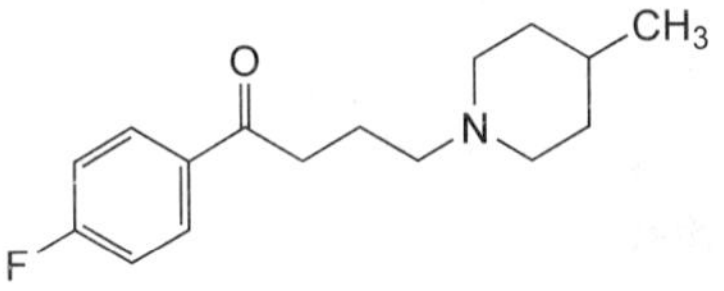

【简介】 本品为丁酰苯类抗精神病药。临床用其盐酸盐，商品名 Buronil、Eunerpan。一般作用类似氟哌啶醇，用于治疗精神病如精神分裂症和行为障碍。本品可供口服和肌内注射。一般口服 400 mg，2 次分服。急性发病可予肌内注射 25～100 mg，可重复，最大日剂量 200 mg。

匹泮哌隆
(pipamperone)

别名：酰胺哌啶酮、Dipiperon、氟丙哌隆、匹伴哌隆

【CAS】 1893-33-0

【ATC】 N05AD05

【理化性状】 1. 化学名：1′-[4-(4-Fluorophenyl)-4-oxobutyl]-1,4′-bipiperidine-4′-carboxamide

2. 分子式：$C_{21}H_{30}FN_3O_2$

3. 分子量：375.4

4. 结构式

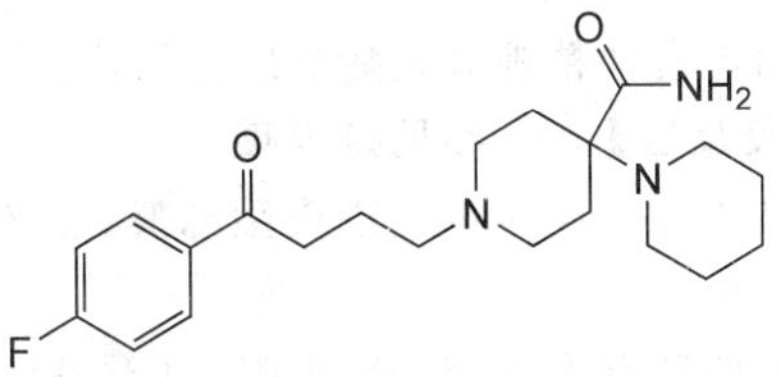

盐酸匹泮哌隆
(pipamperone hydrochloride)

〖CAS〗 2448-68-2

〖理化性状〗 1. 分子式：$C_{21}H_{30}FN_3O_2 \cdot 2HCl$

2. 分子量：448.4

【简介】 本品适用于治疗非核心型精神分裂症及慢性退缩状态。不良反应有直立性低血压、嗜睡、乏力等，偶见心脏功能障碍。常用盐酸匹泮哌隆，剂量以所含基质表示。常用量为 40～360 mg/d，分次口服。盐酸匹泮派隆 1.2 mg 内含匹泮哌隆约 1 mg。

螺哌隆
(spiperone)

别名：螺环哌啶酮、螺环哌丁苯、螺环哌多、Spiroperidol、Spiropitan

【CAS】 749-02-0

【理化性状】 1. 化学名：8-[4-(4-Fluorophenyl)-4-oxo-butyl]-1-phenyl-1，3，8-triazaspiro [4.5] decan-4-one

2. 分子式：$C_{23}H_{26}FN_3O_2$

3. 分子量：395.4

4. 结构式

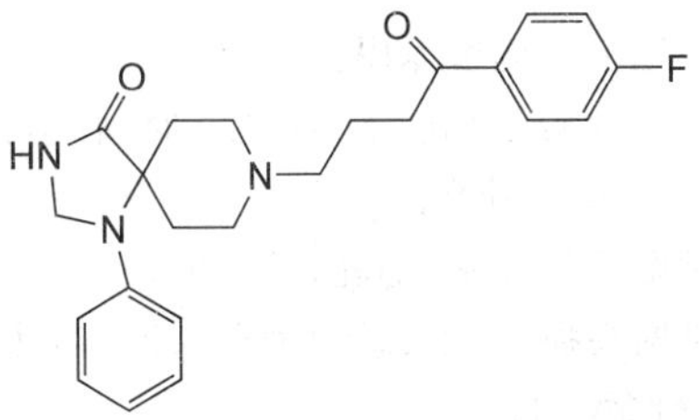

【简介】 日本已批准本品用于治疗精神分裂症。

替米哌隆
(timiperone)

别名：硫米哌酮、硫米哌隆、Tolopelon、Timiperonum、DD3480

【CAS】 57648-21-2

【理化性状】 1. 本品为白色或黄白色结晶或结晶性粉末，无味。易溶于冰醋酸和乙酸，溶于甲醇、乙醇和三氯甲烷，不溶于水。熔点为 201～203 ℃。

2. 化学名：1-(4-Fluorophenyl)-4-[4-(2-thioxo-2，3-dihydro-1*H*-benzimidazol-1-yl) piperidin-1-yl] butan-1-one

3. 分子式：$C_{22}H_{24}FN_3OS$

4. 分子量：397.5

5. 结构式

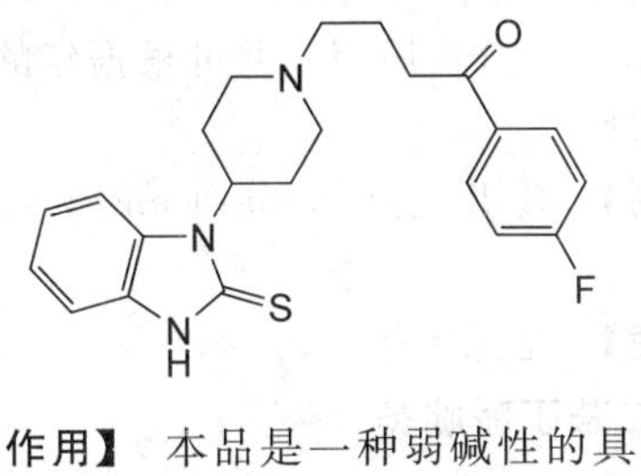

【药理作用】 本品是一种弱碱性的具有高脂肪亲和力的化合物，易通过血-脑屏障。具有较强的抗去氧麻黄碱作用、抗阿扑吗啡作用及条件回避反应抑制作用。对精神分裂症，尤其幻觉、妄想状态、兴奋状态、自发运动迟钝及接触性障碍等症状有明显

改善作用。对与锥体外系不良反应有关的强直性晕厥、协调运动抑制等非特异性作用较弱。

【体内过程】 本品口服后吸收缓慢而良好，约4 h达血药浓度峰值；$t_{1/2}$为4.4 h，在脑内多巴胺能神经系统内分布浓度较高，在肝、甲状腺、肾中分布较多，肌肉、脂肪中较少，可透过胎盘屏障；经肝代谢，自肾排出，亦可经乳汁排泄。

【不良反应】 1. 常见帕金森综合征、静坐不能等锥体外系症状及口渴、便秘、焦躁及困倦等。

2. 偶见血压下降或上升、心动过速或过缓、胸闷、心电图改变。

3. 如出现无动性缄默、强烈挛缩、心动过速、出汗、发热等，应停药。

4. 偶见视力调节障碍。

5. 偶见皮疹、贫血、粒细胞减少、血小板增加或减少、血糖下降或升高。

6. 偶见月经异常、泌乳、乳房痛。

7. 偶见头痛、头重、意识障碍、冲动行为、感觉异常、错乱、性欲亢进。

【禁忌与慎用】 1. 帕金森病患者及对丁酰苯类化合物过敏者禁用。

2. 处于昏迷状态或使用巴比妥类中枢神经抑制药者禁用。

3. 妊娠期妇女禁用。

4. 老年人及小儿慎用。

5. 心血管疾病、低血压或出现一过性低血压患者、癫痫等痉挛性疾病、甲状腺功能亢进及肝脏疾病患者慎用。

6. 哺乳期妇女使用时应暂停哺乳。

【药物相互作用】 1. 本品不能与肾上腺素合用。

2. 合用巴比妥类药物或饮酒时，作用相互增强，不宜合用。

3. 有止吐作用，可使某些药物中毒、脑瘤、肠梗阻等引起的呕吐被掩盖，应注意。

【剂量与用法】 口服，0.5～3 mg/d开始，渐增至3～12 mg/d，分次服用。并可根据年龄和病情酌情调整剂量。

【制剂】 ①片剂：0.5 mg；1 mg；3 mg。②颗粒剂：10 mg。

【贮藏】 避光保存。

6.2.4 二苯丁哌啶类

五氟利多
(penfluridol)

别名：Semap

本品为二苯丁哌啶抗精神病药。

【CAS】 26864-56-2

【ATC】 N05AG03

【理化性状】 1. 本品为白色或类白色结晶性粉末，无臭，无味。在甲醇、乙醇、丙酮或三氯甲烷中易溶，在水中几乎不溶。熔点105～108 ℃。

2. 化学名：4-(4-Chloro-3-trifluoromethylphenyl)-1-[3-(*p*,*p*′-difluorobenzhydryl)propyl]piperidin-4-ol

3. 分子式：$C_{28}H_{27}ClF_5NO$

4. 分子量：524.0

5. 结构式

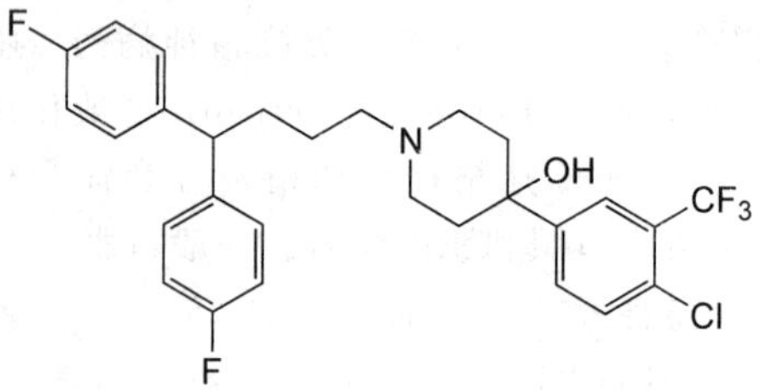

【药理作用】 本品为口服长效抗精神病药。口服1次，药效可维持1周。其治疗精神病的疗效与氯丙嗪相似。每周口服本品1次对预防精神分裂症复发的疗效与每2周肌内注射1次氟奋乃静癸酸酯无明显差别。本品能控制幻觉、妄想、淡漠及孤独等症状。对急性精神病、重症慢性精神分裂症及慢性精神分裂症的维持治疗均有效。

【体内过程】 口服虽可经胃肠道吸收，但在口服给药后12 h始达血药峰值。服后7 d可测得稳态浓度。口服本品后能贮存于脂肪组织中，继而缓慢释放。主要以代谢物随粪便排出，仅少量自尿排出。

【适应证】 1. 用于急性精神病、重症慢性精神分裂症。

2. 用于慢性精神分裂症的维持治疗。

【不良反应】 1. 参见氯丙嗪。

2. 锥体外系反应可出现震颤麻痹、静坐不能、肌张力障碍等。

3. 其他还有无力、头晕、失眠、口干、胃肠道功能紊乱、焦虑和抑郁。偶有白细胞减少，血转氨酶升高。

【禁忌与慎用】 1. 对本品过敏者、妊娠期妇女禁用。

2. 哺乳期妇女使用时应暂停哺乳。

3. 参见氯丙嗪。

【药物相互作用】 1. 本品与乙醇或其他中枢神经抑制药合用，中枢神经抑制作用增强。

2. 本品与抗高血压药合用，有增加直立性低血压的危险。

【剂量与用法】 口服常用量为一周20～60 mg，

重症或耐受患者每周剂量可能高达 250 mg。

【用药须知】 参见氯丙嗪。

【制剂】 片剂:20 mg;50 mg。

【贮藏】 避光、贮于室温。

氟司必林
(fluspirilene)

别名:氟斯必灵、Redeptin、Imap

本品为二苯丁哌啶类抗精神病药。

【CAS】 1841-19-6

【ATC】 N05AG01

【理化性状】 1. 本品为白色或几乎白色粉末。具多晶型。几乎不溶于水,微溶于乙醇,可溶于二氯甲烷。

2. 化学名:8-[4,4-Bis(4-fluorophenyl)butyl]-1-phenyl-1,3,8-triazaspiro[4.5]decan-4-one

3. 分子式:$C_{29}H_{31}F_2N_3O$

4. 分子量:475.6

5. 结构式

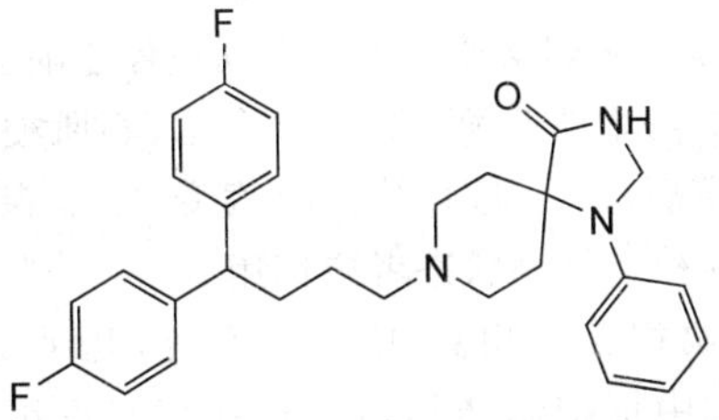

【药理作用】 本品作用类似氯丙嗪,对控制幻觉、妄想,改善淡漠、退缩等症状有良好的作用。

【体内过程】 本品微晶水混悬剂经肌内注射后缓慢被吸收,给药后 4 h 内可测知血药浓度。自注射部位释放后迅速被代谢,主要以代谢物随尿排出。其消除 $t_{1/2}$ 接近 3 周。

【适应证】 适用于急、慢性精神分裂症。

【不良反应】 1. 参见氯丙嗪。

2. 本品的锥体外系反应较常见,且多在注射后 6～12 h 出现,约 48 h 内消失。

3. 偶见兴奋、不安、失眠、心电图改变和皮疹。镇静作用比氯丙嗪弱,一般不会引起嗜睡。

【禁忌与慎用】【药物相互作用】 参见五氟利多。

【剂量与用法】 常用量为一周 2 mg,深部肌内注射,必要时根据病情每周可增加 2 mg。常用维持量 2～8 mg/周。

【用药须知】 参见氯丙嗪。

【制剂】 注射剂(粉):2 mg。

【贮藏】 避光,贮于室温。

匹莫齐特
(pimozide)

别名:哌迷清、双氟苯丁哌啶苯并咪唑酮、Opiran、Orap

本品为二苯丁哌啶类抗精神病药,其结构类似丁酰苯(butyrophenone)。

【CAS】 2062-78-4

【ATC】 N05AG02

【理化性状】 1. 本品为白色或几乎白色的粉末。几乎不溶于水,微溶于乙醇,溶于二氯甲烷,略溶于甲醇。

2. 化学名:1-{1-[3-(4,4′-Difluorobenzhydryl)propyl]-4-piperidyl}benzimidazolin-2-one

3. 分子式:$C_{28}H_{29}F_2N_3O$

4. 分子量:461.5

5. 结构式

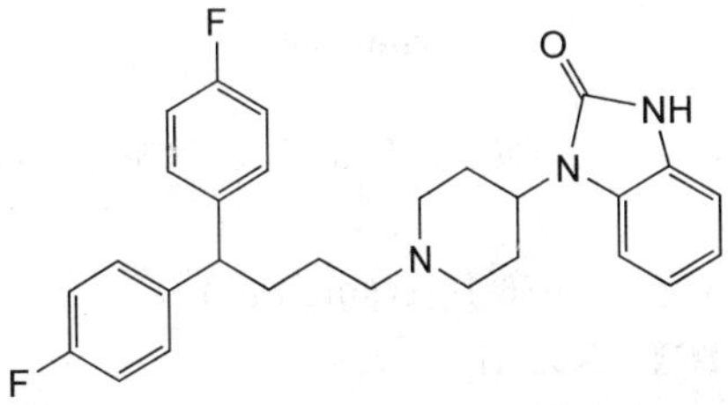

【药理作用】 1. 本品作用与氟哌啶醇相似,但作用较弱而时间长,一日仅须口服 1 次。对躁狂、幻觉、妄想、淡漠和退缩等有较好的效果,对慢性退缩性患者尤为适合。

2. 本品还有某种程度的钙拮抗作用。

【体内过程】 口服后约可吸收用量的一半,进行明显的首关代谢。4～12 h 可达血药峰值,终末 $t_{1/2}$ 接近 55 h,某些患者甚至可达 150 h。广泛分布于全身,大部分贮于肝中,其他组织器官浓度相对较低。在肝内代谢后,以代谢物和原药随尿液、粪便排出。

【适应证】 适用于急、慢性精神分裂症,妄想狂样状态,单症状疑病和 Tourette 综合征。

【不良反应】 1. 参见氯丙嗪。

2. 锥体外系反应极常见。其他不良反应可能有口干、无力、失眠等。

3. 用药期间可出现心电图异常,如 Q-T 间期延长和 T 波变化等。

【妊娠期安全等级】 C。

【禁忌与慎用】 1. 参见五氟利多。

2. 已存在 Q-T 间期延长和心律失常患者禁用。

【药物相互作用】 1. 本品与大环内酯类抗生素

合用易发生致命性不良反应。

2. 禁与其他能延长 Q-T 间期的药物合用。

【剂量与用法】 1. 治疗精神分裂症，开始口服 2 mg/d，然后根据效应，至少间隔 1 周增加 2～4 mg/d，但总量不得超过 20 mg/d。

2. 治疗妄想狂和疑病，开始口服 4 mg/d，然后可加量，最多不超过 16 mg/d。

3. 治疗 Tourette 综合征，开始口服 1～2 mg/d，逐渐加量，最多不超过 10 mg/d。

【用药须知】 1. 参见氯丙嗪。

2. 用药前和用药期间应做心电图检查，每天用量>16 mg 的患者，更应定期检查心电图。

【制剂】 片剂：2 mg；4 mg；10 mg。

【贮藏】 避光，贮于室温。

6.2.5 苯酰胺类

这是一类较新且作用较强的抗精神病药。

舒必利
(sulpiride)

别名：硫苯酰胺、舒宁、止吐灵、消呕宁、Dogmatil、Equilid

【CAS】 15676-16-1(sulpiride)

【ATC】 N05AL01

【理化性状】 1. 本品为白色的或几乎白色的结晶性粉末。几乎不溶于水；微溶于乙醇和二氯甲烷；略溶于甲醇。溶解于无机酸的稀释溶液和碱金属氢氧化物溶液。

2. 化学名：*N*-(1-Ethylpyrrolidin-2-ylmethyl)-2-methoxy-5-sulphamoylbenzamide

3. 分子式：$C_{15}H_{23}N_3O_4S$

4. 分子量：341.4

5. 结构式

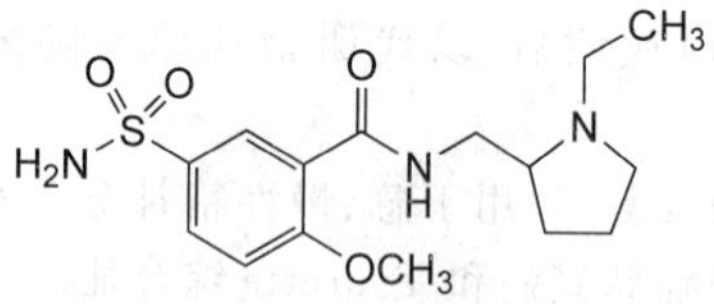

【药理作用】 本品作用特点是选择性阻断中脑边缘系统的多巴胺(DA_2)受体，而对其他递质受体影响较小，抗胆碱作用也较轻，无明显镇静和抗兴奋躁动作用。本品还具有强止吐和抑制胃液分泌作用。

【体内过程】 本品自胃肠道吸收，2 h 可达血药峰值，口服本品 48 h 后，口服量的 30%可随尿排出，一部分随粪排出。血浆 $t_{1/2}$ 为 8～9 h，动物实验提示，本品可透过胎盘屏障进入脐血循环。本品主要经肾排泄。可随母乳排出。

【适应证】 1. 用于治疗精神分裂症单纯型、偏执型、紧张型及慢性精神分裂症的孤僻、退缩、淡漠症状。

2. 对抑郁症有一定疗效。

3. 还可用于止呕。

【不良反应】 1. 常见有失眠、早醒、头痛、烦躁、乏力、食欲缺乏等。可出现口干、视物模糊、心动过速、排尿困难与便秘等抗胆碱能不良反应。

2. 大剂量时可出现锥体外系反应，如震颤、僵直、流涎、运动迟缓、静坐不能、急性肌张力障碍。

3. 常引起血浆中泌乳素浓度升高，可能的有关症状为溢乳、月经失调、闭经、体重增加、男子女性化乳房。

4. 可出现心电图异常和肝功能损害。

5. 少数患者可发生兴奋、激动、睡眠障碍或血压升高。

6. 长期大量服药可引起迟发性运动障碍。

【禁忌与慎用】 1. 嗜铬细胞瘤、高血压患者、严重心血管疾病和严重肝病患者、对本品过敏者禁用。

2. 不推荐妊娠期妇女使用。

3. 哺乳期妇女使用本品期间应停止哺乳。

4. 有心血管疾病(如心律失常、心肌梗死、传导异常)、癫痫患者、基底神经节病变、帕金森综合征、严重中枢神经抑制状态者应慎用。

【药物相互作用】 除氯氮平外，几乎所有抗精神病药和中枢抑制药均与共存在相互作用，应充分注意。

【剂量与用法】 1. 治疗精神分裂症 口服，开始剂量为一次 100 mg，2～3 次/日，逐渐将治疗量增至 600～1200 mg/d，维持剂量为 200～600 mg/d；肌内注射，一次 100 mg，2 次/日；静脉滴注，对木僵、违拗患者可用本品 100～200 mg 稀释于 250～500 ml 葡萄糖氯化钠注射液中缓慢静脉滴注，1 次/日，可逐渐增量至 300～600 mg/d，一日量不超过 800 mg。静脉滴注时间不少于 4 h。

2. 止呕吐 口服一次 100～200 mg，2～3 次/日。6 岁以上儿童按成人剂量换算，应从小剂量开始，缓慢增加剂量。

【用药须知】 1. 出现迟发性运动障碍，应停用所有的抗精神病药。

2. 出现过敏性皮疹及恶性症候群应立即停药并进行相应的处理。

3. 肝、肾功能不全患者应减量。

【制剂】 ①片剂：10 mg；50 mg；100 mg。②注射液：50 mg/2 ml。

【贮藏】 避光、密封，贮存于室温。

左舒必利

(levosulpiride)

别名：Levobren

本品是苯甲酰胺衍生物，为舒必利的左旋对映异构体。

【CAS】 23672-07-3

【ATC】 N05AL07

【理化性状】 1. 化学名：*N*-{[(2*S*)-1-Ethylpyrrolidin-2-yl]methyl}-2-methoxy-5-sulfamoyl benzamide

2. 分子式：$C_{15}H_{23}N_3O_4S$

3. 分子量：341.4

4. 结构式

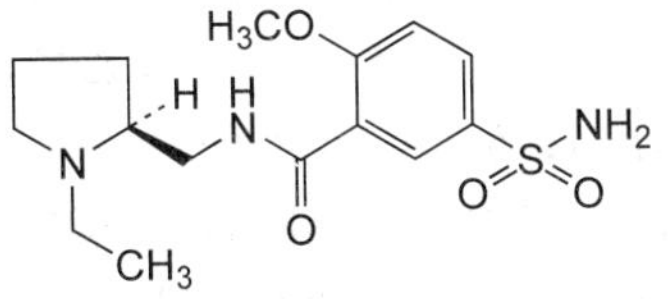

【药理作用】 本品能阻断多巴胺受体而产生抗精神病、抗抑郁、止呕吐和助消化作用。使用本品低剂量时，具有兴奋作用，仅在很高剂量时有抑制作用，具有更低的 D_2/D_3 亲和力比率。与消旋体相比，使用剂量较低，不良反应较少。本药主要阻滞多巴胺 D_2 受体，尤其低剂量时，可阻滞位于中枢神经系统和胃肠道多巴胺传导通路突触前膜上的自身受体。

【体内过程】 本品用于消化不良时，口服后 1 周起效，4 周后可达最高效应；用于精神分裂症或抑郁症时，3～12 周起效。用于精神分裂症时，药物浓度与疗效无关。口服本品后 3～4 h 可达 C_{max}，口服本品 50 mg 的 C_{max} 和 AUC 分别为 0.09 μg/ml 和 1.275 μg/(ml·h)，口服 100 mg 的 C_{max} 和 AUC 分别为 0.2 μg/ml 和 1.98 μg/(ml·h)，口服 200 mg 的 C_{max} 和 AUC 分别为 0.34 μg/ml 和 3.5 μg/(ml·h)。静脉注射和肌内注射 50 mg 的 AUC 分别 3.39 μg/(ml·h) 和 3.36 μg/(ml·h)。本品口服后吸收不完全，生物利用度为 27%～34%，食物可减少其吸收 30%。蛋白结合率为 14%。V_d 为 1～2.7 L/kg。本品在体内极少代谢甚至不被代谢，未随尿检测到本品的代谢物。静脉注射后肾 CL 为 260～310 ml/min，70%～90% 以原药随尿液排泄。口服本品后原药主要随粪便排泄，随尿液排泄者占 15%～30%。原药的 $t_{1/2}$ 为 6～10 h，相同剂量口服的 $t_{1/2}$ 比静脉注射要长；肾功能不全患者 $t_{1/2}$ 可见延长，轻、中度肾功能不全患者静脉注射后的 $t_{1/2}$ 为 20～26 h。老年患者的药动学参数与年轻人相似。

【适应证】 1. 用于治疗精神分裂症、抑郁症和躯体病样精神障碍。

2. 治疗消化不良、肠易激综合征、糖尿病性轻瘫、反流性食管炎和化疗所致的呕吐。

【不良反应】 1. 可引起易怒、失眠、震颤、嗜睡、头晕、精神错乱、情绪低落和锥体外系反应，但较轻微。

2. 可见高催乳素血症、乳房压痛和溢乳，但发生率较低。

3. 可见声嘶、口干、唾液增多、恶心、便秘或腹泻、面部潮红和荨麻疹的个例报道。

4. 还有引起呃逆的报道。

【禁忌与慎用】 1. 对本品过敏者、妊娠期妇女、嗜铬细胞瘤患者、帕金森病患者禁用。

2. 对其他苯甲酰胺衍生物有过敏史者、心血管疾病患者、肺部疾病患者、肾功能不全患者、癫痫患者、躁狂或轻度躁狂患者、甲状腺功能亢进者、尿潴留者慎用。

3. 哺乳期妇女使用时应暂停哺乳。

【药物相互作用】 参见舒必利。

【剂量与用法】 1. 精神分裂症　成人口服一次 100 mg，2 次/日；肌内注射一次 100 mg，2 次/日。

2. 胃肠道疾病　口服一次 25 mg，3 次/日。

3. 化疗所致呕吐　静脉注射一次 1 mg/kg，3 次/日。

4. 预防术后呕吐　全麻前单剂量静脉注射 50～100 mg。

【用药须知】 1. 用药前后及用药期间，每 6 个月应检查 1 次血常规、肝功能、异常的不自主运动和迟发性运动障碍。

2. 剂量调节期间，每 3 个月进行锥体外系反应症状评估。

3. 肾功能不全患者的剂量应作如下调整：①Ccr=30～60 ml/min，使用正常剂量的 70%；②Ccr=10～30 ml/min，使用正常剂量的 50%；③Ccr<10 ml/min，使用正常剂量的 34%。也可将给药的间隔时间分别延长 1.5、2 和 3 倍。

【制剂】 ①片剂：25 mg；50 mg；100 mg。②注射液：25 mg/2 ml；50 mg/2 ml。

【贮藏】 避光、密封，贮存于室温。

舒托必利

(sultopride)

别名：乙基舒必利、吡乙磺苯酰胺、Barnetyl、Topral

【CAS】 53583-79-2

【ATC】 N05AL02

【理化性状】 1. 化学名：*N*-(1-Ethylpyrrolidin-2-ylmethyl)-5-ethylsulphonyl-2-methoxybenzamide

2. 分子式：$C_{17}H_{26}N_2O_4S$

3. 分子量：354.46

4. 结构式

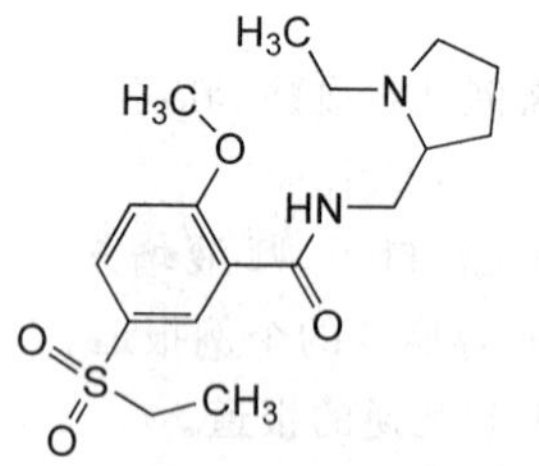

盐酸舒托必利

(sultopride hydrochloride)

〖CAS〗 23694-17-9

〖理化性状〗 1. 化学名：*N*-(1-Ethylpyrrolidin-2-ylmethyl)-5-ethylsulphonyl-2-methoxybenzamide hydrochloride

2. 分子式：$C_{17}H_{26}N_2O_4S \cdot HCl$

3. 分子量：390.9

【药理作用】 本品结构与舒必利相似。其部分结构的变化，使本品控制精神运动兴奋的作用加强。

【适应证】 用于控制急性精神病，如突发激动、攻击性行为和精神分裂症。

【不良反应】【禁忌与慎用】【药物相互作用】 参见舒必利。

【剂量与用法】 成人口服 0.4～1.2 g/d，必要时，肌内注射 1.6～1.8 g/d，或口服 2.4 g/d，分次用。急性症状控制后，即可改用维持量 0.4～0.6 g/d，分次口服。

【用药须知】 参见氯丙嗪。

【制剂】 ①片剂：0.1 g；0.2 g。②注射液：0.1 g/1 ml；0.2 g/2 ml。

【贮藏】 避光、密封保存。

硫必利

(tiapride)

别名：胺甲磺茴胺

本品属苯酰胺类。

【CAS】 51012-32-9

【ATC】 N05AL03

【理化性状】 1. 化学名：*N*-(2-Diethylaminoethyl)-2-methoxy-5-methylsulphonyl-benzamide hydrochloride

2. 分子式：$C_{15}H_{24}N_2O_4S$

3. 分子量：328.43

4. 结构式

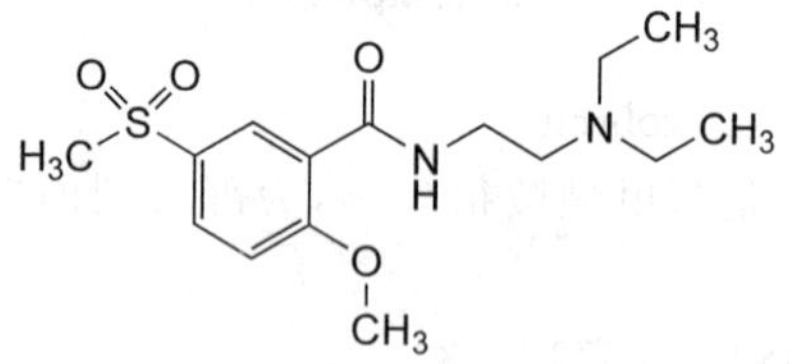

盐酸硫必利

(tiapride hydrochloride)

别名：泰必利、泰必乐、Dooparid、Tiaridal、Tiaprizal、Tiapridex

〖CAS〗 51012-33-0

〖理化性状〗 1. 本品为白色或几乎白色的结晶性粉末。极易溶于水，微溶于无水乙醇，溶于甲醇。5%水溶液的 pH 为 4.0～6.0。

2. 化学名：*N*-(2-Diethylaminoethyl)-2-methoxy-5-methylsulphonyl-benzamide hydrochloride

3. 分子式：$C_{15}H_{24}N_2O_4S \cdot HCl$

4. 分子量：364.9

【药理作用】 1. 本品在临床上应用广泛。其特点在于对精神运动障碍和行为紊乱有良好的效果。不良反应少，适用于长期治疗。对主要表现为激动、震颤、神经过敏、多言、精神错乱及攻击性行为的老年精神运动障碍，可使患者症状减轻或消失。此外，对抗精神病药引起的迟发性运动障碍也有明显的疗效。

2. 本品可使异常运动明显减少，故能改善舞蹈症患者的症状。本品无锥体外系不良反应，还可作为氟哌啶醇的代替品用于治疗抽搐秽语综合征。

3. 动物实验显示，本品可阻滞疼痛冲动经脊髓丘脑束向网状结构传导；还有人认为本品镇痛作用可能是由丘脑的中枢整合作用所产生的。临床证实本品有较好的镇痛效果。

【体内过程】 口服后迅速被吸收，1 h 可达血药峰值(1.47 μg/ml)。$t_{1/2}$为 3～4 h。大量以原药随尿液排出。给药量的 18%～30%经代谢后被消除。

【适应证】 1. 老年精神运动障碍和因应用抗精神病药所致的迟发性运动障碍。

2. 舞蹈病、多动症和抽搐秽语综合征。

3. 急、慢性酒精中毒。

4. 各种疼痛(包括头痛、神经肌肉痛和痛性痉挛)。

【不良反应】 1. 参见氯丙嗪。

2. 不良反应较少，如嗜睡、溢乳、闭经、胃肠道不适、头晕、乏力等较常见。偶可出现兴奋。

【禁忌与慎用】【药物相互作用】 参见舒必利。

【剂量与用法】 1. 口服　一般开始 75～150 mg/d，

3次分服，以后逐渐增至300 mg/d。

2. 用于老年性运动障碍　开始可肌内注射或静脉注射200～400 mg，然后逐渐减量，并改为口服。

3. 用于舞蹈病、多动症和抽搐秽语综合征　7～12岁儿童，50 mg，1～2次/日。

4. 镇痛　一般口服100 mg，3次/日，可连用3～8 d；重症也可肌内注射。

5. 酒精中毒　一般口服150 mg/d；静脉注射或用5%葡萄糖或0.9%氯化钠溶液稀释后静脉滴注，一次100～200 mg，200～600 mg/d。用量宜自小剂量逐渐递增。静脉注射应缓慢。

【用药须知】 参见氯丙嗪。

【制剂】 ①片剂：50 mg；100 mg。②注射液：100 mg/2 ml。③注射剂(粉)：100 mg。

【贮藏】 避光、密封保存。

奈莫必利
(nemonapride)

别名：Emilace

本品属苯酰胺类抗精神病药。

【CAS】 93664-94-9

【理化性状】 1. 本品为无色结晶，熔点(152～153 ℃)，无臭。易溶于乙酸、三氯甲烷，较难溶于甲醇、乙醇，难溶于乙醚，不溶于水。

2. 化学名：(±)-*cis*-*N*-(1-Benzyl-2-methyl-3-pyrrolidinyl)-5-chloro-4-(methylamino)-*o*-anisamide

3. 分子式：$C_{21}H_{26}ClN_3O_2$

4. 分子量：387.9

5. 结构式

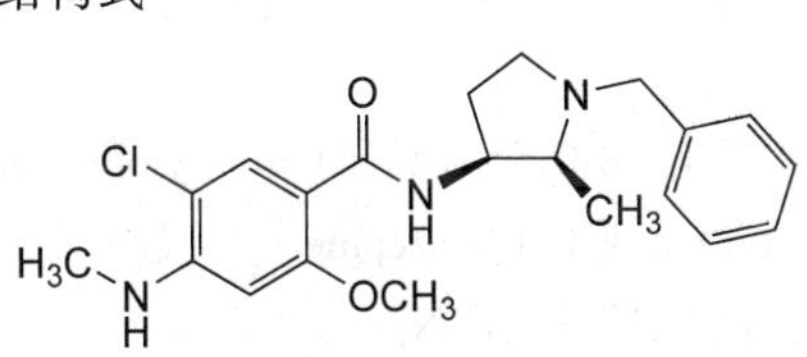

【药理作用】 类似舒必利。抗精神病作用较强，对脑内多巴胺D_2受体具有选择性抑制作用。其作用强度相当于氟哌啶醇，比氯丙嗪强。对α受体和M胆碱受体的作用弱。

【体内过程】 本品口服后易于吸收，2～3 h可达血药峰值。血浆$t_{1/2}$为2.5～4.5 h。在肝内代谢，代谢物随尿排出。

【适应证】 主要治疗精神分裂症。

【不良反应】 1. 常见不良反应有兴奋、焦虑、嗜睡、失眠、抑郁、无力、头晕、头痛、出汗、口干、尿潴留、便秘、腹泻、皮疹、体重增加或减少。

2. 还可能引起血压升高或下降，心律失常，心电图改变。遇此情况应及时停药。

3. 用药早期还可能出现白细胞增多、血清肌酸磷酸激酶升高。

4. 也可能出现锥体外系反应，通常应减少用量。

5. 偶见视物模糊、肝肾功能异常。

6. 长期用药可能引起不可逆转的迟发性运动障碍，或致月经失调。

【禁忌与慎用】 1. 妊娠期妇女、对本品过敏者、昏迷或帕金森病患者禁用。

2. 高血压或低血压、肝功能不全、营养不良或有癫痫史的患者慎用。

3. 哺乳期妇女使用时应暂停哺乳。

【药物相互作用】 参见氯丙嗪。

【剂量与用法】 成人一般口服9～36 mg/d，分3次餐后服，剂量应根据效应予以个体化。最大剂量为60 mg/d。

【用药须知】 参见氯丙嗪。

【制剂】 片剂：3 mg；10 mg。

【贮藏】 避光，贮于室温。

瑞莫必利
(remoxipride)

本品亦为苯酰胺类抗精神病药。

【CAS】 80125-14-0

【理化性状】 1. 本品为白色或类白色结晶性粉末。在105 ℃失水；熔点173 ℃。溶于丙酮(1∶20)，溶于二氯甲烷(1∶80)，水(1∶300)，乙醇(1∶400)。

2. 化学名：(*S*)-3-Bromo-*N*-[(1-ethyl-2-pyrrolidinyl)methyl]-2,6-dimethoxybenzamide

3. 分子式：$C_{16}H_{23}BrN_2O_3$

4. 分子量：371.3

5. 结构式

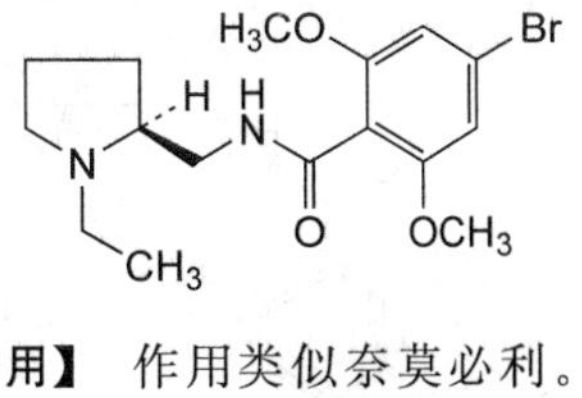

【药理作用】 作用类似奈莫必利。因对5-HT、去甲肾上腺素、乙酰胆碱、GABA和组胺受体均无明显作用，故不良反应相对较少。

【体内过程】 口服本品后迅速且完全被吸收，2 h可达血药峰值。无首关代谢，生物利用度高。吸收后可迅速透过血-脑屏障，CSF中的药物浓度相当于血药浓度。可分布进入乳汁。部分在肝内代谢，其代谢物随尿排出。血浆$t_{1/2}$为4～7 h，>71岁老年人可见延长1倍。

【适应证】 急、慢性精神分裂症及以妄想、幻觉、思维紊乱为主要表现的其他精神病。

【不良反应】 1. 参见奈莫必利。

2. 使用本品有时会加重患者原有的兴奋、激动、攻击性行为,应予减量。

【禁忌与慎用】【药物相互作用】 参见奈莫必利。

【剂量与用法】 1. 口服首剂为 300 mg/d,2 次分服,根据效应可逐渐加量,最大剂量 600 mg/d。

2. 急性期可肌内注射本品,剂量不可超过 400 mg/d,最多用 7 d 后换用口服法。

3. 也可口服控释胶囊 300 mg/d,一般用量可调整为 150~450 mg/d,个别达到 600 mg/d 者。以上用量 1 次或 2 次分服。

【用药须知】 参见氯丙嗪。

【制剂】 ①胶囊剂:75 mg;150 mg;300 mg。②控释胶囊剂:150 mg;300 mg。③注射剂(粉):100 mg。

【贮藏】 避光,贮于室温。

氨磺必利

(amisulpride)

别名:Deniban、Sosian、Solian、Sulamid

本品为苯酰胺类抗精神病药。

【CAS】 71675-85-9

【ATC】 N05AL05

【理化性状】 1. 本品为白色或几乎白色的结晶性粉末。几乎不溶于水,略溶于无水乙醇;易溶于二氯甲烷。

2. 化学名:(*RS*)-4-Amino-*N*-[(1-ethylpyrrolidin-2-yl)methyl]-5-(ethylsulfonyl)-*o*-anisamide

3. 分子式:$C_{17}H_{27}N_3O_4S$

4. 分子量:369.5

5. 结构式

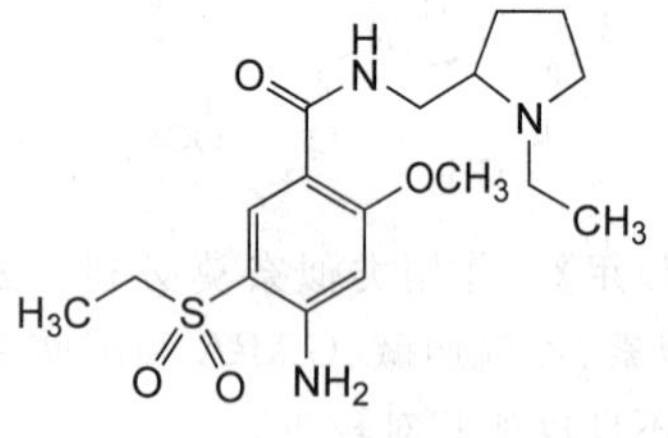

【药理作用】 1. 参见舒必利。

2. 本品对多巴胺 D_2 和 D_3 受体具有高度的亲和力。

【体内过程】 本品可从胃肠道吸收,生物利用度为 43%~48%。口服后出现两次血药峰值,分别在 1 h 和 3~4 h 出现。蛋白结合率很低。代谢率也很低。大量原药随尿排出。终末 $t_{1/2}$ 约为 12 h。

【适应证】 主要用于精神分裂症,也试用于抑郁症。

【不良反应】【禁忌与慎用】 参见舒必利。

【药物相互作用】 参见氯丙嗪。

【剂量与用法】 1. 急性期可口服 400~800 mg/d,分次给予,必要时可增到 1200 mg/d。对阴性症状占优势的患者口服 50~300 mg。

2. 肾功能不全患者剂量应调整:Ccr = 30~60 ml/min 者,给予正常用量的一半;Ccr = 10~30 ml/min 者,仅用常量的 1/3。

【用药须知】 参见氯丙嗪。

【制剂】 片剂:400 mg。

【贮藏】 避光,贮于室温。

6.2.6 二苯并二氮䓬类和苯并氧氮䓬类

这是一类最新型的抗精神病药,其特点是抗多巴胺作用较弱,而抗精神病作用却较强,且很少引起锥体外系反应和迟发性运动障碍。由于这类药物所具有的这些特点有别于传统的抗精神病药物,故称为非典型抗精神病药。所有的非典型抗精神病药均可能增加高血糖的风险。

氯氮平

(clozapine)

别名:氯扎平、Leponex、Clozaril

此乃最早上市的一种二苯并二氮䓬类抗精神病药。

【CAS】 5786-21-0

【ATC】 N05AH02

【理化性状】 1. 本品为黄色结晶性粉末。几乎不溶于水;溶于乙醇;易溶于二氯甲烷。可用稀释的醋酸溶解。

2. 化学名:8-Chloro-11-(4-methylpiperazin-1-yl)-5*H*-dibenzo-[*b*,*e*][1,4]diazepine

3. 分子式:$C_{18}H_{19}ClN_4$

4. 分子量:326.8

5. 结构式

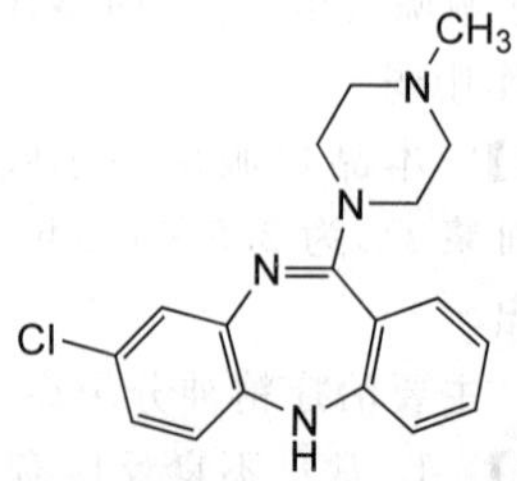

6. 稳定性:将 100 mg 本品片剂碾碎后悬于 5 ml 含有羧甲基纤维素的糖浆混合物,与羟苯甲酯和羟苯丙酯一同保存(儿科基础配方),制备后可稳定达至少 18 d。

【药理作用】 本品几乎无锥体外系反应。主要阻断边缘系统的多巴胺受体，而对纹状体多巴胺受体影响较小。除有较强的抗精神病作用外，本品尚具有镇静、抗胆碱、抗肾上腺素及抗组胺的作用，对控制精神病的兴奋躁动、幻觉、妄想等急性症状效果较好，对慢性退缩、被动的患者也有一定疗效。

【体内过程】 口服吸收迅速，2.5 h 可达血药峰值。广泛分布到各组织，可透过血-脑屏障。生物利用度仅 50%，蛋白结合率为 95%，稳态时 $t_{1/2}$ 约 12 h。作用持续时间为 4～12 h。在体内几乎完全被代谢，主要通过 CYP1A2 介导，代谢物的活性很低或无活性，主要由尿排出，30%随粪便排出。

【适应证】 1. 治疗难治性急、慢性精神分裂症，其中以紧张型及妄想型疗效较显著。

2. 治疗躁狂症。

3. 治疗以兴奋躁动为主要症状的其他精神病。

【不良反应】 1. 以流涎较为多见。偶见抽搐、皮疹、白细胞减少；由于嗜中性粒细胞减少，有可能发展成严重的粒细胞减少症等。锥体外系反应罕见。已有胸腔及心包积液和胰腺炎的报道。

2. 常见的不良反应有嗜睡、乏力、头痛、头晕、精神萎靡、多汗、恶心、呕吐、便秘、腹胀、腹痛、体重增加。

3. 较少见的不良反应有不安与易激惹、精神错乱、视物模糊、血压升高与严重连续的头痛。这些反应都与剂量有关。用量过大，还可引起癫痫发作。

4. 罕见的不良反应有粒细胞减少症或缺乏症，伴随畏寒、高热、咽部疼痛与溃疡。此外，尚有白细胞缺乏症和血小板减少、嗜酸粒细胞增多症的报道。

5. 对心血管影响有心动过速、低血压或直立性低血压晕厥。

6. 体温升高，以治疗的前 3 周多见，有自行调节倾向，可并发白细胞升高或降低，如同时产生肌强直和自主神经并发症时，须排除神经阻滞剂恶性综合征，因已有此综合征的报道。

【妊娠期安全等级】 B。

【禁忌与慎用】 1. 中枢神经处于明显抑制状态的患者禁用。

2. 曾有骨髓抑制或血细胞异常疾病史者禁用。

3. 禁用于昏迷、酒精中毒性谵妄、药物中毒、中毒性精神病、严重肝肾疾病患者。

4. 闭角型青光眼和前列腺增生患者禁用。

5. 心血管疾病患者慎用。

6. 有癫痫史的患者慎用。

7. 有痉挛性疾病或病史者患者慎用。

8. 儿童用药的安全性和有效性尚不确定。

9. 本品可经乳汁分泌，服药期间建议停止哺乳。

10. 老年患者可能对本品的抗胆碱作用特别敏感，易发生尿潴留、便秘等。

【药物相互作用】 1. 其他中枢神经抑制药与本品合用时，可严重加重对中枢神经的抑制作用。

2. 抗胆碱药与本品合用时，可增强抗胆碱作用。

3. 地高辛、肝素、苯妥英、华法林与本品合用时，可加重骨髓抑制作用。

4. 碳酸锂与本品合用时，可增加发生惊厥、神经阻滞剂恶性综合征、精神错乱与肌张力障碍的危险。

5. 与苯二氮䓬类合用可致昏迷。

【剂量与用法】 1. 开始口服 50～100 mg/d，2～3 次分服，以后逐渐增加，最高可达 600～800 mg/d，维持量 50～100 mg/d。

2. 急用时可肌内注射 50～100 mg，2 次/日。

【用药须知】 1. 使用剂量必须高度个体化，由小剂量逐渐调整用量，一日用量应分次服用。

2. 对营养不良或伴有心血管或肝、肾疾患者，应以小剂量开始，然后缓慢增加剂量。

3. 开始治疗之前与治疗后的每一周应进行血常规检查。如遇白细胞总数低于 3500/mm^3 时不应开始或继续进行治疗，已开始治疗者应停药观察，每周至少测查白细胞 2 次；白细胞计数低于 3000/mm^3 应及时中止治疗，以后根据白细胞与粒细胞的变化而决定是否恢复治疗。

4. 通常不将本品作为首选药物，而在使用了两种其他抗精神病药充分治疗无效时，或不能耐受其他药物治疗时，才予以选用。

5. 突然停药易致撤药反应，其主要表现有意识模糊、幻觉、幻视、冲动、攻击性行为、头晕、失眠、恶心、多汗、不安、焦虑和紧张，故应逐渐减量和停药。

6. 本品对情感淡漠、思维障碍的患者疗效不佳。

【临床新用途】 迟发性运动障碍　口服本品 100～150 mg/d 轻至中度改善，停药后仍可见缓解。

【制剂】 ①片剂：25 mg；50 mg。②注射液：25 mg/2 ml；50 mg/2 ml。

【贮藏】 避光、密封贮存于室温。

洛沙平

(loxapine)

本品为二苯并二氮䓬类抗精神病药。

【CAS】 1977-10-2

【ATC】 N05AH01

【理化性状】 1. 化学名：2-Chloro-11-(4-methylpiperazin-1-yl)dibenz[*b*,*f*]-[1,4]oxazepine

2. 分子式：$C_{18}H_{18}ClN_3O$

3. 分子量:327.8

4. 结构式

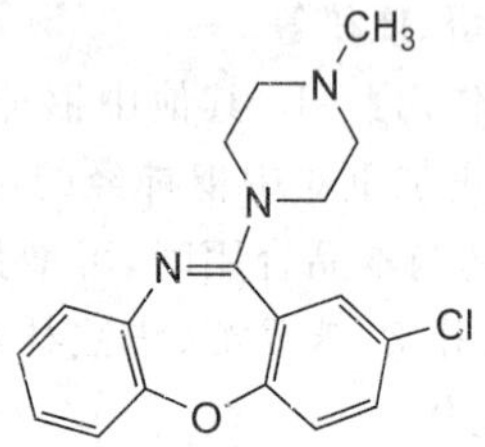

盐酸洛沙平

(loxapine hydrochloride)

【ATC】 N05AH01

【理化性状】 1. 分子式:$C_{18}H_{18}ClN_3O \cdot HCl$

2. 分子量:364.3

琥珀酸洛沙平

(loxapine succinate)

别名:Loxitome、Loxapac

【CAS】 27833-64-3

【理化性状】 1. 本品为白色至淡黄色无臭的结晶性粉末。

2. 分子式:$C_{18}H_{18}ClN_3O \cdot C_4H_6O_4$

3. 分子量:445.9

【药理作用】 类似氯丙嗪。

【体内过程】 口服后迅速被吸收,进行迅速而广泛的首过代谢。主要以结合形式的代谢物随尿液排出,小量以非结合的代谢物随粪便排出。一次给药后24 h内可排出一大部分。其主要代谢物是具有活性的7-羟洛沙平和8-羟洛沙平,此代谢物可与葡糖醛酸或硫酸结合。本品在体内广泛分布,可透过胎盘,进入乳汁。

【适应证】 用于治疗精神病。

【不良反应】 1. 参见氯丙嗪。

2. 其锥体外系症状和镇静的发生率居于氯丙嗪和具有哌嗪侧链的吩噻嗪之间。

3. 其他不良反应有恶心、呕吐、皮脂溢、呼吸困难、上睑下垂、头痛、感觉异常、面红、体重增加或减少以及烦渴。

【禁忌与慎用】 对本品过敏者、妊娠期妇女、哺乳期妇女禁用,余参见氯氮平。

【药物相互作用】 参见氯氮平。

【剂量与用法】 1. 口服 20~50 mg/d,2次分服,1周后,逐渐加量,于第8~10 d加至60~100 mg/d或更多,2~4次分服,最大剂量为250 mg/d。维持剂量一般为100 mg/d。

2. 吸入 为了控制急性症状,可用吸入性粉末,一次性吸入10 mg。

【制剂】 ①片剂:5 mg;10 mg;15 mg;20 mg。②吸入性粉末:100mg。

【贮藏】 避光、密封贮存于室温。

奥氮平

(olanzapine)

别名:Zyprexa

为噻吩并苯二氮类非典型抗精神病药。

【CAS】 132539-06-1

【ATC】 N05AH03

【理化性状】 1. 本品为黄色结晶性固体,几乎不溶于水。

2. 化学名:2-Methyl-4-(4-methyl-1-piperazinyl)-10*H*-thieno[2,3-*b*][1,5]benzodiazepine

3. 分子式:$C_{17}H_{20}N_4S$

4. 分子量:312.4

5. 结构式

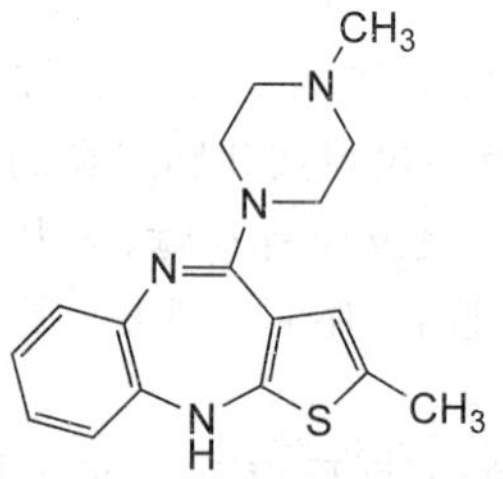

6. 稳定性:将本品片剂压碎并将粉末悬浮于糖浆注射用混合液中——此混合物包含了羧甲基纤维素,它是用羟苯甲酯和羟苯丙酯(专科医院儿科基础配方)保存的—以此方法制备的1 mg/ml的奥氮平混悬液冷藏时可在2周内保存稳定。

【药理作用】 本品对多巴胺(D_1、D_2和D_4),组胺H_1、5-HT、毒蕈碱(M_1)和α_1受体均有亲和力。

【体内过程】 本品易于从胃肠道吸收,进行明显的首关代谢。服药后5~8 h可达血药峰值。蛋白结合率为93%。在肝内主要通过直接葡糖醛酸化和通过P450 CYP1A2和CYP2D6介导的氧化作用进行广泛代谢。两种代谢物,10 N葡糖醛酸奥氮平和4′N脱甲基奥氮平均被失活。约有57%的用量随尿排出,主要为代谢物,见于粪便中者占30%。血浆消除$t_{1/2}$为30~38 h,女性比男性长。

【适应证】 用于治疗精神分裂症。

【不良反应】 1. 参见氯丙嗪。

2. 最常见的有嗜睡和体重增加。

3. 锥体外系反应(包括迟发性运动障碍)具有低发生率。

4. 可能出现高催乳素血症,但一般无症状。

5. 其他包括食欲增加、周围水肿。

6. 肌酸激酶浓度上升罕见。

【妊娠期安全等级】 C。

【禁忌与慎用】 参见洛沙平。

【药物相互作用】 1. 参见氯丙嗪。

2. 本品的代谢在一定程度上是通过 CYP1A2 和 CYP2D6(较少)介导的,凡对这些肝酶起抑制或诱导作用的药物都可能影响本品的血药浓度。

3. 吸烟者会增加本品的消除。

【剂量与用法】 1. 开始常用 10 mg/d,顿服,根据效应可以加量,但一般维持在 15 mg/d 或更多。

2. 女性、老年人或非吸烟者的代谢较慢,如患者具有一个以上的因素应考虑减量。

3. 肝、肾功能不全患者的用量为 5 mg/d,应谨慎加量。

【制剂】 片剂:5 mg;10 mg。

【贮藏】 避光、密封贮于常温。

喹硫平
(quetiapine)

别名:Seroquel

本品属于二苯二氮䓬类非典型抗精神病药。

【CAS】 111974-69-7

【ATC】 N05AH04

【理化性状】 1. 化学名:2-[2-(4-Dibenzo[*b*,*f*][1,4]thiazepin-11-yl-1-piperazinyl)ethoxy]ethanol

2. 分子式:$C_{21}H_{25}N_3O_2S$

3. 分子量:383.5

4. 结构式

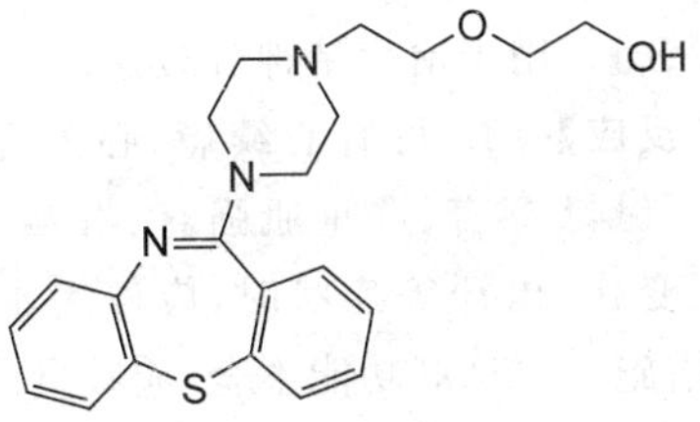

富马酸喹硫平
(quetiapine fumarate)

【CAS】 111974-69-7

【理化性状】 1. 本品为白色或类白色结晶体。

2. 化学名:2-[2-(4-Dibenzo[*b*,*f*][1,4]thiazepin-11-yl-1-piperazinyl)ethoxy]ethanol fumarate(2∶1) salt

3. 分子式:$(C_{21}H_{25}N_3O_2S)_2 \cdot C_4H_4O_4$

4. 分子量:883.1

【药理作用】 本品对 5-HT、多巴胺 D_2、组胺 H_1 和 α_1、α_2 受体均有亲和力。

【体内过程】 本品口服后易于吸收,广泛分布于全身。蛋白结合率为 83%。在肝内主要通过 P450 CYP3A4 介导的磺化氧化作用进行广泛代谢,也通过氧化进行代谢。主要以失活代谢物被排出,约有 75%用量出现在尿中,见于粪便中者占 20%。消除 $t_{1/2}$ 为 6～7 h。

【适应证】 用于治疗精神分裂症。

【不良反应】 1. 参见氯丙嗪。

2. 最常见者为嗜睡。

3. 有低发生率的锥体外系反应。

4. 催乳激素浓度的上升可能低于氯丙嗪。

5. 其他包括无力、焦虑、肌痛、鼻炎、食欲缺乏、胆固醇和三酰甘油浓度上升,甲状腺激素浓度下降。

6. 长期使用本品的患者出现无症状的晶体改变。动物(狗)实验证实,长期给药已有白内障出现。

【妊娠期安全等级】 C。

【禁忌与慎用】 参见氯氮平。

【药物相互作用】 1. 参见氯丙嗪。

2. 硫利达嗪可增加本品的消除。

3. CYP3A4 的诱导剂或抑制剂都能改变本品的代谢,使血药浓度升高或下降。

【剂量与用法】 1. 第 1 d 开始口服 25 mg,2 次/日,第 2 d 口服 50 mg,2 次/日,第 3 d 口服 100 mg,2 次/日,第 4 d 口服 150 mg,2 次/日。然后根据效应调整用量,一般剂量为 300～450 mg/d,2 次分服。而有些患者口服 150 mg/d 已达疗效满意程度,但也有人必须采用最大剂量 750 mg/d。

2. 年老者、肝肾功能不全患者应减量,开始 25 mg/d,根据效应逐渐加量 25～50 mg。

【制剂】 片剂:25 mg;50 mg;100 mg。

【贮藏】 密封、避光贮于室温。

佐替平
(zotepine)

别名:Nipolept

为二苯二氮䓬类非典型抗精神病药。

【CAS】 26615-21-4

【ATC】 N05AX11

【理化性状】 1. 本品为白色或微黄色无臭结晶,易溶于丙酮、三氯甲烷、冰醋酸或苯,难溶于甲醇、乙醇,不溶于水。

2. 化学名:2-[(8-Chlorodibenzo[*b*,*f*]-thiepin-10-yl)oxy]-*N*,*N*-dimethylethylamine

3. 分子式:$C_{18}H_{18}ClNOS$

4. 分子量:331.9

5. 结构式

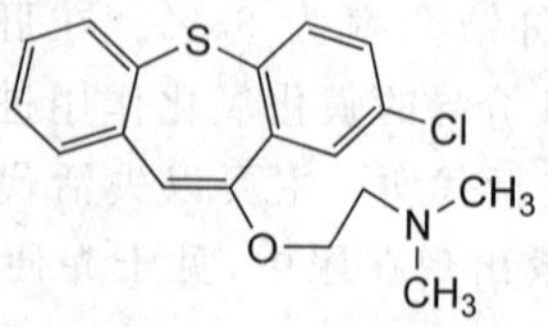

【药理作用】 本品对中枢多巴胺 D_1、D_2 受体具有亲和力，也可与 5-HT_2，α 受体和组胺 H_1 受体结合，并抑制去甲肾上腺素的再摄取。

【体内过程】 本品可从胃肠道吸收，2～3 h 可达血药峰值。进行广泛的首关代谢，成为活性相等的去甲佐替平和失活代谢物。在代谢中涉及 CYP1A2 和 3A4。原药和去甲佐替平的蛋白结合率为 97％。本品主要以代谢物随尿液、粪便排出。$t_{1/2}$ 约为 14 h。

【适应证】 治疗精神分裂症。

【不良反应】 1. 参见氯丙嗪。

2. 本品有可能引起 Q-T 间期延长。

【禁忌与慎用】 1. 个人有或家庭有癫痫史者、对本品过敏者、妊娠期妇女禁用。

2. 本品有促尿酸尿特性，因此，有痛风史或肾结石病史者禁用。

3. 由于本品可能延长 Q-T 间期，有 Q-T 间期延长史者禁用。

4. 接受过脑叶切除术或电击疗法患者，发热患者及老年人慎用。

5. 肝、肾功能不全患者慎用。

6. 动物实验显示本品可经乳汁排泄，哺乳期妇女使用时应暂停哺乳。

【药物相互作用】 1. 参见氯丙嗪。

2. 其他可能延长 Q-T 间期的药物可增加出现心律失常的危险性。

3. 合用氟西汀或地西泮可能升高本品的血药浓度。

4. 本品可增强其他中枢神经系统抑制药和抗毒蕈碱药物的作用。本品与其他高剂量抗精神病药合用时，特别会增加癫痫发作的风险，故不建议合用。

【剂量与用法】 1. 开始口服 25 mg，3 次/日，根据效应每 4 d 增加一次剂量，最高可达 100 mg，3 次/日。在每天总量超过 300 mg 时较易导致癫痫发作。

2. 老年人、肝肾功能不全患者应减量，开始 25 mg，2 次/日，加量最大不超过 75 mg，2 次/日。

【用药须知】 服药期间不能驾驶车辆或操作机械。

【制剂】 ①片剂：25 mg；50 mg；100 mg。②颗粒剂：100 mg(10％)；500 mg(5％)。

【贮藏】 密封、避光，贮于室温。

莫沙帕明

(mosapramine)

别名：Clospipramine、Cremine

为二苯二氮䓬类非典型抗精神病药。

【CAS】 89419-40-9

【ATC】 N05AX10

【理化性状】 1. 化学名：1′-[3-(3-Chloro-10，11-dihydro-5*H*-dibenzo[*b*，*f*]azepin-5-yl)propyl]hexahydro-2*H*-spiro[imidazo[1，2-*a*]pyridine-3，4′-piperidin]-2-one

2. 分子式：$C_{28}H_{35}ClN_4O$

3. 分子量：479.1

4. 结构式

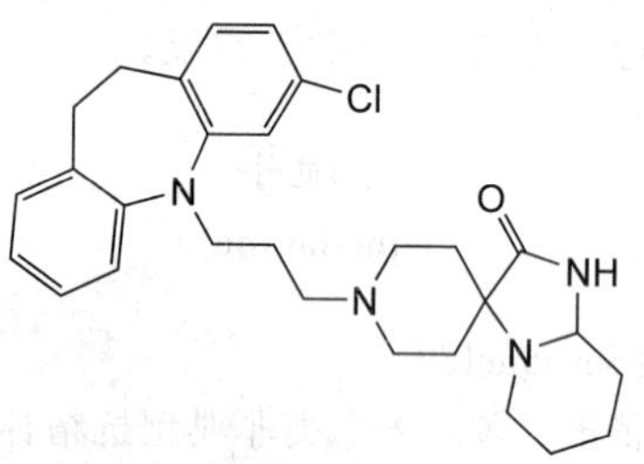

【药理作用】 本品可对抗阿扑吗啡及脱氧麻黄碱引起动物的刻板行为或运动过度。此作用比氯卡帕明强 2 倍。其作用机制是由于选择性地阻断了脑内多巴胺 D_2 受体与 5-HT_2 受体。

【体内过程】 本品口服易吸收，服药后 6～7 h 可达血药峰浓度。血浆 $t_{1/2}$ 约为 15 h，经肝代谢，由肾排出体外。

【适应证】 用于治疗精神分裂症。

【不良反应】 1. 可有心绞痛、心悸、面部潮红。若患者出现缄默寡言、严重肌强直、吞咽不能、心动过速、血压变化、出汗等症状时，应停用本品并采取适当治疗措施。罕见肝功能不全，应减量或停药。

2. 可引起帕金森综合征，发生率 18％。

3. 出现麻痹性肠梗阻、皮肤过敏时，应停药。

4. 有时会出现嗜睡、眩晕、头痛、知觉异常、共济失调、性欲异常、感觉迟缓、疲劳、排尿困难等。亦可能引起低血钠、尿钠增加、尿量增加、抽搐、抗利尿激素分泌异常伴有神志丧失。

【禁忌与慎用】 对本品过敏者禁用。

【药物相互作用】 不宜与中枢神经抑制药合用。

【剂量与用法】 成人，30～150 mg/d，分 3 次服用。剂量应根据年龄和症状酌情调整，日剂量可增至 300 mg。

【制剂】 ①片剂：10 mg；15 mg；25 mg。②颗粒剂：10 mg/1 g。

【贮藏】 密封、避光，贮于室温。

氯噻平
(clotiapine)

别名：氯哌硫氮、Clothiapine、Etumine、Etomine、Etumina

【CAS】 2058-52-8

【ATC】 N05AH06

【理化性状】 1. 化学名：2-Chloro-11-(4-methylpiperazino) dibenzo[*b*,*f*][1,4]thiazepine

2. 分子式：$C_{18}H_{18}ClN_3S$

3. 分子量：343.9

4. 结构式

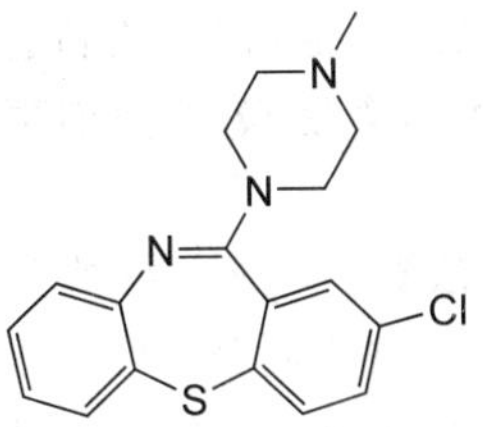

【简介】 本品属二苯二氮䓬类抗精神病药，作用类似氯丙嗪，具有较强的抗幻觉、妄想、兴奋和躁动作用。用于各种精神病，包括躁狂症、焦虑症和精神分裂症。一般口服 10～200 mg，分次服，个人效应不同，差异大，用量必须个体化。有的重症或有抗药性的精神病，用量可高达 360 mg/d。本品还可供深部肌内注射和静脉注射。较少引起锥体外系反应，偶有口干、恶心、乏力、头晕，用量过大可导致直立性低血压。制剂有片剂：40 mg；50 mg；注射液：50 mg/1 ml。

6.2.7 苯并异噁唑和苯并异噻唑类

齐拉西酮
(ziprasidone)

别名：Zeldox、Aabilify

为新的非典型抗精神病药，于 2000 年 9 月首次在瑞典上市。

【CAS】 146939-27-7

【ATC】 N05AE04

【理化性状】 1. 化学名：5-{2-[4-(1,2-Benzisothiazol-3-yl)-1-piperazinyl]ethyl}-6-chloro-2-indolinone

2. 分子式：$C_{21}H_{21}ClN_4OS$

3. 分子量：412.9

4. 结构式

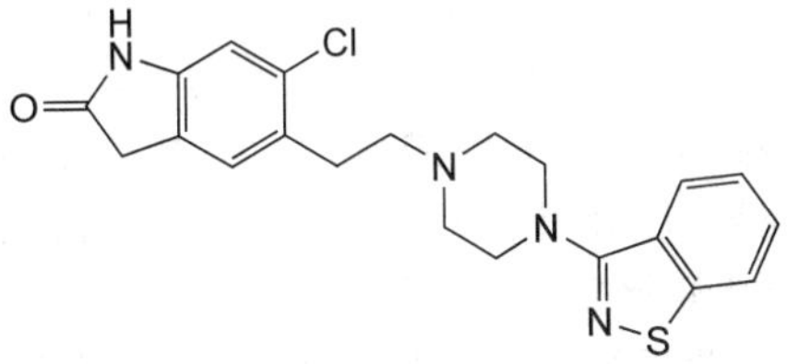

盐酸齐拉西酮
(ziprasidone hydrochloride)

〖CAS〗 138982-67-9

〖理化性状〗 1. 本品为白色或淡红色结晶状粉末或颗粒。

2. 分子式：$C_{21}H_{21}ClN_4OS \cdot HCl \cdot H_2O$

3. 分子量：467.4

甲磺酸齐拉西酮
(ziprasidone mesylate)

〖CAS〗 199191-69-0

〖理化性状〗 1. 分子式：$C_{21}H_{21}ClN_4OS \cdot CH_4O_3S \cdot 3H_2O$

2. 分子量：563.1

3. 稳定性：本品注射液 25 ℃，避光保存；稀释后的溶液 15～30 ℃避光保存 24 h，或 2～8 ℃冷藏 7 d。

【用药警戒】 本品会增加痴呆性精神病老年患者的死亡率。此类患者禁用。

【药理作用】 1. 体外证实，本品对多巴胺 D_2、D_3、5-HT_{2A}、5-HT_{2C}、5-HT_{1D} 和 α_1 肾上腺素受体的亲和性很强（Ki 分别为 4.8、7.2、0.4、1.3、3.4、2 和 10 nmol/L）；对组胺 H_1 受体的亲和性中等（Ki＝47 nmol/L）。

2. 本品对多巴胺 D_2、5-HT_{2A}、5-HT_{1D} 具有拮抗作用，对 5-HT_{1A} 受体起激动作用。本品抑制突触对 5-HT 和去甲肾上腺素的再摄取。

3. 本品的作用机制尚未完全弄清。目前认为可能通过对多巴胺和 5-HT_2 的拮抗作用而发挥抗精神分裂症的作用。

【体内过程】 本品口服后吸收良好，6～8 h 可达血药峰值，食物可使吸收量增加 1 倍。主要在肝内代谢，其代谢物主要随尿液排出，部分见于粪便中。其终末 $t_{1/2}$ 为 7 h。

【适应证】 1. 主要用于治疗精神分裂症。也能改善分裂症伴发的抑郁症状。

2. 可用于情感性障碍的躁狂期治疗。

【不良反应】 1. 全身　常见腹痛、感冒样症状、发热、意外跌倒、面部水肿、寒战、光敏反应、肋痛、体温过低、驾驶机动车意外。

2. 心血管系统　常见心动过速、高血压、直立性低血压，少见心动过缓、心绞痛、心房颤动，罕见房室传导阻滞、束支传导阻滞、静脉炎、肺栓塞、心肌肥大、脑梗死、脑血管意外、深度血栓性静脉炎、心肌炎、血栓性静脉炎。

3. 消化系统　常见食欲缺乏、呕吐，少见直肠出血、吞咽困难、舌水肿，罕见牙龈出血、黄疸、粪便嵌塞、γ-GT 升高、呕血、胆汁阻塞性黄疸、肝炎、肝肿大、口腔黏膜白斑病、脂肪肝、黑粪症。

4. 内分泌系统　罕见甲状腺功能减退、甲状腺功能亢进、甲状腺炎。

5. 血液淋巴系统　少见贫血、淤血、白细胞增多、白细胞减少、嗜酸粒细胞增多、淋巴结病，罕见血小板减少、低色素性贫血、淋巴细胞增多、单核细胞增多、嗜碱粒细胞增多、淋巴水肿、红细胞增多症、血小板增多症。

6. 代谢和营养　少见口渴、转氨酶升高、周围性水肿、高血糖、肌酸磷酸激酶升高、ALP 升高、高胆固醇血症、脱水、乳酸脱氢酶升高、蛋白尿、低血钾，罕见 BUN 升高、肌酐升高、高血脂、血浆胆固醇降低、高血钾、低血氯、低血糖、低血钠、低蛋白血症、糖耐量异常、痛风、高氯血症、高尿酸血症、低钙血症、低血糖性反应、低镁血症、酮症、呼吸性碱中毒。

7. 肌肉骨骼系统　常见肌痛，少见腱鞘炎，罕见肌病。

8. 神经系统　常见激越、锥体外系症状、震颤、肌张力障碍、肌张力亢进、运动障碍、敌意、颤搐、感觉异常、意识混乱、眩晕、运动功能减退、运动功能增强、步态异常、动眼神经危象、感觉迟钝、共济失调、健忘症、齿轮样强直、谵妄、肌张力减退、运动不能、发音困难、戒断综合征、舞蹈症、复视、运动失调、神经病变，少见麻痹，罕见肌阵挛、眼球震颤症、斜颈、口周感觉异常、角弓反张、反射增强、牙关紧闭。

9. 呼吸系统　常见呼吸困难，少见肺炎、鼻出血，罕见咯血、喉痉挛。

10. 皮肤及附属物　少见斑丘疹、荨麻疹、秃顶、湿疹、表皮脱落性皮炎、接触性皮炎、水泡、大疱疹。

11. 特殊感觉　常见真菌性皮炎，少见结膜炎、干眼、耳鸣、睑炎、白内障、畏光，罕见眼出血、视野缺损、角膜炎、结膜炎。

12. 泌尿生殖系统　少见阳痿、异常射精、闭经、血尿、月经过多、女性泌乳、多尿症、尿潴留、子宫不规则出血、男性性功能障碍、性快感缺失、糖尿，罕见男子女性型乳房、阴道出血、夜尿症、少尿、女性性功能障碍、子宫出血。

【妊娠期安全等级】 C。

【禁忌与慎用】 1. 对本品过敏者、儿童禁用。

2. 近期急性心肌梗死发作、失代偿性心力衰竭和有 Q-T 间期延长史的患者禁用。

3. 肝功能不全患者、有心脑血管病史者、低血压或癫痫患者慎用。

4. 本品注射剂中含有通过肾滤过排除的赋形剂环糊精，肾功能不全患者肌内给药时应谨慎。

5. 尚未明确本品是否可经乳汁分泌，哺乳期妇女使用时应暂停哺乳。

【药物相互作用】 1. 和其他多巴胺 D_2 受体拮抗剂一样，本品可使血清催乳素水平升高。

2. 卡马西林可减少本品吸收。

3. 酮康唑可增加本品的吸收。

4. 其他可使 Q-T 间期延长的药物如奎尼丁、多非利特、匹莫齐特、索他洛尔、硫利达嗪、莫西沙星和司帕沙星合用本品会使 Q-T 间期更见延长，应禁止合用。

【剂量与用法】 1. 成人精神分裂症，开始口服 20 mg，2 次/日，与食物同服。继而根据需要和效应，最大剂量可调至 80 mg，2 次/日。调整剂量时间间隔一般应不少于 2 d。维持治疗一次 20 mg，2 次/日。

2. 对精神分裂症的急性期兴奋激越的治疗，肌内注射一次 10～20 mg，每 2 h 给予 10 mg，或每 4 h 给予 20 mg，直到最大 40 mg/d。不推荐连续肌内注射超过 3 d，如需长期治疗应尽快改为口服。

3. 治疗躁狂急性或混合发作，与锂剂和丙戊酸盐辅助治疗Ⅰ型情感障碍　首日 40 mg，分两次，与食物同服；次日 60～80 mg，分两次；随后基于耐受性和药效调整至维持剂量 40～80 mg/d。

【用药须知】 1. 低血钾或低血镁能增加 Q-T 间期延长和心律不齐的风险。低血钾/镁的患者在治疗前应补充电解质。本品治疗期间服用利尿药的患者，应定期监测血清电解质。有严重心血管疾病病史的患者，如 Q-T 间期延长、近期内的急性心肌梗死、失代偿性心力衰竭或者心律失常的患者，应避免使用本品。如果发现患者出现了持续性 Q-Tc>500 ms，应停药。

2. 服用本品后出现提示有尖端扭转型室性心律失常发生的症状（如头晕、心悸、昏厥等）的患者，医师应用 Holter 监测法对患者作进一步评价。

3. 有报道称抗精神病药可诱发神经阻滞剂恶性综合征（NMS）。NMS 的临床症状为高热、肌僵、精神状态改变和自主神经系统功能紊乱（如脉搏不规律和血压不稳、心动过速、出汗和心律失常）；其他体征包括肌酐磷酸酶升高、蛋白尿和急性肾功能衰竭。

NMS的处理包括：①一旦发生应立即停止抗精神病药及其他非必须使用的药物治疗；②进行相应对症支持治疗和密切监测；③如果合并其他严重躯体疾病，应当采取特殊的治疗措施积极治疗。

4. 如患者出现迟发性运动障碍的症状或体征，应考虑停药；但有些患者即使出现该症状，仍需要继续服用本品治疗。

5. 本品可能引起直立性低血压，出现头晕、心动过速、昏厥等，特别是在用药初期和剂量调整期。有心血管病史（心肌梗死、缺血性心脏病、心力衰竭或传导异常）、脑血管病史或易于出现低血压的躯体疾病病史（脱水、血容量不足和服用抗高血压药）的患者应慎用。

6. 临床试验期间，本品可诱发癫痫，有癫痫病史或癫痫发生阈值降低（如阿尔茨海默病）的患者应慎用

7. 食管运动异常和误吸均可能与服用抗精神病药物有关。有吸入性肺炎风险的患者，应慎用本品和其他抗精神病药。

8. 与其他多巴胺 D_2 受体拮抗药一样，本品能升高人体内催乳素水平。约 1/3 的人患乳腺癌可能是催乳素依赖性的，确诊为乳腺癌的患者应慎重考虑是否服用本品。

9. 本品最常见的不良反应为嗜睡。服药期间患者应谨慎从事需要精神支配的活动，如驾驶机动运输工具或驾驶具有危险性的机械。

10. 上市前的资料中仅 1 例患者出现阴茎异常勃起。阴茎异常勃起与本品之间的关系尚未确定。具有 α 肾上腺素能受体拮抗作用的药物能诱发阴茎异常勃起，本品可能具有诱发阴茎异常勃起的作用。

11. 抗精神病药具有干扰体温调节中枢的能力，建议如果患者患有导致体温升高的状况时，如过度运动、暴露在极热环境中、服用抗胆碱能的药物或处于脱水状态时，应慎用本品。

12. 精神疾病患者均具有潜在的自杀意图，药物治疗期间应密切监测高风险患者本品的剂量应为有效控制症状的最小剂量，以降低药物过量风险。

13. 本品注射剂仅可肌内注射，不可静脉给药。每支单剂量本品加入 1.2 ml 灭菌注射用水，强力振摇，直到药物完全溶解。稀释后每毫升含有 20 mg 的本品。

14. 不推荐本品口服制剂和注射剂同时给药。

【制　剂】　①胶囊剂：20 mg；40 mg；60 mg；80 mg。②注射剂（粉）：20 mg。

【贮藏】　密封、避光贮于室温。

利培酮

(risperidone)

别名：Rehablit、Risperdal、Rispolin

本品属苯并异噁唑类抗精神病药。

【CAS】　106266-06-2

【ATC】　N05AX08

【理化性状】　1. 本品为白色的或几乎白色的粉末。具多晶型。几乎不溶于水，略溶于乙醇，易溶于二氯甲烷，可溶解于稀释的酸溶液。

2. 化学名：3-{2-[4-(6-Fluoro-1,2-benzisoxazol-3-yl) piperidino] ethyl}-6, 7, 8, 9-tetrahydro-2-methylpyrido[1,2-*a*]pyrimidin-4-one

3. 分子式：$C_{23}H_{27}FN_4O_2$

4. 分子量：410.5

5. 结构式

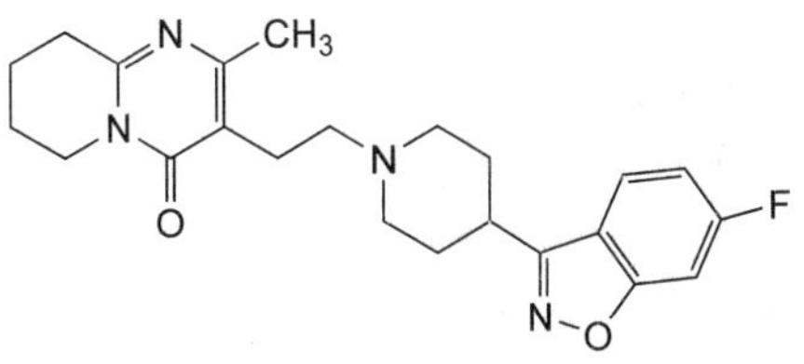

【药理作用】　本品属于多巴胺 D_2、5-HT_2、α_1、α_2 和组胺 H_1-受体拮抗剂，属于非典型抗精神病药。

【体内过程】　本品口服后迅速被吸收，1～2 h 可达血药峰值。在肝内通过羟基化广泛代谢成具有活性的代谢物 9-羟基利培酮，氧化的 *N*-脱烷基化是一较小的代谢途径。其羟基化是通过 CYP2D6 介导的，属于遗传多态性。主要随尿液排出，较少的随粪便排出。利培酮及其活性代谢物的蛋白结合率分别为 88%和 77%。

【适应证】　治疗精神分裂症和其他精神病。

【不良反应】　1. 常见不良反应有失眠、焦虑、头痛、头晕、口干。

2. 较少见的不良反应有嗜睡、疲劳、注意力下降、便秘、消化不良、恶心、呕吐、腹痛、视物模糊、阴茎异常勃起、勃起困难、射精无力、性淡漠、尿失禁、鼻炎、皮疹及其他过敏反应。

3. 可能引起锥体外系症状，如肌紧张、震颤、僵直、流涎、运动迟缓、静坐不能、急性肌张力障碍。通过降低剂量或给予抗帕金森综合征的药物可消除。

4. 偶尔会出现（直立性）低血压、（反射性）心动过速或高血压的症状。

5. 也会出现体重增加、水肿和肝酶水平升高的现象。

6. 偶尔会由于患者烦渴或抗利尿激素分泌失调

(SIADH)引发水中毒。

7. 还会引起血浆中催乳素浓度的增加,其相关症状为溢乳、男子女性型乳房、月经失调、闭经。

8. 偶见迟发性运动障碍、神经阻滞剂恶性综合征、体温失调及癫痫发作。

9. 有轻度中性粒细胞和(或)血小板计数下降的个例报道。

【妊娠期安全等级】 C。

【禁忌与慎用】 1. 对本品过敏者禁用。

2. 心血管疾病(如心力衰竭、心肌梗死、传导异常、脱水、失血及脑血管病变)的患者慎用。

3. 帕金森综合征、癫痫患者、先天性 Q-T 间期延长综合征患者,以及有心律失常病史者应慎用。

4. 动物实验表明,本品可经乳汁分泌,哺乳期使用时应停止哺乳。

5. 18 岁以下儿童用药的安全性及有效性尚未确定。

【药物相互作用】 1. 本品可拮抗左旋多巴及其他多巴胺激动剂的作用。

2. 卡马西平及其他肝酶诱导剂会降低本品活性成分的血药浓度,就要增加本品的剂量;但如果停止使用卡马西平或其他肝酶诱导剂,则应重新确定使用本品的剂量,必要时可减量。

3. 托吡酯会略微降低本品的生物利用度,对本品活性代谢产物无影响。因此,该相互作用基本上不具有临床意义。

4. 吩噻嗪类抗精神病药,三环类抗抑郁药和一些β受体拮抗药会升高本品的血药浓度,但不升高其活性代谢产物的血药浓度。

5. 西咪替丁和雷尼替丁可升高本品的生物利用度,但对其活性代谢产物抗精神病作用的影响很小。

6. 氟西汀和帕罗西汀(CYP2D6 抑制剂)可升高本品的血药浓度,但对其活性代谢产物抗精神病作用的影响较小。当开始或停止与氟西汀或帕罗西汀合用时,应重新确定本品的剂量。

【剂量与用法】 1. 开始第 1 d 口服 2 mg/d,第 2 d 口服 4 mg,第 3 d 口服 6 mg,顿服或 2 次分服。至少隔一周调整剂量,一般维持量为 4～8 mg/d。超过 10 mg/d 较易引起锥体外系反应,最大推荐剂量为 16 mg/d。

2. 老年人、肝肾功能不全患者应减量,开始 0.5 mg,2 次/日,逐渐增加达到 1～2 mg/d。

【用药须知】 1. 由于本品具有对α受体的拮抗作用,可能会发生直立性低血压,尤其是在治疗初期的剂量调整阶段。上市后合用抗高血压药物时,曾观察到有临床意义的低血压。对于已知患有心血管疾病的患者(如心力衰竭、心肌梗死、传导异常、脱水、血容量降低或脑血管疾病)应慎用本品,剂量应按推荐剂量逐渐增加,如发生血压过低现象,应考虑减少剂量。

2. 曾报道过抗精神病药物(包括利培酮)出现白细胞减少症、嗜中性粒细胞减少症和粒细胞缺乏症。在上市后监督期间,粒细胞缺乏症的报道非常罕见(<1/10000 例患者)。

3. 在开始治疗的几个月,应对具有白细胞显著降低或药物诱导的白细胞减少症和或中性粒细胞减少症病史的患者进行监测,在没有其他诱发因素的情况下,一旦发现白细胞有显著降低,则应考虑停用本品。

对于临床上显著的中性粒细胞减少症的患者,应仔细监测是否有发热或其他感染的症状或体征,如果出现这些症状或体征,应立即进行治疗。对于重度中性粒细胞减少症(嗜中性白细胞绝对计数<1×10^{9}/L)的患者,应停止使用本品,并随访监测白细胞计数,直至恢复正常。

4. 使用抗精神病药物曾报道静脉血栓栓塞(VTE)的病例。由于服用抗精神病药治疗的患者常会出现患 VTE 的风险因素,因此,在本品治疗前和治疗期间应判断 VTE 所有可能的风险因素,并采取预防措施。

5. 和其他所有具有多巴胺受体拮抗剂性质的药物相似,本品也可能引起迟发性运动障碍,其特征为有节律的非自主运动,主要见于舌及面部。有报道表明,锥体外系症状的发生是迟发性运动障碍发展的风险因素,而与其他传统抗精神病药物相比,本品较少引起锥体外系症状,因此,与传统抗精神病药物相比,本品引发迟发性运动障碍的风险较低。如果出现迟发性运动障碍的症状,应考虑停用所有的抗精神病药。

6. 已有报道指出,服用传统的抗精神病药可能会出现神经阻滞剂恶性综合征,其特征为高热、肌肉僵直、颤抖、意识障碍和血清肌酸磷酸激酶水平升高,还可能出现肌红蛋白尿症(横纹肌溶解症)和急性肾衰竭。此时应停用包括本品在内的所有抗精神病药物。

7. 对于路易体性痴呆或帕金森病患者,在处方抗精神病药(包括本品)时,应权衡利弊,这类药物可能增加神经阻滞剂恶性综合征的风险。同时以上人群对抗精神病药物的敏感度增加,除出现锥体外系症状外,还会出现混乱、迟缓、步态不稳而经常跌倒。

8. 在使用本品期间，已有高血糖、糖尿病及原有糖尿病加重的报道。精神分裂症固有的糖尿病高风险性及正常人群中糖尿病发病率的上升，使非典型抗精神病药物的使用与葡萄糖异常之间的相关性评估变得复杂化。在精神分裂患者中糖尿病的患者应仔细监测高血糖和糖尿病症状。

9. 已有显著的体重增加的报道。使用本品时，应进行体重监测。

10. 已有报道指出，具有 α 肾上腺素能拮抗效应的药物导致阴茎异常勃起。在上市后监察期间，本品曾有导致阴茎异常勃起的报告。

11. 使用抗精神病药可以损伤人体降低深部体温的能力。当患者处于可能会升高深部体温的条件(如剧烈运动、处于高温环境、接受抗胆碱能活性药物合并治疗，或脱水)下，建议使用本品的患者进行适当的护理。

12. 在本品的临床前研究中已观察到止吐作用。这种作用如果发生在人体，则可能会掩盖某些药物过量或疾病(如肠梗阻、瑞氏综合征和脑肿瘤)的体征和症状。

13. 与其他抗精神病药一样，有癫痫发作或其他会潜在降低癫痫发作阈值病史的患者使用本品时应谨慎。

14. 本品对需要警觉性的活动有所影响。因此，在了解到患者对本品的敏感性前，建议患者在治疗期间不应驾驶汽车或操作机器。

【制剂】 片剂：1 mg；2 mg；3 mg；4 mg。

【贮藏】 密封、避光贮于室温。

哌罗匹隆
(perospirone)

本品为苯并异噻唑类抗精神病药。于 2001 年 2 月首次在日本上市。

【CAS】 150915-41-6

【理化性状】 1. 化学名：*cis*-*N*-{4-[4-(1，2-Benzisothiazol-3-yl)-1-piperazinyl] butyl}-1，2-cyclohexanedicarboximide

2. 分子式：$C_{23}H_{30}N_4O_2S$

3. 分子量：426.57

4. 结构式

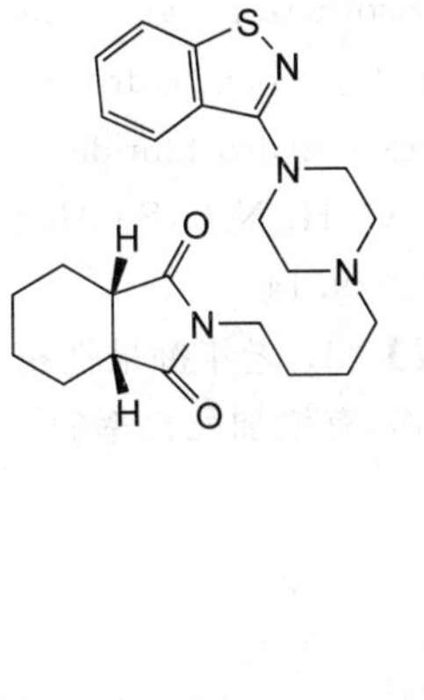

盐酸哌罗匹隆
(perospirone hydrochloride)

别名：Lullan

〖CAS〗 129273-38-7

〖理化性状〗 1. 化学名：*cis*-*N*-{4-[4-(1，2-Benzisothiazol-3-yl)-1-piperazinyl] butyl}-1，2-cyclohexanedicarboximide hydrochloride

2. 分子式：$C_{23}H_{30}N_4O_2S \cdot HCl$

3. 分子量：463.0

【药理作用】 本品具有抗多巴胺 D_2 和 5-HT_2 的作用，即所谓羟色胺多巴胺拮抗剂，可减轻锥体外系反应和改善精神分裂症阴性症状。动物实验表明，对运动亢进和刻板行为的效力是氟哌啶醇的 1/2～1/3，是莫沙帕明的 2～10 倍；试验还表明本品具有改善焦虑和抑郁的作用。

【体内过程】 以本品 0.01～5 mg/kg 进行腹腔内注射，对大鼠脑内的 5-HT_2 及 D_2 受体具有剂量依赖性结合，对 D_1 受体的结合很弱。

【适应证】 用于治疗精神分裂症。

【不良反应】 1. 可发生锥体外系反应、失眠、嗜睡、便秘、眩晕、摇晃、乏力、疲倦感、焦躁和不安。

2. 还可能出现口渴、过度镇静和体重增加。

【禁忌与慎用】 1. 昏迷状态的患者禁用(本品可能会加重昏睡状态)。

2. 受巴比妥类药物等中枢神经抑制药强烈影响的患者禁用(本品可增强中枢神经系统抑制作用)。

3. 对本品的成分有过敏史的患者禁用。

4. 正在接受肾上腺素治疗的患者禁用(本品可逆转肾上腺素的作用，引起血压下降)。

5. 肝、肾功能不全的患者减量慎用。

6. 患有心血管疾病、低血压或怀疑患有这些疾病的患者(有时会出现一过性低血压)慎用。

7. 帕金森病患者(可能会加重锥体外系症状)慎用。

8. 癫痫等痉挛性疾病患者或有既往病史患者(可能会降低痉挛阈值)慎用。

9. 伴有脱水、营养不良状态等的身体疲弱患者(易引起神经阻滞剂恶性综合征)慎用。

10. 有既往自杀企图和自杀念头的患者(可能会使症状恶化)慎用。

11. 有糖尿病或既往史的患者，或有糖尿病家族史、高血糖、肥胖等糖尿病危险因素的患者(出现过血糖值上升)慎用。

12. 动物实验显示，本品可经乳汁排泄，哺乳期妇女使用时应暂停哺乳。

13. 儿童用药的安全性及有效尚未确定。

14. 妊娠期妇女或者可能妊娠的妇女，只有确定治疗上的益处大于对胎儿伤害的风险时，方可使用。

【药物相互作用】 1. 严禁与肾上腺素合用。

2. 与中枢神经抑制药(如巴比妥类药物)合用时，可相互增强对中枢神经抑制作用，慎重合用。

3. 与多巴胺能药物(如左旋多巴制剂、甲磺酸溴隐亭)合用时，可相互减弱彼此的作用，慎重合用。

4. 与降压药合用时，因有相互增强降压作用的可能性，须慎重合用，可能需减少降压药的剂量。

5. 与多潘立酮、甲氧氯普胺合用时，易引起内分泌功能紊乱或锥体外系症状。

6. 与H_2受体拮抗剂(如西咪替丁)合用时，可能会相互增强对胃酸分泌的抑制作用，要充分观察，慎重合用。

7. 与CYP3A4抑制剂(如大环内酯类抗生素)合用时，可使本品的血药浓度升高，可能导致不良反应发生率增加，要充分观察，慎重合用。

8. 与通过CYP3A4酶代谢的药物(如西沙必利、三唑仑)合用时，两种药物的不良反应发生率都会增加，要密切观察，慎重合用。

【剂量与用法】 成人开始口服4 mg，3次/日，逐渐加量。维持量为12～48 mg/d，3次分服。一日剂量不得超过48 mg。

【用药须知】 1. 抗帕金森病药、催眠药和缓泻药可缓解锥体外系反应、失眠和便秘。

2. 本品所致锥体外系的发生率低于莫沙帕明。

3. 由于本品可能引起困倦，导致注意力、集中力及反射运动能力等降低，注意不要让正使用本品的患者从事驾驶等伴有危险的机械操作。

4. 由于本品会导致兴奋、运动失调、紧张和冲动控制障碍等阳性症状加重，须注意观察。一旦出现症状恶化，需采取适当处理，采用其他治疗措施。

5. 由于本品在动物(犬)实验中具有止吐作用，可能会掩盖其他药物中毒或肠梗阻、脑瘤等疾病引起的呕吐症状，应加以注意。

6. 由于食物可影响本品的吸收，建议餐后服用(空腹时给药的吸收情况较进食后给药低)；由于本品易被肝酶代谢，血中浓度易于变化，特别是在肝和肾功能不全的患者、老年患者、与大环内酯类抗生素等代谢抑制剂合用的患者体内，有血药浓度升高的可能，因此，要充分观察，慎重给药。

7. 有报道服用本品治疗时曾发生不明原因的猝死。国外文献报道，在认知障碍有关的17例精神病患者的临床试验中，与本品同类的非典型抗精神病药物组的死亡率比安慰剂组高1.6～1.7倍。

8. 动物(雌性大鼠)的慢性毒性实验结果表明，1 mg/kg以上的剂量可致骨量(骨密度)减少，病理显示骨量减少。这些发现可以认为是由于催乳激素上升而引起的雌激素分泌受到抑制所致，其他抗精神病药(氟哌啶醇等)中也有同样的现象发生。

【制剂】 片剂：4 mg；8 mg。

【贮藏】 密封、避光，贮于室温。

鲁拉西酮

(lurasidone)

别名：Latuda

本品属苯并异噻唑类衍生物，为非典型抗精神病药。

【CAS】 367514-87-2

【ATC】 N05AE05

【理化性状】 1. 化学名：(3a*R*，4*S*，7*R*，7a*S*)-2-{(1*R*，2*R*)-2-[4-(1，2-Benzisothiazol-3-yl) iperazin-1 ylmethyl] cyclohexylmethyl} hexahydro-4，7-methano-2*H*-is-oindole-1，3-dione

2. 分子式：$C_{28}H_{36}N_4O_2S$

3. 分子量：492.68

4. 结构式

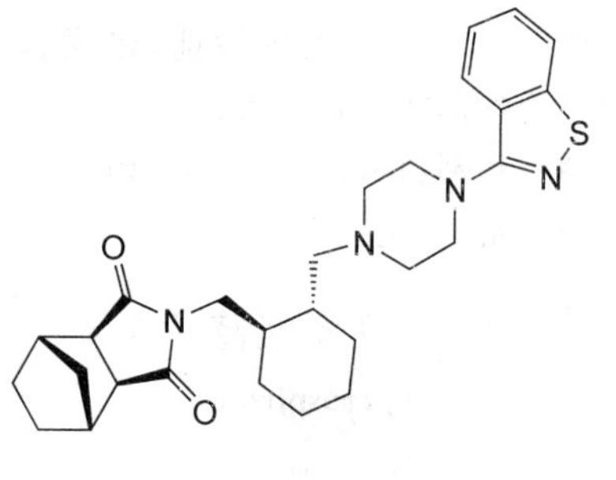

盐酸鲁拉西酮

(lurasidone hydrochloride)

别名：Latuda

〖CAS〗 67514-88-3

〖理化性状〗 1. 本品为白色至类白色粉末，在水中极微溶，0.1 N HCl中不溶，乙醇中微溶，甲醇中略溶，甲苯中不溶，丙酮中极微溶。

2. 化学名：(3a*R*，4*S*，7*R*，7a*S*)-2-{(1*R*，2*R*)-2-[4-(1，2-Benzisothiazol-3-yl) iperazin-1 ylmethyl] cyclohexylmethyl} hexahydro-4，7-methano-2*H*-isoindole-1，3-dione hydrochloride

3. 分子式：$C_{28}H_{36}N_4O_2S \cdot HCl$

4. 分子量：529.14

【用药警戒】 1. 老年痴呆性精神病患者使用抗精神分裂症药物，有增加死亡率的风险。

2. 本品不可用于痴呆型精神病患者。

3. 儿童和青少年服用抗抑郁药会增加产生自杀想法和行为的风险，24 岁以上无增加，65 岁以上则风险下降。

4. 所有患者开始服用时，均应严密监控，以防病情恶化或产生自杀的想法和行为。建议家人和护理人员应密切观察并及时告知医师。

【药理作用】 本品治疗精神分裂症和双相抑郁症的机制不明，可能是通过与中枢 D_2受体和 5-HT_2受体结合，产生拮抗作用而实现。本品对 D_2受体（Ki = 0.994 nmol/L）和 5-HT_2 受体（Ki = 0.47 nmol/L）及 5-HT_7受体（Ki＝0.495 nmol/L）均有高度亲和力和拮抗作用，与人的 α_{2C}肾上腺素受体有中度亲和力（Ki＝10.8 nmol/L），是 5-HT_{1A}（Ki＝6.38 nmol/L）受体的部分激动剂，又是 α_{2A}肾上腺素受体的拮抗剂（Ki＝40.7 nmol/L）。对 H_1和 M_1受体几无作用（IC_{50}＞1000 nmol/L）。

【体内过程】 1. 口服给药后，经 1～3 h 可达血药峰值，9%～19%给药剂量被吸收，给予 40 mg 后，表观分布容积平均为 6173（CV 为 17.2%）L，其蛋白结合率约为 99%。进食后服用较空腹服用后的 C_{max}和 AUC 分别增加约 2 倍和 1 倍。

2. 本品主要通过 CYP3A4 代谢，主要生物转化途径为氧化 *N*-脱烷基、降莰烷的羟化及 *S*-氧化，本品在体内代谢成两种活性产物（ID-14283 和 ID-14326）及两种主要的非活性产物（ID-20219 和 ID-20220）。体外研究显示，本品不是 CYP1A1、CYP1A2、CYP2A6、CYP4A11、CYP2B6、CYP2C8、CYP2C9、CYP2C19、CYP2D6 和 CYP2E1 的底物。吸烟不影响本品的药动学参数。单剂量给予[^{14}C]标记的本品，尿中可回收 9%的放射性物质，粪便中可回收 80%的放射性本品。给予 40 mg 本品后，平均的表观清除率为 3902 ml/min（CV 为 18.0%）。

【适应证】 用于精神分裂症和Ⅰ型双相情感障碍的抑郁发作。

【不良反应】 1. 治疗精神分裂症时，≥5%的不良反应有嗜睡、静坐不能、锥体外系症状、失眠和恶心。≥2%的不良反应有呕吐、消化不良、唾液分泌过多、背痛、头晕、焦虑和坐立不安。其中静坐不能和锥体外系症状为剂量相关性。

2. 单一治疗双相抑郁症时，≥5%的不良反应有嗜睡、静坐不能、锥体外系症状、恶心、呕吐、腹泻、口干和焦虑。≥2%的不良反应有鼻咽炎、流感、尿路感染和背痛。

3. 与锂盐和丙戊酸合用治疗双相抑郁症时，≥5%的不良反应有恶心、嗜睡、静坐不能和锥体外系症状。≥2%的不良反应有呕吐、疲劳、鼻咽炎、体重增加、食欲增加和坐立不安。

4. ＞1%的其他不良反应有心动过速、视物模糊、腹痛、食欲缺乏、皮疹、瘙痒和高血压。0.1%～1%的不良反应有贫血、一度房室传导阻滞、心绞痛、心动过缓、眩晕、胃炎、卒中综合征、构音困难、异常做梦、惊恐发作、睡眠障碍、排尿困难、闭经和痛经。

5. ＜0.1%的不良反应有猝死、横纹肌溶解、肾衰竭、乳房增大、乳溢、胸痛、勃起障碍和血管神经性水肿。

【妊娠期安全等级】 B。

【禁忌与慎用】 1. 对本品或其成分过敏者禁用。

2. 禁与强效 CYP3A4 抑制剂（如酮康唑、克拉霉素、利托那韦、伏立康唑和米贝拉地尔等）合用。

3. 禁与强效 CYP3A4 诱导剂（如利福平、阿伐麦布、贯叶连翘、苯妥英和卡马西平等）合用。

4. 有癫痫发作史和癫痫发作阈值降低者（如早老性痴呆）应慎用。

5. 本品对认知和运动功能有潜在的损害，操作危险设备（如机动车）者应慎用。

6. 抗精神病药物与吸入性肺炎有关，有此类风险的患者，尤其是进行性早老性痴呆患者应慎用。

7. 动物实验显示本品可经乳汁排泄，哺乳期妇女使用时应停止哺乳。

8. 18 岁以下儿童用药的安全性及有效性尚未确定。

【药物相互作用】 1. 本品主要由 CYP3A4 代谢，应避免与 CYP3A4 强抑制剂或诱导剂合用。与轻度 CYP3A4 抑制剂（地尔硫䓬、阿扎那韦、红霉素、氟康唑和维拉帕米等）合用时，本品剂量应减半。

2. 与轻度 CYP3A4 诱导剂合用时，则可能需要增加剂量。与锂盐和丙戊酸钠合用时，不必调节剂量，避免与葡萄柚汁合用。而本品与锂盐、P-糖蛋白、CYP3A4 底物或丙戊酸钠合用时，则不必调整这些药物的剂量。

【剂量与用法】 1. 本品治疗精神分裂症的推荐起始剂量为 40 mg，1 次/日，最大剂量 160 mg/d，与食物（至少达到 350 cal）同服。

2. 治疗Ⅰ型双相情感障碍的抑郁发作的推荐起始剂量为 20 mg，1 次/日，最大剂量 120 mg/d，与食物（至少达到 350 cal）同服。

3. 中度及重度肝、肾功能不全患者的起始剂量为 20 mg，中度及重度肾功能不全和中度肝功能不全患者的每天最大剂量不超过 80 mg，重度肝功能不全患者每天最大剂量不超过 40 mg。

4. 与轻度 CYP3A4 抑制剂合用时，本品起始剂量为 20 mg，1 次/日，最大剂量 80 mg/d。

【用药须知】 1. 本品会增加老年痴呆性精神病的死亡率，此类患者不能使用本品。

2. 儿童和青少年重度抑郁症患者使用抗抑郁药物可增加自杀的想法和行为，应对所有患者进行密切观察和适当的监控，包括病情恶化、自杀和行为改变等，尤其是在开始治疗的后数月内，或者剂量增加或减少时。发生以上情况时应改变治疗方案包括停药。

3. 使用本品可发生致命的神经阻滞剂恶性综合征 NMS，包括高热、肌肉强直、精神状态改变、自主神经失调（不稳定的血压，心动加速，汗多和心律失常）。其他症状有肌酸磷酸激酶升高、肌红蛋白尿（横纹肌溶解）和急性肾衰竭。一旦发生 NMS，应立即停用本品和其他临床治疗非必需药物，加强对症治疗和医学监护，以及采取对其他并发症有特效疗法的治疗措施。对于罹患 NMS 已康复的患者，因可能复发，再次用药应慎重并密切监控。

4. 使用抗精神病药物，可能发生延迟性运动障碍，使用本品时应采取使其发生率降到最低的给药方案，包括使用最低剂量和最短疗程。如果发生应考虑停药，但部分患者可能需要继续用药。

5. 非典型抗精神病药物可致机体代谢改变而增加心血管和脑血管风险，包括高血糖、血脂异常和体重增加。停药后高血糖可恢复，但仍有部分患者需要使用抗糖尿病药物。

6. 本品可升高催乳激素使性腺功能减退而致男女患者的骨密度下降。

7. 对于已存在白细胞减少或有药物导致的白细胞/中性粒细胞减少症史的患者，在用药初期的几个月应经常监测全血细胞数，如出现无其他原因所致的白细胞减少时，应停药。中性粒细胞减少症患者应仔细监测有无发热或发生感染的体征或症状，一旦出现应立即治疗。如发生严重的中性粒细胞减少症（中性粒细胞绝对计数＜1000×10^6/L），应停药并恢复白细胞计数。

8. 本品可致直立性低血压和晕厥，通常在用药初期和加大剂量时表现最明显。对于脱水、血容量减少、服用抗高血压药物、有心血管及脑血管病史的患者，风险可增加。此类患者的初始用药剂量应较低并缓慢增加，同时应监测相关症状。

9. 抗精神病药物可损害机体降低体温的功能，对有可能导致体温升高（如剧烈锻炼、暴露在高温环境、服用抗胆碱药物或脱水）情况的患者应给予适当的建议。

10. 抗精神病药物可增加发生躁狂或轻度躁狂的风险，尤其是双相情感障碍患者，应监测。

11. 服用本品应避免饮酒。

12. 有药物滥用史者应密切观察。

13. 可引发新生儿因呼吸困难而住院，妊娠期妇女使用应权衡利弊。

【制剂】 片剂：20 mg；40 mg；60 mg；80 mg；120 mg。

【贮藏】 贮于 25 ℃，短程携带允许保存于 15～30 ℃。

帕利哌酮
(paliperidone)

别名：芮达、Invega

本品为苯并异噁唑类抗精神病药。

【CAS】 144598-75-4

【理化性状】 1. 本品略溶于 0.1 N HCl 及二氯甲烷，不溶于 0.1 N NaOH 和己烷，微溶于 *N*,*N*-二甲基甲酰胺。

2. 化学名：(±)-3-{2-[4-(6-Fluoro-1, 2-benzisoxazol-3-yl) piperidino] ethyl}-6, 7, 8, 9-tetrahydro-9-hydroxy-2-methyl-4*H*-pyrido[1, 2-*a*]pyrimidin-4-one

3. 分子式：$C_{23}H_{27}FN_4O_3$

4. 分子量：426.49

5. 结构式

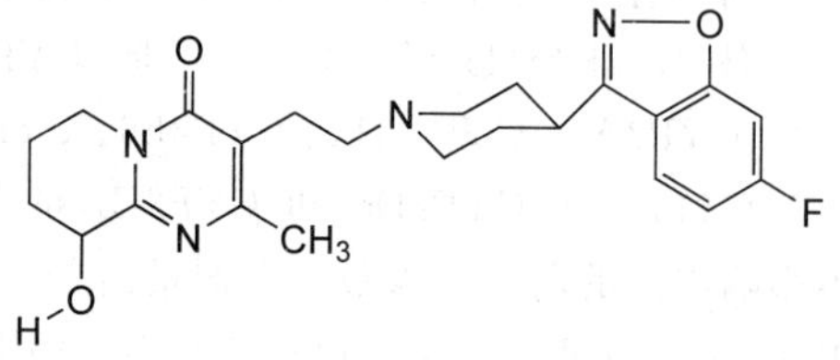

棕榈酸帕利哌酮
(paliperidone palmitate)

〖CAS〗 199739-10-1

〖理化性状〗 1. 化学名：(9*RS*)-3-{2-[4-(6-Fluoro-1, 2-benzisoxa-zol-3-yl) piperidin-1-yl] ethyl}-2-methyl-4-oxo-6, 7, 8, 9-tetrahydro-4*H*-pyrido[1, 2-a]pyrimidin-9-yl hexadecanoate

2. 分子式：$C_{39}H_{57}FN_4O_4$

3. 分子量：664.9

【用药警戒】 本品可能增加痴呆相关性老年精神病患者的死亡率。

【药理作用】 本品是利培酮的主要活性代谢产物。与其他治疗精神分裂症的药物一样，本品的作用机制尚不清楚。但目前认为本品是通过对 D_2 受体

和 $5\text{-}HT_2$ 受体拮抗药联合介导发挥抗精神病作用的。本品也是 α_1、α_2 肾上腺素能受体及组胺 H_1 受体的拮抗药，这可能是本品某些其他作用的原因。本品与具有胆碱能的毒蕈碱或 β_1、β_2 肾上腺素能受体无亲和力。体外试验表明，本品对映异构体(+)和(-)的药理活性与本品相似。

【体内过程】 1. 吸收　口服本品单剂量后，约经 24 h 达 C_{max}。在推荐剂量范围内(3～12 mg)，给药后的本品药动学与剂量成正比。本品终末消除 $t_{1/2}$ 约 23 h。给予本品后，大多数受试者在给药后 4～5 d 达到稳态。在 9 mg 的剂量下，平均稳态峰谷比是 1.7，范围介于 1.2～3.1。服用本品后，其(+)和(-)的对映异构体会相互转化，稳态时两者 AUC 的比例大约为 1.6。

口服本品后，其绝对生物利用度为 28%。健康受试者中，高脂肪/高热量膳食下，给予 12 mg 本品后，其 C_{max} 与 AUC 比空腹状态下分别增加 60% 和 54%。与食物同服可增加本品暴露量。

本品棕榈酸酯脂溶性极低，肌内注射后缓慢溶解，继后被水解释放出本品，并被吸收进入循环，单次肌内注射，血药浓度缓慢升高，13 d 达血药峰值。注射后第 1 d 即开始释放本品，可持续释放达 126 d。

三角肌单次肌内注射(39～234 mg)，较臀肌肌内注射 C_{max} 高约 28%，前两次三角肌内注射(第 1 d 和第 8 d)可使本品快速达到治疗浓度。剂量在 39～234 mg，其血药浓度与 AUC 成正比，稳态时于三角肌内注射的平均血药浓度峰谷比为 1.8，臀肌内注射时为 2.2。

2. 分布　本品表观分布容积为 487 L，血浆蛋白结合率与本品(外)消旋体的结合率是 74%。

3. 代谢　尽管体外研究提示，CYP2D6 和 CYP3A4 参与本品的代谢，但体内结果提示这些同工酶在本品的总体清除中只起有限的作用。

4. 分布　5 名健康受试者口服单剂量 1 mg 后，其[^{14}C]标记的本品 1 周后，59%(51%～67%)以原形随尿液排出，剂量的 32%(26%～41%)以代谢物形式被回收，6%～12%的剂量没有被收回。约 80% 放射性在尿液中检测到，粪便中为 11%。已在体内研究中证实，有 4 种代谢途径，皆不超过剂量的 10%：脱烷基作用、羟基化作用、脱氢和苯并异噁唑断裂。

群体药动学分析显示，CYP2D6 泛代谢者和乏代谢者本品暴露量或清除率无差异。

【适应证】 1. 口服剂型和注射剂型用于治疗青年和成人的精神分裂症。

2. 口服剂型用于单一疗法治疗情感分裂性精神障碍或作为情绪稳定剂辅助治疗抑郁症。

【不良反应】 1. 增加痴呆相关性老年精神病患者的死亡率。

2. 成人精神分裂患者中常见锥体外系症状、心动过速、静坐不能、房室传导阻滞、束支传导阻滞、窦性心律失常、腹痛、口干、唾液过度分泌、虚弱、疲劳、眩晕、头痛、嗜睡和直立性低血压。

3. 青年精神分裂患者中常见心动过速、视物模糊、口干、唾液过度分泌、舌肿胀、恶心、虚弱、疲乏、鼻咽炎、体重增加、静坐不能、头晕、锥体外系症状、头痛、嗜睡、嗜睡、舌麻痹、焦虑、闭经、溢乳、男子乳房发育、鼻出血。

4. 成人情感性分裂障碍中常见锥体外系症状、心动过速、上腹疼痛/腹部不适、食欲缺乏/增加、虚弱、消化不良、便秘、恶心、胃部不适、鼻黏膜炎症、上呼吸道感染、静坐不能、发音障碍、腰痛、肌痛、体重增加、嗜睡、睡眠障碍、咳嗽、咽喉痛。

5. 成人精神分裂症常见停药反应为神经系统紊乱。

6. 成人情感性分裂障碍停药反应常见为胃肠道疾病。

7. 青少年精神分裂患者中常见为心动过速、幻觉、口干、唾液分泌过多、舌肿大、呕吐、虚弱、疲劳、鼻咽炎、体重增加、静坐不能、眩晕、锥体外系症状、头痛、嗜睡、无力、舌麻痹。焦虑、闭经、溢乳、男性乳房女性化和鼻出血。

8. 剂量依赖性不良反应可见精神分裂症成人嗜睡、直立性低血压、静坐不能、肌张力障碍、锥体外系反应、肌张力过高、帕金森综合征、唾液分泌过多；精神分裂症青年可见心动过速、静坐不能、锥体外系症状、嗜睡、头痛；情感分裂性精神障碍成人可见静坐不能、肌张力障碍、发音障碍、肌痛、鼻咽炎、鼻炎、咳嗽、咽喉痛。

9. 少见不良反应包括心悸、心动过缓、眼运动失调、胃肠胀气、水肿、过敏反应、泌尿道感染、ALT 升高、AST 升高、关节痛、肢端痛、角弓反张、精神激动、失眠、噩梦、胸部不适、月经不调、逆行射精、鼻充血、瘙痒、皮疹和高血压。

10. 上市后发现的不良反应包括血管神经性水肿、阴茎异常勃起、舌肿胀、迟发性运动障碍、尿失禁、尿潴留，发生率尚不知晓。

【妊娠期安全等级】 C。

【禁忌与慎用】 1. 已在接受利培酮和本品治疗的患者中观察到了超敏反应，包括过敏反应和血管神经性水肿。因本品属于利培酮的代谢产物，因此，禁忌用于已知对本品、利培酮或本品中任何成分过敏的患者中。

2. 先天性长 Q-T 间期综合征患者和心律失常患者禁用。

3. 对于妊娠期妇女无足够良好对照的临床研究，只有效益大于对胎儿的伤害的风险时才可使用。

4. 本品可通过母乳分泌，哺乳期妇女使用时应暂停哺乳。

5. 本品在 12～17 岁中安全有效性已评估，但在低于 12 岁精神分裂患者及低于 18 岁的情感分裂性精神障碍患者中尚无研究。

【药物相互作用】 1. 与作用于中枢神经的药物或乙醇慎重合用。

2. 本品可对抗左旋多巴和其他多巴胺受体激动药，导致直立性低血压，与其他能引起该不良反应的药物合用，可出现叠加效应。

3. 本品不太可能与通过 CYP 酶代谢的药物产生有临床意义的药动学相互作用，体外研究显示，本品不抑制 CYP1A2、CYP2A6、CYP2C8/9/10、CYP2D6、CYP2E1、CYP3A4 和 CYP3A5，亦不诱导这些酶的活性。

4. 高浓度的本品是一种弱 P-糖蛋白抑制剂。无体内研究数据，临床相关性尚不明确。

5. 本品不会与锂发生药动学相互作用。

6. 本品(12 mg，1 次/日，5 d)与丙戊酸钠缓释片(500～2000 mg，1 次/日)合用，在 13 例丙戊酸盐稳定的患者中，对丙戊酸盐的稳态药动学(AUC_{24h}和C_{max})无影响。

7. 本品不是 CYP1A2、CYP2A6、CYP2C9 和 CYP2C19 的底物，所以不可能与这些同工酶的抑制剂或诱导剂产生相互作用。CYP2D6 和 CYP3A4 对本品代谢影响极低。体外实验表明本品是 P-糖蛋白的底物。

8. 本品 6 mg，1 次/日与卡马西平 200 mg，2 次/日合用，本品的稳态C_{max}和 AUC 约降低 37%，这种降低主要是通过增加肾排泄而产生的。开始卡马西平治疗时，应考虑增加本品剂量；相反，卡马西平停药时，应考虑降低本品剂量。

9. 本品被 CYP2D6 代谢的程度有限，健康志愿者单剂量给予本品 3 mg，同时给予帕罗西汀 20 mg，帕罗西汀的暴露量在 CYP2D6 泛代谢者增加 16%(90%CI：4，30)，未进行帕罗西汀大剂量的研究，临床相关性尚不清楚。

10. 单剂量本品 12 mg 与丙戊酸钠缓释片(1000 mg，1 次/日)同时服用，本品的C_{max}和 AUC 升高约 50%。与丙戊酸盐合用时，临床评估后，可考虑降低本品的剂量。

【剂量与用法】 1. 口服剂型推荐剂量

(1) 精神分裂症 ①成人推荐剂量为 6 mg，1 次/日。经过临床评估可至 12 mg，1 次/日，但增量应为每 5 d 增加 3 mg。不必进行初始剂量滴定，尽管未对 6 mg 以上的剂量的额外益处进行系统性评价，但随剂量增加，疗效有增加的趋势。这就需要与剂量相关的不良反应进行平衡，某些患者可能从 12 mg/d 的剂量获益，有些患者 3 mg/d 的剂量已经足够。在一项长期研究中，服用本品稳定 6 周的精神分裂症患者显示出延迟发作。本品应使用最小有效剂量以支持临床效益稳定，并定期评估长期使用的效果。②12～17 岁青少年的推荐剂量是 3 mg，1 次/日。经过临床评估可增至 12 mg，1 次/日，但增量应为每 5 d 增加 3 mg。不必滴定初始剂量，高剂量增加疗效并不明显。体重不足 51 kg 的患者最大剂量为 6 mg，体重为≥51 kg 的患者最大剂量为 12 mg，增加剂量疗效不仅不增加，而不良反应却呈剂量依赖性。

(2) 情感分裂性精神障碍 成人推荐剂量 6 mg，1 次/日，如需要，根据临床评估可以间隔 4 d 增量为 3 mg，并可提高到极值 12 mg，1 次/日。不必进行初始剂量滴定，随剂量增加，疗效有增加的趋势。这就需要与剂量相关的不良反应进行平衡。

2. 注射剂用于治疗精神分裂症

(1) 注射剂推荐的初始剂量第 1 d 为 234 mg，1 周后降为 156 mg，三角肌肌内注射，每月维持剂量为 117 mg，三角肌或臀肌肌内注射。调整剂量需考虑本品缓释的特点，以 1 个月的时间间隔进行调整。第 2 剂应在第 1 剂一周后给予，避免漏用。第 2 剂可在正确的时间点(第 1 剂一周后)前 4 d 或后一周内给予，第 3 剂之后，每月 1 次，可在正确的给药时段内于 7 d 内给予。

(2) 在距离第 1 剂注射日期不足 4 周的时候，第 2 剂 156 mg 就尽快于三角肌处行肌内注射，第 3 剂应在距第 1 剂后 5 周的时候给予，剂量为 117 mg(此时可以不考虑第 2 剂的注射时间)，继后每月 1 次，根据患者的耐受性和效应，给予 39～234 mg，三角肌或臀肌处行肌内注射。如果漏用时间超过了第 1 剂后 4 周，就按上(1)所述方法重新开始初始剂量后再给予维持剂量。

(3) 如漏用维持剂量不超过 6 周，应尽快注射，继后每月 1 次；如漏用维持剂量的时间超过 6 周至 6 个月，应尽快于三角肌处肌内注射之前稳定的剂量(如之前的稳定剂量为 234 mg，则重新开始的前两次，一次就应注射 156 mg)，继而在 1 周后注射相同的剂量，再延后每月一次注射之前的稳定剂量；如漏用维持剂量超过 6 个月，应按上(1)所述方法重新开始初始剂量后再给予维持剂量。

(4) 从口服抗精神病药转为本品时，在开始治疗前停用口服抗精神病药，推荐初始剂量为第 1 d 给予 234 mg，1 周后给予 156 mg，于三角肌处行肌内注射。之前正在服用本品缓释片 12 mg/d 的患者，如转为本品注射剂，应给予本品的维持剂量为 234 mg，每 4 周一次；之前正在服用本品缓释片 6 mg/d 的患者，如转为本品注射剂，本品的维持剂量应为 117 mg，每 4 周一次；之前正在服用本品缓释片 3 mg/d 的患者，如转为本品注射剂，本品的维持剂量应为 39～78 mg，每 4 周一次。

(5) 未使用过本品口服剂型或利培酮口服和注射剂型的患者，再开始本品注射剂治疗前，应首先建立患者对本品或利培酮口服剂型的耐受性。

(6) 已稳定使用其他长效抗精神病药注射剂型的患者，应在下次使用时间点使用本品注射剂替代其他抗精神病药，继后每月一次，肌内注射本品，且不需要 1 周后注射第 2 剂。推荐维持剂量为 117 mg，根据之前患者的耐受性和有效性，维持剂量可在 39～234 mg 之间调整。

3. 用药说明

(1) 可在进食或空腹下服用本品的缓释片。本品的缓释片必须在液体帮助下整片吞服，不应咀嚼、掰开或压碎片剂。本品的活性成分包含在一个不可吸收的包衣中，该包衣可控制药物的释放速率。缓释片的包衣及不可溶解的核心成分均会从体内排出，患者如果偶尔观察到粪便中出现某些药片状物，不必担心。

(2) 未对本品和利培酮联合使用进行研究。由于本品为利培酮的主要活性代谢物，因此，应考虑的是，如果利培酮与本品同时使用，本品暴露量会出现叠加。

4. 特殊人群剂量

(1) 本品应根据个体肾功能调整剂量。轻度肾功能不全的患者(80 ml/min＞Ccr≥50 ml/min)，建议初始剂量为 3 mg，1 次/日，根据临床效应与耐受性，剂量可增大至 6 mg，1 次/日的极量；中至重度肾功能不全的患者(50 ml/min＞Ccr≥10 ml/min)，建议初始剂量为 1.5 mg，1 次/日，根据临床评估，剂量可增大到 3 mg，1 次/日的极量；Ccr＜10 ml/min 的患者不推荐使用本品。

(2) 轻、中度肝功能不全的患者(Child-Pugh 分级为 A 和 B)不推荐进行剂量调整。未在重度肝功能不全的患者中对本品进行研究。

(3) 由于老年患者可能出现肾功能不全，有时可能需要根据其肾功能情况调整剂量。通常，肾功能正常的老年患者的推荐剂量与肾功能正常的成人相同。对于中、重度肾功能不全的患者而言(50 ml/min＞Ccr＞10 ml/min)，推荐的最大剂量是 3 mg，1 次/日(参见上文肾功能不全的患者)。

【用药须知】 1. 本品有增加痴呆相关的老年患者死亡的风险，可能增加脑血管病发生的风险，禁用于与痴呆相关的精神病。

2. 包括本品在内的抗精神病药，均与神经阻滞剂恶性综合征有关，临床表现为高热、肌肉僵直、精神状态改变及自主神经不稳定(脉搏、血压异常，心动过速、出汗及心律失常)，另外还可见肌酸磷酸激酶升高、肌红蛋白尿症及急性肾衰竭。其处置如下。

(1) 立即停止抗精神病药及非至关重要的用药。

(2) 强化全身治疗与监护。

(3) 治疗严重的并发症，针对症状给予针对性治疗。患者康复后，仍需抗精神病药治疗者，应密切监测，有复发的报道。

3. 本品可引起校正 Q-T(Q-Tc)间期中度延长。避免与其他已知能延长 Q-Tc 间期的药物合用，包括Ⅰa 类(如奎尼丁、普鲁卡因胺)或Ⅲ类(如胺碘酮、索他洛尔)抗心律失常药，抗精神病药物(如氯丙嗪、甲硫哒嗪)，抗菌药物(如加替沙星、莫西沙星)，或任何其他类能引起 Q-Tc 间期延长的药物。本品也应避免用于先天性长 Q-T 间期综合征患者和心律失常患者。

某些情况下，延长 Q-T 间期药物可能会增加尖端扭转型室性心动过速和(或)猝死的风险，这些情况包括如下。

(1) 心动过缓。

(2) 低钾血症或低镁血症。

(3) 与其他能延长 Q-Tc 间期药物同时使用。

(4) 存在先天性 Q-T 间期延长。

4. 接受抗精神病药物治疗的患者可能发展成为一种潜在的、不可逆的、无意识运动障碍综合征。虽然综合征患病率最高的似乎是中老年人，尤其是老年妇女，但也不可能预测哪些患者会出现这种综合征。

迟发性运动障碍会随着治疗的持续时间和抗精神病药物总剂量的蓄积，不可逆转地使风险增高，虽然罕见，但综合征可以在低剂量、相对较短的治疗时间内出现。

虽停止抗精神病药物之后会部分或完全缓解，但对迟发性运动障碍暂无明确的治疗方法。抗精神病药物治疗本身就可以抑制(或部分抑制)综合征的症状和体征，因此，也就可能掩盖潜在的进展过程。

鉴于这些考虑，本品应以最小有效剂量给药，以降低迟发性运动障碍的发生。患有慢性疾病对一种抗精神病药物有应答的患者应保留长期抗精神病药物治疗。需要长期治疗的患者应寻求一种最小剂量和最短治疗时间而产生良好的临床效应的治疗方法。若需要继续治疗应定期再评估。

如果患者出现迟发性运动障碍的症状，应考虑停药。某些患者尽管存在这种综合征，但却有可能需要继续本品的治疗。

5. 非典型抗精神病药物与代谢变化相关，可增加心脑血管疾病风险。这些变化包括高血糖(糖尿病)、血脂异常和体重增加。所有非典型抗精神病药均已被证明可产生代谢异常改变，每种药物都有其特定的风险。

确诊糖尿病的患者开始非典型抗精神病药物治疗时，应规律性监测血糖，存在糖尿病风险的患者(如肥胖、家族史)应在治疗开始前及治疗中定期检测空腹血糖。应监测患者高血糖的症状与体征，包括烦渴、多尿、多食及虚弱，如有上述症状应检查空腹血糖。某些病例，停用非典型抗精神病药后血糖可恢复正常，但一些患者可能需要停用非典型抗精神病药，并进行抗糖尿病治疗。血脂异常，包括胆固醇、三酰甘油、高密度脂蛋白、低密度脂蛋白升高。

6. 与其他 D_2 受体拮抗剂一样，长期使用本品亦可引起催乳素水平升高，升高的程度与利培酮相似。高催乳素血症可抑制丘脑促性腺激素释放激素，造成垂体促性素分泌减少，造成性腺激素的生成障碍，影响男性和女性的生殖能力。升高催乳素水平的药物引起溢乳、闭经、男子乳腺发育及阳痿。长期高催乳素血症伴性腺功能减退可导致男性和女性的骨密度降低。

7. 本品缓释片在胃肠道不会改变其形状，先前存在胃肠道狭窄者(病理性的或因治疗引起的，如食管活动障碍、小肠炎性疾病、因粘连或降低转运时间引起的短肠综合征、腹膜炎病史、囊性纤维化病、慢性假性肠梗阻、麦克尔憩室)一般不能服用本品的缓释片，因罕见报道不变形的缓释剂型可引发肠梗阻，故不能冒险服用本品的缓释剂型。本品的缓释片只可用于能整片吞服片剂的患者。

8. 因其阻滞 α 受体活性，本品可致直立性低血压和晕厥。已知有心脏疾病(如心力衰竭、心肌梗死或心肌缺血病史或传导异常)、脑血管病或易于罹患低血压的情况(如脱水、血容量不足、正在服用抗高血压药)者慎用。易于出现低血压者应监测直立性低血压。

9. 抗精神病药可导致白细胞减少、中性粒细胞减少。可能的危险因素包括先前存在白细胞计数降低及有药物引起白细胞/中性粒细胞减少的病史，存在上述情况明显者，应在治疗开始的数月内，经常检测全血细胞计数，如无其他原因，白细胞计数明显降低者，应停药。

如患者出现明显的中性粒细胞计数降低，应仔细监测患者发热或其他的感染的症状和体征，如有，迅速给予治疗。如出现严重的中性粒细胞降低(绝对中性粒细胞计数 $<1000\times10^6/L$)，应停用本品，随访白细胞情况，直至恢复正常。

10. 本品可引起嗜睡，包括本品在内的抗精神病药有可能损害判断、思考或运动能力，服用本品的患者应谨慎进行需精神机敏的操作，如操作危害性机械或驾驶车辆，除非确定本品对患者无不良影响。

11. 临床前试验中，本品可诱发癫痫，与其他抗精神病药一样，本品慎用于有癫痫病史或存在其他可能引起致癫痫发作阈降低的情况的患者。致癫痫发作阈降低的情况在 65 岁以上患者更普遍。

12. 抗精神病药与食管活动不良及误吸有关。吸入性肺炎是阿尔茨海默痴呆的常见死因。本品慎用于吸入性肺炎风险高的患者。

13. 精神病本身可有自杀企图，药物治疗时应严密监测高风险患者，本品处方量应控制至最小，减少患者过量服用的风险。

14. 本品上市后有阴茎异常勃起的报道，严重的阴茎异常勃起可能需要手术干预。

15. 抗精神病药可影响患者体温调节能力，进行剧烈运动、暴露于过热环境中、同时接受抗胆碱能药或脱水等情况的患者应给予适当监测，因可引起中枢性体温升高。

16. 本品有止吐作用，可能对其他药物过量的情况，或对肠梗阻、雷耶综合征及脑肿瘤等病情起到掩盖的作用。

17. 帕金森病和路易体痴呆患者可增加对抗精神病药物敏感性，表现为意识混乱、行动迟钝、步态不稳、经常摔倒、锥体外系症状和与神经阻滞剂恶性综合征临床表现一致的症状。

18. 心肌梗死或不稳定型心脏病患者中使用本品影响尚不明确，但应慎用。

19. 未对本品滥用及依赖性的风险进行系统评估，有药物滥用史者，应密切监测其滥用的症状(如耐受性增加、剂量增加及觅药行为)。

20. 对本品过量经验有限，且无特异性解毒药物，如过量，给予适当医疗支持和密切监护。

【制剂】 ①缓释片剂：1.5 mg；3 mg；6 mg；9 mg。②缓释注射液(棕榈酸酯)：39 mg/0.25 ml；78 mg/0.5 ml；117 mg/0.75 ml；156 mg/1 ml；234 mg/1.5 ml。

【贮藏】 防潮，贮于 25 ℃，短程携带允许 15～30 ℃，置于儿童不能触及的地方。

伊潘立酮
(iloperidone)

别名：伊潘利酮、伊洛培酮、Fanapt

本品为非典型抗精神病药。

【CAS】 133454-47-4

【ATC】 N05AX14

【理化性状】 1. 本品为灰色接近白色结晶粉末状物质，几乎不溶于水，极微溶于 0.1 N HCl 溶液，易溶于三氯甲烷、乙醇、甲醇及乙腈。

2. 化学名：4′-[3-[4-(6-Fluoro-1, 2-benzisoxazol-3-yl) piperidino] propoxy]-3′methoxyacetophenone

3. 分子式：$C_{24}H_{27}FN_2O_4$

4. 分子量：426.48

5. 结构式

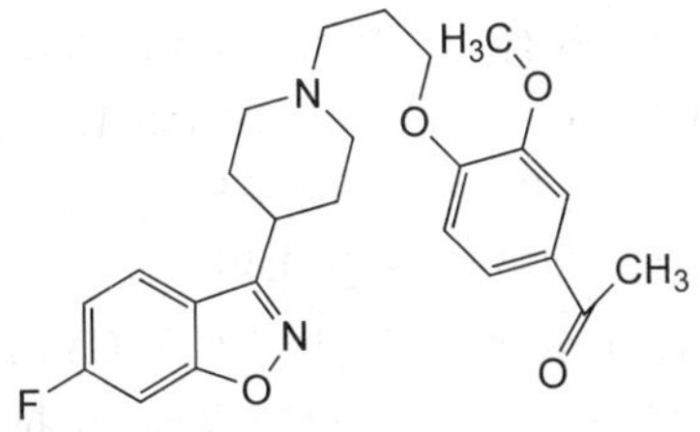

【用药警戒】 抗精神病药治疗老年痴呆相关精神病可能增加患者死亡的风险，因此，本品禁用于与痴呆相关的老年精神病患者。

【药理作用】 1. 本品为非典型抗精神病药，是 5-HT_{2A} 和 D_2 受体双重拮抗剂，同其他抗精神分裂症药物一样，本品确切作用机制不清楚，可推测其疗效是通过对 D_2 受体和 5-HT_2 受体的双重拮抗所发挥的联合作用。本品对 5-HT_{2A} 受体、D_2 受体和 D_3 受体均具有较高的亲和力，对 D_4 受体、5-HT_6 受体、5-HT_7 受体和去甲肾上腺素能神经(NE)受体亦有较好的亲和力，但对 5-HT_{1A}、D_1 受体和组胺 H_1 受体的亲和力较低，而对胆碱能 M 受体却无亲和力。

2. 本品通过阻断 D_2 受体、D_3 受体、5-HT_{1A} 和去甲肾上腺素能神经 α_1 或 α_{2C} 受体发挥作用，其代谢产物 P88 的亲和力等同或低于其母体化合物，比较而言，代谢产物 P95 仅表现出与 5-HT_{2A}、$NE\alpha_{1A}$、$NE\alpha_{1B}$、$NE\alpha_{1D}$ 和 $NE\alpha_{2C}$ 受体有亲和力。本品不仅可以通过降低大脑边缘系统的多巴胺能活性而减轻阳性症状(幻觉、妄想、思维紊乱、敌视、怀疑、行为怪异)，还可增加额叶皮质的多巴胺能从而改善阴性症状(反应迟钝、情感和语言平淡、回避社交及缺乏注意力)和认知缺陷。

【体内过程】 本品及其代谢物 P88、P95 在 CYP2D6 泛代谢者(EM)中观察的平均消除 $t_{1/2}$ 分别是 18、26 和 23 h，在乏代谢者(PM)分别是 33、37 和 31 h。在给药 3～4 d 内达到稳态浓度。单剂给药的药动学参数可预测本品蓄积情况，药动学参数变化大于剂量增加的比例。本品主要通过肝 CYP2D6 和 CYP3A4 代谢。

1. 吸收　本品片剂口服吸收良好，2～4 h 内达血药峰值，与口服液比较，其相对生物利用度为 96%。标准高脂肪餐对本品、P88 或 P95 的 C_{max} 及 AUC 无显著影响，但可延迟本品、P88 和 P95 的 T_{max} 分别为 1 h、2 h 和 6 h。服用本品可不考虑饮食的影响。

2. 分布　本品表观清除率(清除率/生物利用度)47～102 L/h，表观分布容积 1340～2800 L。在治疗浓度下，本品及其代谢物的血浆蛋白结合率可达 95%。

3. 代谢　本品主要通过 3 条生物转化通路被代谢，即羰基还原、羟基化作用(CYP2D6 介导)和 *O*-脱甲基作用(CYP3A4 介导)。两种主要代谢物分别为 P95 和 P88。对泛代谢者(EM)，稳态时 P95 的 AUC 是本品 AUC 的 47.9%，而对乏代谢者(PM)为 25%。在 EM 和 PM 中活性代谢物 P88 分别占血浆总暴露的 19.5% 和 34.0%。

4. 消除　尿中可回收大部分放射性(EM 和 PM 的平均回收率分别为 58.2% 和 45.1%)，粪便中放射性回收率为 19.9%(EM)和 22.1%(PM)。

【适应证】 本品用于治疗成人急性精神分裂症。

【不良反应】 1. 临床试验中报告的不良反应

(1) 本品发生率<2%或在任一剂量下发现的大于安慰剂项下的不良反应有关节痛、疲劳、体重增加、肌肉骨骼症状、心动过速、视物模糊、恶心、腹泻、腹部不适、口干、鼻咽炎、鼻充血、上呼吸道感染、呼吸困难、头晕、嗜睡、锥体外系症状、震颤、射精失败、皮疹、低血压和直立性低血压。

(2) 剂量相关性不良反应有腹部不适、头晕、低血压、肌肉骨骼症状、心动过速和体重增加。

(3) 发生率≥5%，最少服用本品 1 剂且发生率是安慰剂 2 倍的不良反应有头晕、口干、疲劳、鼻充血、嗜睡、心动过速、直立性低血压、体重增加。

(4) 锥体外系症状(EPS)包括静坐不能、反应迟钝、震颤、运动障碍、张力障碍、帕金森综合征。

2. 上市后报道的不良反应

(1) 血液及淋巴系统紊乱　罕见白细胞减少症，少见贫血及缺铁性贫血。

(2) 心脏疾病　常见心悸，罕见心律失常、房室传导阻滞及心力衰竭(包括充血性和急性心力衰竭)等。

(3) 耳和迷路障碍　少见眩晕、耳鸣。

(4) 内分泌失调　少见甲状腺功能减退。

(5) 眼部疾病　常见结膜炎(包括过敏性),少见干眼、睑缘炎、眼睑水肿、眼肿胀、晶状体浑浊、白内障、眼充血(包括结膜)。

(6) 胃肠道功能紊乱　少见胃炎、唾液分泌过多、大便失禁、口腔溃疡,罕见口疮性口腔炎,十二指肠溃疡、食管裂孔疝、胃酸过多、唇溃疡、反流性食管炎及口腔炎。

(7) 一般疾病　少见水肿、行走困难、口渴,罕见高热。

(8) 肝胆功能障碍　少见胆石症。

(9) 查体　常见体重下降,少见血红蛋白减少、中性粒细胞计数增加、血细胞比容下降。

(10) 代谢和营养障碍　少见食欲增加、脱水、低血钾、液体潴留。

(11) 肌肉骨骼和结缔组织疾病　常见肌痛、肌肉痉挛,罕见斜颈。

(12) 神经系统疾病　少见感觉异常、精神运动性多动、不安、失忆、眼球震颤,罕见多动腿综合征。

(13) 精神障碍　常见不安、侵略、妄想,少见敌意、性欲下降、偏执、性冷淡、精神错乱状态、狂躁、紧张症、情绪波动、恐慌症、强迫症、暴食症、谵妄、烦渴、冲动控制障碍、重性抑郁症。

(14) 肾和泌尿系统疾病　常见尿失禁,少见排尿困难、尿频、遗尿症、肾结石,罕见尿潴留、急性肾衰竭。

(15) 生殖系统和乳房疾病　常见勃起功能障碍,少见睾丸疼痛、闭经、乳房疼痛,罕见月经不规则、男子乳腺发育、月经过多、子宫出血、绝经后出血、前列腺炎。

(16) 呼吸、胸、纵隔疾病　少见鼻出血、哮喘、鼻窦炎、鼻窦充血、鼻干,罕见咽干、睡眠呼吸暂停综合征、劳力型呼吸困难。

【妊娠期安全等级】 C。

【禁忌与慎用】 1. 禁用于与痴呆相关的老年精神病患者。

2. 禁用于肝功能不全患者。

3. 禁用于对本品、本品代谢物及任一辅料过敏者。

4. 禁用于先天性 Q-T 间期延长综合征者和有心律失常病史者。本品禁止与任何一种可能延长 Q-T 间期的药物联合应用。包括抗心律失常药(胺碘酮、普鲁卡因胺、奎尼丁、索他洛尔);抗精神病药(氯丙嗪、硫利达嗪);抗菌药物(加替沙星、莫西沙星)和其他药物(喷他脒、左旋乙酰美沙酮、美沙酮)。

5. 禁用于低钾血症、低镁血症、心动过缓、心力衰竭和心肌梗死者。

6. 本品治疗期间禁止剧烈活动,防止诱发心律失常、头晕、心悸或晕厥。

7. 严重心脏疾病,如 Q-T 间期延长、近期发作过心肌梗死、心力衰竭或心律失常患者禁用。如发现 Q-Tc >500 ms,应停止用药。如发现心律失常的症状,如头晕、心悸或晕厥,应当进一步检查,包括心电监护。

8. 因可能对认知和运动能力有潜在影响,需要操作机器者慎用。

9. 有癫痫发作史或癫痫发作阈值较低者慎用。

10. 动物实验显示本品可经乳汁排泄,哺乳期妇女使用时应暂停哺乳。

11. 儿童用药的安全性及有效性尚未确定。

【药物相互作用】 1. 慎与其他影响中枢神经系统的药物及酒精合用。由于其 α_1 受体拮抗作用,可增强降压药的作用。

2. 本品不经 CYP1A1、CYP1A2、CYP2A6、CYP2B6、CYP2C8、CYP2C9、CYP2C19 或 CYP2E1 代谢,因此,不会和这些酶的诱导剂、抑制剂发生或其他影响因素(如吸烟)相互作用。

3. 本品主要通过 CYP3A4 和 CYP2D6 代谢,CYP3A4 抑制剂(酮康唑、伊曲康唑、克拉霉素或利托那韦)或 CYP2D6 抑制剂(氟西汀或帕罗西汀)可以抑制本品代谢并使血药浓度升高。

4. 人体肝微粒体体外试验表明,本品对经 CYP1A1、CYP1A2、CYP2A6、CYP2B6、CYP2C8、CYP2C9 或 CYP2E1 代谢的药物无抑制作用。对 CYP1A2、CYP2C8、CYP2C9、CYP2C19、CYP3A4 和 CYP3A5 无诱导作用。

5. 一项健康受试者进行的试验表明,本品 3 mg 联合右美沙芬 80 mg,可使右美沙芬总暴露量增加 17%,峰浓度增加 26%。

6. 本品禁止与任何一种可能延长 Q-T 间期的药物(胺碘酮、多非利特、匹莫齐特、普鲁卡因胺、奎尼丁、索他洛尔或大环内酯类抗生素)联合应用。

7. α 受体拮抗药(哌唑嗪)、抗胆碱能药/镇痉药(阿托品、双环胺或东莨菪碱)可与本品发生相互作用。

【剂量与用法】 1. 本品可阻断 α-肾上腺素能神经受体而引起直立性低血压,所以必须从最小有效剂量开始。

2. 推荐首日剂量为一次 1 mg,2 次/日,然后分别在第 2、3、4、5、6 和 7 d 调整至 2、4、6、8、10 和 12 mg,2 次/日,以达到日剂量 12~24 mg(已证实的有效剂量)。最大推荐剂量为 24 mg/d。

3. 处方医师必须知晓,本品达到有效治疗剂量需经 1～2 周，所以相比较于其他抗精神病药物，本品控制精神分裂症状的疗效出现在给药后 1～2 周，且应考虑到与剂量相关的不良反应。

4. 本品不必因为成人年龄、性别、种族或肾功能不全的状态差异调整剂量。本品使用与膳食无关。

5. 本品与 CYP2D6 抑制剂（氟西汀或帕罗西汀）联合使用或用于 CYP2D6 缺乏者时，剂量减半；当 CYP2D6 抑制剂退出治疗时，应恢复常规剂量。

6. 本品与 CYP3A4 抑制剂（酮康唑或克拉霉素）联合使用时，剂量减半，当 CYP3A4 抑制剂退出治疗时，应该恢复常规剂量。

【用药须知】 1. 有痴呆相关精神病的老年患者可增加死亡风险和脑血管相关不良事件（卒中）。

2. 对存在电解质紊乱风险的患者应监测血清钾和镁的水平。

3. 出现高热、肌肉僵硬、精神状态改变等抗精神病药的神经阻滞剂恶性综合征时应立即停药，对症治疗并做好医疗监护。

4. 出现迟发性运动障碍症状时，可考虑停药，但有些患者仍可继续本品的治疗。

5. 有报道，抗非典型精神病药包括本品可导致与酮症酸中毒、高渗性昏迷或死亡相关的高糖血症。糖尿病患者开始本品治疗时应注意监测血糖变化。存在糖尿病风险因素（肥胖、家族史）的患者在开始本品治疗前、治疗中应监测空腹血糖。

6. 本品可导致体重增加。

7. 本品慎用于有惊厥性发作及阿尔茨海默病史的患者。

8. 本品可引发直立性低血压，起立可能发生眩晕、心动过速和晕厥。

9. 抗精神病药曾报道可导致白细胞减少、中性粒细胞减少和粒细胞缺乏。有白细胞计数低或中性粒细胞减少史患者，治疗初期应经常监测全血细胞计数和其他致病因子，当首次出现白细胞下降征象时应立即中断本品治疗。出现严重中性粒细胞减少症的患者亦应立即停用本品。

10. 本品可诱发自杀企图，应密切监护存在高危自杀倾向者。

11. 本品可致高催乳素血症，影响垂体分泌促性腺激素，可影响生殖能力，长期性腺功能减退症，可造成骨质疏松。

12. 本品可影响体温调节中枢，剧烈运动、暴露于高温环境、同时接受抗胆碱能药或脱水的患者应给予适当监护。

13. 抗精神病药可导致食管活动不良和误吸，本品及其他抗精神病药均应慎用于吸入性肺炎风险高的患者。

14. 曾报道阴茎异常勃起的病例，应注意密切观察，严重者需手术治疗。

15. 因对判断、思考和运动能力有潜在危害，当操作危险机器包括驾车时应慎用。

16. 尚未确定本品的治疗周期，因此，应对患者的分裂症状进行定期评估以确定是否继续治疗。

17. 中断使用本品超过 3 d，应根据首次剂量重新开始治疗。

18. 尚无本品与其他抗精神病药物切换应用的相关数据，因此，两种药物切换使用的重叠期应尽可能遵循最小化原则。

【制剂】 片剂：1 mg；2 mg；4 mg；6 mg；8 mg；10 mg 和 12 mg。

【贮藏】 避光、防潮贮于室温（25 ℃），短程携带允许 15～30 ℃。

6.2.8 其他抗精神病药

不属于以上各类抗精神病药但具有抗精神病作用的其他类药物均列于此节中，如吲哚类、氮吩噻嗪等。

卡匹帕明

(carpipramine)

别名：卡比米嗪

【CAS】 5942-95-0

【理化性状】 1. 化学名：1-[3-(5,6-Dihydrobenzo[*b*][1]benzazepin-11-yl)propyl]-4-piperidin-1-ylpiperidine-4-carboxamide

2. 分子式：$C_{28}H_{38}N_4O$

3. 分子量：446.6

4. 结构式

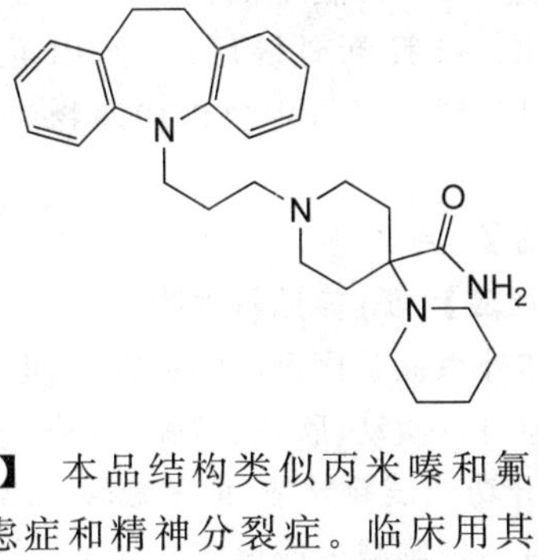

【简介】 本品结构类似丙米嗪和氟哌啶醇，用于治疗焦虑症和精神分裂症。临床用其盐酸盐，商品名 Prazinil。一般口服 50 mg，3 次/日，最大用量可达 400 mg/d。制剂有糖衣片：50 mg。片剂：25 mg。

吗茚酮

(molindone)

别名：吗啉酮

本品为吲哚衍生物。

【CAS】 7416-34-4

【ATC】 N05AE02

【理化性状】 1. 化学名：3-Ethyl-1，5，6，7-tetrahydro-2-methyl-5-(morpholinomethyl)indol-4-one

2. 分子式：$C_{16}H_{24}N_2O_2$

3. 分子量：276.37

4. 结构式

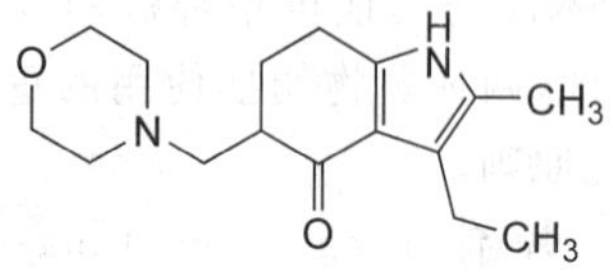

盐酸吗茚酮
(molindone hydrochloride)

别名：Lidone、Moban

本品为吲哚衍生物。

〖CAS〗 15622-65-8

〖理化性状〗 1. 本品为白色至类白色结晶性粉末，易溶于水和乙醇。1%水溶液的 pH 为 4.0～5.0。

2. 化学名：3-Ethyl-1，5，6，7-tetrahydro-2-methyl-5-(morpholinomethyl)indol-4-one hydrochloride

3. 分子式：$C_{16}H_{24}N_2O_2 \cdot HCl$

4. 分子量：312.8

【用药警戒】 本品增加痴呆性精神病老年患者的死亡率。此类患者禁用。

【药理作用】 本品抗精神病作用与氯丙嗪相似，但较强。对焦虑、抑郁、木僵、退缩、幻觉、妄想等症状效果较好。因有一定的兴奋作用，故不能用于治疗兴奋躁动的精神病患者。

【体内过程】 口服本品后迅速被吸收，达峰时间为 1～2 h。口服单剂量后，其作用可维持 24～36 h。迅速广泛被代谢，主要以代谢物随尿液、粪便排出。

【适应证】 用于急、慢性精神分裂症。

【不良反应】 1. 参见氯丙嗪。

2. 锥体外系症状比氯丙嗪更常见，但较轻。

3. 其他可见激动、欣快、嗜睡、皮疹、恶心、呕吐、视物模糊、肝功能试验异常、体重减轻或增加。

4. 偶有白细胞减少或增多的报道。

5. 镇静的发生率在氯丙嗪和具有哌嗪的吩噻嗪类药之间。

【禁忌与慎用】 1. 对本品过敏者，严重心脏病患者，中枢神经系统有严重抑制状态者禁用。

2. 妊娠期妇女、14 岁以下儿童禁用。

3. 尚未明确本品是否可经乳汁分泌，哺乳期妇女使用时应暂停哺乳。

【药物相互作用】 1. 本品可拮抗苯妥英钠、四环素的作用，不宜合用。

2. 本品可增强巴比妥、麻醉药、乙醇、阿托品类抗胆碱药的作用。

【剂量与用法】 开始口服 50～75 mg/d，3～4 d 内增加到 100 mg/d，2～4 次分服。重症或耐药患者可达 225 mg/d。维持剂量为 15～225 mg/d。控制急性症状也可肌内注射。

【用药须知】 1. 服药期间避免从事驾驶或操作机器。

2. 本品有止吐作用，并能掩盖肠梗阻与脑瘤的症状。

3. 药物过量时可采用血液及腹膜透析法解救，不宜将阿扑吗啡用作吐剂。

【制剂】 ①片剂：5 mg；10 mg；25 mg；50 mg；100 mg。②注射液：20 mg/2 ml。

【贮藏】 避光、密封保存。

奥昔哌汀
(oxypertine)

别名：氧苯哌吲哚、奥泼定、Equipertin、Forit、Integrin

本品属于吲哚衍生物。

【CAS】 153-87-7 (oxypertine)；40523-01-1 (oxypertine hydrochloride)

【ATC】 N05AE01

【理化性状】 1. 化学名：5，6-Dimethoxy-2-methyl-3-[2-(4-phenylpiperazin-1-yl)ethyl]-indole

2. 分子式：$C_{23}H_{29}N_3O_2$

3. 分子量：379.5

4. 结构式

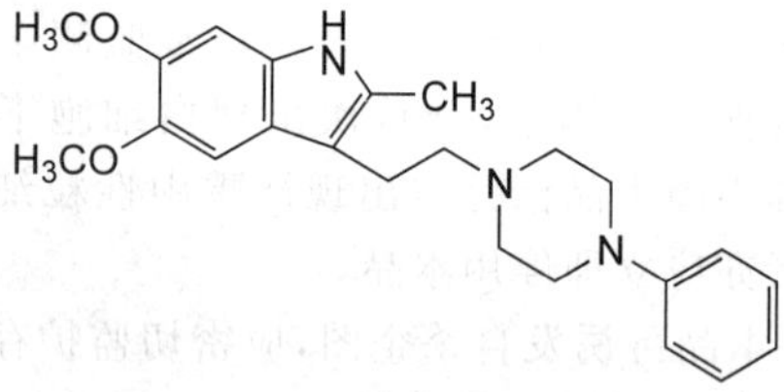

【药理作用】 类似氯丙嗪，低剂量可引起激动和多动，高剂量可致镇静。

【适应证】 1. 治疗精神分裂症，对淡漠、退缩症状效果较好。

2. 治疗躁狂症。

【不良反应】 1. 参见氯丙嗪。

2. 偶有恶心、呕吐、头晕、低血压。锥体外系反应较少。

【禁忌与慎用】 **【药物相互作用】** 参见氯丙嗪。

【剂量与用法】 1. 治疗各种精神病，口服本品 80～120 mg/d，分次服。最大剂量为 300 mg/d。用于焦虑状态为 30～40 mg/d。

2. 老年人应减量。

【用药须知】 参见氯丙嗪。

【制剂】 ①片剂：40 mg。②胶囊剂：10 mg。

【贮藏】 避光、密封保存。

丁苯那嗪

(tetrabenazine)

别名：四苯那嗪、Xenazine

本品为口服单胺耗竭剂。

【CAS】 58-46-8

【ATC】 N07XX06

【理化性状】 1. 本品为白色至微黄色结晶型粉末，难溶于水，溶于乙醇。pK_a为 6.51。

2. 化学名：1, 3, 4, 6, 7, 11 b-Hexahydro-3-isobutyl-9,10-dimethoxybenzo-[a]quinolizin-2-one

3. 分子式 $C_{19}H_{27}NO_3$

4. 分子量：317.43

5. 结构式

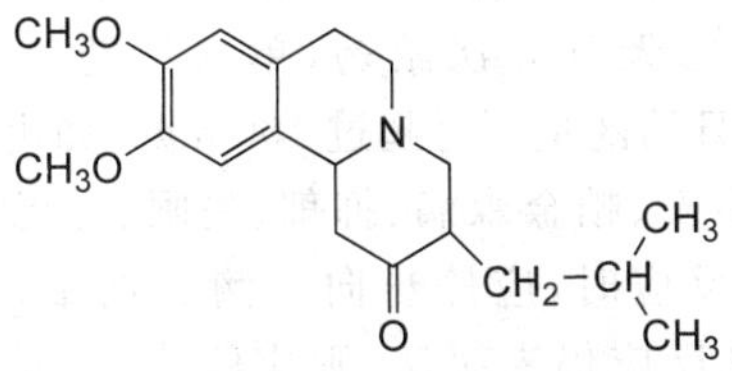

【用药警戒】 本品可增加亨廷顿舞蹈症患者抑郁的风险和自杀的想法和行为，用药期间应密切关注患者的言谈举止，以防患者抑郁和自杀倾向加重。家属如发现患者行为异常应及时告知医师。有自杀倾向或想法及抑郁症史的患者应加倍注意。试图自杀的患者及未充分控制的抑郁症患者禁用。

【药理作用】 1. 本品治疗舞蹈病的具体作用机制尚不明确，可能与可逆性地耗竭神经末梢的单胺类神经递质(如多巴胺、5-羟色胺、去甲肾上腺素和组胺)有关。本品可逆性地抑制囊泡单胺转运蛋白 2 (VMAT2)(Ki≈100 nmol/L)，减少单胺类神经递质的摄取进入突触囊泡，从而耗竭单胺类神经递质的存储。

2. 体外研究表明，循环中的代谢产物为双氢丁苯那嗪(HTBZ)，是 α-HTBZ 和 β-HTBZ 的混合物，对 VMAT2 亦有很高的亲和力，而本品对多巴胺 D_2 受体的亲和力很差。

【体内过程】 1. 口服给药至少可吸收 75%以上，本品在肝中被羰基还原酶迅速代谢为具有活性的产物——α-HTBZ 和 β-HTBZ，所以单次口服给药 12.5～50 mg 后，本品的血药浓度一般会低于检测限。α-HTBZ 和 β-HTBZ 达血药峰值的时间为 1～1.5 h，主要被 CYP2D6 代谢，其中 β-HTBZ 被代谢为另一主要循环代谢产物 9-去甲基-β-HTBZ，其血药浓度达峰时间为 2 h。食物不影响本品的生物利用度。

2. 用[^{11}C]标记的本品静脉注射给药后，使用 PET 扫描显示，本品及其代谢物 α-HTBZ 迅速分布于脑组织中，其中与纹状体结合率较高，较少分布于皮质。

体外研究表明，本品及其代谢产物 α-HTBZ 和 β-HTBZ 的血药浓度在 50～200 ng/ml 内波动，本品血浆蛋白结合率为 82%～85%，α-HTBZ 为 60%～68%，β-HTBZ 为 59%～63%。

3. 口服本品后可被代谢为 19 种不同的代谢产物，以 α-HTBZ、β-HTBZ 和 9-去甲基-β-DHTBZ 为主，随后再被代谢为硫酸盐或葡糖醛酸共轭复合物。

体外试验表明，本品及其代谢产物 α-HTBZ、β-HTBZ 对 CYP450 酶系统既无抑制作用也无诱导作用，并非 P-糖蛋白的底物或其抑制剂。而 9-去甲基-β-DHTBZ 是否与其他药物存在相互作用及其活性与原药之间的关系尚未进行研究。

4. 本品在肝中被广泛代谢，而主要经肾排泄。α-HTBZ、β-HTBZ 和 9-去甲基-β-DHTBZ 的 $t_{1/2}$分别为 7 h、5 h 和 12 h。75%的给药剂量随尿液排出，7%～16%经粪便排泄。尿液中未检测出原形药物，检测出的 α-HTBZ 或 β-HTBZ 低于给药剂量的 10%。循环中的代谢产物，包括 HTBZ 的硫酸盐和葡糖醛酸结合的 HTBZ 共轭代谢物及氧化代谢物为经尿液排泄的主要代谢物。

5. 在中、轻度慢性肝功能不全患者与健康受试者的对照试验中，肝功能不全患者本品的血药浓度高于或近似等于 α-HTBZ 的血药浓度，说明丁苯那嗪在代谢为 α-HTBZ 的过程中显著受阻。在肝功能不全患者体中，本品的平均 C_{max} 可达健康受试者的 7～190 倍，$t_{1/2}$ 约为 17.5 h。与健康受试者相比，肝功能不全患者的 α-HTBZ 和 β-HTBZ 的达峰时间稍显延长，其消除 $t_{1/2}$ 分别延长约 10 h 和 8 h，暴露量则增加 30%～39%。

在肝功能不全患者体内，本品及其在循环中代谢产物的暴露量可见增加，其安全性和有效性尚不明确，所以肝功能不全患者禁用本品。

6. 性别对 α-HTBZ 或 β-HTBZ 的药动学无影响，但儿童、老年人、种族及肾功能不全对本品药动学的影响尚未进行系统研究。

【适应证】 1. 治疗各种精神病、运动障碍和中枢神经系统障碍。

2. 治疗与亨廷顿症相关的舞蹈病。

【不良反应】 1. 严重的不良反应　抑郁和自杀倾向、静坐不能、烦乱不安、焦虑、帕金森病、吞咽困难、镇静和嗜睡。

2. 常见的不良反应　镇静或嗜睡、疲乏、失眠、抑郁、静坐不能和恶心。

3. 其他不良反应　易怒，食欲缺乏、强迫性反应、平衡感差、帕金森病、头晕、构音障碍、步伐不稳、头痛、呕吐、出血斑、呼吸急促、支气管炎、排尿困难。

4. 锥体外系不良反应　动作徐缓、帕金森病、锥体外系功能失调、肌张力亢进。

【妊娠期安全等级】 C。

【禁忌与慎用】 1. 本品禁用于有严重自杀倾向或抑郁症而未得到有效治疗者、肝功能不全患者、正在服用MAOIs者(本品不可与MAOIs同时服用，至少应在停用MAOIs 14 d以后，方可服用本品)、正在服用利血平者(至少在停用利血平20 d以后方可服用本品)、先天性Q-T间期延长综合征及有心律不齐病史的患者。

2. 妊娠期妇女在用药前应充分权衡治疗效益和潜在风险的利弊。

3. 本品及其代谢物是否通过乳汁分泌尚不知晓，哺乳期妇女应根据本品对母体的重要性，选择停药或停止哺乳。

4. 儿童用药的有效性及安全性尚未确定。

【药物相互作用】 1. 体外研究显示，α-HTBZ及β-HTBZ是CYP2D6的底物，本品与强效CYP2D6抑制剂(帕罗西汀、氟西汀、奎尼丁)合用时，可显著增加这些代谢产物的暴露量，所以在维持本品剂量稳定时，加用强效CYP2D6抑制剂时，本品必须减量使用，单次给药最大剂量不应超过25 mg，日给药量不得超过50 mg。

2. 利血平可与小泡单胺转运蛋白2(VMAT2)进行不可逆地结合，作用可持续数天。为避免过量用药及使中枢神经系统的5-羟色胺和去甲肾上腺素过度消耗，因此，本品不可与利血平联合用药，至少在停用利血平20 d后方可给予本品。

3. 禁止与MAOIs合用，后者停药至少14 d方可服用本品。

4. 用药期间饮酒或服用其他镇静药可加重镇静作用和嗜睡。

5. 本品可略微延长Q-Tc间期，应尽量避免与其他延长Q-Tc间期的药物合用，如抗精神药(氯丙嗪、氟哌啶醇、奥氮平)、抗菌药物(莫西沙星)、抗心律失常药(奎尼丁、普鲁卡因，胺碘酮、索他洛尔)等。同时禁用于患有先天Q-T间期延长综合征及有心律不齐病史的患者。

6. 本品与抗精神药氯丙嗪、氟哌啶醇、奥氮平、利培酮、硫利达嗪，齐拉西酮等合用时，与本品有关的不良反应如Q-Tc延长、神经阻滞剂恶性综合征、锥体外系反应会加重。

【剂量与用法】 本品须根据患者病情进行个性化给药，首次使用本品，在开始治疗的数周内应逐步提高剂量，在避免发生耐受的前提下达到最佳疗效，服药不受进食影响。

1. 日推荐剂量为50 mg时，初始剂量可定为12.5 mg/d，早晨服用1次，一周后，剂量调整为一次12.5 mg，2次/日。日给药剂量按每周增加12.5 mg，用以确定耐受剂量。如日剂量须提高至37.5～50 mg，则应分3次给药。单次给药剂量不得超过25 mg，如出现静坐不能、烦乱不安、帕金森病、抑郁、失眠、焦虑或镇静状态等不良反应，应停止向上滴定剂量，并降低剂量，如不良反应仍未缓解，应停药或开始其他特异性治疗(如抗抑郁药)。

2. 日推荐剂量超过50 mg时，用药前须对患者进行检查和基因配型。通过检测代谢酶CYP2D6的表达，来确定其是乏代谢型患者或是泛代谢型患者，从而进行个体化给药。

CYP2D6中等或泛代谢者，日给药剂量应按每周12.5 mg增加，用以确定耐受剂量。日给药剂量大于50 mg时，每天分3次给药，单次给药最大剂量为37.5 mg，日给药量不得超过100 mg。如出现静坐不能、烦乱不安、帕金森病、抑郁、失眠、焦虑或镇静状态等不良反应时，应停止向上滴定剂量，并降低剂量，如不良反应仍未缓解，则应停药，或开始其他特异性治疗(如抗抑郁药)。

CYP2D6乏代谢者，给药方法与泛代谢者相同，但单次给药最大剂量为25 mg，日给药量不应超过50 mg。

3. 本品与强效CYP2D6抑制剂如奎尼丁或抗抑郁药(氟西汀，帕罗西汀)合用，α-HTBZ及β-HTBZ的暴露量可见增加，本品单次给药最大剂量不应超过25 mg，日给药量不得超过50 mg。

4. 由于肝功能不全患者可使本品及其循环中代谢产物的暴露量增加，其安全性和有效性尚不明确，所以肝功能不全患者禁用。

5. 停药时不必逐步减量，但病情有可能在停药后的12～18 h内出现反跳。停药后须继续服药治疗的患者，如停药已达5 d以上，则应重新确定剂量；停药少于5 d者，可继续按停药前的维持剂量给药。

【用药须知】 1. 本品可导致抑郁和自杀，所以出现以下情况时，应及时告知医师：忧愁，想哭，不想与外界交往，沉浸在自己的世界里；睡眠时间比平时极大延长或缩短；觉得一切都无足轻重；有负罪感；感到绝望无助；比平时更加暴躁易怒，更具侵袭性；食欲比平时萎靡或亢进；难以集中注意力；一直感觉疲乏困倦；有自残或自杀的想法。如果抑郁或自杀倾向无缓解，应考虑停止给药。

2. 亨廷顿病为进展性疾病，表现为情感淡漠、认知障碍、舞蹈病、僵硬及功能性能力减退，本品也可致上述情况恶化，很难区分上述症状是药物引起或是疾病本身进展引起，降低剂量或停止用药可区分。在有些患者中，舞蹈病可随时间的推移可能会有一定改善。

3. 本品可导致神经阻滞剂恶性综合征，表现为高热、肌肉僵直、精神改变，自律神经失调（脉搏或血压异常、心动过速、发汗及心脏节律失常），其他还包括 ALP、肌红蛋白升高、横纹肌溶解及急性肾衰竭。处理措施如下。

（1）立即停用本品及其他非必需的药物。

（2）加强对症治疗和医疗监护。

（3）可用强化护理措施，治疗任何严重的并发症。

4. 使用本品的患者应监测坐立不安及激惹的发生，如出现静坐不能，应降低剂量，某些患者可能需要停药。

5. 吞咽困难是亨廷顿病的一种症状，有些病例与吸入性肺炎有关，是否与本品有关尚不确定。

6. 使用本品的患者不能参加通过大脑警觉，以保证自己和他人安全的活动，如驾驶车辆或操作危险机器，直至患者达到维持剂量，且知晓药物对他们的影响。

7. 应劝导患者服用本品时不能同时饮酒或服用其他镇静药物，可导致作用相加，加重镇静和催眠作用。

8. 本品可导致 Q-Tc 间期轻微延长，避免与其他延长 Q-T 间期的药物合用，避免用于先天性长 Q-T 综合征患者及心脏节律失常的患者，因可增加尖端扭转型心动过速和或猝死的风险。危险因素包括心动过缓、高血钾或低血镁、合用延长 Q-Tc 间期的药物、存在先天性 Q-T 间期延长。

9. 临床研究中正在服用抗精神病药物（如氯丙嗪、氟哌啶醇、奥氮平、利培酮、硫利达嗪、齐拉西酮）的患者应排除在外。本品与多巴胺拮抗剂合用会使 Q-Tc 间期延长、神经阻滞剂恶性综合征及锥体外系症状可明显加重。

10. 本品可引起低血压和直立性低血压，对于易发生低血压的患者应监测生命体征。

11. 如果临床症状怀疑高泌乳素血症，应进行适当的实验室检查，可考虑停止使用本品。

12. 本品可导致迟发性运动障碍，如果出现迟发性运动障碍的症状和体征，可考虑停药。

13. 未对新近发生心肌梗死的患者和不稳定型心脏病患者进行临床研究。

14. 本品及其代谢产物均与含黑色素的组织结合，长期使用会在这些组织内蓄积，并产生毒性，应注意长期使用可能对视力产生的影响。

15. 如有以下情况，须在用药前告知医师。

（1）有情绪上或精神上的问题（如抑郁、神经过敏、焦虑、易怒、精神病、自杀倾向）。

（2）患有肝病，对本品的任何成分过敏，患有或曾经患有乳腺癌，患有不稳定型心脏病、心力衰竭或近期有过心脏病发作、心律不齐，计划或已经怀孕，处于哺乳期。

16. 文献报道有 8 例发生药物过量，剂量从 100 mg 至 1 g，不良反应包括急性肌张力障碍、动眼危象、恶心、呕吐、大汗、镇静、低血压、意识混乱、腹泻、幻觉、发红及颤抖。推荐一般的支持治疗和针对症状的治疗，监测心脏节律和生命体征。

17. 服用本品前应告知医师用药史，用药期间无医师建议不得擅自服用其他药物。

18. 如出现任何不良反应，在告知医师前不得擅自停药。

【制剂】 片剂：12.5 mg；25 mg。

【贮藏】 贮于 25 ℃，短程携带允许 15～30 ℃。

氘代丁苯那嗪

(deutetrabenazine)

本品为囊泡单胺转运体（VMAT2）抑制剂。

【CAS】 1392826-25-3

【理化性状】 1. 本品属于 *RR* 与 *SS* 异构体的混旋物，为白色至浅黄色粉末，几乎不溶于水，溶于乙醇，pK_a为 6.31。

2. 化学名：（*RR*，*SS*）-1，3，4，6，7，11b-Hexahydro-9，10-di（methoxy-d3）-3-（2-methylpropyl）2*H*-benzo[*α*]quinolizin-2-one

3. 分子式：$C_{19}H_{21}D_6NO_3$

4. 分子量：323.46

5. 结构式

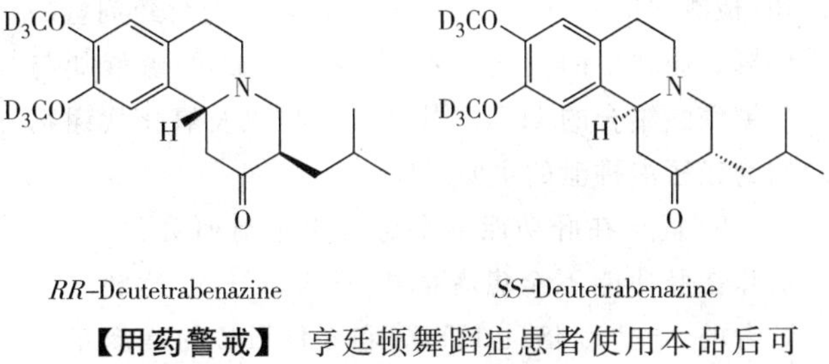

RR-Deutetrabenazine　　*SS*-Deutetrabenazine

【用药警戒】 亨廷顿舞蹈症患者使用本品后可出现抑郁及自杀的想法和行为。开始本品治疗前应充分权衡利弊，治疗中应严密监测患者的抑郁症状、自杀的行为及反常的举动，患者的监护者，应熟知这种风险，一旦发现上述症状，应立即告知医师，特别要注意有抑郁或自杀企图病史的患者。有自杀倾向、未能很好控制抑郁症的患者禁用本品。

【药理作用】 本品治疗舞蹈病的具体作用机制尚不明确，但其机制可能与可逆性地耗竭神经末梢的单胺类神经递质(如多巴胺、5-羟色胺、去甲肾上腺素和组胺)有关。本品的活性代谢产物为双氢丁苯那嗪(HTBZ)，是 α-HTBZ 和 β-HTBZ 的混合物，是可逆的 VMAT2 抑制剂，可减少单胺类神经递质被摄取进入突触囊泡，从而耗竭单胺类神经递质的储存。

【体内过程】 1. 吸收　口服本品 25 mg 后，基于广泛的首过效应，其血药浓度会低于定量检测限。本品在肝脏内被代谢为活性的氘代双氢代谢产物(HTBZ)，α-HTBZ 和 β-HTBZ。单次服用 6～24 mg 和多次服用 7.5～22.5 mg，2 次/日，C_{max}与剂量呈线性。本品的口服生物利用度约为 80%。活性代谢产物的 T_{max}为 3～4 h。进餐对活性代谢产物的 AUC 无影响，但可升高 C_{max} 50%。

2. 分布　α-HTBZ 和 β-HTBZ 的分布容积分别约为 500 L 和 730 L。静脉滴注放射性标记的丁苯那嗪，使用 PET 扫描显示，本品及其代谢物 α-HTBZ 迅速分布于脑组织中，其中与纹状体结合率较高，较少分布于皮质。体外研究表明，本品及其代谢产物 α-HTBZ 和 β-HTBZ 的血药浓度在 50～200 ng/ml 范围时，本品血浆蛋白结合率为 82%～85%，α-HTBZ 为 60%～68%，β-HTBZ 为 59%～63%。

3. 代谢　本品在肝中被广泛代谢，主要经羰基还原酶形成 α-HTBZ、β-HTBZ，后两者大部分经 CYP2D6，少部分经 CYP1A2 和 CYP3A4 或 CYP3A45 进一步代谢。

4. 消除　α-HTBZ＋β-HTBZ 的终末 $t_{1/2}$ 为 9～10 h，α-HTBZ 和 β-HTBZ 的总体清除率分别为 47 L/h 和 70 L/h。75%～86%的给药剂量随尿排出，8%～11%经粪便排泄。尿液中未检测出原形药物，检测出的 α-HTBZ 或 β-HTBZ 均低于给药剂量的 10%。循环中的代谢产物，包括 HTBZ 的硫酸盐与葡糖醛酸结合的 HTBZ 共轭代谢物以及氧化代谢物均为经尿液排泄的主要代谢物。

5. 尚未在肝功能不全患者中进行研究，但丁苯那嗪在肝功能不全患者体中，平均 C_{max}可达健康受试者的 7～190 倍，α-HTBZ 和 β-HTBZ 的暴露量则增加 40%。在肝功能不全患者体内，本品及其在循环中代谢产物的暴露量可能会增加，其安全性和有效性尚不明确，所以肝功能不全患者禁用本品。

【适应证】 用于治疗亨廷顿舞蹈症。

【不良反应】 1. 严重不良反应　包括抑郁、自杀行为、神经阻滞药恶性综合征、静坐不能、激惹、躁动、帕金森病、镇静状态、困倦、Q-Tc 间期延长、高泌乳素血症、与含黑色素的组织结合。

2. 常见的不良反应　包括困倦、腹泻、口干、疲乏、尿路感染、疲乏、焦虑、便秘、易于发生挫伤、头晕、激惹。

【禁忌与慎用】 1. 动物实验证实，本品可致死胎，妊娠期妇女禁用。

2. 尚不清楚本品及其活性代谢产物是否可经乳汁分泌，哺乳期妇女使用时，应停止哺乳。

3. 儿童使用本品的安全性和有效性尚未确立。

4. 临床试验中未纳入足够的老年人，老年人常存在肝、肾功能减退，使用时应减量。

5. 尚未在肝功能不全患者中进行研究，但丁苯那嗪及其活性代谢产物在肝功能不全的患者中的暴露量会明显升高，故本品禁用于肝功能不全的患者。

6. 使用本品者会出现自杀倾向，未能很好控制的抑郁症患者禁用。

【药物相互作用】 1. 强效 CYP2D6 抑制剂可升高本品活性代谢产物的暴露量 3 倍，合用时，应降低本品的剂量，本品的单次剂量不能超过 18 mg，日剂量不能超过 36 mg。

2. 利血平可不可逆的与 VMAT2 结合，其延续时间和效应持续时间可达几天，应等待舞蹈病再次出现时方能给予本品，以防过量和减少中枢神经系统 5-羟色胺、去甲肾上腺素耗竭的风险。停用利血平之至少 20 d 后，才能开始本品治疗。基于上述，本品与利血平应避免合用。

3. 本品禁与 MAOIs 合用，停用 MAOIs 之后至少 14 d 后，才能开始本品治疗。

4. 多巴胺拮抗药、抗精神病药与本品合用会增加发生帕金森病、神经阻滞剂恶性综合征、静坐不能的风险。

5. 乙醇、其他镇静药可增强本品的镇静、致困倦作用。

6. 本品可轻度延长 Q-Tc 间期，应避免与能延长 Q-T 间期的药物(如氯丙嗪、氟哌啶醇、硫利达嗪、齐拉西酮、莫西沙星、奎宁丁、普鲁卡因胺、胺碘酮、索他洛尔等)合用。

7. 本品禁止与丁苯那嗪合用。

【剂量与用法】 1. 本品的剂量应个体化。本品片剂应整片吞服，不可掰开或压碎服用。以前未服用过丁苯那嗪的患者，在首次服用本品时，推荐剂量为 6 mg，1 次/日，进餐时服用。如果疗效不佳，每周可增加日剂量 6 mg，最大日剂量为 48 mg，如果日剂量≥12 mg，应分两次服用。

2. 此前正在服用丁苯那嗪的患者，停用丁苯那嗪，于第 2 天开始服用本品，剂量参见下表。转为本品后，如果疗效不佳，每周可增加日剂量 6 mg，最大日剂量为 48 mg。

丁苯那嗪的日剂量	本品（可否改成氘代丁苯那嗪）的初始治疗方案
12.5 mg	6 mg，1 次/日
25 mg	6 mg，2 次/日
37.5 mg	9 mg，2 次/日
50 mg	12 mg，2 次/日
62.5 mg	15 mg，2 次/日
75 mg	18 mg，2 次/日
87.5 mg	21 mg，2 次/日
100 mg	24 mg，2 次/日

3. 与强效 CYP2D6 抑制剂（如奎尼丁、氟西汀、帕罗西汀、丁胺苯丙酮）合用时，本品的日剂量不能超过 36 mg。

4. CYP2D6 乏代谢者，本品的日剂量不能超过 36 mg。

5. 如果停用本品不超过 1 周，可不调整剂量，继续此前的剂量，如果停药超过 1 周，应从低剂量开始重新向上滴定剂量。

【用药须知】 1. 本品及其代谢产物和与含黑色素的组织结合，长期使用本品，可在含黑色素的组织蓄积。使用本品的患者应定期进行眼科检查。

2. 本品可导致抑郁和自杀，所以在出现以下情况（忧愁、想哭、不想与外界交往，沉浸在自己的世界；睡觉时间比平时极大延长或缩短；觉得一切都无足轻重；有负罪感；感到绝望无助；比平时更加暴躁易怒，更具侵袭性；食欲比平时萎靡或亢进；难以集中注意力；一直感觉疲乏困倦；有自残或自杀的想法）时，应及时告知医师。如果抑郁或自杀倾向无缓解，应考虑停药。

3. 亨廷顿病为进展性疾病，表现为情感淡漠、认知障碍、舞蹈病、僵硬及功能性能力减退，本品也可致上述情况恶化，很难区分上述症状是药物引起或是疾病本身进展引起，降低剂量或停止用药可区分。在有些患者中，舞蹈病可随时间的推移可能会有一定改善。

4. 本品可导致神经阻滞药恶性综合征，表现为高热、肌肉僵直、精神改变，自律神经失调（脉搏或血压异常、心动过速、发汗及心脏节律失常），其他还包括 ALP、肌红蛋白升高、横纹肌溶解及急性肾功能衰竭。处理措施如下。

（1）立即停用本品及其他非必需的药物。

（2）加强对症治疗和医疗监护。

（3）可用强化护理措施，治疗任何严重的并发症。

5. 使用本品的患者应监测坐立不安及激惹的发生，如出现静坐不能，应降低剂量，某些患者可能需要停药。

6. 吞咽困难是亨廷顿病的一种症状，有些病例与吸入性肺炎有关，是否与本品有关尚不确定。

7. 使用本品的患者不能参加通过大脑警觉，以保证自己和他人安全的活动，如驾驶车辆或操作危险机器，直至患者达到维持剂量，且知晓药物对他们的影响。

8. 应劝导患者服用本品时不能同时饮酒或服用其他镇静药物，因可导致作用相加，加重镇静和催眠作用。

9. 本品可导致 Q-Tc 轻微延长，避免与其他延长 Q-T 间期的药物合用，避免用于先天性长 QT 综合征患者及心脏节律失常的患者，因可增加尖端扭转型心动过速和（或）猝死的风险。危险因素包括心动过缓、高血钾或低血镁、合用延长 Q-Tc 间期的药物、存在先天性 Q-T 间期延长。

10. 临床研究中正在服用抗精神病药物（如氯丙嗪、氟哌啶醇、奥氮平、利培酮、硫利达嗪、齐拉西酮）的患者应排除在外。本品与多巴胺拮抗剂合用会使 Q-Tc 间期延长、神经阻滞药恶性综合征及锥体外系症状明显加重。

11. 如果临床症状怀疑高泌乳素血症，应进行适当的实验室检查，可考虑停止使用本品。

【制剂】 片剂：6 mg；9 mg；12 mg。

【贮藏】 贮于 25 ℃，短程携带允许 15～30 ℃。

缬本那嗪

(valbenazine)

本品为口服的单胺耗竭剂。

【CAS】 1025504-45-3

【理化性状】 1. 化学名：L-Valine，(2*R*，3*R*，11b*R*)-1，3，4，6，7，11b-hexahydro-9，10-dimethoxy-3-(2-methyl-propyl)-2*H*-benzo[α]quinolizin-2-yl ester

2. 分子式：$C_{24}H_{38}N_2O_4$

3. 分子量：418.58

4. 结构式

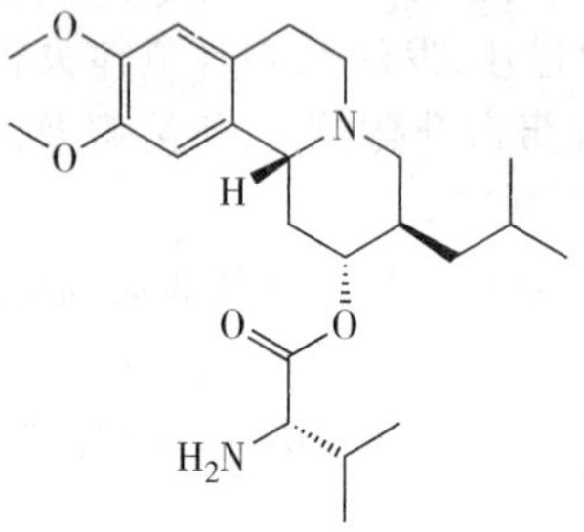

甲苯磺酸缬本那嗪

(valbenazine tosylate)

别名:Ingrezza

【理化性状】 1. 化学名:L-Valine,(2*R*,3*R*,11b*R*)-1,3,4,6,7,11b-hexahydro-9,10-dimethoxy-3-(2-methyl-propyl)-2*H*-benzo[a]quinolizin-2-yl ester4-me-thylbenzenesulfonate(1:2)

2. 分子式:$C_{38}H_{54}N_2O_{10}S_2$

3. 分子量:762.97

【药理作用】 本品治疗迟发性运动障碍的具体作用机制尚不明确,但其机制可能与本品可逆性的抑制囊泡单胺转运蛋白2(VMAT2),调节单胺类神经递质从细胞质摄取进入突触囊泡有关。

【体内过程】 1. 吸收 单次口服40~300 mg,本品及其活性代谢产物[+]-α-HTBZ的AUC、C_{max}与剂量近似成正比。口服给药本品的T_{max}为0.5~1 h,每天服药1次,1周后可达稳态,本品的绝对生物利用度约为49%。[+]-α-HTBZ达血药峰值的时间为4~8 h。高脂肪餐可升高本品C_{max} 46%,升高AUC13%,但[+]-α-HTBZ的暴露量不受影响。

2. 分布 本品的稳态分布容积约为92 L,其血浆蛋白结合率≥99%,[+]-α-HTBZ为64%。

3. 口服本品后被广泛代谢,主要在缬氨酸位置水解形成活性代谢产物[+]-α-HTBZ。也可经CYP3A4/5催化,氧化形成单氧化缬本那嗪和其他少量代谢产物。[+]-α-HTBZ经CYP2D6进一步代谢。

4. 本品的总体清除率为7.2 L/h。本品和[+]-α-HTBZ的$t_{1/2}$为15~22 h。给予放射性标记的本品,尿液和粪便中分别可回收60%和30%的放射性物质,随尿液或粪便排除的原药和[+]-α-HTBZ均<2%。

5. 在中、重度肝功能不全患者体中,本品及其活性代谢产物的暴露量可见增加。

【适应证】 用于治疗成人迟发性运动障碍。

【不良反应】 1. 严重的不良反应包括镇静和Q-T间期延长。

2. 常见的不良反应包括镇静、嗜睡、疲乏、口干、便秘、注意力不能集中、尿潴留、视物模糊、平衡障碍、头晕、头痛、静坐不能、躁动、恶心、呕吐、关节痛。

3. 少见血糖升高、体重增加、呼吸道感染、流涎、运动障碍、锥体外系反应、焦虑、失眠、泌乳素升高、ALP升高、胆红素升高。

【禁忌与慎用】 1. 本品禁用于先天性Q-T间期延长综合征以及有Q-T间期延长相关的心律失常病史的患者。

2. 动物实验显示本品可致死胎,妊娠期妇女在用药前应充分权衡治疗效益和潜在风险。

3. 治疗期间及停药5天内,哺乳期妇女应暂停哺乳。

4. 儿童用药的有效性及安全性尚未确定。

5. 重度肾功能不全的患者不推荐使用本品。

【药物相互作用】 1. 本品与MOAIs(如异卡波肼、苯乙肼、司来吉兰)合用,可增加突触内单胺类神经递质的浓度,可导致诸如5-羟色胺综合征等不良反应增加,减弱本品的治疗作用,应避免合用。

2. 强效CYP3A4抑制剂(如酮康唑、伊曲康唑、克拉霉素),可明显升高本品及其活性代谢产物的暴露量,合用时应降低本品的剂量。

3. 强效CYP2D6抑制剂(如氟西汀、帕罗西汀、奎尼丁),可明显升高本品及其活性代谢产物的暴露量,合用时应根据患者的耐受性调整本品的剂量。

4. 强效CYP3A4诱导剂(如卡马西平、利福平、苯妥英),可明显降低本品及其活性代谢产物的暴露量,合用时应降低本品的剂量。

5. 本品可升高地高辛的血药浓度,合用时应监测地高辛的血药浓度,并根据监测结果调整地高辛的剂量。

6. 本品可略微延长Q-Tc间期,应尽量避免与其他延长Q-Tc间期的药物合用,如抗精神病药(氯丙嗪、氟哌啶醇、奥氮平)、抗菌药物(莫西沙星)、抗心律失常药(奎尼丁、普鲁卡因,胺碘酮、索他洛尔)等。同时禁用于患有先天Q-T间期延长综合征以及有心律不齐病史的患者。

【剂量与用法】 1. 起始剂量为40 mg,1次/日,1周后剂量可增加至80 mg,1次/日,某些患者可能仅需要40 mg,1次/日的剂量即可奏效。本品可在空腹或进餐后服用。

2. 中、重度肝功能不全的患者,推荐剂量为

40 mg,1 次/日。

3. CYP2D6 乏代谢者或与强效 CYP2D6 抑制剂合用,应根据耐受性调整剂量。

4. 与强效 CYP3A4 抑制剂合用,本品的剂量为 40 mg,1 次/日。

【用药须知】 1. 使用本品的患者不能参加通过大脑警觉,以保证自己和他人安全的活动,如驾驶车辆或操作危险机器,直至患者达到维持剂量,且知晓药物对他们的影响。

2. 本品可导致 Q-T 间期轻微延长,避免与其他延长 Q-T 间期的药物合用,避免用于先天性长 QT 综合征患者及心脏节律失常的患者,因可增加尖端扭转型心动过速和(或)猝死的风险。

【制剂】 片剂:40 mg。

【贮藏】 贮于 20～25 ℃,短程携带允许 15～30 ℃。

丙硫喷地

(prothipendyl)

别名:Nitoman、氮丙嗪、丙胺氮嗪

【CAS】 303-69-5

【ATC】 N05AX07

【理化性状】 1. 化学名:*N*, *N*-Dimethyl-3-pyrido[3,2-*b*][1,4]benzothiazin-10-ylpropan-1-amine

2. 分子式:$C_{16}H_{19}N_3S$

3. 分子量:285.4

4. 结构式

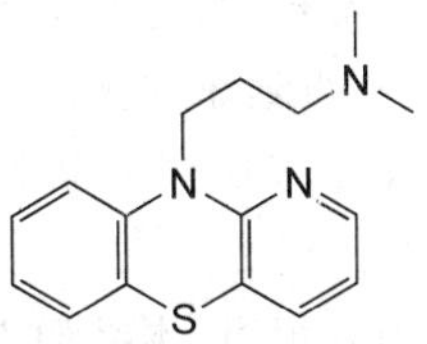

【简介】 本品属于氮吩噻嗪类,临床用其盐酸盐,商品名 Dominal。本品一般作用类似氯丙嗪。口服 40～80 mg,2～4 次/日,治疗精神病和激动,还可辅助镇痛药治疗疼痛。本品还可注射给药。

氯卡帕明

(clocapramine)

别名:氯卡比米嗪、氯哌咪嗪

【CAS】 47739-98-0

【理化性状】 1. 化学名:1′-[3-(3-Chloro-10,11-dihydro-5*H*-dibenzo[*b*, *f*]azepin-5-yl)propyl]-1,4′-bipiperidine-4′-carboxamide

2. 分子式:$C_{28}H_{37}ClN_4O$

3. 分子量:481.1

4. 结构式

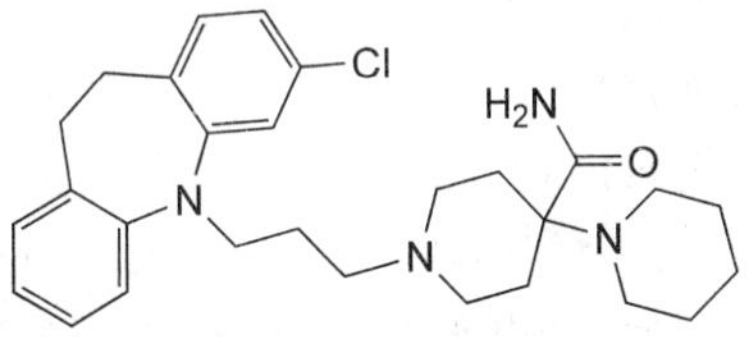

【简介】 本品为卡匹帕明的氯化衍生物。临床用其盐酸盐,商品名 Clofecton。用于治疗伴有抑郁症状的精神分裂症。口服 10～15 mg,3 次/日。

阿立哌唑

(aripiprazole)

别名:博思清、Abilify

本品为非典型精神抑制药。

【CAS】 129722-12-9

【ATC】 N05AX12

【理化性状】 1. 本品为无色结晶粉末。

2. 化学名:7-{4-[4-(2,3-Dichlorophenyl)-piperazin-1-yl]butoxy}-3,4-dihydroquinolin-2(1*H*)-one

3. 分子式:$C_{23}H_{27}Cl_2N_3O_2$

4. 分子量:448.4

5. 结构式

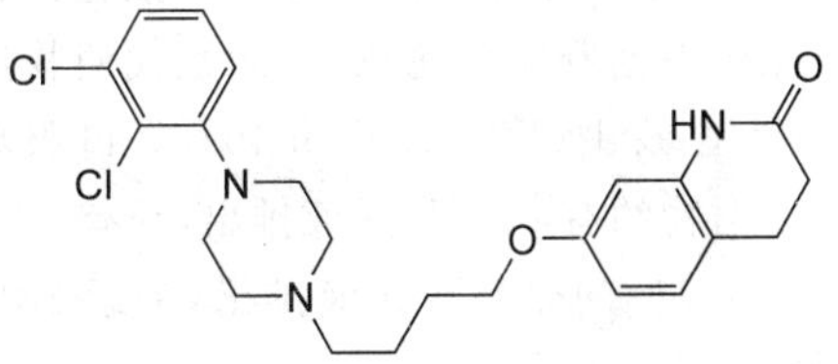

【用药警戒】 1. 本品未批准用于老年痴呆性精神病,因可致老年痴呆性精神病增加患者的死亡率。

2. 包括本品在内的抗抑郁药可增加自杀行为、自杀意念和行为异常,治疗过程中应密切监测患者上述症状。本品未批准用于儿童的抗抑郁治疗。

【药理作用】 1. 本品对 D_2、D_3、5-HT_{1A}、5-HT_{2A} 受体都具有高度的亲和力(K_i 值分别为 0.34、0.8、1.7 和 3.4 nmol/L),对多巴胺 D_4、5-HT_{2C} 和 5-HT_7、α_1 肾上腺素能和组胺 H_1 受体具有中度亲和力(K_i 值分别为 44、15、39、57 和 61 nmol/L)。对 5-HT 再摄取部位也有中度亲和力(K_i 值为 98 nmol/L)。本品对 D_2 受体和 5-HT 受体具有部分激动作用,而对 5-HT_{2A} 受体则具有拮抗作用。

2. 和其他抗精神病药物一样,本品的作用机制尚不清楚;不过,已经有人提出,本品的效应是通过对 D_2 受体和 5-HT_{1A} 受体的部分激动作用和对 5-

HT_{2A}受体的拮抗作用联合介导的。此外，本品还可能显示出某些其他的临床作用，如直立性低血压，这可能通过它对 α_1受体的拮抗作用可以得到解释。

【体内过程】 1. 本品的作用主要是原药产生的，其主要代谢产物脱氢阿立哌唑在较小的程度上也起着和原药一样的作用。出现在血浆中的原药约占40%。本品在肝内通过CYP3A4、CYP2D6代谢而被清除。原药的平均消除 $t_{1/2}$约为75 h，脱氢阿立哌唑的 $t_{1/2}$约为94 h。两次等量给药，14 d内可获得 C_{ss}。在稳态期间，本品的药动学参数与剂量成正比。

2. 本品易于吸收，给药后3～5 h可达 C_{max}。其片剂的绝对生物利用度为87%。空腹或与食物同服均可。同时给予片剂15 mg和标准餐，对本品或其代谢物的 C_{max}和AUC没有明显影响，但可延迟两者的 T_{max}，分别为3 h和12 h。本品静脉注射的稳态 V_d为404 L或4.9 L/kg，表明有广泛的血管外分布。在治疗浓度时，本品及其代谢物的蛋白结合率高于99%，主要与清蛋白结合。将本品0.5～30 mg/d给予健康志愿者，共14 d，显示药物在 D_2受体的存留时间具有剂量依赖性，表明药物有向脑内渗透的能力。

3. 本品主要通过3个生物转化途径进行代谢：脱氢作用，羟基化作用和 *N*-脱烷基作用。根据其体外研究。CYP3A4和CYP2D6对本品的脱氢和羟基化起作用，*N*-脱烷基则通过CYP3A4催化。在全身循环中，原药占据着优势地位，其活性代谢物脱氢阿立哌唑约为血浆中原药AUC的40%。口服单剂量本品后，代谢物约有25%随尿液排出，约有55%随粪便排出；少于1%的原药随尿液排出，接近18%的则随粪便排出。

【适应证】 治疗精神分裂症，对急性复发者、慢性患者及情感精神病均有效。

【不良反应】 不良反应比较轻，体重增加、锥体外系反应等发生率低，所以患者的耐受性比较好。不良反应主要有头痛、焦虑、失眠、嗜睡、尿失禁、静坐不能等。

【妊娠期安全等级】 C。

【禁忌与慎用】 1. 对本品过敏者禁用。

2. 必须慎用本品的患者包括如下。

(1) 有自杀倾向者。

(2) 有神经阻滞剂恶性综合征病史者。

(3) 老年精神病患者。

(4) 有体温升高疾病的患者。

(5) 糖尿病患者或血糖升高者。

(6) 心肌梗死、缺血性心脏病、传导阻滞、心力衰竭和脑血管患者。

(7) 有可能出现迟发性运动障碍者。

(8) 易发生低血压者。

(9) 有癫痫发作史和阿尔茨海默病史者。

(10) 有患吸入性肺炎风险者。

3. 本品可经乳汁分泌，哺乳期妇女使用时应暂停哺乳。

4. 儿童用药的安全性及有效性尚未确定。

【药物相互作用】 1. 合用乙醇或其他中枢神经抑制药可增加中枢抑制。

2. CYP2D6和CYP3A4的诱导剂和抑制剂均能和本品产生相互作用，使本品的代谢增强或减弱。

3. 本品可增加某些降压药的作用。

【剂量与用法】 1. 建议成人开始口服一次10～15 mg，1次/日，最大剂量可增至30 mg/d，但不比10～15 mg/d更为有效。剂量调整间期不应少于2周。

2. 与CYP2D6和CYP3A4的抑制剂或诱导剂同服，应适当降低或增加本品的用量。

3. 性别、年龄、种族、老年人、是否吸烟及肝肾功能不全患者均不必调整用量。

【用药须知】 1. 给药期间，应经常监测患者的阳性和阴性症状的缓解情况，严密观察出现锥体外系症状和迟发性运动障碍的早期表现。如已出现迟发性运动障碍，应立即停药。

2. 应常规监测血糖水平，如有升高迹象，应考虑停药。

3. 定期检查血常规，测定血压和心率。

4. 服药期间，不可驾车或操作机械。

5. 给药期间，临床应特别提防发生直立性低血压。

6. 根据上述国外报道，本品的不良反应很多，作为新药上市，临床应严密观察，如果的确已发生弊大于利的不良反应，应考虑停药。

7. 国外还有全身过敏反应的报道，应提高警惕。

【制剂】 ①片剂：5 mg；10 mg；15 mg；20 mg；30 mg。②口腔崩解片：5 mg；10 mg；20 mg。③胶囊剂：5 mg。

【贮藏】 贮于15～30 ℃。

阿塞那平

(asenapine)

别名：Saphris

本品是一种非典型抗精神病药。

【CAS】 65576-45-6

【理化性状】 1. 本品为白色至类白色粉末。

2. 化学名：(3a*RS*，12 b*RS*)-*rel*-5-Chloro-2，3，3a，12 b-tetrahydro-2-methyl-1*H*-dibenz [2，3：6，7] oxepino[4，5-c]pyrrole

3. 分子式 $C_{17}H_{16}ClNO$

4. 分子量：285.77

5. 结构式

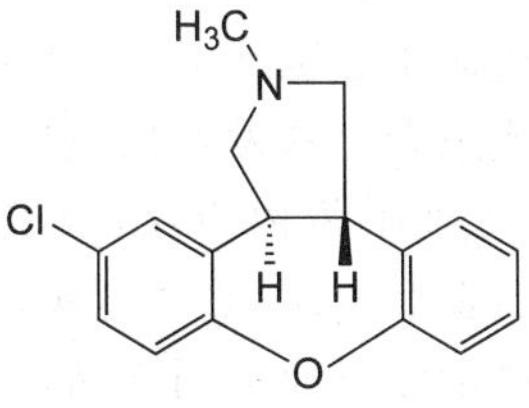

【用药警戒】 患有痴呆相关精神病的老年患者死亡风险增加。17 项安慰剂组对照临床研究表明，使用非典型抗精神病药治疗 10 周，治疗组死亡风险是安慰剂对照组的 1.6～1.7 倍。治疗组死亡率约 4.5%，对照组约 2.6%。尽管引起死亡原因众多，但最常见的原因依然是心血管疾病(如心力衰竭、猝死)或感染(如肺炎)。本品未被批准用于治疗与痴呆相关的精神病。

【药理作用】 本品治疗精神分裂症和双相障碍的确切机制仍未十分清楚，可能与多巴胺 D_2 和 5-羟色胺 2A($5\text{-}HT_{2A}$)受体结合产生拮抗作用有关。研究表明，本品对 $5\text{-}HT_{1A}$、$5\text{-}HT_{1B}$、$5\text{-}HT_{2A}$、$5\text{-}HT_{2B}$、$5\text{-}HT_{2C}$、$5\text{-}HT_5$、$5\text{-}HT_6$ 和 $5\text{-}HT_7$ 及多巴胺 D_2、D_3、D_4 和 D_1 受体，α_1 和 α_2 肾上腺素受体和组胺 H_1 受体具有高度亲和性，对 H_2 受体具有中度亲和力，是上述受体的拮抗剂。阿塞那平对毒蕈碱胆碱受体没有明显的亲和力。

【体内过程】 1. 吸收　本品舌下给药后吸收迅速，平均达峰时间为 0.5～1.5 h，平均 C_{max} 约为 4 ng/ml。一日 2 次给药，3 d 内达到稳态浓度。舌下给药剂量为 5 mg 时，其绝对生物利用度为 35%。当剂量增至 10 mg 时，其对应的吸收程度和最大浓度并未呈线性增加(1.7 倍)。口服给药后，本品的绝对生物利用度更低(<2%)。给药后几分钟内(2 或 5 min)饮水可使吸收减少。

2. 分布　本品分布迅速而广泛，分布容积为 20～25 L/kg。血浆蛋白结合率为 95%，包括白蛋白和 α_1-酸性糖蛋白。

3. 代谢　本品主要经尿苷二磷酸葡醛酸转移酶 UGT1A4、葡糖醛酸化和 CYP 同工酶(主要为 CYP1A2)氧化代谢。

4. 消除　平均消除 $t_{1/2}$ 为 24 h，50%的本品随尿排泄，40%随粪便排泄。

【适应证】 本品适用于治疗成年精神分裂症，成年双相情感障碍Ⅰ型的急性躁狂发作或混合性发作(伴或不伴精神症状)。

【不良反应】 1. 精神分裂症患者常见的不良反应(发生率≥5%和至少是安慰剂的 2 倍)有静坐不能(与剂量相关)、口腔感觉减退和嗜睡。双相情感障碍患者常见的不良反应(发生率≥5%和至少是安慰剂的 2 倍)有嗜睡、眩晕、除静坐不能外的锥体外系反应和体重增加。

2. 上市前临床研究不良反应发生率≥2%且高于安慰剂的如下。

(1) 全身反应　疲劳、易激惹。

(2) 消化系统　便秘、口干、口腔感觉减退、唾液过度分泌、胃部不适、呕吐、消化不良、牙痛。

(3) 代谢紊乱　体重增加、食欲增加。

(4) 神经系统　静坐不能、头晕、头痛、味觉障碍、除静坐不能外的锥体外系反应、嗜睡。

(5) 精神系统　焦虑、抑郁、失眠。

(6) 循环系统　高血压。

(7) 肌肉骨骼系统　关节痛、肢端疼痛。

3. 其他可能的不良反应如下。按发生率不良反应分为很常见(≥1/10)、常见(≥1/100，且<1/10)、少见(≥1/1000，且<1/100)、罕见(≥1/10000，且<1/1000)、非常罕见(<1/10000)。

(1) 血液和淋巴系统不良反应　罕见贫血，少见血小板减少。

(2) 心血管系统　少见心动过速、一过性传导阻滞。

(3) 眼　少见视力调节障碍。

(4) 消化系统　少见口腔感觉异常、舌痛、舌肿大。

(5) 全身反应　罕见过敏反应。

(6) 化验异常　少见低钠血症。

(7) 神经系统　少见发音困难。

4. 另外，还可导致空腹血糖升高、总胆固醇和三酰甘油水平升高、ALT 一过性升高、泌乳素水平升高，但这些变化均没有临床意义。

【妊娠期安全等级】 C。

【禁忌与慎用】 1. 重度肝功能不全患者禁用。

2. 10 岁以下儿童用药的安全性及有效性尚未确定。

【药物相互作用】 1. 与其他中枢神经系统活性药物或酒精合用时应慎重。

2. 因本品具有 α_1-肾上腺素能拮抗作用，因此，有可能增加某些抗高血压药物的降压效果。

3. 本品主要经 UGT1A4 葡糖醛酸化和 CYP1A2 氧化代谢，与氟伏沙明(强效 CYP1A2 抑制剂)合用应慎重。

4. 本品是CYP2D6弱抑制剂，与帕罗西汀(CYP2D6底物和抑制剂)合用应慎重。

【剂量与用法】 1. 不论精神分裂症是急性发作还是维持治疗，推荐起始和目标剂量均为5 mg，2次/日。

2. 不论双相情感障碍是急性发作还是维持治疗，推荐起始和维持剂量均为10 mg，2次/日。根据耐受性剂量可减至5 mg，2次/日。

3. 临床上尚未进行过用药剂量高于10 mg，2次/日的安全性评估。高剂量时未见额外获益，相反不良反应发生率会明显升高，因此，不建议增加剂量。

4. 舌下含服，置于舌下数秒即可完全溶解。不可压碎、咀嚼或吞咽。给药后10 min应避免进食和饮水。

5. 轻至中度肝功能不全患者不必调整剂量，重度肝功能不全患者与正常肝功能者相比，前者的血药浓度可增加7倍，因此，这部分人群不建议使用本品。

6. 不必根据患者的年龄、性别、种族、肾功能调整本品的剂量。

7. 就疗程而言，还没有确切的证据，一般建议有效的患者就可连续用药直至病情恶化。

8. 从其他抗精神病药换用本品，或者本品和其他抗精神病药合用，是立即停用以前使用的抗精神病药还是逐渐减量再停用，应根据患者的具体情况选择。

【用药须知】 1. 患有与痴呆相关精神病的老年患者在使用非典型抗精神病药治疗时脑血管不良事件(如卒中、短暂性缺血发作)的发生率和死亡风险会增加，本品未被批准用于治疗与痴呆相关的精神病。

2. 本品治疗期间可发生神经阻滞剂恶性综合征，其临床表现是高热、肌肉强直、精神状态改变和自主神经失调(不规律脉搏或血压、心动过速、出汗和心律失常)，其他还可能包括肌酸磷酸激酶升高、肌红蛋白尿(横纹肌溶解)和急性肾衰竭。一旦发生应立即停药、对症处理并且密切监测。

3. 使用抗精神病药物治疗的患者中可能出现不可逆的、无意识的运动障碍。尤其是老年女性患者的发生率较高。一旦发生应考虑停药。

4. 临床研究显示，尽管与葡萄糖代谢相关的不良反应发生率<1%，但糖尿病患者使用本品仍应定期监测血糖。有糖尿病风险因素(如肥胖、糖尿病家族史)的患者若使用本品，在开始治疗前和治疗期间应定期监测空腹血糖。任一患者用药期间都应密切关注多饮、烦渴、多尿、多食和虚弱等高血糖症状，一旦出现应做空腹血糖测试。停药后，部分患者血糖可以恢复正常。

5. 临床研究显示，使用本品治疗的患者体重略有增加。

6. 研究发现，本品可能诱发直立性低血压(症状包括直立时感到眩晕或头晕目眩)和晕厥，特别是治疗早期或者增加剂量时更易发生。患有心血管病(心肌梗死或缺血性心脏病史、心力衰竭或传导异常)、脑血管病或患者容易发生低血压(脱水、血容量不足和使用抗高血压药物治疗)及老年人应慎用。当患者使用可引发低血压、心动过缓、呼吸或中枢神经系统抑制药物治疗时应慎用本品。这些患者如使用本品应注意监测，一旦发生低血压应考虑减少剂量。

7. 本品可能导致白细胞减少、中性粒细胞减少和粒细胞缺乏，白细胞计数水平低或有药物导致白细胞减少和或中性粒细胞减少史的患者在治疗的头几个月应经常监测全血细胞计数，一旦白细胞水平下降又没有其他诱因则需停药。中性粒细胞减少患者应密切关注是否有发热或其他感染的症状和体征，一旦发生感染应及时治疗。严重中性粒细胞减少(中性粒细胞<1000×10^6/L)患者应停药。

8. 研究显示，与安慰剂相比本品可使Q-Tc间期延长2～5 ms，尚无尖端扭转型室性心动过速或与心室复极延迟相关的不良反应报道。应避免与延长Q-Tc间期的药物合用，这些药物包括Ⅰa类抗心律失常药(如奎尼丁、普鲁卡因胺)或Ⅲ类抗心律失常药(如胺碘酮、索他洛尔)、抗精神病药物(如齐拉西酮、氯丙嗪、硫利达嗪)和抗菌药物(如加替沙星、莫西沙星)。有心律失常史及下述状况的患者禁用，如心动过缓、低钾血症或低镁血症、存在先天性Q-T间期延长等，这些状况可能会增加发生尖端扭转型室性心动过速和(或)猝死的风险。

9. 和其他拮抗多巴胺D_2受体的药物一样，本品可导致泌乳素水平升高，而且长期用药可持续存在。

10. 有癫痫发作史或癫痫阈值较低的情况(如阿尔茨海默性痴呆)的患者慎用。癫痫阈值较低的情况在65岁以上人群较常见。

11. 使用本品治疗的患者嗜睡发生率较高，特别是在开始治疗的第1周。因此，在了解到患者对本品的敏感性前，对需要警觉性的活动，如操作具有一定危险性的机器或者驾驶汽车应谨慎。

12. 干扰机体体温降低机制是抗精神病药的特征。当本品处方给处于体温可能升高的患者(如剧烈运动、过热、同时服用抗胆碱能活性药物或脱水)

时，建议进行适当护理。

13. 自杀倾向是精神病和双相性精神障碍所固有的，药物治疗时应密切监测高危患者。为了减少药物过量的风险，本品的处方量应控制在最低水平，并且对患者进行良好管理。

14. 食管运动功能障碍和误吸与抗精神病药的使用有关。吸入性肺炎是老年患者，尤其是老年进行性阿尔茨海默性痴呆患者发病和死亡的常见原因。本品不应用于痴呆相关精神病患者，也不可用于有吸入性肺炎危险的患者。

15. 吸烟对本品的药动学没有影响。

16. 研究表明，在舌下给药前立即进食可使本品吸收减少 20%，舌下给药后 2 min、5 min 饮水可分别使本品吸收减少 19% 和 10%。因此，给药后 10 min 应避免进食和饮水。

17. 用药期间如果怀孕或计划怀孕应告知医师，用药期间应停止哺乳。

18. 一旦漏服，发现后可立即补服。如果接近下次用药时间则不必补服，按下次用药时间给药即可。

19. 目前尚无特异性的解解毒药。一旦发生过量，应检查心电图，同时，应采用支持疗法，保持呼吸道通畅、吸氧和通风，对症治疗。应持续密切监测，直到患者康复。

【制剂】 舌下含片：5 mg；10 mg。

【贮藏】 避光、防潮，15～30 ℃室温保存。

布雷帕唑

(brexpiprazole)

别名：Rexulti

本品为非典型性抗精神病药。

【CAS】 913611-97-9

【ATC】 N05AX16

【理化性状】 1. 化学名：7-{4-[4-(1-Benzothiophen-4-yl) piperazin-1-yl]butoxy}quinolin2(1 H)-one

2. 分子式：$C_{25}H_{27}N_3O_2S$

3. 分子量：433.57

4. 结构式

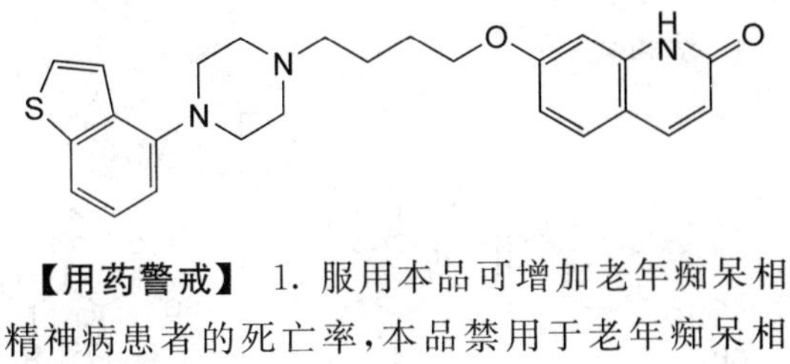

【用药警戒】 1. 服用本品可增加老年痴呆相关的精神病患者的死亡率，本品禁用于老年痴呆相关的精神病的治疗。

2. 抗抑郁药可增加青少年患者的自杀意图和行为，监护者应密切监测患者自杀意图和行为的恶化或出现。本品用于儿科患者的安全性及有效性尚未确定。

【药理作用】 本品的确切作用机制尚未阐明。可能通过部分激动 5-HT_{1A}受体和多巴胺 D_2受体，拮抗 5-HT_{2A}受体起作用。

【体内过程】 1. 吸收　口服后 4 h 达血药峰值，口服的绝对生物利用度为 95%，10～12 d 达稳态。药动学与剂量成正比。进食不影响本品的吸收。

2. 分布　本品血浆蛋白结合率高(>99%)，主要是白蛋白和 α_1-酸糖蛋白结合。静脉注射后分布容积为(1.56 ± 0.42) L/kg，提示本品广泛分布于血管外。

3. 代谢　体外试验显示，本品主要经 CYP3A4 和 CYP2D6 代谢，循环中主要为代谢产物 DM-3411，稳态时占原药暴露量的 23%～48%。代谢产物均无药理活性。

4. 排泄　基于放射性标记的本品，尿液和粪便中分别回收给药剂量的 25% 和 46%，其中尿中原药不到给药剂量的 1%，粪便中约占 14%。本品的清除率为 (19.8±11.4)(ml · kg)/h。本品的终末半衰期约 91 h。

【适应证】 1. 辅助治疗严重抑郁症。

2. 治疗精神分裂症。

【不良反应】 1. 严重不良反应包括增加老年痴呆患者的死亡率，增加青少年自杀的意念和行为、神经阻滞剂恶性综合征、神经系统反应、迟发性运动障碍、代谢紊乱、白细胞降低、中性粒细胞降低、粒细胞降低、直立性低血压和晕厥、体温调节紊乱、吞咽困难、认知和运动功能损害、癫痫发作。

2. 临床试验中常见的不良反应包括便秘、疲乏、鼻咽炎、体重降低、血皮质醇水平降低、食欲增加、静坐不能、头痛、困倦、震颤、头晕、焦虑、坐立不安。

3. 上市后报道的不良反应包括视物模糊、恶心、口干、唾液分泌过多、腹痛、腹胀、尿道感染、血清催乳素升高、心绞痛、异常做梦、失眠、多汗。

【妊娠期安全等级】 C。

【禁忌与慎用】 1. 对本品过敏者禁用。

2. 有癫痫病史者慎用，65 岁以上老年患者慎用。

3. 动物实验本品可经乳汁分泌，哺乳期妇女使用时应停止哺乳。

4. 16 岁以下儿童用药的安全性及有效性尚未确定。

【药物相互作用】 1. 强效 CYP2D6 抑制剂或强

效 CYP3A4 抑制剂均可明显升高本品的血药浓度。

2. 强效 CYP3A4 诱导剂可明显降低本品的血药浓度。

【剂量与用法】 1. 治疗抑郁症 口服,起始剂量为 0.5～1 mg,1 次/日,每周可逐渐增加剂量直至目标剂量 2 mg/d,本品最大剂量为 3 mg/d。是否与食物同服均可。

2. 治疗精神分裂症 口服,起始剂量为 1 mg,1 次/日,目标剂量为 2～4 mg/d。第 5～7 d,增加剂量至 2 mg,1 次/日,根据患者的反应和耐受程度,从第 8 d 开始可增加剂量至 4 mg,1 次/日。本品的最大剂量为 4 mg/d。

3. 中、重度肝或肾功能不全的患者,治疗抑郁症的剂量为 2 mg,1 次/日;治疗精神分裂症的剂量为 3 mg,1 次/日。

4. CYP2D6 乏代谢者降低剂量至常规剂量的一半,且同时服用中、强效 CYP3A4 抑制剂的患者,降低剂量至常规剂量 1/4。

5. 同时服用强效 CYP2D6 抑制剂或强效 CYP3A4 抑制剂的患者,降低剂量至常规剂量的 1/2。

6. 同时服用强效 CYP2D6 抑制剂和强效 CYP3A4 抑制剂的患者,降低剂量至常规剂量的 1/4。

7. 同时服用强效 CYP3A4 诱导剂的患者,经 1～2 周,剂量加倍。

【用药须知】 1. 在儿童和青少年中进行的临床试验中,与安慰剂组相比,接受抗抑郁药治疗者出现自杀相关行为(自杀企图和自杀行为),本品不能用于青少年患者。

2. 本品用于治疗伴有痴呆的老年抑郁症患者,可增加死亡率和神经系统不良反应(包括卒中)。本品不能用与治疗上述患者。

3. 本品应慎用于有双相情感障碍、躁狂或有轻躁狂发作史的患者。当患者出现了躁狂症状时,应该停止使用本品。

4. 本品可导致神经阻滞剂恶性综合征,其特征为高热、肌肉僵直、颤抖、意识障碍和血清肌酸磷酸激酶水平升高,还可能出现肌红蛋白尿症(横纹肌溶解症)和急性肾衰竭。此时应停用包括本品在内的所有抗精神病药物,并给予对症治疗。

5. 本品可导致迟发性运动障碍,如发生,应停药,但部分患者可能需要继续使用本品治疗。

6. 非典型抗精神病药,包括本品可导致代谢紊乱,包括升高血糖、血脂。原有糖尿病的患者,开始本品治疗时,应注意监测血糖,并根据血糖水平调整降血糖药物的剂量。建议定期监测患者血脂水平和体重。

7. 注意观察患者是否出现与中性粒细胞减少有关的发热、感染的症状和体征,一旦出现 ANC＜1000×10^6/L,应暂停用药。

8. 本品可导致直立性低血压、低血容量、同时服用抗高血压药、有心脑血管病史者风险高,上述患者应给予最低起始剂量,缓慢增加剂量,并监测血压。

9. 本品可干扰体温调节中枢,造成体温调节紊乱,应告知患者避免剧烈运动,避免暴露于高温环境中,避免同时使用抗胆碱药,避免脱水。

10. 建议患者不要从事需要精神警觉的活动,如驾驶机动车或操作危险性大的机器,直至患者对上述活动已有了十足的掌控能力。

【制剂】 片剂:0.25 mg;0.5 mg;1 mg;2 mg;3 mg;4 mg。

【贮藏】 贮于 20～25 ℃,短程携带允许 15～30 ℃。

匹莫范色林
(pimavanserin)

别名:Nuplazid

本品为非典型抗精神病药。

【CAS】 706779-91-1

1. 化学名:*N*-(4-Fluorophenylmethyl)-*N*-(1-methylpiperidin-4-yl)-*N′*-(4-(2-methylpropyloxy)phenylmethyl)carbamide

2. 分子式:$C_{25}H_{34}FN_3O_2$

3. 分子量:427.55

酒石酸匹莫范色林
(pimavanserin tartrate)

〖CAS〗 706782-28-7

〖理化性状〗 1. 化学名:Urea, *N*-[(4-fluorophenyl)methyl]-*N*-(1-methyl-4-piperidinyl)-*N′*-[[4-(2-methylpropoxy)phenyl]methyl]-,(2*R*,3*R*)-2,3-dihydroxybutanedioate (2∶1)

2. 分子式:$(C_{25}H_{34}FN_3O_2)_2 \cdot C_4H_6O_6$

3. 分子量:1005.20

4. 结构式

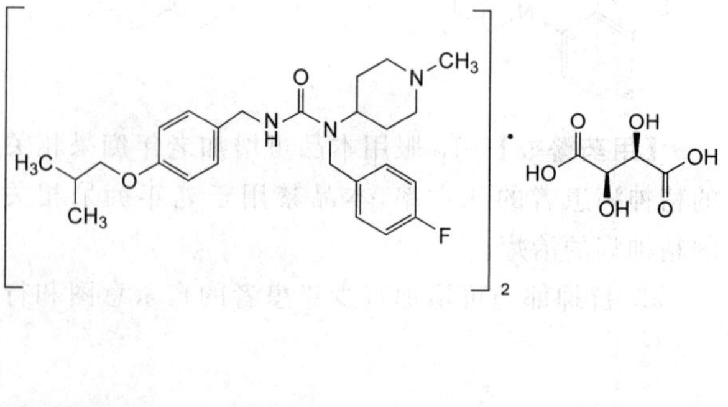

【用药警戒】 包括本品在内的抗精神病药都可增加老年痴呆性精神病患者的死亡率

【药理作用】 本品的确切作用机制尚未明确，但已知道本品可逆转 5-HT_{2A}受体的兴奋性，并对其有拮抗作用，同时对 5-HT_{2C}受体有较弱的作用。

【体内过程】 1. 吸收 本品剂量为 17～255 mg，其药动学呈线性。本品口服后，T_{max}为 6 h（4～24 h）。活性代谢产物 AC-279（N-去甲代谢产物）的中位 T_{max}为 6 h。高脂肪餐对本品的暴露量无明显影响。

2. 分布 单次口服本品 34 mg 的分布容积为（2173±307）L，本品的蛋白结合率高（约 95%）。

3. 代谢 本品主要经 CYP3A4 和 CYP3A5 代谢，少部分经 CYP2J2 和 CYP2D6 代谢，也经其他 CYP 酶和黄素单加氧酶代谢。本品经 CYP3A4 代谢为活性代谢产物 AC-279。

4. 排泄 口服本品 34 mg 后 10 d 内，随尿排泄的原药为给药剂量的 0.55%，随粪便排泄的原药为给药剂量的 1.53%。随尿排泄的原药和 AC-279 不及给药剂量的 1%。本品的 $t_{1/2}$为 57 h，AC-279 的 $t_{1/2}$为 200 h。

【适应证】 用于治疗帕金森病的幻想和妄想等精神症状。

【不良反应】 不良反应包括恶心、便秘、步态不稳、周围水肿、幻觉、意识混乱、Q-T 间期延长。

【禁忌与慎用】 1. 既往有心律失常病史的患者禁用。

2. 尚无妊娠期妇女使用本品的资料。

3. 尚未明确本品是否可经乳汁分泌，哺乳期妇女治疗期间应停止哺乳。

4. 儿童用药的安全性和有效性尚未明确。

5. 重度肾功能不全患者的安全性尚未明确。

6. 肝功能不全的患者不推荐使用。

【药物相互作用】 1. 本品可延长 Q-T 间期延长，禁止与能延长 Q-T 间期的药物（如奎尼丁、普鲁卡因胺、丙吡胺、胺碘酮、索他洛尔、齐拉西酮、氯丙嗪、硫利达嗪、加替沙星、莫西沙星）合用。

2. 强效 CYP3A 抑制剂（如波普瑞韦、克拉霉素、泰利霉素、伊曲康唑、酮康唑、利托那韦），可明显升高本品的血药浓度，合用时，应降低本品的剂量，并密切监测不良反应。

3. 强效 CYP3A 诱导剂（利福平、苯妥英、利福喷丁、苯巴比妥、卡马西平、贯叶连翘），可降低本品的血药浓度，合用时，应密切监测患者，可能须增加本品的剂量。

【剂量与用法】 1. 本品的推荐剂量为一次 34 mg，1 次/日，空服或餐后口服均可。

2. 与强效 CYP3A4 诱导剂合用时，应密切检测本品的有效性，可能需增加剂量。

3. 与强效 CYP3A4 抑制剂合用时，降低应剂量至 17 mg。

【用药须知】 1. 本品不可用于治疗老年痴呆性精神病。

2. 本品应避免与能延长 Q-T 间期的药物合用。

【制剂】 片剂：17 mg。

【贮藏】 贮于 20～25 ℃，短程携带允许 15～30 ℃。

6.3 抗抑郁药

抑郁症是一种由不同病因引起的精神病，分为内因性、反应性、更年期抑郁症和精神分裂症的抑郁状态，主要表现有消极悲伤、情绪低落、行为迟钝、焦虑激动等症状。抑郁症的发病机制未明，可能与脑内 5-羟色胺（5-HT）和去甲肾上腺素（NA）缺少有关。抗抑郁药主要是通过阻断脑内神经元对 5-HT 和 NA 的再摄取（如三环类），或抑制两者的氧化脱氨降解（MAOIs），使受体部位的递质浓度增高，从而促进突触传递而发挥抗抑郁作用。

【用药警戒】 1. 对抑郁症和其他精神障碍的短期临床试验结果显示，与安慰剂相比，抗抑郁药物可增加儿童、青少年和青年患者自杀的想法和实施自杀行为（自杀倾向）的风险。任何人如果考虑将本品或其他抗抑郁药物用于儿童、青少年或青年，都必须在其风险和临床需求之间进行权衡。短期的临床试验没有显示出，与安慰剂相比，年龄大于 24 岁的成年人使用抗抑郁药物会增加自杀倾向的风险；而在年龄 65 岁及以上的老年人中，使用抗抑郁药物后，自杀倾向的风险有所降低。

2. 抑郁和某些精神障碍本身与自杀风险的增加有关，必须密切观察所有年龄患者使用抗抑郁药物治疗开始后的临床症状恶化、自杀倾向及行为异常变化。

3. 应建议家属和看护者必须密切观察并与医师进行沟通。本品未被批准用于儿童患者。

4. 此用药警戒适用于所有抗抑郁药，包括三环类、MAOIs、选择性 5-羟色胺在摄取抑制剂、选择性去甲肾上腺素再摄取抑制剂、5-羟色胺和去甲肾上腺素再摄取的双重抑制剂。

6.3.1 三环类抗抑郁药

三环类抗抑郁药过去曾是抗抑郁症的首选药物，但已逐渐被新型抗抑郁药所取代。本类药物适用于治疗各种抑郁症，如内因性抑郁症、躁郁症的抑郁期或伴随焦虑或激动的抑郁症。对反应性抑郁症也有效。三环类中的丙米嗪还可用于治疗6～12岁儿童的遗尿症。本类药物系通过阻断脑内神经元突触前膜，干扰或阻止某些胺或多肽的再摄取，增加突触间去甲肾上腺素或(和)5-HT含量而改善或消除抑郁状态。本类药物口服吸收快，主要在肝内代谢，并经肾排出。

【药物相互作用】 三环类抗抑郁药的药物相互作用主要如下。

1. 乙醇与本类药合用，可以增强中枢神经的抑制作用。

2. 本类药可降低癫痫阈值，从而降低抗惊厥药的作用。

3. 抗组胺药与本类药合用时可见药效相互加强。

4. 本类药可减低胍乙啶、倍他尼定、异喹胍、可乐定的抗高血压作用(不过，多塞平的用量如低于150 mg/d时，胍乙啶的疗效可不受影响)。

5. 雌激素或含雌激素的避孕药可增加本类药的不良反应，并降低抗抑郁效能。

6. MAOIs与本类药合用可产生高血压危象，且已有导致死亡的报道。一般应在前者停用两周后再使用本类药。

7. 肾上腺素受体激动药与本类药合用可引起严重高血压与高热。

8. 甲状腺制剂与本类药合用可互相增效，并导致心律失常。

9. 合用具有延长Q-T间期的卤泛群或抗心律失常药，可引起室性心律失常。

10. 合用甲状腺制剂可能激发心律失常。

11. 西咪替丁、哌甲酯、抗精神病药和钙通道阻滞药可降低本类药物的代谢，导致血药浓度升高，并伴随毒性反应。

12. 抗毒蕈碱药或中枢神经系统抑制药与本品合用，可使中枢抑制作用增强。

13. 巴比妥类药物和其他酶诱导剂如利福平和某些抗癫痫药可使本品的代谢增加。

14. 对一些难治性病例，在专家的监督下，也相互使用几种不同的抗抑郁药，因而也常常发生一些严重的不良反应，其中包括5-HT综合征。由于这个原因，必须在前一个药停用2周之后，才能开始换用后一个药。也就是说，在两药之间，要有一个两周的无药期(洗脱期)，好让前药得以排尽，排除与后药发生相互作用的可能性。如三环类抗抑郁药与MAOIs之间，或RIMA(可逆性A型MAOIs)与三环类抗抑郁药之间。在停用三环类抗抑郁药并换用一种有可能产生严重不良反应的药物(如奋乃静)，其间至少间隔1周的无药期(洗脱期)。

【禁忌与慎用】 1. 急性心肌梗死恢复期患者禁用。

2. 支气管哮喘、心血管疾病、癫痫、青光眼、肝功能不全、甲状腺功能亢进、前列腺肥大、精神分裂症、尿潴留患者慎用或禁用。

【注意事项】 使用本类药物时，应注意以下几点。

1. 本类药物之间存在交叉过敏。对其中某一药过敏者，对另一药也有可能过敏。

2. 从某一药转换使用另一抗抑郁药时，应特别防止两药间的相互作用，可参见本引言“药物相互作用”第14项。

3. 少年患者对本类药较敏感，治疗抑郁症时须减量。

4. 老年患者因为代谢与排泄均下降，对本类药的敏感性增强，用量一定要减小。使用中应格外注意防止直立性低血压，避免摔倒。

5. 可能引起血糖改变。

6. 从开始使用本类药物直至病情改善都要严密监护患者，因为自杀是一个潜在的内在的危险因素。

7. 在择期手术前应尽早停用本类药物。

8. 治疗期应定期随访检查血细胞计数、血压、心脏功能监测、肝功能测定。

丙米嗪

(imipramine)

别名：米帕明、Imiprin、Eupramin

本品为三环类抗抑郁药的代表药之一。

【CAS】 50-49-7

【ATC】 N06AA02

【理化性状】 1. 化学名：3-(10,11-Dihydro-5*H*-dibenz[*b*,*f*]azepin-5-yl)propyldimethylamine

2. 分子式：$C_{19}H_{24}N_2$

3. 分子量：280.4

4. 结构式

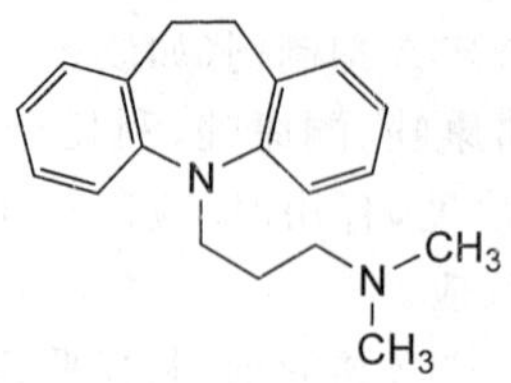

双羟萘酸丙米嗪

(imipramine embonate)

〖CAS〗 10075-24-8

〖理化性状〗 1. 分子式：$(C_{19}H_{24}N_2)_2 \cdot C_{23}H_{16}O_6$

2. 分子量：949.2

盐酸丙米嗪
(imipramine hydrochloride)

别名：Tofranil、Deprinol

〖CAS〗 113-52-0

〖理化性状〗 1. 本品为一种白色或淡黄色的结晶性粉末。易溶于水和乙醇。10%水溶液的 pH 为 3.6～5.0。

2. 分子式：$C_{19}H_{24}N_2 \cdot HCl$

3. 分子量：316.9

【药理作用】 本品具有明显的抗抑郁作用，中等程度的镇静和抗毒蕈碱作用(中枢和外周)。对内因性抑郁症、更年期抑郁症及反应性抑郁症均有较好的疗效，但显效较慢，一般需时两周以上。

【体内过程】 口服本品后可迅速被吸收，2～8 h 达血药峰值，可透过血-脑屏障，还可透过胎盘，进入乳汁，广泛分布于全身各组织。血浆蛋白结合率为 89%～94%。$t_{1/2}$为 9～28 h。在肝内通过首关代谢，广泛脱甲基，主要转化为活性代谢物地昔帕明(去甲丙米嗪)。原药及代谢物可经羟基化、*N*-代谢途径，以游离的或与葡糖醛酸结合的方式，随尿排出。原药和地昔帕明的血药浓度个体差异颇大，与疗效具有一定的相关性。

【适应证】 1. 适用于各种类型的抑郁症及恐惧症和强迫症。

2. 用于治疗小儿遗尿症。

3. 用于缓解多种慢性神经痛(如糖尿病性神经病变、肌肉骨骼痛、偏头痛和紧张型头痛)。

【不良反应】 1. 抗毒蕈碱作用引起的反应，如口干、便秘、视物模糊，偶见尿潴留、肠麻痹。

2. 中枢神经可见头晕、眩晕、失眠、震颤、精神错乱等。大剂量尚可引起癫痫样发作，诱发躁狂状态。

3. 老年人常见心动过速、直立性低血压。大剂量可引起心律失常、房室传导阻滞、心力衰竭。

4. 可发生过敏性皮疹，偶见黄疸及粒细胞减少。

【禁忌与慎用】 1. 对本品过敏者、妊娠期妇女禁用。

2. 尿潴留、前列腺增生、慢性便秘、未经治疗的闭角型青光眼、甲状腺功能亢进和嗜铬细胞瘤患者慎用。

3. 有癫痫病史、心血管病史如传导阻滞、心律失常及刚处于心肌梗死恢复期的患者应避免使用三环类药物。

4. 肝功能不全患者慎用，严重肝病患者禁用。

5. 有限的资料表明本品可经乳汁分泌，哺乳期妇女使用时应暂停哺乳。

6. 禁用于治疗儿童抑郁症。

【药物相互作用】 参见本节引言中的有关叙述。

【剂量与用法】 1. 治疗抑郁症　开始口服 25 mg，3 次/日；逐渐增加至 50 mg，3～4 次/日；最高剂量可达 300 mg/d。维持剂量为 50～100 mg/d。青少年和老年患者的推荐量为一次 10 mg，睡前服；逐渐增加至一次 30～50 mg，睡前服。

2. 治疗儿童遗尿症　6～12 岁口服一次 25 mg，12 岁以上口服一次 50 mg。睡前服。

3. 缓解慢性神经痛　小于治疗抑郁症的剂量，应予个体化。

【用药须知】 参见本节引言中的注意事项和用药警戒。

【制剂】 片剂：12.5 mg；25 mg；50 mg。

【贮藏】 避光、密封保存。

阿米替林
(amitriptyline)

别名：阿密替林、Amyzol、Adepril

本品为三环类抗抑郁药的代表药之一。

【CAS】 50-48-6

【ATC】 N06AA09

【理化性状】 1. 化学名：3-(10，11-Dihydro-5*H*-dibenzo[*a*，*d*]cyclohepten-5-ylidene)propyldimethylamine

2. 分子式：$C_{20}H_{23}N$

3. 分子量：277.4

4. 结构式

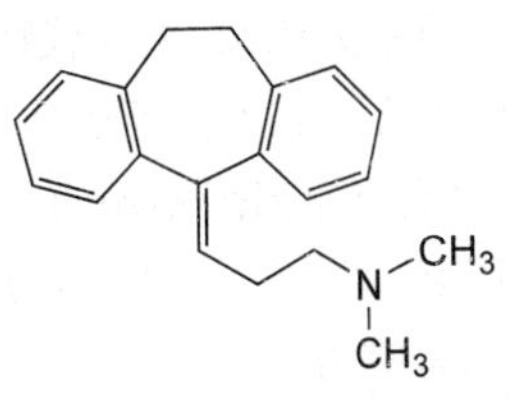

双羟萘酸阿米替林
(amitriptyline embonate)

〖CAS〗 17086-03-2

〖理化性状〗 1. 本品为浅黄至褐黄色粉末，无臭或几近无臭。几乎不溶于水；微溶于乙醇；易溶于三氯甲烷。

2. 分子式：$(C_{20}H_{23}N)_2 \cdot C_{23}H_{16}O_6$

3. 分子量：943.2

盐酸阿米替林
(amitriptyline hydrochloride)

别名：Tryptizol、Laroxyl、Amytril

〖CAS〗 549-18-8

〖理化性状〗 1. 本品为白色或几乎白色的粉末或无色结晶体。易溶于水、乙醇和二氯甲烷。

2. 分子式：$C_{20}H_{23}N \cdot HCl$

3. 分子量：313.9

4. 稳定性：当存在过量的氧气，本品的水溶液或磷酸盐缓冲液溶液在115～116 ℃的温度高压加热3 min，就会发生分解。

本品的缓冲水溶液在80 ℃的黑暗条件下贮藏时，金属离子能加速它的分解。0.1%的依地酸钠显著降低分解速度，但棓丙酯和对苯二酚的此种作用较弱。偏亚硫酸氢钠的起始作用是降低阿米替林的浓度，随后加速分解。在琥珀色玻璃容器的分解速度也明显大于透明玻璃容器(琥珀色玻璃容器的金属离子成分高于透明玻璃容器的)。但是，不同生产批次的琥珀色玻璃之间的差异很大，因为本品不耐受，其溶液适合在琥珀色容器中贮藏。

本品的水溶液在室温下避光贮藏，无论是放在药柜中还是琥珀色的玻璃器皿中，至少在8周的时间内稳定。当接触光线时，它会分解成酮类和少量的未确认产物。

【药理作用】 抑郁作用与丙米嗪相似，但镇静和抗毒蕈碱作用较强。适用于各种抑郁症及抑郁状态。对伴有明显焦虑、激动不安症状的患者尤为适用。改善抑郁症状显效较慢，一般需时2周以上。

【体内过程】 口服本品后迅速被吸收，约6 h达血药峰值。本品可减缓胃肠运动，过量时尤为明显。在肝内进行广泛的首关代谢，主要代谢物为具有活性的去甲替林。本品及去甲替林经羟基化、*N*-氧化的代谢途径，以游离的或与葡糖醛酸结合的形式随尿液排出。本品及去甲替林能分布全身，分布容积为5～10 L/kg。蛋白结合率为82%～96%。$t_{1/2}$为9～36 h。本品能透过胎盘，亦可进入乳汁。

【适应证】 本品的镇静作用较强，主要用于治疗焦虑性或激动性抑郁症。

【不良反应】 1. 治疗初期可能出现抗胆碱能反应，如多汗、口干、视物模糊、排尿困难、便秘等。

2. 中枢神经系统不良反应可出现嗜睡、震颤、眩晕。

3. 可发生直立性低血压。偶见癫痫发作、骨髓抑制及中毒性肝损害等。

【禁忌与慎用】 1. 严重心脏病、近期有心肌梗死发作史、癫痫、青光眼、尿潴留、甲状腺功能亢进、重度肝功能不全、对三环类药物过敏者禁用。

2. 重度肝、肾功能不全，前列腺肥大，老年人或心血管疾病患者慎用。

3. 本品可经乳汁分泌，哺乳期妇女使用时应暂停哺乳。

4. 儿童禁用。

【药物相互作用】 1. 本品与舒托必利合用，有增加室性心律失常的危险，严重可至尖端扭转型心律失常。

2. 本品与乙醇或其他中枢神经系统抑制药合用，中枢神经抑制作用增强。

3. 本品与肾上腺素、去甲肾上腺素合用，易致高血压及心律失常。

4. 本品与可乐定合用，后者抗高血压作用减弱。

5. 本品与抗惊厥药合用，可降低抗惊厥药的作用。

6. 本品与氟西汀或氟伏沙明合用，可增加两者的血浆浓度，出现惊厥，不良反应增加。

7. 本品与阿托品类合用，不良反应增加。

8. 本品与MAOIs合用，可发生高血压。

【剂量与用法】 1. 治疗抑郁症 开始口服25 mg，2次/日，根据需要可逐渐增加至150 mg/d。维持量为50～100 mg/d。至少服用3个月，然后必须逐渐停药。住院患者可给予200 mg/d，偶可应用300 mg/d。青少年和老年患者剂量减半，夜间1次服用。

2. 治疗儿童遗尿病 6～10岁使用10～25 mg；11岁以上25～50 mg。睡前服。

3. 用于缓解慢性神经痛 小于治疗抑郁症的剂量。

【用药须知】 1. 使用期间应监测心电图。

2. 本品不得与MAOIs合用，应在停用MAOIs 14 d后，才能使用本品。

3. 患者有转向躁狂倾向时应立即停药。用药期间不宜驾驶车辆、操作机械或高空作业。

4. 其余参见本节引言中的注意事项和用药警戒。

【临床新用途】 1. 难治性呃逆 本品30 mg/d，3次分服。

2. 肠易激综合征 口服本品30 mg，3次/日，可逐渐加量至150～300 mg/d。维持量50～150 mg/d。

【制剂】 片剂：10 mg；25 mg。

【贮藏】 避光、密封保存。

氯米帕明
(clomipramine)

别名：氯丙米嗪、chlorimipramine

本品为二苯氮三环类抗抑郁药。

【CAS】 303-49-1

【ATC】 N06AA04

【理化性状】 1. 化学名：3-(3-Chloro-10，11-dihydro-5*H*-dibenz[*b*，*f*]azepin-5-yl)propyldimethylamine

2. 分子式：$C_{19}H_{23}ClN_2$

3. 分子量：314.9

4. 结构式

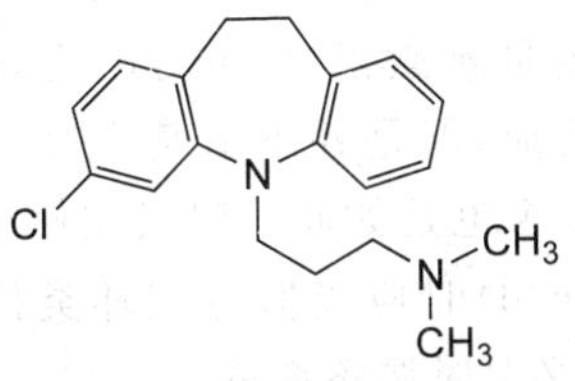

盐酸氯米帕明
(clomipramine hydrochloride)

别名：Hydiphen、Anafranil、Placil

〖CAS〗 17321-77-6

〖理化性状〗 1. 本品为白色或淡黄色、有轻度吸湿性的结晶性粉末。易溶于水和二氯甲烷；溶于乙醇。10％水溶液的 pH 为 3.5～5.0。

2. 化学名：3-(3-Chloro-10，11-dihydro-5*H*-dibenz[*b*，*f*]azepin-5-yl)propyldimethylamine hydrochloride

3. 分子式：$C_{19}H_{23}ClN_2 \cdot HCl$

4. 分子量：351.3

【药理作用】 本品有明显的抗抑郁作用，且镇静作用较强。可用于治疗各种类型的抑郁症，尤适用于需要镇静的抑郁症；显著抑制 5-HT 再摄取，能有效治疗强迫症、惊恐症和恐惧症，但起效较慢，一般在数周之后；本品是治疗猝倒和发作性睡眠病中最常用的三环类抗抑郁药。还可用于缓解多种慢性神经痛。

【体内过程】 口服本品后迅速被吸收，在肝内进行首关代谢期间，广泛脱甲基，主要转化成为具有活性的代谢物去甲氯米帕明。两者广泛分布，与血浆蛋白和组织蛋白广泛结合。$t_{1/2}$ 为 21 h，活性代谢物可能更长。主要随尿液排出。

【适应证】 1. 用于治疗各种类型的抑郁症。

2. 用于治疗强迫症、惊恐症和恐惧症。

3. 用于缓解多种慢性神经痛。

【不良反应】 1. 中枢神经系统　常见嗜睡、疲劳、不安感、食欲增加、晕眩、震颤、头痛、肌阵挛、谵妄、言语障碍、感觉异常、肌无力、肌张力增高、意识模糊、定向力障碍、幻觉(特别是老年患者及患有帕金森病的患者)、焦虑状态、激越、睡眠障碍、躁狂、轻躁狂、攻击行为、记忆力受损、人格解体、抑郁加重、注意力受损、失眠、梦魇、呵欠。少见诱发精神病症状、抽搐、共济失调。罕见脑电图改变、高热。

2. 抗胆碱能作用　常见口干、出汗、便秘、视力调节失调、视物模糊、排尿障碍、热潮红、瞳孔放大。极罕见青光眼、尿潴留。

3. 心血管系统　常见窦性心动过速、心悸、直立性低血压、具有正常心脏功能的患者出现无明确临床意义的心电图(ECG)改变(如 ST-T 改变)。少见心律失常、血压增高。极罕见传导异常(如 QRS 波增宽、Q-T 间期延长、PQ 改变、束支传导阻滞、尖端扭转型室性心动过速，特别是患有低钾血症的患者更易出现)。

4. 胃肠道　常见恶心、呕吐、腹部不适、腹泻、食欲缺乏。

5. 肝脏　常见转氨酶升高。极罕见肝炎，伴或不伴黄疸。

6. 皮肤　常见过敏性皮肤反应(皮疹、荨麻疹)、光过敏、瘙痒。极罕见水肿(局部或全身)、脱发。

7. 内分泌系统及代谢功能　常见体重增加、性欲和性功能失调、溢乳、乳房增大。极罕见抗利尿激素分泌异常综合征(SIADH)。

8. 过敏反应　极罕见过敏性肺泡炎(肺炎)伴或不伴肺嗜酸细胞增多、类过敏性反应，包括低血压。

9. 血液　极罕见白细胞减少症、粒细胞缺乏症、血小板减少症、嗜酸粒细胞增多、紫癜。

10. 感觉器官　常见味觉异常、耳鸣。

11. 停药症状　突然停药或减量后常出现恶心、呕吐、腹痛、腹泻、失眠、头痛、神经质及焦虑。

【妊娠期安全等级】 C。

【禁忌与慎用】 1. 急性心肌梗死恢复期患者禁用。

2. 先天性 Q-T 间期延长综合征者禁用。

3. 支气管哮喘、心血管疾病、癫痫、青光眼、肝功能不全、甲状腺功能亢进、前列腺肥大、精神分裂症、尿潴留患者禁用。

4. 急性卟啉症患者、有自杀倾向者慎用。

5. 本品可经乳汁分泌，哺乳期妇女使用时应暂停哺乳。

【药物相互作用】 1. 本品可能会降低或消除胍乙啶、苄胍、利血平、可乐定和甲基多巴的抗高血压作用。因此，需要同时进行药物治疗的高血压患者应选择其他类型的抗高血压药物(例如血管扩张药或β受体拮抗药)。

2. 三环类抗抑郁药可能增强一些药物(吩噻嗪、抗帕金森药物、抗组织胺药物、阿托品及比哌立登)对眼、中枢神经系统、肠道和膀胱的作用。

3. 三环类抗抑郁药可能增强酒精及其他中枢神经抑制药(如巴比妥类药物、苯二氮䓬类药物,或全身麻醉药)的作用。

4. 排钾利尿药可能会导致低钾血症,从而增加发生Q-Tc间期延长和尖端扭转型室性心动过速的危险。因此,在使用本品之前应纠正低钾血症。

5. 在停止MAOIs治疗后的至少两周内不要使用本品(有可能出现以下严重的症状:高血压危象、高热及其他5-羟色胺综合征的症状,如肌阵挛、激越、癫痫发作、谵妄和昏迷)。在停止本品治疗后,欲服用MAOIs时,上述规定同样适用。

6. 本品与5-羟色胺激活药物(如选择性5-羟色胺再摄取抑制剂、5-羟色胺和5-羟色胺与去甲肾上腺素再摄取抑制剂、三环类抗抑郁药及锂盐)同时使用可能会发生5-羟色胺综合征。对于氟西汀而言,建议在使用氟西汀进行治疗之前和之后都要经过2～3周的洗脱期。

7. 本品增加肾上腺素能药物(肾上腺素、去甲肾上腺素、异丙肾上腺素、麻黄素和去氧肾上腺素)对于心血管的作用。

8. 本品主要的代谢途径是去甲基化,形成活性代谢物*N*-去甲氯米帕明,进而发生羟基化,*N*-去甲氯米帕明及原药均可发生进一步的结合反应。去甲基化过程涉及多种CYP同工酶,主要是CYP3A4、CYP2C19和CYP1A2。两种活性成分均通过羟基化而清除,该过程由CYP2D6催化。

9. 同时使用CYP2D6抑制剂可能会导致两种活性代谢产物的血药浓度升高。同时使用CYP1A2、CYP2C19和CYP3A4抑制剂会使原药的血药浓度升高,但是由于*N*-去甲氯米帕明的浓度会降低,因此,对总体药效并无影响。

10. 某些抗心律失常药物(如奎尼丁和普罗帕酮)是强效的CYP2D6抑制剂,因此,不应与三环类抗抑郁药同时使用。

11. 某些选择性5-羟色胺再摄取抑制剂是CYP2D6的抑制剂(如氟西汀、帕罗西汀或舍曲林),而有些则是其他同工酶的抑制剂(包括CYP1A2和CYP2C19,如氟伏沙明),这些药物也可能会升高本品的血药浓度,从而带来相应的不良反应。同时使用氟伏沙明时,本品的稳态血浆水平升高4倍(*N*-去甲氯米帕明降低2倍)。

12. 同时使用神经镇静药(如吩噻嗪类)可能会造成三环类抗抑郁药的血药浓度升高、惊厥阈下降及癫痫发作。与硫利达嗪联合使用时可能会产生严重的心律失常。

13. 同时使用H_2-受体拮抗剂西咪替丁(是多种CYP同工酶的抑制剂,包括CYP2D6和CYP3A4)可能会升高三环类抗抑郁药的血药浓度,因此,应当减少三环类药物的用量。

14. 并无文献报道过本品(25 mg/d)与长期口服避孕药(一日15或30 mg乙炔雌二醇)之间存在有相互作用。就目前所知,雌激素并非CYP2D6的抑制剂,因此,与本品之间应当不存在相互作用。虽然曾有一些个案报道,在使用三环类抗抑郁药丙米嗪的同时服用大剂量雌激素(50 mg/d)会增加不良反应并提高治疗反应,但是并不清楚本品合用低剂量雌激素治疗时是否也是如此。建议在使用大剂量雌激素治疗(50 mg/d)时应当监测三环类抗抑郁药的治疗反应,并在必要时调整剂量。

15. 哌甲酯也可能会通过抑制本品的代谢而升高其药物浓度,必要时应降低本品的剂量。

16. 某些三环类抗抑郁药可能会加强香豆素类药物(如华法林)的抗凝作用,其机制可能是通过抑制香豆素类药物的代谢(CYP2C9)。虽然目前并无证据证实本品对于抗凝药物(如华法林)代谢有抑制作用,但是仍建议在使用这类药物时密切监测血浆凝血酶原活性。

17. 同时使用对CYP同工酶具有诱导作用的药物[特别是CYP3A4、CYP2C19和(或)CYP1A2]可能会加快本品的代谢,从而降低本品的疗效。

18. CYP3A和CYP2C的诱导剂,如利福平或抗惊厥药(如巴比妥类药物、卡马西平、苯巴比妥和苯妥英)可能会降低本品的血药浓度。CYP1A2诱导剂,如尼古丁(香烟烟雾中的成分)会使三环类抗抑郁药的血浆浓度下降。吸烟者本品的稳态血浆浓度会较不吸烟者降低2倍(但*N*-去甲氯米帕明的浓度无变化)。另外,三环类抗抑郁药与苯妥英合用可引起苯妥英的血药浓度的升高。必要时,应相应调节两种药的剂量。

19. 本品是CYP2D6的抑制剂,因此,当在泛代谢者中同时使用主要通过CYP2D6进行清除的药物时,可能会导致该药物的血药浓度升高。

【剂量与用法】 1. 治疗抑郁症　开始口服10 mg/d,逐渐增加至30～150 mg/d,分次服,亦可在晚上1次服。维持量为30～50 mg/d。

2. 治疗严重强迫症或恐惧症　可口服250 mg/d。老年患者开始10 mg/d,逐渐增加至30～75 mg/d;维持量为 15～25 mg/d。不能口服者可肌内注射给药，开始 25～50 mg/d，然后逐日增加 25 mg，直至 100～150 mg/d，症状改善后再用维持量。也可静脉滴注，开始 25～50 mg 加入 0.9%氯化钠注射液或 5%葡萄糖注射液 250～500 ml 中，2～3 h 输完，然后逐日增加 25 mg，一般可达 100 mg/d，症状改善后再以口服维持。静脉滴注时应监控血压，避免低血压。

【用药须知】 参见本节引言中的注意事项和用药警戒。

【制剂】 ①片剂：10 mg；25 mg；50 mg；100 mg。②胶囊剂：10 mg；25 mg；50 mg。③注射液：25 mg/2 ml。

【贮藏】 避光、密封保存。

地昔帕明

(desipramine)

别名：去甲丙米嗪、Desmethylimipramine

本品是丙米嗪的代谢物。

【CAS】 50-47-5

【ATC】 N06AA01

【理化性状】 1. 化学名：3-(10，11-Dihydro-5*H*-dibenz[*b*，*f*]azepin-5-yl)propyl(methyl)amine

2. 分子式：$C_{18}H_{22}N_2$

3. 分子量：266.38

4. 结构式

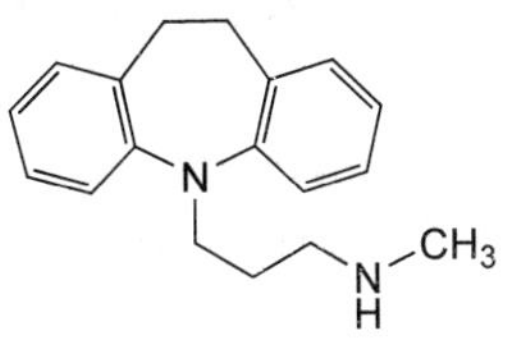

盐酸地昔帕明

(desipramine hydrochloride)

别名：Nebril、Norpramin、Pertofrane

本品是丙米嗪的代谢物。

【CAS】 58-28-6

【理化性状】 1. 本品为白色或接近白色的结晶性粉末。溶于水和乙醇。

2. 化学名：3-(10，11-Dihydro-5*H*-dibenz[*b*，*f*]azepin-5-yl)propyl(methyl)amine hydrochloride

3. 分子式：$C_{18}H_{22}N_2 \cdot HCl$

4. 分子量：302.8

【药理作用】 作用与丙米嗪相似，具有较强的抗抑郁作用，但镇静和抗毒蕈碱作用明显较弱，因而更适合用于老年人。本品起效较快，用药 1 周即可显效。

【体内过程】 口服本品易从胃肠道吸收，吸收不受食物影响。体内分布广泛，易透过血-脑屏障，并在脑中蓄积，如大鼠腹腔注射 15 mg/kg 后，大脑皮质中的药物浓度为 13.11 μg/L，大脑其余部位的药物浓度为 11.45 μg/L，而血中的药物浓度仅为 1.53 μg/L。血药浓度与临床抗抑郁疗效存在显著的正相关，健康人血药浓度在 115～155 μg/L 以上方可获得更好的效果。本品的达峰时间为 4～6 h，主要在肝代谢，最终被氧化成无活性的羟化物或与葡糖醛酸结合后随尿液排出。血浆清除率(CL)为 0.68 (L·h)/kg，年龄和性别对 CL 无显著影响。血浆 $t_{1/2}$ 为 17～28 h。此外，本品对肝线粒体 CYP2D6 的抑制作用较大多数选择性 5-HT 再摄取抑制剂为小。

【适应证】 1. 用于治疗内因性、更年期、反应性及神经性抑郁症。

2. 可缓解多种慢性神经痛。

【不良反应】 类似丙米嗪，但较轻。

【禁忌与慎用】 参见丙米嗪。

【药物相互作用】 参见丙米嗪。

【剂量与用法】 1. 开始口服 25 mg，3 次/日；渐增至 50 mg，3～4 次/日；严重抑郁症患者可达 300 mg/d。

2. 维持量为 100 mg/d。青少年及老年患者剂量减半。

【用药须知】 参见本节引言中的注意事项和用药警戒。

【制剂】 片剂：25 mg。

【贮藏】 避光、密封保存。

曲米帕明

(trimipramine)

别名：三甲丙米嗪、Herphonal、Surmontil

本品为二苯氮三环类抗抑郁药。

【CAS】 739-71-9

【ATC】 N06AA06

【理化性状】 1. 化学名：Dimethyl{3-(10，11-dihydro-5*H*-dibenz[*b*，*f*]azepin-5-yl-2-methyl)propyl}amine

2. 分子式：$C_{20}H_{26}N_2$

3. 分子量：294.4

4. 结构式

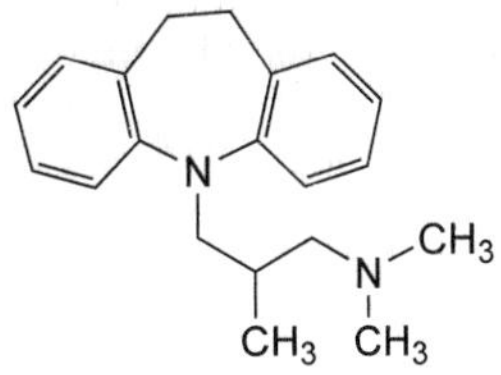

马来酸曲米帕明
(trimipramine maleate)

别名:Stangyl

〖**CAS**〗　521-78-8

〖**理化性状**〗　1. 本品为白色或类白色结晶性粉末。微溶于水和乙醇。

2. 分子式:$C_{20}H_{26}N_2 \cdot C_4H_4O_4$

3. 分子量:410.5

【**药理作用**】　本品化学结构和作用与丙米嗪极相似,而镇静作用更突出。

【**体内过程**】　口服后迅速被吸收,2 h 可达血药峰值。$t_{1/2}$为 9～11 h。肝代谢除脱甲基外,还有羟基化,*N*-氧化及与葡糖醛酸结合。主要以代谢物形式随尿液排出。

【**适应证**】　1. 用于治疗各种类型的抑郁症、精神分裂症的抑郁状态和焦虑症。

2. 用于缓解多种慢性神经痛。

【**不良反应**】　与丙米嗪类似,但较少。

【**妊娠期安全等级**】　C。

【**禁忌与慎用**】【**药物相互作用**】　参见丙米嗪。

【**剂量与用法**】　1. 开始口服 50～75 mg/d,可分次服或睡前 1 次服;逐渐增加剂量,最大剂量不可超过 300 mg/d。

2. 维持剂量为 75～150 mg/d。青少年或老年患者剂量减半。

【**用药须知**】　参见本节引言中的注意事项和用药警戒。

【**制剂**】　片剂:10 mg;25 mg。

【**贮藏**】　避光、密封保存。

阿莫沙平
(amoxapine)

别名:氯氧平、氯哌氧、Asendin

本品为洛沙平的 *N*-脱甲基衍生物。为二苯杂三环类抗抑郁药。

【**CAS**】　14028-44-5

【**ATC**】　N06AA17

【**理化性状**】　1. 本品为白色至浅黄色的结晶性粉末。几乎不溶于水;微溶于丙酮;易溶于三氯甲烷;略溶于甲醇和甲苯;溶于四氢呋喃。

2. 化学名:2-Chloro-11-(piperazin-1-yl) dibenz[*b*,*f*][1,4]oxazepine

3. 分子式:$C_{17}H_{16}ClN_3O$

4. 分子量:313.8

5. 结构式

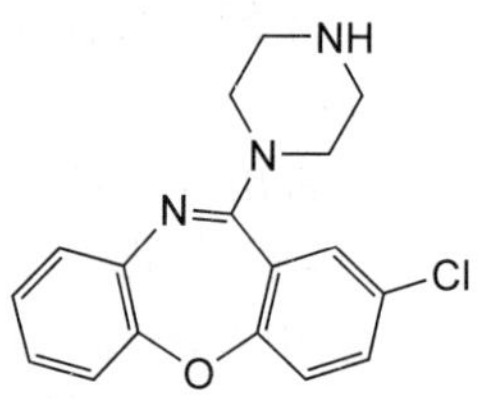

【**药理作用**】　本品通过抑制脑内突触前膜对 NA 的再摄取(对 5-HT 的再摄取影响小),产生较强的抗抑郁与精神兴奋作用。与丙米嗪相比,具有相似的抗抑郁作用,但起效快,对心脏毒性低,抗胆碱作用与镇静作用弱。

【**体内过程**】　口服后迅速被吸收。与洛沙平的化学结构极为相似,并进行类似的羟基化代谢并与葡糖醛酸结合,随尿排出。其 $t_{1/2}$ 为 8 h;主要活性代谢物 8-羟基阿莫沙平的 $t_{1/2}$ 为 30 h,而 7-羟基阿莫沙平的 $t_{1/2}$ 为 6.5 h。

【**适应证**】　用于治疗伴有严重淡漠和轻度焦虑的内因性抑郁症。

【**不良反应**】　本品不良反应较少,可出现口干、视物模糊、便秘、无力、眩晕等。

【**妊娠期安全等级**】　C。

【**禁忌与慎用**】【**药物相互作用**】　参见丙米嗪。

【**剂量与用法**】　开始口服 50 mg,3 次/日,渐增至 100 mg,3 次/日。严重病情可达 600 mg/d。老年患者剂量减半。

【**用药须知**】　参见本节引言中的注意事项和用药警戒。

【**制剂**】　片剂:50 mg;100 mg;150 mg。

【**贮藏**】　避光、密封贮存于室温。

去甲替林
(nortriptyline)

别名:去甲阿米替林

本品为二苯环庚二烯三环类抗抑郁药。

【**CAS**】　72-69-5

【**ATC**】　N06AA10

【**理化性状**】　1. 化学名:3-(10,11-Dihydro-5*H*-dibenzo[*a*,*d*]cyclohepten-5-ylidene)propyl(methyl)amine

2. 分子式:$C_{19}H_{21}N$

3. 分子量:263.38

4. 结构式

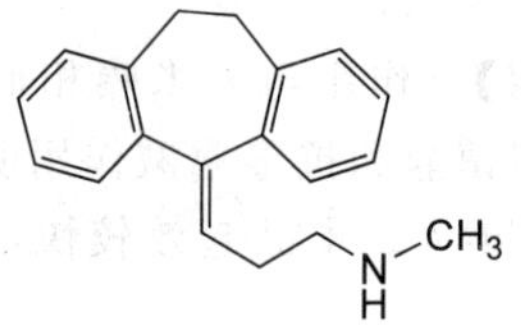

盐酸去甲替林

(nortriptyline hydrochloride)

别名：Martimil、Nortrilen、Sensival

〖**CAS**〗 894-71-3

〖**理化性状**〗 1. 本品为白色或类白色粉末。略溶于水，可溶于乙醇和二氯甲烷。

2. 化学名：3-(10,11-Dihydro-5*H*-dibenzo[*a*,*d*]cyclohepten-5-ylidene)propyl(methyl)amine hydrochloride

3. 分子式：$C_{19}H_{21}N \cdot HCl$

4. 分子量：299.8

【**药理作用**】 本品为阿米替林的主要活性代谢产物。作用和应用类似阿米替林，且起效快。

【**体内过程**】【**适应证**】【**不良反应**】【**禁忌与慎用**】【**药物相互作用**】 参见阿米替林。

【**剂量与用法**】 1. 治疗抑郁症　开始口服 30 mg/d，分次服或睡前 1 次服；逐渐增加至 75～100 mg/d；严重抑郁症不超过 150 mg/d。其抗抑郁作用的最佳血药浓度为 50～150 mg/L，当剂量超过 100 mg/d 时应监测血药浓度。青少年及老年患者剂量减半，分次服。

2. 治疗儿童遗尿症　＜7 岁 10 mg，8～11 岁 10～20 mg，＞11 岁 25～30 mg，睡前 1 次服，总疗程不超过 3 个月，包括逐渐撤药的时间。

【**用药须知**】 参见本节引言中的注意事项和用药警戒。

【**制剂**】 片剂：10 mg；25 mg。

【**贮藏**】 避光、密封保存。

普罗替林

(protriptyline)

本品为二苯环庚二烯三环类抗抑郁药。

【**CAS**】 438-60-8

【**ATC**】 N06AA11

【**理化性状**】 1. 化学名：3-(5*H*-Dibenzo[*a*,*d*]cyclohept-5-enyl)propyl(methyl)amine

2. 分子式：$C_{19}H_{21}N$

3. 分子量：263.38

4. 结构式

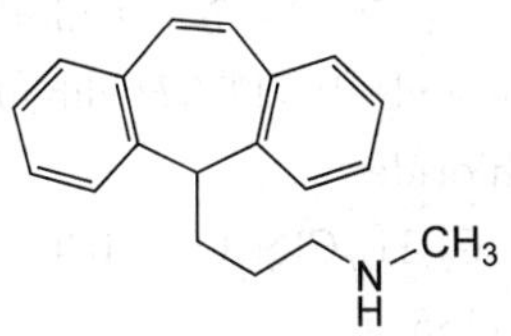

盐酸普罗替林

(protriptyline hydrochloride)

别名：Concordin、Vivactil

〖**CAS**〗 1225-55-4

〖**理化性状**〗 1. 本品为白色或淡黄白色，无臭或几乎无臭的粉末。易溶于水、乙醇和三氯甲烷；几乎不溶于乙醚。1%的水溶液 pH 为 5.0～6.5。

2. 化学名：3-(5*H*-Dibenzo[*a*,*d*]cyclohept-5-enyl)propyl(methyl)amine hydrochloride

3. 分子式：$C_{19}H_{21}N \cdot HCl$

4. 分子量：299.8

【**药理作用**】 本品化学结构及作用与阿米替林相似。镇静作用较弱，但具有较强的精神兴奋作用。

【**体内过程**】 口服吸收缓慢，8～12 h 血药浓度达峰值。在肝内代谢，包括 *N*-氧化和羟化途径。体内分布广，与血浆和组织蛋白广泛结合。$t_{1/2}$ 为 55～198 h。主要以代谢物形式随尿液排出。

【**适应证**】 用于治疗情感淡漠和性格孤僻的抑郁症。

【**不良反应**】 本品不良反应与阿米替林相似，还可出现焦虑、激动、失眠、心动过速、低血压等。

【**禁忌与慎用**】【**药物相互作用**】 参见阿米替林。

【**剂量与用法**】 1. 成人口服 5～10 mg，3～4 次/日。严重抑郁症可增至 60 mg/d。青少年和老年患者口服 5 mg，3 次/日。也可晚间 1 次服用。

2. 老年患者剂量超过 20 mg/d 时应检测心血管功能。失眠患者最后 1 次服药应在下午 3 时以前。

【**用药须知**】 参见本节引言中的注意事项和用药警戒。

【**制剂**】 片剂：5 mg；10 mg。

【**贮藏**】 避光、密封保存。

多塞平

(doxepin)

别名：多虑平

本品为苯二氮三环类抗抑郁药。

【**CAS**】 1668-19-5

【**ATC**】 N06AA12

【**理化性状**】 1. 化学名：(*E*)-3-(Dibenz[*b*,*e*]oxepin-11-ylidene)propyldimethylamine

2. 分子式：$C_{19}H_{21}NO$

3. 分子量：279.37

4. 结构式

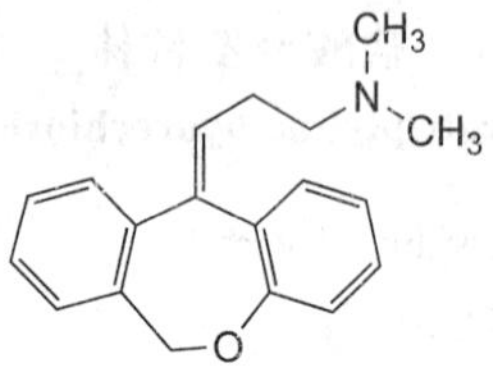

盐酸多塞平

(doxepin hydrochloride)

别名：Sinequan、Sinquan

〖CAS〗 1229-29-4（doxepin hydrochloride）；4698-39-9（doxepin hydrochloride，E-isomer）；25127-31-5（doxepin hydrochloride，Z-isomer）

〖理化性状〗 1. 本品为一种白色或近白色的结晶性粉末。易溶于水、乙醇和二氯甲烷。

2. 化学名：(*E*)-3-(Dibenz[*b*，*e*]oxepin-11-ylidene)propyldimethylamine hydrochloride

3. 分子式：$C_{19}H_{21}NO \cdot HCl$

4. 分子量：315.8

【药理作用】 本品结构及抗抑郁作用与阿米替林相似，尚有明显的镇静作用及中等程度的抗毒蕈碱作用。此外，还具有拮抗组胺 H_1 和 H_2 受体的作用。

【体内过程】 本品口服后迅速被吸收，约 4 h 可达血药峰值。全身广泛分布，与血浆和组织蛋白广泛结合。$t_{1/2}$ 为 8～24 h。在肝内经首关代谢，主要活性代谢物为去甲多塞平。多塞平及去甲多塞平再经羟基化和 *N*-氧化进一步代谢，主要以代谢物形式随尿液排出。本品可透过血-脑屏障和胎盘，并可进入乳汁。

【适应证】 1. 适用于各种抑郁症、抑郁状态、焦虑和恐惧症。

2. 局部外用可缓解多种类型的皮炎和瘙痒。

3. 也用于抗消化性溃疡，作为西咪替丁的替代药。

【不良反应】 参见丙米嗪。局部应用可出现一过性刺痛感和(或)烧灼感、瘙痒、红斑、皮肤发干等，也可能发生全身反应。

【禁忌与慎用】【药物相互作用】 参见本节引言中的有关叙述。

【剂量与用法】 1. 治疗抑郁症　开始口服 25 mg，3 次/日；逐渐增至 50 mg，3 次/日；严重抑郁症患者可达 300 mg/d，轻度患者则减至 25～50 mg/d。老年患者 10～50 mg/d。一日剂量小于 100 mg 时可睡前 1 次服。

2. ＜12 岁儿童用药的安全性尚未确定。

3. 局部外用缓解瘙痒　用 5% 乳膏剂涂擦患处。

【用药须知】 参见本节引言中的注意事项和用药警戒。

【临床新用途】 1. 急性水肿型胰腺炎　口服本品 50 mg，2 次/日，疗程不超过 7 d。可缓解症状，利于恢复。

2. 难治性支气管哮喘　口服本品 25 mg，3 次/日。可控制症状。

3. 难治性呃逆　口服本品 25 mg，3 次/日，总有效率达 91.7%。

4. 夜间发作性哮喘　每晚 10 时顿服 50 mg，总有效率 100%。

【制剂】 ①片剂：25 mg；50 mg；100 mg。②乳膏剂：5%。

【贮藏】 避光、密封保存。

洛非帕明

(lofepramine)

别名：氯苯咪嗪

本品为二苯氮䓬类的三环类抗抑郁药。

【CAS】 23047-25-8

【ATC】 N06AA07

【理化性状】 1. 化学名：5-{3-[*N*-(Chlorophenacyl)-*N*-methylamino]propyl}-10，11-5*H*-dihydrodibenz[*b*，*f*]azepine

2. 分子式：$C_{26}H_{27}ClN_2O$

3. 分子量：418.95

4. 结构式

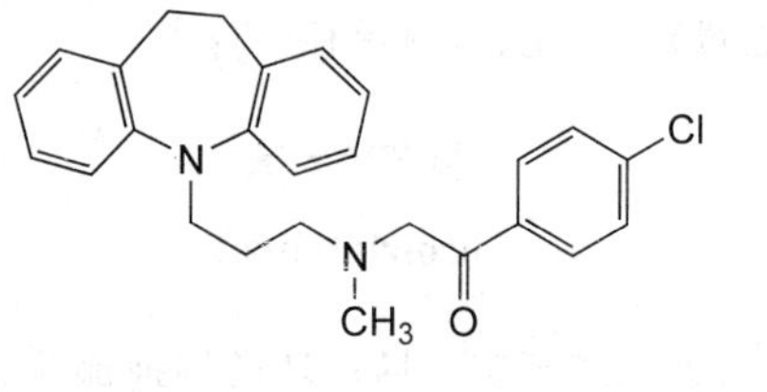

盐酸洛非帕明

(lofepramine hydrochloride)

别名：Gamonil、Deftan、Tymelyt

〖CAS〗 26786-32-3

〖理化性状〗 1. 本品为淡黄白色至绿黄色的粉末，有种微弱的独特的气味。呈现多态现象。极微溶于乙醇和甲醇，微溶于丙酮。

2. 化学名：5-{3-[*N*-(Chlorophenacyl)-*N*-methylamino]propyl}-10，11-5*H*-dihydrodibenz[*b*，*f*]azepine hydrochloride

3. 分子式：$C_{26}H_{27}ClN_2O \cdot HCl$

4. 分子量：455.4

【药理作用】 本品作用类似阿米替林，是一种镇静作用和抗毒蕈碱作用较弱的三环类抗抑郁药。其代谢物之一为地昔帕明。

【体内过程】 口服本品后迅速被吸收，在肝内进行广泛的首关代谢，通过脱甲基主要代谢为地昔帕明。本品可使胃肠道转运时间延迟，尤其在超量使用时。代谢途径包括 *N*-氧化和羟基化。主要以代谢物形式随尿液排出。与血浆蛋白高度结合。可进入乳汁中。

【适应证】 治疗抑郁症。

【不良反应】 1. 参见阿米替林。

2. 可能出现黄疸、肝功能异常，甚至肝功能衰竭。

【禁忌与慎用】 1. 对本品过敏者、妊娠期妇女禁用。

2. 卟啉症和肝、肾功能不全患者禁用。

3. 哺乳期妇女使用时应暂停哺乳。

4. 儿童用药的安全性及有效性尚未确定。

【药物相互作用】 参见阿米替林。

【剂量与用法】 成人口服 140～210 mg/d，分次服用。

【用药须知】 参见本节引言中的注意事项和用药警戒。

【制剂】 片剂：70 mg。

【贮藏】 避光、密封贮存。

度硫平

(dosulepin)

别名：二苯噻庚英、Dothiepin

本品为三环类抗抑郁药。

【CAS】 113-53-1

【ATC】 N06AA16

【理化性状】 1. 化学名：3-(Dibenzo[*b*, *e*]thiepin-11-ylidene)propyldimethylamine

2. 分子式：$C_{19}H_{21}NS$

3. 分子量：295.45

4. 结构式

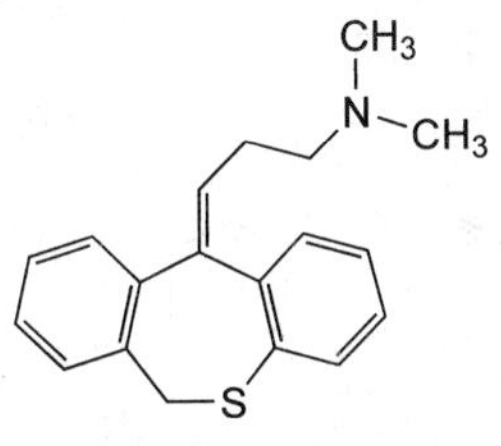

盐酸度硫平

(dosulepin hydrochloride)

别名：Dothiepin、Dothep、Xerenal、Prothiaden

〖CAS〗 897-15-4

〖理化性状〗 1. 本品为白色或淡黄色的结晶性粉末。主要由 *E*-异构体组成。易溶于水、乙醇和二氯甲烷。10%水溶液的 pH 是 4.2～5.2。

2. 化学名：3-(Dibenzo[*b*, *e*]thiepin-11-ylidene)propyldimethylamine hydrochloride

3. 分子式：$C_{19}H_{21}NS \cdot HCl$

4. 分子量：331.9

【药理作用】 作用类似阿米替林，且有较强的镇静作用。

【体内过程】 口服本品后快速被吸收，在肝内进行广泛的首关代谢，主要活性代谢物为去甲基度硫平。代谢途径还包括 *S*-氧化作用。主要以代谢物随尿排出，少量随粪便排出。原药和代谢物的消除 $t_{1/2}$ 分别为 14～24 h 和 23～46 h。本品可进入乳汁中。

【适应证】 治疗抑郁症。

【不良反应】 参见阿米替林。

【禁忌与慎用】 1. 参见阿米替林。

2. 妊娠期妇女禁用。

3. 哺乳期妇女使用时应暂停哺乳。

4. 儿童用药的安全性及有效性尚未确定。

【药物相互作用】 参见阿米替林。

【剂量与用法】 1. 成人开始口服 25 mg，3 次/日，如必要，逐渐加量至 50 mg，3 次/日，或者夜间单次给药。对严重抑郁患者，可给予更高的剂量 225 mg/d。

2. 老年人开始口服 50～75 mg/d，一般维持仅用半量。

【用药须知】 参见本节引言中的注意事项和用药警戒。

【制剂】 片剂：25 mg；50 mg。

【贮藏】 密封、避光贮存。

氧阿米替林

(amitriptylinoxide)

别名：Amioxid、Ambivalon、Equilibrin

本品为三环类抗抑郁药。与 1970 年在欧洲上市，用于治疗抑郁症。

【CAS】 4317-14-0

【理化性状】 1. 化学名：3-(10,11-Dihydro-5*H*-dibenzo[*a*, *d*]cycloheptene-5-ylidene)-*N*, *N*-dimethyl-1-propanamine *N*-oxide

2. 分子式：$C_{20}H_{23}NO$

3. 分子量：293.40

【简介】 本品为阿米替林的类似物和代谢物，与其他抗抑郁药的效应相似，但起效快，不良反应较小，如困倦、镇静作用。抗胆碱能症状，如口干、出汗、头晕、直立性低血压和心脏毒性较少。在受体结合测定中，本品与阿米替林作用相当，为5-HT、NA再摄取抑制剂，5-HT、H_1受体拮抗剂，但对α_1-肾上腺素能受体的亲和力比其他受体的亲和力约低60倍，对蕈毒碱受体的亲和力为三环类抗抑郁药中最低的一种。

二苯西平

(dibenzepin)

别名：二苯氮䓬

本品为三环类抗抑郁药，在欧洲广泛用于治疗抑郁症。

【CAS】 4498-32-2

【ATC】 N06AA08

【理化性状】 1. 化学名：10-(2-(Dimethylamino)ethyl)-5-methyl-5*H*-dibenzo［*b*，*e*］［1，4］diazepin-11(10 H)-one

2. 分子式：$C_{18}H_{21}N_3O$

3. 分子量：295.3

4. 结构式

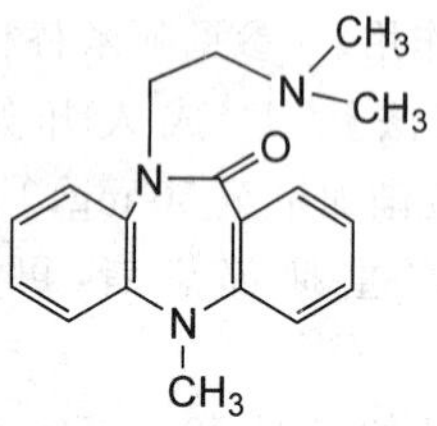

【简介】 本品与其他三环类抗抑郁药（如丙米嗪）的效应相似，但不良反应较少。本品是NA再摄取抑制剂，具有强抗组织胺、弱抗胆碱能作用，无任何5-HT_2活性。同其他三环类抗抑郁药，本品可用于治疗慢性神经性疼痛。本品治疗指数窄，易于过量，症状类似其他同类药物，主要表现为心脏毒性（因其抑制钠、钙离子通道），一般发生在达到5-HT综合征的阈值前。基于此风险，一般不作为抗抑郁治疗的一线用药。本品口服给药的生物利用度为25%，蛋白结合率为80%；主要在肝内代谢，$t_{1/2}$为5 h；80%随尿液排泄，20%随粪便排泄。

美利曲辛

(melitracen)

别名：四甲蒽丙胺、盐酸美利蒽、Adaptol、Dixeran、Melixeran、Thymeol、Trausabun

本品为三环类抗抑郁药。在欧洲和日本用于治疗抑郁症和焦虑症。

【CAS】 5118-29-6（melitracen）；10563-70-9（Melitracen hydrochloride）

【ATC】 N06AA14

【理化性状】 1. 化学名：3-(10，10-Dimethylanthracen-9(10*H*)-ylidene)-*N*，*N*-dimethylpropan-1-amine

2. 分子式：$C_{21}H_{25}N$

3. 分子量：291.4

4. 结构式

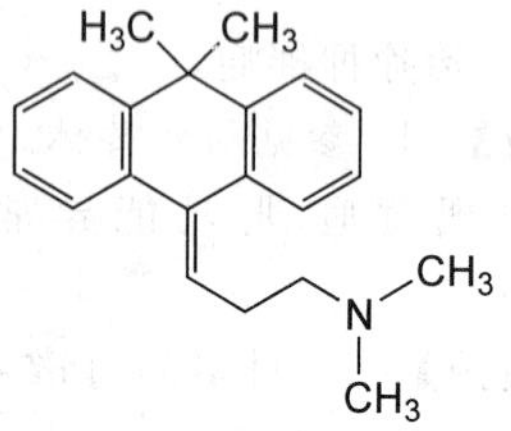

【简介】 本品是一种三环类抗抑郁药。在抑郁症的治疗中，以盐酸盐的形式口服，但是却以碱基的剂量表达。28.6 mg的盐酸美利曲辛大约相当于25 mg的美利曲辛。推荐的初始剂量是一次25 mg，2次/日或3次/日，然后逐渐增加剂量，必要时可以加至225 mg/d。一般来说，对于老年患者，其初始剂量应当偏低，推荐给予25 mg/d或者30 mg/d。本品应当逐渐停药，以减少出现撤药症状的风险。另外，复方药物制剂黛力新（Deanxit），每片含二盐酸氟哌噻吨0.5 mg（以氟哌噻吨计）、盐酸美利曲辛10 mg（以美利曲辛计）。

诺昔替林

(noxiptiline)

别名：Agedal、Elronon、Nogedal、Noxiptyline、Dibenzoxine

本品为三环类抗抑郁药。在1970年引入欧洲，用于治疗抑郁症。

【CAS】 4985-15-3

【理化性状】 1. 本品具有水溶性，其盐酸盐为白色结晶性粉末

2. 化学名：10，11-Dihydro-5*H*-dibenzo［*a*，*d*］cyclohepten-5-one-［2-dimethylamino）ethyl］oxime

3. 分子式：$C_{19}H_{22}N_2O$

4. 分子量：294.3

5. 结构式

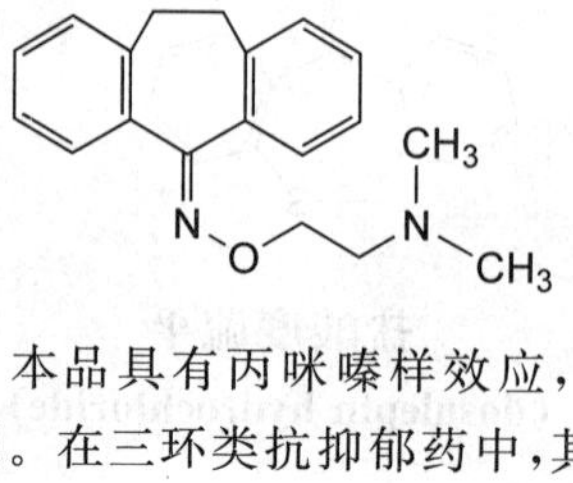

【简介】 本品具有丙咪嗪样效应，为5-HT、NA再摄取抑制剂。在三环类抗抑郁药中，其临床效应与阿米替林相当。不良反应包括口干、便秘、失眠、眩

晕、精神错乱、心动过速、直立性低血压、胃肠道反应、视物模糊、皮炎、血管神经性水肿、震颤、心肌损害等。

奥匹哌醇

(opipramol)

别名：阿丙哌醇、羟乙哌草、脱氢哔咪嗪、因息顿、Insidon、Pramolan、Ensidon、Oprimol

【CAS】 315-72-0；909-39-7(opipramol dihydrochloride)

【ATC】 N06AA05

【理化性状】 1. 化学名：4-[3-(5*H*-Dibenz[*b*,*f*]azepin-5-yl)propyl]-1-piperazinethanol

2. 分子式：$C_{23}H_{29}N_3O$

3. 分子量：363.4

4. 结构式

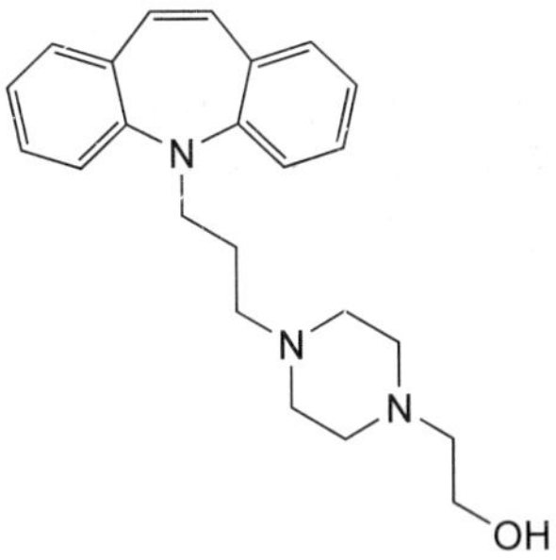

【药理作用】 1. 本品在德国和欧洲被用作抗抑郁和抗焦虑药。虽为三环类抗抑郁药，但作用机制不同于同类其他药，大部分三环类抗抑郁药为再摄取抑制剂，但本品为σ受体激动剂。是亚氨芪类衍生物，属于二苯并氮䓬类。作用相似于丙米嗪，并有中度安定作用。

2. 本品为高亲和力的σ受体激动剂，主要作用于σ_1亚型，对σ_2亚型亲和力较弱。此特性对治疗焦虑和抑郁起重要作用。

3. 本品亦为D_2、5-HT_2、H_1、H_2、蕈毒碱受体的低中度抑制剂，具有抗组胺和抗胆碱能作用。

4. σ受体为位于内质网的一组蛋白，σ_1受体对细胞内的钙动员起重要作用，因此，可作为钙信号的传感器和调节器。激动剂与σ_1受体结合后使σ_1受体从内质网到转移周围部分(薄膜)，再释放σ_1受体和神经递质。本品的双相作用最初可迅速改善紧张、焦虑和失眠。本品为情感松弛作用的镇静药，在长期治疗后，显著下调σ_2，但不下调σ_1受体。

5. 长期给药1～2周后，抗焦虑作用最显著。随后依靠其抗组胺效应发挥镇静作用，再后的效应不再明显。

【体内过程】 本品胃肠道吸收快速而完全。终末$t_{1/2}$为6～11 h，单剂量口服50 mg，经3.3 h可达血药峰值，C_{max}为15.6 ng/ml；单剂量口服100 mg后3 h可达C_{max} 33.2 ng/ml。生物利用度为94%。血浆蛋白结合率为91%，分布容积约10 L/kg。本品在肝内通过CYP2D6代谢为去羟基乙基奥匹哌醇。给药剂量的70%经肾排泄，其中10%为原药，余30%随粪便排出。

【适应证】 1. 用于一般焦虑症(GAD)和躯体病样精神障碍。

2. 用于治疗伴有焦虑和紧张的抑郁症。

【不良反应】 1. 本品与选择性5-羟色胺再摄取抑制剂、5-羟色胺及去甲肾上腺素双重再摄取抑制剂，相比耐受性较好，不良反应较少。

2. 使用本品，尤其是开始治疗时的常见不良反应(≥1%到<10%)有疲劳、口干、鼻塞、低血压和直立性低血压。

3. 偶发不良反应(≥0.1%到<1%)包括困倦、麻痹、排尿障碍、视力调节障碍、震颤、体重增加、过敏性皮肤反应(皮疹、荨麻疹)、射精异常、勃起无力、便秘、肝酶一过性增高、心动过速和心悸。

4. 罕见不良反应(≥0.01%到<0.1%)尤易发生于老年人的有兴奋、头痛、感觉异常；此外，由于长期大剂量治疗突然停药的不良反应包括坐立不安、出汗、睡眠紊乱、水肿、乳溢、排尿困难、虚脱、混乱、谵妄、恶心和(或)呕吐、胃肠道不适、味觉障碍和麻痹性肠梗阻。

5. 极罕见不良反应(<0.01%)发生于长期治疗后的有癫痫发作、运动障碍(静坐不能、运动失调)、共济失调、多发性神经病(polyneuropathy)、青光眼、焦虑、脱发、粒细胞减少、严重肝功异常、黄疸和慢性肝损害。

【禁忌与慎用】 1. 对本品或制剂中任何成分过敏者禁用。

2. 急性酒精中毒、昏睡患者、镇痛药和抗抑郁药中毒患者禁用。

3. 急性尿潴留、急性谵妄、未经治疗的窄角性青光眼患者禁用。

4. 前列腺增生的尿潴留患者、麻痹性肠梗阻患者禁用。

5. 当前存在重度房室传导阻滞、弥漫性室上性或室性传导紊乱患者禁用。

6. 禁止与MAOIs合用。

7. 本品只可用于妊娠的前3个月。哺乳期妇女必需使用时，应停止哺乳。

8. 儿童用药的安全性和有效性尚未建立。

【药物相互作用】 1. 本品用于神经镇静药、催眠药、镇静剂(如巴比妥类药物、氯氮草)辅助治疗时，一些特异性反应，尤其中枢神经抑制作用可增加，或者可能增强常见不良反应。必要时减量。

2. 与乙醇合用可引起麻痹。

3. 本品开始治疗前，MAOIs应至少停药14 d。

4. 本品与β受体拮抗药、抗心律失常药（Ⅰc类）、三环类抗抑郁药或其他影响微粒体酶的药物合用时，可导致这些药物的血浆浓度改变。

5. 与神经镇静药（如氟派啶醇、利哌酮）合用，可使这些药物的血药浓度升高。

6. 巴比妥类药物或抗惊厥药可降低本品血药浓度，使其治疗效应下降。

【剂量与用法】 口服，150～300 mg/d，分2～3次服，维持剂量一次50 mg，2次/日。

【用药须知】 1. 本品中毒症状包括困倦、失眠、麻痹、精神激动、暂时性混乱、共济失调及共济失调加重、惊厥、少尿、无尿、心动过速或心动过缓、心律失常、房室传导阻滞、低血压、晕厥、呼吸抑制，罕有心搏停止。

2. 本品过量无特异性的解毒药，一旦发生，催吐或洗胃清除尚未吸收药物；持续进行心血管监测至少48 h。处理过量致呼吸衰竭，气管内插管并进行人工通气；严重低血压，可采取横卧位，静脉滴注血浆增容药、多巴胺或多巴酚丁胺；发生心律失常时，个体化治疗，及时纠正低血钾或酸中毒状况；如发生抽搐，静脉给予地西泮或其他抗惊厥药，如苯巴比妥或三氯乙醛。

3. 参见本节引言中的注意事项和用药警戒。

【制剂】 片剂：50 mg。

【贮藏】 密封、避光贮存。

哌泊非嗪
(pipofezine)

别名：Azafen、Azaphen

本品为三环类抗抑郁药。俄国批准用于治疗抑郁症，随后1960年引入，并一直沿用至今。

【CAS】 24886-52-0

【理化性状】 1. 化学名：5-Methyl-3-(4-methylpiperazin-1-yl)pyridazino[3,4-*b*][1,4]benzoxazine

2. 分子式：$C_{16}H_{19}N_5O$

3. 分子量：297.3

4. 结构式

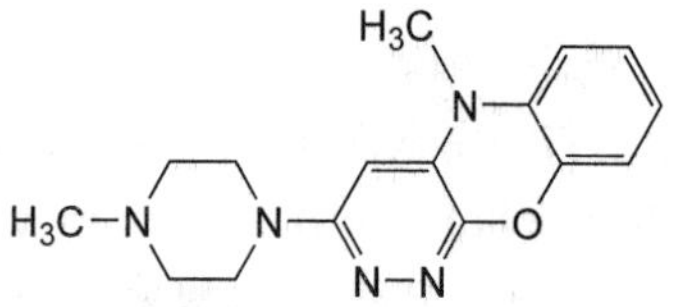

【简介】 本品为5-HT再摄取抑制剂，具有抗抑郁和镇静作用。本品具有抗组胺活性，另外，可能具有抗胆碱能和抗肾上腺素能效应。

噻奈普汀钠
(tianeptine sodium)

别名：达体朗、Tatinol、Tablon、Coaxil、Tianeurax

本品属于新型三环类抗抑郁药，近年来的临床研究显示，在同类药品中，本品正在表现出比其他药品良好的作用。

【CAS】 66981-73-5(tianeptine)

【ATC】 N06AX14

【理化性状】 1. 本品为白色或黄色易吸湿性粉末。易溶于水、二氯甲烷或甲醇。

2. 化学名：Sodium salt of 7-[(3-chloro-6,11-dihydro-6-methyldibenzo[*c*,*f*][1,2]thiazepin-11-yl)amino]heptanoic acid *S*,*S* - dioxide

3. 分子式：$C_{21}H_{24}ClN_2NaO_4S$

4. 分子量：458.9

5. 结构式

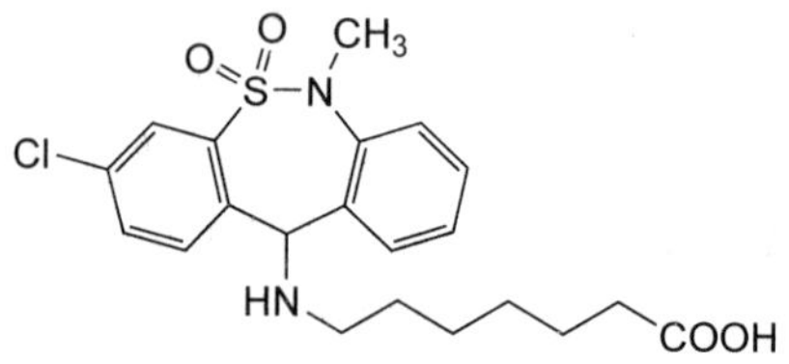

【药理作用】 1. 在精神抑郁状态下，神经可塑性发生改变，因此，恢复神经原有的可塑性已成为治疗抑郁症的关键所在。本品能在边缘系统发生改变的结构中产生作用，从而改善并恢复处于抑郁状态下的神经可塑性。这正是本品独特的作用之处。本品能使异常的海马结构得以恢复或者能预防海马结构的异常改变。本品还具有预防神经细胞萎缩的作用，甚至能逆转因应激反应或使用糖皮质激素造成的树突损害，使已经减少的树突得到恢复。

2. 本品通过5-羟色胺系统而发挥抗抑郁作用。动物实验证实，本品可增加海马区锥状细胞的自发性活动，加速被抑制的功能得以恢复，加快大脑皮质和海马区神经元摄取5-羟色胺的速度。本品对人的心境状态有较好的作用，对躯体不适症状具有较明显的改善作用，对与焦虑和心境紊乱有关的胃肠道症状具有改善作用。可以缓解酒精依赖者在戒断过程中出现的异常性格和行为。

【体内过程】 1. 口服本品后吸收迅速且完全。口服本品12.5 mg后0.78～1.8 h可达C_{max}(246 ng/ml)。体内分布迅速，其蛋白结合率为94%。药物在肝内通过β氧化作用和*N*-脱甲基作用进行代谢。消除 $t_{1/2}$ 约为 2.5 h。

2. 其代谢物主要随尿液排出，仅约 8%的原药随尿液排出。年龄＞70 岁老人的 $t_{1/2}$ 可延长约 1 h，肾功能不全患者的 $t_{1/2}$ 约增加 1 倍。慢性酒精中毒患者，即使已步入肝硬化阶段，其药动学参数仍未改变。

【适应证】 各种类型的抑郁症，如轻至重度抑郁症、精神性忧郁、反复发作型抑郁和老年期抑郁患者，以及更年期妇女和酒精依赖性抑郁症患者等。

【不良反应】 1. 与其他 TCAs 相比，本品引起的心血管、抗胆碱能（如口干、便秘）、镇静和食欲刺激作用较弱。抗抑郁药大多易造成肝毒性（肝损伤）。

2. 常见不良反应（发生率＞1%）　头痛、头晕、失眠或梦魇、困倦、口干、便秘、恶心、腹痛、体重增加、精神激动、焦虑或易怒。

3. 偶发不良反应　包括味苦、胃气胀、胃痛、视物模糊、肌痛、室性心律失常、排尿障碍、心悸、直立性低血压、热潮红、震颤。

4. 罕见不良反应（＜0.1%）　包括肝炎、轻度躁狂、ECG 改变、瘙痒或过敏性皮肤反应、持续肌痛、四肢无力。

【禁忌与慎用】 1. 对本品或片剂中其他辅料过敏者禁用。

2. 妊娠期妇女、哺乳期妇女和 15 岁以下儿童禁用。

3. 有心血管疾病、胃肠道疾病或重度肾功能不全的患者及老年患者、对三环类抗抑郁药过敏者均须慎用。

4. 停用 MAOIs 少于 14 d 者禁用本品。

【药物相互作用】 1. 本品合用非选择性 MAOIs 可导致 5-羟色胺综合征，临床表现有出汗、腹痛、腹泻、发热、心动过速、血压升高、肌阵挛、反射亢进和激惹表现，严重者出现意识障碍、精神不安、休克，甚至死亡。

2. 本品合用贯叶连翘也可导致 5-羟色胺综合征。

3. 水杨酸制剂可降低本品蛋白结合率，必须合用时，应减少本品的用量。

4. 本品与大麻属药物合用，可导致心动过速和谵妄。

【剂量与用法】 1. 成人口服一次 12.5 mg，3 次/日，饭前服。

2. 肾功能不全患者的最大日剂量不得超过 25 mg。老年患者用药方法同此。

【用药须知】 1. 患者对本品的耐受性优于氟西汀和丙米嗪。

2. 用药期间应定期查血常规和肝功能。

3. 使用 MAOIs 的患者必须停药 2 周后，方可服用本品；停用本品 24 h 后，始可使用 MAOIs。

4. 抑郁症患者常有自杀倾向，应密切监护。

5. 如准备行全身麻醉，应告知麻醉师，并在术前 24 或 48 h 停药。如为急诊手术，需要术中严密监控患者生命体征的变化。

6. 本品因其撤药综合征，停药困难。如打算停用本品，必须在停药前 7～14 d 开始逐渐减量。

7. 用药期间，应避免驾车或操作机械。

8. 对用药过量者，应立即洗胃，对症处理。

9. 罕见本品滥用，迄今仅见于先前存在多种药物滥用的人群。滥用的原因主要是达到抗焦虑作用。

10. 在俄国，有毒瘾者静脉注射本品。据报道，此种给药方法可引起类阿片样效应，有时用其减轻阿片脱瘾症状。本品片剂含有二氧化硅，不能完全溶解。其溶液过滤不充分，颗粒阻塞毛细管，导致血栓形成，造成严重坏死。

11. 参见抗抑郁药的用药警戒。

【制剂】 片剂：12.5 mg。

【贮藏】 贮于 30 ℃以下的阴凉干燥处。

6.3.2　四环类抗抑郁药

马普替林

(maprotiline)

别名：麦普替林

本品为四环抗抑郁药。

【CAS】 10262-69-8

【ATC】 N06AA21

【理化性状】 1. 化学名：3-(9,10-Dihydro-9,10-ethanoanthracen-9-yl)propyl(methyl)amine

2. 分子式：$C_{20}H_{23}N$

3. 分子量：277.4

4. 结构式

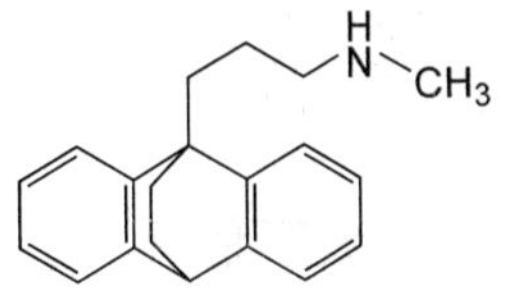

盐酸马普替林

(maprotiline hydrochloride)

别名：路滴美、Ludiomil

〖CAS〗 10347-81-6

〖理化性状〗 1. 本品为白色或接近白色的结晶

性粉末。呈现多态现象。微溶于水;溶于乙醇;极微溶于丙酮;略溶于二氯甲烷;易溶于甲醇。

2. 分子式:$C_{20}H_{23}N \cdot HCl$

3. 分子量:313.9

【药理作用】 本品作用与三环类抗抑郁类似。能选择性地阻断中枢突触部位对NA的再摄取。除抗抑郁作用外,尚有中度镇静、抗焦虑和抗毒蕈碱作用。对中枢α_1受体也具有较弱的亲和力。特别对伴有焦虑性激动、烦躁不安的激动性抑郁患者效果更好。

【体内过程】 口服吸收虽缓慢但完全,9～16 h可达血药峰值。体内分布广泛,约88%与血浆蛋白结合。$t_{1/2}$约为51 h。在肝去甲基后生成的主要活性代谢产物为去甲麦普替林,$t_{1/2}$为60～90 h。本品及去甲麦普替林通过*N*-氧化、羟基化及与葡糖醛酸结合后随尿液排出,小部分随粪便排出。可进入乳汁。

【适应证】 用于治疗各种抑郁症和其他原因引起的抑郁状态。

【不良反应】 1. 参见阿米替林。

2. 不良反应较轻。可有眩晕、嗜睡、便秘、视物模糊、震颤、皮疹等。偶见癫痫发作,粒细胞减少。

【妊娠期安全等级】 B。

【禁忌与慎用】 参见氯丙嗪。

【药物相互作用】 参见阿米替林。

【剂量与用法】 1. 口服25 mg,3次/日;可根据需要渐增至50 mg,3次/日。1～2周后根据病情调节剂量,最高可达300 mg/d。维持剂量50～75 mg/d。本品$t_{1/2}$较长,常可一日1次晚间服。老年患者剂量减半。

2. 重症可静脉滴注50～200 mg/d,加入0.9%氯化钠注射液250～500 ml中给予静脉滴注。

【用药须知】 参见本节引言中的注意事项和用药警戒。

【临床新用途】 鼻鼾　睡前服10 mg,可消除或减轻鼻鼾。

【制剂】 ①片剂:25 mg;50 mg;75 mg;100 mg。②注射液:25 mg/2 ml;25 mg/1 ml。

【贮藏】 避光、密封保存。

米安色林
(mianserin)

别名:甲苯吡、米塞林

本品为四环类抗抑郁药。

【CAS】 24219-97-4

【ATC】 N06AX03

【理化性状】 1. 化学名:1,2,3,4,10,14*b*-Hexahydro-2-methyldibenzo[*c*, *f*]pyrazino[1,2-*a*]azepine

2. 分子式:$C_{18}H_{20}N_2$

3. 分子量:264.37

4. 结构式

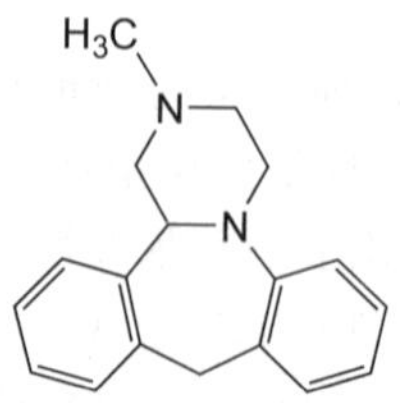

盐酸米安色林
(mianserin hydrochloride)

别名:Tolvon、Bolvidon

本品为四环类抗抑郁药。

〖CAS〗 21535-47-7

〖理化性状〗 1. 本品为白色或类白色结晶性粉末或结晶。略溶于水,微溶于乙醇,可溶于二氯甲烷。1%的水溶液的pH为4.0～5.5。

2. 化学名:1,2,3,4,10,14*b*-Hexahydro-2-methyldibenzo[*c*,*f*]pyrazino[1,2-*a*]azepine hydrochloride

3. 分子式:$C_{18}H_{20}N_2 \cdot HCl$

4. 分子量:300.8

【药理作用】 本品没有明显的抗毒蕈碱作用,却有明显的镇静作用。不能阻止周围去甲肾上腺的再摄取,却可阻断中枢突触前α受体,加快脑内去甲肾上腺素转换。本品还能阻断脑内某些部位的5-HT受体。

【体内过程】 本品易于吸收,口服后约2 h可达血药峰值。在肝内经首关代谢,生物利用度约为70%。吸收后迅速分布全身,可透过血-脑屏障和胎盘,并进入乳汁。蛋白结合率约为90%。终末$t_{1/2}$为6～40 h。在肝内的代谢途径包括*N*-氧化、N去甲基、羟基化和与葡糖醛酸结合。几乎完全以代谢物形式随尿液排出,小部分随粪便排出。

【适应证】 用于治疗各种类型的抑郁症。

【不良反应】 1. 最常见的为嗜睡。治疗1周后逐渐减轻。

2. 可能发生头晕、直立性低血压、血糖的水平改变、皮疹等。

3. 偶可出现轻度黄疸、肝功能异常、抽搐。

4. 骨髓抑制,表现在白细胞减少、粒细胞减少或缺乏、再生障碍性贫血。一般在用药头几周出现,老年人尤其多见。

5. 还可能发生男性乳腺发育,乳头触痛、出汗、水肿和多关节痛。

6. 抗毒蕈碱和心脏不良反应比三环类抗抑郁药少见，超剂量可能造成心脏毒性。

【禁忌与慎用】 1. 躁狂抑郁症、严重肝病患者禁用。

2. 癫痫、糖尿病患者慎用。

3. 心血管疾病和肝、肾功能不全的患者慎用。

【药物相互作用】 1. 不可合用 MAOIs，至少在后者停用 14 d 以后才可使用本品。

2. 至少停用本品 1 周后始可开始使用苯乙肼。

3. 本品合用中枢神经抑制药如乙醇、抗焦虑药、抗精神病药，可能加强中枢神经抑制作用。

4. 本品合用胍乙啶、肼屈嗪、甲基多巴、普萘洛尔、可乐定时，应监测血压。

5. 合用苯妥英时，应测后者的血药浓度。

【剂量与用法】 开始口服 10 mg，3 次/日，以后逐渐增加。有效剂量为 30～90 mg/d，最大剂量可用至 120 mg/d。老年患者一般不超过 30 mg/d，必要时应缓慢增加剂量。

【用药须知】 1. 本品用于患有双相患者时，应严密观察，患者可能由抑郁转为躁狂。

2. 用药期间，不能驾车或操作机械。

3. 用药期间的头 3 个月，每 4 周应查一次血常规。当患者出现发热、喉痛、口炎时，应立即停药。

4. 过量服药应争取尽快洗胃，及时对症和支持处理。

5. 参见本节引言中的注意事项和用药警戒。

【制剂】 片剂：10 mg；20 mg；30 mg。

【贮藏】 避光、密封保存。

米氮平

(mirtazapine)

别名：米塔扎平、瑞美隆、派迪生、辛乃静、Avanza、Axit、Mirtaz、Mirtazon、Remeron、Zispin

本品为四环类非典型抗抑郁药，米安色林是其前体药物。

【CAS】 61337-67-5

【ATC】 N06AX11

【理化性状】 1. 本品为白色或近白色粉末，略具有吸湿性，呈多态性现象。几乎不溶于水，易溶于无水乙醇。

2. 化学名：(*RS*)-1，2，3，4，10，14*b*-Hexahydro-2-methylpyrazino-[2，1-*a*] pyrido [2，3-*c*] [2] benzazepine

3. 分子式：$C_{17}H_{19}N_3$

4. 分子量：265.4

5. 结构式

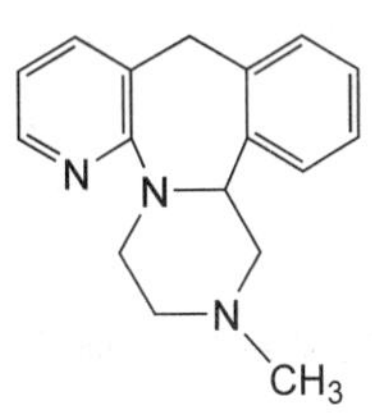

【药理作用】 本品属于哌嗪氮䓬类衍生物，类似米安色林，为强力 α_2 受体拮抗药，还有抑制 5-HT 受体的作用(主要作用于 5-HT_2 和 5-HT_3)。本品可阻断突触前肾上腺素能 α_2 受体，增加去甲肾上腺素及 5-HT 的释放。此外，本品对组胺 H_1 受体有阻滞作用，对外周 α_1 受体及胆碱能受体也有一定的阻滞作用，但对后者的作用较弱。本品 2 mg 与米安色林 6 mg 的疗效相当，且本品起效较快。

【体内过程】 口服本品后吸收迅速且完全。口服后约 2 h 达 C_{max}，蛋白结合率约为 85%，生物利用度约为 50%。本品主要在肝内代谢，约有 75%(部分原药和代谢物)药物随尿液排出，仅 15%随粪便排出。能否分泌进入乳汁尚不清楚。其消除 $t_{1/2}$ 为 20～40 h，女性比男性的长。中、重度肾功能不全患者的清除率分别下降 30%和 50%，老年人的清除率比年轻人稍有降低。

【适应证】 用于治疗各种类型抑郁症及抑郁发作。

【不良反应】 1. 主要有食欲增加、体重增加、头昏、头晕、嗜睡、便秘和口干。

2. 少见焦虑、情绪不稳、精神错乱、兴奋、噩梦、恶心、呕吐、腹泻、尿频、疲乏、眩晕、低血压、呼吸困难、肌痛、感觉迟钝或过敏、皮疹和水肿。

3. 本品尚可引起双相情感障碍者、躁狂发作、惊厥、震颤、肌痉挛、浮肿、急性骨髓抑制和转氨酶升高。

4. 可见失眠、失语、共济失调、癫痫大发作、谵妄、幻想、偏执和麻痹。

【妊娠期安全等级】 C。

【禁忌与慎用】 1. 对本品过敏者、妊娠期妇女、儿童禁用。

2. 两周内曾使用过 MAOIs 的患者禁用。

3. 肝肾功能不全、癫痫、心脏传导阻滞、心绞痛、心肌梗死、粒细胞缺乏、高胆固醇血症，对其他抗抑郁药过敏者、躁狂症、苯丙酮尿症、高血压患者慎用。

4. 本品可经乳汁分泌，哺乳期妇女使用时应暂停哺乳。

【药物相互作用】 1. 与 MAOIs 合用会引起严重的神经毒性和痫性发作，因此，禁止两者合用。在使用本品后停药两周内不可使用与 MAOIs。在停用与 MAOIs 两周内也不能使用本品。

2. 本品可增强苯二氮䓬类药物的镇静作用，故本品慎与具有镇静作用的中枢神经系统抑制药合用。

3. 乙醇有中枢神经系统抑制作用，用药期间禁止饮酒。

4. 药物代谢酶抑制剂或诱导剂可能影响本品代谢及药动学。西咪替丁可使本品的 C_{max} 和 AUC 升高。

5. 个例报道，本品可使可乐定的抗高血压作用降低。

【剂量与用法】 口服，15 mg/d，睡前顿服或 2～3 次/日分服。根据病情可逐渐增至 15～45 mg，剂量调整间隔为 1～2 周。老年人、肝肾功能不全患者，体内本品的清除率下降，因而需在监测肝、肾功能的前提下，适当减少用量，并做谨慎调整。

【用药须知】 1. 本品和三环类抗抑郁药停药时可引起戒断综合征，应于症状控制 4～6 个月后逐渐停止用药。突然停药可导致抑郁、焦虑、惊恐发作、眩晕、坐立不安、易怒、食欲缺乏、失眠、腹泻、恶心、呕吐，流行性感冒样症状如变态反应、瘙痒、头痛，有时会有轻躁狂和躁狂症。

2. 虽然认为比大部分选择性 5-羟色胺再摄取抑制剂(SSRIs)，如西酞普兰过量的毒性稍大，但本品过量相对安全。高于 7～22 倍的最大推荐剂量，本品未见明显的心血管不良反应。与 TCAs 相比，过量报道中，高于标准剂量的 30～50 倍剂量，本品相对无毒。文献中报道的由于本品而致死 12 例，致死毒性指数 3.1(95%*CI* 为 0.1～17.2)，与其他 SSRIs 观察到的相似。

3. 本品能产生镇静、安眠作用，故从事需精神高度集中的活动或工作的人慎用。为防止本品所引起的上述作用，推荐于晚睡前服用。

4. 本品可引起粒细胞缺乏。使用中患者出现咽喉痛、发热、口炎或其他感染症状，并伴随白细胞计数减少，应停药并适当监测。

5. 使用抗抑郁药用于任何治疗时，应适当监测或并密切观察恶化症状，异常行为改变，尤其的疗程的前几个月，或改变剂量，增量或减量时。

6. 不可合用其他苯二氮䓬类药物。

7. 用药期间，不可饮酒。

8. 使用本品 2～4 d 后，如疗效不佳，可逐渐加量至最高日剂量；如仍疗效不佳，则应换用他药。

9. 在用药期间，如患者出现黄疸，应停药。

10. 参见抗抑郁药的用药警戒。

【制　剂】 片剂：5 mg；10 mg；15 mg；30 mg；45 mg。

【贮藏】 避光、防潮，贮于 2～30 ℃。

司普替林
(setiptiline)

别名：Tecipul、Teciptiline

本品为四环类非典型抗抑郁药，作用于 NA 和 5-HT。

【CAS】 57262-94-9

【理化性状】 1. 本品为片状结晶。溶于乙酸乙酯、苯或三氯甲烷，不溶于乙醇，熔点 138.5～139.5 ℃。

2. 化学名：2-Methyl-2,3,4,9-tetrahydro-1*H*-dibenzo[3,4：6,7]cyclohepta[1,2-*c*]pyridine

3. 分子式：$C_{19}H_{19}N$

4. 分子量：261.4

5. 结构式

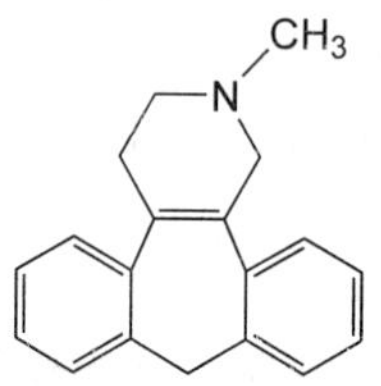

马来酸司普替林
(setiptiline maleate)

〖CAS〗 85650-57-3

〖理化性状〗 1. 本品为白色至微黄白色结晶性粉末，无臭，味苦。易溶于三氯甲烷，溶于甲醇，略溶于乙醇，微溶于水。熔点 153～158 ℃。

2. 分子式：$C_{19}H_{19}N \cdot C_4H_4O_4$

3. 分子量：377.4

【简介】 本品是由荷兰合成，武田制药株式会社开发的一种四环类抗抑郁药。以马来酸盐形式用于抑郁症的治疗。结构上类似米安色林和米氮平。本品为去甲肾上腺素再摄取抑制剂和 5-羟色胺受体拮抗药，可能作用于 5-HT_{2A}、5-HT_{2C} 和(或)5-HT_3，也可能为 H_1-受体拮抗药或抗组胺药。

6.3.3 单胺氧化酶抑制药

单胺氧化酶抑制剂(MAOIs)除能抑制单胺氧化酶(MAO)而产生相应的药理作用外，还具有抗抑郁作用，主要用于对三环类抗抑郁药及电惊厥疗法无效的抑郁症患者，也可用于恐惧、焦虑状态。这类抑制剂可分为酰肼类和非酰肼类，前者如苯乙肼，后者如反苯环丙胺；前者与 MAO 呈不可逆性结合，后者则呈可逆性结合。两者都是老一代的 MAOIs，因为它们对 A 型 MAO(MAOA)和 B 型 MAO(MAOB)都具有抑制作用，没有选择性。近年来新上市的

MAOIs就对MAOA具有选择性抑制作用。

MAOA主要破坏去甲肾上腺素、5-HT和酪胺，MAOB则对多巴胺的选择性较大，并能部分破坏酪胺。设想去甲肾上腺素能突触和5-HT能突触（而非多巴胺能突触）与抑郁症之间具有很大的关系，选择性地抑制MAOA就能选择性地治疗抑郁症。新一代的MAOI吗氯贝胺就具有这种效用，因为MAOA被选择性抑制后，不受抑制的MAOB，仍会使相当多的酪胺被脱氨代谢。

【不良反应】 1. 不良反应尽管常见，但一般均属轻、中度，继续用药常会消失，需停药者罕见。

2. 最常见的不良反应有烦躁、失眠、头晕、便秘、食欲缺乏、恶心、呕吐、关节痛、口干、视物模糊、尿潴留、短暂性阳痿、皮疹、荨麻疹、周围水肿、瞌睡和直立性低血压。

3. 其他不良反应有面红、出汗、尿频、食欲增加和体重增加。注意力不集中、感觉异常、肌痉挛、肌阵挛、震颤、惊厥和反射亢进也有报道。罕见青光眼加重。可能出现光敏感性。

4. 最严重的不良反应是高血压危象，且具有致死性。其特征包括严重的枕骨部位的头痛（可能向前放射）、颈强直或疼痛、恶心、呕吐、口干、出汗（可能伴随冷、热）、皮肤湿冷、便秘、排尿困难、心悸、心动过速或过缓、压榨性胸痛、瞳孔散大和视物障碍（如畏光）、颅内出血（可能致死）。

5. 使用大剂量时，可能出现过度兴奋、焦虑、激发潜在的精神病、轻度躁狂或明显躁狂。

6. 超量时可致过度代谢，其表现为高热、心动过速、呼吸急促、肌肉强直，肌酸激酶和磷酸肌酸水平上升、代谢性酸中毒、低氧和昏迷。

【禁忌与慎用】 1. 禁用于肝肾功能不全、充血性心力衰竭、高血压、嗜铬细胞瘤、精神病或有精神病史、癫痫，严重或常发头痛、甲状腺功能亢进、青光眼、帕金森病和嗜酒者。

2. 一般心血管病、支气管炎或哮喘、心绞痛、糖尿病患者应慎用。

3. 儿童和老年人不宜使用。

【药物相互作用】 1. 能增强琥珀胆碱的神经肌肉阻滞作用，导致呼吸暂停。

2. 与吩噻嗪类合用，可导致高血压，并加重锥体外系反应。

3. 与周围起作用的拟交感胺类如麻黄碱、苯丙胺类、间羟胺等合用可抑制诸药的代谢，导致致命的高血压危象。

4. 与口服降糖药磺酰脲类合用，使降糖作用增强；可使胰岛素的降糖作用增强并延长降糖作用的时间。

5. 合用甲基多巴、多巴胺、左旋多巴或色氨酸可引起高血压（严重者出现危象）、头痛、过度兴奋等症状。

6. 合用MAOIs和高效5-HT再摄取抑制剂（如氯米帕明、氟西汀、色氨酸）具有潜在危险性，可能引起严重的不良反应如高热、出汗、寒战、定向障碍、意识障碍、记忆力减退、焦虑、躁狂、共济失调、肌阵挛、肌肉强直、反射亢进、张力过高、眼球震动和帕金森综合征，自主神经不稳定伴生命体征波动和（或）精神状态改变（包括肢体摇动，及至谵妄、昏迷）。以上表现与5-羟色胺综合征类似。必须停用MAOIs至少两周后才可开始使用5-HT再摄取抑制剂。口服赛庚啶和静脉注射丹曲林（dantrolene）可能会缓解上述症状。

7. 可拮抗解痉药巴氯芬（baclofen）的治疗作用。

8. 与中枢神经抑制药或全麻药合用，可导致深度镇静、循环虚脱、昏迷，甚至导致死亡。

9. 与其他精神兴奋药合用，可降低安全性。

10. 不能与三环类抗抑郁药如地昔帕明（去甲丙咪嗪）、丙米嗪及抗高血压药帕吉林（优降宁，pargyline，属非肼类MAOIs）合用，因上述诸药能阻断肾上腺素（NA）的摄取，而MAOIs可减弱机体对NA的代谢，故可导致高血压危象、发热、惊厥、昏迷和循环衰竭。必须停用MAOIs两周后，始可使用上述诸药。

11. 一般说来，降压药（包括利尿药）不可与MAOIs合用，因可使血压过度下降。

12. 接受MAOIs的患者不可同时给予胍乙啶或注射利血平，因可使累积的儿茶酚胺突然释放，导致严重的升压反应。如必须合用MAOIs和一种释放儿茶酚胺的药物，如利血平或胍乙啶，应首先单用后者。当患者从MAOIs转换使用利血平时，至少应停用MAOIs一周后始可再用利血平。

13. 接受MAOIs的患者不应同时给予可卡因或其他局麻药，因后者可收缩血管，从而导致高血压。

14. 在使用MAOIs期间，不应进食富含酪胺的食物，如干酪、啤酒、肝、酸乳、牛肉汁、无花果罐头、鱼子酱、葡萄酒、野味、腌制鲱鱼、宽豆荚、香蕉、巧克力和大豆制品，以免酪胺蓄积。除以上食物之外，过量咖啡因或浓咖啡也可能使血压突然升高，甚至出现危象。

【用药须知】 1. 许多潜在的药物相互作用是使MAOIs的临床应用受限的主要原因。在使用MAOIs前，必须熟悉其药物相互作用的资料。

2. 择期外科手术的患者，术前至少停用

MAOIs 10 d。

3. 由于使用 MAOIs 或 MAOIs 与其他药合用所产生的药物相互作用引起的高血压危象，可用酚妥拉明 5～10 mg 缓慢静脉滴注解救。

4. 有些厂家称，在患者使用 MAOIs 期间，如再给予抗胆碱能或抗帕金森病药物应特别注意，因有可能发生严重反应。

5. 当患者的抑郁症获得减轻时，自杀的危险性却可能增加，应注意防范。

6. 贮存此类药物应避热和直接光照。

苯乙肼
(phenelzine)

本品为 MAOIs。

【CAS】 51-71-8

【ATC】 N06AF03

【理化性状】 1. 化学名：2-phenylethylhydrazine

2. 分子式：$C_8H_{12}N_2$

3. 分子量：136.19

4. 结构式

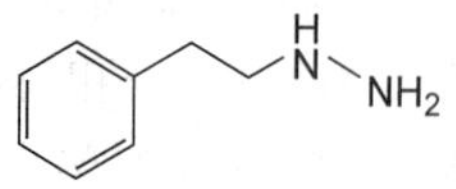

硫酸苯乙肼
(phenelzine sulfate)

别名：Nardil、Nardelzine

〖CAS〗 156-51-4

〖理化性状〗 1. 本品为白色粉末或珍珠状的小板，有刺激性气味。易溶于水，几乎不溶于乙醇、三氯甲烷和乙醚。

2. 分子式：$C_8H_{12}N_2 \cdot H_2SO_4$

3. 分子量：234.3

【药理作用】 本品为不可逆 MAOIs，无选择性。疗效低于三环类抗抑郁药，不良反应较多，仅在三环类无效时才考虑应用。

【体内过程】 口服本品后被迅速吸收，2～4 周内对中枢单胺氧化酶的抑制作用达到高峰。用于治疗抑郁症时，通常服药两周才出现明显效果，4 周后产生最高疗效。

【适应证】 1. 治疗抑郁症，尤其是反应性抑郁症。

2. 治疗恐怖症和抑郁性神经症。

3. 也可用于治疗发作性睡眠。

【不良反应】 参见本节引言中的有关叙述。

【妊娠期安全等级】 C。

【禁忌与慎用】 尚未明确本品是否可经乳汁，哺乳期妇女使用时应暂停哺乳，余参见本节引言中的有关叙述。

【药物相互作用】 参见本节引言中的有关叙述。

【剂量与用法】 口服 15 mg，3 次/日。对无效的严重患者可加量至 30 mg，3 次/日，一旦疗效出现，应隔日服 15 mg 维持。

【用药须知】 参见本节引言中的有关叙述和抗抑郁药的用药警戒。

【制剂】 片剂：15 mg。

【贮藏】 避光、密封保存。

反苯环丙胺
(tranylcypromine)

本品为环丙胺衍生物，属于 MAOIs。

【CAS】 155-09-9

【ATC】 N06AF04

【理化性状】 1. 化学名：(±)-*trans*-2-Phenylcyclopropylamine

2. 分子式：$C_9H_{11}N$

3. 分子量：133.19

4. 结构式

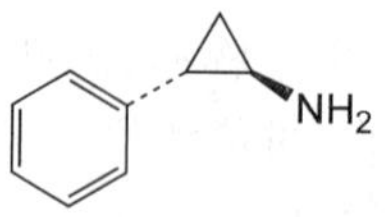

硫酸反苯环丙胺
(tranylcypromine sulfate)

别名：Parnate、Jatrosom

〖CAS〗 13492-01-8

〖理化性状〗 1. 本品为白色或几乎白色结晶性粉末，无臭，或有肉桂醛的微弱恶臭味。可溶于水，极微溶于乙醇和乙醚，不溶于三氯甲烷。

2. 化学名：(±)-*trans*-2-Phenylcyclopropylamine sulphate

3. 分子式：$(C_9H_{11}N)_2 \cdot H_2SO_4$

4. 分子量：364.5

【药理作用】 本品为非选择性 MAOI，可通过抑制脑内儿茶酚胺的降解而产生抗抑郁作用。

【体内过程】 口服本品后迅速被吸收，1～3 h 可达血药峰值。主要以代谢物随尿排出。其血浆消除 $t_{1/2}$ 约为 2.5 h。

【适应证】 用于成人严重抑郁症。

【不良反应】 可有低血压、头晕、失眠、乏力、嗜睡、焦虑、恶心、便秘、口干、视物不清等，参见本节引言中的有关叙述。

【禁忌与慎用】 尚未明确本品是否可经乳汁分泌，哺乳期妇女使用时应暂停哺乳。余参见本节引言中的有关叙述。

【药物相互作用】 参见本节引言中的有关叙述。

【剂量与用法】 早上和下午各服 10 mg，如效应不明显，1 周后可在正午加服 10 mg。如需超过 30 mg/d，必须特别小心。一旦疗效明显，就应逐渐减少用量，有些患者维持 10 mg/d 已足。

【用药须知】 1. 本品与其他 MAOIs 相比，更常发生高血压。

2. 与其他 MAOIs 比较，较少发生肝损害。

3. 余参见本节引言中的有关叙述和抗抑郁药的用药警戒。

【制剂】 片剂：10 mg。

【贮藏】 避光、室温贮存。

异卡波肼
(isocarboxazid)

别名：异噁唑酰肼、闷可乐、异羧肼、Marplan

本品为非选择性 MAOIs。

【CAS】 59-63-2

【ATC】 N06AF01

【理化性状】 1. 化学名：2′-Benzyl-5-methylisoxazole-3-carbohydrazide

2. 分子式：$C_{12}H_{13}N_3O_2$

3. 分子量：231.3

4. 结构式

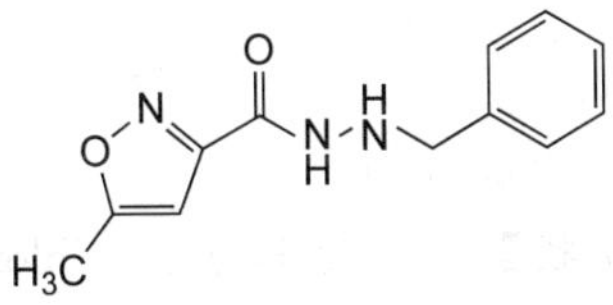

【药理作用】 本品为非选择性 MAOIs。

【体内过程】 口服本品后快速被吸收。3～5 h 可达血药峰值，作用时间持续 10 d。在肝中氧化代谢和生物转化代谢物经肾排泄。

【适应证】 用于对三环类抗抑郁药或电休克治疗无效的抑郁症患者或对三环类抗抑郁药治疗有所禁忌者。

【不良反应】 参见本节引言中的有关叙述。

【禁忌与慎用】【药物相互作用】 参见本节引言中的有关叙述。

【剂量与用法】 开始口服 10～30 mg/d，分次服，以后可加至 30～60 mg/d。一旦达到充分疗效后，即应改为维持用量。

【用药须知】 参见本节引言中的有关叙述和抗抑郁药的用药警戒。

【制剂】 片剂：10 mg。

【贮藏】 避光、密封保存。

吗氯贝胺
(moclobemide)

别名：Aurorix、Manerix、Moclamine

本品属于 MAOA 选择性抑制剂。

【CAS】 71320-77-9

【ATC】 N06AG02

【理化性状】 1. 化学名：4-Chloro-*N*-(2-morpholinoethyl) benzamide

2. 分子式：$C_{13}H_{17}ClN_2O_2$

3. 分子量：268.7

4. 结构式

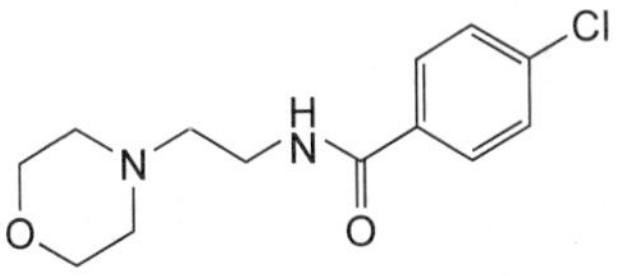

【药理作用】 本品是 MAOA 的可逆性抑制剂。抗抑郁活性的范围较广，对内源性抑郁症、神经功能性抑郁症和精神抑郁症均有效，且疗效与丙米嗪相当。其特点为：①对内源性抑郁症有效；②不须严格限制饮食中酪胺的含量，一般不会出现酪胺诱导血压过高的危险；③本品作用的可逆性，且短效，停药后 MAO 活性恢复较快，不会有作用延续的危险。

【体内过程】 口服本品吸收迅速而完全，血药浓度达峰时间为 1～2 h。单剂量的生物利用度为 45%～60%，多剂量为 85%。吸收后广泛分布于全身各组织。主要在肝内代谢。其代谢物和少量原药随尿排出，$t_{1/2}$ 为 1～2 h。可进入乳汁。

【适应证】 用于治疗内源性抑郁症、神经功能性抑郁症和精神性和反应性抑郁症。

【不良反应】 1. 常见的有睡眠障碍、头晕、恶心和头痛。

2. 偶有激动、焦虑不安、精神错乱、血压上升和肝酶升高。

【禁忌与慎用】 1. 对本品过敏者、妊娠期妇女和哺乳期妇女禁用。

2. 嗜铬细胞瘤、重度肝功能不全及躁狂抑郁症患者禁用。

3. 也有可能发生其他 MAOIs 引起的不良反应。

【药物相互作用】 1. 和其他 MAOIs 一样，仍需注意与富含酪胺的食物合用会发生不良的药物相互作用。

2. 西咪替丁会使本品的血药浓度上升。

3. 本品可增强芬太尼和布洛芬的作用，合用时，应减少后两者的剂量。

4. 不可与哌替啶、可待因、麻黄碱、伪麻黄碱及5-HT再摄取抑制剂合用。

【剂量与用法】 1. 一般300 mg/d，根据病情可减至150 mg/d，也可增至600 mg，分次饭后口服。

2. 老年人、轻中度肝功能不全患者不必调整剂量；重度肝功能不全患者应减量1/3～1/2。

【用药须知】 1. 本品因代谢迅速，常须在开始用药时即对剂量进行调整。

2. 儿童暂不宜使用本品。

3. 用药期间不宜驾驶车辆、操作机械或高空作业。

4. 用药期间应定期检查血常规及心、肝、肾功能。

5. 由其他抗抑郁药换用本品时，建议停药两周后再开始使用本品；氟西汀应停药5周再开始使用本品。

6. 参见抗抑郁药用药警戒中的有关叙述。

【制剂】 片剂：150 mg。

【贮藏】 避光、密封保存。

托洛沙酮
(toloxatone)

别名：Humoryl、Perenum

本品是具有新型结构的抗抑郁药，亦具有可逆性选择性抑制MAOA的作用。1984年于法国上市。

【CAS】 29218-27-7

【ATC】 N06AG03

【理化性状】 1. 化学名：3-(3-Methylphenyl)-5-hydroxymethyl-2-oxazolidinone

2. 分子式：$C_{11}H_{13}NO_3$

3. 分子量：207.2

4. 结构式

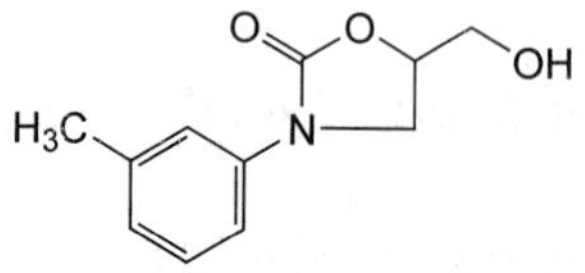

【药理作用】 通过选择性抑制MAOA活性，从而阻止脑内去甲肾上腺素和5-HT的代谢，产生抗抑郁作用。

【体内过程】 1. 口服后吸收迅速，经30～60 min达血药峰值。

2. 体内代谢快，大部分以代谢物形式随尿液排出，以原形排出者仅占5%～10%。

【适应证】 1. 神经官能性抑郁症、神经质性和非神经质性抑郁症、退化性抑郁症和躁狂抑郁性精神患者的抑郁症发作。

2. 亦用于精神病的抑郁或痴呆期。

【不良反应】 1. 偶见消化不良、恶心、呕吐、头晕和头痛。

2. 精神病患者可能出现谵妄。

【妊娠期安全等级】 C。

【禁忌与慎用】 1. 躁狂症与谵妄患者禁用。

2. 尚不知晓本品是否可分泌到乳汁中，哺乳期妇女慎用。如确需使用，应停止哺乳。

3. 儿童用药的安全性和有效性尚未建立。

【药物相互作用】 1. 禁止与其他MAOIs同时使用。可在停用其他MAOIs至少两周后再用本品。

2. 在停用本品至少两周后才可使用5-HT再摄取抑制剂。

3. 停用全麻药至少6 h后始可使用本品。

【剂量与用法】 一次200 mg，3次/日，于进餐时口服。

【用药须知】 1. 本品有脱抑制作用，精神病患者使用时应予特别监护。

2. 用药期间应定时检查血压。

3. 用药期间不应饮用含酒精的饮料。

4. 参见抗抑郁药的用药警戒。

【制剂】 胶囊剂：0.2 g。

【贮藏】 避光、密封保存。

依普贝胺
(eprobemide)

别名：Befol

【CAS】 87940-60-1

【理化性状】 1. 化学名：4-Chloro-*N*-[3-(4-morpholinyl)propyl]benzamide

2. 分子式：$C_{14}H_{19}ClN_2O_2$

3. 分子量：282.8

4. 结构式

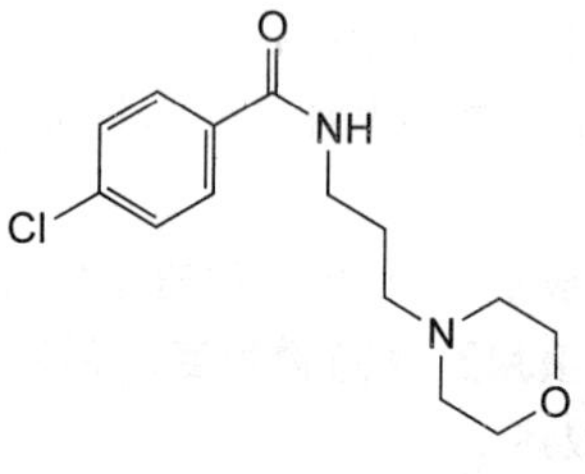

【简介】 本品在俄国用于抗抑郁药，商品名为Befol。为非竞争性可逆的MAOA抑制剂，对5-羟色胺的脱氨作用有选择性作用。

美曲吲哚
(metralindole)

别名：Inkazan

【CAS】 54188-38-4（metralindole；53734-79-5（metralindole hydrochloride）

【理化性状】 1. 化学名：2,4,5,6-Tetrahydro-9-methoxy-4-methyl-1*H*-3,4,6a-triazafluoranthene

2. 分子式：$C_{15}H_{17}N_3O$

3. 分子量：255.3

4. 结构式

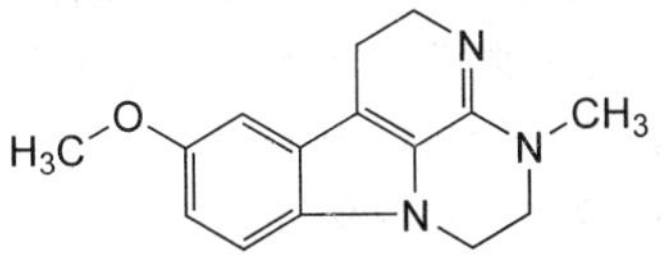

【简介】 本品在俄国用于抗抑郁药。为可逆的单胺氧化酶 A 抑制剂，结构和药理学上与吡吲哚有关。

吡吲哚
(pirlindole)

别名：Lifril、Pyrazidol、坡尔吲哚

【CAS】 60762-57-4

【理化性状】 1. 化学名：8-Methyl-2,3,3a,4,5,6-hexahydro-1*H*-pyrazino[3,2,1-*jk*]carbazole

2. 分子式：$C_{15}H_{18}N_2$

3. 分子量：226.3

4. 结构式

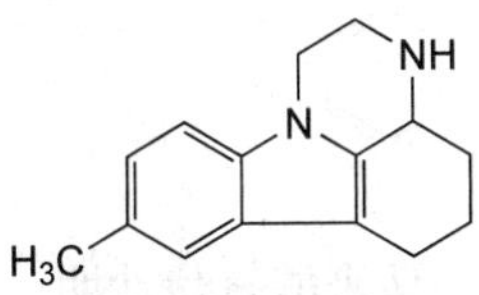

【简介】 本品在俄国用于抗抑郁药。为可逆的 MAOA 抑制剂，结构和药理学上与美曲吲哚有关。

6.3.4 选择性 5-羟色胺再摄取抑制药

选择性 5-羟色胺再摄取抑制剂（SSRIs）属于第二代抗抑郁药，已被临床证实安全、有效和易于耐受，故越来越广泛地被应用于临床，当前在许多国家已经成为治疗抑郁症的首选药物。

氟西汀
(fluoxetine)

别名：氟苯氧丙胺

本品是选择性 5-HT 再摄取抑制剂中最早上市的。

【CAS】 54910-89-3

【ATC】 N06AB03

【理化性状】 1. 化学名：(±)-*N*-Methyl-3-phenyl-3-(α-,α-,α-trifluoro-*p*-tolyloxy)propylamine

2. 分子式：$C_{17}H_{18}F_3NO$

3. 分子量：309.33

4. 结构式

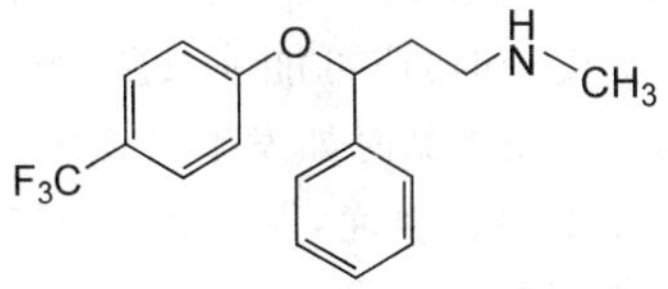

盐酸氟西汀
(fluoxetine hydrochloride)

别名：Prozac、Adofen、Flutin、Floxet、Fontex、Fluctin、Fluctine

〖CAS〗 59333-67-4

〖理化性状〗 1. 本品为白色或接近白色的结晶性粉末。略溶于水和二氯甲烷，易溶于甲醇。1%水溶液的 pH 值为 4.5～6.5。

2. 化学名：(±)-*N*-Methyl-3-phenyl-3-(α-,α-,α-trifluoro-*p*-tolyloxy)propylamine hydrochloride

3. 分子式：$C_{17}H_{18}F_3NO \cdot HCl$

4. 分子量：345.8

【药理作用】 本品能选择性抑制 5-HT 的再摄取，相比之下，本品特别优先抑制 5-HT 的再摄取，而对去甲肾上腺素再摄取的抑制作用较弱。在其他神经递质的部位（如毒蕈碱受体）则仅具有有限的直接作用。对 M 受体及 H_1 受体的亲和力较低，因而抗毒蕈碱和镇静作用较三环类抗抑郁药弱，且无明显的心脏毒性，对多巴胺的再摄取无明显影响。疗效高、但显效较慢，常需数周。主要适用于中度及重度抑郁症，对伴有坐立不安及运动障碍的抑郁症疗效显著。由于本品不良反应较少，故适用于患者长期抗复发治疗及老年抑郁症的治疗。

【体内过程】 本品易于从胃肠道吸收，口服后 6～8 h 可达血药峰值。生物利用度为 70%，不受食物影响。吸收后广泛分布于全身，分布容积为 12～97 L/kg。蛋白结合率为 94%。在肝内代谢为去甲氟西汀而继续发挥药理效应。原药的 $t_{1/2}$ 为 1～3 d，去甲氟西汀的 $t_{1/2}$ 为 4～16 d。肝功能不全患者其 $t_{1/2}$ 明显延长。80%的代谢物形式随尿液排出，15%随粪便排出。

【适应证】 1. 用于治疗中、重度抑郁症。

2. 用于长期抑郁症的复发治疗。

3. 特别适合治疗老年抑郁症。

【不良反应】 1. 恶心、呕吐、口干、消化不良、腹泻、食欲缺乏、体重减轻。

2. 失眠、嗜睡、头痛、焦虑、不安、神经敏感、乏力、视物模糊也常见，但较轻微，且多发生在治疗早期，一般不影响治疗。

3. 头晕、震颤、惊厥、锥体外系反应已有报道。

4. 本品可致过度出汗、皮疹、荨麻疹、瘙痒。有的患者在发生皮疹时，还可能涉及肺、肝、肾，可能为血管炎，因此，使用本品时如发生皮疹应立即停药。

5. 可能引起低钠血症，尤其老年患者。

6. 肝功能异常已有发生。

7. 超量可致恶心、呕吐、中枢神经兴奋，甚至有死亡报道。

8. 比较少见的不良反应有低血钾、低血钠、缺铁性贫血、血糖升高或降低。

【妊娠期安全等级】 B。

【禁忌与慎用】 1. 对本品过敏者、躁狂抑郁症患者禁用。

2. 肝肾功能不全、有癫痫病史患者慎用。

3. 糖尿病患者慎用。

4. 尚未明确本品是否可分泌到乳汁中，哺乳期妇女慎用。

【药物相互作用】 1. MAOIs 不可合用本品，如需换用本品，必须至少停用 MAOIs 14 d 后才可换用本品，同样地，至少停用本品 5 d 后才可换用 MAOIs，以免引起 5-羟色胺综合征。

2. 如合用色氨酸、氟伏沙明或锂盐也会使 5-HT 效应加剧。

3. 本品与三环类抗抑郁药合用，因竞争肝内代谢，可能使后者的血药浓度升高，甚至引起中毒。

4. 本品可使锂的血药浓度升高或降低。

5. 本品可增加乙醇的作用。

6. 本品和其他选择性 5-HT 再摄取抑制剂对 CYP2D6 具有抑制作用，故可使依靠此同工酶代谢的药物浓度上升；且在人群中约有 7%先天性缺少这种同工酶，这就使后者的血药浓度更见上升，甚至产生毒性，如异喹胍、右美沙芬和三环类抗抑郁药。

【剂量与用法】 1. 开始口服 20 mg/d，连用 3 周，以后视需要和耐受情况可逐渐增加到 80 mg/d。一般口服 20 mg/d 即能获得较佳的抗抑郁效果，且不良反应小。由于其 $t_{1/2}$ 特别长，一日只需服药 1 次。

2. ≥8 岁儿童抑郁症，起始剂量为 10 mg/d，1 周后增加到 20 mg(低体重儿童除外)。

3. 老年患者必须减量。

【用药须知】 1. 有资料表明，本类药物有加重抑郁患者自杀意念的倾向性，应倍加注意，严密监护。

2. 具有双相精神异常(躁狂/抑郁)者不宜使用本品，如已使用并出现皮疹应立即停药，继皮疹之后可能出现躁狂和多器官血管炎。

3. 过量用药，应尽早催吐、洗胃，并给对症和支持疗法，透析、换血可能无益。

4. 用药期间，不应驾车或操作机械。

5. 有资料试用于神经性食欲缺乏，但其效果和安全性尚待确定。

6. 应逐渐停药，以免出现撤药综合征。

7. 参见抗抑郁药用药警戒中的有关叙述。

【制剂】 胶囊剂：20 mg。

【贮藏】 避光、密封保存。

氟伏沙明
(fluvoxamine)

别名：氟戊肟胺

本品为芳烷基酮衍生物，属于 SSRIs。

【CAS】 54739-18-3

【ATC】 N06AB08

【理化性状】 1. 化学名：(*E*)-5-Methoxy-4′-trifluoromethylvalerophenone *O*-2-aminoethyloxime

2. 分子式：$C_{15}H_{21}F_3N_2O_2$

3. 分子量：318.33

4. 结构式

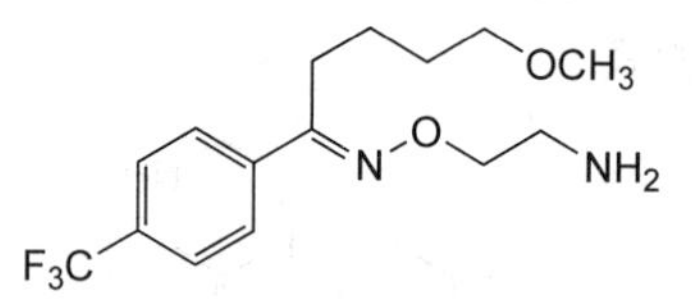

马来酸氟伏沙明
(fluvoxamine maleate)

别名：Myroxin、Avoxin、Floxyfral、Luvox

〖CAS〗 61718-82-9

〖理化性状〗 1. 本品为白色或几乎白色的结晶性粉末。略溶于水，易溶于乙醇和甲醇。

2. 化学名：(*E*)-5-Methoxy-4′-trifluoromethylvalerophenone *O*-2-aminoethyloxime maleate

3. 分子式：$C_{15}H_{21}F_3N_2O_2 \cdot C_4H_4O_4$

4. 分子量：434.4

【药理作用】 参见氟西汀。

【体内过程】 口服本品后吸收迅速，经 2～8 h 可达血药峰值(9～51 mg/L)。蛋白结合率约为 77%。主要通过氧化途径代谢，尿中可分离出 11 种无明显药理活性的代谢产物。$t_{1/2}$约为 15 h。治疗后 5～10 d 才能达到稳态血药浓度，比口服单剂的血药峰值高 30%～50%。

【适应证】 广泛用于治疗各种抑郁症。

【不良反应】 1. 参见氟西汀。

2. 血清转氨酶升高和心动过缓已有报道。

【妊娠期安全等级】 C。

【禁忌与慎用】 参见氟西汀。

【药物相互作用】 1. 参见氟西汀。

2. 本品可使茶碱的血药浓度升高，应停用本品，或茶碱用量减半。

【剂量与用法】 口服 100～200 mg/d，剂量超过 100 mg 时应分次服。必要时可逐渐增加至 300 mg/d。

【用药须知】 参见氟西汀和抗抑郁药的用药警戒中的有关叙述。

【制剂】 片剂：50 mg；100 mg。

【贮藏】 避光、密封保存。

帕罗西汀
(paroxetine)

别名：氟苯哌苯醚、Paroxetin、Seretran

本品属于苯基哌啶衍生物。

【CAS】 61869-08-7

【ATC】 N06AB05

【理化性状】 1. 化学名：(-)-*trans*-5-(4-*p*-Fluorophenyl-3-piperidyl-methoxy)-1,3-benzodioxole

2. 分子式：$C_{19}H_{20}FNO_3$

3. 分子量：329.4

4. 结构式

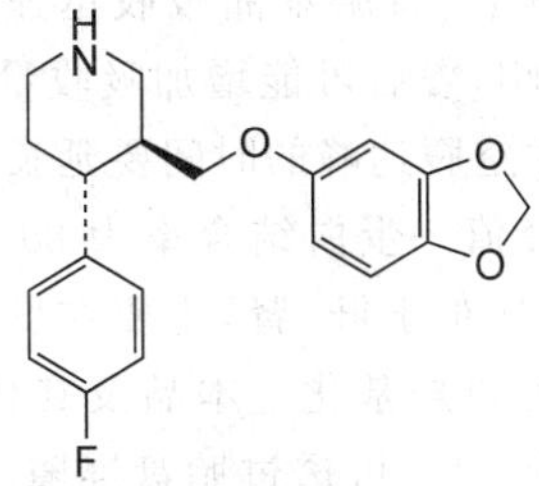

盐酸帕罗西汀
(paroxetine hydrochloride)

别名：Seroxat、Aropax、Deroxat

〖CAS〗 78246-49-8 (anhydrous paroxetine hydrochloride)；110429-35-1 (paroxetine hydrochloride hemihydrate)

〖理化性状〗 1. 本品为白色或类白色，易潮解的结晶性粉末。呈现多态现象。微溶于水；略溶于无水乙醇和二氯甲烷；易溶于甲醇。

2. 分子式：$C_{19}H_{20}FNO_3 \cdot HCl \cdot 1/2H_2O$

3. 分子量：374.8

甲磺酸帕罗西汀
(paroxetine mesylate)

〖CAS〗 217797-14-3

〖ATC〗 N06AB05

〖理化性状〗 1. 分子式：$C_{19}H_{20}FNO_3 \cdot CH_4O_3S$

2. 分子量：425.5

【药理作用】 参见氟西汀。

【体内过程】 口服本品后迅速吸收，5 h 可达血药峰值。在肝内进行广泛代谢，大部分要经首关代谢。蛋白结合率约为 95%。主要通过氧化途径代谢，再与葡糖醛酸或硫酸结合由尿液中排出(占 64%)。$t_{1/2}$约为 21 h。服药后 7～14 d 达稳态血药浓度。可进入乳汁。

【适应证】 参见氟西汀。

【不良反应】 1. 参见氟西汀。

2. 锥体外系反应(肌张力障碍)和戒断症状较其他 SSRIs 常见。

3. 潜在的惊恐症状可能加重。

【妊娠期安全等级】 C。

【禁忌与慎用】【药物相互作用】 参见氟西汀。

【剂量与用法】 一日早晨 1 次服用 20 mg。然后逐渐增量至 30 mg/d，1 次/日，最大剂量不能超过 50 mg/d。老年人及体弱患者不超过 40 mg/d。

【用药须知】 1. 参见氟西汀和抗抑郁药的用药警戒。

2. 注意观察用药后是否症状加重，或产生自杀观念。

【制剂】 片剂：20 mg。

【贮藏】 避光、密封保存。

舍曲林
(sertraline)

别名：Serlain、Tresleen、Zoloft、Lustral、Gladem

本品为一种萘胺衍生物，属 SSRIs。

【CAS】 79617-96-2

【ATC】 N06AB06

【理化性状】 1. 化学名：(1*S*, 4*S*)-4-(3, 4-Dichlorophenyl)-1, 2, 3, 4-tetrahydro-1-naphthyl (methyl)amine

2. 分子式：$C_{17}H_{17}Cl_2N$

3. 分子量：306.23

4. 结构式

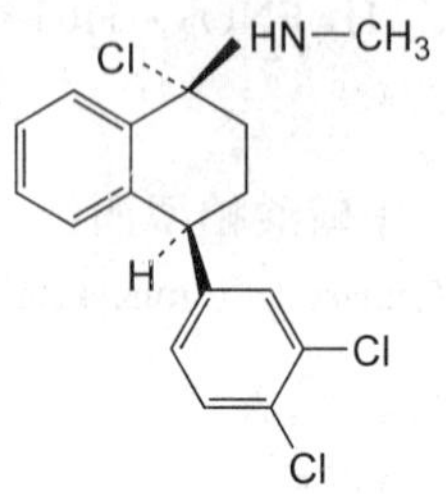

盐酸舍曲林
(sertraline hydrochloride)

别名:Serlain、Tresleen、Zoloft、Lustral、Gladem

【CAS】 79617-96-2

【理化性状】 1. 本品为白色或几乎白色结晶性粉末。呈现多态现象。微溶于水;易溶于无水乙醇;微溶于丙酮和异丙醇。

2. 化学名:(1*S*,4*S*)-4-(3,4-Dichlorophenyl)-1,2,3,4-tetrahydro-1-naphthyl(methyl)amine hydrochloride

3. 分子式:$C_{17}H_{17}Cl_2N \cdot HCl$

4. 分子量:342.7

【药理作用】 作用类似氟西汀,而对中枢神经元再摄取5-HT的抑制作用远远超过对再摄取NA的抑制作用。

【体内过程】 口服本品吸收缓慢,4.5~8.5 h可达血药峰值。在肝内进行广泛的首关代谢。血浆蛋白结合率为98%。主要通过脱甲基途径代谢,然后形成葡糖醛酸结合物。$t_{1/2}$为24~26 h。主要以代谢物形式分别随尿液和粪便等量排出。

【适应证】【不良反应】 参见氟西汀。

【妊娠期安全等级】 B。

【禁忌与慎用】【药物相互作用】 参见氟西汀。

【剂量与用法】 开始口服50 mg/d,数周后可逐渐增至200 mg/d。当剂量超过150 mg/d时,连续用药时间不得超过8周。获得满意疗效后,剂量应减至最低有效量予以维持,一般为50 mg/d。

【用药须知】 参见氟西汀和抗抑郁药的用药警戒。

【制剂】 片剂:50 mg;100 mg。

【贮藏】 避光、密封保存。

曲唑酮
(trazodone)

别名:氧哌三唑酮

本品为三唑吡啶抗抑郁药,其化学结构与其他类抗抑郁药不同。

【CAS】 19794-93-5

【ATC】 N06AX05

【理化性状】 1. 化学名:2-[3-(4-*m*-Chlorophenylpiperazin-1-yl) propyl]-1,2,4-triazolo[4,3-*a*] pyridin-3(2*H*)-one

2. 分子式:$C_{19}H_{22}ClN_5O$

3. 分子量:371.86

4. 结构式

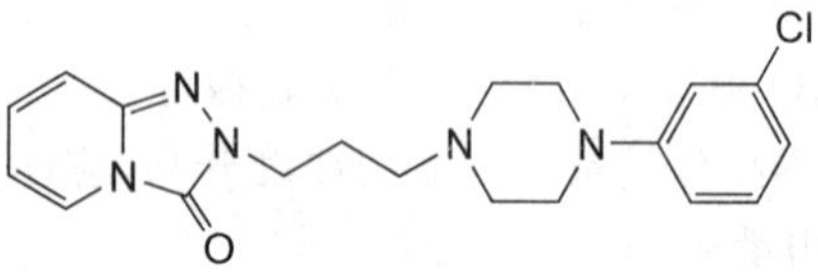

盐酸曲唑酮
(trazodone hydrochloride)

别名:Devidon、Trazon、Desyrel、Trittico、Molipaxin、Trazolan

【CAS】 25332-39-2

【理化性状】 1. 本品为白色或类白色结晶性粉末。可溶于水,略溶于乙醇,几乎不溶于乙醚。1%水溶液的pH为3.9~4.5。

2. 化学名:2-[3-(4-*m*-Chlorophenylpiperazin-1-yl) propyl]-1,2,4-triazolo[4,3-*a*] pyridin-3(2*H*)-one hydrochloride

3. 分子式:$C_{19}H_{22}ClN_5O \cdot HCl$

4. 分子量:408.3

【药理作用】 本品选择性抑制中枢5-HT再摄取并有明显的镇静和抗毒蕈碱作用,其疗效与丙米嗪和阿米替林近似,而对心脏血管的影响很小。起效较快,疗效多在1~2周内出现。

【体内过程】 口服本品吸收迅速而完全,但食物对吸收有影响,餐后可能增加吸收量,而血药峰值则会降低,且比空腹达峰的时间要延长。口服后1~2 h可达血药峰值。蛋白结合率为89%~95%。本品吸收后较多分布于肝、肾,主要在肝代谢,代谢途径包括*N*-氧化和羟基化。本品及其代谢物均易透过血-脑屏障,极少量可透过胎盘屏障。代谢物以游离或结合物形式由尿液中排出,少量在粪便中排出。消除呈双相,终末$t_{1/2}$为5~9 h。

【适应证】 用于治疗各种类型和各种原因引起的抑郁症。

【不良反应】 1. 常见嗜睡、口干、恶心、呕吐、腹泻、便秘、水肿、视物模糊。

2. 偶见头晕、头痛、心动过速或过缓、直立性低血压、坐立不安、精神错乱、震颤、失眠、皮疹等。这些反应常不严重,大多随着继续用药而自行减轻和消失。

【妊娠期安全等级】 C。

【禁忌与慎用】 1. 对本品过敏者禁用。

2. 有癫痫史者慎用，正患该病者禁用。

3. 心血管疾病患者慎用，心肌梗死后恢复阶段禁用。

4. 肝、肾功能不全患者慎用。

5. 少量本品及其代谢物可进入乳汁，哺乳期妇女使用时应暂停哺乳。

6. 18 岁以下儿童用药的安全性和有效性尚未建立。

【药物相互作用】 1. 本品可能会加强对酒精、巴比妥类药物药和其他中枢神经系统抑制药的作用。

2. 目前尚缺乏本品和 MAOI 之间药物相互作用的研究，故两种药物互换使用时，一般应间隔两周。

3. 合用可乐定时，可乐定应降低剂量。

4. 本品可拮抗抗癫痫药的作用。

5. 本品可提高地高辛、苯妥英的血药浓度。

【剂量与用法】 1. 开始口服 50 mg，2～3 次/日，1 周后逐渐增加至 200～300 mg/d，个别可达 600 mg/d。

2. 老年患者开始 100 mg/d，最大剂量不超过 300 mg/d，分次服。

【用药须知】 1. 参见米安色林和抗抑郁药的用药警戒。

2. 当换用其他抗抑郁药时，应逐渐撤除本品。

3. 本品的心脏不良反应相对较少，对外周抗胆碱能作用弱，较适合老年患者使用。

4. 择期手术前，应停用本品 1 周。

【制剂】 片剂：50 mg；100 mg

【贮藏】 避光、密封保存。

西酞普兰

(citalopram)

别名：Ciprex、喜普妙

本品为酞烷（phthalan）衍生物。

【CAS】 59729-33-8

【ATC】 N06AB04

【理化性状】 1. 化学名：1-(3-Dimethylaminopropyl)-1-(4-fluorophenyl)-1, 3-dihydroisobenzofuran-5-carbonitrile

2. 分子式：$C_{20}H_{21}FN_2O$

3. 分子量：324.4

4. 结构式

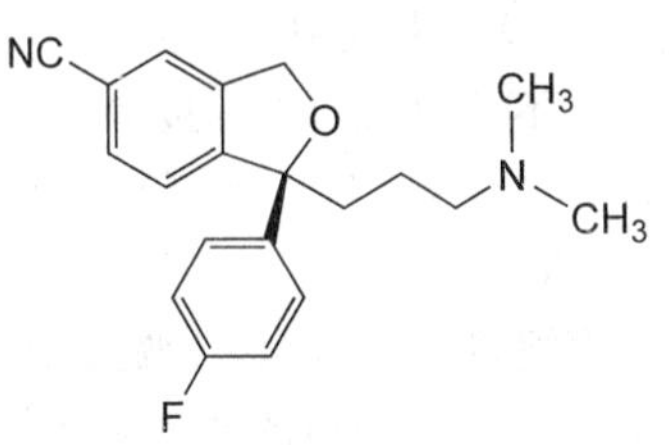

氢溴酸西酞普兰

(citalopram hydrobromide)

别名：Cipramil、Seropram、Celexa

〖CAS〗 59729-32-7

〖理化性状〗 1. 本品为一种白色至近白色的结晶性粉末。易溶于水、乙醇和三氯甲烷。0.5%水溶液的 pH 为 5.5～6.5。

2. 分子式：$C_{20}H_{21}FN_2O \cdot HBr$

3. 分子量：405.3

盐酸西酞普兰

(citalopram hydrochloride)

〖理化性状〗 1. 分子式：$C_{20}H_{21}FN_2O \cdot HCl$

2. 分子量：360.9

【药理作用】 本品可选择性抑制 5-HT 再摄取，其作用类似氟西汀。

【体内过程】 口服本品后迅速被吸收，2～4 h 可达血药峰值。本品可分布于全身，蛋白结合率低。通过脱甲基、脱氨和氧化作用代谢为失活代谢物。消除 $t_{1/2}$ 约为 33 h。以低浓度进入乳汁，随尿、粪便排出。血液透析不能清除本品。

【适应证】 抗抑郁症。

【不良反应】 参见氟西汀。

【妊娠期安全等级】 C。

【禁忌与慎用】 1. 对本品过敏者禁用。

2. 对其他 SSRIs 过敏者、心血管疾病，有自杀倾向患者慎用，余慎用情况同曲唑酮。

3. 儿童用药的安全性和有效性尚未建立。不推荐使用。国外资料指出青少年应慎用。

4. 本品可经乳汁分泌，哺乳期妇女使用时应暂停哺乳。

5. 单次给药后 60 岁以上老年患者的 AUC、$t_{1/2}$ 分别增加 30%和 50%；多次给药则分别增加 23%和 30%。老年患者应减量使用。

6. Q-T 间期延长或先天性 Q-T 综合征的患者禁用。

【药物相互作用】 参见氟西汀。

【剂量与用法】 1. 治疗抑郁症，不论有无广场恐惧症，开始口服 10 mg/d，如有必要，1 周之后可加量至 20 mg/d,最大剂量可达 40 mg/d。

2. 肝功能不全患者的剂量减半,通常 10～30 mg/d,初始一次 10 mg,1 次/日。推荐剂量 20 mg/d,最大剂量 40 mg/d。

3. 轻、中度肾功能不全不必调整剂量。重度肾功能不全(Ccr＜20 ml/min)的药动学数据尚未建立。

4. 65 岁以上老年患者剂量同"肝功能不全患者剂量"。

【用药须知】 1. 上市后使用本品、其他 SNRIs 和 SSRIs 陆续有一些停药后不良事件自发的报道,尤其在突然停药时,常可见情绪烦躁、易怒、激越、头晕、感觉异常(电击感)、焦虑、意识模糊、头痛、懒散、情绪不稳定、失眠、轻躁狂、耳鸣和癫痫发作等。以上表现一般为自限性,也有严重停药反应的报道。当停用本品时,应注意监测这些可能出现的停药症状。推荐逐渐减量,避免突然停药。如果在减药和停药过程中出现难以耐受的症状时,可以考虑恢复至先前治疗剂量,随后医师再以更慢的速度减药。

2. 已有使用 SSRIs 时出现皮下出血时间和(或)出血异常的报道,例如瘀斑、妇科出血、肠胃出血和其他皮肤或黏膜出血。在服用 SSRIs(特别是合并使用已知会影响血小板功能的活性物质或可能增加出血风险的其他活性物质)的患者中及在具有出血性疾病史的患者中需谨慎使用。

3. 罕有使用 SSRI 类药物出现低钠血症的报道,可能是由抗利尿激素(SIADH)的异常分泌引起,通常会在治疗终止时恢复正常。特别是老年女性患者风险高。

4. SSRIs/SNRIs 的使用已被认为与静坐不能的形成有关,其特点是主观上不愉快或令人不安的躁动,需要不停运动,并且不能安静地坐立。这在治疗的头几周内最有可能出现。在患有这些症状的患者中,增加剂量可能是有害的。

5. 躁狂抑郁症的患者可能转为躁狂发作。转为躁狂发作的患者应停止使用本品。

6. 癫痫发作的患者应该停止使用本品。在患有不稳定型癫痫的患者中应避免使用本品,对癫痫已经得到控制的患者应该仔细监控。如果癫痫发作频率增加,则应停止使用本品。

7. 在患有糖尿病的患者中,使用某种 SSRIs 进行治疗可能会改变血糖控制。可能需要对胰岛素和(或)口服降糖药的剂量进行调整。

8. 同时给予 SSRIs 和 ECT 治疗的临床经验有限,因此应谨慎。

9. 在合并使用本品和含有贯叶连翘的草药制剂期间,不良反应可能更常见。因此,不应同时服用本品和贯叶连翘制剂。

10. 本品治疗具有抑郁发作的精神疾病患者可能会增加精神疾病症状,应在医师指导下用药。

11. 本品对驾车和使用机器的能力具有轻度或中度的影响。本品可降低判断能力和对紧急情况的反应能力。应该告知患者这些影响,并警告他们其驾车或操作机器的能力可能会受到影响。

12. 本品过量无特殊解毒剂。应对症支持治疗。口服过量尽快洗胃,保持呼吸道通畅,吸氧。因本品在体内分布广泛,利尿、透析、换血均无显著作用。

13. 参见氟西汀和抗抑郁药的用药警戒。

【制剂】 ①片剂:10 mg;20 mg。②口服溶液:10 ml(20 mg)。

【贮藏】 片剂于室温下密封,避光保存;口服溶液剂密封,凉暗处保存。

艾司西酞普兰
(escitalopram)

本品为 SSRIs。

【CAS】 128196-01-0

【ATC】 N06AB10

【理化性状】 1. 化学名:(＋)-(*S*)-1-[3-(Dimethylamino) propyl]-1-(*p*-fluorophenyl)-5-phthalancarbonitrile

2. 分子式:$C_{20}H_{21}FN_2O$

3. 分子量:324.39

4. 结构式

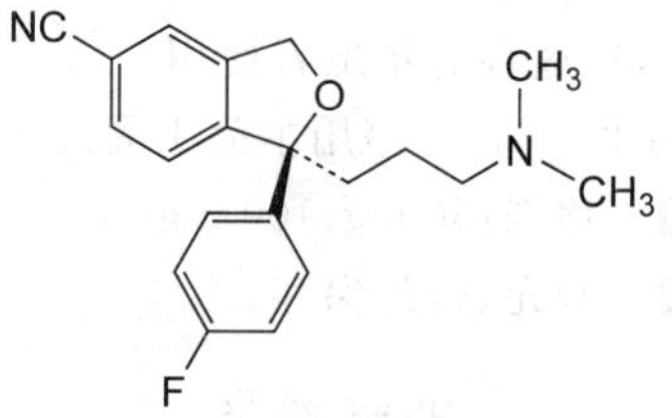

草酸艾司西酞普兰
(escitalopram oxalate)

别名:依他普仑、Lexapro、Cipralex

〖CAS〗 219861-08-2

〖理化性状〗 1. 化学名:(＋)-(*S*)-1-[3-(Dimethylamino) propyl]-1-(*p*-fluorophenyl)-5-phthalancarbonitrile oxalate

2. 分子式:$C_{20}H_{21}FN_2O \cdot C_2H_2O_4$

3. 分子量:414.4

【药理作用】 1. 本品是消旋西酞普兰的 *S*-对映异构体。其作用机制被假定为在中枢神经系统中对血清素的活性有增强作用。在动物体内和体外研究表明,本品是一种高选择性 5-HT 再摄取抑制药,而对去甲肾上腺素和多巴胺能神经元的再摄取仅有极小的作用。就抑制 5-HT 再摄取和抑制 5-HT 神经元放电速率而言，本品比 *R*-对映体至少要强 100 倍。使用本品长期处理（达 5 周），并未在抗抑郁的鼠模型中诱导出耐受性。

2. 本品对 $5\text{-}HT_{1\sim7}$ 或其他受体，包括 α 和 β 肾上腺素能、多巴胺（$D_{1\sim5}$）、组胺（$H_{1\sim3}$）、毒蕈碱（$M_{1\sim5}$）和苯二氮䓬类受体没有或仅有很低的亲和力。本品对各离子通道，包括 Na^+、K^+、Cl^- 和 Ca^{2+} 通道也没有或仅有很低的亲和力。对毒蕈碱、组胺和肾上腺素能受体的拮抗作用可能与其他治疗精神病药物的各种抗胆碱、镇静和心血管不良反应有关。

【体内过程】 1. 单剂量和多剂量给药时，本品的药动学呈线性，在剂量为 10～30 mg/d 时，与药动学参数与剂量呈比例增加。本品的生物转化主要在肝内进行，平均终末 $t_{1/2}$ 为 27～32 h。每天给药 1 次，约在 1 周内达 C_{ss}。在稳态时，年轻健康者血浆中本品累积的程度 2.2～2.5 倍于单剂量后观察到的血药浓度。本品片剂和口服溶液具有生物等效性。在口服单剂量本品（片剂或口服液）20 mg 后约 5 h 可达 C_{max}，食物不影响其吸收。静脉给药，其绝对生物利用度为 80%。其 V_d 约为 12 L/kg。其蛋白结合率接近 56%。口服本品后，随尿液排出的原药和 *S*-去甲基西酞普兰（*S*-PCT）分别占 8% 和 10%。口服本品的 CL 为 600 ml/min，接近肾清除的 7%，本品可被代谢为 *S*-DCT 和 *S*-二去甲基西酞普兰（*S*-DDCT）。

2. 在人体内，原药是血浆中的主要化合物。在稳态时，*S*-DCT 在血浆中的浓度接近原药浓度的 1/3，在大多数的志愿者中，均测不到 *S*-DDCT 的浓度。动物实验表明，原药的血药浓度至少分别比 *S*-DCT 和 *S*-DDCT 高 7 倍和 27 倍，这说明在抑制 5-HT 再摄取的过程中，本品的代谢物并无明显的抗抑郁作用。*S*-DCT 和 *S*-DDCT 对 $5\text{-}HT_{1\sim7}$、α 和 β 肾上腺素能、$D_{1\sim5}$、$H_{1\sim3}$、$M_{1\sim5}$ 及苯二氮䓬受体均无或仅有很低的亲和力。两者也不与 Na^+、K^+、Cl^- 和 Ca^{2+} 通道结合。动物实验证实，在本品 *N*-去甲基化中，CYP3A4 和 CYP2C19 是主要的代谢酶。

【适应证】 1. 治疗严重的抑郁症。

2. 治疗广泛性焦虑症。

【不良反应】 1. 治疗严重抑郁症可发生如下不良反应。

（1）口干、汗多、头痛、头晕、恶心、腹痛、腹泻或便秘、消化不良。

（2）流感样症状、乏力、腰痛、失眠或嗜睡、畏食、鼻炎、咽炎和性欲减退。

2. 治疗广泛性焦虑症可发生如下不良反应。

（1）口干、多汗、上呼吸道感染、鼻炎、咽炎、头痛、头晕、感觉异常、恶心、呕吐、胀气、消化不良、便秘或腹泻、腹痛。

（2）牙痛、流感样症状、乏力、颈肩痛、失眠或嗜睡、性欲减退、噩梦，畏食、呵欠。

（3）射精障碍、性感缺失和月经异常。

【妊娠期安全等级】 C。

【禁忌与慎用】 1. 对本品过敏者、有自杀意念者、自主神经功能失调者、胃肠功能明显减退者、正患感冒者和脱水者均禁用。

2. Q-T 间期延长及先天性 Q-T 间期延长综合征的患者禁用。

3. 12 岁以下儿童用药安全性和有效性尚未确定。

4. 某些老年患者对本品特别敏感，宜减量慎用。

5. 怀孕后的第 3 个 3 个月期间绝对禁用。

6. 本品可随乳汁分泌，哺乳期妇女使用时应暂停哺乳。

【药物相互作用】 1. 同时接受 5-HT 再摄取抑制剂和单胺氧化酶抑剂（MAOIs）会发生严重的不良相互作用，在停用前者 14 d 以后方可使用 MAOIs，反之相同。

2. 由于本品主要具有中枢神经系统作用，如同时合用 NSAIDs 常易发生消化道出血，应谨慎。

3. 西咪替丁可升高本品的 AUC 和 C_{max}。

4. 锂剂可增强本品的 5-HT 的作用，应严密监护。

5. 舒马曲坦合用任一 SSRIs（包括本品）都可能引起无力、反射亢进（包括膝腱反射和肱桡肌反射等）和共济失调。

6. 卡马西平可能增加本品的清除率。

7. 本品和匹莫齐特合用可显著延长 Q-T 间期，应禁止合用。

【剂量与用法】 1. 推荐口服一次 10 mg，1 次/日，早晚均可，进食对吸收无影响。一天 10 mg 或 20 mg 均有效，但 20 mg/d 并不比 10 mg/d 更优。如要增加剂量，至少要在 1 周后才可开始加量。

2. 大多数老年人和肝功能不全患者应从口服 10 mg/d 开始，轻、中度肾功能不全患者不必调整剂量。

【用药须知】 1. 用药期间，要严密观察患者，是否有自杀念头，病情是否有加重迹象。

2. 在严重抑郁症与精神病或非精神病障碍之间，许多发病原因或现象是雷同的，应详细进行临床鉴别诊断，争取准确用药。

3. 超量使用本品会出现头晕、出汗、恶心、呕吐、震颤、嗜睡、窦性心动过速、惊厥，罕见遗忘、精神错乱、昏迷、通气过度、发绀、横纹肌溶解、心电图异常（包括Q-T间期延长、结性节律、室性心律失常及个例尖端扭转型室性心动过速），甚至有致死的报道。处理的方法是：维持气道通畅，保证充足通气和氧合，洗胃，口服活性炭。注意观察生命体征，给予对症和支持疗法。由于本品的分布容积大，使用利尿药、透析、输血和输液都无济于事。本品亦无特异性的解毒药。在处理本品超量时，也还要考虑到其他药物过量的可能。

4. 参见西酞普兰。

【制剂】 ① 片剂：5 mg；10 mg。② 口服液：5 mg/5 ml。

【贮藏】 贮于15～30 ℃。

6.3.5 选择性去甲肾上腺素重摄取抑制药

维洛沙秦
(viloxazine)

别名：苯氧吗啉、苯甲吗啉

本品为二环抗抑郁药。

【CAS】 46817-91-8

【ATC】 N06AX09

【理化性状】 1. 化学名：2-(2-Ethoxyphenoxymethyl)morpholine

2. 分子式：$C_{13}H_{19}NO_3$

3. 分子量：237.2

4. 结构式

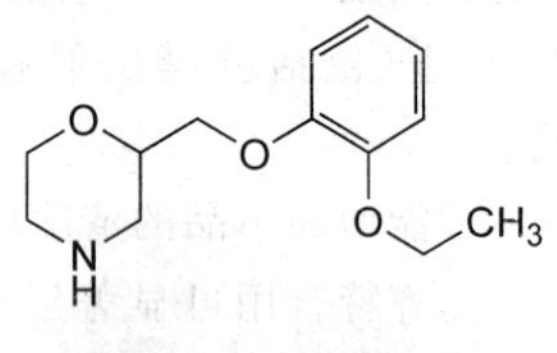

盐酸维洛沙秦
(viloxazine hydrochloride)

别名：Vivalan、Emovit、Vivarint

〖CAS〗 35604-67-2

〖理化性状〗 1. 化学名：2-(2-Ethoxyphenoxymethyl)morpholine hydrochloride

2. 分子式：$C_{13}H_{19}NO_3 \cdot HCl$

3. 分子量：273.8

【药理作用】 本品不具有明显的抗毒蕈碱或镇静作用。像三环类抗抑郁药一样（参见阿米替林），本品也是去甲肾上腺素再摄取的抑制剂；其还增加5-HT从神经元储存中释放。

【体内过程】 口服本品后快速被吸收并广泛被代谢。代谢物主要途径包括羟基化和结合。本品主要以代谢物形式随尿液排出。与三环类抗抑郁药不同，本品的$t_{1/2}$仅约2～5 h。本品可进入乳汁中。

【适应证】 治疗抑郁症。

【不良反应】 1. 常见恶心、呕吐和头痛。

2. 较少发生口干、眼调节障碍、心动过速、便秘，比三环类抗抑郁药更难排尿。

3. 焦虑、激动、失眠、震颤、感觉异常、精神错乱、共济失调、出汗、肌肉骨骼痛、轻度高血压、皮疹、惊厥和黄疸伴转氨酶升高均较少出现。

4. 在高剂量或超剂量中，本品比三环类抗抑郁药较少产生心律失常和低血压。

【禁忌与慎用】 1. 对本品过敏者、妊娠期妇女禁用。

2. 近期恢复的心肌梗死患者禁用。

3. 有明显心脏病、重度肝功能不全、躁狂症和有消化性溃疡病史者禁用。

4. 一般心血管病和癫痫病患者慎用。

5. 儿童用药的安全性和有效性尚未建立。

6. 哺乳期妇女使用时应暂停哺乳。

【药物相互作用】 1. 不可合用MAOIs，在停用MAOIs14 d之内亦不可使用本品。开始使用任何可致严重反应的药物（如苯乙肼）之前，必须停用本品7 d。

2. 本品可降低抗高血压药的作用，如胍乙啶、异喹胍、二甲苄胍或可乐定。

【剂量与用法】 成人口服300 mg/d，一般早上服200 mg，午餐时服100 mg。一天总量不可超过400 mg，一天中最后一次服药时间不可迟于下午6时。老年人开始100 mg/d。一般维持量为常用量的一半。

【用药须知】 1. 撤药时，可能出现头痛、呕吐和疲劳。为减轻撤药症状，可逐渐减量。

2. 用药期间，不可驾车和操作机械。

3. 本品合用抗高血压药时，应监测血压。

4. 和其他三环类抗抑郁药一样，在使用全麻药期间，合用抗抑郁药可能引起低血压和心律失常，因此，凡正在使用二环、三环类抗抑郁的患者如必须接受手术，应将患者用药情况通知麻醉师。

5. 参见抗抑郁药的用药警戒。

【制剂】 片剂：100 mg；200 mg。

【贮藏】 密封、避光保存。

瑞波西汀
(reboxetine)

本品为强效的选择性去甲肾上腺素再摄取抑

制剂。

【CAS】 71620-89-8；98769-81-4

【ATC】 N06AX18

【理化性状】 1. 化学名：(±)-(2*RS*)-2-[(α-*RS*)-α-(2-Ethoxyphenoxy)benzyl]morpholine

2. 分子式：$C_{19}H_{23}NO_3$

3. 分子量：313.39

4. 结构式

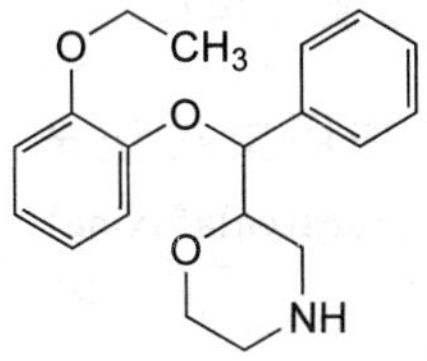

甲磺酸瑞波西汀
(reboxetine mesylate)

别名：Edronax

〖CAS〗 98769-82-5；98769-84-7

〖理化性状〗 1. 化学名：(±)-(2*RS*)-2-[(α-*RS*)-α-(2-Ethoxyphenoxy)benzyl] morpholine methanesulphonate

2. 分子式：$C_{19}H_{23}NO_3 \cdot CH_4O_3S$

3. 分子量：409.5

【药理作用】 本品通过对 NE 再摄取的选择性阻滞，提高中枢内 NE 的活性，从而改善患者的情绪。对 5-HT 亦有较弱的抑制作用，对抗毒蕈碱受体无明显的亲和力。

【体内过程】 口服本品后易于吸收，2 h 可达血药峰值。蛋白结合率约为 97%。本品通过脱甲基化、羟基化和氧化作用进行代谢，继而与葡糖醛酸和硫酸结合。消除主要以代谢物(78%)形式随尿液排出，原药仅占 10%。血浆 $t_{1/2}$ 为 13 h。本品可透过胎盘，进入乳汁中。

【适应证】 治疗抑郁症。

【不良反应】 1. 常见失眠、汗多、头晕、直立性低血压、感觉异常、阳痿和排尿困难。

2. 眩晕、口干、便秘、心动过速和尿潴留(主要男性)也有报道。

3. 老年患者在长期用药后会出现低血钾，还可能发生低钠血症。

【禁忌与慎用】 1. 对本品过敏者、妊娠期妇女禁用。

2. 肝、肾功能不全患者慎用。

3. 有双相表现者、前列腺增生、青光眼、尿潴留或患有癫痫者应慎用。

4. 儿童用药的安全性和有效性尚未建立。

5. 本品少量经乳汁分泌，虽未见对婴儿有害，哺乳期妇女亦应慎用。

【药物相互作用】 1. 不可合用 MAOIs，在停用 MAOIs14 d 之内亦不可使用本品。开始使用任何可致严重反应的药物(如苯乙肼)之前，必须停用本品 7 d。

2. 合用麦角胺时，应注意血压升高。

3. 本品与降压药合用时，可能引起直立性低血压。

4. 应避免合用抗心律失常药、抗精神病药、环孢素、三环类抗抑郁药、氟伏沙明、咪唑类抗真菌药和大环内酯类抗生素。

5. 不应合用排钾利尿药。

【剂量与用法】 1. 成人口服 8 mg/d，2 次分服，如有必要，3～4 周后可加量至 10 mg/d，最大日剂量不可超过 12 mg。

2. 用药期间，不应驾车和操作机械。

3. 其余参见抗抑郁药的用药警戒。

【制剂】 片剂：4 mg；8 mg。

【贮藏】 密封、避光贮存。

6.3.6 去甲肾上腺素和 5-羟色胺再摄取双重抑制药

文拉法辛
(venlafaxine)

本品为苯乙胺衍生物，为新型抗抑郁药。

【CAS】 93413-69-5

【ATC】 N06AX16

【理化性状】 1. 化学名：(*RS*)-1-(2-Dimethylamino-1-*p*-methoxyphenylethyl)cyclohexanol

2. 分子式：$C_{17}H_{27}NO_2$

3. 分子量：277.4

4. 结构式

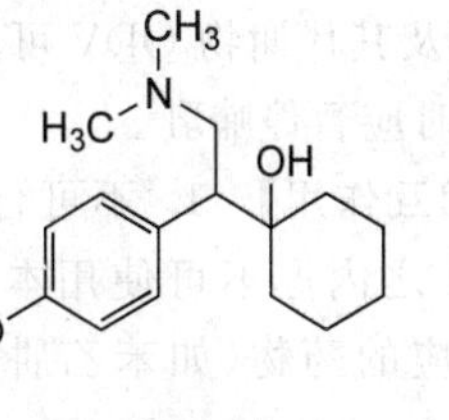

盐酸文拉法辛
(venlafaxine hydrochloride)

别名：Efexor、Trevilor、Vandral

本品为苯乙胺衍生物，为新型抗抑郁药。

〖CAS〗 99300-78-4

〖理化性状〗 1. 本品为白色或类白色粉末。呈现多态现象。易溶于水和甲醇，可溶于无水乙醇，微溶于或几乎不溶于丙酮。

2. 化学名：(*RS*)-1-(2-Dimethylamino-1-*p*-methoxyphenylethyl)cyclohexanol hydrochloride

3. 分子式：$C_{17}H_{27}NO_2 \cdot HCl$

4. 分子量：313.9

【药理作用】 本品对5-HT和去甲肾上腺素的再摄取具有抑制作用，对多巴胺的再摄取也有微弱的抑制作用。对毒蕈碱、组胺能或 α_1 肾上腺素能受体几乎没有亲和力。

【体内过程】 本品后快速被吸收。在肝内主要广泛首关代谢物为活性代谢物 *O*-去甲文拉法辛(ODV)。原药和代谢物的血药峰值分别于2 h和4 h达到。原药和代谢物的蛋白结合率很低。两者的平均消除 $t_{1/2}$ 约为5和11 h。主要以代谢物形式随尿液排出，见于粪便中者仅2%。

【适应证】 用于治疗抑郁症。

【不良反应】 1. 最常见者有恶心、头痛、头晕、失眠、嗜睡、口干、便秘、虚弱、出汗和神经过敏。

2. 偶见直立性低血压。

3. 其他还有食欲缺乏、消化不良、腹痛、焦虑、性功能障碍、视物障碍、血管扩张、呕吐、震颤、感觉异常、寒战、心悸、惊厥、体重增加、激动和皮疹。

4. 肝酶可见可逆性升高，血胆固醇水平改变。

5. 有些患者出现与剂量有关的血压升高。轻躁狂和躁狂症偶有发生。

6. 可能出现低钠血症，尤其是老年人。

7. 超剂量的表现有嗜睡、昏睡、心电图改变、心律失常和癫痫发生。

【妊娠期安全等级】 C。

【禁忌与慎用】 1. 对本品过敏者禁用。

2. 肝肾功能不全、不稳定型心绞痛或有心肌梗死病史的患者慎用。

3. 有轻躁狂、躁狂症和癫痫病史者慎用。

4. 本品及其代谢物ODV可通过乳汁分泌，哺乳期妇女使用时应暂停哺乳。

【药物相互作用】 1. 不可合用MAOIs，在停用MAOIs 14 d之内亦不可使用本品。开始使用任何可致严重反应的药物(如苯乙肼)之前，必须停用本品7 d。

2. 西咪替丁可抑制本品原药的代谢，但对其活性代谢物无作用，因此，当本品合用西咪替丁时，对老年患者、肝功能不全患者或有高血压史者应进行临床监测。

【剂量与用法】 1. 成人开始口服75 mg，2～3次分服，与食物同进，如必要，几周后可加量至150 mg/d。

2. 严重患者开始给予150 mg，如有必要，每2～4 d增加75 mg，最大剂量可达375 mg；以后剂量必须逐渐减少。

【用药须知】 1. 肝、肾功能不全患者必须减量给药。

2. 参见抗抑郁药的用药警戒。

【制剂】 片剂：75 mg。

【贮藏】 密封、避光保存。

去甲文拉法辛
(desvenlafaxine)

别名：Pristiq

【CAS】 93413-62-8

【ATC】 N06AX23

【理化性状】 1. 化学名：1-[(1*RS*)-2-(Dimethylamino)-1-(4-hydroxyphenyl)ethyl]cyclohexanol

2. 分子式：$C_{16}H_{25}NO_2$

3. 分子量：263.38

4. 结构式

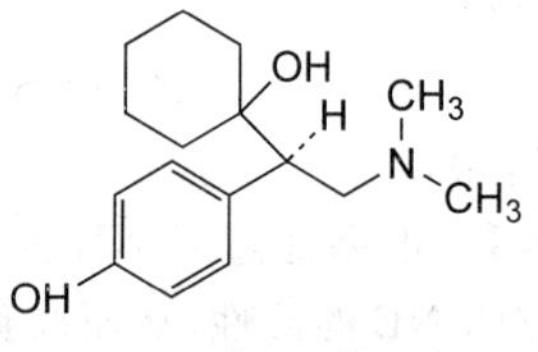

琥珀酸去甲文拉法辛
(desvenlafaxine succinate)

别名：Pristiq

〖CAS〗 386750-22-7

〖理化性状〗 1. 本品为白色至灰白色粉末，易溶于水。

2. 化学名：1-[(1*RS*)-2-(Dimethylamino)-1-(4-hydroxyphenyl) ethyl] cyclohexanol hydrogen butanedioate monohydrate

3. 分子式：$C_{16}H_{25}NO_2 \cdot C_4H_6O_4 \cdot H_2O$

4. 分子量：399.5

【药理作用】 本品是新的苯乙胺衍生物，是抗抑郁药文拉法辛的 *O*-去甲基活性代谢产物，是一种强效、选择性5-羟色胺(5-HT)和去甲肾上腺素(NA)再摄取抑制剂，通过选择性抑制突触前膜对5-HT和NE的再摄取，增强中枢5-HT和NE神经递质的功能，本品还可以轻度抑制多巴胺(DA)的摄取，通过双重作用机制发挥其抗抑郁作用，其抗抑郁效果与文拉法辛相似。

【体内过程】 1. 在 100～600 mg/d 剂量范围内，本品的药动学呈线性。一日给药 1 次，4～5 d 可达稳态血药浓度。口服后达峰时间约为 7.5 h，绝对口服生物利用度约为 80%。与空腹给药相比，餐后（高脂饮食）口服本品的 C_{max} 约上升 16%，但 AUC 无显著性差异，因此，本品空腹及餐后均可服用。其血浆蛋白结合率为 30%，表观分布容积为 3.4 L/kg。

2. 本品主要通过尿苷二磷酸葡糖醛酸转移酶（UGT）介导的结合反应进行代谢，其次是通过 CYP3A4 介导的氧化代谢途径代谢。CYP2D6 代谢途径对本品影响不大。在给药 72 h 后，本品分别以原药形式（45%）、葡糖醛酸苷代谢物（19%）或氧化代谢物（<5%）的形式随尿液排出。本品的消除 $t_{1/2}$ 约为 11 h。

【适应证】 用于治疗重度抑郁症（MDD）。

【不良反应】 常见不良反应如下。

1. 心血管系统　心悸、心动过速、血压升高、面色潮红。

2. 消化系统　恶心、呕吐、便秘、腹泻、口干。

3. 全身症状　疲劳、寒战、紧张不安、无力。

4. 代谢和营养　胆固醇升高、食欲缺乏、体重减轻。

5. 神经及精神系统　头晕、头痛、嗜睡、失眠、震颤、焦虑、神经质、易激惹、感觉异常、注意力不集中、梦境异常。

6. 泌尿生殖系统　尿急、性快感缺失、性欲减退、性高潮异常、射精异常、勃起功能障碍。

7. 呼吸系统　打呵欠。

8. 皮肤　多汗、皮疹。

9. 特殊感觉　视物模糊、瞳孔扩大、耳鸣、味觉异常。

10. 其他不常见的不良反应包括　过敏、体重增加、肝功能异常、泌乳素升高、震颤、晕厥、锥体外系反应、肌肉强直、人格障碍、轻度躁狂、鼻出血、直立性低血压、低钠血症等。

11. 罕见的不良反应　缺血性心血管事件，如心肌缺血、心肌梗死等。

【妊娠期安全等级】 C。

【禁忌与慎用】 1. 对去甲文拉法辛、文拉法辛及其制剂中任何其他组分过敏者禁用。

2. 正在服用或在两周内曾经服用过 MAOIs 的患者禁用本品。此外，停用本品后至少间隔 7 d 才可开始服用 MAOIs。

3. 孕期后 3 个月使用本品、其他 5-羟色胺和去甲肾上腺素再摄取抑制剂（SNRIs）及选择性 5-羟色胺再摄取抑制剂（SSRIs）的妊娠期妇女，其所生育的新生儿对呼吸支持、胃管喂养和延长住院等需求的发生率增加。如必须在孕期后 3 个月使用本品，医师应仔细权衡利弊，考虑减量甚至逐渐停药。

4. 患有心、脑血管疾病和脂质代谢异常的患者慎用。

5. 本品可经母乳分泌，考虑到潜在严重不良反应的可能，必须在停止哺乳和停药之间做出选择。

6. 儿童用药的安全性和有效性尚未确定。

【药物相互作用】 1. 对文拉法辛和其他中枢神经系统活性药物合用的风险缺乏系统的评估。因此，当本品和其他中枢神经系统活性药物合用时应慎重。

2. 本品不可与 MAOIs 合用。

3. 本品不宜与容易引起出血的药物，如阿司匹林等抗血小板药、NSAIDs、华法林等抗凝药合用，否则容易增加出血的风险。

4. 尽管有研究表明本品不会增加酒精导致的精神、运动和心理测试的改变，但是服用本品期间应建议患者避免饮酒。

5. 本品与 CYP3A4 抑制剂，如酮康唑合用，可能会使本品血药浓度升高。而抑制 CYP1A1、1A2、2A6、2 D6、2 C8、2 C9、2 C19 和 2 E1 的药物对本品的药动学没有显著影响。

6. 本品为 CYP2D6 的弱抑制剂，与主要经此酶代谢的药物如地昔帕明合用，可导致后者血药浓度升高。

7. 本品与经 CYP3A4 代谢的药物如咪达唑仑合用，可导致后者血药浓度降低。

8. 不建议本品与血清素前体药物（如色氨酸）合用。

9. 本品与文拉法辛类似，两者合用会对疗效和安全性产生影响。

10. 与作用于 5-羟色胺递质系统的药物（包括曲坦类）、损害 5-羟色胺代谢的药物（包括 MAOIs）；治疗情绪障碍的药物（包括三环类、锂盐、SSRIs 和 SNRIs）、西布曲明、曲马多、圣约翰草（我国称为贯叶连翘）提取物、色氨酸补充剂等合并使用时可能会发生 5-羟色胺综合征。5-羟色胺综合征可能包括精神状态的改变（如激动、幻觉、昏迷）、自主神经不稳定（如心动过速、血压不稳、高热）、神经肌肉系统失调（如反射亢进、动作失调）和（或）胃肠道症状（如恶心、呕吐、腹泻）。最严重的 5-羟色胺综合征与神经阻滞剂恶性综合征的表现相似，包括高热、肌肉强直、自主神经不稳定，可能伴有生命体征的快速波动及精神状态的改变。

【剂量与用法】 1. 本品缓释片初始推荐剂量为

一次 50 mg,1 次/日,空腹或与食物同服,给药时间最好每天固定。该药须整片吞服,不可掰开、压碎、溶解或咀嚼后服用。

2. 轻度肾功能不全患者(Ccr=50～80 ml/min)不必调整剂量。中度肾功能不全患者(Ccr=30～49 ml/min)推荐剂量为 50 mg/d。重度肾功能不全患者(Ccr<30 ml/min)或终末期肾病患者(ESRD)推荐剂量为 50 mg,隔日 1 次,透析后不必追加用量。中、重度肾功能不全或终末期肾病患者不可加大剂量。

3. 肝功能不全患者推荐剂量为 50 mg/d,不推荐剂量超过 100 mg/d。

4. 老年患者不必因为年龄调整剂量,可根据肾清除率调整剂量。

【用药须知】 1. 用药前应告知经管医师有关患者的过敏史、详细的用药史及其他伴发疾病,同时应与医师详细讨论服药的风险及受益情况,避免与其他可能产生不良相互作用的药物合用。

2. 应了解抗抑郁药有可能导致儿童或青少年患者出现自杀倾向的风险。

3. 当从其他种类的抗抑郁药,包括文拉法辛换成本品时,原来使用的药品应逐渐减量以减少撤药反应。

4. 停药前应咨询临床医师,不可随意突然停药,以免发生停药反应。患者需停用该药时,建议尽可能逐渐减量而不是突然停药,如果在减量或停药过程中出现不能耐受的反应,可以考虑恢复先前的处方剂量,继后以更缓慢的方式减量。

5. 妊娠期妇女使用的安全性尚未建立。如果在治疗期间发生怀孕或计划怀孕,应告知医师。

6. 因有报道可导致瞳孔扩大,眼压升高者和闭角性青光眼患者使用本品应密切监测。

7. 本品进入人体的有效成分被吸收后,完整的骨架可随粪便排出。

8. 小心储放药物,避免儿童无意中取用。

9. 对本品过量的一般处理措施与其他抗抑郁药过量相似,保证气道通畅和适当的吸氧和换气,监测心率和生命体征,采用一般性的支持和对症治疗。对于出现症状或服药不久的患者可进行洗胃,洗胃时保持呼吸道通畅。可考虑使用活性炭。不推荐采用催吐。因为本品分布容积较大,即使加强利尿、透析、血液灌注及换血疗法可能无效。目前尚无专用的解毒药。

10. 参见抗抑郁药的用药警戒。

【制剂】 缓释片:50 mg(相当于 76 mg 琥珀酸去甲文拉法辛);100 mg(相当于 152 mg 琥珀酸去甲文拉法辛)。

【贮藏】 在 20～25 ℃下保存,短程携带允许 15～30 ℃保存。

度洛西汀

(duloxetine)

本品性质极似文拉法辛(venlafaxine),是一选择性 5-HT 和去甲肾上腺素再摄取双重抑制剂。

【CAS】 116539-59-4

【ATC】 N06AX21

【理化性状】 1. 化学名:(+)-(*S*)-*N*-Methyl-γ-(1-naphthyloxy)-2-thiophenepropylamine

2. 分子式:$C_{18}H_{19}NOS$

3. 分子量:297.41

4. 结构式

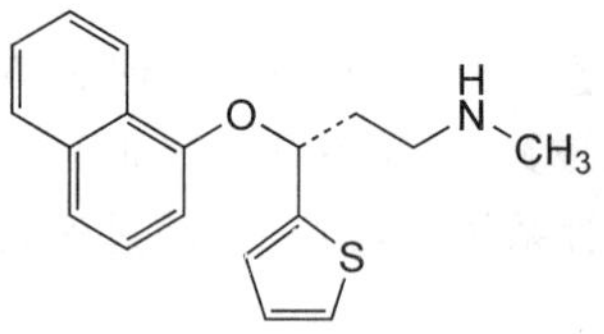

盐酸度洛西汀

(duloxetine hydrochloride)

别名:Cymbalta

〖CAS〗 136434-34-9

〖理化性状〗 1. 化学名:(+)-(*S*)-*N*-Methyl-γ-(1-naphthyloxy)-2-thiophenepropylamine hydrochloride

2. 分子式:$C_{18}H_{19}NOS \cdot HCl$

3. 分子量:333.9

【药理作用】 尽管本品抗抑郁和中枢疼痛抑制作用的确切机制尚不明确,但可以认为与中枢神经系统 5-羟色胺能和去甲肾上腺素能的潜在作用相关。临床前研究表明,本品对神经元 5-HT 和去甲肾上腺素的再摄取具有强力的抑制作用,但对多巴胺的再摄取仅有较小的抑制作用。本品对多巴胺能、肾上腺素能、组胺能、阿片类、谷氨酸盐和 GABA 受体均无明显的亲和力,对单胺氧化酶无抑制作用。本品虽在体内广泛代谢,但血循中的代谢物并未显示出与原药有关的药理活性。

【体内过程】 本品的消除 $t_{1/2}$ 约为 12 h,其药动学在治疗剂量范围内与剂量大小呈比例。给药 3 d 后可达 C_{ss}。本品主要通过肝代谢,涉及 CYP2D6、CYP1A2。口服本品易于吸收,但约滞后 2 h 才开始吸收。给药后 6 h 可达 C_{max}。食物对 C_{max} 无影响,但 T_{max} 则从 6 h 延迟到 10 h,并使 AUC 减少 10%。夜间给药与早晨给药相比,吸收可延迟 3 h,本品的清除率可提高 1/3。其 V_d 为 1640 L。蛋白结合率达 90%以上,主要与清蛋白、α_1-酸性糖蛋白结合。肝、肾功能不全并不影响本品与血浆蛋白结合。本品可被广泛代谢成许多代谢物，其生物转化途经涉及萘基环的氧化和继后的结合与进一步氧化。体外实验证实，CYP2D6 和 CYP1A2 对萘基环的氧化起催化作用。血浆中的代谢物包括 4-羟基度洛西汀葡糖醛酸结合物和 5-羟基、6-甲氧度洛西汀硫酸盐。尿中还检出许多其他的代谢物，但排出量较小。尿中的原药仅有痕量（<用量的 1%）。大多数（约 70%）代谢物随尿液排出，约有 20%随粪便排出。

【适应证】 用于治疗较重或重症抑郁症。

【不良反应】 1. 心血管系统　可引起血压轻度上升及心率下降，甚至血压持续上升。

2. 中枢神经系统　可见失眠、头痛、嗜睡、晕眩、震颤及易激惹。

3. 代谢或内分泌系统　可见体重下降。

4. 泌尿生殖系统　可见排尿困难及男性性功能障碍（如射精障碍、性欲下降、勃起障碍、射精延迟、达高潮能力障碍）。

5. 胃肠道　可见恶心、腹泻、便秘、口干、纳差及味觉改变。

6. 血液系统　较少见贫血、白细胞减少、白细胞计数升高、淋巴结病及血小板减少。

7. 皮肤　常见盗汗、瘙痒及皮疹。较少见痤疮、脱发、冷汗、瘀斑、湿疹、红斑、颜面部水肿及光敏反应。另可见出汗增多。

8. 眼　可出现视物模糊。

【妊娠期安全等级】 C。

【禁忌与慎用】 1. 对本品过敏者、未经控制的闭角型青光眼患者禁用。

2. 儿童用药的安全性和有效性尚未确定。

3. 糖尿病、心血管病患者慎用。

4. 本品乳汁中的浓度约为血药浓度的 25%，哺乳期妇女使用时应暂停哺乳。

【药物相互作用】 1 本品是 CYP1A2 的抑制剂，如与本品合用，可使本品的 AUC 增加 6 倍，C_{max} 增加 2.5 倍，有些喹诺酮类药物（如环丙沙星和依诺沙星）与本品也有以上相似的相互作用，可导致 5-HT 综合征。

2. 帕罗西汀是 CYP2D6 的抑制剂，与本品合用会使本品的血药浓度升高，使本品不良反应增多。

3. 由于本品的中枢作用，当与其他具有中枢作用的药物合用时，可能相互增强药理活性，应避免合用。

4. 合用任何一种 SSRIs 和任何一种 MAOIs 都会引发 5-羟色胺综合征，有时会导致死亡，其反应包括高热、强直、肌阵挛、自主神经失去稳定、生命体征快速起伏波动，精神状况改变，包括极度激动，进而谵妄和昏迷。即使在停用 SSRIs 后，继续用 MAOIs 时也会同样发生此种严重反应，建议在停用 MAOIs 后至少 14 d 始可使用本品，在停用本品后至少 5 d 才能使用 MAOIs。

5. 本品合用色氨酸、锂盐也会引起 5-HT 综合征。

6. 本品与三环类抗抑郁药合用，可因竞争代谢途径，使后者血药浓度升高，产生毒性。

【剂量与用法】 推荐口服一次 20 mg，2 次/日，可加量至一次 30 mg，2 次/日。一日不可超过 60 mg。与进食无关。

【用药须知】 1. 本品不推荐终末期肾病（Ccr<30 ml/min）且需透析的患者使用。

2. 过量用药，尚无特异的解毒药，应立即洗胃、给予活性炭、保持气道畅通、补氧、机械通气等对症处理，由于本品 V_d 大，加强利尿、透析、血液灌流和换血都难以发挥有益的作用。

3. 应熟悉 5-HT 综合征的表现，一旦发现迹象，应尽快停药。

4. 停用本品，必须逐渐减量，停药后，本品的作用还可持续 5 d。

5. 用药期间，患者起立时应缓慢，过急可能引起头晕。

6. 乙醇可增加本品的不良反应。

7. 一旦发生皮疹等过敏反应，应考虑停药。

8. 如胆红素和转氨酶均见升高，而非阻塞性所致，一般是严重肝受损的征兆；也有胆红素和转氨酶升高，但又伴 ALP 升高，则是阻塞性肝胆疾病的过程，临床必须做出确切的鉴别诊断。

9. 参见抗抑郁药的用药警戒。

【制剂】 胶囊剂：20 mg；30 mg；60 mg。

【贮藏】 贮于 15～30 ℃。

米那普仑
(milnacipran)

别名：米西普朗、Midalcipran

本品为第四代抗抑郁药。

【CAS】 92623-85-3

【ATC】 N06AX17

【理化性状】 1. 化学名：（±）-[1*R*（*S*），2*S*（*R*）]-2-（Aminomethyl）-*N*，*N*-diethyl-1phenylcyclopropane carboxamide

2. 分子式：$C_{15}H_{22}N_2O$

3. 分子量：246.34

4. 结构式

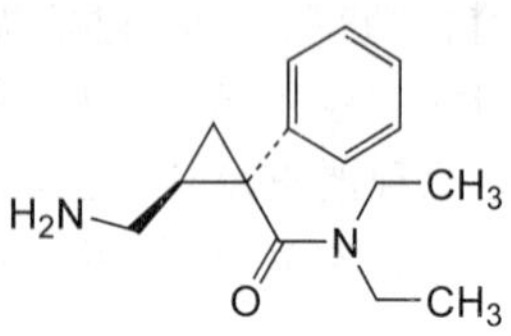

盐酸米那普仑
(milnacipran hydrochloride)

〖CAS〗 101152-94-7;175131-61-0

〖理化性状〗 1. 本品为白色至类白色结晶性粉末,熔点179 ℃。易溶于水、甲醇、乙醇、三氯甲烷、二氯甲烷,几乎不溶于乙醚。

2. 化学名:(±)-[1*R*(*S*),2*S*(*R*)]-2-(Aminomethyl)-*N*,*N*-diethyl-1phenylcyclopropane carboxamide hydrochloride

3. 分子式:$C_{15}H_{22}N_2O \cdot HCl$

4. 分子量:282.8

【药理作用】 本品可同时抑制神经元对5-羟色胺(5-HT)和去甲肾上腺素(NA)的再摄取,从而使突触间隙的递质浓度增高,促进突触传递功能而发挥抗抑郁作用。动物实验证实,本品对脑内5-HT受体及NA受体都具有高度的亲和力,因而可明显增加脑细胞外5-HT和NA的浓度,但对其他各种神经递质受体几乎没有亲和力。本品对单胺氧化酶的活性也无影响。

【体内过程】 口服本品后0.5～4 h可达C_{max},其生物利用度约为85%。其蛋白结合率约为13%。按一次25～100 mg,2次/日给药,其血药浓度与给药剂量呈线性关系。主要与葡糖醛酸结合而被代谢,90%随尿液排出(其中50%～60%为原药),随粪便排出者不到5%。

【适应证】 用于治疗抑郁症。

【不良反应】 1. 常见的不良反应包括头晕、多汗、焦虑、面部潮红及排尿困难,偶见恶心、呕吐、口干、便秘、震颤及肝酶增高。

2. 较严重的不良反应包括神经阻滞剂恶性综合征(表现为缄默、肌僵、吞咽困难、心率加快、血压不稳等)、5-羟色胺综合征(表现为激动、汗多、幻觉、反射亢进、肌痉挛、震颤、心动过速等)、痉挛、白细胞减少。

3. 罕见的不良反应有直立性低血压、心动过速、心悸、血压升高、头晕、头痛、躁狂、不安、震颤、焦虑、感觉异常、听觉过敏、视调节异常、妄想、锥体外系症状、过敏反应(可出现皮肤瘙痒、皮疹)、腹痛、味觉倒错、食欲缺乏、食欲亢进、口腔炎、腹泻、疲倦、尿频、发热、寒战、关节痛、水肿、鼻塞、耳鸣、呼吸困难、性欲减退、三酰甘油升高,极少见脱发。

【禁忌与慎用】 1. 对本品过敏者、正在使用MAOIs的患者、尿路梗阻者禁用。

2. 妊娠期妇女或可能怀孕的妇女,应权衡利弊后用药。

3. 动物实验表明,本品在大鼠乳汁中的浓度为血浆浓度的3倍,故哺乳期妇女应禁用。

4. 高血压和其他心血管病患者、肝肾功能不全患者、青光眼或眼压增高者、脑部器质性疾病患者均应慎用。

5. 儿童用药的安全性尚未确定,建议慎用。

【药物相互作用】 1. 本品与MAOIs或其他抗抑郁药合用时,可出现汗多、步态不稳、抽搐、高热和昏迷。

2. 与巴比妥类药物合用可能出现相互增效的作用。

3. 与卡马西平合用时,本品的血药浓度轻微降低,如需长期合用,应监测血药浓度。

4. 本品可能减弱可乐定等的降压作用。

5. 本品合用乙醇,有相互增效的作用。

6. 与利奈唑胺或静脉用亚甲蓝合用,增加5-羟色胺综合征的风险。

【剂量与用法】 1. 推荐成人口服一次50 mg,2次/日。根据效果和耐受性按以下方法滴定剂量:首日12.5 mg,1次/日;第2～3 d,12.5 mg,2次/日;第4～7 d,25 mg,2次/日;第7 d后,50 mg,2次/日;最大剂量100 mg,2次/日。

2. 轻度肾功能不全患者不必调整剂量,重度肾功能不全患者慎用,重度肾功能不全患者降低一般剂量。

3. 肝功能不全患者不必调整剂量。

【用药须知】 1. 本品不可同时服用MAOIs或舒马曲坦,正在使用MAOIs或舒马曲坦的患者,至少应停药两周后方可服用本品;而正在服用本品的患者应停药3 d,始可服用MAOIs。

2. 空腹服药,易出现嗳气、呕吐,并影响本品的C_{max}。

3. 用药期间,不应驾车或进行机械操作。

4. 服药期间,如出现神经阻滞剂恶性综合征、5-羟色胺综合征、痉挛或白细胞减少时,应停药,并进行对症处理。

5. 治疗期间应定期检查肝功能和血生化。

6. 参见抗抑郁药的用药警戒。

【制剂】 ①片剂:12.5 mg;25 mg;50 mg;100 mg。②胶囊剂:25 mg;50 mg。

【贮藏】 贮于室温。

左米那普仑

(levomilnacipran)

本品为米那普仑的左旋体，2013 年 7 月美国 FDA 批准上市。

【CAS】 96847-55-1

【ATC】 N06AX17

【理化性状】 1. 化学名：(1*S*，2*R*)-2(Aminomethyl)-*N*，*N*-diethyl-1-phenylcyclopropanecarboxamide

2. 分子式：$C_{15}H_{22}N_2O$

3. 分子量：246.34

4. 结构式

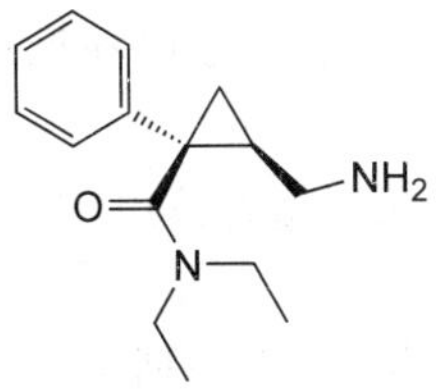

盐酸左米那普仑

(levomilnacipran hydrochloride)

别名：Fetzima

〖CAS〗 175131-60-9

〖理化性状〗 1. 化学名：(1*S*，2*R*)-2(Aminomethyl)-*N*，*N*-diethyl-1-phenylcyclopropanecarboxamide hydrochloride

2. 分子式：$C_{15}H_{22}N_2O \cdot HCl$

3. 分子量：282.8

【药理作用】 参见米那普仑。

【体内过程】 1. 吸收 口服本品后 6～8 h 可达 C_{max}，缓释胶囊相对于口服液的生物利用度约为 92%。食物不影响本品的吸收。

2. 分布 表观分布容积为 387～473 L，蛋白结合率约 22%。

3. 代谢 本品经去乙基化形成去乙基左米那普仑，经羟基化形成对-羟基左米那普仑，两种代谢产物进一步与葡糖醛酸结合。去乙基化主要由 CYP3A4 介导，CYP2C8、CYP2C19、CYP2D6 和 CYP2J2 也少量参与。

4. 排泄 原药和代谢产物主要经肾清除，尿中以原药回收 58% 的给药剂量，去乙基左米那普仑是尿液中的主要代谢产物，约占给药剂量的 18%。尿液中鉴定出的其他代谢产物包括本品的葡糖醛酸苷、去乙基左米那普仑糖醛酸苷、对-羟基左米那普仑糖醛酸苷及对-羟基左米那普仑。代谢产物无活性。

【适应证】 用于治疗严重抑郁症。

【不良反应】 1. 严重不良反应包括高血压、5-羟色胺综合征、心率加快、异常出血、尿潴留、躁狂、撤药综合征、癫痫发作、低血钠。

2. 临床试验中常见不良反应包括恶心、便秘、呕吐、心动过速、心悸、勃起功能障碍、射精困难、心率加快、血压升高、尿潴留、多汗、皮疹、潮红、低血压。

3. 少见不良反应包括心绞痛、室性及室上性期外收缩、眼干、视物模糊、胸痛、口渴、胃肠胀气、肝功能异常、血脂升高、偏头痛、感觉异常、锥体外系反应、晕厥、激惹、易怒、磨牙、惊恐发作、紧张、侵略性行为、尿频、血尿、蛋白尿、哈欠、皮疹、皮肤干燥、荨麻疹。

【妊娠期安全等级】 C。

【禁忌与慎用】 1. 对本品及米那普仑过敏、正在使用 MAOIs 的患者、未经治疗的闭角型青光眼患者禁用。

2. 明显的前列腺肥大、闭角型青光眼、有麻痹性肠梗阻病史的患者慎用

3. 妊娠期妇女只有益处大于对胎儿伤害的风险时方可使用。

4. 哺乳期妇女应权衡本品对母亲的重要性，选择停药或停止哺乳。

5. 儿童禁用。

【药物相互作用】 1. 禁与利奈唑胺和静脉用亚甲蓝合用，因可增加 5-羟色胺综合征的风险。

2. 停用 MAOIs14 d 后才可使用本品，否则增加 5-羟色胺综合征的风险。

3. 参见米那普仑。

【剂量与用法】 1. 推荐起始剂量为口服一次 20 mg，1 次/日，2 d 后增加至一次 40 mg，1 次/日。继后根据耐受性和疗效，每隔 2 d 可增加一次剂量，最大剂量 120 mg/d。本品应在每天的同一时间服用，应整粒吞服，不可掰开、咀嚼后服用。

2. 轻度肾功能不全患者不必调整剂量，中度肾功能不全患者剂量不超过 80 mg/d。重度肾功能不全患者剂量不超过 40 mg/d。

3. 与强效 CYP3A 抑制剂合用，本品的剂量不可超过 80 mg/d。

【用药须知】 1. 本品未批准用于儿童的抑郁症和老年患者痴呆相关性精神病。

2. 用药期间，不应驾车或进行机械操作。

3. 参见抗抑郁药的用药警戒。

【制剂】 缓释胶囊剂：20 mg；40 mg；80 mg；120 mg。

【贮藏】 贮于 25 ℃，短程携带允许 15～30 ℃。

6.3.7　5-羟色胺调节药

奈法唑酮

(nefazodone)

本品为苯哌嗪类抗抑郁药。由于本品可引起肝功能衰竭，2004年6月开始撤出美国市场。

【CAS】　83366-66-9

【ATC】　N06AX06

【理化性状】　1. 化学名：2-{3-[4-(3-Chlorophenyl) piperazin-1-yl] propyl}-5-ethyl-2, 4-dihydro-4-(2-phenoxyethyl)-1,2,4-triazol-3-one

2. 分子式：$C_{25}H_{32}ClN_5O_2$

3. 分子量：470.01

4. 结构式

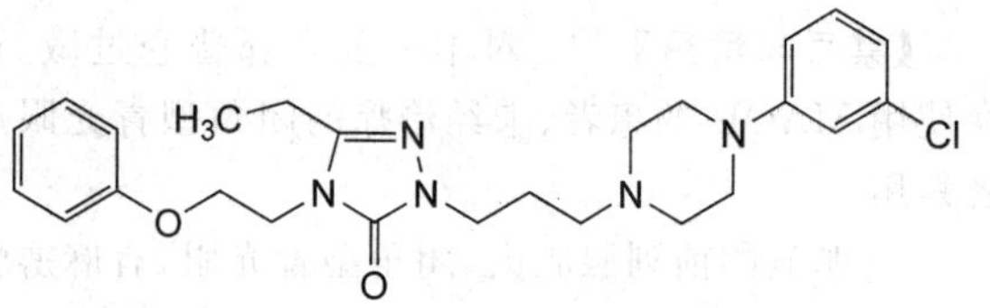

盐酸奈法唑酮

(nefazodone hydrochloride)

别名：Nefadar、Dutonin、Serzone

【CAS】　82752-99-6

【理化性状】　1. 本品为白色干性粉末。微溶于水和聚乙二醇，易溶于三氯甲烷，可溶于丙二醇。

2. 化学名：2-{3-[4-(3-Chlorophenyl) piperazin-1-yl] propyl}-5-ethyl-2, 4-dihydro-4-(2-phenoxyethyl)-1,2,4-triazol-3-one monohydrochloride

3. 分子式：$C_{25}H_{32}ClN_5O_2 \cdot HCl$

4. 分子量：506.5

【药理作用】　本品结构与曲唑酮相关。能阻断突触前神经元对5-HT的再摄取，又是突触后$5\text{-}HT_2$受体的拮抗剂。与曲唑酮不同，本品可抑制去甲肾上腺素的再摄取。本品还能阻断α_1受体，但对多巴胺受体无明显作用。与其他三环类抗抑郁药相比，本品没有明显的抗毒蕈碱作用。

【体内过程】　口服本品后迅速被吸收，1～3 h可达血药峰值。食物可延迟并减少吸收，但无临床意义。广泛进行首关代谢。蛋白结合率为>99%。在肝内广泛通过*N*-脱烷基作用和羟基作用代谢成几种代谢物，其中2种具有活性(羟基奈法唑酮和氯苯哌嗪)。随尿液排出55%，见于粪便中者占20%～30%，主要为代谢物。消除$t_{1/2}$为2～4 h。药物参数在增加剂量时属于非线性。

【适应证】　治疗抑郁症。

【不良反应】　1. 最常见的有无力、口干、恶心、便秘、嗜睡、头晕和轻度头痛。

2. 较少见的有寒战、发热、直立性低血压、血管扩张、关节痛、感觉异常、精神错乱、记忆力减退、噩梦、共济失调，弱视和其他视力障碍。

3. 极少发生晕厥。

4. 有可能发生低钠血症，尤其老年人。

5. 超量时最常见者有低血压、恶心、呕吐和嗜睡。

【妊娠期安全等级】　C。

【禁忌与慎用】　1. 对本品过敏者、哺乳期妇女禁用。

2. 患癫痫或有此病史、轻躁狂或躁狂史、重度肝肾功能不全、近期发生的心肌梗死或不稳定型心绞痛患者应慎用。

3. 心脑血管疾病患者慎用，因可加重低血压，影响供血。

4. 在任何情况下，用药期间如发生脱水或低血容量，都易使患者出现低血压。

5. 儿童用药的安全性和有效性尚未建立。

【药物相互作用】　1. 不可合用MAOIs，在停用MAOIs 14 d之内亦不可使用本品。开始使用任何可致严重反应的药物(如苯乙肼)之前，必须停用本品7 d。

2. 本品易发生直立性低血压，合用降压药时，必须减量。

3. 本品可抑制CYP酶，可使依赖此同工酶代谢的药物受到影响，导致血药浓度升高。

4. 本品可使地高辛血浓度升高，两者合用时，必须监测后者的血药浓度。

5. 本品和全身麻醉药之间也存在潜在的相互作用，在择期手术之前应停用本品。

【剂量与用法】　1. 成人开始口服50～100 mg，2次/日，3～7 d后可加量至200 mg，2次/日，如必要，可给予最大剂量300 mg，2次/日。

2. 老年人，特别是女性，可能有较高的血药浓度，当剂量达到100～200 mg，2次/日时即可获得最高的疗效。一般开始给予50 mg，2次/日。

【用药须知】　1. 肝、肾功能不全患者的用量应限制在较低的范围。

2. 应严密监护患者，谨防患者自杀。

3. 用药期间，不可驾车和操作机械。

4. 应缓慢减量停药，以免发生戒断症状。

5. 参见抗抑郁药的用药警戒。

【制剂】　片剂：50 mg；100 mg。

【贮藏】　避光、密封保存。

维拉唑酮
(vilazodone)

别名：维拉佐酮

本品为选择性 5-羟色胺再摄取抑制剂和 5-羟色胺部分激动剂。

【CAS】 163521-12-8

【ATC】 N06AX24

【理化性状】 1. 化学名称：2-Benzofurancarboxamide，5-[4-[4-(5-cyano-1*H*-indol-3-yl) butyl]-1-piperazinyl]

2. 分子式：$C_{26}H_{27}N_5O_2$

3. 分子量：441.5

4. 结构式

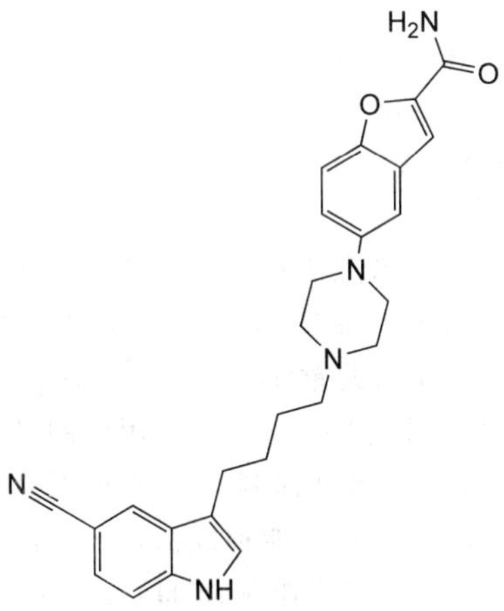

盐酸维拉唑酮
(vilazodone hydrochloride)

别名：Viibryd

本品为选择性 5-羟色胺再摄取抑制剂和 5-羟色胺部分激动剂。

【CAS】 163521-08-2

【理化性状】 1. 化学名称：2-Benzofurancarboxamide，5-[4-[4-(5-cyano-1*H*-indol-3-yl) butyl]-1-piperazinyl]-hydrochloride(1∶1)

2. 分子式：$C_{26}H_{27}N_5O_2 \cdot HCl$

3. 分子量：477.99

【用药警戒】 抗抑郁药可增加自杀倾向。开始使用本品后应对患者进行密切观察，以防症状恶化和发生自杀行为。本品未被批准用于儿童。

【药理作用】 作用机制尚未完全阐明。目前认为是通过选择性抑制 5-羟色胺(5-HT)再摄取而增强中枢神经系统 5-HT 能神经活性。本品亦是 $5\text{-}HT_{1A}$ 受体部分激动剂。这种作用在抗抑郁中的角色尚不清楚。本品与 5-HT 再摄取部位有高亲和力(Ki=0.1 nmol/L)，而与去甲肾上腺素或多巴胺再摄取部位的亲和力较低(Ki=56 nmol/L 或 Ki=37 nmol/L)。

【体内过程】 1. 吸收 口服本品后的 T_{max} 为 4～5 h，与食物同服的绝对生物利用度为 72%。与食物同服可提高生物利用度(C_{max} 提高 147%～160%，AUC 增加 64%～85%)。若服药 7 h 内发生呕吐可降低吸收约 25%，但不必补服。酒精和质子泵抑制剂对本品吸收的速率和程度无影响，也不改变本品的 T_{max} 和终末消除速率。

2. 分布 本品广泛分布于组织中，蛋白结合率 96%～99%。

3. 代谢和消除 主要由 CYP 和非 CYP 途径(可能是通过羧酸酯酶)代谢。粪便和尿液中仅回收 2% 和 1% 的原形药物。CYP3A4 是主要的代谢酶，少部分由 CYP2C19 和 CYP2D6 代谢。轻、中度肾功能不全和轻、中、重度肝肝功能不全不影响本品的清除率。

【适应证】 用于治疗重度抑郁症。

【不良反应】 1. 发生率≥2% 的不良反应有腹泻、恶心、口干、呕吐、失眠、消化不良、胃肠胀气、胃肠炎、头晕、嗜睡状态、感觉异常、震颤、异常做梦、性欲下降、坐立不安、性高潮异常(包括性冷淡)、疲劳、感觉过敏、心悸、关节痛、勃起障碍、射精延迟和食欲增加等。

2. 其他不良反应常见视物模糊、眼干燥症、食欲缺乏、镇静、偏头痛、多汗、盗汗，少见室性期前收缩、感觉异常、惊恐发作、躁狂、尿频和白内障等。

【妊娠期安全等级】 C。

【禁忌与慎用】 1. MAOIs 禁与本品合用，或至少在本品停用 14 d 内禁用。

2. 正在接受利奈唑胺治疗或静脉注射亚甲蓝的患者禁用本品。

3. 有癫痫病史者慎用。

4. 慎与其他中枢神经系统药物合用。

5. 有双相情感障碍、躁狂或轻度躁狂病史或家族史者慎用。

6. 动物实验显示本品可经乳汁排泄，哺乳期妇女使用时应暂停哺乳。

7. 儿童禁用。

【药物相互作用】 1. 强效 CYP3A4 抑制剂(如酮康唑)能增加本品血药浓度 50%，如需合用，本品剂量应降低至 20 mg；如与中效 CYP3A4 抑制剂(如红霉素)合用，对于不能耐受不良反应者降低剂量至 20 mg；与低效 CYP3A4 抑制剂(如甲氰咪胍)合用，则不必调整剂量。

2. 强效 CYP3A4 诱导剂(如卡马西平)可降低本品的暴露量约 45%,如果使用时间超过 14 d,本品的剂量应加倍。停用后,应在 14 d 内将本品的剂量降低到正常用量。

3. CYP2C19 和 CYP2D6 抑制剂不改变本品的血药浓度,体外研究显示 CYP1A2、CYP2A6、CYP2C9 和 CYP2E1 对本品代谢影响较小。

4. 与其他蛋白结合率高的药物合用,可增加其他药物的游离药物浓度。

5. 上市后报道,本品与色胺能抗抑郁药和曲坦类合用发生 5-羟色胺综合征。本品与其合用时,尤其是在开始服用和剂量增加时应仔细观察。

6. 与乙醇有药效学相互作用,服药期间应戒酒。

7. 与 NSAIDs 合用上消化道出血危险性增加。正在服用华法林者,在开始或停止使用本品时,应密切观察。

【剂量与用法】 推荐剂量 40 mg,1 次/日。应从 10 mg/d 起滴定剂量,1 周后增加至 20 mg/d,再 1 周后增加至 40 mg/d,进餐时服用。

【用药须知】 1. 轻、中度肝功能不全患者不必调节剂量。

2. 本品与色胺能药物(包括阿米替林、三环类抗抑郁药、芬太尼、锂盐、曲马多、丁螺环酮、色氨酸、贯叶连翘等)合用,尤其是在开始治疗和剂量增加时需要特别注意发生 5-羟色胺综合征的风险。一旦发现,应立即停药并采取对症支持疗法。

3. 停药时应逐渐减量,突然停药可诱发严重症状。停药后如发生不可耐受的症状应恢复用药,然后再以更慢的速度减量。

4. 5-HT 再摄取抑制剂可导致低钠血症,一旦发生应停用本品并采取适当医学措施。

【制剂】 薄膜衣速释片:10 mg;20 mg;40 mg。

【贮藏】 贮于 25 ℃,短程携带允许 15～30 ℃。

沃替西汀

(vortioxetine)

本品为哌嗪类抗抑郁药。

【CAS】 508233-74-7

【ATC】 N06AX26。

【理化性状】 1. 化学名:1-[2-(2,4-Dimethyl-phenylsulfanyl)-phenyl]-piperazine

2. 分子式:$C_{18}H_{22}N_2S$

3. 分子量:298.45。

4. 结构式

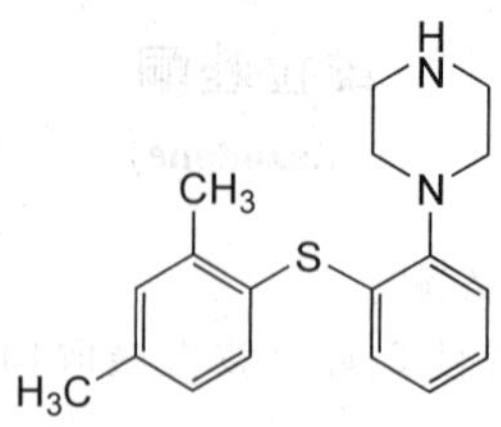

氢溴酸沃替西汀

(vortioxetine hydrobromide)

别名:Brintellix

〖CAS〗 960203-27-4

〖理化性状〗 1. 本品为白色至微米黄色粉末,微溶于水。

2. 化学名:1-[2-(2,4-Dimethyl-phenylsulfanyl)-phenyl]-piperazine,hydrobromide

3. 分子式:$C_{18}H_{22}N_2S \cdot HBr$

4. 分子量:379.36

【用药警戒】 抗抑郁药可增加儿童、青少年及年轻成年人自杀念头和行为。开始抗抑郁治疗后应密切监测患者自杀想法和行为的恶化或出现。建议患者监护人及看护者密切观察患者,并积极与医师联系。迄今尚未对儿童使用本品进行评价。

【药理作用】 本品抗抑郁作用机制尚未完全阐明,目前认为本品通过抑制 5-羟色胺再摄取而增加中枢神经系统 5-羟色胺能神经活性。本品还有其他活性,包括 $5\text{-}HT_3$ 拮抗作用、$5\text{-}HT_{1A}$ 受体激动作用,这些作用对本品抗抑郁效果的贡献还不清楚。

【体内过程】 1. 吸收　口服后,T_{max} 为 7～10 h,5 mg/d、10 mg/d 和 20 mg/d 剂量的稳态 C_{max} 分别为 9、18 及 33 ng/ml,绝对生物利用度为 75%,食物对药动学无影响。一日 1 次给药,在剂量 2.5 mg～60 mg,本品药动学与剂量成正比,终末 $t_{1/2}$ 为 66 h,两周后达稳态。

2. 分布　表观分布容积约 2600 L,表明广泛分布细胞外液中。蛋白结合率高达 98%,与血药浓度无关。

3. 代谢　本品广泛被代谢,主要经 CYP2D6、CYP3A4/5、CYP2C19、CYP2C9、CYP2A6、CYP2C8 及 CYP2B6 被氧化代谢,随后经葡糖醛酸共轭代谢。CYP2D6 是主要的代谢酶,催化形成无活性的羧酸代谢产物。CYP2D6 强代谢者的本品血药浓度为泛代谢者的 2 倍。

4. 排泄　给予单剂量[^{14}C]标记的本品,可从尿液中和粪便中分别回收约 59% 和 26% 的放射性物质,尿中 48 h 排泄的原药微不足道。年龄、性别、种族及轻中度肝功能不全或肾功能不全(轻度、中度、重度及终末期肾病)对本品的清除无影响。

【适应证】 用于治疗重度抑郁症。

【不良反应】 1. 常见不良反应有恶心、腹泻、口干、便秘、呕吐、胃肠胀气、头晕、异常做梦、瘙痒、性功能异常。

2. 突然停药后的不良反应有头痛、肌肉紧张、情绪波动、突然发怒、头晕和流涕。

【妊娠期安全等级】 C。

【禁忌与慎用】 1. 对本品及赋形剂过敏者禁用。

2. 使用本品期间或停用本品 21 d 内禁用 MAOIs。

3. 正在接受或新近接受过 MAOIs(如利奈唑酮或静注亚甲蓝)的患者禁用。

4. 未对重度肝功能不全患者进行研究,不推荐使用。

5. 妊娠期妇女慎用,只有对母体潜在的益处超过对胎儿的潜在风险时才可考虑使用。

6. 儿童用药的安全性和有效性尚未建立。

7. 本品是否通过乳汁分泌未知,哺乳期妇女应权衡本品对母亲的重要性,选择停止哺乳或停药。

【药物相互作用】 1. 基于本品的作用机制及潜在的 5-羟色胺毒性,本品与其他影响 5-羟色胺神经递质系统的药物[选择性 5-羟色胺再摄取抑制剂(SSRIs)、5-羟色胺与去甲肾上腺素再摄取抑制剂(SNRIs)、曲坦类、曲马多及色氨酸产品等]合用,可发生 5-羟色胺综合征。如合用,应密切监测 5-羟色胺综合征的症状和体征。如发生 5-羟色胺综合征,应立即停用本品及合用药物。

2. 正在使用 MAOIs 或近期才停用 MAOIs 的患者和在使用 MAOIs 前开始使用 5-羟色胺能抗抑郁药或近期才停用 SSRIs 和 SNRIs,就开始使用 MAOIs 的患者会产生严重甚至致命的不良反应。

3. 本品对稳态锂暴露量无影响,对地西泮的药效学和药动学无影响,对酒精导致的精神和运动损害无增强作用。

4. 本品对华法林、阿司匹林及水杨酸的药动学无明显影响。

5. 与 CYP1A2 酶的底物(如度洛西汀),CYP2A6 和 CYP2B6 酶的底物(如丁氨苯丙酮)、CYP2C8 酶的底物(如瑞格列奈),CYP2C9 酶的底物(如 S-华法林)、CYP2C19 酶的底物(如地尔硫䓬)、CYP2D6 酶的底物(如文拉法辛)、CYP3A4/5 酶的底物(如布地奈德)及 P-糖蛋白的底物(如地高辛)合用,不必调节剂量。

【剂量与用法】 1. 推荐起始剂量 10 mg,1 次/日,可不考虑进食与否。如能耐受,增加剂量至 20 mg/d,不能耐受者,可降至 5 mg/d。临床试验中未对剂量超过 20 mg/d 的安全性及有效性进行评价。

2. 严重抑郁症急性发作可持续治疗数月或更长时间。尽管本品可突然停药,但可导致一过性不良反应,如头痛及肌肉紧张。为避免上述反应,剂量可由 15 或 20 mg/d 降低至 10 mg/d,1 周后再彻底停药。

3. 使用本品前至少停用 MAOIs 14 d,而使用 MAOIs 前至少停用本品 21 d,否则可增加 5-羟色胺综合征的风险。

4. CYP2D6 乏代谢者最大推荐剂量 10 mg/d,同时接受 CYP2D6 强效抑制剂(如丁胺苯丙酮、氟西汀或奎宁丁)者,剂量减半。停用 CYP2D6 强效抑制剂后,增加至原剂量。

5. 如与强效 CYP 诱导剂(如利福平、卡马西平或苯妥英)合用超过 14 d,考虑增加剂量,最大剂量不能超过原始剂量的 3 倍。停用诱导剂 14 d 内,降低至原始剂量。

【用药须知】 1. 所有接受抗抑郁药治疗的患者,应适当监测临床症状恶化、自杀及行为的反常变化,特别是在药物治疗的最初数月内。

2. 正在接受利奈唑胺或静脉用亚甲蓝的患者,不能开始本品治疗,因可增加 5-羟色胺综合征风险。

正在接受本品治疗的某些病例,可能需要利奈唑胺或静脉用亚甲蓝治疗,如无替代方法,若利奈唑胺或静脉用亚甲蓝治疗的益处大于 5-羟色胺综合征风险,立即停止本品,开始利奈唑胺或静脉用亚甲蓝治疗。患者应监测 5-羟色胺综合征的症状 21 d 或至最后 1 剂利奈唑胺或静脉用亚甲蓝后 24 h。利奈唑胺或静脉用亚甲蓝停用 24 h 后,才可开始本品的治疗。非静脉用亚甲蓝(口服片剂或局部注射)或静脉用剂量低于 1 mg/kg 与本品合用发生 5-羟色胺综合征的风险尚不明确,临床医师应警惕 5-羟色胺综合征的症状。

3. 严重抑郁可能是双相障碍的初期症状。进行抗抑郁治疗前,有抑郁症状的患者应筛查其是否存在双相障碍的风险,筛查应包括详细的精神病史,包括自杀的家族史、双相障碍及抑郁。本品不适于治疗双相障碍。

4. 5-羟色胺抗抑郁药包括本品,可发生危及生命的 5-羟色胺综合征,与其他 5-羟色胺能药物(包括曲普坦类、三环类抗抑郁药、芬太尼、锂、曲马多、色氨酸、丁螺环酮及贯叶连翘)及损害 5-羟色胺能的药物(特别是单胺氧化酶抑制剂、利奈唑胺及静脉用亚甲蓝)合用更易发生。

5. 5-羟色胺综合征可能包括精神状态改变(如激动、幻觉、谵妄及昏迷)、自主神经失调(如心动过速、心绪不宁、血压变化、头晕、发汗、潮红、体温过高)、神经肌肉症状(如震颤、僵硬、肌阵挛、反射亢进、动作不协调)、癫痫和(或)胃肠道症状(如恶心、呕吐、腹泻)。应密切监测患者5-羟色胺的症状,如出现5-羟色胺综合征的症状,立即停用本品及合用药物,并对症治疗。

6. 妨碍5-羟色胺再摄取抑制作用的药物,包括本品可增加出血的风险。与阿司匹林、非甾体抗炎药、华法林及其他抗凝药合用,可增加出血风险。

7. 本品可出现躁狂/轻度躁狂的症状,如其他抗抑郁药一样,本品慎用于有双相障碍、躁狂或轻度躁狂病史或家族史的患者。

8. 5-羟色胺能药物可导致低血钠,老年患者、使用利尿药或液体耗竭者的风险高。如出现症状性低血钠,暂停使用本品,并给予适当干预。低血钠的症状包括头痛、精神难以集中、记忆力损害、意识混乱、虚弱及步态不稳可导致跌倒。严重的和(或)急性的症状包括幻觉、晕厥、癫痫、昏迷、呼吸暂停及死亡。

9. 过量的临床经验有限,一旦过量可出现恶心、头晕、腹泻及腹部不适。本品无特异性解毒剂。

【制剂】 片剂:5 mg;10 mg;15 mg;20 mg。

【贮藏】 贮于25 ℃,短期携带允许15～30 ℃。

6.3.8 其他抗抑郁药

罗利普令
(rolicyprine)

别名:Rolicypram、Adeo

本品为磷酸二酯酶Ⅳ(PDEⅣ)的抑制剂。

【CAS】 2829-19-8

【理化性状】 1. 化学名:5-Oxo-*N*-(2-phenylcyclopropyl)pyrrolidine-2-carboxamide

2. 分子式:$C_{14}H_{16}N_2O_2$

3. 分子量:244.3

4. 结构式

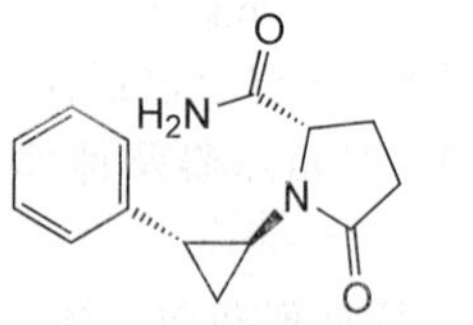

【药理作用】 本品可用于抑郁症,并具有促智作用。实验发现,左旋体活性较强,其半数抑制浓度IC_{50}是右旋体IC_{50}的3倍。

【体内过程】 健康男性志愿者口服本品1 mg,吸收较好。生物利用度为73%。原药的$t_{1/2}$为2 h,总CL为2 ml/(kg·min),主要随尿液快速排出。志愿者静脉注射0.1 mg或口服1.0 mg本品后,测定血浆$t_{1/2}$等药动学参数,静脉给药的血药浓度水平下降分三个阶段,各阶段$t_{1/2}$分别为0.2 h、0.6～0.9 h和6～8 h,总CL为6 ml/(kg·min)。口服后0.5 h,C_{max}可达16 ng/ml,生物利用度为74%。右旋体与左旋体的药物代谢动力学很相似。

【适应证】 用于抑郁症。对重度、轻度或非典型抑郁症患者的疗效及安全性与丙米嗪无明显差异。

【不良反应】 动物实验未见致畸作用及对胚胎的影响。临床研究显示,本品耐受良好,不良反应有恶心、腹部不适和出汗。用药30 min之内反应明显,一般在2 h内消失。未见该药引起变态反应。

【药物相互作用】 本品能轻微地增加血液中氢化可的松的水平。

【剂量与用法】 口服一次0.25 mg、0.5 mg或1 mg,3次/日。

【制剂】 片剂:0.25 mg;0.5 mg;1 mg。

【贮藏】 贮于室温。

阿戈美拉汀
(agomelatine)

别名:维度新、Valdoxan、Melitor、Thymanax

本品为褪黑素受体激动剂。

【CAS】 138112-76-2

【ATC】 N06AX22

【理化性状】 1. 化学名:*N*-[2-(7-Methoxynaphthalen-1-yl)ethyl]acetamide

2. 分子式:$C_{15}H_{17}NO_2$

3. 分子量:243.3

4. 结构式

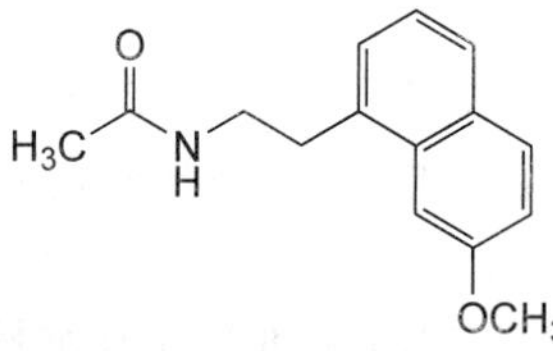

【药理作用】 1. 本品是一种褪黑素受体激动剂和$5\text{-}HT_{2C}$受体拮抗剂。动物研究结果显示,本品能校正昼夜节律紊乱动物模型的昼夜节律,使节律得以重建,在多种抑郁症动物模型中显示出抗抑郁作用。

2. 本品能特异性地增加前额皮质去甲肾上腺素和多巴胺的释放,对细胞外五羟色胺水平未见明显影响。受体结合试验结果显示,本品对单胺再摄取无明显影响,对α、β肾上腺素受体、组胺受体、胆碱能受体、多巴胺受体及苯二氮䓬类受体无明显亲和力。

3. 人体研究中,本品对睡眠具有正向时相调整作用，诱导睡眠时相提前，降低体温，引发类褪黑素作用。

【体内过程】 1. 吸收　口服本品后吸收快速且良好（≥80%）。绝对生物利用度低（口服治疗剂量<5%），个体间差异较大。与男性个体相比，女性的生物利用度较高。口服避孕药会增加药物的生物利用度，而吸烟会使生物利用度降低。服药后 1～2 h 内达到血药峰值。

在治疗剂量范围内，暴露量随剂量升高而成比例地增加。高剂量时，首关效应达到饱和。进食（标准饮食或高脂肪饮食）不影响本品的生物利用度或吸收率。高脂肪饮食会增加个体差异。

2. 分布　稳态分布容积约为 35 L，血浆蛋白结合率为 95%，与血药浓度无关，不受个体年龄或者肾功能的影响。但肝功能不全的患者游离药物浓度可升高 1 倍。

3. 代谢　口服后主要经肝 CYP1A2 迅速代谢，CYP2C9 和 CYP2C19 也参与本品的代谢，但作用较小。主要代谢产物羟化阿戈美拉汀和去甲基阿戈美拉汀均无活性，且在体内迅速结合，并随尿液排出。

4. 消除　本品消除速率快，平均的血浆消除 $t_{1/2}$ 为 1～2 h，清除率较高（约为 1100 ml/min），主要以代谢产物的形式随尿液排出，其中原药成分可忽略不计。重复给药不会改变本品的药动学。

5. 在重度肾功能不全的患者，药动学参数未发生相关改变。慢性轻度（Child-Pugh 分级 A）或中度（Child-Pugh 分级 B）肝功能不全的肝硬化患者的研究中，与相匹配（年龄、体重、吸烟习惯）的无肝功能不全的志愿者相比，轻、中度肝功能不全患者服用 25 mg 本品的暴露量显著升高（分别升高 70 倍和 140 倍）

【适应证】 用于治疗成人抑郁症。

【不良反应】 1. 神经系统　常见头痛、头晕、嗜睡、失眠、偏头痛，少见感觉异常。

2. 精神障碍　常见焦虑，自杀念头或自杀行为、躁狂（轻躁狂的发生频率尚不清楚），这些症状也可能由基础疾病导致。少见激越及相关症状（如易激惹和坐立不安）、攻击行为、噩梦、梦境异常。

3. 视物障碍　少见视物模糊。

4. 胃肠系统障碍　常见恶心、腹泻、便秘、腹痛。

5. 皮肤及皮下组织不适　常见多汗，少见湿疹，罕见红斑疹、瘙痒。

6. 肌肉骨骼和结缔组织　常见腰痛。

7. 全身性疾病及给药部位不适　常见疲劳。

8. 肝胆系统障碍　常见 ALT 和 AST 升高（超过正常上限值的 3 倍以上），罕见肝炎。

【妊娠期安全等级】 B。

【禁忌与慎用】 1. 对本品或任何赋形剂过敏的患者禁用。

2. 乙型肝炎病毒携带者或患者、丙型肝炎病毒携带者或患者、肝功能不全的患者（即肝硬化或活动性肝病患者）禁用。

3. 妊娠期妇女慎用。

4. 动物实验证实，本品可经乳汁分泌，尚不明确本品是否经人乳汁分泌，哺乳期妇女使用时应停止哺乳。

5. 18 岁以下抑郁患者的疗效和安全性尚未建立

【药物相互作用】 1. 主要经 CYP1A2（90%）和 CYP2C9/19（10%）代谢。与这些酶有相互作用的药物可能会降低或提高本品的生物利用度。伏氟沙明是强效 CYP1A2 和中效 CYP2C9 抑制剂，可明显抑制本品的代谢，使本品的暴露量增高 60 倍（范围 12～412）。因此，本品禁止与强效 CYP1A2 抑制（如伏氟沙明、环丙沙星）联合使用。

2. 本品与雌激素（中效 CYP1A2 抑制剂）合用时暴露量会增高数倍。尽管 800 名同时使用雌激素的患者均未显示出特异的安全性问题，在获得进一步临床经验前，同时服用和中度 CYP1A2 抑制剂（如普奈洛尔、格帕沙星、依诺沙星）时应谨慎。

3. 本品对 CYP 酶没有诱导作用。因此，本品不会改变经 CYP 代谢的药物的暴露量。

4. 本品对高血浆蛋白结合率药物的游离药物浓度没有影响，反之亦然。

5. 在Ⅰ期临床试验中，未发现本品与苯二氮䓬类药、锂盐、帕罗西汀、氟康唑和茶碱之间有相互作用。

6. 本品不可与乙醇同时使用。

7. 尚无电抽搐治疗（ECT）和本品同时使用的治疗经验。

【剂量与用法】 1. 推荐剂量为 25 mg，1 次/日，睡前口服。如果治疗两周后症状没有改善，可增加剂量至 50 mg，1 次/日，睡前服用。抑郁症患者应给予足够的治疗周期（至少 6 个月），以确保症状完全消失。本品可与食物同服或空腹服用。

2. 所有患者在起始治疗时应进行肝功能检查并定期复查，建议在治疗 6 周（急性期治疗结束时）、12 周和 24 周（维持治疗结束时）进行定期化验。此后可根据临床需要进行检查（参见本品用药须知）。

【用药须知】 1. 在儿童和青少年进行的临床试验中，与安慰剂组相比，接受抗抑郁药治疗者出现自杀相关行为（自杀企图和自杀念头）、敌意（主要表现为攻击、对立行为和易怒）的发生率更高。

2. 本品用于治疗伴有痴呆的老年抑郁症患者的疗效和安全性尚未得到证实，因此，本品不应用于治疗伴有痴呆的老年抑郁症患者。

3. 本品应慎用于有双相情感障碍、躁狂或有轻躁狂发作史的患者。当患者出现了躁狂症状时，应该停止使用本品。

4. 抑郁症本身会导致自杀念头、自伤和自杀行为（自杀相关事件）的风险增加。这种风险持续存在直至患者明显缓解。由于治疗最初几周或更长的时间内可能都没有改善，此时应对患者进行密切监测直至症状缓解。通常的临床经验是在患者康复期早期自杀风险会有所升高。

发生过自杀相关事件的患者或在治疗前即有严重自杀意念的患者是出现自杀念头或企图的高风险人群，治疗期间应密切监测。

治疗过程中，特别是在治疗早期及改变剂量后应对患者进行严密观察，尤其是自杀风险高的患者。应当告诫患者及患者的看护人，如果患者出现任何症状恶化、自杀行为或念头，以及行为的异常改变，应当立即寻求医疗帮助和指导。

5. 在开始应用本品治疗前，所有患者都应进行肝功能检测，并在治疗期间定期复查，建议在治疗 6 周（急性期治疗结束时）、12 周和 24 周（维持治疗结束时）进行肝功能检查，此后可根据临床需要检查。发生血清转氨酶水平升高的患者应在 48 h 内进行复查。如血清转氨酶水平超过正常上限值的 3 倍以上应停止用药，并定期进行肝功能检查直至恢复正常水平。

治疗前血清转氨酶较高的患者（>正常上限值，≤3 倍正常上限值）应慎用本品，最好在治疗的前 3 周进行实验室监测。

患者出现任何提示有肝功能损害的症状时应进行肝功能检查。应根据临床表现和肝功能检查结果判断患者是否需要继续服用本品。如果出现黄疸应停止用药。

有肝功能不全危险因素的患者应慎用本品，如肥胖、超重、非酒精性脂肪肝患者，过量饮酒的患者，或正接受可能引起肝损害药物的患者等。

6. 本品片剂含有乳糖，有罕见的遗传性半乳糖不耐受、Lapp 乳糖酶缺乏或半乳糖吸收不良的患者不应使用本品。

7. 没有进行本品对驾驶和机械操作能力影响的研究。但考虑到头晕和嗜睡是本品常见的不良反应，患者应注意对驾驶和操作机械能力的可能影响。

8. 参见抗抑郁药的用药警戒。

【制剂】 片剂：25 mg。

【贮藏】 密封保存。

6.3.9　源于植物的抗抑郁药

贯叶连翘提取物

(hypericum perforatum extract)

别名：路优泰、圣约翰草提取物、Saint John's Wort Extracts(SWE)

本品为藤黄科植物贯叶金丝桃（*Hypericum perforatum L.*，贯叶连翘）的全草干燥品的提取物。其活性成分主要为贯叶金丝桃素（hyperforin）和（hypericin），还有一些与贯叶金丝桃素结构相似的成分均具有抗抑郁作用。

【CAS】 548-04-9(hypericin)

【理化性状】 1. 本品为在开花前和开花期间迅速收集到的贯叶金丝桃属的干燥花尖或者地上部分的提取物。至少含有 0.04% 的总体金丝桃素（$C_{30}H_{16}O_8$＝504.4）和假金丝桃素（$C_{35}H_{16}O_9$＝520.4），也至少含有 0.6%的贯叶金丝桃素（$C_{35}H_{52}O_4$＝536.8）。

2. 结构式（金丝桃素）

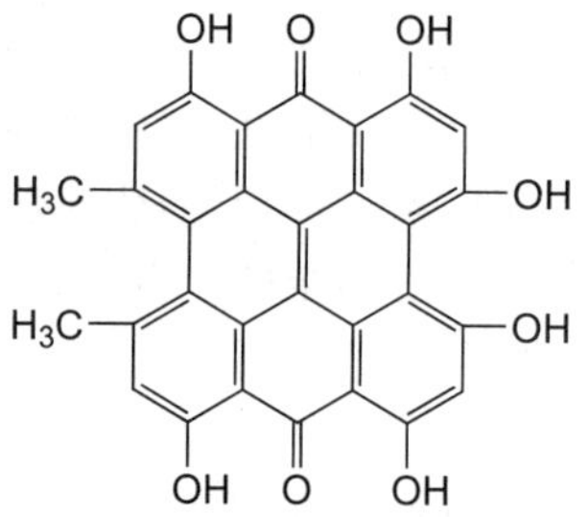

(hypericin)

【药理作用】 本品对脑细胞的 5-HT、NA、DA 再摄取均有明显的抑制作用，且对此 3 个系统中再摄取的抑制作用维持平衡，对 MAO-A、B 的抑制作用只有在较高的浓度下才出现。其活性成分贯叶金丝桃素对脑内 GABA 和 *L*-谷氨酸的再摄取也有抑制作用，而对后者的作用更强，还可以提高大脑皮质的 5-HT_2受体的密度。研究发现，抑郁症患者的下丘脑-垂体-肾上腺皮质轴的活性增高，皮质醇分泌过多，而本品抑制应激所致的皮质醇升高，并能增强抑郁症患者的 NA 功能，同时能提高夜间褪黑素的水平，调整昼夜节律而改善睡眠，对中枢神经系统亦有松弛作用，可改善抑郁症患者的情绪。

【体内过程】 金丝桃素和伪金丝桃素（pseudohypericin）的血浆浓度与本品的用量成正比，$t_{1/2}$为 24～48 h。口服本品单剂量后，贯叶金丝桃和金丝桃素在体内的吸收速度并不快，分布情况符合二室模型，α 相的 $t_{1/2}$ 约为 2 h，达峰时间约为 3 h。服用本品 300 mg，3 次/日，达到稳态浓度时，金丝桃素的血药浓度为 100～150 ng/ml。动物实验表明，金丝桃素可通过血-脑屏障，主要在肝代谢，代谢产物随尿液排出。日本的研究认为，本品的活性成分可诱导 CYP3A4 和 CYP1A2 的作用。

【适应证】 用于抑郁症、焦虑或烦躁不安。

【不良反应】 主要为胃肠道反应、头晕、疲劳、镇静、过敏反应（如皮肤红、肿、痒）、光敏反应（暴露于阳光下出现的皮肤烧灼感、刺痛感，局部发红、变黑）；其他不常见的不良反应有水肿、高血压危象、烦躁、头痛、感觉异常、体温升高、促甲状腺素浓度升高、肝转氨酶升高、腹泻、便秘、尿频、排尿困难、性欲减低。

【禁忌与慎用】 1. 对本品过敏者、12 岁以下儿童禁用。

2. 妊娠期和哺乳期妇女是否安全尚不明确，所以在妊娠期前 3 个月和哺乳期应尽量避免使用。

【药物相互作用】 1. 与增强 5-HT 能活性的药物合用，可能会导致 5-羟色胺综合征的发生，应避免与下述有关药物合用，如 TCAs、SSRIs、SNRIs（5-HT 及 NA 双重再摄取抑制剂）、曲坦类药物等。

2. 本品可增强阿片类药物的镇静作用。

3. 与麻醉药合用，有增加休克和行动迟缓的风险。若进行择期手术，需停用本品 5 d 或以上。

4. 与降糖药合用，可能引发低血糖。

5. 本品诱导 P-糖蛋白，与地高辛合用可能导致其强心作用下降。不建议两者合用。

6. 本品诱导 CYP3A4，可增加 CYP3A4 作用底物的药物代谢速率，降低药物浓度，可能降低药效。本品诱导 CYP1A2，可加速咖啡因、氯氮平、茶碱的代谢。

【剂量与用法】 口服，成人和 12 岁以上儿童，一次 300 mg，2～3 次/日。日剂量不超过 1800 mg，维持剂量为一日 300～600 mg，疗程为 3～6 个月。

【用药须知】 1. 由于本品有抑制 MAO 的作用，饮食方面应限制乳酪制品的摄入。

2. 重度肝、肾功能不全患者慎用或减量。妊娠期和哺乳期妇女是否安全尚不明确。

3. 有光敏性皮肤的患者慎用。如出现光敏反应立即停药。

【制剂】 片剂：每片含贯叶连翘干燥提取物 300 mg（其中贯叶金丝桃素含量不少于 0.9 mg，总金丝桃素含量不少于 0.4 mg）。

【贮藏】 室温、避光、干燥处保存。

6.4 抗躁狂药

躁狂症是一种以情感活动呈病态性过分高涨为基本表现的精神失常。躁狂症的发生与脑内 5-HT 不足和 NA 过多有关。主要的治疗药物为锂盐，如碳酸锂、枸橼酸锂、醋酸锂和长效锂盐，其中以碳酸锂最为常用。不过，一般抗精神病药亦有抗躁狂作用，可适当选用。

碳酸锂
(lithium carbonate)

别名：Candamide

锂为一种化学元素，临床用其碳酸盐和枸橼酸盐，而常用其碳酸盐。

【CAS】 554-13-2

【ATC】 N05AN01

【理化性状】 1. 本品为白色粉末。微溶于水；不溶于乙醇。

2. 分子式：Li_2CO_3

3. 分子量：73.89

枸橼酸锂
(lithium citrate)

【CAS】 919-16-4（anhydrous lithium citrate）；6080-58-6（lithium citrate tetrahydrate）

【理化性状】 1. 本品为白色或几乎白色的结晶性粉末。易溶于水；微溶于乙醇。

2. 分子式：$C_6H_5Li_3O_7 \cdot 4H_2O$

3. 分子量：282.0

【用药警戒】 本品的治疗浓度与中毒浓度非常接近，使用本品时应能及时测定锂的浓度。

【药理作用】 1. 锂盐对躁狂症有明显疗效，是治疗情感性精神病的首选药物。其作用机制可能基于锂离子影响钾、钠离子的三磷酸腺苷酶活性，使神经元间细胞膜钠离子转换功能改善，儿茶酚胺类神经递质含量降低所致。亦有人认为锂盐可抑制腺苷酸环化酶，降低环磷酸腺苷含量，从而降低多巴胺受体的敏感性而产生药效。

2. 此外，碳酸锂尚可促进 5-HT 合成，使其含量增加，此亦有助于情绪的稳定。本品对躁狂症的疗效较抗精神病药好，无嗜睡、动作迟钝和锥体外系反应。但抗躁狂作用比抗精神病药起效较为缓慢，服用后 7～10 d 症状才开始缓解。锂盐不仅对急性躁狂症有效，对慢性、反复发作的躁狂症也有疗效；对反复发作的狂躁抑郁症不论是双相或单相患者均有预防作用。

【体内过程】 1. 口服吸收快而完全。其吸收量与制剂的配方有关。单次服传统制剂后 0.5～3 h 可达血药峰值，服缓释片后则于 3～12 h 达血药峰值。

6～10 h内可完成全身分布，骨骼、甲状腺、部分脑中的药物浓度高于血清。碳酸锂在成人体内的 $t_{1/2}$ 平均为24 h，少年为18 h，老年人则为36 h，肾功能不全患者达到50 h。4～7 d始可达到稳态浓度。

2. 本品不在体内降解，无代谢产物，也不与蛋白结合。主要以原药随尿液排出，仅少量见于粪便、涎和汗液中。80%可由肾小管重吸收，随年龄增长，排泄时间相应延长。一般维持治疗的锂血药浓度为0.4～1.0 mmol/L；超过1.5 mmol/L就可能产生毒性。1 g碳酸锂等于27 mmol锂。

【适应证】 1. 治疗躁狂抑郁性精神病的躁狂状态。

2. 治疗躁狂抑郁性精神病、躁狂抑郁交替发作。

3. 用于躁郁症缓解期维持治疗，防止复发。

4. 用于治疗抑郁症、分裂情感性精神病、周期性精神病、强迫症及其他精神异常。

【不良反应】 1. 常见的不良反应有恶心、呕吐(可能系胃肠道刺激，也可能为中毒症状或中枢神经抑制必须细致鉴别)、双手震颤(可能是中枢神经反应或早期中毒症状)。

2. 少见的不良反应有萎靡、精神紊乱、语言不清、全身无力、胃痛、双下肢水肿等。

3. 极少见的不良反应有视物模糊、抽搐、腱反射亢进。

4. 失眠、头晕、头痛、口渴、多尿、便秘、腹泻、月经紊乱、肌肉疼痛如持续存在，应监测血锂浓度，严防中毒。

5. 与剂量无关的不良反应有甲状腺肿大、肾源性尿崩症、毛囊炎、痤疮样疱疹、肌肉僵硬、白细胞增多症、肾损害(如少尿、无尿、血尿)等。

【妊娠期安全等级】 D。

【禁忌与慎用】 1. 对本品过敏者禁用。

2. 肾功能不全、严重衰竭、严重感染、脱水及低钠饮食者、尿潴留、糖尿病、甲状腺功能低下及中枢神经系统疾患(如癫痫或帕金森病)患者禁用。

3. 明显的心脏病患者慎用或禁用。

4. 老年患者慎用。

5. ＜12岁儿童不推荐应用。

6. 锂可通过乳汁分泌，哺乳期妇女使用时应暂停哺乳。

【药物相互作用】 1. 与咖啡因、茶碱或碳酸氢钠合用可增加尿排出量，降低碳酸锂的血药浓度和药效。

2. 与氯丙嗪及其他吩噻嗪类药物合用时，可使氯丙嗪等的血药浓度降低40%。此外，锂中毒可出现恶心、呕吐，往往是锂中毒的先兆，吩噻嗪类则掩盖了这些症状，使锂中毒不能早期发现。

3. 与甲基多巴、苯妥英合用，锂的血药浓度虽不升高，但可引起锂中毒的征兆。

4. 与利尿药如噻嗪类、呋塞米或利尿酸伍用时，由于锂经肾排泄减少，易致锂中毒。而螺内酯、乙酰唑胺或氨苯蝶啶则加速锂的排出。

5. 碘化物(如碘化钾等)与碳酸锂伍用，可促发甲状腺功能低下。

6. 少数患者合用氟哌啶醇后出现脑病综合征，遗留下不可逆的脑损害，应尽可能避免合用。

7. 去甲肾上腺素与碳酸锂伍用，前者的升压效应下降。

8. 与肌松药(如琥珀胆碱等)伍用时，肌松增效，时效延长。

9. NSAIDs或四环素能提高锂的血浓度，增加不良反应，可能是由于降低锂盐从肾排泄所致，故不宜合用。

10. 过多的氯化钠摄取能增加锂盐的排出，而钠摄取不足又可促进锂盐蓄积，并增加中毒的危险。因此，服用锂盐的患者不可用低盐饮食。

【剂量与用法】 1. 治疗躁狂病，一般开始口服0.125～0.5 g，3次/日。根据病情及服药效应逐渐增加1.5～2.0 g/d。维持量为0.75～1.2 g/d。此剂量的血药浓度在0.6～1.2 mmol/L。监测血锂浓度，以确定适合的维持量，使浓度不超过1.0 mmol/L。

2. 预防用药为0.75～1.2 g/d。

【用药须知】 1. 锂的治疗浓度和中毒浓度比较接近，应特别注意在使用治疗量时就已经出现了中毒症状，必须进行血药浓度监测，备好急救设施。

2. 在急性躁狂发作状态下，患者对碳酸锂的耐受性很高，但随着躁狂症状的好转，耐受程度就会下降，因此，必须及时调整用量。

3. 当血锂浓度超过1.5 mmol/L时，会出现不同程度的中毒症状，应即停药或减量。在开始给药后8～12 h即应开始监测血锂浓度。

4. 治疗过程中出现的持久呕吐、腹泻、感染或高热，日晒及大量出汗后，体液大量丢失，极易导致血锂浓度逐渐增高，应注意调整用量及补充体液和钠的摄入量。

5. 对诊断的干扰：①锂治疗可出现心电图异常，如T波平坦或U波突起；②由于影响生理作用，可产生尿糖阳性、蛋白尿、香草杏仁酸(VMA)排出增多。

6. 用药期间应定期检查肾功能、甲状腺功能和白细胞计数与分类。

【临床新用途】 1. 腹泻 本药能抑制小肠黏膜细胞腺苷酸环化酶活性，使cAMP生成减少，故对因

cAMP 增加的分泌性腹泻有效。口服一次 0.3 g，2 次/日。

2. 经前综合征　锂能改变神经兴奋性，并有排钠利尿作用。于预期月经来潮前 10 d 开始口服一次 0.3 g，3 次/日，疗程 10 d。服药后，头痛、精神紧张及抑郁可消除。也治疗月经过多，于月经来潮第 1 d 开始口服，一次 0.2 g，3 次/日，以后加至一次 0.3 g，3 次/日，疗程 3 d 总用量 1.2 g。

3. 甲状腺功能亢进　锂盐能干扰甲状腺素的合成和分泌。用法：首先口服 40～100 μCi 的 ^{131}I，7～9 d 后再口服碳酸锂一次 0.2 g，3 次/日。

4. 贪食症　口服一次 0.15～0.4 g，3 次/日，疗程至少 4 周。

5. 白细胞减少症　锂能促进粒细胞生成，可用于肿瘤化疗后所致的白细胞减少、Felty 综合征和药物引起的白细胞减少症，总有效率达 90%。用法：口服一次 0.3 g，3 次/日，7 d 为一疗程。

6. 抗利尿激素分泌异常症　锂盐可干扰抗利尿激素对远端肾小管及集合管的作用，使水分重吸收减少。口服一次 0.3 g，3～4/d，共 5 d，或视病情而定。

7. 毛细胞白血病　口服一次 0.3 g，3 次/日。

【制剂】　①片剂：0.25 g；0.5 g。②缓释片：0.3 g。③胶囊剂：0.25 g；0.5 g。

【贮藏】　密封、干燥处保存。

第7章　自主神经系统药物
Drugs of Autonomic Nervous System

自主神经曾一度被称作植物神经，这可能是由于这一神经系统是接受着源于中枢支配的缘故。自主神经对其所支配的器官是通过神经末梢释放传递神经冲动的化学物质——神经递质，借以作用于相应的受体而调节器官的功能。

自主神经按照功能的不同可分为交感神经和副交感神经两部分。两者的功能既相互拮抗，又相互制约，经协调达到统一，使所支配的器官得以保持功能的平衡状态。当平衡状态被打乱时，也正是这一系统的药物可以发挥作用的时候。

药物作用类似神经递质的，这种药物就称为拟药，如拟交感神经药也可称为交感神经兴奋药。对抗神经递质的就称为阻滞药，也称作拮抗药。

7.1　拟胆碱能药

如上所述，具有乙酰胆碱神经递质作用的药物称作拟胆碱能药。乙酰胆碱只有在与胆碱能受体结合时才能开始产生胆碱能作用。根据其结合后所产生的不同效应，胆碱能受体可分为N受体和M受体。N受体是分布于体内神经节和骨骼肌等部位的乙酰胆碱受体，对烟碱比较敏感，因此，位于这些部位的受体所产生的效应也称作烟碱样作用。N受体又可分为以下两个亚型。

1. 神经元型（neuronal，NN，原称作 N_1 受体）　分布于自主神经节，产生兴奋作用。

2. 肌肉型（muscular，NM，原称作 N_2 受体）　位于神经肌肉连接点，产生骨骼肌收缩作用。

机体的心脏、平滑肌和一些腺体等部位的乙酰胆碱受体对毒蕈碱（muscarine）比较敏感，因而将这些部位的胆碱能受体称作M受体。由这些部位的受体所产生的效应称作毒蕈碱样作用。

拟胆碱能药按其不同的作用机制曾分为胆碱能受体激动药和抗胆碱酯酶药两类，近代又增加了一类促乙酰胆碱释放药。

7.1.1　胆碱能受体激动药

凡能与胆碱能受体结合从而产生胆碱能作用的药，均称作胆碱能受体激动药。

氯乙酰胆碱

(acetylcholine chloride)

别名：乙酰基氯代胆碱、醋甲素、Covochol、Acecoline、Miochol-E

本品为胆碱酯类的季铵化合物。

【CAS】　51-84-3(acetylcholine)；60-31-1(acetylcholine chloride)

【ATC】　S01EB09

【理化性状】　1. 本品为易吸湿、白色或近白色结晶粉末或无色结晶，极易溶于水，易溶于乙醇，微溶于二氯甲烷。

2. 化学名：(2-Acetoxyethyl) trimethylammonium chloride

3. 分子式：$C_7H_{16}ClNO_2$

4. 分子量：181.7

5. 结构式

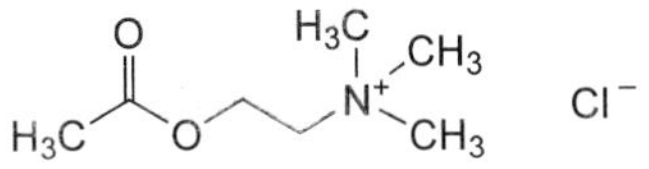

【药理作用】　1. 乙酰胆碱是一种重要的内源性化学递质，在体内具有很广泛的分布；本品是一种季铵拟副交感神经药，但其作用很短暂，很快就被胆碱酯酶所破坏。

2. 本品对瞳孔有直接收缩作用，作用时间短。

【适应证】　用于白内障手术过程中缩小瞳孔。

【不良反应】　常见角膜水肿、角膜浑浊，罕见心动过缓、低血压、因支气管缩窄而感胸部紧压感、出汗、潮红。药物过量会出现心血管或支气管收缩。

【妊娠期安全等级】　C。

【禁忌与慎用】　1. 对本品过敏者禁用。

2. 儿童安全性及有效性尚未明确。

3. 尚未明确本品是否可分泌到乳汁中，哺乳期妇女慎用。如确需使用，应选择停止哺乳。

【药物相互作用】　有报道，NSAIDs可拮抗本品的作用。

【剂量与用法】　在白内障手术中，分离晶状体后，本品的注射液直接注入眼前房内，0.5～2 ml可产生满意的效果。

【用药须知】　1. 本品不稳定，须现用现配。剩余药液不能再次使用，应立即丢弃。

2. 应使用供应商提供的溶剂配液。

3. 本品应平行于虹膜表面，切向于瞳孔边缘，缓慢滴注。

4. 为了达到预期效果，任何有碍于缩瞳的解剖学因素均应被排除。

5. 应备好硫酸阿托品(0.5～1 mg)并于过量用药后立即给予肌内注射或静脉注射。肾上腺素(0.1～1 mg，皮下给药)可用来对抗剧烈的心血管及支气管收缩的症状。

【制剂】　眼用注射剂20 mg，溶剂0.6 ml，临用前溶解。

【贮藏】　贮于4～25 ℃，切勿冷冻。

卡巴胆碱
(carbachol)

别名：卡巴可、氨甲酰胆碱、Doryl、Karbakolin、Miostat

本品亦属季铵拟副交感神经药。

【CAS】 51-83-2

【ATC】 N07AB01;S01EB02

【理化性状】 1. 本品为白色结晶易吸湿的粉末。微溶于水，略溶于乙醇，几乎不溶于己酮。

2. 化学名：(2-Carbamoy-loxyethyl) trimethylammonium chloride

3. 分子式：$C_6H_{15}ClN_2O_2$

4. 分子量：182.6

5. 结构式

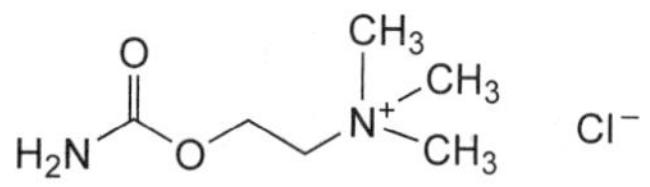

6. 配伍禁忌：氯甲酚(0.025%～0.1%)和三氯叔丁醇(0.5%)都与卡巴胆碱(0.8%)的氯化钠(0.69%)溶液有配伍禁忌。加热或放置时间长可形成沉淀。

【药理作用】 1. 具有乙酰胆碱的毒蕈碱和烟碱作用。

2. 因不被胆碱酯酶灭活，其作用时间比乙酰胆碱长。

【体内过程】 采用本品溶液滴眼，10～20 min内产生作用，持续4～8 h。采用房内滴注法，可于2～5 min达到最强的缩瞳作用，持效24～48 h。

【适应证】 1. 用于治疗口干、术后腹胀与尿潴留、青光眼。

2. 眼内滴入本品溶液可降低术后的眼压升高。此外还可用于外科手术中缩瞳。

【不良反应】 类似乙酰胆碱和毛果芸香碱，引起睫状体痉挛的作用比毛果芸香碱强。

1. 常见不良反应　视物模糊、近视、远视、视力变化、眼痛、眼部有灼烧或刺痛感。

2. 少见不良反应　头痛、眼部刺激或红肿、眼睑抽搐。

3. 罕见局部视力遮蔽　体内吸入过多药物会导致腹泻、胃部疼痛、胃痉挛或呕吐、昏厥、面部潮红、尿频、大量排汗、心律失常、呼吸急促、哮喘、胸闷、疲劳、虚弱、流涎。

4. 前房注射液可导致角膜浑浊、持续性大疱性角膜病变、视网膜脱离、白内障摘除术后虹膜炎。

5. 滴眼液可引起暂时性眼部灼烧及刺痛感、睫状肌痉挛引发的暂时性视力减退、短暂性结膜充血。

【妊娠期安全等级】 C。

【禁忌与慎用】 1. 参见氯乙酰胆碱。

2. 虹膜肿胀、癫痫、心律失常、甲状腺功能亢进、哮喘、帕金森病和消化性溃疡患者禁用。

3. 对本品过敏者禁用。

4. 哺乳期妇女应权衡本品对其的重要性，选择停药或停止哺乳。

5. 儿童用药的安全性和有效性尚未建立。

【药物相互作用】 1. 当局部(眼)使用了NSAIDs制剂后，局部(眼)再用本品或氯乙酰胆碱制剂就会失效。

2. 乙酰胆碱酯酶抑制剂他克林可增强本品(胆碱受体激动剂)的胆碱能效应，故两者合用时应进行严密监测。

【剂量与用法】 1. 用于青光眼降低眼压　可用0.75%～3%滴眼液，4次/日，常与其他缩瞳药合用。

2. 白内障手术　0.01%溶液，0.4～0.5 ml注入前房。

3. 空腹口服2 mg，3次/日，治疗尿潴留；对于术后的急性尿潴留，可皮下注射250 μg，如有必要，间隔30 min，重用两次。

【用药须知】 1. 本品不可采用静脉注射或肌内注射，以免发生严重不良反应。

2. 遇有严重不良反应时，使用阿托品的对抗作用不大，因为阿托品拮抗了本品的毒蕈碱作用时，却暴露了更强的烟碱作用，其不良反应并未减轻。因此，尽可能不以本品全身用药。

3. 本品过量易致中毒，表现心脏传导阻滞、心搏暂停，尤应引起关注。

4. 滴眼液的滴管尖端不应接触包括眼、手在内的任何部位，如果滴管尖端被污染，会造成眼部感染，导致视力下降甚至其他严重损害。

5. 本品会影响患者驾驶或机械操作的反应速度，应特别注意。

6. 由于本品制剂中的防腐剂会老化隐形眼镜，故至少应于滴眼15 min后佩戴隐形眼镜。

【制剂】 ①滴眼液：0.75%；1.5%；2.25%；3%。②片剂：2 mg。③注射液：0.25 mg/1 ml。④前房内注射剂：0.01%。

【贮藏】 密封、避光贮于室温。

西维美林
(cevimeline)

本品为乙酰胆碱的奎宁环(quinuclidine)衍生物，是结合毒蕈碱受体的胆碱能激动药。

【CAS】 107233-08-9

【理化性状】 1. 化学名：(±)-*cis*-2-Methylspiro[1,3-oxathiolane-5,3′-quinuclidine]

2. 分子式：$C_{10}H_{17}NOS$

3. 分子量：199.31

4. 结构式

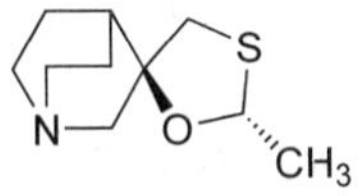

盐酸西维美林
(cevimeline hydrochloride)

别名：Evoxac

〖CAS〗 153504-70-2

〖理化性状〗 1. 本品为白色或类白色结晶性粉末，熔点 201～203 ℃。易溶于水、乙醇、二氯甲烷，几乎不溶于乙醚。1%溶液的 pH 为 4.6～5.6。

2. 化学名：(±)-*cis*-2-Methylspiro[1,3-oxathiolane-5,3′-quinuclidine] hydrochloride hemihydrate

3. 分子式：$C_{10}H_{17}NOS \cdot HCl \cdot \frac{1}{2}H_2O$

4. 分子量：244.8

【药理作用】 1. 在用量充分时，毒蕈碱激动剂都可使外分泌腺(如唾液、汗液)分泌增加，增强胃肠道和泌尿道平滑肌的张力。

2. 本品与泪腺和唾液腺上皮上的毒蕈碱受体的亲和力高于与心肌组织上毒蕈碱的亲和力。

3. 本品的结构与现在使用的同类药品不相同，但其作用与毛果芸香碱相似。

【体内过程】 1. 吸收　给予本品单剂 30 mg 后迅速被吸收，1.5～2 h 达到血药峰值，多剂量给药后未观察到本品或其代谢产物的蓄积。与食物同服会降低本品的吸收速率，本品空腹服用的 T_{max} 为 1.53 h，餐后服用的 T_{max} 为 2.86 h，且峰值降低 17.3%。临床使用剂量范围内，单剂量给药，其吸收与给药剂量成正比。

2. 分布　本品分布容积约为 6 L/kg，血浆蛋白结合率<20%，由此可推测本品大部分分布于组织中，但其特异性结合位点尚未知晓。

3. 代谢　本品主要经 CYP2D6、CYP3A3/4 代谢。服药 24 h 后，体内 16.0%为原药，44.5%为亚砜类顺反异构体，22.3%为葡糖醛酸结合物，4%为 *N*-氧化物。其中约 8%的反式亚砜代谢产物转化为相应的葡糖醛酸结合物而被消除。本品对 CYP1A2、CYP2A6、CYP2C9、CYP2C19、CYP2D6、CYP2E1 及 CYP3A4 无抑制作用。

4. 排泄　本品平均 $t_{1/2}$ 为(5±1)h，30 mg 单剂给药 24 h 后，84%经尿液排泄，7 d 后，经尿液回收 97%，经粪便回收 0.5%。

5. 本品通过 CYP2D6、CYP3A3、CYP3A4 广泛代谢，对 CYP1A2、CYP2A6、CYP2C9、CYP2C19、CYP2D6、CYP2E1 和 CYP3A4 均无抑制作用。

6. 尚无肝、肾功能不全者及不同人种的相关研究数据。

【适应证】 治疗患有舍格伦综合征的口干症状。该综合征是一种慢性进展自身免疫性疾病，以外分泌腺的淋巴细胞浸润为特征。大多数患者的唾液腺和泪腺受累，导致口干和眼干。

【不良反应】 1. 常见不良反应有多汗、头痛、恶心、鼻窦炎、上呼吸道感染、鼻炎、腹泻、消化不良、腹痛、泌尿道感染、咳嗽、咽炎、呕吐、腰痛、皮疹、结膜炎、头晕、支气管炎、关节痛和乏力。

2. 少见不良反应有流泪、呼吸窘迫、视物障碍、胃肠道痉挛、心动过速、心动过缓、房室传导阻滞、低血压、高血压、休克、精神紊乱、心律失常和震颤。

3. 由于胆道平滑肌收缩，可能引起胆囊炎、胆管炎和胆道梗阻。

4. 有肾结石史者可能因尿道平滑肌张力增强，导致肾绞痛发作或输尿管反流。

5. 因出汗过多可能导致失水。

6. CYP2D6 缺乏的患者，可能因本品的代谢减少而使不良反应加重。

【妊娠期安全等级】 C。

【禁忌与慎用】 1. 对本品过敏者、哮喘及瞳孔缩小(闭角型青光眼、急性虹膜炎)者禁用。

2. 高血压、低血压、心律失常或其他心血管疾病、慢阻肺、肾结石、胆结石及 CYP2D6 缺乏者慎用。

3. 尚无本品用于妊娠期妇女的试验数据，但动物实验显示本品会减少受精卵植入的数量，影响妊娠，故妊娠期妇女使用本品应权衡利弊。

4. 本品是否经乳汁分泌尚未明确，哺乳期妇女应权衡本品对其的重要性，选择停药或停止哺乳。

5. <18 岁的儿童用药的安全性及有效性尚未建立。

6. 尚无 65 岁以上老年人的用药相关试验数据，但老年人用药时应考虑其自身情况并进行严密的药物监测。

【药物相互作用】 1. β 受体拮抗药可能会与本品发生药理学相互作用，引起心脏传导阻滞。

2. 合用抗毒蕈碱药会产生拮抗作用。

3. 对 CYP2D6、CYP3A4 或 CYP3A3 产生抑制作用的药物，会减少本品的代谢；产生诱导作用的药物则增加本品的代谢。

4. 与具拟副交感神经药理作用的药物合用，可能会出现相加作用。

【剂量与用法】 成人口服 30 mg，3 次/日。增大剂量的安全性尚未确定。

【用药须知】 1. 用药期间，视力不佳，不利于做精细工作，夜间不宜驾车或其他不安全的工作。

2. 用药期间应适当补充水分，注意电解质平衡。

【制剂】 ①片剂：30 mg。②胶囊剂：30 mg。

【贮藏】 密封、避光贮于室温。

毛果芸香碱
(pilocarpine)

别名：匹鲁卡品

本品为拟胆碱药，国内常用其硝酸盐，国外常用其盐酸盐。

【CAS】 16509-56-1

【ATC】 N07AX01；S01EB01

【理化性状】 1. 本品为稠厚无色的油状物质，溶于水，乙醇和三氯甲烷，难溶于乙醚、苯。

2. 化学名：(3*S*,4*R*)-3-Ethyl-4-[(1-methyl-1*H*-imidazol-5-yl)methyl]oxolan-2-one

3. 分子式：$C_{11}H_{16}N_2O_2$

4. 分子量：208.26

5. 结构式

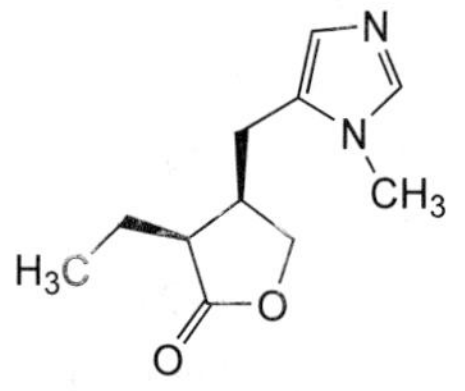

硝酸毛果芸香碱
(pilocarpine nitrate)

〖CAS〗 148-72-1

〖理化性状〗 1. 本品为有光泽的无色晶体，极易溶于水，味微苦，遇光易变质，熔点 178 ℃(分解)。本品在水中易溶，在乙醇中微溶，在三氯甲烷或乙醚中不溶。

2. 化学名：(3*S*,4*R*)-3-Ethyl-4-[(1-methyl-1*H*-imidazol-5-yl)methyl]oxolan-2-one nitrate

3. 分子式：$C_{11}H_{16}N_2O_2 \cdot HNO_3$

4. 分子量：271.3

盐酸毛果芸香碱
(pilocarpine hydrochloride)

别名：Pilopine HS、Salagen、Isopto

〖CAS〗 54-71-7

〖理化性状〗 1. 本品为无色、白色或近白色结晶性粉末，有吸湿性，极易溶于水，难溶于乙醇。5%的水溶液 pH 为 3.5～4.5。

2. 化学名：(3*S*,4*R*)-3-Ethyl-4-[(1-methyl-1*H*-imidazol-5-yl)methyl]oxolan-2-one hydrochloride

3. 分子式：$C_{11}H_{16}N_2O_2 \cdot HCl$

4. 分子量：244.72

【药理作用】 本品对平滑肌和各种腺体有直接兴奋作用，对唾液腺和汗腺作用尤为显著。本品直接激动 M 胆碱能受体，使瞳孔括约肌收缩，瞳孔缩小，睫状肌收缩导致调节房水排出阻力减少，使青光眼的眼内压下降。

【体内过程】 1%滴眼液滴眼后 10～30 min 出现缩瞳作用，持续时间达 4～8 h 以上。降眼压作用的达峰时间约为 75 min，持续 4～14 h(和浓度有关)。用于缓解口干的症状时，20 min 起效，单次使用作用持续 3～5 h，多次使用可持续 10 h 以上。多次口服给予本品盐酸盐 5～10 mg，血药浓度达峰时间为 0.76～1.35 h，本品的失活可能在神经突触中及在血浆中，30%以原药及代谢产物的形式从尿液中排出，另 70%排出途径尚不清楚。动物实验显示本品可经乳汁排出。

【适应证】 1. 用于各类型青光眼。

(1) 开角型青光眼　可与乙酰唑胺、肾上腺素、噻吗洛尔、麻醉药、抗生素或甾体抗炎眼药水等联合使用，以降低眼压。

(2) 急性闭角型青光眼　单独应用或与碳酸酐酶抑制药、高渗药物联合应用，以降低眼压。也用于急性闭角型青光眼激光虹膜切除术前的急速降压。

(3) 慢性闭角型青光眼　特别是青光眼手术后眼压控制不满意者。

(4) 继发性闭角型青光眼。

2. 散瞳后使用本品滴眼液，可抵消睫状肌麻痹药或散瞳药的作用。

3. 用于激光手术后，急性眼压升高。

4. 口服制剂，用于唾液腺功能减退引起的口干，包括头颈部癌症放射治疗和干燥综合征引起的口干。

5. 注射剂用于白内障人工晶体植入手术中缩瞳和阿托品类药物的中毒对症治疗。

【剂量与用法】 1. 注射液　皮下注射，一次 2～10 mg，术中稀释后注入前房或遵医嘱。

2. 滴眼液

(1) 治疗开角型青光眼，点眼，1～3 次/日。

(2) 治疗急性闭角型青光眼，每 3～5 min 点眼一次，待眼压下降或瞳孔缩小后，改为3～6次/日。

(3) 预防手术后眼压升高，手术前15～60 min，每5 min点1～2滴，儿童使用1%或2%的滴眼液。2岁以下儿童应使用1%的滴眼液，3次/日。

(4) 诱导缩瞳，每5 min点1～2滴。

3. 片剂

(1) 癌症患者，初始剂量5 mg，3次/日，根据治疗反应和耐受性调整剂量至15～30 mg/d，单次剂量不超过10 mg。

(2) 干燥综合征患者，口服5 mg，4次/日。

(3) 中度肝功能不全患者清除率降低，口服剂量应以5 mg，2次/日的剂量开始，继后根据治疗反应和耐受性增加剂量，轻度肝功能不全者无须调整剂量，未对重度肝功能不全者进行研究，不推荐使用。

4. 眼用凝胶用于降低眼压，每晚临睡前挤入患眼结膜囊内1.27 cm。

【不良反应】 1. 局部使用可见眼刺痛、烧灼感、结膜充血、睫状体痉挛、浅表性角膜炎、颞侧或眼周头痛、诱发近视。眼部反应通常发生在治疗初期，并在治疗过程中消失。老年人和晶状体浑浊的患者在照明不足的情况下会有视力减退。有使用缩瞳剂后发生视网膜脱离的罕见报道。长期使用本品可出现晶状体浑浊。局部用药后出现全身性反应的情况罕见，但偶见特别敏感的患者，局部常规用药后出现流涎、出汗、胃肠道反应和支气管痉挛。

2. 口服时大于1%的不良反应包括大汗、尿频、恶心、潮红、鼻炎、腹泻、寒战、唾液分泌增加、无力、头痛、流感综合征、消化不良、头晕、鼻窦炎、腹痛、呕吐、咽炎、皮疹、感染、过敏反应、背痛、视物模糊、便秘、咳嗽、水肿、鼻出血、面部水肿、发热、胃肠胀气、舌炎、血液学检查异常、尿液分析异常、肌痛、心悸、瘙痒、嗜睡、胃炎、心动过速、尿失禁、尿道感染及阴道炎。

3. 口服时罕见不良反应(与本品因果关系尚未明确)包括胸痛、囊肿、死亡、白色念珠菌病、颈痛、颈项僵硬、光敏反应、心绞痛、心律不齐、心电图异常、低血压、高血压、颅内出血、偏头痛、心肌梗死、食欲缺乏、胆红素升高、胆石症、结肠炎、口干、打嗝、胃炎、肠胃炎、齿龈炎、肝炎、肝功能异常、黑便、胰腺炎、腮腺增大、唾液腺增大、痰多、味觉丧失、舌障碍、牙障碍、血尿、淋巴结病、血小板减少、血栓形成、白细胞计数异常、外周水肿、低血糖、关节痛、关节炎、自发性骨折、病理性骨折、肌无力、腱鞘炎、肌腱病症、失语症、意识混乱、抑郁、异常做梦、情绪不稳定、运动过度、感觉减退、腿痛性痉挛、神经质、麻木、思维异常、震颤、支气管炎、呼吸困难、喉头痉挛、喉炎、肺炎、病毒感染、声音改变、脱发、接触性皮炎、皮肤干燥、湿疹、结节性红斑、皮炎、单纯性疱疹、皮肤溃疡、水疱大疱疹、乳房疼痛、排尿困难、乳腺炎、月经过多、子宫出血、卵巢异常、脓尿、输卵管炎、尿道痛、尿急、阴道出血、阴道白色念珠菌病。

【妊娠期安全等级】 C。

【禁忌与慎用】 1. 虹膜睫状体炎、睫状环阻滞性青光眼患者禁用。

2. 对本品过敏者禁用。

3. 妊娠期妇女只有潜在的益处大于对胎儿伤害的风险时才可使用。

4. 哺乳期妇女应权衡利弊，选择停药或停止哺乳。

5. 儿童使用本品片剂的安全性及有效性尚未确定。

6. 哮喘、慢性支气管炎或慢性阻塞性肺病需药物治疗者慎用。

7. 确诊或怀疑胆石症者或胆道疾病患者、胆囊收缩者、患涉及胆道平滑肌的疾病包括胆囊炎、胆管炎及胆道阻塞的患者慎用。

【用药须知】 1. 有些患者在睫状肌收缩的情况下，前房角变浅，有可能加重闭角型青光眼症状，故本品应同渗透降压药及碳酸酐酶抑制剂合用。

2. 瞳孔缩小常引起暗适应困难，应告知需在夜间开车或从事照明不好的危险职业的患者特别小心。

3. 定期检查眼压。如出现视力改变，需查视力、视野、眼压描记及房角等，根据病情变化改变用药及治疗方案。

4. 为避免吸收过多引起全身不良反应，滴眼后需用手指压迫泪囊部1～2 min。

5. 本品可增加尿道平滑肌紧张度，理论上可致膀胱输尿管反流，特别是肾结石患者。

6. 拟胆碱药神经系统的不良反应与剂量相关，认知障碍和精神异常等患者使用本品时应予考虑。

7. 如意外过量服用，需给予催吐或洗胃，如过多吸收出现全身中毒反应，应使用阿托品类抗胆碱药进行对抗治疗。

【制剂】 ①滴眼液：0.5%；1%；2%；4%。②眼用凝胶：0.16 g/4 g。③注射液：2 mg/1 ml。④片剂：5 mg；7.5 mg。

【贮藏】 ①滴眼液：贮于15～30 ℃，避免冷冻。②眼膏：贮于2～27 ℃，避免过热或冷冻。③注射液：遮光、密闭保存。④片剂：贮于不超过25 ℃条件下，短程携带允许15～30 ℃。

氯贝胆碱
(bethanechol chloride)

别名：氯化氨甲酰甲胆碱、乌拉胆碱、Carbamylmethylcholine Chloride

本品是一种胆碱酯，为季铵拟副交感神经药。

【CAS】 674-38-4 (bethanechol); 590-63-6 (bethanechol chloride)

【ATC】 N07AB02

【理化性状】 1. 本品为无色或白色结晶或白色结晶性粉末，通常带有轻微的类似于氨臭。具有吸湿性并呈现多晶型形态。易溶于水中和乙醇，不溶于三氯甲烷和乙醚。其1%水溶液的pH为5.5～6.5。

2. 化学名：(2-Carbamoyloxypropyl) trimethylammonium chloride

3. 分子式：$C_7H_{17}ClN_2O_2$

4. 分子量：196.7

5. 结构式

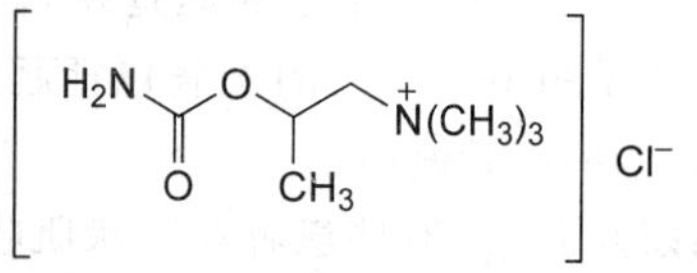

【药理作用】 本品主要具有毒蕈碱作用，几乎没有烟碱作用。它不被胆碱酯酶灭活，所以作用时间比乙酰胆碱长。对胃肠道和膀胱有作用。

【体内过程】 本品极少从胃肠道吸收。不被胆碱酯酶水解。规定剂量不能透过血-脑屏障。

【适应证】 1. 非阻塞性尿潴留和由于神经源性膀胱弛缓所致尿潴留。

2. 胃弛缓和胃滞留、术后腹胀、先天性巨结肠和胃食管反流症。

【不良反应】 1. 少数患者出现腹部不适、流涎、皮肤潮红、灼热感及流汗等症状。

2. 皮下注射时罕见不良反应为胆碱能神经过度兴奋症状，包括循环衰竭、血压下降、腹部绞痛、血性腹泻、休克、心搏骤停。

【妊娠期安全等级】 C。

【禁忌与慎用】 1. 参见氯乙酰胆碱。

2. 甲状腺功能亢进、消化性溃疡、哮喘、冠状动脉供血不足、传导缺陷、癫痫、帕金森者禁用。

3. 由于本品收缩膀胱使得括约肌松弛不能，会迫使尿液由输尿管进入肾盂，如果患者为细菌尿，会导致感染回流。

【药物相互作用】 参见新斯的明。

【剂量与用法】 1. 成人

(1) 尿潴留　口服，10～50 mg，3～4次/日。皮下注射，2.5～5 mg，3～4次/日。

(2) 神经源性膀胱　皮下注射，给药剂量为7.5～10 mg，每4 h给药一次。因大剂量给药会出现严重不良反应，故只有在确切数据表明小剂量(2.5～5 mg)给药无效后，方可考虑使用。

2. 儿童

(1) 尿潴留、腹胀　口服，1岁以上儿童，0.6 mg/(kg·d)，分3～4次服用。皮下注射，0.12～2 mg/(kg·d)，分3～4次服用。

(2) 胃食管反流　口服，1岁以上儿童，0.1～0.2 mg/kg，饭前0.5～1 h及睡前服用，一日给药最多不可超过4次。

【用药须知】 1. 如不良反应严重，可用阿托品拮抗。由于本品皮下注射而引发不良反应的阿托品给药剂量为：成人，皮下注射0.2 mg/2 h，根据中毒者用药后反应增减剂量。

2. 本品不可作静脉注射或肌内注射。

3. 为避免患者出现恶心、呕吐的情况，本品口服给药时间应为饭前1 h或饭后2 h。

【制剂】 ①注射液：5 mg/1 ml。②片剂：5 mg；10 mg；25 mg；50 mg。

【贮藏】 密封室温保存。

醋甲胆碱
(methacholine)

别名：provocholine

本品是一种胆碱酯，为季铵盐拟副交感神经药。

【CAS】 55-92-5；62-51-1(chloride)

【ATC】 N07AB02

【理化性状】 1. 化学名：2-(Acetyloxy)-*N*,*N*,*N*-trimethylpropan-1-aminium

2. 分子式：$C_8H_{18}NO_2$

3. 分子量：160.2

4. 结构式

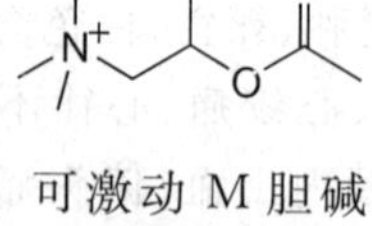

【药理作用】 可激动M胆碱受体，对心血管系统的选择性较强，对胃肠道及膀胱平滑肌的作用较弱，它也可收缩支气管平滑肌，使支气管分泌增加。

【体内过程】 本品口服吸收少而不规则，在体内可被胆碱酯酶灭活，但速度较慢，故作用较乙酰胆碱持久。

【适应证】 本品对心脑血管疾病的疗效不确切，临床上仅用于口腔黏膜干燥症或偶尔用于支气管高敏性的诊断。

【不良反应】 可出现 M 胆碱受体被激动的症状：皮肤潮红、出汗、恶心、呕吐、流涎、腹部不适、哮喘发作、胸骨下压迫感或疼痛，严重者可发生心肌缺血、短暂的晕厥和心搏骤停、传导阻滞、呼吸困难、低血压，不自主排便和尿急。

【禁忌与慎用】 1. 禁用于房室结性和室性心动过速，不仅无效，且可致心房颤动。

2. 禁用于支气管哮喘、甲状腺功能亢进症的患者。

3. 禁用于对本品或其他拟副交感神经药过敏者。

4. 儿童用药的安全性和有效性尚未建立。

5. 尚未明确本品是否可分泌到乳汁中，哺乳期妇女慎用，如确需使用，应停止哺乳。

【药物相互作用】 参见新斯的明。

【剂量与用法】 1. 口服　一次 200～500 mg，2～3 次/日。

2. 皮下注射　一次 10～25 mg。

【用药须知】 1. 如不良反应严重，可用阿托品拮抗。

2. 绝不可作静脉注射。

【制剂】 ①溴化醋甲胆碱片：200 mg。②氯化醋甲胆碱注射液：25 mg/1 ml。

【贮藏】 密封室温保存。

7.1.2 抗胆碱酯酶药

胆碱酯酶为人体内重要的生化物质，对乙酰胆碱起灭活作用。当给人体使用抗胆碱酯酶药时，乙酰胆碱就有可能与受体结合，产生胆碱能作用。因此，可以认为抗胆碱酯酶药可间接发挥胆碱能的作用。

新斯的明
(neostigmine)

本品为季铵化合物。

【CAS】 59-99-4

【ATC】 N07AA01；S01EB06

【理化性状】 1. 化学名：3-(Dimethylcarbamoyloxy)trimethylanilinium ion

2. 分子式：$C_{12}H_{19}N_2O_2$

3. 分子量：223.3

4. 结构式

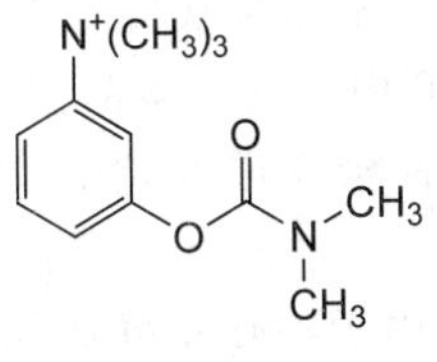

溴新斯的明
(neostigmine bromide)

别名：普鲁斯的明、普洛色林、Prostigmin、Proserinum

〖CAS〗 114-80-7

〖理化性状〗 1. 本品为易潮解，无色结晶或白色结晶性粉末。极易溶于水，易溶于乙醇。

2. 分子式：$C_{12}H_{19}BrN_2O_2$

3. 分子量：303.2

甲硫酸新斯的明
(neostigmine metilsulfate)

别名：Prostigmin、Metastigmin

〖CAS〗 51-60-5

〖理化性状〗 1. 本品为易潮解，无色结晶或白色结晶性粉末。极易溶于水，易溶于乙醇。

2. 分子式：$C_{13}H_{22}N_2O_6S$

3. 分子量：334.4

【药理作用】 本品具有可逆性抑制胆碱酯酶活性的作用，使乙酰胆碱得以在突触部位蓄积，从而延长并加强乙酰胆碱的胆碱能作用。对骨骼肌具有直接作用。

【体内过程】 其溴化物极少从胃肠道吸收。在肠外给予本品甲硫酸盐后，本品迅即被消除，原药和代谢物随尿液排出。本品通过胆碱酯酶水解并在肝内代谢。给药后 1～2 h 可达血药峰值。生物利用度仅 1%～2%。蛋白结合率为 15%～25%。进入脑脊液(CSF)的药物极少，本品可透过胎盘，很少进入乳汁。

【适应证】 1. 治疗重症肌无力。逆转非去极化神经肌肉阻滞药的神经肌肉阻滞作用。

2. 治疗青光眼，降低眼压。

3. 治疗麻痹性肠梗阻和术后尿潴留。

4. 治疗蛇毒(神经毒)中毒和河豚毒素中毒。

【不良反应】 1. 其主要不良反应多由胆碱能神经过度兴奋所致，如恶心、呕吐、腹痛、腹泻、流涎。

2. 过量可发生胆碱能险情，包括 M 受体和 N 受体过度兴奋，如大汗、瞳孔缩小、额痛、烦躁不安、心动过缓、低血压、肌束震颤、胸部压迫感、支气管缩窄、喘鸣伴分泌增多，甚至出现肌无力加重、共济失调、大小便失禁、惊厥、昏迷、心搏停止、中枢性呼吸麻痹导致肺水肿而死。

【妊娠期安全等级】 C。

【禁忌与慎用】 1. 对本品过敏者、急性前房炎性疾病、机械性肠梗阻、尿路梗阻、腹膜炎和心绞痛患者禁用。

2. 支气管哮喘、消化性溃疡、心律失常、低血压、迷走神经功能亢进、甲状腺功能亢进、艾迪生病、帕金森病及近期曾施行肠道或膀胱手术者均应慎用。

3. 对溴过敏者应避免使用溴新斯的明。

4. 哺乳期妇女使用时，应停止哺乳。

【药物相互作用】 1. 具有神经肌肉阻滞作用的药物，如氨基糖苷类、克林霉素、多黏菌素E、环丙烷和卤化吸入麻醉药都可能拮抗本品的作用。

2. 几种药物，包括奎宁、氯喹、羟氯喹、奎尼丁、普鲁卡因胺、普罗帕酮、锂及β受体拮抗药都有可能加重重症肌无力和降低拟副交感神经药物的治疗效应。

3. 对正在接受β受体拮抗药的患者使用本品可能加重或延长心动过缓。

4. 抗胆碱酯酶药如本品，可抑制琥珀胆碱的代谢，从而增强并延长其作用。

5. 接受全身本品的患者，如同时又给予抗胆碱酯酶滴眼液可能招致中毒。

6. 抗毒蕈碱药如阿托品，可拮抗本品的毒蕈碱作用。

【剂量与用法】 1. 静脉注射本品甲硫酸盐1.5 mg接近等于皮下或肌内注射甲基硫酸新斯的明1.0～1.5 mg或口服溴新斯的明15 mg的作用

2. 治疗重症肌无力，溴新斯的明的一日总量为75～300 mg，分次口服，如有必要，根据个体情况，夜间也可口服给药；在比较疲乏的时候给予较大的药量。大多数患者耐受的最高日剂量是180 mg，儿童则为15～90 mg。如患者不能接受口服，可间断皮下或肌内注射甲硫酸新斯的明0.5～2.5 mg，一日总量一般为5～20 mg；儿童单剂量可给予200～500 μg。

3. 治疗新生儿童重症肌无力，可皮下或肌内注射甲硫酸新斯的明50～250 μg，或口服新斯的明1～5 mg，通常4次/日。治疗极少需要超过8周龄。

4. 逆转非去极化神经肌肉阻滞药所产生的神经肌肉阻滞作用，英国推荐成人常用50～70 μg/kg于1 min内静脉注射；美国用量较低（0.5～2 mg）。可以继续给药直到肌力恢复，但总量不可超过5 mg。用药期间，应给予患者良好的通气，直至确保正常的呼吸已经恢复。为了抵消任何毒蕈碱作用，可以静脉给予阿托品0.6～1.2 mg，同时或在给予新斯的明之前。如有心动过缓，应在使用新斯的明之前几分钟先给予阿托品。格隆溴铵（glycopyrronium bromide）可作为阿托品的替代药。

5. 治疗麻痹性肠梗阻和术后尿潴留，口服溴新斯的明15～30 mg，或者皮下或肌内注射甲硫酸新斯的明0.5 mg或更多。

【用药须知】 1. 最近进行肠道或尿道手术后，不应使用本品或极为小心地使用本品，严防缝合口裂开。必要时可使用依酚氯铵，而不宜使用阿托品。

2. 过量中毒时，应尽快洗胃，吸氧，人工呼吸，静脉注射地西泮5 mg，静脉注射或肌内注射阿托品1～2 mg，视病情可加量或重复。必要时，给予泮库溴铵以解除肌肉震颤。

3. 阿托品不能拮抗烟碱作用，如无力和麻痹，可使用小剂量非去极化肌松药予以控制。也可使用解磷定作为阿托品的辅助用药。

4. 治疗蛇毒或河豚毒，可单用本品，合用依酚氯铵更好。

【制剂】 ①注射剂（甲硫酸盐）：0.5 mg；1 mg。②片剂（溴新斯的明）：15 mg。③片剂（盐酸盐）5 mg。④滴眼液：0.25%；0.5%；1%；2%；3%；4%；6%；8%。

【贮藏】 密封、避光贮于室温。

溴吡斯的明

(pyridostigmine bromide)

别名：吡啶斯的明、美斯的依、Kalymin、Mestinon、Regonol

本品为季铵化合物。

【CAS】 155-97-5（pyridostigmine）；101-26-8（pyridostigmine bromide）

【ATC】 N07AA02

【理化性状】 1. 本品为白色或几乎白色，易潮解的结晶性粉末，极易溶于水和乙醇。

2. 化学名：3-Dimethylcarbamoyloxy-1-methylpyridinium bromide

3. 分子式：$C_9H_{13}BrN_2O_2$

4. 分子量：261.1

5. 结构式

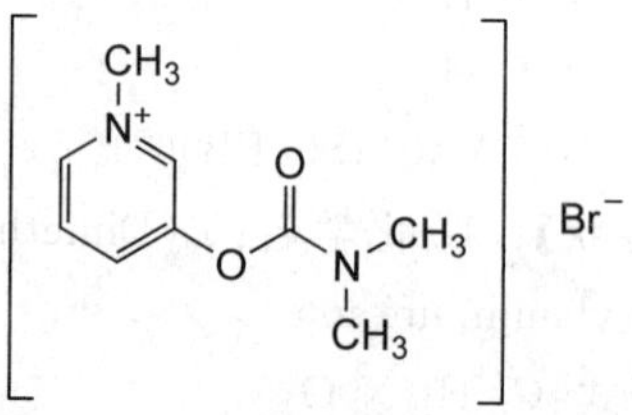

【药理作用】 类似新斯的明。作用开始较迟，而持续时间较长。

【体内过程】 本品难从胃肠道吸收。既被胆碱酯酶水解，也在肝内代谢。本品主要以原药和代谢物随尿排出。本品极少进入CSF，但可透过胎盘，少量进入乳汁。

【适应证】 用于治疗重症肌无力、麻痹性肠梗阻，也用于逆转非去极化肌松药产生的神经肌肉阻滞，但一般认为其效力不如新斯的明。虽然也可用于术后尿潴留，但当前常被导尿管所取代。

【不良反应】 参见新斯的明。毒蕈碱的不良反应较新斯的明轻。

【禁忌与慎用】 1. 对本品过敏者、妊娠期妇女禁用。

2. 参见新斯的明。

3. 哺乳期妇女使用时，应暂停哺乳。

【药物相互作用】 参见新斯的明。

【剂量与用法】 1. 治疗重症肌无力，一日总量为 0.3～1.2 g，也有专家认为日总量不应超过 720 mg。全天用量，应分次给予，包括夜间；如有必要，在明显乏力的时候，应给予较大部分的药量。儿童用量为 7 mg/(kg・d)，5～6 次分服。每天可逐步增加剂量 15～30 mg，总用量为 30～360 mg/d。也可采用肌内注射，严重病例还可很缓慢地静脉注射。不过，静脉注射有一定的危险性，应备好阿托品，以抵消严重的毒蕈碱反应。

2. 新生儿的肌无力，可肌内注射 50～150 μg/kg，或口服 5～10 mg，每 4～6 h 一次。不过，临床更愿意使用新斯的明。

3. 逆转由非去极化肌松药产生的神经肌肉阻滞，可静脉给予本品 10～20 mg，此前，先给予阿托品 0.6～1.2 mg，以抵消任何毒蕈碱作用。格隆溴铵可用来替代阿托品。

4. 治疗麻痹性肠梗阻和术后尿潴留，可口服本品 60～240 mg。

【用药须知】 参见新斯的明。

【制剂】 ① 片剂：60 mg。② 注射剂：1 mg；5 mg。

【贮藏】 密封、避光贮于室温。

利伐斯的明

(rivastigmine)

别名：Exelon

本品为氨基甲酸酯型可逆性乙酰胆碱酯酶抑制剂。

【CAS】 123441-03-2

【ATC】 N06DA03

【理化性状】 1. 化学名：(－)-*m*-[(*S*)-1-(Dimethylamino)ethyl]phenyl ethylmethylcarbamate

2. 分子式：$C_{14}H_{22}N_2O_2$

3. 分子量：250.3

4. 结构式

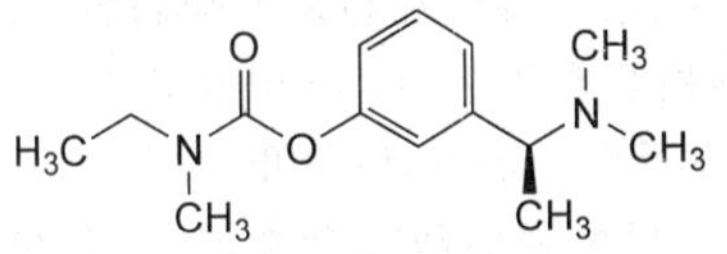

酒石酸利伐斯的明

(rivastigmine tartrate)

〖CAS〗 129101-54-8

〖理化性状〗 1. 本品为白色或类白色结晶性粉末。易溶于水，溶于甲醇、乙腈，微溶于 n-辛醇，极微溶于乙酸乙酯。

2. 化学名：(*S*)-*N*-Ethyl-Nmethyl-3-[1-(dimethylamino) ethyl]-phenyl carbamate hydrogen-(2*R*, 3*R*)-tartrate

3. 分子式：$C_{14}H_{22}N_2O_2 \cdot C_4H_6O_6$

4. 分子量：400.4

【药理作用】 本品的作用机制尚未明确，目前认为其通过提高胆碱能神经元功能发挥治疗作用。本品能抑制胆碱酯酶水解乙酰胆碱，从而使体内神经递质乙酰胆碱水平降低，持续作用时间缩短。

【体内过程】 本品可迅速经胃肠道吸收，给药 1 h 后可达血药峰值。与食物同进，达峰时间可延迟至 1.5 h，并使峰值降低。蛋白结合率约为 40%。可迅速透过血-脑屏障。快速而广泛地被代谢，主要通过胆碱酯酶介导的水解而成为具有微弱活性的脱氨基甲酸酯的代谢物。$t_{1/2}$ 约为 1 h。24 h 内高于 90% 的用药量随尿液排出，出现在粪便中的仅<1%。

【适应证】 1. 用于治疗帕金森病的中度痴呆症状。

2. 减轻轻、中度阿尔茨海默病的痴呆症状。

【不良反应】 1. 大致与新斯的明类似，如恶心、呕吐、食欲缺乏、头晕、嗜睡、无力。

2. 其他常见不良反应有腹痛、腹泻、消化不良、激动、精神错乱、抑郁、头痛、失眠、出汗、震颤、乏力、上呼吸道和泌尿道感染。

3. 罕见心绞痛，胃肠道出血和眩晕。

4. 有可能发生膀胱流出道阻塞和癫痫发作。

5. 女性患者更常发生恶心、呕吐、食欲缺乏和体重减轻。

【妊娠期安全等级】 B。

【禁忌与慎用】 1. 对本品过敏者禁用。

2. 动物实验证实，本品及其代谢物可通过乳汁分泌，尚未明确本品及其代谢物是否经乳汁分泌。哺乳期妇女应权衡利弊，选择停药或停止哺乳。

3. 18 岁以下儿童安全性及有效性尚未明确。

4. 尿路梗阻、哮喘和阻塞性肺病患者慎用。

【药物相互作用】 1. 与甲氧氯普胺合用，锥体外系的不良反应会加重，应禁止合用。

2. 本品可增强胆碱能药物的作用，也能干扰抗胆碱能药物的作用，不推荐本品与拟胆碱药或抗胆碱药合用。

3. β受体拮抗药可增加心脏的不良反应，不推荐合用。

【剂量与用法】 1. 成人开始口服 1.5 mg，2次/日。根据耐受和效应，可加量 1.5 mg，2次/日，至少在2周后，最大可加量至 6 mg，2次/日，本品应在清晨和晚上进餐时服用。

2. 如出现不能耐受的不良反应，应暂停用药，恢复后可按原剂量或降低剂量重新开始。

3. 如停药不超过 3 d，可以以原剂量重新开始；如果停药 3 d 以上，应重新开始滴定剂量。

4. 中重度肾功能不全者、肝功能不全者应降低剂量。

5. 透皮贴剂　起始剂量为 4.6 mg/24 h，1次/日。如能耐受，经4周可增加至 9.5 mg/24 h，1次/日，再经4周可增加至 13.3 mg/24 h。

6. 从胶囊剂转为贴剂时，胶囊剂量<6 mg 者可用本品贴剂 4.6 mg/24 h，1次/日；6～12 mg 者可用本品 9.5 mg/24 h，1次/日。

【用药须知】 1. 本品增加患者溃疡出血的风险，治疗过程中监测患者消化道出血的症状，特别是与 NSAIDs 合用时。

2. 本品可导致锥体外系反应，帕金森病患者的震颤症状可能恶化。

3. 在麻醉中，本品可能加重氯化琥珀胆碱类药物的肌松作用。

【制剂】 ① 胶囊剂：1.5 mg；3 mg；4.5 mg；6 mg。② 透皮贴剂：4.6 mg/24 h；9.5 mg/24 h；13.3 mg/24 h。

【贮藏】 密封、避光贮于室温。

溴地斯的明

(distigmine bromide)

别名：Ubretid

【CAS】 15876-67-2

【ATC】 N07AA03

【理化性状】 1. 化学名：(1-Methylpyridin-1-ium-3-yl) *N*-methyl-*N*-{6-[methyl-(1-methylpyridin-1-ium-3-yl) oxycarbonylamino] hexyl} carbamate dibromide

2. 分子式：$C_{22}H_{32}Br_2N_4O_4$

3. 分子量：576.32

4. 结构式

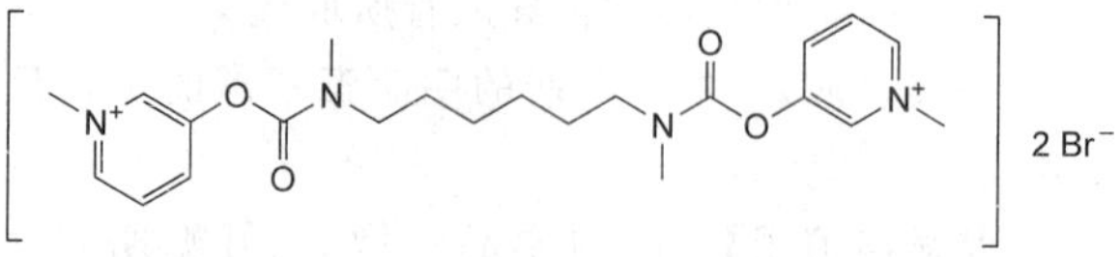

【简介】 本品为季铵化合物。类似新斯的明，具有可逆性抑制胆碱酯酶的作用，作用可能更持久一些。在单次肌内注射本品后 9 h 抑制胆碱酯酶的作用可达高峰。本品可供肌内注射或口服，防治术后胃肠道弛缓，也用于术后尿潴留。术后 24～72 h，肌内注射本品 500 μg，1～3 d 后可重用，直至恢复正常功能。也可于早餐前 30 min 口服 5 mg，1次/日。用于神经源性膀胱弛缓，可口服 5 mg，每天或隔天1次。也可合用其他短效拟副交感神经药治疗重症肌无力，开始口服 5 mg/d，最高可达 20 mg/d；儿童根据年龄给药，最高可达 10 mg/d。本品很难以从胃肠道吸收。妊娠期妇女禁用。其不良反应、药物相互作用等资料可参见新斯的明。

安贝氯铵

(ambenonium chloride)

别名：酶抑宁、酶斯的明、氯化美斯的明、Mytelase

【CAS】 7648-98-8(ambenonium)；115-79-7(ambenonium chloride)

【ATC】 N07AA30

【理化性状】 1. 化学名：*N*，*N*-Oxalylbis (2-aminoethyl-*N*-*O*-chlorobenzyldiethylammonium) dichloride

2. 分子式：$C_{28}H_{42}Cl_4N_4O_2$

3. 分子量：608.47

4. 结构式

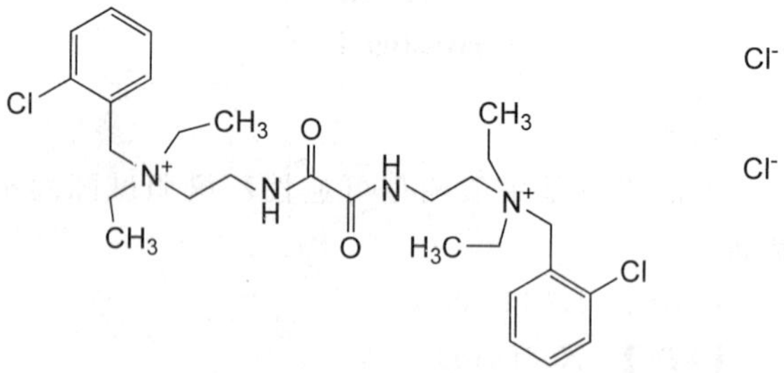

【简介】 本品为季铵化合物，属于胆碱酯酶活性抑制剂。其作用类似新斯的明，且具有较之更长的持效时间。用于治疗重症肌无力、腹胀。不良反应类似新斯的明，但较轻。当本品过量时，禁用阿托品抵消其毒性，因过量的毒蕈碱症状可以被抑制，却会留下更严重的烟碱作用，导致肌束震颤和随意肌麻痹。临床多用于不耐受新斯的明或毒扁豆碱的患者。本品较难从胃肠道吸收。胆碱酯酶似乎不能水解本品。口服常用量为 5～25 mg，3～4 次/日。用药须知可参见新斯的明。

毒扁豆碱
(physostigmine)

别名：依色林、卡拉巴豆碱、Eserine

本品属叔胺胆碱酯酶活性抑制剂。

【CAS】 57-47-6

【ATC】 S01EB05；V03AB19

【理化性状】 1. 本品为一种通常从豆科植物毒扁豆干燥成熟的种子中获得的生物碱。是一种白色、无味、微结晶样的粉末，在暴露于热、光或空气，或与熔点不低于 103 ℃下的金属接触后呈现红色外观。微溶于水，易溶于乙醇，极易溶于三氯甲烷和二氯甲烷，溶于不挥发性油和苯。

2. 化学名：(3a*S*, 8a*R*)-1, 2, 3, 3a, 8, 8a-Hexahydro-1, 3a, 8-trimethylpyrrolo[2, 3-*b*]indol-5-yl methylcarbamate

3. 分子式：$C_{15}H_{21}N_3O_2$

4. 分子量：275.3

5. 结构式

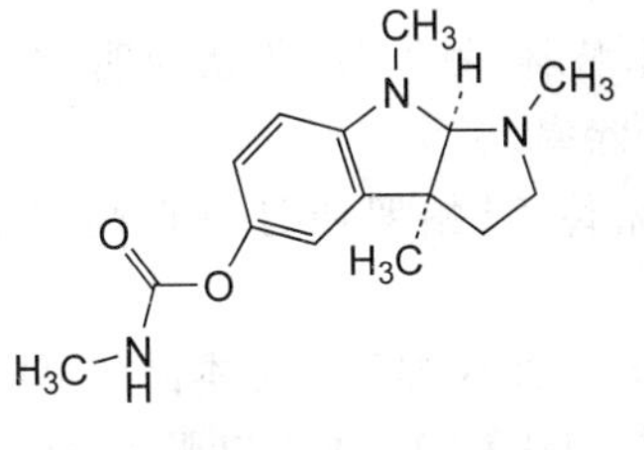

水杨酸毒扁豆碱
(physostigmine salicylate)

别名：Geneserine、Anticholium

〖CAS〗 57-64-7

〖理化性状〗 1. 本品为无色或几乎无色的结晶。暴露于空气和光线下变红，当在潮湿环境下颜色变化更加迅速。略溶于水，溶于乙醇。0.9%的水溶液 pH 为 5.1～5.9。溶液不稳定。

2. 分子式：$C_{15}H_{21}N_3O_2 \cdot C_7H_6O_3$

3. 分子量：413.5

4. 稳定性：见下述。

硫酸毒扁豆碱
(physostigmine sulfate)

〖CAS〗 64-47-1

〖理化性状〗 1. 本品为无色或几乎无色，吸湿性的结晶粉末。暴露于空气和光照下变红。在潮湿环境下颜色变化更加迅速。极易溶于水，易溶于乙醇。1%水溶液 pH 为 3.5～5.5。

2. 分子式：$(C_{15}H_{21}N_3O_2)_2 \cdot H_2SO_4$

3. 分子量：648.8

4. 稳定性：在水溶液中，毒扁豆碱水解为氧化毒扁豆碱，继后氧化成为红色复合物红毒扁豆碱和其他有颜色的产物。注射用或眼用溶液如果颜色发生变化，不应当使用。

【药理作用】 类似毛果芸香碱。其毒性较强。

【体内过程】 本品可迅速被胃肠道、皮下组织和黏膜吸收，可被胆碱酯酶水解破坏（皮下注射 1 mg 后 2 h 内被破坏）。可透过血-脑屏障。极少随尿液排出。滴眼后约 10 min 可见到缩瞳作用，可维持眼压下降 1～2 d。因选择性较差，很少作全身使用。

【适应证】 1. 逆转抗胆碱能药物所致中枢毒性作用。

2. 局部应用治疗青光眼。

【不良反应】 1. 大致类似新斯的明，可见恶心、呕吐、瞳孔缩小、流涎、癫痫发作、尿失禁、呼吸困难、心动过缓和腹泻。

2. 长时间使用本品眼膏可使黑色皮肤患者的眼睑边缘脱色。

3. 局部用于眼部较难耐受，并可致结膜产生结膜滤泡。

【妊娠期安全等级】 C。

【禁忌与慎用】 1. 对本品过敏者、胃肠梗阻、尿路梗阻、哮喘、糖尿病、坏疽、心脏病、正在使用胆碱酯酶或去极化神经肌肉阻滞药及活动的眼色素层炎症，或者虹膜或睫状体患有任何炎症的患者禁用。

2. 癫痫、甲状腺功能亢进、心动过缓和腹泻的患者均应慎用。

3. 尚未明确本品是否可分泌到乳汁中，哺乳期妇女慎用，如确须使用，应停止哺乳。

【药物相互作用】 参见新斯的明。

【剂量与用法】 1. 滴眼液（0.5%），一次 1～2 滴，4 次/日。

2. 眼膏（0.25%），3 次/日。

3. 术后逆转抗胆碱能作用（如阿托品或东莨菪碱），肌内注射或缓慢静脉注射 0.5～1 mg。

4. 治疗抗胆碱能药过量，成人开始肌内注射或静脉注射 2 mg，如有危及生命的征象（心动过速、癫痫发作或深昏迷）可重复用药。静脉注射最快速度为 1 mg/min。儿童仅在病情危急时肌内注射或静脉注射 0.02 mg/kg，间隔 5 min 可重复 1 次，直至疗效出现，总剂量不超过 2 mg，静脉注射最快速度为 0.05 mg/min。

【用药须知】 1. 参见毛果芸香碱。

2. 注射液中含有重亚硫酸钠，常引起过敏，甚至全身过敏反应(anaphylactic reaction)。有哮喘病史或其他易感人群最好避免使用本品。

【制剂】 ①注射液：0.5 mg/1 ml；1 mg/1 ml。②眼膏：0.25%。③滴眼液：0.5%(氧化变红不可再用)。

【贮藏】 密封、避光贮于室温。

加兰他敏
(galantamine)

别名：galanthamine

本品是从石蒜科高加索雪花莲、高加索雪滴花和相关种属例如水仙石蒜属等植物球茎或花中得到的生物碱。

【CAS】 357-70-0

【ATC】 N06DA04

【理化性状】 1. 化学名：(4aS，6R，8aS)-4a，5，9，10，11，12-Hexahydro-3-methoxy11-methyl-6*H*-benzofuro[3a，3，2-*ef*][2]benzazepin-6-ol

2. 分子式：$C_{17}H_{21}NO_3$

3. 分子量：287.35

4. 结构式

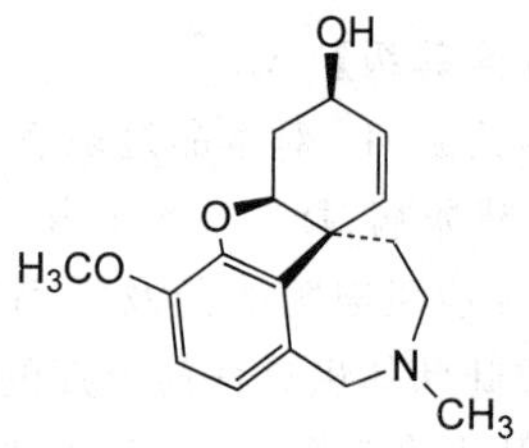

氢溴酸加兰他敏
(galantamine hydrobromide)

别名：尼瓦林、Niralin

〖CAS〗 1953-04-4

〖理化性状〗 1. 本品为白色或几乎白色粉末。难溶于水，极微溶于乙醇，溶于0.1 N的氢氧化钠，不溶于丙醇。

2. 化学名：(4aS，6R，8aS)-4a，5，9，10，11，12-Hexahydro-3-methoxy11-methyl-6*H*-benzofuro[3a，3，2-*ef*][2]benzazepin-6-ol hydrobromide

3. 分子式：$C_{17}H_{21}NO_3 \cdot HBr$

4. 分子量：368.3

【药理作用】 本品的作用类似新斯的明。其特点是可透过血-脑屏障，产生较强的中枢作用，作用持续时间较长，它产生的毒蕈碱样作用较弱而短暂。能对抗阿片的呼吸抑制作用，而不影响其麻醉作用。

【体内过程】 本品口服迅速而完全地被吸收。给药后约 45 min 可达血药峰值。部分药物在肝内代谢。$t_{1/2}$约为 5.7 h。部分药物随尿排出。

【适应证】 1. 治疗重症肌无力，脊髓灰质炎后遗症和各种神经肌肉疾病。

2. 治疗阿尔茨海默病，减轻非去极化肌松药所产生的肌肉松弛。

【不良反应】 参见新斯的明，偶有过敏反应。

【妊娠期安全等级】 B。

【禁忌与慎用】 1. 癫痫、心绞痛、心动过缓和支气管哮喘禁用。

2. 对本品过敏者禁用。

3. 尚未明确本品是否可经乳汁分泌，哺乳期妇女应权衡本品对其重要性，选择停药或停止哺乳。

【药物相互作用】 1. 本品可增强琥珀胆碱型肌松药的作用。

2. 本品可拮抗抗胆碱能药的作用。

3. 本品可增强拟胆碱药和其他胆碱酯酶抑制药的作用。

4. CYP3A4 或 CYP2D6 诱导剂或抑制剂都会改变本品的代谢。

5. 阿米替林、氟西汀、氟伏沙明、奎尼丁均可降低本品的清除率。

6. 西咪替丁、帕罗西汀可提高本品的生物利用度。

7. 红霉素、酮康唑可增加本品的 AUC。

【剂量与用法】 1. 成人口服 10 mg，3 次/日；儿童可用 0.5～1 mg/(kg·d)，3 次分服。

2. 成人皮下或肌内注射 2.5～10 mg/d，儿童 0.05～0.1 mg/(kg·d)，1 次用。2～6 周为一疗程。

【用药须知】 参见新斯的明。

【制剂】 ①片剂：4 mg；8 mg；12 mg。②注射液：1 mg/1 ml；2.5 mg/1 ml；5 mg/1 ml。

【贮藏】 密封、避光贮于室温。

二氢加兰他敏
(dihydrogalantamine)

【简介】 本品为我国从石蒜科植物中获取的一种生物碱。临床用其氢溴酸盐，别名为力可拉敏，Lycoramine。作用类似加兰他敏，但较弱，毒性较小，安全性较好。用于脊髓灰质炎后遗症性瘫痪、脑血管意外所致的偏瘫、坐骨神经炎。肌内注射 12～

24 mg，1 日或隔日 1 次，30～50 d 为一疗程。注射液：6 mg/1 ml；12 mg/1 ml。

依酚氯铵
(edrophonium chloride)

别名：腾喜龙、氯化乙基二甲胺、艾宙酚、Tensilon

本品为季铵化合物，对胆碱酯酶具有可逆性抑制作用。

【CAS】 312-48-1（edrophonium）；116-38-1（edrophonium chloride）

【理化性状】 1. 本品为白色或几乎白色的结晶性粉末。极易溶于水，易溶于乙醇，不溶于二氯甲烷。10%的水溶液，pH 为 4.0～5.0。

2. 化学名：Ethyl(3-hydroxy-phenyl) dimethylammonium chloride

3. 分子式：$C_{10}H_{16}ClNO$

4. 分子量：201.7

5. 结构式

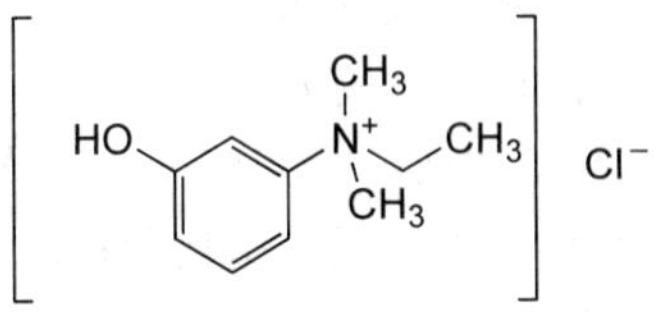

【药理作用】 类似新斯的明。其对骨骼肌的作用特别突出。起效快，持续时间短。

【体内过程】 静脉注射后的 $t_{1/2}$ 为 110 min。重症肌无力患者给药后，主观上立即感到病情改善，肌力增强，作用一般可持续 5～15 min。超过这一时间，病情又即刻复原。故一般不单用本品治疗肌无力。

【适应证】 1. 由于起效快，常以本品诊断重症肌无力。

2. 用于逆转非去极化肌松药的作用。

3. 诊断自主神经功能受损。

4. 鉴别诊断食管病因引起的胸痛和心绞痛。

5. 蛇毒(神经毒)中毒和河豚毒素中毒。

【不良反应】 参见新斯的明。

【妊娠期安全等级】 C。

【禁忌与慎用】【药物相互作用】 参见新斯的明。

【剂量与用法】 1. 诊断重症肌无力，可先静脉注射 2 mg，30～45 s 内如未见肌力增加，可再静脉注射 8 mg；儿童可用 100～150 μg/kg，应先用全量的 1/5 作为试验，如无特殊不良反应再注入全量。如系重症肌无力，患者立即或很快感到病情改善，肌力增加；5～15 min 后又见病情复原。

2. 逆转非去极化肌松药的作用，可静脉注射 5～10 mg，如有必要，5～10 min 重复，总量不应超过 40 mg。也可肌内注射，成人 10 mg；＜34 kg 儿童 2 mg；＞35 kg 儿童 5 mg；婴儿 0.5～1 mg，均为 1 次量。

【用药须知】 1. 参见新斯的明。

2. 治疗蛇毒中毒或河豚毒素中毒，可单用本品，但合用新斯的明效果更佳，剂量同上。

【制剂】 注射剂(粉)：10 mg；100 mg。

【贮藏】 避光，贮于室温。

7.1.3　乙酰胆碱释放药

乙酰胆碱形成于胆碱能神经的末梢，也从这里释放。20 世纪 70 年代国外就开始了这类释放剂的研究工作。

盐酸胍
(guanidine hydrochloride)

【CAS】 50-01-1

【理化性状】 1. 化学名：Carbamimidoylazanium chloride

2. 分子式：CH_6ClN_3

3. 分子量：95.53

4. 结构式

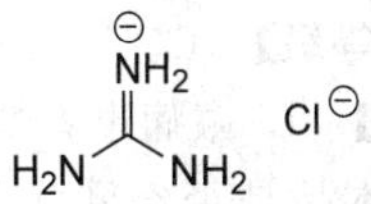

【简介】 本品可增强乙酰胆碱从神经末梢的释放。在既往的研究中，曾将其口服逆转肉毒中毒患者的神经肌肉阻滞，但其效果尚未被确定。本品还曾试用于恶性肿瘤肌无力综合征(Eaton Lambert syndrome，伊兰综合征)和其他神经性疾病，但有些患者因而产生了骨髓抑制。开始口服 5 mg，如无不良反应，可加量至 15 mg，2 次/日，达满意效果后可逐渐减量停药。

达伐吡啶
(dalfampridine)

别名：氨吡啶、Ampyra、fampridine

【CAS】 504-24-5

【ATC】 N07XX07

【理化性状】 1. 本品为细小的白色粉末。

2. 化学名：4-Aminopyridine

3. 分子式：$C_5H_6N_2$

4. 分子量：94.1

5. 结构式

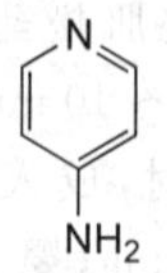

【药理作用】 本品的确切作用机制尚未明确，本品为广谱的钾通道阻滞药，动物实验表明，本品可通过抑制钾通道而增强退化轴突的传导。

【体内过程】 1. 吸收 本品从胃肠道吸收快速而完全，片剂与口服液比较，相对生物利用度为96%。基于本品的缓释片10 mg后，3～4 h达C_{max} 7.3～21.6 ng/ml。暴露量与剂量成正比。

2. 分布 本品的蛋白结合率为97%～99%，分布容积为2.6 L/kg。

3. 代谢 体外研究显示，CYP2E1是本品的主要代谢催化酶。代谢产物为3-羟基-4-氨基吡啶及其硫酸盐，无活性。缓释片的$t_{1/2}$为5.2～6.5 h。

4. 消除 给药24 h后，尿液中回收95.9%的给药剂量，其中原药占90.3%，粪便中回收0.5%的给药剂量。

【适应证】 用于改善多发性硬化患者的行走能力。

【不良反应】 常见失眠、头痛、头晕、恶心、关节痛、腰痛、多发性硬化复发、平衡障碍、感觉障碍、鼻咽炎、便秘、消化不良、咽痛。

【妊娠期安全等级】 C。

【禁忌与慎用】 1. 癫痫患者禁用。

2. 尚未明确本品是否经乳汁分泌，哺乳期妇女应权衡利弊，选择停药或停止哺乳。

3. 18岁以下儿童用药的安全性及有效性尚未明确。

4. 中、重度肾功能不全者禁用。

【剂量与用法】 口服，10 mg，2次/日，应间隔12 h服用。片剂应整片吞服，是否与食物同服均可。

【用药须知】 1. 治疗前及治疗期间应定期检查肾功能，Ccr为50～80 ml/min者血药浓度会上升50%，应降低剂量。

2. 如发生癫痫，应立即停药，不可再用。

【制剂】 缓释片：10 mg。

【贮藏】 贮于25 ℃，短程携带允许15～30 ℃。

二氨吡啶

(amifampridine)

别名：3,4二氨基吡啶、Firdapse

本品为氨吡啶的衍生物。

【CAS】 54-96-6

【ATC】 N07XX05

【理化性状】 1. 化学名：3,4-Diaminopyridine

2. 分子式：$C_5H_7N_3$

3. 分子量：109.13

4. 结构式

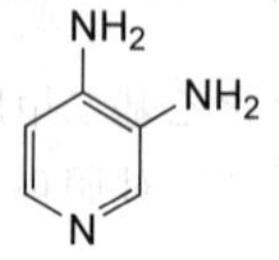

【简介】 本品的作用类似达伐吡啶，其特点是具有更强的促乙酰胆碱释放的作用。也可引起癫痫发作，有此病史者禁用。开始口服10 mg，3～4次/日，如有必要，可加量至20 mg，5次/日。在16例用药中表明，单用或合用其他抗胆碱酯酶药治疗先天性肌无力有效。

7.2 抗胆碱能药

前已述及，胆碱能受体分为M受体和N受体，凡能阻滞M受体和N受体的都称作抗胆碱能药物。按照选择性的不同，N受体又可分为NN受体和NM受体。M受体拮抗药具有抗毒蕈碱样作用，以阿托品为代表。NN受体拮抗药又称作神经节阻滞药，主要用于治疗高血压；NM受体拮抗药作用于神经肌肉接合点，使骨骼肌产生收缩。

M胆碱能受体拮抗药是M受体的竞争性抑制剂，大多数都属于叔胺或季铵化合物，都不具有特异性。前者对N受体的作用很小，后者则较大。

M受体拮抗药的外周作用可使心率增快，汗液减少(皮肤干燥)，唾液减小(口干)，支气管、鼻黏膜和胃肠道分泌受抑，肠蠕动减慢，排尿受抑。可使瞳孔扩大，调节麻痹和怕光。可使中枢神经轻度兴奋，呼吸加快和锥体外系受抑。

阿托品

(atropine)

别名：Atropinol

本品为叔胺抗毒蕈碱生物碱。

【CAS】 51-55-8

【ATC】 A03BA01；S01FA01

【理化性状】 1. 本品为白色，晶体粉末或者无色晶体。微溶于水，可溶于乙醇和二氯甲烷。

2. 化学名：(1*R*，3*R*，5*S*，8*R*)-Tropan-3-yl (*RS*)-tropate

3. 分子式：$C_{17}H_{23}NO_3$

4. 分子量：289.4

5. 结构式

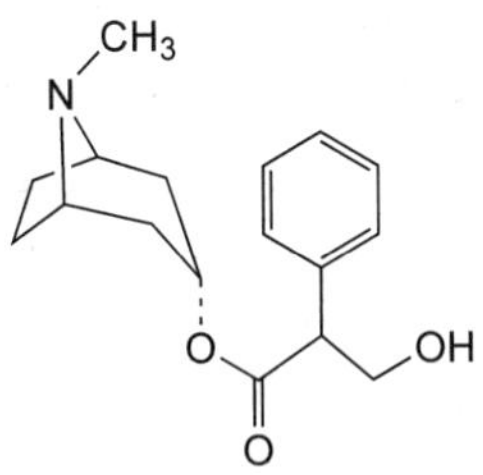

溴甲阿托品
(atropine methobromide)

〖CAS〗 2870-71-5

〖理化性状〗 1. 本品为无色晶体或者白色晶体粉末。可溶于水，微溶于乙醇。

2. 化学名：(1*R*，3*R*，5*S*)-8-Methyl-3-[(±)-tropoyloxy]tropanium bromide

3. 分子式：$C_{18}H_{26}BrNO_3$

4. 分子量：384.3

甲硝阿托品
(atropine methonitrate)

〖CAS〗 52-88-0

〖理化性状〗 1. 本品为白色，晶体粉末或者无色晶体。可溶于水，溶于乙醇。

2. 化学名：(1*R*，3*R*，5*S*)-8-Methyl-3-[(±)-tropoyloxy]tropanium nitrate

3. 分子式：$C_{18}H_{26}N_2O_6$

4. 分子量：366.4

5. 稳定性：甲硝阿托品的水溶液不稳定，pH＜6的酸性溶液中稳定性增强。

硫酸阿托品
(atropine sulfate)

别名：Atropin、Atropini sulfas、Atropt

〖CAS〗 55-48-1(anhydrous atropine sulfate)；5908-99-6(atropine sulfate monohydrate)

〖理化性状〗 1. 本品为白色晶体粉末或者无色晶体。极易溶于水，可溶于乙醇。2%水溶液的 pH 为 4.5～6.2。

2. 分子式：$(C_{17}H_{23}NO_3)_2 \cdot H_2SO_4 \cdot H_2O$

3. 分子量：694.8

4. 配伍禁忌：阿托品，硫酸和羟甲苯酸盐不能同时使用，会使阿托品完全失效 2～3 周。

【药理作用】 1. 对乙酰胆碱和拟胆碱能药(包括抗胆碱酯酶药)具有拮抗作用。

2. 降低胃肠道平滑肌的张力和蠕动，大剂量可抑制胃酸和消化酶(如胃蛋白酶)的分泌。

3. 降低尿道、膀胱壁的张力及活动性，并可增加膀胱括约肌的张力，对膀胱逼尿肌具有解痉作用。对胆管、输尿管和支气管的解痉作用较弱。

4. 本品大剂量加快心率，小剂量减慢心率。

5. 对眼的作用包括瞳孔扩大、眼压升高和调节麻痹(滴眼时就可产生)。

6. 使汗腺、唾液腺、鼻腔和支气管分泌减少，正常的骨骼肌张力降低。

7. 大剂量可解除小血管痉挛。

【体内过程】 本品可从胃肠道或其他黏膜吸收，也可自眼吸收，从皮肤吸收仅少量。口服本品后 1 h 可达最高效应。分布容积为 1.7 L/kg。蛋白结合率为 14%～22%。本品可透过血-脑屏障，也可透过胎盘。用量的一半在肝内代谢，余以原药随尿液排出。

【适应证】 1. 治疗胃肠道绞痛、膀胱刺激症状、痉挛性结肠炎，也可用于胆绞痛、肾绞痛，只是效果较差。

2. 用于治疗严重盗汗。

3. 大剂量(一次 1～2 mg)治疗心动过缓和部分传导阻滞(如锑剂中毒引起的阿-斯综合征)。

4. 在心搏停止时应用本品可使迷走反射消失。

5. 用于诊断性眼底检查及治疗虹膜睫状体炎和儿童验光配镜。

6. 麻醉前给药，使唾液和支气管分泌减少。

7. 解救有机磷中毒的 M 样中毒症状。

【不良反应】 1. 常见不良反应包括面红、口干、少汗和视近物模糊。

2. 常产生心悸、心动过速，可出现高血压或低血压。

3. 便秘、尿潴留均可发生。

4. 过量时出现中枢兴奋、烦躁、呼吸兴奋或谵妄、幻觉、惊厥。

【妊娠期安全等级】 C。

【禁忌与慎用】 1. 前列腺增生、闭角型青光眼、严重溃疡性结肠炎，幽门梗阻者及对本品或颠茄等过敏者禁用。

2. 幽门狭窄、尿潴留、麻痹性肠梗阻患者亦应禁用。

3. 重症肌无力患者不应使用本品，除非要减轻抗胆碱酯酶的有害的毒蕈碱作用。

4. 儿童和老年人或高血压病患者对本品的有害作用更敏感，应慎用。

5. 当周围温度很高时，由于可引起患者(特别是儿童)发生高热，故不宜使用本品。已有发热表现的患者也应慎用本品。

6. 本品或其他抗毒蕈碱药不应用于已有心动过

速的患者(如甲状腺毒症、心力衰竭及进行心脏手术的患者)。

7. 心肌梗死应慎用或不用本品,因心动过速和缺氧而激发心室颤动。

8. 对帕金森病患者进行症状性治疗时,如增加用量或转换其他治疗时应慎重缓慢逐步进行。

9. 尚未明确本品是否可分泌到乳汁中,哺乳期妇女慎用,如确需使用,应选择停药或停止哺乳。

10. 妊娠期妇女使用本品的安全性及有效性尚未明确,应权衡利弊。

【药物相互作用】 1. 本品与其他具有抗毒蕈碱作用的药物(如金刚烷胺、合用某些抗组胺药、三环类抗抑郁药、吩噻嗪类抗精神病药)可增强本品和其他抗毒蕈碱药物的作用。

2. 抗毒蕈碱药合用拟副交感神经药呈现相互抵消的作用。

3. 奎尼丁可增强本品对迷走神经的抑制作用。

4. 本品延缓胃排空,吸收快的药物可因此而延迟吸收(如对乙酰氨基酚);而吸收慢的药物则因此而增加吸收量(如地高辛)。

【剂量与用法】 1. 麻醉前用药　通常在麻醉诱导前30～60 min皮下或肌内注射0.3～0.6 mg,也可以在麻醉诱导前立即静脉注射。此外,本品还可以与硫酸吗啡10 mg合用于麻醉诱导前1 h皮下注射。体重达到3 kg的儿童皮下注射0.1 mg,体重7～9 kg给予0.2 mg,12～16 kg给予0.4 mg,20～27 kg给予0.5 mg,41 kg以上给予0.6 mg。

当抗胆碱酯酶药被用于逆转非去极化肌松药的作用时,为了对抗胆碱酯酶抑制剂的毒蕈碱作用,可静脉注射本品0.6～1.2 mg,在之前或同时给予抗胆碱酯酶药均可。

2. 心搏停止　欧洲的准则是静脉注射3 mg,仅用1次;美国则推荐静脉注射1 mg,3～5 min内如未见效,可以重用。欧洲不主张用于儿童。对于心动过缓,静脉注射0.5～1.0 mg,3～5 min可重用,总用量可达0.04 mg/kg。

3. 胆、肾绞痛和胃肠道疾病　成人口服0.3～0.6 mg,也可皮下或肌内注射,4～6 h可重用。

4. 有机磷中毒　抢救有机磷农药中毒,除使用本品外,还应同时使用碘解磷定。①重度中毒:肌内注射或静脉注射本品5 mg,尽快达到阿托品化,然后静脉滴注本品,滴定用量,以维持阿托品化;同时静脉注射碘解磷定1.2～1.6 g或氯磷定0.75～1.0 g,必要时,10 min后重复给予半量,以后每1～2 h重复给药2～3次。②中度中毒:肌内注射本品2～5 mg;同时静脉注射碘解磷定0.8～1.2 g或氯磷定0.5～0.75 g,以后每2～3 h重复给予半量2～3次。③轻度中毒:肌内注射本品1～2 mg;静脉注射碘解磷定0.4 g或氯磷定0.25 g,必要时重复给药。

5. 感染性休克　成人可给予1～2 mg,儿童可给予0.03～0.05 mg/kg,用5%葡萄糖注射液或0.9%氯化钠注射液10～20 ml稀释,静脉注射,每隔15～30 min重用1次,连续用药直至面色转红,四肢转暖,收缩压上升至80 mmHg以上始可逐步减量,待血压稳定后方可停药。

【用药须知】 1. 本品用于抗感染性休克前,必须先补充足够的血容量。

2. 滴用眼药水也可引起全身反应。

3. 口服本品应在饭前30 min。

4. 静脉注射本品时,有时反而出现心动过缓,但只会持续1～2 min。

5. 缓解胆绞痛应同时使用吗啡和哌替啶。

6. 口干、视物模糊严重时可给予新斯的明或毛果芸香碱对抗。

7. 如出现中枢兴奋、惊厥,可使用巴比妥类或地西泮对抗。

8. 使用本品期间,不可驾车或操作机械,尤其不可饮酒。

9. 阿托品化的指征是面红、瞳孔扩大、皮肤干燥、心动过速、体温上升、腹胀、躁动和尿潴留。

10. 一旦过量,立即给予短效巴比妥类或小剂量地西泮以控制惊厥及兴奋状态,不可使用大剂量镇静,因其中枢抑制作用可加强本品中毒后的抑郁状态,不推荐使用中枢神经兴奋药。毒扁豆碱为本品过量的解毒剂,可给予1～4 mg(儿童0.5～1.0 mg)缓慢静脉注射,可快速解除谵妄、昏迷状态,但由于毒扁豆碱快速由体内消除,故中毒患者1～2 h后可再次昏迷,此时需重复给药。必要时给予吸氧及人工呼吸,冰袋和酒精棉签用于中毒者(尤其是儿童中毒者)的物理降温。

【临床新用途】 1. 咯血　皮下注射本品1～2 mg,必要时,2～3h后重复给药,肌内注射0.5 mg。

2. 急性胰腺炎　肌内注射或滴注本品1 mg,2～4次/日,连用7 d;伴有休克者应配合输血、补液、升压等综合措施。

3. 急性肾小球肾炎　常规治疗的同时,加服本品0.02 mg/kg(＜7岁儿童),0.06 mg/kg(8～16岁),0.09 mg/kg(＞16岁),3次/日。

4. 乌头碱中毒　肌内注射或静脉注射2～5 mg,根据病情决定给药的间隔时间。

5. 提高宫颈扩张率,缩短产程　宫颈注射本品

1 mg,总有效率达 97.29%。

6. 冻疮　将一般冻疮膏溶化后,加入粉碎了的本品片剂,涂于患处,2 次/日。

【制剂】 ①注射液:0.3 mg/1 ml;0.4 mg/1 ml;0.5 mg/1 ml;1 mg/1 ml。②片剂:0.3 mg。

【贮藏】 密封、避光保存。

苯扎托品

(benzatropine)

别名:Benztropine、Cogentin

本品为抗胆碱药。

【CAS】 86-13-5

【ATC】 N04AC01

【理化性状】 1. 化学名:(3-*endo*)-3-(Diphenylmethoxy)-8-methyl-8-azabicyclo[3.2.1]octane

2. 分子式:$C_{21}H_{25}NO$

3. 分子量:307.42

4. 结构式

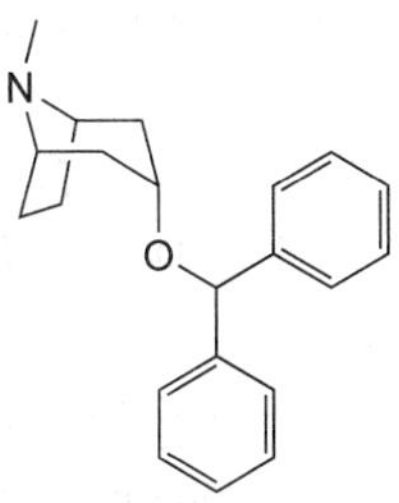

【药理作用】 本品有抗胆碱、抗组胺和局部麻醉作用。

【体内过程】 口服吸收快而完全,口服后 1 h 开始起作用,肌内或静脉注射数分钟内作用开始,作用持续 24 h。

【适应证】 用于震颤麻痹及药物引起的锥体外系反应综合征,可改善肌强直和震颤。

【不良反应】 不良反应类似于阿托品,可有头晕、眩晕、视物模糊、瞳孔放大、口干、心率加快、嗜睡、精神障碍等。

【禁忌与慎用】 1. 心、肝、肾病者慎用。

2. 尚未明确本品是否可分泌到乳汁中,哺乳期妇女慎用,如确需使用,应停止哺乳。

3. 妊娠期妇女使用本品的安全性及有效性尚未明确,应权衡利弊。

4. 由于本品不良反应类似阿托品,故 3 岁以上儿童应谨慎用药。

5. 迟发性运动障碍者、闭角型青光眼者不推荐使用本品。

【药物相互作用】 1. 与吩噻嗪类或三环类抗抑郁剂合用可引起肠麻痹。

2. 与选择性 5-HT 再摄取抑制剂合用,偶可出现谵妄。

3. 与抗精神药合用,有体温降低和引起致死性心源性脑卒中的报道。

【剂量与用法】 口服,开始一日睡前服 0.5~1 mg,以后一日可增至 2~6 mg,分 3 次服。必要时,震颤麻痹患者可肌内注射或静脉注射,1~2 mg/d。药物诱发锥体外系反应者可肌内注射或静脉注射,一日 1~4 mg,分 1~2 次。

【用药须知】 1. 老年患者可能更敏感,故用药时应从小剂量开始,增加剂量时应进行严密监测。

2. 3 岁以上儿童剂量因病情而定。

3. 由于本品可在体内蓄积,故用药过程中应适当进行全程药物监测。心动过速、前列腺肥大者应进行严密的药物检测。

4. 大剂量给药尤易导致尿潴留,个别肌群肌无力、肌肉控制不能,此时应进行剂量调整。

5. 大剂量给药或对本品敏感者用药时可能出现精神错乱及兴奋,且偶有出现幻视的报道,此外,本品用于抗精神病药物(如吩噻嗪类)导致的锥体外系障碍及精神障碍患者时偶可加重其精神症状,这种情况下抗帕金森药物可导致突发性中毒性精神病,故精神障碍患者用药初期及需要增加剂量时均应进行密切的药物监测。

6. 过量的症状与阿托品中毒或抗组胺药过量类似。解毒剂为水杨酸毒扁豆碱,1~2 mg,皮下注射或静脉注射。如必需,2 h 后给予第二剂。可给予短效巴比妥类药物对抗中枢神经系统兴奋,但应谨慎给药以避免过度抑制导致抑郁。必要时给予抗抑郁支持疗法(避免使用导致惊厥的中枢兴奋药:印防己毒素、戊四氮、贝美格),对严重呼吸抑制者进行人工呼吸,瞳孔散大及睫状肌麻痹者给予缩瞳药,高热者给予冰袋、酒精浴或其他方法进行物理降温。对循环衰竭者给予血管加压及补液治疗。给畏光者准备暗室。

【制剂】 ①片剂:0.5 mg;1 mg;2 mg。②注射液:2 mg/2 ml。

【贮藏】 贮于 20~25 ℃。

乙苯托品

(etybenzatropine)

别名:Ethybenztropine、Ropethydrylin、Panolid、Ponalid、Ponalide

本品为抗胆碱药。

【CAS】 524-83-4

【ATC】 N04AC30

【理化性状】 1. 化学名：(1*R*,5*R*)-3-(Dicyclohexylmethoxy)-8-ethyl-8-azabicyclo[3.2.1]octane

2. 分子式：$C_{22}H_{27}NO$

3. 分子量：321.46

4. 结构式

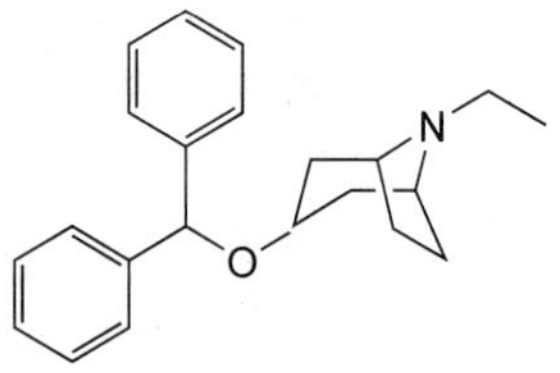

【简介】 本品有抗胆碱、抗组胺和局部麻醉作用。与苯扎托品类似。

甲溴辛托品

(octatropine methylbromide)

别名：Anisotropine Methylbromide、Valpin、Endovalpin、Lytispasm

本品为阿托品衍生物。

【CAS】 80-50-2

【理化性状】 1. 化学名：(*endo*)-8,8-Dimethyl-8-azoniabicyclo[3.2.1]octan-3-yl] 2-propylpentanoate bromide

2. 分子式：$C_{17}H_{32}BrNO_2$

3. 分子量：362.3

4. 结构式

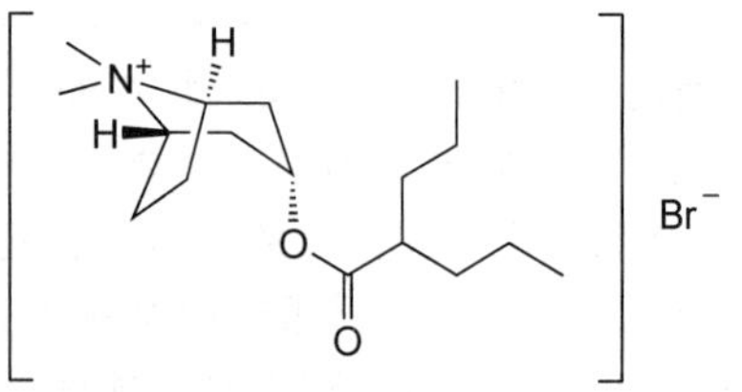

【简介】 本品有抗毒蕈碱及解痉作用，用于治疗胃溃疡。现已少用，多用于复方制剂。

东莨菪碱

(scopolamine)

别名：海俄辛、使保宁、Hyoscine

本品为叔胺抗毒蕈碱药。在西方，以 Hyoscine 命名，我国则以 Scopolamine 为通用名。本品是从东莨菪属植物 Scopolia 中提取的一种生物碱，据此以命名，应当是合理的。

【CAS】 51-34-3

【ATC】 A04AD01；N05CM05；S01FA02

【理化性状】 1. 本品为白色或几乎白色，结晶性粉末或无色结晶。熔点为 66～70 ℃下。溶于水，易溶于乙醇。

2. 化学名：(－)-(1*S*,3*s*,5*R*,6*R*,7*S*,8*s*)-6,7-Epoxy-3[(*S*)-tropoyloxy] tropane

3. 分子式：$C_{17}H_{21}NO_4$

4. 分子量：303.4

5. 结构式

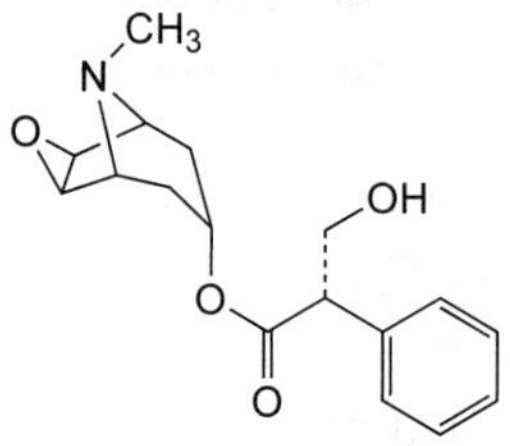

氢溴酸东莨菪碱

(scopolamine hydrobromide)

别名：Kwells

〖CAS〗 114-49-8 (anhydrous scopolamine hydrobromide)；6533-68-2 (scopolamine hydrobromide trihydrate)

〖理化性状〗 1. 本品为白色或几乎白色，易风化的、无色结晶或结晶性粉末。易溶于水，溶于乙醇。5%水溶液的 pH 为 4.0～5.5。

2. 化学名：(－)-(1*S*,3*s*,5*R*,6*R*,7*S*)-6,7-Epoxytropan-3-yl (*S*)-tropate hydrobromide trihydrate

3. 分子式：$C_{17}H_{21}NO_4 \cdot HBr \cdot 3H_2O$

4. 分子量：438.3

硝酸甲酯东莨菪碱

(scopolamine methonitrate)

〖CAS〗 6106-46-3

〖理化性状〗 1. 化学名：(－)-(1*S*,3*s*,5*R*,6*R*,7*S*)-6,7-Epoxy-8-methyl-3-[(*S*)-tropoyloxy] tropanium nitrate

2. 分子式：$C_{18}H_{24}N_2O_7$

3. 分子量：380.4

【药理作用】 其作用一般类似阿托品，对中枢和周围均有作用。它比阿托品抑制唾液分泌的作用更强，通常会减缓心率而不是加速心率，特别是在使用小剂量时。它对中枢的作用与阿托品不同，能抑制大脑皮质，产生嗜睡和健忘。在周围，对眼平滑肌和腺体分泌的抑制作用比阿托品强。

【体内过程】 本品口服后迅速从胃肠道吸收。几乎在肝内完全被代谢，仅有极小一部分以原药随尿液排出。它可透过血-脑屏障和胎盘。本品的透皮制剂也易于吸收。其 $t_{1/2}$ 为 2.9 h，分布容积为 1.7 L/kg。

【适应证】 1. 用于麻醉前给药、晕动病、帕金森病。

2. 缓解平滑肌痉挛(尤指胃肠道)和扩瞳。

3. 解救有机磷中毒。

4. 用于感染性休克。

【不良反应】 1. 常有口干、眩晕，严重时瞳孔散大、皮肤潮红、灼热、兴奋、烦躁、谵语、惊厥、心跳加快等。

2. 本品不刺激延髓中枢，故不会增加呼吸频率和血压升高。

【妊娠期安全等级】 C。

【禁忌与慎用】 1. 对本品有过敏史者禁用。

2. 青光眼者禁用。

3. 严重心脏病、器质性幽门狭窄或麻痹性肠梗阻者禁用。

4. 前列腺肥大者慎用。

【药物相互作用】 参见阿托品。

【剂量与用法】 1. 预防和控制晕动病，启程前 30 min 口服 0.3 mg，如必要，每 6 h 一次，24 h 内最多服 3 次。4～10 岁儿童可给予 75～150 μg，>10 岁儿童可给 150～300 μg。本品也可以通过透皮制剂防止晕动病，这种制剂可贴于耳后，3 d 内可使用 1 mg。贴膏应在启程前 5～6 h 应用。此贴膏也可用于成人预防手术后的恶心和呕吐。

2. 本品也可皮下、肌内注射或静脉给药，用于呕吐，一次可给予 0.3～0.6 mg。静脉注射应以注射用水稀释。

3. 本品 0.2～0.6 mg 常合并阿片全碱皮下或肌内注射，作为全麻前给药(于麻醉诱导前 30～60 min)。

4. 本品 0.25%溶液点眼，可起散瞳和睫状肌麻痹作用。它比阿托品起效迟，持效时间较短，但仍达 3～7 d。

5. 用于感染性休克，皮下或肌内注射，一次 0.3～0.5 mg，极量为一次 0.5 mg，1.5 mg/d。

【用药须知】 1. 使用本品期间，不可驾车或操作机械，尤其不可饮酒。

2. 如出现中枢兴奋、惊厥，可使用巴比妥类或地西泮对抗。

3. 口干、视物模糊严重时可给予新斯的明或毛果芸香碱对抗。

【临床新用途】 1. 肺性脑病　将本品 0.6 mg，稀释后滴注；同时每 30 min 静脉注射 0.3～0.6 mg，连用 10～20 次，可增加肺和脑的血流量。

2. 小儿急性“三衰”　分别静脉注射本品 0.15 mg，洛贝林 3 mg，每 15 min1 次，病情缓解后改为滴注；配合应用甘露醇 20 ml，每 4 h 推注 1 次，并结合常规治疗。

3. 重症肺炎、肺水肿　以本品 0.05 mg/kg 加入 10%葡萄糖注射液 100～250 ml 静脉滴注，每 2～3 h 一次。

4. 咯血　以本品 0.3 mg 加入 50%葡萄糖注射液中缓慢静脉注射；或以本品 0.6 mg 加入 10%葡萄糖注射液中滴注，可用药 1～3 d。

5. 流行性出血热少尿期　口服或静脉注射本品 0.5 mg，一日总量为 1.5 mg。

6. 妊娠高血压综合征　0.02～0.04 mg/kg，稀释后缓慢静脉注射，3 次/日。如有子痫发作，可配合冬眠药物。

7. 新生儿硬肿症　以本品 0.01～0.1 mg/kg 加入 10%葡萄糖注射液 150 ml 滴注，5～6 滴/min；严重者另加 0.1～0.3 mg 静脉注射，每 15～30 min 1 次(一般 2～3 次)，至心音有力、面色红润和四肢温暖后停药。

8. 难治性呃逆　皮下或肌内注射本品 0.3 mg，必要时可重复给药。

9. 药物性锥体外系症状　皮下或肌内注射本品 0.3～0.5 mg(儿童给予 0.02～0.03 mg/kg)。

10. 马钱子中毒　以本品 0.3 mg，加入 50%葡萄糖注射液 20 ml 中静脉注射，必要时 10 min 和 25 min 后各重用 1 次。

11. 戒毒脱瘾　以本品 0.03～0.06 mg/kg 稀释后滴注，1～2 次/日，3～5 d 后改口服，疗程 10 d；躁动不安者可用氯丙嗪 0.5 mg/kg，肌内注射或滴注。

12. 河豚中毒　加用本品可提高救治率。

13. 失眠　本品浸膏片 150 mg，3 次/日，效果优于地西泮。

14. 有机磷中毒　以本品 0.9 mg 稀释后静脉注射，10～20 min 给药 1 次；也可与阿托品合用或交替使用。

15. 心源性肝硬化腹水　口服莨菪浸膏片 16 mg，3 次/日，6 d 后可加量至 40 mg，11 d 后加量至 80 mg；应同时补钾。

【制剂】 ①片剂：0.2 mg。②注射液：0.3 mg/1 ml；0.5 mg/1 ml；2 mg/1 ml。③滴眼液：0.25%。④贴片：1.5 mg。

【贮藏】 密封、避光贮于室温。

莨菪碱

(hyoscyamine)

别名：Anaspaz、Levbid、Levsin

【CAS】 101-31-5

【ATC】 A03BA03

【理化性状】 1. 化学名：(*S*)-(1*R*,3*R*,5*S*)-8-Methyl-8-azabicyclo [3.2.1] octan-3-yl3-hydroxy-2-phenylpropanoate

2. 分子式：$C_{17}H_{23}NO_3$

3. 分子量：289.3

4. 结构式

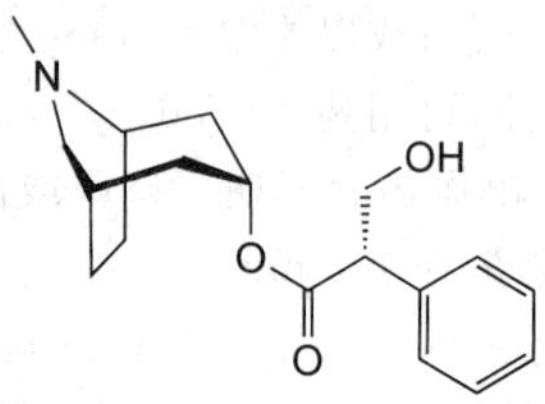

硫酸莨菪碱
(hyoscyamine sulfate)

〖CAS〗 620-61-1;6835-16-1

〖理化性状〗 1. 化学名：Benzeneacetic acid, a-(hydroxymethyl)-8-methyl-8-azabicyclo[3.2.1.]oct-3-yl ester[3(*S*)-endo]-sulfate(2∶1)dihydrate

2. 分子式：$(C_{17}H_{23}NO_3)_2 \cdot H_2SO_4 \cdot 2H_2O$

3. 分子量：712.85

【简介】 本品是从多种茄科植物中提取的一种生物碱，可以通过加热或碱的作用将其转化为阿托品的左旋异构体。属于叔铵抗毒蕈碱药，临床用其硫酸盐，商品名 Levsin。主要用于减轻内脏痉挛症状，也用于治疗鼻炎，过去还曾用于治疗帕金森病。口服常用量为 150～300 μg，4 次/日。必要时，每 4 h 一次。有些国家已在使用本品的缓释制剂。本品也可供注射。其不良反应、药物相互作用，用药须知等均参见阿托品。片剂：125 μg。制剂应密封、避光贮存。

丁溴东莨菪碱
(scopolamine butylbromide)

【CAS】 149-64-4

【ATC】 A03BB01

【理化性状】 1. 本品为白色或几乎白色，结晶性粉末。易溶于水和二氯甲烷，略溶于无水乙醇。5%水溶液的 pH 为 5.5～6.5。

2. 化学名：(－)-(1*S*,3*s*,5*R*,6*R*,7*S*,8*r*)-6,7-Epoxy-8-butyl-3-[(*S*)-tropoyloxy] tropanium bromide

3. 分子式：$C_{21}H_{30}BrNO_4$

4. 分子量：440.4

5. 结构式

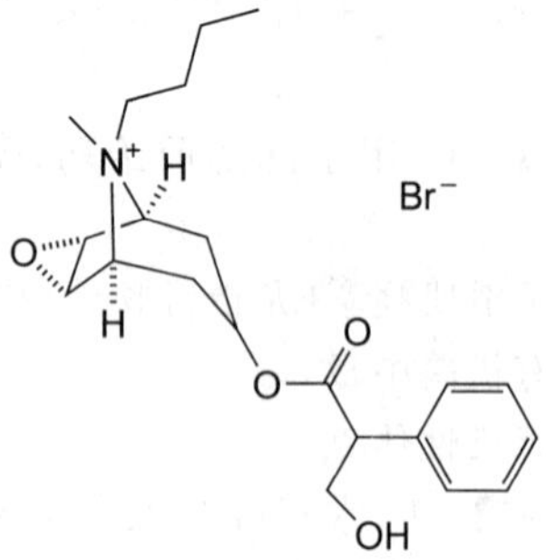

【简介】 本品为东莨菪碱的丁溴酸盐。其作用特点在于解除平滑肌痉挛的效力较强，其他作用很弱，故选择性地用于消化道或其他内脏平滑肌痉挛性绞痛，也作为胃肠道纤维内镜检查前用药，防止平滑肌痉挛时影响检查。口服 10～20 mg，3 次/日；肌内注射、静脉注射或滴注 10～20 mg，必要时可加量至 30 mg，并可重复使用。制剂有：①片剂：10 mg。②注射液：10 mg/1 ml；20 mg/1 ml。

甲溴东莨菪碱
(scopolamine methobromide)

【CAS】 155-41-9

【ATC】 A03BB03;S01FA03

【理化性状】 1. 化学名：(－)-(1*S*,3*s*,5*R*,6*R*,7*S*)-6,7-Epoxy-8-methyl-3-[(*S*)-tropoyloxy] tropanium bromide

2. 分子式：$C_{18}H_{24}BrNO_4$

3. 分子量：398.3

4. 结构式

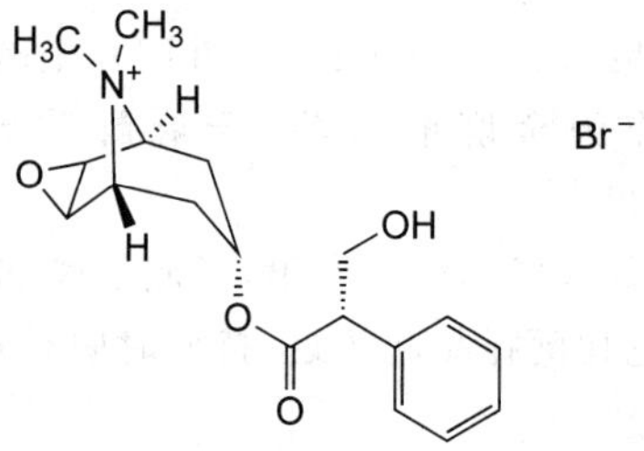

【简介】 本品口服后吸收较少，不易透过血-脑屏障，无中枢作用。临床用于胃肠道痉挛、多汗和流涎。口服 2.5 mg，3 次/日，皮下或肌内注射 0.25～1 mg。不良反应少。制剂有：①片剂：2.5 mg。②注射液：1 mg/1 ml。

山莨菪碱
(anisodamine)

别名：654

天然产品为左旋品，人工合成品为外消旋品，称作654-2。临床用其氢溴酸盐。

【CAS】 55869-99-3

【理化性状】 1. 化学名:6-Hydroxyhyoscyamine

2. 分子式:$C_{17}H_{23}NO_4$

3. 分子量:305.4

【药理作用】 类似阿托品。在解除血管痉挛和改善微循环方面更为突出。

【体内过程】 口服本品30 mg与肌内注射10 mg达到的组织内药物浓度近似。排泄较阿托品快。$t_{1/2}$为40 min。

【适应证】 1. 用于脑血栓形成、脑栓塞、脑血管痉挛、血管神经性头痛(由血管痉挛所致)、血栓闭塞性脉管炎。

2. 用于胃肠道痉挛、胆道痉挛。

3. 治疗神经痛和坐骨神经痛。

4. 用于中心性视网膜炎和视网膜色素变性。

5. 用于突发性耳聋。

6. 用于感染性休克、心源性休克、休克型肺炎、暴发型流脑、中毒性菌痢。

【不良反应】 1. 一般不良反应有口干、面红、轻度扩瞳、视近物模糊等,个别患者有心率加快及排尿困难等,多在1~3 h内消失。对肝、肾等实质性脏器损害小。

2. 极少病例在一次肌内注射5 mg后,扩瞳作用特别敏感,视物极度模糊,持续时间接近10 d。

3. 有1例致四肢强直性痉挛的报道。

【禁忌与慎用】 1. 脑出血急性期及青光眼患者禁用。

2. 妊娠期妇女禁用。

【药物相互作用】 参见阿托品。

【剂量与用法】 1. 一般口服5~10 mg,3次/日。

2. 治疗脑血栓形成 用本品30~40 mg加入5%葡萄糖注射液500 ml中滴注,1次/日。

3. 治疗血栓闭塞性脉管炎 静脉注射10~15 mg,1次/日。

4. 严重神经痛 肌内注射5~20 mg。

5. 用于休克 成人10~40 mg,儿童0.3~2 mg/kg,如上稀释后静脉注射,通常给药后1~4 min即可见到效用。每隔15~30 min重用1次,好转后改为1~2 h一次,用量酌减。

【用药须知】 1. 参见东莨菪碱。

2. 抢救心源性休克应快速静脉注射。

3. 用药前补充血容量。

【临床新用途】 1. 再生障碍性贫血 将本品0.5~2 mg/kg加入5%或10%葡萄糖注射液250~500 ml,1次/日,同时于睡前口服10~40 mg,连用30 d;也可口服本品20~40 mg,3~4次/日,同时合用司坦唑醇(stanozolol,康力龙)6~12 mg,2次/日,可连用3~12个月。

2. 原发性血小板减少性紫癜 口服本品0.5~1 mg/(kg·d),泼尼松1~2 mg/(kg·d)和左旋咪唑3 mg/(kg·d),3次分服(其中左旋咪唑用3 d停4 d),连用3个月,必要时重复疗程。

3. 急性肺水肿 将本品20 mg加入25%葡萄糖注射液50 ml中静脉注射,30 min后重复一次,症状缓解后改为30 mg/d滴注或口服10~20 mg,3次/日;配合应用呋塞米效果更好。

4. 肺心病 口服本品10 mg,3次/日,具有辅助治疗作用。如伴难治性心力衰竭,可加用多巴胺10 mg、山莨菪碱20 mg加入10%葡萄糖注射液250 ml滴注,15~30 滴/分。

5. 坐骨神经痛 本品和维生素B_1各10 mg患侧环跳穴注射,一日或隔日1次。或以本品20 mg加入5%葡萄糖注射液中滴注,1次/日;或口服本品5~20 mg,3次/日。

6. 血栓闭塞性脉管炎 本品20~40 mg,肌内注射或静脉注射,并口服20 mg,3次/日。

7. 不宁腿综合征 口服本品10 mg,3次/日。

8. 急性胰腺炎

(1) 水肿型 本品1~3 mg/(kg·d)前3 d滴注2/3,口服1/3,腹痛缓解后改为口服维持治疗。

(2) 出血坏死型 本品10~20 mg,每5~20 min静脉注射一次,病情缓解后改为滴注或口服,疗程7~10 d。

9. 小儿神经性尿频 用本品0.5~1 mg/(kg·d),3次分服,并服谷维素5~10 mg,可提高疗效。

10. 排尿性晕厥 口服本品30 mg,4次/日。

11. 小儿遗尿症 睡前给予口服本品10 mg(0.3 mg/kg)。

12. 难治性呃逆 肌内注射本品10 mg,2次/日,或滴注30 mg/d,并肌内注射醋哌甲酯(利他林)20 mg,2次/日。

13. 用于低张肾分泌性造影 肌内注射本品10 mg后,经静脉注入76%复方泛影葡胺40 ml,于2~3 min注完,使头低20~30°,分别于注射造影剂后3~4 min,5~8 min,20 min摄片。其结果显示,使用本品时腹部不必加压,达到低张效果,并使造影剂在肾盏停留时间延长。

【制剂】 ①片剂：5 mg；10 mg。②注射液：5 mg/1 ml；10 mg/1 ml；20 mg/1 ml。

【贮藏】 密封、避光贮于室温。

樟柳碱

(anisodine)

本品系自茄科植物山莨菪中提取的一种生物碱。

【CAS】 52646-92-1

【理化性状】 1. 化学名：9-Methyl-3-oxa-9-azatricyclo[3.2.1.$0^{2,4}$]non-7-yl α-hydroxy-α-(hydroxymethyl)benzeneacetate

2. 分子式：$C_{17}H_{21}NO_5$

3. 分子量：319.35

4. 结构式

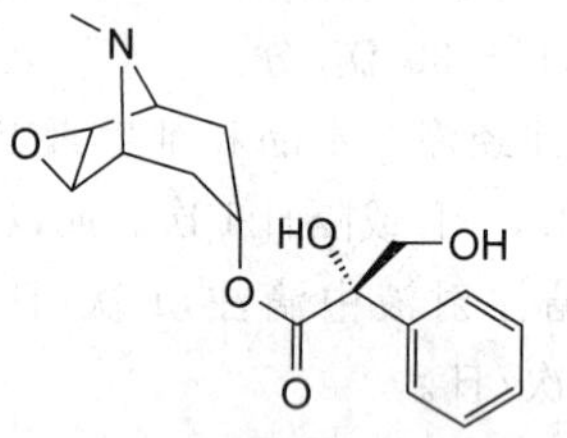

氢溴酸樟柳碱

(anisodine hydrobromide)

〖CAS〗 76822-34-9

〖理化性状〗 1. 化学名：9-Methyl-3-oxa-9-azatricyclo[3.2.1.$0^{2,4}$]non-7-yl α-hydroxy-α-(hydroxymethyl)benzeneacetate hydrobromide(1∶1)

2. 分子式：$C_{17}H_{21}NO_5 \cdot HBr$

3. 分子量：400.3

【药理作用】 其结构和作用与参见山莨菪碱。其中枢作用较山莨菪碱强，比东莨菪碱弱。周围作用类似山莨菪碱，而比阿托品弱。本品有解除血管痉挛的作用。

【适应证】 用于治疗血管性头痛、视网膜血管痉挛、中心性视网膜病变、缺血性视神经病变、帕金森病、晕动病、支气管哮喘及有机磷农药中毒。

【不良反应】 1. 常见口干、眩晕，严重时瞳孔散大、皮肤潮红、灼热、兴奋、烦躁、谵语、惊厥、心率增速。

2. 偶见一时性黄视、意识模糊和排尿困难。

【禁忌与慎用】 1. 对本品有过敏史者禁用。

2. 青光眼者禁用。

3. 严重心脏病、器质性幽门狭窄或麻痹性肠梗阻者禁用。

4. 前列腺肥大者慎用。

【剂量与用法】 1. 成人口服 1～4 mg，3～4 次/日。

2. 肌内注射或静脉注射 2～5 mg，1～3 次/日。

3. 眼科应用，一次 0.2～0.75 mg，于球后注射。

【制剂】 ①片剂：1 mg；3 mg。②注射液：2 mg/1 ml；5 mg/1 ml。

【贮藏】 密封、避光贮于室温。

奥昔布宁

(oxybutynin)

别名：Cystrin、Ditropan

本品为叔铵抗毒蕈碱药。

【CAS】 5633-20-5

【ATC】 G04BD04

【理化性状】 1. 化学名：4-(Diethylamino)-2-butynyl α-phenylcyclohexaneglycolic acid ester

2. 分子式：$C_{22}H_{31}NO_3$

3. 分子量：357.5

4. 结构式

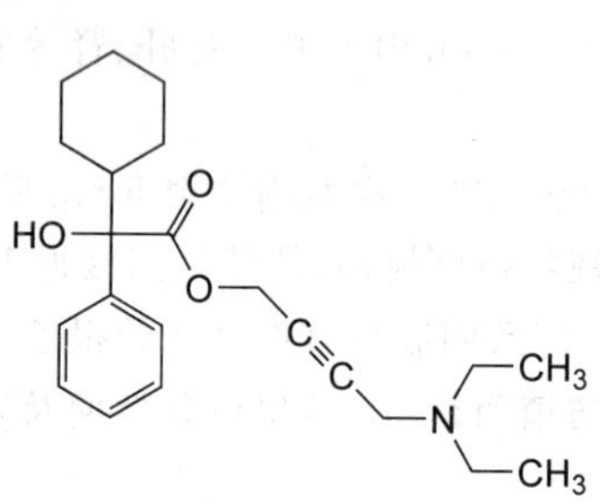

盐酸奥昔布宁

(oxybutynin hydrochloride)

别名：Dridase、Driptane

〖CAS〗 1508-65-2

〖理化性状〗 1. 本品为白色或几乎白色的结晶性粉末。易溶于水和乙醇，溶于丙酮，微溶于环己烷。

2. 化学名：4-Diethylaminobut-2-ynyl α-cyclohexylmandelate hydrochloride

3. 分子式：$C_{22}H_{31}NO_3 \cdot HCl$

4. 分子量：393.9

【用药警戒】 有关于使用本品后出现面部、唇、舌和(或)喉部血管神经性水肿的报道，且在某些情况下给予首剂即可出现血管神经性水肿，与上呼吸道肿胀相关的血管神经性水肿可能会危及生命。如果舌、喉咽部或喉部出现血管神经性水肿，应立即停药并采取措施保证患者的气道畅通。

【药理作用】 作用类似阿托品。它还对平滑肌具有直接作用。其肌肉松弛作用很强，可使膀胱容量增至最大，使逼尿肌压力降至最小。

【体内过程】 口服后1 h内可达血药峰值。进行广泛的首关代谢，生物利用度仅及6%，$t_{1/2}$为2～3 h，其活性代谢物为脱乙基奥昔布丁。本品可进入乳汁，透过血-脑屏障。

【适应证】 用于膀胱过度活动、尿频、尿急、神经源性尿失禁、自发性逼尿肌不稳定和夜间遗尿。

【不良反应】 1. 少数患者可出现抗胆碱能药物所引起的类似症状，如口干、少汗、视物模糊、心悸、头晕、嗜睡、恶心、呕吐、便秘、阳痿、抑制泌乳等。

2. 个别患者可出现过敏反应或药物特异反应，如荨麻疹和其他皮肤症状。

3. 动物实验证实，使用高剂量本品具有生殖毒性。

【妊娠期安全等级】 B。

【禁忌与慎用】 1. 青光眼，部分或完全胃肠梗阻、麻痹性肠梗阻、老年人或衰弱患者的肠张力缺乏、重症肌无力、阻塞性尿道疾病及处于出血期的心血管状态不稳定的患者禁用。

2. 老年人、自主神经病患者、肝肾疾病患者、伴有食管裂孔疝的消化性食管炎患者、回肠和结肠造口术后的患者慎用。

3. 溃疡性结肠炎患者慎用，大剂量使用时，可能抑制肠蠕动，而引起麻痹性肠梗阻。

4. 甲状腺功能亢进、冠心病、充血性心力衰竭、心律失常、高血压及前列腺肥大等患者慎用，使用本品后，可加重症状。

5. 本品可抑制乳汁分泌，哺乳期妇女慎用。

【药物相互作用】 与其他抗胆碱药合用，不良反应增加。

【剂量与用法】 1. 成人　口服常用量为5 mg，2～3次/日，必要时可加至5 mg，4次/日。老年人开始给予2.5～3 mg，2次/日，如必要且耐受，可加至5 mg，2次/日。

2. >5岁儿童　开始口服2.5～3 mg，2次/日，必要时可加至5 mg，2～3次/日。如用于夜遗尿，最后1次可在睡前给药。

【用药须知】 1. 参见阿托品。

2. <7岁儿童的夜间遗尿，专家们认为不适合使用本品。

3. 一旦药物过量，应给予对症治疗及支持性治疗，用活性炭或导泻药解毒。

【制剂】 片剂：5 mg。

【贮藏】 贮于室温。

托特罗定

(tolterodine)

本品为叔铵抗毒蕈碱药。

【CAS】 124937-51-5

【ATC】 G04BD07

【理化性状】 1. 化学名：(+)-(*R*)-2-{α-[2-(Diisopropylamino)ethyl]benzyl}-*p*-cresol

2. 分子式：$C_{22}H_{31}NO$

3. 分子量：325.5

4. 结构式

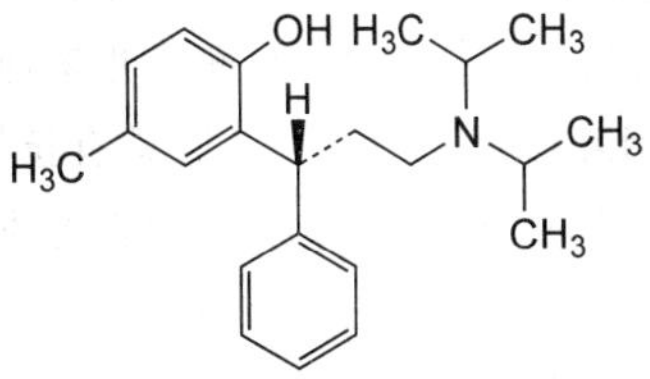

酒石酸托特罗定

(tolterodine tartrate)

别名：Detrusitol、Detrol

〖CAS〗 124937-52-6

〖理化性状〗 1. 化学名：(+)-(*R*)-2-{α-[2-(Diisopropylamino)ethyl]benzyl}-*p*-cresol tartrate

2. 分子式：$C_{22}H_{31}NO \cdot C_4H_6O_6$

3. 分子量：475.6

【用药警戒】 本品首剂给药或在随后的用药过程中会出现需入院急救的过敏反应及血管神经性水肿。如果用药过程中出现呼吸困难、上呼吸道梗阻或血压下降，应立即停药并及时给予相应治疗。

【药理作用】 本品为竞争性M胆碱受体拮抗药。动物实验结果提示本品对膀胱的选择性高于唾液腺。

【体内过程】 口服本品后1～3 h可达血药峰值。主要通过CYP2D6代谢成具有活性的5-氢甲基衍生物。极少的通过CYP3A4代谢成失活的*N*-脱烷基衍生物。主要随尿液排出，见于粪便中者占17%，排出的原药不到1%。

【适应证】 用于缓解膀胱过度活动所致的尿频、尿急和紧迫性尿失禁症状。

【不良反应】 1. 常见口干、消化不良、便秘、腹痛、胀气、呕吐、头痛、眼干、皮肤干燥、嗜睡、神经质、感觉异常。

2. 少见自主神经调节失调、胸痛、过敏反应、尿闭、精神错乱。

【妊娠期安全等级】 C。

【禁忌与慎用】 1. 尿潴留、胃滞纳、未经控制的闭角型青光眼患者禁用。

2. 已证实对本品有过敏反应的患者禁用。

3. 重症肌无力患者、严重的溃疡性结肠炎患者、中毒性巨结肠患者禁用。

4. 肾功能低下的患者，自主神经疾病患者、裂孔疝患者慎用本品。

5. 由于尿潴留的风险，本品禁用于膀胱出口梗阻的患者；由于胃滞纳的风险，也慎用于患胃肠道梗阻性疾病，如幽门狭窄的患者。

6. 哺乳期妇女使用时，应暂停哺乳。

7. 尚无儿童用药经验，不推荐儿童使用。

【药物相互作用】 1. 与其他具有抗胆碱作用的药物合并给药时可增强治疗作用但也增加不良反应。反之毒蕈碱受体激动剂可降低本品的疗效。

2. 从理论上讲，凡是 CYP2D6，CYP3A4 的诱导剂或抑制剂均与本品可产生相互作用。厂家建议，本品在与 CYP3A4 强效抑制剂（如红霉素、克拉霉素、酮康唑、伊曲康唑和咪康唑）合用时，本品的剂量不应超过 1 mg，2 次/日。

【剂量与用法】 成人口服 2 mg，2 次/日。肝肾功能不全者减半。

【用药须知】 服用本品可能引起视物模糊，用药期间驾驶车辆、开动机器和进行危险作业者应当注意。

【制剂】 片剂：2 mg。

【贮藏】 贮于室温。

非索罗定

(fesoterodine)

别名：Toviaz

本品为毒蕈碱受体拮抗剂。

【CAS】 286930-02-7

【ATC】 G04BD11

【理化性状】 1. 化学名：2-[(1*R*)-3-(Diisopropylamino)-1-phenylpropyl]-4-(hydroxymethyl) phenyl isobu-tyrate

2. 分子式：$C_{26}H_{37}NO_3$

3. 分子量：411.6

4. 结构式

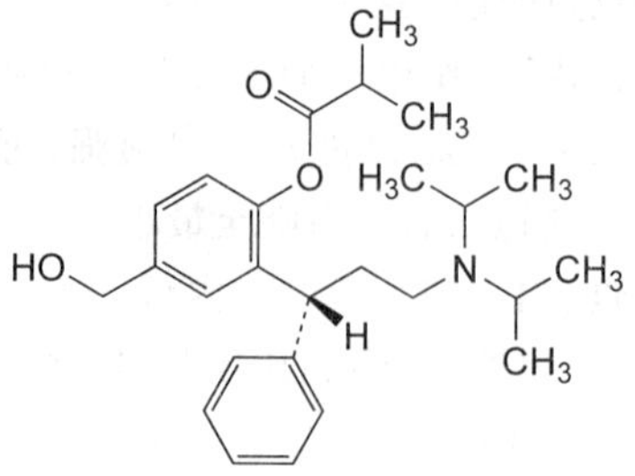

富马酸非索罗定

(fesoterodine fumarate)

〖CAS〗 286930-03-8

〖理化性状〗 1. 本品为本品为白色至类白色粉末，易溶于水。属于前体药物。口服本品后快速去酯化成为活性代谢物(*R*)-2-(3-二异丙胺基-l-苯丙基)-4-甲基苯酚，或称为 5-羟甲基托特罗定，属于 5-羟毒蕈碱受体拮抗剂。

2. 分子式：$C_{26}H_{37}NO_3 \cdot C_4H_4O_4$

3. 分子量：527.66

【用药警戒】 1. 如出现如下过敏症状和体征，如荨麻疹，呼吸困难，面部、嘴唇、舌头或咽喉肿胀，立即呼叫紧急救护。

2. 如出现下列症状，如胸痛、心率快或不稳定，手或脚肿胀，小便较平时少或无尿，排尿疼痛或困难等，立即停药并就医。

【药理作用】 1. 本品是竞争性毒蕈碱受体拮抗剂。口服后迅速而广泛地通过非特异性酯酶水解，活性代谢物 5-羟甲基托特罗定具有拮抗毒蕈碱作用，同时也是酒石酸托特罗定片和酒石酸托特罗定缓释胶囊的活性代谢物。毒蕈碱受体对膀胱平滑肌收缩，刺激唾液分泌有重要作用。本品产生作用的机制是抑制膀胱上的毒蕈碱受体。

2. 一项关于患者无意识逼尿肌收缩的尿动态研究证明，给予本品后可增加逼尿肌收缩时的体积和膀胱容量，并呈剂量依赖性。此结果与抗毒蕈碱药物对膀胱的影响一致。

【体内过程】 1. 本品口服吸收良好，由于快速、广泛地被非特异性酯酶水解形成活性代谢物 5-羟甲基托特罗定，所以血浆中检测不到原形药物。活性代谢物的生物利用度为 52%。单次或多次口服本品剂量在 4～28 mg 时，血浆活性代谢产物的浓度与给药剂量成正比。给药后约 5 h 可达峰值。多次给药无蓄积。

2. 活性代谢物的血浆蛋白结合率较低（约 50%），其主要与白蛋白和 α_1 酸性糖蛋白结合。静脉给药后活性代谢产物的平均稳态分布容积为 169 L。

3. 口服给药后本品被迅速而广泛地水解成其活

性代谢物。后者在肝中主要通过 CYP3A4 和 CYP2D6 进一步代谢成为几乎无活性的羧基-N-脱异丙基代谢产物或 N-脱异丙基代谢物。经 CYP2D6 的代谢方式具有多样性，与 CYP2D6 泛代谢型相比，约有 7% 的白种人和约 2% 的非洲裔美国人的 CYP2D6 乏代谢人群中，本品活性代谢物的 C_{max} 和 AUC 分别会增高 1.7 倍和 2 倍，详见下表。

CYP2D6 泛代谢者及乏代谢者活性代谢产物药动学的几何平均数

药动学参数	4 mg 泛代谢者(n=16)	4 mg 乏代谢者 (n=8)	8 mg 泛代谢者 (n=16)	8 mg 乏代谢者(n=8)
C_{max}(ng/ml)	1.89[43%]	3.45[54%]	3.98[28%]	6.90[39%]
AUC_{0-tz}(ng·h/ml)	21.2[38%]	40.5[31%]	45.3[32%]	88.7[36%]
T_{max}(h)[a]	5[2～6]	5[5～6]	5[3～6]	5[5～6]
$t_{1/2}$(h)	7.31[27%]	7.31[30%]	8.59[41%]	7.66[21%]

注：AUC_{0-tz}=从 0 时起至最后一次可检测到的血药浓度。[a]数据为中位数(范围)

4. 活性代谢物的消除主要通过肝代谢和肾排泄。本品口服后，从尿液中回收大约服用剂量的 70%，其中活性代谢物(16%)、羧基代谢物(34%)、羧基-N-脱异丙基化物代谢物(18%)或 N-脱异丙基代谢物(1%)。从粪便中回收的量少(7%)。静脉注射本品后活性代谢物的终末 $t_{1/2}$ 约为 4 h，口服给药后，其终末 $t_{1/2}$ 约为 7 h。

5. 食物对本品药动学无影响。一项 16 名健康男性志愿者摄入的食物对本品药动学研究表明，与食物同服，本品活性代谢物的 AUC 和 C_{max} 分别增加约 19% 和 18%。

6. 年龄、性别及种族对本品药动学无明显影响。

7. 与健康志愿者相比，轻或中度肾功能不全者(Ccr=30～80 ml/min) C_{max} 和 AUC 分别升高 1.5 倍和 1.8 倍，重度肾功能不全者(Ccr＜30 ml/min)，C_{max} 和 AUC 分别升高 2.0 倍和 2.3 倍。

8. 与健康志愿者相比，中度肝功能不全者 C_{max} 和 AUC 分别升高 1.4 倍和 2 倍。未对重度肾功能不全者进行研究。

【适应证】 用于治疗膀胱过度活动综合征的症状，如尿频、尿急和(或)急迫性尿失禁。

【不良反应】 1. 严重不良反应 心绞痛、胸痛、胃肠炎及 Q-T 间期延长。

2. 常见抗毒蕈碱药物的典型反应 主要包括口干(本品控释片 8 mg/d、4 mg/d，安慰剂组分别为 35%、19% 和 7%)和便秘(本品控释片 8 mg/d、4 mg/d，安慰剂组分别为是 6%、4%和 2%)等。

3. 其他不良反应 消化不良、便秘、恶心、上腹痛、尿道感染、上呼吸道感染、眼干、排尿困难、尿潴留、咳嗽、口干、周围水肿、腰痛、失眠、皮疹、ALT 及 γ-GT 升高。

4. 上市后，报道的不良反应 视物模糊、心悸、过敏反应(血管神经性水肿伴气道阻塞、面部水肿)、中枢神经系统反应(头晕、头痛、嗜睡)、皮肤和皮下组织异常(荨麻疹、瘙痒)。但上市后上述不良反应的发生频率与本品用药的因果关系尚未确定。

【妊娠期安全等级】 C。

【禁忌与慎用】 1. 尿潴留、胃潴留或未控制的闭角型青光眼患者禁用。

2. 已知对本品活性成分或辅料过敏者禁用。

3. 对托特罗定片或托特罗定缓释胶囊过敏者禁用。

4. 严重的膀胱出口梗阻的患者由于有尿潴留风险应该慎用。

5. 与其他抗胆碱药物一样，胃肠蠕动减少的患者，如有严重便秘者，应慎用。

6. 已被控制的闭角型青光眼患者应慎用本品，除非潜在的效益大于风险。

7. 尚无肝功能不全患者服用本品的资料，因此，不建议使用。

8. 重症肌无力患者胆碱能神经肌肉接头的胆碱能活性降低，应用本品时应谨慎。

9. 尚未知本品是否可以分泌到乳汁，只有在对新生儿的潜在获益大于风险时才可在哺乳期使用。

10. 尚无本品在儿童中用药的安全性和有效性数据。

11. 老年患者不必调整剂量，年龄对本品药动学影响不显著。轻、中度肾功能不全和肝功能不全患者不必调整剂量。

【药物相互作用】 1. 本品与其他抗毒蕈碱药物同服，会增加抗毒蕈碱药物效应，产生口干、便秘、尿潴留等。由于抗胆碱能药物可影响胃肠蠕动，可能会阻碍一些同服药物的吸收。

2. 服用强效 CYP3A4 抑制剂(如酮康唑、伊曲康唑、克拉霉素等)时，本品的推荐剂量不应大于 4 mg。强效 CYP3A4 抑制剂酮康唑与本品同服时，会导致本品的活性代谢物5-羟甲基托特罗定的最大浓度（C_{max}）和曲线下面积增加（AUC）增加约1倍。中等强度的CYP3A4抑制剂（琥乙红霉素、氟康唑、地尔硫䓬、维拉帕米和葡萄柚汁）对本品药动力学的影响无临床意义，与本品同服时不必调整本品剂量。尚无弱CYP3A4抑制剂（西咪替丁）的研究数据。

3. 服用CYP3A4诱导剂（利福平、卡马西平等）时不推荐调整剂量。同时口服本品8 mg与利福平600 mg，导致本品的活性代谢物5-羟甲基托特罗定C_{max}和AUC分别下降约70%和75%。活性代谢物的终末$t_{1/2}$无改变。

4. 尚无本品与CYP2D6抑制剂的药物相互作用临床数据。同服时不推荐调整本品剂量。

5. 体外数据显示，在治疗浓度，本品的活性代谢物无抑制或诱导CYP酶系统的作用。

6. 本品与含有炔雌醇和左炔诺孕酮的复方避孕药同服，后者血药浓度无显著临床意义。

7. 临床研究表明，本品8 mg，1次/日，对华法林（25 mg）的药动学或抗凝活性（PT/INR）无显著影响。应继续按华法林的标准治疗监测。

【剂量与用法】 1. 推荐起始剂量为4 mg，1次/日。基于个体反应和耐受性，剂量可增加到8 mg，1次/日。

2. 以下人群的日剂量不应超过4 mg。

(1) 重度肾功能不全患者（Ccr＜30 ml/min）。

(2) 服用酮康唑、伊曲康唑、克拉霉素等CYP3A4抑制剂的患者。

3. 本品不推荐用于重度肝功能不全患者（Child-Pugh C）。

4. 本品应随液体整片吞服，不应咀嚼、掰开或压碎，是否与食物同服均可。

【用药须知】 1. 与血管神经性水肿有关的上呼吸道肿胀可能会危及生命。如果舌、咽部或喉发生血管神经性水肿时，应立即停用本品并及时治疗或采取措施以保证气道通畅。在某些情况下，血管神经性水肿多发生在首次给药后。

2. 已有本品抗胆碱能作用的各种中枢神经系统不良反应的报道，包括头痛、头晕、嗜睡。尤其在开始治疗或增加剂量时，应监测患者抗胆碱能的体征。建议患者不要驾驶车辆或操作重型机械。如果患者经历过抗胆碱能的中枢神经系统效应，应考虑减量或停药。

3. 与其他抗胆碱能药物一样，本品能引起便秘、尿潴留、视物模糊、热衰竭（由于出汗减少）。此外，酒精能加重本品引起的睡意。

4. 食物对本品的药动学无临床意义的影响。

5. 本品过量能导致严重抗胆碱能作用，应采取对症和支持治疗。一旦过量，建议进行心电图监测。

【制剂】 控释片剂：4 mg；8 mg。

【贮藏】 贮于20～25 ℃，短程携带允许15～30 ℃。注意防潮。

哌羟苯酯

(pipenzolate)

【CAS】 13473-38-6

【ATC】 A03AB14

【理化性状】 1. 化学名：1-Ethyl-3-(2-hydroxy-2,2-diphenylacetoxy)-1-methylpiperidinium

2. 分子式：$C_{22}H_{28}NO_3$

3. 分子量：354.46

4. 结构式

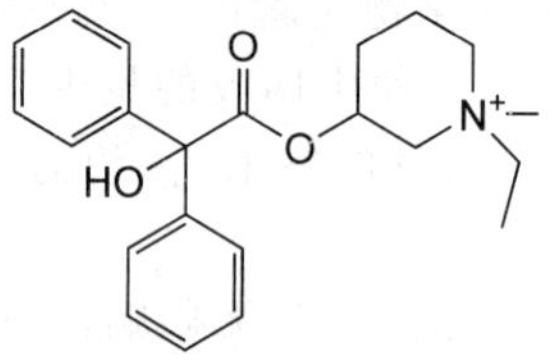

【简介】 本品为毒蕈碱受体拮抗药。主要用于胃肠道功能失调。

吡芬溴铵

(prifinium bromide)

【CAS】 4630-95-9

【ATC】 A03AB18

【理化性状】 1. 化学名：3-(Diphenylmethylene)-1,1-diethyl-2-methylpyrrolidinium bromide

2. 分子式：$C_{22}H_{28}BrN$

3. 分子量：386.37

4. 结构式

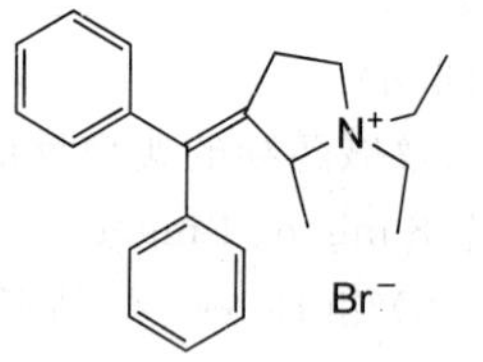

【简介】 本品为抗毒蕈碱药。

索利那新

(solifenacin)

【CAS】 242478-37-1

【ATC】 G04BD08

【理化性状】 1. 化学名：(1S)-(3R)-1-azabicyclo[2.2.2]oct-3-yl 3,4-dihydro-1-phenyl-2(1H) iso-quinolinecarboxylate

2. 分子式：$C_{23}H_{26}N_2O_2$

3. 分子量：362.47

4. 结构式

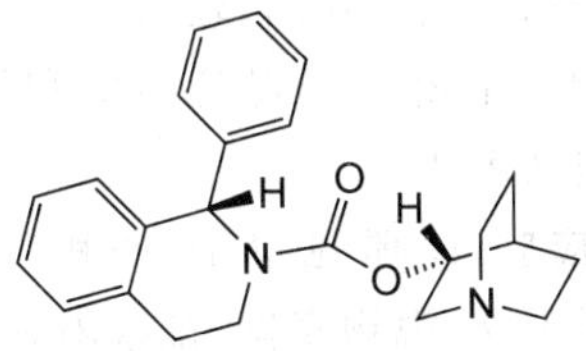

琥珀酸索利那新
(solifenacin succinate)

别名：卫喜康、VESIcare

〖CAS〗 242478-38-2

〖理化性状〗 1. 化学名：Butanedioic acid, compounded with (1S)-(3R)-1-azabicyclo[2.2.2]oct-3-yl 3,4-dihydro-1-phenyl-2(1H) iso-quinolinecarboxylate (1∶1)

2. 分子式：$C_{23}H_{26}N_2O_2 \cdot C_4H_6O_4$

3. 分子量：480.55

【药理作用】 本品是竞争性毒蕈碱受体拮抗剂，对膀胱的选择性高于唾液腺。毒蕈碱 M_3 受体在一些主要由胆碱能介导的功能中起着重要作用，包括收缩膀胱平滑肌和刺激唾液分泌。本品通过阻滞膀胱平滑肌的毒蕈碱 M_3 受体来抑制逼尿肌的过度活动，从而缓解膀胱过度活动症伴随的急迫性尿失禁、尿急和尿频症状。

【体内过程】 1. 吸收　口服本品后，在 3～8 h 后达 C_{max}，T_{max} 与给药剂量无关。在 5～40 mg 剂量之间，C_{max} 和 AUC 与给药剂量成比例增加。绝对生物利用度约为 90%。进食不影响本品的 C_{max} 和 AUC。

2. 分布　静脉给药后本品的表观分布容积大约为 600 L。本品很大程度上与血浆蛋白结合(98%)，主要是与 α_1 酸性糖蛋白结合。

3. 代谢　本品在肝中广泛代谢，主要代谢酶 CYP3A4。不过也存在其他代谢途径。本品的全身清除率大约是 1 h 9.5 L，终末 $t_{1/2}$ 为 45～68 h。口服后除了可检测到原药外，还可在血浆中发现一种有药理学活性的代谢物(4 R-羟基索利那新)和 3 种无活性的代谢物(N-葡萄糖苷酸结合物，索利那新 N-氧化物和 4 R-羟基索利那新-N-氧化物)。

4. 排泄　单次给药[^{14}C]标记的本品 10 mg 后，26 d 内在尿液中检测到约 70%放射性，在粪便中检测到约 23%放射性。在尿液中回收的放射性约 11%来自未变化的原药，18%为 N-氧化代谢物，9%为 4 R-羟基-N-氧化代谢物，8%为 4 R-羟基代谢物(活性代谢产物)。在治疗量范围内，药动学呈线性。

5. 在重度肾功能不全(Ccr≤30 ml/min)的患者，本品的暴露量 C_{max} 增加约 30%，AUC 增加 100%以上，$t_{1/2}$ 延长 60%以上。肌酐清除率和本品的清除率之间可见有统计学意义的关系。在中度肝功能不全(Child-Pugh 评分 7 至 9 分)患者，C_{max} 不受影响，AUC 增加 61%，$t_{1/2}$ 延长 1 倍。未在重度肝功能不全患者中进行研究。

【适应证】 用于膀胱过度活动症患者伴有的尿失禁和(或)尿频、尿急症状的治疗。

【不良反应】 常见的不良反应包括口干、便秘、恶心、呕吐、上腹痛。

【妊娠期安全等级】 C。

【禁忌与慎用】 1. 尿潴留、严重胃肠道疾病(包括中毒性巨结肠)、重症肌无力或闭角型青光眼的患者，禁用本品。

2. 对本品活性成分或辅料过敏的患者禁用。

3. 进行血液透析的患者禁用。

4. 重度肝功能不全的患者禁用。

5. 正在使用酮康唑等强力 CYP3A4 抑制剂的重度肾功能不全或中度肝功能不全患者禁用。

6. 动物实验证实，本品可经乳汁分泌，并影响幼子发育，故哺乳期妇女应避免使用本品。

7. 儿童用药的安全性和有效性尚未确立。因此，儿童不应使用本品。

8. 明显的下尿道梗阻、有尿潴留的风险者慎用。

9. 胃肠道梗阻性疾病、有胃肠蠕动减弱的危险者慎用。

10. 自主神经疾病患者慎用。

11. 食管裂孔疝/胃食管反流和(或)正在服用能引起或加重食管炎的药物(例如二磷酸盐化合物)者慎用。

【药物相互作用】 1. 与其他具有抗胆碱能作用的药品合用可能引起更明显的治疗作用和不良反应。在停止本品治疗开始使用其他抗胆碱药物之前，应设置约 1 周的间隔。同时使用胆碱能受体激动剂可能降低本品的疗效。

2. 本品能降低甲氧氯普胺和西沙必利等促进胃肠蠕动的作用。

3. 体外研究证明，治疗浓度时本品不抑制 CYP1A1、CYP1A2、CYP2C9、CYP2C19、CYP2D6 或 CYP3A4。因此，本品不太可能影响通过这些 CYP 同工酶代谢的药物清除率。

4. 本品由 CYP3A4 代谢。同时给予强效 CYP3A4 抑制剂酮康唑 200 mg/d,可使本品的 AUC 增加 2 倍;酮康唑剂量增至 400 mg/d,可使 AUC 增加 3 倍。因此,同时与酮康唑或利托那韦、奈非那韦和伊曲康唑等其他强效 CYP3A4 抑制剂时,本品的最大剂量应限制在 5 mg。

5. 尚未研究酶诱导对本品及其代谢物的作用,以及 CYP3A4 底物对本品暴露的作用。因为本品由 CYP3A4 代谢,所以可能与其他高亲和力 CYP3A4 底物(如维拉帕米,地尔硫䓬)和 CYP3A4 诱导剂(如利福平、苯妥英、卡马西平)发生相互作用。

6. 本品与口服避孕药(炔雌醇/左炔诺孕酮)无临床意义的相互作用。

7. 口服本品时不改变 *R*-华法林或 *S*-华法林的药动学及它们对凝血酶原时间的影响。

8. 口服本品未显示对地高辛的药动学有明显影响。

【剂量与用法】 1. 本品的推荐剂量为一次 5 mg,1 次/日,必要时可增至一次 10 mg,1 次/日。本品必须整片用水送服,餐前或餐后均可服用。

2. 轻、中度肾功能不全患者(Ccr>30 ml/min)不必调整剂量。重度肾功能不全患者(Ccr≤30 ml/min)应谨慎用药,剂量不应超过 5 mg/d。

3. 轻度肝功能不全患者不必调整剂量。中度肝功能不全(Child-Pugh 评分 7～9 分)患者应谨慎用药,剂量不可超过 5 mg/d。

4. 与酮康唑或治疗剂量的其他强效 CYP3A4 抑制剂例如利托那韦、奈非那韦和伊曲康唑同时用药时,本品的最大剂量不应超过 5 mg。

【用药须知】 1. 神经源性逼尿肌过度活动患者的用药安全性和有效性尚未确立。

2. 遗传性半乳糖不耐症、Lapp 乳糖酶缺乏或葡萄糖-半乳糖吸收不良的患者,不应使用本品。

3. 最早可在服药 4 周后确定本品的最大疗效。

4. 对驾驶和操作机械的影响:像其他抗胆碱能药物一样,本品可能引起视物模糊、嗜睡和疲劳(不太常见),可能对驾驶和机械操作有负面影响。

5. 一旦出现服药过量应立即洗胃并给予支持性治疗,同时推荐使用心电监护仪进行监护。

【制剂】 片剂:5 mg。

【贮藏】 密封、室温(10～30 ℃)保存。

颠茄

(belladonna)

别名:Belladona、Belladone、Deadlynightshade、Tollkirschen

颠茄为茄科植物,其叶或根入药。其浸膏中含有生物碱,主要为莨菪碱(hyoscyamine, 为阿托品的左旋异构体)和少量的东莨菪碱。可将其制成浸膏和酊剂,临床用其浸膏片或合剂。国外将其用作顺势疗法药物。

【ATC】 A03BA04

【药理作用】 同阿托品,较弱。

【适应证】 主要用于胃肠痉挛和绞痛,作为消化性溃疡的辅助用药。

【不良反应】 1. 常见口干、便秘、出汗减少、口鼻咽喉及皮肤干燥、视物模糊、排尿困难(老年人)。

2. 少见眼痛、眼压升高、过敏性皮疹及疱疹。

【妊娠期安全等级】 C。

【禁忌与慎用】 1. 对本品过敏者、前列腺肥大、青光眼患者禁用。

2. 高血压、心脏病、反流性食管炎、胃肠道阻塞性疾病、甲状腺功能亢进、溃疡性结肠炎患者慎用。

3. 哺乳期妇女使用时,应暂停哺乳。

【药物相互作用】 1. 本品与尿碱化药(碳酸氢钠)、碳酸酐酶抑制药(乙酰唑胺)合用时,则本品的排泄延迟、疗效和毒性都可因此而加强。

2. 本品与金刚烷胺、美克洛嗪、吩噻嗪类药(氯丙嗪、奋乃静)、阿托品类药、普鲁卡因胺、三环类抗抑郁药等合用时,本品的不良反应可加剧。

3. 本品与抗酸药,吸附性止泻药等合用时,本品的吸收减少,疗效减弱。必须合用时应间隔 1 h 以上。

4. 本品可减弱甲氧氯普胺、多潘立酮的作用。

【剂量与用法】 1. 酊剂 0.3～1 ml,3 次/日。

2. 浸膏片 1～2 片,3 次/日。

【制剂】 ①浸膏片:含生物碱 1%。②酊剂:含生物碱 0.03%。

【贮藏】 密封、避光贮存。

黄酮哌酯

(flavoxate)

本品为叔胺抗毒蕈碱药。临床用其盐酸盐,商品名 Urispas、Genurin、Uronid。

【CAS】 15301-69-6

【ATC】 G04BD02

【理化性状】 1. 化学名:2-(1-Piperidyl)ethyl 3-methyl-4-oxo-2-phenylchromene-8-carboxylate

2. 分子式:$C_{24}H_{25}NO_4$

3. 分子量:391.46

4. 结构式

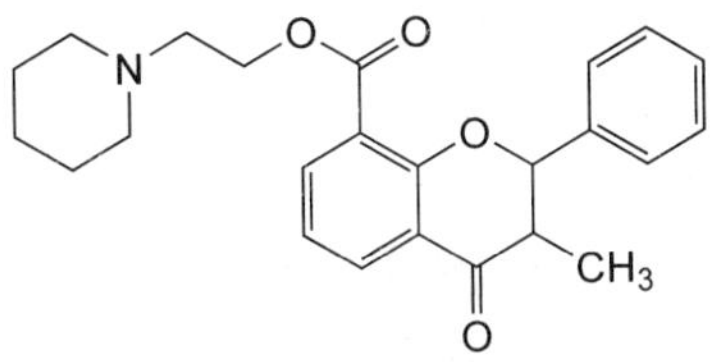

【药理作用】 本品具有抑制腺苷酸环化酶、磷酸二酯酶的作用及钙通道阻滞作用，并有弱的抗毒蕈碱作用，对泌尿生殖系统的平滑肌具有选择性解痉作用，因而能直接解除泌尿生殖系统平滑肌的痉挛，使肌肉松弛，消除尿频、尿急、尿失禁及尿道膀胱平滑肌痉挛引起的下腹部疼痛。

【体内过程】 本品脂溶性较高，口服吸收很快，一次口服 0.2 g，约 2 h 达血药峰值，血浆蛋白结合率低，其水溶性代谢产物 3-甲基黄酮-8-羧酸与血浆蛋白结合率高，一次口服后血浆 $t_{1/2}$ 约为 50 min，主要随尿液排出。

【适应证】 本品适用于以下疾病引起的尿频、尿急、尿痛、排尿困难及尿失禁等症状。

1. 下尿路感染性疾病（前列腺炎、膀胱炎、尿道炎等）。

2. 下尿路梗阻性疾病（早、中期前列腺增生症，痉挛性、功能性尿道狭窄）。

3. 下尿路器械检查后或手术后（前列腺摘除术、尿道扩张、膀胱腔内手术）。

4. 尿道综合征。

5. 急迫性尿失禁。

【不良反应】 个别患者可出现胃部不适、恶心、呕吐、口渴、嗜睡、视物模糊、心悸及皮疹等。

【妊娠期安全等级】 B。

【禁忌与慎用】 1. 胃肠道梗阻或出血、贲门失弛缓症、尿道阻塞失代偿者禁用。

2. 有神经精神症状者及心、肝、肾功能严重受损者禁用。

3. 青光眼、白内障及残余尿量较多者慎用。

4. 12 岁以下儿童不宜服用。

5. 尚未明确本品是否经乳汁分泌，哺乳期妇女慎用。如确需使用，应停止哺乳。

【剂量与用法】 口服，一次 0.2 g，3～4 次/日。

【用药须知】 1. 泌尿生殖道感染患者，需进行抗感染治疗。

2. 勿与大量维生素 C 或钾盐合用。

3. 司机及高空作业人员等禁用。

【制剂】 片剂：0.2 g。

【贮藏】 密闭保存。

依美溴铵

(emepronium bromide)

【CAS】 3614-30-0

【ATC】 G04BD01

【理化性状】 1. 化学名：*N*-Ethyl-*N*，*N*-dimethyl-4，4-diphenylbutan-2-aminium bromide

2. 分子式：$C_{20}H_{28}BrN$

3. 分子量：362.35

4. 结构式

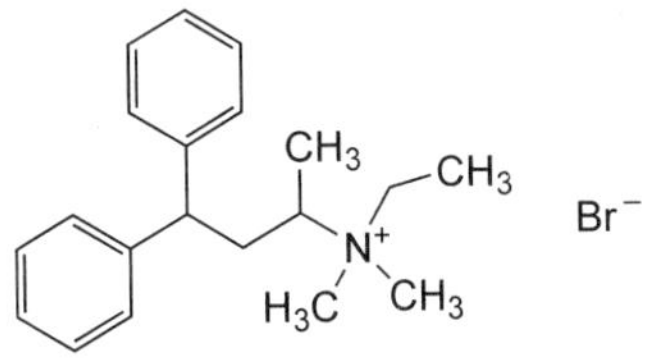

【简介】 本品为季铵抗毒蕈碱药，同类产品有角菜酸依美铵（emepronium carrageenate）。其周围作用类似阿托品，治疗尿频、尿失禁。常用量为 200 mg，3 次/日。本品口服后吸收不完全。主要以原药随尿液、粪便排出。不能透过血-脑屏障。不良反应除参见阿托品外，要警惕本品引起的食管溃疡。服药时要用充分的水吞服药片，使药片不致接触食管，服后应持立位和坐位 10～15 min。正患或有食管炎史者禁用本品。药物相互作用等可参考阿托品。

替莫碘铵

(tiemonium iodide)

【CAS】 144-12-7

【ATC】 A03AB17

【理化性状】 1. 化学名：4-(3-Hydroxy-3-phenyl-3-(2-thienyl)propyl)-4-methylmorpholinium iodide

2. 分子式：$C_{18}H_{24}INO_2S$

3. 分子量：445.36

4. 结构式

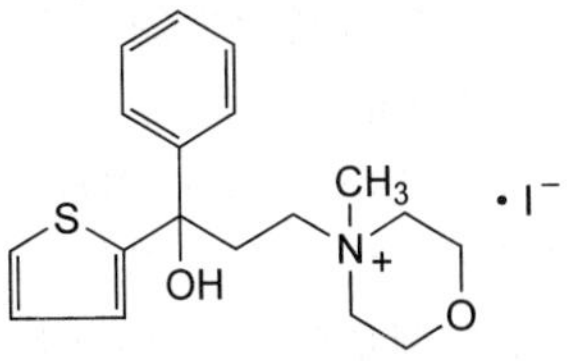

【简介】 本品属于替莫铵类，本品类似甲基硫酸替莫铵，都属于季铵抗毒蕈碱药。其周围作用类似阿托品，主要用于缓解内脏痉挛。常用口服剂量为 100 mg，2 次/日；也可肌内注射或缓慢静脉注射 5 mg。甲基硫酸替莫铵可分次口服 100～300 mg/d，也可肌内注射或缓慢静脉注射 5 mg，还可制成直肠栓剂，20～40 mg/d。

达非那新
(darifenacin)

【CAS】 133099-04-4

【ATC】 G04BD10

【理化性状】 1. 化学名：(S)-2-{1-[2-(2,3-Dihydrobenzofuran-5-yl) ethyl]-3-pyrrolidinyl}-2,2 diphenylacetamide

2. 分子式：$C_{28}H_{30}N_2O_2$

3. 分子量：426.55

4. 结构式

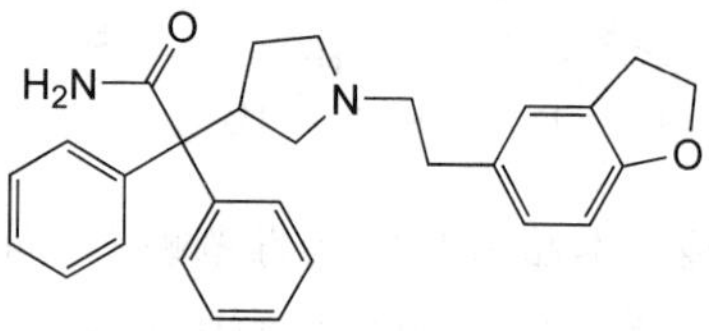

氢溴酸达非那新
(darifenacin hydrobromide)

别名：Enablex、Emselex

【CAS】 133099-07-7

【理化性状】 1. 本品为白色或近白色粉末。

2. 化学名：(S)-2-{1-[2-(2,3-Dihydrobenzofuran-5-yl) ethyl]-3-pyrrolidinyl}-2,2 diphenylacetamide hydrobromide

3. 分子式：$C_{28}H_{30}N_2O_2 \cdot HBr$

4. 分子量：507.5

【药理作用】 本品为选择性毒蕈碱性M_3受体抑制剂。M_3受体主导膀胱逼尿肌的收缩，本品即通过阻断M_3受体来发挥作用。

【体内过程】 1. 吸收　本品的口服生物利用度为15%～19%，口服本品缓释片后约7 h达血药峰值，口服1次/日，6 d后达稳态。

2. 分布　本品蛋白结合率约98%，主要与α_1酸糖蛋白结合。表观分布容积为613 L。

3. 代谢　本品主要经CYP2D6和CYP3A4代谢，代谢产物无活性。

4. 消除　给药剂量的60%经肾排泄，余随粪便排泄，主要为代谢产物。清除率为32～40 L/min，消除$t_{1/2}$为13～19 h。

【适应证】 用于膀胱过度刺激引起的尿频、尿急、尿失禁。

【不良反应】 1. 消化系统　口干、便秘、消化不良、腹痛、恶心、呕吐、腹泻。

2. 泌尿系统　泌尿道感染。

3. 神经系统　头晕、头痛。

4. 全身症状　无力、意外伤害、疼痛、外周水肿。

5. 代谢和营养　体重增加。

6. 肌肉关节　关节痛。

7. 呼吸系统　流感样症状、支气管炎、咽炎、鼻窦炎、鼻炎。

8. 心血管系统　高血压。

9. 皮肤　皮肤干燥、皮疹、瘙痒。

10. 其他　眼干、视觉异常。

【妊娠期安全等级】 C。

【禁忌与慎用】 1. 对本品过敏者禁用。

2. 尿潴留、胃潴留及未控制的闭角型青光眼患者禁用。

3. 重度肝功能不全者禁用。

4. 有明显膀胱尿道阻塞症状的患者慎用。

5. 胃肠道阻塞性疾病、严重便秘、溃疡性结肠炎、重症肌无力患者慎用。

6. 已经控制的闭角型青光眼患者慎用。

7. 尚未明确本品是否经乳汁分泌，哺乳期妇女慎用。如确需使用，应停止哺乳。

8. 儿童用药的安全性及有效性尚未确定。

【药物相互作用】 1. 本品主要经CYP2D6和CYP3A4代谢，CYP3A4抑制剂(如酮康唑、利托那韦、克拉霉素等)可升高本品的血药浓度，合用时本品的剂量不超过7.5 mg/d。

2. 西咪替丁可增加本品的暴露量。

3. 与治疗窗窄的CYP2D6的底物(氟卡尼、硫利达嗪、三环类抗抑郁药)合用时应谨慎，本品可升高经CYP2D6代谢的药物的血药浓度。

4. 与其他抗胆碱药合用，可加剧口干、视物模糊等不良反应。

5. 本品可降低胃肠道的运动功能，可能影响其他口服药物的吸收。

【剂量与用法】 口服，一次7.5 mg，1次/日，根据效应可增加至15 mg/d。本品片剂应整片吞服。

【用药须知】 本品过量可引起严重抗毒蕈碱作用，应采取对症治疗和支持治疗，并监测心电图。

【制剂】 缓释片剂：7.5 mg。

【贮藏】 避光，贮于15～30 ℃。

咪达那新
(imidafenacin)

别名：Staybla

【CAS】 170105-16-5

【理化性状】 1. 本品为白色结晶或结晶性粉末。易溶于乙酸，溶于二甲基酰胺、甲醇，难溶于乙醇，微溶于乙腈，几乎不溶于水。

2. 化学名：4-(2-Methyl-1*H*-imidazol-1-yl)-2,2-diphenylbutanamide

3. 分子式：$C_{20}H_{21}N_3O$

4. 分子量：319.40

5. 结构式

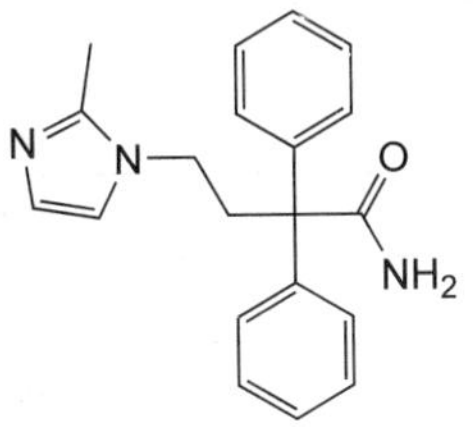

【药理作用】 本品为毒蕈碱性 M_3、M_1 受体抑制剂。M_3 受体主导膀胱逼尿肌的收缩，M_1 受体强化乙酰胆碱对膀胱的的刺激作用。本品乃通过阻断 M_3、M_1 受体来发挥作用。

【体内过程】 1. 吸收　本品口服后几乎 100% 经消化道吸收，绝对生物利用度为 57.8%，空腹服用后 1.5 h 达血药峰值，进餐后 1.3 h 达血药峰值。进餐后的 AUC 较空腹服用增加 20%，C_{max} 增加 30%，

2. 分布　本品的蛋白结合率为 87.1%～88.8%，主要与白蛋白和 α_1 酸糖蛋白结合。

3. 代谢　本品经首关效应代谢 40%，经 CYP3A4 代谢为 M2(氧化代谢产物)和 M4(环裂解代谢产物)，经 CYP3A4 代谢为 UGT1A4 为 M9(咪达那新-葡萄糖酸苷)。本品及代谢产物对 CYP 酶均无抑制活性。

4. 消除　给予放射性标记的本品 0.25 mg，192 h 内粪便和尿液中粪便回收 65.6% 和 29.4% 的放射性。尿液中约有给药剂量 10% 的原药，粪便中未发现原药。$t_{1/2}$ 约为 2.9 h。

【适应证】 用于膀胱过度活动症引起的尿急、尿频及尿失禁。

【不良反应】 临床试验中报道的不良反应包括眼压升高、口干、口渴、排尿困难、麻痹性肠梗阻、腹胀、幻觉、Q-T 间期延长、心动过缓、急性青光眼、便秘、消化不良、腹痛、恶心、呕吐、腹泻、心悸、血压升高、期外收缩、咽痛、咳嗽、红细胞降低、白细胞降低、血小板降低、排尿困难、膀胱炎、肾盂肾炎、尿蛋白、眼干、眼疲劳、眼睑水肿、复视、ALT 及 AST 升高、血尿酸升高、血脂升高、皮肤干燥、中毒性巨结肠。

【禁忌与慎用】 1. 对本品过敏者禁用。

2. 尿潴留、胃肠道阻塞性疾病、麻痹性肠梗阻、幽门闭塞、消化道运动功能低下及未控制的闭角型青光眼患者禁用。

3. 中、重度肝功能不全者禁用。

4. 有明显膀胱尿道阻塞症状的患者慎用。

5. 胃肠道阻塞性疾病、严重便秘、溃疡性结肠炎、重症肌无力患者慎用。

6. 已经控制的闭角型青光眼患者慎用。

7. 尚未明确本品是否经乳汁分泌，哺乳期妇女慎用。如确需使用，应停止哺乳。

8. 儿童用药的安全性及有效性尚未确定。

【药物相互作用】 1. 本品主要经 CYP2D6 和 CYP3A4 代谢，CYP3A4 抑制剂(如酮康唑、利托那韦、克拉霉素等)可升高本品的血药浓度。

2. 与其他抗胆碱药合用，可加剧口干、视物模糊等不良反应。

【剂量与用法】 成人口服一次 0.1 mg，2 次/日，早晚饭后各服一次；如果疗效不显著，可增加到一次 0.2 mg，2 次/日。

【用药须知】 用药前须明确诊断，因其他疾病也可能造成尿急、尿频和尿失禁。

【制剂】 片剂：0.1 mg。

【贮藏】 避光保存。

7.3　拟肾上腺素能药

亦称作拟交感神经药，还被称为肾上腺素能激动药。由于这类药物都含有胺的结构，临床效应又相似，故也将其称作拟交感胺。

这些药物的作用都是通过激动(兴奋)肾上腺素能 α 和(或)β 受体而表现出来的。因此，熟悉 α 和 β 肾上腺素能受体的分布状况及其激动所产生的效应是必要的(见下表)。

肾上腺素能神经受体的分布及其效应

效应器		肾上腺素能神经兴奋	
		受体	效应
心脏	窦房结	β_1	心率加快
	传导系统	β_1	传导加快
	心肌	β_1	收缩加快

续表

效应器			肾上腺素能神经兴奋	
			受体	效应
平滑肌	血管	皮肤、黏膜	α	收缩
		内脏	α,$β_2$	收缩为主
		冠状血管	α,$β_2$	舒张为主
		骨骼肌	α,$β_2$	舒张为主
	支气管		$β_2$	舒张
	胃肠道	胃肠壁	α,$β_1$	舒张
		括约肌	α	收缩
	胆囊与胆道		$β_2$	舒张
	膀胱	逼尿肌	β	舒张
		三角肌及括约肌	α	收缩
	子宫		α	收缩
			β	舒张
	眼睛	瞳孔开大肌	α β	收缩(散瞳) 舒张(远视)
		瞳孔括约肌		
		睫状肌		
腺体	汗腺		α	分泌稠液
	唾液腺		$α_1$	分泌(手脚心)
	胃肠道及呼吸道腺体		$α_1$,$β_2$	$α_1$ 抑制分泌,$β_2$ 促进分泌
代谢	肝脏糖代谢		α,β	肝糖原分解
	骨骼肌糖代谢		β	肌糖原分解
	脂肪代谢		β	脂肪分解

7.3.1 α,β 肾上腺素能受体激动药

这一组药物并不具有选择性,对 α 和 β 受体都能产生直接和间接作用。

肾上腺素
(epinephrine)

别名:副肾素、副肾碱、Adrenaline

本品为肾上腺髓质分泌的一种激素,现已有合成品。易被消化液分解,故不宜口服。

【CAS】 51-43-4

【ATC】 A01AD01;B02BC09;C01CA24;R01AA14;R03AA01;S01EA01

【理化性状】 1. 本品为几乎白色至白色,无臭,微晶型粉末或颗粒。暴露于光和空气后颜色逐渐变深;遇酸成盐后立即溶于水,加入氨水或碱性碳酸盐可析出原形。极微溶于水和乙醇,不溶于三氯甲烷、乙醚、挥发油和非挥发油。溶液遇石蕊试纸呈碱性。

2. 化学名:(*R*)-1-(3,4-Dihydroxyphenyl)-2-methy-laminoethanol

3. 分子式:$C_9H_{13}NO_3$

4. 分子量:183.2

5. 结构式

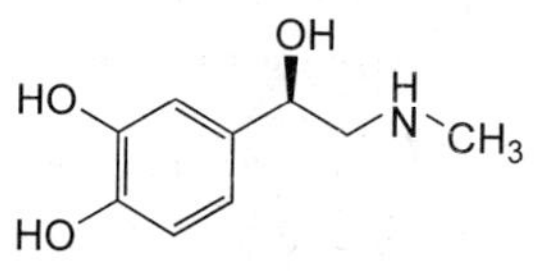

重酒石酸肾上腺素
(epinephrine bitartrate)

〖CAS〗 51-42-3

〖理化性状〗 1. 本品为白色或灰白色或亮灰色,无臭,结晶性粉末。暴露于光和空气颜色缓慢变暗。溶于水(1:3),微溶于乙醇,几乎不溶于三氯甲烷和乙醚。它的水溶液石蕊试纸呈酸性,pH 约为 3.5。

2. 分子式:$C_9H_{13}NO_3 \cdot C_4H_6O_6$

3. 分子量:333.3

盐酸肾上腺素
(epinephrine hydrochloride)

〖CAS〗 55-31-2

〖理化性状〗 1. 分子式：$C_9H_{13}NO_3 \cdot HCl$

2. 分子量：219.7

【药理作用】 1. 本品是一种直接作用的拟交感药，为所有的拟交感药勾画出了一个轮廓。两者相比，它对 β 受体的激动作用稍强于对 α 受体的激动作用。可使心肌收缩力增强，心率加速，心肌耗氧量升高。使皮肤、黏膜和内脏的小血管收缩；例外的是，冠脉和骨骼肌血管则见扩张。对脑血管的直接作用极小。常用剂量可使收缩压升高，而对舒张压无明显影响；剂量加大时，两者均见上升。本品还有松弛支气管和胃肠道平滑肌的作用，并使血糖升高。

2. 本品产生的典型血压改变常呈双相反应，其表现为给药后血压迅速、明显升高，继后出现微弱的降压反应，且持续时间较长。如先给予 α 受体拮抗药，再给予肾上腺素，就可使后者的升压作用反被翻转过来，出现明显的降压作用。这充分显示出本品对血管上 β_2 受体的激动作用。

【体内过程】 1. 本品肌内注射比皮下注射吸收快，适合急症治疗的需要。由肾上腺素髓质分泌的或通过注入体内的肾上腺素，很快就被肾上腺能神经元摄取和弥散，并被肝和（或）其他组织的儿茶酚 *O*-甲基转移酶（COMT）和单胺氧化酶（MAO）降解。循环中的本品 $t_{1/2}$ 仅约 1 min。一般情况下，本品先通过 COMT 甲基化成间甲肾上腺素，再经 MAO 氧化脱氨基作用，最后转化成 4-羟 3-甲氧杏仁酸（VMA，以前称作香草扁桃酸），或者通过 MAO 氧化脱氨并转化成 3,4-二羟杏仁酸，接着，又通过 COMT 甲基化，再一次转化成 VMA；此代谢物主要作为葡糖醛酸化合物或与硫酸结合随尿液排出。

2. COMT 对甲基作用引入的能力是本品和类似儿茶酚胺（尤其是去甲肾上腺素）化学失活的重要一步。这意味着儿茶酚胺药理学效应的结束并不是单纯依赖 MAO 的。不过，在其神经递质的作用下，儿茶酚胺（主要是去甲肾上腺素）是通过 MAO 进行酶调节的。

3. 本品可透过胎盘，进入胎儿循环。

【适应证】 1. 用于心搏骤停的复苏。

2. 对于过敏性休克和其他过敏性疾病（如血清病、血管神经性水肿、支气管痉挛等），本品为首选药。

3. 局部麻醉和脊椎麻醉时合用本品可延长作用时间并止血。

4. 用于开角型青光眼。

5. 用于缓解黏膜充血。

6. 用于由于完全性房室传导阻滞所引起的眩晕。

【不良反应】 1. 过量或静脉注射太快可导致血压急剧上升，甚至发生颅内出血、严重头痛。

2. 可发生心悸、心前区不适、震颤、不安、头晕、失眠。

3. 偶可引起心律失常（包括心室颤动）。

【妊娠期安全等级】 C。

【禁忌与慎用】 1. 高血压、器质性心脏病、冠心病、糖尿病、甲状腺功能亢进、嗜铬细胞瘤、洋地黄中毒、外伤性及出血性休克患者均禁用。

2. 老年患者应慎用。

【药物相互作用】 1. 在使用氟烷、甲氧氟烷、环丙烷麻醉或溴苄铵时，合用本品可诱发心律失常（包括心室颤动），甚至致死。

2. 与胍乙啶、利血平、可卡因、缩宫药或三环类抗抑郁药合用可致高血压，甚至致死。

3. 有报道，正在使用普萘洛尔者，如静脉注射本品，会引起高血压和心动过缓。

4. 吩噻嗪类药可降低本品的升压作用。

5. 可减弱口服降糖药和胰岛素的作用。

【剂量与用法】 1. 1∶1000 的本品注射液（1 mg/1 ml）可供皮下、肌内或心内注射。静脉注射时必须用 0.9%氯化钠注射液稀释 10 倍。

2. 治疗过敏性休克一般肌内注射 0.5～1.0 mg，必要时，每 10 min 重复一次。0.3 mg（1∶1000的本品注射液）可能适合成人的自我用药。＜1 岁婴儿可给予 50 μg，较大儿童最多用 0.5 mg。如静脉给药，成人可用 0.5 mg，儿童用 10 μg/kg。稀释成 1∶10000 的溶液，注射速度为 1 ml(1000 μg)/min。

3. 心内注射可用 0.5～1 mg；对电击伤患者，在使用电除颤或利多卡因的同时，也可使用本品。

4. 为支持晚期的心脏生命（advanced cardiac life support），成人可静脉注射（最好进入中心静脉），每 2～3 min 重复 1 次，一般连用 1 h。在 3 次注射 1 mg 后，用量可加至 5 mg 或 100 μg/kg。儿童开始使用 10 μg/kg，可加量至 100 μg/kg。

5. 针对哮喘发作，可肌内注射 0.3～0.5 mg，每 20 min 一次，连用 4 h。

【用药须知】 1. 对过敏的患者或过量使用本品者，可给予酚妥拉明救治。还可试用硝酸甘油。

2. 既往有心律失常、心动过速、不稳定型心绞痛、血栓栓塞疾病或缺血性心脏病史者，应格外小心使用本品。

3. 闭角型青光眼应当禁用本品，除非已做过虹膜切除术。

4. 在本品被用于循环支持时，应先纠正低血容量、代谢性酸中毒、低氧或高碳酸血症。

5. 要注意观察其他拟交感药的类似不良反应，根据它们有关激动作用对不同受体的程度做出区别。如去甲肾上腺素，其对 α 受体的作用突出，特别的危险是高血压，而 β 受体激动药，如异丙肾上腺素，其特别的危险是心动过速。还必须牢记，由于非儿茶酚胺类似交感药的作用持续时间较儿茶酚胺类长，不良反应就会随之持久一些，尤其是血压上升较明显。

【临床新用途】 电光性眼炎：0.1%本品溶液滴眼，2～3 次，20 min 可使症状完全消失。

【制剂】 注射液：0.5 mg/1 ml；1.0 mg/1 ml。

【贮藏】 密封、避光贮存。溶液变色不得使用。

多巴胺

(dopamine)

别名：儿茶酚乙胺、3 羟酪胺

本品属去甲肾上腺素的前体，也是中枢神经和传出神经的一种递质。

【CAS】 51-61-6

【ATC】 C01CA04

【理化性状】 1. 化学名：4-(2-Aminoethyl) pyrocatechol

2. 分子式：$C_8H_{11}NO_2$

3. 分子量：153.18

4. 结构式

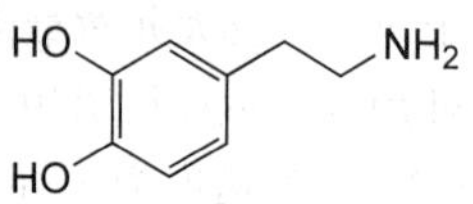

盐酸多巴胺

(dopamine hydrochloride)

别名：Intropin、Inovan

〖CAS〗 62-31-7

〖理化性状〗 1. 本品为白色或米色结晶性粉末，有轻微的盐酸臭。易溶于水、碱性氢氧化合物的水溶液，不溶于三氯甲烷、乙醚，溶于甲醇。4%水溶液的 pH 为 3.0～5.5。

2. 化学名：4-(2-Aminoethyl) pyrocatechol hydrochloride

3. 分子式：$C_8H_{11}NO_2 \cdot HCl$

4. 分子量：189.6

5. 配伍禁忌：多巴胺在碱性溶液中失活，如 5%的碳酸氢钠溶液，并与碱性药物不相容，如呋塞米和硫喷妥钠；也报道与胰岛素和阿替普酶不相容。制造商声明与氨苄西林和两性霉素 B 不相容，而且应避免与含有硫酸庆大霉素、头孢噻吩钠或苯唑西林钠的药液混合。

【药理作用】 1. 兴奋心脏 β_1 受体，加强心肌收缩力，增加心输出量，但较少影响心率或引起心律失常。

2. 兴奋皮肤、肌肉等组织血管的 α 受体，使血管收缩，血流供应减少。

3. 兴奋心、肾、肠系膜等器官的多巴胺受体，使血管舒张，血流供应量增加，尿量增加。

4. 对血管的 β_2 受体作用十分微弱。

5. 对已补足血容量的休克患者，可升高血压，尤其是收缩压。

【体内过程】 由于本品具有血管收缩作用，故不可做皮下或肌内注射。和肾上腺素一样，口服后就会失活。静脉注射本品后 5 min 起效，作用持续时间少于 10 min。$t_{1/2}$ 约为 2 min。进入体内的本品，大部分被直接代谢为与多巴胺有关的产物，小部分作为去甲肾上腺素的代谢物。而这些代谢物均随尿液排出。

【适应证】 1. 治疗感染性休克、心源性休克和出血性休克，还有心肌梗死、创伤和内毒素引起的休克。

2. 用于充血性心力衰竭、急性肾衰竭、心搏骤停及心脏手术和脑缺血急性期。

【不良反应】 1. 最常见的不良反应有异位搏动、心动过速、心绞痛、心悸、低血压、血管收缩、恶心、呕吐、头痛和呼吸困难。

2. 较为罕见的有心动过缓、心脏传导异常、毛发竖立和 BUN 升高。

3. 高血压已有发生，尤其在使用高剂量时。

4. 滴注时药液外溢可致组织坏死。

【妊娠期安全等级】 C。

【禁忌与慎用】 1. 嗜铬细胞瘤、甲状腺功能亢进，尚未纠正的快速型心律失常、心室颤动患者禁用。

2. 用于心肌梗死所致休克应谨慎使用低剂量。

3. 有周围血管疾病(如雷诺综合征)史者、正在使用卤素类等吸入麻醉药者、糖尿病患者，正在接受单胺氧化酶、三环类抗抑郁药或抗高血压药的患者均应慎用本品。

4. 产科学提到，在分娩过程中，血管加压药物如用于纠正产妇低血压或加入到局部麻醉药溶液中，会与催产药物因相互作用而导致严重高血压。

5. 尚未明确本品是否可分泌到乳汁中，哺乳期妇女慎用。如确需使用，应停止哺乳。

6. 儿童用药的安全性与有效性尚未建立。本品用于儿童的数据有限，无法由此确定其用于儿童的安全剂量。此外，尚有新生儿与儿童用药后出现外周性坏疽的报道。

【药物相互作用】 参见肾上腺素。

【剂量与用法】 治疗各种休克，常将本品溶于 5%葡萄糖注射液 250～500 ml 中，成人开始滴速为 75～100 μg/min，由于本品的效应个体差异较大，应根据血压和尿量情况可继续滴入 1～10 μg/(kg・min)。儿童一般给予 2～20 μg/(kg・min)；新生儿给予 2.5～15 μg/(kg・min)，特别情况可给予 20 μg/(kg・min)。

【用药须知】 1. 用于抗休克时，必须先补足血容量并纠正酸中毒。

2. 滴注时，万一发生药液外溢，可用酚妥拉明浸润治疗。

3. 用药期间应观察血压、心率和心律情况。

4. 用药过程中一旦出现室性心律失常，应根据情况减量。

5. 用药过程中如出现舒张压不成比例上升、脉压明显缩小，应减慢滴注速度。

6. 低速率滴注本品时如出现低血压，应立即增加滴注速度，直至血压回稳。如出现持续低血压，应立即停药并给予较本品强效的血管收缩药物，如去甲肾上腺素。

7. 为避免药液外渗进入毗邻的组织，本品应输入大静脉(肘窝大静脉较手背、足背适宜)。且滴注过程中应监测滴注部位的血液流动情况。

8. 有闭塞性血管病病史者(如动脉粥样硬化、动脉栓塞、雷诺综合征、冻伤、糖尿病、闭塞性血栓性脉管炎)用药过程中应密切监测四肢皮肤颜色或温度的变化，如变化证实与四肢循环障碍有关，应评估本品的风险与收益比。减慢滴速或停止用药可使症状消失。

9. 外周缺血的救治。为防止局部缺血区域的血管塌陷、坏死，应立即注射含酚妥拉明 5～10 mg 的 0.9%氯化钠注射液 10～15 ml。

10. 一旦本品用药过量，应立即减慢滴速或暂停给药，直至患者情况好转。由于多巴胺作用时间非常短暂，一般不需要额外的救治措施，仅在上述措施无效时考虑给予短效 α 受体拮抗药，如酚妥拉明。

【临床新用途】 1. 难治性肝性腹水　呋塞米 60～240 mg 加用本品 20～60 mg，每 48 h 腹腔注射一次，直至腹水消退(约 14 d)。

2. 流行性出血热少尿期　用本品 30 mg 加入 10%葡萄糖注射液 500 ml，静脉滴注，每分钟 15～20 滴；合用呋塞米 40 mg 加入 50%葡萄糖注射液 20 ml，静脉注射，4 h 一次，疗程 1～5 d。此种用法对急性肾衰竭也有效。

3. 新生儿重度硬肿症　用本品 1 mg/kg 加入 10%葡萄糖注射液 100 ml，滴注 5～8 μg/(kg・min)，1～2 次/日，连用 2～7 d，可提高治愈率。

4. 多器官功能衰竭综合征　配合常规治疗，滴注本品 5～20 μg/(kg・min)。

【制剂】 ① 注射液：10 mg/2 ml；20 mg/2 ml。②注射剂(粉)：5 mg；10 mg；20 mg。

【贮藏】 密封、避光贮于室温。

麻黄碱
(ephedrine)

别名：麻黄素

本品是从植物麻黄中提取的一种生物碱，现供用的为合成品。

【CAS】 299-42-3(anhydrous ephedrine)；50906-05-3(ephedrine hemihydrate)

【ATC】 R01AA03；R01AB05；R03CA02；S01FB02

【理化性状】 1. 本品为白色结晶性粉末或者无色结晶。溶于水，极易溶于乙醇。在 36 ℃下时熔化。

2. 化学名：(1*R*，2*S*)-2-Methylamino-1-phenylpropan-1-ol

3. 分子式：$C_{10}H_{15}NO$

4. 分子量：165.2

5. 结构式

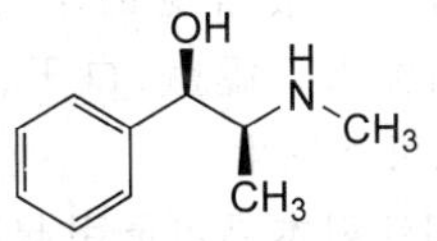

盐酸麻黄碱
(ephedrine hydrochloride)

〖CAS〗 50-98-6

〖理化性状〗 1. 本品为白色或几乎白色结晶性粉末或者无色结晶。易溶于水；溶于乙醇。熔点约为 219 ℃。

2. 分子式：$C_{10}H_{15}NO \cdot HCl$

3. 分子量：201.7

硫酸麻黄碱
(ephedrine sulfate)

〖CAS〗 134-72-5

〖理化性状〗 1. 本品为白色细微结晶或粉末，无臭。见光颜色变深。溶于水(1∶3)，溶于乙醇(1∶90)。

2. 分子式：$(C_{10}H_{15}NO)_2 \cdot H_2SO_4$

3. 分子量：428.5

【药理作用】 1. 本品既可直接激动肾上腺素能受体，又可通过促进肾上腺素能神经末梢释放去甲肾上腺素，间接激动肾上腺素能受体。它具有α和β肾上腺素能活性，并有对中枢神经系统的明显刺激作用。它比肾上腺素的作用持续时间更长，而活性则较弱。在治疗剂量下，通过加大心输出量和诱导周围血管收缩而使血压上升。虽可引起心动过速，但比肾上腺素较少发生。

2. 本品还可引起支气管扩张，降低肠的张力和能动力，松弛膀胱壁，而收缩括约肌，且可松弛逼尿肌，通常还可削弱子宫的活动。本品对呼吸中枢具有刺激作用。它可扩大瞳孔，但无损于光反射。连续使用本品一段短时间后，会迅速产生耐受性。

【体内过程】 口服本品后快速并完全从胃肠道吸收。它能对抗单胺氧化酶的代谢，大量以原药随尿液排出，仅小量在肝内代谢。根据尿液的pH因人而异，故血浆 $t_{1/2}$ 差别较大(3～6 h)。

【适应证】 1. 防治脊柱麻醉引起的低血压，但由于休克、循环衰竭或出血引起的低血压危象作用极小。不提倡用于直立性低血压。

2. 用于局部使用减轻鼻黏膜充血。

3. 治疗轻度支气管哮喘。

4. 用于糖尿病性神经病水肿。

5. 治疗麻醉和手术期间出现的呃逆。

【不良反应】 1. 最常见的不良反应有心动过速、焦虑、烦躁和失眠。震颤、口干、四肢厥冷、高血压和心律失常也可能发生。

2. 分娩期间注射本品可能引起胎儿心动过速。

3. 超量时可能发生妄想样精神病、妄想和幻觉。

4. 长期使用虽不产生蓄积，但可出现耐受和依赖。

5. 参见肾上腺素。

【妊娠期安全等级】 C。

【禁忌与慎用】 1. 高血压、冠心病、甲状腺功能亢进和前列腺增生者禁用。

2. 精神异常和心律失常者慎用。

3. 哺乳期妇女应权衡本品对其的重要性，选择停药或停止哺乳。

4. 对本品或制剂中任一成分过敏者禁用。

5. 对其他肾上腺素受体激动药过敏者禁用。

【药物相互作用】 1. 与MAOIs合用会发生高血压，在使用本品滴鼻剂时也会发生。

2. 使用环丙烷、氟烷或其他挥发性全身麻醉药的患者避免或慎用本品。

3. 正在接受强心苷、奎尼丁或三环类抗抑郁药会增加发生心律失常的风险。

4. 合用麦角生物碱或缩宫素会增加发生高血压的风险。

5. 参见肾上腺素。

【剂量与用法】 1. 成人一般口服15～60 mg，3次/日。皮下或肌内注射15～30 mg预防脊椎麻醉所致低血压。或缓慢静脉注射3～6 mg(最多9 mg)治疗脊椎麻醉所致低血压，必要时，3～4 min重复一次。

2. 儿童可肌内注射或静脉注射0.2～0.3 mg/kg，必要时，4～6 h一次。

【用药须知】 1. 参见肾上腺素。

2. 药物过量

(1) 症状　中毒的主要表现为惊厥。急性中毒的表现还包括恶心、呕吐、恶寒、发绀、烦躁易怒、神经质、发热、自杀倾向、心动过速、瞳孔散大、视物模糊、角弓反张、痉挛、肺水肿、喘息式呼吸、昏迷及呼吸衰竭。患者最初表现为高血压，紧接着出现伴无尿症的低血压。

(2) 治疗　患者如出现呼吸变浅或发绀，立即进行人工呼吸。禁用血管升压类药物。心血管性衰竭时应保持血压稳定。

(3) 解毒剂　高血压时，5 mg酚妥拉明，经0.9%氯化钠注射液稀释后缓慢注射，或100 mg口服给药。出现惊厥时给予地西泮或三聚乙醛。发热通过物理降温及缓慢静脉注射1 mg/kg地塞米松控制。

【制剂】 ①片剂：15 mg；25 mg；30 mg。②注射液：30 mg/1 ml；50 mg/1 ml。

【贮藏】 密封、避光保存。

伪麻黄碱

(pseudoephedrine)

别名：右旋麻黄碱

为麻黄碱的立体异构体。

【CAS】 90-82-4

【ATC】 R01BA02

【理化性状】 1. 化学名：(+)-(1*S*，2*S*)-2-Methylamino-1-phenylpropan-1-ol

2. 分子式：$C_{10}H_{15}NO$

3. 分子量：165.2

4. 结构式

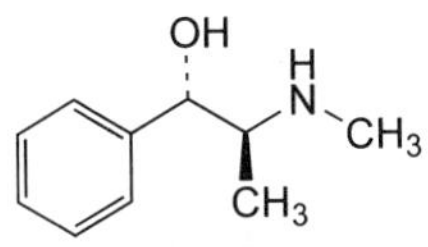

盐酸伪麻黄碱
(pseudoephedrine hydrochloride)

〖CAS〗 345-78-8

〖理化性状〗 1. 本品为白色或几乎白色的结晶性粉末或无色结晶。易溶于水和乙醇;略溶于二氯甲烷。

2. 分子式:$C_{10}H_{15}NO \cdot HCl$

3. 分子量:201.7

硫酸伪麻黄碱
(pseudoephedrine sulfate)

〖CAS〗 7460-12-0

〖理化性状〗 1. 本品为无臭的白色结晶或结晶性粉末。易溶于乙醇。5%水溶液的 pH 为 5.0～6.5。

2. 分子式:$(C_{10}H_{15}NO)_2 \cdot H_2SO_4$

3. 分子量:428.5

【药理作用】 类似麻黄碱。其中枢和加压作用稍弱。

【体内过程】 本品可从胃肠道快速吸收。它不被单胺氧化酶代谢,大量原药随尿液排出,小量在肝内代谢。$t_{1/2}$为 5～8 h。尿呈酸性时,消除加快,$t_{1/2}$缩短。可进入乳汁。

【适应证】 减轻鼻充血。常与其他药物组方减轻咳嗽和感冒症状。

【不良反应】 1. 参见麻黄碱。

2. 偶尔引起皮疹、尿潴留,极少发生幻觉,尤其是儿童。

【妊娠期安全等级】 B。

【禁忌与慎用】 1. 正在使用 MAOIs(用于治疗抑郁症、精神病、帕金森药物)者或停用 MAOIs 药物未满两周者禁用本品。未满 12 岁儿童不推荐使用本品。

2. 参见麻黄碱。

【药物相互作用】 参见麻黄碱。

【剂量与用法】 1. 片剂　成人一般口服 60 mg,3～4 次/日。2～5 岁儿童 15 mg,3 次/日;6～12 岁 30 mg。

2. 缓释制剂　成人常用 120 mg,每 12 h 一次。

【制剂】 ①片剂:30 mg;60 mg。②缓释胶囊:120 mg。

【贮藏】 密封、避光贮存。

美芬丁胺
(mephentermine)

别名:甲苯丁胺

本品属拟交感药。

【CAS】 100-92-5

【ATC】 C01CA11

【理化性状】 1. 化学名:*N*,α,α-Trimethylphenethylamine

2. 分子式:$C_{11}H_{17}N$

3. 分子量:163.26

4. 结构式

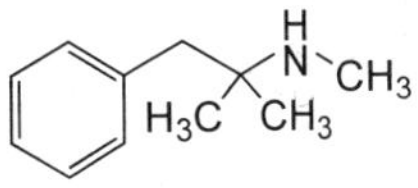

硫酸美芬丁胺
(mephentermine sulfate)

别名:恢压敏、Wyamine

本品属拟交感药。

〖CAS〗 1212-72-2

〖理化性状〗 1. 化学名:*N*,α,α-Trimethylphenethylamine sulphate dihydrate

2. 分子式:$(C_{11}H_{17}N)_2 \cdot H_2SO_4 \cdot 2H_2O$

3. 分子量:460.6

【药理作用】 本品对 α 和 β 受体均具有直接激动作用,还能间接释放去甲肾上腺素。对中枢神经系统仅有轻度兴奋作用。对心脏具有变力作用,使其收缩力增强,心输出量加大。

【体内过程】 肌内注射本品后 5～15 min 起作用,持效可达 4 h。静脉注射后几乎立即就可起作用,持效可达 30 min。在体内通过脱甲基迅速被代谢,继而被羟基化。原药和代谢物均随尿液排出;在酸性尿中排泄更快。

【适应证】 1. 用于纠正低血压状态,如在脊椎麻醉时预防低血压。

2. 心源性休克或其他原因所致低血压。

3. 因有缩血管作用,故可用于鼻塞。

【不良反应】 1. 本品可能产生中枢兴奋作用,尤其在过量时,表现为焦虑、嗜睡、幻觉和惊厥。

2. 虽然本品的中枢兴奋作用远比苯丙胺要低,但本品的使用仍可导致苯丙胺型的依赖性。

3. 其余参见肾上腺素。

【禁忌与慎用】 1. 对本品过敏者、妊娠期妇女、甲状腺功能亢进患者禁用。

2. 失血性休克、低血容量或高血压患者慎用。

3. 哺乳期妇女应权衡本品对其重要性，选择停药或停止哺乳。

4. 儿童用药的安全性和有效性尚未建立。

【药物相互作用】 两周内曾用过 MAOIs 者禁用本品。余参见肾上腺素。

【剂量与用法】 1. 口服　12.5～25 mg，2～3 次/日。

2. 肌内注射　一次 15～30 mg。

3. 静脉注射　一次 20～60 mg，缓慢推注。

4. 静脉滴注　以本品 600 mg 溶于 5％葡萄糖注射液 500 ml 中，1～5 mg/min。

【制剂】 ①片剂：12.5 mg；25 mg。②注射液：20 mg/1 ml。③滴鼻剂：0.5％。

【贮藏】 避光贮存。

羟苯丙胺
(hydroxyamfetamine)

【CAS】 1518-86-1

【理化性状】 1. 化学名：4-(2-Aminopropyl)phenol

2. 分子式：$C_9H_{13}NO$

3. 分子量：151.2

4. 结构式

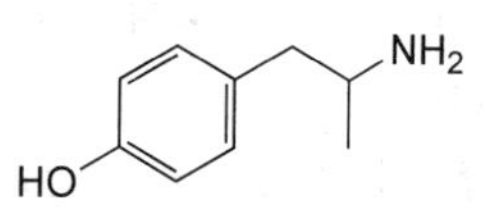

【简介】 为苯丙胺的衍生物。临床用其氢溴酸盐，商品名 Paredrine。本品的作用类似麻黄碱，用于治疗直立性低血压、外科麻醉时维持血压、因颈动脉窦应激性过高引起的心动过缓及心源性脑缺氧综合征等。滴眼用于散瞳，滴鼻用于鼻黏膜充血。口服：一次 10～60 mg，3 次/日；肌内注射：一次 10～20 mg；滴眼或滴鼻：用其 1％溶液，一日数次。片剂：20 mg；针剂：20 mg/2 ml；滴眼剂：1％；滴鼻剂 1％。

7.3.2　α 肾上腺素能受体激动药

这一组药物的共同特点：主要选择性地激动 α 受体，有些虽也对 β 受体产生兴奋作用，但相比之下，是次要的，甚至是微弱的。

去甲肾上腺素
(noradrenaline)

别名：正肾上腺素、左动脉酚、Norepinephrine、Aterenol、Levarterenol、Levophed

本品属于儿茶酚胺之一，为肾上腺素能神经的主要神经递质。目前使用的为合成品，临床用其重酒石酸盐。

【CAS】 51-41-2

【ATC】 C01CA03

【理化性状】 1. 化学名：(*R*)-2-Amino-1-(3,4-dihydroxyphenyl)ethanol

2. 分子式：$C_8H_{11}NO_3$

3. 分子量：169.2

4. 结构式

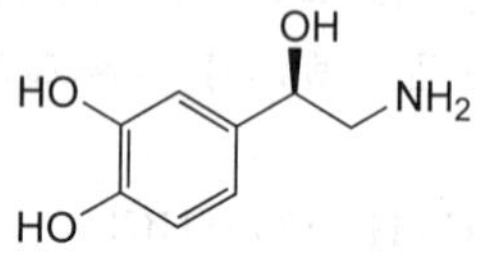

重酒石酸去甲肾上腺素
(noradrenaline bitartrate)

〖CAS〗 51-40-10；69815-49-2

〖理化性状〗 1. 本品为白色或微灰色，无臭，结晶性粉末。暴露于空气和光线下会逐渐变黑。可溶于水(1∶2.5)，溶于乙醇(1∶300)，几乎不溶于三氯甲烷和乙醚。其水溶液的 pH 约为 3.5。

2. 分子式：$C_8H_{11}NO_3 \cdot C_4H_6O_6 \cdot H_2O$

3. 分子量：337.3

4. 配伍禁忌：重酒石酸去甲肾上腺素的溶液为强酸性的，认为与碱性药物不相容。美国的制造商声称其溶液据报道与碱洗涤剂、氧化剂、巴比妥类、氯苯那敏、氯噻嗪、呋喃妥因、新生霉素、苯妥英、碳酸氢钠、碘化钠和链霉素不相容。也有报道与胰岛素不相容。

盐酸去甲肾上腺素
(noradrenaline hydrochloride)

〖CAS〗 329-56-6

〖理化性状〗 1. 本品为白色或褐白色结晶性粉末。暴露于空气或光线下会变色。极易溶于水，微溶于乙醇。2％水溶液的 pH 为 3.5～4.5。

2. 分子式：$C_8H_{11}NO_3 \cdot HCl$

3. 分子量：205.6

【药理作用】 1. 本品为直接作用的拟交感药，对 α 受体具有明显的激动作用，但较肾上腺素稍弱，对 α_1 和 α_2 受体无选择性。对 β_1 受体的激动作用不太明显，而对 β_2 受体几乎没有作用。这种神经递质贮存在神经轴突的颗粒中，当其受到激动时，节后肾上腺素能神经纤维末梢就会释放出递质；有些递质还存在于肾上腺髓质中和肾上腺素一起从这里释放出来。

2. 本品主要作用于血管(特别是小动脉和小静

脉)α受体，使血管收缩，导致收缩压和舒张压上升，伴随反射性心率减慢。与此同时，肾、肝、皮肤和骨骼肌中的血流量可见下降，唯一例外的是扩张冠状动脉。对妊娠子宫也有收缩作用，高剂量时可引起血糖升高。由于本品激动β受体的作用，可增强心肌收缩力，但几乎没有支气管扩张作用。无中枢兴奋作用。

【体内过程】 和肾上腺素一样，口服就会失活。在体内通过类似的过程也会迅速失活。当静脉注射时，广泛被代谢，仅有小量原药随尿液排出。

【适应证】 1. 在血容量充足的情况下，对急性低血压状态做紧急处理，使血压恢复(如神经源性休克、过敏性休克、感染性休克及心源性休克，嗜铬细胞瘤切除后或药物中毒时的低血压)。

2. 局部使用稀释溶液可控制上消化道出血。

3. 以 1∶80000 的比例与局部麻醉药混合使用，可使后者吸收减慢，作用延长；不过，现在更常与肾上腺素合用。

【不良反应】 1. 常用量下可能发生高血压，伴随反射性心动过缓，头痛、头晕、兴奋、心悸、寒战。

2. 还可能出现面色苍白、震颤、呼吸困难和心律失常。

3. 剂量稍大可致周围缺血，严重的可导致四肢坏疽。

4. 如用量过大或滴注时间过长，可能引起肾血管收缩，导致少尿甚至无尿，使肾实质和功能严重受损。因此，用药期间应注意保持尿量在 25 ml/h 以上。

5. 药液外溢可致组织坏死。

【妊娠期安全等级】 C。

【禁忌与慎用】 1. 少尿或无尿者、缺氧、高碳酸血症、高血压、动脉硬化和器质性心脏病患者禁用。

2. 血容量不足者禁用。

3. 有心律失常史者慎用。

4. 哺乳期妇女应权衡本品对其重要性，选择停药或停止哺乳。

5. 儿童用药的安全性和有效性尚未建立。

【药物相互作用】 1. 不可与环孢素、甲氧氟烷、环丙烷或氟烷同时使用，因可致心律失常甚至心室颤动。

2. 利血平、胍乙啶、可卡因、MAOIs、苯海拉明、曲吡那敏、麦角碱、甲基多巴、α或β受体拮抗药等均可增强本品的升压作用。

【剂量与用法】 1. 用于升压，以本品 1～2 mg 加入 5%葡萄糖注射液或 0.9%氯化钠和 5%葡萄糖注射液中，使之成为 4 μg/ml 溶液，以 2～8 μg/min 速度进行滴注，维持收缩压在 90 mmHg 左右；如无效应，应换用其他药物。

2. 口服，以本品 1～3 mg 加适量 0.9%氯化钠溶液口服，可迅速控制上消化道出血。

3. 术中胆道出血，以本品 4～6 mg 加 0.9%氯化钠注射液注入胆道内，保留 3～4 min。

4. 胃大部切除术后大出血，可将上液注入胃内局部止血。

【用药须知】 1. 静脉滴注应选较大静脉，抬高臂膀，选用上好针头，免伤及静脉发生漏药。有资料建议，在输液中加入酚妥拉明 5～10 mg/L，可防止药液溢出后造成组织坏死。

2. 如药液已漏出血管外，可用 0.25%普鲁卡因 10～15 ml 或酚妥拉明 5 mg 加入 0.9%氯化钠注射液 10～20 ml 中做皮下浸润。

3. 用药期间，应常监测尿量，每小时尿量不得少于 25 ml，如出现少于 25 ml 情况，应立即换用他药。

4. 停药时应缓慢，于 24～48 h 内完全停用最为安全，突然停药，常导致"滴注后低血压"。如发生此种情况，应适当补液。

5. 密切观察心率和血压，根据病情，随时调整滴速。

6. 不能与碱性药伍用，也不可加入血液或血浆中滴注。

7. 重酒石酸去甲肾上腺素 2 mg 相当于基质 1 mg，用量以后者为据。

【临床新用途】 去甲肾上腺素稀释后静脉滴注(滴速 2～20 μg/min)，可迅速降低高血钾。

【制剂】 注射液：2 mg/1 ml；10 mg/2 ml。

【贮藏】 避光贮于室温。

间羟胺

(metaraminol)

本品为对肾上腺具有直接和间接作用的拟交感药。

【CAS】 54-49-9

【ATC】 C01CA09

【理化性状】 1. 化学名：(－)-2-Amino-1-(3-hydroxyphenyl)propan-1-ol

2. 分子式：$C_9H_{13}NO_2$

3. 分子量：167.2

4. 结构式

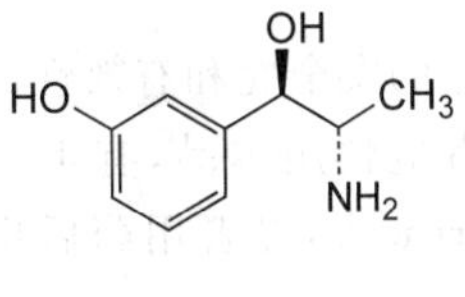

重酒石酸间羟胺
(metaraminol bitartrate)

别名：阿拉明、Aramine、Levicor

〖CAS〗 33402-03-8

〖理化性状〗 1. 本品为无臭或接近无臭的白色结晶性粉末。易溶于水，能溶于乙醇，不溶于三氯甲烷和乙醚。5%水溶液的 pH 为 3.2～3.5。

2. 化学名：(－)-2-Amino-1-(3-hydroxyphenyl)propan-1-ol hydrogen tartrate

3. 分子式：$C_9H_{13}NO_2 \cdot C_4H_6O_6$

4. 分子量：317.3

【药理作用】 本品可直接激动 α 和 β 受体，而以前者突出，此外，还可间接促使节后肾上腺素能神经纤维末梢释放去甲肾上腺素。使周围血管收缩，增加外周阻力，升高血压。例外的是，冠状动脉扩张，血流量增加。本品升压效果仅及去甲肾上腺素的 1/10，但较持久。对肾血管的作用较弱，很少引起少尿和无尿，是去甲肾上腺素的良好代用品。对心率影响不大，有时可因升高血压而反射性地减慢心率，心肌收缩力略增，但少见发生心悸和心律失常。

【体内过程】 肌内注射后 10 min 即起效，作用可持续 1 h。静脉注射后 1～2 min 即可起效，而作用只能持续 20 min。本品口服吸收很不完全。

【适应证】 1. 用于各种休克（如神经源性、心源性或感染性）的早期阶段。

2. 各种低血压状态，如全身麻醉后出现的低血压。

3. 阵发性房性心动过速，尤其伴有低血压的患者。

【不良反应】 1. 拟交感药的一般不良反应可参见肾上腺素。

2. 心动过速和其他的心律失常可能出现。

3. 本品可降低对胎盘的灌流。

4. 由于血管持续收缩导致的高血压可用酚妥拉明缓解之。

5. 静脉注射可能有药液外溢，使组织坏死，可用酚妥拉明浸润缓解。

【妊娠期安全等级】 C。

【禁忌与慎用】 1. 高血压、糖尿病、甲状腺功能亢进和器质性心脏病患者禁用。

2. 哺乳期妇女应权衡本品对其重要性，选择停药或停止哺乳。

3. 儿童用药的安全性和有效性尚未建立。

4. 肝硬化者应慎用本品，有 1 例拉埃内克肝硬化（Laennec's cirrhosis）患者用药后出现致命性室性心律失常的报道。如出现多尿，应适当补充电解质。

5. 除极特殊情况外，本品不得与麻醉药环丙烷或氟烷合用。

6. 对本品或制剂中任一成分过敏者禁用。

【药物相互作用】 参见肾上腺素。

【剂量与用法】 1. 紧急用药，可先静脉注射 0.5～5 mg，然后以本品 15～100 mg 加入 5%葡萄糖注射液或 0.9%氯化钠注射液 500 ml 持续滴注。根据效应随时调整滴速。最大效应不可能立即获得，至少等候 10 min 始可增加用量。

2. 维持用药也可肌内注射 2～10 mg，必要时，10～15 min 后重用。

【用药须知】 1. 短期内持续用药可能产生耐受性，可换用去甲肾上腺素克服之。

2. 本品与所有碱性药物存在配伍禁忌。

3. 本品不可作皮下注射，因可产生组织坏死。

4. 应注意长期使用本品会出现累积效应。

5. 用药过量可导致重度高血压，表现为头痛、胸口压迫感、恶心、呕吐、欣快感、出汗、肺水肿、心动过速、心动过缓、窦性心律失常、房性及室性心律失常、脑出血、心肌梗死、心搏骤停、惊厥。一旦出现上述状况，立即给予交感神经阻滞药缓解（如酚妥拉明）。必要时适当给予抗心律失常药。

【制剂】 注射液：10 mg/1 ml。

【贮藏】 避光，贮于室温。

去氧肾上腺素
(phenylephrine)

别名：苯福林、苯肾上腺素、Visadron

本品为拟交感药。临床用其盐酸盐，商品名 Mesatonum、Neosynephrine、Neophryn。

【CAS】 59-42-7

【ATC】 C01CA06；R01AA04；R01AB01；R01BA03；S01FB01；S01GA05

【理化性状】 1. 本品为白色或几乎白色结晶性粉末。微溶于水和乙醇，略溶于甲醇。溶解在稀无机酸和氢氧化物碱性溶液中。

2. 化学名：(1*R*)-1-(3-Hydroxyphenyl)-2-methylaminoethanol

3. 分子式：$C_9H_{13}NO_2$

4. 分子量：167.2

5. 结构式

重酒石酸去氧肾上腺素
(phenylephrine bitartrate)

〖CAS〗　13998-27-1

〖理化性状〗　1. 本品为白色或几乎白色粉末或无色结晶。易溶于水。10% 水溶液的 pH 为 3.0～4.0。

2. 分子式：$C_9H_{13}NO_2 \cdot C_4H_6O_6$

3. 分子量：317.3

盐酸去氧肾上腺素
(phenylephrine hydrochloride)

〖CAS〗　61-76-7

〖理化性状〗　1. 本品为白色或几乎白色无臭结晶。易溶于水和乙醇。

2. 分子式：$C_9H_{13}NO_2 \cdot HCl$

3. 分子量：203.7

4. 配伍禁忌：去氧肾上腺素与局部麻醉药布他卡因有配伍禁忌。

【药理作用】　主要具有 α 肾上腺素能活性，在常用量下，对中枢不产生兴奋作用。与去甲肾上腺素相比，其加压作用较弱，但持续时间较长。注射后，使周围血管收缩，升高动脉压；反射性地引起心动过缓；还可降低皮肤和肾的血流量。局部或口服常用于减轻鼻充血，还加入组方中治疗感冒和咳嗽。本品还局部用于扩瞳。

【体内过程】　本品口服吸收不规则，在肠道和肝中因单胺氧化酶的首关代谢，使生物利用度很低。皮下或肌内注射后 10～15 min 起作用，两者的作用持续时间分别为 1 h 和 2 h。静脉注射的有效时间约为 20 min。局部用药可见到全身吸收。

【适应证】　1. 用于各种休克(如神经源性、心源性或感染性)的早期阶段。

2. 防治全身麻醉、脊椎麻醉引起的低血压。

3. 治疗吩噻嗪类(如氯丙嗪)所致低血压。

4. 静脉注射治疗室上性心动过速。

5. 减轻鼻咽部充血的症状。

6. 用于开角型青光眼及为眼科诊断而扩瞳。

【不良反应】　1. 可能引起高血压、心动过速、反射性心动过缓；用本品滴鼻、滴眼，也可通过黏膜吸收引起全身反应。

2. 过量使用可致头胀、头痛、皮肤麻刺感、幻觉、妄想、躁狂等精神症状。

【妊娠期安全等级】　C。

【禁忌与慎用】　1. 妊娠后期的妇女，严重高血压、动脉硬化、心动过速或心动过缓、心肌病患者均禁用。

2. 老年患者、高血压、糖尿病患者慎用。

3. 尚未明确本品是否可经乳汁分泌，哺乳期妇女应权衡本品对其重要性，选择停药或停止哺乳。

【药物相互作用】　参见肾上腺素。

【剂量与用法】　1. 治疗低血压　①成人：皮下或肌内注射一次 2～5 mg，必要时，每 12 h 一次，首剂不可超过 5 mg；静脉注射一次 0.1～0.5 mg，必要时，每 10～15 min 一次，首剂不可超过 0.5 mg；滴注开始给予 100～180 μg/min，常用维持量为 40～60 μg/min。②儿童：皮下或肌内注射一次 0.1 mg/kg，必要时，每 1～2 h 一次；静脉注射一次 5～20 μg/kg，必要时，每 10～15 min 一次；滴注给予 0.1～0.5 μg/(kg・min)。

2. 治疗阵发性室上性心动过速　①成人：静脉注射一次 0.25～5 mg，20～30 s 注完。②儿童：静脉注射一次 5～10 μg/kg，20～30 s 注完。

3. 滴眼剂　滴入结膜囊，1 滴/次，每只眼不超过 3 次/日。

4. 滴鼻剂　2～6 岁儿童用本品 0.125% 的滴鼻剂，每鼻孔 2～3 滴/次，每 4 h 一次；6 岁以上的患者用本品喷鼻剂，每鼻孔 2～3 喷/次，每 4 h 一次。

5. 栓剂　用于直肠血管扩张导致的出血、疼痛、灼烧感，塞入直肠，1 枚/次，4 次/日。连用不超过 7 d。仅限于 2 岁以上患者使用。

【用药须知】　1. 本品与所有碱性药物存在配伍禁忌。

2. 对其他拟交感胺药(如麻黄碱、异丙肾上腺上腺上腺素、去甲肾上腺上腺素、间羟异丙肾上腺素等)过敏者，可能对本品也过敏。

3. 治疗期间除应经常测量血压，还须根据不同情况做其他必要的检查和监测。

4. 在使用本品治疗休克或低血压时，不能忽视血容量的补充，须及早、足量补充血容量。

5. 皮下注射可引起组织坏死或溃烂；静脉注射前应先用灭菌注射用水稀释至 1 mg/ml，并且静脉注射时不得有外溢，若出现外溢，可将 5～10 mg 酚妥拉明用 0.9% 氯化钠注射液稀释至 10～15 ml 后做局部浸润注射。

6. 酸中毒或缺氧时本品的疗效减弱。

7. 若出现持续头痛、心律失常(如心率过缓、过快)、呕吐或手足麻刺痛感，提示用药过量，应调整用量。反射性心动过缓可用阿托品纠正，其他过量表现可用 α 受体拮抗药(如酚妥拉明)治疗。

8. 交感神经功能失常、长期依赖胰岛素的糖尿病患者及应用利血平或胍乙啶治疗的高血压患者，在术前不能使用本品。

9. 在指(趾)末端的局部麻醉中，应避免使用本品，以防末梢血管过度收缩而引起组织坏死、溃烂。

【制剂】 ①注射液：10 mg/1 ml。②滴眼剂：2.5%；10%。③滴鼻剂：0.125%。④喷鼻剂：1%。⑤栓剂：12.5 mg；25 mg。

【贮藏】 避光贮于室温。

甲氧明
(methoxamine)

别名：美速克新命

本品为拟交感药。

【CAS】 390-28-3

【ATC】 C01CA10

【理化性状】 1. 化学名：2-Amino-1-(2,5-dimethoxyphenyl)propan-1-ol

2. 分子式：$C_{11}H_{17}NO_3$

3. 分子量：211.26

4. 结构式

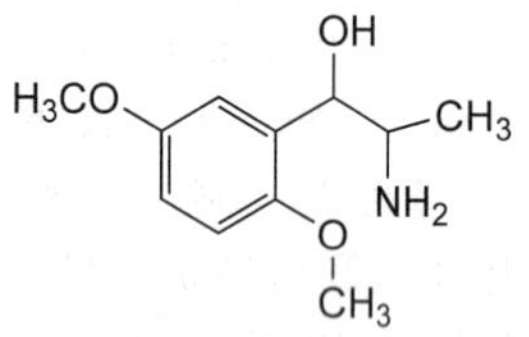

盐酸甲氧明
(methoxamine hydrochloride)

别名：凡索昔、Vasoxine、Vasoxyl

〖CAS〗 390-28-3

〖理化性状〗 1. 本品为无色结晶或白色盘样结晶或白色结晶性粉末，无臭或几乎无臭。易溶于水，溶于乙醇，微溶于三氯甲烷和乙醚。2%水溶液 pH 为 4.0～6.0。

2. 化学名：2-Amino-1-(2,5-dimethoxyphenyl)propan-1-ol hydrochloride

3. 分子式：$C_{11}H_{17}NO_3 \cdot HCl$

4. 分子量：247.7

【药理作用】 本品主要直接对 α 受体起激动作用，而且是完整的，无 β 受体兴奋作用。可较长时间使周围血管收缩，继而升高血压。偶尔有反射性心动过缓作用，无其他心脏影响。有明显的毛发运动，但无中枢兴奋作用，也不能扩张支气管。有明显降低肾血流的作用。

【体内过程】 静脉注射本品后 2 min 即可起效，肌内注射则在 15～20 min 起效。两种作用的持续时间分别为 10～15 min 和 1.5 h。

【适应证】 1. 防治脊椎麻醉或手术中的低血压。

2. 治疗周围循环衰竭所致低血压。

3. 治疗阵发性室上性心动过速（包括心肌梗死后或其他治疗无效者）。

4. 也可用于鼻充血。

【不良反应】 1. 参见肾上腺素。

2. 可引起明显的毛发活动（鸡皮疙瘩）。

【妊娠期安全等级】 C。

【禁忌与慎用】 1. 对本品敏感者和高血压患者禁用。

2. 尚未明确本品是否可经乳汁，哺乳期妇女应权衡本品对其重要性，选择停药或停止哺乳。

【药物相互作用】 1. 参见肾上腺素。

2. 与胍乙啶或利血平合用，本品的升压作用特别明显。

【剂量与用法】 1. 用于全身麻醉或脊椎麻醉所致的低血压，可肌内注射 5～20 mg，过 15 min 如效应不显，可重复。

2. 紧急升压时，可缓慢静脉注射 3～5 mg (1 mg/min)，用量可达到 10 mg。

3. 儿童可缓慢静脉注射 40～70 μg/kg 或肌内注射 70～280 μg/kg。

4. 阵发性室上性心动过速可缓慢静脉注射 10 mg，3～5 min 注完。

5. 用 0.25%溶液喷雾治疗鼻充血。

【用药须知】 1. 升压过高时可用酚妥拉明减轻。

2. 心动过缓可用阿托品克服。

3. 参见肾上腺素。

【制剂】 注射液：10 mg/1 ml。

【贮藏】 避光贮存。

米多君
(midodrine)

别名：甲氧胺福林

本品为直接作用的拟交感药。

【CAS】 42794-76-3

【ATC】 C01CA17

【理化性状】 1. 化学名：(*RS*)-N^1-(βHydroxy-2,5-dimethoxy-phenethyl)glycinamide

2. 分子式：$C_{12}H_{18}N_2O_4$

3. 分子量：254.28

4. 结构式

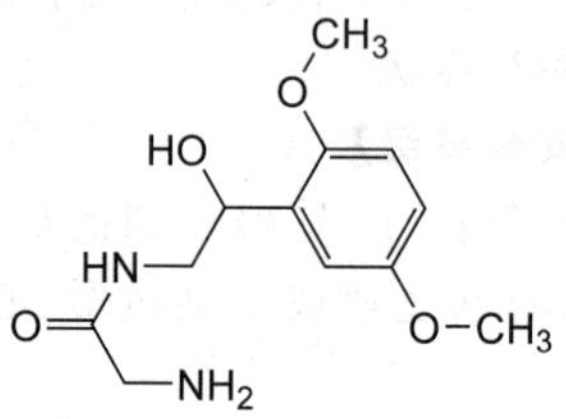

盐酸米多君

(midodrine hydrochloride)

别名：Gutron、Amatine

〖CAS〗 3092-17-9

〖理化性状〗 1. 化学名：(*RS*)-N^1-(βHydroxy-2，5-dimethoxy-phenethyl) glycinamide hydrochloride

2. 分子式：$C_{12}H_{18}N_2O_4 \cdot HCl$

3. 分子量：290.7

【用药警戒】 本品治疗开始前应对患者可能的卧位和坐位高血压情况进行评估。通常禁止患者完全平躺，即可预防卧位高血压的发生，即睡觉时采用头高位。患者应警惕并及时报告卧位高血压症状。其主要症状包括心脏抨击感、耳边冲击感、头痛、视物模糊等。如卧位高血压持续存在，患者应迅速停止用药。

【药理作用】 对 α 受体具有选择性激动作用。对周围血管具有收缩作用，但对心脏无直接兴奋作用。

【体内过程】 本品易于从胃肠道吸收。在体循环中通过酶解成为活性代谢物去糖米多君(desglymidodrine，ST1059)。口服后 1.5 h 本品可达血药峰值。血浆 $t_{1/2}$ 约为 25 min。其代谢物于口服后 1 h 达血药峰值，其终末 $t_{1/2}$ 约 3 h。代谢物还要在肝内进行进一步代谢。本品主要以代谢物形式随尿液排出，少量原药出现在粪便中。

【适应证】 1. 治疗各种低血压，尤其是直立性低血压。

2. 辅治尿失禁。

【不良反应】 1. 最严重的不良反应是仰卧位高血压。

2. 感觉异常、排尿困难、毛发运动("鸡皮疙瘩")、皮疹和瘙痒。

3. 参见肾上腺素。

【妊娠期安全等级】 C。

【禁忌与慎用】 1. 对本品过敏者、高血压和前列腺增生患者禁用。

2. 有过敏性皮炎史者慎用。

3. 尚不清楚本品是否可分泌到母乳中。哺乳期妇女应慎用。

4. 尚未确定儿童使用本品的安全性和有效性。

5. 尿潴留患者慎用。

6. 肝功能不全者慎用。

【药物相互作用】 参见肾上腺素。

【剂量与用法】 1. 治疗低血压，开始口服 2.5 mg，2～3 次/日，根据效应，可加量至 10 mg，3 次/日。本品应当在白天、患者需要起立进行日常活动时服用。每 4 h 间隔的服药时间推荐如下：晨起直立或晨起直立前，中午和下午晚些时候(通常不迟于下午 6 时)。如需要，也可每间隔 3 h 给药以控制症状，但不宜经常如此。一次给予单剂量 20 mg 者，出现严重而持久的卧位高血压发生率较高(约 45%)。部分患者虽可耐受超过 30 mg 的一日剂量，但其安全性和有效性尚缺乏系统的研究或确认。

2. 治疗尿失禁可口服 2.5～5 mg，2～3 次/日。

【用药须知】 1. 血压过度升高可用酚妥拉明缓解。

2. 参见肾上腺素。

3. 患者应在睡前 3～4 h 最后一次服用本品，以减少夜间卧位高血压的情况出现。

【制剂】 片剂：2.5 mg；5 mg；10 mg。

【贮藏】 避光，贮于 25 ℃。

去甲苯福林

(norfenefrine)

【CAS】 536-21-0(norfenefrine)；15308-34-6(hydrochloride)

【ATC】 C01CA05

【理化性状】 1. 化学名：3-(2-Amino-1-hydroxyethyl) phenol

2. 分子式：$C_8H_{11}NO_2$

3. 分子量：153.2

4. 结构式

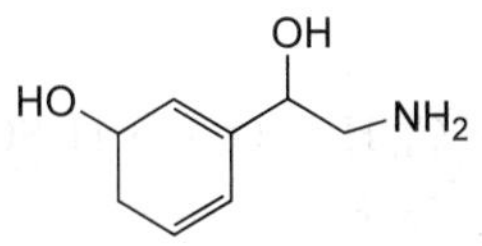

【简介】 为拟交感药。主要具有 α 受体激动作用。临床用其盐酸盐，商品名 Novadral。可用于治疗低血压。一般口服 15 mg，3 次/日。还可使用控释制剂 45 mg，1 次/日。

7.3.3 β 肾上腺素能受体激动药

这一组药物的特性是可激动 β 受体，一般对 β_1 和 β_2 受体无选择性，也有对 β_2 受体具有选择性的。对 α 受体则几乎没有作用。

异丙肾上腺素

(isoprenaline)

别名：异丙肾、异丙基去甲肾上腺素、喘息定、治喘灵、Isoproterenol、Isuprel

本品与肾上腺素在结构上的不同点仅在氮上用异丙基替代了甲基。

【CAS】 7683-59-2

【ATC】 C01CA02；R03AB02；R03CB01

【理化性状】 1. 化学名：1-(3,4-Dihydroxyphenyl)-2-isopropylaminoethanol

2. 分子式：$C_{11}H_{17}NO_3$

3. 分子量：211.3

4. 结构式

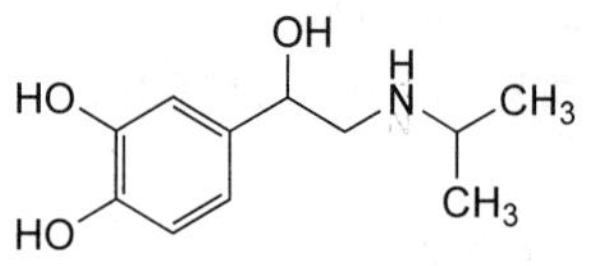

盐酸异丙肾上腺素
(isoprenaline hydrochloride)

〖CAS〗 51-30-9

〖理化性状〗 1. 本品为白色或几乎白色的结晶性粉末。易溶于水，微溶于乙醇，几乎不溶于二氯甲烷。5%水溶液的 pH 为 4.3～5.5。

2. 分子式：$C_{11}H_{17}NO_3 \cdot HCl$

3. 分子量：247.7

硫酸异丙肾上腺素
(isoprenaline sulfate)

〖CAS〗 299-95-6(anhydrous isoprenaline sulfate)；6700-39-6(isoprenaline sulfate dihydrate)

〖理化性状〗 1. 本品为白色或几乎白色的结晶性粉末。易溶于水，极微溶于乙醇。5%水溶液的 pH 为 4.3～5.5。

2. 分子式：$(C_{11}H_{17}NO_3)_2 \cdot H_2SO_4 \cdot 2H_2O$

3. 分子量：556.6

【药理作用】 1. 本品属于典型的β受体激动药，对 β_1 和 β_2 受体均有作用，但无明显的选择性作用。

2. 兴奋心肌的作用强于肾上腺素，表现在加强心肌收缩力，加快心率，加速心传导，对心脏正位起搏点的作用也较强(肾上腺素对正位起搏点和异位起搏点的作用都强)，故较少引起心律失常。

3. 扩张血管，降低外周阻力，升高收缩压或不变而使舒张压下降，增大脉压，增加微循环血流量，故对冠脉也有一定的舒张作用。

4. 松弛支气管平滑肌的作用较肾上腺素强，故有缓解支气管痉挛的作用。

5. 还可抑制抗原所致组胺和其他炎性介质的释放。其升高血糖的作用较肾上腺素弱。在治疗剂量下，对中枢的兴奋作用不明显。

【体内过程】 口服作用极弱。舌下含服可经口腔黏膜吸收，但不规则。吸入给药，部分进入胃肠道，部分被吸收，作用可持续 2 h。静脉注射后的 $t_{1/2}$ 仅有 1 min 或几分钟，24 h 内几乎可完全排出。进入体内后的本品被肝、肺和其他组织中的儿茶酚 *O*-甲基转移酶代谢而失效，但本品对单胺氧化酶的代谢具有对抗作用。其失活的代谢物随尿排出。

【适应证】 1. 暂时阻止或控制阿斯综合征(Adams-Stokes syndrome，心源性晕厥)。

2. 对阿托品无效应的严重心动过缓可能有效。

3. 各种休克(除外心源性休克和尖端扭转型室性心动过速)的辅助治疗。

4. 支气管哮喘。

5. 还用于诊断先天性心脏缺损。

【不良反应】 1. 可能发生心动过速、心律失常、心悸、低血压、震颤、头痛、出汗和面红。

2. 过量时可引起激动、不安、呕吐，更甚者引起心室颤动，甚至发生猝死，不可不慎重。

3. 曾有报道，可引起有心绞痛病史者发作心绞痛。

4. 哮喘患者长期使用本品，病死率反见升高。

【妊娠期安全等级】 C。

【禁忌与慎用】 1. 不可用于心源性休克，因可增加心肌耗氧量和代谢率。

2. 洋地黄中毒所致心动过速、心肌炎、冠心病、心肌梗死及伴有心动过速的心律失常患者禁用。

3. 甲状腺功能亢进、糖尿病、肾病患者慎用。

4. 尚未明确本品是否可分泌到乳汁中，哺乳期妇女慎用。如确需使用，应停止哺乳。

5. 儿童用药的安全性及有效性尚未建立。

【药物相互作用】 1. 忌与碱性药物配伍。

2. 不宜与肾上腺素合用，以免引起致死性心律失常；必要时可交替使用，间隔时间在 4 h 以上。

3. 合用β受体拮抗药或亚硝酸盐类可逆转因过量使用本品而引起的心脏不良反应。

【剂量与用法】 1. 抗休克　以本品 0.5～2 mg 加入 5%葡萄糖注射液 500 ml 中滴注，开始 15～30 滴/分，以后根据血压和心率进行调整。如心率超过 120 次/分，应减量或停药；如出现心律失常，立即停药。

2. 用于心脏传导阻滞(心率低于 40 次/分) 4～6 h 舌下含服，一次 10 mg。必要时，可用 0.2～0.4 mg 加入 5%葡萄糖注射液 100 ml 中滴注。

3. 心脏复苏　0.5～1 mg 心内注射。

4. 支气管哮喘发作　一次 10～15 mg，舌下含服，3 次/日；或用 0.5%溶液气雾吸入。极量：舌下或气雾，一次 20 mg，60 mg/d。

【用药须知】 1. 使用本品抢救休克之前，一定要补充血容量。

2. 要随时注意心率、心律和血压的变化。

3. 舌下含服，宜将药片咬碎。

4. 由于本品可兴奋 β_2 受体，且对 α 受体和多巴胺受体均无作用，其结果是全身大部分血管扩张，心输出量增加，而肾血流量不见增加，甚至减少，故对肾功能不全者疗效较差；又由于舒张压下降，可导致心肌缺血，引起心律失常。这些都对抗休克治疗不利，从当前情况衡量，本品并非理想的抗休克药物，故主张用作抗休克的辅助用药。

【制剂】 ① 注射液：0.2 mg/1 ml；1 mg/1 ml。②片剂：10 mg。③气雾剂：0.25%；0.5%。

【贮藏】 密封、避光贮于室温。

多培沙明

(dopexamine)

别名：多哌沙胺

本品属拟交感药。

【CAS】 86197-47-9

【ATC】 C01CA14

【理化性状】 1. 化学名：4-{2-[6-(Phenethylamino)hexylamino]ethyl}pyrocatechol

2. 分子式：$C_{22}H_{32}N_2O_2$

3. 分子量：356.5

4. 结构式

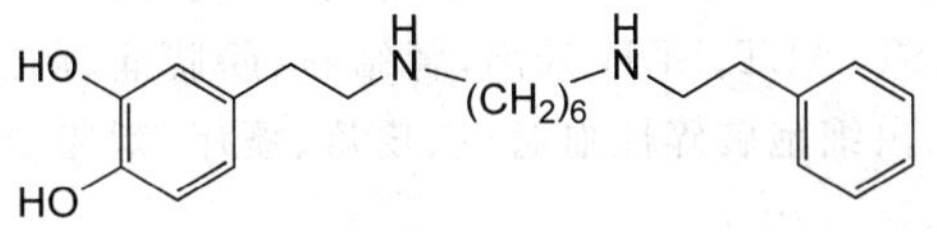

盐酸多培沙明

(dopexamine hydrochloride)

别名：Dopacard

〖CAS〗 86484-91-5

〖理化性状〗 1. 本品为白色或几乎白色的结晶性粉末。溶于水，微溶于乙醇和甲醇，几乎不溶于丙酮。1%水溶液的 pH 为 3.7～5.7。

2. 化学名：4-{2-[6-(Phenethylamino)hexylamino]ethyl}pyrocatechol dihydrochloride

3. 分子式：$C_{22}H_{32}N_2O_2 \cdot 2HCl$

4. 分子量：429.4

5. 配伍禁忌：本品在碱性溶液中失活，如 5%的碳酸氢钠溶液。

【药理作用】 本品具有直接和间接的拟交感作用。它可激动 β_2 受体和周围多巴胺受体，并可抑制去甲肾上腺素的神经元再摄取。这些作用都可导致心输出量增加，周围血管扩张，并可增加肾和肠系膜的血流量。

【体内过程】 本品在血中的 $t_{1/2}$ 很短，仅有 6～7 min。经胆道和肾排泄。

【适应证】 用于心脏手术后或慢性心力衰竭加重时提供短时间的血流动力学支持。

【不良反应】 1. 最常见的不良反应有心动过速、一过性低血压。

2. 其他不良反应有心律失常和心电图改变、心力衰竭加重、恶心、呕吐、震颤、头痛、出汗和呼吸困难。

【禁忌与慎用】 1. 妊娠期妇女、左心室出口梗阻(如主动脉瓣狭窄)、嗜铬细胞瘤或血小板减少患者禁用。

2. 缺血性心脏病或心肌梗死后慎用。

3. 低血钾或高血糖患者慎用。

4. 哺乳期妇女应权衡本品对其的重要性，选择停药或停止哺乳。

5. 儿童用药的安全性和有效性尚未建立。

【药物相互作用】 1. 通过抑制去甲肾上腺素的神经元再摄取，可能增加去甲肾上腺素或其他拟交感药的作用。

2. 参见肾上腺素。

【剂量与用法】 1. 以本品加入 5%葡萄糖注射液或 0.9%氯化钠注射液中，使之成为 400～800 μg/ml 的溶液。经较大的静脉滴注，或经中心静脉给药，但药物浓度不应超过 4 mg/ml。

2. 开始一般给予 0.5 μg/(kg·min)，然后加量至 1 μg/(kg·min)；在不少于 15 min 的间期中，可进一步增加 0.5～1 μg/(kg·min)，必要时，其总用量可达到 6 μg/(kg·min)

【用药须知】 1. 用药期间，必须监测心率、心律、血压、尿量和心输出量。

2. 撤药时，必须逐渐减量。

3. 已经存在低血压或血管阻力降低者在使用本品以前必须先予纠正。

4. 碱性药物如 5%碳酸氢钠溶液会使本品失活。

【制剂】 注射液：500 mg/5 ml。

【贮藏】 密封、避光贮于室温。

依替福林

(etilefrine)

别名：乙苯福林、Fresotona

【CAS】 709-55-7

【ATC】 C01CA01

【理化性状】 1. 化学名：(*RS*)-3-[2-(Ethylamino)-1-hydroxyethyl]phenol

2. 分子式：$C_{10}H_{15}NO_2$

3. 分子量：181.23

4. 结构式

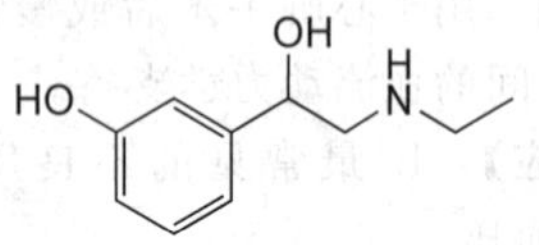

【简介】 本品为拟交感药，临床用其盐酸盐，商品名 Effortil、Effontil。除对β受体具有直接作用外，对α和β_2受体也具有某种作用。临床用于治疗低血压状态，可加强心肌收缩力，增加心输出量，但不增加外周阻力。不良反应有口渴、恶心、心悸；过量可致头痛，血压剧升。可供口服，5～10 mg，2～3 次/日。也可皮下或肌内注射，一次 2～10 mg。片剂：5 mg；10 mg。注射剂：10 mg。

米拉贝隆

(mirabegron)

别名：Myrbetriq

本品β_3肾上腺素能激动药。

【CAS】 223673-61-8

【ATC】 G04BD12

【理化性状】 1. 本品为白色粉末，几乎不溶于水，溶于甲醇和二甲基亚砜。

2. 化学名：2-(2-Aminothiazol-4-yl)-*N*-[4-(2-{[(2*R*)-2-hydroxy2-phenylethyl] amino} ethyl) phenyl] acetamide

3. 分子式：$C_{21}H_{24}N_4O_2S$

4. 分子量：396.51

5. 结构式

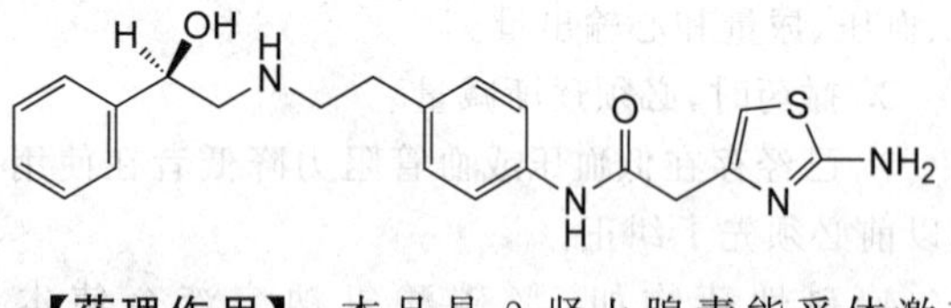

【药理作用】 本品是β_3肾上腺素能受体激动药，通过活化β_3受体，使膀胱逼尿肌松弛，增加膀胱容量。

【体内过程】 1. 口服给药后，约 3.5 h 血药浓度达峰值，绝对生物利用度，剂量 25 mg 时为 29%，50 mg 为 35%。C_{max}和 AUC 增加的比例高于剂量增加比例，50 mg 以上剂量更加明显。剂量从 50 mg 增至 100 mg，C_{max}和 AUC 分别增加 2.9 和 2.6 倍。剂量从 50 mg 增至 200 mg，C_{max}和 AUC 分别增加 8.4 和 6.5 倍。一日 1 次给药，7 d 后达稳态。分布广泛，静脉给药，稳态分布容积约 1670 L。蛋白结合率约 71%，显示与白蛋白和α_1酸性糖蛋白有中等亲和力。可进入红细胞内。体外研究显示，红细胞中浓度约为血浆中的 2 倍。

2. 本品在体内有多种代谢途径，包括脱烷基化、氧化、葡糖醛酸化、酰胺水解。循环中主要为原药，血浆中存在两种无活性代谢产物。虽然体外研究显示 CYP2D6 和 CYP3A4 在本品的氧化代谢中具有重要作用，但是体内研究显示两种酶对本品总体消除作用有限。遗传性 CYP2D6 弱代谢者C_{max}和 AUC 较强代谢者分别高 16% 和 17%。丁酰胆碱酯酶、二磷酸葡糖醛酸基转移酶、乙醇脱氢酶也参与本品的代谢。

3. 本品静脉注射后，总清除率约为 57 L/h，终末$t_{1/2}$约 50 h，肾清除率约 13 L/h，主要通过肾小管分泌及肾小球滤过。尿液中原药与剂量相关，剂量为 25 mg/d 时，尿中原药约为 6%，剂量为 100 mg/d 时则为 12.2%。健康志愿者给予 160 mg[^{14}C]标记的本品溶液，尿液中回收 55% 放射性，粪便中回收 34%。

【适应证】 用于治疗膀胱过度活动症伴发的尿失禁，尿急、尿频。

【不良反应】 1. 常见不良反应包括高血压、鼻咽炎、尿路感染及头痛。其他少见不良反应包括便秘、上呼吸道感染、关节痛、腹泻、腹痛、心动过速、疲乏。

2. 低于 1% 的不良反应包括心悸、血压升高、青光眼、消化不良、胃炎、腹胀、鼻窦炎、鼻炎，γ-GT 升高，AST、ALT、LDH 升高，肾结石、膀胱痛、阴道炎、风疹、白细胞破碎性血管炎、皮疹、瘙痒、紫癜及嘴唇水肿。

3. 上市后发现的不良反应为尿潴留。

【妊娠期安全等级】 C。

【禁忌与慎用】 1. 终末期肾病者及重度肝功能不全者禁用。

2. 高血压患者禁用。

3. 膀胱出口阻塞的尿潴留患者及使用抗毒蕈碱药的膀胱过度活动症患者慎用。

4. 妊娠期妇女只有在本品的益处大于对胎儿伤害的风险时才可使用。

5. 哺乳期妇女应权衡本品对其的重要性，选择停药或停止哺乳。

6. 儿童用药的安全性和有效性尚未建立。

【药物相互作用】

1. 本品为中效 CYP2D6 抑制剂，能升高经

CYP2D6 代谢的药物，如美托洛尔、地昔帕明的血药浓度，如需合用，降低剂量，并监测血药浓度，特别是合用治疗窗窄的 CYP2D6 底物，如硫利达嗪、氟卡尼及普罗帕酮。

2. 与地高辛合用时，地高辛 C_{max} 可升高 1.01～1.3 ng/ml(29%)，AUC 可升高 16.7～19.3(ng·h)/ml(27%)。如需合用，地高辛从最低剂量开始，并监测血浆地高辛浓度。

多剂量口服本品 100 mg 后，单次服用 25 mg 华法林，*S*-及 *R*-华法林的 C_{max} 将升高约 4%，AUC 将升高约 9%。本品不影响单次服用华法林 25 mg 的药效，如 INR 及凝血酶原时间，但对多次服用华法林药效的影响尚未进行充分研究。

【剂量与用法】 1. 推荐起始剂量 25 mg，1 次/日，如需要可增加剂量至 50 mg，1 次/日。

2. 中度肝功能不全者及重度肾功能不全者一日剂量不超过 25 mg。

【用药须知】 本品能升高血压，应定期监测血压，未控制的严重高血压患者禁用。

【制剂】 缓释片剂：25 mg；50 mg。

【贮藏】 贮于 20～25 ℃，短程携带允许 15～30 ℃。

7.4 抗肾上腺素能药

抗肾上腺素药又称为肾上腺素受体拮抗药。这类药物和肾上腺素能神经递质争夺受体，拮抗递质与受体结合产生效应。

肾上腺素受体拮抗药随其与不同的受体结合部位而分为 α 受体拮抗药和 β 受体拮抗药。

7.4.1 α 受体拮抗药

这一组药物能与去甲肾上腺素能神经递质或受体激动药竞争与受体的结合，从而阻滞神经递质产生效应的途径。由于肾上腺素的收缩血管作用受到抑制，而 β 受体又处于兴奋的舒张血管的作用依然存在，故出现血管扩张，血压下降。然而，药物引起的血压下降可反射性地加速心率，增加心输出量，这必然会抵消药物原来所产生的降压作用。除血管外，其他部位的 α 受体也会被 α 受体拮抗药所阻滞，使这些部位的交感兴奋受到抑制。

酚妥拉明
(phentolamine)

本品为常用的治疗心血管病的药物之一。

【CAS】 50-60-2

【ATC】 C04AB01；G04BE05

【理化性状】 1. 化学名：3-[*N*-(2-Imidazolin-2-ylmethyl)-*p*-toluidino]phenol

2. 分子式：$C_{17}H_{19}N_3O$

3. 分子量：281.35

4. 结构式

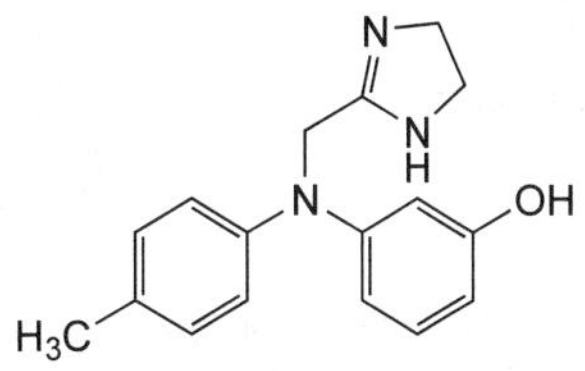

甲磺酸酚妥拉明
(phentolamine mesylate)

别名：立其丁、Regitin、Regitine

〖CAS〗 65-28-1

〖理化性状〗 1. 本品为白色，轻度吸湿性结晶粉末。易溶于水和乙醇，几乎不溶于二氯甲烷。

2. 化学名：3-[*N*-(2-Imidazolin-2-ylmethyl)-*p*-toluidino]phenol methanesulphonate

3. 分子式：$C_{17}H_{19}N_3O \cdot CH_4SO_3$

4. 分子量：377.5

盐酸酚妥拉明
(phentolamine hydrochloride)

〖CAS〗 73-05-2

〖理化性状〗 1. 分子式：$C_{17}H_{19}N_3O \cdot HCl$

2. 分子量：317.81

【药理作用】 1. 为短效且不完全的 α 受体拮抗药，对 α_1 和 α_2 受体都有阻滞作用，无选择性。

2. 解除外周血管痉挛性收缩，降低外周阻力，改善内脏的血流灌注，并能降低肺血管阻力(防止肺水肿)，改善微循环。

3. 可使心率加快，房室传导加速，心排血量增加；还能扩张小静脉而使外周血管容量增加，减少回心血量，减轻心脏前负荷。在使用较大剂量或当患者处于交感紧张状态时，心率会更为加速，血压可能明显下降。

4. 尚有轻度拟胆碱作用，兴奋胃肠道平滑肌；有组胺样作用，使胃酸分泌增加，皮肤潮红。

5. 本品对原发性高血压几乎毫无作用。

6. 本品对 α_1 与 α_2 受体均有作用，使血管扩张而降低周围血管阻力，可使阴茎海绵体平滑肌放松，使血液更多地流入海绵体组织中，同时阻抑海绵体中血液流出，导致勃起。本品维持勃起功能可不受性激素、情绪及神经的影响，能够维持与促进长时间勃起。本品推荐剂量下对缺乏性刺激者无影响。

【体内过程】 口服本品 40 mg 后 30 min 可达血

药峰值，有效浓度可维持 2 h。静脉注射后 2～5 min 起效，持效约 1.5 h。$t_{1/2}$约为 19 min。本品的蛋白结合率为 54%。药物主要由肝代谢，大约有 13%的药物以原形从尿液中排出。

【适应证】 1. 外周血管明显收缩，经扩容后仍处于休克状态的患者。

2. 临床常合用去甲肾上腺素或间羟胺治疗休克。

3. 在补足血容量的同时，可用于治疗感染中毒性休克或出血性休克。

4. 作为辅助用药，治疗充血性心力衰竭或心肌梗死时左心室输出量减少。

5. 防治嗜铬细胞瘤术前或术中所出现的高血压危象。

6. 治疗肺水肿疗效好。

7. 局部浸润注射可防治某些具有刺激组织的药液（如去甲肾上腺素）外溢于血管外，避免组织坏死。

8. 口服本品用于治疗勃起功能障碍。

【不良反应】 1. 常见皮肤潮红、鼻塞、头晕、无力和直立性低血压。

2. 过量可能发生低血糖。在低血压状态下偶然出现心肌缺血或脑血管痉挛。

3. 偶可引起心动过速、心绞痛、心律失常；严重者甚至发生休克（可能与用量过大或滴速太快有关）。前者可用β受体拮抗药拮抗，后者可用去甲肾上腺素对抗；但切勿选用肾上腺素，因可导致血压进一步下降。

【妊娠期安全等级】 C。

【禁忌与慎用】 1. 低血压、严重动脉硬化、冠心病、肾功能不全者。

2. 低血容量性休克、消化性溃疡和老年患者慎用。

3. 尚未明确本品是否可分泌到乳汁中，哺乳期妇女慎用。如确需使用，应停止哺乳。

4. 儿童用药的安全性和有效性尚未建立。

【药物相互作用】 1. 不可合用肾上腺素，尤其先用本品（或其他α受体拮抗药）后用肾上腺素，会出现明显的降压反应。

2. 本品不可合用强心苷，因可增加后者的毒性。

3. 合用呋塞米可加强对左心力衰竭伴肺水肿的治疗作用。

4. 苯巴比妥钠和甲喹酮（安眠酮）可增强本品的降压作用。

【剂量与用法】 1. 正在进行嗜铬细胞瘤手术时，可静脉注射本品 2～5 mg（英国），必要时可重复；必须监测血压。美国则常用 5 mg 静脉注射或肌内注射。儿童建议静脉注射 1 mg。

2. 防止去甲肾上腺素静脉滴注中因药液外溢所致组织坏死，可在含有去甲肾上腺素的药液中 1000 ml 加入本品 10 mg。如药液已经外溢，则用本品 5～10 mg 加入 0.9%氯化钠注射液中在局部进行浸润注射。

3. 用于抗休克，应首先补足血容量，以本品 10 mg 加入 5%葡萄糖注射液 500～1000 ml 中滴注，如与去甲肾上腺素合用，可将本品 1～2 mg 与去甲肾上腺素 1 mg 一并加入 5%葡萄糖注射液 500 ml 滴注。

4. 治疗雷诺综合征或血栓闭塞性脉管炎，可肌内注射或静脉注射一次 5 mg，1～2 次/日。

5. 用于充血性心力衰竭或心肌梗死伴左心室输出量减少，可用本品 15～30 mg 加入 5%葡萄糖注射液 100～200 ml 中滴注，开始给予 0.1 mg/min，如效应不显，可加量至 0.2～0.5 mg/min，常用量为 0.2～2 mg/min，最高不超过 2 mg/min。对于严重者，开始可用 5 mg 进行冲击，然后再予滴注。应注意的是，本品起效快（2～3 min），但持续时间短，停药后 10～15 min 疗效即见消失。

6. 治疗肺水肿，可先以本品 10～20 mg 加入 25%葡萄糖注射液 40 ml 中缓慢静脉注射，再以稀释后的本品按 0.3 mg/min 的速度滴注。如血压偏低，可用本品和间羟胺各 10 mg 加入 25%葡萄糖注射液中缓慢静脉注射。

7. 治疗勃起功能障碍　口服，一次 40 mg，在性生活前 30 min 服用，一日最多服用一次，根据需要及耐受程度剂量可调整至 60 mg，最大推荐剂量为 80 mg。

【用药须知】 1. 要充分掌握本品的作用特点和适应证。用药期间，要严格掌握剂量和用法，随病情变化及时调整用量。

2. 严密观察生命体征，随时注意血压变化。

【临床新用途】 1. 呼吸衰竭　可缓解肺动脉高压，减轻心脏负荷，改善肺水肿。以本品 0.3～0.5 mg/kg 加入 25%葡萄糖注射液 20～40 ml 中，静脉缓注，每小时一次，可获良效。

2. 呼吸窘迫综合征　用法同上。

3. 喘憋型肺炎　以本品 1 mg/kg 配合重酒石酸间羟胺 0.5 mg/kg，加入 10%葡萄糖注射液 250 ml 中滴注，可获良效。必要时，每小时重用 1 次。

4. 哮喘　以本品 5 mg 做超声雾化吸入，1 h 内可望症状缓解。

5. 胎粪吸入综合征　适当补充血容量，以本品 0.5 mg/kg 加入 10%葡萄糖注射液 20～40 ml 中滴注，1 h 左右滴完，每 6～8 h 一次，连用 2～4 d。

6. 咯血　以本品20 mg加入10%葡萄糖注射液100 ml中滴注，2～3次/日，一般3 d内可止。

7. 高血压危象　先以本品10 mg加入25%葡萄糖注射液20～40 ml缓慢静脉注射，再以本品20～30 mg加入10%葡萄糖注射液500 ml中滴注，30～35滴/min。

8. 妊娠高血压综合征　以本品5 mg加入5%葡萄糖注射液250 ml中静脉滴注，可迅速降压，防止子痫。

9. 胆、肾或输尿管绞痛　以本品20～40 mg加入10%葡萄糖注射液250 ml中滴注(0.5 mg/min)，24 h用量可达100～120 mg。

10. 糖尿病性神经病变　用本品5～10 mg加入0.9%氯化钠注射液250 ml中滴注，1次/日，10次一疗程。停药3 d后再开始下一个疗程。

11. 流行性出血热伴急性肾衰竭　以本品80 mg/d或呋塞米200 mg/d，分别稀释后滴注，疗程3 d，有效率达95%。

12. 门静脉高压上消化道出血　以本品20～40 mg加入5%葡萄糖注射液500 ml中滴注(20～40滴/min)，可持续给药直至粪便色转黄。如合用垂体后叶素，收效更佳。

13. 难治性肝硬化腹水　以本品20 mg加入10%葡萄糖注射液250 ml中滴注(20～40滴/min)，1次/日，7 d为一疗程。可合用氢氯噻嗪。

14. 非心源性肺水肿　以本品1～5 mg/kg加入5%葡萄糖注射液250 ml中滴注。30 min后可改善症状。或用本品20～50 mg稀释后滴注，再酌加呋塞米静脉注射，对流行性出血热肺水肿效果好。

【制剂】　①注射液：10 mg/1 ml。②片剂：40 mg；60 mg。③胶囊剂：40 mg。

【贮藏】　密封、避光贮于室温。

妥拉唑林
(tolazoline)

别名：苄唑林

本品亦为α受体拮抗药。

【CAS】　59-98-3

【ATC】　C04AB02；M02AX02

【理化性状】　1. 化学名：2-Benzyl-2-imidazoline

2. 分子式：$C_{10}H_{12}N_2$

3. 分子量：160.2

4. 结构式

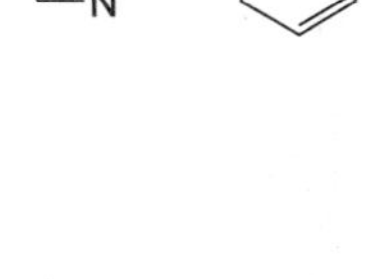

盐酸妥拉唑林
(tolazoline hydrochloride)

别名：Priscoline、Priscol、Benizol

〖CAS〗　59-97-2

〖理化性状〗　1. 本品为白色或米色的结晶性粉末，溶液的酸性与石蕊相似。可溶于水(>1∶1)，溶于乙醇(1∶2)，溶于三氯甲烷(1∶3)，溶于乙醚(1∶10000)。

2. 化学名：2-Benzyl-2-imidazoline hydrochloride

3. 分子式：$C_{10}H_{12}N_2 \cdot HCl$

4. 分子量：196.7

【药理作用】　本品对α_1和α_2受体都具有阻滞作用，其作用较酚妥拉明弱，持续时间也较短。本品还具有拟胆碱作用、组胺释放作用和5-羟色胺受体拮抗作用。对周围血管具有直接扩张作用；对胃肠道平滑肌具有兴奋作用，增加胃肠道分泌；可产生扩瞳作用；还对心脏具有兴奋作用。

【体内过程】　本品可经胃肠道吸收，肌内注射则吸收更快。新生儿的血浆$t_{1/2}$为3～10 h，甚至高达40 h，而且与尿液的排泄量成反相关。大量原药快速随尿液排出。

【适应证】　1. 降低新生儿持续性肺动脉高压。

2. 治疗周围血管病和某些眼病。

3. 减轻嗜铬细胞瘤患者的症状。

4. 皮下浸润治疗滴注药液外溢。

【不良反应】　1. 可发生头痛、面红、心动过速、心律失常、耳鸣、寒战、出汗、恶心、呕吐、腹泻和上腹痛。

2. 直立性低血压或明显高血压也会出现。

3. 可刺激胃酸分泌，使溃疡病恶化。

4. 少尿、血尿、心肌梗死、胃肠道出血、血小板减少和其他血液病也有报道。

【妊娠期安全等级】　C。

【禁忌和慎用】　1. 对本品过敏者、已知或疑有冠心病、低血压或脑血管意外后的患者均禁用。

2. 消化性溃疡患者亦应禁用。

3. 二尖瓣狭窄患者慎用。

4. 哺乳期妇女应权衡本品对其的重要性，选择停药或停止哺乳。

【药物相互作用】　1. 和酚妥拉明一样，本品不可与肾上腺素合用，更不能先用本品，后用肾上腺素，可导致低血压。

2. 与乙醇合用可能出现双硫仑样反应。

【剂量与用法】　1. 新生儿肺动脉高压　常用量为1～2 mg/kg，于10 min内给予滴注，继后每小时给予1～2 mg。尿量减少的婴儿可能需要较低的维持剂量。

2. 治疗周围血管病　常口服25～50 mg，4次/日。剂量达到50 mg时，可采用皮下、肌内、静脉或缓慢动脉内注射。

【用药须知】 1. 提前给婴儿使用抗酸药可防止胃肠道出血。

2. 过量用药所致低血压，最好的治疗是采取头低足高的斜卧位。必要时，可滴注合适的电解质溶液维持血液循环。不可使用肾上腺素升压。

【制剂】 注射液：25 mg/1 ml。

【贮藏】 避光贮存。

莫西赛利
(moxisylyte)

本品为α受体拮抗药。临床用其盐酸盐。

【CAS】 54-32-0

【ATC】 G04BE06；C04AX10

【理化性状】 1. 化学名：4-[2-(Dimethylamino)ethoxy]-5-isopropyl-2-methylphenyl acetate

2. 分子式：$C_{16}H_{25}NO_3$

3. 分子量：279.4

4. 结构式

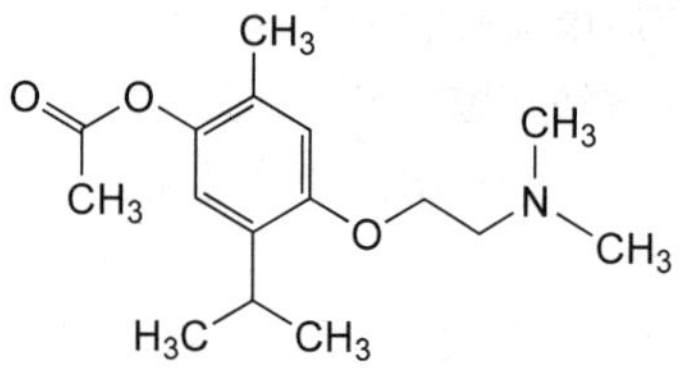

盐酸莫西赛利
(moxisylyte hydrochloride)

别名：百里胺、Opilon、Vasoklin、Erecnos

〖CAS〗 964-52-3

〖理化性状〗 1. 化学名：4-[2-(Dimethylamino)ethoxy]-5-isopropyl-2-methylphenyl acetate monohydrochloride

2. 分子式：$C_{16}H_{25}NO_3 \cdot HCl$

3. 分子量：315.82

【药理作用】 1. 本品能选择性地作用于椎动脉、颈内动脉及脑皮质的微小血管，阻滞突触后α_1肾上腺素受体，扩张脑血管，增加脑血流量。促进脑组织代谢，特别对脑组织缺血区具有保护作用，其机制与促进脑缺血灶线粒体呼吸功能有关。此外，本品具有抗血栓形成作用，能抑制血小板聚集并生成前列腺素。本品对血压影响很小。

2. 本品使血管扩张而降低周围血管阻力，可使阴茎海绵体平滑肌放松，让血液更多地流入海绵体组织中，同时阻抑海绵体中血液流出，导致勃起。

【体内过程】 健康受试者口服本品后，血药浓度约1 h达峰值，消除半衰期为67 min。本品口服后在肝脏分布最高，其次为心、脾、脑及肌肉。大部分经尿液排出，其余从粪便排出，连续用药未发现有体内蓄积。

【适应证】 1. 用于治疗脑血管意外后遗症，包括脑梗死及脑出血。

2. 治疗勃起功能障碍。

【不良反应】 少数患者用药后出现血清转氨酶升高，偶见胃部不适、食欲缺乏、恶心、腹痛、便秘或腹泻，另外如头痛、头重、困倦嗜睡、眩晕、心悸、四肢发麻、皮肤瘙痒及血压下降等也偶可发生。上述不良反应停药后即可自行消失。

【禁忌与慎用】 1. 颅内出血、脑血管意外急性期、肝功能异常或有肝炎史者禁用。

2. 妊娠期妇女不宜使用。

3. 低血压、心绞痛及新近发生心肌梗死的患者慎用。

4. 哺乳期妇女应权衡本品对其的重要性，选择停药或停止哺乳。

5. 儿童用药的安全性和有效性尚未建立。

【药物相互作用】 1. 本品与β肾上腺素能受体激动药如异丙肾上腺素、奥西那林、沙丁胺醇合用，能增强这些药物的药效，引起支气管扩张。

2. 与抗高血压药合用，可增强降压药的药效。

3. 用药期间应避免用镇静药、乙醇或抗抑郁药。

【剂量与用法】 1. 治疗脑血管病　口服，一次30 mg，3次/日。

2. 治疗勃起功能障碍　阴茎海绵体内注射，一次10 mg，1次/日。

【用药须知】 治疗期间应注意监测ALT、AST的变化。

【制剂】 ①片剂：30 mg。②注射液：10 mg/2 ml。

【贮藏】 密闭保存。

异克舒令
(isoxsuprine)

别名：异舒普林、苯氧丙酚胺、Duvadilan、Vasodilan

本品为α受体拮抗药。临床用其盐酸盐。

【CAS】 395-28-8

【ATC】 C04AA01

【理化性状】 1. 化学名：4-{1-Hydroxy-2-[(1-methyl-2-phenoxyethyl)amino]propyl}phenol

2. 分子式：$C_{18}H_{23}NO_3$

3. 分子量:301.38

4. 结构式

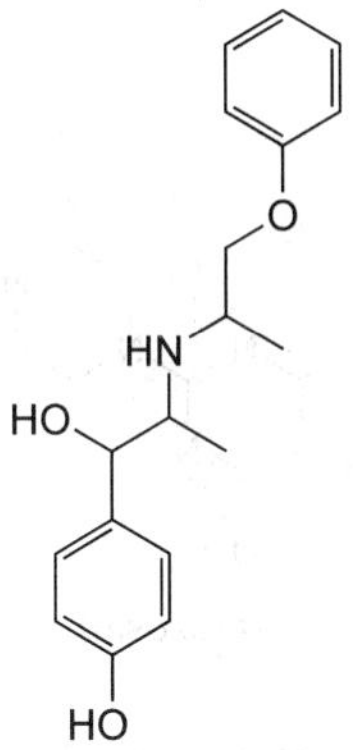

【药理作用】 本品具有兴奋血管平滑肌的β受体、阻断α受体的作用,也具有直接扩张血管平滑肌的作用。故可增加血流量,改善脑与末梢的血液循环。本品可使眼压下降,用药后血液浓度 3～4 h 达最高峰,可持续 6～44 h;此外,还具有缩瞳作用,可维持 24～36 h。

【适应证】 1. 用于治疗脑血管及外周血管痉挛性疾病。

2. 用于防止早产。

【不良反应】 可能引起短暂的潮红、低血压、心悸、皮疹及胃肠道反应。妊娠期妇女静脉给药可引起肺水肿及胎儿心动过速。

【禁忌与慎用】 1. 近期出血者禁用。

2. 心脏病及贫血患者不宜注射给药。

3. 伴有感染的早产儿不宜应用。

4. 新近发生过动脉出血患者禁用。

5. 尚未明确本品是否可分泌到乳汁中,哺乳期妇女慎用。如确需使用,应停止哺乳。

6. 儿童用药的安全性和有效性尚未建立。

【剂量与用法】 1. 口服,一次 200 mg,4 次/日;肌内注射,一次 10 mg,3 次/日。

2. 也可用于防止早产。开始时静脉滴注,200～300 μg/min,可视反应渐增至 500 μg/min。用药时需监护妊娠期妇女的血压、心率及胎儿的心率;随后可肌内注射,第 1 d 每 3 h 给予 10 mg;第 2～3 d 每 4～6 h 给予 10 mg;然后再续以口服,40～80 mg/d,分次服。

【制剂】 ①片剂:10 mg;20 mg。②注射液:10 mg/2 ml。

【贮藏】 密闭保存。

酚苄明

(phenoxybenzamine)

别名:苯苄胺、苯氧苄胺

本品属于长效α受体拮抗药。

【CAS】 59-96-1

【ATC】 C04AX02

【理化性状】 1. 化学名:Benzyl(2-chloroethyl)(1-methyl-2-phenoxyethyl)amine

2. 分子式:$C_{18}H_{22}ClNO$

3. 分子量:303.82

4. 结构式

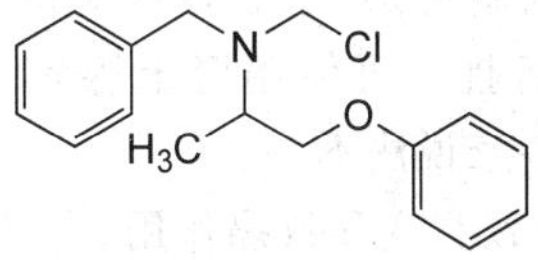

盐酸酚苄明

(phenoxybenzamine hydrochloride)

别名:Insoma、Dibenyline、Dibenzyline

〖CAS〗 63-92-3

〖理化性状〗 1. 本品为白色或几乎白色,无臭或几乎无臭晶体性粉末。略溶于水,易溶于乙醇和三氯甲烷。

2. 化学名:Benzyl(2-chloroethyl)(1-methyl-2-phenoxyethyl)amine hydrochloride

3. 分子式:$C_{18}H_{22}ClNO \cdot HCl$

4. 分子量:340.3

【药理作用】 对α受体具有强有力的阻滞作用,比酚妥拉明起效迟,但作用持续时间大大延长。它以共价键与血管平滑肌里的α受体结合,产生不可逆的阻滞作用。本品对正常人的血压影响极小,但对血容量不足或直立性低血压者则使血压明显下降,心率明显加快。本品还具有较弱的抗组胺、抗胆碱和抗 5-HT 作用。

【体内过程】 口服本品仅有 20%～30%被吸收,皮下、肌内注射均有刺激性,只可静脉给药。单次静脉注射后约 1 h 可获血药峰值。单次口服后几小时内缓慢起效,作用可持续 3～4 d。血浆 $t_{1/2}$ 约为 24 h。本品在肝内代谢,代谢物随胆汁和尿液排出,仅有小量在体内保留几天。

【适应证】 用于嗜铬细胞瘤(术前控制过度的儿茶酚胺释放)、严重休克(在补足血容量的同时)、因前列腺增生所致尿潴留(不宜手术者)。过去 40 年以来,我国用其缓解慢性阻塞性肺疾病(简称慢阻肺)症状,颇有效。

【不良反应】 1. 主要不良反应是由于α受体被阻滞后所引起的,包括直立性低血压、头晕、反射性心动过速、鼻塞和瞳孔缩小。射精可能受抑。以上这些不良反应,在开始使用小剂量时可能减至最轻程度。不过，由于活动、发热、饱餐或饮酒可能使低血压加重。

2. 其他不良反应还有口干、嗜睡、乏力和精神错乱。胃肠道反应一般较轻。

3. 在开始静脉滴注几分钟内，特发性极度血压下降可能会发生，在快速滴注时出现惊厥已有报道。

4. 超量时会出现严重的血压下降。应立即改变体位（头低足高斜卧）并予血容量支持。使用拟交感药作用不大，而且不可使用肾上腺素。去甲肾上腺素收效如何，各家说法不一。

5. 本品有致突变和致癌作用。

【妊娠期安全等级】 C。

【禁忌与慎用】 1. 心力衰竭、缺血性心脏病、脑血管疾病、肾功能不全不应使用，因在血压下降时会出现危险。

2. 低血压者慎用。

3. 尚未明确本品是否可分泌到乳汁中，哺乳期妇女慎用。如确须使用，应停止哺乳。

4. 儿童用药的安全性和有效性尚未建立。

【药物相互作用】 和酚妥拉明一样，不可合用肾上腺素，更不能先用本品，后用肾上腺素。

【剂量与用法】 1. 一般开始服 10 mg，1～2 次/日，根据效应逐渐加量，一般可用到 1～2 mg/kg，2 次分服。

2. 对准备进行嗜铬细胞瘤手术的患者可予滴注，每天将本品 1 mg/kg 加入 0.9%氯化钠注射液 200 ml 中，至少 2 h 滴完。

3. 治疗严重休克，可用本品 1 mg/kg 加入 0.9%氯化钠注射液 200～500 ml 滴注。此种用法也用于慢阻肺。

4. 神经源性膀胱潴留可口服 10 mg，2 次/日。

【用药须知】 1. 本品有可能加重呼吸道感染的症状，应予关注。

2. 用药期间，应注意血压和血容量的变化，防止血压突然下降，出现险情。

【制剂】 ① 胶囊剂：10 mg。② 注射液：100 mg/ml。

【贮藏】 避光贮存。

哌唑嗪
(prazosin)

本品为具有代表性的 α_1 受体拮抗药。

【CAS】 19216-56-9

【ATC】 C02CA01

【理化性状】 1. 化学名：2-[4-(2-Furoyl)piperazin-1-yl]-6,7-dimethoxyquinazolin-4-ylamine

2. 分子式：$C_{19}H_{21}N_5O_4$

3. 分子量：383.4

4. 结构式

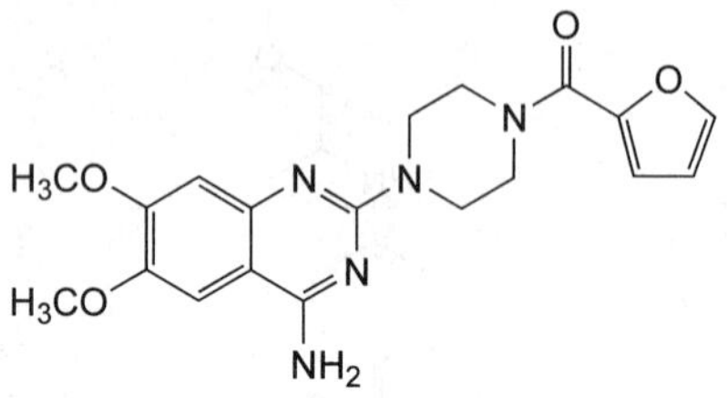

(prazosin)

盐酸哌唑嗪
(prazosin hydrochloride)

别名：派唑静、脉唑新、降压新、脉哌斯、Mizosin、Hexapress、Minipress、Pressin

〖CAS〗 19237-84-4

〖理化性状〗 1. 本品为白色或几乎白色粉末。极微溶于水，微溶于乙醇和甲醇，几乎不溶于丙酮。

2. 化学名：2-[4-(2-Furoyl)piperazin-1-yl]-6,7-dimethoxyquinazolin-4-ylamine hydrochloride

3. 分子式：$C_{19}H_{21}N_5O_4 \cdot HCl$

4. 分子量：419.9

【药理作用】 1. 本品选择性阻滞突触后 α 受体，扩张静脉和小动脉，用药后可见外周阻力降低，它可降低立位和仰卧位的血压，对舒张压具有较大的影响。据报道，它对肾血流即肾小球滤过率没有影响，对高血压患者的心输出量几乎没有影响。

2. 在心力衰竭患者中，本品可降低心脏的前、后负荷，改善心输出量。在治疗心力衰竭中可能产生耐受性。本品对前列腺和膀胱颈的平滑肌具有松弛作用，故可改善前列腺增生所引起的尿路梗阻。

【体内过程】 本品服后迅速被吸收，1～3 h 可达血药峰值。生物利用度个体间差异较大（43%～85%）。本品与血浆蛋白高度结合。广泛在肝内被代谢，某些代谢物具有降压作用。代谢物和 5%～11%的原药主要随粪便排出。见于尿中的仅占＜10%。小量本品分布进入乳汁。其实际的作用持续时间较显示的 $t_{1/2}$（2～4 h）要长。心力衰竭患者的 $t_{1/2}$ 可见延长（约为 7 h）。口服本品后 2～4 h 内可见血压下降，作用可持续几小时。

【适应证】 1. 用于中度原发性高血压、肾性高血压和慢性心力衰竭。

2. 用于良性前列腺增生和雷诺综合征。

3. 有报道本品对嗜铬细胞瘤大量释放儿茶酚胺所致高血压有效（与酚妥拉明或酚苄明相比，发生心动过速的可能性大为减少)。

【不良反应】 1. 常发生直立性低血压,有时伴有心动过速和晕厥,采取头低足高斜卧和补足血容量可以克服。常在继续用药中自行缓解。或者在开始使用小剂量或在睡前服药往往可以避免。

2. 较为常见的不良反应包括头晕、嗜睡、头痛、无力、恶心和心悸,在继续用药中可望减轻。

3. 其他不良反应还有水肿、胸痛、呼吸困难、便秘、腹泻、呕吐、抑郁、神经过敏、睡眠障碍、眩晕、幻觉、感觉异常、鼻塞、鼻出血、口干、尿频、尿失禁、巩膜红染、视物模糊、耳鸣、转氨酶升高、胰腺炎、关节痛、皮疹、瘙痒和出汗。

4. 还可能发生阳痿和过度勃起。

【妊娠期安全等级】 C。

【禁忌与慎用】 1. 对本品过敏者、因梗阻引起的心力衰竭、主动脉瓣和二尖瓣狭窄、肺栓塞、受限制的心包疾病均应禁用。

2. 心绞痛患者慎用。

3. 本品可少量分泌至乳汁中,哺乳期妇女慎用。

4. 儿童用药的安全性及有效性尚未确定。

【药物相互作用】 1. 同时合用利尿药或其他降压药会增强本品的降压作用。

2. 乙醇或其他产生低血压的药物也会增强本品的降压作用。

3. 正在接受 β 受体拮抗药的患者,在首次服用本品时,特别易于产生低血压。

【剂量与用法】 1. 在首剂口服后 2～4 h 应观察血压下降情况,持续几个小时。

2. 有些患者在口服首剂后常发生虚脱,如将首剂口服安排在夜间睡前,一般可减少这种可能性。

3. 老年人和肾功能不全者用量宜减。

4. 治疗高血压,英国开始剂量常用 0.5 mg,2～3 次/日,连用 3～7 d;如耐受此种剂量,可加量至 1 mg,2～3 次/日,连用 3～7 d;然后根据效应逐渐加量,最高可达 20 mg/d,分次服。美国采取的维持剂量一般为 6～15 mg/d,分次服。同时合用其他降压药时,本品必须减量。服用本品缓释剂,每天 1 次给药即可。

5. 治疗雷诺综合征和前列腺增生,开始给予 0.5 mg,2 次/日,逐渐加量,维持用量不超过 2 mg,2 次/日。

6. 治疗心力衰竭,开始 0.5 mg,2～4 次/日,根据效应逐渐加量,常用维持量 4～20 mg/d,分次服。

【用药须知】 1. 充分重视"首剂反应",开始用量应控制在 0.5 mg 左右,睡前服药一般可以避免。

2. 应特别告知患者,如发生虚脱现象,不必紧张,采取头低足高斜卧可慢慢恢复。

3. 用药期间,不可驾车或操作机械。

【临床新用途】 1. 高血压急症　舌下含服本品 0.5～1 mg,5 min 内可望降压(口服一般需 15 min)。

2. 骨骼肌痉挛　文献报道本品可减少发作,建议每晚口服 0.5 mg,注意低血压反应。

3. 门静脉高压症　据文献报道,本品可降低门脉压 17%,理论依据是本品可扩张静脉。不过,未明确使用剂量。

4. 肺动脉高压　服药 1 周可明显降低肺动脉压,改善慢阻肺症状;但不可长期应用。

5. 哮喘发作　顿服本品 1 mg,尤适用于伴有高血压的患者,但应注意"首剂反应"。

6. 蝎螫　印度一种称作红蝎(mesobuthus tamulus)螫伤后有致死危险。这种蝎的毒液是一种强力的交感兴奋剂,导致血中儿茶酚胺大量急剧上升,导致血压升高、心动过速、肺水肿和循环衰竭。对抗毒液的方法无效,对于心脏毒性应采取支持疗法。口服本品有效,可作为此种中毒的一线治疗,但应除外已有严重肺水肿情况者。看来,此种抢救越早越好。以上虽属印度红蝎螫伤中毒,但可借鉴之处一定存在。

【制剂】 ①胶囊剂:1 mg;2 mg;5 mg。②片剂:1 mg。

【贮藏】 密封、避光贮于室温。

多沙唑嗪

(doxazosin)

别名:喹唑嗪

本品化学结构类似哌唑嗪。

【CAS】 74191-85-8

【ATC】 C02CA04

【理化性状】 1. 化学名:1-(4-Amino-6,7-dimethoxyquinazolin-2-yl)-4-(1,4-benzodioxan-2-yl-carbonyl) piperazine

2. 分子式:$C_{23}H_{25}N_5O_5$

3. 分子量:451.5

4. 结构式

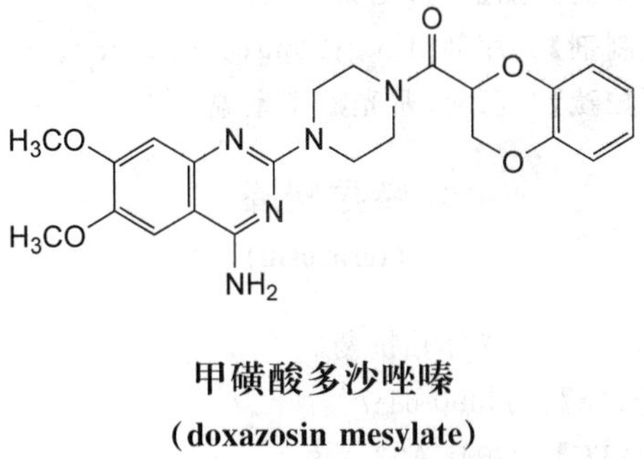

甲磺酸多沙唑嗪

(doxazosin mesylate)

别名:Carduran、Tonocardin、Cardular、Cardura、

Diblocin

〖CAS〗 77883-43-3

〖理化性状〗 1. 本品为白色或几乎白色结晶性粉末。有多种晶型，而且某些具有吸湿性。微溶于水、甲醇，溶于15体积水和35体积四氢呋喃的混合物，几乎不溶于丙酮。

2. 化学名：1-(4-Amino-6,7-dimethoxyquinazolin-2-yl)-4-(1,4-benzodioxan-2-yl-carbonyl) piperazine methanesulphonate

3. 分子式：$C_{23}H_{25}N_5O_5 \cdot CH_3SO_3H$

4. 分子量：547.6

【药理作用】 参见哌唑嗪。

【体内过程】 本品口服易于吸收，生物利用度约为63%。口服后2 h可达血药峰值。在肝内广泛被代谢，代谢物和小量原药随粪便排出。血浆消除呈双相，平均终末 $t_{1/2}$ 约为22 h(大大高于哌唑嗪)。肾功能不全者的药动学未出现改变。本品可与血浆蛋白广泛结合，透析不排出本品。

【适应证】 1. 原发性轻、中度高血压。对于单独用药难以控制血压的患者，可与利尿药、β受体拮抗药、钙通道阻滞药或血管紧张素转化酶抑制药(ACEI)合用。

2. 良性前列腺增生的对症治疗。

【不良反应】 包括处理方法均参见哌唑嗪。

【妊娠期安全等级】 C。

【禁忌与慎用】 1. 本品可在乳汁内浓集，哺乳期妇女使用时，应暂停哺乳。

2. 余参见哌唑嗪。

【药物相互作用】 参见哌唑嗪。

【剂量与用法】 1. 口服一次后的最大降压效应出现在2～6 h，作用可维持24 h。和哌唑嗪一样，首剂服药应安排在睡前，并注意"首剂反应"的出现。

2. 开始口服1 mg，1次/日，1～2周后根据效应加量。治疗高血压通常口服维持量4 mg/d；最高不可超过16 mg/d。治疗前列腺增生，一般维持量为2～4 mg/d，不可超过8 mg/d。

【用药须知】 参见哌唑嗪。

【制剂】 片剂：1 mg；2 mg；4 mg；8 mg。

【贮藏】 密封、避光贮于室温。

特拉唑嗪
(terazosin)

本品为 α_1 受体拮抗药。

【CAS】 63590-64-7

【ATC】 G04CA03

【理化性状】 1. 化学名：6,7-Dimethoxy-2-[4-(tetrahydrofuran-2-carbonyl) piperazin-1-yl] quinazolin-4-ylamine

2. 分子式：$C_{19}H_{25}N_5O_4$

3. 分子量：387.43

4. 结构式

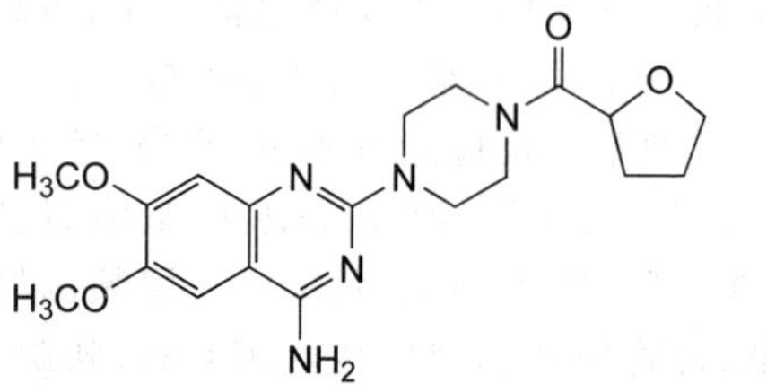

盐酸特拉唑嗪
(terazosin hydrochloride)

别名：高特灵、降压灵、Hytrin、Itrin、Deflox、Dysalfa、Hytrinex

〖CAS〗 63074-08-8(anhydrous terazosin hydrochloride)；70024-40-7(terazosin hydrochloride dihydrate)

〖理化性状〗 1. 本品为白色至淡黄色，结晶性粉末。溶于水和甲醇，易溶于等渗盐水，微溶于乙醇和0.1 N的甲酸，几乎不溶丙酮和己烷，极微溶于三氯甲烷。

2. 化学名：6,7-Dimethoxy-2-[4-(tetrahydrofuran-2-carbonyl) piperazin-1-yl] quinazolin-4-ylamine hydrochloride dihydrate

3. 分子式：$C_{19}H_{25}N_5O_4 \cdot HCl \cdot 2H_2O$

4. 分子量：459.9

【药理作用】 参见哌唑嗪。

【体内过程】 本品口服后快速且几乎完全被吸收，生物利用度为90%。约1 h后可达血药峰值。在肝内被代谢，其中一种代谢物具有降压作用。血浆 $t_{1/2}$ 接近12 h。代谢物和原药随尿液、粪便排出。其蛋白结合率为90%。

【适应证】 1. 原发性轻、中度高血压。对于单独用药难以控制高血压的患者，可与利尿药、β受体拮抗药、钙通道阻滞药或血管紧张素转化酶抑制药(ACEI)合用。

2. 良性前列腺增生的对症治疗。

【不良反应】 参见哌唑嗪。

【妊娠期安全等级】 C。

【禁忌与慎用】【药物相互作用】 参见哌唑嗪。

【剂量与用法】 1. 本品可每天口服1次。一次服药后15 min即见起效，作用可持续24 h。

2. 为防止"首剂反应"的方法同哌唑嗪。

3. 开始一般口服1 mg，1次/日；隔7 d，根据效应可逐渐加量，治疗高血压，一般维持量为2～

10 mg/d，最高不超过 20 mg。对前列腺增生的维持剂量一般为 5～10 mg/d。

【用药须知】 参见哌唑嗪。

【制剂】 胶囊剂：1 mg；2 mg；5 mg；10 mg。

【贮藏】 密封、避光贮于室温。

阿夫唑嗪

(alfuzosin)

本品为 α_1 受体拮抗药。

【CAS】 81403-80-7

【ATC】 G04CA01

【理化性状】 1. 化学名：*N*-{3-[4-Amino-6，7-dimethoxyquinazolin-2-yl（methyl）amino] propyl} tetrahydro-2-furamide

2. 分子式：$C_{19}H_{27}N_5O_4$

3. 分子量：389.45

4. 结构式

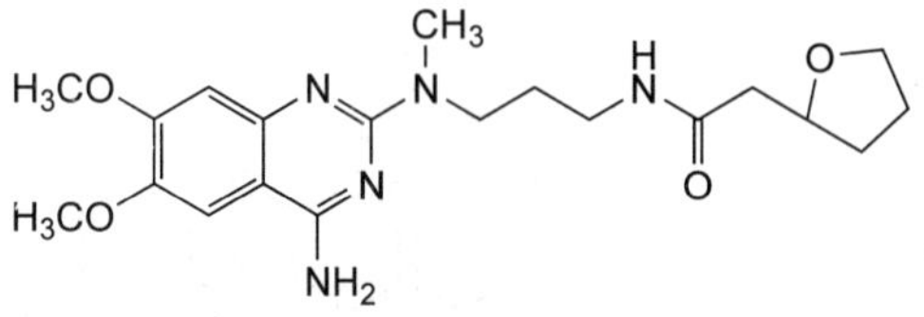

盐酸阿夫唑嗪

(alfuzosin hydrochloride)

别　名：Xatral、Urion、Mittoval、Xatral（slow release）

〖CAS〗 81403-68-1

〖理化性状〗 1. 本品为白色或几乎白色，有轻微吸湿性的结晶性粉末。易溶于水，略溶于乙醇，几乎不溶于二氯甲烷。2%阿夫唑嗪水溶液的 pH 为 4.0～6.0。

2. 化学名：*N*-{3-[4-Amino-6，7-dimethoxyquinazolin-2-yl（methyl）amino] propyl} tetrahydro-2-furamide hydrochloride

3. 分子式：$C_{19}H_{27}N_5O_4 \cdot HCl$

4. 分子量：425.9

【药理作用】 作用类似哌唑嗪，但其降压作用较弱。对泌尿道更具有选择性。

【体内过程】 本品口服后迅速被吸收，0.5～3 h 可达血药峰值。生物利用度为 64%。在肝内广泛代谢为失活代谢物，主要随粪便排出。仅有 11%用药量的原药随尿排出。血浆 $t_{1/2}$ 为 3～5 h，蛋白结合率为 90%。

【适应证】 主要用于治疗前列腺增生，也用于治疗高血压。

【不良反应】 参见哌唑嗪。

【妊娠期安全等级】 C。

【禁忌与慎用】【药物相互作用】 参见哌唑嗪。

【剂量与用法】 1. 给药注意事项　尤其防止"首剂反应"，参见哌唑嗪。

2. 治疗前列腺增生　开始口服 2.5 mg，3 次/日，必要时可加量至 10 mg/d。老年人或肺功能不全者应减量。

【用药须知】 参见哌唑嗪。

【制剂】 片剂：2.5 mg；5 mg。

【贮藏】 密封、避光贮于室温。

盐酸布那唑嗪

(bunazosin hydrochloride)

别名：Detantol

本品为选择性 α_1 受体拮抗药。

【CAS】 52712-76-2

【理化性状】 1. 本品为白色粉末，无吸湿性，极易溶于甲酸，难溶于水、甲醇、乙醇，不溶于乙醚。

2. 化学名：4-Amino-2-（4-butanoyl-1，4-diazepan-1-yl）-6，7-dimethoxyquinazoline monohydrochloride

3. 分子式：$C_{19}H_{27}N_5O_3 \cdot HCl$

4. 分子量：409.91

5. 结构式

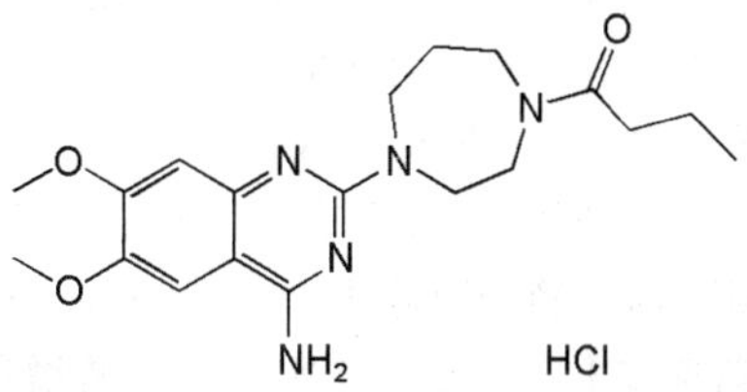

【药理作用】 本品为选择性 α_1 受体拮抗药，可同时使阻力血管及容量血管扩张，有效降低收缩压与舒张压。本品对 α_2 受体几乎无作用，因此不抑制交感神经末梢释放儿茶酚胺的负反馈作用，不易引起心率和心排血量增加。眼局部给药，可促进房水经由葡萄膜巩膜通道外流，进而降低眼压。

【体内过程】 1. 吸收　健康成人（12 人）口服本品片剂 2mg 后，经 0.96h 后可达（C_{max}）22.48（ng·h）/ml，血药浓度呈现一个快速分布相和一个缓慢的消除相，AUC 为 54.68（ng·h）/ml，生物利用率为 44.1%。缓释片不受食物条件影响。口服本品缓释片剂 6mg 后，经 5.25h 后可达（C_{max}）10.19（ng·h）/ml，AUC 为 132.73（ng·h）/ml，生物利用率为 44.6%。

2. 分布　分布容积为 82.4L，蛋白结合率为 97.1%。

3. 代谢和消除 本品片剂的消除 $t_{1/2}$ 为 1.51h,清除率为 37.7L/h。缓释片剂的清除率为 15.8(ml·kg)/min。给药 24h 后,原药的尿排泄率为 0.7%。大部分由肝代谢,代谢物随尿和粪便排除。

【适应证】 口服药用于治疗高血压。滴眼液用于治疗青光眼、高眼压症。

【不良反应】 1. 口服主要有头晕、眩晕、心悸、直立性低血压、恶心、头痛、视物模糊、口渴、鼻塞、倦怠感、肠胃道不适等。

2. 滴眼剂主要有结膜充血、角膜糜烂、弥漫性表层角膜炎等角膜障碍、眼睑炎、刺激感、雾视等。

【妊娠期安全等级】 C。

【禁忌与慎用】 1. 对本品过敏者禁用。

2. 肝、肾功能不全的患者慎用。

3. 老年患者慎用。

4. 正在服用 PDE5 抑制剂的患者慎用。

【药物相互作用】 1. 与利尿剂或其他的降压药合用会增强血压降低作用。

2. 与利福平合用,其肝药酶诱导作用会降低本品的血药浓度。

3. 与 PDE5 抑制剂合用,其血管扩张作用会增强本品的降压作用。

【剂量与用法】 1. 片剂 成人口服从 1.5mg/d 开始给药,如果效果不明显,可逐渐提高至 3~6mg/d,一日剂量分 2~3 次,餐后服用。可根据年龄、病情适当增减,日最大剂量为 12mg。

2. 缓释片剂 成人口服 3~9mg/d,1 次/日。通常从 3mg/d 开始,日最大剂量为 9mg。

3. 滴眼剂 滴于眼睑内,每次 1 滴,2 次/日。

【用药须知】 1. 在给药初期或突然增加用量的情况下,有时可出现由于体位性低血压所引起的眩晕、头晕等症状,因而对从事高空作业、开车等伴有危险性工作的患者,在给药时应予以注意。

2. 因有时会产生体位性低血压,故不仅应测定卧位血压,还应测定站立位或坐位血压。考虑到体位变换会引起血压变化,宜在坐位时控制血压。

3. 在给药初期或突然增加用量的情况下,有时可致起立时眩晕、头晕、恶心或胸部不适、呼吸困难等。此时应采取让患者成仰卧位等适当措施。也可根据需要,在充分考虑患者的并发症、既往史等情况的基础上,采取给予升压剂等对症治疗。

4. 缓释片剂若嚼碎服用,可能由于一过性血药浓度升高而易于出现不良反应,因此服用本品缓释片剂时切勿咀嚼。

5. 滴眼时瓶口勿接触眼睛;禁止在佩戴隐形眼镜时使用;使用其他滴眼剂时至少间隔 5min;使用后应将瓶盖拧紧,以免污染药品。

【制剂】 ①片剂:0.5mg;1mg。②缓释片剂:3mg;6mg。③滴眼剂:0.01%。

【贮藏】 片剂、缓释片剂常温避光保存。滴眼剂密封,在阴凉处保存。

坦洛新

(tamsulosin)

别名:坦索罗辛

本品为 α_1 受体拮抗药。

【CAS】 106133-20-4

【ATC】 G04CA02

【理化性状】 1. 化学名:(−)-(*R*)-5-(2-{[2-(*o*-Ethoxyphenoxy)ethyl]amino}-propyl)-2-methoxy-benzenesulfonamide

2. 分子式:$C_{20}H_{28}N_2O_5S$

3. 分子量:408.51

4. 结构式

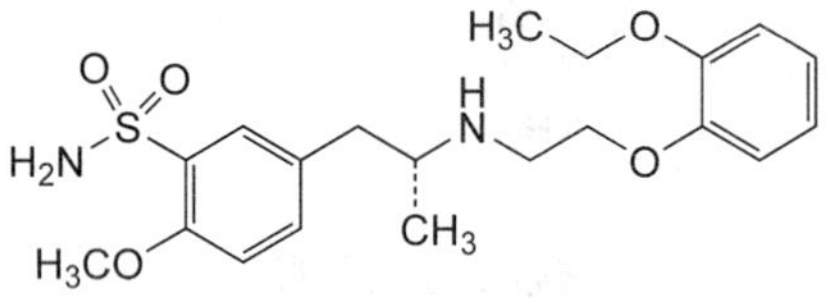

盐酸坦洛新

(tamsulosin hydrochloride)

别名:坦索罗辛、哈乐、Harnal、Alna

本品为 α_1 受体拮抗药。

〖CAS〗 106463-17-6

〖理化性状〗 1. 本品为白色或几乎白色粉末。微溶于水和无水乙醇,易溶于甲酸。

2. 化学名:(−)-(*R*)-5-(2-{[2-(*o*-Ethoxyphenoxy)ethyl]amino}-propyl)-2-methoxy-benzenesulfonamide hydrochloride

3. 分子式:$C_{20}H_{28}N_2O_5S \cdot HCl$

4. 分子量:445.0

【药理作用】 类似哌唑嗪。对 α_{1A} 受体亚型更具有选择性。而在前列腺、尿道和膀胱颈部主要分布着这种 α_{1A} 受体。

【体内过程】 本品易于从胃肠道吸收,生物利用度几乎是 100%。食物会影响吸收的程度和速度。口服后 1h 左右可达血药峰值。本品在肝内缓慢代谢,代谢物和小量原药随尿液排出。血浆消除 $t_{1/2}$ 为 4~5.5h。蛋白结合率约为 99%。

【适应证】 用于前列腺增生引起的尿路阻塞。

【不良反应】 1. 神经精神系统　偶见头晕、步态蹒跚等。

2. 循环系统　偶见血压下降、心率加快等。

3. 过敏反应　偶尔可出现皮疹，出现这种症状时应停止服药。

4. 消化系统　偶见恶心、呕吐、胃部不适、腹痛、食欲缺乏等。

5. 肝功能　偶见 ALT、AST、LDH 升高，停药后可恢复正常。

6. 其他　偶见鼻塞、水肿、吞咽困难、倦怠感等。

【妊娠期安全等级】 D。

【禁忌与慎用】 1. 对本品过敏者禁用。

2. 女性患者禁用。

3. 直立性低血压、冠心病患者应慎重使用。

【药物相互作用】 1. 本品主要经 CYP3A4 和 CYP2D6 代谢，强效 CYP3A4 抑制剂(如酮康唑)、强效 CYP2D6 抑制剂(如帕罗西汀)可明显升高本品的血药浓度，应避免合用。尚未进行中效 CYP3A4 抑制剂、中效 CYP2D6 抑制剂、CYP3A4 和 CYP2D6 双重抑制剂(如特比萘芬)对本品药动学影响的研究，应谨慎合用，合用时，本品的剂量不能超过 0.4 mg/d。

2. 西咪替丁可降低本品的清除率，升高本品的 AUC。

3. 不推荐本品与其他 α 受体拮抗药合用。

4. 慎与 PDE5 抑制剂合用，因可导致直立性低血压。

【剂量与用法】 使用本品的缓释制剂 0.4 mg，1 次/日，在早餐后 1 h 服药最佳。在 2～4 周后，如有必要，可加量至 0.8 mg，1 次/日。

【用药须知】 1. 肝功能不全患者应避免使用本品。

2. 口服缓释胶囊不可咬碎。

【制剂】 缓释胶囊剂：0.2 mg。

【贮藏】 密封置于室温。

乌拉地尔
(urapidil)

别名：利喜定、亚宁定、优匹敌、Uraprene、Eupressyl、Ebrantil

本品是选择性 α_1 受体拮抗药。口服用其基质，注射用其盐酸盐。

【CAS】 34661-75-1

【ATC】 C02CA06

【理化性状】 1. 化学名：6-[3-(4-*o*-Methoxyphenylpiperazin-1-yl)propylamino]-1,3-dimethyluracil

2. 分子式：$C_{20}H_{29}N_5O_3$

3. 分子量：387.5

4. 结构式

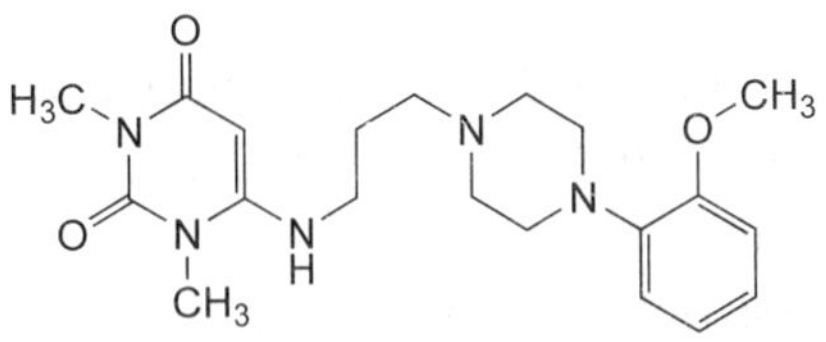

盐酸乌拉地尔
(urapidil hydrochloride)

〖CAS〗 64887-14-5

〖理化性状〗 1. 分子式：$C_{20}H_{29}N_5O_3 \cdot HCl$

2. 分子量：423.9

【药理作用】 1. 本品主要具有外周 α_1 受体拮抗作用，也可产生中枢作用，因此，其降压作用具有双重性。其外周作用主要通过阻滞突触后 α_1 受体，使外周血管扩张，阻力显著下降。其特点是，对静脉的作用比对动脉的作用大。本品也能阻滞 α_2 受体，但作用很小。

2. 其中枢作用则通过激活 5-HT_{1A}受体，从而降低中枢交感反馈。

3. 在临床上，本品除有降压作用外，还可减轻心脏前后负荷，并能降低肾血管阻力和肺动脉高压。一般不出现反射性心动过速。

【体内过程】 本品口服后迅速被吸收，生物利用度为 70%～80%。主要通过羟基化在肝内进行广泛代谢。大部分以代谢物和 10%～20%原药随尿液排出。蛋白结合率为 80%。口服胶囊后的消除 $t_{1/2}$ 约为 4.7 h，静脉给药后约为 2.7 h。

【适应证】 1. 用于治疗重度高血压和高血压危象，也可用于围术期控制血压。

2. 治疗伴有前列腺肥大症的排尿障碍。

【不良反应】 1. 本品易于耐受，目前所知的不良反应均属短暂性。

2. 最常发生在开始用药时，如头晕、恶心、出汗、烦躁、头痛、乏力、呼吸困难、直立性低血压、心悸、心律失常、神经敏感、瘙痒和过敏性皮肤反应。

3. 有文献报道，2 例老年患者因使用本品发生遗尿症。

4. 血压骤降时，可能引起心动过缓，有时甚至心搏骤停。

5. 个别病例出现血小板减少。

【禁忌与慎用】 1. 对本品过敏者、妊娠期妇女禁用。

2. 主动脉瓣狭窄或动静脉分流的患者禁用。

3. 老年患者、有药物过敏史者慎用。

4. 哺乳期妇女使用时，应暂停哺乳。

5. 儿童用药的安全性及有效性尚未确定。

6. 肝功能不全患者，中、重度肾功能不全患者慎用。

【药物相互作用】 1. 同时使用其他降压药、饮酒，或患者已存在血容量不足的情况下，可增强本品的降压作用。

2. 西咪替丁可使本品的血药浓度上升，最多可上升15%。

【剂量与用法】 1. 治疗高血压　一般口服30～90 mg，2次/日。缓释制剂1次/日服用。

2. 治疗高血压危象　首先缓慢静脉注射10～50 mg，于25 s注射完毕。监测血压，一般注射后5 min左右可见效应。然后将本品100～250 mg溶于0.9%氯化钠注射液或5%葡萄糖注射液中，使浓度达4 mg/ml左右。滴注速度为9～30 mg/h。药液不可与碱性液体配伍。

3. 治疗伴有前列腺肥大症的排尿障碍　从30 mg/d开始，如果效果不明显，可在1～2周的间隔下逐渐增加到60～90 mg/d，并分为2次口服。

【用药须知】 1. 如血压骤降(尤其在过量时)应立即停止静脉给药，采取头低足高斜卧，并补充血容量。如无效，可给予小量缩血管药。

2. 正在使用其他降压药的患者如欲换用本品，应间隔充分的洗脱期后才可开始给予本品。

3. 老年患者必须减量。儿童暂不使用。

【制剂】 ①片剂：30 mg。②缓释胶囊：30 mg。③注射剂(粉)：25 mg；50 mg。④注射液：25 mg/5 ml；50 mg/10 ml。⑤大容量注射液：100 ml含乌拉地尔50 mg与葡萄糖5 g。

【贮藏】 密封、避光贮于室温。

吲哚拉明

(indoramin)

本品为一选择性和竞争性α_1受体拮抗药。

【CAS】 26844-12-2

【ATC】 C02CA02

【理化性状】 1. 化学名：*N*-[1-(2-Indol-3-ylethyl)-4-piperidyl]benzamide

2. 分子式：$C_{22}H_{25}N_3O$

3. 分子量：347.45

4. 结构式

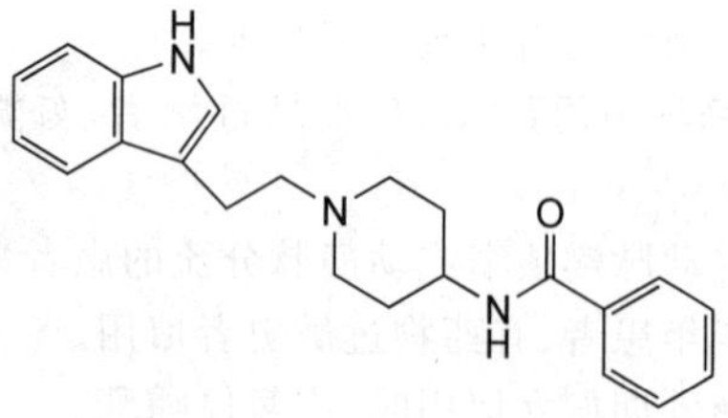

盐酸吲哚拉明

(indoramin hydrochloride)

别名：Vidora、Wydora

〖CAS〗 33124-53-7；38821-52-2

〖理化性状〗 1. 本品为白色或几乎白色的粉末。呈多形性。微溶于水，略溶于乙醇，极微溶于乙醚，可溶于甲醇。2%水悬液的pH为4.0～5.5。

2. 化学名：*N*-[1-(2-Indol-3-ylethyl)-4-piperidyl]benzamide hydrochloride

3. 分子式：$C_{22}H_{25}N_3O \cdot HCl$

4. 分子量：383.9

【药理作用】 1. 参见哌唑嗪。

2. 还具有膜稳定作用，拮抗组胺H_1和5-HT受体的作用。

【体内过程】 本品口服后迅速从胃肠道吸收，并进行广泛的首关代谢。蛋白结合率约为90%。$t_{1/2}$约为5 h，老年患者可见延长。广泛被代谢，并主要以代谢物形式随尿液、粪便排出。有证据表明，某些代谢物可能保留着一定的α受体拮抗作用。

【适应证】 1. 治疗高血压、前列腺增生。

2. 预防性治疗偏头痛。

【不良反应】 1. 最常见的不良反应有镇静、头晕、口干、鼻塞、头痛、乏力、抑郁、体重增加(多半系液体潴留所致)，射精失败也会发生。

2. 治疗剂量一般不会引起心动过速。锥体外系反应已有报道。

3. 超量会发生昏迷、惊厥和低血压。

4. 动物实验可引起低温。

【妊娠期安全等级】 C。

【禁忌与慎用】 1. 心力衰竭患者禁用。刚开始的心力衰竭在使用本品前先控制心力衰竭。

2. 肝、肾功能不全，有抑郁、癫痫或帕金森病病史者慎用。

3. 哺乳期妇女使用时，应暂停哺乳。

4. 儿童用药的安全性及有效性尚未确定。

【药物相互作用】 1. 同时使用利尿药或其他降压药会增强本品的降压作用。

2. 同时饮酒可能加快吸收并增加吸收量和增强本品的镇静作用。

3. 14 d内或正在使用MAOIs的患者不应使用本品。

【剂量与用法】 1. 治疗高血压　开始口服25 mg，2次/日，间隔2周后可逐渐加量，最大不超过200 mg/d，2～3次分服。

2. 治疗前列腺增生 开始口服 25 mg，2 次/日，间隔 2 周后逐渐加量，最高可达 100 mg/d，分次服。老年患者应减量。

3. 治疗偏头痛 口服本品 25 mg，2 次/日，其效果和二氢麦角胺相当。

【用药须知】 1. 尚未报道本品有“首剂反应”。

2. 用药期间，不应驾车或操作机械。

【制剂】 片剂：25 mg；50 mg。

【贮藏】 密闭保存。

7.4.2 β 受体拮抗药

β 肾上腺素能受体拮抗药通过其对 β_1 或 β_2 受体亚型的亲和力、内在交感活性、膜稳定作用、α 受体拮抗作用和药动学特性（包括脂溶性的差异）而形成各自的特性。

β_1 受体拮抗药可减慢心率，减弱心肌收缩力，降低心脏传导速度。由于这些作用，故将其归类于Ⅱ类抗心律失常药（参见第 8 章抗心律失常药一节）。β_1 受体拮抗药还包括抑制肾素释放和脂解作用。β_2 受体拮抗药产生的作用包括支气管阻力增加，抑制儿茶酚胺诱导的葡萄糖代谢。

β_1 受体主要存在于心脏，而 β_2 受体则分布于非心脏组织，包括支气管组织和周围血管。当前还认为 β_1 和 β_2 受体都分布于心脏组织中，β_2 受体可能具有调节心率的作用。

众多 β 受体拮抗药的药理作用是不相同的，临床上选用时务必熟悉它们各自的特性。

【不良反应】 1. 最多见也最严重的不良反应都与其对 β 肾上腺素能的阻滞作用有关，最常见者为心力衰竭、传导阻滞、支气管痉挛和肺水肿。

2. 常见疲劳、四肢发凉，加重雷诺综合征，为周围循环不畅所致。

3. 静脉注射给药引起的不良反应一般较口服严重，有时眼科用药也会引起全身不良反应。

4. 当长期给药治疗无症状的疾病（如高血压）时，所引起的不良反应可能成为患者依从性的重要确定因素。

5. 心血管系统的不良反应有心动过缓、低血压，激发原有心脏病发生传导阻滞，突然撤药可能加重心绞痛并可导致死亡。

6. 引起易感患者发生支气管痉挛，系因支气管平滑肌里 β_2 受体被阻滞之故。具有 β_1 受体选择性药物或具有内在交感活性的 β_2 受体拮抗药则较少可能引起支气管痉挛。

7. 肺炎、肺纤维化和胸膜炎已有报道。

8. 中枢神经系统可能发生抑郁、头晕、幻觉、精神错乱、睡眠障碍、噩梦。

9. 超量可致昏迷和惊厥。β 受体拮抗药具有脂溶性，易于进入脑脊液中，这也许是本类药物中枢神经系统不良反应发生率高的原因。

10. 胃肠道不良反应有恶心、呕吐、腹泻、便秘和腹痛。

11. 本类药物干扰糖类和脂肪的代谢，可能引起低血压，高血糖，三酰甘油和胆固醇的血浓度改变。

12. 皮疹、瘙痒、可逆性脱发已有发生。

13. 眼干、视物模糊和眼痛已有报道。

14. 血液学方面的不良反应包括非血小板减少性紫癜、血小板减少和罕见的粒细胞减少，还有短暂的嗜酸粒细胞增多。

15. 某些 β 受体拮抗药可引起狼疮样综合征和腹膜后纤维化。

16. β 受体拮抗药可能加重银屑病。

17. β 受体拮抗药应用得当，不良反应的发生率较低；用之不当，不良反应必将增多，甚至造成严重后果。

【禁忌与慎用】 1. 对本品过敏、非代偿性充血性心力衰竭、心源性休克、心动过缓、传导阻滞、支气管痉挛或哮喘、既往曾患阻塞性气道疾病、代谢性酸中毒均应禁用本类药物。

2. 对窦房结功能轻度低下者、周围循环欠佳者慎用。

3. 肝、肾功能不全者应减量慎用。由于大量原药经肾排出，重度肾功能不全者应禁用该 β 受体拮抗药。

【药物相互作用】 由于在 β_1 和 β_2 受体上的 β 拮抗作用不同，可能会出现药效学的增强或拮抗。因此，合用干扰抗高血压作用的、对心脏具有抑制作用的、对糖类具有代谢作用的、对 β 受体拮抗药的支气管 β_2 受体具有作用的药物就会产生相互作用。所以，在考虑到有可能发生相互作用之时，就必须牢记各种 β 受体拮抗药的特性。

1. 可增强 β 受体拮抗药抗高血压作用的药物有 ACE 抑制药、钙通道阻滞药和可乐定。

2. 可致低血压的有阿地白介素和增强 β 受体拮抗药抗高血压作用的全身麻醉药，而 NSAIDs 可拮抗 β 受体拮抗药的抗高血压作用。

3. 合用心肌抑制药如胺碘酮、地尔硫䓬、维拉帕米可能激发心动过缓和传导阻滞。

4. 索他洛尔与其他可延长 Q-T 间期的药物合用，可引起心动过缓和传导阻滞。

5. 合用地高辛可加重心动过缓。

6. 在糖尿病患者中，β 受体拮抗药可降低患者对胰岛素和口服降糖药的效应。

7. 周围β受体拮抗会干扰拟交感药的作用；患者正在使用β受体拮抗药，特别是非选择性β受体拮抗药，如果他们又接受了肾上腺素就会使血压升高，支气管扩张作用还会受到抑制。

8. 在长期使用β受体拮抗药治疗的患者中，使用肾上腺素消除过敏的效应可能会降低。

可改变β受体拮抗药的吸收和代谢的药物可与β受体拮抗药发生药动学相互作用，虽然这些相互相互作用可以改变β受体拮抗药的血药浓度，但由于在血药浓度与疗效(或毒性)之间一般并无明显的临床意义，而且在β受体拮抗药处于稳态血药浓时的个体差异很大。

9. 可使β受体拮抗药减少吸收的药物有铝盐和考来烯胺。

10. 合用巴比妥类或利福平可加快β受体拮抗药的代谢，西咪替丁、红霉素、氟伏沙明或肼屈嗪则可减慢其代谢。

11. 改变肝血流量的药物(如西咪替丁和肼屈嗪)会减缓β受体拮抗药的代谢。

12. 影响肝代谢的药物也影响被广泛代谢的β受体拮抗药(如拉贝洛尔、普萘洛尔和噻吗洛尔)，而大量以原药排出的β受体拮抗药(如阿替洛尔、纳多洛尔)则不受其影响。

13. 眼用β受体拮抗药的全身吸收也同样有可能与其他合用的药物产生药物相互作用。

【注意事项】 1. 鉴于本类药物的作用各具特点，故在选用药物时，不仅要选准适应证，避免禁忌证，还要熟悉个别的不良反应和相互作用。

2. 对已有心力衰竭而又必须用本类药物者，应先控制心力衰竭，然后再同时试用具有内在活性的β受体拮抗药。

3. 房室传导阻滞一般禁用本类药物，但对较轻的P-R间期延长可以小心试用具有内在活性的β受体拮抗药。

4. 多梦的患者应避免睡前服药。精神抑制者忌用普萘洛尔，可使用具有内在活性的β受体拮抗药。

5. 对患有嗜铬细胞瘤的患者如必须使用β受体拮抗药，必须合用α受体拮抗药。

6. 本类药物可掩盖甲状腺功能亢进和低血糖的症状，以致出现险情。

7. 如某一患者对某一抗原产生过敏，当患者在使用β受体拮抗药时又再次接触同一抗原，其过敏反应会加重。

8. 突然停药有时会引起心绞痛、心肌梗死、室性心律失常，甚至导致死亡。长期用药者应在1～2周内逐渐减量，停药。

9. 出现心动过缓时可用阿托品缓解，还可继用麻黄碱或去甲肾上腺素。在麻醉前如不停用β受体拮抗药，也可给予阿托品，以抵消增强的迷走张力。

10. 使用乙醚、环丙烷或三氯乙烯施行麻醉可使心脏受抑，最好避免合用β受体拮抗药。

11. 妊娠期妇女分娩前使用β受体拮抗药会引起心动过缓，新生儿低血糖和低血压。

12. 许多β受体拮抗药都可分泌进入乳汁。

普萘洛尔

(propranolol)

别名：心得安、萘心安、萘氧丙醇胺、恩特来、Inderal

本品属于非心脏选择性β受体拮抗药，无内在活性，有明显的膜稳定作用。

【CAS】 525-66-6

【ATC】 C07AA05

【理化性状】 1. 化学名：(±)-1-Isopropylamino-3-(1-naphthyloxy)propan-2-ol

2. 分子式：$C_{16}H_{21}NO_2$

3. 分子量：259.34

4. 结构式

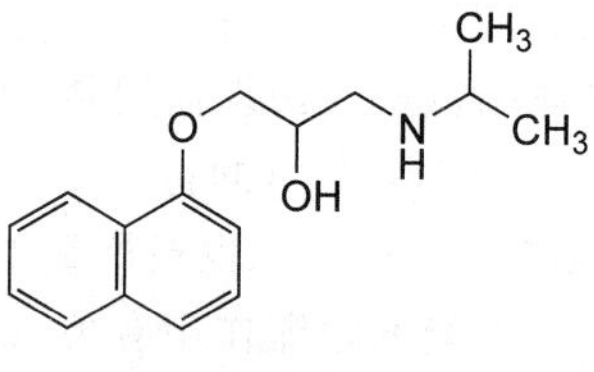

盐酸普萘洛尔

(propranolol hydrochloride)

〖CAS〗 318-98-9；3506-09-0

〖理化性状〗 1. 本品为白色或几乎白色粉末。可溶于水和乙醇。

2. 化学名：(±)-1-Isopropylamino-3-(1-naphthyloxy)propan-2-ol hydrochloride

3. 分子式：$C_{16}H_{21}NO_2 \cdot HCl$

4. 分子量：295.8

5. 稳定性：在水溶液中普萘洛尔的异丙胺侧链氧化分解，溶液pH下降并褪色。溶液在pH为3时最稳定，碱性条件下迅速分解。

【药理作用】 1. 通过拮抗β受体，减少肾素分泌，拮抗支配血管的肾上腺素能神经突触前β受体，减少去甲肾上腺素的释放。

2. 拮抗心脏的β_1受体，使心率减慢、收缩力减弱、心输出量减少、降低血压、心肌耗氧明显减少。

3. 拮抗血管 β_2 受体，兼使心功能受抑，反射性兴奋交感神经，使外周阻力加大。

4. 拮抗支气管 β_2 受体，对正常人影响不大，对支气管哮喘的患者，可诱发、加重急性发作。

5. 兼有明显的膜稳定作用，表现在降低膜反应性，减慢传导，降低自律性，相对延长有效不应期。

6. 还具有抗血小板聚集作用。

【体内过程】 1. 本品几乎可完全从胃肠道吸收，且易与肝组织结合，进行首过代谢。口服单剂量后 1～2 h 可达血药峰值。血药浓度的个体差异颇大。具有高度的脂溶性，可透过血-脑屏障和胎盘。广泛分布，可进入乳汁。

2. 蛋白结合率超过 90%。本品在肝内代谢，其代谢物随尿排出，还伴随着少量的原药。至少有一种代谢物(4-羟基普萘洛尔)具有生物活性，但其具体的作用尚不清楚。$t_{1/2}$ 为 3～6 h。透析中无本品被消除。

【适应证】 1. 用于治疗交感神经兴奋或儿茶酚胺水平过高引起的各种心律失常，如嗜铬细胞瘤引起的心律失常(合用 α 受体拮抗药可防止高血压危象)、房性和室性期前收缩、窦性和阵发性室上性心动过速、房颤。

2. 治疗高血压，较大剂量也可用于缺血性心脏病(心绞痛)。

3. 也可用于甲状腺功能亢进，控制因交感过度活跃引起的症状(包括焦虑和震颤)。

4. 锑剂中毒引起的心律失常，当其他药物无效时也可试用本品。

5. 用于治疗肥厚性主动脉瓣下狭窄。

6. 还可用于防治偏头痛和门静脉高压导致的上消化道出血。

【不良反应】 参见本类药物引言中的有关叙述。

【妊娠期安全等级】 C。

【禁忌与慎用】【药物相互作用】 参见本类药物引言中的有关叙述。

【剂量与用法】 1. 在长期治疗心律失常中，可用 30～160 mg/d，分次口服。处理急症，可在 1 min 内缓慢静脉注射 1 mg，必要时，每 2 min 重用一次，如患者神志清楚，最高总量可达 10 mg，接受全身麻醉的患者可达 5 mg。注射给药，必须严密监护。

2. 治疗高血压，开始口服 40～80 mg，2 次/日，如果需要，一般可给予 160～320 mg/d，某些患者可需用 640 mg/d。本品不使用静脉注射治疗高血压，也不用于急症降压。

3. 在手术前 3 d，可给予嗜铬细胞瘤患者口服 60 mg/d(同时给予 α 受体拮抗药)。对不宜手术的患者，可给予 30 mg/d。

4. 治疗心绞痛，起始给予 40 mg，2～3 次/日，如需要，可加量至 120～240 mg/d，某些患者可能需要 320 mg/d。

5. 在心肌梗死的 5～21 d，先给予 40 mg，4 次/日，连用 2～3 d，继而 80 mg，2 次/日。另一方案是 180～240 mg/d，分次口服。

6. 治疗肥厚性主动脉瓣狭窄，一般给予 10～40 mg，3～4 次/日。

7. 治疗甲状腺功能亢进，可口服 10～40 mg，3～4 次/日。必要时可静脉给药，于 1 min 内静脉注射 1 mg，每隔 2 min 重复 1 次，直至效应出现，或者神志清醒患者最大用量达到 10 mg，接受麻醉的患者达到 5 mg 为止。

8. 特发性震颤，可口服 40 mg，2～3 次/日，每周增加剂量，直至达到 160 mg/d，必要时可高达 320 mg/d。

9. 治疗焦虑，可口服 40 mg/d，剂量可加至 40 mg，2～3 次/日。

10. 预防偏头痛，口服 40 mg，2～3 次/日，每周加量达 160 mg/d，某些患者可给予 240 mg/d。

11. 治疗门静脉高压，开始口服 40 mg，2 次/日，可加量至 160 mg，2 次/日。

12. 儿童高血压，开始口服 1 mg/(kg·d)，分次用，可加量至 2～4 mg/(kg·d)；治疗心律失常、嗜铬细胞瘤和甲状腺功能亢进，可给予 250～500 μg/kg，3～4 次/日。必要时可予静脉注射 25～50 μg/kg，缓慢注入，并严密监护，以上静脉注射用量可重复 3～4 次。>12 岁儿童的偏头痛，可口服 20 mg，2～3 次/日进行预防。

【用药须知】 参见本类药物引言中的注意事项。

【制剂】 ①片剂：10 mg。②缓释片：40 mg。③注射液：5 mg/5 ml。

【贮藏】 ①片剂密封避光室温下保存；②注射液室温下保存。

纳多洛尔

(nadolol)

别名：羟萘心安、萘多醇、萘丁乐、羟氢萘心安、Corgard、Nadic、Solgol 为非选择性 β 受体拮抗药，无内在活性，亦无膜稳定性。

【CAS】 42200-33-9

【ATC】 C07AA12

【理化性状】 1. 本品为白色或几乎白色结晶性粉末。微溶于水，易溶于乙醇，几乎不溶于丙酮。

2. 化学名：(2*R*，3*S*)-5-(3-*tert*-Butylamino-2-hydroxypropoxy)-1，2，3，4-tetrahydronaphthalene-2，3-diol

3. 分子式：$C_{17}H_{27}NO_4$

4. 分子量：309.4

5. 结构式

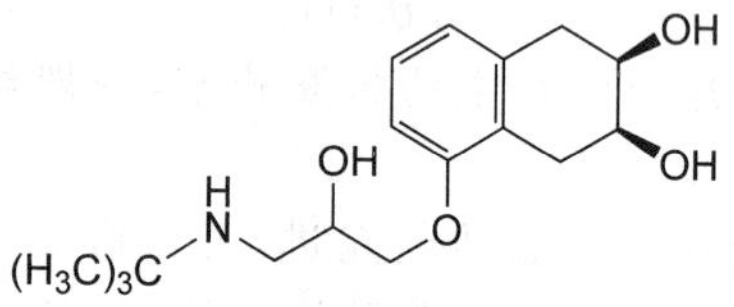

【药理作用】 1. 降低心肌收缩力，减慢心率，减少心输出量，降低血压。

2. 类似普萘洛尔，能降低血浆肾素活性，使总外周阻力增加，对心肌的抑制作用较弱。

【体内过程】 口服吸收不完全，3～4 h 后达血药峰值。蛋白结合率约为 30%。分布容积为 2 L/kg。不能越过血-脑屏障。$t_{1/2}$ 为 12～24 h，肾功能不全者更长。在体内不被代谢，用药量的 70%以原药随尿排出，其余随粪便排出。

【适应证】 用于治疗高血压、心绞痛、心律失常、甲状腺功能亢进症、偏头痛等。

【不良反应】 参见本类药物引言中的有关叙述。

【妊娠期安全等级】 C。

【禁忌与慎用】【药物相互作用】 参见本类药物引言中的有关叙述。

【剂量与用法】 1. 治疗高血压　起始口服 40～80 mg/d，根据临床效应，每周加量，直至 240 mg/d，或更多。

2. 治疗心绞痛　起始口服 40 mg/d，每周加量，直至 160 mg/d。某些患者可高达 240 mg/d。

3. 治疗心律失常　40～160 mg/d。预防偏头痛亦用此剂量。

4. 治疗甲状腺功能亢进　可用 160 mg/d，但大多数患者的用量可能更高。

【用药须知】 1. 对肾功能不全者应根据血清肌酐清除率调整的间隔时间：Ccr＝31～50 ml/min，每 24～36 h 给药一次；Ccr＝10～30 ml/min，每 24～48 h 一次，＜10 ml/min 者，每 40～60 h 一次。

2. 有建议，本品合用Ⅰα类膜稳定剂有望提高抗心律失常的作用，临床可审慎参考。

3. 参见本类药物引言中的“注意事项”。

【制剂】 片剂：20 mg；40 mg；80 mg；120 mg。

【贮藏】 避光、密封贮于室温。

噻吗洛尔
(timolol)

别名：噻吗心安

本品为非选择性β受体拮抗药，无膜稳定作用和内在活性。

【CAS】 26839-75-8(timolol)；91524-16-2(timolol hemihydrate)

【ATC】 C07AA06；S01ED01

【理化性状】 1. 化学名：(*S*)-1-*tert*-Butylamino-3-(4-morpholino-1，2，5-thiadiazol-3-yloxy)propan-2-ol

2. 分子式：$C_{13}H_{24}N_4O_3S$

3. 分子量：316.42

4. 结构式

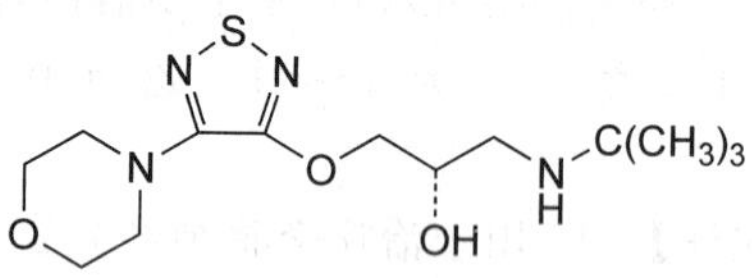

马来酸噻吗洛尔
(timolol maleate)

别名：Normabel、Blocanol、Blocadren

〖CAS〗 26921-17-5

〖理化性状〗 1. 本品为白色或几乎白色，结晶性粉末或无色结晶体。溶于水和乙醇。2%水溶液的 pH 为 3.8～4.3。

2. 分子式：$C_{13}H_{24}N_4O_3S \cdot C_4H_4O_4$

3. 分子量：432.5

【药理作用】 类似普萘洛尔，其作用较之强 6～10 倍。可能有降低房水形成的作用，故可降低眼压。

【体内过程】 1. 口服吸收不完全，但有中度首关代谢。给药后 1～2 h 可达血药峰值。具有低到中度的脂溶性。蛋白结合率为 10%～60%。在肝内广泛代谢。代谢物和原药随尿液排出。可分布进入乳汁。$t_{1/2}$ 为 4 h。血透时可少量排出本品。

2. 动物实验显示，用 0.5%本品对家兔单剂量滴眼，房水和血中的药物峰值出现在用药后 30 min，$t_{1/2}$ 为 1.5 h。全身吸收的本品在肝内代谢，70%的药物原型随尿排出。对 6 名接受治疗者的血浆药物浓度测定显示，一日用 0.5%本品滴眼 2 次，早晨滴药后的平均血药峰值为 0.46 ng/ml，下午滴眼后约为 0.35 ng/ml。

【适应证】 1. 用于治疗高血压、心绞痛、心肌梗死、心律失常。对室上性心律失常的有效率约为 68%。

2. 治疗青光眼。

3. 还可用于预防偏头痛发作。

【不良反应】 1. 参见本类药物引言中的有关叙述。

2. 曾有哮喘患者滴用本品滴眼液致死的不良反应报告。

【妊娠期安全等级】 C。

【禁忌与慎用】【药物相互作用】 参见本类药物引言中的有关叙述。

【剂量与用法】 1. 治疗高血压,起始口服10 mg/d,每隔7～10 d加量,可加至40 mg/d,分次服。个别患者需要60 mg/d。

2. 治疗心绞痛,开始口服5 mg,2～3次/日,每隔3～5 d加量,开始不得超过10 mg/d。大多数患者对35～45 mg/d用量有较好的效应。

3. 在心肌梗死后的7～28 d,起始口服5 mg,2次/日,连用2 d。如果没有禁忌的不良反应发生,可继续加量至10 mg,2次/日。

4. 预防偏头痛可给予10～20 mg/d。

5. 治疗青光眼可用0.25%～2.5%滴眼液,1滴/次,1～2次/日,如眼压已控制,可改为1次/日。如原用其他药物,在改用本品治疗时,原药物不宜突然停用,应自滴用本品的第2 d起逐渐停用或遵医嘱。

【用药须知】 1. 肝、肾功能不全者应减量。

2. 参见本类药物引言中的"注意事项"。

【制剂】 ①片剂:5 mg;10 mg;20 mg。②滴眼剂:0.25%～2.5%。

【贮藏】 密封、避光贮于室温。

美托洛尔
(metoprolol)

别名:美多洛尔、甲氮乙酰胺、美多心安

为心脏选择性β受体拮抗药,无内在活性和稳定作用。

【CAS】 54163-88-1;37350-58-6

【ATC】 C07AB02

【理化性状】 1. 化学名:(±)-1-Isopropylamino-3-[4-(2-methoxyethyl)phenoxy]propan-2-ol

2. 分子式:$C_{15}H_{25}NO_3$

3. 分子量:267.4

4. 结构式

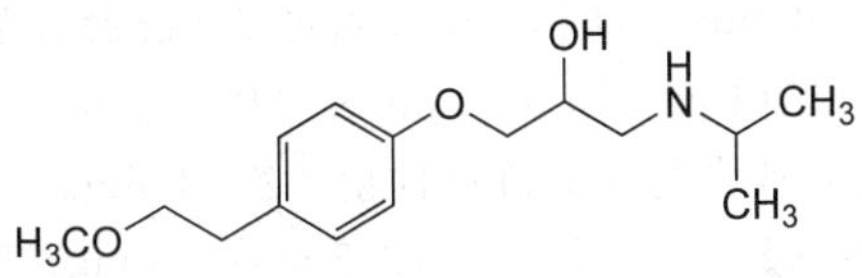

富马酸美托洛尔
(metoprolol fumarate)

〖CAS〗 119637-66-0

〖理化性状〗 1. 本品10%水溶液的pH为5.5～6.5。

2. 分子式:$(C_{15}H_{25}NO_3)_2 \cdot C_4H_4O_4$

3. 分子量:650.8

琥珀酸美托洛尔
(metoprolol succinate)

〖CAS〗 98418-47-4

〖理化性状〗 1. 本品为白色结晶性粉末。易溶于水,可溶于甲醇,微溶于乙醇,极微溶于乙酸乙酯。2%水溶液的pH为7.0～7.6。

2. 分子式:$(C_{15}H_{25}NO_3)_2 \cdot C_4H_6O_4$

3. 分子量:652.8

酒石酸美托洛尔
(metoprolol tartrate)

别名:倍他乐克、Beloc、Betaloc、Lopresor

〖CAS〗 56392-17-7

〖理化性状〗 1. 本品为白色结晶性粉末或无色结晶。呈多晶形。极易溶于水,易溶于乙醇。2%水溶液的pH为6.0～7.0。

2. 分子式:$(C_{15}H_{25}NO_3)_2 \cdot C_4H_6O_6$

3. 分子量:684.8

4. 稳定性:酒石酸美托洛尔400 μg/ml,溶于5%葡萄糖或0.9%氯化钠中,存放于聚氯乙烯(PVC)袋,24 ℃下,可稳定36 h。

【药理作用】 本品能减缓心率,抑制心肌收缩力,降低自律性,延缓房室传导,降低血压。对血管和支气管平滑肌的收缩作用较弱于普萘洛尔。能降低血浆肾素活性,降低1s最大呼气量较强(23.1%)。

【体内过程】 口服吸收迅速而完全。首关效应25%～60%。口服后1.5～2.0 h可达血药峰值。本品广泛分布,可透过血-脑屏障和胎盘,并进入乳汁。在肝内广泛代谢,首先通过氧化脱氨酰化,*O*-烷基化,然后通过氧化和脂肪族的羟基化。代谢物和少量的原药随尿排出。本品蛋白结合率仅12%。其代谢与遗传因素有关,可分为快速型和慢速型,两者的$t_{1/2}$分别为3～4 h和7 h。

【适应证】 参见普萘洛尔。

【不良反应】 参见本类药物引言中的有关叙述。

【妊娠期安全等级】 B。

【禁忌与慎用】【药物相互作用】 参见本类药物引言中的有关叙述。

【剂量与用法】 1. 治疗高血压　开始口服100 mg/d，根据临床效应每周加量，直至400 mg/d，1～2次分服。维持用量为100～200 mg/d。宜于餐后即服。

2. 治疗心绞痛　常用50～100 mg，2～3次/日。

3. 治疗心律失常　口服50 mg，2～3次/日。必要时，加量至300 mg/d，分次服。也可静脉给药用于急症，开始静脉注射5 mg，注速为1～2 mg/min。间隔5 min可再次给药，总静脉注射量可达10～15 mg。静脉注射后4～6 h可给予口服维持，用量不可超过50 mg，3次/日。在麻醉诱导时可用本品预防心律失常，也可在麻醉期中控制心律失常，一般静脉注射2～4 mg，必要时，间隔5 min再给2 mg，总用量可达10 mg。

4. 治疗急性心肌梗死　本品应在胸痛开始的12 h内作为早期辅助用药。开始静脉注射5 mg，间隔2 min重复，直至总量达到15 mg为止。

5. 治疗甲状腺功能亢进　辅助用药可口服50 mg，4次/日。

6. 预防偏头痛　可口服100～200 mg/d，分次服。

此外若使用缓释制剂治疗可口服23.75～47.5 mg，1次/日，最好在早晨服用，可掰开服用，但不能咀嚼或压碎，服用时应该用至少半杯液体送服。

【用药须知】 1. 参见本类药物引言中的“注意事项”。

2. 女性口服避孕药可提升本品血药浓度。

【制剂】 ①片剂：25 mg；50 mg；100 mg。②注射液：2 mg/2 ml；5 mg/5 ml。③缓释片：23.75 mg；47.5 mg。④胶囊剂：25 mg。⑤注射液(粉)：5 mg。

【贮藏】 密封、避光贮于室温。

阿替洛尔
(atenolol)

别名：氨酰心安、阿坦乐尔、苯氧胺、天诺敌、Tenormin

本品为心脏选择性β受体拮抗药，无内在活性和膜稳定作用。

【CAS】 29122-68-7；60966-51-0

【ATC】 C07AB03

【理化性状】 1. 本品为白色或者几乎白色的粉末。略溶于水，可溶于无水乙醇，微溶于二氯甲烷。

2. 化学名：2-{*p*-[2-Hydroxy-3-(isopropylamino)propoxy]phenyl}acetamide

3. 分子式：$C_{14}H_{22}N_2O_3$

4. 分子量：266.3

5. 结构式

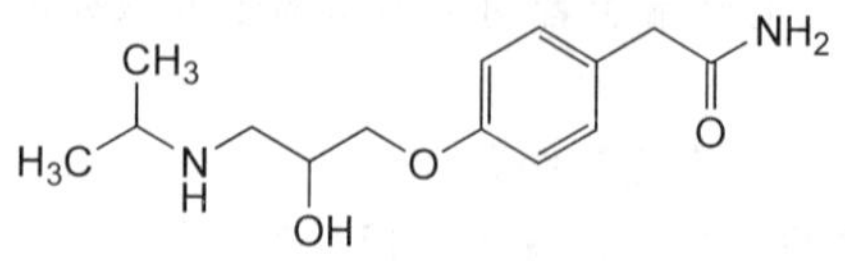

【药理作用】 参见普萘洛尔。

【体内过程】 口服约可吸收50%。给药后2～4 h可达血药峰值。本品具有低脂溶性。可透过胎盘，进入乳汁的药物浓度高于血药浓度。极少量可透过血-脑屏障。首过效应仅为5%。生物利用度为50%～60%。蛋白结合率仅为5%。$t_{1/2}$为6～7 h。大部分以原药随尿液排出。

【适应证】 治疗高血压、心绞痛、心律失常和心肌梗死，预防偏头痛发作。

【不良反应】 参见本类药物引言中的有关叙述。

【妊娠期安全等级】 D。

【禁忌与慎用】【药物相互作用】 参见本类药物引言中的有关叙述。

【剂量与用法】 1. 治疗高血压　口服50～100 mg/d，顿服。1～2周可见到明显疗效。

2. 治疗心绞痛　口服50～100 mg/d，1～2次分服。临床得知，更高的剂量并未获得更好的效果。

3. 治疗心律失常

(1) 在急症情况下可静脉注射2.5 mg(每分钟注入1 mg)，必要时，每5 min可重用1次，最高总用量可达10 mg。也可静脉滴注，20 min内可滴注150 μg/kg。以上用量和用法，必要时，每12 h用药1次。

(2) 轻症可一次口服25～50 mg，2～3次/日。

4. 治疗心肌梗死　应在胸痛开始后12 h内给药。以每分钟注入1 mg的速度静脉缓慢注射5～10 mg，如无不良反应，15 min后口服50 mg，12 h后再口服50 mg，再过12 h后，可口服100 mg作为维持用量。

5. 预防偏头痛　可口服50～100 mg/d。

【用药须知】 1. 参见本类药物引言中“注意事项”的有关叙述。

2. 肾功能不全者应按Ccr调整用量：①Ccr＝15～30 ml/min，口服50 mg；或每2 d静脉注射1次10 mg；②当Ccr＜15 ml/min时，口服25 mg/d，或隔天50 mg，或者每4天静脉注射1次10 mg。

【制剂】 ①片剂：12.5 mg；25 mg；50 mg；

100 mg。②注射液：5 mg/10 ml。

【贮藏】 密封、避光贮于室温。

氧烯洛尔
(oxprenolol)

本品为非心脏选择性β受体拮抗药，具有内在活性和膜稳定作用。

【CAS】 6452-71-7

【ATC】 C07AA02

【理化性状】 1. 化学名：1-(*O*-Allyloxyphenoxy)-3-isopropylaminopropan-2-ol

2. 分子式：$C_{15}H_{23}NO_3$

3. 分子量：265.35

4. 结构式

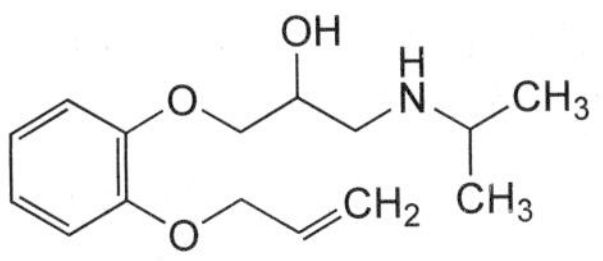

盐酸氧烯洛尔
(oxprenolol hydrochloride)

别名：心得平、烯氧丙心安、Trasicor、Trasacor、Tevacor

本品为非心脏选择性β受体拮抗药，具有内在活性和膜稳定作用。

〖CAS〗 6452-73-9

〖理化性状〗 1. 本品为白色或几乎白色结晶性粉末。极易溶于水，易溶于乙醇。10%水溶液的 pH 为 4.5～6.0。

2. 化学名：1-(*o*-Allyloxyphenoxy)-3-isopropylaminopropan-2-ol hydrochloride

3. 分子式：$C_{15}H_{23}NO_3 \cdot HCl$

4. 分子量：301.8

【药理作用】 β受体拮抗作用与普萘洛尔接近，内在活性介于吲哚洛尔和烯丙洛尔之间，降压和减慢心率作用方面稍逊于普萘洛尔。有降低血浆肾素活性、肾血流量和肾小球滤过率作用。

【体内过程】 口服易于吸收，但首关代谢差异导致生物利用度差异颇大(20%～70%)。给药后 1～2 h 可达血药峰值。蛋白结合率为 80%。本品在肝内代谢，几乎全部随尿液排出。可透过胎盘，并分泌进入乳汁。本品具有中度脂溶性，可透过血-脑屏障。$t_{1/2}$为 1～2 h。

【适应证】 用于治疗高血压、心绞痛和心律失常，还可治疗精神焦虑。

【不良反应】 参见本类药物引言中的有关叙述。

【禁忌与慎用】【药物相互作用】 参见本类药物引言中的有关叙述。

【剂量与用法】 1. 治疗高血压的常用口服量为 80～160 mg/d，2～3 次分服。每周可增加剂量，必要时，可高达 320 mg/d。治疗心绞痛剂量同上。

2. 治疗心律失常，40 mg/d，每天不超过 240 mg，2～3 次分服。

3. 治疗精神焦虑，40～80 mg/d，1～2 次分服。

【用药须知】 参见本类药物引言中的“注意事项”。

【制剂】 片剂：20 mg。

【贮藏】 密封、避光贮于室温。

阿普洛尔
(alprenolol)

别名：烯丙洛尔、心得舒、烯丙心安

本品为非心脏选择性β受体拮抗药，有内在活性和某种程度的膜稳定作用。

【CAS】 13655-52-2

【ATC】 C07AA01

【理化性状】 1. 化学名：1-(2-Allylphenoxy)-3-isopropylaminopropan-2-ol

2. 分子式：$C_{15}H_{23}NO_2$

3. 分子量：249.3

4. 结构式

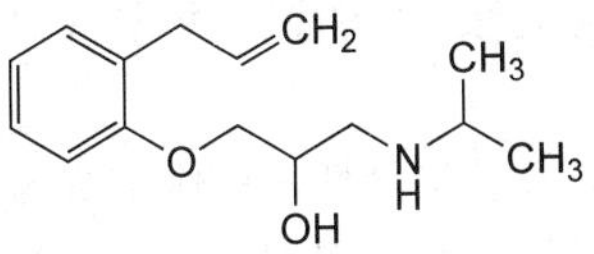

苯甲酸阿普洛尔
(alprenolol benzoate)

别名：Aptin

〖理化性状〗 1. 分子式：$C_{22}H_{29}NO_4$

2. 分子量：371.5

盐酸阿普洛尔
(alprenolol hydrochloride)

别名：Aptine

〖CAS〗 13707-88-5

〖理化性状〗 1. 本品为白色，结晶性粉末或无色结晶。极易溶于水，易溶于乙醇和二氯甲烷。

2. 分子式：$C_{15}H_{23}NO_2 \cdot HCl$

3. 分子量：285.8

【药理作用】 本品的β受体拮抗作用仅及普萘

洛尔的1/3,其内在活性较弱于吲哚洛尔,减慢心率和减少心输出量较弱于无内在活性的本类药物。长期用药降低血浆肾素浓度的作用介于普萘洛尔和吲哚洛尔之间。

【体内过程】 口服本品后几乎可完全被吸收,但首过代谢占90%,生物利用度只有10%。给药后1 h可达血药峰值。蛋白结合率为85%。在肝内主要代谢为具有活性的4-羟基阿普洛尔。原药的 $t_{1/2}$ 为3 h,代谢物约为20 min。主要以代谢物形式随尿液排出。本品具有高脂溶性,易透过血-脑屏障。

【适应证】 治疗高血压、心绞痛和心律失常。

【不良反应】【禁忌与慎用】【药物相互作用】 参见本类药物引言中的有关叙述。

【剂量与用法】 1. 治疗高血压 起始口服200 mg/d,每周可予加量,根据患者效应,可加至800 mg/d,分次口服。

2. 治疗心绞痛、心律失常 50～100 mg,4次/日。

【用药须知】 1. 肾功能不全者应减量。

2. 参见本类药物引言中"注意事项"的有关叙述。

【制剂】 片剂:50 mg。

【贮藏】 密封、避光贮于室温。

吲哚洛尔
(pindolol)

别名:吲哚心安、心得静、心复宁、Visken、Calvisken、Calviken

本品为非心脏选择性β受体拮抗药,有较强的内在活性和极弱的膜稳定作用。

【CAS】 13523-86-9

【ATC】 C07AA03

【理化性状】 1. 本品为白色或几乎白色结晶性粉末。几乎不溶于水,微溶于甲醇,溶于稀释的无机酸。

2. 化学名:1-(Indol-4-yloxy)-3-isopropylaminopropan-2-ol

3. 分子式:$C_{14}H_{20}N_2O_2$

4. 分子量:248.3

5. 结构式

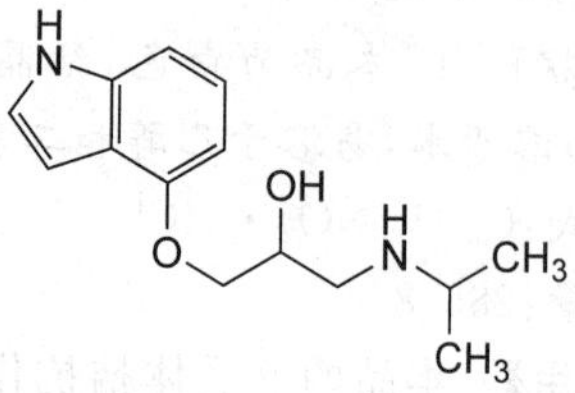

【药理作用】 静息时,其减慢心律的作用明显低于普萘洛尔;动态时,则有充分的减慢心律、减少心输出量的作用。其降压作用类似普萘洛尔。

【体内过程】 本品几乎可从胃肠道完全被吸收,给药后1～2 h可达血药峰值。蛋白结合率为40%～60%。本品具有中度脂溶性,易透过血-脑屏障。首关代谢10%～20%,生物利用度80%～90%。可分泌进入乳汁。原药和代谢物均随尿液排泄。$t_{1/2}$ 为3～4 h,老年高血压患者可见延长,肝、肾功能不全者也会延长。

【适应证】 治疗高血压、心绞痛、心律失常和青光眼。

【不良反应】 参见本类药物引言中的有关叙述。

【妊娠期安全等级】 B。

【禁忌与慎用】【药用相互作用】 参见本类药物引言中的有关叙述。

【剂量与用法】 1. 治疗高血压 起始口服5 mg,2～3次/日,继后根据患者的效应加量,直至45 mg/d,分次服。更高的剂量不可能获得更好的疗效。

2. 治疗心绞痛和心律失常 一般口服2.5～5 mg,3次/日;某些患者可高达10 mg,3次/日。

3. 治疗青光眼 可用0.5%～1%滴眼液。

【用药须知】 参见本类药物引言中"注意事项"的有关叙述。

【制剂】 ① 片剂:5 mg;10 mg。② 滴眼液:0.5%;1%。

【贮藏】 密封、避光贮于室温。

醋丁洛尔
(acebutolol)

别名:醋丁酰心安、醋丁洛丁、醋丁心安、Molson

本品为心脏选择性β受体拮抗药,有某种程度的内在活性和膜稳定作用。

【CAS】 37517-30-9

【ATC】 C07AB04

【理化性状】 1. 化学名:(±)-3′-Acetyl-4′-(2-hydroxy-3-isopropyla minopropoxy)butyranilide

2. 分子式:$C_{18}H_{28}N_2O_4$

3. 分子量:336.4

4. 结构式

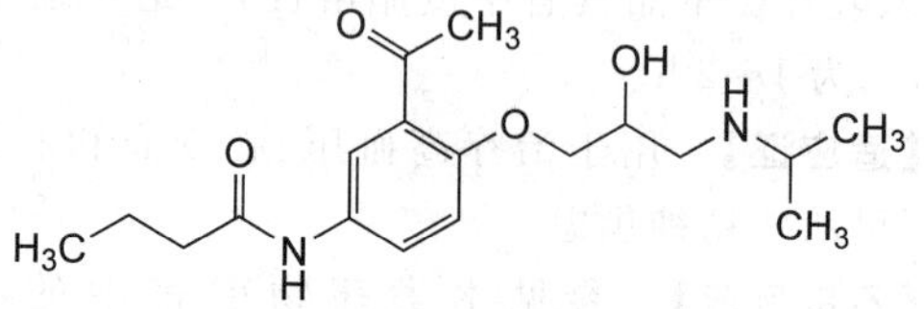

盐酸醋丁洛尔
(acebutolol hydrochloride)

别名：塞克塔尔、Sectral、Diasectral、Acetanol

〖CAS〗 34381-68-5

〖理化性状〗 1. 本品为白色或几乎白色的结晶性粉末。易溶于水和乙醇，极微溶于丙酮和二氯甲烷。1%水溶液的 pH 为 5.0～7.0。

2. 分子式：$C_{18}H_{28}N_2O_4 \cdot HCl$

3. 分子量：372.9

【药理作用】 其心脏选择性较阿替洛尔弱，β受体拮抗强度仅及普萘洛尔的1/2，内在活性介于氧烯洛尔与烯丙洛尔之间。本品对静息时心率的减慢作用较弱，增加外周阻力的作用较普萘洛尔弱。和其他心脏选择性β受体拮抗药一样，本品对降低血浆肾素活性的作用强度远不如非心脏选择性β受体拮抗药。

【体内过程】 1. 本品虽易于吸收，但因广泛的首过代谢，其生物利用度仅40%。所幸的是，其大量代谢物二醋洛尔(diacetolol)却具有活性。给药后2～4 h可达血药峰值。

2. 本品可广泛分布于全身，但仅有低中度脂溶性，故渗入脑脊液中的药量极少。本品可透过胎盘，进入乳汁中的药物浓度高于母体中的血药浓度，本品未见与血浆蛋白明显结合，却有50%与红细胞结合。原药和二醋洛尔的 $t_{1/2}$ 分别为3～4 h和8～13 h。老年人两者均可见延长，而肾功能严重不全者二醋洛尔的 $t_{1/2}$ 可延长至32 h。原药和二醋洛尔随尿液和胆汁排出，并存在肠肝循环。原药也可直接经由肠壁排泄。两者均可在透析中被排出。

【适应证】 治疗高血压、心绞痛和心律失常。

【不良反应】 参见本类药物引言中的有关叙述。

【妊娠期安全等级】 B。

【禁忌与慎用】【药物相互作用】 参见本类药物引言中的有关叙述。

【剂量与用法】 1. 治疗高血压　400 mg，1次/日或200 mg，2次/日。如必要，可于2周后加量至400 mg，2次/日，个别可加至400 mg，3次/日。

2. 治疗心绞痛　剂量与上类似。

3. 治疗心律失常　起始口服200 mg，2次/日，根据需要可加至1.2 g/d，分次口服。

【用药须知】 参见本类药物引言中“注意事项”的有关叙述。

【制剂】 胶囊剂：200 mg；400 mg。

【贮藏】 密封、避光贮于室温。

艾司洛尔
(esmolol)

别名：艾思洛尔

本品为心脏选择性短效β受体拮抗药，没有内在活性和膜稳定作用。

【CAS】 103598-03-4

【理化性状】 1. 化学名：Methyl 3-[4-(2-hydroxy-3-isopropylaminopropoxy)phenyl]propionate

2. 分子式：$C_{16}H_{25}NO_4$

3. 分子量：295.3

4. 结构式

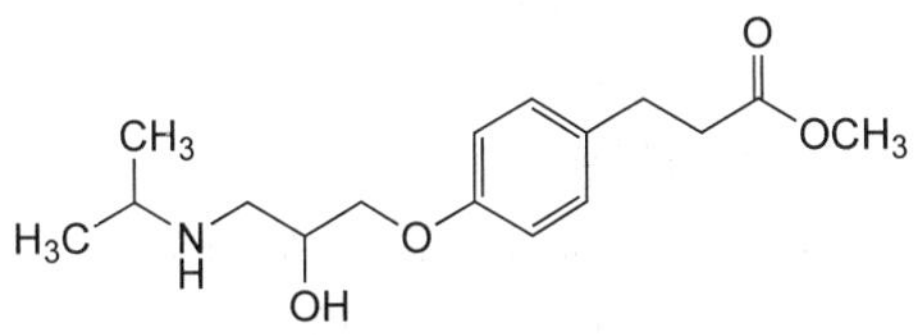

盐酸艾司洛尔
(esmolol hydrochloride)

别名：Brevibloc

〖CAS〗 81161-17-3

〖理化性状〗 1. 化学名：Methyl 3-[4-(2-hydroxy-3-isopropylaminopropoxy) phenyl] propionate hydrochloride

2. 分子式：$C_{16}H_{25}NO_4 \cdot HCl$

3. 分子量：331.8

4. 配伍禁忌：由于盐酸艾司洛尔与碳酸氢钠不相容，两者不宜混合。有报道称盐酸艾司洛尔与华法林钠溶液混合后立刻出现浑浊现象。

【药理作用】 本品对心脏选择性的强度与美托洛尔相似，其作用特点在于冠脉闭塞后可加快缺血心肌的功能恢复，减少梗死面积。其电生理作用主要限于窦房结和房室结，表现在加长窦性周期，延长窦房结的恢复时间，减慢房室结的传导。

【体内过程】 静脉注射本品后，迅速被红细胞中的脂酶水解。在静脉给药50～300 μg/kg后30 min可达血药峰值。给予适当的负荷量可能使稳态的时间减少到5 min。血药浓度呈双相下降，其分布 $t_{1/2}$ 约为2 min，消除 $t_{1/2}$ 约为9 min。本品的脂溶性很低。主要以脱酯化代谢物随尿液排出。

【适应证】 主要用于治疗室上性心律失常、围术期高血压和心动过速。

【不良反应】 1. 参见本类药物引言中的有关叙述。

2. 突出的不良反应为低血压和周围缺血。用药期间应特别关注。

3. 滴注本品中，常引起静脉刺激，血栓性静脉炎。如药液渗漏于血管外，可致局部坏死。

【妊娠期安全等级】 C。

【禁忌与慎用】【药物相互作用】 参见本类药物引言中的有关叙述。

【剂量与用法】 1. 供静脉给药的本品每毫升中的含量不应超过 10 mg。

2. 快速暂时控制室上性心律失常的室速可在 1 min 内静脉注射负荷量 500 μg/kg，接着开始每分钟滴注 50 μg/kg，共滴注 4 min。如果临床效应满意，就持续按 50 μg/kg 给药。如果 5 min 内尚未获得满意的效应，再于 1 min 内给予以上同样的负荷量，接着将维持用量加至 100 μg/kg，依然滴注 4 min。这种给药程序仍可进一步重复，一次可将维持剂量增加 50 μg/kg，最高总维持剂量不超过 200 μg/kg。一旦满意的疗效出现，滴注就可以持续，如有必要，可持续 48 h。

当患者必须改用另一抗心律失常药物，就应在给予另一药物后 30 min 将本品的维持用量减少一半，在第 2 次给予另一药物后 1 h，才可停用本品。

3. 控制围术期的高血压，应按下述方法给药。在麻醉期中，于 15～30 s 内给予负荷量 80 μg/kg，接着每分钟滴注 150 μg/kg，必要时可加量至 300 μg/(kg · min)；在麻醉苏醒时，每分钟滴注 500 μg/kg，共滴注 4 min，如果需要，继续滴注 300 μg/(kg · min)；手术后，可按以上控制高血压的分阶段方案。

【用药须知】 参见本类药物引言中"注意事项"的有关叙述。

【制剂】 注射液：100 mg/1 ml；200 mg/2 ml。

【贮藏】 密封、避光贮于室温。

索他洛尔

(sotalol)

本品为非心脏选择性β受体拮抗药，无内在活性和膜稳定作用。

【CAS】 3930-20-9

【ATC】 C07AA07

【理化性状】 1. 化学名：4′-(1-Hydroxy-2-isopropylaminoethyl) methanesulphonanilide

2. 分子式：$C_{12}H_{20}N_2O_3S$

3. 分子量：272.36

4. 结构式

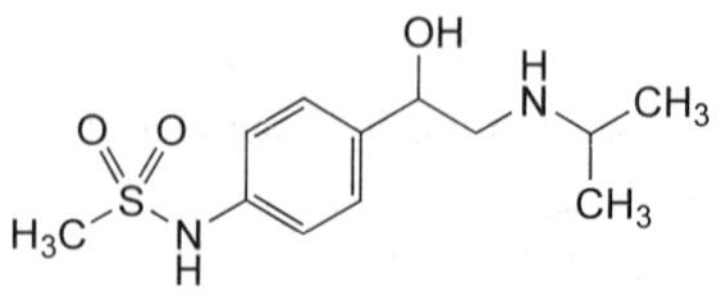

盐酸索他洛尔

(sotalol hydrochloride)

别名：心得怡、Jusotal、Sotahexal、Betapace

〖CAS〗 959-24-0

〖理化性状〗 1. 本品为白色或几乎白色粉末。易溶于水，溶于乙醇，不溶于二氯甲烷。5%水溶液的 pH 为 4.0～5.0。

2. 化学名：4′-(1-Hydroxy-2-isopropylamino-ethyl) methanesulphonanilide hydrochloride

3. 分子式：$C_{12}H_{20}N_2O_3S \cdot HCl$

4. 分子量：308.8

5. 稳定性：商业产品或临时制备的 5 mg/ml 的盐酸索他洛尔混悬液可以在 4 ℃下或 25 ℃下时稳定达 3 个月。然而，由于有细菌增长的危险，不推荐在 25 ℃下长时间贮藏。

【药理作用】 本品与其他Ⅱ类抗心律失常药物不同的是，除具有Ⅱ类抗心律失常的作用外，其右旋同分异构体还具有Ⅲ类抗心律失常的特点。临床应用中有明显抗心肌缺血，提高心室颤动阈值，还有抗颤动和抗交感作用。

【体内过程】 本品口服后可完全被吸收，给药后 2～4 h 可达血药峰值。具有低脂溶性。很少被代谢，原药随尿液排出。$t_{1/2}$ 为 10～20 h，蛋白结合率很低。可透过胎盘，并分泌进入乳汁，乳汁中的药物浓度高于母体的血药浓度。仅少量药物可透过血-脑屏障。透析可排出本品。

【适应证】 用于治疗室性和室上性心律失常、心绞痛、高血压、心肌梗死，但由于其具有致心律失常作用，目前仅限用于严重的心律失常，且不应用于无症状的室性心律失常。

【不良反应】 1. 参见本类药物引言中的有关叙述。

2. 使用本品常因 Q-T 间期延长而导致尖端扭转型室性心动过速。

【妊娠期安全等级】 B。

【禁忌与慎用】 1. 参见本类药物引言中的有关叙述。

2. 低钾、低镁患者慎用。

【药物相互作用】 1. 可延长 Q-T 间期的其他药物不可合用本品，因可加重激发室性心律失常的险情。如胺碘酮、丙吡胺、普鲁卡因胺、奎尼丁、吩噻嗪类、三环类抗抑郁药、阿司咪唑、特非那定、红霉素、卤泛群、喷他咪、舒托必利和长春胺。

2. 可致电解质紊乱的药物不可与本品合用。

3. 参见本类药物引言中的有关叙述。

【剂量与用法】 1. 使用此药必须住院，用药前应监测心电图及电解质，治疗中亦应严密监测并做肾功能检查，当 Q-T 间期超过 0.50 s 时应特别注意病情变化，当 Q-T 间期超过 0.55 s 时应考虑减量或撤药。

2. 根据患者的效应用量应个体化。

3. 开始口服 80 mg/d，2 次分服。大多数患者对 160～320 mg/d(2 次分服)有效。某些患者可能加至 640 mg/d。为了控制急性心律失常，也可静脉给药，一次用量为 20～120 mg(0.5～1.5 mg/kg)，于 10 min 缓慢注入，必要时，每 6 h 可重复 1 次。也可静脉滴注本品 0.2～0.5/(kg·h)替代口服法。以上每天总用量不可超过 640 mg。

4. 为了计划中的电刺激(试验抗心律失常的效果)，开始给予 1.5 mg/kg，于 10～20 min 输完，接着每小时滴注 0.2～0.5 mg。

【用药须知】 1. 参见本类药物引言中“注意事项”的有关叙述。

2. 肾功能不全者按下法调整剂量：①Ccr＝30～60 ml/min，用量减半；②Ccr＝10～30 ml/min 给 1/4 的原用量。口服给药时，还可延长间隔时间。至少使用调整剂量 5～6 次后始可考虑再增加用量。

【制剂】 ①片剂：80 mg；160 mg。②注射液：20 mg/2 ml。

【贮藏】 密封、避光贮于室温。

比索洛尔
(bisoprolol)

本品为 β 受体拮抗药。

【CAS】 66722-44-9

【ATC】 C07AB07

【理化性状】 1. 化学名：1-[4-(2-Isopropoxyethoxymethyl) phenoxy]-3-isopropylaminopropan-2-ol fumarate

2. 分子式：$C_{18}H_{31}NO_4$

3. 分子量：325.44

4. 结构式

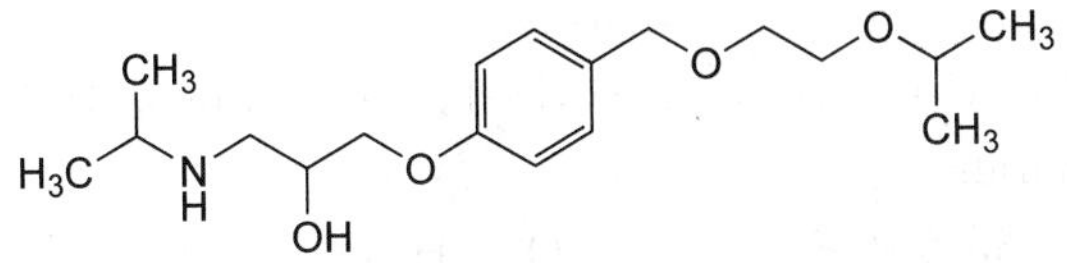

富马酸比索洛尔
(bisoprolol fumarate)

别名：Detensiel、Emconcor、Emcor、Monocor

〖CAS〗 104344-23-2

〖理化性状〗 1. 本品为白色结晶性粉末。极易溶于水及甲醇，易溶于乙醇、三氯甲烷及乙酸，微溶于丙酮以及乙酸乙酯。

2. 化学名：1-[4-(2-Isopropoxyethoxymethyl) phenoxy]-3-isopropylaminopropan-2-ol hefumarate

3. 分子式：$(C_{18}H_{31}NO_4)_2 \cdot C_4H_4O_4$

4. 分子量：767.0

【药理作用】 本品具有心脏选择性，无内在活性，也无膜稳定作用。

【体内过程】 本品几乎可完全从胃肠道吸收。仅进行极小的首关代谢，生物利用度高达 90%。口服后 2～4 h 达血药峰值。蛋白结合率约为 30%。血浆消除 $t_{1/2}$ 为 10～12 h。具有中度脂溶性。接近 80% 的用量在肝内被代谢。原药和代谢物随尿排出。

【适应证】 治疗高血压、心绞痛和心力衰竭。

【不良反应】【禁忌与慎用】【药物相互作用】 参见本类药物引言中的有关叙述。

【妊娠期安全等级】 C。

【剂量与用法】 1. 通常每天 1 次口服可予 5～10 mg，最高不超过 20 mg/d。

2. 重度肾功能(Ccr＜20 ml/min)不全者和重度肝功能不全者每天用量不可超过 10 mg。

【用药须知】 参见本类药物引言中有关叙述。

【制剂】 ①片剂：5 mg；10 mg。②胶囊剂：2.5 mg；5 mg；10 mg。

【贮藏】 密封、避光贮于室温。

卡替洛尔
(carteolol)

本品为一长效 β 受体拮抗药。

【CAS】 51781-06-7

【ATC】 C07AA15；S01ED05

【理化性状】 1. 化学名：5-(3-*tert*-Butylamino-2-hydroxypropoxy)-3,4-dihydroquinolin-2(1*H*)-one

2. 分子式：$C_{16}H_{24}N_2O_3$

3. 分子量：292.37

4. 结构式

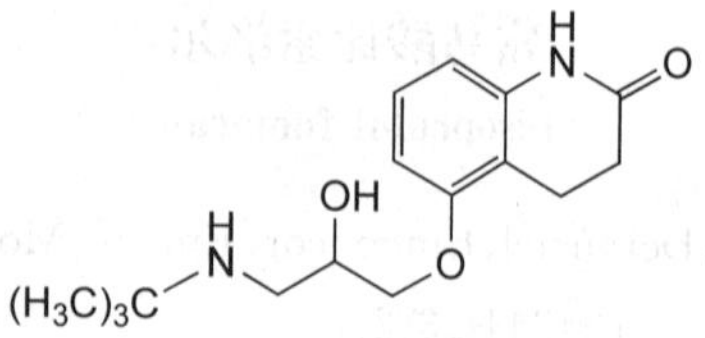

盐酸卡替洛尔
(carteolol hydrochloride)

别名：Cartrol、Mikelan、Carteol

〖CAS〗 51781-21-6

〖理化性状〗 1. 本品为白色结晶或结晶性粉末。可溶于水，微溶于乙醇，几乎不溶于二氯甲烷，略溶于甲醇。1%水溶液的 pH 为 5.0～6.0。

2. 化学名：5-(3-*tert*-Butylamino-2-hydroxypropoxy)-3,4-dihydroquinolin-2(1*H*)-one hydrochloride

3. 分子式：$C_{16}H_{24}N_2O_3 \cdot HCl$

4. 分子量：328.8

【药理作用】 1. 本品具有非选择性和内在交感活性，膜稳定作用不明显。

2. 本品对 β_1 和 β_2 受体均具有拮抗作用。由于它的部分激动作用，就不可能像不具有此种作用的 β 受体拮抗药那样去降低静息 β 受体激动作用。也就是说本品减慢心率的作用较不具有内在活性的 β 受体拮抗药(如普萘洛尔)要弱一些。

3. 本品对肾素的分泌有着并不明确的作用(一般说，内在交感活性是抑制肾素分泌的)。

【体内过程】 本品口服可被吸收 80%，生物利用度个体差异大(55%～100%)，平均 85%。口服后 3 h 可达血药峰值。食物可影响吸收速度，但不影响吸收总量。血浆 $t_{1/2}$ 接近 6 h。肾功能正常者服药 1～2 d 后可达稳态水平。随尿液排出的原药占用量的 50%～70%，故肾功能不全者的 $t_{1/2}$ 可见延长。本品的蛋白结合率为 23%～30%。主要代谢物为 8-羟基卡替洛尔和葡糖醛酸结合物；前者具有活性，其 $t_{1/2}$ 为 8～12 h，随尿液排出的此种代谢物占用量的 5%。

【适应证】 治疗高血压(单用或合用其他降压药如噻嗪类利尿药)，用于心绞痛和心律失常也较为有效；局部应用治疗开角型青光眼和高眼压(眼压超过正常上限 21 mmHg，但视神经未受损)。

【不良反应】 1. 参见本类药物引言中的有关叙述。

2. 局部使用滴眼液可能引起全身反应，局部刺激感、视物模糊和畏光。

【妊娠期安全等级】 C。

【禁忌与慎用】【药物相互作用】 参见本类药物引言中的有关叙述。

【剂量与用法】 1. 治疗开角型青光眼和眼压升高 用 1%～2%的滴眼液，2 次/日。

2. 治疗高血压 一般口服 2.5 mg，1 次/日，如必要，根据患者效应可加量，逐渐达 10 mg，1 次/日。

3. 治疗心绞痛和心律失常 每天可用 10～30 mg。

【用药须知】 1. 参见本类药物引言中的有关叙述。

2. 肾功能不全者应根据个体调整剂量，并延长给药间隔时间：① Ccr＞60 ml/min，间隔 24 h；② Ccr＝20～60 ml/min，间隔 48 h；③ Ccr＜20 ml/min，间隔 72 h。

【制剂】 ① 片剂：2.5 mg；5 mg。② 滴眼液：1%；2%。

【贮藏】 密封、避光贮于室温。

塞利洛尔
(celiprolol)

别名：二乙脲心安

本品为 β 受体拮抗药。

【CAS】 56980-93-9

【ATC】 C07AB08

【理化性状】 1. 化学名：3-{3-Acetyl-4-[3-(*tert*-butylamino)-2-hydroxypropoxy]phenyl}-1,1-diethylurea

2. 分子式：$C_{20}H_{33}N_3O_4$

3. 分子量：379.49

4. 结构式

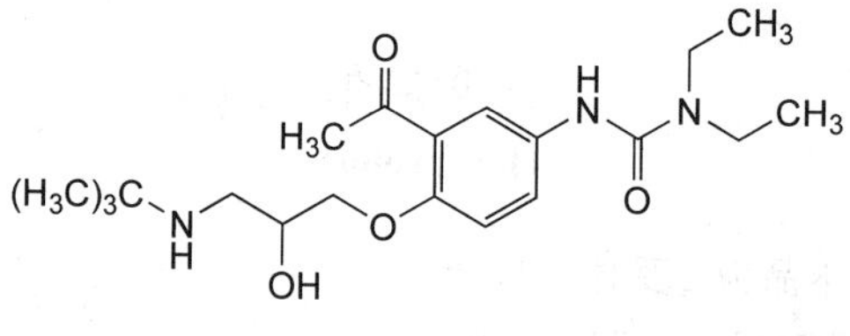

盐酸塞利洛尔
(celiprolol hydrochloride)

别名：Celectol、Selectol、Cardem

〖CAS〗 57470-78-7

〖理化性状〗 1. 本品为白色或略显黄色结晶性粉末。呈多晶形。易溶于水和甲醇，可溶于乙醇，极微溶于二氯甲烷。

2. 化学名：3-{3-Acetyl-4-[3-(*tert*-butylamino)-2-hydroxypropoxy]phenyl}-1, 1-diethylurea hydrochloride

3. 分子式：$C_{20}H_{33}N_3O_4 \cdot HCl$

4. 分子量:416.0

【药理作用】 本品具有心脏选择性、内在交感活性和直接扩张血管作用,而无膜稳定作用。

【体内过程】 本品可从胃肠道吸收,呈现非线性;随着剂量加大,吸收也随之增大。血浆 $t_{1/2}$ 为 5~6 h。本品可透过胎盘。仅有很低的脂溶性。体内代谢极少,主要以原药随尿液、粪便排出。

【适应证】 治疗高血压和心绞痛。

【不良反应】 1. 参见本类药物引言中的有关叙述。

2. 还会发生震颤和心悸,与 β_2 受体部位的内在交感活性有关。

【禁忌与慎用】【药物相互作用】 参见本类药物引言中的有关叙述。

【剂量与用法】 1. 口服 200~400 mg,1 次/日。

2. 肾功能不全者　当 Ccr=15~40 ml/min 时,用量应减半;Ccr<15 ml/min 者禁用。

【制剂】 片剂:50 mg;100 mg;200 mg。

【贮藏】 密封、避光贮于室温。

美替洛尔
(metipranolol)

别名:Betanol、Disorat、Glauline、Betamann

本品为β受体拮抗药。

【CAS】 22664-55-7

【ATC】 S01ED04

【理化性状】 1. 本品为白色结晶粉末,不溶于水,溶于乙醇、丙酮和甲醇。溶解于稀释的无机酸中。2.5%水混悬溶液滤液 pH 为 9.0~10.0。

2. 化学名:4-(2-Hydroxy-3-isopropylamino-propoxy)-2,3,6-trimethylphenyl acetate

3. 分子式:$C_{17}H_{27}NO_4$

4. 分子量:309.4

5. 结构式

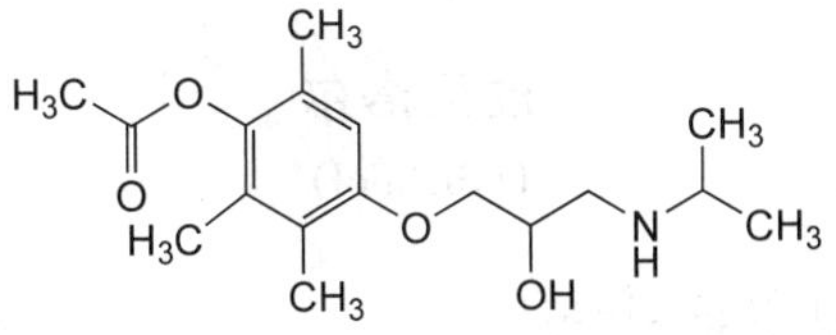

【药理作用】 本品为非心脏选择性β受体拮抗药,无内在活性,亦无膜稳定性。

【适应证】 治疗开角型青光眼和高血压、心绞痛。

【不良反应】 1. 参见本类药物引言中的有关叙述。

2. 使用本品滴眼液后可能产生全身吸收,应想到可能带来的不良反应。

【禁用与慎用】【药物相互作用】 参见本类药物引言中的有关叙述。

【剂量与用法】 1. 治疗开角型青光眼　可用本品 0.1%~0.3%与毛果芸香碱的复方滴眼液点眼,2 次/日。

2. 治疗高血压、心绞痛　口服 5~20 mg,2~3 次/日。

【用药须知】 参见本类药物引言中的有关叙述。

【制剂】 ① 片剂:5 mg;10 mg。② 滴眼剂:0.1%;0.3%。

【贮藏】 密封、避光贮于室温。

喷布洛尔
(penbutolol)

本品为β受体拮抗药。

【CAS】 38363-40-5

【ATC】 C07AA23

【理化性状】 1. 化学名:(S)-1-*tert*-Butylamino-3-(2-cyclopentylphenoxy)propan-2-ol

2. 分子式:$C_{18}H_{29}NO_2$

3. 分子量:291.4

4. 结构式

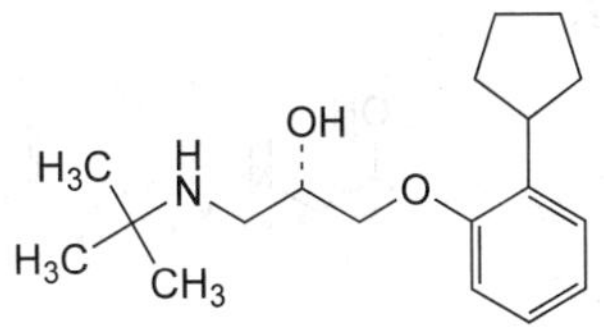

硫酸喷布洛尔
(penbutolol sulfate)

别名:环戊丁心安、Betapressin、Betapressine

〖CAS〗 38363-32-5

〖理化性状〗 1. 本品为白色或几乎白色结晶性粉末。微溶于水,几乎不溶于环己烷,溶于甲醇。

2. 化学名:(S)-1-*tert*-Butylamino-3-(2-cyclopentylphenoxy)propan-2-ol hemisulfate

3. 分子式:$(C_{18}H_{29}NO_2)_2 \cdot H_2SO_4$

4. 分子量:680.9

【药理作用】 本品为非心脏选择性β受体拮抗药,有某种程度的内在活性,而无膜稳定性。

【体内过程】 本品口服后快速从胃肠道吸收,1~3 h 可达血药峰值。蛋白结合率为 80%~98%。通过羟基化和葡糖醛酸化在肝内广泛被代谢,代谢物随尿排出,仅少量原药伴随排出。血浆 $t_{1/2}$ 约为 20 h。

【适应证】 治疗高血压、心绞痛。

【不良反应】【禁忌与慎用】【药物相互作用】 参见本类药物引言中的有关叙述。

【剂量与用法】 1. 治疗高血压　口服 20 mg，1 次/日，必要时，可加量至 40～80 mg/d。用量为 20 mg/d，2 周可获最高疗效；用量为 10 mg，4 周始可获得最高疗效。

2. 治疗心绞痛　使用的剂量与上法类似。

【用药须知】 参见本类药物引言中的有关叙述。

【制剂】 片剂：10 mg；20 mg。

【贮藏】 密封、避光贮于室温。

扎莫特洛
(xamoterol)

别名：Corwin

本品为β受体部分拮抗剂。

【CAS】 81801-12-9

【ATC】 C01CX07

【理化性状】 1. 化学名：*N*-{2-[2-Hydroxy-3-(4-hydroxyphenoxy) propylamino]-ethyl} morpholine-4-carboxamide

2. 分子式：$C_{16}H_{25}N_3O_5$

3. 分子量：339.3

4. 结构式

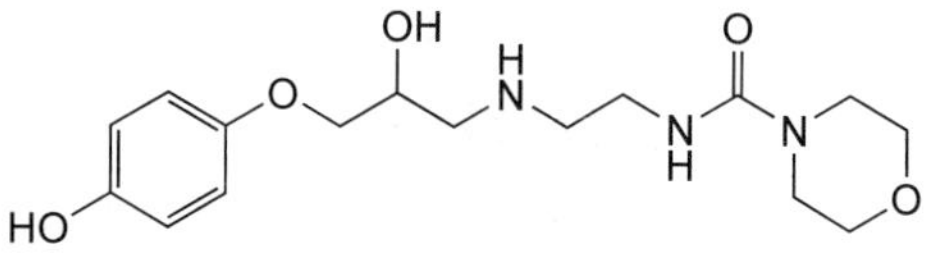

富马酸扎莫特洛
(xamoterol fumarate)

别名：Corwin

【CAS】 90730-93-1

【理化性状】 1. 化学名：*N*-{2-[2-Hydroxy-3-(4-hydroxyphenoxy) propylamino]-ethyl} morpholine-4-carboxamide fumarate

2. 分子式：$(C_{16}H_{25}N_3O_5)_2 \cdot C_4H_4O_4$

3. 分子量：794.8

【药理作用】 本品对 β_1 受体具有部分激动伴心脏选择性作用。作为部分激动药，在静息和低交感冲动状态下，它具有突出的激动作用，导致心室功能改善，心输出量增加；而当运动时和在交感冲动加强状态下（如严重心力衰竭），本品则具有β受体拮抗作用。

【体内过程】 口服极难被吸收，生物利用度仅约 5%。在体内进行某种程度的代谢，代谢物为失活的硫酸结合物。原药和代谢物主要随尿液排出。$t_{1/2}$ 约为 16 h。

【适应证】 1. 治疗慢性轻度心力衰竭（休息时不喘息），在用力后出现症状时应限制使用。

2. 用于治疗自主神经失调所引起的直立性低血压。

【不良反应】 1. 可引起胃肠道反应、头痛、头晕、胸痛、心悸、皮疹和肌肉痉挛。

2. 也可发生支气管痉挛，呼吸道阻塞性疾病加重。

【禁忌与慎用】 1. 对本品过敏者、妊娠期妇女禁用。

2. 中、重度心力衰竭患者禁用。在患者出现了症状或体征后（呼吸短促，静息时乏力或在极轻的运动后，休息时心动过速或低血压；急性肺水肿或有此病史者，周围水肿，颈静脉压升高，肝大或出现第 3 心音；每天需用呋塞米 40 mg 利尿，需用 ACEI 治疗者）均应禁用。

3. 当使用其他 β_1 受体激动的拟交感药常常使心肌收缩力加强时，本品就可能使肥厚型主动脉瓣下狭窄的输出道梗阻加重，故应禁用。

4. 有心律失常史者亦应禁用。

5. 哺乳期妇女使用时，应暂停哺乳。

【药物相互作用】 参见肾上腺素。

【剂量与用法】 1. 成人开始口服 200 mg/d，连用 1 周，根据效应可加量为 200 mg，2 次/日。

2. 对肾功能不全者来说，口服 200 mg/d 是够充分的。

【用药须知】 1. 参见肾上腺素。

2. 因本品具有部分β受体拮抗作用，呼吸道梗阻如哮喘患者应特别小心使用。

【制剂】 片剂：200 mg。

【贮藏】 密封、避光贮于室温。

拉贝洛尔
(labetalol)

本品为β受体拮抗药。

【CAS】 36894-69-6

【ATC】 C07AG01

【理化性状】 1. 化学名：5-[1-Hydroxy-2-(1-methyl-3-phenylpropylamino) ethyl] salicylamide

2. 分子式：$C_{19}H_{24}N_2O_3$

3. 分子量：326.4

4. 结构式

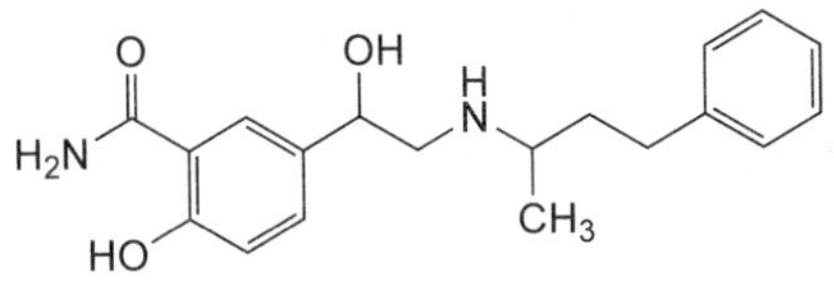

盐酸拉贝洛尔
(labetalol hydrochloride)

别名：柳胺苄心安、Trandate、Abetol

〖CAS〗 32780-64-6

〖理化性状〗 1. 本品为白色或几乎白色的粉末。微溶于水和乙醇，几乎不溶于二氯甲烷。1%水溶液的 pH 为 4.0～5.0。

2. 化学名：5-[1-Hydroxy-2-(1-methyl-3-phenylpropylamino) ethyl] salicylamide hydrochloride

3. 分子式：$C_{19}H_{24}N_2O_3 \cdot HCl$

4. 分子量：364.9

5. 配伍禁忌

(1) 盐酸拉贝洛尔可与标准静脉内使用的溶液如5%葡萄糖和0.9%的氯化钠注射液配合使用。但有报道指出，当盐酸拉贝洛尔加入到5%碳酸氢钠注射液中时会产生沉淀。沉淀主要成分可能是拉贝洛尔。

(2) 有报道盐酸拉贝洛尔不能与呋塞米、肝素、胰岛素和戊硫代巴比妥合用。在所有病例中，混入 5 mg/ml 盐酸拉贝洛尔时(溶于 5%葡萄糖中)都会立即出现沉淀。也有报道盐酸拉贝洛尔(800 μg/ml)与华法林钠混合时会立即变浑浊。

【药理作用】 本品为非选择性 β 受体拮抗药。它具有某种程度的内在活性和膜稳定作用。此外，它还具有选择性 α_1 受体拮抗作用，可降低外周血管阻力。口服本品后，α 受体拮抗作用和 β 受体拮抗作用的比例为 1∶3，静脉给药后则为 1∶7。

【体内过程】 本品口服后快速从胃肠道吸收，且进行明显的首关代谢，生物利用度个体差异很大，食物可提高生物利用度。口服后 1～2 h 可达血药峰值。本品的脂溶性很低，进入脑脊液中的药量甚微。蛋白结合率为 50%。本品可透过胎盘，并进入乳汁。主要在肝内代谢。代谢物连同少量的原药随尿液排出，也随粪便排出。口服达到稳态时，消除 $t_{1/2}$ 为 8 h。在滴注后，消除 $t_{1/2}$ 约为 5.5 h。透析不能排出本品。

【适应证】 治疗严重高血压，也用于麻醉期控制血压。

【不良反应】 1. 参见本类药物引言中的有关叙述。

2. 本品的 α 受体拮抗作用也在不良反应中起作用。开始用药或使用高剂量时可能发生直立性低血压，头皮刺痛、鼻塞、支气管痉挛、肌无力、呼吸困难、震颤、尿潴留、肝炎和黄疸。

3. 男性可能出现性功能减退。

【妊娠期安全等级】 C。

【禁忌与慎用】 1. 对本品过敏者、支气管哮喘、明显的心力衰竭、Ⅰ度以上心脏传导阻滞、心源性休克和严重心动过缓者禁用。

2. 与严重和长时间的低血压有关的其他疾病也应禁用本品。

【药物相互作用】 1. 参见本类药物引言中的有关叙述。

2. 本品可增强氟烷的降压作用。

【剂量与用法】 1. 治疗高血压　一般在进餐时开始口服 100 mg，2 次/日，如有必要，可根据患者效应和立位的血压逐渐加量至 200～400 mg，2 次/日；总的日剂量 2.4 g 偶然也是需要的。老年人开始可给予 50 mg，2 次/日。口服本品后 1～3 h 可达充分的降压效果。

2. 紧急治疗高血压　可缓慢静脉注射本品 50 mg，至少 1 min 注完，必要时，间隔 5 min 后可重用，直至总量达 200 mg。静脉推注后 5 min 内就可达充分的降压效果。也可滴注给药，常用量 2 mg/min。滴注的适合浓度为经过稀释的药液 1 mg/ml 或 2 mg/3 ml。

3. 治疗妊娠高血压　开始用 20 mg/h，然后每 30 min 加倍给药，直至获得疗效，或者用量达到 160 mg/h。

4. 治疗心肌梗死后的高血压　开始给药 15 mg/h，逐渐加量，直至获得满意的疗效，或者用量达 120 mg/h。

5. 麻醉期中控制血压　开始滴注 10～20 mg，如尚未获得满意疗效，可于 5 min 后加量 5～10 mg。如果使用的麻醉药不是氟烷，本品的起始用量可以再高一些。

【用药须知】 1. 参见本类药物引言中"注意事项"的有关叙述。

2. 由于本品可引起直立性低血压，如注射给药，应让患者采取卧位，持续 3 h。

3. 如有肝受损，应停用本品。

【制剂】 ①片剂：50 mg；100 mg；200 mg。②注射液：25 mg/2 ml；50 mg/10 ml；50 mg/5 ml。③注射剂(粉)：25 mg；50 mg。

【贮藏】 密封、避光贮于常温。

卡维地洛
(carvedilol)

别名：Dilatrend、Dimitone

本品为β受体拮抗药。

【CAS】 72956-09-3

【ATC】 C07AG02

【理化性状】 1. 本品为白色或几乎白色结晶性粉末。呈多晶形。几乎不溶于水，微溶于乙醇，几乎不溶于稀酸。

2. 化学名：1-Carbazol-4-yloxy-3-[2-(2-methoxyphenoxy)ethyl-amino]propan-2-ol

3. 分子式：$C_{24}H_{26}N_2O_4$

4. 分子量：406.5

5. 结构式

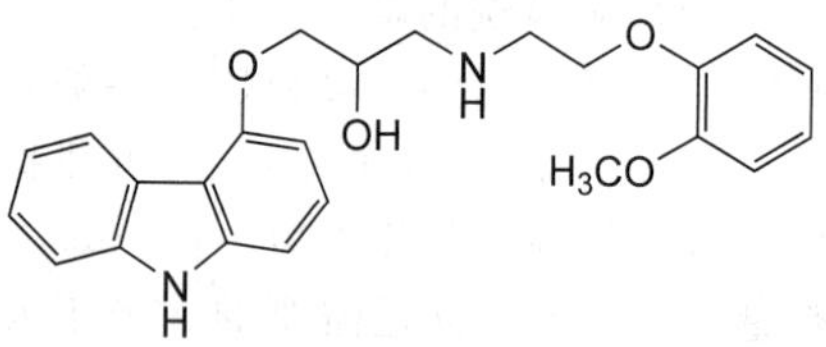

【药理作用】 1. 本品属于非选择性β受体拮抗药。无内在活性和膜稳定作用。

2. 本品还具有 α_1 受体拮抗作用，可产生血管扩张作用。

3. 使用高剂量时，可能起到钙通道阻滞作用。

【体内过程】 本品易于从胃肠道吸收，而且在肝内进行明显的首关代谢。绝对生物利用度为25%。口服后1～2 h可达血药峰值。具有高度脂溶性。可进入乳汁。代谢物随粪便排出。消除 $t_{1/2}$ 为6～10 h。

【适应证】 治疗高血压、心绞痛和心力衰竭。

【不良反应】 1. 参见本类药物引言中的有关叙述。

2. 可引起肝功能异常，停药后可逆转。

3. 心力衰竭且患有弥散性血管疾病的患者可发生急性肾衰竭和肾功能异常。

【妊娠期安全等级】 C。

【禁忌与慎用】 1. 对本品过敏者禁用。

2. 肝功能不全者不宜使用本品。

3. 哺乳期妇女使用时，应暂停哺乳。

【药物相互作用】 参见本类药物引言中的有关叙述。

【剂量与用法】 1. 治疗高血压　开始口服12.5 mg，1次/日，必要时，在1～2周后，可改为12.5 mg，2次/日。老年人适合给予12.5 mg，1次/日。

2. 治疗心绞痛　开始口服12.5 mg，2次/日，2 d后可加量至25 mg，2次/日。

3. 治疗心力衰竭　口服3.125 mg，2次/日，连用2周。如耐受，可增加用量为6.25 mg，2次/日。如果耐受，间隔2周后，体重<85 kg者可用最高剂量25 mg，2次/日；体重>85 kg者，可用50 mg，2次/日。

【用药须知】 参见本类药物引言中的有关叙述。

【制剂】 片剂：3.125 mg；6.25 mg；12.5 mg。

【贮藏】 密封、避光贮于室温。

氟司洛尔

(flestolol)

别名：氟心安

本品属于短效的β受体拮抗药。

【CAS】 87721-62-8

【理化性状】 1. 化学名：3-{[1-(Carbamoylamino)-2-methyl-2-propanyl]amino}-2-hydroxypropyl 2-fluorobenzoate

2. 分子式：$C_{15}H_{22}FN_3O_4$

3. 分子量：327.35

4. 结构式

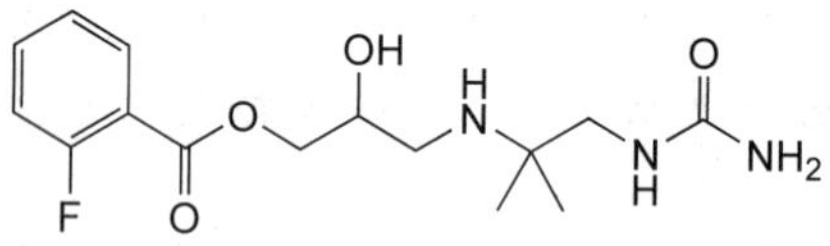

【简介】 本品属于短效的β受体拮抗药，具有非心脏选择性。对心房肌的作用是普萘洛尔的4倍，是艾司洛尔的11倍。本品能延长窦性周期、窦房结恢复时间和AH间期，用于快速型室上性心律失常，对心房扑动和心房颤动亦有复律作用。其 $t_{1/2}$ 仅有6.5 min。临床用其硫酸盐，采用静脉滴注，5～10 μg/(kg·min)。

布库洛尔

(bucumolol)

别名：香豆心安

【CAS】 58409-59-9

【理化性状】 1. 化学名：8-[3-(*tert*-Butylamino)-2-hydroxypropoxy]-5-methylchromen-2-one

2. 分子式：$C_{17}H_{23}NO_4$

3. 分子量：305.37

4. 结构式

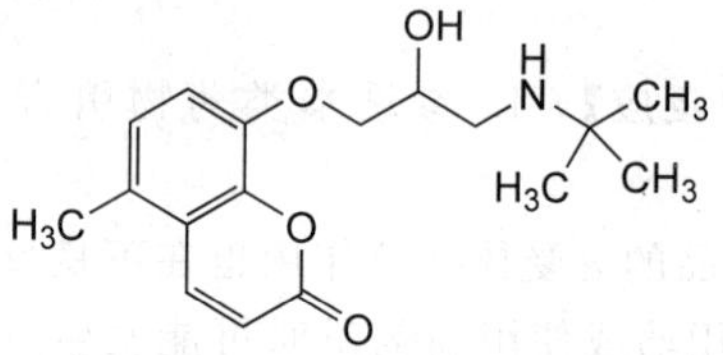

【药理作用】 本品为无内源性拟交感活性的β受体拮抗药，具有明显抑制异丙肾上腺素产生的心率和运动性心动过速的作用，较普萘洛尔强2～3倍。此外，本品对乌头碱诱发的房性心律失常作用弱于普萘洛尔；对由肾上腺素诱发的心律失常作用强于后者，但对由毒毛花苷诱发的室性心律失常两者具有相似的作用。

【体内过程】 本品可迅速自胃肠道吸收，达峰时间为2 h，消除 $t_{1/2}$ 为2.4～4.6 h。服药后24 h内90%以上以5-羟基物随尿液排出。

【适应证】 适用于心绞痛和心律失常，尤其适用于窦性心动过速和防治室上性或室性期前收缩。

【不良反应】 主要的不良反应如下。

1. 循环系统 偶见充血性心力衰竭、心动过缓、窦房阻滞、低血压和浮肿等。

2. 精神神经系统 偶见眩晕、嗜睡和头痛等。

3. 消化系统 偶见食欲缺乏、恶心、口渴、胃肠道不适、便秘、腹泻。

4. 呼吸系统 偶见咳嗽、气喘等。

5. 眼 如出现皮疹和泪液分泌减少，应及时停药。

6. 偶见脱力感、倦怠感及其他β受体拮抗药可引起的血清肌酸磷酸激酶值上升。

【禁忌与慎用】 1. 严重的心动过缓、Ⅱ度以上房室传导阻滞、窦房阻滞、心源性休克、心力衰竭、支气管哮喘、糖尿病性酮症酸中毒和代谢性酸中毒患者禁用。

2. 特发性低血糖、未完全控制的糖尿病及可能发生充血性心力衰竭者应慎用或减量。

3. 原有重度肝、肾功能不全，甲状腺中毒、妊娠期妇女、哺乳期妇女、老年人和小儿慎用。

【药物相互作用】 1. 本品与抑制交感神经的其他药物如利血平等合用，可引起抑制过度。

2. 与阿义马林、普鲁卡因胺和丙吡胺等合用，可过度抑制心功能，故均需减量。本品可增强可乐定停药的反跳现象。

3. 可增强降糖药、钙通道阻滞药的作用。

【剂量与用法】 饭后口服，一次5～10 mg，3次/日。

【用药须知】 1. 术前24 h不要服药，长期用药时应定期检查心功能。

2. 不能突然停用本品，以免造成肾上腺素受体的高敏现象。

【制剂】 片剂：5 mg；10 mg。

【贮藏】 密闭保存。

波吲洛尔

(bopindolol)

别名：Sandonorm

【CAS】 69010-88-4

【ATC】 C07AA17

【理化性状】 1. 化学名：(*RS*)-1-(*tert*-Butylamino)-3-[(2-methyl-1*H*-indol-4-yl) oxy] propan-2-yl benzoate

2. 分子式：$C_{23}H_{28}N_2O_3$

3. 分子量：380.48

4. 结构式

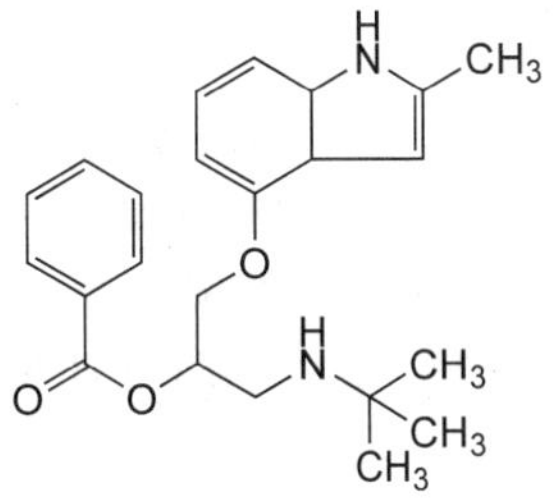

【药理作用】 1. 本品为长效非选择性β肾上腺素受体拮抗药，兼有部分拟交感活性。动物实验表明，与普萘洛尔相比，本品抑制异丙基肾上腺素产生的心动过速作用在体外要比前者强17倍，比体内强4倍。

2. 本品不但具有抑制运动性心动过速和肾素释放(β_1受体介导作用)，而且还可影响外围血管并引起震颤(β_2 受体介导作用)。因此，故能使静息或运动时的心率减慢，又因内源性拟交感活性可防止静息心率和心排量的过度减少，具有降低过高血压的作用。

【体内过程】 本品吸收良好，口服后2 h达到血药峰值，并迅速转化成具有药理活性的产物吲哚洛尔，该代谢物的60%～65%与蛋白结合，代谢物的40%～60%随尿液排出。生物利用度为66%～70%。静脉注射后分布容积为148 L/kg，口服给药为202 L/kg。消除 $t_{1/2\alpha}$ 为4～5 h，$t_{1/2\beta}$ 约为14 h。

【适应证】 1. 用于轻、中度原发性高血压，一日口服0.5～4 mg，在降低血压和减慢心率方面，与一日口服阿替洛尔50～200 mg、美托洛尔100～400 mg、吲哚洛尔18.5 mg和普萘洛尔120～480 mg具有相同的效果。

2. 也用于治疗心绞痛，尤其适用于稳定型心绞痛，本品在减少心绞痛发作和改善运动耐量方面优于钙通道阻滞药地尔硫䓬。

3. 对焦虑和原发性震颤也有一定的疗效。

【不良反应】 不良反应类似于吲哚洛尔，仅表现为疲乏、失眠、多梦、抑郁、眩晕、胃肠道不适、心悸和头痛，但大多数轻微而短暂，不需停药。

【禁忌与慎用】 1. 禁用于严重心动过缓、高度房室传导阻滞，低排出量和洋地黄耐药的心力衰竭、严重哮喘、支气管痉挛和肺源性心脏病患者。

2. 尚无妊娠期及哺乳期患者用药经验。

【药物相互作用】 本品与利尿药、氯噻酮或硝苯地平合用，可增强其降压作用。

【剂量与用法】 口服，一次 1 mg，1 次/日。一日最佳剂量为 1～2 mg，一日有效剂量为 0.5～4 mg。

【用药须知】 1. 本品对左心室功能无损害作用，但新近或轻度心力衰竭者在以 β 受体拮抗药治疗前应给予一定量的洋地黄。

2. 本品不影响肾功能，可使血浆肾素活性明显降低，肾衰竭时也应调整给药剂量。

3. 对慢性阻塞性肺部疾病患者一日给药＜2 mg 时，并不影响肺功能，但大剂量（一日 8 mg）可增加气道阻抗。

【制剂】 片剂：1 mg。

【贮藏】 密闭保存。

贝凡洛尔

(bevantolol)

别名：二甲氧苯心安、藜芦心安、Sentiloc

【CAS】 59170-23-9

【ATC】 C07AB06

【理化性状】 1. 化学名：(*RS*)-[2-(3,4-Dimethoxyphenyl) ethyl][2-hydroxy-3-(3-methylphenoxy) propyl]amine

2. 分子式：$C_{20}H_{27}NO_4$

3. 分子量：345.43

4. 结构式

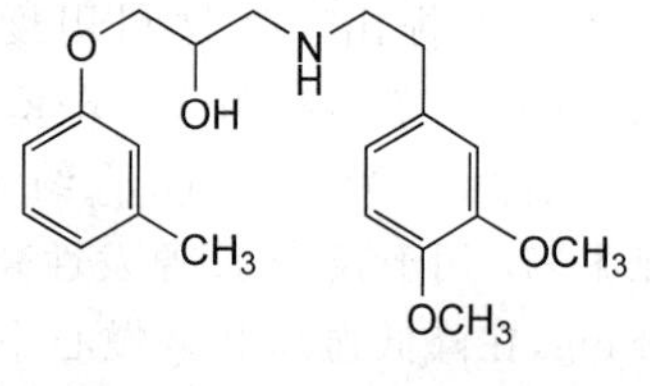

【药理作用】 本品对抗异丙肾上腺上的作用较阿替洛尔强，对 β_1 受体的拮抗作用较 β_2 受体的拮抗作用强 11.5～32 倍。本品无内源性拟交感活性，但具有膜稳定特性。β_1 受体或 α_1 受体拮抗效力比约为 14∶1。本品的 α_1 受体拮抗与钙通道阻滞作用作用之比约为 4∶1。自发性高血压(SHR)、肾性高血压大鼠和高血压大鼠在服用本品后立即显示出稳定的降压作用。对心脏不产生过度的抑制，对脂质代谢亦无不利的影响。

【体内过程】 口服生物利用度 57%，成人 1 次口服本品 100 mg 时，约 1 h 后达血药浓度峰值。$t_{1/2}$ 约 10 h，连续给药无蓄积性，大多随尿液与粪便以原药排泄。

【适应证】 用于轻度或中度高血压、心绞痛。

【不良反应】 1. 神经系统　头痛、头晕、嗜睡、失眠。

2. 心血管系统　低血压、胸痛、房室传导阻滞、窦性心动过缓、心悸及心胸比率增大。

3. 呼吸系统　咳嗽、气喘。

4. 消化系统　口渴、嗳气、恶心、呕吐、腹部不适、便秘及腹泻。

5. 泌尿系统　排尿困难、尿频。

6. 过敏反应　发热、湿疹、瘙痒。

7. 眼睛症状　闪光、幻视、泪液分泌减少等。

【禁忌与慎用】 糖尿病酮症酸中毒、代谢性酸中毒、心源性休克、充血性心力衰竭、肺动脉高压引起的右侧心力衰竭、严重窦性心动过缓、房室传导阻滞（二、三度）、窦房阻滞、支气管哮喘患者、妊娠期妇女及对贝凡洛尔过敏的患者禁用。

【药物相互作用】 参见本类药物引言中的有关叙述。

【剂量与用法】 口服，一次 100 mg，2 次/日。降压效果不佳时，可增加剂量至一次 200 mg，2 次/日。

【用药须知】 参见本类药物引言中的有关叙述。

【制剂】 片剂：50 mg；100 mg；200 mg。

【贮藏】 密闭保存。

奈必洛尔

(nebivolol)

别名：Bystolic

本品为 β 受体拮抗药。

【CAS】 99200-09-6

【ATC】 C07AB12

【理化性状】 1. 本品的盐酸盐为白色至几乎白色粉末，溶于甲醇、二甲基亚砜及 N，N-二甲基甲酰胺，难溶于乙醇、丙烯、乙二醇及聚乙二醇，微溶于己烷、二氯甲烷及甲苯。本品为 L 及 R 立体异构体的消旋混合物。

2. 化学名：(1*RS*,1′*RS*)-1,1′-[(2*RS*,2′*SR*) Bis(6-fluoro-3,4-dihydro-2*H*-1-benzopyran-2-yl)]-2,2′-iminodiethanol hydrochloride

3. 分子式：$C_{22}H_{25}F_2NO_4$

4. 分子量：405.4

5. 结构式

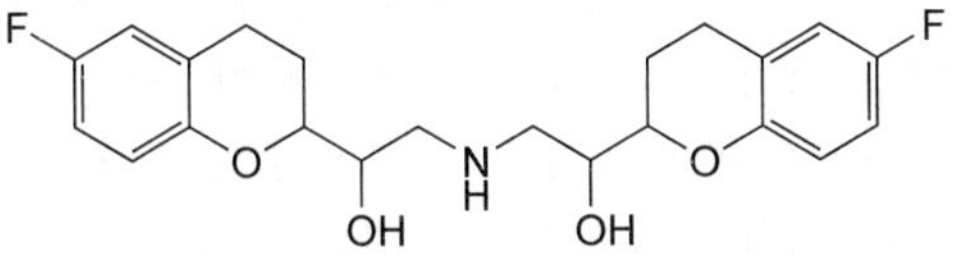

盐酸奈必洛尔

(nebivolol hydrochloride)

〖CAS〗 169293-50-9；152520-56-4

〖理化性状〗 1. 分子式：$C_{22}H_{25}F_2NO_4 \cdot HCl$

2. 分子量：441.9

【用药警戒】 本品可能诱发或加重外周血管病患者动脉供血不足的症状，也可能加重甲状腺功能亢进的症状或可能导致甲状腺功能亢进危象。

【药理作用】 1. 本品为β受体拮抗药，在快代谢型人群（大多数人）和≤10 mg的剂量下，本品优先作用于β_1受体；在慢代谢型人群和较高剂量时，本品对β_1和β_2受体均有拮抗作用。本品在治疗剂量时无内在拟交感活性和膜稳定作用，也无α_1受体拮抗活性。本品的不同代谢物，包括葡萄糖酸苷均有β受体拮抗活性。

2. 本品降压作用的确切机制未明，可能包括下列因素。

(1) 降低心率。

(2) 降低心肌收缩力。

(3) 降低脑血管运动中枢传出至外周的交感神经的紧张性。

(4) 抑制肾素活性。

(5) 扩张血管，降低外周血管阻力。

【体内过程】 1. 本品通过许多途径代谢，包括葡糖醛酸化和由CYP2D6介导的羟化。在CYP2D6泛代谢者中，活性同分异构体（D-奈必洛尔）有效$t_{1/2}$约12 h，而乏代谢者的有效$t_{1/2}$约19 h。

2. 直至剂量达20 mg，在泛代谢者和乏代谢者中，血浆D-奈必洛尔升高与剂量增加成比例。L-奈必洛尔的暴露量高于D-奈必洛尔，但是L-奈必洛尔的活性低，D-奈必洛尔与受体的亲和力比L-奈必洛尔高1000倍以上。在相同剂量下，乏代谢者D-奈必洛尔的AUC为泛代谢者的5倍，C_{max}为10倍。在乏代谢者中重复一日1次给药，D-奈必洛尔蓄积约1.5倍。

3. 本品的吸收类似口服液。其绝对生物利用度还不明确，食物不影响本品的药动学。泛代谢者和乏代谢者平均T_{max}为1.5～4 h。本品的血浆蛋白结合率约为98%，主要与白蛋白结合，并与本品的血药浓度无关。

4. 本品主要通过直接葡糖醛酸化代谢，少部分通过CYP介导的*N*-脱烷基化和氧化代谢。其立体特异性代谢产物有药理学活性。

5. 单剂量口服[^{14}C]标示的本品，泛代谢者尿中回收38%，粪便中回收44%的剂量；乏代谢者尿中回收67%，粪便中回收13%的剂量。本品全部经多个氧化物或它们相应的葡糖苷酸共轭物排泄。

6. 中度肝功能不全患者血药峰值升高3倍，AUC增加10倍，表观清除率降低86%。轻度肾功能不全者表观清除率无变化，中度者轻微降低，重度者表观清除率降低53%。

【适应证】 本品用于降低血压，治疗高血压。可以单独使用或与其他抗高血压药合用。

【不良反应】 1. 临床试验中导致停药的最常见的不良反应有头痛（0.4%）、恶心（0.2%）和心动过缓（0.2%）。

2. 临床试验中发生率≥1%且高于安慰剂对照组的不良反应有心动过缓、腹泻、恶心、疲劳、胸痛、表面水肿、头痛、头晕、失眠症、呼吸困难、皮疹。

3. 发生率≥1%且与安慰剂对照组接近的不良反应有全身乏力、腹痛、高胆固醇血症、感觉异常。

4. 实验室检查异常 本品与尿素氮、尿酸和三酰甘油的升高及高密度脂蛋白胆固醇和血小板计数的降低有关。

5. 上市后报道的不良反应 肝功能异常（包括AST，ALT、胆红素升高），急性肺水肿、急性肾衰竭、房室传导阻滞（二度和三度）、支气管痉挛、勃起功能障碍、过敏反应（包括荨麻疹、过敏性脉管炎及罕见的血管神经性水肿）、心肌梗死、瘙痒、牛皮癣、雷诺综合征，外周缺血或跛行，嗜睡、晕厥、血小板减少症、各种皮疹和皮肤病、眩晕及呕吐等。

【妊娠期安全等级】 C。

【禁忌与慎用】 1. 以下患者禁用本品 严重心动过缓、大于一度的心脏传导阻滞、心源性休克、代偿失调的心力衰竭、病态窦房结综合征（安装永久性心脏起搏器除外）、重度肝功能不全（Child-Pugh>B）患者及对该产品的任何成分过敏者。

2. 儿童用药的安全性和有效性尚未确定。

3. 对大鼠的研究表明，本品或其代谢物能穿过胎盘屏障，乳汁中排泄。但尚未明确本品是否是从人类乳汁中排出。由于β受体拮抗药对哺乳婴儿有潜在的严重不良反应，尤其是心动过缓，因此，在哺乳期，不建议使用本品。

4. 未对妊娠期妇女进行研究，只有潜在的效益大于对胎儿的伤害时才能使用。

5. 65 岁以上老年人与年轻患者在疗效和不良反应出现率无整体差异。

6. 心力衰竭患者如出现心力衰竭恶化应停用本品。

【药物相互作用】 1. CYP2D6 抑制剂(奎尼丁,普罗帕酮,氟西汀,帕罗西汀等)可增加本品的暴露量,两者合用时本品可能需减量。

2. 本品不能与其他 β 受体拮抗药同时使用。与儿茶酚胺耗竭类药物(如利血平、胍乙啶)合用,应对患者进行密切监护。与可乐定合用时,在其逐渐减量前应停用本品数天。

3. 洋地黄毒苷类和 β 受体拮抗药,两者均可使房室传导减缓,心率减慢。两者合用可增加心动过缓的风险。

4. 本品可加重心肌抑制剂或房室传导抑制剂的效应,如某些钙通道阻滞药[苯烷基胺类(维拉帕米)和苯并噻氮䓬类(地尔硫䓬)]或抗心律失常药物(丙吡胺)。

5. 西咪替丁(400 mg,2 次/日)导致血浆中的 D-奈必洛尔水平增加 23%。

6. 与西地那非合用时,西地那非的 AUC 和 C_{max} 分别减少 21% 和 23%。D-奈必洛尔的 C_{max} 和 AUC 亦降低(<20%)。

7. 本品与地高辛、华法林、利尿药、雷米普利、氯沙坦、雷尼替丁、活性炭合用无临床意义的相互作用。

8. 对于高血压患者,利用群体药动学分析,得到以下药物(对乙酰氨基酚、阿司匹林、阿托伐他汀、埃索美拉唑、布洛芬、左甲状腺素钠、二甲双胍、西地那非、辛伐他汀或生育酚)对本品药动学无影响。

9. 以下药物(地西泮、地高辛、苯妥英、依那普利、氢氯噻嗪、丙咪嗪、吲哚美辛、普萘洛尔、磺胺二甲嘧啶、甲苯磺丁脲、华法林)不改变体外本品与血浆蛋白质结合。

【剂量与用法】 1. 本品剂量必须个体化。对大多数患者,单用本品或与其他药物合用,推荐起始剂量为 5 mg,1 次/日,是否与食物同服均可。如需要进一步降低血压,可以 2 周的间隔逐渐增加剂量,直到 40 mg/d。更频繁的给药方案无益。

2. 重度肾功能不全患者(Ccr<30 ml/min),推荐的初始剂量为 2.5 mg,1 次/日;需要时可缓慢滴定剂量。未在透析患者中进行研究。

3. 中度肝功能不全的患者,推荐初始剂量为 2.5 mg,1 次/日;需要时可缓慢滴定剂量。尚未对重度肝功能不全的患者进行研究,因此,本品不推荐该人群使用。

4. 老年人及 CYP2D6 乏代谢者无须调整剂量。

【用药须知】 1. 有冠状动脉疾病的患者,使用本品时不能突然停止治疗,否则可引起心绞痛、心肌梗死、室性心律失常恶化。如需停药,在可能的情况下,在 1~2 周内逐渐减量停药,如心绞痛恶化或发生急性冠状动脉供血不足,必须立即恢复本品治疗,至少是暂时恢复。

2. 本品未在心绞痛患者或新近发生心肌梗死的患者上进行临床研究。

3. 一般而言,有支气管痉挛性疾病的患者不能接受 β 受体拮抗药。

4. 停用 β 受体拮抗药增加心肌梗死及胸痛的风险,已经服用者在围术期通常应继续服用,当给予抑制心肌功能的麻醉药(如乙醚、环丙烷、三氯乙烯)时,应密切监测患者。如果手术前停用 β 受体拮抗药,心脏对肾上腺素刺激作用的反应能力受损,会增加全身麻醉和手术过程中的风险。本品的 β 受体拮抗作用可被 β 受体激动药多巴酚丁胺或异丙肾上腺素逆转。可发生严重而持续的低血压,另外难以复率和维持心跳。

5. β 受体拮抗药可能掩盖低血糖的迹象,尤其是室性心动过速。非选择性 β 受体拮抗药可能增强胰岛素引起的低血糖,并导致血糖水平恢复迟缓。尚未明确本品是否有这些效应。应告知自发性低血糖患者和接受胰岛素或口服降糖药的糖尿病患者发生这种情况的可能性。

6. β 受体拮抗药可能掩盖甲状腺功能亢进症的临床症状,如心动过速。突然停用可加重甲状腺功能亢进的症状或可能导致甲状腺功能亢进危象。

7. β 受体拮抗药可诱发或加重外周血管病患者动脉供血不足的症状。

8. β 受体拮抗药与非二氢吡啶类钙通道阻滞药(维拉帕米和地尔硫䓬)合用可引起明显的负性变力及负性变时作用,因此,治疗时需监测患者的心电图和血压。

9. 对已知或怀疑嗜铬细胞瘤患者,使用 β 受体拮抗药之前需使用 α 受体拮抗药。

10. 对多种变应原有严重过敏史的患者,在使用 β 受体拮抗药时,对再次遭到变应原攻击时的反应可能更强烈,此类患者对常规剂量肾上腺素的治疗可能不敏感。

11. 本品过量的症状和体征为心动过缓和低血压,其他还包括心力衰竭、头晕、低血糖、疲乏和呕吐、支气管痉挛、心脏传导阻滞。本品蛋白结合率高，血液透析不太可能除去本品。如发生过量，应给予一般的支持治疗和特异性的针对症状的治疗，也可考虑以下针对性治疗(包括停用本品)。

(1) 对心动过缓，可经静脉给予阿托品，如效果不佳，谨慎给予异丙肾上腺素或另一种正性变时性药物。某些情况还可能需要经胸廓或经静脉放置起搏器。

(2) 对低血压，可静脉给予液体和血管收缩药，静脉给予胰高血糖素也可能有益。

(3) 对心脏传导阻滞(二或三度)，可静脉给予异丙肾上腺素，也可能需要经胸廓或经静脉放置起搏器。

(4) 对充血性心力衰竭，可使用洋地黄苷类或利尿药，有些病例可考虑使用变力性药物和血管舒张药物。

(5) 对支气管痉挛，可应用短效的 β_2 受体激动药的吸入剂和(或)氨茶碱。

(6) 对低血糖，可静脉注射葡萄糖，需要时重复注射或给予胰高血糖素(支持措施应持续至患者生命体征平稳)。

【制剂】 片剂：2.5 mg；5 mg；10 mg；20 mg。

【贮藏】 避光，密封，保存 20～25 ℃。

兰地洛尔
(landiolol)

别名：Onoact

本品为β受体拮抗药，临床用其盐酸盐。2002 年 7 月在日本上市。

【CAS】 133242-30-5

【理化性状】 1. 化学名：[(4*S*)-2,2-Dimethyl-1,3-dioxolan-4-yl] methyl 3-[4-[(2*S*)-2-hydroxy-3-[2-(morpholine-4-carbonylamino) ethylamino] propoxy] phenyl]propanoate

2. 分子式：$C_{25}H_{39}N_3O_8$

3. 分子量：509.59

4. 结构式

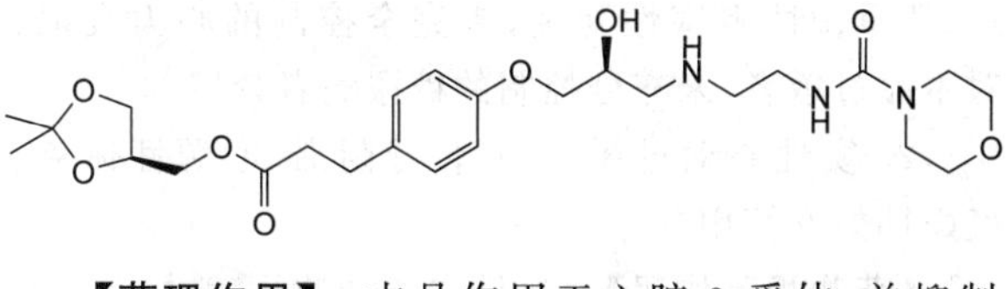

【药理作用】 本品作用于心脏 β_1 受体，并抑制交感神经末梢及肾上腺髓质释放的去甲肾上腺素和肾上腺素引起的心脏搏动数增加。

【体内过程】 本品以 0.25 mg/(kg · min)给健康成人静脉注射 1 min 后，再以 0.04 mg/(kg · min)静脉内持续滴注 60 min，以后者速率注射 2 min 后 C_{max} 达 1008 ng/ml，然后逐渐下降；注射 5 min 后达稳态浓度。注射 61 min 时的血药浓度为 1237 ng/ml，AUC 为 82.43(μg · min)/ml。停止注射后的血浆 $t_{1/2}$ 为 3.47 min。本品在人体肝脏及血浆中迅速被水解代谢。体外证实，$t_{1/2}$ 为 4.1 min。推断本品在人体肝脏和血浆中的主要代谢酶分别为羧酸酯酶和拟胆碱酯酶。本品主要随尿液排泄。以 0.04 mg/(kg · min)静脉滴注 60 min，健康成人在用药 24 h 内自尿液排泄约 99%，尿内的原形药占 8.7%，主要代谢产物为羧酸盐。

【适应证】 用于手术时发生心动过速性心律失常(包括心房纤颤、心房扑动及窦性心动过速)的紧急治疗。

【不良反应】 1. 主要不良反应为血压下降。

2. 其他不良反应有心动过缓、心电 ST 段下降、肺动脉压上升、气喘、低氧血症、白细胞增多、总胆红素上升、AST 升高、ALT 升高。

3. 严重不良反应为休克，即血压过度降低，一旦出现必须立即停药，并进行适当的处理。

【禁忌与慎用】 1. 对本品成分有过敏史者禁用。

2. 心源性休克、肺动脉高压引起的右心功能不全、淤血性心功能不全者禁用。

3. 二度以上房室传导阻滞、窦性功能不全综合征等心动过缓性心律失常患者禁用。

4. 未经治疗的嗜铬细胞瘤患者禁用。

5. 糖尿病酮症等代谢性酸中毒者禁用。

6. 左心室收缩功能障碍、支气管痉挛、未能良好控制的糖尿病、低血压、严重血液病，肝或肾功能不全、末梢循环障碍(如坏疽、雷诺综合征、间歇性跛行等)患者慎用。

7. 出血量多者、有脱水症状者慎用。

8. 老年患者、妊娠期妇女、儿童慎用。

【药物相互作用】 1. 本品与利血平合用可能发生交感神经的过度抑制，须减量慎用。

2. 本品与降糖药如胰岛素合用时可能因低血糖引起心动过速等，治疗时需注意监测血糖。

3. 本品与钙通道阻滞药维拉帕米、地尔硫䓬等合用有协同作用。对淤血性心功能不全、窦房传导阻滞、房室传导阻滞的患者可能发生严重低血压、心动过缓、心功能不全，需减量慎用。

4. 本品与地高辛合用可使房室传导时间延长，须减量慎用。

5. 本品与Ⅰ类抗心律失常药如丙吡胺、普鲁卡因胺、阿义马林合用可能引起心功能过度抑制，须减量慎用。

6. 本品与可乐定合用，本品有可能增强可乐定停药后的血压上升效应。因此，在术前数日内停用可乐定的患者须慎用本品。

7. 本品与交感神经兴奋药肾上腺素合用须注意因血管收缩而使血压上升。

8. 胆碱酯酶抑制剂如新斯的明、溴新斯的明、依酚氯铵等与本品合用时，胆碱酯酶抑制剂可抑制本品的代谢，使本品的作用增强并延长作用时间，须减量慎用。

9. 本品与枸橼酸芬太尼、丙泊酚合用，可增强本品减慢心率的作用，注意减量慎用。

10. 普鲁卡因、琥珀胆碱与本品合用，可使本品作用时间延长，须减量慎用。

【剂量与用法】 静脉滴注，以 0.125 mg/(kg·min) 静脉内持续滴注 1 min，然后以 0.04 mg/(kg·min) 速度持续静脉滴注，并在滴注过程中根据心搏数、血压和体重调节用量。若再次使用本品，必须间隔 5～15 min。

【制剂】 注射剂(粉)：50 mg。

【贮藏】 避光，密封，保存于 20～25 ℃。

氨磺洛尔
(amosulalol)

别名：阿膜索罗

本品为 β 受体拮抗药，临床用其盐酸盐。1988 年在日本上市。

【CAS】 85320-68-9

【理化性状】 1. 化学名：(*RS*)-5-[1-Hydroxy-2-[2-(2-methoxyphenoxy)ethylamino]ethyl]-2-methylbenzenesulfonamide

2. 分子式：$C_{18}H_{24}N_2O_5S$

3. 分子量：380.45

4. 结构式

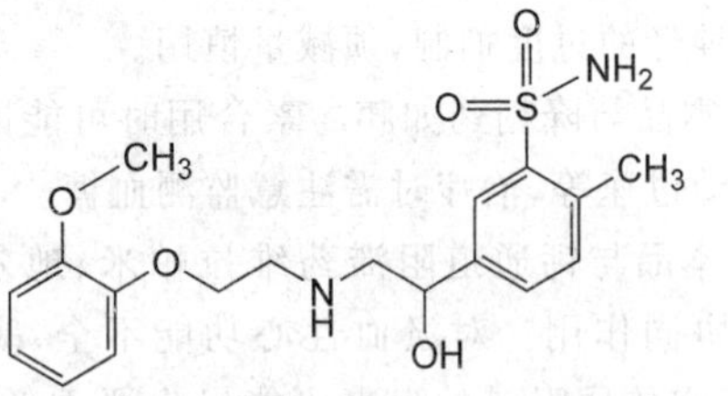

【简介】 本品阻断 α 及 β 受体，可降低血压，其降压效价强度为普萘洛尔的 1/16～1/12。可用于原发性高血压及嗜铬细胞瘤性高血压，用药后血压下降迅速、持久。口服，自小剂量开始，渐增至 20～60 mg/d，分 2 次服。常用其片剂，每片 10 mg。不良反应发生率约 14%。主要有体位性头晕、头痛及胃肠道症状。开始应用过量易发生低血压及心动过缓。其禁忌证同阿罗洛尔。

苯呋洛尔
(befunolol)

别名：青妥治、氧茚心安、Benfuran、Bentos、Betaclar、Glauconex

本品为 β 受体拮抗药，临床用其盐酸盐。

【CAS】 39552-01-7

【ATC】 S01ED06

【理化性状】 1. 化学名：(*RS*)-1-{7-[2-Hydroxy-3-(propan-2-ylamino)propoxy]-1-benzofuran-2-yl} ethanone

2. 分子式：$C_{16}H_{21}NO_4$

3. 分子量：291.34

4. 结构式

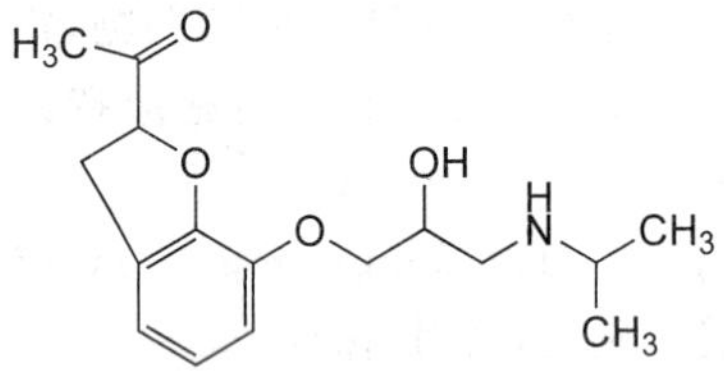

【药理作用】 本品可拮抗 β_1、β_2 受体，无内在拟交感活性，作用与普萘洛尔相似。

【适应证】 用于治疗高血压、心律失常、嗜铬细胞瘤，滴眼剂用于开角型青光眼。

【不良反应】 1. 常见头晕(低血压所致)、心动过缓(<50 次/分)。

2. 少见支气管痉挛、呼吸困难、充血性心力衰竭、神志模糊(尤见于老年人)、抑郁、反应迟钝。

3. 罕见发热和咽痛(粒细胞降低)、皮疹、出血倾向(血小板减少)。

4. 滴眼时有短暂疼痛等眼刺激症状，偶见视物模糊、结膜充血、眼痛、异物感、瘙痒感、眼睑炎、结膜炎、眼干燥症、表层角膜炎、眼分泌物增多等。

【禁忌与慎用】 1. 小儿、支气管哮喘、支气管痉挛、严重慢性阻塞性肺炎，未完全控制的心力衰竭、对本品过敏者、未充分控制的糖尿病者禁用。

2. 窦性心动过缓、房室传导阻滞、心源性休克、妊娠期妇女慎用。

【药物相互作用】 参见本类药物引言中的有关叙述。

【剂量与用法】 1. 心律失常　口服，一次 10～30 mg，3～4 次/日，应根据需要及耐受程度调整用量。

2. 心绞痛　口服，开始 5～10 mg，3～4 次/日，

每 3 d 可增加 10～20 mg，可渐增至 200 mg/d，分次服。

3. 高血压　口服，一次 5～10 mg，3～4 次/日，根据需要及耐受程度逐渐调整剂量。

4. 肥厚型心肌病　口服，一次 10～20 mg，3～4 次/日，根据需要及耐受程度逐渐调整剂量。

5. 嗜铬细胞瘤　口服，一次 10～50 mg，3～4 次/日，术前用 3 d，常与 α 受体拮抗药合用，一般应先用 α 受体拮抗药，待药效出现并稳定后再加用本品。

6. 开角型青光眼　用本品滴眼剂滴眼，一次 1～2 滴，2 次/日。

【制剂】 ①片剂：10 mg。②滴眼剂：0.25%、0.5%和 1%。

【贮藏】 避光，密封保存。

布非洛尔

(bufetolol)

别名：丁呋心安，Adobiol

本品为 β 受体拮抗药，主要在日本上市销售。

【CAS】 53684-49-4

【理化性状】 1. 化学名：1-(*tert*-Butylamino)-3-[2-(oxolan-2-ylmethoxy)phenoxy]propan-2-ol

2. 分子式：$C_{18}H_{29}NO_4$

3. 分子量：323.43

4. 结构式

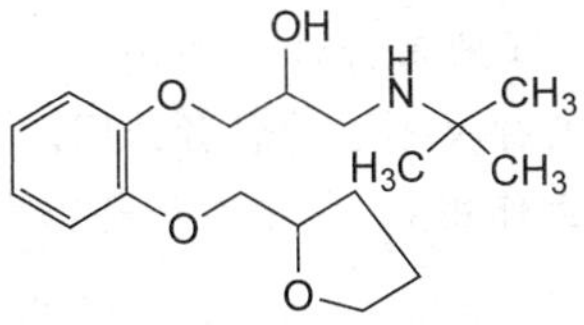

【药理作用】 1. 本品对 β_1 及 β_2 受体无选择性，无内在活性，有膜稳定作用，主要通过拮抗 β 受体而发挥药理作用。对心脏 β_1 受体的拮抗作用表现为减慢心率、抑制心肌收缩力、降低心输出量、降低血压，当交感神经张力升高时，作用比较明显。拮抗平滑肌 β_2 受体的作用表现为支气管和血管收缩。

2. 本品可降低第 1 s 最大呼气量。能降低血浆肾素活性。总外周阻力增加，但自身调节机制可以保持重要器官的血流不减。本品还有抗血小板聚集作用。

【适应证】 用于治疗高血压、心绞痛、心律失常。

【不良反应】 1. 较常见的有眩晕或头晕（低血压所致）、心动过缓（<50 次/分）。

2. 少见的有支气管痉挛及呼吸困难、充血性心力衰竭、神志模糊（尤见于老年人）、精神抑郁，反应迟钝。

3. 罕见发热和咽痛（粒细胞缺乏）、皮疹（过敏反应）、出血倾向（血小板减小）。

【禁忌与慎用】 1. 哮喘及过敏性鼻炎患者禁用。

2. 本品禁用于窦性心动过缓、重度房室传导阻滞、心源性休克、低血压症患者。充血性心力衰竭患者（继发于心动过速者除外），须等心力衰竭得到控制后始可用本品。不宜与抑制心脏的麻醉药（如乙醚）合用。

3. 本品有增加洋地黄毒性的作用，对已洋地黄化而心脏高度扩大、心率又不稳的患者禁用。

【药物相互作用】 参见本类药物引言中的有关叙述。

【剂量与用法】 口服，5～30 mg/d，3 次分服。

【用药须知】 本品剂量的个体差异较大，宜从小到大试用，以选择适宜的剂量。长期用药时不可突然停药。

【制剂】 片剂：5 mg。

【贮藏】 避光，密封保存。

丁呋洛尔

(bufuralol)

别名：乙苯呋心安

本品为 β 受体拮抗药。

【CAS】 54340-62-4

【理化性状】 1. 化学名：2-(*tert*-Butylamino)-1-(7-ethyl-1-benzofuran-2-yl)ethanol

2. 分子式：$C_{16}H_{23}NO_2$

3. 分子量：261.36

4. 结构式

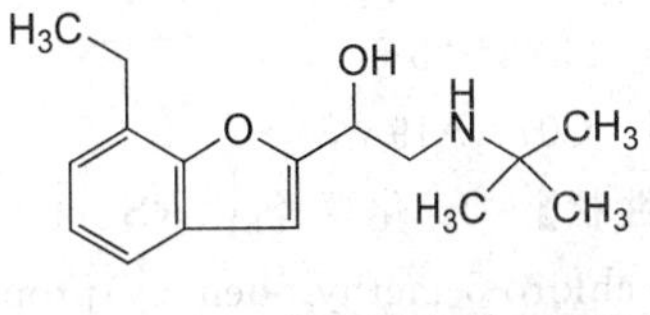

【简介】 本品对 β 受体拮抗作用无选择性，具有内在拟交感活性。用于治疗轻、中度高血压。

布尼洛尔

(bunitrolol)

别名：丁苄腈心安、Stresson

本品为 β 受体拮抗药。

【CAS】 34915-68-9

【理化性状】 1. 化学名：2-[3-(*tert*-Butylamino)-

2-hydroxypropoxy]benzonitrile

2. 分子式：$C_{14}H_{20}N_2O_2$

3. 分子量：248.32

4. 结构式

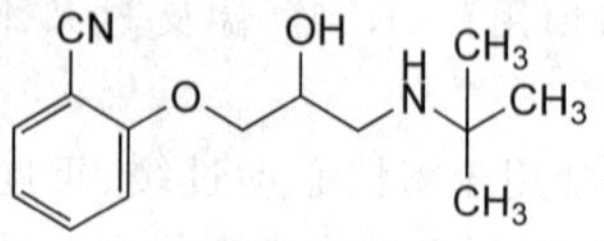

【简介】 本品对β受体拮抗作用无选择性，具有内在拟交感活性，但内在拟交感活性较弱。用于治疗高血压、心绞痛。口服 15 mg/d，分 3 次服。片剂：5 mg。其余资料参见普萘洛尔。

丁吡考胺
(bupicomide)

本品为β受体拮抗药。

【CAS】 22632-06-0

【理化性状】 1. 化学名：5-Butyl-2-pyridinecarboxamide

2. 分子式：$C_{10}H_{14}N_2O$

3. 分子量：178.23

4. 结构式

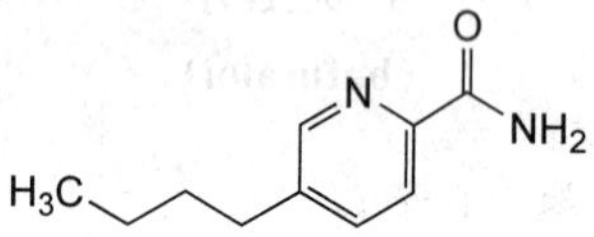

【简介】 本品扩血管作用强，常可引起直立性低血压。

布拉洛尔
(bupranolol)

别名：氯甲苯心安

本品为β受体拮抗药。

【CAS】 23284-25-5

【ATC】 C07AA19

【理化性状】 1. 化学名：(*RS*)-1-(*tert*-Butylamino)-3-(2-chloro-5-methylphenoxy)propan-2-ol

2. 分子式：$C_{14}H_{22}ClNO_2$

3. 分子量：271.78

4. 结构式

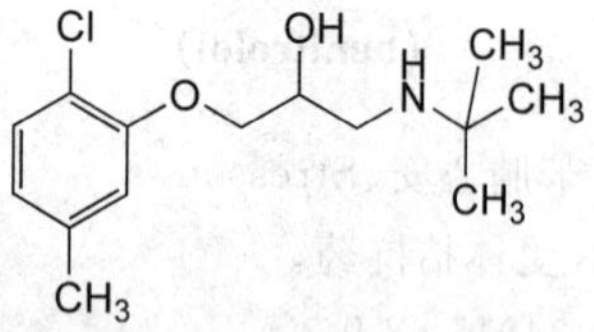

【药理作用】 本品可拮抗 β_1、β_2 受体，无内在拟交感活性。

【体内过程】 本品口服后快速被肠道吸收，首关效应代谢 90%以上。血浆消除 $t_{1/2}$ 为 2～4 h。主要以代谢产物的形式经肾排泄。

【适应证】 1. 用于防治偏头痛发作，减轻甲状腺功能亢进患者的外周症状及甲状腺切除术前准备。

2. 治疗灼性神经痛、红斑性肢痛病、阻塞型心肌病（静脉注射）、二尖瓣脱垂症、急性肾衰竭、高动力型休克、痴呆及脑外伤患者的激惹状态、抗精神病药物所致的药源性静坐不能、焦虑症、精神分裂症、震颤、预防肝硬化门静脉高压患者胃肠道出血、黏液性水肿、茶碱中毒、酒精中毒、流行性出血热、体位性综合征、再生障碍性贫血、血卟啉症等。

3. 此外，还可用于避孕（能阻止精子活动）和催产（能诱发子宫收缩）。

4. 滴眼剂可降低眼压，用于单纯性青光眼的治疗。

【不良反应】 有恶心、呕吐、腹泻、疲倦、嗜睡、皮疹等，过量可致心动过缓、传导阻滞和低血压等。

【禁忌与慎用】 1. 支气管哮喘、房室传导阻滞、心力衰竭、低血压、肝功能不全者禁用。

2. 禁用于窦性心动过缓、心源性休克、充血性心力衰竭患者（继发于心动过速者除外），须等心力衰竭得到控制后始可用本品。不宜与抑制心脏的麻醉药（如乙醚）合用。

3. 有增加洋地黄毒性的作用，已洋地黄化而心脏高度扩大、心律又不稳的患者禁用。

【药物相互作用】 参见本类药物引言中的有关叙述。

【剂量与用法】 1. 口服，一次 10～20 mg，3 次/日；静脉注射，一次 5 mg。

2. 治疗心血管疾病，口服，100～400 mg/d。

3. 治疗开角型青光眼，以 0.05%～0.5%溶液滴眼。

【用药须知】 本品剂量的个体差异较大，宜从小到大试用，以选择适宜的剂量。长期用药时不可突然停药。

【制剂】 ①片剂：10 mg。②注射液：5 mg/2 ml。

【贮藏】 避光，密封保存。

丁非洛尔
(butofilolol)

别名：Cafide

本品为β受体拮抗药。

【CAS】　64552-17-6

【理化性状】　1. 化学名：(*RS*)-1-[2-[3-(*tert*-Butylamino)-2-hydroxypropoxy]-5-fluorophenyl] butan-1-one

2. 分子式：$C_{17}H_{26}FNO_3$

3. 分子量：311.39

4. 结构式

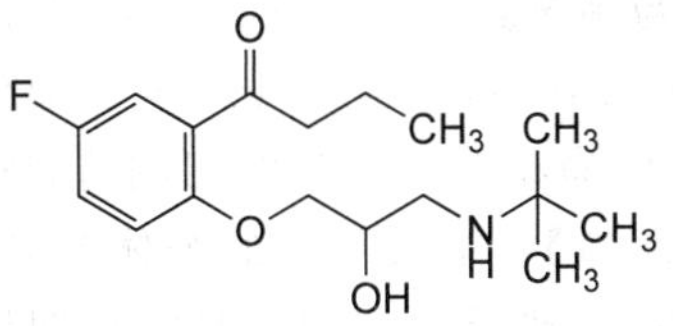

【简介】　本品可拮抗 β_1、β_2 受体，无内在拟交感活性。用于高血压，口服，一次 100 mg，2 次/日，最大剂量 400 mg/d。片剂：100 mg。

氯拉洛尔
(cloranolol)

别名：Bioticaps、Tobanum

本品为 β 受体拮抗药。

【CAS】　39563-28-5

【ATC】　C07AA27

【理化性状】　1. 化学名：(*RS*)-1-(*tert*-Butylamino)-3-(2,5-dichlorophenoxy)propan-2-ol

2. 分子式：$C_{13}H_{19}Cl_2NO_2$

3. 分子量：292.2

4. 结构式

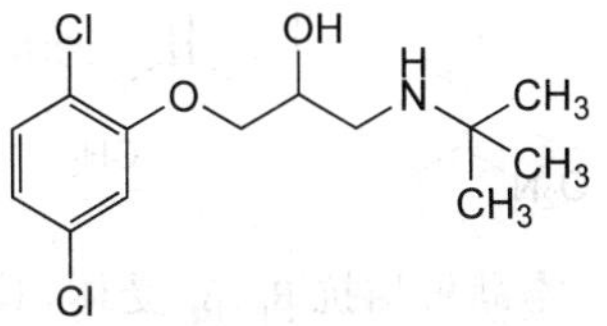

【简介】　本品为非选择性 β 受体拮抗药。用于治疗心血管障碍，在阿根廷上市销售。

依泮洛尔
(epanolol)

别名：益派洛尔

本品为 β 受体拮抗药。

【CAS】　86880-51-5

【ATC】　C07AB10

【理化性状】　1. 化学名：(*RS*)-*N*-[2-([3-(2-Dyanophenoxy)-2-hydroxypropyl]amino)ethyl]-2-(4-hydroxyphenyl)acetamide

2. 分子式：$C_{20}H_{23}N_3O_4$

3. 分子量：369.4

4. 结构式

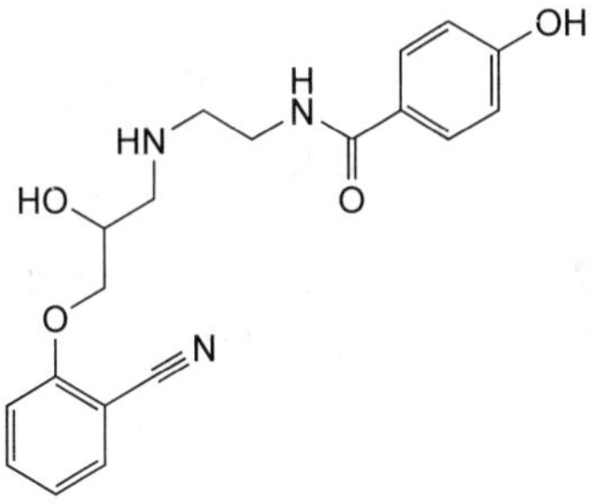

【简介】　本品为非选择性 β 受体拮抗药。用于轻度高血压，口服，1 次/日，100～200 mg，也可用于心绞痛。

茚诺洛尔
(indenolol)

别名：茚心安、Pulsan、Secupres

本品为 β 受体拮抗药。

【CAS】　60607-68-3

【理化性状】　1. 化学名：1-(1*H*-Inden-4-yloxy)-3-(propan-2-ylamino)propan-2-ol

3. 分子式：$C_{15}H_{21}NO_2$

4. 分子量：247.33

5. 结构式

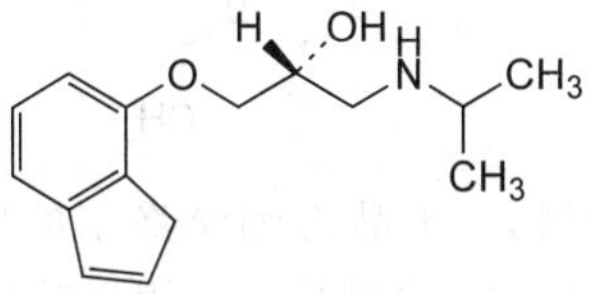

【简介】　本品为非选择性 β 受体拮抗药，具有内在拟交感活性。拮抗 β 受体作用程度似普萘洛尔，可降低外周阻力，不影响心输出量，可降低血浆肾素活性。用于轻、中度高血压，口服一次 60～120 mg，1 次/日。用于心绞痛，口服一次 60 mg，2 次/日。用于抗心律失常，口服 30～120 mg/d。也用于全身麻醉的防止心律失常和血压、心率上升，静脉注射 0.04 mg/kg。

莫普洛尔
(moprolol)

别名：甲氧苯心安、Levotensin

本品为 β 受体拮抗药。

【CAS】　5741-22-0

【理化性状】　1. 化学名：1-(2-Methoxyphenoxy)-3-(propan-2-ylamino)propan-2-ol

2. 分子式：$C_{13}H_{21}NO_3$

3. 分子量：239.31

4. 结构式

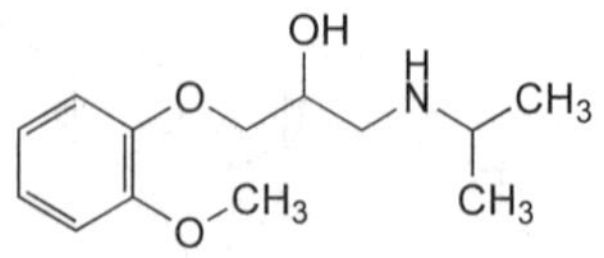

【简介】 本品含左旋和右旋体各半，仅前者具有β受体拮抗作用，无内在拟交感活性。作用类似普萘洛尔，但略强。用于高血压，口服，150 mg/d。

甲吲洛尔
(mepindolol)

别名：甲吲哚心安、Betagon

本品为β受体拮抗药。

【CAS】 23694-81-7

【ATC】 C07AA14

【理化性状】 1. 化学名：(*RS*)-1-[(2-Methyl-1*H*-indol-4-yl)oxy]-3-(propan-2-ylamino)propan-2-ol

2. 分子式：$C_{15}H_{22}N_2O_2$

3. 分子量：262.35

4. 结构式

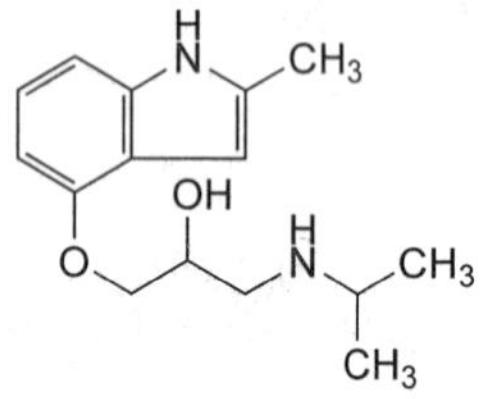

【药理作用】 本品为吲哚洛尔的甲基化合物，作用与其相似，但β受体拮抗作用比其强2.5倍。

【适应证】 用于治疗高血压，可有效控制血压，尤其能减少早晨血压的升高。但其降压作用需经过数日后才出现，这与无内源性拟交感活性的β受体拮抗药略有不同。也可用于心绞痛和心动过速。

【不良反应】 1. 循环系统　心动过缓、房室传导阻滞、低血压和心力衰竭加重。

2. 消化系统　胃肠道紊乱、恶心、呕吐、便秘、腹痛。

3. 呼吸系统　支气管痉挛、呼吸不畅。

4. 精神神经系统　头痛、恐惧、多梦、口干、知觉麻木、神经衰弱、出汗困倦、肢体麻痹、肌无力和腓肠肌痉挛。

5. 其他　皮肤过敏、性欲障碍、眼干、瘙痒等。

【禁忌与慎用】 1. 本品禁用于支气管哮喘、二度以上的房室传导阻滞、嗜铬细胞瘤、严重心动过缓和心功能减退者、妊娠期妇女及对本品过敏者。

2. 文献报道尚禁用于窦房阻滞、病态窦房结综合征、严重的支气管阻塞、心源性休克及心肌肥大等患者。

3. 低血糖倾向的糖尿病、肾功能不全、慢性阻塞性呼吸道疾病、雷诺综合征、间歇性跛行和心脏扩大但无临床症状的心力衰竭患者均应慎用。

4. 哺乳期妇女使用时，应暂停哺乳。

【药物相互作用】 参见本类药物引言中的有关叙述。

【剂量与用法】 口服，一次2.5～5 mg，1次/日。如降压效果欠佳时，2周后可逐步增加到10 mg/d。用于治疗心绞痛和心动过速时，可酌情调整用药量。

【用药须知】 本品剂量的个体差异较大，宜从小到大试用，以选择适宜的剂量。长期用药时不可突然停药。

【制剂】 片剂：2.5 mg。

【贮藏】 密封保存。

硝苯洛尔
(nifenalol)

别名：Isophenethanol

本品为β受体拮抗药。

【CAS】 7413-36-7

【理化性状】 1. 化学名：1-(4-Nitrophenyl)-2-(propan-2-ylamino)ethanol

2. 分子式：$C_{11}H_{16}N_2O_3$

3. 分子量：224.26

4. 结构式

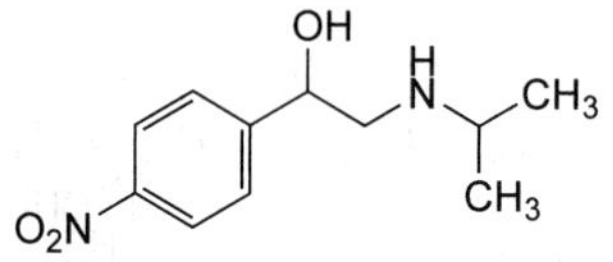

【简介】 本品可拮抗β_1、β_2受体，具有内在拟交感活性，但作用仅为普萘洛尔的1/25。用于心绞痛、心律失常。口服，150～300 mg/d。片剂：25 mg；50 mg。

尼普洛尔
(nipradilol)

别名：Isophenethanol

本品为β受体拮抗药。

【CAS】 81486-22-8

【理化性状】 1. 化学名：[8-[2-Hydroxy-3-(propan-2-ylamino)propoxy]-3,4-dihydro-2*H*-chromen-3-yl] nitrate

2. 分子式：$C_{15}H_{22}N_2O_6$

3. 分子量：326.34

4. 结构式

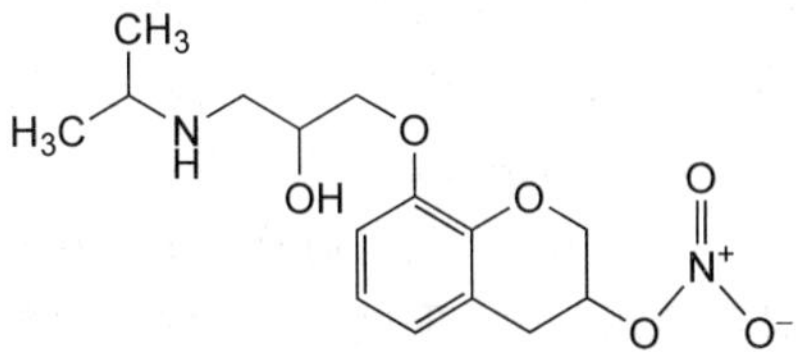

【简介】 本品的作用强度为普萘洛尔的 2～3 倍，无内源性拟交感活性。可降低心搏数，减少心脏耗氧量和冠脉血流量。此外本品不降低心肌功能，具有抗心律失常和抗心绞痛的作用。用于轻度和中度原发性高血压的治疗；也可用于心肌梗死和老年人并发心绞痛等的治疗。偶有皮疹、心动过缓、心功能不全、眩晕、气闷、咳嗽、胃肠障碍、倦怠等不良反应发生。心动过缓、窦房或房室阻滞、支气管哮喘等患者禁用；缺血性心功能不全、特发性低血糖等患者慎用。口服，一次 30～60 mg，1 次/日。片剂：30 mg；60 mg。

帕非洛尔
(pafenolol)

本品为β受体拮抗药。

【CAS】 80015-07-2

【理化性状】 1. 化学名：1-[2-[4-[2-Hydroxy-3-(propan-2-ylamino)propoxy]phenyl]ethyl]-3-propan-2-ylurea

2. 分子式：$C_{18}H_{31}N_3O_3$

3. 分子量：337.46

4. 结构式

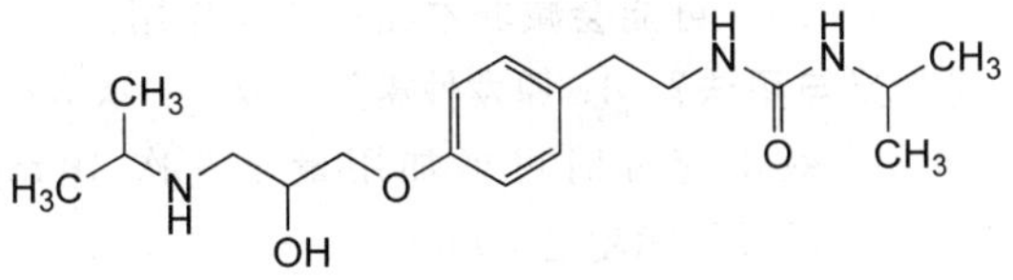

【简介】 本品为选择性 $β_1$-受体拮抗药，无内在拟交感活性，但作用为普萘洛尔的 1～3 倍。用于治疗高血压，口服 50 mg，1 次/日。

普拉洛尔
(practolol)

别名：醋氨心安、醋心安、心得宁、Eraldin、Dalzic、Praktol、Cardiol、Pralon、Cordialina、Eraldina、Teranol

本品为β受体拮抗药。

【CAS】 6673-35-4

【ATC】 C07AB01

【理化性状】 1. 化学名：(*RS*)-*N*-{4-[2-Hydroxy-3-(isopropylamino) propoxy] phenyl} acetamide

2. 分子式：$C_{14}H_{22}N_2O_3$

3. 分子量：266.34

4. 结构式

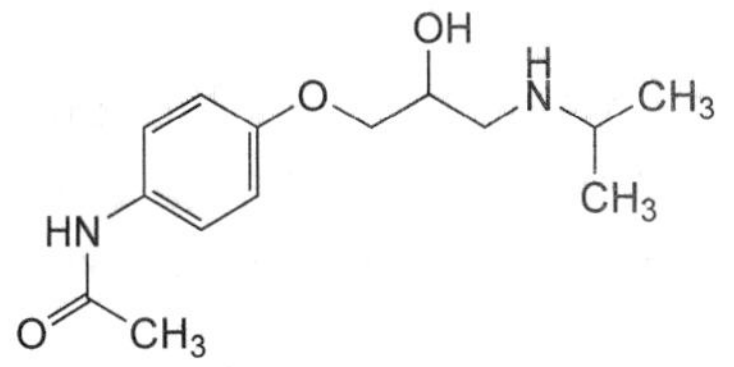

【简介】 本品作用似普萘洛尔，但毒性较大，如眼黏膜综合征、全身红斑狼疮、硬化性腹膜炎，严重时可致死。现已少用，仅在紧急处理有危及生命的心律失常而其他抗心律失常药无效时试用。

特他洛尔
(tertatolol)

别名：Artex、Artexal、Prenalex

【CAS】 34784-64-0

【ATC】 C07AA16

【理化性状】 1. 化学名：(±)-1-(*tert*-Butylamino)-3-(3，4-dihydro-2*H*-thiochromen-8-yloxy) propan-2-ol

2. 分子式：$C_{16}H_{25}NO_2S$

3. 分子量：295.44

4. 结构式

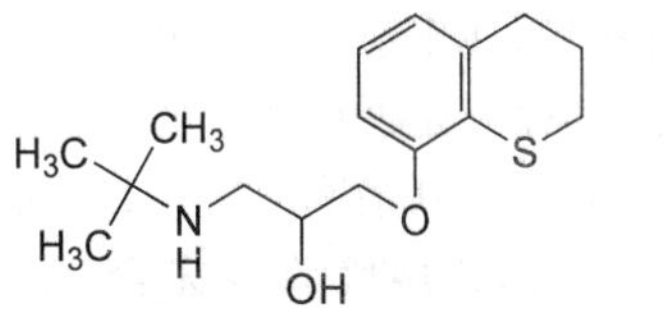

【简介】 本品为强效β受体拮抗药，无内在拟交感活性，也无 $β_1$、$β_2$ 受体选择性。用于高血压，尤其适用于伴有肾功能不全的高血压。

替利洛尔
(tilisolol)

别名：Selecal

本品为β受体拮抗药。

【CAS】 85136-71-6；62774-96-3(hydrochloride)

【理化性状】 1. 化学名：(*RS*)-4-[3-(*tert*-Butylamino)-2-hydroxypropoxy]-2-methylisoquinolin-1-one

2. 分子式：$C_{17}H_{24}N_2O_3$

3. 分子量：304.38

4. 结构式

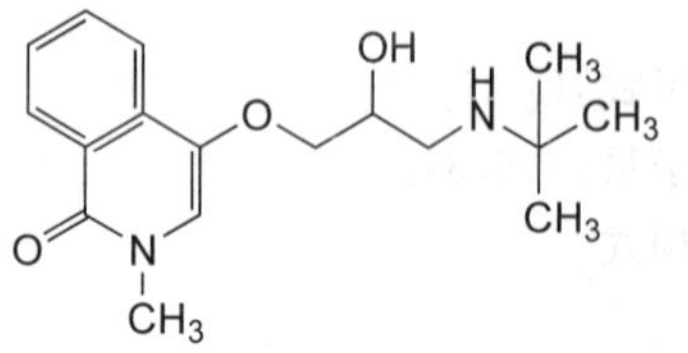

【简介】 本品对 β_1 和 β_2 受体无选择性，对内源性交感神经无兴奋作用和对膜无稳定化作用，心肌抑制作用弱。用于轻度至中度原发性高血压、心绞痛。

阿罗洛尔

(arotinolol)

别名：Almarl

本品为β受体拮抗药。

【CAS】 41287-43-8

【理化性状】 1. 化学名：(*RS*)-5-(2-{[3-(*tert*-Butylamino)-2-hydroxypropyl] sulfanyl}-1, 3-thiazol-4-yl) thiophene-2-carboxamide

2. 分子式：$C_{15}H_{21}N_3O_2S_3$

3. 分子量：371.54

4. 结构式

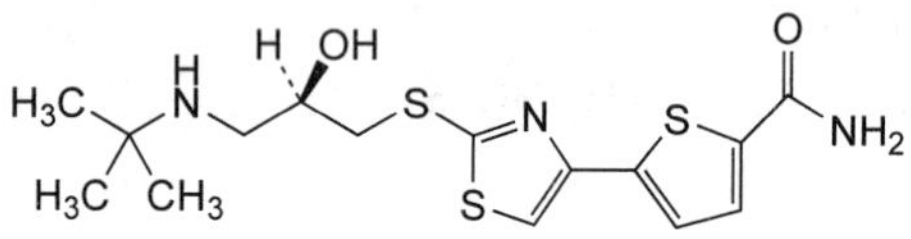

【药理作用】 本品为β受体拮抗药，兼有适度的α受体拮抗作用，其作用强度之比为8：1。

【体内过程】 健康成人单次口服10 mg后，吸收迅速，约2 h后达到最高 C_{max}(117 ng/ml)，其血浆 $t_{1/2}$ 约10 h。本品口服吸收较完全，服药后24 h的AUC为0.71(pg· h)/ml。本品无首关效应。血浆蛋白结合率为91%。连续给药时，无蓄积性。本品在肝中分布浓度最高，其次为肾、肺。本品经肝、肾代谢，在血中及尿中的活性代谢产物为氨基甲酰基水解物，其血药浓度为原药血药浓度的1/5，其尿中排泄率为3%～5%。在尿中检测到微量的另2种无活性代谢产物，其尿中排泄率为0.3%～0.5%。本品主要经肠道排泄(大鼠粪中排泄率为84%)，在尿中原药排泄率为4%～6%。

【适应证】 用于治疗轻、中度高血压，心绞痛，心动过速，原发性震颤。

【不良反应】 1. 严重不良反应包括心力衰竭、房室传导阻滞、窦房传导阻滞、病态窦房结综合征。

2. 常见不良反应包括头痛、倦怠、软便、腹泻、腹部不适、腹痛、恶心、呕吐，偶发哮喘、皮肤过敏、皮疹、瘙痒，有时出现ALT、AST、BUN及血糖升高。

3. 少见不良反包括心动过缓、心悸、头晕、乏力、抑郁、腹痛、恶心、食欲缺乏、稀便、转氨酶升高、雾视、泪液分泌减少、水肿、血尿素氮升高。

4. 罕见咳嗽、皮疹、肌肉痛及空腹血糖升高。

【禁忌与慎用】 1. 重度心动过缓、房室传导阻滞(二度、三度)、窦房传导阻滞的患者慎用。

2. 糖尿病酮症、代谢性酸中毒患者禁用。

3. 可能出现支气管哮喘，支气管痉挛的患者禁用。

4. 心源性休克的患者禁用。

5. 肺动脉高压所致右心衰竭的患者禁用。

6. 充血性心力衰竭的患者禁用。

7. 妊娠期妇女或有妊娠可能的妇女禁用。

8. 特发性低血糖、长时间禁食、末梢循环障碍、肝肾功能不全者慎用。

9. 哺乳期妇女使用时应暂停哺乳。

10. 早产儿、新生儿及婴幼儿的安全性尚未确定。

【药物相互作用】 1. 联合应用对交感神经系统有抑制作用的药物(如利血平)有时可出现过度抑制状态，应减量慎重合用。

2. 联合应用降血糖药有时可增强降血糖作用，故应慎重合用。

3. 联合应用钙通道阻滞药有时可相互增强作用。

4. 可乐定有可能会增强停药后的回跳现象。

5. 联合应用丙吡胺、普鲁卡因胺、阿马林有可能出现心脏传导阻滞。

6. NSAIDs可能会减弱本品的降压作用。

【剂量与用法】 1. 原发性震颤 成人一次5 mg，2次/日，疗效不充分时可增加用量至一次10 mg，2次/日，但每天不能超过30 mg。

2. 高血压(轻至中度)、心绞痛、心律失常 成人一次10 mg，2次/日，疗效不充分时，可增至每天30 mg。

【用药须知】 1. 长期用药时，须定期进行心功能检查(心率、血压、心电图、X线等)。尤其在出现心动过缓及低血压时，须减量或停药。必要时可使用阿托品。

2. 有报道正在服用类似化合物(盐酸普奈洛尔)的心绞痛患者突然停药时，有的患者出现症状恶化或引起心肌梗死。故在需要停药时，须缓慢减量，充分观察。

须事先告诫患者，没有医师的指示不要停药。用于心绞痛以外的患者，例如用于心律失常患者及老年患者时，也须予以同样的注意。

3. 手术前48 h内不宜给药。

4. 用于原发性震颤患者时，应充分观察并同其他震颤性疾病进行鉴别诊断，只能用于确诊为原发性震颤的患者。

5. 用于原发性震颤患者时，与用于高血压患者相比，多见心动过缓、眩晕、低血压等不良反应，故应充分观察，出现症状时，采取减量或停药等适当处理。

6. 有可能出现眩晕、站立不稳等症状，应提醒服用本品的患者(尤其在服用初期)，在驾驶汽车及危险的机械作业中予以注意。

7. 用于嗜铬细胞瘤患者时，由于可引起血压急剧升高，故不得单独应用本品。对嗜铬细胞瘤患者，须在应用α受体拮抗药进行初期治疗后，应用本品，并始终联合应用α受体拮抗药。

【制剂】 片剂：5 mg；10 mg。

【贮藏】 密封，室温保存。

7.5　其他自主神经系统药

谷维素

(oryzanol)

本品是从米糠油中提取的以三萜醇为主要组分的阿魏酸酯混合物。

【CAS】 11042-64-1

【理化性状】 1. 化学名：Triacontanyl 3-(4-hydroxy-3-methoxyphenyl)prop-2-enoate

2. 分子式：$C_{40}H_{58}O_4$

3. 分子量：602.9

【药理作用】 本品能调整自主神经功能，减少内分泌平衡障碍，改善精神神经失调的症状。

【适应证】 1. 用于自主神经功能失调，包括胃肠、心血管神经官能症。

2. 用于周期性精神病。

3. 用于脑震荡后遗症。

4. 用于经前期综合征和更年期综合征。

【不良反应】 1. 偶见恶心、呕吐、胃部不适和口干。

2. 也可能出现皮疹、乳房肿胀、油脂分泌过多、脱发和体重增加。

3. 报道1例阴道流血，4次用药都出现。

【剂量与用法】 1. 一般口服10 mg，3次/日，疗程3个月。但临床经验表明，此种用量起效迟，疗效较低。

2. 日本临床用量一般为30～50 mg(甚至可高达一次100 mg)，3次/日，证实疗效较为明显。

【临床新用途】 1. 肠易激综合征　60 mg，3次/日，疗程3个月。

2. 血管性头痛　20～100 mg，3次/日，合用吲哚美辛25 mg，3次/日。

3. 消化性溃疡　来自日本的用法是150～300 mg/d，3次分服，疗程12周，治愈率81%～96%(按：未报道复发率和远期疗效)。

4. 慢性胃炎(除外萎缩性胃炎)　口服300 mg/d，疗程3～4周，总有效率92.53%。

5. 心律失常　对房性期前收缩、结性期前收缩、室性期前收缩和心房颤动均有效，尤其适用于缓慢心律型。开始口服50～60 mg，3次/日；见效后续服1周，然后减量续服1周；如服药3～5 d未显效，可加量至80～150 mg，3次/日，显效后维持1周再减量。以上经多方临床试用，有效率较高，且安全。

【制剂】 片剂：10 mg。

【贮藏】 密闭保存。

第 8 章　心血管系统药物

Cardiovascular Systemic Agents

心血管系统分布于全身，对整体循环起着极其重要的作用，相比之下，循环系统比其他系统发生的疾病复杂得多，这自然就会形成临床用药最为复杂的局面。本章内的临床用药随着疾病的分类分为以下几种。

1. 抗心律失常药。
2. 抗心绞痛药。
3. 治疗慢性心功能不全药。
4. 抗高血压药。
5. 周围血管扩张药。
6. 抗氧化药
7. 抗休克药。
8. 治疗肺动脉高压药。

本章中收载的药物品种繁多，不仅章内相互交错情况特别多，而且还与其他章节还存在着重叠现象。为节约篇幅，除极少采取分列形式进行专题分述之外，一般均采用相互“参见”的方式进行处理。

8.1 抗心律失常药

心律失常是由于心脏冲动形成异常，不应期异常或传导障碍所致。正常情况下，心脏的冲动来自窦房结，经心房、房室结、房室束及浦肯野纤维，最终到达心室肌，引起心脏产生节律性收缩。窦房结以下的低级起搏点为异位起搏点。异位起搏点如果冲动提前发出就会产生期前收缩，期前收缩反复出现就形成心动过速。心肌缺血、缺氧可抑制传导，引起心律失常。单向传导阻滞和传导减慢所致的折返激动是产生期前收缩、心动过速、心房颤动（简称房颤）和心室颤动（简称室颤）的主要原因。临床所见的心律失常可概括为两类，即快速型和缓慢型。治疗快速型心律失常首先要降低心脏的自律性，特别要降低异位起搏点的自律性，其次是延长有效不应期，第三是改变传导速度。本节主要介绍这些方面的治疗药物，即通过影响离子转运及纠正心肌电生理紊乱以发挥其治疗作用。

近20年来，抗心律失常药可引起新的心律失常和（或）加重原有心律失常的现象，已经逐渐引起人们的重视。事实证明，任何抗心律失常药都具有这种不良反应，因此，所有用药者对此都应有足够的认识。

研究结果证实，Ⅰc类抗心律失常药中的恩卡尼、氟卡尼及Ⅰ类的莫雷西嗪除具有致心律失常作用，还可使心肌梗死伴发无症状室性心律失常的病死率上升。因此，一般认为这类药物应在其他抗心律失常药无效时或有危及生命的严重心律失常时才可使用，而且禁用于心肌梗死后无症状的室性心律失常。

对于任何抗心律失常药有较好疗效的描述，都应以相对的态度去审慎对待。

当前，最广泛使用的抗心律失常药的分类法是由 Vaughan Williams 提出后经 Harrison 修改的。这些药物的分类主要依据其对心肌细胞的电生理作用而确定。动作电位涉及由几个时相组成的心肌收缩，这几个时相则是通过跨越心肌细胞膜的离子运动予以控制的。由于钠电导的加强，继而 Na^+ 快速内流（0相）持续几毫秒，此时，心肌细胞因受刺激而除极，接着，很可能通过 K^+ 的推动，使 Na^+ 又短暂地向外流（1相）。主要由于 Ca^{2+} 慢速内流，形成动作电位的2相，一般称作“平台”。由于钾电导的加强，最后心肌细胞复极（3相），K^+ 的外流，使其恢复到开始的静息膜电位（4相）。在特殊的心肌组织中，如窦房结、房室结和静息细胞膜都能自发地除极，主要由于钾电导的减弱，就会启动动作电位。各个结的组织主要依赖 Ca^{2+} 的转运去达到动作电位的除极相，而房室结却是依赖 Na^+ 的。

8.1.1 Ⅰ类—Na^+通道阻滞药

Ⅰ类抗心律失常药通过阻滞 Na^+ 快速内流进入心肌细胞，直接干扰细胞膜除极，故也称作膜稳定剂。根据这些药物对几种因素（如动作电位持续时间、动作电位除极相改变的速度、纤颤阈、传导性质和房室不应期）的影响，本类药物又可再分为3个亚类。

8.1.1.1 Ⅰa类

Ⅰa类药物可减慢动作电位除极相改变的速度，适度阻滞钠通道，中度延长复极相，延长 P-R、QRS 和 Q-T 间期。

奎尼丁

(quinidine)

别名：异奎宁、Chinidine

本品为Ⅰa类抗心律失常药，属于奎宁的异构体。

【CAS】 56-54-2(anhydrous quinidine)；63717-04-4(quinidine dihydrate)；72402-50-7(± quinidine)

【ATC】 C01BA01

【理化性状】 1. 本品为白色有光泽结晶。摩擦能发光。在稀硫酸中呈蓝色荧光。极易溶于甲醇，微溶于冷水、溶于沸水、乙醇、乙醚、三氯甲烷，几乎不溶于石油醚。

2. 化学名：(8*R*,9*S*)-6′-Methoxycinchonan-9-ol；(+)-(α*S*)-α-(6-Methoxy-4-quinolyl)-α-[(2*R*,4*S*,

5*R*)-(5-vinylquinuclidin-2-yl)]methanol

3. 分子式：$C_{20}H_{24}N_3O_2$

4. 分子量：324.4

5. 结构式

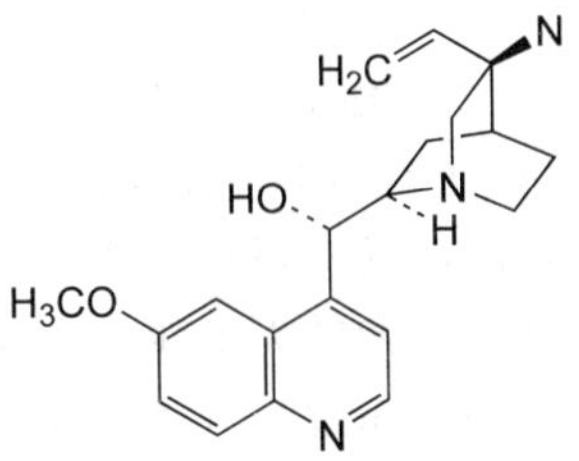

6. 稳定性：含结晶水的本品在空气中会风化，对光敏感。

重硫酸奎尼丁
(quinidine bisulfate)

〖CAS〗　747-45-5(anhydrous quinidine bisulfate)；6151-39-9(quinidine bisulfate tetrahydrate)

〖ATC〗　C01BA01

〖理化性状〗　1. 本品为无色晶体，无臭，易溶于水和乙醇，几乎不溶于乙醚，1%水溶液pH为2.6～3.6。

2. 分子式：$C_{20}H_{24}N_2O_2 \cdot H_2SO_4$

3. 分子量：422.5

葡萄糖酸奎尼丁
(quinidine gluconate)

〖CAS〗　7054-25-3

〖ATC〗　C01BA01

〖理化性状〗　1. 本品为白色粉末，无臭。易溶于水，微溶于乙醇。

2. 分子式：$C_{20}H_{24}N_2O_2 \cdot C_6H_{12}O_7$

3. 分子量：520.6

聚半乳糖醛酸奎尼丁
(quinidine polygalacturonate)

〖CAS〗　27555-34-6(anhydrous quinidine polygalacturo-nate)；65484-56-2(quinidine polygalacturonate hydrate)

〖ATC〗　C01BA01

〖理化性状〗　分子式：$C_{20}H_{24}N_2O_2 \cdot (C_6H_{10}O_7)_x \cdot xH_2O$

硫酸奎尼丁
(quinidine sulfate)

别名：Kinidine、Quinidex

〖CAS〗　50-54-4(anhydrous quinidine sulfate)；6591-63-5(quinidine sulfate dihydrate)

〖ATC〗　C01BA01

〖理化性状〗　1. 本品为白色或类白色结晶性粉末，或光滑无色的针状结晶，微溶于水。溶于沸水和乙醇，几乎不溶于乙醚和丙酮，1%水溶液pH为6.0～6.8。

2. 分子式：$C_{20}H_{24}N_2O_2)_2 \cdot H_2SO_4 \cdot 2H_2O$

3. 分子量：782.9

4. 稳定性：据报道，本品的液体制剂可稳定60 d。

【用药警戒】　1. 使用抗心律失常药(包括本品)治疗非致命性心律失常，可增加患者的死亡率，特别是结构性心脏病患者。

2. 本品能延长Q-T间期，可引发致命性尖端扭转型室性心动过速。

【药理作用】　1. 主要抑制心肌Na^+内流，降低心肌自律性。

2. 也可轻度阻滞K^+外流及Ca^{2+}经慢通道内流，延长心肌动作电位的不应期，降低应激性、传导性及收缩力。

3. 对心房的抑制大于心室，尤其对异位节律的抑制作用较强。有抗胆碱能作用，有轻度扩张血管、降低血压作用。

【体内过程】　1. 本品口服后吸收迅速而完全。口服其硫酸盐后1.5 h可达血药峰值。肌内注射后30～60 min可达血药峰值。

2. 大部分在肝内代谢，有几种代谢物具有活性。其蛋白结合率为80%～90%。本品可广泛分布于全身，可通过胎盘，并可进入乳汁。透析时少量被排出。在尿液呈酸性时，可随尿排出原药约20%。尿呈碱性时，则减至5%，从而增加肾小管的再吸收，不过，本品主要是以代谢物随尿液排出的。

3. 本品的$t_{1/2}$约为6 h，肝、肾功能不全患者药物的消除缓慢，如肾衰竭患者的$t_{1/2}$可延长至9～12 h，肝硬化及肝肾综合征患者可延长至53 h，因而易出现中毒。

【适应证】　1. 用于室上性及室性心动过速、房性或室性期前收缩。

2. 对心房颤动(简称房颤)及心房扑动(简称房扑)多采用电复律，复律前合用强心苷和奎尼丁可减慢心室率，复律后可用奎尼丁维持窦性节律。

3. 预激综合征时，本品可中止室性心动过速，或用于抑制反复发作的室性心动过速。

【不良反应】　1. 心血管反应　传导阻滞，加重心力衰竭甚至出现心脏停搏及心动过速、心动过缓、血压下降。

2. 胃肠道反应　类似金鸡纳反应，如恶心、呕吐、腹泻、耳鸣、头晕、视物模糊、心悸、头痛、面红、发热等。

3. 过敏或特异性反应　皮疹、荨麻疹、瘙痒、发热、呼吸困难、发绀、血小板减少、粒细胞减少、贫血、肝损害、虚脱、休克甚至死亡。

【妊娠期安全等级】 C。

【禁忌与慎用】 1. 完全性房室传导阻滞、强心苷中毒、高血钾或严重心力衰竭患者禁用。

2. 低血压患者和对金鸡纳过敏者禁用。

3. 重度肝肾功能不全患者、心动过缓者和心肌受损者亦禁用。

4. 一度房室传导阻滞、一般肝肾功能不全或非代偿性心力衰竭患者应减量，极为慎重地使用本品。

5. 儿童用药的安全性和有效性尚未确定。

6. 尚未明确本品是否可分泌到乳汁中，哺乳期妇女慎用。如确需使用，应停止哺乳。

【药物相互作用】 1. 与地高辛合用可使血浆中的地高辛浓度升高，增加毒性，应适当减少地高辛的用量。此作用也与本品的剂量相关。

2. 本品还有α受体拮抗作用，与扩张血管或降低血容量的药物合用可产生相加作用。

3. 血浆K^+浓度升高可加强奎尼丁对心脏的作用。

4. 肝药酶诱导剂如苯巴比妥、苯妥英、利福平可加快奎尼丁在肝内的代谢过程，使本品的作用时间明显缩短。

5. 本品有时可使口服抗凝药(如华法林)患者的凝血酶原时间延长。

6. 本品与阿义马林(缓脉灵)合用，可使后者的$t_{1/2}$延长2倍。

7. 本品与利血平合用，心肌抑制作用增强，诱发奎尼丁毒性。

8. 氯丙嗪对心脏具有奎尼丁样作用，与本品合用可导致严重心动过速。

9. 与普尼拉明(prenylamine，心可定)合用，本品的作用增强，可导致心室颤动。

10. 与利尿药(如乙酰唑胺和噻嗪类利尿药)合用，使肾小管重吸收增加，本品血药浓度升高，毒性增加。

11. 合用普萘洛尔对心脏产生负性变力作用，有助于治疗难治性心动过速或心房扑动。

12. 合用维拉帕米可致明显低血压。

13. 本品可提高阿托品对迷走神经的抑制作用。

14. 与骨骼肌松弛药(如筒箭毒碱)和氨基糖苷类药(如卡那霉素)合用可增强肌松作用，甚至引起呼吸麻痹而窒息。

15. 本品可增强降压药的降压作用，应严密监护。

16. 本品有抗胆碱能作用，可降低拟胆碱能药的作用。

【剂量与用法】 1. 治疗房颤和房扑时，先服0.1～0.2 g，观察2 h，如无不良反应，每2～4 h重复一次，一次0.2 g，连续5次，如第1 d未能转为窦性心律，且无明显毒性反应，第2 d用0.3 g，每2 h一次，连续5次，如仍未能转为窦性心律，可再用1 d，一次0.4 g，日剂量不宜超过2 g。转为窦性心律后改为维持量，一次0.2～0.3 g，2～3次/日。

2. 用于频发期前收缩时，口服0.2 g，3～4次/日。

3. 成人静脉注射一次0.25 g，以5%葡萄糖注射液稀释至50 ml，缓慢滴注，滴注速度为1～2 mg/min。

4. 对阵发性室上性心动过速，国外使用0.4～0.6 g，每2～3 h一次，如未出现毒性反应，可连续给药，直至心动过速终止。此法亦可用于阵发性室性心动过速，不过应每小时给药一次，连用10次。

5. 国外报道，一次极量为0.6 g，一日极量3～4 g。

【用药须知】 1. 用于纠正房颤、房扑时，应先给足量的强心苷，以免复律后心跳加快，导致心力衰竭。如果洋地黄已过量用药，就不应合用本品。

2. 每次给药前后应仔细观察心律及血压改变，并避免夜间给药。白天给药量较大时，夜间更应注意心律及血压。

3. 房颤患者用药过程中，当心律复常时，可能诱发心房内血栓脱落，产生栓塞性病变，如脑栓塞、肠系膜动脉栓塞等。应严密观察，必要时加用口服抗凝剂。

4. 对于有应用指征，但血压偏低或处于休克状态的患者，应先升高血压，纠正休克，然后再用本品。如血压偏低是由于心动过速、心输出量小所造成，则应一方面提高血压，一方面使用本品。

5. 静脉注射常引起严重低血压，有较大的危险性，本品仅供缓慢滴注。

6. 心电图出现QRS波比原来增宽25%～50%应立即停药，必要时采用异丙肾上腺素或碳酸氢钠治疗。

7. 本品不宜门诊用药，住院用药也应常查心率、血压和心电图。

8. 肌内注射吸收不完全且不稳定，本品不宜肌内注射。

9. 本品的有效治疗浓度为3～6 mg/L，过高易致中毒。

【制剂】 ①片剂：0.2 g。②注射液：0.5 g/10 ml（葡萄糖酸盐）。③缓释片：0.3 g。

【贮藏】 密封贮于阴凉干燥处。

氢奎尼丁

(hydroquinidine)

别名：塞利科、长效二氢奎尼丁、双氢奎尼丁、Serecor、Dihydroquinidine

本品为奎尼丁的衍生物。

【CAS】 1435-55-8

【理化性状】 1. 化学名：(8*R*，9*S*)-10，11-Dihydro-6′-methoxycinchonan-9-ol

2. 分子式：$C_{20}H_{26}N_2O_2$

3. 分子量：326.43

4. 结构式

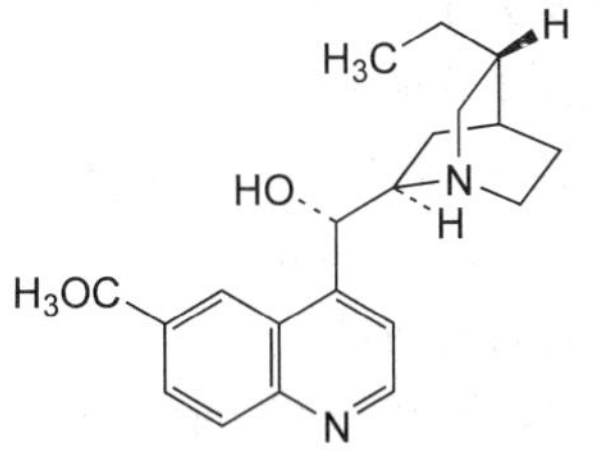

盐酸氢奎尼丁

(hydroquinidine hydrochloride)

〖CAS〗 1476-98-8

〖理化性状〗 1. 化学名：(8*R*，9*S*)-10，11-Dihydro-6′-methoxycinchonan-9-ol hydrochloride

2. 分子式：$C_{20}H_{26}N_2O_2 \cdot HCl$

3. 分子量：362.9

【药理作用】 本品的药理作用同奎尼丁，但强于奎尼丁，其盐酸盐对消化道的刺激性小。

【体内过程】 本品为长效制剂，口服后 T_{max} 为7.2 h，峰值可维持几小时。在肝内代谢，原药和代谢物随尿排出。$t_{1/2}$ 为7～9 h。碱化尿液可延迟药物及代谢物的排泄。

【适应证】 用于房性和室性期前收缩、房颤、房扑或房性心动过速。预防阵发性室上性和室性心动过速的发作。

【不良反应】 参见奎尼丁。

【禁忌与慎用】 1. 参见奎尼丁。

2. 安装起搏器前的低度房室传导阻滞或未装起搏器的窦房结功能不全、重症肌无力禁用

【药物相互作用】 参见奎尼丁。

【剂量与用法】 1. 早晚各口服1次，间隔12 h，一次300 mg，如心律失常尚未完全被控制，可早、晚各600 mg，此剂量可使本品有规律的释放，不会过量，作用不间断，不会引起明显的不耐受表现。

2. 维持用量为300 mg，2次/日。

【用药须知】 1. 服用本品前应检查血钾，并纠正低血钾。

2. 先服本品300 mg，观察患者是否出现过敏反应，并于24 h内做长程心电图。如发现QRS增宽或Q-T间期延长超过0.04 s时，应虑及患者对本品可能过敏，应停服本品。

3. 在用药期间，应加强监护，警惕过敏和中毒反应。

4. 保持经常性心电监护（最好使用长程），以便及时发现异常，减量或停服本品。

5. 本品的正常效应为ST段延长＞0.04 s，T波平坦，P波轻度增宽。异常反应为QRS波增宽等于或高于25%，Q-T间期延长＞0.04 s，P-R间期延长＞0.24 s，多发性及多型性期前收缩、尖端扭转型室性心动过速。

6. 经常监测血常规和电解质。

7. 长期服用本品，可引起血小板减少性紫癜和溶血性贫血。

【制剂】 胶囊剂：300 mg。

【贮藏】 密封贮于阴凉干燥处。

普鲁卡因胺

(procainamide)

别名：普鲁卡因酰胺、奴佛卡因胺、Novocarmid

与奎尼丁相似，本品亦属膜稳定剂。

【CAS】 51-06-9

【ATC】 C01BA02

【理化性状】 1. 化学名：4-Amino-*N*-(2-diethylaminoethyl)benzamide

2. 分子式：$C_{13}H_{21}N_3O$

3. 分子量：235.3

4. 结构式

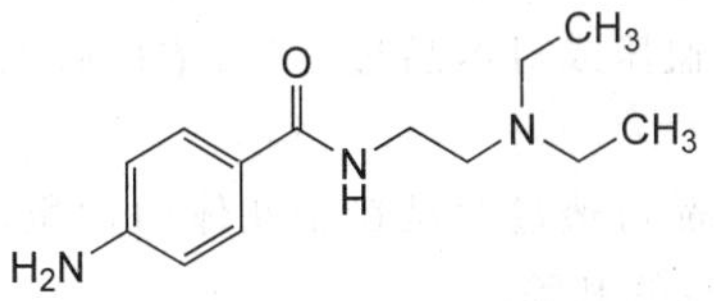

盐酸普鲁卡因胺

(procainamide hydrochloride)

〖CAS〗 614-39-1

〖理化性状〗 1. 本品为白色至淡黄色结晶性粉

末，无臭，有吸湿性，极易溶于水，易溶于乙醇，微溶于丙酮和三氯甲烷。10%的水溶液 pH 为 5.0～6.5。

2. 化学名：4-Amino-*N*-(2-diethylaminoethyl) benzamide hydrochloride

3. 分子式：$C_{13}H_{21}N_3O \cdot HCl$

4. 分子量：271.8

【用药警戒】 长期使用本品可导致抗核抗体试验阳性，伴或不伴红斑狼疮样综合征。如出现抗核抗体滴度升高，应评价继续使用本品的益处与风险。

【药理作用】 参见奎尼丁，但其抑制心肌收缩力和扩张血管的作用较弱，抗胆碱能作用也很弱。

【体内过程】 口服吸收迅速而完全(75%～95%)，口服胶囊剂后 45～75 min 可达血药峰值，但片剂则明显推迟。肌内注射后约 25 min 可达血药峰值。蛋白结合率约 15%。能迅速分布于大脑以外的大多数组织中，V_d 约 2 L/kg。但在心力衰竭或休克时可降至 1.3～1.8 L/kg。部分在肝内代谢，约 50%以原药经肾排除。$t_{1/2}$ 约 3 h，心力衰竭及肾功能不全患者，$t_{1/2}$ 明显延长。有效治疗浓度为 4～10 μg/ml，高于 12 μg/ml 易致中毒。

【适应证】 用于治疗室性阵发性心动过速，频发性室性期前收缩，也用于房颤、房扑及心肌梗死患者室性心律失常的预防。

【不良反应】 1. 胃肠道反应如食欲缺乏、恶心、呕吐和腹泻等。

2. 过敏反应如皮疹、药物热、血管神经性水肿、粒细胞减少，长期应用可呈现抗核抗体阳性，也有发生红斑狼疮样反应的，后者与遗传或缓慢型乙酰化有关，停药后可消失。

3. 血药浓度超过 12 μg/ml 可引起窦性停搏、房室传导阻滞、室性期前收缩甚至室颤。

4. 静脉滴注太快可使血压下降，甚至虚脱。

5. 偶有幻觉、头晕、精神抑郁发生。

【妊娠期安全等级】 C。

【禁忌与慎用】 1. 严重心力衰竭、完全性房室传导阻滞及肝肾功能不全患者禁用。

2. 低血压或对本品过敏者、重症肌无力患者亦应禁用。

3. 本品可透过胎盘在胎儿体内蓄积，妊娠期妇女使用应权衡利弊。

4. 尚未明确本品是否可分泌到乳汁中，哺乳期妇女慎用。如确需使用，应选择停药或停止哺乳。

【药物相互作用】 1. 本品与氨基糖苷类抗生素或肌松药合用，可引起肌无力和呼吸暂停。

2. 与利多卡因合用，可增加幻觉、谵妄等精神症状。

3. 与降压药合用，可出现相加的降压效应，降压药应减量。

4. 本品可水解成对氨基苯甲酸，从而拮抗磺胺类的抗菌作用。

5. 本品可增强其他抗心律失常药、抗毒蕈碱药的作用。

6. 本品可减弱拟胆碱能药如新斯的明及其类似药物的作用。

7. 本品通过肾小管主动分泌，因此有可能对其他通过同一途径排泄的药物产生干扰作用，如西咪替丁、TMP。

【剂量与用法】 1. 首剂口服 0.5～1 g，4 次/日，症状控制后渐减至 0.25 g，3～4 次/日。

2. 静脉滴注一次 0.5 g，用 5%葡萄糖液 100 ml 稀释，滴注速度为 1～2 ml/min，应同时监测心电图和血压的变化，如效果不显著可重复一次。

3. 肾功能正常的成人可分 4～8 次口服 50 mg/(kg·d)，每 3～6 h 一次。对于房性心律失常，可能需要较高的剂量。

4. 儿童，口服 40～60 mg/(kg·d)，4～6 次分服。

5. 在急诊室里，在长程心电图和持续血压监护下，可静脉滴注给药。同上法稀释药物，每 5 min 滴入 100 mg，每分钟不能超过 50 mg，直至心动过速被阻止或总剂量已经达到 1～2 g。在给予 100～200 mg 后，一般可获效，已获效者应以 1～4 mg/min 维持滴注。

【用药须知】 1. 给药过程中应经常注意血压和心电图变化，随时调整剂量。

2. 与利多卡因有交叉敏感性。

3. 血压偏低又必须使用本品者，应先使用间羟胺升压。

4. 患尖端扭转型室性心动过速的患者如使用本品，可使病情加重。

5. 如使用本品治疗房性心动过速，有必要先用地高辛治疗。

6. 本品禁用于地高辛中毒的患者。

7. 本品与普鲁卡因可能存在交叉过敏。

8. 静脉使用本品可能引起重度低血压，应在心电图监护下缓慢注射。

【制剂】 ①片剂：0.125 g；0.25 g。②注射液：0.18 g/1 ml；0.20 g/1 ml；0.5 g/5 ml；1 g/10 ml。

【贮藏】 贮于阴凉干燥处。

丙吡胺

(disopyramide)

别名：双异丙吡胺、达舒平、异脉定、吡二丙胺、异脉停、Rythmodan

本品为Ⅰa类抗心律失常药。

【CAS】 3737-09-5

【ATC】 C01BA03

【理化性状】 1. 本品为白色至类白色粉末，微溶于水，溶于乙醇，易溶于二氯甲烷。

2. 化学名：4-Di-isopropylamino-2-phenyl-2-(2-pyridyl)butyramide

3. 分子式：$C_{21}H_{29}N_3O$

4. 分子量：339.5

5. 结构式

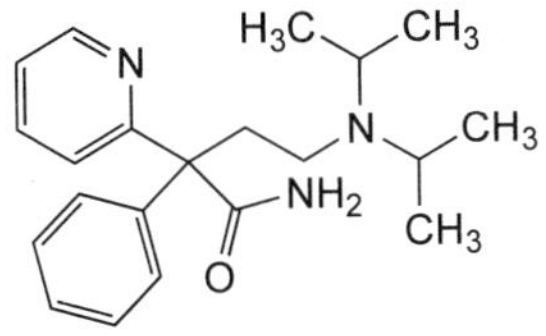

磷酸丙吡胺

(disopyramide phosphate)

别名：诺佩斯、Norpace。

〖CAS〗 22059-60-5

〖理化性状〗 1. 本品为白色至类白色粉末，溶于水，微溶于乙醇，几乎不溶于二氯甲烷。5%的水溶液 pH 为 4.0～5.0。

2. 分子式：$C_{21}H_{29}N_3O \cdot H_3PO_4$

3. 分子量：437.5

【用药警戒】 1. 本品具有负性肌力作用，可引发或加重心力衰竭或低血压。

2. 可使 QRS 波群增宽或延长 Q-T 间期，如出现此症状应立即停药，并密切监视。

3. 罕见严重低血糖，尤其在患有心力衰竭、慢性营养不良、肝或肾脏疾病的人群中更易发生。

【药理作用】 作用与奎尼丁和普鲁卡因胺相似，可延长不应期，抑制心肌，降低自律性，减慢传导作用比奎尼丁弱，抗胆碱能和抑制心肌收缩力作用较奎尼丁强。

【体内过程】 口服约有 95%被迅速吸收，服药后 0.5～3 h 达血药峰值，有较高的生物利用度。蛋白结合率为 50%～65%，随血药浓度变化。V_d 为 1 L/kg。约 50%以原药经肾排出，20%作为脱烷基代谢物，10%作为其他代谢物，亦随尿液排出。约有 10%随粪便排出。静脉注射后 5～10 min 见效。$t_{1/2}$ 为 4～10 h，肝、肾功能不全患者或心力衰竭患者可见延长。有效治疗浓度为 2～6 μg/ml(房性心律失常)、3.3～7.5 μg/ml(室性心律失常)。

【适应证】 用于房性期前收缩、室性期前收缩、阵发性室性心动过速，预激综合征伴房颤、房扑和室上性心动过速。也适用于电复律后维持心律和预防心肌梗死后的心律失常。静脉注射用于利多卡因及电复律治疗无效或不宜使用电复律的室性心动过速。

【不良反应】 1. 常见不良反应有口干、便秘、视物模糊、尿潴留、排尿困难、手颤、胃肠道反应(包括腹痛、腹胀)，偶发闭角型青光眼。

2. 还可能出现头痛、头晕、疲劳、肌无力、低血糖、皮疹、尿频、恶心、失眠、抑郁和阳痿。

3. 本品有心脏抑制作用，故可致心律失常，特别是室性心律失常和心室纤颤、心脏传导阻滞和心力衰竭。

4. 罕见精神异常、胆汁淤积性黄疸、肝酶升高、血小板减少和粒细胞缺乏。

5. 静脉给药有时出现低血压、心动过缓和轻度传导阻滞。

6. 静脉给药太快，可引起大汗淋漓和严重心脏抑制。

7. 过量用药可能导致呼吸暂停、意识丧失、自主呼吸丧失，甚至心搏停止。解救的措施是对症治疗和支持疗法。

【妊娠期安全等级】 C。

【禁忌与慎用】 1. 有心力衰竭病史者、心源性休克、二度以上房室传导阻滞、青光眼、前列腺增生、肌无力患者、病态窦房结综合征及对本品过敏者禁用。

2. 肝、肾功能不全患者慎用。

3. 哺乳期妇女应权衡本品对其的重要性，选择停药或停止哺乳。

4. 老年人用药的安全性尚未进行充分的研究，给药时应从最低剂量开始。

【剂量与用法】 1. 口服　100～200 mg，3 次/日，最大剂量不超过 800 mg/d。

2. 静脉注射　一次 50～100 mg，最大量一次不超过 150 mg，5～10 min 内注完。

3. 静脉滴注　一次 100～200 mg，以 5%葡萄糖注射液稀释，滴注速度为 20～30 mg/h。

4. 最佳儿童用量尚未确定，现按以下方法给药年龄＜1 岁给 10～30 mg/(kg・d)；1～4 岁 10～20 mg/(kg・d)；4～12 岁 10～15 mg/(kg・d)；12～18 岁 6～15 mg/(kg・d)。

【用药须知】 1. 用药期间经常复查心电图，以防室颤、室速的发生，一旦发生立即停药。

2. 本品能使妊娠期妇女产生宫缩，故妊娠期妇女慎用。

3. 定期检查血钾，并记录液体出入量，对肾功能不全或前列腺增生患者更应予以注意。

4. 肝、肾功能不全患者必须减量。

5. 对有青光眼家族史者应慎用。

6. 在使用注射剂时应缓慢滴注，并进行心脏监护，做好除颤的准备。

7. 在使用本品前，应对低血钾的患者首先补钾。

【制剂】 ①片剂：100 mg。②胶囊剂：100 mg；150 mg。③注射液：50 mg/5 ml；100 mg/10 ml。

【贮藏】 贮于阴凉干燥处。

西苯唑啉
(cibenzoline)

别名：环苯唑啉、Exacor、Cifenline、Cibenol、Cipralan

本品属咪唑啉类抗心律失常药，与已知的抗心律失常药的化学结构完全不同。

【CAS】 53267-01-9

【ATC】 C01BG07

【理化性状】 1. 化学名：(±)-2-(2,2-Diphenylcyclopropyl)-2-imidazoline

2. 分子式：$C_{18}H_{18}N_2$

3. 分子量：262.3

4. 结构式

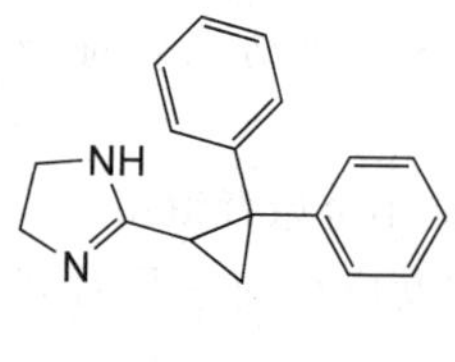

琥珀酸酯西苯唑啉
(cibenzoline succinate)

〖CAS〗 100678-32-8

〖理化性状〗 1. 化学名：(±)-2-(2,2-Diphenylcyclopropyl)-2-imidazoline 4,5-dihydro-butanedioate

2. 分子式：$C_{18}H_{18}N_2 \cdot C_4H_6O_4$

3. 分子量：380.39

【药理作用】 1. 本品除具有Ⅰa类抗心律失常药的特点之外，还具有Ⅲ类、Ⅳ类抗心律失常药的作用。其具体作用机制尚在进一步研究中，目前已确定的是，本品具有膜稳定作用，并有复极抑制和钙通道阻滞作用。

2. 本品可通过钠通道而阻滞快速 Na^+ 内流，从而减慢传导。同时还可阻滞钾通道，从而减少 K^+ 外流，致使复极过程受到干扰，在心电图上表现为动作电位时程延长。

3. 本品还可阻滞 Ca^{2+} 内流。对窦房结的抑制作用较小，对房室结的抑制表现在房室传导延迟，此外，还可延长旁路不应期，且对心室自律性也具有抑制作用。

4. 本品对心肌具有负性变力作用，在临床用药中必须注意。

【体内过程】 1. 本品口服后易于吸收(几乎达到全部被吸收)，生物利用度达 98%。单次给药后 90 min 可达血药峰值。其血浆蛋白结合率为 50%～60%。

2. 本品进入体内后分布迅速，V_d 为 5 L/kg。本品经肾排泄，随尿液排出的原药占用药量的 60%～65%，24 h 可见完全排出。其 $t_{1/2}$，约为 7 h。连续口服本品，未见在体内蓄积。本品的有效治疗浓度为 200～400 μg/ml。

【适应证】 1. 本品主要用于治疗室性心律失常，对室性期前收缩疗效显著，尤其在新发心肌梗死时所发生的室性期前收缩。

2. 本品也可用于治疗室上性心律失常如房颤、房扑、阵发性室上性心动过速及预激综合征伴室上性心动过速。

【不良反应】 1. 神经系统反应可见眩晕和震颤。

2. 胃肠道反应有恶心、呕吐和腹泻。

3. 还可出现疲劳、视物模糊和低血糖。

4. 偶可见到右束支传导阻滞。

5. 和其他抗心律失常药一样，也有可能引起新的心律失常或加重原有的心律失常。

【禁忌与慎用】 1. 孕期的第 2 个和第 3 个 3 个月慎用，孕期的头 3 个月禁用。

2. 心力衰竭或心脏传导阻滞患者严格禁用本品。

3. 正在接受降糖药的患者，严防出现低血糖。

4. 因本品经肾排泄，肾功能不全患者必须减量慎用。

5. 儿童用药的安全性和有效性尚未确定。

6. 尚未明确本品是否可分泌到乳汁中，哺乳期妇女慎用。如确需使用，应停止哺乳。

【药物相互作用】 本品合用西咪替丁可使本品的血药浓度升高，$t_{1/2}$ 延长。但本品与雷尼替丁之间并不存在此种相互作用。

【剂量与用法】 1. 口服 成人给予 260～

390 mg/d,2次分服。老年人用量限制在260 mg/d。

2. 静脉注射　开始于2 min内静脉注射1 mg/kg,接着于24 h内静脉滴注8 mg/kg,或继续口服用量。肾功能不全患者减量。

【用药须知】 1. 儿童的安全使用尚未确定。

2. 老年人或肾功能不全的患者必须减量给药。

3. 对老年人或肾功能不全的用药者应定期检查肾功能。

【制剂】 ①片剂:260 mg。②胶囊剂:65 mg。③注射液:50 mg/1 ml。

【贮藏】 密封、避光贮于室温。

阿义吗林

(ajmaline)

别名:阿马灵、西萝芙木碱、Gilurytmal

本品系从萝芙木根中提取的一种生物碱。

【CAS】 4360-12-7

【ATC】 C01BA05

【理化性状】 1. 化学名:(17*R*,21*R*)-Ajmalan-17,21-diol

2. 分子式:$C_{20}H_{26}N_2O_2$

3. 分子量:326.4

4. 结构式

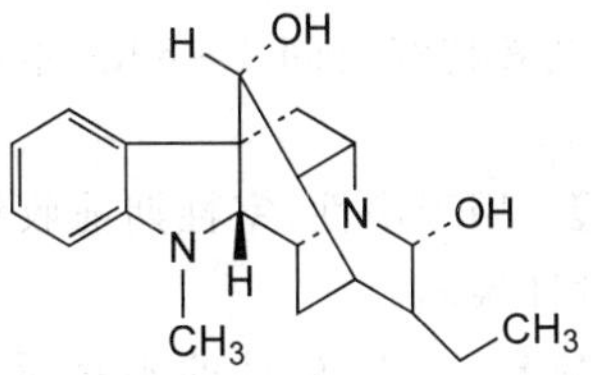

【药理作用】 参见奎尼丁。

【体内过程】 口服吸收迅速,但生物利用度低。通常给药后20 min左右起效,40～60 min作用最大。本品主要在肝内代谢,随粪便排出,少量随尿液排出。

【适应证】 室性和室上性心律失常、预激综合征伴室上速、房性和室性期前收缩。

【不良反应】 1. 本品可抑制心脏传导,高剂量时可引起心脏传导阻滞,减弱心肌收缩力。还可能引起心律失常和昏迷,甚至死亡。有时在静脉给予常用量情况下也会出现心律失常。

2. 呕吐、腹泻、头痛、视物模糊、眼颤、乏力、耳鸣、精神错乱、血压下降、呼吸抑制、粒细胞缺乏和肝毒性也有发生。

【禁忌与慎用】 1. 参见奎尼丁。

2. 对本品过敏者、妊娠期妇女禁用。

3. 哺乳期妇女应权衡本品对其的重要性,选择停药或停止哺乳。

4. 儿童用药的安全性和有效性尚未确定。

【药物相互作用】 1. 与奎尼丁合用,可使本品血药浓度升高,$t_{1/2}$延长1倍。

2. 在使用洋地黄控制房颤时如加用本品可使心室率明显减慢,两者对房室传导有协同作用。

【剂量与用法】 1. 口服　50～100 mg,3～4次/日。极量为150 mg,3次/日。维持量50～100 mg/d。

2. 肌内注射　50 mg,3次/日,见效后改口服。

3. 静脉注射或滴注　50 mg,稀释后于3～5 min内缓慢推注,或加入5%葡萄糖注射液150～300 ml滴注。

【用药须知】 1. 治疗阵发性房颤,应在心电监护下,以1 ml/min速度静脉注射本品50 mg/10 ml,给药前与给药中各测血压1次,给药后每15 min测1次。尚未见效,可于1 h后重复给药。给药后至少留院观察6 h,一旦房颤消失即可停药。

2. 为安全计,患者应住院用药,给予心电监护。

【制剂】 ①片剂:50 mg。②注射剂(粉):50 mg。

【贮藏】 密封、避光贮于室温下。

普拉吗林

(prajmaline)

别名:*N*-丙基西萝芙木碱、丙缓脉灵

本品为阿义吗林衍生物,临床用其重酒石酸盐。

【CAS】 35080-11-6

【ATC】 C01BA08

【理化性状】 1. 化学名:(4α,16*R*,17*R*,21α)-4-Propylajmalan-4-ium-17,21-diol

2. 分子式:$C_{23}H_{32}N_2O_2$

3. 分子量:369.52

重酒石酸普拉吗林

(prajmaline bitartrate)

〖CAS〗 2589-47-1

〖理化性状〗 1. 化学名:(4α,16*R*,17*R*,21α)-4-Propylajmalan-4-ium-17,21-diol bitartrate salt

2. 分子式:$C_{23}H_{32}N_2O_2 \cdot C_4H_6O_6$

3. 分子量:518.67

4. 结构式

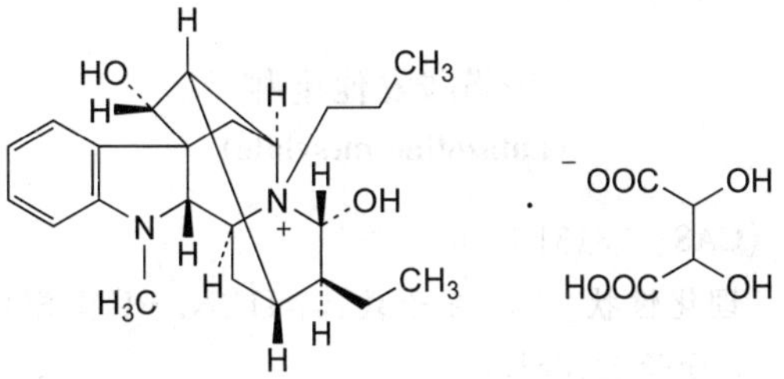

【药理作用】 具有Ⅰa类的药理作用。

【体内过程】 口服吸收迅速，生物利用度80%，蛋白结合率约60%，$t_{1/2}$为6 h，分布容积4～5 L，20%以原药随尿液排出。

【适应证】 用于室性和室上性心律失常、预激综合征伴室上速、房性和室性期前收缩。

【不良反应】 可见胃肠不适、瘙痒、困倦和肝功能受损。

【禁忌与慎用】 参见奎尼丁。

【剂量与用法】 一般开始口服20～40 mg，3次/日，然后逐渐减量至10～20 mg/d。静脉注射7.5 mg，以1 mg/min的速度注入。

【制剂】 ①片剂：2 mg。②注射剂(粉)：7.5 mg。

【贮藏】 密封、避光贮于室温。

安他唑啉
(antazoline)

别名：Antazolin、Antistin

本品属Ⅰa类抗心律失常药。

【CAS】 91-75-8

【ATC】 R01AC04；R06AX05

【理化性状】 1. 化学名：*N*-Benzyl-*N*-(2-imidazolin-2-ylmethyl)aniline

2. 分子式：$C_{17}H_{19}N_3$

3. 分子量：265.4

4. 结构式

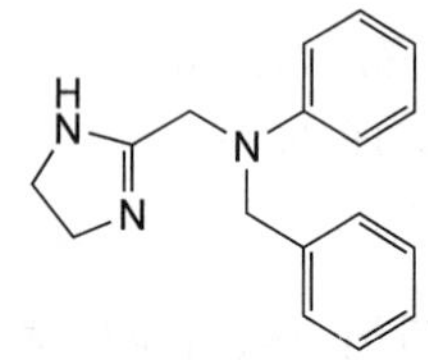

盐酸安他唑啉
(antazoline hydrochloride)

〖CAS〗 2508-72-7

〖理化性状〗 1. 本品为白色或类白色结晶性粉末，微溶于水和二氯甲烷，溶于乙醇。

2. 分子式：$C_{17}H_{19}N_3 \cdot HCl$

3. 分子量：301.8

甲磺酸安他唑啉
(antazoline mesylate)

〖CAS〗 3131-32-6

〖理化性状〗 1. 分子式：$C_{17}H_{19}N_3 \cdot CH_3SO_3H$

2. 分子量：361.5

磷酸安他唑啉
(antazoline phosphate)

〖CAS〗 154-68-7

〖理化性状〗 1. 本品为白色或类白色结晶性粉末，溶于水，几乎不溶于乙醚和苯，略溶于甲醇，2%的水溶液pH为4.0～5.0。

2. 分子式：$C_{17}H_{19}N_3 \cdot H_3PO_4$

3. 分子量：263.3

硫酸安他唑啉
(antazoline sulfate)

〖CAS〗 24359-81-7

〖理化性状〗 1. 分子式：$(C_{17}H_{19}N_3)_2 \cdot H_2SO_4 \cdot 2H_2O$

2. 分子量：664.8

【药理作用】 1. 具有抗心律失常作用，其作用机制是干扰心肌细胞膜对Na^+、K^+的渗透，减慢心肌的传导。同时有轻度的交感神经抑制作用，从而增加周围血管的阻力及降低心排血量，对血压和心率无影响，作用时间可维持4～6 h。

2. 具有抗组胺作用、抗胆碱作用及局部麻醉作用。

【体内过程】 口服30 min起效，静脉给药15 min起效，药效持续时间4～6 h。本品在肝代谢，经肾排泄。

【适应证】 用于房性、室性期前收缩、阵发性心动过速及过敏性疾病。

【不良反应】 1. 最常见的不良反应表现为嗜睡、头晕。然而不同患者的反应程度差别很大，不停药继续治疗2～3 d后症状也会消退。老年患者不良反应更为明显，但可减少剂量使之减轻。儿童对本品的反应有时表现出非常兴奋，从不安、失眠、震颤、欣快到谵妄。

2. 有时发生过敏反应及恶心和呕吐，偶尔患者诉说有口干，这些征象和症状轻微时，剂量减少，就会减退。

3. 有报道少数病例出现血小板减少伴随紫癜及粒细胞减少。可有乏力、嗜睡、恶心、呕吐、口干、腹部不适、头晕、白细胞减少，多较轻微短暂，不影响治疗。

4. 国外有报道应用注射剂后出现寒战、发热、肌痉挛、定向障碍、震颤、精神错乱、甚至剥脱性皮炎等不良反应。也有致溶血性贫血、血红蛋白尿、急性肾衰竭的报道。

【禁忌与慎用】 1. 对本品及与本品化学结构类

似的物质过敏者禁用。

2. 5岁以下儿童禁用。

3. 高度房室传导阻滞、病态窦房结综合征、严重心力衰竭者禁用。

4. 老年患者、哮喘和青光眼的患者慎用。

5. 妊娠期特别是妊娠前3个月内除非有不得已的理由，尽量不用为好。

6. 因为少量活性物质会进入乳汁，哺乳期妇女应权衡利弊选择停止哺乳或停药。

【药物相互作用】 1. 本品中枢镇静作用带来不利于患者的反应，如可能发生嗜睡、迟钝和头晕等，催眠药、麻醉药、巴比妥类、弱安定药、酚噻嗪类及乙醇与本品合用时，镇静作用得到加强。

2. 与三环类抗抑郁药及MAOIs合用时，使抑制胆碱作用得到加强。

3. 与降压药合用时，应定期测量患者血压。

【适应证】 临床主要用于房性、室性期前收缩，室性心动过速，房颤等心律失常及过敏性疾病。

【剂量与用法】 1. 口服　一次100～20 mg，3～4次/日，饭后服用。

2. 静脉给予　用于紧急复律可一次静脉注射100 mg，必要时每5 min重复一次，总量不超过10 mg/kg。心律转复后以本品200～400 mg，溶于5%葡萄糖注射液250 ml中静脉滴注或口服维持。

【用药须知】 1. 接受本品治疗的患者不得驾车，不得操纵机器或高空作业，治疗期不能饮酒。

2. 本品亦具抗组胺作用，本品能减弱或抑制皮试的阳性反应，从而影响变应原的试验结果。

【制剂】 ① 片剂：100 mg。② 注射液：100 mg/2 ml。

【贮藏】 遮光、密封保存。

司巴丁

(sparteine)

别名：鹰爪豆碱、lupinidine

本品属Ⅰa类抗心律失常药。

【CAS】 90-39-1

【ATC】 C01BA04

【理化性状】 1. 本品为黏稠油状液体。1 g溶于325 ml水中，易溶于乙醇、三氯甲烷或乙醚。

2. 化学名：(7α,9α)-Sparteine

3. 分子式：$C_{15}H_{26}N_2$

4. 分子量：234.38

5. 结构式

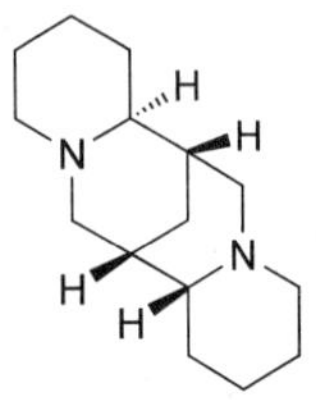

硫酸司巴丁

(sparteine sulfate)

〖CAS〗 6160-12-9

〖ATC〗 C01BA04

〖理化性状〗 1. 本品为白色结晶。无气味。微带咸苦味。100 ℃时失去结晶水并成为棕色。1 g本品溶于1.1 ml水、3 ml乙醇，几乎不溶于乙醚和三氯甲烷。

2. 化学名：(-)-Sparteine sulfate pentahydrate

3. 分子式：$C_{15}H_{26}N_2 \cdot H_2SO_4 \cdot 5H_2O$

4. 分子量：422.53

【简介】 能降低心肌应激性和传导性，减慢心率，抑制心脏收缩力。主要用于室性心动过速和功能性心悸，对子宫有收缩作用，亦可用于催产和子宫出血等，亦用于配制人工冬眠疗法、冬眠合剂等。

8.1.1.2 Ⅰb类

此类药物可轻度阻滞钠通道。

美西律

(mexiletine)

别名：慢心律、脉率定、慢心利、缓心律、脉舒律、脉克定、Mexiletin、Ritalmex

本品与利多卡因的结构类似，也具有局部麻醉作用。

【CAS】 31828-71-4

【ATC】 C01BB02

【理化性状】 1. 化学名：1-Methyl-2-(2,6-xylyloxy)ethylamine

2. 子式：$C_{11}H_{17}NO$

3. 子量：179.25

4. 结构式

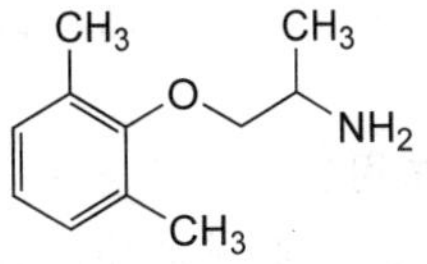

盐酸美西律

(mexiletine hydrochloride)

〖CAS〗 31828-71-4

〖理化性状〗 1. 本品为白色或近白色结晶性粉末，易溶于水和甲醇，微溶于二氯甲烷、丙酮，不溶于乙醚。10%的水溶液 pH 为 3.5～5.5。

2. 化学名：1-Methyl-2-(2,6-xylyloxy) ethylamine hydrochloride

3. 分子式：$C_{11}H_{17}NO \cdot HCl$

4. 分子量：215.7

【用药警戒】 1. 本品可致药源性心律失常，须在患者有明确用药指征时方可使用。

2. 上市后有急性肝损伤的报道。

【药理作用】 具有抗心律失常、抗惊厥及局部麻醉作用。其心肌抑制作用较小，其电生理作用与利多卡因相似。

【体内过程】 口服吸收迅速完全，生物利用度达 90%。2～4 h 可达血药峰值。主要在肝内代谢成几种代谢物随尿液排出，仅有 10%以原药随尿液排出。蛋白结合率为 70%。$t_{1/2}$ 为 10～12 h。有效治疗血药浓度为 0.75～2 μg/ml。当尿液呈酸性时，本品的清除可见增加。本品可通过胎盘，进入乳汁中。

【适应证】 主要用于急、慢性室性心律失常，如室性期前收缩、室性心动过速、室颤及洋地黄中毒引起的心律失常。

【不良反应】 1. 由于本品的治疗窗窄，易因剂量稍大和(或)注射速度稍快而产生不良反应，有时严重到必须停药，并给予适当处理。

2. 常见头痛、头晕、震颤、精神错乱、复视、视物模糊、失眠、言语不清、感觉异常和运动失调等神经系统症状及恶心、呕吐便秘、腹泻等胃肠反应。

3. 血药浓度超过 2 μg/ml 时，可见低血压、心动过缓、房室分离、心律失常加重及传导阻滞等。

4. 其他还可能发生皮疹、肝功能异常、惊厥、血小板减少、抗核抗体阳性，罕见斯-约综合征。

【妊娠期安全等级】 C。

【禁忌与慎用】 1. 对重度心力衰竭、心源性休克、心动过缓、窦房结功能障碍及心室内传导阻滞者禁用。

2. 低血压患者慎用。

3. 儿童用药的安全性和有效性尚未确定。

4. 哺乳期妇女应权衡本品对其的重要性，选择停药或停止哺乳。

【药物相互作用】 1. 与奎尼丁、普萘洛尔或胺碘酮合用有协同作用，改善心室异位搏动，但两者均需减量使用。

2. 苯妥英钠、利福平等可降低本品的血药浓度，使疗效降低。

3. 凡可使胃动力减弱的药物(如阿托品、类阿片等)可延迟本品的吸收，减少吸收量。

4. 凡可使胃动力加强的药物(如甲氧氯普胺等)可加速本品的吸收，增加吸收量。

5. 本品与地高辛合用时，不会影响后者血药浓度，但当由于本品引起胃肠道不良反应而合用氢氧化镁铝时可使地高辛的血药浓度降低。

6. 使尿液酸化的药物可加快本品的排出速度，使尿液碱化的药物则相反。

7. 本品可升高茶碱的血药浓度。

8. 本品可激发利多卡因的毒性反应。

9. 本品可使咖啡因的体内清除下降 50%。

【剂量与用法】 1. 口服　起始负荷剂量为 400 mg，2 h 后开始续用 200～250 mg，3～4 次/日，每 6～8 h 一次，还可以给予更高的负荷剂量(如 600 mg)，这对于心肌梗死后为了克服延迟吸收是必要的，尤其在患者已接受过类阿片镇痛药就更有必要。常用维持量为 600～900 mg/d，分次给予。个别维持量还可加至 1200 mg/d。

2. 静脉注射　可用 100～250 mg，以 25 mg/min 的速度缓慢推注，继而在 1 h 内滴注 250 mg(以 5%葡萄糖注射液稀释)，再于 2 h 内滴注 250 mg，然后以 0.5 mg/min 的速度滴注，根据患者的反应调整滴速维持，在适当的时候转换为口服，一次 200～250 mg，3 次/日。替代的方法是，开始以 25 mg/min 的速度静脉注射 200 mg，接着在静脉注射完毕时给予口服 400 mg，以后同以上口服法。

【用药须知】 1. 长期应用可使抗核抗体呈阳性。

2. 口服本品毒性小，而静脉注射不良反应较多，一般多首选利多卡因，继而用本品维持。

3. 用药期间，应定期检查心电图和血压。

4. 有条件的情况下，应监测血药浓度，防止毒性反应发生。

【临床新用途】 治疗糖尿病性神经痛，100 mg，3 次/日，如效果不明显，可逐渐增加至一次 600 mg，4 周为一疗程。或用本品 300 mg，2 次/日，饭后服用，1 周后减量至 100 mg，3 次/日，维持 4～5 周。

【制剂】 ①片剂：50 mg；100 mg。②注射液：100 mg/2 ml。

【贮藏】 贮于阴凉干燥处。

妥卡尼

(tocainide)

别名：室安卡因、妥可律、妥卡胺、托卡胺、妥卡奈、托克尼地、Tonocarp，Taquidil

本品为作用类似利多卡因的 Ⅰb 类抗心律失

常药。

【CAS】 41708-72-9

【ATC】 C01BB03

【理化性状】 1. 化学名：2-Aminopropiono-2′,6′-xylidide

2. 分子式：$C_{11}H_{16}N_2O$

3. 分子量：192.3

4. 结构式

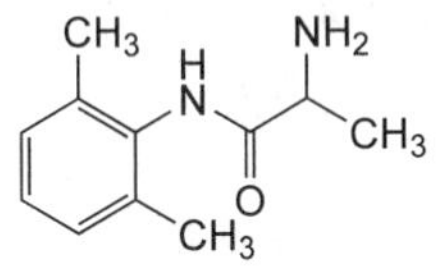

盐酸妥卡尼

(tocainide hydrochloride)

〖CAS〗 235891-93-1

〖理化性状〗 1. 本品为细小的白色粉末，无臭，易溶于水和乙醇，几乎不溶于三氯甲烷和乙醚。

2. 分子式：$C_{11}H_{16}N_2O \cdot HCl$

3. 分子量：228.7

【药理作用】 1. 其药理作用与利多卡因相似，属于阻滞 Na^+ 内流的抗心律失常药。能减慢收缩期除极速度，降低异位节律点的自律性，特别是心肌传导纤维的自律性，而对窦房结的自律性无影响。

2. 心肌传导纤维的有效不应期轻度延长，减少折返发生，对房室传导无影响。

3. 对急性心肌梗死患者有轻度增加心率和血压的作用。对冠心病或心瓣膜病者仅轻度升高血压而对心率无影响，并有轻度增高周围血管和肺血管阻力作用。

4. 本品对心功能有轻度抑制作用。

【体内过程】 口服吸收迅速而完全，与食物同服可延迟吸收，降低血药峰值。主要在肝内经羧化代谢成几种失活的代谢物。空腹口服后的 0.5～3 h 可达血药峰值。蛋白结合率为 10%～20%。稳态 V_d 为 1.5～4 L/kg。30%～50%以原药随尿液排泄。$t_{1/2}$ 为 10～20 h，终末期肾病患者（Ccr＜5 ml/min）可延长至 27 h 左右。有效治疗浓度为 3～10 μg/ml。

【适应证】 由于本品的毒性作用，一般仅限于治疗危及生命且不能通过其他方法治疗的室性心律失常。

【不良反应】 1. 胃肠道系统 食欲缺乏、恶心、呕吐、腹泻或便秘等。

2. 神经系统 头晕、头痛、震颤、感觉异常、嗜睡、精神异常、出汗、耳鸣、视物模糊及共济失调，一般发生在开始用药时，持续短暂。

3. 血液系统 可引起中性粒细胞减少、粒细胞缺乏、血小板减少、再生障碍性贫血，已有致死性报道。

4. 肺 肺纤维化、间质性肺炎和其他呼吸系统疾病，亦有致死性报道。

5. 其他还有皮疹、红斑样狼疮、重听、味觉障碍和肝功能受损。

6. 不良反应的发生率与血药浓度有关，多发生于血药浓度＞8 mg/L 时。

7. 如同其他抗心律失常药一样，本品可致各种心律失常和传导阻滞。尤其在静脉给药后可导致心动过缓和低血压。

【妊娠期安全等级】 C。

【禁忌与慎用】 1. 对本品或酰胺类局部麻醉药过敏者、二度以上房室传导阻滞者禁用。

2. 伴有肺动脉高压、高血压或心力衰竭者应慎用。

3. 儿童用药的安全性和有效性尚未确定。

4. 哺乳期妇女应权衡本品对其的重要性，选择停药或停止哺乳

【药物相互作用】 1. 与利多卡因或美西律合用可增加本品的活性和毒性。

2. 与利多卡因等酰胺类局部麻醉药有交叉过敏性。

3. 本品合用利多卡因可增加神经系统的不良反应，如癫痫发作。

4. 酶诱导药可缩短本品的消除 $t_{1/2}$。

5. 本品对茶碱的代谢有中度抑制作用。

6. 本品合用 β 受体拮抗药具有加大心脏指数、左心室 dp/dt 和肺楔嵌压的作用。

【剂量与用法】 1. 治疗慢性心律失常，口服 1.2 g/d，2～3 次分服，根据患者的耐受性和效应调整剂量。治疗必须在住院和心电图监护下进行。

2. 为了快速控制心律失常，过去曾使用静脉注射方法，但由于不良反应严重，现已不主张使用静脉注射。

【用药须知】 1. 长期用药可出现肺纤维化和粒细胞缺乏等严重症状。

2. 肝、肾功能不全患者应减量。

【制剂】 片剂：0.2 g；0.4 g。

【贮藏】 密封、贮于阴凉干燥处。

阿普林定

(aprindine)

别名：茚丙胺、安搏律定、安室律定、茚满丙二胺、Amidonal、Aspenon、Fiboran。

本品是一种具有局麻作用的Ⅰb类抗心律失常药。

【CAS】 37640-71-4

【ATC】 C01BB04

【理化性状】 1. 化学名：*N*-(3-Diethylaminopropyl)-*N*-indan-2-ylaniline hydrochloride；*NN*-Diethyl-*N'*-indan-2-yl-*N'*-phenyltri-methylenediamine

2. 分子式：$C_{22}H_{30}N_2$

3. 分子量：322.5

4. 结构式

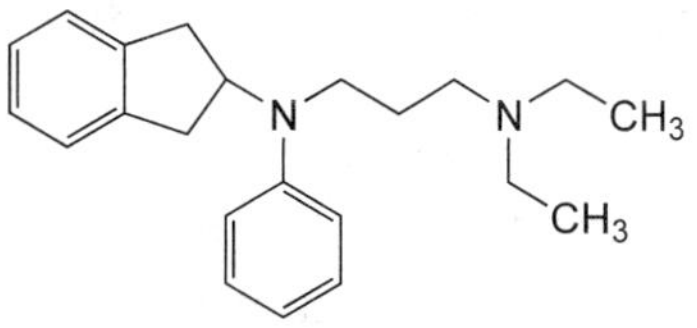

盐酸阿普林定

(aprindine hydrochloride)

〖CAS〗 33237-74-0

〖理化性状〗 1. 化学名：*N*-(3-Diethylaminopropyl)-*N*-indan-2-ylaniline hydrochloride；*NN*-Diethyl-*N'*-indan-2-yl-*N'*-phenyltri-methylenediamine hydrochloride

2. 分子式：$C_{22}H_{30}N_2 \cdot HCl$

3. 分子量：358.9

【用药警戒】 1. 本品治疗量与中毒量非常接近，应用时需谨慎。

2. 可致粒细胞缺乏症，并有死亡病例报道。

【药理作用】 本品的电生理效应类似利多卡因，主要降低0相上升速度，减慢心房、心室和房室结的传导。抑制4相舒张期自动除极，降低自律性。延长心房、心室、房室结的不应期。还可缩短浦肯野纤维的动作电位时程，阻滞旁路传导。

【体内过程】 口服吸收良好。口服75 min、静脉注射30 min后可达血药峰值，其蛋白结合率高(85%～95%)。绝大部分在肝脏代谢，随尿液、粪便排出，$t_{1/2}$为20～27 h。有效治疗浓度为0.8～1.8 μg/ml。

【适应证】 用于防治室性和室上性心律失常，尤其对急性心肌梗死(早期预防室性期前收缩)、室性心动过速、室颤及各种快速型心律失常有较好的疗效。

【不良反应】 1. 中枢神经系统 常见眩晕、复视、感觉异常、震颤、记忆力减退、幻觉、惊厥、共济失调等神经症状。

2. 胃肠道系统 恶心、呕吐、腹泻和腹胀。

3. 肝胆 偶见肝炎和胆汁淤积性黄疸。

4. 其他 粒细胞缺乏已有报道，并可能致死。

【禁忌与慎用】 1. 窦性心动过速、二度以上房室传导阻滞、癫痫患者禁用。

2. 老年人、帕金森病患者和肝、肾功能不全患者慎用。

3. 尚无有关妊娠期妇女用药安全性报道，应列为禁用对象。

4. 哺乳期妇女使用时应暂停哺乳。

【药物相互作用】 1. 由于竞争相同的作用部位，与利多卡因有拮抗作用。

2. 胺碘酮可加强或延长本品的作用，使其血浓度升高，应酌情减少本品剂量。

【剂量与用法】 1. 口服 首次100 mg，必要时200 mg，其后每6 h给予50～100 mg，24 h内总量不超过300 mg。第2～3 d各100～150 mg，2～3次分服，以后维持量为50～100 mg/d，2次分服。

2. 静脉滴注 首次100～200 mg，以5%或10%葡萄糖注射液100～200 ml稀释，滴速2～5 mg/min，30 min滴完。24 h总量不超过300 mg。急症可在心电图监护下增加药量至10～15 mg/min，也可在输液时将未经稀释的药液直接注入输液管，一次20 mg(2 ml)于30～60 s内注入静脉，每隔1～2 min注入一次，总量达200 mg为止。如无效，1 h及6 h后可再次各给200 mg。总量不超过400 mg，奏效后改口服维持。

【制剂】 ①片剂：25 mg；50 mg。②注射液：50 mg/5 ml；100 mg/10 ml。

【贮藏】 密封、贮于阴凉干燥处。

8.1.1.3 Ⅰc类

此类药物可明显阻滞钠通道。

氟卡尼

(flecainide)

别名：氟卡胺、哌氟酰胺、Flecaine、Tambocor

本品作用类似奎尼丁或普鲁卡因胺，且较强。

【CAS】 54143-55-4

【ATC】 C01BC04

【理化性状】 1. 化学名：*N*-(2-Piperidylmethyl)-2,5-bis(2,2,2-trifluoroeth-oxy)benzamide

2. 分子式：$C_{17}H_{20}F_6N_2O_3$

3. 分子量：414.3

4. 结构式

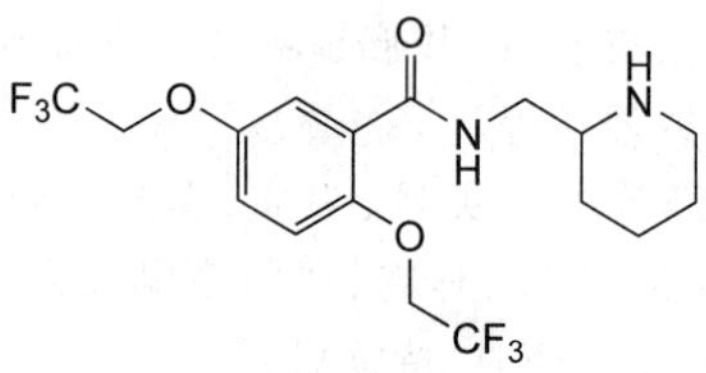

醋酸氟卡尼
(flecainide acetate)

〖CAS〗 54143-55-4

〖理化性状〗 1. 本品为白色结晶型固体，pK_a为 9.3，37 ℃时水中溶解度为 48.4 mg/ml。

2. 化学名：*N*-(2-Piperidylmethyl)-2，5-bis(2，2，2-trifluoroeth-oxy)benzamide acetate

3. 分子式：$C_{17}H_{20}F_6N_2O_3 \cdot C_2H_4O_2$

4. 分子量：474.4

【用药警戒】 1. 由于本品有降低心肌收缩力的作用，故可导致或加重充血性心力衰竭，尤其在患有心肌病、严重的心力衰竭或低射血分数的人群中更易发生。

2. 可导致新的或恶化原有室上性或室性心律失常，可见室性期前收缩频率增加、室性心动过速等症状，持续性的心动过速有可能转化为有潜在致命风险的窦性心律。

【药理作用】 本品的电生理效应是降低 0 相上升速率和振幅，显著抑制心室内传导，对心房、房室结及旁路传导亦有抑制作用。能降低心房和心室的自律性。延长房室结双通道或房室旁道前向或逆向传导的不应期。本品尚有负性变力作用。

【体内过程】 口服吸收良好，服后 3 h 可达血药峰值。本品不经首关代谢，生物利用度约为 90%。$t_{1/2}$约为 20 h。蛋白结合率为 40%。主要随尿液排出，原药占 30%，余为代谢物(主要为 *m*-*O*-脱烷基氟卡尼，有某种程度活性和氟卡尼的 *m*-*O*-脱烷基内酰胺，无活性)。约有 5%随粪便排出。心、肾功能不全患者或尿液呈碱性者排泄减少。血透时可排出约 1%的原药。其有效治疗浓度为 200～1000 ng/ml。

【适应证】 用于治疗严重而具有症状的室性心律失常(持续的室性心动过速或室性期前收缩或非持续的、对其他治疗无效的室性心动过速)和严重而具有症状的室上性心律失常(房室结折返性心动过速、预激综合征和阵发性房颤)。

【不良反应】 1. 对心肌收缩力、窦房结和房室传导系统有抑制作用。为了控制曾患心肌梗死而用于无症状的室性心律失常，可使死亡率上升。

2. 本品可诱发和加重心律失常。如室性期前收缩频次增加或转为室性心动过速或室性心动过速加重或出现新的心律失常，甚至心搏骤停而死亡。此与剂量较大或原有的心律失常较重有关。故使用时应从小剂量开始，并严密监护。

3. 可引起头晕、视物模糊、头痛、震颤、周围神经病、共济失调，感觉异常、恶心、呕吐、呼吸困难、乏力，一般随剂量下调而减轻。

4. 较少发生精神紧张、耳鸣、性功能低下。

5. 长期服用有 ALP 升高现象，肝功能受损，角膜浑浊、肺炎、肺纤维化也会发生。

6. 个别患者可发生光敏反应。

【妊娠期安全等级】 C。

【禁忌与慎用】 1. 对本品过敏者和心力衰竭、病态窦房结综合征、房室传导阻滞、心源性休克、电解质失衡患者禁用。

2. 肝、肾功能不全，严重心动过缓者慎用。

3. 本品可经乳汁分泌，哺乳期妇女使用时应暂停哺乳。

【药物相互作用】 1. 与任一抗心律失常药或任一致心律失常药合用均可增高心律失常的发生率。

2. 与任一 β 受体拮抗药合用均可导致心肌的负性变力增强。

3. 西咪替丁可使本品的肾清除率下降，合用两者时应减少本品用量。

【剂量与用法】 1. 口服　对室性心律失常，开始给予 100 mg，2 次/日，然后根据患者耐受情况，每隔 1～2 d 增加 50 mg，最大剂量可达 200 mg，2 次/日。3～5 d 后一旦病情被控制，必须调整用量。对于室上性心律失常，开始口服 50 mg，2 次/日，最大剂量可达 300 mg/d。儿童 50～100 mg，2 次/日。

2. 静脉滴注　在心电图监护下，成人 2 mg/kg，最大剂量可达到 150 mg，于 15～30 min 滴完。儿童 2 mg/kg，用法相同。一旦病情被控制，即应改为口服。

3. Ccr＜35 ml/min 者，推荐剂量为 100 mg，1 次/日，或 50 mg，2 次/日，调整剂量的间隔应延长(＞4 d)。

4. 肝功能不全患者，应降低剂量，延长调整剂量的时间间隔。

【用药须知】 确切的临床试验表明，对于患有结构性心脏病(如心肌梗死)的患者来说，恩卡尼和氟卡尼均可增高原患疾病的死亡率和非致死的心脏停搏。有资料表明，对于任一抗心律失常药物来说，均应慎重使用，严密监护。

【制剂】 ①片剂：100 mg；200 mg。②注射液：50 mg/5 ml；100 mg/10 ml。

【贮藏】 避光，贮于阴凉干燥处。

恩卡尼
(encainide)

别名：恩卡胺、英卡胺、Enkade、Enkaid

本品为苯甲酰胺衍生物。

【CAS】 66778-36-7

【ATC】 C01BC08

【理化性状】 1. 化学名：4-Methoxy-*N*-{2-[2-(1-methylpiperidin-2-yl)ethyl]phenyl}benzamide

2. 分子式：$C_{22}H_{28}N_2O_2$

3. 分子量：352.47

4. 结构式

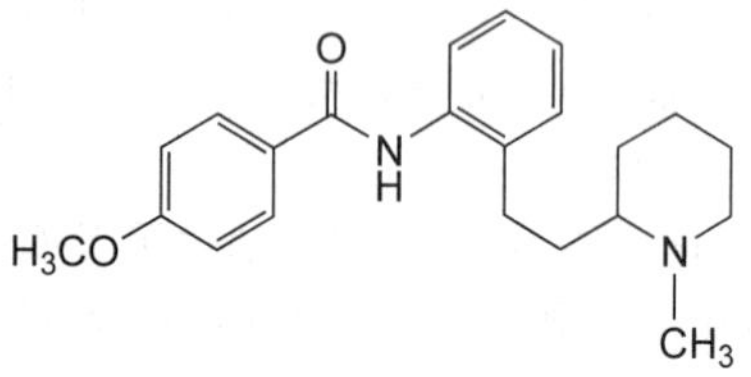

【用药警戒】 参见氟卡尼。

【药理作用】 本品主要阻滞钠通道，延缓希-浦纤维系统及心室肌的传导，延长心房肌及部分病例房室旁道的不应期。

【体内过程】 口服吸收完全，1～2 h 可达血药峰值，蛋白结合率为 80%。$t_{1/2}$ 为 2～4 h，广泛经肝代谢，某些代谢物仍有活性，主要有 *O*-去甲恩卡尼。大量随尿液排出，少量随粪便排出。本品可进入乳汁。有效治疗浓度为 2～9.6 mg/L。

【适应证】 参见氟卡尼。

【不良反应】 1. 室内传导阻滞、窦性心动过缓、暂时性低血压、胃肠道不适、味觉改变、头晕、头痛、视物模糊、复视、小腿痉挛、震颤和共济失调。

2. 可加重或新增室性期前收缩，可能发生导致死亡的室性快速型心律失常、一度房室传导阻滞和负性变力作用。

【妊娠期安全等级】 B。

【禁忌与慎用】 1. 对本品过敏者、二度以上房室传导阻滞、室性期前收缩、非持续性室性心律失常和心源性休克者禁用。

2. 有心功能不全史或充血性心力衰竭史者慎用，这类患者仅在危及生命的情况下才推荐使用本品。

3. 哺乳期妇女使用时，应停止哺乳。

【药物相互作用】 本品不宜与奎尼丁或丙吡胺合用。

【剂量与用法】 1. 口服　25～75 mg，3～4 次/日，儿童每天给予 60～120 mg/m^2 或 2～7.5 mg/kg，3～4 次分服，通常从小剂量开始，在严密观察下逐渐增量。

2. 静脉注射　0.5～1 mg/kg 于 15～20 min 注完。

3. 重度肾功能不全患者，应以 25 mg 的剂量开始，至少 7 d 后才能增加剂量至 25 mg，2 次/日，再过 7 d 后，才能增加至 25 mg，3 次/日。

【用药须知】 1. 由于本品及其代谢产物的血药浓度个体差异较大，应根据患者的临床反应、心电图变化及对药物的耐受性，而不是单纯根据血药浓度来指导用药。

2. 本品短期或长期应用对血流动力学的影响不大，其安全性较其他抗心律失常药好。

【制剂】 ①胶囊剂：25 mg；35 mg；50 mg。②注射液：25 mg/1 ml；50 mg/2 ml。

【贮藏】 密封贮于阴凉干燥处。

劳卡尼
(lorcainide)

别名：劳卡胺、氯卡胺、哌苯醋胺、劳克律、洛开酰胺、Remivox

本品为苯乙酰胺衍生物。

【CAS】 59729-31-6

【ATC】 C01BC07

【理化性状】 1. 化学名：*N*-(4-Chlorophenyl)-*N*-(1-isopropylpiperidin-4-yl)-2-phenylacetamide

2. 分子式：$C_{22}H_{27}ClN_2O$

3. 分子量：370.9

4. 结构式

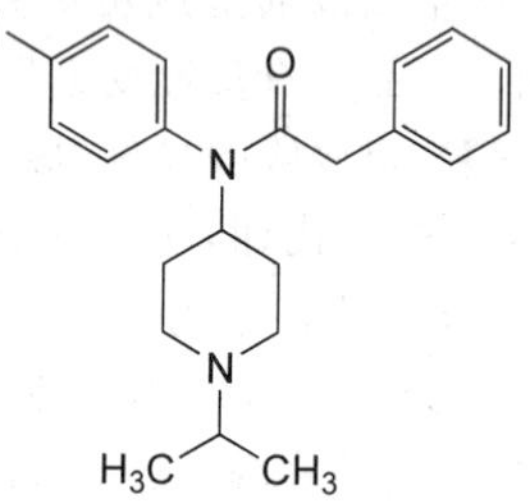

盐酸劳卡尼
(lorcainide hydrochloride)

【CAS】 58934-46-6

【ATC】 C01BC07

【理化性状】 1. 本品为白色结晶或结晶性粉末。易溶于水，不溶于乙醚、丙酮。熔点 263～265 ℃。

2. 化学名：*N*-(4-Chlorophenyl)-*N*-(1-isopropylpiperidin-4-yl)-2-phenylacetamide hydrochloride

3. 分子式：$C_{22}H_{27}ClN_2O \cdot HCl$

4. 分子量：407.38

【药理作用】 本品主要阻滞钠通道，能延长动作电位的有效不应期和 Q-T 间期，对 P-R 间期无明显影响，此外尚有轻度抗胆碱能和局麻作用，毒性小，作用快，维持时间长。尚有轻度负性变力作用。

【体内过程】 口服本品吸收完全，1～4 h 可达血药峰值。肝首关效应显著，单剂量的生物利用度低。体内消除缓慢，维持时间较长，$t_{1/2}$为 7～8 h，4 d 内排出代谢物 97%，其中 62%随尿液排泄，35%随粪便排出，少量原药随尿液、粪便排出。其代谢物为去甲劳卡尼，有一定的活性，其 $t_{1/2}$ 约为 30 h。有效治疗浓度为 150～200 ng/L。

【适应证】 用于治疗室性心律失常，特别是室性期前收缩和复发性室性心动过速疗效显著，对房性期前收缩和室上性心动过速也有效。但对房颤或房扑无效。本品用于顽固性心律失常确实有效，但由于其副作用，使用受到一定限制。

【不良反应】 主要有口渴、恶心、食欲缺乏、出汗、头痛、头晕、失眠、视物模糊、噩梦。静脉注射可出现头晕、震颤，心电图 P-R 间期延长和 QRS 增宽。

【禁忌与慎用】 1. 有房室结或室内传导阻滞者、病态窦房结综合征、妊娠期妇女及对本品过敏者禁用。

2. 低血钾、心动过缓者慎用。

3. 儿童用药的安全性和有效性尚未确定。

4. 尚未明确本品是否可经乳汁分泌，哺乳期妇女使用时，应暂停哺乳。

【剂量与用法】 1. 口服　50～100 mg，2～3 次/日。亦可增至 100 mg，3～4 次/日。剂量过高有增加诱发心律失常的危险。

2. 静脉注射　1～2 mg/kg，经 5～10 min 缓慢注入，每隔 8～12 h 重复一次。一般总量不超过 200 mg/d。

【用药须知】 1. 一般将本品用作二线抗心律失常药。

2. 儿童用药的安全性尚未确定。

【制剂】 ①片剂：100 mg。②注射液：10 mg/1 ml；50 mg/2 ml。

【贮藏】 密封、贮于阴凉干燥处。

普罗帕酮

(propafenone)

别名：心律平、丙胺苯丙酮、丙苯酮、羟丙苯丙酮

本品属Ⅰc 类抗心律失常药。

【CAS】 54063-53-5

【ATC】 C01BC03

【理化性状】 1. 化学名：2′-(2-Hydroxy-3-propylaminopropoxy)-3-phenylpropiophenone

2. 分子式：$C_{21}H_{27}NO_3$

3. 分子量：341.44

4. 结构式

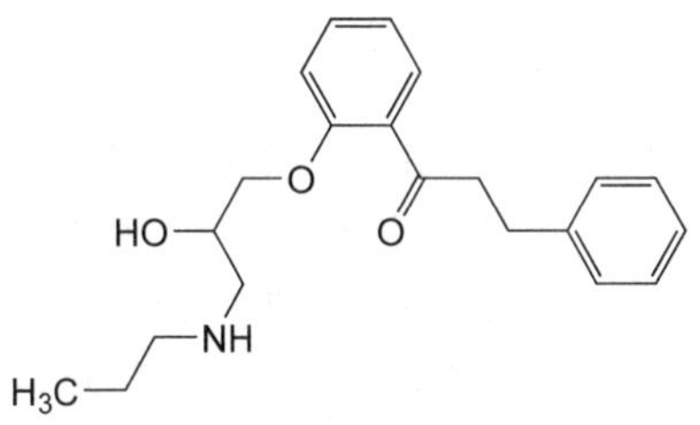

盐酸普罗帕酮

(propafenone hydrochloride)

别名：Rythmol、Propafen

〖CAS〗 34183-22-7

〖理化性状〗 1. 本品为无色晶体，或白色或几乎白色粉末。溶于热水及甲醇，微溶于冷水和乙醇，不溶于乙醚和甲苯。0.5%的水溶液 pH 为 5.0～6.2。

2. 化学名：2′-(2-Hydroxy-3-propylaminopropoxy)-3-phenylpropiophenone hydrochloride

3. 分子式：$C_{21}H_{27}NO_3 \cdot HCl$

4. 分子量：377.9

【用药警戒】 本品可能加重原有心律失常或出现新的危及生命的药源性心律失常，如心室纤颤、室性心动过速、心脏停搏或扭转型室性心动过速。此外还可加重室性期前收缩、室上性心律不齐及延长 Q-T 间期。

【药理作用】 1. 本品直接作用于心肌细胞膜，使浦肯野纤维传导减慢，心房和心室的兴奋性、应激性和传导性均降低，有效不应期延长，心电图表现为 QRS 波增宽（约 20%）。P-R 间期延长（约 15%），Q-T 间期无变化。

2. 其 β 受体拮抗作用约为普萘洛尔的 1/40，但其有效血浓度较之高 50 倍以上，因此，β 受体拮抗作用是存在的。

3. 对心肌收缩力有抑制作用，心脏功能不全患者尤为明显，表现为射血分数降低、肺楔压上升、平均动脉压略降低或肺动脉压无明显变化。

4. 还有松弛冠状动脉和支气管平滑肌，以及与普鲁卡因相似的局部麻醉作用。

【体内过程】 1. 本品口服后迅速几乎完全被吸收。在肝内代谢。在具有广泛代谢表型的受试者中，广泛的首过效应将其代谢为两种具有活性的代谢物 5-羟基普罗帕酮和 *N*-脱丙基普鲁帕酮，还有其他较少的代谢物。在少数具有缓慢代谢表型的受试者中，几乎没有或完全没有前一种活性代谢物形成。本品的生物利用度依据用药者的代谢表型而定，由于本品的首关代谢是饱和的，因此，这对用量更为重要。在实际临床应用中，剂量必须高到足以代偿表型不同的差异。本品还进行葡糖醛酸化代谢，促进

排泄。

2. 其蛋白结合率为95%。本品主要以结合代谢物形式随尿液、粪便排出。由于用药者的表型不同，$t_{1/2}$的个体差异颇大，泛代谢者的$t_{1/2}$为2～10 h，乏代谢者为10～32 h。其有效治疗浓度为0.2～1.5 mg/L。

【适应证】 1. 用于治疗室上性快速心律失常、阵发性室上性心动过速、房颤或房扑。

2. 用于室性心律失常，疗效优于奎尼丁、丙吡胺。

3. 用于预激综合征、抑制房室传导和旁路的前向和逆向传导，延长有效不应期，防止房颤和室上性心动过速的反复发作。

4. 电击除颤前给药。

【不良反应】 1. 口干、口唇麻木、头痛、头晕、胃肠道反应，亦有出现震颤、出汗、精子生长障碍、阳痿、白细胞减少，一般在减量或停药后消失。

2. 个别患者出现房室传导阻滞和心动过缓，老年人亦有发生血压下降，曾有引起心力衰竭并进行性恶化的报道。

3. 和其他抗心律失常药物一样，本品也有可能加重原有的心律失常和(或)引起新的心律失常，甚至导致心室纤颤或尖端扭转型室性心动过速，并有危及生命的危险。

4. 可能使抗核抗体出现阳性反应，1例出现药物性红斑狼疮。

【妊娠期安全等级】 C。

【禁忌与慎用】 1. 未予控制的心力衰竭，心源性休克，严重的心动过缓，窦房、房室和心室内传导阻滞，病态窦房结综合征，明显电解质紊乱，支气管痉挛和阻塞性肺部疾病和明显低血压及对本品过敏者禁用。

2. 肝、肾功能不全患者应减量慎用，治疗期间应密切监测。

3. 本品可对心脏起搏器的节律和感应产生干扰，安装起搏器的患者用药期间应采取相应的安全措施。

4. 儿童用药的安全性和有效性尚未确定。

5. 本品可经乳汁分泌，哺乳期妇女使用时应暂停哺乳。

【药物相互作用】 1. 与利多卡因或美西律合用可增强本品的药理作用和毒性。

2. 与利多卡因等酰胺类局部麻醉药合用可加重本品中枢神经系统的不良反应。

3. 与别嘌醇或西咪替丁合用能损害本品的非肾脏消除。

4. 一般不主张本品合用奎尼丁。

【剂量与用法】 1. 口服治疗量150 mg，2～4次/日。必要时，偶可增至300 mg，3次/日，剂量不宜超过900 mg/d。剂量过大，个别病例可出现室性心动过速或心室扑动(简称室扑)，用药时应严密观察。维持量150 mg，早晚各1次。

2. 必要时可在严密监护下静脉注射，以5%葡萄糖注射液稀释后，每8 h静脉注射70 mg或在1次静脉注射后，按20～40 mg/h速度继续滴注。

【用药须知】 1. 本品可激发重症肌无力，重症肌无力患者应避免使用。

2. 使用本品前，应先纠正电解质失衡。

【制剂】 ①片剂：150 mg。②注射液：70 mg/20 ml。

【贮藏】 密封于阴凉干燥处。

莫雷西嗪

(moracizine)

别名：吗拉西嗪、乙吗噻嗪、安脉静、安他脉静、Moricizine

【CAS】 31883-05-3

【ATC】 C01BG01

【理化性状】 1. 化学名：Ethyl [10-(3-morpholinopropionyl) phenothiazin-2-yl] carbamate

2. 分子式：$C_{22}H_{25}N_3O_4S$

3. 分子量：427.5

4. 结构式

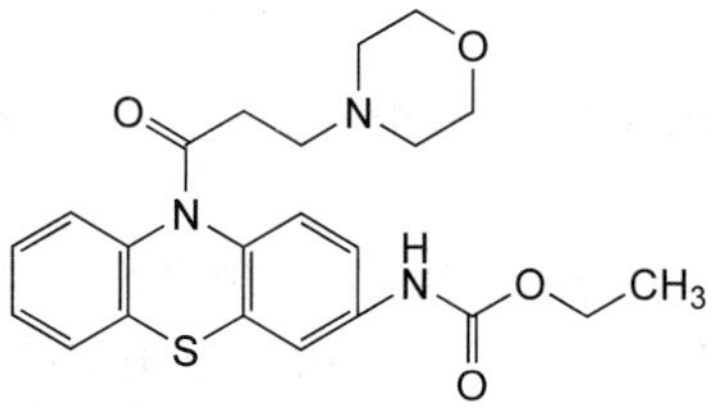

盐酸莫雷西嗪

(moracizine hydrochloride)

【CAS】 29560-58-5

【理化性状】 1. 本品为白色或近白色结晶性粉末，可溶于水和乙醇。

2. 分子式：$C_{22}H_{25}N_3O_4S \cdot HCl$

3. 分子量：464.0

【用药警戒】 可引起新的或加重原有的心律失常。还可抑制窦房结功能，加重传导阻滞。

【药理作用】 1. 本品可阻滞快Na^+内流，具有膜稳定作用，缩短2相和3相复极及动作电位时间，缩短有效不应期。

2. 对窦房结自律性影响很小，但可延长房室及希-浦系统的传导。

3. 有轻微的心肌负性变力和抗胆碱能作用，尚有轻微的扩张冠状动脉作用。

【体内过程】 本品可迅速且几乎完全被吸收。首关效应明显，因此，口服后的生物利用度仅 38%。其可被代谢为多种具有活性的代谢物。其还会诱导其本身的代谢。本品分布广泛，主要集中在心肌、肝、肾等组织中，而以心肌最为突出。在多次给药后的 $t_{1/2}$ 约为 2 h。尽管多次用药后血药浓度会下降一些，但并不影响临床效应。其蛋白结合率约为 95%。本品可分布进入乳汁。用药量的 56% 随尿液排出，39% 随粪便排出。本品的有效治疗浓度为(597±48)μg/ml。

【适应证】 对房性和室性心律失常均有效，对冠心病、高血压、心肌梗死的阵发性房性或室性心动过速及房性期前收缩、室性期前收缩疗效显著。而对房性期前收缩的有效治疗浓度比室性期前收缩为低。相比之下，对老年患者疗效较好。但对慢性房扑、房颤和窦性心动过速，甲状腺毒症、自主神经功能紊乱和风湿病引起的心律失常疗效较差。

【不良反应】 1. 不良反应较轻，主要有恶心、头晕、头痛、食欲缺乏、腹痛、乏力或不适。

2. 静脉注射有短暂眩晕和血压下降。

3. 和其他抗心律失常的药物一样，也会引起新的心律失常或加重原有的心律失常。

4. 还可抑制窦房结功能，加重传导阻滞。

【禁忌与慎用】 1. 房室传导阻滞、病态窦房结综合征、严重低血压及妊娠期妇女禁用。

2. 肝、肾功能不全患者慎用。

3. 儿童用药的安全性和有效性尚未确定。

4. 哺乳期妇女使用时，应暂停哺乳。

【药物相互作用】 1. 不能与 MAOIs 同时应用。

2. 本品合用地高辛，在延长 P-R 间期上可起到相加作用，而对房室传导无明显影响。

3. 本品可增强降压药的作用，引起低血压。

4. 本品可增强镇静药和催眠药(包括苯二氮䓬类)的作用。

5. 西咪替丁可使本品的清除减少 49%，血药浓度则增加 1.4 倍。

6. 本品合用普萘洛尔时，仅对 P-R 间期产生极轻微的相加作用。

7. 本品可使茶碱的清除增加 44%～66%，缩短 $t_{1/2}$ 19%～30%。

【剂量与用法】 1. 口服　200～300 mg，3 次/日，至少 3 d 应调整用量。如欲快速控制危及生命的心律失常，首剂一次可予 400～500 mg，继后每 8 h 给予 200 mg。肝、肾功能不全患者开始给予 600 mg/d 或更多，严密监测血药浓度。

2. 静脉注射　50～80 mg 加入 5% 葡萄糖注射液 20 ml 中缓慢静脉注射。

【用药须知】 1. 口服后一般经 40～115 min 生效。

2. 注意不要使本品接触皮肤或黏膜。

3. 开始必须在医院住院给药。

【制剂】 ①片剂：50 mg；100 mg；200 mg。②注射液：50 mg/2 ml。

【贮藏】 密封、避光贮于 15～25 ℃。

常咯啉

(pyrozolin)

别名：常心定、常咯林

本品是我国研制的一种新型抗心律失常药，系由常山乙素改变而成。

【用药警戒】 静脉注射过快或过量易致血压下降和心脏抑制。

【药理作用】 1. 其抗心律失常作用类似奎尼丁。对电生理的影响可使动作电位 0 相的上升速率和振幅减小，2 相复极速率加快，缩短动作电位时程，明显延长有效不应期，两者比例(ERP/APD)显著增加，从而有利于抑制折返和减少期前收缩。此应归因于 Na^+ 通道受到阻滞所致。

2. 可使心室肌的自发节律和毒毛花苷 G 所致期前收缩减少或消失，在心肌活动频率较高时更为显著，这可能是不应期延长的结果，也不排除本品对该起搏细胞的直接作用。本品可使心脏冲动传导减慢或阻滞，对房室传导的影响比室内传导的影响快而明显。

3. 可见 P-R 间期延长，QRS 波增宽，Q-T 间期延长。

4. 对血流动力学的影响类似奎尼丁，使心输出量和血压下降，左心室功能减弱，心率趋缓。停药后可望恢复。

5. 有资料表明，本品对心脏迷走神经具有阻滞作用，而无肾上腺素能受体拮抗作用。

【体内过程】 本品口服后 3～4 h 可达血药峰值，起效快，但持续时间短，停药易反复，故疗程宜长。

【适应证】 用于阵发性室性心动过速、频发性室性期前收缩，对房性期前收缩、阵发性房颤和结性期前收缩也有一定疗效。

【不良反应】 1. 静脉注射过快或过量易致血压下降和心脏抑制。

2. 长期服药可使皮肤、黏膜变成深褐色，并逐渐加重，停药后可逆转。

3. 少数患者服药 2～4 周后可见 ALT 升高，白细胞总数下降。

4. 常见头晕、乏力、胃肠道反应，偶见皮疹、发热和视物模糊。

5. 可能在口唇部出现疱疹。

【禁忌与慎用】 1. 对本品过敏者、妊娠期妇女及心脏传导阻滞患者禁用。

2. 心、肝、肾功能不全患者和低血压患者慎用。

3. 儿童用药的安全性和有效性尚未确定。

4. 尚未明确本品是否可经乳汁分泌，哺乳期妇女应权衡本品对其的重要性，选择停药或停止哺乳。

【剂量与用法】 1. 口服　0.2 g，3～4 次/日，一日总量不超过 1.2 g，病情稳定后改为 0.2 g，1～2 次/日。

2. 静脉注射或滴注　50～100 mg 加入 25% 葡萄糖注射液 20 ml 推注，或 500 mg 加入 5% 葡萄糖注射液 500 ml 滴注，开始 3.5 mg/min，稳定后改为 2.5 mg/min 维持。

【用药须知】 1. 用药期间，定期进行血常规、肝功能和心电检查。

2. 血压明显下降或心功能严重受损应考虑停药。

【制剂】 片剂：0.2 g。

【贮藏】 密封、避光，贮于室温。

8.1.2　Ⅱ类—β 受体拮抗药

作为Ⅱ类药的 β 受体拮抗药，主要通过拮抗 β 受体，同时还能阻滞钠通道，使 4 相 K^+ 通道开放、Ca^{2+} 内流及 3 相 K^+ 外流减慢，导致自律性降低，有效不应期延长，传导减慢，心肌收缩力减弱。治疗剂量的本类药物不影响心肌传导纤维传导，但能抑制部分除极心肌的慢反应电活动。有些本类药物可缩短动作电位时程（APD）和有效不应期（ERP）。

β 受体拮抗药是一类治疗心血管疾病（包括心律失常、心绞痛和高血压）的重要药物。不过，这一类药物由于对心脏 β_1 受体的选择性，内源性拟交感活性、亲脂性、膜稳定等作用存在差异，因而产生的临床作用也不尽相同，现通过下表简单作出区分。在用这些药物之前，首先应阅读第 7 章（自主神经系统药物）引言中有关这类药物的“不良反应”“禁忌与慎用”“药物相互作用”和“注意事项”。除下表中列出的 β 受体拮抗药之外，还有卡维地洛、氟司洛尔、布库洛尔、波吲洛尔、贝凡洛尔和奈必洛尔，均已收入第 7 章中，此处不再赘述。

主要 β 受体拮抗药的药效学特性

药品名称	β_1 选择性	内在活性	膜稳定作用
醋丁洛尔	+	+	+
阿罗洛尔	0	0	0
阿替洛尔	+	+	0
倍他洛尔	+	0	0
比索洛尔	+	0	0
卡替洛尔	0	+	—
塞利洛尔	+	+	—
艾司洛尔	+	0	0
拉贝洛尔	0	0	0
左布诺洛尔	0	0	0
布拉洛尔	—	0	+
美替洛尔	+	0	0
美托洛尔	0	0	0
纳多洛尔	0	0	0
氧烯洛尔	0	+	+
喷布洛尔	+	0	0
吲哚洛尔	0	++	0
普萘洛尔	0	0	++
索他洛尔	0	0	0
噻吗洛尔	0	0	0

注：0 表示没有活性。— 表示尚无数据。+ 表示有活性。++表示活性强

8.1.3　Ⅲ类—延长动作电位时程药

本类药物均能延长动作电位时程和有效不应期。此外，还都有不同程度的抗肾上腺素能作用。

胺碘酮

(amiodarone)

别名：乙胺碘呋酮、安律酮、胺碘达隆、安纯酮、可达龙、Atlansil、Cordarone

本品为一种碘化苯并呋喃衍生物的抗心律失常药。

【CAS】 1951-25-3

【ATC】 C01BD01

【理化性状】 1. 化学名：2-Butylbenzofuran-3-yl 4-(2-diethylaminoethoxy)-3,5-di-iodophenyl ketone

2. 分子式：$C_{25}H_{29}I_2NO_3$

3. 分子量：645.3

4. 结构式

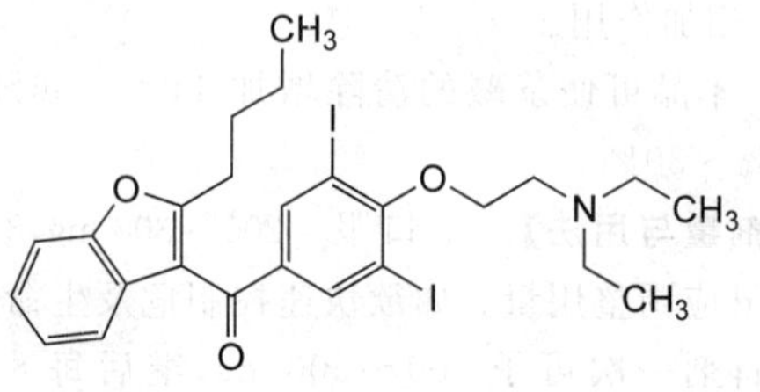

盐酸胺碘酮
(amiodarone hydrochloride)

〖CAS〗 19774-82-4

〖理化性状〗 1. 本品为白色至米色结晶性粉末，微溶于水，溶于乙醇，易溶于三氯甲烷。

2. 分子式：$C_{25}H_{29}I_2NO_3 \cdot HCl$

3. 分子量：681.8

【用药警戒】 由于本品毒性作用广泛，只限于危及生命的心律失常患者使用。在本品可致命性的不良反应中，肺毒性最为严重，可引发过敏性肺炎、间质性肺炎或肺泡性肺炎。此外，对肝的毒性也有致死的报道。

【药理作用】 1. 本品的结构和电生理作用很复杂，不同于现在使用的其他抗心律失常药物，而其抗心律失常的作用机制至今仍未完全弄清。

2. 本品不仅是一种突出的Ⅲ类抗心律失常药，而且还显示出Ⅰ类（膜稳定作用）抗心律失常作用。其对心肌组织的主要作用是通过延长动作电位时程和有效不应期而延迟复极。本品还经快速钠通道阻滞细胞外 Na^+ 的跨膜内流。和Ⅰ类抗心律失常药物一样，在快钠通道失活状态下，本品可与之结合，于是，以时间电压依赖方式抑制复极后的恢复。本品与被激活的钠通道几乎毫无亲和力。

3. 本品还具有非选择性 α 和 β 受体拮抗作用，而且有助于本品发挥抗心律失常的作用。

4. 具有选择性冠脉扩张作用，增加冠脉血流量，降低心肌耗氧量。对预激综合征患者，本品能延长旁路传导途径的有效不应期。

【体内过程】 本品从胃肠道吸收具有个体差异且不稳定。广泛分布，但明显集中于肌肉和脂肪中。蛋白结合率高达 96%。负荷剂量给药通常在 1 周后（数天至 2 周）才发挥作用。其终末 $t_{1/2}$ 平均为 50 d（20～100 d）。在停止长期用药后 1 个月（或更久）仍有药理作用显现出来。一种称为去乙基胺碘酮的代谢物经鉴定也具有活性。大部分原药和代谢物经胆道排出，存在肠肝循环，很少随尿排出。原药和代谢物均可跨越胎盘，并可进入乳汁。静脉注射本品后 1～30 min 可显示最大作用，持续 1～3 h。

【适应证】 用于治疗室性和室上性心律失常、预激综合征。对心肌梗死或心力衰竭患者本品可预防心律失常。其疗效一般认为优于奎尼丁、维拉帕米、丙吡胺和 β 受体拮抗药。

【不良反应】 1. 心血管系统　严重的心动过缓、窦性停搏、传导阻滞。严重低血压，尤其在静脉给药时，如快速滴注，常易引发。还可能发生阵发性室性心动过速。室颤、尖端扭转型室速的发生率较其他抗心律失常药低。罕见激发心力衰竭或加重心力衰竭。

2. 呼吸系统　可发生严重的肺毒性，如肺纤维化、间质性肺炎，一般撤药可缓解，但也有致死情况发生。

3. 肝　肝功能受损、肝炎、肝硬化，有致死的报道。

4. 眼　长期服药的大多数患者都可能发生良性的角膜黄褐色沉着，少数人可有光晕，停药即可逆转。

5. 皮肤　常见光敏反应，罕见皮肤呈蓝灰色改变。

6. 甲状腺　减少周围 T_4 转变成 T_3，增加反式 T_3（revere-T_3）的形成，影响甲状腺功能，出现甲状腺功能亢进或甲状腺功能减退。

7. 其他不良反应还有疲倦、乏力、感觉异常、周围神经病变、肌痛、共济失调、震颤、恶心、呕吐、味觉改变、梦魇、头晕、头痛、失眠、附睾炎。

8. 静脉注射本品可能引起血栓性静脉炎，快速静脉注射可致房室传导阻滞、心源性休克、过敏性休克、热性潮红和出汗。

9. 本品可引起可逆的末梢神经病变，本品引起的磷脂沉积可以解释神经系统不良反应的原因，本品的含碘量是发生甲状腺毒性的因素。

【妊娠期安全等级】 D。

【禁忌与慎用】 1. 对碘或本品过敏者、低血压、严重的窦房结功能不全、二～三度房室传导阻滞、可致眩晕的心动过缓、呼吸功能不全、病态窦房结综合征、甲状腺疾病等患者禁用。

2. 儿童用药的安全性和有效性尚未确定。

3. 本品及其主要代谢产物可经乳汁分泌，哺乳期妇女使用时，应暂停哺乳。

【药物相互作用】 1. 本品与可引起心动过缓的药物（如 β 受体拮抗药、钙通道阻滞药及其他抗心律失常药）合用，可引发窦性心动过缓、窦性停搏及房室传导阻滞。

2. 本品不可与可致心律失常的药物（如吩噻嗪类、三环类抗抑郁药、卤泛群、特非那定等）合用，因可增强其对心脏的作用。

3. 本品可能增强口服抗凝血药或氯硝西泮的作用。

4. 本品可升高环孢素、地高辛、氟卡尼、苯妥英、普鲁卡因胺和奎尼丁的血药浓度。

5. 苯妥英可降低本品的血药浓度。

6. 西咪替丁或酶抑制剂（包括 HIV 蛋白酶抑制

剂)可升高本品的血药浓度。

【剂量与用法】 1. 口服 开始 200 mg,3 次/日,连用 1 周,接着服 200 mg,2 次/日,亦用 1 周,然后维持给药,一般 200 mg/d。负荷剂量可高达 1600 mg/d,连用 1～3 周,接着 600～800 mg/d,连用 1 个月,一般维持用量为 400 mg/d。应使用最小有效剂量,以减少不良反应的发生。长期用于房颤,一般用药 5 d,停药 2 d。

2. 静脉滴注 以 5%葡萄糖注射液 250 ml 稀释本品,一般可用 5 mg/kg,于 20 min 至 2 h 输完。接着于 24 h 内可用到 1.2 g(稀释成 500 ml)。重复使用最好通过中心静脉导管输入。

3. 静脉注射 可用于急症,本品 150～300 mg,稀释至 10～20 ml,在超过 3 min 的时间缓慢推注。第 2 次注射必须至少间隔 15 min。

【用药须知】 1. 不可用氯化钠溶液稀释本品。

2. 给药前和给药中,应注意监测心电图,定期检查电解质,常规监测血压,严密观察不良反应,尤其是心血管方面的不良反应。

3. 本品最快起效时间是 1 d,最长 14 d,因此,在不发生严重不良反应的情况下,应耐心细致地观察效应,不可过早判定无效。

4. 本品起效缓慢,疗效稳定期始于 5～7 周。停药后易于复发,因此,以小剂量维持药效为好。

5. 停药后 30 d,机体各类组织中仍保留着药物 16%～30%。

6. 久服药者应做 T_3、T_4、TSH(促甲状腺激素)浓度测定,仅靠临床评估是不可信的。

7. 本品含碘量很高,每 1 分子含 2 个碘原子,如以日服 400 mg 计,相当于碘元素 148.8 mg,故有可能干扰甲状腺功能。

8. 长期用药者应定期检查肝、肺功能,眼科检查也应考虑在内。

9. 尽管本品及其代谢物的排出途径不以泌尿道为主,但中、重度肾功能不全患者仍有可能产生碘蓄积。

10. 静脉注射本品宜缓慢进行,长时间滴注最好采取中心静脉导管。

【制剂】 ①片剂、胶囊剂:0.1 g;0.2 g。②注射液:0.15 g/3 ml。

【贮藏】 密封、避光贮于室温。

溴苄铵
(bretylium)

别名:溴苄乙铵、Bretylol、Bretylate

本品为一季铵化合物,属Ⅲ类抗心律失常药,亦有Ⅱ类抗心律失常药作用。

【CAS】 59-41-6

【ATC】 C01BD02

【理化性状】 1. 化学名:(2-Bromobenzyl) ethyldimethylammonium

2. 分子式:$C_{11}H_{17}BrN$

3. 分子量:243.16

托西酸溴苄铵
(bretylium tosilate)

〖CAS〗 61-75-6

〖理化性状〗 1. 本品为白色结晶性粉末,熔点 97～99 ℃。可溶于水、乙醇等。5%的水溶液 pH 为 5.0～6.5。

2. 化学名:(2-Bromobenzyl) ethyldimethylammonium toluene-4-sulphonate

3. 分子式:$C_{11}H_{17}BrN \cdot C_7H_7O_3S$

4. 分子量:414.4

5. 结构式

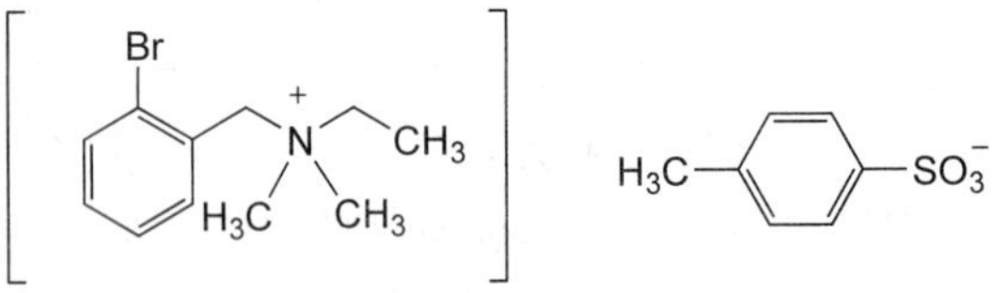

【药理作用】 本品具有膜稳定作用,通过阻滞钾通道,来阻止动作电位复极,延长动作电位时程和有效不应期。引起去甲肾上腺素首先释放,然后通过阻止交感神经末梢释放去甲肾上腺素以阻滞肾上腺素能的传导。本品可抑制室颤和其他室性心律失常,但实际的作用模式尚未确定。

【体内过程】 本品口服吸收不佳,肌内注射易于吸收。不在体内被代谢,其作用可维持 6～8 h。约有 80%的给药剂量以原药随尿液排出。其 $t_{1/2}$ 介于 4～17 h 之间,肾功能不全患者可见延长。透析可清除本品。

【适应证】 用于治疗危及生命的室性心律失常及短期控制传统治疗无效的室性心律失常。治疗室颤患者,一般在数分钟内可观察到效果。

【不良反应】 1. 最常见的不良反应是低血压,且很严重。但在治疗开始时,可能出现短暂的血压上升、心率加快和心律失常加重,此乃由于去甲肾上腺素的释放所致。

2. 在快速静脉注射时,尤其易致恶心、呕吐、头晕和排尿困难。

3. 肌内注射可致组织坏死,肌肉萎缩,可限制注射容量、更换注射部位以避免之。

【妊娠期安全等级】 C。

【禁忌与慎用】 1. 妊娠期妇女及低血压患者禁用。

2. 严重的主动脉狭窄和肺动脉高压患者亦禁用。

3. 洋地黄类引起的心律失常禁用本品。

4. 儿童用药的安全性和有效性尚未确定。

5. 哺乳期妇女应权衡本品对其的重要性，选择停药或停止哺乳。

6. 老年人用药尚无足够的数据，用药时宜从最低剂量开始。

【药物相互作用】 1. 本品可加重洋地黄毒性引起的心律失常。

2. Ca^{2+}与本品可产生拮抗作用。

【剂量与用法】 1. 治疗即刻危及生命的室颤，可用5 mg/kg(未稀释的5%的溶液，50 mg/ml)做快速静脉注射，配合其他复苏措施和电复律。如室颤仍持续，用量可加至10 mg/kg，必要时可重复，总量可达30 mg/kg。

2. 控制并非即刻危及生命的室性心律失常，在心电监护下肌内注射或静脉注射，患者应取仰卧位并严密观察直立性低血压。开始给予5～10 mg/kg，每1～2 h注射一次，更换不同的部位，直至心律失常已被控制，继后每6 h静脉注射一次或每6～8 h肌内注射一次以维持治疗。在适当的时候，应尽快改为口服其他抗心律失常药物。肌内注射除更换部位外，药液不可稀释，一次注射不可超过5 ml。如能在8 min以上完成静脉注射给药，可避免患者发生恶心、呕吐。

【用药须知】 1. 由于本品所致低血压严重，故只能在使用其他抗心律失常药物治疗无效的严重室性心律失常患者中才可使用本品。

2. 治疗期中，应严密进行心电监护。

3. 如需用拟交感药逆转低血压时，应特别注意监护，因可能加重原已存在的不良反应。

【制剂】 注射液：250 mg/2 ml。

【贮藏】 密封、避光贮于室温。

多非利特

(dofetilide)

别名：Tikosyn

本品为选择性Ⅰ型钾通道阻滞药，属Ⅲ类抗心律失常药。于2000年5月在美国首次上市。

【CAS】 115256-11-6

【ATC】 C01BD04

【理化性状】 1. 本品为白色至类白色粉末，难溶于水，溶于0.1 M氢氧化钠、丙酮和0.1 M盐酸中。

2. 化学名：β[(*p*-Methanesulfonamidophenethyl)methylamino]methanesulfono-*p*-phenetidide

3. 分子式：$C_{19}H_{27}N_3O_5S_2$

4. 分子量：441.6

5. 结构式

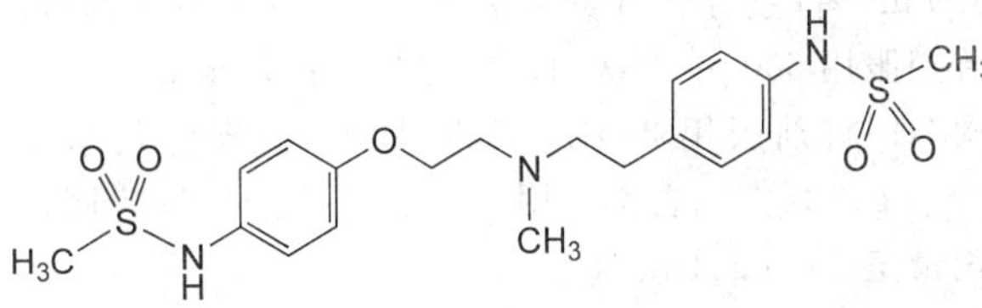

【用药警戒】 为降低导致心律失常的风险，初始或再次使用本品的患者，应于医疗机构内至少在开始使用本品的前3 d就进行肌酐清除率计算，医疗机构应能进行持续心电监护、心脏复苏。本品只能在医院由有经验的医师使用。

【药理作用】 本品具有较高的逆转为窦性心律的作用，与胺碘酮相比，对房颤和房扑的转复效果较好。

【体内过程】 口服吸收良好。约20%在肝内被CYP3A4代谢而失去活性，原药和代谢物均随尿液排出。$t_{1/2}$为8～10 h。

【适应证】 用于治疗心律失常、房颤和房扑。

【不良反应】 1. 常见心绞痛、焦虑、关节痛、无力、房颤、高血压、疼痛、心悸、周围水肿、室上性心动过速、出汗、泌尿系统感染及室性心动过速。

2. 偶见血管神经性水肿、脑缺血、脑卒中、脑水肿、面神经麻痹、弛缓性麻痹、肝损伤、偏头痛、心动过缓、心肌梗死、心搏骤停、瘫痪、感觉异常、猝死或晕厥。

【妊娠期安全等级】 C。

【禁忌与慎用】 1. 对本品过敏者禁用。

2. Ccr<20 ml/min者禁用。

3. 儿童用药的安全性和有效性尚未确定。

4. 尚未明确本品是否可经乳汁分泌。哺乳期妇女应权衡本品对其的重要性，选择停药或停止哺乳。

【药物相互作用】 1. 干扰阳离子运转的药物如西咪替丁、酮康唑、SMZ_{Co}、TMP、奋乃静(prochlorperazine)和甲地孕酮及经CYP3A4代谢的药物如维拉帕米等均可使本品血药浓度升高。

2. CYP3A4抑制剂如大环内酯类、咪唑类抗真菌药、蛋白酶抑制药、选择性5-HT再摄取抑制药和葡萄柚汁也可引起本品血药浓度上升，但较轻微。

3. 本品不可合用胺碘酮、索他洛尔、三环类抗抑郁药、吩噻嗪类药、西沙必利及大环内酯类抗生素，因可致Q-Tc间期延长。

【剂量与用法】 1. 根据 Ccr 设定首剂给药剂量，Ccr＞60 ml/min 者剂量为 500 μg，2 次/日；Ccr 为 40～60 ml/min 者剂量为 250 μg，2 次/日；Ccr 为 20～39 ml/min 者剂量为 125 μg，2 次/日。

2. 第 2 次给药根据首剂后 2～3 h 的 Q-Tc 间期延长情况调整剂量，Q-Tc 较基线延长 15%或＞500 ms 者（室性传导异常者＞550 ms）应调整剂量。首剂服用 500 μg，2 次/日者，应降低剂量至 250 μg，2 次/日；首剂服用 250 μg，2 次/日者，应降低剂量至 125 μg，2 次/日；首剂服用 125 μg，2 次/日者，应降低剂量至 250 μg，1 次/日。

3. 在任何一次服药后 2～3 h 的 Q-Tc＞500 ms 者（室性传导异常者＞550 ms），均应停止本品的治疗。

【用药须知】 1. 用药的前 3 d 须监测心电图，继后定期监测心电图和肾功能，如出现 Q-Tc＞500 ms 者（室性传导异常者＞550 ms）应停药，并监测心电图，直至恢复正常。

2. 开始本品治疗前应先纠正低血钾。

【制剂】 胶囊剂：125 μg；250 μg；500 μg。

【贮藏】 密封、避光贮于室温。

伊布利特
(ibutilide)

本品为Ⅲ类抗心律失常药。

【CAS】 122647-32-9

【ATC】 C01BD05

【理化性状】 1. 化学名：*N*-(4-{4-[Ethyl(heptyl)amino]-1-hydroxybutyl}phenyl)methanesulfonamide

2. 分子式：$C_{20}H_{36}N_2O_3S$

3. 分子量：384.6

4. 结构式

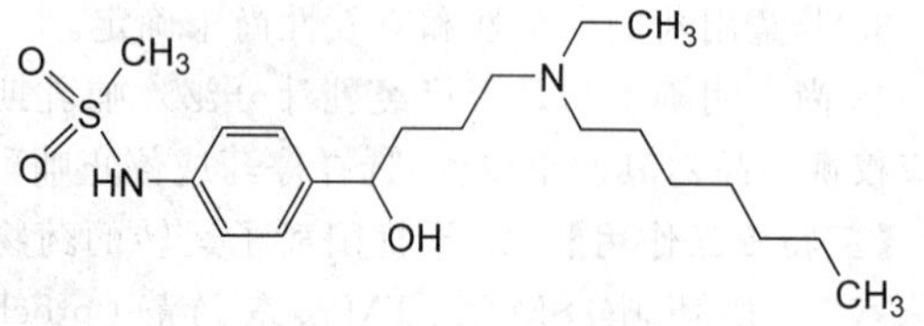

富马酸伊布利特
(ibutilide fumarate)

别名：Corvert

〖CAS〗 122647-32-9

〖理化性状〗 1. 本品为白色至类白色粉末，pH 为 7 以下，水中溶解度超过 100 mg/ml。

2. 化学名：(±)-4′-[4-(Ethylheptylamino)-1-hydroxybutyl]meth-anesulfonanilide fumarate(2∶1)

3. 分子式：$C_{22}H_{38}N_2O_5S$

4. 分子量：442.62

【用药警戒】 1. 本品可导致致命性心律失常，特别是持续的多态性室性心动过速，偶伴 Q-T 间期延长（尖端扭转型心动过速），有时无明显的 Q-T 间期延长。临床试验中有 1.7%的患者需心脏复律。使用本品过程中应由经过治疗急性室性心律失常，特别是多态性室性心动过速训练的人员持续监测 ECG，房颤持续 2～3 d 者，必须给予足够的抗凝，一般至少维持 2 周。

2. 长期房颤的患者转复后，很可能转为窦性心律，长期使用本品维持窦性心律可导致风险。使用本品的患者应谨慎选择，权衡维持窦性心律的益处与使用本品的风险。

【药理作用】 1. 对心脏电生理的研究表明，本品可抑制复极时 K^+ 外向电流，延长动作电位时间，延长 Q-T 间期，延长心肌的有效不应期。促进平台期缓慢内向 Na^+ 电流及平台期内向 Ca^{2+} 电流，延长动作电位时间，延长心肌的有效不应期和 Q-T 间期，减慢传导，使折返激动不易形成。

2. 动物实验结果表明，本品可终止犬动物模型的持续房扑和房颤，延长 Q-T 间期，减少犬急性心肌梗死模型室颤和室速的发生率，并降低室颤时除颤阈值。临床研究表明，本品起效快，在 10 min 内快速静脉滴注本品 0.03 mg/kg 时或在 8 h 内缓慢静脉滴注 0.1 mg/kg 时，可使 Q-T 间期延长 38%～43%。Q-T 间期延长的程度与本品的血药浓度成正相关。本品对 QRS 时间无明显影响。本品对心率、血压及其他血流动力学指标无明显影响。本品无明显负性肌力作用。

【体内过程】 本品口服有较强的首关效应，生物利用度低，故采用静脉滴注。静脉应用后，迅速分布于细胞外液。41%的药物与血浆蛋白结合，本品大部分药物在肝代谢。代谢产物共 8 个，除其中一个代谢产物有活性外，其余 7 个均无活性。本品 $t_{1/2}$ 为 3～6 h，主要随尿液排出体外。

【适应证】 用于治疗快速心房颤动、心房扑动。

【不良反应】 可引起尖端扭转型室性心动过速、持续单形态室性心动过速、非持续单形态室性心动过速、AV 传导阻滞、束支传导阻滞、室性期前收缩、室上性期前收缩、低血压、直立性低血压、心动过缓、窦性心动过缓、结性心律失常、充血性心力衰竭、心动过速、窦性心动过速、室上性心动过速、室性节律、高血压、Q-T 间期延长、心悸、晕厥、肾衰竭。其他不良反应为恶心、头痛。

【妊娠期安全等级】 C。

【禁忌与慎用】 1. 严重心动过缓、严重心力衰竭、低钾血症、低镁血症、原有 Q-T 间期延长和扭转型室性心动过速发作史的患者禁用。

2. 妊娠期妇女只有在益处大于对胎儿伤害的风险时方可使用。

3. 哺乳期妇女应权衡利弊，选择停药或停止哺乳。

4. 儿童用药安全性及有效性尚未确定。

【药物相互作用】 1. 由于室性心律失常有可能掩盖地高辛过量引起的心脏毒性，血浆地高辛浓度高于或怀疑高于正常水平的患者使用本品应谨慎。

2. 本品与酚噻嗪类、三环类抗抑郁药、四环类抗抑郁药、抗组胺药等能延长 Q-T 间期的药物合用，会导致心律失常的危险性增加。

【剂量与用法】 静脉给药，体重＞60 kg，推荐首剂量为 1 mg，10 min 内静脉滴注，如需要，10 min 后可行第 2 次滴注，剂量仍为 1 mg。体重＜60 kg，首剂 0.01 mg/kg，若需要，再用相同剂量给予第 2 次治疗。

【用药须知】 1. 用药前应检查患者血钾、血镁浓度，并开始抗凝治疗。

2. 患者应该住院治疗，并进行连续心电监护，至少应监护 4 h 或至 Q-T 间期恢复到基线值。

3. 肝功能不全患者，使用本品时，其清除率减低，药物作用时间延长。

4. 4 h 内不得合用其他延长 Q-T 间期的药物。

5. 由于老年人肝、肾、心脏功能降低，用药剂量应谨慎，从低剂量开始。

6. 本品可用 5% 葡萄糖或 0.9% 氯化钠注射液稀释。稀释液可室温放置 24 h，或 2～8 ℃下放置 48 h。

【制剂】 注射液：1 mg/10 ml。

【贮藏】 贮于室温。

丁萘夫汀
(bunaftine)

别名：丁萘酰胺、Meregon、Bunaphtine

本品为选择性 Ⅰ 型钾通道阻滞药，属Ⅲ类抗心律失常药。于 2000 年 5 月在美国首次上市。

【CAS】 32421-46-8

【ATC】 C01BD03

【理化性状】 1. 本品为白色至类白色粉末，难溶于水，溶于 0.1 M 氢氧化钠、丙酮和 0.1 M 盐酸中。

2. 化学名：*N*-[2-(Diethylamino) ethyl]-*N*-propylnaphthalene-1-carboxamide

3. 分子式：$C_{21}H_{30}N_2O$

4. 分子量：326.48

5. 结构式

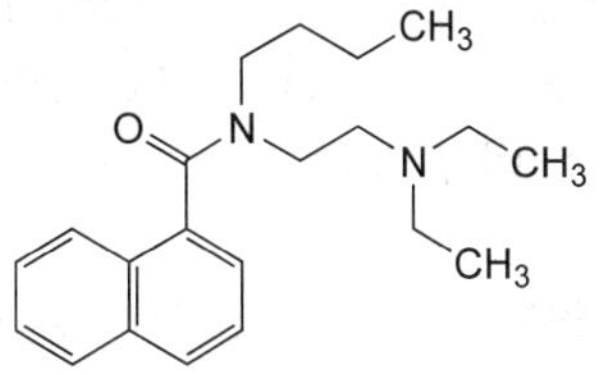

【简介】 为Ⅲ类抗心律失常药。可抑制异位节律，显著延长动作电位时程。口服用其枸橼酸盐，吸收良好。$t_{1/2}$ 约为 4 h。静脉注射用其盐酸盐，商品名 Meregon。可用于治疗期前收缩、阵发性心动过速，对反复发作的室上速伴预激综合征也有效。口服 0.4～1.0 g/d。

维纳卡兰
(vernakalant)

本品为新型Ⅲ类抗心律失常药物。

【CAS】 794466-70-9

【理化性状】 1. 化学名：(3*R*)-1-{(1*R*, 2*R*)-2-[2-(3, 4-Dimethoxyphenyl) ethoxy] cyclohexyl} pyrrolidin-3-ol

2. 分子式：$C_{20}H_{31}NO_4$

3. 分子量：349.46

4. 结构式

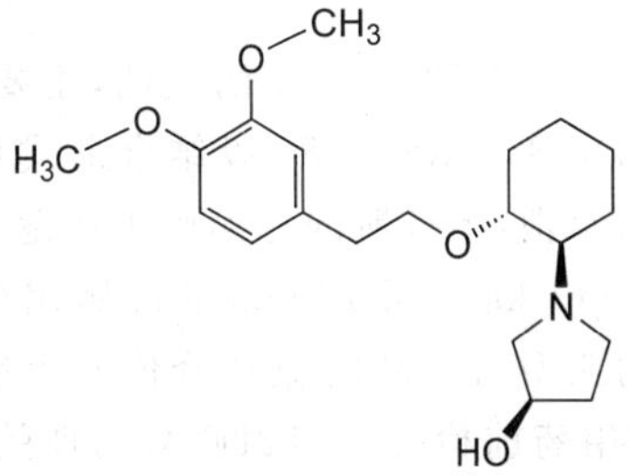

盐酸维纳卡兰
(vernakalant hydrochloride)

别名：Brinavess

〖CAS〗 748810-28-8

〖理化性状〗 1. 分子式：$C_{20}H_{31}NO_4 \cdot HCl$

2. 分子量：385.93

【药理作用】 本品作用于心房 Kv1.5 K^+ 通道，抑制心房组织的复极过程。心肌细胞的 Kv1.5 通道主要耗用 I_{kur} 电流，是心房肌动作电位形态的主要决定电流。阻滞 I_{kur}，可延长心房肌的有效不应期。由于 Kv1.5 通道蛋白主要在心房表达，因此，认为本品可选择性地作用于心房，故本品也被称为心房复极延长剂。事实上，心室还是存在极少量的 Kv1.5 表达，理论上本品还是有可能延长心室细胞动作电位的时程。本品除了对 I_{kur} 电流起作用，还阻滞钠电流，对 I_{kr}、I_{ks} 电流也有微弱的作用，因此，可以说它是一个多通道阻滞药。本品只针对 7 d 之内的房颤有效的原因可能归因于房颤发生后复杂的离子通道重构。

【体内过程】 1. 本品的血药浓度与剂量呈线性关系。在健康志愿者中，以 0.1～5.0 mg/kg 剂量静脉注射 10 min，血药浓度随给药剂量的增加而增加。C_{max} 为 0.083～0.91 g/ml。峰值出现于开始用药后的 10 min。Ⅲ期的 ACTI（房性心律失常转复试验Ⅰ）研究，首先于 10 min 内静脉应用本品 3 mg/kg，如 15 min 未能转复房颤，再于 10 min 内静脉给予 2 mg/kg。第 1 剂药物应用后 10 min 血药浓度达峰，平均最大血药浓度为 4.97 μg/ml。第 2 剂药物应用后，35 min（从第 1 剂开始计时）血药浓度达峰，平均最大血药浓度为 4.61 μg/ml。分布容积为 2 L/kg，药动学呈二室模型。血浆蛋白结合率为 53%～63%。清除速度为 649～938 ml/min，呈一级动力学消除模式。以 3 mg/kg、2 mg/kg 间隔 15 min 给药的方式，并未造成血药浓度的明显升高。

2. 本品口服的生物利用度约为 20%。口服约第 4 d 达到稳定的血药浓度，随药物剂量的加大，血药浓度增加。剂量 900 mg，2 次/日口服，于第 7 d 可达到与静脉给药 2～3 mg/kg 相同的血药峰值。

3. 本品经 CYP2D6 同工酶代谢，主要代谢成无活性的 RSD1385。RSD1385 以结合形式存在，且迅速从肝和肾排泄（但排泄的比例尚不清楚）。以目前 3 mg/kg、2 mg/kg 间隔 15 min 的静脉用药的方式，CYP2D6 的亚型对本品的血药峰值并无明显影响。因此，勿需用药前检查 CYP2D6 酶活性的高低。本品清除 $t_{1/2}$ 根据肝 CYP2D6 酶活性的不同而不同。在 CYP2D6 酶活性高者清除 $t_{1/2}$ 为 3.6 h，在 CYP2D6 酶活性低者清除 $t_{1/2}$ 为 8 h。年龄、肾功能状态、是否存在心力衰竭、是否合用 CYP2D6 酶抑制药、是否合用 β 受体拮抗药和钙通道阻滞药并不影响本品的清除。

【适应证】 1. 快速转复成人最近发作的房颤。

2. 非手术者，治疗房颤持续≤7 d 者。

3. 手术后的患者，治疗房颤持续≤3 d 者。

【不良反应】 1. 神经系统　很常见味觉障碍，常见感觉异常、头晕、头痛、感觉减退，少见灼烧感、味觉倒错、血管迷走神经性晕厥。

2. 眼　少见眼刺激感、流泪增加、视力损害。

3. 心血管　常见心动过缓、房颤、低血压，少见窦性停搏、完全房室传导阻滞、一度房室传导阻滞、右束支传导阻滞、室性期外收缩、心悸、窦性心动过缓、特发性室速、Q-T 间期延长、心源性休克、潮红、面色苍白。

4. 呼吸系统　很常见打喷嚏，常见咳嗽、鼻部不适，少见呼吸困难、窒息感、流涕、喉刺激感、气哽感觉、鼻充血。

5. 消化系统　常见恶心、呕吐、口腔感觉异常，少见腹泻、排便急迫、口干、口腔感觉减退。

6. 皮肤　常见瘙痒、多汗，少见广泛性瘙痒、冷汗。

7. 肌肉与骨骼　少见四肢痛。

8. 常见输液部位疼痛、热感，少见输液部位激惹、过敏、感觉异常、荨麻疹、胸部不适、疲乏。

【禁忌与慎用】 1. 对本品及制剂成分过敏者禁用。

2. 严重动脉狭窄，收缩压＜100 mmHg，并伴 3 或 4 级心力衰竭的患者禁用。

3. Q-T 间期延长的患者（未校正＞440 ms）或严重的心动过缓、窦房结功能障碍、二或三度房室传导阻滞未安装起搏器者禁用。

4. 4 h 之内曾给予其他抗心律失常药（Ⅰ类和Ⅲ类）或本品者禁用。

5. 发生急性冠脉综合征（包括心肌梗死）至少 30 d 内禁用本品。

【剂量与用法】 1. 推荐初始剂量为 3 mg/kg，经 10 min 静脉滴注，体重＞113 kg 者的最大剂量为 339 mg，如滴注结束后 15 min，未成功复律，给予第 2 剂 2 mg/kg，体重＞113 kg 者的最大剂量为 226 mg。24 h 内总剂量不能超过 5 mg/kg。

2. 如在给予第 1 剂或第 2 剂期间成功复律，本次输液应继续完成。推荐使用输液泵滴注本品，禁止快速静脉注射或静脉滴注。推荐使用 0.9% 氯化钠注射液、乳酸林格注射液或 5% 葡萄糖注射液稀释本品至 4 mg/ml 后使用。

【用药须知】 1. 本品可导致严重的低血压，用药期间应严密监测，如在第 1 剂滴注过程中发生低血压，不能给予第 2 剂。

2. 给予本品前应纠正低血钾，充分水化，如需要时，给予抗凝药。

【制剂】 注射液：200 mg/10 ml（相当于游离碱 181 mg）；500 mg/20 ml（相当于游离碱 452.5 mg）。

【贮藏】 避光保存，稀释液贮于 25 ℃，12 h 内使用。

决奈达隆

(dronedarone)

本品为苯并呋喃衍生物,结构与胺碘酮类似。

【CAS】 141626-36-0。141626-36-0

【ATC】 C01BD07

【理化性状】 1. 化学名:*N*-{2-Butyl-3-[4-(3-dibutylaminopropoxy)benzoyl]benzofuran-5-yl}methanesulfonamide

2. 分子式:$C_{31}H_{44}N_2O_5S$

3. 分子量:556.75

4. 结构式

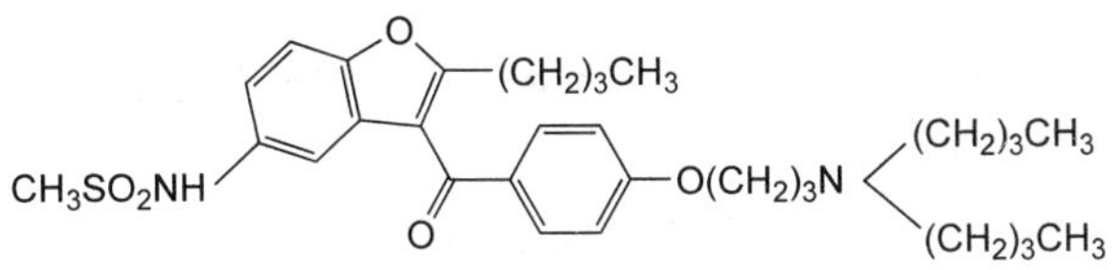

盐酸决奈达隆

(dronedarone hydrochloride)

别名:Multaq

〖CAS〗 141625-93-6

〖ATC〗 C01BD07

〖理化性状〗 1. 本品为白色粉末。不溶于水,极易溶于二氯甲烷和水。

2. 化学名:*N*-{2-butyl-3-[4-(3-dibutylaminopropoxy)benzoyl]benzofuran-5-yl}methanesulfonamide, hydrochloride

3. 分子式:$C_{31}H_{44}N_2O_5S \cdot HCl$

4. 分子量:593.2

【用药警戒】 1. 严禁失代偿性心力衰竭和永久性心房颤动的患者使用本品,因会导致死亡、卒中和心力衰竭发生的风险增高。

2. 永久性心房颤动的患者,使用本品会导致死亡、卒中和因心力衰竭而住院的风险加倍。患者在使用本品前应该监测心率不少于3个月,对于不能复律为正常窦性节律的心房颤动(AF)患者严禁使用本品。

3. 有症状的、最近需要住院治疗的或者纽约心脏协会Ⅳ级心力衰竭的患者,严禁使用本品,因本品会导致死亡的风险加倍。

【药理作用】 作用机制尚未明确。本品具有4类(Vaughan-Williams 分类)抗心律失常药的特性,但这些活性分别对临床效应的贡献尚不清楚。

【体内过程】 1. 吸收 口服本品后吸收迅速,但生物利用度差,由于首关效应,空腹时口服本品的生物利用度仅约4%,进食后可增加至15%。在进餐时口服本品3～6 h后,本品及其体内的代谢物(*N*-2丁基代谢物)的血药浓度可达峰值。一次使用400 mg,2次/日,4～8 d可达到稳态,本品的平均蓄积率为2.6～4.5。达到稳态时,本品在体内的药动学与剂量曲线呈非线性,当剂量增加为2倍时,C_{max}和AUC分别增加2.5～3倍。

2. 分布 本品及其*N*-2丁基代谢物的体外血浆蛋白结合率>98%,未达到饱和状态。两者均主要与白蛋白结合。静脉给药后稳态分布容积约为1400 L。

3. 代谢 本品在体内经CYP3A代谢,代谢途径首先由*N*-2丁基化形成活性*N*-2丁基代谢物,经氧化脱氨基作用和直接氧化作用形成无活性的丙酸代谢物。各种代谢物进一步代谢生成超过30种不典型的代谢物。*N*-2丁基代谢物表现出药效学活性,强度为原药的1/10至1/3。

4. 排泄 口服本品后,代谢物有6%随尿液排泄,84%随粪便排出体外。本品及其*N*-2丁基代谢物在血浆中仅占这些代谢物的15%。静脉给予本品,清除率为130～150 L/h,消除$t_{1/2}$为13～19 h。

【适应证】 用于有阵发性或持续性房颤病史的窦性心律的患者,降低住院风险。

【不良反应】 1. 严重不良反应包括心力衰竭或心力衰竭恶化、肝损伤、肺毒性、与排钾利尿药合用会导致低钾血症和低镁血症、Q-T间期延长。

2. 常见的不良反应包括腹泻、恶心、呕吐、腹部疼痛、消化不良、感觉疲倦和虚弱、心动过缓、皮肤疾患(如发红、皮疹和瘙痒)。

3. 上市后报道的不良反应包括心力衰竭或心力衰竭恶化、肝损伤,间质性肺疾病包括肺炎和肺纤维化,过敏反应包括体位性水肿,血管炎包括白细胞破碎性血管炎。

【妊娠期安全等级】 X。

【禁忌与慎用】 1. 永久性心房颤动的患者禁用。

2. 有症状的、最近需要住院治疗的或者NYHA Ⅳ级心力衰竭的患者禁用。

3. 二度或三度房室传导阻滞,或病态窦房结综合征(使用起搏器除外)禁用。

4. 脉搏<50次/分者禁用。

5. 同时使用强效CYP3A抑制剂者禁用。

6. 同时使用会导致Q-T间隔延长的药物或中成药者禁用。

7. 若服用本品前服用胺碘酮,可能会产生的肝毒性和肺毒性。

8. Q-Tc间期≥500 ms或P-R间期>280 ms者

禁用。

9. 严重肝功能不全者禁用。

10. 妊娠期妇女和哺乳期妇女禁用。

11. 对本品或者本品中其他任何辅料过敏者禁用。

12. 本品用于儿童和青少年(18岁以下)的有效性和安全性尚未确定。

【药物相互作用】 1. 禁止联合使用能延长Q-T间期的药物,如某些吩噻嗪类、三环类抗抑郁药、某些大环内酯类抗生素、Ⅰ类或Ⅲ类抗心律失常药物,因为有导致尖端扭转型室性心动过速的潜在风险。

2. 对于正在使用地高辛的失代偿性心力衰竭和持续性心房颤动的患者,本品有增加心律失常和猝死的风险;但是对未使用地高辛的患者来说,上述风险的发生率与安慰剂组无明显区别。地高辛可以加强本品的电生理作用(减少房室结传导)。如果需要继续使用地高辛,地高辛的剂量减半,并监测其血药浓度,严密观察其不良反应。

3. 钙通道阻滞药(如维拉帕米和地尔硫䓬)通过抑制窦房结及房室结电传导会加强本品的作用,在监测心电图下,初始给予低剂量钙通道阻滞药可以有较好的耐受性。

4. 本品可使普萘洛尔和美托洛尔的药效加强,其他CYP2D6底物(包括其他β受体拮抗药、三环类抗抑郁药和选择性5-羟色胺再摄取抑制药)在联合使用本品时,都可能会使药效增加。而β受体拮抗药和本品合用可导致心动过缓,在监测心电图下,给予低剂量的β受体拮抗药和其他CYP2D6底物。

5. 避免同时使用利福平和其他CYP3A诱导剂,如苯巴比妥、卡马西平、苯妥英和贯叶连翘,因会导致本品作用明显降低。

6. 避免同时服用葡萄柚汁,因可明显降低本品的暴露量。

7. 本品可使辛伐他汀的药效加强,辛伐他汀与本品合用时,剂量应小于10 mg/d。

8. 因为本品与他汀类药物之间存在多种反应机制,建议本品与他汀类药物合用应参考他汀药物的说明书中与CYP3A和P-糖蛋白抑制剂合用时的推荐剂量。

9. 本品可增加口服西罗莫司、他克莫司和其他有效血药浓度范围小的CYP3A底物的血药浓度。因此,同服以上药物时应监测其血药浓度,并适当调整剂量。

10. 本品可使达比加群酯血药浓度升高。

11. 本品可使华法林的血药浓度稍微升高,但临床应用中并未发现INR明显升高。在临床试验中,联合使用抗凝药物时,与安慰剂组相比,服用本品组中,用药1周后INR≥5的患者较多,但是并未观察到明显的出血风险。上市后,与华法林合用既有增加出血风险的报道,也有未增加出血风险的报道,故本品与华法林合用时需要监测INR值。

【剂量与用法】 1. 推荐成人剂量为一次400 mg,2次/日,早餐和晚餐时各服1次。在使本品之前,必须停用Ⅰ类或Ⅲ类抗心律失常药物(如胺碘酮、氟卡尼、普罗帕酮、奎尼丁、丙吡胺、多菲利特、索他洛尔)或CYP3A强效抑制剂(如酮康唑)。

2. 本品不能和葡萄柚汁同时服用,如果错过服药时间,患者应该按照时间安排正常服药,不能服2倍剂量。

【用药须知】 1. 本品在女性中的药物浓度平均高于男性30%。

2. 在本品过量的情况下,应监测患者的心率和血压,并根据症状给予支持治疗。本品及其代谢物是否可以通过透析除去尚不清楚,没有可用的特效解毒剂。

3. 停用本品前应咨询医师。

4. 如果出现心力衰竭的症状或体征,如快速体重增加、体位性水肿或呼吸急促应寻求医师帮助。

5. 如果出现潜在的肝损伤症状应告知医师,如食欲缺乏、恶心、呕吐、发热、全身不适、乏力、右上腹不适、黄疸、尿色深或瘙痒。

【制剂】 片剂:400 mg。

【贮藏】 贮于25 ℃,短程携带允许15～30 ℃。

8.1.4 Ⅳ类—钙通道阻滞药

本类药物通过阻滞钙通道从而发挥抗心律失常的作用,其电生理作用主要在于抑制依赖于钙的动作电位和减慢房室结的传导速度。

维拉帕米

(verapamil)

别名:异搏定、戊脉安、戊脉宁、Isoptin

本品为人工合成的罂粟碱衍生物。

【CAS】 52-53-9

【ATC】 C08DA01

【理化性状】 1. 化学名:5-[*N*-(3,4-Dimethoxphenethyl)-*N*-methylamino]-2-(3,4-dimethoxyphenyl)-2-isopropylvaleronitrile

2. 分子式:$C_{27}H_{38}N_2O_4$

3. 分子量:454.6

4. 结构式

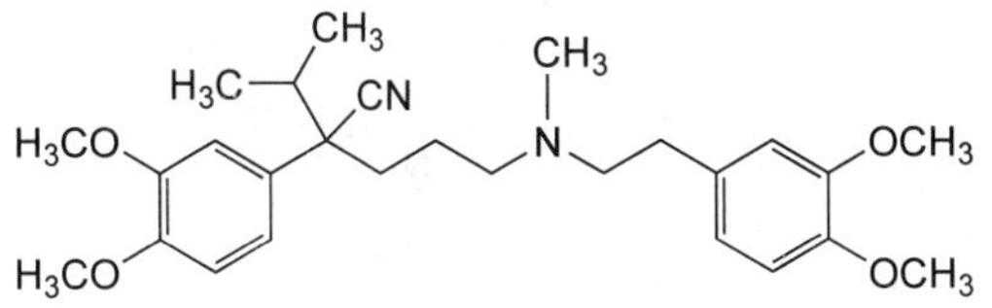

盐酸维拉帕米
(verapamil hydrochloride)

〖CAS〗 152-11-4

〖理化性状〗 1. 本品为几乎白色的结晶性粉末，几乎无臭，味稍苦，溶于水、甲醇及三氯甲烷。5%的水溶液 pH 为 4.5～6.0。

2. 化学名：5-[*N*-(3,4-Dimethoxyphenethyl)-*N*-methylamino]-2-(3,4-dimethoxyphenyl)-2-isopropylvaleronitrile hydrochloride

3. 分子式：$C_{27}H_{38}N_2O_4 \cdot HCl$

4. 分子量：491.1

【用药警戒】 本品有负性肌力作用，可引起心力衰竭。有轻度心功能不全的患者服用本品前宜先服用适量的洋地黄或利尿药。

【药理作用】 本品可选择性阻滞 Ca^{2+} 向窦房结和房室结慢反应细胞内流，降低窦房结、房室结的自律性，延缓房室传导，消除折返，减慢在房颤和房扑中发生的加快的室性反应速度。还可降低冠脉和周围血管的阻力和心肌细胞的氧耗。

【体内过程】 1. 口服吸收迅速且比较完全(90%)，但因肝内首关代谢极为突出，故生物利用度仅约 20%。本品呈现二相或三相消除动力学。在单剂量口服或静脉注射给药后的终末 $t_{1/2}$ 为 2～8 h，在重复口服后可增加到 4.5～12 h。静脉注射后 5 min 内起效，口服后则在 1～2 h 起效(正是血药峰值时)。个体间血药浓度差异明显。

2. 其蛋白结合率为 90%。本品在肝内广泛代谢成至少 12 种代谢物，其中的去甲维拉帕米具有某种程度的活性。70%的用量以代谢物形式随尿液排出，约有 16%随粪便排出。以原药排出者不到 4%。本品可通过胎盘，分布进入乳汁。

【适应证】 用于控制室上性心律失常，治疗高血压、心绞痛和心肌梗死。

【不良反应】 1. 心血管系统　心绞痛、房室分离、胸痛、心肌梗死、心悸或紫癜。

2. 消化系统　腹泻、口干、肠胃不适及牙龈增生。

3. 神经系统　脑卒中、神智混乱、平衡失调、失眠、肌肉痉挛、感觉异常、精神病、颤抖或嗜睡。

4. 皮肤　皮疹、脱发、角化过度、斑疹、出汗、荨麻疹、斯-约综合征、多形性红斑。

5. 其他　低血压、头晕、头痛、面红、乏力、呼吸困难、周围水肿、肝毒性及男性乳腺发育。

【妊娠期安全等级】 C。

【禁忌与慎用】 1. 重度心力衰竭、心源性休克、二～三度房室传导阻滞、病态窦房结综合征、重度低血压、预激综合征伴旁路前传型折返性心动过速，尤其合并房颤、房扑者禁用。

2. 心动过缓、肝肾功能不全、轻中度低血压、支气管哮喘和肺气肿者慎用。

3. 本品可通过乳汁分泌，哺乳期妇女使用时，应暂停哺乳。

4. 老年人与年轻人的用药差异性尚未进行充分研究，为了安全起见老年人用药剂量应从最低剂量起。

【药物相互作用】 1. 本品可使地高辛的血药浓度升高 70%，也可使乙醇的血浓度升高。地高辛也可升高本品血药浓度，但不明显。

2. 合用奎尼丁可致进一步延长有效不应期，延缓传导，还可引起严重低血压。

3. 凡能增强肝代谢的药物均可降低本品血药浓度。凡能降低肝代谢的药物都可升高本品的血药浓度。

4. 本品与其他抗心律失常药或β受体拮抗药合用要特别小心。

5. 静脉注射本品如合用β受体拮抗药更为危险。

6. 本品可使环孢素、卡马西平、咪达唑仑或茶碱血药浓度升高。

7. 本品在碱性溶液中会形成沉淀，本品注射剂与奈夫西林钠、氨茶碱、碳酸氢钠注射液不相容。

【剂量与用法】 1. 治疗室上性心律失常　如静脉给药必须要有心电监护，可于 2～3 min 内静脉注射 5～10 mg。如有必要，可在 5～10 min 后重复。儿童静脉注射更应谨慎，方法同上，满 1 岁者给予 0.1～0.2 mg/kg，1～15 岁儿童给予 0.1～0.3 mg/kg(最多不超过 5 mg)。一旦见效，即应减量或停止注射。

2. 治疗室上性心律失常　口服本品的剂量为 120～480 mg/d，3～4 次分服。满 2 岁的儿童，给予 20 mg，2～3 次/日，>2 岁者 40～120 mg，2～3 次/日。

3. 治疗心绞痛　口服 120 mg，3 次/日。有些患者服用 80 mg，3 次/日，即可见效，但对静息型或变异型心绞痛无效。

4. 治疗高血压　口服 160 mg，2 次/日。儿童可给予 10 mg/(kg·d)，分次服。

5. 治疗心肌梗死　至少在心肌梗死后 1 周(而无心力衰竭表现者)开始给予本品的缓释制剂 360 mg/d，1 次/日。缓释制剂也适用于心绞痛和高血压，初始剂量 180 mg，睡前服，根据患者反应可增加至 480 mg，睡前服。

【用药须知】 1. 肝功能不全患者应减量。

2. 婴儿使用本品，更易导致本品引起的心律失常。

3. 撤药宜缓，突然停药可能使心绞痛加重。

4. 使用本品前 48 h 和后 24 h 均不宜合用丙吡胺。

【临床新用途】 1. 急性肾衰竭 口服本品 40 mg，3 次/日，对庆大霉素肾毒性也有预防作用。

2. 难治性蛋白尿 口服本品 40 mg，3 次/日。

3. 防治多柔比星的心脏毒性 可阻滞多柔比星所致的 Ca^{2+} 内流，用法同上。

4. 老年人夜间小腿痉挛 睡前服本品 120 mg。

5. 胆绞痛 以本品 5～10 mg 加 25%葡萄糖注射液 40 ml 静脉注射，每隔 20～30 min 可重用。

6. 治疗门静脉高压症 用法同上，疗效优于普萘洛尔。

7. 治疗毛细支气管炎 在常规治疗的基础上加用本品，0.15～0.2 mg/kg，加入 10%葡萄糖注射液 50 ml 中，静脉滴注，2 次/日，连用至症状消失，一般 2～3 d 见效。

8. 治疗白血病 本品与长春新碱和泼尼松组成 IVP 方案治疗复发性急性淋巴细胞性白血病和难治性淋巴细胞性白血病，其中本品 1 mg/(kg · d)。

9. 治疗多发性骨髓瘤 长春新碱、阿霉素、地塞米松组成 VAD 方案加用本品 120～160 mg。

10. 治疗增生性瘢痕 用本品 0.3～0.8 mmol/L 瘢痕内注射，注射量以瘢痕表面变白为止，3～14 d 注射 1 次，连续 3～5 次后观察 3 个月。

【制剂】 ①片剂：40 mg；80 mg；120 mg。②缓释片：180 mg；240 mg。③注射液：5 mg/2 ml。④缓释胶囊：120 mg；180 mg；240 mg。

【贮藏】 密封、避光贮于室温。

法利帕米
(falipamil)

本品为钙通道阻滞药。

【CAS】 77862-92-1；60987-07-7(monoHCl)

【理化性状】 1. 化学名：2-[3-[2-(3，4-Dimethoxyphenyl) ethyl-methylamino] propyl]-5，6-dimethoxy-1-isoindolinone

2. 分子式：$C_{24}H_{32}N_2O_5$

3. 分子量：428.52

4. 结构式

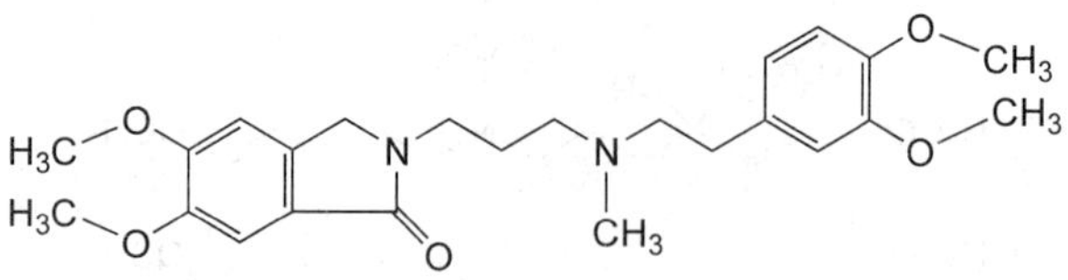

【简介】 本品类似钙通道阻滞药的维拉帕米。对心脏有选择性作用，特别是对窦房结的抑制作用可产生明显的抗心动过速，也可减少正常心率、降低心肌氧耗量，对心肌局部缺血有保护作用。用于心绞痛及窦性心动过速。口服，一次 100～200 mg。

地尔硫䓬
(diltiazem)

别名：恬尔心、合心爽、硫氮䓬酮、哈氮䓬、Aldizem、Cardizem、Herbesser

本品为苯并二氮䓬类钙通道阻滞药。

【CAS】 42399-41-7

【ATC】 C08DB01

【理化性状】 1. 化学名：(+)-*cis*-3-Acetoxy-5-(2-dimethylaminoethyl)-2，3-dihydro-2-(4-methoxyphenyl)-1，5-benzothiazepin-4(5*H*)-one hydrochloride；(2*S*，3*S*)-5-(2-Dimethylaminoethyl)-2，3，4，5-tetrahydro-2-(4-methoxyphenyl)-4-oxo-1，5-benzothiazepin-3-yl acetate

2. 分子式：$C_{22}H_{26}N_2O_4S$

3. 分子量：414.52

4. 结构式

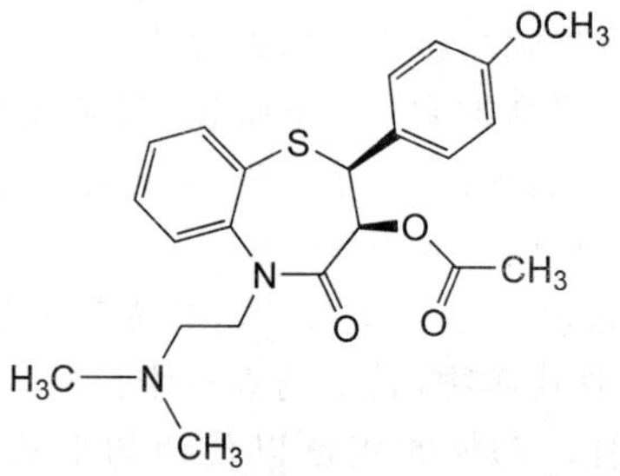

盐酸地尔硫䓬
(diltiazem hydrochloride)

〖CAS〗 33286-22-5

〖理化性状〗 1. 本品为白色或类白色结晶性粉末，易溶于水、二氯甲烷和甲醇，微溶于乙醇，不溶于乙醚，1%水溶液 pH 为 4.3～5.3。

2. 化学名：(+)-*cis*-3-Acetoxy-5-(2-dimethylaminoethyl)-2，3-dihydro-2-(4-methoxyphenyl)-1，5-benzothiazepin-4(5*H*)-one hydrochloride；(2*S*，3*S*)-5-(2-Dimethylaminoethyl)-2，3，4，5-tetrahydro-2-(4-methoxyphenyl)-4-oxo-1，5-benzothiazepin-3-yl acetate

hydrochloride

3. 分子式：$C_{22}H_{26}N_2O_4S \cdot HCl$

4. 分子量：451.0

【药理作用】 本品可扩张周围血管和冠状动脉，降低血压。可抑制心脏传导，尤其在窦房结和房室结，并具有轻度负性肌力作用，减慢心率，降低心肌耗氧量。

【体内过程】 口服本品后迅速并几乎完全被吸收，进行广泛的首关代谢。其生物利用度约为40%。蛋白结合率为80%。在肝内广泛代谢。其代谢物中，去乙基地尔硫䓬的活性相当于原药的25%～50%。$t_{1/2}$为3～5 h。有2%～4%的药物以原药形式经尿液排出，其余以代谢物随尿液和胆汁排出。可分布进入乳汁。透析可排出本品。

【适应证】 用于治疗心绞痛、高血压及各种心律失常（如房扑、房颤和阵发性室上性心动过速）。

【不良反应】 1. 心血管系统　常见心动过缓、一度房室传导阻滞，少见心绞痛、心律失常、二～三度房室传导阻滞、充血性心力衰竭、心电图异常、低血压、心悸、晕厥或室性期外收缩等。

2. 神经系统　常见头痛、眩晕、乏力、水肿，少见噩梦、失忆、抑郁、幻觉、失眠、紧张、感觉异常、人格改变、嗜睡、耳鸣或震颤等。

3. 消化系统　常见恶心。少见食欲缺乏、便秘、腹泻、口干、味觉障碍、消化不良或转氨酶轻度升高等。

4. 皮肤　瘀点、光敏反应、瘙痒或荨麻疹。

5. 其他　弱视、肌酸磷酸激酶升高、呼吸困难、鼻出血、眼睛刺激感、高血糖、高尿酸血症、阳痿、夜尿、肌肉痉挛或骨关节痛等。

【妊娠期安全等级】 C。

【禁忌与慎用】 1. 对本品过敏者、病态窦房结综合征、曾发生过二～三度房室传导阻滞及左心室功能不全患者禁用。

2. 本品在肝内广泛代谢，并经肾和胆汁排泄。肝、肾功能不全患者慎用。

3. 本品可经乳汁分泌，哺乳期妇女使用时，应停止哺乳。

4. 儿童用药的安全性和有效性尚未确定。

5. 老年人用药应从最小剂量开始。

【药物相互作用】 1. 本品合用胺碘酮、β受体拮抗药、地高辛或甲氟喹可加重心脏传导抑制，可能产生心动过缓、房室传导阻滞或心力衰竭。

2. 合用其他抗高血压药可能增强降压作用。

3. 本品在肝内通过CYP酶代谢，凡是酶诱导剂或酶抑制剂均不可与本品合用。

4. 合用常用量的苯妥英钠可增强抗癫痫作用，但与大剂量苯妥英钠长期合用却可诱发癫痫。

5. 本品可使卡马西平的毒性增加。

【剂量与用法】 1. 治疗心绞痛　开始口服60 mg，3次/日，或30 mg，4次/日，如有必要，可加量至360 mg/d，甚至达到480 mg/d。如使用缓释制剂，可给予180～360 mg，1～2次分服。

2. 治疗高血压　可使用缓释剂，开始60～120 mg，2次/日，如有必要，可加量至360 mg/d。

3. 治疗心律失常　开始静脉注射0.25 mg/kg，于2 min注完，如效应不充分，15 min后可再给予0.35 mg/kg，此后的用量应予个体化。对于房扑或房颤，可在静脉注射后继续滴注，开始滴注的速度为5～10 mg/h，如有必要，可加量至15 mg/h。滴注可以持续24 h。

【用药须知】 1. 左心室功能不全患者如必须使用本品，应特别小心，谨防发生心力衰竭。

2. 较长期用药者不可突然停药，以免心绞痛加重。

3. 有资料表明，本品还对肥厚型心肌病、食管痉挛所致咽下困难有效。还用于子宫活动过度，有安胎、防早产作用。

【临床新用途】 1. 肾移植　本品口服30～60 mg，2次/日与环孢素合用，可减少环孢素的用量，节省费用。

2. 冠脉介入治疗后无复流　0.5～2 mg，经15～30 min冠脉内注射。

3. 扩张型心肌病　治疗心力衰竭的基础上加用本品60～90 mg，口服，3次/日。

4. 肺动脉高压　口服720 mg/d。

5. 冠脉支架术后胸痛　口服90～120 mg/d。

【制剂】 ①片剂：30 mg；60 mg。②缓释片：30 mg；90 mg。③注射剂（粉）：10 mg；50 mg。④注射液：10 mg/2 ml；10 mg/10 ml。

【贮藏】 密封、避光贮于室温。

苄普地尔
(bepridil)

别名：苄丙咯、双苯吡丁胺、Cordium、Vascor

本品亦为钙通道阻滞药，其结构与硝苯地平、地尔硫䓬或维拉帕米不相同。

【CAS】 64706-54-3

【ATC】 C08EA02

【理化性状】 1. 化学名：*N*-Benzyl-*N*-(3-isobutoxy-2-pyrrolidin-1-ylpropyl)aniline

2. 分子式：$C_{24}H_{34}N_2O$

3. 分子量：366.5

4. 结构式

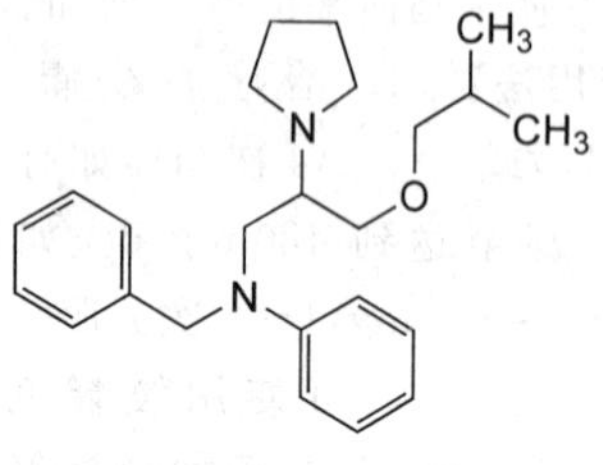

盐酸苄普地尔

(bepridil hydrochloride)

〖**CAS**〗 64616-81-5(anhydrous bepridil hydrochloride)；74764-40-2(bepridil hydrochloride monohydrate)

〖**理化性状**〗 1. 本品为白色至类白色结晶性粉末，味稍苦，微溶于水，溶于甲醇、乙醇和三氯甲烷，易溶于丙酮。

2. 化学名：*N*-Benzyl-*N*-(3-isobutoxy-2-pyrrolidin-1-ylpropyl)aniline hydrochloride monohydrate

3. 分子式：$C_{24}H_{34}N_2O \cdot HCl \cdot H_2O$

4. 分子量：421.0

【**用药警戒**】 1. 本品可引发新的心律失常，其延长Q-T间期的作用，可导致尖端扭转型室性心动过速。

2. 本品可引发充血性心力衰竭，心室功能不全患者禁用。

【**药理作用**】 本品兼有钙、钠通道的双重阻滞作用。静脉给药可延长房、室有效不应期和房室结的功能不应期。还有延长房室结有效不应期和心房希氏束间期(AH)的倾向，并提高室颤阈值。静脉注射或口服本品，可减缓心率，延长Q-T和Q-Tc间期，改变T波形态。临床可见心率减缓，周围小动脉扩张、阻力下降。

【**体内过程**】 口服后快速且完全被吸收，2～3 h可达血药峰值。其消除呈二相，分布 $t_{1/2}$ 约为2 h，多次给药后的终末 $t_{1/2}$ 平均为42 h(26～64 h)。不过，在给药的间隔期，血药峰值会相对快速衰减，这时的 $t_{1/2}$ 不到24 h。给予单剂量后的10 d内，以代谢物形式随尿液排出70%，随粪便排出22%，原药排出极少。一日1次给药8 d可获稳态血药浓度。心绞痛患者对本品的清除率低于正常人。本品蛋白结合率高达99%。饭后服药可使血药峰值延迟出现，但吸收的程度未见改变。本品可通过胎盘。有降低子宫张力的作用。

【**适应证**】 用于治疗心绞痛、室性或室上性心律失常，高血压。

【**不良反应**】 1. 心血管系统　可致严重的心律失常，包括尖端扭转型室性心动过速在内的室性心律失常。还可偶发充血性心力衰竭。

2. 消化系统　恶心、消化不良、腹泻、腹痛、食欲缺乏、口干或便秘等。

3. 神经系统　头痛、头晕、震颤、神经过敏、无力、嗜睡、感觉异常或失眠等。

4. 血液系统　罕见粒细胞缺乏症。

5. 其他　转氨酶水平升高、流感样综合征、肺纤维化、呼吸困难或干咳。

【**妊娠期安全等级**】 C。

【**禁忌与慎用**】 1. 对本品过敏者、有严重室性心律失常史者、病态窦房结综合征、二～三度房室传导阻滞、低血压、失代偿心功能不全及Q-T间期延长的患者禁用。

2. 卟啉病的患者慎用。

3. 本品可经乳汁分泌，哺乳期妇女使用时，应暂停哺乳。

4. 儿童用药的安全性和有效性尚未确定。

5. 老年人与年轻人的用药差异性尚未充分研究，安全起见老年人用药应从最小剂量起。

【**药物相互作用**】 1. 不可与使Q-T间期延长的药物合用。

2. 本品合用硝酸盐类药物或β受体拮抗药，可增强抗心绞痛的作用。

【**剂量与用法**】 一般可在饭后口服200 mg，1次/日，连用10 d后，根据患者情况可上调剂量。大多数患者可维持使用300 mg/d。

【**用药须知**】 1. 由于本品可引起新的严重的心律失常，本品仅在使用其他药无效时，才予使用。

2. 在低血钾状态下，本品很易引起室性心律失常，故应首先纠正低血钾。

3. 用药期间，应经常做心电监护。

【**制剂**】 片剂：200 mg；400 mg。

【**贮藏**】 密封、避光贮于室温。

北豆根碱

(dauricine)

别名：蝙蝠葛碱、山豆根碱、北山豆根碱

本品属钙通道阻滞药，是一种广谱的抗心律失常药。

【**CAS**】 524-17-4

【**理化性状**】 1. 化学名：4-((1,2,3,4-Tetrahydro-6,7-dimethoxy-2-methyl-1-isoquinolinyl)methyl)-2-(4-((1,2,3,4-tetrahydro-6,7-dimethoxy-2-methyl-1-isoquinolinyl)methyl)phenoxy)phenol

2. 分子式：$C_{38}H_{44}N_2O_6$

3. 分子量：624.77

4. 结构式

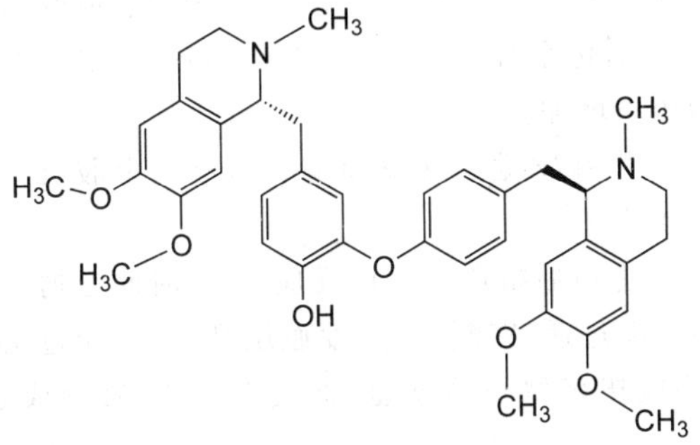

【药理作用】 本品由防己科植物蝙蝠葛(山豆根)的根茎中提取分离而得。是一种双苄基四氢异喹啉生物碱。其电生理效应与奎尼丁相似，但无抗胆碱作用。本品对 K^+、Na^+、Ca^{2+} 跨膜离子流均有阻滞作用，可降低动作电位 0 相最大上升速率和振幅、延长心房和心室肌动作电位时程。降低自律性和心肌兴奋性，并可减慢心率、抑制心肌收缩力。

本品对预激综合征伴室性心动过速效果也好。但对房扑和房颤效果较差。

【体内过程】 具有起效快、恢复慢的特点。由胃肠道吸收，1～2 h 达血药浓度峰值，随粪便和尿液排出。

【适应证】 适用于快速型心律失常，尤其对房性、交界性和室性期前收缩效果较佳。

【不良反应】 不良反应常见食欲缺乏、嗜睡、腹胀、腹痛、大便次数增加等。偶见便秘。

【禁忌与慎用】 1. 禁用于患肝脏疾病者。

2. 慎用于老年、心肌受损者。用药期间定期复查肝功能。

3. 尚未明确本品是否可分泌到乳汁中，哺乳期妇女慎用。如确需使用，应停止哺乳。

4. 儿童用药的安全性和有效性尚未确定。

【剂量与用法】 口服，300 mg，3 次/日，以后改为 150～600 mg/d 维持。

【制剂】 片剂：50 mg。

【贮藏】 遮光、密封保存。

8.1.5 其他抗心律失常药

这类药物包括不能归于以上四类的抗心律失常药和一些抗心律失常的辅助用药。

门冬氨酸钾镁

(potassium magnesium aspartate)

别名：天冬钾镁、脉安定、潘南金、Panangin、Aspara

【药理作用】 本品为门冬氨酸钾盐和镁盐的混合物。门冬氨酸是体内草酰乙酸的前体，在三羧酸循环中起重要启动作用。同时，门冬氨酸也参与鸟氨酸循环，促进氨和二氧化碳的代谢，使之生成尿素，降低血中氨和二氧化碳的含量。门冬氨酸与细胞有很强的亲和力，可作为钾离子的载体，提高细胞内钾离子的浓度，促进细胞极化和细胞代谢，维持其正常功能。镁离子是生成糖原及高能磷酸酯不可缺少的物质，是糖代谢中许多酶活性的催化剂，也是钾离子重返细胞内所必需的一种金属辅酶，可增强门冬氨酸钾盐的治疗效应。因此，本品能促进氨与二氧化碳在细胞中的代谢。

【体内过程】 本品给药后在体内分布较广泛，1 h 后以肝中浓度最高，其次为血液、肾、肌肉等。代谢缓慢，主要经肾排泄。

【适应证】 1. 用于急性黄疸型肝炎、肝细胞功能不全、其他急慢性肝病和肝昏迷。

2. 用于低钾血症、洋地黄中毒引起的心律失常。

3. 用于心肌炎后遗症、慢性心功能不全、冠心病等的辅助治疗。

【不良反应】 1. 个别患者用药期间心率稍减缓，停药后即恢复正常。

2. 少数患者在平卧滴注时有胸闷感，改为半卧位即见消失。

3. 滴注过快可致恶心、呕吐、血管痛、热感、面红和血压下降。

【禁忌与慎用】 1. 对本品过敏者禁用。

2. 高钾血症、高镁血症、肾衰竭或严重房室传导阻滞患者禁用。

3. 除洋地黄中毒患者外，一般房室传导阻滞者慎用。

4. 肾功能不全及活动性消化性溃疡患者慎用。

5. 妊娠期妇女、哺乳期妇女的安全性尚未明确。

【剂量与用法】 1. 一次口服 10～20 ml，3 次/日，10～14 d 一疗程。

2. 静脉滴注可用本品 20～30 ml 加入 5% 或 10% 葡萄糖注射液 250～500 ml 中滴入，1 次/日。儿童用量酌减，对重症黄疸患者，2 次/日。

【用药须知】 1. 使用本品应定期检查血清钾、血清镁浓度。

2. 本品注射液不能用作肌内注射或静脉注射，只可缓慢滴注。

3. 治疗低钾血症可适当加大剂量。

【制剂】 ① 注射液：10 ml。② 片剂：(含钾 10.6～12.2 mg，镁 3.9～4.5 mg)每片含门冬氨酸钾

140 mg，门冬氨酸镁 158 mg。③口服液：10 ml 含门冬氨酸 72 mg，钾 103 mg，镁 34 mg。

【贮藏】 贮于阴凉暗处。

腺苷

(adenosine)

别名：腺甙、腺嘌呤核甙、Adenineriboside

本品是一种嘌呤核苷。

【CAS】 58-61-7

【ATC】 C01EB10

【理化性状】 1. 本品为白色或类白色结晶性粉末，微溶于水，溶于热水，几乎不溶于乙醇和二氯甲烷，溶于稀释的无机酸。

2. 化学名：6-Amino-9-βD-ribofuranosyl-9*H*-purine

3. 分子式：$C_{10}H_{13}N_5O_4$

4. 分子量：267.2

5. 结构式

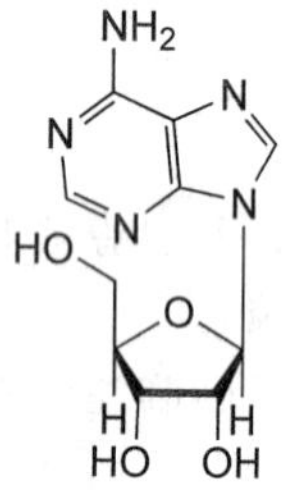

【用药警戒】 1. 本品具有抑制房室传导作用，可引发短暂的不同程度的房室传导阻滞。此外还可引发多种新的心律失常，如室性期前收缩、房性期前收缩、房颤、窦性心动过缓或窦性心动过速，持续时间都很短暂，可能仅有几秒钟。

2. 支气管哮喘患者吸入本品可出现支气管狭窄，可能与本品的肥大细胞脱粒及释放组胺作用有关。

【药理作用】 快速静脉注射本品可减缓房室结传导，阻滞折返环(包括房室结的折返)。

【体内过程】 静脉注射后通过特异性的跨膜核苷载体系统迅速被吸收进入红细胞和血管上皮细胞，在那里，通过腺苷激酶被代谢成肌苷和单磷酸腺苷，或在胞质中经脱氨酶催化脱氨基形成肌苷。血浆 $t_{1/2}$ 不到 10 s。肌苷可完好地离开细胞，或进一步降解为次黄嘌呤、黄嘌呤，最终形成尿酸。胞外的腺苷大部分经细胞吞噬清除，其余尚可通过胞膜腺苷脱氨酶代谢。

【适应证】 用于治疗阵发性室上性心动过速包括预激综合征恢复窦性心律。

【不良反应】 1. 心血管系统　面部潮红、头痛、出汗、心悸、胸痛或低血压。

2. 呼吸系统　气短/呼吸困难、胸闷或过度换气。

3. 中枢神经系统　头晕、上肢刺激感或麻木。

4. 消化系统　恶心、口中金属味、咽喉发紧、腹股沟压力增加。

5. 特殊感觉　视物模糊、灼烧感、上肢沉重感、颈痛或背痛。

6. 上市后报道的不良反应　长时间心搏停止、室性心动过速、室颤、一过性血压升高、心动过缓、房颤、尖端扭转型心动过速、支气管痉挛、癫痫或意识丧失。

【妊娠期安全等级】 C。

【禁忌与慎用】 1. 对本品过敏者禁用。

2. 支气管狭窄或痉挛、慢性阻塞性肺病不伴支气管狭窄者慎用。

3. 二度或三度房室传导阻滞者禁用(除非安装起搏器)。

4. 房室结疾病，如病态窦房结综合征或症状性心动过缓者禁用(除非安装起搏器)。

5. 尚未明确本品是否可分泌到乳汁中，哺乳期妇女慎用。如确需使用，应停止哺乳。

6. 老年人用药应从最低剂量起。

【药物相互作用】 1. 与奎宁丁、β 受体拮抗药、血管紧张素转换酶抑制药、钙通道阻滞药合用未发现相互作用。

2. 与地高辛合用罕见发生室颤。与洋地黄类药物合用增加发生室颤的风险。

3. 本品的作用可被甲基黄嘌呤类药物，如咖啡因和茶碱拮抗，如必须合用需增加本品剂量，否则无效。

4. 双嘧达莫抑制本品的摄取，故可加强本品的活性，如必须合用两药，就应降低本品的用量。

5. 卡马西平可增加心脏阻滞药物的作用，卡马西平可能增加本品对心脏传导的抑制作用。

【剂量与用法】 本品只能经外周静脉快速注射，确保注射液注射于静脉中，注射后快速注射氯化钠注射液冲洗。

1. 成人　起始剂量为 6 mg，快速静脉注射(经 1～2 s)，如 1～2 min 内无效，可再静脉注射 12 mg，如需要，还可给予 12 mg。

2. 儿童　体重＜50 kg 的儿童起始剂量为 0.05～0.1 mg/kg，经外周静脉或中心静脉快速注射，快速用氯化钠注射液冲洗。如未恢复窦性心律，可增加剂量 0.05～0.1 mg/kg，直至成功复律或已达到最大剂量 0.3 mg/kg。体重＞50 kg 的儿童用法用量同成人。

【用药须知】 大量静脉注射可导致低血压。

【制剂】 注射液：6 mg/2 ml；12 mg/4 ml。

【贮藏】 贮于 15～30 ℃。

依地酸二钠
(disodium edetate)

别名：依地钠、依地酸钠

本品为重金属螯合剂，因其与依地酸钙钠易混淆，美国 FDA 已取消其上市。

【CAS】 58-61-7

【ATC】 C01EB10

【理化性状】 1. 本品为无味无臭或微咸的白色或乳白色结晶或颗粒状粉末。溶于水，不溶于乙醇、乙醚。熔点 252 ℃。

2. 化学名：Ethylenediaminetetraacetic acid disodium salt

3. 分子式：$C_{10}H_{14}N_2Na_2O_8$

4. 分子量：372.24

5. 结构式

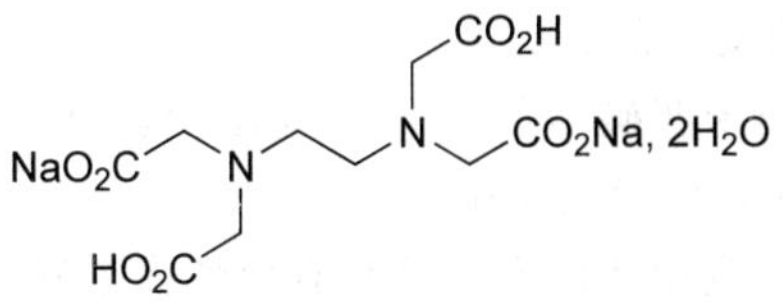

【药理作用】 可与 Ca^{2+} 结合成可溶的络合物，以降低血钙浓度。

【适应证】 用于洋地黄中毒所致的心律失常。

【不良反应】 偶有恶心、呕吐、腹痛。因血钙迅速下降可出现肌肉震颤、抽搐等。静脉注射过快可致心脏停搏。

【禁忌与慎用】 1. 血友病、血液凝固性下降、低血钙、肝或肾病患者禁用。

2. 尚未明确本品是否可分泌到乳汁中，哺乳期妇女慎用。如确需使用，应停止哺乳。

3. 儿童用药的安全性和有效性尚未确定。

【剂量与用法】 静脉注射可用 1～3 g/d，加入 50％葡萄糖注射液 20～40 ml 缓慢推注。静脉滴注可用 4～8 g/d，加入 5％葡萄糖注射液 500 ml 以 20 mg/min 的速度滴入。

【用药须知】 治疗期间应查血钙、尿钙。

【制剂】 注射液：1 g/5 ml。

【贮藏】 贮于 15～30 ℃。

尼非卡兰
(nifekalant)

【CAS】 130636-43-0

【理化性状】 1. 化学名：6-[(2-{(2-Hydroxyethyl)[3-(*p*-nitrophenyl)propyl]amino}ethyl)amino]-1,3-dimethyluracil

2. 分子式：$C_{19}H_{27}N_5O_5$

3. 分子量：405.44

4. 结构式

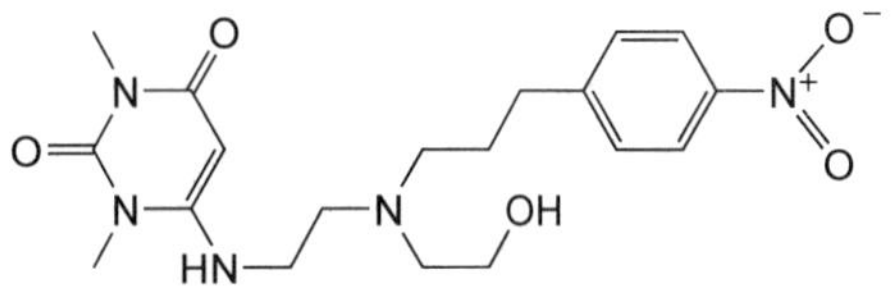

盐酸尼非卡兰
(nifekalant hydrochloride)

别名：Shinbit

〖CAS〗 130656-51-8

〖理化性状〗 1. 化学名：6-[(2-{(2-Hydroxyethyl)[3-(*p*-nitrophenyl)propyl]amino}ethyl)amino]-1,3-dimethyluracil hydrochloride

2. 分子式：$C_{19}H_{27}N_5O_5 \cdot HCl$

3. 分子量：441.91

【简介】 本品为非选择性钾通道阻滞药。能有效控制折返引起的快速室性心律失常，对缺血性心律失常有较好的疗效。动物实验表明本品能延长大鼠冠脉结扎-再灌模型的 Q-T 间期，并降低再灌注后持续性室颤发生率。本品用于室性心动过速、室颤，对该类危及生命的心律失常的治疗，在其他抗心律失常药无效，或有使用禁忌情况下也可使用本品。静脉注射：0.1 mg/kg，经 5 min 给予。静脉滴注：0.1 mg/kg，经 1 h 给予。剂量可根据年龄、症状适当调整。

8.2　抗心绞痛药

心绞痛是冠状动脉粥样硬化性心脏病（冠心病）的主要症状，是由于心肌短暂性供血不足，导致氧供氧耗之间失衡所引起的。因此，改善心肌的供氧和降低心肌耗氧就成为缓解心绞痛的关键所在。

8.2.1　有机硝酸酯类

这类药物均可扩张血管减轻心脏负荷，从而减少心肌的耗氧量。还可扩张冠状动脉增加血流量，从而改善冠状动脉的血供和氧耗。

硝酸甘油
(glyceryl trinitrate)

别名：三硝酸甘油酯、Nitroglycerin、Nitroglycerol

本品是一种易燃易爆液体，属于硝基血管扩张药。

【CAS】 55-63-0

【ATC】 C01DA02；C05AE01

【理化性状】 1. 化学名：Propane-1，2，3-triol trinitrate

2. 分子式：$C_3H_5(NO_3)_3$

3. 分子量：227.1

4. 结构式

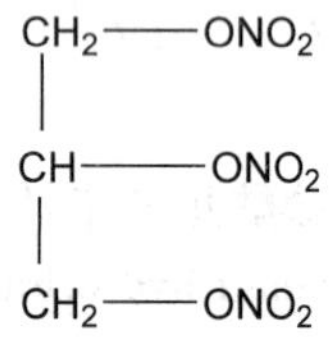

【药理作用】 1. 本品在血管平滑肌细胞中通过释放NO激活鸟苷酸环化酶而发挥血管扩张作用，从而导致cGMP增加。这种核苷酸很可能通过降低细胞溶质中游离钙浓度以诱导血管平滑肌松弛。其对静脉血管肌肉的扩张作用显著高于动脉的扩张。静脉扩张会减少静脉回流，形成静脉血库，降低左心室舒张期的容积和压力，即降低前负荷。而动脉较小的扩张可降低周围血管阻力和处于收缩期的左心室压，即后负荷下降。这是导致减少心肌耗氧的主要决定因素。

2. 本品还可扩张冠状动脉，以改善局部冠状动脉血液流至缺血区，使心肌的氧供获得改善。

【体内过程】 1. 本品通过口腔黏膜迅速吸收，也容易通过胃肠道或皮肤吸收。通过任一途径的生物利用度都不可能达到100%。而口服给药时，由于肝内的首关代谢，生物利用度必然进一步下降。舌下含服、喷雾或给予颊片后1～3 min即可见到明显的效果，透皮膏或皮肤用软膏在30～60 min起效，静脉给药1～2 min起效。

2. 含服、喷雾的作用持续时间为30～60 min，缓释颊片为3～5 h，定时释放的透皮膏为24 h，软膏则可持续8 h，静脉给药仅为3～5 min。

3. 本品广泛分布，表观分布容积大。通过血管平滑肌细胞吸收，其硝酸酯基团被分解为无机的亚硝酸酯，然后再分解为NO。这种反应须有半胱氨酸和巯基的参与。本品也在血浆中进行水解，在肝内通过谷胱甘肽-有机硝酸酯还原酶迅速代谢为二硝酸酯和单硝酸酯，前者的扩张血管作用较原药弱，后者也有某种程度的扩张血管作用。

【适应证】 用于缓解各型心绞痛、心肌梗死、充血性心力衰竭，还可在手术期诱导低血压和控制高血压。

【不良反应】 1. 用药时可伴有持久搏动性头痛。还可偶见头晕、虚弱、心动过速或直立性低血压等症状。

2. 大剂量可致呕吐、烦躁、视物模糊、低血压（可能严重）、眩晕，罕见发绀和高铁血红蛋白血症，继而可能出现呼吸障碍和心动过缓。

3. 局部用药可致面红、剥脱性皮炎、局部刺激和红斑。

4. 用于口腔黏膜的制剂可引起烧灼感。

5. 常规持续应用可引起耐受性。临床使用中也可能产生依赖性，一般与使用可保持血药浓度的制剂有关，如突然停药会引起严重的撤药反应。

【妊娠期安全等级】 B。

【禁忌与慎用】 1. 对本品过敏者、严重低血压、低血容量、明显的贫血、由于梗阻（包括缩窄性心包炎）所致的心力衰竭、由于头部创伤或颅内出血所致颅内压升高及闭角型青光眼均属禁用。

2. 重度肝肾功能不全、甲状腺功能减退、营养不良或低热者应慎用。

3. 在施行电复律或透热法之前，应先揭除含有金属的透皮制剂。

4. 尚未明确本品是否可分泌到乳汁中，哺乳期妇女慎用。如确须使用，应停止哺乳。

5. 儿童用药的安全性和有效性尚未确定。

6. 老年人用药应从最低剂量开始。

【药物相互作用】 1. 乙醇、扩张血管药或其他降压药物均可增强本品的降压作用。

2. 本品与肝素静脉滴注，前者可能拮抗后者的抗凝血作用。

3. 可致口干的药物可能使本品含片或颊片延迟溶出。

4. 与普萘洛尔合用有协同作用，并抵消各自的副作用，但可导致低血压，应注意。

【剂量与用法】 1. 缓解急性心绞痛发作

（1）舌下含片可于心绞痛急性发作时将药片置于舌下，一次0.3～0.6 mg，如绞痛持续，可在15 min内重用3次。

（2）如使用气雾剂，可直接喷入舌下或口内，一次1～2喷（每喷含0.4 mg），喷后闭口，如有必要，每隔3～5 min重喷3次。

（3）口颊片应置于上唇与牙龈之间，一般1～2 mg已足量，极少情况可用到3 mg。

2. 长期使用治疗稳定型心绞痛　可使用本品的口服缓释片或胶囊、透皮制剂或口颊片，以提供长时间持续的作用。根据具体的制剂确定不同的用量。

（1）口服缓释制剂　2.5～9 mg，3～4次/日。

(2) 透皮贴膏 2.5～15 mg/24 h。

(3) 2% 软膏 1.3 cm(7.5 mg)至 5.1 cm(30 mg),涂于胸部、背部、臂部或股部,必要时,每3～4 h一次。

(4) 口颊片 含量为1～5 mg,3次/日,用舌顶推或饮热水可加快释放。

3. 处理不稳定型心绞痛 以5%葡萄糖注射液或0.9%氯化钠注射液稀释药物,开始5～10 μg/min,以后每3～5 min增加5 μg/min,接着还增加10 μg/min,大多数患者对10～200 μg/min有效应。也可使用口颊片,5 mg,3次/日。

4. 治疗急性心力衰竭 开始滴注5～25 μg/min,根据控制作用随时调整剂量,也可使用口颊片治疗急性或慢性心力衰竭。

5. 治疗心肌梗死 手术期诱导低血压或控制高血压均可滴注5～25 μg/min,根据效应调整用量,常用剂量为10～200 μg/min,但某些手术的患者需要400 μg/min。

6. 预防性处理药液溢出和静脉炎 可将含5 mg的透皮贴片贴于注射静脉的远端,3～4 d后可更换部位再贴。此法仅用于维持滴注时。

【用药须知】 1. 本品的使用范围和应用方法常有更新,应对需治疗的疾病做最佳选择。

2. 舌下含片只可含化,不可吞咽或咀嚼,含化时应保持坐位或躺下,以防发生直立性低血压。

3. 在使用本品任一制剂之前,应先了解其有效期,因过期药物疗效降低,常延误病机,甚至造成不可弥补的损失。

4. 常用本品应注意患者的耐受性和依赖性,不同的制剂之间也存在交叉现象。

5. 对已产生耐受性的患者来说,停药10 d后有可能恢复原有的效应。

6. 预防耐受性可采取以下措施。

(1) 采用间歇疗法,安排一个不用任何硝酸酯的间歇期。

(2) 使用半胱氨酸或蛋氨酸,以补充巯基。

(3) 避免不必要的大剂量给药和无间歇地使用其缓释剂,应选用最小有效剂量和适当的给药次数。

(4) 应摄取饮食中富含巯基的肉类和蛋类。

【临床新用途】 1. 输尿管结石、肾绞痛 0.5～1.0 mg本品,舌下含服,大量饮水。

2. 支气管哮喘发作 舌下含化本品0.5 mg。

3. 慢性难治性心力衰竭 2%本品软膏涂搽胸部,作用可维持3～6 h。配合常规治疗,以提高疗效。或以10～20 μg/min的速度静脉滴注,连用3～7 d。

4. 高血压危象 舌下含服1 mg,或5 mg加入葡萄糖注射液100 ml中静脉滴注,每分钟30滴。

5. 高原肺水肿 舌下含服1.2 mg。每5 min一次,总剂量7.2～14.4 mg。

6. 流行性出血热并发心力衰竭、肺水肿 首次1.2 mg,舌下含服,继后0.6 mg,舌下含服,每1～2 h一次。

7. 食管静脉曲张破裂出血 本品60 μg/min,垂体后叶素0.4 U/min,静脉滴注,两药通过独自的静脉通路分别给药,如12 h内止血,两药剂量减半,继续滴注12 h。

8. 儿科头皮静脉穿刺 用本品软膏,涂于准备穿刺的血管表面皮肤上,面积$(3\times5)cm^2$,穿刺前擦掉软膏,使静脉穿刺容易成功。

9. 阳痿 本品软膏剂涂抹阴茎。

10. 肛裂 本品软膏局部涂抹,2次/日,4～6周可治愈。

11. 痛经 痛经时用本品贴剂贴腹部,每晚更换1贴。

【制剂】 ①舌下含片:0.3 mg;0.6 mg。②口颊片:1 mg;2 mg;3 mg。③缓释胶囊剂:2.5 mg;6.5 mg;9 mg。④软膏剂:60 mg/3 g;0.6 g/30 g;1.2 g/60 g。⑤透皮贴膏:2.5 mg/5 cm^2;5 mg/10 cm^2;7.5 mg/15 cm^2;10 mg/20 cm^2。⑥气雾剂:13.8 g(一次0.4 mg):⑦注射液:1 mg/1 ml;2 mg/1 ml;5 mg/1 ml。⑧大容量注射液:100 ml含硝酸甘油10 mg与氯化钠0.9 g;100 ml含硝酸甘油20 mg与氯化钠0.9 g。

【贮藏】 密封、避光贮于室温。

硝酸异山梨酯

(isosorbide dinitrate)

别名:硝酸异山梨醇、消心痛、二硝酸异山梨醇酯、硝异梨醇、硝酸脱水山梨醇酯、异舒吉、宁托乐、优舒心、安其伦、Sorbidenitrate、Sorbitrate、Carvasin、Vascardin

本品为硝基血管扩张药。

【CAS】 87-33-2

【ATC】 C01DA08;C05AE02

【理化性状】 1. 本品为细小的白色结晶性粉末,极微溶于水,略溶于乙醇,易溶于丙酮。

2. 化学名:1,4:3,6-Dianhydro-D-glucitol 2,5-dinitrate

3. 分子式:$C_6H_8N_2O_8$

4. 分子量:236.1

5. 结构式

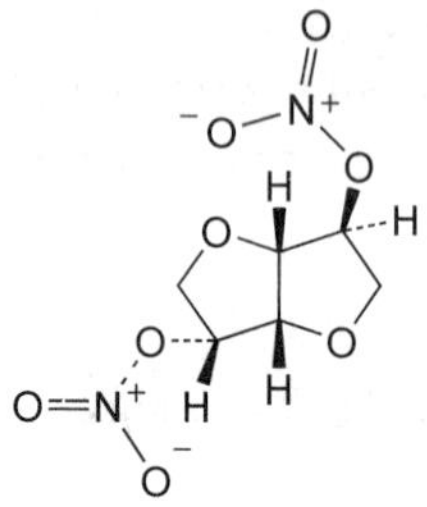

【药理作用】 类似硝酸甘油，其特点是起效快，且作用持久。

【体内过程】 1. 和硝酸甘油一样，本品也可经口腔黏膜迅速吸收。虽然口服也迅速被吸收，但由于广泛的首关代谢和快速清除，使生物利用度下降。本品的软膏制剂还可通过皮肤吸收。舌下含服后2～5 min内即发挥抗心绞痛作用，可持续约2 h。口服传统的片剂，不到1 h起效，持续4～6 h。

2. 本品广泛分布，具有大的表观分布容积。其被血管平滑肌细胞吸收，而后硝酸酯基团被分解成无机的亚硝酸盐，然后分解成NO。本品也在肝内迅速代谢，主要的活性代谢物为2-单硝酸异山梨酯和5-单硝酸异山梨酯。舌下含服后的血浆$t_{1/2}$为45～60 min。静脉或口服给药后的血浆$t_{1/2}$分别为20 min和4 h。在长时间给药期间，由于5-单硝酸异山梨酯的累积减少了肝对硝酸异山梨酯的摄取，导致$t_{1/2}$延长。两种主要代谢物的$t_{1/2}$都比原药长。

【适应证】 1. 用于缓解心绞痛、心力衰竭。

2. 心肌梗死合并左心衰。

【不良反应】 参见硝酸甘油。

【妊娠期安全等级】 C。

【禁忌与慎用】【药物相互作用】 参见硝酸甘油。

【剂量与用法】 1. 缓解心绞痛　可用舌下含服和气雾剂，但较硝酸甘油起效慢。在可能引起发作的活动或应激状态之前也可使用本品。舌下常用量为2.5～10 mg。也可喷1～3次气雾剂于舌下(一次喷出1.25 mg)。根据患者的需要，也可以给患者口服30～120 mg(分次服)长期治疗心绞痛。为减少副作用发生，增加剂量应慢慢开始，必要时，一日用量可加至240 mg(分次服)。也可使用剂量相等的缓释剂。透皮制剂如局部气雾剂或软膏也可使用。对不稳定型心绞痛可静脉滴注给药，根据患者的实际效应以滴定剂量。一般为2～12 mg/h，某些患者可用到20 mg/h。滴注所用的器材不可使用聚氯乙烯生产的，因可吸收本品。

2. 在经皮经腔血管成形术中，可经冠状动脉使用本品。不过，只可使用单纯的本品制剂，而不能使用一般供静脉使用的制剂，因为常用的静脉制剂中含有附加剂，注入冠状动脉会产生险情。在球囊充气前注入1 mg，30 min的最高用量为5 mg。

3. 治疗心力衰竭　舌下含服5～15 mg，2～3 h一次，或30～160 mg/d，分次口服，个别可达到240 mg/d。也可静脉给药，剂量同心绞痛。

【用药须知】 参见硝酸甘油。

【临床新用途】 1. 门静脉高压症　含服本品5～10 mg，可降低门静脉压35%～40%。

2. 脉管炎疼痛　含服本品5 mg，2 min起效，持续2 h。

3. 咯血　口服本品10～20 mg，3次/日，一般2～4 d血止。

4. 肺水肿　气雾吸入后，0.5～2 min起作用，20 min后症状基本缓解，本品气雾剂向口腔内按压4～5次(含本品2.5～3.125 mg)或静脉滴注，同时给予呋塞米。

5. 支气管哮喘　含服5 mg。

6. 腹痛　舌下含服5 mg。

7. 小儿喘憋性肺炎　基础治疗的基础上加用本品1 mg/kg，分3次口服或含服。

8. 高原心脏病慢性充血性心力衰竭　口服10 mg，3～4次/日，连用2～10 d。

9. 难治性肺结核咯血　舌下含服或口服10～20 mg，3次/日，疗程14 d。

10. 呃逆　舌下含服5 mg，如30 min未缓解，再含服5 mg，并口服5 mg。

【制剂】 ①口服片剂：5 mg；10 mg；20 mg。②舌下含片：2.5 mg；5 mg；10 mg。③缓释片：40 mg。④缓释胶囊：25 mg；40 mg。⑤注射液：20 mg/2 ml；20 mg/5 ml；20 mg/10 ml。⑥大容量注射液：100 ml含硝酸异山梨酯10 mg与氯化钠0.9 g；200 ml含硝酸异山梨酯20 mg与氯化钠1.8 g；100 ml含硝酸异山梨酯10 mg与葡萄糖5 g；250 ml含硝酸异山梨酯25 mg与葡萄糖2.5 g。⑦注射剂(粉)：25 mg；50 mg。⑧气雾剂：每瓶200喷，每喷含硝酸异山梨酯0.625 mg；每瓶77喷，每喷含硝酸异山梨酯1.25 mg。

【贮藏】 密封、避光贮于室温。

单硝酸异山梨酯
(isosorbide mononitrate)

别名：5-单硝酸异山梨酯、安心脉、异乐定、艾狄莫尼、心乐、长效心痛治、Monoket、Elantan、Ismo、Etimonis

本品为硝酸异山梨醇的一种具有活性的代

谢物。

【CAS】 16051-77-7

【ATC】 C01DA14

【理化性状】 1. 本品为白色结晶性粉末。易溶于水、乙醇、丙酮和二氯甲烷。

2. 化学名：1，4 ∶ 3，6-Dianhydro-D-glucitol 5-nitrate

3. 分子式：$C_6H_9NO_6$

4. 分子量：191.1

5. 结构式

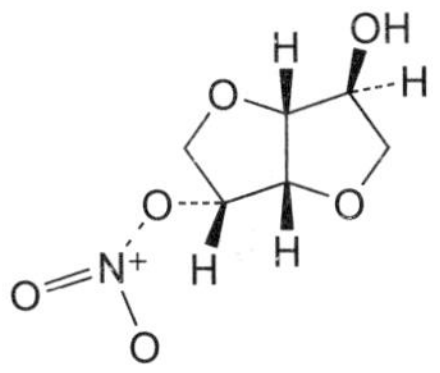

【药理作用】 参见硝酸异山梨酯。

【体内过程】 口服后迅速吸收。服普通片后约 1 h 达血药峰值，20 min 开始起作用，持续 8～10 h。与硝酸异山梨酯不同，本品不经首过代谢，生物利用度接近 100%。本品在体内广泛分布，表观分布容积大。它被血管平滑肌细胞吸收，其硝酸酯被分解为无机亚硝酸酯，然后分解成 NO。本品被代谢成无活性的代谢物，包括异山梨酯和葡糖醛酸异山梨酯，仅有 2%的原药随尿液排出。本品的 $t_{1/2}$ 为 4～5 h。

【适应证】 用于冠心病的长期治疗，心绞痛的预防，心肌梗死后持续心绞痛的治疗，与洋地黄和(或)合用利尿药治疗慢性充血性心力衰竭。

【不良反应】 参见硝酸甘油。

【妊娠期安全等级】 B。

【禁忌与慎用】【药物相互作用】 参见硝酸甘油。

【剂量与用法】 1. 口服　20 mg，2～3 次/日，但剂量范围为 20～200 mg。

本品缓释片可用于治疗心绞痛。最初 2～4 天服用 30 mg，1 次/日，正常剂量为 60 mg，1 次/日，必要时可增加至 120 mg，1 次/日。

2. 静脉滴注　用 5%葡萄糖注射液稀释后以 1～2 mg/h 开始静脉滴注，根据患者的效应调整剂量，最大剂量为 8～10 mg/h，用药期间须密切观察患者的心率及血压。由于个体反应不同，应个体化调整剂量。

3. 舌下喷雾　治疗心绞痛发作，2 喷/次。预防心绞痛发作，2 喷/次，3 次/日。

【用药须知】 参见硝酸甘油。

【制剂】 ①片剂：20 mg；40 mg。②缓释片：40 mg；60 mg；120 mg。③缓释胶囊：20 mg；25 mg；40 mg；50 mg；60 mg，④注射液：20 mg/5 ml；20 mg/10 ml；25 mg/2 ml。⑤注射剂(粉)：25 mg；50 mg。⑥大容量注射液：100 ml 含单硝酸异山梨酯 20 mg 与氯化钠 0.9 g；250 ml 含单硝酸异山梨酯 20 mg 与葡萄糖 12.5 g；250 ml 含单硝酸异山梨酯 0.05 g 与氯化钠 2.25 g；250 ml 含单硝酸异山梨酯 50 mg 与氯化钠 2.25 g。⑦喷雾剂：180 mg/10 ml。

【贮藏】 密封、避光贮于室温。

亚硝酸戊酯

(amyl nitrite)

别名：亚硝戊酯、亚硝酸异戊酯、Isoamyl nitrite

本品的作用于硝酸甘油相似。

【ATC】 V03AB22

【理化性状】 1. 本品为浅黄色液体，易燃，极易挥发，有特异臭味。

2. 分子式：$C_5H_{11}NO_2$

3. 分子量：117.1

4. 结构式

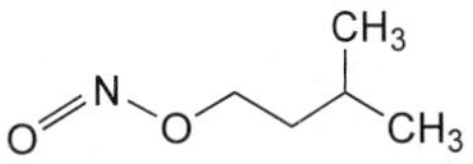

and

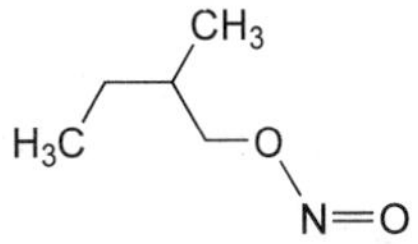

【药理作用】 参见硝酸甘油。

【体内过程】 本品吸入后迅速吸收。在肺中吸收最快。吸入后 30 s 即显效，持续 2～4 min。可使血红蛋白转变为高铁血红蛋白，还可与氰化物结合为无毒氰化高铁血红蛋白。

【适应证】 用于缓解急性心绞痛，解救氰化物中毒。

【不良反应】 参见硝酸甘油。过量可致高铁血红蛋白血症。

【妊娠期安全等级】 C。

【禁忌与慎用】 参见硝酸甘油。

【药物相互作用】 参见硝酸甘油。

【剂量与用法】 1. 抗心绞痛　可将细玻管用手巾包裹，压碎玻管用鼻吸入，一次吸入 1 支。

2. 解救氰化物中毒　一次吸入 1 支，3～5 min 一次。随时检验血液，如已解毒即可停药。

【用药须知】 1. 参见硝酸甘油。

2. 使用本品剂量过大，可致高铁血红蛋白血症，可静脉注射亚甲蓝解救，必要时吸氧和输血。

【制剂】 吸入剂：0.2 ml；0.3 ml。

【贮藏】 密封、避光、防火贮于阴凉处。

戊四硝酯

(pentaerithrityl tetranitrate)

别名:长效硝酸甘油、硝酸戊四醇酯、四硝基季戊酯、四硝基戊四醇、Pentaerythrytoltetranitrate

【CAS】 78-11-5

【ATC】 C01DA05

【理化性状】 1. 本品为白色至浅黄色粉末,几乎不溶于水,微溶于乙醇,溶于丙酮。

2. 化学名:2,2-Bis(hydroxymethyl) propane-1,3-diol tetranitrate

3. 分子式:$C_5H_8N_4O_{12}$

4. 分子量:316.1

5. 结构式

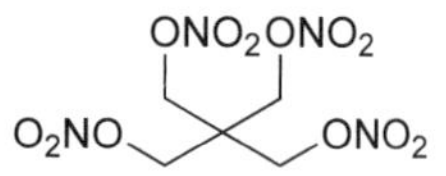

【药理作用】 参见硝酸甘油。作用较弱,缓慢而持久。

【体内过程】 口服后约 1 h 见效,可维持 4～6 h。本品在体内代谢成三硝酸戊四醇后始产生活性。临床上将后者多称为三硝酸戊赤藓醇酯(pentrintrol)。

【适应证】 主要用于预防心绞痛,也用于血管缩窄性偏头痛。

【不良反应】 头痛、恶心、昏睡和视物模糊。

【禁忌与慎用】 1. 对本品过敏者禁用。

2. 妊娠期妇女、青光眼或急性心肌梗死患者禁用。

3. 肝、肾功能不全患者慎用。

4. 尚未明确本品是否经乳汁分泌,哺乳期妇女应权衡本品对其的重要性,选择停药或停止哺乳。

5. 儿童用药的安全性和有效性尚未确定。

【剂量与用法】 饭前口服,10～30 mg,3 次/日。

【用药须知】 本品不能经受敲打或过热。

【制剂】 片剂:10 mg;20 mg。

【贮藏】 密封、避光避热贮于室温。

复方硝酸戊四醇酯

(compound pentaerythritol tetranitrate)

本品为硝酸甘油与戊四醇酯的复方制剂。

【药理作用】 分别见两药项下。

【体内过程】 口服因肝首关效应,生物利用度仅为 8%。主要在肝代谢,中间产物为二硝酸盐和单硝酸盐,终产物为丙三醇。两种主要活性代谢产物为 1,2-和 1,3-二硝酸。

【适应证】 用于防治心绞痛。

【不良反应】 1. 头痛,可于用药后立即发生,可为剧痛或呈持续性疼痛。

2. 偶可发生眩晕、虚弱、心悸和其他体位改变引起的低血压的表现,尤其在直立的患者。

3. 治疗剂量可发生明显的低血压反应,表现为恶心、呕吐、虚弱、出汗、苍白和虚脱。

4. 晕厥、面红、药疹和剥脱性皮炎均有报道。

【禁忌与慎用】 1. 妊娠期妇女、青光眼、颅内压增高、严重贫血、心肌梗死早期(有严重低血压及心动过速时)及对本品过敏者禁用。

2. 肝、肾功能不全患者慎用。

3. 哺乳期妇女应权衡本品对其的重要性,选择停药或停止哺乳。

4. 儿童用药的安全性和有效性尚未确定。

【药物相互作用】 1. 中度或过量饮酒时,使用本品可致低血压。

2. 与降压药或血管扩张药合用可增强硝酸盐的致直立性低血压作用。

3. 与枸橼酸西地那非(万艾可)合用加强有机硝酸盐的降压作用。

4. 与乙酰胆碱、组胺及拟交感胺类药合用时,疗效可能减弱。

【剂量与用法】 1 片/次,需要时服用。

【用药须知】 1. 用药期间从卧位或坐位突然站起时须谨慎,以免突发直立性低血压。

2. 如发生晕厥或低血压,应采用卧姿并使头部放低。

3. 诱发低血压时可合并反常性心动过缓和心绞痛加重。

4. 可使肥厚梗阻型心肌病引起的心绞痛恶化。

5. 可发生对血管作用和抗心绞痛作用的耐受性。

6. 如果出现视物模糊或口干,应停药。剂量过大可引起剧烈头痛。

7. 对其他硝酸酯或亚硝酸酯过敏患者也可能对本品过敏,但属罕见。

【制剂】 片剂:含硝酸甘油 0.5 mg、硝酸戊四醇酯 20 mg。

【贮藏】 遮光、密封,在阴凉(不超过 20 ℃)处保存。

亚硝酸辛酯

(octyl nitrite)

【简介】 作用类似硝酸甘油,毒性较亚硝酸异戊酯小,起效更快。用于防治急性心绞痛发作。鼻吸入，一次 0.2～0.4 ml。禁忌证参见硝酸甘油。避光贮于室温。吸入剂：0.2 ml；0.4 ml。

替尼曲明
(tenitramine)

别名：Tinitran

【CAS】 21946-79-2

【ATC】 C01DA38

【理化性状】 1. 化学名：2-[2-[Bis(2-nitrooxyethyl)amino]ethyl-(2-nitrooxyethyl)amino]ethyl nitrate

2. 分子式：$C_{10}H_{20}N_6O_{12}$

3. 分子量：416.3

4. 结构式

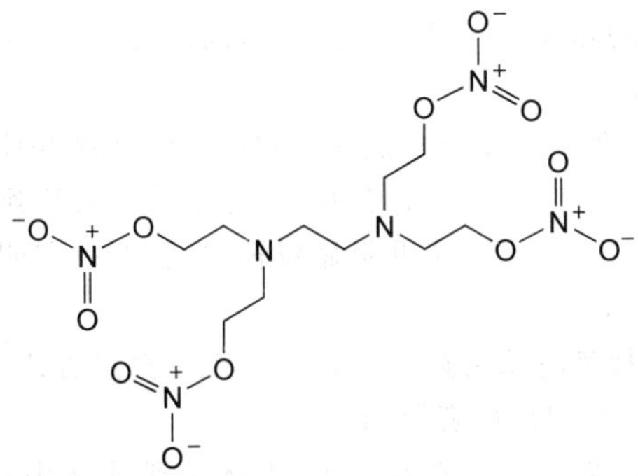

【简介】 本品为冠状动脉扩张药，用于治疗心绞痛。

三乙硝胺
(trolnitrate)

别名：三硝乙醇胺

【CAS】 7077-34-1

【ATC】 C01DA09

【理化性状】 1. 化学名：2-[Bis(2-nitrooxyethyl)amino]ethyl nitrate

2. 分子式：$C_6H_{12}N_4O_9$

3. 分子量：284.18

4. 结构式

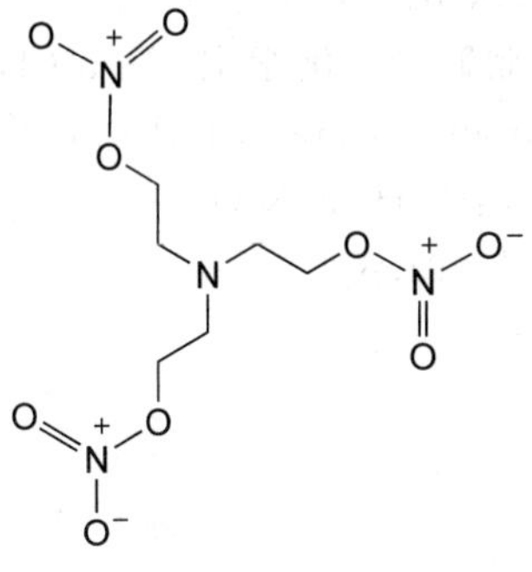

【简介】 本品为冠状动脉扩张药，用于治疗心绞痛。

8.2.2 β受体拮抗药

β受体拮抗药中有不少具有抗心绞痛的作用，主要是普萘洛尔、纳多洛尔、氧烯洛尔、噻吗洛尔、美托洛尔、阿替洛尔、阿普洛尔、卡维地洛和醋丁洛尔，其详细叙述和用法可参见第 7 章。

8.2.3 钙通道阻滞药

钙通道阻滞药也是一类具有抗心绞痛作用的药物。

戈洛帕米
(gallopamil)

别名：加洛帕米、倍帕米、甲氧异搏定、甲氧戊脉定、心钙灵、甲氧异脉安、Procorum、Algocor

本品为周围血管扩张药。其结构类似维拉帕米。

【CAS】 16662-47-8

【ATC】 C08DA02

【理化性状】 1. 化学名：5-[*N*-(3, 4-Dimethoxyphenethyl)-*N*-methylamino]-2-(3, 4, 5-trimethoxyphenyl)-2-isopropylvaleronitrile

2. 分子式：$C_{28}H_{40}N_2O_5$

3. 分子量：484.62

4. 结构式

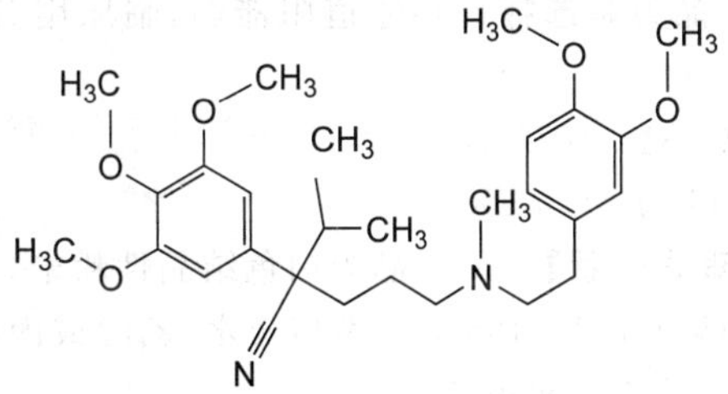

盐酸戈洛帕米
(gallopamil hydrochloride)

〖CAS〗 16662-46-7

〖理化性状〗 1. 化学名：5-[*N*-(3, 4-Dimethoxyphenethyl)-*N*-methylamino]-2-(3, 4, 5-trimethoxyphenyl)-2-isopropylvaleronitrile hydrochloride

2. 分子式：$C_{28}H_{40}N_2O_5 \cdot HCl$

3. 分子量：521.1

【药理作用】 通过扩张周围血管，可见周围阻力减小，血压下降，心脏负荷减轻，心肌氧耗减少，冠脉血流获得改善。

【体内过程】 口服后0.5～1 h起效，作用可持续4～7 h。一般在用药后2～4 h心率减缓最为明显。

【适应证】 防治心绞痛、慢性心功能不全，治疗心肌梗死后的无节律性心动过速和一般心律失常。

【不良反应】 胃肠道不适、便秘、心动过缓及传导阻滞。

【禁忌与慎用】 1. 妊娠期妇女、心功能不全、重度肝肾功能不全、低血压及传导阻滞禁用。

2. 哺乳期妇女应权衡本品对其的重要性，选择停药或停止哺乳。

3. 儿童用药的安全性和有效性尚未确定。

【剂量与用法】 口服25～50 mg，6～12 h一次，日极量为200 mg。缓释片，100 mg，1次/日。

【用药须知】 1. 最常用的剂量为50 mg，2～3次/日，治疗4周可获得充分的疗效。

2. 据报道，临床试验中有4例因发生心脏不良反应而停药。

【制剂】 ①片剂：25 mg；50 mg。②缓释片：100 mg。

【贮藏】 密封、避光贮于室温。

哌奈昔林
(pernexiline)

别名：双环己哌啶、沛心达、心舒宁、Pexid

本品为非选择性钙通道阻滞药，临床用其马来酸盐。

【CAS】 6621-47-2

【ATC】 C08EX02

【理化性状】 1. 本品为白色结晶性粉末，无臭，无味，熔点192～195 ℃。不溶于水、乙醇或丙酮，略溶于苯，溶于三氯甲烷。

2. 化学名：2-(2,2-Dicyclohexylethyl)piperidine

3. 分子式：$C_{19}H_{35}N$

4. 分子量：277.49

5. 结构式

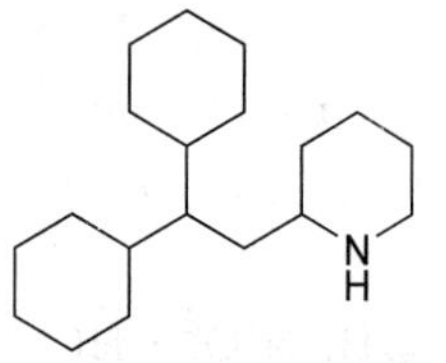

【药理作用】 本品为钙通道阻滞药，具有阻滞Ca^{2+}内流作用，能舒张血管平滑肌，明显扩张冠状动脉，增加冠脉血流量，对心绞痛效果较好。但由于其副作用较多(周围神经炎、颅内压升高、肝功能异常)，限制了它作为首选抗心绞痛药。同时，本品能减慢心率，减轻左心室负荷，从而可降低心肌耗氧量，临床用于治疗心绞痛有较好的疗效。用于室性心律失常亦有效，对室上性心律失常的疗效较差。对其他抗心律失常药无效的患者，本品往往能奏效。

【体内过程】 口服易从胃肠道吸收(>80%)，本品及其代谢产物的蛋白结合率高(>90%)。主要经CYP2D6催化，通过羟基化代谢为单羟基和双羟基代谢产物，代谢产物的活性尚未确定。$t_{1/2}$变异大且呈非线性，有报道为2～6 d，也有报道可达30 d。

【适应证】 用于心绞痛、心律失常。

【不良反应】 1. 常见不良反应　眩晕、头痛、恶心、呕吐、食欲缺乏等，少数有无力、步态不稳、精神错乱、嗜睡或失眠、肝功能异常、周围神经炎、颅内压升高等。

2. 偶见严重不良反应　包括影响四肢并伴有视神经盘水肿的周围神经病，并偶发严重而致死的肝毒性。代谢异常，体重明显减轻，高脂血症和明显的低血糖症。

【禁忌与慎用】 1. 肝、肾功能不全患者禁用。

2. 糖尿病患者慎用。

3. 尚未明确本品是否可分泌到乳汁中，哺乳期妇女慎用。如确需使用，应停止哺乳。

4. 儿童用药的安全性和有效性尚未确定。

【剂量与用法】 1. 抗心律失常　口服一次50 mg，3次/日。

2. 抗心绞痛　口服一次100 mg，2次/日，以后渐增至300～400 mg/d，最大剂量600 mg/d。

【制剂】 ①片剂：50 mg。②胶囊剂：50 mg。

【贮藏】 密封、避光贮于室温。

利多氟嗪
(lidoflazine)

别名：利多氟拉嗪、利多福心

【CAS】 3416-26-0

【ATC】 C08EX01

【理化性状】 1. 化学名：4-[3-(4,4′-Difluorobenzhydryl)propyl]piperazin-1-ylaceto-2′,6′-xy-lidide

2. 分子式：$C_{30}H_{35}F_2N_3O$

3. 分子量：491.6

4. 结构式

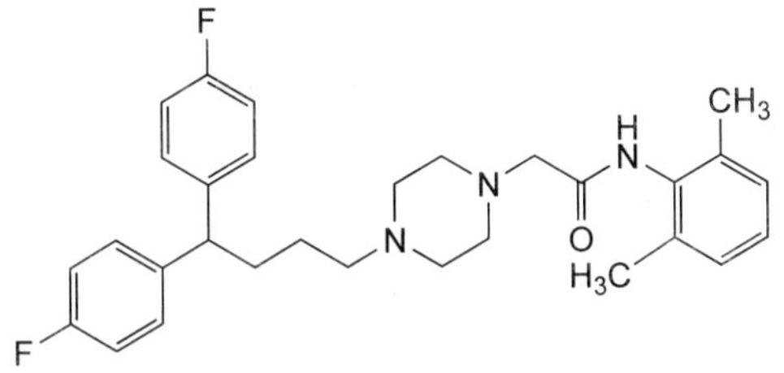

【简介】 本品为钙通道阻滞药。还具有扩张冠状动脉和外周小动脉的作用，减弱房室传导，可用于心绞痛的长期治疗。开始第 1 周，口服本品为 60 mg/d，每周加量直至 60 mg，2 次/日，高剂量为 120 mg，3 次/日。口服后 2～4 h 可达血药峰值，不良反应有胃肠道功能紊乱、头晕、头痛、耳鸣、幻觉，还可引起或加重窦性心动过缓、房室传导阻滞和室性心律失常，妊娠期妇女、哺乳期妇女和有心律失常病史者禁用。片剂：60 mg。

普尼拉明

(prenylamine)

别名：心可定、双苯丙胺、Segontin

本品为苯丙胺类钙通道阻滞药的代表药物。

【CAS】 390-64-7

【ATC】 C01DX02

【理化性状】 1. 化学名：(*RS*)-*N*-(1-Methyl-2-phenylethyl)-3,3-diphenylpropan-1-amine

2. 分子式：$C_{24}H_{27}N$

3. 分子量：329.48

4. 结构式

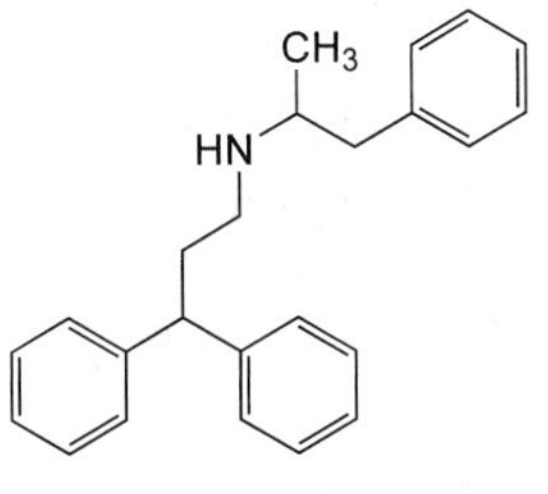

【药理作用】 本品除具有阻滞 Ca^{2+} 内流作用外，还具有抑制磷酸二酯酶和抗交感神经作用。降低心肌收缩力和松弛血管平滑肌，可增加冠脉血流量，同时能降低心肌耗氧量。另据报道尚有促进侧支循环的作用。此外还抑制血管运动中枢和拮抗 α 受体，增加冠状动脉血流量。过去曾用于心绞痛但已被毒性更小的药物所替代。

【体内过程】 口服吸收迅速，能与血浆蛋白高度结合。在肝脏代谢，代谢物主要经肾排泄，少量随粪便排出，$t_{1/2}$ 约为 7 h。

【适应证】 主要用于缓解稳定型心绞痛。

【不良反应】 1. 可引起室性心律失常的发生及 ECG 异常。也可发生震颤和锥体外系症状。有人认为其用于心绞痛较其他药无明显优点而且更危险。

2. 服后有的患者产生食欲缺乏、皮疹、疲劳感等，减量后可逐渐消失。

【禁忌与慎用】 1. 肝功能不全患者禁用。

2. 心力衰竭、二度以上房室传导阻滞者慎用。

【药物相互作用】 本品不可与磷酸二酯酶-5 抑制药合用，因可导致明显的低血压。

【剂量与用法】 口服，一次 15 mg，2～3 次/日。症状减轻后一次 15 mg，2～3 次/日。

【制剂】 片剂：15 mg。

【贮藏】 密封、避光贮于室温。

芬地林

(fendiline)

本品为苯丙胺类钙通道阻滞药。

【CAS】 13042-18-7

【ATC】 C08EA01

【理化性状】 1. 化学名：3,3-Diphenyl-*N*-(1-phenylethyl)propan-1-amine

2. 分子式：$C_{23}H_{25}N$

3. 分子量：315.45

4. 结构式

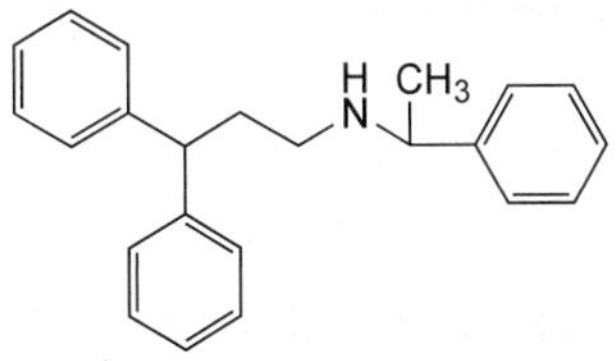

【简介】 化学结构及作用与普尼拉明极相似，有较强的血压扩张作用。用于缺血性心绞痛及劳力性心绞痛。口服，一次 0.1 g，2 次/日。

吗多明

(molsidomine)

本品为钙通道阻滞剂。

【CAS】 25717-80-0

【ATC】 C01DX12

【理化性状】 1. 本品为白色或带微黄色结晶性粉末，无臭、无味。熔点 138～142 ℃。难溶于水，易溶于三氯甲烷、乙醇。

2. 化学名：1-Ethoxy-*N*-(3-morpholino-5-oxadiazol-3-iumyl)methanimidate

3. 分子式：$C_9H_{14}N_4O_4$

4. 分子量:242.23

5. 结构式

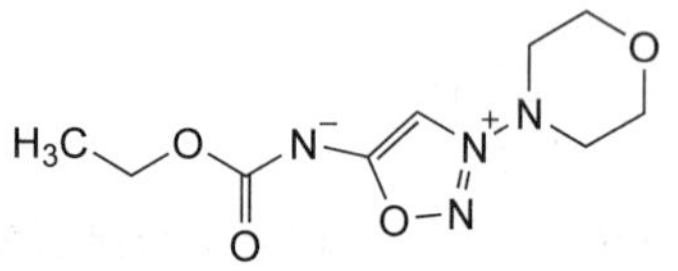

【简介】 本品为钙通道阻滞药,可扩张血管平滑肌(特别是静脉和小静脉的平滑肌),使血压轻度下降,回心血量减少,心排血量降低,心脏工作负荷减轻,心肌耗氧量减少。此外尚能扩张冠状动脉,促进侧支循环,改善缺血心肌部位的血液分布,作用迅速而持久,可用于防治心绞痛的发作。可出现头痛、面部潮红、眩晕等反应,停药后可自行消失。低血压、青光眼患者禁用。口服,一次1～2 mg,1～3次/日;舌下含服,一次2 mg;喷雾吸入,一次揿吸1～2次(相当于本品0.2～0.4 mg),一日次数酌定。片剂:1 mg;2 mg。气雾剂:每瓶重量14 g,内含吗多明140 mg(可揿吸200次左右)。置遮光容器内,密闭保存。

8.2.4 其他抗心绞痛药

尼可地尔

(nicorandil)

别名:硝烟酯、烟浪丁、Perisalol、Sigmart

本品为烟酰胺的硝酸衍生物,属于钾通道开放剂。

【CAS】 65141-46-0

【ATC】 C01DX16

【理化性状】 1. 化学名:*N*-[2-(Nitroxy)ethyl]-3-pyridinecarboxamide

2. 分子式:$C_8H_9N_3O_4$

3. 分子量:211.2

4. 结构式

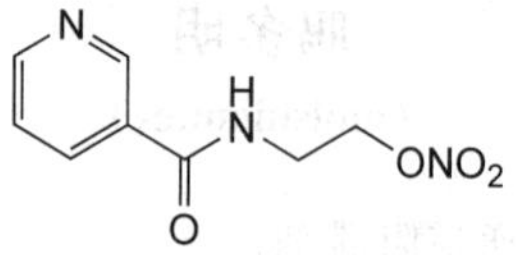

【药理作用】 为血管扩张药,对小动脉和大冠状动脉均起作用。其硝酸成分又可通过激活鸟苷酸环化酶产生对静脉的扩张作用。因此,本品具有增加冠状动脉血流量,降低血压,减轻心前、后负荷的作用。

【体内过程】 本品可从胃肠道吸收,在30～60 min达血药峰值。主要通过脱硝作用代谢。约有20%的用量以代谢物形式随尿液排出。$t_{1/2}$约为1 h。本品与蛋白稍有结合。

【适应证】 主要用于缓解稳定型心绞痛。

【不良反应】 1. 用药开始常有头痛、面红、乏力、头晕、耳鸣、失眠。

2. 恶心、食欲缺乏、腹泻、便秘、消化不良、肝功能受损、口角炎也有发生。

3. 还可能出现皮疹。

【禁忌与慎用】 1. 低血压、心源性休克、左心衰竭、青光眼、重度肝功能不全及妊娠期妇女禁用。

2. 低血容量、低收缩压或急性肺水肿患者应慎用或不用。

3. 有口腔、皮肤或胃溃疡者慎用。

4. 哺乳期妇女应权衡本品对其的重要性,选择停药或停止哺乳。

5. 儿童用药的安全性和有效性尚未确定。

【药物相互作用】 本品不可与磷酸二酯酶-5抑制药合用,因可导致明显的低血压。

【剂量与用法】 1. 易致头痛者,开始可口服5 mg,2次/日。

2. 欧洲一些国家推荐开始给予10 mg,2次/日,必要时可加至20 mg,2次/日。亚洲有些国家推荐5 mg,3次/日。

【用药须知】 1. 患有血管扩张性头痛的患者不宜使用本品。

2. 有报道指出,极少用药者发生口腔和舌大面积溃疡、疼痛,撤药后可愈合。

【制剂】 片剂:2.5 mg;5 mg。

【贮藏】 密封、避光贮于室温。

奥昔非君

(oxyfedrine)

别名:安心酮、安蒙痛、麻黄苯丙酮、Myofedrin、Ildamen

本品为β受体激动药。

【CAS】 15687-41-9

【ATC】 C01DX03

【理化性状】 1. 化学名:L-3-(βHydroxy-α-methylphenethylamino)-3′-methoxypropiophenone

2. 分子式:$C_{19}H_{23}NO_3$

3. 分子量:313.39

4. 结构式

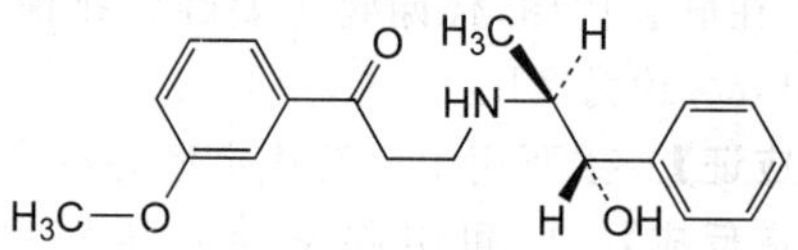

盐酸奥昔非君

(oxyfedrine hydrochloride)

〖CAS〗　16777-42-7

〖理化性状〗　1. 化学名：L-3-(βHydroxy-α-methylphenethylamino)-3′-methoxypropiophenone hydrochloride

2. 分子式：$C_{19}H_{23}NO_3 \cdot HCl$

3. 分子量：349.9

【药理作用】　可激动β受体，抑制磷酸二酯酶活性，抑制血小板聚集，具有选择性扩张冠状动脉、增加冠状动脉血流量的作用。

【体内过程】　口服易吸收，4～8 min 起效，作用持续 4～6 h。口服 8 h 后，原药及 50%代谢为去甲麻黄碱均随尿液排出。

【适应证】　用于心绞痛、心肌梗死和轻度心力衰竭的治疗。

【不良反应】　胃肠道不适、味觉减退、头晕、视力减退、皮疹、期前收缩和哮喘。

【禁忌与慎用】　1. 对本品过敏者及妊娠期妇女禁用。

2. 有哮喘史者慎用。

3. 哺乳期妇女应权衡本品对其的重要性，选择停药或停止哺乳。

4. 儿童用药的安全性和有效性尚未确定。

【药物相互作用】　不可与β受体拮抗药合用。

【剂量与用法】　口服 8～24 mg，3 次/日。也可缓慢静脉注射或滴注。

【制剂】　①片剂：8 mg。②注射液：4 mg/2 ml。

【贮藏】　密封、避光贮于室温。

曲匹地尔

(trapidil)

别名：乐可安、唑嘧胺、Rocornal、Estelinol

本品是血小板衍生的生长因子拮抗药。

【CAS】　15421-84-8

【ATC】　C01DX11

【理化性状】　1. 本品为白色至类白色结晶性粉末，易溶于水，溶于乙醇和二氯甲烷。

2. 化学名：7-Diethylamino-5-methyl-1,2,4-triazolo[1,5-*a*]pyrimidine

3. 分子式：$C_{10}H_{15}N_5$

4. 分子量：205.3

5. 结构式

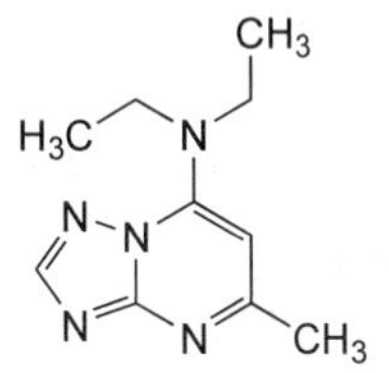

【药理作用】　本品具有扩张血管和抑制血小板聚集作用。

【体内过程】　口服后 2 h 可达血药峰值。$t_{1/2}$ 约为 12 h。

【适应证】　主要用于心绞痛和心肌梗死。

【不良反应】　偶有胃肠道反应及血压下降。

【禁忌与慎用】　1. 妊娠期妇女、血小板减少和低血压者禁用。

2. 哺乳期妇女应权衡本品对其的重要性，选择停药或停止哺乳。

3. 儿童用药的安全性和有效性尚未确定。

【剂量与用法】　1. 口服 50～100 mg，3 次/日，日极量 600 mg。

2. 静脉注射　100 mg，1～3 次/日。

【制剂】　①片剂：50 mg。②注射剂（粉）：50 mg；100 mg。

【贮藏】　密封、避光贮于室温。

曲美他嗪

(trimetazidine)

别名：三甲氧苄嗪

本品为血管扩张药。

【CAS】　5011-34-7

【ATC】　C01EB15

【理化性状】　1. 化学名：1-(2,3,4-Trimethoxybenzyl) piperazine

2. 分子式：$C_{14}H_{22}N_2O_3$

3. 分子量：266.34

4. 结构式

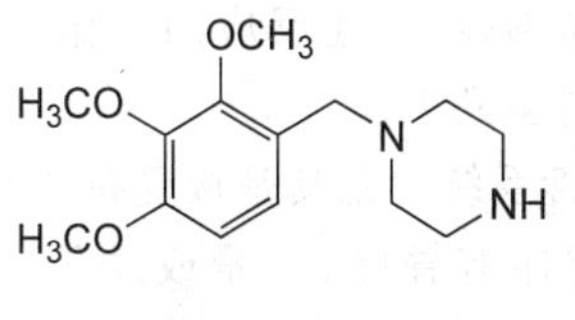

盐酸曲美他嗪

(trimetazidine hydrochloride)

别名：心康宁、Vastarel、万爽力

〖CAS〗　13171-25-0

〖理化性状〗　1. 本品为白色至类白色结晶性粉末，微具吸湿性，极易溶于水，略溶于乙醇。

2. 化学名：1-(2,3,4-Trimethoxybenzyl) piperazine dihydrochloride

3. 分子式：$C_{14}H_{22}N_2O_3 \cdot 2HCl$

4. 分子量：339.3

【用药警戒】 1. 本品仅作为心绞痛治疗的二线用药和辅助治疗。

2. 勿将此药用于帕金森病、帕金森综合征、震颤、不宁腿综合征或其他相关的运动障碍以及严重肾功能障碍的患者。出现诸如帕金森病症状等运动障碍的患者，应永久性停药。如果帕金森病症状在停药4个多月后仍持续存在，应及时寻求神经专科医师的帮助。

【药理作用】 本品通过保护细胞在缺氧或缺血情况下的能量代谢，阻止细胞内ATP水平的下降，从而保证了离子泵的正常功能和透膜钠-钾流的正常运转，维持细胞内环境的稳定。

【体内过程】 1. 口服给药后，本品吸收迅速，2 h内即达到血药峰值。口服单剂本品20 mg后，血药峰值约为55 ng/ml。重复给药后，24～36 h可达稳态浓度，并且在整个治疗中能保持非常稳定。

2. 表观分布容积为4.8 L/kg，具有良好的组织弥散性。蛋白结合率低，体外测为16%。

3. 本品主要随尿液以原形清除。清除 $t_{1/2}$ 约为6 h。

【适应证】 1. 用于在成人中作为附加疗法对一线抗心绞痛疗法控制不佳或无法耐受的稳定型心绞痛患者进行对症治疗。

2. 眩晕和耳鸣的辅助性对症治疗。

【不良反应】 1. 胃肠道　胃痛、消化不良、腹泻、便秘、恶心、呕吐。

2. 神经系统　头痛、眩晕、睡眠障碍（失眠、嗜睡）、帕金森症状加重，帕金森综合征（震颤、运动不能、张力亢进）、步态不稳、不宁腿综合征及其他相关运动障碍，通常在停药后可恢复。

3. 皮肤　皮疹、瘙痒、荨麻疹、血管神经性水肿、急性全身性脓疱疹，上述反应的发作时间可能不同，可以自几小时至几天。

4. 心血管系统　尤其是接受抗高血压治疗的老年患者，可能伴有昏厥、眩晕或跌倒、心悸、心动过速、低动脉压、直立性低血压（可能与全身乏力、头晕或跌倒有关，尤其是在服用抗高血压药物治疗的患者中）、潮红。

5. 血液　粒细胞缺乏症、血小板减少症、血小板减少性紫癜。

6. 其他　虚弱、肝炎。

【禁忌与慎用】 1. 对本品任一组分过敏者禁用。

2. 帕金森病、帕金森综合征、震颤、不宁腿综合征以及其他相关的运动障碍者禁用。

3. 妊娠期妇女及18岁以下儿童禁用。

4. 重度肾功能不全患者禁用，中度肾功能不全患者和老年患者应慎用，剂量也应酌情降低。

5. 哺乳期妇女应权衡本品对其的重要性，选择停药或停止哺乳。

【剂量与用法】 一次20 mg，进餐时服用，3次/日。对于中度肾功能不全（Ccr 30～60 ml/min）患者，一次20 mg，早餐和晚餐时服用，1次/日。

【用药须知】 1. 本品不作为心绞痛发作时的对症治疗用药，也不适用于对不稳定型心绞痛或心肌梗死的初始治疗。

2. 本品不应用于入院前或入院后最初几天的治疗。心绞痛发作时，对冠状动脉病况应重新评估，并考虑治疗的调整（药物治疗和可能的血运重建）。

3. 本品可使帕金森症状加重或诱发帕金森症状（震颤、运动不能、张力亢进），应进行监测，尤其针对老年患者。

4. 跌倒可能与高血压或体位不稳有关。

5. 本品片剂含有日落黄FCF S(E110)及胭脂红A(E124)，可能会引起过敏反应。

【制剂】 片剂：20 mg。

【贮藏】 贮于30 ℃以下。

果糖二磷酸钠

(fructoce diphosphate sodium)

别名：依福钠、佛迪

本品是存在于人体内的细胞代谢物。

【CAS】 38099-82-0

【理化性状】

1. 本品为白色或类白色的结晶性粉末。微有特臭，味微咸。在水中易溶，在乙醚、乙醇或丙酮中几乎不溶。

2. 化学名：D-Fructose 1,6-diphosphate sodium octa hydrate

3. 分子式：$C_6H_{11}Na_3O_{12}P_2 \cdot 8H_2O$

4. 分子量：550.17

5. 结构式

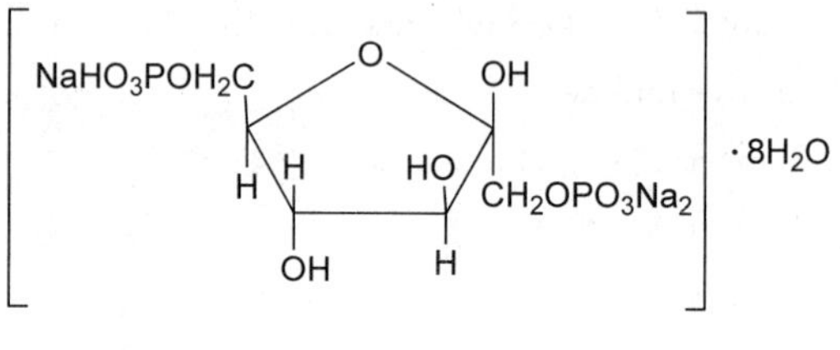

【药理作用】 1. 右旋1,6-二磷酸果糖(FDP)是糖酵解中间产物,在细胞中通过激活磷酸果糖激酶,丙酮酸激酶及乳酸脱氢酶来调节几个酶促反应。FDP在不同细胞的浓度有差异,人红细胞中FDP的浓度为6～10 mg/L。体内外生化学研究显示药理剂量的FDP可作用于细胞膜,促进细胞对循环中钾的摄取及刺激细胞内高能磷酸和2,3-二磷酸甘油的产生。另外,FDP可减少机械创伤引起的红细胞溶血和抑制化学刺激引起的氧自由基的产生。

2. 慢性阻塞性肺病(COPD)的患者在疾病进展期会出现营养不良,从而影响呼吸肌功能。在COPD患者,低磷酸血症与肾磷酸盐再吸收障碍之间有较高的相关性。呼吸肌和外周肌中磷酸盐缺乏是由于营养不良或使用茶碱类、利尿药、糖皮质激素及β受体激动药所致肾磷酸盐的消耗。磷是细胞的组分(膜磷脂、核酸、2,3二磷酸甘油酸、磷蛋白),磷的消耗诱导神经肌肉和心肌的改变,还可解释恶病质COPD患者的呼吸肌无力和疲乏。用实验性饮食诱导磷盐消耗可降低呼吸肌功能,纠正磷盐水平又可改善其功能。给恶病质COPD患者补充磷盐的效能虽然未确切,但临床实验已显示FDP是有益于治疗的,特别是加强呼吸强度,表现为最大吸气压、氧分压和耐受性的提高。

【体内过程】 给健康志愿者静脉注射250 mg/kg本品,5 min后,血药浓度浓度为770 mg/L,注射后80 min,血浆中本品低于定量检测限。血浆$t_{1/2}$为10～15 min。本品通过组织分布以及被红细胞膜和血浆中激活的磷酸酶将其水解产生无机磷和果糖消除。

【适应证】 用于低磷酸血症。低磷酸血症可在急性情况,如输血,在体外循环下进行手术、胃肠外营养时出现,也与一些慢性疾病,如慢性酒精中毒、长期营养不良、慢性呼吸道衰竭中碳酸的耗竭有关。

【不良反应】 1. 腹胀、恶心、上腹烧灼感、稀便,一般可耐受,不必停药。

2. 注射给药可能发生口唇麻木,注射部位轻微疼痛。偶有头晕、胸闷、皮疹和过敏反应。

【禁忌与慎用】 1. 对本品过敏者禁用。

2. 遗传性果糖不耐受、高磷酸盐血症、肾功能衰竭者禁用。

3. 尚未明确本品是否可分泌到乳汁中,哺乳期妇女慎用。

【剂量与用法】 1. 口服　片剂及口服液:1～2 g,3次/日。胶囊:1.3 g,4次/日。

2. 静脉滴注　成人:5～10 g,1～2次/日,最大量为20 g/d,滴注速度0.4～0.7 g/min。伴心力衰竭者用量减半。儿童:70～160 mg/kg,静脉滴注。

【用药须知】 1. 对严重溃疡病患者宜于饭后服用。

2. 本品口服液宜单独使用勿溶入其他药物,尤其忌溶于碱性溶液和钙盐中。

3. Ccr＜50 ml/min的患者应监测血液磷酸盐水平。

4. 过敏反应及过敏性休克的报道很少。如发生过敏反应立即停药,予抗过敏治疗。过敏性休克的抢救措施包括停止用药,监测血压;进行休克相关治疗:静脉注射肾上腺素、抗组胺药等。

【临床新用途】 1. 心肌梗死　本品5～10 g,静脉滴注,3次/日,10～14 d为一疗程。

2. 病毒性心肌炎　本品100～250 mg/kg,静脉滴注,1次/日,10～14 d为一疗程。

3. 心绞痛　本品5 g,静脉滴注,3次/日,3～7 d为一疗程。

4. 心律失常　本品10 g,经0.5 h静脉滴注,15 d为一疗程。

5. 心力衰竭　本品5 g,静脉滴注,用药4～6 d。

6. 急性中毒性心肌异常　本品5 g,静脉滴注,2次/日。

7. 动脉粥样硬化　本品1.5 g,静脉滴注,1次/日,5 d为一疗程。

8. 保护心肌缺血再灌注　常规治疗基础上,加用本品125 mg/kg,2次/日,于手术前3 d开始使用,手术当天250 mg/kg。

9. 脑梗死　常规治疗基础上加用本品10 g,静脉滴注,15 d为一疗程。

10. 外伤性头痛　本品5 g,静脉滴注,用药3 d。

11. 基底动脉缺血性眩晕　本品5 g,静脉滴注,2次/日,6～8 d为一疗程。

12. 肝脏缺血再灌注损伤　于肝门阻断前30 min和再灌注后各静脉滴注本品5 g。

13. 氨基苷类所致的前庭损害　本品5 g,静脉滴注,2次/日,7 d为一疗程。

14. 庆大霉素肾毒性　使用庆大霉素时,同时口服本品0.325 g,3次/日,15 d为一疗程。

15. 预防全髋关节置换术后深静脉血栓形成　术前3 d开始口服维生素E 100 mg,3次/日,手术开始后静脉滴注本品10 g。

16. 治疗小腿和足部皮肤溃疡　本品5 g,静脉滴注,1次/日,疗程3～4周。

17. 视网膜损伤　本品5 g,静脉滴注,连用5～7 d,同时给予复方丹参注射液4 ml,肌内注射,1次/日,7 d为一疗程。

【制剂】 ①片剂：0.25 g。②胶囊剂：0.325 g。③注射液：5 g/50 ml；10 g/100 ml。④注射剂（粉）：2.5 g；5 g；10 g。⑤口服液：1 g/10 ml；2 g/10 ml；10 g/100 ml。

【贮藏】 密封贮于干燥处。

伊伐布雷定
（ivabradine）

本品为第一个窦房结 I_f 电流选择特异性抑制剂，它单纯减缓心率的作用是近20年来稳定型心绞痛治疗药物最重要的进步。

【CAS】 155974-00-8

【ATC】 C01EB17

【理化性状】 1. 化学名：3-[3-({[(7*S*)-3,4-Dimethoxybicyclo[4.2.0]octa-1,3,5-trien-7-yl]methyl}(methyl)amino)propyl]-7,8-dimethoxy-2,3,4,5-tetrahydro-1*H*-3-benzazepin-2-one

2. 分子式：$C_{27}H_{36}N_2O_5$

3. 分子量：468.5

4. 结构式

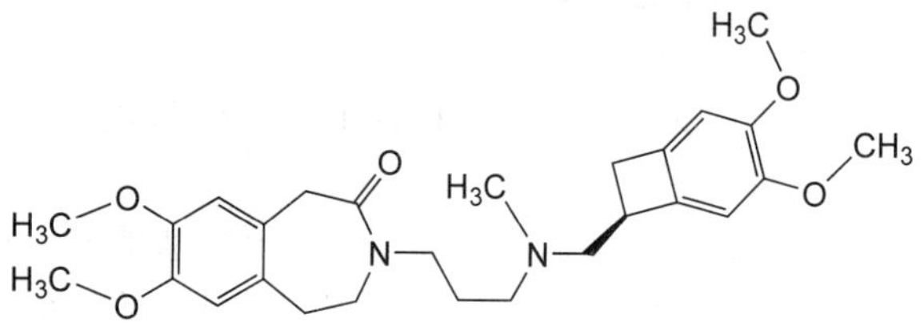

盐酸伊伐布雷定
（ivabradine hydrochlorid）

别名：Procoralan、Corlentor

〖CAS〗 148849-67-6

〖理化性状〗 1. 分子式：$C_{27}H_{36}N_2O_5 \cdot HCl$

2. 分子量：505.05

【用药警戒】 本品可对胎儿造成伤害，妊娠期妇女仅在生命受到威胁或其他药物无效时方可使用。孕龄妇女用药期间应采取避孕。

【药理作用】 本品选择性作用于窦房结自律性P细胞，抑制窦房结起主要起搏作用 I_f 电流，不仅抑制其自律性，还可将其交感神经兴奋后的心率，增加舒张期充盈，扩张动脉血管，降低心肌耗氧量。

【体内过程】 1. 吸收　本品口服给药后，能迅速和较彻底地吸收，在禁食条件下，1 h后能达到血药峰值。在一次5 mg、2次/日的长期给药中，最大血浆浓度为22 ng/ml(CV=29%)，稳态下的平均血浆浓度为10 ng/ml(CV=38%)。

2. 分布　本品血浆蛋白结合率大约为70%，表观分布容积在稳态下接近100 L。

3. 代谢和排泄　在肝和消化道内，本品仅通过CPY3A4发生氧化作用从而被代谢，主要的活性代谢物为*N*-去甲基化衍生物。本品在血浆中的消除 $t_{1/2}$ 为2 h，有效 $t_{1/2}$ 为11 h。总清除率为400 ml/min，肾消除率为70 ml/min。代谢物随尿液和粪便排泄，在尿液中能找到4%的原药。

4. 口服剂量为0.5～24 mg，本品的药动学呈线性。使用剂量增加到15～20 mg(2次/日)，能够增加本品和主要代谢物的血药浓度，从而使心率呈线性降低。在高剂量下，心率的降低与血药浓度不再成比例。尽管CYP3A4抑制剂的危险性较低，但本品与强效CYP3A4抑制剂联合使用时，会导致心率过度降低。

【适应证】 用于禁用或不耐受β受体拮抗药、窦性心律正常的慢性稳定型心绞痛。

【不良反应】 1. 常见光幻视、视物模糊、一度房室传导阻滞、室性期外收缩、血压失控。

2. 少见嗜酸粒细胞增多、尿酸升高、头痛、头晕、晕厥、视力损害、复视、心动过缓、心悸、室上性期外收缩、恶心、便秘、腹泻、血管神经性水肿、肌肉痉挛、无力、疲乏、肌酐升高、Q-T间期延长、低血压、呼吸困难。

3. 罕见红斑、瘙痒、荨麻疹、心神不宁，极罕见房颤，二、三度房室传导阻滞，病态窦房结综合征。

【妊娠期安全等级】 D。

【禁忌与慎用】 1. 对本品过敏者禁用。

2. 静息心率低于60次/分者禁用。

3. 心源性休克、急性心肌梗死、严重低血压(<90/50 mmHg)、病态窦房结综合征、窦房传导阻滞、不稳定性或急性心力衰竭、依赖于起搏器者、不稳定心绞痛、三度房室传导阻滞者禁用。

4. 妊娠期妇女禁用。

5. Ccr>15 ml/min的肾功能不全患者不需要调整给药剂量，Ccr<15 ml/min的肾功能不全患者缺乏研究数据，应慎用。

6. 轻度肝功能不全的患者，无须调整给药剂量。中度肝功能不全的患者，应慎用本品。重度肝功能不全的患者，尚未进行相关研究，应禁用本品。

7. 动物实验证实本品可经乳汁分泌，哺乳期妇女应权衡利弊，选择停药或停止哺乳。

8. 因为缺乏安全性和有效性的数据，本品不推荐应用于儿童和青少年患者。

【药物相互作用】 1. 本品主要经CYP3A4代

谢，本品不影响其他 CYP3A4 的底物的代谢。强效 CYP3A4 抑制剂可升高本品暴露量 7～8 倍。禁与强效 CYP3A4 抑制剂合用，如唑类抗真菌药、大环内酯类抗生素、HIV 蛋白酶抑制剂剂及奈法唑酮。

2. 应避免与延长 Q-T 间期的药物（如奎尼丁、丙吡胺、苄普地尔、索他洛尔、伊布利特、胺碘酮、匹莫齐特、齐拉西酮、舍吲哚、甲氟喹、卤泛群、喷他脒、西沙必利、静脉用红霉素）合用。

3. 慎与排钾利尿药合用，因低血钾增加心律失常的风险。

4. 中效 CYP3A4 抑制剂（如维拉帕米或地尔硫䓬）可升高本品的暴露量 2～3 倍。与其他 CYP3A4 中效抑制剂（如氟康唑），如静息心率＞60 次/分，应降低剂量至 2.5 mg，2 次/日，并监测心率。

5. CYP3A4 诱导剂（如利福平、巴比妥类、苯妥英、贯叶连翘）可降低本品的暴露量和活性，同时服用时应调整剂量。贯叶连翘降低本品暴露量约一半，在本品治疗期间，应避免服用贯叶连翘。

6. 本品与下列药物无相互作用　质子泵抑制药、西地那非、地高辛、华法林、他汀类调脂药、二氢吡啶类钙通道阻滞药、阿司匹林、ACEIs、血管紧张素受体Ⅱ拮抗药、硝酸酯类、利尿药、β受体拮抗药。

【剂量与用法】　通常推荐起始剂量为一次 5 mg，2 次/日。用药 3～4 周后，根据治疗效果，增加至一次 7.5 mg，2 次/日。如果在治疗期间，休息时心率持续低于 50 次/分或患者感觉有心跳缓慢的症状，如头晕、疲劳或者血压过低，剂量必须向下调整，包括可能剂量一次 2.5 mg，2 次/日。必须一日 2 次口服，例如早餐和晚餐时服用。如果心率低于 50 次/分，或心搏徐缓症状持续，则应停止用药。

【用药须知】　1. 育龄期妇女应采取有效避孕措施。

2. 本品对心律失常无效，不推荐用于房颤或涉及窦房结的其他心律失常。推荐常规监测心电图。慢性心力衰竭使用本品治疗发生房颤的风险高。

3. 不推荐用于二度房室传导阻滞。不推荐与能减慢心率的钙通道阻滞药如维拉帕米、地尔硫䓬合用。

4. 心力衰竭患者应在病情稳定的情况下服用本品，心功能不全患者应慎用。卒中后立即使用本品的安全性尚未明确。

5. 如果出现视觉恶化，应暂停用药，特别是色素性视网膜炎的患者。

6. 本品应在餐中服用。用药期间不宜吃葡萄柚或饮用葡萄柚汁，否则会升高本品的血药浓度，加重不良反应。

【制剂】　片剂：5 mg。

【贮藏】　室温保存。

苯碘达隆

(benziodarone)

【CAS】　68-90-6

【ATC】　C01DX04

【理化性状】　1. 化学名：4-[(2-Ethyl-1-benzofuran-3-yl)carbonyl]-2,6-diiodophenol

2. 分子式：$C_{17}H_{12}I_2O_3$

3. 分子量：518.08

4. 结构式

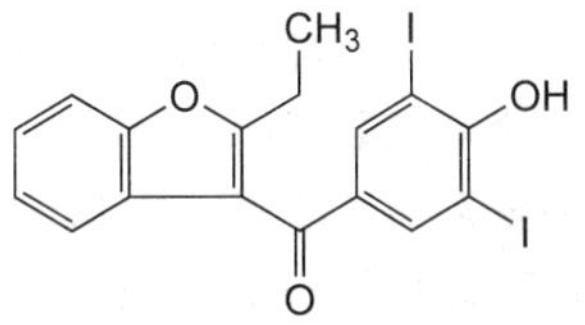

【简介】　本品具有扩张冠状动脉的作用，比硝酸甘油强，且作用持久。能选择性扩张冠状动脉，但对外周血管扩张作用很小，作用约相当于冠状动脉的 1/50。此外还具有排尿酸作用及改善心肌代谢和抗心律失常作用。用于预防心绞痛，治疗心肌梗死后急、慢性冠状动脉功能不全。不良反应可能有消化功能障碍、甲状腺功能减退等。口服，开始时一次 300 mg，2 次/日，维持量 300～400 mg/d。

卡波罗孟

(carbocromen)

别名：延通心、卡波孟、乙氧香豆素、乙胺香豆素、隐痛散、Chromonar、Intensain、Cromen

本品为血管扩张药，临床常用其盐酸盐。

【CAS】　804-10-4

【ATC】　C01DX05

【理化性状】　1. 化学名：Ethyl 2-({3-[2-(diethylamino)ethyl]-4-methyl-2-oxo-2*H*-chromen-7-yl}oxy)acetate

2. 分子式：$C_{20}H_{27}NO_5$

3. 分子量：361.43

4. 结构式

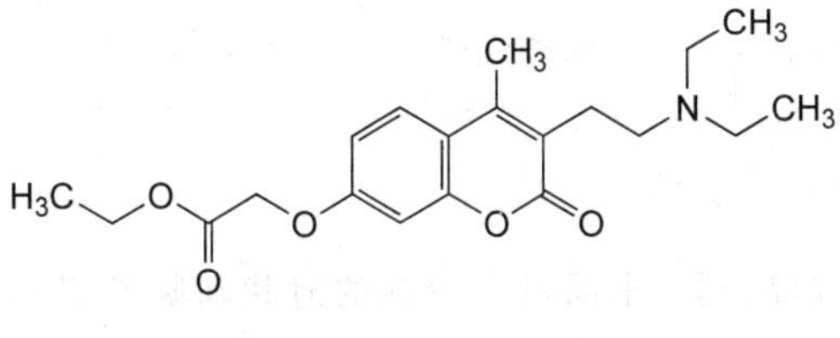

【药理作用】　本品对冠状血管有选择性扩张作用，作用开始慢，持续时间长，长期服用能促进侧支循环形成，此外又能抑制血小板聚集，防止血栓形成。

【体内过程】　本品口服吸收很快，口服 300 mg，15 min 后血中出现其羧甲基衍生物，60 min 达峰值，从血中清除的 $t_{1/2}$ 为 70 min。口服本品后 48 h 内以羧甲基衍生物的形式排泄。70.8% 由粪便排出，22.7% 由尿液排出。

【适应证】　用于慢性冠状动脉功能不全及预防心绞痛发作；也用于预防手术、麻醉时引起的冠状动脉循环障碍及心律失常。

【不良反应】　少数患者在治疗期间内可能出现头晕、头痛、失眠、轻度恶心、关节痛。静脉注射过快可引起短暂面部潮红、胸部热感、心悸等。

【妊娠期安全等级】　D。

【剂量与用法】　1. 口服　一次 75～150 mg，3 次/日；重症于开始时可一次口服 150 mg，4 次/日，待症状缓解后减至一次口服 75 mg，3～4 次/日。

2. 肌内注射或静脉注射　一次 20～40 mg，1～2 次/日，必要时可静脉滴注，一次 40～80 mg。

3. 喷雾吸入　一次喷吸 2～3 喷（相当于本品 3～5 mg），3 次/日。

【制剂】　①片剂：75 mg。②注射剂（粉）：40 mg。③喷雾剂：内含本品 350 mg（可供喷吸 200 次左右）。

【贮藏】　密封，在干燥处保存。

海索苯定
(hexobendine)

别名：克冠二胺、优心平

【CAS】　54-03-5

【ATC】　C01DX06

【理化性状】　1. 化学名：Ethane-1，2-diylbis[(methylimino) propane-3，1-diyl] bis(3，4，5-trimethoxybenzoate)

2. 分子式：$C_{30}H_{44}N_2O_{10}$

3. 分子量：592.68

4. 结构式

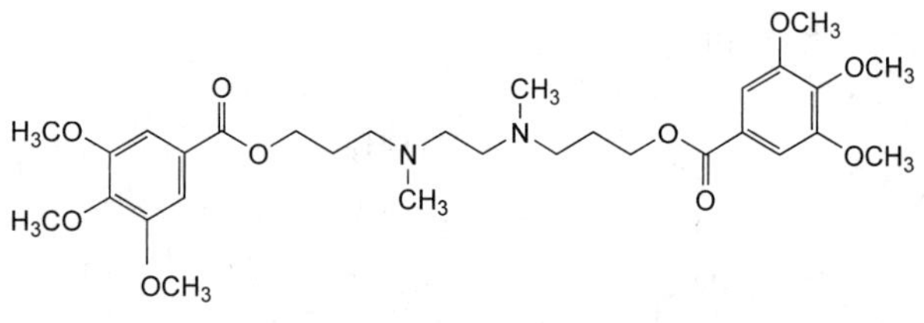

【简介】　本品具有较强的冠状动脉扩张作用，可增加冠脉血流量。本品可抑制腺苷分解，从而增强腺苷的冠脉扩张作用。此外尚有促进心肌代谢和改善能量供应、降低脑血管阻力、改善脑循环的作用，对外周血管扩张作用较小。用于治疗心绞痛、慢性冠状动脉功能不全、脑循环障碍等。口服一次 60～120 mg，3 次/日。肌内注射一次 10～20 mg。静脉注射一次 10 mg 加入 100 ml 0.9% 氯化钠注射液中推注。

地拉革
(dilazep)

别名：地拉齐普、克冠革、克冠二氮革、双酯嗪、扩冠嗪、Coratoline、Cormelian

【CAS】　20153-98-4

【ATC】　C01DX10

【理化性状】　1. 其盐酸盐为白色或类白色结晶性粉末，无臭、味苦。易溶于水，溶于冰醋酸、三氯甲烷，难溶于乙醇，几乎不溶于乙醚。

2. 化学名：3-(4-{3-[(3，4，5-Trimethoxyphenyl) carbonyloxy]propyl}-1，4-diazepan-1-yl) propyl 3，4，5-trimethoxybenzoate

3. 分子式：$C_{31}H_{44}N_2O_{10}$

4. 分子量：604.69

5. 结构式

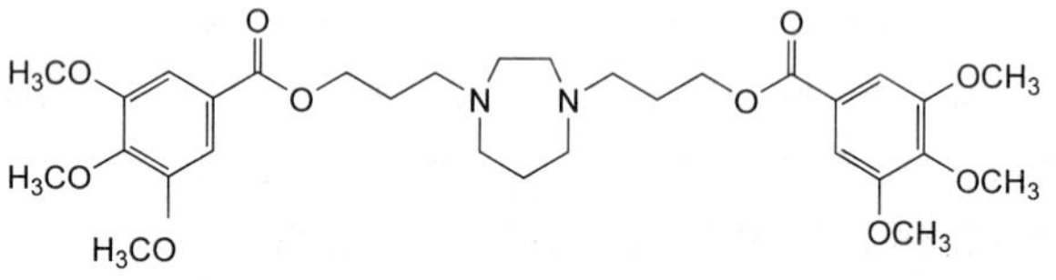

【药理作用】　本品能抑制体内腺苷分解酶，阻止腺苷的分解代谢，从而使腺苷增多；具有明显持久的选择性扩张冠状动脉作用，能降低冠状动脉阻力，从而增加冠状动脉血流量；尚能促进冠状动脉的侧支循环，并具有抑制血小板聚集作用。

【体内过程】　口服吸收良好，经 2～6 h 可达血药峰值。$t_{1/2}$ 为 24 h。在心肌中的浓度比在脑或其他组织高 2～6 倍。

【适应证】　用于心绞痛，也用于心肌梗死的预防及恢复期的治疗。

【不良反应】　偶有胃肠道不适、头晕等。

【禁忌与慎用】　新近发生的心肌梗死者禁用。

【剂量与用法】　口服，一次 60 mg，3 次/日，2 个月为 1 个疗程。

【制剂】　片剂：30 mg。

【贮藏】　密封，在干燥处保存。

依他苯酮
(etafenone)

别名：乙胺苯乙酮

【CAS】 2192-21-4

【ATC】 C01DX07

【理化性状】 1. 化学名：1-(3-{2-[2-(Diethylamino)ethoxy]phenyl}phenyl)propan-1-one

2. 分子式：$C_{21}H_{27}NO_2$

3. 分子量：325.44

4. 结构式

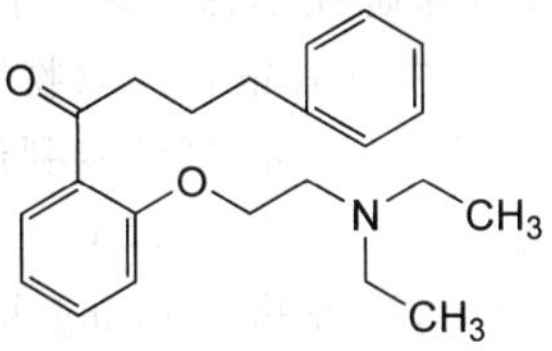

【简介】 本品的化学结构类似奥昔非君，作用亦相似。用于治疗心绞痛及冠脉功能不全。口服，一次 10～30 mg，3 次/日。静脉注射或肌内注射，一次 10～20 mg，2～3 次/日。可有胃肠道反应、下肢水肿、面部潮红等。

辛胺醇
(heptaminol)

【CAS】 372-66-7

【ATC】 C01DX08

【理化性状】 1. 化学名：(*RS*)-6-Amino-2-methylheptan-2-ol

2. 分子式：$C_8H_{19}NO$

3. 分子量：145.24

4. 结构式

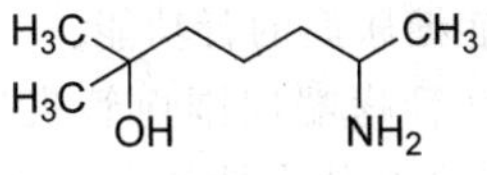

【简介】 本品为血管扩张药，用于治疗心绞痛及心功能不全，在欧洲一些国家上市销售。

伊莫拉明
(imolamine)

别名：恶唑啉亚胺、依莫拉明、Angolon、Angoril、Circuline、rri-Cor、Irrigor、Coremax

【CAS】 318-23-0；15823-89-9 (HCl)

【ATC】 C01DX09

【理化性状】 1. 化学名：Diethyl[2-(5-imino-3-phenyl-4,5-dihydro-1,2,4-oxadiazol-4-yl)ethyl]amine

2. 分子式：$C_{14}H_{20}N_4O$

3. 分子量：260.33

4. 结构式

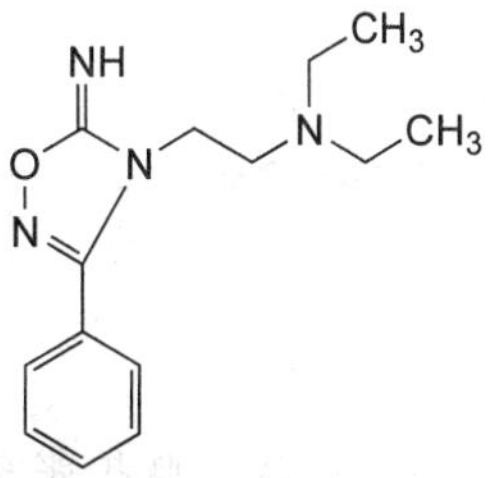

【简介】 本品可扩张冠状动脉、增加冠脉血流量，促进侧支循环。口服，一次 10 mg，3～4 次/日。不良反应可有恶心、皮疹、面部潮红等。

乙氧黄酮
(efloxate)

别名：乙酯甲氧黄酮、立可定、心脉舒通

【CAS】 119-41-5

【ATC】 C01DX13

【理化性状】 1. 化学名：Ethyl 2-[(4-oxo-2-phenyl-4*H*-chromen-7-yl)oxy]acetate

2. 分子式：$C_{19}H_{16}O_5$

3. 分子量：324.33

4. 结构式

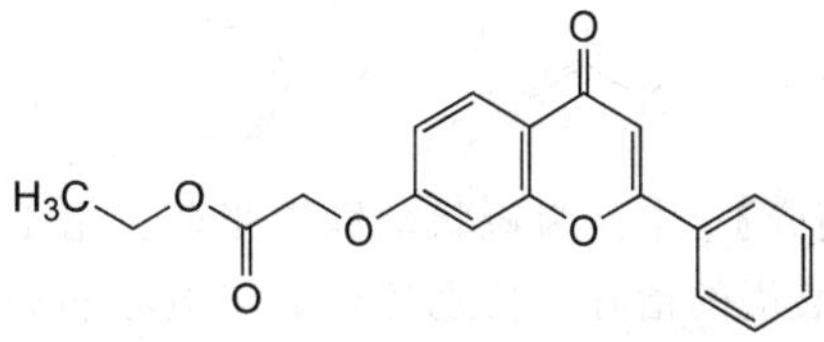

【简介】 本品为冠状动脉扩张药，能选择性地扩张冠状动脉增加冠脉血流量，但不增加心肌耗氧量。可促进冠脉侧支循环形成，对周围血管、呼吸、血压、心率、心输出量、心功能无影响。此外本品尚有降低血胆固醇的作用。适用于治疗慢性冠脉功能不全、心绞痛等。长期使用可防止心肌梗死。与硝酸甘油合用，对自觉症状的改善效果更好。口服一次 30～60 mg，2～3 次/日。最大剂量 360 mg/d。本品不良反应较小，偶有恶心、呕吐、面部潮红、失眠、头痛等，妊娠初期禁用。片剂，30 mg。

桂哌酯
(cinepazet)

【CAS】 23887-41-4

【ATC】 C01DX14

【理化性状】 1. 化学名：Ethyl 2-{4-[(2*Z*)-3-(3,4,5-trimethoxyphenyl)prop-2-enoyl]piperazin-1-

yl} acetate

2. 分子式：$C_{20}H_{28}N_{2}O_{6}$

3. 分子量：392.45

4. 结构式

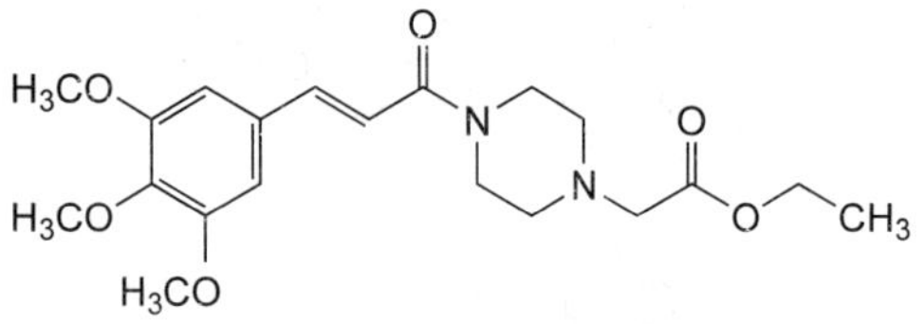

【简介】 本品为冠状动脉扩张药，临床常用其马来酸盐。

氯达香豆素

(cloridarol)

别名：氯达罗、氯苄呋酮

【CAS】 3611-72-1

【ATC】 C01DX15

【理化性状】 1. 化学名：(*RS*)-1-Benzofuran-2-yl-(4-chlorophenyl) methanol

2. 分子式：$C_{15}H_{11}ClO_{2}$

3. 分子量：258.70

4. 结构式

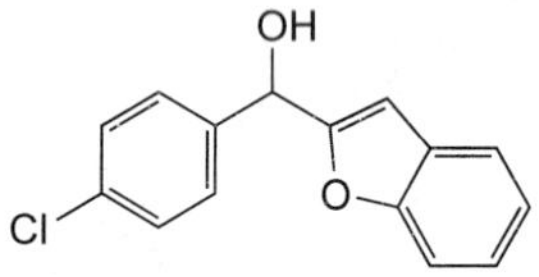

【简介】 本品为冠状动脉扩张药。用于心绞痛和心力衰竭的治疗。特别适合老年冠心病患者。口服、肌内注射或静脉注射 0.5～0.75 g/d。

托西硝乙胺

(itramin tosilate)

别名：Itramin Tosylate

【ATC】 C01DX01

【理化性状】 1. 化学名：2-Aminoethyl nitrate；4-methylbenzenesulfonic acid

2. 分子式：$C_{9}H_{14}N_{2}O_{6}S$

3. 分子量：278.28

4. 结构式

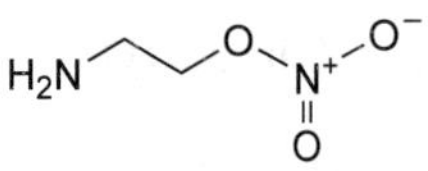

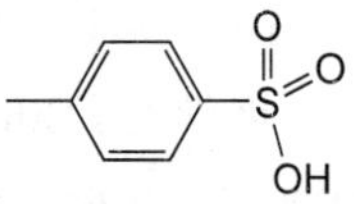

【简介】 本品为冠状动脉扩张药，用于治疗冠心病。

银杏提取物

(ginkgobiloba extract)

别名：金纳多、Ginaton

银杏(*Ginkgobiloba L.*)是中药白果的原植物，为我国古老的药材资源，昔时早知其可治疗喘息、头晕、耳鸣等症。20 世纪上半叶的药学报道从其根皮中提取到银杏萜类内酯(ginkgolide) A、B、C、M。我国于 20 世纪 60 年代曾对银杏叶进行热点研究，后因提取工艺落后，药理研究不深而陷入停顿。20 世纪末，德国轻取而攻之，以其银杏提取物专利产品一举而占领了世界药品市场。德国的专利产品规定其提取物中的总黄酮苷含量占 24%以上，5 种内酯(A、B、C、M、J)为 6%以上，银杏酸在 10 mg/kg 以下。美国 FDA 规定其内酯含量应在 8%以上。

【药理作用】 1. 产品所含有效成分必须达到规定的标准，尤其内酯含量中的比例，银杏内酯应占 2.5%～4.5%，白果内酯应占 2.0%～4.0%，恒定在此范围内。

2. 内酯具有保护神经元及脑组织免遭缺血缺氧所带来的损伤，而白果内酯可能是关键成分。

3. 实验证实，银杏内酯能使受损侧纹状体的多巴胺含量升高，是血小板激活因子(PAF)受体拮抗剂(PAF 是哮喘发病的重要介质)。

4. 本品可改善心、脑血管系统的供血状况。对糖尿病患者的肾脏具有保护作用。

【适应证】 1. 改善冠脉循环不全引起的症状如胸闷、气短、心绞痛。

2. 改善脑血管循环不畅引起的头晕、头痛，老年性痴呆的认知和记忆功能。

3. 保护重症糖尿病的肾功能。

4. 用于支气管哮喘周围血管疾病、免疫性疾病(如内毒素休克)和其他炎性和变应性疾病。

5. 国外将其用于顺势医疗法。

6. 国外正在用本品对阿尔茨海默病和多发性脑梗死痴呆症进行研究。

7. 耳部血流及神经障碍如耳鸣、眩晕、听力减退、耳迷路症候群。

8. 眼部血流及神经障碍如糖尿病引起的视网膜病变及神经障碍，老年性黄斑变性，视物模糊，慢性青光眼。

【不良反应】 头痛、头晕、心悸、胃肠道障碍、出血性疾病和皮肤过敏反应。

【禁忌与慎用】 1. 对本品过敏者及妊娠期妇女

禁用。

2. 哺乳期妇女应权衡本品对其的重要性，选择停药或停止哺乳。

3. 儿童用药的安全性和有效性尚未确定。

【剂量与用法】 1. 口服　片剂，3 次/日，1～2 片/次。滴剂，口服，2～3 次/日，一次 1～2 ml（20 滴/ml），可滴入少许温水中服用。

2. 肌内注射或静脉注射　每天或每隔一天深部肌内注射或缓慢静脉注射（患者平卧）5 ml。

3. 静脉滴注　根据病情，通常 1～2 次/日，2～4 支/次。若必要时可调整剂量至 5 支/次，2 次/日。

4. 给药时可将本品溶于 0.9%氯化钠注射液、葡萄糖输液或低分子右旋糖酐或羟乙基淀粉中，混合比例为 1∶10。若输液为 500 ml，则滴注时间应控制在 2～3 h。后续治疗可以口服银杏提取物片剂。

【用药须知】 1. 过量可致毒性反应。药品应置于儿童不易触到的地方。

2. 银杏虽属古老药材，在提纯用于临床后，更应在药品的利弊方面进行上市后的广泛的药物流行病学研究，以期进一步明确其适应证范围、各种不良反应的发生频率，积累用药中的注意事项。

【制剂】 ①片剂：40 mg，其中银杏黄酮苷 9.6 mg，银杏内酯 2.4 mg。②注射液：每支 5 ml 含有银杏叶提取物 17.5 mg，其中银杏黄酮苷 4.2 mg。③滴剂：1.2 g/30 ml。

【贮藏】 常温（10～30 ℃）保存。

丹参酮 $Ⅱ_A$ 磺酸钠
（tanshinone $Ⅱ_A$ sodium sulfonate）

本品为唇形科植物丹参（salvia miltiorrhza）中分离的二萜醌类化合物丹参酮 $Ⅱ_A$，经磺化而得到的水溶性物质。

【理化性状】 1. 本品为砖红色结晶性粉末；无臭，味微苦，有引湿性，遇高热、见光色渐变深。在热水中溶解，在甲醇或乙醇中略溶，在三氯甲烷中不溶。

2. 分子式：$C_{19}H_{17}NaO_6S$

3. 分子量：396.39

【药理作用】 本品能增加冠脉血流量，改善缺血区心肌的侧支循环及局部供血，改善缺氧心肌的代谢紊乱，提高心肌耐缺氧能力，抑制血小板聚集及抗血栓形成，缩小实验动物缺血心肌梗死面积，在一定剂量下亦能增强心肌收缩力。

【适应证】 用于冠心病、心绞痛、心肌梗死的辅助治疗。

【不良反应】 个别情况下会出现皮疹、斑丘疹、皮炎、过敏性休克、寒战、发热、低血压性休克、疼痛、静脉炎、恶心、腹痛等症状。

【禁忌与慎用】 对本品过敏者禁用。

【剂量与用法】 1. 肌内注射　一次 40～80 mg，1 次/日。

2. 静脉注射　一次 40～80 mg，以 25%葡萄糖注射液 20 ml 稀释。

3. 静脉滴注　40～80 mg，以 5%葡萄糖注射液或 0.9%氯化钠注射液 250～500 ml 稀释，1 次/日。

【用药须知】 1. 本品为红色溶液，不宜与其他药物（除了配伍使用安全已得到临床验证的药物）在注射器或输液瓶中混合，应尽可能单独使用。

2. 研究表明本品不可与盐酸氨溴素、西咪替丁、法莫替丁、盐酸甲氯芬酯、硫酸镁、盐酸克林霉素及甲磺酸帕珠沙星、甲磺酸培氟沙星等喹诺酮类抗生素和硫酸依替米星、硫酸妥布霉素等氨基糖苷类抗生素配伍使用，否则会使溶液产生浑浊或沉淀。

3. 本品的溶液与重金属离子接触会发生类似蛋白质样变性反应，使溶液变黏稠。故本品禁与含镁、铁、钙、铜、锌等重金属的药物配伍使用。本品具有较强的还原性，也不宜与具有强氧化性的药物配伍使用。

4. 本品配制成输液后若产生浑浊或沉淀，应立即停止使用，重新调配。

5. 部分患者肌内注射后有疼痛。个别有皮疹反应，停药后即可消失。

【制剂】 注射液：10 mg/2 ml。

【贮藏】 遮光、密闭保存。

8.3 治疗慢性心功能不全药

多种心脏病都可引起心脏增大，这是一种代偿性机制，而当代偿机制不再有更大潜力施展的时候，也正是心脏增大已达到极限、慢性心功能不全已经形成的时候。引起心脏增大的疾病有风湿性心脏病、高血压心脏病、先天性心脏病和冠状动脉粥样硬化性心脏病（简称冠心病）等，由于心肌超负荷，血流动力学受到影响，心脏不能射出充足的血量以满足全身脏器、组织的需要，使体循环和肺循环系统中均呈现出淤血状态，故将慢性心功能不全也称作充血性心力衰竭。其主要病理现象是心肌收缩力减弱和前、后负荷增高，因此，凡能恢复心肌收缩力和减轻前、后负荷的药物都有治疗充血性心力衰竭的作用。另外，心功能不全早期的代偿功能可激活交感神经系统，进入晚期则可激活肾素-血管紧张素-醛固酮系统（RASS），造成水、钠进一步潴留，这就更加重了心脏的负荷。对充血性心力衰竭的治疗原则有：①增加心肌收缩力；②减轻心脏负荷；③控制体内的钠和水。具有这3种作用的药物又可分为：①强心苷类(洋地黄类)；②非强心苷类强心药(包括β受体激动药、磷酸二酯酶抑制药和其他强心药)；③血管扩张药；④血管紧张素转换酶抑制药(ACEI)。

8.3.1　强心苷类

增强心肌收缩力的药物主要是强心苷类，而洋地黄则是强心苷类的主要药物。正品的洋地黄指的是玄参科紫花洋地黄(*Digitalis purpurea*)的干燥叶。经实验和临床证实具有强心苷作用的植物还有康毗毒毛旋花(*Strophanthus konbe*)、棕毒毛旋花(*Strophanthus hispidus*)、夹竹桃(*Neriumoleander* L, *Neriumindicum* Mill)、羊角拗[*Strophanthus divaricatus*(Lour.)Hook. et Arn]等。临床常用者主要来自洋地黄和毒毛旋花所含有的强心苷成分。

强心苷类药物具有多种作用，大致可归纳为以下两个方面。

1. 增强心肌收缩力和增加心输出量，排出心室内残留的血液，从而使心室舒张末期压降低。在增加心输出量时，并不增加心肌的耗氧量，故认为强心苷可以提高机械性效率。也就是说，以同等的氧耗却可完成原来不可能完成的较大工作量。此外，强心苷还具有自律性、传导性和应激性等重要作用，这是强心苷在房扑或房颤时，能控制其心室率及使一种异位心律改变为另一种异位心律或窦性心律的机制。不过，这也是产生毒性反应、引起心律失常的原因。强心苷类对降低房颤患者的心室率特别显著(对窦性心律的心力衰竭患者的效果较差)，这是因为在传导到房室结的不规则的冲动中，绝大多数均受阻于房室结，而未产生心室搏动。

2. 强心苷类还有高选择性抑制心肌细胞膜 Na^+，K^+-ATP酶的强大活性。给予治疗剂量时，约有20%强心苷受体(即 Na^+，K^+-ATP酶)受到抑制，从而阻碍心肌细胞 Na^+、K^+ 的主动转运，使细胞内 Na^+ 量增多，K^+ 减少。而细胞内 Na^+、Ca^{2+} 的双向交换机制可使胞内的 Ca^{2+} 量增加，促使肌浆网摄取 Ca^{2+}，储存 Ca^{2+} 和释放 Ca^{2+}。这就是起治疗作用的强心苷可使心肌兴奋收缩偶联时可利用 Ca^{2+} 量的增加，而在不增加氧耗的情况下得以增强心肌收缩力的机制。而当强心苷中毒时，心肌细胞膜 Na^+，K^+-ATP酶明显受到抑制，导致心肌细胞严重缺钾，心肌自律性增高。又因细胞内 Ca^{2+} 的过多，引起延后除极而产生各种心律失常。此外，还会缩短心房肌和浦肯野纤维的有效不应期，前者属于间接的迷走神经作用，利于房扑的治疗。后者则可提高异位节律点的自律性，产生心律失常。

洋地黄叶
(digitalis leaf)

别名：毛地黄、毛花洋地黄叶、Digitalis Lanata Leaf

【CAS】 C01AA03

本品为玄参科植物紫花洋地黄(*Digitalis purpurea*)的干叶粉。其中有效成分有洋地黄毒苷和羟基洋地黄毒苷等。该植物产于我国江南各地，欧洲产者名为毛花洋地黄(*Digitalis lanata*)，其中含有地高辛、洋地黄毒苷、乙基地高辛、乙基洋地黄毒苷、毛花洋地黄苷A和去乙酰毛花苷(毛花强心丙，西地兰D)。其强心作用明显强于紫花洋地黄，且奏效较快。

【药理作用】 本品所含活性成分可选择性直接作用于心脏。在达到治疗剂量时，可增强心肌收缩力，减慢心率，抑制心脏传导系统，增加心输出量，改善体循环和肺循环，从而减轻慢性心功能不全所引起的各种临床症状。

【体内过程】 本品口服吸收缓慢，一般认为4～6 h起效，12～24 h可获最大效应，有高度蓄积性，排泄缓慢，需2～3周才能从体内排尽。故每易发生中毒。

【适应证】 用于治疗各种原因引起的慢性心功能不全、阵发性室上性心动过速、房扑和房颤。也可用于窦性心律的心力衰竭。

【不良反应】 1. 只要是有效的洋地黄制剂都会产生一定的毒性反应。在使用洋地黄化的年代里，曾有人说没有毒性反应就不可能产生洋地黄的治疗作用。这句话在当时来说是并不过分，因为当年使用的洋地黄化的治疗剂量与其中毒剂量非常接近。

2. 其毒性反应除食欲缺乏、恶心和呕吐外，心脏方面的表现也很常见，如室性期前收缩，且多半是呈双联律的，最特殊的表现为多源性室性期前收缩，而双联律的室性期前收缩也多属多源性的。此时如不撤药，多源性期前收缩往往可发展成为室性阵发性心动过速，此时更是紧急停药的指征。洋地黄类的心脏毒性还可能引起窦性心律失常、窦性停搏、房性期前收缩、房颤、房室脱节、结性心律、结性心动过速、伴有房室传导阻滞的房性阵发性心动过速及室颤等。在发生心律失常时，还可能伴有各级房室传导阻滞。在原有房颤的基础上，还可能产生完全性房室传导阻滞、伴有规则的结性节律，其心室率可能在每分钟60～120次。因此，洋地黄毒性心律与心率的改变可以是各种心律失常，包括各种心动过缓与心动过速。

3. 毒性反应的神经症状有头痛、头晕、视物模糊、色视(无色却视为黄色或绿色)及面神经痛。

4. 心电图改变如有 ST 段的压低和 T 波降低或呈双向。下垂的 ST 段呈向上凹形。斜形向下的 ST 段与 T 波的前肢融合成倒置而双肢不对称的 ST-T 波改变，ST-T 波的下行肢在达到底点时与突然上升的上行肢成直角。ST 段和 T 波改变的方向与 QRS 的主波相反。如 QRS 的主波向下，则洋地黄型 ST 段可向上升，T 波可能直立而双向。以上改变应当是洋地黄化的表现，也可以说是治疗剂量获得效应的表现，而不能作为洋地黄中毒的诊断依据。只有在心电图出现 P-R 间期延长才是洋地黄中毒的心电图表现。

【禁忌与慎用】 1. 妊娠期妇女、严重心肌损害、阵发性室性心动过速、房室传导阻滞、病态窦房结综合征、主动脉瘤、梗阻型心脏病、小儿急性风湿热所致心力衰竭禁用。

2. 肺源性心脏病对强心苷敏感，应慎用。

3. 哺乳期妇女应权衡本品对其的重要性，选择停药或停止哺乳。

4. 儿童用药的安全性和有效性尚未确定。

【药物相互作用】 1. 拟肾上腺素类药可加重强心苷的毒性。

2. 钙剂可加强强心苷的作用，甚至产生毒性，必须合用时，应酌减洋地黄的剂量。应当特别指出的是，使用强心苷期间，切不可静脉注射钙剂。

3. 利血平、普萘洛尔合用洋地黄时，可加重洋地黄的心脏毒性，可致严重心律失常。

【剂量与用法】 1. 两周内未接受过洋地黄口服治疗的患者始可使用本品。

2. 由于本品的治疗窗很窄，有效治疗量与中毒量很接近，在应用传统的洋地黄化方法时，必须严密观察中毒的任何迹象。

3. 洋地黄化的徐缓法，给予洋地黄叶 0.1 g(饭后服)，3 次/日，共用 3～4 d，患者出现食欲缺乏、恶心、心率减缓，显示可能已进入洋地黄化，如配合心电图佐证更佳。对紧急而严重的心力衰竭可采取快速洋地黄化，在 12～48 h 使患者获得有效而且安全的洋地黄化。维持疗效的剂量是洋地黄叶 0.05～0.1 g。然而，剂量有一定伸缩性，而且存在个体差异。因此，如何掌握既有效又不致发生中毒的用量，既要有用药的临床经验，更要有严密、细致的临床监护，必要时，还要进行心电监护。

4. 有文献报道，洋地黄的治疗量与其正性肌力作用呈线性相关，排泄量和体存量有自我限制过程，不是必须给予饱和负荷量才有正性肌力作用。因此，近年对慢性心力衰竭患者多采用每天给药 1 次(或首日给药 2 次)，7～8 d 后，同样能获得与洋地黄化类似的疗效。因此，医患均乐意采用此法。

【用药须知】 1. 使用强心苷类的临床医师和临床药师必须具备使用本类药物的充分经验。否则，应在经验丰富的专科医师指导下进行。

2. 洋地黄中毒的前兆是食欲缺乏和恶心，此时应在继续给药过程中加强观察。如恶心进一步加重，出现呕吐、黄视或绿视，显示已进入早期中毒状态，应考虑减量或停药。如心室率低于 60 次/分，频发室性期前收缩、二联律、三联律，或心电图已出现洋地黄中毒特征，应立即停药。

3. 儿童洋地黄中毒以房性心律失常为最可靠的依据。最准确的方法是进行血药浓度监测(指一些提纯成分而言)，地高辛的血浓度超过 2 ng/ml，洋地黄毒苷的血浓度超过 35 ng/ml 就会产生中毒症状。

4. 针对洋地黄中毒，应当进行如下措施。

(1) 及时停药。

(2) 轻者口服氯化钾 1 g，每 4～6 h 一次。

(3) 重者将氯化钾 1.5～3.0 g 溶入 5% 葡萄糖注射液 500～1000 ml 中，以 1 ml/min 的速度静脉滴注。或口服门冬氨酸钾镁 10 mg，3 次/日或以门冬氨酸钾镁注射液 20～30 ml 加入 5% 葡萄糖注射液 250～500 ml 中缓慢滴注。

(4) 频发室性期前收缩、二联或三联律及室性心动过速，可首选苯妥英钠(用法可参见第 5 章)，此药尚有抑制异位节律和改善房室传导的作用。

(5) 如出现重度室性心动过速和室颤，可使用利多卡因。

(6) 心动过缓或房室传导阻滞可使用阿托品。

(7) 如系地高辛或洋地黄毒苷所引起的中毒，可分别使用洋地黄特异性抗体解毒。

(8) 如出现室颤或室性心动过速伴低血压，应考虑电复律。

5. 洋地黄治疗慢性心功能不全的价值是不可置疑的，但由于对其药理和毒理作用理解不透，临床用药的实际经验欠缺，对所谓洋地黄化的准绳把握不稳。要么剂量不足，不显疗效；要么剂量过大，产生中毒。前者因无疗效而使病情恶化，失去救治机会。后者如抢救中毒不力均可使心力衰竭的病死率上升。这也是临床上对洋地黄化的给药方法逐渐疏远的主要原因，近些年来开始使用一日 1 次给药，长期持续，确已显示出安全有效。加之未见发生耐受或耐药现象，使长期服药达到终身稳定有望成为事实。

6. 传统的洋地黄(叶)片,由于植物产地不同,活性差异难免,贮藏不好,质变更会带来疗效不佳。近代几乎全以纯品地高辛和洋地黄毒苷代之,紧急时则使用毛花苷丙等注射剂。

【制剂】 片剂:0.1 g。

【贮藏】 密封,防潮、避光贮于室温。

地高辛

(digoxin)

别名:狄戈辛、强毛地黄、强心素、异羟基洋地黄毒甙、Lanoxin、Digacin、Digosin

本品是从毛花洋地黄(*Digitalis Lanata*)中提取的一种中效强心苷类药物。

【CAS】 20830-75-5

【ATC】 C01AA05

【理化性状】 1. 本品为白色至类白色结晶性粉末,或为无色晶体,几乎不溶于水,微溶于乙醇,易溶于甲醇和二氯甲烷。

2. 化学名:3β[(*O*-2,6-Dideoxy-βD-ribo-hexopyranosyl-(1 → 4)-*O*-2,6-dideoxy-βD-ribo-hexopyranosyl-(1 → 4)-2,6-dideoxy-βD-ribo-hexopyranosyl)oxy]-12β,14βdihydroxy-5βcard-20(22)-enolide

3. 分子式:$C_{41}H_{64}O_{14}$

4. 分子式:780.9

5. 结构式

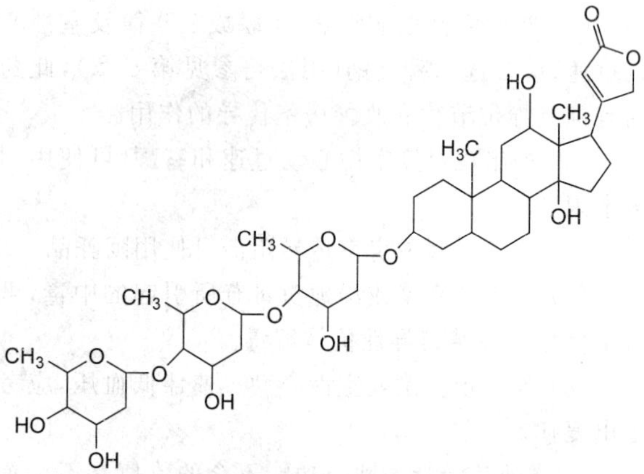

【用药警戒】 本品可引发或加重窦性心动过缓、窦房阻滞及房室传导阻滞。

【药理作用】 参见洋地黄叶。其特点是排泄较快,蓄积性较小,具有正性变力和负性变时的双重作用。

【体内过程】 1. 由于制剂的配方不同,本品口服后的吸收,根据英、美药典所制的片剂,约可吸收70%,从酏剂中可吸收80%,从胶囊剂中的吸收量超过90%。有效治疗浓度为0.5~2.0 ng/ml,有明显的个体差异。具有大分布容积,广泛分布于包括心肌、脑、红细胞、骨骼肌在内的各种组织中。心肌中的药物浓度高于血药浓度。蛋白结合率为20%~30%。可通过血-脑屏障和胎盘,可分泌进入乳汁。消除 $t_{1/2}$ 为1.5~2 d。

2. 本品主要以原药通过肾小球过滤和肾小管分泌随尿液排出。大多数患者具有广泛的代谢。本品的排泄与肾小球滤过率(GFR)成比例。静脉注射后有50%~70%原药被排泄。透析不会带走药物,仅有少量通过换血疗法和心肺转流术清除。血药浓度超过2.0 ng/ml时就会出现中毒症状。

【适应证】 参见洋地黄叶。

【不良反应】 1. 参见洋地黄叶。

2. 快速静脉注射可致血管缩窄,短时出现高血压。皮下或肌内注射可致局部刺激。

3. 最严重的是心脏的毒性反应,中毒剂量可致心力衰竭加重、室上性或室性心律失常和传导阻滞。其毒性反应的发生率和严重程度与原有心脏病的严重程度有关。

4. 低血钾更易引起毒性反应。

5. 本品比洋地黄叶或洋地黄毒苷的 $t_{1/2}$ 短,因此,毒性的消失也比其快。

【妊娠期安全等级】 C。

【禁忌与慎用】 参见洋地黄的有关叙述。

【药物相互作用】 1. 与两性霉素B、皮质激素或排钾利尿药如布美他尼、依他尼酸等合用时,可引起低血钾而致洋地黄中毒。

2. 与制酸药(尤其三硅酸镁)或止泻吸附药如白陶土、果胶、考来烯胺和其他阴离子交换树脂、柳氮磺吡啶或新霉素、对氨水杨酸合用时,可抑制本品吸收而导致本品作用减弱。

3. 与抗心律失常药、钙盐注射剂、可卡因、泮库溴胺、萝芙木碱、琥珀胆碱或拟肾上腺素类药合用时,可因作用相加而导致心律失常。

4. 有严重或完全性房室传导阻滞且伴正常血钾者应用本品不应同时应用钾盐,但噻嗪类利尿药与本品合用时,常须给予钾盐,以防止低钾血症。

5. β受体拮抗药与本品合用,有导致房室传导阻滞发生严重心动过缓的可能,应重视。但并不排除β受体拮抗药用于本品不能控制心室率的室上性快速心律失常。

6. 与奎尼丁合用,可使本品血药浓度提高约1倍,提高程度与奎尼丁用量相关,甚至可达到中毒浓度,即使停用地高辛,其血药浓度仍继续上升,这是奎尼丁从组织结合处置换出地高辛,减少其分布容积之故。两药合用时应酌减地高辛用量 1/3～1/2。

7. 与维拉帕米、地尔硫䓬、胺碘酮合用，由于降低肾及全身对地高辛的清除率而升高其血药浓度，可引起严重心动过缓。

8. 螺内酯可延长本品 $t_{1/2}$，须调整剂量或给药间期随访监测本品的血药浓度。

9. 血管紧张素转换酶抑制药及其受体拮抗药可使本品血药浓度增高。

10. 依酚氯胺与本品合用可致明显心动过缓。

11. 吲哚美辛可减少本品的肾清除，使本品 $t_{1/2}$ 延长，有中毒危险，须监测血药浓度及心电图。

12. 与肝素合用，由于本品可能部分抵消肝素的抗凝作用，须调整肝素用量。

13. 洋地黄化时静脉用硫酸镁应极其谨慎，尤其是同时静脉注射钙盐时，可发生心脏传导阻滞。

14. 大环内酯类抗生素由于改变胃肠道菌群，可增加本品在胃肠道的吸收。

15. 甲氧氯普胺因促进肠道运动而减少地高辛的生物利用度约 25%。普鲁本辛因抑制肠道蠕动而提高地高辛生物利用度约 25%。

【剂量与用法】 1. 口服本品，2 h 内可起效，6 h 可能达最高的效果。尽管有些患者首剂可给负荷量以利达洋地黄化，但一般轻度的心力衰竭患者无此必要。

2. 用量要个体化。患者的年龄、身体状态、肾功能、电解质平衡情况、组织的氧合程度和原有心肺疾病的性质都是调整剂量的依据。

3. 一般说来，使心律失常者产生变时效应的用药量远比使心力衰竭者产生变力效应的用药量要大。

4. 病情较重，可快速洋地黄化。开始口服负荷量 500～1000 μg，继而给予 250 μg/h，直至治疗效应出现，一般头 24 h 的总负荷量为 1.0～1.5 mg。

5. 病情中度，可口服 250 μg，2 次/日，肾功能正常者达稳态血药浓度的时间为 7 d 左右，达稳态后的维持量为口服 125～250 μg/d。老年人可从较低的剂量开始，注意疗效出现和稳态血药浓度的到来。

6. 紧急情况下，必须问清已有 2 周未曾口服过强心苷，然后可静脉注射本品 500～1000 μg，10 min 后即可见心率减慢，2 h 左右可达最高效应。也可通过静脉滴注，作为单剂量，在 2 h 或>2 h 滴完。或分 2 次滴注，一次 10～20 min 滴完。根据静脉注射本品的药动学，药效可维持 3～6 h，如欲维持给药，应根据药动学参数和患者的效应确定开始口服维持量的时间。口服维持量一般为 125～250 μg/d。

7. 儿童的用量比较复杂，应根据体重和对本品的敏感程度做出决定。早产婴儿对本品特别敏感（比足月婴儿的剂量要低），但所有其他新生儿、婴儿和>10 岁的儿童都需要高于成人的剂量，而 2～10 岁的儿童剂量又要低于达到 2 岁的儿童。美国药典提出的口服负荷量为 20～60 μg/(kg·d)，英国药典为 25～45 μg/(kg·d)。美国的静脉注射负荷量为 15～50 μg/kg，英国为 20～35 μg/kg。

【用药须知】 1. 参见洋地黄。

2. 因刺激性强，本品不宜采用皮下和肌内注射。

3. 除非同时存在严重心力衰竭，本品严禁用于室颤、肥厚型阻塞性心肌病。也禁用于预激综合征，尤其是伴有房颤者，因易导致室性心动过速和室颤。还禁用于特发性肥厚型主动脉瓣狭窄和法洛四联症。

4. 用药期间，不要改用批号不同的药品，更不能换用厂牌不同的药品，以免引起药效波动。

5. 在使用本品期中，如打算进行复律术，必须停用本品 1～2 d 后再复律，以免诱发心律失常。

6. 如发生中毒可用地高辛特异性抗体 Fab 片段解救。

【制剂】 ①片剂：125 μg；250 μg；500 μg。②胶囊剂：50 μg；100 μg；200 μg。③酏剂：50 μg/ml。④注射液：100 μg/2 ml；500 μg/2 ml。

【贮藏】 密封、防潮、避光贮于室温。

醋地高辛

(acetyldigoxin)

别名：乙酰地高辛、Lanadigin，*d*-Acetyldigoxin，β-Acetyldigoxin

【CAS】 5511-98-8（α-acetyldigoxin）；5355-48-6（β-acetyldigoxin）

【ATC】 C01AA02

【理化性状】 1. 本品为白色至类白色结晶性粉末，几乎不溶于水，微溶于乙醇和二氯甲烷。熔点 225 ℃。

2. 化学名：3β[（*O*-3-*O*-Acetyl-2，6-dideoxy-βD-ribo-hexopyranosyl-（1→4）-*O*-2，6-dideoxy-βD-ribo-hexo-pyranosyl-（1→4）-2，6-dideoxy-βD-ribo-hexo-pyranosyl）oxy]-12β，-14-dihydroxy-5β，14βcard-20（22）-enolide（α-acetyldigoxin）；3β[（*O*-4-*O*-Acetyl-2，6-dideoxy-βD-ribo-hexopyranosyl-（1→4）-*O*-2，6-dideoxy-βD-ribo-hexopyranosyl-（1→4）-2，6-dideoxy-βD-ribo-hexopyranosyl）oxy]-12β，14-dihydroxy-5β，14βcard-20（22）-enolide（βacetyldigoxin）

3. 分子式：$C_{43}H_{66}O_{15}$

4. 分子量：823.0

【简介】 本品的作用与适应证均与地高辛相同。欲达速效可口服 0.4 mg，3 次/日。慢效可口服 0.2 mg，3 次/日。显效后可给予维持量 0.3 mg，2 次/日。本品的 α 和 β 异构体通常用于维持，0.2～0.4 mg/d。

洋地黄毒苷

(digitoxin)

别名：狄吉妥辛、地芰毒、洋地黄毒素、Digotin、Gardigin

本品是从紫花洋地黄（*Digitalis purpurea*）中提取的二级苷，作用比洋地黄叶强1000 倍，为一种慢速长效的强心苷。

【CAS】 71-63-6

【ATC】 C01AA04

【理化性状】 1. 本品为白色至类白色粉末，难溶于水，微溶于甲醇和乙醇，易溶于甲醇和三氯甲烷的等体积混合物。

2. 化学名：3β[(*O*-2，6-Dideoxy-βD-ribo-hexopyranosyl-(1 → 4)-*O*-2，6-dideoxy-D-ribo-hexopyranosyl-(1 → 4)-2，6-dideoxy-βD-ribo-hexopyranosyl)oxy]-14βhydroxy-5βcard-20(22)-enolide

3. 分子式：$C_{41}H_{64}O_{13}$

4. 分子量：764.9

5. 结构式

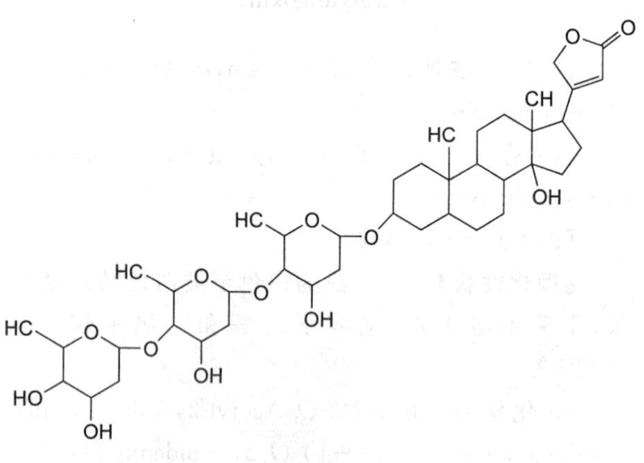

【药理作用】 参见地高辛。

【体内过程】 口服后吸收迅速而且完全(接近 100%)。有效治疗浓度为 10～35 ng/ml，个体差异大。蛋白结合率＞90%。本品在肝内代谢，从体内缓慢消除。大多数代谢物均失活，主要具有活性的是地高辛。存在肠肝循环，其代谢物也随粪便排出，而主要随尿液排出。肾功能不全患者随粪便排出的代谢物可见增加。其消除 $t_{1/2}$ 为 7 d 甚至更长，肾功能不全患者无影响。本品的药动学可能受到年龄和同时患有疾病的影响。

【适应证】 用于充血性心力衰竭，由于其作用慢而持久，适用于慢性心功能不全患者长期服用。尤其适用于伴有肾功能不全的充血性心力衰竭患者。

【不良反应】 参见地高辛。由于本品 $t_{1/2}$ 长，撤药后反应可能比地高辛持续更久一些。

【妊娠期安全等级】 C。

【禁忌与慎用】 参见洋地黄叶。

【药物相互作用】 1. 参见地高辛。

2. 由于本品在肝内的代谢明显，酶诱导剂可能增加本品的代谢。

【剂量与用法】 1. 本品的稳态有效治疗浓度为 10～35 ng/ml，超过 35 ng/ml 就有可能中毒。地高辛更适合于快速洋地黄化。

2. 成人开始口服本品 0.6 mg 可迅速获得洋地黄化，4～6 h 再给予 0.6 mg，如有必要，每 4～6 h 给予 0.2 mg。最高总用量一般为 1.6 mg。

3. 缓慢洋地黄化可给予 0.2 mg，2 次/日，连用 4 d。

4. 维持剂量个体差异大，从 0.05 mg/d 至 0.3 mg/d，常用 0.15 mg/d。

5. 当出现呕吐或其他情况有碍口服给药时，可静脉注射等量的本品。

6. 儿童快速洋地黄化，口服或静脉注射，一日用量可分 3 次或更多次给药，早产或足月婴儿给予 22 μg/d。2 周至 1 岁给予 45 μg/d。1～2 岁给予 40 μg/d。＞2 岁给予 30 μg/d。

【用药须知】 参见地高辛。

【制剂】 ①片剂：0.05 mg；0.1 mg。②注射液：0.2 mg/1 ml；0.4 mg/1 ml。

【贮藏】 密封、防潮、避光贮于室温。

去乙酰毛花苷

(deslanoside)

别名：毛花强心丙、西地兰 D、Cedilanid D、Deacetyldigilanid C

本品为毛花苷丙的脱乙基衍生物，其性质较毛花苷丙稳定。

【CAS】 17598-65-1

【ATC】 C01AA07

【理化性状】 1. 本品为白色至类白色结晶性粉

末，具吸湿性，几乎不溶于水，极微溶于乙醇。

2. 化学名：3-[(*O*-βD-Glucopyranosyl-(1→4)-*O*-2，6-dideoxy-βD-ribo-hexopyranosyl-(1→4)-*O*-2，6-dideoxy-βD-ribo-hexopyranosyl-(1→4)-*O*-2，6-dideoxy-βD-ribo-hexopyranosyl)-oxy]-12，14-dihydroxy-3β，5β，12βcard-20(22)-enolide

3. 分子式：$C_{47}H_{74}O_{19}$

4. 分子量：943.1

【药理作用】 参见地高辛。

【体内过程】 作用迅速，一般静脉注射后 5～10 min 起效，1～2 h 可达高效。由于快速达到洋地黄化，故多用于紧急病情。$t_{1/2}$ 约为 33 h，其药效可持续 2～5 d。本品主要以原药形式随尿液排出，肾功能正常者每天约排出体内总量的 20%。

【适应证】 在紧急情况下，本品多用于快速洋地黄化。

【不良反应】【禁忌与慎用】【药物相互作用】 参见洋地黄叶。

【剂量与用法】 1. 为快速达到充分地洋地黄化，可肌内注射或静脉注射(以 5% 葡萄糖注射液 10～20 ml 稀释)1.6 mg，1 或 2 次分用。

2. 儿童可给 20～40 μg/kg，1 次或 2 次分用。

3. 维持用药可继续口服地高辛等。

【用药须知】 参见地高辛。

【制剂】 注射液：0.4 mg/2 ml。

【贮藏】 避光，贮于室温。

毛花苷丙

(lanatoside C)

别名：西地兰 C

【简介】 作用与适应证均与洋地黄毒苷相同。饱和量为 0.8～1.2 mg，维持量为 0.1～0.2 mg。

【CAS】 17575-22-3

【ATC】 C01AA06

【理化性状】 1. 化学名：[6-[6-[6-[[12，14-Dihydroxy-10，13-dimethyl-17-(5-oxo-2*H*-furan-3-yl)-1，2，3，4，5，6，7，8，9，11，12，15，16，17-tetradecahydrocyclopenta[*a*]phenanthren-3-yl]oxy]-4-hydroxy-2-methyloxan-3-yl]oxy-4-hydroxy-2-methyloxan-3-yl]oxy-2-methyl-3-[3，4，5-rihydroxy-6-(hydroxymethyl)oxan-2-yl]oxyoxan-4-yl] acetate

2. 分子式：$C_{49}H_{76}O_{20}$

3. 分子量：985.1

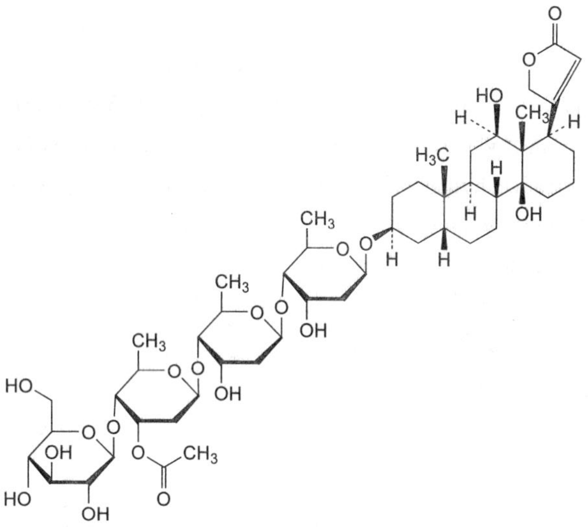

【药理作用】 本品是由毛花洋地黄中提取的一种速效强心苷，系去乙酰毛花苷 C 和地高辛的前体。作用较洋地黄、地高辛快，但比毒毛花苷 K 稍慢。因口服制剂吸收较少，不如地高辛，注射剂开始起效的时间又不及去乙酰毛花苷 C 快速，故渐被地高辛和去乙酰毛花苷 C 所取代。

【体内过程】 本品在胃肠道不如洋地黄毒苷吸收完全，只能不规则吸收 10%。与去乙酰毛花苷 C 相似，一般用于静脉注射，5～30 min 起效，作用维持 2～4 d。代谢药物为地高辛和地高辛的衍生物，排泄快，以代谢物形式随尿液排出，蓄积性小。

【适应证】 用于急性心力衰竭、慢性心力衰竭性加重、快速室率的心房颤动、心房扑动和阵发性室上性心动过速。

【不良反应】【禁忌与慎用】【药物相互作用】 参见洋地黄叶。

【剂量与用法】 缓慢静脉注射(以 5% 葡萄糖注射液稀释)，首次 0.4～0.6 mg，2～4 h 后再给 0.2～0.4 mg，饱和量 1～1.2 mg/d。口服，饱和量为一次 0.5 mg，4 次/日，维持量 1 mg/d，分 2 次服。

【制剂】 ① 片剂：0.5 mg。② 注射液：0.4 mg/2 ml。

【贮藏】 避光，贮于室温。

醋洋地黄毒苷

(acetyldigitoxin)

别名：乙酰洋地黄毒苷、单乙酰黄花夹竹桃次苷乙、Acedoxin、Acylanide

【CAS】 1111-39-3

【ATC】 C01AA01

【理化性状】 1. 化学名:[(2R,3R,4S,6S)-3-Hydroxy-6-[(2R,4S,6S)-4-hydroxy-6-[(2R,3S,4S,6R)-4-hydroxy-6-[[(5R,8R,9S,10S,13R,14S,17R')-14-hydroxy-10, 13-dimethyl-17-(5-oxo-2H-furan-3-yl)-1,2,3,4,5,6,7,8,9,11,12,15,16,17-tetradecahydrocyclopenta[a]phenanthren-3-yl]oxy]-2-methyloxan-3-yl] oxy-2-methyloxan-3-yl] oxy-2-methyloxan-4-yl] acetate

2. 分子式:$C_{43}H_{66}O_{14}$

3. 分子量:806.98

4. 结构式

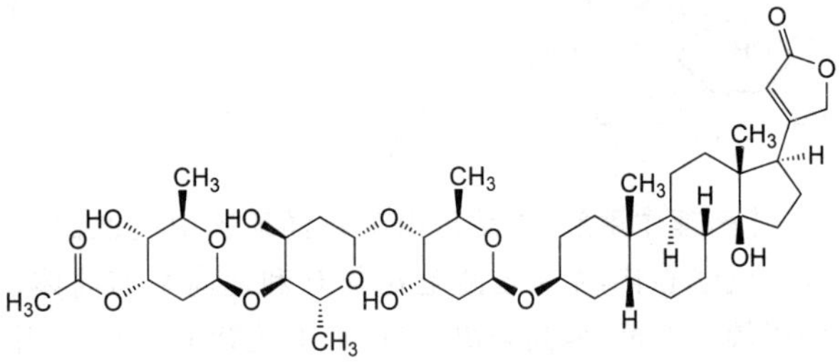

【药理作用】 本品为强心苷类强心药,作用与临床应用同洋地黄毒苷,但有起效快、排泄快、蓄积性较小的特点。

【体内过程】 口服约有72%从胃肠道吸收,起效时间和排泄速度介于洋地黄毒苷和地高辛之间,一般1～2 h内产生作用,经8～10 h达最大效应,作用维持时间为6～10 d。如有中毒症状发生应立即停药,可于1～3 d内消退。

【适应证】 用于心力衰竭和心律失常,尤其对快速型心律失常如阵发性室上性心动过速有效。

【不良反应】 可有轻微食欲缺乏、恶心等胃肠道反应。

【剂量与用法】 1. 口服　饱和量0.8～1.6 mg,维持量0.1～0.2 mg/d。

2. 静脉注射　饱和量1.5～2 mg/d,维持量0.2～0.5 mg/d。加入0.9%氯化钠注射液10 ml缓慢注射,显效后以口服维持。

【制剂】 ①片剂:0.1 mg。②注射剂(粉):1 mg;1.5 mg;2 mg。

【贮藏】 避光,贮于室温。

毒毛花苷K

(strophanthin K)

别名:毒毛旋花子甙K、Strophantin K 毒毛甙K、Strofan K

本品系由夹竹桃科植物康毗或绿毒毛旋花(*Strophanthus kombe* 或 *hispidus*)的种子中提取的多种强心苷的混合物。

【CAS】 1005-63-3

【理化性状】 1. 化学名:(3S,5S,10S,13R,14S, 17R)-3-[(2R, 5R)-6-[[(3R, 6S)-4, 6-Dihydroxy-2-methyloxan-3-yl] oxymethyl]-3, 5-dihydroxy-4-methoxyoxan-2-yl] oxy-5, 14-dihydroxy-13-methyl-17-(5-oxo-2H-furan-3-yl)-2,3,4,6,7,8,9,11,12,15,16,17-dodecahydro-1H-cyclopenta[a] phenanthrene-10-carbaldehyde

2. 分子式:$C_{36}H_{54}O_{14}$

3. 分子量:710.90

4. 结构式

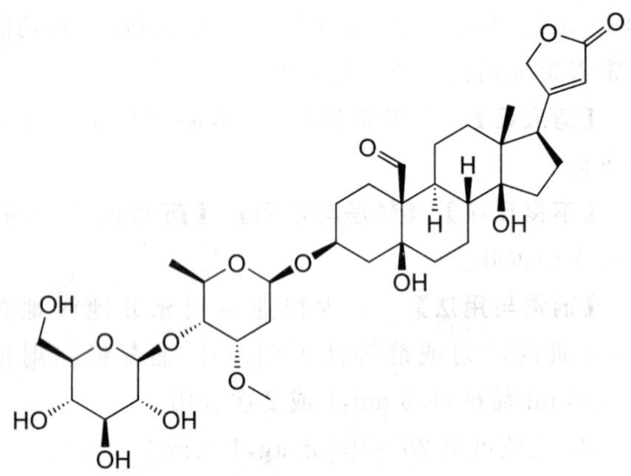

【药理作用】 类似地高辛。其特点是对心肌收缩的作用明显,对传导和心率的影响小。

【体内过程】 口服吸收极差。蛋白结合率约5%。静脉注射后5 min起效,0.5～1.0 h达高效,作用持续1～2 d。主要以原药形式随尿液排出,消除$t_{1/2}$为14～21 h。肾功能不全患者影响原药排出,血药浓度相应升高,$t_{1/2}$可见延长。

【适应证】 主要用于病情紧急,心率不快或较慢,且传导功能较差的心力衰竭(如伴有二、三度房室传导阻滞的慢性心力衰竭)或使用洋地黄类疗效不佳者,也用于急性肺水肿患者。

【不良反应】 参见洋地黄叶和地高辛。

【禁忌与慎用】【药物相互作用】 参见洋地黄叶和地高辛。

【剂量与用法】 1. 成人　首剂静脉注射0.125～0.25 mg,加入5%葡萄糖注射液20～40 ml中于5 min左右缓慢推入,1～2 h后可重复1次,1日总量0.25～0.5 mg。病情缓解后,口服其他强心苷维持。

2. 儿童　静脉注射0.007～0.01 mg/kg,余同上。

【用药须知】 参见地高辛。

【制剂】 注射液:0.25 mg/1 ml。

【贮藏】 避光，贮于室温。

毒毛花苷 G

(strophanthin G)

别名：毒毛旋花子苷 G、哇巴因、苦毒毛旋花子苷、G-Strophanthin、Ouabain

【CAS】 630-60-4

【ATC】 C01AC01

【理化性状】 1. 本品为本品为无色结晶或白色结晶性粉末，无臭，味苦，难溶于水与乙醇。

2. 化学名：4-[(1*R*, 3*S*, 5*S*, 8*R*, 9*S*, 10*R*, 11*R*, 13*R*, 14*S*, 17*R*)-1, 5, 11, 14-tetrahydroxy-10-(hydroxymethyl)-13-methyl-3-((2*R*, 3*R*, 4*R*, 5*R*, 6*S*)-3, 4, 5-trihydroxy-6-methyltetrahydro-2*H*-pyran-2-yloxy) hexadecahydro-1*H*-cyclopenta[*a*]phenanthren-17-yl] furan-2(5*H*)-one

3. 分子式：$C_{29}H_{44}O_{12}$

4. 分子量：584.65

5. 结构式

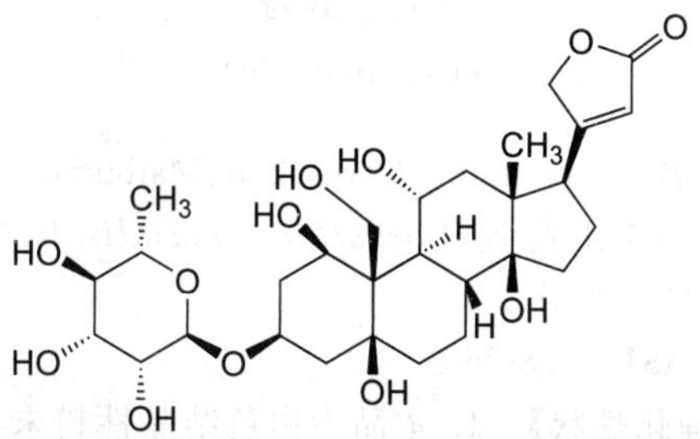

【简介】 本品是从夹竹桃科植物苦毒毛旋花(*Strophanthus gratus*)中提取的，其作用同毒毛花苷 K，效力为其 2 倍，而对心率和传导的影响较大。静脉注射后 3～10 min 起效，30～60 min 可获高效。$t_{1/2}$约为 21 h，作用维持 1～3 d，以原药随尿液排出。临床主要用于急性左心衰、心源性休克、房颤或房扑与室上性心动过速。剂量与用法成人与毒毛花苷 K 相同，儿童首剂 5 μg/kg，间隔 30 min 一次，总量达 10 μg/kg。本品为剧毒药，静脉注射稍快易导致休克，用药时应特别谨慎。注射液：0.25 mg/1 ml。

甲地高辛

(metildigoxin)

别名：β 甲基地高辛、甲基狄戈辛、Methyldigoxin、Digicor

本品为人工合成的地高辛衍生物。

【CAS】 30685-43-9

【ATC】 C01AA08

【理化性状】 1. 本品为白色或类白色结晶性粉末。无臭，味苦。在三氯甲烷中略溶，在甲醇、乙醇中极微溶解，在水中几乎不溶。

2. 化学名：3β[(*O*-2, 6-Dideoxy-4-*O*-methyl-D-ribo-hexopyranosyl-(1 → 4)-*O*-2, 6-dideoxy-D-ribo-hexopyranosyl-(1 → 4)-2, 6-dideoxy-D-ribo-hexopyranosyl) oxy]-12β, 14-dihydroxy-5β, 14βcard-20 (22)-enolide

3. 分子式：$C_{42}H_{66}O_{14}$

4. 分子量：795.0

5. 结构式

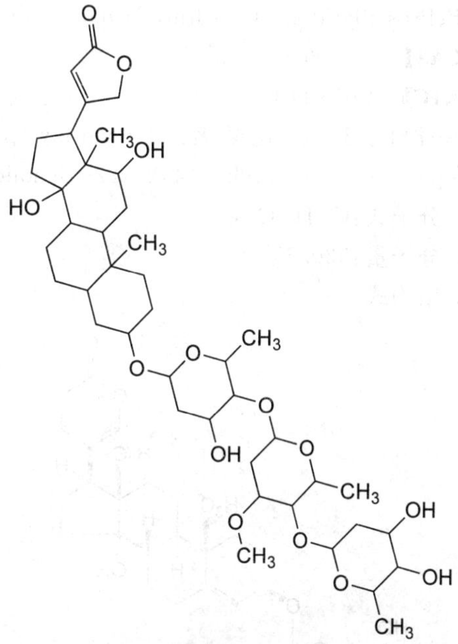

【药理作用】 参见地高辛。其作用比地高辛强(其 0.3 mg 相当于地高辛 0.5 mg 的效力。)

【体内过程】 本品口服吸收完全而规则，其吸收率达 70%～90%。口服后 15 min 起效。静脉注射后 1～2 min 起效，30～40 min 达高效，作用可持续 6 d。生物利用度为 80%。$t_{1/2}$约为 54 h，为地高辛的 1.5 倍。有效治疗浓度为 1.2～1.7 ng/ml。主要经肾排出。

【适应证】 适用于治疗急、慢性心力衰竭，对合并房颤伴快速室率的患者可减慢室率。对于心力衰竭合并肾功能不全的患者，本品可能较地高辛为安全。本品总的疗效显著优于地高辛。

【不良反应】 远比地高辛轻。

【禁忌与慎用】【药物相互作用】 参见洋地黄叶。

【剂量与用法】 1. 速效给药法 0.2 mg，3 次/日，2～4 d 后维持用药 0.2～0.3 mg/d，分次给予，口服、静脉注射剂量相同。

2. 慢效给药法 0.2 mg，2 次/日，3～5 d 后改维持量 0.2～0.3 mg/d。

3. 儿童每 6 h 可给予 10 μg/kg，2～4 次后改为 10 μg/(kg・d)维持。

【用药须知】 参见地高辛。

【制剂】 ① 片剂：0.1 mg。② 注射液：0.2 mg/2 ml。③滴剂：0.1 mg。

【贮藏】 避光，贮于室温。

海葱次苷

(proscillaridin)

别名：海葱次苷 A、海葱次苷甲、原海葱苷 A、新强心苷、ProscillaridinA、Caradrin、Cardion、Talusin

【CAS】 466-06-8

【ATC】 C01AB01

【理化性状】 1. 化学名：14-Hydroxy-3β(α-L-rhamnopyranosyloxy)-14βbufa-4,20,22-trienolide

2. 分子式：$C_{30}H_{42}O_8$

3. 分子量：530.65

4. 结构式

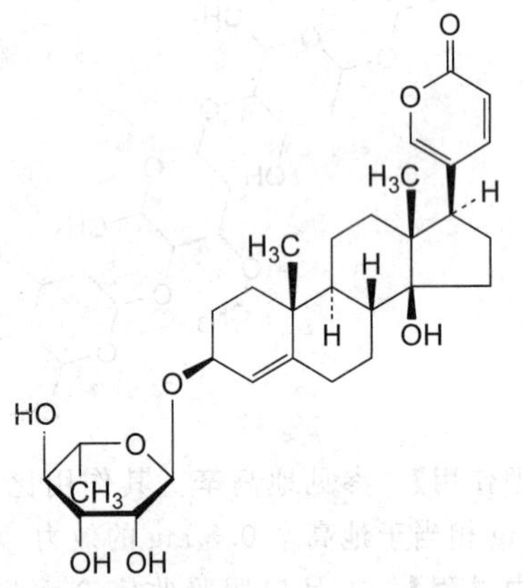

【简介】 本品提取自海葱。具有与洋地黄相同的作用、适应证、不良反应等。还具有较强的利尿作用。其特点是起效快，持续时间短，速效给药为 0.75～1.5 mg，2 次/日，连用 2～3 d。慢效给药为 0.25～0.5 mg，3 次/日，连用 3～4 d。维持量 0.5～2.5 mg。

羊角拗苷

(divaside)

别名：地伐西、Divaricoside

【CAS】 508-84-9

【理化性状】 1. 化学名：3-[(3*S*,5*R*,8*R*,9*S*,10*S*, 11*R*, 13*R*, 14*S*, 17*R*)-11, 14-Dihydroxy-3-[(2*R*,4*S*,5*S*,6*S*)-5-hydroxy-4-methoxy-6-methyl-tetrahydropyran-2-yl]oxy-10,13-dimethyl-1,2,3,4,5,6,7,8,9,11,12,15,16,17-tetradecahydrocyclopenta[a]phenanthren-17-yl]-2*H*-furan-5-one

2. 分子式：$C_{30}H_{46}O_8$

3. 分子量：534.67

4. 结构式

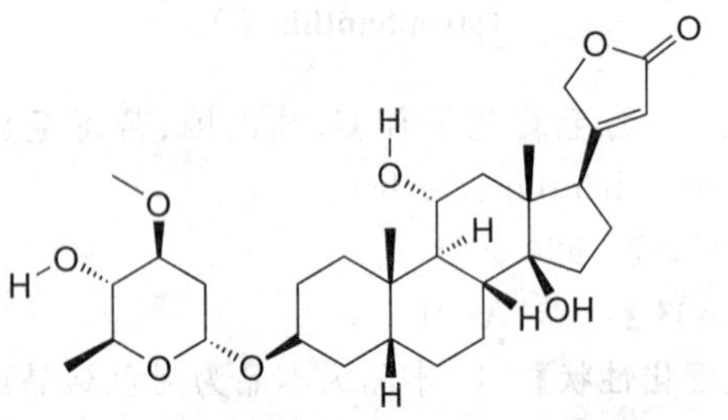

【简介】 本品是从国产植物羊角拗种子中提取的混合强心苷。其主要成分为羊角拗苷甲和乙。其作用、适应证、不良反应等均类似毒毛花苷 K。本品口服不易吸收，只供静脉注射，因此，也更适用于心力衰竭的急性病情，静脉注射前必须未用过其他强心苷，首剂静脉注射 0.25 mg，加入 5%葡萄糖注射液 20 ml 于 5～10 min 缓慢推注。必要时，3 h 后可再给予 0.125～0.25 mg。本品排泄快，心力衰竭缓解后，必要时，可使用其他强心苷维持。

铃兰毒苷

(convallatoxin)

别名：Convallaton、Corglykon、Maibume

本品系由铃兰(*Convallaria majalis*. L)叶或花中提取的一种苷。

【CAS】 508-75-8

【理化性状】 1. 本品为白色结晶性粉末，无臭，味苦，难溶于水，可溶于乙醇。

2. 化学名：(3*S*,5*S*,8*R*,9*S*,10*S*,13*R*,14*S*,17*R*)-5, 14-Dihydroxy-13-methyl-17-(5-oxo-2*H*-furan-3-yl)-3-[(2*R*, 3*R*, 4*R*, 5*R*, 6*S*)-3, 4, 5-trihydroxy-6-methyloxan-2-yl]oxy-2,3,4,6,7,8,9,11,12,15,16,17-dodecahydro-1*H*-cyclopenta[*a*]phenanthrene-10-carbaldehyde

3. 分子式：$C_{29}H_{42}O_{10}$

4. 分子量：550.64

5. 结构式

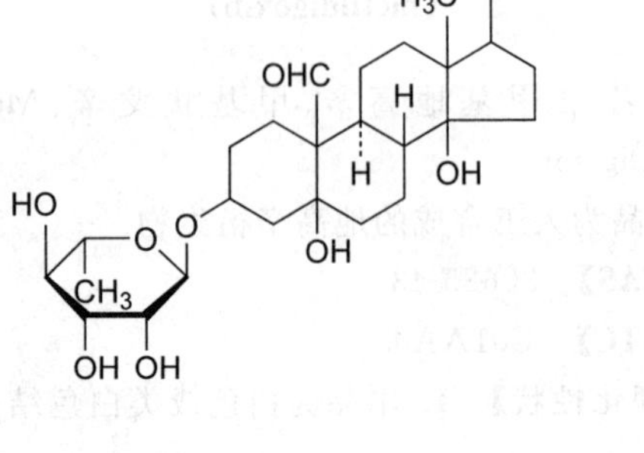

【简介】 其化学结构和作用与毒毛花苷 K 相近。为一高效、速效、短效的强心苷，作用比洋地黄毒苷强 5 倍，可为毒毛花苷 K 的代用品。本品皮下注射作用慢，且疗效不佳，口服后活性明显下降且不易吸收，故只宜静脉注射，静脉注射后经 5～10 min 见效，1～2 h 内达最大作用，可维持 1～2 d。对心脏传导系统的抑制、心率减慢和蓄积作用比洋地黄小，用药 5 d 后全部排泄完。用于急、慢性充血性心力衰竭、阵发性心动过速等。饱和量 0.15～0.3 mg，分 2～3 次注射。维持量一日 0.05～0.1 mg。急性心肌炎、心内膜炎患者禁用。应避光密闭保存。

8.3.2 非强心苷类

非强心苷类药物的作用机制是直接或间接地提高心肌细胞内环磷腺苷的水平，从而增加心肌收缩力。这类药物又可分为 3 种：①β 受体激动药；②磷酸二酯酶抑制药；③其他。

多巴酚丁胺
(dobutamine)

别名：杜丁胺、Dobutrex、Inotrex

本品属于拟交感神经药。

【CAS】 34368-04-2

【ATC】 C01CA07

【理化性状】 1. 化学名：(±)-4-(2-{[3-(*p*-Hydroxyphenyl)-1-methylpropyl] amino} ethyl) pyrocatechol

2. 分子式：$C_{18}H_{23}NO_3$

3. 分子量：301.38

4. 结构式

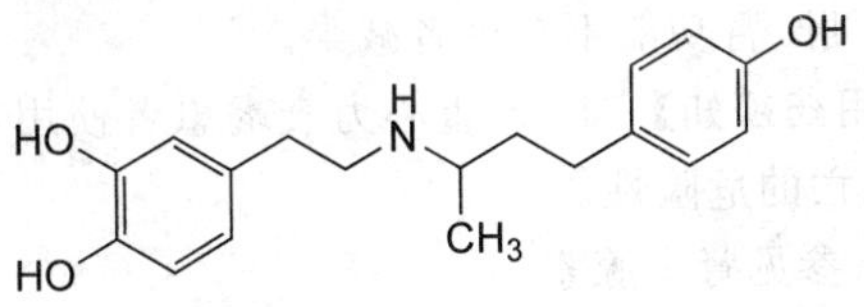

盐酸多巴酚丁胺
(dobutamine hydrochloride)

〖CAS〗 49745-95-1

〖理化性状〗 C01 CA07

1. 本品为白色至类白色结晶性粉末，微溶于水、乙醇、吡啶。

2. 化学名：(±)-4-(2-{[3-(*p*-Hydroxyphenyl)-1-methylpropyl] amino} ethyl) pyrocatechol hydrochloride

3. 分子式：$C_{18}H_{23}NO_3 \cdot HCl$

4. 分子量：337.8

【用药警戒】 1. 本品可显著加快心率和升高血压，减少给药剂量可缓解症状。还可促进房室传导，有房颤的患者服用本品前宜先服用洋地黄类药物。

2. 可突发或加重室性早搏，罕见室性心动过速。

3. 本品注射液含有焦亚硫酸钠，在某些特定人群中可能会引发过敏反应，包括严重的甚至具有致命性的哮喘发作。

【药理作用】 1. 选择性(直接地)兴奋 β_1 受体，有明显增强心肌收缩力，增加心输出量，降低肺楔嵌压，轻度加速心率。

2. 也有某种程度的 β_2 受体兴奋作用，但弱于异丙肾上腺素。对 α 受体也有一定的兴奋作用，但较去甲肾上腺素弱。

3. 对多巴胺能受体并无作用，不过，本品也具有血管活性作用，在补充血容量的基础上，可升高血压，尤其是收缩压。

【体内过程】 和肾上腺素一样，本品口服就会失活，在体内也通过类似的过程快速失活，其 $t_{1/2}$ 只有 2 min。其结合物及代谢物 3-*O*-甲基多巴酚丁胺主要随尿液排出，小量随粪便排出。

【适应证】 1. 陈旧性心肌梗死、扩张型心肌病、风湿性心脏病或心脏手术后所引起心力衰竭。包括心率减慢的心力衰竭。

2. 心输出量低的休克和感染性休克。

【不良反应】 1. 心血管系统　常见高血压、心率加快、胸痛、异位去极化及室性心动过速。另有低血压、完全性心脏传导阻滞及急性心肌梗死的报道。

2. 消化系统　常见恶心或呕吐。

3. 过敏反应　罕见皮疹、发热、嗜酸粒细胞增多及支气管痉挛。

4. 影响代谢　可降低血糖和血钾，升高甘油和游离脂肪酸在血液中的浓度。

5. 其他　过量或滴注过速可致周围血管明显扩张，血压骤降。也可能发生类似肾上腺素的不良反应。

【妊娠期安全等级】 B。

【禁忌与慎用】 1. 对本品过敏者、心脏射血明显受阻(如自发性肥大性主动脉瓣下狭窄)及急性心肌梗死者禁用。

2. 严重低血压所致心源性休克应特别慎用。

3. 血容量不足所致休克，必须首先补充血容量。

4. 哺乳期妇女应权衡本品对其的重要性，选择停药或停止哺乳。

5. 儿童用药的安全性和有效性尚未确定。

6. 老年人用药应从最低剂量起。

【药物相互作用】 1. 本品不能与碳酸氢钠混合使用，因可使后者失活。必要时，可使用两条通道分别输入。

2. 本品与全身麻醉药环丙烷、氟烷和其他挥发性麻醉药合用,有可能产生室性心律失常。

3. 本品不可合用β受体拮抗药。

4. 其他相互作用可参见肾上腺素的有关叙述。

【剂量与用法】 1. 治疗急性心力衰竭,可根据患者心率、血压、心输出量和尿量,给予 2.5～10 μg/kg,偶然也需用 0.5～40 μg/kg。加入5%葡萄糖注射液 250 ml,滴注速度为 2.5～10 μg/(kg·min)。

2. 本品也可用于心脏应激试验,使用 1 mg/1 ml 药液,给予 5 μg/(kg·min),共滴注 8 min,然后每分钟增加 5 μg/kg,直至达最高剂量 20 μg/(kg·min),在每个下一次加量之前,都是滴注 8 min。持续监测心电图,如发现心律失常(明显的 ST 段压低或其他异常)即停止给药。

【用药须知】 1. 充血性心力衰竭时,心室肌的β受体数量减少,不能接受持久兴奋以维持正性肌力作用,临床上出现疗效下降,此称为β受体下调过程。如与强心苷交替使用或者间断使用本品可防止此下调过程。

2. 滴注期间,应持续守护病床前,观察心率、血压和心电图,据以调节剂量。

3. 对房颤伴有室速的患者应首先使用强心苷。

4. 对心排出量低和心率慢的心力衰竭,本品疗效优于多巴胺。

5. 必须逐渐减量停药。

【制剂】 ① 注射液:20 mg/2 ml。② 注射剂(粉):125 mg。

【贮藏】 密封、避光贮于室温。

异波帕胺

(ibopamine)

别名:异波帕明、多巴胺异丁酯、Idopamil

本品在高浓度时属于α受体和β受体激动剂。

【CAS】 66195-31-1

【ATC】 C01CA16;S01FB03

【理化性状】 1. 化学名:4-(2-Methylaminoethyl)-*o*-phenylene di-isobutyrate

2. 分子式:$C_{17}H_{25}NO_4$

3. 分子量:307.4

4. 结构式

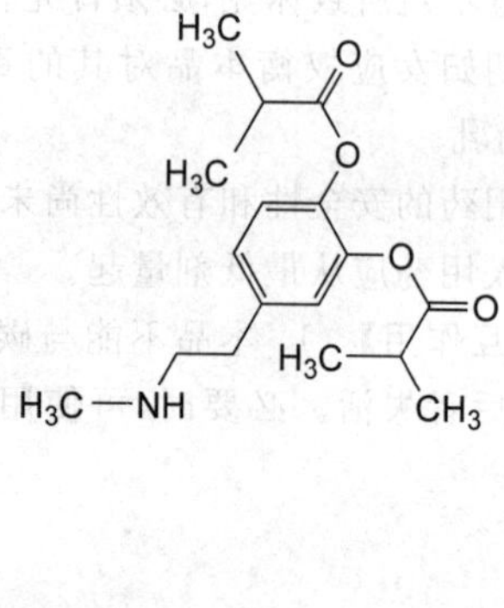

盐酸异波帕胺

(ibopamine hydrochloride)

别名:Inopamil、Scandine

〖ATC〗 C01CA16;S01FB03

〖理化性状〗 1. 分子式:$C_{17}H_{25}NO_4 \cdot HCl$

2. 分子量:343.8

【用药警戒】 严重心力衰竭患者使用本品可增加死亡的风险。

【药理作用】 本品具有增强心肌收缩力、扩张周围血管、降低外周阻力作用。还可增加肾血流量和 GFR,增加排钠利尿。

【体内过程】 本品口服后迅速被转化成具有活性的代谢物麻黄宁(epinine),此代谢物属于外周多巴胺激动剂,具有血管扩张和微弱的正性心肌变力作用。在高浓度时,具有α和β受体激动作用。

【适应证】 用于治疗充血性心力衰竭。

【不良反应】 类似肾上腺素和其他拟交感神经药。

【禁忌与慎用】 1. 妊娠期妇女、对本品过敏者、嗜铬细胞瘤或严重心力衰竭患者禁用。

2. 哺乳期妇女应权衡本品对其的重要性,选择停药或停止哺乳。

3. 儿童用药的安全性和有效性尚未确定。

【药物相互作用】 1. 本品合用胺碘酮可增高心力衰竭患者的病死率。

2. 合用地高辛、利尿药或血管扩张药可增加疗效。

【剂量与用法】 1. 口服 100～200 mg,2～3次/日。

2. 肝、肾功能不全患者减半。

【用药须知】 1. 严重心力衰竭患者使用本品有增加死亡的危险性。

2. 参见肾上腺素。

【制剂】 片剂:100 mg。

【贮藏】 密封、避光贮于室温。

氨力农

(amrinone)

别名:氨吡酮、氨利酮、安诺可、Inocor

本品属于磷酸二酯酶抑制药。

【CAS】 60719-84-8

【ATC】 C01CE01

【理化性状】 1. 本品为浅黄色至棕黄色粉末,几乎无臭,难溶于水和三氯甲烷,微溶于甲醇。

2. 化学名:5-Amino-3,4′-bipyridyl-6(1*H*)-one

3. 分子式：$C_{10}H_9N_3O$

4. 分子量：187.2

5. 结构式

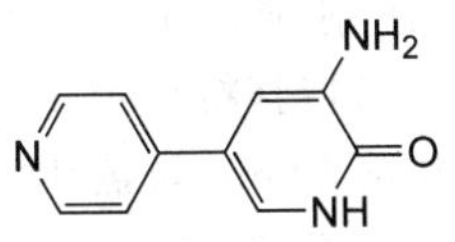

乳酸氨力农
(arinone lactate)

别名：Wincoram

〖CAS〗　75898-90-7

〖理化性状〗　1. 分子式：$C_{10}H_9N_3O \cdot C_3H_6O_3$

2. 分子量：277.3

【药理作用】　本品主要通过抑制磷酸二酯酶并升高环磷腺苷(cAMP)水平，促使细胞内的钙浓度升高，导致心肌收缩力增强。此外，还有扩张血管的作用，因而降低心脏前、后负荷。

【体内过程】　本品虽可从胃肠道迅速吸收，但由于可引起难以忍受的不良反应，故不作口服使用。静脉注射后2 min即起效，10 min可达最高效应，作用可维持1～1.5 h。健康人的$t_{1/2}$约为4 h，心力衰竭患者约为6 h。其蛋白结合率很低(约10%)，分布容积为1.2 L/kg。本品部分在肝内代谢，其原药(约40%)和代谢物主要随尿排出。

【适应证】　用于其他抗心力衰竭药物治疗无效的严重的充血性心力衰竭。

【不良反应】　1. 口服本品可致严重胃肠障碍，达到必须停药的地步。

2. 可引起剂量依赖性血小板减少。

3. 可产生肝毒性，出现黄疸，尤其在长期使用本品时。

4. 低血压和心律失常已有报道。可能发生心包炎、胸膜炎和血沉速率加快。

5. 其他不良反应有头痛、发热、胸痛、过敏反应包括肌炎、血管炎、指(趾)甲变色、眼干。静脉注射部位可能引起局部疼痛和灼痛。

【妊娠期安全等级】　C。

【禁忌与慎用】　1. 对本品过敏者禁用。

2. 肝功能不全患者、血小板减少者、严重的阻塞性主动脉瓣和肺动脉瓣病以及肥厚型心肌病应特别慎用。

3. 哺乳期妇女应权衡本品对其的重要性，选择停药或停止哺乳。

【药物相互作用】　1. 本品乳酸盐与葡萄糖注射液和呋塞米之间存在物理性配伍禁忌。

2. 合用丙吡胺可致血压过低。

3. 与碳酸氢钠注射液混合会出现沉淀，可能是本品在碱性溶解中溶解度降低所致。

【剂量与用法】　1. 成人开始给予负荷剂量750 μg/kg，于2～3 min内缓慢静脉注射，继而滴注5～10 μg/(kg·min)维持。通常24 h内的总用量(包括负荷剂量)为10 mg/kg。极少达18 mg/kg。

2. 儿童静脉注射用量同上，如有必要可重复。维持用量亦同上。

3. 新生儿的静脉注射用量同上，维持用量可为3～7 μg/(kg·min)。

【用药须知】　1. 滴注时，应以0.9%氯化钠注射液稀释药物，浓度为1～3 mg/ml，不可用葡萄糖注射液稀释，因可产生沉淀。

2. 由于本品售价昂贵，一般仅用于其他抗心力衰竭药物治疗无效时。

3. 用药期间，每5 min检查一次血压、心率，应定时检查血小板计数、血电解质和心电图。

【制剂】　①注射剂(粉)：0.05 g；0.1 g。②注射液：50 ml/10 ml。

【贮藏】　避光，贮于室温。

米力农
(milrinone)

别名：米利酮、甲氰吡酮、二联吡啶酮、甲腈吡酮、甲腈氨利酮、Corotrop、Corotrope、Primacor

本品属于磷酸二酯酶抑制药。静脉使用本品乳酸盐。

【CAS】　78415-72-2

【ATC】　C01CE02

【理化性状】　1. 本品为白色至棕褐色结晶性固体，有吸湿性，几乎不溶于水、三氯甲烷和甲醇，易溶于二氯亚砜。

2. 化学名：1,6-Dihydro-2-methyl-6-oxo[3,4′-bipyridine]-5-carbonitrile

3. 分子式：$C_{12}H_9N_3O$

4. 分子量：211.2

5. 结构式

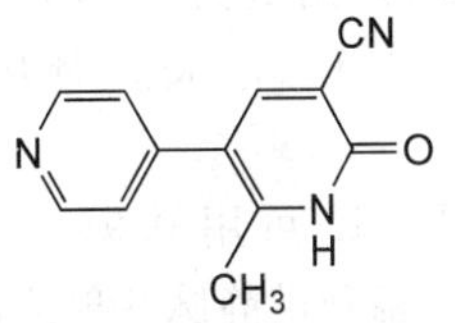

乳酸米力农
(milrinone lactate)

〖ATC〗　C01CE02

〖理化性状〗 1. 本品为近白色至棕褐色结晶性粉末，微溶于甲醇，极微溶于三氯甲烷和水。

2. 分子式：$C_{12}H_9N_3O \cdot C_3H_6O_3$

3. 分子量：301.3

【用药警戒】 本品无论口服还是静脉滴注都可增加室性心律失常的发生率。长期口服给药可增加猝死的风险。因此，治疗期间应进行严密的心电图监测。

【药理作用】 作用和机制类似氨力农，其增强心肌收缩力的作用较氨力农更强。

【体内过程】 虽然口服吸收迅速而完全，但因可致病死率上升，故仅用于静脉给药。本品蛋白结合率为70%。约有83%原药随尿排出，消除 $t_{1/2}$ 约为2.3 h。

【适应证】 短期治疗对其他抗心力衰竭药物无效的严重心力衰竭和心脏手术后的急性心力衰竭。

【不良反应】 1. 常见室性心律失常、低血压、心绞痛、胸痛、头痛。

2. 少见低血钾、震颤和血小板减少。

3. 上市后不良反应报道有支气管痉挛、过敏性休克、肝功能异常、皮肤过敏反应及输液反应。

【妊娠期安全等级】 C。

【禁忌与慎用】 1. 对本品过敏者禁用。

2. 严重阻塞性肺动脉瓣疾病和肥厚型心肌病应特别慎用。

3. 哺乳期妇女应权衡本品对其的重要性，选择停药或停止哺乳。

4. 儿童用药的安全性和有效性尚未确定。

【药物相互作用】 1. 本品和呋塞米混合可产生沉淀，不可配伍。

2. 本品与下列各药合用，尚未发现不利的相互作用，如强心苷类、利多卡因、奎尼丁、肼屈嗪、哌唑嗪、硝酸异山梨酯、硝酸甘油、氯噻酮、呋塞米（分别使用）、氢氯噻嗪、螺内酯、卡托普利、肝素、华法林、地西泮、胰岛素和钾补充剂。

【剂量与用法】 开始给予负荷剂量 50 μg/kg，将药物稀释成 10～21 ml，于 10 min 内缓慢静脉注射。接着滴注维持，用量为 0.375～0.75 μg/kg，每人总量不应超过 1.13 mg/kg。肾功能不全患者应减量。

【用药须知】 1. 可用 0.9%氯化钠注射液或5%葡萄糖注射液稀释供静脉注射或滴注的药物。

2. 用药期间，应监测血压、心率、心电图以及水与电解质平衡。

3. 由于本品可通过房室结促进心脏传导，故能增加房扑或房颤患者的心室反应率，因此，这类患者在使用本品之前应先予以洋地黄化。

4. 之前因服用利尿药而导致心脏充盈压力降低者，服用本品时应注意监测血压、心率和临床体征。

【制剂】 ①注射液：5 mg/5 ml；10 mg/10 ml；20 mg/20 ml。②注射剂（粉）：50 mg。③大容量注射液：100 ml 含米力农 20 mg 与氯化钠 0.86 g；100 ml 含米力农 20 mg 与葡萄糖 5 g；200 ml 含米力农 40 mg 与葡萄糖 10 g。

【贮藏】 避光，贮于室温。

依诺昔酮

(enoximone)

别名：腈甲米醇、氢甲苯咪酮、甲硫咪唑酮、Fenoximone

本品属于磷酸二酯酶抑制药。

【CAS】 77671-31-9

【ATC】 C01CE03

【理化性状】 1. 化学名：4-Methyl-5-[4-(methylthio)benzoyl]-4-imidazolin-2-one

2. 分子式：$C_{12}H_{12}N_2O_2S$

3. 分子量：248.3

4. 结构式

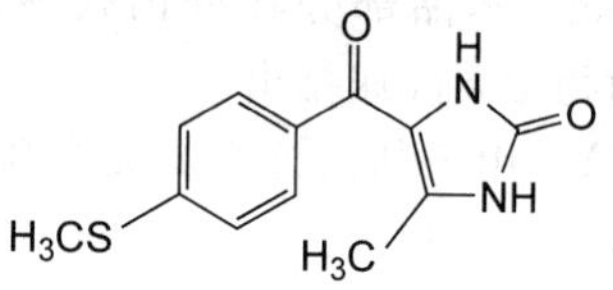

【药理作用】 参见氨力农。

【体内过程】 口服本品虽吸收迅速而完全，但可增加疾病的病死率。仅供静脉给药，血浆消除 $t_{1/2}$，正常人为 1～4 h，心力衰竭患者为 3～8 h，个体差异大。其蛋白结合率为85%。在肝内代谢，主要以代谢物随尿排出（约占 70%，以原药排出者不及1%）。

【适应证】 短期用于治疗心力衰竭。

【不良反应】 1. 长期使用本品可使心力衰竭患者的病死率上升。

2. 最常见恶心、呕吐和腹泻。

3. 其他包括头痛、失眠、寒战、少尿、发热、尿潴留和肢体痛。血小板减少、肝功能异常也有报道。

4. 还可引起室性和室上性心动过速、异位搏动和低血压。

【禁忌与慎用】 1. 妊娠期妇女、对本品过敏者禁用。

2. 严重阻塞性主动脉瓣和肺动脉瓣疾病和肥厚型心肌病应特别慎用。

3. 哺乳期妇女应权衡本品对其的重要性，选择停药或停止哺乳。

4. 儿童用药的安全性和有效性尚未确定。

【剂量与用法】 1. 起始静脉注射 0.5 ～ 1.0 mg/kg，每分钟不得超过 12.5 mg，接着每 30 min 静脉注射 0.5 mg/kg，直至获得满意疗效或总用量达到 3 mg/kg。另一方法是，给予以上的起始剂量持续静脉滴注，在 10～30 min 内，每分钟滴入 90 μg，直至满意疗效出现。

2. 维持用药仍按以上起始的静脉注射剂量，达到 3 mg/kg，需要时，每 3～6 h 重复 1 次。或持续或间断滴注，给予 5～20 μg/(kg・min)，24 h 的总用量不超过 24 mg/kg。

3. 肾功能不全患者应减量。

【用药须知】 1. 用药期间，应监测血压、心率、心电图、水与电解质情况、血小板计数和肝功能。

2. 静脉给药时应严防药液外溢。

3. 本品注射剂具有高 pH，必须用 0.9%氯化钠注射液或注射用水稀释。不可用葡萄糖溶液稀释，也不可使用玻璃容器盛药，以免析出结晶。

【制剂】 注射剂(粉)：0.05 g；0.1 g。

【贮藏】 避光，贮于室温。

扎莫特罗

(xamoterol)

别名：Corwin

本品为 β 肾上腺素能受体部分激动药，对 β 受体具有选择性。

【CAS】 81801-12-9

【ATC】 C01CX07

【理化性状】 1. 化学名：*N*-{2-[2-Hydroxy-3-(4-hydroxyphenoxy) propylamino]-ethyl} morpholine-4-carboxamide

2. 分子式：$C_{16}H_{25}N_3O_5$

3. 分子量：339.38

4. 结构式

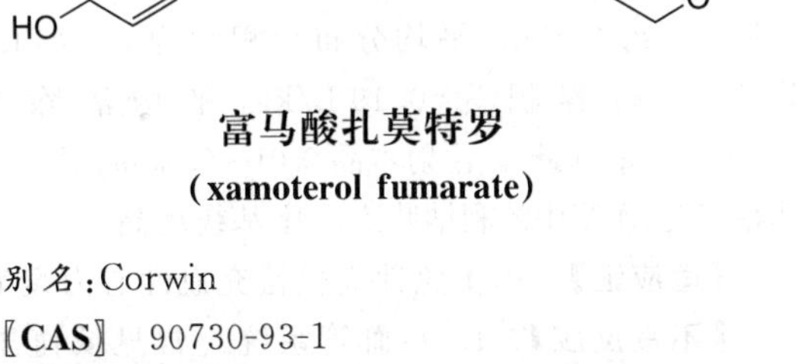

富马酸扎莫特罗

(xamoterol fumarate)

别名：Corwin

【CAS】 90730-93-1

【理化性状】 1. 化学名：*N*-{2-[2-Hydroxy-3-(4-hydroxyphenoxy) propylamino]-ethyl} morpholine-4-carboxamide fumarate

2. 分子式：$(C_{16}H_{25}N_3O5)_2 \cdot C_4H_4O_4$

3. 分子量：794.8

【药理作用】 作为部分激动剂(对 β_1 受体具有选择性)，在静息时和在交感神经张力低的情况下，本品主要产生激动作用，可改善心室的功能，增加心输出量。而在活动中，在交感神经张力加强时，如严重心力衰竭发生时，本品则产生 β 受体拮抗作用。

【体内过程】 口服本品吸收极少，生物利用度仅为 5%。以某种程度代谢为失活的硫酸结合物。其原药和代谢物主要随尿液排出。$t_{1/2}$ 约为 16 h。

【适应证】 仅用于静息时无气喘的轻度慢性心力衰竭，自主神经功能失调的体位性低血压也可使用。运动时症状加重或中度以上心力衰竭，不适于使用本品。

【不良反应】 1. 常见胃肠道不适、头痛、头晕、胸痛、心悸、皮疹、肌肉痛性痉挛。

2. 还可见支气管痉挛、阻塞性呼吸道疾病加重和低血压，与本品的部分 β 受体拮抗作用有关。

【禁忌与慎用】 1. 对本品过敏者，妊娠期妇女、中重度心力衰竭，静息时或极轻微活动就出现气急或疲劳、休息时心动过速或低血压，急性肺水肿或有此病史者，周围水肿，颈静脉压上升，肝大，每天需用 40 mg 以上的呋塞米，需用 ACEI 治疗的患者均应禁用本品。

2. 本品主要经肾排泄，肾功能不全患者应慎用。

3. 哮喘或阻塞性呼吸道疾病应慎用。

4. 哺乳期妇女应权衡本品对其的重要性，选择停药或停止哺乳。

5. 儿童用药的安全性和有效性尚未确定。

【药物相互作用】 参见拟肾上腺素能药的有关叙述。

【剂量与用法】 成人开始口服 200 mg/d，连用 1 周，根据效应，可增加至 200 mg，2 次/日。肾功能不全患者给予半量。

【用药须知】 参见肾上腺素。

【制剂】 片剂：200 mg。

【贮藏】 避光、密封贮于室温。

左西孟旦

(levosimendan)

别名：Simdax

本品为西孟旦的左旋异构体，于 2000 年在瑞典首次上市。

【CAS】 141505-33-1

【ATC】 C01CX08

【理化性状】 1. 化学名：Mesoxalonitrile(－)-{*p*-[(*R*)-1,4,5,6-tetrahydro-4-methyl-6-oxo-3-pyridazinyl]phenyl}hydrazone

2. 分子式：$C_{14}H_{12}N_6O$

3. 分子量：280.3

4. 结构式

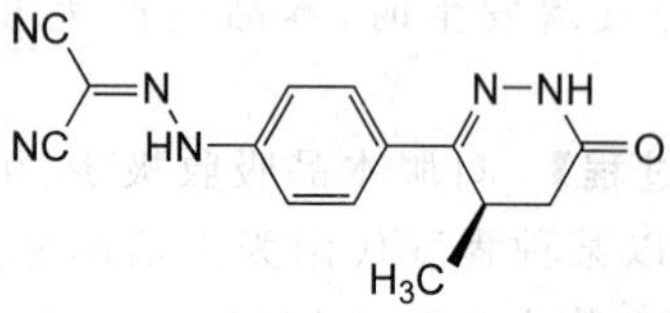

【药理作用】 1. 本品与心脏肌钙蛋白C的结合，增强心脏肌钙蛋白C(心肌原纤维细丝)对Ca^{2+}的敏感性，从而增强心肌收缩力，而不提高细胞内的Ca^{2+}浓度，也不明显增加心肌的氧耗。

2. 具有独特的双重作用模式，既能增加输出，又可扩张血管。在加强心脏泵血功能时并不使心率加快。能同时扩张静脉和包括冠状动脉、脑血管在内的外周动脉。

3. 本品不会影响心脏舒张，也不产生心律失常，在心肌缺血和再灌注损伤时具有心肌保护作用。

【体内过程】 静脉给药后20～30 min起效，不加快心率，不增加氧耗。目前尚无具体药动学参数报道。

【适应证】 短期治疗失代偿性心力衰竭，也可用于缓解心肌梗死的心力衰竭症状。

【不良反应】 一般耐受良好，常见不良反应有头痛、低血压，偶有心动过速和心悸。

【禁忌与慎用】 1. 对本品过敏者和妊娠期妇女禁用。

2. 低血压患者慎用。

3. 哺乳期妇女使用时应暂停哺乳至用药结束后14 d。

4. 儿童用药的安全性和有效性尚未确定。

【药物相互作用】 1. 与其他血管扩张药合用可致低血压。

2. 与其他心血管药物如β受体拮抗药、ACEIs、钙通道阻滞药、硝酸酯类、地高辛、华法林、阿司匹林合用时一般较为安全。

【剂量与用法】 用5%葡萄糖注射液稀释，供静脉滴注，开始给予12 mg/kg负荷剂量10 min，继后以每分钟0.1 mg/kg滴注。持续30～60 min观察疗效，如病情已趋稳定，滴注速度可调整为0.05 mg/(kg·min)，维持6～24 h。

【用药须知】 用药期间，应持续监测心电图、血压、心率和尿量。

【制剂】 注射液：12.5 mg/5 ml。

【贮藏】 避光、密封贮于室温。

奈西利肽

(nesiritide)

别名：Natrecor、重组人脑利钠肽

本品是重组人B型利钠肽，于2001年8月在美国上市。

【CAS】 124584-08-3(nesiritide)；189032-40-4(nesiritide citrate)；114471-18-0(nesiritide acetate)

【ATC】 C01DX19

【理化性状】 1. 分子式：$C_{143}H_{244}N_{50}O_{42}S_4$

2. 分子量：3464

3. 32个氨基酸序列

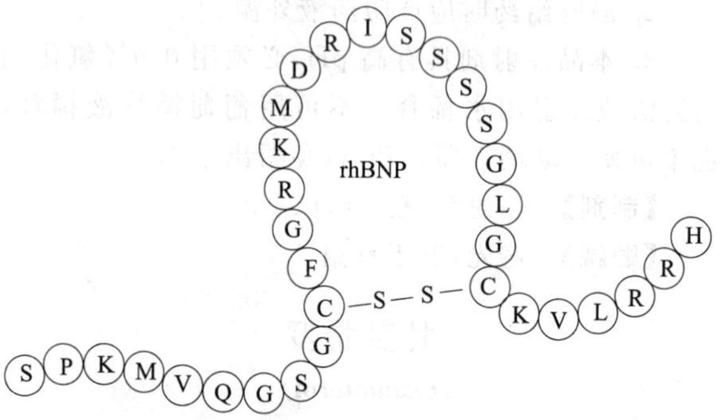

【药理作用】 1. 本品与血管平滑肌和内皮细胞的不溶性鸟苷酸环化酶受体结合，导致细胞内3′5′-环鸟苷-磷酸盐(cGMP)浓度的增高，引起平滑肌松弛。研究证明，本品能松弛离体的经预先由内皮素-1或去氧肾上腺素引起收缩的人动脉和静脉组织标本。人体研究显示，本品具有剂量依赖性降低肺楔嵌压和心力衰竭患者全身动脉压的作用。

2. B型利钠肽是心室分泌的心脏天然激素，不仅可以促进水、盐排泄，还可诱导动脉和静脉扩张，改善慢性心力衰竭患者的血流动力学，降低心脏前后负荷，增加排钠，抑制肾素-血管紧张素-醛固酮和交感神经系统。

【体内过程】 充血性心力衰竭患者静脉注射或滴注本品后，平均终末消除$t_{1/2}$约18 min，平均初始消除$t_{1/2}$约2 min。平均分布容积约为0.073 L/kg，稳态分布容积为0.19 L/kg，平均清除率约9.2 ml/(kg·min)。注射本品0.01～0.03 μg/(kg·min)达稳态时，血浆中的利钠肽浓度比基线增高3～6倍。

【适应证】 用于急性失代偿充血性心力衰竭。

【不良反应】 1. 心血管系统　常见低血压、室性心动过速、室性期外收缩、心绞痛或心动过缓。少见心动过速、房颤或房室结传导异常。

2. 神经系统　常见头痛、失眠、眩晕或焦虑。少见思维混乱、感觉异常、嗜睡、震颤或发热。

3. 消化系统　常见口干、便秘、上腹痛、消化不良或腹胀。

4. 血液系统　常见低血钾或低血镁。

5. 肾　可升高血肌酐。

6. 骨骼肌系统　常见腿痛或小腿痉挛。

7. 其他　注射部位疼痛、咳嗽、眼干、出汗、皮疹或尿潴留。

【妊娠期安全等级】 C。

【禁忌与慎用】 1. 对本品过敏者、心源性休克或收缩压<90 mmHg 者、心脏低充盈压者禁用。

2. 儿童用药的安全性尚未确定。

3. 本品是否经乳汁排泌尚不清楚，哺乳期妇女慎用。

【剂量与用法】 1. 静脉注射 2 μg/kg 之后，再可持续滴注 0.01 μg/(kg · min)。

2. 开始给药不应高于以上剂量。

【药物相互作用】 1. 与肝素、胰岛素、依他尼酸钠、布美地尼、依那普利拉、肼屈嗪、呋塞米不相容。防腐剂焦亚硫酸钠与本品不相容，含防腐剂的注射剂不能与本品通过同一管路滴注。

2. 本品可与肝素结合，不能通过肝素封管的中心静脉给予本品。

【用药须知】 1. 本品不宜合用血管扩张药。

2. 使用本品可明显改善心力衰竭患者的呼吸困难。

3. 肾脏功能可能依赖于肾素-血管紧张素-醛固酮系统的严重心力衰竭患者，采用本品治疗可能引起高氮血症。急性肾功能衰竭和需要进行肾透析时，请监测血液生化指标，特别是血清肌酐升高的情况。

4. 治疗过程中应密切监测血压，如出现低血压，应降低剂量或停药。

【制剂】 注射剂(粉)：0.5 mg；1.5 mg。

【贮藏】 贮于 2～8 ℃。

卡培立肽

(carperitide)

别名：卡哌利汀、重组人心房肽、Hamp

【理化性状】 1. 分子式：$C_{127}H_{203}N_{45}O_{39}S_3$

2. 分子量：3080.48

3. 28 个氨基酸序列

```
H-Ser-Leu-Arg-Arg-Ser-Ser-Cys-Phe-Gly-Gly-Arg-Met-Asp-Arg-
                           └S-S┐
He-Gly-Ala-Gln-Ser-Gly-Leu-Gly-Cys-Asn-Ser-Phe-Arg-Tyr-OH
```

【药理作用】 本品是由心室内颗粒合成的多肽，通过冠状动脉分布全身，作用于血管平滑肌和肾等组织，调节血压和体内电解质平衡。本品为 28 个氨基酸组成的一种循环调节激素，起血管扩张和利尿作用。本品引起的血管舒张是由于与血管平滑肌的 ANP(心房利钠多肽)受体结合，通过提高鸟苷酸环化酶的活性而实现的，提示可减轻心脏前、后负荷。以本品 0.1 μg/(kg · min) 连续静脉滴注 60 min，血流动力学改善率为 56.7%。安慰剂组仅 7.5%。

【体内过程】 给健康男性志愿者本品 50 μg/kg 及 100 μg/kg 静脉注射，其消除 $t_{1/2}$ 分别为：α 相为 (2.13±0.38) min，β 相为 (9.22±1.24) min 及 α 相 (2.31±0.56) min，β 相为 (10.9±2.37) min。心力衰竭患者 0.1 μg/(kg · min)，连续给药 60 min，消除 $t_{1/2}$ α 相为 (2.83 ± 0.63) min，β 相为 (25.3 ± 5.12) min。

【适应证】 用于急性心力衰竭(包括慢性心力衰竭急性加重)。

【不良反应】 1. 主要为血压下降、低血压休克及心动过缓带来的临床症状(多数可有明显的肺动脉楔压、右心房压等前负荷减轻)，要密切观察。

2. 有时可有眩晕、胸部不适、呼吸困难等。也可有消化系症状如嗳气、呕吐等，都比较轻微。

3. 实验室检查可见血小板减少、白细胞升高和红细胞压积的变化、LDH、总胆红素、BUN、肌酐、尿酸升高、血浆蛋白减少、血浆电解质的变化或尿蛋白增加等。

【妊娠期安全等级】 C。

【禁忌与慎用】 1. 严重低血压或心源性休克患者、右心室梗死的患者及脱水的患者禁用。

2. 低血压患者、有脱水倾向的患者、肾病综合征患者、红细胞压积显著升高及重度肝肾功能不全患者、老年患者等慎用。

3. 妊娠期妇女及小儿应用本品尚无经验，安全性尚未建立，只有治疗的有益性大于危险性时才可应用。

4. 动物实验虽然乳汁中分泌很少，但应用本品过程应停止哺乳。

【药物相互作用】 本品与呋塞米同时使用可引起配伍的变化，不可混合滴注。

【剂量与用法】 本品先以 10 ml 注射用水溶解，再以 0.9%氯化钠注射液或 5%葡萄糖注射液稀释，以每分钟 0.1 μg/kg 的速度持续静脉滴注。给药量应一面监护血流动力学的变化一面适当调整，可增加到 0.2 μg/(kg・min)。应用本品不可与其他药物混合滴注，只可用 0.9%氯化钠注射液、乳酸林格液、5%葡萄糖注射液稀释。

【用药须知】 1. 引起心动过缓、低血压时应停药，并用阿托品等对症处理。

2. 应监测心率、血压、尿量、电解质，尽可能监护动脉楔压、右心房压和心搏量等。

3. 本品给药后 60 min，如未见血流动力学和临床症状改善，应改用其他治疗方法。

4. 本品无长期应用经验，原则上应避免用药超过 24 h。

【制剂】 注射剂(粉)：1 mg。

【贮藏】 贮于 10 ℃。

高血糖素
(glucagon)

别名：胰高血糖素

本品为多肽类激素。

【CAS】 16941-32-5

【ATC】 H04AA01

【理化性状】 1. 本品为本品为细小的白色的结晶性粉末，几乎无臭，溶于稀酸或稀碱溶液，不溶于大多数有机溶剂。

2. 氨基酸序列为：His-Ser-Gln-Gly-Thr-Phe-Thr-Ser-Asp-Tyr-Ser-Lys-Tyr-Leu-Asp-Ser-Arg-Arg-Ala-Gln-Asp-Phe-Val-Gln-Trp-Leu-Met-Asn-Thr

3. 分子式：$C_{153}H_{225}N_{43}O_{49}S$

4. 分子量：3482.7

【药理作用】 1. 本品可促进肝糖原分解和促进糖异生，其代谢作用的主要靶器官是肝脏，促进 cAMP 的生成。

2. 大剂量有类似儿茶酚胺的作用，使心肌收缩加强，心率加快，每搏输出量增加，冠状动脉血流量增加，且不诱发心律失常。

3. 可使心肌收缩力增强，心率加快，心排血量增加，血压回升。

4. 使平滑肌松弛。

5. 高血糖素与胰岛素、高渗葡萄糖三者联合应用，可使肝内糖原合成增加，促进肝细胞再生。

【体内过程】 静脉注射本品可使胃、十二指肠、小肠和结肠的平滑肌松弛。主要在肝脏灭活，其血浆 $t_{1/2}$ 为 3～6 min。

【适应证】 1. 用于治疗胰岛素引起的低血糖。

2. 治疗心源性休克，洋地黄治疗无效的心力衰竭。

3. 用于急性憩室炎，胆道痉挛，肠套叠有平滑肌痉挛时。

4. 用以鉴别黄疸为阻塞性或肝细胞性。

5. 用于嗜铬细胞瘤的激发试验。

6. 用于胰岛 B 细胞分泌能力的评估。

【不良反应】 1. 常见不良反应为恶心、呕吐。

2. 偶尔可发生过敏反应，长期用药可引起低血钾，久用停药还可能发生低血糖。

【妊娠期安全等级】 B。

【禁忌与慎用】 1. 对高血糖素过敏或嗜铬细胞瘤患者禁用。

2. 血糖过高患者禁用。

3. 血钾过低者禁用。

【药物相互作用】 1. 与普萘洛尔合用可降低高血糖素的升血糖作用。

2. 与华法林合用，应适当减少华法林用量。

3. 与乙醇合用，可抑制高血糖素引起的胰岛素分泌。

4. 本品可抑制肝脏利用维生素 K 合成凝血因子，加强抗凝剂的作用。

【剂量与用法】 可皮下、肌内或静脉注射。

1. 治疗胰岛素性低血糖　可用本品 0.1%溶液 0.5～1 mg 行皮下或肌内注射，如无效应，20 min 后可重复应用。

2. 治疗心源性休克　静脉注射一次 3～5 mg 或用 5%葡萄糖稀释后静脉滴注 3～5 mg/h，可持续 24 h 应用，最大滴速 12 mg/min，也可将本品 3～5 mg 用 0.9%氯化钠注射液稀释后静脉缓慢推注。

3. 嗜铬细胞瘤激发试验　静脉快速注射本品 0.5～1 mg，促使肾上腺髓质释放儿茶酚胺，30～60 s 内血压升高，心率快、出汗，3 min 内达高值，15 min 后恢复。

4. 松弛平滑肌　稀释后静脉注射，一次 1～2 mg。

5. B 细胞分泌能力的评估　患者空腹时静脉注射 1 mg，注射前和注射后 6 min 测定血浆 C-肽水平。如空腹血糖浓度低于 7 mmol/L，则试验结果难以评估。

【用药须知】 1. 对有高血压、冠心病的患者，应用时应注意监测血压及心电图等。

2. 在治疗心肌梗死同时应用抗凝剂可以发生大出血，需严密观察。

3. 用药时警惕血糖过高或血钾过低。

4. 对危急病例仅怀疑低血糖而未肯定时，不可代替葡萄糖静脉注射。使用本品后，如低血糖昏迷患者已恢复知觉，即应给葡萄糖，以防再次昏迷

【制剂】 注射剂(粉):1 mg;10 mg。

【贮藏】 室温保存。

环磷腺苷

(adenosine cyclophosphate)

【理化性状】 1. 本品为白色或类白色粉末,无臭,味微咸。本品在水中微溶,在乙醇或乙醚中几乎不溶。

2. 化学名:6-氨基-9-βD-呋喃核糖基-9*H*-嘌呤-4′,5′-环磷酸氢酯

3. 分子式:$C_{10}H_{12}N_5O_6P$

4. 分子量:347.22

5. 结构式

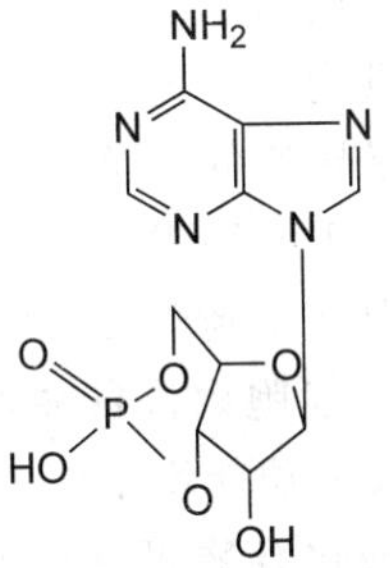

【药理作用】 本品为蛋白激酶致活剂,系核苷酸的衍生物。它是在人体内广泛存在的一种具有生理活性的重要物质,由三磷酸腺苷在腺苷环化酶的催化下生成,能调节细胞的多种功能活动。其作为激素的第2信使,在细胞内发挥激素调节生理功能和物质代谢作用,能改变细胞膜的功能,促使肌浆网内的钙离子进入肌纤维,从而增强心肌收缩,并可促进呼吸链氧化酶的活性,改善心肌缺氧,缓解冠心病症状及改善心电图。此外,对糖、脂肪代谢,以及对核酸、蛋白质的合成等都起着重要的调节作用。

【适应证】 1. 用于心绞痛、心肌梗死、心肌炎及心源性休克。

2. 对改善风湿性心脏病的心悸、气急、胸闷等症状有一定的作用。

3. 对急性白血病结合化疗可提高疗效,亦可用于急性白血病的诱导缓解。

4. 此外,对老年慢性支气管炎、各种肝炎和银屑病也有一定疗效。

【不良反应】 偶见发热和皮疹。大剂量静脉注射(按体重每分钟达0.5 mg/kg)时,可引起腹痛、头痛、肌痛、睾丸痛、腰痛、四肢无力、恶心、手脚麻木、高热等。

【剂量与用法】 1. 肌内注射,一次20 mg,溶于2 ml 0.9%氯化钠注射液中,2次/日。

2. 静脉注射,一次20 mg,溶于20 ml 0.9%氯化钠注射液中推注,2次/日。

3. 静脉滴注,本品40 mg溶于250~500 ml 5%葡萄糖注射液中,1次/日。

4. 冠心病以15 d为一疗程,可连续应用2~3个疗程;白血病以1个月为一疗程;银屑病以2~3周为一疗程,可延长使用到4~7周,一日用量可增加至60~80 mg。

【制剂】 ①注射剂(粉):20 mg;40 mg。②注射液:20 mg/2 ml;40 mg/5 ml。③大容量注射液:250 ml含环磷腺苷40 mg与氯化钠2.25 g;250 ml含环磷腺苷40 mg与葡萄糖12.5 g。

【贮藏】 密闭,在凉暗处保存。

环磷腺苷葡胺

(meglumine adenosine cyclophosphate)

别名:环磷腺苷葡甲胺

本品是环磷腺苷与葡甲胺形成的复盐(摩尔比为1∶1)。

【理化性状】 1. 分子式:$C_{10}H_{12}N_5O_6P \cdot C_7H_{17}NO_5$

2. 分子量:3482.7

【药理作用】 本品为非洋地黄类强心剂,具有正性肌力作用,能增加心肌收缩力,改善心脏泵血功能,有扩张血管作用,可降低心肌耗氧量;改善心肌细胞代谢,保护缺血、缺氧的心肌;能够改善窦房结P细胞功能。

【体内过程】 本品进入人体,在血液中的$t_{1/2}$为60~150 min,由于脂溶性较强,较易透过脂溶性细胞膜进入心肌细胞内发挥作用,经磷酸二酯酶分解形成5-AMP,再经5-AMP酶降解为腺苷和磷酸,本品在用药后10~20 min后开始作用,显效高峰时间为1~2 h,药效消失时间在6~8 h。

【适应证】 用于心力衰竭、心肌炎、病态窦房结综合征、冠心病及心肌病,还可用于心律失常的辅助治疗。

【不良反应】 偶见心悸、心慌、头晕等症状。

【禁忌与慎用】 对本品过敏者禁用。

【药物相互作用】 禁与氨茶碱同时使用。

【剂量与用法】 1. 静脉滴注　加入200~500 ml 5%葡萄糖注射液稀释后静脉滴注,1次/日,一次60~180 mg。

2. 静脉注射　加入20~40 ml 25%或10%葡萄糖注射液稀释后缓慢静脉注射,1次/日,一次90 mg。

【用药须知】 滴注不应太快,用量在150 mg以

上应在 90 min 以上滴完。

【制剂】 ①注射剂(粉):30 mg;60 mg;90 mg。②注射液:30 mg/2 ml;90 mg/5 ml;150 mg/10 ml。③大容量注射液:100 ml 含环磷腺苷葡胺 60 mg 与葡萄糖 5 g。

【贮藏】 遮光、密闭保存。

二丁酰环磷腺苷
(dibutyryladenosine cyclophosphate)

【CAS】 362-74-3

【理化性状】 1. 化学名:N^6,O-2′-Dibutyryl adenosine cyclic 3′,5′-monophosphate

2. 分子式:$C_{18}H_{24}N_5O_8P$

3. 分子量:469.39

4. 结构式

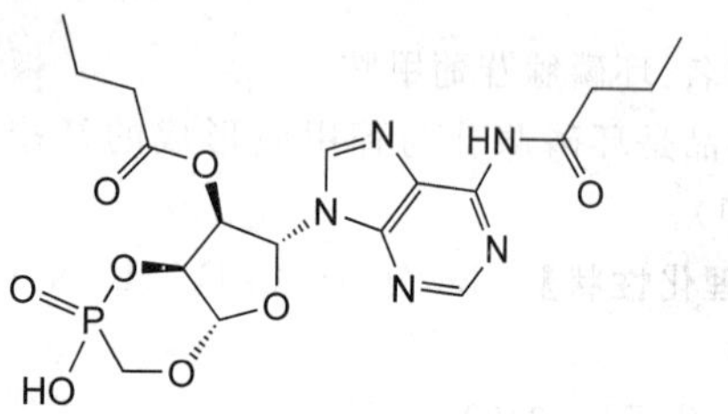

二丁酰环磷腺苷钙
(calcium dibutyryladenosine cyclophosphate)

【理化性状】 1. 本品为类白色至淡黄色结晶性粉末,有特臭,有引湿性。本品易溶于甲醇,在水、乙醇中微溶,在乙醚中几乎不溶。

2. 化学名:N^6,2′-O-Dibutyry-3′,5′-monophosphate-cyclic-calcium

3. 分子式:$C_{18}H_{23}N_5O_8P \cdot 1/2Ca \cdot 2.3H_2O$

4. 分子量:529.9

【药理作用】 本品为化学合成的环磷腺苷的衍生物,属蛋白激酶激活剂。对细胞的渗透性比环磷腺苷强,且能对抗机体内磷酸二酯酶的降解作用,作用时间较为持久和迅速。可改善心肌缺氧、扩张冠状动脉、增强心肌收缩力、增加心排血量等。

【适应证】 用于心绞痛、急性心肌梗死的辅助治疗,亦可用于心肌炎、心源性休克和银屑病,并可辅助其他抗癌药治疗白血病。

【不良反应】 用量大时可有嗜睡、恶心、呕吐、皮疹等。

【禁忌与慎用】 对本品过敏者禁用。

【剂量与用法】 1. 肌内注射　一次 20 mg,2～3 次/日。临用前用 0.9%氯化钠注射液溶解。

2. 静脉滴注　一次 40 mg,1 次/日,以 5%葡萄糖注射液溶解。

【制剂】 注射剂(粉):20 mg。

【贮藏】 密闭,在阴凉处(不超过 20 ℃)保存。

磷酸肌酸钠
(creatine phosphate sodium)

【CAS】 922-32-7

【理化性状】 1. 化学名:N-[亚氨基(膦氨基)甲基]-N-甲基甘氨酸二钠盐四水合物

2. 分子式:$C_4H_8N_3O_5PNa_2 \cdot 4H_2O$

3. 分子量:327.15

【药理作用】 磷酸肌酸在肌肉收缩的能量代谢中发挥重要作用。它是心肌和骨骼肌的化学能量储备,并可用于 ATP 的再合成,ATP 的水解为肌动球蛋白收缩过程提供能量。

氧化代谢减慢导致的能量供给不足是心肌细胞损伤形成和发展的重要因素。在心肌收缩力和功能恢复能力的损伤中常见到磷酸肌酸水平不足。实际上,在心肌受损时,细胞内高能磷酸化合物的数量,与细胞的存活和收缩功能恢复能力之间存在着紧密的关系。高能磷酸化合物可保护心肌免受损伤,同时对心肌代谢也有保护作用。

【适应证】 1. 心脏手术时将本品加入心脏停搏液中可保护心肌缺血状态下的心肌代谢异常。

2. 用于改善缺血状态下的心肌代谢异常。

【不良反应】 用量大时可引起血压下降。

【禁忌与慎用】 1. 对本品过敏者禁用。

2. 慢性肾功能不全患者禁止大剂量(5～10 g/d)使用。

【剂量与用法】 静脉滴注,一次 1 g,以注射用水、0.9%氯化钠注射液或 5%葡萄糖注射液溶解后在 30～45 min 内静脉滴注,1～2 次/日。心脏手术时加入心脏停搏液中可保护心肌,浓度为 10 mmol/L。

【用药须知】 大剂量(5～10 g/d)给药后可引起大量磷酸盐摄入,可能会影响钙代谢和激素的分泌及嘌呤的代谢。

【制剂】 注射剂(粉):0.5 g,1 g。

【贮藏】 密闭,在阴凉处(不超过 20 ℃)保存。

8.4　抗高血压药

世界卫生组织规定,收缩压≥140 mmHg 和(或)舒张压≥90 mmHg 可诊断为高血压。高血压有原发、继发之分。前者原因不明,属于自发性,后者继发于其他疾病。无论原发、继发,两者的病理基础是相同的——外周小动脉缩窄,阻力增加，导致血压升高。两者的治疗方法也基本相同。其最终都会使心、脑、肾受损，出现危象，成为致死的原因。

在20世纪中期，抗高血压药的发展速度很快，如50年代的代表药物各种萝芙木制剂，60年代的可乐定、胍乙啶和β受体拮抗药。继80年代初期各种钙通道阻滞药上市之后，世界上又陆续开发了各种血管紧张素Ⅰ转换酶抑制药(ACEI)和血管紧张素Ⅱ受体拮抗药。这对高血压的治疗来说，可供选择的药物增多了，各种更有利于治疗的组方出现了，使高血压的药物疗效大大提高，并发症明显减少，病死率随之逐年下降。对于继发性高血压首先应治疗原发疾病，其次才是降压。对于原发性高血压首先应鉴别疾病的历史过程、轻重程度及用药史，然后才是合理地选用合适的降压药。当前我国药市极不规范，患者可以买到任何降压的处方药，而某些医疗机构的医师也常对早期高血压患者使用降压作用较强的药品。针对这些不合理的用药现象，提出以下高血压的阶梯治疗法，供作参考。

1. 第1阶梯　早期的轻度高血压一般不立即使用任何药物，只有在控制饮食和体育锻炼无效时才首先给予利尿药。

2. 第2阶梯　当使用第1阶梯的药物治疗无效或血压已进展到中度时，可以将利尿药配合第2阶梯的药物使用。属于第2阶梯使用的药物有β受体拮抗药，α受体拮抗药、中枢性或外周性降压药。

3. 第3阶梯　要想稳定中度(或以上)高血压，除合用第1，第2阶梯的药物之外，还须配合第3阶梯的药物——血管扩张药。如需控制加快的心率，可适当配合β受体拮抗药。

4. 第4阶梯　进入重度高血压的患者，心、脑、肾已受损。既往常以胍乙啶为主，配合以上3个阶梯的药物。近30年来，随着各种钙通道阻滞药、ACEI和血管紧张素Ⅱ受体拮抗药的相继问世，早已占据了这一阶梯的地位。现在治疗重度高血压多合用第1、第4两阶梯的药物。

【用药须知】 1. 用药期间，如血压不稳定，应每日监测血压，稳定后，亦应定期复查血压。

2. 告知患者，应慢慢从坐位或卧位站立起来，以免发生直立性低血压。长久站立，血液有可能淤积于下肢，导致头晕、眼黑，嘱迅速躺下数分钟即可改善。

3. 高血压病的诊断一经确立，药物治疗一直要维持始终。突然停药，血压可能迅即回升，有时会出现高血压危象。

4. 阶梯疗法的优点是在各药之间建立协同的相互作用，必要时，应适当减少各药的剂量，这也有利于减少不良反应的发生，降低不良反应的严重程度。

5. 任何降压药，在达到最高剂量之前，不良反应应当成为限制剂量的因素或警示。

6. 当用药无效或收效甚微时应考虑以下可能。

(1) 顺应性不佳，未坚持用药。

(2) 用药剂量不足。

(3) 患者自己减量或忘记用药。

(4) 过量摄入钠盐。

(5) 同时采用了使降压药减效的药物，如具有血管加压作用的减充血剂，抑制食欲的药物和口服避孕药(最明显的例子是含有苯丙醇胺的抗感冒药)。

7. 让患者知道，当其自购止咳药、抗感冒药或抗过敏药时，应向医师和药师咨询，这些药物中如含有拟肾上腺素类药物，可导致血压上升。

8. 老年患者对交感神经抑制药和降低血容量药特别敏感，易于产生低血压。因此，增加用量应从小剂量开始。

9. 老年患者可能表现为收缩期高血压，对治疗药物产生耐受性，应根据个体情况权衡利弊。

8.4.1　中枢性降压药

这类降压药的特点是对中枢性交感神经产生抑制作用。对正常人的血压和高血压患者均有降压作用，但对后者的降压作用较强。

可乐定
(clonidine)

别名：氯压定、血压得平、110降压片、催压降、康尼定、Catepres、Catapresan

本品为 α_2 受体激动药，属于咪唑啉降压药。

【CAS】 4205-90-7

【ATC】 C02AC01；N02CX02；S01EA04

【理化性状】 1. 本品为白色至类白色结晶性粉末，易溶于乙醇和甲醇。

2. 化学名：2-(2，6-Dichloroanilino)-2-imidazoline；2，6-Dichloro-*N*-(imidazolidin-2-ylidene)aniline

3. 分子式：$C_9H_9Cl_2N_3$

4. 分子量：230.1

5. 结构式

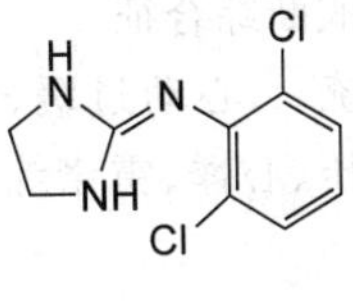

盐酸可乐定
(clonidine hydrochloride)

别名：Haemiton、Isoglaucon

〖CAS〗 4205-91-8

〖理化性状〗 1. 本品为白色至类白色结晶性粉末，易溶于乙醇和水。

2. 分子式：$C_9H_9Cl_2N_3 \cdot HCl$

3. 分子量：266.6

【用药警戒】 突然停药可引发头痛、烦乱、震颤并可伴有血压骤升及血浆儿茶酚胺浓度升高。

【药理作用】 1. 本品具有中枢性减弱交感神经张力的作用，导致收缩压和舒张压下降，心率减慢。而实际的机制还不清楚。

2. 本品还有外周作用，在快速静脉给药中，可见血压短暂上升，而在缓慢给药中则见血压下降。

3. 在持续给药中，外周阻力可见下降，心血管反射依然不变，故直立性低血压不常发生。

【体内过程】 1. 口服后易于吸收，给药后 3～5 h可达血药峰值。约有 50%药物在肝内代谢。原药和代谢物均随尿液排出，24 h 约可排出所给原药的 40%～60%，约 20%随粪便排出，部分呈现肠肝循环。消除 $t_{1/2}$ 差异颇大(6～24 h)，肾功能不全患者可延长至 41 h。

2. 本品也可经皮肤吸收，胸部比股部更易吸收。在使用透皮释放制剂后可获得治疗血药浓度 2～3 d，大致为口服给药后所达到的谷值，在撤除透皮释放制剂后，有效治疗浓度约可维持 8 h，然后于几天内缓慢下降。

3. 口服时，在用药后 30～60 min 达到血流动力学效果，2～4 h 后可达最高，并持续 2～4 h，耐受情况已有报道。

【适应证】 1. 治疗高血压，也用于高血压危象。不过，当前一般更喜欢使用其他不良反应较少的药物。

2. 本品也用于预防性治疗复发性血管性头痛和绝经期冲动。

3. 合用类阿片治疗癌性疼痛。

4. 还可用于阿片类戒断综合征，诊断嗜铬细胞瘤，作为眼药治疗开角型青光眼，还用于图雷特病——一种纹状体苍白球多巴胺机能缺陷。

【不良反应】 1. 整体感觉　疲劳、发热、头痛、面色苍白、虚弱或戒断综合征。

2. 心血管系统　心动过缓、心力衰竭、心电图异常、直立性低血压、心悸、雷诺综合征、晕厥或心动过速。

3. 中枢神经系统　情绪激动、焦虑、谵妄、幻觉(包括视觉和听觉)、失眠、抑郁、紧张、感觉异常、不安或噩梦。

4. 皮肤　脱发、血管神经性水肿、荨麻疹、瘙痒或皮疹。

5. 消化系统　腹痛、食欲缺乏、便秘、恶心、腮腺炎、假性肠梗阻、唾液腺疼痛及呕吐。

6. 泌尿系统　排尿困难、勃起功能障碍、性欲减退、夜尿症或尿潴留。

7. 其他　肝炎、血小板减少、腿痉挛、肌肉/关节痛、男性乳房发育、体重增加、眼干或视物模糊。

【妊娠期安全等级】 C。

【禁忌与慎用】 1. 对本品过敏者禁用。

2. 脑血管疾病、缺血性心脏病、肾功能不全、阻塞性周围血管疾病(如雷诺综合征)和有抑郁病史者慎用。

3. 哺乳期妇女使用时，应暂停哺乳。

4. 儿童用药的安全性和有效性尚未确定。

【药物相互作用】 1. 利尿药或其他降压药均可增强本品的降压作用。

2. 不可与 β 受体拮抗药合用，因在停用本品时，可致血压反跳。

3. 三环类抗抑郁药可拮抗本品的降压作用。

4. 本品有增强抗抑郁药的作用。

【剂量与用法】 1. 治疗高血压，开始口服 50～100 μg，3 次/日(也可 100 μg，2 次/日)，根据病情及效应，每 2～3 d 增加用量，常用维持量 300～1200 μg/d，有时也可用到 1800 μg/d。也可口服缓释片或外贴透皮释放制剂(100～300 μg/d)。

2. 还可缓慢静脉注射(10～15 min)，本品治疗高血压危象，一般剂量为 150～300 μg，作用一般在 10 min 内出现，但如注射太快，则在降压之前可能短暂出现高血压。30～60 min 可达最大效应，间隔时间为 3～7 h。24 h 内用量可达 750 μg。

3. 用于血管性头痛和绝经期冲动，可口服 50 μg，2 次/日，2 周后如无效，可加量至 75 μg，2 次/日。

4. 治疗严重癌性疼痛可与类阿片联合行硬膜外持续滴注，开始 30 μg/h，根据效应调整用量。

5. 用于阿片类戒断综合征，成人一日用量为 850～1000 μg，分 3 次口服。10 d 为一疗程。

6. 口服本品 4.3 μg/kg 后 3 h，高血压患者的血浆去甲肾上腺素水平在正常范围，而嗜铬细胞瘤患者去甲肾上腺素水平将明显升高，可据此进行鉴别，临床应用时可结合诊断嗜铬细胞瘤的药理学试验。

7. 开角型青光眼，用 0.125%～0.5%溶液点眼，

3 次/日。

8. 用于图雷特病，起始剂量为 25～50 μg，睡前服，1 次/日。每 3 d 增加 50 μg，直至增至 200～400 μg，分 2～3 次口服。不能耐受者可选择贴剂。

9. 透皮贴剂，成人 2500 μg，贴于背部肩胛骨下（首选）、上胸部、耳后乳突或上臂外侧等无毛发且皮肤完好处。青少年患者用药应从 1000 μg/片的小剂量开始，按体重逐渐增加给药剂量，最大剂量不得超过 2000 μg/片 × 3 片。20 kg < 体重 ≤ 40 kg，用 1000 μg/片。40 kg<体重≤60 kg，用 1500 μg/片，体重>60 kg，用 2000 μg/片，均为每周更换 1 次。

【用药须知】 1. 参见本类药物引言中的有关叙述。

2. 不可突然停药，以避免血压反跳。

【临床新用途】 1. 治疗儿童生长迟缓　61.8% 的用药者可使身高增长 2 cm，年平均增高（4±0.5）cm。

2. 治疗慢性酒精中毒后戒酒综合征　本病轻者在戒酒后 24～48 h 出现震颤、多汗、激动、心动过速，甚至出现癫痫样发作，一般仅发作 1～4 次，重症可出现谵妄、发热、脱水。使用本品后，对震颤、多汗、焦虑等症状均有效。

3. 治疗阿片戒断综合征　口服 100 μg，1 次/日，在 2 d 内增加至 100 μg，2 次/日，10 d 为一疗程。

4. 治疗不宁腿综合征　口服 100～300 μg，每晚 1 次。

5. 用于戒烟　第 1～2 d，口服 75 μg，晚上服，当晚停止吸烟。第 3～11 d，口服 75 μg，2 次/日；第 12～13 d，1 次/日。第 14～15 d，减量至 37.5 μg。15 d 为一疗程，可根据情况服用 1～3 个疗程。

6. 治疗顽固性变异型心绞痛　本品 150 μg，3 次/日，加用硝苯地平口服 10 mg，4 次/日。本方案不作为首选，其他方法无效时备选。

7. 治疗糖尿病腹泻　口服 100 μg，每 12 h 一次，连用 3 d 后，可增加至 500～600 μg，每 12 h 一次，以后可根据症状缓解程度减量至停止。但停药时，应经过 3 d 逐渐减量至停。

8. 治疗更年期综合征　口服 25 μg，3 次/日，可逐渐增至 50～75 μg，3 次/日。

9. 治疗痛经　口服 25 μg，2 次/日，一般在经前开始服药，连续服用至行经期，14 d 为一疗程，可服用另一疗程。

10. 预防偏头痛　口服，75～150 μg/d，急性发作效果不理想。

11. 治疗中、重度心力衰竭　口服 150 μg，2 次/日，与洋地黄和利尿药合用，共 1 周。

【制剂】 ①片剂：75 μg；100 μg。②透皮贴膏：1000 μg；2000 μg；2500 μg。③注射液：150 μg/1 ml。④滴眼液：125 μg/5 ml。

【贮藏】 密封保存。

甲基多巴

(methyldopa)

别名：甲多巴、爱多美、Aldomet、Dopamet

本品为中枢性降压药。

【CAS】 555-30-6（anhydrous methyldopa）；41372-08-1（methyldopa sesquihydrate）

【ATC】 C02AB01；C02AB02

【理化性状】 1. 本品为白色至浅黄色细小粉末，易溶于水。

2. 化学名：(－)-3-(3,4-Dihydroxyphenyl)-2-methyl-L-alanine sesquihydrate；(－)-2-amino-2-(3,4-dihydroxybenzyl)propionic acid sesquihydrate

3. 分子式：$C_{10}H_{13}NO_4 \cdot 1/2H_2O$

4. 分子量：238.2

5. 结构式

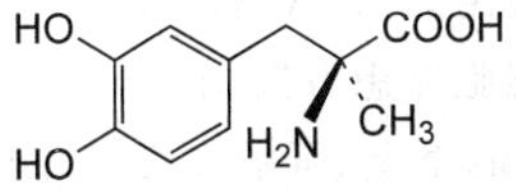

【药理作用】 1. 本品本身并无降压作用。当本品进入中枢神经系统后，经脱羧基作用，将其转化为 α 甲基去甲肾上腺素，此转化物可激动 α_2 受体，通过抑制经脑干发出的肾上腺素能神经冲动而产生降压作用。在降压的同时，也伴有减慢心率，减少心输出量，降低外周阻力的作用。

2. 本品还能起到伪神经递质的作用，对血浆肾素具有一定的抑制作用，因此，本品可降低多巴胺、去甲肾上腺素、肾上腺素和 5-羟色胺在组织中的浓度。

【体内过程】 本品口服后吸收不完全，很明显是由于氨基酸主动运转系统引起的。平均生物利用度为 50%。广泛被肝代谢，其原药和代谢物随尿液排出。本品可通过血-脑屏障，在中枢神经系统中脱羧基转化为具有活性的 α 甲基去甲肾上腺素。其消除 $t_{1/2}$ 呈双相，初始相为 1.7 h，第 2 相更长一些。肾功能不全患者的肾清除率会下降。蛋白结合率极低，本品可通过胎盘，少量进入乳汁。口服本品 750 mg 后 3 h，其平均血药浓度为 3.4 μg/ml。服药后 4～6 h 中，血压下降最明显。在用量充分时，大多数患者的最佳血压水平出现在用药后的 12～24 h 中。停药后 24～48 h，血压可恢复到原有水平。

【适应证】 高血压，较适用于肾性高血压和妊娠高血压。

【不良反应】 1. 心血管系统　加重心绞痛、充血性心力衰竭、颈动脉窦过敏、直立性低血压(应减少一日剂量)、水肿或心动过缓、心肌炎、心包炎、血管炎。

2. 消化系统　胰腺炎、结肠炎、呕吐、腹泻、涎腺炎、舌疼痛或发黑、恶心、便秘、膨胀、肠胃胀气和口干。

3. 血液系统　骨髓抑制、白细胞减少、粒细胞减少、血小板减少及溶血性贫血。

4. 肝脏　肝炎、黄疸和肝功能异常。

5. 精神或神经系统　震颤麻痹、面神经麻痹、精神敏度下降、噩梦、可逆的轻微精神病或抑郁、头痛、镇静、虚弱无力、眩晕、头晕、感觉异常。

6. 过敏反应　狼疮样综合征、药源性发热、嗜酸粒细胞增多。

7. 其他　肌痛、关节痛、阳痿、男性乳腺发育、溢乳、中毒性表皮坏死松解症、皮疹或鼻塞。

8. 静脉给药可能反使血压上升。

【妊娠期安全等级】 B。

【禁忌与慎用】 1. 对本品过敏者、活动性肝病、抑郁症、嗜铬细胞瘤患者禁用。

2. 肝肾功能不全、有溶血性贫血史、帕金森病史慎用。

3. 哺乳期妇女应权衡本品对其的重要性,选择停药或停止哺乳。

4. 儿童用药的安全性和有效性尚未确定。

【药物相互作用】 1. 利尿药或其他降压药可增强本品的降压作用。

2. 三环类抗抑郁药、抗精神病药、β受体拮抗药可拮抗本品的降压作用。

3. 拟交感药可拮抗本品的降压作用。

4. 本品与 MAOIs 可产生相互作用,出现高血压和头痛。

5. 本品可增强氟哌啶醇的抗精神病作用。

6. 接受本品的患者施行全麻时,全麻药的用药量可能要减少。

7. 本品可拮抗左旋多巴的药理作用。

【剂量与用法】 1. 口服　开始 250 mg,2～3 次/日,连用 2 d,根据患者的反应,每 2 d 调整剂量(或增或减)。一般不超过 3 g/d。常用维持量 0.5～2 g/d。老年人开始给予 125 mg,2 次/日,必要时逐渐加量,但不可超过 2 g/d。儿童开始给予 10 mg/(kg·d),2～4 次分服,必要时可增加到 65 mg/(kg·d)或 3 g/d,但不可超过此量。

2. 静脉滴注　常用 250～500 mg,加入 5%葡萄糖注射液 100 ml 于 30～60 min 滴完,每 6 h 一次。6 h 内用量不可超过 1 g。儿童可给予 5～10 mg/kg,每 6 h 一次,一日总量不可超过 65 mg/kg 或 3 g。

【用药须知】 1. 参见本节引言中的有关叙述。

2. 治疗前必须先做基础血常规检查,治疗开始后,应观察贫血现象,定期进行血常规检查,以防溶血性贫血。

3. 治疗前及治疗后 6 个月和 12 个月应分别进行直接 Coombs 试验,必须输血时,在输血前亦应进行此项试验。

4. 用药期间应监测肝功能,尤其在发生无法解释的发热时,以便察觉过敏反应。

5. 服药期间可使尿色变深,这是由于代谢产物被氧化经尿液排出所致。

【制剂】 ①片剂:0.125 g;0.25 g;0.5 g。②注射液:0.25 g/5 ml。

【贮藏】 避光保存。

胍那苄
(guanabenz)

别名:氯苄氨胍、氯压胍、Wytensin、Rexitene

本品属于 α 受体激动药。

【CAS】 5051-62-7

【理化性状】 1. 化学名:(2,6-Dichlorobenzylideneamino)guanidine

2. 分子式:$C_8H_8Cl_2N_4$

3. 分子量:231.08

4. 结构式

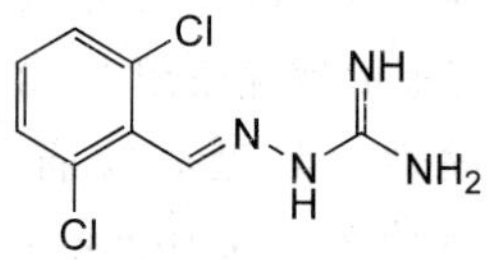

醋酸胍那苄
(guanabenz acetate)

〖CAS〗 23256-50-0

〖理化性状〗 1. 本品为白色或近白色粉末,有微臭,微溶于水和 0.1 M 的盐酸,溶于乙醇和丙二醇。0.7%的水溶液 pH 为 5.5～7.0。

2. 化学名:(2,6-Dichlorobenzylideneamino)guanidine acetate

3. 分子式:$C_8H_8Cl_2N_4 \cdot C_2H_4O_2$

4. 分子量:291.1

【药理作用】 本品为中枢性 α_2 受体激动药,具有类似胍乙啶的抑制去甲肾上腺素释放的外周性作用,产生良好的降压作用,总外周阻力下降,对心功能无显著影响，不改变心排出量、心输出量及 GFR。

【体内过程】 口服本品后易于从胃肠道吸收，并进行广泛的首关代谢。给药后 2～5 h 可达血药峰值。蛋白结合率为 90%。本品几乎完全以代谢物随尿液排出，有 10%～30%随粪便排出。平均消除 $t_{1/2}$ 为 4～14 h。

【适应证】 用于轻度及中度高血压。

【不良反应】 与可乐定相似，但较少见。

【妊娠期安全等级】 C。

【禁忌与慎用】【药物相互作用】 参见可乐定。

【剂量与用法】 治疗高血压，开始常用 4 mg，2 次/日，每 1～2 周根据病情和患者耐受情况，加量 4～8 mg。最大可用到 32 mg，2 次/日。

【用药须知】 参见可乐定。

【制剂】 片剂：4 mg；8 mg。

【贮藏】 密封、避光保存。

胍法辛
(guanfacin)

别名：胍法新、氯苯醋氨脒、氯苯乙胍、Estulic、Entulic

本品为中枢性 α_2 受体激动药。

【CAS】 29110-47-2

【ATC】 C02AC02

【理化性状】 1. 化学名：*N*-Amidino-2-(2，6-dichlorophenyl)acetamide

2. 分子式：$C_9H_9Cl_2N_3O$

3. 分子量：246.09

4. 结构式

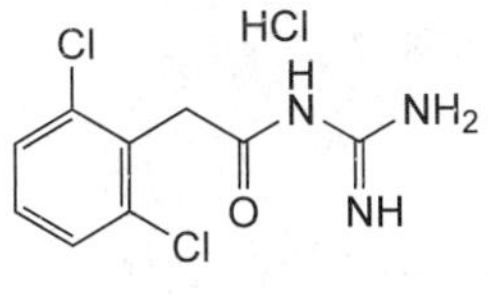

盐酸胍法辛
(guanfacin hydrochloride)

【CAS】 29110-48-3

【理化性状】 1. 本品为白色至类白色粉末，难溶于水和乙醇，微溶于丙酮。

2. 化学名：*N*-Amidino-2-(2，6-dichlorophenyl) acetamide hydrochloride

3. 分子式：$C_9H_9Cl_2N_3O \cdot HCl$

4. 分子量：282.6

【药理作用】 本品作用机制与可乐定相似，降压作用约为可乐定的 1/10。

【体内过程】 口服本品后可迅速被吸收，给药后 1～4 h 可达血药峰值。生物利用度约为 80%。蛋白结合率约为 70%。原药和代谢物均随尿排出，原药占用量的一半。正常人的 $t_{1/2}$ 为 10～30 h，老年人比年轻人长。肾功能正常或不全的患者的结果表明，本品的非肾消除起着重要作用，因为在肾功能不全的患者中，清除率和血药浓度均无明显改变。

【适应证】 单用或与其他药物（尤其利尿药）合用治疗高血压。

【不良反应】 参见可乐定。

【妊娠期安全等级】 B。

【禁忌与慎用】【药物相互作用】 参见可乐定。

【剂量与用法】 开始口服 1 mg/d，如有必要 3～4 周后可加量至 2 mg/d。

【用药须知】 1. 参见可乐定。

2. 停药后可能发生反跳性高血压，但由于较长的 $t_{1/2}$，比较延后出现。

【制剂】 片剂：1 mg；2 mg。

【贮藏】 密封、避光贮于室温。

莫索尼定
(moxonidine)

别名：Cynt、Physiotens、Normoxin

本品属于第二代中枢性降压药。

【CAS】 75438-57-2

【ATC】 C02AC05

【理化性状】 1. 本品为白色或近白色粉末，极为溶于水和乙腈，微溶于二氯甲烷和甲醇。

2. 化学名：4-Chloro-5-(2-imidazolin-2-ylamino)-6-methoxy-2-methylpyrimidine

3. 分子式：$C_9H_{12}ClN_5O$

4. 分子量：241.7

5. 结构式

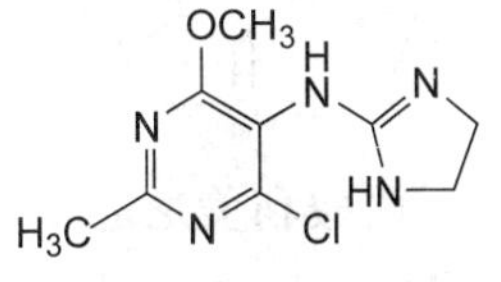

【药理作用】 其结构与可乐定有关联。可能通过兴奋中枢咪唑啉受体以降低交感张力。也有 α_2 受体激动作用。

【体内过程】 口服本品后易于吸收，生物利用度约为 88%。口服后 0.5～3 h 可达血药峰值。几乎全部以原药和代谢物随尿液排出，口服用量中的 50%～75%是作为原药排出的。平均血浆消除 $t_{1/2}$ 为 2～3 h，肾功能不全患者会延长。蛋白结合率约为 7%。

【适应证】 用于治疗高血压，作用稍弱于可乐定，但停药反跳一般不会出现。

【不良反应】 1. 类似可乐定，但较少引起镇静。

2. 口干的发生率也较低。

【禁忌与慎用】 1. 对本品过敏者及妊娠期妇女禁用。

2. 其他降压药可加强本品的降压作用，从而产生低血压。

3. 本品可增强镇静药、催眠药（包括苯二氮䓬类）的作用。

4. 哺乳期妇女应权衡本品对其的重要性，选择停药或停止哺乳。

5. 儿童用药的安全性和有效性尚未确定。

【剂量与用法】 开始口服 200 μg，1 次/日。必要时，在 3 周后可加量至 400 μg/d，1～2 次分服。再过 3 周，还可加量至 600 μg/d，2 次分服。肾功能不全患者应减量。

【用药须知】 参见可乐定。

【制剂】 片剂：200 μg。

【贮藏】 密封保存。

利美尼定

(rilmenidine)

本品亦属中枢性降压药。

【CAS】 54187-04-1

【ATC】 C02AC06

【理化性状】 1. 化学名：*S*-3341-3. 2-[(Dicyclopropylmethyl)amino]-2-oxazoline

2. 分子式：$C_{10}H_{16}N_2O$

3. 分子量：180.25

4. 结构式

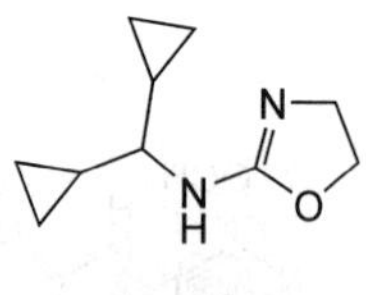

磷酸利美尼定

(rilmenidine phosphate)

别名：爱博克、Iperdix

〖CAS〗 85409-38-7

〖理化性状〗 1. 本品为白色至米色粉末，易溶于水，微溶于乙醇，几乎不溶于二氯甲烷。

2. 化学名：*S*-3341-3. 2-[(Dicyclopropylmethyl)amino]-2-oxazoline phosphate

3. 分子式：$C_{10}H_{16}N_2O \cdot H_3PO_4$

4. 分子量：278.2

【简介】 本品的作用、不良反应、适应证等均与莫索尼定类似。临床用其磷酸盐。口服 1 mg，1 次/日，必要时，1 个月后可加量至 2 mg/d，分次服。

8.4.2　外周性降压药

这类药物均属交感神经末梢抑制药。其作用机制是使肾上腺素能神经末梢囊泡中的递质去甲肾上腺素耗竭，导致交感神经张力降低，外周小动脉舒张，血压下降。

利血平

(reserpine)

别名：利舍平，蛇根碱，血安平，寿比安，Serpasil

本药诸多不良反应，在不少国家的处方中已相继受到排斥。保留者多作为复方制剂的一种组分。本品开始是从印度的蛇根萝芙木（*Rauwolfia serpentina*）中提取的一种生物碱，我国所产的萝芙木（*Rau-wolfia verticillata*）也含有此种生物碱。在 β 受体拮抗药和钙通道阻滞药问世之前，本品在很长一段时期中曾作为首选常用的降压药。

【CAS】 50-55-5

【ATC】 C02AA02

【理化性状】 1. 本品为白色至浅黄色细小结晶性粉末，见光慢慢变黑。几乎不溶于水，极微溶于乙醇。

2. 化学名：Methyl 11，17α-dimethoxy-18β(3，4，5-trimethoxybenzoyloxy)-3β，20α-yohimbane-16βcarboxylate；Methyl *O*-(3，4，5-trimethoxybenzoyl) reserpate

3. 分子式：$C_{33}H_{40}N_2O_9$

4. 分子量：608.7

5. 结构式

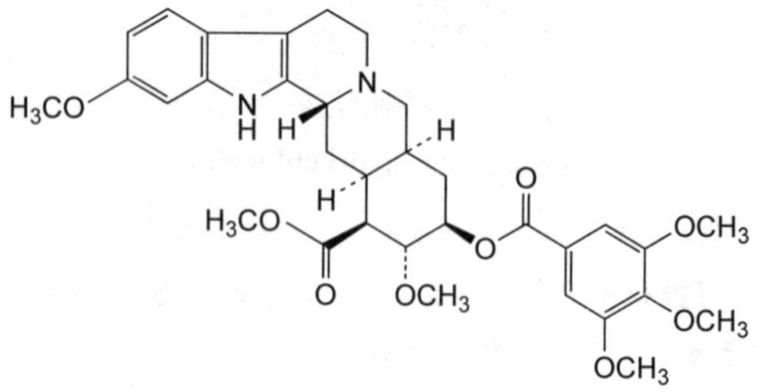

【用药警戒】 本品可导致抑郁。如出现意气消沉、清晨失眠、阳痿、食欲缺乏或自嘲等症状，应停药。

【药理作用】 1. 本品可使外周交感神经末梢中的去甲肾上腺素贮存耗竭，也使脑、心和其他器官中的儿茶酚胺和 5-羟色胺耗竭，导致血压下降，心率减慢和中枢抑制。

2. 降压作用主要是由于心输出量减少和外周阻力下降所产生的。

3. 心血管反射部分受到抑制，在高血压中使用的剂量罕见引起直立性低血压。

4. 在口服给药时，要经过几周后才可获得充分的疗效，而停药后，其疗效可持续 6 周。

【体内过程】 本品可经胃肠道吸收，其生物利用度为 50%。在体内广泛被代谢，随尿液、粪便排出。在头 4 d 中随尿液排出的约为 8%，主要为代谢物。头 4 d 中随粪便排出的约为 60%，主要为原药。本品可通过血-脑屏障和胎盘，也可进入乳汁。

【适应证】 用于治疗高血压和慢性精神病（如精神分裂症），还用于雷诺综合征。

【不良反应】 1. 常见的有鼻塞、头痛、中枢抑制、嗜睡、头晕、昏睡、噩梦、腹泻、腹痛，较高的剂量可引起胃酸过多。分娩前服用了本品的母亲生下的婴儿可能出现呼吸窘迫、发绀、食欲缺乏和昏睡。

2. 较高的剂量可引起面红、心动过缓、可能导致自杀的严重抑郁和锥体外系反应。超量时可引起低血压、昏迷、惊厥、呼吸抑制和体温过低。患脑血管意外后的患者更常发生低血压。

3. 本品还可引起乳房增大、溢乳，男子乳腺发育、催乳激素浓度上升、性欲减退、阳痿、钠潴留、水肿、食欲增加或减退、体重增加、瞳孔缩小、口干、流涎、排尿困难、皮疹、瘙痒和血小板减少性紫癜。

4. 大剂量使用本品的啮齿动物可能发生肿瘤。本品是否会引起乳腺肿瘤，几项报道的结论不一致。

【妊娠期安全等级】 C。

【禁忌与慎用】 1. 对本品过敏者、患有抑郁症或有抑郁症史、有自杀倾向、嗜铬细胞瘤、消化性溃疡、溃疡性结肠炎或帕金森病患者均禁用。

2. 衰弱或老年患者，存在心律失常、心肌梗死、肾功能不全、胆结石、癫痫或过敏性疾病（如支气管哮喘）者均应慎用。

3. 哺乳期妇女应权衡本品对其的重要性，选择停药或停止哺乳。

4. 儿童用药的安全性和有效性尚未确定。

【药物相互作用】 1. 使用本品的患者可能对肾上腺素和其他起直接作用的拟交感神经药过敏，应避免合用所有具有肾上腺素能的药物，因对本品具有拮抗作用。

2. 本品可增强强心苷的心脏毒性，对心房扑动的患者危险最大，可因此而导致室上性心律失常、传导障碍。

3. 起间接作用的拟交感药（如麻黄碱）可能因同时使用本品而降低前者的作用。

4. 本品合用利尿药或其他降压药可增强本品的降压作用。

5. 同时服用本品和胍乙啶的患者，采用乙醚全麻时可引起严重低血压，甚至休克，术前 2～3 周应停止使用上述药物。

6. 本品可增强巴比妥类、全麻药、镇痛药及拟胆碱能药的作用。

7. 本品与左旋多巴合用，可减弱、消除后者的抗震颤麻痹的作用。

8. 先用 MAOIs，后用本品则可引起血压升高与严重的中枢兴奋，按相反次序用药，则无明显不良反应。

9. 本品与奎尼丁合用时，可加深其心脏抑制。

10. 与甲基多巴合用，可增加本品的降压作用。先用甲基多巴再加用本品，则更加剧两药的副作用。

11. 与帕吉林合用时，必须减少本品用量。

12. 与噻嗪类利尿药合用，可减少本品用量，因而可减少不良反应的发生。

【剂量与用法】 1. 治疗高血压，开始口服 500 μg/d，连用 2 周，改为 125～250 μg/d 维持。

2. 用于慢性精神病，每天用量可达 1 mg。

【用药须知】 1. 参见本节引言中的有关叙述。

2. 当前有多种含有本品的复方制剂可供选用，一般不单独使用本品。

【制剂】 片剂：250 μg。

【贮藏】 密封、避光保存。

胍乙啶

(guanethidine)

本品系一种人工合成的胍类降压药。

【CAS】 55-65-2

【ATC】 C02CC02；S01EX01

【理化性状】 1. 化学名：1-[2-(Perhydroazocin-1-yl)ethyl]guanidine

2. 分子式：$C_{10}H_{22}N_4$

3. 分子量：198.31

4. 结构式

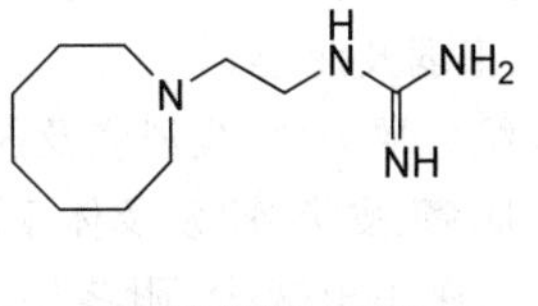

单硫酸胍乙啶

(guanethidine monosulfate)

别名：依斯迈林、Izobarin、Ismelin、Guanethidin

〖CAS〗 60-02-6(guanethidine hemisulfate); 645-43-2(guanethidine monosulfate)

〖理化性状〗 1. 本品为白色结晶或结晶性粉末。无臭。味苦。本品在热水中易溶,在水中溶解,在乙醇中微溶,在三氯甲烷或乙醚中极微溶解。

2. 化学名:1-[2-(Perhydroazocin-1-yl)ethyl]guanidine monosulfate

3. 分子式:$C_{10}H_{22}N_4 \cdot H_2SO_4$

4. 分子量:296.4

【药理作用】 1. 本品可选择性与肾上腺能神经细胞膜结合,抑制其功能,阻止神经兴奋时释放递质。同时抑制神经细胞膜 Na^+,K^+-ATP 酶(膜泵)功能,阻止递质的再摄取。这可解释静脉注射本品初期出现的血压升高现象。

2. 本品自身可作为肾上腺素能神经突触前膜"膜泵"的底物,泵入细胞内,和利血平一样,也作用于囊泡膜,抑制其膜泵对递质的摄取,并影响递质的合成、贮存,以至于耗竭。

3. 本品扩张阻力和容量血管,使心率减慢,回心血量减少,心输出量降低,具有较强而持久的降压作用。

【体内过程】 本品从胃肠道吸收不完全且差异很大,进入体循环中的药物不到一半,它通过对去甲肾上腺素再摄取起作用的机制,迅速被吸收进入肾上腺素能神经元。血药浓度达到 8 ng/ml 才具有肾上腺素能的阻滞作用,但由于吸收和代谢的个体差异颇大,用量也就根据需要而定。有部分药物在肝内代谢。原药和代谢物均随尿液排出。其终末 $t_{1/2}$ 约为 5 d。本品不能通过血-脑屏障。

【适应证】 1. 用于治疗中、重度高血压。

2. 局部用药治疗开角型青光眼,滴眼液还可用于甲状腺功能亢进所致眼睑退缩。

【不良反应】 1. 消化系统　腹泻(可偶见严重的腹泻,须停药)、呕吐、恶心、排便增加及口干。

2. 心血管系统　胸痛(心绞痛)、心动过缓、液体潴留和水肿伴偶发充血性心力衰竭。

3. 呼吸系统　呼吸困难、哮喘及鼻塞。

4. 神经系统　直立性或劳力性低血压引发的晕厥、头晕、视物模糊、肌肉震颤、上睑下垂、精神消沉、胸部感觉异常、虚弱及疲乏。

5. 泌尿系统　尿失禁、夜尿症及射精抑制。

6. 其他　肌痛、皮炎、脱发及体重增加。另有贫血、白细胞减少、血小板减少、阴茎持续勃起或阳痿的报道。

7. 当本品用作滴眼液时,常发生结膜充血、瞳孔缩小、烧灼感、上睑下垂。表面点状角膜炎已有报道,尤其在长期使用浓缩溶液后。

【妊娠期安全等级】 C。

【禁忌与慎用】 1. 对本品过敏者、嗜铬细胞瘤患者禁用。

2. 缺血性心脏病、肾功能不全、脑血管病及具有消化性溃疡和哮喘病史者慎用。

3. 哺乳期妇女应权衡本品对其的重要性,选择停药或停止哺乳。

【药物相互作用】 1. 使用本品的患者会增加对肾上腺素、苯丙胺或其他拟交感神经药的敏感性,可引起明显的血压上升。

2. 三环类抗抑郁药、MAOIs 及有关的抗精神病药物可能拮抗本品的降压作用。

3. 在开始使用本品之前,至少应停用 MAOIs 14 d。

4. 口服避孕药也可能降低本品的降压作用。

5. 合用洋地黄类可能导致过度的心动过缓。

6. 噻嗪类利尿药、其他降压药或左旋多巴可增强本品的降压作用。

7. 用本品的患者如饮酒,可产生直立性低血压。

【剂量与用法】 1. 治疗高血压　开始口服 10 mg/d,根据病情和疗效,每 1～3 周可加量 10 mg,维持量常用 25～50 mg/d,个别可高达 300 mg/d。

2. 儿童高血压　开始口服 200 μg/(kg·d),每 1～3 周加量 200 μg,直到满意疗效显现,每天 1.5 mg/kg 可能是需要的。

3. 在与其他降压药物合用时,本品应减量。

4. 治疗开角型青光眼　滴眼液中含有本品 1%～3%和肾上腺素 0.2%～0.5%,不含肾上腺素的 5%的胍乙啶滴眼液可用于甲状腺功能亢进所致的眼睑退缩。

【用药须知】 1. 参见本节引言中的有关叙述。

2. 患者对本品的耐受性已有发生,可能因强化利尿治疗所起到的抵消作用。

3. 本品最常合用利尿药,也合用其他降压药。

4. 运动和发热可能增加本品的降压作用。因此,当患者发热时应减量。

5. 服用本品的患者如接受择期手术有可能发生心血管虚脱,因此,手术前应停药。

6. 当服用本品的患者必须进行紧急手术而尚未停用本品的患者,应在麻醉诱导之前先给予大剂量阿托品,以防止心血管系统不良反应发生。

7. 应用本品滴眼液时,应定期检查结膜和角膜是否出现损伤。

8. 一般在其他降压药无效时才使用本品。

【制剂】 ①片剂:10 mg;25 mg。②滴眼液:5%。

【贮藏】 避光贮存于室温,置于儿童不能触及的地方。

胍那决尔
(guanadrel)

别名:胍环定、Hylorel

本品为类似胍乙啶的降压药。

【CAS】 40580-59-4

【理化性状】 1. 化学名:1-(Cyclohexane-spiro-2′-[1′,3′]dioxolan-4′-ylmethyl) guanidine sulfate; 1-(1,4-Di-oxaspiro[4.5]dec-2-ylmethyl) guanidine

2. 分子式:$C_{10}H_{19}N_3O_2$

3. 分子量:213.28

4. 结构式

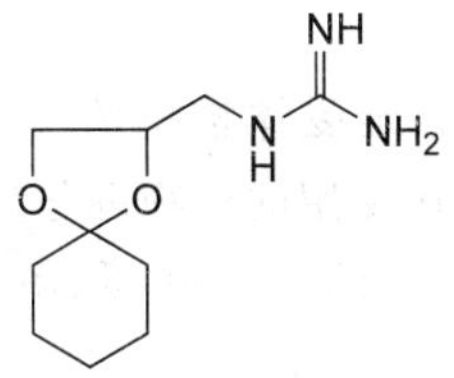

硫酸胍那决尔
(guanadrel sulfate)

〖CAS〗 22195-34-2

〖理化性状〗 1. 本品为白色至乳白色结晶性粉末,易溶于水,微溶于乙醇和丙酮,极微溶于甲醇。

2. 化学名:1-(Cyclohexane-spiro-2′-[1′,3′]dioxolan-4′-ylmethyl) guanidine sulfate; 1-(1,4-Di-oxaspiro[4.5]dec-2-ylmethyl) guanidine sulfate

3. 分子式:$(C_{10}H_{19}N_3O_2)_2 \cdot H_2SO_4$

4. 分子量:524.6

【药理作用】 参见胍乙啶。

【体内过程】 口服本品迅速且几乎完全被吸收,生物利用度约为 85%。广泛分布于全身,蛋白结合率约为 20%。不能通过血-脑屏障。血浆浓度呈双相下降,起始相 $t_{1/2}$ 为 1~4 h,终末相 $t_{1/2}$ 为 5~45 h,平均为 10 h。本品在肝内代谢,24 h 内约有 85%的原药和代谢物随尿液排出,其中前者占 40%~50%。

【适应证】 类似胍乙啶治疗高血压,2 h 起效,4~6 h 作用最强。一次给药后,降压作用可维持 4~14 h。

【不良反应】 1. 参见胍乙啶。

2. 与甲基多巴相比,较少引起中枢神经系统的不良反应。

【妊娠期安全等级】 B。

【禁忌与慎用】【药物相互作用】 参见胍乙啶。

【剂量与用法】 口服常用起始量为 5 mg,2 次/日,根据患者显示的效应,每周或每月调整用量。一般维持量为 25~75 mg/d,2~3 次分服。

【用药须知】 参见胍乙啶。

【制剂】 片剂:10 mg;20 mg。

【贮藏】 避光,贮于室温,置于儿童不能触及的地方。

异喹胍
(debrisoquine)

别名:Debrisoquin、Declinax

本品属于外周性降压药。

【CAS】 1131-64-2

【ATC】 C02CC04

【理化性状】 1. 化学名:1,2,3,4-Tetrahydroisoquinoline-2-carboxamidine

2. 分子式:$C_{10}H_{13}N_3$

3. 分子量:175.23

4. 结构式

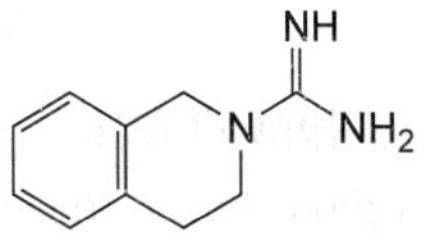

硫酸异喹胍
(debrisoquine sulfate)

〖CAS〗 581-88-4

〖理化性状〗 1. 本品为白色结晶性粉末,无臭,微溶于水和乙醇,几乎不溶于三氯甲烷和乙醚,3%的水溶液 pH 为 5.3~6.8。

2. 化学名:1,2,3,4-Tetrahydroisoquinoline-2-carboxamidine sulfate

3. 分子式:$(C_{10}H_{13}N_3)_2 \cdot H_2SO_4$

4. 分子量:448.5

【药理作用】 类似胍乙啶,不过本品较少引起去甲肾上腺素储存耗损。

【体内过程】 口服本品后可迅速被吸收。主要代谢产物为 4-羟异喹胍。其代谢方式属于遗传多态性。原药和代谢物的 $t_{1/2}$ 分别为 11.5~26 h 和 5.8~14.5 h。口服给药后 4~10 h 起效,持效 9~24 h。

【适应证】 高血压。

【不良反应】【禁忌与慎用】【药物相互作用】 参见胍乙啶。

【剂量与用法】 成人开始给予口服 10~20 mg,

1～2 次/日，如有必要，每 3～4 d 可加量 10～20 mg。常用维持量为 20～120 mg。

【用药须知】 本品的代谢属于遗传多态性，非代谢者对剂量会显示出明显的效应，而在代谢者中则仅有极小的或根本没有效应。

【制剂】 片剂：10 mg；20 mg。

【贮藏】 避光，贮于室温，置于儿童不能触及的地方。

帕吉林
(pargyline)

别名：巴吉林、优降灵、Eutonyl

本品为单胺氧化酶抑制剂(MOAIs)。

【CAS】 555-57-7

【ATC】 C02KC01

【理化性状】 1. 化学名：*N*-Methyl-*N*-2-propynylbenzylamine

2. 分子式：$C_{11}H_{13}N$

3. 分子量：160.24

4. 结构式

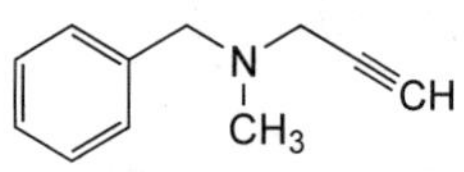

盐酸帕吉林
(pargyline hydrochloride)

〖CAS〗 306-07-0

〖理化性状〗 1. 化学名：*N*-Methyl-*N*-2-propynylbenzylamine hydrochloride

2. 分子式：$C_{11}H_{13}N \cdot HCl$

3. 分子量：195.7

【药理作用】 本品具有明显降压作用，是目前 MOAIs 中用于降压的唯一药物，其降压机制尚未完全阐明，可能是由于对单胺氧化酶的抑制作用，使肾上腺素能神经末梢的酪胺正常代谢发生变化，产生了 β-羟酪胺。后者是一种“假介质”，与去甲肾上腺素一样能被贮存、释放并与受体结合，但因引起的反应较弱，不能起到节后交感神经冲动的传导作用，从而导致血管舒张，血压下降。

【体内过程】 本品降压作用较强，但产生作用较慢，一般用药 1～2 周后才出现，但作用维持时间较久，每天服药 1～2 次即可。

【适应证】 用于治疗重症高血压。

【不良反应】 服用量过大时，可引起直立性低血压，有时有口干、食欲缺乏、失眠、多梦。

【禁忌与慎用】 患有甲状腺功能亢进、妄想型精神病患者、肝肾功能不全及嗜铬细胞瘤患者禁用。

【药物相互作用】 1. 本品不可合用利血平、麻黄碱、苯丙胺、丙咪嗪、甲基多巴、降压灵、胍乙啶或乙醇，因可致血压上升。

2. 服药期间，忌食含酪胺量高的食物(如扁豆、红葡萄酒、干酪等)。因食物中的酪胺在正常情况下会被肝和肠内的单胺氧化酶破坏，但在此酶被本品抑制时，酪胺即在体内大量贮积，因而可引起高血压危象甚至死亡。

【剂量与用法】 口服，起始剂量为 10 mg，1～2 次/日适应后可逐渐增加至 30～40mg/d，为 1～2 次口服，维持量为 20mg/d，1 次/日。

【用药须知】 本品为 MAOIs，与许多药物合用可发生严重不良反应，具体见附表“药物相互作用”。

【制剂】 片剂：10 mg；20 mg。

【贮藏】 避光，贮于室温，置于儿童不能触及的地方。

8.4.3 肾上腺素能受体拮抗药

这类具有降压作用的药物可分为 3 个系列。

1. α_1 受体拮抗药　哌唑嗪、多沙唑嗪、特拉唑嗪、阿夫唑嗪和乌拉地尔。

2. β 受体拮抗药　普萘洛尔、噻吗洛尔、纳多洛尔、索他洛尔、氧烯洛尔、吲哚洛尔、阿替洛尔、美托洛尔、阿普洛尔、卡替洛尔、比索洛尔、艾司洛尔、倍他洛尔、塞利洛尔、卡维地洛。

3. α，β 受体拮抗药　拉贝洛尔。以上药物的资料均详述于第 7 章之中。

8.4.4 血管扩张药

这类药物直接通过松弛血管平滑肌、扩张小动脉(有的同时还扩张容量血管)，降低外周阻力，使血压下降。

肼屈嗪
(hydralazine)

别名：肼苯哒嗪、肼酞嗪、阿普利素灵、Apresoline、Apresolin

本品是一种合成的酞嗪衍生物。

【CAS】 86-54-4

【ATC】 C02DB02

【理化性状】 1. 化学名：1-Hydrazinophthalazine

2. 分子式：$C_8H_8N_4$

3. 分子量：160.18

4. 结构式

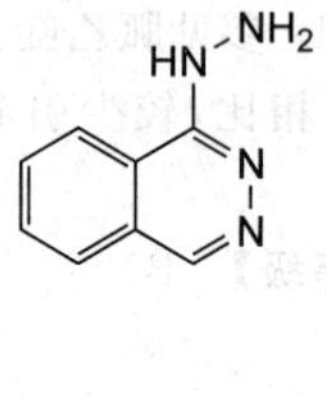

盐酸肼屈嗪
(hydralazine hydrochloride)

〖CAS〗 304-20-1

〖理化性状〗 1. 本品为白色或近白色结晶性粉末,无臭,溶于水,微溶于乙醇,极微溶于二氯甲烷。2%的水溶液 pH 为 3.5～4.2。

2. 化学名:1-Hydrazinophthalazine hydrochlo-ride

3. 分子式:$C_8H_8N_4 \cdot HCl$

4. 分子量:196.6

【药理作用】 1. 本品主要直接扩张小动脉,降低外周血管阻力,从而降低血压。但在外周阻力下降时,也产生水潴留。

2. 作为对外周阻力下降的一种反射性效应,产生心动过速和心输出量增加。

3. 本品有改善肾、脑血流的倾向,对舒张压的下降比对收缩压的下降明显。

【体内过程】 1. 本品口服后迅速被吸收,并在胃肠道黏膜和肝内进行明显的乙酰化首关代谢。代谢的速度是根据个体的乙酰化者的遗传情况所决定的。缓慢乙酰化者的生物利用度为 35%,快速乙酰化者则较低,因此,同样给药后,前者的血药浓度高于后者。

2. 本品给药后约 1 h 可达血药峰值。本品在血浆中以腙与丙酮酸结合。蛋白结合率约为 90%,广泛分布,且明显进入动脉壁。本品在肝内通过水解和与葡糖醛酸结合进行代谢,大多数的资料表明,*N*-乙酰化在全身清除中并不重要,所以认为乙酰化的状况并不影响消除。本品主要以代谢物随尿排出。

3. $t_{1/2}$的个体差异很大,$t_{1/2}$为 45 min 至 8 h,有几个资料报道平均 $t_{1/2}$ 为 2～4 h,肾功能不全患者可见延长,当 Ccr<20 ml/min 时,$t_{1/2}$可达到 16 h。

【适应证】 1. 本品常合用噻嗪类利尿药和 β 受体拮抗药治疗高血压。

2. 静脉给药治疗高血压危象。

3. 可与硝酸盐类合用治疗心力衰竭。

【不良反应】 1. 本品常发生毒性反应,尤其会引起心动过速、心悸、心绞痛、严重头痛和胃肠道障碍如食欲缺乏、恶心、呕吐和腹泻。

2. 在开始用药,尤其在快速加量时,可发生面红、头晕、鼻塞,但较少出现。随着持续用药治疗,这些不良反应会减轻和消失。

3. 其他较少见的不良反应有直立性低血压、液体潴留和水肿、体重增加、结膜炎、流泪、震颤和肌肉抽搐。

4. 本品可能耗竭体内的维生素 B_6,产生伴有四肢麻木、刺痛的周围神经病。

5. 偶发肝毒性、血液恶病质、排尿困难、肾小球性肾炎、便秘、麻痹性肠梗阻、抑郁和焦虑。

6. 过敏反应也可发生,如发热、寒战、瘙痒和皮疹,溶血性贫血和嗜酸粒细胞增多也会发生。

7. 在长期大剂量的使用后,可能发生抗核抗体阳性和系统性红斑样狼疮,慢乙酰化者、肾功能不全患者、女性和每天用量>100 mg 的患者发生率较高。停药后,这些反应很快就会消失,但有些患者需用皮质激素。

8. 急性超量用药后,可能发生低血压、心动过速、心肌缺血和心律失常。

【妊娠期安全等级】 C。

【禁忌与慎用】 1. 对本品过敏者、重症心动过速、主动脉壁间动脉瘤、高输出量的心力衰竭、由于结构性阻塞的心肺或心肌功能不全(如二尖瓣或主动脉瓣狭窄,或缩窄性心包炎)、特发性系统性红斑狼疮和相关疾病的患者均应禁用。

2. 本品在扩张血管的同时会兴奋心肌,因此,缺血性心脏病和心肌梗死后尚未稳定的患者应慎用。

3. 本品应慎用于脑血管疾病患者。

4. 有资料提出孕期头 6 个月应禁用本品。

5. 哺乳期妇女应权衡本品对其的重要性,选择停药或停止哺乳。

6. 儿童用药的安全性和有效性尚未确定。

【药物相互作用】 1. 本品可增强其他降压药的作用。

2. 本品合用二氮嗪会产生严重低血压。

3. 本品与某些降压药(如噻嗪类利尿药可抵消水潴留,β 受体拮抗药可减轻心动过速)合用是有益的。

4. 本品可影响异烟肼灭活,合用时后者应减量,必要时进行血药浓度监测。

【剂量与用法】 1. 治疗高血压　一般开始口服 40～50 mg/d,2 次分服,根据患者的反应情况可以加量至 100 mg/d,分 2 次服。超过 100 mg/d,易导致红斑样狼疮,尤其是女性或缓慢型乙酰化者。

2. 治疗高血压危象　于 20 min 内,缓慢静脉注射或滴注 5～10 mg,如必需,20～30 min 后可重复一次。替代的方法是,每分钟滴注 200～300 μg,一般维持量为 50～150 μg/min。

【用药须知】 1. 鉴于本品可引起心动过速和水潴留,一般(除高血压危象外)不单用本品,而是与噻嗪类利尿药和 β 受体拮抗药组成复方制剂使用。

2. 心力衰竭患者停药应采取逐渐减量方式,以免发生意外。

3. 对肝、肾功能不全的患者应减量或延长给药间隔时间。

4. 用药期间，特别是在开始用药时，应避免驾车或进行机械操作。

【制剂】 ①片剂：10 mg；25 mg；50 mg。②注射液：20 mg/1 ml。③注射剂(粉)：25 mg。

【贮藏】 密封、避光保存。

双肼屈嗪
(dihydralazine)

别名：双肼酞嗪、双肼苯哒嗪

本品为肼屈嗪的衍生物。

【CAS】 484-23-1

【ATC】 C02DB01

【理化性状】 1. 化学名：Phthalazine-1,4-diyldihydrazine

2. 分子式：$C_8H_{10}N_6$

3. 分子量：190.21

4. 结构式

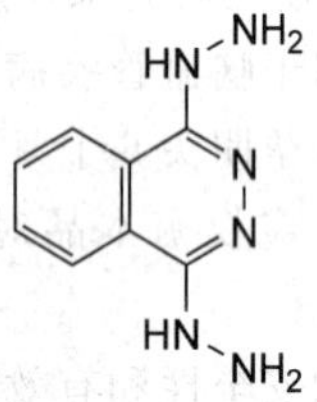

硫酸双肼屈嗪
(dihydralazine sulfate)

别名：Ileton、Nepresol

〖CAS〗 7327-87-9

〖理化性状〗 1. 本品为白色至浅黄色结晶性粉末，微溶于水，几乎不溶于乙醇，溶于无机酸。

2. 化学名：Phthalazine-1,4-diyldihydrazine sulfate hemipen-tahydrate

3. 分子式：$C_8H_{10}N_6 \cdot H_2SO_4 \cdot 2.5H_2O$

4. 分子量：333.3

【药理作用】 本品能直接扩张周围血管，以扩张小动脉为主，降压作用强，以降低外周总阻力而降压，可改善肾、子宫和脑的血流量。降低舒张压的作用较降低收缩压为强。

【体内过程】 口服吸收良好，1～2 h 达血药峰值，但生物利用度较低，因药物在进入循环前，已在肠壁和肝中消除其大部分，主要代谢途径是乙酰化、羟基化和结合反应。根据患者对肼屈嗪乙酰化代谢速度，可分为快乙酰化型与慢乙酰化型，前者对吸收药物迅速代谢，生物利用度约为 30%，后者则代谢缓慢，生物利用度为 50%，肼屈嗪的 $t_{1/2}$ 为 2～3 h，血浆蛋白结合率为 87%，作用持续时间 24 h，表观分布容积(1.6±0.3)L/kg。代谢产物 75%随尿液排出，粪便排出 8%，仅 1%～2%以原形随尿液排出。清除率为(56±13)ml/min。

【适应证】 用于治疗高血压或心力衰竭。

【不良反应】 1. 常见头痛、面红、心悸、心绞痛、恶心、腹泻、结膜炎、寒战、发热、眩晕、呼吸困难、乏力、肌肉痉挛、鼻塞、周围神经炎或荨麻疹。

2. 偶见肝炎、水肿、尿潴留、肠麻痹、抑郁、焦虑不安或震颤。

3. 长期大剂量使用，可引起类风湿关节炎和红斑狼疮。

【禁忌与慎用】 1. 冠状动脉病变、脑血管硬化、心动过速、心绞痛及重度肾功能不全患者禁用。

2. 妊娠早期则须慎用。

3. 儿童用药的有效性和安全性尚不确定。

4. 本品是否经乳汁分泌尚不清楚，不推荐哺乳期妇女使用。

【药物相互作用】 1. 与 NSAIDs 合用可使降压作用减弱。

2. 拟交感胺类药与本品合用可使本品的降压作用降低。

3. 与二氮嗪或其他降压药合用可使降压作用加强。

【剂量与用法】 开始口服 12.5 mg，2 次/日，根据患者的效应，必要时，可逐渐加量至 200 mg，分 2～3 次服。

【用药须知】 1. 老年人对本品的降压作用较敏感，并易有肾功能减低，故宜减少剂量。

2. 过量会使血压下降、心率增快，严重时发生休克。如有过量，应停药，将胃排空，给活性炭，若有休克，应予扩溶治疗。

【制剂】 片剂：12.5 mg；25 mg。已有复方制剂上市。

【贮藏】 遮光、密封保存。

卡屈嗪
(cadralazine)

别名：Cadraten，Cadrilan

本品为血管扩张药。

【CAS】 64241-34-5

【ATC】 C02DB04

【理化性状】 1. 化学名：Ethyl 3-{6-[ethyl(2-hydroxypropyl)amino]pyridazin-3-yl}carbazate

2. 分子式：$C_{12}H_{21}N_5O_3$

3. 分子量：283.3

4. 结构式

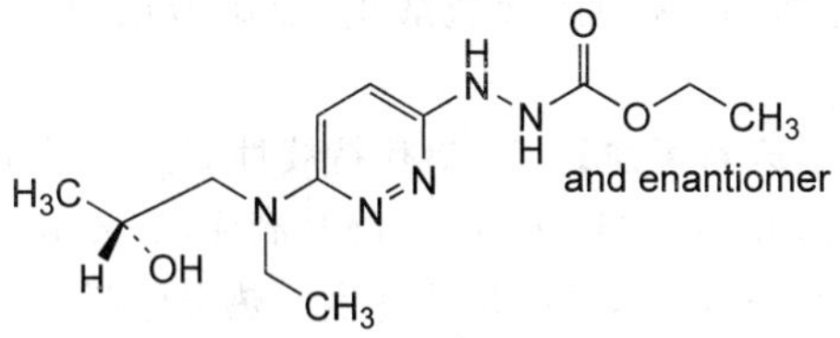

【简介】 本品的作用和适应证等类似肼屈嗪。但由于本品不含肼基，故不良反应较少。口服后吸收迅速。有 70%～80%用量的原药随尿液排出。不良反应有头痛、头晕、乏力、面红、心悸、水肿、恶心、腹痛和失眠。口服常用量 10～15 mg，1 次/日。

硝普钠

(sodium nitroprusside)

别名：亚硝酰铁氰化钠、Nipride、Sodium Nitroprussiat

本品为一短效、速效降压药。由于其在体内释放一氧化氮，故将其称为硝基血管扩张药。

【CAS】 14402-89-2(anhydrous sodium nitroprusside)；13755-38-9(sodium nitroprusside dihydrate)

【ATC】 C02DD0

【理化性状】 1. 本品为赤褐色结晶性粉末或结晶体，无臭，易溶于水，微溶于乙醇。

2. 化学名：Sodium nitrosylpentacyanoferrate (III) dihydrate

3. 分子式：$Na_2Fe(CN)_5NO \cdot H_2O$

4. 分子量：297.9

5. 结构式

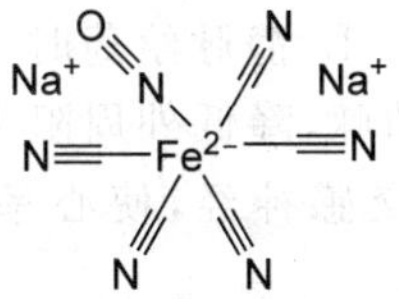

6. 配伍禁忌：本品与苯磺酸顺-阿曲库铵和左氧氟沙星不相容。

7. 稳定性：本品溶液见光易分解，静脉滴注时需用不透光材料包裹容器，使用避光输液器。如避光保存本品在 5%葡萄糖注射液、氯化钠注射液及乳酸林格注射液中，浓度为 50 μg/ml 或 100 μg/ml 时可稳定 48 h。

【用药警戒】 1. 本品不能直接静脉注射，必须用 5%葡萄糖注射液稀释后才可静脉滴注。

2. 本品可导致血压急剧下降，如无适当监测，可导致不可逆的缺血性损害，甚至死亡。使用本品时应持续监测血压。

3. 除短期或低于 2 μg/(kg · min)滴注外，本品可升高体内氰离子浓度，可导致毒性，甚至可达到致命的水平。本品的滴注速度一般为 0.5～10 μg/(kg · min)，但以最大滴注速度滴注不能超过 10 min，如滴注 10 min 血压未能足够被控制，应立即停药。

4. 尽管酸碱平衡和静脉血氧浓度检测对预测氰中毒有一定价值，但这些实验室检查不可能完全起到预测的作用。

【药理作用】 本品通过直接松弛小动脉和静脉平滑肌，达到扩张血管，使外周阻力下降，回心血量减少。临床可见到血压迅速下降(一般可持续 1～10 min)，心脏前后负荷均见降低。

【体内过程】 本品在红细胞内转化成氰化物。在体内还释放一氧化氮，氰化物在有硫代硫酸盐存在的情况下通过硫氰酸酶在肝内被代谢成硫氰酸盐，并缓慢随尿液排出。硫氰酸盐的血浆 $t_{1/2}$ 约为 3 d，肾功能不全患者可见延长。

【适应证】 1. 用于高血压危象的救治，全身麻醉期控制降压。

2. 也用于严重心力衰竭(包括心肌梗死)。

【不良反应】 1. 氰化物毒性　本品可代谢生成有剧毒的氰化物，由于用药超量或内源性硫代硫酸钠耗竭(可将氰化物转化为硫氰酸盐)，血浆中的氰化物超量(>0.08 μg/ml)可引起心动过速、出汗、过度换气、心律失常和明显的代谢性酸中毒。代谢性酸中毒是氰化物中毒的第 1 个征象，高铁血红蛋白血症也会发生。

2. 心血管系统　可引发血压骤降，并可因此而导致不可逆的缺血性损伤甚至死亡。其中心肌缺血可能是由本品降低冠状动脉血管阻力而导致的“冠状动脉窃流现象”引起的。此外还可见心动过速、心动过缓、面红、心悸、心电图改变及胸骨后不适。

3. 神经系统　不良反应多与血压骤降有关，常见头痛、烦躁、忧虑、肌肉抽搐和眩晕。而氰化物中毒可引起共济失调、癫痫、卒中、神志不清、嗜睡、昏迷、颅内压升高、双侧苍白球坏死或死亡。

4. 血液系统　高铁血红蛋白症、血小板减少症和血小板功能障碍

5. 肾脏　血清肌酐升高、肾功能不全或急性氮血症。

6. 消化系统　腹痛(与血压骤降有关)、恶心及呕吐，罕见肠梗阻。

7. 内分泌　甲状腺功能减退，与硫氰酸盐抑制甲状腺对碘的摄取有关。

8. 其他　注射部位疼痛、静脉炎、精神错乱、皮

疹。鼻塞、肺水肿亦有报道。

【禁忌与慎用】 1. 对本品过敏、妊娠期妇女、肝肾功能不全、代偿性高血压(如动静脉短路或主动脉缩窄)的患者应禁用。

2. 维生素 B_{12} 缺乏或莱伯视神经萎缩(先天性视神经萎缩)、烟草中毒性弱视者禁用。

3. 肺功能不全或脑血管循环减退的患者应特别注意慎用。

4. 甲状腺功能减退患者应特别慎用,因本品的代谢物硫氰酸盐可抑制碘结合和摄取。

5. 哺乳期妇女应权衡本品对其的重要性,选择停药或停止哺乳。

【剂量与用法】 1. 先以 5% 葡萄糖注射液溶解本品,然后再以 5% 葡萄糖注射液将本品稀释成 50～200 μg/ml 的溶液供持续静脉滴注用。溶液必须严密避光,因此,应在暗室中配制。配制好的药液应于 8 h 以内输完,否则弃之重配。

2. 输液器必须配有精致的控制装置,供随时调节滴速。

3. 对不接受降压药物的高血压危象患者,开始用量为 0.3 μg/(kg · min),在严密监督下慢慢加量(加快滴速),直至血压降至适宜水平。欲将舒张压下降并维持低于用药前 30%～40%,约需给予的平均剂量为 0.5～6 μg/min。对已经接受其他降压药的患者应使用低剂量。

4. 全麻中诱导低血压,最大剂量为 1.5 μg/(kg · min)。

5. 对心力衰竭患者可自 20～40 μg/min 始,一日静脉滴注 8～12 min,夜间保证患者休息,并监测血硫氰酸盐浓度。可持续用药 1 个月。

6. 小儿按体重 1.4 μg/kg,按效应逐渐调整用量。

【用药须知】 1. 滴注本品几秒钟后即可见血压下降,因此,用药前就应开始监测血压,严密监护,严防用药不足血压陡升,或用量过大血压陡降。

2. 尽管本品的用量已于上述,但在紧急用药中随时计算用量是不切合实际的。好在上述用量的范围较大,而关键在于滴注速度,因此,按上法准确地配制好本品的滴注溶液后,从小剂量开始,调节滴注速度同步监测血压情况,就可在稳定地在维持血压的情况下固定滴注速度。但必须指出的是,不能以为血压稳定了就放松了监测血压。原则上说,抢救高血压危象应当是在重症监护病房里施行的。

3. 滴注本品,一般不超过 72 h。如果需要持续用药几天,应监测氰化物,血和血浆中的浓度分别不应超过 1 μg/ml 和 0.8 μg/ml。如用药持续 72 h 以上,监测到的血清硫氰酸盐的浓度不应超过 100 μg/ml。硫氰酸盐可通过透析排出。如发生氰化物中毒,可选用硫代硫酸钠、亚硝酸钠、羟钴胺等解毒。

【临床新用途】 1. 治疗持续性高热　其他治疗无效者,0.5 μg/(kg · min),静脉滴注,15 min 后增至 1 μg/(kg · min),并维持此速度。热退停药。

2. 治疗阳痿　300 μg,阴茎海绵体内注射。

【制剂】 注射剂(粉):25 mg;50 mg。

【贮藏】 密封、避光贮存。

二氮嗪

(diazoxide)

别名:降压嗪、低压唑、氯甲苯噻嗪、Hyperstat

本品为非利尿的降压药,也是升血糖药。

【CAS】 364-98-7

【ATC】 C02DA01;V03AH01

【理化性状】 1. 本品为白色至类白色结晶性粉末或细粉,几乎不溶于水,微溶于乙醇,易溶于二甲基甲酰胺,基于溶于氢氧化物的碱性溶液。

2. 化学名:7-Chloro-3-methyl-2*H*-1,2,4-benzothiadiazine 1,1-dioxide

3. 分子式:$C_8H_7ClN_2O_2S$

4. 分子量:230.7

5. 结构式

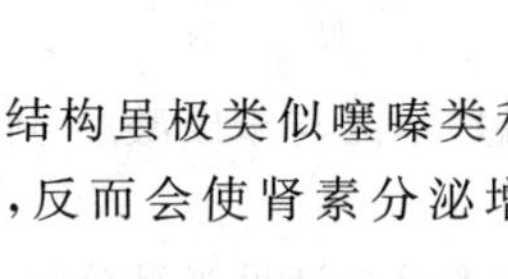

【药理作用】 1. 静脉给药时,直接松弛小动脉平滑肌,扩张小动脉,降低外周阻力,降低血压。同时,反射性兴奋交感神经,使心率加快,心输出量增加。

2. 本品的结构虽极类似噻嗪类利尿药,但不仅没有利尿作用,反而会使肾素分泌增多,导致水钠潴留。

3. 本品可作用于胰岛 B 细胞,减少胰岛素分泌,导致血糖升高。

4. 还有松弛子宫平滑肌作用。

【体内过程】 本品可经胃肠道迅速被吸收。其蛋白结合率>90%,尿毒症患者可使结合率下降。血浆 $t_{1/2}$ 为 20～45 h,甚至有报道 60 h 的,肾功能不全可延长,儿童则见缩短。其 $t_{1/2}$ 远远超过了血管活性的持续时间。本品部分在肝内代谢,原药和代谢物主要随尿液排出,少量出现在粪便中。本品可通过胎盘和血-脑屏障。

【适应证】 高血压急症、高血压危象、妊娠高血压、高血压脑病、胰岛细胞瘤所致低血糖症和新生儿、婴儿的低血糖症。

【不良反应】 1. 除了血压过低和血糖过高(包括酮症酸中毒如高渗非酮症性昏迷)之外,在长期用药期间常发生水钠潴留和水肿,并可能引起心力衰竭或休克。

2. 其他不良反应有味觉障碍、恶心、食欲缺乏和其他胃肠道障碍。

3. 可能发生轻度高尿酸血症,锥体外系反应,嗜酸粒细胞增多和血小板减少,呼吸困难,多毛症及头痛、头晕、耳鸣和视物模糊。

4. 过敏反应可能发生,表现为皮疹、白细胞减少和发热。

5. 使用本品的母亲所生婴儿有脱发的报道。

6. 在静脉给药,尤其在大剂量推注后可能使血压过度快速下降,引起心肌缺血,导致心绞痛、心律失常、明显的心电图改变、心动过速、心悸和心动过缓。脑缺血也可能发生,引起精神错乱、惊厥、意识丧失、神经功能缺损。还可引起肾功能不全、血管扩张症状。

7. 在静脉给药部位有灼热感,药液外溢可致疼痛。

8. 可致子宫平滑肌松弛,使产妇中止分娩,应立即使用缩宫素抵销之。

【妊娠期安全等级】 C。

【禁忌与慎用】 1. 对本品和噻嗪类或其他磺胺衍生物过敏者,主动脉狭窄、主动脉夹层动脉瘤、心绞痛、心肌梗死、脑缺血、肺动脉高压、肾衰竭、慢性心力衰竭、糖尿病及肾性高血压患者禁用。

2. 慎用于妊娠高血压,尤其在分娩期用药,应同时给予缩宫素抵销子宫平滑肌松弛。

3. 尚未明确本品是否可分泌到乳汁中,哺乳期妇女慎用。如确需使用,应停止哺乳。

【药物相互作用】 1. 噻嗪类利尿药可能加重本品引起的高血糖症、高尿酸症、低血压反应。

2. 本品合用其他降压药或血管扩张药可能引起低血压的危险增加。

3. 与普萘洛尔合用,可增加降压作用。

4. 本品可从蛋白结合部位将口服抗凝药置换出来,后者应减量。

【剂量与用法】 1. 高血压危象 成人,半分钟内,1次静脉注射1～3 mg/kg,最大达150 mg。如有必要,5～15 min后可再次给药,直至血压降至理想程度。

2. 低血糖

(1) 成人 开始口服3～5 mg/(kg·d),2～3次分服,以后根据病情调整用量,一般维持量为3～8 mg/(kg·d),成人胰岛细胞瘤每天总剂量可达到1 g。

(2) 儿童 同成人。

(3) 新生儿和婴儿 开始口服10 mg/(kg·d),3次分服,一般维持量为8～15 mg/(kg·d),3次分服。

【用药须知】 1. 应常监测血压、血常规、心电图、血糖水平。注意高尿酸血症的出现。

2. 注射用粉针剂,附有20 ml专用溶剂,切不可使用其他溶液配制。

3. 配制的注射药液碱性极强(pH为11.6),静脉注射时,不要漏出血管外。

4. 出现血压过低或休克时,可用去甲肾上腺素对症治疗。

5. 为增强降压效果,防止心脏不良反应和肾素增加,可合用普萘洛尔。

6. 用药前0.5～1 h,宜先用呋塞米,可防止水钠潴留。

7. 出现高血糖时,可注射胰岛素制止。

【制剂】 ①注射剂(粉):300 mg。②胶囊剂:50 mg。

【贮藏】 避光贮存。

米诺地尔
(minoxidil)

别名:长压定、敏乐定、降压定、Loniten

本品为哌啶基嘧啶衍生物降压药。

【CAS】 38304-91-5

【ATC】 C02DC01;D11AX01

【理化性状】 1. 本品为白色或近白色结晶性粉末,微溶于水,溶于甲醇和丙二醇,难溶于丙酮、三氯甲烷、乙酸、石油醚。

2. 化学名:2,6-Diamino-4-piperidinopyrimidine 1-oxide

3. 分子式:$C_9H_{15}N_5O$

4. 分子量:209.2

5. 结构式

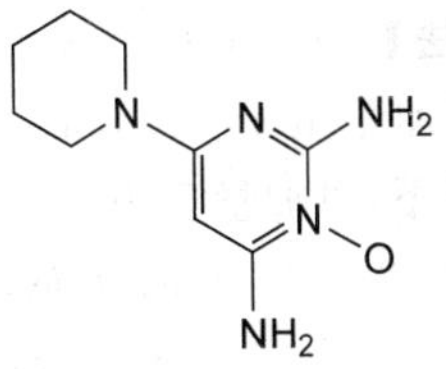

【用药警戒】 本品可引发心包积液并可能发展为心包填塞，还可加重心绞痛。

【药理作用】 1. 本品主要直接扩张小动脉，降低周围阻力，所产生的心血管系统作用类似肼屈嗪。

2. 局部应用可刺激毛发生长。

【体内过程】 一次口服本品可吸收约 90%。血浆 $t_{1/2}$ 约为 4.2 h，但已有报道可达到 75 h 者，推测可能由于在其作用部位的药物积累所致。本品在肝内广泛代谢。它被硫酸化后才具有活性，而主要代谢物则是葡糖醛酸化的结合物。本品可分泌进入乳汁中。主要以代谢物形式随尿液排出。原药和代谢物均可经透析排出。在局部应用后，其总用量的 0.3%～4.5%可从接触的头皮吸收。

【适应证】 1. 治疗其他降压药无效的重症高血压。

2. 局部应用治疗脱发。

【不良反应】 1. 常见反射性心动过速、液体潴留，伴水肿、体重增加，使原有心力衰竭加重，心电图改变。

2. 用药 3～6 周，有 80%的患者可发生多毛症，以面部、颈部、上肢和腿部较明显，停药后可缓慢逆转。

3. 3%的用药者发生心包积液，心脏受压。也可发生心包炎，加重心绞痛。

4. 其他不良反应还有头痛、恶心、男性乳腺发育、乳房触痛、月经频发、过敏性皮疹、斯-约综合征和血小板减少。

5. 局部应用可致接触性皮炎、瘙痒、灼热、面红，吸收过多，也会引起全身反应。

【妊娠期安全等级】 C。

【禁忌与慎用】 1. 对本品过敏者、嗜铬细胞瘤患者禁用。

2. 近期曾患心肌梗死、肺动脉高压、心绞痛、慢性心力衰竭和明显的肾功能不全患者慎用。

3. 哺乳期妇女使用时应暂停哺乳。

【药物相互作用】 1. 其他降压药可增强本品的降压作用。

2. 同时合用交感神经阻滞药如胍乙啶，可引起严重的直立性低血压。

3. 局部应用本品，不可合用其他局部应用药物，因可增强其吸收。

【剂量与用法】 1. 开始口服 2.5 mg，2 次/日，至少 3 d 后逐渐加量至 40～50 mg/d，2～3 次分服。在极特殊的情况下，可加量至 100 mg/d。

2. 12 岁和 12 岁以下的儿童，开始时可给予 200 μg/(kg・d)，至少间隔 3 d，分阶段加量 100～200 μg/kg，直至血压已满意地被控制。

3. 局部使用 2%或 5%溶液 1 ml，每天分 2 次用于头皮。

【用药须知】 1. 一般合用β受体拮抗药以阻止心动过速。合用利尿药（主要是袢利尿药）以防止水潴留。

2. 使用本品后，如出现血压过低，一般在滴注 0.9%氯化钠注射液后可获缓解。如证明不适合滴注液体，可给予血管加压素、多巴胺、血管紧张素酰胺、去氧肾上腺素。应避免使用拟交感神经药。

3. 国外多用本品治疗儿童严重高血压，应常测量体重，尽早发现水钠潴留，提前合用利尿药，以免导致充血性心力衰竭。

4. 必须向患者说明有可能出现多毛症，因少女患者极不欢迎此种不良反应。

5. 国外已报道肾衰竭的不良反应，医护人员应严密观察。

【制剂】 ①片剂：2.5 mg；5 mg；10 mg。②外用溶液剂：5%。③酊剂：5%。

【贮藏】 避光贮存。

8.4.5　钙通道阻滞药

过去又称为钙拮抗药，是广泛作用于心血管系统的一类很重要的药物，也是目前抗高血压的主要药物。根据其化学结构不同，可分为二氢吡啶类和非二氢吡啶类。虽其结构各异，但都是通过扩张血管而起到降压作用的。其作用机制在于抑制跨膜转运，使进入细胞内的 Ca^{2+} 量减少，从而松弛血管平滑肌，减弱外周血管阻力，导致血压下降。

单用这类药可治疗轻、中度高血压，也可用于急症降压（多口服或含服硝苯地平）。但长期使用本类药物对心脏会产生不利影响，因此，高血压合并左心室肥大、心力衰竭或心肌梗死时应慎重考虑。因为本类药物虽可减轻左心室肥大，但不能改善甚至会加重左室舒张功能不全。左心室肥大本身已构成心脏猝死的独立危险因素，同时也是左心室舒张功能异常的一个重要因素。值得关注的是，过去，甚至直到现在，持与此相悖的论点仍时有所闻。基于以上所述，本类药物不适于伴有左心室肥大的高血压患者用作一线治疗或联合用药的主要药物。本类药物合用 ACEIs 或甲基多巴可增强其降压作用，但合用β受体拮抗药可增加心肌的负性变力作用，宜避免。本类药物可引起头痛、头晕、面红、心悸、心动过速，下肢踝以上水肿和水潴留。

8.4.5.1　二氢吡啶类钙通道阻滞药

这是一组目前最常使用的降压药，也较易引起头胀、头痛、面部颈部发红、下肢水肿，常有因此而停药者。短效的二氢吡啶类钙通道阻滞药（即普通片剂，而非缓释剂）可引起血压明显下降，增加心律失常的发生率，这对缺血性心脏病是十分不利的。因此，不可使用大剂量治疗高血压。合并有冠心病的高血压患者更不宜使用这类药物的短效制剂，使用缓释制剂一般较易耐受。

硝苯地平
(nifedipine)

别名：硝苯吡啶、硝苯啶、心痛定、拜心通、拜新同、爱地平、艾克地平、Adalat、Adipine、Ecodipin

本品为第 1 个二氢吡啶类钙通道阻滞药。

【CAS】 21829-25-4

【ATC】 C08CA05

【理化性状】 1. 本品为黄色结晶性粉末，几乎不溶于水，微溶于乙醇，易溶于丙酮。

2. 化学名：Dimethyl 1，4-dihydro-2，6-dimethyl-4-(2-nitrophenyl)pyridine-3，5-dicarboxylate

3. 分子式：$C_{17}H_{18}N_2O_6$

4. 分子量：346.3

5. 结构式

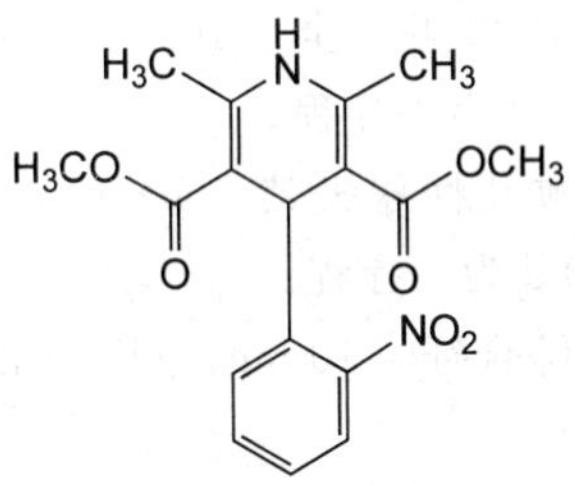

6. 稳定性：置于阳光下或特定波长的紫外灯下可形成亚硝胺苯嘧啶。黄色食品着色剂，如姜黄色素可降低本品溶液的光解作用。因报道称，临时制备的本品薄荷溶液可在棕色玻璃瓶中稳定至少 35 d。

【药理作用】 为外周和冠状血管扩张药，但与维拉帕米和地尔硫䓬不同的是，它极少或根本没有抑制心脏传导的作用，在使用治疗剂量时罕见负性变力作用出现。本品主要作用是扩张血管，降低外周阻力、血压和后负荷，增加冠脉血流和心率的反射性加快。继而心肌氧供增加，心输出量增加。

【体内过程】 1. 口服后迅速且几乎完全被吸收，而在肝内进行广泛首关代谢。口服软胶囊的生物利用度为 45%～75%，长效制剂（如控释片）则较低。口服后 30 min 可达血药峰值。

2. 本品蛋白结合率为 92%～98%。可分布进入乳汁。在肝内广泛被代谢。用量的 70%～80%作为失活的代谢物几乎完全随尿液排出。口服胶囊或静脉给药后的 $t_{1/2}$ 为 2 h。舌下含服 2～3 min 起效，静脉注射不到 1 min 即可起效。

【适应证】 1. 治疗轻、中度的高血压。

2. 预防心绞痛，尤当存在血管痉挛时如变异型心绞痛。

3. 治疗雷诺综合征。

4. 还可治疗许多非血管疾病，如一过性黑矇、哮喘、动脉硬化、心肌病、咳嗽（包括 ACEI3 所致）、癫痫、胃肠痉挛、呃逆和高空病。

【不良反应】 1. 参见本类药物引言末段的叙述。

2. 恶心和其他胃肠道不适，尿频、昏睡、眼痛、精神抑郁也会发生。

3. 开始治疗时反使心绞痛加重，发作更频和持续时间更长，少数患者血压过度下降，导致脑或心肌缺血，一过性黑矇。还有发生心房扑动的报道。

4. 过敏反应已有报道，表现有皮疹（包括多形性红斑）、发热、肝功能异常。牙龈增生也有报道。

5. 3 例男性用药 4、6、26 周后发生乳腺发育。

6. 过量可致心动过缓和低血压。

【妊娠期安全等级】 C。

【禁忌与慎用】 1. 对本品过敏者、严重主动脉狭窄、心源性休克、急性不稳定型心绞痛和最近曾患心肌梗死的患者禁用。

2. 心功能不全、低血压患者慎用。

3. 哺乳期妇女应权衡本品对其的重要性，选择停药或停止哺乳。

4. 儿童用药的安全性和有效性尚未确定。

5. 年龄差异对本品药动学有明显的影响，老年人的清除率降低从而导致 AUC 升高，用药时应酌情减量。

【药物相互作用】 1. 与其他降压药或 β 受体拮抗药合用可致严重低血压、心力衰竭或心肌梗死。

2. 本品可增加地高辛的毒性。

3. 本品可减轻胰岛素对葡萄糖的效应，因此，糖尿病患者应用本品时可能需要调整抗糖尿病的治疗。

4. 本品在肝内通过 CYP 酶系广泛进行代谢，凡是通过同一个途径代谢的药物如奎尼丁等，酶诱导剂如卡马西平等，酶抑制剂如红霉素等，均可与本品产生相互作用。

5. 与环孢素合用可加重齿龈增生。

6. 与硫酸镁合用可致神经肌肉阻滞。

7. 西咪替丁可显著升高本品的血药浓度

和 AUC。

8. 另有与香豆素类抗凝药合用延长凝血酶原时间的报告。

【剂量与用法】 1. 治疗高血压　口服或舌下给予普通片剂 10 mg，3 次/日。长效制剂（控释片）30～90 mg，1 次/日。

2. 治疗心绞痛　可给予软胶囊 5～10 mg，3 次/日，可加量至 20 mg，3 次/日。也可用长效制剂 30～90 mg，1 次/日。

3. 雷诺综合征　软胶囊 5～20 mg，3 次/日。

4. 静脉滴注　一次 2.5～5 mg，加 5%葡萄糖注射液 250 ml 稀释后在 4～8 h 内缓慢滴入，根据病情调整滴速及用量，最大剂量 15～30 mg/24 h，可重复使用 3 d，不宜超越，继后建议使用口服制剂。

【用药须知】 1. 在心肌梗死后的 8 d 内，如发作心绞痛，不可使用本品。

2. 突然撤药可能加重心绞痛。

3. 肝功能不全患者使用本品应减量。

4. 给予本品后如出现心绞痛应停药。

5. 用药期间不宜食用葡萄柚或饮用葡萄柚汁，否则可致本品血药浓度升高（约 1 倍）。

【临床新用途】 1. 泌尿系结石绞痛　口服本品 10 mg，3 次/日，连用 7 d，再给予呋塞米 60～100 mg 静脉注射，8 h 内无效再给 1 次。

2. 痛经　口服本品 20 mg，3 次/日，亦可舌下含服，经前 3～5 d 开始，连用 7～10 d。

3. 流行性出血热急性肾衰竭　常规治疗下，加用本品 10 mg，或维拉帕米 40 mg，3 次/日，可减少多尿期尿量。

4. 儿童神经性尿频　口服 0.5 mg/(kg・d)，3 次分服，3 d 为一疗程。

5. 胆绞痛和胃肠痉挛　含服本品 10～20 mg。

6. 婴幼儿轮状病毒性肠炎　口服本品 1 mg/(kg・d)，3 次分服。

7. 急性胰腺炎　口服 10 mg，3 次/日，疗程 5～7 d。

8. 咯血　含服本品 10～20 mg，每 6 h 一次，连用 6 d。

9. 上消化道出血　20 mg，3 次/日，舌下含服。

10. 贲门失弛缓症　10～20 mg，餐前舌下含服。

11. 放射性食管炎　10 mg，舌下含服，4～6 次/日。

12. 顽固性呃逆　10 mg，舌下含服或吞服，如 30 min 未缓解，再用 10 mg。

13. 十二指肠溃疡　10 mg，3 次/日，口服，30 d 一疗程。

14. 肠易激综合征　10 mg，餐前 20 min 舌下含服，4 周为一疗程。

15. 急性腹泻　口服 10 mg，4 次/日。

16. 溃疡性结肠炎　口服 10 mg，3 次/日，效果不佳时可增至 20 mg，3 次/日。如夜间疼痛者可睡前加服 10～20 mg。连用 1～2 周。

17. 支气管哮喘　30～60 mg，分 3 次口服或舌下含服，缓解后可维持用药，10 mg，3 次/日，一般 1～2 周为一疗程。

18. 视网膜中央动脉阻塞　10 mg，舌下含服，3 次/日，7 d 为一疗程。

19. 牙痛　10 mg，舌下含服或口服，3 次/日，连用 3 d。

20. 特发性耳聋　10 mg，舌下含服，3 次/日，10 d 为一疗程，可用 1～3 个疗程。

21. 冻疮　10～15 mg，口服，2～3 次/日，14 d 为一疗程。

22. 慢性荨麻疹　10 mg，4 次/日，症状控制后逐渐减量，一般连续服用 1～2 周。

23. 前列腺增生所致的尿潴留　首次 20 mg，含服或吞服，继后 10 mg，3 次/日，疗程 1～2 周。

24. 慢性肾功能不全　10～15 mg，舌下口服，3～4 次/日，14 d 为一疗程。

25. 动脉硬化性尿失禁　5～10 mg，口服，2～3 次/日，10～60 d 为一疗程。

26. 尿道综合征　10 mg，口服，3 次/日，14 d 为一疗程。

27. 小儿秋季腹泻　1 mg/kg，分 3 次服，3～5 d 为一疗程。

28. 癫痫　10 mg，口服，3 次/日。

29. 皮肤平滑肌瘤的剧烈疼痛　10 mg，口服，3～4 次/日，1 个月后疼痛明显减轻，改为 10 mg，1 次/日，维持治疗。

30. 预防糖尿病患者造影剂肾病　10 mg，口服，造影前 1 h 服用。

31. 预防红霉素的不良反应　6 岁以上者，10 mg，含服，6 岁以下者 5 mg，含服。

32. 平滑肌瘤剧痛　本品 10 mg，口服，3 次/日，1 个月后疼痛明显减轻，改为 10 mg，1 次/日。

【制剂】 ① 片剂：5 mg；10 mg。② 胶囊剂：5 mg；10 mg。③控释片：10 mg；30 mg。④注射液：2.5 mg/5 ml。⑤ 缓释片：10 mg。⑥ 缓释胶囊：20 mg。

【贮藏】 密封、避光保存。

尼卡地平
(nicardipine)

别名：硝苯苄啶、硝苯苄胺啶、佩尔地平
本品为第二代二氢吡啶类钙通道阻滞药。

【CAS】 55985-32-5

【ATC】 C08CA04

【理化性状】 1. 化学名：2-[Benzyl(methyl)amino]ethyl methyl 1,4-dihydro-2,6-dimethyl-4-(3-nitrophenyl)pyridine-3,5-dicarboxylate

2. 分子式：$C_{26}H_{29}N_3O_6$

3. 分子量：479.52

4. 结构式

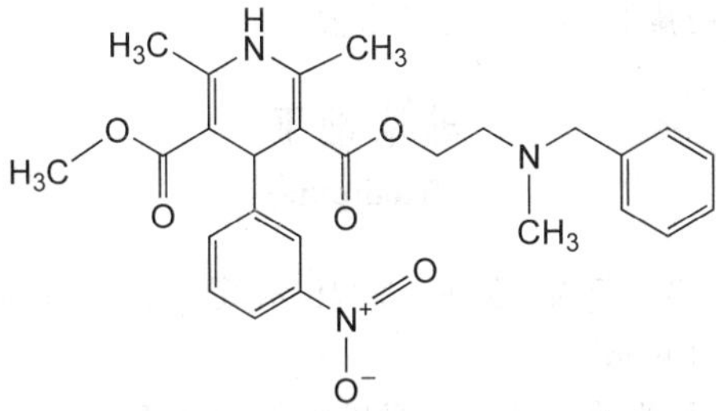

盐酸尼卡地平
(nicardipine hydrochloride)

别名：Vasonase、Perdipine

〖CAS〗 54527-84-3

〖理化性状〗 1. 本品为淡黄色粉末或黄色结晶性粉末。无臭，几乎无味。

2. 化学名：2-[Benzyl(methyl)amino]ethyl methyl 1,4-dihydro-2,6-dimethyl-4-(3-nitrophenyl)pyridine-3,5-dicarboxylate hydrochloride

3. 分子式：$C_{26}H_{29}N_3O_6 \cdot HCl$

4. 分子量：516.0

5. 配伍禁忌：本品注射液与碳酸氢钠注射液、乳酸林格注射液、呋塞米、肝素和硫喷妥钠存在配伍禁忌。

【药理作用】 类似硝苯地平。临床效用较弱，但较易耐受。

【体内过程】 口服后迅速被吸收，并进行可饱和的肝内首关代谢。给予30 mg后生物利用度达35%。本品的药动学属于非线性，增加剂量会产生不相称的血药浓度。其血药浓度有着明显的个体差异。其蛋白结合率高达95%以上。主要以失活代谢物随尿液、粪便排出。终末$t_{1/2}$约为8.6 h。每天3次给药，2～3 d后可达稳态血药浓度。

【适应证】【不良反应】 参见硝苯地平。

【妊娠期安全等级】 C。

【禁忌与慎用】【药物相互作用】 参见硝苯地平。

【剂量与用法】 1. 开始口服20 mg，3次/日，间隔3 d可加量1次，直到疗效出现。有效剂量为60～120 mg/d，常用30 mg，2次/日。抗高血压维持用药剂量为30～40 mg，2次/日。使用缓释制剂，亦为2次/日。

2. 本品可供静脉注射短期治疗高血压，开始缓慢推注0.1 mg/ml。开始滴注的速度为5 mg/h，如有必要，可加量至15 mg/h，继后降至3 mg/h。

【用药须知】 1. 参见硝苯地平。

2. 肝功能不全应减量或延长间隔时间。

3. 儿童用药的安全性和有效性尚未确立。

【制剂】 ①片剂、胶囊剂：30 mg；45 mg；60 mg。②注射液：25 mg/10 ml。

【贮藏】 避光置于室温。

尼群地平
(nitrendipine)

别名：硝苯乙吡啶、Bayotensin、Baypress
为第二代二氢吡啶类钙通道阻滞药。

【CAS】 39562-70-4

【ATC】 C08CA08

【理化性状】 1. 本品为黄色结晶性粉末，具多晶型性，几乎不溶于水，微溶于乙醇和甲醇，易溶于乙酸乙酯。

2. 化学名：Ethyl methyl 1,4-dihydro-2,6-dimethyl-4-(3-nitrophenyl)pyridine-3,5-dicarboxylate

3. 分子式：$C_{18}H_{20}N_2O_6$

4. 分子量：360.4

5. 结构式

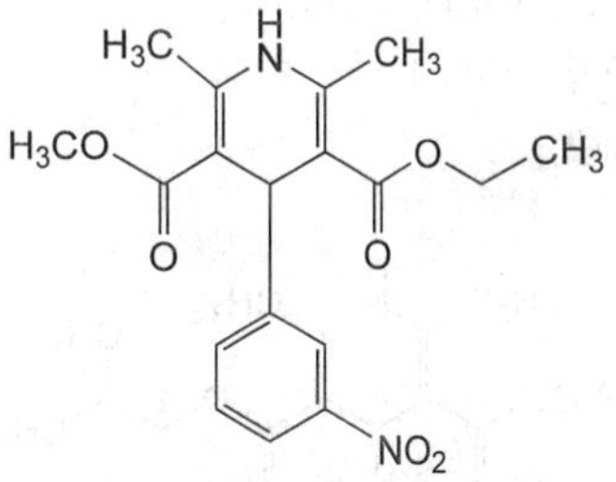

6. 稳定性：本品暴露于紫外线会导致硝基苯基吡啶类衍生物生成，使用本品前应迅速配制溶液，且应在黑暗处或光线波长＞420 nm条件下进行。

【药理作用】 参见硝苯地平。作用维持时间较长。

【体内过程】 口服后易于吸收，并进行广泛的首关代谢。口服绝对生物利用度为10%～20%(根据剂型不同)，主要以代谢物形式随尿液排出，粪便中很少见。终末 $t_{1/2}$ 为10～22 h。其蛋白结合率高达98%。

【适应证】 用于治疗高血压。

【不良反应】 参见硝苯地平。

【妊娠期安全等级】 C。

【禁忌与慎用】【药物相互作用】 参见硝苯地平。

【剂量与用法】 开始口服10 mg，1次/日。常用维持量20～40 mg，1次/日。

【用药须知】 1. 参见硝苯地平。

2. 扩血管作用比硝苯地平强，加用氢氯噻嗪更增降压作用。

3. 较少发生头痛、面红和心动过速。

【临床新用途】 治疗腹痛，20 mg，含服，对急性胃肠炎、消化性溃疡、胆道蛔虫症、急性胰腺炎、急性阑尾炎及泌尿系结石等多种疾病引起的腹痛有效，可使腹痛在0.5～1 h内缓解。

【制剂】 片剂：10 mg。

【贮藏】 避光置于常温。

尼索地平
(nisoldipine)

别名：硝苯异丙啶、Baymycard

本品为二氢吡啶类钙通道阻滞药。

【CAS】 63675-72-9

【ATC】 C08CA07

【理化性状】 1. 化学名：Isobutyl methyl 1,4-dihydro-2,6-dimethyl-4-(2-nitrophenyl) pyridine-3,5-dicarboxylate

2. 分子式：$C_{20}H_{24}N_2O_6$

3. 分子量：388.4

4. 结构式

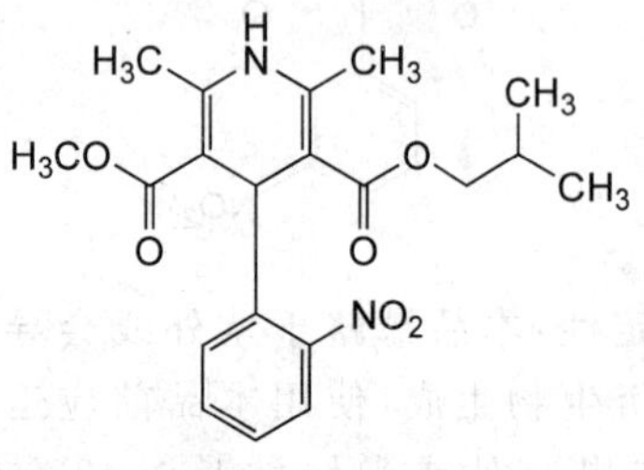

【药理作用】 参见硝苯地平。

【体内过程】 口服后易于从胃肠道吸收，并在肠壁和肝内进行广泛的首关代谢。给药后约1 h可达血药峰值。生物利用度仅为4%～8%，有60%～80%的口服量，主要以代谢物形式随尿液排出，余下出现在粪便中。终末 $t_{1/2}$ 为7～12 h。其蛋白结合率高达99%。

【适应证】 用于治疗高血压。

【不良反应】 参见硝苯地平。

【妊娠期安全等级】 C。

【禁忌与慎用】【药物相互作用】 参见硝苯地平。

【剂量与用法】 开始口服10 mg，1次/日。一般维持用量为20～40 mg，1次/日。

【用药须知】 1. 参见硝苯地平。

2. 本品的扩血管作用比硝苯地平强。

【制剂】 片剂：5 mg；10 mg。

【贮藏】 避光，置于常温。

非洛地平
(felodipine)

别名：费乐地平、联环尔定、二氯苯吡啶、Modip、Plendil

本品为第二代二氢吡啶类钙通道阻滞药。

【CAS】 72509-76-3；86189-69-7

【ATC】 C08CA02

【理化性状】 1. 本品为白色至淡黄色结晶性粉末，几乎不溶于水，易溶于乙醇、丙酮、二氯甲烷、甲醇。是外消旋混合物。

2. 化学名：Ethyl methyl 4-(2,3-dichlorophenyl)-1,4-dihydro-2,6-dimethylpyridine-3,5-dicarboxylate

3. 分子式：$C_{18}H_{19}Cl_2NO_4$

4. 分子量：384.3

5. 结构式

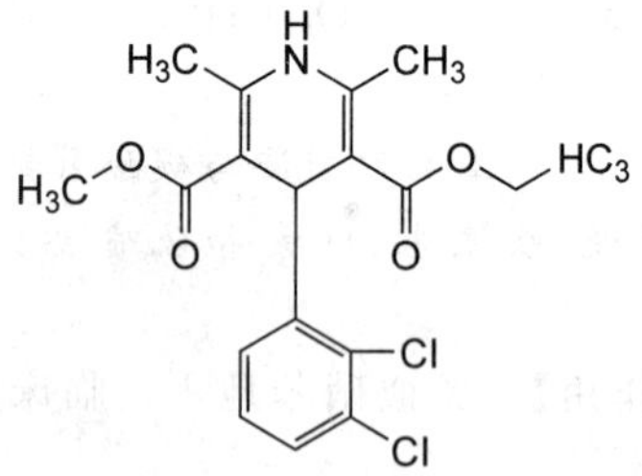

【药理作用】 参见硝苯地平。

【体内过程】 口服后几乎可完全被吸收，并在肠内和肝内进行广泛的首关代谢，生物利用度为10%～25%(平均15%)。约有70%用药量以代谢物形式随尿液排出，余下见于粪便中。口服即时释放的制剂，其终末 $t_{1/2}$ 为11～16 h，而缓释剂则更长。其蛋白结合率为99%。

【适应证】 用于治疗高血压和稳定型心绞痛。

【不良反应】 参见硝苯地平。

【妊娠期安全等级】 C。

【禁忌与慎用】【药物相互作用】 参见硝苯地平。

【剂量与用法】 1. 普通片　开始口服 5 mg，2 次/日。一般维持量为 2.5～5 mg，2 次/日，但不能超过 20 mg/d。

2. 缓释片　开始时可 2.5～5 mg/d，两周后调整剂量，最大量 20 mg/d。缓释片剂必须整片吞服，不能压碎、掰开或咀嚼后服用。

【用药须知】 1. 参见硝苯地平。

2. 本品的作用比硝苯地平强而持久。

3. 老年人和肝功能不全患者应减量。

4. 儿童用药的安全性和有效性尚未确立。

【制剂】 ①片剂：2.5 mg；5 mg；10 mg。②缓释片：2.5 mg；5 mg；10 mg。

【贮藏】 密封、避光贮于室温。

伊拉地平

(isradipine)

别名：异脉顺、Lomir、Dynacirc

为较新的二氢吡啶类钙通道阻滞药。

【CAS】 75695-93-1

【ATC】 C08CA03

【理化性状】 1. 本品为黄色结晶性粉末，几乎不溶于水，易溶于丙酮，溶于甲醇、二氯甲烷、三氯甲烷及丙酮。

2. 化学名：Isopropyl methyl 4-(2，1，3-benzoxadiazol-4-yl)-1，4-dihydro-2，6-dimethylpyridine-3，5-dicarboxylate

3. 分子式：$C_{19}H_{21}N_3O_5$

4. 分子量：371.4

5. 结构式

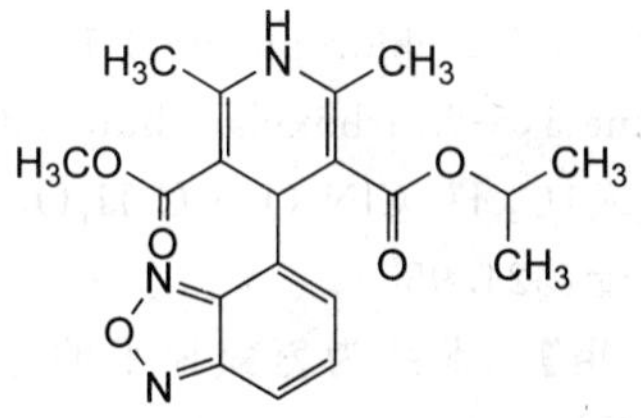

【药理作用】 参见硝苯地平。反射性心动过速较轻，可抑制窦房结传导。

【体内过程】 口服后几乎可完全被吸收，并在肝内进行广泛代谢。生物利用度为 15%～24%。给药后 2 h 可达血药峰值，约有 70% 口服量以代谢物形式随尿液排出，余出现在粪便中。终末 $t_{1/2}$ 多报道约为 8 h，较少报道约为 4 h。其蛋白结合率为 95%。

【适应证】 用于治疗高血压、冠心病和心绞痛，也可用于充血性心力衰竭的治疗。

【不良反应】 参见硝苯地平。

【妊娠期安全等级】 C。

【禁忌与慎用】【药物相互作用】 参见硝苯地平。

【剂量与用法】 1. 开始口服 2.5 mg，2 次/日，3～4 周后，如有必要，可加量至 5 mg，2 次/日。

2. 老年人、肝肾功能不全患者，开始给予 1.25 mg，2 次/日，维持量为 2.5 mg 或 5 mg。

3. 控释片的推荐起始剂量为 5 mg，1 次/日，根据反应可增加至 10 mg，1 次/日。应整片吞服，肝功能不全患者及轻度肾功能不全患者，推荐剂量不超过 5 mg，1 次/日。

【用药须知】 1. 参见硝苯地平。

2. 儿童用药的安全性和有效性尚未确立。

【制剂】 ①片剂：2.5 mg；5 mg。②胶囊：2.5 mg；5 mg。③控释片：5 mg；10 mg。

【贮藏】 密封、避光贮于室温。

氨氯地平

(amlodipine)

别名：阿莫洛地平

本品为较新的二氢吡啶类钙通道阻滞药。

【CAS】 88150-42-9

【ATC】 C08CA01

【理化性状】 1. 化学名：3-Ethyl 5-methyl 2-(2-aminoethoxymethyl)-4-(2-chlorophenyl)-1，4-dihydro-6-methylpyridine-3，5-dicarboxylate

2. 分子式：$C_{20}H_{25}ClN_2O_5$

3. 分子量：408.88

4. 结构式

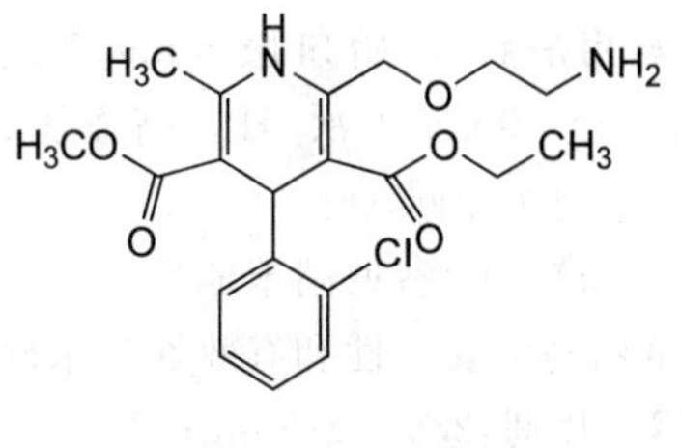

(amlodipine)

苯磺酸氨氯地平

(amlodipine besylate)

别名：络活喜、Cardiorex、Norvasc、Istin

〖CAS〗 111470-99-6

〖理化性状〗 1. 本品为白色至类白色粉末，微溶于水和异丙醇，略溶于乙醇，易溶于甲醇。

2. 化学名：3-Ethyl 5-methyl 2-(2-aminoethoxymethyl)-4-(2-chlorophenyl)-1, 4-dihydro-6-methylpyridine-3,5-dicarboxylate monobenzene sulphonate

3. 分子式：$C_{20}H_{25}ClN_2O_5 \cdot C_6H_6O_3S$

4. 分子量：567.1

马来酸氨氯地平
(amlodipine maleate)

〖CAS〗 88150-47-4

〖理化性状〗 1. 本品为类白色或淡黄色结晶粉末。

2. 化学名：(S)-3-Ethyl 5-methyl 2-(2-aminoethoxymethyl)-4-(2-chlorophenyl)-1, 4-dihydro-6-methylpyridine-3,5-dicarboxylate-butenedioate

3. 分子式：$C_{20}H_{25}ClN_2O_5 \cdot C_4H_4O_4$

4. 分子量：524.95

【药理作用】 参见硝苯地平。其对外周和冠状血管的扩张作用较强，对心肌收缩力和传导影响很小。

【体内过程】 口服后易于吸收，给药后 6～12 h 可达血药峰值。生物利用度为 60%～65%。终末 $t_{1/2}$ 长达 35～50 h，用药 7～8 d 后才达稳态血药浓度。本品在肝内广泛代谢，大部分代谢物随尿液排出，排出的原药不及 10%。其蛋白结合率约为 97.5%。

【适应证】 用于治疗高血压、慢性稳定型心绞痛、血管痉挛性心绞痛。

【不良反应】 参见硝苯地平。

【妊娠期安全等级】 C。

【禁忌与慎用】【药物相互作用】 参见硝苯地平。

【剂量与用法】 开始口服 5 mg，1 次/日，如有必要，可加量至 10 mg，1 次/日。高血压、稳定型或变异型心绞痛用法相同。

【用药须知】 1. 参见硝苯地平。

2. 儿童用药的安全性和有效性尚未确立。

【制剂】 片剂：2.5 mg；5 mg；10 mg。

【贮藏】 密封、避光贮于常温。

左旋氨氯地平
(levamlodipine)

别名：*S*-amlodipine

本品为氨氯地平的左旋体。

【CAS】 103129-82-4

【ATC】 C08CA01

【理化性状】 1. 化学名：(*S*)-3-Ethyl 5-methyl 2-(2-aminoethoxymethyl)-4-(2-chlorophenyl)-1, 4-dihydro-6-methylpyridine-3,5-dicarboxylate

2. 分子式：$C_{20}H_{25}ClN_2O_5$

3. 分子量：408.88

4. 结构式

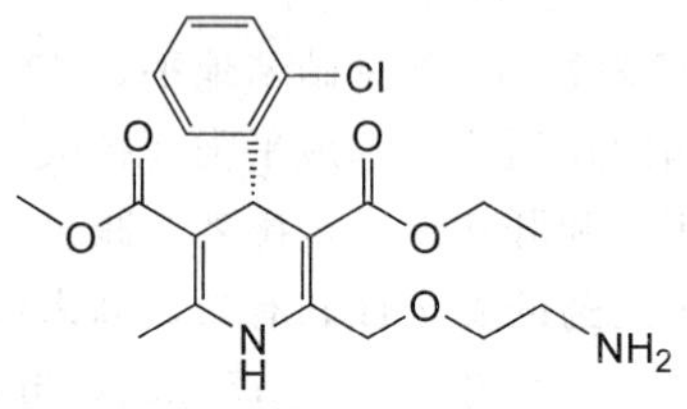

苯磺酸左旋氨氯地平
(levamlodipine besylate)

别名：施慧达

〖理化性状〗 1. 本品为白色至类白色粉末，微溶于水和异丙醇，略溶于乙醇，易溶于甲醇。

2. 化学名：(*S*)-3-Ethyl 5-methyl 2-(2-aminoethoxymethyl)-4-(2-chlorophenyl)-1, 4-dihydro-6-methylpyridine-3, 5-dicarboxylate monobenzene sulphonate

3. 分子式：$C_{20}H_{25}ClN_2O_5 \cdot C_6H_6O_3S$

4. 分子量：567.1

马来酸左旋氨氯地平
(levamlodipine maleate)

别名：玄宁

〖理化性状〗 1. 本品为类白色或淡黄色结晶粉末。

2. 化学名：(S)-3-Ethyl 5-methyl 2-(2-aminoethoxymethyl)-4-(2-chlorophenyl)-1, 4-dihydro-6-methylpyridine-3,5-dicarboxylate-butenedioate

3. 分子式：$C_{20}H_{25}ClN_2O_5 \cdot C_4H_4O_4$

4. 分子量：524.95

【药理作用】 本品为氨氯地平的左旋体，作用强于氨氯地平。

【体内过程】 口服后 6～12 h 血药浓度达到高峰，绝对生物利用度为 64%～80%，表观分布容积约为 21 L/kg，终末消除 $t_{1/2}$ 为 35～50 h，1 次/日，连续给药 7～8 d 后血药浓度达稳态，本品通过肝广泛代谢为无活性的代谢物，以 10% 的原形药和 60% 的代谢物随尿液排出，血浆蛋白结合率为

97.5%。

【适应证】 用于治疗高血压、慢性稳定型心绞痛、血管痉挛性心绞痛。

【不良反应】 参见硝苯地平。

【妊娠期安全等级】 C。

【禁忌与慎用】【药物相互作用】 参见硝苯地平。

【剂量与用法】 开始口服 2.5 mg,1 次/日,如有必要,可加量至 5 mg,1 次/日。高血压、稳定型或变异型心绞痛用法相同。

【用药须知】 1. 参见硝苯地平。

2. 儿童用药的安全性和有效性尚未确立。

【制剂】 片剂:2.5 mg。

【贮藏】 避光、密闭保存。

尼伐地平
(nilvadipine)

别名:尼瓦地平、Nivadil

【CAS】 75530-68-6

【ATC】 C08CA10

【理化性状】 1. 本品为黄色结晶性粉末。无臭。易溶于丙酮、三氯甲烷、甲醇,不溶于水。

2. 化学名:5-Isopropyl 3-methyl 2-cyano-1,4-dihydro-6-methyl-4-(*m*-nitrophenyl)-3, 5-pyridine-dicarboxylate

3. 分子式:$C_{19}H_{19}N_3O_6$

4. 分子量:385.4

5. 结构式

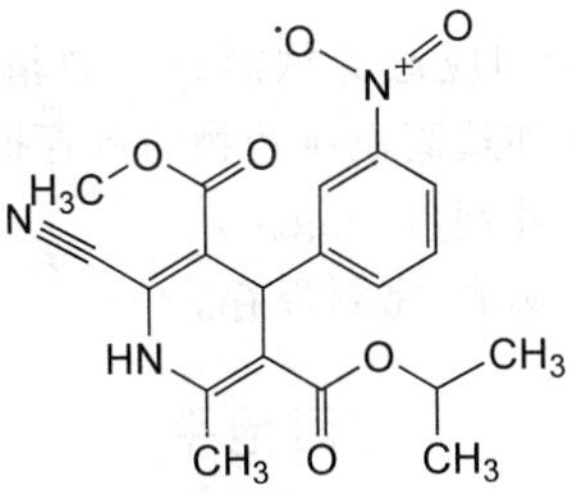

【药理作用】 本品有强大的扩张血管作用,尤其对冠状动脉和椎动脉的扩张作用比对其他动脉强,其钙通道阻滞作用和与膜特异性结合作用比硝苯地平强 10 倍,作用持续时间长 2～3 倍,口服或静脉给药,低剂量即具有增加冠脉血流和降压作用,且增加椎动脉血流量特别显著。本品对心脏各参数的影响大致与硝苯地平相同,也能抑制高血压所致的心脏肥大。对自发性高血压大鼠、肾性及醋酸去氧皮质酮-食盐所致的高血压大鼠,口服本品 0.1 mg/kg 即能明显降低血压。本品对血管的扩张作用强,对心肌的作用弱,但作用持久,可持续 12～14 h。

【体内过程】 口服后在胃肠道易吸收。T_{max} 为 1.1～1.5 h,药物在肝、消化道及膀胱中的浓度较高,并有较高浓度进入乳汁,$t_{1/2}$ 为 10.7～11.4 h,血浆蛋白结合率为 97%。本品在肝内代谢,主要代谢途径为二氢吡啶环氧化、酯侧链水解及烷基侧链的羟化反应,主要经肾排泄。

【适应证】 用于治疗心绞痛和原发性高血压。

【不良反应】 偶见心悸、数脉、头痛、头重、头晕、步履蹒跚、失眠、食欲缺乏、腹痛、恶心、呕吐、便秘、口炎、腹部不适、皮疹瘙痒、面部潮红、发热、水肿、疲倦、胸痛、耳鸣、ALT 升高、AST 或碱性磷酸酯酶升高,停药后逐渐恢复。

【禁忌与慎用】 1. 妊娠期妇女及肝功能不全患者慎用。

2. 哺乳期妇女应权衡本品对其的重要性,选择停药或停止哺乳。

3. 儿童用药的安全性和有效性尚未确定。

【剂量与用法】 口服 2～4 mg,2 次/日。

【制剂】 片剂:2 mg;4 mg。

【贮藏】 遮光、密封保存。

乐卡地平
(lercanidipine)

本品为新二氢吡啶钙通道阻滞药。

【CAS】 100427-26-7

【ATC】 C08CA13

【理化性状】 1. 化学名:(±)-2-[(3,3-Diphenylpropyl) methylamino]-1,1-dimethylethyl methyl 1,4-dihydro-2,6-dimethyl-4-(mnitrophenyl)-3,5-pyridinedicarboxylate

2. 分子式:$C_{36}H_{41}N_3O_6$

3. 分子量:611.73

4. 结构式

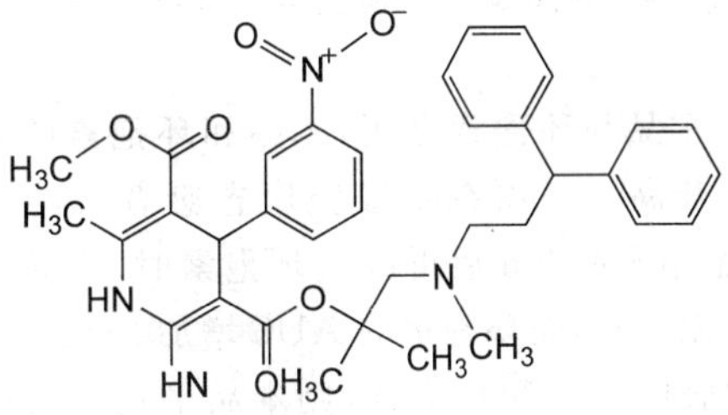

盐酸乐卡地平
(lercanidipine hydrochloride)

别名:Masnidipine、Lerdip、Zanidip

〖CAS〗 132866-11-6

〖理化性状〗 1. 化学名:(±)-2-[(3,3-Diphenylpropyl) methylamino]-1, 1-dimethylethyl methyl 1, 4-dihydro-2, 6-dimethyl-4-(mnitrophenyl)-3, 5-pyridinedicarboxylate hydrochloride

2. 分子式：$C_{36}H_{41}N_3O_6 \cdot HCl$

3. 分子量：648.2

【药理作用】 本品为第三代二氢吡啶类钙通道阻滞药，通过可逆地阻滞血管平滑肌细胞膜 L 型钙通道的 Ca^{2+} 内流，扩张外周血管而降低血压。本品亲脂性较强，因此，起效时间较慢，而作用持续时间则较长，并具有抗动脉粥样硬化和保护终末器官作用。

【体内过程】 本品口服后吸收良好，无活性代谢产物约 50%随粪便排出，44%随尿液排出，药物呈双相消除，终末消除 $t_{1/2\beta}$ 为 2.8～3.7 h。

【适应证】 用于治疗高血压。

【不良反应】 1. 常见不良反应为头痛、眩晕、面红、无力、心悸、踝关节水肿。少见失眠、疲乏无力、恶心、呕吐、腹泻、腹痛及多尿。

2. 偶见或罕见心力衰竭、血栓及皮肤过敏反应。

【禁忌与慎用】 1. 对本品及二氢吡啶类过敏者禁用。

2. 重度肝、肾功能不全患者禁用。

3. 未治疗的充血性心力衰竭、不稳定型心绞痛、心肌梗死 1 个月内禁用。

4. 同时服用 CYP3A4 的强效抑制剂，环孢素或葡萄柚汁者禁用。

5. 妊娠期妇女和即将妊娠的妇女禁用。

6. 18 岁以下儿童禁用。

7. 哺乳期妇女应权衡本品对其的重要性，选择停药或停止哺乳。

【药物相互作用】 1. 本品经 CYP3A4 代谢，因此，同时服用 CYP3A4 酶的抑制剂和诱导剂会影响本品的代谢和清除，应避免同时 CYP3A4 酶抑制剂(如酮康唑、伊曲康唑、利托那韦、红霉素、竹桃霉素)。

2. 本品与环孢素合用，本品和环孢素的血浆浓度均会升高。一项在年轻健康志愿者中的研究表明，当服用本品 3 h 后再服用环孢素时，本品的血药浓度并无改变，而环孢素的 AUC 增加 27%。但是如果同时服用本品和环孢素，则本品平均的血药浓度升高 3 倍，环孢素的 AUC 增加 21%。不推荐两药合用。

3. 同其他二氢吡啶类药物一样，本品对于葡萄柚汁代谢的抑制作用敏感，会导致全身性利用度的提高从而加强降压效果。

4. 老年志愿者同时口服 20 mg 本品与咪达唑仑时，本品的吸收会增加约 40%，而吸收速率会下降(T_{max} 从 1.75 h 延长到 3 h)。咪达唑仑血药浓度无变化。

5. 慎与其他 CYP3A4 酶的底物，如特非那定、阿司咪唑、Ⅲ类抗心律失常药物如胺碘酮、奎尼丁合用。

6. 同时应用本品和 CYP3A4 酶的诱导剂，如抗癫痫药物(苯妥英，卡马西平等)和利福平时应当注意，因为降压效果可能会降低，应当比平时更频繁地监测患者的血压。

7. 本品和美托洛尔(一种主要通过肝清除的 β 受体拮抗药)同时应用时，美托洛尔的生物利用度无明显变化，但本品的生物利用度却下降了 50%。因此，本品与 β 受体拮抗药同时服用可能需要调整剂量。

【剂量与用法】 口服，1 次/日，一次 10 mg，于饭前 15 min 服用，必要时两周以后可增至 20 mg。

【用药须知】 1. 病态窦房结综合征的患者(如果体内没有安装起搏器)，在应用本品时应密切观察。

2. 在一些罕见的情况下，部分二氢吡啶类药物会导致心前区疼痛或者心绞痛，极少数先前存在心绞痛的患者，其心绞痛发作频率、持续时间或严重程度会增加，还有心肌梗死的个例报道。

3. 轻到中度肝或肾功能异常患者在开始使用本品治疗时应谨慎，尽管这类人群可能耐受常用的推荐剂量，但将日剂量增至 20 mg 时则需要注意，由于肝功能受损时抗高血压效果可能会增强，因此，需要考虑调整剂量。

4. 服药期间应避免饮酒或含酒精的饮料，因为这些可能会增加抗高血压药物的血管扩张作用。

【制剂】 片剂：10 mg。

【贮藏】 遮光、密封保存。

拉西地平
(lacidipine)

别名：司乐平、Motens、Midotens

【CAS】 103890-78-4

【ATC】 C08CA09

【理化性状】 1. 本品为白色至浅黄色结晶性粉末，不溶于水，微溶于乙醇，易溶于丙酮和二氯甲烷。

2. 化学名：Diethyl4-{2-[(*tert*-butoxycarbonyl) vinyl] phenyl}-1, 4-dihydro-2, 6-dimethylpyridine-3, 5-dicarboxylate

3. 分子式：$C_{26}H_{33}NO_6$

4. 分子量：455.5

5. 结构式

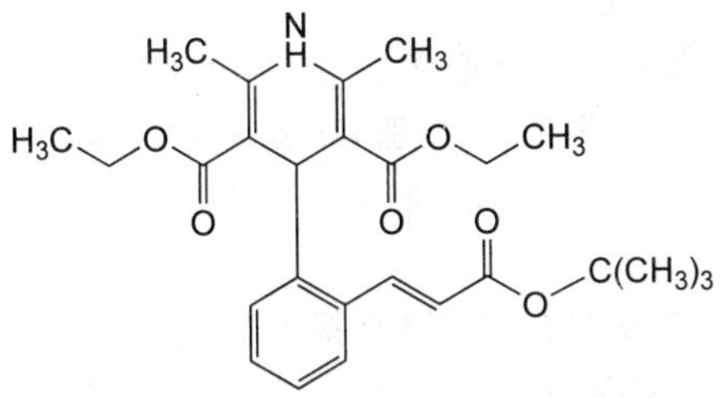

【药理作用】 本品高度选择性作用于平滑肌的钙通道。主要扩张周围动脉,减少外周阻力,降压作用强而持久。对心脏传导系统和心肌收缩功能无明显影响。本品可改善受损肥大左心室的舒张功能,还有抗动脉粥样硬化作用。本品可使肾血流量增加而不影响 GFR,从而产生一过性但不明显的利尿和促尿钠排泄作用,因此,能防止移植患者出现环孢素诱发的肾脏灌注不足。本品具有高度脂溶性,它在脂质部分沉积并在清除阶段不断释放到结合部位。这一特点使本品明显不同于其他钙通道阻滞药,其他钙通道阻滞药因脂溶性低因而作用时间短。

【体内过程】 口服从胃肠道吸收迅速,由于肝广泛首关代谢,生物利用度为 2%～9%。用更敏感的分析方法,平均为 18.5%(4%～52%)。吸收后 95%的药物与蛋白结合,主要与白蛋白及 α_1 酸糖蛋白结合。本品经肝代谢,代谢产物主要为吡啶类似物及羧酸类似物,两种为吡啶类,两种为羧酸类,主要通过胆道随粪便排出,其粪便排泄物中基本为代谢物。血药浓度谷峰比＞60%。血浆清除率为 1.1 L/kg,稳态时终末 $t_{1/2}$ 为 12～15 h。

【适应证】 用于治疗高血压。

【不良反应】 1. 最常见的有头痛、皮肤潮红、水肿、眩晕、心悸、无力、皮疹(包括红斑和瘙痒)、纳差、恶心、多尿。

2. 少见胸痛(心绞痛)和牙龈增生。

3. 偶见面部、唇和喉头急性水肿、荨麻疹或肌肉痉挛。

4. 罕见震颤或抑郁。

【禁忌与慎用】 1. 对本品过敏者禁用。

2. 妊娠期妇女的安全性尚不明确,应用须权衡利弊。

3. 本品及其代谢物由乳汁排出,哺乳期妇女使用本品应停止哺乳。

4. 本品有引起子宫肌肉松弛的可能性,临娩妇女应慎用。

5. 儿童用药的安全性及有效性尚未确定。

【药物相互作用】 1. 与 β 受体拮抗药、利尿药合用降压作用可加强。

2. 与西咪替丁合用,可使本品血药浓度增高。

3. 与地高辛合用,地高辛峰值水平可增加 17%,对 24 h 平均地高辛水平无影响。

4. 与普萘洛尔合用,可轻度增加两者药时曲线下面积(AUC)。

5. 与华法林、甲苯磺丁脲、双氯芬酸、环孢素、安替比林等无特殊交叉反应。

6. 与其他二氢吡啶相似,本品不能与葡萄柚汁同服,因其生物利用度会改变。

7. 对于服用环孢素的肾移植患者,临床试验表明,本品可逆转由环孢素引起的肾血流量及 GFR 的减少。

8. 已知本品可通过 CYP3A4 代谢,因此,合用 CYP3A4 抑制剂和诱导剂可能会影响本品的代谢和清除。

【剂量与用法】 起始剂量 4 mg,1 次/日,在早晨服用较好。饭前饭后均可。如需要,经 3～4 周可增加至 6～8 mg,1 次/日。肝病患者初始剂量为 2 mg,1 次/日。

【用药须知】 1. 肝功能不全患者需减量或慎用,因其生物利用度可能增加,而加强降血压作用。

2. 本品不经肾排泄,肾病患者不必修改剂量。

3. 虽然本品不影响传导系统和心肌收缩,但理论上钙通道阻滞药会影响窦房结活动及心肌储备,应予注意。窦房结活动不正常者尤应关注,有心脏储备较弱患者亦应谨慎。

【制剂】 片剂:4 mg。

【贮藏】 遮光、密封保存。

巴尼地平

(barnidipine)

【CAS】 104713-75-9

【ATC】 C08CA12

【理化性状】 1. 本品为黄色结晶性粉末。无臭。易溶于丙酮、三氯甲烷、甲醇,不溶于水。

2. 化学名:3-(3*R*)-1-Benzylpyrrolidin-3-yl-5-methyl 2,6-dimethyl-4-(3-nitrophenyl)-1,4-dihydropyridine-3,5-dicarboxylate

3. 分子式:$C_{27}H_{29}N_3O_6$

4. 分子量:491.53

5. 结构式

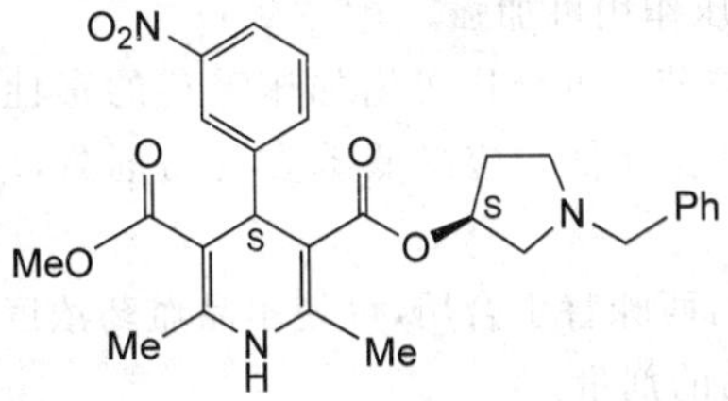

【药理作用】 本品通过特异性地作用细胞膜膜电位依赖性钙离子通道，抑制钙离子流入细胞内，选择性地使外周血管及冠状血管的平滑肌松弛。

1. 降压作用 在各种高血压模型中(自发高血压大鼠、肾性高血压大鼠及醋酸脱氧皮质酮-食盐负荷高血压大鼠)，本品显示出持久的、显著降压作用。长期给药也没有出现耐药性。

原发性高血压患者服用本品后，不影响血压的昼夜变化节律，一天服药 1 次，不过度降低夜间血压，且降压作用可以持续 24 h。另外，已经证实本品对次日晨起血压的升高也有抑制作用。

2. 血管扩张作用 对于麻醉狗，随着用量的增加降低外周血管和冠状血管阻力的作用增强。另外，扩张冠状动脉、椎动脉、股动脉及肾动脉等血管，使这些脏器的血流量增加。

在原发性高血压患者中，可显著降低全部外周血管、肾血管及肝脏血管阻力。

3. 对肾功能的作用 在生理盐水负荷自发高血压大鼠，本品可使尿量及尿中电解质排泄量增加，同时尿中钠/钾比值升高。

麻醉狗的肾动脉给药试验中，在低剂量下，本品可以抑制肾小管的钠重吸收。高剂量下，可增加肾血流量和 GFR。

在无麻醉脑卒中易发高血压大鼠试验中，本品可抑制肾及血管的高血压性病变。

【体内过程】 健康人口服本品后，尿中没有原形药物，主要代谢产物是侧链酯的水解产物、二氢吡啶环氧化物。

【适应证】 用于治疗原发性高血压、肾性高血压。

【不良反应】 常见的不良反应有面部潮红及发热感，心悸。偶见转氨酶升高、头痛、眩晕、腹部不适及过敏反应。

【禁忌与慎用】 1. 对本品过敏者禁用。

2. 重度肝、肾功能不全的患者应慎用。

3. 妊娠期妇女或可能妊娠的妇女禁服本品。

4. 尚未明确本品是否可分泌到乳汁中，哺乳期妇女慎用。如确需使用，应停止哺乳。

5. 儿童用药的安全性和有效性尚未确定。

【药物相互作用】 1. 与 β 受体拮抗药、利尿药合用，降压作用可加强。

2. 与苯妥英合用可增加苯妥英的毒性，同时本品血药浓度降低。应降低苯妥英的剂量，增加本品的剂量。

3. 与西咪替丁合用，可使本品血药浓度增高，需降低本品的剂量。

4. 与地高辛合用，地高辛血药浓度增加，应降低地高辛的剂量。

5. 葡萄柚汁有增强本品作用的可能性。

【剂量与用法】 口服，10 mg 或 15 mg，1 次/日。但应从 10 mg/d 开始服用，可根据需要增加用量至 15 mg。

【用药须知】 1. 因有报道称，有的患者突然停用钙通道阻滞药病情加重，所以在停用本品时，应缓慢减量，并给予充分的观察。另外，患者应注意没有医师的指示，不能随便停药。

2. 因为降压作用可能引起头晕等不适，所以从事高空作业、汽车司机等危险工作的人，服用本品时应注意。

3. 服用时请不要咬破或打开胶囊，因为药物的体内过程可能发生改变。

4. 将药品交给患者时，应指导患者从 PTP 包装中取出胶囊后服用，因有误服 PTP 包装，被锐角刺破食管黏膜发生穿孔及纵隔炎的报道。

【制剂】 胶囊剂：5 mg；10 mg；15 mg。

【贮藏】 遮光、密封保存。

阿折地平

(azelnidipine)

别名：贝琪

本品为钙通道阻滞药。

【CAS】 123524-52-7

【理化性状】 1. 本品为白色至浅黄色结晶性粉末，不溶于水，微溶于乙醇，易溶于丙酮和二氯甲烷。

2. 化学名：*O*3-[1-[Di(phenyl)methyl]azetidin-3-yl] *O*5-propan-2-yl2-amino-6-methyl-4-(3-nitrophenyl)-1,4-dihydropyridine-3,5-dicarboxylate

3. 分子式：$C_{33}H_{34}N_4O_6$

4. 分子量：582.64

5. 结构式

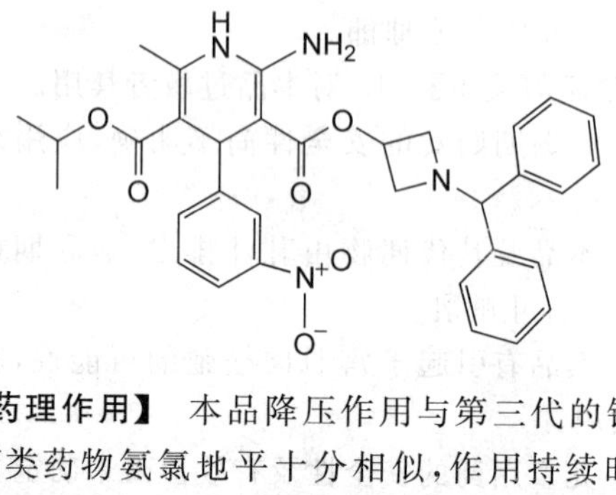

【药理作用】 本品降压作用与第三代的钙通道阻滞药类药物氨氯地平十分相似，作用持续时间长且作用和缓。但在对心脏的影响和血管组织亲和性等药理特性方面和氨氯地平存在着差异，表现在本品不容易引起心动过速等交感神经系统的兴奋和肾

素血管紧张素系统的活性化作用。此外，研究还表明阿折地平具有利尿作用、心脏保护作用、肾保护作用及抗动脉硬化作用。有着这些特点的本品作为理想的钙通道阻滞药物对于高血压的治疗确实具有划时代意义。

【体内过程】 1. 吸收　健康成年男子口服8 mg，1次/日，连续给药2 d后可达稳态，血浆中药物达峰时间为2～3 h，$t_{1/2}$为19～23 h。空腹给药时的C_{max}及$AUC_{0-\infty}$为餐后给药的38%及69%。

2. 分布　本品体外血浆蛋白结合率为90%～91%，主要与淋巴蛋白的非特异性结合。在动物实验中(大鼠)本品可进入乳汁。

3. 代谢　主要的代谢部位为小肠与肝脏，结构中的二氢吡啶环被CYP3A4酶氧化。

4. 排泄　口服给予单剂量[^{14}C]标记的本品，至给药后的第7 d，药物及其代谢产物随尿液排泄约26%，随粪便排泄约63%。

【适应证】 本品用于治疗高血压可单独使用，也可与其他抗高血压药物合用。

【不良反应】 1. 发生率在0.1%～1%的不良反应包括皮疹，瘙痒，头晕，头重，震颤，眩晕，胃部不适，恶心，心悸，发热，倦怠感，面部潮红，ALT、AST、LDH、γ-GT等升高，肝功能异常，ALP升高，BUN升高、尿酸、总胆固醇、CPK、血钾升高。

2. 发生率在0.1%以下的不良反应包括便秘、腹痛、嗜酸粒细胞增多、总胆红素升高、低血钾、尿内结晶增加、水肿。

【禁忌与慎用】 1. 对本品过敏者禁用。

2. 妊娠或可能妊娠的妇女禁用。

3. 正在使用唑类抗真菌药(伊曲康唑、咪康唑等)、HIV蛋白酶抑制药(利托那韦、沙奎那韦、茚地那韦)的患者禁用。

4. 哺乳期妇女最好避免使用本品，如必须使用应停止哺乳。

5. 儿童用药的安全性及有效性尚未确定。

6. 重度肝功能不全的患者应慎用(因本品在肝脏中代谢)。

7. 重度肾功能不全的患者应慎用(一般情况下，重度肾功能不全的患者伴随降压可能会导致肾功能减退)。

8. 老年患者使用本品时，应从8 mg或更低剂量开始给药，在给药过程中密切观察，慎重给药。

【药物相互作用】 本品主要被肝CYP3A4代谢。

1. 禁与唑类抗真菌药如伊曲康唑、咪康唑合用，与伊曲康唑合用后本品的AUC升高至2.8倍。

2. 禁与HIV蛋白酶抑制药如利托那韦、沙奎那韦、茚地那韦合用，合用时可能增强本品的作用。

3. 与其他降压药合用可能出现过度降压，必要时应减量服用其他降压药或本品。因与作用机制不同的药物合用，使药理作用增强。

4. 由于本品会阻碍地高辛从肾(肾小管分泌)及从肾外的排泄。可使地高辛的C_{max}升高至1.5倍，AUC升高至1.3倍，必要时，地高辛应减量使用。

5. 西咪替丁、甲磺酸伊马替尼、甲磺酸地拉夫定、大环内酯类抗生素(红霉素、克拉霉素等)可能会增强本品的作用，必要时可减小本品的剂量或停止使用这些药物。

6. 本品会使辛伐他汀的AUC升高1倍，必要时应停止使用本品或不合用辛伐他汀。肾功能不全患者尤应注意。

7. 环孢素、苯二氮䓬类药物(地西泮、咪达唑仑、三唑仑)、口服黄体、卵泡激素类、口服避孕药等这些药物可竞争性抑制CYP3A4，降低相互的清除率，合用时可能会增强本品或这些合用药物的作用，必要时应停止使用本品或不合用这些药物。

8. 枸橼酸坦度螺酮可能会增强本品的作用，必要时可减小本品的剂量或停止使用枸橼酸坦度螺酮。

9. 利福平、苯妥英、苯巴比妥可能减弱本品的作用。这些药物的代谢酶诱导作用会使本品的清除率增加。

10. 葡萄柚汁可使本品的血药浓度增加，降压作用增强，故使用本品时注意不要饮用葡萄柚汁。葡萄柚汁中所含成分抑制CYP3A4酶对本品的代谢，降低本品的清除率。

【剂量与用法】 早餐后口服，1次/日。成人的初始剂量为8 mg，1次/日，最大剂量为16 mg，1次/日。剂量调整应根据患者个体效应进行。一般的剂量调整应在7～14 d后开始进行。

【用药须知】 1. 肝功能不全患者需减量或慎用，因其生物利用度可能增加，而加强降压作用。

2. 本品不经肾排泄，肾病患者无须调整剂量。

3. 虽然本品不影响心传导系统和心肌收缩，但理论上钙通道阻滞药会影响窦房结活动及心肌储备，应予注意。窦房结活动不正常者尤应关注，心肌储备较弱患者亦应谨慎。

【制剂】 片剂：8 mg；16 mg。

【贮藏】 遮光、密封，常温(10～30 ℃)保存。

阿雷地平

(aranidipine)

别名：阿拉尼地平

本品为钙通道阻滞药。

【CAS】 86780-90-7

【理化性状】 1. 本品为黄色棱状结晶，熔点 155 ℃。

2. 化学名：Methyl 2-oxopropyl 2，6-dimethyl-4-(2-nitrophenyl)-1，4-dihydro-3，5-pyridinedicarboxylate

3. 分子式：$C_{19}H_{20}N_2O_7$

4. 分子量：388.37

5. 结构式

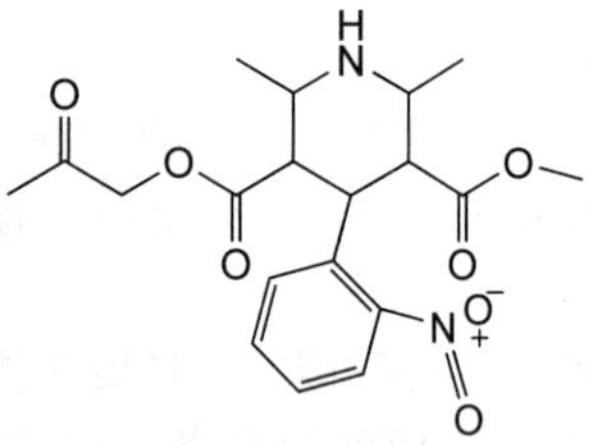

【药理作用】 本品是在硝苯地平的结构中引入羰基的二氢吡啶类钙通道阻滞药。它对正常血压的每天规律性变化无明显影响，每天口服 1 次便可稳定地控制血压。本品具有与硝苯地平类似的药理作用。

【体内过程】 健康人口服本品颗粒剂 5 mg、10 mg、20 mg 时，原药与代谢物 M1 的血药峰值及药时曲线下面积与服用剂量成正比，且不受食物影响。给原发性高血压患者服用本品颗粒剂 10 mg 后，原药与其代谢 M1 的 C_{max} 及 AUC，比健康人高 3～4 倍。高血压合并慢性肾功能不全患者每天服用本品颗粒剂 10 mg，连用 8 d 未见有蓄积性

【适应证】 用于治疗高血压。

【不良反应】 1. 少数患者偶有转氨酶、乳酸脱氢酶等升高，皮疹，尿酸、尿素氮、肌酸酐升高，白细胞、红细胞减少等，出现异常应停药。

2. 有时出现颜面潮红、热感、头晕眼花、倦怠、水肿、心慌、心率加快。有时头痛、头重、步态蹒跚、麻木感等。

3. 尚偶有眼痛、结膜充血、异味感、多汗、尿频及总胆固醇和血糖值升高等。

【禁忌与慎用】 1. 对本品或二氢吡啶类过敏者禁用。

2. 重度肝功能不全患者禁用。

3. 本品有致畸性和致死胎作用，妊娠期妇女禁用。

4. 哺乳期妇女使用时应停止哺乳。

5. 儿童的有效性及安全性尚未确定。

【药物相互作用】 1. 与其他降压药如中枢性降压药利血平、甲基多巴、哌唑嗪等或 β 受体拮抗药如普萘洛尔等合用可使降压作用增强。

2. 同类药地尔硫䓬可使本品血药浓度升高。

3. 西咪替丁可使本品血药浓度升高。

4. 与地高辛合用，本品可使地高辛血药浓度升高。

5. 利福平、苯巴比妥、苯妥英钠等可使本品血中浓度降低。

6. 红霉素可使钙通道阻滞药作用增强。

【剂量与用法】 口服，首次 5 mg，1 次/日，继后一次 5～10 mg，1 次/日。可酌情增减剂量。若效果不充分时可增量至 20 mg/d，或遵医嘱。

【用药须知】 1. 突然停药可使病情加重，故须停用本品前，应逐渐减量，仔细观察。

2. 极少数人出现血压过度下降，应酌情减量或停药，并对症处理。

3. 服用本品者不得从事高空作业、驾车等机械操作，以免因降压而发生意外。

4. 老年人防止过度降压，以免引起脑梗死，应从小剂量每天 5 mg 开始，慎重用药

【制剂】 ① 颗粒剂：5 mg；10 mg。② 胶囊剂：5 mg。

【贮藏】 遮光、密封，常温(10～30 ℃)保存。

贝尼地平

(benidipine)

别名：苄尼地平、Coniel

本品为钙通道阻滞药。临床用其盐酸盐。

【CAS】 105979-17-7

【ATC】 C08CA15

【理化性状】 1. 本品盐酸盐为黄色结晶性粉末，熔点 199.4～200.4 ℃，易溶于甲醇和乙醇，微溶于水、三氯甲烷、丙酮，几乎不溶于乙酸乙酯、甲苯、*n*-戊烷。pK_a为 7.34。

2. 化学名：*O*5-Methyl *O*3-[(3*R*)-1-(phenylmethyl) piperidin-3-yl] 2，6-dimethyl-4-(3-nitrophenyl)-1，4-dihydropyridine-3，5-dicarboxylate

3. 分子式：$C_{28}H_{31}N_3O_6$

4. 分子量：505.56

5. 结构式

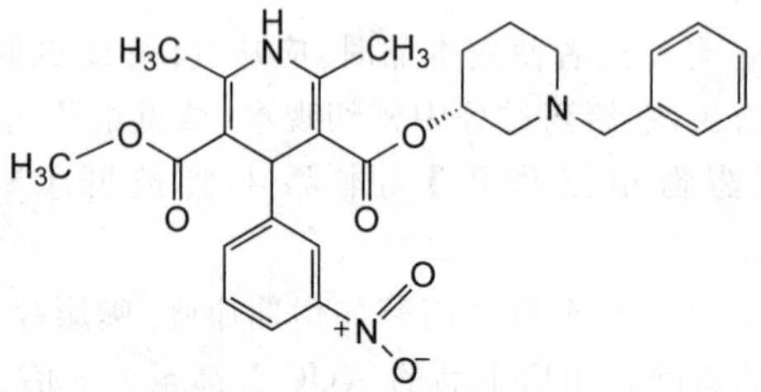

【药理作用】 1. 本品是一种二氢吡啶类钙通道阻滞药，与细胞膜电位依赖性钙通道的DHP结合部位相结合，抑制Ca^{2+}内流，从而扩张冠状动脉和外周血管。本品在细胞膜上的分布较多，主要进入细胞内与DHP结合部位相结合。此外，研究表明，离体血管的收缩抑制作用和DHP结合部位的亲和性等，证明本品与DHP结合部位的结合性强，且解离速度非常缓慢，所以显示出持续的药理作用，而与血药浓度无关。

2. 对自发性高血压大鼠、DOCA-食盐高血压大鼠及肾性高血压犬经口给予本品，均显示出缓慢而持续的降压作用。长期给药不产生耐药性。原发性高血压患者口服本品1次/日后，不影响血压的日内变动，且在24 h内显示出稳定的降压效果。

3. 本品对实验性心绞痛模型（大鼠）及狗冠状动脉结扎再灌流引起的心功能低下、缺血性心电图变化有显著的改善作用。在给劳力性心绞痛患者口服本品后，显示本品对运动负荷所引起的缺血性变化（心电图ST段降低）具有改善作用。

4. 对肾功能不全模型（肾切除5/6）自发性高血压大鼠连续经口本品时，在显示降压作用的同时还可改善肾功能。原发性高血压患者口服本品后，可见到肾血流量显著增加。高血压合并慢性肾功能不全的患者口服本品后，肌酐清除率及尿素氮清除率显著上升，显示本品有肾功能保护作用。

5. 本品通过激活内皮NO合成酶（eNOS）和增强eNOS基因表达以增加NO生成，并能通过其抗氧化作用抑制NO灭活，最终扩大NO的生物活性，从而抑制血管重塑，对血管内皮起到保护性作用。

【体内过程】 1. 吸收　本品口服后吸收较快，健康成人口服给药（2 mg、4 mg、8 mg）后约1 h血药浓度可达峰值，$t_{1/2}$为1～2 h。药动学数据见下表。

贝尼地平药动学参数

剂量	C_{max}(ng/ml)	T_{max}(h)	$t_{1/2}$	$AUC_{0-\infty}$(ng·h/ml)
2 mg	0.55±0.41	1.1±0.5	—	1.04±1.26
4 mg	2.25±0.84	0.8±0.3	1.70±0.70	3.94±0.96
8 mg	3.89±1.65	0.8±0.3	0.97±0.34	6.70±2.73

2. 分布　大鼠经口给予[^{14}C]标记的本品1 mg/kg后，其主要分布于肝脏、肾脏、肾上腺，体外试验蛋白结合率为98.46%～98.93%，体内试验显示，蛋白结合率为75%～76%。

3. 代谢　人的代谢反应主要是脱去3位侧链上的苄基（*N*-脱烷化），水解3位上的1-苄基-3-哌啶酯及5位上的甲酯，氧化二氢吡啶环，氧化2位上的甲基。

4. 排泄　单次口服[^{14}C]标记的本品8 mg后，给药后48 h内尿液中排泄量约为给药剂量的35%，粪便中排泄约为36%；给药后120 h内尿液中排泄量为36%，粪便中排泄量约为59%。

【适应证】 用于治疗高血压和心绞痛。

【不良反应】 常见不良反应如下。

1. 肝脏　少数患者（0.1%～5%）出现ALT、AST、γ-GT、ALP、胆红素、LDH升高等肝功能损害的表现，故需注意观察，如有异常应停药。

2. 肾脏　少数患者（0.1%～5%）出现BUN、肌酐升高。

3. 血液系统　少数患者（0.1%～5%）出现白细胞数减少、嗜酸粒细胞增加。

4. 循环系统　少数患者（0.1%～5%）出现心悸、颜面潮红、潮热、血压降低，极少数患者（<0.1%）出现胸部重压感、心动过缓、心动过速，也有出现期外收缩者。

5. 神经系统　少数患者（0.1%～5%）出现头痛、头重、眩晕、步态不稳、直立性低血压，极少数患者（<0.1%）出现嗜睡、麻木感。

6. 消化系统　少数患者（0.1%～5%）出现便秘，极少数患者（<0.1%）出现腹部不适感、恶心、胃灼热、口渴、也有出现腹泻、呕吐者。

7. 过敏反应　少数患者（0.1%～5%）出现皮疹，极少数患者（<0.1%）出现瘙痒感，也有发生光敏症者。如出现皮疹、瘙痒感、光敏症，应停药。

8. 其他　少数患者（0.1%～5%）出现水肿（面部、小腿、手），极少数患者（<0.1%）出现耳鸣、手指发红或发热感、肩凝、咳嗽、尿频、乏力感。

【禁忌与慎用】 1. 心源性休克患者禁用，服用本品有可能使症状恶化。

2. 妊娠期妇女或有可能妊娠的妇女禁用。

3. 动物实验（大鼠）表明本品可分布至乳汁，故哺乳期妇女禁用本品，如必须使用本品时，应停止哺乳。

4. 儿童的有效性及安全性尚未确定。

5. 因老年患者不宜过度降压，故患高血压的老年患者用药时，应从小剂量一日2 mg开始，并注意观察用药情况，慎重给药为宜。

6. 血压过低患者慎用。

7. 本品有可能加重肝功能损害，重度肝功能不全的患者慎用。

【药物相互作用】 1. 其他降压药可增强本品的降压效应，可能引起血压过度降低。

2. 本品可抑制肾小管的地高辛分泌，使地高辛血药浓度上升。有可能引起中毒。

3. 西咪替丁可抑制本品在肝微粒体的代谢酶，同时降低胃酸，增加药物吸收。有可能使血压过度降低。

4. 利福平可诱导肝药物代谢酶，促进本品代谢，降低本品的血药浓度，使降压作用减弱。

5. 葡萄柚汁可抑制本品在肝的代谢，使本品的血药浓度升高。有可能使血压过度降低。

【剂量与用法】 早饭后口服。成人用量通常为一次 2～4 mg，1 次/日。应根据年龄及症状调整剂量。如效果不满意，可增至一次 8 mg，1 次/日。重症高血压患者应一次 4～8 mg，1 次/日。

【用药须知】 1. 突然停用钙通道阻滞药，有症状恶化的病例报道，因此，停用本品应逐渐减量并注意观察。另外，应嘱患者不可自行停药。

2. 服用本品有可能引起血压过度降低，出现一过性意识消失等。若出现此类症状，应停药并予以适当处置。

3. 有时会出现降压作用引起的眩晕等，因此，从事高空作业、驾驶汽车等具有危险性的机械操作时应予以注意。

4. 据报道，进行持续性门诊腹膜透析的患者，有时透析排液呈白浊状，故应注意与腹膜炎等的鉴别。

【制剂】 片剂：2 mg。

【贮藏】 密封，贮于干燥处。

西尼地平
(cilnidipine)

别名：致欣

本品为钙通道阻滞药。

【ATC】 C08CA14

【理化性状】 1. 本品为淡黄色结晶性粉末。

2. 化学名：(+/−)-(*E*)-Cinnamyl 2-methoxyethyl 1,4-dihydro-2,6-dimethyl-4-(*m*-nitrophenyl)-3,5-pyridinedicarboxylate

3. 分子式：$C_{27}H_{28}N_2O_7$

4. 分子量：492.52

5. 结构式

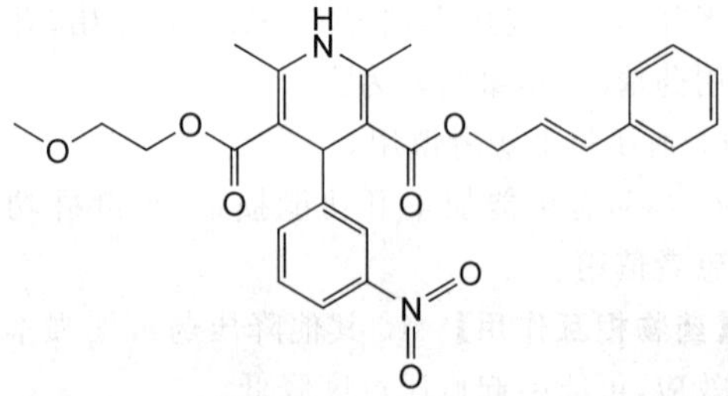

【药理作用】 本品为亲脂性二氢吡啶类钙通道阻滞药，能与血管平滑肌细胞膜上的 L 型钙通道的二氢吡啶位点结合，阻滞 Ca^{2+} 通过 L 型钙通道的跨膜内流，从而松弛、扩张血管平滑肌，起到降压作用。它还可通过阻滞 Ca^{2+} 通过交感神经细胞膜上 N 型钙通道的跨膜内流而抑制交感神经末梢去甲肾上腺素的释放和交感神经活动。

【体内过程】 1. 吸收　健康成年男子单次口服本品 5 mg、10 mg 和 20 mg，C_{max} 分别为 4.7、5.4 和 15.7 ng/ml，$AUC_{0\sim24}$ 分别为 23.7、27.5 和 60.1 (ng·h)/ml，呈剂量依赖性增加趋势。口服本品 10 mg，1 次/日，连服 7 d，给药第 1 天、第 4 天、第 7 天的 C_{max} 分别为 (9.5±1.6)、(13.5±5)、(16.5±7.9) ng/ml，T_{max} 分别为 (2.8±1)、(3.7±0.8)、(3±1.3) h，$t_{1/2(\alpha)}$ 为 (1±0.2)～(1.1±0.6) h，$t_{1/2(\beta)}$ 为 (5.2±2)～(8.1±2.7) h，$AUC_{0\sim\infty}$ 分别为 (59.1±12.7)、(108.1±29)、(95.5±34.5) (ng·h)/ml。用药第 4 天后达稳态，未发现药物蓄积情况。

2. 分布　体外实验中本品蛋白结合率为 99.3%。

3. 代谢　本品主要在肝经 CYP3A4 和 CYP2C19 代谢，代谢途径为甲氧乙基的脱甲氧化、肉桂酯的加水分解及二氢吡啶环的氧化。

4. 排泄　2 次/日服用本品 10 mg，连服 7 d，尿中未检测出原药，代谢物占给药剂量的 5.2%。

【适应证】 用于治疗高血压。

【不良反应】 1. 发生率为 0.1%～5% 的不良反应包括尿频、尿酸升高、肌酐升高、尿素氮升高，尿蛋白阳性、头痛、头晕、肩部肌肉僵硬、面色潮红、心悸、燥热、心电图异常（ST 段压低、T 波倒转）、低血压，AST、ALT、γ-GT 上升等肝功能异常，呕吐、腹痛、口渴、白细胞计数异常、嗜中性粒细胞异常、皮疹、水肿、疲倦、血清胆固醇上升、血钾和血磷异常。

2. 发生率<0.1% 的不良反应包括尿沉渣阳性、困倦、失眠、手颤、健忘、胸痛、畏寒、期外收缩、性功能障碍、便秘、腹胀、血小板减少、红细胞异常、红细胞比容异常、嗜酸粒细胞和淋巴细胞异常、瘙痒、眼干、充血、腓肠肌痉挛、味觉异常、尿糖阳性、空腹血糖异常、总蛋白异常、血钙和 C 反应蛋白异常。

【禁忌与慎用】 1. 对本品中任何成分过敏者禁用。

2. 由于会引起血压过低等症状，故高空作业、驾驶机动车及操作机器时应禁用。

3. 妊娠期妇女或有可能妊娠的妇女禁用

4. 本品可分布至乳汁，故哺乳期妇女禁用本品，如必须使用本品时，应停止哺乳。

5. 儿童的有效性及安全性尚未确定。

6. 因老年患者不宜过度降压，故患高血压的老年患者用药时，应从小剂量开始，并注意观察用药情况，慎重给药为宜。

7. 肝功能不全患者服用本品时，血药浓度会增加，故应慎用。

8. 充血性心力衰竭患者慎用。

9. 慢性肾功能不全患者慎用。

10. 与β受体拮抗药联合用药时慎用，特别是有左心室功能不全者。

【药物相互作用】 1. 临床上不推荐患者使用本品同时服用含麻黄类药物。麻黄中的麻黄碱能够加剧高血压症状。

2. 本品与贯叶连翘相互作用临床上未见报道。但是贯叶连翘与本品的代谢途径相同，均通过CYP4503A4 代谢。故本品应该避免和贯叶连翘联合使用。

3. 本品与其他降压药合用时可能有叠加作用，使降压效应增强，可能导致血压过度降低。

4. 本品可能使地高辛的血药浓度上升，甚至产生地高辛中毒症状，如恶心、呕吐、头痛、视觉异常、心律不齐等，调节地高辛用量或停用本品能够改善相应症状，可能机制为本品能使地高辛的肾及肾外清除率减少所致。

5. 与西咪替丁合用有作用增强的报道，可能是西咪替丁能使肝血流量降低，本品在肝微粒体中的酶代谢被抑制，另外使胃酸降低，从而使本品的吸收增加。

6. 钙通道阻滞药与利福平合用有作用减弱的报道，可能是利福平会诱导肝药酶，从而促进钙通道阻滞药的代谢，使其清除率上升所致。

7. 本品与唑类抗真菌药(如酮康唑和伊曲康唑)合用时血药浓度会增加，可能是唑类抗真菌药抑制了 CYP3A4 而减少本品的代谢所致。

8. 葡萄柚汁可抑制本品在肝的代谢，使本品的血药浓度升高。有可能使血压过度降低。

【剂量与用法】 成人的初始剂量为一次 5 mg，1 次/日，早饭后服用。根据患者的临床效应，可增加剂量，最大可增至一次 10 mg，1 次/日，早饭后服用。

【用药须知】 1. 突然停用钙通道阻滞药，有症状恶化的病例报道，因此，停用本品时，应逐渐减量并注意观察。另外，应嘱患者不可自行停药。

2. 育龄妇女治疗期间应采取避孕措施。

3. 有下述情况时不推荐使用钙通道阻滞药，如不稳定型心绞痛、1 个月内曾发生过心肌梗死、左心室流出道梗阻、未治疗的充血性心力衰竭。

4. 使用芬太尼麻醉时，建议术前 36 h 停止服用硝苯吡啶及其他二氢吡啶类衍生物。

【制剂】 ① 片剂：5 mg；10 mg。② 胶囊剂：5 mg。

【贮藏】 密封、避光保存。

依福地平
(efonidipine)

别名：Landel

本品为钙通道阻滞药，临床用其盐酸盐。

【CAS】 111011-63-3

【理化性状】 1. 化学名：2-(Phenyl(phenylmethyl)amino)ethyleste

2. 分子式：$C_{34}H_{38}N_3O_7P$

3. 分子量：631.65

4. 结构式

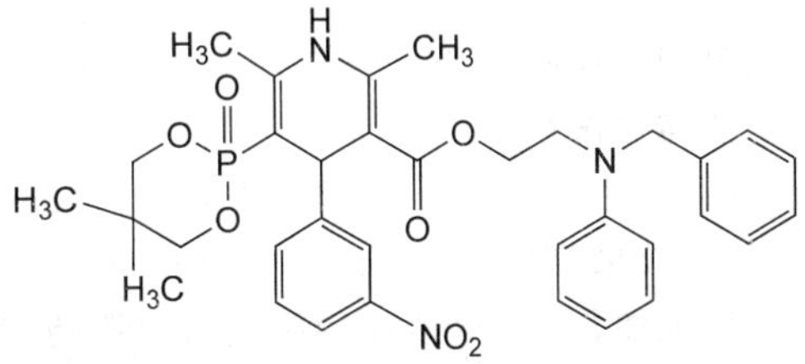

【药理作用】 本品是将磷导入二氢吡啶类的钙通道阻滞药。兼有 T 型钙通道和 L 型钙通道的阻滞作用。同其他 L 型钙通道阻滞药一样，本品可扩张小动脉，降低总外周血管阻力，减少心脏后负荷，有效降低收缩压和舒张压。本品对冠状动脉有特异性的扩张作用，可在降低冠状动脉灌注压的同时增加冠状动脉流量。本品在降低血压的同时不引起反射性交感神经兴奋和心率的加快，且有降低心肌耗氧量的作用。作为一种 T 型钙通道阻滞药，本品可减慢心率，但不降低心肌收缩力，适合于伴有心率加快的心力衰竭的治疗。

【体内过程】 口服后起效慢。本品的 $t_{1/2}$ 为 2 h，但由于本品口服吸收后与细胞膜有很高的亲和力，故本品的实际生物效应时间远长于 $t_{1/2}$。研究表明，本品和其受体的结合和解离速率显著慢于尼群地平。

【适应证】 用于治疗高血压和心力衰竭。

【不良反应】 1. 严重不良反应包括病态窦房结综合征、房室交界性心律、房室传导阻滞、低血压性休克。

2. 可有 ALT、AST、LDH、ALP、BUN 及血清肌酸酐升高。有时血清胆固醇、三酰甘油、血清肌酸磷激酶、尿酸升高。对发生嗜酸粒细胞增多、血红蛋白减少、血清钠降低等症患者，应仔细观察，发现异常应停药，进行适当处置。

3. 有时可有面部发热、潮红、心慌、发热感、心动过缓、胸痛等。还可有头重、头痛、眩晕、全身倦怠、恶心、呕吐、胃部不适、腹痛、便秘、尿频、肿胀、步履蹒跚等。有时皮肤可出现皮疹、瘙痒。

【禁忌与慎用】 1. 对本品中任何成分过敏者禁用。

2. 由于会引起血压过低等症状，故高空作业、驾驶机动车及操作机器时应禁用。

3. 妊娠期妇女或有可能妊娠的妇女禁用。

4. 本品可分布至乳汁，故哺乳期妇女禁用本品，如必须使用本品时，应停止哺乳。

5. 儿童的有效性及安全性尚未确定。

6. 因老年患者不宜过度降压，故患高血压的老年患者用药时，应从小剂量开始，并注意观察用药情况，慎重给药为宜。

【药物相互作用】 参见硝苯地平。

【剂量与用法】 通常成人一日 20～40 mg，分 1～2 次服，可根据年龄、症状适当增减，若不能得到满意的降压效果，剂量可增加到一日 60 mg。

【用药须知】 1. 突然停用钙通道阻滞药，有症状恶化的病例报告，因此停用本品时，应逐渐减量并注意观察。另外，应嘱患者不可自行停药。

2. 育龄妇女治疗期间应采取避孕措施。

【制剂】 片剂：5 mg。

【贮藏】 密封、避光保存。

马尼地平

(manidipine)

本品为钙通道阻滞药。

【CAS】 120092-68-4

【ATC】 C08CA11

【理化性状】 1. 本品为淡黄色晶体。不溶于水，溶于乙醚。有同质异晶体，α 型为黄色结晶，不溶于乙醇、丙酮和乙醚，溶于水，熔点 157～163 ℃。β 型为淡黄色细晶，不溶于乙醇、乙醚和丙酮，溶于水。熔点 174～180 ℃。

2. 化学名：2-[4-(Diphenylmethyl) piperazin-1-yl]ethyl methyl 2,6-dimethyl-4-(3-nitrophenyl)-1,4-dihydropyridine-3,5-dicarboxylate

3. 分子式：$C_{35}H_{38}N_4O_6$

4. 分子量：610.69

5. 结构式

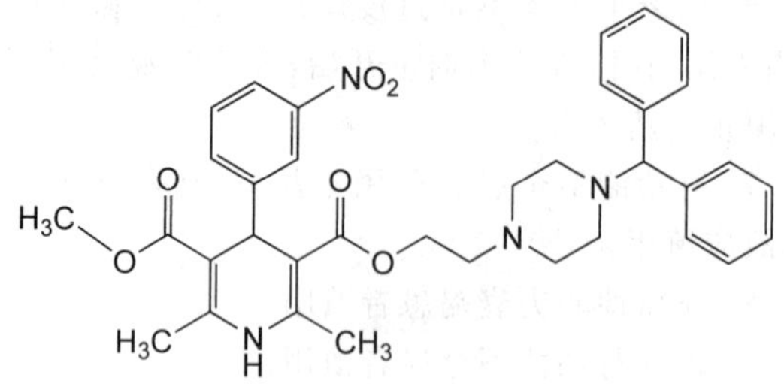

盐酸马尼地平

(manidipine hydrochloride)

别名：Calslot、Franidipine

〖CAS〗 89226-75-5

〖理化性状〗 1. 化学名：2-[4-(Diphenylmethyl) piperazin-1-yl] ethyl methyl 2,6-dimethyl-4-(3-nitrophenyl)-1,4-dihydropyridine-3,5-dicarboxylate dihydrochloride

2. 分子式：$C_{35}H_{38}N_4O_6 \cdot 2HCl$

3. 分子量：683.62

【药理作用】 本品为二氢吡啶类钙通道阻滞药。在自发性高血压大鼠、两肾-夹型高血压大鼠、醋酸去氧皮质酮高血压大鼠和肾性高血压狗均有剂量依赖性的降压作用。其作用较尼卡地平及硝苯地平强而维持时间长。本品对阻力血管具有选择性，能扩张肾血管，对心肌及传导阻滞作用较少，对血脂无不良影响。

【体内过程】 本品口服吸收迅速，达峰时间为 1～2 h，峰值与药时曲线下面积随剂量而增加。其 *S*-异构体作用为 *R*-异构体的 2 倍。消除 $t_{1/2}$ 为 5 h。血浆蛋白结合率达 97%。

【适应证】 用于治疗原发性高血压，对低肾素型高血压的降压效果更明显，并能改善尿酸代谢。

【不良反应】 其不良反应类似硝苯地平，偶见有肝功能或肾功能异常、白细胞减少等。

【禁忌与慎用】【药物相互作用】 参见硝苯地平。

【剂量与用法】 口服，开始时 5 mg，1 次/日，然后根据需要递增至 10～20 mg，1 次/日。

【用药须知】 1. 突然停用钙通道阻滞药，有症状恶化的病例报道，因此停用本品时，应逐渐减量并注意观察。另外，应嘱患者不可自行停药。

2. 育龄妇女治疗期间应采取避孕措施。

3. 据报道，进行持续性门诊腹膜透析的患者，有时透析排液呈白浊状，故应注意与腹膜炎等的鉴别。

【制剂】 片剂：5 mg；10 mg；20 mg。

【贮藏】 密封、避光保存。

尼鲁地平
(niludipine)

别名：硝苯丙氧乙啶

本品为钙通道阻滞药。

【CAS】 22609-73-0

【理化性状】 1. 化学名：2,6-Dimethyl-4-(3-nitrophenyl)-1,4-dihydropyridine-3,5-dicarboxylic acid bis(2-propoxyethyl) ester

2. 分子式：$C_{25}H_{34}N_2O_8$

3. 分子量：490.55

4. 结构式

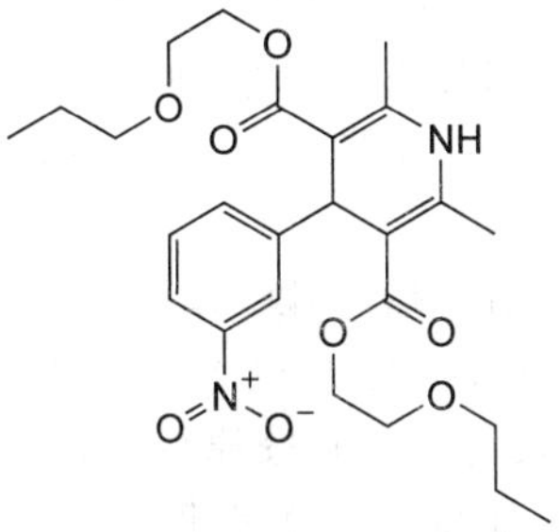

【药理作用】 本品的药理作用与硝苯地平相似，扩张冠状动脉的作用比硝苯地平强 3～10 倍，持续时间长 1 倍，心率及血压下降时冠脉流量仍有增加，对心肌耗氧量无影响。

【适应证】 用于冠状粥样硬化性心脏病(冠心病)心绞痛、原发性高血压。

【不良反应】 其不良反应类似硝苯地平，偶见有肝功能或肾功能异常、白细胞减少等。

【禁忌与慎用】【药物相互作用】 参见硝苯地平。

【剂量与用法】 一次 30～60 mg，2 次/日。

【用药须知】 参见硝苯地平。

【制剂】 片剂：30 mg。

【贮藏】 密封、避光保存。

8.4.5.2　非二氢吡啶类钙通道阻滞药

不属于二氢吡啶类的钙通道阻滞药的有维拉帕米和地尔硫䓬。两药已列入"8.1.4"抗心律失常Ⅳ类——钙通道阻滞药"一项中，可参阅。

米贝拉地尔
(mibefradil)

别名：咪拉地尔、博思嘉、Posicor

本品是瑞士罗氏公司研制生产的 T 型钙通道阻滞药，初期适应证为高血压、冠心病心绞痛和心力衰竭。1997 年相继在欧洲、美国、日本上市，由于其药物相互作用的严重不良反应，于 1998 年 6 月自愿撤市。而 2012 年，Tau Therapeutics 制药公司重新定位米贝拉地尔为治疗实体肿瘤的抗癌药，且已经获得 FDA 的批准进入临床试验。

【CAS】 116644-53-2

【ATC】 C08CX01

【理化性状】 1. 化学名：(1*S*, 2*S*)-2-(2-((3-(1*H*-Benzo[d]imidazol-2-yl)propyl)(methyl)amino)ethyl)-6-fluoro-1-isopropyl-1, 2, 3, 4-tetrahydronaphthalen-2-yl 2-methoxyacetate

2. 分子式：$C_{29}H_{38}FN_3O_3$

3. 分子量：495.63

4. 结构式

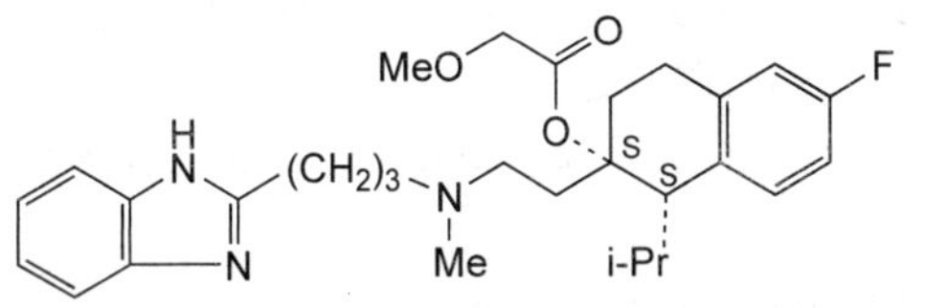

【药理作用】 本品为四氢萘酚衍生物，其结构与作用明显不同于目前的钙通道阻滞药。本品主要阻滞 T 型钙通道，而不是 L 型钙通道。本品作用途径与常用钙通道阻滞药既相同又相异。在治疗剂量时，或治疗浓度时，本品主要阻滞 T 型钙通道。当 T 型钙通道被完全阻滞后，亦可阻滞 L 型钙通道。本品的受体结合点与维拉帕米、地尔硫䓬虽有交叉，但不影响二氢吡啶类(如硝苯地平等)药物的结合。其血管系统选择性与二氢吡啶类药物相似。二氢吡啶类易引起反射性心动过速，本品可减慢心率，这一点与维拉帕米和地尔硫䓬相似，但本品仅在过量时才产生后两者易引起负性肌力作用。

【体内过程】 本品口服吸收良好，不受食物影响。血药浓度达峰时间为 1 h。消除 $t_{1/2}$ 为 12～14 h，生物利用度约 90%，且随剂量增加而升高。静脉注射给药时，吸收 $t_{1/2}$ 为 6 h，消除 $t_{1/2}$ 为 13 h，消除率随剂量增加而减少。本品主要在肝脏代谢，分泌进入胆汁，小部分以原形进入尿液中。轻度肾功能不全患者不必调整剂量，肝功能不全则须减量。

【适应证】 用于治疗高血压和慢性稳定型心绞痛。

【不良反应】 常见有头痛、头晕、下肢水肿、鼻炎、腹痛及消化不良等。过量易引起心动过缓、心电图改变。本品下肢水肿发生率 5.1%，低于氨氯地平(25.7%)、硝苯地平(17.7%)及地尔硫䓬(9.4%)等。本品未见临床首剂效应和反跳现象。

【禁忌与慎用】 1. 妊娠期妇女和小儿禁用。

2. 病态窦房结综合征、房室传导阻滞患者及心率低于55次/分的老年患者禁用。

3. 禁与β受体拮抗药合用。

4. 哺乳期妇女应权衡本品对其的重要性，选择停药或停止哺乳。

【药物相互作用】 1. 本品不宜与抗组胺药特非那定、阿司咪唑等，镇吐药西沙比利，调脂药洛伐他丁、辛伐他汀、阿伐他汀等合用，以免使其他衍生物利用度升高，并有引起横纹肌溶解的危险。

2. 也不能合用环孢素、他克莫司、苯二氮䓬类、三环类抗抑郁药丙米嗪等。

【剂量与用法】 口服，首次一次 50 mg，1次/日，以后可酌情增至一次100 mg，1次/日，治疗高血压一般需1～2周达最高疗效。

【用药须知】 1. 本品与其他降压药合用时，应注意血压不宜降得过低。

2. 尽量不用大剂量口服，以免发生较多的不良反应。

【制剂】 片剂：50 mg。

【贮藏】 密封、避光保存。

8.4.6 血管紧张素转换酶抑制药

血管紧张素Ⅰ是血管紧张素转化过程中的中间产物，系血管紧张素原经肾素作用水解产生的一种10肽。其本身的收缩血管作用很弱，在转换酶的作用下得以转变成血管紧张素Ⅱ（一种8肽）。由于血管紧张素Ⅱ的增多和肾上腺皮质释放醛固酮，故使血压明显上升。所以过去曾将本抑制剂称作“血管紧张素Ⅰ转换酶抑制剂”。看来，转换酶是促成血压升高的关键物质之一，抑制这种酶，就切断了血管紧张素Ⅰ转变成血管紧张素Ⅱ的唯一途径。当转换酶被抑制之后，缓激肽就得以保留下来，产生血管扩张作用。

本组药物通过降低血管紧张素Ⅱ和醛固酮的水平，使心脏前、后负荷均可减轻。这一类药物之间似乎差异不大，但仍可通过以下几点予以区别。

1. 是否有巯基存在。

2. 是否属于前药。

3. 其消除的途径。

4. 在血管和其他组织中对血管紧张素转换酶的亲和力。

在这些特点中存在的差别就会对ACEIs的作用开始和持续时间产生影响。

【用药警戒】 直接作用于肾素-血管紧张素系统的药物可导致新生儿损伤或死亡。服用本类药物期间一旦发现怀孕，应立即停药。

【不良反应】 1. 所有的ACEI似乎都有着类似不良反应谱，但是某些不良反应如味觉障碍和皮肤反应过敏曾被归因于巯基的存在，如卡托普利。

2. 最常见到的不良反应有低血压、头晕、头痛、乏力、胃肠功能障碍、味觉改变、持续干咳和其他上呼吸道症状、皮疹（包括多形性红斑和中毒性表皮坏死溶解症）、血管神经性水肿、过敏反应、肾功能受损、高血钾、低血钠和血液系疾病。

3. 开始用药时常出现明显的低血压，尤其心力衰竭患者和钠或血容量耗竭的患者（如此前曾用过利尿药）。缺血性心脏病或脑血管病患者在血压下降时可能引起心肌梗死或脑血管事件。

4. 肾功能恶化，包括尿素和肌酐升高和可逆性急性肾衰竭。这主要发生在已有肾或肾血管功能不全或心力衰竭的患者中，由于低血容量而激发。蛋白尿也可能出现，某些患者还可能进展成肾病综合征。

5. 其他还有胸痛、心悸、心动过速、肝细胞受损、胆汁淤积性黄疸、脱发，中性粒细胞减少和粒细胞缺乏（尤其是肾衰竭患者和胶原血管疾病如系统性红斑狼疮和硬皮症患者）、血小板减少、贫血、肌肉痉挛、感觉异常、精神或睡眠障碍及阳痿。

6. 本组药物对胎儿可能有毒性。

7. 大多数不良反应在停药后可逆转。症状性低血压（包括超量用药后）一般对静脉滴注0.9%氯化钠注射液产生效应，如果常规治疗无效，应考虑使用血管紧张素酰胺。

【禁忌与慎用】 1. 这组药物不应用于主动脉狭窄或输出道梗阻的患者。一般也不应用于患有或疑有肾血管疾病的患者，不过，在专家高度关注和严密的监护下，偶尔也用于血压极高的患者。

2. 老年人或患有外周血管疾病或全身动脉粥样硬化的患者，由于他们可能患有临床静止的肾血管疾病，故可能处于高度危险中，应特别注意。

3. 对本组药物过敏者禁用。

【药物相互作用】 1. 本组药物合用利尿药、其他降压药（包括乙醇）或者血压较低，均可能导致血压过低。

2. 同时给予留钾利尿药或补钾，或者合用可致血钾升高的药物如环孢素、吲哚美辛，会导致高钾血症。心力衰竭患者在开始使用本组药物之前，应停用保钾利尿药，更应停止补钾。

3. 在患者接受排钾利尿药时，并不排斥补钾，不过，应监测血钾浓度。

4. 本组药物对肾的不良反应，可能会被损害肾功能的药物加重（如NSAIDs）。

【用药须知】 1. 在使用本组药物之前，所有患者均应检查肾功能。

2. 既往曾患肾病或正在使用高剂量本组药物的患者，应定期检查尿蛋白。

3. 患有胶原血管疾病的患者，或正在接受免疫抑制疗法的患者，尤其在他们还存在肾功能不全时，有必要定期进行白细胞计数检查。

4. 心力衰竭患者和很可能存在水、盐耗竭的患者（如同时接受利尿药或透析的患者），在开始使用本组药物时就可能出现症状性低血压。因此，应在严密监护下开始治疗，使用小剂量，并使患者处于斜卧位，把药物的副作用限制到最低程度。

5. 血透期间使用高流量聚丙烯腈膜时，接受本组药物的患者有的出现了过敏样反应。在使用硫酸右旋糖酐柱进行 LDL 血采集术期间和使用膜翅目毒液进行脱敏期间接受本组药物的患者，也会发生过敏样反应。

6. 动物实验证实，给予大剂量母体，对胎儿会产生伤害。因此，妊娠期妇女不应使用本组药物。

卡托普利

(captopril)

别名：巯甲丙脯酸、甲巯丙脯酸、开搏通、刻甫定、巯甲丙脯酰、Capoten、Lopirin

本品是含有巯基的 ACEI，也是第 1 个用于临床的 ACEI。

【CAS】 62571-86-2

【ATC】 C09AA01

【理化性状】 1. 本品为白色至类白色结晶性粉末，易溶于水、二氯甲烷和甲醇，溶于氢氧化物的碱性溶液。2%的水溶液 pH 为 2.0～2.6。

2. 化学名：1-[(2*S*)-3-Mercapto-2-methylpropionyl]-L-proline

3. 分子式：$C_9H_{15}NO_3S$

4. 分子量：217.3

5. 结构式

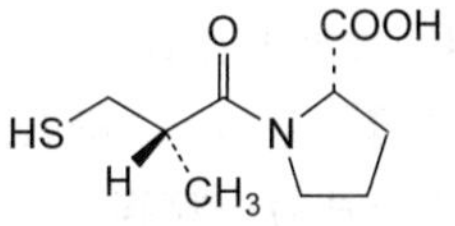

【药理作用】 参见“8.4.6”本组药物的引言。

【体内过程】 口服后有 60%～70%被吸收，1 h 后可达血药峰值。食物不会降低其降压幅度。生物利用度为 65%。蛋白结合率约为 30%。本品可透过胎盘，乳汁中的药物浓度为母体血药浓度的 1%。口服后 15～30 min 血压开始下降，1～1.5 h 可达最高疗效，作用可持续 6～12 h。本品部分在肝内代谢。有 40%～50%的用药量以原药随尿液排出，余为二硫化物和其他代谢物。消除 $t_{1/2}$ 为 2～3 h，肾功能衰竭者可见延长。血透时可排出本品。

【适应证】 1. 口服剂型

（1）治疗各型高血压，针对重型高血压，多合用本品和第 1 阶梯药物。

（2）治疗慢性心力衰竭。

（3）心肌梗死后用药。

（4）糖尿病性肾病。

2. 注射剂用于急症高血压或急性心力衰竭。

【不良反应】 参见本类药物引言。

【妊娠期安全等级】 C（前 3 个月），D（第 2 个和第 3 个 3 个月）。

【禁忌与慎用】【药物相互作用】 参见本类药物引言。

【剂量与用法】 1. 口服剂型

（1）治疗高血压　开始口服 12.5 mg，2 次/日，每 2～4 周加量，常用维持量 25～50 mg，2 次/日，一般情况下，不应超过 50 mg，3 次/日。通过较低剂量本品合用利尿药仍未满意地控制高血压时，美国临床曾将其用量加至 150 mg，3 次/日。某些患者在开始使用 ACEI 时可能会使血压陡降，因此，首剂多选在睡前服用。如正在服用利尿药，则应在开始服用本品之前停用利尿药几天。如果用于老年患者，或者加用利尿药，起始剂量应为 6.25 mg。

（2）治疗心力衰竭　正在使用利尿药时第 1 次给予本品，常易导致严重的低血压，而且在突然停药时又会引起反跳性肺水肿。因此，应在严密监护下首剂给予 6.25～12.5 mg，一般维持量为 25 mg，2～3 次/日，常用不应超过 50 mg，3 次/日。在美国，维持量已用到 150 mg，3 次/日。

（3）心肌梗死后　为了改善生活质量，延迟症状性心力衰竭，减少心肌梗死再发，在有症状或无症状的左心室功能不全而临床稳定的患者，可预防性用药。通常心肌梗死后 3 d 开始口服首剂 6.25 mg，在几周内加量至 150 mg/d，分次口服。

（4）糖尿病性肾病（微白蛋白尿>30 mg/d）　1 型糖尿病者可给 75～100 mg/d，分次口服。如血压还需进一步降低，可合用其他降压药。如果患者有重度肾功能不全（Ccr<30 ml/min），起始用量为 12.5 mg，2 次/日，如需加用利尿药，应给予袢利尿药，而不给噻嗪类。

2. 注射液　视病情或个体差异而定。本品宜在医师指导或监护下应用，给药剂量需遵循个体化原则，按疗效而予以调整。成人常用量一次 25 mg，溶于 10% 葡萄糖注射液 20 ml，缓慢静脉注射

(10 min),随后用 50 mg,溶于 10%葡萄糖注射液 500 ml,静脉滴注 1～4 h。

【用药须知】 1. 参见"8.4.6"本组药物引言。

2. 可能使 BUN 和血清肌酐升高。

【临床新用途】 1. 治疗甲状腺功能亢进　口服 12.5～25 mg,3 次/日。服用 3～7 d 后无不良反应者可增至 50～70 mg,3 次/日。20～50 d 后症状可得到改善。

2. 治疗围生期蛋白尿　口服 50～75 mg。

3. 治疗肝硬化腹水　口服 25 mg,3 次/日,连用 1～3 周。

4. 治疗有机磷中毒　常规治疗基础上,加用口服或鼻饲 12.5 mg,3 次/日,两周为一疗程。

5. 治疗特发性水肿　25 mg,3 次/日,水肿消退后再用 1 周,疗程最长 8 周。

6. 治疗婴幼儿肺炎并发心力衰竭　本品 0.1～0.3 mg/kg,加入 10%葡萄糖注射液中静脉滴注。

7. 急性心肌梗死　常规治疗基础上加用本品 6.25 mg,3 次/日,可根据反应增至 6.25 mg,3 次/日,疗程 3～4 周。

【制剂】 ①片剂:12.5 mg;25 mg;50 mg;100 mg。②注射液:25 mg/1 ml;50 mg/2 ml。

【贮藏】 密封,防潮贮于室温。

依那普利
(enalapril)

别名:恩纳普利、依拉普利、苯丁酯脯酸、悦宁定、苯酯丙脯酸、Renitec、Reilitel

本品属于长效 ACEI,不含巯基。临床用其马来酸盐,商品名 Vasotec。

【CAS】 75847-73-3

【ATC】 C09AA02

【理化性状】 1. 化学名:*N*-{*N*-[(*S*)-1-Ethoxycarbonyl-3-phenylpropyl]-L-alanyl}-L-proline

2. 分子式:$C_{20}H_{28}N_2O_5$

3. 分子量:376.4

4. 结构式

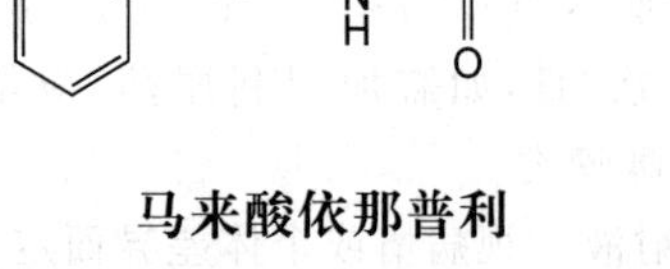

马来酸依那普利
(enalapril maleate)

〖CAS〗 76095-16-4

〖理化性状〗 1. 本品为白色或近白色粉末,略溶于水,几乎不溶于二氯甲烷,易溶于甲醇,溶于氢氧化物的碱性溶液。1%的水溶液 pH 为 2.4～2.9。

2. 分子式:$C_{20}H_{28}N_2O_5 \cdot C_4H_4O_4$

3. 分子量:492.5

【药理作用】 参见卡托普利。其作用强度为前者的 8.5 倍。

【体内过程】 本品属于前药,二酸依那普利拉(enalaprilat)是其活性形式,口服此活性物质极少被吸收。口服后本品约被吸收 60%,约 1 h 后达血药峰值。在肝内经酯酶水解成依那普利拉。口服后 3～4 h 可获得依那普利拉的血药峰值。约 60%的口服量以依那普利拉和原药随尿液排出,余见于粪便中。依那普利拉的蛋白结合率为 50%～60%。其消除属于多相,但在多次给药累积后的有效 $t_{1/2}$ 约为 11 h,肾功能不全患者可见延长。依那普利拉可经血透和腹透排出。单次口服后 1 h 内起效,4～6 h 可达最高作用,但在长期用药期间有几周不会产生充分的作用。本品可通过胎盘,进入乳汁。

【适应证】 用于高血压、心力衰竭。

【不良反应】 参见卡托普利。

【妊娠期安全等级】 C(第 1 个 3 个月),D(第 2 个和第 3 个 3 个月)。

【禁忌与慎用】【药物相互作用】 参见卡托普利。

【剂量与用法】 1. 治疗高血压　开始口服 5 mg,1 次/日,首次服药应安排在睡前,以免血压骤降。老年人肾功能不全患者或合用利尿药者首次用量减半。如可能,在给本品前,最好停用利尿药 2～3 d。如有必要再恢复。一般维持量 10～20 mg,1 次/日,重症高血压偶可给予 40 mg,2 次分服。

2. 治疗心力衰竭　也应特别注意首剂低血压效应,突然撤药会引起反跳的肺水肿。因此,开始用低剂量,并严密监护。一般开始可给予 2.5 mg,1 次/日,维持量为 20 mg,1～2 次分服。

【用药须知】 参见卡托普利。

【临床新用途】 1. 治疗糖尿病肾病　口服 10 mg,1 次/日,2 个月为一疗程。

2. 治疗冠心病心绞痛　5 mg,早晚各 1 次,4 周后如收缩压>20 kPa(150 mmHg)或舒张压>12 kPa(90 mmHg),则改为 10 mg,2 次/日,总疗程 12 周。

3. 治疗慢性肾小球肾炎　口服 10 mg,1 次/日,疗程 6 个月,可降低尿蛋白。

【制剂】 片剂:2.5 mg;5 mg;10 mg;20 mg。

【贮藏】 密封,防潮贮于室温。

赖诺普利
(lisinopril)

别名：麦道欣宁、帝益洛、Dapril、Prinivil

本品属于长效 ACEI。

【CAS】 76547-98-3(anhydrous lisinopril)；83915-83-7(lisinopril dihydrate)

【ATC】 C09AA03

【理化性状】 1. 本品为白色结晶性粉末，溶于水和甲醇，几乎不溶于乙醇、丙酮、乙腈、三氯甲烷和乙醚。

2. 化学名：*N*-{*N*-[(*S*)-1-Carboxy-3-phenylpropyl]-L-lysyl}-L-proline dihydrate

3. 分子式：$C_{21}H_{31}N_3O_5 \cdot 2H_2O$

4. 分子量：441.5

5. 结构式

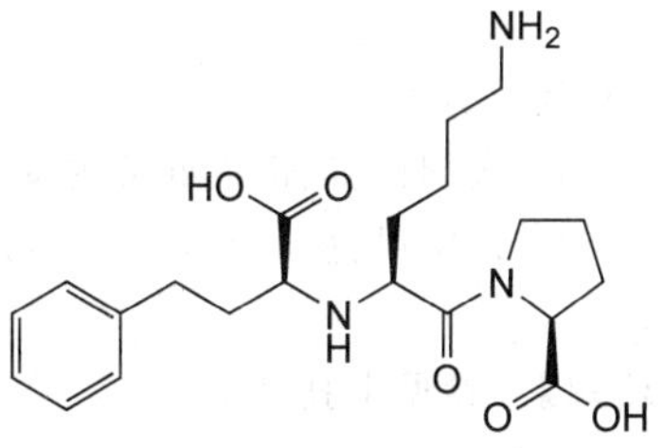

【药理作用】 参见卡托普利。

【体内过程】 口服本品吸收慢且不完全，个体差异很大(6%～60%)，平均吸收约为 25%。其本身已经是具有活性的二酸，不必再经体内代谢。给药后 7 h 左右可达血药峰值。本品与蛋白结合不明显，以原药随尿液排出。肾功能正常者多次给药后的有效 $t_{1/2}$ 约为 12 h。血透时可排出本品。

【适应证】 用于治疗高血压、心力衰竭、心肌梗死后和糖尿病性肾病。

【不良反应】 参见卡托普利。

【妊娠期安全等级】 C(第 1 个 3 个月)，D(第 2 个和第 3 个 3 个月)。

【禁忌与慎用】【药物相互作用】 参见卡托普利。

【剂量与用法】 1. 一次给药后 1～2 h 可起效，6 h 后可获高效，作用可维持 24 h。

2. 治疗高血压　开始口服 2.5 mg/d，在开始给药前，应停用利尿药 2～3 d。为避免发生首剂引起的低血压，首次服药应在睡前。常用维持量可为 10～20 mg，1 次/日。

3. 治疗心力衰竭　在严密监护下，开始口服小剂量 2.5 mg/d，维持量为 5～20 mg/d。

4. 心肌梗死后　在症状开始的 24 h 内可给予本品 5 mg，1 次/日，连用 2 d，然后加量至 10 mg/d，如果患者的收缩压低，起始剂量则为 2.5 mg/d。

5. 糖尿病性肾病　开始给予 2.5 mg，1 次/日，血压正常的 1 型糖尿病维持量为 10 mg/d，如有必要可加量至 20 mg/d，使舒张压保持在＜75 mmHg，在血压高的 2 型糖尿病中，应将用量调整到使坐位舒张压＜90 mmHg。

【用药须知】 参见卡托普利。

【制剂】 片剂：2.5 mg；5 mg；10 mg；20 mg。

【贮藏】 密封，防潮贮于常温。

贝那普利
(benazepril)

别名：苯那普利

本品属于前药。

【CAS】 86541-75-5

【ATC】 C09AA07

【理化性状】 1. 化学名：{(3*S*)-3-[(1*S*)-1-Ethoxycarbonyl-3-phenylpropylamino]-2，3，4，5-tetrahydro-2-oxo-1*H*-1-benzazepin-1-yl} aceticacidhydrochloride；1-Carboxymethyl-3-[1-ethoxycarbonyl-3-*p*-henyl-(1*S*)-propylamino]-2，3，4，5-tetrahydro-1*H*-1(3*S*)-benzazepin-2-one

2. 分子式：$C_{24}H_{28}N_2O_5$

3. 分子量：424.49

4. 结构式

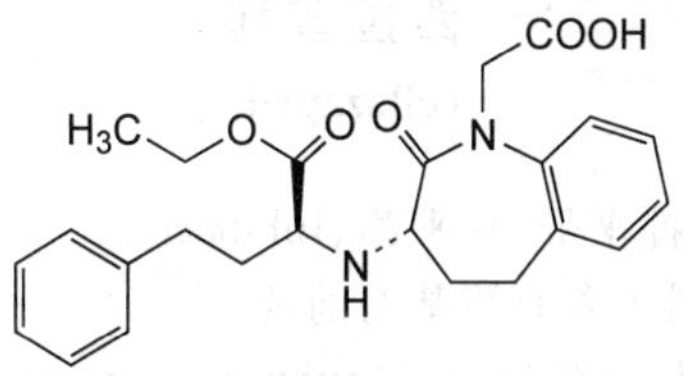

盐酸贝那普利
(benazepril hydrochloride)

别名：洛汀新、Lotensin

〖CAS〗 86541-74-4

〖理化性状〗 1. 本品为白色至类白色结晶性粉末，微溶于水，易溶于乙醇，几乎不溶于环己烷，极微溶于乙酸乙酯。

2. 化学名：{(3*S*)-3-[(1*S*)-1-Ethoxycarbonyl-3-phenylpropylamino]-2，3，4，5-tetrahydro-2-oxo-1*H*-1-benzazepin-1-yl} aceticacidhydrochloride；1-Carboxymethyl-3-[1-ethoxycarbonyl-3-*p*-henyl-(1*S*)-propylamino]-2，3，4，5-tetrahydro-1*H*-1(3*S*)-benzazepin-2-one hydrochloride

3. 分子式：$C_{24}H_{28}N_2O_5 \cdot HCl$

4. 分子量：461.0

【药理作用】 参见卡托普利。

【体内过程】 本品是二酸贝那普利拉（benazeprilat）的前药，口服贝那普利后，至少可吸收用量的37%。本品在肝内几乎完全被代谢为活性物贝那普利拉，口服贝那普利，在空腹状态下和非空腹状态下分别于1～2 h和2～4 h后达血药峰值。贝那普利和贝那普利拉的蛋白结合率约为95%，后者主要随尿液排出，有11%～12%见于粪便中，后者多次用药后的有效 $t_{1/2}$ 为10～11 h，肾功能不全患者可见延长，两者小量进入乳汁中。

【适应证】 用于治疗高血压、心力衰竭。

【不良反应】 参见卡托普利。

【妊娠期安全等级】 C（第1个3个月），D（第2个和第3个3个月）。

【禁忌与慎用】【药物相互作用】 参见卡托普利。

【剂量与用法】 1. 高血压　开始口服10 mg，1次/日，其使用注意事项参见卡托普利。一般维持量为20～40 mg，2次分服。

2. 心力衰竭　开始口服2.5 mg，1次/日，根据效应最高可给予20 mg/d。和使用卡托普利一样，应严密监护。

【用药须知】 参见卡托普利。

【制剂】 片剂：5 mg；10 mg；20 mg；40 mg。

【贮藏】 密封，防潮贮于室温。

西拉普利

(cilazapril)

别名：抑平舒、一平苏、Inhibace

本品属于含有羧基的前药。

【CAS】 88768-40-5（anhydrous cilazapril）；92077-78-6（cilazapril monohydrate）

【ATC】 C09AA08

【理化性状】 1. 本品为白色至类白色结晶性粉末，微溶于水，易溶于二氯甲烷和甲醇。

2. 化学名：（1S，9*S*）-9-[（*S*）-1-Ethoxycarbonyl-3-phenylpropylamino]-10-oxoperhy-dropyridazino[1，2-*a*][1，2]diazepine-1-carboxylic acid monohydrate

3. 分子式：$C_{22}H_{31}N_3O_5 \cdot H_2O$

4. 分子量：435.5

5. 结构式

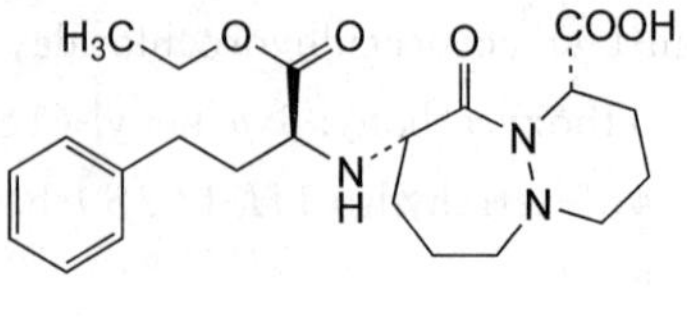

【药理作用】 参见卡托普利。

【体内过程】 本品经口服吸收后，迅速在肝内代谢成具有活性的二酸西拉普利拉。生物利用度约为60%。口服后2 h可达血药峰值。西那普利拉随尿液排出。在每天1次给药后，其有效 $t_{1/2}$ 约为9 h，肾功能不全患者可见延长，原药及其代谢物经透析只可少量排出。

【适应证】 用于治疗高血压、心力衰竭。

【不良反应】 参见卡托普利。

【妊娠期安全等级】 参见贝那普利。

【禁忌与慎用】【药物相互作用】 参见卡托普利。

【剂量与用法】 1. 高血压　开始口服本品1～1.25 mg，1次/日，维持量为2.5～5 mg，用药注意事项参见卡托普利，老年人或合用利尿药者，开始仅给0.5 mg/d。肾功能不全患者0.25～0.5 mg，每周1～2次。对肾动脉高压或肝功能不全患者应特别注意，开始试给0.25 mg/d，维持量为2.5～5 mg，注意个体化。

2. 心力衰竭　用药注意事项同卡托普利。开始可口服0.5 mg，1次/日，如需要而又耐受，可加量至2.5 mg，1次/日，最高可达5 mg/d。也可合用地高辛和利尿药。

【用药须知】 参见卡托普利。

【制剂】 片剂：2.5 mg；5 mg。

【贮藏】 密封，防潮贮于室温。

培哚普利

(perindopril)

别名：雅施达、Acertil

本品为含有羧基的前药。

【CAS】 82834-16-0

【ATC】 C09AA04

【理化性状】 1. 化学名：（2*S*，3a*S*，7a*S*）-1-{*N*-[（*S*）-1-Ethoxycarbonylbutyl]-L-alanyl} perhydroindole-2-carboxylic acid

2. 分子式：$C_{19}H_{32}N_2O_5$

3. 分子量：368.5

4. 结构式

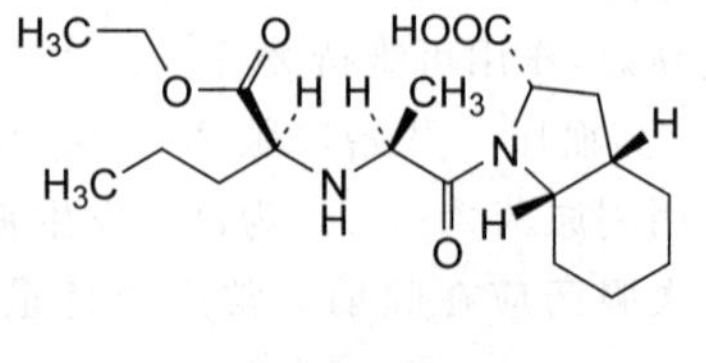

精氨酸培哚普利

(perindopril arginine)

【CAS】 612548-45-5

〖理化性状〗 1. 分子式：$C_{19}H_{32}N_2O_5 \cdot C_6H_{14}N_4O_2$

2. 分子量：643.46

特丁胺培哚普利
(perindopril erbumine)

〖CAS〗 107133-36-8

〖理化性状〗 1. 本品为白色或近白色结晶性粉末，具多晶型性，易溶于水和乙醇，略溶于二氯甲烷。

2. 分子式：$C_{19}H_{32}N_2O_5 \cdot C_4H_{11}N$

3. 分子量：441.6

【药理作用】 参见卡托普利。

【体内过程】 口服后迅速被吸收，主要在肝内代谢成具有活性的二酸培哚普利拉(perindoprilat)和失活的葡糖醛酸化合物等。食物可减少培哚普利向培哚普利拉转化。约有 75%的用量以上述 3 种形式随尿液排出，余见于粪便中，培哚普利拉的蛋白结合率约为 10%～20%。其分布 $t_{1/2}$ 约 5 h，消除 $t_{1/2}$ 为 25～30 h，后者很可能显示出与 ACE 的强烈结合。肾功能不全患者培哚普利拉排出减少，两者均可在透析中被排出。

【适应证】 用于治疗高血压、心力衰竭。

【不良反应】 参见卡托普利。

【妊娠期安全等级】 参见贝那普利。

【禁忌与慎用】【药物相互作用】 参见卡托普利。

【剂量与用法】 1. 口服后 1 h 内可起效，4～8 h 显高效。

2. 治疗高血压　开始口服 2 mg，1 次/日，用药注意事项参见卡托普利。常用维持量为 4 mg。

3. 治疗心力衰竭　开始口服 2 mg/d，维持量为 4 mg。用药注意事项参见卡托普利。肾功能不全患者减量。

【用药须知】 参见卡托普利。

【制剂】 片剂：4 mg。

【贮藏】 密封、防潮贮于常温。

喹那普利
(quinapril)

本品为含有羧基的前药。

【CAS】 85441-61-8

【ATC】 C09AA06

【理化性状】 1. 化学名：(3*S*)-2-{*N*-[(*S*)-1-Ethoxycarbonyl-3-phenylpropyl]-L-alanyl}-1,2,3,4-tetrahydro-isoquinoline-3-carboxylic acid

2. 分子式：$C_{25}H_{30}N_2O_5$

3. 分子量：438.5

4. 结构式

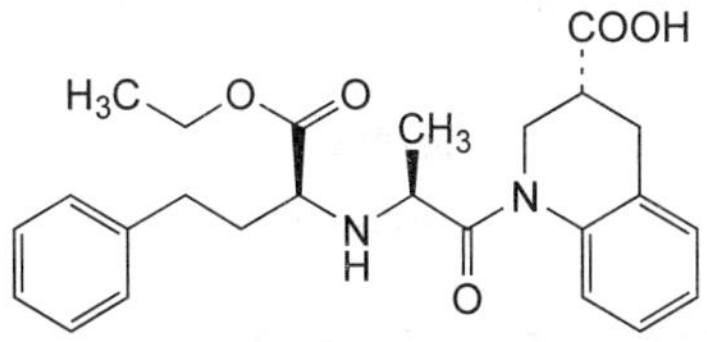

盐酸喹那普利
(quinapril hydrochloride)

别名：Acuitel、Acupril、Accupro、Accupril

〖CAS〗 82586-55-8

〖理化性状〗 1. 本品为白色至米色粉末，易溶于水。

2. 化学名：(3*S*)-2-{*N*-[(*S*)-1-Ethoxycarbonyl-3-phenylpropyl]-L-alanyl}-1, 2, 3, 4-tetrahydro-isoquinoline-3-carboxylic acid hydrochloride

3. 分子式：$C_{25}H_{30}N_2O_5 \cdot HCl$

4. 分子量：475.0

【药理作用】 参见卡托普利。

【体内过程】 口服本品后约可被吸收 60%，主要在肝内被代谢成具有活性的喹那普利拉和失活的代谢物。一次口服后 2 h 内可达血药峰值。约为 60%口服量的喹那普利以喹那普利拉形式随尿液排出，余见于粪便中，喹那普利拉的蛋白结合率约为 97%。多次给予喹那普利后的有效 $t_{1/2}$ 接近 3 h。终末 $t_{1/2}$ 长达 25 h，表明其与 ACE 的结合是强有力的。肝、肾功能不全可影响喹那普利和喹那普利拉的药动学。

【适应证】 用于治疗高血压、心力衰竭。

【不良反应】 参见卡托普利。

【妊娠期安全等级】 C(第 1 个 3 个月)，D(第 2 个和第 3 个 3 个月)。

【禁忌与慎用】【药物相互作用】 参见卡托普利。

【剂量与用法】 1. 口服本品后 1 h 起效，2～4 h 达高效，但当长期用药期间，不产生充分作用的时间可能达 1～2 周。药效可持续 24 h，故利于一天服药 1 次。

2. 治疗高血压　开始口服 10 mg，1 次/日，老年人、肾功能不全患者或合用利尿药者，开始给予 2.5 mg/d，用药注意事项同卡托普利。一般维持量为 20～40 mg，2 次分服。

3. 治疗心力衰竭　用药注意事项参见卡托普利。开始口服 2.5 mg/d，一般维持量为 10～20 mg，2 次分服。

【用药须知】 参见卡托普利。

【制剂】 片剂：5 mg；10 mg；20 mg；40 mg。

【贮藏】 避光贮于常温。

福辛普利

(fosinopril)

本品含有磷酰基，是一种前药。

【CAS】 98048-97-6

【ATC】 C09AA09

【理化性状】 1. 化学名：(4*S*)-4-Cyclohexyl-1-{[(*RS*)-2-methyl-1-(propionyloxy) propoxy]-(4-phenylbutyl)phosphinylacetyl}-L-proline

2. 分子式：$C_{30}H_{45}NO_7P$

3. 分子量：563.66

4. 结构式

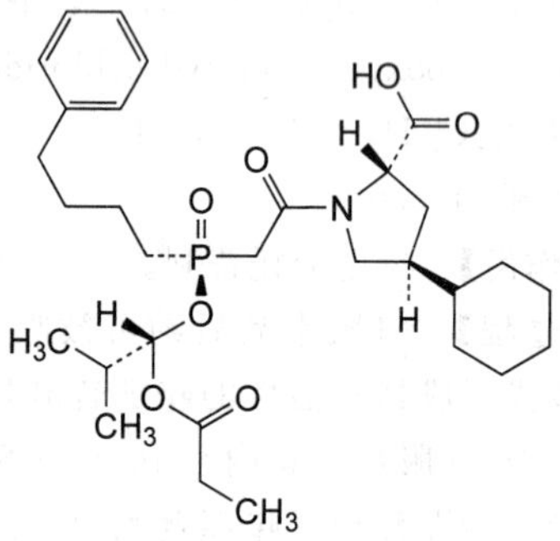

福辛普利钠

(fosinopril sodium)

别名：蒙诺，Monopril

【CAS】 88889-14-9

【理化性状】 1. 本品为白色至类白色结晶性粉末，易溶于水难溶于乙醇，不溶于己烷。

2. 化学名：(4*S*)-4-Cyclohexyl-1-{[(*RS*)-2-methyl-1-(propionyloxy) propoxy]-(4-phenylbutyl) phosphinylacetyl}-L-proline sodium

3. 分子式：$C_{30}H_{45}NNaO_7P$

4. 分子量：585.6

【药理作用】 参见卡托普利。

【体内过程】 本品是二酸福辛普利拉的前药。口服福辛普利后可被吸收 36%，在口服福辛普利后可迅速在胃肠道和肝内完全水解成福辛普利拉。口服后约 3 h 可达血药峰值。福辛普利拉随尿液、粪便排出，也出现在乳汁中，福辛普利拉的蛋白结合率为 95%。高血压患者在多次服药后，累积的福辛普利拉的有效 $t_{1/2}$ 约为 11.5 h，心力衰竭患者可延长至 14 h。

【适应证】 用于治疗高血压、心力衰竭。

【不良反应】【禁忌与慎用】【药物相互作用】 参见卡托普利。

【妊娠期安全等级】 参见贝那普利。

【剂量与用法】 1. 高血压　成人和＞12 岁儿童开始口服 10 mg，1 次/日。常用维持量 10～40 mg，1 次/日。用药注意事项参见卡托普利。

2. 心力衰竭　注意事项参见卡托普利。开始口服 10 mg，1 次/日。如果患者耐受，且病情又有需要，可加量至 10～40 mg。

【用药须知】 参见卡托普利。

【贮藏】 避光，贮于常温。

【制剂】 片剂：10 mg。

雷米普利

(ramipril)

别名：瑞泰、Tritace、Altace

本品含有羧基，属于前药。

【CAS】 87333-19-5

【ATC】 C09AA05

【理化性状】 1. 本品为白色或近白色结晶性粉末，微溶于水，易溶于甲醇。

2. 化学名：(2*S*，3a*S*，6a*S*)-1-{*N*-[(*S*)-1-Ethoxycarbonyl-3-phenylpropyl] L-alanyl} perhydrocyclopenta[*b*]pyrrole-2-carboxylic acid

3. 分子式：$C_{23}H_{32}N_2O_5$

4. 分子量：416.5

5. 结构式

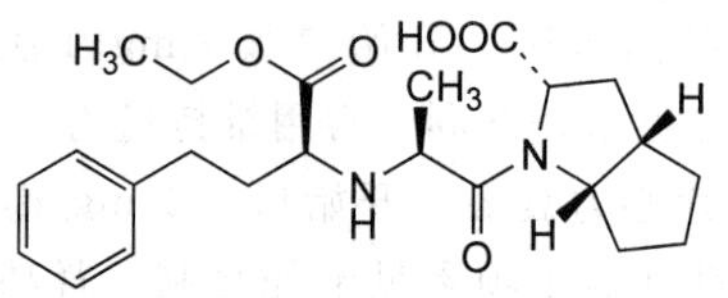

【药理作用】 参见卡托普利。

【体内过程】 本品是雷米普利拉的前药。口服后至少可被吸收 50%～60%。口服后，雷米普利在肝内代谢为雷米普利拉，其他代谢物均失活。口服雷米普利后 2～4 h 雷米普利拉可达血药峰值。后者的蛋白结合率约为 56%。多次口服雷米普利 5～10 mg，累积的雷米普利拉的有效 $t_{1/2}$ 为 13～17 h。约有 60%的口服量随尿液排出，余见于粪便中。肾功能不全患者的清除率会下降。

【适应证】 用于治疗高血压、心力衰竭。用于改善临床有心力衰竭表现的患者出现心肌梗死后的生存率。

【不良反应】 参见卡托普利。

【妊娠期安全等级】 C(第 1 个 3 个月)，D(第 2

个和第 3 个 3 个月)。

【禁忌与慎用】【药物相互作用】 参见卡托普利。

【剂量与用法】 1. 高血压　开始口服 1.25 mg, 1 次/日。常用维持量 2.5～5 mg,1 次/日。用药期间注意事项参见卡托普利。

2. 心力衰竭　开始口服 1.25 mg,1 次/日,最高剂量可达 10 mg/d,分次服。用药期间注意事项参见卡托普利。

3. 心肌梗死后　必须住院,于心肌梗死发生后 3～10 d 开始口服本品 2.5 mg,2 次/日,2 d 后可加量至 5 mg,2 次/日,维持量为 2.5～5 mg,2 次/日。

【用药须知】 参见卡托普利。

【制剂】 胶囊剂:1.25 mg;2.5 mg;5 mg;10 mg。

【贮藏】 密封、避光贮于常温。

佐芬普利
(zofenopril)

本品为含有巯基的长效 ACEI。

【CAS】 81872-10-8

【ATC】 C09AA15

【理化性状】 1. 化学名:(4*S*)-1-[(2*S*)-3-(Benzylthio)-2-methyl-propionyl]-4-(phenylthio)-L-proline

2. 分子式:$C_{22}H_{23}NO_4S_2$

3. 分子量:429.55

4. 结构式

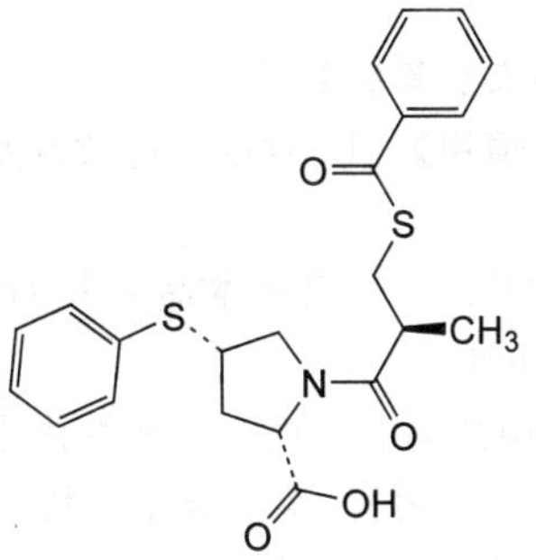

佐芬普利钙
(zofenopril calcium)

别名:Bifril、Zofenil、Zopranol

本品为含有巯基的长效 ACEI。

【CAS】 81938-43-4

【理化性状】 1. 化学名:Calcium salt of(4*S*)-1-[(2*S*)-3-(benzylthio)-2-methyl-propionyl]-4-(phenylthio)-L-proline

2. 分子式:$C_{44}H_{44}CaN_2O_8S_4$

3. 分子量:897.2

【药理作用】 因本品含有巯基,故具有亲脂性和抗氧化作用。本品可被水解为具有活性的佐芬普利拉。

【体内过程】 本品口服后迅速而且完全被吸收,并几乎完全转化为佐芬普利拉。口服后 1.5 h 佐芬普利拉可达血药峰值。给予单剂 10～80 mg 后药动学呈线性。每天给药 15～60 mg,连用 3 周,未见药物蓄积。食物影响吸收速度,但不影响吸收程度,AUC 几乎保持不变。蛋白结合率约为 88%,$t_{1/2}$ 约为 5.5 h。口服的总清除率为 1300 ml/min。本品静脉注射后,随尿液排出 76%,随粪便排出 16%。口服本品则随尿液排出 69%,随粪便排出 26%,说明其代谢消除是通过肝、肾两个途径的,而以肾为主。

【适应证】 1. 用于轻、中度原发性高血压。

2. 急性心肌梗死 24 h 内有或无症状、血流动力学稳定并未接受溶栓治疗的患者。

【不良反应】 1. 常见不良反应有头晕、头痛、疲乏、咳嗽、恶心和呕吐。

2. 较少见的有面红、肌痉挛和虚弱。

3. 罕见严重低血压、周围血管神经性水肿、直立性低血压和胸痛、肌痛和肌痉挛、肾功能不全和急性肾衰竭。

4. 呼吸系统可见咳嗽、呼吸困难、鼻炎、鼻窦炎、支气管炎和支气管痉挛。

5. 个别出现因上呼吸道水肿所引起的致命性呼吸阻塞。

6. 胃肠道还可见腹痛、腹泻、便秘和口干。

7. 过量可致严重低血压、麻痹、心率过缓、电解质紊乱、肾衰竭和休克。

【禁忌与慎用】 1. 对本品过敏者、妊娠期妇女及未采取有效避孕措施的育龄妇女均禁用。

2. 使用其他 ACEIs 而发生过周围血管神经性水肿和遗传性或特发性血管神经性水肿的患者禁用。

3. 重度肝功能不全、双肾动脉狭窄患者禁用。

4. 哺乳期妇女应权衡本品对其的重要性,选择停药或停止哺乳。

5. 儿童用药的安全性和有效性尚未确定。

6. >75 岁老年心肌梗死患者慎用,肾功能或肝功能不全的心肌梗死患者不宜使用。

【剂量与用法】 1. 治疗高血压　对无水钠潴留的患者,开始可口服 15 mg,1 次/日,间隔 4 周调整剂量,日最高剂量为 60 mg,根据血压水平使用最佳有效剂量,也可将一日用量分 2 次分服。如疗效不佳,可加用利尿药。

2. 对疑有水钠潴留的患者　首剂给药可能出现低血压险情。应在处理水钠潴留并停用利尿药 2～3 d 后再开始使用本品。如仍有顾虑，起始可口服 7.5 mg。

3. 急性心肌梗死患者在症状出现 24 h 内开始使用本品，连续治疗 6 周。剂量为第 1～2 d，每 12 h 口服 7.5 mg。第 3～4 d 每 12 h 给药 15 mg。第 5 d 后每 12 h 给药 30 mg。如在开始用药的头 3 d 出现低收缩压则不再增加用量，并使血压稳定在有效的剂量上。如在 1 h 以上的间隔时间内两次出现低于 90 mmHg 的收缩压，则应停用本品。用药 6 周后，如无左心功能不全或心力衰竭症状，则可停药。否则应继续给药。

【用药须知】 1. 参见卡托普利。

2. 肾功能不全的老年人用量减半。

3. 轻至中度肝功能不全患者起始剂量减半。

【制剂】 片剂：7.5 mg；15 mg；30 mg；60 mg。

【贮藏】 密封、防潮置于室温。

群多普利

(trandolapril)

别名：Mavik、泉多普利

【CAS】 87679-37-6

【ATC】 C09AA10

【理化性状】 1. 本品为白色或近白色粉末。溶于三氯甲烷、二氯甲烷及甲醇，熔点 125 ℃。

2. 化学名：(2*S*，3a*R*，7a*S*)-1-[(*S*)-*N*-[(*S*)-1-Carboxy-3 phenylpropyl] alanyl] hexahydro-2-indolinecarboxylic acid，1-ethyl ester

3. 分子式：$C_{24}H_{34}N_2O_5$

4. 分子量：430.54

5. 结构式

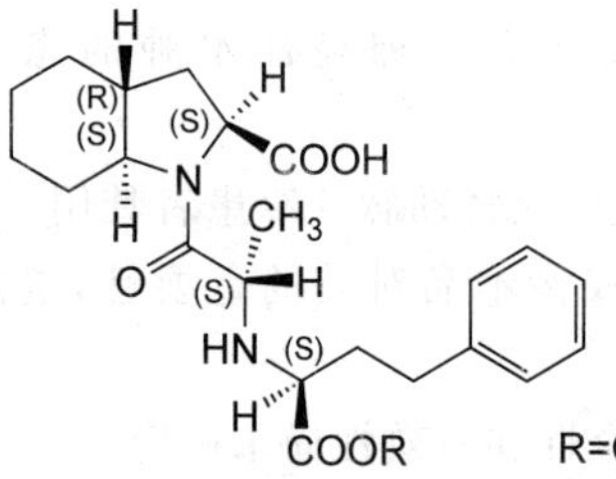

【药理作用】 本品为一新型长效含羧基的 ACEI，作用比依那普利强 2.3～10 倍，其本身及吸收后的水解活性产物群多普利拉亦有活性，但活性产物的作用为原药的 7 倍。

【体内过程】 1. 吸收　本品主要在肝内转化为二酸群多普利拉，口服本品后的生物利用度为 10%，群多普利拉为 70%，空腹服用，本品在给药后 1 h 可达血药峰值，而群多普利拉则在 4～10 h 才达血药峰值。本品的清除 $t_{1/2}$ 约为 6 h。在稳态时，群多普利拉的有效 $t_{1/2}$ 为 22.5 h。多剂量给药后未发现蓄积。食物可减缓本品的吸收，但不影响群多普利拉的 AUC 和 C_{max}，也不影响本品的 C_{max}。

2. 分布　本品的血浆蛋白结合率约为 80%，与浓度无关。群多普利拉的蛋白结合率呈浓度依赖性，0.1 ng/ml 时为 94%，1000 ng/ml 时为 65%，提示随血药浓度的升高，结合率有饱和现象。本品的分布容积约为 18 L，本品及其活性代谢产物的总体清除率分别为 52 L/h 和 7 L/h。肾清除率与剂量有关，为 1～4 L/h。

3. 代谢和排泄　口服后约 33% 的原药和代谢产物随尿排除，随粪便排除 66%。本品的 AUC 和 C_{max} 及群多普利拉的 C_{max} 在剂量 1～4 mg 之间时，与剂量成正比，群多普利拉的 AUC 升高略低于剂量增高的比例。至少发现了 7 种代谢产物，主要为葡萄糖酸苷或脱脂产物。

4. Ccr＜30 ml/min 及透析者，本品及群多普利拉的血药浓度约升高 2 倍，清除率降低 85%。轻至中度酒精性肝硬化者，本品及群多普利拉的血药浓度分别升高约 9 倍和 2 倍。

【适应证】 用于治疗原发性高血压、心力衰竭。

【不良反应】 发生率较低，极少需要停药。长期服用有少数患者出现不良反应，如干咳、头痛、头昏、无力、心悸、低血压、恶心、胃肠功能紊乱、瘙痒、皮疹和水肿等。

【妊娠期安全等级】 D。

【禁忌与慎用】 1. 对本品过敏者及妊娠期妇女禁用。

2. 哺乳期妇女应权衡本品对其的重要性，选择停药或停止哺乳。

3. 儿童用药的安全性和有效性尚未确定。

【药物相互作用】 参见卡托普利。

【剂量与用法】 口服，一次 0.5～2 mg，1 次/日。Ccr＜30 ml/min 及肝硬化患者应从 0.5 mg 的剂量开始。

【用药须知】 参见卡托普利。

【制剂】 片剂：1 mg；2 mg；4 mg。

【贮藏】 贮于 20～25 ℃。

地拉普利

(delapril)

【CAS】 83435-66-9

【ATC】 C09AA12

【理化性状】 1. 化学名：2-[(2*S*)-*N*-(2,3-dihydro-1*H*-inden-2-yl)-2-{[(2*S*)-1-ethoxy-1-oxo-4-phenylbutan-2-yl]amino}propanamido]acetic acid

2. 分子式：$C_{26}H_{32}N_2O_5$

3. 分子量：452.54

4. 结构式

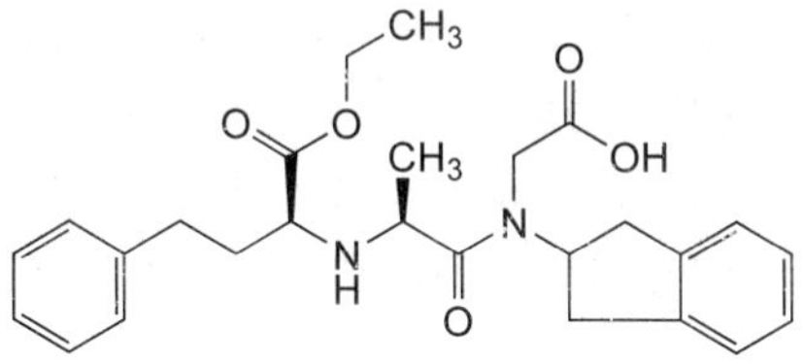

盐酸地拉普利
(delapril hydrochloride)

别名：压得克、Adecut、Alindapril

〖CAS〗 83435-67-0

〖理化性状〗 1. 本品为白色片状结晶。熔点166～170 ℃。

2. 化学名：2-[(2*S*)-*N*-(2,3-dihydro-1*H*-inden-2-yl)-2-{[(2*S*)-1-ethoxy-1-oxo-4-phenylbutan-2-yl]amino}propanamido]acetic acid hydrochloride

3. 分子式：$C_{26}H_{32}N_2O_5 \cdot HCl$

4. 分子量：489.01

【药理作用】 本品为含羧基类 ACEI，可抑制循环中及血管壁的 ACE 活性，还可抑制交感神经末梢去甲肾上腺素的游离及醛固酮的分泌，也具有活化缓激肽的作用，以上机制共同发挥降压作用。其作用与剂量相关，达峰效应时间为 1～6 h，此时的血浆浓度为 731 μg/ml。

【适应证】 适用于原发性高血压、肾性高血压及肾血管性高血压。

【不良反应】 1. 可有皮疹、瘙痒、眩晕、步履蹒跚、站立时头晕、头痛、失眠、疲倦、肩部酸痛感、恶心、呕吐、食欲缺乏、发热、心悸、白细胞减少、红细胞减少、血红蛋白下降及红细胞压积下降。

2. 有时出现 ALT、AST、乳酸脱氢酶、ALP 及总胆红素上升。

3. 有时可出现血尿素氮及肌酐升高、蛋白尿。

4. 可有咳嗽、乏力、出汗、血钾升高、总胆固醇及尿酸升高。

5. 偶可出现尿糖及抗核抗体阳性。

【禁忌与慎用】 1. 对本品过敏者禁用。

2. 轻度肾功能不全患者适当减量，重度肾功能不全患者(血清肌酐值>3 mg/dl、两侧性肾动脉狭窄)须慎重用药。

3. 有由于其他血管紧张素转换酶抑制剂引起血管神经性水肿史的患者禁用。

4. 妊娠期妇女禁用。

5. 本品活性代谢物能通过乳汁分泌，故哺乳期妇女用药期间应停止哺乳。

6. 因尚无小儿用药的经验，小儿不宜使用。

【剂量与用法】 口服，成人初始剂量为一次 15 mg，2 次/日，以后一次 15～30 mg，2 次/日。最大剂量为一次 60 mg，2 次/日，血压稳定后，可酌情一天 1 次服药。

【用药须知】 1. 可能影响高空作用及机械操作能力。

2. 与保钾利尿药合用时可出现血钾上升现象，可加强利尿降压药的降压作用。

【制剂】 片剂：15 mg。

【贮藏】 密封保存。

阿拉普利
(alacepril)

别名：Cetapril

本品为新型 ACEI。

【CAS】 74258-86-9

【理化性状】 1. 化学名：(2*S*)-2-([(2*S*)-1-[(2*S*)-3-Acetylsulfanyl-2-methylpropanoyl] pyrrolidine-2-carbonyl]amino)-3-phenylpropanoic acid

2. 分子式：$C_{20}H_{26}N_2O_5S$

3. 分子量：406.49

4. 结构式

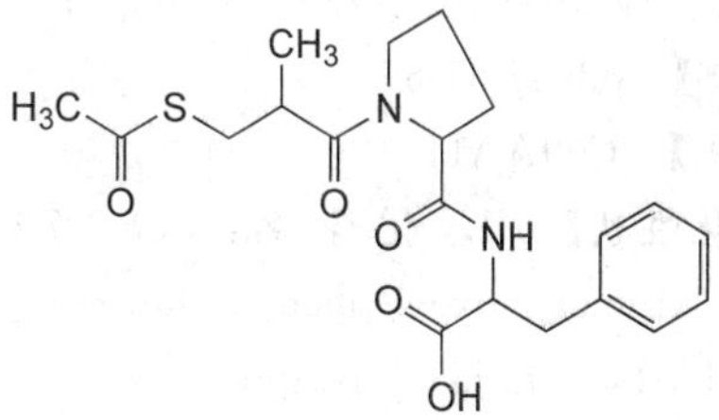

【药理作用】 本品为含巯基的新型血管紧张素转换酶(ACE)抑制药，是前体药，在体内迅速转化为卡托普利而起作用。本品分解缓慢，具有较高的效力和较长的作用时间。

【体内过程】 口服吸收良好，生物利用度为 67%，达峰时间为 1～2 h，食物可延迟达峰时间，降压作用持续 6～10 h。在肝中经去乙酰化迅速代谢为卡托普利，血中的游离卡托普利、蛋白结合的卡托普利和总卡托普利的 $t_{1/2}$ 分别为 1.9 h、4.2 h 和 5.2 h。卡托普利可进入乳汁，但量很少。经肾和肠道排泄，24 h 尿液总排出量为 50%～70%。肾功能不全可影响药物排出，Ccr＜20 ml/min 的患者，卡托普利消除 $t_{1/2}$ 显著延长。血液透析可以清除本品。

【适应证】 1. 用于原发性和肾性高血压，可单独应用或与其他降压药(如利尿药)合用。

2. 用于充血性心力衰竭，可单独应用或与强心药、利尿药合用。

【不良反应】【禁忌与慎用】 参见卡托普利。

【剂量与用法】 口服给药，25～75 mg/d，分 1～2 次服。根据患者血压情况增减剂量，对重症患者最大用量为 100 mg/d。

【用药须知】 1. 容易出现低血压的患者(如充血性心力衰竭、低钠血症、使用大剂量利尿药或近期使用强效利尿药、透析或存在血容量严重不足者)，用药后应警惕发生低血压，需密切监测血压。

2. 如出现顽固性干咳时，应停药观察。

3. 如出现发热、淋巴结肿大和(或)咽喉疼痛等症状，应立即检查白细胞计数。

4. 如出现呼吸或吞咽困难、喉部喘鸣及面部、唇、四肢、舌、声门或喉部水肿等血管神经性水肿症状，应停药。

5. 低血压和心动过速可能是本品中毒的初期临床表现，可在用药后 1 h 内出现，最大作用出现在用药后 4～6 h。本品过量的处理参见卡托普利。

【制剂】 片剂：12.5 mg；25 mg。

【贮藏】 密闭贮存。

螺普利

(spirapril)

别名：斯匹诺利、山多普利、Sandopril

【CAS】 83647-97-6

【ATC】 C09AA11

【理化性状】 1. 化学名：(8*S*)-7-[(2*S*)-2-{[(2*S*)-1-thoxy-1-oxo-4-phenylbutan-2-yl] amino}propanoyl]-1, 4-dithia-7-azaspiro [4.4] nonane-8-carboxylic acid

2. 分子式：$C_{22}H_{30}N_2O_5S_2$

3. 分子量：466.62

4. 结构式

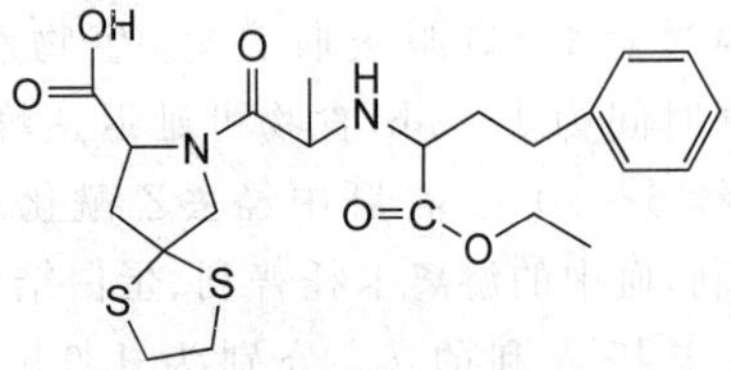

【药理作用】 本品是一种新型的不含巯基的血管紧张素转化酶抑制药，结构同依那普利相似。最大降压作用出现在口服后 4～8 h，作用较持久。

【体内过程】 口服本品后平均生物利用度为 50%，进入人体后能快速转变成具有活性的二羧酸代谢产物螺普利拉，后者达峰时间为 1.8 h～3.0 h。螺普利拉在血浆中的衰减有两个时相，第一相 $t_{1/2}$ 为 1.5～2.2 h，第二相 $t_{1/2}$ 为 30～40 h。螺普利拉的消除是通过肾和非肾(肝)双重机制。在伴有肾衰竭的患者中，未发现螺普利拉有临床意义的蓄积现象，并且不受剂量变化的影响。老年人和伴有肝功不全的患者，螺普利拉的药动学会发生改变，老年人 AUC 和 C_{max} 均见升高 30%，而肝功能不全患者 AUC 降低 30%。

【适应证】 用于治疗高血压和充血性心力衰竭。

【不良反应】 常见的不良反应为眩晕、头痛和疲乏，其发生率通常和其他的血管紧张素转化酶抑制药相似。服用本品亦可发生咳嗽。不良反应的发生与服用剂量有关，剂量越小，其不良反应的发生率越低。

【禁忌与慎用】 参见依那普利。

【剂量与用法】 高血压患者，口服，一次 6～50 mg，1 次/日。充血性心力衰竭的起始剂量为 1.5 mg，1 次/日，根据病情和疗效可适当调整剂量。

【用药须知】 由于其肝、肾双重消除机制，肾功能不全患者使用不必调整剂量。

【制剂】 片剂：25 mg。

【贮藏】 避光、密闭贮存。

莫西普利

(moexipril)

别名：美西普利

【CAS】 103775-10-6

【ATC】 C09AA13

【理化性状】 1. 化学名：[3*S*[2[*R*＊(*R*＊)], 3*R*＊]]-2-[2-[[1-(Ethoxycarbonyl)-3-phenylpropyl] amino]-1-oxopropyl]-1, 2, 3, 4 tetrahydro-6, 7-dimethoxy-3-isoquinolinecarboxylicacid

2. 分子式：$C_{27}H_{34}N_2O_7$

3. 分子量：498.57

4. 结构式

盐酸莫西普利
(moexipril hydrochloride)

别名:Univasc

〖CAS〗 82586-52-5

〖理化性状〗 1. 本品为细小的白色至类白色粉末,室温下溶于水。

2. 化学名:[3S[2[R*(R*)],3R*]]-2-[2-[[1-(Ethoxycarbonyl)-3-phenylpropyl] amino]-1-oxopropyl]-1, 2, 3, 4 tetrahydro-6, 7-dimethoxy-3-isoquinolinecarboxylicacid, monohydrochloride

3. 分子式:$C_{27}H_{34}N_2O_7$ · HCl

4. 分子量:535.04

【药理作用】 本品是一种不含巯基的酯类化合物,为高效血管紧张素转化酶抑制药莫西普利拉的前体药。一次服用本品 15 mg,可抑制 80%～90%的血管紧张素转换酶的活性,此作用在服药 2 h 内开始,并可持续 24 h。

【体内过程】 1. 吸收　胃肠道对本品的吸收不完全,生物利用度约为 13%,血药浓度达峰时间 1.5 h,食物可降低本品的生物利用度,故应于空腹时服用。本品在吸收后能迅速脱酯而形成莫昔普利拉,该活性代谢物在服药后 3～4 h 可达血药浓度峰值。初次服用本品后 1 h 内就出现降血压作用,6～8 h 舒张压和收缩压降低值最大。

2. 分布　莫昔普利拉的蛋白结合率约为 50%,分布容积为 183 L,本品和莫昔普利拉的清除率分别为 441 ml/min 和 232 ml/min。

3. 代谢和清除　本品的 $t_{1/2}$ 为 1.3 h,而莫昔普利拉 $t_{1/2}$ 长达 9.8 h,这是由于它与 ACE 结合后缓慢释放,因此,每天服用 1 次即可。两者均被代谢为二酮哌嗪衍生物及未知的代谢物,静脉注射后,尿液中以莫昔普利拉回收 40%的给药剂量,而原药为 26%,以及极小部分代谢物。粪便中回收 20%的给药剂量,主要为莫西普利拉。口服给药后,尿液中以莫昔普利拉回收 7%的给药剂量,而原药为 1%,代谢物占 5%。粪便中回收 53%的给药剂量,52%为莫西普利拉,1%为原药。

4. 肾功能不全患者对本品及莫西普利拉的有效 $t_{1/2}$ 和 AUC 均会增加。轻至中度肝功能损害者,单剂量口服本品 15 mg,本品的 C_{max} 和 AUC 分别增加 50%和 12%,而莫西普利拉的 C_{max} 降低 50%,AUC 增加 3 倍。老年人 C_{max} 和 AUC 较年轻者增加约 30%。

【适应证】 对轻、中、重度高血压都有效,降低收缩压作用强于卡托普利。

【不良反应】 1. 最常见的严重不良反应是咳嗽和眩晕。

2. 常见的不良反应有咳嗽、头痛、眩晕、疲劳、血管神经性水肿、面部潮红和皮疹。由于血容量和盐的耗尽(脱水或合用利尿剂),有可能发生血压过低。

【妊娠期安全等级】 D。

【禁忌与慎用】 1. 肝、肾损伤,胶原血管性疾病,肾动脉狭窄的患者应禁用。

2. 对本品过敏者禁用。

3. 有血管神经性水肿者及妊娠期妇女禁用。

4. 哺乳期妇女应权衡本品对其的重要性,选择停药或停止哺乳。

5. 儿童用药的安全性和有效性尚未确定。

【剂量与用法】 口服,1 次/日,一次 7.5～30 mg。正在服用利尿药者,如可能在使用本品前停用 2～3 d。如不能停用,本品的起始剂量为一次 3.75 mg,1 次/日,逐渐增加剂量,并监测低血压反应。肾清除率≤40 ml/min 者,起始剂量为一次 3.75 mg,1 次/日。

【用药须知】 1. 双肾动脉狭窄的患者使用本品可能发生肾衰竭。

2. 肾功能不全伴轻微肾功能不全的糖尿病、补钾或服用保钾利尿药的患者,可能发生高钾血症。

【制剂】 片剂:7.5 mg。

【贮藏】 防潮、密闭贮于室温。

依那普利拉
(enalaprilat)

本品为依那普利的活性代谢产物。

【CAS】 76420-72-9

【ATC】 C09AA02

【理化性状】 1. 本品为白色至类白色粉末,难溶于甲醇,微溶于水。

2. 化学名:1-[N-[(S)-1-Carboxy-3-phenylpropyl]-L-alanyl]-L-proline dihydrate

3. 分子式:$C_{18}H_{24}N_2O_5$ · $2H_2O$

4. 分子量:384.43(无水物)

5. 结构式

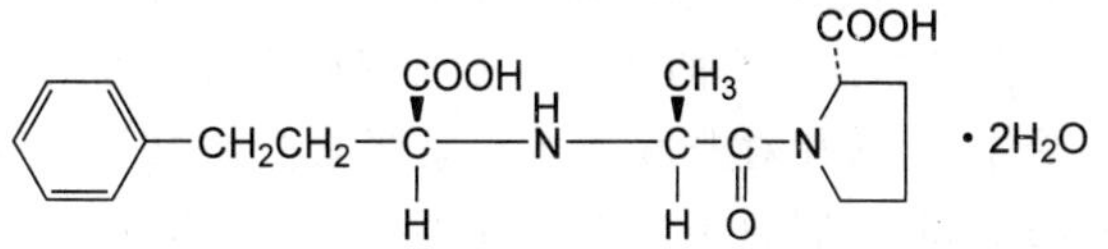

【药理作用】 本品为依那普利的活性成分,药理作用参见依那普利。

【体内过程】 本品静脉注射后 15 min 内起作用,最大降压作用出现在给药后 1～4 h,作用可维持

6 h,当出现蓄积时,其 $t_{1/2}$ 约为 11 h,该药 90%以上以原形随尿排出。

【适应证】 用于治疗高血压,尤其是依那普利口服疗效不佳时。

【不良反应】 本品不良反应与依那普利相似,较依那普利易出现低血压反应。

【妊娠期安全等级】 C(妊娠前 3 个月),D(妊娠后 6 个月)。

【禁忌与慎用】 1. 禁用于使用 ACEI 发生过遗传或特发性血管神经性水肿的患者。

2. 依那普利和本品均可在乳汁中出现,哺乳期妇女应权衡本品对其的重要性,选择停药或停止哺乳。

3. 儿童的有效性及有效性尚未确定。

【剂量与用法】 静脉注射,一次 1.25～5 mg,每 6 h 一次,以 5%葡萄糖注射液、0.9%氯化钠注射液或原装稀释剂稀释至 50 ml,注射时间不少于 5 min。最大剂量 20 mg/d。对正在使用利尿药的患者,初始剂量为一次 0.625 mg。若 1 h 后疗效不理想,可追加 0.625 mg。另外的 1.25 mg 可间歇 6 h 后再用。Ccr≤30 ml/min 的患者初始剂量为一次 0.625 mg,每 6 h 一次。由口服依那普利片剂改用本品者,初始使用剂量为一次 1.25 mg,每 6 h 一次。由使用本品改为依那普利片剂者,初始使用依那普利剂量为一次 5 mg,1 次/日。

【用药须知】 本品对严重低钠血症/血容量不足、严重心力衰竭、肾功能不全、缺血性心脏病或脑血管疾病有较强的降压作用,用时应加强监护。

【制剂】 注射液:1.25 mg/1 ml;2.5 mg/2 ml(以无水依那普利拉计算)。

【贮藏】 贮于 30 ℃以下。

8.4.7 血管紧张素Ⅱ受体拮抗药

在转化酶的作用下,血管紧张素Ⅰ可被转化成血管紧张素Ⅱ。后者在体内发挥着重要的生理作用,对血压,水和电解质平衡产生着有力的、不可或缺的影响。但也有不可忽视的负面作用,在高血压的病因学上占有重要的位置。

血管紧张素Ⅱ通过其与细胞膜上的特异性受体结合而发挥其固有的作用。血管紧张素Ⅱ有多种亚型受体,现据其对非肽类血管紧张素受体拮抗药不同的亲和力,将其分为 2 个亚型——AT_1 和 AT_2 受体。AT_1受体存在于多种器官组织(如血管平滑肌、肝、肾、肺、脑和肾上腺皮质球状带)。AT_2 主要分布于子宫、肾上腺髓质、脑及胎儿组织。据称,本组药物对 AT_1 的选择性阻滞作用,有极小部分是通过 AT_2 介导的。可见,血管紧张素Ⅱ与 AT_1受体的结合,自然会对血压产生影响。而当有某种物质阻滞了两者的结合时,就会使血管紧张素Ⅱ的失去产生病理作用的机会。诸多非肽类血管紧张素Ⅱ受体拮抗药乃应运而生。

氯沙坦
(losartan)

别名:洛沙坦、芦沙坦

本品为苯基四唑取代咪唑的化合物。

【CAS】 114798-26-4

【ATC】 C09CA01

【理化性状】 1. 化学名:2-Butyl-4-chloro-1-[*p*-(*o*-1*H*-tetrazol-5-ylphenyl) benzyl] imidazole-5-methanol

2. 分子式:$C_{22}H_{22}ClN_6O$

3. 分子量:422.91

4. 结构式

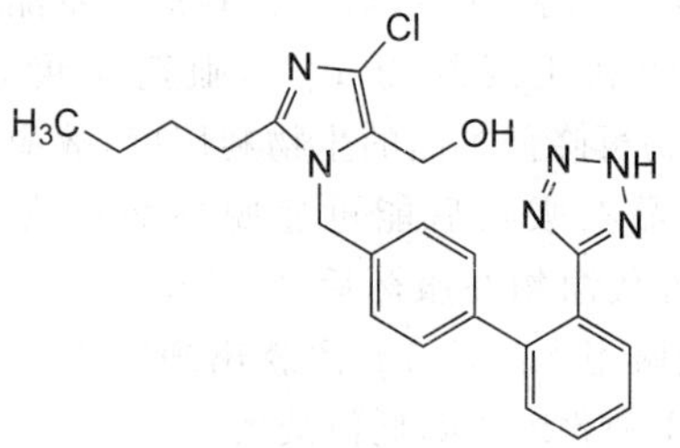

氯沙坦钾
(losartan potassium)

别名:科索亚、Cozaar、Cosaar

〖CAS〗 124750-99-8

〖理化性状〗 1. 本品为白色或近白色结晶性粉末,有吸湿性,溶于水和甲醇,微溶于乙腈。

2. 化学名:2-Butyl-4-chloro-1-[*p*-(*o*-1*H*-tetrazol-5-ylphenyl) benzyl] imidazole-5-methanol potassium

3. 分子式:$C_{22}H_{22}ClKN_6O$

4. 分子量:461.0

【药理作用】 本品对血管紧张素Ⅱ受体亚型 AT_1具有选择性阻滞作用(是对 AT_2 的 10000～30000 倍),使血管紧张素Ⅱ的所有药理作用受到遏制,致血管收缩和交感神经兴奋减弱,醛固酮分泌减少,血压下降,并有缓解心力衰竭、延缓心肌肥大和增加肾血流量的作用。

【体内过程】 口服本品后快速从胃肠道吸收,生物利用度约为 33%。其 $t_{1/2}$ 虽约 2 h,然其降压作用可维持 24 h,其在体内转变成具有活性的羧酸代谢物 EXP-3174 和失活的代谢物，其 $t_{1/2}$ 为 6～9 h。原药和 EXP-3174 的蛋白结合率均＞98%。分布容积分别为 34 L 和 12 L。两者达峰时间分别为 1 h 和 3～4 h。后者的抗血管收缩作用比前者强 15～30 倍。约有 4% 的原药和 7% 的 EXP-3174 随尿液排出，随粪便排出的代谢物占用量的 65%，两者均不易跨越血-脑屏障。近期有报道，本品可降低 2 型糖尿病的高血压和减少尿蛋白的排泄。

【适应证】 用于治疗各型高血压，必要时合用利尿药。文献报道，已有效地用于缓解心力衰竭。其降压作用远不如坎地沙坦。

【不良反应】 1. 可见轻度短暂的头晕、头痛和剂量相关性直立性低血压，胃肠道不适。

2. 可能发生低血压，特别在血容量不足时。

3. 可能发生肾功能受损。

4. 罕见皮疹、血管神经性水肿、转氨酶升高。

5. 高血钾和肌痛已见报道。

6. 与 ACEI 相比，较少引起咳嗽。

【妊娠期安全等级】 C(第 1 个 3 个月)，D(第 2 个和第 3 个 3 个月)。

【禁忌与慎用】 1. 对本品过敏者、高血钾患者禁用。

2. 肾动脉狭窄，肝功能不全和低血容量患者慎用。

3. 哺乳期妇女使用时，应暂停哺乳。

【药物相互作用】 1. 与利尿药合用可增强降压作用，但易致低血压。

2. 与保钾利尿药或其他影响肾素-血管紧张素-醛固酮系统的药物合用易致高血钾。

【剂量与用法】 1. 治疗高血压常用 50 mg，1 次/日，在开始用药后 3～6 周可获最高疗效。必要时，剂量可加至 100 mg/d，2 次分服。

2. ＞75 岁老年患者开始口服 25 mg，1 次/日。低血容量者亦给予 25 mg，1 次/日。

3. 中、重度肾功能不全(Ccr＜20 ml/min)或血容量不足者亦给予 25 mg，1 次/日。肝功能不全患者应减量。

【用药须知】 1. 低血容量的患者在使用本品之前，必须首先缓慢扩容。

2. 用药前及用药期间，应常监测血钾水平，特别是老年人。

3. 据临床对照结果，本品治疗心力衰竭的效果明显优于卡托普利，且不良反应较少，停药率较低。

4. 儿童暂不使用。

【制剂】 片剂：25 mg；50 mg。

【贮藏】 密封、避光贮于室温。

缬沙坦

(valsartan)

别名：代文、维沙坦、Diovan

本品对 AT_1 的亲和力是对 AT_2 的 24000 倍。

【CAS】 137862-53-4

【ATC】 C09CA03

【理化性状】 1. 本品为本色或几乎白色的粉末。溶于甲醇、乙醇，微溶于水。

2. 化学名：*N*-[*p*-(*o*-1*H*-Tetrazol-5-ylphenyl) benzyl]-*N*-valeryl-L-valine； *N*-Pentanoyl-*N*-[2′-(1*H*-tetrazol-5-yl) biphenyl-4-ylmethyl]-L-valine

3. 分子式：$C_{24}H_{29}N_5O_3$

4. 分子量：435.5

5. 结构式

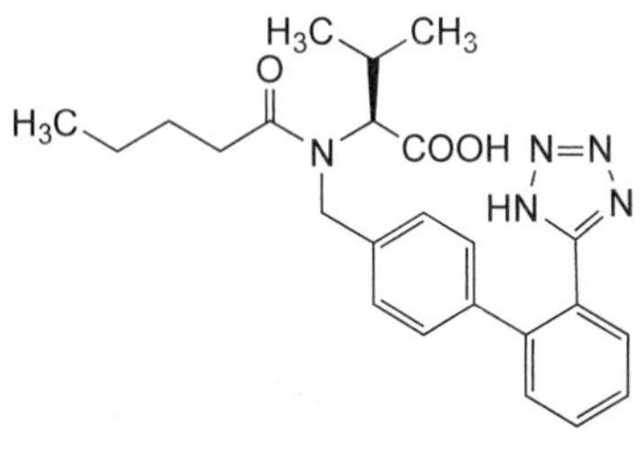

【药理作用】 参见氯沙坦。

【体内过程】 口服后可迅速被吸收，生物利用度为 23%。蛋白结合率为 94%～97%。不被明显代谢。原药主要经胆汁排出。其终末 $t_{1/2}$ 为 5～9 h，一次口服量后，83% 随粪便排出，见于尿中仅占 13%。

【适应证】 用于各型高血压，并降低心脏病发作后高危患者(左心衰和功能失调)心血管疾病的死亡率。

【不良反应】 参见氯沙坦。

【妊娠期安全等级】 C(第 1 个 3 个月)，D(第 2 个和第 3 个 3 个月)。

【禁忌与慎用】 1. 对本品过敏者、哺乳期妇女、肝功能严重不全和肝硬化、胆道阻塞均禁用。

2. 肾动脉狭窄和低血容量者慎用。

【药物相互作用】 参见氯沙坦。

【剂量与用法】 1. 一次用药后 2 h 内起效，4～6 h 可达高效，持效 24 h。持续用药 2～4 周可获最大降压作用。

2. 开始口服 80 mg，1 次/日，如有必要，可加量至 160 mg，1 次/日。

3. ＞75 岁老年患者给予 40 mg，1 次/日，肝肾功能不全、低血容量者亦给予此剂量。

【用药须知】 参见氯沙坦。

【制剂】 片剂：40 mg；80 mg。

【贮藏】 密封、避光贮于常温。

厄贝沙坦

(irbesartan)

别名：安博维、依贝沙坦、Aprovel、Avapro

本品是于 1997 年在美国上市的沙坦类药物。

【CAS】 138402-11-6

【ATC】 C09CA04

【理化性状】 1. 本品为白色至类白色结晶性粉末，微溶于乙醇和二氯甲烷，几乎不溶于水。

2. 化学名：2-Butyl-3-[*p*-(*o*-1*H*-tetrazol-5-ylphenyl)benzyl]-1,3-diazaspiro[4.4]non-1-en-4-one

3. 分子式：$C_{25}H_{28}N_6O$

4. 分子量：428.5

5. 结构式

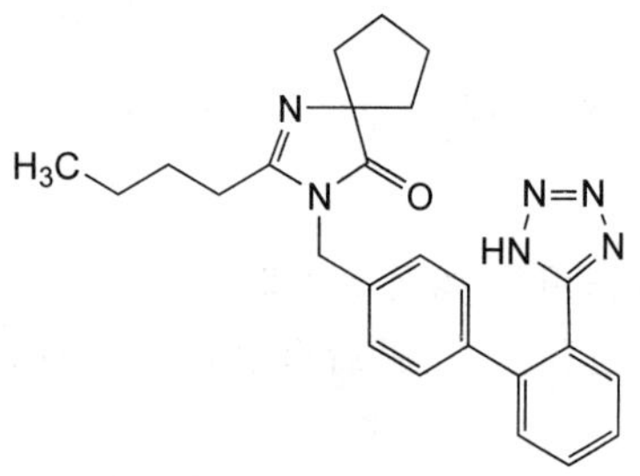

【药理作用】 同氯沙坦，其效果比氯沙坦强 3～10 倍。

【体内过程】 口服后可迅速被吸收，生物利用度为 60%～80%。口服后 1.5～2 h 可达血药峰值。本品在肝内进行一定的代谢，代谢物失活。蛋白结合率为 90%。原药和代谢物随尿液和胆汁排泄。口服或静脉给药后，接近 20%的用量随尿液排出，伴随着不到 2%的原药。其终末 $t_{1/2}$ 为 11～15 h。

【适应证】 用于治疗原发性高血压，合并高血压的 2 型糖尿病肾病。

【不良反应】【禁忌与慎用】【药物相互作用】 参见氯沙坦。

【剂量与用法】 1. 口服一次后 3～6 h 疗效可达高峰，持效 24 h。开始用药后 4～6 周内可获最高疗效。

2. 开始口服 150 mg，1 次/日，如有必要，可加量至 300 mg，1 次/日。>75 岁老年低血容量者和接受血透的患者只给予 75 mg，1 次/日。

【用药须知】 参见氯沙坦。

【制剂】 片剂：75 mg；150 mg。

【贮藏】 密封、避光贮于常温。

坎地沙坦

(candesartan)

别名：必洛斯、Atacand、Blopress

本品为一种酯类前药。

【CAS】 139481-59-7

【ATC】 C09CA06

【理化性状】 1. 化学名：(±)-1-Hydroxyethyl2-ethoxy-1-[*p*-(*o*-1*H*-tetrazol-5 ylphenyl) benzyl]-7-benzimidazolecarboxylate

2. 分子式：$C_{24}H_{20}N_6O_3$

3. 分子量：440.45

4. 结构式

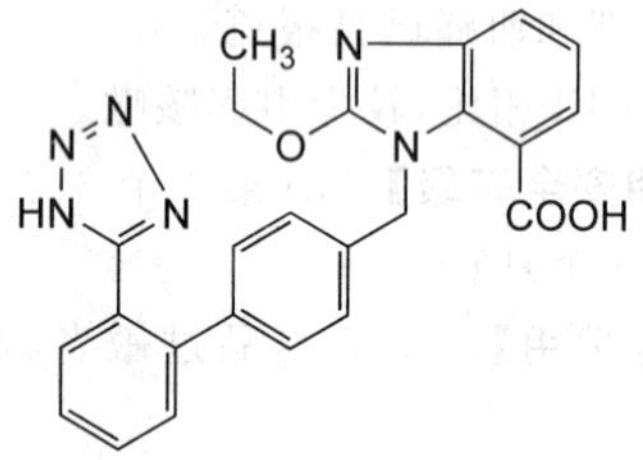

环己羧乙酯坎地沙坦

(candesartan cilexetil)

别名：必洛斯、Atacand、Blopress

【CAS】 145040-37-5

【理化性状】 1. 本品为白色至类白色粉末，几乎不溶于水，难溶于甲醇。是外消旋混合物。

2. 化学名：(±)-1-Hydroxyethyl 2-ethoxy-1-[*p*-(*o*-1*H*-tetrazol-5 ylphenyl) benzyl]-7-benzimidazolecarboxylate, cyclohexyl carbonate(ester)

3. 分子式：$C_{33}H_{34}N_6O_6$

4. 分子量：610.7

5. 结构式

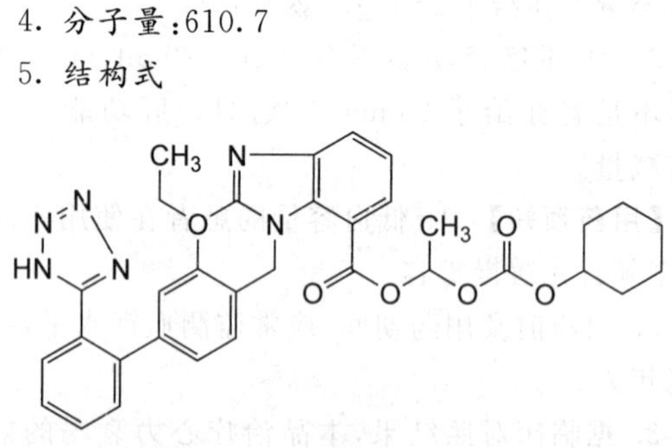

【药理作用】 参见氯沙坦，但本品 32 mg/d 的疗效优于前者 100 mg/d。

【体内过程】 坎地沙坦酯口服后可被吸收，在体内被水解成活性型坎地沙坦。作为溶液，其酯的绝对生物利用度为 40%。作为片剂则为 14%。口服后 3～4 h 可达血药峰值。坎地沙坦的蛋白结合率高于 99%。主要以原药和少量以失活代谢物随尿液和胆汁排泄。终末 $t_{1/2}$ 接近 9 h。

【适应证】【不良反应】 参见氯沙坦。

【妊娠期安全等级】 C/D。

【禁忌与慎用】【药物相互作用】 参见氯沙坦。

【剂量与用法】 1. 一次服药后 2 h 起效，持续服药 4 周后可获最高疗效。

2. 开始口服 4 mg，1 次/日，如有必要可加量至 8 mg，1 次/日。＞75 岁老年患者给予 2 mg，1 次/日。

3. 肝、肾功能不全患者给予 2 mg，1 次/日，并根据病情调整和量。

【用药须知】 参见氯沙坦。

【制剂】 片剂：2 mg；4 mg。

【贮藏】 密封、避光贮于常温。

替米沙坦
(telmisartan)

别名：美卡素、Micardis

亦属血管紧张素Ⅱ受体拮抗药。

【CAS】 144701-48-4

【ATC】 C09CA07

【理化性状】 1. 本品为白色至浅黄色固体，几乎不溶于水，难溶于强酸溶液，溶于强碱溶液。

2. 化学名：4′-{[4-Methyl-6-(1-methyl-2-benzimidazolyl)-2-propyl-1-benzimidazolyl] methyl}-2-biphenylcarboxylic acid

3. 分子式：$C_{33}H_{3}0N_{4}O_{2}$

4. 分子量：514.6

5. 结构式

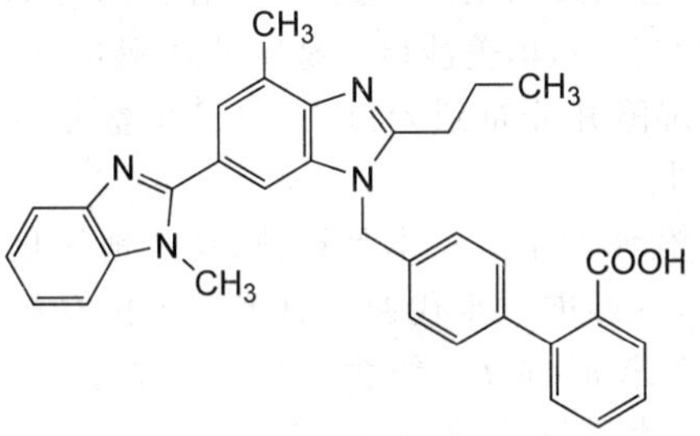

【药理作用】 参见氯沙坦。

【体内过程】 口服本品后迅速被吸收，食物对吸收无影响，其绝对生物利用度约为 50%，蛋白结合率＞99.5%。平均稳态表观分布容积 500 ml。本品与葡糖醛酸结合而失活。其终末 $t_{1/2}$＞24 h，本品几乎完全随粪便排出。

【适应证】 用于治疗高血压。

【不良反应】 参见氯沙坦，但本品罕见低血糖（罕见于糖尿病患者）、血管源性水肿（伴有致命性后果）、肢端疼痛（腿部疼痛）。

【妊娠期安全等级】 C（第 1 个 3 个月），D（第 2 个和第 3 个 3 个月）。

【禁忌与慎用】 参见氯沙坦。

【药物相互作用】 1. 参见氯沙坦。

2. 合用地高辛时，应监测地高辛的血药浓度。

3. 合用锂盐时，应监测锂盐的血药浓度。

【剂量与用法】 1. 成人口服 80 mg，1 次/日。老年人和轻度肾功能不全患者不必调整剂量。

2. 重度肝功能不全患者给予 40 mg，1 次/日。

【用药须知】 1. 参见氯沙坦。

2. 糖尿病伴有额外心血管危险因素的患者，如糖尿病伴冠状动脉疾病（CAD）的患者，使用血管紧张素受体拮抗药或 ACE 抑制药等降压药，可能增加致死性心肌梗死和心血管疾病意外死亡的风险。糖尿病合并 CAD 患者可能因无症状而未诊断 CAD。因此，糖尿病患者在使用本品前，应经适当的诊断评估，如运动负荷试验等，以发现是否患有 CAD，并进行相应的治疗。

【制剂】 片剂：80 mg。

【贮藏】 密封、避光贮于常温。

依普沙坦
(eprosartan)

别名：依普罗沙坦

本品于 1999 年于美国首次上市。

【CAS】 133040-01-4

【ATC】 C09CA02

【理化性状】 1. 化学名：(*E*)-2-Butyl-1-(*p*-carboxybenzyl)-α-2-thienylmethylimid-azole-5-acrylic acid

2. 分子式：$C_{23}H_{24}N_{2}O_{4}S$

3. 分子量：424.51

4. 结构式

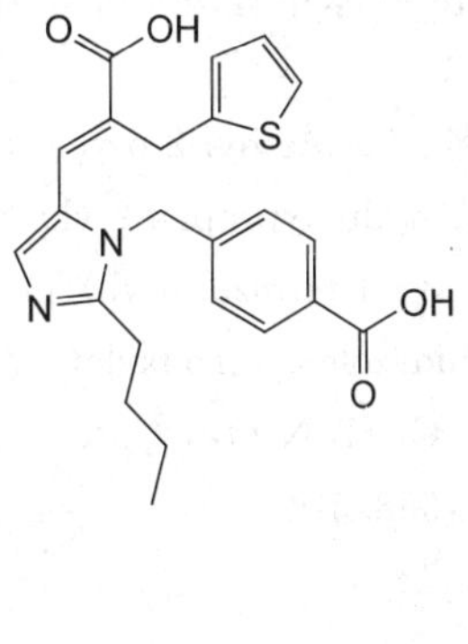

甲磺酸依普沙坦

(eprosartan mesylate)

别名：Teveten、Epratenz

【CAS】 144143-96-4

【理化性状】 1. 分子式：$C_{23}H_{24}N_2O_4S \cdot CH_4O_3S$

2. 分子量：520.6

【药理作用】 参见氯沙坦。

【体内过程】 口服本品后 1～2 h 可达血药峰值。$t_{1/2}$为 5～9 h。长期用药尚未发现蓄积作用。蛋白结合率约为 98%。本品在体内很少被代谢。大部分原药随粪便排出，少量见于尿液中。本品不经细胞色素 P450 酶代谢。

【适应证】 用于治疗高血压。

【不良反应】 头晕、鼻塞、关节痛、胃肠胀气。

【妊娠期安全等级】 D。

【禁忌与慎用】 1. 对本品过敏者和哺乳期妇女、重度肝功能不全患者禁用。

2. 肝、肾功能不全患者慎用。

【药物相互作用】 参见氯沙坦。

【剂量与用法】 1. 成人开始口服 600 mg，1 次/日，日剂量不可超过 800 mg，饭后服用。

2. 老年患者开始口服 300 mg，1 次/日。

【用药须知】 1. 参见氯沙坦。

2. 儿童暂不使用。

【制剂】 片剂：300 mg；400 mg；600 mg。

【贮藏】 密封、避光贮于常温。

奥美沙坦酯

(olmesartan medoxomil)

别名：Benicar

本品于 2002 年于美国首次上市。

【CAS】 144689-63-4

【ATC】 C09CA08

【理化性状】 1. 本品为类白色至淡黄色粉末，在水中不溶，在甲醇中略溶，溶于冰醋酸，熔点：175.0～180.0 ℃。

2. 化学名：(5-Methyl-2-oxo-2*H*-1, 3-dioxol-4-yl) methyl 4-(2-hydroxypropan-2-yl)-2-propyl-1-({4-[2-(2*H*-1, 2, 3, 4-tetrazol-5-yl) phenyl] phenyl} methyl)-1*H*-imidazole-5-carboxylate

3. 分子式：$C_{29}H_{30}N_6O_6$

4. 分子量：558.5

5. 结构式

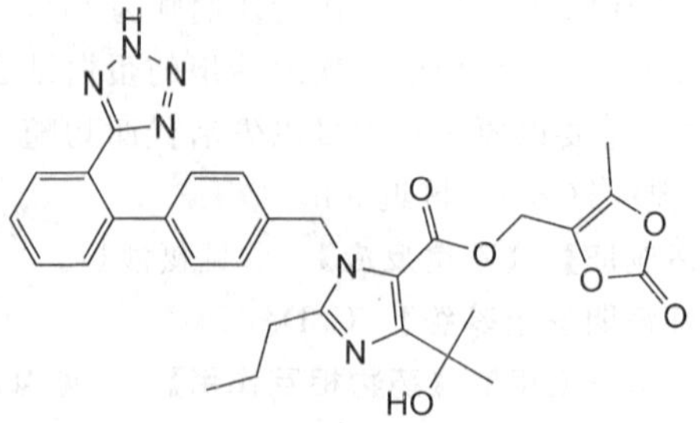

【药理作用】 1. 本品是一种前体药物，经胃肠道吸收水解为奥美沙坦。奥美沙坦为选择性血管紧张素Ⅱ1 型受体(AT_1)拮抗药，通过选择性阻滞血管紧张素Ⅱ与血管平滑肌 AT_1受体的结合而阻滞血管紧张素Ⅱ的收缩血管作用，因此，它的作用独立于 ATⅡ合成途径之外。奥美沙坦与 AT_1 的亲和力要比与 AT_2 的亲和力大 12500 多倍。

2. 利用 ACEI 阻滞肾素-血管紧张素系统(RAS)是许多治疗高血压药物的一个机制，但 ACEI 也同时抑制了缓激肽的降解，而奥美沙坦酯并不抑制 ACE，因此它不影响缓激肽，这种区别是否有临床相关性尚不清楚。

3. 对血管紧张素Ⅱ受体的拮抗，抑制了血管紧张素Ⅱ对肾素分泌的负反馈调节机制。但是，由此产生的血浆肾素活性增高和循环血管紧张素Ⅱ浓度上升并不影响奥美沙坦的降压作用。

【体内过程】 1. 无论本品单次口服给药(最大剂量至 320 mg)或多次口服给药(最高剂量可至一次 80 mg)，奥美沙坦均呈线性药动学特性。在 3～5 d 之内可以达到稳态，1 次/日给药血浆内无蓄积。

2. 吸收　本品口服后经胃肠道吸收，迅速、完全地酯化水解为奥美沙坦，绝对生物利用度大约是 26%，口服给药 1～2 h 之后即达血药峰值浓度。进食不影响奥美沙坦的生物利用度。

3. 分布　奥美沙坦的血浆蛋白结合率高达 99%，不进入红细胞内，稳态分布容积约为 17 L。在大鼠的实验中，奥美沙坦不易通过血-脑屏障，但可通过胎盘屏障并分布到胎鼠中，也可少量分布于大鼠乳汁之中。

4. 代谢和排泄　本品迅速、完全地转化为奥美沙坦后，不再进一步代谢。奥美沙坦按双相方式被消除，终末消除 $t_{1/2}$ 约为 13 h，总血浆清除率是 1.3 L/h，肾清除率是 0.6 L/h。有 35%～50% 吸收的药物随尿液排出，其余经胆汁随粪便排出。

5. 奥美沙坦的最大血浆浓度在年轻成人和老年人(≥65 岁)中相似。在多次用药的老年人中观察到了奥美沙坦的轻度蓄积。平均稳态药时曲线下面积(AUC_{ss})在老年人中要高 33%，相应的肾清除率(CL_r)则降低 30%。

中度肝功能损害患者的 $AUC_{0\to\infty}$ 和 C_{max} 都增高，AUC 增加约 60%。重度肾功能不全（Ccr＜20 ml/min）的患者多次给药后的 AUC 大约为肾功能正常人的 3 倍。没有对接受血透析的患者进行研究。

【适应证】 用于治疗高血压。

【不良反应】 1.＞1%的不良事件有腰痛、支气管炎、肌酸磷酸激酶升高、腹泻、头痛、血尿、高血糖症、高脂血症、咽炎、鼻炎和鼻窦炎。

2.＜1%～＞0.5%的不良事件有胸痛、乏力、疼痛、周围水肿、眩晕、腹痛、消化不良、肠胃炎、恶心、心动过速、高胆固醇血症、高脂血症、高尿酸血症、关节疼痛、关节炎、肌肉疼痛、骨骼疼痛、皮疹和面部水肿等。上述不良事件是否与本品有关尚未明确。

3. 上市后罕见有血管紧张素Ⅱ受体拮抗药引起横纹肌溶解症的报道。

【妊娠期安全等级】 C(第 1 个 3 个月)，D(第 2 个和第 3 个 3 个月)。

【禁忌与慎用】 1. 对本品过敏者、重度肝功能受损者禁用。

2. 肝、肾功能不全患者慎用。

3. 哺乳期妇女使用时，应暂停哺乳。

【药物相互作用】 本品不是 CYP 抑制剂，不会出现与这些酶抑制、诱导相关的药物相互作用。

【剂量与用法】 剂量应个体化。

1. 在血容量正常的患者中作为单一治疗的药物，通常推荐起始剂量为一次 20 mg，1 次/日。对进行两周治疗后仍需进一步降低血压的患者，剂量可增至一次 40 mg。剂量＞40 mg 并无更大的降压效果。当日剂量相同时，2 次/日给药与 1 次/日给药相比没有显示出优越性。

无论进食与否，本品都可以服用。本品可以与其他利尿药合用，也可以与其他抗高血压药物联合使用。

2. 对可能存在血容量不足的患者(如接受利尿药治疗的患者，尤其是肾功能不全的患者)，必须在周密的医学监护下使用本品，而且可以考虑使用较低的起始剂量。

【用药须知】 1. 有报道称，ACEI 可能使单侧或者双侧肾动脉狭窄患者的血肌酐或者血尿素氮(BUN)升高，尽管还没有在此类患者中长期使用本品的经验，但是可能会出现类似的结果。

2. 在肾功能依赖于肾素-血管紧张素-醛固酮系统(RAS)活性的患者中(如严重的充血性心力衰竭患者)使用 ACEI 和 AT_1 受体拮抗药，可能出现少尿和(或)进行性氮质血症，急性肾衰竭和(或)死亡(罕见)，在此类患者中使用本品治疗，预期也可能出现类似的结果。

3. 直接作用于 RAS 的药物与胎儿和新生儿的损伤有关。一旦妊娠，应当尽快停止使用本品。如果必须用药，应当告知妊娠期妇女关于药物对胎儿的潜在危害，并进行系列超声波检查来评估羊膜内的情况。

曾经在子宫内与血管紧张素Ⅱ受体拮抗药接触过的婴儿应密切监测其血压过低、少尿和高血钾的情况，必要时进行适当的治疗。

4. 血容量不足或者低钠患者(例如那些使用大剂量利尿药治疗的患者)，在首次服用本品后可能会发生症状性低血压，必须在周密的医疗监护下使用本品治疗。如果发生低血压，患者应仰卧，必要时静脉注射氯化钠注射液。一旦血压稳定，可继续用本品治疗。

【制剂】 片剂：5 mg；20 mg；40 mg。

【贮藏】 密封、避光贮于常温。

阿利沙坦酯

(allisartan isoproxil)

别名：信立坦(深圳信立泰)

本品为我国自主研发的、国家“十二五”重大新药创制专项支持的创新药物，2012 年 7 月在我国上市。

【理化性状】 1. 化学名：2-丁基-4-氯-1-[[2′-(1 H-四唑-5-基)[1，1′-联苯基]-4-基]甲基]咪唑-5-甲酸-[[(异丙基氧基)羰基]氧基]甲基酯

2. 分子式：$C_{27}H_{29}ClN_6O_5$

3. 分子量：553.01

4. 结构式

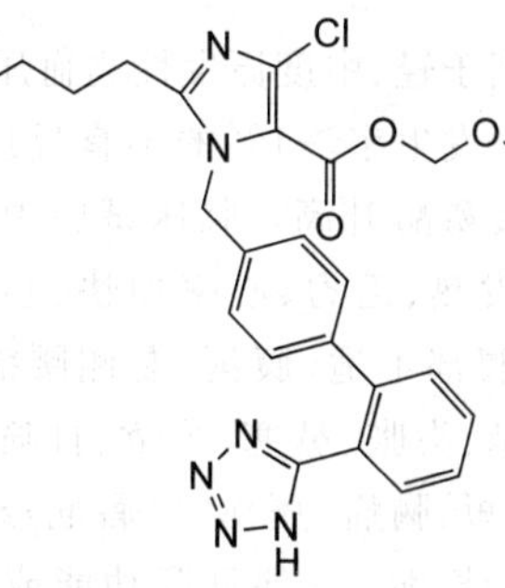

【药理作用】 血管紧张素Ⅱ(AngⅡ)是由血管紧张素Ⅰ(AngⅠ)经过血管紧张素转化酶(ACE)催化转化而成的，是肾素-血管紧张素系统(RAS)的关键性产物，在高血压的病理生理过程中起主要作用。本品经酯酶代谢产生与氯沙坦钾经肝代谢产生相同的活性代谢产物 EXP-3174[单次口服本品 240 mg 或

氯沙坦钾 100 mg，生成的 EXP-3174 的 AUC 分别为 4.43 和 4.76(h·mg)/L]。EXP-3174 能与 AT_1 受体选择性结合，阻断任何来源或任何途径合成的血管紧张素Ⅱ所产生的相应的生理作用。EXP-3174 不影响其他激素受体或心血管中重要的离子通道的功能，也不抑制降解缓激肽降解。因此，不会出现缓激肽作用增强而导致的不良反应。本品与氯沙坦钾相比，代谢途径相对简单，不会产生氯沙坦钾经肝代谢产生的多种与降压疗效无关的其他代谢产物。

【体内过程】 1. 吸收 本品口服吸收较好，经酯酶水解迅速生成活性代谢产物 EXP-3174。EXP-3174 的达峰时间为 1.5～2.5 h，$t_{1/2}$ 约为 10 h。在 60～240 mg 剂量范围内，C_{max} 与剂量成正比，AUC 随剂量的增加而增加，单次口服本品 60、120 和 240 mg 本品，EXP-3174 的 AUC 分别为 1.33、2.62 和 4.43(h·mg)/L。1 次/日口服 240 mg 时，EXP-3174 在血浆中无明显蓄积。进食可使 C_{max} 降低 38.4%，AUC 降低 35.5%。

2. 分布 EXP-3174 与人血浆蛋白结合率大于 99.7%。其在人体中的表观分布容积可达 766 L。在大鼠体内进行的研究显示，EXP-3174 不易通过血-脑屏障。

3. 代谢 本品在大鼠体内迅速发生酯水解，生成 EXP-3174。在大鼠尿液中仅检测到 EXP-3174，在粪便中主要为原药和 EXP-3174。在人血浆和尿液中也未检测到原药。

4. 消除 EXP-3174 的血浆表观清除率为 44 L/h，肾清除率为 1.4 L/h。大鼠灌胃给药后，主要以 EXP-3174 的形式随粪便排泄；原药和活性代谢产物在 0～120 h 粪样中累积排泄率为 56.9%，尿中累积排泄率为 0.25%，胆汁中 EXP-3174 的累积排泄率为 7.42%。

【适应证】 用于轻、中度原发性高血压的治疗。

【不良反应】 发生率≥1%的不良反应有头痛、头晕、血脂升高、转氨酶升高。临床试验中发现的其他不良反应包括发热、乏力、心率加快、心悸、恶心、胃部不适、胃痛、腹部不适、腹泻、左侧腰痛、双膝关节酸痛、腿痛、头晕、头胀、鼻塞、咳嗽、打喷嚏、流涕、上呼吸道感染、气短、胸痛、瘙痒、口唇疱疹、黑朦、牙痛、眼胀、耳鸣、尿痛、痛经，偶见肝功能或肾功能指标轻度升高。

【禁忌与慎用】 1. 对本品任何成分过敏者禁用。

2. 妊娠期妇女禁用。

3. 哺乳期妇女使用时，应暂停哺乳。

4. 儿童用药的安全性及有效性尚未明确。

5. 肝、肾功能不全患者的安全性尚不明确。

【药物相互作用】 1. 锂剂与血管紧张素Ⅱ受体拮抗剂及血管紧张素转化酶抑制剂合用，可引起可逆性的血锂水平升高和毒性反应，因此锂剂和本品合用须慎重。如需合用，则合用期间应监测血锂水平。

2. 与其他抑制血管紧张素Ⅱ及其作用的药物一样，本品与引起血钾水平升高的药物（血管紧张素转换酶抑制药、保钾利尿药、钾离子补充药、含钾的盐替代品、环孢素或其他药物如肝素钠）合用，可致血钾升高，建议监测血钾水平。

3. NSAIDs 包括选择性环氧酶-2（COX-2 抑制药）可能降低利尿药和其他抗高血压药的作用，机制尚不明确。因此，本品的抗高血压作用可能会被 NSAIDs 包括 COX-2 抑制药减弱。

4. 麻黄含有麻黄碱和伪麻黄碱，可降低抗高血压药的疗效，使用本品治疗的高血压患者应避免使用含麻黄的制剂。

5. 依据本品的药动学特征及同类药物氯沙坦钾的临床研究结果，推测本品与氟康唑、西咪替丁、利福平、苯巴比妥、氢氯噻嗪、地高辛、华法林等不具有临床意义的相互作用，但缺乏相应的研究数据。

【剂量与用法】 对大多数患者，通常起始和维持剂量为一次 240 mg，1 次/日，继续增加剂量不能进一步提高疗效。治疗 4 周可达到最大降压效果。食物会降低本品的吸收，不建议与食物同时服用。

【用药须知】 1. 极少数情况下，严重缺钠和（或）血容量不足患者（如使用强利尿药治疗），服用本品初期，可能出现症状性低血压。因而，在使用本品之前，应先纠正低钠和（或）血容量不足。

2. 对于双侧肾动脉狭窄或单侧功能肾肾动脉狭窄（肾血管性高血压）的病例，使用影响肾素-血管紧张素系统活性的药物其导致严重的低血压和肾功能不全的危险性增高。

3. 对于肾功能依赖于肾素-血管紧张素-醛固酮系统活性的患者（如严重的充血性心力衰竭患者），应用血管紧张素转化酶抑制药、血管紧张素Ⅱ受体拮抗药治疗可引起少尿和（或）进行性氮质血症及（罕有）急性肾功能衰竭和（或）死亡。

4. 抑制肾素-血管紧张素-醛固酮系统的抗高血压药物通常对原发性醛固酮增多症的患者无效，因此本品不推荐用于该类患者。

5. 使用可影响肾素-血管紧张素-醛固酮系统的药品，可能引起高钾血症，尤其对于肾功能不良和（或）心力衰竭及糖尿病患者。

6. 和其他抗高血压药物一样，对于患有缺血性心脏病或缺血性血管疾病的患者，过度降压可以引起心肌梗死或卒中。

7. 与其他抗高血压药一样，服药患者在驾驶，操纵机器时应小心。

8. 参见本类药物的用药警戒。

【制剂】 片剂：80 mg；240 mg。

【贮藏】 密封，在干燥处保存。

8.4.8 神经节阻滞药

神经节阻滞药对交感神经和副交感神经均有阻滞作用。由于交感神经对血管的支配占有优势，神经节阻滞药对血管尤其是小动脉就会产生影响，使之扩张，导致外周阻力下降。此外，还可使静脉扩张，导致回心血量减少，心输出量减少，致使血压迅速明显下降。由于肠道、膀胱和眼的平滑肌和腺体是以副交感神经占优势，故在使用神经节阻滞药后会出现便秘、口干、尿潴留和瞳孔散大等副作用。

由于这类药物降压显著，且似乎过于迅速和伴随而来的不良反应，在大量较为安全有效的降压药充分备选的情况下，现在临床上一般仅用于高血压危象、主动脉夹层动脉瘤和手术中控制性低血压。

樟磺咪芬

(trimetaphan camsilate)

别名：阿方纳特、Arfonad

本品属于神经节阻滞药。

【CAS】 7187-66-8 (trimetaphan)；68-91-7 (trimetaphan camsilate)

【ATC】 C02BA01

【理化性状】 1. 化学名：(＋)-1, 3-Dibenzylperhydro-2-oxothieno-[1′, 2′: 1, 2] thieno [3, 4-*d*]-imidazol-5-ium 2-oxobornane-10-sulfonate; 4, 6-Dibenzyl-4, 6-diaza-1-thioniatricyclo [6.3.0.03.7] unde-can-5-one 2-oxobornane-10-sulfonate

2. 分子式：$C_{22}H_{25}N_2OS \cdot C_{10}H_{15}O_4S$

3. 分子量：596.8

4. 结构式

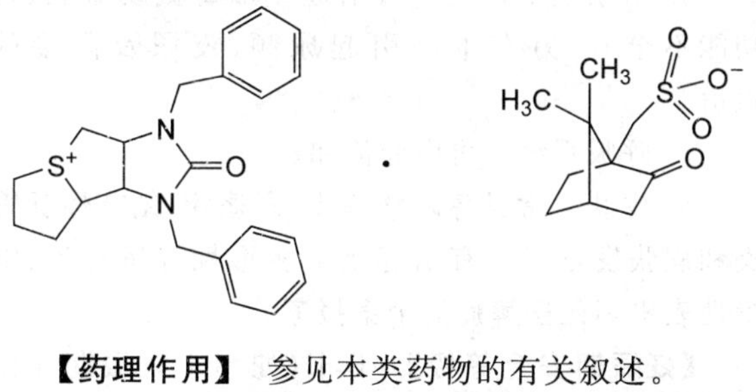

【药理作用】 参见本类药物的有关叙述。

【适应证】 用于高血压危象，手术中诱导控制性低血压，紧急处理伴有全身高血压的肺动脉高压所引起的肺水肿。

【不良反应】 1. 胃肠蠕动减退、便秘，长期给药时，可能发生肠梗阻。

2. 尿潴留、睫状肌麻痹、瞳孔散大、心动过速、突发心绞痛、胃肠障碍可能发生。

3. 直立性低血压可能严重。

4. 还可能发生眼压升高、口干、视物模糊、低血糖、低血钾、液体潴留、乏力、荨麻疹、瘙痒。

5. 本品可通过胎盘，引起新生儿麻痹性或胎粪性肠梗阻。

【禁忌与慎用】 1. 对本品过敏者、妊娠期妇女禁用。

2. 肺功能不全或具有窒息的患者、未纠正的贫血、休克或低血容量、严重动脉硬化、严重缺血性心脏病或幽门狭窄患者均禁用本品。

3. 肝肾功能不全、中枢神经系统退化、艾迪生病、前列腺增生、青光眼、脑或冠脉供血不足和糖尿病患者应特别慎用。

4. 老年人或体弱者应慎用。

5. 哺乳期妇女使用时，应暂停哺乳。

【药物相互使用】 1. 全身麻醉和脊椎麻醉可增强本品的降压作用。

2. 正在使用其他降压药、抑制心功能药、肌松药或皮质激素的患者，避免合用本品。

3. 本品可增强阿曲库铵的肌松作用。

【剂量与用法】 1. 本品快速(3～5 min)起效，持效 10～15 min。

2. 采用本品 1 mg/ml 的溶液持续滴注，开始每分钟滴入 3～4 mg，继而根据患者效应调整滴注速度。

【用药须知】 1. 滴注药物期间，应持续监测血压，随时调整滴注速度，过快输入可能呼吸抑制。

2. 在使用本品中，不应在手术切口部位使用肾上腺素浸润，因其可拮抗本品的作用。

3. 应定期检查血钾。

4. 稀释本品可用 0.9%氯化钠注射液或 5%葡萄糖注射液。

【制剂】 注射液：0.25 g/5 ml。

【贮藏】 贮于<8 ℃环境中。

美卡拉明

(mecamylamine)

别名：美卡明、Mecamine

本品为神经节阻滞药。

【CAS】 60-40-2

【ATC】 C02BB01

【理化性状】 1. 化学名：*N*-Methyl-2，3，3-trimethylbicyclo[2.2.1]hept-2-ylamine

2. 分子式：$C_{11}H_{21}N$

3. 分子量：167.29

4. 结构式

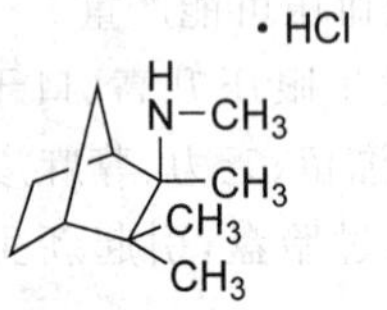

盐酸美卡拉明

(mecamylamine hydrochloride)

别名：Inversine、Mevasine

〖CAS〗 826-39-1

〖理化性状〗 1. 本品为白色结晶性粉末，无臭或几乎无臭，溶于水。

2. 化学名：*N*-Methyl-2，3，3-trimethylbicyclo[2.2.1]hept-2-ylamine hydrochloride

3. 分子式：$C_{11}H_{21}N \cdot HCl$

4. 分子量：203.8

【药理作用】 参见樟磺咪芬。

【体内过程】 口服后几乎可完全被吸收，可跨越血-脑屏障和胎盘。24 h 约可随尿液排出用药量的50%原药，在碱性尿时排泄减缓。

【适应证】 用于治疗各型高血压。

【不良反应】 1. 参见樟磺咪芬。

2. 本品可致震颤、惊厥、舞蹈样活动、失眠、镇静、发音不准和精神失常。

【妊娠期安全等级】 C。

【禁忌与慎用】【药物相互作用】 参见樟磺咪芬。

【剂量与用法】 开始口服 2.5 mg，2 次/日，根据效应调整剂量。

【用药须知】 目前已较少使用本品。

【制剂】 片剂：2.5 mg；5 mg；10 mg。

【贮藏】 贮于 25 ℃，短程携带允许 15～30 ℃。

8.4.9 利尿药

利尿药中，大多数都具有抗高血压的作用，可单用，也可与其他降压药组成复方制剂。如噻嗪类的氢氯噻嗪、氯噻酮等。髓袢利尿药如呋塞米、布美他尼等。留钾利尿药如螺内酯、氨苯蝶啶等。

吲达帕胺

(indapamide)

别名：吲达胺、吲满胺、钠催离、寿比山、Indamol、Fludex、Indolin、Natrilix、Lozol

本品是一种类似噻嗪类的利尿药。

【CAS】 26807-65-8(anhydrous indapamide)

【ATC】 C03BA11

【理化性状】 1. 本品为白色至浅黄色四方形结晶性粉末，溶于强碱性溶液，pK_a为 8.8。

2. 化学名：4-Chloro-*N*-(2-methylindolin-1-yl)-3-sulphamoylbenzamide

3. 分子式：$C_{16}H_{16}ClN_3O_3S$

4. 分子量：365.8

5. 结构式

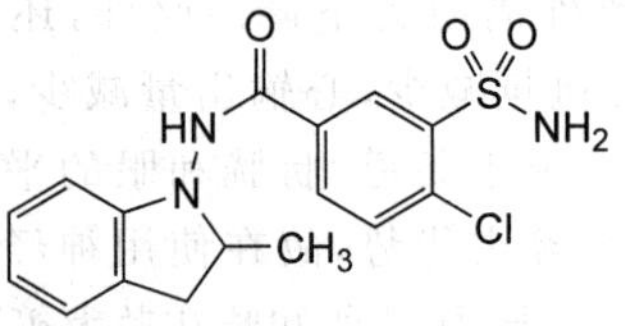

【药理作用】 本品具有利尿作用和钙通道阻滞作用。由于其对血管平滑肌有较高的选择性，导致外周阻力下降，产生的降压作用较利尿作用显著，故本品多用于降低血压。

【体内过程】 口服本品后可迅速而完全被吸收。体内消除呈双相，$t_{1/2}$ 约为 14 h。本品强有力地与红细胞结合。在体内被广泛代谢，有 60%～70%的用量随尿液排出，被排出的原药仅占 5%～7%。见于粪便中者为 16%～23%。血透不会排出本品，肾功能不全患者不会产生蓄积。

【适应证】 主要用于治疗轻、中度高血压，也用于水肿(包括心力衰竭所致水肿)。

【不良反应】 1. 消化系统　较少见腹泻、食欲缺乏、反胃等，偶见口干、恶心、便秘等。

2. 心血管系统　较少见直立性低血压、心悸，心律失常等。

3. 神经系统　较少见头痛、失眠，偶见眩晕、感觉异常等。

4. 代谢　少见低血钠、低血钾、低氯性碱中毒。

5. 皮肤　少见皮疹、瘙痒等过敏反应。

6. 泌尿生殖系统　可引起或加重氮质血症(肾功能不全)。另有本品引起尿频、夜尿及阳痿的报道。

7. 呼吸系统　可引起流涕。

8. 皮肤　常见荨麻疹等皮疹、瘙痒、结节性脉管炎和皮肤发红等。有引起重症多形性红斑药疹、中毒性表皮坏死松解症的个案报道。

【妊娠期安全等级】 B，D(如用于妊娠期高血压)。

【禁忌与慎用】 1. 对本品过敏者、Conn 综合征、近期脑血管意外、嗜铬细胞瘤及重度肝肾功能不全患者禁用。

2. 肝肾功能不全、有系统性红斑狼疮史者、潜伏的糖尿病和有磺胺类过敏史者禁用。

3. 尚未知晓本品是否可经乳汁分泌，哺乳期妇女使用时，应暂停哺乳。

4. 儿童用药的安全性及有效性尚未明确。

【药物相互作用】 1. 合用锂盐时，可使锂盐的血药浓度升高，产生毒性。

2. 本品可增强其他降压药的效力。

3. 本品与肾上腺皮质激素合用时利尿利钠作用减弱。

4. 本品与胺碘酮合用时由于血钾低而易致心律失常。

5. 本品与口服抗凝血药合用时抗凝血效应减弱。

6. 本品与 NSAIDs 合用时本品的利钠作用减弱。

7. 本品与多巴胺合用时利尿作用增强。

8. 本品与其他种类降压药合用时降压作用增强。

9. 本品与拟交感药合用时降压作用减弱。

10. 与大剂量水杨酸盐合用时，已脱水的患者可能发生急性肾衰竭。

11. 与二甲双胍合用易出现乳酸酸中毒。

12. 与碘造影剂合用，可使发生急性肾衰竭的危险性增加。

13. 与下列药物合用可引起心律失常：阿司咪唑、苄普地尔、红霉素（静脉给药）、卤泛群、喷他脒、舒托必利、特非那定、长春胺。

14. 与血管紧张素转换酶抑制药（ACEI）合用时，已有低钠血症的患者（特别是肾动脉狭窄的患者）可出现突然的低血压和（或）急性肾衰竭，应停用本品 3 d 后再用 ACEI。如有必要，可重新使用排钾利尿剂，或给予小剂量的 ACEI。

15. 与三环类抗抑郁药（如丙米嗪）或镇静药合用，可增强抗高血压作用并增加发生直立性低血压的危险性。

【剂量与用法】 1. 高血压　成人口服 1.25～2.5 mg，1 次/日，4 周后，如有必要，可加量至 5 mg，1 次/日。

2. 水肿　常用 2.5 mg，1 次/日，1 周后，如有必要，可加量至 5 mg，1 次/日。

【用药须知】 1. 痛风患者服用本品，应常测血尿酸水平。

2. 与其他抗高血压药合用时，应防范出现低血压。

3. 应定期监测血钾。

4. 缓释片禁用于先天性半乳糖血症、葡萄糖和半乳糖吸收障碍症或乳糖酶缺乏的患者。片剂用水整片吞服且不要嚼碎。

5. 加大剂量并不能提高本品的抗高血压疗效，只能增加利尿作用。

【制剂】 ①片剂：1.25 mg；2.5 mg。②缓释片：1.5 mg。③胶囊剂：2.5 mg。

【贮藏】 密封贮于室温。

8.4.10　其他抗高血压药

酮色林
(ketanserin)

别名：Sufrexal

本品为 5-羟色胺受体拮抗药，临床用其酒石酸盐。

【CAS】 74050-98-9

【ATC】 C02KD01

【理化性状】 1. 化学名：3-{2-[4-(4-Fluorobenzoyl) piperidino] ethyl} quinazoline-2, 4 (1*H*, 3*H*)-dione

2. 分子式：$C_{22}H_{22}FN_3O_3$

3. 分子量：395.4

4. 结构式

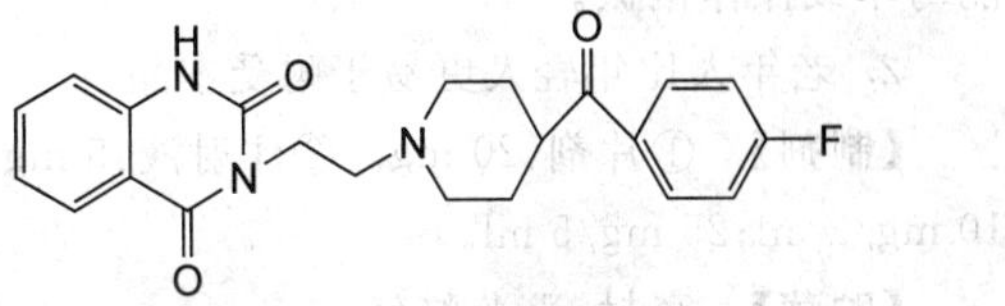

酒石酸酮色林
(ketanserin tartrate)

别名：Seroquinaline、Ketensin。

〖CAS〗 83846-83-7

〖理化性状〗 1. 分子式：$C_{22}H_{22}FN_3O_3 \cdot C_4H_6O_6$

2. 分子量：545.5

【药理作用】 本品对外周 5-HT_2 具有高度的亲和力，因而可抑制 5-HT 引起的血管收缩、支气管收缩和血小板聚集。它还有某种程度的 α_1 受体拮抗作用和抗组胺 H_1 作用，不过，其临床价值尚存有争议。

【体内过程】 本品口服后迅速被吸收，由于首关代谢，生物利用度约为 50%。口服给药后 2 h 可获血药峰值。蛋白结合率约为 95%。终末 $t_{1/2}$ 为 13～

18 h。而多剂量给药后的 $t_{1/2}$ 为 31～35 h。代谢物酮色林醇可重新转化为酮色林,并延长后者的 $t_{1/2}$。

【适应证】 用于治疗高血压。

【不良反应】 1. 常见镇静、乏力、头痛、头晕、口干和胃肠道障碍。罕见发生水肿。

2. 易感患者长期给药可能发生室性心律失常,多由本品引起的低血钾所致。

【禁忌与慎用】 1. 妊娠期妇女禁用。

2. 有明显心动过缓、Q-T 间期≥500 ms,有低血钾和低血镁的患者禁用。

3. 患者正在使用抗心律失常药时,应慎用本品。二、三度心脏传导阻滞也应慎用。

4. 哺乳期妇女使用时,应暂停哺乳。

【药物相互作用】 1. 保钾利尿药或其他降压药均可增强本品的降压作用。不适于与排钾利尿药合用。

2. 引起低血钾的其他药物会增加使用本品的患者发生低血钾的危险性。

【剂量与用法】 1. 口服本品,逐渐降压,经 2～3 个月的治疗,降压可达到最好效果。

2. 一般在静脉注射本品后 1～2 min 出现血压下降,持效 30～60 min。

3. 开始口服 20 mg,2 次/日,1 个月后,如有必要可逐渐加量至 40 mg,2 次/日。

4. 静脉注射或肌内注射,一次 5～30 mg。

【用药须知】 1. 因本品可引起嗜睡,用药者不能驾车或操作机械。

2. 老年人比年轻人更易于耐受本品。

【制剂】 ①片剂:20 mg。②注射液:5 mg/1 ml;10 mg/2 ml;25 mg/5 ml。

【贮藏】 密封、避光贮存。

吡那地尔
(pinacidil)

别名:Pindac

本品为钾通道开放药。

【CAS】 60560-33-0(anhydrous pinacidil);85371-64-8(pinacidil monohydrate)

【ATC】 C02DG01

【理化性状】 1. 化学名:(±)-2-Cyano-1-(4-pyridyl)-3-(1,2,2-trimethylpropyl)guanidine

2. 分子式:$C_{13}H_{19}N_5$

3. 分子量:245.3

4. 结构式

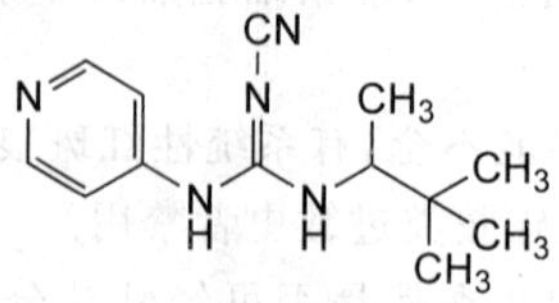

【药理作用】 本品对周围小动脉直接产生扩张作用,降低外周阻力和血压并产生水潴留。可引起心率加快、心输出量增加。

【体内过程】 口服后可快速被吸收。在肝内代谢,主要代谢物为吡那地尔-*N*-氧化物,并随尿液排出。还有少量原药亦随尿液排出。给予标准片剂后的消除 $t_{1/2}$ 为 1.6～2.9 h。蛋白结合率约为 65%。

【适应证】 用于治疗高血压。

【不良反应】 1. 最常见的不良反应有头痛、水肿、水潴留、头晕、心悸和心动过速。

2. 还会出现心电图改变、多毛症、面红、疲劳、直立性低血压、鼻塞和胃肠不适。许多不良反应均与剂量有关。

【禁忌与慎用】 1. 对本品过敏者,妊娠期妇女禁用。

2. 具有症状的缺血性心脏病、脑血管供血不足、抗核抗体阳性、肝肾功能不全或有快速型心律失常史者慎用。

3. 哺乳期妇女使用时,应停止哺乳。

4. 儿童用药的安全性及有效性尚未确定。

【药物相互作用】 参见米诺地尔。

【剂量与用法】 口服,常用量开始为 12.5 mg,2 次/日,如有必要可在 1～2 周后加量至 100～150 mg/d,分 2 次服。常用维持量为 25 mg,2 次/日。

【用药须知】 增加剂量时应少量逐渐递增,突然大量增加易导致更多的不良反应出现。

【制剂】 片剂:12.5 mg;25 mg。

【贮藏】 密封、避光贮存。

非诺多泮
(fenoldopam)

别名:Corlopam

本品为多巴胺能拮抗药。

【CAS】 67227-56-9

【ATC】 C01CA19

【理化性状】 1. 化学名:6-Chloro-2,3,4,5-tetrahydro-1-(*p*-hydroxyphenyl)-1*H*-3-benzazepine-7,8-diol

2. 分子式:$C_{16}H_{16}ClNO_3$

3. 分子量:305.76

4. 结构式

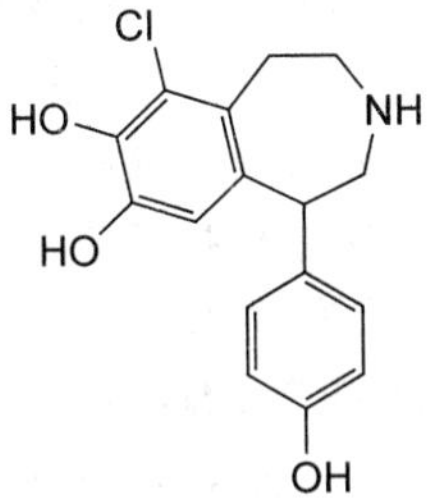

甲磺酸非诺多泮
(fenoldopam mesylate)

别名：Corlopam

〖CAS〗 67227-57-0

〖理化性状〗 1. 本品为白色至类白色粉末，难溶于水、甲醇、乙醇，溶于丙二醇。

2. 化学名：6-Chloro-2,3,4,5-tetrahydro-1-(*p*-hydroxyphenyl)-1*H*-3-benzazepine-7,8-diol methanesulfonate

3. 分子式：$C_{16}H_{16}ClNO_3 \cdot CH_4O_3S$

4. 分子量：401.9

【药理作用】 本品对多巴胺 D_1 受体具有选择性的激动作用，易导致血管扩张。

【体内过程】 开始静脉滴注后 20 min 即可达到稳态血药浓度。本品被广泛代谢，仅有 4% 的原药被排出。其代谢主要通过 3 个结合途径——葡糖醛酸化、甲基化和硫酸化。原药和代谢物主要随尿液排出，余见于粪便中。其消除 $t_{1/2}$ 约为 5 min。

【适应证】 用于重症高血压或高血压危象。亦适用于心力衰竭。

【不良反应】 1. 低血压、面红、头晕、头痛、反射性心动过速、恶心和呕吐。

2. 心电图异常和低血钾。

【妊娠期安全等级】 D。

【禁忌与慎用】 1. 对本品过敏者禁用。

2. 本品可升高眼压，青光眼患者禁用和慎用。

3. 脑梗死或脑出血必须特别慎用，因为低血压对这些患者是有害的。

4. 哺乳期妇女使用时，应停止哺乳。

【药物相互作用】 1. 其他降压药可增强本品的降压作用。

2. β 受体拮抗药虽可抑制本品所致反射性心动过速，但不推荐合用。

【剂量与用法】 治疗高血压危象，使用本品 40 μg/ml 的溶液持续静脉滴注，根据血压反应情况，或增或减地调整滴注的滴速，常用剂量为 0.1～1.6 μg/(kg·d)。

【用药须知】 1. 治疗期间，应常测血压，并定时监测血钾。

2. 本品注射剂只能用 0.9% 氯化钠注射液或 5% 葡萄糖注射液稀释。

【制剂】 注射液：10 mg/1 ml；20 mg/2 ml；40 mg/4 ml。

【贮藏】 密封、避光贮存。

色满卡林
(cromakalim)

别名：克罗卡林

本品为钾通道开放药。

【CAS】 94470-67-4

【理化性状】 1. 化学名：(3*R*,4*S*)-3-Hydroxy-2,2-dimethyl-4-(2-oxopyrrolidin-1-yl) chroman-6-carbonitrile

2. 分子式：$C_{16}H_{18}N_2O_3$

3. 分子量：286.32

4. 结构式

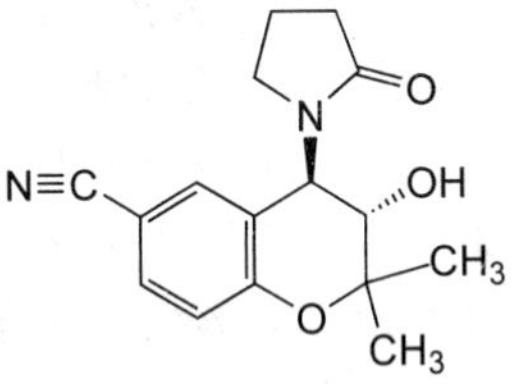

【简介】 本品及其左旋体、对映体均为钾通道开放剂，可引起平滑肌的超极化，继而产生血管扩张作用。研究证实，以 10 μg/min 的速度滴注入肱动脉，可产生剂量依赖性动脉选择性扩张血管作用，和口服本品的作用是一致的，在使用阿替洛尔的同时，每天加用本品 1 mg，可使难以降低的高血压下降 3 个小时，其左旋体效果更好，持续效达 24 h。此外，将本品 0.25 mg 或 0.5 mg 用于 23 例哮喘患者，具有缓解效果，但高剂量 1.5 mg 反而效果不佳。本品似乎具有好的前景。

地巴唑
(dibazol)

别名：Bendazol

【理化性状】 1. 本品白色结晶性粉末，无臭，味苦咸，水溶液遇石蕊试纸显中性反应。易溶于热水及乙醇，略溶于冷水。

2. 化学名：2-苄基苯并咪唑

3. 分子式：$C_{14}H_{12}N_2$

4. 分子量：244.08

5. 结构式

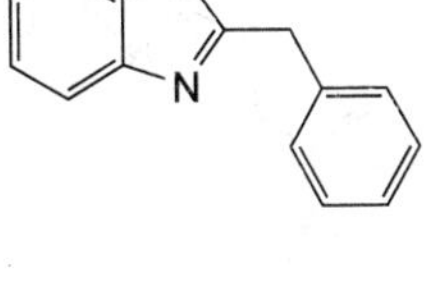

【简介】 本品对血管平滑肌有直接松弛作用，使外周阻力降低而使血压下降。对胃肠平滑肌有解痉作用。用于轻度高血压、脑血管痉挛、胃肠平滑肌痉挛，脊髓灰质炎后遗症，外周颜面神经麻痹。也可用于妊娠高血压综合征。滴眼液用于青少年假性近视。口服：高血压、胃肠痉挛，一次 10～20 mg，3 次/日；神经系统疾病，一次 5～10 mg，3 次/日。滴眼剂：首次点眼 1 小时 4 次，(每隔 15 min 点 1 次，各眼 1 滴，闭目 5～10 min)后查视力对比，以后 4～6 次/日，一次各眼 1 滴，坚持用药 7～14 d，以巩固并提高疗效。大剂量时可引起多汗、面部潮红、轻度头痛、头晕、恶心、血压下降。片剂：10 mg。滴眼剂：8 mg/8 ml。遮光、密闭、在干燥处保存。

沙库必曲-缬沙坦

(sacubitril and valsartan)

别名：Entresto

本品为脑啡肽酶抑制药沙库必曲和血管紧张素Ⅱ受体拮抗药缬沙坦组成的复方制剂。

【CAS】 149709-62-6(sacubitril)

【理化性状】 1. 本品是沙库必曲与缬沙坦、钠离子和水以 1∶1∶3∶2.5 形成的复合物。

2. 化学名：Octadecasodiumhexakis (4-{[(1*S*, 3*R*)-1-([1, 1′-biphenyl]-4-ylmethyl)-4-ethoxy-3-methyl-4-oxobutyl] amino}-4 oxobutanoate) hexakis (*N*-pentanoyl-N-{[2′-(1*H*-tetrazol-1-id-5-yl)[1,1′-biphenyl]-4-yl]methyl}-L-valinate)—water (1/15)

3. 分子式：$C_{48}H_{55}N_6O_8Na_3 \cdot 2.5H_2O$

4. 结构式

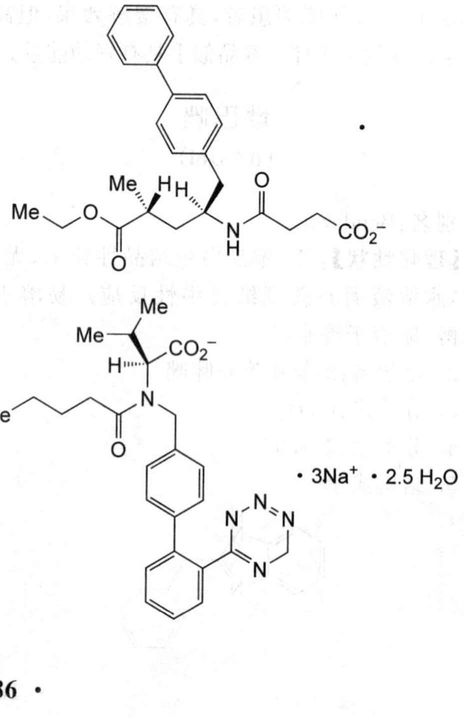

【用药警戒】 本品直接作用于肾素-血管紧张素系统的药物，可导致新生儿损伤或死亡。服用本类药物期间一旦发现怀孕，应立即停药。

【药理作用】 本品包含脑啡肽酶抑制剂沙库必曲和血管紧张素Ⅱ受体拮抗药缬沙坦。沙库必曲为前体药物，其活性代谢物 LBQ657 可抑制脑啡肽酶(中性肽链内切酶，NEP)；缬沙坦可阻断血管紧张素Ⅱ-1 型受体(AT_1)。本品对心力衰竭患者的心血管和肾脏效应归因于被脑啡肽酶分解增加的多肽水平(如利钠肽)，同时血管紧张素Ⅱ的效应被缬沙坦抑制。缬沙坦通过选择性阻断 AT_1 受体抑制血管紧张素Ⅱ的效应，同时抑制血管紧张素Ⅱ依赖性醛固酮的释放。

【体内过程】 1. 本品经口服后水解成沙库必曲和缬沙坦，沙库必曲进一步代谢成 LBQ657。沙库必曲、LBQ657 和缬沙坦分别在 0.5 h、2 h 和 1.5 h 达 C_{max}。口服沙库必曲绝对生物利用度≥60%。本品所含缬沙坦比其他剂型配方中缬沙坦的生物利用度更高，本品中 26 mg、51 mg、103 mg 缬沙坦的生物利用度，分别相当于其他剂型配方中 40 mg、80 mg 和 160 mg。本品口服，1 片/次，2 次/日，3 d 后沙库必曲、LBQ657 和缬沙坦的血药浓度达到稳态。稳态下沙库必曲和缬沙坦不会产生明显蓄积，而 LBQ657 蓄积率为 1.6 倍。

2. 沙库必曲、LBQ657 和缬沙坦的血浆蛋白结合率均高(94%～97%)。LBQ657 透过血-脑屏障的程度是有限的(脑脊液中浓度为血药浓度的 0.28%)。缬沙坦和沙库必曲的平均表观分布容积分别是 75 L 和 103 L。

3. 沙库必曲极易被酯酶转化为 LBQ657，LBQ657 不会进一步代谢。缬沙坦代谢程度很低，只有 20%以代谢产物的形式被回收。

4. 本品口服后，52%～68%的沙库必曲(主要以 LBQ657 的形式)和约 13%的缬沙坦及其代谢产物均随尿液排泄，37%～48%的沙库必曲(主要以 LBQ657 的形式)和 86%的缬沙坦及其代谢产物随粪便排泄。沙库必曲、LBQ657 和缬沙坦的平均 $t_{1/2}$ 分别约为 1.4 h、11.5 h 和 9.9 h。

【适应证】 用于治疗心力衰竭。本品可降低慢性心力衰竭(NYHA 分级Ⅱ-Ⅳ)患者的心血管死亡和住院风险，降低射血分数。通常与其他治疗心力衰竭的药物联合，以代替血管紧张素转换酶抑制药(ACEI)或其他血管紧张素受体拮抗药(ARB)。

【不良反应】 本品不良发应发生率≥5%的包括血管神经性水肿、低血压、头晕、高血钾、咳嗽、肾衰竭或急性肾衰竭、血红蛋白降低。

【禁忌与慎用】 1. 对本复合制剂中的任一成分过敏者、妊娠期妇女禁用。

2. 使用 ACEI 或 ARB 曾发生血管神经性水肿的患者禁用。

3. 儿童用药的安全性和有效性尚未确定。

4. 重度肝功能不全者不推荐使用。

5. 动物实验证实，沙库必曲、缬沙坦均可通过乳汁排泌，哺乳期妇女使用时应暂停哺乳。

【药物相互作用】 1. 在老年患者、液体耗竭的患者(包括使用利尿药)，本品与 NSAIDs(包括 COX-2 抑制药)合用，会增加肾功能损害的风险，甚至可导致急性肾衰竭。

2. 本品避免与一种 ACE1、ARB 合用，以免导致肾素-血管紧张素系统的双重阻断。

3. 在糖尿病患者或肾功不全的患者中本品禁与阿利吉仑合用。

4. 本品与保钾利尿药合用可致血钾升高。

5. 本品与锂剂合用可致锂中毒的风险增加。

【剂量与用法】 1. 口服，推荐起始剂量为 49 mg/51 mg，2 次/日，2～4 周后，如能耐受，可增加至 97 mg/103 mg。与或不与食物同服均可。

2. 既往未服用或仅服用小剂量 ACEI 或 ARB 的患者、重度肾功能不全者、中度肝功能不全者的起始剂量为 24 mg/26 mg，2 次/日，2～4 周后，如能耐受，可剂量加倍，直至目标维持剂量 97 mg/103 mg。

【用药须知】

1. 服用 ACEI 者须停用本品后 36 h 才能服用本品。

2. 本品过量可能导致低血压。对服用本品过量患者，必须严密监护，及时给予对症治疗，因本品与血浆蛋白结合率高，但经血液透析难以被清除。

【制剂】 片剂：24 mg/26 mg；49 mg/51 mg；97 mg/103 mg。

【贮藏】 防潮，贮于 25 ℃，短程携带允许 20～25 ℃。

附　抗高血压的复方制剂

高血压是一种多因素的疾病，在许多患者单药治疗不易控制。阻滞两种或两种以上血压调节系统才能提供更有效、更接近生理性的血压下降。能使患者达到目标血压。这对预防心血管疾病来说至关重要。

所有的抗高血压药物联合制剂包含作用互补的药物，提供相加或协同的降血压作用，同时不良反应较其组分少或相同。联合治疗提供的治疗模式比目前我们拥有的和可预见的治疗高血压的药物，更接近理想的抗高血压制剂。联合制剂治疗的高血压患者达到目标血压及降低心脏事件的成功率高于单药治疗的患者。

治疗高血压的复方制剂见下表。

治疗高血压的复方制剂

分类	名称	商品名称	组分	剂型	规格	用法用量
保钾利尿药与排钾利尿药	氨苯蝶啶-氢氯噻嗪	Dyazide	氨苯蝶啶、氢氯噻嗪	胶囊剂	37.5 mg/25 mg	通常剂量 1～2 粒，1 次/日。监测血钾和临床效应
	氨苯蝶啶-氢氯噻嗪	Maxzide	氨苯蝶啶、氢氯噻嗪	片剂	75 mg/50 mg；37.5 mg/25 mg	通常剂量，37.5 mg/25 mg～75 mg/50 mg，1 次/日，适当监测血清钾。临床试验中给予 37.5 mg/25 mg，1 次/日，增大剂量给电解质失衡和肾功能损害的风险增加
	螺内酯-氢氯噻嗪	Aldactazide	螺内酯、氢氯噻嗪	片剂	25 mg/25 mg；50 mg/50 mg	1. 成人水肿患者(充血性心力衰竭、肝硬化、肾病综合征)，通常维持剂量为螺内酯和氢氯噻嗪各 100 mg/d，单次或分次给药，但根据对增加剂量的反应，每个组分的剂量范围为 25～200 mg 2. 原发性高血压，大多数患者的最佳剂量为螺内酯和氢氯噻嗪 50～100 mg/d，单次或分次给药

续表

分类	名称	商品名称	组分	剂型	规格	用法用量
保钾利尿药与排钾利尿药	盐酸阿米洛利-氢氯噻嗪	Moduretic	盐酸阿米洛利、氢氯噻嗪	片剂	5 mg/50 mg	1. 本品应与食物同服。起始剂量为1次/日，1片/次。维持剂量为1～2片/日，1次/日或2次/日，1片/次。最大推荐剂量2片/日 2. 氢氯噻嗪对重度肾功能不全患者无效，因为当GFR＜25 ml/min时不能滤过进入肾小管。另外高钾血症更易发生于肾功能不全的患者，应谨慎地调整剂量并密切监护血钾水平 3. 肝功能不全或进展性肝脏疾病患者应用噻嗪类应谨慎，水和电解质失衡会导致肝昏迷
利尿药和ACEI	雷米普利-氢氯噻嗪	Altace HCTZ	雷米普利、氢氯噻嗪	片剂	2.5 mg/12.5 mg；5 mg/12.5 mg；5 mg/25 mg；10 mg/12.5 mg；10 mg/25 mg	初始剂量为一日2.5 mg/12.5 mg。根据需要，可逐渐增量，但至少间隔2～3周进行。一日最大剂量为10 mg/50 mg。通常推荐给药方法为1次/日，早上服用，用足量的液体送服（约1/2杯）。多数情况下，剂量由2.5 mg/12.5 mg增至5 mg/25 mg后血压能够降低至目标值
	盐酸贝那普利-氢氯噻嗪	Lotensin HCT	盐酸贝那普利、氢氯噻嗪	片剂	5 mg/6.25 mg；10 mg/12.5 mg；20 mg/12.5 mg；20 mg/25 mg	1. 贝那普利，10～80 mg，1次/日给药能有效控制血压，氢氯噻嗪一日12.5～50 mg有效。临床试验中，贝那普利/氢氯噻嗪联合治疗，贝那普利剂量为5～20 mg，氢氯噻嗪为6.25～25 mg，增加任一组分的剂量，抗高血压的效应增加 2. 只要患者的Ccr＞30 ml/min（血清肌酸酐≤3 mg/dl或265 μmol/L），本品治疗时就不必考虑患者的肾功能。对于重度肾功能不全患者，髓袢利尿药优于噻嗪类，不推荐使用本品
	卡托普利-氢氯噻嗪	Capozide	卡托普利、氢氯噻嗪	片剂	25 mg/15 mg；25 mg/25 mg；50 mg/15 mg；50 mg/25 mg	1. 初始剂量为25 mg/15 mg，1次/日。如效果不满意，可增加剂量至50 mg/15 mg、25 mg/25 mg或50 mg/25 mg或增加服用次数 2. 肾功能不全患者的剂量调整　卡托普利和氢氯噻嗪主要通过肾排泄，肾功能不全的患者的肾排泄率降低。这些患者1次/日给药比肾功能正常患者将产生较久、较高的稳态卡托普利水平。因此较小剂量或较少给药频率即可对此类患者有效
	盐酸莫西普利-氢氯噻嗪	Uniretic	盐酸莫西普利、氢氯噻嗪	片剂	7.5 mg/12.5 mg；15 mg/12.5 mg；15 mg/25 mg	1. 莫西普利推荐剂量7.5～30 mg/d，饭前1 h单次或分次给药。氢氯噻嗪有效剂量12.5～50 mg/d 2. Ccr＞40 ml/min的患者不必调整剂量。重度肾功能不全患者，髓袢利尿药优于噻嗪类，故不推荐使用本品

续表

分类	名称	商品名称	组分	剂型	规格	用法用量
利尿药和ACEI	马来酸依那普利-氢氯噻嗪	Vaseretic	马来酸依那普利、氢氯噻嗪	片剂	10 mg/25 mg；5 mg/12.5 mg	1. 依那普利或氢氯噻嗪单药治疗血压控制不理想的患者可使用本品 10 mg/25 mg 的片剂。根据临床反应进一步增加依那普利、氢氯噻嗪剂量或两者同时增加。2～3 周后，氢氯噻嗪剂量一般不再增加。患者通常不必超过依那普利 20 mg 或氢氯噻嗪 50 mg，即可达到理想血压控制目标。日剂量不用超过 2 片 10 mg/25 mg 的片剂 2. 起始剂量为本品 5 mg/12.5 mg 的片剂，1 次/日。维持剂量可增加到最大剂量 10 mg/25 mg 的片剂，2 片/日，分 1～2 次给药 3. Ccr＞30 ml/min 的患者（血清肌酐≤3 mg/dl 或 265 μmol/L）不必调整剂量。重度肾功能不全的患者，不推荐使用
	赖诺普利-氢氯噻嗪	Pinzide、Zestoretic	赖诺普利、氢氯噻嗪	片剂	10 mg/12.5 mg；20 mg/12.5 mg；10 mg/12.5 mg；20 mg/12.5 mg；20 mg/25 mg	1. 赖诺普利有效治疗高血压的剂量为 10～80 mg，1 次/日，氢氯噻嗪为 12.5～50 mg。临床试验中赖诺普-氢氯噻嗪联合治疗应用赖诺普利剂量为 10～80 mg，氢氯噻嗪 6.25～50 mg，抗高血压效应随任一组分的剂量增加而增加 2. 用赖诺普利或氢氯噻嗪单药治疗血压控制不充分的患者可使用本品 10 mg/12.5 mg 或 20 mg/12.5 mg。根据临床反应进一步增加其一组分剂量或两者均增加。2～3 周后一般不再增加氢氯噻嗪剂量。氢氯噻嗪，1 次/日，25 mg 血压控制不理想者，且出现显著的钾丢失，如果换为本品 10 mg/12.5 mg，可减少钾的丢失，同时得到相似或较好的血压控制。不可使用赖诺普利 80 mg 和氢氯噻嗪 50 mg 剂量 3. 只要患者 Ccr＞30 ml/min（血清肌酐约≤3 mg/dl 或 265 μmol/L），就不必调整剂量。重度肾功能不全的患者不推荐使用
	盐酸喹那普利-氢氯噻嗪	Accuretic	盐酸喹那普利、氢氯噻嗪	片剂	10 mg/12.5 mg；20 mg/12.5 mg；20 mg/25 mg	1. 单一疗法，喹那普利治疗高血压的有效剂量为 10～80 mg，1 次/日，氢氯噻嗪为 12.5～50 mg/d。临床试验中，喹那普利/氢氯噻嗪联合疗法使用喹那普利 2.5～40 mg，氢氯噻嗪 6.25～25 mg，抗高血压效应随任一组分的增加而增加 2. 喹那普利单一疗法血压控制不充分的患者可用本品 10 mg/12.5 mg 或 20 mg/12.5 mg 的片剂 3. 氢氯噻嗪 25 mg 血压控制不理想并出现显著的钾丢失患者可转向本品 20 mg/25 mg 的片剂 4. Ccr＞30 ml/min（血清肌酐≤3 mg/dl 或 265 μmol/L）者不必调整本品的剂量。重度肾功能不全患者不推荐使用

续表

分类	名称	商品名称	组分	剂型	规格	用法用量
利尿药和ACEI	福辛普利钠-氢氯噻嗪	Monopril HCT	福辛普利钠、氢氯噻嗪	片剂	10 mg/12.5 mg；20 mg/12.5 mg	1. 福辛普利治疗高血压的有效剂量为10～80 mg，1 次/日。氢氯噻嗪为 12.5～50 mg/d。临床试验中福辛普利/氢氯噻嗪联合治疗中福辛普利剂量为2.5～40 mg，氢氯噻嗪为5～37.5 mg，抗高血压效应随任一组分剂量增加而增加 2. 重度肾功能不全的患者(Ccr＜30 ml/min，血清肌酐≥3 mg/dl 或 265 μmol/L)，髓袢利尿剂优于噻嗪类，所以不推荐使用本品。轻度肾功能不全的患者不必调整剂量
	培哚普利-吲达帕胺		培哚普利-吲达帕胺	片剂	4 mg/1.25 mg	清晨服用，1～2 片/日
利尿药ARB	阿齐沙坦酯-氯噻酮	Edarbyclor	阿齐沙坦酯/氯噻酮	片剂	40 mg/12.5 mg；40 mg/25 mg	1. 推荐初始剂量为 40 mg/12.5 mg，1 次/日，口服。1～2 周内达最大抗高血压效应。2～4 周后如需达到预期目标血压，可增加至 40 mg/25 mg。剂量＞40 mg/25 mg 对治疗无意义 2. 是否与食物同服均可。如需要，可与其他抗高血压药同服
	氯沙坦钾-氢氯噻嗪	Hyzaar	氯沙坦钾、氢氯噻嗪	片剂	50 mg/12.5 mg；100 mg/12.5 mg；100 mg/25 mg	1. 通常剂量为50 mg/12.5 mg，1 次/日。不推荐剂量超过 100 mg/25 mg，1 次/日。治疗 3 周后达最大抗高血压效应 2. Ccr＞30 ml/min 者应遵循常规疗法。重度肾功能不全的患者不推荐使用 3. 不推荐用于肝功能不全患者的初始治疗，因为肝功能不全患者不可使用氯沙坦 25 mg 的初始剂量 4. 本品不推荐用于血容不足患者(利尿药治疗)的初始治疗 5. 本品初始治疗高血压剂量为50 mg/12.5 mg，1 次/日。治疗 2～4 周后反应不佳的患者，剂量可增加到最大剂量 100 mg/25 mg，1 次/日。 6. 左心室肥大的高血压患者，初始治疗为氯沙坦 50 mg，1 次/日。如果血压降低不充分应增加氢氯噻嗪 12.5 mg 或改为本品 50 mg/12.5 mg 的片剂替代。如需要进一步降低血压，可使用氯沙坦 100 mg 和氢氯噻嗪 12.5 mg 或本品 100 mg/12.5 mg 的片剂，随后增加剂量至氯沙坦 100 mg 和氢氯噻嗪 25 mg 或本品 100 mg/25 mg 7. 本品可与其他抗高血压药物同时给药。是否与食物同服均可
	缬沙坦-氢氯噻嗪	Diovan HCT	缬沙坦、氢氯噻嗪	片剂	80 mg/12.5 mg；160 mg/12.5 mg；160 mg/25 mg；320 mg/12.5 mg；320 mg/25 mg	1. 通常初始剂量为本品 160 mg/12.5 mg，1 次/日。1～2 周治疗后，需进一步控制血压时，剂量可增加到最大 320 mg/25 mg，1 次/日。改变剂量后 2～4 周内达到最大抗高血压效应 2. 本品不推荐用于血容不足患者的起始治疗。可与其他抗高血压药物同服

续表

分类	名称	商品名称	组分	剂型	规格	用法用量
利尿药 ARB	替米沙坦-氢氯噻嗪	Micardis HCT	替米沙坦、氢氯噻嗪	片剂	150 mg/12.5 mg	1. 血容不足患者,替米沙坦 80 mg 单一疗法血压控制不理想者,可使用本品 80 mg/12.5 mg,1 次/日,如需要,最终增加到 160 mg/25 mg 2. 服用氢氯噻嗪 25 mg,1 次/日,血压控制不理想的患者可使用 80 mg/12.5 mg 或 80 mg/25 mg 的剂量,1 次/日。使用本品治疗 2～4 周血压仍未控制者,如需要,逐渐增加剂量到 160 mg/25 mg。服用氢氯噻嗪 25 mg 血压得到控制,但出现低血钾者,可换为本品 80 mg/12.5 mg,1 次/日,可降低氢氯噻嗪剂量而不减少预期的抗高血压效应 3. 肾功能不全的患者:Ccr＞30 ml/min 的患者,不必调整剂量。重度肾功能不全的患者,不推荐使用 4. 重度肝功能不全患者不推荐使用。胆道梗阻病症患者或肝功能不全患者应使用 40 mg/12.5 mg 开始治疗并密切进行医学监测
利尿药和 ARB	厄贝沙坦-氢氯噻嗪	Avalide	厄贝沙坦、氢氯噻嗪	片剂	150 mg/12.5 mg; 300 mg/12.5 mg	1. 通常起始剂量为 150 mg/12.5 mg,1 次/日。1～2 周后,如需要,剂量可增加到最大剂量 300 mg/25 mg,1 次/日 2. 肝脏损害患者不必调整剂量 3. Ccr＞30 ml/min 患者不必调整剂量。更严重肾脏损害患者不推荐使用 4. 可与其他抗高血压药同时使用。是否与食物同服均可
	奥美沙坦酯-氢氯噻嗪	Benicar HCT	奥美沙坦酯、氢氯噻嗪	片剂	20 mg/12.5 mg; 40 mg/12.5 mg; 40 mg/25 mg	1. 血容正常患者,奥美沙坦酯单一疗法,通常推荐初始剂量为 20 mg,1 次/日。两周治疗后血压需继续降低的患者剂量可增加到 40 mg。高于 40 mg,降压效应不再增加。氢氯噻嗪有效剂量 12.5～50 mg,1 次/日 2. 奥美沙坦酯或氢氯噻嗪单药血压控制不理想的患者,可使用本品,1 次/日。剂量应个体化。依据降压反应,间隔 2～4 周增加剂量 3. 不推荐剂量超过 40 mg/25 mg,1 次/日。可与其他抗高血压药同时使用 4. Ccr＞30 ml/min 的患者,使用常规剂量。重度肾功能不全患者不推荐使用 5. 肝功能不全的患者不必调整剂量
	甲磺酸依普沙坦-氢氯噻嗪	Teveten HCT	依普沙坦、氢氯噻嗪	片剂	600 mg/12.5 mg; 600 mg/25 mg	1. 无血容量不足患者的单一疗法中,依普沙坦通常推荐起始剂量为 600 mg/d,1 次或分 2 次给药,日总剂量为 400～800 mg。氢氯噻嗪有效剂量 12.5～50 mg/d 2. 无血容量不足患者通常推荐剂量为 600 mg/12.5 mg,1 次/日

续表

分类	名称	商品名称	组分	剂型	规格	用法用量
利尿药和ARB	甲磺酸依普沙坦-氢氯噻嗪	Teveten HCT	依普沙坦、氢氯噻嗪	片剂	600 mg/12.5 mg; 600 mg/25 mg	3. 容量不足或限盐的高血压患者，如本品 600 mg/12.5 mg 降压效果不充分，逐渐增加到 600 mg/25 mg，1 次/日。大多数患者 2～3 周内血压降低到最低 4. 如需要继续降低血压，本品可联合钙通道阻滞药等其他抗高血压药物 5. 老年患者、肝脏损害或肾脏损害患者不必调整剂量。中度、重度肾功能不全患者一般不必调整起始剂量，本品最大起始剂量不应超过 600 mg/25 mg，1 次/日。是否与食物同服均可
	坎地沙坦西酯-氢氯噻嗪	Atacand HCT	坎地沙坦西酯、氢氯噻嗪	片剂	16 mg/12.5 mg; 32 mg/12.5 mg; 32 mg/25 mg	1. 血容量正常的患者，坎地沙坦西酯单一疗法，推荐初始剂量 16 mg/d，可 1 次/日或 2 次/日，日总剂量 8～32 mg。需进一步降低血压患者应逐步增加到 32 mg。剂量＞32 mg 对血压降低的效应不大。氢氯噻嗪有效剂量 12.5～50 mg/d 2. 氢氯噻嗪 25 mg，1 次/日，血压未控制的患者可换成 16～12.5 mg 的片剂。氢氯噻嗪 25 mg 的剂量血压得到控制，但血钾降低的患者，换成 16 mg/12.5 mg 的片剂后可得到相同或增加的降压效应，血钾也可得到改善。服用 32 mg 坎地沙坦西酯血压未得到控制的患者可从本品 32 mg/12.5 mg 的片剂中得到预期的血压控制效应，如血压控制还是不理想，可增加剂量至 32 mg/25 mg。任何剂量的本品达到最大抗高血压效应均需 4 周 3. 只要患者 Ccr＞30 ml/min 就不必调整剂量。更严重的肾功能不全的患者，不推荐使用 4. 轻度肝功能不全的患者不必调整剂量。中度肝功能不全患者从低剂量(如 8 mg)开始，如果采用低起始剂量应选坎地沙坦西酯，本品不推荐用于起始给药，因为不能保证坎地沙坦西酯适当的初始剂量 5. 可与其他抗高血压药同时使用。是否与食物同服均可
钙通道阻滞药和ARB	氨氯地平-替米沙坦	Twynsta	氨氯地平、替米沙坦	片剂	5 mg/40 mg; 10 mg/40 mg; 5 mg/80 mg; 10 mg/80 mg	1. 替米沙坦治疗高血压的有效剂量为 20～80 mg/d。氨氯地平的有效剂量为 2.5～10 mg/d。剂量应个体化，应在治疗至少两周后增加剂量，两周内达到大部分抗高血压效应，4 周后达最大效应 2. 本品的通常起始剂量为 5 mg/40 mg，1 次/日。若需进一步降低血压，可给予 5 mg/80 mg，1 次/日。对大多数患者，氨氯地平 2.5 mg 起始治疗有效。年龄＞75 岁患者宜缓慢增加剂量 3. 不推荐用于年龄≥75 岁或肝功能不全患者 4. 血容量失衡或低盐患者，本品起始治疗前应予以纠正 5. 轻、中度肾脏损害患者不必调整起始剂量。重度肾功能不全患者应缓慢增加剂量

续表

分类	名称	商品名称	组分	剂型	规格	用法用量
钙通道阻滞药和ARB	氨氯地平-奥美沙坦酯	Azor	氨氯地平、奥美沙坦酯	片剂	5 mg/20 mg；10 mg/20 mg；5 mg/40 mg；10 mg/40 mg	1. 通常起始剂量为 5 mg/20 mg，1 次/日。两周内达到最大抗高血压效应。1～2 周治疗后，如有需要剂量增加到最大剂量 10 mg/40 mg，1 次/日 2. 是否与食物同服均可。可与其他抗高血压药物同服
	氨氯地平-缬沙坦	Exforge	氨氯地平、缬沙坦	片剂	5 mg/160 mg；10 mg/160 mg；5 mg/320 mg；10 mg/320 mg	1. 氨氯地平治疗高血压有效剂量 2.5～10 mg，1 次/日。缬沙坦有效剂量 80～320 mg，1 次/日。临床试验中，氨氯地平剂量为 5～10 mg，缬沙坦的剂量为 160～320 mg。抗高血压效应随剂量增加而增加 2. 大部分抗高血压效应在起始治疗或改变剂量后的 2 周内达到。治疗 1～2 周后，如有需要，剂量可增加至 10 mg/320 mg，1 次/日 3. 是否与食物同服均可。可与其他抗高血压药物同服。因为年老患者氨氯地平的清除率降低，应从 2.5 mg 的剂量开始治疗 4. 轻、中度肾功能不全患者不必调整起始剂量。重度肾功能不全的患者缓慢增加剂量 5. 轻、中度肝功能不全不必调整起始剂量。重度肝功能不全的患者缓慢增加剂量 6. 氨氯地平（或另外一种二氢吡啶钙通道阻滞剂）或缬沙坦单一治疗血压控制不理想的患者可转向本品治疗 7. 为方便起见，接受氨氯地平和缬沙坦单片治疗的患者可接受包含相同组分剂量的本品 8. 单药治疗血压控制不理想的患者可从本品起始治疗。无血容不足患者的通常起始剂量为 5 mg/160 mg，1 次/日
	氨氯地平-奥美沙坦酯	Azor	氨氯地平、奥美沙坦酯	片剂	5 mg/20 mg；10 mg/20 mg；5 mg/40 mg；10 mg/40 mg	1. 通常起始剂量为 5 mg/20 mg，1 次/日。两周内达到最大抗高血压效应。1～2 周治疗后，如有需要剂量增加到最大剂量 10 mg/40 mg，1 次/日 2. 是否与食物同服均可。可与其他抗高血压药物同服
	氨氯地平-盐酸贝那普利	Lotrel、Amlobenz	氨氯地平、盐酸贝那普利	胶囊剂	2.5 mg/10 mg；5 mg/10 mg；5 mg/20 mg；5 mg/40 mg；10 mg/20 mg；10 mg/40 mg	1. 临床试验中氨氯地平/贝那普利联合治疗时使用氨氯地平剂量为 2.5～10 mg，贝那普利 10～40 mg 2. 推荐起始剂量为 2.5 mg/10 mg，两周达到最大抗高血压效应 3. Ccr＞30 ml/min（血清肌酸酐≤3 mg/dl 或 265 μmol/L）的患者不必调整剂量。不推荐用于重度肾功能不全患者

续表

分类	名称	商品名称	组分	剂型	规格	用法用量
钙通道阻滞药和ACEI	马来酸依那普利-非洛地平ER	Lexxel	马来酸依那普利、非洛地平	缓释片	5 mg/5 mg	1. 马来酸依那普利在未接受利尿剂治疗高血压患者中的推荐初始剂量为5 mg/d。通常剂量范围10～40 mg,1次/日给药或分2次给药。非洛地平缓释片的推荐初始剂量为5 mg/d,通常剂量范围2.5～10 mg,1次/日。临床试验中,依那普利/非洛地平ER联合治疗中,依那普利剂量5～20 mg,非洛地平ER剂量2.5～10 mg,1次/日 2. 非洛地平或依那普利单药血压控制不理想的可转为本品,起始剂量为1片,1次/日,如需要可增至2片,1次/日。如血压控制仍不理想,加用噻嗪类利尿剂 3. Ccr＞30 ml/min(血清肌酐≤3 mg/dl或265 mmol/L)者不必调整剂量。重度肾功能不全的患者,不推荐使用 4. 本品须整片吞服,不可分割、压碎或咀嚼。可不与食物或与易消化食物规律服用
	群多普利-盐酸维拉帕米缓释	Tarka	群多普利、盐酸维拉帕米	片剂	2 mg/180 mg; 1 mg/240 mg; 2 mg/240 mg; 4 mg/240 mg	1. 群多普利抗高血压的推荐剂量为1～4 mg/d,单次给药或分2次给药。维拉帕米-SR抗高血压的常规推荐剂量为120～480 mg/d,单次或分2次给药 2. 临床试验中,本品1次/日给药。群多普利4 mg,1次/日,加盐酸维拉帕米-SR 240 mg,2次/日的抗高血压效应和或不良反应尚未研究,180 mg盐酸维拉帕米-SR加2 mg群多普利2次/日的研究也未进行。盐酸维拉帕米120～240 mg,1次/日和群多普利0.5～8 mg,1次/日的剂量范围内,任一组分剂量增加,抗高血压的效应增加 3. 方便起见,患者接受群多普利(高至8 mg)和维拉帕米(高至240 mg)单独片,1次/日者,可接受含有相同组分剂量的本品
	地尔硫䓬-依那普利	Teczem	地尔硫䓬、依那普利	片剂	180 mg/5 mg	1. 起始剂量为1片,1次/日。维持剂量为1～2片,分1～2次给药 2. 因为依那普利主要通过肾排泄,地尔硫䓬主要通过肝排泄,肾脏和肝脏疾病患者不推荐较高剂量使用
钙通道阻滞药/HMG CoA还原酶抑制药	苯磺酸氨氯地平-阿托伐他汀钙	Caduet	苯磺酸氨氯地平、阿托伐他汀钙	片剂	2.5 mg/10 mg; 2.5 mg/20 mg; 2.5 mg/40 mg; 5 mg/10 mg; 5 mg/20 mg; 5 mg/40 mg; 5 mg/80 mg; 10 mg/10 mg; 10 mg/20 mg; 10 mg/40 mg; 10 mg/80 mg	1. 本品应在每一组分效果和耐受性基础上剂量个体化,分别选择氨氯地平和阿伐他汀的剂量 2. 氨氯地平,通常起始剂量为5 mg,1次/日。最大剂量10 mg,1次/日。儿童(年龄＞6岁)、少年、虚弱、年老患者或肝功能不全患者可从2.5 mg,1次/日开始 3. 氨氯地平推荐用于冠心病患者的起始剂量5～10 mg,老年患者和肝功能不全的患者应从低剂量开始。大多数患者需要10 mg剂量 4. 6～17岁儿童氨氯地平有效抗高血压口服剂量2.5～5 mg,1次/日。超过5 mg,1次/日的剂量尚未进行研究

续表

分类	名称	商品名称	组分	剂型	规格	用法用量
肾素抑制药和钙通道阻滞药	阿利吉仑-氨氯地平	Tekamlo	阿利吉仑、氨氯地平	片剂	150 mg/5 mg; 150 mg/10 mg; 300 mg/5 mg; 300 mg/10 mg	1. 推荐初始剂量为 150 mg/5 mg，1 次/日。如需要逐渐增加到 300 mg/10 mg 2. 本品可与其他一些抗高血压药物同服。糖尿病患者，本品不可与血管紧张素受体拮抗药(ARBs)或血管紧张素转换酶抑制药(ACEIs)同服。阿利吉仑与 ARB 或 ACEI 不推荐用于 GFR＜60 ml/min 患者。尚未知增加 ACEI 和 β 受体拮抗药到最大剂量时，本品的降压效应是否进一步增加 3. 服用本品期间应建立合理饮食。高脂肪餐可明显降低本品的吸收
肾素抑制药和利尿药	阿利吉仑-氢氯噻嗪	Tekturna HCT	阿利吉仑、氢氯噻嗪	片剂	150 mg/12.5 mg; 150 mg/25 mg; 300 mg/12.5 mg; 300 mg/25 mg	1. 本品推荐剂量为 1 次/日，按 150 mg/12.5 mg、150 mg/25 mg 或 300 mg/12.5 mg 和 300 mg/25 mg 的顺序，增加到目标效应。通常推荐起始剂量为 150 mg/12.5 mg，1 次/日，最大剂量为 300 mg/25 mg，1 次/日。不推荐用于血容不足患者的起始治疗 2. 本品 1 周内达大部分抗高血压效应，约 4 周达最大效应。如 2～4 周治疗后血压仍未得到控制，剂量可增加到 300 mg/25 mg 3. 本品可与其他一些抗高血压药物同服。糖尿病患者，不可与 ARBs 或 ACEIs 同服。阿利吉仑与 ARB 或 ACEI 不推荐用于 GFR＜60 ml/min 患者。尚不清楚增加 ACEI 和 β 受体拮抗药到最大剂量时，降压效应是否进一步增加 4. 服用本品应合理饮食，高脂肪餐大大降低本品的吸收
β 受体拮抗药与利尿药	阿替洛尔-氯噻酮	Tenoretic	阿替洛尔、氯噻酮	片剂	50 mg/25 mg; 100 mg/25 mg	1. 起始剂量为 50 mg/25 mg，1 次/日。如果未达到最佳反应，剂量应增加到 100 mg/25 mg，1 次/日 2. 如有需要，另外一种抗高血压药物可从 50％的推荐起始剂量逐渐开始加入，以避免血压过度降低 3. 因为阿替洛尔通过肾排泄，重度肾功能不全的患者须调整剂量。Ccr＜35 ml/min 者，阿替洛尔显著蓄积
	富马酸比索洛尔-氢氯噻嗪	Ziac	比索洛尔、氢氯噻嗪	片	2.5 mg/6.25 mg; 5 mg/6.25 mg; 10 mg/6.25 mg	1. 比索洛尔 2.5～40 mg/d，有效治疗高血压，氢氯噻嗪的有效剂量为 12.5～50 mg/d。临床试验中比索洛尔/氢氯噻嗪联合治疗使用比索洛尔 2.5～20 mg 和氢氯噻嗪 6.25～25 mg，当增加任一组分的剂量抗高血压效应增加 2. 使用 2.5～20 mg/d 比索洛尔治疗，血压控制不理想患者可用本品替代治疗。50 mg/d 氢氯噻嗪治疗，血压控制充分，但出现明显血钾丢失的患者，用本品治疗可完成相似的血压控制而不导致电解质紊乱 3. 抗高血压药治疗可从低剂量开始，2.5 mg/6.25 mg，1 次/日。之后增加剂量(间隔 14 d)一直到最大推荐剂量 20 mg/12.5 mg

续表

分类	名称	商品名称	组分	剂型	规格	用法用量
β受体拮抗药与利尿药	富马酸比索洛尔-氢氯噻嗪	Ziac	比索洛尔、氢氯噻嗪	片剂	2.5 mg/6.25 mg；5 mg/6.25 mg；10 mg/6.25 mg	4. 如计划停药，应于约两周内逐渐停止并密切观察患者 5. 如无显著的肾脏或肝脏损害，不必调整剂量，不必依据年龄调整剂量。无儿童的用药经验 6. 如果发展为明显进展性肾功能损害，应停药 7. 肝功能不全或进展性肝脏疾病患者应慎用
	酒石酸美托洛尔-氢氯噻嗪	Lopressor HCT	酒石酸美托洛尔、氢氯噻嗪	片剂	50 mg/25 mg；100 mg/25 mg；100 mg/50 mg	1. 氢氯噻嗪通常剂量 12.5～50 mg/d。酒石酸美托洛尔通常起始剂量 100 mg/d，单次或分剂量给药。逐渐增加剂量直到血压完全控制。有效剂量为 100～450 mg/d 2. 可按下列方法给药：50 mg/25 mg，1～2 次/日；100 mg/25 mg，1～2 次/日；100 mg/50 mg，1 次/日 3. 不推荐氢氯噻嗪的剂量超过 50 mg/d，需要时，逐渐加用另外一种抗高血压药物，从 50%的通常推荐起始剂量开始以避免血压过度降低
	纳多洛尔-苄氟噻嗪	Corzide	纳多洛尔、苄氟噻嗪	片剂	40 mg/5 mg；80 mg/5 mg	1. 剂量需个体化。初始剂量为 40 mg/5 mg，1 次/日。如抗高血压效应不理想，剂量可增加到 80 mg/5 mg，1 次/日 2. 吸收的纳多洛尔主要通过肾排泄，肾脏损害患者应调整剂量。推荐下列的剂量间隔给药 1 次：Ccr(ml/min)＞50 者，间隔 24 h；介于 31～50 者，间隔 24～36 h；介于 10～30 者，间隔 24～48 h；＜10 者，间隔 40～60 h
	盐酸普萘洛尔-氢氯噻嗪	Inderide	普萘洛尔、氢氯噻嗪	片剂	40 mg/25 mg；80 mg/25 mg	本品 1 片，2 次/日，常可提供高至 160 mg 普萘洛尔和 50 mg 氢氯噻嗪的降压效果。不推荐普萘洛尔的剂量高于 160 mg。需要时，可加用另一种抗高血压药，可从 50%的常规推荐起始剂量逐渐加入，以避免血压降低过低
	噻吗洛尔-氢氯噻嗪	Timolide	噻吗洛尔、氢氯噻嗪	片剂	10 mg/25 mg	推荐初始和维持剂量　1 片，2 次/日或 2 片，1 次/日
	盐酸倍他洛尔-氯噻酮	Kerledex	盐酸倍他洛尔、氯噻酮	片剂	5 mg/12.5 mg；10 mg/12.5 mg	1. 倍他洛尔治疗高血压的有效剂量为 5～20 mg/d。氯噻酮的有效剂量为 12.5～50 mg/d。临床试验中倍他洛尔-氯噻酮联合治疗采用倍他洛尔剂量为 5～20 mg 和氯噻酮剂量 12.5～25 mg，增加任一组分剂量，抗高血压效应增加 2. 倍他洛尔(10～20 mg)或氯噻酮血压控制不充分的患者可转向本品 5 mg/12.5 mg。随后增加剂量(间隔 14 d)，可增加倍他洛尔、氯噻酮或两者均增加，可使用 10 mg/12.5 mg 的规格 3. 抗高血压治疗应从 5 mg/12.5 mg，1 次/日开始。随后适当时，可增加至(间隔 14 d)最大推荐剂量 20 mg/25 mg(10 mg/12.5 mg 的片剂 2 片)，1 次/日 4. 如计划停药，应经约 2 周逐渐停止并密切观察患者

续表

分类	名称	商品名称	组分	剂型	规格	用法用量
肾素抑制药和 ARB	阿利吉仑-缬沙坦	Valturna	阿利吉仑、缬沙坦	片剂	150 mg/160 mg；300 mg/320 mg	1. 推荐起始剂量为 150 mg/160 mg，1 次/日。需要时逐渐增加到最大剂量 300 mg/320 mg 2. 不推荐用于血容不足患者的初始治疗 3. 服用本品期间应建立合理饮食方式，高脂肪餐显著降低其吸收
三种抗高血压药复方制剂	阿利克仑-氨氯地平-氢氯噻嗪	Amturnide	阿利克仑、氨氯地平、氢氯噻嗪	片剂	150 mg/5 mg/12.5 mg；300 mg/5 mg/12.5 mg；300 mg/5 mg/25 mg；300 mg/10 mg/12.5 mg；300 mg/10 mg/25 mg	1. 口服 1 次/日，2 周后可增加剂量，最大推荐剂量 300 mg/10 mg/25 mg 2. 接受阿利吉仑、氨氯地平和氢氯噻嗪片剂给药的患者，可使用含有相同组分的本品治疗 3. 服药期间患者应建立合理饮食方式，是否与食物同服均可。高脂肪餐显著降低阿利吉仑的吸收 4. Ccr>30 ml/min 者不必调整剂量。重度肾功能不全患者不推荐使用 5. 年龄≥75 岁患者和中度肝功能不全的患者，氨氯地平应从 2.5 mg/d 开始用药，但本品无氨氯地平 2.5 mg 的规格
	氨氯地平-缬沙坦-氢氯噻嗪	Exforge HCT	氨氯地平、缬沙坦、氢氯噻嗪	片剂	5 mg/160 mg/12.5 mg；10 mg/160 mg/12.5 mg；5 mg/160 mg/25 mg；10 mg/160 mg/25 mg；10 mg/320 mg/25 mg	1. 一般剂量为 1 次/日。治疗 2 周后可增加剂量。最大剂量开始 2 周后血压完全降低。最大推荐剂量为 10 mg/320 mg/25 mg 2. 本品是否与食物同服均可。老年患者不必调整起始剂量 3. Ccr>30 ml/min 者不必调整剂量。更重度肾功能不全患者，避免使用本品 4. 重度肝功能不全患者免使用。轻度的肝功能不全的者，监测肝或肾功能进一步恶化的症状和不良反应 5. 本品适用于钙通道阻滞药、血管紧张素受体拮抗药和利尿药中的任何两类药物联合控制血压不理想的患者
	氨氯地平-奥美沙坦-氢氯噻嗪	Tribenzor	氨氯地、奥美沙坦、氢氯噻嗪	片剂	20 mg/5 mg/12.5 mg；40 mg/5 mg/12.5 mg；40 mg/5 mg/25 mg；40 mg/10 mg/12.5 mg；40 mg/10 mg/25 mg	1. 口服 1 次/日，两周后增加剂量。调整剂量后两周内达到最大抗高血压效应。最大推荐剂量为 40 mg/10 mg/25 mg。是否与食物同服均可 2. Ccr>30 ml/min 者，不必调整剂量。重度肾功能不全患者避免使用 3. 重度肝功能不全和年龄≥75 岁患者应从氨氯地平 2.5 mg 开始，但本品无此剂量
	肼屈嗪-氢氯噻嗪-利血平	DiureticAp-Es、Ser-Ap-Es、Hydrap-ES、Serpazide、Tri-Hydroserpine、Uni Serp、Marpres、Serathide、Unipres、Serpex、HHR	肼屈嗪、氢氯噻嗪、利血平	片剂	25 mg/15 mg/0.1 mg	1. 成人高血压患者起始剂量为 1 片，1 次/日。维持剂量为 1～2 片，分 1～2 次给药。据个体反应决定增加的剂量。不推荐利血平剂量超过 0.25 mg 2. 氢氯噻嗪对 Ccr<25 ml/min 患者无影响。重度肾功能不全者慎用氢氯噻嗪，肝功能不全的患者慎用噻嗪类 3. 不推荐利血平和氢氯噻嗪剂量分别>0.25 mg 和 50 mg。如果 2 片或 1.5 片抗高血压效应不充分，添加肼屈嗪或选用其他抗高血压疗法

续表

分类	名称	商品名称	组分	剂型	规格	用法用量
其他联合制剂	盐酸可乐定-氯噻酮	Clorpres	盐酸可乐定、氯噻酮	片剂	0.1 mg/15 mg；0.2 mg/15 mg；0.3 mg/15 mg	口服 0.1 mg/15 mg，一日 1 次或 2 次，逐渐调整剂量
	盐酸肼屈嗪-氢氯噻嗪	Apresazide	盐酸肼屈嗪、氢氯噻嗪	胶囊剂	25 mg/25 mg；50 mg/50 mg；100 mg/50 mg	剂量需个体化。通常剂量为 25 mg/25 mg，2 次/日，根据个体需要随后增加剂量。维持治疗时须调整到最低效应水平。需要时，另一种抗高血压药物如交感神经抑制剂可降低剂量逐渐加入，并密切观察患者的反应
	肼屈嗪-异山梨醇	Bidil	肼屈嗪、异山梨醇	片剂	37.5 mg/20 mg	1. 充血性心力衰竭成人患者的通常起始剂量为 1 片，3 次/日。起始剂量可增加到最大耐受剂量不超过 2 片，3 次/日。虽然可快速增量，经历不良反应的一些患者可经历较长时间再加至最大耐受剂量 2. 如果出现不可耐受的不良反应，剂量可减少至一次半片，3 次/日。不良反应一旦消退，可逐步增加剂量
	甲基多巴-氢氯噻嗪	Aldoril	甲基多巴、氢氯噻嗪	片剂	250 mg/15 mg；250 mg/25 mg；500 mg/30 mg；500 mg/50 mg	1. 剂量需个体化，通过增加单个组分的剂量调整用药。通常推荐起始剂量为 250 mg/15 mg，2～3 次/日，或 250 mg/25 mg，2 次/日，可逐渐增加至 500 mg/30 mg 或 500 mg/50 mg，1 次/日。避免氢氯噻嗪剂量超过 50 mg/d 2. 因为本品的两个组分作用持续时间相对较短，通常在停药 48 h 内血压恢复。不可于血压处于高峰时刻停药 3. 甲基多巴主要通过肾排泄，肾功能不全的患者对较小剂量即有反应。年老患者发生晕厥，可能与药物敏感性增加和进展性动脉硬化性血管病有关。较低剂量可避免晕厥发生
	氯噻嗪-甲基多巴	Aldoclor-150、Aldoclor-250	氯噻嗪、甲基多巴	片剂	150 mg/250 mg；250 mg/250 mg	1. 起始剂量为 150 mg/250 mg，2～3 次/日或 250 mg/250 mg，2～3 次/日。根据个体反应确定剂量。维持剂量可增加到 250 mg/250 mg 的片剂 4 片，分次服用 2. GFR＜25 ml/min 的重度肾功能不全患者不推荐使用氯噻嗪 3. 肝硬化或急性肝炎患者甲基多巴的肝毒性增加，不推荐使用甲基多巴
	利血平-泊利噻嗪	Renese-R	利血平、泊利噻嗪	片剂	0.25 mg/2.0 mg	复方制剂的起始剂量应与已经建立的单一组分剂量一致。维持剂量范围½～2 片，1 次/日。同时服用的其他抗高血压药，尤其是神经节阻滞剂，应减量
	氯噻酮-利血平	Demi-Regroton	氯噻酮、利血平	片剂	25 mg/0.125 mg	1. 成人高血压患者起始剂量为 1 次/日，一次 1 片。维持剂量，1 次/日，一次 1～2 片 2. 肾功能不全患者不推荐使用。当 GFR＜10 ml/min，氯噻酮不能被滤过进入肾小管（氯噻酮的作用位点），且肾功能不全患者利血平的消除 $t_{1/2}$ 显著增加 3. 如需要，每 1～2 周调整剂量。＜15%的高血压患者一日利血平剂量需＞0.5 mg 4. 如果 1 次/日，一次 2 片的抗高血压效应不理想，推荐添加另一抗高血压药或调整治疗方案

续表

分类	名称	商品名称	组分	剂型	规格	用法用量
其他联合制剂	氯噻嗪-利血平	Diupres	氯噻嗪 250 mg、500 mg/利血平 0.125 mg	片剂	250 mg/0.125 mg；500 mg/0.125 mg	1. 成人高血压患者起始剂量为 1～2 次/日，一次 250 mg/0.125 mg 或 500 mg/0.125 mg 2. 氯噻嗪不推荐用于重度肾功能不全患者，因为当 GFR<25 ml/min，氯噻嗪不能被滤过进入肾小管(作用位点)。肾功能不全患者不推荐使用利血平，因此类患者中利血平的消除 $t_{1/2}$ 显著增加 3. 肝功能不全或进展性肝脏疾病患者应慎用噻嗪类，水和电解质平衡较小的改变也可导致肝昏迷
	利血平-氢氯噻嗪	Hydropre	利血平、氢氯噻嗪	片剂	0.125 mg/25 mg；0.125 mg/50 mg	成人高血压的通常起始剂量为 1～2 片 0.125 mg/25 mg 的片剂 1 次/日或 1 片 0.125 mg/50 mg 的片剂，1 次/日
	胍乙啶-氢氯噻嗪	Esimil	胍乙啶、氢氯噻嗪	片剂	10 mg/25 mg	1. 成人抗高血压通常起始剂量为 1 片，1 次/日。依据个体反应决定剂量。维持剂量可增加到 2 片，1 次/日。可隔 2～3 周调整剂量 2. 氢氯噻嗪对 Ccr<25 ml/min 患者通常无效。重度肾功能不全患者应慎用噻嗪类利尿药 3. 肝功能不全患者应慎用噻嗪类利尿药
	哌唑嗪-泊利噻嗪	Minizide	哌唑嗪、泊利噻嗪	胶囊剂	1 mg/0.5 mg；2 mg/0.5 mg；5 mg/0.5 mg	通常剂量为 2 次或 3 次/日，一次 1 粒，从低剂量胶囊开始根据个体需要增加剂量
	甲氯噻嗪-地舍平	Enduronyl	甲氯噻嗪、地舍平	片剂	5 mg/0.25 mg；5 mg/0.5 mg	1. 口服，1 次/日，一次 1 片。通常成人剂量为低剂量本品 1 片，1 次/日。体弱和年老患者需较低剂量 2. 与其他抗高血压药物配伍无禁忌。应规律添加另一抗高血压药物。神经节阻滞药应从通常剂量的一半开始给药
	复方利血平氨苯蝶啶		氢氯噻嗪、氨苯蝶啶、硫酸双肼屈嗪、利血平	片剂	每片含氢氯噻嗪 12.5 mg，氨苯蝶啶 12.5 mg，硫酸双肼屈嗪 12.5 mg，利血平 0.1 mg	口服，1 片/次
	马来酸依那普利-叶酸		马来酸依那普利、叶酸	片剂	5 mg/0.4 mg；10 mg/0.4 mg；10 mg/0.8 mg	通常推荐起始剂量为一日 5 mg/0.4 mg，根据患者的反应调整给药剂量
	复方罗布麻			片剂	每片含罗布麻叶 218.5 mg、野菊花 171.0 mg、防己 184.2 mg、三硅酸镁 15.0 mg、硫酸双肼屈嗪 1.6 mg、氢氯噻嗪 1.6 mg、盐酸异丙嗪 1.05 mg、维生素 B_1 0.5 mg、维生素 B_6 0.5 mg、泛酸钙 0.25 mg	口服，2 片/次，3 次/日。维持量 2 片/日

8.5 周围血管扩张药

从理论上讲，脑血管也属于周围血管范畴。这一节中主要讨论直接松弛或扩张周围小血管平滑肌的药物，临床上多用于治疗多种脑血管疾病和其他周围循环障碍所引起的各种疾病。α受体拮抗药均有周围血管扩张作用，已于之前章节中叙述。钙通道阻滞药也具有此种作用，由于其中的尼莫地平对脑血管具有选择性，于本节中做专述。

尼莫地平
(nimodipine)

别名：硝苯吡酯、Nimotop

本品属二氢吡啶类钙通道阻滞药。

【CAS】 66085-59-4

【ATC】 C08CA06

【理化性状】 1. 本品为黄色结晶性粉末，难溶于水。

2. 化学名：Isopropyl 2-methoxyethyl 1,4-dihydro-2, 6-dimethyl-4-(3-nitrophenyl) pyridine-3, 5-dicarboxylate

3. 分子式：$C_{21}H_{26}N_2O_7$

4. 分子量：418.4

5. 结构式

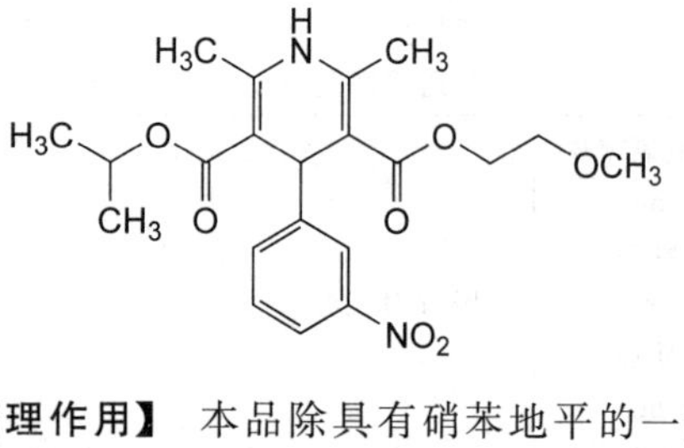

【药理作用】 本品除具有硝苯地平的一般特性外，特别对脑血管具有选择性。具有扩张脑血管、解除脑血管痉挛、增加脑血流等作用。改善局部脑缺血，保护脑组织，并可抑制和减轻血管活性物质如NE,5-HT,PGs等所引起的血管收缩现象。

【体内过程】 本品口服后可迅速经胃肠道被吸收，肝的首关效应明显，口服的生物利用度约为13%。可迅速越过血-脑屏障。本品在肝内广泛代谢，几乎全部以代谢物经胆随粪便排出，也随尿液排出一部分。其终末 $t_{1/2}$ 约为 9 h，由于血浆中浓度开始下降非常快，$t_{1/2}$ 仅为 1～2 h。本品的蛋白结合率为 95%。

【适应证】 1. 用于缺血性脑血管疾病，尤其适用于防治蛛网膜下腔出血后由于动脉痉挛所引起的局部缺血的神经性缺损。

2. 也用于治疗突发性耳聋，偏头痛和高血压。

3. 还适用于各型痴呆症。

【不良反应】 1. 最常见的不良反应均与其血管扩张作用有关，且常在继续用药中减轻或消失。如头晕、头痛、头胀、面红、低血压、周围水肿、心悸和心动过速。

2. 恶心和胃肠道障碍。

3. 可能出现尿频、嗜睡、眼痛和精神抑郁。

4. 在开始给药时反而会出现缺血性胸痛，少数患者血压会急剧下降，导致心、脑局部缺血或短暂致盲。

5. 还可引起皮疹(包括多发性红斑)、发热、肝功能异常，可能由于过敏反应所致。牙龈增生也有报道。

6. 超量可引起低血压和心动过缓。

【妊娠期安全等级】 C。

【禁忌与慎用】 1. 对本品过敏者、中度以上低血压患者及重度肝功能不全患者禁用。

2. 有药物过敏史者应慎用。

3. 哺乳期妇女使用时应暂停哺乳。

【药物相互作用】 1. 本品可增强β受体拮抗药的降压作用。

2. 本品合用阿地流津或抗精神病药会引起低血压。

3. 本品可能削弱胰岛素的降糖作用。

4. 本品广泛经 CYP 酶代谢，因此，酶的诱导剂或抑制剂都可能与本品产生相互作用，使本品血药浓度降低或升高。

【剂量与用法】 1. 预防神经性缺损可口服 60 mg，每 4 h 一次。治疗应在蛛网膜下腔出血 4 d 内开始，持续用药 21 d。患者如已存在肝功能不全，用量宜减半，仍每 4 h 一次。

2. 一旦脑缺血已经发生，应经中心静脉给予静脉输液，开始将本品 1 mg/h 经侧管加入输液中，连用 2 h，应连续监测血压，如未明显下降，可提高用量为 2 mg/h。如患者的体重＜70 kg，起始用量应减为 0.5 mg，给药时可以少于 1 h。对血压不稳定的患者或肝功能不全患者，静脉滴注至少应持续 5 d，但不应超过 14 d。

【用药须知】 1. 用药期间必须随时监测血压和心率，注意过敏反应发生。

2. 静脉滴注必须经中心静脉给药。

3. 已有脑水肿或重度颅内压升高，应首先予以处理，并慎用本品。

【临床新用途】 1. 银屑病 60 mg，口服，3 次/日，3 周为一疗程，间隔 3～5 d 服用第 2 个疗程，一般用 2～3 个疗程。

2. 消化道溃疡　10 mg，口服，3 次/日。

3. 脑梗死后癫痫　20 mg，口服，3 次/日。

4. 脑血管痉挛　50 mg/d，静脉滴注，用药 7～14 d 后，改口服，60 mg，3 次/日，连用 7 d。

5. 动脉硬化、老年性脑功能障碍　口服 50 mg/d 或 30 mg，3 次/日。

6. 新生儿缺氧性脑病　于入院 48 h 内口服或鼻饲，1 mg/kg，每 8 h 一次。

7. 颈性眩晕　口服 40 mg，3 次/日，与葛根素注射液合用。

【制剂】 ①片剂：10 mg；20 mg；30 mg。②注射液：10 mg/50 ml。

【贮藏】 避光保存。

桂利嗪

(cinnarizine)

别名：脑益嗪、肉桂苯哌嗪、肉桂嗪、桂益嗪、信可纳龙、Cinnarplus、Aplactan、Glanil、Cinaron

本品为哌嗪衍生物，属于钙通道阻滞药。

【CAS】 298-57-7

【ATC】 N07CA02

【理化性状】 1. 本品为白色至类白色粉末，几乎不溶于水，微溶于乙醇和甲醇，溶于丙酮，易溶于二氯甲烷。

2. 化学名：1-Benzhydryl-4-cinnamylpiperazine (*E*)-1-(diphenylmethyl)-4-(3-phenylprop-2-enyl) pipe-razine

3. 分子式：$C_{26}H_{28}N_2$

4. 分子量：368.5

5. 结构式

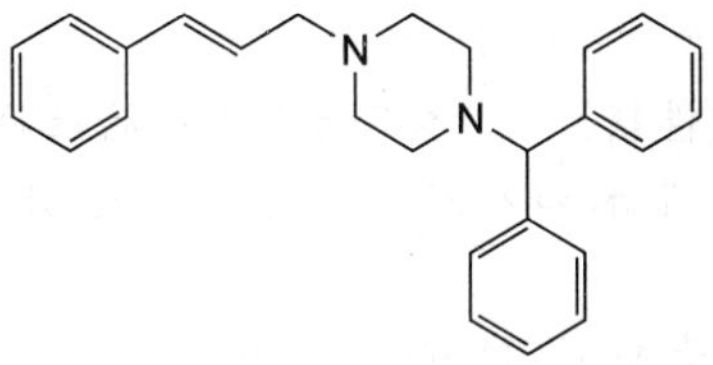

【药理作用】 本品对脑血管具有一定的选择性扩张作用，增加脑血流，改善脑循环。本品还具有抗 H_1 组胺和镇静作用。

【体内过程】 本品可经胃肠道吸收，口服后 2～4 h 可达血药峰值。可进行代谢，$t_{1/2}$ 为 3～6 h。随尿液排出以代谢物为主，随粪便排出则以原药为主。

【适应证】 1. 主要用于脑动脉硬化、缺血性脑病、脑梗死后遗症、脑外伤后遗症。

2. 症状性治疗内耳眩晕症和其他前庭疾病所引起的恶心和眩晕。

【不良反应】 1. 一般类似具有镇静作用的抗组胺药。

2. 有引起锥体外系症状的报道，有时出现抑郁。

【禁忌与慎用】 1. 对本品过敏者、妊娠期妇女禁用。

2. 低血压者慎用。

3. 哺乳期妇女使用时，应停止哺乳。

【药物相互作用】 类似镇静的抗组胺药。

【剂量与用法】 1. 治疗脑血管疾病和其他周围血管疾病常用 25～50 mg，3 次/日。欧洲用量为 75 mg，1～3 次/日。

2. 治疗晕动病，应在旅行开始前 2 h 口服 30 mg；旅途中，每 8 h 给予 15 mg。5～12 岁儿童用量减半。

3. 治疗前庭疾病，欧洲用量为 75 mg，1～2 次/日。

【用药须知】 1. 使用高剂量应注意防范低血压，特别是血压处于正常低限的患者。

2. 因本品具有镇静作用，用药期间不可登高、驾车或操作机械。

【临床新用途】 1. 儿童哮喘　本品 1 mg/kg，睡前服，双嘧达莫每天 3～6 mg/kg，分 3 次服，7 d 为一疗程。

2. 寒冷性多形性红斑　50 mg，3 次/日，饭后服。

3. 银屑病　50～75 mg，3 次/日，1 个月为一疗程，间隔 7 d 再用第 2 个疗程。

4. 支气管扩张引起的咳血　50 mg，3 次/日。

5. 失眠　睡前 30 min 服 25～50 mg，如连用 3～5 d 症状无改善，停药。

6. 皮肤瘙痒　25 mg，3 次/日，口服，症状控制后减量维持。

7. 肝硬化　常规治疗的基础上加用本品 25 mg，3 次/日，口服，可明显改善肝功能，减轻腹水。

【制剂】 片剂：25 mg。

【贮藏】 避光保存。

氟桂利嗪

(flunarizine)

别名：氟桂嗪、氟脑嗪

本品为桂利嗪的二氟化衍生物。

【CAS】 52468-60-7

【ATC】 N07CA03

【理化性状】 1. 化学名：*trans*-1-Cinnamyl-4-(4,4′-difluorobenzhydryl) piperazine

2. 分子式：$C_{26}H_{26}F_2N_2$

3. 分子量：404.4

4. 结构式

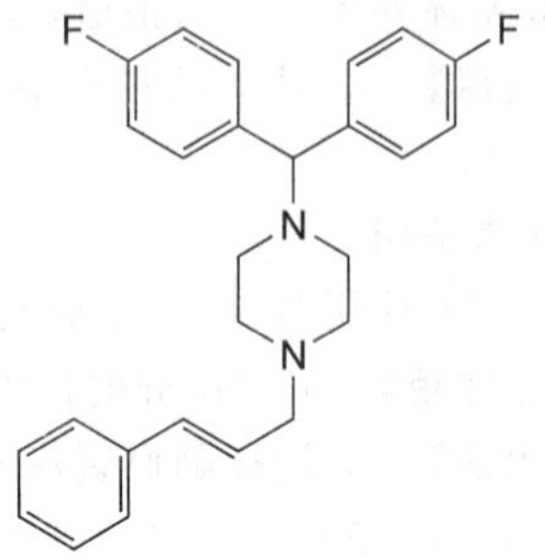

盐酸氟桂利嗪

(flunarizine hydrochloride)

别名：脑灵、西比灵，Sibelium、Zinasen

〖**CAS**〗 30484-77-6

〖**理化性状**〗 1. 本品为白色或类白色粉末，有吸湿性。微溶于水、乙醇或二氯甲烷，略溶于甲醇。

2. 化学名：*trans*-1-Cinnamyl-4-(4,4′-difluorobenzhydryl)piperazine dihydrochloride

3. 分子式：$C_{26}H_{26}F_2N_2 \cdot 2HCl$

4. 分子量：477.4

【**药理作用**】 参见桂利嗪，但作用较强，适用范围较广。

【**体内过程**】 本品口服易于吸收。给药后 2～4 h 可达血药峰值。本品盐酸盐非常亲脂，蛋白结合率＞90%。可进行广泛代谢。代谢物主要经胆排泄。消除 $t_{1/2}$ 约为 18 d。

【**适应证**】 1. 参见桂利嗪。

2. 预防偏头痛。

3. 适用于辅助治疗难治性癫痫。

【**不良反应**】 1. 参见桂利嗪。

2. 可见体重增加，罕见溢乳。

【**禁忌与慎用**】 1. 有抑郁症病史及急性脑出血性疾病者禁用。

2. 本品可通过乳汁分泌，哺乳期妇女使用时，应暂停哺乳。

3. 儿童用药的安全性及有效性尚未明确。

【**药物相互作用**】 与乙醇、催眠药或镇静药合用时可出现过度镇静作用。

【**剂量与用法**】 常用量 5～10 mg/d，睡前服。

【**临床新用途**】 1. 间歇性跛行　口服本品 10～20 mg/d。

2. 持发性耳鸣　睡前口服 10 mg，10 d 为一疗程。

3. 肠易激综合征　每晚口服 10 mg。

4. 糖尿病性肾病　用法同上。

5. 不宁腿综合征　睡前口服 10 mg，15 d 为一疗程。

6. 慢性肾功能不全　20 mg，2 次/日，连服 2 周后，改为 15 mg，睡前服，疗程 6～8 周。

7. 慢性荨麻疹　5 mg，2 次/日，连服 6 d。

8. 顽固性呃逆　10 mg，睡前服。

9. 癫痫　5～10 mg，1～2 次/日，疗程 6 个月至 1 年。

【**制剂**】 胶囊剂：5 mg。

【**贮藏**】 密封、避光保存。

罂粟碱

(papaverine)

别名：帕帕非林

本品是从阿片中提取的一种生物碱。临床用其盐酸盐，商品名 Papaverin、Cerespan。

【**CAS**】 58-74-2

【**ATC**】 A03AD01；G04BE02

【**理化性状**】 1. 化学名：6,7-Dimethoxy-1-(3,4-dimethoxybenzyl)isoquinoline

2. 分子式：$C_{20}H_{21}NO_4$

3. 分子量：339.4

4. 结构式

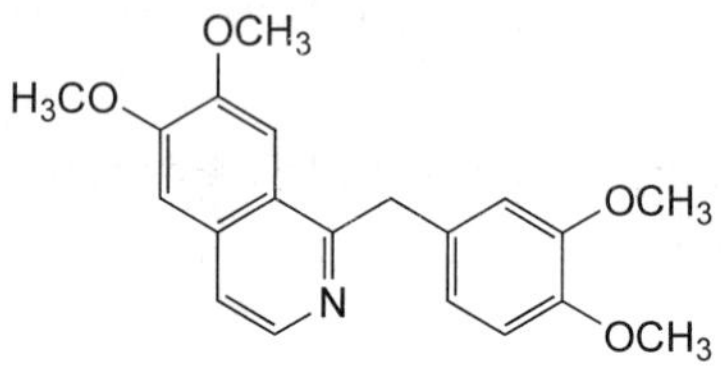

盐酸罂粟碱

(papaverine hydrochloride)

〖**CAS**〗 61-25-6

〖**理化性状**〗 1. 本品为白色结晶性粉末，无臭，味稍苦，溶于水和乙醇，2%的水溶液 pH 为 3.0～4.0。

2. 分子式：$C_{20}H_{21}NO_4 \cdot HCl$

3. 分子量：375.8

【**药理作用**】 对平滑肌具有舒张作用，能扩张冠状动脉、脑血管和周围血管。对支气管、胃肠道、胆道等平滑肌具有松弛作用，还具有镇咳作用。

【**体内过程**】 本品的生理 $t_{1/2}$ 为 1～2 h，但个体差异较大。蛋白结合率 90%。主要在肝内代谢，几乎完全以葡糖醛酸结合物随尿排出。

【**适应证**】 1. 用于治疗脑血管、周围血管和冠脉痉挛。

2. 也用于解除如幽门痉挛、胆绞痛，但作用较差。

【不良反应】 1. 口服本品可引起胃肠道障碍、面红、出汗、头痛、嗜睡、心率加快、直立性低血压、皮疹。

2. 久用有成瘾性。

3. 最严重的急性不良反应是阴茎过度勃起。

【妊娠期安全等级】 C。

【禁忌与慎用】 1. 对本品过敏者、完全性房室传导阻滞禁用。

2. 青光眼、肝功能不全患者慎用。

【药物相互作用】 本品与溴、碘和碘化物等有配伍禁忌。

【剂量与用法】 1. 口服 30～60 mg，3 次/日，最高可达 200 mg，3 次/日。

2. 皮下、肌内注射或静脉注射，30～60 mg，3 次/日，最高用量可达 300 mg/d。

3. 国外用量较大，一般日剂量为 600 mg，甚至可达 1500 mg，可用缓释剂。也可缓慢肌内注射或静脉注射(1～2 min)，30～120 mg，必要时，每隔 3 h 重用。用于期前收缩，两次剂量可间隔 10 min。

4. 儿童可给予 6 mg/(kg・d)，分 4～6 次肌内注射或静脉注射。

【用药须知】 1. 本品不可静脉滴注，只供静脉注射。

2. 静脉给药或用量过大可引起房室传导阻滞、心室颤动、甚至导致死亡。

【临床新用途】 1. 阳痿　本品 60 mg 与酚妥拉明 1 mg 混合后注射至阴茎海绵体内。

2. 早泄　本品 30 mg 与酚妥拉明 5 mg 和 0.9%氯化钠注射液 4.5 ml 的混合液，取 0.6～0.8 ml，从阴茎根部背面注射至海绵体。

3. 女性尿道综合征　本品 30 mg 加入 42 ℃的 0.9%氯化钠注射液中，直至膀胱有充盈感，根据患者承受能力，再注入 150～200 ml，嘱患者尽量延长排尿时间，每周 1 次，一次注入比上次注入增加 50 ml，直至增加至 600 ml，6 次为一疗程，可再用一疗程。

【制剂】 ①片剂：30 mg；60 mg；100 mg；200 mg。②注射剂(粉)：30 mg。③胶囊剂：150 mg。④缓释胶囊剂：150 mg。⑤注射液：30 mg/1 ml。⑥大容量注射液：50 ml 含盐酸罂粟碱 30 mg 与氯化钠 0.45 g；100 ml 含盐酸罂粟碱 30 mg 与氯化钠 0.9 g。

【贮藏】 密封、避光保存。

环扁桃酯
(cyclandelate)

别名：抗栓丸、安脉生、息脑痉、三甲基环己扁桃酸、Cyclospasmol、Capilan、Spasmocyclon

本品为周围血管扩张药。

【CAS】 456-59-7

【ATC】 C04AX01

【理化性状】 1. 本品为白色结晶性粉末，几乎不溶于水，易溶于乙醇、乙腈和乙醚，熔点为 58 ℃。

2. 化学名：3,3,5-Trimethylcyclohexyl mandelate

3. 分子式：$C_{17}H_{24}O_3$

4. 分子量：276.4

5. 结构式

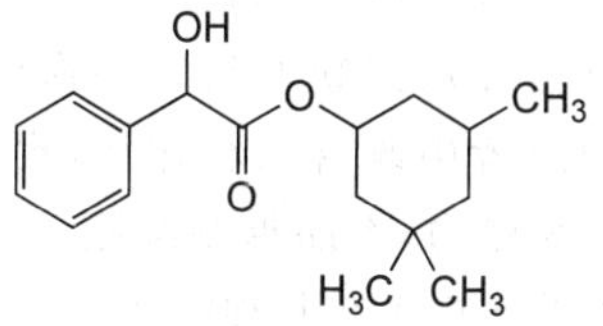

【药理作用】 参见罂粟碱，但作用较弱，较持久。

【体内过程】 本品口服吸收迅速而完全。给药后 1.5 h 可达血药峰值，可维持 4～6 h。在体内代谢成杏仁酸和三甲环己烷随尿液排出，仅有 5%见于粪便中。

【适应证】 参见罂粟碱。

【不良反应】 常用量一般少见不良反应。大剂量时可发生恶心、胃肠不适、面红、心悸、出汗、头痛、头晕和针刺感。

【禁忌与慎用】 1. 脑血管意外急性期禁用。

2. 有严重闭塞性冠状动脉病和脑血管病患者慎用。

3. 青光眼、伴有出血或出血倾向者慎用。

4. 妊娠期妇女禁用。

5. 哺乳期妇女使用时，应停止哺乳。

【剂量与用法】 口服常用 400～800 mg/d，可加量至 1.6 g/d，分次给予。

【制剂】 ①片剂：0.1 g；0.4 g。②胶囊剂：0.1 g。

【贮藏】 密封、避光保存。

己酮可可碱
(pentoxifylline)

别名：己酮可可豆碱、Oxpentifylline、Pentoxi、Torental

本品是一种黄嘌呤衍生物。

【CAS】 6493-05-6

【ATC】 C04AD03

【理化性状】 1. 本品为白色或近白色结晶性粉末，溶于水，微溶于乙醇，易溶于二氯甲烷。

2. 化学名：3，7-Dimethyl-1-(5-oxohexyl) xanthine

3. 分子式：$C_{13}H_{18}N_4O_3$

4. 分子量：278.3

5. 结构式

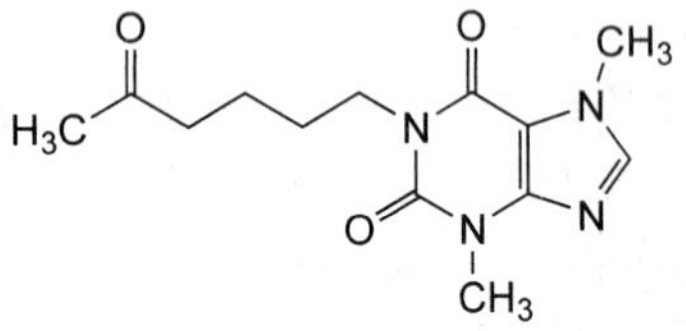

【药理作用】 本品及其代谢物具有扩张脑血管和周围血管的作用。其降低血黏度的作用可能是通过红细胞的变形性、血小板黏连和血小板聚集形成的。本品还可增加局部缺血组织的血流，在患有周围血管疾病的患者中改善氧合作用，提高脑皮质中和脑脊液中的氧张力，本品抑制细胞活素、肿瘤坏死因子 α 的产生的作用正在几种疾病中进行研究。

【体内过程】 本品可从胃肠道迅速被吸收并在肝内进行首过代谢。有些代谢物具有活性。其原药血浆 $t_{1/2}$ 为 0.4～0.8 h，代谢物的 $t_{1/2}$ 为 1.0～1.6 h。在 24 h 内，大部分的用药量主要以代谢物形式随尿液排出，仅有 4%出现在粪便中。老年人和肝功能不全患者的消除可见减少。原药和代谢物可被分布进入乳汁中。

【适应证】 1. 用于治疗周围血管性疾病如血管性头痛、视网膜病、间歇性跛行和血管闭塞性脉管炎。

2. 也用于短暂性脑缺血等脑血管疾病。

【不良反应】 1. 可引起胃肠功能障碍、恶心、头晕、头痛。

2. 面红、心悸、心绞痛、心律失常和过敏反应也较常见。

3. 偶可发生出血，一般与出血危险因素有关。

4. 用药过量可导致发热、晕厥、低血压、烦躁，甚至出现惊厥。

【妊娠期安全等级】 C。

【禁忌与慎用】 1. 对本品过敏者、脑出血、急性心肌梗死和视网膜出血患者及不耐受本品者禁用。

2. 有出血倾向者、缺血性心脏病或低血压患者慎用。

3. 哺乳期妇女使用时，应停止哺乳。

【药物相互作用】 1. 本品可增强抗高血压药的降压作用。

2. 大剂量本品可增加胰岛素的降糖作用。

3. 本品不可合用酮咯酸或美洛昔康，因可增加出血的危险性。

【剂量与用法】 1. 一般口服 400 mg/d，3 次分服，如不良反应明显则改为 2 次/日。与进餐同服可减轻胃肠道不适。通常 2～6 周见效。

2. 静脉注射可用 100～200 mg，滴注可用 100～400 mg，溶入 0.9%氯化钠注射液、5%葡萄糖注射液或低分子右旋糖酐 250～500 ml 中，于 1.5～3.0 h 输完。

【用药须知】 肾功能不全或重度肝功能不全应调整剂量。

【临床新用途】 1. 十二指肠溃疡　300 mg/d，口服。

2. 病毒性肝炎　基础治疗外加用本品 100 mg，3 次/日，7 d 为一疗程。

3. 下肢静脉溃疡　1.2 g/d，8～24 周为一疗程，用绷带加压后效果更佳。

4. 糖尿病足　200～300 mg 静脉滴注，1 次/日，疗程 3 周。

【制剂】 ①片剂：0.1 g。②注射液：0.1 g/2 ml；0.1 g/5 ml。③大容量注射液：100 ml 含己酮可可碱 0.1 g 与氯化钠 0.9 g；250 ml 含己酮可可碱 0.1 g 与氯化钠 2.25 g；250 ml 含己酮可可碱 0.1 g 与葡萄糖 12.5 g。④注射剂(粉)：0.1 g。

【贮藏】 密封、避光保存。

萘呋胺
(naftidrofuryl)

别名：萘呋胺酯

本品为血管扩张药。

【CAS】 31329-57-4

【ATC】 C04AX21

【理化性状】 1. 化学名：2-Diethylaminoethyl 3-(1-naphthyl)-2-tetrahydrofurfurylpropionate

2. 分子式：$C_{24}H_{33}NO_3$

3. 分子量：383.52

4. 结构式

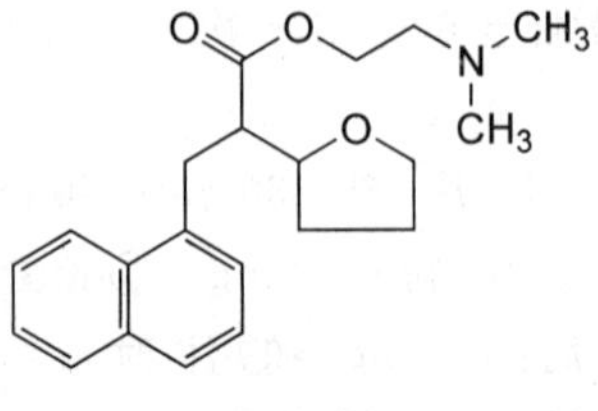

草酸萘呋胺
(naftidrofuryl oxalate)

别名：Clarantin，Gevatran、Dusodril、Praxilene、

Naftilong

〖CAS〗 3200-06-4

〖理化性状〗 1. 本品为白色或近白色粉末，易溶于水、乙醇，微溶于丙酮。

2. 化学名：2-Diethylaminoethyl 3-(1-naphthyl)-2-tetrahydrofurfurylpropionate hydrogen oxalate

3. 分子式：$C_{24}H_{33}NO_3 \cdot C_2H_2O_4$

4. 分子量：473.6

【药理作用】 本品可直接扩张脑血管和周围血管，改善细胞供氧，对缺氧的细胞具有保护作用。

【体内过程】 口服本品吸收良好。给药后 1 h 可达血药峰值。消除 $t_{1/2}$ 约为 1.5 h。主要以结合物随尿排出。

【适应证】 1. 治疗缺血性脑血管病如脑动脉硬化、脑血栓形成、脑梗死。

2. 治疗周围血管病如雷诺综合征、间歇性跛行、糖尿病性动脉病变和手足发绀。

3. 对内耳眩晕症和老年痴呆症有一定的疗效。

【不良反应】 1. 可引起恶心、上腹痛。偶发皮疹、肝炎和肝功能衰竭。

2. 大剂量可致惊厥，过量则抑制房室传导。

3. 静脉给药可能引起心律失常、低血压和惊厥。

【禁忌与慎用】 1. 妊娠期妇女、对本品过敏者禁用。

2. 有房室传导阻滞者禁用注射剂。

3. 心功能不全、心传导阻滞及肝肾功能不全患者慎用。

4. 哺乳期妇女使用时应暂停哺乳。

【剂量与用法】 1. 治疗周围血管病，口服 100～200 mg，3 次/日。

2. 治疗脑血管病，口服 100 mg，3 次/日。

【用药须知】 由于注射给药不良反应严重，早已不供注射使用。

【制剂】 胶囊剂：0.1 g。

【贮藏】 密封保存。

倍他司汀
(betahistine)

别名：培他啶、抗眩啶、倍他组胺

本品为组胺类似物。

【CAS】 5638-76-6

【ATC】 N07CA01

【理化性状】 1. 化学名：*N*-Methyl-2-(2-pyridyl) ethylamine

2. 分子式：$C_8H_{12}N_2$

3. 分子量：136.2

4. 结构式

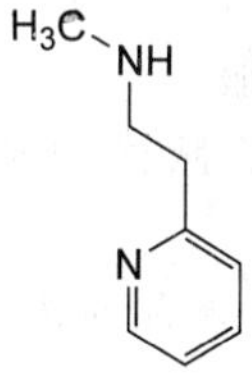

盐酸倍他司汀
(betahistine hydrochloride)

别名：Betaserc、Merislon、Vasomotal、敏使朗

〖CAS〗 5579-84-0

〖理化性状〗 1. 本品为白色至浅黄色粉末，极具吸湿性。

2. 化学名：*N*-Methyl-2-(2-pyridyl) ethylamine dihy-drochloride

3. 分子式：$C_8H_{12}N_2 \cdot 2HCl$

4. 分子量：209.1

甲磺酸倍他司汀
(betahistine mesylate)

〖CAS〗 5579-84-0

〖理化性状〗 1. 本品为白色至类白色结晶性粉末，极具吸湿性，极易溶于水，易溶于乙醇，微溶于异丙醇。10%的水溶液 pH 为 2.0～3.0。

2. 化学名：*N*-Methyl-2-(2-pyridyl) ethylamine bismethane sulphonate

3. 分子式：$C_8H_{12}N_2 \cdot (CH_4O_3S)_2$

4. 分子量：328.4

【药理作用】 本品血管扩张作用虽较组胺弱，但较持久，可增加脑血流量和周围血流量，改善微循环。并可松弛内耳毛细血管前括约肌，使内耳血流量增加。

【体内过程】 本品口服吸收良好，其治疗作用可维持数小时。本品可供静脉注射，10 min 起效，可维持 1 h，也可供静脉滴注。

【适应证】 1. 脑动脉硬化症、脑缺血性疾病之供血不足。

2. 治疗内耳眩晕症，消除耳鸣、眩晕、恶心、呕吐。

3. 适用于压疮。

【不良反应】 1. 可能发生恶心、头痛、食欲缺乏、心悸、消化性溃疡加重。

2. 罕见呼吸道分泌物中带血。

【禁忌与慎用】 1. 儿童、妊娠期妇女禁用。

2. 支气管哮喘、消化性溃疡、嗜铬细胞瘤、褐色细胞瘤患者慎用。

3. 哺乳期妇女使用时，应停止哺乳。

【剂量与用法】 1. 口服　常用 8～16 mg，3 次/日，宜与进食同服。

2. 肌内注射、静脉注射或滴注　2～4 mg，2 次/日。

【用药须知】 1. 本品对内耳眩晕症颇效，尤其在静脉给药时。

2. 本品为组胺类似物，勿与抗组胺药合用。

【制剂】 ①片剂：4 mg；5 mg；6 mg。②注射液：10 mg/2 ml；30 mg/5 ml。③大容量注射液：500 ml 含盐酸倍他司汀 20 mg 与氯化钠 4.5 g。④注射剂(粉)：20 mg。⑤口服液 10 ml/20 mg。

【贮藏】 密封保存。

丁咯地尔

(buflomedil)

别名：甲氧吡丁苯。

本品为扩血管药。

【CAS】 55837-25-7

【ATC】 C04AX20

【理化性状】 1. 化学名：2′,4′,6′-Trimethoxy-4-(pyrrolidin-1-yl)butyrophenone

2. 分子式：$C_{17}H_{25}NO_4$

3. 分子量：307.38

4. 结构式

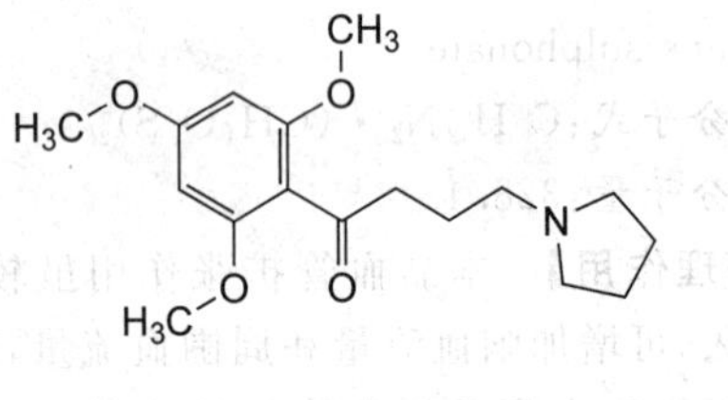

盐酸丁咯地尔

(buflomedil hydrochloride)

别名：活脑灵、意鲁顿、乐福调、弗斯兰、麦道可兰、Irrodan、Loftyl、Fonzylane、Iklan

〖CAS〗 35543-24-9

〖理化性状〗 1. 本品为细小的白色至类白色结晶性粉末，易溶于水，溶于乙醇，极微溶于丙酮。5%的水溶液 pH 为 5.0～6.5。

2. 化学名：2′,4′,6′-Trimethoxy-4-(pyrrolidin-1-yl)butyrophenone hydrochloride

3. 分子式：$C_{17}H_{25}NO_4 \cdot HCl$

4. 分子量：343.8

【药理作用】 增加脑血流量和周围血流量，改善微循环。动物实验显示本品可减少氧耗，抑制血小板聚集。

【体内过程】 本品口服可吸收。给药后 1.5～4 h 可达血药峰值。生物利用度个体差异大(50%～80%)。经首关代谢，其原药和代谢物随尿液排出。$t_{1/2}$为 2～3 h，肝、肾功能不全患者可见延长。

【适应证】 1. 治疗脑部供血不足、动脉硬化、脑梗死、脑血管意外后遗症和痴呆症。

2. 周围血管病如间歇性跛行和血栓闭塞性脉管炎，末梢循环不畅。

【不良反应】 1. 胃肠不适，面红、头痛，眩晕、瘙痒。

2. 过量可致低血压、心动过速和惊厥。

【禁忌与慎用】 1. 对本品过敏者，妊娠期妇女、甲状腺功能亢进、功能性子宫出血和产后禁用。

2. 明显低血压者慎用。

3. 哺乳期妇女使用时，应停止哺乳。

【剂量与用法】 1. 口服　300～600 mg/d，分次服。

2. 肌内注射　100 mg/d。缓慢静脉注射 200 mg，静脉滴注 400 mg/d。

【用药须知】 1. 静脉注射宜缓，谨防出现低血压。

2. 勿过量使用本品。

【临床新用途】 1. 糖尿病肾病、糖尿病足　综合治疗的基础上加用本品 100 mg，静脉滴注，1 次/日，14 d 为一疗程。

2. 突发性耳聋　本品 200 mg，静脉滴注，同时给予 ATP100 mg，辅酶 A100 U，胞二磷胆碱 0.5 g，1 次/日，疗程 10 d。

【制剂】 ①片剂：150 mg；300 mg。②胶囊剂：150 mg。③缓释片：0.6 g。④口服液：0.15 g/10 ml。⑤注射剂(粉)：50 mg；100 mg；200 mg。⑥注射液：50 mg/5 ml；100 mg/10 ml，⑦大容量注射液：250 ml 含盐酸丁咯地尔 0.1 g 与氯化钠 2.25 g；250 ml 含盐酸丁咯地尔 0.1 g 与葡萄糖 12.5 g。

【贮藏】 避光保存。

法舒地尔

(fasudil)

本品为脑血管扩张药。

【CAS】 103745-39-7

【ATC】 CD4AX32

【理化性状】 1. 化学名：5-(1,4-Diazepane-1-sulfonyl)isoquinoline

2. 分子式：$C_{14}H_{17}N_3O_2S$

3. 分子量：291.36

4. 结构式

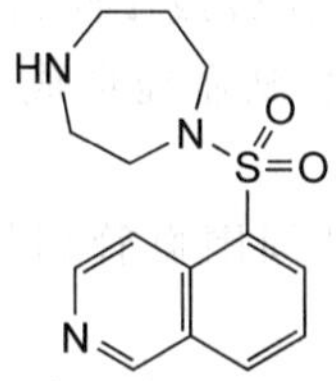

盐酸法舒地尔
(fasudil hydrochloride)

【CAS】 105628-07-7

【理化性状】 1. 本品为白色、类白色或微黄色的结晶性粉末。无臭，味微苦。有引湿性。本品在水中极易溶，在甲醇中溶解，在乙醇中略溶，在三氯甲烷中极微溶，在乙醚中几乎不溶。

2. 化学名：5-(1,4-Diazepane-1-sulfonyl) isoquinoline hydrochloride

3. 分子式：$C_{14}H_{17}N_3O_2S \cdot HCl$

4. 分子量：327.83

甲磺酸法舒地尔
(fasudil mesylate)

【理化性状】 1. 化学名：5-(1,4-Diazepane-1-sulfonyl)isoquinoline mesylate

2. 分子式：$C_{14}H_{17}N_3O_2S \cdot CH_4O_3S$

3. 分子量：387.46

【药理作用】 1. 对脑血管的影响　本品抑制平滑肌收缩最终阶段的肌球蛋白轻链磷酸化，使血管扩张。本品能抑制因 Ca^{2+} 引起的离体血管的收缩，抑制多种脑血管收缩药物引起的收缩。早期连续给药可预防脑血管痉挛的发生。动物实验可改善犬迟发性脑血管痉挛模型的大脑皮质血流。对两侧颈总动脉闭塞引起的大鼠脑缺血模型，可增加缺血部位脑局部的血流量。对于脑血流量减少的患者，用正电子发射CT(PAT)定量测定脑缺血部位的血流量，结果脑血流量增加。对两侧颈总动脉闭塞引起的大鼠脑缺血模型，可部分增加脑局部葡萄糖的利用率。可抑制一过性两侧颈总动脉闭塞引起的沙鼠脑缺血模型的迟发性神经细胞损伤。

2. 对肺动脉高压的影响

(1) 本品为选择性 RhoA/Rho 激酶抑制剂，RhoA/Rho 激酶在肺动脉高压的病理中，在调节血管收缩和重建中起重要作用，本品通过磷酸化肌球蛋白轻链磷酸酯酶的肌球蛋白结合亚单位而减少血管收缩。

(2) 在肺动脉高压中，RhoA/Rho 激酶增加 ACE 的表达和活性，本品通过抑制 RhoA/Rho 激酶，可降低循环中 ACE 和血管紧张素Ⅱ的水平，使肺动脉压力降低。

(3) 内皮型一氧化氮合成酶介导 NO 的血管舒张作用，肺动脉细胞培养显示，本品可剂量依赖性明显增加内皮型一氧化氮合成酶 mRNA 的水平，且内皮型一氧化氮合成酶 mRNA 的 $t_{1/2}$ 可延长2倍。

(4) RhoA/Rho 激酶可介导细胞增殖。本品可剂量依赖性引起人肺动脉平滑肌细胞增殖降低。

【体内过程】 单次30 min内静脉持续给予本品0.4 mg/kg时，血浆中原药浓度在给药结束时达峰值，其后迅速衰减，消除 $t_{1/2}$ 约为16 min。主要在肝脏代谢为羟基异喹啉及其络合物。给药后24 h内从尿中累积排泄的原药及其代谢产物为给药剂量的67%。

【适应证】 1. 改善和预防蛛网膜下腔出血术后的脑血管痉挛及引起的脑缺血症状。

2. 治疗肺动脉高压。

3. 改善阿尔兹海默症患者的认知功能。

【不良反应】 1. 偶会出现颅内出血(1.63%)。

2. 少见消化道出血、肺出血、鼻出血、皮下出血(0.29%)等，注意观察，若出现异常，应停药并予以适当处置。

3. 循环系统　偶见低血压、颜面潮红。

4. 血液系统　偶见贫血、白细胞减少、血小板减少。

5. 实验室检查　偶见 AST、ALT、ALP、LDH 升高等。

6. 泌尿系统　偶见肾功能异常(BUN、肌酐升高等)、多尿。

7. 消化系统　腹胀、恶心、呕吐等较少见。

8. 过敏反应　偶见皮疹等过敏症状。

9. 其他　偶见发热，少见头痛、意识水平低、呼吸抑制。

【禁忌与慎用】 1. 颅内出血患者禁用。

2. 可能发生颅内出血的患者，术中对出血的动脉瘤未能进行充分止血处置的患者禁用。

3. 低血压患者禁用。

4. 妊娠或可能妊娠期妇女及哺乳期妇女应避免使用。

5. 儿童的有效性及安全性尚未确定。

6. 肝、肾功能不全的患者慎用。

7. 严重意识障碍的患者慎用。

8. 70岁以上的老年患者慎用。

9. 蛛网膜下腔出血合并重症脑血管障碍(烟雾病、巨大脑动脉瘤等)的患者慎用。

【剂量与用法】 成人2～3次/日，一次30 mg

(盐酸)或 35 mg(甲磺酸),以 50～100 ml 的 0.9%氯化钠注射液或葡萄糖注射液稀释后静脉滴注,一次滴注时间为 30 min。本品给药应在蛛网膜下腔出血术后早期开始,连用 2 周。

【用药须知】 1. 本品只可静脉滴注使用,不可采用其他途径给药。

2. 术前合并糖尿病的患者、术中在主干动脉有动脉硬化的患者,使用本剂时,应充分观察临床症状及计算机断层摄影,若发现颅内出血,应速停药并予以适当处置。

3. 本品使用时,应密切注意临床症状及 CT 改变,若发现颅内出血,应立即停药并进行适当处理。

4. 本品可引起低血压,因此在用药过程中应注意血压变化及给药速度。

5. 本品的用药时间为 2 周,不可长期使用。

【制剂】 ①注射剂(粉):35 mg(甲磺酸)。②注射液:30 ml/2 ml。

【贮藏】 遮光、密闭保存。

尼麦角林
(nicergoline)

别名:脑通、瑟米恩、麦角溴烟酯、安可立、富路通、Ergotop、Serion、Varson、Acerline、Fulutong

本品为麦角衍生物。

【CAS】 27848-84-6

【ATC】 C04AE02

【理化性状】 1. 化学名:10α-Methoxy-1,6-dimethylergolin-8β-yl-methyl 5-bromonicotinate。

2. 分子式:$C_{24}H_{26}BrN_3O_3$

3. 分子量:484.4

4. 结构式

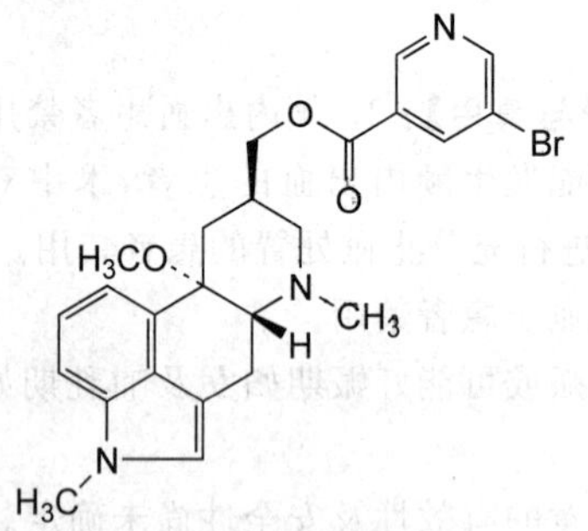

【药理作用】 本品可降低脑血管阻力,增加脑血流量,加强脑对氧和葡萄糖的利用。并有促进多巴胺的代谢,脑部蛋白质的合成,抑制血小板聚集和抗血栓作用。本品还具有 α-受体拮抗作用。

【体内过程】 本品口服可完全从胃肠道吸收。给药后 1～1.5 h 可达血药峰值。消除 $t_{1/2}$ 约为 2.5 h。70%～80%的原药及其代谢物随尿排出。

【适应证】 1. 急性或慢性脑血管疾病或脑代谢不良如脑动脉硬化、脑血栓形成、脑梗死、脑一过性供血不足。

2. 急性或慢性周围血管病如血栓闭塞性脉管炎、末梢循环不畅。

3. 脑部功能不全综合征、表现头痛、耳鸣、眩晕、疲倦、视力障碍、感觉迟钝、记忆力下降、注意力不集中、抑郁和不安。

【不良反应】 1. 胃肠不适、面红、嗜睡、失眠。大剂量可发生低血压。

2. 国外已有纤维化反应的病例报道,如肺间质化、心肌、心脏瓣膜和腹膜后纤维化。

【禁忌与慎用】 妊娠期妇女禁用。有纤维化风险的患者慎用。

【药物相互作用】 本品可增强普萘洛尔的心脏抑制作用。

【剂量与用法】 1. 口服 10～20 mg,3 次/日。

2. 肌内注射、静脉注射 2～4 mg,1～2 次/日。滴注用量相同,将药液加入 0.9%氯化钠注射液中缓慢输入。

【制剂】 ①片剂:5 mg;10 mg;30 mg。②胶囊剂:15 mg;30 mg。③注射剂(粉):2 mg;4 mg;8 mg。④注射液:4 mg/1 ml;4 mg/2 ml;8 mg/5 ml。

【贮藏】 密封、避光贮于室温。

双氢麦角碱
(dihydroergotoxine)

别名:氢麦毒、氢化麦角碱

本品为 3 种麦角碱的二氢衍生物,由二氢麦角柯宁碱、二氢麦角嵴亭碱和二氢麦角隐亭碱等量混合而成。

【CAS】 11032-41-0

【ATC】 C04AE01

甲磺酸双氢麦角碱
(dihydroergotoxine mesylate)

别名:Hergene、Codergocrine、Ergoloidmesylate、Hydergine、Hydergina、Alizon

〖CAS〗8067-24-1

〖理化性状〗1. 本品为白色至灰白色结晶或无定型粉末,几乎无臭,微溶于水,溶于乙醇和甲醇,略溶于丙酮。0.5%的水溶液 pH 为 4.2～5.2。

2. 结构式

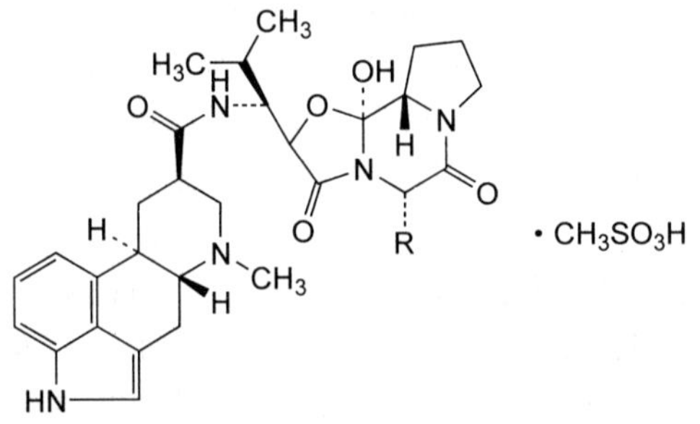

Dihydroergocornine　$R=CH(CH_3)_2$
Dihydroergocristine　$R=CH_2C_8H_5$
Dihydro-α-ergocryptine　$R=CH_2CH(CH_3)_2$
Dihydro-β-ergocryptine　$R=CH(CH_3)CH_2CH_3$

【药理作用】 本品具有扩张脑血管,降低脑血管阻力,增加脑血流量,改善脑细胞代谢,促进中枢神经系统的传递功能等作用。

【体内过程】 本品口服的生物利用度很低,因从胃肠道吸收的药量极小,部分药物经广泛的首过代谢后才被吸收。$t_{1/2}$为2～5 h。

【适应证】 用于脑动脉硬化、脑卒中后遗症、轻中度老年性痴呆症。

【不良反应】 1. 偶见腹部痉痛、恶心、呕吐、头痛、视物模糊、皮疹、鼻塞、皮肤发红、心动过缓和直立性低血压。

2. 舌下给药可发生局部刺激。

3. 国外已有纤维化反应的病例报道,如肺间质化、心肌、心脏瓣膜和腹膜后纤维化。

【禁忌与慎用】 1. 妊娠期妇女、对本品过敏者和明显低血压患者禁用。

2. 重症心动过缓、有纤维化风险的患者慎用。

3. 哺乳期妇女使用时,应暂停哺乳。

【剂量与用法】 1. 饭前口服3～4.5 mg/d,分次服。也可以相同的剂量舌下给药。

2. 肌内注射300～600 μg,也可皮下或滴注给药。

【用药须知】 1. 用药期间,如血压过度下降,应停药。

2. 伴随摄入麦角生物碱及其衍生物,有出现麦角中毒症状(包括恶心、呕吐、腹泻、腹痛和外周血管收缩)的报道。

【制剂】 ①胶囊剂:1 mg。②片剂:1 mg。③口服溶液:1 mg/ml。④舌下含片:0.5 mg;1 mg。

【贮藏】 密封、防潮、避光贮于室温。

地芬尼多
(difenidol)

别名:眩晕停、二苯哌丁醇、戴芬逸多、Diphenidol、Vontrol、Cephadol

【CAS】 972-02-1

【理化性状】 1. 化学名:1,1-Diphenyl-4-piperidinobutan-1-ol

2. 分子式:$C_{21}H_{27}NO$

3. 分子量:309.45

4. 结构式

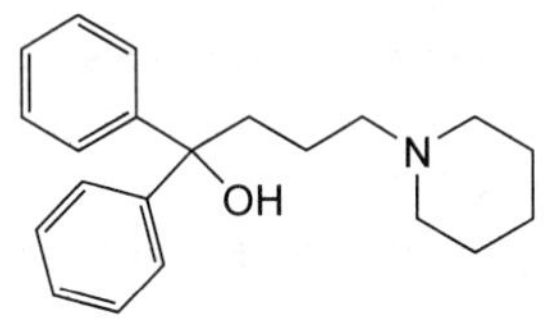

盐酸地芬尼多
(difenidol hydrochloride)

〖CAS〗 3254-89-5

〖理化性状〗 1. 本品为结晶性粉末,无臭,味涩。易溶于甲醇,可溶于乙醇,微溶于水或三氯甲烷。

2. 化学名:1,1-Diphenyl-4-piperidinobutan-1-ol hyd-rochloride

3. 分子式:$C_{21}H_{27}NO \cdot HCl$

4. 分子量:345.9

【药理作用】 本品可增加椎基底动脉的血流量,具有调节前庭系统的特殊作用。抑制化学感受器和呕吐中枢。本品还有轻度的抗胆碱能作用。

【体内过程】 本品口服易于吸收。给药后1.5～3 h可达血药峰值。大部分以代谢物形式随尿液排出,原药仅5%～10%。$t_{1/2}$约为4 h。

【适应证】 1. 主要用于内耳眩晕症和前庭的其他障碍,也用于晕动病。

2. 手术、放疗和化疗引起的恶心和呕吐。

【不良反应】 1. 可能发生幻听、幻视、定向障碍和精神错乱。

2. 嗜睡、不安、抑郁、失眠和抗毒蕈碱作用也会发生。

3. 短暂性低血压、头痛、头晕和皮疹也偶有发生。

【禁忌与慎用】 1. 妊娠期妇女、哺乳期妇女、无尿者禁用。

2. 青光眼、胃肠道和泌尿道梗阻性疾病、窦性心动过速慎用。

【剂量与用法】 1. 成人口服 25～50 mg,4次/日。

2. 6个月以下儿童禁用。6个月以上儿童首次口服0.9 mg/kg,必要时1 h左右重用1次,以后每4 h一次,极量5.5 mg/(kg·d)。

3. 肌内注射本品应将口服量减少 1/5～1/2。

【用药须知】 用药期间不应驾车、登高或操作机械。

【制剂】 ①片剂：25 mg。②注射液：10 mg/1 ml。

【贮藏】 密封、避光贮于室温。

阿米三嗪-萝巴新

(almitrine and raubasine)

别名：Duxil、都可喜

本品为两药的组合制剂。每片分别含阿米三嗪 30 mg 和萝巴新 10 mg。

【CAS】 27469-53-0(almitrine)；483-04-5(raubasine)

【ATC】 R07AB07(almitrine)

【理化性状】 1. 化学名：6-{4-[Bis(4-fluorophenyl)methyl]piperazin-1-yl}-2-*N*,4-*N*-bis(prop-2-en-1-yl)-1,3,5-triazine-2,4-diamine(almitrine)。(19α)-16,17-didehydro-19-methyloxayohimban-16-carboxylic acid methyl ester(raubasine)

2. 分子式：$C_{26}H_{29}F_2N_7$(almitrine)、$C_{21}H_{24}N_2O_3$(raubasine)

3. 分子量：477.55(almitrine)；352.43(raubasine)

4. 结构式

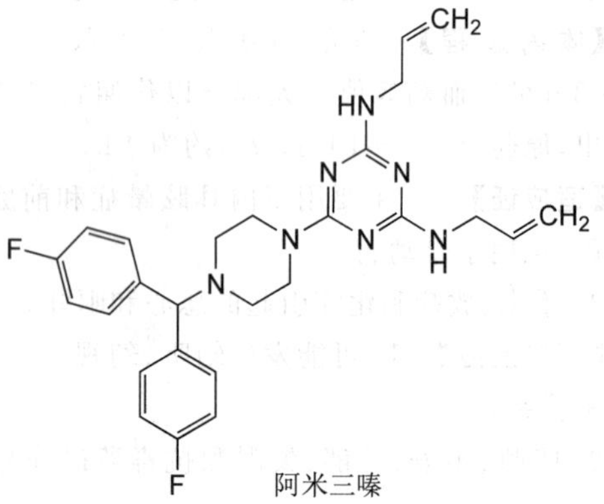

阿米三嗪

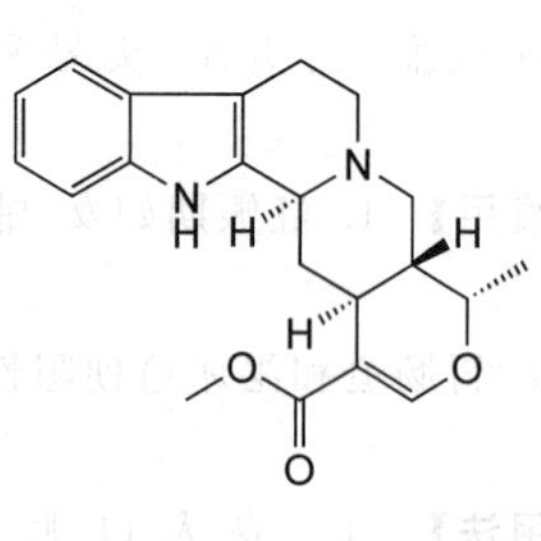

萝巴新

【药理作用】 阿米三嗪为呼吸兴奋药，可用于慢性阻塞性肺疾病的急性呼吸衰竭。萝巴新是获自 *Rauwolfia-fiawurzel* 的一种生物碱，其化学结构与利血平接近，属于血管扩张药，对脑血管和周围血管均有作用。两药合用能增加动脉血氧含量。动物实验证实，给药后大脑皮质氧组织压力(PtO_2)升高，脑组织氧利用增加，将脑细胞代谢改变为有氧途径。

【体内过程】 1. 阿米三嗪口服吸收迅速，给药后 3 h 可达血药峰值。主要在肝内代谢，原药及其代谢物经胆随粪便排出，少数见于尿中。单次口服后的消除 $t_{1/2}$ 为 40～80 h，重复用药 30 d 可达这一高水平。蛋白结合率高达 99%。

2. 萝巴新口服吸收也迅速，给药后 1～2 h 可达血药峰值。单次口服后的消除 $t_{1/2}$ 为 7～15 h，重复用药后为 11 h。

【适应证】 1. 与老年人认知和慢性感觉神经损伤有关的症状。

2. 血管性视觉损害和视野障碍的辅助治疗。

3. 血管性听觉损害如眩晕和耳鸣的辅助治疗。

4. 大脑功能不全所致智能损害如记忆力和注意力减退。

5. 局部缺血症状如视觉、听觉和前庭功能紊乱。

【不良反应】 1. 长期用药 1 年以上，可能体重减轻、下肢感觉异常(如针刺感、蚁走感、麻痹感)，发生率为 1/10000。出现这些表现应停药。

2. 还会发生恶心、上腹烧灼感和沉重感、消化不良、便秘、失眠、嗜睡、兴奋、焦虑、心悸和眩晕。

【禁忌与慎用】 1. 妊娠期妇女禁用。

2. 胃肠功能不佳者慎用。

3. 哺乳期妇女使用时应暂停哺乳。

【药物相互作用】 阿米三嗪不可合用 MAOIs。

【剂量与用法】 口服 1 片，2 次/日(早晚各一次)。维持量 1 片/日，饭后服。

【用药须知】 1. 大量药物蓄积或过量用药可出现心动过速伴低血压、呼吸急促和呼吸性碱中毒。特别要注意前者的潜在表现。

2. 一旦有中毒表现，应立即洗胃，监测心肺功能和血气，对症处理。

【制剂】 片剂：每片含阿米三嗪 30 mg 和萝巴新 10 mg。

【贮藏】 密闭、避光，置于阴凉处。

长春西汀

(vinpocetine)

别名：卡兰、长春乙酯、康维脑、Calan、Cavinton

【CAS】 42971-09-5

【ATC】 N06BX18

【理化性状】 1. 本品为白色至浅黄色结晶性粉

末，几乎不溶于水，溶于二氯甲烷，微溶于乙醇。

2. 化学名：Ethyl(3α，16α)-eburnamenine-14-carboxylate

3. 分子式：$C_{22}H_{26}N_2O_2$

4. 分子量：350.5

5. 结构式

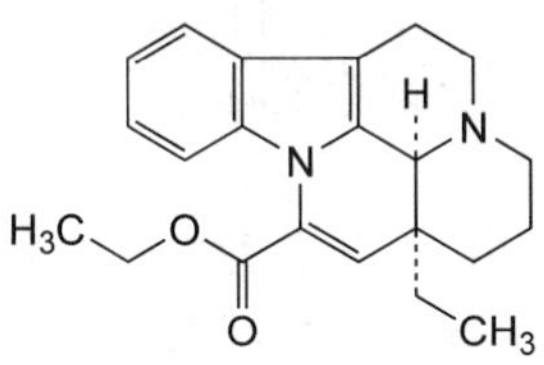

【药理作用】 本品为脑血管扩张药，能抑制磷酸二酯酶活性，增加血管平滑肌松弛的信使 c-GMP 的作用，选择性地增加脑血流量，此外还能抑制血小板凝集，降低人体血液黏度，增强红细胞变形力，改善血液流动性和微循环，促进脑组织摄取葡萄糖，增加脑耗氧量，改善脑代谢。

【体内过程】 本品体内分布广泛，自血浆消除较快，可通过血-脑屏障进入脑组织，脑脊液中浓度为血药浓度的 1/30，可进入胎盘。与人血浆蛋白结合率为 66%。肝脏主要代谢产物为阿朴长春胺酸，由肾排泄。其药理作用与原药相似，但药效较低。本品在体内无蓄积倾向。

【适应证】 用于改善脑梗死后遗症、脑出血后遗症、脑动脉硬化症等诱发的各种症状。

【不良反应】 1. 过敏反应　有时可出现皮疹，偶有荨麻疹、瘙痒等过敏症状，若出现此症状应停药。

2. 神经系统　有时头痛、头重、眩晕，偶尔出现困倦感，侧肢的麻木感，若出现此症状应停药。

3. 消化系统　有时恶心、呕吐，也偶然出现食欲缺乏、腹痛、腹泻等症状。

4. 循环系统　有时可出现颜面潮红、头晕等症状。

5. 血液系统　有时可出现白细胞减少。

6. 肝脏　有时可出现 ALT、AST、γ-GT、ALP、LDH 升高，偶尔也可出现黄疸等。

7. 肾脏　偶尔可出现血尿素氮升高。

8. 其他　偶会有倦怠感。

【禁忌与慎用】 1. 对本品中所加成分过敏者禁用。

2. 颅内出血后尚未完全止血者禁用。

3. 严重缺血性心脏病、严重心律失常者禁用。

4. 妊娠期妇女或已有妊娠可能的妇女禁用。

5. 哺乳期妇女使用应停止哺乳。

6. 儿童的有效性及安全性尚未确定。

【药物相互作用】 不能与肝素合用。

【剂量与用法】 1. 口服　5～10 mg，3 次/日。

2. 静脉滴注　起始剂量为一天 20 mg，以后根据病情可增至每天 30 mg。可用本品 20～30 mg 加入 500 ml 0.9%氯化钠注射液或 5%葡萄糖注射液内，缓慢滴注(滴注速度不能超过 80 滴/min)。配制好的输液须在 3 h 内使用。滴注治疗后，推荐口服本品片剂继续治疗。肝、肾疾病患者不必进行剂量调整。

【用药须知】 1. 本品的注射剂禁用于静脉注射或肌内注射。

2. 滴注浓度不得超过 0.06 mg/ml，否则有溶血的可能。

3. 长期使用时，应检查血常规。

4. 注射剂含山梨醇，糖尿病患者慎用。

5. 出现过敏症状时，应立即停药就医。

【制剂】 ①片剂：5 mg。②注射液：10 mg/2 ml；20 mg/2 ml；30 mg/5 ml。③注射剂(粉)：10 mg；20 mg；30 mg。④大容量注射液：100 ml 含长春西汀 10 mg 与葡萄糖 5 g；200 ml 含长春西汀 10 mg 与葡萄糖 10 g；250 ml 含长春西汀 10 mg 与葡萄糖 12.5 g；100 ml 含长春西汀 10 mg 与氯化钠 0.9 g。

【贮藏】 遮光、密闭，置干燥处。

长春布宁

(vinburnine)

别名：Cervoxan、CH-846、Eburnal、Eubornoxin、Eburnamonine、Luvenil

【CAS】 880-88-0

【ATC】 C04AX17

【理化性状】 1. 化学名：(3α，16α)-14，15-Dihydroeburnamenin-14-one

2. 分子式：$C_{19}H_{22}N_2O$

3. 分子量：294.39

4. 结构式

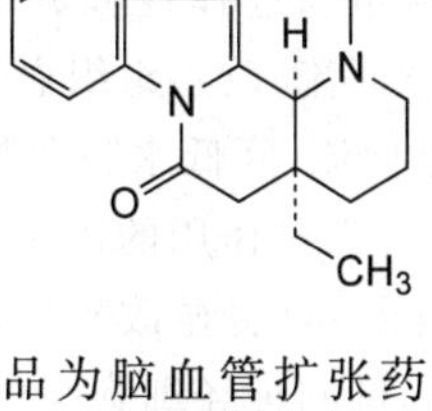

【简介】 本品为脑血管扩张药，比长春碱有更明显的血管舒张作用，并能促进氧消耗和大脑对葡萄糖的利用。

七叶皂苷钠

(sodium aescinate)

本品主要成分为七叶皂苷，提取自七叶树科植物天师栗，国外产品的原植物为 Aesculushippocastanum。据第 37 版《马丁代尔大药典》载述，本品可广泛用于各种不同的周围血管疾病，包括痔在内。本品的主要组分为七叶皂苷 A、B、C、D。临床用其钠盐，供静脉注射用，现已有本品的复方凝胶制剂，供外用，商品名欧莱。

【CAS】 20977-05-3

【理化性状】 1. 本品为白色粉末或结晶性粉末，味苦涩而辣，具引湿性。

2. 分子式：$C_{53}H_{82}O_{36}S_4$

3. 分子量：1153.2

4. 结构式

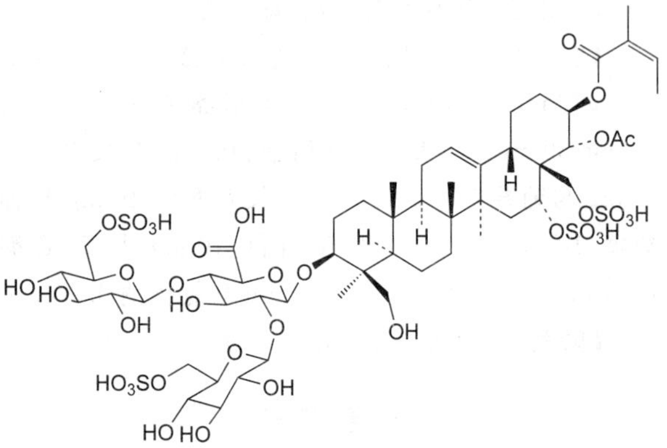

【药理作用】 本品可增加静脉张力，改善周围血液循环，加强周围血供，使各种损伤组织得以恢复正常功能。本品抗炎、抗渗出的机制如下。

1. 通过增加肾上腺皮质激素类化合物的分泌，发挥类激素样的抗炎作用，用药后可使血浆 ACTH 和可的松水平提高。

2. 促进前列腺素 $PGF_{2\alpha}$ 的分泌，拮抗前列腺素 PGE_1、缓激肽与 5-羟色胺等炎性介质造成的毛细血管及淋巴管通透性的增加。

本品能使组织消肿的机制如下。

1. 恢复毛细血管正常通透性。

2. 促进静脉组织选择性释放 PGF2α 而增加静脉张力，促进静脉回流，改善组织血供。

3. 促进淋巴回流，降低水肿和胶体渗透压。

本品具有神经保护作用的机制，具体如下。

1. 清除氧自由基，明显改善脑缺血再灌注引起的氧自由基损伤，抑制神经细胞凋亡。

2. 抑制脑组织合成和分泌精氨酸加压素(AVP)。

3. 提高脑组织中超氧化物歧化酶(SOD)活性及牛磺酸水平，显著降低脑组织中脂质过氧化终产物丙二醛(MDA)浓度，保护神经细胞。

4. 明显改善脑水肿所致的脑电图异常和大脑总阻抗降低。

【体内过程】 本品静脉注射后，血药浓度很快降低。1 h 后有 1/3 的注射量随胆汁和尿液排出，其中 2/3 经胆汁，1/3 随尿液排出。其蛋白结合率高达 90%。

【适应证】 1. 用于各种周围血管疾病。

2. 也用于以下疾病的辅助治疗。

(1) 各种原因引起的脑水肿及伴发的脑功能失调。

(2) 各种原因引起的炎症与肿胀。

(3) 静脉回流障碍性疾病。

(4) 脊椎综合征。

3. 擦剂用于急性闭合性软组织损伤如肌腱、韧带、肌肉和关节部位的扭伤、压伤和瘀斑等。

4. 复方凝胶剂用于炎症、退行性病变及创伤引致的局部肿胀，脊柱疼痛性疾病，急性闭合性软组织损伤，腱鞘炎，血栓性浅静脉炎，静脉曲张，同时也可用于静脉注射或静脉点滴后的静脉护理。

【不良反应】 1. 可见静脉炎，严重者出现静脉红肿，若发生应立即停药。可采用热敷及外用抗炎软膏(如复方七叶皂苷钠凝胶)治疗。

2. 偶见过敏反应，如过敏性皮疹，需停药并抗过敏治疗。

【禁忌与慎用】 1. 急、慢性肾功能不全患者禁用。

2. 动物实验发现本品无致畸作用，但由于其在妊娠的最初 3 个月的羊水中的含量较高，为安全起见，在妊娠的最初 3 个月内，不应使用本品。

3. 妊娠期妇女慎用，Rh 血型不合的妊娠期妇女禁用。

4. 哺乳期用药尚未明确。

【药物相互作用】 使用本品时，其他也能与血浆蛋白结合的药物少用或慎用。对肾毒性较大的药物不宜与本品配伍使用。

【剂量与用法】 1. 注射剂仅用于静脉注射，临用前，加灭菌注射用水适量使其溶解。成人用量为 20～30 mg，溶于 5%或 10%葡萄糖注射液 500 ml 中，静脉滴注，1 次/日。或本品 10～15 mg 溶于 0.9%氯化钠注射液 40 ml 中，静脉注射，2 次/日。建议 7～10 d 为一疗程。

2. 片剂　30～60 mg，2 次/日，饭后服。

3. 外用制剂　涂搽于患处。2～4 次/日，疗程为 1 周。

【用药须知】 1. 禁用于动脉、肌内和皮下注射。

2. 宜选用较粗静脉注射，注射时勿使药液漏出血管外，注射速度不宜过慢。若药液渗出引起疼痛，可立即热敷，并用 0.5%普鲁卡因或玻璃酸酶局部封闭。

3. 对于需要多次注射的患者，或者需要注射其他药物的患者，建议在拔除针头后，在注射的局部短时压迫后，可涂一层复方七叶皂苷钠凝胶，以防止患者的静脉刺激和血栓等。

4. 对于有血栓倾向和排卵期的患者，建议使用双倍的溶媒。

5. 在大面积创伤、出血、烧伤和外科大手术术后，患者易伴有血压偏低、肾血流量变少、少尿或无尿等症状，这时使用本品就必须密切监视肾功能的变化，一旦发现肾功能异常，应立即停用。

6. 药物过量可引起急性肾衰竭。可按急性肾衰竭治疗原则进行治疗。

【临床新用途】 1. 硬膜外穿刺腰背痛　本品复方凝胶涂于穿刺点周围及压痛处，3 次/日。

2. 腰椎间盘突出症　15～20 mg，静脉滴注，2 次/日，连用 7～10 d。

3. 脑外伤头皮血肿　30 mg，静脉滴注，1 次/日，连用 5 d。

4. 盆腔囊性包块　本品 20 mg，氨苄西林 8 g，1 次/日，5 d 为一疗程。

5. 视网膜静脉栓塞　60 mg，口服，2 次/日，合用灯盏细辛注射液 40 ml 静脉滴注，1 次/日，疗程 14 d。

6. 放射性直肠炎　口服洛哌丁胺 4 mg，3 次/日，同时静脉滴注本品 15 mg，1 次/日。

7. 银屑病　20 mg，静脉滴注，1 次/日，7 d 为一疗程，两个疗程应间隔 3 d。

8. 预防放射性肺损伤　20 mg，静脉滴注，1 次/日，20 d 为一疗程。

9. 预防腹部切口脂肪液化　术后当天，20 mg，静脉滴注，1 次/日，连用 7 d。

【制剂】 ①注射剂(粉)：5 mg；10 mg。②片剂：30 mg。③复方凝胶剂：20 g。④擦剂：150 mg/15 ml。

【贮藏】 避光、密封保存。

前列地尔
(alprostadil)

别名：前列腺素 E_1、保达新、ProstaglandinE_1、PGE_1

本品为前列腺素类药物。因属内源性物质，故称作前列腺素 E_1。

【CAS】 745-65-3

【ATC】 C01EA01；G04BE01

【理化性状】 1. 本品为白色至浅黄色结晶性粉末，几乎不溶于水，易溶于乙醇，溶于丙酮微溶于乙酸乙酯。

2. 化学名：(*E*)-(8*R*，11*R*，12*R*，15*S*)-11，15-Dihydroxy-9-oxoprost-13-enoic acid

3. 分子式：$C_{20}H_{34}O_5$

4. 分子量：354.5

5. 结构式

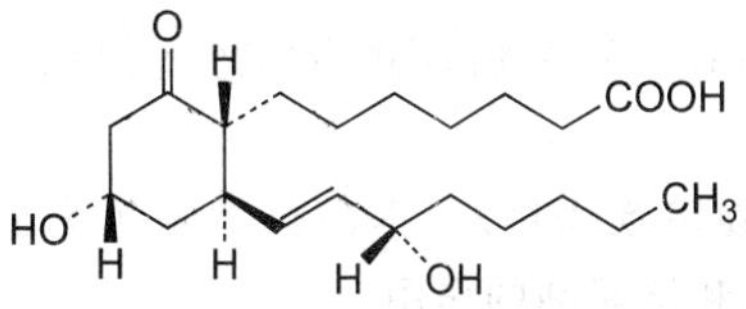

阿法环糊精前列地尔
(alprostadil alfadex)

〖CAS〗 55648-20-9

〖理化性状〗 分子式：$C_{20}H_{34}O_5 \cdot x[C_{36}H_{60}O_{30}]$

【药理作用】 本品具有扩张血管和阻止血小板聚集的作用。

【体内过程】 本品静脉滴注后，迅速经肺循环通道被氧化代谢。于 24 h 内以代谢物形式随尿液排出。

【适应证】 1. 主要用于先天性心脏病，以维持患有先天性心脏病的新生儿的生命，争取可能的外科手术。

2. 第Ⅲ期、第Ⅳ期慢性阻塞性动脉疾病。

3. 尿道栓用于治疗男性勃起功能障碍。

4. 治疗慢性动脉闭塞症(血栓闭塞性脉管炎、闭塞性动脉硬化症等)引起的四肢溃疡及微小血管循环障碍引起的四肢静息疼痛，改善心脑血管微循环障碍。

5. 脏器移植术后抗栓治疗，用以抑制移植后血管内的血栓形成。

6. 用于慢性肝炎的辅助治疗。

【不良反应】 1. 最常见的有窒息、发热、面红、低血压、心动过缓、心动过速、腹泻和惊厥。

2. 其他还有水肿、心搏骤停、低钾血症、弥散性血管内凝血(DIC)和长骨皮增生。

3. 在延长滴注后可使动脉导管和肺动脉壁软弱。

4. 成人使用本品后可出现头痛、面红、低血压、腹泻及滴注部位疼痛和炎症。

【禁忌和慎用】 1. 患有呼吸窘迫综合征的新生儿禁用。

2. 有出血倾向的新生儿慎用。

3. 对本品过敏者、妊娠期妇女、哺乳期妇女；已存在心功能不全的患者，未经适当治疗的心力衰竭、心律失常、冠心病和6个月内发生过心肌梗死的患者；经临床或放射性同位素检查疑有肺水肿或肺浸润的患者；患有严重慢性阻塞性通气障碍的患者；有肝功能损害症状（转氨酶或γ-GT升高）或已有肝脏疾病的患者均应禁用。

4. 本品可使眼压增高，青光眼或眼压高的患者慎用。

5. 既往有胃溃疡合并症的患者慎用，本品可导致胃出血。

【药物相互作用】 本品可增强抗高血压药、血管扩张剂和抗凝剂的作用。

【剂量与用法】 1. 普通注射剂

(1) 对动脉导管未闭的新生儿持续静脉滴注 开始每分钟给予本品50～100 ng/kg，尽快将用量下降到能够维持效应的最低用量。也可以通过脐动脉进行滴注。

(2) 成人静脉给药 将40 μg本品溶于0.9%氯化钠注射液50～250 ml中，于2 h静脉滴注完毕，2次/日。或将60 μg本品溶于0.9%氯化钠注射液50～250 ml中，于3 h静脉滴注完毕，1次/日。对于肾功能不全的患者（肌酐值＞1.5 mg/dl），静脉滴注治疗应从20 μg开始，滴注时间为2 h，2次/日。根据临床具体情况，在2～3 d内将剂量增加到上述推荐的正常剂量。肾功能不全或有心脏病的患者，其滴注液体量应限制在20～100 ml/d，并且宜用输液泵滴注。

(3) 成人动脉给药 20 μg本品溶于0.9%氯化钠注射液50 ml中，除非另有说明，将10 μg本品用输液泵于60～120 min内经动脉滴注完。如有必要，特别是如果存在坏死，只要达到满意的耐受性，剂量可增加到20 μg本品，通常每天滴注1次。如果动脉内滴注是通过留置导管给予，根据患者的耐受性和症状的严重程度，建议剂量为0.1～0.6 ng/(kg·min)，用输液泵滴注12 h。在本品治疗3周后，应决定患者是否已不可能再从本品的治疗中得到更好的效果，如患者已不再对治疗有所反应，应该停止使用，所以治疗期均不得超过4周。

2. 注射用脂微球及注射用干乳剂 成人1次/日，5～10 μg加入10 ml 0.9%氯化钠注射液（或5%的葡萄糖）中缓慢静脉注射，或直接入壶缓慢静脉滴注。

3. 尿道栓

(1) 用药前先排尿并轻抖动阴茎排除剩余尿液，湿润的尿道使前列地尔尿道栓更易于吸收。

(2) 打开铝箔包装，拿掉给药器杆上的保护盖，以最适宜的方式握住给药器，插入尿道内，轻巧并完全地压下给药器的柄直到停止，以确信药栓被完全释放，在此状态下握住给药器5 s。

(3) 轻微地向两边晃动给药器，这将使药栓与给药器顶部分离，不要用太大的压力，以免擦破尿道内皮，而引起出血。

(4) 保持阴茎竖直，拿除给药器。

(5) 观察给药器顶部，药栓应不再存在，不要触摸杆部，如果你看到给药器杆部仍残留药栓，轻巧地再次塞进尿道。

(6) 用双手握住阴茎，使之竖直并展长，用力搓阴茎至少10 s，这使得药物足以分布在尿道内壁，如果感到烧灼感，可以再继续搓阴茎达30～60 s或直到烧灼感下降。本品每天应用不宜多于1次。每支药物只能使用一次。

【用药须知】 1. 用于治疗慢性动脉闭塞症、微小血管循环障碍的患者。由于本品的治疗是对症治疗，停止给药后，有再复发的可能性。

2. 心力衰竭（心功能不全）患者，有报道本品可加重心功能不全的倾向。

3. 间质性肺炎的患者，有报道本品可使病情恶化。

4. 本品普通注射剂与注射用脂微球及注射用干乳剂剂量相差很大，应在使用时注意区分。

【临床新用途】（剂量为普通注射剂剂量）

1. 糖尿病周围病变 在控制血糖的基础上，给予本品100 μg，加入0.9%氯化钠注射液中200～250 ml，经2 h静脉滴注，1次/日，4周为一疗程，间隔1周，再用1个疗程。

2. 糖尿病足 综合治疗的基础上加用本品10 μg，静脉注射，1次/日，6周为一疗程。

3. 慢性肾衰竭 200 μg加入0.9%氯化钠注射液或5%葡萄糖注射液500 ml中，经30 min静脉滴注，1次/日，疗程10～14 d，每月1个疗程，连用3个月。

4. 心力衰竭 100～200 μg加入5%葡萄糖注射液250 ml中，静脉滴注，1次/日，疗程7 d。

5. 急性胰腺炎 200 μg加入5%葡萄糖注射液500 ml中，静脉滴注，平均治愈时间5.5 d。

6. 突发性耳聋 10 μg 0.9%氯化钠注射液或5%葡萄糖注射液10 ml中，静脉注射，1次/日，7 d为一疗程。合用低分子右旋糖酐、糖皮质激素、

ATP、辅酶 A 及 B 族维生素。

7. 深静脉血栓　先注射尿激酶 10 万 U，接着静脉滴注尿激酶 20 万 U，本品 100 μg/d，连用 2～3 d，再服华法林 3～6 个月。

8. 病毒性肝炎　75～100 μg 加入 10%葡萄糖注射液 500 ml 中，静脉滴注，1 次/日，疗程 30 d。

9. 肝硬化　200 μg 加入 10%葡萄糖注射液中，静脉滴注，1 次/日，4 周为一疗程。

10. 创伤后呼吸窘迫综合征　3 mg/(kg · min)，静脉滴注 2 h，2 次/日，连用 7～10 d。

11. 肢体外伤后循环障碍　静脉注射 10 μg，2～3 次/日，连用 4～10 d。

12. 小面积轻度烧伤　10 μg 加入 5%葡萄糖注射液中，静脉滴注，1 次/日，连用 5 d。

13. 肾移植术后肾功能恢复　常规治疗基础上，手术中在移植肾血流开放前给予 90 μg 静脉滴注，术后，1 次/日，连用 14 d。

【制剂】 ①注射剂(粉)：10 μg；20 μg；30 μg；40 μg；80 μg；100 μg。②注射液：5 μg/1 ml；10 μg/1 ml。③尿道栓：5000 μg。④注射用干乳剂：5 μg。⑤注射剂(脂微球)：5 μg/1 ml；10 μg/1 ml。

【贮藏】 贮于 2～8 ℃。

依前列醇

(epoprostenol)

别名：ProstaglandinI$_2$、PGI$_2$、Prostaglandin X

和前列地尔一样，本品也属于内源性物质。

【CAS】 35121-78-9

【ATC】 B01AC09

【理化性状】 1. 化学名：(5*Z*,13*E*)-(8*R*,9*S*,11*R*,12*R*,15*S*)-6,9-Epoxy-11,15-dihydroxyprosta-5,13-dienoic acid；(*Z*)-5-{(3a*R*,4*R*,5*R*,6a*S*)-5-Hydroxy-4-[(*E*)-(3*S*)-3-hydroxyoct-1-enyl] perhydrocyclopenta[*b*]furan-2-ylidene}valeric acid

2. 分子式：$C_{20}H_{32}O_5$

3. 分子量：352.5

4. 结构式

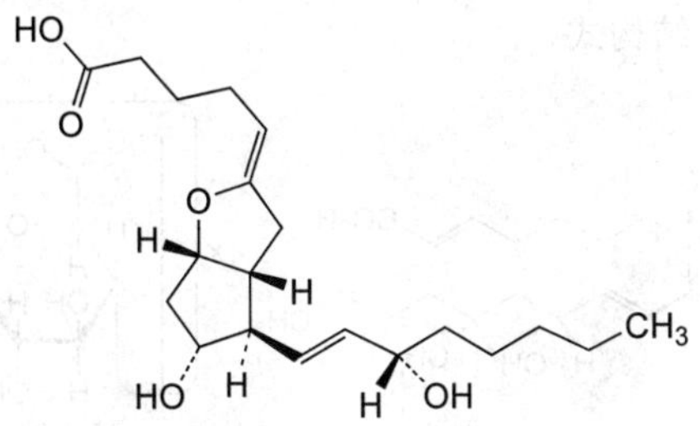

依前列醇钠

(epoprostenol sodium)

〖CAS〗 61849-14-7

〖理化性状〗 1. 分子式：$C_{20}H_{31}NaO_5$

2. 分子量：374.4

3. 稳定性：本品在生理 pH 下不稳定，据报道本品在 37 ℃ pH 为 7.4 的水溶液中 $t_{1/2}$ 不足 3 min，也有报道本品在全血或血浆白蛋白中稳定性增加。注射剂常用 pH 为 10.5 的碱性甘氨酸缓冲液配制。

【药理作用】 参见前列地尔。

【体内过程】 本品是花生四烯酸的代谢产物，$t_{1/2}$很短。静脉滴注后很快被水解成更为稳定但活性却低得多的 6-酮-前列腺素 1。和其他前列腺素不一样，本品在肺循环中不会失活。

【适应证】 1. 用于肾透析体外循环中防止血小板聚集。

2. 用于治疗肺动脉高压。

【不良反应】 1. 其不良反应发生率与剂量有关。静脉滴注的常见不良反应有低血压、心率加快、面红和头痛。

2. 心动过缓常伴有苍白、出汗、恶心、呕吐、腹泻和腹部不适。在滴注部位可能出现红斑。

3. 还可能出现颌痛或非典型的肌肉骨骼痛、焦虑、神经过敏、震颤、流感样症状、高血糖、嗜睡和胸痛。

【禁忌与慎用】 1. 对本品过敏、妊娠期妇女禁用。

2. 心脏病、糖尿病患者慎用。

3. 哺乳期妇女使用时，应暂停哺乳。

【药物相互作用】 其他血管扩张药或抗凝药都会加重本品的副作用。

【剂量与用法】 1. 防止血小板聚集　于肾透析前每分钟静脉滴注 5 ng/kg。然后在透析期间输入透析器的动脉入口，用量仍为 5 ng/(kg · min)。

2. 肺动脉高压　本品应通过中心静脉导管持续滴注，开始为每分钟 4 ng/kg，然后根据患者的效应调整用量。

【制剂】 注射剂(粉)：200 ng。

【贮藏】 贮于 2～8 ℃。

贝前列素

(beraprost)

本品为合成的依前列醇类似物。

【CAS】 88430-50-6

【ATC】 B01AC19

【理化性状】 1. 化学名：2，3，3a，8 b-Tetrahydro-2-hydroxy-1-(3-hydroxy-4-methyl-1-octen-6-ynyl)-1*H*-cyclopenta(*b*)benzofuran-5-butanoic acid

2. 分子式：$C_{24}H_{30}O_5$

3. 分子量：398.49

4. 结构式

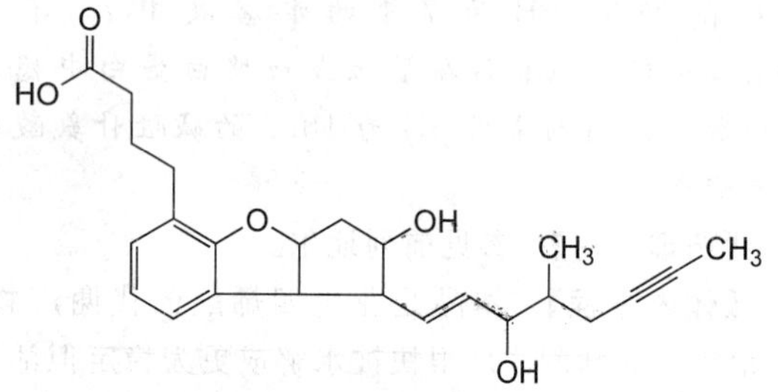

贝前列素钠

(beraprost sodium)

别名：德纳

〖CAS〗 88475-69-8

〖理化性状〗 1. 化学名：2，3，3a，8 b-Tetrahydro-2-hydroxy-1-(3-hydroxy-4-methyl-1-octen-6-ynyl)-1*H*-cyclopenta(*b*)benzofuran-5-butanoate sodium

2. 分子式：$C_{24}H_{29}NaO_5$

3. 分子量：420.47

【药理作用】 与前列环素一样，本品通过血小板和血管平滑肌的前列环素受体，激活腺苷酸环化酶、使细胞内 cAMP 浓度升高，抑制 Ca^{2+} 流入及血栓素 A_2 生成等，从而有抗血小板和扩张血管的作用。

【体内过程】 1. 吸收 健康成人单次口服本品 100 μg 时，T_{max} 为 1.42 h、C_{max} 为 0.44 ng/ml，$t_{1/2}$ 为 1.11 h。

2. 代谢和排泄 单次口服贝本品 50 μg 后，24 h 内尿中原药的排泄量是 2.8 μg，β 氧化物的排泄量是 5.4 μg。原药和 β 氧化物也可以葡糖醛酸结合物的形式排泄，总排泄量中游离形式的原药和 β 氧化物的比率分别是 14%和 70%。

【适应证】 1. 改善慢性动脉闭塞性疾病引起的溃疡、间歇性跛行、疼痛和冷感等症状。

2. 治疗肺动脉高压。

【不良反应】 1. 严重不良反应

(1) 出血倾向[脑出血(<0.1%)、消化道出血(<0.1%)、肺出血(发生率不明)、眼底出血(<0.1%)]，应密切观察，如出现异常时，应停止给药，给予适当的处置。

(2) 有引起休克、间质性肺炎、肝功能异常、心肌梗死及心绞痛的报道，应密切观察，如发现血压降低、心率加快、面色苍白、恶心症状时，应停止给药，给予适当的处置。

2. 其他不良反应包括贫血、嗜酸细胞增多、白细胞减少、皮疹、湿疹、瘙痒、头痛、头晕、嗜睡、朦胧状态、麻木感、恶心、腹泻、呕吐、食欲缺乏、胃溃疡、胃功能障碍、口渴胃部灼烧感、转氨酶升高、低密度脂蛋白升高、尿素氮升高、胆红素升高、ALP 升高、黄疸、血尿、尿频、颜面潮红、皮肤潮红、发热、心悸、血压降低、心率加快、三酰甘油升高、水肿、腰痛及脱发。

【禁忌与慎用】 1. 妊娠或可能妊娠的妇女禁服用(有关妊娠期间用药的安全性尚未确定)。

2. 出血的患者(如血友病、毛细血管脆弱症、上消化道出血、尿路出血、咯血、眼底出血等患者服用本品可能导致出血增加)禁用。

3. 经期妇女慎用。

4. 有出血风险的患者慎用。

5. 儿童的有效性及安全性尚未确定。

6. 本品可经动物乳汁分泌，哺乳期妇女应权衡利弊，选择停药或停止哺乳。

【药物相互作用】 1. 与其他抗凝血药、抗血小板药、溶栓药合用，出血的风险性增加。

2. 与前列腺素 I_2 合用，低血压的风险增加。

【剂量与用法】 饭后口服，40 μg，3 次/日。

【制剂】 片剂：20 μg；40 μg。

【贮藏】 密封、常温(10～30 ℃)保存。

阿法环糊精利马前列素

(limaprost alfadex)

别名：Opalmon、Prorenal

本品为合成的依前列醇类似物。

【CAS】 88852-12-4(limaprost alfadex)；74397-12-9(limaprost)

【理化性状】 1. 本品为白色粉末，有吸湿性，易溶于水，微溶于甲醇，极微溶于乙醇和乙酸乙酯。

化学名：(2*E*)-7-{(1*R*，2*R*，3*R*)-3-Hydroxy-2-[(*E*，3*S*，5*S*)-3-hydroxy-5-methylnon-1-en-1-yl]-5-oxocyclopentyl}hept-2-enoic acid-α-cyclodextrin

2. 分子式：$C_{22}H_{36}O_5 \cdot xC_{36}H_{60}O_{30}$

3. 分子量：380.52(limaprost)

4. 结构式

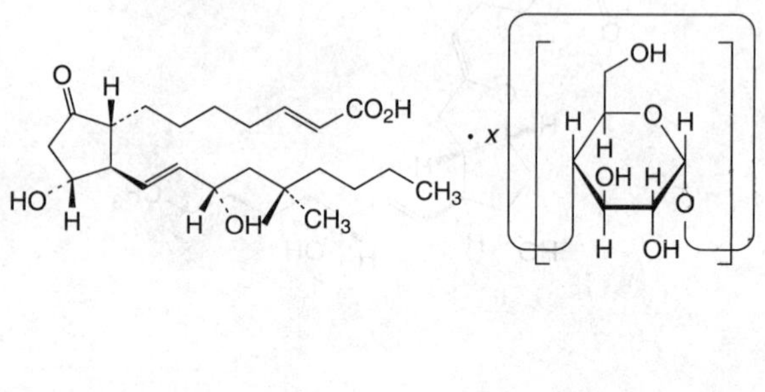

【药理作用】 本品能强效舒张血管，增加血流，抑制血小板凝聚。

【体内过程】 1. 吸收　空腹服用 5 μg 后 0.42 h 可达血药峰值 1.26 pg/ml，$t_{1/2}$ 为 0.45 h。

2. 分布　体外实验，本品蛋白结合率为 95.8%。

3. 代谢和排泄　本品主要在 α 链进行 β 氧化，ω-链的末端氧化、环戊烯环的异构化及 C-9 位置去羰基化进行代谢。本品对 CYP1A2、CYP2C9、CYP2C19、CYP2D6 和 CYP3A4 无抑制作用。动物实验本品代谢物随尿液(30%)和粪便排泄(70%)。

【适应证】 1. 用于改善血栓闭塞性脉管炎的症状(感觉冷、疼痛、缺血性溃疡等症状)

2. 改善腰椎管狭窄症的症状(下肢麻木、肢体疼痛、行走能力)。

【不良反应】 不良反应较少，可见皮疹、瘙痒、腹泻、恶心、腹部不适、腹痛、食欲缺乏、胃灼热感、AST 升高、ALT 升高、肝功能障碍、心悸、头痛、头晕、潮红、潮热。

【禁忌与慎用】 1. 妊娠或可能妊娠的妇女禁用。

2. 有出血风险的患者慎用。

3. 儿童的有效性及安全性尚未确定。

4. 本品是否经乳汁分泌尚不清楚，哺乳期妇女应权衡利弊，选择停药或停止哺乳。

【药物相互作用】 与其他抗凝血药、抗血小板药、溶栓药合用，出血的风险性增加。

【剂量与用法】 1. 用于末梢循环障碍，口服 10 μg，3 次/日。

2. 用于腰椎管狭窄、血栓闭塞性脉管炎，口服 15 μg，3 次/日。

【用药须知】 1. 本品仅能缓解腰椎管狭窄患者的主观症状，治疗过程中应监测患者疾病进展情况。

2. 本品治疗严重的、有手术指征的腰椎管狭窄的有效性尚未明确。

【制剂】 片剂：5 μg。

【贮藏】 密封、干燥保存。

丁苯酞

(butylphthalide)

别名：恩必普、NBP

本品为合成的消旋-3-正丁基苯酞。

【CAS】 6066-49-5

【理化性状】 1. 化学名：3-Butyl-2-benzofuran-1(3*H*)-one

2. 分子式：$C_{12}H_{14}O_2$

3. 分子量：190.24

4. 结构式

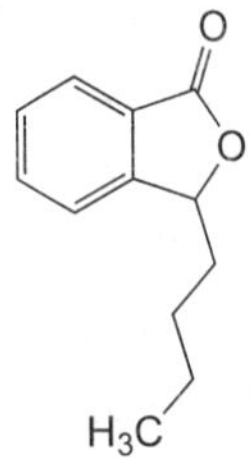

【药理作用】 动物实验表明，本品可阻断缺血性脑卒中的多个病理环节，具有较强的抗脑缺血作用。其作用机制为：①重构缺血区的微循环，表现在促进梗死灶内及灶周的微血管增多，恢复缺血区软脑膜微动脉的血流速度，明显缩小局部脑缺血的梗死面积。②能显著提高神经细胞线粒体 ATP 复合酶、线粒体呼吸链复合酶 IV 的活性，提高线粒体膜的流动性，维持线粒体膜电位，抑制神经细胞凋亡。③还能增加脑内 ATP、磷酸肌酸(creatine phosphoric acid，PCR)的含量，降低乳酸含量，改善脑细胞的能量平衡，恢复缺血区的脑能量代谢。本品还具有抗脑血栓形成和抗血小板聚集作用，其机制可能是通过降低花生四烯酸的含量，提高脑血管内皮一氧化氮(nitrogen monoxidum，NO)和前列环素的浓度，抑制谷氨酸释放，降低细胞内钙浓度，抑制自由基并提高抗氧化作用。

【体内过程】 健康男性单次口服本品 100 mg、200 mg 和 400 mg 后分别于 0.88 h、1.25 h 和 1.25 h 达到 C_{max}(78.7 ± 115.8) ng/ml、(204.7 ± 149.0) ng/ml 和(726.6 ± 578.7) ng/ml。消除 $t_{1/2}$ 分别为(12.46±2.50)h、(11.84±4.09)h 和(7.52±1.32)h。食物可影响药物的吸收。多次口服药物后，在达到预期的稳态浓度时有轻度的药物蓄积，个体间的药动学参数存在着明显的差异。药物吸收后，在胃、脂肪、肠、脑等组织中含量较高，并可迅速通过血-脑屏障。本品的蛋白结合率为 61%～65%。其主要代谢产物为侧链羟基化代谢物和内酯环开环后的氧化代谢，药物大部分(约 70%)以代谢物形式排泄，给药后 24 h 约有 55.2%随尿液排出，约 18.5%随粪便排出。药物可从体内完全清除，不易蓄积。

【适应证】 用于轻、中度缺血性脑卒中。

【不良反应】 1. 少数可发生转氨酶浓度升高。

2. 偶见恶心、腹部不适、轻度幻觉，停药后可望恢复正常。

【禁忌与慎用】 1. 对本品过敏者、对芹菜过敏者(芹菜中含有的左旋芹菜甲素与本品的化学结构相同)、有严重出血倾向者均禁用。

2. 妊娠期妇女禁用。

3. 存在精神障碍者和肝、肾功能不全患者慎用。

4. 哺乳期妇女使用时应停止哺乳。

【药物相互作用】 本品与阿司匹林、尿激酶、肝素、(多种毒蛇)去纤酶合用,未见不良的相互作用。

【剂量与用法】 1. 口服,成人一次 0.2 g,3～4 次/日,10～12 d 为一疗程。

2. 静脉滴注　本品应在发病后 48 h 内开始给药。静脉滴注,2 次/日,一次 25 mg(100 ml),一次滴注时间不少于 50 min,两次用药时间间隔不少于 6 h,疗程 14 d。PVC 输液器对丁苯酞有明显的吸附作用,故滴注本品时仅允许使用 PE 输液器。本品在发病 48 h 后开始给药的疗效、安全性尚无研究数据。

【用药须知】 1. 本品宜餐前服用,以利吸收。

2. 本品不推荐用于出血性脑卒中。

3. 临床经验指出,本品合用复方丹参注射液,疗效较佳。

【制剂】 ①软胶囊:0.1 g。②大容量注射液:100 ml 含丁苯酞 25 mg 与氯化钠 0.9 g。

【贮藏】 避光、密闭,于阴凉处保存。

桂哌齐特
(cinepazide)

别名:桂哌酯

本品为哌嗪类钙通道阻滞药。

【CAS】 23887-46-9

【ATC】 C04AX27

【理化性状】 1. 化学名:1-(Pyrrolidin-1-y-lcarbonylmethyl)-4-(3, 4, 5-trimethoxycinnamoyl) piperazine

2. 分子式:$C_{22}H_{31}N_3O_5$

3. 分子量:417.5

4. 结构式

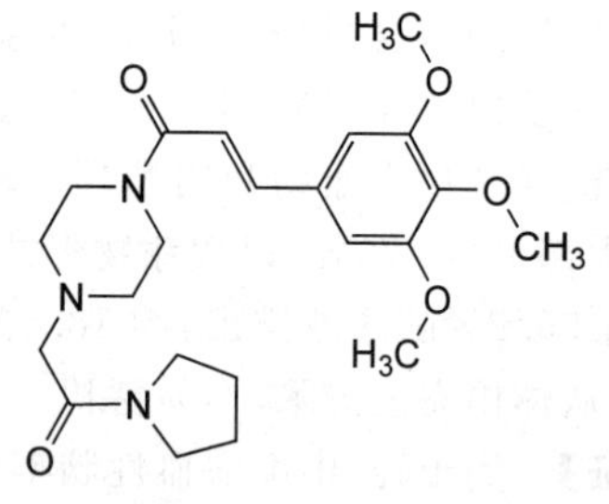

马来酸桂哌齐特
(cinepazide maleate)

别名:克林澳、心脑通、Cinepazet

〖CAS〗 26328-04-1

〖理化性状〗 1. 化学名:1-(Pyrrolidin-1-y-lcarbonylmethyl)-4-(3,4,5-trimethoxycinnamoyl) piperazine hydrogen maleate

2. 分子式:$C_{22}H_{31}N_3O_5 \cdot C_4H_4O_4$

3. 分子量:533.6

【药理作用】 本品能高选择性作用于脑血管、冠状血管和周围血管,尤对脑血管的作用显著。因其具有弱钙阻滞的特点,对血压和脉搏的影响较小,故较单纯的钙通道阻滞药更为安全。其作用机制:①通过阻滞钙离子进入血管平滑肌细胞,使平滑肌松弛,血管扩张,增强血流量。②抑制环磷腺苷(cyclic adenosine monophosphate,cAMP)磷酸二酯酶的活性,使腺苷和环磷腺苷的生物活性增强,血管扩张时效果可见加强。③增加红细胞的柔韧性和变形性,提高其通过细小血管的能力,降低血液黏度,抑制血小板聚集,从而改善微循环。

【体内过程】 本品口服后吸收迅速,给药 200 mg 后 30～45 min 可达 C_{max}(3.6～8.3 mg/ml)。动物实验表明,口服给药后体内分布广,肾、肝、甲状腺、肾上腺中的浓度较高,可分泌进入乳汁,少量可通过胎盘。正常人口服、肌内注射和静脉注射给药后,分布 $t_{1/2}$ 分别为 30 min、60 min 和 75 min。药物在体内可转化为不同程度的去甲基代谢产物。本品主要以原药形式随尿液排出,正常人口服 200 mg 或 400 mg,24 h 尿液排泄率为 50%～70%。消除 $t_{1/2}$ 为 100～120 min。

【适应证】 1. 脑血管疾病(短暂脑缺血发作、脑梗死、脑出血及脑外伤后遗症)。

2. 心血管疾病(冠心病、心绞痛,与其他药物合用治疗心肌梗死)。

3. 周围血管疾病(雷诺综合征、血栓闭塞性脉管炎、动脉炎、下肢动脉粥样硬化症)。

4. 糖尿病所致的周围血管病变及微循环障碍。

5. 眼底血管硬化、阻塞、缺血所致的眼病。

6. 因缺血所致的耳蜗前庭功能失常、突发性耳聋及耳鸣。

【不良反应】 1. 偶见头痛、头晕、失眠、嗜睡、神经衰弱、胃痛、胃胀、腹痛、腹泻或便秘。

2. 偶见白细胞、中性粒细胞、血小板减少,以及 ALT、AST、BUN、ALP 升高。

3. 偶有发热、乏力、皮疹、瘙痒。

【禁忌与慎用】 1. 对本品过敏者、白细胞减少或有白细胞减少史者、脑内出血未完全止血者、妊娠期妇女和儿童均禁用。

2. 有肝功能不全史者慎用。

3. 哺乳期妇女使用时,应停止哺乳。

【剂量与用法】 1. 肌内注射　成人一次 80 mg,1～2 次/日。

2. 静脉注射　成人一次 160 mg,1～2 次/日,用 0.9%氯化钠注射液稀释后缓慢推注,一般 10～45 d

为一疗程。

3. 静脉滴注　一次 160～320 mg，1 次/日，用 0.9%氯化钠注射液或 10%葡萄糖注射液 250～500 ml 稀释后缓慢滴注，滴速约为 100 ml/h，14～28 d 为一疗程。

【用药须知】 1. 用药期间，应定期做血液学检查。

2. 用药 1～2 周后，如未见效，应停止用药。

3. 如在用药后出现发热、乏力、头痛、溃疡、炎症等，应立即停药，并进行血液学检查。

【制剂】 注射液：80 mg/2 ml。

【贮藏】 避光、密闭保存。

尼可占替诺

(xantinol nicotinate)

别名：奥利澳、脉栓通、夫维、Adrogeron、Vedin

本品为外周血管扩张药，由茶碱衍生物和烟酸组合而成。

【CAS】 437-74-1

【ATC】 C04AD02

【理化性状】 1. 化学名：7-{2-Hydroxy-3-[(2-hydroxyethyl) methylamino] propyl} theophylline nicotinate

2. 分子式：$C_{13}H_{21}N_5O_4 \cdot C_6H_5NO_2$

3. 分子量：434.4

4. 结构式

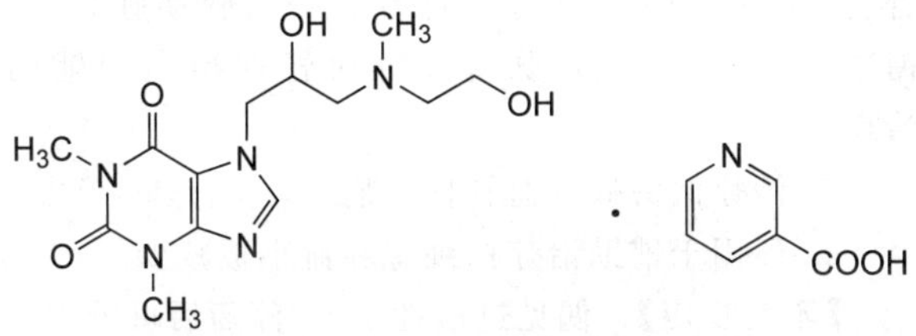

【药理作用】 本品同时显示出黄嘌呤和烟酸的药理作用。其特点为：①直接作用于小动脉平滑肌及毛细血管，使血管扩张，阻力降低，心排血量增加，改善血液循环，促进组织代谢，从而改善脑、冠状动脉和脾组织的循环。②促进脂肪代谢，明显减少胆固醇及三酰甘油的水平。③降低红细胞的聚集，促进纤维蛋白溶解，防止血栓和栓塞的发生和发展。

【适应证】 1. 用于脑循环障碍，如脑动脉硬化、脑卒中后遗症、脑功能障碍、脑血栓形成、脑栓塞、偏头痛、内耳和视网膜循环障碍(耳聋、眩晕)。

2. 用于冠状动脉硬化。

3. 用于血栓闭塞性脉管炎、静脉炎、冻疮、手足发绀。

4. 用于血脂过高、凝血因子Ⅰ过高。

【不良反应】 偶见面部潮红、口干、唇麻、腹痛、皮疹、血压下降，均呈现一过性，能自行消失。

【禁忌与慎用】 1. 脑血管阻塞、左房室瓣狭窄、急性出血、急性心肌梗死、心力衰竭患者和妊娠期妇女禁用。

2. 胃肠道溃疡患者慎用口服制剂。

3. 哺乳期妇女使用时，应停止哺乳。

【药物相互作用】 本品不宜合用神经传导阻滞药物。

【剂量与用法】 1. 成人口服一次 100～200 mg，3 次/日，饭后服。

2. 肌内注射一次 300～600 mg，2 次/日。

3. 静脉注射一次 300～600 mg，2 次/日。

4. 静脉滴注一次 600 mg，2 h 左右滴完。

【制剂】 ①片剂：100 mg；150 mg。②注射液：300 mg/2 ml。

【贮藏】 避光、密闭保存。

雷诺嗪

(ranolazine)

别名：Ranexa

本品为哌嗪类衍生物。

【CAS】 95635-55-5

【ATC】 C01EB18

【理化性状】 1. 化学名：(±)-*N*-(2,6-Dimethylphenyl)-4-[2-hydroxy-3-(2-methoxyphenoxy)propyl]-1-piperazineacetamide

2. 分子式：$C_{24}H_{33}N_3O_4$

3. 分子量：427.5

4. 结构式

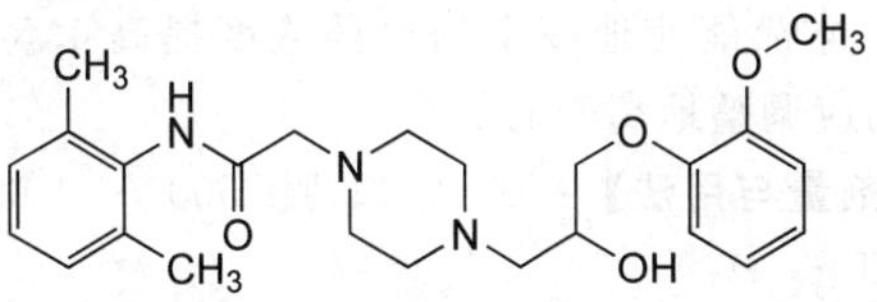

【药理作用】 本品通过改变心肌能量代谢方式而减少心肌需氧量。其作用特点是抑制脂肪酸(FA) β 氧化，进而活化丙酮酸脱氢酶(PDH)，增加葡萄糖氧化。由于葡萄糖氧化能使每单位氧比脂肪酸氧化产生的氧具有更高的能量，因而能使心脏做更多的功，发挥抗缺血和抗心绞痛作用，但对血流动力学无影响。动物实验提示，本品能显著降低大鼠心肌梗死面积和肌钙蛋白 T 的释放，与 0.9%氯化钠注射液对照组相比，心肌梗死面积降低约 33%($P<0.05$)，血浆中心肌肌钙蛋白 T 从对照组的(65±14)μg/L 降至(12±2)μg/L。

【体内过程】 本品口服吸收个体差异大，T_{max}为0.5 h，吸收后在肝内主要经CYP3A广泛代谢，少量经CYP2D6代谢。其蛋白结合率约为62%。本品口服后75%随尿液排出，25%随粪便排出，经尿液和粪便排泄的原药不足5%。服用本品缓释胶囊，每天2次，连续用药3 d后，血药浓度达稳态，消除$t_{1/2}$为7 h。

【适应证】 用于治疗慢性心绞痛，尤其适用于下列心绞痛患者：使用常规药物最大剂量无效或出现严重不良反应或不能耐受者、使用多种药物治疗者、伴有慢性阻塞性肺部疾病或慢性心功能不全患者。

【不良反应】 1. 常见便秘、恶心、头痛、眩晕、疲乏。

2. 心悸、心动过缓、低血压、直立性低血压。

3. 耳鸣、眩晕、感觉迟钝、感觉异常、震颤。

4. 上腹疼痛、口干、呕吐。

5. 呼吸困难、外周水肿、血尿、视物模糊。

【妊娠期安全等级】 C。

【禁忌与慎用】 1. 对本品过敏者、Q-T间期延长患者、肝功能不全患者禁用。

2. 儿童用药的安全性和有效性尚未评定。

3. 哺乳期妇女使用时，应停止哺乳。

【药物相互作用】 1. 本品与钙通道阻滞药、β受体拮抗药合用治疗慢性稳定型心绞痛时，能提高运动耐受，降低运动诱发的心绞痛症状。

2. 酮康唑为CYP3A抑制剂，使本品的平均稳态血浆药物浓度升高3.2倍，禁止合用。

3. 地尔硫草为CYP3A抑制剂，能使本品的平均稳态血浆药物浓度升高1.8～2.3倍，禁止合用。

4. 维拉帕米能使本品的C_{ss}升高2倍。

5. 本品能使地高辛的血药浓度提高1.5倍，两者合用应调整地高辛的剂量。

【剂量与用法】 成人口服 500 ～ 1000 mg，2次/日。

【用药须知】 1. 用药期间，应常做心电图，观察表情变化。

2. 本品过量可引起头晕、恶心、呕吐、复视、感觉异常、混乱及延迟性意识丧失。本品的蛋白结合率为62%，不宜通过透析清除。

【制剂】 片剂：500 mg。

【贮藏】 贮于15～30 ℃。

阿魏酸钠

(sodium ferulate)

别名：川芎素、全威舒平、益米乐、Ligustrazine

阿魏酸为中药川芎中的一种有效成分。

【CAS】 24276-84-4

【理化性状】 1. 化学名：4-Hydroxy-3-methoxycinnamic acid sodium salt

2. 分子式：$C_{10}H_9NaO_4$

3. 分子量：216.2

4. 结构式

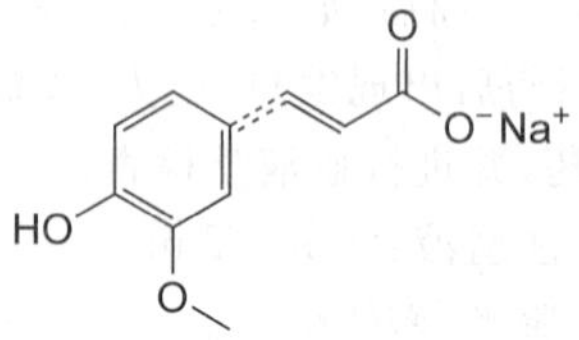

【药理作用】 本品为非肽类内皮素受体拮抗药，能清除自由基，防治脂质过氧化损伤，拮抗内皮素引起的血管收缩、升压和血管平滑肌细胞增殖，从而减轻血管内皮损伤。增加一氧化氮的合成，松弛血管平滑肌。抑制血小板聚集，抗凝血，改善血液流变学。抑制胆固醇的合成，降血脂，强化补体，增加机体的免疫功能。本品还具有一定的镇痛解痉作用、升高白细胞的作用，以及增加造血功能的作用。

【体内过程】 口服本品吸收快且完全，分布迅速，且可透过血-脑屏障。其蛋白结率约为20.6%。主要随尿液排出，不会在体内蓄积。口服消除$t_{1/2}$为(11.46±3.2) min。大鼠静脉给药的分布$t_{1/2}$为3 min，消除$t_{1/2}$约为115 min。

【适应证】 1. 主要用于动脉硬化、冠心病、脑血管病、肾小球疾病（如肾小球性肾炎）、肺动脉高压、糖尿病性血管疾病、脉管炎等血管性疾病的辅助治疗。

2. 治疗偏头痛及血管性头痛。

3. 还用于辅助治疗白细胞和血小板减少。

【不良反应】 偶见过敏性皮疹，停药后可消失。

【禁忌与慎用】 1. 对本品过敏者禁用。

2. 有关妊娠期妇女、哺乳期妇女、儿童的用药安全性资料尚缺。

【药物相互作用】 1. 本品与阿司匹林合用，对抑制血小板聚集有协同作用。

2. 本品可减轻氨基糖苷类药物的肾毒性，表现在：①明显减少庆大霉素引起的尿蛋白和尿红细胞，减轻肾组织损害；②对肾小管上皮细胞具有保护作用；③显著抑制庆大霉素引起的过高的脂质过氧化反应；④显著减轻庆大霉素对线粒体和溶酶体的损伤。

【剂量与用法】 1. 口服

(1) 用于脑血管病、冠心病、脉管炎等血管性疾病，一次20～100 mg，3次/日。

(2) 偏头痛、血管性头痛,一次 50～100 mg,3次/日。

(3) 白细胞和血小板减少,一次 20～40 mg,3次/日。

2. 静脉滴注 一次 100～300 mg,1次/日,先用注射用水将药物溶解,然后加入 0.9%氯化钠注射液或5%葡萄糖注射液 100～500 ml 中缓慢滴注,10 d为一疗程。

3. 静脉注射 一次 100 mg,1次/日,以注射用水少许溶化药物后加入 10%葡萄糖注射液 20～40 ml缓慢推注。

4. 肌内注射 一次 50～100 mg,1～2次/日,以0.9%氯化钠注射液 2～4 ml 溶解药物后肌内注射,10 d为一疗程。

【用药须知】 1. 本品用 0.9%氯化钠注射液溶化时,可见少许沉淀,但不影响药效,振摇均匀后即可使用。

2. 本品缓解庆大霉素的肾毒性,尚无具体用法可依,临床可谨慎从小剂量开始,注意观察反应。

【制剂】 ① 片剂: 10 mg; 25 mg。② 散剂: 20 mg;50 mg。③注射剂(冻干粉):50 mg;100 mg;150 mg;200 mg;300 mg。④ 注射液:100 mg/5 ml。⑤大容量注射液:100 ml 含阿魏酸钠 100 mg 与氯化钠 0.9 g;100 ml 含阿魏酸钠 100 mg 与葡萄糖 5 g;100 ml 含阿魏酸钠 300 mg 与氯化钠 0.9 g;100 ml 含阿魏酸钠 300 mg 与葡萄糖 10 g。

【贮藏】 避光、密闭保存。

托哌酮

(tolperisone)

别名:脑脉宁、甲苯哌丙酮

【CAS】 728-88-1

【ATC】 M02AX06;M03BX04

【理化性状】 1. 化学名:2,4′-Dimethyl-3-piperidinopropiophenone

2. 分子式:$C_{16}H_{23}NO$

3. 分子量:245.36

4. 结构式

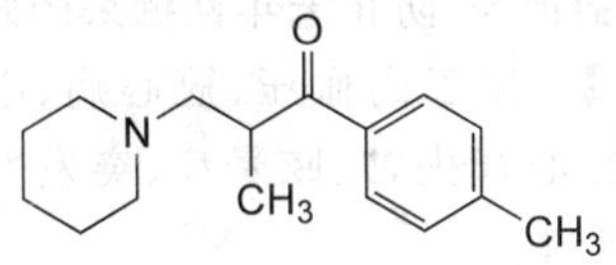

盐酸托哌酮

(tolperisone hydrochloride)

〖CAS〗 3644-61-9

〖理化性状〗 1. 本品为白色结晶性粉末,有异臭。易溶于水、乙醇,微溶于丙酮,几乎不溶于苯或乙醚。

2. 化学名:2,4′-Dimethyl-3-piperidinopropiophenone monohydrochloride

3. 分子式:$C_{16}H_{23}NO \cdot HCl$

4. 分子量:281.82

【药理作用】 本品具有血管扩张作用及中枢性肌肉松弛作用。可直接扩张血管平滑肌和抑制多突触反射,能降低骨骼肌张力,缓解因脑、脊髓受损而出现的肌肉强直、阵挛等。

【体内过程】 口服吸收迅速,1～2 h达血药浓度峰值。

【适应证】 1. 用于治疗缺血性血管病,如动脉硬化、血管内膜炎等;还适用于卒中后遗症、脑性麻痹症、脊髓末梢神经疾病等。

2. 对各种脑血管疾病引起的头痛、眩晕、失眠、肢体发麻、记忆力减退、耳鸣等症状有一定疗效。

【不良反应】 少数患者服后有食欲缺乏、腹痛、头晕、嗜睡、面部潮红、患肢肿痛、下肢无力、乏力等症状,但不严重,多为一过性,一般停药 1～2 d即消失。

【剂量与用法】 口服,一次 50～100 mg,3次/日。

【制剂】 片剂:50 mg。

【贮藏】 遮光、密闭,在干燥处保存。

葛根素

(puerarin)

本品是存在于多种植物[如豆科植物野葛根 *radix puerariae*)]中的黄酮苷。

【CAS】 3681-99-0

【理化性状】 1. 本品为白色针状结晶性粉末,溶于水、甲醇、乙醇、吡啶,易溶于热水,难溶于苯、三氯甲烷、乙醚等。

2. 化学名:Daidzein-8-*C*-glucoside 7,4′-dihydroxy-8-*C*-glucosylisoflavone

3. 分子式:$C_{21}H_{20}O_9$

4. 分子量:416.38

5. 结构式

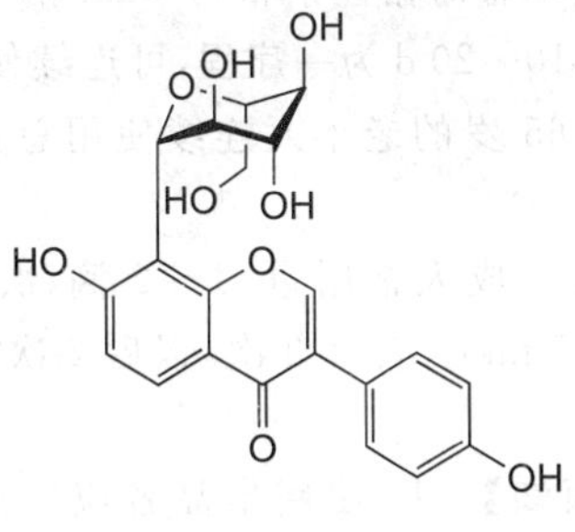

【药理作用】 1. 本品能扩张冠状动脉，对抗血管痉挛，增加冠状动脉血流量，改善冠状动脉循环，降低心肌氧耗。

2. 还可扩张脑血管，降低脑血管阻力，增加脑血流量，抑制血小板聚集，降低血液黏滞度，改善微循环。

3. 还有降低血压作用，特别是肾性高血压。

4. 本品有广泛而显著的β受体拮抗作用，故能降低眼压。有文献报道，1%葛根素滴眼液与0.5%噻吗洛尔滴眼液相比，其降眼压趋势相似，在快速降眼压方面弱于噻吗洛尔滴眼液，但在维持较长时间低眼压作用方面优于噻吗洛尔滴眼液。

【体内过程】 静脉注射5 mg/kg，健康志愿者的$t_{1/2\alpha}$、$t_{1/2\beta}$分别为10.3和74.0 min，稳态表观分布容积为0.298 L/kg。血浆蛋白结合率为2.46%。本品的分布以肝、肾、心脏及血浆中较高，睾丸、肌肉和脾次之，并可通过血-脑屏障进入脑内，但含量较低。

【适应证】 1. 用于辅助治疗冠心病、心绞痛、心肌梗死，视网膜动、静脉阻塞，突发性耳聋。

2. 治疗原发性开角青光眼、高眼压症、原发性闭角型青光眼、继发性青光眼。

【不良反应】 1. 个别患者用药开始时有暂时性腹胀、恶心等胃肠道反应，继续用药自行消失。

2. 少数患者可出现皮疹、过敏性哮喘、过敏性休克、发热等过敏反应，极少数患者出现溶血反应。一旦出现上述不良反应，应立即停药并对症治疗。

3. 偶见急性血管内溶血、寒战、发热、黄疸、腰痛、尿色加深等。

【禁忌与慎用】 1. 重度肝、肾功能不全，心力衰竭及其他严重器质性疾病患者禁用。

2. 对本品过敏者禁用。

3. 妊娠期妇女、儿童慎用。

4. 尚未明确本品是否可经乳汁分泌，哺乳期妇女使用时应暂停哺乳。

5. 有出血倾向者慎用。

【剂量与用法】 1. 静脉滴注　一次200～400 mg，用5%葡萄糖注射液500 ml溶解后静脉滴注，1次/日，10～20 d为一疗程，可连续使用2～3个疗程。超过65岁的老年人连续使用总剂量不超过5 g。

2. 滴眼　成人常用量，1～2滴/次，滴入眼睑内，闭目3～5 min。首日3次，以后2次/日，早晚各一次。

【用药须知】 1. 使用本品者应定期监测胆红素、网织红细胞、血红蛋白及尿常规。

2. 出现寒战、发热、黄疸、腰痛、尿色加深等症状者，须立即停药，及时治疗。

【制剂】 ①注射液：50 mg/2 ml；100 mg/2 ml；200 mg/4 ml；250 mg/5 ml；400 mg/8 ml。②注射液(粉)：50 mg；100 mg；200 mg；400 mg。③大容量注射液：100 ml含葛根素0.2 g与葡萄糖5.0 g；250 ml含葛根素0.4 g与葡萄糖12.5 g；250 ml含葛根素0.5 g与葡萄糖12.5 g。④滴眼液：5 mg/5 ml。

【贮藏】 遮光、密闭保存。

黄豆苷元

(daidzein)

本品是存在于多种植物[如豆科植物野葛(*Pueraria lobata*)]中的异黄酮。

【CAS】 486-66-8

【理化性状】 1. 化学名：4′,7-Dihydroxyisoflavone

2. 分子式：$C_{15}H_{10}O_4$

3. 分子量：254.23

4. 结构式

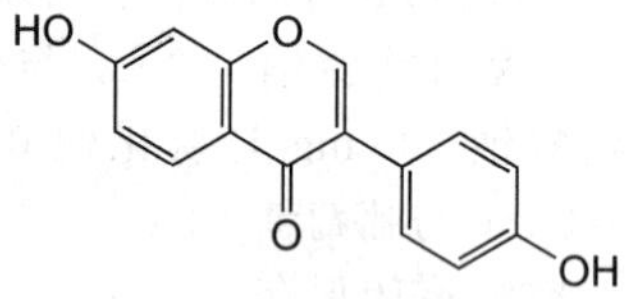

【药理作用】 1. 扩张脑动脉、冠状动脉及外周血管，增加脑动脉及冠状动脉血流量，改善心、脑、肾、耳的血液循环。

2. 降低血压，改善高血压症状，预防心律失常，减轻心脏负荷，降低心肌耗氧量，改善心脏功能。

3. 调节血脂，降低血液黏度，抑制血小板聚集，清除氧自由基，防止动脉粥样硬化。

4. 发挥温和的雌激素样作用，明显改善更年期综合征；抑制破骨细胞活性，增加骨骼钙盐沉积，促进新骨形成，防止骨质疏松。

5. 保护脑神经，防止老年性痴呆的发生。

【适应证】 用于高血压、冠心病、心绞痛、心肌梗死、脑血栓、心律失常、眩晕症、突发性耳聋、妇女更年期综合征等。

【不良反应】 偶见恶心腹胀、消化不等胃肠道反应。

【禁忌与慎用】 1. 对本品过敏者禁用。

2. 妊娠期妇女、哺乳期妇女慎用。

【剂量与用法】 口服，一次50 mg，3次/日。

【制剂】 ①片剂：25 mg；50 mg。②胶囊剂：25 mg；50 mg。

【贮藏】 遮光、密闭保存。

川芎嗪

(ligustrazine)

别名：Tetramethylpyrazine

【CAS】 1124-11-4

1. 本品无色针状结晶，熔点 80～82 ℃，沸点 190 ℃。具有特殊异臭，有吸湿性，易升华。易溶于热水、石油醚，溶于三氯甲烷、稀盐酸，微溶于乙醚，不溶于冷水。

2. 化学名：2,3,5,6-Tetramethylpyrazine

3. 分子式：$C_8H_{12}N_2$

4. 分子量：136.20

5. 结构式

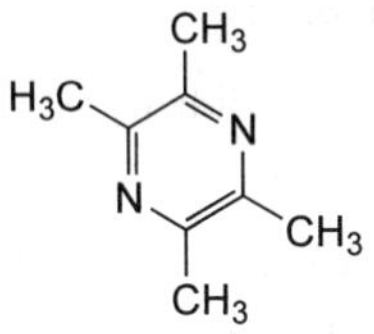

盐酸川芎嗪

(ligustrazine hydrochloride)

〖CAS〗 76494-51-4

〖理化性状〗 1. 化学名：2,3,5,6-Tetramethylpyrazine hydrochloride

2. 分子式：$C_8H_{12}N_2 \cdot HCl$

3. 分子量：172.66

磷酸川芎嗪

(ligustrazine phosphate)

〖理化性状〗 1. 本品为白色或类白色结晶性粉末；微臭，味苦。本品在水或乙醇中溶解，在三氯甲烷中不溶。

2. 化学名：2, 3, 5, 6-Tetramethylpyrazine phosphate

3. 分子式：$C_8H_{12}N_2 \cdot H_3PO_4 \cdot H_2O$

4. 分子量：252.20

【药理作用】 本品有抗血小板聚集，扩张小动脉，改善微循环和活血化瘀作用。并对已聚集的血小板有解聚作用。

【体内过程】 口服吸收及排泄迅速，可以通过血-脑屏障。

【适应证】 用于闭塞性血管疾病、脑血栓形成、脉管炎、冠心病、心绞痛等。对缺血性脑血管病的急性期、恢复期及其后遗症，如脑供血不足、脑血栓形成、脑栓塞、脑动脉硬化等均有较好疗效，能改善这些疾病引起的偏瘫、失语、吞咽困难、肢体麻木、无力、头痛、头晕、失眠、耳鸣、走路不稳、记忆力减退等症状。

【不良反应】 偶有口干、嗜睡等。

【禁忌与慎用】 1. 对本品过敏者禁用。

2. 脑出血及有出现倾向者禁用。

3. 妊娠期妇女、哺乳期妇女慎用。

4. 脑水肿患者慎用。

5. 不推荐儿童使用。

【剂量与用法】 1. 口服　40～100 mg，3次/日，1个月为一疗程。

2. 肌内注射　一次 50 mg，1～2次/日。

3. 静脉滴注　一次 40～80 mg，稀释于 5%或 10%葡萄糖注射液（或 0.9%氯化钠注射液，低分子右旋糖酐注射液）250～500 ml 中缓慢滴注，宜在 3～4 h 内滴完，10～15 d 为一疗程。

【用药须知】 本品酸性较强，不宜与碱性药物配伍。

【制剂】 ①片剂：50 mg。②注射液：40 mg/2 ml；50 mg/2 ml。③注射剂（粉）：50 mg。④大容量注射液：100 ml 含盐酸川芎嗪 40 mg 与氯化钠 0.9 g；100 ml 含磷酸川芎嗪 50 mg 与氯化钠 0.9 g；100 ml 含盐酸川芎嗪 80 mg 与氯化钠 0.9 g；200 ml 含盐酸川芎嗪 80 mg 与葡萄糖 10 g；250 ml 含盐酸川芎嗪 100 mg 与葡萄糖 12.5 g；100 ml 含磷酸川芎嗪 100 mg 与氯化钠 0.9 g；100 ml 含盐酸川芎嗪 120 mg 与氯化钠 0.9 g。

【贮藏】 遮光、密闭保存。

长春胺

(vincamine)

【CAS】 1617-90-9

【ATC】 C04AX07

【理化性状】 1. 化学名：(3α,14β,16α)-14,15-Dihydro-14-hydroxyeburnamenine-14-carboxylic acid methyl ester

2. 分子式：$C_{21}H_{26}N_2O_3$

3. 分子量：354.44

4. 结构式

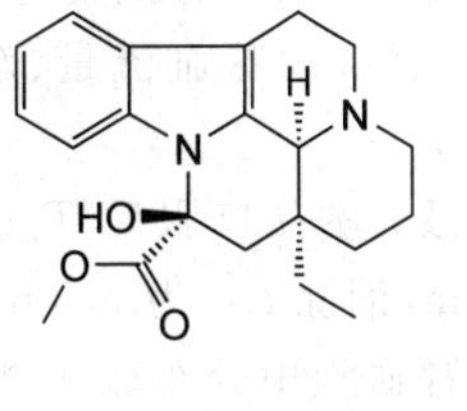

【药理作用】 本品是从小蔓长春花中分离得到的一种生物碱，能够提高神经元对葡萄糖和循环氧的利用能力，扩张脑血管和毛细血管，改善脑血流量。

【体内过程】 据资料报道，一次服药后血药浓度保持100 ng/ml以上可达12 h。

【适应证】 1. 用于治疗衰老期心理行为障碍（如警觉性和记忆力丧失、头晕、耳鸣、时间与空间定向力障碍、失眠）。也可用于急性脑血管病及脑外伤后综合征。

2. 眼科方面，可用于治疗缺血性视网膜疾病。

3. 耳、鼻、喉科方面，可用于治疗耳蜗前庭疾病。

【不良反应】 尚未见有不良反应报道。

【禁忌与慎用】 1. 颅内高压患者禁用。

2. 心律失常或低血钾患者慎用。

3. 妊娠期妇女禁用。

4. 哺乳期妇女使用时，应停止哺乳。

【剂量与用法】 口服，一次30 mg，2次/日，早晚各服1次，最好饭后服用。

【制剂】 缓释胶囊剂：30 mg。

【贮藏】 密封、干燥处保存。

阿魏酸哌嗪

(piperazine ferulate)

【CAS】 171876-65-6

【理化性状】 1. 本品为白色或类白色片状结晶或结晶性粉末；无臭，味微涩。本品在水中微溶，在乙醇中极微溶解，在三氯甲烷中几乎不溶。

2. 化学名：Piperazine 3-methoxy-4-hydroxycinnamate

3. 分子式：$C_{10}H_{10}O_4 \cdot C_4H_{10}N_2$

4. 分子量：474.51

5. 结构式

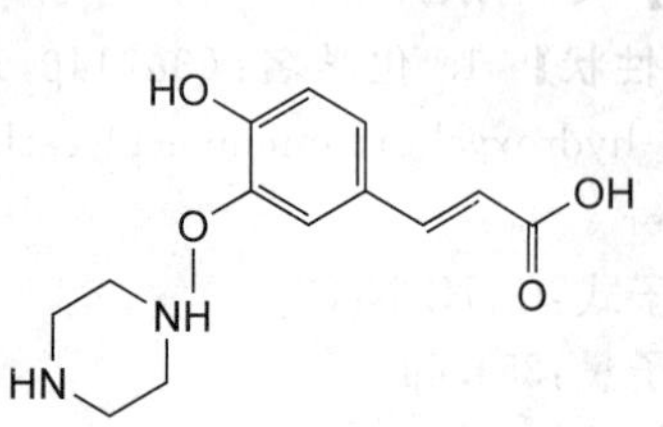

【药理作用】 本品具有抗凝、抗血小板聚集、扩张微血管、增加冠状动脉血流量、解除血管痉挛的作用。

【体内过程】 本品口服后 T_{max} 为29 min，分布相 $t_{1/2\alpha}$ 为27 min，消除 $t_{1/2\beta}$ 为5.5 h。本品在体内分布较广，除肝、肾血液中分布较多外，在胃、小肠、脂肪中分布也较多，本品主要随尿液、粪便排出，能透过胎盘屏障。

【适应证】 适用于各类伴有镜下血尿和高凝状态的肾小球疾病，如肾炎、慢性肾炎、肾病综合征、早期尿毒症及冠心病、脑梗死、脉管炎等的辅助治疗。

【不良反应】 个别患者可有头痛、胃部不适。

【禁忌与慎用】 对本品过敏者禁用。

【药物相互作用】 本品禁与阿苯达唑类和双羟萘酸噻嘧啶类药物合用。

【剂量与用法】 口服，一次100～200 mg，3次/日。

【制剂】 片剂：50 mg。

【贮藏】 遮光、密封保存。

布酚宁

(buphenine)

本品为血管扩张药。

别名：苯丙酚胺、nylidrin

【CAS】 447-41-6

【ATC】 C04AA02；G02CA02

【理化性状】 1. 化学名：4-{1-Hydroxy-2-[(1-methyl-3-phenylpropyl)amino]propyl}phenol

2. 分子式：$C_{19}H_{25}NO_2$

3. 分子量：299.41

4. 结构式

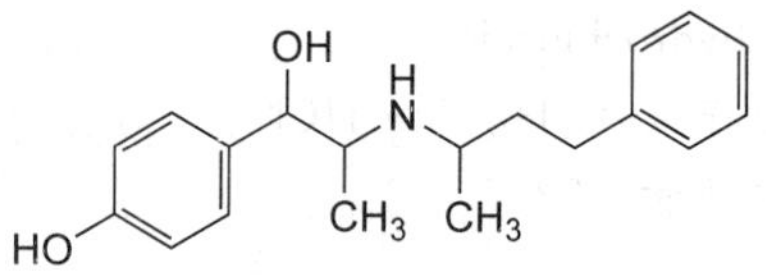

盐酸布酚宁

(buphenine hydrochloride)

〖CAS〗 849-55-8

〖理化性状〗 1. 本品为白色结晶粉末。

2. 分子式：$C_{19}H_{25}NO_2 \cdot HCl$

3. 分子量：335.87

【药理作用】 本品具有β受体兴奋作用，并能直接扩张骨骼肌动脉和小动脉平滑肌，使外周血流量增加；对脑血管和冠状血管也有扩张作用，能增加脑及冠状动脉血流量，也能增加内耳和视网膜血流量。但舒张支气管和兴奋心脏的作用较弱。

【体内过程】 本品易从胃肠道吸收，口服后约10 min起效，30 min血药浓度可达峰值，维持约2 h。

【适应证】 用于外周血管病，如闭塞性脉管炎、肢端动脉痉挛、内耳循环障碍及脑血管硬化和冠状动脉硬化症。

【不良反应】 可能引起恶心、呕吐、低血压、潮红、头痛、震颤、神经紧张、无力、眩晕和心悸，也有贫血、心肌梗死的报道。

【禁忌与慎用】 1. 甲状腺功能亢进、阵发性心动过速或严重心绞痛患者禁用。

2. 消化性溃疡、过速型心律失常或心力衰竭患者慎用。

【剂量与用法】 口服，一次3～6 mg，3～4次/日。

【制剂】 片剂：6 mg。

【贮藏】 避光，密封保存。

附　周围血管扩张药复方制剂

周围血管扩张药复方制剂见下表。

8.6　抗氧化药

依达拉奉
(edaravone)

别名：必存、Radicut

本品是一种自由基清除剂。

【CAS】 89-25-8

【理化性状】 1. 本品为白色结晶性粉末，熔点129.7℃，易溶于乙酸、甲醇、乙醇，微溶于水和乙醚。

2. 化学名：3-Methyl-1-phenyl-2-pyrazolin-5-one

3. 分子式：$C_{10}H_{10}N_2O$

4. 分子量：174.2

5. 结构式

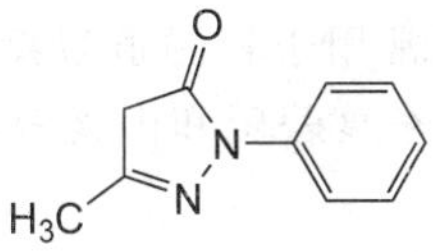

【药理作用】 本品通过清除病变部位氧自由基，抑制脂质过氧化，阻断脑细胞受损过程，尽可能减少受损脑细胞数量，以最大限度地保留患者的正常功能，阻止病情的进一步恶化。动物研究显示，该药可减轻脑缺血引起的脑水肿及组织损伤，改善大鼠因大脑中动脉阻塞再灌流而引起的神经缺陷症状，降低死亡率，缩小脑梗死范围，减轻脑水肿。大鼠在缺血/缺血再灌注后静脉给予本品，可阻止脑水肿和脑梗死的发展，并缓解伴随的神经症状，抑制迟发性神经元死亡。临床研究提示，*N*-乙酰天冬氨酸(NAA)是特异性的存活神经细胞的标志。脑梗死发病初期的NAA含量急剧减少，脑梗死急性期患者给予本品，可抑制梗死周围局部脑血流的减少，使发病28 d的脑中NAA含量较甘油对照组明显升高。另外，在心肌缺血模型中，本品同样能降低心肌细胞磷酸激酶的含量，降低心肌坏死面积，对心肌缺血再灌注所造成的损伤具有保护作用。

【体内过程】 健康成年男性受试者和健康老年受试者使用本品，每次0.5 mg/kg，于30 min内静脉滴注，2次/日，连续2 d给药后，药-时曲线呈二室模型，最高血药浓度约为1000 ng/ml，血浆$t_{1/2}$约为2 h。本品可透过血-脑屏障，还具有良好的脂溶性，较易到达作用部位，脑脊液中的药物浓度为血药浓度的60%。血浆中的代谢产物主要为硫酸结合物和少量的葡糖醛酸结合物，尿液中的代谢产物主要为葡糖醛酸结合物，几乎无原药排出。健康成年男性受试者和健康老年受试者血浆中的药物浓度几乎同样消失。正常受试者、肝炎和肝硬化患者的CL分别为6.2 ml/(kg·h)、3.0 ml/(kg·h)和1.1 ml/(kg·h)。

【适应证】 1. 用于脑梗死急性发作。

2. 用于改善急性脑梗死所致的神经症状、日常生活活动能力差和功能障碍。

3. 对缺血性脑血管疾病(如脑水肿、脑缺血、迟发性神经细胞死亡等)有改善作用。

4. 用于治疗肌萎缩性脊髓侧索硬化症。

【不良反应】 1. 常见意识混乱、步态异常、头痛、皮炎、呼吸困难、呼吸衰竭、湿疹、尿糖、皮肤真菌感染。

2. 上市后有发生过敏反应的报道。

【禁忌与慎用】 1. 对本品过敏者、重度肾功能衰竭者、妊娠期妇女、儿童禁用。

2. 轻、中度肾功能不全的患者，肝功能不全患者，心血管疾病患者，老年患者慎用。

3. 哺乳期妇女使用时应停止哺乳。

4. 儿童用药的安全性及有效性尚未确定。

【药物相互作用】 1. 本品与头孢唑啉钠、哌拉西林钠、头孢替安钠等合用时，可使肾功能衰竭加重。

2. 本品应使用0.9%氯化钠注射液稀释，与各种含糖滴注液混合可降低本品浓度。

3. 不可和高能量滴注液、氨基酸制剂混合或由同一通道滴注，因可降低本品浓度。

4. 不可与抗癫痫药(地西泮、苯妥英钠等)和坎利酸钾混合使用，因可产生浑浊。

【剂量与用法】 1. 治疗脑血管病　成人一次30 mg，2次/日，加入适量0.9%氯化钠注射液稀释后静脉滴注，30 min滴完，14 d为一疗程。

2. 治疗肌萎缩性脊髓侧索硬化症　一次

60 mg，经 60 min 静脉滴注，第一疗程 14 d，休息 14 d，后续疗程，用药 10 d，休息 14 d。

【用药须知】 1. 本品不是通过纤溶发挥作用，故可用于治疗具有出血倾向的脑栓塞。

2. 尽可能在发病后 24 h 内用药。

3. 本品可导致过敏反应，表现为荨麻疹、血压下降、呼吸困难，如发生，应立即停药，标准的抗过敏治疗，严密观察，直至完全缓解。

【制剂】 注射液：10 mg/5 ml；30 mg/100 ml。

【贮藏】 避光，阴凉处保存。

周围血管扩张药复方制剂

复方制剂名称	组分	剂型	适应证	剂量与用法
谷红	每毫升含乙酰谷酰胺 30 mg，含红花相当于生药量 0.5 g	注射液	用于治疗脑血管疾病如脑供血不足、脑血栓、脑栓塞及脑出血恢复期；肝病、神经外科手术等引起的意识功能低下；智力减退、记忆障碍等。还可用于治疗冠心病、脉管炎等	静脉滴注，一次 10～20 ml，用 5%或 10%葡萄糖注射液或 0.9%氯化钠注射液 250～500 ml 稀释后应用，1 次/日。10～15 d 为一疗程
银杏达莫	每毫升含银杏总黄酮 10 mg、双嘧达莫 4 mg	注射液	用于预防和治疗冠心病、血栓栓塞性疾病	静脉滴注，一次 10～20 ml，用 5%或 10%葡萄糖注射液或氯化钠注射液 250～500 ml 稀释后应用，1 次/日。10～15 d 为一疗程
二维三七桂利嗪	每粒含桂利嗪 30 mg，三七总皂苷 60 mg，维生素 E 15 mg，维生素 B_6 10 mg。	胶囊剂	用于缺血性脑血管病及其后遗症	口服，1 粒/次，2 次/日
麦角隐亭咖啡因	每毫升含甲磺酸双氢麦角隐亭 1 mg，无水咖啡因 10 mg	口服液	用于缺血性脑血管病及脑血管供血不足，外周血管性疾患，如雷诺综合征的治疗	一般用量为一次 2～4 mg，2 次/日，饭前服用
丹参川芎嗪	5 ml 含丹参素 2 mg 和盐酸川芎嗪 100 mg	注射液	用于闭塞性脑血管疾病，如脑供血不全、脑血栓形成、脑栓塞及其他缺血性心血管疾病，如冠心病的胸闷、心绞痛、心肌梗死、缺血性卒中、血栓闭塞性脉管炎等症	静脉滴注，用 5%～10%葡萄糖注射液 250～500 ml 稀释，一次 5～10 ml，1 次/日

8.7　抗休克药

休克是由感染、过敏、损伤、剧痛、出血、心肌梗死、脱水、手术、中毒、麻醉、精神因素等通过神经体液的抑制性作用而引起的一种微循环障碍，表现为人体的生命重要器官（心、脑、肾）组织由于灌流不足而导致的一种综合征。

抗休克治疗应采取积极的综合措施。除进行病因治疗（如控制感染、抑制过敏、抢救心肌梗死、止血、止痛等），补充有效血容量，纠正酸中毒，调节电解质、给氧等外，应用血管活性药调节血管舒缩，改善微循环灌流，维持并恢复重要器官功能，也是整个抢救过程中的重要一环。

8.7.1　拟肾上腺素能药

这是一类与肾上腺素化学结构相似的胺类药物，其作用与交感神经兴奋的效应相似，故又称为拟交感药或拟交感胺。这类药物的作用是通过激动（兴奋）肾上腺素能 α 和 β 受体而表现出来的。按照受体的不同选择性可将其具有抗休克作用的药物分为：①主要作用于 α 受体：去甲肾上腺素、间羟胺、甲氧明、去氧肾上腺素。②主要作用于 β 受体：异丙肾上腺素、多培沙明。③作用于 α 和 β 受体：肾上腺素、麻黄碱。④作用于 α、β 受体和其他受体：多巴胺既兴奋 α、β 受体，又兴奋多巴胺能受体。

8.7.2　抗肾上腺素能药

这类药物又称为 α 肾上腺素能受体拮抗药，其中的酚妥拉明、酚苄明常用于抗休克治疗中。

8.7.3　抗胆碱能药

抗胆碱能药常用于胃肠道解痉。20 世纪 60 年代以来，阿托品、东莨菪碱和山莨菪碱已成为抗休克的重要药物。

8.7.4　其他抗休克药

血管紧张素酰胺

（angiotensinamide）

别名：增压素

本品是一种血管加压药，天然的为血管紧张素Ⅱ。

【CAS】 53-73-6

【ATC】 C01CX06

【理化性状】 1. 为白色或淡灰白色结晶性粉末。无臭，在干燥空气中较稳定，水溶液易被酸或碱破坏。溶于水、乙醇、甲醇及丙二醇，不溶于三氯甲烷、乙醚。

2. 化学名：2-[(1-{2-[2-(2-{2-[2-(2-Amino-3-carbamoylpropanamido)-5-[(diaminomethylidene)amino]pentanamido]-3-methylbutanamido}-3-(4-hydroxyphenyl)propanamido)-3-methylbutanamido]-3-(1*H*-imidazol-5-yl)propanoyl}pyrrolidin-2-yl)formamido]-3-phenylpropanoic acid

3. 分子式：$C_{49}H_{70}N_{14}O_{11}$

4. 分子量：1031.17

5. 结构式

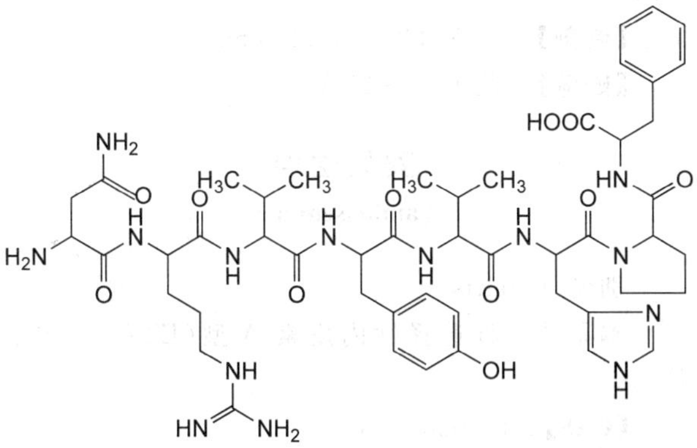

【药理作用】 主要增加皮肤、内脏和肾血管的血管阻力。血压上升伴随心率减缓，心输出量也可能下降。

【体内过程】 本品可迅速通过肽酶灭活。在静脉给药时，作用仅持续几分钟。

【适应证】 1. 用于外伤或手术后休克、中毒性休克、巴比妥类中毒与脊椎麻醉所引起的低血压。

2. 也用于 ACEI 过量。

【不良反应】 有眩晕、头痛、轻度荨麻疹，过量会引起冠状动脉功能不全、肾血管收缩、心动过缓或偶有室性心律失常。

【剂量与用法】 持续静脉滴注，一次 1～2.5 mg，用 5%葡萄糖或 0.9%氯化钠注射液 500～1000 ml 稀释，用量根据血压反应随时调整，滴注速度通常为 3～10 μg/min。

【用药须知】 持续监测血压，一旦恢复正常，应逐渐减量直至停药。

【制剂】 注射剂(粉)：1 mg。

【贮藏】 避光、密闭保存。

8.8 治疗肺动脉高压药

肺动脉高压的主要特征是肺血管阻力增加。引起肺血管阻力增加的因素有血管收缩、肺动脉血管壁重构和原位血栓形成。目前可用于治疗此症的药物有钙通道阻滞药、内皮素受体拮抗药、前列环素类似物及磷酸二酯酶抑制药。钙通道阻滞药已在抗高血压药中详述，磷酸二酯酶抑制药可参见泌尿系统药物。本节仅对内皮素受体拮抗药、前列环素类似物进行描述。

波生坦

(bosentan)

别名：Tracleer

本品为非肽类非选择性内皮素受体拮抗药。

【CAS】 147536-97-8 (anhydrous bosentan)；157212-55-0(bosentan monohydrate)

【ATC】 C02KX01

【理化性状】 1. 化学名：*p*-*tert*-Butyl-*N*-[6-(2-hydroxyethoxy)-5-(*O*-methoxy-phenoxy)-2-(2-pyrimidinyl)-4-pyrimidinyl]benzenesulfonamide

2. 分子式：$C_{27}H_{29}N_5O_6S$

3. 分子量：551.6

4. 结构式

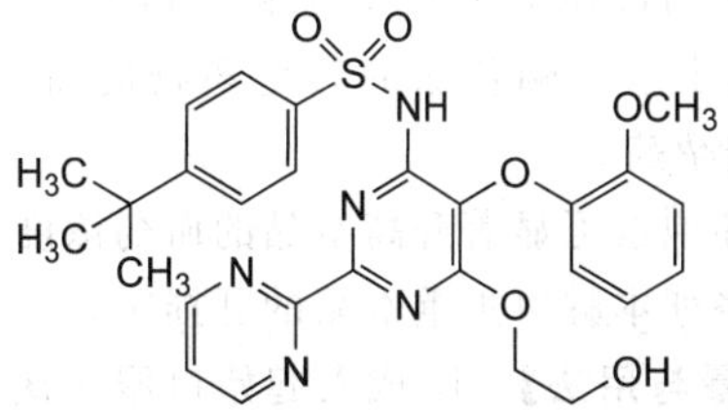

【药理作用】 本品为高取代嘧啶衍生物或内皮素-1(ET-1)受体的竞争性阻断药，与血管中的内皮素受体 A(ETA)及脑、上皮和平滑肌细胞中的内皮素受体 B(ETB)结合。内皮素是一类具有血管活性的 21 肽，其中 ET-1 最为重要，能强烈收缩血管，在高血压、肺动脉高压、心肌缺血、心血管重构、冠脉成形术后再狭窄及蛛网膜下腔出血后的血管痉挛等病症中起着至关重要的病理生理作用。干扰 ET 系统功能，就能对上述心脑血管疾病起到治疗作用。ET-1 还有增生、致纤维化和致炎作用，在肺动脉高压患者的血浆和肺组织中浓度较高。本品对 ETA 和 ETB 受体具有高度选择性竞争性。通过与 ETA 和 ETB 结合，起到拮抗 ET-1 的作用，从而降低血管压力，阻止心脏和血管增生，减轻肺纤维化和炎症。

【体内过程】 本品口服不受食物影响，其生物利用度为 50%，V_d 达 18 L，血浆蛋白(主要是清蛋白)结合率>98%。血药浓度经 3～5 h 达峰值，$t_{1/2}$ 为 5.4 h，3～5 d 达稳态，本品在肝内通过 CYP2C9 和 CYP3A4 进行代谢，90%以上的药物通过胆汁消除，少于 3%的原药随尿液排出。

【适应证】 用于休息或轻微运动时(功能状态评分为Ⅲ级或Ⅳ级)，出现呼吸困难的肺动脉高压患者改善运动耐力及相关症状。

【不良反应】 1. 本品可致可逆性肝损伤和致畸作用，无症状的转氨酶升高，肝功能异常，与剂量有关，其原因可能是肝小管胆盐输出泵受抑制，而引起细胞内细胞毒性胆盐的蓄积所致。

2. 可引起血红蛋白显著减少和贫血。

3. 本品最常见的不良反应有头痛、面部潮红、腿部水肿。

【妊娠期安全等级】 X。

【禁忌与慎用】 1. 对本品过敏者、贫血患者禁用。

2. 中重度肝功能不全、肝转氨酶值高于正常上限3倍者禁用。

3. 哺乳期妇女使用时，应停止哺乳。

4. 12岁以下儿童的有效性和安全性尚未建立。

【药物相互作用】 1. CYP3A4抑制剂（如酮康唑、利托那韦等）、CYP2C9及CYP3A4抑制剂（如氟伐他汀和伊曲康唑等）都可升高本品血清浓度。

2. 本品可诱导CYP2C9和CYP3A4，从而降低华法林及由这些酶代谢的其他药物的血浆浓度，包括口服避孕药。

3. 环孢素可显著升高本品的血药浓度。

4. 格列本脲可加重本品的肝损害。

【剂量与用法】 1. 成人起始口服一次62.5 mg，2次/日，分别在早晚分服，共28 d，再增加至维持剂量125 mg。

2. 体重10～20 kg的患者，推荐起始剂量31.25 mg，1次/日，维持剂量31.25 mg，2次/日。

3. 体重20～40 kg的患者，推荐起始剂量31.25 mg，2次/日，维持剂量62.5 mg，2次/日。

【用药须知】 1. 本品可使水钠潴留和水肿加重，并使心力衰竭症状加重。

2. 高剂量（一次250 mg，2次/日）比低剂量（125 mg，2次/日）更容易引起肝功能异常。

3. 使用本品的妇女若有怀孕可能，每月应进行一次妊娠检查。

4. 本品可影响激素类避孕药的效果，应采取其他避孕方式。

5. 使用本品前及开始使用后第1个月、第3个月应检查血红蛋白水平，以后每3个月检查一次。

6. 本品可能造成肝损害，用药前应进行肝功能检查，肝功能不正常者不建议使用。患者用药期间每月应进行一次肝功能检查。每月肝功能检查（AST/ALT）标准如下。

（1）如AST和（或）ALT为3×ULN～5×ULN，降低剂量或暂停用药，之后每两周检查一次AST和（或）ALT，若恢复至治疗前浓度可恢复用药。

（2）如AST和（或）ALT为5×ULN～8×ULN，暂停用药，之后每两周检查一次AST和（或）ALT，若恢复至治疗前浓度可恢复用药。

（3）如AST和（或）ALT＞8×ULN，建议不再使用本品。

7. AST和（或）ALT上升伴随胆红素上升至2×ULN，或有肝损害症状出现，应停药。重新开始治疗时应从低剂量开始，并在3 d内再检测AST/ALT。

【制剂】 片剂：62.5 mg；125 mg。

【贮藏】 贮于20～25 ℃。

安贝生坦

(ambrisentan)

别名：Letairis

本品是一种选择性内皮素A型（ETA）受体拮抗药。

【CAS】 177036-94-1

【理化性状】 1. 本品是一种白色至类白色的晶体，pKa为4.0，在低pH水溶液中几乎不溶，随水溶液pH升高溶解度增加。本品固态时性质稳定，不吸湿，不受光照影响。

2. 化学名：(+)-(2S)-2-[(4,6-Dimethylpyrimidin-2-yl)oxy]-3-methoxy-3,3-diphenylpropanoic acid

3. 分子式：$C_{22}H_{22}N_2O_4$

4. 分子量：378.42

5. 结构式

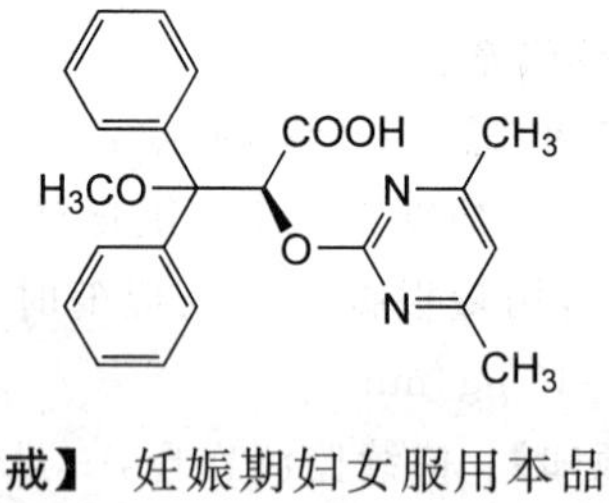

【用药警戒】 妊娠期妇女服用本品可能导致胎儿严重的出生缺陷。开始治疗前，应排除妊娠。在本品治疗期间及治疗结束1个月后，育龄妇女应采取两种有效的避孕措施，除非输卵管节育或使用铜*T380A*宫内节育器或左炔诺孕酮宫内节育器。

【药理作用】 1. 内皮素-1（ET-1）是一种强效的自分泌和旁分泌肽，有两种受体亚型：ETA和ETB，在血管平滑肌和内皮细胞产生ET-1调节作用。ETA的主要作用是血管收缩和细胞增殖，而ETB的主要作用是血管扩张、抗内皮增生和清除ET-1。

2. 肺动脉高压（PAH）患者，ET-1在血浆浓度升高可达10倍，且与右心房压力及疾病严重程度相关。PAH患者肺组织内ET-1和ET-1 mRNA浓度可升高9倍，且主要在肺动脉的内皮中。这些发现揭示，对ET-1在PAH的病理形成和进展中起着关键作用。本品是ETA受体高度亲和性（Ki＝0.011 nmol/L）的拮抗剂，且对ETA受体的亲和性是ETB受体的4000倍以上。对ETA高选择性的临床影响未知。

【体内过程】 1. 在健康受试者中，本品的药动学与剂量成正比，绝对生物利用度尚不清楚。健康受试者和PAH患者在口服本品2 h后，其药动学均可获得血药峰值，生物利用度不受食物影响。

2. 体外研究表明，本品是P-糖蛋白的底物。本品与血浆蛋白高度结合（99%），主要经非肾途径清除，其代谢产物是否随胆汁消除尚未可知。血浆中4-羟甲基安贝生坦的AUC接近原药的4%。体内*S*-对映体向*R*-对映体的转变可忽略不计。在健康受试者和PAH患者中，其平均口服清除率分别为38 ml/min和19 ml/min。本品的$t_{1/2}$为15 h，稳态时，其平均谷值约为平均峰值的15%。长期一日1次给药的蓄积率为1.2，表明本品的$t_{1/2}$约为9 h。

【适应证】 本品用于治疗肺动脉高压（PAH），提高患者的运动能力，延迟临床症状的恶化。

【不良反应】 1. 发生率高于3%的不良反应有外周水肿、鼻塞、鼻窦炎、面部潮红，这些反应均为轻、中度，仅鼻塞呈剂量依赖性。

2. 上市后报道的不良反应有转氨酶升高、贫血、液体潴留、心力衰竭（液体潴留引起）、过敏（例如血管神经性水肿、皮疹）、恶心、呕吐等。

【妊娠期安全等级】 X。

【禁忌与慎用】 1. 本品可造成血红蛋白和红细胞下降，故贫血患者禁用。

2. 妊娠期妇女禁用。

3. 本品是否通过乳汁排泌尚不清楚，不推荐哺乳期妇女使用。

4. 中、重度肝功能不全患者不推荐使用。对轻度肝功能不全患者无研究资料，但本品的暴露量可能升高。

5. 育龄期妇女只有在排除妊娠后才能使用。

6. 本品在儿童中的安全性和有效性尚未确定。

【药物相互作用】 与环孢素多剂量合用时，可使本品血药浓度增加2倍，故本品与环孢素合用时剂量应控制在5 mg，1次/日。

【剂量与用法】 初始计量为5 mg，1次/日。若患者能够耐受可增加剂量至10 mg，1次/日。本品应整片吞服，不应被分割、压碎或咀嚼。食物对本品吸收无影响。

【用药须知】 1. 使用本品后，患者若因体液潴留而造成心力衰竭，应该及时采取治疗并停用本品。

2. 使用本品后，若出现急性肺水肿，应怀疑肺静脉闭塞性疾病的可能性，如证实，停用本品。

3. 本品可减少精子数量。

4. 本品可降低血红蛋白和红细胞比容，在治疗开始前、开始后1月及以后定期监测血红蛋白。存在贫血的患者不推荐使用本品。如出现明显的血红蛋白降低，且可排除其他原因，考虑停用本品。

5. 当患者出现潜在的肝损害症状（如食欲缺乏、恶心、呕吐、发热、全身不适、乏力、右上腹部不适、黄疸、尿色深或瘙痒）应及时就医。

6. 老年人发生周围水肿的概率更高。

7. 轻、中度肾功能者无须调整剂量。对重度肾功能不全患者尚无研究资料。

8. 如果本品造成转氨酶升高5倍以上或胆红素升高2倍以上应当立即停药。

9. 尚无本品过量的经验，过量可能造成低血压，可能需要干预。

【制剂】 薄膜衣片：5 mg；10 mg。

【贮藏】 原包装密封、避光贮于25 ℃，短程携带允许15～30 ℃。

马西替坦

(macitentan)

别名：Opsumit

本品为内皮素受体拮抗药。

【CAS】 441798-33-0

【理化性状】 1. 本品为结晶性粉末，不溶于水。在固态时非常稳定，无吸湿性，对光不敏感。

2. 化学名：*N*-[5-(4-Bromophenyl)-6-[2-[(5-bromo-2-pyrimidinyl) oxy] ethoxy]-4-pyrimidinyl]-*N*′-propylsulfamide

3. 分子式：$C_{19}H_{20}Br_2N_6O_4S$

4. 分子量：588.27

5. 结构式

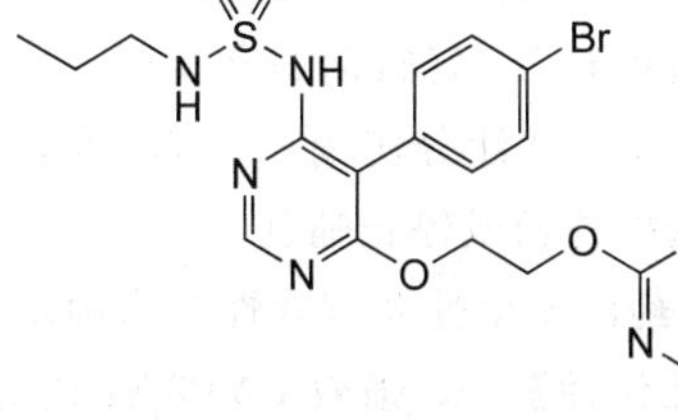

【用药警戒】 1. 妊娠期妇女禁用，因本品可导致胎儿损害。

2. 使用本品治疗前应排除妊娠，治疗中每月及停药后1个月，均需进行妊娠检查，治疗中及停药后1个月，应采取有效避孕措施。

【药理作用】 内皮素(ET)及其受体(ETA和ETB)可介导各种有害的影响，如血管收缩、纤维化、增殖、肥大和炎症。在原有疾病情况下[如肺动脉高压(PAH)]，局部ET系统会上调并参与调节血管扩张并致器官受损。本品可发挥阻止ET与ETA及ETB结合的作用，对ET受体有高度的亲和力，并可持久占用肺动脉平滑肌细胞中的ET受体。本品的代谢产物之一也具有ET受体拮抗药理活性，其药效估计约为原药20%。

【体内过程】 1. 对本品及其活性代谢物的药动学研究主要基于健康受试者。一次1～30 mg，1次/日给药时，其药动学与剂量成正比。一项交叉对比研究表明，在PAH患者与健康受试者中，本品及其活性代谢物的暴露量相似。

2. 吸收　本品口服后约8 h可达血药峰值。口服给药的绝对生物利用度尚不清楚。在健康受试者的研究中，高脂肪早餐不影响本品及其活性代谢物的暴露量，因此，本品是否与食物同服均可。

3. 分布　本品及其活性代谢物蛋白结合率高(>99%)，主要是与白蛋白结合，少部分与 α_1 酸性糖蛋白结合。健康受试者本品及其活性代谢物的分布容积约50 L和40 L。

4. 代谢　口服后，本品及其活性代谢物的表观消除 $t_{1/2}$ 分别约为16 h和48 h。本品的大部分经由CYP3A4介导，小部分由CYP2C19介导，且主要在结构上的磺酰胺部位通过氧化去丙基而形成活性代谢物。在稳态时，PAH患者的活性代谢物全身暴露量为原药的3倍，预计贡献约40%的总药理活性。

5. 排泄　给予健康受试者放射性标记的本品，约50%的放射性从尿液中排泄，但无原形药物或活性代谢产物，粪便中回收约24%的放射性。

【适应证】 用于治疗肺动脉高压(PAH，WHO分组1)，延缓疾病进展。

【不良反应】 临床试验中发现的不良反应包括贫血、鼻咽炎、支气管炎、流感、尿道感染。

【妊娠期安全等级】 X。

【禁忌与慎用】 1. 妊娠期妇女禁用。

2. 本品是否经乳汁分泌尚不清楚，哺乳期妇女应权衡利弊，选择停药或停止哺乳。

3. 儿童用药的安全性及有效性尚未确定。

【药物相互作用】 1. 强效CYP3A4诱导剂(如利福平)可显著降低本品的暴露量，本品应避免与强效CYP3A4诱导剂合用。

2. 强效CYP3A4抑制剂(如酮康唑)可升高本品的暴露量约1倍。本品应避免与强效CYP3A4抑制剂合用。许多抗HIV药物(如利托那韦)又都是强效CYP3A4抑制剂，因此，同时需要强效CYP3A4抑制剂进行抗HIV治疗者，应选择其他治疗方法。

【剂量与用法】 10 mg，1次/日。未对超过10 mg的剂量进行研究，故不推荐。

【用药须知】 1. 本品可导致转氨酶升高、肝毒性和肝功能衰竭。告知患者要向医师报告肝毒性的症状(如恶心、呕吐、右上腹疼痛、疲乏、食欲缺乏、黄疸、尿赤黄、发热、瘙痒)，如有临床意义的转氨酶升高，或转氨酶升高伴胆红素升高(>2倍正常上限)，或伴有肝毒性的临床症状者应停药。无肝毒性临床症状者，等到肝酶正常后，再重新开始治疗。

2. 包括本品在内的内皮素受体拮抗药都可引起血红蛋白及红细胞压积降低。这种降低多发生于用药早期，继后则趋向稳定。血红蛋白降低者很少需要输血。严重贫血的患者不推荐开始本品治疗，本品治疗前及治疗期中，如临床需要，应监测血红蛋白水平。

3. 一旦发现肺水肿的迹象，考虑存在周围血管闭塞性疾病的可能性(PVOD)，如能确定，应停药。

4. 其他内皮素受体拮抗药可影响精子生成，应告知男性患者对生育的潜在影响。

5. 开始本品治疗前及治疗期间，每月都应进行妊娠测试，如果治疗期间已有妊娠或怀疑妊娠，应与医护人员联系，进行妊娠测试。医护人员应告知妊娠测试阳性者本品对胎儿的潜在风险。

6. 在本品治疗期间及治疗结束后1个月，育龄期妇女必须采用适当的避孕措施。患者应选择高度有效的避孕方法(如宫内避孕器、避孕植入剂、输卵管绝育术)或联合避孕方法(激素法与屏障法或两种屏障法同时使用)。即使性伴侣行输精管切除术，也必须与激素或屏障法同时使用。

7. 本品曾给予健康者单剂量高达600 mg(批准剂量的60倍)，观察到头痛、恶心和呕吐等毒性反应。一旦过量，如有需要，应采取常规的支持措施。透析不太可能奏效，因为本品的蛋白结合率高。

【制剂】 片剂：50 mg。

【贮藏】 贮于20～25 ℃，短期携带允许保存于15～30 ℃。

西他生坦钠

(sitaxentan sodium)

别名：Thelin

本品为内皮素受体拮抗药。因严重肝毒性，美国辉瑞公司于 2010 年主动撤市。

【CAS】 184036-34-8；210421-64-0(sodium salt)

【理化性状】 1. 化学名：*N*-(4-Chloro-3-methyl-1，2-oxazol-5-yl)-2-[2-(6-methyl-2*H*-1，3-benzodioxol-5-yl) acetyl] thiophene-3-sulfonamide sodium salt

2. 分子式：$C_{18}H_{15}ClN_2O_6S_2$

3. 分子量：454.9

4. 结构式

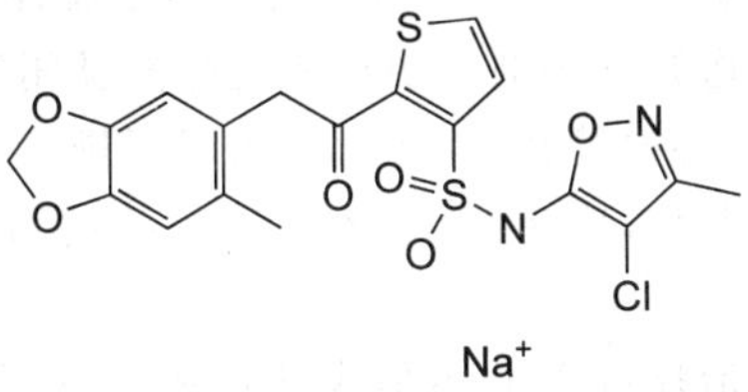

【简介】 不良反应为肝损害、头痛、水肿、便秘、鼻充血、头晕、失眠、潮红。片剂：100 mg。

利奥西呱

(riociguat)

别名：Adempas

本品是可溶性鸟苷酸环化酶(sGC)的刺激物。

【CAS】 625115-55-1

【理化性状】 1. 本品为白色至黄色结晶，无吸湿性。固态下对温度、适度及光线稳定。25 ℃水中溶解度 4 mg/L，乙醇中 800 mg/L，0.1 HCl(pH 为 1)中 250 mg/L，磷酸盐缓冲液中(pH 为 7)3 mg/L，pH 为 2～4 溶解度与 pH 相关，pH 越低，其溶解度越大。

2. 化学名：Methyl 4，6-diamino-2-[1-(2-fluorobenzyl)-1*H*-pyrazolo[3，4-*b*] pyridine-3-yl]-5-pyrimidinyl(methyl)carbamate

3. 分子式：$C_{20}H_{19}FN_8O_2$

4. 分子量：422.42

5. 结构式

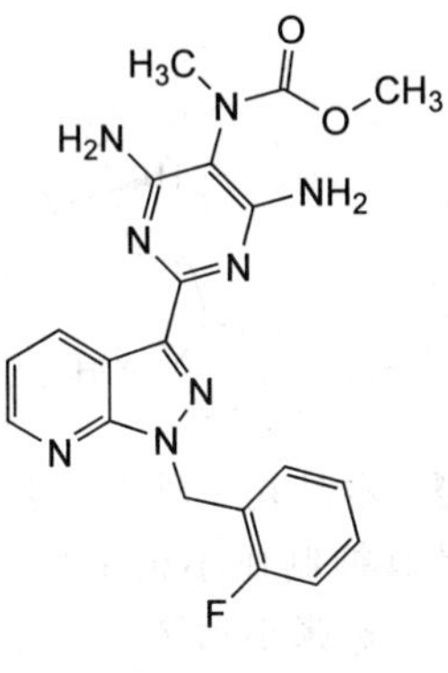

【用药警戒】 1. 妊娠期妇女禁用，可导致胎儿损害。

2. 开始本品治疗前、治疗期间每月及治疗后 1 月应排除妊娠，治疗期间及治疗结束 1 个月内应采取有效避孕措施。

【药理作用】 1. sGC 是存在于心肺系统的酶，也是一氧化氮的受体。一氧化氮与 sGC 结合后，后者催化合成信使分子环磷酸鸟苷(cGMP)的合成，细胞内 cGMP 在调节血管紧张度、增殖、纤维化和炎症中起重要作用。

2. 肺动脉高压(PAH)与内皮功能失调、一氧化氮合成受损及 NO-sGC-cGMP 路径刺激不足有关。本品有双重作用方式，可使 sGC 对内源性 NO 敏感，还可不依赖于 NO 直接刺激 sGC。本品刺激 NO-sGC-cGMP 通路，导致 cGMP 生成增加，血管舒张。本品的活性代谢产物(M1)药效为原药的 1/3～1/10。

【体内过程】 1. 本品药动学在 0.5～2.5 mg 间与剂量成正比，AUC 个体间差异约 60%，个体内差异约 30%。

2. 口服后本品绝对生物利用度约 94%，经 1.5 h 可达血药峰值，食物不影响本品的生物利用度。

3. 稳态分布容积约 30 L，蛋白结合率 95%，主要与白蛋白及 α_1 酸性糖蛋白结合。

4. 本品主要通过 CYP1A1、CYP3A、CYP2C8 及 CYP2J2 代谢，主要活性代谢产物 M1 由 CYP1A1 催化形成，再进一步代谢为无活性的 *N*-葡萄糖苷酸。PAH 患者血浆中 M1 的浓度约为原药的一半。

5. 口服放射性标记的本品后，尿液中和粪便中分别回收 40%和 53%的放射性物质。排泄的代谢产物与原药的比例差异较大，但多数个体排泄以代谢产物为主。PAH 患者平均全身清除率为 1.8 L/h，终末 $t_{1/2}$ 为 12 h。健康志愿者平均全身清除率为 3.4 L/h，终末 $t_{1/2}$ 为 7 h。

6. 年龄、性别、体重或种族对本品或 M1 的药动学无明显影响。

【适应证】 1. 用于治疗成人手术治疗后持续或复发的，或不能手术的慢性血栓栓塞性肺动脉高压(WHO 分组 4)，提高其运动能力和 WHO 功能分级。

2. 用于成人肺动脉高压(PAH)(WHO 分组 1)，提高运动能力和 WHO 功能分级并延缓临床恶化。单用或与内皮素及前列腺素类合用有效，包括对 WHO 分级为Ⅱ～Ⅲ级的自发或遗传性 PAH 或结缔组织病相关的 PAH 有效。

【不良反应】 1. 常见头痛、头晕、消化不良、胃炎、恶心、腹泻、低血压、呕吐、贫血、胃食管反流及便秘。

2. 可能与本品有关的不良反应有心悸、鼻塞、鼻出血、吞咽困难、腹胀、外周水肿。

【妊娠期安全等级】 X。

【禁忌与慎用】 1. 本品可导致胎儿损害，妊娠期妇女禁用。

2. 禁止与硝酸盐或能产生一氧化氮的药物（如亚硝酸异戊酯）合用。

3. 禁止与磷酸二酯酶（PDE）抑制剂合用，包括特异性的 PDE-5 抑制剂（如西地那非、他达拉非、伐地那非）及非特异性 PDE 抑制剂（双嘧达莫或茶碱）。

4. 本品是否排泌至乳汁中尚不知道，哺乳期妇女慎用。

5. 儿童的有效性及安全性未知。

6. Ccr＜15 ml/min 或透析患者的有效性及安全性未定。

7. 重度肝功能不全患者的有效性及安全性未定。

【药物相互作用】 1. 与硝酸盐或能产生一氧化氮的药物（如亚硝酸异戊酯）合用可导致低血压，禁止合用。

2. 与磷酸二酯酶（PDE）抑制剂合用，可导致低血压，禁止合用。

3. 与非吸烟者相比，吸烟者血药浓度降低 50%～60%，吸烟者戒烟后应降低剂量。

4. 与强效 CYP、P-糖蛋白或乳腺癌耐药蛋白抑制剂（如酮康唑和伊曲康唑）及 HIV 蛋白酶抑制剂（如利托那韦）合用会增加本品的暴露量，可导致低血压。对不能耐受者应降低剂量。

5. 强效 CYP3A 诱导剂（如利福平、苯妥英、卡马西平、苯巴比妥或贯叶连翘）可明显降低本品暴露量。尚无合用时的推荐剂量。

6. 抗酸药如氢氧化铝、氢氧化镁降低本品的吸收，服用本品 1 h 内禁止服用抗酸药。

【剂量与用法】 1. 初始剂量，1 mg，3 次/日。不能耐受低血压者，初始剂量为 0.5 mg，3 次/日。如患者收缩压＞95 mmHg，且无低血压症状和体征，可逐步增加剂量 0.5 mg，3 次/日。增加剂量间隔不少于两周，最大剂量不超过 2.5 mg，3 次/日。如出现低血压症状，降低剂量 0.5 mg，3 次/日。

2. 如漏服 1 剂，无须补服，按服用时间服用下次剂量。如停用≥3 d，应重新滴定本品剂量。

3. 吸烟患者如能耐受，可考虑滴定至＞2.5 mg、一日 3 次的剂量。但戒烟后应考虑降低剂量。

4. 正在使用强效 CYP、P-糖蛋白或乳腺癌耐药蛋白抑制剂（如酮康唑、伊曲康唑）或 HIV 蛋白酶抑制剂（如利托那韦）的患者，本品的起始剂量为 0.5 mg，3 次/日，同时监测患者低血压的症状和体征。

【用药须知】 1. 本品可降低血压，如下患者可出现症状性低血压或缺血：血容量不足、严重的左心室流出梗阻、静息性低血压、自主神经紊乱者，或同时用抗高血压药、强效 CYP 及 P-糖蛋白抑制剂者。如出现低血压应降低剂量。

2. 临床试验中，本品可导致出血，包括 1 例致命性咯血。其他出血事件包括 2 例阴道出血、2 例插管部位出血和硬膜外血肿、呕血及腹内出血各 1 例。

3. 肺血管舒张剂可明显恶化肺静脉闭塞性疾病（PVOD）的心血管状态，故此类患者不推荐使用。一旦发生肺水肿，应考虑与 PVOD 相关的可能，如确诊，停用本品。

4. 如治疗过程中怀孕或怀疑怀孕，应与医护人员联系。

5. 一旦过量，密切监测血压，需要时给予支持治疗。由于本品蛋白结合率高，透析不易清除。

【制剂】 片剂：0.5 mg；1 mg；1.5 mg；2 mg；2.5 mg。

【贮藏】 贮于 25 ℃，短程携带允许 15～30 ℃。

伊洛前列素
(iloprost)

别名：万他维、Ventavis、Ilomedine

本品是是依前列醇的同类物。

【CAS】 78919-13-8'73873-87-7

【ATC】 B01AC11

【理化性状】 1. 本品为油状物，溶于甲醇、乙醇、乙酸乙酯、丙酮和 pH 为 7 的缓冲液，几乎不溶于 pH 为 7 的缓冲液，微溶于 pH 为 3.5 的缓冲液。

2. 化学名：5-{(*E*)-(1*S*，5*S*，6*R*，7*R*)-7-Hydroxy-6[(*E*)-(3*S*，4*RS*)-3-hydroxy-4-methyl-1-octen-6-inyl]-bicyclo[3.3.0]octan-3-ylidene}pentanoic acid

3. 分子式：$C_{22}H_{32}O_4$

4. 分子量：360.48

5. 结构式

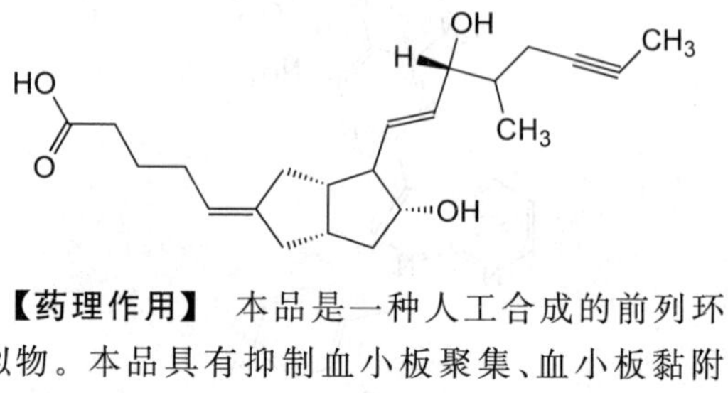

【药理作用】 本品是一种人工合成的前列环素类似物。本品具有抑制血小板聚集、血小板黏附及其释放的作用。可扩张小动脉与小静脉。增加毛细血管密度及降低微循环中存在的炎症介质，如5-羟色胺或组胺所导致的血管通透性增加。促进内源性纤溶活性，抑制内皮损伤后白细胞的黏附以及损伤组织中白细胞的聚集，并减少肿瘤坏死因子的释放。吸入后可直接扩张肺动脉血管床，可持续降低肺动脉压力与肺血管阻力，增加心输出量，使混合静脉血氧饱和度得到明显改善。对体循环血管阻力及动脉压力影响很小。

【体内过程】 1. 吸收　肺动脉高压患者吸入本品5 μg，吸入末期观察到血清最高药物浓度为100～200 pg/ml。$t_{1/2}$为5～25 min。在吸入本品30 min到1 h之后，血液中的本品低于检测限（血浆浓度＜25 pg/ml）。

2. 分布　健康志愿者在静脉滴注本品后，稳态表观分布容积为0.6～0.8 L/kg。血药浓度在30～3000 pg/ml时，与血浆蛋白的结合呈浓度依赖性，最高结合率约为60%，其中有75%是与白蛋白结合。

3. 代谢　本品主要在羧基链进行β-氧化而代谢。原药不能排泄。其主要代谢产物为四去甲伊洛前列素，该代谢产物在尿中以自由和结合的4种非对映异构体形式存在。动物实验表明四去甲伊洛前列素无药理活性。体外研究表明无论静脉给药或吸入给药，本品在肺内的代谢产物均相同。

肾功能与肝功能正常的志愿者静脉滴注伊洛前列素后，大多数情况下表现为双相消除的特点，平均$t_{1/2}$分别为3～5 min及15～30 min。总清除率大约为20 ml/(kg·min)，表明本品存在肝外代谢途径。

4. 应用^{3H}-伊洛前列素在健康志愿者进行质量平衡研究。静脉滴注后，总放射性的回收率为81%，尿液与粪便中的回收率分别为68%和12%。

5. 终末期肾衰竭接受间断血液透析治疗的患者、肝硬化患者，本品的清除率明显降低。

【适应证】 用于治疗中度原发性肺动脉高压。

【不良反应】 1. 除了由于吸入用药的局部不良反应如咳嗽加重外，吸入本品的不良反应主要与前列环素药理学特性有关。临床试验中最常见的不良反应包括血管扩张、头痛及咳嗽加重。

2. 常见的不良反应包括因血管扩张而出现潮热或者面部发红、咳嗽增加、血压降低、、头痛、颊肌痉挛（口腔开合困难）、晕厥、咯血、心悸、舌痛、腰痛、流感样综合征。

3. 如果患者服用抗凝药（抗凝血药），可能会发生微量的出血。由于大部分肺动脉高压患者服用抗凝药物，常见出血事件（大部分为血肿）。

【妊娠期安全等级】 C。

【禁忌与慎用】 1. 对本品或任何赋形剂过敏者禁用。

2. 出血危险性增加的疾病（如活动性消化性溃疡、外伤、颅内出血或者其他出血），由于本品对血小板的作用可能会使出血的危险性增加，应慎用。

3. 患有心脏病的患者，如严重心律失常、严重冠状动脉粥样硬化性心脏病、不稳定型心绞痛、发病6个月内的心肌梗死、未予控制和治疗的或未在严密检测下的非代偿性心力衰竭、先天性或获得性心脏瓣膜疾病伴非肺动脉高压所致的有临床意义的心肌功能异常，明显的肺水肿伴呼吸困难，近3个月发生过脑血管事件（如短暂性脑缺血发作、卒中）或其他脑供血障碍者慎用。

4. 目前尚无儿童及青少年的用药经验。不能应用于18岁以下的患者。新生儿、婴儿不得经空气接触本品。

5. 妊娠期妇女只有在益处大于对胎儿伤害的风险时才可使用。

6. 目前尚不清楚本品是否经乳汁分泌，哺乳期妇女应权衡利弊，选择停药或停止哺乳。

【药物相互作用】 1. 本品可增强β受体拮抗药、钙通道阻滞药、血管扩张药及血管紧张素转换酶抑制药等药物的抗高血压作用。

2. 因为本品有抑制血小板功能的作用，因此与抗凝血药物（如肝素、香豆素类抗凝药物）或其他抑制血小板聚集的药物（如阿司匹林、NSAIDs、磷酸二酯酶抑制药及硝基血管扩张药）合用时可增加出血的危险性。

3. 对静脉滴注本品不影响患者多次口服地高辛后的药动学，对同时给予的组织型纤溶酶原激活剂（t-PA）的药动学也无影响。

4. 动物实验表明，预先给予糖皮质激素可减轻本品的扩血管作用，但不影响对血小板聚集的抑制作用。这一发现对于人体用药的意义尚不清楚。

【剂量与用法】 1. 成人一次吸入应从2.5 μg开始（吸入装置中口含器所提供的剂量）。可根据不同患者的需要和耐受性逐渐增加至5.0 μg。根据不同患者的需要和耐受性，每天应吸入6～9次，一次吸入时间应为5～10 min。

2. 肾功能或肝功能不全患者、肝功能异常及肾衰竭需要血液透析的患者，本品的清除率降低，应考虑减少用药剂量。

【用药须知】 1. 对于体循环压力较低的患者（收缩压＜85 mmHg），不应当开始就用本品治疗。

2. 对于急性肺部感染、慢性阻塞性肺疾病及严重哮喘的患者应密切监测。

3. 对于能够进行外科手术的栓塞性肺动脉高压

患者不应首选本品治疗。

4. 有晕厥史的肺动脉高压患者应避免一切额外的负荷和应激，如运动。如果晕厥发生于直立体位时，每天清醒但未下床时吸入首剂药物对预防晕厥是有帮助的。如果晕厥的恶化是由基础疾病所造成，应考虑改变治疗方案。

5. 肝功能不全的患者，肾衰竭需要血液透析的患者，应考虑减低剂量。

【制剂】 吸入溶液：20 μg/2 ml。

【贮藏】 遮光、密闭保存。

曲前列尼尔

(treprostinil)

别名：瑞模杜林、Remodulin、Tyvaso（吸入剂）

本品为前列环素类似物，临床用其钠盐，有注射液和吸入剂供临床使用。

【CAS】 842133-18-0

【ATC】 B01AC21

【理化性状】 1. 化学名：({(1*R*,2*R*,3a*S*,9a*S*)-2,3,3a,4,9,9a-Hexahydro-2-hydroxy-1-[(3*S*)-3-hydroxyoctyl]-1*H*-benz[*f*]inden-5-yl}oxy)acetic acid

2. 分子式：$C_{23}H_{34}O_4$

3. 分子量：390.52

4. 结构式

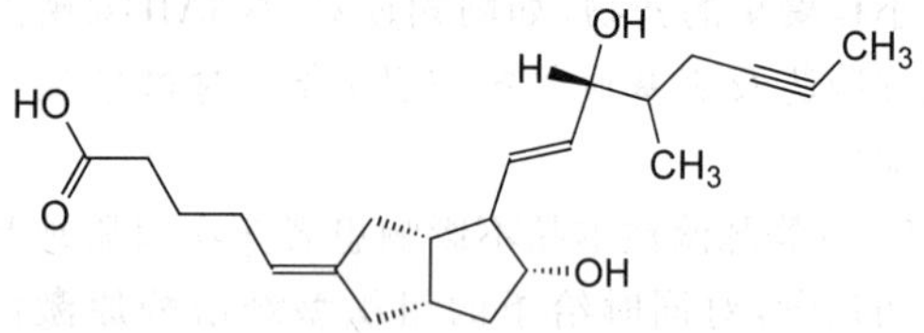

曲前列尼尔钠

(treprostinil sodium)

〖CAS〗 81846-19-7

〖理化性状〗 1. 分子式：$C_{23}H_{34}O_5Na$

2. 分子量：413.5

【用药警戒】 1. 使用本品可出现过敏症状，如荨麻疹、呼吸困难、面部、唇、舌头及咽喉肿胀，请立即寻求紧急医疗帮助。

2. 出现如下严重过敏症状：新发的肺动脉高压或肺动脉高压恶化，感觉气短（即便是轻微用力所致），疲倦，胸痛及皮肤苍白，手、足肿胀，濒死感，发热，寒战，咳嗽伴黄或绿色痰液，胸部刺痛，哮喘，鼻或牙龈异常出血，其他不能停止的出血，虚弱，易致瘀伤，异常阴道出血，尿或大便带血，黑便或柏油状大便，咳嗽出血或呕吐咖啡样物，应立即就医。

【药理作用】 本品主要的药理学作用为扩张肺动脉及全身动脉血管床，抑制血小板聚集。动物实验表明，本品可降低左、右心室的后负荷，增加心输出量及每搏输出量。其他研究显示本品有剂量相关的心脏负性变力和松弛作用。

【体内过程】 1. 吸收　持续皮下给药，剂量为 1.25～125 ng/(kg·min)，药动学呈线性，符合二室模型。未对剂量高于 125 ng/(kg·min)进行研究。

吸入给药剂量（18～90 μg）与暴露量成正比。吸入给药的绝对生物利用度约为 264%（18 μg）和 72%（36 μg）。给予目标剂量 0.12 和 0.25 h 后，血药浓度分别为 0.91 和 1.32 ng/ml，AUC 分别为 0.81 和 0.97(ng·h)/ml。

皮下给药与静脉给药 10 ng/(kg·min)，稳态时生物等效。皮下给药吸收迅速而完全，绝对生物利用度为 100%，约 10 h 达稳态，平均剂量 9.3 ng/(kg·min)时的血药浓度约为 2000 pg/ml。

2. 分布　中央室分布容积约为 14 L/70 kg（理想体重）。在体外 330～10000 μg/L 浓度下，蛋白结合率为 91%。

3. 代谢及排泄　本品主要由 CYP2C8 在肝代谢，给予[^{14}C]标记的本品，经 10 d，78.6%皮下给药的剂量在尿液中回收，粪便中回收 13.4%。尿液中原药仅占 4%，尿中检测到 5 种代谢产物，各占 10.2%～15.5%，约为给药剂量的 64.4%。4 种为 3-羟辛基侧链的氧化代谢产物，1 种为葡醛共轭衍生物（本品葡糖醛酸化合物）。代谢产物无活性。本品成双相消除，终末 $t_{1/2}$ 约 4 h，对体重 70 kg 者全身清除率约 30 L/h。

4. 轻、中度肝功能不全患者，皮下滴注 10 ng/(kg·min)，经 150 min，可见到 C_{max} 分别增加 2 倍和 4 倍，$AUC_{0-\infty}$ 分别增加 3 倍和 5 倍。肝功能不全患者与健康成人相比，其清除率降低达 80%。

5. 未进行肾功能不全对本品药动学影响的研究，无剂量推荐建议。尽管只有 4%的原药随尿液排泄，但其已知的代谢产物全部均随尿液排泄。

【适应证】 用于治疗肺动脉高压（PAH）（WHO 分组 1）减轻与运动相关的症状。

【不良反应】 1. 常见注射部位疼痛反应，头痛、腹泻、恶心、皮疹、下颌痛、血管舒张、头晕、水肿、瘙痒、低血压。

2. 注射剂长期用药的不良反应，包括食欲缺乏、呕吐、注射部位感染、无力及腹痛。

3. 与给药装置相关的静脉滴注不良反应，包括手臂肿胀、感觉异常、血肿和疼痛。

4. 注射剂上市后发现的不良反应包括血栓性静脉炎、血小板减少、骨痛、皮疹、斑点、丘疹、蜂窝织炎、血管神经性水肿(吸入剂)。

5. 吸入剂的不良反应包括咳嗽、头痛、咽喉刺激症状或咽喉痛、恶心、潮红、晕厥、咽部刺激、咽痛、鼻出血、咯血、哮喘、肺炎。

【妊娠期安全等级】 B。

【禁忌与慎用】 1. 妊娠期妇女只有在确实需要时,才可使用。

2. 动物实验未发现本品对生产和分娩有影响,但对人类生产和分娩的影响尚未明确。

3. 注射剂 16 岁及以下、吸入剂 18 岁以下儿童用药的安全性及有效性尚未确定。

4. 本品是否通过乳汁排泌尚未明确,哺乳期妇女慎用。

5. 临床试验中未纳入足够的≥65 岁老年人,未知该人群的反应是否与年轻人有异。总体上,应考虑老年人肝、肾及心脏功能降低、共患疾病或其他药物治疗,谨慎选择剂量。

【药物相互作用】 1. 与利尿药、抗高血压药或其他血管扩张药合用,增加直立性低血压的风险。

2. 本品可抑制血小板聚集,可增加出血风险,特别是正在接受抗凝血药治疗的患者。

3. 本品的口服剂型与波生坦(250 mg/d)、西地那非(60 mg/d)同服,未发现药动学相互作用。

4. 体外研究显示,本品对 CYP1A2、CYP2A6、CYP2C8、CYP2C9、CYP2C19、CYP2D6、CYP2E1 及 CYP3A 无抑制作用,对 CYP1A2、CYP2B6、CYP2C9、CYP2C19 及 CYP3A 无诱导作用。预计本品对经 CYP 酶代谢药物的药动学无影响。

5. 研究显示,同服 CYP2C8 抑制剂吉非贝齐可增加本品口服剂型暴露量;同服 CYP2C8 诱导剂利福平可降低本品暴露量。尚未知本品非胃肠道给药的安全性及有效性是否受到 CYP2C8 抑制剂或诱导剂的影响。

6. 尚未进行本品注射剂与依前列醇或波生坦联合使用的研究。

7. 对乙酰氨基酚、华法林(25 mg/d)及氟康唑(200 mg/d)对本品药动学无临床意义的影响,本品对华法林亦无药效学和药动学影响。

【剂量与用法】 1. 注射剂的剂量与用法

(1) 本品注射剂可不经稀释直接给药,或用注射用水、0.9%氯化钠注射液稀释后静脉输入,亦可用 Flolan(依前列醇钠注射液)的无菌稀释液稀释。

(2) 本品可皮下滴注或静脉滴注,本品最佳给药途径为皮下滴注,不能耐受注射部位疼痛或反应者可选择中心静脉给药。初始滴注速率 1.25 ng/(kg·min),如因全身性反应不能耐受,滴注速度应降低至 0.625 ng/(kg·min)。

(3) 长期治疗的剂量调整目的是为了使 PAH 症状得以改善,即使是达到最小化,其不良反应依然有头痛、恶心、呕吐、不安、焦虑及注射部位疼痛或过敏反应。

治疗第 1 周,滴注速度可增至 1.25 ng/(kg·min),继后根据临床效应每周以 2.5 ng/(kg·min)的幅度增量。如能耐受,可增加剂量调整的频率。尽量避免突然停用本品。停用数小时,可以原剂量重新开始治疗,如停用较长时间,须重新滴定剂量。

(4) 轻或中度肝功能不全患者,初始剂量应降至 0.625 ng/(kg·min),并谨慎增加剂量。未对重度肝功能不全患者进行研究。

(5) 未对肾功能不全患者进行研究,对该类患者的剂量无特别建议。

(6) 如溶液及包装允许,给药前应检视本品是否有颗粒或变色,如有,禁止使用。

(7) 皮下给药通过皮下导管连续滴注,使用为皮下给药系统专门设计的输液泵给药。为避免给药系统中断,患者必须备用输液泵和皮下滴注系统。便携式输液泵应当达到:①小巧轻便;②能调节速度至 0.002 ml/h;③有阻塞/无注射、低电量、程序错误及马达故障报警;④滴注精度为±6%或更高;⑤正压力驱动,储存库应为聚乙烯、聚丙烯或玻璃材质。

(8) 对于皮下滴注,本品不需进一步稀释,根据患者剂量(ng/kg/min)、体重(kg)及本品规格计算滴注速度。未稀释的本品可在 37 ℃下使用 72 h。皮下滴注速度可用如下公式计算:

皮下滴注速度(ml/h)= 剂量[ng/(kg·min)]×体重(kg)×0.00006/本品规格(mg/ml)

转换因子:0.00006 = 60 min/h×0.000001 mg/ng

(9) 静脉滴注必须稀释,可用注射用水、0.9%氯化钠注射液或 Flolan(依前列醇钠注射液)的无菌稀释液稀释。使用静脉给药的输液泵,通过中心静脉插管连续滴入。如临床需要,可临时性使用外周静脉套管,最好置于大静脉内,短期滴注本品。使用外周静脉滴入,数小时内就可增加血栓性静脉炎的风险,故通过中心静脉插管连续滴入为好。

(10) 为避免中断药物滴注,患者必须备用输液泵和输液器。便携式输液泵的要求与皮下滴注相同。

在本品滴注前,应根据滴注速度选择能容纳持续 48 h 滴注药物的贮存库,如 50 ml 或 100 ml。根据患者剂量(ng/kg/min)、体重(kg)及滴注速度计算本品所需稀释的浓度。稀释后静脉用滴注液的浓度可用如下公式计算：

稀释后本品浓度(mg/ml) = 剂量[ng/(kg·min)]×体重(kg)×0.00006/输液速度(ml/h)

然后根据下列公式计算所需本品的容积：

本品注射液容积(ml) = 稀释后本品浓度(mg/ml)×稀释后总容积(ml)/本品规格(mg/ml)

(11) 从 Flolan 过渡为本品应在医院中密切监测下(如步行距离，疾病进展的症状和体征)进行。过渡过程中本品初始剂量为目前 Flolan 剂量的 10%，然后升高本品的剂量，同时降低 Flolan 的剂量(推荐剂量滴定方案见下表)。

从 Flolan 过渡为本品时的剂量

步骤	Flolan 剂量	本品剂量
1	原剂量	10%初始剂量
2	80%起始剂量	30%初始剂量
3	60%起始剂量	50%初始剂量
4	40%起始剂量	70%初始剂量
5	20%起始剂量	90%初始剂量
6	5%起始剂量	110%初始剂量
7	0	110%初始剂量，如需要可增加 5%～10%

在过渡过程中，注意平衡前列环素的限制性不良反应与治疗效应，如 PAH 的症状恶化，应先增加本品剂量治疗；如发生与前列环素及前列环素类似物相关的不良反应，可首先通过降低 Flolan 剂量来避免。

2. 吸入剂的剂量与用法

(1) 吸入剂需用 Tyvaso 吸入系统，该系统包含超声、脉冲释药装置及其附件。4 次/日，在醒着的时间内应隔开相同的时间使用，约每 4 h 一次。

(2) 以一次 3 吸(一次 18 μg)，4 次/日开始，如果不能耐受 3 吸，可降低至 1～2 吸，伺耐受后再加至 3 吸。

(3) 维持剂量时，隔 1～2 周，一次治疗增加 3 吸，如耐受，可增加至目标剂量 9 吸(一次 54 μg)，4 次/日。如因不良反应不能增加至目标剂量，可继续最大耐受剂量。如错过治疗时间或中断治疗，应尽快恢复常规剂量。最大推荐剂量为 9 吸，4 次/日。

(4) 应告知患者本品吸入系统的使用方法，在每天最后一次使用后，清洗装置部件。一支安瓿为一天用量，每天第 1 次使用前应拧掉安瓿的顶部，把内容物挤入药杯中，一次使用完，盖好装置并储存好。每天使用完，药杯中剩余药液应弃去，并进行清洗。

【用药须知】 1. 通过中心静脉插管长期静脉滴注本品，与血液感染及败血症风险相关，可能致命。因此，皮下滴注为最佳给药方式。

2. 本品只能由 PAH 诊断和治疗经验的医师使用。本品的使用要求患者有足够的行为能力来使用给药装置，和进行生理监测及紧急救护的设备。本品需长期使用，应仔细评估患者使用和维护滴注系统的能力。

3. 避免突然停药或突然给予大剂量本品，因可造成 PAH 症状恶化。

4. 本品过量的症状和体征，为其剂量限制性药理学效应，包括面部潮红、头痛、低血压、恶心、呕吐及腹泻。大多数反应为自限性，降低剂量或者暂停使用可恢复。

5. 急性肺部感染患者慎用本品的吸入剂，使用中应监测肺病恶化的症状和药效丧失的情况。

6. 避免皮肤和眼接触本品吸入剂溶液。

【制剂】 ①注射液：20 mg/20 ml；50 mg/20 ml；100 mg/20 ml；200 mg/20 ml。②吸入剂：1.74 mg/2.9 ml。

【贮藏】 贮于 25 ℃，短程携带允许 15～30 ℃。

塞来西帕

(selexipag)

别名：Uptravi

本品为治疗肺动脉高压药。2015 年 12 月 31 日美国 FDA 批准上市。

【CAS】 475086-01-2

【ATC】 B01AC27

【理化性状】 1. 本品为浅黄色结晶性粉末，几乎不溶于水，固态的本品稳定，无吸湿性，对光稳定。

2. 化学名：2-{4-[(5, 6-Diphenylpyrazin-2-yl)(isopropyl)amino]butoxy}-N(methylsulfonyl) acetamide

3. 分子式：$C_{26}H_{32}N_4O_4S$

4. 分子量：496.62

5. 结构式

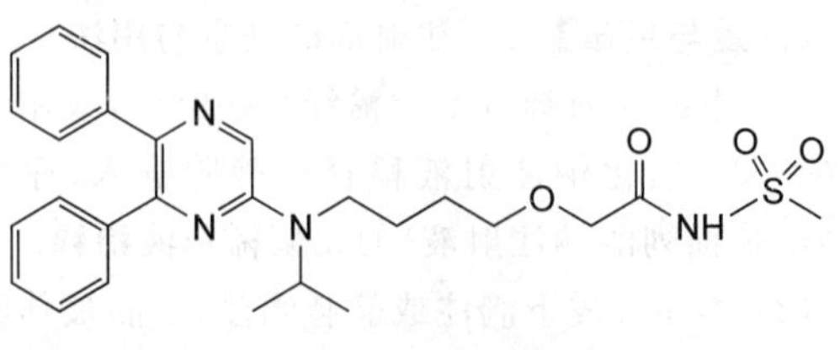

【药理作用】 本品为环前列素受体激动剂。本品被羧酸酯酶-1 水解成活性代谢产物，此代谢产物的活性为原药的 37 倍。

【体内过程】 1. 吸收　口服后本品的 T_{max} 为 1～3 h,活性代谢产物的 T_{max} 为 3～4 h。进餐后服用可延迟本品的 T_{max},C_{max} 降低约 30%。但本品及其代谢产物的 AUC 不受影响。单剂量服用本品 800 μg 及 1800 μg,多剂量服用,本品及其代谢产物的药动学与剂量成正比。活性代谢产物的稳态暴露量约为原药的 3～4 倍。

2. 分布　本品及其活性代谢产物的蛋白结合率高(>99%),与白蛋白及 α 酸性糖蛋白结合的程度相似。

3. 代谢　在肝脏本品的酰磺胺基团被羧酸酯酶-1 水解,形成活性代谢产物。CYP3A4 和 CYP2C8 介导的氧化代谢分别形成羟基化和脱烷基代谢产物。UGT1A3 和 UGT2B7 参与活性代谢产物的葡糖醛酸化。除活性代谢产物外,其他代谢产物在循环中的量均很低。

4. 排泄　本品的半衰期为 0.8～2.5 h。代谢产物的终末 $t_{1/2}$ 为 6.2～13.5 h,原药的清除率为 35 L/h。本品主要随粪便排泄。

【适应证】 用于治疗肺动脉高压,延缓疾病进展,减少患者住院概率。

【不良反应】 1. 常见头痛、腹泻、下颌痛、肌痛、恶心、呕吐、四肢痛、潮红、贫血、食欲降低、皮疹。

2. 实验室检查少见血红蛋白降低、甲状腺刺激激素降低。

【妊娠期安全等级】 动物实验未见毒性。

【禁忌与慎用】 1. 透析的患者及 EGFR<15 ml/min 的患者尚无资料,不推荐使用。

2. 重度肝功能不全的患者不推荐使用。

3. 动物实验本品及活性代谢产物可经乳汁分泌,哺乳期妇女使用时应停止哺乳。

4. 儿童用药的安全性及有效性尚未确定。

【药物相互作用】 强效 CYP2C8 抑制剂(吉非贝齐)可明显升高本品及活性代谢产物的血药浓度,禁止两者合用。

【剂量与用法】 1. 推荐起始剂量为一次 200 μg,2 次/日,根据患者的耐受性,每周可逐渐提高剂量,最高剂量为一次 1600 μg,2 次/日。与食物同服可提高耐受性。本品片剂不可掰开或压碎服用。

2. 如漏服,如距下次服药还有 6 h 以上,应尽快补服。如停止服用 3 d 以上,应重新以一次 200 μg,2 次/日 开始服用。

3. 重度肝功能不全的患者,推荐起始剂量为一次 200 μg,1 次/日,如能耐受,每周可增加剂量 200 μg。

【用药须知】 监测肺水肿的症状,一旦出现立即停药。

【制剂】 片剂:200 μg;400 μg;600 μg;800 μg;1000 μg;1200 μg;1400 μg;1600 μg。

【贮藏】 贮于 20～25 ℃,短程携带允许 15～30 ℃。

第9章 调血脂减肥药物

Drugs for Regulating Lipid and Decreasing Obesity

动脉粥样硬化(动脉硬化)及冠状动脉粥样硬化性心脏病(冠心病)均为老年人多发病。脂质代谢紊乱所致的高脂血症与其发生有着密切的关系。已知动脉硬化和冠心病患者的血脂(胆固醇及三酰甘油)含量较正常人为高。血脂异常的病因与发病机制不详,迄今尚无彻底纠正脂质代谢异常的药物。血脂调整药不但可使血浆中过高的血总胆固醇(TC)、三酰甘油(TG)、低密度脂蛋白(LDL)与极LDL(VLDL)含量降低,并可提高高密度脂蛋白(HDL)的水平,这在心血管疾病的预防与治疗中占有重要地位。

调整血脂药分类如下。

1. 影响脂质合成、代谢和廓清的药物　按其化学结构及作用机制又可分为:①羟甲基戊二酰辅酶A(HMG-CoA)还原酶抑制药,如洛伐他汀、辛伐他汀等;②氯贝丁酯类及苯氧乙酸类,前者如氯贝丁酯、非诺贝特等,后者如吉非贝齐等;③烟酸类,如烟酸、烟酸肌醇酯、阿昔莫司等。

2. 影响胆固醇及胆酸吸收的药物　如考来烯胺等。

3. 多烯脂肪酸类药物　如亚油酸、二十碳五烯酸等。还有一些其他类别的药物亦具有调整血脂代谢的作用。

9.1　调血脂和抗动脉粥样硬化药

血浆中的脂质有TC(包括游离胆固醇和胆固醇酯)、TG、磷脂及游离脂肪酸等。以结合成脂蛋白的形式存在于血液中。脂蛋白按其密度的不同及纸上电泳时性能的差异可分为以下4种。

1. 乳糜微粒(CM)　含蛋白质(1%～2%)及胆固醇(2%～7%)量最低,而含TG量最高(80%～95%)。其功能主要是运转外源性TG。血浆中乳糜微粒升高可引起明显的高脂血症。

2. VLDL(前β脂蛋白,VLDL)　含蛋白质(5%～10%)及胆固醇(10%～15%)量低,TG量较高(55%～65%)。功能主要为运转内源性TG。VLDL增高则产生高脂血症和高胆固醇血症。

3. LDL(β脂蛋白,LDL)　含胆固醇量(40%～45%)最高,TG含量较低(10%),含蛋白质25%。其功能为运转外源性胆固醇。LDL增高可产生高胆固醇血症。

4. 高密度脂蛋白(α脂蛋白,HDL)　其蛋白质含量最高(45%～50%),TG仅含少量(2%),胆固醇量为15%～20%。其血浆浓度增高一般不致引起高脂血症。高脂血症一般可分为下列几种类型(以Ⅱa、Ⅱb、Ⅳ三型较为多见)。

(1) Ⅰ型　TG特别高,胆固醇正常,罕见。

(2) Ⅱa型　胆固醇显著增高,TG正常,较多见。

(3) Ⅱb型　胆固醇显著增高,TG稍高,较多见。

(4) Ⅲ型　胆固醇及TG均明显增高,少见。

(5) Ⅳ型　TG显著增高,胆固醇正常或稍高,又称内源性高脂血症,较多见。

(6) Ⅴ型　TG很高,胆固醇稍高,又称为混合型高脂血症,少见。

调整血脂代谢可以防治动脉硬化。一经确诊即应进行饮食治疗,绝大部分患者还须服用血脂调整药。降低血浆TG的主要药物有烟酸、氯贝丁酯(安妥明)等,适用于Ⅳ型高脂血症,亦可用于Ⅲ型及Ⅴ型。降低血浆胆固醇的主要药物有亚油酸、考来烯胺等,适用于Ⅱa型,亦可用于Ⅱb型。理想的血脂调整药不仅应该能全面调整血脂,而且还要尽量少地引起不良反应,才有可能被长期服用调脂药物的患者所接受。

9.1.1　HMG-CoA还原酶抑制药

本类药物主要来自红曲霉菌等霉菌培养液中的提出物,也可人工合成,简称为他汀类。其作用机制系其类似HMG-CoA的环状或开环结构(环状者进入体内后水解开环即具活性),主要对肝内合成胆固醇过程中的限速酶HMG-CoA还原酶有选择性竞争性抑制作用,使该酶催化HMG-CoA还原成甲氧戊酸的过程受阻,因此,肝细胞内合成胆固醇的作用明显受到抑制,导致血TC水平随之降低。同时肝细胞膜的LDL受体数量代偿性地增加,活性加强,LDL被摄取,促使血中TC与LDL-胆固醇(LDL-C)水平下降。此外,VLDL在肝内的合成和释放也相应减少。本类药物对血管内皮功能也有保护作用,可减少血栓形成,稳定血管壁的粥样斑块,防止其破裂,因此,有助于防治急性心肌梗死(AMI),逆转和延缓动脉硬化病变的发生与进展。本类药物还能延缓肾脏疾病的发生和进展,其作用不仅与其降低胆固醇有关,更重要的是与其调节细胞因子、生长因子、细胞增殖及细胞内信号传递有关。本类药物的不足之处是对纯合子高胆固醇症无效。

本类药物可降低血TC 25%～30%,降低LDL-C 35%以上,并可轻度升高HDL-C(8%～10%),口服均为1次/日,宜睡前服用。本类药物与纤维酸类药不同,不会改变胆汁中脂质组成,因而无促进胆结石形成的不良反应。至今未发现辅酶Q_{10}水平下降。有2%～3%的患者服药后胃肠功能紊乱、恶心、失眠、肌肉触痛及皮疹。少数患者可出现肝源性转氨酶升高，停药后即可恢复正常。用药期间应定期监测肝功能，如有明显异常，应及时停药。某些患者服用该类药物后，一过性血清肌酸激酶(CK)水平轻度升高。在同时服用吉非贝齐、烟酸和环孢素的患者中，偶见严重不良的药物相互作用横纹肌溶解症，其发病机制未明。服药期间，应定期监测CK。

洛伐他汀
(lovastatin)

别名：美维诺林、美降脂、美降之、乐瓦停、脉温宁、Mevinolin、Mevin、Nergadow、Monacolink、Mevacor

本品为最早问世的HMG-CoA还原酶抑制药。

【CAS】 75330-75-5

【ATC】 C10AA02

【理化性状】 1. 本品为白色或几乎白色结晶性粉末。不溶于水，略溶于无水乙醇，溶于丙酮。

2. 化学名：(3*R*,5*R*)-7-{(1*S*,2*S*,6*R*,8*S*,8a*R*)-1,2,6,7,8,8a-Hexahydro-2,6-dimethyl-8-[(*S*)-2-methylbutyryloxy]-1-naphthyl}-3-hydroxyheptan-5-olide

3. 分子式：$C_{24}H_{36}O_5$

4. 分子量：404.5

5. 结构式

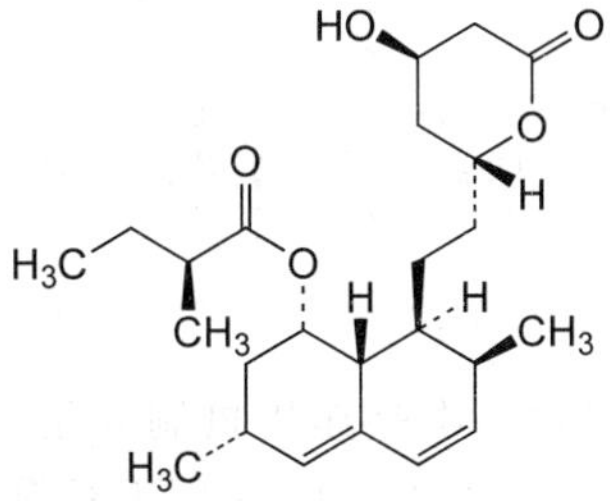

【药理作用】 本品系从土曲霉(*Aspergillus terreus*)培养液中分离而得，现已能人工合成。在体内被水解成β羟酸代谢物而发挥作用，可竞争性地抑制HMG-CoA还原酶，阻止肝脏合成TC。可触发肝脏代偿性地增加LDL受体的合成，从而增加LDL受体，使肝脏对LDL的摄取增多，导致血浆LDL水平下降，从而降低血浆TC及VLDL的水平，同时也能降低TG的水平；此外，还能升高HDL，使TC/HDL-C及LDL-C/HDL-C的比值下降。临床证实，本品具有良好降低TC、LDL-C与中度降低TG及升高HDL-C的作用。

【体内过程】 本品口服后约被吸收30%，与食物同服可增加吸收。口服吸收后，很快水解成活性代谢物开环β-羧基酸，还分离出3种其他代谢物。本品在肝内广泛首关代谢，肝也是本品主要的作用部位，仅有不到5%的给药剂量到达血液循环中。口服后2～4 h达血药峰值，95%与蛋白质结合，85%通过胆道排出，10%随尿液排出。活性代谢物的$t_{1/2}$为1～2 h。

【适应证】 1. 用于原发性高胆固醇血症(Ⅱa及Ⅱb型)。也用于合并有高胆固醇血症和高脂血症，而以高胆固醇血症为主的患者。如杂合子家族性高胆固醇血症、家族性混合型高脂血症、肾性和糖尿病性高脂血症等。

2. 用药后可使血浆TC、LDL-胆固醇水平明显下降；对伴有高TG、低HDL-胆固醇的患者，用药后可使TG水平降低，HDL胆固醇水平升高。与胆汁酸螯合剂、烟酸、吉非罗齐合用有协同作用，可增强降脂效果。对纯合子家族性高胆固醇血症患者，因其缺乏LDL受体，故不能产生疗效。

3. 本品可作为冠心病二级预防的重要用药，以促进冠脉粥样硬化病变的逆转，延缓其病变的发生和进展。

【不良反应】 1. 本品易于耐受，仅有轻度暂时的不良反应。如头痛、倦怠、胃肠道反应(腹胀、便秘、腹泻、腹痛、恶心、消化不良等)和皮疹、多形性红斑、斯-约综合征、轻度表皮坏死松解症、血管神经性水肿、荨麻疹、红斑狼疮样综合征、嗜酸粒细胞增多、抗核抗体阳性、血沉增快、光敏反应、发热、寒战和呼吸困难。

2. 偶有白细胞、血小板减少和肝功能异常。

3. 临床因严重不良反应而停药者为1%～2%。大剂量时，2%～9%出现胃肠道反应、肌痛、皮肤潮红、头痛、失眠、视物模糊及味觉障碍等一过性不良反应。

4. 长期用药时，极少数患者可出现一过性血清转氨酶、ALP、肌酸磷酸激酶(CPK)增高，并有肌痛与肌肉无力，极少发生横纹肌溶解及肾功能不全。

【妊娠期安全等级】 X。

【禁忌与慎用】 1. 对本品过敏者禁用。

2. 急性肝病和血清转氨酶持续升高者禁用。

3. 肝、肾功能不全患者慎用。

4. 尚未明确本品是否可经乳汁分泌，哺乳期妇女使用时应暂停哺乳。

5. 10岁以下儿童用药的安全性及有效性尚未确立。

【药物相互作用】 1. 与胆汁酸螯合剂合用可增强疗效，但可降低本药的吸收率，应在胆汁酸螯合剂服后至少4 h再服用本品。

2. 与烟酸合用亦可提高疗效，但较易出现肌痛、肌乏力等不良反应。

3. 与环孢素或其他免疫抑制药或与红霉素、阿奇霉素、克拉霉素、吉非罗齐、达那唑合用亦易出现肌痛和肌乏力。

4. 与香豆素类抗凝血药合用可使凝血酶原时间延长并引起出血，应予严密观察和防止。

5. 米贝拉地尔(mibefradil，一种钙通道阻滞药)可升高本品的血药浓度。

6. 本品可使已经服用左甲状腺素的患者出现甲状腺功能亢进或甲状腺功能减退。

7. 本品合用任何一种贝特类药可能在合用 3 周后或几个月后发生暴发性横纹肌溶解。

8. 本品可将苯妥英或甲苯磺丁脲从其结合部位上置换出来，使后者的血药浓度升高。

【剂量与用法】 1. 开始口服 10～20 mg/d，与晚餐同服疗效更好(可能与胆固醇主要在夜间合成有关)。如有必要，应间隔 4 周以上才可加量，最大剂量可达 80 mg/d，1 次或分 2 次口服。

2. 正在使用免疫抑制药的患者，开始只可使用本品 10 mg/d，不可超过 20 mg/d。

3. 正在服用胺碘酮的患者，本品的剂量不能超过 40 mg/d。

4. 正在服用丹那唑、地尔硫䓬、决奈达隆及维拉帕米的患者，本品应从 10 mg/d 开始，最大剂量为 20 mg/d。

5. 10～17 岁杂合子家族性高胆固醇血症的患者，口服，10～40 mg/d，根据治疗效果调整剂量最大剂量 40 mg/d。

6. Ccr＜30 ml/min 的肾功能不全患者，剂量不应超过 20 mg/d，如必须使用＞20 mg/d 的剂量，应格外谨慎，密切监测。

【用药须知】 1. 本品可引起转氨酶升高(＞正常上限 3 倍)，常见于用药 3～12 个月时，一般为时短暂，停药后可恢复正常。治疗期间如出现血清转氨酶、CPK 明显持续升高者应停药。

2. 用药期间如出现肾功能不全或横纹肌溶解倾向，严重的急性感染，低血压，大手术，创伤，严重代谢、内分泌或电解质紊乱及癫痫发作的患者应考虑停药。

3. 老年人宜减量，妊娠期妇女及哺乳期妇女禁用。用药期间应定期(每 4～6 周)检查肝功能。

4. 本品不适用于高三酰甘油为主要异常的患者。

【制剂】 ①片剂：10 mg；20 mg；40 mg。②胶囊剂：20 mg。③颗粒剂：20 mg。

【贮藏】 避光、密封贮存。

辛伐他汀
(simvastatin)

别名：新伐他汀、舒降之、塞瓦停、新维诺林、斯伐他汀、舒降脂、Synvinolin、Sinvacor、Sivastatin、Valastatin、Zocor

本品为 HMG-CoA 还原酶抑制药，系由土曲霉菌酵解产物而合成的新型强效降胆固醇药。

【CAS】 79902-63-9

【ATC】 C10AA01

【理化性状】 1. 本品为白色或米色结晶性粉末。几乎不溶于水，易溶于乙醇，极易溶于二氯甲烷。

2. 化学名：(1*S*，3*R*，7*S*，8*S*，8a*R*)-1，2，3，7，8，8a-Hexahydro-3， 7-dimethyl-8-{ 2-[(2*R*， 4*R*)-tetrahydro-4-hydroxy-6-oxo-2*H*-pyran-2-yl] ethyl}-1-naphthyl 2，2-dimethylbutyrate

3. 分子式：$C_{25}H_{38}O_5$

4. 分子量：418.6

5. 结构式

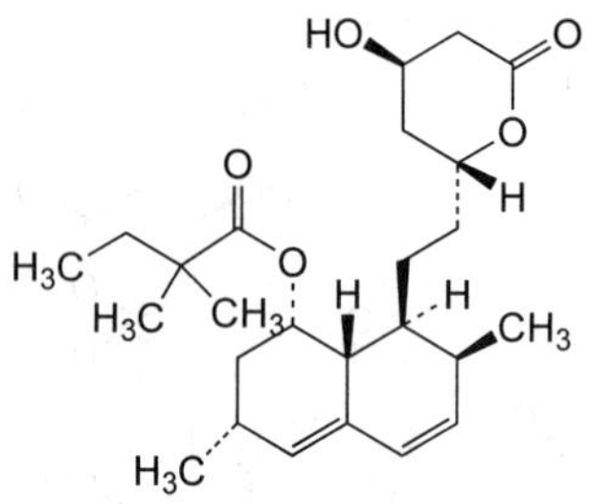

【药理作用】 本品作用机制同洛伐他汀，但作用比后者强 1 倍。可使 TC 与 LDL-C 分别降低 25%和 35%以上，升高 HDL、中度降低 TG。可明显降低整体病死率与冠心病心血管事件的危险性；减少对冠状动脉成形术和冠状动脉旁路移植术的需要，并可防止和逆转冠状动脉粥样硬化病变的发生。最近证实以较大剂量也可明显降低 TG。

【体内过程】 本品口服后易于吸收，首关效应较高，在肝内广泛通过水解成具有抑制胆固醇合成的 β 羟酸代谢物。本品及其活性代谢物与血浆蛋白结合率约为 95%，在外周循环中的活性代谢物仅占 5%。活性代谢物的 $t_{1/2}$ 约为 1.9 h。用药后 1.3～2.4 h 血药可达治疗浓度。本品主要经胆道排出，随尿液排出者仅占 10%～15%。

【适应证】 同洛伐他汀，用于治疗多种高胆固醇血症。对其他药物治疗不能耐受或无效且 TC 高于 7.8 mmol/L 的高胆固醇血症患者有效。

【不良反应】 参见洛伐他汀，但其发生率更低，耐受性更好。较常见的为轻度胃肠道反应、头痛、肌痛、视力障碍等，一般易于耐受，偶有肝功能异常。

【妊娠期安全等级】 X。

【禁忌与慎用】 参见洛伐他汀。

【药物的相互作用】 1. 参见洛伐他汀。

2. 本品与利托那韦合用可引起横纹肌溶解。

【剂量与用法】 开始口服5～10 mg/d，必要时间隔4周以上可加量，最大剂量不超过40 mg/d。睡前1次顿服。对血清TC水平轻至中度升高者，小剂量(5 mg)1次服用疗效亦好。

【用药须知】 参见洛伐他汀，如血清TC水平＜3.6 mmol/L或LDL-胆固醇水平＜1.94 mmol/L，需减量。对肾功能不全患者不必调整剂量。

【临床新用途】 1. 防治冠心病　本品口服20～40 mg/d，可使冠心病发生率降低55%，动脉粥样硬化事件的发生率降低37%，总体病死率降低13%。

2. 治疗急性冠脉综合征　本品口服40 mg/d，1个月后逐渐增加至80 mg/d，第4个月改为20 mg/d；或在基础治疗的基础上加用本品20 mg/d，睡前服，两个月为一疗程。能有效调节血脂和减少急性冠脉综合征再住院率，减少严重缺血性事件的发生。

3. 治疗心力衰竭　本品口服5 mg/d，1个月后逐渐增加至10 mg/d，疗程14周。

4. 预防卒中　本品能使左心室壁血栓形成减少，并通过消退或稳定主动脉弓和颈动脉粥样硬化斑块预防脑栓塞，或通过恢复内皮细胞功能来减少卒中的危险。

5. 防止血管性痴呆　常规治疗的基础上加用本品20 mg/d，1个月为一疗程。

6. 防治糖尿病并发症　本品口服20～40 mg/d，可减少糖尿病肾病的蛋白尿，同时具有保护肾脏作用，可延缓糖尿病肾病的进展。

7. 预防骨折　口服40 mg/d，可促进骨质生成，增加骨密度，修复骨组织显微结构，降低骨折风险。

8. 治疗自身免疫性疾病　口服10～20 mg/d，有较好的免疫调节作用，除能抑制关节炎的症状外，还能减少致炎细胞因子的生成。对类风湿关节炎、系统性红斑狼疮和多发性硬化有辅助治疗作用。

9. 治疗哮喘　常规治疗的基础上加用本品40 mg/d，1个月为一疗程。

10. 治疗门静脉高压、肝硬化　连续给予本品1个月，门静脉压降低，肝脏灌注得到改善。

11. 降低胆结石的风险　长期服用本品能减少因胆固醇结石所致胆囊切除的风险。

12. 治疗子宫内膜异位症　本品可抑制细胞增殖和血管生成，并降低雌激素水平。

【制剂】 ①片剂：5 mg；10 mg；20 mg；40 mg。②胶囊剂：5 mg；10 mg；20 mg；40 mg。③滴丸：10 mg。④咀嚼片：10 mg。

【贮藏】 避光、密封贮存。

普伐他汀

(pravastatin)

别名：pravastatine、帕尔亭、帕瓦停、普拉司丁、帕伐他丁

本品为他汀类调血脂药。

【CAS】 81093-37-0

【ATC】 C10AA03

【理化性状】 1. 化学名：(3*R*,5*R*)-7-{(1*S*,2*S*,6*S*,8*S*,8a*R*)-1,2,-6,7,8,8a-Hexahydro-6-hydroxy-2-methyl-8-[(*S*)-2-methylbutyry-loxy]-1-naphthyl}-3,5-dihydroxyheptanoate

2. 分子式：$C_{23}H_{35}O_7$

3. 分子量：424.53

4. 结构式

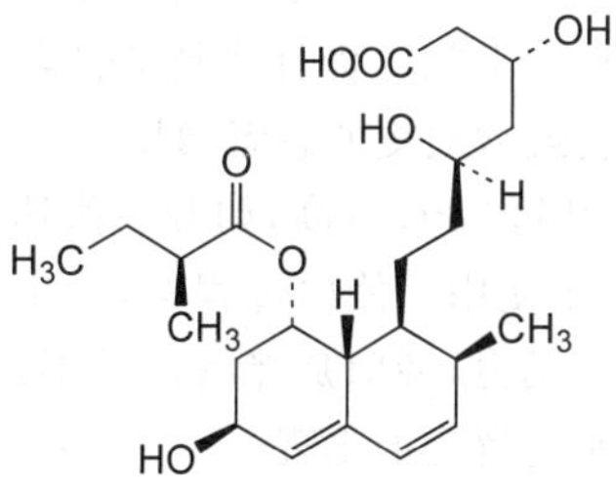

普伐他汀钠

(pravastatin sodium)

别名：普拉固、萘维太定、美百乐镇、Elisor、Eptastatin、Pravacol、Provachol、Mevalotin

〖CAS〗 81131-70-6

〖理化性状〗 1. 本品为白色至淡黄色，有吸湿性的粉末或结晶性粉末。易溶于水和甲醇，溶于无水乙醇。5%水溶液的pH为7.2～9.0。

2. 化学名：Sodium(3*R*,5*R*)-7-{(1*S*,2*S*,6*S*,8*S*,8a*R*)-1,2,-6,7,8,8a-hexahydro-6-hydroxy-2-methyl-8-[(*S*)-2-methylbutyry-loxy]-1-naphthyl}-3,5-dihydroxyheptanoate

3. 分子式：$C_{23}H_{35}O_7Na$

4. 分子量：446.5

【药理作用】 本品的作用机制与洛伐他汀相同，但作用较强。本品为开环β-羟酸活性结构的HMG-CoA还原酶抑制药，调脂作用较辛伐他汀稍弱。由于本品亲水性较强，选择性分布于肝细胞，而扩散至其他组织细胞较少，故不良反应较轻，不易引起肌病。可明显降低血TC与LDL-C，对TG几无降

低作用。

【体内过程】 与洛伐他汀和辛伐他汀不同，本品不需水解就具有活性。口服吸收后在肝内进行广泛的首关代谢，绝对生物利用度仅 17%，口服后 1～1.5 h 可达血药峰值。消除 $t_{1/2}$ 为 1.5～2 h。蛋白结合率为 50%。约 70%经胆道排出，随尿液排出者约为 20%。

【适应证】 参见洛伐他汀，对冠心病的一、二级预防均有良效。

【不良反应】 参见洛伐他汀。有时可见肌酸磷酸激酶(CPK)、尿酸升高及尿隐血。

【妊娠期安全等级】 X。

【剂量与用法】 1. 一般 10～20 mg/d，睡前顿服。4 周后可根据情况加量至 40 mg/d。

2. 有肝、肾功能不全史者及老年人的日剂量为 10 mg。

【用药须知】 1. 对纯合子家族性高胆固醇血症疗效差。

2. 应定期检查肝、肾功能，如 ALT 和 AST 升高达到或超过正常上限 3 倍且为持续性，应立即停药。有肝脏疾病史或饮酒史的患者慎用。

3. 偶可引起 CPK 升高，如升高值达到正常上限的 10 倍应停止使用。使用过程中，如出现不明原因的肌痛、触痛、无力，特别是伴有严重不适和发热者，应警惕横纹肌溶解症的出现。

4. 有报道显示，其他 HMG-CoA 还原酶抑制药的使用与糖化血红蛋白(HbA1 c)和空腹血清葡萄糖水平升高相关。尚缺乏充分证据证明任何 HMG-CoA 还原酶抑制药都不会增加易感人群的新发糖尿病风险。对于有风险的患者，使用他汀类药物治疗前及过程中，建议监测血糖代谢障碍相关的临床表现和生化指标。

【制剂】 ①片剂：5 mg；10 mg；20 mg。②胶囊剂：5 mg；10 mg；20 mg。

【贮藏】 密封、避光贮于室温。

氟伐他汀

(fluvastatin)

别名：富伐他汀

本品系完全由人工合成的他汀类药。

【CAS】 93957-54-1

【ATC】 C10AA04

【理化性状】 1. 化学名：(±)-(3*R* *，5*S* *，6*E*)-7-[3-(*p*-Fluorophenyl)-1-isopropylindol-2-yl]-3，5-dihydroxy-6-heptenoate

2. 分子式：$C_{24}H_{25}FNO_4$

3. 分子量：411.47

4. 结构式

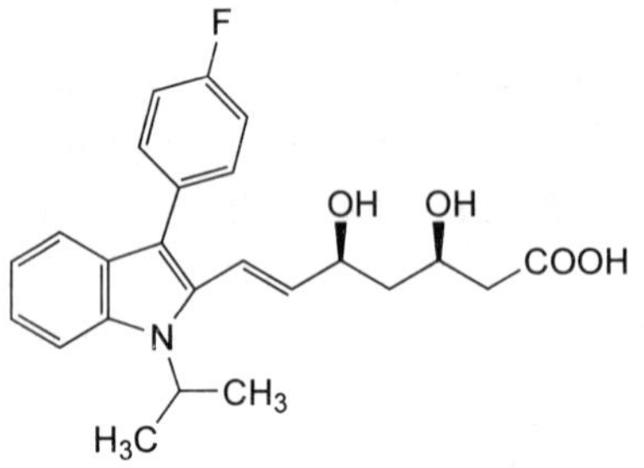

氟伐他汀钠

(fluvastatin sodium)

别名：来适可、Canef、Fractal、Lescol、Lochol

〖CAS〗 93957-55-2

〖理化性状〗 1. 本品为白色至淡黄色、褐黄色或略带红色的浅黄色粉末，具有吸湿性。溶于水、乙醇、甲醇。1%水溶液的 pH 为 8.0～1.0。

2. 化学名：Sodium(±)-(3*R* *，5*S* *，6*E*)-7-[3-(*p*-Fluorophenyl)-1-isopropylindol-2-yl]-3，5-dihydroxy-6-heptenoate

3. 分子式：$C_{24}H_{25}FNNaO_4$

4. 分子量：433.4

【药理作用】 本品为具有开环 β 羟酸活性结构的 HMG-CoA 还原酶抑制药，在体外，对 HMG-CoA 还原酶的抑制作用比洛伐他汀强 52 倍。

【体内过程】 本品与辛伐他汀和洛伐他汀不同，不需水解就具有活性。口服后吸收迅速而完全。在肝内进行广泛的首关代谢，肝脏也是其作用的主要部位。绝对生物利用度为 24%。蛋白结合率高于 98%。90%随粪便排出，见于尿液中者仅 6%。

【适应证】 用于饮食未能完全控制的原发性高胆固醇血症和原发性混合型血脂异常(Fredrickson Ⅱa 和Ⅱb 型)。

【不良反应】 1. 血液及淋巴系统 非常罕见血小板减少。

2. 精神 常见失眠。

3. 神经系统 常见头痛，非常罕见感觉异常、感知迟钝、感觉减退。

4. 血管 非常罕见血管炎。

5. 胃肠道 常见腹泻、腹痛及恶心，非常罕见胰腺炎。

6. 肝胆 非常罕见肝炎。

7. 皮肤和皮下组织 罕见过敏性反应如皮疹、荨麻疹；非常罕见有其他皮肤反应(如湿疹、皮炎、疱疹)、面部水肿及血管神经性水肿。

8. 肌肉骨骼及结缔组织　罕见肌痛、肌无力及肌病，非常罕见横纹肌溶解、肌炎、红斑狼疮样反应。

【妊娠期安全等级】 X。

【禁忌与慎用】 1. 对本品过敏的患者禁用。

2. 活动性肝病或持续的不能解释的转氨酶升高的患者禁用。

3. 哺乳期妇女使用时应暂停哺乳。

4. 重度肾功能不全的患者禁用。

5. 18 岁以下儿童用药的安全性和有效性尚未确定。

【药物相互作用】 1. 在服用考来烯胺后 4 h 再服用本品，与两药单用相比会产生临床显著的累加作用。为了避免本品与树脂结合，因此，服用离子交换树脂(如考来烯胺)后至少 4 h 才能给予本品。

2. 本品与苯扎贝特合用可使本品的生物利用度增加约 50%。

3. 免疫抑制剂(包括环孢素)、吉非贝齐、红霉素与本品合用的临床研究发现对耐受性无影响，但发生肌病的危险性增加，应密切观察。

【剂量与用法】 开始口服 20～40 mg，每晚 1 次，睡前服。如有必要，4 周后可加量至 80 mg/d。

【用药须知】 1. 参见洛伐他汀。

2. 有肝病史者，大量饮酒者，应注意不可解释的弥漫性肌痛、肌紧张和或肌无力及磷酸肌酸激酶显著升高，重度肾衰竭者应慎用。

【制剂】 ① 缓释片剂：80 mg。② 胶囊剂：20 mg；40 mg。

【贮藏】 密封、避光贮于室温。

阿托伐他汀钙

(atorvastatin calcium)

别名：立普妥、Lipitor、Zarator、Liprimar、Torvast

本品为新型 HMG-CoA 还原酶抑制药。

【CAS】 134523-00-5

【ATC】 C10AA05

【理化性状】 1. 化学名：Calcium(β*R*, δ*R*)-2-(*p*-fluorophenyl)-β, δ-dihydroxy-5-isopropyl-3-phenyl-4-(phenylcar-bamoyl) pyrrole-1-heptanoic acid (1 : 2) trihydrate

2. 分子式：$C_{66}H_{68}F_2N_4O_{10}$

3. 分子量：1209.4

【药理作用】 本品能使细胞内 TC 含量减少，从而刺激细胞合成 LDL 受体的速度增加，使细胞膜 LDL 受体数目增多及活性增强，导致血中 VLDL 及 LDL 的清除加速。另外，通过抑制细胞合成胆固醇，也干扰了脂蛋白的生成，使血清 TC 水平下降。本品亦能有效降低血清 TG 水平，且使血清 HDL-C 水平轻度升高。作用强度与辛伐他汀相近。口服吸收后绝大部分分布于肝、肾和肾上腺。降低 LDL-C 可达 60%，具有预防动脉硬化的功效。

【体内过程】 口服后迅速被吸收，1～2 h 可达血药峰值。由于全身清除前的胃肠道黏膜和(或)肝内的首过代谢，生物利用度仅约 12%，蛋白结合率＞98%。本品经 CYP3A4 代谢为几种具有活性的代谢物。平均消除 $t_{1/2}$ 约为 14 h。本品主要随胆汁排出。

【适应证】 1. 治疗原发性高胆固醇血症，包括家族性高胆固醇血症(杂合子型)或混合型高脂血症(相当于 Fredrickson 分类法的Ⅱa 和Ⅱb 型)患者，如果饮食治疗和其他非药物治疗疗效不满意，应用本品可治疗其 TC 升高、LDL-C 升高、载脂蛋白 B(Apo B)升高和 TG 升高。

在纯合子家族性高胆固醇血症患者中，本品可与其他降脂疗法(如 LDL 血浆透析法)合用或单独使用(当无其他治疗手段时)，以降低 TC 和 LDL-C。

2. 用于冠心病或冠心病风险高(如糖尿病、症状性动脉粥样硬化疾病等)合并高胆固醇血症或混合型血脂异常的患者，本品可降低非致死性心肌梗死的风险，降低致死性和非致死性卒中的风险，降低血管重建术的风险，降低因充血性心力衰竭而住院的风险，降低心绞痛的风险。

【不良反应】 1. 胃肠道　常见便秘、胃肠胀气、消化不良、恶心、腹泻；少见食欲缺乏、呕吐。

2. 血液和淋巴系统　少见血小板减少。

3. 免疫系统　常见变态反应；非常罕见过敏反应。

4. 内分泌系统　少见脱发、高糖血、低糖血症、胰腺炎。

5. 精神　常见失眠；少见健忘症。

6. 神经系统　常见头痛、头晕、感觉异常、感觉迟钝；少见外周神经病；非常罕见味觉障碍。

7. 眼　非常罕见视觉障碍。

8. 肝胆　罕见肝炎、胆汁淤积性黄疸；非常罕见肝功能衰竭。

9. 皮肤及其附属物　常见皮疹、瘙痒；少见风疹；非常罕见血管神经性水肿、大疱性皮疹(包括多形性红斑、斯-约综合征和中毒性表皮坏死松解症)。

10. 耳与迷路　少见耳鸣；非常罕见听力受损。

11. 肌肉与骨骼　常见肌痛、关节痛；少见肌病；罕见肌炎、横纹肌溶解症、肌肉痉挛；非常罕见肌腱断裂。

12. 生殖系统与乳房　少见阳痿；非常罕见男子

乳腺发育。

13. 全身异常　常见虚弱、胸痛、腰痛、外周水肿、疲劳；少见不适、体重增加。

【妊娠期安全等级】 X。

【禁忌与慎用】 1. 对本品过敏的患者禁用。

2. 活动性肝病或持续的不能解释的转氨酶升高的患者禁用。

3. 哺乳期妇女使用时应暂停哺乳。

【药物相互作用】 1. 本品与口服抗凝血药合用可使凝血酶原时间延长，使出血的危险性增加。

2. 本品与免疫抑制剂如环孢素、红霉素、吉非罗齐、烟酸等合用可增加肌溶解和急性肾衰竭发生的危险。

3. 考来替泊、考来烯胺可使本品的生物利用度降低，故应在服用前者 4 h 后服用本品。

【剂量与用法】 开始口服 10 mg，每晚 1 次。4 周后可逐渐加量，最大剂量为 80 mg/d。

【剂量与用法】 1. 用药期间应定期检查血胆固醇和血肌酸磷酸激酶。应用本品时氨基转移酶可能增高，有肝病史者服用本品更应定期监测肝功能。

2. 在本品治疗过程中，如发生氨基转移酶增高达正常高限的 3 倍，或血肌酸磷酸激酶显著增高或有肌炎、胰腺炎表现时，应停用本品。

3. 应用本品时如有低血压、严重急性感染、创伤、代谢紊乱等情况，须注意可能出现的继发于横纹肌溶解后的肾衰竭。

4. 肾功能不全时应减少本品剂量。

5. 本品宜与饮食共进，以利吸收。

【制剂】 ①片剂：10 mg；20 mg；40 mg；80 mg。②胶囊剂：10 mg；20 mg。

【贮藏】 密封、避光贮于室温。

瑞舒伐他汀

(rosuvastatin)

别名：罗索他汀、苏伐他汀、罗舒伐他汀

本品属他汀类药物，为 HMG-CoA 还原酶抑制药。

【CAS】 287714-41-4

【ATC】 C10AA07

【理化性状】 1. 化学名：(*E*)-(3*R*, 5*S*)-7-{4-(4-Fluorophenyl)-6-isopropyl-2-[methyl(methylsulfonyl)amino]pyrimidin-5-yl}-3,5-dihydroxyhept-6-enoic acid

2. 分子式：$C_{22}H_{27}FN_3O_6S$

3. 分子量：481.54

4. 结构式

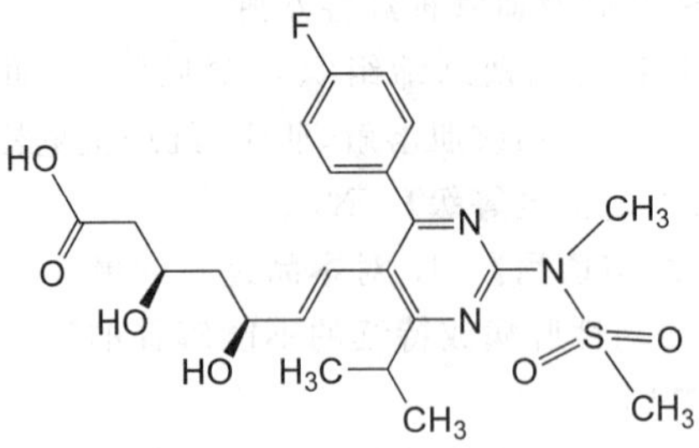

瑞舒伐他汀钙

(rosuvastatin calcium)

别名：Crestor

〖CAS〗 147098-20-2

〖理化性状〗 1. 化学名：(*E*)-(3*R*, 5*S*)-7-{4-(4-Fluorophenyl)-6-isopropyl-2-[methyl(methylsulfonyl)amino] pyrimidin-5-yl}-3, 5-dihydroxyhept-6-enoic acid calcium(2∶1)

2. 分子式：$(C_{22}H_{27}FN_3O_6S)_2Ca$

3. 分子量：1001.1

【药理作用】 本品通过抑制 HMG-CoA 还原酶的活性，降低体内的胆固醇合成，从而降低 LDL 水平，同时还能升高 HDL 水平。本品在结构上与其他同类药物（如辛伐他汀）相比，具有一个有极性的磺酰甲烷基团，因而有相对较强的亲水性，可使其高选择性被肝细胞摄入而不易进入其他组织细胞。本品抑制 HMG-CoA 还原酶的效力比其他汀类药物（阿托伐他汀、辛伐他汀、普伐他汀、洛伐他汀）要强。

【体内过程】 一日口服本品 20 mg，40 mg 和 80 mg 后 3～5 h 可达 C_{max}。1 周后，平均 C_{ss} 分别为 9.7 ng/ml，37 ng/ml 和 46.2 ng/ml，AUC 分别为 82(ng・h)/ml，256(ng・h)/ml 和 329(ng・h)/ml。肝功能不全患者的 C_{ss} 和 AUC 可见升高。本品的生物利用度约为 20%，进食不影响其吸收。主要分布在肝内，其蛋白结合率约为 85%（主要为白蛋白），V_d 约为 134 L。约有 10% 的本品在肝内经 CYP2C9 和 CYP2C19 代谢，其部分代谢产物尚存有活性。本品主要以原药排泄，约有 10% 随尿液排出，90% 随粪便排出，其消除 $t_{1/2}$ 为 13～20 h。

【适应证】 用于治疗纯合子家族性高胆固醇血症、家族性胆固醇血症、原发性胆固醇血症和高脂血症。

【不良反应】 1. 可发生头痛、乏力、上呼吸道感染、肌痛、肾功能不全，患者甚至可能发生横纹肌溶解症。

2. 还可发生恶心、消化不良、腹泻或便秘。

3. 肾衰竭的发生率＜1%，可出现一过性蛋白尿和镜下血尿。

【妊娠期安全等级】 X。

【禁忌与慎用】 1. 对本品过敏者、活动性肝病或不明原因的转氨酶持续升高者、8岁以下儿童均禁用。

2. 肾功能不全患者、转氨酶高于正常上限3倍以上者、过量饮酒者、有肝病史者、易于发生横纹肌溶解者、易患肌病者及不明原因的持续蛋白尿者均应慎用。

3. 哺乳期妇女使用时，应暂停哺乳。

【药物相互作用】 1. 合用环孢素可使本品的血药浓度和AUC上升，而对环孢素的药动学并无影响。

2. 合用吉非贝齐时，本品的血药浓度和AUC上升。

3. 与华法林合用时，可见INR升高。

4. 本品合用含钙或镁的抗酸药时，可见本品的血药浓度下降54%，必须合用时，两药应间隔2 h。

【剂量与用法】 1. 治疗原发性杂合子高胆固醇血症、混合性脂质异常血症(Ⅱa和Ⅱb型)、高脂血症　成人起始口服一次10 mg，1次/日，但不需要快速使胆固醇水平下降者或易患肌病者，可口服一次5 mg，1次/日；对明显高胆固醇血症和急欲使胆固醇水平正常者，可口服一次20 mg，1次/日。维持剂量为一次5～40 mg，1次/日(在20 mg疗效不佳时才用40 mg)。

2. 治疗纯合子家族性高胆固醇血症　起始剂量为一次20 mg，1次/日，最大剂量不可超过40 mg/d。

3. 轻、中度肾功能不全患者不必调整剂量，对尚未进行血透的重度肾功能不全患者，则必须调整剂量；对长期接受血透的患者，应减少剂量。

【用药须知】 1. 食物可使本品吸收率下降20%，但不影响其AUC。

2. 西柚汁中含有多种可抑制CYP3A4活性的成分，故有升高经CYP3A4代谢的药物的血浆水平可能性，常规饮用量对本品代谢影响很小，但如大量饮用，则可能升高本品的血浆水平，使发生横纹肌溶解的危险性增加。

3. 服用本品期间，不可合用可能降低内源性皮质激素浓度的药物(如酮康唑、西咪替丁、螺内酯)。

4. 不论用于何种适应证，使用本品均应从小剂量开始。

【制剂】 ①片剂：5 mg；10 mg；20 mg；40 mg。②胶囊剂：5 mg；10 mg；20 mg。

【贮藏】 贮于20～25 ℃。

匹伐他汀

(pitavastatin)

别名：Livalo

本品为HMG-CoA还原酶抑制药。

【CAS】 147511-69-1

【ATC】 C10AA08

【理化性状】 1. 化学名：(3*R*，5*S*，6*E*)-7-[2-Cyclopropyl-4-(*p*-fluorophenyl)-3-quinolyl]-3，5-dihydroxy-6-heptenoic acid

2. 分子式：$C_{25}H_{24}FNO_4$

3. 分子量：421.5

4. 结构式

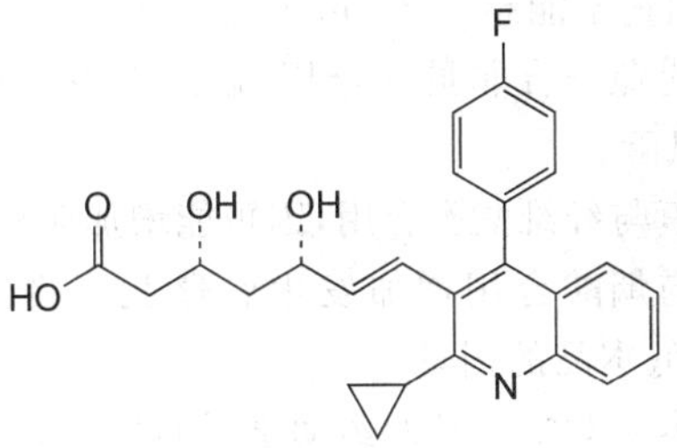

匹伐他汀钙

(pitavastatin calcium)

〖CAS〗 147526-32-7

〖理化性状〗 1. 本品为白色至浅黄色粉末，无臭，有吸湿性。易溶于吡啶、三氯甲烷、稀盐酸及四氢呋喃，溶于乙二醇，难溶于辛醇，微溶于甲醇，极微溶于水和乙醇，几乎不溶于乙腈和乙醚。遇光不稳定。

2. 化学名：(+)Monocalcium bis{(3*R*，5*S*，6*E*)-7-[2-cyclopropyl-4-(4-fluorophenyl)-3-quinolyl]-3，5 dihydroxy-6-heptenoate}

3. 分子式：$C_{50}H_{46}CaF_2N_2O_8$

4. 分子量：880.98

【药理作用】 本品对HMG-CoA还原酶具有强力的抑制作用，可高效抑制人肝HepG2细胞中生成胆固醇的过程，从而阻碍胆固醇的合成。本品能在超低浓度下诱导LDL受体mRNA的合成，使其数量增加，导致LDL受体密度增加，促进LDL的清除，使LDL-C和TG浓度降低。

【体内过程】 本品口服后，主要在十二指肠和大肠被吸收。其蛋白结合率>96%。本品选择性地分布于肝中，其他组织与血药浓度相同或较低。本品主要在肝、肾、肺、心和肌肉中代谢，原药和代谢物随尿液和粪便排出，几乎全部被清除。

【适应证】 用于治疗高脂血症和家族性高胆固醇血症。

【不良反应】 常见胃肠不适、腹痛、便秘，偶有AST、ALT和CPK升高。

【禁忌与慎用】 1. 对本品过敏者、妊娠期妇女禁用。

2. 急性肝病或转氨酶持续升高者禁用。

3. 肾功能不全患者慎用。

4. 哺乳期妇女使用时,应暂停哺乳。

【药物相互作用】 1. 环孢素可明显升高本品的血药浓度,应禁止合用。

2. 红霉素可明显升高本品的血药浓度,如合用,本品的剂量不能超过 1 mg/d。

3. 利福平可明显升高本品的血药浓度,如合用,本品的剂量不能超过 2 mg/d。

4. 避免与吉非贝齐合用,以降低发生横纹肌溶解症的风险。

5. 慎与纤维酸类合用,因可能增加肌病的风险。

6. 与烟酸合用增加发生骨骼肌不良反应的风险,应降低本品的剂量。

7. 本品对华法林的药动学无明显影响。

【剂量与用法】 成人口服一次 1～2 mg,1 次/日,一般在晚饭后服用。

【用药须知】 1. 对于高胆固醇患者仍然应该首先采取饮食疗法,并注意运动疗法。

2. 用药开始到 12 周之间,至少做一次肝功检查,12 周后,可以半年做一次定期检查。

3. 用药期间,应定期检查血脂,如果在规定疗程中无效果,应该终止给药。

【制剂】 片剂:1 mg;2 mg。

【贮藏】 密闭、防潮,贮于室温。

西立伐他汀
(cerivastatin)

本品为 HMG-CoA 还原酶抑制药,临床用其钠盐。因可引起严重的横纹肌溶解症,2001 年从美国撤市。

【CAS】 145599-86-6

【ATC】 C10AA06

【理化性状】 1. 化学名:[S-[R*,S*-(E)]]-7-[4-(4-Fluorophenyl)-5-methoxymethyl)-2,6 bis(1-methylethyl)-3-pyridinyl]-3,5-dihydroxy-6-heptenoate

2. 分子式:$C_{26}H_{34}FNO_5$

3. 分子量:459.55

西立伐他汀钠
(cerivastatin sodium)

别名:Baycol、Lipobay

〖CAS〗 143201-11-0

〖理化性状〗 1. 化学名:Sodium [S-[R*,S*-(E)]]-7-[4-(4-fluorophenyl)-5-methoxymethyl)-2,6 bis(1-methylethyl)-3-pyridinyl]-3,5-dihydroxy-6-heptenoate

2. 分子式:$C_{26}H_{34}FNO_5Na$

3. 分子量:481.53

4. 结构式

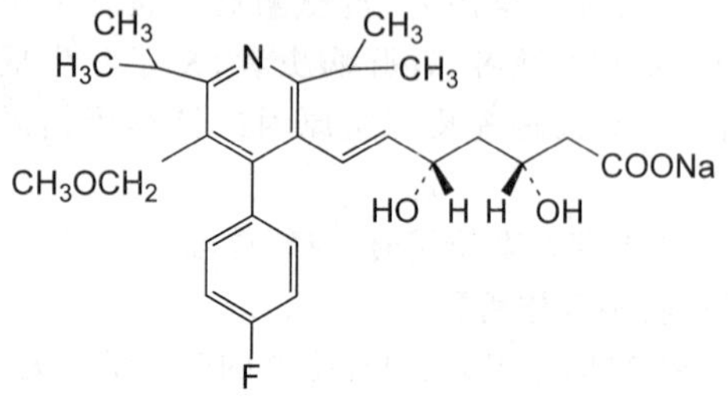

【药理作用】 本品为一全合成的 HMG-CoA 还原酶抑制药。对 HMG-CoA 还原酶的亲和性高于洛伐他汀、辛伐他汀和普伐他汀,其 ED_{50} 仅为 0.002 mg/kg,其余 3 个则为 0.2～0.3 mg/kg,相差约 50 倍。健康志愿者口服一次 0.1～0.4 mg,1 次/日共 7 日,可使总 TC 降低>26%,LDL-C 降低>36%,4 周后仍分别降低 30%、22%以上,TG 降低 12%,HDL-C 升高 5%以上。本品调脂作用既显著又呈剂量依赖性。此外,还可抑制血管平滑肌内皮细胞及成纤维细胞的增殖和纤维化;抑制单核细胞黏附血管内皮细胞;刺激血管平滑肌细胞的溶纤活性;增加动脉粥样硬化斑块的稳定性;改善血管内皮功能,增加内皮依赖性血管扩张作用及循环中的激素(睾酮、雌二醇等)水平等。

【体内过程】 口服后几乎完全吸收,且不受食物影响,但有首关效应,故生物利用度约为 60%。到达血药浓度峰值时间为 2～3 h。口服 0.1 mg/d 共 7 日,C_{max} 平均为 0.94 μg/L,平均 AUC 为 5.8 (μg·h)/L。在 0.15～0.8 mg 剂量范围内,显示为线性药动学。其参数,高胆固醇血症患者与正常人相比可能有 35%的差异。本品蛋白结合率高达 99%以上,主要与 α_1 酸糖蛋白结合。分布容积约为 0.3 L/kg,消除 $t_{1/2}$ 为 2～3 h。主要以代谢物形式随粪便排泄。本品主要由肝脏内 CYP2C8(很少由 CYP3A4)代谢,生成具有药理活性的代谢产物 M1 和 M23,以及少量 M24,它们占本品全部活性的 20%～25%。

【适应证】 用于治疗高脂血症和家族性高胆固醇血症。

【不良反应】 1. 常见的不良反应是头痛、胃肠道不适、无力、咽炎和鼻炎。

2. 少数患者长期服用可见肌酐激酶和转氨酶升高。当与吉非罗齐或环孢素合用时,个别可见横纹肌溶解和肾衰竭,有的甚至可致死。

【禁忌与慎用】 1. 对本品过敏者、妊娠期妇女禁用。

2. 急性肝病或转氨酶持续升高者禁用。

3. 肾功能不全患者慎用。

4. 有活动性肝病时禁用。

5. 儿童用药的安全性及有效性尚未确定。

6. 哺乳期妇女使用时应暂停哺乳。

【药物相互作用】 1. 与抗凝血药合用可使凝血酶原时间延长。

2. 考来替泊、考来烯胺可使本品的生物利用率降低，故应在服前者 4 h 后服本品。

3. 本品与西咪替丁、雷尼替丁、奥美拉唑、吉非罗齐合用，可使本品血浓度增高，不良反应增加。

【剂量与用法】 成人口服一次 0.3 mg，1 次/日，一般在晚饭后服用。

【用药须知】 1. 应用本品时转氨酶、ALP 和胆红素可能增高，有肝病史者用本品治疗期间应定期监测肝功能。

2. 应用本品时，如有低血压、严重急性感染、创伤、代谢紊乱等情况，须注意可能出现的继发于横纹肌溶解后的肾衰竭。

【制剂】 片剂：0.3 mg。

【贮藏】 阴凉干燥处，密闭保存。

9.1.2　胆汁酸螯合剂

本类药大多属于阴离子碱性树脂，不溶于水，在肠道与胆汁酸结合后，使后者不能从肠道重吸收，阻断胆汁酸的肠肝循环，从而促进体内胆固醇转化为胆汁酸而排出体外，降低血 TC 而升高血 HDL-C 水平，对血浆 TG 与 VLD-L 的影响很小。在国外曾作为降胆固醇的一线药物，但因价格贵、不良反应较大，我国很少使用，加之近年来 HMG-CoA 还原酶抑制剂显示出比胆汁酸螯合剂更强的降胆固醇作用及更小的不良反应，即使在国外也不再将胆汁酸螯合剂作为降胆固醇的第一线药物。

考来烯胺

(colestyramine)

别名：消胆胺、降胆敏、消胆胺脂、胆酪胺、地维烯胺、Divistyramine、Cholestyramine、Cuemid、Questran、Resin

本品系阴离子交换树脂。

【CAS】 11041-12-6

【ATC】 C10AC01

【理化性状】 1. 本品为强碱性阴离子交换树脂的氯化物，由苯乙烯、二乙烯基苯共聚物与季铵基团组成。以干燥品计算，每克交换甘胆酸钠 1.8～2.2 g。本品为白色或几乎白色吸湿性粉末。不溶于水、乙醇和二氯甲烷。1%水的混悬液静置 10 min 后 pH 为 4.0～6.0。

2. 结构式

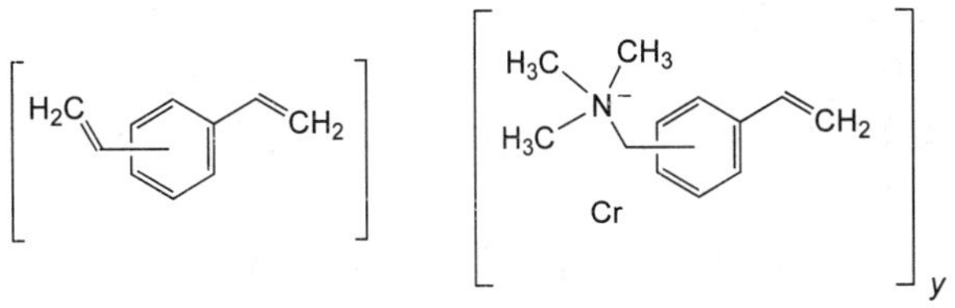

【药理作用】 本品口服完全不被吸收。在肠道与胆汁酸形成螯合物，随粪便排出。这可阻碍胆汁酸吸收入血，使血中胆酸量减少，结果促使肝脏及血中胆固醇向胆酸转化，从而降低血胆固醇。此外，肠道内胆汁酸浓度降低，又影响了胆固醇的吸收，自然也影响了血中胆固醇水平。一般在口服给药后 4～7d 起效，两周内呈现出最高疗效。可使 TC 与 LDL-C 分别下降 20%～30%和 15%～30%，HDL-C 可见中度增加。

【体内过程】 本品不会从胃肠道吸收。用药后 1～2 周，血浆胆固醇浓度开始降低，可持续降低 1 年以上。部分患者在治疗过程中，血清胆固醇浓度开始降低，后又恢复至或超过基础水平。用药后 1～3 周，因胆汁淤滞所致的瘙痒得到缓解。停药后 2～4 周血浆胆固醇浓度恢复至基础水平。停药 1～2 周后，再次出现因胆汁淤滞所致的瘙痒。

【适应证】 1. 适用于高胆固醇血症(Ⅱa 型)，为其首选药之一。可使血浆 LDL 和 TC 下降，可降低心肌梗死的发生率及冠心病的死亡率。无降低 TG 作用，有的患者治疗第 1 周内 TG 反而有所增高(5%～20%)，但此作用通常在连续给药 4 周内可逐渐消失。对同时有高脂血症的患者(Ⅱb 型)，需加服其他降 TG 的调脂药。

2. 本品尚可用于动脉硬化及肝硬化、胆石症引起的瘙痒，治疗胆汁淤积性黄疸，新生儿黄疸及小肠切除术后的腹泻等。

【不良反应】 1. 因用量大，约 2%的患者产生胃肠道反应，恶心、腹胀、消化不良及便秘是较常见症状，小儿与老年人可发生肠梗阻。

2. 大剂量可干扰脂肪吸收，偶见腹泻，也可能出现短暂的转氨酶及碱性磷酸酯酶增高。对儿童和矮小患者，因所用剂量相对较大，可能出现高血氯性酸中毒。本品干扰叶酸和脂溶性维生素吸收，故长期服本品时，应补充叶酸 5 mg/d 及维生素 A、D、K 和钙盐。

【妊娠期安全等级】 C。

【禁忌与慎用】 1. 胆道完全闭塞的患者禁用。

2. 老年人、儿童和胃肠功能障碍者慎用。

【药物相互作用】 1. 本品可延迟或减少其他一

些药物的吸收，特别在合用酸性药物时。

2. 本品能与保泰松、噻嗪类利尿药、甲状腺素、巴比妥类药物、四环素、洛哌丁胺、洋地黄类、有关的生物碱、华法林、普萘洛尔，雌激素类、孕酮类、苯氧乙酸类调脂剂等结合，影响这些药物的吸收。为了避免此种影响，至少要在服用本品 1 h 前或 4 h 以后才能服用其他药物。

3. 本品还可影响脂溶性维生素 A、D、K，叶酸，铁剂的吸收，长期应用应予以补充。

【剂量与用法】 1. 用于高胆固醇血症　一次 4～5 g，加水 200 ml，于进食前 0.5～1 h 服，3～4 次/日。总量不超过 24 g/d。服药可从小剂量开始，1～3 个月内达最大耐受量。

2. 止痒　开始 6～10 g/d，维持量 3 g/d，3 次分服。

【用药须知】 1. 长期服用可使肠内结合胆盐减少，引起脂肪吸收不良，应适当补充维生素 A、D 等脂溶性维生素及钙盐。在服用本品前 1～2 h 服叶酸，其他药物在服用本品 1～4 h 前或 4 h 以后才能服用。

2. 本品味道难闻，可用调味剂伴服。多进食纤维素可缓解便秘。

3. 不可加大剂量，以免引起胃肠道不适，腹泻等。

【制剂】 粉剂：378 g/罐；4 g 金属箔包装。

【贮藏】 密封、避光贮于室温。

考来替泊

(colestipol)

本品为胆汁酸结合树脂。

【CAS】 26658-42-4

【ATC】 C10AC02

【理化性状】 1. 化学名：Copolymer of bis(2-aminoethyl)amine and 2-(chloromethyl)oxirane

2. 结构式

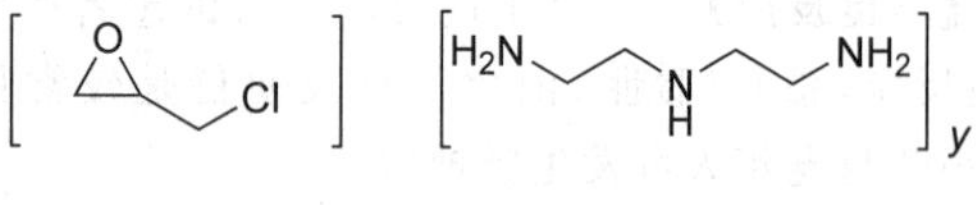

盐酸考来替泊

(colestipol hydrochloride)

别名：降脂树脂Ⅱ号、降胆宁、Colestid、Cholestabyl

〖CAS〗 37296-80-3

〖理化性状〗 本品吸湿后为黄色至橙色小球。有吸湿性，但不溶于水和稀酸或碱的水溶液。几乎不溶于乙醇和二氯甲烷。10%(w/w)悬浮液的上清层 pH 为 6.0～7.5。

【药理作用】 本品为离子交换树脂，口服后与肠道的胆汁酸结合，阻碍后者吸收入血，使血中胆酸量减少，结果促使血中胆固醇向胆酸转化，因而可降低血胆固醇。

【体内过程】 本品不被消化酶降解，不会从消化道吸收。

【适应证】 用于高胆固醇血症。

【不良反应】 参见考来烯胺的有关叙述。

【妊娠期安全等级】 B。

【禁忌与慎用】 老年人、儿童和胃肠功能障碍者慎用。

【药物相互作用】 参见考来烯胺。

【剂量与用法】 起始剂量为 2 g，1～2 次/日，间隔 1～2 月，根据胆固醇水平调整剂量，最大剂量 16 g/d，顿服或分次服用。

【用药须知】 1. 长期服用可使肠内结合胆盐减少，引起脂肪吸收不良，应适当补充维生素 A、D 等脂溶性维生素及钙盐。在服用本品前 1～2 h 服叶酸，其他药物在服用本品 1～4 h 前或 4 h 以后才能服用。

2. 治疗期间应监测胆固醇和 TG 水平，如胆固醇不能降至理想范围，应考虑患者的顺应性或改变治疗方案。如 TG 明显升高，可考虑降低本品剂量或联合用药。

【制剂】 片剂：1 g。

【贮藏】 密封、避光贮于室温。

考来维仑

(colesevelam)

本品为胆汁酸螯合剂。于 2000 年 9 月在美国首次上市。

【CAS】 182815-43-6

【ATC】 C10AC04

【理化性状】 1. 化学名：Allylamine polymer with epichlorohydrin (1-chloro-2, 3-epoxypropane), [6-(allylamino) hexyl] trimethylammonium chloride and *N*-allyldecylamine

2. 分子式：$(C_3H_7N)_m(C_3H_5ClO)_n(C_{12}H_{27}ClN_2)_o(C_{13}H_{27}N)_p$

盐酸考来维仑

(colesevelam hydrochloride)

别名：Welchol

〖CAS〗 182815-44-7

【药理作用】 1. 本品能与胆汁酸及其主要成分甘氨胆酸相结合。本品为吸收性聚合物，能与肠道中的胆汁酸大量结合，阻断其重吸收，一旦胆汁酸耗竭，肝脏胆固醇 7α-羟化酶即上调，从而增加胆固醇向胆汁酸转化，使肝细胞中胆固醇的需求量增加，最终产生双重作用，既增加转化，又提高胆固醇的生物合成酶(羟甲基戊二酰辅酶 A 还原酶)的活性，增加肝脏 LDL(LDL)受体。这些补偿性作用可增加血液中 LDL 胆固醇的清除率，降低血清 LDL-C 水平。

2. 本品降血糖的作用机制尚未明确。

【体内过程】 本品具有亲水性，为不溶于水的聚合物，且不被消化酶水解，也不被人体吸收。临床研究显示，给予[^{14}C]标记的本品 1.9 g，2 次/日，连用 28 天，标记的本品，一次剂量平均有 0.05%随尿液排出。

【适应证】 1. 单用或与任一他汀类药物联合使用，作为原发性高脂血症饮食和运动的辅助治疗，以降低其升高的 LDL-C 水平。

2. 用于辅助饮食控制及锻炼控制 2 型糖尿病的血糖。

【不良反应】 1. 可引起头痛、无力、咽炎、鼻炎和鼻窦炎。

2. 还可引起腹痛、腹泻、便秘、消化不良、胃肠胀气和恶心。

3. 肌痛、腰痛、咳嗽、皮肤感染已有报道。

【妊娠期安全等级】 B。

【禁忌与慎用】 1. 有肠梗阻病史者、TG 水平高于 500 mg/dl 者及有因高脂血症导致胰腺炎发作病史者禁用。

2. 吞咽困难、严重胃肠道运动障碍禁用本品片剂。

3. 10 岁以下男性儿童及月经未初潮的女性儿童用药的安全性及有效性尚未明确。

【药物相互作用】 1. 本品可降低环孢素、格列美脲、格列齐特、格列本脲、左甲状腺素、奥美沙坦酯、含雌二醇和炔诺酮的口服避孕药的暴露量。

2. 本品不会影响他汀类的调脂作用。

3. 本品可升高二甲双胍缓释片的暴露量。

4. 上市后有报道本品可能与苯妥英或华法林发生相互作用。

【剂量与用法】 1. 片剂　成人口服 3 片(1875 mg)，2 次/日；或 1 次顿服 6 片(3750 mg)，与食物同服。最高日剂量可达 7 片。

2. 口服混悬剂　3750 mg，分 1～2 次，用水冲服，或撒于苹果沙司等柔软食物上服用。

【用药须知】 1. 脂溶性维生素缺乏患者须慎用本品。

2. 治疗期前应检测 TG 水平，治疗期间定期监测，如 TG 水平超过 500 mg/dl，应停药。

【制剂】 ① 片剂：625 mg。② 口服混悬剂：1875 mg。

【贮藏】 防潮，贮于室温。

考来替兰

(colestilan)

别名：可来替兰、BindRen

本品为胆汁酸螯合剂、磷酸盐结合剂，1999 年在日本首次上市，2013 年在欧洲批准用于治疗长期透析的肾病患者的高磷血症。

【CAS】 95522-45-5

【ATC】 V03AE06

【理化性状】 1. 化学名：2-(Chloromethyl) oxirane 2-methyl-1*H*-imidazole copolymer

2. 分子式：$(C_4H_5ClN_2)_m(C_3H_6O)_n$

【药理作用】 1. 本品可影响胆汁酸及胆固醇的吸收。其作用机制为在消化道内吸附胆汁酸，抑制胆汁酸和胆固醇的重吸收，从而促进胆汁酸及胆固醇的排泄，并增加肝内 UDL 受体促使血中 LDL 进入肝脏，从而也降低血中 LDL。本品与同类药物考来烯胺比较，显示与大多数胆汁酸类有较大的吸附量和亲和性，本品可有效降低门静脉血中的总胆汁酸量及腹部淋巴管内的 TC 浓度，有效增加排泄物中的胆汁酸及胆固醇。反复给予本品可使大白鼠肝微粒体中的胆固醇 7α-羟基化酶活性上升，使肝中的胆固醇向胆汁酸转化加剧。因此，本品主要是通过吸附消化管内胆汁酸及胆固醇从而抑制其吸收，同时可促进肝中 LDL 的摄取及异化，从而导致血中胆固醇浓度降低。

2. 本品可在肠道与磷结合，阻止磷酸盐自肠道的吸收。

【体内过程】 口服本品不能被吸收，消化道内亦未能代谢分解，全部经粪便排除。

【适应证】 1. 用于治疗高胆固醇血症、家族性高胆固醇血症。

2. 用于治疗肾病长期透析者的高血磷症。

【不良反应】 1. 主要为便秘、腹胀、呕吐、腹痛等。

2. 偶见其他不良反应为口干、消化不良、便血、痔出血、肝功能损害(ALT、AST、γ-GT、AlP 上升)、瘙痒、丘疹、心悸、CPK 上升、关节痛、头痛、胸痛、乏力、周围水肿、红细胞及白细胞减少等。

【妊娠期安全等级】 B。

【禁忌与慎用】 1. 既往对本品有过敏史的患者

禁用。

2. 由于本品主要是通过与肠管中的胆汁酸结合,促进胆汁酸在粪便中的排泄从而降低血清中的胆固醇,因此,胆道完全闭塞的患者疗效不佳。

3. 有便秘、痔、消化道溃疡者,有出血倾向、肝病、肝功能不全的患者使用本品有可能使症状加剧,因此,应慎用。

【剂量与用法】 1. 高胆固醇血症　通常成人给予一次 1.5 g,早、晚饭前口服。也可根据症状及服用状况,早、晚饭后口服(但原则上仍应早、晚饭前给药)。可根据患者的年龄及病情严重程度适当增减剂量,最高给药剂量为 4 g/d。

2. 高磷血症　6～9 g/d,分 3 次服,与餐同服或餐后即服,最大剂量 15 g/d。

【用药须知】 1. 使用本品前应确诊为高胆固醇血症或高磷血症方可使用。

2. 长期使用本品有可能会影响脂溶性维生素 A、D、E、K 的吸收,因此,应适当予以补充。

3. 使用本品期间应定期检测胆固醇或血磷,如无治疗作用应立即停止用药。此外用药期间,会引起 TG 的上升,因此,应定期检测血中的 TG 值,如发现该值异常上升,应立即停药。

4. 老年患者中出现不良反应的种类和频率与年轻患者之间没有显著差别。但是老年患者的生理功能低下,因此,应注意其消化道的不良反应。

【制剂】 ①片剂:0.5 g;1 g;2 g;3 g。②颗粒剂:1 g;2 g。

【贮藏】 贮于室温。

考来糖苷

(colextran)

【CAS】 9015-73-0

【ATC】 C10AC03

【简介】 本品为胆汁酸螯合剂。为二乙基乙醇胺与右旋糖酐形成的酯,以商品名 Pulsar(意大利)、Dexide(西班牙)在欧洲上市销售。

9.1.3　纤维酸类

又称为贝特类。本类药物调脂机制尚不完全清楚。可减少肝脏合成 VLDL,降低 TC 与 LDL 水平,增加肝脏 LDL 的清除,促进 HDL 的合成增加。主要适用于高脂血症及 TG 增高为主的混合型高脂血症。本类药中的氯贝丁酯(安妥明,clofibrate)最早应用于临床,其疗效显著;但经大组病例长期观察,证实其可引起胆结石与癌症等,导致非冠心病的死亡率明显增高。目前已很少使用。

氯贝丁酯

(clofibrate)

别名:安妥明、氯贝特、冠心平、降脂乙酯、祛脂乙酯、苯丁酯、AtromidSCPI-B

本品是本类药中最早问世的一种。临床用其铝盐、钙盐或镁盐。

【CAS】 637-07-0(clofibrate);882-09-7(clofibric acid)

【ATC】 C10AB01

【理化性状】 1. 本品为澄明、几乎无色液体。极微溶于水,可与乙醇混溶。

2. 化学名:Ethyl 2-(4-chlorophenoxy)-2-methyl-propionate

3. 分子式:$C_{12}H_{15}ClO_3$

4. 分子量:242.7

5. 结构式

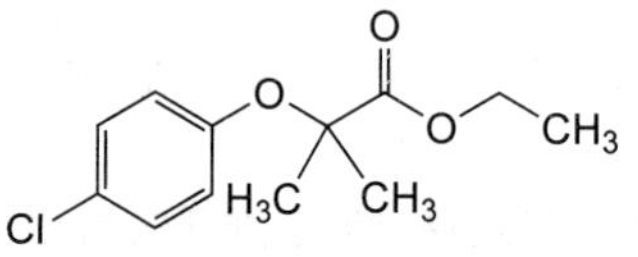

氯贝酸铝

(aluminium clofibrate)

〖CAS〗 14613-01-5

〖理化性状〗 1. 化学名:Bis[2-(4-chlorophenoxy)-2-methylpropionato]hydroxyaluminium

2. 分子式:$C_{20}H_{21}AlCl_2O_7$

3. 分子量:474.29

氯贝酸钙

(calcium clofibrate)

〖CAS〗 39087-48-4

〖理化性状〗 1. 分子式:$C_{20}H_{20}CaC_{12}O_6$

2. 分子量:467.4

氯贝酸镁

(magnesium clofibrate)

〖CAS〗 14613-30-0

〖理化性状〗 1. 分子式:$C_{20}H_{20}C_{12}MgO_6$

2. 分子量:451.6

【药理作用】 本品能抑制胆固醇和 TG 的合成,增加固醇类的排泄。主要通过抑制腺苷酸环化酶,使脂肪细胞内的 cAMP 含量减少,抑制脂肪组织水解,使血中非酯化脂肪酸含量减少,导致肝 VLDL 合成及分泌减少;同时通过增强脂蛋白脂肪酶(LPL)活性，加速血浆 VLDL 分解而降低 TG 水平；同时还能抑制肝内胆固醇的生物合成，增加胆固醇从肠道的排泄，使大多数患者血浆 TC 和 LDL 胆固醇也有所下降；但在 VLDL 大幅度下降时也可能伴随有 LDL 的升高。降 TG 作用较降胆固醇作用明显。对 HDL-胆固醇无影响或有所升高。本品尚能降低血浆纤维蛋白原含量和血小板的黏附性，因而可减少血栓的形成。此外，本品可增加尿酸的排泄。

【体内过程】 口服吸收迅速，并在体内被快速水解为活性产物氯苯丁酸。服药后 1.5～4 h 可达血药峰值，约 95%与血浆蛋白结合。85%随尿液排出，其中 92%～98%系与葡糖醛酸结合。本品可透过胎盘，可由乳汁分泌。

【适应证】 1. 适用于 TG 及 VLDL 增高的Ⅱb、Ⅲ、Ⅳ、Ⅴ型高脂蛋白血症。尤其对Ⅳ型疗效更佳，短期内可使血浆 TG 降低约 50%。但需长期服用，停药后，血中胆固醇可能逐渐回升至原有水平。有时在开始服药的第 1 个月内疗效不显著，继续服用可见效。

2. 临床上用于动脉粥样硬化及其继发症，如冠心病、脑血管疾病、周围血管病及糖尿病所致动脉病等。由于不良反应较多，本类中已有更优品种，现已少用。

【不良反应】 1. 短期服用不良反应轻微，个别患者有恶心、呕吐、食欲缺乏等症状。为减少胃肠道反应，开始时宜采用小量，以后逐渐增量，但在治疗的第 1 个月内应达到规定剂量。停药时最好也采取递减方式。

2. 偶见头痛、乏力、皮疹、脱发、阳痿或性欲减退。治疗 8 周后，转氨酶偶见轻度上升。

3. 长期服药，可使胆结石的发生率明显提高。个别患者服药后发生肌痛、肌无力、肌挛缩、肌强直，同时血中 CK 活性明显增高。

【妊娠期安全等级】 C。

【禁忌与慎用】 1. 重度肝、肾功能不全患者禁用。

2. 胆汁性肝硬化或胆结石患者禁用。

3. 哺乳期妇女使用时应暂停哺乳。

4. 儿童用药的安全性及有效尚未确定。

【药物相互作用】 1. 本品同时合用抗凝血药、呋塞米或磺酰脲类，可加强后者的作用，应调整后者的剂量。

2. 本品不可合用洛伐他汀，因可暴发横纹肌溶解症。

【剂量与用法】 一般口服 0.25～0.5 g，3 次/日，饭后服。

【用药须知】 1. 应定期检查转氨酶、白细胞、胆固醇、CK 等。

2. 本品可使服药者胆结石的发病率明显提高。还能使胆结石、肿瘤及其他病因的死亡率明显增高。在可以使用同类其他药物的情况下，尽可能不用本品。

【临床新用途】 1. 原发性尿崩症　口服本品 0.5～0.75 g，3～4 次/日；也可合用氢氯噻嗪 15～30 mg/d。长期治疗中，可与氯磺丙脲交替使用。

2. 流行性出血热　多尿期口服本品 0.25～0.5 g，3 次/日，可减少尿量。

【制剂】 胶囊剂：0.25 g；0.5 g。

【贮藏】 密封、避光贮于室温。

双贝特
(simfibrate)

别名：Cholesolvin

【CAS】 C10AB06

【理化性状】 1. 化学名：Propane-1，3-diyl bis [2-(4-chlorophenoxy)-2-methylpropanoate]

2. 分子式：$C_{23}H_{26}Cl_2O_6$

3. 分子量：469.35

4. 结构式

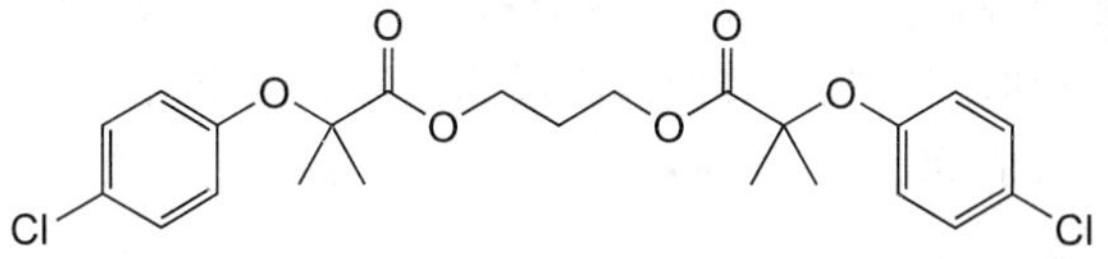

【简介】 本品为 2 分子氯贝丁酯与丙二醇缩合而成的酯，在体内水解成氯贝丁酯而发挥作用。作用及不良反应基本与氯贝丁酯相似，降脂作用及持续时间超过氯贝丁酯。不良反应较小。口服：一次 500 mg，3 次/日。胶囊剂：250 mg。

非诺贝特
(fenofibrate)

别名：立平脂、苯酰降脂丙酯、普鲁脂芬、Procetofeme、Lipantil、Lipidex、Lipifen、Lipoclar、Tilene、fenobrate、Procetoken、Lipanthyl

本品为氯贝丁酯结构类似物。

【CAS】 49562-28-9

【ATC】 C10AB05

【理化性状】 1. 本品为白色或几乎白色、结晶性粉末。熔点为 79～82 ℃。几乎不溶于水，微溶于乙醇，易溶于二氯甲烷。

2. 化学名：Isopropyl 2-[4-(4-chlorobenzoyl) phenoxy]-2-methylpropionate

3. 分子式：$C_{20}H_{21}ClO_4$

4. 分子量：360.8

5. 结构式

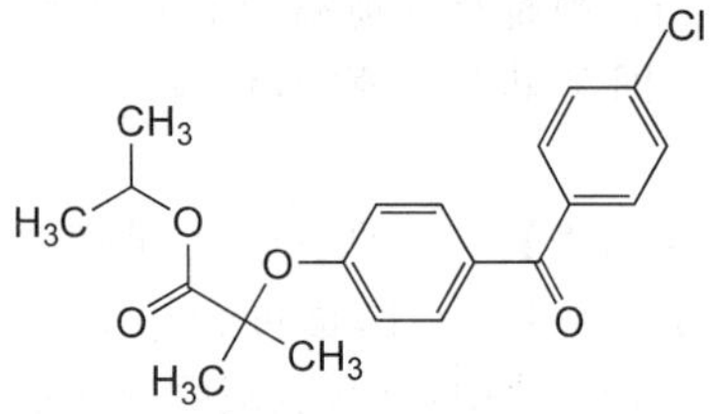

【用药警戒】 1. 曾有使用贝特类和其他降血脂药发生肌毒性，包括罕见伴随或不伴随肾衰竭的横纹肌溶解病例的报道。如果有低蛋白血症及之前曾有肾功能不全，此种不良反应的发生率会增加。有肌病和(或)横纹肌溶解易感因素(包括年龄大于70岁，有遗传性肌病的个人或家族史、肾功能不全、糖尿病、甲状腺功能减退及大量摄入乙醇)的患者，发生横纹肌溶解的风险可能增高。

2. 对于出现弥漫性肌肉痛、肌炎、肌痛性肌痉挛、肌无力，伴或不伴肌源性CPK明显增高(超过正常上限5倍以上)的患者，应怀疑是否出现肌毒性，对这样的病例，应停止使用本品。使用本品的患者出现上述症状应当立即报告医师。

3. 观察性研究发现，当贝特类降脂药，特别是吉非罗齐，与HMG-CoA还原酶抑制药(他汀类)联合使用时横纹肌溶解的风险增高。除非调脂治疗的获益可能超过其风险，应避免联合使用贝特类与他汀类。

【药理作用】 本品药效较强，主要通过增强脂蛋白脂酶(LPL)活性而降低血浆TG和VLDL水平，血浆胆固醇水平也有所下降，并能升高HDL水平。作用比氯贝丁酯强而持久。具有显著降胆固醇及TG的作用，而不良反应则较小。用于高胆固醇血症及混合型高脂血症，疗效确切，且耐受性好。除能调节血脂外，还可使血尿酸减少，使纤维蛋白原含量降低，加强抗凝血药的效应。

【体内过程】 本品为前药，在体内水解为非诺贝特酸后起作用。本品口服后，胃肠道吸收良好，与食物同服可使本品的吸收增加。在血浆中未发现原药存在。口服后2～6 h非诺贝特酸的血药浓度达峰值。非诺贝特酸的表观分布容积为0.9 L/kg，血浆蛋白结合率大约为99%，多剂量给药后未发现蓄积。吸收后在肝、肾、肠道中分布多，其次为肺、心和肾上腺，在睾丸、脾、皮肤内有少量。非诺贝特酸在肝内和肾组织内主要经葡糖醛酸化代谢，少量经羧基还原代谢，大约有60%的非诺贝特酸以其代谢产物的形式经肾排泄，25%的随粪便排出。非诺贝特酸的消除 $t_{1/2}$ 为23 h，因此，可以每天一次给药。

有研究显示，重度肾功能不全的患者对非诺贝特酸的清除率显著下降，长期用药可造成蓄积。

【适应证】 1. 主要用于VLDL、LDL增高的高脂血症(Ⅲ、Ⅳ型)，也可用于TG和TC均增高的混合型高脂血症(Ⅱb型)。与胆汁酸螯合剂合用，作用可大为增强。

2. 因有促使尿酸排出的作用，可降低血尿酸水平，适用于伴有高尿酸血症的高脂血症患者。

【不良反应】 1. 基本与氯贝丁酯相似，有口干、食欲缺乏、大便次数增多、湿疹等。

2. 对肝脏有一定毒性，有可逆性肝功能损害发生，但胆结石的发生率较低。

【妊娠期安全等级】 C。

【禁忌与慎用】 1. 对本品过敏者禁用。

2. 活动性肝病、胆囊疾病患者禁用。

3. 在使用本品或与之结构相似的药物，尤其是酮洛芬时，会出现光毒性或光敏反应的患者禁用。

4. 重度肾功能不全患者禁用。

5. 儿科患者的安全性及有效性尚未确定。

6. 哺乳期妇女使用时应暂停哺乳。

【药物相互作用】 1. 禁与其他贝特类药物合用，因可增加不良反应，如横纹肌溶解。

2. 本品能加强抗凝剂的作用，开始合用时抗凝剂的剂量应减少1/3～1/2；必要时，再逐渐加量。

3. 与HMG-CoA还原酶抑制药合用会增加肌肉的不良反应，如横纹肌溶解症的发生率上升。

4. 免疫抑制药如环孢素、他克莫司具有肾毒性，会减低肌酐清除率并升高血清肌酐。由于贝特类包括非诺贝特主要以肾脏分泌为主要排泄途径，免疫抑制剂与非诺贝特的相互作用可能导致肾功能的恶化。应当慎重权衡联合使用非诺贝特与免疫抑制剂的风险和获益；如果必须使用则应当使用最小有效剂量，并监测肾功能。

5. 胆酸结合剂会与同时服用的药物结合，因此，应当至少在服用胆酸结合剂前1 h或者后4～6 h再服用本品，以避免影响本品的吸收。

【剂量与用法】 1. 常释剂型 一般开始口服300 mg，分次与食物同服；根据效应，将用量在200～400 mg之间调整。轻、中度肾功能不全患者，服用常规剂量的1/3。

2. 缓释胶囊 1次/日，一次250 mg，应整粒吞服。

【用药须知】 1. 如果在服用几个月(3～6个

月）后，血脂未得到有效的改善，应考虑补充治疗或采用其他方法治疗。

2. 长期服用者应定期进行肝、肾功能检查，若有明显异常，应及时减量或停药。

3. 已有报道，贝特类药物可以引起与肌肉有关的不良反应，包括较少发生的横纹肌溶解，这种情况常发生在低血浆白蛋白时。在任何患者中出现与肌肉有关的症状都应考虑，包括弥散性肌肉痛，肌肉触痛，以及肌源性 CPK 明显升高（超过正常上限 5 倍以上），在此种情况下，应立即停药。

4. 接受非诺贝特治疗患者有报道胰腺炎的病例。这可能是由于对严重高脂血症的患者缺乏疗效，或者由于药物的直接作用，或者继发于胆结石形成或者胆汁淤积阻塞胆管。

5. 本品可能增加胆固醇的分泌进入胆汁，可能导致胆石症。如果怀疑胆石症，应做胆囊检查。如果确诊胆石症，应当停药。

6. 在考虑本品的治疗之前，应对高脂血症的继发原因，例如：未控制的 2 型糖尿病、甲状腺功能减退、肾病综合征、蛋白异常血症、阻塞性肝病、药物治疗、酗酒进行充分治疗。对于服用雌激素或包含雌激素的避孕药的高脂血症的患者，应该查明高脂血症是原发性还是继发性（血脂水平的升高可能是由口服雌激素造成的）。

7. 在本品治疗的患者中观察到轻中度的血红蛋白、红细胞压积，以及白细胞下降，然而通常在长期治疗过程中维持稳定的水平。也有发生血小板减少症和粒细胞减少症的报道。建议在本品治疗的最初 12 个月定期监测血液红细胞、白细胞计数。

8. 本品治疗的患者有发生斯-约综合征和需要住院使用皮质激素治疗的中毒性表皮坏死的病例报告。

9. 临床试验中肺栓塞发病率本品高于安慰剂组。

10. 本品过量没有特殊治疗，可给予对症治疗。如果发生过量，给予一般支持性的护理，包括监测生命体征，观察临床状况。必要时给予催吐或者洗胃排出未被吸收的药物，要注意维持呼吸道通畅。因为非诺贝特酸与血浆白蛋白结合紧密，血液透析不能清除非诺贝特酸，过量时不应考虑使用血透。

【制剂】 ①胶囊剂：100 mg；200 mg；300 mg。②片剂：100 mg；200 mg；300 mg。③颗粒剂：67 mg；200 mg。④缓释胶囊：250 mg。

【贮藏】 避光保存。

吉非贝齐

(gemfibrozil)

别名：吉非罗齐、诺衡、吉非洛齐、康利脂、洁脂、二甲苯氧戊酸、博利脂、Gevilen、Ipolipid、GEM、Lopid、Gemnpid

本品为纤维酸类调脂药物。为目前国内外比较广泛应用的调脂药之一。

【CAS】 25812-30-0

【ATC】 C10AB04

【理化性状】 1. 本品为白色或几乎白色的蜡状或晶状粉末。熔点为 58～61 ℃。几乎不溶于水，易溶于无水乙醇和甲醇，极易溶于二氯甲烷。

2. 化学名：2，2-Dimethyl-5-（2，5-xylyloxy）valeric acid

3. 分子式：$C_{15}H_{22}O_3$

4. 分子量：250.3

5. 结构式

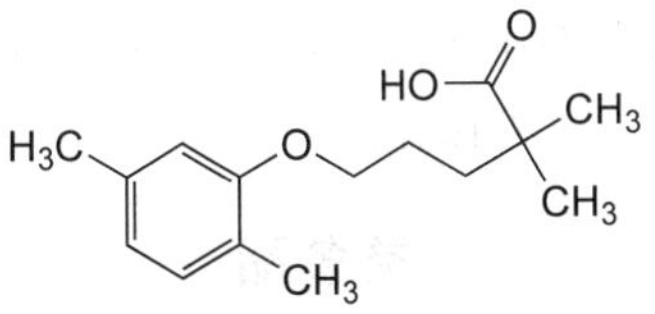

【药理作用】 本品可降低 VLDL 的合成，增加肝外脂蛋白酶活性，促进 VLDL 分解而使 TG 减少。尚可抑制肝脏的 TG 酶，使 HDL 含量增加。主要降低 TG、VLDL-C，升高 HDL-C，亦有降低 TC 的作用。降低血脂中 VLDL 的作用强，而降 LDL 的作用弱。其作用比氯贝丁酯强而持久。

【体内过程】 口服吸收迅速而完全，1～2 h 后达血药峰值。吸收后可进入肠肝循环。$t_{1/2}$ 约为 1.5 h。2～3 d 可达稳态水平。原药（70%）及代谢物随尿液排出。

【适应证】 1. 适用于Ⅱa、Ⅱb、Ⅲ、Ⅳ及Ⅴ型高脂蛋白血症，特别是Ⅱ、Ⅳ两型患者，对其他各型及糖尿病引起的高脂血症也有效。

2. 对肾病综合征和尿毒症患者能明显降低血浆 VLDL 和 TG 水平。

【不良反应】 1. 参见氯贝丁酯。

2. 主要有恶心、呕吐、腹痛、食欲缺乏、腹泻和乏力，皮疹、瘙痒、肌痛等。少数人可有一过性转氨酶或 BUN 升高。停药后可恢复。

3. 有胆结石发生率增高的报道。

【妊娠期安全等级】 C。

【禁忌与慎用】 1. 对本品过敏者禁用。

2. 肝功能不全患者，包括胆汁性肝硬化者禁用。

3. 重度肾功能不全患者禁用。

4. 胆囊疾病患者禁用。

5. 尚未明确本品是否可经乳汁分泌，哺乳期妇女使用时应暂停哺乳。

6. 儿童用药的安全性及有效性尚未确定。

【药物相互作用】 1. 本品禁止与辛伐他汀、瑞格列奈合用。

2. 本品能增强抗凝血药的药效。

3. 胆汁酸结合树脂可降低本品的暴露量 30%，合用时应至少间隔 2 h 服用。

4. 与秋水仙碱合用增加肌病(包括横纹肌溶解症)的风险。

【剂量与用法】 口服 600 mg，2 次/日，早、晚餐前 30 min 服用。可根据情况增减剂量。长期用药可减为 900 mg/d，分两次服。

【用药须知】 1. 本品有升高血糖的作用，应对糖尿病患者增加降糖药的剂量。

2. 长期用药者应定期检查肝、肾功能及 CK，如有明显异常，应及时减量或停药。

【制剂】 ①片剂：600 mg。②胶囊剂：300 mg。

【贮藏】 避光保存。

益多酯

(etofyline clofibrate)

别名：羟乙基茶碱安妥明、洛尼特、多利平脂、特调酯、Duolip、Theofibrate

本品为氯贝丁酯的衍生物。

【药理作用】 本品作用类似氯贝丁酯，但比后者强，而不良反应较低。降 TG 的作用比降胆固醇的作用强，在降低 LDL-C 的同时，HDL-C 的水平有所增高。并有抗血栓、降低过高的血尿酸的功效。

【体内过程】 口服易吸收，在体内被水解为氯贝丁酯和羟乙基茶碱。口服后两者达峰时间分别为 4 h 和 6.6 h。$t_{1/2}$分别为 12 h 和 4 h。代谢物随尿液排出。

【适应证】 参见氯贝丁酯。尤其适用于高脂血症伴有高尿酸血症的患者。

【不良反应】 1. 最常见的不良反应为胃肠道不适，如消化不良、恶心、饱胀感、胃部不适等，其他较少见的不良反应还有头痛、头晕、乏力、皮疹、瘙痒、阳痿、贫血及白细胞减少等。个别病例有血氨基转移酶升高。

2. 本品有可能引起肌炎、肌病和横纹肌溶解症，导致肌酸磷酸激酶升高；发生横纹肌溶解，主要表现为肌痛合并肌酸磷酸激酶升高、肌红蛋白尿、并可导致肾衰竭，但较罕见；在患有肾病综合征及其他肾功能不全而导致血白蛋白降低的患者或甲状腺功能亢进的患者，发生肌病的危险性增加。

3. 本品有增加患胆结石的危险。

【禁忌与慎用】 1. 对本品过敏的患者禁用。

2. 肝功能不全或原发性胆汁性肝硬化的患者禁用，本品可促进胆固醇排泄增多，使原已较高的胆固醇水平增加。

3. 重度肾功能不全患者禁用，因为在肾功能不全的患者服用本品有可能导致横纹肌溶解和严重的高血钾。

4. 肾病综合征引起血白蛋白降低的患者禁用，因其发生肌病的危险性增加。

5. 患胆囊疾病、胆石症者禁用，本品可使胆囊疾患症状加剧而需要手术。

6. 近期有心肌梗死或患癫痫病的患者禁用。

7. 妊娠期妇女禁用。

8. 尚未明确本品是否可分泌到乳汁中，哺乳期妇女慎用。如确需使用，应停止哺乳。

9. 儿童不宜服用。

【药物相互作用】 1. 本品可增强口服抗凝血药的作用，与其合用时，应注意降低口服抗凝血药的剂量。其作用机制尚不确定，可能是因为本品能将华法林等从其蛋白结合位点上替换出来，从而使其作用增强。

2. 本品与其他高蛋白结合率的药物合用时，也可将它们从蛋白结合位点上替换下来，导致其作用加强，如甲苯磺丁脲及其他磺脲类降糖药、苯妥英、呋塞米等，在降血脂治疗期间服用上述药物，则应调整降糖药及其他药的剂量。

3. 本品与 HMG-CoA 还原酶抑制药，如普伐他汀、辛伐他汀等合用治疗高血脂，将增加横纹肌溶解症的危险，应尽量避免联合使用。

4. 本品与免疫抑制剂，如环孢素合用时，可增加后者的血药浓度和肾毒性。本品与其他有肾毒性的药物合用时也应注意。

5. 本品含茶碱，与茶碱合用时应注意不良反应。

【剂量与用法】 一般口服 250 mg，2～3 次/日。

【用药须知】 1. 本品治疗期间应定期检查血脂、肝肾功能、血细胞计数、血肌酸磷酸激酶。

2. 如果临床有可疑的肌病的症状(如肌痛、触痛、乏力等)或血肌酸磷酸激酶显著升高，则应停药。

3. 在服用本品之前，应尽量先采用饮食疗法、锻炼和减肥，以及控制糖尿病和甲状腺功能减退等方法来控制血脂水平，无效时再使用药物治疗。

【制剂】 胶囊剂：250 mg。

【贮藏】 避光保存。

利贝特

(lifibrate)

别名:降脂哌啶、降脂新、新安妥明

【CAS】 22204-91-7

【理化性状】 1. 化学名:1-Methyl-4-piperidinyl bis(4-chloro-phenoxy)acetate

2. 分子式:$C_{20}H_{21}Cl_2NO_4$

3. 分子量:410.29

4. 结构式

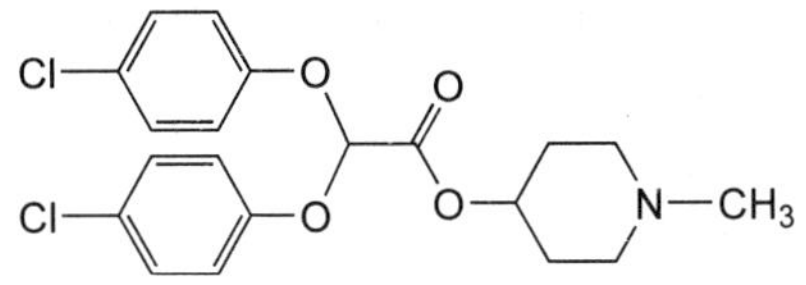

【简介】 本品作用与氯贝丁酯相似,比后者降血脂作用强 8～9 倍,其降胆固醇作用较显著。这可能与其增进胆固醇的氧化及胆酸的排泄有关。尚有明显降 β 脂蛋白的作用。部分高血压患者服药期间血压下降,显示有降血脂和增加胆酸排泄的作用。适用于各型高脂血症,Ⅱ型高脂蛋白血症尤宜。对氯贝丁酯无效的Ⅱa 型高脂血症也有效。不良反应及禁忌证同益多酯。可有血转氨酶一过性升高,停药后可恢复正常。肝、肾功能不全患者慎用。一般口服 25 mg,3 次/日。亦可增至 150 mg/d,3 次分服。片剂:12.5 mg。

苯扎贝特

(bezafibrate)

别名:必降脂、必利脂、Bezalip、Difaterol、Bezalip

【CAS】 41859-67-0

【ATC】 C10AB02

【理化性状】 1. 本品为白色或者几乎白色晶体粉末,具有多晶形。几乎不溶于水,略溶于乙醇和丙酮,易溶于二甲基甲酰胺,可在碱性氢氧化物的稀的水溶液中分解。

2. 化学名:2-[4-(2-*p*-Chlorobenzamidoethyl)phenoxy]-2-methylpropionic acid

3. 分子式:$C_{19}H_{20}ClNO_4$

4. 分子量:361.8

5. 结构式

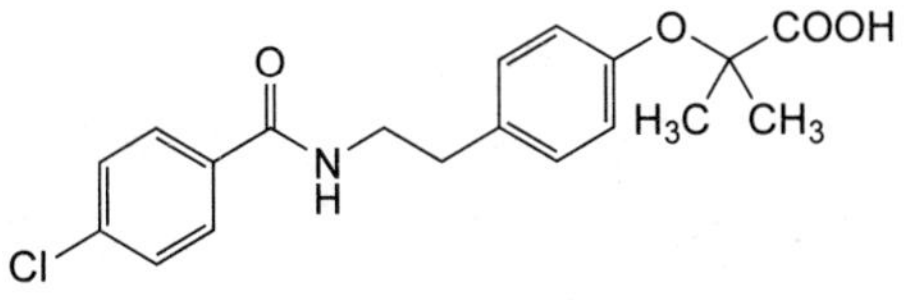

【药理作用】 参见氯贝丁酯,作用较利贝特强 2～3 倍。主要增强脂蛋白脂肪酶作用,可降低血中 TC(10%～30%)、TG(20%～60%),对高胆固醇血症能降低 LDL-C,但对高脂血症,LDL-C 反有所升高(4%～6%),并能升高血浆 HDL-C 水平(10%～30%)。此外,还有增强抗凝血药的作用。

【体内过程】 口服吸收迅速而完全,2 h 可达峰值。蛋白结合率为 95%。$t_{1/2}$ 约为 2 h。以原药及代谢物形式经肾排出。肾功能不全患者应注意调整剂量,以防蓄积中毒。

【适应证】 用于Ⅱ型、Ⅳ型高脂蛋白血症,并能改善糖代谢,对高脂血症糖尿病患者也有效。长期服用(2～4 年)对血脂可产生持久的影响。

【不良反应】 1. 最常见者有胃肠道障碍如食欲缺乏、恶心。其他可见头痛、头晕、眩晕、乏力、皮疹、瘙痒、脱发、阳痿和贫血。

2. 偶有血转氨酶升高的报道。

3. 用药期间可见 CPK 升高,引起肌炎肌痛综合征,极少发生横纹肌溶解症;因肾病综合征或其他肾功能受损引起的低蛋白血症患者使用本品可能使危险性增加。

4. 本品可能增加促结石形成的指数,但并无证据说明肾结石的发生率有升高的迹象。

【禁忌与慎用】 1. 对本品过敏者、妊娠期妇女禁用。

2. 重度肝肾功能不全、胆道疾病患者禁用。

3. 儿童慎用。

4. 哺乳期妇女使用时应暂停哺乳。

【药物相互作用】 1. 本品可增强口服抗凝血药的作用,合用时,后者应减量。

2. 本品可将甲苯磺丁脲和其他磺酰脲抗糖尿病药、苯妥英和呋塞米从结合部位上置换出来,导致后者血药浓度升高。

3. 本品合用任一贝特类药可能增加发生肌病的可能性。

4. 本品合用环孢素,可能升高后者的血药浓度,从而产生肾毒性。

【剂量与用法】 1. 一般口服,200 mg,3 次/日,或用缓释制剂 400 mg,1 次/日。维持剂量,尤其是治疗高脂血症,给予 200 mg,2 次/日。

2. 肾功能不全时按肌酐清除率(Ccr)调整剂量:Ccr 为 40～60 ml/min 时,2 次/日,一次 400 mg;Ccr 为 15～40 ml/min 时,一日或隔日一次,一次 400 mg;Ccr 低于 15 ml/min 时,每 3d 一次,一次 400 mg。

【制剂】 ①片剂:100 mg;200 mg。②缓释片:400 mg。③胶囊剂:200 mg。

【贮藏】 避光保存。

环丙贝特

(ciprofibrate)

别名：西普罗贝特、环丙降酯酸、Lipanor

【CAS】 52214-84-3

【ATC】 C10AB08

【理化性状】 1. 本品为白色或微黄色结晶性粉末。几乎不溶于水，易溶于无水乙醇，溶于甲苯。

2. 化学名：2-[4-(2,2-Dichlorocyclopropyl)phenoxy]-2-methylpropionic acid

3. 分子式：$C_{13}H_{14}Cl_2O_3$

4. 分子量：289.2

5. 结构式

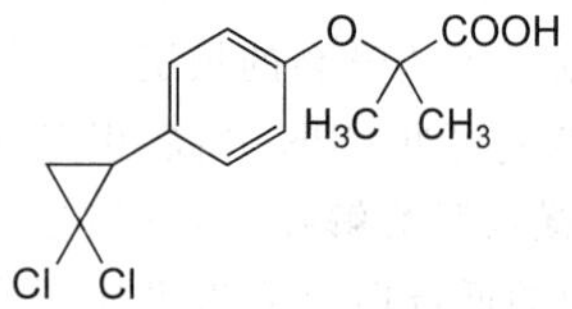

【药理作用】 降血脂作用较非诺贝特强，使用非诺贝特 1/4～1/2 剂量可见血胆固醇和 TG 下降，使导致动脉粥样化的 VLDL 和 LDL 下降，此种下降是由于肝内胆固醇生物合成受到抑制而引起的；同时，可使具有保护作用的胆固醇 HDL 上升，这两种作用有助于明显改变血胆固醇的分布，大大降低动脉粥样化时过高的(VLDL＋LDL)/HDL。此外，尚有抗血小板聚集和松解纤维蛋白的作用。

【体内过程】 口服后吸收良好，1～4 h 血药浓度可达峰值。$t_{1/2}$约 17 h。以原药自肾排泄。

【适应证】 用于治疗成人内源性高胆固醇及高脂血症，可单用或与其他药物合用。对于饮食疗法疗效不佳、血中胆固醇水平高或有出现并发症危险的患者效果更为明显。

【不良反应】 不良反应较少，一般为头痛、无力、恶心、皮疹等。偶可出现无临床意义的血清转氨酶、肌酐及乳酸胱氨酸升高。

【禁忌与慎用】 1. 妊娠期妇女，哺乳期妇女，中、重度肝肾功能不全患者禁用。

2. 尚未确定儿童长期服用的安全性和是否对其生长及器官发育有影响，故只用于脂代谢严重紊乱及对本品疗效明显的儿童。

【药物相互作用】 1. 如与抗凝血药合用，宜减少抗凝血药的剂量。

2. 与哌克昔林、MAOIs 及有肝毒性药物合用，可增加或加重肝毒性，不应合用。

【剂量与用法】 口服，一次 0.1 g，1 次/日。

【用药须知】 用药前应先查肝功能，用药后每两周复查 1 次肝功能，如发现转氨酶显著上升应立即停用。

【制剂】 胶囊剂：50 mg；100 mg。

【贮藏】 避光保存。

克利贝特

(clinofibrate)

【CAS】 30299-08-2

【理化性状】 1. 化学名：2,2′-[Cyclohexylidenebis(4-phenyleneoxy)]bis[2-methylbutyric acid]

2. 分子式：$C_{28}H_{36}O_6$

3. 分子量：468.6

4. 结构式

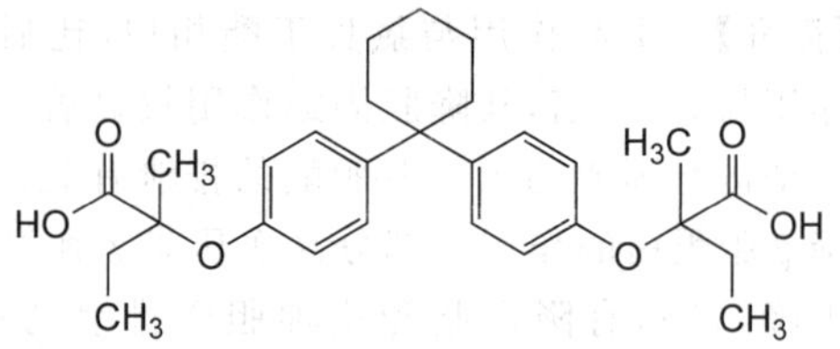

【简介】 本品通过增强血清中卵磷脂胆固醇酰基转移酶及脂蛋白脂酶的活性而降低血中 VLDL 和 LDL 中的胆固醇及 TG，又能抑制肝中胆固醇及 TG 的生物合成而降血脂。同时提高血中 HDL 含量。适应证参见苯扎贝特。不良反应较少，主要为消化道症状、皮疹等。罕见头痛、头晕、出汗、口角炎、便秘等。肝肾功能不全患者、妊娠期妇女、哺乳期妇女禁用。口服 600 mg/d，3 次分服，再根据年龄大小、症状轻重适当增减剂量。片剂：200 mg。

依托贝特

(etofibrate)

别名：滤血脂

【CAS】 31637-97-5

【ATC】 C10AB09

【理化性状】 1. 化学名：2-[(Pyridin-3-yl)carbonyloxy]ethyl 2-(4-chlorophenoxy)-2-methylpropanoate

2. 分子式：$C_{18}H_{18}ClNO_5$

3. 分子量：363.79

4. 结构式

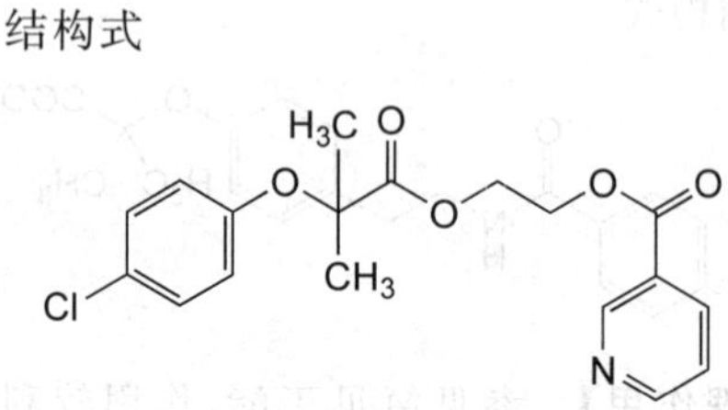

【药理作用】 本品是氯贝丁酯和烟酸的复合物，服后在体内分解为氯贝丁酯和烟酸迅速产生作用，且作用持久，其特点是能抑制胆固醇和 TG 的合成，增加固醇类的排泄。

【适应证】 用于高脂血症（严重的原发性和继发性高脂血症），动脉粥状硬化，脑血管及末梢血管障碍，血管及视网膜血管病变，预防卒中、心脏疾病、心肌梗死、高血压、高血脂肥胖症、血液循环障碍等。

【不良反应】 可有不适、面部泛红、肌肉痛。

【禁忌与慎用】 妊娠期妇女、哺乳期妇女、胆囊疾病、失代偿性心力衰竭、急性心肌梗死、急性出血，严重肾脏、肝脏（高脂蛋白引起之变性脂肪肝除外）疾患禁用。

【药物相互作用】 与其他抗凝血药合用时，对于凝血时间只有极少的影响，因此，不必调整剂量。

【剂量与用法】 1. 胶囊剂　口服一次 300 mg，2～3 次/日。

2. 缓释胶囊剂　每天晚餐后服用一粒胶囊，若患者吞服困难，可以将胶囊拆开，用茶匙和着一些开水将全部小颗粒吞服下去，这不影响药效，但不可将小颗粒咬碎吞服。

【注意事项】 吞咽困难者，可将胶囊打开使用，但请勿咀嚼破胶囊内的小颗粒。

【制剂】 ①胶囊剂：300 mg。②缓释胶囊：500 mg。

【贮藏】 密闭保存。

9.1.4　烟酸类

烟酸

(nicotinic acid)

别名：尼古丁酸、Niacin、Nicolar

本品属 B 族维生素，在剂量超过作为维生素的用量时，可用作调脂药，但调脂作用与其维生素效应无关。

【CAS】 59-67-6

【ATC】 C04AC01；C10AD02

【理化性状】 1. 本品为白色结晶粉末。不易溶于水；可溶于沸水和沸腾的乙醇；能溶于碱性氢氧化合物和碳酸盐的稀溶液中。

2. 化学名：Pyridine-3-carboxylic acid

3. 分子式：$C_6H_5NO_2$

4. 分子量：123.1

5. 结构式

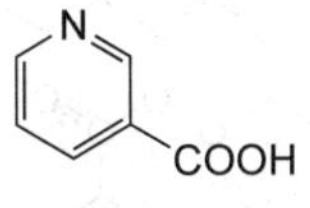

【药理作用】 本品可增强脂肪细胞磷酸二酯酶活性，使 cAMP 减少，脂肪酶活性下降，抑制脂肪组织中的脂解作用，降低非酯化脂肪酸（NEFA）血浆浓度，明显降低 TG 水平，使肝脏摄取游离脂肪酸合成 VLDL 受到影响。能在辅酶 A 的作用下，与甘氨酸合成烟尿酸，使肝细胞利用 CoA 合成胆固醇受阻，从而降低血胆固醇浓度。HDL-C 可略有升高，但机制不明。本品尚可促进前列环素（PGI_2）合成，扩张血管和抑制血小板聚集作用，对动脉粥样硬化有益。

【体内过程】 口服吸收迅速，服用本品 1 g 后 30～60 min 可达血药峰值（10～20 μg/ml）。广泛分布于全身组织，消除迅速，$t_{1/2}$ 仅 45 min，故应大剂量服用方可发挥调脂作用。主要代谢途径是转化为 *N*-甲基烟酰胺、2-吡啶酮和 4-吡啶酮衍生物，也形成烟尿酸。使用治疗剂量后，少量原药随尿液排出，使用较大剂量后，原药排出也见增加。本品可出现在乳汁中。

【适应证】 属广谱调脂药。临床用于各型高脂蛋白血症。主治除纯合子家族性高胆固醇血症（FH）以外各种类型的高脂血症，特别对高脂血症疗效明显。可用于 VLDL 水平升高伴有高胆固醇或低 HDL 的患者，也可用于经胆汁酸螯合剂治疗无效的严重高胆固醇血症患者，还可用于偏头痛、脑动脉栓塞、内耳性眩晕症。

【不良反应】 1. 作为调脂药，其用量较大，故不良反应较多。较常见的有皮肤潮红、皮疹、瘙痒及胃肠道反应（纳差、恶心、呕吐等），随着继续服药，可见减轻以至消失。在饭后服用，用餐时少喝菜汤，服药时少饮水，可减轻潮红等不良反应。

2. 潮红是由前列腺素介导而引起的，可服小剂量阿司匹林对抗之。

3. 严重不良反应是加重消化性溃疡症状。

4. 还能引起血糖和尿酸增高、心律失常、肝功能异常、诱发痛风及关节炎等。

5. 可增强降压药的扩血管作用，甚至引起直立性低血压。

6. 长期应用本品可致皮肤干燥、色素沉着和黑棘皮病。

【妊娠期安全等级】 C。

【禁忌与慎用】 1. 哺乳期妇女禁用。

2. 伴有溃疡病、糖尿病、痛风、肝功能不全及高血压患者慎用。

【药物相互作用】 烟酸与胆汁酸螯合剂或 HMG-CoA 还原酶抑制药合用可增强降 LDL-C 的疗效，应减少烟酸的用量。

【剂量与用法】 1. 常释剂型　口服一次 1～2 g，3 次/日，进餐时服。为减轻不良反应，开始用药 3～7d 内，一次 100～500 mg，4 次/日，逐渐增量，于 3 周左右达到治疗剂量。

2. 缓释剂型　推荐第1～4周剂量为一次0.5 g，1次/日；第5～8周剂量为一次1 g，1次/日。8周后，根据患者的疗效和耐受性渐增剂量，如有必要，最大剂量可加至2 g/d。应在少量低脂肪饮食后睡前整粒/片吞服。

3. 注射剂　成人肌内注射，一次50～100 mg，5次/日；静脉缓慢注射，25～100 mg/d，2次/日或多次/日。小儿静脉缓慢注射，一次25～100 mg，2次/日。

【用药须知】 1. 由于不良反应多而严重，本品较少用于降脂治疗。

2. 在服药过程中，应定期复查肝功能、血糖及尿酸等，明显异常时应减量或停药。

【制剂】 ①片剂：100 mg；50 mg。②注射液：20 mg/2 ml。③缓释片：250 mg；375 mg；500 mg；750 mg；1000 mg；④缓释胶囊：250 mg。

【贮藏】 避光保存。

阿西莫司

(acipimox)

别名：阿昔莫司、莫酸、氧甲吡嗪、乐脂平、Olbemox、Olbetam

本品为人工合成的烟酸衍生物。

【CAS】 51037-30-0

【ATC】 C10AD06

【理化性状】 1. 化学名：5-Methylpyrazine-2-carboxylic acid 4-oxide

2. 分子式：$C_6H_6N_2O_3$

3. 分子量：154.1

4. 结构式

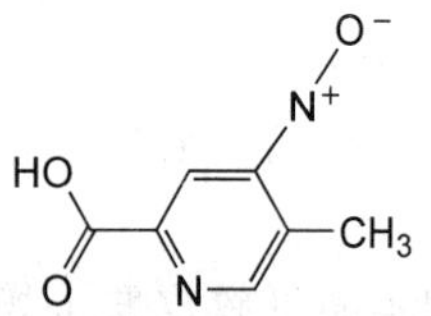

【药理作用】 本品能抑制脂肪组织的分解，减少游离脂肪酸自脂肪组织释放，从而降低TG在肝中合成；刺激脂肪组织的蛋白脂酶，抑制LDL及VLDL的合成，加速VLDL的分解，使TG在肝脏中的合成及血LDL-C与VLDL-C均减少，还可抑制肝脏脂肪酶的活性，减少HDL的分解，提高血中HDL的含量。适用范围与烟酸相似，其较烟酸的优点为：无初效反应，半衰期长；作用较强，无游离脂肪酸反跳现象；明显改善葡萄糖耐受性，能降低空腹血糖15%左右，不与口服降糖药发生相互作用，可用于糖尿病患者；不引起尿酸变化，可用于高尿酸血症患者；出现肝脏转氨酶升高者极少；服药后有面部潮红及皮肤瘙痒症状者仅6%左右，明显低于服烟酸者。

【体内过程】 口服吸收迅速而完全，2 h后可达血药峰值。$t_{1/2}$约为2 h。不与血浆蛋白结合。大部分以原药形式随尿液排出。

【适应证】 临床主要用于治疗Ⅰ～Ⅴ型高脂蛋白血症，尤利于降低TG(达50%)，也适用于糖尿病性血脂异常。

【不良反应】 1. 不良反应较烟酸小，长期服用耐受性较好。

2. 少数患者开始服用时由于皮肤血管扩张而出现皮疹、红斑、荨麻疹、热感、瘙痒和血管性神经性水肿数天后可消失。

3. 可见上腹不适、头痛、乏力。

4. 对肝、肾功能及血糖的影响均较轻。

5. 可能出现支气管痉挛。

【禁忌与慎用】 1. 对本品过敏者、妊娠期妇女及哺乳期妇女禁用。

2. 肾功能不全患者(Ccr<30 ml/min)及消化性溃疡患者禁用。

【剂量与用法】 成人口服250 mg，2～3次/日，饭后服。最大剂量可达1200 mg/d。

【用药须知】 肾功能不全患者酌减用量，或延长间隔时间。

【制剂】 胶囊剂：250 mg。

【贮藏】 避光保存。

烟酸肌醇酯

(inositol nicotinate)

别名：Mesoinositol Hexanicotinate、Hexanicotol

【CAS】 6556-11-2

【ATC】 C04AC03

【理化性状】 1. 化学名：*meso*-Inositol hexanicotinate；Myoinositol hexanicotinate

2. 分子式：$C_{42}H_{30}N_6O_{12}$

3. 分子量：810.7

4. 结构式

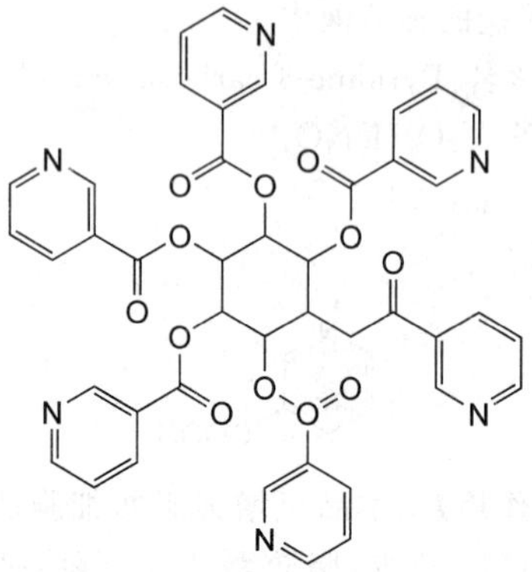

【简介】 本品是由 1 分子肌醇和 6 分子烟酸结合而成的酯。本品口服吸收后,在体内分解成烟酸和肌醇而发挥两者的作用。可降低毛细血管通透性和阻止脂肪在肝内沉积,促进纤维蛋白松解,主要用于高脂蛋白血症和冠心病。调脂作用比烟酸缓和而持久,不良反应较轻。本品尚可用于各种血管性疾病,如闭塞性动脉硬化、肢端动脉痉挛、偏头痛等的辅助治疗。口服:0.2～0.4 g,3 次/日(片剂:0.2 g)。1%乳膏,局部涂擦治疗冻疮。

烟酸铝

(aluminium nicotinate)

别名:Nicalex

【CAS】 1976-28-9

【ATC】 C10AD04

【简介】 本品口服后在胃肠道水解成烟酸和氢氧化铝,作用与烟酸相同,用于治疗周围血管性疾病和高脂血症。不良反应如皮肤潮红、皮疹、胃肠道反应比烟酸轻,但氢氧化铝可干扰其他药物的吸收。如大剂量长期服用,由于磷脂摄取减少,可引起低磷血症及骨软化症。用于治疗周围血管性疾病,口服 62.5～250 mg,2～3 次/日;用于高脂血症,3.75～7.5 g/d,分 3～4 次饭后服。妊娠、肝病、糖尿病、痛风、胃溃疡等患者禁用。多数烟酸衍生物及其缓释剂,不良反应较轻,但其降血脂作用不如烟酸强。片剂:62.5 mg。

戊四烟酯

(niceritrol)

【CAS】 5868-05-3

【ATC】 C10AD01

【理化性状】 1. 化学名:3-[(Pyridin-3-yl)carbonyloxy]-2,2-bis({[(pyridin-3-yl) carbonyloxy] methyl}) propyl pyridine-3-carboxylate

2. 分子式:$C_{29}H_{24}N_4O_8$

3. 分子量:556.5

4. 结构式

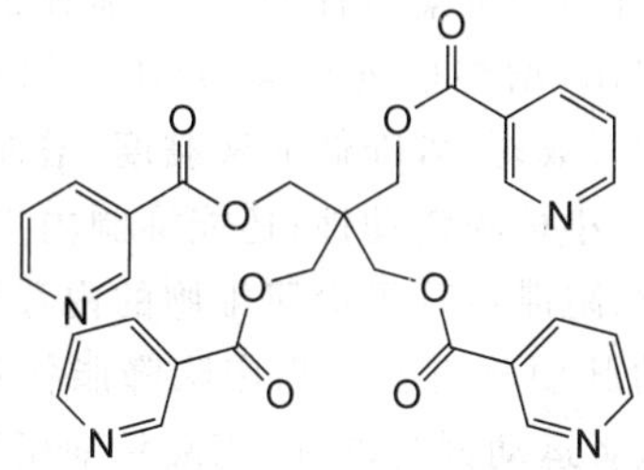

【简介】 本品为烟酸衍生物,不良反应有恶心、乏力、胃部灼烧感、面红、腹胀、肌酐轻度升高。用法为 200 mg,3 次/日。胶囊剂:200 mg。

烟醇

(nicotinyl alcohol)

别名:吡啶甲醇、罗尼可、Roniacol

本品为烟酸衍生物,临床用其酒石酸盐。

【CAS】 100-55-0

【ATC】 C10AD05;C04AC02

【理化性状】 1. 化学名:Pyridin-3-yl-methanol

2. 分子式:C_6H_7NO

3. 分子量:109.1

4. 结构式

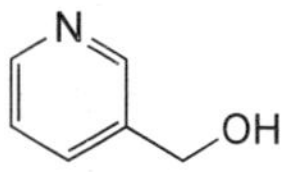

【药理作用】 在体内转变为烟酸而起作用。可直接扩张外周血管,改善周围组织的血循环,并有降血脂作用。

【适应证】 1. 治疗肢端动脉痉挛症、闭塞性动脉内膜炎和闭塞性动脉硬化、四肢末梢的循环障碍、间歇性跛行、偏头痛、内耳眩晕症。

2. 治疗高脂血症。

【不良反应】 常见皮肤发红、恶心、呕吐、食欲缺乏等。

【剂量与用法】 1. 口服　50～100 mg,3 次/日。

2. 皮下注射、肌内注射或静脉注射　100～200 mg/d,分 1～2 次用。

【制剂】 ①片剂:25 mg。②注射液:100 mg/2 ml。

【贮藏】 密闭保存。

维生素 E 烟酸酯

(vitamin E nicotinate)

别名:生育酚烟酸酯

本品为维生素与烟酸形成的酯。

【CAS】 16676-75-8;51898-34-1;43119-47-7

【理化性状】 1. 化学名:[2,5,7,8-Tetramethyl-2-(4,8,12-trime- thyltridecyl) chroman-6-yl] pyridine-3-carboxylate

2. 分子式:$C_{35}H_{53}NO_3$

3. 分子量:535.8

4. 结构式

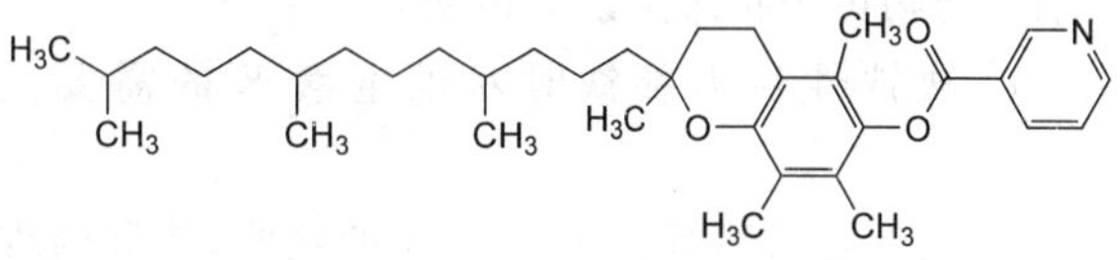

【药理作用】 1. 维生素 E 属于抗氧化物，可结合饮食中的硒，防止细胞膜及其他细胞结构的多价不饱和脂酸，使免受自由基损伤，保护红细胞免于溶血，保护神经与肌肉免受氧自由基损伤，维持神经、肌肉的正常发育与功能。亦可能为某些酶系统的辅助因子。

2. 烟酸在体内转化为烟酰胺，再与核糖腺嘌呤等组成烟酰胺腺嘌呤二核苷酸（辅酶Ⅰ）和烟酰胺腺嘌呤二核苷酸磷酸（辅酶Ⅱ），为脂质氨基酸、蛋白、嘌呤代谢，组织呼吸的氧化作用和糖原分解所必需。烟酸可减低辅酶 A 的利用；通过抑制 VLDL 的合成而影响血中胆固醇的运载。

【体内过程】 1. 维生素 E 有 50%～80% 在肠道吸收（十二指肠），吸收需要有胆盐与饮食中脂肪存在及正常的胰腺功能，与血中 β 脂蛋白结合，贮存于全身组织，尤其是在脂肪组织中，贮存量可供 4 年所需，肝内代谢，经胆汁和肾排泄。

2. 烟酸在胃肠道吸收，口服后 30～60 min 血药浓度达峰值，广泛分布到各组织。$t_{1/2}$ 约为 45 min。在肝内代谢，治疗量的烟酸仅有小量以原形及代谢物形式由尿液排出，用量超过需要时，绝大部分经肾排出。

【适应证】 用于高脂血症及动脉粥样硬化的防治。

【不良反应】 1. 可有颈、面部感觉温热，皮肤发红，头痛等反应，亦可出现严重皮肤潮红、瘙痒、胃肠道不适。

2. 大量烟酸可导致腹泻、头晕、乏力、皮肤干燥、瘙痒、眼干、恶心、呕吐、胃痛等。

3. 偶尔大量应用烟酸可致高血糖、高尿酸、心律失常、肝脏毒性等反应。

【禁忌与慎用】 1. 活动性溃疡患者，妊娠期妇女禁用。

2. 动脉出血、糖尿病（烟酸用量大可影响糖耐量）、青光眼、痛风、高尿酸血症、肝病、溃疡病（用量大可引起溃疡活动）、低血压患者慎用。

【药物相互作用】 1. 大量氢氧化铝可使小肠上段的胆酸沉淀，降低脂溶性维生素 E 的吸收。

2. 避免香豆素及其衍生物与大量维生素 E 合用，以防止低凝血酶原血症发生。

3. 降血脂药考来烯胺和考来替泊、矿物油及硫糖铝等药物可干扰维生素 E 的吸收。

4. 缺铁性贫血补铁时对维生素 E 的需要量增加。

5. 维生素 E 可促进维生素 A 的吸收，使肝内维生素 A 的贮存和利用增加，并降低维生素 A 中毒的发生率；但超量时可减少维生素 A 的体内贮存。

6. 异烟肼可阻止烟酸与辅酶Ⅰ结合，而致烟酸缺乏。

7. 烟酸与胍乙啶等肾上腺素受体阻滞型抗高血压药合用，其血管扩张作用增强，并可发生直立性低血压。

【剂量与用法】 口服，100～200 mg，3 次/日。

【用药须知】 1. 荧光测定尿中儿茶酚胺浓度呈假阳性，尿糖班氏试剂测定呈假阳性，血尿酸测定可增高（仅在应用大剂量烟酸时发生）。

2. 给药过程中应注意检查肝功能、血糖。

3. 烟酸在儿童中的降血脂作用无经临床试验，胆固醇为 2 岁以下小儿正常发育所需，不推荐应用本品降低血脂。

【制剂】 ①胶囊剂：100 mg。②颗粒剂：100 mg/3 g。

【贮藏】 密闭，在阴凉干燥处保存。

9.1.5 多烯脂肪酸类

ω-3 脂肪酸

(omega-3 fatty acid)

多烯脂肪酸（鱼油制剂）系含有二十碳五烯酸（eicosapentaenoic acid，EPA）及二十二碳六烯酸（docosahexaenoic，DHA）的海鱼类制剂，“深海鱼油”即此类药物。EPA 和 DHA 为不能合成的必需脂肪酸，只能从食物中摄入。EPA 和 DHA 在海洋鱼类脂肪中含量丰富。爱斯基摩人长期食用海鱼，心血管疾病的发病率很低，引起了医药界的注意和深入研究，表明与 EPA 和 DHA 的作用有关。EPA 和 DHA 的调脂作用基本相似，而 DHA 的作用较 EPA 强。DHA 并能促进大脑神经元的发育和提高其功能。可抑制肝内脂质及脂蛋白合成，促进胆固醇通过肠道排泄，并抑制 TG 与 VLDL 的产生，促使脂肪酸的氧化，加速 VLDL 的清除。有很强的降血浆 TG 作用，并与剂量相关。对高 TG 血症患者，一日口服 5～10 g，还可使血浆 TG 水平下降 40%～50%。此外，可对抗血小板聚集与释放，抑制血栓素（TXA-2）的产生与作用，增加前列环素（PGI-2）的分泌，抑制动脉硬化的形成；并可降低血液黏度，增强红细胞可塑性，提高血小板膜流动性；还能抑制内皮细胞生长因子的生成、阻滞血管平滑肌细胞的内移和增殖，因而对防治动脉硬化有益。临床除降脂作用外，还可使冠心病患者运动耐受增强，硝酸甘油用量减少；对外周血栓性疾病也有一定疗效。主要应用于血 TG 的升高及以其升高为主的高脂血症，对血 TC 的降低作用不明显。本品对心血管的作用较广泛，不良反应少，安全性好。但产生效应缓慢，需较长期服用。不良反应很少，有腹胀、呕吐及恶心感，有时可出现血小板暂时性减少，出血时间延长，但不严重。有出血性疾患者禁用。对 2 型糖尿病患者，可使其血糖升高。

多烯康胶丸：每丸 300 mg(含 EPA 和 DHA 甲酯或乙酯 210 mg)；450 mg(含 EPA 和 DHA 甲酯或乙酯 315 mg)。口服 2～4 丸/次，3 次/日，4～6 周血脂异常改善后可减量为 2 丸/次，3 次/日。此外，还有多种国内外的类似制剂。

亚油酸

(linoleic acid)

本品属于 ω-6 脂肪酸，系由大豆油的皂化物中提取和减压蒸馏后制得的不饱和酸，含纯亚油酸约 65%以上，并加有维生素 E 作为抗氧剂。

本品能使不饱和脂肪酸与胆固醇结合成酯，并进一步促使其降解为胆酸而被排泄，故有降低血浆中胆固醇、防止胆固醇在血管壁上沉积的作用。还有降低 TG 的作用，从而维持血脂代谢的平衡。现用于动脉硬化症的预防及治疗。临床除用亚油酸丸外，尚有多种亚油酸的复方制剂，如益寿宁、心脉乐、脉通等，除含有亚油酸或其乙酯外，尚有维生素 C、B_6、E 等。其降脂疗效不够满意可能与其剂量太低有关(据认为亚油酸一日用量需 10 g 以上才有疗效，同时还要限制食物中饱和脂肪酸的摄入)。本品可作为动脉硬化和血脂异常的辅助用药。不良反应有恶心、呕吐、腹泻、便秘等胃肠道反应，但不严重，持续服药有时可逐渐消失。

9.1.6 其他血脂调整药

普罗布考

(probucol)

别名：普罗布可、丙丁酚、Bifenabid、Lurselle

【CAS】 23288-49-5

【ATC】 C10AX02

【理化性状】 1. 本品为白色至灰白色结晶粉末。不溶于水，可溶乙醇和石油醚，易溶于三氯甲烷和丙醇。

2. 化学名：4，4′-(Isopropylidenedithio) bis(2，6-di-*tert*-butylphenol)

3. 分子式：$C_{31}H_{48}O_2S_2$

4. 分子量：516.8

5. 结构式

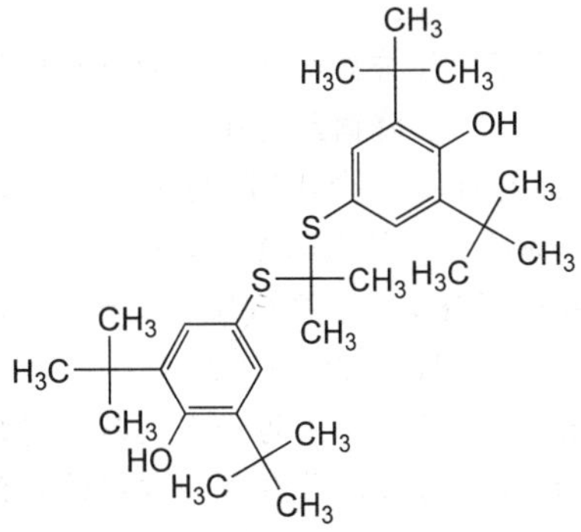

【药理作用】 本品可积聚于脂蛋白核心中，改变其结构，使之易于被肝细胞摄取和清除，且其摄取不依赖 LDL 受体，故能显著降低血清 LDL-C，也能降低缺乏 LDL 受体的纯合子 FH 患者的血浆 TC 水平。并抑制肝脏合成和释放脂蛋白，增加胆汁酸从胆道中排泄。对血清 VLDL、TG 影响很小，主治Ⅱ型高脂蛋白血症。但同时也抑制血清 ApoA-I 的合成而使 HDL-C 下降，为其不足之处。

【体内过程】 口服吸收少(＜10%)，如与食物同服，可获得较高的血药浓度。8～24 h 达血药峰值，连续服药 3～4 个月，血药浓度逐渐上升，其后渐趋稳定。在体内蓄积于脂肪组织内，停药后半年内仍有药物存在。主要经胆汁随粪便排出。

【适应证】 适用于各种类型高胆固醇血症，同时也能降低缺乏 LDL 受体的纯合子 FH 患者的血浆 TC 水平。长期使用可降低冠心病的发病率。尚可用于跟腱和皮肤黄色瘤的治疗。由于其降低 HDL-C 水平，使应用受到限制。

【不良反应】 1. 主要为轻度消化道不良反应，有恶心、腹泻、腹痛等症状。

2. 也可能出现头痛、头晕、感觉异常、失眠、耳鸣、皮疹、皮肤瘙痒。

3. 个别患者出现 Q-T 间期延长、室性心动过速、血小板减少等。

【妊娠期安全等级】 B。

【禁忌与慎用】 1. 对本品过敏者禁用。

2. 对近期有心肌损伤或 Q-T 间期不正常，服用Ⅰ、Ⅳ类抗心律失常药、三环类抗抑郁药、吩噻嗪类的患者慎用。

3. 有心源性晕厥或有不明原因晕厥者、血钾或血镁过低者禁用。

4. 哺乳期妇女使用时，应暂停哺乳。

5. 儿童用药的安全性和有效性尚未确立。

【药物相互作用】 1. 本品与可导致心律失常的药物，如三环类抗抑郁药、Ⅰ类及Ⅲ类抗心律失常药和吩噻嗪类药物合用时，应注意不良反应发生的危险性增加。

2. 本品能加强香豆素类药物的抗凝血作用。

3. 本品能加强降糖药的作用。

4. 本品与环孢素合用时，与单独服用环孢素相比，可明显降低后者的血药浓度。

【剂量与用法】 一般口服 500 mg，2 次/日，早晚饭前服。连续 12 周为一疗程。

【临床新用途】 1. 预防经皮冠状动脉球囊成形术和冠状动脉介入术后再狭窄　常规治疗的基础上加用本品 500 mg，2 次/日，手术前两周开始服用至术后 6 月。

2. 延缓糖尿病肾病进展　本品 500 mg/d，并限蛋白饮食，给予口服降糖药或胰岛素控制血糖，疗程 12 周。

3. 预防造影剂的肾损害　于术前及术后服用本品 500 mg，3 次/日，并在术后立即接受水化治疗 12 h。

4. 防治非酒精性脂肪肝　本品 500 mg/d，连用 6 个月。

【用药须知】 1. 服用本品对诊断有干扰，可使氨基转移酶、胆红素、肌酸磷酸激酶、尿酸、尿素氮短暂升高。

2. 服用本品期间应定期检查心电图 Q-T 间期。

【制剂】 片剂：125 mg；250 mg。

【贮藏】 避光贮存。

右甲状腺素

(dextrothyroxine)

本品为人工合成的甲状腺素右旋异构体。

【CAS】 51-49-0

【理化性状】 1. 化学名：(2*R*)-2-Amino-3-[4-(4-hydroxy-3，5-diiodophenoxy)-3，5-diiodophenyl] propanoic acid

2. 分子式：$C_{15}H_{11}I_4NO_4$

3. 分子量：776.87

4. 结构式

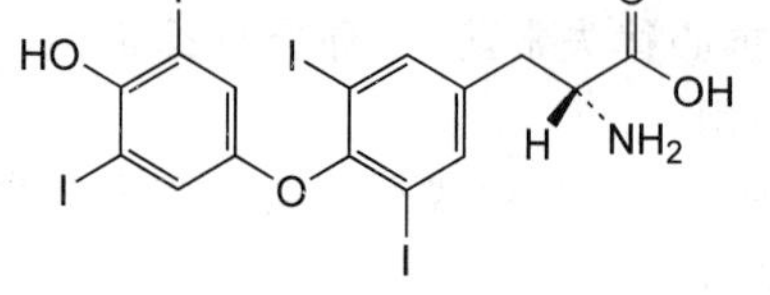

右甲状腺素钠

(dextrothyroxine sodium)

〖CAS〗 137-53-1

〖理化性状〗 1. 化学名：Sodium (2*R*)-2-amino-3-[4-(4-hydroxy-3，5-diiodophenoxy)-3，5-diiodophenyl]propanoic acid

2. 分子式：$C_{15}H_{11}I_4NNaO_4$

3. 分子量：798.85

【药理作用】 天然的甲状腺素为左旋，虽可降低血浆胆固醇含量，但对代谢的影响甚大。人工合成的右旋甲状腺素，虽其降低胆固醇作用仅为左旋的 1/5，但其影响代谢的作用仅为左旋的 1/20～1/10。本品能促进胆固醇转化为胆酸而排泄，并加速 LDL 的分解，从而降低血浆中的胆固醇和 LDL 水平。

【适应证】 适用于Ⅱ、Ⅲ型高脂蛋白血症，尤以Ⅱ型者为佳。

【不良反应】 1. 不良反应类似甲状腺功能亢进症状。也可能出现神经过敏、失眠、震颤、多汗；长期应用还可出现心律失常。

2. 对碘过敏者服后可能出现皮疹和瘙痒。

【禁忌与慎用】 1. 对本品过敏者、妊娠期妇女及哺乳期妇女禁用。

2. 冠心病、心功能不全、心律失常者禁用。

3. 高血压、肝肾功能不全患者慎用。

【剂量与用法】 开始口服 1～2 mg/d，以后每月递增 1～2 mg，最大可加至 8 mg/d，分数次服。

【制剂】 片剂：1 mg；2 mg；4 mg；6 mg。

【贮藏】 避光贮于室温。

泛硫乙胺

(pantethine)

别名：潘托新、潘特生、Antosin

【CAS】 16816-67-4

【ATC】 A11HA32

【理化性状】 1. 化学名：(*R*)-*NN'*-[Dithiobis(ethyleneiminocarbonylethylene)]-bis(2，4-dihydroxy-3，3-dimethylbutyramide)

2. 分子式：$C_{22}H_{42}N_4O_8S_2$

3. 分子量：554.7

4. 结构式

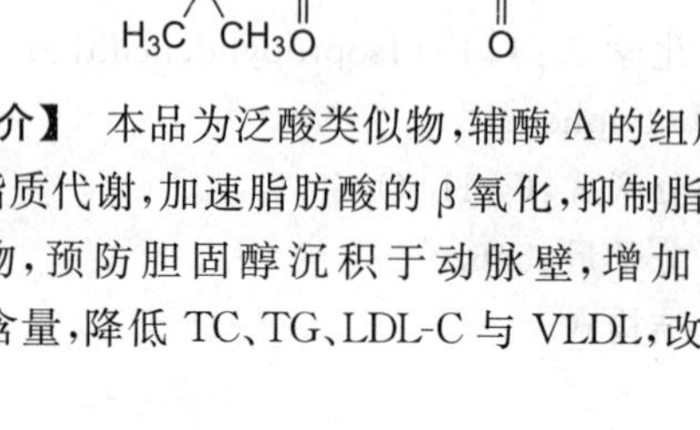

【简介】 本品为泛酸类似物，辅酶 A 的组成成分。可改善脂质代谢，加速脂肪酸的 β 氧化，抑制脂肪过氧化的产物，预防胆固醇沉积于动脉壁，增加血清中 HDL-C 含量，降低 TC、TG、LDL-C 与 VLDL，改善脂肪

肝及酒精中毒性肝损害。还有促进肾上腺皮质激素的生成、提高胆碱乙酰化、促进肠蠕动、抗血小板等作用。主治Ⅱ型、Ⅳ型高脂蛋白血症，预防动脉硬化和冠心病。突出优点是不良反应少而轻，偶有消化道不适和皮疹等。口服，200 mg，3 次/日。胶囊剂：200 mg。

硫酸软骨素钠

(chondroitin sulfate sodium)

别名：康得灵、CSA、Chondroitin sulfate A

【CAS】 9007-28-7(chondroitin sulfate)；9082-07-9 (chondroitin sulfate sodium)；24967-93-9 (chondroitin sulfate A)；39455-18-0 (chondroitin sulfate A sodium)；25322-46-7(chondroitin sulfate C) 12678-07-8(chondroitin sulfate C sodium)

【ATC】 M01AX25

【理化性状】 1. 本品主要从陆栖动物和海栖动物软骨中的二糖结构中获得的天然多聚体。根据动物种类的不同，其 4-硫酸脂和 6-硫酸脂的组成比率也不同。本品为有吸湿性的白色或几乎白色粉末。易溶于水，几乎不溶于乙醇和丙酮。5%的水溶液 pH 为 5.5～7.5。

2. 分子式：$(C_{14}H_{19}NO_{14}SNa_2)n$

【简介】 本品为一种酸性黏多糖，是生物体内结缔组织中特有成分之一，系由己糖醛酸与己糖胺结合的双糖经聚合而成的大分子聚多糖。可由动物体结缔组织提取。有降脂和减轻脂质在动脉组织的沉积，阻止动脉粥样硬化，抗凝血和抗血栓形成的作用。见效较缓慢，长期应用，对冠心病有一定疗效。较大剂量下，对供血不足的心电图有明显改善。不良反应轻，仅偶有胃肠道反应。疗程一般为 3 个月。口服：一次 360～600 mg，3 次/日。肌内注射：一次 40 mg，2 次/日。片剂：120 mg。注射剂：40 mg(粉)；40 mg/2 ml。

弹性酶

(elastase)

别名：弹性蛋白酶、胰弹性酶、Elastase Pancreatic、Elastasum、Elaszym

【药理作用】 本品为肽链内切酶，药理作用如下。

1. 具有水解弹性蛋白、胶原蛋白和糖蛋白的作用。

2. 可通过增强脂蛋白酯酶活性，阻止胆固醇的体内合成并促其转化为胆酸，从而降低血清胆固醇、LDL、VLDL 和 TG，增加 HDL。

3. 本品还能阻止脂质向动脉壁沉积，分解陈旧的弹性蛋白并促使新的弹性蛋白合成。

4. 可抑制肾小球基底膜肥厚，降低肾脏微量蛋白的排泄。

5. 本品尚有促进凝血、加强子宫收缩等作用。

【体内过程】 成人空腹口服本品 600 U，经 12 h 可达 C_{max} 0.83 ng/ml，$t_{1/2}$ 为 19.4 h。

【适应证】 用于防治Ⅱ型和Ⅳ型高脂血症(尤其适用于Ⅱ型)、动脉粥样硬化、脂肪肝、糖尿病肾病。

【不良反应】 偶见过敏，可出现轻度腹胀、食欲缺乏等胃肠道症状及肝区疼痛、口干、唇发麻等。轻症不必治疗，可自愈。

【禁忌与慎用】 对本品过敏者禁用。

【剂量与用法】 口服，一次 300～600 U，3 次/日，2～8 周为一疗程。

【用药须知】 本品肠溶剂型应整片/粒吞服，以防药物在胃中被破坏。

【制剂】 ① 肠溶胶囊：100 U；300 U。② 肠溶片：100 U；300 U。

【贮藏】 密封，遮光，冷处保存。

谷甾醇

(sitosterol)

别名：谷固醇、麦固醇、βSitosterol、Sitosterin

【CAS】 83-46-5

【理化性状】 1. 化学名：(3β)-Stigmast-5-en3-ol

2. 分子式：$C_{29}H_{50}O$

3. 分子量：414.7

4. 结构式

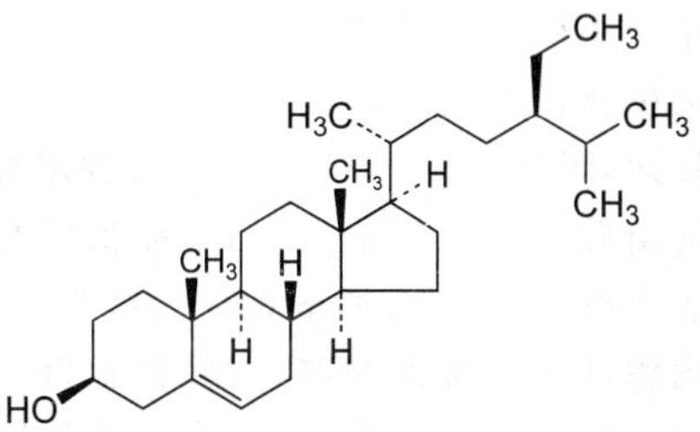

【简介】 本品是一种植物固醇，其结构与胆固醇近似，仅在 C-24 位上多一个乙基。能抑制胆固醇在肠道的吸收，从而降低血中胆固醇水平。本品在肠道不吸收。可使血 TC 下降 7%～20%，对 TG 无影响。可用于Ⅱ型高脂蛋白血症和预防动脉硬化。大剂量时可引起食欲缺乏、腹泻、胃肠痉挛等不良反应。口服颗粒剂一次 2～3 g 或 20%混悬剂一次 20～30 ml，3 次/日。饭前或饭后服用。颗粒剂：1 g/袋。混悬剂：20%。

甘糖酯

(mannose ester)

别名：海通、糖酐酯、右旋糖酐硫酸酯钠、Colyonal、Dextrarine

【简介】 本品为褐藻酸钠水解，酯化而成的聚甘露糖醛酸丙酯的硫酸钠盐。用于治疗高脂血症。成人常用量口服一次 0.1 g，2～3 次/日。有出血倾向、出血性疾病或过敏体质者禁用。

依折麦布

(ezetimibe)

别名：依折替米贝、Zetia

本品为选择性胆固醇吸收抑制剂。

【CAS】 163222-33-1

【ATC】 C10AX09

【理化性状】 1. 化学名：(3*R*, 4*S*)-1-(*p*-Fluorophenyl)-3-[(3*S*)-3-(*p*-fluorophenyl)-3-hydroxypropyl]-4-(*p*-hydro-xyphenyl)-2-azetidinone

2. 分子式：$C_{24}H_{21}F_2NO_3$

3. 分子量：409.4

4. 结构式

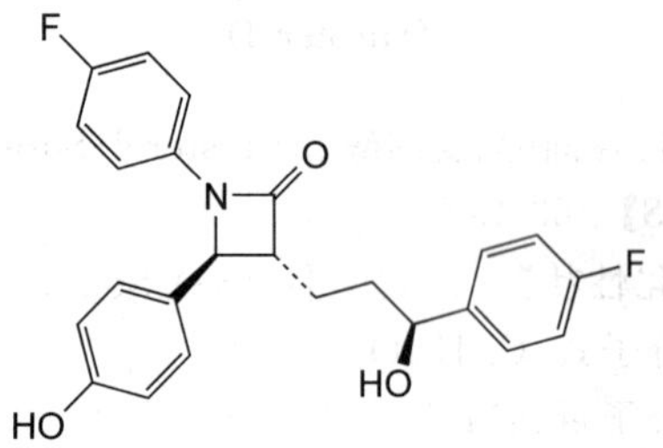

【药理作用】 本品附着于小肠绒毛刷状缘上，局部作用于小肠上皮细胞，选择性抑制小肠中胆固醇和相关植物固醇的吸收，从而减少小肠中胆固醇向肝脏转运，降低肝中胆固醇的贮量，并增加血液中胆固醇的清除。研究显示，单用本品治疗高胆固醇血症的患者可见其 LDL 胆固醇中度降低（<20%）。本品对内源性胆固醇无抑制作用，而他汀类则可减少肝内源性胆固醇的合成，两药合用有协同降低胆固醇的作用，在降低高胆固醇血症患者的 TC、LDL-C、apoB 和 TG 及提高 HDL-C 等方面均优于两药单用。此外，本品不增加胆汁分泌（如胆酸螯合剂），对小肠吸收 TG、脂肪酸、胆汁酸及脂溶性维生素均无显著影响。

【体内过程】 本品口服后迅速吸收，食物对其无明显影响。吸收后的本品在肠壁内广泛结合成具有药理活性的依折麦布葡糖酸苷（ezetimibe-glucuronide）。成人单次空腹口服 10 mg，其原药和其葡萄糖酸苷分别于 4～12 h 和 1～2 h 达到 C_{max} 3.4～5.5 ng/ml 和 45～71 ng/ml，分别占血浆中总药物浓度的 10%～20%和 80%～90%。两者的蛋白结合率均高达 90%以上。本药主要在小肠和肝内代谢，给药量的 78%随粪便排出，11%随尿液排出，两者均有肠肝循环存在，消除 $t_{1/2}$ 分别为 19～30 h 和 13～20 h。

【适应证】 1. 用于原发性（杂合子型家族性或非家族性）高胆固醇血症，可单用或合用他汀类药物。

2. 也用于纯合子型家族性高胆固醇血症（homozygous familial hypercholesterolemia，HOFH）和纯合子型高固醇血症。

【不良反应】 1. 可见头痛、腹痛、腹泻、转氨酶升高。

2. 还可发生恶心、皮疹、血管神经性水肿和胰腺炎。

【妊娠期安全等级】 C。

【禁忌与慎用】 1. 对本品过敏者、中度（Child-Pugh 评分 7～9）或重度（Child-Pugh 评分>9）肝功能不全患者、活动性肝病或转氨酶水平持续升高者、<10 岁儿童禁用。

2. 胆道梗阻者慎用。

3. 哺乳期妇女使用时应暂停哺乳。

【药物相互作用】 1. 环孢素可使本品的血药浓度升高，两者不宜合用。

2. 非诺贝特或吉非贝齐可分别升高本品血药浓度 1.5 倍和 1.7 倍。氯贝丁酯合用本品可增强胆固醇分泌至胆汁中，导致胆结石，故不可合用。

3. 考来烯胺可降低本品平均 AUC 值约 55%，在使用消胆胺时加用本品，可因上述作用而降低本品降低 LDL-C 的效力。

4. 抗酸药可减缓本品的吸收速度，但不影响其生物利用度。

5. 本品与他汀类合用，如上所述，虽可产生协同的降胆固醇作用，但可引起头痛、乏力、恶心、腹胀、腹痛、腹泻或便秘、肌痛等不良反应。本品对妊娠家兔有致畸作用，还可使转氨酶持续升高，达到正常上限的 3 倍，合用时应仔细权衡利弊。

【剂量与用法】 1. 成人 推荐口服一次 10 mg，1 次/日，单用或合用他汀类药物，肾功能不全患者不必调整剂量，中、重度肝功能不全患者不推荐使用本品。

2. 儿童 10 岁以上儿童剂量和用法同成人。

【制剂】 片剂：10 mg。

【贮藏】 贮于 30 ℃以下。

依伏库单抗

(evolocumab)

别名：伏洛单抗、Repatha

本品为重组人 IgG2 单克隆抗体，为前蛋白转化酶枯草杆菌蛋白酶 9(PCSK9)抑制剂。

【CAS】 1256937-27-5

【ATC】 C10AX13

【理化性状】 1. 本品由中国仓鼠卵巢细胞(CHO)通过基因重组技术制得，分子量约为144kDa。注射液为无菌、无防腐剂的透明至有乳光、无色至淡黄色溶液，用氢氧化钠调节 pH 至 5.0。

2. 分子式：$C_{6242}H_{9648}N_{1668}O_{1996}S_{56}$

【药理作用】 1. PCSK9 可与肝脏表面的低密度脂蛋白(LDL)受体(LDLR)结合，可降低肝脏降解低密度脂蛋白胆固醇(LDL-C)的作用。本品与PCSK9 结合，抑制循环中的 PCSK9 与 LDLR 结合，从而防止 PCSK9 介导的 LDLR 降解，使之重回肝细胞表面。本品可增加可利用的 LDLRs 的数量，将LDL 自血液中清除，从而降低 LDL-C 水平。

2. 单剂量皮下注射本品 140 mg 或 420 mg，约4h 对循环中未结合的 PCSK9 达最大抑制作用。当本品浓度低于最低检测限时，未结合的 PCSK9 浓度可恢复至基线水平。

【体内过程】 本品表现为非线性药动学特征。健康受试者给予本品 140 mg，C_{max}(SD)平均为 18.6(7.3) μg/ml，AUC_{last}(SD)平均为 188(98.6) (μg·d)/ml。健康受试者给予本品 420 mg，C_{max}(SD)平均为 59.0(17.2) μg/ml，AUC_{last}(SD)平均为 924(346) (μg·d)/ml。单剂量静脉注射本品 420 mg，总清除率(SD)平均约为 12(2) ml/h。每 2 周皮下注射本品140mg 或每月皮下注射本品 420 mg，血清谷浓度约有2～3 倍的蓄积，C_{min}(SD)平均为 7.21(6.6) μg/ml，给药后约 12 周血清谷浓度可达稳态。

1. 吸收　健康成年受试者单剂量皮下注射本品140 mg 或 420 mg，血药浓度约 3～4 d 达峰值，绝对生物利用度约为 72%。

2. 分布　单剂量皮下注射本品 420 mg，稳态分布容积(SD)平均约为 3.3(0.5) L。

3. 代谢和消除　本品呈双相消除，低浓度时，主要通过饱和结合至靶点 PCSK9 消除，而在较高浓度时，主要是通过非饱和蛋白水解途径消除。本品的有效 $t_{1/2}$ 估计约为 11～17 d。

【适应证】 1. 原发性高脂血症　辅助饮食和最大耐受剂量的他汀类药物治疗成人杂合子型家族性高胆固醇血症(HEFH)，或需要额外降低 LDL-C 的临床动脉粥样硬化性心血管疾病(CVD)。

2. 纯合子型家族性高胆固醇血症(HOFH)　辅助饮食和其他降脂疗法(如他汀类、依折麦布、LDL 血浆分离置换)用于需要额外降低 LDL-C 的 HOFH。

【不良反应】 临床试验中发现的不良反应包括鼻咽炎、上呼吸道感染、流行性感冒、背痛、注射部位反应、咳嗽、尿路感染、鼻窦炎、头痛、肌痛、头晕、骨骼肌疼痛、高血压、腹泻、肠胃炎等。

【禁忌与慎用】 1. 妊娠期妇女使用本品的风险尚无相关数据。妊娠期妇女使用本品应慎重权衡利弊。

2. 本品是否经人乳汁排泌、对婴儿及产乳影响均尚不清楚。虽然人 IgG 可出现在乳汁中，但已有的文献认为母乳中的抗体不会大量的进入新生儿和婴儿体循环中。

3. 13 岁以下儿童 HOFH 患者使用本品的安全性和有效性尚未确立，原发性高脂血症或 HEFH 儿童患者使用本品的安全性和有效性也未确立。

4. 轻、中度肝肾功能不全者不必调整剂量，重度肝、肾功能不全者使用本品尚无相关数据。

5. 对本品有严重过敏反应者禁用。

【药物相互作用】 与高强度他汀给药方案合用，本品的 C_{max} 和 AUC 约降低 20%，但没有临床意义。

【剂量与用法】 1. HEFH 或原发性高脂血症伴有临床动脉粥样硬化性心血管疾病　本品的推荐剂量为一次 140 mg，每 2 周皮下注射 1 次；或一次420 mg，每月皮下注射 1 次。如果更改给药方案，在原方案末次给药日按新方案给药剂量注射即可。

2. HOFH　本品的推荐剂量为一次 420 mg，每月皮下注射 1 次。使用本品后 4～8 周监测 LDL-C 水平以确定疗效。

【用药须知】 1. 用前应目视检查药液有无颗粒及变色，如果出现浑浊、变色或有颗粒则不能使用。

2. 选择没有触痛、瘀伤、发红或硬结的腹部、大腿或上臂部位皮下注射本品。

3. 本品不可与其他药物在同一部位给予。

4. 皮下注射部位应轮换。

5. 单次剂量 420 mg，可使用带预充的一次性使用输液装置皮下注射，注射时间 9 min 以上；也可以使用一次性预充式自动注射器或一次性预充注射器在 30 min 内连续注射 3 次，一次注射时间需要 15 s。

6. 如果漏用本品，距下次用药时间 7 d 以上者应尽快注射或者忽略漏用剂量，仍按原方案给药。

7. 本品冰箱冷藏保存。用前放置使之达到室温。一次性预充式自动注射器或一次性预充注射器至少需 30 min，用带预充的一次性使用输液装置至少需 45 min。本品不可使用任何其他方法加温。本品若在原包装中室温储存(20～25 ℃)，必须在 30 d 内使用。

8. 使用本品有发生过敏反应(如皮疹、荨麻疹)的风险，甚至有可能导致治疗中止。用药期间，如果发生严重过敏反应，应停用本品，给予相应的治疗，注意监测直至过敏症状或体征消失。

9. 用前先对患者和(或)护理人员对如何准备和使用本品进行适当培训,包括皮下给药方法、无菌技术、如何使用一次性预充自动注射器等。建议每次使用前阅读说明书并遵循使用指南。

10. 一次性预充注射器或一次性预充自动注射器的针帽可能含有天然橡胶,乳胶过敏者可能会引起过敏反应。

【制剂】 注射液:140 mg/ml(一次性预充注射器);140 mg/ml(一次性预充 SureClick 自动注射器);420 mg/3.5 ml(带预充的一次性使用 Pushtronex 输液装置)。

【贮藏】 避光,贮于 2~8 ℃,不得冷冻或振摇。

洛美他派

(lomitapide)

本品为一种微粒体三酰甘油转移蛋白抑制药。

【CAS】 182431-12-5

【ATC】 202914-84-9

【理化性状】 1. 化学名:*N*-(2,2,2-Trifluoroethyl)-9-[4-[4-[[[4′(trifluoromethyl)[1,1′-biphenyl]-2-yl] carbonyl] amino]-1-piperidinyl]butyl]-9*H*-fluorene-9-carboxamide

2. 分子式:$C_{39}H_{37}F_6N_3O_2$

3. 分子量:693.72

4. 结构式

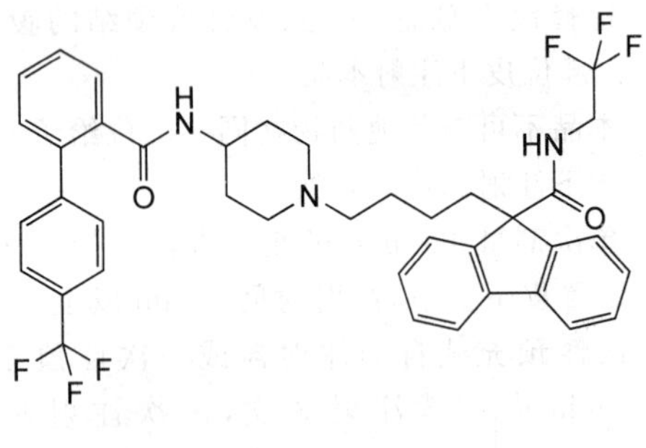

甲磺酸洛美他派

(lomitapide mesylate)

别名:Lojuxta、Juxtapid

〖CAS〗 202914-84-9

〖理化性状〗 1. 本品为白色至类白色粉末,微溶于水和乙酸乙酯,易溶于丙酮、乙醇、甲醇,溶于 2-丁醇、二氯甲烷、乙腈,难溶于 1-辛醇、2-丙醇,不溶于庚烷。水溶液的 pH 为 2~5。

2. 化学名:*N*-(2,2,2-Trifluoroethyl)-9-[4-[4-[[[4′(trifluoromethyl)[1,1′-biphenyl]-2-yl] carbonyl]amino]-1-piperidinyl]butyl]-9*H*-fluorene-9-carboxamide, methanesulfonate salt

3. 分子式:$C_{39}H_{37}F_6N_3O_2 \cdot CH_4O_3S$

4. 分子量:789.8

【用药警戒】 本品可升高转氨酶,增加肝脏脂肪,开始治疗前及治疗中应定期监测肝功能。如出现肝功能异常应调整剂量。

【药理作用】 1. 纯合子家族性高胆固醇血症(HOFH)是一种极罕见的常染色体显性遗传性疾病,发病机制为细胞膜表面的 LDL 受体缺如或异常,导致体内 LDL 代谢异常,造成血浆 TC、LDL-C 水平升高,往往导致极其严重的心血管问题。

2. 本品为微粒体三酰甘油转移蛋白抑制剂,能与内质网囊腔内的微粒体三酰甘油转移蛋白结合,从而抑制在肠壁细胞和肝脏细胞内含载脂蛋白-B 的脂蛋白的组装,抑制乳糜和 LDL 的合成,致使血浆 LDL-C 水平降低。

【体内过程】 1. 吸收　口服本品 60 mg 后,约 6 h 达血药峰值,生物利用度约为 7%。在 10~100 mg 的剂量间,药动学近似线性。

2. 分布　本品的稳态分布容积为 985~1292 L,其蛋白结合率为 99.8%。

3. 代谢　本品主要在肝代谢,代谢途径包括氧化、氧化脱烷基、葡糖醛酸化及哌啶环开环。CYP3A4 是主要的代谢酶,血浆中主要代谢产物为无活性的 M1 和 M3。CYP1A2、CYP2B6、CYP2 C8、和 CYP2 C19 也不同程度地参与本品代谢为 M1。

4. 排泄　随尿液排泄 50%~60%,随粪便排泄 33%~35%,尿液中主要为 M1,粪便中主要为原药。$t_{1/2}$ 为 39.7 h。

【适应证】 适用于纯合子家族性高胆固醇血症(HOFH)患者作为对低脂肪膳食和包括 LDL 血浆置换分离在内的其他降脂治疗的辅助治疗,用于降低 LDL-C、TC、载脂蛋白 B 和非 HDL-C。

【不良反应】 1. 可见腹泻、恶心、呕吐、消化不良和腹痛及转氨酶升高。

2. 腹胀、便秘、胸痛、腰痛、发热、排便急迫、里急后重、鼻咽炎、胃炎、流感、疲乏、头痛、头晕、心悸、心绞痛。

【妊娠期安全等级】 X。

【禁忌与慎用】 1. 妊娠期妇女禁用。

2. 禁与强效或中效 CYP3A4 抑制剂同时使用。

3. 中度或重度肝功能不全或活动性肝病包括无法解释的持续肝功能异常者禁用。

4. 本品是否经乳汁排泌尚不清楚,哺乳期妇女应权衡利弊,选择停药或停止哺乳。

5. 儿科患者的安全性及有效性尚未确定。

【药物相互作用】 1. CYP3A4 抑制剂可增加本

品的暴露量。禁与强效或中效 CYP3A4 抑制剂合用;与弱效 CYP3A4 抑制剂,包括阿托伐他汀和口服避孕药合用,剂量不超过 30 mg/d。

2. 本品可增加华法林的血药浓度,应经常监测国际标准化比值(INR),特别是本品剂量调整时。

3. 本品与辛伐他汀或洛伐他汀合用,后者暴露量会增加。肌病风险增加,应降低剂量。

4. 本品为 P-糖蛋白抑制剂,可升高 P-糖蛋白的底物的血药浓度,应降低 P-糖蛋白底物的剂量。

5. 与胆酸螯合剂至少间隔 4 h 服用。

【剂量与用法】 1. 起始剂量为一次 5 mg,1 次/日。根据安全性和耐受性调整剂量。至少 2 周后增加至 10 mg/d;然后,最小间隔 4 周,增加至 20 mg、40 mg/d,直至最大推荐剂量 60 mg/d。晚餐后至少 2 h 后用水送服。

2. 透析的肾病终末期患者或轻度肝脏损害者剂量不应超过 40 mg/d。

【用药须知】 1. 治疗前、调整剂量前及治疗期间应定期监测 ALT、AST、ALP 和总胆红素;育龄期女性应排除妊娠。

2. 由于脂溶性维生素/脂肪酸吸收减低,每天可服用维生素 E、亚油酸、α-亚麻酸(ALA)、二十碳五烯酸(EPA)和二十二碳六烯酸(DHA)补充剂。

3. 开始治疗的同时,降低膳食中的脂肪供给 20%。

【制剂】 胶囊剂:5 mg;10 mg;20 mg。

【贮藏】 贮于 20～25 ℃,短程携带允许 15～30 ℃。

硫地醇

(tiadenol)

【CAS】 6964-20-1

【ATC】 C10AX03

【理化性状】 1. 化学名:2,2′-[Decane-1,10-diylbis(thio)]diethanol

2. 分子式:$C_{14}H_{30}O_2S_2$

3. 分子量:294.5

4. 结构式

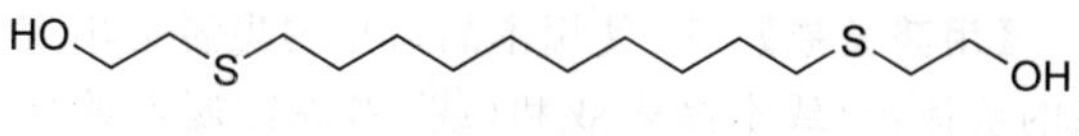

【简介】 本品为调脂药。以商品名 Fonlipol 在摩纳哥销售。

苯氟雷司

(benfluorex)

【CAS】 23602-78-0

【ATC】 A10BX06

【理化性状】 1. 化学名:(*RS*)-2-({1-[3-(Trifluoromethyl) phenyl] propan-2-yl} amino) ethyl benzoate

2. 分子式:$C_{19}H_{20}F_3NO_2$

3. 分子量:351.36

4. 结构式

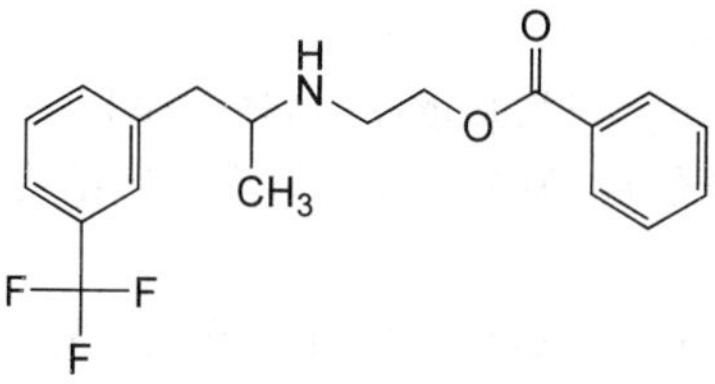

【简介】 本品为调脂药和降糖药,欧洲医管局回顾分析认为,本品风险大于益处,于 2009 年 12 月 18 日,从欧洲撤市。

美格鲁托

(meglutol)

【CAS】 503-49-1

【ATC】 C10AX05

【理化性状】 1. 化学名:3-Hydroxy-3-methyl-pentanedioic acid

2. 分子式:$C_6H_{10}O_5$

3. 分子量:162.1

4. 结构式

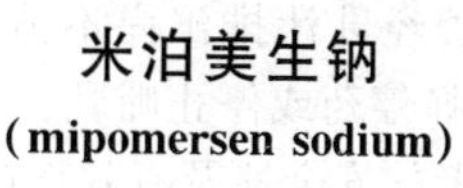

【简介】 本品能降血脂、干扰胆固醇的生物合成,用于饮食疗法无效的原发性高脂血症。有重度肝、肾、心功能不全的患者及药物过敏者禁用,妊娠期妇女禁用,哺乳期妇女使用时,应暂停哺乳。

米泊美生钠

(mipomersen sodium)

别名:Kynamro

【CAS】 629167-92-6

【ATC】 C10AX11

【理化性状】 1. 分子式:$C_{230}H_{305}N_{67}Na_{19}O_{122}P_{19}S_{19}$

2. 分子量:7594.8

【用药警戒】 本品可升高转氨酶,增加肝脏脂肪,开始治疗前及治疗中应定期监测肝功能。如出现肝功能异常应调整剂量。

【药理作用】 本品是靶向载脂蛋白 B-100 人信使核糖核酸(mRNA)的一种反义寡核苷酸,载脂蛋白 B-100 是 LDL 和其代谢前体 VLDL 的主要载脂蛋白。本品与载脂蛋白 B-100 mRNA 的编码区互补,并通过 Watson 和 Crick 碱基配对结合。本品与同源 mRNA 的杂交导致核糖核酸酶 H-介导的同源 mRNA 的降解，导致载脂蛋白 B-100 的转录受到抑制。

【体内过程】 1. 吸收 皮下注射后，3～4 h 达血药峰值。剂量为 50～400 mg，生物利用度为 54%～78%。

2. 分布 在治疗浓度时，体内蛋白结合率高（>90%）。分布 $t_{1/2}$ 为 2～5 h。每周 1 次给药，6 个月后可达稳态。

3. 代谢 本品在组织内先经内切酶代谢为短链寡核苷酸，继而被外切酶进一步代谢。

4. 排泄 在尿液中既可检测到原药亦可检测到短链寡核苷酸，皮下注射后 24 h，尿液中回收 4% 的给药剂量。消除 $t_{1/2}$ 为 1～2 个月。

【适应证】 适用于纯合子家族性高胆固醇血症（HOFH）患者作为对低脂肪膳食和包括 LDL 血浆置换分离在内的其他降脂治疗的辅助治疗，用于降低 LDL-C、TC、非 HDL-C。

【不良反应】 可见心绞痛、心悸、恶心、呕吐、腹痛、注射部位反应、疲乏、流感样症状、寒战、发热、外周水肿、脂肪肝、转氨酶升高、肝功能异常、四肢痛、骨骼肌肉痛、失眠、高血压。

【妊娠期安全等级】 B。

【禁忌与慎用】 1. 对于妊娠期妇女尚无良好对照的临床研究，妊娠期妇女只有明确需要时方可使用。

2. 重度肾功能不全患者、显著蛋白尿患者及透析患者禁用。

3. 中度和重度肝功能不全，或活动性肝病，包括原因不明的血清转氨酶持续升高者禁用。

4. 已知对产品成分过敏者禁用。

5. 本品是否经乳汁排泌尚不清楚，哺乳期妇女应权衡利弊，选择停药或停止哺乳。

6. 儿科患者的安全性及有效性尚未确定。

【药物相互作用】 本品与华法林、辛伐他汀、依折麦布无相互作用。

【剂量与用法】 200 mg，每周 1 次，皮下注射。应在每周的同一天注射，如果忘记注射，应距下次注射的时间至少 3 d，如距下次注射时间少于 3 d，则不能注射，下一剂就只能按预定时间注射。

【用药须知】 1. 治疗前、调整剂量前及治疗期间定期监测 ALT、AST、ALP 和总胆红素；育龄期女性应排除妊娠。

2. 尚未确定非 HOFH 的高胆固醇血症患者的安全性和有效性。

3. 尚未确定本品对心血管患病率和死亡率的影响。

4. 建议不要使用本品辅助用于 LDL 的血浆置换。

5. 建议每 3 个月检测一次血脂，本品达到最大效应需 6 个月。

6. 本品只能皮下注射，注射部位应选择腹部、大腿或上肢的裸露部位。不能注射于有炎症、挫伤、硬结或破损的部位。

【制剂】 注射液：200 mg/1 ml。

【贮藏】 避光，贮于 2～8 ℃。

阿利泼金

(alipogene tiparvovec)

别名：Glybera

【CAS】 929881-05-0

【ATC】 C10AX10

【简介】 用于严格限制膳食脂肪但仍发生严重或反复胰腺炎发作的脂蛋白脂肪酶（LPL）缺乏患者，这是首个在欧洲获批用于患者临床治疗的基因治疗药物。LPL 缺乏症是一种遗传性疾病，百万人群中少于 2 人患病。既往医师试图通过严格控制膳食脂肪摄入来治疗 LPL 缺乏症，但胰腺炎患者重症发作时往往会有生命危险需要住院治疗。本品依靠一种腺病毒给肌肉细胞提供脂蛋白酶功能性基因复制片段而达到治疗目的。注射后 3～12 周，血脂开始下降。治疗费用 160 万美金，是目前世界上最昂贵的药物。

美曲普汀

(metreleptin)

别名：Myalept、Recombinant methionyl-human leptin

本品为重组人瘦素类似物。

【CAS】 186018-45-1

【理化性状】 1. 本品为含 147 个氨基酸的非糖基化的多肽。

2. 分子式：$C_{714}H_{1167}N_{191}O_{221}S_6$

3. 分子量：16156

【用药警戒】 1. 使用本品治疗的患者会出现本品的抗体，导致本品失效和（或）内源性瘦素的作用受到抑制。发生严重感染或怀疑本品治疗失效时，应检测本品的抗体。

2. 获得性全身性脂肪代谢障碍的患者可出现 T 细胞淋巴瘤，是否使用本品治疗均可发生。血液学异常伴或不伴获得性全身性脂肪代谢障碍的患者，在使用本品治疗前应仔细权衡利弊。

【药理作用】 脂肪细胞储存脂质，在饥饿时为非脂肪组织提供能量。全身性脂肪代谢障碍者缺乏脂肪组织导致高脂血症和脂肪异位分布于非脂肪组织，如肝脏和肌肉中，导致代谢异常，如胰岛素抵抗。内源性瘦素(leptin)是一种脂肪组织分泌的激素，负责为中枢神经系统提供脂肪贮备的信息。全身性脂肪代谢障碍者瘦素缺乏导致脂肪组织丧失，导致过度摄取热量，使代谢异常进一步恶化。本品可与瘦素受体结合并使其活化。

【体内过程】 健康志愿者皮下注射 0.1～0.3 mg/kg 的本品，4.0～4.3 h 血浆瘦素浓度达峰值。全身性脂肪代谢障碍者达峰时间约为 4 h(2～8 h)。每天静脉滴注本品 0.3，1.0 和 3.0 mg/kg，分布容积分别为(370±184)ml/kg，(398±92)ml/kg 和(463±116)ml/kg。

【适应证】 辅助饮食控制治疗有瘦素缺乏并发症的先天性或获得性全身脂肪代谢障碍患者。

【不良反应】 可见头痛、体重减轻、腹痛、关节痛、头晕、耳部感染、疲乏、恶心、上呼吸道感染、卵巢囊肿、贫血、腰痛、腹泻、感觉异常、蛋白尿、发热。

【妊娠期安全等级】 C。

【禁忌与慎用】 1. 禁用于普通肥胖患者。

2. 对本品过敏者禁用。

3. 尚不清楚本品是否经乳汁分泌，哺乳期妇女应权衡利弊选择停药或停止哺乳。

【剂量与用法】 1. 体重≤40 kg 者，起始剂量为 0.06 mg/kg，根据患者的耐受性，体重减轻的情况可调节至 0.02 mg/kg，最大剂量为 0.13 mg/kg。

2. 体重>40 kg 的男性，起始剂量为 2.5 mg，根据患者的耐受性，体重减轻的情况可调节至 1.25～2.5 mg，最大剂量为 10 mg。

3. 体重>40 kg 的女性，起始剂量为 5 mg，根据患者的耐受性，体重减轻的情况可调节至 1.25～2.5 mg，最大剂量为 10 mg。

4. 本品应在每天的同一时间进行皮下注射。本品只能用注射用水溶解，溶解时避免剧烈振摇。不能与其他药品混合后注射。

【用药须知】 1. 本品用于局部脂肪代谢障碍的安全性和有效性尚未明确。

2. 本品用于非酒精性脂肪性肝炎的安全性和有效尚未明确。

3. 本品不能用于治疗 HIV-1 感染所致的脂肪代谢障碍。

4. 本品不能用于代谢障碍引起的高脂血症，包括糖尿病引起的高脂血症。

5. 正在使用胰岛素和口服降糖药的患者有发生低血糖的风险，密切监测低血糖的症状，需降低胰岛素和口服降糖药的剂量，有时需大幅降低。

6. 如果有胰腺炎高风险的患者需停止治疗，应经 1 周减量停药，以减少胰腺炎发作的风险。

【制剂】 注射剂：11.3 mg，加入 2.2 ml 注射用水后，浓度为 5 mg/ml。

【贮藏】 避光，贮于 2～8 ℃。

肠多糖

(swine duodenum mucopolysaccharide)

【药理作用】 1. 本品具有缓和的抗凝血活性，其作用机制与肝素相似，但其抗凝血强度只是肝素的 1/50。

2. 本品能使血清中的 TG、TC、LDL 和 VLDL 降低，使 HDL 升高。

3. 降低心肌耗氧量，保护心肌，抗心肌缺血性坏死。

4. 改善血液流变学，加速血小板及红细胞电脉速度，降低血液黏度，改善微循环。

5. 抗血栓形成及促进纤维蛋白溶解作用。

6. 能作用于动脉内壁，降低动脉内膜的通透性和对胆固醇的吸收。

【适应证】 用于冠状动脉粥样硬化性心脏病的治疗。

【剂量与用法】 口服，一次 20 mg，3 次/日或遵医嘱。

【制剂】 片剂：10 mg；20 mg。

【贮藏】 密闭，干燥处保存。

多廿烷醇

(policosanol)

本品为最新一类的降脂药，系自蔗蜡中提取的多种脂肪醇的混合物，其主要成分是 1-二十八烷醇，另有 1-三十二烷醇、1-三十烷醇、1-二十四烷醇、1-三十四烷醇、1-二十六烷醇、1-二十七烷醇及 1-二十九烷醇。

【CAS】 142583-61-1

【ATC】 C10AX08

【药理作用】 非临床模型显示，本品通过抑制胆固醇的生物合成而发挥作用。此外，本品还可以通过增加 LDL 与受体的结合和内在化过程，促进 LDL-C 的分解代谢，从而降低血浆中 LDL-C 的水平。同时本品还可以增加 HDL 胆固醇 HDL-C 水平，降低 TG 和 VLDL 胆固醇 VLDL-C 水平。本品还具有抗血小板聚集、减轻体重、提高性功能等作用。

【体内过程】 吸收迅速，口服 1 h 后，出现第 1

个血药峰值，第2个最大峰值出现在4 h后。健康受试者单剂量给药，该药绝大部分随粪便排泄，只有大约1%随尿液排出体外。

【适应证】 用于原发型Ⅱa(TC及LDL-C升高)和Ⅱb(TC、LDL-C及TG升高)的高脂血症患者。

【不良反应】 不良反应轻微、短暂，与空白对照组相似，常见皮疹。

【禁忌与慎用】 1. 妊娠期妇女不推荐使用，因胆固醇是胎儿发育所必需的。

2. 儿童用药的安全性及有效性尚未确定。

【药物相互作用】 1. 本品与阿司匹林合用，抗血栓作用有协同作用，另一方面，本品可预防阿司匹林导致的胃溃疡，本品可提高血液中前列环素的水平(其具有抗溃疡作用)。

2. 本品与钙通道阻滞药、β受体拮抗药、甲丙氨酯、利尿药、硝酸酯类扩血管药、NSAIDs、抗焦虑药、抗抑郁药、抗精神病药、口服降糖药、地高辛、肝素等无明显的相互作用。

【剂量与用法】 推荐起始剂量为5 mg/d，在晚餐前服用，因为胆固醇的生物合成在晚上较为活跃。如果效果不明显，剂量可以增加至10 mg/d (中午、晚上各一次)。研究表明增加剂量可增加疗效，但安全性及耐受性不变。

【用药须知】 1. 在治疗期间，患者必须坚持低胆固醇饮食。

2. 在用药期间，须定期(每3个月)检查血浆胆固醇量。

3. 因为本品经肾排泄几乎忽略不计，肾功能不全患者不必调整剂量。

【制剂】 片剂：10 mg。

【贮藏】 密闭，干燥处保存。

蛹油α-亚麻酸乙酯

(bombyx mori oil ethyl linolenate)

【药理作用】 1. 本品通过阻止脂肪酸、TG的合成及加速氧化降低TG。

2. α-亚麻酸是亚麻酸的异构体，后者是将TG、胆固醇通过血液向肝脏转移而降低血脂，而亚麻酸降低血脂的同时无肝脏积累脂质症状，不会导致脂肪肝。

3. 可代谢成EPA、DHA参与竞争环氧化酶和脂氧化酶，从而调整血栓素(TXA_2)/前列腺素(PGI_2)的平衡，抑制血栓形成，拮抗动脉粥样硬化。

【适应证】 用于高脂血症、慢性肝炎的辅助治疗。

【不良反应】 尚未见有关不良反应的报道。

【禁忌与慎用】 对本品过敏者禁用。

【剂量与用法】 口服，一次0.3 g，3次/日。

【制剂】 胶丸：0.3 g。

【贮藏】 遮光，密封，在阴凉处保存。

角鲨烯

(squalene)

别名：鱼肝油萜

本品是从深海环境中的大型鲨鱼肝脏中提取出的物质。

【CAS】 111-02-4

【理化性状】 1. 化学名：(6*E*,10*E*,14*E*,18*E*)-2,6,10,15,19,23-Hexamethyltetracosa-2,6,10,14,18,22-hexaene

2. 分子式：$C_{30}H_{50}$

3. 分子量：410.72

4. 结构式

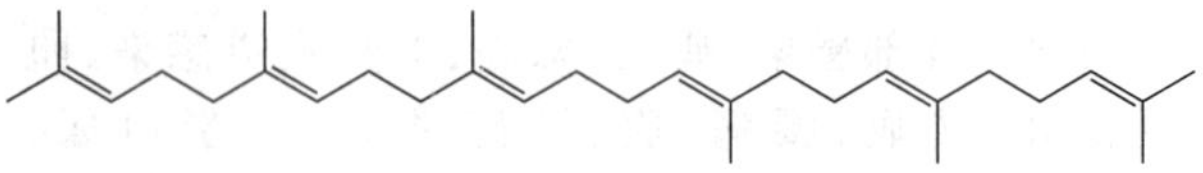

【简介】 本品在体内参与胆固醇的生物合成及多种生化反应，促进生物氧化及机体的新陈代谢，提高机体的防御功能及应激能力，加速类固醇激素的合成，激活腺苷酸环化酶的活性而增强机体的耐力与改善心功能作用。服用本品后铜蓝蛋白与转铁蛋白水平及超氧化物歧化酶与乳酸脱氢酶活性皆可提高，本品还具有增加机体组织的利用氧的能力。用于高胆固醇血症和放、化疗引起的白细胞减少症，亦可用于改善心脑血管病的缺氧状态。口服，一次0.5 g，2次/日，早晚空腹服用。胶丸：0.25 g。

卵磷脂

(lecithin)

【药理作用】 本品参与机体的脂肪代谢，降低胆固醇，兴奋胆碱神经元。本品是合成脂蛋白的原料，脂蛋白是脂肪的运转工具，可使肝内脂肪运到肝外，并参与机体的脂肪代谢，对脂肪肝防治产生作用。本品还能降低血清胆固醇、TG，使HDL升高，LDL降低，对动脉粥样硬化防治产生作用。同时，本品作为乙酰胆碱的前体，可以提高脑内乙酰胆碱的生成，兴奋胆碱能神经元，对脑细胞功能恢复产生作用。

【体内过程】 本品口服生物利用度90%，6 h后达到血药峰值。主要经胃、肠道吸收，代谢后经肾排出，大部分随粪便排出。

【适应证】 用于脂肪肝、动脉粥样硬化等疾病的辅助治疗。

【不良反应】 尚未发现不良反应。

【剂量与用法】 口服，成人，一次0.3～0.5 g，3次/日，儿童递减。

【制剂】 片剂：0.1 g。

【贮藏】 遮光，密封，在阴凉处保存。

阿里罗单抗

(alirocumab)

别名：Praluent

本品为靶向人单克隆抗体（IgG_1同型体），自中国仓鼠卵巢细胞悬浮培养液中提取，经DNA重组技术生产而成。分子量为146 kDa。

【CAS】 1245916-14-6

【药理作用】 1. 本品是一种前蛋白转化酶枯草溶菌素9（PCSK9）抑制剂，PCSK9与肝细胞表面的低密度脂蛋白受体（LDLR）结合，促进肝脏内LDLR的退化。LDLR是清除循环中LDL的主要受体，因此，PCSK9降低LDLR受体水平就可导致血液中LDL-C的水平升高。本品可通过抑制PCSK9结合到LDLR上，增加有效的LDLR数目以清除LDL，从而降低LDL-C水平。

2. 本品以浓度依赖方式降低游离的PCSK9。本品75 mg或150 mg单剂量皮下注射，对游离的PCSK9的最大抑制作用出现在给药后4～8 h，当本品的血药浓度降低至检测限以下时，其游离的PCSK9浓度会回到基线水平。

【体内过程】 1. 吸收 皮下注射本品75～150 mg后，T_{max}为7～10 d，腹部、上臂或者大腿单次皮下注射75 mg，其药动学参数相似。群体药动学研究显示，本品皮下注射的绝对生物利用度大约为85%。本品剂量增加2倍，总浓度增加2.1～2.7倍。在给药2～3次后达到稳态，蓄积率为2倍。

2. 分布 静脉给药后，其分布容积为0.04～0.05 L/kg，表明本品主要分布于循环系统。

3. 代谢和排泄 本品为蛋白，尚未进行专门的代谢研究。预计会降解成一些小型肽类和单个氨基酸。在本品与阿托伐他汀和瑞舒伐他汀联合应用的临床研究中，本品反复给药后他汀类药物的血药浓度尚未发现临床意义的变化，表明本品对CYP酶（主要是CYP3A4和CYP2C9）和转运蛋白如P-gp和OATP无影响。本品呈双相消除，低浓度时，主要通过与靶蛋白（PCSK9）饱和结合而被消除，当高浓度时则主要通过一种非饱和蛋白水解途径消除。基于群体药动学分析，患者皮下注射75 mg或150 mg，每两周一次，达稳态后的$t_{1/2}$中值为17～20 d。

【适应证】 用于治疗原发性高脂血症，作为膳食控制和最大耐受量的他汀类药物的辅助治疗，用于杂合子家族性高胆固醇血症（HEFH）或动脉粥样硬化性心血管病需要进一步降低LDL-C的成年患者。

【不良反应】 1. 常见鼻咽炎、流行性感冒、尿路感染、腹泻、支气管炎、肌肉痛、肌痉挛、鼻窦炎、咳嗽、挫伤、骨骼肌痛。

2. 少见神经认知障碍、肝酶异常、低LDL-C值。

3. 可有过敏反应，表现为严重皮疹、发红、严重瘙痒、面部水肿或呼吸困难。

4. 注射部位反应，最常见的不良反应包括注射部位发红、瘙痒、水肿、疼痛或压痛，一般感冒症状或流感样症状。

【妊娠期安全等级】 B。

【禁忌与慎用】 1. 尚未明确本品是否可经乳汁分泌，哺乳期妇女使用时应暂停哺乳。

2. 儿童用药的安全性及有效性尚未明确。

【药物相互作用】 本品与他汀类药物合用时，中位表观$t_{1/2}$降为12 d，但是此差异无临床意义，也不会影响推荐剂量。

【剂量与用法】 1. 本品的推荐起始剂量是75 mg，皮下注射，每两周一次，此剂量可使大多数患者的LDL-C降低至目标水平。如LDL-C下降效应不佳，剂量可增加至最大剂量150 mg，每两周一次。

2. 开始治疗的4～8周内应测定LDL-C水平，必要时根据反应调整剂量。

3. 如忘记注射一剂，距上次注射未超过7 d，应予补充注射，然后恢复原来的用药时间表；如距上次注射超过7 d，应跳过此次剂量，按原来用药的时间表注射下一剂。

【用药须知】 1. 本品可导致过敏反应，甚至严重的过敏反应，如出现严重过敏的症状，应立即停药，并给予常规的抗过敏治疗。

2. 本品注射前应经30～40 min放至室温下，一旦放置至室温应立即使用，放置至室温超过24 h者不可使用。

【制剂】 ①预分装注射器：75 mg/ml；150 mg/ml。②注射笔：75 mg/ml；150 mg/ml。

【贮藏】 遮光，贮于2～8 ℃。

附 调脂药的复方制剂

调脂药的复方制剂见下表。

调脂药的复方制剂

药品名称	适应证	剂型	规格	剂量与用法
烟酸-洛伐他汀	用于原发性高脂血症(杂合子家族性和非家族性)和混合型血脂异常(Ⅱa和Ⅱb型)	缓释片	500 mg/20 mg	本品在睡前服用,保持低脂肪饮食,剂量将根据患者具体反应确定。服用本品时不得掰断、碾碎和咀嚼。本品剂量每4周增加不超过每天500 mg(根据烟酸成分)。本品最低剂量为500 mg/20 mg,最大推荐剂量为每天不超过2000 mg/40 mg。一旦本品治疗被中断(>7 d),重新用药须从本品最低剂量开始
烟酸-辛伐他汀	用于单药治疗不能控制的高脂血症	缓释片	500 mg/20 mg;500 mg/40 mg;750 mg/20 mg;1000 mg/20 mg;1000 mg/40 mg;2000 mg/40 mg	睡前服用,起始剂量为500 mg/20 mg,睡前口服,如血脂控制不理想且可耐受,可每隔4周增加烟酸的剂量500 mg,本品最大剂量为2000 mg/40 mg
依折麦布-辛伐他汀	与饮食改变相关的原发性或混合性高脂血症患者升高的低密度胆固醇水平,以及降低纯合子家族性高胆固醇血症(FH)患者的胆固醇水平	胶囊剂	10 mg/10 mg;10 mg/20 mg;10 mg/40 mg;10 mg/80 mg	推荐剂量为10 mg/10 mg～10 mg/40 mg,睡前服。应严格限制服用10 mg/80 mg的剂量,因可增加肌病的风险
依折麦布-阿托伐他汀	用于降低与饮食改变相关的原发性或混合性高脂血症患者升高的低密度胆固醇水平,以及降低纯合子家族性高胆固醇血症(FH)患者的胆固醇水平	片剂	10 mg/10 mg;10 mg/20 mg;10 mg/40 mg;10 mg/80 mg	起始剂量为口服10 mg/10 mg或10 mg/20 mg,根据血脂水平两周后可调整至10 mg/40 mg;FH患者的剂量为10 mg/40 mg或10 mg/80 mg。与洛匹那韦/利托那韦合用时剂量为10 mg/10 mg;与克拉霉素、伊曲康唑、沙奎那韦/利托那韦、福沙那韦、福沙那韦/利托那韦合用最大剂量为10 mg/20 mg;与奈非那韦或波普瑞韦合用最大剂量为10 mg/40 mg
复方亚油酸乙酯	用于高胆固醇血症和动脉粥样硬化性疾病的辅助治疗	胶丸	每粒胶囊内含亚油酸乙酯300 mg、橙皮苷7 mg、烟酸25 mg、维生素B_6 5 mg、维生素C 25 mg、维生素E 2 mg、肌醇10 mg	3次/日,1～2粒/次,饭后服用

9.2 减肥药

人体脂肪蓄积过量称为肥胖。排除水肿、妊娠等因素外,超过理想体重的20%即为肥胖。通常以体重指数(body mass index,BMI)为衡量标准,Quetelet指数定义为:BMI=体重(kg)/身高(m)^2

对于成人,BMI<25为正常,25～30为轻度肥胖,30～40为中度肥胖,>40为重度肥胖。对于儿童,BMI<20为正常,20～30为轻度肥胖,30～50为中度肥胖,>50为重度肥胖。较为简单的标准为Broca指数:

男性:体重(kg)=身高(cm)－100

女性:体重(kg)=[身高(cm)－100]×0.9

尚有以腰围与臀围的比例(WHR或W/H)及肩胛骨上方或肱三头肌上方皮褶脂肪厚度作为区分不同类型肥胖指标。一类减肥药通过抑制食欲中枢,减少食量以控制能量摄入过多所造成的脂肪蓄积,这类药又叫食欲抑制药,如芬氟拉明、右苯丙胺等。另一类是通过调节激素水平,改变脂肪和糖类的吸收、排泄,使摄入的能量减少而达到减肥目的,如考来烯胺与肠内胆酸结合使脂肪乳化难以进行,使脂肪不吸收,达到减少能量摄入,减轻体重的目的。此外,还可通过干扰胰脂肪酶、抑制淀粉酶、蔗糖酶减少脂肪和糖类的吸收减轻体重,但目前这类药品不多。生长激素释放因子可抑制胰岛素的分泌,如与普萘洛尔和左旋多巴合用可提高血浆生长激素水平,抑制胰岛素分泌,促进脂肪分解,达到减肥目的。目前生产的中草药减肥茶多调整阴阳平衡,健脾利湿，干扰脂肪酶，消除蓄积在体内多余的能量达到减肥目的。食欲中枢抑制剂因其不良反应、依赖性和耐受性强，限制其长期应用，一旦停药造成反跳性食欲增加。对于肥胖症，主要应除去病因，改变不良饮食习惯，适当增强运动，辅以药物治疗才能奏效。

苄非他明

(benzfetamine)

别名：苄甲苯丙胺

【CAS】 156-08-1

【理化性状】 1. 化学名：(＋)-*N*-Benzyl-*N*, α-dimethylphenethylamine

2. 分子式：$C_{17}H_{21}N$

3. 分子量：239.36

4. 结构式

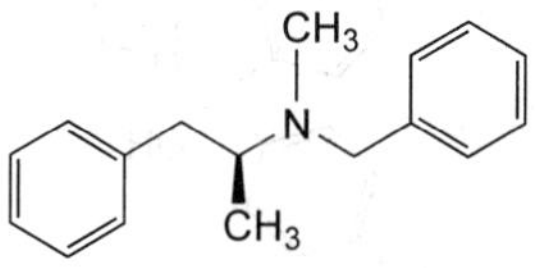

盐酸苄非他明

(benzfetamine hydrochloride)

别名：Didrex

【CAS】 5411-22-3

【理化性状】 1. 化学名：(＋)-*N*-Benzyl-*N*, α-dimethylphenethylamine hydrochloride

2. 分子式：$C_{17}H_{21}N \cdot HCl$

3. 分子量：275.8

【简介】 本品作用与右苯丙胺相似，中枢兴奋作用较弱，不影响血糖水平，用于单纯性肥胖和糖尿病肥胖。服药期间有口渴、恶心、头晕、失眠、神经过敏、欣快感等不良反应，停药后消失。长期使用或用药过量可产生耐药性和依赖性，应遵医嘱停用。对本品过敏者、妊娠期妇女、哺乳期妇女禁用。高血压、甲状腺功能亢进或冠心病患者慎用。禁与 MAOIs 合用。一般口服 25～50 mg，1～3 次/日。片剂：25 mg。

芬氟拉明

(fenfluramine)

别名：氟苯丙胺

本品系结构类似苯丙胺的间接作用的拟交感药。

【CAS】 458-24-2

【ATC】 A08AA02

【理化性状】 1. 化学名：*N*-Ethyl-α-methyl-3-trifluoromethylphenethylamine

2. 分子式：$C_{12}H_{16}F_3N$

3. 分子量：231.26

4. 结构式

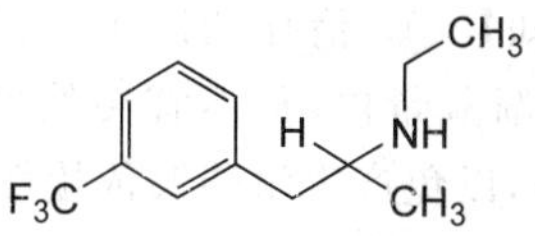

盐酸芬氟拉明

(fenfluramine hydrochloride)

别名：Oban、Slendol

【CAS】 404-82-0

【理化性状】 1. 化学名：*N*-Ethyl-α-methyl-3-trifluoromethylphenethylamine hydrochloride

2. 分子式：$C_{12}H_{16}F_3N \cdot HCl$

3. 分子量：267.7

【药理作用】 本品的食欲抑制作用比苯丙胺强 8～10 倍，中枢兴奋和升压作用小，有安定作用。因两种严重的不良反应——原发性肺动脉高压及心瓣膜异常，与芬氟拉明和右芬氟拉明一样已停止使用。

【适应证】 既往曾用于减肥或伴有高血压的糖尿病、冠心病和焦虑的肥胖患者。

【体内过程】 口服后吸收快，2～4 h 可达血药峰值，维持 6～8 h。被广泛代谢，开始通过脱乙基代谢为具有活性的去甲芬氟拉明。广泛分布，可透过血-脑屏障。$t_{1/2}$ 为 18～20 h，3～4 d 后可达稳态血药浓度，原药和代谢物随尿液缓慢排泄。酸化尿液，排泄增加；碱化则恰相反。

【不良反应】 1. 有轻度腹痛、头晕、乏力、口干、大便次数增多等反应，可耐受者逐渐消失，不能耐受者应减量。

2. 还可发生嗜睡、昏睡、低血压、心悸不安、阳痿、出汗、焦虑、共济失调、噩梦、抑郁、尿频、排尿困难和视力障碍。

3. 皮疹、过敏反应也有报道。

4. 个别精神异常，甚至出现精神分裂症。

【禁忌与慎用】 1. 对本品过敏者、妊娠期妇女、癫痫患者禁用。

2. 肺动脉高压或有心脑血管疾病史者禁用。

3. 哺乳期妇女使用时，应暂停哺乳。

【药物相互作用】 1. 本品可能增强降压药、降血糖药的作用，并出现镇静作用。

2. 与 MAOIs 可发生高血压危象，至少停用本品 14 天后始可换用 MAOI。

【剂量与用法】 口服，第一周，20 mg 2 次/日，早、晚餐前 30～60 min 服用；第二、三周，20 mg 3 次/日，早、中、晚餐前 30～60 min 服用；之后根据疗效与耐受性可维持原剂量或增至 80～100 mg，但每日 100 mg 的剂量仅限于重度肥胖者，12 周为一疗程。

【用药须知】 1. 治疗期间不要间歇，疗程最长 4～6 周，应逐渐减量停药；不宜突然停药，连续用药不超过 6 个月，以免产生耐药及依赖性。

2. 应告知患者，如发生胸痛、水肿、呼吸困难、不耐受活动，提示肺动脉高压的前兆。

【制剂】 片剂：20 mg。

【贮藏】 避光，贮于室温。

右芬氟拉明

(dexfenfluramine)

别名：右旋氟苯丙胺

本品为芬氟拉明的右旋异构体。

【CAS】 3239-44-9

【ATC】 A08AA04

【理化性状】 1. 化学名：(*S*)-*N*-Ethyl-α-methyl-3-trifluoromethylphenethylamine

2. 分子式：$C_{12}H_{16}F_3N$

3. 分子量：231.26

4. 结构式

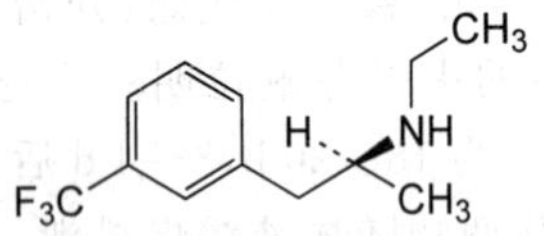

盐酸右芬氟拉明

(dexfenfluramine hydrochloride)

别名：Adifax、Redux、Dipondal

【CAS】 3239-45-0

【理化性状】 1. 化学名：(*S*)-*N*-Ethyl-α-methyl-3-trifluoromethylphen-ethylamine hydrochloride

2. 分子式：$C_{12}H_{16}F_3N \cdot HCl$

3. 分子量：267.7

【简介】 本品抑制食欲作用强，可产生诱导能量消耗的作用。刺激 5-HT 的释放，并选择性抑制其再摄取。与芬氟拉明不同的是，本品没有任何儿茶酚胺的激动作用。本品口服吸收快，4 h 血药浓度达峰值。蛋白结合率约 40%，$t_{1/2}$ 为 18 h，95%的药物于 3～4 d 排出。既往曾用于单纯性肥胖。本品的不良反应、药物相互作用等均与芬氟拉明相似。由于本品可引起心瓣膜缺损，已在世界范围内停止使用。

马吲哚

(mazindol)

别名：氯苯咪吲哚、Samorex、Teronac、Mazanor

本品为非苯丙胺类食欲抑制药。

【CAS】 22232-71-9

【ATC】 A08AA05

【理化性状】 1. 本品为白色或米色的结晶性粉末，微臭。不溶于水，微溶于三氯甲烷和甲醇。

2. 化学名：5-(4-Chlorophenyl)-2,5-dihydro-3*H*-imidazo[2,1-*a*]isoindol-5-ol

3. 分子式：$C_{16}H_{13}ClN_2O$

4. 分子量：284.7

5. 结构式

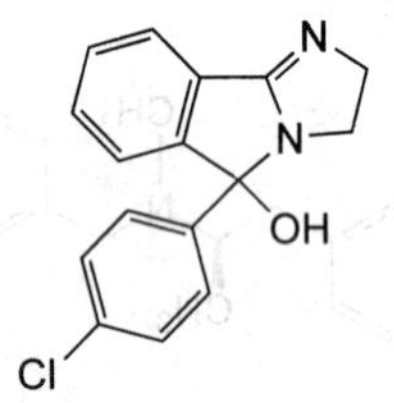

【药理作用】 本品不同于芳香胺类食欲抑制药，它主要通过大脑中隔区调节拟交感神经作用，刺激饱腹中枢，使人产生饱食感，并抑制胃酸分泌，促进代谢，减轻体重，同时在降体重过程中降低对胰岛素的抵抗及调脂作用。

【体内过程】 口服后迅速吸收，2～4 h 可达血药峰值，部分原药和部分代谢物随尿液排泄，$t_{1/2}$ 为 33～35 h。

【适应证】 用于治疗肥胖症。

【不良反应】 1. 参见右苯丙胺（第 6 章）。

2. 主要不良反应有口渴、便秘、乏力、心悸、兴奋等症状。长期服用会产生依赖性和耐药性。

【禁忌与慎用】 1. 对本品过敏者禁用。

2. 重度肾、肝、心功能不全及心律不齐，严重高血压，兴奋过度者和青光眼患者禁用。

3. 服用本品时禁服神经元阻断型降压药，如胍乙啶等；服用 MAOIs 或用后两周内不得服用。

4. 因器质性病变引起的肥胖禁用。

5. 妊娠期妇女及儿童禁用。

6. 哺乳期妇女使用时，应暂停哺乳。

【药物相互作用】 1. 糖尿病患者使用可能影响胰岛素及降血糖药物效果，故在治疗期间应监测患者代谢状况，必要时应适当调整胰岛素及降糖药物剂量。

2. 本品可能会增强外源性儿茶酚胺效应，故使用肾上腺素类药物时，应密切监测患者心血管系统反应。

【剂量与用法】 开始口服 0.5 mg，1 次/日，饭前服用，最大剂量不超过 1.5 mg，分 2～3 次饭前服用，8～12 周为一疗程。

【用药须知】 1. 不得超过规定最高服药量以试图增效，正常疗程一般为 2～3 个月，部分病例较短疗程就已显效。

2. 服用前后应做血常规、肝肾功能检查。

【制剂】 片剂：0.5 mg；1 mg。

【贮藏】 密封保存。

安非拉酮
(amfepramone)

别名：二乙胺苯酮、Diethylpropion

本品为非苯丙胺类食欲抑制药。

【CAS】 90-84-6

【ATC】 A08AA03

【理化性状】 1. 化学名：(*RS*)-2-Diethylamino-1-phenylpropan-1-one

2. 分子式：$C_{13}H_{19}NO$

3. 分子量：205.3

4. 结构式

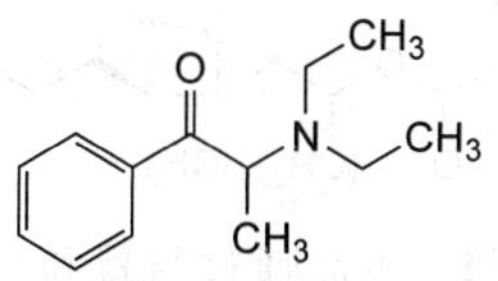

盐酸安非拉酮
(amfepramone hydrochloride)

别名：Anorex、Linea、Nobesine、Prefamone、Regenon、epanil、Tenuate

〖CAS〗 134-80-5

〖理化性状〗 1. 本品为白色或米色结晶性粉末，无臭或有轻微特异臭。可含有酒石酸作为稳定剂。溶于水(1∶0.5)，溶于乙醇(1∶3)，溶于三氯甲烷(1∶3)，不溶于乙醚。

2. 化学名：(*RS*)-2-Diethylamino-1-phenylpropan-1-one hydrochloride

3. 分子式：$C_{13}H_{19}NO \cdot HCl$

4. 分子量：241.8

【药理作用】 本品的药理作用与苯丙胺相似，抑制食欲作用和兴奋中枢作用比苯丙胺小，对外周交感神经作用也较弱，因而对心血管系统的影响更小。

【适应证】 可在医师指导下用于轻度心血管疾病的肥胖患者。

【不良反应】 长期使用可发生依赖性，可见激动、失眠、口干、恶心、便秘和腹泻。

【禁忌与慎用】 1. 对本品过敏者、妊娠期妇女禁用。

2. 甲状腺功能亢进及心血管疾病患者慎用。

3. 哺乳期妇女使用时应暂停哺乳。

【药物相互作用】 本品不可合用 MAOIs。

【剂量与用法】 1. 一般口服 25 mg，2～3 次/日，饭前 0.5～1 h 服用，疗程为 1.5～2.5 个月，必要时隔 3 个月重复 1 个疗程。

2. 缓释片可用 75～100 mg，1 次/日。

【制剂】 ①片剂：25 mg。②缓释片：75 mg；100 mg。

【贮藏】 密封保存。

西布曲明
(sibutramine)

本品为新研制成功的减肥药物。

【CAS】 106650-56-0

【ATC】 A08AA10

【理化性状】 1. 化学名：(±)-1-(*p*-Chlorophenyl)-α-isobutyl-*N*，*N*-dimethylcyclobutanemethylamine

2. 分子式：$C_{17}H_{26}ClN$

3. 分子量：279.85

4. 结构式

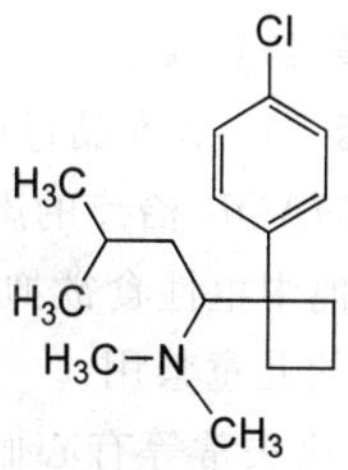

盐酸西布曲明
(sibutramine hydrochloride)

别名：曲美、可秀、诺美亭、Aolina、Kexiu、Reductile

〖CAS〗 84485-00-7 (anhydrous sibutramine hydrochloride)；125494-59-9 (sibutramine hydrochloride monohydrate)

〖理化性状〗 1. 化学名：(±)-1-(*p*-Chlorophenyl)-α-isobutyl-*N*，*N*-dimethylcyclobutanemethylamine hydrochloride monohydrate

2. 分子式：$C_{17}H_{26}ClN \cdot HCl \cdot H_2O$

3. 分子量：334.3

【药理作用】 本品的作用机制不同于苯丙胺，

但其结构与其相关。可抑制中枢神经细胞对5-羟色胺(5-HT)、多巴胺和去甲肾上腺素的再摄取。本品可增强饱食感,降低食欲,同时还可通过机体产热促进脂肪组织的消耗,从而降低体重。对去甲肾上腺素、5-羟色胺和多巴胺的释放无明显影响。本品及其代谢产物对多巴胺再摄取抑制作用较弱,不影响多巴胺受体数目和亲和力,无明显抗胆碱、抗组胺和单胺氧化酶抑制作用。无明显成瘾倾向。

【体内过程】 口服易于吸收,达峰时间为2.5～3.6 h,蛋白结合率高达97%。在肝内通过CYP3A4代谢为去甲基和二去甲基两种活性代谢产物,消除$t_{1/2}$为14～16 h。主要随尿液排泄,部分见于粪便中。

【适应证】 用于饮食控制、运动不能减轻和控制体重的肥胖症。

【不良反应】 1. 常见的不良反应为头痛、失眠、口干、食欲缺乏、便秘等,随剂量增加不良反应也增加。

2. 在临床试验中发生率≥1%的不良反应还有发热、血压升高、心率增快、心悸、心动过速等、气管炎、呼吸困难、腹泻、胃肠炎、牙痛、胃肠胀气、不安、肢体痉挛、张力增加、思维异常、癫痫发作、间质性肾炎、月经紊乱、出血时间延长、皮肤瘀斑、外周性水肿、关节炎、瘙痒、弱视。

3. 实验室检查可见肝功能异常,包括AST、ALT、γ-GT、LDH、ALP、胆红素轻度升高,常随着进一步治疗而消失。

4. 目前未发现有成瘾性。

【妊娠期安全等级】 C。

【禁忌与慎用】 1. 对本品过敏者禁用。

2. 正在接受MAOIs治疗的患者、神经性食欲缺乏症患者、接受其他中枢性食欲抑制药的患者禁用。

3. 16岁以下的儿童禁用。

4. 高血压、心律失常等有心血管功能障碍者、重度肝肾功能不全、闭角型青光眼及有癫痫史者慎用。

5. 哺乳期妇女使用时,应暂停哺乳。

【药物相互作用】 1. 本品不可与MAOIs同时使用。

2. 本品不宜与其他5-羟色胺能药物合用。

3. 正在服用含去甲麻黄碱、麻黄碱或伪麻黄碱等成分药物的患者,慎用本品。

4. 酶抑制剂或诱导剂可升高或降低本品的血药浓度。

【剂量与用法】 1. 开始口服10 mg,1次/日,早晨空腹服用或与食物同服。如体重减轻不理想,4周后剂量可调整至15 mg/d。

2. 若患者无法耐受10 mg/d,可降至5 mg/d。应根据患者的血压、心率情况调整剂量。

【制剂】 ①胶囊剂:10 mg;15 mg。②片剂:10 mg;15 mg。

【贮藏】 避光保存。

奥利司他
(orlistat)

别名:塞尼可、Xenical

本品是长效和强效的特异性胃肠道胰脂肪酶抑制药。

【CAS】 96829-58-2

【ATC】 A08AB01

【理化性状】 1. 化学名:*N*-Formyl-L-leucine, ester with (3*S*, 4*S*)-3-hexyl-4-[(2*S*)-2-hydroxytridecyl]-2-oxetanone; (*S*)-1-[(2*S*, 3*S*)-3-hexyl-4-oxo-oxetan-2-ylmethyl] dodecyl *N*-formyl-L-leuc-inate

2. 分子式:$C_{29}H_{53}NO_5$

3. 分子量:495.7

4. 结构式

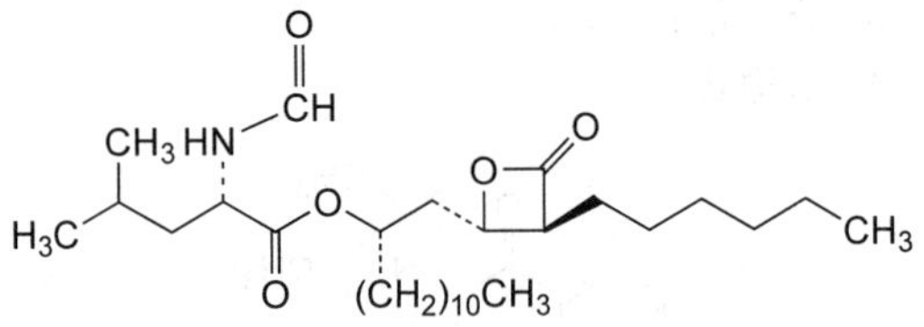

【药理作用】 本品通过与胃和小肠腔内胃脂酶和胰脂酶活性丝氨酸部位形成共价键,使酶失活而发挥治疗作用。使30%的TG不能被机体吸收,从而减少热量摄入,达到减轻体重的目的。本品不须通过全身吸收发挥药效。本品还能降低血压,调节血脂,改善血糖。

【体内过程】 口服吸收量极微,通常治疗剂量的全身吸收极其有限。无蓄积,血浆中仅偶尔可测出原药,浓度很低(<10 ng/ml)。难以测定全身的药动学。在体外,99%以上与血浆蛋白结合。代谢主要集中在胃肠道壁。在肥胖患者中进行的研究显示,在极少部分被全身吸收的药物成分中有两种主要的代谢产物,M1(4-环内酯环水解产物)和M3(M1附着一个*N*-甲酰基亮氨酸的裂解产物)占全部血药浓度的42%,具有极弱的酶抑制活性,而且血药浓度很低,没有药理意义。83%以原药形式随粪便排出体外。药物彻底排出需3～5 d。药效在给药后24～48 h即可显现,停止治疗后48～72 h,粪便中脂肪含量便恢复到治疗前水平。

【适应证】 本品结合低热量饮食适用于肥胖和体重超重者。服用本品可以降低与肥胖相关的危险因素和与肥胖相关的其他疾病的发病率，包括高胆固醇血症、2 型糖尿病、糖耐量减低、高胰岛素血症、高血压、并可减少脏器中的脂肪含量。

【不良反应】 1. 本品主要引起胃肠道不良反应，与药物阻止摄入脂肪吸收的药理作用有关。常见为油性斑点、胃肠排气增多、大便紧急感、脂肪(油)性大便、大便次数增多和大便失禁。

2. 其他少见不良反应有上呼吸道感染、下呼吸道感染、流行性感冒、头痛、月经失调、焦虑、疲劳、泌尿道感染。

3. 偶有对本品过敏的报道，主要表现为瘙痒、皮疹、荨麻疹、血管神经性水肿和过敏反应。

【妊娠期安全等级】 B。

【禁忌与慎用】 1. 对本品过敏者禁用。

2. 患慢性吸收不良综合征或胆汁淤积症者禁用。

3. 18 岁以下儿童用药的安全性尚未确定。

4. 哺乳期妇女使用时，应暂停哺乳。

【药物相互作用】 1. 本品可使维生素 D、E 和胡萝卜素的吸收减少。如果需要补充复合维生素，应在服用本品至少 2 h 后服用，或在睡前服用。

2. 本品可使环孢素的血药浓度降低，同时给药时，应对环孢素的血药浓度进行监测。

3. 本品与乙醇、地高辛、二甲双胍、硝苯地平、口服避孕药、苯妥英、他汀类或华法林之间无药物相互作用。

【剂量与用法】 1. 成人推荐剂量为一次主餐时或餐后 1 h 内服 120 mg。如果一餐未进食或食物中不含脂肪，则可略过一次服药。

2. 老年人、肝、肾功能不全患者不必调整剂量。

【用药须知】 治疗期间注意补充复合维生素。

【制剂】 胶囊剂：120 mg。

【贮藏】 贮存于 25 ℃以下。

甲基苯丙胺

(metamfetamine)

别名：去氧麻黄素、甲基安非他明

本品为苯丙胺类兴奋药。

【CAS】 537-46-2

【ATC】 N06BA03

【理化性状】 1. 化学名：*N*-Methyl-1-phenylpropan-2-amine

2. 分子式：$C_{10}H_{15}N$

3. 分子量：149.2

4. 结构式

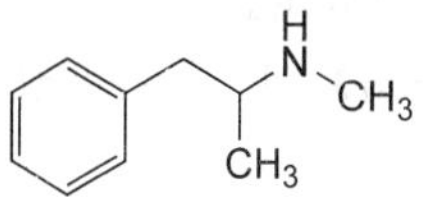

盐酸甲基苯丙胺

(metamfetamine hydrochloride)

〖**CAS**〗 537-46-2

〖**理化性状**〗 1. 本品为白色或无色结晶或粉末，微带苦味，易溶于水。

2. 化学名：*N*-Methyl-1-phenylpropan-2-amine hydrochloride (1∶1)

3. 分子式：$C_{10}H_{15}N \cdot HCl$

4. 分子量：185.69

【用药警戒】 本品俗称冰毒，具有滥用的风险，长期使用可成瘾，滥用本品可导致心血管事件甚至死亡。

【药理作用】 本品可兴奋中枢神经系统，升高血压，抑制食欲。治疗儿童多动症的确切机制尚未明确。

【体内过程】 口服吸收迅速吸收，主要在肝脏经脱烷基化和脱氨基代谢，尿液中至少鉴定出 7 种代谢产物。碱化尿液可增加本品的排泄。$t_{1/2}$ 为 4～5 h。给药后 24 h 在尿液中回收 62%的给药剂量。

【适应证】 1. 注意力缺陷障碍伴多动。

2. 外源性肥胖。

【不良反应】 1. 心血管系统　高血压、心悸、心动过速，有报道过量服用可导致心搏骤停。

2. 神经系统　头晕、烦躁、过度刺激、欣快感、失眠、手颤、坐立不安、头痛、多发性抽动症。

3. 消化系统　腹泻、便秘、口干、口中异味。

4. 过敏反应　荨麻疹。

5. 内分泌　性欲改变。儿童长期使用可导致生长迟缓。

【妊娠期安全等级】 C。

【禁忌与慎用】 1. 正在服用 MAOIs 的患者、高血压危象、青光眼、晚期动脉硬化、症状性心血管病、中重度高血压、甲状腺功能亢进、对本品过敏者、对苯丙胺类特异性敏感者禁用。

2. 处于焦虑状态或有药物滥用史者不推荐使用。

3. 禁用于 12 岁以下儿童的外源性肥胖。

4. 妊娠期妇女只有在益处大于对胎儿伤害的风险时才可使用。

5. 苯丙胺类可通过乳汁分泌，妊娠期妇女用药期间应停止哺乳。

6. 高血压患者慎用。

【药物相互作用】 1. 本品可改变糖尿病患者对胰岛素的需求量。

2. 本品可减弱胍乙啶的降压效应。

3. 本品禁与 MAOIs 合用。

4. 吩噻嗪类可拮抗苯丙胺类的中枢兴奋作用。

【剂量与用法】 1. 注意力缺陷障碍伴多动　6 岁以上儿童,起始剂量为 5 mg,1 或 2 次/日,间隔 1 周可根据临床反应增加剂量 5 mg,一般有效剂量为 20～25 mg/d,分 2 次服。

2. 外源性肥胖　一次 5 mg,餐前半小时服用。仅用于短期治疗(数周),不能用于 12 岁以下儿童。

【用药须知】 1. 本品可导致严重的心血管事件甚至死亡,治疗前应对心血管风险进行评价。

2. 原存在精神障碍者使用本品可使症状恶化。

3. 有本品引发癫痫的报道,一旦发生,应立即停药。

4. 本品可导致周围血管病,包括雷诺综合征,一般降低剂量可缓解。

【制剂】 片剂:5 mg。

【贮藏】 贮存于 30 ℃以下。

安非雷司
(amfepentorex)

本品为苯丙胺类药。

【CAS】 15686-27-8

【理化性状】 1. 化学名:(±)-*N*-Methyl-1-(4-pentylphenyl)propan-2-amine

2. 分子式:$C_{15}H_{25}N$

3. 分子量:219.37

4. 结构式

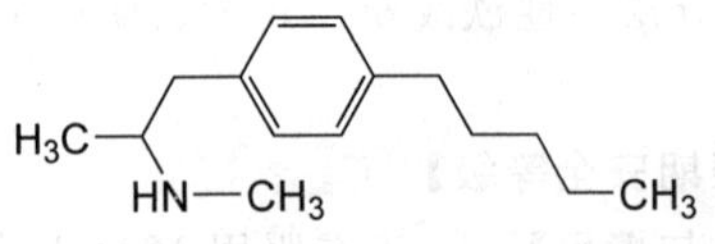

【简介】 本品为苯丙胺类食欲抑制药,用于肥胖症,口服 50～100 mg/d。不良反应包括失眠、高血压和急性青光眼。

阿米雷司
(aminorex)

别名:Menocil、Apiquel、aminoxaphen、aminoxafen

【CAS】 2207-50-3

【理化性状】 1. 化学名:(*RS*)-5-Phenyl-4,5-dihydro-1,3-oxazol-2-amine

2. 分子式:$C_9H_{10}N_2O$

3. 分子量:162.19

4. 结构式

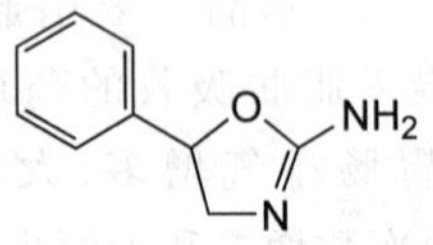

【简介】 本品为苯丙胺类食欲抑制药,用于肥胖症,曾在德国、瑞士及澳大利亚销售。已证实本品可致阻塞性肺动脉高压并导致死亡,其特征为暴发性并迅速发展为劳力性呼吸困难、胸痛及劳力性虚脱,因而本品于 1972 年撤市。

安非他尼
(amfetaminil)

别名:苯丙胺苄氰、Aponeuron、Amphetaminil

【CAS】 17590-01-1

【理化性状】 1. 化学名:2-Phenyl-2-(1-phenylpropanyl-2-amino)acetonitrile

2. 分子式:$C_{17}H_{18}N_2$

3. 分子量:250.3

4. 结构式

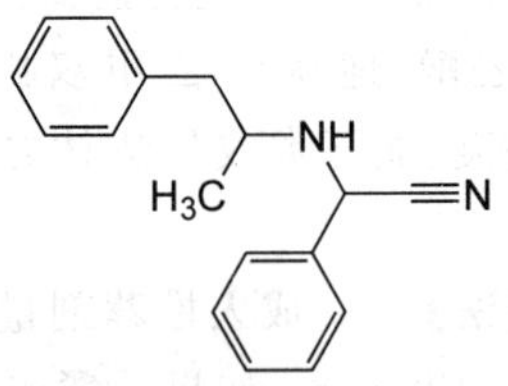

【简介】 本品为苯丙胺类食欲抑制药,用于肥胖症、发作睡眠症、多动症,因滥用严重而撤市。

对氯苯丁胺
(chlorphentermine)

本品为苯乙胺类食欲抑制药。

【CAS】 461-78-9

【ATC】 A08AA

【理化性状】 1. 化学名:1-(4-Chlorophenyl)-2-methylpropan-2-amine

2. 分子式:$C_{10}H_{14}ClN$

3. 分子量:183.68

4. 结构式

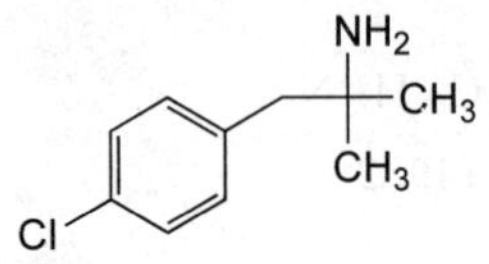

盐酸对氯苯丁胺
(chlorphentermine hydrochloride)

别名：Apsedon、Desopimon、Lucofen

本品为苯乙胺类食欲抑制药。

〖CAS〗 151-06-4

〖理化性状〗 1. 化学名：1-(4-Chlorophenyl)-2-methylpropan-2-amine hydrochloride(1∶1)

2. 分子式：$C_{10}H_{14}ClN \cdot HCl$

3. 分子量：220.14

【简介】 作用与芬氟拉明相似，长期使用可导致肺动脉高压和心肌纤维化。

氯福雷司
(cloforex)

别名：Oberex

本品为苯乙胺类食欲抑制药。

【CAS】 14261-75-7

【理化性状】 1. 化学名：Ethyl［1-(4-chlorophenyl)-2-methylpropan-2-yl］carbamate

2. 分子式：$C_{13}H_{18}ClNO_2$

3. 分子量：255.74

4. 结构式

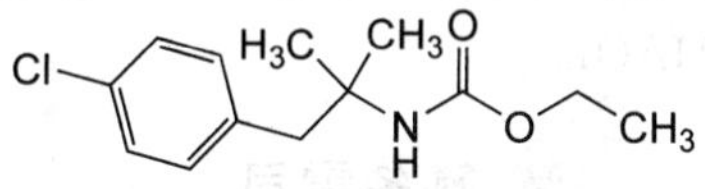

【简介】 本品为对氯苯丁胺的前药。

氯苄雷司
(clobenzorex)

别名：氯苄苯丙胺、Asenlix、Dinintel、Finedal、Rexigen

本品为苯乙胺类食欲抑制药。

【CAS】 13364-32-4

【ATC】 A08AA08

【理化性状】 1. 化学名：(+)-*N*-(2-Chlorobenzyl)-1-phenylpropan-2-amine

2. 分子式：$C_{16}H_{18}ClN$

3. 分子量：259.78

4. 结构式

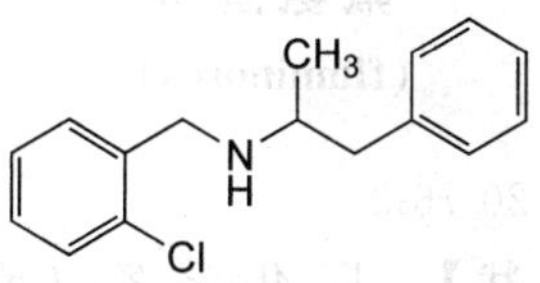

【简介】 本品可用于各种肥胖症。口服，早晨起床时 30 mg，午饭前 1 h 服 30 mg。不良反应可有失眠、不安、神经过敏、头晕、震颤、血压升高、头痛、心悸、口干、恶心、散瞳等不良反应。过敏者慎用；高血压、心血管疾病、甲状腺功能亢进症患者禁用。由于本品能产生欣快感，故易成瘾和产生精神依赖性，不宜长期大量应用。不可同时应用 MAOIs。胶囊剂：30 mg。

氯氨雷司
(clominorex)

【CAS】 3876-10-6

【理化性状】 1. 化学名：(*RS*)-5-(4-Chlorophenyl)-4,5-dihydro-1,3-oxazol-2-amine

2. 分子式：$C_9H_9ClN_2O$

3. 分子量：196.63

4. 结构式

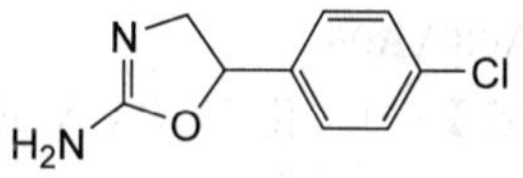

【简介】 本品为苯乙胺类食欲抑制药。

邻氯苯丁胺
(clortermine)

别名：Voranil

本品为苯乙胺类食欲抑制药。

【CAS】 10389-73-8

【理化性状】 1. 化学名：1-(2-Chlorophenyl)-2-methylpropan-2-amine

2. 分子式：$C_{10}H_{14}ClN$

3. 分子量：183.68

4. 结构式

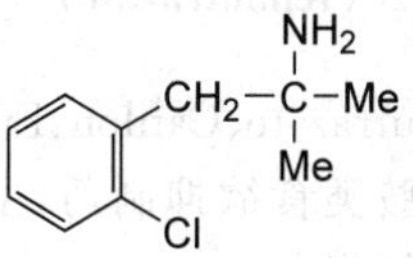

【简介】 本品为食欲抑制药。

苯托雷司
(difemetorex)

别名：Cleofil

本品为苯乙胺类食欲抑制药。

【CAS】 13862-07-2

【理化性状】 1. 化学名：2-［2-(Diphenylmethyl)piperidin-1-yl］ethanol

2. 分子式：$C_{20}H_{25}NO$

3. 分子量：295.42

4. 结构式

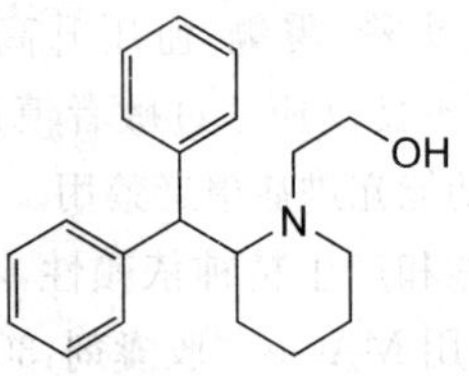

【简介】 本品为食欲抑制药。20 世纪 60 年代主要在法国销售,可导致严重的失眠,限制了其应用。现临床已不再使用。

乙基苯丙胺

(etilamphetamine)

别名:Etilamfetamine、*N*-ethylamphetamine、Apetinil、Adiparthrol

本品为苯乙胺类食欲抑制药。

【CAS】 457-87-4

【ATC】 A08AA06

【理化性状】 1. 化学名:*N*-Ethyl-1-phenylpropan-2-amine

2. 分子式:$C_{11}H_{17}N$

3. 分子量:163.26

4. 结构式

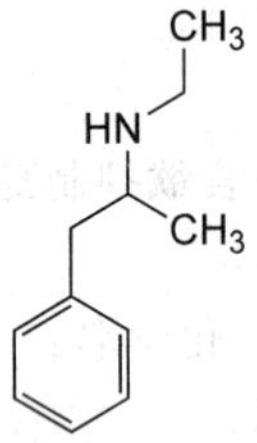

【简介】 本品为食欲抑制药。现临床已少用。

芬布酯

(fenbutrazate)

别名:Phenbutrazate、Cafilon、Filon、Sabacid

本品为苯乙胺类食欲抑制药,主要在欧洲、日本和中国香港上市销售。

【CAS】 4378-36-3

【理化性状】 1. 化学名:2-(3-Methyl-2-phenylmorpholin-4-yl)ethyl 2-phenylbutanoate

2. 分子式:$C_{23}H_{29}NO_3$

3. 分子量:367.48

4. 结构式

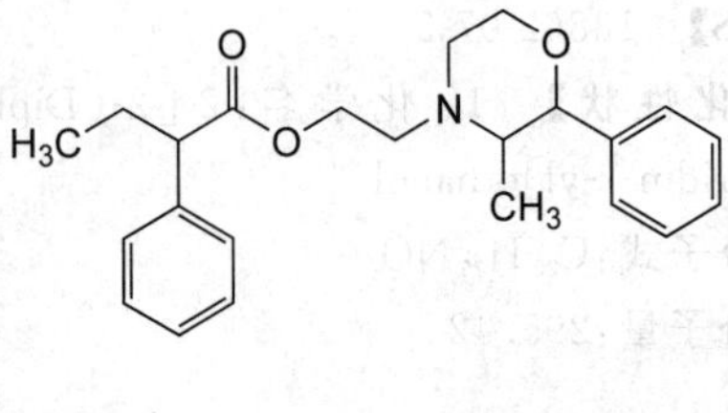

【简介】 本品为食欲抑制药。为苯甲曲秦的前药,作用也与之相似。

芬普雷司

(fenproporex)

别名:Perphoxene

本品为苯乙胺类食欲抑制药。美国 FDA 未批准其上市,在少数国家仍有应用。

【CAS】 16397-28-7

【理化性状】 1. 化学名:3-(1-Phenylpropan-2-ylamino)propanenitrile

2. 分子式:$C_{12}H_{16}N_2$

3. 分子量:188.27

4. 结构式

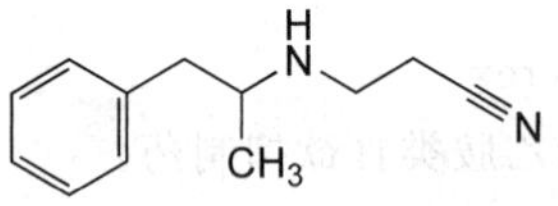

【简介】 口服,早晨或习惯性饥饿前半小时服用,1 次/日,一次 20 mg。可有失眠、不安、神经过敏、头晕、震颤、血压升高、头痛、心悸、口干、恶心、散瞳等。过敏者慎用;高血压、心血管疾病、甲状腺功能亢进症患者禁用。由于本品能产生欣快感,故易成瘾和产生精神依赖性,不宜长期大量应用。不可同时应用 MAOIs。

氟多雷司

(fludorex)

【CAS】 15221-81-5

【理化性状】 1. 化学名:(*RS*)-2-Methoxy-*N*-methyl-2-[3-(trifluoromethyl)phenyl]ethanamine

2. 分子式:$C_{11}H_{14}F_3NO$

3. 分子量:233.23

4. 结构式

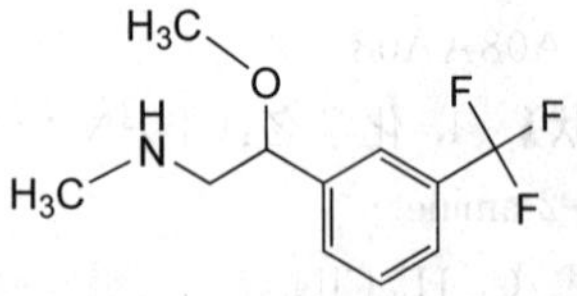

【简介】 本品为苯乙胺类食欲抑制药。

氟氨雷司

(fluminorex)

【CAS】 720-76-3

【理化性状】 1. 化学名:(*RS*)-5-[4-(Trifluoromethyl)phenyl]-4,5-dihydro-1,3-oxazol-2-amine

2. 分子式：$C_{10}H_{9}F_{3}N_{2}O$
3. 分子量：230.19
4. 结构式

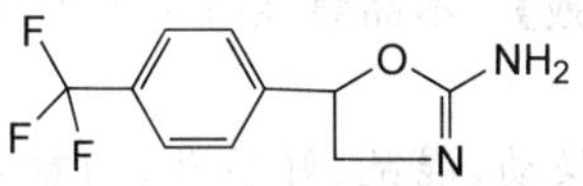

【简介】 本品为苯乙胺类食欲抑制药。

呋芬雷司
(furfenorex)

别名：Frugalan
【CAS】 13445-60-8
【理化性状】 1. 化学名：(*RS*)-*N*-(Furan-2-ylmethyl)-*N*-methyl-1-phenylpropan-2-amine
2. 分子式：$C_{15}H_{19}NO$
3. 分子量：229.3
4. 结构式

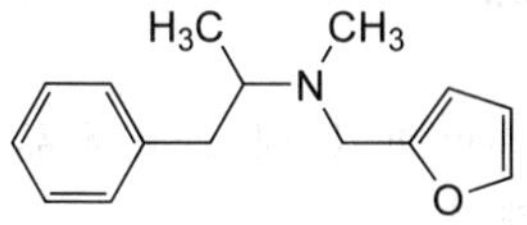

【简介】 本品为苯乙胺类食欲抑制药。用于滥用的风险高，现已不在临床使用。

茚达雷司
(indanorex)

别名：Dietor
【CAS】 16112-96-2
【理化性状】 1. 化学名：2-(1-Aminopropyl)indan-2-ol
2. 分子式：$C_{12}H_{17}NO$
3. 分子量：191.27
4. 结构式

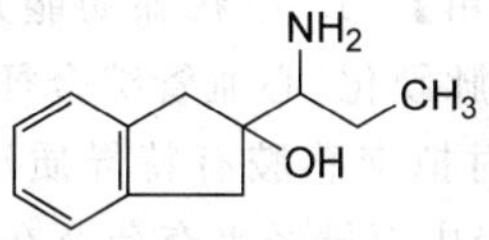

【简介】 本品为苯乙胺类食欲抑制药，兼有降血糖作用。

左丙己君
(levopropylhexedrine)

别名：Eventin
【CAS】 6192-97-8
【理化性状】 1. 化学名：(*S*)-1-Cyclohexyl-*N*-methylpropan-2-amine
2. 分子式：$C_{10}H_{21}N$
3. 分子量：155.28
4. 结构式

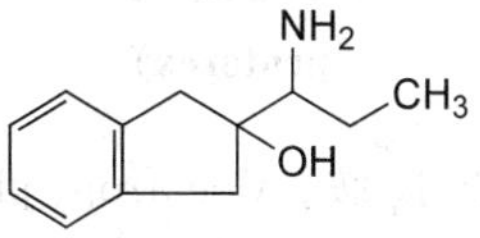

【简介】 本品为在德国上市的苯乙胺类食欲抑制药。与巴比妥类制成复方制剂可用于抗惊厥，且可抵消后者的过度镇静作用。

美芬雷司
(mefenorex)

别名：氯丙苯丙胺、Rondimen、Pondinil、Anexate
【CAS】 17243-57-1
【ATC】 A08AA09
【理化性状】 1. 化学名：3-Chloro-*N*-(1-methyl-2-phenylethyl)propan-1-amine
2. 分子式：$C_{12}H_{18}ClN$
3. 分子量：211.73
4. 结构式

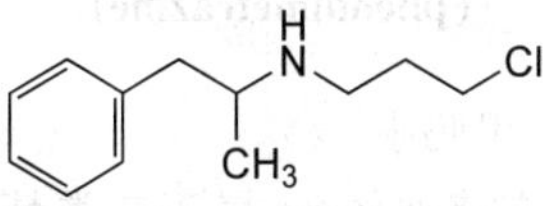

【简介】 本品为苯丙胺类食欲抑制药。口服，一日早晨 40 mg。可有失眠、不安、神经过敏、头晕、震颤、血压升高、头痛、心悸、口干、恶心、散瞳等不良反应。过敏者慎用；高血压、心血管疾病、甲状腺功能亢进症患者忌用。由于本品能产生欣快感，故易成瘾和产生精神依赖性，不宜长期大量应用。不可同时应用 MAOIs。

去乙芬氟拉明
(norfenfluramine)

别名：3-trifluoromethylamphetamine
【CAS】 19036-73-8
【ATC】 A08AA09
【理化性状】 1. 化学名：1-[3-(Trifluoromethyl)phenyl]propan-2-amine
2. 分子式：$C_{10}H_{12}F_{3}N$
3. 分子量：203.2
4. 结构式

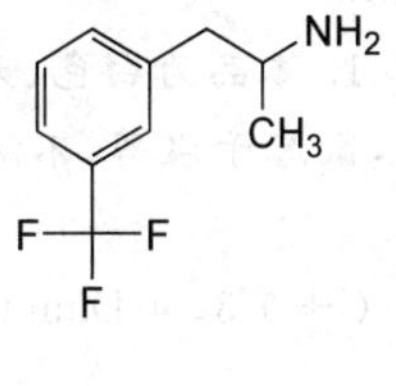

【简介】 苯丙胺类食欲抑制药，因可导致心肌纤维化而在世界范围内撤市。

喷托雷司
(pentorex)

别名：苯戊叔胺、Modatrop、phenpentermine、α,βdimethylamphetamine

【CAS】 434-43-5

【理化性状】 1. 化学名：2-Methyl-3-phenylbutan-2-amine

2. 分子式：$C_{11}H_{17}N$

3. 分子量：163.26

4. 结构式

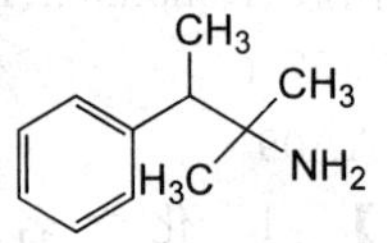

【简介】 本品为苯丙胺类食欲抑制药，兼有利尿作用。

苯甲曲秦
(phendimetrazine)

别名：苯二甲吗啉

本品为拟交感神经药，属于二类精神药品，临床主要用其酒石酸盐。

【CAS】 634-03-7

【理化性状】 1. 化学名：3, 4-Dimethyl-2-phenylmorpholine

2. 分子式：$C_{12}H_{17}NO$

3. 分子量：191.27

4. 结构式

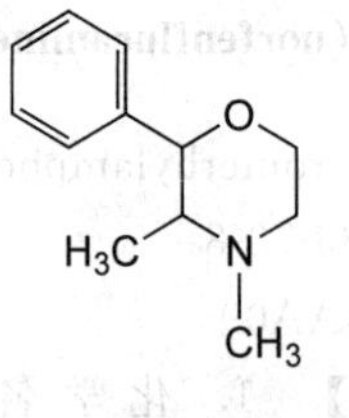

酒石酸苯甲曲秦
(phendimetrazine tartrate)

别名：plegine、prel-2、statobex、Bontril

〖CAS〗 50-58-8

〖理化性状〗 1. 本品为白色、无臭、味苦的结晶性粉末，易溶于水，微溶于温醇，不溶于三氯甲烷、丙酮、乙醚和苯。

2. 化学名：(+)-3, 4-Dimethyl-2-phenylmorpholine hydrogen tartrate

3. 分子式：$C_{12}H_{17}NO \cdot C_4H_6O_6$

4. 分子量：341.36

【用药警戒】 本品急性过量可表现以下症状和体征。

1. 异常躁动、混乱、好争斗、幻觉及恐慌状态。中枢兴奋后通常会有疲劳和抑郁表现。

2. 心律失常、高血压、低血压及虚脱等。

3. 恶心、呕吐、腹泻、腹部绞痛等。

4. 本品中毒可致抽搐、昏迷和死亡。药物过量处理主要是对症，包括使用巴比妥类药物镇静。如患者有高血压病史，则应考虑给予硝酸酯类药物或速效α受体拮抗药。血液透析或腹膜透析虽经验不足，但仍建议使用。

【药理作用】 本品为拟交感神经药，作用于下丘脑，具有抑制食欲、降低体重和中枢兴奋作用。

【体内过程】 本品易从胃肠道吸收，持续作用时间约4 h。

【适应证】 短期(数周)使用本品可辅助热量限制治疗外源性肥胖。

【不良反应】 1. 神经系统　过度兴奋、烦躁不安、情绪激动、出汗、头晕、失眠、震颤及头痛等。

2. 胃肠道　口臭、口干、腹泻、恶心、胃痛、便秘等。

3. 心血管系统　心悸、心动过速、血压升高等。

4. 依赖性　本品属于管制药品，长期服用可产生依赖性，滥用可致较强的心理依赖性和社会功能障碍。

5. 其他　荨麻疹、视物模糊、尿频、尿痛、阳痿及性欲改变等，本品还可能引起过敏反应。

【妊娠期安全等级】 B。

【禁忌与慎用】 1. 甲状腺功能亢进、中重度高血压、进展性动脉硬化、心血管综合征、青光眼、已知对本品过敏或对拟交感胺有特异质反应、有药物滥用史或正在接受中枢神经兴奋药及在14 d内使用过MAOIs抑制剂的患者均须禁用。

2. 糖尿病患者和轻度高血压患者；任何对其他拟交感胺类(伪麻黄碱、苯丙胺、芬特明等)过敏者均须慎用。

3. 妊娠期用药应权衡本品对母体的益处与对胎儿伤害的风险。

4. 不建议12岁以下儿童使用本品。

【药物相互作用】 1. 糖尿病患者使用本品，对胰岛素的需要量可能会减少。

2. 本品与苯丙胺相似，可降低胍乙啶的降压作用。

3. 禁与 MAOIs 合用。

【剂量与用法】 1. 片剂和胶囊剂　35 mg，2～3 次/日，饭前 1 h 服用。应个体化给药，在某些情况下，17.5 mg 即可达到最佳治疗效果。最大剂量一次不超过 70 mg，3 次/日。

2. 缓释胶囊　早餐前 30～60 min 服用 105 mg，1 次/日。

【用药须知】 1. 服用本品者不能驾车或操纵机器。

2. 本品可升高血压，轻度高血压患者服用本品应密切监测血压。

3. 数周后本品的抑制食欲作用会出现耐受性，如发生，应停药，而不是增加剂量。

4. 与 MAOIs 合用可发生高血压危象。

5. 长期大量使用突然停药，可造成极度疲乏和抑郁。

6. 服用本品应考虑发生习惯性或成瘾性的可能性。

【制剂】 ①片剂：35 mg。②胶囊剂：35 mg。③缓释胶囊：105 mg。

【贮藏】 ①片剂：贮于 15～30 ℃。②胶囊剂、缓释胶囊：贮于 15～30 ℃。

芬美曲秦
(phenmetrazine)

别名：芬麦特拉辛、苯甲吗啉、Preludin

本品为苯丙胺类药。1954 年在欧洲上市，后因滥用和成瘾性而撤市。

【CAS】 134-49-6

【理化性状】 1. 化学名：3-Methyl-2-phenylmorpholine

2. 分子式：$C_{11}H_{15}NO$

3. 分子量：177.25

4. 结构式

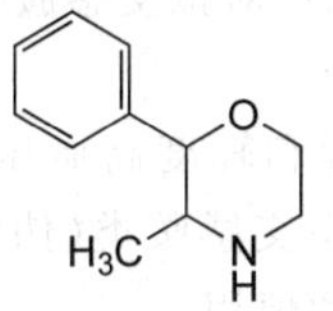

【简介】 本品为拟交感神经药，与苯丙胺类似，作用较弱，作用于下丘脑饱感中枢，并影响糖代谢致食欲缺乏，体重下降。用于肥胖症。饭前口服，片剂：12.5～25 mg，2～3 次/日，缓释片：50～75 mg/d，早餐前服用。不良反应可见口干、上腹部不适、出汗、兴奋、失眠、心动过速、血压升高，长期服用可产生精神和身体依赖。严重高血压、心血管疾病、甲状腺功能亢进、青光眼、妊娠期妇女、哺乳期妇女禁用。片剂：25 mg，缓释片：50 mg；75 mg。

苯丁胺
(phentermine)

本品为苯丙胺类药。

【CAS】 122-09-8

【ATC】 A08AA01

【理化性状】 1. 化学名：α，α-Dimethylphenethylamine

2. 分子式：$C_{10}H_{15}N$

3. 分子量：149.23

4. 结构式

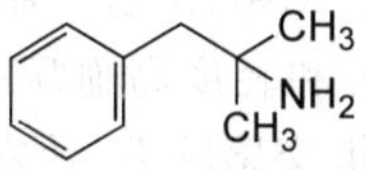

盐酸苯丁胺
(phentermine hydrochloride)

别名：芬特明、Fastin、Adipex-P、Ionamin、Suprenza

【CAS】 1197-21-3

【理化性状】 1. 本品为白色结晶性粉末，无臭，有吸湿性。溶于水和低浓度乙醇，微溶于三氯甲烷，不溶于乙醚。

2. 化学名：α，α-Dimethylphenethylamine hydrochloride

3. 分子式：$C_{10}H_{15}N \cdot HCl$

4. 分子量：185.7

【用药警戒】 1. 不推荐本品与其他抑制食欲药、减肥药，包括中草药、OTC 药及 5-羟色胺能神经药物，如选择性 5-羟色胺再摄取抑制药（如氟西汀、氟伏沙明、帕罗西汀）合用。

2. 本品可导致原发性肺动脉高压，有致命的风险。

3. 有报道本品与芬氟拉明或右芬氟拉明合用可导致严重的反流性心脏瓣膜病。

【药理作用】 本品与苯丙胺作用相似，具有抑制食欲、降低体重和中枢兴奋作用。

【体内过程】 本品口腔崩解片口服后 3～4.4 h 达血药峰值。与高脂肪早餐同服，C_{max} 增加 5%，AUC 增加 12%。蛋白结合率约 96.3%。

【适应证】 短期（数周）使用本品可辅助热量限制治疗外源性肥胖。

【不良反应】 1. 神经系统　过度兴奋、烦躁不安、欣快感、头晕、失眠、震颤、头痛及精神错乱等。

2. 胃肠道　口干、口中异味、腹泻、便秘及其他胃肠功能紊乱等。

3. 心血管系统　原发性肺动脉高压、回流性心脏瓣膜病、心悸、心动过速、血压升高、缺血性事件等。

4. 依赖性　本品属于管制药品，长期服用可产生依赖性，滥用可致较强的心理依赖性和社会功能障碍。

5. 其他　荨麻疹、阳痿及性欲改变等。

【妊娠期安全等级】　X。

【禁忌与慎用】　1. 甲状腺功能亢进、中重度高血压、心血管疾病（如冠状动脉疾病、卒中、心律失常、充血性心力衰竭）、青光眼、处于激惹状态者、已知过敏或对拟交感胺有特异质反应、有药物滥用史或在 14 d 内使用过 MAOIs 的患者均须禁用。

2. 糖尿病患者和轻度高血压患者、肾功能不全患者、任何对其他拟交感胺类（伪麻黄碱、安非他明、芬特明等）过敏者均须慎用。

3. 哺乳期妇女使用时，应暂停哺乳。

4. 不建议 16 岁以下儿童使用本品。

【药物相互作用】　1. 糖尿病患者使用本品，对胰岛素或降糖药的需要量可能会减少。

2. 本品可降低肾上腺素能神经元阻断药物的降压作用。

3. 14 d 之内使用过 MAOIs 者禁用本品。

4. 乙醇可增加本品的不良反应。

【剂量与用法】　1. 片剂和胶囊剂　37.5 mg，早餐前 1～2 h 服用。应个体化给药，在某些情况下，18.75 mg 即可达到最佳治疗效果。某些患者给予 18.75 mg，2 次/日，可能更有效。

2. 口腔崩解片　早晨服用，15～37.5 mg，1 次/日，不应晚上服用，以免失眠。

【用药须知】　1. 服用本品者不能驾车或操纵机器。

2. 本品可升高血压，轻度高血压患者服用本品应密切监测血压。

3. 数周后本品的抑制食欲作用会出现耐受性，如发生，应停药，而不是增加剂量。

4. 与 MAOIs 合用可发生高血压危象。

5. 长期大量使用突然停药，可造成极度疲乏和抑郁。

6. 服用本品应考虑发生习惯性或成瘾性发生的可能性。

【制剂】　①片剂：37.5 mg。②胶囊剂：15 mg；30 mg；37.5 mg。③口腔崩解片：15 mg；30 mg；37.5 mg。

【贮藏】　贮于 20～25 ℃。

盐酸苯丁胺-托吡酯

(phentermine hydrochloride and topiramate)

别名：Qsymia

本品为盐酸苯丁胺与托吡酯的复方制剂。

【药理作用】　盐酸苯丁胺为食欲抑制药，托吡酯可降低食欲增加饱胀感。

【体内过程】　分别参见盐酸苯丁胺和托吡酯项下有关叙述。

【适应证】　辅助热量限制及运动治疗成人外源性肥胖，体重指数≥30 kg/m² 或≥27 kg/m² 并伴有高血压、糖尿病或血脂异常者。

【不良反应】　1. 严重不良反应包括心率加快、自杀的行为和意念、急性闭角型青光眼、情绪改变和睡眠障碍、认知损害及代谢性酸中毒。

2. 临床试验中常见的不良反应按系统分类如下。

(1) 神经系统　感觉异常、味觉障碍、头痛、头晕、失眠、抑郁、焦虑、感觉迟钝及注意力不集中等。

(2) 胃肠道　口干、消化不良、腹泻、便秘、胃食管反流性疾病、口腔感觉异常等。

(3) 整体感觉　疲乏、易怒、口渴及胸部不适。

(4) 心血管系统　心悸。

(5) 眼　眼干、眼痛、视物模糊。

(6) 代谢与营养　低血钾、食欲降低。

(7) 生殖系统　痛经。

(8) 感染　上呼吸道感染、鼻咽炎、鼻窦炎、泌尿道感染、流感、支气管炎、胃炎。

(9) 皮肤及其附属物　皮疹、脱发。

(10) 骨骼肌肉及结缔组织　腰痛、四肢痛、肌肉痉挛、骨骼肌肉痛、颈痛。

(11) 呼吸系统　咳嗽、鼻充血、鼻塞、咽痛。

(12) 其他　操作性疼痛。

【妊娠期安全等级】　X。

【禁忌与慎用】　1. 甲状腺功能亢进、在 14 d 内使用过 MAOIs 患者、对拟交感胺类过敏或有特异质反应者禁用。

2. 糖尿病患者和轻度高血压患者、肾功能不全患者、任何对其他拟交感胺类（伪麻黄碱、苯丙胺、苯丁胺等）过敏者均须慎用。

3. 本品对胎儿有害，妊娠期妇女禁用。

4. 哺乳期妇女使用时，应暂停哺乳。

5. 18 岁以下的儿科患者的安全性及有效性尚未明确。

6. 未对终末期肾病者、重度肝功能不全者进行研究，不建议上述人群使用。

【药物相互作用】 1. 糖尿病患者使用本品，对胰岛素或降糖药的需要量可能会减少。

2. 排钾利尿药可加重本品导致的低血钾。

3. 14 d 之内使用过 MOAIs 者禁用本品。

4. 包括乙醇在内的中枢神经抑制药可增加本品的不良反应。

5. 苯妥英或卡马西平可降低托吡酯的血药浓度 48%或 40%。

6. 与丙戊酸钠合用可导致高血氨症和体温过低，应监测血氨。

7. 与其他碳酸酐酶抑制药(如唑尼沙胺、乙酰唑胺)合用，可增加代谢性酸中毒及肾结石的风险，应避免合用。

【剂量与用法】 1. 早晨服用，是否与食物同服均可，起始剂量为 3.75 mg/23 mg，1 次/日，不应晚上服用，以免失眠。14 d 后增加剂量至7.5 mg/46 mg，服用此剂量 12 周后评价治疗效果，如体重减轻不足 3%，停药或调整剂量至 11.25 mg/69 mg，14 d 后增加至 15 mg/92 mg，服用此剂量 12 周后再次评价治疗效果，如较基线体重减轻不足 5%，则视为治疗无效，应停药。

2. 中重度肾功能不全患者、中度肝功能不全者每天的剂量不应超过 7.5 mg/46 mg。

【用药须知】 1. 本品对心血管疾病的发生率和死亡率的影响尚未明确。

2. 本品与其他抑制食欲药合用的安全性尚未明确。

3. 如服用 15 mg/92 mg 的剂量，停药应逐渐减量，每隔一天降低剂量，至少经 1 周停药。

4. 本品可升高血压，轻度高血压患者服用本品应密切监测血压。

5. 育龄期妇女在开始本品治疗前应排除妊娠，治疗期间采取有效避孕措施，并每月进行妊娠检测。

6. 与 MAOIs 合用可发生高血压危象。

【制剂】 片剂：3.75 mg/23 mg；7.5 mg/46 mg；11.25 mg/69 mg；15 mg/92 mg。

【贮藏】 防潮贮于 15～25 ℃。

吡咯戊酮

(pyrovalerone)

别名：Centroton、Thymergix

【CAS】 3563-49-3 (pyrovalerone)；1147-62-2 (pyrovalerone hydrochloride)

【理化性状】 1. 化学名：(*RS*)-1-(4-Methylphenyl)-2-(1-pyrrolidinyl)pentan-1-one

2. 分子式：$C_{16}H_{23}NO$

3. 分子量：245.36

4. 结构式

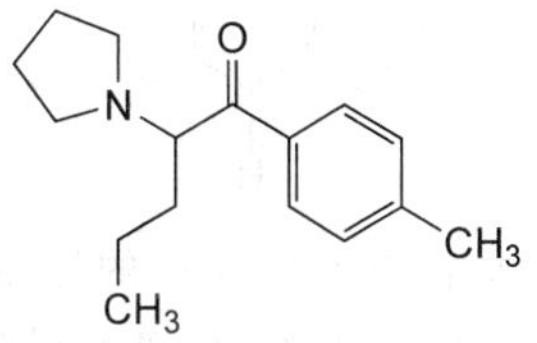

【简介】 本品为去甲肾上腺素-多巴胺再摄取抑制药，用于慢性疲乏、嗜睡，也用于抑制食欲，以减轻体重。不良反应包括食欲缺乏、食欲缺乏、失眠、焦虑、肌肉震颤。因滥用后戒断出现抑郁而撤市。

利莫那班

(rimonabant)

别名：Acomplia

【CAS】 158681-13-1

【ATC】 A08AX01

【理化性状】 1. 化学名：5-(4-Chlorophenyl)-1-(2, 4-dichlorophenyl)-4-methyl-*N*-1-piperidinyl-1*H*-pyrazole-3-carboxamide

2. 分子式：$C_{22}H_{21}Cl_3N_4O$

3. 分子量：463.79

4. 结构式

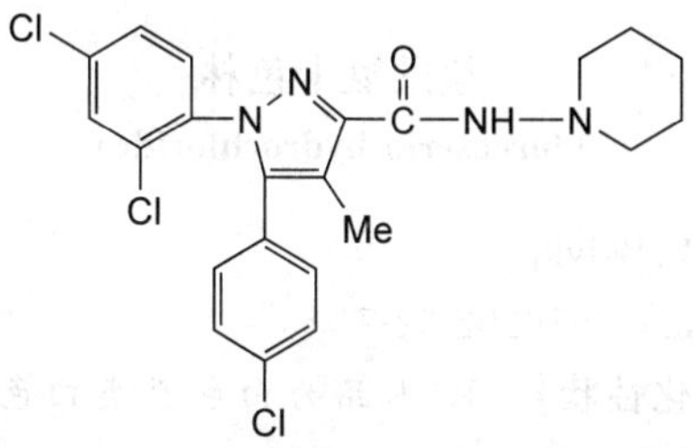

【简介】 本品为 1 型大麻素受体(CB_1)的反向激动剂，可抑制食欲。临床用其盐酸盐。主要曾在欧洲上市销售，因严重不良反应而撤市。

5-羟色氨酸

(5-hydroxytryptophan)

别名：5-HTP、oxitriptan

【CAS】 56-69-9

【ATC】 N06AX01

【理化性状】 1. 化学名：2-Amino-3-(5-hydroxy-1*H*-indol-3-yl) propanoic acid

2. 分子式：$C_{11}H_{12}N_2O_3$

3. 分子量：220.23

4. 结构式

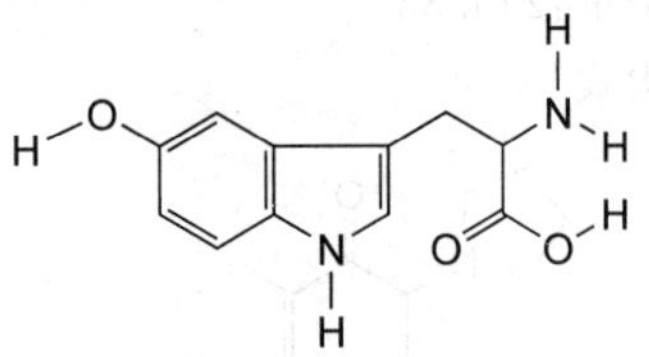

【简介】 本品为天然存在的氨基酸，在体内脱羧基形成5-羟色胺。在英国、澳大利亚、美国及加拿大作为非处方药销售，用于抗抑郁和抑制食欲；在欧洲作为抗抑郁药上市销售。

氯卡色林
(lorcaserin)

本品是一种选择性5-HT_{2C}受体激动药。

【CAS】 856681-05-5

【ATC】 A08AA11

【理化性状】 1. 化学名：(*R*)-8-Chloro-1-methyl-2,3,4,5-tetrahydro-1*H*-3-benzazepine

2. 分子式：$C_{11}H_{14}ClN$

3. 分子量：195.69

4. 结构式

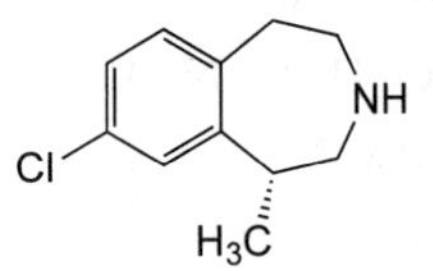

盐酸氯卡色林
(lorcaserin hydrochloride)

别名：Belviq

〖CAS〗 616202-92-7

〖理化性状〗 1. 本品为白色至类白色粉末，在水中的松解度大于400 mg/ml。

2. 化学名：(*R*)-8-Chloro-1-methyl-2,3,4,5-tetrahydro-1*H*-3-benzazepine hydrochloride hemihydrate

3. 分子式：$C_{11}H_{15}Cl_2N \cdot HCl \cdot 1/2H_2O$

4. 分子量：241.16

【药理作用】 目前认为本品通过选择性激动位于下丘脑上的食欲缺乏黑素细胞皮质素神经元的5-HT_{2C}受体，降低摄食量和促进饱感，但确切的作用机制尚不清楚。

【体内过程】 1. 吸收　本品通过胃肠道吸收，T_{max}为1.5～2 h。2次/日，3 d后达到稳态，蓄积率约为70%。进食高脂肪(约占食物总热量的50%)和高热量(800～1000 kal)食物的情况下，C_{max}约增加9%、AUC约增加5%、T_{max}约延迟1 h。本品可与或不与食物同服。

2. 分布　本品可分布至脑脊液和中枢神经系统，与人血浆蛋白中度结合(约70%)。

3. 代谢　本品在肝中通过多种酶被广泛代谢。口服后循环中的主要代谢物是其氨基磺酸盐(M1)，M1的C_{max}为原药的1～5倍。尿中的主要代谢物是*N*-甲酰葡萄糖苷酸盐(M5)，而M1约占3%。尿中其他少量的代谢物为氧化代谢物的葡糖醛酸或硫酸共轭物。主要代谢物对5-羟色胺受体无活性。

4. 排泄　本品的代谢物主要随尿液排泄。从尿液和粪便中分别回收92.3%和2.2%。

5. 特殊人群　肾功能不全患者可降低本品的C_{max}，而AUC无变化。与肾功能正常者比较，轻、中、重度肾功能不全患者M1的暴露量分别增加约1.7、2.3和10.5倍，M5分别增加约1.5、2.5和5.1倍。M1的终末半衰期分别延长26%、96%和508%，M5分别延长0%、26%和22%。重度肾功能不全患者M1和M5会产生蓄积。4 h标准血液透析，可清除体内约18%的M5，但原药和M1不能被清除。重度肾功能不全患者或终末期肾病患者建议不用本品。

与肝功能正常者比较，轻、中度肝功能不全患者的C_{max}分别降低7.8%和14.3%。中度肝功能不全患者的半衰期延长59%，可达19 h。轻和中度肝功能不全患者的AUC分别升高22%和30%。

性别、年龄和种族对代谢无明显影响。

【适应证】 本品作为限制饮食和运动疗法的辅助用药，用于初始体重指数≥30 kg/m^2(肥胖)或≥27 kg/m^2(超重)并伴有至少一种体重相关合并症(如高血压、血脂异常和2型糖尿病)的成人的长期体重控制。

【不良反应】 1. 非糖尿病患者最常见不良反应(≥5%)有头痛、眩晕、疲乏、恶心、口干和便秘；糖尿病患者有低血糖、头痛、背痛、咳嗽和疲乏。

2. 非糖尿病患者发生率≥2%且高于安慰剂的不良反应有恶心、腹泻、便秘、口干、呕吐、疲乏、上呼吸道感染、鼻咽炎、泌尿系统感染、腰痛、肌肉痛、头痛、眩晕、咳嗽、口咽痛、鼻窦充血和皮疹；糖尿病患者有恶心、牙痛、疲乏、外周水肿、季节性变态反应、鼻咽炎、泌尿道感染、胃肠炎、低血糖、糖尿病恶化、食欲缺乏、背痛、肌肉痉挛、头痛、眩晕、精神病、焦虑、失眠、应激、抑郁、咳嗽和高血压。

3. 其他不良反应　与曲坦类和右美沙芬合用，会发生寒战(1.0%)、震颤(0.3%)、意识模糊(0.2%)、迷失方向(0.1%)和多汗症(0.1%)。服用本品至少1年后，会发生认知功能障碍(2.3%)，包括注意力集中困难、记忆困难和精神错乱，也会产生欣快感（0.17%）及抑郁（2.6%）和自杀想法（0.6%）。非糖尿病患者可发生精神疾病（2.2%）而导致住院和停药。

4. 实验室检测异常　淋巴细胞、中性粒细胞和血红蛋白降低，催乳素高于正常上限、2 倍正常上限和 5 倍正常上限的发生率分别为 6.7%、1.7% 和 0.1%。

5. 眼疾　非糖尿病患者可发生视物模糊、眼干和视力受损，糖尿病患者可发生视力障碍、结膜感染、刺激、炎症、眼部感觉障碍和白内障。

6. 有 2.4%的患者，服药 1 年后发生心脏瓣膜闭锁不全。

【妊娠期安全等级】 X。

【禁忌与慎用】 1. 妊娠期妇女禁用。

2. 色胺能药物及损害 5-羟色胺代谢的药物、右美沙芬、锂剂、曲马多、抗精神病药物或其他多巴胺拮抗剂会产生危及生命的 5-羟色胺综合征或神经阻滞药恶性综合征样反应，尤其是在联合用药时。本品如与影响 5-羟色胺神经递质系统的药物合用时应格外小心并对患者仔细观察，尤其是在开始用药和剂量增加时。如出现综合征症状应立即停药并采取支持疗法。

3. 充血性心力衰竭的患者应慎用。本品不应与 5-羟色胺能和多巴胺能药物等 5-HT_{2B}受体激动类药物合用。当发生心脏瓣膜病体征或症状如呼吸困难、体位性水肿、充血性心力衰竭或心脏杂音时，应进行评估和考虑停药。

4. 因本品对认知功能有损害，操作危险设备时应小心。

5. 本品可致欣快、幻想和精神分裂，用量不能超过 10 mg，2 次/日，如产生自杀想法或行为应停药。

6. 正在治疗糖尿病的患者开始使用本品后如发生低血糖，应适当改变抗糖尿病药物的给药方案。

7. 如发生阴茎异常勃起超过 4 h，无论疼痛与否均应立即停药并就医。与治疗勃起功能障碍的药物合用时更应慎重。

8. 心动过缓患者或大于一度的心脏传导阻滞的患者慎用。

9. 治疗期间考虑定期监测全血细胞计数。

10. 当怀疑有催乳素升高的症状和体征（如溢乳和乳房发育）时应测定催乳素水平。

【药物相互作用】 1. 与可能影响 5-羟色胺能神经传递系统的其他药物合用时应非常谨慎，包括但不限于曲坦类药物、MAOIs（包括利奈唑胺，一种可逆性非选择性 MAOI 抗生素）、选择性 5-羟色胺再摄取抑制药（SSRIs）、选择性 5-羟色胺-去甲肾上腺素再摄取抑制药（SNRIs）、右美沙芬、三环类抗抑郁药物（TCAs）、安非他酮、锂剂、曲马多、色氨酸和贯叶连翘。

2. 本品可能会增加 CYP2D6 底物类药物的暴露量，应谨慎合用。

【剂量与用法】 推荐剂量为口服一次 10 mg，2 次/日。

【用药须知】 1. 本品对心血管疾病的发生率和病死率的影响尚未明确。

2. 本品与其他抑制食欲药合用的安全性尚未明确。

3. 如患者通过 12 周治疗未达到体重减轻 5% 时，应停用本品。

4. 应告知患者本品与其他 5-羟色胺能药物联合使用时，可能发生 5 羟色胺综合征或神经阻滞药恶性综合征（NMS）样反应。

5. 发生心脏瓣膜病体征和症状，包括呼吸困难或水肿的患者应求医。

6. 患者应谨慎操作危险性机械，包括汽车，直至确定本品治疗对他们无不良影响。

7. 应教导患者出现抑郁或症状恶化、自杀观念或行为和（或）情绪或行为任何不寻常变化时应求医。

8. 阴茎勃起持续时间超过 4 h，不管是否疼痛，均应立即停药并就医。

9. 用药期间应避免妊娠或哺乳，一旦妊娠或哺乳应告知医师。

10. 患者应告知医师在服用本品期间使用的所有其他药物、营养补充物和维生素（包括任何体重减轻产品）。

【制剂】 片剂：10 mg。

【贮藏】 25 ℃保存，短期允许 15～30 ℃保存。

新利司他
(cetilistat)

别名：西替利司他、Oblean

本品是首个通过控制脂质吸收以治疗肥胖症及并发症的药物。2014 年 2 月在日本上市。

【CAS】 282526-98-1

【理化性状】 1. 化学名：2-(Hexadecyloxy)-6-methyl-4*H*-3,1-benzoxazin-4-one

2. 分子式：$C_{25}H_{39}NO_3$

3. 分子量：401.58

4. 结构式

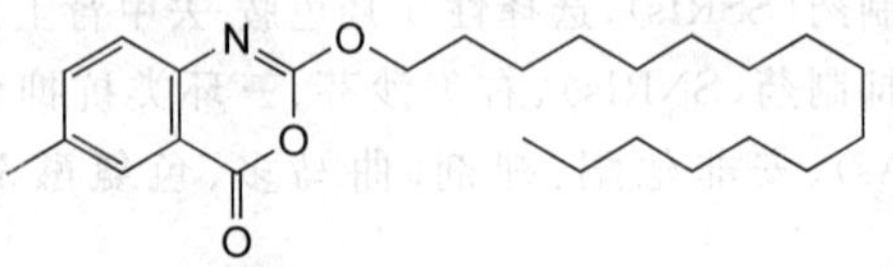

【简介】 本品是一种脂酶抑制药，能够抑制消化道和胰腺分泌的脂肪酶活性，阻止肠道吸收脂肪，最终导致体重下降；同时本品还能够通过减少内脏的脂肪，改善疾病相关参数，如肥胖糖尿病患者的糖化血红蛋白等。不良反应常见稀便(便溏)、大便失禁、排便频繁及胀气等。本品可抑制脂溶性维生素和其他脂溶性营养成分的吸收，所以需要适量的补充维生素以弥补这些损失。剂量为一次 120 mg，3 次/日，餐后即服。

索 引

药品中文名称索引(上卷)

（按汉语拼音排序）

E

F

G

H

J

K

M

N

P

Q

R

S

T

Y

药品英文名称索引(上卷)

(按英文字母排序)

A

B

C

E

F

G

M

N

O

P

S

T

U

V

X

Z